Pronto-Socorro

2ª EDIÇÃO
REVISADA
E AMPLIADA

Pronto-Socorro

Diagnóstico e Tratamento em Emergências

EDITORES

Herlon Saraiva Martins
Médico Assistente do Pronto-Socorro do Hospital das Clínicas da FMUSP
herlonsm@hcnet.usp.br; herlonsm@uol.com.br

Maria Cecília de Toledo Damasceno
Médica Supervisora da Disciplina de Emergências Clínicas do Hospital das Clínicas da FMUSP
Professora Adjunta da Disciplina de Medicina de Urgência da Faculdade de Medicina do ABC
Doutora em Ciências pela FMUSP
ceciliadamasceno@uol.com.br

Soraia Barakat Awada
Assistente Técnico de Saúde III – Diretoria do Pronto-Socorro do Hospital das Clínicas da FMUSP
Médica Assistente da Disciplina de Emergências Clínicas da FMUSP
Doutora em Ciências pela FMUSP
sbarakat@hcnet.usp.br

Manole

Capa: Hélio de Almeida
Projeto gráfico: Departamento Editorial da Editora Manole
Editoração eletrônica: AVIT'S Estúdio Gráfico Ltda. e
JLG Editoração Gráfica
Ilustrações: Sirio José Braz Cançado

Dados Internacionais de Catalogação na Publicação (CIP)
(Câmara Brasileira do Livro, SP, Brasil)

Pronto-socorro : condutas do Hospital das Clínicas da Faculdade de Medicina da Universidade de São Paulo / editores Herlon Saraiva Martins, Maria Cecília de Toledo Damasceno, Soraia Barakat Awada. -- 2. ed. rev. e ampl. -- Barueri, SP : Manole, 2008.

Vários autores.
Bibliografia.
ISBN 978-85-204-2772-9

1. Primeiros socorros 2. Pronto-socorros 3. Socorro médico de urgência 4. Urgências médicas I. Martins, Herlon Saraiva. II. Damasceno, Maria Cecília de Toledo. III. Awada, Soraia Barakat.

08-04261 CDD-616.025

Índice para catálogo sistemático:
1. Emergências médicas 616.025
2. Medicina de urgência 616.025
3. Primeiros socorros : Medicina 616.025
4. Pronto-socorro : Medicina 616.025

1ª edição – 2007
2ª edição – 2008

Editora Manole Ltda.
Av. Ceci, 672 – Tamboré
06460-120 – Barueri – SP – Brasil
Tel.: (11) 4196-6000 – Fax: (11) 4196-6021
www.manole.com.br
info@manole.com.br

Impresso no Brasil
Printed in Brazil

Foram feitos todos os esforços para se conseguir a cessão dos direitos autorais das imagens aqui reproduzidas, bem como a citação de suas fontes.
Os gráficos e as tabelas contidos nesta obra foram em sua maioria ilustrados pelo artista Sírio José Braz Cançado.
Caso algum autor sinta-se prejudicado, favor entrar em contato com a editora.

Dedico este livro:

A todos os amigos, funcionários e profissionais de saúde do pronto-socorro do Hospital das Clínicas da FMUSP, pelo exemplo de doação, humanidade, perseverança e dedicação.

Aos alunos de medicina e médicos residentes por tornar presentes e constantes a idéia e o pensamento acadêmicos, sentido de tudo isso.

HERLON SARAIVA MARTINS

Dedico este livro:

*Ao meu querido e inesquecível pai, Eduardo (*in memoriam*) que, embora ausente, continua presente em cada realização.*

E a minha querida mãe, Ruth, pela dedicação em todos esses anos.

MARIA CECÍLIA DE TOLEDO DAMASCENO

Dedico este livro:

Antes de mais nada, a Deus.

Àquele que mudou minha história, Ali.

Aos meus amados filhos, Jamile e Ali.

A minha querida mãe.

SORAIA BARAKAT AWADA

Coordenadores de Seção

Alfredo Nicodemos da Cruz Santana
Médico Assistente do Pronto-Socorro do Hospital das Clínicas da FMUSP – Disciplina de Emergências Clínicas
Médico Assistente do Pronto-Socorro do Hospital Universitário da FMUSP – Divisão de Clínica Médica
Doutorando da Disciplina de Pneumologia da FMUSP
Seção V Emergências Clínicas

Andréa Remígio de Oliveira
Médica Assistente da Unidade de Medicina Intensiva da Disciplina de Emergências Clínicas do Hospital das Clínicas da FMUSP
Seção V Emergências Clínicas

Antonio Alci Barone
Professor Titular da Disciplina de Moléstias Infecciosas e Parasitárias da FMUSP
Diretor da Divisão de Saúde da Divisão de Clínica de Moléstias Infecciosas e Parasitárias do Hospital das Clínicas da FMUSP
Seção V Emergências Clínicas

Carlos Vicente Serrano
Professor Livre-Docente da Disciplina de Cardiologia da FMUSP
Seção V Emergências Clínicas

Claudio Schvartsman
Doutor em Pediatria pela FMUSP
Médico Chefe do Pronto-Socorro do Instituto da Criança do Hospital das Clínicas da FMUSP
Vice-Presidente de Ensino e Pesquisa do Hospital Albert Einstein
Seção XIII Emergências Pediátricas

Eduardo Mazzucchi
Doutor em Urologia pela FMUSP
Diretor do Serviço de Endourologia do Hospital das Clínicas da FMUSP
Coordenador da Residência de Urologia do Hospital das Clínicas da FMUSP
Seção VI Emergências Cirúrgicas Não Relacionadas ao Trauma

Eduardo Vieira da Motta
Diretor do Pronto-Socorro de Ginecologia do Hospital das Clínicas da FMUSP
Médico Assistente Doutor da Divisão de Ginecologia do Hospital das Clínicas da FMUSP
Seção XII Emergências Obstétricas e Ginecológicas

Herlon Saraiva Martins
Médico Assistente do Pronto-Socorro do Hospital das Clínicas da FMUSP
Seção II Abordagem Inicial do Paciente Grave
Seção III Condições Freqüentes no Pronto-Socorro: Abordagem Inicial
Seção V Emergências Clínicas

Jorge dos Santos Silva
Diretor do Pronto-Socorro do Instituto de Ortopedia e Traumatologia do Hospital das Clínicas da FMUSP
Seção IV Emergências Relacionadas ao Trauma

Luís Fernando Pracchia
Médico Assistente – Mestre – do Serviço de Hematologia e Hemoterapia do Hospital das Clínicas da FMUSP – Grupo de Onco-Hematologia
Médico Hematologista do Hospital-Dia e Ambulatório de Quimioterapia do Hospital das Clínicas da FMUSP
Médico Hematologista da Fundação Pró-Sangue, Hemocentro de São Paulo
Seção V Emergências Clínicas

Luiz Roberto Comerlatti
Médico Supervisor do Pronto-Socorro de Neurologia Clínica da Divisão de Clínica Neurológica do Hospital das Clínicas da FMUSP
Seção XI Emergências Neurológicas

Maria Cecília de Toledo Damasceno
Médica Supervisora da Disciplina de Emergências Clínicas do Hospital das Clínicas da FMUSP
Professora Adjunta da Disciplina de Medicina de Urgência da Faculdade de Medicina do ABC
Doutora em Ciências pela FMUSP
Seção I Introdução e Conceitos Importantes
Seção V Emergências Clínicas
Seção XIV Injúrias Ambientais

Maurício Henrique Claro dos Santos
Especialista em Clínica Médica e em Cardiologia – Hospital das Clínicas da FMUSP
Médico Assistente do Pronto-Socorro do Hospital Universitário da FMUSP – Divisão de Clínica Médica
Seção V Emergências Clínicas

Miguel Srougi
Professor Titular da Disciplina de Urologia da FMUSP
Seção VI Emergências Cirúrgicas Não Relacionadas ao Trauma

Pedro Paulo Pereira
Diretor do Pronto-Socorro de Obstetrícia do Hospital das Clínicas da FMUSP
Doutor em Medicina – Obstetrícia – pela FMUSP
Seção XII Emergências Obstétricas e Ginecológicas

Renato Sérgio Poggetti
Professor Livre-Docente da FMUSP
Diretor do Serviço de Cirurgia de Emergência e Trauma do Hospital das Clínicas da FMUSP
Seção IV Emergências Relacionadas ao Trauma
Seção VI Emergências Cirúrgicas Não Relacionadas ao Trauma

Ricardo Aun
Professor Associado da Disciplina de Cirurgia Vascular do Departamento de Cirurgia da FMUSP
Diretor do Pronto-Socorro de Cirurgia Vascular do Hospital das Clínicas da FMUSP
Seção VI Emergências Cirúrgicas Não Relacionadas ao Trauma

Richard Louis Voegels
Professor Associado da Disciplina de Otorrinolaringologia da FMUSP
Diretor de Rinologia do Hospital das Clínicas da FMUSP
Chefe do Serviço de Bucofaringolaringologia do Hospital das Clínicas da FMUSP
Seção VIII Emergências Otorrinolaringológicas

Rodrigo Antonio Brandão Neto
Médico Assistente da Disciplina de Emergências Clínicas do Hospital das Clínicas da FMUSP
Seção III Condições Freqüentes no Pronto-Socorro: Abordagem Inicial

Samir Jacob Bechara
Professor Livre-Docente da FMUSP
Médico Assistente da Divisão de Clínica Oftalmológica do Hospital das Clínicas da FMUSP
Seção IX Emergências Oftalmológicas

Vitor Manoel Silva dos Reis
Médico Supervisor Doutor da Divisão de Dermatologia do Hospital das Clínicas da FMUSP
Seção VII Lesões de Pele no Pronto-Socorro

Vladimir Ribeiro Pinto Pizzo
Especialista em Medicina Intensiva – Hospital das Clínicas da FMUSP
Ex-Preceptor da Disciplina de Emergências Clínicas do Hospital das Clínicas da FMUSP
Seção II Abordagem Inicial do Paciente Grave

Yuan-Pang Wang
Médico Assistente Doutor do Instituto de Psiquiatria do Hospital das Clínicas da FMUSP
Professor Titular da Faculdade de Medicina de Santo Amaro – Unisa – São Paulo
Seção X Emergências Psiquiátricas e Intoxicações Exógenas Agudas

Professores Titulares

Antonio Alci Barone
Professor Titular da Disciplina de Moléstias Infecciosas e Parasitárias da FMUSP

Dario Birolini
Professor Emérito da Disciplina de Cirurgia da FMUSP

Edmund Chada Baracat
Professor Titular da Disciplina de Ginecologia da FMUSP

Irineu Tadeu Velasco
Professor Titular da Disciplina de Emergências Clínicas da FMUSP

Magda Carneiro-Sampaio
Professora Titular de Pediatria Clínica do Departamento de Pediatria da FMUSP

Manoel Jacobsen Teixeira
Professor Titular da Disciplina de Neurocirurgia do Departamento de Neurologia da FMUSP

Marcelo Zugaib
Professor Titular da Disciplina de Obstetrícia da FMUSP

Miguel Srougi
Professor Titular da Disciplina de Urologia da FMUSP

Milberto Scaff
Professor Titular da Disciplina de Neurologia Clínica da FMUSP

Newton Kara José
Professor Titular da Disciplina de Oftalmologia da FMUSP

Ricardo Ferreira Bento
Professor Titular da Disciplina de Otorrinolaringologia da FMUSP

Samir Rasslan
Professor Titular da Disciplina de Cirurgia da FMUSP

Sandra Grisi
Professora Titular do Departamento de Pediatria da FMUSP

Colaboradores

Adoniram de Mauro Figueiredo
Médico Assistente Doutor do Serviço de Cirurgia de Emergência da Divisão de Clínica Cirúrgica III do Hospital das Clínicas da FMUSP
Chefe de Equipe do Pronto-Socorro de Cirurgia do Hospital das Clínicas da FMUSP
71 Epidemiologia do Trauma

Adriana Pasmanik Eisencraft
Mestre em Pediatria pela FMUSP
Médica Supervisora do Pronto-Socorro do Instituto da Criança do Hospital das Clínicas da FMUSP
252 Emergências Alérgicas – Anafilaxia

Adriana Vada Souza Ferreira
Médica Assistente do Pronto-Socorro do Instituto da Criança do Hospital das Clínicas da FMUSP
256 Choque

Agnaldo Píspico
Especialista em Cardiologia pelo Hospital das Clínicas da FMUSP
Chefe do Atendimento Pré-Hospitalar de Araras – São Paulo
2 Atendimento Pré-Hospitalar e Integração com o Pronto-Socorro

Airton Mota Moreira
Médico Assistente do Serviço de Radiologia Intervencionista do Hospital das Clínicas da FMUSP
9 Radiologia Vascular Intervencionista

Alan de Brito Neves
Médico Residente do Departamento de Moléstias Infecciosas e Parasitárias da FMUSP
138 Meningococcemia

Alberto Antunes
Médico Assistente no Setor de Urologia do Hospital das Clínicas da FMUSP
83 Traumatismo Uretral

Alberto Berger
Médico Assistente Doutor da Divisão de Clínica Neurológica do Hospital das Clínicas da FMUSP
220 Emergências Neuro-Oftalmológicas

Alberto Bitran
Médico Assistente do Serviço de Cirurgia de Emergência da Divisão de Clínica Cirúrgica III do Hospital das Clínicas da FMUSP
163 Hemorragia Digestiva Baixa

Alberto Cukier
Professor Livre-Docente da Disciplina de Pneumologia da FMUSP
94 Exacerbação da Doença Pulmonar Obstrutiva Crônica

Aleksander Snioka Prokopowitsch
Especialista em Clínica Médica e em Reumatologia – Hospital das Clínicas da FMUSP
Médico Assistente Doutor do Pronto-Socorro do Hospital Universitário da FMUSP
117 Afecções Dolorosas Periarticulares, 118 Emergências Reumatológicas Sistêmicas e Síndromes de Vasculites no Pronto-Socorro

Alex Lederman
Especialista em Cirurgia Vascular – Hospital das Clínicas da FMUSP
Cirurgião Vascular do Hospital Universitário da FMUSP
167 Cirurgia de Urgência no Aneurisma da Aorta Abdominal

Alexandre Andrade Loch
Especialista em Psiquiatria – Instituto de Psiquiatria do Hospital das Clínicas da FMUSP
Médico Pesquisador do Instituto de Psiquiatria do Hospital das Clínicas da FMUSP
198 Transtornos Conversivos, 199 Transtornos Somatoformes

Alexandre Braga Libório
Especialista em Clínica Médica e em Nefrologia – Hospital das Clínicas da FMUSP
208 Emergências Relacionadas ao Álcool Etílico

Alexandre Fogaça Cristante
Médico Assistente do Grupo de Coluna e do Grupo de Trauma do Instituto de Ortopedia e Traumatologia do Hospital das Clínicas da FMUSP
89 Fraturas de Coluna – Aspectos Ortopédicos

Alfredo Nicodemos da Cruz Santana
Médico Assistente do Pronto-Socorro do Hospital das Clínicas da FMUSP – Disciplina de Emergências Clínicas
Médico Assistente do Pronto-Socorro do Hospital Universitário da FMUSP – Divisão de Clínica Médica
Doutorando da Disciplina de Pneumologia da FMUSP
20 Hemorragia Alveolar, 56 Hemoptise, 93 Asma Aguda em Adultos, 94 Exacerbação da Doença Pulmonar Obstrutiva Crônica, 95 Pneumonia Adquirida na Comunidade, 96 Síndromes Aspirativas e Abscesso Pulmonar, 170 Trombose Venosa Profunda

Almerindo Lourenço de Souza Junior
Médico Assistente Doutor do Serviço de Cirurgia de Emergência da Divisão de Clínica Cirúrgica III do Hospital das Clínicas da FMUSP
74 Atendimento Hospitalar Inicial ao Traumatizado, 159 Infecções Necrotizantes Pelvi-Perineais (Síndrome de Fournier), 161 Síndrome Compartimental Abdominal

Amélia Gorete Reis
Médica Assistente Doutora do Pronto-Socorro do Instituto da Criança do Hospital das Clínicas da FMUSP
251 Seqüência Rápida de Intubação: Abordagem no Pronto-Socorro

Ana Lúcia Lei Munhoz Lima
Médica Assistente Doutora do Instituto de Ortopedia e Traumatologia do Hospital das Clínicas da FMUSP
133 Osteomielites

Anarella Penha Meirelles de Andrade
Médica Complementanda do Pronto-Socorro do Instituto da Criança do Hospital das Clínicas da FMUSP
267 Gastroenterite Aguda

André Echaime Vallentsits Estenssoro
Médico Assistente Doutor do Serviço de Cirurgia Vascular do Hospital das Clínicas da FMUSP
167 Cirurgia de Urgência no Aneurisma da Aorta Abdominal

André Pacca Luna Mattar
Médico Preceptor do Pronto-Socorro do Instituto da Criança do Hospital das Clínicas da FMUSP
265 Síndrome do Choque Tóxico

Andréa David Sapienza
Especialista em Ginecologia e Obstetrícia – Hospital das Clínicas da FMUSP
242 Emergências Relacionadas ao Parto e Pós-Parto

Andréa Remígio de Oliveira
Médica Assistente da Unidade de Medicina Intensiva da Disciplina de Emergências Clínicas do Hospital das Clínicas da FMUSP
31 Insuficiência Renal Aguda, 106 Síndrome Hepatorrenal, 109 Distúrbios do Magnésio

Angela Carvalho Freitas
Especialista em Doenças Infecciosas e Parasitárias – Hospital das Clínicas da FMUSP
134 Estafilococcias e Estreptococcias

Angela Naomi Atomiya
Médica Assistente do Setor de Moléstias Infecciosas do Hospital das Clínicas da FMUSP
129 Abordagem de DST no Pronto-Socorro

Ângela Teresa Bacelar Bampi
Médica Assistente Doutora do Pronto-Socorro do InCor-FMUSP
41 Marca-passo na Sala de Emergência

Angelina Maria Martins Lino
Doutora em Neurologia, Supervisora da Divisão de Clínica Neurológica e Assistente do Grupo de Nervos Periféricos do Hospital das Clínicas da FMUSP
Médica Assistente da Divisão de Clínica Médica do Hospital Universitário da FMUSP
Professora Colaboradora do Departamento de Neurologia da FMUSP
225 Paralisias Flácidas Agudas: Abordagem Inicial e Diagnóstico Diferencial

Anna Sara Shafferman Levin
Médica Assistente Doutora da Divisão de Moléstias Infecciosas e Parasitárias e da Comissão de Controle de Infecção Hospitalar do Hospital das Clínicas da FMUSP
134 Estafilococcias e Estreptococcias

Antonio Alci Barone
Professor Titular da Disciplina de Moléstias Infecciosas e Parasitárias da FMUSP
Diretor da Divisão de Saúde da Divisão de Clínica de Moléstias Infecciosas e Parasitárias do Hospital das Clínicas da FMUSP
140 Hepatite Aguda e Hepatite Fulminante

Antonio Carlos Alves Cardoso
Médico Assistente Doutor do Instituto da Criança do Hospital das Clínicas da FMUSP
254 Maus-Tratos Infantis (Violência Doméstica)

Antonio Carlos Nicodemo
Professor Livre-Docente do Departamento de Moléstias Infecciosas do Hospital das Clínicas da FMUSP
141 Leptospirose

Antônio Cezar Ribeiro Galvão
Médico Assistente Doutor da Divisão de Clínica Neurológica do Hospital das Clínicas da FMUSP
47 Cefaléia, 221 Neuralgia do Trigêmeo e do Glossofaríngeo

Antônio Eduardo Pereira Pesaro
Especialista em Cardiologia pelo InCor – Hospital das Clínicas da FMUSP
98 Síndrome Coronária Aguda sem Supradesnivelamento de Segmento ST

Antônio Paulo Nassar Júnior
Especialista em Medicina Intensiva pelo Hospital das Clínicas da FMUSP
16 Abordagem Inicial do Paciente Grave

Antonio Zambom
Médico Assistente Doutor da Divisão de Clínica Neurológica do Hospital das Clínicas da FMUSP
227 Doenças da Junção Neuromuscular

Ariane Coester
Médica Emergencista Preceptora da Residência em Medicina de Emergência do Hospital de Pronto-Socorro de Porto Alegre
13 Ultra-Sonografia Crítica na Sala de Emergência,
72 Ultra-Sonografia no ABC Primário em Trauma

Arnaldo Valdir Zumiotti
Professor Titular da Disciplina de Ortopedia e Traumatologia da FMUSP
88 Fraturas Expostas, 133 Osteomielites

Arthur Guerra de Andrade
Professor Associado da Disciplina de Psiquiatria da FMUSP
Professor Titular de Psiquiatria da Faculdade de Medicina do ABC
209 Emergências Relacionadas aos Opióides, 210 Emergências Relacionadas a Cocaína e seus Derivados

Arthur Werner Poetscher
Médico Assistente do Pronto-Socorro e do Grupo de Cirurgia da Coluna do Hospital das Clínicas da FMUSP – Divisão de Neurocirurgia
Mestre em Neurologia pela FMUSP
75 Traumatismo Craniencefálico, 76 Traumatismo Raquimedular – Aspectos Neurocirúrgicos

Audrey Krüse Zeinad
Médica Assistente da Divisão de Hematologia e Hemoterapia do Hospital das Clínicas da FMUSP
121 Emergências Relacionadas às Leucemias e Síndrome de Hiperviscosidade, 128 Reversão de Anticoagulação Oral no Pronto-Socorro

Aurélio Dutra
Doutorando da Disciplina de Neurologia da FMUSP
Especialista em Neurologia – Hospital das Clínicas da FMUSP
231 Trombose Venosa Cerebral

Ayrton Roberto Massaro
Professor Doutor da UNIFESP
Diretor do Setor de Neurologia Vascular do Departamento de Neurologia da UNIFESP
231 Trombose Venosa Cerebral

Barbara Maria Ianni
Médica Assistente Doutora do Instituto do Coração (InCor) do Hospital das Clínicas da FMUSP
102 Pericardite Aguda e Tamponamento Pericárdico

Bárbara Oliveira
Médica Assistente da Unidade de Emergência Cardiológica do Instituto do Coração (InCor) do Hospital das Clínicas da FMUSP
Médica Estagiária de Eletrofisiologia Invasiva do Instituto do Coração (InCor) do Hospital das Clínicas da FMUSP
22 Bradiarritmias

Benita Galassi Soares Schvartsman
Médica Assistente Doutora da Unidade de Nefrologia do Instituto da Criança do Hospital das Clínicas da FMUSP
273 Infecção do Trato Urinário

Bianca Domingues Bertuzzi
R3 de Medicina de Emergência no Hospital de Pronto-Socorro de Porto Alegre/RS
Médica Intervencionista do SAMU
Representante dos Residentes na Sociedade Brasileira de Medicina de Emergência do Brasil
1 Medicina de Emergência no Brasil e no Mundo

Boulanger Mioto Netto
Especialista em Cirurgia Vascular – Hospital das Clínicas da FMUSP
85 Trauma Vascular, 166 Dissecção Aguda da Aorta, 167 Cirurgia de Urgência no Aneurisma da Aorta Abdominal, 168 Isquemia Mesentérica Aguda, 171 Oclusões Arteriais Agudas

Breno A. A. Falcão
Ex-Médico Residente no InCor – Hospital das Clínicas da FMUSP
100 Cardiologia Intervencionista em Emergências Cardiovasculares

Breno Boueri Affonso
Médico Assistente do Serviço de Radiologia Intervencionista do Hospital das Clínicas da FMUSP
9 Radiologia Vascular Intervencionista

Bruno Guedes Baldi
Médico Assistente da Disciplina de Pneumologia do Incor – Hospital das Clínicas da FMUSP
94 Exacerbação da Doença Pulmonar Obstrutiva Crônica

Bruno Mendonça Coêlho
Especialista em Psiquiatria – Instituto de Psiquiatria do Hospital das Clínicas da FMUSP
203 Complicações Clínicas dos Psicofármacos, 204 Agitação Psicomotora em Emergência

Calógero Presti
Médico Assistente Doutor do Serviço de Cirurgia Vascular do Hospital das Clínicas da FMUSP
85 Trauma Vascular, 168 Isquemia Mesentérica Aguda

Camila Magalhães Silveira
Especialista em Psiquiatria pela Faculdade de Medicina do ABC
Doutoranda pelo Departamento de Psiquiatria da FMUSP
Colaboradora do Núcleo de Epidemiologia Psiquiátrica do Instituto de Psiquiatria do Hospital das Clínicas da FMUSP
197 Transtornos de Ansiedade, 210 Emergências Relacionadas a Cocaína e seus Derivados

Carla Satie Kamitsuji
Especialista em Psiquiatria – Hospital das Clínicas da FMUSP
30 *Delirium*

Carlos A. C. Pedra
Doutor em Ciências pela FMUSP
Chefe da Seção Médica de Intervenção em Cardiopatias Congênitas do Instituto Dante Pazzanese de Cardiologia
257 Insuficiência Cardíaca

Carlos Alberto Diegoli
Médico Assistente Doutor da Divisão de Ginecologia do Hospital das Clínicas da FMUSP
6 Atendimento à Mulher Vítima de Abuso Sexual

Carlos Roberto de Medeiros
Médico do Hospital Vital Brazil do Instituto Butantan da Secretaria da Saúde do Estado de São Paulo
280 Acidentes Ofídicos

Carlos Roberto Ribeiro de Carvalho
Professor Livre-Docente da Disciplina de Pneumologia da FMUSP
Chefe da Unidade de Medicina Intensiva Respiratória do Hospital das Clínicas da FMUSP
95 Pneumonia Adquirida na Comunidade

Carlos Vicente Serrano
Professor Livre-Docente da Disciplina de Cardiologia da FMUSP
98 Síndrome Coronária Aguda sem Supradesnivelamento de Segmento ST

Carmen Silvia Valente Barbas
Professora Livre-Docente da Disciplina de Pneumologia do Hospital das Clínicas da FMUSP
20 Hemorragia Alveolar

Carolina de Mello-Santos
Médica Psiquiatra formada pelo Instituto de Psiquiatria do Hospital das Clínicas da FMUSP
Colaboradora do Serviço de Interconsultas do Instituto de Psiquiatria do Hospital das Clínicas da FMUSP
201 Suicídio e Tentativa de Suicídio

Celina Wakisaka Maruta
Professora Doutora da Disciplina de Dermatologia da FMUSP
178 Reações Cutâneas Adversas às Drogas, 180 Doenças de Pele Imunologicamente Mediadas

Celso de Oliveira Bernini
Médico Assistente Doutor da Disciplina de Cirurgia do Trauma da Divisão de Clínica Cirúrgica III do Hospital das Clínicas da FMUSP
Chefe de Equipe do Pronto-Socorro de Cirurgia do Hospital das Clínicas da FMUSP
151 Pneumotórax Espontâneo, 152 Pancreatite Aguda

Celso Ricardo Bregalda Neves
Médico Assistente do Serviço de Cirurgia Vascular do Hospital das Clínicas da FMUSP
171 Oclusões Arteriais Agudas

Charles Edouard Zurstrassen
Médico Assistente do Serviço de Radiologia Intervencionista do Hospital das Clínicas da FMUSP
9 Radiologia Vascular Intervencionista

Claudia Giuli Santi
Professora Doutora da Divisão de Dermatologia do Hospital das Clínicas da FMUSP
178 Reações Cutâneas Adversas às Drogas, 180 Doenças de Pele Imunologicamente Mediadas

Claudia Suemoto Zoriki
Médica Colaboradora da Disciplina de Geriatria do Hospital das Clínicas da FMUSP
Especialista em Geriatria e em Clínica Médica – Hospital das Clínicas da FMUSP
70 Emergências no Idoso

Claudio Schvartsman
Doutor em Pediatria pela FMUSP
Medico Chefe do Pronto-Socorro do Instituto da Criança do Hospital das Clínicas da FMUSP
Vice-Presidente de Ensino e Pesquisa do Hospital Albert Einstein
253 Intoxicações Agudas

Clóvis Alexandrino-Silva
Especialista em Psiquiatria pela Faculdade de Medicina do ABC
Colaborador do Núcleo de Epidemiologia Psiquiátrica do Instituto de Psiquiatria do Hospital das Clínicas da FMUSP
200 Transtornos de Humor

Clóvis Castanho Silveira Júnior
Acadêmico da Faculdade de Medicina da USP
197 Transtornos de Ansiedade

Cornelius Mitteldorf
Médico Assistente Doutor do Serviço de Cirurgia de Emergência da Divisão de Clínica Cirúrgica III do Hospital das Clínicas da FMUSP
Médico Assistente Doutor da Divisão de Cirurgia do Hospital Universitário da FMUSP
158 Infecções Intra-Abdominais e Abscessos, 160 Infecções Necrotizantes de Partes Moles

Christina Maria Campos Bloem
Emergency Medicine Faculty e International Emergency Medicine Fellow da George Washington University, Ronald Reagan Institute of Emergency Medicine, Washington, DC, EUA
1 Medicina de Emergência no Brasil e no Mundo

Cristiane Santiago Rezende
Médica Assistente da Disciplina de Emergências Clínicas do Hospital das Clínicas da FMUSP
207 Tratamento Específico das Intoxicações Exógenas Agudas

Cristiano Faria Pisani
Médico Assistente da Unidade Clínica de Medicina Intensiva do Instituto do Coração (InCor) do Hospital das Clínicas da FMUSP
Doutorando da Unidade Clínica de Arritmia e Marcapasso do Instituto do Coração (InCor) do Hospital das Clínicas da FMUSP
23 Taquiarritmias

Cristiano Mendes Gomes
Médico Assistente Doutor do Pronto-Socorro de Urologia do Hospital das Clínicas da FMUSP
176 Emergências Relacionadas à Uretra

Cristina Quagio Grassiotto
Médica Assistente do Pronto-Socorro do Instituto da Criança do Hospital das Clínicas da FMUSP
262 Convulsão

Cyntia Araújo Arrais
Especialista e Mestre em Hematologia e Hemoterapia – Hospital das Clínicas da FMUSP
Coordenadora do Departamento de Aférese da Fundação Pró-Sangue, Hemocentro de São Paulo
12 Medicina Transfusional

Dagoberto Callegaro
Doutor em Neurologia pela FMUSP
Chefe do Ambulatório de Doenças Desmielinizantes e Degenerativas do Departamento de Neurologia do Hospital das Clínicas da FMUSP
215 Encefalomielite Disseminada Aguda, 229 Síndromes Medulares Agudas Não-Traumáticas

Daniel Fontana Pedrollo
Médico Emergencista do Setor de Politraumatizados e Pacientes de Alto Risco – Hospital de Pronto-Socorro de Porto Alegre
Médico Emergencista da Sala de Cuidados Intensivos do Hospital Mãe de Deus
Preceptor da Residência de Emergência do Hospital de Pronto-Socorro de Porto Alegre
13 Ultra-Sonografia Crítica na Sala de Emergência, 72 Ultra-Sonografia no ABC Primário em Trauma

Daniel Neves Forte
Médico Assistente da Unidade de Terapia Intensiva da Disciplina de Emergências Clínicas da FMUSP
16 Abordagem Inicial do Paciente Grave

Daniela Kurcgant
Médica Assistente do Instituto de Psiquiatria do Hospital das Clínicas da FMUSP
204 Agitação Psicomotora em Emergência

Danieli Castro Oliveira de Andrade
Doutoranda da Disciplina de Reumatologia da FMUSP
Especialista em Reumatologia – Hospital das Clínicas da FMUSP
117 Afecções Dolorosas Periarticulares

Danielle Lopes Rocha
Médica Cardiologista Pediátrica
Médica da Unidade de Ecocardiografia do HIAE
Médica da UTI Pediátrica do HCor
257 Insuficiência Cardíaca

Danielle Rüegg
Fonoaudióloga Mestre do Hospital das Clínicas da FMUSP
59 Disfagia

Danilo Antonio Baltieri
Médico Assistente do GREA – Instituto de Psiquiatria do Hospital das Clínicas da FMUSP
Médico Assistente das Disciplinas de Psiquiatria e Psicologia Médica da Faculdade de Medicina do ABC
209 Emergências Relacionadas aos Opióides

Danilo Teixeira Noritomi
Médico Assistente da Unidade de Medicina Intensiva do Hospital Universitário da FMUSP
Especialista em Clínica Médica e em Medicina Intensiva – Hospital das Clínicas da FMUSP
208 Emergências Relacionadas ao Álcool Etílico

Dante Marcelo Artigas Giorgi
Médico Assistente Doutor da Unidade Clínica de Hipertensão do Instituto do Coração (InCor) do Hospital das Clínicas da FMUSP
48 Hipertensão no Pronto-Socorro

Dante Moreira Lima
Especialista em Medicina Intensiva pelo Hospital das Clínicas da FMUSP
31 Insuficiência Renal Aguda

David Szpilman
Membro da Força Tarefa para o ILCOR 2005
Membro do Conselho Médico e da Diretoria da Federação Internacional de Salvamento Aquático – ILS
Sócio Fundador, Ex-Presidente e atual Diretor Médico da Sociedade Brasileira de Salvamento Aquático – SOBRASA
Médico do Resgate Aéreo do Corpo de Bombeiros do Estado do Rio de Janeiro – CBMERJ – Grupamento de Socorro de Emergência – GSE
33 Afogamento

Debora Lucia Seguro Danilovic
Médica Assistente Doutora do Pronto-Socorro do Hospital Universitário da FMUSP – Divisão de Clínica Médica
Ex-Preceptora da Divisão de Endocrinologia e Metabologia do Hospital das Clínicas da FMUSP
112 Coma Mixedematoso, 113 Crise Tireotóxica, 114 Insuficiência Adrenal, 115 Feocromocitoma

Debora Steinman
Doutora em Obstetrícia pela FMUSP
91 Trauma e Gravidez

Denise Hachul
Médica Assistente Doutora da Unidade Clínica de Arritmia e Marcapasso do Instituto do Coração (InCor) do Hospital das Clínicas da FMUSP
22 Bradiarritmias

Denise Varella Katz
Médica Assistente da UTI do Instituto da Criança do Hospital das Clínicas da FMUSP
272 Insuficiência Renal Aguda

Divani de Vargas
Professor Doutor do Departamento de Enfermagem Materno Infantil e Psiquiátrica da Escola de Enfermagem da USP
205 Abordagens frente a Agitação Psicomotora e Comportamento Violento em Emergências Psiquiátricas

Dov Charles Goldenberg
Diretor da Equipe de Pronto-Socorro de Cirurgia Plástica da Divisão de Cirurgia Plástica e Queimaduras do Hospital das Clínicas da FMUSP
37 Queimaduras, 77 Trauma de Partes Moles da Face

Edson Abdala
Médico Assistente Doutor do Hospital das Clínicas da FMUSP
Membro do Grupo de Trabalho de Infecção em Transplante e do Núcleo de Infecção em Imunodeprimidos do Hospital das Clínicas da FMUSP
124 Transplante e Emergências Infecciosas em Doentes Transplantados

Edson Ide
Médico Assistente do Serviço de Endoscopia do Hospital das Clínicas da FMUSP
10 Endoscopia e Colonoscopia no Pronto-Socorro

Eduardo Alexandrino Servolo de Medeiros
Professor Livre-Docente da Disciplina de Moléstias Infecciosas e Parasitárias da FMUSP
4 Risco Ocupacional Relacionado à Exposição com Agentes Biológicos em Profissionais de Saúde

Eduardo da Rosa Borges
Médico Assistente Doutor da Unidade de Medicina Intensiva do Hospital Universitário da FMUSP
20 Hemorragia Alveolar

Eduardo Ferreira Borba Neto
Médico Assistente Doutor da Disciplina de Reumatologia do Hospital das Clínicas da FMUSP
118 Emergências Reumatológicas Sistêmicas e Síndromes de Vasculites no Pronto-Socorro

Eduardo G. Houneaux Moura
Médico Assistente do Serviço de Endoscopia do Hospital das Clínicas da FMUSP
10 Endoscopia e Colonoscopia no Pronto-Socorro

Eduardo Mazzucchi
Doutor em Urologia pela FMUSP
Diretor do Serviço de Endourologia do Hospital das Clínicas da FMUSP
Coordenador da Residência de Urologia do Hospital das Clínicas da FMUSP
173 Hematúria Macroscópica, 175 Emergências Relacionadas aos Testículos, Escroto, Epidídimo e Apêndices

Eduardo Nogueira G. Vinhaes
Doutor em Medicina pelo Departamento de Patologia da FMUSP
Ex-Médico Assistente do Serviço de Medicina Hiperbárica da UNICAMP
Diving Medical Technician – Duke University/DAN
278 Doenças Disbáricas

Eduardo Tadeu Azevedo Moura
Especialista em Medicina Intensiva pelo Hospital das Clínicas da FMUSP
Médico Especialista em Clínica Médica pela SBCM
31 Insuficiência Renal Aguda

Eduardo Vieira da Motta
Diretor do Pronto-Socorro de Ginecologia do Hospital das Clínicas da FMUSP
Médico Assistente Doutor da Divisão de Ginecologia do Hospital das Clínicas da FMUSP
6 Atendimento à Mulher Vítima de Abuso Sexual, 243 Dor Abdominal e Pélvica na Doente Não-Grávida, 244 Doença Inflamatória Pélvica, 245 Sangramento de Origem Ginecológica, 246 Vulvovaginites, 247 Emergências Relacionadas a Neoplasias Ginecológicas

Elbio Antonio D'Amico
Professor Colaborador da Disciplina de Hematologia e Hemoterapia da FMUSP
Médico Assistente Doutor da Divisão de Hematologia e Hemoterapia do Hospital das Clínicas da FMUSP
Diretor do Departamento de Doenças Trombóticas e Hemorrágicas da Fundação Pró-Sangue, Hemocentro de São Paulo
125 Distúrbios Plaquetários e Doença de von Willebrand, 127 Distúrbios da Coagulação e CIVD, 128 Reversão de Anticoagulação Oral no Pronto-Socorro

Elder Yoshimitsu Goto
Especialista em Otorrinolaringologia – Hospital das Clínicas da FMUSP
184 Epistaxe

Eli Faria Evaristo
Médico Assistente Doutor da Divisão de Clínica Neurológica do Hospital das Clínicas da FMUSP
217 Ataque Isquêmico Transitório e Acidente Vascular Cerebral Isquêmico

Eliana Battaggia Gutierrez
Médica Infectologista, Diretora do SEAP HIV/Aids-Casa da Aids, DMIP, Hospital das Clínicas da FMUSP
131 *Monolike* e Infecção Aguda pelo HIV

Eliana Steinman
Médica Assistente Doutora do Serviço de Cirurgia de Emergência da Divisão de Clínica Cirúrgica III do Hospital das Clínicas da FMUSP
Chefe de Equipe do Pronto-Socorro de Cirurgia do Hospital das Clínicas da FMUSP
84 Trauma Anorretal, 155 Diverticulite Aguda, 164 Emergências Anorretais

Eliane Aparecida Alves
Médica Assistente Doutora da Divisão de Obstetrícia do Hospital das Clínicas da FMUSP
241 Doenças Hipertensivas na Gestação

Elias Aissar Sallum
Médico Assistente Doutor do Serviço de Cirurgia de Emergência da Divisão de Clínica Cirúrgica III do Hospital das Clínicas da FMUSP
157 Perfuração de Vísceras

Elisa Maria Parahyba Campos
Doutora em Psicologia Clínica pelo Instituto de Psicologia da USP
Psicóloga Hospitalar
Psicóloga Clínica do Serviço de Psiquiatria e Psicologia do Hospital das Clínicas da FMUSP
8 O Atendimento em Unidades de Emergência: Implicações para o Profissional de Saúde

Elisabeth Nicodemo
Mestre em Moléstias Infecciosas pela FMUSP
141 Leptospirose

Emerson Fernandes de Souza e Castro
Médico Assistente da Divisão de Clínica Oftalmológica do Hospital das Clínicas da FMUSP
192 Infecções Oculares Agudas, 193 Infecções Orbitárias, 194 Glaucoma Agudo, 195 Perda ou Diminuição Súbita da Visão de Causa Oftalmológica, 196 Traumatismo Ocular, Corpo Estranho Ocular e Queimadura Ocular

Endrigo Oliveira Bastos
Médico Assistente da Equipe do Pronto-Socorro de Cirurgia Plástica da Divisão de Cirurgia Plástica e Queimaduras do Hospital das Clínicas da FMUSP
77 Trauma de Partes Moles da Face

Erasmo Barbante Casella
Neurologista do Instituto da Criança do Hospital das Clínicas da FMUSP
Doutor em Neurologia pela FMUSP
261 Alteração do Nível de Consciência e Coma

Erasmo Simão da Silva
Professor Associado da Disciplina de Cirurgia Vascular do Departamento de Cirurgia da FMUSP
85 Trauma Vascular

Érica Cristina Sá de Camargo
Médica Assistente Doutora da Divisão de Clínica Neurológica (Grupo de Neurovascular) do Hospital das Clínicas da FMUSP
Pós-Doutoranda do Massachusetts General Hospital, Boston
231 Trombose Venosa Cerebral

Erica Okazaki
Especialista em Clínica Médica e em Hematologia/Hemoterapia pelo Hospital das Clínicas da FMUSP
128 Reversão de Anticoagulação Oral no Pronto-Socorro

Erica Santos
Médica Assistente do Serviço de Consultas, Urgências e Triagem do Instituto da Criança do Hospital das Clínicas da FMUSP
264 Febre sem Sinais Localizatórios

Erika Satomi
Especialista em Clínica Médica – Hospital das Clínicas da FMUSP
49 Icterícia

Euclides Furtado de Albuquerque Cavalcanti
Médico Assistente da Disciplina de Emergências Clínicas do Hospital das Clínicas da FMUSP
50 Linfonodomegalia e Esplenomegalia, 59 Disfagia

Evaldo Stanislau Affonso de Araújo
Médico Assistente Doutor da Disciplina de Moléstias Infecciosas do Hospital das Clínicas da FMUSP
137 Dengue

Expedito E. Ribeiro
Livre-Docente da Disciplina de Cardiologia na FMUSP
100 Cardiologia Intervencionista em Emergências Cardiovasculares

Fabio de Rezende Pinna
Especialista em Otorrinolaringologia – Hospital das Clínicas da FMUSP
Doutorando da Disciplina de Otorrinolaringologia da FMUSP
191 Corpo Estranho, Lesão Química em Otorrinolaringologia

Fábio Elias Zerati
Especialista em Otorrinolaringologia – Hospital das Clínicas da FMUSP
189 Perda Auditiva Súbita

Fábio Fernandes
Médico Assistente Doutor da Unidade Clínica de Miocardiopatias do Instituto do Coração (InCor) do Hospital das Clínicas da FMUSP
101 Miocardite, 102 Pericardite Aguda e Tamponamento Pericárdico

Fábio Gasparin
Especialista em Oftalmologia – Hospital das Clínicas da FMUSP
196 Traumatismo Ocular, Corpo Estranho Ocular e Queimadura Ocular

Fábio Iuji Yamamoto
Médico Assistente Doutor e Coordenador do Grupo de Doenças Vasculares Cerebrais da Divisão de Clínica Neurológica do Hospital das Clínicas da FMUSP
218 Acidente Vascular Cerebral Hemorrágico

Fábio Luis de Arruda Zantut
Acadêmico da Faculdade de Medicina da Universidade Metropolitana de Santos
154 Colecistite Aguda

Fábio Pires de Souza Santos
Especialista em Clínica Médica – Hospital das Clínicas da FMUSP
49 Icterícia

Fábio Poianas Giannini
Especialista em Clínica Médica e em Medicina Intensiva – Hospital das Clínicas da FMUSP
106 Síndrome Hepatorrenal

Fábio Roberto Cabar
Médico Assistente Mestre da Divisão de Clínica Obstétrica do Hospital das Clínicas da FMUSP
238 Gravidez Ectópica, 239 Sangramento Vaginal Durante a Gravidez

Fabrizio Ricci Romano
Especialista em Otorrinolaringologia – Hospital das Clínicas da FMUSP
191 Corpo Estranho, Lesão Química em Otorrinolaringologia

Fauze Maluf Filho
Professor Doutor do Serviço de Endoscopia do Hospital das Clínicas da FMUSP
10 Endoscopia e Colonoscopia no Pronto-Socorro

Felício Lopes Roque
Especialista em Nefrologia – Hospital das Clínicas da FMUSP
Médico Assistente do Pronto-Socorro e Nefrologista do Hospital Universitário da FMUSP – Divisão de Clínica Médica
32 Emergências Relacionadas aos Distúrbios do Equilíbrio Ácido-Básico

Felipe Francisco Tuon
Médico Especialista em Medicina Interna
Médico Residente do Departamento de Moléstias Infecciosas e Parasitárias da FMUSP
138 Meningococcemia, 139 Riquetsioses, 141 Leptospirose, 142 Febre Amarela

Felipe Henning Gaia Duarte
Doutorando da Disciplina de Endocrinologia e Metabolismo do Hospital das Clínicas da FMUSP
Especialista em Endocrinologia – Hospital das Clínicas da FMUSP
110 Distúrbios do Cálcio, 111 Distúrbios do Fósforo

Felipe Nasser
Médico Chefe do Serviço de Radiologia Intervencionista do Hospital Santa Marcelina – São Paulo
9 Radiologia Vascular Intervencionista

Felipe Sartor Guimarães Fortes
Médico Preceptor do Departamento de Clínica Otorrinolaringológica do Hospital das Clínicas da FMUSP
187 Faringoamigdalites e Abscessos Cervicais

Felix José Alvarez Ramires
Médico Assistente Doutor da Unidade Clínica de Miocardiopatias do Instituto do Coração (InCor) do Hospital das Clínicas da FMUSP
Professor Colaborador do Departamento de Cardiopneumologia da FMUSP
101 Miocardite

Fernanda Marcenes Kamei
Residente em Emergência Pediátrica do Instituto da Criança no Hospital das Clínicas da FMUSP
277 Doença de Kawasaki

Fernanda Martins Maia
Especialista em Neurologia – Hospital das Clínicas da FMUSP
224 Distúrbios da Marcha

Fernanda Piotto Frallonardo
Médica Colaboradora do PROMAN do Hospital das Clínicas da FMUSP
Coordenadora do Serviço de Psiquiatria do Hospital Estadual Mário Covas de Santo André – SP, ligado à Faculdade de Medicina do ABC
210 Emergências Relacionadas a Cocaína e seus Derivados

Fernando Campos Gomes Pinto
Médico Neurocirurgião Doutor do Serviço de Emergência do Hospital das Clínicas da FMUSP
28 Hipertensão Intracraniana, 75 Traumatismo Craniencefálico, 76 Traumatismo Raquimedular – Aspectos Neurocirúrgicos, 233 Hidrocefalia Aguda e Emergências Relacionadas à DVP

Fernando da Costa Ferreira Novo
Médico Assistente Doutor do Serviço de Cirurgia de Emergência da Divisão de Clínica Cirúrgica III do Hospital das Clínicas da FMUSP
73 Atendimento Pré-Hospitalar e Transporte do Traumatizado

Fernando Lorenzi
Médico Assistente Doutor do Serviço de Cirurgia de Emergência da Divisão de Clínica Cirúrgica III do Hospital das Clínicas da FMUSP
Médico Assistente Doutor da Divisão de Cirurgia do Hospital Universitário da FMUSP
157 Perfuração de Vísceras

Fernando Ribeiro Silva
Médico Especialista em Emergências pelo Hospital de Pronto-Socorro de Porto Alegre
72 Ultra-Sonografia no ABC Primário em Trauma

Fernando Saito
Especialista em Urologia – Hospital das Clínicas da FMUSP
82 Trauma Geniturinário

Fernando Vissoci Reiche
Especialista em Clínica Médica pela FMUSP
45 Abordagem da Cianose no Pronto-Socorro, 68 Sangramento (Petéquias, Equimoses e Hematomas)

Flavio Augusto Passarelli Prado
Doutorando na Divisão Clínica Otorrinolaringológica do Hospital das Clínicas da FMUSP
Fellowship em Cirurgia Endoscópica Endonasal – Otorrinolaringologia – FMUSP
190 Doenças Agudas das Glândulas Salivares

Flávio Rocha Brito Marques
Médico Pesquisador do Laboratório de Treinamento e Simulação em Emergências Cardiovasculares do Instituto do Coração (InCor) do Hospital das Clínicas da FMUSP
Membro da Sociedade Brasileira de Entomologia
Presidente do Conselho Nacional de Ressuscitação
281 Picadas de Insetos, Aranhas e Escorpiões

Flávio Tarasoutchi
Professor Livre-Docente da FMUSP
Médico Assistente da Unidade Clínica de Valvopatias do Instituto do Coração (InCor) do Hospital das Clínicas da FMUSP
103 Emergências em Valvopatias, 104 Endocardite Infecciosa

Francini Grecco de Melo Pádua
Especialista em Otorrinolaringologia – Hospital das Clínicas da FMUSP
Doutoranda da Disciplina de Otorrinolaringologia da FMUSP
185 Rinossinusites Agudas

Francisco Bevilacqua Guarniero
Especialista em Psiquiatria pelo Instituto de Psiquiatria do Hospital das Clínicas da FMUSP
Colaborador do Núcleo de Epidemiologia Psiquiátrica do Instituto de Psiquiatria do Hospital das Clínicas da FMUSP
30 *Delirium*, 202 Transtornos Psicóticos, 203 Complicações Clínicas dos Psicofármacos

Francisco César Carnevale
Médico Chefe do Serviço de Radiologia Intervencionista do Hospital das Clínicas da FMUSP
9 Radiologia Vascular Intervencionista

Francisco de Salles Collet e Silva
Médico Assistente Doutor do Serviço de Cirurgia de Emergência da Divisão de Clínica Cirúrgica III do Hospital das Clínicas da FMUSP
92 Trauma no Idoso

Francisco José Bueno de Aguiar
Médico Supervisor e Diretor da Enfermaria de Retaguarda do Pronto-Socorro (PS5º) da Disciplina de Emergências Clínicas da FMUSP
14 Avaliação de Probabilidade e Interpretação de Testes Diagnósticos

Francisco Oscar de Siqueira França
Médico Assistente Doutor da Divisão de Clínica de Moléstias Infecciosas do Hospital das Clínicas da FMUSP
Médico do Hospital Vital Brazil do Instituto Butantan da Secretaria da Saúde do Estado de São Paulo
280 Acidentes Ofídicos

Franklin Santana Santos
Especialista em Geriatria e Gerontologia – Hospital das Clínicas da FMUSP
Doutor em Medicina – FMUSP
Pós-Doutorado em Psicogeriatria pelo Instituto Karolinska – Suécia
30 *Delirium*, 70 Emergências no Idoso

Frederico José Ribeiro Teixeira Júnior
Especialista em Cirurgia Geral e em Trauma – Hospital das Clínicas da FMUSP
Médico Colaborador da Divisão de Cirurgia Geral do Hospital das Clínicas da FMUSP
61 Dor Abdominal, 156 Obstrução Intestinal

Gabriela Benevides Castelo
Preceptora do Pronto-Socorro do Instituto da Criança do Hospital das Clínicas do Hospital das Clínicas da FMUSP
263 Meningites e Meningoencefalites

Gabriela Siniscalchi
Especialista em Clínica Médica pelo Hospital das Clínicas da FMUSP
45 Abordagem da Cianose no Pronto-Socorro, 68 Sangramento (Petéquias, Equimoses e Hematomas)

Geilson Lima Santana
Especialista em Psiquiatria pelo Instituto de Psiquiatria do Hospital das Clínicas da FMUSP
Colaborador do Núcleo de Epidemiologia Psiquiátrica do Instituto de Psiquiatria do Hospital das Clínicas da FMUSP
199 Transtornos Somatoformes

Getúlio Daré Rabello
Médico Assistente Doutor da Divisão de Clínica Neurológica do Hospital das Clínicas da FMUSP
29 Coma, 229 Síndromes Medulares Agudas Não-Traumáticas

Gilson Soares Feitosa Filho
Médico Assistente da Emergência e da Unidade Coronariana do Instituto do Coração (InCor) do Hospital das Clínicas da FMUSP
Doutorando da Disciplina de Cardiologia do Instituto do Coração (InCor) do Hospital das Clínicas da FMUSP
48 Hipertensão no Pronto-Socorro, 98 Síndrome Coronária Aguda sem Supradesnivelamento de Segmento ST

Gisela Tinone
Médica Assistente Doutora da Divisão de Clínica Neurológica do Hospital das Clínicas da FMUSP
232 Dissecção Arterial Cerebral

Graziela de Almeida Sukys
Médica Plantonista do Instituto da Criança do Hospital das Clínicas da FMUSP
249 Síndrome da Morte Súbita e Evento com Risco de Vida no Lactente

Graziela de Araújo Costa
Especialista em Pediatria e UTI Pediátrica pelo Instituto da Criança do Hospital das Clínicas da FMUSP
Médica Assistente do Hospital Dia do Instituto da Criança do Hospital das Clínicas da FMUSP
266 Sepse

Guilherme de Toledo Leme Constantino
Especialista em Otorrinolaringologia – Hospital das Clínicas da FMUSP
Fellowship em Cirurgia Endoscópica Endonasal – Otorrinolaringologia – FMUSP
183 Lesões Orais no Pronto-Socorro

Guilherme Henrique Hencklain Fonseca
Médico Assistente do Serviço de Hematologia e Hemoterapia do Hospital das Clínicas da FMUSP
Doutorando da Disciplina de Hematologia e Hemoterapia do Hospital das Clínicas da FMUSP
69 Anemias, 119 Emergências em Anemia Falciforme

Guilherme Sobreira Spina
Médico Assistente Doutor da Unidade Clínica de Valvopatias do Instituto do Coração (InCor) do Hospital das Clínicas da FMUSP
103 Emergências em Valvopatias, 104 Endocardite Infecciosa

Gustavo dos Santos Fernandes
Especialista em Clínica Médica e em Hematologia pelo Hospital das Clínicas da FMUSP
50 Linfonodomegalia e Esplenomegalia

Gustavo Stocchero
Especialista em Cirurgia Geral – Hospital das Clínicas da FMUSP
154 Colecistite Aguda

Hany Simon Junior
Médico Assistente do Pronto-Socorro do Instituto da Criança do Hospital das Clínicas da FMUSP
258 Afecções de Vias Aéreas Superiores, 270 Distúrbios Hidroeletrolíticos, 271 Distúrbios do Equilíbrio Ácido-Básico

Hélio Rodrigues Gomes
Médico Assistente Doutor do Grupo de Neuroinfecção do Hospital das Clínicas da FMUSP
216 Manifestações Neurológicas Associadas à Infecção pelo HIV

Heloisa de Souza Dantas
Psicóloga formada pela PUC-SP
Mestre em Psicologia pela Michigan State University
Coordenadora da Organização Não-Governamental "Centro de Informações sobre Saúde e Álcool" (CISA)
Mestranda do Departamento de Psiquiatria da FMUSP
210 Emergências Relacionadas a Cocaína e seus Derivados

Herlon Saraiva Martins
Médico Assistente do Pronto-Socorro do Hospital das Clínicas da FMUSP
16 Abordagem Inicial do Paciente Grave, 17 Insuficiência Respiratória Aguda, 19 Síndrome do Desconforto Respiratório Agudo, 21 Ventilação Mecânica (Não-Invasiva e Invasiva), 26 Insuficiência Cardíaca, 27 Anafilaxia, 30 *Delirium*, 31 Insuficiência Renal Aguda, 34 Hipotermia, 38 Intubação Orotraqueal, 40 Cardioversão Elétrica na Emergência, 46 Dor Torácica, 49 Icterícia, 53 Vertigem e Tontura, 54 Síncope, 56 Hemoptise, 58 Ascite, 59 Disfagia, 61 Dor Abdominal, 63 Diarréia Aguda, 64 Síndrome de Abstinência, 65 Encefalopatia Hepática, 66 Hipoglicemias, 67 Emergências Relacionadas a Hiperglicemias, 70 Emergências no Idoso, 95 Pneumonia Adquirida na Comunidade, 105 Peritonite Bacteriana Espontânea, 106 Síndrome Hepatorrenal, 107 Distúrbios do Sódio, 108 Distúrbios do Potássio, 112 Coma Mixedematoso, 113 Crise Tireotóxica, 116 Rabdomiólise, 120 Emergências Oncológicas: Abordagem Inicial e Diagnóstico Diferencial, 163 Hemorragia Digestiva Baixa, 166 Dissecção Aguda da Aorta, 169 Monoartrite, 206 Abordagem Inicial das Intoxicações Exógenas Agudas, 207 Tratamento Específico das Intoxicações Exógenas Agudas

Ho Yeh Li
Médica Assistente da Divisão de Moléstias Infecciosas e Parasitárias do Hospital das Clínicas da FMUSP
132 Emergências Relacionadas à Infecção pelo HIV, 136 Hantavirose

Humberto Carlos Martins Fadiga Júnior
Médico Assistente Doutor do Pronto-Socorro do Hospital das Clínicas da FMUSP – Disciplina de Emergências Clínicas
5 Cuidados no Pronto-Socorro com o Paciente no Fim da Vida

Ida Fortini
Médica Assistente Doutora da Divisão de Neurologia do Hospital das Clínicas da FMUSP
222 Paralisia Facial Periférica

Ioannis Minas Liontakis
Médico Assistente da Unidade de Medicina Intensiva do Pronto-Socorro do Hospital das Clínicas da FMUSP – Disciplina de Emergências Clínicas
5 Cuidados no Pronto-Socorro com o Paciente no Fim da Vida

Ítalo Valle Cortez
Pós-Graduando (Mestrado) em Urologia pelo Hospital das Clínicas da FMUSP
174 Priapismo

Ivan Dieb Miziara
Professor Livre-Docente da FMUSP
Médico Diretor do Grupo de Estomatologia da Divisão de Clínica Oral do Hospital das Clínicas da FMUSP
Médico Diretor da Divisão de Clínica Otorrinolaringológica do Hospital das Clínicas da FMUSP
183 Lesões Orais no Pronto-Socorro

Jackson Barreto Júnior
Especialista em Oftalmologia – Hospital das Clínicas da FMUSP
194 Glaucoma Agudo

Jeanne Oiticica Ramalho
Doutora em Otorrinolaringologia pela FMUSP
189 Perda Auditiva Súbita

Jesus Paula Carvalho
Médico Assistente Doutor da Divisão de Ginecologia (Oncológica) do Hospital das Clínicas da FMUSP
247 Emergências Relacionadas a Neoplasias Ginecológicas

João Carlos Papaterra Limongi
Professor Colaborador, Doutor em Neurologia da Divisão de Clínica Neurológica do Hospital das Clínicas da FMUSP
223 Emergências em Distúrbios do Movimento

João Evangelista Bezerra Neto
Médico Assistente do Serviço de Hematologia e Hemoterapia do Hospital das Clínicas da FMUSP
122 Síndrome de Veia Cava Superior e Síndrome de Lise Tumoral

Joaquim Carlos Rodrigues
Professor Colaborador do Departamento de Pediatria da FMUSP
Mestre e Doutor em Medicina pela FMUSP
Chefe da Unidade de Pneumologia Pediátrica do Instituto da Criança do Hospital das Clínicas da FMUSP
260 Pneumonias Agudas

Joaquim de Almeida Claro
Médico Assistente do Setor de Urologia do Hospital das Clínicas da FMUSP
Chefe do Grupo de Disfunção Sexual do Setor de Urologia do Hospital das Clínicas da FMUSP
174 Priapismo

Jorge dos Santos Silva
Diretor do Pronto-Socorro do Instituto de Ortopedia e Traumatologia do Hospital das Clínicas da FMUSP
87 Fraturas dos Membros no Paciente Politraumatizado, 89 Fraturas de Coluna – Aspectos Ortopédicos, 90 Fraturas do Anel Pélvico

José Antonio Levy
Professor Associado do Departamento de Neurologia da FMUSP
18 Doenças Neuromusculares e Insuficiência Respiratória

José Carlos Faes da Silva
Especialista em Cirurgia Plástica e Queimaduras – Hospital das Clínicas da FMUSP
37 Queimaduras, 77 Trauma de Partes Moles da Face

José Carlos Nicolau
Professor Livre-Docente da FMUSP
Diretor da Unidade Clínica de Coronariopatia Aguda do Instituto do Coração (InCor) do Hospital das Clínicas da FMUSP
99 Infarto Agudo do Miocárdio com Elevação do Segmento ST

José Cury
Médico Assistente no Setor de Urologia do Hospital das Clínicas da FMUSP
Chefe do Grupo de Urogeriatria do Hospital das Clínicas da FMUSP
82 Trauma Geniturinário, 83 Traumatismo Uretral, 174 Priapismo

José Eduardo Afonso Júnior
Especialista em Clínica Médica e em Pneumologia – Hospital das Clínicas da FMUSP
Médico Colaborador do Grupo de Transplante Pulmonar do Instituto do Coração (InCor) do Hospital das Clínicas da FMUSP
97 Tromboembolia Pulmonar, 170 Trombose Venosa Profunda

José Everton de Castro Filho
Pós-Graduando (Mestrado) na Divisão de Clínica da FMUSP
176 Emergências Relacionadas à Uretra

José Gilberto Prates
Responsável pela Educação Continuada da Divisão de Enfermagem do Instituto de Psiquiatria do Hospital das Clínicas da FMUSP
Chefe da Unidade de Atendimento a Psicóticos do Instituto de Psiquiatria do Hospital das Clínicas da FMUSP
Docente do Centro de Formação Profissional em Ciências da Saúde da Fundação Zerbini, InCor, Hospital das Clínicas da FMUSP
205 Abordagens frente a Agitação Psicomotora e Comportamento Violento em Emergências Psiquiátricas

José Guilherme Mendes Pereira Caldas
Neurorradiologista – Livre-Docente e Diretor do Serviço de Radiologia Vascular Intervencionista do Instituto de Radiologia (InRad) do Hospital das Clínicas da FMUSP
236 Neurorradiologia Vascular Intervencionista nas Urgências

José Luiz Borges de Mesquita
Diretor do Pronto-Socorro de Urologia do Hospital das Clínicas da FMUSP
Doutor em Urologia pela FMUSP
175 Emergências Relacionadas aos Testículos, Escroto, Epidídimo e Apêndices

José Paulo Ladeira
Médico Assistente da Unidade de Medicina Intensiva da Clínica Médica e Choque do Hospital das Clínicas da FMUSP – Disciplina de Emergências Clínicas
15 Ressuscitação Cardiorrespiratória e Cerebral

José Pereira Píndaro Plese
Professor Livre-Docente do Departamento de Neurologia do Hospital das Clínicas da FMUSP
28 Hipertensão Intracraniana

José Renato G. Amaral
Médico Assistente do Serviço de Geriatria do Hospital das Clínicas da FMUSP
Especialista em Clínica Médica e Geriatria pela AMB
52 Edema de Membros Inferiores

José Roberto Shinzato
Especialista em Oftalmologia – Hospital das Clínicas da FMUSP
195 Perda ou Diminuição Súbita da Visão de Causa Oftalmológica

José Yamin Risk
Médico do Hospital Vital Brazil do Instituto Butantan da Secretaria da Saúde do Estado de São Paulo
280 Acidentes Ofídicos

Jozélio Freire de Carvalho
Professor Colaborador da Disciplina de Reumatologia da FMUSP
Médico Assistente Doutor do Serviço de Reumatologia do Hospital das Clínicas da FMUSP
226 Miopatias

Júlia Maria de Campos Coelho
Especialista em Medicina Intensiva – Hospital das Clínicas da FMUSP
109 Distúrbios do Magnésio

Juliana Nunes Valadão Gonçalves Drumond
Médica Assistente da Divisão de Dermatologia do Hospital das Clínicas da FMUSP
181 Eritema Nodoso e Pioderma Gangrenoso

Juliana S. M. Duarte
Especialista em Clínica Médica e em Hematologia/Hemoterapia pelo Hospital das Clínicas da FMUSP
126 Abordagem Inicial das Anemias Hemolíticas no PS

Júnia Shizue Sueoka
Gerente Operacional do GRAU – Resgate São Paulo
Coordenadora Médica do Serviço 199 da Prefeitura Municipal de São Caetano
Auxiliar de Ensino da Disciplina de Medicina de Urgência da Faculdade de Medicina do ABC
279 Transporte Aeromédico

Karen Faria Coracini Fernandes
Especialista em Neurologia pelo Hospital das Clínicas da FMUSP
220 Emergências Neuro-Oftalmológicas

Kátia Akemi Miyazato Kuruma
Doutoranda da Disciplina de Reumatologia da FMUSP
Especialista em Clínica Médica e em Reumatologia – Hospital das Clínicas da FMUSP
118 Emergências Reumatológicas Sistêmicas e Síndromes de Vasculites no Pronto-Socorro

Lana Maria de Aguiar
Médica Assistente Doutora do Departamento de Ginecologia do Hospital das Clínicas da FMUSP
243 Dor Abdominal e Pélvica na Doente Não-Grávida, 244 Doença Inflamatória Pélvica, 245 Sangramento de Origem Ginecológica

Laura Helena Andrade
Doutora em Psiquiatria pelo Departamento de Psiquiatria da FMUSP
Coordenadora do Núcleo de Epidemiologia Psiquiátrica do Instituto de Psiquiatria do Hospital das Clínicas da FMUSP
Coordenadora do Projeto São Paulo Megacity
197 Transtornos de Ansiedade, 200 Transtornos de Humor

Leandro Utino Taniguchi
Médico Assistente da Unidade de Medicina Intensiva do Pronto-Socorro do Hospital das Clínicas da FMUSP – Disciplina de Emergências Clínicas
105 Peritonite Bacteriana Espontânea

Leonardo Toledo Mota
Especialista em Cirurgia e em Trauma – Hospital das Clínicas da FMUSP
150 Disfagia e Corpo Estranho

Leontina da Conceição Margarido
Médica Assistente Doutora da Divisão de Dermatologia do Hospital das Clínicas da FMUSP
182 Estados Reacionais da Hanseníase

Lisete Ribeiro Teixeira
Professora Livre-Docente da Disciplina de Pneumologia do Hospital das Clínicas da FMUSP
Médica Assistente do Grupo de Doenças Pleurais da Disciplina de Pneumologia do Hospital das Clínicas da FMUSP
57 Derrame Pleural e Toracocentese

Lucas Santos Zambon
Especialista em Clínica Médica pelo Hospital das Clínicas da FMUSP
36 Raios e Injúrias Elétricas, 43 Febre no Pronto-Socorro

Lucas Vieira de Mendonça
Médico Assistente do Pronto-Socorro do Hospital das Clínicas da FMUSP
Médico Assistente da Unidade de Medicina Intensiva do Instituto de Ortopedia e Traumatologia do Hospital das Clínicas da FMUSP
Especialista em Medicina Intensiva – Associação de Medicina Intensiva Brasileira – AMIB
11 Analgesia e Sedação para Procedimentos

Lucia Mendes de Oliveira Pinto
Médica Assistente Doutora do Pronto-Socorro e Nefrologista do Hospital Universitário da FMUSP – Divisão de Clínica Médica
31 Insuficiência Renal Aguda

Luciana Andréa Avena
Especialista em Clínica Médica e em Cardiologia – Hospital das Clínicas da FMUSP
Médica Assistente do Pronto-Socorro do Hospital Universitário da FMUSP – Divisão de Clínica Médica
46 Dor Torácica

Luciane de Rossi
Mestranda no Instituto de Psicologia da FMUSP
8 O Atendimento em Unidades de Emergência: Implicações para o Profissional de Saúde

Luciano César Pontes de Azevedo
Professor Colaborador – Doutor da Disciplina de Emergências Clínicas do Hospital das Clínicas da FMUSP
25 Sepse e Choque Séptico

Luciano Moreira Baracioli
Médico Assistente Doutor da Unidade Clínica de Coronariopatia Aguda do Instituto do Coração (InCor) do Hospital das Clínicas da FMUSP
99 Infarto Agudo do Miocárdio com Elevação do Segmento ST

Luís dos Ramos Machado
Professor-Assistente Doutor da Divisão de Clínica Neurológica e Membro do Grupo de Estudo em Neuroinfecção do Hospital das Clínicas da FMUSP
212 Meningites Bacterianas Agudas, 213 Abscessos Cerebrais, 214 Encefalites Virais

Luis Fernando Corrêa Zantut
Médico Assistente Doutor do Serviço de Cirurgia de Emergência da Divisão de Clínica Cirúrgica III do Hospital das Clínicas da FMUSP
154 Colecistite Aguda

Luís Fernando Pracchia
Médico Assistente – Mestre – do Serviço de Hematologia e Hemoterapia do Hospital das Clínicas da FMUSP – Grupo de Onco-Hematologia
Médico Hematologista do Hospital-Dia e Ambulatório de Quimioterapia do Hospital das Clínicas da FMUSP
Médico Hematologista da Fundação Pró-Sangue, Hemocentro de São Paulo
122 Síndrome de Veia Cava Superior e Síndrome de Lise Tumoral, 123 Neutropenia Febril

Luiz Francisco Cardoso
Professor Livre-Docente da FMUSP
Médico Assistente da Unidade Clínica de Valvopatias do Instituto do Coração (InCor) do Hospital das Clínicas da FMUSP
103 Emergências em Valvopatias

Luiz Guilherme Araujo Florence
Médico Colaborador do Pronto-Socorro do Instituto da Criança do Hospital das Clínicas da FMUSP
255 Corpo Estranho em Vias Aéreas e Trato Digestivo

Luiz Henrique Martins Castro
Médico Assistente Doutor da Divisão de Clínica Neurológica do Hospital das Clínicas da FMUSP
Diretor do Serviço de Vídeo-Eletroencefalografia do Hospital das Clínicas da FMUSP
55 Crise Epiléptica

Luiz Ubirajara Sennes
Professor Associado da Disciplina de Otorrinolaringologia da FMUSP
Diretor do Serviço de Bucofaringolaringologia do Hospital das Clínicas da FMUSP
187 Faringoamigdalites e Abscessos Cervicais

Luiz Vicente Ribeiro Ferreira da Silva Filho
Doutor em Pediatria pela FMUSP
Médico Assistente da Unidade de Pneumologia do Instituto da Criança do Hospital das Clínicas da FMUSP
259 Bronquiolite Viral Aguda e Crise Asmática, 260 Pneumonias Agudas

Madson Queiroz Almeida
Doutorando da Disciplina de Endocrinologia e Metabologia da FMUSP
Ex-Preceptor da Divisão de Endocrinologia e Metabologia do Hospital das Clínicas da FMUSP
112 Coma Mixedematoso, 113 Crise Tireotóxica, 114 Insuficiência Adrenal, 115 Feocromocitoma

Maíra Solange Câmara dos Santos
Especialista em Gastroenterologia e Doutoranda pela Divisão de Gastroenterologia do Hospital das Clínicas da FMUSP
Médica Assistente do Pronto-Socorro do Hospital Universitário da FMUSP – Divisão de Clínica Médica
58 Ascite, 65 Encefalopatia Hepática

Manoel Jacobsen Teixeira
Professor Titular da Disciplina de Neurocirurgia do Departamento de Neurologia da FMUSP
235 Hematoma Subdural Crônico (HSDC)

Mara Cristina Souza de Lúcia
Doutora em Medicina pela PUC-SP
Orientadora em Neurologia na FMUSP
8 O Atendimento em Unidades de Emergência: Implicações para o Profissional de Saúde

Marcello Menta Simonsen Nico
Médico Assistente Doutor da Divisão de Dermatologia do Hospital das Clínicas da FMUSP
181 Eritema Nodoso e Pioderma Gangrenoso

Marcelo Calderaro
Especialista em Neurologia Clínica – Hospital das Clínicas da FMUSP
Médico Colaborador da Divisão de Clínica Neurológica do Hospital das Clínicas da FMUSP
29 Coma, 30 *Delirium*, 47 Cefaléia

Marcelo Eduardo Sproesser
Médico Assistente da Disciplina de Emergências Clínicas do Hospital das Clínicas da FMUSP
17 Insuficiência Respiratória Aguda, 19 Síndrome do Desconforto Respiratório Agudo, 21 Ventilação Mecânica (Não-Invasiva e Invasiva), 38 Intubação Orotraqueal

Marcelo Jorge Jacó Rocha
Especialista em Clínica Médica e em Pneumologia – Hospital das Clínicas da FMUSP
Doutorando da Disciplina de Pneumologia do Hospital das Clínicas da FMUSP
93 Asma Aguda em Adultos

Marcelo Katz
Especialista em Clínica Médica e em Cardiologia – Hospital das Clínicas da FMUSP
Doutorando da Disciplina de Cardiologia do Instituto do Coração (InCor) do Hospital das Clínicas da FMUSP
104 Endocardite Infecciosa

Marcelo Rodrigues Borba
Médico Assistente Doutor da Divisão de Clínica Cirúrgica do Hospital Universitário da FMUSP
62 Constipação e Obstipação Intestinal

Marcelo Zugaib
Professor Titular da Disciplina de Obstetrícia da FMUSP
237 Complicações do Abortamento Induzido, 238 Gravidez Ectópica, 239 Sangramento Vaginal Durante a Gravidez, 240 Infecções e Doenças Clínicas Durante a Gravidez (Exceto Hipertensão), 241 Doenças Hipertensivas na Gestação

Marcia Radanovic
Médica Assistente Doutora da Divisão de Clínica Neurológica do Hospital das Clínicas da FMUSP
Pesquisadora do Grupo de Neurologia e Professora da Pós-Graduação do Departamento de Neurologia da FMUSP
230 Complicações Agudas nas Síndromes Demenciais

Marco Aurélio Monteiro Peluso
Doutor em Psiquiatria pelo Departamento de Psiquiatria da FMUSP
Pós-Doutorado em Psiquiatria na University of Texas Health Science Center at San Antonio, Texas, Estados Unidos
Pós-Doutorando do Núcleo de Epidemiologia Psiquiátrica do Instituto de Psiquiatria do Hospital das Clínicas da FMUSP
200 Transtornos de Humor

Marcos Dall'Oglio
Doutor em Urologia pela FMUSP
130 Infecções Urinárias

Marcos Giannetti Machado
Médico Assistente Doutor da Divisão de Urologia da FMUSP – Setor de Uropediatria e Setor de Pronto-Socorro
173 Hematúria Macroscópica

Marcos Hideyo Sakaki
Médico Assistente do Instituto de Ortopedia e Traumatologia do Hospital das Clínicas da FMUSP
86 Princípios Gerais do Trauma Ortopédico, 87 Fraturas dos Membros no Paciente Politraumatizado

Marcos Rienzo
Médico Colaborador da Unidade Clínica de Coronariopatia Crônica do Instituto do Coração (InCor) do Hospital das Clínicas da FMUSP
Especialista em Cardiologia – Instituto do Coração (InCor) do Hospital das Clínicas da FMUSP
98 Síndrome Coronária Aguda sem Supradesnivelamento de Segmento ST

Marcos Tadashi Kakitani Toyoshima
Especialista em Clínica Médica – Hospital das Clínicas da FMUSP
35 Hipertermia e Síndrome Neuroléptica Maligna

Marcos Túlio Martino Meniconi
Médico Assistente Doutor do Serviço de Cirurgia de Emergência da Divisão de Clínica Cirúrgica III do Hospital das Clínicas da FMUSP
162 Hemorragia Digestiva Alta

Maria Beatriz Moliterno Perondi
Médica Assistente do Pronto-Socorro do Instituto da Criança do Hospital das Clínicas da FMUSP
268 Hemorragia Digestiva

Maria Carolina Proença Lopes
Ex-Preceptora do Serviço de Consultas, Urgências e Triagem do Instituto da Criança do Hospital das Clínicas da FMUSP
248 Ressuscitação Cardiopulmonar Pediátrica

Maria Cecília de Toledo Damasceno
Médica Supervisora da Disciplina de Emergências Clínicas do Hospital das Clínicas da FMUSP
Professora Adjunta da Disciplina de Medicina de Urgência da Faculdade de Medicina do ABC
Doutora em Ciências pela FMUSP
3 Aspectos Ético-Legais no Pronto-Socorro, 41 Marca-Passo na Sala de Emergência

Maria Cecília Ribeiro Teixeira Brochado
Doutora em Cirurgia – FMUSP
Médica Assistente da Divisão Cirúrgica do Hospital Universitário da FMUSP
62 Constipação e Obstipação Intestinal

Maria Cláudia Stockler
Médica Assistente do Departamento de Moléstias Infecciosas e Parasitárias do Hospital das Clínicas da FMUSP
Mestre em Medicina pela UNIFESP
144 Cólera

Maria Teresa Alves Hirata
Médica Assistente Doutora do Grupo de Trabalho de Doenças do Sistema Nervoso Periférico e do Serviço de Eletroneuromiografia da Divisão de Clínica Neurológica do Hospital das Clínicas da FMUSP
228 Síndrome de Guillain-Barré Clássica e Variantes

Maria Teresa Roncaglia
Especialista em Ginecologia e Obstetrícia – Hospital das Clínicas da FMUSP
243 Dor Abdominal e Pélvica na Doente Não-Grávida, 244 Doença Inflamatória Pélvica, 245 Sangramento de Origem Ginecológica, 247 Emergências Relacionadas a Neoplasias Ginecológicas

Mariana Spadini dos Santos
Médica Assistente do Pronto-Socorro do Instituto da Criança do Hospital das Clínicas da FMUSP
274 Anemia Aguda

Mario Augusto Taricco
Professor Doutor de Neurocirurgia da FMUSP
Coordenador do Grupo de Coluna da Divisão de Neurocirurgia do Hospital das Clínicas da FMUSP
76 Traumatismo Raquimedular – Aspectos Neurocirúrgicos

Mario Luis Quintas
Médico Assistente Doutor do Serviço de Cirurgia de Emergência da Divisão de Clínica Cirúrgica III do Hospital das Clínicas da FMUSP
Chefe de Equipe do Pronto-Socorro de Cirurgia do Hospital das Clínicas da FMUSP
152 Pancreatite Aguda

Mario Macoto Kondo
Médico Assistente Doutor da Divisão de Obstetrícia do Hospital das Clínicas da FMUSP
242 Emergências Relacionadas ao Parto e Pós-Parto

Mario Terra Filho
Professor Livre-Docente da Disciplina de Pneumologia do Instituto do Coração (InCor) do Hospital das Clínicas da FMUSP
97 Tromboembolia Pulmonar

Mário Wilson Iervolino Brotto
Médico Assistente e Coordenador do Serviço de Neurofisiologia e Eletroneuromiografia – Centro de Investigações em Neurologia da Divisão de Clínica Neurológica do Hospital das Clínicas da FMUSP
18 Doenças Neuromusculares e Insuficiência Respiratória

Maristela Freire
Médica Assistente do Departamento de Moléstias Infecciosas e Parasitárias do Hospital das Clínicas da FMUSP
148 Doenças Transmitidas pela Mordedura ou Arranhadura de Cães e Gatos

Masahiko Akamine
Médico Assistente Doutor do Serviço de Cirurgia de Emergência da Divisão de Clínica Cirúrgica III do Hospital das Clínicas da FMUSP
156 Obstrução Intestinal

Maura Catafesta Neves
Especialista em Otorrinolaringologia – Hospital das Clínicas da FMUSP
Doutoranda da Disciplina de Otorrinolaringologia da FMUSP
188 Infecções Agudas de Orelha (e Complicações)

Maura Salaroli de Oliveira
Mestre em Moléstias Infecciosas pela FMUSP
135 Síndrome do Choque Tóxico

Maurício Daniel Gattaz
Médico Assistente Doutor e Supervisor da Enfermaria de Retaguarda do Pronto-Socorro (PS5º) do Hospital das Clínicas da FMUSP
54 Síncope

Maurício Henrique Claro dos Santos
Especialista em Clínica Médica e em Cardiologia – Hospital das Clínicas da FMUSP
Médico Assistente do Pronto-Socorro do Hospital Universitário da FMUSP – Divisão de Clínica Médica
39 Cateterização Venosa Central, 116 Rabdomiólise

Mauricio Ibrahim Scanavacca
Professor Livre-Docente da FMUSP
Diretor do Laboratório de Eletrofisiologia do Instituto do Coração (InCor) do Hospital das Clínicas da FMUSP
23 Taquiarritmias

Michelle Moreira Sousa Vidinha
Especialista em Clínica Médica – Hospital das Clínicas da FMUSP
66 Hipoglicemias

Miguel Srougi
Professor Titular da Disciplina de Urologia da FMUSP
83 Traumatismo Uretral, 130 Infecções Urinárias, 172 Cólica Nefrética, 173 Hematúria Macroscópica, 174 Priapismo, 175 Emergências Relacionadas aos Testículos, Escroto, Epidídimo e Apêndices, 176 Emergências Relacionadas à Uretra

Milton Glezer
Médico Assistente da Disciplina de Emergências Clínicas do Hospital das Clínicas da FMUSP
7 Doação de Órgãos para Transplante

Milton Steinman
Médico Assistente Doutor do Serviço de Cirurgia de Emergência da Divisão de Clínica Cirúrgica III do Hospital das Clínicas da FMUSP
91 Trauma e Gravidez, 152 Pancreatite Aguda

Murilo Santos de Souza
Médico Preceptor da Divisão de Clínica Neurológica do Hospital das Clínicas da FMUSP
229 Síndromes Medulares Agudas Não-Traumáticas

Nádia Maria Gebelein
Médica do Sistema Resgate do Corpo de Bombeiros do Estado de São Paulo
Especializada em Anestesiologia
73 Atendimento Pré-Hospitalar e Transporte do Traumatizado

Natalia Correa Vieira de Melo
Médica Residente da Disciplina de Nefrologia do Hospital das Clínicas da FMUSP
20 Hemorragia Alveolar

Neide Yumie Takaoka
Diretora Geral do Instituto Pasteur, São Paulo
147 Raiva Humana

Newton Djin Mori
Médico Assistente Doutor do Serviço de Cirurgia de Emergência da Divisão de Clínica Cirúrgica III do Hospital das Clínicas da FMUSP
78 Traumatismos Torácicos, 79 Toracotomia na Sala de Emergência, 80 Trauma Abdominal Fechado

Nivaldo Alonso
Professor Livre-Docente da FMUSP
Diretor do Serviço de Cirurgia Craniomaxilofacial do Hospital das Clínicas da FMUSP
77 Trauma de Partes Moles da Face

Octacílio Martins Júnior
Médico Assistente Doutor do Serviço de Cirurgia de Emergência da Divisão de Clínica Cirúrgica III do Hospital das Clínicas da FMUSP
81 Trauma Abdominal Penetrante, 153 Apendicite Aguda

Olavo Henrique Munhoz Leite
Médico Assistente da Divisão de Clínica de Moléstias Infecciosas e Parasitárias do Hospital das Clínicas da FMUSP
Coordenador Técnico da Unidade de Referência em Doenças Infecciosas Preveníveis do CEPES da Faculdade de Medicina do ABC
134 Estafilococcias e Estreptococcias

Osvaldo Moreira Leal
Especialista e Mestre em Imunologia – Hospital das Clínicas da FMUSP
Médico Assistente e Chefe de Plantão do Pronto-Socorro do Hospital Universitário da FMUSP – Divisão de Clínica Médica
27 Anafilaxia

Patrícia Lunardelli
Médica Preceptora da Divisão de Clínica Oftalmológica do Hospital das Clínicas da FMUSP
193 Infecções Orbitárias

Paula Ribeiro Villaça
Professora Colaboradora da Disciplina de Hematologia e Hemoterapia da FMUSP
Médica Assistente Doutora do Departamento de Doenças Trombóticas e Hemorrágicas da Fundação Pró-Sangue, Hemocentro de São Paulo
125 Distúrbios Plaquetários e Doença de von Willebrand, 127 Distúrbios da Coagulação e CIVD, 128 Reversão de Anticoagulação Oral no Pronto-Socorro

Paulo Augusto Achucarro Silveira
Professor Colaborador da Disciplina de Hematologia e Hemoterapia da FMUSP
Médico Supervisor da Divisão de Hematologia e Hemoterapia do Hospital das Clínicas da FMUSP
Pós-Doutorado – Centre Hospitalier Universitaire de Bicêtre e INSERM-U-409 – França
69 Anemias

Paulo Eurípedes Marchiori
Professor Livre-Docente da FMUSP
Diretor do Grupo de Doenças do Sistema Nervoso Periférico da Divisão de Clínica Neurológica do Hospital das Clínicas da FMUSP
215 Encefalomielite Disseminada Aguda, 227 Doenças da Junção Neuromuscular, 229 Síndromes Medulares Agudas Não-Traumáticas

Paulo Henrique Pires de Aguiar
Professor Livre-Docente da Disciplina de Neurologia do Departamento de Neurologia da FMUSP
234 Emergências Relacionadas às Neoplasias do Sistema Nervoso Central

Paulo Puglia Junior
Médico Neurorradiologista Doutor do Setor de Neurorradiologia – Serviço de Radiologia Vascular Intervencionista do Instituto de Radiologia (InRad) do Hospital das Clínicas da FMUSP
236 Neurorradiologia Vascular Intervencionista nas Urgências

Paulo Ricardo Criado
Médico Assistente Mestre da Divisão de Dermatologia do Hospital das Clínicas da FMUSP
178 Reações Cutâneas Adversas às Drogas

Paulo Roberto Corrêa Hernandes
Médico Supervisor da Disciplina de Emergências Clínicas do Hospital das Clínicas da FMUSP
107 Distúrbios do Sódio, 108 Distúrbios do Potássio

Paulo Sergio S. de Cerqueira Dias
Médico Assistente do Pronto-Socorro de Neurocirurgia do Hospital das Clínicas da FMUSP
235 Hematoma Subdural Crônico (HSDC)

Pedro A. Lemos
Médico Assistente Doutor do Serviço de Hemodinâmica e Cardiologia Intervencionista do Instituto do Coração (InCor) da FMUSP
100 Cardiologia Intervencionista em Emergências Cardiovasculares

Pedro Augustto de Santana Júnior
Médico Neurocirurgião Assistente do Grupo de Neurooncologia da Divisão de Neurocirurgia do Hospital das Clínicas da FMUSP
234 Emergências Relacionadas às Neoplasias do Sistema Nervoso Central

Pedro Enrique Dorlhiac Llacer
Professor Livre-Docente da FMUSP
Diretor do Grupo de Onco-Hematologia da Divisão de Hematologia e Hemoterapia do Hospital das Clínicas da FMUSP
121 Emergências Relacionadas às Leucemias e Síndrome de Hiperviscosidade

Pedro Paulo Pereira
Diretor do Pronto-Socorro de Obstetrícia do Hospital das Clínicas da FMUSP
Doutor em Medicina – Obstetrícia – FMUSP
237 Complicações do Abortamento Induzido, 238 Gravidez Ectópica, 239 Sangramento Vaginal Durante a Gravidez, 240 Infecções e Doenças Clínicas Durante a Gravidez (Exceto Hipertensão)

Priscila Rosalba Domingos de Oliveira
Especialista em Doenças Infecciosas e Parasitárias – Hospital das Clínicas da FMUSP
133 Osteomielites, 134 Estafilococcias e Estreptococcias

Rafael Ferreira Coelho
Médico Preceptor no Setor de Urologia do Hospital das Clínicas da FMUSP
82 Trauma Geniturinário

Rafael Melillo Laurino Neto
Especialista em Cirurgia Geral do Aparelho Digestivo – Hospital das Clínicas da FMUSP
Auxiliar de Ensino da Disciplina de Medicina de Urgência da Faculdade de Medicina do ABC
149 Complicações da Cirurgia Bariátrica

Rafael Stelmach
Médico Assistente Doutor do Grupo de Doenças Pulmonares Obstrutivas da Disciplina de Pneumologia do Instituto do Coração (InCor) do Hospital das Clínicas da FMUSP
93 Asma Aguda em Adultos

Ranniere de Almeida Lopes
Médico Assistente da Disciplina de Emergências Clínicas do Hospital das Clínicas da FMUSP
Especialista em Clínica Médica e em Gastroenterologia – Hospital das Clínicas da FMUSP
Especialista em Endoscopia Digestiva Alta e Colonoscopia – Hospital Nove de Julho, São Paulo
58 Ascite, 60 Náuseas e Vômitos, 63 Diarréia Aguda, 163 Hemorragia Digestiva Baixa, 165 Doença Inflamatória Intestinal

Regina Maria Rodrigues
Médica Assistente do Pronto-Socorro de Instituto da Criança do Hospital das Clínicas da FMUSP
276 Síndromes Hemorrágicas

Renata Caricol Dell Agnollo
Médica Assistente do Departamento de Moléstias Infecciosas e Parasitárias do Hospital das Clínicas da FMUSP
129 Abordagem de DST no Pronto-Socorro

Renata Ribeiro de Mendonça Pilan
Especialista em Otorrinolaringologia – Hospital das Clínicas da FMUSP
Fellowship em Cirurgia Endoscópica Endonasal – Otorrinolaringologia – FMUSP
186 Epiglotite Aguda

Renato Falci Júnior
Médico Assistente Doutor do Pronto-Socorro de Urologia do Hospital das Clínicas da FMUSP
172 Cólica Nefrética

Renato Garcia
Médico Estagiário do Serviço de Cirurgia Refrativa da Divisão de Oftalmologia do Hospital das Clínicas da FMUSP
192 Infecções Oculares Agudas

Renato Sérgio Poggetti
Professor Livre-Docente da FMUSP
Diretor do Serviço de Cirurgia de Emergência e Trauma do Hospital das Clínicas da FMUSP
74 Atendimento Hospitalar Inicial ao Traumatizado, 161 Síndrome Compartimental Abdominal

Renério Fráguas Jr.
Coordenador da Residência Médica e do Grupo de Interconsultas do Instituto de Psiquiatria do Hospital das Clínicas da FMUSP
Doutor em Psiquiatria pelo Departamento de Psiquiatria da FMUSP
Pós-Doutorado no Massachusetts General Hospital, Harvard Medical School, Boston
201 Suicídio e Tentativa de Suicídio

Ricardo Aun
Professor Associado da Disciplina de Cirurgia Vascular do Departamento de Cirurgia da FMUSP
Diretor do Pronto-Socorro de Cirurgia Vascular do Hospital das Clínicas da FMUSP
85 Trauma Vascular, 166 Dissecção Aguda da Aorta, 167 Cirurgia de Urgência no Aneurisma da Aorta Abdominal, 168 Isquemia Mesentérica Aguda, 171 Oclusões Arteriais Agudas

Ricardo B. V. Fontes
Médico Preceptor da Disciplina de Neurocirurgia do Departamento de Neurologia da FMUSP
235 Hematoma Subdural Crônico (HSDC)

Ricardo Luiz Cordioli
Especialista em Medicina Intensiva pelo Hospital das Clínicas da FMUSP
31 Insuficiência Renal Aguda

Ricardo Reis Sanga
Médico Assistente da Unidade de Medicina Intensiva do Hospital das Clínicas da FMUSP – Disciplina de Emergências Clínicas
24 Avaliação Inicial do Doente com Hipotensão e Choque

Ricardo Romiti
Médico Assistente Doutor da Divisão de Dermatologia do Hospital das Clínicas da FMUSP
179 Lesões de Pele de Causa Infecciosa

Ricardo Tapajós Martins Coelho Pereira
Médico Assistente do Departamento de Moléstias Infecciosas e Parasitárias do Hospital das Clínicas da FMUSP
146 Tétano

Richard Louis Voegels
Professor Associado da Disciplina de Otorrinolaringologia da FMUSP
Diretor de Rinologia do Hospital das Clínicas da FMUSP
Chefe do Serviço de Bucofaringolaringologia do Hospital das Clínicas da FMUSP
184 Epistaxe, 187 Faringoamigdalites e Abscessos Cervicais, 188 Infecções Agudas de Orelha (e Complicações), 190 Doenças Agudas das Glândulas Salivares

Rina Maria Pereira Porta
Médica Assistente Doutora do Serviço de Cirurgia de Emergência da Divisão de Clínica Cirúrgica III do Hospital das Clínicas da FMUSP
74 Atendimento Hospitalar Inicial ao Traumatizado, 161 Síndrome Compartimental Abdominal

Roberto Hirsch
Médico Assistente e Diretor do Serviço de Doppler Transcraniano da Divisão de Clínica Neurológica do Hospital das Clínicas da FMUSP
219 Hemorragia Subaracnóide e Malformações Vasculares

Rodrigo Antonio Brandão Neto
Médico Assistente da Disciplina de Emergências Clínicas do Hospital das Clínicas da FMUSP
44 Dispnéia, 51 Lombalgia, 60 Náuseas e Vômitos, 66 Hipoglicemias, 67 Emergências Relacionadas a Hiperglicemias, 112 Coma Mixedematoso, 113 Crise Tireotóxica, 116 Rabdomiólise

Rodrigo Díaz Olmos
Médico Assistente Doutor do Pronto-Socorro do Hospital Universitário da FMUSP – Divisão de Clínica Médica
26 Insuficiência Cardíaca, 58 Ascite, 64 Síndrome de Abstinência, 107 Distúrbios do Sódio, 108 Distúrbios do Potássio

Rodrigo do Carmo Carvalho
Especialista em Neurologia – Hospital das Clínicas da FMUSP
216 Manifestações Neurológicas Associadas à Infecção pelo HIV

Rodrigo Dolphini Velasques
Especialista em Clínica Médica e em Hematologia/Hemoterapia pelo Hospital das Clínicas da FMUSP
126 Abordagem Inicial das Anemias Hemolíticas no PS

Rodrigo Ruano
Docente da Disciplina de Obstetrícia da FMUSP
241 Doenças Hipertensivas na Gestação

Rodrigo S. N. Ramos
Especialista em Cirurgia Vascular pelo Hospital das Clínicas da FMUSP
170 Trombose Venosa Profunda

Roger Schmidt Brock
Médico Assistente Doutor do Pronto-Socorro de Neurocirurgia do Hospital das Clínicas da FMUSP
235 Hematoma Subdural Crônico (HSDC)

Rogério Zigaib
Especialista em Clínica Médica e em Medicina Intensiva – Hospital das Clínicas da FMUSP
25 Sepse e Choque Séptico, 34 Hipotermia

Ronald José Fidelis
Especialista em Cirurgia Vascular – Hospital das Clínicas da FMUSP
Doutorando da Disciplina de Cirurgia Vascular da FMUSP
171 Oclusões Arteriais Agudas

Ronaldo Adib Kairalla
Médico Assistente Doutor – Chefe do Ambulatório de Sarcoidose da Disciplina de Pneumologia – Hospital das Clínicas da FMUSP
96 Síndromes Aspirativas e Abscesso Pulmonar

Ronaldo Cesar Borges Gryschek
Professor Doutor do Departamento de Moléstias Infecciosas e Parasitárias da FMUSP
Chefe do LIM 06 "Imunopatologia da Esquistossomose e Outras Parasitoses" do Hospital das Clínicas da FMUSP
145 Estrongiloidíase Disseminada

Roseli Saraiva Moreira Bittar
Médica Assistente da Divisão de Clínica Otorrinolaringológica do Hospital das Clínicas da FMUSP
189 Perda Auditiva Súbita

Rui Imamura
Médico Assistente Doutor da Divisão de Clínica Otorrinolaringológica do Hospital das Clínicas da FMUSP
Médico Supervisor da Divisão de Clínica Otorrinolaringológica da FMUSP
190 Doenças Agudas das Glândulas Salivares

Sabrina Corrêa da Costa Ribeiro
Médica Assistente do Pronto-Socorro do Hospital das Clínicas da FMUSP – Disciplina de Emergências Clínicas
Especialista em Pneumologia e em Medicina Intensiva – Hospital das Clínicas da FMUSP
Doutoranda da Disciplina de Pneumologia da FMUSP
44 Dispnéia, 57 Derrame Pleural e Toracocentese

Samir Jacob Bechara
Professor Livre-Docente da FMUSP
Médico Assistente da Divisão de Clínica Oftalmológica do Hospital das Clínicas da FMUSP
192 Infecções Oculares Agudas, 193 Infecções Orbitárias, 194 Glaucoma Agudo, 195 Perda ou Diminuição Súbita da Visão de Causa Oftalmológica, 196 Traumatismo Ocular, Corpo Estranho Ocular e Queimadura Ocular

Samira Luisa dos Apóstolos Pereira
Médica Assistente da Divisão de Clínica Neurológica do Hospital das Clínicas da FMUSP
215 Encefalomielite Disseminada Aguda, 227 Doenças da Junção Neuromuscular, 229 Síndromes Medulares Agudas Não-Traumáticas

Sandra Fátima Menosi Gualandro
Professora Doutora da Disciplina de Hematologia da FMUSP
Diretora do Ambulatório de Anemia Falciforme da Divisão de Hematologia do Hospital das Clínicas da FMUSP
119 Emergências em Anemia Falciforme

Sandra Gofinet Pasoto
Médica Assistente do Pronto-Socorro do Hospital Universitário da FMUSP – Divisão de Clínica Médica
Especialista e Doutora em Reumatologia – FMUSP
169 Monoartrite

Sergio Eiji Matuguma
Médico Assistente do Serviço de Endoscopia do Hospital das Clínicas da FMUSP
10 Endoscopia e Colonoscopia no Pronto-Socorro

Sharon Nina Admoni
Especialista em Clínica Médica em Endocrinologia – Hospital das Clínicas da FMUSP
67 Emergências Relacionadas a Hiperglicemias

Sigrid de Sousa dos Santos
Doutora pelo Departamento de Moléstias Infecciosas e Parasitárias
Médica Assistente da Divisão de Moléstias Infecciosas e Parasitárias e do Serviço de Extensão de Atendimento ao Paciente HIV/AIDS do Hospital das Clínicas da FMUSP
132 Emergências Relacionadas à Infecção pelo HIV

Silvana Angelina D'Orio Nishioka
Médica Assistente Doutora da Unidade Clínica de Estimulação Cardíaca Artificial do Instituto do Coração (InCor) do Hospital das Clínicas da FMUSP
22 Bradiarritmias

Silvia Figueiredo Costa
Professora Doutora do Departamento de Moléstias Infecciosas do Hospital das Clínicas da FMUSP
134 Estafilococcias e Estreptococcias

Sílvia Maria de Macedo Barbosa
Doutora em Ciências pela FMUSP
Chefe da Unidade de Dor e Cuidados Paliativos do Instituto da Criança do HCFMUSP
250 Sedação em Procedimentos Pediátricos e Analgesia

Silvia Saboia Martins
Research Associate, Department of Mental Health, Johns Hopkins Bloomberg School of Public Health
Doutora em Medicina – Psiquiatria – Instituto de Psiquiatria do Hospital das Clínicas da FMUSP
Pós-Doutorado em Epidemiologia do Uso de Drogas – Johns Hopkins Bloomberg School of Public Health
211 Emergências Relacionadas a Drogas Sintéticas

Sílvia Vidal Campos
Especialista em Doenças Infecciosas e Parasitárias – Hospital das Clínicas da FMUSP
131 *Monolike* e Infecção Aguda pelo HIV, 134 Estafilococcias e Estreptococcias

Simone Alves Dantas
Médica Colaboradora Doutora do Serviço de Ecocardiografia do Instituto do Coração (InCor) do Hospital das Clínicas da FMUSP
102 Pericardite Aguda e Tamponamento Pericárdico

Sissy Lara de Melo
Médica Assistente Doutora da Unidade Clínica de Arritmia e Marcapasso do Instituto do Coração (InCor) do Hospital das Clínicas da FMUSP
23 Taquiarritmias

Sonia Cristina de Magalhães Souza Fialho
Doutoranda da Disciplina de Reumatologia da FMUSP
Especialista em Reumatologia – Hospital das Clínicas da FMUSP
117 Afecções Dolorosas Periarticulares

Susana Hoette
Especialista em Clínica Médica – Hospital das Clínicas da FMUSP
35 Hipertermia e Síndrome Neuroléptica Maligna

Sylvia Costa Lima Farhat
Médica Assistente do Serviço de Consultas, Urgências e Triagem do Instituto da Criança do Hospital das Clínicas da FMUSP
269 Cetoacidose Diabética

Taís Michele Minatogawa
Especialista em Psiquiatria – Instituto de Psiquiatria do Hospital das Clínicas da FMUSP
202 Transtornos Psicóticos

Tânia Mara Varejão Strabelli
Médica Assistente Doutora da Comissão de Controle de Infecção Hospitalar do Instituto do Coração (InCor) do Hospital das Clínicas da FMUSP
143 Febre Tifóide

Tania Shimoda Sakano
Mestre em Medicina pela FMUSP
275 Doença Falciforme

Tarcísio Eloy Pessoa de Barros Filho
Professor Titular da Disciplina de Ortopedia e Traumatologia da FMUSP
89 Fraturas de Coluna – Aspectos Ortopédicos

Tatiana Regina Teles Abdo
Especialista em Otorrinolaringologia – Hospital das Clínicas da FMUSP
Fellowship em Cirurgia Endoscópica Endonasal – Otorrinolaringologia – FMUSP
186 Epiglotite Aguda

Tatiana Silva Goldbaum
Médica Assistente do Pronto-Socorro do Hospital Universitário da FMUSP – Divisão de Clínica Médica
Especialista em Clínica Médica e em Endocrinologia – Hospital das Clínicas da FMUSP
208 Emergências Relacionadas ao Álcool Etílico

Teresa Yae Takagaki
Médica Assistente Doutora da Disciplina de Pneumologia do Hospital das Clínicas da FMUSP
Diretora do Grupo de Oncopneumologia da Disciplina de Pneumologia do Hospital das Clínicas da FMUSP
56 Hemoptise

Thaís Villela Peterson
Médica Colaboradora da Divisão de Ginecologia do Hospital das Clínicas da FMUSP
Ex-Preceptora da Divisão de Ginecologia do Hospital das Clínicas da FMUSP
6 Atendimento à Mulher Vítima de Abuso Sexual, 246 Vulvovaginites

Valeria Buccheri
Médica Assistente Doutora do Serviço de Hematologia e Hemoterapia do Hospital das Clínicas da FMUSP – Grupo de Onco-Hematologia
Diretora Científica da Fundação Maria Cecília Souto Vidigal
Doutora pelo Institute of Cancer Research (ICR), University of London, United Kingdom
122 Síndrome de Veia Cava Superior e Síndrome de Lise Tumoral

Valéria de Paula Richinho
Acadêmica da Faculdade de Medicina da USP
120 Emergências Oncológicas: Abordagem Inicial e Diagnóstico Diferencial

Vidal Haddad Junior
Faculdade de Medicina de Botucatu/Unesp e Instituto Butantan (SP)
282 Acidentes Provocados por Animais Aquáticos Peçonhentos e Traumatizantes

Vilto Michels Junior
Médico Assistente da Disciplina de Emergências Clínicas do Hospital das Clínicas da FMUSP
Especialista em Clínica Médica e em Medicina Intensiva
42 Manejo da Dor na Emergência

Vitor Manoel Silva dos Reis
Médico Supervisor Doutor da Divisão de Dermatologia do Hospital das Clínicas da FMUSP
177 Abordagem Inicial de Lesões Dermatológicas no Pronto-Socorro, 178 Reações Cutâneas Adversas às Drogas, 180 Doenças de Pele Imunologicamente Mediadas

Vítor Sérgio Kawabata
Médico Assistente Doutor e Coordenador da Graduação do Hospital Universitário da FMUSP – Divisão de Clínica Médica
40 Cardioversão Elétrica na Emergência

Viviane Hyun Mi Myung
Especialista em Psiquiatria – Instituto de Psiquiatria do Hospital das Clínicas da FMUSP
203 Complicações Clínicas dos Psicofármacos, 204 Agitação Psicomotora em Emergência

Vladimir Ribeiro Pinto Pizzo
Especialista em Medicina Intensiva – Hospital das Clínicas da FMUSP
Ex-Preceptor da Disciplina de Emergências Clínicas do Hospital das Clínicas da FMUSP
17 Insuficiência Respiratória Aguda, 19 Síndrome do Desconforto Respiratório Agudo, 21 Ventilação Mecânica (Não-Invasiva e Invasiva), 24 Avaliação Inicial do Doente com Hipotensão e Choque, 25 Sepse e Choque Séptico, 38 Intubação Orotraqueal, 39 Cateterização Venosa Central

Walace de Souza Pimentel
Doutorando da Unidade Clínica de Miocardiopatias do Instituto do Coração (InCor) do Hospital das Clínicas da FMUSP
101 Miocardite

Wilson Jacob Filho
Professor Titular da Disciplina de Geriatria da FMUSP
70 Emergências no Idoso

Yuan-Pang Wang
Médico Assistente Doutor do Instituto de Psiquiatria do Hospital das Clínicas da FMUSP
Professor Titular da Faculdade de Medicina de Santo Amaro – Unisa – São Paulo
30 *Delirium*, 197 Transtornos de Ansiedade, 198 Transtornos Conversivos, 199 Transtornos Somatoformes, 201 Suicídio e Tentativa de Suicídio, 202 Transtornos Psicóticos, 203 Complicações Clínicas dos Psicofármacos

Créditos do CD-ROM

Autores

PARTE I

Herlon Saraiva Martins
Médico Assistente do Pronto-Socorro do Hospital das Clínicas da FMUSP

Maria Cecília de Toledo Damasceno
Médica Supervisora da Disciplina de Emergências Clínicas do Hospital das Clínicas da FMUSP
Professora Adjunta da Disciplina de Medicina de Urgência da Faculdade de Medicina do ABC
Doutora em Ciências pela FMUSP

PARTE II

Antônio Furtado de Albuquerque Cavalcanti
Médico Assistente Responsável pelo Serviço de Radiologia de Emergência do Pronto-Socorro do Hospital das Clínicas da FMUSP

Herlon Saraiva Martins
Médico Assistente do Pronto-Socorro do Hospital das Clínicas da FMUSP

PARTE III

Maria Cecília de Toledo Damasceno
Médica Supervisora da Disciplina de Emergências Clínicas do Hospital das Clínicas da FMUSP
Professora Adjunta da Disciplina de Medicina de Urgência da Faculdade de Medicina do ABC
Doutora em Ciências pela FMUSP

Herlon Saraiva Martins
Médico Assistente do Pronto-Socorro do Hospital das Clínicas da FMUSP

Colaboradores

Alfredo Nicodemos da Cruz Santana
Médico Assistente do Pronto-Socorro do Hospital das Clínicas da FMUSP – Disciplina de Emergências Clínicas
Médico Assistente do Pronto-Socorro do Hospital Universitário da FMUSP – Divisão de Clínica Médica
Doutorando da Disciplina de Pneumologia da FMUSP

Angela Maggio da Fonseca
Professora Livre-Docente da FMUSP
Responsável pelo Setor de Climatério do Departamento de Ginecologia do Hospital das Clínicas da FMUSP – Disciplina de Emergências Clínicas

Antonio Américo Friedmann
Professor Livre-Docente da FMUSP
Diretor do Serviço de Eletrocardiologia do Hospital das Clínicas da FMUSP

Antônio Furtado de Albuquerque Cavalcanti
Médico Assistente Responsável pelo Serviço de Radiologia de Emergência do Pronto-Socorro do Hospital das Clínicas da FMUSP

Arnaldo Teixeira Ribeiro
Ex-Médico Assistente do Pronto-Socorro do Hospital das Clínicas da FMUSP – Disciplina de Emergências Clínicas

Artur Adolfo Parada
Médico-Chefe do Serviço de Endoscopia Gastrintestinal – Hospital Nove de Julho e Centro de Diagnóstico e Terapêutica Endoscópica (CDTE), São Paulo

Boulanger Mioto Netto
Especialista em Cirurgia Vascular – Hospital das Clínicas da FMUSP

Carlos Alberto Rodrigues de Oliveira
Médico Assistente do Serviço de Eletrocardiologia do Hospital das Clínicas da FMUSP

Célio Roberto Gonçalves
Médico Assistente Doutor da Divisão de Reumatologia do Hospital das Clínicas da FMUSP

Dani Ejzenberg
Médico Assistente do Centro de Reprodução Humana e do Pronto-Socorro da Divisão de Ginecologia e Obstetrícia do Hospital das Clínicas da FMUSP

Dario Birolini
Professor Emérito da Disciplina de Cirurgia da FMUSP

Edmund Chada Baracat
Professor Titular da Disciplina de Ginecologia da FMUSP

Eduardo Mazzucchi
Doutor em Urologia pela FMUSP
Diretor do Serviço de Endourologia do Hospital das Clínicas da FMUSP
Coordenador da Residência de Urologia do Hospital das Clínicas da FMUSP

Euclides Furtado de Albuquerque Cavalcanti
Médico Assistente Colaborador da Disciplina de Emergências Clínicas do Hospital das Clínicas da FMUSP

Fábio Gazel
Médico Assistente do Pronto-Socorro de Cirurgia e Trauma do Hospital das Clínicas da FMUSP

Herlon Saraiva Martins
Médico Assistente do Pronto-Socorro do Hospital das Clínicas da FMUSP

Jimi Izaques Bifi Scarparo
Médico-Endoscopista Assistente do Serviço de Endoscopia Gastrintestinal – Hospital Nove de Julho e Centro de Diagnóstico e Terapêutica Endoscópica (CDTE), São Paulo

José Grindler
Médico Supervisor do Serviço de Eletrocardiologia do Hospital das Clínicas da FMUSP

Lana Maria de Aguiar
Médica Assistente Doutora do Departamento de Ginecologia do Hospital das Clínicas da FMUSP

Lucas Santos Zambon
Especialista em Clínica Médica – Hospital das Clínicas da FMUSP

Maria Adelaide Albegaria Pereira
Médica Assistente Doutora da Divisão de Endocrinologia e Metabologia do Hospital das Clínicas da FMUSP

Maria Cecília de Toledo Damasceno
Médica Supervisora da Disciplina de Emergências Clínicas do Hospital das Clínicas da FMUSP
Professora Adjunta da Disciplina de Medicina de Urgência da Faculdade de Medicina do ABC
Doutora em Ciências pela FMUSP

Maurício Simões Abrão
Professor Livre-Docente da FMUSP
Responsável pelo Setor de Endometriose e Algia Pélvica da Divisão de Ginecologia e Obstetrícia do Hospital das Clínicas da FMUSP

Newton Djin Mori
Médico Assistente Doutor do Serviço de Cirurgia de Emergência da Divisão de Clínica Cirúrgica III do Hospital das Clínicas da FMUSP

Ranniere de Almeida Lopes
Médico Assistente da Disciplina de Emergências Clínicas do Hospital das Clínicas da FMUSP
Especialista em Clínica Médica e em Gastroenterologia – Hospital das Clínicas da FMUSP
Especialista em Endoscopia Digestiva Alta e Colonoscopia – Hospital Nove de Julho, São Paulo

Ricardo Aun
Professor Associado da Disciplina de Cirurgia Vascular do Departamento de Cirurgia da FMUSP
Diretor do Pronto-Socorro de Cirurgia Vascular do Hospital das Clínicas da FMUSP

Roberta Gonçalves
Especialista em Clínica Médica e em Reumatologia – Hospital das Clínicas da FMUSP

Sérgio Eiji Matuguma
Médico Assistente do Serviço de Endoscopia do Hospital das Clínicas da FMUSP

Shinichi Ishioka
Médico Doutor e Diretor do Serviço de Endoscopia Gastrintestinal do Hospital das Clínicas da FMUSP

Sumário

SEÇÃO III
CONDIÇÕES FREQÜENTES NO PRONTO-SOCORRO: ABORDAGEM INICIAL
HERLON SARAIVA MARTINS
RODRIGO ANTONIO BRANDÃO NETO

Seção IV

EMERGÊNCIAS RELACIONADAS AO TRAUMA

Jorge dos Santos Silva
Renato Sérgio Poggetti

Seção V
EMERGÊNCIAS CLÍNICAS
Herlon Saraiva Martins
Antonio Alci Barone
Carlos Vicente Serrano
Luís Fernando Pracchia
Alfredo Nicodemos da Cruz Santana
Maurício Henrique Claro dos Santos
Andréa Remígio de Oliveira
Maria Cecília de Toledo Damasceno

SEÇÃO VI
EMERGÊNCIAS CIRÚRGICAS NÃO RELACIONADAS AO TRAUMA

MIGUEL SROUGI
EDUARDO MAZZUCCHI
RENATO SÉRGIO POGGETTI
RICARDO AUN

SEÇÃO VII
LESÕES DE PELE NO PRONTO-SOCORRO

VITOR MANOEL SILVA DOS REIS

SEÇÃO VIII
EMERGÊNCIAS OTORRINOLARINGOLÓGICAS
RICHARD LOUIS VOEGELS

SEÇÃO IX
EMERGÊNCIAS OFTALMOLÓGICAS
SAMIR JACOB BECHARA

SEÇÃO X
EMERGÊNCIAS PSIQUIÁTRICAS E INTOXICAÇÕES EXÓGENAS AGUDAS
YUAN-PANG WANG

Seção XI
EMERGÊNCIAS NEUROLÓGICAS
Luiz Roberto Comerlatti

SEÇÃO XII
EMERGÊNCIAS OBSTÉTRICAS E GINECOLÓGICAS
EDUARDO VIEIRA DA MOTTA
CARLOS ALBERTO MAGANHA
PEDRO PAULO PEREIRA

SEÇÃO XIII
EMERGÊNCIAS PEDIÁTRICAS
CLAUDIO SCHVARTSMAN

Seção XIV
INJÚRIAS AMBIENTAIS
Maria Cecília de Toledo Damasceno

A Medicina é uma área do conhecimento em constante evolução. As precauções de segurança padronizadas devem ser seguidas, porém, novas pesquisas e experiências clínicas podem merecer análises e revisões. Alterações em tratamentos medicamentosos ou decorrentes de procedimentos tornam-se necessárias e adequadas. Os leitores são aconselhados a conferir as informações sobre produtos fornecidas pelo fabricante de cada medicamento a ser administrado, verificando a dose recomendada, o modo e a duração da administração, bem como as contra-indicações e os efeitos adversos dos medicamentos. É responsabilidade do médico, com base na sua experiência e no conhecimento do paciente, determinar as dosagens e melhor tratamento aplicável a cada situação. Nem os editores ou os autores assumem responsabilidade por quaisquer prejuízos ou lesões a pessoas ou propriedades.

Os Editores

Prefácio da Segunda Edição

Prefaciar uma obra desta envergadura representa um grande privilégio e uma imensa responsabilidade. Seu conteúdo carreia a experiência dos autores aliada ao seu grande conhecimento científico.

A comunidade médica, todos os profissionais da área da saúde e aqueles em formação ganham um precioso acervo de conhecimentos.

PROF DR. JOSÉ OTAVIO COSTA AULER JUNIOR
Diretor Clínico do Hospital das Clínicas da FMUSP

Prefácio à Primeira Edição

O Hospital das Clínicas da Faculdade de Medicina da Universidade de São Paulo (HC-FMUSP), fundado em 1944, é uma autarquia do Governo do Estado de São Paulo vinculada administrativamente à Secretaria da Saúde e técnico-cientificamente à Universidade de São Paulo, da qual é hospital associado, por meio da Faculdade de Medicina.

O Hospital das Clínicas e a Faculdade de Medicina da Universidade de São Paulo atuam de forma integrada e indissociável, constituindo o Sistema HC-FMUSP.

A missão deste sistema é ser uma instituição de excelência reconhecida nacional e internacionalmente em atividades de ensino, pesquisa e atenção à saúde da comunidade, sendo seus valores básicos ética, humanismo, responsabilidade social, pluralismo, pioneirismo e compromisso institucional.

Dentro das diretrizes amplas do sistema HC-FMUSP, encontra-se sua inserção no Sistema Único de Saúde como Hospital Universitário Terciário, interagindo com a rede de serviços públicos e privados como hospital de referência para atendimento de doenças graves compatíveis com a complexidade de seus recursos tecnológicos e com a competência e a especialização de seu corpo profissional e funcional.

As causas externas e principalmente os traumas representam os principais fatores de morbidade e mortalidade na faixa etária de 15 a 30 anos, sendo responsáveis pelo aumento da perda de anos de vida nessa parcela jovem da população e acarretando considerável perda econômica ao país.

Por outro lado, o aumento da expectativa de vida da população decorrente do melhor controle e da prevenção principalmente das doenças infectocontagiosas tem determinado maior incidência das doenças crônico-degenerativas, tornando mais freqüente nas unidades de emergência a presença de pacientes idosos com quadros de descompensação de doenças cardíacas, pulmonares, vasculares, neurológicas, oncológicas etc.

É neste contexto que é lançada a obra *Pronto-Socorro – Condutas do Hospital das Clínicas da Faculdade de Medicina da Universidade de São Paulo*, com 13 seções e 205 capítulos baseados na experiência teórica e prática nos serviços de urgência e emergência do HC-FMUSP, com exceção das emergências em pediatria; é fruto do trabalho dos profissionais, de suas chefias e dos professores da FMUSP que dirigem e orientam as diferentes especialidades que compõem essa plêiade de prontos-socorros que constituem a Unidade de Emergências do Hospital das Clínicas.

Sem dúvida, é mais uma contribuição de relevância para o atendimento das emergências clínicas e cirúrgicas e uma prestação de contas do Hospital das Clínicas à comunidade científica e leiga; mostrando mais uma vez que, além da qualidade da assistência prestada à população, o HC continua a formar bons profissionais para os serviços de saúde e a reproduzir, criar, organizar e difundir o conhecimento; contribuindo com o avanço das ciências da saúde, sem olvidar o aspecto humanístico no relacionamento com usuários, pacientes, alunos, profissionais e clientes da nossa instituição e em especial em áreas críticas como a emergência.

Cumprimento a todos aqueles que entre noites maldormidas, sobressaltos e estresse do dia-a-dia, jornadas de trabalho intermináveis e cansaço infinito ainda encontram motivação, tempo e sobretudo vontade de se doar, compartilhar experiências e conhecimentos, e construir letra a letra, frase a frase, esta obra de utilidade ímpar para os profissionais de saúde, em especial aqueles que têm suas vidas ligadas às emergências clínicas e cirúrgicas.

José Manoel de Camargo Teixeira
Superintendente do Hospital das Clínicas da
Faculdade de Medicina da Universidade de São Paulo

Apresentação da Primeira Edição

O convite para escrever a "Apresentação" desta obra é motivo de extremo orgulho pessoal, pela importância dos temas e dos respectivos autores.

Minha preocupação inicial foi estabelecer uma estratégia para não tornar esta "Apresentação" uma "página virada", que não contribuísse efetivamente com os sedentos leitores da obra, destinada a estabelecer um padrão de conduta médica na obtenção da preservação da vida em um serviço de emergências.

A inequívoca experiência dos autores pode ser comprovada visitando-se a página do Instituto Central do Hospital das Clínicas da Faculdade de Medicina da Universidade de São Paulo (ICHC-FMUSP) (http://www.ichc.hcnet.usp.br). Os Médicos Assistentes, Supervisores e Professores Titulares de todas as especialidades envolvidas neste trabalho têm total domínio dos temas, dentro dos conhecimentos disponíveis na literatura médica e nas evidências da experiência prática diária em nossa instituição.

As estatísticas disponíveis confirmam a importância da experiência prática abordada no livro (Tabela I).

Nosso modelo assistencial centraliza a coordenação das ações na equipe médica e em um apoio amplo da equipe multidisciplinar, colocando em ação os médicos generalistas do pronto-socorro, clínicos ou cirurgiões; direcionando o atendimento inicial dos residentes das especialidades; enfermeiros; auxiliares de enfermagem; fisioterapeutas; assistentes sociais; alunos de graduação médica, enfermagem, fisioterapia, cirurgiões dentistas e respectivos pós-graduandos; aprimorandos, estagiários, colaboradores e voluntários.

A integração entre as equipes do Instituto Central e os especialistas dos demais institutos (do Coração – InCor, de Radiologia – InRad, de Ortopedia e Traumatologia – IOT, da Criança – ICr e de Psiquiatria – IPq) permite atenção integral e ampla discussão sobre os pacientes, possibilitando o diagnóstico e o tratamento de casos extremamente complexos no pronto-socorro.

Tabela I – Atendimentos realizados no Pronto-Socorro do Instituto Central do Hospital das Clínicas da Faculdade de Medicina da Universidade de São Paulo em 2005

Serviço	Pacientes atendidos	Exames na especialidade	Exames radiológicos
Atendimento inicial (demanda espontânea pré-PS)	70.410	45.340	17.119
Emergências clínicas	30.845	87.402	14.031
Oftalmologia	28.585	6.010	1.043
Otorrinolaringologia	24.243	2.448	1.053
Cirurgia de emergência	22.556	41.899	23.340
Obstetrícia	10.388	12.811	864
Urologia	8.296	10.463	1.824
Ginecologia	5.662	2.975	448
Neuroclínica	3.697	7.963	1.896
Neurocirurgia	3.684	4.677	2.751
Cirurgia plástica e queimados	876	400	0
TOTAL	**209.285**	**222.390**	**64.376**

A obra permite direcionar o diagnóstico pela anamnese e pelo exame físico, incorporando tecnologias simples, disponíveis em quaisquer unidades destinadas ao atendimento de emergência, e reconhece a necessidade do apoio de exames complementares diagnósticos, suplementando a formação e a cultura geral ou específica independentemente da escola médica de origem ou do hospital em que o médico concluiu sua especialização inicial.

Os protocolos destinados a padronizar rotinas para diagnóstico e tratamento, presentes no livro, refletem a contínua e infinita busca do modelo assistencial ideal, centrado no paciente e na população, conduzindo à regionalização e à hierarquização da assistência médica preconizada pelo Sistema Único de Saúde (SUS) (Lei Orgânica da Saúde n. 8.080/90).

Nesse modelo, a organização da rede deve se basear em unidades para atendimento básico e serviços de pronto-atendimento descentralizados e regionalizados, estabelecendo um sistema de referência e contra-referência, com a garantia de serviços e hospitais para o atendimento conforme a gravidade e a complexidade dos casos, mantendo-se hospitais secundários, terciários, quaternários, de retaguarda ou de apoio em regime de integração e colaboração, coordenados por um plantão controlador metropolitano e uma central de vagas do estado de São Paulo.

Infelizmente, a porta de entrada do sistema de saúde, em vez de se estabelecer nas unidades básicas e nos ambulatórios de especialidades ou serviços sociais, ainda permanece centrada nos prontos-socorros, sobrecarregando as equipes com pacientes em busca de consulta médica de rotina; orientação diante de ocorrências triviais do ponto de vista médico; obtenção de uma "troca de receita" ou um atestado médico; ou, até mesmo, com necessidades de alimentação e cuidados de higiene.

A contribuição dos autores para um modelo assistencial idealizado, padronizando condutas, poderá facilitar a desejada hierarquização e regionalização das ações e dos serviços e, assim, colocar o paciente como beneficiário da conduta médica; aumentando a confiabilidade das equipes independentemente do local em que ocorra o atendimento inicial, que prioritariamente deve ser próximo de sua residência, poupando tempo e recursos financeiros pessoais e do SUS e obtendo a satisfação dos clientes envolvidos.

Nesse contexto potencialmente caótico, reitero a importância da obra *Pronto-Socorro – Condutas do Hospital das Clínicas da Faculdade de Medicina da Universidade de São Paulo* ao introduzir um roteiro didático para médicos e estudantes de medicina, respeitando a liberdade do médico como ator fundamental no atendimento ao usuário, por meio de protocolos de conduta embasados na experiência das equipes do maior hospital da América Latina.

WALDEMIR WASHINGTON REZENDE
Diretor Executivo do Instituto Central do Hospital das Clínicas da FMUSP
Doutor em Medicina pelo Departamento de Obstetrícia e Ginecologia do Hospital das Clínicas da FMUSP
Especialização em Administração Hospitalar pela FGV

Agradecimentos

Aos coordenadores de seção pela dedicação e pelo profissionalismo.

Aos colaboradores pelo empenho e pela competência na elaboração dos textos.

Aos funcionários e profissionais de saúde do pronto-socorro pelo contínuo apoio e entusiasmo.

Aos estudantes e residentes que nos incentivam a melhorar sempre.

Ao Hospital das Clínicas por permitir que este livro não fosse apenas um sonho.

À Equipe da Editora Manole pela qualidade, agilidade e eficiência.

A nossas famílias pelo apoio, incentivo e, sobretudo, pela paciência e pela compreensão da nossa ausência durante tantos e tantos dias durante a elaboração desta obra.

A Deus por nos permitir ver esse sonho agora realizado.

Diferenciais da Obra

Temos o imenso orgulho de apresentar a segunda edição da obra *Pronto-Socorro – Diagnóstico e Tratamento em Emergências.*

Constituído de 282 capítulos divididos em 14 seções, o livro aborda de forma prática as principais síndromes e doenças encontradas no departamento de emergência.

Centenas de Médicos Assistentes do Pronto-Socorro do Hospital das Clínicas da FMUSP, 24 Coordenadores de Seção (Editores Setoriais) e 12 Professores Titulares da FMUSP tornaram possível realizar esse grandioso trabalho.

Com o livro, disponibilizamos um CD que contém todas as tabelas, gráficos, figuras e algoritmos do livro-texto, além de mais de 1.000 imagens adicionais em emergências organizadas de forma coerente e prática, para facilitar o aprendizado.

NOVIDADES DA SEGUNDA EDIÇÃO

Além da revisão, atualização e melhoria dos capítulos, a segunda edição conta com 77 capítulos inéditos. Uma seção que trata de emergências pediátricas foi elaborada com a supervisão do Dr. Claudio Schvartsman e das Professoras Titulares Magda Carneiro Sampaio e Sandra Grisi, do Instituto da Criança do Hospital das Clínicas da FMUSP. Quase todos os capítulos que tratam de infectologia são novos e produzidos com a supervisão do Prof. Dr. Antonio Alci Barone, professor titular da disciplina de moléstias infecciosas da FMUSP. Novos capítulos de neurocirurgia foram inclusos com a supervisão do Professor Titular Manoel Jacobsen Teixeira.

GRANDES DESTAQUES DO LIVRO E CONTRIBUIÇÕES ORIGINAIS

A. Colaboradores, coordenadores de seção e editores com qualificação, experiência e prática cotidiana em emergências

Constituem o principal destaque do livro, sobretudo ao unir as melhores evidências da literatura à arte única de descrever a vivência prática adquirida com o ensino aos estudantes, residentes e pós-graduandos do pronto-socorro do maior hospital-escola da América Lática.

B. Formação de uma grande equipe multiespecialidades

Para a elaboração do livro, foi organizada uma grande equipe de coordenadores de seção de forma associada aos Professores Titulares da FMUSP. Essa estratégia permitiu melhorar a qualidade do livro, por várias razões. Entre elas:

- Unir todos os setores do pronto-socorro (trauma, cirurgia, clínica, urologia, vascular, ginecologia, oftalmologia etc.) em uma mesma linguagem e com os mesmos objetivos.
- Criar uma ponte entre editores e colaboradores.
- Permitir um passo intermediário no processo de revisão, ou seja, os colaboradores entregam os capítulos aos coordenadores, que, após revisão, entregam aos editores.
- Maior agilidade e qualidade, não só porque o processo de revisão é descentralizado, mas também porque os coordenadores de seção são grandes especialistas e diretores dos vários serviços que formam o PS.

Outra grande contribuição do livro foi a inclusão de instituições de grande importância no país, como o Instituto Butantan e o Instituto Pasteur.

C. Padronização do texto e dos capítulos

O livro está organizado de forma que o texto fosse amplamente ilustrado com tabelas e disposto em uma seqüência fixa e didática, em todos os capítulos (quando aplicado ao tema), da seguinte forma:

- Tópicos importantes;
- Introdução e definições;
- Etiologia e fisiopatologia;
- Achados clínicos;
- Exames complementares;
- Diagnóstico diferencial;
- Tratamento;
- Leitura adicional;
- Algoritmos.

D. Todos os capítulos do livro iniciam-se com tópicos importantes

Os pontos mais importantes de cada capítulo, ou seja, as bases do diagnóstico e tratamento, são colocados com um destaque especial no início de cada um dos 282 capítulos do livro, o que facilita a memorização e a solidificação do conhecimento.

E. Todos os capítulos do livro têm, ao longo do texto, os pontos mais importantes destacados em cor vermelha

É um adjuvante aos tópicos importantes e funciona como poderosa ferramenta de aprendizado; ao longo de cada um dos 282 capítulos estão marcadas em vermelho as palavras, frases, trechos e mensagens mais importantes e que não podem ser esquecidas.

F. Maior destaque aos achados clínicos, exames complementares e tratamento

Os capítulos foram escritos com grande destaque para os achados clínicos, exames complementares e tratamento. Tentamos colocar nos outros tópicos apenas o que fosse essencial. O objetivo foi tornar o livro o mais prático possível em relação às condutas no PS.

G. Algoritmos

Em quase todos os capítulos do livro em que se aplicava a ferramenta, produzimos algoritmos ou fluxogramas detalhados. O objetivo é reforçar o aprendizado com a memória visual, ou seja, que o leitor possa ver de forma esquemática as estratégias diagnósticas e terapêuticas.

H. Sumário do livro disposto de maneira prática

A preparação dos temas do livro foi feita de forma que facilitasse a procura de capítulos. Dessa forma, a disposição escolhida foi a seguinte:

a) Seção I: introduz conceitos e aspectos relevantes, humanísticos e éticos. Temas importantes como medicina transfusional, abordagem da mulher vítima de abuso sexual, risco ocupacional e exposição a agentes biológicos são enfatizados. Destaque aos capítulos de aspectos ético-legais no PS, cuidados com o paciente no fim da vida e interpretação de exames complementares.

b) Seção II: condições de grande risco de complicações ou de morte, independentemente da especialidade, do perfil de pronto-socorro. Ou seja, situações em que o médico deve imediatamente atender o paciente, em qualquer lugar em que ele esteja. Por exemplo: ressuscitação, insuficiência respiratória, coma, afogamento, distúrbios metabólicos e eletrolíticos graves, choque, arritmias, anafilaxia etc. Destaque a capítulos pouco encontrados na literatura de forma tão completa e detalhada, como aqueles sobre afogamento e síndromes hipertérmicas, e a um capítulo que muito raramente faz parte de livros similares: insuficiência respiratória relacionada a doenças neuromusculares.

c) Seção III: constituída por 29 capítulos, aborda síndromes e condições que são mais freqüentes na maioria das emergências (p. ex., cefaléia, dor torácica, dor abdominal, tontura, hipertensão, diarréia, lombalgia, dispnéia etc.). Além disso, foram incluídos capítulos de grande importância no PS, como emergências no idoso, manejo da dor, síndrome de abstinência, *delirium* etc.

d) Seção IV: todos os aspectos do atendimento ao politrauma, desde o atendimento pré-hospitalar até os detalhes específicos organizados por determinados órgãos ou sistemas, inclusive aspectos ortopédicos, vasculares, urológicos, neurocirúrgicos etc. Capítulos altamente relevantes e importantes foram incluídos, como trauma na gravidez e no idoso.

e) Seções V e VI: total de 84 capítulos de emergências clínicas e cirúrgicas, com grande ênfase em doenças do tórax e abdome. Ocorrências de extrema importância no PS (pneumonia, hemorragia digestiva, síndromes coronarianas agudas, apendicite, obstrução intestinal etc.) ao lado de doenças com grande potencial catastrófico, como isquemia mesentérica aguda, tamponamento pericárdico, embolia pulmonar, emergências relacionadas ao aneurisma de aorta abdominal, perfuração de vísceras etc. As seções são recheadas de temas em cardiologia, pneumologia, distúrbios metabólicos e eletrolíticos, doenças cirúrgicas, endócrinas, reumatológicas, infecciosas, vasculares, urológicas e ortopédicas. Temas de grande importância como cólica renal, emergências relacionadas aos testículos e infecções intra-abdominais não foram esquecidos. Destaque especial ao maior número de capítulos na área de hematologia em um livro de emergências, com temas absolutamente atuais como neutropenia febril, emergências relacionadas a leucemias, síndromes de hiperviscosidade, síndrome de lise tumoral, síndrome de veia cava superior e emergências oncológicas (de todos os tipos!) ao lado de temas tradicionais e especialmente escritos, como anemia falciforme, distúrbios da coagulação, distúrbios plaquetários etc.

f) SeçãoVII: as principais doenças que cursam com graves manifestações cutâneas ou que têm potencial para tal são apresentadas em 6 capítulos, que discutem a abordagem inicial correta dos pacientes no PS, as mais importantes reações medicamentosas, as doenças autoimunes, o estado reacional da hanseníase etc.

g) Seções VIII e IX: 14 capítulos que abordam emergências em otorrinolaringologia e oftalmologia, como lesões orais, amigdalites, rinossinusites, infecções agudas de ouvido, epistaxe, infecções oculares e orbitais, glaucoma agudo etc. Destaque especial à discussão de trauma, corpo estranho e lesões químicas, tanto as oculares quanto as auditivas.

h) Seções X e XI: duas seções que abordam temas psiquiátricos e neurológicos, com um total de 40 capítulos. Isso se traduz na mais completa seção de temas neuropsiquiátricos em emergências já publicada, não só no Brasil, mas também no exterior. São temas importantes, como intoxicação exógena, emergências em usuários de cocaína, depressão, tentativa de suicídio, infecções do sistema nervoso central, acidente vascular cerebral, particularidades de pacientes com SIDA, paralisias flácidas, miastenia gravis, síndrome de Guillain-Barré etc. Destaques a assuntos importantes e pouco discutidos em livros similares, como contenção de pacientes violentos, emergências decorrentes do uso de psicofármacos, emergências relacionadas ao uso de drogas sintéticas (p. ex. *ecstasy*), síndromes demenciais no PS, emergências relacionadas aos distúrbios do movimento, dissecção de vasos e trombose venosa do SNC e aspectos da neurologia intervencionista.

i) Seção XII: constituída de 11 capítulos, engloba temas freqüentes e importantes (p. ex. vulvovaginites, doença inflamatória pélvica, emergências relacionadas ao parto e pós-parto), potencialmente catastróficos (gravidez ectópica rota, doença hipertensiva na gravidez) e cada vez mais comuns (complicações do aborto induzido). Destaque aos capítulos raramente encontrados em outros livros, como emergências relacionadas a neoplasias ginecológicas, doenças infecciosas e doenças clínicas não-obstétricas que podem ocorrer na grávida.

j) Seção XIII: seção inteiramente nova, constituída de 30 novos capítulos que discutem as patologias pediátricas na emergência.

l) Seção XIV: com capítulos que envolvem injúrias externas como queimaduras, acidentes ofídicos, picadas de insetos e aracnídeos. Destaque ao capítulo de acidentes com animais aquáticos peçonhentos, importante em um país como o Brasil.

I. O maior e mais completo índice remissivo de um livro brasileiro

O índice remissivo foi detalhadamente elaborado para facilitar a busca rápida de informações no pronto-socorro. Foi realizada uma minuciosa e exaustiva busca, em todo o livro, de palavras ou frases que mais provavelmente seriam úteis na busca de um determinado tema, área, diagnóstico, exame, medicação etc. Além disso, foi construída, uma a uma, uma verdadeira "árvore" para cada doença importante, que possibilita a busca de um determinado tópico de uma determinada condição, doença ou síndrome. Assim, por exemplo, em pneumonia, o leitor imediatamente encontrará qualquer aspecto desse tema de maneira rápida, sem ter que procurar no próprio capítulo (p. ex., etiologia, bactérias, medicamentos, exames, diagnóstico diferencial, complicações etc.).

- Palavras que aparecem em tabelas ou em imagens estarão discriminadas com t (tabela), g (gráficos), a (algoritmo) ou f (figura).

O CD

O CD é dividido em três partes:

- Parte I: disponibilizamos todas as tabelas, gráficos, figuras e algoritmos do livro-texto, que poderão ser úteis para consulta e preparação de aulas.
- Parte II: além das imagens do livro, escolhemos cerca de 1.000 imagens que abordam os vários aspectos do PS, divididos nas seguintes seções:
  - Eletrocardiografia
  - Endoscopia e Colonoscopia
  - Trauma
  - Toracotomia na Emergência
  - Assistolia e Atividade Elétrica sem Pulso (causas)
  - Paciente Grave no PS
  - Abdome Agudo e Patologias Abdominais
  - Patologias Torácicas
  - Patologias Neurológicas
  - Manifestações Reumatológicas e Cutâneas
  - Manifestações Endócrinas
  - Cirurgia Vascular
  - Urologia
  - Ginecologia
- Parte III: consulta rápida: tabelas, escores, escalas, índices e classificações mais usados e importantes para o pronto-socorro.
- Parte IV: novidades da segunda edição.

EDITORES, COORDENADORES DE SEÇÃO E PROFESSORES TITULARES

Serviços de Emergência: Problema de Saúde Pública

Introdução

A superlotação dos serviços de emergências representa um problema grave e relevante dos sistemas de saúde, principalmente nos países em desenvolvimento. O agravamento progressivo desse quadro amplifica as discussões sobre os fatores relacionados com a situação caótica do atendimento nos serviços de emergência.

Poderiam ser enumerados fatores como a polarização das desigualdades socioeconômicas, o aumento da violência urbana, o envelhecimento progressivo da população com proporcional aumento das doenças crônico-degenerativas, além da queda na qualidade e na quantidade do atendimento médico na rede básica, atuando como fator de agravo também das condições de saúde da população.

Relacionando estatísticas observadas na prática diária no Pronto-Socorro do Instituto Central do Hospital das Clínicas da Faculdade de Medicina da Universidade de São Paulo (ICHC-FMUSP) com as informações macroeconômicas disponibilizadas pelo IBGE, podemos constatar que no Brasil os gastos *per capita* com saúde foram inferiores a US$ 152,97 em 2005, comparados a US$ 2.000,00 no Canadá, US$ 2.500,00 na União Européia e US$ 6.000,00 nos Estados Unidos.

A maior exposição da população a eventos agudos decorrentes de lesões associadas a causas externas, principalmente traumatismos decorrentes de acidentes automobilísticos, agressões e ferimentos por armamentos, proporcionam essa demanda crescente para os serviços de emergências.

Além disso, o aumento da expectativa de vida e a ausência de assistência médica preventiva, associados à deficiência no fornecimento de medicamentos ou à assistência farmacêutica irregular e à intensificação de doenças infectocontagiosas, também participam do agravo à saúde e, em nosso meio, contribuem indevidamente para aumentar a sobrecarga dos serviços de emergências.

Em síntese, na ausência de assistência médica regionalizada e hierarquizada, irrompem as necessidades de atendimento não relacionadas às causas emergenciais mencionadas, contribuindo para a pletora das unidades de emergência, via de regra retardando o início do tratamento e contribuindo com o agravamento do quadro clínico.

Compreender a lógica do usuário para a escolha dos serviços de emergência em condições tecnicamente não-emergenciais representa questão desafiadora e relevante. A análise dessa demanda espontânea disponibiliza subsídios potencialmente úteis para a adequação da oferta dos recursos disponíveis, a garantia de assistência integral e o direcionamento da desejada regulação da assistência, atendendo às necessidades dos cidadãos de forma equânime, ordenada, oportuna e qualificada conforme o preconizado pelo SUS.

A superlotação nos serviços de emergências reflete-se na mídia por meio das macas nos corredores, das imagens de pacientes desassistidos vestidos com farrapos, queixando-se muitas vezes de fome e sede, com os profissionais de jaleco branco, "insensíveis", "surdos-mudos", circulando ao redor de seres humanos "invisíveis", alheios a sua dor e "má-sorte".

Na maioria das vezes, isso não retrata a realidade. Nenhum dos jalecos brancos permanece impassível. Mas não se consegue fazer fluir a assistência no ritmo desejado, avaliando o risco de morte, sempre priorizando casos conforme a pretensa gravidade. Infelizmente, como decorrência da sobrecarga, por vezes, erros são cometidos.

Nessas condições, as unidades de emergências diferenciam-se das unidades de internação, que são delimitadas por números fixos de leitos, e, ao contrário, apresentam enorme complacência, não restringem a entrada dos pacientes e garantem atendimento médico-hospitalar em um ambiente restrito, ocasionando a ativação dos leitos-extra (as macas).

Assim, desconhecendo-se critérios intrínsecos de prioridade pela gravidade dos casos, desconsiderando-se o natural deslocamento instintivo das equipes em direção aos pacientes com risco de morte, os serviços de emergências caracterizam-se pelo tempo de espera prolongado para o atendimento da maioria dos pacientes e por salas de espera abarrotadas.

Infelizmente, os pacientes em espera prolongada, em geral com doenças de menor gravidade, constituem grupo com maior higidez e energia para conturbar o ambiente, desconhecem os esforços das equipes e atuam como catalisadores de situações calamitosas, por vezes com agressão verbal ou até mesmo física, contribuindo para intensificar a deterioração do atendimento.

Serviços de emergências referenciados

Os serviços de emergências deveriam caracterizar-se pela capacidade das equipes para preservação da vida, garantindo diagnóstico e tratamento eficientes e reduzindo mortalidade, morbidades e seqüelas.

No entanto, na rotina diária vivenciamos prontos-socorros lotados como decorrência da ineficiência na atenção primária ou secundária e do deslocamento indevido da população aos serviços de emergências.

Cabe ressaltar que esse "deslocamento indevido" restringe-se ao ponto de vista dos médicos ou dos gestores. Estamos atentos ao fato de que o conceito de emergência difere segundo a lógica de quem a percebe; e, para o leigo, a presença de dor abdominal, cefaléia, febre, náuseas ou até mesmo uma coceira interdigital pode representar uma condição de urgência.

Na ausência de atendimento periférico em unidades básicas de saúde, no entendimento simplificado do cidadão o pronto-socorro não seria unidade para atendimento de emergência, mas, sim, local para "pronto-atendimento", sem qualquer conotação relativa à pretensa gravidade do caso.

Essa utilização inapropriada dos serviços de emergências reflete a reduzida capacidade de resolução do sistema de saúde, refletindo em insatisfação e perda progressiva da credibilidade dos profissionais de saúde.

Nesse mesmo contexto, o desprazer contamina todos os profissionais atuantes nos serviços de emergências. Oprimidos pela demanda exorbitante, submetidos a estresse continuado, exibem sinais evidentes de esgotamento, comprometendo a qualidade do atendimento e aumentando a possibilidade de erro médico, o que intensifica esse ciclo desvirtuoso.

O sofrimento dos pacientes, cuja única opção seria essa assistência médica disponibilizada pelo pronto-socorro, pode ser mensurado avaliando-se o longo tempo de espera para uma consulta em que mal conseguirá referir o motivo da "visita" ao consultório médico.

Visualizando-se a sala de espera abarrotada, o "olho clínico" experiente direciona e maximiza a consulta para rápida identificação da queixa e prescrição do respectivo sintomático.

Questionando-se e relacionando-se os fatores vinculados à escolha pelos usuários desse padrão de atendimento, poderemos nos deparar com tema polêmico, complexo e com múltiplos fatores associados.

Poderíamos correlacionar a sobrecarga das emergências com o crescimento e o envelhecimento progressivo da população, na ausência de aumento proporcional na oferta de serviços de saúde, diante da concentração de equipamentos especializados em áreas restritas; com o número de leitos hospitalares insuficiente ou mal-distribuído; ou com o agravo das condições de saúde relacionadas à assistência primária exígua, à deficiência de profissionais especializados e equipamentos para diagnóstico precoce e tratamento de doenças simples, e à assistência farmacêutica ineficiente para o tratamento continuado das doenças crônicas de maior prevalência como diabetes melito e hipertensão arterial.

Nessas condições, constata-se elevada incidência de pacientes com acidente vascular cerebral decorrente de hipertensão arterial com tratamento descontinuado, escaras e necrose de extremidades associadas ao diabetes mal controlado, colecistite aguda, úlcera perfurada, hérnia encarcerada e inúmeras condições sem providências para diagnóstico, controle ou tratamento pela rede básica.

Essa utilização dos serviços de emergências para casos não-urgentes provavelmente contribui para o aumento dos custos no setor de saúde, considerando-se que amplifica indevidamente a necessidade de equipes colocadas à disposição, em turnos extraordinários; induz à realização de exames complementares desnecessários, pela redução do tempo para anamnese e exame físico pertinentes; e associa-se a maior estresse no ambiente de trabalho, aumentando os índices de absenteísmo e perpetuando o ciclo pela necessidade de progressiva ampliação das equipes.

Em suma, a capacidade do sistema, seja relacionada ao ambiente físico ou ao ambiente operacional, não conseguirá acompanhar esse aumento da demanda, na ausência de organização da rede básica de saúde.

A longo prazo, as conseqüências amplificam-se e refletem na indesejada banalização do problema, decorrente da perpetuação inconveniente do caos no pronto-socorro, prolongando o sofrimento pela longa espera, baixa produtividade, eficácia reduzida do "*staff*" e insatisfação de todos os envolvidos.

Definitivamente, os serviços de emergências deveriam ser reconhecidos pela sociedade como ambientes destinados ao atendimento de pacientes referenciados preliminarmente por unidades de saúde periféricas ou equipes de resgate, prevenindo-se da indesejada e desorganizada demanda espontânea.

Nessas condições, priorizando-se casos com a necessidade de intervenções imediatas, focalizando condições clínicas ou cirúrgicas críticas que ameacem a vida, não haveria demanda desordenada e ilimitada, respeitando-se a capacidade instalada dessas unidades vitais.

Serviços de emergências como unidades de ensino

Nos hospitais com programas destinados a ensino e pesquisa, notadamente pela presença de residentes, pós-graduandos, estagiários e aprimorandos, incluindo quase todas as categorias profissionais relacionadas à saúde, agravam-se as repercussões negativas relacionadas ao ensino e aos aspectos psíquicos desses indivíduos em fase de formação profissional.

No questionamento das razões do uso inapropriado de serviços de emergências, alguns aspectos chamam a atenção e condicionam reflexões imparciais:

- Seria correto reputar como indevida essa demanda espontânea pelos serviços de emergências, mesmo que os usuários não identifiquem alternativas adequadas?
- Essa demanda indevida seria persistente pela simples carência de recursos regionalizados ou ocorreria independente da assistência em serviços de saúde primário e secundário?
- A utilização do pronto-socorro como alternativa de assistência à saúde, disponibilizando-se e ampliando-se sua infra-estrutura para a resolução dos problemas dos usuários, poderia ser considerada enquanto não ocorre o ajuste das unidades básicas de saúde?
- O gestor, reconhecendo a ineficiência do sistema, deve ampliar os ambientes para atendimento de urgência e albergar essa demanda espontânea considerada injustificada, desconsiderando o elevado custo das equipes envolvidas?

O pronto-socorro representa o último reduto para atendimento dos pacientes desamparados pelo sistema de saúde. As atividades em tempo integral, notadamente em presença de alunos e docentes, via de regra zelosos pelo bom atendimento dos pacientes, aliadas à disponibilidade de consultas e interconsultas nas mais diversas especialidades, à possibilidade de exames complementares e ao notório saber das equipes representam atrativos para essa busca desenfreada e descabida das unidades de emergência para consultas de rotina.

Provavelmente, a falta de recursos financeiros, aliada à desarticulação dos atores envolvidos na organização do atendimento médico ambulatorial e hospitalar, contribuiria para o agravamento progressivo desse quadro e, na ausência de providências imediatas, evoluiríamos inexoravelmente para condições de deterioração nunca imaginadas pelos profissionais de saúde e usuários.

Esses questionamentos e constatações indubitáveis exigem respostas consistentes e ações enérgicas e efetivas, contribuindo para organizar os ambientes destinados ao atendimento no serviço de emergência, proporcionando subsídios inequívocos para a macroorganização do sistema.

Quanto à origem dos pacientes encaminhados para atendimento no ICHC-FMUSP, pode-se demonstrar que praticamente todos os municípios e estados do Brasil enviam pacientes para nossa instituição.

Como regra geral, a matrícula para atendimento e o recebimento do "cartão HC" abrem as portas para o atendimento médico desejado nos ambulatórios, perpetuando a assistência no ICHC, independentemente da queixa inicial e do serviço especializado do qual recebeu acesso inicial.

A posse do "cartão HC" direciona o paciente ao pronto-socorro, independentemente da gravidade ou de sua condição clínica no momento, contribuindo para agravar a desorganização do sistema.

Para a organização da rede de serviços públicos de saúde, deve-se considerar as necessidades do usuário, valorizando-se sua interpretação dos fatos e demonstrando-se o desejo do acolhimento das suas necessidades, em respeito ao cidadão; assim, médicos assistentes, residentes, pós-graduandos, alunos, aprimorandos e toda a equipe multiprofissional devem ser envolvidos nesse ambiente potencialmente hostil.

Tentativas de organização do sistema

No contexto do sistema de saúde brasileiro, foram vários os momentos e as iniciativas vivenciadas para organização e estruturação dos serviços de assistência à saúde.

A estruturação da rede assistencial pré-hospitalar incluiria a ampliação das unidades básicas de saúde (UBS), a criação dos ambulatórios de especialidades, a integração com os programas de saúde da família (PSF) e de agentes comunitários de saúde, além da disponibilização de serviços auxiliares de diagnóstico e terapias (SADT), com suporte do atendimento médico pré-hospitalar móvel (SAMU) dentro de uma rede regionalizada e hierarquizada com unidades de pronto-atendimento e prontos-socorros para atendimento secundário ou terciário mediante protocolos de atendimento e direcionamento organizado dessa demanda, garantindo-se as várias "entradas" e principalmente as "saídas" do sistema.

Focalizando-se o atendimento das urgências e emergências, poderíamos afirmar que, historicamente, esse segmento importante da assistência médica apresenta o menor nível de descentralização e hierarquização do

SUS, na ausência de ordenamento sistematizado do fluxo de atendimento.

Anteriormente ao SUS, alguns movimentos se iniciaram no âmbito dos serviços de emergência com o intuito de se buscar soluções para essa problemática, o que culminou, a partir da década de 1980, com a discussão junto aos órgãos governamentais sobre a coordenação e regulação desse atendimento.

Neste panorama, seria imprescindível a padronização de protocolos de condutas para o atendimento às urgências e emergências, além do treinamento adequado das equipes, interação e integração com os demais serviços.

O acesso da população à rede seria idealmente realizado através dos serviços de nível primário e secundário de atenção à saúde, devidamente qualificados para atender e resolver os principais problemas, embasados nos indicadores epidemiológicos disponíveis, preferencialmente nas proximidades do cidadão, atendendo-se ao princípio da regionalização.

Nesses termos, com base nos critérios adotados, incorporação tecnológica e capacitação de recursos humanos, compete aos diferentes tipos de serviços de saúde descritos a prestação de serviços em níveis de atenção primária, secundária e terciária.

O mapeamento das áreas de abrangência dos hospitais terciários foi estabelecido no final da década de 1980, delegando-se a responsabilidade pelo atendimento de emergência com a vaga "cedida", sem prévia autorização.

Nesse mesmo período, a atenção pré-hospitalar, ainda fragmentada e desvinculada da saúde, tradicionalmente exercida pelos profissionais bombeiros, foi normalizada dentro de um programa de regulação.

O modelo de atendimento do HC-FMUSP originou-se na reestruturação bem-sucedida do atendimento de urgências e emergências na França e representa a base teórica para a organização e a estruturação da regulação médica em todo o Brasil.

O Plantão Administrativo do Hospital das Clínicas constituído nesse contexto atuava no treinamento de recursos humanos e na confecção de protocolos de condutas e procedimentos médicos, representando importante elo para os municípios, diante da grade de referência de urgências e emergências publicada pela Secretaria Estadual de Saúde do Estado de São Paulo (SES-SP).

Esse plantão administrativo evoluiu para a constituição do Plantão Controlador, permitindo importante participação das equipes do pronto-socorro do HC-FMUSP, com destaque na organização e no ordenamento do fluxo de atendimento das urgências na Grande São Paulo, atuando como pioneiro na implantação de uma central de regulação, inserida em sua estrutura de trabalho no pronto-socorro do ICHC-FMUSP, trabalhando em parceria com os órgãos governamentais.

A participação ativa das equipes do pronto-socorro do ICHC-FMUSP nessa regulação médica decorre, em parte, da experiência prática na recepção de casos oriundos dos mais diversos municípios da região metropolitana de São Paulo e de outros estados, superlotando o estacionamento e as vias públicas do entorno, com pacientes encaminhados de forma inadequada, denotando ausência de critérios, escasso comprometimento profissional e total inobservância de critérios básicos para garantir o bem-estar do paciente e das equipes envolvidas.

Nessa fase, o processo de regionalização e hierarquização do atendimento de emergência caracterizava-se pela informalidade. Os resultados dependiam quase exclusivamente do bom-senso, do equilíbrio e do comprometimento dos profissionais envolvidos.

Na década de 1990, instituiu-se o Programa Integrado de Atendimento Médico às Urgências (PAMU), com o objetivo de definir as diretrizes e estratégias na organização ao atendimento de emergência, integrando ações entre os governos federal, estadual e todos os municípios da região metropolitana de São Paulo.

Nesse mesmo contexto, formalizou-se o Plantão Controlador Metropolitano (PCM), estrutura vinculada à Secretaria Estadual de Saúde e destinada a realizar uma interface entre os plantões controladores regionais, a serem estruturados nos hospitais terciários pertencentes ao sistema.

O contínuo e progressivo envolvimento dos gestores de saúde dos órgãos governamentais e das instituições de saúde contribuiu para construir e consolidar as propostas para as questões relacionadas ao atendimento das emergências.

Com base nesse pressuposto, foi divulgado o sistema de regulação metropolitano, como uma prioridade da SES-SP enquanto órgão gestor da maioria dos serviços de saúde existentes na região.

Esse sistema regulador deveria contemplar atenção pré-hospitalar, hospitalar e pós-hospitalar, a fim de atingir seus objetivos. Sua operacionalização se daria por meio de canais de comunicação entre os diferentes níveis de atenção à saúde, os plantões controladores regionais e as centrais responsáveis pela coordenação do fluxo de pacientes.

Em 1999, a Portaria Ministerial n. 824 foi implantada, regulamentando e normalizando a organização da assistência pré-hospitalar e, pela primeira vez, definindo as atribuições do médico regulador e das centrais de regulação.

A Norma Operacional de Assistência à Saúde (NOAS-SUS 01/2001) implementou novos padrões de regionalização, inferindo que a regulação da assistência deverá ser efetivada por meio da implantação de complexos reguladores que congreguem unidades de trabalho responsáveis pela regulação das urgências, regulamentando, portanto, o complexo regulador de atenção.

Nessa norma, foram definidos também os papéis e atribuições dos municípios, estabelecendo-se suas formas de inserção no sistema e ampliando-se suas responsabilidades. Aos municípios cabe a responsabilidade maior na promoção das ações de saúde diretamente voltada aos seus cidadãos.

A recente Norma Operacional de Assistência à Saúde (NOAS-SUS 01/2002), aprovada pela Portaria Ministerial n. 373 de 2002, estabelece o processo de regionalização dos serviços de saúde, cria mecanismos para o fortalecimento da capacidade de gestão do SUS e procede à atualização dos critérios de habilitação de estados e municípios.

No âmbito da gestão plena estadual e municipal na área da saúde, ocorre a reformulação do sistema de regulação metropolitano no município de São Paulo, mudando a relação entre estado e município, que passa a obedecer as normas estabelecidas anteriormente e pactuadas para as urgências e emergências inter-hospitalares.

Nessa breve sinopse sobre a história da regulação médica das urgências e emergências, observa-se a complexidade da questão. Todo processo de implantação do sistema regulador metropolitano encontrou e encontra percalços em seu trajeto que cada vez mais dependem do inter-relacionamento das esferas municipais e estadual, no que diz respeito não só à distribuição geográfica dos recursos, mas também à disponibilidade daqueles necessários ao atendimento da população, principalmente nos casos que demandam alta complexidade de recursos humanos ou tecnológicos; e, finalmente, à questão do financiamento da saúde, responsabilidade dos níveis de governo federal, estadual e municipal.

Constatações para análise crítica do atendimento das urgências

Algumas considerações podem ser estabelecidas em relação à sistemática da regulação médica das urgências e emergências, considerando-se as experiências da rotina diária e o histórico de atendimento do HC-FMUSP.

A oferta de recursos para a implementação do atendimento de emergência não corresponde à lógica intrínseca dos serviços de saúde envolvidos no sistema de regulação. Apesar dos pactos entre os serviços de emergência e os órgãos governamentais, na prática diária observa-se dificuldades relacionadas à carência de leitos de Medicina Intensiva e ao número insuficiente de ambulâncias para transporte de pacientes, pontos de estrangulamento do sistema.

Em outra vertente, o sistema atua embasado no compromisso pessoal dos profissionais e instituições. Na ausência de instrumentos para controle ou fiscalização, podem ocorrer falhas e impunidade subseqüente.

Vários relatos abordam o problema da superlotação dos serviços de emergência, entretanto num primeiro estudo empírico da demanda de pronto-socorro de um hospital terciário, com mapeamento da trajetória do usuário pelos serviços de saúde da rede pública até a chegada a um serviço de emergência, pode-se tratar do assunto de maneira mais pontual.

A população atendida no pronto-socorro do HC-FMUSP é constituída em sua maioria por mulheres, com idade média de 44 anos, baixo grau de escolaridade, algum tipo de relacionamento estável, rendimento mensal menor que um salário mínimo e sem direito a nenhum plano de saúde privado. Sobrepondo a população estudada à população do município de São Paulo, segundo dados do IBGE de 2000, observa-se que a demanda desse serviço concentra a população feminina do município, a mais idosa, com menor grau de instrução e a de menor renda. Houve uma sobretaxa da população negra em relação à branca comparativamente à população do município.

À parte das peculiaridades dos serviços de emergência no que tange às características socioeconômicas e demográficas da população, a realidade dos serviços de emergência no Brasil não é diferente do que já foi documentado em outros países, onde é salientado que a sua superlotação é um sintoma de falha no sistema de saúde, em que uma grande parcela da população tenta resolver seus problemas de saúde em outros níveis de atenção e não é bem-sucedida, culminando com sua chegada nos serviços de emergências.

A credibilidade e a confiança na instituição, a capacidade de solucionar os problemas de saúde e a satisfação com o atendimento do pronto-socorro do HC-FMUSP são os maiores responsáveis pela procura do serviço, fatores já mencionados anteriormente em relação a outros serviços de emergências. A explicação provável para essa constatação envolve uma série de fatores culturais que interagem, destacando-se o padrão de consumo de serviços de saúde pelos usuários e a autopercepção do estado de saúde. Além disso, o próprio posicionamento da instituição em ser hospital universitário, oferecendo recursos humanos altamente especializados e tecnologia de ponta, constantemente divulgada através dos meios de comunicação, desempenha papel relevante na escolha do usuário. Somam-se a isso sua tradição e a marca consagrada.

As características de organização do processo de trabalho em serviços de emergências, isto é, a realização rápida do diagnóstico clínico e a disponibilidade imediata e ininterrupta de procedimentos diagnósticos e terapêuticos justificam a procura direta pela maior parte da população, descaracterizando-os no seu principal objetivo e podendo até comprometer a eficácia técnica para a consecução dos sistemas de urgência e emergência.

Alguns fatores foram determinantes na decisão de se procurar o pronto-socorro como primeira alternativa de atendimento e alguns deles eram esperados, como clientes da instituição, pacientes com queixas de menor tempo de evolução e pacientes que residem nas proximidades. A presença de acompanhamento médico regular não foi fator associado à utilização dos serviços de emergências, porém, o achado de que pacientes com maiores níveis de escolaridade procuram mais diretamente os serviços de emergências leva à reflexão quanto ao envolvimento de alguns fatores como a credibilidade dessas pessoas na capacidade de resolutividade de outro nível de atenção à saúde e a percepção do seu estado de saúde como emergencial.

De encontro às queixas mais freqüentes que motivaram a procura pelos serviços de emergências, as relacionadas ao sistema respiratório também prevaleceram no resultado final da avaliação médica, resultado similar ao observado em outros prontos-socorros.

O pronto-socorro do HC-FMUSP é um serviço de emergências que atende predominantemente a população do município de São Paulo. Cerca de 40% dessa população reside nas subprefeituras adjacentes. Evidenciou-se um grande fluxo de usuários provenientes das outras subprefeituras e de outros municípios da região metropolitana de São Paulo, procurando o pronto-socorro em busca de soluções para seus agravos de saúde. Segundo mapeamento dos serviços de saúde realizados, observa-se que essas regiões possuem número razoável de equipamentos de saúde, entretanto, não é possível inferir se estes são suficientes, pois para isso seriam necessários estudos para avaliar a capacidade instalada de cada unidade.

No sistema de saúde, o atendimento às urgências e emergências é referenciado a partir do serviço de saúde em que o paciente recebeu o primeiro atendimento, entretanto, como o atendimento da demanda espontânea não se encontra regionalizado, a população se desloca livremente. Há uma distorção do fluxo de atendimento no que se refere à regionalização da assistência à saúde.

Quanto à passagem por outros serviços de saúde previamente à vinda ao serviço de emergências, uma proporção substancial da população de pacientes (43,8%) procura o serviço de emergências de um hospital terciário apesar de ter sido atendida em outros serviços de saúde da rede básica ou da rede hospitalar e justifica essa procura pelo baixo poder de resolução dos outros serviços e pela maior segurança no atendimento médico do HC-FMUSP.

O perfil do diagnóstico final do atendimento, o achado de uma proporção razoável de pacientes que não alegaram motivos médicos para a procura do serviço de emergências e, ainda, o fato de que cerca de 90% de todos os pacientes atendidos na semana típica foram dispensados após consulta médica nos levam à caracterização deste serviço como prestador de assistência em nível de atenção primária e secundária, em confronto com seu perfil técnico-assistencial. Em relação aos serviços de saúde, estes se encontram bem-distribuídos, do ponto de vista geográfico, uma vez que cerca de 90% da população referiu a existência de pelo menos um serviço nas proximidades de sua residência.

Além disso, foi demonstrada associação entre ter serviço de saúde nas proximidades do local de moradia e vir menos ao pronto-socorro. É provável que o aumento da oferta de serviços de saúde tenha pouco impacto na demanda dos serviços de emergências e que, na verdade, a rede de saúde não esteja preparada para atender às necessidades da população, o que culmina com a desorganização do fluxo de entrada no sistema.

Conclusões

Naturalmente, existem barreiras para o acesso aos serviços de saúde, inerentes às condições dos usuários, ao sistema de saúde e às prioridades estratégicas elegidas pelos governos municipal, estadual ou federal diante de recursos financeiros escassos ou utilizados inadequadamente.

Como regular o livre-acesso da população aos serviços de saúde, uma vez que lhe são garantidos constitucionalmente a autonomia de ser responsável pelos seus atos e o direito de escolha sobre o que ele julga ser sua melhor opção?

A organização dos serviços de saúde depende de capacitação de profissionais especializados, sensibilização para aumentar o comprometimento dos profissionais em todos os níveis de atenção, instituição de protocolos de atendimento, disponibilização de exames subsidiários para agilizar diagnósticos e tratamentos básicos e aumento dos leitos de apoio ou de retaguarda.

Agregada a essa base de operações técnicas, encontra-se a necessidade de ampla articulação entre todos os atores envolvidos na assistência primária, secundária e de alta complexidade, permitindo a implementação da desejada integralidade na atenção à saúde.

Nesse modelo, os serviços de emergências não mais representariam unidades para acolher essa população desamparada que permanece perambulando pela rede, com múltiplas passagens no pronto-socorro, sem qualquer seguimento adequado.

O direcionamento da demanda seria atribuição das unidades de saúde e dos serviços de primeiro atendimento, reduzindo a sobrecarga do PS e ocasionando inversão do fluxo, no que se refere à hierarquização da assistência à saúde.

A racionalidade do modelo de oferta de serviços de saúde deve ser voltada para as necessidades reais da população, atendendo à lógica do SUS, capacitando e equipando adequadamente todos os níveis assistenciais, regionalizando e responsabilizando os gestores pela atenção a uma determinada parcela da população, permitindo um conhecimento maior dos seus problemas de saúde numa área delimitada e favorecendo ações integralizadas para a assistência à saúde.

Os serviços devem ser organizados para que possam acolher a clientela conforme a gravidade do quadro, garantindo os recursos necessários para que esta população não tenha necessidade da busca desenfreada, descontrolada e sistemática dos prontos-socorros.

A desinformação sobre a regionalização e a hierarquização da assistência à saúde e o desconhecimento sobre as finalidades das unidades de emergência, assim como sobre as atribuições da rede básica de saúde, de ambulatórios de especialidades e de hospitais gerais, merecem atenção como co-fatores relacionados com a superlotação dos serviços de emergências.

As dificuldades para se coordenar o atendimento segundo a grade de urgências e emergências incluem a conscientização através de campanhas, programas educacionais, interação com a mídia, palestras em comunidades e envolvimento da comunidade para exigir atenção básica à saúde do cidadão, reduzindo progressivamente essa demanda espontânea indevida ao pronto-socorro.

Diante da complexidade dos fatores associados à superlotação dos serviços de emergência, reconhecemos um longo percurso para a reorganização do nosso sistema de saúde.

Um grande desafio seria desenvolver políticas para direcionar e garantir a utilização apropriada dos serviços de emergências, articulando todos os participantes e atores diversos, como Conass (Conselho Nacional de Secretários de Saúde), Conasems (Conselho Nacional de Secretários Municipais de Saúde) e demais gestores periféricos da rede pública, líderes comunitários, agentes de saúde, educadores, assistentes sociais e demais co-responsáveis, direcionando o desejado alinhamento para obtermos integralidade, universalidade, eqüidade, resolutividade e gratuidade da assistência à saúde.

SORAIA BARAKAT AWADA
Assistente Técnico de Saúde III – Diretoria do Pronto-Socorro do Hospital das Clínicas da FMUSP
Médica Assistente Doutora da Disciplina de Emergências Clínicas da FMUSP

WALDEMIR WASHINGTON REZENDE
Diretor Executivo do Instituto Central do Hospital das Clínicas da FMUSP
Doutor em Medicina pelo Departamento de Obstetrícia e Ginecologia do Hospital das Clínicas da FMUSP
Especialização em Administração Hospitalar pela FGV

SEÇÃO

I

Introdução e Conceitos Importantes

Coordenadora

Maria Cecília de Toledo Damasceno

CAPÍTULO 1

Medicina de Emergência no Brasil e no Mundo

Christina Maria Campos Pinto Bloem
Bianca Domingues Bertuzzi

TÓPICOS IMPORTANTES

- Na década de 1960, países como Estados Unidos e Inglaterra iniciaram o movimento para a criação da medicina de emergência como especialidade médica. Em alguns países, a aprovação da especialidade rapidamente se tornou realidade.
- Os médicos que trabalham nos departamentos de emergência (DE) têm formações muito diversas. Alguns são recém-formados e muitos trabalham somente como uma forma de suplementar a baixa remuneração de seus empregos primários. Sem incentivo para se empenharem mais e sem obrigação de terem qualquer treinamento em atendimento às emergências, cria-se uma situação bastante preocupante e perigosa.
- Mais de 30 países reconhecem a medicina de emergência como especialidade. A residência dura entre 3 e 4 anos na maioria dos países.
- O especialista de emergência, tendo formação em todos os tipos de pacientes, pode chegar mais rapidamente a um diagnóstico sem precisar passar pela mão de vários consultores diferentes.
- No Brasil, emergência não é considerada uma especialidade médica. Recém-formados, dermatologistas, ginecologistas, psiquiatras e cirurgiões atuam nos DE do Brasil, o que é grave e necessita urgentemente ser revisto pelos órgãos competentes do Brasil.
- É óbvio que para se ter o melhor e mais adequado manejo de pacientes graves, exige-se médicos treinados e capacitados para esse atendimento inicial.
- No Brasil, apenas o Hospital de Pronto-socorro em Porto Alegre/RS tem uma residência formal de emergência, com duração de 3 anos.
- Em 1992, a FMUSP criou a disciplina de emergências clínicas, que passou a ter currículo próprio com todo o sistema hierárquico universitário (preceptores, médicos assistentes, supervisores, docentes, livre-docentes e professor titular).
- Para se ter uma idéia da importância da pesquisa, basta cruzar as melhores universidades do mundo com aquelas que mais têm pós-graduação e publicação de periódicos; elas são absolutamente coincidentes. Foi com essa visão estratégica que, em 1997, a FMUSP abriu a pós-graduação específica em emergências clínicas, tanto experimental quanto clínica.
- No segundo semestre de 2009, em Fortaleza/CE, acontecerá o II Congresso Brasileiro de Medicina de Emergência. Espera-se que, até lá, a emergência já esteja regulamentada como especialidade no Brasil.

INTRODUÇÃO E DEFINIÇÕES

A medicina de emergência moderna tem raízes em uma longa história que começa na primeira guerra mundial. Médicos militares reconheceram que a rapidez e a ordem do atendimento de soldados feridos tiveram grande impacto no número de sobreviventes. Assim, foram desenvolvidas as primeiras ambulâncias e os sistemas de triagem, priorizando o atendimento dos pacientes mais críticos; logo, o sistema pré-hospitalar foi o primeiro conceito de atendimento de urgência. Esse progresso da medicina militar foi posteriormente adotado em muitos países dentro da medicina civil. Inicialmente, as ambulâncias tinham a simples função de transportar o paciente rapidamente ao hospital. Hoje, vários países usam esses veículos para levarem "o hospital ao paciente", com paramédicos equipados e treinados, até mesmo com enfermeiros e médicos a bordo.

Atualmente, a medicina apresenta-se cada vez mais dividida, com especialidades que requerem sabedoria e experiência em áreas cada vez mais específicas. Foi nesse contexto que surgiu a medicina de emergência. As sociedades, médicas e não-médicas, reconheceram a importância de serem atendidas por profissionais educados e treinados para atendimento de quaisquer patologias graves.

Na década de 1960, países como Estados Unidos e Inglaterra iniciaram o movimento para a criação da medicina de emergência como especialidade médica. Associações foram formadas e sugeriram aos órgãos reguladores a idéia da especialidade. Mesmo sem a aprovação inicial, esses grupos continuaram a realizar seus objetivos, desenvolvendo cursos e residências para o treinamento dos profissionais que atuavam nas emergências. Com isso, a base de médicos emergencistas foi crescendo, houve a criação de periódicos e o apoio cada vez maior para o desenvolvimento da especialidade. Em alguns países, a aprovação da especialidade rapidamente tornou-se realidade e logo foi desenvolvido um processo de certificação dos especialistas por meio de exames e critérios mínimos de educação e experiência de trabalho.

O processo de desenvolvimento da medicina de emergência progrediu de forma semelhante em todo o mundo. O grupo de médicos interessados em emergências originou-se a partir da clínica médica em Taiwan, da anestesiologia na França, da cirurgia no Japão, da medicina de família no Canadá e na Jordânia, ou simplesmente daqueles que trabalhavam nos departamentos de emergência (DE). Arnold propôs um sistema de classificação dos estágios da medicina de emergência (ME) com categorias nomeadas como "subdesenvolvido", "em desenvolvimento" ou "avançado" (Tabela 1.I). O Brasil melhor se classifica como em desenvolvimento, embora tenha aspectos no grupo subdesenvolvido em relação à medicina de emergência (especialidade não reconhecida, ausência de certificação nacional, ausência de periódico etc.) e aspectos no grupo avançado (residência médica – Hospital de Pronto-socorro, Porto Alegre/RS; pesquisa clínica e experimental com doutorado e pós-doutorado em emergências clínicas, Faculdade de Medicina da USP; muitas cidades no país com ambulâncias equipadas com suporte avançado de vida; várias capitais do país com sistemas de atendimento ao trauma bem organizados).

O movimento global é o de estabelecer um sistema de atendimento às emergências por profissionais capacitados em realizar esse trabalho. Devido à informatização do mundo de hoje, parcerias internacionais foram formadas e convênios colocados em prática, a fim de contribuir na informação, no treinamento e no auxílio aos países que estão desenvolvendo a especialidade. Cada sistema deve ser adaptado à infra-estrutura local e às normas socioculturais, com o objetivo de providenciar melhor qualidade de atendimento às emergências.

SISTEMA PRÉ-HOSPITALAR

Existem vários modelos de sistemas pré-hospitalares. No modelo anglo-americano, são os técnicos ou paramédicos que atendem os pacientes. Nos Estados Unidos, o curso básico de certificação para ser EMT (*Emergency Medical Technician*) é de 6 meses e inclui treinamento em RCP (ressuscitação cardiopulmonar) e tratamento básico de primeiros socorros. O curso mais avançado é o de paramédico, com duração da parte didática de 18 a 24 meses, complementada com 200 a 300 horas práticas em ambulâncias, DE, salas de cirurgia e de parto. Os paramédicos são submetidos, no mínimo, aos cursos de ACLS (*Advanced Cardiac Life Support*), BTLS ou PHTLS (*Basic* ou *Prehospital Trauma Life Support*) e PALS (*Pediatric Life Support*). Paramédicos podem realizar intubação orotraqueal, desfibrilação e podem administrar medicações sem a necessidade de supervisão direta de um médico. Eles atuam sob um controle indireto, seguindo uma série de protocolos designados pelo diretor médico do serviço de ambulância. Em casos mais críticos, os paramédicos têm a oportunidade de solicitar assistência médica por telefone (*medical control*) para o médico emergencista do hospital para onde o paciente será transportado ou para o médico do centro de regulação das ambulâncias.

Nos modelos francês e alemão, médicos como o Dr. Karl-Heinz Bauer em 1957 tiveram a intenção de levar o hospital ao paciente. Nesse modelo, as ambulâncias transportam técnicos, enfermeiros e médicos para o paciente, com o intuito de resolver a situação ali mesmo onde ele se encontra. Nesse caso, a equipe pode agir sem restrições, já que há a supervisão direta do médico intervencionista. O grau de treinamento dos técnicos varia de acordo com os diferentes sistemas e países.

Há outros modelos que combinam aspectos do anglo-americano e do francês, como o pré-hospitalar do Brasil. O modelo anglo-americano economiza nos recursos humanos, não precisando de médicos diretamente "na rua". Por outro lado, o sistema francês tem a capacidade de transpor-

Tabela 1.I – Sistema de classificação no desenvolvimento da medicina de emergência

	Subdesenvolvido	Em desenvolvimento	Avançado
Sistemas da especialidade			
Associação nacional	Não	Sim	Sim
Residência	Não	Sim	Sim
Certificação	Não	Sim	Sim
Especialidade reconhecida	Não	Sim	Sim
Medicina de emergência acadêmica			
Periódico da especialidade	Não	Sim	Sim
Pesquisa	Não	Sim	Sim
Registro de dados	Não	Não	Sim
Subespecialidades	Não	Não	Sim
Sistemas de atendimento			
Emergencistas atuantes	Residentes, outros médicos	Médicos treinados em ME	Médicos treinados em ME
Diretor do DE	Outro médico	Médico de ME	Médico de ME
Pré-hospitalar	Carro pessoal, táxi	Ambulância de suporte básico	Ambulância de suporte avançado
Sistema de transferência inter-hospitalar	Não	Não	Sim
Sistema de trauma	Não	Não	Sim
Sistemas de gerenciamento			
Qualidade assegurada	Não	Não	Sim
Peer review	Não	Não	Sim

tar menos pacientes aos DE, reduzindo a sobrecarga ao hospital. No entanto, até hoje, nenhum estudo conseguiu provar benefício absoluto de um sistema sobre o outro. Cabe a cada país decidir qual modelo serve melhor dentro da infra-estrutura e dos recursos disponíveis. Após implementação, deve-se então estudar, por meio de medidas objetivas, o impacto e a eficiência do modelo escolhido como um método que certifique a melhora na qualidade.

Outro aspecto do sistema pré-hospitalar é a triagem. Pacientes podem ser transportados a centros específicos, como no caso de traumas, queimados e crianças. Isso, obviamente, requer a existência de hospitais designados a receberem tais pacientes e critérios de triagem bem delineados e utilizados pelas equipes das ambulâncias. Essa designação para centros de referência tem a vantagem de providenciar alta qualidade de atendimento aos pacientes. Os especialistas, por sua vez, recebem um grande volume de pacientes e adquirem cada vez mais experiência.

DEPARTAMENTO DE EMERGÊNCIA NO HOSPITAL

Os departamentos ou "salas" de emergência são, quase sempre, o lugar de primeiro contato do paciente com o hospital. Na Inglaterra e em Cingapura, por exemplo, eram chamados de *Casualty and Accident Unit*, o que reflete o propósito para que foram criados – unidades de atendimento para vítimas de trauma. Em outros lugares, serviram para atender a pequenas queixas, como resfriados, ou para quando os ambulatórios estavam fechados. O DE moderno atende a vários pacientes, incluindo casos clínicos, cirúrgicos, obstétricos, pediátricos e psiquiátricos.

Em lugares onde não existe a especialidade e/ou capacitação específica em ME, a formação dos médicos atuantes é muito variável. Em maiores centros hospitalares e em grandes centros acadêmicos, os pacientes normalmente são tratados pelo médico especialista mais pertinente a sua queixa. Ou seja, se o paciente vai ao hospital por dor torácica, será tratado por um cardiologista; por outro lado, o baleado será cuidado pelo cirurgião do trauma. Isso pode funcionar bem, porém, em certos casos, o paciente pode ser incorretamente referido a um clínico geral por sua dor abdominal, quando realmente é um caso cirúrgico. Assim, esse sistema tem o potencial para diagnósticos mais tardios, provavelmente, com maior morbidade.

Nos menores centros o atendimento é muito variável. Os médicos que trabalham nos DE têm formações muito diversas. Alguns são recém-formados e muitos trabalham somente como uma forma de suplementar a baixa remuneração de seus empregos primários. Sem incentivo para se empenharem mais e sem obrigação de terem qualquer treinamento em atendimento às emergências, cria-se uma situação bastante preocupante e perigosa.

Infelizmente, o Conselho Federal de Medicina ainda não emitiu um parecer específico sobre o assunto. Todos ficariam surpresos se soubessem que um obstetra estava realizando neurocirurgias ou um pneumologista estava operando uma apendicite aguda. Entretanto, admitir que em nosso país quase todas as emergências têm profissionais treinados de forma inadequada não parece causar espanto, o que julgamos inadmissível.

SISTEMAS DE TRIAGEM HOSPITALAR

A ordem em que os pacientes são atendidos depende muito de cada hospital. Em países como o Vietnã e o Paquistão, onde os recursos são muito limitados e onde o governo não tem um sistema de seguro de saúde nacional, somente aqueles com condições financeiras para pagarem a consulta recebem tratamento. Em outros hospitais, os pacientes são cuidados conforme sua hora de chegada, freqüentemente deixando pacientes mais críticos para o final da lista. O melhor sistema é aquele que utiliza critérios de triagem para dar prioridade a pacientes mais críticos, como foi feito na medicina militar, discutida anteriormente.

Existem vários algoritmos de triagem, como o START (usado em desastre de múltiplas vítimas), o ESI (*Emergency Severity Index*), usado nos EUA, e o NTS (*National Triage Scale*), usado na Austrália (Tabela 1.II). São critérios simples que permitem uma avaliação rápida e objetiva.

Tabela 1.II – *National Triage Scale* (NTS)

Grau	Severidade	Atendimento
1	Ressuscitação	Imediato
2	Emergente	Minutos (< 10)
3	Urgente	30 minutos
4	Semi-urgente	1 hora
5	Não-urgente	2 horas

E para onde é que os pacientes vão depois de passarem pelos DE? Alguns lugares têm sistemas bem integrados, dando-lhes a capacidade de determinar as urgências dos atendimentos, referindo pacientes para avaliação médica em ambulatório. Outros utilizam o atendimento dos especialistas para determinarem a baixa do paciente. Nesses países, como na Índia por exemplo, os médicos "emergencistas" servem como mensageiros, raramente tomando decisões autônomas de tratamento e sim chamando o consultor que frequentemente leva o paciente ao leito após uma breve estadia no pronto-socorro.

Em países onde a medicina de emergência tem forte presença, como nos EUA, os emergencistas têm a capacidade não só de tratar e estabilizar seus pacientes, mas de tomar a decisão final quanto ao seu encaminhamento. Obviamente, é desejável cultivar um bom relacionamento entre o emergencista e os outros especialistas e médicos dos pacientes, a fim de evitar conflitos nessa determinação.

MEDICINA DE EMERGÊNCIA COMO ESPECIALIDADE

Treinamento/residência

Mais de 30 países reconhecem a medicina de emergência como especialidade. A residência dura entre 3 e 4 anos na maioria dos países, mas até 7 a 8 anos em lugares como a Jordânia e a Austrália. Em alguns países como o Líbano, onde a residência ainda não se desenvolveu, mas onde reconhecem a importância de um treinamento específico, é preciso então ter experiência de trabalho em departamentos de emergência. Dois currículos (da Austrália e dos EUA) ilustram o conteúdo do processo de capacitação da especialidade (Tabelas 1.III e 1.IV). O treinamento inclui o necessário para ressuscitação e estabilização de casos de medicina intensiva, de cirurgia, de gestantes e de pediatria. A residência tem seu aspecto didático e prático também.

A certificação de especialista depende do país e se a especialidade é reconhecida oficialmente. Nos lugares onde a medicina de emergência é oficializada, geralmente se requer um exame escrito e/ou oral e, em muitos casos, também é necessário completar um critério mínimo de educação continuada a cada ano. Outros programas, como no estado de Kerala, na Índia, os treinamentos são validados por meio de convênios com instituições internacionais e seus respectivos certificados. Com cada vez maior reconhecimento por diretores de hospitais e pela comunidade médica, esses médicos formados são mais valorizados no mercado de trabalho.

Tabela 1.III – Currículo de medicina de emergência na Austrália

Ano na residência	Disciplina	Duração
1º a 2º	Anatomia	–
(teórico)	Patologia	–
	Fisiologia	–
	Farmacologia	–
	Exame primário	
3º a 8º	**Disciplina**	**Duração**
(prático/clínico)	Departamento de emergência	2 anos
	Pediatria	6 meses
	Anestesiologia	2 anos e 6 meses
	Cardiologia	
	Medicina intensiva	
	Outras especialidades	
	Exame de certificação	

Associações

Uma boa maneira de incentivar o crescimento da medicina de emergência é juntar-se com outros médicos da mesma filosofia. Foi assim que muitos países começaram a criar uma comunidade de médicos emergencistas que se motivaram a estabelecer seu nicho e ganhar reconhecimento nacional e internacional. Alguns exemplos incluem o ACEP (American College of Emergency Physicians), a JAAM (Japan Association for Acute Medicine), a BAEM (British Association for Accident and Emergency Medicine) e a PCEMAC (Philippine College of Emergency Medicine and Acute Care), nas Filipinas. O ACEP inclusive tem uma organização mundial cujo objetivo é discutir e dar suporte à medicina de emergência no mundo (International Section of ACEP). No Brasil, em abril de 2008 foi criada a ABRAMEDE – Associação Brasileira de Medicina de Emergência.

Tabela 1.IV – Currículo de medicina de emergência na SUNY Downstate/Kings County Hospital em Brooklyn, Nova Iorque, EUA (1 bloco = 4 semanas)

Ano na residência	Disciplina	Duração
1º a 2º	Departamento de emergência	11 blocos
	Pediatria	3 blocos
	Cirurgia do trauma	1 bloco
	Medicina geral	1 bloco
	Ortopedia	1 bloco
	Oftalmologia/otorrinolaringologia	1 bloco
	Obstetrícia/ginecologia	0,5 bloco
	Ultra-sonografia	0,5 bloco
	Neurologia	0,5 bloco
	Anestesiologia/via aérea	0,5 bloco
	UTI de medicina	1 bloco
	UTI de cardiologia	1 bloco
	UTI de cirurgia	1 bloco
	UTI de pediatria	1 bloco
3º a 4º	Departamento de emergência	16 blocos
	Pediatria	1 bloco
	Ultra-sonografia	1 bloco
	Unidade de queimados	1 bloco
	Pesquisa	1 bloco
	Administração	1 bloco
	Toxicologia	1 bloco
	Pré-hospitalar	0,5 bloco
	Optativos	2 blocos
	Exame de certificação	

Periódicos

O estabelecimento de um periódico prova a presença da especialidade na comunidade médica e estimula o crescimento da pesquisa e do academicismo na medicina. Além de vários países desenvolvidos, é crescente o número de países em desenvolvimento com periódicos em emergências (p.ex., Coréia do Sul e China).

Remuneração

Os emergencistas são remunerados de acordo com o estado da especialidade no país. Em lugares onde a medicina de emergência não existe oficialmente, os departamentos de emergência oferecem a oportunidade de se ganhar um salário suplementar e os médicos são pagos como plantonistas, por hora de trabalho. Por outro lado, em países como Austrália e Canadá, os emergencistas recebem salários anuais fixos ou ganham de acordo com o tratamento dado a cada paciente. Algumas vezes, os médicos são pagos pelo hospital, pela universidade associada ao departamento ou por cooperativas.

Interação com outras especialidades

O campo da medicina freqüentemente é muito rígido quanto às suas normas e estrutura. Isso dificulta mudanças de paradigma. A medicina de emergência desloca muitos profissionais de suas tradicionais responsabilidades e áreas de atuação, gerando muita resistência ao estabelecimento da especialidade. Visto de outra forma, porém, o emergencista alivia a carga dos outros especialistas para poderem cuidar de pacientes internados e particulares. O emergencista facilita o trânsito dos pacientes que passam pelo pronto-socorro de forma mais eficaz, estando presente para o atendimento imediato, evitando que outros médicos tenham que se deslocar de seus postos. O especialista de emergência, tendo formação em todos os tipos de pacientes, pode chegar mais rapidamente a um diagnóstico sem precisar passar pela mão de vários consultores diferentes.

Subespecialidades e áreas de interesse

Em países onde a medicina de emergência é bem avançada, já surgiram áreas de foco e subespecialização. Entre elas, emergências pediátricas, hiperbáricas, medicina do esporte, medicina pré-hospitalar, medicina de emergência internacional, ultra-sonografia, toxicologia e preparo para desastres são alguns exemplos. Nos Estados Unidos, várias subespecialidades são reconhecidas e validadas com um exame de certificação oficial. A medicina de emergência cria acesso ao sistema de saúde, educa os pacientes, serve como ponto de controle para doenças infecciosas e saúde pública e está à frente do atendimento em incidentes com múltiplas vítimas. De todas as especialidades, a medicina de emergência é uma das únicas cuja área de atuação é cada vez mais abrangente.

MEDICINA DE EMERGÊNCIA NO BRASIL

Existem 58 especialidades médicas reconhecidas no Brasil e, infelizmente, a medicina de emergência (ME) não é uma delas, o que é grave e necessita urgentemente ser revisto pelos órgãos competentes do Brasil.

A medicina de urgência, assim denominada pela Sociedade Brasileira de Clínica Médica, foi criada como área de atuação, e não como especialidade médica. Após ter sido aprovado na prova de título em clínica médica, o profissional está apto a realizar uma prova específica para medicina de urgência. No entanto, profissionais que atuam como emergencistas não aceitam que apenas uma prova possa levar ao conhecimento necessário que uma especialidade tão complexa exige. Cursos para aperfeiçoamento e treinamento dos profissionais que atuam nos departamentos de emergência estão começando a surgir, porém a melhor forma de se obter uma capacitação adequada é pela regularização da especialidade, pois só assim novas residências surgirão. Os médicos emergencistas lutam para o reconhecimento da ME como especialidade no Brasil.

Diante de um acidente de trânsito, um trauma craniencefálico, uma intoxicação, um infarto agudo do miocárdio, dentre outras inúmeras patologias agudas e muitas vezes graves, pacientes e familiares ficam extremamente ansiosos, apreensivos, crendo que o atendimento prestado esteja sendo feito por um profissional capaz, o que hoje muitas vezes não acontece. Como ocorre nas outras áreas da medicina, os atendimentos nos DE demandam a atuação de médicos que possuam uma formação específica que lhes habilite para a prática da ME. Também é importante que esses médicos não considerem os plantões apenas como um trabalho secundário para aumento da renda ou como a porta de entrada para conseguirem fazer parte do corpo clínico de um hospital.

O emergencista é o médico que a vítima não tem tempo de escolher. Todos os que se propõem a atuar nessa área devem estar preparados para lidar com as surpresas que as emergências reservam.

Residência em medicina de emergência

Porto Alegre possui a primeira residência de ME do Brasil, com 11 turmas formadas, totalizando mais de 45 profissionais especializados. Embasada no modelo americano, possui 3 anos de duração e dispõe de 6 vagas anuais fomentadas pela Prefeitura Municipal dessa cidade. Mesmo sem a aprovação da especialidade pelo Conselho Federal de Medicina (CFM), o reconhecimento desses médicos no Estado do Rio Grande do Sul é fato consumado, e esses profissionais têm ingresso imediato no mercado de trabalho. O Estado do Ceará inaugurou, no mês de maio de 2008, sua residência em medicina de emergência, oferecendo 6 vagas para os primeiros residentes desta instituição. Outras residências estão sendo criadas em São Paulo e no Rio de Janeiro.

Ensino de emergência na graduação

Várias universidades do Brasil têm estrutura montada para residência de emergência. Entretanto, em muitas delas, existe estatuto com normas e regras que não permitem residência que não seja reconhecida pela Comissão Nacional de Residência Médica (CNRM) e cuja atuação não seja reconhecida pela AMB. Isso levou algumas instituições, por exemplo, a Faculdade de Medicina da USP, a investir na graduação e na pós-graduação *stricto sensu*. Em 1992, a FMUSP criou a disciplina de emergências clínicas, que passou a ter currículo próprio com todo o sistema hierárquico universitário (preceptores, médicos assistentes, supervisores, docentes, livre-docentes e professor titular). Hoje, ela inclui a emergência (com quase 300.000 atendimentos/ano), 2 unidades de terapia intensiva (somam 26 leitos), unidade de retaguarda de pacientes graves da emergência (somam 46 leitos) e laboratório de habilidades (dezenas de manequins para treinamento prático).

Pós-graduação *stricto sensu* (mestrado, doutorado e pós-doutorado)

Apesar de ser considerada uma ferramenta acessória, a pós-graduação *stricto sensu* permite a verdadeira produção de conhecimento em determinada área. Para se ter uma idéia da importância disso, basta cruzar as melhores universidades do mundo com aquelas que mais têm pós-graduação e publicação de periódicos; elas são absolutamente coincidentes. Foi com essa visão estratégica que, em 1997, a

FMUSP abriu a pós-graduação específica em emergências clínicas, tanto experimental quanto clínica. Hoje, há várias linhas de pesquisa, como choque, solução hipertônica na emergência, neuroproteção, arritmias e, mais recentemente (2007), parada cardiorrespiratória, acidente vascular cerebral e neutropenia febril.

Associações

A ABRAMEDE (Associação Brasileira de Medicina de Emergência), criada em 2008, é a maior entidade representativa da ME no Brasil. Também existem representações de sociedades de ME em outros Estados brasileiros, como a Associação de Medicina de Emergência do Rio Grande do Sul (AMERS), em Porto Alegre, a Sociedade Cearense de Medicina de Urgências (SOCEMU), em Fortaleza e a recentemente fundada regional do Paraná (Curitiba).

Congresso Brasileiro de Emergência

No ano de 2007, foi realizado em Gramado/RS o primeiro Congresso Brasileiro de Medicina de Emergência, com mais de 700 participantes, nacionais e internacionais. O Congresso foi um sucesso, basicamente devido ao desejo e à necessidade de se ter também no Brasil profissionais qualificados para atuarem nos setores de emergência dos hospitais da rede pública e privada. O emergencista é o médico que não pode ser escolhido em caso de uma enfermidade; será aquele que estiver a disposição nos DE existentes.

Atuação

A ME não é uma especialidade necessária apenas no intra-hospitalar. Novas áreas para atuação estão surgindo e profissionais especializados, conseqüentemente, são requisitados. Os atendimentos extra-hospitalares, representados por equipes como o SAMU (Serviço de Atendimento Móvel de Urgência) e os transportes aeromédicos são grandes exemplos da ME fora do âmbito hospitalar. Quando o serviço avançado (médico, condutor e enfermeiro) é solicitado, o profissional deve estar preparado para atender qualquer tipo de patologia. Saber quais os passos que devem ser tomados de forma ágil, ter habilidades manuais, equilíbrio e tranqüilidade são qualidades imprescindíveis. O emergencista deve ter uma visão geral do paciente para poder detectar, rapidamente, as causas que podem levá-lo a óbito.

Locais de trabalho

Materiais básicos como desfibriladores, materiais para suporte avançado de vias aéreas, eletrocardiógrafos, aparelhos de radiografia, aparelhos de monitoração invasiva e não-invasiva, oxímetros, ventiladores mecânicos, ecógrafos, tomógrafos *multislices,* radiologia intervencionista de emergência, salas de hemodinâmica etc. não são encontrados em grande parte dos DE. Inúmeros são os profissionais que carecem de capacitação para o manuseio e interpretação desses equipamentos, intensificando, dessa forma, a ausência desses maquinários. A padronização dos DE deve ser imediata, principalmente nos locais que são referência para o atendimento de pacientes graves.

Remuneração

A esmagadora maioria dos DE do Brasil é composta por profissionais que desempenham um trabalho secundário e provisório, muitas vezes dissociados de suas especialidades de formação. Assim, a desvalorização dessa área favorece a remuneração precária, o que obriga o emergencista a trabalhar em mais de um local, por longas jornadas, para obter um salário razoável. Tal fato gera estresse físico e mental, o que coloca em risco não só a segurança do médico, mas também seu atendimento ao paciente.

Perspectiva

Na esperança de que o reconhecimento da especialidade no Brasil seja breve, o futuro da ME é promissor. Um grande passo que evidencia o esforço desses profissionais para legitimar a ME como especialidade pode ser caracterizado pela Carta de Gramado, um abaixo-assinado redigido no primeiro Congresso Brasileiro de Medicina de Emergência, ocorrido em setembro de 2007, e entregue à Comissão Mista de Especialidades Médicas. Tal feito tem o intuito de proporcionar aos pacientes uma consulta com profissionais preparados para atenderem quaisquer adversidades nas salas de emergências; o médico emergencista é aquele que o paciente não tem tempo de escolher.

O futuro da medicina de emergência

A pressão sobre o sistema de saúde moderno é grande, sendo cada vez maior o volume de pacientes e novas patologias trazidas por uma sociedade globalizada. A alteração climática, o terrorismo e a industrialização geram novos problemas de grande porte, afetando muitas pessoas simultaneamente. A comunidade médica tem a responsabilidade de criar soluções para essas demandas. A medicina de emergência orgulha-se em desenvolver esse papel. Nossos governantes estão progressivamente reconhecendo a necessidade de terem profissionais capacitados para providenciarem alta qualidade de atendimento nas emergências. O progresso internacional da especialidade demonstra que a medicina de emergência é importante e que continuará crescendo por muitos anos.

O II Congresso Brasileiro de Emergência

No segundo semestre de 2009, em Fortaleza/CE, acontecerá o II Congresso Brasileiro de Medicina de Emergência. Médicos emergencistas e pesquisadores de várias partes do mundo estarão presentes, inclusive representantes dos mais importantes órgãos competentes e responsáveis pela medicina de emergência no mundo.

Espera-se que, até lá, a emergência já esteja regulamentada como especialidade no Brasil. As autoridades não podem fechar os olhos para essa grave realidade e, de fato, que os órgãos competentes do Brasil possam enfim discutir e debater o assunto de forma clara e democrática.

LEITURA ADICIONAL

1. Abbadi S, Abdallah AK, Holliman CJ. Emergency medicine in Jordan. Ann Emerg Med 1997; 30: 319-21.
2. Aghababian RV, Levy K, Moyer P, et al. Integration of United States emergency medicine concepts into emergency services in the New Independent States. Ann Emerg Med 1995; 26: 368-75.
3. Alagappan K, Holliman CJ. History of the development of international emergency medicine. Emerg Med Clin North Am 2005; 23(1): 1-10.
4. Alagappan K, Schafermeyer R, Holliman CJ, Iserson K, Sheridan IA, Kapur GB, et al. International emergency medicine and the role for academic emergency medicine. Acad Emerg Med 2007; 14(5): 451-6.
5. Arnold JL. International emergency medicine and the recent development of emergency medicine worldwide. Ann Emerg Med 1999; 33(1): 97-103.
6. Benson M, Koenig KL, Schultz CH. Disaster triage: START, then SAVE – a new method of dynamic triage for victims of a catastrophic earthquake. Prehosp Disaster Med 1996; 11(2): 117-24.
7. Beveridge RC. Emergency medicine: a Canadian perspective. Ann Emerg Med 1995; 26: 504-7.
8. Bresnahan KA, Fowler J. Emergency medical care in Turkey: current status and future directions. Ann Emerg Med 1995; 26: 357-60.
9. Bullard MJ, Liaw SJ, Chen JC. Emergency medicine development in Taiwan. Ann Emerg Med 1996; 28: 542-7.
10. Cameron PA, Bradt DA, Ashby R. Emergency medicine in Australia. Ann Emerg Med 1996; 28: 342-6.
11. Celso B, Tepas J, Langland-Orban B, Pracht E, Papa L, Lottenberg L, et al. A systematic review and meta-analysis comparing outcome of severely injured patients treated in trauma centers following the establishment of trauma systems. J Trauma 2006; 60(2): 371-8.
12. David SS, Vasnaik MTVR. Emergency medicine in India: why are we unable to 'walk the talk'? Emerg Med Australas 2007; 19(4): 289-95.
13. Ezaki T, Hashizume M. Emergency medicine in Japan. A look at a current university hospital and the problems faced. Emerg Med Australas 2007; 19(4): 296-9.
14. Gaitan M, Mendez W, Sirker N. Growing pains: status of emergency medicine in Nicaragua. Ann Emerg Med 1998; 31: 402-5.
15. Gebhart ME, Pence R. START triage: does it work? Disaster Manag Response 2007; 5(3): 68-73.
16. Kirsch TD, Hilwig WK, Holder Y, et al. Epidemiology and practice of emergency medicine in a developing country. Ann Emerg Med 1995; 26(3): 361-7.
17. Lim SH, Anantharaman V. Emergency medicine in Singapore: past, present, and future. Ann Emerg Med 1999; 33(3): 338-43.
18. MacFarlane C, van Loggerenberg C, Kloeck W. International EMS systems in South Africa-past, present, and future. Resuscitation 2005; 64(2): 145-8.
19. Mann NC, Mullins RJ, MacKenzie EJ, Jurkovich GJ, Mock CN. Systematic review of published evidence regarding trauma system effectiveness. J Trauma 1999; 47(3 Suppl): S25-33.
20. Mehdi IJ. Emergency medicine in Pakistan. Ann Emerg Med 1996; 27: 84-8.
21. Meskin S, Huyler F, Gupta SK, et al. Delivery of emergency medical services in Kathmandu, Nepal. Ann Emerg Med 1997; 29: 409-14.
22. Moecke H. Emergency medicine in Germany. Ann Emerg Med 1998; 31: 111-5.
23. Musharafieh R, Bu-Haka R. Development of emergency medicine in Lebanon. Ann Emerg Med 1996; 28: 82-6.
24. National Registry of Emergency Medical Technicians. Disponível em: www.nremt.org.
25. Nikkanen HE, Puges C, Jacobs LM. Emergency medicine in France. Ann Emerg Med 1998; 31: 116-20.
26. Raftery KA. Emergency medicine in Southern Pakistan. Ann Emerg Med 1996; 27: 79-83.
27. Richards J. Emergency medicine in Vietnam. Ann Emerg Med 1997; 29: 543-5.
28. Ronald Reagan Institute of Emergency Medicine – International Medicine Update. Disponível em: www.gwemed.edu/1189932253869.html.
29. Rutherford WH, Evans RC. Accident and emergency medicine in the United Kingdom. Am J Emerg Med 1983; 1: 107-9.
30. State University of New York at Downstate – Residency in Emergency Medicine: Curriculum. Disponível em: www.downstate.edu/emergency_medicine/EM.html.
31. Wuerz RC, Milne LW, Eitel DR, Travers D, Gilboy N. Reliability and validity of a new five-level triage instrument. Acad Emerg Med 2000; 7(3): 236-42.

CAPÍTULO 2

Atendimento Pré-hospitalar e Integração com o Pronto-socorro

Agnaldo Píspico

TÓPICOS IMPORTANTES

- O inter-relacionamento das equipes de pronto-socorro (PS) e de atendimento pré-hospitalar (APH) é fundamental para um bom e correto atendimento da população.
- A equipe de PS deve conhecer as normas, os tipos de ambulância e as equipes, pois dessa forma entenderá as limitações e também poderá exigir quando as normas não forem cumpridas.
- O médico regulador é o elo de ligação entre os dois serviços e por meio dele devem ser comunicados eventuais problemas ou intercorrências nos atendimentos.
- É importante o entendimento de todas as fases do atendimento, dando ênfase à comunicação, que é a principal ferramenta para atingirmos o objetivo final de um atendimento rápido, eficaz e seguro, e sem desgaste desnecessário para nenhuma das equipes.

INTRODUÇÃO

O atendimento pré-hospitalar (APH) no Brasil ainda é bem recente. Os primeiros serviços públicos começaram no final da década de 1980 com os resgates do Corpo de Bombeiros do Estado do Rio de Janeiro, seguido por outros estados, como o Corpo de Bombeiros do Estado de São Paulo.

Desde o início, os serviços de APH no Brasil se diferenciavam dependendo da influência exercida pela figura do paramédico proveniente dos Serviços de Resgate de Bombeiros Americanos e dos serviços influenciados pelo Serviço de Atendimento Médico de Urgência (SAMU) francês, no qual a presença do médico é obrigatória. Vários médicos e bombeiros foram treinados nos dois modelos de atendimento e iniciaram os serviços de APH no Brasil com protocolos próprios baseados nos serviços de origem. Somente em 2001, pela Portaria GM/MS nº 814 de 1º de junho de 2001, foram iniciadas as primeiras diretrizes normalizando o APH no Brasil, que além de atrasadas e com vários pontos polêmicos e incompletos, não foram seguidas pela maioria dos serviços que já praticavam esse tipo de atendimento. Somente em novembro de 2002 a Portaria nº 2.048/GM revogou a portaria anterior e criou regras claras para o APH no Brasil, adotando o modelo de influência do SAMU francês com prazo de dois anos para os serviços se adaptarem. Embora o prazo de adaptação já tenha se esgotado, poucos serviços se adequaram à Portaria nº 2.048, até mesmo utilizando medidas legais para não cumpri-la.

Para os profissionais que estão no pronto-socorro (PS) é fundamental conhecer quais são as regras do APH, os tipos de ambulâncias, incluindo os pré-requisitos, funções e limitações de cada profissional envolvido no atendimento, assim como o cenário do atendimento em situações adversas expostas a riscos e condições desfavoráveis, limitando as ações de intervenção. O profissional do PS, entendendo essas variáveis, poderá ter um melhor relacionamento com a equipe de APH, extraindo dados importantes para a continuidade do atendimento à vítima, e também entenderá as limitações do APH, evitando assim desentendimentos no inter-relacionamento das equipes.

REGULAÇÃO MÉDICA DAS URGÊNCIAS E EMERGÊNCIAS

De acordo com a Portaria nº 2.048, a regulação médica das urgências deve ser baseada na implantação de suas centrais de regulação, que são o elemento ordenador e orientador dos sistemas estaduais de urgência e emergência. As centrais devem ser estruturadas nos níveis estadual, regional e/ou municipal, organizando a relação entre os vários serviços, qualificando o fluxo dos pacientes no sistema e gerando uma porta de comunicação aberta ao público em geral, por meio da qual os pedidos de socorro são recebidos, avaliados e hierarquizados. Essas regras devem ser seguidas por todos os serviços de APH, sejam privados, concessionárias que prestam serviços em rodovias ou entidades militares.

Todos os agravos à saúde, sejam clínicos, traumáticos ou psiquiátricos, devem ter o atendimento garantido pelo sistema através do telefone 192, que deve ser capaz de acolher a clientela, prestando-lhe atendimento e redirecionando-a para os locais adequados à continuidade do tratamento, por meio do trabalho integrado das centrais de regulação médica de urgências com outras centrais de regulação.

A regulação médica deverá ser exercida obrigatoriamente por um médico com perfil adequado e capacitado para a função, que deve ser auxiliado por profissionais técnicos auxiliares de regulação médica (TARM).

Ao médico regulador devem ser oferecidos os meios necessários para o bom exercício de sua função, incluída toda a gama de respostas às urgências, com hierarquia resolutiva previamente definida e pactuada, e com atribuição formal de responsabilidades.

As atribuições da regulação médica das urgências e emergências são da competência técnica do médico regulador, que se sintetiza em sua capacidade de "julgar", discernindo o grau presumido de urgência e prioridade de cada caso, segundo as informações disponíveis, fazendo ainda o enlace entre os diversos níveis assistenciais do sistema, visando dar a melhor resposta possível para as necessidades dos pacientes. Assim, o médico regulador deve:

1. Julgar e decidir sobre a gravidade de um caso que lhe está sendo comunicado por rádio ou telefone, estabelecendo uma gravidade presumida.
2. Enviar os recursos necessários ao atendimento, considerando necessidades e ofertas disponíveis.
3. Monitorar e orientar o atendimento feito por outro profissional de saúde habilitado (médico intervencionista, enfermeiro, técnico ou auxiliar de enfermagem), por profissional da área de segurança ou bombeiro militar (no limite das competências desses profissionais) ou, ainda, por leigo que se encontre no local da situação de urgência.
4. Definir e acionar o serviço de destino do paciente, informando-o sobre suas condições e previsão de chegada, e sugerindo os meios necessários ao seu acolhimento.
5. Julgar a necessidade ou não do envio de meios móveis de atenção. Em caso negativo, o médico deve explicar sua decisão e esclarecer ao demandante do socorro outras medidas a serem adotadas, por meio de orientação ou conselho médico que permita ao solicitante assumir cuidados ou buscá-los em local definido pelo médico regulador.
6. Reconhecer que, como a atividade do médico regulador envolve o exercício da telemedicina, impõe-se a gravação contínua das comunicações, o correto preenchimento das fichas médicas de regulação, das fichas de atendimento médico e de enfermagem, e o seguimento de protocolos institucionais consensuais e normatizados que definam os passos e as bases para a decisão do regulador.
7. Estabelecer claramente, em protocolo de regulação, os limites do telefonista auxiliar de regulação médica, que não pode, em hipótese alguma, substituir a prerrogativa de decisão médica e seus desdobramentos, sob pena de responsabilização posterior do médico regulador.
8. Definir e pactuar a implantação de protocolos de intervenção médica pré-hospitalar, garantindo o perfeito entendimento entre o médico regulador e o intervencionista quanto aos elementos de decisão e intervenção, objetividade nas comunicações e precisão nos encaminhamentos decorrentes.
9. Monitorar o conjunto das missões de atendimento e as demandas pendentes.
10. Registrar sistematicamente os dados das regulações e missões, pois como freqüentemente o médico regulador orientará o atendimento por radiotelefonia (sobretudo para os profissionais de enfermagem), os protocolos correspondentes deverão estar claramente constituídos e a autorização deverá estar assinada na ficha de regulação médica e no boletim/ficha de atendimento pré-hospitalar.
11. Saber com exatidão as capacidades/habilidades da sua equipe de forma a dominar as possibilidades de prescrição/orientação/intervenção e a fornecer dados que permitam viabilizar programas de capacitação/revisão que qualifiquem/habilitem os intervenientes.
12. Submeter-se à capacitação específica e habilitação formal para a função de regulador e acumular, também, capacidade e experiência na assistência médica em urgência, inclusive na intervenção do pré-hospitalar móvel.
13. Participar de programa de educação continuada para suas tarefas.
14. Velar para que todos os envolvidos na atenção pré-hospitalar observem, rigorosamente, a ética e o sigilo profissional, mesmo nas comunicações radiotelefônicas.
15. Manter-se nos limites do sigilo e da ética médica ao atuar como porta-voz em situações de interesse público.

Ao médico regulador também compete tomar decisões gestoras sobre os meios disponíveis, devendo possuir delegação direta dos gestores municipais e estaduais para acionar tais meios, de acordo com o seu julgamento.

Assim, o médico regulador deve:

1. Decidir qual recurso deverá ser mobilizado frente a cada caso, procurando entre as disponibilidades a resposta mais adequada a cada situação, advogando assim pela melhor resposta necessária a cada paciente, em cada situação sob o seu julgamento.
2. Decidir o destino hospitalar ou ambulatorial dos pacientes atendidos no pré-hospitalar.
3. Decidir os destinos hospitalares, não aceitando a inexistência de leitos vagos como argumento para não direcionar os pacientes para a melhor hierarquia disponível em termos de serviços de atenção de urgências, ou seja, garantir o atendimento nas urgências, mesmo nas situações em que inexistam leitos vagos para a internação de pacientes (a chamada "vaga zero" para internação).
4. Decidir o destino do paciente com base na planilha de hierarquias pactuada e disponível para a região e nas informações periodicamente atualizadas sobre as condições de atendimento nos serviços de urgência, exercendo as prerrogativas de sua autoridade para alocar os pacientes dentro do sistema regional, comunicando sua decisão aos médicos assistentes das portas de urgência.
5. Regular as portas de urgência, considerando o acesso a leitos uma segunda etapa que envolverá a regulação médica das transferências inter-hospitalares, bem como das internações.
6. Acionar planos de atenção a desastres que estejam pactuados com outros interventores, frente a situações excepcionais, coordenando o conjunto da atenção médica de urgência.
7. Requisitar recursos públicos e privados em situações excepcionais, com pagamento ou contrapartida *a posteriori*, conforme pactuação a ser realizada com as autoridades competentes.

8. Exercer a autoridade de regulação pública das urgências sobre a atenção pré-hospitalar móvel privada, sempre que esta necessitar conduzir pacientes ao setor público, sendo o pré-hospitalar privado responsabilizado pelo transporte e atenção ao paciente até o seu destino definitivo no sistema.
9. Contar com acesso às demais centrais do complexo regulador, de forma que possa ter as informações necessárias e o poder de dirigir os pacientes para os locais mais adequados às suas necessidades.

O médico do PS deve conhecer a função e a autoridade do médico regulador, pois o bom relacionamento entre o médico regulador e os médicos da porta de emergência garantirá o melhor atendimento dos pacientes encaminhados. Mesmo que seja necessário, o encaminhamento com o critério de vaga zero não deve ser encarado como medida punitiva, e sim como uma medida necessária e mais adequada àquele paciente. O médico regulador deve fazer contatos no início de seu turno de plantão com o chefe de equipe dos hospitais referenciados e, quando possível ou necessário, visitar os PS e salas de emergência para melhor entendimento e relacionamento. Lembramos que em situações esporádicas como catástrofes ou falta de recurso médico disponível, o médico regulador pode se dirigir ao local da ocorrência para prestar atendimento e fazer a regulação médica do local; na sua ausência todos os atendimentos devem ser gravados por uma central.

CLASSIFICAÇÃO DA AMBULÂNCIA E TRIPULAÇÃO NECESSÁRIA

Tipo A – ambulância de transporte: veículo destinado ao transporte em decúbito horizontal de pacientes que não apresentam risco à vida, para remoções simples e de caráter eletivo. Tripulada apenas por motorista capacitado.

Tipo B – ambulância de suporte básico: veículo destinado ao transporte inter-hospitalar de pacientes com risco de morte conhecido e ao atendimento pré-hospitalar de pacientes com risco de morte desconhecido, não classificado com potencial de necessitar de intervenção médica no local e/ou durante o transporte até o serviço de destino. Tripulada por um motorista e um técnico ou auxiliar de enfermagem capacitado.

Tipo C – ambulância de resgate: veículo de atendimento de urgências pré-hospitalares a pacientes vítimas de acidentes ou pacientes em locais de difícil acesso, com equipamentos de salvamento (terrestre, aquático e em alturas). Tripulada por um motorista e dois profissionais treinados em salvamento.

Tipo D – ambulância de suporte avançado: veículo destinado ao atendimento e transporte de pacientes de alto risco em emergências pré-hospitalares e/ou de transporte inter-hospitalar que necessitam de cuidados médicos intensivos. Deve contar com os equipamentos médicos necessários para essa função. Tripulada por um motorista, um médico e um enfermeiro.

Tipo E – aeronave de transporte médico: aeronave de asa fixa ou rotativa utilizada para transporte inter-hospitalar de pacientes; e aeronave de asa rotativa para ações de resgate, dotada de equipamentos médicos homologados pelo Departamento de Aviação Civil – DAC. Tripuladas por um piloto, um médico e um enfermeiro.

Tipo F – embarcação de transporte médico: veículo motorizado aquaviário, destinado ao transporte por via marítima ou fluvial. Deve possuir os equipamentos médicos necessários ao atendimento de pacientes conforme sua gravidade. Tripulada de acordo com sua classificação: básico ou avançado.

Veículos de intervenção rápida – também chamados de veículos leves, rápidos ou de ligação médica: veículos utilizados para transporte de médicos com equipamentos que possibilitam oferecer suporte avançado de vida nas ambulâncias dos tipos A, B, C e F. Tripulados por um médico e um enfermeiro.

AS ETAPAS DO ATENDIMENTO PRÉ-HOSPITALAR

Acionamento – feito por um chamado, na maioria das vezes por telefone. Uma vítima com agravo à saúde pede ajuda, sendo atendida por um técnico de regulação médica (TARM).

Regulação – um médico regulador recebe a ligação da TARM e inicia o atendimento pelo telefone, presumindo a gravidade ou não.

Despacho – o médico regulador despacha os recursos necessários.

Atendimento local – ações necessárias para estabilização da vítima no local do atendimento. Deve demorar o menor tempo possível.

Regulação do hospital de referência – o médico regulador, após interpretação dos dados da vítima passados pela equipe que a atendeu, verifica o melhor recurso e a disponibilidade de vaga, e determina o serviço a ser encaminhado, comunicando as condições da vítima com tempo estimado da chegada ao hospital determinado.

Transporte – tempo gasto durante o transporte entre o local e o hospital de referência.

Entrega (*delivery*) – refere-se à passagem do caso pela equipe do APH para a equipe da emergência. Por ser uma das fases mais importantes em que o bom inter-relacionamento das equipes favorece o atendimento do paciente, e dados e detalhes importantes do atendimento são passados, muitas vezes pode influenciar o prognóstico do paciente e, portanto, não deve ser negligenciada.

Recuperação de materiais e limpeza da viatura – após a entrega do paciente, a equipe de APH precisa se colocar à disposição o mais rápido possível e pode depender da liberação da maca e de outros materiais para deixar o hospital em condições de realizar outro atendimento.

IMPORTÂNCIA DO INTER-RELACIONAMENTO DAS EQUIPES APH E PS EM TODAS AS FASES DO ATENDIMENTO

Já no início de cada jornada de plantão, ao receber a ligação da central de regulação, o médico coordenador da equipe de PS deverá informar a situação do hospital e possíveis restrições determinadas por falta de recurso humano, material, equipamentos ou limitação de vagas. Dessa forma, o médico regulador poderá evitar um transporte inadequado com prejuízos à vítima e o desgaste das equipes envolvidas. Lembrar que o socorro adequado é: "a vítima certa para o hospital certo".

Na primeira fase do atendimento, ou seja, no acionamento, a central de regulação poderá fazer um contato de alerta a ser confirmado por uma ou mais vítimas potencialmente graves, para a equipe iniciar os preparativos (exemplo: múltiplas vítimas).

Com a chegada da equipe de APH no local ocorre a confirmação do número de vítimas e da gravidade, e a distribuição e o encaminhamento das vítimas com o tempo de transporte estimado. Neste momento deve ser preparada a sala de emergência, macas para receber uma ou mais vítimas de forma adequada, banco de sangue, sala de cirurgia, hemodinâmica, leitos de terapia intensiva e/ou outros recursos necessários. Esse preparo é extremamente importante, pois otimiza o atendimento, podendo ser fundamental no prognóstico das vítimas. Esse contato poderá ser realizado por meio de telefone ou rádio, sendo o rádio mais rápido e eficaz, podendo trazer atualizações mais rápidas da situação. Vários SAMU já têm rádios de comunicação nos principais serviços de emergência de referência, como em Araras/SP, onde a Santa Casa local mantém contatos via rádio, agilizando o acionamento dos recursos necessários e estreitando o relacionamento entre as equipes de PS e APH.

Por exemplo, uma equipe identifica no local um ferimento por arma de fogo no tórax com suspeita de ferimento cardíaco no local, avisa o hospital que está a cinco minutos de lá e descreve a situação. Nestes cinco minutos, a equipe de trauma se prepara e se desloca direto para o centro cirúrgico, ganhando assim tempo e melhorando as chances de sobrevida da vítima.

A fase de entrega (*delivery*) é quando há maior inter-relacionamento das equipes. Sem dúvida é a mais importante pela necessidade da passagem de todos os dados para correlacionar a cena com possíveis lesões, nos casos de trauma, ou até mesmo dados do exame físico no local que, durante o transporte, podem ter se alterado. Deve-se passar a cinemática com o mecanismo do trauma do veículo envolvido com as deformidades encontradas, uso ou não de equipamentos de segurança (cinto de segurança, *air bags*, capacete), descrição da posição que a vítima ocupava no veículo e como se encontrava no local (deambulando, ejetada, presa no interior do veículo).

Ultimamente os serviços de APH têm utilizado fotos digitais que podem ser vistas pela equipe do PS, valorizando assim a cinemática e procurando lesões correlacionadas com as deformidades.

O histórico e os antecedentes da vítima, relatados por familiares ou mesmo pela vítima, devem ser anotados e passados, pois pode haver perda de consciência durante o transporte e a equipe de APH pode ser a única a ter conversado antes com a vítima.

O exame clínico com sinais vitais e exposição da vítima também deve ser valorizado pelas equipes, pois pode determinar um atendimento mais ágil e dirigido, além de poder ser uma ferramenta útil nos casos de dúvidas geradas durante o atendimento, do ponto de vista médico-legal. Lembramos que nos casos clínicos poderá haver detalhes importantes que devem ser passados e anotados entre as equipes. Por exemplo, em um atendimento de uma parada cardiorrespiratória: se foi presenciada ou não, tempo do acionamento e da chegada, emprego de manobras de ressuscitação até a chegada da equipe, ritmo inicial e tempo de parada, antecedentes patológicos e uso de medicamentos. Todos esses dados fornecidos de forma correta poderão ajudar em decisões importantes pela equipe que recebe a vítima.

Na fase de recuperação de materiais e retorno da equipe de APH alguns aspectos são muito importantes, pois uma ambulância fica impossibilitada de prestar novos atendimentos sem seu equipamento básico como maca, monitores, respiradores e pranchas de imobilização. Todo o esforço da equipe de PS deverá ser direcionado para agilizar e reduzir o tempo da equipe de APH na emergência. Lembramos que algumas medidas podem ser tomadas, como deixar pranchas reservas para substituição e deixar macas reservadas só para os serviços de APH, pois já há um parecer do Conselho Regional de Medicina de São Paulo (Cremesp) classificando como falta de ética o ato de "prender maca" do serviço de APH (consulta pública ao Cremesp sob o nº 14.402/2004 sobre as macas de ambulâncias que são retidas em hospitais sob o pretexto de "vaga zero", acarretando demora na liberação do equipamento para subseqüentes atendimentos; relator: conselheiro Renato Françoso Filho).

Outro dado importante é a familiaridade com os equipamentos do APH pelos membros da equipe da emergência, que pode evitar problemas como cortar tirantes de uma prancha ou de um KED (colete de imobilização da coluna para retirada de vítimas na posição sentada), trazendo prejuízos enormes e desgaste do relacionamento entre equipes.

Uma vez que o equipamento for liberado, a equipe de APH deve agilizar sua saída, pois também é freqüente, após aproximação da equipe, haver certo retardo e tempo perdido na emergência. Tanto o chefe de equipe do PS quanto o médico regulador devem estar atentos para os abusos.

LEITURA ADICIONAL

1. Manual do curso Advanced Pre-Life Support. 4. ed.
2. Parecer nº 14402/Conselho Regional de Medicina de São Paulo (2004).
3. Portaria nº 2048/Gabinete do Ministro (5 de novembro de 2002).

CAPÍTULO 3

Aspectos Ético-Legais no Pronto-Socorro

Maria Cecília de Toledo Damasceno

TÓPICOS IMPORTANTES

- O pronto-socorro (PS) é um lugar de eventuais conflitos: pacientes graves, demanda imprevisível, falta de vagas etc.
- Vivemos um momento de crescente número de casos de denúncias contra médicos por má prática, assim como de ações na área cível.
- É importante lembrar que todo médico, no exercício de sua profissão, está sujeito às normas estabelecidas pelo Conselho Regional de Medicina, através do Código de Ética Médica, e pelos Códigos Civil, Penal e de Defesa do Consumidor.
- Imprudência: o profissional age sem a cautela necessária, não prevendo os resultados de seus atos.
- Negligência: falta de observância aos deveres que as circunstâncias exigem.
- Imperícia: falta de observação das normas, por despreparo prático ou por insuficiência de conhecimento técnico.
- Situações de maior risco implicam em maior cuidado do médico (p.ex. pacientes alcoolizados, transtornos psiquiátricos etc.).

INTRODUÇÃO E DEFINIÇÕES

Os serviços de emergência são, a princípio, locais de conflito. Os esporádicos períodos de calma escondem a possibilidade real de mudanças num ambiente em que um único minuto pode fazer diferença entre viver e morrer, por exemplo com a chegada de pacientes em estado bastante grave, em risco iminente de morte.

Em um local como este, além de bom preparo técnico, é necessário um bom conhecimento do Código de Ética Médica e das leis do país, especialmente no que se refere à área de saúde. Hoje, vivemos um momento de crescente número de casos de denúncias contra médicos por má-prática, assim como de ações na área cível.

As situações que culminam com um risco maior de exposição a estes acontecimentos dentro de um serviço de emergência são inúmeras, porém algumas merecem destaque.

Responsabilidade profissional, ética e jurídica do médico

O médico, no exercício de sua profissão, está sujeito às normas estabelecidas pelo Conselho Regional de Medicina, por meio do Código de Ética Médica e dos Códigos Civil, Penal e de Defesa do Consumidor.

O Código de Ética Médica contém as normas éticas que norteiam o exercício da profissão, independente da função ou do cargo ocupado. Para o exercício da medicina, impõe-se a inscrição no Conselho Regional de Medicina do respectivo estado, que julgará as eventuais infrações éticas.

As ocorrências relativas às infrações do artigo 29 do Código de Ética Médica ("É vedado ao médico praticar atos profissionais danosos ao paciente, que possam ser caracterizados como imperícia, imprudência ou negligência") são as mais freqüentes em processos disciplinares ligados à responsabilidade profissional. Erro médico é definido como a conduta profissional inadequada que supõe uma inobservância técnica capaz de produzir dano à vida ou à saúde de outrem, caracterizada por imperícia, imprudência e/ou negligência:

- Imprudência: ocorre quando o profissional age sem a cautela necessária, não prevendo os resultados de seus atos.
- Negligência: caracteriza-se pela falta de observância aos deveres que as circunstâncias exigem. Há, na maior parte das vezes, desleixo por parte do médico.
- Imperícia: é a falta de observação das normas, por despreparo prático ou por insuficiência de conhecimento técnico. Grande parte dos casos de imperícia não tem intenção dolosa, mas vale a máxima de que "o médico, por estar lidando com vidas humanas, deve dar o máximo de sua atenção e aplicar o melhor de sua habilidade e conhecimento".

A responsabilidade civil está relacionada a ação ou omissão voluntária, imperícia, negligência ou imprudência que viole por sua vez o direito e cause dano a alguém. Ou seja, um médico que por meio de ato negligente cause dano ao paciente poderá ser responsabilizado, do ponto de vista civil, e arcar com os prejuízos causados, após comprovação. Os danos advindos desta conduta médica podem ser de natureza:

- Física/estética: trata-se do prejuízo corporal e é composta de elementos variáveis, indenizáveis separadamente conforme a invalidez parcial ou total, permanente ou não. São exemplos: perda de movimento, amputação de membro, cicatriz.
- Material: decorrente de danos físicos. São exemplos: lucros cessantes, medicamentos, pensão alimentícia em caso de morte.

- Moral: trata-se da dor sofrida, do constrangimento. Desfigura valores morais, como honradez, decência, bom nome etc. Exemplo: pacientes vítimas de queimaduras que ocorrem secundariamente por bisturi elétrico descalibrado.

Estes danos podem ser emergentes, relacionados ao que se perdeu; ou lucro cessante, relativo àquilo que se deixou de ganhar.

O Código de Defesa do Consumidor prevê como relação de prestação de serviços as diversas atividades médicas. Desta forma, o paciente passa a ser consumidor – tomador de serviços – e o médico, por sua vez, prestador. Como a lei define, existem para ambas as partes direitos e obrigações. Como direito, o consumidor, em seu papel de paciente, deve ser informado de todos os fatos que o envolvem, como suspeita diagnóstica, exames complementares, propostas terapêuticas, possibilidades de riscos clínicos e cirúrgicos, efeitos colaterais de medicamentos, complicações, riscos e outros. Ao médico cabe o direito de não prosseguir na condução de tratamentos, desde que o artigo 61 do Código de Ética Médica ("É vedado ao médico abandonar paciente sob seus cuidados. Ocorrendo fatos que, a seu critério, prejudiquem o bom relacionamento com o paciente ou o pleno desempenho profissional, o médico tem o direito de renunciar ao atendimento, desde que comunique previamente ao paciente ou seu responsável legal, assegurando-se da continuidade dos cuidados e fornecendo todas as informações necessárias ao médico que lhe suceder.") seja respeitado.

SITUAÇÕES QUE MERECEM ATENÇÃO ESPECIAL

Acompanhante

O Estatuto do Idoso (Lei Federal nº 10.741/03) estabelece ao ancião internado ou em observação o direito a acompanhante, devendo o órgão de saúde proporcionar as condições adequadas para sua permanência em tempo integral, segundo o critério médico.

Portanto, cabe ao médico conceder autorização ou, em caso de impossibilidade, deverá justificá-la por escrito.

Para as crianças, o Estatuto da Criança e do Adolescente (Lei nº 8069, de 13/07/90) determina que os estabelecimentos de atendimento à saúde deverão proporcionar condições para a permanência em tempo integral de um dos pais ou responsável, nos casos de internação da criança ou do adolescente.

Álcool

O uso do álcool é uma causa bastante freqüente de atendimento em serviços de emergência que pode rotular o paciente indevidamente, pois pode mascarar quadros mais graves e que podem demandar conduta imediata, como trauma de crânio, hipoglicemia etc.

Não se deve afirmar ou registrar no prontuário do paciente que ele está alcoolizado, pois este é um diagnóstico que deve ser decorrente da dosagem sérica ou urinária dos metabólitos do álcool. No máximo, pode-se inferir que o paciente apresenta sinais de exame físico compatíveis com embriaguez como hálito etílico, marcha ebriosa, ou relatar que o paciente refere ingesta de bebida alcoólica etc.. Do ponto de vista médico-legal, embriaguez alcoólica refere-se ao conjunto de manifestações neuropsicossomáticas resultantes da intoxicação etílica aguda, de caráter episódico e passageiro. Diz-se que "embriaguez é um estágio; o alcoolismo, um estado".

Alergias

O questionamento sobre alergias deve ser feito sempre previamente à administração de qualquer medicação. A existência de alergias deve constar de forma clara e legível na ficha de atendimento médico.

Ansiedade

Os quadros de ansiedade merecem atenção especial, pois doenças mais graves podem estar mascaradas por esses quadros, como infarto agudo do miocárdio, hipocalemia familiar transitória etc.

Não se pode subestimar a queixa dos pacientes. Eles devem ser examinados adequadamente, sem desdém em relação ao quadro apresentado. É preciso lembrar que as doenças podem ter apresentação atípica e que nem sempre os pacientes "lêem o livro", como se fala nos corredores. Finalmente, não se pode esquecer que todos temos ansiedade ao longo de nossas vidas, mas a partir do momento em que existe um incapacidade de lidar com o problema, levando à busca por atendimento emergencial, ela deixou de ser normal, devendo ser tratada como qualquer outra doença.

Atestado médico

"Atestado é diferente de declaração. No atestado, quem o firma, por ter fé do ofício, prova, reprova ou comprova. Na declaração, exige-se apenas o relato".

A resolução do Conselho Federal de Medicina nº 1658/2002 regulamenta vários aspectos relacionados ao atestado médico. Ela define o atestado médico como parte integrante do ato médico, sendo seu fornecimento direito inalienável do paciente, não podendo importar em qualquer majoração de honorários.

Ao fornecer o atestado, o médico deverá registrar em ficha própria e/ou prontuário médico os dados dos exames e tratamentos realizados, de maneira que possa atender às pesquisas de informação dos médicos peritos das empresas ou dos órgãos públicos da Previdência Social e da Justiça. Na elaboração do atestado médico, o médico deverá observar os seguintes procedimentos:

- Especificar o tempo concedido de dispensa à atividade, necessário para a completa recuperação do paciente.
- Estabelecer o diagnóstico, quando expressamente autorizado pelo paciente.
- Registrar os dados de forma legível.

- Identificar-se como emissor, mediante assinatura e carimbo ou número de registro no Conselho Regional de Medicina.

Cabe ressaltar que os médicos só podem fornecer atestados com o diagnóstico codificado, ou quando por justa causa, exercício de dever legal, solicitação do próprio paciente ou de seu representante legal. E esta concordância deverá estar expressa no atestado.

Alta a pedido

É um direito do paciente, obedecendo à Constituição Federal, que garante a todos o direito de ir e vir.

Cabe ao médico esclarecer para o paciente e/ou seu responsável legal sobre os riscos e o motivo pelo qual não concorda com a alta naquele momento.

Deverá ser assinado o termo de alta a pedido do paciente e/ou de seu responsável legal. O impresso utilizado pelo HC está no Anexo 3.1.

Ausência no plantão

O artigo 37 do Código de Ética Médica veda ao médico deixar de comparecer a plantão em horário preestabelecido ou abandoná-lo sem a presença de substituto; salvo por motivo de força maior.

Comprovante de comparecimento

Deve-se fornecer declaração de comparecimento exclusivamente no período em que o paciente permaneceu sob seus cuidados ou da instituição; nela devem constar os horários de chegada e de saída do paciente.

Consentimento informado para procedimentos diagnósticos e terapêuticos

É um elemento essencial para o exercício da medicina atual. A Resolução nº 1081/1982 do Conselho Federal de Medicina considera que cabe ao paciente ou, em certos casos, a seus parentes ou responsáveis, a inteira responsabilidade pelo consentimento de todo e qualquer ato de elucidação diagnóstica ou terapêutica. Ou seja, o paciente ou seu responsável legal, por escrito, de forma ativa, autoriza ou não a realização de exames complementares ou tratamentos, livre de coerção de médicos e outros profissionais de saúde.

O médico deve solicitar a seu paciente o consentimento para a realização das provas necessárias ao diagnóstico e à terapêutica a que ele será submetido, assim como comunicar ao paciente o risco específico de todo e qualquer procedimento médico e cirúrgico. O consentimento deverá ser o mais claro, completo e leal possível.

Ele não exime o médico de suas responsabilidades profissionais. O artigo nº 46 do Código de Ética Médica diz que é vedado ao médico efetuar qualquer procedimento médico sem o esclarecimento e o consentimento prévios do paciente ou de seu responsável legal, salvo em iminente perigo de morte.

Corpo de delito

Pode ser definido sucintamente como um conjunto de lesões, alterações ou perturbações decorrentes de algum dano contra a vida e a saúde do ser humano. O artigo 159 do Código Penal define que os exames de corpo de delito devem ser feitos por peritos oficiais, preferencialmente no Instituto Médico Legal (IML).

No hospital, em casos de realização de procedimento cirúrgico, durante a retirada de projéteis, estes deverão ser devidamente armazenados e entregues mediante impresso próprio ao IML.

A resolução do Conselho Federal de Medicina nº 1635/2002 determina que é vedado ao médico realizar exames médico-periciais de corpo de delito em seres humanos contidos por algemas ou qualquer outro meio, exceto quando o periciado oferecer risco à integridade física do médico perito.

Declaração de óbito

A legislação vigente determina que "nenhum enterramento será feito sem certidão do Oficial do Registro do lugar do falecimento, extraída após lavratura do assento do óbito, em vista do atestado médico, se houver no lugar, ou, em caso contrário, de duas pessoas qualificadas que tiverem presenciado ou verificado a morte" (artigo 78 da Lei dos Registros Públicos).

A declaração de óbito (DO) deverá ser preenchida para todos os óbitos, inclusive os fetais, ocorridos em estabelecimentos de saúde, domicílio ou outros locais. Outra finalidade da DO é esclarecer a causa da morte, se natural ou violenta.

Ao médico, cabe na maior parte das vezes o preenchimento da DO. Ele será responsável por todas as informações contidas, não devendo em hipótese alguma assinar uma DO em branco ou deixar declarações previamente assinadas (artigo 39 do Código de Ética Médica); devendo verificar se todos os itens de identificação estão devida e corretamente preenchidos. Caso ocorram emendas ou rasuras, o conjunto deverá ser anulado e encaminhado ao setor de processamento; em hipótese alguma deve ser jogado no lixo ou fornecido sem a verificação do falecimento feita pessoalmente pelo médico.

A DO é impressa em três vias, pré-numeradas seqüencialmente pelo Ministério da Saúde. Nos casos de óbitos naturais ocorridos em estabelecimento de saúde, a primeira via é recolhida com objetivo de ser entregue à Secretaria de Saúde municipal ou estadual; a segunda via é entregue pela família ao Cartório de Registro Civil, devendo nele ficar arquivada para procedimentos legais; e a terceira via permanece nas unidades notificadoras, em casos de óbitos notificados pelos estabelecimentos de saúde, Instituto Médico Legal (IML) ou Serviço de Verificação de Óbitos (SVO), para ser anexada à documentação médica pertencente ao falecido. Em casos de morte natural com assistência médica ocorrida fora de estabelecimento de saúde, o médico atestante encaminhará a primeira e a terceira vias à Secretaria Municipal de Saúde e a segunda via pertence sempre à família, devendo obrigatoriamente ser entregue ao Cartório de Registro Civil. Para casos de morte natural sem assistência médica, em localidades com médico, o preenchimento da DO ficará sob responsabilidade do SVO ou, na ausência deste serviço, de um médico designado. Nos casos de morte natural em localidade sem médico, o procedimento é feito no Cartório, sendo preenchidas as três vias juntamente com o responsável pelo falecido e duas testemunhas. Para óbitos por causas acidentais e/ou violentas, a DO é preenchida pelo legista do IML.

A DO é composta por nove blocos de variáveis nos quais deverão ser preenchidos os seguintes dados:

- Cartório: de exclusividade do Oficial do Registro Civil.
- Identificação: tipo de óbito (fetal ou não); data e hora. Número do Registro de Identificação Civil, naturalidade, nome completo do falecido, nome completo do pai e da mãe do falecido. Data de nascimento e idade (se menor de um ano, é necessário detalhar conforme a necessidade: horas, dias ou meses). Sexo, raça/cor, escolaridade, ocupação habitual e ramo de atividade. É necessária a apresentação de documento original para preenchimento desta seção (RG, carteira de trabalho).
- Residência: logradouro (anotar endereço completo, com número e complemento), CEP, bairro/distrito, município de residência, unidade da federação (UF).
- Ocorrência: local de ocorrência do óbito (assinalar na quadrícula hospital, outros estabelecimentos de saúde, domicílio, via pública, outros, ignorado); estabelecimento (deverá ser preenchido apenas se a questão anterior foi assinalada como hospital ou estabelecimento de saúde), não é necessário o médico preencher o código. Endereço de ocorrência, CEP, bairro/distrito, município de ocorrência, unidade da federação (UF).
- Óbito fetal: este bloco se destina a colher informações sobre a mãe. Deverá ser preenchido em casos de óbito fetal ou óbito em menor de um ano.
- Condições e causas do óbito (este bloco é de responsabilidade exclusiva do médico):
  - Óbito em mulheres: durante gravidez, parto ou aborto; durante o puerpério – até 42 dias, de 43 dias a um ano; não – a morte não está relacionada a nenhum dos períodos acima; ou ignorado.
  - Recebeu assistência médica durante a doença que ocasionou a morte: sim significa que o falecido teve assistência durante todo o tempo da doença que ocasionou a morte; não significa que o falecido não teve assistência médica continuada, talvez tendo apenas por ocasião do óbito.
  - Diagnóstico confirmado por: exame complementar, cirurgia, necropsia.
  - Causa da morte: composta por uma parte relacionada ao óbito diretamente e outra relacionada a causas que embora presentes não tenham contribuído diretamente com o óbito, chamadas de causas contribuintes. A causa básica é definida como a doença ou lesão que iniciou a cadeia de acontecimentos patológicos que conduziram diretamente à morte, ou como as circunstâncias do acidente ou da violência que produziram a lesão fatal. Não é necessário o médico colocar o código CID-10.
  - Tempo aproximado entre início da doença e a morte: o objetivo é estabelecer o tempo aproximado entre o início do processo mórbido e a morte. Se não puder ser estabelecido, colocar ignorado.

Exemplo 1: paciente com febre tifóide com perfuração intestinal, faleceu de peritonite:

a. Peritonite	6 dias
b. Perfuração intestinal	6 dias
c. Febre tifóide	9 dias

A peritonite é a causa terminal; a febre tifóide, a básica; e a perfuração, sua complicação ou causas conseqüenciais.

Exemplo 2: paciente com sarampo, faleceu com broncopneumonia:

a. Broncopneumonia	2 dias
b. Sarampo	7 dias

O sarampo é a causa básica e a broncopneumonia, a terminal. Neste caso, não há causa conseqüencial.

- Médico: nome, número de inscrição no Conselho Regional de Medicina. O médico que assina atendeu ao falecido: sim (o médico efetivamente atendeu ao paciente durante a doença que ocasionou o óbito), substituto (quando o médico for plantonista, chefe de equipe, que não tenha acompanhado o falecido durante a doença, mas apenas por ocasião da morte), IML (se trabalhar), SVO. Meio de contato do médico. Data do atestado. Assinatura.
- Causas externas: para acidentes, suicídios, homicídios, acidente de trabalho etc.
- Localidade sem médico: feito pelo cartório.

Peças anatômicas retiradas por ocasião de ato cirúrgico ou de membro amputado em nenhum caso devem ter a DO preenchida, já que não há óbito. A recomendação é que estas peças sejam incineradas, como determinado pela legislação vigente. Em casos excepcionais, em que haja enterramento da peça ou membro, o hospital deverá fazer em papel timbrado da instituição um laudo narrando o procedimento realizado, sendo este documento entregue ao cemitério.

Em casos de neoplasias, indicar sempre a localização primária e a natureza, se benigna ou maligna. Nos casos em que é desconhecida a localização primária, registrar como neoplasia maligna de sítio primário desconhecido.

As fraturas, exceto as patológicas, são consideradas lesões devidas a causas externas. Portanto, deverão ser atestadas por médico-legista. Um exemplo é quando o paciente falece por embolia de pulmão após ter ficado seis meses acamado em decorrência de cirurgia de quadril, secundária a queda de escada.

Casos encaminhados ao IML ou SVO deverão estar acompanhados, obrigatoriamente, da Guia de Encaminhamento de Cadáver, conforme determina a Portaria n° 203, de 27/02/07, da Secretaria Municipal de Saúde. A DO, por causas não naturais, foge à competência do médico que assiste o doente, passando sua responsabilidade para os serviços médico-legais.

Deve-se evitar o uso de abreviaturas.

Impressos do hospital

Devem apenas ser utilizados dentro da instituição onde se realiza o atendimento, e nunca como rascunho.

Letra do médico

Receitas e prescrições indecifráveis podem levar a troca de medicamentos com risco para o paciente que fizer uso de medicamento diverso ao necessário. Este é um caso clássico de negligência. O artigo nº 39 do Código de Ética Médica é claro quanto à proibição de receitar ou atestar de forma ilegível.

Notificações de doenças compulsórias

São comunicados feitos pelos médicos às autoridades competentes, por necessidade social ou sanitária, sobre doenças infecto-contagiosas e acidentes de trabalho. O comunicado destas doenças ao Sistema de Vigilância Epidemiológica permite que sejam tomadas medidas relacionadas à prevenção e ao controle das mesmas, bem como subsídios ao planejamento e à avaliação em saúde. O artigo nº 44 do Código de Ética Médica veda ao médico deixar de colaborar com as autoridades sanitárias ou infringir a legislação vigente.

As doenças que exigem comunicação foram atualizadas em 2004 e podem ser encontradas no site http://www.cve.saude.sp.gov.br. As notificações podem ser feitas pelos telefones 0800-0555466/0800-555466, todos os dias, 24 horas por dia.

Pacientes terminais

Está em fase final de análise uma resolução do Conselho Federal de Medicina sobre o tema. Ela determinará que:

- Artigo 1º – É permitido ao médico limitar ou suspender procedimentos e tratamentos que prolonguem a vida do doente, em fase terminal, de enfermidade grave e incurável, respeitada a vontade da pessoa ou de seu representante.
- Artigo 2º – O doente continuará a receber todos os cuidados necessários para aliviar sintomas, assegurando-se assistência integral.
- Artigo 3º – É vedado ao médico manter os procedimentos que asseguravam o funcionamento dos órgãos vitais quando houver sido diagnosticada a morte encefálica em não-doador de órgãos.

Esta resolução atualmente encontra-se suspensa por decisão de liminar movida pelo Ministério Público Federal.

Prontuário médico

Um prontuário médico bem escrito começa com uma história clínica adequadamente feita, com boa observação, anamnese e bom senso, acompanhados de clareza, coerência e concisão. O prontuário médico deve ser sempre preenchido com muita disciplina, pois uma ficha médica bem detalhada e escrita pode ser a única defesa do médico no caso de um processo médico-legal.

Pré-julgamentos devem ser sempre evitados, assim como opiniões pessoais, como "a paciente provocou abortamento" etc. Em casos de agressão ou acidentes, relatar apenas o fato ocorrido, da forma como o paciente relata, já que na maior parte das vezes o médico não presenciou o fato.

Durante o atendimento no pronto-socorro, todas as patologias relacionadas à queixa e que podem colocar o paciente sob risco de morte devem estar obrigatoriamente negadas ou claramente escritas na ficha de atendimento. Os horários de início do atendimento, da realização de procedimentos e da alta sempre devem constar do prontuário. Não deixe de anotar os exames solicitados e seus respectivos resultados, assim como a hipótese diagnóstica e respectivas condutas tomadas. Na alta, devem ser detalhadas as recomendações indicadas e medicamentos prescritos.

O artigo 69 do Código de Ética Médica define que é vedado ao médico deixar de elaborar prontuário para cada paciente, assim como facilitar o manuseio e conhecimento dos prontuários por pessoas não obrigadas ao sigilo profissional. Com relação a este tema, cabe lembrar que o paciente ou seu responsável legal tem direito a acessar a qualquer momento seu prontuário.

A resolução nº 1638/2002 do Conselho Federal de Medicina define prontuário médico como o "documento único constituído de um conjunto de informações, sinais e imagens registradas, geradas a partir de fatos, acontecimentos e situações sobre a saúde do paciente e a assistência a ele prestada, de caráter legal, sigiloso e científico, que possibilita a comunicação entre membros da equipe multiprofissional e a continuidade da assistência prestada ao indivíduo".

A responsabilidade pelo prontuário médico cabe ao médico assistente; aos demais profissionais que compartilham o atendimento, assim como a toda a hierarquia médica da instituição.

Em todo prontuário devem constar obrigatoriamente:

- Identificação do paciente: nome completo, data de nascimento (dia, mês, ano com quatro dígitos), sexo, nome da mãe, naturalidade (município e UF), endereço completo de residência (logradouro, número e complemento, CEP, bairro/distrito, município e UF).
- Anamnese, exame físico, exames complementares solicitados e seus respectivos resultados, hipóteses diagnósticas, diagnóstico definitivo e tratamento efetuado.
- Evolução diária do paciente, com data e hora, discriminação de todos os procedimentos aos quais o paciente foi submetido e identificação dos profissionais que os realizaram, assinados eletronicamente quando elaborados e/ou armazenados em meio eletrônico.

Nos prontuários em suporte de papel, é obrigatória a legibilidade da letra do profissional que atendeu o paciente, bem como a identificação dos profissionais que prestaram o atendimento. São igualmente obrigatórias a assinatura e o respectivo número de registro profissional.

Nos casos emergenciais, nos quais for impossível a coleta de história clínica do paciente, deverá constar relato médico de todos os procedimentos realizados que tenham possibilitado o diagnóstico e/ou a remoção para outra unidade.

Transferência de pacientes a outros serviços de saúde

Deverá ser feita segundo as recomendações da Secretaria de Saúde, respeitando-se a regionalização, sempre com contato telefônico prévio ao hospital ou plantão regulador, e sempre segundo a Resolução nº 1672/2003 do Conselho Federal de Medicina e a normalização específica do Ministério da Saúde.

Esta resolução determina que o sistema de transporte inter-hospitalar de pacientes deverá ser efetuado da seguinte forma:

- O hospital previamente estabelecido como referência não poderá negar atendimento aos casos que se enquadrem em sua capacidade de resolução.
- Pacientes com risco de morte não podem ser removidos sem a prévia realização de diagnóstico médico, com obrigatória avaliação e atendimento básico respiratório e hemodinâmico, além da realização de outras medidas urgentes e específicas para cada caso.
- Pacientes graves ou de risco devem ser removidos acompanhados de equipe composta por tripulação mínima de um médico, um profissional de enfermagem e motorista, em ambulância de suporte avançado. Nas situações em que for tecnicamente impossível o cumprimento desta norma, deve ser avaliado o risco potencial do transporte em relação à permanência do paciente no local de origem.
- Antes de decidir pela remoção do paciente, faz-se necessário realizar contato com o médico receptor ou diretor técnico do hospital de destino, e ter a concordância do(s) mesmo(s).
- Todas as ocorrências inerentes à transferência devem ser registradas no prontuário de origem.
- Todo paciente removido deve ser acompanhado de relatório completo, legível e assinado (com número do Conselho Regional de Medicina), que passará a integrar o prontuário no destino. Quando do recebimento, o relatório deve ser também assinado pelo médico receptor.
- Para o transporte, faz-se necessária a obtenção de consentimento após esclarecimento, por escrito, assinado pelo paciente ou seu responsável legal. Isso pode ser dispensado quando houver risco de morte e impossibilidade de localização do(s) responsável(is). Nesta circunstância, o médico solicitante pode autorizar o transporte, documentando devidamente tal fato no prontuário.
- A responsabilidade inicial da remoção é do médico transferente, assistente ou substituto, até que o paciente seja efetivamente recebido pelo receptor. A responsabilidade para o transporte, quando realizado por ambulância tipo D (suporte avançado), E (aeronave de transporte médico) ou F (nave de transporte médico) é do médico da ambulância, até a sua chegada ao local de destino e efetiva recepção por outro médico. As providências administrativas e operacionais para o transporte não são de responsabilidade médica.

Receituário

Deve ser utilizado apenas naquele hospital/estabelecimento de saúde em que ocorre o atendimento médico. Deve ser escrito de forma legível, a fim de evitar-se trocas de medicamentos. O artigo nº 39 do Código de Ética Médica dispõe sobre o assunto.

Receitas de medicamentos controlados devem ter a quantidade escrita em algarismos arábicos e por extenso. A notificação de receita deve sempre estar acompanhada da receita propriamente dita, pois a notificação ficará retida na farmácia ou drogaria e a receita será o comprovante do paciente como documento de aquisição e de estar portando medicamento sujeito a controle especial.

A notificação de receita "A" destina-se a substâncias entorpecentes e medicamentos que as contenham; a notificação de receita "B" (de cor azul), a substâncias e medicamentos psicotrópicos; e a notificação de receita especial de "retinóides" (de cor branca) é utilizada para medicamentos retinóicos de uso sistêmico. Neste caso também deverá acompanhar o termo de conhecimento de risco e o termo de consentimento pós-informação, sendo que os dois termos têm a seguinte destinação: 1ª via – prontuário médico; 2ª via – farmácia ou drogaria; 3ª via - paciente. A receita de controle especial ou comum deverá ser apresentada em duas vias, sendo uma do paciente e outra da farmácia, e destina-se a medicamentos que contenham anabolizantes, codeína, tramadol, fenobarbital etc. A lista das medicações pode ser vista no site www.anvisa.gov.br.

Sigilo médico

O sigilo médico é instituído em favor do paciente, estando garantido pela Constituição Federal. Os artigos 11 e 102 do Código de Ética Médica vedam ao médico a revelação de fato de que venha a ter conhecimento em virtude da profissão, salvo justa causa, dever legal ou autorização expressa do paciente.

O médico não pode, sem o consentimento do paciente, revelar conteúdo do prontuário ou de ficha médica. Nos casos do artigo 269 do Código Penal, referentes à comunicação de doença compulsória, cabe ao médico comunicar o fato à autoridade competente, sendo terminantemente proibida a remessa do prontuário médico do paciente. Ou, na investigação da hipótese de cometimento de crime, o médico está impedido de revelar segredo que possa expor o paciente a processo criminal.

Neste último caso, se durante a realização do processo criminal houver requisição judicial, o prontuário ou a ficha médica deverá ser apresentada ao perito nomeado pelo juiz, para que neles seja realizada a perícia restrita aos fatos em questionamento. Em caso de dúvida, consulte o Conselho Regional de Medicina.

O médico deve ter atenção em conversas em corredores e elevadores.

Transfusão de sangue e derivados

A resolução nº 1021/1980 do Conselho Federal de Medicina determina que em caso de haver recusa em permitir a transfusão de sangue, o médico, obedecendo a seu Código de Ética, deverá observar a seguinte conduta:

- Se não houver iminente perigo de morte, o médico respeitará a vontade do paciente ou de seus responsáveis.
- Se houver iminente perigo de morte, o médico praticará a transfusão de sangue, independentemente de consentimento do paciente ou de seus responsáveis.

Existe responsabilidade penal e civil pela não realização da transfusão a pedido do paciente/ou familiares.

Vítimas de violência

Na cidade de São Paulo, desde 06/06/07, através do Decreto Municipal 48.421, os profissionais de saúde estão obrigados a preencher a ficha de notificação de casos suspeitos ou confirmados de violência (entende-se por violência qualquer ação ou omissão que resulte em dano à integridade física, sexual, emocional, social ou patrimonial do ser humano). Esta ficha encontra-se disponível na internet (www.portal.prefeitura.sp.gov.br), no Programa de Informação sobre Vítimas de Violência.

No caso de crianças e adolescentes, é dever do médico notificar o Conselho Tutelar e o Ministério Público competente, e no caso de idosos, o Conselho Municipal do Idoso.

Em relação à violência contra a mulher, a Lei Federal n° 10.778 de 24/11/03 torna compulsória em todo o território nacional a notificação de violência contra a mulher atendida em serviços de saúde públicos e privados. Entende-se por violência contra a mulher qualquer ação ou conduta, baseada no gênero, que cause morte, dano ou sofrimento físico, sexual ou psicológico.

LEITURA ADICIONAL

1. Alerta Médico, Jornal do CREMESP, n° 216.
2. Alerta Médico, Jornal do CREMESP, n° 218.
3. ACEP News, janeiro de 2005.
4. Responsabilidade Profissional, Ética e Jurídica do Médico. CREMESP, XII Encontro dos Conselhos Regionais de Medicina das Regiões Sul e Sudeste, 2001.
5. Defesa Profissional Revista da Sociedade de Cardiologia do Estado de São Paulo, 15, n° 4, 2005.
6. Medicina Legal, França, G.V. 6a ed., Guanabara Koogan, 2001.
7. Amodeo C, Sousa MG, Schimmelpfeng MM. O médico e a lei. 2004.
8. FUNASA: Manual de Instruções para o Preenchimento da Declaração de Óbito. Ministério da Saúde, 2001.
9. O Atestado de Óbito. Laurenti, R; Jorge, MHPM; 1995.
10. Código de Ética Médica. Conselho Federal de Medicina, 6a ed., 2001.
11. http://www.portalmedico.org.br
12. Medicina de Direito. Responsabilidade Civil do Médico. Carvalhaes, CCJ; Petroni, PMC. Sindicato dos Médicos de São Paulo, 1998.
13. http://www.hcnet.usp.br.
14. Lei Federal n° 10.741/03. Estatuto do Idoso.
15. Lei n° 8.069, de 13/07/90. Estatuto da Criança e do Adolescente.
16. Decreto Municipal n° 48.421, de 06/06/07.
17. Lei Federal n° 10.778, de 24/11/03.
18. Portaria n° 253 SMS/SP, de 27/02/07.

Anexo 3.1 –

HOSPITAL DAS CLÍNICAS
DA FACULDADE DE MEDICINA DA UNIVERSIDADE DE SÃO PAULO
Caixa Postal, 8091 – São Paulo – Brasil

TERMO DE ALTA A PEDIDO DO PACIENTE

I. DISPOSIÇÕES GERAIS:

Artigo 1º - A alta a pedido do paciente representa o seu direito de recusar o atendimento ou procedimentos propostos e de deixar as dependências do hospital, após amplo esclarecimento das possíveis conseqüências e riscos de tal atitude.

Parágrafo Primeiro - A alta a pedido não constitui ato que tenha sido indicado ou praticado pela equipe médica, mas sim um ato livre e soberano da autonomia do paciente, atendido o disposto no Termo de Responsabilidade.

Parágrafo Segundo - O exercício, por parte do paciente, deste seu direito, a partir do momento em que deixar o hospital, **isenta** o **médico** e a **Instituição** da responsabilidade por quaisquer conseqüências adversas à saúde diretamente relacionadas a esta alta.

Artigo 2º - Cabe ao **médico**, com o apoio da equipe multiprofissional, explicar em linguagem acessível ao **doente**, o diagnóstico, suas condições clínicas, possibilidades terapêuticas e as conseqüências da interrupção da assistência médica, especificando possíveis riscos e danos.

Artigo 3º - Alta a pedido não se constitui em impeditivo para o paciente voltar a recorrer à Instituição.

II. REGISTRO DO MÉDICO ASSISTENTE.

Esclarecimentos prestados ao paciente pelo médico:

....

....

....

III. DECLARAÇÃO DO PACIENTE:

Declaro que fui devidamente informado e esclarecido quanto à situação de minha saúde, conforme acima registrado e decido deixar de ser assistido neste hospital, em razão de:

....

....

....

São Paulo:

Paciente

Aprovado em sessão de 05 de novembro de 1998

CAPÍTULO 4

Risco Ocupacional Relacionado à Exposição com Agentes Biológicos em Profissionais de Saúde

Eduardo Alexandrino Servolo de Medeiros

TÓPICOS IMPORTANTES

- O profissional de saúde que trabalha em unidades de emergência está permanentemente sob risco de sofrer exposição a agentes biológicos.
- Entre os microrganismos de aquisição ocupacional destacam-se o vírus da imunodeficiência humana (HIV) e os vírus das hepatites tipo B (VHB) e C (VHC). O seu risco é variável e depende do tipo, gravidade, tamanho da lesão, presença e volume de sangue envolvidos no acidente, além das condições clínicas do paciente-fonte e o seguimento pós-exposição.
- Em exposições percutâneas, envolvendo sangue sabidamente contaminado pelo VHB e com a presença de HBeAg, o risco de infecção pode ser superior a 30% e se o paciente-fonte for HBsAg positivo e anti-HBe positivo, o risco é de aproximadamente 6%.
- O risco médio de aquisição da hepatite tipo C, após acidente ocupacional com material contaminado é de 1,8%, variando de 0 a 7% de acordo com o tipo de exposição e a carga viral do paciente-fonte.
- O risco médio de aquisição de HIV após acidente ocupacional perfurocortante com material contaminado é de 0,3% e de 0,09% quando em exposição de mucosa.
- A notificação do acidente deve ser realizada o mais rápido possível para o serviço responsável pela orientação e indicação de profilaxias. No caso de acidentes com material contaminado com o HIV, a introdução da quimioprofilaxia com anti-retrovirais deve ser realizada preferencialmente nas primeiras duas horas após o acidente.
- O profissional de saúde pode também adquirir doenças transmitidas por aerossóis (tuberculose, varicela e sarampo) e por gotículas (rubéola, influenza, doença meningocócica, coqueluche, entre outras).
- A imunização é uma medida de prevenção recomendada com excelentes repercussões. São recomendadas as seguintes vacinas aos profissionais de saúde: hepatite tipo B, difteria e tétano, rubéola, sarampo e caxumba, gripe (influenza), BCG, varicela. Procure o Centro de Imunização e regularize sua situação vacinal.
- É fundamental a existência de um programa de prevenção de saúde ocupacional que inclui educação e treinamento dos profissionais, monitoramento do ambiente, práticas seguras de trabalho e controle de engenharia. O sucesso dependerá do envolvimento e comprometimento da administração, chefias e dos próprios funcionários.

INTRODUÇÃO E DEFINIÇÕES

Os profissionais de saúde correm riscos de contraírem diversas infecções no ambiente hospitalar, principalmente em unidades de emergência pela grande quantidade de procedimentos invasivos realizados e a necessidade de maior rapidez na execução destes, aumentando o risco de exposição. A magnitude do risco ocupacional depende de diversas variáveis como a prevalência das doenças transmissíveis na população atendida, informações adequadas sobre os mecanismos de transmissão e prevenção, e as condições de segurança no trabalho. A redução do risco de exposição a diversos agentes infecciosos constitui um dos objetivos para qualquer programa de saúde dos profissionais da área, que freqüentemente tem sido auxiliado pelas Comissões de Controle de Infecção Hospitalar. Entre os diversos microrganismos transmitidos nos cuidados aos pacientes destacam-se o vírus da imunodeficiência humana (HIV), os vírus das hepatites tipo B (VHB) e tipo C (VHC), e o *Mycobacterium tuberculosis*. Outros agentes podem ser importantes dependendo do local e da função do profissional, como o *T. cruzi*. Embora o risco de contrair infecção por HIV pela exposição ocupacional seja muito pequeno, esta doença é a que tem recebido maior atenção dos programas de controle de infecção hospitalar nos últimos anos. A síndrome da imunodeficiência adquirida (SIDA) deu origem a inúmeros problemas científicos, éticos, sociais e legais com um impacto importante na capacidade da equipe de controle de infecções em elaborar soluções. Nem todos os problemas foram devidamente resolvidos, sobretudo porque ainda faltam alguns dados essenciais. A crescente prevalência do HIV no Brasil aumenta o risco de trabalhadores da área da saúde serem expostos a sangue dos pacientes com infecção, especialmente quando as precauções com sangue e outros líquidos não são seguidas para todos os pacientes.

O primeiro caso relatado na literatura de contaminação de um profissional de saúde pelo vírus HIV ocorreu na África, em 1983, com uma enfermeira que recebeu uma picada de agulha de uma seringa contendo sangue de um paciente com infecção. Teoricamente, vários são os mecanismos através dos quais um profissional de saúde pode vir a sofrer infecção de um paciente: ferimentos perfurantes por agulhas, ferimentos por objetos cortantes, exposição de lesões prévias de pele ao sangue do paciente, transmissão através de mucosas ou queimaduras por cautério.

As luvas cirúrgicas fabricadas em látex, desde que intactas, constituem uma barreira eficiente para a penetração de microrganismos. Entretanto, mesmo a utilização de dois pares de luvas não impede o ferimento por agulhas. Após uma cirurgia ortopédica, em cerca de 50 a 60% das vezes ocorre a perfuração da luva externa e em 6 a 10% das duas luvas. O mais preocupante é que em cerca de 50% das vezes estas perfurações não são percebidas pelos cirurgiões.

Para a equipe de enfermagem, a maioria dos acidentes perfurantes acontece no momento de encape da agulha ou na manipulação desta. O pessoal de limpeza acidenta-se com agulhas usadas e não devidamente descartadas. Essas lesões normalmente provocam grande ansiedade, e a cooperação do serviço de saúde ocupacional e da equipe de controle de infecção hospitalar no apoio psicológico e imediato atendimento ao funcionário é de extrema importância.

Com o objetivo de minimizar os riscos ocupacionais, todas as instituições de saúde devem estruturar um Programa de Biossegurança e garantir a sua implantação em todas as áreas de atuação dos profissionais da área de saúde. O Programa de Biossegurança deverá conter uma estratégia efetiva de prevenção de acidentes e redução dos riscos ocupacionais nos casos de exposições que funcionem em todos os horários do dia, incluindo finais de semana. É importante saber que os riscos envolvendo sangue ou outros líquidos orgânicos potencialmente contaminados correspondem às exposições mais comumente relatadas. No Hospital das Clínicas da Faculdade de Medicina da Universidade de São Paulo existe um programa de notificação e acompanhamento do profissional vítima de acidente biológico muito bem organizado, que funciona 24 horas por dia.

A notificação do acidente deve ser realizada o mais rápido possível para o serviço responsável pela orientação e indicação de profilaxias. No caso de acidentes com material contaminado com o HIV, a introdução da quimioprofilaxia com anti-retrovirais deve ser realizada preferencialmente nas primeiras duas horas após o acidente.

O risco de adquirir uma infecção pós-exposição ocupacional é variável e depende do tipo de acidente e de outros fatores como a gravidade, o tamanho da lesão, a presença e o volume de sangue envolvido no acidente, além das condições clínicas do paciente-fonte e o seguimento adequado pós-exposição. Diversos estudos relatam também que a função do profissional, o tempo de trabalho e a aderência às precauções-padrão são fatores que interferem diretamente na ocorrência de simples e até graves acidentes.

Hepatite tipo B (VHB)

A hepatite tipo B é classificada como uma doença sexualmente transmissível, porém pode ser transmitida através do uso de seringas contaminadas e materiais contendo sangue. Segundo a Organização Mundial da Saúde (OMS), dois bilhões de pessoas infectaram-se em algum momento da vida, sendo que 300 milhões evoluíram para doença crônica. No Brasil, a região da Amazônia Legal, o estado do Espírito Santo e a região oeste do estado de Santa Catarina são considerados de alta endemicidade, sendo o coeficiente de mortalidade de 0,6 por 100.000 habitantes. As regiões Centro-Oeste, Nordeste e Sudeste são intermediárias e a região Sul apresenta baixo nível endêmico.

O vírus da hepatite tipo B é constituído de um antígeno de superfície denominado HBsAg, também conhecido como antígeno Austrália; uma parte central, o *core* que interage com DNA viral e contém o antígeno – HbcAg; e ainda um antígeno solúvel denominado HBeAg (associado à replicação viral). O vírus permanece ativo fora do organismo em sangue seco na temperatura ambiente por até uma semana e é destruído pelas técnicas rotineiras de desinfecção e esterilização. As formas agudas graves ocorrem em 1 a 2% dos casos e cerca de 10% evoluem de forma crônica, porém apenas 1 a 2% para hepatite crônica ativa. O período de incubação é de 30 a 180 dias, com média de 60-90 dias e o período de transmissibilidade de 2 a 3 semanas antes dos primeiros sintomas.

O risco de aquisição após um acidente envolvendo sangue contaminado pelo vírus da hepatite tipo B é bem conhecido e pode variar conforme o estado sorológico do paciente-fonte (reflete a replicação viral) e a situação vacinal do funcionário. Em exposições percutâneas, envolvendo sangue sabidamente contaminado pelo VHB e com a presença de HBeAg (marcador de replicação viral), o risco de infecção pode ser superior a 30% ao passo que, se o paciente-fonte do acidente apresentar HBsAg positivo e anti-HBe positivo (sem replicação viral), o risco é de aproximadamente 6%.

Hepatite tipo C (VHC)

Estima-se em cerca de 200 milhões de portadores do VHC no mundo, sendo 3,2 milhões deles no Brasil.

Em estudo realizado a partir de dados de doadores de sangue em todo o Brasil, no ano de 1999, demonstrou-se uma variação na prevalência de indivíduos com infecção pelo VHC entre as regiões: 0,65% na região Sul; 2,12% na região Norte e 1,43% na região Sudeste.

O vírus da hepatite tipo C é constituído por um ácido ribonucléico (RNA), provavelmente pertencendo à família *Flaviridae.* O VHC tem como principal característica a sua forma de transmissão que acontece potencialmente por transfusão de sangue e hemoderivados de doadores contaminados em bancos de sangue sem aplicação adequada de testes de triagem. Atualmente com o controle nos bancos de sangue, a transmissão ocorre principalmente pelo uso de drogas injetáveis com seringas contaminadas ou instrumentos e mais raramente por via sexual.

O período de incubação pode variar entre 2 semanas e 6 meses, com média entre 5 a 10 semanas. O período de transmissibilidade ocorre desde 1 semana anterior ao início dos sintomas da doença aguda. Porém, como acontece na maioria das infecções pelos vírus das hepatites, os sintomas da doença aguda freqüentemente não estão presentes.

O risco médio de aquisição da hepatite tipo C, após ferimento perfurocortante, é de 1,8%, variando de 0 a 7% de acordo com o tipo de exposição e a carga viral do paciente-fonte.

Vírus da imunodeficiência humana (HIV)

A epidemia de SIDA teve início na África há mais de 40 anos; contudo, a partir do final da década de 1970 e início dos anos 1980, transformou-se em uma pandemia. A epidemia foi identificada oficialmente em 1981, pelos pesquisadores do CDC, que reconheceram a existência de uma nova doença que leva a grave deficiência de imunidade celular e humoral.

A doença é causada por um retrovírus denominado vírus da imunodeficiência humana (HIV), com dois tipos conhecidos – HIV-1 e HIV-2, com genoma RNA, família *Lentiviridae.*

O HIV pode ser transmitido das seguintes formas:

- Relação sexual.
- Transfusão de sangue ou de produtos sangüíneos contaminados.
- Leite materno.
- Uso de seringas e agulhas contaminadas.
- Acidente ocupacional.

O período de incubação compreende entre a infecção pelo HIV e a fase aguda da infecção ou o surgimento de anticorpos circulantes, podendo variar de algumas semanas até 3 meses, o que pode ocorrer entre 50 a 90% dos casos. O período de replicação lenta (latência) é compreendido entre a infecção pelo HIV e os sinais e sintomas que caracterizam a doença, sendo o tempo médio de 3 a 10 anos. O período de transmissibilidade poderá ocorrer em todas as fases da infecção.

O risco médio de aquisição profissional de HIV após um acidente perfurocortante é de 0,3% e de 0,09% quando em exposição de mucosa. Nos EUA, até o ano de 2003, foram documentados 57 casos confirmados de infecção pelo HIV após acidente ocupacional.

MEDIDAS DE PREVENÇÃO DE ACIDENTES OCUPACIONAIS

Evitar a exposição ocupacional é o principal caminho para prevenir a transmissão dos vírus das hepatites tipo B e C e do HIV. Entretanto, a imunização contra hepatite tipo B e o atendimento adequado pós-exposição são componentes fundamentais para um completo programa de prevenção de infecção após acidente ocupacional e são importantes elementos para segurança do trabalho.

Medidas institucionais

Estas medidas visam garantir um ambiente de trabalho seguro, minimizando os riscos ocupacionais:

- Realizar treinamentos e orientações quanto aos riscos ocupacionais e às medidas de prevenção.
- Disponibilizar os equipamentos de proteção individual (EPI) e coletiva (EPC).
- Dispor recipientes apropriados para o descarte de perfurocortantes.
- Supervisionar o estado vacinal dos PAS e promover campanhas de vacinação periódicas.
- Fornecer instruções escritas e afixar cartazes sobre os procedimentos a serem adotados em casos de acidentes.

Estruturação do serviço de atendimento ao funcionário exposto

As instituições devem possuir um serviço de atendimento ao funcionário exposto, que funcione 24 horas. Caso a instituição não disponha deste serviço, o funcionário deve ser encaminhado para uma unidade de referência, onde receberá o atendimento adequado.

O funcionário atendido deve ter sua identidade preservada, a fim de manter a privacidade e evitar constrangimentos para o profissional. Uma opção simples é a codificação do acidente e das amostras de sangue para a realização de exames laboratoriais.

Sempre que possível, informar a ocorrência do acidente ao paciente-fonte e solicitar a sua permissão para a coleta de sangue e a realização de sorologias para HIV, hepatite tipo B e hepatite tipo C. É necessário assegurar ao paciente que o sigilo será mantido e que os resultados somente serão revelados se ele assim o desejar.

Para efeitos legais, o funcionário deve registrar o Comunicado de Acidente de Trabalho (CAT) no Departamento Pessoal ou outro setor responsável da instituição.

Medidas individuais

Recomendações aos PAS:

- Realizar o esquema completo da vacinação contra a hepatite tipo B (três doses).
- Adotar as precauções-padrão – utilizar sempre luvas, óculos e avental quando realizar manipulação de sangue e secreções, independente do diagnóstico do paciente.
- Manter atenção durante a realização dos procedimentos.
- Manipular com cuidado as agulhas e instrumentos cortantes.
- Não utilizar os dedos como anteparo durante a realização de procedimentos que utilizem materiais perfurocortantes.
- Não reencapar as agulhas e não entortá-las, quebrá-las ou retirá-las da seringa com as mãos.
- Seguir as recomendações para montagem e preenchimento das caixas de perfurocortantes.
- Desprezar todo o material perfurocortante, mesmo que estéril, em recipientes adequados.

CONDUTAS APÓS ACIDENTE OCUPACIONAL

Condutas gerais

Tratamento imediato do local da exposição: o local exposto deve ser lavado com água e sabão. O anti-séptico pode ser utilizado, embora não exista evidência de que sua aplicação seja eficaz. A aplicação de agentes cáusticos como o hipoclorito de sódio sobre o local, assim como a injeção de anti-sépticos ou desinfetantes dentro deste é totalmente contra-indicada. A tentativa de extrair os líquidos espremendo o local afetado não deve ser realizada, pois pode aumentar a lesão conseqüentemente acentuando a exposição. Em caso de exposição à mucosa, esta deve ser lavada apenas com água ou soro fisiológico 0,9%.

- Notificar o acidente à chefia imediata e ao setor responsável pelo atendimento.
- Coletar e realizar sorologias para HIV, hepatite tipo B e hepatite tipo C do profissional acidentado e do paciente-fonte; sempre solicitar autorização do paciente para a coleta das sorologias. A realização do teste rápido para HIV na fonte, quando conhecida, é muito útil para a indicação da quimioprofilaxia. A realização do teste rápido não substitui os exames confirmatórios por outros métodos, que devem ser realizados.
- Outras sorologias podem ser solicitadas de acordo com a situação epidemiológica, tais como: sorologia para doença de Chagas, HTLV-1.
- Nas situações em que não é possível identificar o paciente-fonte do acidente, considerar como fonte desconhecida e os riscos devem ser avaliados individualmente.

Quimioprofilaxia e acompanhamento após o acidente

Exposição ocupacional a paciente-fonte com sorologias negativas

No caso de o paciente-fonte apresentar sorologias negativas, o acidente não oferece riscos ao funcionário, não havendo necessidade de acompanhamento sorológico ou clínico do profissional.

Exposição ocupacional a paciente-fonte desconhecido

No caso de paciente-fonte desconhecido (material encontrado no lixo, expurgo etc.), o acidente será avaliado criteriosamente conforme a gravidade da exposição e a probabilidade de infecção. Geralmente não está recomendada a quimioprofilaxia nestes casos, porém os riscos devem ser avaliados individualmente.

O profissional deverá ser submetido a acompanhamento laboratorial com coleta das sorologias para HIV, hepatite tipo B e hepatite tipo C no momento do acidente, entre 6 e 8 semanas, 3 e 6 meses após o acidente.

Exposição ocupacional a paciente-fonte positiva para hepatite tipo B (HBsAg+)

Os profissionais não vacinados ou não respondedores ao esquema vacinal (anti-HBs < 10 U/mL) deverão ser encaminhados para vacinação e/ou uso de imunoglobulina específica para hepatite tipo B (HBIG), que deve ser administrada o mais rápido possível, preferencialmente nas primeiras 24 horas após o acidente, podendo ser oferecida em até 7 dias. O profissional deverá ser submetido a acompanhamento laboratorial com coleta das sorologias para HIV, hepatite tipo B e hepatite tipo C no momento do acidente e sorologia para hepatite tipo B, entre 6 e 8 semanas, no terceiro e sexto mês após o acidente nos casos de indivíduos não-imunes.

Exposição ocupacional a paciente-fonte positiva para hepatite tipo C

Não há nenhuma medida específica recomendada para redução do risco de transmissão após exposição ocupacional ao vírus da hepatite tipo C.

O funcionário deverá ser submetido a acompanhamento laboratorial com coleta das sorologias para HIV, hepatite tipo B e hepatite tipo C no momento do acidente e sorologia para hepatite tipo C entre 6 e 8 semanas, no terceiro e sexto mês após o acidente.

Exposição ocupacional a paciente-fonte positiva para HIV

Após avaliação criteriosa do acidente, quando houver indicação de quimioprofilaxia, esta deve ser iniciada preferencialmente em até 2 horas após o acidente, podendo ser oferecida até 72 horas. A escolha da medicação anti-retroviral deve ser baseada no uso prévio do paciente-fonte, evitando a utilização de medicação com alto nível de resistência. Quando não é possível obter a informação do paciente-fonte ou este não faz uso de terapêutica anti-retroviral, deve-se iniciar a associação de três drogas (lamivudina-zidovudina e nelfinavir ou indinavir). A indicação e escolha do melhor esquema devem ser orientadas por um profissional com experiência no uso destas medicações, preferencialmente um infectologista. O tratamento deve ser mantido por 28 dias. O profissional que sofreu o acidente deve ser adequadamente orientado para não suspender o tratamento sem antes consultar o médico.

Para o profissional que utilizar a quimioprofilaxia, deverão ser colhidos hemograma, exames bioquímicos e urina tipo I (quando utilizar indinavir) antes do início dos anti-retrovirais, 15 dias após o início e ao término dos 28 dias de medicação, para avaliação da função hepática e renal do acidentado, em razão dos efeitos adversos dos anti-retrovirais.

O acompanhamento do profissional deverá ser estendido para um ano nos seguintes casos:

1. Paciente-fonte do acidente com HIV + VHC (co-infecção).
2. Funcionário que apresentar sintomas de infecção aguda nos primeiros 6 meses de acompanhamento.

RECOMENDAÇÕES PARA OS MESES APÓS O ACIDENTE

- Usar corretamente a medicação, quando indicada e, na presença de qualquer efeito colateral, entrar em contato com o serviço responsável pelo atendimento. Não abandonar de forma alguma antes de entrar em contato com o serviço responsável pelo atendimento.

Tabela 4.I – Acidente ocupacional com risco biológico: profilaxia de infecção por HIV

Exposição percutânea				
Paciente-fonte Tipos de acidente	Infecção pelo HIV assintomático ou carga viral < 1.500 cópias/mL	Infecção pelo sintomático, SIDA ou carga viral >1.500 cópias/mL ou carga viral desconhecida	Fonte ou sorologia anti-HIV desconhecidas	Fonte: sorologia negativa para HIV
• Agulha de grosso calibre e grande lúmen • Lesão profunda • Sangue visível no objeto contaminante • Agulha usada recentemente em veia ou artéria do paciente-fonte	AZT + 3TC + nelfinavir ou indinavir ou indinavir + ritonavir (este como adjuvante farmacológico do indinavir) ou lopenavir + ritonavir	AZT + 3TC + nelfinavir ou indinavir ou indinavir + ritonavir (este como adjuvante farmacológico do indinavir) ou lopenavir + ritonavir	Considerar uso de anti-retrovirais somente em locais com alta prevalência de pacientes HIV+ ou com história epidemiológica para DST/HIV	Profilaxia não recomendada
• Lesão superficial • Agulha sem lúmen	AZT + 3TC	AZT + 3TC + nelfinavir ou indinavir ou indinavir + retonavir (este como adjuvante farmacológico do indinavir) ou lopenavir + ritonavir		
Exposição de mucosa ou pele não-intacta				
Contato prolongado ou grande quantidade de material biológico de risco	AZT + 3TC	AZT + 3TC + nelfinavir ou indinavir ou indinavir + ritonavir (este como adjuvante farmacológico do indinavir) ou lopenavir + ritonavir	Considerar o uso de anti-retrovirais somente em locais com alta prevalência de pacientes HIV+ ou com história epidemiológica para DST/HIV	Profilaxia não recomendada
Poucas gotas de material biológico de risco	Considerar o uso de AZT + 3TC	AZT + 3TC		

Doses: AZT 300 mg + 3TC 150 mg (1 comprimido) VO 12/12 h
Nelfinavir 1.250 (5 comprimidos) VO 12/12 h
Indinavir 800 mg (2 comprimidos) VO 8/8 h (1 h antes ou 2 h após refeição)
Indinavir 800 mg (2 comprimidos) + ritonavir 100 mg (1 comprimido) VO 12/12 h (1 h antes ou 2 h após refeição)
Lopenavir + ritonavir: três comprimidos VO 12/12 h

- Seguir corretamente o esquema vacinal e uso da imunoglobulina para hepatite tipo B quando indicado.
- Realizar o acompanhamento conforme orientação do serviço responsável pelo atendimento.
- Usar preservativos durante as relações sexuais, não engravidar, não amamentar (HIV) e não doar sangue no período de acompanhamento.

DOENÇAS DE TRANSMISSÃO PELO AR (GOTÍCULAS E AEROSSÓIS)

DOENÇAS TRANSMITIDAS POR GOTÍCULAS

Além do risco ocupacional relacionado a acidentes com material contaminado com sangue e secreções, o profissional de saúde pode adquirir diversas doenças, por via aérea, decorrente da atividade profissional. De forma geral, podemos dividir estas doenças de acordo com a via de transmissão em dois grupos: por aerossóis (tuberculose, varicela e sarampo) e por gotículas (rubéola, influenza, doença meningocócica, coqueluche entre outras).

O profissional de saúde pode adquirir as doenças transmitidas por gotículas quando em contato próximo (inferior a 2 metros) do paciente com a infecção. As gotículas podem ser geradas pela tosse, espirro ou conversação. Os pacientes com estas infecções devem ser mantidos com as seguintes recomendações:

- Internação de paciente: quarto privativo ou, se não possível, em quarto de paciente com infecção pelo mesmo microrganismo (coorte); distância mínima entre pacientes deve ser de dois metros.
- Máscara: deve ser utilizada quando a distância com o paciente for menor que dois metros.
- Transporte de paciente: o paciente deve utilizar máscara cirúrgica durante o transporte.
- Visitas: restritas e reduzidas.

Doença meningocócica

A doença meningocócica geralmente é adquirida na comunidade, podendo ser causada por uma variedade de sorogrupos de *Neisseria meningitidis*. Essa doença é sazonal, sendo mais freqüente no inverno, porém pode aparecer durante o ano todo. *Neisseria meningitidis* é transmitida através da via aérea por gotículas. O período de incubação é de 2 a 10 dias, em média 3 a 4 dias, e o período de transmissi-

Tabela 4.II – Acidente ocupacional com risco biológico: profilaxia de infecção por VHB

Profissional exposto	Paciente-fonte AgHBs+	Paciente-fonte AgHBs-	Paciente-fonte com AgHBs desconhecido
Não vacinado	HBIG e iniciar vacinação	Iniciar vacinação	Iniciar vacinação
Vacinado / resposta adequada (anti-HBs > 10 mU/mL)	Nada a fazer	Nada a fazer	Nada a fazer
Vacinado / resposta inadequada (anti-HBs < 10 mU/mL)	HBIG e 1 dose de vacina anti-hepatite B	Nenhuma medida específica	Se fonte de alto risco: HBIG e 1 dose de vacina anti-hepatite B
Vacinado / resposta desconhecida – colher anti-HBs	Resposta adequada: nada a fazer	Nada a fazer	Resposta adequada: nada a fazer
	Resposta inadequada: HBIG e 1 dose de vacina anti-hepatite B	Nada a fazer	Se fonte de alto risco: HBIG e 1 dose de vacina anti-hepatite B

HBIG (imunoglobulina específica para vírus da hepatite tipo B) – 0,06 mL/kg IM – deve ser feita o mais rápido possível, preferencialmente em 72 h e no máximo 1 semana após o acidente.

bilidade dura enquanto houver agente na nasofaringe. Em geral, após 24 h de antibioticoterapia eficaz, o meningococo desaparece da nasofaringe.

a) Transmissão hospitalar

A transmissão hospitalar de *Neisseria meningitidis* é incomum. A transmissão de paciente para profissionais foi descrita em raros casos, em que as precauções apropriadas não foram utilizadas durante o contato com as secreções respiratórias de pacientes com meningococcemia ou meningite meningocócica, ou durante o manuseio de material clínico para exames laboratoriais.

b) Risco para os profissionais de saúde

Neisseria meningitidis pode causar infecções do trato respiratório superior e nestes casos o risco de transmissão do agente é maior do que nos casos de meningite ou meningococcemia, principalmente se o paciente apresentar tosse produtiva.

O risco de o profissional de saúde adquirir doença meningocócica pelo contato casual (ex.: limpar quartos ou entregar bandejas de alimentos) parece ser irrelevante.

São consideradas situações de risco para os profissionais de saúde:

- Contatos intensos e desprotegidos (sem uso de máscara) com pacientes com infecção durante exame de orofaringe.
- Intubação endotraqueal.
- Aspiração de vias aéreas.
- Manobras de respiração boca-a-boca durante reanimação.

c) Medidas de prevenção de exposição ocupacional à *Neisseria meningitidis*

- Identificação precoce dos casos suspeitos para início imediato do tratamento e das precauções respiratórias para gotículas.
- Manter os pacientes suspeitos/confirmados sob precauções respiratórias para gotículas até 24 horas da terapia antimicrobiana efetiva.
- Adesão às precauções respiratórias para gotículas durante o período indicado.

d) Profilaxia pós-exposição para *Neisseria meningitidis*

A quimioprofilaxia após o atendimento de um paciente com doença meningocócica não é recomendada aos profissionais da saúde. Porém, está indicada nos casos em que as precauções respiratórias para gotículas não tenham sido utilizadas e houve exposição a secreções respiratórias como:

- Intubação endotraqueal.
- Aspiração de secreções.
- Ressuscitação boca-a-boca.

Considerando o rápido aparecimento dos casos secundários de *Neisseria meningitidis*, geralmente dentro da primeira semana, recomenda-se que a quimioprofilaxia deve ser iniciada, de preferência, imediatamente após a exposição.

e) Drogas utilizadas

A droga de escolha para quimioprofilaxia é a rifampicina administrada em adultos, via oral, na dosagem de 600 mg, a cada 12 horas, por 2 (dois) dias. Drogas como ceftriaxona (250 mg intramuscular) ou ciprofloxacino (500 mg via oral) em regimes de dose única podem ser utilizadas como alternativa à rifampicina.

Essas drogas antimicrobianas podem ser úteis em situações em que as infecções são causadas por meningococos resistentes à rifampicina ou quando esta estiver contra-indicada.

f) Imunoprofilaxia – Vacinação

A vacina quadrivalente (A,C,Y, W-135) tem sido utilizada para controlar surtos comunitários causados pelo sorogrupo C, mas não está recomendada para profilaxia pós-exposição em serviços de saúde.

Contudo, a vacinação pré-exposição deve ser considerada para profissionais de laboratório que manipulam rotineiramente os preparados de *Neisseria meningitidis*.

Síndrome respiratória aguda grave – SRAG (pneumonia asiática) e gripe aviária

A síndrome respiratória aguda grave (SRAG ou pneumonia asiática) é uma doença viral respiratória causada por um coronavírus. A ocorrência desta infecção está relacionada à alta morbimortalidade. A gripe aviária é uma doença causada pelo vírus influenza tipo H5N1.

O aparecimento da SRAG e da gripe aviária demonstra o potencial que novas doenças têm em se difundir globalmente (pandemia), com considerável impacto socioeconômico mundial. Em 2003, segundo dados da OMS, durante a epidemia de SRAG foram registrados 8.422 casos prováveis, com 916 óbitos. Uma parte importante dos doentes foi de profissionais de saúde. Até o momento não foi demonstrada a transmissão inter-humana da gripe aviária. Os casos registrados principalmente na Ásia e na Turquia estão relacionados a transmissão por aves (frangos).

No Brasil, a Secretaria de Vigilância em Saúde registrou 53 casos de SRAG, notificados por 13 estados do país. Destes, 1 caso suspeito, 3 casos prováveis e outros 49 casos foram descartados no decorrer de 2003. Após conclusão da investigação, todos os casos foram descartados.

É importante saber que, em virtude do risco do aparecimento de casos dessas novas doenças e sua rápida disseminação e gravidade, a SRAG e a pneumonia aviária requerem ação global ágil e integrada. Para tanto, é necessária a manutenção de vigilância ativa para estes agravos em todos os níveis.

No Hospital das Clínicas da FMUSP foi criado um grupo de trabalho para avaliar o impacto dessas doenças e organizar um fluxo de atendimento para o adequado atendimento a possíveis casos dessas doenças.

As seguintes medidas rapidamente efetivadas são de significativa importância na prevenção e controle global deste agravo:

- Identificação precoce e notificação imediata dos casos.
- Isolamento dos casos confirmados e suspeitos.
- Monitoramento de contatos.
- Controle de infecção.
- Diagnóstico laboratorial rápido.

A transmissão da SRAG e da pneumonia aviária ocorre por contato direto (pessoa a pessoa) e através de gotículas. Há evidências de que o coronavírus e o H5N1 podem ser transmitidos também por aerossóis. Estudos documentam a estabilidade do vírus da SRAG, no meio ambiente por dias, gerando a possibilidade de transmissão por fômites. O período de incubação é de 2 a 10 dias após a exposição.

As seguintes medidas de prevenção e controle devem ser adotadas:

- Identificação precoce dos casos suspeitos para início imediato do tratamento e das precauções de contato e respiratórias para aerossóis.
- Manter os pacientes suspeitos/confirmados sob precauções de contato e respiratórias para aerossóis durante o período indicado.

DOENÇAS TRANSMITIDAS POR AEROSSÓIS

Tuberculose

A importância clínica e epidemiológica da tuberculose em nosso meio é amplamente conhecida. O risco de transmissão intra-hospitalar, há muito definido na literatura, incorporou, mais recentemente, técnicas microbiológicas sofisticadas, capazes de rastrear surtos hospitalares. Em razão do aprimoramento da análise microbiológica e à morbidade e mortalidade da tuberculose, vários surtos desta doença em unidades de saúde foram publicados nos últimos anos, muitos dos quais com cepas resistentes aos diversos quimioterápicos (TBMR). Tanto pacientes como profissionais de saúde têm sido acometidos. A epidemia da síndrome da imunodeficiência adquirida tem contribuído para o surgimento de tais surtos por causa da rápida progressão que a tuberculose pode apresentar quando associada à infecção pelo HIV, aumentando a população de bacilos, pela dificuldade de tratamento e conseqüentemente, freqüentes internações.

A transmissão da tuberculose ocorre por via aérea (aerossóis). O indivíduo portador de tuberculose bacilífera (pulmonar ou laríngea) elimina através da tosse, do espirro, da fala e até da respiração, as gotículas contaminadas de diversos tamanhos. As gotículas mais pesadas são depositadas no chão e as mais leves ficam em suspensão no ar. Estas partículas menores (de 1 a 5 F) podem ficar suspensas no ar por longos períodos de tempo. Além disso, podem ser facilmente carregadas pelas correntes de ar, disseminando-se por todo o ambiente (quarto do paciente, por exemplo) ou até para outros locais do hospital. Estas partículas contaminadas são inaladas e ganham a via aérea do indivíduo exposto, atingindo os alvéolos.

O risco de transmissão hospitalar de *M. tuberculosis* varia em função das características da instituição, da prevalência local de TB e da efetividade dos programas de controle da infecção. No Brasil, a alta prevalência de tuberculose torna ainda mais crítica a adoção de programas intra-hospitalares abrangentes para o controle de sua transmissão. Pacientes com tuberculose pulmonar ou laríngea têm a maior probabilidade de transmissão da infecção. Certos procedimentos como broncoscopia, intubação traqueal, irrigação de abscessos abertos, indução de escarro e tratamento com aerossóis aumentam o potencial da transmissão. A identificação rápida, objetivando isolamento adequado de pacientes com risco de TB pulmonar bacilífera, é extremamente importante para limitar a possível exposição de outros pacientes e de profissionais de saúde, principalmente quando se dispõe de recursos físicos e técnicos limitados. Falhas no reconhecimento, no isolamento e no manejo de pacientes com tuberculose são determinantes importantes de surtos nosocomiais. Pacientes com TBMR podem permanecer infectantes por prolongados períodos, aumentando o risco da transmissão nosocomial e ocupacional da tuberculose.

Medidas de controle (biossegurança e isolamento respiratório)

As medidas de controle da transmissão nosocomial da tuberculose se dividem em três categorias:

a) Administrativas
b) Controle ambiental (ou de engenharia)
c) Proteção respiratória

a) Administrativas (fundamentais)

Treinamento de profissionais de saúde

Todos os profissionais que trabalham em instituições de saúde devem receber periodicamente orientação sobre o controle da infecção tuberculosa, apropriada às suas necessidades e responsabilidades; tal treinamento deve incluir aspectos epidemiológicos da transmissão tuberculosa na instituição, risco ocupacional e práticas profissionais que reduzam a probabilidade de infecção, além das normas de isolamento e do uso dos dispositivos individuais de proteção respiratória para controle da transmissão. Deve incluir ainda o propósito dos testes tuberculínicos, a diferença entre tuberculose infecção/doença e a eficácia e segurança da vacinação pelo BCG (assim como o significado do PPD entre vacinados). O treinamento da equipe de enfermagem pode ocorrer rotineiramente, como parte do programa admissional destes profissionais.

Identificação de pacientes e prática de isolamento

A identificação precoce dos pacientes com tuberculose é essencial.

O número de leitos de isolamento deve ser baseado no número diário máximo de pacientes necessitando de isolamento (caso suspeito ou confirmado de TB). Este número pode ser parcialmente avaliado, considerando-se o risco de a unidade de saúde internar pacientes com tuberculose. Preferencialmente, o quarto de isolamento para pacientes com tuberculose bacilífera deve ser individual, pela possibilidade de superinfecção. Os quartos devem ser mantidos com as portas fechadas. Na falta de quartos suficientes, pode ser aceita a colocação de mais de um paciente por quarto, desde que apresentem tuberculose confirmada e sem suspeita de resistência medicamentosa (por exemplo, não internar no mesmo quarto pacientes com retratamento, comunicante de paciente com TBMR, imunodeprimido etc.).

Caso o paciente tenha indicação de permanecer internado, só deverá ser liberado do isolamento após a realização de três baciloscopias negativas consecutivas (com 24 horas de intervalo), realizadas duas semanas após o início do tratamento. Ressalta-se que o critério de alta hospitalar não guarda relação com a positividade da baciloscopia.

Controle de saúde dos profissionais

Todos os profissionais de saúde devem ser submetidos a exames de saúde pré-admissional e periódicos, que incluam o teste tuberculínico. Os grupos não-reatores sob risco de infecção ocupacional devem ser incluídos nos programas de testagem periódica com PPD ou vacinação pelo BCG.

A vacinação BCG tem sido indicada para os profissionais de saúde não reatores ao teste tuberculínico. Entretanto, estudos são controversos sobre o papel da vacinação pela BCG na prevenção da doença tuberculose em profissionais da saúde. Diversos estudos realizados principalmente em crianças demonstram uma proteção contra a doença tuberculose em torno de 50%. Nos locais em que a vacinação é utilizada, não há indicação de retestagens de PPD.

Os casos de conversão recente devem ser avaliados no serviço médico dos funcionários da instituição, no sentido de se diagnosticar tuberculose em atividade. Não se confirmando a doença, deve ser indicada a quimioprofilaxia (400 mg de isoniazida por 6 meses, conforme orientação do Ministério da Saúde).

Todo profissional de saúde com sinais ou sintomas compatíveis com tuberculose deve ser prontamente avaliado, pelo serviço dos funcionários, submetido a exame de baciloscopia e outros exames complementares e não deverá retornar às suas atividades até que este diagnóstico seja excluído ou até que esteja sob terapia antituberculosa e não seja mais considerado infectante. Em virtude do risco aumentado de rápida progressão do estado de latência da doença tuberculose nos indivíduos com infecção pelo HIV ou com outras imunodeficiências graves, os profissionais de saúde devem saber se são portadores de alguma doença ou se estão sob o uso de drogas que possam levá-los a uma diminuição importante de sua imunidade. Aconselhamento e teste para HIV devem ser oferecidos voluntariamente a todos os profissionais de saúde, principalmente para os que possam estar sob risco da infecção pelo HIV. Os profissionais de saúde com imunodepressão ou com infecção pelo HIV devem ser orientados a desenvolver atividades em locais com o menor risco possível de exposição ocupacional a *M. tuberculosis*.

b) Controle ambiental (engenharia)

Ventilação com pressão negativa

Tem como objetivo evitar a mistura do ar do quarto do doente com outros ambientes, a diminuição da concentração e a remoção das partículas infectantes do recinto. O número mínimo recomendado de trocas do volume de ar por hora (ACH) é de 12 trocas em quartos de isolamento.

São consideradas sob risco todas as áreas nas quais os pacientes com tuberculose (confirmada ou suspeita) recebem cuidados, bem como locais de manipulação de material biológico potencialmente contaminado. As seguintes unidades devem dispor de ambiente adequado para pacientes com suspeita ou diagnóstico de tuberculose:

- Quartos de isolamento e de unidades de terapia intensiva.
- Sala de broncoscopia.
- Sala de indução de escarro.
- Sala de nebulização de pentamidina.
- Salas de pronto-socorro.
- Pronto-atendimento da pneumologia.
- Salas de autópsia.
- Laboratório de micobactérias.

O ar proveniente destes locais deve ser dirigido para o exterior da unidade, para locais afastados de outros pacientes, dos profissionais de saúde e de sistemas de captação de ar. Caso não seja viável este direcionamento, o ar pode ser recirculado, desde que devidamente tratado por filtros de alta eficácia (filtro Hepa).

Os locais de risco devem ficar sob pressão negativa em relação aos corredores e áreas adjacentes. Se isso não for factível pelo sistema de ventilação existente, a criação de pressão positiva nos corredores adjacentes às salas de risco através do uso criterioso das aberturas de portas e janelas auxilia no controle.

Medidas especiais complementares: filtros e irradiação ultravioleta

Os filtros Hepa (*high efficiency particulate air*), ao removerem as partículas infectantes do ar, auxiliam no controle da transmissão hospitalar da tuberculose. São considerados Hepa os filtros que removem 99,97% das partículas com 0,3 Fm de diâmetro em suspensão. Considerando que essas partículas variam de 1 a 5 Fm de diâmetro, tais filtros podem ser utilizados com o propósito de removê-las.

Estes filtros purificam o ar de exaustão de ambientes contaminados e recirculam o ar para outras salas ou mesmo dentro do próprio ambiente, auxiliando no aumento do número de trocas de ar por hora. Podem ser colocados em ductos de exaustão, no teto das salas ou em unidades móveis de filtração. A maioria desses sistemas tem capacidade de gerar pressão negativa. Há necessidade de manutenção periódica, principalmente na troca do pré-filtro e do elemento Hepa, este trocado anualmente.

Irradiação ultravioleta (UV) é eficaz na inativação do *M. tuberculosis* em condições experimentais. As lâmpadas comerciais de UV usadas com o propósito germicida são a vapor de mercúrio de baixa pressão, que emitem irradiação UV do tipo C (100-290 nm), mais comumente no tamanho de onda de 253,7 nm. Podem ser utilizadas no interior de ductos de exaustão ou na irradiação do ar na parte superior de ambientes que possam conter as partículas infectantes. Sua eficácia em modelos experimentais varia em função da intensidade da irradiação, da presença de obstáculos à circulação do ar, do grau de ventilação e do nível de umidade ambiente. Não são consideradas substitutas do filtro Hepa, se o ar irradiado necessita recircular nas salas, ou se o ar contém uma concentração muito elevada de partículas infectantes.

A UV necessita de pessoal treinado na sua manutenção e tem como um dos principais aspectos negativos a sua capacidade carcinogênica e de produzir ceratoconjuntivite. Devem ser instaladas de modo que a exposição de pacientes e profissionais de saúde fique abaixo do nível de exposição máxima considerado seguro, devendo para tanto ter o seu nível de irradiação monitorado por instrumentos de medição.

A eficácia clínica isolada tanto dos filtros Hepa como das lâmpadas UV ainda não foi quantificada.

c) Proteção respiratória individual

Dispositivos de proteção respiratória (máscaras) devem ser utilizados pelos profissionais de saúde nas seguintes situações:

- Em quartos onde possam estar pacientes com tuberculose confirmada ou suspeita.
- Em locais de procedimentos médicos com grande potencial de gerar aerossóis pela tosse.
- Em locais onde medidas administrativas e de engenharia não são suficientes para impedir a inalação de partículas infectantes.

As máscaras devem ter a capacidade de filtrar partículas de 1 Fm de diâmetro, com eficiência de 95% (Proteção Facial Filtro 2 – PFF2 ou tipo N95 – nomenclatura americana), e de se adaptar adequadamente a diferentes tipos e formatos de rosto (preferencialmente dois ou três tamanhos diferentes em cada unidade de saúde). As máscaras podem ser reutilizadas pelo mesmo profissional por períodos longos, desde que se mantenham íntegras, secas e limpas. Orientamos a troca diária, isto é, a máscara será fornecida para o profissional no início do seu turno de trabalho e desprezada no final.

As máscaras cirúrgicas comuns não oferecem proteção adequada quando utilizadas pelos profissionais, ficando seu uso restrito na contenção das partículas no momento em que são geradas, sendo então indicadas para os pacientes bacilíferos fora dos locais de isolamento, por exemplo no transporte do paciente dentro do hospital.

Varicela

A varicela é uma doença altamente contagiosa, causada pelo vírus varicela-zoster (VVZ). Sua evolução geralmente é benigna, mas em alguns casos pode levar a sérias complicações. Em unidades de terapia intensiva, geralmente estes pacientes são internados por complicações respiratórias.

Pode ocorrer durante todo o ano, porém observa-se um aumento do número de casos no período que se estende do fim do inverno até a primavera (agosto a novembro), sendo relatada, neste período, a ocorrência de surtos em creches, escolas e em hospitais.

A transmissão hospitalar do VVZ é bastante reconhecida, devendo ser adotadas as medidas necessárias relacionadas ao controle, principalmente pelo risco de contágio em pacientes imunodeprimidos.

a) Manifestação clínica

A principal manifestação clínica é caracterizada pela presença de vesículas disseminadas em todo o corpo, que evoluem para crostas até a cicatrização (em torno de 5 a 6 dias), sendo este tempo prolongado se houver imunodepressão associada.

b) Período de incubação

O período de incubação varia de 14 a 21 dias, podendo ser mais curto em pacientes imunodeprimidos e mais longo após o uso de imunoglobulina.

c) Transmissão

A transmissão ocorre por:

- Disseminação aérea de partículas virais (aerossóis).
- Contato direto ou indireto com as lesões.

O período de maior transmissibilidade inicia-se dois dias antes do aparecimento das vesículas e vai até a fase de crosta, geralmente de 5 a 6 dias após o início das lesões, sendo este tempo prolongado se houver risco de imunodepressão associada.

d) Prevenção

A vacina contra a varicela é produto de vírus vivo atenuado, com eficácia de 90% contra a infecção e de 95% contra as formas graves da doença. Deve ser indicada rotineiramente aos profissionais de saúde que não tenham antecedentes de doença ou de vacinação, principalmente naqueles que trabalham em unidades pediátricas.

e) Qual a conduta recomendada diante de caso suspeito ou confirmado de varicela intra-hospitalar?

Recomendações relacionadas ao caso índice

Manter precauções de contato e por aerossóis durante o período de transmissibilidade da doença.

Recomendações relacionadas aos comunicantes intra-hospitalares

Na ocorrência de varicela em uma enfermaria, por causa do risco de disseminação da doença, está indicada a utilização de precauções por aerossóis aos pacientes suscetíveis comunicantes do caso, por um período de até 21 dias após a exposição para os comunicantes imunocompetentes e 28 dias para os comunicantes imunodeprimidos. Os comunicantes podem compartilhar o mesmo quarto. Esses pacientes devem receber alta hospitalar o mais rapidamente possível, permanecendo apenas aqueles cuja internação seja imprescindível. Caso qualquer comunicante apresente a doença, reiniciar a contagem do novo período de 21 dias para isolamento e/ou vacinação de novos pacientes.

Vacinação pós-exposição

Consiste na vacinação de bloqueio e deve ser realizada até 72 horas após o contato com o caso índice nos seguintes casos: 1) pessoas imunocompetentes suscetíveis à doença e internadas em enfermaria onde haja caso de varicela; 2) profissionais de saúde suscetíveis ao local onde haja caso de varicela.

Os profissionais de saúde suscetíveis, comunicantes e não vacinados, que necessitarem manter as atividades em local com pacientes suscetíveis à varicela, devem usar máscara cirúrgica do 8º ao 21º dia, para evitar a possibilidade de transmissão respiratória, caso venham a desenvolver a doença.

Imunoglobulina específica (VZIG)

Deve-se dar especial atenção aos comunicantes suscetíveis com alto risco de desenvolver formas graves da doença como imunodeprimidos e grávidas. Nestes casos, uma avaliação cuidadosa do contato é de suma importância para uma indicação mais precisa do uso da medida indicada – imunoglobulina específica (VZIG).

A imunoglobulina específica (VZIG) é preparada com o soro de pacientes que apresentaram zoster e contém elevados títulos de anticorpos, devendo ser administrada em até 96 horas do contato com o caso índice. A dose deve ser administrada IM de 125 UI para cada 10 kg de peso (dose mínima de 125 UI e dose máxima de 625 UI).

Consideram-se as seguintes indicações (VZIG):

- Pacientes imunodeprimidos.
- Gestantes suscetíveis, em virtude do risco de complicação materna.
- RN de mães que apresentam varicela nos últimos cinco dias antes e até 48 horas após o parto.
- RN prematuros 28 semanas de gestação, cuja mãe não teve varicela.
- RN < 28 semanas de gestação, independente de história materna de varicela.

A duração exata da proteção conferida pela VZIG não é bem estabelecida. Assim, se uma segunda exposição ocorrer após três semanas de sua administração e o estado imune não tiver sido restabelecido, outra dose deve ser aplicada.

É importante lembrar que, mesmo utilizando a vacina e/ou a imunoglobulina hiperimune, existe a possibilidade de que um pequeno percentual de pessoas desenvolva a doença. Portanto, as precauções devem ser instituídas da mesma forma.

IMUNIZAÇÃO DO PROFISSIONAL DA ÁREA DA SAÚDE

Os profissionais da área da saúde (PAS) estão expostos a um risco maior de adquirir determinadas infecções do que a população em geral. Por isso é importante salientar que algumas delas são imunologicamente preveníveis. A imunização é uma medida de prevenção recomendada com excelentes repercussões.

Os benefícios incluem:

- Proteção individual.
- Interrupção da disseminação de doenças infecciosas e de alguns surtos intra-hospitalares.
- Proteção indireta de pessoas não vacinadas da comunidade para algumas doenças.

Além disso, quando parte de um programa de saúde para profissionais, reduz perdas com dias de afastamento das atividades e várias outras despesas relacionadas ao diagnóstico, tratamento e controle da infecção.

A imunização pode ser:

- Ativa, através de vacinas, que oferecem uma proteção duradoura.
- Passiva, pelo uso de imunoglobulinas, que oferecem curto período de proteção.

Lembre-se que o Centro de Imunização/Imunobiológico e a Comissão de Controle de Infecção Hospitalar (CCIH) podem, em conjunto com outros serviços como o Serviço de Saúde do Trabalhador e de Vigilância Epidemiológica, contribuir e participar da elaboração de normas e preceitos para imunização dos profissionais de saúde e de pacientes hospitalizados, levando sempre em consideração as peculiaridades da instituição, localidade e tipo de atividade dos profissionais.

O PAS recém-contratado deve ter em sua ficha médica admissional dados precisos quanto ao seu estado imunológico. Na ausência destes dados, ou constatada uma inadequada proteção, deve contar, imediatamente, com um plano de imunização a ser executado. O momento ideal para recomendar a imunização ativa é antes do início de contato com os pacientes.

As principais vacinas recomendadas aos profissionais da área da saúde são:

- Hepatite tipo B.
- Difteria e tétano.
- Rubéola, sarampo e caxumba.
- Gripe (influenza).
- BCG.
- Varicela.

Em condições especiais, outros imunobiológicos podem ser indicados aos profissionais de saúde. Nas situações com risco aumentado de exposição, tanto relativa às características epidemiológicas da região, como ao tipo de atividade que o profissional exerce, a imunização para tais doenças deve ser considerada.

A imunização passiva pode estar indicada aos profissionais susceptíveis diante de algumas exposições de risco. Um exemplo freqüente desta indicação é o uso de imunoglobulina, como profilaxia ao vírus da hepatite tipo B, descrito no texto referente à exposição ocupacional com material biológico.

LEITURA ADICIONAL

1. Boyce J, Pittet D. Guideline for hand hygiene in health-care settings: recommendations of the Healthcare Infection Control Practices Advisory Committee and the HICPAC/SHEA/APIC/IDSA Hand Hygiene Task Force. Infect Control Hosp Epidemiol 2002; 23(12, suppl.): 3-40.
2. Cardo DM, Culver DH, Ciesielski CA, Srivastava PU, Marcus R, Abiiteboul D, Heptonstall J, Ippolito G, Lot F, McKibben PS, Bell DM. A case-control study of HIV seroconversion in health care workers after percutaneous exposure. N Engl J Med 1997; 337(21): 1485-90.
3. Centers for Disease Control and Prevention. Guideline for infection control in health care personal. Am J Infect Control 1998; 26(3): 289-354.
4. Centers for Disease Control. Update US: public health service guidelines for management of health care workers exposure to hiv and recommendations for postexposure prophylaxis. MMWR 2001; 50(n. RR – 11).
5. Decker MD, Schaffner W. Nosocomial diseases of healthcare workers spread by the airborne or contact routes (other than tuberculosis). In: Mayhall CG, editor. Hospital epidemiology and infection control. 2. ed. Philadelphia: Lippincott Williams & Wilkins; 1999. p.1101-26.
6. El-Far F, Medeiros EA, Gasparoto CT, Diaz RS. Antiretroviral drug resistance among patients with human immunodeficiency virus who act as sources or potential sources in occupational accidents involving healthcare workers. Infect Control Hosp Epidemiol 2005; 26:782-8.
7. Fundação Nacional de Saúde (FUNASA) – Ministério da Saúde. Manual de normas de vacinação. 3. ed. 2001.
8. Gutierrez EB, Lopes MH, Yasuda AS. Accidental exposure to biological material in healthcare workers at a university hospital: evaluation and follow-up of 404 cases. Scand J Infect Dis 2005; 37:295-300.
9. Medeiros EAS, Machado A, Ferraz AAB, et al. Prevenção de infecção hospitalar. Projeto Diretrizes – Associação Médica Brasileira e Conselho Federal de Medicina; 2001. p.315-39.
10. Medeiros EAS. Manual de padronização: diagnóstico, tratamento e prevenção de tuberculose pulmonar bacilífera. Grupo Multiprofissional de Diretrizes em Tuberculose Pulmonar Bacilífera – Comissão de Epidemiologia Hospitalar – Hospital São Paulo – Universidade Federal de São Paulo; 2003. p.40.
11. Raparini C, Vitória MAV, Lara LTR. Recomendações para atendimento e acompanhamento de exposição ocupacional a material biológico: HIV e hepatites B e C. Ministério da Saúde – Secretaria de Vigilância em Saúde, Programa Nacional de DST/AIDS; 2004.

Cuidados no Pronto-Socorro com o Paciente no Fim da Vida

CAPÍTULO 5

Humberto Carlos Martins Fadiga Júnior
Ioannis Minas Liontakis

TÓPICOS IMPORTANTES

- Em pronto-socorro, a presença de doença terminal não é sinônimo de prognóstico fechado.
- O paciente deve ser considerado como terminal apenas se houver definição clínica e laboratorial de doença incurável e se isso é de conhecimento do paciente e seus familiares; caso não haja ciência da situação, considerar o tratamento de emergência padrão.
- A limitação na oferta de qualquer procedimento ou serviço médico deve sempre ser discutida com o paciente e seus familiares, devendo ser sempre consensual; caso não haja consenso, proceder com o atendimento padrão para a situação.
- A dor é o sintoma com maior impacto sobre a qualidade de morte, e deve ser tratada agressivamente; o conhecimento das drogas disponíveis e seus efeitos colaterais é fundamental para não incorrer na questão do duplo efeito. O que se deseja é um paciente consciente, confortável e sem dor (valor 2-3 na escala de Ramsay).
- A utilização da droga via endovenosa é a que permite atingir níveis de sedação e analgesia mais rapidamente e mantê-las adequadas mais facilmente (a maioria dessas drogas pode ser dada por via enteral ou subcutânea).
- Para analgesia dá-se preferência aos opiáceos e, para sedar, aos neurolépticos e benzodiazepínicos.
- O pronto-socorro não é um local adequado para tratamento digno de casos terminais. O paciente identificado como terminal deve ser transferido, assim que possível, para um outro nível de atendimento, seja ele uma área reservada no próprio pronto-socorro, seja a enfermaria, ou, até mesmo, a sua própria residência.

O paciente que se encontra em processo de morte tem os direitos de:

Ser tratado como um ser humano,
manter algum senso de esperança,
ser cuidado por aqueles que consigam manter um senso de esperança,
expressar seus sentimentos e emoções em relação à morte a sua maneira,
participar de todas as decisões referentes a seu tratamento,
ser cuidado por pessoas compassivas e sensíveis, pessoas que tentarão compreender suas necessidades,
obter um tratamento médico contínuo, mesmo que os objetivos sejam modificados de "cura" para "conforto",
ter resposta plena e honesta a todas as suas questões.
Satisfazer a sua espiritualidade,
não sentir dores físicas,
expressar sentimentos e emoções relativos à dor a sua maneira,
que suas crianças possam participar de seu processo de morte,
entender o processo de morte,
morrer em paz e dignidade.
Não morrer só.

David Kessler

INTRODUÇÃO E DEFINIÇÕES

Parece contraditório que se introduza um capítulo sobre o atendimento a pacientes terminais no pronto-socorro, pois esse setor não deveria ser um local para seu atendimento; porém, a realidade acaba por se impor, e a presença desses pacientes ocorre em qualquer serviço de emergências de nosso país, no qual a questão do paciente terminal no setor de emergência faz parte de uma realidade cotidiana e trágica.

Nas instituições universitárias, como é o caso do Hospital das Clínicas da Faculdade de Medicina da Universidade de São Paulo, pelas próprias características, o problema tende a ser mais freqüente.

Esses pacientes costumam comparecer ao setor de emergência com aspecto clínico evidente de doença em estágio final, porém, muitas vezes não sabem o que têm, e quando o sabem, não conhecem o prognóstico de sua situação.

Qual a melhor maneira de tratá-los e a seus familiares? A complexidade das questões envolvidas com o cuidado a esses pacientes é enorme, impossível de ser abordada de forma ampla e completa em apenas um capítulo de livro; portanto, este capítulo foi elaborado de maneira a abordar de forma prática essa questão, com a introdução de definições e conceitos básicos a serem aplicados na condução dos casos de pacientes considerados como terminais; essa limitação tornou necessária a não-inclusão de questões relacionadas ao aprendizado e formação na área de cuidados paliativos, atuação da comissão de ética em casos controversos e questões relacionadas a equipe multidisciplinar de atendimento paliativo, todas muito importantes para o bom atendimento ao paciente com doença terminal.

Dentre as dificuldades envolvidas com a questão da terminalidade, talvez a mais importante tenha origem na dificuldade em se definir ou em se utilizar, de forma apropriada, as definições existentes para descrever situações relacionadas ao doente terminal.

Um dos exemplos das dificuldades geradas pela não-definição precisa de alguns termos pode ser observado no erro comum em que se correlaciona diretamente a presença de doença terminal e o prognóstico do paciente. Muitas vezes, os pacientes portadores de doença terminal procuram o pronto-socorro por sintomatologia dolorosa, intercorrência clínica (pneumonia, infecção de trato urinário) ou distúrbios metabólicos e hidroeletrolíticos, ou seja, por apresentarem complicações potencialmente reversíveis, e portanto, com bom prognóstico a curto prazo; por outro lado, pacientes sem doença terminal podem ter prognóstico fechado, como, por exemplo, pacientes vítimas de trauma crânio-encefálico grave e que evoluam para morte encefálica. Essa diferenciação é capital quando relacionada ao atendimento em emergências, pois define qual o tipo de terapêutica mais correto.

Porém, antes de prosseguir, é importante que fique claro que, de uma maneira geral, a presença dessa categoria de pacientes na unidade de emergências reflete uma provável inadequação dos serviços de saúde em proporcionar um atendimento médico adequado. Esse fato pode ser facilmente verificado pela ausência total de referências que liguem os termos relacionados a cuidados em fim de vida e sala de emergência (em pesquisa efetuada em base de dados MedLine), o que, por sua vez, faz com que se torne necessária a extrapolação, nem sempre apropriada, do conhecimento gerado a partir de situações mais bem definidas (como por exemplo, as relacionadas ao cuidado desses pacientes em Unidades de Terapia Intensiva).

Uma outra questão muito importante é a relacionada ao vício a que normalmente somos submetidos pela virtual inexistência de trabalhos pertinentes que tenham se desenvolvido sob a ótica de nossa cultura, ou seja, que levem em conta os padrões sociais e culturais, assim como os desejos, as preferências e as expectativas de nossa população. Neste capítulo procuraremos utilizar a literatura estrangeira apenas como referencial não-absoluto para as questões abordadas.

Doença terminal

Existem várias definições operacionais para o termo "doença terminal". Do ponto de vista prático, a doença terminal pode ser caracterizada como aquela que se encontra em fase avançada, progressiva e incurável, na qual não há uma possibilidade razoável de resposta terapêutica a tratamento específico, e para qual a probabilidade de morte em tempo ponderável (geralmente seis meses) é alta.

A impressão subjetiva que se possa ter, no serviço de emergência, sobre a terminalidade de determinado paciente é, no mínimo, inadequada, quando não absolutamente equivocada, pois os fundamentos que permitem classificar o paciente como terminal geralmente não estão disponíveis durante o atendimento de urgência.

Para que se cumpra a definição anterior, geralmente é necessária investigação mais completa do caso. Portanto, o paciente que não foi submetido a estadiamento da sua doença não deve, a princípio, ser considerado como portador de doença terminal.

Um outro aspecto importante é o fato de que a presença de doença terminal não torna o paciente sem prognóstico, o paciente pode se apresentar à Unidade de Emergência apenas com uma intercorrência clínica reversível.

PACIENTE CONSIDERADO PORTADOR DE DOENÇA TERMINAL NO SETOR DE EMERGÊNCIAS

Somente devem ser considerados como terminais, para os fins de introdução ou limitação de terapêutica no setor de emergências, os pacientes que, além de apresentarem *diagnóstico de doença terminal firmado de forma apropriada*, estejam também devidamente *conscientes e orientados sobre o prognóstico da doença em questão, assim como seus familiares.*

Essa recomendação faz sentido, uma vez que a questão da terminalidade (morte) envolve lidar com uma série de expectativas, ganhos e perdas, nem sempre realistas ou claros, e que, por sua vez, implicam a necessidade de um certo tempo (luto) para serem resolvidos, o que deve ser sempre respeitado.

Outro aspecto importante é o fato de a família ter a necessidade de sentir que tudo foi feito pelo paciente, fato que muitas vezes pode ser equivocado, pois sabemos que fazer tudo nem sempre é equivalente a fazer o melhor, e pode até implicar em submeter o paciente a procedimentos invasivos, com grande potencial em ocasionar dor ou desconforto. Porém, dividir a responsabilidade do tratamento com os familiares (e com o paciente, sempre que possível) e respeitar suas preferências nos parece ser a maneira menos traumática para lidar com essas situações.

Dessa forma, se não houver consenso sobre o estado da doença, é melhor que se proceda com o paciente da mesma forma que se procederia com um paciente sem evidência de doença terminal, pelo menos até que se defina melhor a situação.

Muitas vezes, o médico que trabalha nas emergências é a primeira pessoa a comunicar o fato de a doença se encontrar em estágio final; esse fato nem sempre corresponde à realidade, uma vez que existe sempre um processo de negação envolvido com a morte e o morrer. Por outro lado, o que podemos verificar no Pronto-Socorro do Hospital das Clínicas da FMUSP é que a comunicação da terminalidade, quando ocorre, se dá de forma inadequada.

Essa é uma realidade não encontrada apenas em nosso país e suas causas já foram identificadas em diversos estudos e têm por base a dificuldade individual e natural presente em todo ser humano de lidar com a questão da própria morte (ou do ente querido), assim como a ausência de disciplinas que permitam a formação apropriada sobre esse tema durante a graduação do pessoal da área de saúde.

A questão da consciência que o paciente (ou, alternativamente, seus familiares) possa ter sobre a terminalidade da doença é vital para que os procedimentos e cuidados apropriados possam ser implantados de maneira correta e digna.

ASPECTOS LEGAIS RELACIONADOS AO TRATAMENTO COM ÊNFASE EM CONFORTO

Para melhor compreensão dos problemas legais relacionados a essa questão faz-se necessária a introdução de algumas definições:

- Eutanásia.
- Distanásia.
- Ortotanásia.
- Futilidade ou obstinação terapêutica.

Eutanásia: é um termo originado do grego e pode ser traduzido por "boa morte" ou "morte apropriada". Esse termo foi utilizado pela primeira vez por *sir* Francis Bacon (*Historia vitae et mortis*, 1623) como o "tratamento adequado para mortes inevitáveis". Atualmente a eutanásia pode ser classificada tanto pelo tipo de ação envolvido, quanto pelo consentimento do paciente.

Quanto ao tipo de ação:

- Eutanásia ativa: o ato deliberado de provocar a morte sem sofrimento do paciente, por fins misericordiosos.
- Eutanásia passiva ou indireta: a morte do paciente ocorre dentro de uma situação de terminalidade, ou porque não se inicia uma ação médica, ou pela interrupção de uma medida extraordinária, com o objetivo de diminuir o sofrimento.
- Eutanásia de duplo efeito: ocorre quando a morte é acelerada como uma conseqüência indireta das ações médicas que são executadas, visando ao alívio do sofrimento de um paciente terminal como, por exemplo, o uso excessivo de opióides utilizados para analgesia, acarretando uma insuficiência respiratória.

Quanto ao consentimento do paciente:

- Eutanásia voluntária: quando a morte é provocada atendendo a uma vontade do paciente.
- Eutanásia involuntária: quando a morte é provocada contra a vontade do paciente.
- Eutanásia não-voluntária: quando a morte é provocada sem que o paciente tivesse manifestado sua posição em relação a ela.

Distanásia: do grego, dis = mal, algo mal feito; e, thanatos, morte. Seu significado pode ser interpretado (segundo o dicionário Aurélio) como morte lenta, ansiosa e com muito sofrimento. Alguns autores, talvez de maneira correta, utilizam o termo "obstinação terapêutica", que nos parece mais adequado quanto aos fatos aos quais se aplica, que seriam aquelas situações para as quais a morte é inevitável, em que se procura prolongar a vida (ou agonia) do paciente, utilizando-se de todos os recursos disponíveis, não levando em conta a futilidade de tais ações, assim como se há dor ou sofrimento adicionais com sua utilização.

Ortotanásia: do grego, *orto* = correto. A Ortotanásia pode ser entendida como a morte em seu tempo correto. A grande vantagem dessa condição é a compatibilidade com a utilização de terapias que mitiguem a dor e o sofrimento, pois não têm apenas um objetivo como meta (a morte), como seria o caso da eutanásia, mas sim, objetiva o processo de morrer.

O grande problema nessa questão é basicamente a ausência, na legislação brasileira, de normas específicas relacionadas à não-introdução e/ou retirada de medidas de suporte intensivo para pacientes terminais. Na Constituição Federal existem vários artigos que tratam do direito à vida:

- Art. 5º. assegura "a inviolabilidade do direito à vida".
- Art. 227. é "dever da família, da sociedade e do Estado assegurar à criança e ao adolescente, com absoluta prioridade, o direito à vida".
- Art. 230. "A família, a sociedade e o Estado têm o dever de amparar as pessoas idosas, assegurando sua participação na comunidade, defendendo sua dignidade e bem-estar e garantindo-lhes o direito à vida".

A questão se torna mais complicada visto que o Código Penal brasileiro é da década de 1940, e, a partir de uma leitura e interpretação fria de seu conteúdo, a não-introdução ou a retirada de medidas de suporte avançado de vida poderia ser interpretada como homicídio:

- Art. 121. "Matar alguém. Pena – reclusão de seis a vinte anos".

No texto do Código Penal vigente não há qualquer referência sobre eutanásia ativa. Existe o artigo 122 que se refere à indução do suicídio.

- Art. 122. "Induzir ou instigar alguém a se suicidar ou prestar-lhe auxílio para que o faça: Pena – reclusão, de 2 (dois) a 6 (seis) anos, se o suicídio se consumar; ou reclusão, de 1 (um) a 3 (três) anos, se da tentativa de suicídio resultar lesão corporal de natureza grave".

O tema da eutanásia passiva se encontra contemplado no artigo 135:

- Art. 135. "Deixar de prestar assistência, quando possível fazê-lo sem risco, à criança abandonada ou extraviada, ou à pessoa inválida ou ferida, ao desamparado ou em grave e iminente perigo; ou não pedir, nesses casos, socorro da autoridade pública: Pena – detenção, de um a seis meses, ou multa".
  Parágrafo único. "A pena é aumentada da metade, se da omissão resultar lesão corporal de natureza grave, e triplica, se resulta a morte".

Como observado, do ponto de vista legal, a legislação brasileira encontra-se inadequada e atrasada para a discussão em questão; a não-introdução ou retirada de medidas de suporte pode ser, em tese, considerada como procedimento antagônico ao que se encontra explicitado na Constituição Federal, e, mais do que isso, pode ser eventualmente considerada como crime passível de punição pelo Código Penal.

Horizontes

O projeto de Lei nº 125/96 foi o único sobre o assunto da legalização da eutanásia no Brasil em tramitação no Congresso, e é da autoria do senador Gilvam Borges, do PMDB do Amapá.

Gilvam Borges propõe que a eutanásia seja permitida desde que uma junta de cinco médicos ateste a inutilidade do sofrimento físico ou psíquico do doente. O próprio paciente teria que requisitar a eutanásia. Se não estiver consciente, a decisão caberia a seus parentes próximos. Nem o senador tem esperanças de que o projeto vingue.

O próprio Gilvam argumentou que "essa lei não tem nenhuma chance de ser aprovada". Segundo o deputado federal Marcos Rolim, presidente da Comissão de Direitos Humanos da Câmara, "ninguém quer discutir a eutanásia porque isso traz prejuízos eleitorais". Rolim, que é do PT gaúcho, diz que, nos dois anos em que presidiu a comissão, jamais viu o assunto ser abordado.

Em relação ao Código Penal, encontra-se atualmente em tramitação o anteprojeto do Código Penal, que distingue dois tipos de eutanásia – a ativa e a passiva.

No projeto da Parte Especial do Código Penal, o parágrafo 4º do art. 121 aduz:

- Art. 121. § 4º. "Não constitui crime deixar de manter a vida de alguém, por meio artificial, se previamente atestada, por dois médicos, a morte como iminente e inevitável, e desde que haja consentimento do doente ou, na sua impossibilidade, de ascendente, descendente, cônjuge ou irmão".

Dessa forma, se encontrará tipificada a eutanásia passiva. Neste dispositivo, há expressa exclusão de ilicitude. Não é crime deixar de manter a vida de alguém por meio artificial, se previamente atestada por dois médicos a morte como iminente e inevitável, e desde que haja consentimento do paciente ou, em sua impossibilidade, de cônjuge, companheiro, ascendente, descendente ou irmão. Pessoa ligada por estreito vínculo de afeição à vítima não poderá suprir-lhe a anuência.

A eutanásia ativa está estipulada no parágrafo 3º do mesmo artigo, dispondo:

- Art. 121. § 3º. "Se o autor do crime é cônjuge, companheiro, ascendente, descendente, irmão ou pessoa ligada por estreitos laços de afeição à vítima, e agiu por compaixão, a pedido desta, imputável e maior de dezoito anos, para abreviar-lhe sofrimento físico insuportável, em razão de doença grave e em estado terminal, devidamente diagnosticados: Pena – reclusão, de dois a cinco anos".

PRINCÍPIOS DA SEDAÇÃO E TERAPIA DA DOR

O termo sedação, comumente utilizado na descrição das medidas que são efetuadas para redução de desconforto nos pacientes, descreve uma ação constituída por dois componentes que podem estar associados ou não:

1. Sedação propriamente dita, que se relaciona à redução e alívio da ansiedade e suas conseqüências (agitação); e
2. Analgesia, que é relacionada à eliminação da dor.

A compreensão da existência desses dois componentes é fundamental, pois da mesma forma que as drogas disponíveis variam em relação ao efeito de sedação e analgesia que proporcionam, os procedimentos que efetuamos no paciente também variam em relação ao componente de dor e ansiedade ocasionado.

Existem procedimentos, como a endoscopia digestiva alta, que ocasionam grande desconforto, associado mais a ansiedade que a dor, quando comparados a procedimentos tais como a drenagem de tórax, que além do componente de desconforto, tem um importante componente de dor.

É importante lembrar que a utilização de uma determinada droga ou associação de drogas não depende apenas de suas propriedades fisiológicas; a escolha das drogas, única ou associada, deve ser orientada de forma a permitir o melhor resultado para a situação específica que se tem em mente.

Além disso, os pacientes com doença grave terminal apresentam volume de distribuição e taxas de eliminação das drogas anestésicas diferentes dos indivíduos normais (grupo em que geralmente foram determinadas as propriedades desses anestésicos). Nesse grupo de pacientes, associa-se o fato de comumente apresentarem idade avançada na qual, por causa das alterações ocasionadas pelo envelhecer (redução na água corpórea total, aumento na porcentagem de gordura corpórea, tornando maior o volume de distribuição para drogas lipossolúveis e a redução no *clearance* de drogas), a superdosagem e as interações medicamentosas adversas são mais comuns.

Assim, para que ocorra uma sedação e analgesia de forma adequada são necessários:

1. Conhecimento técnico acerca das drogas a serem utilizadas (ação, duração, efeitos colaterais, vias de eliminação, interações etc.);
2. Adequação da anestesia proposta aos diversos procedimentos e situações;
3. Individualização da anestesia ao paciente, considerando as características individuais, tanto as morfológicas quanto as relacionadas à sensibilidade individual aos diversos medicamentos.

Em resumo, hoje contamos com uma série de medicações sedativas e analgésicas que permitem maior tolerância por parte do paciente em uma situação que necessariamente envolve dor e desconforto.

A associação entre um opióide (analgesia) e um agente sedativo (neuroléptico, diazepínico) propicia um melhor controle da dor e do desconforto com menor necessidade de cada classe de droga, o que reduz a incidência de efeitos adversos.

Porém, para que o objetivo de minimizar o sofrimento seja atingido, é necessário conhecimento das drogas disponíveis, suas propriedades e aplicações, além da clareza de objetivos em relação à sedação/analgesia desejada, equilibrada e ajustada pela informação que é fornecida pelos pacientes e seus familiares.

TRATAMENTO DA DOR

A dor provavelmente é um dos fatores com maior impacto na qualidade de vida do paciente com doença terminal e seu tratamento deve ser considerado prioritário ao paciente.

O fato de, muitas vezes, não ser possível sua aferição de maneira objetiva torna o problema ainda mais desafiador; as maiores dificuldades ocorrem quando atua-se em situações em que o paciente não é capaz de se expressar adequadamente, seja por incapacidade relacionada ao nível neurológico apresentado (*delirium*, estupor), ou por intubação orotraqueal.

O principal referencial, e talvez o único, para a aferição da dor e controle da analgesia é dado pelo próprio paciente; essa informação pode ser fornecida de forma verbal ou não-verbal por meio de fáscies dolorosa, sinais neurovegetativos alterados (taquicardia, taquipnéia).

A importância de, sempre que possível, contar com o referencial do paciente para orientar a terapêutica reside principalmente na grande variabilidade com a qual os indivíduos e grupos étnicos diferentes tendem a reagir à sensação somática da dor.

Apesar da sensação da dor ser uma experiência humana universal, a sensibilidade e a maneira de reagir a ela é extremamente variada. Em estudo feito por Sternback e Tursky com mulheres de classe média de diversas origens étnicas (protestantes de origem inglesa, irlandesas, judias e italianas), verificou-se que a tolerância para a dor era diferente entre os grupos; as protestantes tiveram maior tolerância, seguidas pelas judias e irlandesas, sendo que as italianas demonstraram menor tolerância a dor.

Zborowski estudou o comportamento de grupos étnicos de homens em relação à dor espontânea (ocasionada por doença ou lesão); nesse estudo, verificou que o grupo de americanos idosos reportava a dor, porém não eram emocionais em relação a ela, enquanto os irlandeses tendiam a negar a dor. Os italianos exigiam a analgesia imediata da dor e ficavam satisfeitos quando esta melhorava, enquanto os judeus exigiam a analgesia, porém continuavam a se queixar mesmo após a melhora da dor.

Um outro fator que também pode ter impacto sobre o tratamento da dor é o receio dos efeitos colaterais das principais drogas relacionadas ao tratamento da dor (depressão respiratória, instabilidade hemodinâmica) e suas conseqüências para os pacientes; esses fatos talvez justifiquem a incidência de 58% dos pacientes hospitalizados que relataram a experiência de dor insuportável durante a internação.

As maneiras de se obter as informações do paciente consciente e que consegue se comunicar verbalmente são várias, desde escalas numéricas verbais (na qual 0 corresponde a ausência de dor e 10 a máxima intensidade de dor), passando por escalas visuais (numéricas ou analógicas), até escalas mais elaboradas, geralmente relacionadas à medida da dor crônica grave (McGill Pain Questionnaire).

Pela simplicidade e facilidade com que pode ser aplicada, a escala analógica visual é a mais comumente utilizada (Figura 5.1).

O grande problema na mensuração da dor e do desconforto acontece justamente naqueles pacientes que não têm a possibilidade de comunicar a dor ou o sofrimento que estão sentindo.

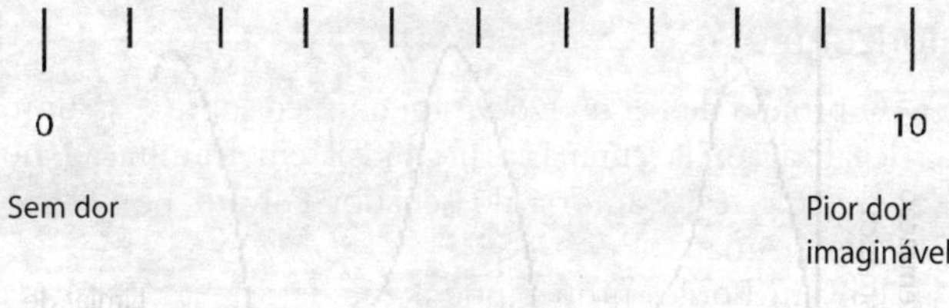

Figura 5.1 – Escala para dor analógica visual.

Esse problema pode ser parcialmente resolvido por meio da utilização da escala de Ramsay (Tabela 5.I), que permite com que situemos o grau de alerta e sedação dos pacientes, ajustando a sedação e a analgesia. Essa escala varia de 1 a 6 pontos, sendo que 1 corresponde ao paciente totalmente desperto e agitado e 6 corresponde ao paciente totalmente arreativo; um paciente tranqüilo e confortável corresponderia ao nível 2 ou 3 na tabela.

Tabela 5.I – Escala de Ramsay
1. Ansiedade e/ou agitação
2. Tranqüilidade, cooperação e orientação
3. Responsividade ao comando verbal
4. Resposta franca à estimulação auditiva intensa ou compressão da glabela
5. Resposta débil à estimulação auditiva intensa ou compressão da glabela
6. Irresponsividade

Com a escala de Ramsay é possível avaliar o grau de sedação inclusive dos pacientes intubados.

Uma vez aferida a dor e sua intensidade, dispomos de uma série de alternativas para seu tratamento. Como este livro trata basicamente de situações relacionadas às emergências clínicas, será abordado o tratamento da dor aguda causada por situações clínicas ou por intervenções terapêuticas, assim como a questão da sedação terminal.

A principal alternativa para a analgesia na dor aguda grave são os agentes narcóticos opiáceos, cuja importância no tratamento da dor é proporcional à freqüência e magnitude nas reações adversas que seu uso pode ocasionar (depressão respiratória, dependência química).

O receio de efeitos adversos geralmente determina que a utilização dos opiáceos seja efetuada com grande cautela, geralmente sob um esquema de demanda pelo paciente (é dada uma nova dose apenas quando o paciente queixa-se de dor), o que geralmente determina repetidos períodos com dor, os quais acontecem quando a concentração plasmática da medicação atinge níveis inferiores ao limiar analgésico, que se prolonga até que nova dose da medicação seja aplicada e atinja o nível analgésico, como pode ser observado na Figura 5.2.

Essa forma de utilização faz com que o paciente apresente repetidos episódios de dor com progressivo incremento no desconforto e estresse.

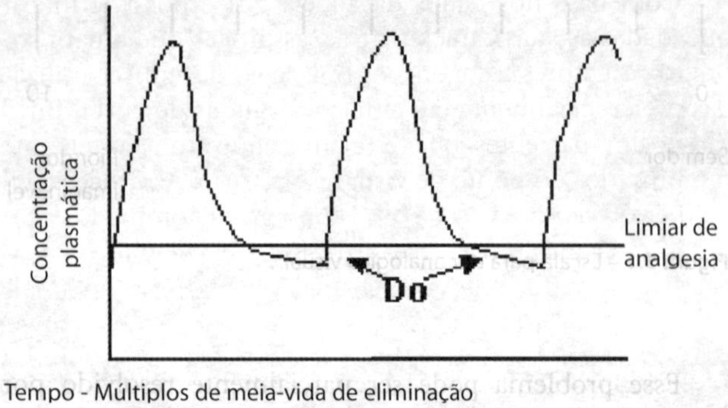

Figura 5.2 – Evolução do nível plasmático dos narcóticos opiáceos em esquema de aplicação sob demanda do paciente.

Por outro lado, a utilização dessas drogas em intervalos fixos (ex.: Morfina 10 mg IM 4/4 h) pode, em certos casos, levar ao seu acúmulo após um certo tempo, com conseqüências adversas para o próprio paciente, como observa-se na Figura 5.3. Essa figura torna clara a questão do duplo efeito relacionada à aplicação de analgésicos opiáceos.

O duplo efeito é caracterizado pela possibilidade de a droga utilizada para determinado fim (no caso, a analgesia) ocasionar efeitos adversos (ex.: antecipar a morte do paciente), que, por sua vez, remete à questão da eutanásia, já anteriormente discutida em seus aspectos legais.

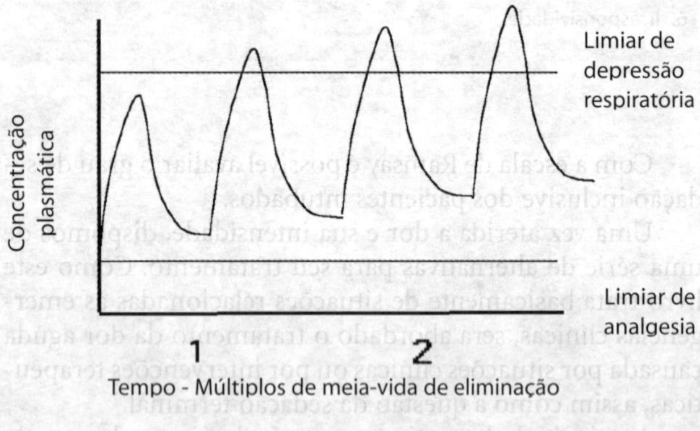

Figura 5.3 – Evolução da concentração plasmática dos narcóticos opiáceos em esquema com doses em horários fixos.

Outro aspecto importante a ser observado é a relação entre o início e a duração da ação analgésica e a via de administração dessas drogas, como pode ser observado na Figura 5.4.

De acordo com a Figura 5.4 é possível verificar que existe uma diferença importante no que diz respeito à forma de aplicação dos analgésicos e o início e a duração de sua ação analgésica. As implicações dessa variabilidade são importantes, visto que, com exceção da forma endovenosa, existe uma latência entre a aplicação da medicação e a analgesia. Esse fato deve ser considerado no caso da analgesia em procedimentos, na qual a utilização da medicação deve preceder o procedimento em um período adequado para que seja atingido o nível analgésico.

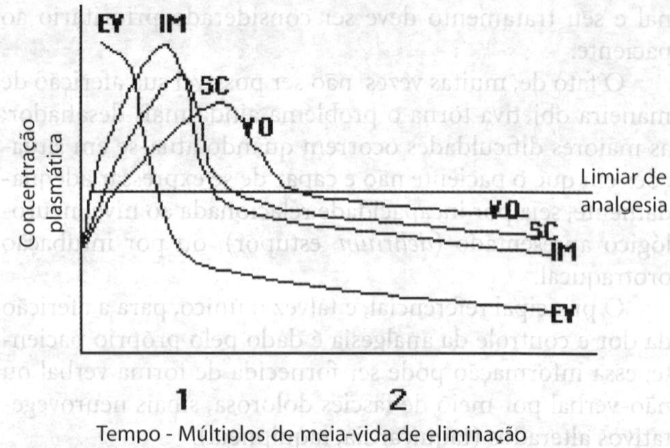

Figura 5.4 – Evolução do nível plasmático dos narcóticos opiáceos de acordo com a via de administração.

Estratégia para melhor controle da dor

Reduzir os períodos com dor – Algumas estratégias podem ser utilizadas para a redução do tempo em que a concentração plasmática analgésica atinge níveis abaixo do limiar de analgesia (Figura 5.3). A utilização dos analgésicos via oral é a mais segura, porém é também a mais envolvida com o aparecimento de períodos de dor. A redução desses períodos é possível por meio da redução do intervalo entre as doses ou do aumento da dose, evitando o aparecimento de dor, com grande benefício psicológico para os pacientes.

Esses esquemas geralmente são efetuados por meio de um sistema de intervalo fixo entre as doses, o que torna presente o risco de acúmulo e conseqüente aparecimento de efeitos indesejáveis. Para que isso não ocorra, é necessária a avaliação freqüente do nível de consciência do paciente.

A utilização da via intramuscular ou subcutânea geralmente implica a utilização de repetidas injeções, com aumento do desconforto dos pacientes; porém, no caso dos pacientes terminais, nos quais o acesso endovenoso nem sempre é disponível, esse processo termina por ser uma via freqüente para aplicação de medicações (principalmente morfina e haloperidol).

A utilização dos medicamentos de forma endovenosa, principalmente na forma de infusão contínua, por permitir que se obtenha uma concentração plasmática estável dos analgésicos, é talvez a forma mais adequada de tratamento da dor em pacientes com doença grave e terminal no pronto-socorro.

Para que a analgesia ocorra de maneira adequada com o uso endovenoso, é importante o cuidado em atingir um nível analgésico inicial adequado, seguido por sua manutenção em níveis superiores ao limiar de analgesia, para evitar o efeito que pode ser observado na Figura 5.5. É observado que a capacidade de se atingir um controle adequado da dor, como na curva "A", não depende apenas da concentração da droga a ser utilizada ou da velocidade de sua infusão, mas também depende da sensibilidade individual do paciente às drogas e à dor, além da grande variação individual no metabolismo e excreção, o que torna o ajuste na taxa de infusão um processo único para cada paciente.

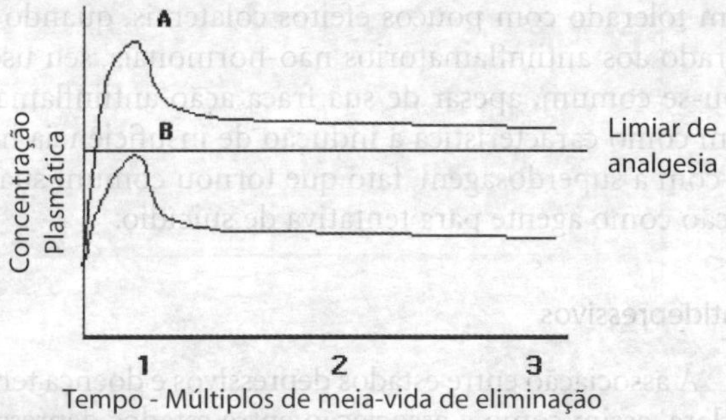

Figura 5.5 – Nível plasmático e limiar analgésico em narcóticos opiáceos.

Associação de drogas

A associação de analgésicos com outras drogas pode ser efetiva para a redução das doses necessárias ao controle da dor e, assim, reduzir o potencial de efeitos indesejados dessas drogas. Na fase inicial do atendimento ao paciente terminal, a presença de distúrbios metabólicos, a hipotensão e as alterações estruturais em sistema nervoso central podem levar a um estado confusional com desorientação e alucinação. Nessas situações, a associação entre os analgésicos opióides e agentes neurolépticos pode ser a melhor alternativa para obtermos como resultado um paciente tranqüilo, sem dor, e ainda alerta e colaborativo.

Não é incomum que esses pacientes apresentem depressão. A depressão associa-se com redução no limiar para dor e na sua tolerância, o que torna racional a utilização, nessa fase, de medicações antidepressivas como drogas coadjuvantes no tratamento da dor.

Uso de drogas receptor-seletivas e suas vantagens

São três os receptores para opiáceos com atividade biologicamente importante no ser humano: o receptor mu (μ), o receptor kappa (κ) e o receptor sigma (σ). Cada um deles é responsável por efeitos fisiológicos distintos.

Os receptores μ e κ são responsáveis por efeito analgésico, sendo que as drogas com ação preponderante no receptor μ estão relacionadas com a adição crônica e com a depressão respiratória; a droga que caracteriza esse grupo é a Morfina. As drogas que atuam sobre o receptor κ têm uma ação analgésica com um potencial muito menor de adição ou de depressão respiratória quando comparadas àquelas que atuam no receptor μ. O receptor σ não possui nenhum efeito analgésico. Além dos efeitos analgésicos, os receptores intermedeiam também outros efeitos (Tabela 5.II).

Tabela 5.II – Efeitos da ativação dos diferentes receptores opiáceos

Efeitos	μ	κ	σ
Analgesia	++	++	0
Depressão respiratória	++	0	0
Comportamento	Euforia	Sedação	Delírio
Adição	+++	+	+

Com base nos dados da Tabela 5.II é possível inferir que, dadas as suas características, as drogas que atuam sobre os receptores μ (agonistas opiáceos) devem ser utilizadas preferencialmente em situações agudas de curta duração e em pacientes que estejam sendo constantemente monitorados do ponto de vista respiratório. As drogas com ação em receptores do tipo κ (também denominados agonistas-antagonistas) são mais bem indicadas naqueles casos em que prevemos utilização de analgésicos por tempo mais prolongado. Os únicos problemas associados com os opiáceos que agem sobre o receptor κ são: 1) sua ação sobre o receptor σ (com exceção da nalbufina), que em altas doses pode levar a quadros de alucinação e delírio, e 2) como essas drogas são antagonistas ao receptor μ, podem levar a sintomas de abstinência em pacientes habituados a drogas que ajam nesses receptores.

Os diversos opióides e suas ações sobre os receptores se encontram na Tabela 5.III.

Na Tabela 5.IV descrevemos as reações adversas distribuídas por sistemas.

Tabela 5.III – Opióides e receptores

Opióides	μ	κ	σ
Agonistas			
Morfina	+	+	0
Fenilpiperidina	+	+	0
Metadona	+	+	0
Bupremorfina	+/-	" "	0
Propiram	" "	" "	0
Agonistas-antagonistas			
Nalorfina	-	+/-	+
Nalbufina	-	+	0
Ciclazocina	-	+	+
Pentazocina	-	+	+
Butorfanol	-	+	+
Antagonistas			
Naloxona	-	-	-
Naltrexona	-	-	-

(+): agonistas; (-) antagonista competitivo; (+/-) agonista parcial; (0) sem ação significativa; (" ") não determinado.

Outras drogas

Antiinflamatórios não-hormonais (AINH)

A ação dos AINH sobre a dor se dá principalmente por meio da inibição da formação de prostaglandinas pela inibição das cicloxigenases, o que reduz o processo inflamatório local com conseqüente redução na dor ocasionada pelo trauma tecidual. A utilização dos AINH acaba sendo limitada nos casos de dor intensa em razão da existência dos agentes opiáceos, que são muito mais potentes na analgesia que ocasionam; porém, nos casos de dor menos intensa, na qual o componente inflamatório seja importante, esses

Tabela 5.IV – Reações adversas associadas à utilização de analgésicos opiáceos distribuídas por sistemas

Sistemas	Efeito adverso
Respiratório	Depressão respiratória, aumento de pCO_2, exacerbação ou precipitação de crise asmática (liberação de histamina – morfina, meperidina), rigidez de parede torácica (principalmente em pacientes com insuficiência renal crônica e idosos).
Cardiovascular	Hipotensão (geralmente associada a hipovolemia), bradicardia (em associação com β-bloqueadores e bloqueadores de canal de cálcio).
Gastrintestinal	Náuseas e vômitos, íleo adinâmico (obstrução pseudocolônica), espasmo do esfíncter de Oddi (pela liberação de histamina).
Nervoso Central	Dependência, depressão, delírio (principalmente com o uso de agonistas-antagonistas), abstinência, convulsões (associadas a insuficiência renal crônica).

agentes são as drogas de escolha. Esse é o caso das dores de origem musculoesqueléticas e pós-traumáticas. Algumas outras situações, em que a causa básica envolve a ação de prostaglandinas, como a dismenorréia, a cólica biliar e a cólica renal, apresentam resposta muito boa aos AINH.

Os AINH apresentam, de maneira geral, uma série de efeitos colaterais, entre eles a inibição da agregação plaquetária, gastrite hemorrágica, alteração na função renal, o que reduz a possibilidade de seu uso no paciente com trauma ou doença grave.

Dipirona

A dipirona é uma droga muito utilizada em nosso país e em alguns países da Europa. Caracteriza-se por ser muito barata, com eficiência pelo menos similar a outros analgésicos no tratamento da dor pós-operatória e em outras situações clínicas, sem os efeitos gastrintestinais dos antiinflamatórios não-hormonais. A dipirona parece ter efeito adicional aos opiáceos, podendo ser utilizada em estratégias que se direcionam a reduzir a utilização de narcóticos opiáceos. Tem como grande vantagem a possibilidade de aplicação via oral, intramuscular e endovenosa. O seu mecanismo de ação ainda não é bem conhecido, existindo evidências experimentais de que sua atuação ocorra tanto em nível periférico quanto espinal e supra-espinal.

Infelizmente essa droga teve seu uso proibido nos Estados Unidos, com base no seu potencial de ocasionar agranulocitose, e as informações existentes são originárias de países predominantemente de língua não-inglesa, e portanto restrita a publicações de menor impacto científico.

Acetaminofeno

O acetaminofeno é o metabólito ativo da fenacetina, constituindo-se em uma alternativa efetiva ao ácido acetilsalicílico como agente analgésico ou antipirético. Como é bem tolerado com poucos efeitos colaterais, quando comparado aos antiinflamatórios não-hormonais, seu uso tornou-se comum, apesar de sua fraca ação antiinflamatória. Tem como característica a indução de insuficiência hepática com a superdosagem, fato que tornou comum sua utilização como agente para tentativa de suicídio.

Antidepressivos

A associação entre estados depressivos e doença terminal é clara, assim como a associação entre estados depressivos e maior sensibilidade a dor. Não discutiremos a utilização de antidepressivos para as situações terminais, uma vez que as medicações antidepressivas requerem tempo variável e, via de regra, longo para seu início de ação. Além disso, contamos com drogas, como os opiáceos e sedativos, que são mais potentes e adequadas para o cenário em discussão.

TRATAMENTO DA AGITAÇÃO

A presença de agitação em situação de doença terminal é ocorrência freqüente. A agitação pode ser definida como atividade motora excessiva, geralmente sem propósito e associada a tensão interna, que pode variar desde leve agitação até quadros agressivos violentos, via de regra associados à liberação adrenérgica.

Nem sempre é fácil determinar a causa relacionada à agitação do paciente, principalmente nos casos em que o paciente tem restrição à comunicação, sendo as causas mais comuns de agitação: *delirium*, ansiedade, desconforto (dor, ventilação artificial), fatores pessoais (personalidade) e compreensão e/ou sensório comprometidos.

A causa mais comum de agitação em UTI é descrita pelo termo psiquiátrico *delirium*, que é definido por um quadro reversível com prejuízo global dos processos cognitivos, associado a desorientação, prejuízo da memória de curta duração, atenção reduzida, alucinações, pensamentos anormais e comportamento inadequado. A incidência de *delirium* é extremamente variável, podendo atingir de 7 até 32% dos pacientes em unidades coronarianas dependendo da idade, do tipo de UTI e da definição de delírio utilizada.

Admite-se que o *delirium* tem uma causa orgânica, e que geralmente se enquadra em uma das quatro categorias propostas por Lipowski:

- Doença intracraniana primária;
- Doenças sistêmicas que secundariamente afetam o cérebro;
- Agentes exógenos tóxicos;
- Abstinência.

O diagnóstico diferencial do quadro de *delirium* é com as psicoses funcionais, demência, mania secundária e causas associadas à agitação em pacientes que não possam se comunicar (ansiedade, desconforto etc.).

O tratamento dos quadros de agitação é guiado pelos seguintes princípios:

1. Correção das causas da agitação (metabólicas, sistêmicas, dor, abstinência).

2. Eliminar drogas que possam estar ocasionando o quadro de confusão e agitação.
3. Neurolépticos.

Se não for possível determinar uma causa rapidamente corrigível da agitação, é importante que se inicie o tratamento sintomático. Os agentes neurolépticos são as drogas de escolha nesses casos, que podem estar associadas com benzodiazepínicos ou agentes narcóticos (Tabela 5.V).

DIGNIDADE

Como descrito anteriormente, na introdução deste capítulo, o setor de emergências não deveria ser um local para atendimento a pacientes terminais, porém, a realidade acaba por se impor, e essa presença acontece freqüentemente.

Dessa forma, uma questão importante a ser discutida é relativa à adequação que têm os serviços de emergências para dar um tratamento de apoio adequado e digno para pacientes em estado terminal.

Habitualmente, esses pacientes apresentam sintomas relacionados à doença de base (dispnéia, dores no corpo, incontinência urinária e fecal etc.), que, por si só, os deixam desconfortáveis, situação que é muito agravada pelas condições de conforto das emergências em geral (ruídos, luminosidade excessiva, macas desconfortáveis, sobrecarga do setor de higienização, de enfermagem e médico). Todos esses fatos associados acabam por tornar o período terminal uma fase de agonia e dor, na qual aquele ser humano se vê privado de sua individualidade, de sua privacidade e, muitas vezes, do convívio das pessoas que preza e ama, ou seja, o processo de morte ocorre de forma desumana e indigna.

Para que esse processo pudesse ocorrer de forma digna, seria necessário que se cumprissem alguns pré-requisitos:

- Discussão prévia (se possível, antes da chegada do paciente no setor de emergências) das preferências do paciente (e seus familiares) em relação a procedimentos invasivos.

A intubação orotraqueal, os procedimentos dialíticos e a ressuscitação cardiopulmonar costumam ser, na situação de doença terminal grave, procedimentos que apenas impedem a morte e prolongam uma situação insustentável, além de apresentarem grande potencial de causar dor e desconforto; uma discussão prévia, de preferência com o próprio paciente e, idealmente, antes que ocorra a necessidade, é fundamental para um bom atendimento do fim de vida (lembrar que a decisão em não executar qualquer desses procedimentos deve ser sempre consensual e descrita formalmente em prontuário).

- A questão da privacidade deve, sempre que possível, ser contemplada; deve haver um local delimitado ao menos por divisórias com espaço para os familiares (iluminação e nível de ruídos controlado seria o correto), e menos que isso já torna o processo menos digno.
- A proximidade da presença de profissional médico, com o intuito de orientar os familiares sobre o processo de morte (reduzindo a ansiedade com questões de dor e desconforto), assim como o suporte psicológico e religioso, são fatores que tornam o processo mais humano e positivo.
- Por fim, mas não menos importante, a presença de pessoal de enfermagem com treino específico voltado às situações terminais faz com que o processo transcorra de forma mais compassiva e tranqüila, e talvez, isoladamente, seja o fator com maior impacto e de solução mais factível dentro do pronto-socorro.

Tabela 5.V – Tratamento da agitação

Medicação e apresentações	Dose: início de ação (I); pico de efeito (P); duração de ação (D)	Eliminação	Observações
Haloperidol Ampolas com 5 mg/mL Solução com 2 mg/mL Comprimidos de 5 mg	**Parenteral: EV/IM:** 0,5 a10 mg/dose a cada 2 a 8 h; **(I)** até 30 min; **(P)** até 45 min; **(D)** até 8 h **VO:** 0,5 a 2 mg/dose a cada 2 a 8 h **(I)** até 60 min; **(P)** até 4 h; **(D)** até 8 h	Metabolismo hepático.	A dose deve ser dobrada a cada 20 min, até que se atinja o efeito adequado.
Diazepam Ampolas de 10 mg Comprimidos de 5 e 10 mg	**EV:** 0,2 a 0,3 mg/kg/dose; **(I)** 2 a 5 min; **(P)** 5 a 30 min; **(D)** variável **VO:** 2 a 5 mg/dose; **(I)** 10 a 60 min; **(P)** 30 a 180 min; **(D)** variável	Metabolismo hepático e eliminação renal.	Meia-vida prolongada; vesicante, exige a utilização de veias calibrosas. Pode ocorrer agitação paradoxal.
Midazolam Ampolas: 5 mg/mL (3 mL); 1mg/mL (5 mL) e 5 mg/mL (5 mL) Comprimidos de 7,5 e 15 mg	**EV:** 0,03 a 0,3 mg/kg/dose; **(I)** 1 a 3 min; **(P)** 10 min; **(D)** variável **EV: contínuo:** 0,012 a 0,6 mg/kg/hora **VO:** 0,1 a 0,25 mg/kg/dose; **(I)** 30-60 min; **(P)** 1-3 h; **(D)** 4-6 h	Metabolismo hepático e excreção renal.	Acúmulo nos casos de insuficiência hepática, renal e sepse. Pode ocasionar síndrome de abstinência. Em ventilação mecânica geralmente a opióides.
Propofol Ampolas com 10 mg/mL (20 e 100 mL)	**EV:** 0,3 a 3 mg/kg; **(I)** < 1 min; **(P)** 1-3 min; **(D)** < 10 min **EV** contínuo: 0,3 a 4 mg/kg/hora		Hiperlipidemia, hipotensão (doses em *bolus*, pacientes em ventilação mecânica ou hipovolemia); associar a opiáceos quando presença de dor.

Algoritmo 5.1 – Atendimento inicial ao paciente no fim da vida

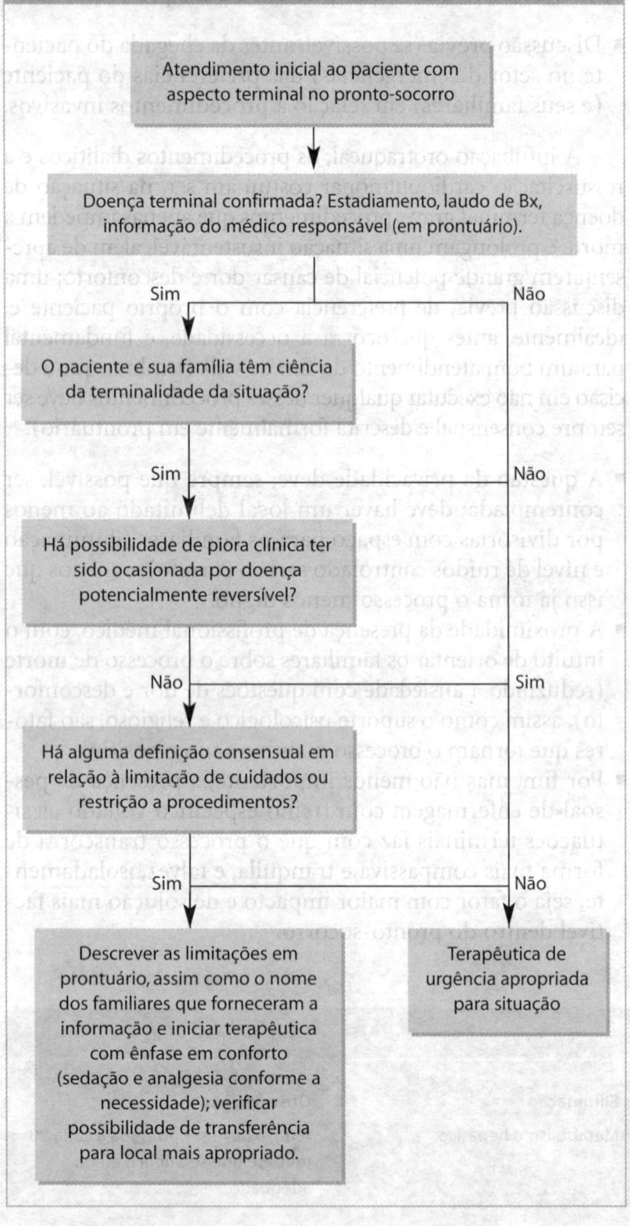

LEITURA ADICIONAL

1. Áries P. História da morte no Ocidente. 1. ed. Ed. Ediouro; 2003.
2. Tolstoi L. Death of Ivan Ilyich and other stories. 1. ed. Ed. Penguin Classics; 1989.
3. Kübler-Ross E. Sobre a morte e o morrer. 1. ed. Ed. Martins Fontes; 1998.
4. Kübler-Ross E. Questions and answers on death and dying. 1. ed. Ed. Simon and Shuster; 1997.
5. Compassionate end-of-life care in the intensive care unit: critical care: blending science and compassion, Crit Care Med 2001; 29.2 (Suppl.).
6. Searight H, Gafford J. Cultural diversity at the end of life: issues and guidelines for family physicians. Am Fam Phys 2005; 71: 3. Disponível em: www.aafp.org/afp/20050201/515.html.
7. Teno JM, Clarridge BR, Casey V, Welch LC, Wetle T, Shield R, Mor V. Family perspectives on end-of-life care at the last place of care. JAMA 2004; 291: 88-93.
8. Lipowski ZJ. Delirium in the elderly patient. N Eng J Med 1989; 320: 578.
9. Amaral JLG (coordenador). Recomendações da Associação Brasileira de Medicina Intensiva sobre analgesia, sedação e bloqueio neuromuscular em terapia intensiva. 1999.
10. Gilman AG, Goodman LS, Gilman A. The pharmacological basis of therapeutics. 9. ed. New York: McGraw-Hill; 1996.
11. Núcleo Interdisciplinar de Bioética. Hospital de Clínicas de Porto Alegre. Disponível em: http://www.bioetica.ufrgs.br/bioetica.htm.
12. New South Wales Ministery of Health. Guidelines for end-of-life care and decision-making. Disponível em: http://www.health.nsw.gov.au/pubs/2005/endlifecare.html.
13. Oregon Right to Life. Disponível em: http://www.ortl.org/index.html.
14. National Cancer Institute. End-of-life care: questions and answers. Disponível em: http://cis.nci.nih.gov/fact/8_15.htm.
15. National Institute of Health. Bioethics resources on the web: medicine and health care; end of life/palliative care. Disponível em: http://www.nih.gov/sigs/bioethics/endoflife.html#eol.

Atendimento à Mulher Vítima de Abuso Sexual

CAPÍTULO 6

Thaís Villela Peterson
Eduardo Vieira da Motta
Carlos Alberto Diegoli

TÓPICOS IMPORTANTES

- Considera-se abuso sexual toda e qualquer forma de crime contra a liberdade sexual, com atividade sexual não consentida que inclua fraude, uso da força física ou intimidação.
- O exame ginecológico deve ser criterioso, com descrição minuciosa dos órgãos genitais e das lesões encontradas.
- A anticoncepção emergencial deverá ser feita em todas as mulheres com idade reprodutiva expostas à gravidez.
- Profilaxia de DST: iniciar até 72 horas após a violência.

INTRODUÇÃO E DEFINIÇÕES

Dentre as situações que permeiam a sociedade atual, a violência é indiscutivelmente o evento bioético de maior relevância, não somente pelos danos físicos e psicológicos que causa, como também pelo número de ações necessárias ao seu tratamento.

A violência contra a mulher, particularmente a jovem, manifesta-se principalmente sob a forma de abusos sexuais. Levantamento das ocorrências do setor de Sexologia Forense do Instituto Médico Legal de São Paulo, realizado no ano de 1995, constatou 2.403 queixas de abuso sexual.

Considera-se abuso sexual toda e qualquer forma de crime contra a liberdade sexual, com atividade sexual não consentida que inclua fraude, uso da força física ou intimidação. Define-se como estupro o ato de constranger a mulher, de qualquer idade ou condição, à conjunção carnal por meio de violência ou grave ameaça. Diferencia-se do atentado violento ao pudor, que consiste em constranger alguém, mediante violência ou grave ameaça, a praticar ou permitir que se pratique ato libidinoso diverso da conjunção carnal.

O estupro é um crime geralmente clandestino, sub-relatado e pouco conhecido. Sua real freqüência é desconhecida porque as vítimas hesitam em informar, devido a humilhação, medo, sentimento de culpa, desconhecimento sobre as leis e descrédito no sistema judicial. A legislação brasileira determina que distintos setores do serviço público atuem sobre diferentes aspectos da violência sexual. Dessa forma, cabe ao Instituto Médico Legal (IML) a avaliação pericial de um caso suspeito de abuso sexual, enquanto o atendimento à saúde física e mental das vítimas seria responsabilidade da rede pública de saúde.

A equipe preparada para esse atendimento deve ser preferencialmente composta por médicos, enfermeiros, assistentes sociais e psicólogos, pois as vítimas de estupro necessitam de diagnóstico e acompanhamento cuidadosos para uma multiplicidade de condições clínicas, incluindo apoio psicológico, amparo forense, prevenção de gravidez indesejada e profilaxia de DST.

ANAMNESE

A história deve ser detalhada, usando as próprias palavras das pacientes ou de seus acompanhantes, questionando-se sobre hora, local e forma do ocorrido, sem, entretanto, adquirir postura rigorosa ou interrogativa. Especial atenção será dada aos antecedentes menstruais, sexuais, características do ciclo menstrual e anticoncepção.

EXAME FÍSICO

O exame físico deverá incluir uma descrição detalhada do estado geral da paciente e das suas vestes e a pesquisa de lesões em outras áreas do corpo.

O exame ginecológico deve ser criterioso, com descrição minuciosa dos órgãos genitais e das lesões encontradas. Deve-se ainda realizar coleta de secreção vaginal contendo esperma com espátula de Ayre e fixá-la em papel filtro estéril e colocá-lo dentro de um envelope. O toque bidigital deve ser evitado.

ANTICONCEPÇÃO DE EMERGÊNCIA

O risco de gestação advinda de estupro varia de 4 a 7%. Por isso, a anticoncepção emergencial deverá ser feita em todas as mulheres com idade reprodutiva expostas à gravidez. Salienta-se que esse método deve ser empregado em até 72 horas do coito suspeito (Tabela 6.I).

A contracepção tem sido mais eficiente e com menos efeitos colaterais com progestagênio isolado. Além disso, pode ocorrer interação medicamentosa entre o etinilestradiol e alguns anti-retrovirais (nelfinavir e ritonavir).

Tabela 6.I – Anticoncepção de emergência

Progestagênio isolado	Levonorgestrel 0,75 mg OU 1,5 mg	2 comprimidos (um imediatamente e outro após 12 horas) Dose única
Esquema combinado (método de Yuzpe)	Etinilestradiol 0,05 mg + levonorgestrel 0,25 mg	2 comprimidos imediatamente e 2 após 12 horas

PROFILAXIA DE DST

Iniciar até 72 horas após a violência. O esquema de primeira escolha para a quimioprofilaxia das DST não-virais é o descrito na Tabela 6.II.

O metronidazol e outros derivados imidazólicos podem apresentar interações medicamentosas importantes com ritonavir. Quando disponíveis em laboratório, deverão ser colhidos espécimes de vagina e endocérvice para exame direto a fresco e corado pelo Gram, para cultura em meio Thayer-Martin e para imunofluorescência direta; deverão ser colhidos espécimes da endocérvice e do reto para possível detecção de infecção por *Neisseria gonorrheae* e *Chlamydia trachomatis*.

Tabela 6.II – Profilaxia de DST

	Drogas
Adultos e adolescentes > 45 kg	Penicilina benzatina 2.400.000 U IM dose única +
	Azitromicina 1,0 g VO dose única +
	Ofloxacino 400 mg VO dose única +
	Metronidazol 2 g VO dose única
Crianças e adolescentes < 45 kg	Ceftriaxona 125 mg IM dose única ou
	Penicilina benzatina 600.000 U IM dose única +
	Azitromicina 20 mg/kg (máx. 1,0 g) VO dose única
Esquema alternativo	Quinolonas 1,0 g IM dose única
	(ofloxacino, ceftriaxona)
	Ciprofloxacino 400 mg 12/12 h – 3 dias

PROFILAXIA PARA HEPATITE B

Indivíduos já imunizados contra hepatite B, com esquema vacinal completo (três doses), não necessitam de dose de reforço ou do uso da imunoglobulina humana anti-hepatite B (HBIG). Indivíduos não imunizados ou com esquema vacinal incompleto devem receber:

- Vacina: 1ª dose imediatamente. Outras 2 doses (1 e 6 meses).
- Imunoglobulina (HBIG): 0,06 mL/kg IM. No máximo até 3 dias após a violência sexual.
- Gravidez e lactação não são contra-indicações para imunização.

PROFILAXIA DA INFECÇÃO PELO HIV

Os dados da literatura não são conclusivos quanto à eficácia do uso de anti-retrovirais na quimioprofilaxia para o HIV após abuso sexual. Os esquemas anti-retrovirais recomendados pelo Ministério da Saúde em situações de violência sexual em pacientes expostas a agressor(es) com sorologia desconhecida ou HIV+ virgens de tratamento anti-retroviral:

- Zidovudina (AZT) – 200 mg VO 8/8 h.
- Lamivudina (3TC) – 150 mg VO 12/12 h.
- Nelfinavir, indinavir ou ritonavir – 800 mg VO 8/8 h.

Nas pacientes expostas a agressor HIV+, em tratamento com anti-retroviral, o esquema deverá ser individualizado com avaliação do especialista.

LEITURA ADICIONAL

1. Diegoli CA, Diegoli MSC. Violência sexual contra a mulher. In: Pinotti JA, Fonseca AM, Bagnoli VR (editores). Tratado de ginecologia. Revinter; 2004.
2. Ministério da Saúde do Brasil. Manual de controle das doenças sexualmente transmissíveis (DST). Coordenação Nacional de DST/AIDS. 3. ed. 1999. Disponível em: www.portal.saude.gov.br.

Doação de Órgãos para Transplante

CAPÍTULO 7

Milton Glezer

TÓPICOS IMPORTANTES

- Os programas de transplante em nosso meio ainda enfrentam dificuldades para serem de fato efetivos, devido a uma variação enorme de problemas:
  - Falta do número adequado de notificações de portadores de pacientes em morte encefálica por parte da equipe médica.
  - Dificuldades tecnológicas com relação à confirmação do diagnóstico de morte encefálica.
  - Falta de esclarecimento da população leiga sobre a real necessidade de ser realizada a doação de órgãos e tecidos para transplante de seus entes queridos que venham a falecer.
- Ações no sentido de educação continuada para as equipes que atuam na área da saúde, assim como projetos de esclarecimento para a população e iniciativas originadas da área governamental, vêm cada vez mais assumir um papel de importância no contexto da problemática dos transplantes em nosso país.

INTRODUÇÃO

Atualmente, os transplantes de órgãos e tecidos são considerados tratamento eficaz para diversas doenças em fase final, levando a melhoria na qualidade e perspectiva de vida.

O aperfeiçoamento das técnicas cirúrgicas, principalmente na área de cirurgia vascular, o desenvolvimento de novos imunossupressores e o melhor entendimento sobre os mecanismos imunológicos levaram o transplante de órgãos e tecidos de uma técnica considerada experimental a um procedimento eficaz no controle da falência de órgãos e tecidos.

Todo esse desenvolvimento levou a um desequilíbrio entre o número de pacientes que aguardam o transplante em lista e o número de órgãos doados ao sistema.

HISTÓRICO

No início da década de 1980 começou a estruturação das organizações para notificação, captação e distribuição de órgãos, principalmente em São Paulo, Rio de Janeiro e Rio Grande do Sul. Até então a captação era realizada pelos próprios transplantadores nas unidades de terapia intensiva e prontos-socorros.

Em 1968, houve a publicação da Lei de transplantes, em que se instituiu o consentimento informado, o qual dá a decisão sobre a doação aos familiares do potencial doador. Em 1992, houve a promulgação da Lei n. 8.489, que aperfeiçoava a legislação. Em 1997, foi promulgada a Lei n. 9.434, criando o Sistema Nacional de Transplante e utilizando o consentimento dito presumido, isto é, no qual o cidadão contrário à doação necessitava registrar sua decisão em vida, em documento oficial de identidade.

Tal lei não encontrou respaldo na sociedade, de forma que em 2001, através da Lei n. 10.211, voltou-se a utilizar o consentimento informado.

ORGANIZAÇÃO DO SISTEMA BRASILEIRO DE TRANSPLANTES

Em 1997 foram criados o Sistema Nacional de Transplantes (SNT), as Centrais de Notificação, Captação e Distribuição de Órgãos (CNCDOs) e os Cadastros Técnicos (lista única), para distribuição dos órgãos e tecidos captados.

Na maioria dos Estados o processo de captação é realizado pelas CNCDOs. No Estado de São Paulo houve uma descentralização através da criação de uma segunda CNCDO, ficando uma central localizada na capital de São Paulo e uma regional localizada na cidade de Ribeirão Preto. Foram ainda criadas as Organizações de Procura de Órgãos (OPOs), responsáveis diretamente pela procura e captação dos órgãos para o sistema, deixando a cargo da CNCDO a distribuição dos respectivos órgãos e tecidos. Temos hoje quatro Organizações de Procura de Órgãos na capital e seis Organizações de Procura de Órgãos no interior. Em 2001, por determinação da Portaria GM/MS 905/2000, foram criadas as Comissões Intra-hospitalares de Transplante (CIHT), as quais evoluíram a partir de 2005, pela Portaria GM/MS 1752, para Comissões Intra-hospitalares de Doação de Órgãos e Tecidos para Transplante (CIHDOTT), as quais passam a ter papel de destaque no processo doação-transplante.*

* Desde julho de 2006 a realização de transplante hepático depende da classificação de Meld (Model for End-stage Liver Disease) apresentada pelo doente. Esta classificação prioriza a gravidade apresentada.
$MELD = 9{,}57 \times \log_e \text{creatinina mg/dL} + 3{,}78 \times \log_e \text{bilirrubina (total) mg/dL} + 11{,}20 \times \log_e \text{INR} + 6{,}42$

TIPOS DE DOADORES

Doadores falecidos

Doador em morte encefálica

A morte encefálica é definida como parada total e irreversível da atividade do tronco e hemisférios cerebrais, de acordo com a Resolução 1480/97 do Conselho Federal de Medicina, sendo obrigatória a presença de dois exames neurológicos de ordem clínica feitos por dois médicos diferentes, sendo um obrigatoriamente da área de neurologia, além de um exame gráfico complementar. Nesta situação clínica a função cardiorrespiratória é mantida de forma artificial.

Doador com coração parado (sem batimentos cardíacos)

É o doador com parada cardíaca, situação na qual habitualmente pode ser doador de tecidos. Em alguns serviços, existe uma estrutura organizada para que na parada cardíaca recente se realize a retirada de órgãos, em especial dos rins.

Doador vivo

Trata-se de indivíduo aparentemente saudável com disposição para doação de parte do fígado ou pulmão ou de um rim. Neste caso, o indivíduo pode ter laços familiares, sendo considerado um doador relacionado, ou não possuir laços familiares, quando passa a ser considerado um doador vivo não relacionado.

PROCESSO DOAÇÃO-TRANSPLANTE

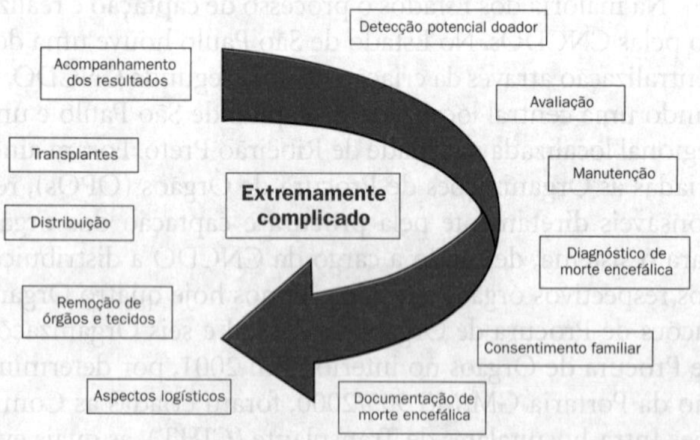

Este processo tem início com a identificação de um paciente que possua critérios clínicos de morte encefálica em qualquer unidade de saúde do sistema. Este paciente com suspeita de morte encefálica gera uma notificação para a Central de Notificação e Captação e Distribuição de Órgãos (CNCDO). A seguir é realizado o diagnóstico de morte encefálica, respeitando as orientações constantes da Resolução 1480/97 do Conselho Federal de Medicina para todos os pacientes com suspeita de morte encefálica, independentemente da possibilidade da ocorrência da doação de órgãos. A seguir, é realizada uma avaliação clínica e laboratorial neste potencial doador, afastando-se as contra-indicações, que podem vir a se tornar um risco para o potencial receptor.

Durante todo esse procedimento a manutenção do potencial doador deve buscar a estabilidade hemodinâmica, bioquímica e ventilatória que garanta a viabilidade dos órgãos e tecidos passíveis de serem utilizados.

Dando seqüência ao processo, deve-se fazer a comunicação à família da morte do paciente, atual potencial doador, através de uma entrevista familiar realizada por um profissional experiente que visa o consentimento à doação de órgãos e tecidos.

Uma vez caracterizado o potencial doador, o responsável pela equipe que está coordenando o processo entra em contato com a CNCDO, informando os órgãos e tecidos doados, as condições antropométricas e clínico-laboratoriais, e juntamente com as equipes de retirada dos órgãos e tecidos estabelece local e horário para o início do procedimento de retirada.

A CNCDO é responsável pela distribuição dos órgãos e tecidos doados, assim como pela identificação das equipes responsáveis pela retirada.

Antes da retirada dos órgãos e tecidos a declaração de óbito deverá ser fornecida nas situações de morte natural. Nos casos de morte por causa externa é obrigatório o encaminhamento para o Instituto Médico Legal, onde o falecido será submetido a autópsia para posterior emissão do atestado de óbito.

O horário definido como o horário do óbito é o da realização da segunda prova clínica ou do exame gráfico, dependendo de qual foi a última prova realizada.

Em vista da complexidade de todo este processo é fundamental a existência de um prontuário do doador, adequadamente preenchido, contendo passo-a-passo todas as ações realizadas.

IDENTIFICAÇÃO DE POTENCIAIS DOADORES

A identificação dos potenciais doadores é o passo inicial de todo o processo, e é aquele que acarreta maior impacto no número final de doadores de órgãos.

O baixo número de notificações que ocorre nos serviços de saúde do sistema é o grande responsável pelo número limitado de doadores de órgãos e tecidos em nosso país. Dentre as causas dessa não-notificação destacam-se a falta de conhecimento sobre o processo doação-transplante por parte dos profissionais da área da saúde, desconhecimento da equipe de saúde sobre a metodologia e o conceito de morte encefálica, descrença no programa de transplante como um todo e falta de condições materiais adequadas, entre outros problemas de menor monta.

Para que haja o aumento no número de notificações é necessário que as Comissões Intra-hospitalares de Doação de Órgãos e Tecidos para Transplante assumam seu papel de fundamental importância neste sistema de captação de órgãos.

Em vista do descrito, nota-se que o registro do número de pacientes em morte encefálica, o número de óbitos do serviço, assim como o controle de pacientes com evidência de se tornarem potenciais doadores tornam-se de extrema importância.

AVALIAÇÃO DO POTENCIAL DOADOR

Com a evolução tecnológica da medicina, uma avaliação clínico-laboratorial do potencial doador de órgãos e tecidos passa a ser fundamental para o sucesso da cirurgia de alocação do enxerto. A qualidade do transplante tem relação direta com o grau de cuidado que o potencial doador recebeu durante a sua fase de manutenção. Deve-se ter um cuidado especial na prevenção da transmissão de enfermidades neoplásicas e/ou infecciosas.

Em virtude do grande número de pacientes que aguardam por um órgão ou tecido na fila de transplante, levando inclusive ao alto índice de mortalidade de pacientes em lista, os critérios de aceitação de doadores têm sido ampliados, sendo aceitos doadores considerados como "limítrofes".

Existem situações consideradas como contra-indicações absolutas para doação:

- Tumores malignos, com exceção dos carcinomas basocelulares da pele, carcinomas *in situ* do colo uterino e tumores primitivos do sistema nervoso central (ver Tabela 7.I).
- Sorologia positiva para HIV ou para HTLV I e II.
- Septicemia em atividade.
- Tuberculose em atividade.

É também recomendado que, além de uma anamnese detalhada e exame físico completo, sejam realizados exames laboratoriais de acordo com a Tabela 7.II.

Tabela 7.I – Tumores cerebrais e doação de órgãos

Tumores que não excluem o doador para doação
Meningioma benigno
Adenoma de hipófise
Schwannoma de acústico
Craniofaringeoma
Astrocitoma pilocítico (grau I)
Cisto epidermóide
Cisto colóide do III ventrículo
Papiloma de plexo coróide
Hemangioblastoma
Tumor de células ganglionais
Pineocitomas
Oligodendroglioma de baixo grau (Schmidt A e B)
Ependimoma
Teratoma bem diferenciado
Tumores em que o doador pode ser considerado para doação dependendo das características
Astrocitoma de baixo grau (grau II)
Gliomatose cerebral
Tumores em que o doador não deve ser considerado para doação
Astrocitoma anaplástico (grau III)
Glioblastoma multiforme
Meduloblastoma
Oligodendroglioma anaplástico (Schmidt C e D)
Ependimoma maligno
Pineoblastoma
Meningeoma anaplástico e maligno
Sarcoma intracranial
Tumor de células germinais (exceto teratoma bem diferenciado)
Cordoma
Linfoma cerebral primário

Tabela 7.II – Exames mínimos necessários para avaliação de potencial doador

Avaliar	Exame
Tipagem sangüínea	Grupo ABO
Sorologias	Anti-HIV, HTLV 1 e 2, HBsAg, Anti-HBc, Anti-HBs, Anti-HCV, CMV*
	Chagas, toxoplasmose*, lues
Hematologia	Hemograma, plaquetas
Eletrólitos	Na, K
Doador de pulmão	Gasometria arterial, RX de tórax e medida da circunferência torácica
Doador de coração	CPK, enzimas cardíacas (CKMB), ECG, cateterismo**
Doador de rim	Uréia, creatinina, urina tipo I
Doador de fígado	ASL, ALT, γGT, bilirrubinas
Doador de pâncreas	Amilase, glicemia
Infecções	Culturas deverão ser colhidas no local de origem

* O resultado pode ser obtido após a realização do transplante.
** Para pacientes maiores de 45 anos.

Nos casos em que houver a presença de uma contra-indicação absoluta a responsabilidade pela não-utilização do potencial doador é do coordenador intra-hospitalar, da OPO ou da CNCDO, enquanto que a decisão sobre a utilização de órgão ou tecido ficará a critério da equipe de transplante.

MANUTENÇÃO DO POTENCIAL DOADOR

O objetivo da manutenção do potencial doador é otimizar as condições clínicas de forma que os órgãos e tecidos a serem utilizados estejam na melhor situação clínica possível, assegurando a viabilidade dos mesmos, assim como uma melhoria na qualidade dos órgãos e tecidos a serem implantados no receptor. Durante a fase de manutenção recomenda-se o monitoramento do ritmo cardíaco, da saturação de oxigênio, da pressão arterial, da pressão venosa central, do equilíbrio hidroeletrolítico, do equilíbrio ácido-base, do débito urinário e da temperatura corporal. Desta maneira, devemos utilizar uma adequada reposição volêmica, drogas vasoativas, adequada oxigenação, manutenção do equilíbrio ácido-base, manutenção da temperatura corporal adequada e prevenção ou tratamento de infecções.

Para a adequada manutenção é recomendável que o potencial doador esteja alocado numa unidade onde os cuidados e controles sejam freqüentes, a observação contínua, assim como devem existir à disposição ventiladores artificiais com recursos tecnológicos de ponta, cardioscópios, monitores de pressão não-invasiva, monitores da saturação do oxigênio, monitores de temperatura corporal, acesso rápido ao laboratório de análises clínicas, acesso às metodologias de diagnóstico de imagem e ao banco de sangue.

Não podemos nos esquecer de que a adequada perfusão tecidual será fundamental para o sucesso da cirurgia de implante do enxerto. Portanto, apesar de o nosso potencial doador ser um paciente tido como um indivíduo falecido, poderão ser necessárias medidas como: antibioticoterapia, hemotransfusão e procedimentos como drenagens e sondagens, entre outros.

ENTREVISTA FAMILIAR

Este é o momento crucial do processo, em que o relacionamento do entrevistador com os familiares tem papel central no sucesso ou não da ação de doar. Neste momento de intensa dor por parte da família que assiste à perda de um ente querido, alguns fatores serão determinantes no sucesso desta ação:

- Predisposição pessoal à doação.
- Qualidade do atendimento prestado ao falecido.
- Habilidade do entrevistador em fornecer as informações necessárias e solicitar a doação.

Para que haja aumento do número de doações é importante que o profissional que coordena a entrevista tenha conhecimento das circunstâncias que levaram à morte do falecido, assim como das condições em que se encontra este potencial doador. A realização de uma conversa prévia com a equipe responsável pelos cuidados prestados ao falecido é recomendável antes da abordagem familiar. No momento da entrevista é necessário o reconhecimento do familiar que oferece maior acatação à opção da doação. Familiares revoltados ou não conformados com a situação de morte encefálica de seu ente querido têm uma maior tendência a não concordar com a doação.

Tal entrevista deve ser realizada em um ambiente tranqüilo e confortável, onde os familiares possam ter liberdade para exprimir seus sentimentos de dor num momento tão complicado de suas vidas. A abordagem de familiares, com o intuito de obter a doação, deve ser evitada nos corredores de hospitais e prontos-socorros.

CAUSAS DA NÃO-EFETIVAÇÃO DE POTENCIAL DOADOR

Falta de notificação

A literatura internacional revela metodologia capaz de medir a taxa estimada de potenciais doadores nos diversos serviços. Atualmente acredita-se que entre as mortes totais ocorridas dentro de um hospital geral temos de 1 a 4% de pacientes em morte encefálica. Em uma Unidade de Terapia Intensiva acredita-se que estes números sejam da ordem de 10 a 11%. Temos como principais causas da não-notificação:

- Desconhecimento da morte encefálica.
- Desconhecimento dos programas de doação de órgãos e tecidos para transplante.
- Falta de credibilidade dos benefícios da doação e dos transplantes.
- Dificuldades logísticas para a manutenção do potencial doador e realização do diagnóstico de morte encefálica.

Recusa familiar

Estudos mundiais revelam que a recusa familiar nos diversos serviços varia de 25 a 30% das abordagens realizadas, sendo as principais razões:

- Descrédito do diagnóstico de morte encefálica.
- Desconhecimento da vontade do falecido em relação à doação.
- Conhecimento de que o falecido era contrário à doação.
- Causas religiosas.
- Descrédito no sistema de distribuição de órgãos e tecidos.
- Descontentamento em relação ao atendimento, na área de saúde, recebido pelo falecido.
- Dificuldades no relacionamento com a equipe que assistiu ao falecido.
- Entrevista realizada de maneira inadequada.

Parada cardíaca

Mostra a literatura internacional que cerca de 15 a 20% dos potenciais doadores apresentam parada cardíaca irreversível durante alguma fase do processo doação-transplante, inviabilizando a retirada de órgãos e tecidos para o transplante.

Contra-indicação médica

Em cerca de 15 a 30% dos casos, a não-efetivação de potenciais doadores é atribuída às contra-indicações médicas em casos de portadores de: septicemia, insuficiência de múltiplos órgãos, tumores com possibilidade de transmissão para o receptor e portadores de sorologia positiva para HIV e HTLV I e II.

Problemas logísticos

Sabemos que, no nosso país, as diferenças de recursos são inúmeras, havendo uma logística diversificada para cada região. De uma maneira geral sabemos que em cerca de 10% dos casos de não-efetivação da doação pode-se atribuir problemas logísticos como:

- Falta de leitos de terapia intensiva.
- Dificuldades na transferência de potenciais doadores para hospitais com recursos para confirmação da morte encefálica.
- Laboratórios sem condições de realizar sorologias necessárias.
- Falta de equipamento técnico para a realização do diagnóstico gráfico de morte encefálica.
- Falta de disponibilidade de equipes médicas para a realização de procedimentos.

LEITURA ADICIONAL

1. www.saude.gov.br.
2. www.saude.sp.gov.br.
3. www.portalmedico.com.br.
4. www.abto.org.br.
5. Kamath PS, Wiesner RH, Malinchoc M, Kremers W, Therneua TM, Kosberg CL, et al. A model to predict survival in patients with end-stage liver disease. Hepatology 2001; 33(2): 464-70.

O Atendimento em Unidades de Emergência: Implicações para o Profissional de Saúde

CAPÍTULO 8

Luciane de Rossi
Elisa Maria Parahyba Campos
Mara Cristina Souza de Lúcia

TÓPICOS IMPORTANTES

- A atividade médica, independentemente da especialidade, é marcada por fatores estressantes que interferem na saúde dos profissionais que atuam em emergências médicas.
- A literatura não privilegia esse assunto e a maioria dos profissionais de saúde reluta em reconhecer ou falar abertamente sobre o sofrimento psíquico gerado por sua experiência ocupacional.
- O pronto-socorro é um ambiente permeado pela imprevisibilidade e por vivências de dor, sofrimento, impotência, angústia, medo, desesperança, desamparo, perdas e morte.
- A atividade inclui exposição ao trauma, à violência e à morte inesperada, mas os fatores estressantes ultrapassam a especificidade da assistência e incluem limites de ordens diversas, sobrecarga de trabalho e superlotação.
- As condições de trabalho podem desencadear desordens psiquiátricas, ansiedade, depressão e transtorno de estresse pós-traumático. Além disso, os médicos possuem maiores riscos para uso abusivo de álcool, drogas e suicídio que a população geral.
- O trabalho em unidades de emergência é fonte de *burnout*, uma síndrome definida como uma resposta ao estresse ocupacional crônico e caracterizada por altos níveis de exaustão emocional, despersonalização e baixo envolvimento pessoal no trabalho.
- Acredita-se que os médicos de emergência possuem níveis mais elevados de *burnout* que médicos de outras especialidades, porém esse dado não se confirma em todas as pesquisas.
- Toda instituição parece sofrer do "mal" que pretende curar. Assim, é importante que a instituição hospitalar invista na saúde de seus profissionais.

INTRODUÇÃO

Falar sobre a saúde dos profissionais que atuam no contexto das emergências médicas não é uma tarefa tão simples. Em primeiro lugar porque o conceito atual de saúde é bastante amplo e envolve aspectos orgânicos, psicológicos e sócio-ambientais. Considerando esse conceito, é preciso lembrar que o profissional de saúde, antes de mais nada, é uma pessoa comum. Assim, para ser "saudável" precisa comer, vestir-se, cuidar da família, possuir um trabalho que considere significativo, dedicar algum tempo à cultura e ao lazer, ou seja, ter qualidade de vida. Diante de todas essas necessidades, fica difícil determinar, com precisão, em que medida as condições relacionadas ao trabalho influenciam na etiologia dos problemas de saúde desses profissionais.

Em segundo lugar, observa-se que, embora a literatura sobre o uso da tecnologia disponível para serviços de urgência seja bastante generosa, o mesmo não acontece com as publicações sobre a dinâmica do trabalho em equipe e sobre a saúde desses profissionais, principalmente no que se refere aos aspectos emocionais e ao sofrimento psíquico. Se por um lado o mundo científico não privilegia estes temas, por outro, na "vida real" os profissionais mantêm uma espécie de "conspiração do silêncio". A maioria reluta em reconhecer ou falar abertamente sobre os problemas psicológicos gerados por sua experiência ocupacional e, conseqüentemente, em procurar ajuda de outros – seja por dificuldades pessoais, por falta de tempo ou oportunidade, ou mesmo pela crença de que devem assumir o lugar de onipotência que lhes é atribuído pela representação social.

Em terceiro lugar, existe a dificuldade de organizar em palavras uma vivência marcada pelo caos, já que o pronto-socorro configura um cenário marcado por experiências físicas e emocionais intensas, pela correria e imprevisibilidade. A constante é a urgência, que captura e determina ações e pensamentos rápidos, sempre centrados no outro – o paciente e seus familiares. Dessa maneira, voltar o olhar para o profissional e para o impacto dessa vivência em sua saúde mental constitui um desafio. Desafio que este capítulo pretende enfrentar, enfocando as dificuldades inerentes à atividade assistencial no pronto-socorro e relacionando-as ao sofrimento psíquico e aos transtornos psiquiátricos apresentados pelos profissionais que a exercem.

O PRONTO-SOCORRO

Situações de emergência podem ocorrer em todos os setores do hospital, mas seu lugar prioritário é o pronto-socorro, que constitui uma das portas de entrada do paciente. Esse setor atende o nível terciário de atenção à saúde e se destina a receber pessoas em situações de emergência, com ou sem risco iminente de morte, que necessitam de um pronto-atendimento.

O paciente que procura uma unidade de emergência, em geral, teve sua vida desestruturada a partir da instalação abrupta de um processo mórbido, da descompensação de doenças crônicas, da vivência de acidentes ou de agressões violentas. Ao observar os pacientes, é possível identificar as três fontes de sofrimento descritas por Freud (1930). O autor afirma que

> o sofrimento nos ameaça a partir de três direções: de nosso próprio corpo, condenado à decadência e à dissolução, e que nem mesmo pode dispensar o sofrimento e a ansiedade como sinais de advertência; do mundo externo, que pode voltar-se contra nós com forças de destruição esmagadoras e impiedosas; e, finalmente, de nossos relacionamentos com os outros homens. O sofrimento que provém dessa última fonte talvez nos seja mais penoso do que qualquer outro.

Essas fontes de sofrimento não se aplicam apenas aos pacientes ou a seus familiares, mas também à equipe de saúde. Seu cotidiano é permeado pela imprevisibilidade e por vivências de dor, sofrimento, impotência, angústia, medo, desesperança, desamparo, perdas e morte. Nesse contexto, os profissionais são chamados a atuar de modo rápido e eficiente, com o objetivo de salvar vidas, o que nem sempre pode ser alcançado.

A atividade inclui exposição ao trauma, à violência e à morte inesperada, mas os fatores estressantes ultrapassam a especificidade da assistência e incluem limites de ordens diversas, sobrecarga de trabalho e superlotação. Teoricamente, o paciente que chega ao pronto-socorro deveria receber o pronto-atendimento e ser liberado ou, se necessário, encaminhado a uma unidade de internação. Na prática, a falta de vagas nessas unidades determina o prolongamento da permanência do paciente e a continuidade do tratamento na própria unidade de emergência, em condições, muitas vezes, inadequadas. Desta forma, os pacientes se acomodam em macas, sem conforto ou privacidade, e presenciam constantemente cenas de sofrimento de outros pacientes.

Além disso, a literatura aponta uma descaracterização dos serviços prestados pelo pronto-socorro, que funciona também como um *ambulatório com pronto-atendimento*, absorvendo uma diversidade de problemas físicos e sociais. Diante da qualidade insatisfatória dos serviços oferecidos pela saúde pública no Brasil, a população recorre ao pronto-socorro, na esperança de ser prontamente atendida e obter, num curto espaço de tempo, algum encaminhamento ao seu problema.

A permanência dos pacientes no pronto-socorro, aliada à descaracterização da demanda, gera a superlotação, que compromete a capacidade de atendimento das emergências, aumentando a possibilidade de erros médicos. As conseqüências do tempo prolongado de espera pelo atendimento podem ser mais ou menos graves, dependendo do paciente. Alguns (im)pacientes podem ir embora sem atendimento, outros depositam sua irritação nos profissionais, em forma de agressões verbais ou físicas.

De qualquer maneira, as interações com os pacientes e seus familiares são freqüentemente carregadas de emoção e estresse. É necessário cuidar de pessoas poliqueixosas, refratárias à ajuda, agressivas, hostis, autodestrutivas, deprimidas, inseguras e que, muitas vezes, alimentam a fantasia de obter um tratamento rápido, indolor e que não implique muito investimento pessoal. Além das características dos pacientes, é preciso considerar as características da emergência que devem ser comunicadas aos pacientes e familiares. Como informar o paciente sobre um diagnóstico de câncer com prognóstico reservado? Como dizer a uma mãe que, mesmo com todos os esforços da equipe, seu filho não sobreviverá ao acidente? Entretanto, existem também situações que geram satisfação e alegria, como aquelas em que o atendimento é eficaz e o médico pode dizer: "ele vai ficar bem". Desta forma, a relação médico-paciente pode ser, ao mesmo tempo, o aspecto mais gratificante e o mais estressante para os profissionais.

Os conflitos podem acontecer não só entre profissionais e pacientes, mas também dentro da própria equipe, que parece contar com um número sempre insuficiente de profissionais para o atendimento da demanda. As condições de trabalho incluem jornadas extensas e múltiplas e limitações técnicas e materiais, que diminuem a satisfação pessoal no trabalho e a eficácia profissional do médico. Segundo Wallace, as condições de trabalho, a carga horária, o volume de trabalho, os conflitos entre o trabalho e a família e os conflitos entre as necessidades da instituição e dos pacientes são fatores que interferem negativamente no bem-estar do médico.

Imprevisibilidade, pacientes em condições graves, superlotação, sobrecarga de trabalho, conflitos, demanda emocional. Não é difícil imaginar que tudo isso tenha implicações para a saúde do profissional.

AS "DORES E DELÍCIAS" DE SER MÉDICO DE EMERGÊNCIA

Como psicólogas do Pronto-Socorro do Instituto Central do Hospital das Clínicas – FMUSP, ao questionar médicos e enfermeiros sobre pacientes com necessidade de atendimento psicológico, freqüentemente a primeira resposta é *"você tinha que atender a gente!"* ou *"posso fazer um pedido de consulta para mim?"*. Mesmo ditas em tom de brincadeira, essas frases alertam para a dificuldade de atuar nesse contexto e revelam a existência de um sofrimento.

A atividade médica, independentemente da especialidade, é considerada muito estressante. O estresse começa na graduação (que inclui os primeiros contatos com o paciente – com seu sofrimento e morte – e frustrações de idealizações referentes à profissão perante os limites da realidade institucional), passa pela escolha da especialidade e atinge seu ápice na residência. Nesse período, o residente enfrenta uma intensa demanda de trabalho, com uma autonomia limitada, e entra em contato com muitos pacientes, que podem ser hostis, reivindicadores, apresentar alterações de comportamento ou vir a falecer. Há ainda a necessidade de comunicar situações dolorosas, os dilemas éticos, o medo de errar e/ou contrair infecções, a fadiga, a falta de orientação e a de tempo para o lazer, a família, os amigos e as necessidades pessoais.

Nogueira-Martins classifica o estresse na residência médica em três categorias:

1. Estresse profissional – associado à personalização e ao desenvolvimento do papel do médico na sociedade.

2. Estresse situacional – relacionado à privação de sono, fadiga, pacientes difíceis, carga assistencial excessiva e problemas relacionados à qualidade do ensino e ao ambiente educacional.
3. Estresse pessoal – relacionado às características individuais e pessoais.

O estresse ocupacional afeta de forma negativa a saúde dos residentes. Sebastiani relata estudos de Friedman et al. (1971; 1973) sobre a atenção sustentada dos residentes privados de sono em função das extensas jornadas de trabalho. Os estudos demonstraram um aumento na margem de erros na interpretação de exames simples, dificuldade de concentração, depressão, aumento da irritabilidade, sentimentos de auto-referência com extrema sensibilidade à crítica, inadequação afetiva e *déficit* na memória de fixação.

Outro estudo pioneiro, realizado em 1975 por Valko e Clayton, evidenciou que 30% dos residentes apresentavam um quadro depressivo, relacionado com o intenso sofrimento no trabalho, o qual produz uma disfunção no plano pessoal, familiar e profissional. O conjunto dessas disfunções pode levar a distúrbios comportamentais importantes como tentativas de suicídio, suicídio, uso abusivo de álcool, drogas e automedicação.

O risco de adoecer, do uso de álcool e drogas e do suicídio não se restringe aos residentes. Segundo Wallace, os médicos possuem maiores riscos para esses problemas que a população geral. A OMS apresentou, em 1992, um relatório sobre estatísticas de suicídio por categoria profissional, no qual os profissionais de saúde ocupavam o 2º lugar, perdendo apenas para os jornalistas. No Brasil, dados da Secretaria de Saúde do Rio de Janeiro apontam que 40% dos casos de suicídio registrados na cidade do Rio de Janeiro em 1996 foram de médicos. Entretanto, é preciso lembrar que o suicídio pode ser conseqüência de uma complexa rede de fatores, que pode envolver a tarefa assistencial médica, mas não se restringe a ela.

Chan e Huak realizaram uma pesquisa sobre o impacto do ambiente de trabalho na saúde emocional de médicos e enfermeiros de um hospital geral. Os autores afirmam que os profissionais de saúde estão expostos a inaceitáveis níveis de estresse ocupacional. O estudo aponta que lidar com pacientes graves e com a morte são tarefas estressantes, que podem desencadear desordens psiquiátricas, ansiedade, depressão e transtorno de estresse pós-traumático. Entretanto, eles observaram que apenas 4% dos indivíduos procuravam ajuda para suas dificuldades emocionais.

Wallace também enfatiza a dificuldade dos médicos de buscar ajuda profissional. Segundo ele, 18% dos médicos canadenses apresentam diagnóstico de depressão, mas apenas 25% deles consideram buscar ajuda e 2% efetivamente procuram tratamento. A falta de cuidados do médico com sua própria saúde é evidenciada pela negligência em fazer exames físicos, protelar a procura por tratamento medicamentoso e pelos altos índices de suicídio e de mortalidade por problemas cardiovasculares. A falta de procura por cuidados e ajuda podem ser uma razão para o alto nível de estresse.

Laposa e Alden investigaram a prevalência de estresse pós-traumático em profissionais que atuam no pronto-socorro, considerando como evento traumático a própria atividade assistencial. Os autores verificaram que esses profissionais possuem alto risco de apresentar sintomas de transtorno de estresse pós-traumático e que a prevalência deste transtorno entre esses profissionais é maior que na população em geral. A pesquisa revelou que todos os profissionais que trabalhavam diretamente com o paciente apresentaram pelo menos um dos sintomas do transtorno de estresse pós-traumático. Destes, 12% preencheram todos os critérios diagnósticos do DSM-IV. Desconsiderando o critério que exige que os sintomas apareçam em até seis meses após o evento traumático, esse percentual subiu para 20. Os indivíduos afirmaram ainda que os sintomas atrapalham sua vida social (37%) e profissional (27%). A pesquisa aponta também que, no pronto-socorro, os anos de experiência e outras variáveis, como gênero, nível escolar e cultural, profissão e estado civil, não têm relação com o desenvolvimento do transtorno. Os sintomas desse transtorno geram absenteísmo, redução da satisfação e afastamento precoce do trabalho.

Segundo Nogueira-Martins, a literatura descreve algumas síndromes associadas às atividades profissionais dos médicos, como a síndrome de *burnout*. Esta síndrome é definida como uma resposta ao estresse ocupacional crônico e é caracterizada por altos níveis de exaustão emocional e despersonalização e baixo envolvimento pessoal no trabalho. O quadro é composto por sintomas *somáticos* (exaustão, fadiga, cefaléia, distúrbios gastrintestinais, insônia e dispnéia), *psicológicos* (humor depressivo, irritabilidade, ansiedade, rigidez, negativismo, ceticismo e desinteresse) e *comportamentais* (fazer consultas rápidas, colocar rótulos depreciativos, fazer muitas críticas, evitar os pacientes e o contato visual).

O *burnout* parece estar associado à demanda de trabalho, à possibilidade de controle, à personalidade e aos mecanismos de enfrentamento do estresse. Pesquisa realizada pelo Australian College of Emergency Physicians com médicos australianos que atuam em emergências encontrou uma associação significativa entre os sintomas de esgotamento e o número de horas trabalhadas no pronto-socorro. Os médicos que trabalhavam em meio período apresentaram maior sensação de bem-estar que os que trabalhavam período integral.

Algumas características de personalidade também estão relacionadas à síndrome. Indivíduos mais teimosos, inflexíveis e com dificuldades de adaptação são mais suscetíveis ao *burnout*. A capacidade de controlar situações desfavoráveis também está relacionada: quanto menor o controle, maior o nível de *burnout*. No que se refere aos mecanismos de enfrentamento do estresse, Potter cita dois estudos que encontraram correlação entre técnicas de enfrentamento de curto e longo prazo e os níveis de *burnout*. Médicos que relataram altos níveis de esgotamento emocional e despersonalização utilizavam com mais freqüência métodos de curto prazo para lidar com o estresse (preparar-se para o pior, chorar, sonhar acordado, comer e dormir mais que o habitual). Os mecanismos de enfrentamento de longo prazo mais fortemente relacionados à alta realização pessoal foram: recorrer à experiência anterior, conversar com os colegas e o uso do humor.

O *burnout* pode ter conseqüências para o profissional, como diminuição do desempenho profissional, interferências na vida familiar, baixa auto-estima, desmotivação, aumento de problemas de saúde e alta rotatividade de pessoal. Todos esses fatores interferem na qualidade da assistência prestada ao paciente.

Revicki aponta o trabalho em unidades de emergência como fonte de estresse e *burnout*, devido às pressões relacionadas ao tempo, à necessidade de intervenções precisas, à existência de pouca margem para dúvidas e erros, às ocorrências imprevisíveis e à ameaça constante de morte dos pacientes.

Uma pesquisa realizada na unidade de emergência da Loyola University of Chicago ressaltou que 25,2% dos médicos apresentavam manifestação de *burnout* e 23,1% planejavam abandonar esta especialidade. Segundo Rondeau, Francescutti e Zanardelli, 1/4 dos médicos que atuam em emergências sofrem com o *burnout* e um em cada cinco pretende deixar a área nos próximos cinco anos.

Existe uma crença de que os médicos de emergência possuem níveis mais elevados de *burnout* quando comparados a médicos de outras especialidades ou à população em geral. Mas isso não se confirma em todas as pesquisas. Nasetta avaliou médicos que atuam em pronto-socorro e constatou nível médio de exaustão emocional, elevada despersonalização, porém alto nível de envolvimento pessoal. LeBlanc e Heyworth apresentaram resultados semelhantes e verificaram que a maioria dos médicos avaliados referiu bem-estar, entusiasmo e diversão. O trabalho foi considerado desafiador, variado, excitante e com possibilidades de gratificação imediata.

O que se observa é que a complexidade do contexto das emergências médicas provoca, ao mesmo tempo, aversão e encantamento. Um médico residente da Clínica Médica do Hospital das Clínicas, comentando sobre sua formatura, disse que não é esse o momento em que um aluno se forma médico: "Você só se sente médico quando está sozinho para atender sua primeira parada e a vida do paciente está na sua mão". A possibilidade de diagnosticar corretamente, curar doenças, aliviar a dor, o sofrimento e salvar vidas faz com que o trabalho da equipe de saúde seja fonte de gratificação e realização pessoal. Não é raro receberem reconhecimento, elogios e gratidão. A medicina de emergência, apesar dos fatores estressantes, é considerada excitante e desafiadora. Como afirmam LeBlanc e Heyworth: "there are good shifts, bad shifts, sad ones and challenging ones – but never boring shifts" (p. 123).

CONSIDERAÇÕES SOBRE A EQUIPE MULTIPROFISSIONAL

O impacto da atuação em emergências na saúde do profissional é sentido também pela equipe multiprofissional. Profissionais de enfermagem (auxiliares e enfermeiros), fisioterapeutas, nutricionistas, assistentes sociais e psicólogos são afetados pelas condições de trabalho, pelo sofrimento e pela morte. Alguns sofrimentos relacionam-se também à especificidade da atividade ocupacional.

A enfermagem, por exemplo, vivencia uma interação intensa com pacientes e familiares e o trabalho é fisicamente extenuante. Batista e Bianchi citam os principais fatores de estresse na atividade da enfermagem em unidades de emergência: número reduzido de funcionários, falta de respaldo institucional e profissional, carga de trabalho, necessidade de realizar tarefas em tempo reduzido, descontentamento com o trabalho, supervisão ineficiente, ambiente físico da unidade, tecnologia de equipamentos, assistência ao paciente e relacionamento com familiares. Como a rotina não pode ser previamente definida, a ansiedade aumenta e a enfermagem assume uma postura de alerta constante.

Em 2003, a equipe de Psicologia do ICHC realizou quatro encontros com a equipe de enfermagem. O trabalho foi avaliado de forma positiva e nas reuniões destacou-se uma descrição das dificuldades do trabalho em pronto-socorro: falta de tempo para dar mais atenção aos pacientes, rotina muito corrida e "confusa", pressões da chefia, sobrecarga de trabalho e desgaste emocional.

Segundo Potter, estudos apontam que enfermeiros do pronto-socorro possuem níveis mais elevados de esgotamento emocional que enfermeiros de UTI ou médicos. O estresse e o esgotamento afetam a saúde física e psíquica do enfermeiro, bem como sua vida familiar e social.

O psicólogo nas unidades de emergência também se depara com uma série de dificuldades, como a inexistência de um modelo assistencial que possa ser utilizado no pronto-socorro e a possibilidade de ser capturado pela rede de questões sociais e emocionais que permeiam o setor e impedem um olhar para a subjetividade. Outra dificuldade é que os outros profissionais não estão familiarizados com a presença do psicólogo. Esse fator, aliado à falta de tempo e à representação social de que tratamento psicológico só funciona se for longo, faz com que a demanda psicológica no pronto-socorro seja subdiagnosticada. Modificar esse quadro implica uma postura muito ativa do psicólogo na equipe de saúde. Sua inserção não é uma condição oferecida pela instituição, mas sim fruto do seu trabalho.

No pronto-socorro, cenário em que a urgência médica é muito valorizada, o psicólogo tem como objetivo principal incluir um olhar para a subjetividade. De certa forma, este profissional caminha na "contramão" da emergência. Não porque seu atendimento não seja urgente, mas pela sua *escuta* singular, que demanda a valorização dos vínculos e a compreensão do sofrimento do paciente e de seus familiares. Oferecer essa escuta é uma tarefa árdua, pois implica em acolher a dor e a angústia, sem juízos críticos, e tentar desvendar questões inconscientes que se apresentam no discurso e nos sintomas.

É essa escuta que permite discriminar a urgência médica e a urgência subjetiva, nesse setor atravessado pela imprevisibilidade. Essa tarefa requer do profissional o uso total e imediato de suas habilidades, além de uma postura mais acolhedora e mais diretiva.

O olhar do psicólogo também deve se voltar para a equipe de saúde. Ele pode oferecer continência ao sofrimento psíquico da equipe e auxiliá-los na compreensão do paciente, instrumentalizando-os para uma relação mais satisfatória. Embora o ambiente do pronto-socorro não seja favorável, essa é uma das tarefas mais importantes, tendo em vista tudo o que foi exposto nesse capítulo.

CONSIDERAÇÕES FINAIS

Como foi dito anteriormente, toda instituição parece sofrer do "mal" que pretende curar. Entretanto, parece uma grande incoerência que uma instituição de promoção de saúde não invista na saúde de seus profissionais. No contexto das emergências médicas existe uma série de fatores que provocam sofrimento psíquico e adoecimento. Fatores relacionados à estrutura e ao funcionamento do setor, à dinâmica de atendimento, às condições de trabalho e às características dos pacientes atendidos.

Wallace refere que o bem-estar do médico depende também da possibilidade de contar com mais recursos no ambiente de trabalho e com o suporte emocional da família e dos colegas de trabalho. Esses fatores podem ser considerados a fim de prevenir os efeitos danosos do estresse ocupacional. Quando os recursos financeiros não permitem um investimento imediato no ambiente para melhorar as condições de trabalho, outras alternativas são possíveis, como educar os profissionais para que reconheçam os primeiros sinais de esgotamento, criar espaços para discussão e programas de apoio psicológico.

Essas ações permitiriam melhorar a capacitação profissional e a qualidade de vida dos profissionais e, conseqüentemente, promoveriam uma melhora da qualidade da assistência ao paciente.

LEITURA ADICIONAL

1. Batista KM, Bianchi ERF. Estresse do enfermeiro em unidade de emergência. Rev Latino-am Enfermagem 2006; 14(4): 534-9.
2. Chan AOM, Huak CY. Influence of work environment on emotional health in a health care setting. Occupational Medicine 2004; 54: 207-12.
3. Doan-Wiggins L, Zun L, Cooper MA, et al. Practice satisfaction, occupational "stress" and attrition of emergency physicians. Acad Emerg 1995; 2: 556-63.
4. Laposa JM, Alden LE. Posttraumatic stress disorder in the emergency room: exploration of a cognitive model. Behaviour Research and Therapy 2003; 41: 49-65.
5. LeBlanc C, Heyworth J. Emergency physicians: "burned out" or "fired up"? Can J Emerg Med 2007; 121-3.
6. Nasetta SA. Burnout en guardias médicas. Rev Argentina de Clínica Neuropsiquiatra 2004; 11: 244-52.
7. Nogueira-Martins LA. Saúde mental dos profissionais de saúde. In: Botega NJ (org.). Prática psiquiátrica no hospital geral: interconsulta e emergência. Porto Alegre: Artmed Editora; 2002.
8. Nogueira-Martins LAN. Estresse na residência. In: Nogueira-Martins LA. Residência médica. São Paulo: Casa do Psicólogo; 2005. p.67-89.
9. Obara CS, Nogueira-Martins LA, Motta IF. Sintomas depressivos em médicos residentes de primeiro ano da Universidade Federal de São Paulo – Escola Paulista de Medicina (UNIFESP-EPM). In: Ramos C, Silva GG, Souza S (org.). Práticas psicológicas em instituições: uma reflexão sobre os serviços-escolas. São Paulo: Vetor; 2006. p.242-50.
10. Potter C. To what extent do nurses and physicians working within the emergency department experience burnout: a review of the literature. Australasian Emergency Nursing Journal 2006; 57-64.
11. Revicki DA. Work-related "stress" and psychological distress in emergency medical technicians. J Occup Health Psychol 1996; 1: 391-6.
12. Rondeau KV, Francescutti LH, Zanardelli JJ. Emergency department overcrowding: the impact of resource scarcity on physician job satisfaction. Journal of Healthcare Management 2005; 327-40.
13. Sebastiani RW. A equipe de saúde frente às situações de crise e emergência no hospital geral: aspectos psicológicos. In: Angerami-Camom VA (org.). Urgências psicológicas no hospital. São Paulo: Pioneira; 2002. p.31-9.
14. Taylor DM, Pallant JF, Crook HD, Cameron P. The psychological health of emergency physicians in Australasia. Emergency Medicine Australasia 2004; 21-7.
15. Wallace JE, Lemaire J. On physician well being – you'll get by with a little help from your friends. Social Science & Medicine 2007; 2565-77.

CAPÍTULO 9

Radiologia Vascular Intervencionista

Francisco César Carnevale
Felipe Nasser
Airton Mota Moreira
Breno Boueri Affonso
Charles Edouard Zurstrassen

TÓPICOS IMPORTANTES

- A radiologia intervencionista é dividida em vascular e não-vascular, devido ao grande desenvolvimento e aperfeiçoamento dos diferentes métodos de imagem e sua integração com diferentes especialidades médicas.
- As doenças que envolvem a aorta torácica e abdominal em situações de urgência apresentam-se como entidades desafiadoras em virtude da alta morbimortalidade das terapêuticas cirúrgicas. A abordagem endovascular, com emprego de endopróteses nesse território, apresenta-se como alternativa atraente de menor agressividade e resultados satisfatórios.
- Por meio da fibrinólise intravascular percutânea é possível liberar o agente fibrinolítico diretamente no interior do trombo, em alta concentração e reduzindo-se a dose total. Associada à terapia fibrinolítica, realizam-se estudos angiográficos e medidas pressóricas, para acompanhamento preciso do processo trombolítico.
- A técnica percutânea de retirada de corpos estranhos intravasculares vem sendo utilizada como primeira escolha devido aos elevados índices de sucesso (acima de 95%) e baixa morbidade.
- O tratamento endovascular das lesões vasculares traumáticas tornou-se a opção terapêutica definitiva para os casos de sangramentos associados a fraturas pélvicas e tem sido aceito como método alternativo no tratamento de outras lesões vasculares. Além disso, é possível realizar o tratamento endovascular de lesões traumáticas não vasculares (p.ex.: trauma hepático, esplênico, renal etc.).
- A trombólise por cateter na tromboembolia pulmonar, quando bem indicada, tem demonstrado maior eficácia terapêutica com menores efeitos indesejados, devido a seu caráter de baixa invasibilidade e da possibilidade de uso de menores doses das drogas fibrinolíticas.
- Atualmente, está bem aceita a embolização das artérias brônquicas como forma de tratamento primário da hemoptise maciça ou recorrente, inclusive para pacientes nos quais não existe contra-indicação cirúrgica.
- As técnicas endovasculares permitem a criação de um *shunt* portossistêmico transjugular, comunicando um ramo portal diretamente à veia hepática, evitando a necessidade de uma agressão cirúrgica imediata, permitindo passar o momento cirúrgico mais adequado.
- Um sucesso clínico acima de 90% no tratamento do sangramento obstétrico por embolização das artérias uterinas é descrito.
- A colocação de *stents* metálicos ao nível intestinal é alternativa razoável, que pode promover a descompressão não-cirúrgica efetiva da obstrução da alça, evitando a cirurgia de emergência.
- As principais indicações para a angioplastia com *stent* em pacientes com síndrome da veia cava superior são a falha da terapêutica convencional e as recidivas. Está igualmente indicada para pacientes com fibrose actínica e nos que respondem lentamente à terapêutica convencional. A utilização de *stent* pode ser uma alternativa de tratamento mesmo antes da terapêutica convencional, a fim de se obter alívio sintomático imediato, uma vez que as mesmas demoram geralmente de 3 a 4 semanas para produzir melhora dos sintomas.

INTRODUÇÃO E DEFINIÇÕES

A radiologia intervencionista é uma nova especialidade médica que tem seus primórdios nos procedimentos diagnósticos angiográficos na área da radiologia vascular. Hoje em dia, a radiologia intervencionista é dividida em vascular e não-vascular, devido ao grande desenvolvimento e aperfeiçoamento dos diferentes métodos de imagem e sua integração com diferentes especialidades médicas. O que começou como especialidade diagnóstica, passou a diagnosticar e tratar, consolidando sua denominação como intervencionista. Neste capítulo, serão abordadas as principais afecções encontradas no pronto-socorro, destacando como o radiologista intervencionista pode interagir e auxiliar no diagnóstico e tratamento de algumas enfermidades por meio de procedimentos minimamente invasivos guiados por imagem.

TRATAMENTO ENDOVASCULAR DAS LESÕES DA AORTA TORÁCICA E ABDOMINAL

As doenças que envolvem a aorta torácica e abdominal em situações de urgência apresentam-se como entidades desafiadoras em virtude da alta morbimortalidade das terapêuticas cirúrgicas. A abordagem endovascular, com emprego de endopróteses nesse território, apresenta-se como alternativa atraente de menor agressividade e resultados satisfatórios em diversas séries, envolvendo tanto aneurismas quanto dissecções torácicas e abdominais.

As endopróteses são componentes constituídos por três elementos principais: os anéis metálicos (nitinol ou aço inoxidável), o tecido-enxerto (dacron ou e-PTFE) e o sistema de introdução e liberação. Na aorta torácica, utilizam-se endopróteses tubulares e, na aorta abdominal, as bifurcadas. O conhecimento das características das endopróteses é de extrema importância para o sucesso da terapêutica endovascular.

Aneurismas da aorta torácica

A história natural dos aneurismas de aorta torácica (AAT) é a de crescimento progressivo e ruptura, com mais de 70% de óbitos ocorrendo dentro de 5 anos nos pacientes sem tratamento. A escolha da endoprótese deve sempre ser baseada em imagens recentes, sejam elas produzidas a partir de angiotomografia, angiorressonância ou por angiografia digital.

Na indicação para tratamento, deve-se considerar o aparecimento ou incremento da dor, assim como o tamanho do saco aneurismático. Considera-se, para tratamento, aneurismas com diâmetro maior que 5,5 cm ou maior que o dobro do diâmetro de um segmento não-aneurismático adjacente à aorta torácica.

Ehrlich et al. relataram, em 1998, a primeira experiência endovascular como alternativa para a cirurgia aberta dos AAT em pacientes de baixo risco. Os resultados no grupo endovascular foram superiores ao grupo cirúrgico, inclusive mortalidade de 30 dias (10 *vs.* 31%), duração do procedimento (150 minutos *vs.* 320 minutos), lesão da espinha dorsal com paraplegia (0 *vs.* 12%) e permanência em unidade de terapia intensiva (4 dias *vs.* 13 dias). Oitenta por cento dos pacientes desenvolveram trombose completa do AAT, considerando-se que 20% necessitaram reintervenção e *restenting* para tratamento de um vazamento (*endoleak*).

Recentemente, Fattori et al. relataram seus resultados em 70 pacientes que apresentavam lesões torácicas. A exclusão completa do aneurisma foi alcançada em 97% dos casos. Não houve morte no período de internação hospitalar e paraplegia não foi observada. *Endoleaks* tardios foram observados em 7% dos pacientes, sendo a causa mais freqüente a dilatação progressiva do colo aórtico. Mortalidade relacionada à doença aórtica ou conversão para cirurgia aconteceu em 9% dos pacientes.

Dissecção aguda da aorta torácica

A dissecção aguda da aorta torácica (DAT) é uma condição grave. Em consenso, DAT tipo B, segundo a classificação de Stanford, é tratada clinicamente na ausência de imperativos para intervenção, como dor grave contínua, expansão aneurismática aguda da falsa luz, hemotórax, ruptura, oclusão de ramo visceral ou isquemia de membro inferior. A compressão acentuada da luz verdadeira pela falsa, evidenciada pela tomografia computadorizada (TC), pode ser um fator indicativo de futuras complicações isquêmicas e a necessidade de intervenção. Em grupos com experiência em técnicas endovasculares e com logísticas apropriadas, o conceito terapêutico de reconstrução endoluminal parece mais favorável que a cirurgia ou tratamento clínico. As principais complicações associadas ao tratamento cirúrgico convencional, como insuficiência renal e paraplegia, estão virtualmente ausentes nas intervenções endoluminais (Figura 9.1).

A segurança e a eficácia da endoprótese para tratar a DAT tipo B por via endovascular foram prospectivamente avaliadas por Nienaber et al. em 1999. O tratamento endovascular nesta série de pacientes resultou em morbidade ou mortalidade ausentes, considerando-se que o tratamento cirúrgico está associado a 33% de mortalidade e 42% de morbidade. A inserção da endoprótese foi realizada com êxito em todos os pacientes, não sendo observado nenhum caso de paraplegia.

Aneurisma da aorta abdominal

Em 1990, Juan Carlos Parodi introduziu uma nova técnica para o reparo do aneurisma da aorta abdominal. A idéia inicial foi adaptar *stents* metálicos nas extremidades da prótese cirúrgica. O tratamento endovascular neste setor necessita de alguns pré-requisitos. Devido às limitações das endopróteses disponíveis, há a necessidade de acurada avaliação das características anatômicas da aorta. São medidos o diâmetro e a extensão do colo infra-renal do aneurisma, a angulação, o diâmetro e a extensão das artérias ilíacas e a permeabilidade dos ramos colaterais, como ramos lombares, artéria mesentérica inferior e artérias ilíacas internas.

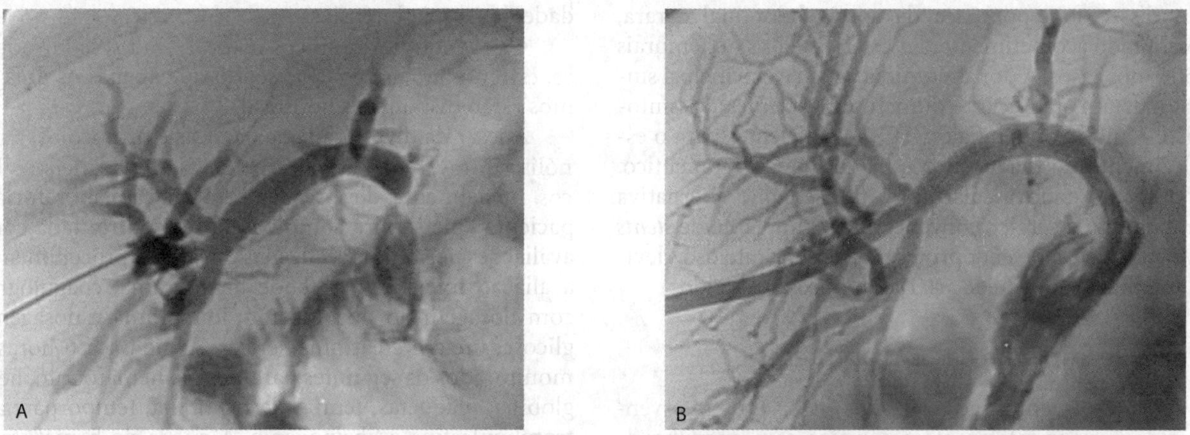

Figura 9.1 – (A) Aortografia torácica demonstrando a presença de aneurisma dissecante. (B) Tratamento endovascular com endoprótese.

Esta avaliação é feita principalmente pela angiotomografia com reconstrução helicoidal, no entanto, outros métodos, como angiografia por subtração digital, angiorressonância magnética e ultra-sonografia intravascular, podem auxiliar.

Pacientes que, no passado, apresentavam condições clínicas desfavoráveis para o tratamento cirúrgico clássico, hoje podem se beneficiar da técnica percutânea. Além das indicações de tratamento eletivo, em situações de ruptura, a terapêutica endovascular tem apresentado resultados encorajadores (Figura 9.2).

As principais complicações relacionadas, assim como visto na aorta torácica, são os *endoleaks*. O tratamento endovascular do aneurisma da aorta abdominal tem permitido ampliar suas indicações. Com o desenvolvimento constante de novos dispositivos associados às inovações técnicas endovasculares, pode-se imaginar a substituição de várias cirurgias convencionais pelo tratamento percutâneo.

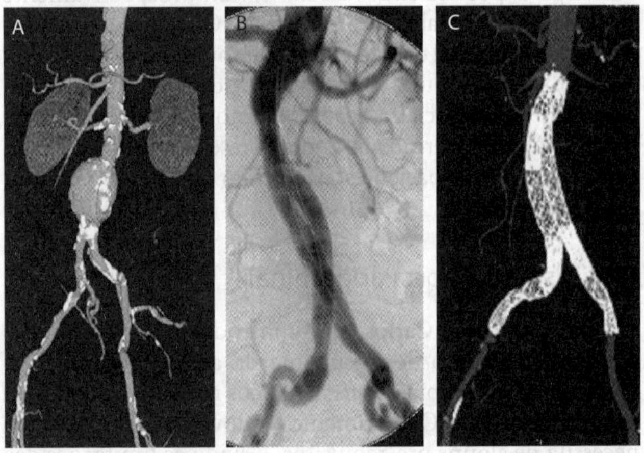

Figura 9.2 – (A) Angiotomografia aórtica demonstrando a presença de dilatação aneurismática infra-renal. (B) Arteriografia e angiotomografia de controle demonstrando a exclusão do aneurisma e (C) o adequado posicionamento da prótese.

Dissecção da aorta abdominal

A dissecção espontânea da aorta abdominal é rara, apresentando acometimento das artérias ilíacas ou femorais em 50% dos casos. A dor abdominal aguda é o principal sintoma, mas um significante número de pacientes é assintomático. A ultra-sonografia e a TC são suficientes para o estabelecimento do diagnóstico e planejamento terapêutico. O tratamento endovascular apresenta-se como alternativa ao tratamento cirúrgico convencional. O implante de *stents* convencionais ou de endopróteses deve ser cauteloso, devido à fragilidade da parede arterial do vaso acometido.

Técnica de implante das endopróteses

Os procedimentos são realizados em salas de intervenção endovascular totalmente equipadas com aparelho de fluoroscopia digital, foco e instrumental próprios de uma sala operatória. Os procedimentos normalmente são realizados sob anestesia geral ou bloqueios locorregionais.

No tratamento da aorta torácica, o acesso vascular pode ser obtido por meio da cateterização da artéria braquial com colocação de um introdutor 5 French e um cateter diagnóstico tipo *pigtail*, que é mantido dentro da luz da aorta ascendente ao longo do procedimento, para controle angiográfico intra-operatório. A dissecção e o reparo da artéria femoral comum são utilizados para a introdução da endoprótese. No tratamento da aorta abdominal, realiza-se acesso arterial femoral bilateral, visto que a endoprótese nesta situação é a bifurcada. Cada endoprótese apresenta o seu próprio mecanismo de liberação e existem diferentes tipos para uso no território torácico e abdominal. A arteriografia de controle é realizada após o implante da endoprótese. São retirados os dispositivos e realizada plastia do sítio de entrada na artéria femoral. Alguns casos já são realizados por meio da punção percutânea, sem necessidade de dissecção arterial. Após a alta hospitalar, o paciente é mantido em uso de antiagregantes plaquetários.

FIBRINÓLISE INTRAVASCULAR PERCUTÂNEA

A partir do início da década de 1960, Charles Dotter introduziu o conceito da fibrinólise intravascular regional como forma de minimizar os efeitos colaterais sistêmicos, incrementando a ação local da droga. Alguns trabalhos experimentais e estudos clínicos comparativos em humanos têm demonstrado a superioridade da infusão regional em relação à infusão venosa sistêmica. Com esta técnica, é possível liberar o agente fibrinolítico diretamente no interior do trombo, em alta concentração e reduzindo-se a dose total. Associado à terapia fibrinolítica, realizam-se estudos angiográficos e medidas pressóricas, para acompanhamento preciso do processo trombolítico, evitando-se doses adicionais desnecessárias da droga após o objetivo ter sido atingido. Além disso, podem ser empregadas outras técnicas endovasculares, com o intuito de potencializar a trombólise, como a trombectomia mecânica e/ou a dilatação de estenoses associadas. Contudo, este tipo de abordagem necessita de estrutura adequada, com equipamento de angiografia digital, pessoal médico e de enfermagem treinados e capacitados, além de retaguarda cirúrgica e suporte de unidade de terapia intensiva.

Os agentes fibrinolíticos mais utilizados são uroquinase, estreptoquinase e r-tPA, sendo que apenas os dois últimos estão disponíveis no Brasil.

Apesar da diversidade de técnicas e protocolos, a fibrinólise intravascular deve respeitar alguns princípios básicos. Inicialmente, deve ser feita a avaliação laboratorial do paciente, que servirá como base a ser confrontada com as avaliações periódicas realizadas durante o procedimento. A avaliação inicial compreende hemograma, coagulograma com dosagem do fibrinogênio, ionograma e dosagem de glicose, uréia e creatinina séricas. A cada 4 a 6 horas são monitorados os seguintes parâmetros: hematócrito, hemoglobina, plaquetas, tempo de trombina, tempo parcial de tromboplastina e fibrinogênio. A queda do hematócrito e da hemoglobina podem denunciar um sangramento clínicamente silencioso. Se o nível sérico do fibrinogênio diminuir abaixo de 100 mg/dL, deve-se suspender o procedimento ou repor plasma fresco. O TTPA deve ser mantido com o dobro do valor basal, na vigência de heparinização simultânea. Antes e durante o procedimento, devem ser evitadas punções venosas centrais ou injeções intramusculares. O acesso vascular depende do local da oclusão vascular. Sempre que possível, é dada preferência à punção percutânea retrógrada de uma das artérias femorais comuns. A punção axilar é um acesso de exceção, pelo risco de formação de hematoma com compressão do plexo braquial. A punção femoral anterógrada, acima do ligamento inguinal pode propiciar a formação de hematoma retroperitoneal, devendo também ser evitada. Durante a punção, deve-se transfixar apenas a parede anterior do vaso, com colocação de uma bainha introdutora de baixo perfil (5 ou 6 French). Com o cateter devidamente posicionado, é feita a angiografia para determinação do local do trombo e sua extensão. Posiciona-se um cateter reto multiperfurado no interior do trombo, com o objetivo de otimizar a ação do fibrinolítico.

Existem basicamente duas maneiras de se introduzir a droga trombolítica. A forma clássica e mais difundida consiste na infusão contínua do agente fibrinolítico durante um período de 12 a 72 horas, mantendo-se o paciente em observação numa unidade de terapia intensiva. Existem diferentes protocolos para cada tipo de droga trombolítica. Pode-se reposicionar o cateter, quando necessário, até que se obtenha dissolução do trombo. O procedimento é encerrado quando se atinge a lise do coágulo, com dosagem de fibrinogênio inferior a 100.000, diante da evidente melhora clínica ou quando surgirem complicações hemorrágicas. Durante as infusões, pode ser usada heparina sistêmica para prevenir a formação de trombo ao redor do cateter ou no sítio de punção. Entretanto, o seu uso potencializa o surgimento de complicações hemorrágicas.

Como alternativa à infusão contínua, existe a técnica de *pulse-spray* ou trombólise fármaco-mecânica, proposta por Bookstein e Valji. Consiste na injeção forçada do agente fibrinolítico no interior do trombo, em doses concentradas, distribuídas em pulsos curtos e repetidos em pequenos intervalos. Nesta técnica, é usado um fio-guia especial que oclui a extremidade distal do cateter, fazendo com que a solução do trombolítico seja expelida em jatos exclusivamente pelos furos laterais do cateter. Desta forma, haveria uma fragmentação mecânica do coágulo com aumento da superfície exposta ao agente fibrinolítico e conseqüente redução do tempo de fibrinólise.

A fibrinólise intravascular transcateter pode ser usada nas oclusões agudas ou subagudas, em diversos pontos da árvore arterial ou mesmo no sistema venoso. Cada região envolvida apresenta peculiaridades próprias com fatores limitantes específicos, o que afeta diretamente os critérios de indicação da terapia. De um modo geral, as melhores respostas ao tratamento fibrinolítico relacionam-se a oclusões recentes, em vasos calibrosos e com alto fluxo, notadamente na presença de um bom leito vascular proximal e distal à lesão.

As contra-indicações relativas ou absolutas estão listadas na Tabela 9.I.

Tabela 9.I – Principais contra-indicações absolutas e relativas para a fibrinólise intravascular

Absolutas	Relativas
Hemorragia interna ativa ou recente (menos de 10 dias)	História de hemorragia gastrintestinal
Isquemia irreversível do órgão ou membro	Cirurgia recente
AVCI recente (menos de 6 meses)	Trauma recente
Neoplasia intracraniana	Ressuscitação cardiopulmonar recente
Craniotomia há menos de 2 meses	Hipertensão arterial grave e incontrolável
Trombo intracardíaco flutuante	Êmbolos de origem cardíaca Endocardite bacteriana subaguda Coagulopatia Gravidez e pós-parto imediato Doença cerebrovascular grave Retinopatia diabética hemorrágica Paciente não-cooperativo ou demenciado

Isquemia dos membros inferiores

A oclusão arterial aguda dos membros inferiores representa a indicação mais comum da terapia fibrinolítica intravascular. Basicamente, ela ocorre nas seguintes situações:

- Trombose aguda de uma artéria nativa devido a doença arteriosclerótica subjacente.
- Oclusão aguda de um enxerto cirúrgico protético ou venoso.
- Trombose aguda de uma artéria nativa normal por oclusão embólica.
- Trombose aguda em sítio de intervenção prévia.

Três estudos significativos (Rochester Study, STILE Study, Thrombolysis and Peripheral Arterial Study) analisaram o papel da fibrinólise na oclusão aguda e subaguda em artérias nativas e enxertos dos membros inferiores, comparativamente à cirurgia. Foi observada redução de 40 a 60% na quantidade e magnitude de procedimentos cirúrgicos quando da administração inicial de tratamento fibrinolítico. A fibrinólise também aumentou a taxa anual de salvamento de membro com menor número de isquemia recorrente. Os Estudos Rochester e STILE mostraram ainda redução da morbimortalidade cardiovascular em 30 dias e 1 ano nos pacientes submetidos à terapia fibrinolítica. A fibrinólise intravascular recanaliza efetivamente 70 a 90% dos casos de oclusão arterial aguda ou subaguda dos membros inferiores. O sucesso técnico na recanalização dos enxertos é de 80 a 90%, com permeabilidade primária de 20 a 60% em 1 ano.

Isquemia arterial mesentérica

A fibrinólise é uma opção terapêutica quando não há evidência de peritonite ou de imagem sugestiva de isquemia intestinal irreversível. A infusão do agente lítico é feita no interior do trombo, corrigindo-se as estenoses associadas com angioplastia e/ou *stent*. A literatura sobre o assunto é escassa, estimando-se que cerca de 60% dos pacientes têm evolução favorável, sem necessidade de intervenções cirúrgicas (Figura 9.3).

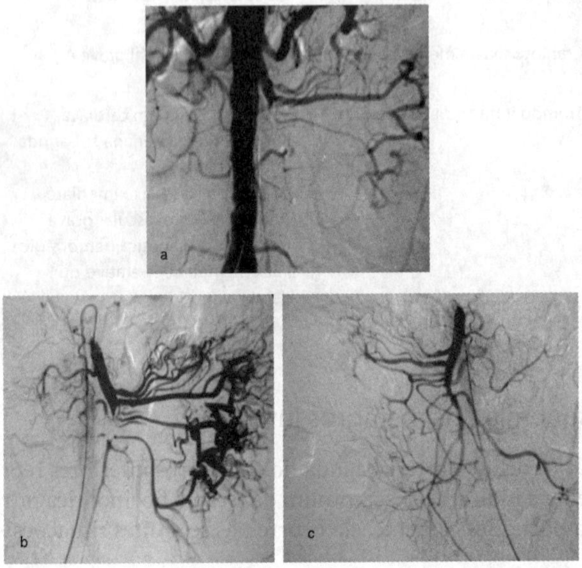

Figura 9.3 – (A) Arteriografia mesentérica superior demonstrando oclusão após a emergência dos primeiros ramos jejunais devido à presença de trombos. (B, C) Aspecto arteriográfico após 6 e 12 horas da instituição da fibrinólise intra-arterial.

Isquemia renal

Normalmente, o diagnóstico de trombose da artéria renal é tardio e com lesão isquêmica irreversível. A irrigação renal é pobre em circulação colateral, havendo necrose parenquimatosa após 90 minutos de oclusão da artéria renal principal. Devido à sensibilidade do parênquima renal, o fibrinolítico deve ser injetado em doses elevadas, em curto espaço de tempo. Se a oclusão é parcial ou segmentar, pode-se estender a janela terapêutica além dos 90 minutos, avaliando-se seus riscos.

Oclusão de fístula arteriovenosa de hemodiálise

As possibilidades de acesso para hemodiálise são limitadas, justificando-se todos os esforços destinados a prolongar a permeabilidade e o funcionamento de uma fístula arteriovenosa (FAV). Tanto as fístulas protéticas quanto as nativas podem ser submetidas à terapia endovascular, respeitando-se as contra-indicações gerais. A presença de infecção na fístula contra-indica o procedimento fibrinolítico, pois a liberação de êmbolos infectados para a circulação sangüínea pode levar a choque séptico.

Complicações do tratamento trombolítico

As complicações podem ser secundárias às técnicas de cateterismo, ao uso de contraste iodado ou ao uso do agente fibrinolítico. A incidência de reações alérgicas é maior com o uso de estreptoquinase, sendo incomum com o r-TPA e a uroquinase. A maioria das complicações do tratamento trombolítico está relacionada à hemorragia, notadamente no local de acesso. A probabilidade de uma complicação significativa aumenta dramaticamente com a duração da trombólise. O risco de hemorragia intracraniana é de 0,5 a 2% e parece persistir por 12 a 24 horas após o término da terapia. Embolização distal de fragmentos de trombos acontece em até 20% das trombólises arteriais periféricas, com o restabelecimento do fluxo e resolução do quadro no decorrer da infusão do fibrinolítico.

A fibrinólise intravascular percutânea tem se mostrado uma técnica efetiva e segura no tratamento dos fenômenos tromboembólicos em diversos locais e quadros clínicos. É necessário o conhecimento dos vários agentes trombolíticos, do comportamento do membro ou órgão-alvo e da resposta dos mesmos ao tratamento fibrinolítico. As complicações devem ser rapidamente identificadas e corrigidas, evitando-se conseqüências catastróficas. O responsável pelo procedimento deve ter experiência e habilitação nas técnicas endovasculares para indicar e conduzir a terapia fibrinolítica com a maior segurança possível.

RETIRADA PERCUTÂNEA DE CORPOS ESTRANHOS INTRAVASCULARES

Desde a primeira descrição em 1964 até os dias de hoje, a técnica percutânea de retirada de corpos estranhos intravasculares vem sendo utilizada como primeira escolha devido aos elevados índices de sucesso (acima de 95%) e baixa morbidade.

Os cateteres centrais endovenosos são os corpos estranhos mais freqüentemente encontrados, sendo estimado em 0,1% o número de cateteres fraturados perdidos na circulação. Entre as causas deste fenômeno destaca-se o uso prolongado de cateteres, que contribui para sua fadiga, fratura *in situ* com posterior embolização e a manipulação inadvertida. A migração do corpo estranho depende de uma série de fatores como comprimento, espessura, componente do material e principalmente a hemodinâmica da circulação local, sendo estes fatores determinantes para o posicionamento final do corpo estranho. Geralmente, os corpos estranhos localizam-se no interior da veia cava e átrio direito, não sendo infreqüente encontrarem-se no interior do ventrículo e nas artérias pulmonares (Figura 9.4).

Muitos sistemas de retirada de corpo estranho foram desenvolvidos e vêm sendo utilizados. A via de escolha é geralmente a veia femoral comum, no entanto, qualquer acesso venoso pode ser utilizado. A técnica consiste em aproximar-se, com o cateter-guia, da extremidade livre do objeto e posteriormente laçá-lo com sistema de retirada, sendo que a extremidade proximal do corpo estranho é a de escolha. Após a captura, o corpo estranho é retirado juntamente com o cateter-guia pela veia cava inferior até o interior do introdutor em um movimento único. Objetos mais largos (*stent* ou filtro de veia cava) requerem técnica mais complexa. Eventualmente, há a necessidade de compactação do corpo estranho para a diminuição do seu tamanho e superfície de contato contra as estruturas endovasculares, como as válvulas pulmonar e tricúspide. Pode-se também tentar revestir o corpo estranho com um cateter mais calibroso para evitar que a sua superfície provoque atrito e lesões em estruturas vitais. Em alguns casos, a retirada consiste em trazer o corpo estranho até a veia ilíaca externa ou femoral comum e então removê-lo com uma pequena incisão cirúrgica.

O tempo de permanência do corpo estranho é bastante variável, não sendo infreqüente sua retirada após alguns dias, havendo relato na literatura de retirada com sucesso após 11 anos.

A embolização central destes corpos estranhos pode estar associada a sérias complicações, mas as verdadeiras taxas de complicações são imprecisas, devido à ausência de grandes séries de estudo. As possíveis complicações incluem arritmias cardíacas antes e durante o procedimento, perfuração miocárdica ou valvar com tamponamento cardíaco e infecções associadas, como endocardites, aneurismas micóticos e abscessos pulmonares. Os corpos estranhos também podem ser fontes para formação de trombo e posterior embolia pulmonar. Quando realizado com as técnicas endovasculares apropriadas, o procedimento de retirada de corpo estranho é realizado com sucesso e sem intercorrências.

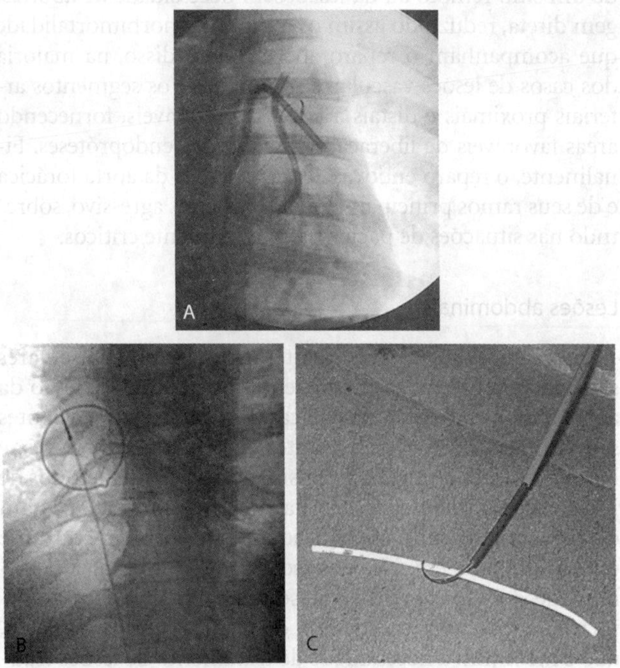

Figura 9.4 – (A) Radiografia simples de tórax demonstrando a presença de corpo estranho intracardíaco e (B) do momento da captura. (C) Fotografia simples demonstrando alça e corpo estranho recuperado.

TRATAMENTO ENDOVASCULAR DAS LESÕES VASCULARES TRAUMÁTICAS

A utilização da radiologia intervencionista nos casos de traumatismos vasculares foi descrita há mais de 30 anos. Inicialmente descrita para o tratamento de lesões vasculares renais, tornou-se a opção terapêutica definitiva para os casos de sangramentos associados a fraturas pélvicas e tem sido aceito como método alternativo no tratamento de outras lesões vasculares. Com o desenvolvimento dos *stents* revestidos, houve uma expansão ainda maior no papel dos procedimentos endovasculares.

Avaliação diagnóstica

Durante a avaliação clínica inicial, os sinais de lesão arterial podem ser divididos em sinais concretos (ausência de pulso, palidez, frialdade, dor, parestesia, poiquilotermia, sangramento ativo, hematoma pulsátil ou em expansão, frêmito ou sopro audível) ou sinais duvidosos (história de sangramento ativo no local do trauma, proximidade entre a ferida penetrante ou contusa e a artéria principal, hematoma não-pulsátil e déficit neurológico). Os sinais concretos, quando presentes, tornam necessária a intervenção imediata, seja operatória ou investigação arteriográfica formal, quando a extremidade é viável e não há sangramento ativo. Quando necessária a intervenção operatória imediata, a arteriografia pode ser utilizada no intra-operatório, ajudando no planejamento da abordagem. A grande maioria das lesões vasculares traumáticas das extremidades não apresenta sinais concretos. Portanto, a ausência de déficit de pulso ou achados de isquemia não exclui a presença de lesão significativa. A natureza oculta da maioria das lesões torna necessária a investigação adicional destas lesões.

Indicações e contra-indicações para arteriografia

Quando se determina a necessidade de estudo angiográfico, deve-se levar em consideração o valor das informações fornecidas pelo estudo em relação aos seus riscos e tempo gasto para se obtê-lo. As condições clínicas e hemodinâmicas do paciente e o tempo necessário para realização do exame são fatores decisivos. Deve-se lembrar que os estudos de imagem vascular têm maior valor na detecção e no tratamento de lesões ocultas ou lesões em locais de difícil acesso cirúrgico. A principal contra-indicação para realização de arteriografia é a indicação imediata de exploração operatória ou a necessidade de tratamento de outras lesões, de maior prioridade, nos pacientes vítimas de trauma multissistêmico. Outras contra-indicações de menor relevância seriam história de alergia a contraste iodado, distúrbios da coagulação ou insuficiência renal.

Controle não-operatório

O controle das pequenas lesões arteriais assintomáticas e não-oclusivas, identificadas acidentalmente por métodos de imagem, continua controverso.

Muitos afirmam que lesões identificadas devem ser tratadas, enquanto muitos centros adotaram abordagem não-operatória utilizando-se critérios clínicos e radiológicos. Estes critérios seriam: lesão produzida por projétil de baixa velocidade, ruptura mínima da parede arterial (< 5 mm para os defeitos da mínima e pseudo-aneurismas), circulação distal intacta e nenhum sangramento ativo. Seguindo-se rigorosamente estes critérios, a resolução ou estabilização destas lesões ocorre em cerca de 90% dos casos.

Tratamento endovascular

Os achados angiográficos gerais incluem o extravasamento de contraste, estreitamento da coluna de contraste (etiologia intimal, mural ou extrínseca), dilatação do lúmen do vaso (ruptura intimal com preservação da média e adventícia ou na FAV crônica), defeitos de enchimento intraluminal (*flap* intimal, hematoma mural, êmbolo, trombo ou corpo estranho), FAV aguda e oclusão vascular. Os tipos de intervenções endovasculares no trauma são diversos e incluem: hemostasia temporária como método adjunto ao tratamento cirúrgico (balões intravasculares), embolização transcateter (oclusão do conduto ou oclusão do parênquima) e o uso de *stents* revestidos para selar rupturas arteriais.

Lesões cervicais

As embolizações transcateter, o uso de *stents* revestidos e a oclusão vascular temporária são técnicas endovasculares empregadas nas lesões do território carotídeo. Em geral, tais técnicas têm sido mais liberalmente utilizadas em lesões de difícil acesso cirúrgico (p.ex., lesões da artéria carótida interna acima do segundo corpo vertebral, acima do ângulo da mandíbula ou da sua porção petrosa). Lesões da carótida externa ou de seus ramos facial, lingual, maxilar, occipital ou auricular podem manifestar-se por meio de sangramentos abundantes e cuja ligadura cirúrgica da carótida externa pode ser ineficiente, devido à grande quantidade de colaterais destes vasos. Nestes casos, a embolização superseletiva pode ter bastante utilidade. As lesões intimais da carótida interna, que resultam de hiperextensão cervical, fraturas de base de crânio ou de trauma penetrante, são lesões de alto risco e morbidade, em decorrência da possibilidade de embolização ou trombose. *Stents* (revestidos ou não) têm sido utilizados nestes casos. Entretanto, resultados a longo prazo, sobretudo no que diz respeito à permeabilidade destes *stents* no território carotídeo e em cenários de trauma, ainda estão por ser obtidos, antes de indicar seu uso liberal nestas situações. Na presença de lesões transmurais com sangramento ativo da artéria vertebral, a embolização transcateter é o tratamento de escolha. Devido à dupla irrigação da artéria basilar, o sacrifício de uma das artérias vertebrais, em geral, não resulta em repercussões clínicas desfavoráveis. As molas são os agentes embolizantes de escolha, sendo que o uso de partículas é contra-indicado. A embolização somente proximal pode ser insuficiente devido ao fluxo proveniente da junção vertebrobasilar contralateral, devendo-se, sempre que possível, realizar a embolização dos segmentos proximal e distal à lesão.

Em relação às lesões não-oclusivas e sem sangramento ativo desta artéria, o papel da embolização ainda não está bem estabelecido. Em geral, o teste de oclusão carotídea ajuda a definir a conduta, optando-se pela embolização ou pela observação e antiagregação plaquetária, a depender do resultado do teste.

Lesões torácicas

A lesão da aorta torácica é uma das principais causas de morbimortalidade em pacientes politraumatizados nos Estados Unidos. Apesar de todos os avanços de técnica cirúrgica e de cuidados pós-operatórios, a mortalidade permanece praticamente inalterada em comparação aos dados do final da década de 1950, com mortalidade de cerca de 85% no local do acidente e com cerca de 25% de sobreviventes em 2 semanas após o trauma. O uso de *stents* revestidos e de endopróteses nas lesões vasculares torácicas tem expandido o papel da radiologia intervencionista no trauma.

O advento das endopróteses, inicialmente para o tratamento do aneurisma da aorta abdominal, expandiu o uso deste material para o tratamento das oclusões arteriais crônicas, aneurismas periféricos e no tratamento das lesões vasculares traumáticas. Em relação às lesões vasculares traumáticas, sobretudo da aorta torácica e seus ramos principais, o papel da terapêutica endovascular é mais facilmente defensável. A presença de anatomia destorcida pelo hematoma, presença de falso aneurisma ou hipertensão venosa em decorrência de fístulas arteriovenosas são apenas alguns dos problemas a serem encarados durante a abordagem cirúrgica. O apelo da técnica endovascular neste tipo de lesão é facilmente entendido, uma vez que a abordagem se faz a partir de um sítio remoto ao da lesão, sem necessidade de abordagem direta, reduzindo assim os índices de morbimortalidade que acompanham o reparo aberto. Além disso, na maioria dos casos de lesões vasculares traumáticas, os segmentos arteriais proximais e distais à lesão são saudáveis, fornecendo áreas favoráveis de liberação e fixação das endopróteses. Finalmente, o reparo endovascular das lesões da aorta torácica e de seus ramos principais parece ser menos agressivo, sobretudo nas situações de pacientes extremamente críticos.

Lesões abdominais

As aplicações de técnicas terapêuticas endovasculares são bastante limitadas em pacientes portadores de lesão da aorta abdominal e artérias ilíacas. Em geral, estes pacientes são vítimas de lesões penetrantes e cuja condição clínica e hemodinâmica abrevia a necessidade do uso de métodos de imagem. Raramente, lesões da aorta abdominal passam despercebidas, sendo identificadas posteriormente durante estudos de imagem. Nestes casos, pode-se aventar a possibilidade do uso de endopróteses. Atualmente, com a ampliação e disseminação do uso de técnicas endovasculares, não é incomum a necessidade de tratamento de lesões traumáticas iatrogênicas (disecções com limitação de fluxo, oclusões, perfurações e rupturas arteriais) como complicações de intervenções eletivas. Traumas abdominais fechados por desaceleração podem ser responsáveis por lesões de artérias renais, tronco celíaco, hepática, esplênica e até de ramos das artérias mesentéricas. Dentre estas, a lesão da artéria renal é a mais comum. O espectro de lesões varia de rupturas, dissecções e até a oclusão destes pedículos vasculares. Em geral, a suspeita destas lesões é feita mediante achados de infartos viscerais ou de hematomas em exames de TC, em pacientes portadores de traumatismo abdominal fechado. Várias técnicas endovasculares podem ser empregadas nestas situações, incluindo a angioplastia com ou sem *stent* nas lesões intimais, uso de *stents* revestidos nas lesões transmurais com sangramento ativo, recanalização nas oclusões arteriais agudas e embolização de sangramentos intraparenquimatosos ativos, conforme descrito em capítulos específicos deste livro.

Lesões de extremidades

1. Extremidades superiores: a artéria braquial é o vaso mais comumente acometido nas lesões traumáticas dos membros superiores. Em geral, o diagnóstico da lesão da artéria braquial é óbvio e raramente necessita de confirmação angiográfica. A exceção ocorre em situações onde o espasmo arterial pode estar presente, sem necessariamente haver lesão direta do vaso, como na presença de fraturas ou contusão arterial, quando a arteriografia pode claramente diferenciar o espasmo da oclusão traumática do vaso. Neste território, devido ao fácil acesso e à baixa morbidade do tratamento cirúrgico, além, é claro, dos bons resultados a curto e longo prazo, a revascularização cirúrgica é sempre preferencial em relação à embolização, sendo que as técnicas endovasculares possuem papel limitado. Em geral, pode-se realizar a infusão de drogas vasodilatadoras ou a embolização de ramos terminais nutridores (p.ex., artéria tóraco-acromial ou circunflexa umeral).

   A abordagem para as lesões vasculares do antebraço difere consideravelmente em relação à artéria braquial. A presença de três condutos arteriais principais e a riqueza de colaterais ao nível do punho permite a embolização destes ramos em diversas circunstâncias sem pôr em risco a viabilidade da extremidade.

   Em relação às lesões das artérias subclávias, o tratamento endovascular tem ocupado papel importante. Alguns fatores que elevaram a importância da radiologia intervencionista neste território são o difícil acesso cirúrgico a estas lesões, os índices de morbimortalidade associados ao tratamento de lesões destas artérias e o desenvolvimento de materiais, sobretudo os *stents* revestidos, que tornaram possível a correção destas lesões às custas de baixa morbimortalidade.

2. Extremidades inferiores: em relação às lesões das artérias femorais comum e superficial, técnicas endovasculares podem ser empregadas na ausência de sinais clínicos óbvios de lesão. A embolização transcateter pode ser utilizada na presença de sangramento de ramos musculares, enquanto a oclusão temporária com balão pode ser empregada como método adjunto antes da abordagem cirúrgica direta das lesões de artérias principais. Além disso, técnicas de compressão podem ser utilizadas no tratamento de pseudo-aneurisma iatrogênico após punção vascular, como também pode ser empregado o uso de endopróteses, sobretudo nas lesões transmurais da artéria femoral superficial. Entretanto, até o momento, a abordagem cirúrgica das lesões transmurais das artérias femorais comum e superficial é o tratamento de escolha.

   Em relação à artéria femoral profunda, sua manutenção é desejável, uma vez que ela funciona como circuito colateral extremamente importante na doença obstrutiva crônica do território iliofemoral. Entretanto, sua embolização pode ser realizada de forma segura, como método alternativo, especialmente nos casos de FAV crônica, na presença de feridas grosseiramente contaminadas da região inguinal e em pacientes em condições clínicas ruins, onde o procedimento de correção cirúrgica convencional seja de alto risco. Em geral, as molas são material de escolha para embolização da artéria femoral profunda, devendo ser posicionadas em situação proximal e distal à lesão. Deve-se considerar também a medida destas molas, sobretudo evitando-se a liberação inadvertida nas artérias femorais comum e/ou superficial.

   As lesões traumáticas da artéria poplítea raramente podem ser tratadas por meio de técnicas endovasculares, sendo que a arteriografia, como método diagnóstico, é de extrema importância quando factível (ausência de isquemia crítica do membro), sobretudo para o planejamento operatório. Apenas seus ramos geniculares e surais podem ser sacrificados quando acometidas isoladamente, sem lesão da artéria poplítea. A microcateterização e a embolização destes ramos com molas ou gelfoam são possíveis, lembrando-se dos riscos de embolização distal, nos casos de cateterismo difícil. As artérias tibial anterior, tibial posterior e fibular e seus ramos podem ser sacrificadas. Na maioria dos pacientes jovens vítimas de trauma, uma única artéria pérvia de perna é usualmente o suficiente para manter a viabilidade da panturrilha e do pé.

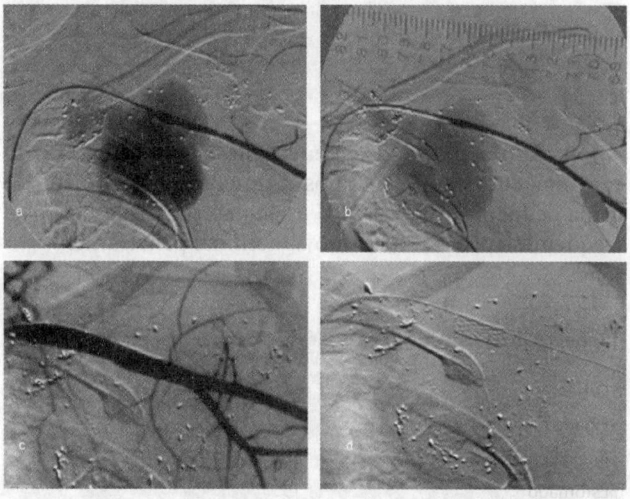

Figura 9.5 – (A, B) Paciente vítima de traumatismo por arma de fogo em hemitórax esquerdo com pseudoaneurisma da artéria subclávia esquerda. (C, D) Tratamento endovascular da lesão com implante de *stent* revestido e exclusão da mesma.

Certamente, a oclusão de um único vaso é bem tolerada pela maioria dos pacientes. Além disso, a restauração cirúrgica destes vasos é tecnicamente desafiadora e bastante trabalhosa. O uso de técnicas vasculares nas lesões dos vasos da perna é bem estabelecido como opção terapêutica (Figura 9.5). Em geral, quando se suspeita de lesão vascular, opta-se pela punção da artéria femoral do membro contralateral e pelo cateterismo seletivo anterógrado destes vasos, o que permite posicionamento preciso do cateter e método mais direto de liberação dos agentes embolizantes ou de *stents*. O tratamento requer, na maioria das vezes, o isolamento da artéria acometida do fluxo proximal. Em geral, o agente embolizante de preferência é a mola, podendo também ser utilizado gelfoam.

TRATAMENTO ENDOVASCULAR DAS LESÕES TRAUMÁTICAS NÃO-VASCULARES

Trauma abdominal

O trauma de vísceras abdominais está presente em 13 a 15% de todos os casos de acidentes fatais, além de contribuir de forma significativa com as taxas de mortalidade tardia por sepse. Os traumatismos abdominais decorrem de diversos mecanismos (Tabela 9.II) e são divididos em dois grupos: traumatismos penetrantes e os traumatismos fechados ou contusos. O reconhecimento destes grupos é de extrema importância, pois têm implicações relacionadas aos procedimentos diagnósticos, tratamento e evolução.

Tabela 9.II – Etiologia das lesões abdominais

Trauma penetrante	Trauma fechado
Projétil de arma de fogo	Esmagamentos
Ferimento por arma branca	Acidentes automobilísticos
	Quedas de altura
	Explosões
	Atropelamentos
	Agressões

As lesões abdominais penetrantes significativas ocorrem em 80% das vezes após ferimentos por projétil de arma de fogo. Na Tabela 9.III estão descritas as lesões mais freqüentes após traumatismo abdominal penetrante.

Tabela 9.III – Freqüência das lesões abdominais penetrantes

Órgão	%
Fígado	37
Intestino delgado	26
Estômago	19
Cólon	17
Lesão vascular	13
Lesão de retroperitônio	10

A maioria dos autores concorda que os ferimentos penetrantes, principalmente aqueles causados por projétil de arma de fogo, devem ser tratados cirurgicamente em função da elevada ocorrência de lesões intraperitoneais. A incidência do traumatismo abdominal fechado tem aumentado bastante, sendo o acidente automobilístico responsável por 60% dos casos. As vísceras parenquimatosas são mais acometidas devido à súbita transferência de energia após o impacto, determinando lacerações e rupturas. As lesões mais freqüentes no traumatismo abdominal fechado estão descritas na Tabela 9.IV.

Tabela 9.IV – Ocorrência mais freqüente de lesões no trauma abdominal fechado

Órgão	%
Baço	42
Fígado	35
Diafragma	5
Intestinos	5
Rim	3

Traumatismo hepático

A mortalidade dos pacientes com trauma hepático é de cerca de 10%, alcançando 25% nos casos de lesões graves associadas. Até pouco tempo atrás, o tratamento das lesões hepáticas era quase que exclusivamente cirúrgico. Em 1983, Karp apresentou 17 casos de trauma hepático em crianças tratadas com sucesso sem intervenção cirúrgica, sendo que, posteriormente, outras séries comprovaram a eficácia desta modalidade terapêutica. Além disso, o avanço dos métodos de diagnóstico por imagem, a disseminação do uso de técnicas terapêuticas percutâneas, sobretudo a embolização arterial, associados a dados que demonstram incidência de 20 a 50% de laparotomias não-terapêuticas, uma vez que muitas das lesões hepáticas apresentam sangramento autolimitado e não necessitam de reparo cirúrgico durante a laparotomia, permitiram o estabelecimento de critérios para seleção de grupo de pacientes com trauma hepático que poderiam ser tratados de forma não-operatória. Tais critérios baseiam-se na presença de estabilidade hemodinâmica, exame físico abdominal dentro de parâmetros de normalidade, integridade neurológica, ausência de lesões intra-abdominais concomitantes, mínima necessidade de hemotransfusão (até 2 unidades de concentrado de hemácias), evolução com sinais de estabilização e melhora do grau da lesão por meio de avaliação com TC de abdome. Além disso, a embolização justifica-se, uma vez que a importância do órgão inviabiliza sua ressecção, pela presença de dupla circulação do órgão, em razão de, na maioria das vezes, o sangramento ser de origem em vasos periféricos, dificultando a identificação cirúrgica, e também devido ao caráter pouco agressivo da técnica endovascular (Figura 9.6). Como princípio básico, toda embolização arterial deve ser feita o mais seletivamente possível, lembrando que a revascularização por colaterais pode perpetuar o sangramento. Os cuidados pré-procedimento, a técnica de cateterismo seletivo do tronco celíaco e da artéria hepática e os agentes embolizantes são os mesmos descritos na seção de hemorragia digestiva. Respeitando-se as indicações e em mãos experientes, o êxito do procedimento é elevado e apenas um pequeno número de pacientes necessita de posterior tratamento cirúrgico. A evolução é realizada por meio de controle tomográfico periódico, sendo necessário estudo angiográfico adicional apenas nos casos em que há suspeita de ressangramento.

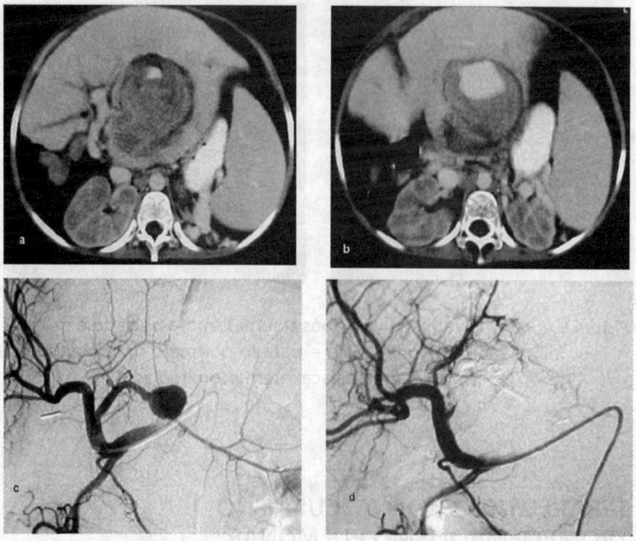

Figura 9.6 – (A, B) Criança submetida a transplante hepático evoluindo com instabilidade hemodinâmica após biópsia hepática. Tomografia com contraste demonstrando hematoma hepático com pseudoaneurisma. (C) Arteriografia hepática demonstrando lesão na artéria hepática esquerda e (D) embolização da mesma.

Traumatismo esplênico

A esplenectomia era o tratamento mais realizado para as lesões traumáticas até os primeiros anos da década de 1960. Posteriormente, a esplenorrafia e o tratamento conservador passaram a ser adotados com maior freqüência, principalmente após descrições de casos de traumatismo esplênico tratados com sucesso por meio de medidas não-operatórias, inicialmente em pacientes pediátricos e posteriormente com séries em pacientes adultos, comprovando a eficiência do método. Os critérios para seleção de pacientes para o tratamento não-operatório são bastante semelhantes aos critérios utilizados no trauma hepático.

O tratamento percutâneo por meio de embolização arterial é factível em cerca de 15 a 20% dos pacientes adultos, seguindo-se de forma adequada os critérios de seleção. Na maioria das vezes, a lesão presente é um pseudo-aneurisma, o qual pode ser embolizado. Pode-se ocluir o tronco arterial esplênico principal, diminuindo a pressão de perfusão e controlando o sangramento. A oclusão esplênica troncular não implica isquemia ou necrose do baço, porém tem a desvantagem de impossibilitar a reembolização na falha da primeira tentativa. Em casos de exceção, em pacientes em condições clínicas críticas para realização de tratamento operatório, pode-se realizar a embolização arterial, com o objetivo de controle do sangramento e estabilização hemodinâmica, para posterior reavaliação diagnóstica e terapêutica de acordo com a evolução após a embolização. O método é seguro, de baixo custo, com baixa morbimortalidade e com taxas de sucesso de cerca de 90% em pacientes criteriosamente selecionados.

Traumatismo renal

Localizado no retroperitônio e protegido pela musculatura paravertebral, coluna, vísceras abdominais e gradeado costal, o rim é lesado em cerca de 10% dos pacientes com traumatismo abdominal. A maioria destas lesões (80%) deve-se a traumatismos fechados, sendo que cerca de 90% delas são classificadas como lesões menores (a maioria destas podendo ser controlada sem cirurgia) e apenas 10 a 20% consistem em danos maiores, acometendo a medula renal, pedículo vascular ou sistema coletor, resultando em extravasamento de urina ou maiores perdas volêmicas. Os objetivos do controle dos traumatismos renais incluem rápida e adequada avaliação radiológica, preservação máxima do rim e da função renal, com um mínimo de complicações. A apresentação clínica é bastante variável, entretanto, existem alguns sinais que devem ser considerados: fratura dos últimos arcos costais, hematoma de flanco, contratura da musculatura abdominal e hematúria. A hematúria está presente em mais de 90% dos casos e, embora não tenha correlação entre sua intensidade e a gravidade da lesão, é o principal fator na indicação de investigação diagnóstica. A investigação diagnóstica baseia-se principalmente em 3 exames: urografia excretora, TC e arteriografia. A arteriografia tem suas principais indicações no sangramento pós-traumático em função do seu potencial terapêutico. Pode ser utilizada prévia à embolização de vasos sangrantes, no estudo das fístulas arteriovenosas e nos traumatismos com lesão em rim único, em que a embolização seletiva é recurso terapêutico importante para a preservação do rim. Além disso, está também indicada nos casos de ausência de contrastação ("exclusão") de um dos rins na urografia excretora ou na TC, quando se suspeita, pelo mecanismo, de trombose da artéria renal. O tratamento não-operatório pode ser utilizado em cerca de 95% dos traumatismos fechados, em cerca de 50% para os traumatismos penetrantes por arma branca e cerca de 15% para as lesões por projétil de arma de fogo. Entretanto, à exceção dos pacientes com indicação de exploração cirúrgica imediata, a eleição do método terapêutico deve ser feita após criteriosa avaliação e discussão multidisciplinar, incluindo radiologista, cirurgião do trauma, urologista e radiologista intervencionista.

Traumatismo pélvico

As lesões musculoesqueléticas que resultam nas mais altas taxas de incapacidade são as pélvicas e das extremidades inferiores. Os impactos de alta energia causados por traumatismos contusos, como aqueles que resultam de acidentes automobilísticos e quedas de grandes alturas, com freqüência produzem fraturas pélvicas instáveis e deslocadas com hemorragia maciça. Se essas lesões não forem identificadas ou medidas de controle forem retardadas, os índices de morbimortalidade serão maiores, sobretudo devido às grandes perdas volêmicas e suas conseqüências. A pelve é mais resistente às forças aplicadas lateralmente, que podem deformar o anel pélvico e/ou resultar em fraturas do acetábulo. É menos provável que essas forças possam resultar em instabilidade do anel pélvico e hemorragia maciça. Os mecanismos de lesão que causam rotação externa ou translação vertical (*vertical shear*) de uma ou de ambas hemipelves resultam em maior dano de vísceras, tecidos moles, lesões vasculares e sangramento, bem como de lesões ligamentares, instabilidade pélvica, lesões ureterais, vesicais e comprometimento do plexo lombossacral. A fonte de sangramento nos traumatismos pélvicos é de origem venosa em 85 a 90% dos casos, sendo as artérias responsáveis pelo sangramento em 10 a 15% dos casos. A melhor oportunidade de parar o sangramento venoso ocorre precocemente por meio do reconhecimento imediato e da redução mecânica e estabilização da pelve. O diagnóstico precoce deve se basear em combinação de exame físico e radiografias. A redução precoce da fratura pélvica (manual, fixadores externos, internos ou pinça de Ganz) diminui drasticamente as perdas volêmicas. A incapacidade de restaurar a estabilidade hemodinâmica em curto período, após descartadas lesões em outros sítios, constitui uma indicação precoce de sangramento arterial relacionado a fratura pélvica, o qual pode ser controlado por angiografia seletiva e embolização. As lesões vasculares associadas a fraturas pélvicas, em geral, são de pequenos ramos das artérias ilíacas internas, sendo as artérias glútea superior, pudenda interna e sacral lateral as mais acometidas. As indicações para embolização pélvica baseiam-se nas condições hemodinâmicas do paciente e no grau de sangramento pélvico, devendo ser sempre realizada quando se detecta extravasamento de contraste durante estudo angiográfico. Em geral, pacientes com fraturas pélvicas, instáveis do ponto de vista hemodinâmico, que respondem transitoriamente ou não às manobras de reanimação volêmica, após estabilização da(s) fratura(s) e descartadas outras fontes de sangramento, são os principais candidatos a estudo angiográfico para identificação e possível tratamento de sangramentos pélvicos. A técnica inclui estudo panorâmico do território pélvico, por meio de injeção de contraste utilizando cateter do tipo *pigtail* posicionado na aorta terminal, seguido de estudo seletivo da artéria ilíaca interna. Em geral, a embolização deve ser o mais seletivo possível e o material de primeira escolha são as partículas de gelfoam de 2 a 4 mm^3, tamanho que permite a manutenção do fluxo nos ramos colaterais, ao mesmo tempo em que cessa o fluxo no vaso-alvo. Materiais de menor tamanho apresentam maiores riscos de isquemia e infarto pélvico. Pode-se ainda utilizar molas como agente embolizante ou combinação de ambos (Figura 9.7).

Não é possível diminuir o fluxo venoso pélvico por meio da embolização arterial, não sendo, portanto, recomendada a "embolização empírica" na ausência de sinais de sangramento, devendo-se considerar outras possíveis fontes de sangramento. As complicações associadas a esta técnica incluem isquemia, infarto, infecção e disfunção erétil em pacientes do sexo masculino. Entretanto, estas complicações são pouco freqüentes quando se realizam embolizações seletivas, lembrando ainda que a embolização bilateral das artérias ilíacas internas é bem tolerada pela maioria dos pacientes. Em mãos habilitadas, o procedimento é realizado com elevados índices de sucesso e às custas de baixa incidência de complicações.

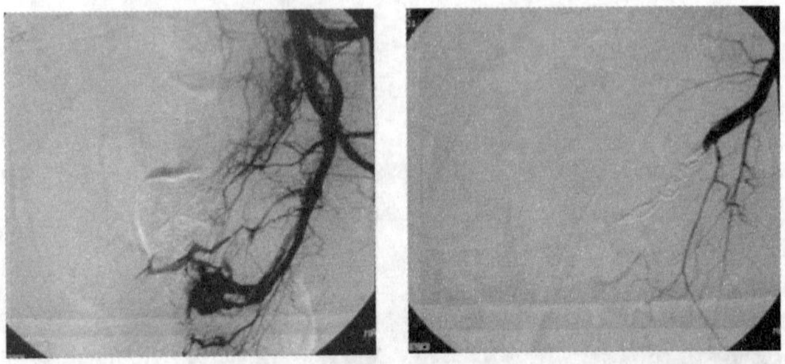

Figura 9.7 – Hemorragia pélvica após traumatismo, associado a instabilidade hemodinâmica e tratado por meio da embolização de ramos da artéria ilíaca interna com molas.

TERAPÊUTICA ENDOVASCULAR NO TROMBOEMBOLISMO PULMONAR

O tromboembolismo pulmonar (TEP) é a terceira enfermidade cardiovascular mais freqüente nos Estados Unidos. Sua incidência é calculada em 600.000 casos/ano. Os maiores fatores de risco são intervenções cirúrgicas, traumas, imobilizações prolongadas, insuficiência cardíaca congestiva, tumores, gravidez, uso de anticoncepcionais, obesidade e idade avançada. A taxa de mortalidade imediata após um episódio embólico é de 10%. Nos sobreviventes, quando o diagnóstico é feito, o que ocorre em 70% dos casos, e o tratamento é instituído rapidamente, a taxa de mortalidade diminui de 30% para menos de 10%. O TEP maciço determina rápido aumento da pressão arterial pulmonar devido à restrição do fluxo sangüíneo e alterações hemodinâmicas que ocasionam vasoconstrição, mais hipertensão pulmonar, falência cardíaca direita, broncoespasmo, aumento do espaço morto e diminuição do surfactante pulmonar. Quando associado à doença cardíaca descompensada, costuma requerer tratamento agressivo, devido às altas taxas de mortalidade (Tabela 9.V).

As opções terapêuticas tradicionais são a anticoagulação, a trombólise sistêmica e o tratamento cirúrgico. O uso sistêmico da heparina e de fibrinolíticos são tradicionalmente conhecidos e diversos protocolos estão disponíveis. O uso de heparinas de baixo peso molecular no TEP ou na trombose venosa profunda é bem difundido na Europa.

A lise de trombos, para casos de TEP maciço, por meio do uso sistêmico de drogas tem apresentado taxas de san-

Tabela 9.V – Indicações para a terapêutica agressiva frente ao TEP

Hipotensão arterial
Choque cardiogênico associado à hipertensão pulmonar
Sobrecarga ventricular direita ou hipertensão pulmonar ao ecocardiograma
Hipertensão arterial pré-capilar
Gradiente arterioalveolar maior que 50 mmHg
TEP grave com contra-indicação para anticoagulação ou fibrinólise

gramento de 21,9% contra 7,8% observadas com o uso exclusivo de anticoagulantes, o que, apesar de sua alta eficácia, tem levado à busca de alternativas terapêuticas com menores complicações. Outros procedimentos como trombólise percutânea local, embolectomia percutânea e fragmentação mecânica, arterioplastia pulmonar com *stent* estão agora disponíveis. A combinação de técnicas tem demonstrado os melhores resultados.

A trombólise por cateter, quando bem indicada, tem demonstrado maior eficácia terapêutica com menores efeitos indesejados, devido a seu caráter de baixa invasibilidade e da possibilidade de uso de menores doses das drogas fibrinolíticas.

A fibrinólise local transcateter consiste na administração de drogas fibrinolíticas por meio de um cateter posicionado de forma seletiva no sítio trombótico por acesso femoral ou jugular, com o intuito de promover a lise de forma mais eficaz. Há diversos protocolos para uso das diferentes drogas existentes (Tabela 9.VI).

Tabela 9.VI – Doses medicamentosas de uroquinase de R-TPA recomendadas na fibrinólise local transcateter

Droga	Dose inicial	Dose de manutenção
Uroquinase	250.000 U/h + Heparina 2.000 U em 2 horas	100.000 U em 12 a 24 horas
r-TPA	10 mg em *bolus*	20 mg/h em 2 horas
	ou	
	100 mg em 7 horas	
	ou	
	20 mg em *bolus* + fragmentação mecânica	80 mg em 2 horas

Durante a fibrinólise, a heparina sistêmica pode ser mantida, com infusão de 1.000 U/h, mantendo-se o TTPa 1,5 a 2,5 vezes do valor normal, com o objetivo de evitar o fenômeno de rebote pós-fibrinólise. No entanto, a associação entre drogas pode aumentar o risco de sangramentos. Os níveis de fibrinogênio devem ser monitorados a cada 4 a 6 horas (suspender fibrinolítico se alcançar 30 ou 40% a menos do valor inicial, ou abaixo de 100), assim como também os níveis de produtos de degradação do fibrinogênio (PDF) e antígenos contra r-TPA.

A associação de métodos (fragmentação mecânica, *pulse-spray*, *stent* ou angioplastia com balão) costuma produzir melhores resultados, por permitirem melhor ação da droga por meio do aumento da superfície de ação sobre os trombos. Durante a fragmentação mecânica, observa-se a migração dos coágulos para a periferia do pulmão, o que, por sua vez, permite a redução da pressão e aumenta o fluxo arterial pulmonar (Figura 9.8). A eficácia destas condutas exibe um êxito de 90%, em algumas séries, entretanto, sem haver melhora na sobrevida. O sangramento potencial é descrito como menor quando se compara a técnica local com a sistêmica.

Tão importante quanto a terapêutica é a profilaxia do TEP. Além do tratamento tradicional com anticoagulação pode-se lançar mão do uso de filtros de veia cava em casos com indicação específica. Estes são elementos metálicos, removíveis ou definitivos, introduzidos e liberados no interior da veia cava inferior ou superior por acesso venoso jugular, femoral ou braquial cuja finalidade principal é captar trombos provenientes dos segmentos venosos distais, geralmente maiores que 2 a 3 mm e, desta forma, prevenir a embolia pulmonar e suas conseqüências. São fabricados em aço inoxidável, nitinol, tântalo ou titânio e possuem diversas configurações. Os filtros de uso definitivo vêm sofrendo modificações em seu desenho e forma para permitir sua recuperabilidade até determinado período durante o tratamento. Isto tem permitido a ampliação das indicações do uso dos filtros, uma vez que, podendo ser recuperado, exclui-se o risco de trombose tardia de veia cava (1,7 a 11,2%) para os casos sem possibilidade do uso concomitante da anticoagulação.

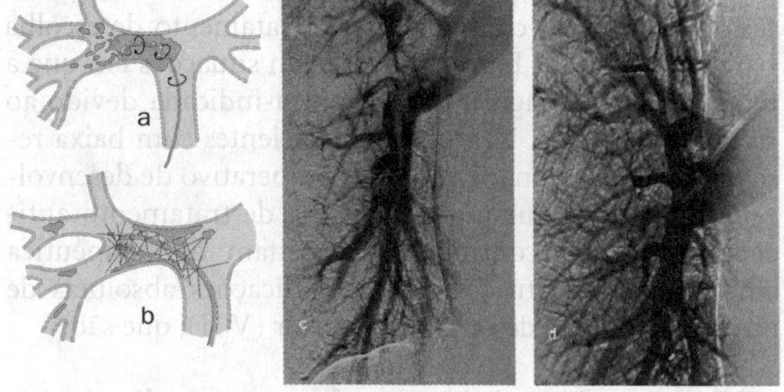

Figura 9.8 – (A) Esquema ilustrativo de embolia pulmonar maciça com trombo ocupando o ramo principal da artéria pulmonar direita, sendo fragmentado com técnicas endovasculares (B) e injeção imediata de trombolítico pelo cateter multiperfurado. (C) Arteriografia pulmonar com imagem de trombo em ramos da artéria pulmonar direita e (D) controle arteriográfico após trombólise em que não se evidenciam trombos.

Profilaxia do tromboembolismo pulmonar

Iniciada por procedimentos cirúrgicos abertos de interrupção da veia cava inferior, a profilaxia do TEP vem sendo realizada desde o início do século XX. Estes procedimentos envolviam ligadura cirúrgica, plicaturas e implante de clipes metálicos na tentativa de impedir que trombos provenientes de veias dos membros inferiores alcançassem as câmaras cardíacas à direita e o sistema arterial pulmonar. Com o desenvolvimento dos filtros de veia cava, tem-se hoje a possibilidade de prevenir o TEP por meio de procedimentos seguros e minimamente invasivos.

Devido a seu êxito em reduzir a mortalidade no TEP de 28 para 5%, a terapêutica anticoagulante vem constituindo-se o método de eleição. Entretanto, quando os anticoagulantes estão contra-indicados ou falham, deve-se buscar algum tratamento alternativo que impeça o evento e que não coloque em perigo a vida do paciente.

No entanto, é importante lembrar que o diagnóstico clínico do TEP, semelhante ao da trombose venosa profunda (TVP), é muito inseguro em virtude de os sintomas e sinais, as alterações dos gases sangüíneos, do ECG e a radiografia de tórax serem inespecíficos e comuns a uma grande variedade de doenças cardiopulmonares. Em função disso, é importante ter em mente todas as situações claramente predisponentes à TVP e, conseqüentemente, ao TEP. A existência de episódios prévios de tromboflebite, imobilização, pós-operatório, obesidade, idade avançada, doença neoplásica, doença cardíaca, tratamentos hormonais, traumatismo de membro, gravidez, pós-parto e síndromes de hipercoagulabilidade constituem os principais fatores predisponentes ou de risco para a TVP e devem sempre ser lembrados quando existir a suspeita clínica. Existindo a suspeita clínica, os exames complementares são extremamente importantes no sentido de confirmação do diagnóstico e início da terapêutica apropriada.

Indicações para o implante de filtros de veia cava

A heparinoterapia seguida da utilização de antagonistas da vitamina K continua a ser o tratamento de escolha para a TVP e TEP. Entretanto, existem situações em que a terapêutica anticoagulante está contra-indicada devido ao risco hemorrágico. Não obstante, pacientes com baixa reserva cardiopulmonar e com risco imperativo de desenvolver TEP maciço, mesmo na vigência de tratamento anticoagulante bem controlado, necessitam de terapêutica adicional. Estas situações são as indicações absolutas de implante do filtro de veia cava inferior (VCI), que são:

- Paciente anticoagulado que sofre uma complicação hemorrágica grave (hemorragia digestiva, hemorragia cerebral), que esteja contra-indicada.
- Pacientes com TVP e TEP comprovados, nos quais o tratamento anticoagulante está completamente contra-indicado (pacientes com acidente cerebrovascular nos últimos 3 meses, cirurgia recente no sistema nervoso central).
- TEP de repetição em paciente adequadamente anticoagulado no qual, apesar do tratamento farmacológico correto, continua a apresentar episódios de TEP que progressivamente conduzem à hipertensão pulmonar crônica.
- Pacientes com trombo flutuante em veia femoral ou em veia ilíaca que tenha sofrido um TEP maciço (mais de 2 artérias lobares afetadas) e que provavelmente não sobreviveriam a um segundo episódio. Neste caso, além do tratamento farmacológico, é necessário colocar um filtro.

Existem indicações secundárias que estão na dependência de fatores individuais do paciente (indicações relativas) como:

- Paciente sem episódio prévio de TEP, mas que apresenta trombo flutuante de alto risco em veias ilíacas ou cava inferior.
- Embolismo séptico recorrente.
- Pacientes oncológicos com TVP. São pacientes que estão com maior predisposição a complicações hemorrágicas com tratamentos anticoagulantes devido à doença de base.
- Profilaxia em casos de cirurgia de grande porte em pacientes de risco elevado e com antecedente de TEP.

Tipos de filtros de veia cava

Os filtros de veia cava (FVC) podem ser permanentes, temporários e recuperáveis.

1. Filtros permanentes: foram os primeiros dispositivos endovasculares idealizados para profilaxia do TEP. Com a experiência de sua utilização, observou-se a sua não-inocuidade, pois uma incidência significativa dos dispositivos causavam complicações a longo prazo, como a trombose da VCI. Entre os filtros permanentes que são comercializados, os mais usados têm sido o filtro de Greenfield® de aço inoxidável, Greenfield® de titânio modificado, Bird's Nest®, Simon® nitinol, TrapEase®, Günther-Tulip® e filtro Venatech® LGM.
2. Filtros temporários: desde o final dos anos de 1980, devido às complicações apresentadas com os filtros definitivos, surge o interesse pelo desenvolvimento de filtros removíveis de caráter transitório. Os filtros de veia cava temporários são utilizados durante 21 dias (Optease®) e 30 dias (Gunther®).
3. Filtros recuperáveis: a maior parte dos filtros foi desenhada como permanentes ou definitivos, porém, com a intenção de temporizar a filtração da VCI foram desenvolvidos os filtros recuperáveis. Suas principais indicações são: pacientes jovens; interrupção da anticoagulação ou fibrinólise, devido a complicações; paciente grávida; fibrinólise protegida, ou seja, pacientes com trombo flutuante na veia ilíaca em que se indica o tratamento fibrinolítico e que possa desencadear a liberação de trombos. Caso haja a necessidade de prolongar a ação preventiva do filtro, este pode ser reposicionado acima do local inicial de implantação e reliberado. Esta ação permite o prolongamento do tempo de recuperação.

Estes dispositivos apresentam características próprias, além de sistemas desenvolvidos para sua recuperação. Os modelos mais utilizados em nosso meio são o Gunther-Tulip® e o OptEase®.

Complicações

As complicações podem ser precoces ou tardias e todas atribuíveis ao filtro ou à técnica. As complicações derivadas do uso de filtros definitivos podem acontecer em 10 a 20% e raramente põem em risco a vida do paciente. As complicações encontradas mais comumente são angulação, abertura incompleta, migração, perfuração da VCI, fratura do filtro e trombose da VCI.

TRATAMENTO ENDOVASCULAR DA HEMOPTISE

O tratamento da hemoptise depende da gravidade clínica. A hemoptise maciça e a submaciça constituem-se em urgências que requerem tratamento imediato devido à sua alta morbimortalidade. Hemoptise maciça pode ser definida como aquela que supera 300 mL em 24 horas. Nestas situações, o simples tratamento conservador cursa com taxas de mortalidade de 50 a 75%. A maior causa é a obstrução aguda das vias aéreas e o choque hipovolêmico. A hemoptise pode ser oriunda das artérias sistêmicas, em 95% dos casos, ou dos vasos pulmonares. As causas mais comuns são a bronquiectasia e a turberculose em 70% dos casos. Em pequeno número, a causa não é descoberta. Basicamente, o sangramento pode estar ligado a distúrbios da crase, modificação da permeabilidade vascular e ruptura ou destruição vascular, sendo estas duas últimas as mais implicadas.

O conhecimento anatômico vascular brônquico normal e suas variações são fundamentais para a correta abordagem diagnóstica e terapêutica. As artérias brônquicas têm origem aberrante na artéria subclávia, seus ramos, arco aórtico, aorta abdominal ou artérias diafragmáticas, em 8,3 a 16,7% dos casos. Segundo Stall et al., 90% das artérias brônquicas nascem na aorta torácica descendente entre T5 e T6, 8% podem ter origem aberrante nas subclávias, intercostais, mamária interna, tronco tireocervical, aorta etc., e os 2% restantes na face anterior do cajado aórtico ou de outras porções da aorta descendente. Em 1948, Cauldwell descreveu 4 padrões anatômicos que englobavam 90% dos casos. Neste estudo, duas artérias brônquicas à esquerda e uma à direita foi o padrão mais freqüente. Botenga, em 1970, baseando-se em angiografias, encontrou 7 padrões que se repetiam em 93% dos estudos; Uflaker em 1985 obteve até 10 modelos diferentes, em que 6 englobavam até 90% das brônquicas.

Alguns exames, como a radiografia simples de tórax, fazem parte importante da pesquisa etiológica da hemoptise, mas podem estar normais em até 50% dos casos de hemoptise. Ainda podem ser realizadas a endoscopia digestiva alta, TC helicoidal, broncoscopia, broncografia e, finalmente, a venografia pulmonar, a arteriografia pulmonar e a arteriografia brônquica. A broncoscopia pode detectar o foco de sangramento entre 50 e 60%, permite avaliar a quantidade e a gravidade da hemorragia, realizar a aspiração de coágulos e secreções e pode esclarecer a etiologia da hemoptise.

O tratamento clínico da hemoptise visa tentar interromper o sangramento, prevenir a obstrução brônquica, além de tentar estabelecer uma conduta direcionada para a causa de base. Na maioria das vezes o sangramento é de pequena monta e responde bem ao tratamento clínico, que inclui repouso, uso de antitussígenos e ansiolíticos. Se a hemoptise for maciça ou submaciça, constitui uma urgência médico-cirúrgica e requer diagnóstico e conduta precisos e rápidos. Nesta situação, as medidas conservadoras isoladas determinam mortalidade de 50 a 75%. As primeiras séries publicadas demonstravam melhores resultados com o tratamento cirúrgico, porém pode estar contra-indicada durante o episódio agudo. Devido à alta mortalidade, principalmente na impossibilidade de localizar o foco de sangramento, nos casos de função pulmonar muito comprometida ou em caso de doença pulmonar avançada bilateral. Atualmente, está bem aceita a embolização das artérias brônquicas como forma de tratamento primário da hemoptise maciça ou recorrente, inclusive para pacientes nos quais não existe contra-indicação cirúrgica (Figuras 9.9). Esta terapêutica envolve o cateterismo superseletivo dos vasos arteriais brônquicos ou colaterais envolvidos, observando-se sinais diretos ou indiretos do sangramento. Dentre as raras complicações do método, cita-se a mielite ou paralisia, que ocorre mais freqüentemente com a embolização à esquerda e resulta da embolização acidental de artéria medular (Adamkiewicz), dor torácica devido a embolização de ramos intercostais e/ou mamária, disfagia devido a embolização de ramos esofágicos e raramente a fístula broncoesofágica.

Com esta técnica, observa-se o controle imediato da hemorragia entre 75 e 90% dos casos, com taxas de insucesso de 10 a 15% e ausência de recidivas em 77 a 90% dos pacientes embolizados. A falha terapêutica pode ocorrer em função da existência de doença pulmonar extensa bilateral, por exemplo. Nestes pacientes, a taxa de mortalidade é de 60%, devido principalmente à ausência de resposta à qualquer tipo de tratamento.

Outras causas de recorrência incluem embolização incompleta, recanalização dos vasos embolizados, hipertrofia de pequenas artérias colaterais e progressão da doença de base.

A embolização é tratamento eficaz e seguro para a hemoptise de causa sistêmica (90% de êxito imediato e 75% em 5 anos). É o tratamento de escolha na hemoptise de urgência, permitindo que a cirurgia se realize de forma eletiva. A recidiva quase sempre se deve à revascularização, situação na qual a embolização sempre pode ser reindicada.

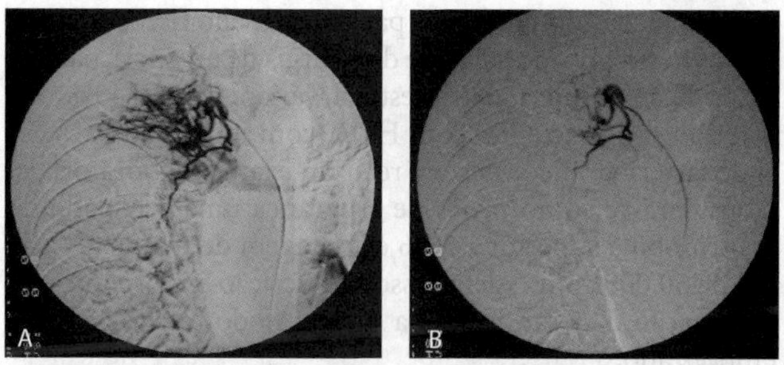

Figura 9.9 – (A) Paciente com quadro de hemoptise por lesão infiltrativa hipervascular nutrida pela artéria brônquica direita. (B) Controle arteriográfico após embolização da lesão.

TRATAMENTO ENDOVASCULAR PERCUTÂNEO DA HEMORRAGIA DIGESTIVA DE ORIGEM ARTERIAL

Hemorragia digestiva alta

A hemorragia digestiva alta (HDA) é definida como sangramento que se origina em qualquer local proximal ao ângulo de Treitz. As causas de HDA são diversas (Tabela 9.VII), entretanto, pacientes com sangramento por varizes gastroesofágicas cuja etiologia, fisiologia e tratamento são diferentes dos casos de etiologia arterial, serão excluídos desta discussão. A doença ulcerosa péptica é a principal causa de HDA e é responsável por 27 a 46% de todos os casos.

Tabela 9.VII – Causas de hemorragia digestiva alta

Úlcera péptica	Malformações vasculares
Lesão de Deulafoy's	Fístula aortoentérica
Hemofilia	Pseudocistos pancreáticos
Pseudoaneurismas peripancreáticos	Lesões de mucosa gástrica
Varizes gastroesofágicas	Úlceras e lesões esofágicas (esofagites)
Síndrome de Mallory-Weiss	Tumores do trato digestivo alto

Tratamento percutâneo

Antes do advento das técnicas de intervenção endoscópica, 35 a 55% dos pacientes com hemorragia digestiva alta maciça necessitavam de tratamento cirúrgico de urgência. Até então, a embolização intra-arterial era considerada como uma técnica alternativa ao tratamento cirúrgico dos pacientes com hemorragia digestiva maciça e de alto risco cirúrgico. Após a disseminação das técnicas endoscópicas de diagnóstico e tratamento, a embolização intra-arterial passou a ser considerada uma técnica de resgate, nos casos de falha destes métodos conservadores, sendo que, atualmente, a cirurgia de urgência é realizada em menos de 5% dos pacientes.

Atualmente, a angiografia arterial visceral é raramente utilizada nos casos de hemorragia digestiva alta. Em geral, o método é indicado nas raras situações em que não há a disponibilidade de métodos endoscópicos ou principalmente quando há falha nos métodos de tratamento conservadores e endoscópicos, sobretudo nos pacientes de alto risco, uma vez que os índices de mortalidade da cirurgia de urgência, para os casos de hemorragia gastrintestinal, variam de 17 a 43%.

Todos os pacientes com HDA, com indicação para estudo arteriográfico, devem realizar exames laboratoriais. Considera-se como níveis de segurança uma atividade de protrombina superior a 50% e contagem de plaquetas acima de $50.000/mm^3$. Além disso, a descrição endoscópica da localização da lesão facilita a indicação do território a ser embolizado.

O estudo se inicia por meio do cateterismo seletivo do tronco celíaco com estudo de seus ramos e estudo da artéria mesentérica superior e seus ramos. A maioria dos sangramentos gástricos (70%) tem sua origem na artéria gástrica esquerda, enquanto que os sangramentos duodenais têm sua origem, na maioria das vezes, nos ramos ou na própria artéria gastroduodenal. Em todas as etapas do exame, há a necessidade de estudo nas fases arterial, capilar, parenquimatosa e de retorno venoso. A detecção do foco de sangramento por meio da visualização do extravasamento do meio de contraste pode ser feita nos casos de volume maior que 0,5 mL/min. Nos sangramentos intermitentes ou de etiologia venosa, a sensibilidade do método é reduzida. Ainda que nenhum tipo de terapêutica seja realizado, pode-se marcar a área de sangramento (azul de metileno ou marcadores radiopacos) para facilitar a identificação da região a ser ressecada. Nos casos em que se detecta o extravasamento de contraste (sinal direto de sangramento), pode-se realizar a infusão de fármacos vasoconstritores (vasopressina) e realizar a embolização do vaso. A infusão isolada de vasopressina pode estar associada a índices de ressangramento de 20 a 50% ao final da infusão da droga e taxas não-desprezíveis de complicações cardiovasculares. A embolização arterial acima do ângulo de Treitz é considerada muito segura devido à extensa rede de colaterais que suprem o estômago e o duodeno. Devido aos riscos de isquemia, a embolização deve ser realizada o mais seletivamente possível. Nos casos em que não há evidência de sangramento, a embolização baseada na localização endoscópica da lesão pode ser realizada. Em geral, esta embolização "às cegas" é realizada na artéria gástrica esquerda ou gastroduodenal, sendo ainda tema de bastante controvérsia na literatura.

Uma lista básica de agentes embolizantes é citada na Tabela 9.VIII.

Tabela 9.VIII – Exemplo de agentes embolizantes

Molas vasculares	Partículas de polivinilalcool (PVA)
Gelfoam	Cola biológica
Coágulo autólogo	Combinação de agentes (ex: mola + PVA)

A taxa de sucesso técnico relacionada às embolizações arteriais na hemorragia digestiva alta encontra-se em torno de 85%, com baixa incidência de complicações. A embolização arterial para casos de hemorragia digestiva alta, num grupo de pacientes selecionados, representa método efetivo, pouco agressivo e com baixo índice de complicações.

Hemorragia digestiva baixa (HDB)

A enterorragia ou hematoquezia é sinal de ocorrência de sangramento intestinal que provém normalmente de local abaixo do ângulo de Treitz (HDB). Eventualmente, a enterorragia pode ser conseqüência de um trânsito rápido de sangue pelo intestino. A HDB pode ser acompanhada de significante instabilidade hemodinâmica. Suas principais causas estão listadas na Tabela 9.IX.

Tabela 9.IX – Causas de hemorragia digestiva baixa
Doença diverticular
Doença inflamatória intestinal
Divertículo de Meckel e outros divertículos do intestino delgado
Varizes colônicas e anorretais
Malformações arteriovenosas (MAV)
Tumores do cólon e reto

Tratamento percutâneo

As opções incluem tratamentos clínico, endoscópico, cirúrgico e percutâneo. Este último tem sido utilizado há cerca de 35 anos. As primeiras séries demonstraram índices de isquemia colônica inaceitáveis, provavelmente em decorrência de problemas com a técnica, o que fez que o método fosse abandonado entre as décadas de 1970 e 1990. Progressos técnicos, como o desenvolvimento de microcateteres e agentes embolizantes modernos, propiciaram a reutilização do método como uma opção para o tratamento da hemorragia digestiva baixa (Figura 9.10).

Havendo a localização prévia do sítio de sangramento por colonoscopia ou cintilografia, o estudo pode ser iniciado com o cateterismo seletivo do vaso associado ao sangramento. Caso contrário, o cateterismo seletivo da artéria mesentérica inferior deve ser realizado inicialmente, pois o contraste retido na bexiga pode dificultar a visibilidade dos vasos nesta topografia. Se não há detecção de sangramento nesta fase, procede-se o estudo da artéria mesentérica superior e, se necessário, do tronco celíaco. Na suspeita de sangramentos provenientes das porções média e distal do reto, o estudo das artérias ilíacas internas deve ser realizado. Localizando-se o foco do sangramento, pode-se apenas demarcar a área para facilitar eventuais ressecções cirúrgicas. A terapêutica percutânea pode incluir a infusão de drogas vasopressoras ou a embolização do vaso. A vasopressina é a droga de escolha, sendo utilizada na dose inicial de 0,2 U/min, podendo-se aumentar com segurança até 0,4 U/min. A parada do sangramento é esperada dentro de um tempo médio de 15 a 30 minutos após o início da infusão. Se efetiva, a infusão deve ser mantida por 24 a 48 horas. Entretanto, há o inconveniente do elevado tempo de permanência do cateter no interior do vaso, da alta taxa de recidiva após sua interrupção e dos elevados índices de complicações cardiovasculares. À semelhança dos casos de HDA, dá-se preferência à embolização arterial transcateter. Apesar da embolização arterial nos casos de HDA ser amplamente aceita, o mesmo não ocorre em relação aos pacientes portadores de sangramento digestivo baixo, devido ao risco de isquemia colônica. Nestes casos, a embolização deve ser realizada apenas quando se consegue o cateterismo superseletivo do vaso envolvido no sangramento. Quando não for possível, devido ao pequeno calibre, tortuosidade ou qualquer outro motivo, a embolização não deve ser realizada. Os casos de exceção incluem aqueles com sangramento maciço, risco iminente de óbito e elevado risco cirúrgico em que a embolização visa controlar o sangramento e melhorar as condições clínicas, mesmo que seja necessário posterior intervenção cirúrgica para tratamento de complicações isquêmicas. Os agentes embolizantes são os mesmos utilizados nos casos de pacientes com HDA.

Os índices de sucesso inicial variam de 70 a 95%, com baixa taxa de ressangramento e incidência de complicações isquêmicas em torno de 4,5%, sendo a maioria destas complicações menores tratadas por meio de medidas clínicas conservadoras. Apesar de algumas publicações demonstrarem que focos de sangramentos digestivos baixos são facilmente diagnosticados, não parece ser o que ocorre na prática. Habitualmente, muitos pacientes com HDB não demonstram sinais de sangramento ativo no momento do exame, provavelmente devido ao seu caráter intermitente. Além disso, dificuldades técnicas no cateterismo superseletivo do território com sangramento podem limitar a possibilidade terapêutica. Em nossa experiência, quando se utiliza a técnica percutânea para pacientes selecionados, como aqueles com sangramento ativo e estudos localizatórios prévios positivos, costuma-se obter resultado efetivo com baixas taxas de complicações.

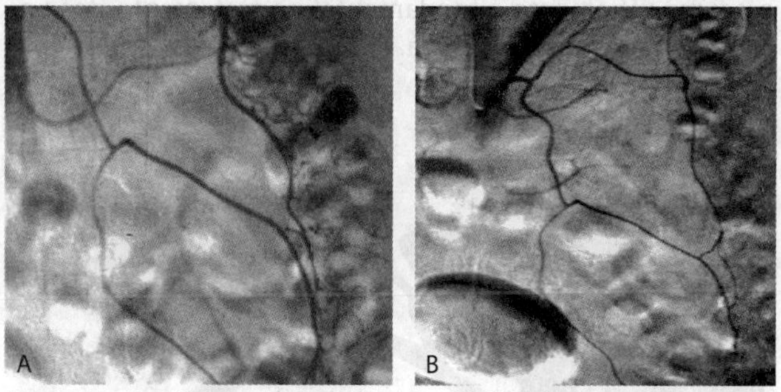

Figura 9.10 – (A) Imagem de divertículo de cólon esquerdo em vigência de sangramento. (B) Controle arteriográfico após embolização do divertículo.

TRATAMENTO ENDOVASCULAR PERCUTÂNEO DA HEMORRAGIA DIGESTIVA DE ORIGEM VENOSA

Transjugular intrahepatic portosystemic shunt (TIPS)

O controle das complicações da hipertensão portal é o ponto central no tratamento dos pacientes com hepatopatia crônica de origem cirrótica. Ascite refratária, hidrotórax cirrótico e sangramentos digestivos são os principais fatores determinantes da elevada mortalidade neste grupo de pacientes. Na falha do tratamento clínico e endoscópico, ainda é possível recorrer à desconexão ázigo-portal e à derivação portossistêmica, apesar do seu elevado risco clínico. Embora o transplante hepático seja uma alternativa definitiva melhor, existe a possibilidade de realização de *shunts* portossistêmicos seletivos calibrados com instalação de uma prótese intra-hepática, comunicando um ramo portal diretamente à veia hepática, evitando a necessidade de uma agressão cirúrgica imediata, permitindo passar o momento cirúrgico mais adequado.

Durante o procedimento, realiza-se uma punção da veia jugular interna direita que permite o acesso hepático utilizando kit específico; transfixa-se o parênquima hepático para um dos ramos portais/intra-hepáticos, comunicando-se o sistema portal com o sistêmico. A seguir, o trajeto é dilatado com balão de angioplastia e implanta-se um *stent* metálico. Cria-se, assim, uma derivação portossistêmica que permite diminuir a hipertensão portal, reduzindo suas conseqüências. O gradiente portossistêmico ideal deve ser menor que 12 mmHg. Acima deste valor, há maior risco de complicações relacionadas. Pode-se também associar ao TIPS a embolização das varizes gastroesofágicas, principalmente nos casos de sangramento ativo de varizes esofágicas. Existem dois tipos principais de *stents* com indicação para a confecção do trajeto parenquimatoso do TIPS: os metálicos não-revestidos e os revestidos de e-PTFE. Apesar de apresentar resultado satisfatório com o *stent* não-revestido, os resultados mostram maior permeabilidade nos casos tratados com *stents* revestidos, que vêm atingindo taxas de permeabilidade de 100% durante alguns acompanhamentos (Figura 9.11).

A existência de equipe multidisciplinar integrada para o acompanhamento é fundamental no tratamento dos pacientes com cirrose hepática.

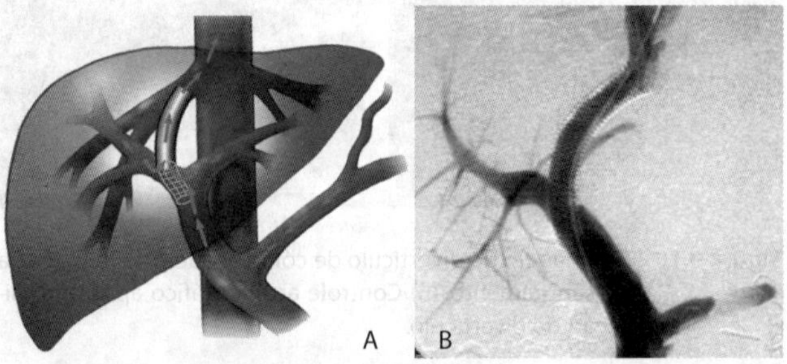

Figura 9.11 – (A) Esquema ilustrativo do TIPS (B) e seu correspondente angiográfico.

TRATAMENTO PERCUTÂNEO DAS LESÕES BILIARES

Os procedimentos realizados sobre as vias biliares podem ter cunho diagnóstico ou terapêutico. O uso da colangiografia transparieto-hepática com fins diagnósticos tem sido progressivamente abandonado em função do desenvolvimento e aperfeiçoamento e melhora tecnológica de exames não-invasivos, como a ultra-sonografia, a tomografia e a ressonância magnética. Seu uso está atualmente reservado para o esclarecimento de casos difíceis, planejamento pré-operatório e no intervencionismo biliar (Tabela 9.X). As contra-indicações possuem aspecto genérico e relativo e são comuns a uma gama de procedimentos neste território (Tabela 9.XI).

Tabela 9.X – Indicações da drenagem biliar transparieto-hepática
Tratamento paliativo de doença maligna hepatobiliopancreática
Descompressão biliar urgente devida a colangite aguda
Drenagem pré-operatória (controverso)
Passo prévio ao tratamento percutâneo
Falência da drenagem biliar endoscópica
Realização de biópsias por escovado
Radioterapia intraductal em tumores das vias biliares
Inserção de cateteres para alimentação enteral

Tabela 9.XI – Contra-indicações à colangiografia transparieto-hepática
Transtornos graves da coagulação
Presença de tumores vascularizados e cistos no trajeto da punção
Alergia aos contrastes iodados
Ascite volumosa
Falta de colaboração por parte do doente

No preparo e na programação terapêutica destes pacientes, é de fundamental importância que alguns aspectos sejam sempre observados, como história, exame físico e exames complementares, com o fim de avaliar o grau de dilatação das vias biliares, zonas de atrofia, causa da obstrução, presença de lesões no trajeto da punção, uso de antibioticoterapia prévia e monitoração dos parâmetros vitais.

A técnica clássica da punção biliar direita consiste em uma punção intercostal direita, no nível do 10º espaço intercostal, entre as linhas axilar média e anterior, abaixo do seio costofrênico, respeitando o trajeto do feixe vasculonervoso (borda superior da costela inferior). Após a anestesia local (pele, tecido celular subcutâneo, músculos, peritônio e cápsula de Glisson), realiza-se a punção de um ramo biliar intra-hepático periférico com agulha de Chiba (22 Gauge). A via biliar esquerda normalmente é acessada por meio da punção do nível do espaço subxifóideo, à esquerda, levando em consideração pontos de referência anatômica, como a 11ª e a 12ª vértebras torácicas. Com a agulha posicionada dentro do ramo biliar, são feitas pequenas injeções de contraste para identificar e opacificar a árvore biliar. O sucesso desta técnica depende basicamente do maior grau de dilatação das vias biliares. Em presença de vias dilatadas, o êxito teórico está em torno de 100%, podendo reduzir para 85%, em caso de dilatação mínima.

Após a punção biliar, lança-se mão de sistemas triaxiais que servirão de base para a instrumentalização. Procedimentos como a drenagem biliar descompressiva, a ordenha ou retirada de cálculos e a colangioplastia podem ser realizados por este acesso.

A falha ou impossibilidade de drenagem endoscópica ocorre principalmente devido a fatores como papila intradiverticular, divertículos periampulares, anastomoses biliodigestivas, cirurgias gástricas com reconstrução em Y de Roux e outras. Nestes casos, necessita-se de uma mudança rápida de estratégia, pois a permanência de contraste e, conseqüentemente, bactérias nestas vias com estase pode levar à piora aguda, sendo mandatória a drenagem percutânea. A seguir, realiza-se a implantação de um dreno multiperfurado. Nesta situação, pode-se optar pela drenagem externa (DBE) ou externa-interna (DBEI). Na primeira, a extremidade distal do dreno fica posicionada no interior da via biliar, promovendo a saída de bile em direção ao exterior do corpo (bolsa coletora). Na segunda, os orifícios do dreno são posicionados no interior da via biliar intra ou extra-hepática e a extremidade distal no interior da alça intestinal (drenagem em bolsa coletora e passagem para a alça intestinal em virtude da presença do dreno). Complicações podem ser vistas nos dois tipos de drenagem. Na DBE, observa-se a depleção de íons, sais e bicarbonato e, na DBEI, o refluxo potencial de parte do conteúdo duodenal em direção à árvore biliar pode ser fator predisponente para colangites. A manipulação excessiva das vias biliares por meio da infusão de líquidos, que leva ao aumento da pressão intraductal e migração de germes e toxinas para a circulação sangüínea, deve ser evitada (Figuras 9.12 e 9.13).

Morbidade e mortalidade observadas com a drenagem biliar percutânea variam de 8 a 33% e 5 a 17%, respectivamente, em várias séries. A taxa de complicações está entre 20 a 30% e inclui hemorragias (hemobilia), sepse, pancreatite, hemoperitônio, pneumotórax, derrames pleurais e colangites via cateter externo.

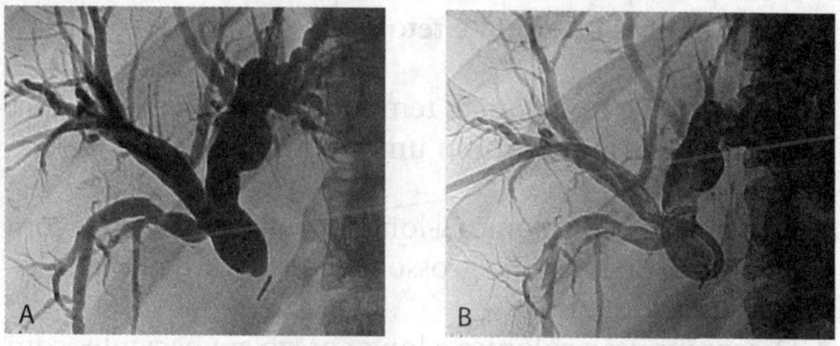

Figura 9.12 – Paciente submetido a colecistectomia laparoscópica complicada com ligadura inadvertida do ducto colédoco. Na figura A observa-se dilatação da via biliar e clipe metálico. Na figura B observa-se a drenagem biliar externa.

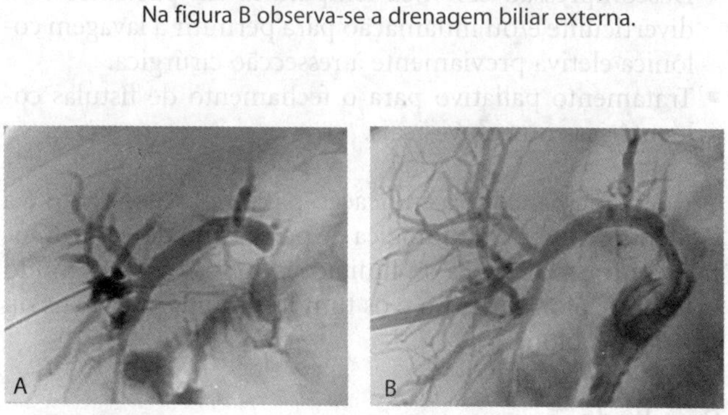

Figura 9.13 – (A) Paciente com estenose da anastomose bilio-digestiva, (B) tratada com transposição da estenose e drenagem externa-interna.

Dentre as contra-indicações para a drenagem percutânea da via biliar, além das já citadas, devem ser citados os casos de múltiplas obstruções de ramos biliares intra-hepáticos com segmentação, para os quais este tratamento mostra-se ineficaz em promover a descompressão adequada.

TRATAMENTO E PREVENÇÃO DAS HEMORRAGIAS OBSTÉTRICAS

A hemorragia no 3º trimestre da gestação é grave ameaça à saúde e à vida da mãe e do feto. Dentre as possíveis causas, destaca-se a placenta prévia (PP), que vem se tornando cada vez mais freqüente, paralelamente ao aumento do número de cesarianas, um dos seus principais fatores predisponentes. Uma das mais temidas complicações da PP é o acretismo placentário, caracterizado pela invasão excessiva do trofoblasto no miométrio, resultando em hemorragia significativa quando o obstetra tenta efetuar a dequitação.

Devido a sua alta morbidade e mortalidade, deve-se procurar realizar o diagnóstico pré-natal por meio da avaliação ultra-sonográfica ou por ressonância nuclear magnética. O diagnóstico antes do parto permite a organização da equipe frente a esta grave situação.

São relatadas perdas volêmicas que variam entre 2.000 e 20.000 mL durante parto cesariano e histerectomia realizadas em mães portadoras de placenta acreta.

Frente a esta situação, medidas gerais para o tratamento da perda volêmica e medidas específicas, visando à interrupção do sangramento, devem ser iniciadas.

Inicialmente, caso as condições hemodinâmicas permitam, são utilizadas normalmente medidas farmacológicas (p.ex., ocitócitos), e medidas mecânicas menos agressivas, incluindo tamponamento vaginal, suturas e tamponamento da cavidade uterina. No entanto, numa situação de grave sangramento ou falha nos métodos utilizados acima, medidas mais agressivas, envolvendo ligadura bilateral das artérias hipogástricas, e histerectomia de emergência são, muitas vezes, necessárias.

Iniciados no final da década de 1970, procedimentos endovasculares têm sido cada vez mais utilizados, e hoje representam importante ferramenta, devido, principalmente, a sua menor invasibilidade e seus bons resultados.

Oclusão com balão bilateral das artérias hipogástricas

Frente ao diagnóstico ante parto de PP e do acretismo placentário, é possível a realização de procedimentos endovasculares, visando ao controle da hemorragia durante a cirurgia cesariana, por meio da oclusão seletiva bilateral das artérias hipogástricas, ou superseletiva na divisão anterior.

Este procedimento acarreta redução temporária do fluxo sangüíneo na região pélvica, permitindo que se realize medidas hemostáticas após a dequitação.

O método deve ser realizado preferencialmente em sala de hemodinâmica ou também em centro obstétrico, no qual exista aparato técnico adequado disponível (arco cirúrgico com angiografia por subtração digital).

A paciente deve ser anestesiada por meio de cateter lombar epidural, utilizando-se bupivacaína 0,25% com epinefrina 1/200.000.

Pelo acesso femoral bilateral por técnica de Séldinger, realiza-se o cateterismo contralateral das artérias hipogástricas, onde são implantados cateteres balão em seus óstios. Inicia-se o parto cesariano de forma habitual e, uma vez pinçado o cordão, procede-se a insuflação dos óstios. Neste momento, o obstetra está diante de uma situação mais favorável, permitindo a realização da cirurgia com maior segurança, e não em uma situação de sangramento intenso.

Ao final da histerografia ou histerectomia, realiza-se o esvaziamento dos balões, com o reestabelecimento do fluxo sangüíneo para a região pélvica.

Complicações como os hematomas de punção são mais freqüentes. Outras mais graves, como a dissecção do óstio da artéria hipogástrica e a oclusão arterial aguda, são também descritas, porém pouco freqüentes.

Embolização das artérias uterinas (EAU)

Infelizmente, ainda hoje no Brasil, muitas situações dramáticas envolvendo o acretismo placentário são diagnosticadas na sala de parto. Nestas situações, quando outras medidas menos agressivas falham, é possível realizar a embolização superseletiva das artérias uterinas ou outros ramos, como os cervicais, com bons resultados.

Muitas vezes, as pacientes são conduzidas à sala de hemodinâmica com tampões vaginais, uterinos ou histerectomias subtotais. A condição hemodinâmica costuma estar comprometida, e não é incomum a politransfusão, tendo realizado a coagulopatia. É de extrema importância que toda a equipe esteja familiarizada com o procedimento.

Após a punção arterial, são realizadas angiografias pélvicas superseletivas das artérias uterinas e/ou outros ramos pélvicos, para a pesquisa de sinais de sangramento ativo.

Após estudo angiográfico, procede-se o cateterismo bilateral das artérias uterinas por meio da utilização de cateteres específicos ou microcateteres em sistema coaxial. Procede-se então a embolização por meio da infusão de agentes embolizantes variáveis, como o gelfoam ou polivinilálcool (PVA).

Um sucesso clínico acima de 90% no tratamento do sangramento obstétrico por embolização das artérias uterinas é descrito. Dentre as complicações, destacam-se os hematomas e a síndrome pós-embolização. Tal síndrome normalmente se apresenta como febre, em geral acompanhada de dor, náusea, leucocitose e mal-estar geral. A necrose uterina é extremamente rara, sobretudo se as artérias colaterais da pelve (ovarianas, vaginal) são normais. Existem ainda preocupações a respeito da manutenção da fertilidade das pacientes que preservam o útero, embora sejam cada vez mais comuns os relatos de gestações após a EAU.

TRATAMENTO DA OBSTRUÇÃO INTESTINAL

O câncer colorretal representa um problema mundial de saúde, com incidência de aproximadamente um milhão de casos por ano, além de estar relacionado a meio milhão de mortes no mesmo período. Entre 10% e 30% dos pacientes apresentam estenose parcial ou obstrução de cólon, sendo a cirurgia convencional o tratamento clínico nestas situações. Dentro deste quadro, ressalte-se que a obstrução aguda do cólon esquerdo é um importante problema devido a suas nuances clínicas. A cirurgia de emergência em paciente com cólon não-preparado está associada à alta morbimortalidade. Os pacientes apresentam taxa de sobrevida inferior a 20% em 5 anos, e um pior prognóstico em relação aos pacientes sem obstrução intestinal. A mortalidade decresce de 15 a 20% para 0,9 a 6% quando os pacientes são operados eletivamente. No entanto, somente 40% das obstruções do cólon esquerdo por carcinoma podem ser tratadas com irrigação intra-operatória e colectomia subtotal. Grande parte destes pacientes necessita de colostomia temporária ou definitiva.

Os *stents* colônicos foram primeiramente usados por Dohmoto et al. em 1990. As endopróteses metálicas foram usadas recentemente, como tratamento paliativo para aliviar o quadro de obstrução intestinal causada pela neoplasia de cólon. Tejero et al., em 1994, descreveram o uso de *stents* como uma "ponte para cirurgia". Outros tratamentos não-cirúrgicos, como a dilatação com balão, a ablação com *laser* endoscópico e o implante de tubos de descompressão foram usados, porém com eficácia limitada.

A colocação de *stents* metálicos ao nível intestinal é alternativa razoável, que pode promover a descompressão não-cirúrgica efetiva da obstrução da alça, evitando a cirurgia de emergência.

Indicações e contra-indicações

As principais funções do implante endoluminal de *stents* metálicos no cólon e reto são:

- Descompressão colônica temporária em pacientes com obstrução tumoral, como uma "ponte para cirurgia eletiva".
- Descompressão colônica a longo prazo em pacientes com obstrução de intestino grosso devido ao carcinoma colônico não-ressecável.
- Descompressão colônica a longo prazo em pacientes com obstruções benignas do intestino grosso devido à fibrose pós-cirúrgica ou pós-radioterápica.
- Descompressão colônica temporária em pacientes com diverticulite e/ou inflamação para permitir a lavagem colônica eletiva previamente à ressecção cirúrgica.
- Tratamento paliativo para o fechamento de fístulas coloentéricas ou colovesicais.

A principal contra-indicação para o procedimento é a evidência clínica e radiológica de perfuração do cólon. Outras contra-indicações ou limitações são os tumores muito extensos, cólon tortuoso e os tumores muito proximais ou distais no cólon.

Resultados

O sucesso técnico da liberação dos *stents* sob orientação fluoroscópica, endoscópica ou combinada varia de 88 a

100%, e o sucesso clínico (melhora dos sintomas obstrutivos), de 80 a 92%. Em uma revisão sistemática dos dados publicados (1990 a 2000), com 598 casos de *stents* colônicos, observou-se sucesso técnico em 92% e sucesso clínico em 88%. A paliação foi alcançada em 302 de 336 casos (90%) na colocação de *stent* como uma "ponte para cirurgia".

Complicações

As complicações menores do implante do *stent* incluem hemorragia digestiva baixa, dor anorretal transitória, incontinência temporária e impactação fecal. Complicações maiores, inclusive óbitos, foram observadas. Na revisão de Khot et al., 3 de 598 pacientes (1%) vieram a falecer por quadro de perfuração ou após descompressão mal-sucedida. Perfurações ocorreram em 22 dos 598 pacientes (3,6%), havendo maior incidência no grupo com dilatação (10%). Observou-se migração tardia do *stent* em 54 dos 551 pacientes (9,8%) que ocorreu normalmente, após 3 dias (7,2%). A reobstrução aconteceu em 52 dos 525 pacientes (9,9%), e suas principais causas foram o crescimento do tumor em 32 casos, migração de *stent* em 7 casos e impactação fecal em 13 casos. Sangramentos de pequena monta ocorreram em 24 pacientes. Entretanto, os sangramentos de maior proporção ocorreram em somente 3 dos 27 pacientes (4,5%). A dor abdominal ou retal foi descrita em 31 de 598 pacientes (5,1%).

TRATAMENTO DA SÍNDROME DA VEIA CAVA SUPERIOR

A síndrome da veia cava superior foi descrita pela primeira vez por William Hunter, em 1757. Originalmente, a síndrome estaria associada a tuberculose e aneurisma sifilítico da aorta ascendente, com conseqüente obstrução da veia cava, hipertensão venosa, edema e dilatação das veias da metade superior do corpo.

A síndrome pode ser causada pela compressão ou infiltração da VCS por tumores malignos (74 a 93%), causando obstrução. O carcinoma broncogênico e o linfoma são os tumores mais freqüentemente associados a esta síndrome. É observada em 3 a 15% dos doentes com carcinoma broncogênico e em 3 a 8% dos doentes com linfoma. Outras causas incluem fibrose mediastínica, infecção, radioterapia, cateteres venosos centrais, fios de marca-passo e aneurismas da aorta. A oclusão, além de envolver a veia cava superior, pode estender-se aos troncos venosos braquiocefálicos, veias subclávias e jugulares. A trombose bilateral das veias subclávias pode, igualmente, resultar na síndrome da veia cava superior. Contudo, esta síndrome não ocorre com a trombose unilateral, devido ao desenvolvimento de circulação colateral que promove a drenagem para o lado contralateral. Os sintomas clínicos são devidos à elevação da pressão nas veias de drenagem na metade superior do corpo.

As manifestações clínicas estão, de certo modo, correlacionadas à natureza da causa principal. Um tumor de crescimento lento permite o desenvolvimento progressivo de circulação colateral, mantendo o paciente assintomático. A circulação colateral desenvolve-se, sobretudo, na parede do tórax e região periescapular. Tumores mais agressivos promovem a trombose aguda da veia cava superior, sem que tenha havido ainda o desenvolvimento de circulação colateral, o que determina o surgimento súbito de sinais e sintomas. Neste caso, pode haver evolução para situações de emergência, com comprometimento das vias aéreas, edema da face e membros e congestão venosa.

Os sintomas mais freqüentes são os neurológicos, caracterizados pela sonolência, convulsões, cefaléias, amnésia e alterações da visão, causadas por hipertensão intracraniana. Pode-se observar ainda dispnéia, disfagia, tosse e edema da face, do pescoço, dos membros superiores e da metade superior do tronco. Devido à apresentação típica e exuberante da síndrome, o diagnóstico é geralmente clínico. Contudo, a tomografia computadorizada (TC), a ressonância magnética (RM), o ecoDoppler e a venografia têm papel importante no diagnóstico.

Os sintomas da síndrome da veia cava superior podem afetar profundamente a quantidade e a qualidade de vida dos pacientes, motivo pelo qual todos os esforços são importantes no sentido de melhorar a sintomatologia.

Nos casos oncológicos malignos, as terapêuticas disponíveis são clínica, radioterápica, quimioterápica, o *bypass* cirúrgico e a terapêutica endovascular. A terapêutica clínica inclui repouso no leito, elevação da cabeça, anticoagulação sistêmica, corticosteróides para aliviar o edema da laringe e cerebral e diuréticos para aliviar o edema periférico. A radioterapia e a quimioterapia são as terapêuticas convencionais geralmente causadas pelo carcinoma broncogênico. A radioterapia tem sua indicação nos casos de tumores radiossensíveis, particularmente o carcinoma de células não-pequenas. Quando eficaz, melhora os sintomas pela redução do volume do tumor, que pode ocorrer em até 80% dos casos. Contudo, o alívio dos sintomas pode ocorrer em até 4 semanas, e os benefícios podem ser temporários devido à recidiva. A repetição pode não ser possível devido à dose de tolerância máxima e pode ser eficaz em 50% dos casos ou menos. Os efeitos secundários incluem disfagia, náuseas, vômitos, anorexia, irritação da pele e, em alguns doentes, pode-se verificar agravamento do edema.

A quimioterapia é a terapêutica de escolha para tumores quimiossensíveis, como o carcinoma de células pequenas, os germinomas ou o linfoma.

O *bypass* cirúrgico da jugular interna ao apêndice auricular direito é uma alternativa, contudo é difícil justificar tão extensa e delicada intervenção em doentes com tumores malignos em estado terminal. Por terem sintomatologia grave, justifica-se uma terapêutica paliativa que melhore a qualidade de vida, por meio do tratamento dos sintomas e que utilize a técnica menos invasiva possível.

Neste cenário, a terapêutica endovascular surgiu como uma opção terapêutica para a síndrome da veia cava superior nas duas últimas décadas. Pode ser indicada em concomitância com o tratamento rádio e quimioterápico.

Indicações

As principais indicações para a angioplastia com *stent* em pacientes com síndrome da veia cava superior são a falha da terapêutica convencional e as recidivas. Está igualmente indicada para pacientes com fibrose actínica e nos que respondem lentamente à terapêutica convencional. A utilização de *stent* pode ser uma alternativa de tratamento mesmo antes da terapêutica convencional, a fim de se obter alívio sintomático imediato, uma vez que demoram geralmente de 3 a 4 semanas para produzir melhora dos sintomas.

A camada muscular fina da parede da veia, a fibrose ou a compressão extrínseca e a estrutura sólida dos tumores malignos justificam o uso primário do *stent*, uma vez que é alto o índice de *recoil* elástico e reestenose.

Na síndrome produzida por causas benignas, a angioplastia com colocação de *stent* deve ser evitada, em função do risco de reestenose precoce.

Resultados

A angioplastia com colocação de *stent* em áreas estenosadas está associada a alta porcentagem de sucesso técnico (81 a 100%), contudo, nas oclusões, a porcentagem de êxito é inferior. Como conseqüência do restabelecimento do fluxo sangüíneo normal por meio da veia cava, verifica-se alívio imediato dos sintomas congestivos. A resolução completa dos sintomas também ocorre em 68 a 100% dos casos. Geralmente, há alívio imediato da cefaléia, o edema e a cianose da face desaparecem dentro de 1 a 2 dias e o edema do tronco e das extremidades superiores desaparece em 2 a 3 dias.

Mesmo considerando-se que a expectativa de vida dos doentes com síndrome de veia cava superior, de causa maligna, seja relativamente curta, a maioria dos *stents* permanece pérvia ao longo da vida do doente. Como o tratamento é paliativo para a maioria dos doentes com enfermidades malignas, o controle a longo prazo normalmente não é realizado, devido à alta mortalidade neste grupo. Porém, a permeabilidade primária do *stent* durante a vida do doente é de 55 a 93%, e a secundária, próxima dos 100%.

A recidiva da síndrome da veia cava superior após a colocação de *stent* pode ser secundária ao crescimento do tumor por meio do *stent*, o que pode levar à sua trombose. O tratamento também é feito utilizando-se técnicas endovasculares percutâneas, como a fibrinólise, a angioplastia e a colocação de um *stent* adicional.

As complicações relacionadas com a colocação de *stent* são relativamente incomuns. Uma das complicações referidas é sua migração. Outras complicações incluem a descompensação cardíaca com conseqüente edema pulmonar e a elevação da hemicúpula direita, devido à compressão do nervo frênico pelo tumor.

LEITURA ADICIONAL

1. Carnevale FC. Radiologia intervencionista e cirurgia endovascular. Rio de Janeiro: Revinter, 2006.
2. Cauldwell EW, Siekert RG, Lininger RE, Anson BJ. The bronchial arteries: an anatomic study of 150 human cadavers. Surg Gynecol Obstet 1948; 86: 395-412.
3. Ehrlich M, Gragenwoeger M, Cartes-Zumelzu F, et al. Endovascular stent graft repair for aneurysms on the descending thoracic aorta. Ann Thorac Surg 1998; 66: 19-24.
4. Fattori R, Nazpoli G, Lovato L, et al. Descending thoracic aortic diseases: stent-graft repair. Radiology 2003; 229: 176-83.
5. Garcia-Villlaroel L, Fuentes R. Transjugular intrahepatic portosystemic shunt versus endoscopic sclerotherapy for the prevention of variceal rebleeding after recent variceal hemorrhage. Hepatology 1999; 29(1): 27-32.
6. Kadir S, Athanasoulis CA. Percutaneous retrieval of intravascular foreign bodies. In: Thanasoulis CA, Pfister RC, editors. Interventional radiology. Philadelphia: WB Saunders, 1982. p.379-97.
7. Karp MP, Cooney DR, Pros GA, et al. The nonoperative management of pediatric hepatic trauma. J Pediatr Surg 1983; 18: 512-8.
8. Kuo WT, Lee DE, Saad WEA, Patel N, Sahler LG, Waldman DL. Superselective microcoil embolization for thr treatment of lower gastrointestinal hemorrhage. JVIR 2003; 14: 1503-9.
9. Molina HE, Hunter DW, Yedlick JW, et al. Trombolytic therapy for post operative pulmonary embolism. Am J Surg 1992; 163: 375-81.
10. Nienaber CA, Fattori R, Lund G, et al. Nonsurgical reconstruction of thoracic aortic dissection by stent-graft replacement. N Engl J Med 1999; 340: 1539-45.
11. Sherlock, S, Doodley J. Propedêutica de imagem das vias biliares: radiologia e endoscopia intervencionistas. In: Sherlock S, Doodley J. Doenças do fígado e do sistema biliar. Rio de Janeiro: Guanabara Koogan, 2004. p.483-96.
12. Tejero E, Mainar A, Fernandez L, Tobio R, De Gregorio MA. New procedure for the treatment of colorectal neoplastic obstructions. Dis Colon Rectum 1994; 37: 1158-9.
13. Uflaker R, Kemmerer A, Picon D, Rizzon CF, Neves C, Oliveira E, et al. Bronchial artery embolization in the management of hemoptysis: technical aspects and long-term results. Radiology 1985; 157: 637-64.
14. Vujic I, Young JWR, Gobien RP, et al. Massive pulmonary embolism treated with full heparinization and topical low-dose streptokinase. Radiology 1983; 148: 671-5.
15. Weaver FA, Yellin AE. Complications of missed arterial injuries. J Vasc Surg 1993; 18: 1077.

Endoscopia e Colonoscopia no Pronto-socorro

CAPÍTULO 10

Sergio Eiji Matuguma
Edson Ide
Fauze Maluf Filho
Eduardo G. Houneaux Moura

TÓPICOS IMPORTANTES

- A endoscopia digestiva alta no pronto-socorro limita-se a casos de hemorragia digestiva alta, corpos estranhos no trajeto digestivo e traumas cervicotorácicos penetrantes.
- A estabilidade hemodinâmica é condição importante para realizar a endoscopia digestiva alta nos quadros de hemorragia digestiva.
- Para instabilidade hemodinâmica refratária na hemorragia digestiva, a intubação orotraqueal é mandatória antes da endoscopia.
- Após a segunda tentativa de hemostasia endoscópica, a conduta cirúrgica deve ser considerada.
- O uso de drogas vasoativas na hemorragia varicosa deve ser iniciado na sala de emergência antes da endoscopia.
- A antibioticoterapia é indicada na hemorragia varicosa como profilaxia para peritonite bacteriana.
- Na fase aguda da ingestão de químicos corrosivos, a endoscopia digestiva alta precoce está indicada.
- Na ingestão de corpos estranhos, o estudo radiológico (raio X) deve ser realizado antes da endoscopia para excluir complicações decorrentes da impactação.
- Baterias ou pilhas impactadas em esôfago são uma situação de urgência que exige a remoção endoscópica.
- A ausência de lesões esofágicas no exame endoscópico em traumas cervicotorácicos penetrantes exclui acometimento esofágico.
- A realização do preparo de cólon anterógrado é preferível na hemorragia digestiva baixa nos pacientes hemodinamicamente compensados.
- Na pseudo-obstrução colônica, a descompressão colônica por colonoscopia deve ser indicada após a tentativa de tratamento clínico.

INTRODUÇÃO E DEFINIÇÕES

Os avanços tecnológicos possibilitam o exame direto da luz do trato digestivo através da endoscopia digestiva alta e baixa.

A endoscopia digestiva alta, denominada também esofagogastroduodenoscopia, permite a avaliação da mucosa do esôfago, estômago e duodeno até a segunda porção duodenal. Apesar de alcançar a segunda porção duodenal, a visualização da papila duodenal maior não é adequada quando se utilizam gastroscópios de visão frontal, pois a imagem se apresenta muito tangencial, condição não propícia para sua avaliação. Nessas situações, o uso de duodenoscópios para descartar processos na papila é mandatório, pois são constituídos por visão lateral de 90º. A adequada avaliação de porções duodenais (terceira e quarta porções e ângulo de Treitz) não é conseguida pelo alcance dos gastroscópicos ou duodenoscópicos, salvo a utilização de enteroscópios específicos.

A endoscopia digestiva baixa ou ileocolonoscopia possibilita avaliar o trajeto do íleo terminal, cólon e reto. A conformação, as haustrações, a trama vascular submucosa e a mucosa desses segmentos podem ser analisadas neste exame. Atenção particular ao canal anal, do qual não há uma avaliação adequada, o que torna o exame de baixa sensibilidade e especificidade às patologias desta região. Na necessidade de avaliar o canal anal, a anuscopia deve ser indicada.

Várias patologias podem se beneficiar da endoscopia digestiva alta e baixa. A dispepsia, o refluxo gastroesofágico, as síndromes consumptivas, as anemias crônicas, a doença péptica, o controle pós-operatório, as síndromes polipóides, a dor abdominal crônica e as diarréias crônicas são indicações muito freqüentes. Porém, no pronto-socorro, em caráter urgencial ou emergencial, limitam-se as indicações. Elas são direcionadas aos quadros clínicos nos quais realmente fazem diferença na taxa de mortalidade e morbidade do paciente de modo urgente ou emergencial. Dentro desse perfil, a hemorragia digestiva alta ou baixa, os corpos estranhos no trato digestivo, a ingestão de agentes químicos corrosivos, os traumas cervicais ou torácicos penetrantes e a pseudo-obstrução colônica são indicações dos exames em caráter urgencial.

Na grande maioria dos prontos-socorros, o serviço de endoscopia não está disponível *in loco* por 24 horas, e o médico endoscopista precisa ser chamado à distância. Um conflito vivido pelo médico socorrista não é a indicação do exame, mas o momento adequado para chamar a equipe de endoscopia. Sabe-se que o momento em que se indica o exame nem sempre é o momento seguro para sua execução. O exame endoscópico não é isento de complicações; em cada quadro clínico há um risco particular inerente ao exame endoscópico. Grande parte da preocupação do endoscopista é o risco de aspiração do suco gástrico e/ou sangue que ficam retidos na câmara gástrica. Além disso, para o conforto do procedimento, o paciente necessita de certo grau de sedação para a realização do exame endoscópico, o que diminui os reflexos de tosse e aumenta o risco de aspiração pulmonar.

Pacientes com hemorragia digestiva alta podem vomitar e aspirar o sangue contido na câmara gástrica; pacientes com oclusões digestivas altas podem aspirar o conteúdo gástrico em estase; pacientes com instabilidade hemodinâmica podem descompensar em razão da sedação do procedimento. Se houver necessidade de realizar o exame em condições desfavoráveis (jejum menor de 6 horas; pacientes instáveis do ponto de vista hemodinâmico; insuficiência respiratória ou confusão mental por encefalopatia; vômitos por oclusão digestiva alta ou mesmo hematêmese incontrolável) pode-se minimizar o risco de aspiração pelas vias aéreas efetuando-se a intubação orotraqueal e a ventilação mecânica antes do exame endoscópico. Geralmente, o momento mais adequado para realizar o exame endoscópico é quando o paciente se encontra com quadro hemodinâmico estável e em período de jejum mínimo de 6 horas. Essas condições diminuem a taxa de complicação cardiorrespiratória e/ou o risco de aspiração durante o exame, fatores principais que influem na taxa de mortalidade do procedimento.

As principais indicações para a realização de endoscopia digestiva alta no pronto-socorro são:

- Hemorragia digestiva alta.
- Ingestão de corpos estranhos.
- Ingestão aguda de substâncias corrosivas.
- Traumas cervicais e torácicos penetrantes.

As indicações clássicas para a colonoscopia no pronto-socorro são:

- Hemorragia digestiva baixa.
- Pseudo-obstrução colônica.

HEMORRAGIA DIGESTIVA ALTA

A hemorragia digestiva alta é um quadro clínico freqüente nos prontos-socorros. Pode equivaler a aproximadamente 25% dos atendimentos de prontos-socorros gerais e cirúrgicos. É definida como o quadro em que os pacientes apresentam hematêmese, melena ou enterorragia. Os parâmetros hemodinâmicos podem ser estáveis ou instáveis, o que indica intensidade e gravidade da perda sangüínea. A oferta de oxigênio com cateter nasal ou máscara nebulizadora e a imediata obtenção de acessos venosos calibrosos para infusão de solução cristalóide, concentrado de hemácias e/ou plasma fresco congelado objetivam compensar a perda volêmica.

A sondagem nasogástrica associada à lavagem com solução salina (1.000 mL) e à análise do seu retorno pode ser útil nos serviços em que a endoscopia não está *in loco*. A lavagem gástrica pode indicar se um sangramento é ativo ou não, em função do aspecto do líquido retornado. O aspecto vermelho vivo sugere sangramento ativo persistente. Neste caso, deve-se avisar imediatamente o endoscopista para realizar o exame assim que houver condições hemodinâmicas satisfatórias. Um líquido marrom escuro, semelhante a sangue digerido ou "borra de café" indica sangramento recente, não ativo. Uma lavagem gástrica sem indícios de sangue vivo ou digerido torna baixa a possibilidade de sangramento esofagogástrico, entretanto a chance de haver um foco pós-pilórico não está descartada. Nas duas últimas situações, não há necessidade de chamar imediatamente o endoscopista, porém o exame deve ser realizado nas primeiras 24 horas.

Na suspeita de sangramento digestivo alto, a endoscopia digestiva alta tem indicação mandatória. Preferencialmente o exame deve ser realizado dentro das primeiras 24 horas, após a compensação hemodinâmica e respiratória.

Na hemorragia digestiva alta, a esofagogastroduodenoscopia pode revelar a etiologia da hemorragia no primeiro exame, na grande maioria dos casos. A presença de coágulos, sangue digerido ou resíduos alimentares que recobrem a mucosa pode limitar o diagnóstico do foco hemorrágico no exame inicial, o que torna necessário outro exame. Um período maior de jejum (aproximadamente 12 horas) para que haja completo esvaziamento gástrico torna melhores as condições de visualização da mucosa. O uso de eritromicina endovenosa apresenta a melhor evidência clínica em acelerar o esvaziamento gástrico, porém no Brasil esta forma de apresentação não está disponível no mercado. A metoclopramida pode ser outra tentativa para acelerar o esvaziamento gástrico, porém demonstra resultados variados.

A hemorragia digestiva alta pode ser classificada em:

- Hemorragia não-varicosa: predominantemente de etiologia péptica ou vascular, como a úlcera gastroduodenal, lesões agudas da mucosa, Mallory-Weiss, Dieulafoy, ectasia vascular, pós-procedimentos cirúrgicos ou endoscópicos.
- Hemorragia varicosa: decorrente de hipertensão portal, tais como varizes esofágicas, gástricas ou duodenais.

Hemorragia digestiva alta não-varicosa

Na hemorragia não-varicosa, o achado de úlcera hemorrágica deve ser classificado conforme a classificação de Forrest modificada, como na Tabela 10.I. A classificação de Forrest modificada indica o prognóstico de ressangramento em 48 horas, define baixo risco e alto risco endoscópico de ressangramento e, por fim, a conduta terapêutica endoscópica.

O achado de estigmas de baixo risco endoscópico de ressangramento, ou seja, hematina em úlcera ou fundo limpo (Forrest IIc e III), não indica tratamento hemostático endoscópico. O achado de estigmas de alto risco de ressangramento, ou seja, sangramento ativo em jato (Forrest Ia), em porejamento (Forrest Ib) ou com coto vascular visível em fundo de úlcera (Forrest IIa), indica tratamento hemostático endoscópico imediato.

Os métodos de hemostasia endoscópica podem ser:

- Injeção de substâncias (adrenalina ou substâncias esclerosantes).

Tabela 10.I – Classificação de Forrest modificada

Forrest	Aspecto endoscópico	Risco de sangramento (em 48 horas sem tratamento endoscópico)	Indicação de tratamento endoscópico
I. Hemorragia ativa	Ia – Em jato	80 a 90%	Sim
	Ib – Em porejamento	50%	Sim
II. Hemorragia recente	IIa – Coto vascular visível	30 a 50%	Sim
	IIb – Coágulo firmemente aderido	20 a 30%	Sim, se for possível a remoção segura do coágulo e a identificação do coto vascular
	IIc – Fundo com hematina	5 a 7%	Não
III. Sem hemorragia	III – Base limpa	3 a 5%	Não

- Coagulação elétrica (eletrocoagulação monopolar, plasma de argônio, eletrocoagulação bipolar, eletrocoagulação multipolar).
- Coagulação térmica (*heater probe*).
- Hemostasia mecânica (*hemoclips* ou ligadura elástica).

Por evidências na literatura, constatou-se que:

- Entre as substâncias para a hemostasia por injeção, nenhuma é superior à outra. A injeção de solução de adrenalina com glicose a 50%, na proporção de 1:10.000 ou 1:20.000, tem sido uma prática habitual entre os endoscopistas. Além de ser facilmente acessível, tem baixo custo, o que torna seu uso viável em vários serviços de endoscopia.
- Comparativamente entre os vários métodos térmicos, nenhum é superior ao outro, embora o custo de qualquer método térmico seja maior que o do método por injeção.
- A monoterapia com injeção ou por método térmico é efetiva para os estigmas com alto risco de ressangramento, entretanto a combinação de ambas é superior a cada uma isolada.
- O uso de *hemoclips* metálicos tem sido promissor, porém de alto custo em nosso país.
- A revisão programada (*second look*) não é consensual como recomendação de rotina. Porém, uma nova endoscopia deve ser indicada em casos de evidência ou suspeita de ressangramento.
- Na falha terapêutica endoscópica, a avaliação de equipe cirúrgica é recomendada.

Há vários escores para classificação de pacientes em alto risco e baixo risco, com base na associação dos achados clínicos e endoscópicos, mas a praticidade e a reprodutividade dos métodos não favoreceram a prática rotineira na grande maioria dos serviços.

Na falha terapêutica do primeiro tratamento endoscópico, uma nova tentativa pode ser realizada, preferencialmente associada a outra técnica. Geralmente duas tentativas de tratamento endoscópico são viáveis. Após essas duas tentativas, a taxa de complicações locais, como o aumento das dimensões, tanto em extensão como em profundidade da úlcera, a intensa friabilidade da parede periulcerosa por processo inflamatório e maior chance de perfuração tornam-se mais freqüentes. Neste caso, a avaliação de uma equipe cirúrgica para indicação de tratamento cirúrgico faz-se necessária.

Hemorragia digestiva alta varicosa

Na hemorragia varicosa, além das mesmas medidas iniciais descritas, pode haver necessidade de transfusões sangüíneas, que devem ser feitas com precaução, de preferência com uso de concentrado de hemácias e plasma fresco congelado. Deve-se ter o cuidado de manter a hemoglobina (Hb) em aproximadamente 8,0 g/dL e considerar também as comorbidades, a idade e o estado hemodinâmico do paciente.

A antibioticoterapia para prevenir peritonite bacteriana espontânea é parte integrante do atendimento ao episódio hemorrágico varicoso, sendo indicado o uso de quinolonas.

O uso de drogas vasoativas na sala de admissão quando há suspeita de hemorragia varicosa deve ser instalado o mais rápido possível e antes da endoscopia. As drogas mais utilizadas são somatostatina, terlipressina e octreotide. As atuações dessas drogas podem contribuir para diminuir o sangramento ativo e possibilitar um campo mais limpo para o exame endoscópico. A continuidade do uso por 2 a 5 dias associada ao tratamento endoscópico é a melhor solução para o tratamento do sangramento agudo varicoso.

O balonamento esofágico pode ser realizado apenas quando se encontra sangramento volumoso com instabilidade hemodinâmica, condição na qual o exame endoscópico tem alto risco de complicação. O balonamento esofágico deve ser mantido no máximo por 24 horas, preferencialmente com o paciente na unidade de terapia intensiva (UTI). Devemos lembrar que o balonamento esofágico serve como tratamento intermediário, fazendo uma ponte entre o tratamento específico e o definitivo. Pela oclusão temporária do segmento esofágico, a intubação orotraqueal simultânea pode evitar o aparecimento de quadro de aspiração das vias aéreas.

A endoscopia deve ser realizada o mais rápido possível, principalmente nos pacientes com sinais de cirrose e quadro de sangramento importante.

No sangramento de varizes esofágicas, o tratamento recomendado é a técnica de ligadura elástica. A esclerose de varizes é indicada quando há dificuldade técnica ou quando é a única técnica disponível.

O adesivo tissular, como o cianoacrilato, é recomendado na terapêutica de sangramento agudo de varizes gástricas.

Na falha do tratamento endoscópico associado ao tratamento farmacológico, uma segunda tentativa endoscópica é válida, assim como a colocação de TIPS (*transjugular intrahepatic portal-systemic shunt*).

INGESTÃO DE AGENTES QUÍMICOS

Outra situação que necessita de endoscopia digestiva alta com urgência é a ingestão de agentes corrosivos, tais como cáusticos ou substâncias ácidas. A ingestão dessas substâncias era mais freqüente no passado, mas medidas preventivas como ações educativas coletivas, leis que alteraram as embalagens (mais difíceis de abrir) e conteúdo interno com concentrações menores das substâncias contribuíram para a diminuição desse tipo de acidente.

No passado, a realização do exame endoscópico era temerosa pelo estigma do risco de perfuração pelo próprio procedimento. Isso foi uma verdade na época dos esofagoscópios rígidos. Entretanto, nos dias atuais, a utilização de endoscópios flexíveis reduziu esse risco. O cuidado do endoscopista na insuflação durante a avaliação endoscópica também contribuiu para minimizar as perfurações.

Na fase aguda da ingestão de corrosivos, o exame endoscópico possibilita avaliar a extensão e a profundidade das lesões. Estas variam em função do tipo de agente corrosivo (ácido ou álcali), da concentração do corrosivo, do volume total ingerido e da forma física da substância (sólido, pastoso, líquido ou inalável). O estadiamento inicial nos informa sobre o prognóstico quanto à evolução para estenose. O desenvolvimento de estenose implica tratamento endoscópico ou cirúrgico, por longo prazo, com qualidade de vida limitada.

Sabe-se que há diferenças de acometimento da parede do trato digestivo entre os agentes ácidos e álcalis, em termos de profundidade e extensão. Os agentes ácidos produzem necrose por coagulação, fato este que limita a injúria em profundidade em razão da formação de uma capa de proteção no local acometido. Os agentes álcalis induzem uma necrose por liquefação através de proteinatos básicos, que capacitam a injúria maior em profundidade e extensão.

O primeiro exame endoscópico deve ser realizado o mais rápido possível. Devemos atentar para a presença de outras complicações relacionadas à ingestão química. Derrame pleural, pneumotórax, acometimento de vias aéreas altas e pneumoperitôneo são as principais apresentações diretas ou indiretas de perfurações no trato digestivo alto. Na presença de pneumotórax ou derrame pleural, a drenagem torácica deve ser feita antes da endoscopia; caso contrário, a insuflação de ar durante o exame pode provocar um pneumotórax hipertensivo com alto risco de parada cardiorrespiratória. O comprometimento de vias aéreas altas com insuficiência respiratória implica intubação orotraqueal prévia ao procedimento. O pneumoperitôneo tem indicação cirúrgica e a endoscopia pode ser realizada durante o ato operatório.

Dependendo do acometimento, pode-se encontrar edema, enantema, friabilidade, erosões, bolhas, exsudato, hemorragia, ulcerações superficiais ou profundas (recobertas ou não por fibrina), ou mesmo tecido necrótico com perfuração transmural. O acometimento pode ocorrer na orofaringe, na laringe, no esôfago, no estômago ou no duodeno. A extensão deve ser avaliada e documentada como um parâmetro importante ao tratamento futuro. A intubação orotraqueal pode dificultar a avaliação do comprometimento da laringe, porem é necessária nos casos de insuficiência respiratória. Neste caso, só será possível a avaliação completa após a extubação.

No ato do exame, de acordo com o achado endoscópico, podemos usar a classificação de Zargar. Esta classificação auxilia na conduta do paciente porque estratifica os pacientes de alto e baixo risco para o desenvolvimento de estenose e/ou perfuração.

Tabela de Zargar

Nas lesões classificadas como Zargar 0, 1 e 2a, é baixa a chance de se desenvolver estenose ou perfuração (25%). Nas classificadas como Zargar 2b e 3, o desenvolvimento para estenose ou perfuração é de alta probabilidade (> 80%) e a mortalidade global é de 12,9%.

Tabela 10.II – Tabela de Zargar

Grau	Achado endoscópico	Conduta
0	Normal	Dieta líquida ou pastosa, inibidor da bomba de prótons, hidratação e analgésicos
1	Edema, hiperemia da mucosa	Dieta líquida ou pastosa, inibidor da bomba de prótons, hidratação e analgésicos
2a	Ulcerações superficiais, erosões, friabilidade, bolhas, hemorragia e exsudato	Dieta líquida ou pastosa, inibidor da bomba de prótons, hidratação e analgésicos
2b	Grau 2a acrescido de ulcerações pouco profundas ou circunferências	Internação hospitalar, sonda nasoenteral para nutrição, hidratação endovenosa, inibidor da bomba de prótons e analgésicos
3	Múltiplas ulcerações profundas e extensas áreas de necrose	Internação hospitalar, hidratação endovenosa, sonda nasogástrica de alívio, sonda nasoenteral para nutrição, analgésicos, inibidor da bomba de prótons, antibióticos endovenosos e nutrição parenteral se houver lesões graves em mucosa gástrica

O uso de corticóides na fase aguda ainda é controverso. Sua ação antiinflamatória diminui a reação inicial e minimiza a fibrose na fase da cicatrização. Mas estudos demonstram também que aumentam a morbimortalidade decorrente de perfuração e mediastinite. Nas lesões de laringe e traquéia, a corticoterapia é indicada principalmente para evitar a insuficiência respiratória.

Passado o período agudo, por volta da 3ª ou 4ª semana, a fase de cicatrização se instala e há necessidade de dilatações endoscópicas eletivas e sucessivas por longo prazo.

INGESTÃO DE CORPOS ESTRANHOS

Os acidentes com corpos estranhos no trato digestivo alto são um fato freqüente nos prontos-socorros. A grande maioria engloba as faixas etárias extremas, ou seja, crianças e idosos. São cinco os tipos de pacientes que mais se envolvem nesses acidentes:

- Crianças – corpo estranho maior que o diâmetro do esôfago.
- Idosos – o uso de próteses dentárias mal ajustadas diminui a sensibilidade do palato no ato da mastigação e pode provocar a deglutição de grandes fragmentos de alimentos.
- Portadores de doenças benignas com subestenoses – acalásia, cirurgias esofágicas ou gástricas prévias, estenose caústica, estenose péptica (doença do refluxo complicada), estenose actínica.
- Portadores de doenças malignas – neoplasias no trato digestivo, predominantes no esôfago e na cárdia.
- Portadores de doenças psiquiátricas – ingestão intencional de corpos estranhos.

É comum a associação entre grande ingestão alcoólica (embriaguez) e ingestão acidental de bolo de alimentos, predominantemente carnes de churrascos ou próteses dentárias. O hábito infreqüente de comer peixes pode propiciar a impactação de espinhas de peixe nas valéculas ou na faringe.

A maioria dos corpos estranhos no estômago e no duodeno não provoca sintomas, exceto na presença de ulceração, perfuração ou obstrução.

Na suspeita de corpo estranho em trato digestivo alto, a endoscopia digestiva alta é indicada. A realização de raios X para localizar o corpo estranho pode ser útil somente se este for radiologicamente visível, ou seja, constituído por metal ou calcificações (osso). Caso contrário, será difícil identificá-lo.

A exclusão de complicações referentes ao corpo estranho deve ser efetuada previamente ao exame, mesmo quando não se apresentam características radiopacas. Assim, raios X cervicais e de tórax (póstero-anterior e de perfil) são necessários para excluir enfisemas e/ou abaulamentos retrofaríngeos ou pré-vertebrais, que indicariam perfurações ou coleções, respectivamente. A presença de pneumotórax ou derrame pleural diagnostica perfuração, e a drenagem torácica precisa ser efetuada antes do exame endoscópico em razão do risco de provocar um pneumotórax hipertensivo. A retificação da região cervical da coluna vertebral é sinal indireto de corpo estranho em segmento cervical. A presença de pneumoperitônio indica corpo estranho com perfuração em cavidade abdominal, o que contra-indica o exame endoscópico.

No exame endoscópico, a sedação usual pode ser uma associação entre benzodiazepínico e derivado opióide (por exemplo, midazolam com fentanila). O emprego de propofol tem sido amplamente difundido por suas características de meia-vida curta e por seu efeito relaxante eficaz, sem a necessidade obrigatória de intubação orotraqueal. Se for necessário um relaxamento maior, a anestesia geral com intubação orotraqueal deve ser feita com auxílio de um anestesiologista, opção mandatória no caso de crianças por causa da hiper-reatividade manifestada, como laringoespasmo à sedação. Pelo risco de aspiração durante o exame, o período de jejum adequado, no mínimo 6 horas, deve ser respeitado. Em crianças, a obrigatoriedade da anestesia geral implica jejum de 8 horas.

Os corpos estranhos mais comuns encontrados são: moedas, bolos de alimentos (predominantemente carnes), espinhas de peixe, próteses dentárias, alfinetes metálicos, brinquedos esféricos, baterias e pilhas. O corpo estranho livre na luz pode ser removido por diversos acessórios e técnicas: pinças de apreensão, alças de apreensão, cesta de Dormia e alças do tipo rede ou com capas protetoras. Tudo isso em função da grande variedade da conformação, consistência e dimensão dos corpos estranhos.

Nos corpos estranhos esofágicos que têm dimensões maiores que a capacidade de apreensão dos acessórios endoscópicos convencionais, o uso da esofagoscopia rígida com pinças de maiores amplitudes de apreensão é indicada, porém a anestesia geral é obrigatória tanto em crianças como em adultos.

Há urgência de remoção de corpos estranhos no trato digestivo alto no caso de baterias e pilhas em segmento esofágico e objetos pontiagudos em segmento esofagoduodenal. O exame deve ser realizado assim que houver período adequado de jejum. As pilhas e baterias têm componentes químicos que podem extravasar e provocar ulcerações ou perfurações. Já os corpos estranhos pontiagudos e principalmente longos podem perfurar tanto nas angulações naturais do trato digestivo alto como na passagem do bulbo para a flexura duodenal superior e do íleo terminal para o ceco.

Quanto aos objetos não-pontiagudos, o diagnóstico e a identificação do corpo estranho é viável com a endoscopia digestiva alta. Em crianças com ingestão de corpos estranhos, como moedas situadas em câmara gástrica, mas clinicamente assintomáticas, pode-se adotar uma conduta expectante (realizar observação e nunca induzir evacuação com laxantes e tamisação das fezes) por um período de duas semanas, o que evita o risco da anestesia geral. Se não houver saída natural do corpo estranho neste período ou se apresentar sintomas de dor ou vômitos (sintomas obstrutivos) durante o período de observação, o exame se torna necessário. Se a localização do objeto for no esôfago, a conduta expectante não é recomendada.

A perfuração da parede esofágica pelo próprio corpo estranho impactado ou pelas manobras durante a sua remoção é a maior complicação do procedimento, com chances de evolução de gravidade alta. Podemos dividir o tratamento das perfurações em:

- Segmento esofágico proximal: fator favorável ao tratamento conservador com jejum absoluto, hidratação endovenosa, antibióticos de amplo espectro, sondagem nasogástrica e inibidor da bomba de prótons.
- Segmento esofágico médio e distal: a grande maioria dos cirurgiões defende a terapêutica cirúrgica em virtude do risco de mediastinite aguda. Contudo, alguns centros têm adotado a conduta conservadora em pacientes hígidos, sem sinais de septicemia e com perfuração sem comunicação com a cavidade pleural. Caso haja piora dos parâmetros clínicos ou laboratoriais, a conduta cirúrgica deve ser adotada.
- Segmento gastroduodenal: sempre tratamento cirúrgico.

TRAUMAS CERVICOTORÁCICOS PENETRANTES

Nos traumas cervicotorácicos por mecanismo penetrante, ou seja, ferimentos por arma de fogo ou armas brancas, a endoscopia digestiva alta com aparelhos flexíveis tornou possível a avaliação inicial dos danos internos do trajeto faringoesofágico. É um método seguro, de baixa morbidade, rápido, acessível aos pacientes imobilizados com colar cervical e pode ser realizado tanto na sala de emergência como no ato intra-operatório.

Lesões de orofaringe, valéculas, seios piriformes, músculo cricofaríngeo e esôfago podem ser identificadas rapidamente, uma vez que o diagnóstico precoce melhora a morbimortalidade no tratamento efetivo desses tipos de traumas. São variadas as formas encontradas de lesões agudas: abaulamentos, hematomas submucosos, edema, erosões, lacerações superficiais e profundas, orifícios comunicantes com a trajetória do projétil ou arma branca e hemorragias ativas dos bordos das lesões encontradas. O pneumomediastino, o enfisema subcutâneo cervicotorácico ou o pneumoperitôneo podem se desenvolver após o exame endoscópico em virtude da insuflação de ar durante o procedimento.

Lourenção et al. demonstraram um valor preditivo negativo de 93,33% no exame endoscópico de emergência para avaliação de esôfago nos ferimentos cervicotorácicos por arma branca e arma de fogo.

Em algumas situações, a endoscopia digestiva alta pode auxiliar na detecção de ferimentos não identificados durante o ato operatório. Nestes casos, o auxílio pode ser efetuado com o exame na sala operatória, pela visão direta do cirurgião no segmento esofágico com suspeita de lesão. Faz-se a insuflação de ar e a equipe cirúrgica tenta localizar o local que demonstra extravasamento do ar. A submersão do órgão acometido com solução salina associada à insuflação de ar pelo endoscópio induz um borbulhamento no local da lesão perfurante, o que facilita a localização.

No traumatismo abdominal fechado com enfisema subcutâneo cervical, pneumomediastino e derrame pleural à esquerda, a causa pode ser compressão aguda e intensa do abdome superior, o que provoca a ruptura linear do segmento de esôfago distal junto à transição esofagogástrica com contaminação do mediastino e da pleura (predominante à esquerda). Nesse caso, a endoscopia flexível pode auxiliar na localização exata da ruptura e mensurar a dimensão da lesão.

PSEUDO-OBSTRUÇÃO COLÔNICA

O tratamento de escolha para pacientes com pseudo-obstrução colônica sem sinais de perfuração é a colonoscopia para excluir lesões mecânicas e tentar diminuir a distensão colônica, ou seja, promover uma descompressão colônica temporária. Porém, a colonoscopia deve ser utilizada com cuidado, uma vez que os índices de perfuração se apresentam de 0,2 a 2%.

O preparo do cólon deve ser apenas retrógrado, ou seja, lavagem via retal, com muito cuidado para não distender ainda mais o cólon e, com isso, promover maior chance de perfuração.

A taxa de resolução da descompressão varia de 82 a 85%, comparável à taxa de resolução de 83% com tratamento medicamentoso isolado (prostigmina). É fato curioso que o diâmetro cecal medido pelo raio X abdominal não melhora ou até mesmo pode aumentar após a colonoscopia. Por isso, o diâmetro cecal não é parâmetro confiável de melhora terapêutica, e sim a situação clínica do paciente. Dados demonstram que a descompressão com colonoscopia deve ser considerada como opção terapêutica de exclusão aos pacientes com pseudo-obstrução colônica aguda com alto risco de perfuração cecal, após as falhas terapêuticas com tratamentos conservadores clínicos prévios.

Em virtude da recorrência de distensão colônica mesmo após descompressão com colonoscopia, estudos com cecostomia endoscópica, via colonoscopia, foram realizados. Foi demonstrado que, apesar do sucesso inicial ser estimulante, a taxa de morbidade é considerável e deve-se ter uma conduta parcimoniosa. A cecostomia cirúrgica, a colostomia ou a ressecção cirúrgica estão associadas a baixos resultados efetivos, possivelmente por serem realizadas tendenciosamente em pacientes com quadros mais graves, após falha terapêutica com métodos conservadores (medicamentosos e colonoscopias).

O tratamento cirúrgico deve ser restrito a casos com perfuração ou peritonite aguda e é considerado última escolha na linha do tratamento.

HEMORRAGIA DIGESTIVA BAIXA

A hemorragia digestiva baixa (HDB) é definida como sangramento que se situa após o ângulo de Treitz até o reto. É um quadro freqüente em prontos-socorros, predominantemente em população idosa. Sua mortalidade atinge em torno de 10% dos pacientes, o que torna a HDB uma patologia de investigação no pronto-socorro.

A colonoscopia é o primeiro método de escolha para a identificação precisa da causa hemorrágica. Tem acurácia para identificação do foco hemorrágico em torno de 80% e eficiência terapêutica de aproximadamente 70%. A realização da colonoscopia o mais cedo possível, em associação ao preparo de cólon com método anterógrado, ou seja, o uso de soluções orais que induzem uma limpeza colônica (por exemplo, manitol ou polietilenoglicol), e à experiência do colonoscopista, contribui para maior acurácia diagnóstica nos exames de HDB no pronto-socorro. Esse tipo de procedimento reduz o custo total do paciente pela diminuição do tempo de internação hospitalar.

Como a colonoscopia é um exame invasivo e desconfortável, a sedação venosa é necessária. Portanto, a estabilidade hemodinâmica é uma exigência para que não haja intercorrências cardiorrespiratórias durante o exame. A mobilização do cólon e a tração do mesocólon durante as manobras de inserção do aparelho podem induzir a bradicardia temporária, que pode se perpetuar dependendo da condição hemodinâmica no momento do exame.

A presença de sangue ou coágulos na luz colônica impede a avaliação detalhada da mucosa dos segmentos colônicos. A lavagem retrógrada com solução glicerinada a 12%, 1.000 mL, por via retal (enteroclisma com solução glicerinada), melhora as condições para visualização da mucosa. Todavia, com esse método, o sangue acumulado na parte esquerda do cólon pode refluir para o lado direito e o íleo terminal, o que possibilita falsear um sangramento de foco mais proximal ao local hemorrágico real. Portanto, o preparo anterógrado freqüentemente realizado com manitol é preferível em nosso meio. A preparação da solução de manitol a 10%, 1.000 mL, consiste na diluição de 500 mL de manitol a 20% com 500 mL de água filtrada. O paciente ingere toda a solução em 1 hora – aproximadamente 300 mL (1 copo cheio) a cada 15 minutos – e inicia uma diarréia líquida até cessar o estímulo evacuatório. Após aproximadamente 3 horas, espera-se que o cólon esteja limpo com a evacuação total do conteúdo fecal, coágulos e sangue. Caso não se consiga uma limpeza satisfatória, o enteroclisma com solução glicerinada a 12%, 1.000 mL, poderá ser realizado como complemento ao preparo anterógrado. Para que não aconteça hipotensão arterial por desidratação, manter um acesso venoso com hidratação à base de solução salina ou Ringer é uma prática usual. Alguns pacientes apresentam náuseas e vômitos com a ingestão de solução de manitol, e para isso é preconizada a administração de metoclopramida endovenosa. Em pacientes acamados em unidade de terapia intensiva ou em enfermarias com alimentação por sonda enteral, a infusão da solução de manitol pode ser realizada pela sonda de alimentação durante 1 hora. Particularmente, estes pacientes acamados apresentam maior dificuldade de preparo de cólon em razão do peristaltismo freqüentemente desacelerado.

Durante a colonoscopia, pode-se encontrar:

- Ectasia vascular com sinais de sangramento: conhecida como angiodisplasia, formação vascular aracniforme, plana, predominante na porção direita do cólon. A conduta terapêutica envolve desde injeções com solução de adrenalina (1:10.000), eletrocoagulação monopolar, eletrocoagulação bipolar ou *hemoclips*.
- Óstio diverticular com hemorragia: pela luz colônica, identifica-se o óstio diverticular. Freqüentemente, o sangramento diverticular se apresenta nos bordos do óstio diverticular. A terapêutica com injeção de solução de adrenalina ou *hemoclips* é efetiva.
- Pólipo colônico com sinais de sangramento: pólipo séssil, subpediculado ou pediculado pode sangrar nas suas superfícies. A polipectomia com alça diatérmica soluciona o problema.
- Lesão neoplásica hemorrágica: não há terapêutica endoscópica eficaz e permanente para lesões neoplásicas hemorrágicas.
- Colite hemorrágica: as lesões compatíveis com a colite são identificadas, porém a terapêutica endoscópica não é eficaz.
- Neoformação vascular actínica com sangramento: o uso de coagulador de plasma de argônio é indicado para coibir o foco hemorrágico.
- Úlcera colônica (AINH, isquêmica) hemorrágica: a presença de sangramento ativo (em jato ou em porejamento) ou coto vascular visível necessita de terapêutica endoscópica com injeções de solução de adrenalina ou hemostasia com métodos mecânicos como *hemoclips*.

LEITURA ADICIONAL

1. Steinman M, Steinman E, Poggetti RS, Birolini D. Consultas em cirurgia de urgência. 1. ed. São Paulo: Atheneu; 2003.
2. Sakai P, Maluf Filho F, Ishioka S. Tratado de endoscopia digestiva diagnóstica e terapêutica – volume I: esôfago. 2. ed. São Paulo: Atheneu; 1999.
3. Sakai P, Maluf Filho F, Ishioka S. Tratado de endoscopia digestiva diagnóstica e terapêutica – volume II: estômago. 1. ed. São Paulo: Atheneu; 2001.
4. Barkun A, Bardou M, Marshall JK. Consensus recommendations for managing patients with nonvariceal upper gastrointestinal bleeding. Ann Intern Med 2003; 139: 843-7.
5. Franchis R. Evolving consensus in portal hypertension report of the Baveno IV Consensus Workshop on methodology of diagnosis and therapy in portal hypertension. Journal of Hepatology 2005; 43: 167-76.
6. Eisen GE, Baron TH, Dominitiz JA, Faigel DO. Guidelines of american society for gastrointestinal endoscopy: acute colonic pseudo-obstruction. Gastrointestinal Endoscopy 2002; 56(6): 789-92.
7. Lourenção JL. Valor da avaliação da endoscopia digestiva e da endoscopia respiratória no trauma cervical. Tese de doutoramento. Faculdade de Medicina da Universidade de São Paulo; 1994.

CAPÍTULO 11

Analgesia e Sedação para Procedimentos

Lucas Vieira de Mendonça

TÓPICOS IMPORTANTES

- O controle da dor e da ansiedade no PS geralmente é inadequado. Contribuem para isso: medo da sedação excessiva, falta de prática no manejo das medicações, preocupação com alterações cardiorrespiratórias e em mascarar os sintomas iniciais.
- O objetivo da analgesia e da sedação deve ser o conforto do paciente, com riscos mínimos.
- As medicações devem ser fáceis de titular até o efeito clínico desejável, ter início e término de ação previsíveis com rápida recuperação.
- Deve-se observar o tempo de ação de cada medicação antes de decidir pelo aumento da dose ou associação com outros fármacos.
- O uso de associações de medicamentos deve ser criterioso, de acordo com o efeito desejado e a resposta do paciente.
- Pode-se repetir a dose para manutenção de nível sérico adequado durante os procedimentos.

INTRODUÇÃO E DEFINIÇÕES

A estimulação do sistema nervoso autônomo com liberação de fatores como catecolaminas, cortisol, glucagon, leucotrienos, prostaglandinas, vasopressina e endorfina, após injúria, sepse ou cirurgias, é uma resposta ao estresse anteriormente considerado benéfico. Dados recentes mostram que esta exacerbação pode ser deletéria, causando isquemia miocárdica, resistência à insulina, imunossupressão e distúrbios de coagulação. O controle da dor, ansiedade e o bem-estar do paciente diminuem a magnitude dessa resposta.

O controle da dor e da ansiedade em unidades de emergências freqüentemente não é adequado. Várias razões contribuem para isso: medo de sedação excessiva, falta de prática no manejo das medicações pelo emergencista, preocupação com alterações cardiorrespiratórias e em mascarar os sintomas iniciais. O objetivo do uso da analgesia e da sedação deve ser o conforto do paciente com segurança para o médico e riscos mínimos.

A analgesia é definida como ausência ou supressão da sensação da dor, experiência de caráter sensorial ou emocional associada a uma lesão tecidual real ou potencial, com diferente limiar de acordo com cada paciente. Não há alteração intencional do nível de consciência, embora este possa ser um efeito colateral de certas medicações utilizadas.

O conceito de sedação refere-se a alterações do nível de consciência em diversos níveis:

- Sedação mínima (ansiólise): o paciente apresenta resposta normal a comandos verbais, embora com prejuízo das funções cognitivas e motoras. Não afeta as funções cardiovasculares e ventilatórias.
- Sedação moderada: nível de sedação a ser alcançado, onde o paciente apresenta resposta a comandos verbais com ou sem estímulo tátil leve, sem prejuízo a ventilação ou alterações cardiovasculares. Previamente era citada como "sedação consciente", termo em desuso.
- Sedação dissociativa: estado hipnótico, induzido pela ketamina, com profunda analgesia e amnésia. Proteção de vias aéreas que permanecem intactas e sem instabilidade hemodinâmica, mas com hipertensão arterial em alguns casos.
- Sedação profunda: não há consciência do meio, ocorre resposta débil apesar de estímulos dolorosos repetitivos. Necessita de monitoração respiratória e proteção de vias aéreas, geralmente não há depressão cardiovascular.
- Anestesia geral: completa perda da consciência mesmo aos estímulos dolorosos, necessita de monitoração cardíaca e respiratória contínua, geralmente utilizada no centro cirúrgico.

A técnica de sedação e analgesia para procedimentos (SAP) no serviço de emergência orienta a utilização de substâncias com o intuito de permitir a realização de procedimentos desagradáveis mantendo a função cardiorrespiratória autônoma com controle de vias aéreas; deve-se evitar a anestesia geral por necessitar de maior suporte cardiorrespiratório. O profissional que irá aplicar a SAP deve ser capaz de reconhecer e agir nas possíveis reações adversas, ter conhecimento das medicações em uso, bem como ser treinado em reanimação cardiopulmonar e, caso seja necessário usar níveis profundos de sedação, procurar fazê-la em local equipado, por profissionais habituados a esse tipo de procedimento (Tabela 11.I).

MONITORAÇÃO DA SAP

Os métodos de monitoração ainda são precários e inexatos. A observação clínica do paciente, as variações de pressão arterial, freqüência cardíaca, agitação e expressão

Tabela 11.I – Objetivos da sedação e analgesia em procedimentos
• Controlar movimentos abruptos e indesejados
• Proporcionar rápido retorno ao estado de consciência
• Minimizar os riscos de eventos adversos relacionados à técnica
• Proporcionar bem-estar ao paciente

facial dão uma visão subjetiva do nível de SAP alcançado e almejado. A utilização de escalas visa a padronizar e facilitar a monitoração.

Analgesia

Deve-se analisar antes e após o tratamento proposto a fim de adequá-la. Interrogar sobre a intensidade, caráter, local, duração e etiologia da dor. Pode ser tentada uma quantificação da dor por escalas visuais e/ou descritivas verbais.

- *Numérica visual*: escalonada de 1 a 10 afere a intensidade da dor. É facilmente compreendida pela maioria dos pacientes, porém a graduação facilita a memorização, o que pode interferir na avaliação.
- *Numérica verbal*: atribui valores numéricos (0 a 10) à intensidade da dor, pode ser associada a uma escala visual.

Sedação

A sedação insuficiente está associada a desconforto, agitação, falta de colaboração durante procedimento, dispnéia, hipertensão e taquicardia. Esses inconvenientes são minimizados pela sedação e devem ser monitorados, o que nem sempre é fácil dependendo do estado do paciente. Métodos de análise mais complexos como o Índice de Bispectral (BIS) não são rotineiros em salas de emergência; ele estima a sedação a partir dos efeitos das medicações sedativas sobre o eletroencefalograma. Dentre as escalas de sedação existentes destacam-se a de Ramsay e a escala de sedação-agitação (SAS) (Tabela 11.II).

MEDICAÇÕES DISPONÍVEIS

A via preferencial de uso é a endovenosa, por ser menos agressiva, de maior confibialidade de efeitos e absorção. A associação de benzodiazepínicos com agentes opióides é a mais indicada para os procedimentos em geral, a utilização de antiinflamatórios não-hormonais e anestesia local são

Tabela 11.II – Escalas de sedação	
Ramsay	SAS
1. Ansiedade e/ou agitação	7. Agitação perigosa (tenta tirar cateteres e tubo orotraqueal, agride a equipe de enfermagem)
2. Tranqüilidade, cooperação e orientação	6. Muito agitado (não se acalma apesar de freqüentes pedidos e explicações)
3. Responsividade ao comando verbal, abertura ocular espontânea	5. Agitado (ansioso, levemente agitado)
4. Resposta franca à estimulação auditiva intensa ou compressão da glabela, com abertura ocular	4. Calmo, cooperativo (desperta facilmente)
5. Resposta débil à estimulação auditiva intensa ou compressão da glabela	3. Sedado (acorda com estímulos verbais ou táteis)
6. Irresponsividade	2. Muito sedado (só desperta com estímulos intensos, mas não se comunica)
	1. "Sem resposta"

técnicas adjuntas às de SAP, diminuindo a necessidade de maiores doses dos medicamentos.

As doses podem ser tituladas de acordo com a resposta de cada paciente.

Com o objetivo de melhorar a qualidade da analgesia oferecida, deve-se antecipar o aparecimento da dor (procedimentos dolorosos), reconhecer sua presença (perguntar e observar sinais vitais), quantificar sua intensidade (escalas), tratar adequadamente e, quando possível, eliminar sua causa.

Benzodiazepínicos

São os agentes sedativos de escolha, com efeito amnésico e de relaxamento da musculatura. Possuem rápido início de ação e a decisão de qual usar depende do tempo de ação desejado. Não apresentam propriedades analgésicas. São antagonizados pelo flumazenil (ampola 0,5 mg) 0,2 a 0,5 mg (endovenoso), efeito que dura 3 a 5 horas; esta curta meia-vida está associada ao risco de re-sedação.

Seu metabolismo hepático e eliminação renal pode potencializar os efeitos na insuficiência desses órgãos. Ocasionam repercussão hemodinâmica discreta e são sinérgicos se utilizados com opióides. O efeito colateral mais deletério é a depressão do centro respiratório.

- Diazepam

Tem meia-vida de eliminação prolongada, duração de 4-6 horas e seu metabólico desmetildiazepam pode acumular-se durante o tratamento com grandes doses, na

Escala numérica visual

0 1 2 3 4 5 6 7 8 9 10

Escala numérica verbal
0 = ausência de dor
10 = pior dor imaginável

Escala analógica visual

0 **Ausência de dor** — **10** **Pior dor imaginável**

administração crônica, em recém-nascidos, em idosos e em pacientes com insuficiência renal ou hepática, chegando a 45 horas. Apresentação: ampola de 2 mL (5 mg/mL). Posologia: 5 a 10 mg (0,2 a 0,3 mg/kg), repetidos conforme necessário.

- Midazolam
  Apresenta meia-vida de eliminação curta, cerca de 1,5 a 3 horas, e maior potência que o diazepam, tornando seu uso mais conveniente. Seu metabólito ativo pode acumular-se em alguns casos, retardando a recuperação. Tem maior solubilidade que o diazepam, permitindo diluição e administração intramuscular mais tolerada. Apresentação: ampolas de 3 mL (5 mg/mL). Posologia: 2 a 5 mg endovenoso com incrementos de 5 mg até 2,5 mg.

Opióides

São antagonizados pela naloxona (ampola de 1 mL com 0,4 mg) 0,4 a 1,2 mg endovenoso em *bolus*, pode ser repetida devido ao tempo de ação curto, cerca de 30 minutos.

- Morfina
  Tem início de ação em 3 a 5 minutos, pico em 30 minutos e meia-vida de 2 horas. Amplamente utilizada para controle álgico com boa tolerância. Seus efeitos adversos mais comuns são prurido, retenção vesical, náusea, espasmo de esfíncter de Oddi, broncoespasmo e em doses elevadas depressão do centro respiratório. Apresentação: ampola de 10 mg com 1 mL. Posologia: 3 mg em *bolus* a cada 5 a 15 minutos, até o efeito terapêutico desejado ou a dose de 10 mg. A infusão lenta (5 a 15 minutos) diminui a incidência de hipotensão arterial.
- Meperidina
  Apresenta menor potência entre os opióides citados, tem farmacocinética semelhante à morfina. Seus efeitos colaterais mais comuns são: liberação de histamina causando prurido e broncoespamo, depressão miocárdica e do centro respiratório. Pode causar excitação, tremores, mioclonias e convulsões, principalmente após doses repetidas. Não oferece vantagem sobre a morfina ou fentanil. Apresentação: ampolas com 2 mL (50 mg/mL). Posologia: 50 a 100 mg a cada 2 horas.
- Fentanil
  Por ser altamente lipossolúvel tem maior potência, menor início de ação (30 segundos) e curto tempo de ação (60 minutos), o que faz esta medicação ser a mais indicada para uso. Não causa liberação de histamina e tem baixa incidência de depressão miocárdica. Sua pior complicação é associada à depressão respiratória em doses elevadas. Apresentação: ampola com 5 mL (50 μg/mL). Posologia: 50-100 μg ou 2 μg/kg a cada hora.

Propofol

Agente sedativo (hipnótico e ansiolítico) sem propriedades analgésicas. É o sedativo de escolha em pacientes neurológicos. Devido a sua titulação dose-efeito equilibrada, tem sido utilizado em procedimentos rápidos como intubação traqueal e cardioversão. Apresenta imediato início de ação após infusão (30 segundos) e recuperação do nível de consciência logo após o fim da infusão em cerca de 15 minutos, meia-vida de 30 minutos. Sua farmacocinética é pouco alterada na presença de insuficiência renal ou hepática. Não produz metabólitos ativos.

A instabilidade hemodinâmica e depressão respiratória ocorrem em doses intermitentes em *bolus*, ou em doses elevadas contínuas, principalmente se associado aos opióides para analgesia. Deve-se monitorar os parâmetros vitais do paciente durante a infusão. Apresentação: ampola 20 mL (10 mg/mL). Posologia: 0,5 mg/kg a cada 5 a 10 minutos.

Haloperidol

O haloperidol é um antipsicótico, empregado no tratamento de delírio, estados confusionais e agitação psicomotora produzindo rápida sedação. Deve ser associado a analgésicos por não possuir este efeito, e na agitação refratária pode ser associado com diazepínicos. O início de ação ocorre em cerca de 5 a 20 minutos, com duração de 4 até 6 h. Não causa depressão respiratória ou instabilidade hemodinâmica. Entre efeitos indesejáveis dos neurolépticos encontram-se, além das manifestações extrapiramidais, a síndrome neuroléptica maligna (rigidez, tremores, hipertermia, instabilidade autonômica e miólise). Pode causar prolongamento do QT e raramente *torsade de pointes*. Deve ser evitado em pacientes com hipertiroidismo ou recebendo lítio. Apresentação: ampola com 1 mL (5 mg/mL). Posologia: 5 a 10 mg, a cada 15 minutos até 3 doses, intervalos de 4-8 h.

Ketamina

A ketamina faz uma sedação dissociativa, com analgesia e preservação das vias aéreas, não causa relaxamento muscular. É indicada para curativos dolorosos e desbridamento de pacientes queimados e procedimentos ginecológicos. Seu início de ação é em 30 segundos e duração de 10 minutos. Pode aumentar a pressão arterial, débito cardíaco e freqüência cardíaca. Por aumentar a pressão intraocular e intracraniana é contra-indicada no traumatismo cranioencefálico. Quando causar alucinações e excitação, pode necessitar de associação com um benzodiazepínico. Apresentação: ampola 10 mL (50 mg/mL). Posologia: 0,5 a 2 mg/kg.

Etomidato

Agente sedativo hipnótico endovenoso de ação curta não analgésico, é particularmente indicado para intervenções de curta duração (menos de 10 minutos), procedimentos diagnósticos e intervenções realizadas em ambulatório, quando se deseja recuperação rápida com boas condições de orientação, deambulação e equilíbrio. Induz hipnose em 10 segundos com duração de 5 minutos. Tem como atrativo não causar instabilidade hemodinâmica, entretanto pode provocar vômitos, mioclonias e insuficiência adrenal relativa, principalmente após infusão prolongada. Apresentação: ampola 10 mL (2 mg/mL). Posologia: 0,3 mg/kg e a dose total não deve exceder 3 ampolas. Como não possui atividade analgésica, é recomendada a administração de 1 a 2 mL de fentanil por via endovenosa, 1 a 2 minutos antes do etomidato.

Dexmedetomidine

Medicação nova, agonista α_2-adrenérgico, com propriedades analgésicas e sedativas. Agente altamente lipofílico com metabolização hepática e metabólitos inativos excretados pelo rim (95%) e fezes (5%). Os efeitos colaterais mais comuns são a hipotensão arterial, especialmente em pacientes hipovolêmicos, e a bradicardia. Deve-se reduzir 30 a 40% da dose na presença de insuficiência hepática. Contra-indicado em pacientes com bloqueios AV de 2º e 3º graus e na insuficiência cardíaca grave (FE < 30%). Apresentação: ampola com 2 mL (100 µg/mL). Posologia: 1 µg/kg endovenoso em 10 minutos, manutenção de 0,2 a 0,7 µg/kg/h. Não deve ser administrado em *bolus*.

Analgésicos antiinflamatórios não-hormonais (AINH)

A administração dos AINH associa-se a complicações como disfunção plaquetária, hemorragia digestiva e insuficiência renal, principalmente em idosos ou em pacientes com doenças associadas; podem ser associados aos opióides na tentativa de diminuição desses efeitos.

São indicados em procedimentos ortopédicos pelo efeito analgésico e por diminuir os mediadores inflamatórios no local da lesão. Os citados têm ação imediata após uso parenteral.

- Cetoprofeno: meia-vida de 2 horas, posologia 100-300 mg/dia.
- Tenoxicam: meia-vida de 42 h-72 h, posologia 20-40 mg/dia.

RISCO DE COMPLICAÇÕES

Certas patologias ou mesmo estados fisiológicos exigem maiores cuidados no uso da SAP, com intensa monitoração, oxigenioterapia e adequação das medicações. O uso de técnicas anestésicas locais e adjuvantes a SAP pode reduzir o risco de efeitos deletérios.

- Obesidade: maior risco de refluxo gastroesofágico e broncoaspiração, obstrução de vias aéreas e sedação prolongada. Ajustar a dose para o peso ideal. Avaliar uso de agentes antieméticos.
- Doença pulmonar obstrutiva crônica: evitar posição supina pela menor expansibilidade torácica. Atentar para o uso de oxigenioterapia e de β-agonista previamente ao procedimento.
- Insuficiência coronariana: apesar do benefício da SAP em reduzir a resposta ao estresse, evitando o aumento do trabalho cardíaco e do consumo de oxigênio do miocárdio, deve-se manter o paciente monitorizado durante todo o procedimento.
- Insuficiência renal: a maioria das medicações e seus metabólicos possuem excreção renal, portanto em pacientes com comprometimento renal é esperado um efeito prolongado. Deve-se evitar uso de medicações com meia-vida longa ou nefrotóxicas.
- Vício ou dependência de medicações: podem apresentar efeitos imprevisíveis dos fármacos, necessidade de doses maiores ou sintomas de abstinência.
- Idosos: geralmente apresentam metabolismo mais baixo, maior biodisponibilidade da medicação, doenças sistêmicas degenerativas associadas e, portanto, exigem o uso de doses menores com pequenos aumentos até o efeito desejado.

MONITORAÇÃO DAS REAÇÕES ADVERSAS

As reações adversas relacionadas a SAP podem acontecer com a maioria das medicações utilizadas e apresentam freqüência e intensidade variáveis de acordo com o trinômio paciente-doença-medicação.

A sala de emergência deve estar equipada com fonte de oxigênio, equipamento de sucção, material de intubação orotraqueal, monitor cardiopulmonar e medicações para reanimação cardiopulmonar.

A alta pós-SAP deve ser criteriosa, sempre precedida de monitoração contínua do nível de consciência e da função cardiorrespiratória, deve-se verificar os sinais vitais regularmente, pelo menos a cada 5 minutos. Observar o tempo de ação das medicações e seus respectivos antagonistas (Tabela 11.III).

- Dessaturação: pode ocorrer por um relaxamento da musculatura faríngea e queda da língua com obstrução das vias aéreas, necessitando imediata ação quanto ao suporte de oxigênio, mudança de decúbito, intubação orotraqueal, diagnóstico de possíveis lesões associadas e uso de antagonistas. Atenção para possibilidade de broncoaspiração.
- Vômitos: não há justificativa para evitar a SAP por este sintoma nem período recomendado de jejum. Na sala de emergência pode-se utilizar antieméticos e protetores gástricos.
- Hipotensão: a maior parte das medicações utilizadas são vasodilatadoras, mas uma exacerbação desse efeito pode estar associada a hipovolemia, com boa resposta a infusão de volume. Também pode ser o início de uma resposta inflamatória secundária a infecção necessitando de medicações vasoativas.

Tabela 11.III – Critérios de liberação do paciente pós-SAP
• Retorno ao nível basal de consciência
• Sinais vitais estáveis e aceitáveis
• Aguardar cerca de 2 horas após uso de antagonistas para garantir que não ocorrerá uma re-sedação
• Pacientes de alta hospitalar devem sair na presença de um responsável e ser orientados quanto aos efeitos colaterais

Algoritmo 11.1 – Sedação e analgesia em procedimento

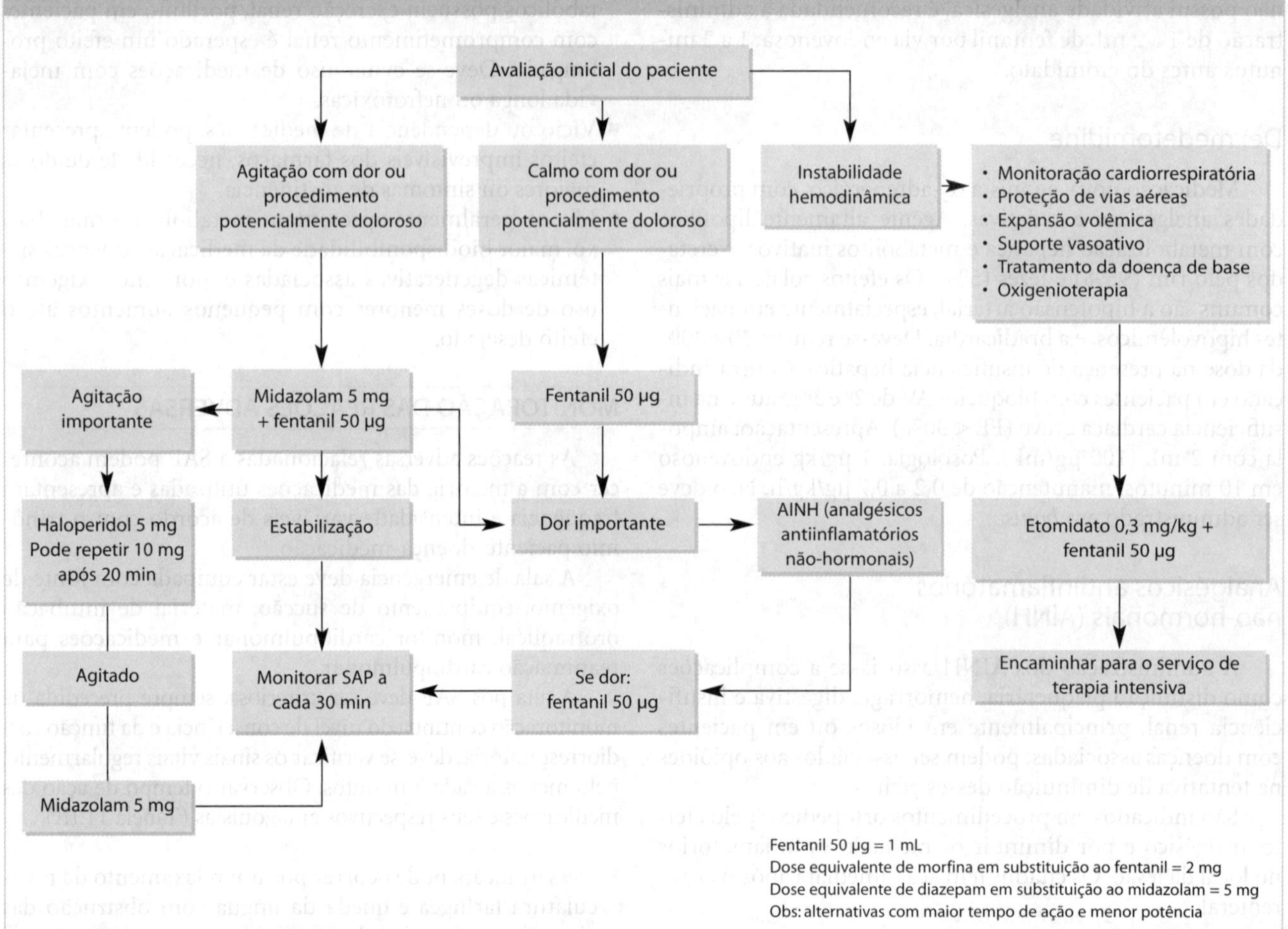

- Hipoventilação: efeito comum; usualmente o estímulo verbal do médico resolve. Quando necessário pode-se fornecer um aporte de oxigênio e um antagonista farmacológico.
- Vício ou dependência: associado ao uso de opióides, é raro ocorrer após curto período de uso.

LEITURA ADICIONAL

1. Ricard-Hibon A, Ducassé JL, Ravaud P, Wood C, Viel E, Chauvin M et al. Quality control programme for acute pain management in emergency medicine: a national survey. Eur J Emerg Med 2004 Aug; 11(4): 198-203.
2. American Society of Anesthesiologists. Task Force on Sedation and Analgesia by Non-Anesthesiologists. Practice guidelines for sedation and analgesia by non-anesthesiologists. Anesthesiology 2002 Apr; 96(4): 1004-17.
3. Cohen SP, Christo PJ, Moroz L. Pain management in trauma patients. Am J Phys Med Rehabil 2004 Feb; 83(2): 142-61.
4. Godwin SA, Caro DA, Wolf SJ, Jagoda AS, Charles R, Marett BE, Moore J. American College of Emergency Physicians. Clinical policy: procedural sedation and analgesia in the emergency department. Ann Emerg Med 2005 Feb; 45(2): 177-96.
5. De Jonghe B, Bastuji-Garin S, Fangio P, Lacherade JC, Jabot J, Appere-De-Vecchi C, Rocha N, Outin H. Sedation algorithm in critically ill patients without acute brain injury. Crit Care Med 2005 Jan; 33(1): 120-7.
6. Jacobi J, Fraser GL, Coursin DB, Riker RR, Fontaine D, Wittbrodt ET, et al. Task Force of the American College of Critical Care Medicine (ACCM) of the Society of Critical Care Medicine (SCCM), American Society of Health-System Pharmacists (ASHP), American College of Chest Physicians.Clinical practice guidelines for the sustained use of sedatives and analgesics in the critically ill adult. Crit Care Med 2002 Jan; 30(1): 119-41.
7. Bongard F, Sue D. Terapia intensiva. 2. ed. São Paulo: Artmed; 2005.
8. Barash P, Cullen B, Stoelting, R. Anestesia clínica. 4. ed. Barueri: Manole; 2004.
9. Amaral JLG, Issy AM, Conceição NA et al. Recomendações da Associação de Medicina Intensiva Brasileira sobre analgesia, sedação e bloqueio neuromuscular em terapia intensiva. Associação de Medicina Intensiva Brasileira (AMIB); 1999.
10. Godwin SA, Caro DA, Wolf SJ, Jagoda AS, Charles R, Marett BE, Moore J. American College of Emergency Physicians. Clinical policy: procedural sedation and analgesia in the emergency department. Ann Emerg Med 2005 Feb; 45(2): 177-96.
11. Green SM, Krauss B. Procedural sedation terminology: moving beyond "conscious sedation". Ann Emerg Med 2002 Apr; 39(4): 433-5.
12. Capone Neto A, Machado FM. Sedação, analgesia e bloqueio neuromuscular. In: Knobel E. Terapia intensiva neurológica. São Paulo: Atheneu; 2003. p.223-40.

Medicina Transfusional

CAPÍTULO 12

Cyntia Araújo Arrais

TÓPICOS IMPORTANTES

- A terapia transfusional moderna orienta fundamentalmente o uso de componentes sangüíneos específicos que são indicados para tratar determinada condição clínica do paciente.
- Atualmente, a transfusão de sangue total ficou limitada a situações muito especiais e deve ser cada vez mais desencorajada.
- A transfusão terapêutica de plaquetas está indicada em pacientes que apresentem disfunção plaquetária e hemorragia com risco de morte, independentemente da contagem de plaquetas, e em pacientes que apresentem hemorragia em curso e contagem de plaquetas inferior a 50.000/mm³.
- O plasma fresco congelado está indicado na correção de deficiências congênitas e adquiridas isoladas ou combinadas de fator(es) da coagulação.
- Ao primeiro sinal de reação transfusional, deve-se suspender imediatamente a transfusão, manter a linha de infusão com solução fisiológica 0,9% e, de acordo com a sintomatologia apresentada, medicar o paciente.

INTRODUÇÃO

A decisão de se efetuar uma transfusão sangüínea, como em qualquer outra decisão terapêutica, deve ser baseada em riscos, benefícios e alternativas.

Em situações de emergência, deve-se pesar o risco de se transfundir sangue não-compatível ou parcialmente compatível em detrimento do benefício do aporte de oxigênio transportado pelas hemácias e da restauração do volume intravascular. Nessas situações, os componentes sangüíneos podem ser liberados sem a completa finalização dos testes de compatibilidade pré-transfusional, sempre com a ciência do médico responsável, uma vez que esse processo pode levar no mínimo 40 minutos. Com isso, documenta-se a urgência e a aceitação de um risco à transfusão antes que os testes de compatibilidade sejam finalizados. Hemácias do grupo O devem ser utilizadas quando a tipagem sangüínea do paciente for desconhecida. Quando possível, hemácias Rh negativo devem ser utilizadas em mulheres em idade fértil a fim de se evitar a possibilidade de sensibilização ao antígeno D.

INDICAÇÃO DE HEMOCOMPONENTES

Transfusão de sangue total

O sangue total tem a capacidade de carrear oxigênio, é expansor plasmático e contém fatores de coagulação estáveis, sendo portanto útil em pacientes com sangramento ativo. No entanto, esse hemocomponente raramente está disponível para transfusão. Para a maioria dos casos de sangramento ativo em trauma e cirurgias, concentrado de hemácias e soluções cristalóides associados a elementos hemostáticos, se necessário, constituem o tratamento de escolha. Quando utilizado, deve sempre ser ABO idêntico.

Transfusão de concentrado de hemácias

A transfusão de concentrado de hemácias está indicada em pacientes anêmicos, sintomáticos, com o objetivo de restaurar a capacidade de carreamento de oxigênio. Hipovolemia devido a hemorragia ou desidratação leves sem redução significativa na massa eritrocitária deve ser manejada com soluções cristalóides ou colóides. O volume a ser transfundido por paciente deve ser estimado com base no hematócrito, volume sangüíneo e condição clínica. Uma unidade de concentrado de hemácias aumenta o hematócrito em aproximadamente 3% e o nível de hemoglobina em 1 g/dL considerando-se um receptor em torno de 70 kg. Uma média de 10 mL/kg de peso de concentrado de hemácias é capaz de elevar o hematócrito em 10%. Esse aumento pode variar em função de fatores como hematócrito do doador, condição clínica e peso do receptor, além da solução utilizada como anticoagulante-preservante e do tempo de estocagem da unidade transfundida.

Recomendações

- Hemoglobina inferior a 7 g/dL pode ser utilizada como gatilho para transfusão de hemácias em pacientes assintomáticos e sem comorbidades.
- Pacientes com fator de risco cardiopulmonar, cerebrovascular, doença vascular periférica ou diabete melito associados devem ser transfundidos quando a hemoglobina for igual ou inferior a 9-10 g/dL.

Pacientes com sintomas cardiopulmonares ou de baixo débito decorrente da anemia devem ser transfundidos independentemente do nível de hemoglobina.

Transfusão perioperatória

- A duração da anemia, o volume intravascular, a extensão do procedimento cirúrgico, a possibilidade de perda sangüínea maciça e condições preexistentes como alterações da função pulmonar, débito cardíaco inadequado, isquemia miocárdica ou vasculopatia são fatores que devem ser levados em consideração ao se decidir pela transfusão de concentrado de hemácias.
- Em casos de sangramento ativo, os objetivos são interromper o sangramento, restaurar o volume intravascular e prevenir o choque hipovolêmico. A infusão de soluções cristalóides e colóides deve ser iniciada imediatamente. Perda sangüínea de 30-40% do volume sangüíneo total constitui o gatilho para iniciar a transfusão.
- No pré-operatório é aceitável transfundir se Hb < 8,0 g/dL. A transfusão não é necessária quando Hb > 10 g/dL.

Transfusão de plaquetas

Sangramento significativo devido a contagem diminuída do número de plaquetas (trombocitopenia) ou devido a alterações na função plaquetária (trombocitopatia) consistem em indicações para a transfusão terapêutica de plaquetas. A decisão para se transfundir plaquetas deve basear-se na causa do sangramento, condição clínica do paciente, além do número e função das plaquetas circulantes. Os concentrados de plaquetas são componentes sangüíneos obtidos a partir de unidades individuais de sangue total ou de doador único por processadores automáticos pela técnica de aférese. Uma unidade de plaquetas em geral aumenta a contagem plaquetária em aproximadamente 5-10 x 10^9/L considerando-se um adulto de 70 kg.

Plaquetas randômicas são preparadas em um período de até oito horas a partir da coleta de uma unidade de sangue total. Cada unidade de concentrado de plaquetas contém aproximadamente 5,5 x 10^{10} plaquetas em 50-70 mL de plasma. O cálculo da dose terapêutica deve ser em função do peso do receptor, utilizando-se como padrão uma unidade para cada 10 kg de peso do receptor. O concentrado de plaquetas randômicas contém uma quantidade superior a 1 x 10^8 leucócitos, portanto, na necessidade de transfundir-se um hemocomponente leucorreduzido, devem ser utilizados filtros específicos para remoção de leucócitos.

Plaquetas por aférese são obtidas de um doador único através de um separador celular automatizado, no qual grandes quantidades de volume são processadas e por meio de centrifugação os componentes sangüíneos são separados de modo que as plaquetas sejam retidas em bolsa própria e os remanescentes retornem ao doador. O conteúdo de plaquetas deve ser igual ou maior que 3 x 10^{11} (o correspondente a 6 a 7 unidades de plaquetas randômicas), sendo na maioria das vezes leucorreduzido (contém uma quantidade inferior a 1 x 10^6 leucócitos), dispensando a utilização de filtro para remoção de leucócitos.

Independente dos métodos de obtenção, os concentrados de plaquetas devem ser estocados em temperatura ambiente (22° ± 2°C) por até cinco dias sob agitação constante para prevenir agregação plaquetária. A administração de plaquetas ABO-específicas não se faz necessária, uma vez que concentrados de plaquetas contêm pouca quantidade de hemácias. No entanto, a administração de *pool* de plaquetas randômicas de tipagens ABO diversas pode levar a aloimunização e teste de antiglobulina direto fracamente positivo devido à quantidade de anti-A e/ou anti-B presente no plasma transfundido.

Indicação profilática

- Pacientes trombocitopênicos (contagem abaixo de 50.000/mm³) que serão submetidos a cirurgias ou procedimentos invasivos. Ex.: anestesia peridural, biópsia transbrônquica, biópsia hepática, laparotomia, punção de veias profundas, paracentese e toracocentese, extração dentária, biópsia gástrica (endoscópica).
- Cirurgias neurológicas e oftalmológicas: recomenda-se que a contagem de plaquetas esteja em torno de 100.000/mm³.
- Cirurgias cardíacas com circulação extracorpórea: não há consenso na literatura sobre a contagem mínima de 50.000 ou 100.000/mm³.
- Biópsia de medula óssea, punção lombar e broncoscopia (sem biópsia): recomenda-se que a contagem de plaquetas esteja acima de 20.000/mm³.
- Aplasia de medula pós-quimioterapia e/ou radioterapia: indicada quando a contagem de plaquetas for inferior a 10.000/mm³ ou inferior a 50.000/mm³ antes de procedimentos invasivos. Em pacientes que apresentem fatores de risco para hemorragias, como grandes esplenomegalias, febre, uso de antibióticos ou antifúngicos, este gatilho pode ser mais alto (15.000 ou até 20.000 plaquetas/mm³).
- Anemia aplástica e mielodisplasia: não há consenso de que a transfusão profilática de plaquetas em pacientes estáveis, com plaquetopenia crônica por deficiência de produção, reduza a ocorrência de sangramentos graves.
- Púrpura trombocitopênica imunológica (PTI): não há indicação de transfusão profilática de plaquetas. Na preparação para esplenectomia, transfundir se houver sangramento importante.
- Trombocitopenias secundárias a hiperesplenismo: recomenda-se previamente a procedimentos invasivos.
- Trombocitopatias: recomenda-se previamente a procedimentos invasivos.

Indicação terapêutica

Está indicada em pacientes que apresentem disfunção plaquetária e hemorragia com risco de morte, independentemente da contagem de plaquetas, e pacientes que apresentem hemorragia em curso e contagem de plaquetas inferior a 50.000/mm³.

Situações especiais:

- Em trombocitopenia de consumo (púrpura trombocitopênica imunológica – PTI, dengue hemorrágica e hiperesplenismo) e nas trombocitopatias: a transfusão está indicada na presença de hemorragia ativa com risco de morte e em suspeita de hemorragia intracraniana.

- Cirurgia cardíaca: nas cirurgias com circulação extracorpórea a transfusão está indicada em pacientes que apresentarem sangramento difuso, independente da contagem de plaquetas. No pós-operatório imediato, a transfusão está indicada quando houver sangramento e a contagem de plaquetas for inferior a 50.000/mm^3 ou sangramento difuso independentemente da contagem de plaquetas.
- Coagulação intravascular disseminada (CIVD): a transfusão está indicada somente na presença de hemorragia ativa.

Contra-indicações à transfusão de plaquetas

- Síndrome hemolítico-urêmica.
- Síndrome HELPP.
- Púrpura pós-transfusional.
- Púrpura trombocitopênica imunológica estável.
- Púrpura trombocitopênica trombótica – PTT.
- Trombocitopenia induzida por heparina.

Plasma fresco congelado (PFC)

Pode ser obtido a partir de centrifugação de uma unidade de sangue total ou por aférese. Uma unidade de PFC tem em média 150 a 200 mL de volume, contém todos os fatores de coagulação, fibrinogênio e outras proteínas plasmáticas, deve ser congelado dentro de oito horas da coleta de sangue total para prevenir a inativação de fatores lábeis e armazenado a uma temperatura igual ou inferior a –20ºC, com validade de 12 meses. Quando armazenado a uma temperatura igual ou inferior a –30ºC, a validade é de 24 meses a partir da data da doação. Previamente à sua administração, o PFC deve ser descongelado em banho-maria a 37ºC ou em um descongelador automático próprio para este fim. Uma vez descongelado, deve ser utilizado em no máximo seis horas após o descongelamento. A dose terapêutica de PFC a ser administrada deve ser de 10 a 20 mL/kg de peso do receptor.

Indicações

- Correção de deficiências congênitas e adquiridas isoladas ou combinadas de fator(es) da coagulação. Nos casos de deficiência de fator XIII, ou de fibrinogênio ou na doença de von Willebrand não responsiva a DDAVP, o plasma fresco congelado poderá ser usado caso não haja também disponibilidade do crioprecipitado.
- Coagulopatias de consumo graves com sangramento ativo e grande diminuição na concentração sérica de múltiplos fatores sempre que houver hemorragia e evidências laboratoriais de deficiências de fatores – prolongamento do tempo de protrombina (TP) ou do tempo parcial de tromboplastina ativada (TTPa) de no mínimo 1,5 vez.
- Transfusão maciça (mais de uma volemia em menos de 24 horas), desde que haja persistência da hemorragia e/ou sangramento microvascular, associados à alteração significativa da hemostasia (prolongamento de, no mínimo, 1,5 vez do TP, do TTPa).
- Tratamento de hemorragias em hepatopatas com déficits de múltiplos fatores e alterações do coagulograma (prolongamento de, no mínimo, 1,5 vez do TP, do TTPa).
- Pré-operatório de transplante de fígado, especialmente durante a fase anepática da cirurgia.
- Trombose por deficiência de antitrombina, embora o produto de escolha seja o concentrado de antitrombina.
- Correção de hemorragias por uso de anticoagulantes cumarínicos ou reversão rápida dos efeitos dos cumarínicos, embora o produto de escolha seja o complexo protrombínico.
- Hemorragia por deficiência de fatores de coagulação dependentes de vitamina K em recém-nascidos.
- Púrpura *fulminans* do recém-nascido por deficiência de proteína C e/ou proteína S, lembrando o risco de trombose.
- Pacientes com edema angioneurótico (edema de Qüincke) recidivante causado por déficit de inibidor de C1-esterase.
- Como fluido de reposição em plasmaférese em pacientes com diagnóstico de PTT, síndrome hemolítico-urêmica (SHU) e deficiência de α-1 antitripsina.

Contra-indicações

- Expansor volêmico.
- Hipovolemias agudas (com ou sem hipoalbuminemia).
- Sangramentos sem coagulopatia.
- Imunodeficiências como fonte de imunoglobulina.
- Sepse.
- Grandes queimados.
- Complemento de alimentação parenteral.
- Manutenção da pressão oncótica do plasma.
- Tratamento de pacientes hipovolêmicos e mal distribuídos, com ou sem hipoalbuminemia.
- Tratamento da desnutrição.
- Prevenção de hemorragia intraventricular do recém-nascido.
- Reposição de volume nas sangrias terapêuticas de recém-nascidos com poliglobulia.
- Profilaxia de hemorragias em hepatopatas (exceto na preparação de cirurgias ou procedimentos invasivos).
- Fórmula de reposição nas transfusões maciças.
- Acelerar processos de cicatrização.
- Recomposição de sangue total, exceto quando utilizado em exsangüineotransfusão em recém-nascido.

Crioprecipitado

É a fração insolúvel ao frio que se forma quando uma bolsa de PFC é descongelada a temperaturas entre 1º e 6ºC. Uma vez separado por centrifugação, deve ser imediatamente congelado a –20ºC, permanecendo viável a esta temperatura por 12 meses. Cada unidade de crioprecipitado contém 80-150 unidades de fator VIII, 150 a 250 mg de fibrinogênio, fator de von Willebrand, fator XIII e fibronectina em um volume de 10-20 mL. O crioprecipitado deve ser transfundido dentro de 4-6 horas após o descongelamento. A dose terapêutica de crioprecipitado é de uma unidade para cada 10 kg de peso do paciente.

Indicações

- Reposição de fibrinogênio
  - Pacientes com hemorragia e déficits isolados congênitos ou adquiridos de fibrinogênio, caso não se disponha de concentrado de fibrinogênio.
  - Pacientes com coagulação intravascular disseminada (CIVD) e dosagem de fibrinogênio menor que 80 mg/dL.
  - Reposição de fator XIII.
  - Pacientes com hemorragia por déficit de fator XIII, caso não se disponha desse fator industrializado.
- Reposição de fator de von Willebrand (FVW)
  - Pacientes com doença de von Willebrand que não têm indicação ou não respondam à terapia com DDAVP, caso não se disponha de concentrados de FVW ou concentrados de fator VIII, ricos em multímeros de von Willebrand.

SELEÇÃO DE HEMOCOMPONENTES

Hemocomponentes irradiados

A irradiação de hemocomponentes tem como objetivo prevenir a doença do enxerto contra o hospedeiro (DECH) transfusional que ocorre devido à proliferação de linfócitos T transfundidos em pacientes suscetíveis. A dose recomendada é de 25GY sobre o plano médio da bolsa.

Indicações

- Transfusão intra-uterina.
- Pacientes com imunodeficiências congênitas.
- Pacientes em quimioterapia para doenças hematológicas.
- Pacientes submetidos a transplante de células progenitoras hematopoéticas.
- Receptores de plaquetas HLA compatíveis ou antígenos plaquetários compatíveis.
- Receptores de qualquer hemocomponente proveniente de doação de familiar.

Hemocomponentes lavados

A lavagem com solução isotônica remove aproximadamente 99% de proteínas plasmáticas, eletrólitos e anticorpos. Como a lavagem do concentrado de hemácias com solução salina causa abertura do sistema, aumentando assim o risco de contaminação bacteriana, o seu prazo de validade passa a ser de 24 horas contadas a partir do início do processo de lavagem.

Tabela 12.I – Componentes sangüíneos e indicações

Componente	Indicações	Sugestões
Concentrado de hemácias	Restaurar a capacidade de transporte de oxigênio	Transfundir quando Hb < 7 g/dL, em pacientes com anemia e assintomáticos
		Transfundir quando Hb < 9 g/dL, em pacientes com anemia e na presença de algum fator de risco associado
		Pacientes com anemia e sintomas cardiovasculares ou de baixo débito decorrentes da anemia devem ser transfundidos independente do nível de Hb
Concentrado de plaquetas	Terapêutica	Sempre que houver sangramento decorrente de trombocitopenia com contagem < 50.000/mm³ ou de disfunção plaquetária
	Profilática	Na ausência de sangramento quando a contagem for inferior a 10.000/mm³ sem fatores de risco adicionais
		Na ausência de sangramento quando a contagem for inferior a 20.000/mm³ na presença de infecção, TMO, LMA-M3 e outras anormalidades da hemostasia
		Elevar contagem plaquetária > 50.000/mm³ previamente a procedimentos invasivos como punção lombar, endoscopia digestiva e broncoscopia com biópsia, inserção de cateter central, biópsia hepática, laparotomia e cirurgias similares
		Elevar contagem plaquetária > 100.000/mm³ previamente a cirurgias neurológicas ou oftalmológicas desde que com TS e agregação plaquetária com ácido aracdônico normais
Componentes plasmáticos	– Correção de deficiências congênitas ou adquiridas, isoladas ou combinadas, de fator(es) da coagulação	
	– Tratamento da hemorragia em hepatopatas com deficiência de múltiplos fatores da coagulação e alteração do coagulograma (TP e TTPa > 1,5 vez o valor normal)	
	– PTT	
	– Trombose por deficiência de antitrombina na ausência de concentrado de antitrombina	
	– Correção de hemorragias por uso de anticoagulantes cumarínicos ou reversão rápida do efeito dos cumarínicos, na ausência de complexo protrombínico	
	– Hemorragia por deficiência de vitamina K em neonatos	

Indicações

- Pacientes com repetidas reações alérgicas prévias decorrentes da transfusão de componentes sangüíneos.
- Pacientes com anticorpos dirigidos contra proteínas plasmáticas, especialmente anti-IgA.

Hemocomponentes leucorreduzidos

São componentes em que 99,9% dos leucócitos originalmente presentes na bolsa foram removidos através de filtração. Os leucócitos presentes nos hemocomponentes celulares (hemácias e plaquetas) são responsáveis pela reação febril não-hemolítica, sensibilização a antígenos HLA e transmissão de CMV.

Indicações

- Pacientes que tenham apresentado reação febril não-hemolítica.
- Pacientes que serão expostos a um grande número de transfusões.
- Pacientes transplantados ou candidatos a transplante.
- Pacientes CMV-negativos.

REAÇÕES TRANSFUSIONAIS

Toda transfusão de sangue leva a um risco imediato ou tardio, devendo por isso ser criteriosamente indicada. Os efeitos adversos diretamente relacionados com a transfusão de sangue e hemocomponentes são denominados reações transfusionais (Tabela 12.II). De acordo com o tempo de aparecimento, estas reações podem ser classificadas em agudas, que serão discutidas neste capítulo, e tardias:

- Agudas – quando aparecem durante a transfusão ou em até 24 horas após seu término.
- Tardias – quando aparecem após 24 horas do término da transfusão.

Todo a equipe envolvida na administração e no acompanhamento da transfusão deve ser capaz de reconhecer os sinais e sintomas associados com reações transfusionais e estar apta a tomar ações no sentido de preveni-las e tratá-las.

Ao primeiro sinal de reação transfusional, as seguintes ações devem ser tomadas:

- Suspender imediatamente a transfusão.
- Manter a linha de infusão venosa com solução fisiológica 0,9%.

Tabela 12.II – Reações transfusionais

	Causa	Tipo de reação	Etiologia
Agudas	Imunológica	Reação hemolítica aguda	Anticorpo dirigido contra antígeno de membrana eritrocitária
		Reação febril não-hemolítica	Anticorpo dirigido contra antígeno leucocitário do doador Citocinas acumuladas no componente durante estoque
		Lesão pulmonar aguda relacionada com a transfusão (TRALI)	Anticorpo do doador dirigido contra antígeno leucocitário do receptor
		Reação urticariforme	Anticorpo dirigido contra proteínas plasmáticas do doador
		Reação anafilática	Anticorpo dirigido contra proteínas plasmáticas do doador (mais comumente anti-IgA)
	Não-imunológica	Sobrecarga circulatória	Sobrecarga volumétrica
		Reação atípica associada ao uso de inibidores da enzima conversora de angiotensina	Acúmulo de bradicinina na circulação
		Contaminação bacteriana do produto sangüíneo	Infusão de toxinas bacterianas na circulação
		Hemólise não-imunológica	Agentes químicos/físicos
Tardias	Imunológica	Púrpura pós-transfusional	Anticorpos antiplaquetários do receptor (habitualmente anti-HPA1)
		Doença do enxerto contra o hospedeiro	Linfócitos do doador contra tecidos do receptor
		Reação hemolítica tardia	Resposta imune anamnéstica contra antígenos de membrana eritrocitária
		Aloimunização	Resposta imune contra antígenos dos eritrócitos, dos leucócitos ou das plaquetas
	Não-imunológica	Sobrecarga de ferro	Sobrecarga de ferro decorrente de múltiplas transfusões
		Transmissão de doenças infeciosas	

- Informar o médico que assiste o paciente.
- Notificar o banco de sangue da reação transfusional.
- Enviar a bolsa envolvida com a reação e uma nova amostra de sangue do receptor ao banco de sangue.

Reação hemolítica aguda

A interação de anticorpos de classes IgM, IgG_1 ou IgG_3 com um antígeno presente na membrana do eritrócito pode desencadear uma seqüência de respostas neuroendócrinas, ativação de complemento, efeitos sobre a coagulação sangüínea e liberação de citocinas que resultam nas manifestações clínicas da reação hemolítica aguda.

Embora outros anticorpos dirigidos contra antígenos de membrana eritrocitária que não do sistema ABO possam levar ao quadro de hemólise aguda, os quadros mais graves geralmente resultam da transfusão de glóbulos vermelhos ABO-incompatíveis.

Quadro clínico

- Os sinais e sintomas incluem febre, tremores, náuseas, vômito, dor lombar, dispnéia, taquicardia, hipotensão arterial, diátese hemorrágica, hemoglobinúria e insuficiência renal aguda. Em pacientes anestesiados ou comatosos, incapazes de relatar os sintomas da reação, o diagnóstico de hemólise aguda poderá ser suspeitado pelo sangramento difuso e abundante no campo cirúrgico, pela hipotensão arterial ou pela presença de hemoglobinúria.

Tratamento

- Interromper a transfusão imediatamente.
- Examinar as identificações do receptor e do hemocomponente.
- Repetir os testes de tipagem sangüínea e compatibilidade entre o receptor e a unidade transfundida, e realizar o teste de antiglobulina direto do paciente.
- Exames gerais: hemograma, coagulograma, DHL, BT e frações, uréia, creatinina.
- Infusão endovenosa de solução salina com o objetivo de manter um fluxo urinário igual ou superior a 100 mL/hora por pelo menos 24 horas.
- Agentes diuréticos devem ser administrados concomitantemente. A furosemida, na dose de 40-80 mg ou 1-2 mg/kg peso EV, tem sido recomendada não só pelo seu efeito diurético, mas também pelo seu efeito no aumento da perfusão cortical renal.
- Diálise provavelmente será necessária nos casos de necrose tubular aguda que evoluem para um quadro de oligúria ou anúria.
- Em casos de CIVD com sangramento grave, terapia de reposição com plasma fresco congelado, crioprecipitado e concentrado de plaquetas. É questionável a utilização de heparina.

Reação febril não-hemolítica

Está relacionada com a presença de anticorpos do receptor dirigidos contra antígenos leucocitários ou plaquetários presentes na unidade transfundida. Caracteriza-se pelo aparecimento de febre, definida como a elevação de pelo menos 1ºC na temperatura corpórea, acompanhada ou não de tremores e calafrios, sem evidências de hemólise e sem qualquer outra causa que a justifique.

Quadro clínico

- Febre, tremores e calafrios.

Tratamento

- Deve-se interromper a transfusão imediatamente.
- Administrar antipiréticos:
  - Acetaminofem 500-750 mg para adultos.
  - Dipirona EV numa dose de 1-2 g.
  - Evitar o uso de salicilatos, por alterarem a função plaquetária.
- Meperidina pode ser utilizada para o controle de tremores e calafrios quando esses sintomas forem muito intensos (10-40 mg EV).

Prevenção

A administração de antipiréticos previamente à transfusão tem sido utilizada na profilaxia da RFNH em pacientes que apresentaram duas ou mais reações anteriores. No entanto, sua eficácia não está totalmente estabelecida. Reações febris podem ser prevenidas transfundindo-se componentes sangüíneos com um conteúdo leucocitário residual menor que 5 x 10^6 leucócitos/unidade.

Reação urticariforme

É uma das reações transfusionais mais freqüentes e pode ocorrer em conseqüência da transfusão de qualquer tipo de hemocomponente que contenha plasma.

Quadro clínico

- Prurido.
- Pápulas e máculas.
- Casos moderados a graves (reação anafilactóide): edema de laringe que se traduz clinicamente pelo aparecimento de rouquidão, estridor e dificuldade respiratória e acometimento de vias aéreas inferiores com broncoespasmo, causando sibilos, dispnéia, cianose, dor retroesternal e ansiedade.
- Envolvimento gastrintestinal pode levar ao desenvolvimento de náuseas, vômito, dor abdominal e diarréia.

Tratamento

- Interromper a transfusão.
- Difenidramina EV (50-100 mg).
- Corticóides não são eficazes no controle do episódio agudo.
- Adrenalina 1:1.000 numa dose de 0,1-0,3 mg, SC ou IM a cada 15 minutos.

Em reações cutâneas leves e restritas a pequenas áreas do corpo, após o tratamento e desaparecimento dos sintomas, a transfusão pode ser reiniciada sem que haja recorrência ou piora do quadro. Em casos mais graves, caracterizados pelo comprometimento cutâneo confluente e extenso, ou pelo envolvimento do trato respiratório, a transfusão deve ser definitivamente interrompida mesmo se houver completo desaparecimento dos sintomas com o tratamento instituído.

Prevenção

- Difenidramina (25-50 mg) EV, 30 minutos antes da transfusão em pacientes que já apresentaram duas ou mais reações urticariformes.
- Reações mais graves e recorrentes podem ser prevenidas com a administração de hemocomponentes lavados. A redução de leucócitos do produto sangüíneo pelo uso de filtros parece ter pouco efeito na prevenção das reações alérgicas.

Reação anafilática

É uma reação de hipersensibilidade imediata mediada pelo sistema imunológico, desencadeada pela exposição a substâncias solúveis no plasma do doador ao qual o receptor está sensibilizado. Além dos anticorpos anti-IgA, a reação transfusional anafilática pode ser desencadeada por anticorpos dirigidos contra outras substâncias presentes no hemocomponente transfundido, como proteínas séricas, anafilatoxinas derivadas do complemento, drogas ou outros alérgenos solúveis.

Quadro clínico

- O início do quadro é abrupto.
- Sintomas gastrintestinais como náuseas, dor abdominal e vômito, associados à profunda hipotensão arterial, acompanhada de síncope.
- Arritmias cardíacas, tosse, broncoespasmo, dispnéia, urticária e eritema generalizado.
- Febre raramente é observada.

Tratamento

- Interromper a transfusão.
- Adrenalina 1:1000 numa dose de 0,1-0,3 mg, EV a cada 20-30 minutos até 3 doses para os casos graves.
- β_2-agonistas e anti-histamínicos devem ser associados, particularmente quando existirem broncoespasmo e manifestações cutâneas, respectivamente.
- Corticosteróides são pouco eficazes no tratamento do quadro agudo.

Lesão pulmonar aguda relacionada com transfusão (TRALI)

Lesão pulmonar aguda relacionada com a transfusão (TRALI) é uma insuficiência respiratória aguda que ocorre dentro de poucas horas após a transfusão e que é caracterizada por dispnéia e hipoxemia devido a edema pulmonar não cardiogênico. Os anticorpos envolvidos com o desencadeamento da TRALI são, na maioria das vezes, dirigidos contra antígenos do sistema HLA ou antígenos específicos de neutrófilos do receptor. Estes anticorpos estão presentes no hemocomponente transfundido e podem reagir com leucócitos do receptor, ativando complemento com subseqüente extravasamento de fluido para o interstício e alvéolo pulmonar devido a dano ao endotélio vascular.

Quadro clínico

- Edema pulmonar bilateral sem evidência de insuficiência cardíaca ou sobrecarga circulatória.
- Hipoxemia, cianose.
- Taquicardia, hipotensão arterial.
- Febre.
- Pressão venosa central normal e pressão capilar pulmonar normal ou baixa.

Tratamento

- Não há uma terapêutica específica para a TRALI. O tratamento é apenas de suporte ventilatório e deve ser instituído o mais precocemente possível. Se a hipoxemia for grave estará indicada intubação orotraqueal com ventilação mecânica. Corticosteróides parecem não ter nenhum valor no tratamento e na evolução do quadro. O uso de diurético não está indicado, uma vez que a fisiopatologia envolve injúria microvascular e não sobrecarga de volume.
- Se ocorrer suspeita de injúria pulmonar aguda com a transfusão ainda em curso, a transfusão deve ser imediatamente suspensa e não deve ser reinstalada mesmo com o desaparecimento dos sintomas.

Sobrecarga circulatória

A insuficiência cardíaca congestiva (ICC) induzida pela infusão de hemocomponentes é um efeito colateral potencialmente grave das transfusões. Embora a hipervolemia com ICC secundária possa ocorrer em qualquer paciente rapidamente transfundido, o quadro geralmente é observado em idosos ou pacientes que apresentavam cardiopatia ou hipervolemia prévias à transfusão.

Quadro clínico

- Dispnéia, cianose, tosse produtiva, hipertensão arterial, taquicardia, edema periférico e intolerância ao decúbito dorsal.

Tratamento

- Interromper a transfusão ou infundir de forma extremamente lenta.
- Elevar o decúbito do paciente.
- Diuréticos e oxigenoterapia.

Contaminação bacteriana do componente

A contaminação bacteriana ainda é a principal causa de transmissão de agentes infeciosos pela transfusão e é considerada a segunda principal causa de morte diretamente relacionada com a transfusão. Embora a contaminação bacteriana seja mais freqüente em concentrados de plaquetas, uma vez que são estocados em temperatura ambiente, pode ocorrer em qualquer outro hemocomponente.

Quadro clínico

- Febre, calafrios, hipotensão, dispnéia, náuseas, vômitos, diarréia.
- Nos casos graves: choque, insuficiência renal e CIVD.

Tratamento

- Interromper a transfusão e encaminhar amostras da bolsa e do receptor para testes microbiológicos.
- Antibioticoterapia de amplo espectro.

Hemólise causada por agentes físicos ou químicos

Hemólise em componentes sangüíneos pode ser produzida por agentes químicos ou físicos. A exposição do hemocomponente a temperaturas inapropriadas, como o congelamento de eritrócitos sem a adição de um agente crioprotetor, ou seu aquecimento a uma temperatura igual ou superior a 50ºC, podem levar à lise inadvertida dos eritrócitos. Drogas e soluções hipo ou hipertônicas, quando misturadas ou infundidas simultaneamente com glóbulos vermelhos, levam à hemólise. O uso de bombas peristálticas (circulação extracorpórea), manguitos de pressão (utilizados na infusão de hemocomponente) e agulhas de pequeno calibre podem levar à hemólise mecânica. É sempre diagnóstico de exclusão e o tratamento vai depender da causa da hemólise não-imune.

Quadro clínico

- Hemoglobinemia e hemoglobinúria assintomática.
- Rendimento transfusional baixo.
- Em raros casos, na dependência da quantidade de hemoglobina livre infundida, pode haver comprometimento da função renal no receptor.

Diagnóstico diferencial

- Hemólise de causa imune.
- Contaminação bacteriana.
- Hemoglobinúria paroxística noturna.
- Hemólise induzida por drogas.
- O diagnóstico de hemólise não-imune por agentes químicos e físicos deve ser feito somente após exclusão das outras causas de hemólise.

Prevenção

- Hemólise não-imune deve ser prevenida através do estabelecimento de rotinas adequadas para coleta, armazenamento, liberação, transporte e transfusão do sangue e hemocomponentes.

LEITURA ADICIONAL

1. Agência Nacional de Vigilância Sanitária (Brasil). Resolução RDC n.153 de 14 de junho de 2004. Disponível em: http://www.anvisa.gov.br.
2. Agência Nacional de Vigilância Sanitária (Brasil). Resolução RDC n.129 de 24 de maio de 2004. Disponível em: http://www.anvisa.gov.br.
3. Agência Nacional de Vigilância Sanitária (Brasil). Resolução RDC n.129 de 23 de janeiro de 2004. Disponível em: http://www.anvisa.gov.br.
4. Brecher ME. Technical manual. 14. ed. Bethesda, MD: American Association of Blood Banks; 2002.
5. Petrides M, Stack G. Practical guide to transfusion medicine. Bethesda, MD: AABB Press; 2001.
6. Murphy MF, Wallington TB. Guidelines for the clinical use of red cell transfusions. Br J Haematology 2001; 113:24-31.
7. Engelfriet CP, Reesink HW, McCullough J, et al. Perioperative triggers for red cell transfusions. Vox Sanguinis 2002; 82:215-26.
8. Wiesen AR, Hospenthal DR, Byrd JC, et al. Equilibration of hemoglobin concentration after transfusion in medical inpatients not actively bleeding. Ann Intern Med 1994; 121: 278-80.
9. British Comittee for Standards in Haematology. Blood transfusion task force: guidelines for the use of platelet transfusions. Br J Haematology 2003; 122: 10-23.
10. Hellsterrn P, Muntean W, Schramm W, et al. Practical guideline for the clinical use of plasma. Thrombosis Research 2002; 107(S53-7).
11. Dzik WH. Leukoreduction of blood components. Current in Opinion Hematology 2002; 9: 521-6.
12. Silliman CC, Paterson AJ, Dickey WO, Stroncek DF, Popovsky MA, Caldwell AS, Ambruso DR. The association of biologically active lipids with the development of transfusion-related acute lung injury: a retrospective study. Transfusion 1997; 37: 719-26.
13. Orlin JB, Ellis MH. Transfusion-associated graft-versus-host disease. Current in Opinion Hematology 1997; 4: 442-88.
14. Jenner PW, Holland PV. Management of transfusion reactions. In: Petz LD, editor. Clinical practice of transfusion medicine. 3. ed. New York: Churchill Livingstone; 1995. p.905-28.

Algoritmo 12.1 – Transfusão de concentrado de hemácias

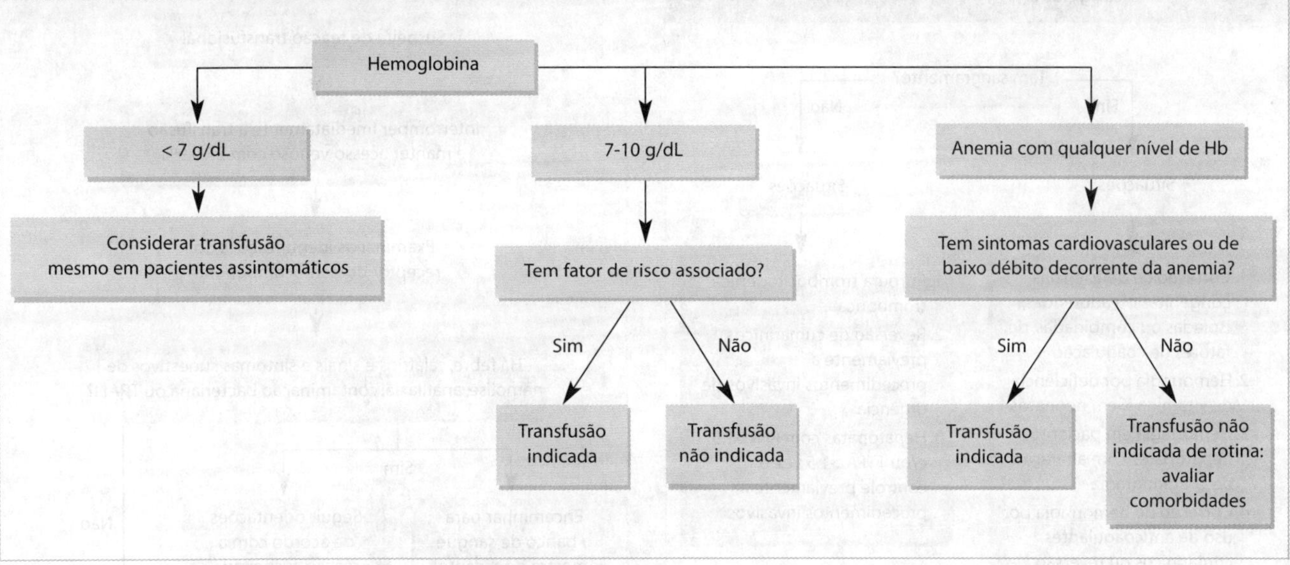

Algoritmo 12.2 – Transfusão de plaquetas

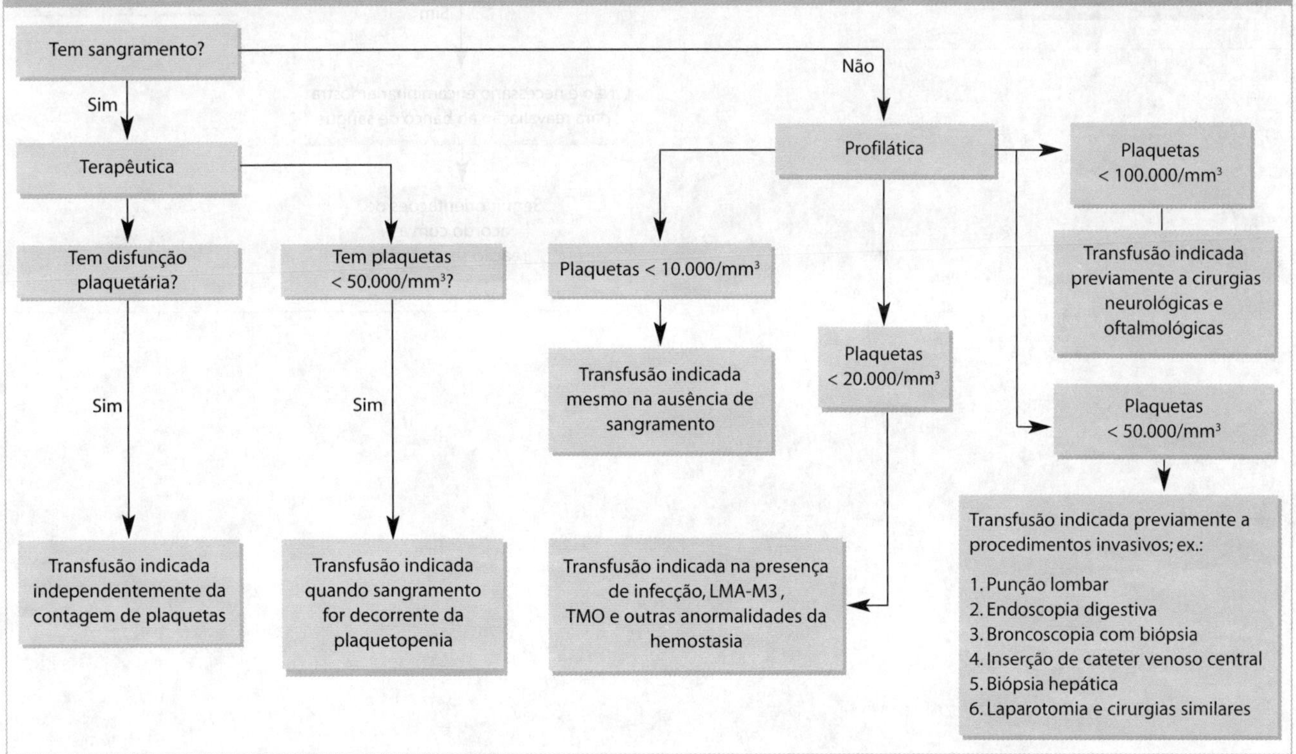

Algoritmo 12.3 – Indicação para a transfusão de plasma fresco congelado

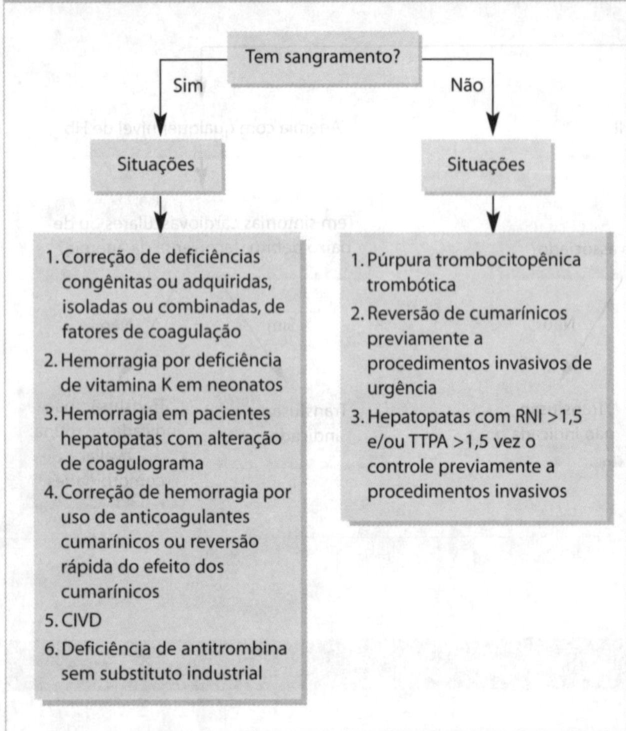

Algoritmo 12.4 – Reações transfusionais

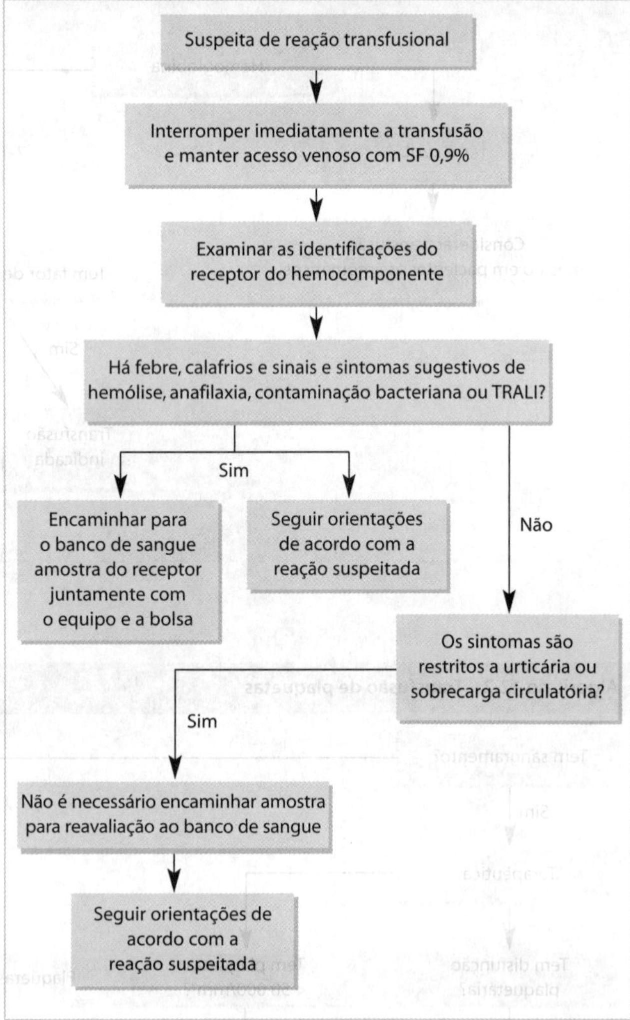

Ultra-sonografia Crítica na Sala de Emergência

CAPÍTULO 13

Ariane Coester
Daniel Fontana Pedrollo

TÓPICOS IMPORTANTES

- A ultra-sonografia crítica trata-se da incorporação do uso de imagens ecográficas, obtidas pelo médico que realiza o atendimento, às decisões clínicas imediatas tomadas em ambientes críticos, como salas de emergência, unidades de terapia intensiva, ambiente pré-hospitalar e medicina praticada em áreas remotas ou de poucos recursos.
- O objetivo do uso da ecocardiografia pelo emergencista é fornecer respostas rápidas para questões clínicas que possam afetar o manejo medicamentoso ou cirúrgico.
- As principais indicações de ecocardiografia na emergência são: hipotensão inexplicada, dispnéia sem causa aparente, dor torácica, trauma cardíaco ou de grandes vasos, parada cardiorrespiratória (PCR) e tamponamento cardíaco, além de também poder ser utilizada para guiar procedimentos como pericardiocentese e colocação de marca-passo.
- Se comparada com a radiografia de tórax, a ultra-sonografia tem a grande vantagem de não só detectar o derrame pleural, mas também de avaliar o seu volume, fornecer informações sobre a natureza do derrame e indicar a área apropriada para toracocentese.
- A ultra-sonografia tem 90% de sensibilidade e 98% de especificidade (comparada com a tomografia de tórax, que é o padrão-ouro) quando realizada com critérios rigorosos para fazer diagnóstico de consolidação alveolar.
- A detecção de linhas B exclui pneumotórax e, em um paciente com dispnéia, permite a diferenciação imediata entre edema agudo pulmonar e doença broncopulmonar obstrutiva exacerbada, com uma sensibilidade de 100% e uma especificidade de 92%.
- Acesso venoso guiado por ultra-sonografia reduz complicações, diminui o tempo de procedimento e reduz o número de tentativas necessárias para punção, benefícios demonstrados em diversos ensaios clínicos.

INTRODUÇÃO E DEFINIÇÕES

A ultra-sonografia é uma segura e cientificamente comprovada modalidade diagnóstica de imagem. Apesar de utilizada por radiologistas e alguns profissionais de áreas específicas, apenas recentemente clínicos, intensivistas e emergencistas começaram a utilizar os benefícios dessa tecnologia no manejo dos pacientes criticamente doentes. Sabe-se que o exame físico do paciente crítico tem baixa sensibilidade e especificidade, sendo freqüentemente necessária a utilização de métodos auxiliares para confirmação de um diagnóstico. Assim, como não se dispõe de cirurgiões plásticos para realização de todas as suturas ou cardiologistas para tratar todos os casos de infarto agudo do miocárdio (IAM), é impossível dispor de radiologistas para avaliação de todos os pacientes críticos atendidos em salas de emergência, terapia intensiva e serviços pré-hospitalares. Somado a isso, nos últimos anos, cada vez mais publicações têm mostrado a importância da incorporação da tomada de decisões guiada por ultra-sonografia pelo médico atuante em ambientes críticos.

A ultra-sonografia crítica trata-se então da incorporação do uso de imagens ecográficas, obtidas pelo médico que realiza o atendimento, às decisões clínicas imediatas tomadas em ambientes críticos, como salas de emergência, unidades de terapia intensiva, ambiente pré-hospitalar e medicina praticada em áreas remotas ou de poucos recursos. O uso da ultra-sonografia na avaliação inicial do paciente é benéfica porque permite a tomada de decisões de forma mais precisa e torna o fluxo na sala de emergência mais rápido. Além disso, quando esse exame é associado às informações que se tem do paciente, seus aspectos fisiológicos e sua doença, pode-se obter benefícios ainda maiores.

Esse novo conceito de ultra-sonografia ainda necessita de aperfeiçoamento, não só em treinamento como em definição das habilidades essenciais dos médicos atuantes em áreas críticas. A WINFOCUS (*World Interactive Network Focused on Critical Ultrasound*) é uma entidade surgida dessa necessidade. Congrega médicos treinados em ultra-sonografia engajados em pesquisa, treinamento e desenvolvimento da ultra-sonografia crítica. Inicialmente foi fundada com o objetivo de desenvolver o uso da ultra-sonografia na emergência e terapia intensiva, uso mais comum e difundido atualmente. Contudo, devido às imensas possibilidades da ultra-sonografia crítica (baixo custo, sustentabilidade, baixo risco ao paciente), hoje já se avança no seu uso inclusive para cuidados primários de saúde (saúde materno-infantil, uso em áreas subdesenvolvidas). Atualmente praticam-se treinamentos para profissionais da saúde em vários locais, dos mais desenvolvidos aos com menores recursos.

No presente capítulo, serão demonstrados alguns dos potenciais usos da ultra-sonografia no ambiente da emergência. Não são esses os únicos, nem considerados os fundamentais. Diversas publicações sugerem o currículo-modelo para o médico emergencista e vários livros-texto já estão disponíveis especificamente tratando da ultra-sonografia na emergência realizada pelo emergencista. O foco é mais a técnica de realização dos exames e menos as suas alterações, visto que a detecção destas aparece na medida em que se adquire mais experiência na realização da ultra-sonografia. Sugere-se também a literatura citada como referência para um maior detalhamento das técnicas.

PRINCÍPIOS BÁSICOS DO FUNCIONAMENTO DO ULTRA-SOM

Para discutir as aplicações da ultra-sonografia em emergência, é necessário ter conhecimento básico do funcionamento, da instrumentação e da aquisição de imagens por meio de ultra-som.

Princípios físicos da geração de imagem por ultra-som

O som é uma onda mecânica longitudinal que sofre variações acústicas conforme a pressão, temperatura e movimentação das partículas. As ondas sonoras podem ser descritas por meio de sua amplitude, período, freqüência, velocidade de propagação e comprimento da onda

Amplitude é o pico de pressão da onda (altura). Quanto mais alto o som, maior a sua amplitude. A amplitude está relacionada com a intensidade do retorno do eco.

Período é o tempo necessário para completar um ciclo (realização de uma oscilação completa da onda).

Freqüência é o número de ciclos que ocorre em uma unidade de tempo. A unidade usada para freqüência é o hertz (Hz). Um ciclo por segundo corresponde a um hertz, um milhão de ciclos por segundo é um megahertz (MHz) O som audível por humanos tem uma freqüência entre 20 e 20.000 Hz, enquanto que o ultra-som diagnóstico tem uma freqüência entre 3 e 10 MHz. Quanto maior a freqüência da onda, maior a resolução da imagem gerada, mas menor a penetração no tecido. Quanto menor a freqüência da onda, maior a penetração no tecido, mas menor a resolução da imagem gerada.

A velocidade depende da freqüência e do comprimento de onda. A velocidade de propagação do som costuma ser constante para cada meio e varia com o tecido (Tabela 13.I). Quanto mais próximas as moléculas de um tecido, melhor é a propagação do som.

Comprimento da onda (velocidade de propagação/freqüência) é a distância que uma onda percorre em um ciclo.

Geração da imagem

No aparelho de ultra-sonografia, sinais elétricos estimulam os cristais do transdutor que vibram e começam a expandir e comprimir o meio adjacente, gerando ondas de ultra-som que, por sua vez, são refletidas pelo meio. As ondas refletidas também fazem os cristais do transdutor vibrar, e isso gera uma corrente elétrica que é transformada em imagem pelo computador. A geração da imagem pode ser contínua ou pulsátil. A contínua, como o Doppler, precisa de um transdutor com dois cristais: um para gerar o sinal e outro para receber. Já na geração da imagem pulsátil, um único cristal gera e recebe o sinal.

À medida que o som vai se propagando pelo tecido, ele vai perdendo intensidade, o que se denomina atenuação, a qual é medida em decibéis (dB). Tecidos diferentes têm coeficientes diferentes de atenuação. A atenuação depende do meio que o som percorre, do número de interfaces (transição de um meio para outro) e do comprimento de onda emitido. A atenuação pode ocorrer por reflexão (retorno de parte do som para a fonte), refração (redirecionamento de uma parte do som quando passa de um meio para outro, criando uma nova velocidade de propagação), absorção (energia acústica é convertida em energia térmica) e dispersão (quando a onda se espalha ao encontrar um objeto que é menor que ela ou é irregular).

A ecogenicidade refere-se à amplitude dos ecos que retornam ao transdutor. Uma estrutura hiperecóica é aquela que é mais ecogênica (com aumento de amplitude) que o meio em que está imersa. Já estruturas anecóica, hipoecóica ou isoecóica são aquelas que não são ecogênicas, são menos ecogênicas ou têm ecogenicidade igual ao meio em que estão imersas, respectivamente.

Modos de geração de imagem por meio de ultra-som

1. Modo A (amplitude): é uma forma de ultra-som mais utilizada com objetivo terapêutico e nem tanto para obter imagens. Um osciloscópio capta informações da amplitude da onda que é refletida, o que gera uma imagem em que o eixo vertical informa a intensidade da onda e o eixo horizontal informa a distância do meio refletor ao transdutor.
2. Modo B (brilho): é a função mais básica do ultra-som e consiste em produzir uma imagem bidimensional em esca-

Tabela 13.I – Velocidade de propagação do som em diferentes meios e tecidos

Meio/tecido	Velocidade de propagação	Propagação	Imagem
Ar	4.500	Pobre	-
Osso	870	Hiperecóica	Reflete quase tudo
Músculo	350	Isoecóico	Clara
Fígado/rim	90	Isoecóico	Menos clara
Gordura	60	Hipoecóico	Escura
Sangue	9	Hipoecóico	Muito escura
Fluido	6	Hipoecóico	Muito escura

la cinza. As ondas de ultra-som viajam a uma velocidade de 1.540 m/s nas partes moles. Sabendo a velocidade em que o som é transmitido, pode-se calcular a profundidade da estrutura, medindo o tempo que o som leva para chegar até a estrutura e ser refletido ao transdutor. Os ecos que retornam formam imagens em diferentes tons de cinza dependendo das amplitudes e intensidade (Figura 13.1).

3. Modo M (movimento): usado mais em imagens cardíacas e pulmonares. O que o operador vê é uma série de linhas onduladas em escala cinza que correspondem ao tecido se movimentando em direção ou contra o transdutor.
4. Modo D (Doppler): interpreta a alteração da freqüência da onda de quando ela é transmitida para quando ela é captada pelo transdutor. É usado para a quantificação e detecção de fluxo sangüíneo. Os movimentos em direção ao transdutor são vermelhos e os em direção contrária, azuis. É útil para avaliação de trombose venosa e torção de testículo, entre outros.

Artefatos de imagem

Para se extrair mais informações das imagens geradas, é importante conhecer os artefatos mais comuns no ultra-som e que podem ser úteis na ultra-sonografia clínica.

1. Imagem em espelho: é comum em estruturas próximas ao diafragma. São objetos que aparecem nos dois lados de uma superfície extremamente refletora.
2. Sombra: é um dos artefatos mais comuns. Geralmente ocorre quando o som encontra uma superfície altamente refletora (grande atenuação). A maior parte do som é refletida, sobrando pouca energia para continuar se propagando para estruturas mais profundas (p.ex., cálculos biliares e renais) (Figura 13.2).
3. Realce: quando o som passa de um tecido de maior atenuação para um de menor atenuação. O efeito é o contrário do da sombra, ou seja, surge um meio hiperecogênico após o meio com atenuação menor (p.ex., cistos, bexiga, vesícula biliar) (Figura 13.3).

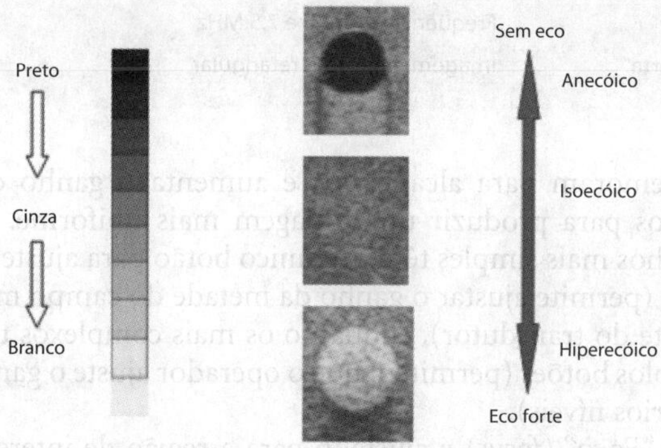

Figura 13.1 – Modo B: formação de imagem em diferentes tons de cinza conforme a intensidade do eco gerado e transmitido.

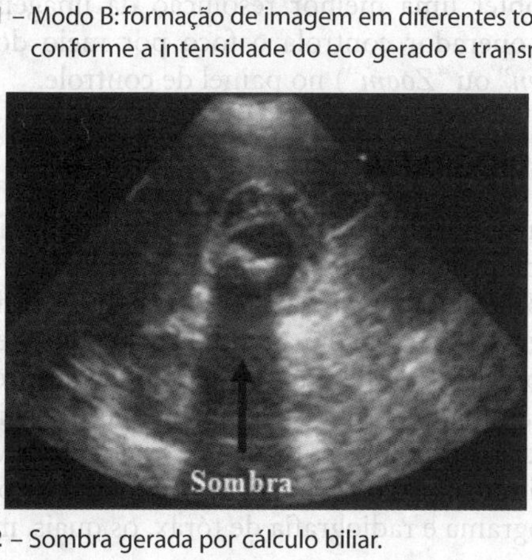

Figura 13.2 – Sombra gerada por cálculo biliar.

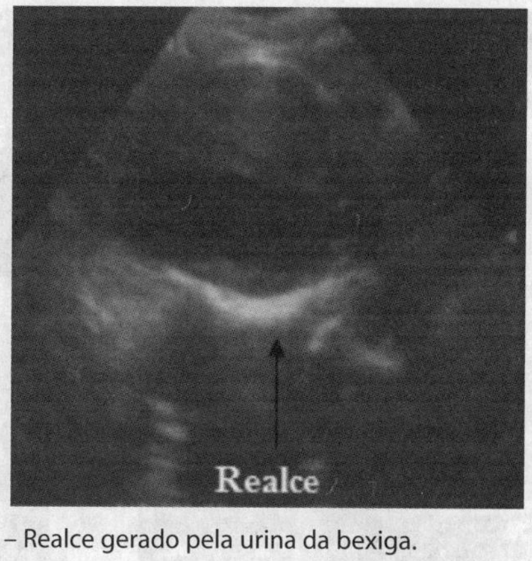

Figura 13.3 – Realce gerado pela urina da bexiga.

Conhecendo o aparelho

Tipos de transdutor

Os transdutores variam quanto a tamanho, forma, utilidade e freqüência das ondas (Tabela 13.II). Muitos transdutores têm uma marca ou depressão na lateral que se correlaciona com a marca que pode ser visualizada na imagem da tela do ultra-som.

Utilizando o aparelho e conhecendo a função de seus botões

Exceto nos casos de emergência absoluta, após ligar o aparelho, a primeira medida a ser tomada é identificar o exame com o nome do paciente, o que normalmente é feito via teclado alfanumérico.

Para congelar e salvar a imagem no centro da tela, usa-se o botão "*Freeze*" e mantém-se o dedo nele, enquanto o computador registra a mensagem. Para salvar a imagem, usa-se o botão "*Print*".

Para ajustar a profundidade (*depth*) até que se possa visualizar completamente a imagem, usa-se o botão "*Depth*". A profundidade do tecido escaneado está normalmente descrita em escala de centímetros na tela do ultra-som. Em pacientes muito obesos, é possível que a profundidade da máquina não alcance a aorta abdominal, por exemplo, pois o *design* das máquinas é para pessoas dentro dos limites normais.

A função "Ganho" (*gain*) aumenta ou diminui a quantidade de ecos que retornam à tela. Quando aumentada, amplifica o sinal que retorna ao transdutor, fazendo que toda a imagem fique mais clara. Quando diminuída, escurece toda a imagem.

Tabela 13.II – Tipos de transdutores e suas propriedades

Transdutor microconvexo	Transdutor convexo	Transdutor linear
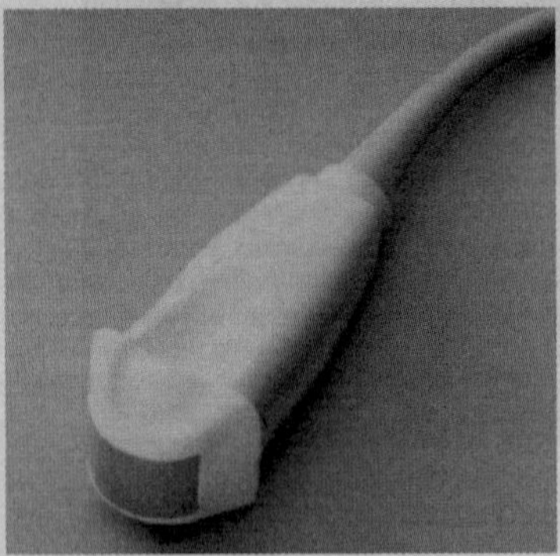	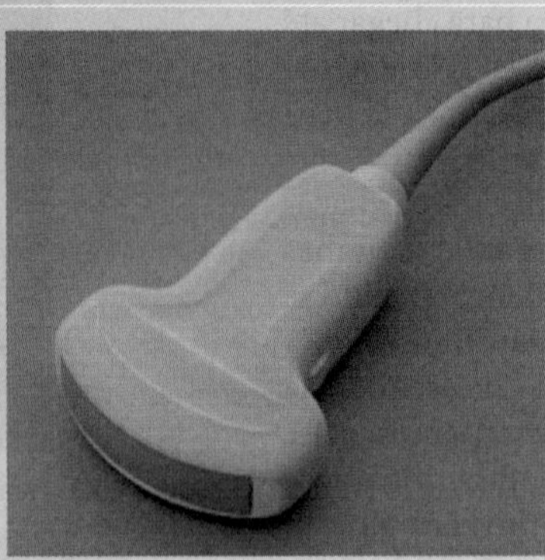	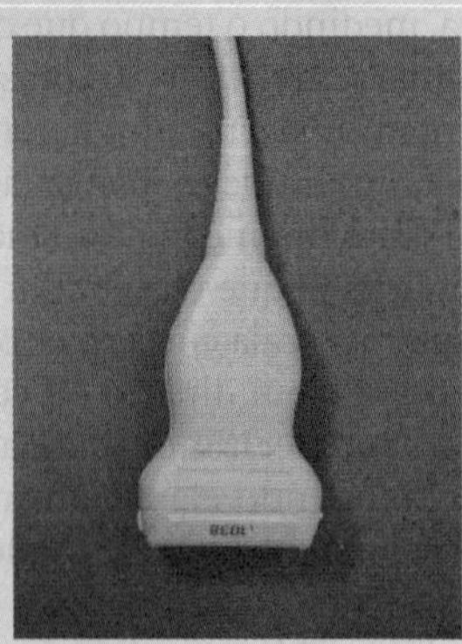
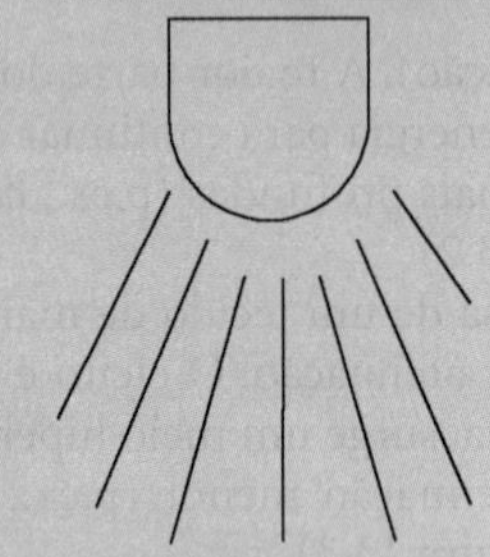	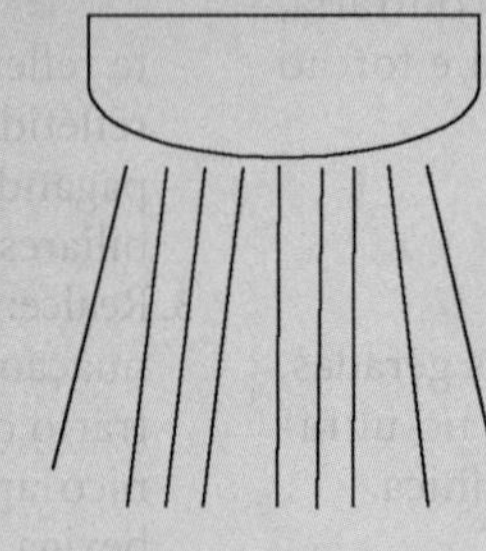	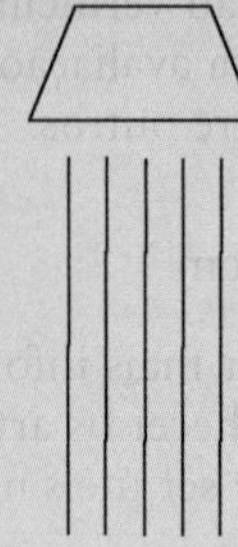
Cristais dispostos em uma curva convexa	Cristais dispostos em uma curva convexa	Cristais dispostos de maneira linear e paralela
A única vantagem sobre o transdutor convexo é quando se quer visualizar através dos espaços intercostais. A resolução lateral é pior que a do convexo	Bom para avaliar trauma, vesícula, rins, aorta e pelve (transabdominal)	Não são bons para visualizar imagens grandes e profundas. Bom para avaliar trombose venosa profunda, guiar passagem de acesso venoso central e periférico, guiar redução de fraturas, entre outros.
Freqüência entre 3 e 4 MHz	Freqüência entre 3 e 4 MHz	Freqüência entre 5 e 7,5 MHz
Imagem em forma de "fatia de torta"	Imagem em forma de "fatia de torta"	Imagem em forma retangular

A função "Ganho por tempo" (*time gain control*) é usada para amplificar um sinal em uma profundidade específica, usualmente em níveis mais profundos, pois eles costumam aparecer mais escuros. A máquina reconhece os sinais que estão mais distantes do transdutor (pelo tempo que eles demoram para alcançá-lo) e aumenta o ganho dos mesmos para produzir uma imagem mais uniforme. Os aparelhos mais simples têm um único botão para ajuste do ganho (permite ajustar o ganho da metade do campo mais distante do transdutor), enquanto os mais complexos têm múltiplos botões (permitem que o operador ajuste o ganho em vários níveis).

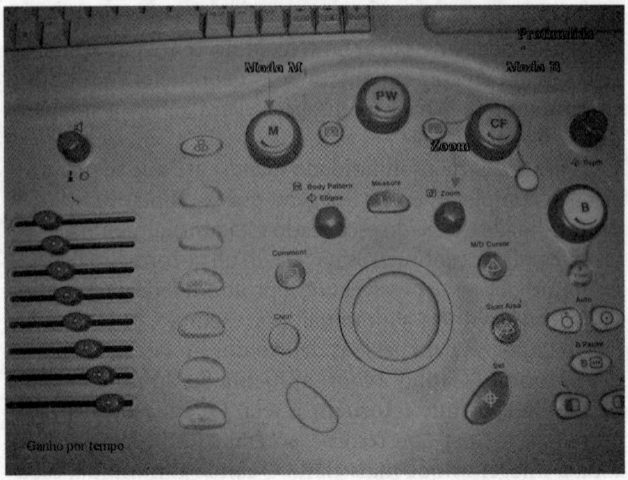

Figura 13.4 – Conhecendo o aparelho e a função de seus botões.

O "Foco" (*focus*) é ajustado para a região de interesse para se obter uma melhor resolução da imagem. Geralmente o operador controla o foco por meio dos botões "*Up/Down*" ou "*Zoom*") no painel de controle.

ECOCARDIOGRAFIA

Já é reconhecido que o uso da ultra-sonografia não é exclusividade do radiologista ou do cardiologista, e que seu uso em sala de emergência e UTI por não-cardiologistas para diagnóstico e manejo agudo de distúrbios hemodinâmicos é precioso, desde que seja feito o devido treinamento do examinador. Sabe-se também que a avaliação das emergências cardiológicas é feita, na maioria das vezes, por testes indiretos, como exame físico, oximetria de pulso, eletrocardiograma e radiografia de tórax, os quais, muitas vezes, têm pouca especificidade. O exame físico, por exemplo, apresenta apenas 20% de acurácia.

A realização de ecocardiografia pelo emergencista é de tal importância que muitos a consideram o estetoscópio do futuro, pois permite uma visualização direta do coração e uma avaliação funcional e estrutural do órgão à beira do leito, diminuindo o tempo de avaliação do paciente. O objetivo do uso da ecocardiografia pelo emergencista é fornecer respostas rápidas para questões clínicas que possam afetar o manejo medicamentoso ou cirúrgico, como: existe atividade cardíaca? Existem anormalidades na motilidade da parede cardíaca? Existe derrame pericárdico? Pode-se, por meio de uma estimativa, dizer que a fração de ejeção desse paciente é normal?

As principais indicações de ecocardiografia na emergência são: hipotensão inexplicada, dispnéia sem causa aparente, dor torácica, trauma cardíaco ou de grandes vasos, parada cardiorrespiratória (PCR) e tamponamento cardíaco, além de também poder ser utilizada para guiar procedimentos como pericardiocentese e colocação de marca-passo.

Técnica da ultra-sonografia transtorácica

A forma mais fácil e menos invasiva de se realizar ecocardiografia é usando a abordagem transtorácica. Um estudo com pacientes críticos demonstrou que ultra-sonografia transtorácica pode identificar a causa do choque em até 99% dos casos. Em alguns casos, a imagem da ultra-sonografia transtorácica pode ficar prejudicada por ar, tecido ósseo ou alguma estrutura interposta. A ultra-sonografia transesofágica é uma alternativa nesses casos, além de ser

Tabela 13.III – Técnica de ultra-sonografia transtorácica

Subcostal ou 4 câmaras	Paresternal longa	Paresternal curta	Apical - 4 câmaras
- Transdutor na posição subcostal à esquerda do apêndice xifóide no quadrante superior direito do abdome com um ângulo de 15 graus em relação à caixa torácica - Marca do transdutor em direção ao ombro esquerdo	- Transdutor posicionado à esquerda do esterno no 2-4 espaço intercostal - Marca direcionada para o ombro direito do paciente	- Transdutor posicionado à esquerda do esterno no 2-4 espaço intercostal - Marca direcionada para o ombro esquerdo. - Girar o transdutor 90 graus no sentido horário em relação à posição paresternal longa	- Transdutor no ápice cardíaco que geralmente fica na altura do mamilo na linha axilar anterior - Marca do transdutor direcionada para o ombro direito - Mais fácil de se executar com paciente em decúbito lateral esquerdo
- Visualiza os 2 átrios e os 2 ventrículos	- Visualiza os ventrículos direito e esquerdo e o átrio esquerdo - Usado para visualizar o fluxo na aorta	- Visualiza o ventrículo direito e o esquerdo	- Visão coronal do coração do ápice para a base

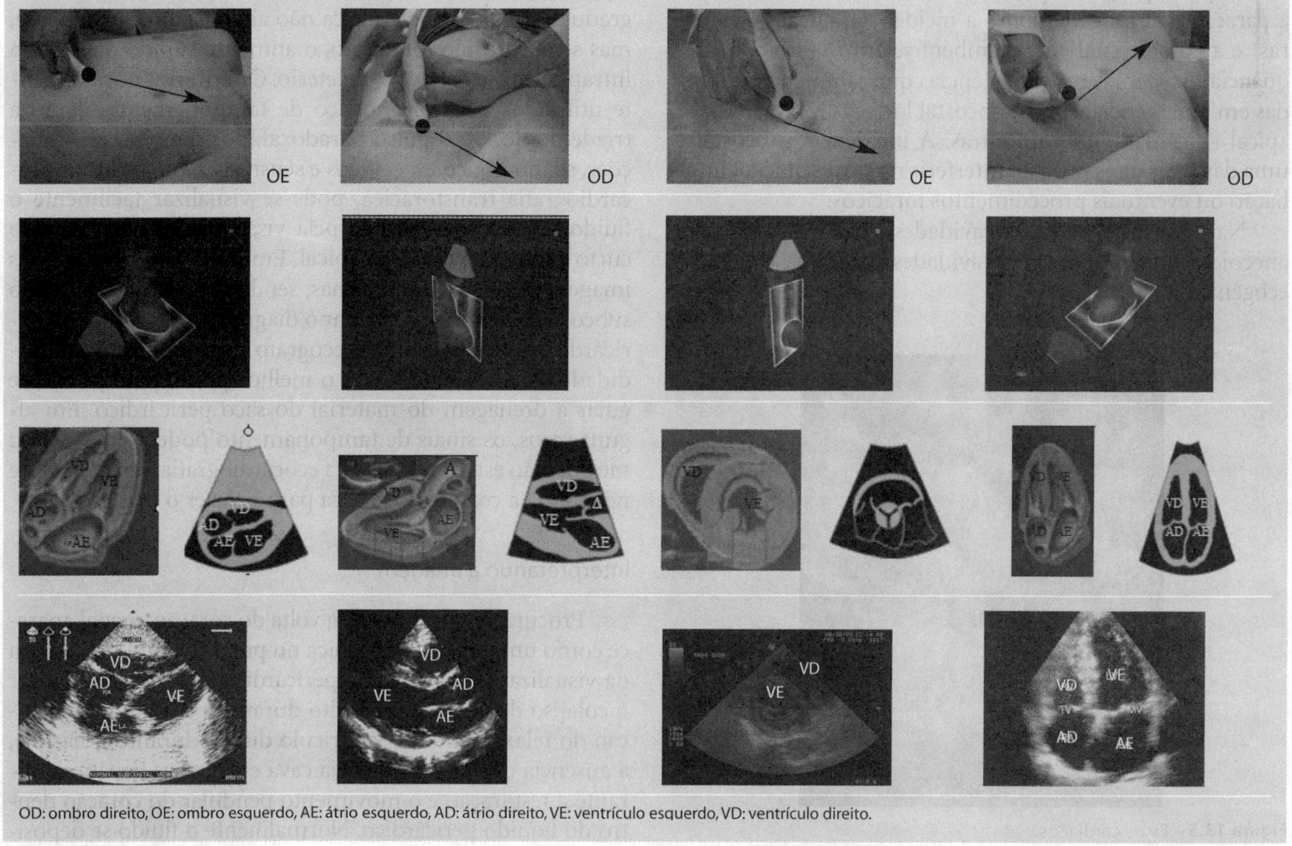

OD: ombro direito, OE: ombro esquerdo, AE: átrio esquerdo, AD: átrio direito, VE: ventrículo esquerdo, VD: ventrículo direito.

particularmente útil para avaliar suspeita de dissecção de aorta, prótese de válvulas cardíacas, investigação de endocardite e trombo intracardíaco. A técnica transesofágica não será abordada neste capítulo, por ser mais complexa e requerer um treinamento maior. Além disso, a ultra-sonografia transesofágica não é bem tolerada por alguns pacientes e os expõem ao risco de vômito com aspiração.

Posicionamento do paciente e do aparelho

Na sala de emergência, o paciente geralmente está em posição supina, embora, algumas vezes, quando possível, o posicionamento em decúbito lateral esquerdo possa ajudar no exame. O aparelho de ultra-som pode ser posicionado tanto à direita quanto à esquerda do paciente. É importante ressaltar que, na ultra-sonografia de emergência, é convenção a marca do transdutor na tela do ultra-som ficar sempre à direita do paciente, do lado oposto ao da ecocardiografia realizada por cardiologistas.

Noções anatômicas, eixo e incidências

O coração fica do lado esquerdo da cavidade torácica, é dividido em direito e esquerdo, e o lado direito é anterior ao lado esquerdo. Os átrios ficam superior e posteriormente aos ventrículos e os grandes vasos saem e entram na região posterior e superior cardíaca. O coração tem um eixo longo, que pode ser estabelecido por uma linha do ombro direito à crista ilíaca esquerda, e um eixo curto, estabelecido por uma linha do ombro esquerdo à crista ilíaca direita (Figura 13.5).

As principais incidências são a subcostal (4 câmaras) e a paraesternal longa, embora a incidência apical (4 câmaras) e a paraesternal curta também sejam usadas com freqüência. Existem outras incidências que são menos utilizadas em emergência, como subcostal longa, supra-esternal e apical (2 câmaras), entre outras. A incidência subcostal é uma das mais úteis por não interferir na ressuscitação, intubação ou eventuais procedimentos torácicos.

Na imagem gerada, as cavidades cardíacas aparecem anecóicas e as paredes das cavidades cardíacas aparecem ecogênicas.

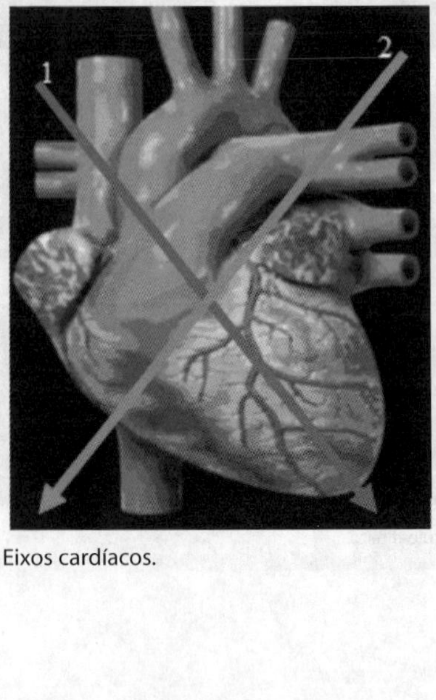

Figura 13.5 – Eixos cardíacos.

Escolha do transdutor

O transdutor usado para ecocardiografia deve ser pequeno e de alta freqüência, de preferência 3,5 MHz (de 2,5 a 5MHz).

Limitações do exame

Ocorrem quando não se consegue visualizar uma janela acústica apropriada, o que é comum, sobretudo em pacientes extremamente obesos, com DPOC (por hiperinsuflação pulmonar) ou com enfisema subcutâneo importante.

Ecocardiografia no diagnóstico diferencial de hipotensão aguda e dispnéia

A visualização do coração em pacientes em PCR ou hipotensos é importante para o diagnóstico e para monitorar a reanimação. Já no caso da dispnéia, a ecocardiografia pode determinar se é de origem cardiogênica ou não.

Tamponamento cardíaco

No tamponamento cardíaco (o qual faz parte do diagnóstico diferencial de hipotensão, dispnéia de origem desconhecida, trauma precordial e dor torácica), a presença de sangue, fluido, pus, sólidos ou gás no saco pericárdico aumenta a pressão nessa cavidade, gerando alterações hemodinâmicas importantes. Na verdade, a instabilidade hemodinâmica está relacionada mais com a velocidade com que o líquido se acumula no pericárdico: se o acúmulo for lento e gradual, a pressão pericárdica não altera significativamente, mas se o acúmulo for súbito, o aumento rápido da pressão intrapericárdica pode ser deletério. Os critérios normalmente utilizados para diagnóstico de tamponamento, como a tríade de Beck e o pulso paradoxal, possuem várias limitações, sendo pouco específicos e sensíveis. Com o uso de ecocardiografia transtorácica, pode-se visualizar facilmente o fluido no saco pericárdico pela visão paraesternal de eixo curto e longo e pela visão apical. Em muitos pacientes, essas imagens podem ser subótimas, sendo necessária uma visão subcostal. Depois de se firmar o diagnóstico de fluido no pericárdio, pode-se utilizar o ecógrafo para estimar a profundidade da coleção, localizar o melhor ponto para punção e guiar a drenagem do material do saco pericárdico. Em alguns casos, os sinais de tamponamento podem ser sutis ou mesmo não estar presentes na ecocardiografia, sendo sempre necessária a correlação clínica para se fazer o diagnóstico.

Interpretando a imagem

Procura-se por fluido em volta do coração, o qual aparece como uma imagem anecóica ou preta (Figura 13.6). Além da visualização do derrame pericárdico, é possível visualizar o colapso do ventrículo direito durante a sístole, a diminuição do relaxamento do ventrículo direito durante a diástole, a ausência de variação da veia cava e das veias hepáticas durante a respiração e o movimento pendular do coração dentro do líquido pericárdico. Normalmente o fluido se deposi-

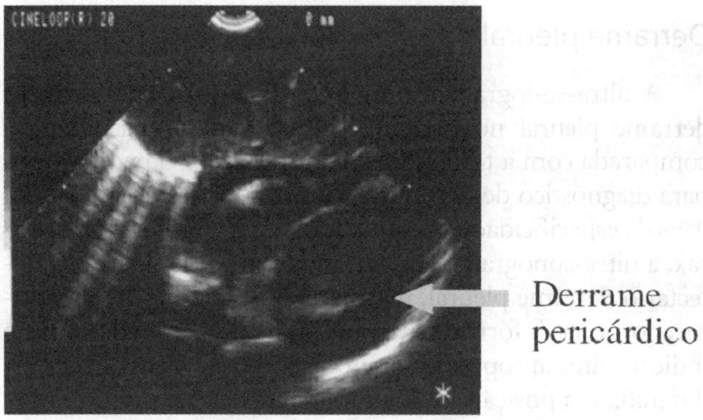

Figura 13.6 – Derrame pericárdico.

ta primeiro na região posterior. Quando se localiza imagem anecóica só na porção anterior, é provável que seja apenas gordura pericárdica. Na presença de derrame pericárdico, uma incidência paraesternal longa ajuda a distinguir entre derrame pericárdico e derrame pleural, por meio da visualização da aorta descendente. Se a aorta descendente estiver separada do átrio esquerdo, trata-se de derrame pericárdico.

Determinação da volemia

Outra utilidade importante da ecocardiografia é na estimativa visual da fração de ejeção (normal, diminuída e muito diminuída), a qual se aproxima com a dos métodos quantitativos. Além disso, a realização desse exame pelo emergencista em paciente hipotenso tem concordância de até 84% com o realizado por cardiologistas. É importante lembrar que na insuficiência cardíaca e no infarto agudo do miocárdio, a estimativa da fração de ejeção não serve só para auxiliar no manejo terapêutico, mas é também um preditor de mortalidade. Já no choque séptico, a ecocardiografia é especialmente útil para identificar se a instabilidade hemodinâmica é de origem hipovolêmica, cardiogênica ou distributiva, e para otimização da terapia subseqüente (administração de fluidos, inotrópicos ou vasopressores). No choque séptico, que é considerado um estado hiperdinâmico caracterizado por débito cardíaco normal ou aumentado, alguns estudos têm demonstrado que a função ventricular está freqüentemente prejudicada e que a maioria dos pacientes que sobrevivem têm a fração de ejeção do ventrículo esquerdo diminuída, mas o débito cardíaco é mantido às custas da dilatação aguda do ventrículo.

Interpretando a imagem

A visualização de um ventrículo esquerdo pequeno e hipercinético sugere hipovolemia, enquanto um ventrículo dilatado e hipocinético sugere uma causa cardiológica primária. Outra forma de se detectar hipovolemia é medindo o volume ou área final do ventrículo esquerdo no final da diástole.

Embolia pulmonar

O diagnóstico de *cor pulmonale* agudo com ecocardiografia transtorácica tem um valor preditivo positivo adequado para o diagnóstico indireto de embolia pulmonar. O diagnóstico é indireto na medida em que, na maior parte das situações, é a dilatação do ventrículo direito e a disfunção resultante de uma embolia pulmonar extensa que são visualizadas, e não o êmbolo em si. É bom lembrar que, na embolia pulmonar, menos de 50% da ecocardiografia têm dilatação de ventrículo direito e que a presença de dilatação aumenta a suspeita de embolia pulmonar, mas sua ausência não exclui o diagnóstico. Isso porque embolias pulmonares pequenas podem não alterar o tamanho do ventrículo direito. Além disso, a dilatação do ventrículo direito não é específica de embolia pulmonar maciça e pode estar alterada por síndrome respiratória aguda, outra causa de *cor pulmonale* no adulto. A função sistólica do ventrículo direito também pode estar alterada no infarto do miocárdio de ventrículo direito, crise falcêmica, embolia gasosa ou gordurosa, contusão miocárdica e sepse. Ainda assim, a confirmação de *cor pulmonale* com embolia pulmonar maciça e disfunção de ventrículo direito por ecocardiografia é importante, pois está associada com aumento da mortalidade.

Interpretando a imagem

O tamanho e a função do ventrículo direito são avaliados por comparação com o ventrículo esquerdo. O aumento do ventrículo direito na diástole está associado com dilatação do átrio direito, dilatação da veia cava inferior e regurgitação da tricúspide.

Ecocardiografia no diagnóstico diferencial de dor torácica

Na dor torácica, a ecocardiografia pode ajudar no diagnóstico diferencial de infarto agudo do miocárdio, embolia pulmonar, dissecção aórtica e pericardite.

Síndrome coronariana aguda

A ecocardiografia não pode ser usada para excluir infarto agudo do miocárdio (IAM) por não ser suficientemente sensível e, na falta de um exame prévio, também não pode ser usada para diagnóstico de IAM agudo, uma vez que é impossível dizer se a alteração visualizada é nova ou antiga. A maior utilidade da ecocardiografia seria nos infartos sem supradesnível de ST, nos quais, na presença de um ECG sem alterações específicas, ela poderia ser usada para estratificar risco, identificando os pacientes com mais probabilidade de isquemia aguda (como aqueles com alteração da motilidade da parede cardíaca), apesar de alguns pacientes com esse tipo de IAM não terem alteração da motilidade da parede e de não se poder afirmar a idade da alteração. Apesar da identificação de anormalidades na motilidade da parede cardíaca geralmente requerer mais técnica, emergencistas têm conseguido identificar disfunções grosseiras de ventrículo esquerdo.

Ecocardiografia no atendimento da parada cardiorrespiratória (PCR)

Embora se saiba que a aplicação imediata de ultra-sonografia na avaliação de pacientes adultos que chegam à emergência com hipotensão de causa desconhecida ajuda a elucidar o diagnóstico e melhora o prognóstico, não existe nenhuma literatura preconizando o uso de ecocardiografia em PCR (à exceção dos *guidelines* de 2005 do Conselho Europeu de Ressuscitação, que recomendam ecocardiografia em pacientes em assistolia ou atividade elétrica sem pulso pós-cardiotomia. O maior empecilho para o uso da ecocardiografia na PCR é a recomendação do ACLS (*Advanced Cardiologic Life Support*) de que as pausas nas compressões torácicas devem ser breves para diminuir a duração dos intervalos sem fluxo. No entanto, sabe-se que a identificação de pulso central e do retorno da circulação espontânea subclínica são verdadeiros desafios para as equipes de reanimação, e que, na atividade elétrica sem pulso, por meio da ecocardiografia, seria possível identificar pacientes com atividade miocárdica, apesar de não se conseguir detecção de pulso (pseudoatividade elétrica sem pulso). Já nos casos de assistolia, um estudo mostrou que os pacientes com ausência completa de atividade cardíaca têm menos chance de sobreviver, independentemente do traçado eletrocardiográfico, o que, por sua vez, poderia ser utilizado para auxiliar na decisão da cessação da reanimação. É importante lembrar que o diagnóstico de assistolia guiado por ecocardiografia é feito quando não há movimentação da parede cardíaca e que a movimentação da válvula mitral parece não ser sensível para assistolia durante a reanimação. A ultra-sonografia também pode ser útil na identificação de fibrilação ventricular fina, que é, muitas vezes, confundida com assistolia. Pensando nisso, alguns fluxogramas para o uso da ecocardiografia na ressuscitação, ou "*Focused echocardiographic evaluation in resuscitation*" (FEER), já vêm sendo desenvolvidos.

Ecocardiografia para guiar pericardiocentese

Normalmente, a pericardiocentese é feita às cegas após a palpação da região subxifóide, o que pode implicar complicações como laceração cardíaca, pneumotórax, pneumopericárdio e laceração hepática. Com a ultra-sonografia, pode-se guiar em tempo real a punção pericárdica.

ULTRA-SONOGRAFIA PULMONAR

Outra aplicação, cada vez mais explorada, para a ultra-sonografia é a avaliação pulmonar. Sabe-se que a ausculta não é fidedigna e que a radiografia de tórax no paciente em posição supina é ainda mais limitada. Até mesmo a tomografia computadorizada tem desvantagens, como excesso de radiação e necessidade de deslocamento de um paciente instável para realização do exame.

Técnica da ultra-sonografia pulmonar

A técnica básica da ultra-sonografia torácica será abordada no capítulo de ultra-sonografia no ABC primário do paciente politraumatizado. Serão aqui abordadas algumas utilidades e peculiaridades da ultra-sonografia pulmonar em pacientes com patologias clínicas (à exceção do pneumotórax e do uso de ultra-sonografia para diagnóstico de intubação seletiva, que também já foram abordados no capítulo de ultra-sonografia no ABC do trauma).

Derrame pleural

A ultra-sonografia é o método de escolha para detectar derrame pleural no paciente em posição supina. Quando comparada com a tomografia de tórax (que é o padrão-ouro para diagnóstico de derrame pleural), a ultra-sonografia tem 93% de especificidade. Se comparada com a radiografia de tórax, a ultra-sonografia tem a grande vantagem de não só detectar o derrame pleural, mas também de avaliar o seu volume, fornecer informações sobre a natureza do derrame e indicar a área apropriada para toracocentese. Além disso, a radiografia em posição supina raramente detecta derrames pequenos e também pode não detectar derrames com mais de 525 mL. Quando usada para guiar toracocentese, reduz significativamente complicações como pneumotórax, além de permitir que o procedimento seja realizado mais rapidamente.

Interpretando a imagem

A técnica para visualização de derrame pleural é igual à utilizada para avaliação de hemotórax, ou seja, no paciente em posição supina, transdutor na parede lateral do tórax, quanto mais posterior, maior a chance de se detectar derrames pequenos. O derrame pleural geralmente assume o formato de uma lâmina definida por 4 bordas (linha pleural, sombra superior e inferior das costelas e pleura visceral, que é sempre regular) (Figura 13.7). Quando se coloca o aparelho no modo M, é possível visualizar o sinal sinusóide que corresponde à variação da distância interpleural durante a respiração (Figura 13.8). Teoricamente, o transudato é anecóico e o exsudato é ecóico. Um líquido com partículas móveis (sinal do plâncton) ou septado é sugestivo de exsudato, hemotórax ou empiema, e deve ser aspirado.

Consolidação alveolar

A ultra-sonografia tem 90% de sensibilidade e 98% de especificidade (comparada com a tomografia de tórax, que é o padrão-ouro) quando realizada com critérios rigorosos para fazer diagnóstico de consolidação alveolar.

Como a localização da consolidação varia com a patologia, não existe um local específico do tórax a ser abordado, e é preciso inspecionar as regiões anterior, lateral e posterior em busca da consolidação.

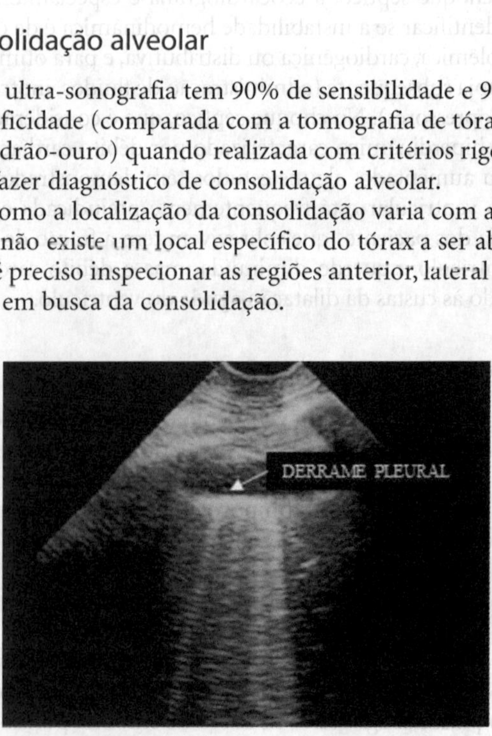

Figura 13.7 – Derrame pleural.

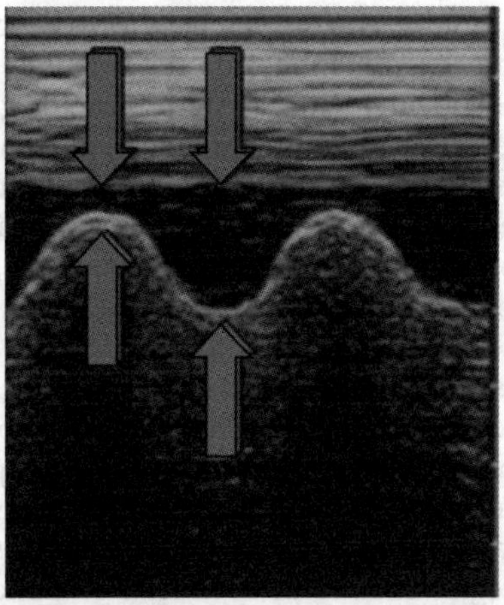

Figura 13.8 – Sinal do sinusóide no modo M.

Interpretando a imagem

O critério estático para diagnóstico de consolidação são bordas profundas irregulares pela interface entre a consolidação e o pulmão aerado. Só quando todo o lobo estiver envolvido, uma borda regular é visualizada. Já no modo M, não se visualiza o sinal sinusóide, o que é importante para diferenciar consolidação de derrame pleural. Também pode-se visualizar imagens lineares ou puntiformes hiperecóicas que correspondem a broncogramas aéreos. Esses broncogramas podem ser estáticos ou ter movimento inspiratório intrínseco (broncogramas aéreos dinâmicos). No caso de atelectasias, é possível visualizar broncograma aéreo estático, desvio dos órgãos adjacentes, diminuição do espaço intercostal e abolição do deslizamento pleural.

Síndrome intersticial

A síndrome intersticial ocorre predominantemente pelo espessamento interlobular, o que intercala áreas aeradas com áreas com conteúdo líquido mínimo. Na tomografia de tórax, o espessamento pode ser visualizado na forma das linhas de Kerley e áreas de vidro fosco. Já na ultra-sonografia, utiliza-se um artefato chamado "cauda de cometa" ou linhas B para identificar edema pulmonar.

Interpretando a imagem

As linhas B têm algumas peculiaridades: iniciam-se na linha pleural, são semelhantes a feixes de *laser*, são dominantes (fazem que as linhas A desapareçam), espalham-se e estendem-se até o limite inferior da tela, além de serem sincrônicas com o deslizamento pleural (Figura 13.9). Na síndrome intersticial, existem linhas B difusas disseminadas na parede ântero-lateral. Elas correspondem às linhas de Kerley. O exame é negativo para síndrome intersticial quando as linhas B estão ausentes, isoladas ou exclusivamente no último espaço intercostal acima do diafragma. É importante diferenciar as linhas B das linhas E (que não iniciam na linha pleural) e das linhas Z (pouco definidas, desaparecem logo, são independentes do deslizamento pleural e não fazem as linhas A desaparecerem). A detecção de linhas B exclui pneumotórax e, em um paciente com dispnéia, permitem a diferenciação imediata entre edema agudo pulmonar e doença broncopulmonar obstrutiva exacerbada, com uma sensibilidade de 100% e uma especificidade de 92%.

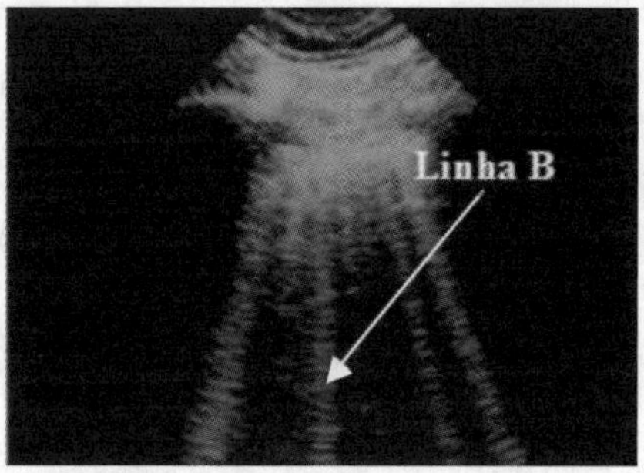

Figura 13.9 – Linhas B.

ANEURISMA DE AORTA ABDOMINAL

A falha em diagnosticar aneurisma de aorta abdominal (AAA) é freqüentemente fatal. Além disso, a apresentação clínica dessa patologia pode ocorrer de diversas formas, como dor lombar mimetizando cólica renal, peritonismo, choque hipovolêmico ou mesmo quadros assintomáticos, induzindo a erros e dificultando seu diagnóstico. Estima-se que a tríade clássica – dor lombar, massa pulsátil e hipotensão – ocorra apenas em 30 a 40% dos pacientes.

Além disso, devido ao envelhecimento da população, espera-se um aumento da incidência dessa patologia e um maior número de pacientes chegando à emergência ainda hemodinamicamente estáveis.

Poucos pacientes beneficiam-se tanto da ultra-sonografia imediata como os pacientes com AAA rompido. O diagnóstico precoce, sobretudo quando a hipotensão ainda não ocorreu, afeta sensivelmente a mortalidade.

Numerosos estudos confirmam a ultra-sonografia como uma significativa ferramenta diagnóstica para AAA, inclusive demonstrando a viabilidade do exame pelo médico emergencista, com sensibilidade próxima dos 100%. Embora a ultra-sonografia apresente dificuldades para identificar o rompimento do AAA em si (o sangue freqüentemente extravasa para o retroperitônio, região de difícil acesso por ultra-sonografia), a presença da imagem do AAA associada à instabilidade hemodinâmica sem outra causa aparente pode ser considerada indicação de laparotomia. Já o achado de AAA e líquido livre na cavidade abdominal não deixa dúvidas da necessidade cirúrgica.

Técnica do exame

O diâmetro externo máximo admitido para a aorta abdominal é de normalmente 2 cm (2,1 cm para homens acima de 55 anos e 1,8 cm para mulheres acima dos 55 anos). Relembrando alguns marcadores anatômicos importantes, o tronco celíaco origina-se anteriormente 1 a 2 cm abaixo do diafragma, dividindo-se em dois ramos: à esquerda, a artéria esplênica e a artéria gástrica esquerda e, à direita, a artéria hepática comum. Mais inferiormente ao tronco ce-

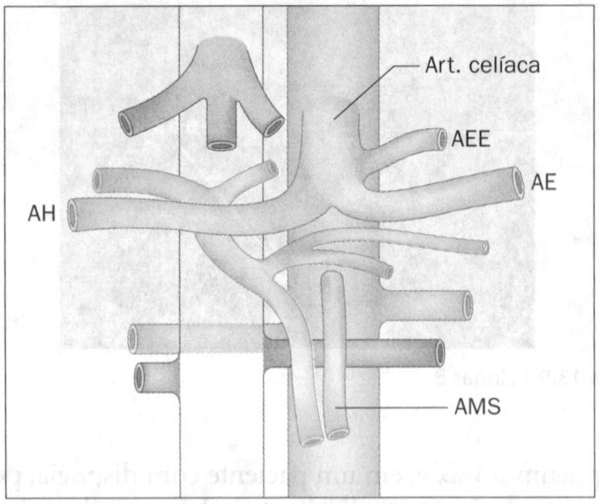

Figura 13.10 – Anatomia da aorta abdominal. AEE = artéria epigástrica esquerda; AE = artéria esplênica; AH = artéria hepática; AMS = artéria mesentérica superior.

líaco, também da porção anterior da aorta, está a artéria mesentérica superior (Figura 13.10).

Para uma boa penetração e definição dos tecidos, utiliza-se um transdutor curvo de 3,5 MHz. Regula-se para uma profundidade em torno de 20 cm para a localização inicial das estruturas. Inicia-se o exame pela região subxifóide, posicionando-se o transdutor de forma que o lado direito do paciente apareça no lado esquerdo da tela do aparelho, ficando o ecógrafo posicionado cranialmente ao lado esquerdo do paciente e o examinador de frente para a tela (Figura 13.11).

O primeiro marcador a ser localizado é o corpo vertebral; a aorta está no lado esquerdo do paciente e a cava, no lado direito. Diferencia-se a aorta também por possuir paredes mais espessas e por sua pulsatilidade (Figura 13.12).

A medida mais acurada é no corte transversal da aorta, sendo aferida pelo limite externo do vaso. Quando o tempo permitir, deve-se buscar examinar toda extensão da aorta, até o limite com as artérias renais. Move-se o transdutor inferiormente, examinando toda sua extensão até a região umbilical. Freqüentemente, a interposição de gás intestinal dificulta o exame, porém, mantendo-se o transdutor gentilmente pressionado contra o abdome, consegue-se afastar as alças intestinais para uma melhor visualização. Observa-se o tronco celíaco surgindo anteriormente e, um pouco mais abaixo, a artéria mesentérica superior, caracteristicamente envolvida por gordura, formando uma parede ecogênica espessa (Figuras 13.13 e 13.14).

A bifurcação da aorta é vista na região umbilical. Idealmente, para exclusão de aneurisma de aorta, é preciso conseguir visualizá-la em toda sua extensão até a sua bifurcação. Após a visualização no sentido transversal, pode-se retornar à região subxifóide e reiniciar o exame no sentido longitudinal, sem esquecer que as medidas devem ser realizadas no sentido transversal para minimizar erros.

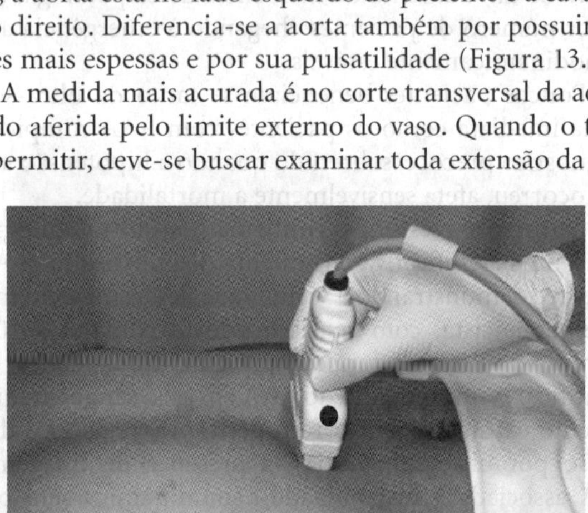

Figura 13.11 – Posição do transdutor para o exame da aorta. O ponto colorido indica o marcador de posição do transdutor.

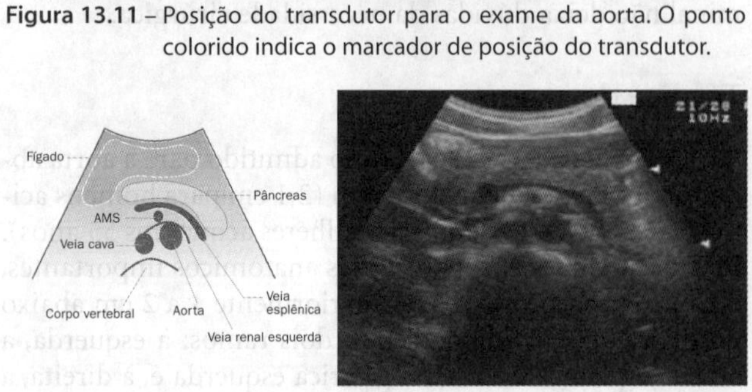

Figura 13.12 – Visualização da aorta. AMS = artéria mesentérica superior.

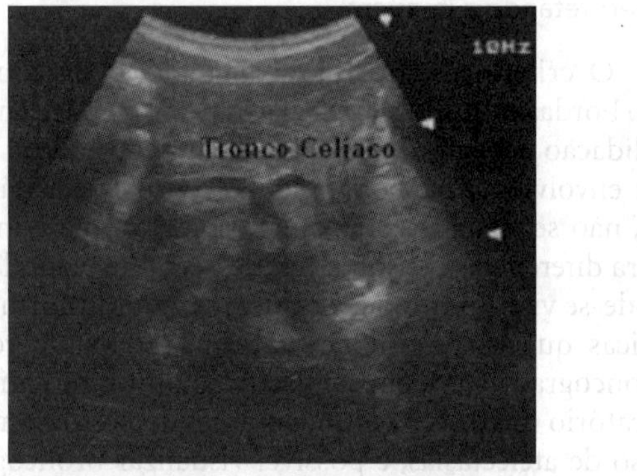

Figura 13.13 – Tronco celíaco ou "sinal da gaivota".

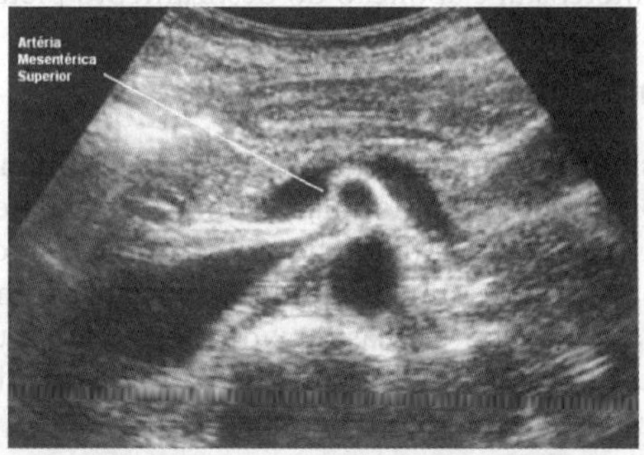

Figura 13.14 – Artéria mesentérica superior. A área hiperecogênica ao redor é a camada típica de gordura que envolve o vaso.

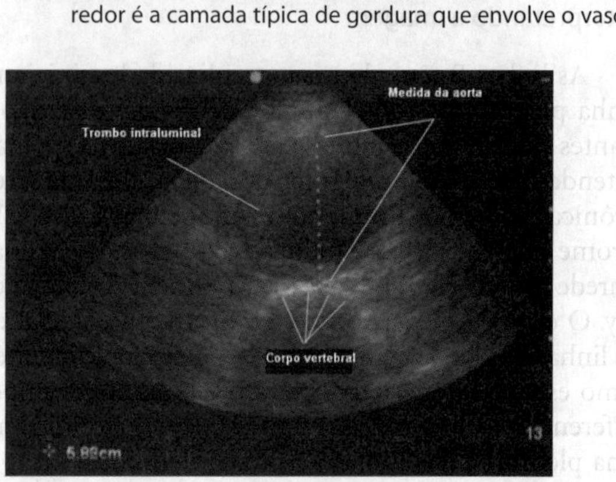

Figura 13.15 – Medida da aorta. Deve ser realizada no corte transversal e medindo-se os limites externos do vaso.

Dilatação maior que 3 cm, medida com o transdutor em posição transversal, deve ser considerada aneurismática. Tal dilatação normalmente ocorre na região proximal à bifurcação da aorta. Ao se examinar um paciente com suspeita de aneurisma de aorta, também deve ser examinada a cavidade abdominal a fim de procurar líquido livre na cavidade, sinal de rompimento de vaso e indicação cirúrgica inequívoca quando associada à presença do aneurisma (Figura 13.15).

ACESSO VASCULAR GUIADO POR ULTRA-SONOGRAFIA

Inserção de cateteres vasculares tem importância crítica na sala de emergência. Diversas situações dificultam a realização de punções vasculares em pacientes graves: depleção de volume, choque, uso prévio de drogas injetáveis, deformidades congênitas, parada cardíaca etc. A presença de variações anatômicas na posição do sistema venoso também é alteração comum que, muitas vezes, dificulta a realização de cateterizações.

Taxas de complicações mais elevadas são demonstradas na literatura quando a técnica habitual (às cegas, baseadas em marcadores anatômicos) é utilizada e comparada com a técnica guiada por ultra-sonografia.

Acesso venoso guiado por ultra-sonografia reduz complicações, diminui o tempo de procedimento e reduz o número de tentativas necessárias para punção, benefícios demonstrados em diversos ensaios clínicos.

Para inserção de cateteres guiada por ultra-sonografia, pode-se optar por duas técnicas:

- Estática: utiliza-se o aparelho de ultra-sonografia para verificar a posição anatômica do vaso e "marcar" o local onde o cateter será inserido.
- Dinâmica: o cateter é introduzido sob visualização direta por meio da ultra-sonografia.

Técnicas de punção

Punção jugular interna

Idealmente, com o paciente em posição de Trendelemburg, coloca-se o transdutor em um plano transversal na região ântero-lateral cervical. Um transdutor linear de 7,5 a 10 MHz, proporciona a melhor obtenção de imagens. Usando o músculo esternocleidomastóideo como referência, a veia jugular interna se localiza inferior à bifurcação das porções esternais e claviculares do músculo (Figura 13.16).

Com o transdutor nessa localização, é possível localizar e diferenciar a veia jugular da artéria carótida por meio de três mecanismos: visualização da pulsação da artéria, compressibilidade da veia e ausência de compressibilidade da artéria (Figura 13.17).

Se for utilizada a técnica estática, marca-se o local ideal para punção (pode-se fazer uma compressão com uma tampa de caneta na pele) e procede-se com a técnica habitual de cateterização.

Na técnica dinâmica, deve-se realizar todo o procedimento descrito inicialmente, de forma estéril. Após a obtenção da imagem e a diferenciação das estruturas vascula-

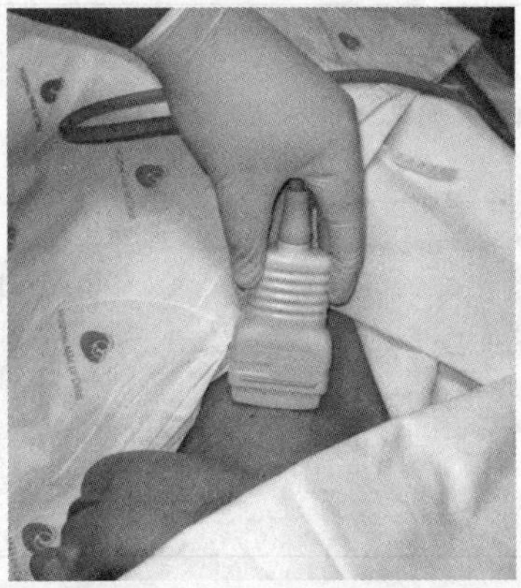

Figura 13.16 – Transdutor em posição transversal ao vaso.

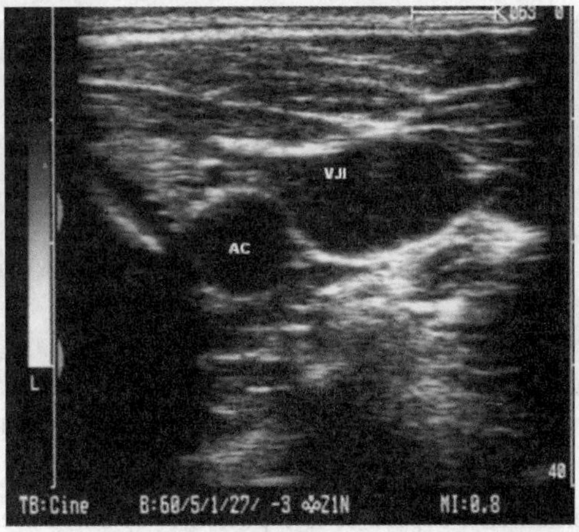

Figura 13.17 – Região cervical esquerda. VJI = veia jugular interna; AC = artéria carótida.

res, posiciona-se a veia na porção mais central do monitor, assim a região central do transdutor será a referência do local onde penetrar na pele. Com a veia centralizada, observa-se, por meio dos marcadores do monitor do aparelho, a profundidade em que se encontra. Por exemplo, se a veia encontra-se a 2 cm de profundidade, punciona-se a 2 cm de distância do transdutor, em um ângulo de 45° com a pele e, como mostra a Figura 13.18, já se está no caminho para a veia com a formação de um triângulo reto.

À medida que se introduz a agulha, observa-se o movimento dos tecidos. Pouco antes de efetivar a punção, nota-se a deformação da veia antes da entrada da agulha entrar. Após o retorno de sangue na seringa, o transdutor pode ser retirado e o procedimento segue conforme a técnica habitual. A técnica dinâmica também pode ser realizada com o transdutor em posição longitudinal ao vaso. Desse modo, a veia aparecerá em seu eixo longo, a agulha entrará na pele próximo ao transdutor e deve ser direcionada na linha do eixo do transdutor (Figura 13.19).

Cateterização da veia basílica e cefálica

Veias antecubitais são comumente utilizadas em emergência, visto que são muito próximas às veias basílica e cefálica, as quais estão localizadas mais profundamente e são de difícil punção sem o auxílio da ultra-sonografia. No entanto,

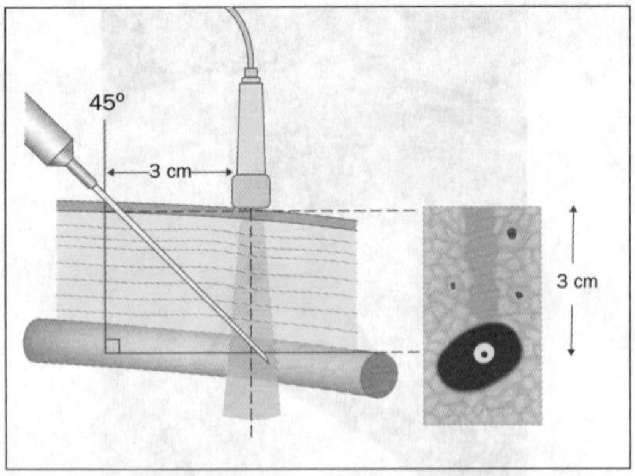

Figura 13.18 – Posicionamento da agulha para punção em posição transversa do transdutor.

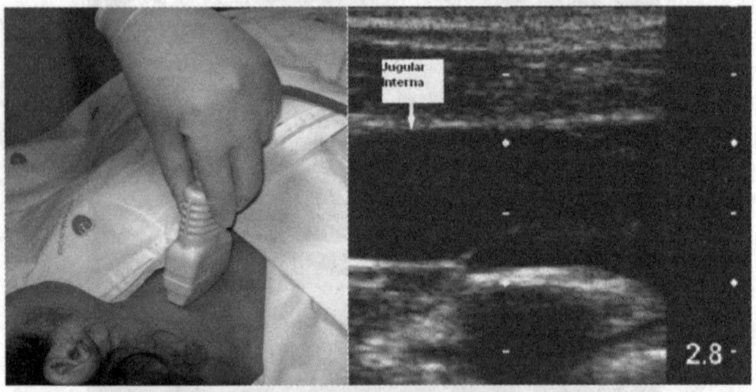

Figura 13.19 – Visualização do vaso quando transdutor em posição longitudinal.

freqüentemente depara-se com pacientes de difícil acesso periférico e sem uma indicação formal de cateterização de veia central. Nesses casos, a ultra-sonografia é de grande valia para as chamadas punções periféricas. A técnica a ser utilizada para punção das veias basílica e cefálica pode ser a já descrita anteriormente, com as variações estática e dinâmica. Deve-se ter cuidado com canulações mais proximais da veia basílica, visto sua íntima relação com os nervos ulnar e medial. Para fins mais práticos, sugere-se a técnica estática, de menor dificuldade e maior rapidez, já que a necessidade de punções desses vasos ocorre muito mais freqüentemente em situações de emergência em que não há tempo para preparar um transdutor estéril para sua realização. Para punção da veia da forma estática, pode-se utilizar a seguinte rotina: localiza-se a veia na região superior da fossa antecubital e medial do braço e marca-se a pele (novamente com tinta ou compressão do tecido). Desliza-se o transdutor 2 a 3 cm inferiormente e, observando o trajeto do vaso, marca-se a pele novamente. Retira-se então o transdutor, esteriliza-se o local e, com a agulha entrando na marca inferior como se estivesse unindo os pontos, procede-se a punção. Ao se localizar o vaso, é importante observar, por meio das marcações no monitor, a profundidade em que esse se encontra (Figura 13.20).

USO DA ULTRA-SONOGRAFIA PARA DIAGNÓSTICO DE TROMBOSE VENOSA PROFUNDA (TVP)

Trombose venosa profunda é uma doença extremamente prevalente, com mortalidade elevada. Sua alta incidência, associada à dificuldade diagnóstica (grande parte

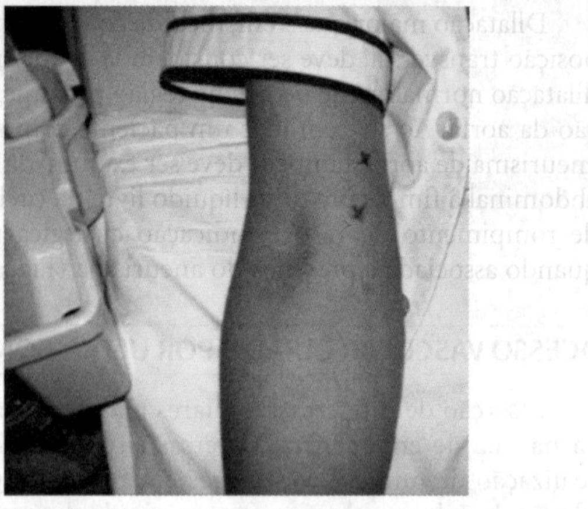

Figura 13.20 – Marcação para punção venosa periférica via técnica estática.

devido à freqüente indisponibilidade de cobertura 24 horas para realização de exames por especialista), demonstram a importância do treinamento do médico emergencista no uso da ultra-sonografia para o diagnóstico dessa patologia. Na ausência desse treinamento, é comum enfrentar a difícil decisão de iniciar um tratamento empírico com anticoagulantes, não sem causar riscos aos pacientes. Recentemente, estudos demonstraram que um exame completo e detalhado (com uso de Doppler) não é estritamente necessário para o diagnóstico de TVP, uma vez que uma abordagem abreviada com a visualização de compressibilidade da veia femoral e poplítea tem sensibilidade entre 90 e 99%.

Técnica do exame

A avaliação ultra-sonográfica do sistema venoso consiste na análise da patência do vaso (Tabela 13.IV). O padrão-ouro para verificação dessa característica é a compressibilidade da veia até o colapso total da sua luz, observada sob visualização direta quando o transdutor é pressionado sobre o vaso. Esse exame deve ser realizado com o transdutor em posição transversal.

Inicia-se o exame na região mais proximal possível, localizando-se e diferenciando-se a artéria e a veia pelos métodos já citados na técnica de punção. O ideal é utilizar um transdutor de alta freqüência de 7 a 10 MHz, mas transdutores com freqüências inferiores também podem ser utilizados. Desliza-se o transdutor inferiormente até localizar a confluência das veias femoral comum, profunda e superficial, aplicando-se então compressão contra os vasos, ocorrendo o colabamento da veia e permanecendo a artéria com sua luz inalterada quando o exame é normal (Figuras 13.21, 13.22 e 13.23).

A força empregada não deve ser excessiva, visto que uma leve pressão já é suficiente para colapsar o sistema venoso.

Tabela 13.IV – Análise da patência do vaso
Localização anatômica
Presença da artéria, normalmente circular, pulsátil, por vezes calcificada
Ocasional visualização de válvulas
Completo colapso do vaso, quando pressionado

Além disso, pressão elevada pode colabar a artéria, principalmente em pacientes com níveis pressóricos baixos, confundindo o exame. Após a avaliação da veia femoral, veia femoral profunda e superficial, passa-se ao exame da região poplítea: localiza-se a artéria poplítea e veia poplítea e comprime-se a região para verificar o colabamento da veia.

Esta técnica de exame não avalia a possibilidade de trombos segmentares, os quais imaginam-se raros, principalmente na região da coxa.

No entanto, é recomendado um novo exame dentro de 7 dias após a avaliação inicial, pois trombos nas regiões dos gastrocnêmios, inferior a região poplítea, não são examinados nesta técnica. Vários locais utilizam essa rotina (não examinando os gastrocnêmios), seguindo apenas o protocolo de reexaminar o paciente em 1 semana. O motivo para isso seria a possibilidade de constatar a propagação de um trombo não detectado em um exame inicial.

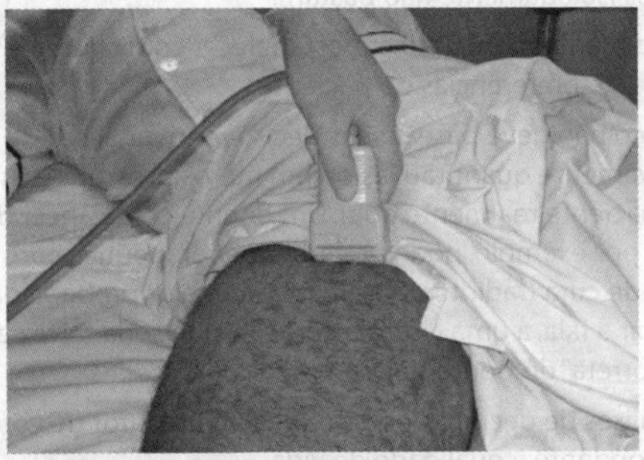

Figura 13.21 – Compressão do vaso para avaliar colabamento.

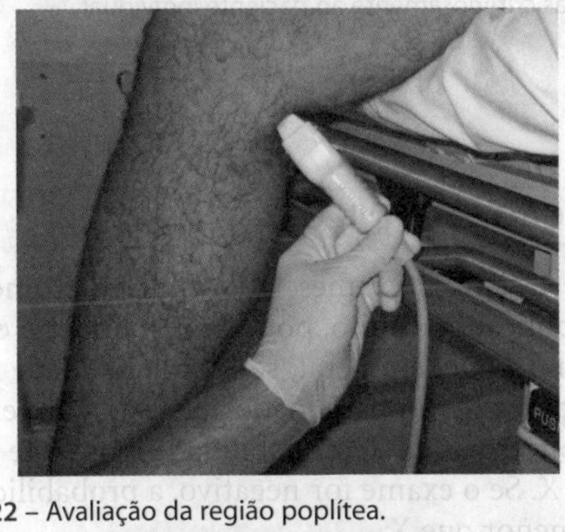

Figura 13.22 – Avaliação da região poplítea.

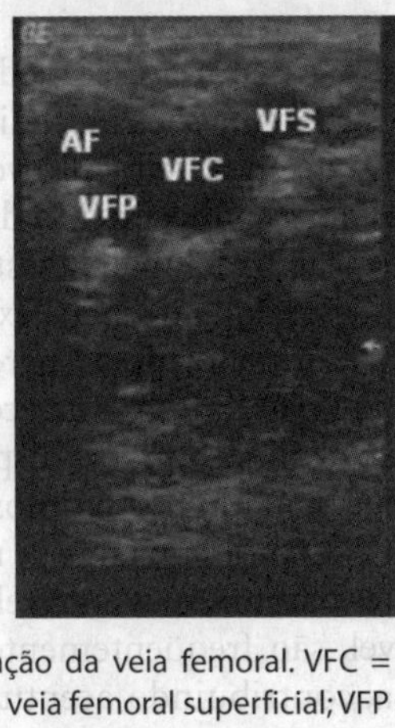

Figura 13.23 – Avaliação da veia femoral. VFC = veia femoral comum; VFS = veia femoral superficial; VFP = veia femoral profunda; AF = artéria femoral.

LEITURA ADICIONAL

1. Aldrich JE. Basic physics of ultrasound imaging. Crit Care Med 2007; 35: S131-S137.
2. Amaya SC, Langsam A. Ultrasound detection of ventricular fibrillation disguised as asystole. Ann Emerg Med 1999; 33: 344-6.
3. Beaulieu Y, Marik P. Bedside ultrasonography recommendations regarding new technology. A report from the Echocardiography Task Force on New Technology of the Nomenclature and Standards Committee of the American Society of Echocardiography. J Am Soc Echocardiogr 2002; 15: 369-73.
4. Birdwell BG, Raskob GE, Whitsett TL, et al. The clinical validity of normal compression ultrasonography in outpatients suspected of having deep venous thrombosis. Ann Intern Med 1998; 128: 1-7.
5. Blaivas M, Fox JC. Outcome in cardiac arrestpatients found to have cardiac standstill on the bedside emergency department echocardiogram. Acad Emerg Med 2001; 8: 616-21.
6. Bocka JJ, Overton DT, Hauser A. Electomechanical dissociation in human beings: an echocardiographic evaluation. Ann Emerg Med 1998; 17: 450-2.
7. Breitkreutz R, Walcher F, Seeger F. Focused echocardiographic evaluation in resuscitation management: concept of an advanced life support-conformed algorithm. Crit Care Med 2007; 35 (suppl): 150-61.
8. Callahan JA, Seward JB. Pericardiocentesis guided by two-dimensional echocardiography.
9. Counselman FL, Sanders A, Slovis CM, et al. The status of bedside ultrasonography training in emergency medicine residency programs. Acad Emerg Med 2003; 10: 37-42.
10. Eisen L, Narasimhan M, Berger J, et al. Mechanical complications of central venouscatheters. J Intensive Care Med 2006; 21: 40-6.
11. Gudmundsson P, Rydberg E, Winter R, et al. Visually estimated left ventricular ejection fraction by echocardiography is closely correlated with formal quantitative methods. Int J Cardiol 2005; 101: 209-12.
12. Hind D, Calvert N, McWilliams R, et al. Ultrasonic locating devices for central venous cannulation: meta-analysis. BMJ 2003; 327: 361.
13. Jardin F, Fourme T, Page B, et al. Persistent preload defect in severe sepsis despite fluid loading: a longitudinal echocardiographic study in patients with septic shock. Chest 1999; 116: 1354-9.
14. Jones AE, Tayal VS, Sullivan DM, et al. Randomized, controlled trial of immediate versus delayed goal-directed ultrasound to identify the cause of nontraumatic hypotension in emergency department patients. Crit Care Med 2004; 32: 1703-8.
15. Joseph MX, Disney PJS, Da Costa R, et al. Transthoracic echocardiography to identify or exclude cardiac cause of shock. Chest 2004; 126: 1592-7.
16. Kirkpatrick AW, Alan Sustic A, Blaivas M. Introduction to the use of ultrasound in critical care medicine. Crit Car Med 2007; 35(5 Suppl.): S123-S124.
17. Lichtenstein D, Meziere G, Biderman P, et al. The comet-tail artifact: an ultrasound sign of alveolar-interstitial syndrome. Am J Respir Crit Care Med 1997; 156: 1640-6.
18. Lichtenstein D, Meziere G, Biderman P, et al. The comet-tail artifact, an ultrasound sign ruling out pneumothorax. Intensive Care Med 1999; 25: 383-8.
19. Lichtenstein D, Meziere G. A lung ultrasound sign allowing bedside distinction between pulmonary edema and COPD: the comet-tail artifact. Intensive Care Med 1998; 24: 1331-4.
20. Randazzo MR, Snoey ER, Levitt MA, et al. Accuracy of emergency physician assessment of left ventricular ejection fraction and central venous pressure using echocardiography. Acad Emerg Med 2003; 10: 973-7.
21. Rose J, Bair A, Mandavia D, Kinser D. The UHP ultrasound protocol: a novel ultrasound approach to the empiric evaluation of the undifferentiated hypotensive patient. Am J Emerg Med 2001; 19: 299-302.
22. Sabia P, Afrookteh A, Towuchstone DA, et al. Value of regional wall motion abnormality in the emergency room diagnosis of acute myocardial infarction. Circulation 1991; 84: 185-92.
23. Salen P, Melniker L, Chooljian C, et al. Does the presence or absence of sonographically identified cardiac activity predict resuscitation outcomes of cardiac arrest patients? Am J Emerg Med 2005; 23: 459-62.
24. Tayal V, Graf C, Gibbs M. Prospective study of accuracy and outcome of emergency ultrasound for abdominal aortic aneurism over two years. Acad Emerg Med 2003: 10(8): 867-71.
25. Tsang TSM, Oh JK, Seward JB. Diagnosis and management of cardiac tamponade in the era of 1 echocardiography. Clin Card 1999; 22: 446-52.
26. Vieillard-Baron A, Page B, Augarde R, et al. Acute cor pulmonale in massive pulmonary embolism: incidence, echocardiographic pattern clinical implications and recovery rate. Intensive Care Med 2001; 27: 1481-6.

CAPÍTULO

14 Avaliação de Probabilidade e Interpretação de Testes Diagnósticos

Francisco José Bueno de Aguiar

TÓPICOS IMPORTANTES

- É importante lembrar que os dados colhidos na anamnese e no exame físico são como os testes laboratoriais: têm sensibilidade e especificidade. Por exemplo: 73% dos pacientes com embolia pulmonar têm dispnéia e 70% têm taquipnéia (portanto, achados não muito sensíveis e certamente pouco específicos). Num idoso com cefaléia de início recente, por exemplo, a resposta positiva a uma questão sobre claudicação mandibular ou ocular aumenta consideravelmente a (p) de arterite temporal.
- Mesmo que, com freqüência, não disponhamos de números precisos, é necessário, no mínimo, uma avaliação semi-quantitativa das probabilidades (p) pré e pós-teste e dos limiares, seja ao utilizar testes diagnósticos, ou ao tomar decisões clínicas.
- A tomada de decisões depende da relação entre essas duas variáveis. Ao formular uma lista de hipóteses, é importante hierarquizá-las, ainda que em termos grosseiros (probabilidade baixa, média e alta), assim como se assegurar de sua abrangência, não deixando de fora hipóteses relevantes.
- Felizmente, pode-se dispor com freqüência cada vez maior das evidências necessárias para estabelecer as (p)s pré-teste (Anexo 14.1).
- É importante lembrar das definições de sensibilidade e de especificidade.
- Também é indispensável, obviamente, buscar na literatura as razões de verossimilhança dos testes empregados.
- A avaliação dos limiares é mais complexa e requer capacidade de julgamento.
- O limiar deriva da relação de benefício/risco das condutas diagnósticas e terapêuticas.
- A percepção de um limiar baixo é muito útil: nesse caso, podemos tratar sem ter de nos assegurar de alta (p) de doença, tarefa nem sempre fácil.
- É importante lembrar que os limiares para investigar doenças graves para as quais há tratamento eficaz podem ser muito baixos, sobretudo quando o teste não é invasivo, como um ECG, diante de um quadro de dor torácica, ou mesmo quando invasivo, como uma coleta de líquor, diante de uma suspeita de meningite.
- Já a percepção de um limiar elevado nos impede, por exemplo, de tomar condutas cujas invasividade ou agressividade não se justifiquem pela clínica.
- Poderíamos dizer que construímos mentalmente, para cada paciente, um diagrama com o respectivo limiar, ao qual superpomos a (p) estimada de doença para saber se devemos tratar ou se vale a pena investigação adicional.
- O risco e o benefício envolvem algo mais: a qualidade. Por isso, números isoladamente não bastam.
- Assim, o mandamento ético é: estabelecer com clareza e respeitar os valores e preferências do paciente.
- O médico não deve basear suas decisões em análises exclusivamente quantitativas ou em meros pressupostos sobre o que o paciente realmente quer. Um doente com câncer de laringe, por exemplo, pode preferir uma terapêutica com menor chance de cura (radioterapia), mas com maior probabilidade de preservar a fala, a uma cirurgia curativa, que seria talvez a opção "mais correta" do ponto de vista médico.
- Nas análises de decisões, pode-se aplicar um fator de correção correspondente à qualidade de vida.
- As análises quantitativas se aplicam a grupos e devem ser adaptadas criteriosamente ao paciente individual.

INTRODUÇÃO E DEFINIÇÕES

O que fazem os exames laboratoriais? Como funcionam? Simplificando muito, pode-se responder a essa questão afirmando que, em geral, se a probabilidade inicial de uma doença for X (probabilidade pré-teste), um exame positivo a converte numa probabilidade pós-teste que será maior que X. Se o exame for negativo, a probabilidade pós-teste será menor que X.

Embora as noções básicas não sejam complexas, a experiência mostra que a maioria dos médicos utiliza testes sem compreender claramente seus mecanismos. Antes mesmo do atual processo de encarecimento vertiginoso da tecnologia diagnóstica, o desconhecimento desses princípios e a conseqüente solicitação irracional de testes de laboratório com base no equívoco de "quanto mais exames, melhor" já vinham conduzindo a um enorme desperdício de recursos, capaz de causar impacto até mesmo na economia de países ricos como os Estados Unidos, onde o dispêndio com testes diagnósticos tem representado nos últimos anos um quinto dos gastos com saúde. O problema não se restringe aos exames mais caros; testes baratos, mas com relação custo/benefício pouco favorável, são freqüentemente solicitados sem critério e em massa, contribuindo acentuadamente para o aumento de custos, sem trazer benefício proporcional. Outra conseqüência indesejável desse fato é que, dada a magnitude dos gastos, algumas empresas de assistência médica criaram mecanismos de controle e direcionamento do uso de recursos diagnósticos que acabam interferindo negativamente no trabalho do médico. O outro lado da moeda é que essas empresas têm utilizado a aderência a algoritmos de diagnóstico como um instrumento efetivo para melhorar a qualidade do atendimento. Mas a questão mais importante, de longe, é que o desconhecimento do mecanismo de funcionamento dos testes compromete não só a investigação diagnóstica, mas também a intervenção terapêutica. É essencial que o médico desenvolva um mínimo de familiaridade com essas ferramentas que emprega no seu dia-a-dia. Este é o objetivo deste capítulo.

Antes do passo seguinte, recordemos as múltiplas funções dos exames complementares:

1. Investigação diagnóstica:
   - Diante de alterações clínicas.
   - Em etapas iniciais/subclínicas de doença: o rastreamento preventivo.
2. Estabelecimento de uma "linha de base" com que possam ser comparados parâmetros posteriores, permitindo, por exemplo, avaliar efeitos de um tratamento.
3. Determinação de prognóstico em paciente com doença conhecida.
4. Monitoração de efeitos ou de níveis de agentes terapêuticos.
5. Delineamento dos fatores de risco.

Embora os princípios que exporemos a seguir tenham aplicação ampla, nosso foco será no uso de exames para investigação diagnóstica, usando a abordagem de Bayes.

ABORDAGEM DE BAYES

Para compreender como funcionam os exames de laboratório, devemos nos reportar aos trabalhos do reverendo Thomas Bayes, que viveu em Londres no século XVIII. Eles são a base da técnica estatística que permite calcular como novas evidências mudam a probabilidade estimada previamente de uma hipótese. Em nosso caso, nós a utilizaremos para calcular como o resultado de um teste (nova evidência) muda a estimativa inicial da probabilidade de uma doença. Sua aplicação não se restringe aos exames laboratoriais – podemos usar o mesmo procedimento para perguntas da anamnese ou para achados do exame físico, como sopros cardíacos etc.

Para utilizarmos a abordagem de Bayes no contexto de uma investigação diagnóstica, há pré-requisitos:

1. O conjunto de hipóteses diagnósticas para uma determinada situação clínica deve ser exaustivo (abranger todas as hipóteses relevantes).

Para entender o primeiro ponto, tomemos a situação de um paciente brasileiro, de 30 anos, pobre, com febre, emagrecimento e tosse há 3 meses. Formula-se um conjunto de hipóteses, mas a de tuberculose não é incluída. Num caso assim, a probabilidade (p) de tuberculose seria considerável, vamos supor: 25%. Como o conjunto de hipóteses deve ser exaustivo, segue-se que:

(p) hipótese 1 + (p) hipótese 2 + (p) hipótese n = 100%

- Com a inclusão da tuberculose, cuja (p) é 25% a soma das demais hipóteses não pode exceder 75% (ou seja, 100 – 25).
- Assim, fica evidente que a omissão de uma hipótese estava levando à superestimação da (p) de uma ou de várias das hipóteses iniciais.
- Essa demonstração nos ajuda a entender porque não faz tanta diferença esquecer de incluir no conjunto uma doença rara. Como sua probabilidade é baixa, digamos, 0,1%, ao omiti-la não estaremos superestimando de forma significativa as hipóteses iniciais. O problema é que, se o paciente tiver justamente a doença omitida, não faremos o diagnóstico.

2. Os testes seriados devem ser independentes, não podem medir as mesmas coisas.

Quanto a este segundo ponto, não é difícil entender que uma série de FANs positivos, particularmente se realizados com a mesma técnica, no mesmo período e no mesmo laboratório, não leva a um aumento progressivo da probabilidade de lúpus em relação àquela após o primeiro FAN positivo. Os testes aplicados em série devem ser independentes, isto é, ter bases fisiopatológicas diferentes ou, no mínimo, não-idênticas. Examinando os 11 critérios diagnósticos para lúpus estabelecidos pela American Rheumatism Association, nota-se que há manifestações da doença que constituem, mesmo quando presentes simultaneamente, um critério apenas, por exemplo: proteinúria e o achado de cilindros granulosos, ambos indicativos de acometimento renal pelo lúpus, não-independentes. A (p) de lúpus não aumenta com a presença da segunda manifestação.

3. As hipóteses devem ser mutuamente exclusivas.

É importante não perder de vista que não são raros, sobretudo na faixa geriátrica e em hospitais terciários, pacientes com quadros clínicos de etiologia múltipla, aos quais não pode ser aplicada rigorosamente a abordagem de Bayes. Teoria Bayesiana à parte, a não-observância desse fato pode conduzir a erros diagnósticos graves. Um quadro de insuficiência renal, por exemplo, pode resultar da combinação de efeitos colaterais de medicação, desidratação e de uma glomerulopatia inflamatória. Quadros de *delirium* também podem ser expressão de múltiplos fatores, como infecção, demência e alterações metabólicas. Respostas terapêuticas retardadas ou parciais podem alertar o médico para a possibilidade de diagnósticos adicionais, evitando o encerramento precoce da investigação.

PROBABILIDADE PRÉ-TESTE

Ela é ao mesmo tempo a base e o "calcanhar de Aquiles" da abordagem de Bayes; se for estimada incorretamente, afetará toda a avaliação posterior.

O processo de investigação diagnóstica de determinado quadro clínico começa com a formulação de hipóteses. Já sabemos também que o conjunto de hipóteses deverá abranger todas as possíveis causas e que, portanto, a soma das (p)s deve ser igual a 100%. Contudo, antes de aplicar testes, é necessário atribuir a cada uma das hipóteses uma (p), chamada de (p) pré-teste. Quando abordarmos adiante o conceito de limiar, ficará claro que a determinação dessa (p) inicial é essencial para tomar decisões quanto a investigar ou tratar. Como calculá-la? Na prática, utilizamos dados:

- Epidemiológicos: prevalência e incidência.
- Provenientes de exames que o paciente já tenha feito até aquele momento.
- Resultantes da avaliação clínica através da anamnese e do exame físico.

Os números relativos aos dados epidemiológicos podem ser obtidos na literatura médica. Sabemos, por exemplo, que em certo grupo populacional a prevalência de determinada doença é, digamos, 3%, e em outro, 1%. Esses dados são muito importantes e não são difíceis de obter, mas obviamente não dão conta dos quadros clínicos individuais, que podem afetar profundamente a (p) pré-teste.

A maneira como os testes de laboratório alteram a probabilidade de doença depende de sua sensibilidade e especificidade (de que falaremos adiante), expressas em percentagens de 0 a 100%; esses números são encontrados, por exemplo, nos manuais de patologia clínica.

Os dados colhidos na anamnese e no exame físico permitem avaliar como o quadro clínico individual afeta a (p) pré-teste e são o componente mais importante para calculá-la. Há estudos que mostram que a anamnese é a ferramenta decisiva para o diagnóstico em cerca de 70% dos casos, e o conjunto anamnese–exame físico em adicionais 20%. Os exames laboratoriais seriam essenciais em apenas 10% dos casos. Infelizmente, a coleta e a interpretação dos dados de história e exame físico requerem experiência e conhecimento médico, sobretudo a respeito das correlações entre anatomia, fisiopatologia e clínica.

E há outra questão: a confiabilidade da experiência clínica é problemática. É impossível, mesmo para o médico mais experiente, relembrar e analisar corretamente um número grande de casos vistos ao longo de décadas, e a memória é apenas um entre diversos vieses que distorcem e, por isso, comprometem a utilização da experiência clínica.

O ideal, portanto, seria basear-se somente em evidências comprovadas, exercendo a moderna medicina baseada em evidências (MBE). Ocorre que com freqüência essas evidências não estão disponíveis, seja porque o problema ainda não foi estudado ou porque o grupo estudado difere em pontos essenciais daquele a que pertence o paciente. Mais que isso, a própria definição do problema clínico, passo essencial que precede e dirige as consultas aos "bancos de evidências", também depende de experiência. Pode-se acrescentar que o processo de pesquisar a literatura mundial e a avaliação da qualidade e relevância dos estudos assim identificados requer tempo, capacitação e treinamento de que a maioria dos médicos não dispõem. O resultado é que em vez de ficarmos reféns do "expert grisalho", contra o qual os pioneiros da MBE tanto nos preveniram, passamos a depender de outro "expert" – o que interpreta as revisões sistemáticas – com seus próprios vieses e julgamentos subjetivos. Felizmente, o que se pode observar é que o médico experiente, utilizando história e exame físico, consegue estabelecer com razoável precisão a (p) pré-teste das diversas patologias que encontra em seu campo de atuação. A tendência para o futuro é, contudo, que a MBE venha a desempenhar um papel progressivamente maior na prática diária, como demonstra a disseminação do uso de diretrizes e escores (tabelas com pontos críticos para avaliar, entre outras coisas, a (p) de determinada doença) baseados em evidências. A utilização desses instrumentos otimiza o desempenho clínico e reduz, embora nem sempre elimine inteiramente, o desnível devido à experiência.

Apesar dessas limitações, para usar a técnica de Bayes devemos estabelecer da maneira mais precisa possível a (p) pré-teste. O fato é que, mesmo tendo acesso a informações atualizadas e baseadas em evidências, na maioria das vezes teremos que nos contentar com uma estimativa semi-quantitativa: (p) pré-teste baixa, média ou alta. Podemos refinar um pouco e acrescentar as categorias "muito baixa" e "muito alta", mas muitas vezes este é o grau máximo de precisão possível. Apesar de tudo, a mensagem é: devemos buscar a estimativa mais correta possível da (p) pré-teste; o aspecto quantitativo é essencial.

Antes de passar à etapa seguinte, um comentário adicional de relevância prática quanto à variação da prevalência e da incidência (medidas de freqüência de uma doença). Ao longo de sua vida profissional, o médico transita, no mesmo período ou em etapas sucessivas, por ambientes epidemiológicos diferentes. Assim, não pode esquecer que num ambulatório de empresa passarão 10 anos até que veja de novo a doença rara que encontra 4 vezes ao ano num hospital de ensino. Se isto não for lembrado, haverá distorções da estimativa da (p) pré-teste, por exemplo: superestimação da (p) dessa doença nos pacientes do ambulatório, o que levará a investigá-la com freqüência maior que a necessária e, como veremos a seguir, à interpretação incorreta dos testes solicitados. Analogamente, em hospitais que abrigam clínicas de diferentes especialidades, quando o médico da especialidade A é chamado a opinar sobre um caso na enfermaria da especialidade B, é provável que recomende solicitar testes para doenças de sua área. Pode-se notar às vezes que esse comportamento ocorre ainda que no caso examinado a probabilidade dessas doenças seja baixa. Uma das possíveis explicações é que o especialista, acostumado a trabalhar num local em que as doenças de sua área são mais comuns (há mais lúpicos na enfermaria de reumatologia do que na de clínica médica), esquece-se de corrigir suas estimativas ao transitar para um ambiente com epidemiologia diversa do seu.

CHANCE

Em vez de trabalharmos com porcentagens, vamos converter a (p) pré-teste em chance. Estamos tão acostumados a raciocinar em termos de (p) que isto pode atrapalhar um pouco, mas a adoção da chance (C) simplifica tanto a compreensão e a execução dos cálculos que vale a pena entendê-la.

A maneira mais fácil de entender a diferença entre probabilidade e chance é a seguinte: imaginemos que tenho 25 pacientes doentes e 50 não doentes. Para calcular a (p) de doença, divido 25 pelo total (75) e multiplico por 100:

$$(p) = 25 \times 100/75 = 33,33\%$$

Para calcular a chance, em vez de colocar o total em baixo, como se faz para calcular a (p), coloca-se 50, o número de não doentes.

$$C = 25/50 = 1/2$$

Logo: no caso do cálculo de (p), o que fica no denominador é a soma das partes; e, no caso da chance, a outra parte, a parte complementar.

Exercício 1: se a (p) de doença é 16%, qual a chance de doença?
Resposta: se (p) de doença é 16%, a de não-doença é 84%, logo a chance = 16/84.

Exercício 2: se a chance é 1/5, qual a (p) de doença?
Resposta: esse 5 corresponde à outra parte (a de não doentes), logo, para reconverter a (p), devo deixar o total no denominador e multiplicar por 100: $1 \times 100/(1 + 5) = 16,66\%$.

Observe, então, que a relação entre (p) e chance pode ser expressa pelas seguintes equações:

$$C = p/(1 - p)$$

Para converter a chance (a/b) em (p) de "a", a fórmula é:

$$a \times 100/(a + b)$$

Para converter em (p) de "b":

$$b \times 100/(a + b)$$

SENSIBILIDADE

Aplica-se apenas ao conjunto de doentes. Além disso, a definição corrente de sensibilidade assume a premissa simplificadora de que o exame só poderá ser positivo ou negativo. Assim, no conjunto de doentes teremos pessoas com exames positivos, a quem chamaremos de verdadeiros-positivos (ou VP), e com exames negativos, os falsos-negativos (ou FN). A sensibilidade (S), expressa em porcentagem, é definida como a probabilidade de ser um VP nesse conjunto, ou seja:

$$S = \frac{VP \times 100}{VP + FN}$$

- O conjunto total se constitui de VP + FN, logo:

$$VP + FN = 100$$

Como a parcela de VP no conjunto é igual à sensibilidade, podemos escrever:

$$S + FN = 100$$

Logo:
$$FN = 100 - S \text{ (equação 1)}$$

Quanto maior for S, menos falsos-negativos haverá; quanto menor for, mais FN. Por exemplo: se S = 90%, FN = 100 – 90 = 10%.

Como é estabelecida a sensibilidade de um teste para determinada doença? Podemos aplicá-la a um conjunto de pessoas em que a presença da doença foi comprovada da maneira mais fidedigna de que dispomos, por exemplo: uma biópsia, uma angiografia pulmonar etc. – os chamados padrões-ouro. A sensibilidade corresponde à porcentagem de pacientes desse conjunto que exibirem um resultado positivo para esse teste.

ESPECIFICIDADE

A especificidade, por sua vez, refere-se apenas ao conjunto de não-doentes. Mantendo a premissa acima, dentro desse conjunto teremos não-doentes com exames positivos, os falsos-positivos ou FP; e não-doentes com exames negativos, os verdadeiros-negativos ou VN. A especificidade (E), expressa em porcentagem, corresponde à probabilidade de ser um VN nesse conjunto, ou seja:

$$E = \frac{VN \times 100}{VN + FP}$$

O conjunto total de não doentes é formado pelos VN e FP, assim:

$$VN + FP = 100$$

Como a parcela de VN no conjunto se confunde com a especificidade, podemos escrever:

$$E + FP = 100$$

Logo:
$$FP = 100 - E \text{ (equação 2)}$$

Ou seja, quanto maior for a especificidade, menos falsos-positivos teremos; quanto menor, mais falsos-positivos. Por exemplo: se E = 85%, FP = 100 – 85 = 15%.

A definição da especificidade pode confundir, já que o sentido de "específico" na linguagem comum se aplica com mais propriedade ao conjunto de doentes. Exemplo: "o sintoma ou achado clínico X é muito específico da doença Y". Na verdade, não há contradição. Se imaginarmos um conjunto de achados muito característico (específico) de determinada doença, é fácil intuir que, no conjunto de não-doentes, haverá uma alta porcentagem de VN – pessoas "negativas" para estes achados – conferindo-lhes alta especificidade.

CÁLCULO DA (P) PÓS-TESTE: COMO FUNCIONA O EXAME?

Esses conhecimentos já são suficientes para que calculemos a (p) pós-teste, ou seja, para avaliar como um exame com dada S e E modifica uma (p) inicial qualquer. Para fazê-lo, é importante não esquecer que a S se aplica ao conjunto de doentes; e a E, ao de não-doentes. Como advertimos, vamos utilizar uma C em vez de uma (p), para simplificar as operações.

Exemplo prático: dada uma C pré-teste de 1/5 e um exame com S de 90% e E de 95%, se o exame for positivo, qual será a C pós-teste?

O cálculo é o seguinte:

$$1/5 \times 0{,}9/0{,}05 = 0{,}9/0{,}25 \text{ ou } 3{,}6/1$$

Após um resultado positivo, o conjunto de doentes, que era 5 vezes menor que o de não-doentes, passa a ser 3,6 vezes maior que este.

Caso esse cálculo pareça confuso, imagine o seguinte: uma C de 1/5 corresponde a um conjunto (p. ex., uma sala cheia de gente) composto de uma parte de doentes e cinco partes de não-doentes. Vamos aplicar esse exame com S = 90% e E = 95% a todas as pessoas nessa sala. Um "segurança" na porta só permitirá que saiam as pessoas com resultados positivos. Todos estes deverão sair. Qual será a composição do grupo formado pelas pessoas que saíram?

1. Vamos pensar no conjunto de doentes presentes na sala. Nesse caso, só importa a sensibilidade do exame; a especificidade se refere apenas ao conjunto de não-doentes. Se S = 90%, isso significa, por definição, que entre os doentes, 90% apresentarão resultado positivo (são os VP). Saem da sala, portanto, 90% deles:

$$1 \times 0{,}9 = 0{,}9$$

2. Agora, as cinco partes de não-doentes. Esqueçamos a sensibilidade; só importa e se aplica a esse conjunto a especificidade. Se E = 95%, por definição, 95% dos não-doentes apresentarão um resultado negativo com esse teste. Sobrarão 5% de falsos-positivos; lembre-se da equação:

$$FP = 100 - 95\% = 5\%$$

Saem da sala, portanto, 5% dos não-doentes (5 × 0,05 = 0,25).

Teremos fora da sala um novo conjunto constituído de 0,9 partes de doentes e de 0,25 partes de não-doentes, que é expresso em termos de chance por: 0,9/0,25 ou 3,6/1, a C pós-teste.

Podemos fazer as mesmas contas ao aplicar o teste a um paciente individual; basta lembrar que um paciente com C de 1/5 dessa doença é membro de um grupo com essa mesma C de doença.

VALOR PREDITIVO

Os exames permitem a criação de dois novos conjuntos: o de pessoas com exames positivos e o de pessoas com exames negativos. Chegaremos assim à definição de valor preditivo.

O que é valor preditivo positivo (VPP)? Esse conceito refere-se apenas ao conjunto de pessoas com exames positivos, que é formado, portanto, de verdadeiros-positivos (VP) e de falsos-positivos (FP). O VPP, expresso em porcentagem, corresponde à (p) de ser um verdadeiro-positivo nesse conjunto:

$$VPP = \frac{VP \times 100}{VP + FP}$$

Em nosso caso, se a C pós-teste positivo no exemplo que demos acima foi 3,6/1 (não esquecendo que 3,6 correspondem aos VP e 1 aos FP), o VPP será: 3,6 x 100/3,6 + 1 = 360/4,6 = 78%.

O que é o valor preditivo negativo (VPN)? É um conceito que refere-se apenas ao conjunto de pessoas com exames negativos. O VPN, expresso em porcentagem, corresponde à (p) de ser um VN nesse conjunto:

$$VPN = \frac{VN \times 100}{VN + FN}$$

Esta maneira de calcular os valores preditivos positivo e negativo nos permite chegar exatamente aos mesmos números a que chegaríamos usando as equações de Bayes, cujas fórmulas são:

$$VPP = \frac{S \times (p)\text{ pré-teste} \times 100}{[S \times (p)\text{ pré-teste}] + [(1 - E) \times (1 - (p)\text{ pré-teste})]}$$

$$VPN = \frac{E \times [1 - (p)\text{ pré-teste}] \times 100}{[E \times (1 - (p)\text{ pré-teste})] + [(1 - S) \times (p)\text{ pré-teste}]}$$

A diferença é que, do modo como procedemos, os cálculos ficam mais fáceis e é mais simples entender o que se está fazendo. É possível, contudo, simplificar um pouco mais, por meio da razão de verossimilhança.

RAZÃO DE VEROSSIMILHANÇA

Vamos partir da premissa de que a sensibilidade e a especificidade dos testes não variam. Isso não é bem verdade, mas ainda assim essa simplificação pode ser útil. Vamos começar com um resultado positivo, usando o mesmo teste com S de 90% e E de 95%. Recordando o que fizemos na seção "Cálculo da Probabilidade Pré-teste" vamos notar que sempre que esse teste for positivo vamos calcular a C pós-teste multiplicando a C pré-teste por 0,9/0,05, ou seja, por 18. 0,9 corresponde à porcentagem de VP no conjunto de doentes, logo, à sensibilidade; 0,05 corresponde, no conjunto de não-doentes, à (p) de ser um FP (ver equação 2).

Portanto, toda vez que um teste for positivo, para obter a C pós-teste multiplicaremos a C pré-teste por:

- Sensibilidade/(1 – E); que é a razão de verossimilhança para um teste positivo: RVP, o mesmo que VP/FP.
- A RVP do nosso exemplo é 18, o que significa que o teste em questão tem 18 vezes mais chance de ser positivo na presença da doença Y do que sem ela (o teste é positivo em 90% dos doentes e em apenas 5% dos não-doentes). Então, agora que entendemos como o processo funciona, podemos "esquecer" que S é 90% e E é 95%, e simplesmente multiplicar a C pré-teste por 18 toda vez que o teste for positivo. Fica aliás mais fácil avaliar o desempenho do teste: em vez de dizer que ele tem uma S = 90% e uma E = 95%, digo que ele multiplica por 18 a chance de doença.
- A razão de verossimilhança para um teste negativo: RVN é o oposto: toda vez que o exame for negativo, multiplicaremos a C pré-teste por 0,1/0,95, em que 0,1 corresponde à (p) de ser um FN no conjunto de doentes (igual a 1 – S, ver equação 1), e 0,95 à (p) de ser um negativo no conjunto de não-doentes, ou seja, à (p) de ser um VN nesse conjunto, que é por definição a especificidade. Assim, teremos:
- (1 – S)/especificidade, que é a razão de verossimilhança para um teste negativo: RVN, o mesmo que FN/VN.

Neste caso, seu valor seria 0,1/0,95 = 0,105. Cada vez que este teste for negativo, a chance pré-teste será multiplicada por esse número.

Levando em conta que, em geral, exames positivos aumentam a (p) de doença e exames negativos a diminuem, é intuitivo que:

- Quando o exame for positivo, a RV será > 1.
- Quando o exame for negativo, a RV será < 1.
- Um exame com razão de verossimilhança igual a 1 será inútil, pois não alterará a (p) pré-teste.

Resumindo:

- Se teste positivo:
  C pré-teste × RVP = C pós-teste positivo.
- Se teste negativo:
  C pré-teste × RVN = C pós-teste negativo.

ATENÇÃO: a RV é uma chance, daí a necessidade de converter a (p) pré-teste em chance para poder usá-la nessas equações. O resultado, obviamente, será expresso também em chance (pós-teste), que será convertida em probabilidade para se calcular o valor preditivo.

As equações acima nos mostram de maneira clara que o resultado do exame, a C pós-teste, é um produto de dois termos: chance pré-teste e razão de verossimilhança.

Implicações práticas

a. É impossível avaliar corretamente o resultado de um exame sem ter uma idéia no mínimo aproximada das magnitudes desses dois termos.

b. Como se trata de um produto, é fácil concluir que se a chance pré-teste for baixa, puxa a chance pós-teste para baixo; se for alta, para cima.

c. As C pré e pós-teste são sempre chances de algo, em nosso caso, de uma doença. Assim, é impossível interpretar um exame de laboratório sem hipóteses diagnósticas. Além do mais, é necessário conhecer as (p)s atribuídas a essas hipóteses. Agora fica fácil entender as frases impressas nos laudos de alguns laboratórios de análises clínicas: "a correta interpretação de resultado de qualquer exame depende de outros dados do cliente que só o médico solicitante possui".

O patologista que assina o laudo conhece a RV do exame mas, embora possa ter idéia, através do tipo de exame, das hipóteses diagnósticas, com certeza não sabe as chances ou as (p)s que o médico solicitante atribuiu a elas. Desconhece o primeiro termo do nosso produto, e assim não poderá chegar ao resultado, à C pós-teste.

d. O médico trabalha com um grau de inexatidão muito grande. Daí a afirmação comum (e verdadeira) de que "a medicina não é uma ciência exata". Esse fato tem inclusive importantes implicações éticas. À medida que é obrigado a tomar decisões com margens de certeza quase sempre inferiores a 100% (basta lembrar das dificuldades para estimar corretamente a (p) pré-teste), o médico deve deixar isto claro para o paciente, não procurar dar a falsa impressão de infalibilidade; tentar explicitar que, na maioria das vezes, tudo o que pode saber é a probabilidade de maior ou menor de certo diagnóstico. Até as biópsias têm seu valor limitado por problemas de amostragem. Há ainda outro fato que decorre em parte do grau de incerteza diagnóstica: mesmo as orientações terapêuticas mais corretas baseiam-se num julgamento impreciso de que a relação benefício/risco (ou custo) de uma conduta é melhor que a de outra. É importante que o paciente saiba disto. Até porque nem sempre suas opiniões quanto a benefício e risco coincidem com as do médico. Por isso, há situações em que o paciente deve ser envolvido na discussão da escolha do melhor tratamento.

RELAÇÃO ENTRE CHANCE PRÉ-TESTE, RAZÃO DE VEROSSIMILHANÇA E CHANCE PÓS-TESTE

Dissemos que a C pré-teste puxa o resultado do exame para cima ou para baixo. Vamos examinar essa interação partindo de três situações quanto à magnitude da chance pré-teste (Tabela 14.I):

1. Muito baixa: 1/2.000.
2. Equilibrada: 1/1.
3. Muito alta: 90/1.

Vamos construir a Tabela 14.I, partindo dessas C pré-testes, tabulando os resultados positivos e negativos do exame-modelo que escolhemos (S = 90% e E = 95%). Os exames que alteram decisivamente as (p)s pré-teste são aqueles com RV maiores que 10 ou menores que 0,1. Portanto, alguns dos resultados decepcionantes dos cálculos abaixo não se devem a um exame falho, já que o desempenho do nosso, com sua RVP = 18 e sua RVN = 0,105, pode ser considerado bom. A propósito: a RVP da maioria dos exames está entre 1,5 e 20.

Tabela 14.I – Chance, probabilidade e valor preditivo

C e (p) pré-teste	C pós-teste positivo	VPP	C pós-teste negativo	VPN
(A) 1/2.000 0,04%	18/2.000	18x100/2.018 = 0,89%	0,105/2.000	2.000x100/2.000,105 = 99,99%
(B) 1/1 50%	18/1	18x100/19 = 94,73%	0,105/1	1x100/1,105 = 90,05%
(C) 90/1 98,90%	1.620/1	1.620x100/1.621 = 99,93%	9,45/1	1x100/10,45 = 9,5%

Obs.: cálculo da (p) de doença se teste negativo: no conjunto de negativos, VN + FN = 100%, sendo que os VN equivalem ao VPN. Logo,

$$\text{FN (portanto, doentes)} = 100 - \text{VPN}.$$

Utilizando essa equação, podemos calcular que os doentes corresponderão:

- Na situação A, a 100% – 99,9% = 0,01%.
- Na situação B, a 100% – 90,5% = 9,95%.
- Na situação C, a 100% – 9,5% = 90,5%.

Interpretação da Tabela 14.I

Situação A: chance ou (p) pré-teste de doença muito baixa

- Teste positivo: a (p) pós-teste ou VPP é ainda muito baixa (0,89%). A pequena (p) pré-teste "puxa" para baixo a pós-teste. Considerando as quantidades envolvidas, era possível prever que a aplicação desse exame mudaria muito pouco a situação inicial. Na prática, na maioria das vezes que o clínico se defrontar com (p)s de doença tão baixas, vai simplesmente tranqüilizar o paciente e observá-lo. Caso o médico solicite esse exame que escolhemos e o resultado for positivo, pode haver equívocos se não houver uma apreciação correta dos aspectos quantitativos. O paciente ficará ansioso sem necessidade, o médico aplicará tratamentos ou testes desnecessários. Situações assim ocorrem na realidade, por exemplo, em *checkups* mal-orientados ou desonestos, em que o paciente é submetido a vários exames bioquímicos/sorológicos antes mesmo da consulta, isto é, sem levar em conta suas (p)s pré-teste para diferentes doenças ou riscos. Isto aumenta muito a chance de que o paciente tenha baixíssima (p) de algumas doenças que esses exames servem para diagnosticar. Quem ignora esses fatos tende a superestimar as (p)s pós-testes positivos, com as conseqüências citadas acima.
- Teste negativo: a chance inicial de doença já era tão baixa que o ganho é mínimo. Se a (p) inicial de doença era 0,04%, a de não-doença era 99,96%; com o resultado negativo, esta última passa a 99,99%; ganha-se 0,03%. O resultado, positivo ou negativo, fez pouca diferença.

Conclusão: valeu a pena aplicar esse exame? Pode-se eventualmente aplicar exames diante de Cs iniciais até menores que 1/2.000. Por exemplo, quando se faz rastreamento de doenças raras ou incomuns, mas com conseqüências graves, para as quais há tratamento. Nesse caso, haveria preferência por aplicar inicialmente um exame muito sensível, reduzindo assim os FNs, evitando "deixar de fora" doentes. Suponhamos então que exista um exame para diagnosticar essa doença com S = 99%. Lembre-se de que:

$$\text{FN} = 100 - 99 = 1\% \text{ (equação 1)}$$

A especificidade continuaria sendo 95%. Vamos construir uma tabela (Tabela 14.II) para analisar esta questão. Consideremos um grupo com 200.000 pessoas, assim poderemos trabalhar com números inteiros. As contas ficam ainda mais fáceis se assumirmos uma C inicial de 1/1.999, muito próxima de 1/2.000. Haveria, portanto, 100 doentes e 199.900 não doentes.

Tabela 14.II – Resolução da questão

Resultado	Doentes	Não-doentes	Totais
Positivo	99% de 100 = 99	5% de 199.900 = 9.995	10.094
Negativo	1% de 100 =1	95% de 199.900 = 189.905	189.906
Totais	100	199.900	200.000

Observamos que, embora a (p) de doença no grupo com exames positivos seja muito pequena:

$$99 \times 100/10.094 = 0{,}98\%,$$

esse grupo tem 10.094 pessoas, número muito menor que o inicial de 200.000. Essa redução pode viabilizar a aplicação de um 2º exame (ainda que substancialmente mais caro) com uma RVP maior, que permita chegar a uma (p) pós-teste adequada, mesmo partindo de uma (p) pré-teste tão baixa.

Situação B: chance pré-teste de 1/1 ou (p) pré-teste de 50%

- Teste positivo: a (p) de doença passa de 50 a 94%.
- Teste negativo: a probabilidade de doença cai de 50 para 9,95%. Esse exame fez diferença, não? O fator decisivo para isso foi a C pré-teste "equilibrada", correspondendo à (p) pré-teste de doença e de não-doença de 50%. As maiores diferenças entre as (p)s pré e pós-teste, ou seja, o maior rendimento dos exames, ocorrem predominantemente na faixa de (p) pré-teste entre 30 e 70%. Pode-se conceber então uma estratégia diagnóstica com maior rendimento:

testar inicialmente apenas as hipóteses com (p)s pré-teste situadas entre esses valores. Embora nem sempre seja a melhor, essa maneira de proceder otimiza o uso de recursos limitados. Mas não se esqueça de que às vezes é necessário testar inicialmente situações não tão prováveis que, se não detectadas, poderiam causar catástrofes: meningite bacteriana, por exemplo.

Conclusão: valeu a pena pedir o exame.

Situação C: chance ou (p) pré-teste de doença muito alta

- Teste positivo: (p) de doença passa de 98,90% para 99,93%, com um ganho de 1,03%, que não vai fazer nenhuma diferença. Uma (p) pré-teste de 98,90% já equivale a um diagnóstico: é suficiente para que se possa empregar a imensa maioria dos tratamentos, não havendo necessidade de dados adicionais.
- Teste negativo: a (p) de doença de 98,90% passa a 90,5% (Tabela 14.I). Assim, mesmo com um resultado negativo, a (p) de doença continua inaceitavelmente alta. A (p) préteste alta "puxa" para cima a (p) pós-teste. Em circunstâncias semelhantes, o médico experiente sabe que a chance de estar diante de um falso-negativo é muito alta e não se deixa enganar. Por exemplo, diante de um FAN negativo num paciente com várias outras características clínico-laboratoriais sugestivas de lúpus, não rejeita essa hipótese diagnóstica e pede outro FAN em laboratório mais confiável, ou um pouco mais tarde.

Conclusão: valeu a pena pedir o exame? Provavelmente não.

Interpretação final da Tabela 14.I

1. Um exame positivo pode refletir uma (p) de doença tão baixa quanto 0,89% (ou menos, dependendo dos dados quantitativos envolvidos), ou tão alta quanto 99,93%, ou mais.
2. Um exame negativo pode refletir uma (p) de doença tão baixa quanto 0,01%, ou menos; ou tão alta quanto 90,5%, ou mais.
3. Restringir-se ao fato de que o resultado de um exame é positivo ou negativo é deixar de lado as informações mais importantes: a interpretação do exame é um número – o valor preditivo.
4. É essencial considerar as quantidades, começando pela (p) pré-teste.
5. Desconfie sempre que houver discordância:

a. (p) pré-teste alta e resultado negativo – provável falso-negativo;

b. (p) pré-teste baixa e resultado positivo – provável falso-positivo.

RELAÇÃO ENTRE SENSIBILIDADE E ESPECIFICIDADE

A distribuição de determinado parâmetro biológico no grupo de doentes e de não-doentes pode obedecer a vários padrões. Vamos considerar dois casos:

- Diferença muito acentuada entre os dois grupos.
- Diferenças não muito pronunciadas.

As figuras abaixo mostram dois grupos que têm aproximadamente o mesmo número de indivíduos e uma distribuição gaussiana de valores, mas as conclusões que se seguem aplicam-se também a grupos desiguais e a distribuições não-normais. As exceções serão discutidas.

Nas abscissas, colocaremos a concentração de uma substância *x*; e nas ordenadas, o número de pacientes. Por hipótese, a substância *x* ocorreria em maior concentração no sangue dos doentes (como ocorre nos diabéticos em relação à glicemia), que portanto se situarão à direita. Se o parâmetro fosse, por exemplo, concentração de ferro, e a doença fosse a anemia ferropriva, os doentes se situariam à esquerda.

Comecemos pela situação em que há grande diferença entre os grupos (Figura 14.1). Escolhemos um ponto de corte (*cutoff point*), identificado por A na figura. Os pontos de corte correspondem ao valor de um parâmetro, que separa positivos de negativos.

Qual a sensibilidade e a especificidade desse ponto de corte? A resposta é fácil: ambas 100%. Em caso de dúvida, basta recorrer às respectivas definições e constatar que todos os doentes são positivos (VP = 100%) e todos os não-doentes, negativos (VN = 100%). Na vida real, contudo, na imensa maioria das vezes, as diferenças não são tão grandes, e há superposição entre as curvas (Figuras 14.2 e 14.3). Surge então um problema: onde situar o ponto de corte?

Para examinar essa questão, vamos primeiramente estabelecer um ponto de corte que corresponda a uma S de 98%, que é uma sensibilidade bem alta (ponto A, Figura 14.2). De acordo com a definição de S, com este ponto de corte, 98% dos doentes apresentarão resultado positivo.

Os pontos de corte estabelecem dois novos conjuntos:

- Pessoas com resultados positivos (se doentes, verdadeiros-positivos ou VPs; se não, falsos-positivos ou FPs).

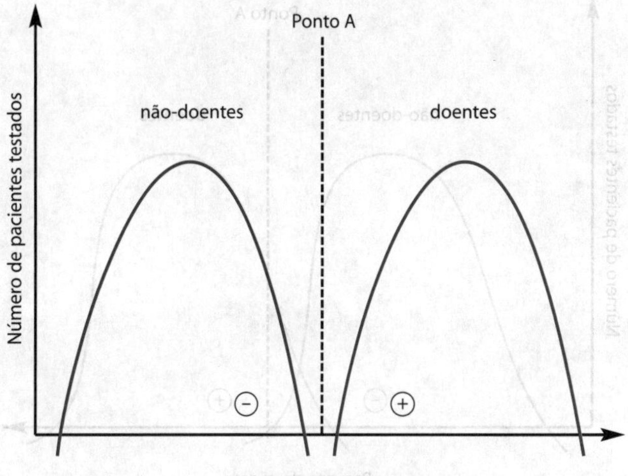

* Ponto A: ponto de corte do exame.

Figura 14.1 – Sensibilidade do exame de 100%.

- Pessoas com resultados negativos (se doentes, falsos-negativos ou FNs; se não-doentes, verdadeiros-negativos ou VNs).

Como já dissemos, os positivos ficarão à direita, já que optamos por um parâmetro que costuma ser maior no grupo de doentes.

Analisando primeiro o conjunto de negativos quanto à proporção de doentes/não-doentes, constatamos que o número de doentes nesse grupo é muito menor que o de não-doentes. Assim, um exame muito sensível, quando negativo, serve para excluir o diagnóstico.

Analisando agora o conjunto de positivos, observa-se que a proporção de FPs é significativa. Recorrendo à equação 2, compreendemos que isto ocorre em detrimento da especificidade, pois:

$$E = 100 - FP$$

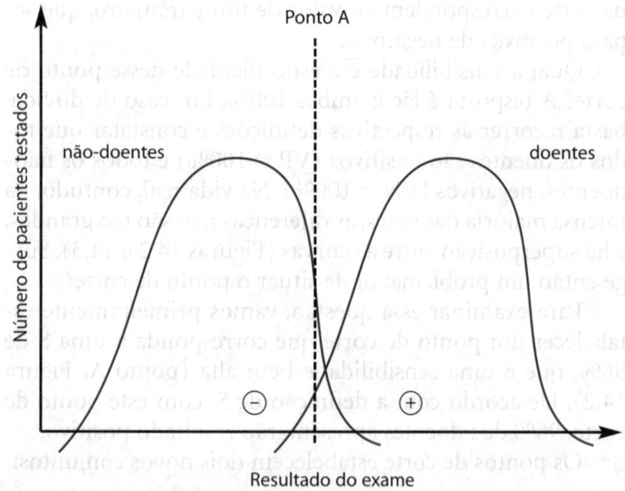

*Ponto A: Nível de corte do exame

Figura 14.2 – Ponto de corte correspondendo a sensibilidade de 98%.

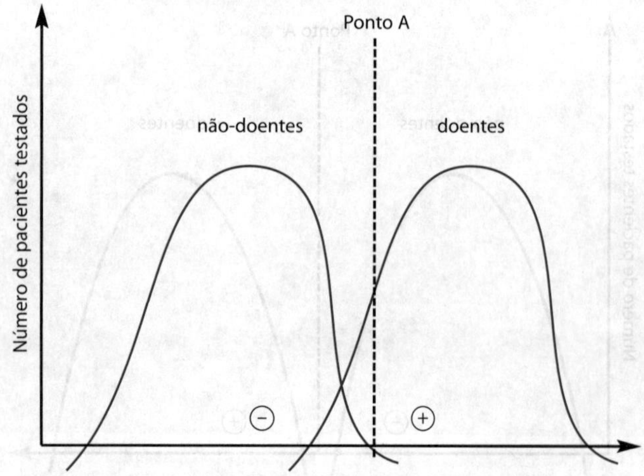

*Ponto A: Nível de corte do exame

Figura 14.3 – Ponto de corte correspondendo a especificidade de 98%.

Assim, para um mesmo exame, ao variar o ponto de corte, quanto maior for a sensibilidade, menor será a especificidade.

Agora, vamos estabelecer um ponto de corte com especificidade alta: 98% (ponto A da Figura 14.3). De acordo com a definição de E, com este ponto de corte, 98% dos não-doentes apresentarão resultado negativo. Analisemos primeiro o conjunto de "positivos": o número de doentes é muito maior que o de não-doentes. Assim, um exame muito específico, quando positivo, confirma o diagnóstico.

Analisando os "negativos", constata-se que há proporção significativa de FNs. Recorrendo à equação 1 podemos compreender que isto ocorre em detrimento da sensibilidade, pois:

$$S = 100 - FN$$

Conclusão que já se podia antecipar: para um mesmo exame, ao variar o ponto de corte, S e E variam reciprocamente. Assim sendo, o ponto de corte ideal varia de acordo com a situação: se a necessidade é de um exame mais sensível, mais específico, ou se convém escolher um ponto em que nem a S nem a E sejam muito sacrificadas.

MAIS SENSÍVEL OU MAIS ESPECÍFICO?

Maior sensibilidade é desejada quando:

- A doença é séria e não pode passar despercebida.
- A doença tem tratamento.
- Os resultados positivos não provocam trauma psicológico ou problema econômico sério para o paciente.

Exemplos: a feocromocitoma é grave e curável. Há testes específicos que podem ser aplicados numa segunda etapa, que permitem excluir os falsos-positivos resultantes da aplicação do exame sensível. Da mesma forma, a fenilcetonúria é grave e a detecção evita retardamento mental.

Maior especificidade é desejada quando:

- A doença é séria, mas não tratável, ou o tratamento pode ter efeitos adversos graves.
- O conhecimento da não-existência de doença tem grande valor psicológico ou para a saúde pública.
- Falsos-positivos podem acarretar problema psicológico ou econômico sério para o paciente.

Exemplo: esclerose múltipla para a qual não há tratamento eficaz; opta-se por alta especificidade, mesmo com prejuízo da sensibilidade. Deixar de detectar um caso não traz prejuízos sérios, pois não há tratamentos muito efetivos. Por outro lado, um resultado falso-positivo pode acarretar grave prejuízo psicológico.

Como vimos, variando os pontos de corte vamos obter para cada um deles um valor de S e um de E que podem ser utilizados para a construção de uma curva: a curva ROC (*receiver operating characteristic*). A Figura 14.4 mostra um exemplo.

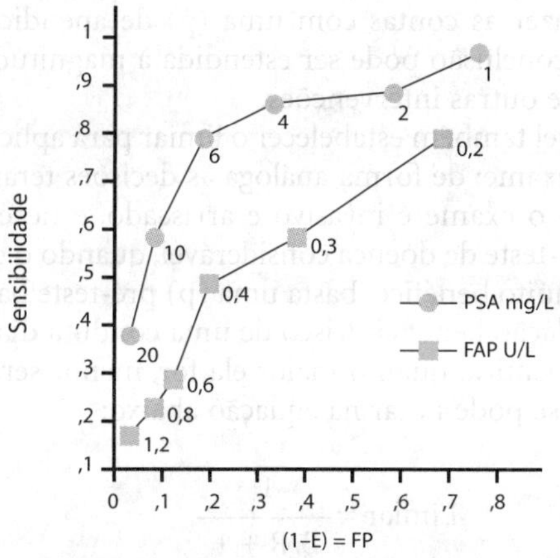

Figura 14.4 – Curva ROC.
FAP – fosfato alcalina prostática,
PSA – antígeno prostático específico.

No eixo vertical vai a S e no horizontal (1 – E) = FP. Os pontos de corte correspondentes às S e E maiores localizam-se na região em cima e à esquerda do gráfico (à medida que a porcentagem de FP tende a zero, a E tende a 100%). Os pontos de corte serão escolhidos conforme a situação exigir maior sensibilidade, maior especificidade ou um equilíbrio entre essas características. Esses gráficos também podem ser utilizados para comparar testes: serão melhores aqueles com maior área sob a curva. O exemplo ilustrado na Figura 14.4 mostra porque a dosagem de FAP foi abandonada em favor da de PSA.

Mesmo sem dispor de curvas ROC para nortear as decisões no dia-a-dia, nossas noções sobre S e E já nos permitem determinar pontos de corte apropriados; às vezes, o fazemos até intuitivamente. Um triador num pronto-socorro deve escolher pontos de corte sensíveis, ou seja, adotar critérios que permitam a admissão de alguns não doentes (falsos-positivos, diminuindo a especificidade), minimizando a possibilidade de mandar embora doentes.

EXAMES SERIADOS

A aplicação de exames em série é comum. Podemos utilizar a probabilidade pós-teste de um 1º exame como (p) pré-teste de um segundo exame, e assim por diante, como descrito na equação abaixo?

$$\text{C pré-teste} \times \text{RV1} \times \text{RV2} \times \text{RV3} \times \text{RVn} = \text{C pós-teste}$$

Na verdade, as operações só podem ser realizadas dessa forma caso seja preenchido o critério da independência dos testes, citado no tópico "Abordagem de Bayes".

LIMIAR: TOMADA DE DECISÕES

Os exames nos permitem calcular a (p) pós-teste, mas e agora? O que fazer, por exemplo, se a (p) pós-teste de uma doença é 70%? Tratamos, observamos, aplicamos novos testes? Depende das circunstâncias, ou melhor, depende do limiar. O conceito de limiar é intuitivo: todos sabem que não se pode aplicar uma quimioterapia com um agente mielotóxico potente sem que a (p) de doença (por exemplo, de nefrite lúpica classe IV) seja muito alta. Outros tratamentos, sobretudo aqueles que além de acarretar poucos riscos trazem grandes benefícios, são aplicados com (p)s de doença muito menores: uma (p) maior que 30% de faringite estreptocócica pode ser suficiente para dar antibióticos. O limiar pode ser definido justamente como a (p) de doença acima da qual se usa um teste ou um tratamento. Em situações mais complexas, a intuição não resolve e é necessário comparar matematicamente as vantagens e desvantagens das opções disponíveis antes de decidir. Um exemplo prático:

Vamos analisar a decisão de indicar laparotomia em casos de suspeita de apendicite em indivíduos jovens. As alternativas são: intervir logo ou esperar que apareça peritonismo. Os dados do problema, extraídos da literatura médica, considerando uma população de pacientes jovens e saudáveis são:

- (p) de morte em caso de laparotomia "branca": 0,1%;
- (p) de morte em caso de intervenção precoce em pacientes com apendicite: 0,1%;
- Pacientes com apendicite não operados no início do quadro evoluem para peritonite em 2,0% dos casos, dos quais metade morre, portanto, (p) de morte se peritonite: 1,0%.

O desfecho a ser medido nesse caso é o número de mortes, mas é possível analisar quaisquer outros: desde custo em dólares até qualidade de vida.

O problema: se a (p) de apendicite for 20%, é melhor intervir precocemente ou esperar a ocorrência de peritonite?

Para facilitar as contas, utilizaremos uma população de 100.000 casos, com uma (p) de apendicite de 20%; portanto, são 20.000 doentes e 80.0000 não-doentes. Os cálculos valem também para o paciente individual com a mesma (p) da doença, já que ele é membro de uma população idêntica a essa.

- Decisão de "tratar no início do quadro":
  - 20.000 doentes – mortalidade = 0,1%: 20 mortes;
  - 80.000 não-doentes – mortalidade = 0,1%: 80 mortes;
  - Total: 100 mortes.
- Decisão de "não tratar no início":
  - 20.000 doentes – mortalidade = 1%: 200 mortes;
  - 80.000 não-doentes – não tratados: nenhuma morte;
  - Total: 200 mortes.

Esta análise de decisão nos mostra, portanto, que em indivíduos jovens e sadios, quando a (p) de apendicite é 20%, é melhor indicar laparotomia sem esperar que se manifeste peritonismo.

Agora, refaça as contas com uma (p) inicial de 5%. Você deve concluir que, nesse caso, a mortalidade é maior com a intervenção precoce. É intuitivo, portanto, que entre 5 e 20%, há uma (p) de apendicite para a qual a mortalidade das intervenções "tratar" ou "não tratar no início", serão iguais. Essa (p) é 10% e corresponde ao limiar para tratar. Logo, com qualquer (p) de apendicite acima de 10% vão morrer menos pacientes com a opção de tratar no início. As (p)s limiares podem ser obtidas com cálculos simples, que todavia não vamos transcrever aqui (ver referência 6).

Qual a utilidade dessa análise? Afinal, na prática diária não costumamos dispor desses números. Essa técnica de análise de decisões é amplamente empregada em planejamentos de qualquer natureza, inclusive na área de saúde, mas ninguém espera que sejam utilizadas para decidir condutas num pronto-socorro. Este simples exemplo, todavia, pode nos ensinar algo. Os médicos são freqüentemente obrigados a tomar decisões sem dispor de dados precisos. Vamos imaginar então que a estimativa da (p) de apendicite num paciente jovem, como aqueles do grupo de onde foram tirados os dados acima, esteja entre 5 e 20%, um intervalo de confiança. Esse grau de imprecisão, próximo daquele com que lidamos, comprometeria nossa capacidade de decidir? Sim, pois com 5% não vale a pena operar e com 20% vale. Então, diante de um intervalo de confiança qualquer, podemos agir do mesmo modo: se o número correspondente ao limite inferior conduzir a uma decisão e o número do limite superior a outra, será necessário um grau maior de precisão. Esse expediente se denomina "análise de sensibilidade" e permite verificar o quanto os desfechos (em nosso caso, mortalidade) são sensíveis à mudança de parâmetros.

Agora, consideremos o fato de que quando a (p) é 10%, os efeitos da intervenção precoce e tardia se igualam. Podemos concluir, então, que se a estimativa for de uma (p) de apendicite entre 11 e 100%, deve-se operar no início; se entre 1 e 9%, mais tarde. Assim, dependendo das circunstâncias, é possível tomar decisões mesmo com graus acentuados de imprecisão, o que é para os médicos uma ótima notícia. Verificamos também que é possível tomar decisões corretas no dia-a-dia com (p)s de doença bem aquém de 100%, o que é outra boa notícia, porque a certeza absoluta (ou mesmo alta probabilidade) de um diagnóstico é difícil de obter, mesmo quando é possível obtê-la.

Reportando-nos ainda ao exemplo acima, verifica-se que o número de vidas salvas aumentará quanto maior for o risco de doença no grupo submetido à intervenção (experimente refazer as contas com uma (p) de apendicite de 40%). Esta conclusão pode ser estendida à magnitude dos benefícios de outras intervenções.

É possível também estabelecer o limiar para aplicar determinado exame: de forma análoga às decisões terapêuticas, quando o exame é invasivo e arriscado, é necessário uma (p) pré-teste de doença considerável, quando o exame é barato e muito benéfico, basta uma (p) pré-teste baixa. A chave é a relação benefício/risco de uma conduta diagnóstica ou terapêutica: quanto maior ela for, menor será o limiar, como se pode notar na equação abaixo:

$$\text{Limiar} = \frac{1}{B/R + 1}$$

(onde B é benefício e R é risco, ou custo)

Ou seja, a (p) correspondente ao limiar incorpora a relação de benefício/risco de um tratamento ou de um teste. Esta equação nos permite traçar a curva da Figura 14.5.

Por outro lado, se a previsão for de que o teste (ou série de testes) não conduzirá a uma mudança de posição da (p) em relação ao limiar para tratar, é melhor não aplicá-lo (Figura 14.6).

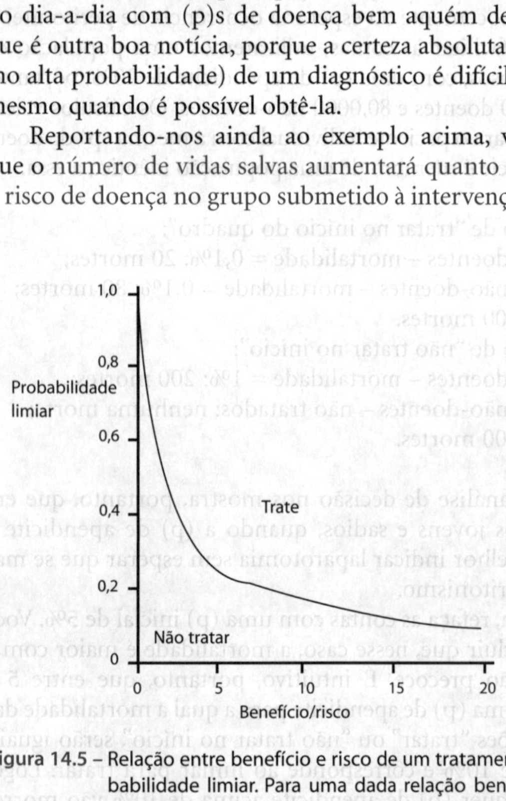

Figura 14.5 – Relação entre benefício e risco de um tratamento e a probabilidade limiar. Para uma dada relação benefício/risco, prefere-se tratar quando a (p) de doença num indivíduo excede a (p) limiar.

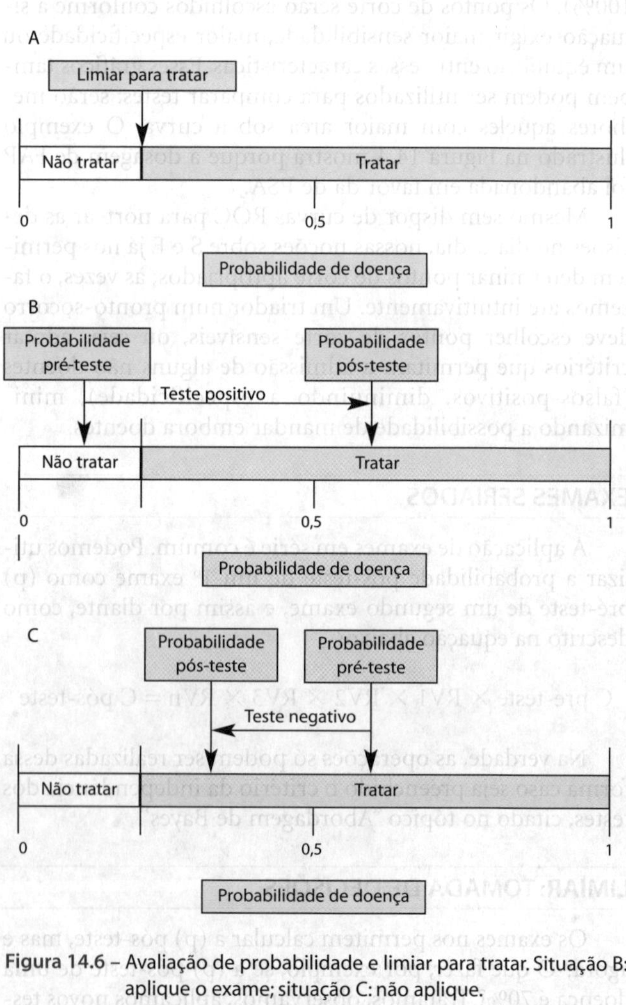

Figura 14.6 – Avaliação de probabilidade e limiar para tratar. Situação B: aplique o exame; situação C: não aplique.
Os diagramas ilustram a conhecida recomendação: não peça o exame caso possa antecipar que ele não mudará a conduta.

CONCLUSÕES

Devemos estimar com clareza as quantidades envolvidas, seja ao utilizar testes diagnósticos ou ao tomar decisões clínicas. Mesmo que com freqüência não disponhamos de números precisos, é necessário, no mínimo, uma avaliação semi-quantitativa das (p)s pré e pós-teste e dos limiares. Isso quase sempre é possível. Ao formular uma lista de hipóteses, é importante hierarquizá-las, ainda que em termos grosseiros (probabilidade baixa, média e alta), assim como se assegurar de sua abrangência, não deixando de fora hipóteses relevantes. Felizmente, pode-se dispor com freqüência cada vez maior das evidências necessárias para estabelecer as (p)s pré-teste: escores validados, como o de Wells (Anexo 14.1) para estimar a (p) de trombose venosa profunda, incorporam as evidências disponíveis.

Também é indispensável, obviamente, buscar as razões de verossimilhança dos testes empregados em livros-texto e outras fontes. Não devemos esquecer, por outro lado, que os dados colhidos em anamnese e exame físico são como os testes laboratoriais: têm sensibilidade e especificidade. Por exemplo: 73% dos pacientes com embolia pulmonar têm dispnéia e 70% têm taquipnéia (portanto, achados não muito sensíveis e certamente pouco específicos).* Os médicos colecionam ao longo de sua vida profissional perguntas e manobras propedêuticas muito sensíveis ou específicas que, quando respectivamente negativas ou positivas, podem excluir ou confirmar uma determinada doença ou estreitar consideravelmente o diagnóstico diferencial. Num idoso com cefaléia de início recente, por exemplo, a resposta positiva a uma questão sobre claudicação mandibular ou ocular aumenta enormemente a (p) de arterite temporal.

A avaliação dos limiares é mais complexa e requer capacidade de julgamento. Não é um mistério, porém: já vimos que o limiar deriva da relação benefício/risco das condutas diagnósticas e terapêuticas. A percepção de um limiar baixo é muito útil: como nesses casos é suficiente uma (p) baixa de doença para tomar uma decisão terapêutica (ou diagnóstica), depois de superar o limiar podemos tratar sem ter de nos assegurar de alta (p) de doença, tarefa nem sempre fácil. É importante lembrar que os limiares para investigar doenças graves para as quais há tratamento eficaz podem ser muito baixos, sobretudo quando o teste não é invasivo, como um ECG, diante de um quadro de dor torácica, ou mesmo quando invasivo, como uma coleta de líquor, diante de uma suspeita de meningite. Já a percepção de um limiar elevado nos impede de tomar as condutas cuja invasividade ou agressividade não se justifiquem pela clínica. Poderíamos dizer que construímos mentalmente, para cada paciente, um diagrama como o da Figura 14.6, com o respectivo limiar, ao qual superpomos a (p) estimada de doença para saber se podemos tratar ou se vale a pena investigação adicional.

Até aqui, enfatizamos a avaliação das quantidades. Mas risco e benefício envolvem algo mais: qualidade. Nesse caso, os números não bastam: é preciso levar em conta que a forma como médicos e pacientes concebem qualidade pode diferir muito. Por isso, o mandamento ético é: estabelecer com clareza e respeitar os valores e preferências do paciente. O médico não deve basear suas decisões em análises exclusivamente quantitativas ou em meros pressupostos sobre o que o paciente realmente quer. Um doente com câncer de laringe, por exemplo, pode preferir uma terapêutica com menor chance de cura (radioterapia), mas com maior probabilidade de preservar a fala, a uma cirurgia curativa, que seria talvez a opção "mais correta" do ponto de vista do médico.** As análises quantitativas se aplicam a grupos e devem ser adaptadas criteriosamente ao paciente individual.

LEITURA ADICIONAL

1. Weingart S, Wyer P. Emergency medicine: critical choices in chaotic environments. In: Emergency medicine: decision making. 1. ed. McGraw-Hill; 2006. p.1-337.
2. Nicoll CD, Pignone M. Diagnostic testing and medical decision making. In: Current medical diagnosis and treatment online. 45. ed. McGraw-Hill; 2006. Disponível em: http://www.accessmedicine.com.
3. Hatala R. Evaluating the teaching of evidence-based medicine. JAMA 2002; 288: 1110.
4. Man-Son-Hing M. Determination of the clinical importance of study results. J Gen Intern Med 2002; 17: 469.
5. Newman DH, et al. Evidence-based medicine. A primer for the emergency medicine resident. Ann Emerg Med 2002; 39: 77.
6. Pauker SG, Kassirer JP. Therapeutic decision making: a cost-benefit analysis. N Engl J Med 1973; 293(5): 229-34.

* É importante também distinguir os sintomas/sinais iniciais de uma doença, de outras manifestações que embora possam ser causadas por ela, não costumam ocorrer em sua apresentação. Por exemplo: anemia hemolítica pode ocorrer no lúpus sistêmico, mas não é uma forma de apresentação tão freqüente quanto um quadro de nefrite ou de dor articular.

** Nas análises de decisões, pode-se aplicar um fator de correção correspondente à qualidade de vida. Por exemplo: cada ano de sobrevida ganho após ressecção de câncer de laringe resultando em perda da fala valeria metade do ano ganho com radioterapia/preservação de função.

Anexo 14.1 – Critérios de Wells – Probabilidade pré-teste de trombose venosa profunda[1]

Achados clínicos	Pontos
Câncer ativo (atual, nos últimos 6 meses ou em tratamento paliativo)	+1
Paralisia, paresia ou recente imobilização com gesso de membros inferiores	+1
Acamado por mais de 3 dias ou cirurgia de grande porte: nas últimas 4 semanas	+1
Dor localizada ao longo da distribuição do sistema venoso profundo	+1
Edema da perna inteira	+1
Edema assimétrico da panturrilha (diferença maior que 3 cm da circunferência, medida abaixo da tuberosidade tibial)	+1
Edema depressível (maior na perna sintomática)	+1
Veias superficiais colaterais (não varicosas)	+1
Diagnóstico alternativo tão provável ou mais provável que trombose venosa	–2

Após somar os pontos, classificar a probabilidade:

- Alta probabilidade: 3 ou mais pontos
- Moderada probabilidade: 1 ou 2 pontos
- Baixa probabilidade: 0 ou menos

[1] Adaptado de: (a) Wells PS, Anderson DR, Bormanis J, et al. Lancet 1997; 350: 1795; (b) Wells PS, Anderson DR, Rodger M, et al. N Engl J Med 2003; 349: 1227.

SEÇÃO

II

Abordagem Inicial do Paciente Grave

Coordenadores

Herlon Saraiva Martins

Vladimir Ribeiro Pinto Pizzo

Ressuscitação Cardiorrespiratória e Cerebral

CAPÍTULO 15

José Paulo Ladeira

TÓPICOS IMPORTANTES

- Nenhuma situação clínica supera a prioridade de atendimento da parada cardiorrespiratória (PCR), em que a rapidez e a eficácia das intervenções adotadas são cruciais para o melhor resultado do atendimento.
- A cadeia de sobrevida é constituída por quatro passos: chamada por ajuda, reconhecimento da PCR e aplicação das manobras de RCP, desfibrilação precoce e suporte avançado de vida.
- Deve-se iniciar as compressões torácicas alternadas com as ventilações assistidas: aplica-se a seqüência de 30 compressões torácicas para 2 ventilações assistidas.
- As compressões e as ventilações não devem ser interrompidas até a chegada do desfibrilador.
- Quanto mais precoce a desfibrilação, melhores são os resultados.
- Quando a PCR é atendida em menos de 4 minutos do evento, deve-se buscar o ritmo imediatamente. A presença de FV/TV sem pulso indica a desfibrilação imediata.
- O choque deve ser de 360 J do monofásico ou 120 a 200 J do bifásico (carga máxima); o uso de choques sucessivos e com energias progressivamente maiores não é mais recomendado.
- Após o choque, deve-se realizar 5 ciclos de RCP (30 massagens e 2 ventilações/ciclo) antes de checar novamente o ritmo.
- O tratamento da AESP nunca deve ser realizado através do choque.
- É importante buscar as causas reversíveis da AESP e da assistolia (6H e 5T).
- Para confirmar a assistolia, deve-se proceder o protocolo da linha reta.
- No período pós-PCR, a hipotermia induzida determina melhor prognóstico neurológico e diminuição da mortalidade.
- Recomenda-se o controle glicêmico rigoroso nos pacientes pós-PCR.

INTRODUÇÃO E DEFINIÇÕES

Dados brasileiros, obtidos pelo DataSUS, mostram que 35% das mortes no Brasil são de causas cardiovasculares, resultando em 300 mil casos anuais. Já nos Estados Unidos, estima-se que 250 mil mortes súbitas ocorram por ano de causa coronariana. Nenhuma situação clínica supera a prioridade de atendimento da parada cardiorrespiratória (PCR), na qual a rapidez e a eficácia das intervenções adotadas são cruciais para um melhor resultado do atendimento. A abordagem deste tema através da metodologia da medicina baseada em evidências permite aplicar as medidas terapêuticas mais adequadas e de forma sistematizada, visando ao melhor resultado.

QUADRO CLÍNICO E TRATAMENTO

A cadeia de sobrevida foi descrita para ressaltar a importância da adoção hierarquizada das atitudes terapêuticas frente à situação de PCR em que a fibrilação ventricular (FV) é o ritmo inicial presente em mais de 40% dos casos. A cadeia é constituída por 4 passos principais: o desencadeamento do sistema de emergência (chamar por ajuda), o reconhecimento da PCR e aplicação das manobras de ressuscitação cardiopulmonar (RCP), a desfibrilação precoce e o emprego de medidas de suporte avançado de vida (Figura 15.1).

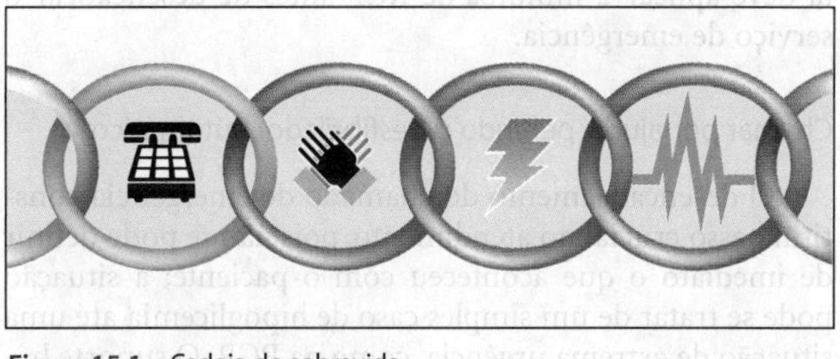

Figura 15.1 – Cadeia de sobrevida.

O atendimento da PCR pode ser dividido em duas etapas: a avaliação primária e a secundária. A avaliação primária (*basic life suport* – BLS) envolve o suporte básico de vida associado às manobras para reconhecimento da PCR e suporte hemodinâmico e respiratório através da RCP. A avaliação secundária (*advanced life suport* – ALS) envolve a aplicação de manobras para o suporte avançado de vida, como a utilização de dispositivos invasivos de via aérea, estabelecimento de acesso venoso, utilização de drogas, desfibrilações elétricas e estabilização do paciente após a reversão da PCR com uso de vasopressores, por exemplo. O suporte básico de vida pode ser realizado por indivíduos leigos treinados. No entanto, as manobras de suporte avançado, na realidade brasileira, caracterizam ato médico, podendo ser realizadas apenas por profissional habilitado.

Manobras de suporte básico de vida

O suporte básico de vida visa o reconhecimento e o atendimento de situações de emergência como obstrução aguda de via aérea, acidente vascular cerebral e parada cardiorrespiratória. A abordagem inicial através destas manobras visa instituir as condições mínimas necessárias para a manutenção ou recuperação da oxigenação e da perfusão cerebral, já que é a viabilidade neurológica que define em grande parte o prognóstico da vítima.

A seguir, enumeramos e discutimos os passos que constituem o suporte básico de vida.

Avaliar o nível de consciência (responsividade)

Após a definição de que a cena do evento é segura para a ação do resgatista, a checagem de nível de consciência é o passo seguinte. O paciente deve ser chamado ao menos por 2 vezes, associando-se estímulo táctil no ombro da vítima. Se o paciente responder ao chamado ou apresentar movimentos voluntários em resposta, isto significa que ele possui fluxo sangüíneo suficiente para manter alguma atividade do sistema nervoso central (mesmo que parcialmente), ou seja, a situação se afasta da condição de PCR. Quando não há resposta, assume-se que a função do SNC está limitada por uma ou mais de inúmeras possíveis causas como hipóxia (como na parada respiratória) ou baixo fluxo sangüíneo cerebral (como no choque hipovolêmico ou PCR). Em qualquer uma das duas condições (consciente ou inconsciente), o passo seguinte deve ser o desencadeamento do sistema de emergência, exceto nas situações de afogamento e asfixia (obstrução de via aérea), em que o resgatista deve aplicar 2 minutos de RCP antes de desencadear o serviço de emergência.

Chamar por ajuda, pedindo o desfibrilador automático

O desencadeamento do chamado de emergência constitui passo crucial no atendimento, pois não se pode definir de imediato o que aconteceu com o paciente; a situação pode se tratar de um simples caso de hipoglicemia até uma situação de extrema urgência, como na PCR. O suporte básico de vida é fundamental para impedir a deterioração das condições da vítima. No entanto, a medida principal que determina melhor prognóstico na PCR é o acesso rápido ao desfibrilador, quando a chegada do aparelho e seu correto emprego até o 3º ou 4º minuto da PCR em FV determina a reversão do quadro em 47-72% dos eventos.

O desfibrilador automático é um aparelho eletrônico portátil que desencadeia um choque elétrico com corrente contínua sobre o tórax da vítima. O choque visa determinar assistolia elétrica em todo o miocárdio, permitindo que o sistema de condução elétrica intracardíaco possa reassumir de forma organizada o ritmo cardíaco. Tal aparelho deve estar facilmente disponível em ambientes de alto risco de eventos cardiovasculares súbitos como hospitais, aeroportos e locais de alta concentração de pessoas, pois o tempo de chegada do desfibrilador até o paciente é determinante na sobrevida deste na PCR. A necessidade do chamado precoce de ajuda e a necessidade do desfibrilador se justificam pelo fato de que cerca de 80% dos eventos de PCR extra-hospitalares são desencadeados por duas formas de arritmias letais: a fibrilação ventricular (FV) e a taquicardia ventricular (TV). Esses ritmos estão presentes no início da maioria dos casos de PCR extra-hospitalar e apresentam bom índice de resposta à desfibrilação quando tratados em tempo hábil. No entanto, evoluem rapidamente para assistolia ou tornam-se progressivamente refratários ao choque quando tratados de forma tardia.

A posição correta da vítima durante o atendimento é o decúbito dorsal horizontal sobre superfície rígida. Se a vítima estiver em posição prona, deve ser colocada em posição supina. A superfície rígida é necessária em virtude da possibilidade de massagem cardíaca. Durante o posicionamento da vítima, devemos lembrar da necessidade de manter sua coluna cervical sempre alinhada com o restante do tronco durante a mobilização. A suspeita de lesão cervical deve sempre existir quando a perda de consciência da vítima não foi presenciada ou quando a vítima sofreu trauma de crânio ou cervical durante a queda.

O posicionamento correto do resgatista em relação à vítima é ajoelhado na linha dos ombros do paciente. Essa posição permite acesso rápido ao seguimento cefálico (via aérea) e ao tronco do indivíduo (massagem cardíaca).

Abrir as vias aéreas e checar a ventilação

A abertura adequada de vias aéreas (VA) e a manutenção da ventilação têm grande importância no tratamento da PCR, pois a hipóxia é causa freqüente de PCR. A abertura de vias aéreas pode ser feita através da elevação da mandíbula e da hiperextensão da coluna cervical (*head tilt/chin lift*) ou pela tração da mandíbula (*jaw thrust*) (Figura 15.2). Profissionais habilitados devem preferencialmente utilizar a manobra de elevação da mandíbula e hiperextensão da coluna cervical, exceto na suspeita de lesão cervical, quando deve-se utilizar a manobra de tração da mandíbula sem hiperextensão cervical. A manobra de elevação da mandíbula não deve ser realizada por resgatistas leigos pelo risco elevado de mobilização da coluna cervical e pela dificuldade de realização do movimento por falta de prática.

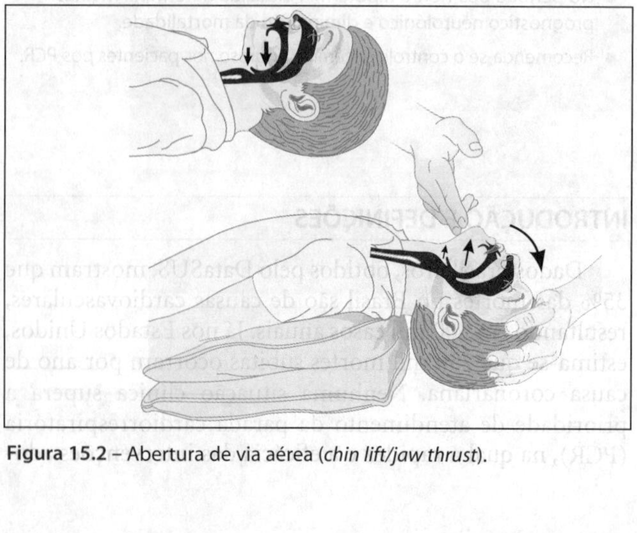

Figura 15.2 – Abertura de via aérea (*chin lift/jaw thrust*).

Mantendo-se a VA aberta, deve-se verificar a presença de respiração espontânea na vítima. A melhor forma de checar a ventilação é, após a abertura de via aérea, aproximar o ouvido da cavidade oral do paciente, observando seu tórax, procurando ver, ouvir e sentir a presença de respiração do paciente por 10 segundos. Caso se perceba a presença da ventilação no paciente, cabe apenas a checagem de pulso a cada 2 minutos e o posicionamento da vítima em posição de recuperação (decúbito lateral, mantendo via aérea aberta) até a chegada do sistema de emergência. Caso não se identifique o movimento respiratório, a vítima encontra-se em parada respiratória e deve ser iniciada a assistência ventilatória.

Se a respiração estiver ausente, realizar duas ventilações de resgate

A forma de assistência ventilatória inicial da vítima depende do material disponível (máscara facial, dispositivo bolsa-valva-máscara etc.). Aplicam-se duas ventilações assistidas durante 1 segundo cada, com volume suficiente para determinar a elevação do tórax. Tais ventilações de resgate visam confirmar a ausência de obstrução das vias aéreas. A boa expansibilidade do tórax garante e confirma este dado. Em algumas situações, é possível confundir o *gasping* (respiração espástica e esporádica não-efetiva presente ocasionalmente no início de alguns episódios de PCR) com ventilação espontânea. Nesta situação, a vítima deve ser tratada como estando em parada respiratória. Abaixo, algumas orientações sobre a ventilação na PCR:

- Aplicar as ventilações de resgate por 1 segundo.
- Aplicar volume corrente suficiente para elevar o tórax.
- Evitar ventilações rápidas ou forçadas.
- Quando uma via aérea avançada estiver colocada, aplicar 8-10 ventilações por minuto não sincronizadas com as compressões torácicas.
- Um volume corrente de 6-7 mL/kg é suficiente.

Checar o pulso

A checagem de pulso central carotídeo é passo importantíssimo no atendimento da vítima, pois é a sua ausência que define a parada cardíaca.

A procura pelo pulso não deve exceder o intervalo de 10 segundos. Durante o atendimento da PCR, deve-se minimizar ao máximo as interrupções da RCP para checagem do pulso. Na ausência deste, ou em caso de dúvida da sua existência, define-se a situação de PCR. Caso o pulso seja detectado, é necessário o suporte ventilatório com 10 a 12 ventilações de resgate por minuto (1 ventilação a cada 5-6 segundos). A persistência do pulso deve ser confirmada a cada 2 minutos.

Iniciar a ressuscitação cardiopulmonar (RCP)

Definida a PCR, deve-se iniciar as compressões torácicas alternadas com as ventilações assistidas: aplica-se a seqüência de 30 compressões torácicas para 2 ventilações assistidas (independentemente se houver um ou mais resgatistas). A nova relação proposta é baseada principalmente em opiniões de especialistas, pois os estudos clínicos são escassos. Apesar de pequenas, as pressões de perfusão cerebral e coronariana determinadas pelas manobras de RCP são cruciais, pois determinam maior probabilidade de reversão da FV para ritmo organizado com pulso após o choque e retardam o tempo de instalação da lesão neurológica central hipóxica. As compressões torácicas devem ser aplicadas de forma rápida e intensa sobre a metade inferior do esterno, na linha intermamilar no centro do tórax, causando uma depressão de 4 a 5 cm do tórax. Após a compressão, deve-se permitir o retorno do tórax à posição normal. As compressões não devem ser interrompidas até a chegada do desfibrilador automático, da equipe de suporte avançado ou quando ocorrer a detecção de movimentos espontâneos da vítima.

A localização correta do ponto de compressão torácica é muito importante para a boa eficiência da massagem cardíaca. O ponto de compressão torácica localiza-se no cruzamento entra a metade inferior do esterno e a linha intermamilar. Neste ponto, coloca-se a região hipotenar da mão do braço mais forte, que servirá de base para a compressão cardíaca. A outra mão deve ser colocada paralelamente sobre a primeira, mantendo os cotovelos estendidos. A compressão deve ser aplicada de forma rápida e forte, causando uma depressão de 4 a 5 centímetros no tórax, formando um ângulo de 90° com o plano horizontal. O número de compressões deve ser de 100 compressões/minuto.

Realizar a desfibrilação elétrica, se indicada

Sabe-se que o ritmo mais freqüente presente nos primeiros minutos da PCR extra-hospitalar é a fibrilação ventricular (FV). Quanto mais precoce a desfibrilação, melhores são os resultados na sobrevida. Estudos clínicos demonstram que a desfibrilação precoce, quando empregada nos 3 a 4 primeiros minutos da PCR, determina a reversão do evento em até 73% dos casos. Portanto, a colocação do desfibrilador automático/semi-automático deve ser realizada assim que o aparelho estiver disponível, interrompendo-se as manobras de RCP.

Quando o evento é atendido pelo sistema de emergência e não recebeu o suporte básico de vida até o 4º ou 5º minuto da PCR, a monitorização do ritmo cardíaco pode ser precedida de um período de RCP por 2 minutos, antes de ocorrer a aplicação do choque. Isto se deve ao fato de que o miocárdio que não foi perfundido e oxigenado por um período maior do que 5 minutos apresenta uma probabilidade elevada de reversão para ritmo de assistolia após a desfibrilação.

O desfibrilador automático/semi-automático possui um programa que lhe permite identificar e reconhecer os ritmos de FV e TV, indicando então o choque. Se o ritmo presente não for uma TV ou FV, o aparelho não indicará o choque, cabendo ao resgatista manter a massagem cardíaca e as ventilações.

Quando indicado, o choque inicial será de 360 J (monofásico) ou na energia máxima equivalente nos aparelhos bifásicos (entre 120 e 200 J). Não há evidência de superioridade entre o choque bifásico e o monofásico, assim como não há diferença entre as formas de liberação do choque (onda truncada ou exponencial) no que se refere à reversão da PCR e da sobrevida. No momento do choque, o socorrista deve se certificar de que ninguém está em contato com a vítima. Imediatamente após o choque, retoma-se a RCP por 2 minutos, quando o aparelho reavaliará a necessidade de novo choque. Se indicado, aplica-se novo choque na mesma energia empregada anteriormente, seguido de mais 2 minutos de RCP e assim, sucessivamente, até que o sistema de emergência se encarregue do atendimento ou até que ocorra mudança do ritmo. Quando ocorre mudança do ritmo, o aparelho não indica o choque, devendo-se checar o pulso após 2 minutos de RCP. Se o pulso estiver presente, houve reversão da PCR, devendo-se manter suporte ventilatório até a chegada do sistema de emergência, checando-se o pulso a cada 2 minutos. Se ausente, as manobras de RCP devem ser mantidas por mais dois minutos até uma nova checagem de ritmo pelo desfibrilador. O uso de choques sucessivos e com energias progressivamente maiores não é mais recomendado, pois o tempo entre os três primeiros choques e a próxima desfibrilação freqüentemente excede 30 segundos, expondo o paciente a um período excessivamente prolongado sem RCP. Todo o atendimento do suporte básico de vida está sumarizado no Algoritmo 15.1.

Manobras de suporte avançado de vida

Deve ficar claro que, por mais avançados os recursos disponíveis para o atendimento da PCR, o suporte básico de vida é crucial para a manutenção da perfusão e oxigenação cerebral e coronariana.

No suporte avançado, a identificação do ritmo cardíaco é feita através das pás do monitor cardíaco, poupando tempo durante o atendimento por permitir a rápida desfibrilação, caso esteja indicada. Através da identificação do ritmo cardíaco pelas pás, podemos dividir a PCR em duas modalidades: ritmo de FV ou TV sem pulso (ritmos que merecem choque imediato) ou ritmos de assistolia ou atividade elétrica sem pulso (ritmos que não devem receber desfibrilação).

PCR em FV/TV sem pulso

A forma mais freqüente de atividade elétrica inicial na PCR extra-hospitalar é a fibrilação ventricular (Figura 15.3). A taquicardia ventricular sem pulso (Figura 15.4) também é comum, porém freqüentemente degenera-se para FV. Ambas somadas são responsáveis por cerca de 80% dos casos de morte súbita, porém são os ritmos elétricos de melhor prognóstico para reversão, desde que tratadas adequadamente e em tempo hábil.

Identificada a FV/TV sem pulso, o tratamento inicial depende do tempo decorrido do início do evento até a identificação deste ritmo. Quando o paciente é atendido rapidamente e a FV/TV sem pulso é identificada até o 4º ou 5º minuto da PCR, a medida imediata é a desfibrilação elétrica com choque único de 360 J monofásico ou em energia equivalente de choque bifásico (geralmente entre 120 e 200 J, recomendando-se o uso de energia máxima do equipamento). Quando o mesmo ritmo é identificado após o 5º minuto de PCR sem suporte básico de vida, pode-se aplicar 2 minutos de RCP para depois aplicar a desfibrilação. Isto se deve ao fato de que a chance de reversão da FV/TV sem pulso para assistolia ou atividade elétrica sem pulso é grande nos pacientes com PCR prolongada (> 5 minutos) sem assistência do suporte básico de vida. A mortalidade, a alta hospitalar e a sobrevida após 1 ano são melhores quando estes pacientes recebem um período de RCP prévio à desfibrilação.

Imediatamente após o choque, se não houve mudança do ritmo, mais 2 minutos de RCP devem ser aplicados. Após este período, avalia-se novamente o ritmo, aplicando-se o choque ou não e assim sucessivamente.

A segurança durante a desfibrilação é de responsabilidade de quem manipula o aparelho. Durante a administração dos choques, alguns cuidados devem ser adotados. O correto posicionamento das pás, a aplicação de força sobre

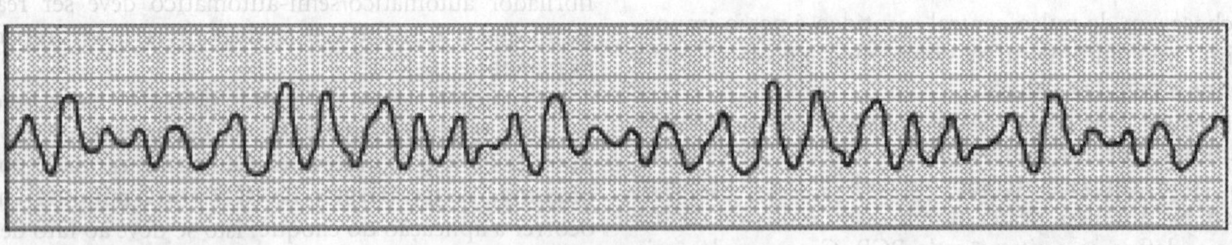

Figura 15.3 – Fibrilação ventricular.

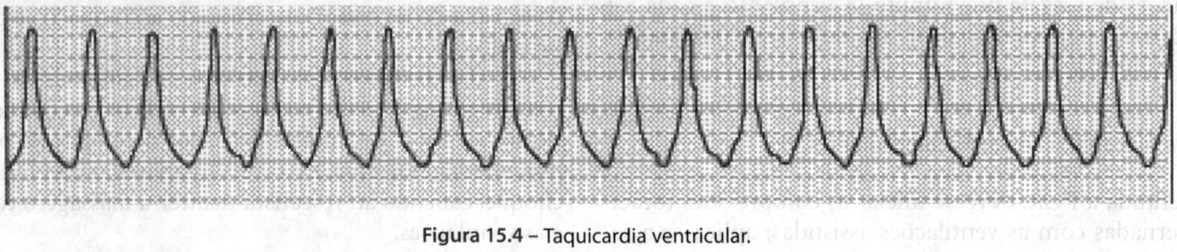

Figura 15.4 – Taquicardia ventricular.

elas e a utilização de gel condutor contribuem para uma melhor taxa de sucesso na desfibrilação.

Caso ainda persista a FV/TV sem pulso após o primeiro choque, é necessária a utilização de drogas que melhorem a condição hemodinâmica da PCR e auxiliem na reversão da arritmia. Para aplicar as drogas, são necessários meios para administrá-las. Portanto, após o 1º choque e mantida a PCR, é necessária a instalação de um acesso venoso periférico, a colocação de via aérea definitiva para melhor oxigenação e a monitorização cardíaca através de eletrodos do monitor.

Das três medidas descritas, a prioritária é a colocação de uma via aérea avançada, preferencialmente um tubo endotraqueal. Este dispositivo permite melhor correção da hipóxia e ajuste do volume corrente, possibilita a administração de algumas drogas (vasopressina, atropina, naloxona, epinefrina e lidocaína) enquanto não se tem o acesso endovenoso definido, protege contra a aspiração e permite a aspiração de secreções. A utilização do tubo traqueal demanda treinamento e prática freqüente para a sua correta inserção. Outras opções de abordagem avançada da via aérea são a máscara laríngea e o combitubo (tubo esofagotraqueal).

Após a realização da intubação, é necessária a averiguação do correto posicionamento do tubo endotraqueal através da checagem primária e secundária da via aérea. A checagem da via aérea é composta pela ausculta epigástrica e pulmonar e através de equipamentos para detecção de CO_2 ou detecção esofágica. Isso se faz necessário porque nenhum sinal clínico ou método de detecção é capaz de isoladamente confirmar o correto posicionamento do tubo traqueal. Além disso, o deslocamento da via aérea, principalmente durante o transporte, passa freqüentemente desapercebido. A fixação da cânula com material adequado (fita cardíaca ou qualquer outro dispositivo comercial) é mandatória. Após a colocação da via aérea avançada, as ventilações devem ser aplicadas na freqüência de 8 a 10 vezes por minuto de forma assincrônica com as compressões torácicas. A hiperventilação deve ser evitada em virtude do prejuízo no débito cardíaco e no retorno venoso pelo possível fenômeno de "auto-PEEP".

Caso o acesso venoso não esteja disponível, pode-se administrar a droga desejada através da cânula sem demora. No entanto, a via intra-óssea ou endovenosa são preferíveis. Para que esta droga administrada através da cânula tenha o mesmo efeito da droga endovenosa, é necessário administrar de 2 a 2,5 vezes a dose endovenosa através da cânula (com exceção para vasopressina, que é aplicada na mesma dose). Para melhor absorção da droga, a dose via cânula deve ser seguida de um bolo de 10 mL de soro fisiológico 0,9%. Recentemente, a via intra-óssea foi padronizada para uso na PCR em adultos como acesso vascular para aplicação de drogas, apresentando melhor efeito do que a via traqueal.

A seqüência de atendimento da FV/TV sem pulso deve suceder a seguinte seqüência: RCP – checagem de ritmo – RCP (enquanto se carrega o desfibrilador ou aplicam-se as drogas) – choque. As drogas podem ser aplicadas durante o período em que se carrega o desfibrilador ou após o choque.

O uso de um vasopressor durante o atendimento da parada se faz necessário, pois determina melhora do retorno venoso e da perfusão coronariana. As drogas a serem administradas inicialmente na PCR (FV/TV sem pulso, assistolia ou atividade elétrica sem pulso) são a epinefrina e/ou a vasopressina. A dose de epinefrina é de 1 mg a cada 3 a 5 minutos por via venosa ou intra-óssea ou na dose equivalente através da cânula endotraqueal; e a vasopressina deve ser utilizada em única dose de 40 U. A vasopressina pode ser utilizada em substituição à primeira ou segunda dose da adrenalina ou como droga inicial.

A primeira droga antiarrítmica a ser utilizada é a amiodarona. Deve ser utilizada na dose de 300 mg EV em bolo, podendo ser repetida mais uma dose de 150 mg. A manutenção após retorno de ritmo com pulso é de 1 mg por minuto por 6 horas e 0,5 mg por minuto por mais 18 horas. Em um estudo recente, a amiodarona mostrou-se superior à lidocaína na FV/TV refratária no atendimento extra-hospitalar, quanto à sobrevida na admissão hospitalar; no entanto, a mortalidade intra-hospitalar não foi diferente nos dois grupos.

A lidocaína é aceita como antiarrítmico a ser aplicado após a amiodarona na dose de 1 a 1,5 mg/kg de peso do paciente, na dose máxima de 3 mg/kg. Pode-se utilizar o sulfato de magnésio para a reversão da arritmia quando hipomagnesemia for documentada ou na *torsade de pointes*. Sua dose é de 1-2 g por via endovenosa em bolo. A procainamida não é mais utilizada na PCR para reversão de FV/TV sem pulso.

Quando ocorrer a reversão da arritmia, em qualquer momento durante a PCR, uma dose de manutenção do último antiarrítmico utilizado pode ser administrada por 12-24 horas para evitar a recidiva da arritmia (Tabela 15.II). Caso não tenha sido administrado nenhum antiarrítmico, uma dose de ataque de lidocaína (1-1,5 mg/kg) pode ser administrada, seguida da infusão da dose de manutenção.

PCR em ritmo não passível de choque: atividade elétrica sem pulso (AESP) e assistolia

Após a colocação das pás no tórax da vítima, a identificação de qualquer atividade elétrica diferente das atividades de FV/TV sem pulso caracteriza uma PCR em ritmo não passível de choque (AESP ou assistolia).

A AESP se caracteriza por um ritmo elétrico que usualmente deveria estar associado a pulso central. São várias as atividades elétricas englobadas nesta definição (dissociação eletromecânica, pseudodissociação eletromecânica, ritmo idioventricular e outros), mas o tratamento é o mesmo para todos estes ritmos. Geralmente existe algum fator impedindo o acoplamento entre a atividade elétrica organizada do miocárdio e a contração muscular efetiva que deveria resultar dessa atividade elétrica.

O tratamento da AESP nunca deve ser realizado através de choque, pois já existe uma atividade elétrica ventricular organizada potencialmente capaz de gerar pulso central. O choque poderia desorganizá-la, gerando mais um problema durante o atendimento. Como as pás do desfibrilador não

Tabela 15.I – Medicações usadas na PCR – doses de ataque

Medicação	Apresentação	Dose inicial EV	Dose máxima
Epinefrina	Ampolas de 1 mg	1 mg de 3/3 a 5/5 minutos	Indeterminada
Atropina	Ampolas de 0,5 ou 1 mg	1 mg de 3/3 a 5/5 minutos	0,04 mg/kg de peso
Vasopressina	20 unidades/mL	40 unidades	40 a 80 unidades
Amiodarona	Ampolas de 150 mg	5 mg/kg de peso (300 mg)	7,5 mg/kg de peso
Lidocaína	1% (1 mL = 10 mg) ou 2% (1 mL = 20 mg)	1 a 1,5 mg/kg de peso	3 mg/kg de peso
Bicarbonato de sódio 8,4%	1 mL = 1 mEq	1 mEq/kg de peso	Indeterminada
Sulfato de magnésio	10% (10 mL = 1 g) 20% (20 mL = 2 g) 50% (10 mL = 5 g)	1 a 2 g	0,5 a 1 g/hora

Tabela 15.II – Antiarrítmicos usados na FV/TV sem pulso após reversão

Medicação	Dose de manutenção
Amiodarona	1 mg/min por 6 horas; após, 0,5 mg/min por mais 18 horas
Lidocaína	2-4 mg/min
Sulfato de magnésio	1-2 g/hora

serão mais utilizadas após identificação do ritmo, aplica-se o suporte avançado de vida ao doente (RCP, monitor, intubação e acesso venoso).

Uma atitude clínica importante no tratamento da AESP é a determinação da sua causa e aplicação do tratamento específico. São 11 as causas reversíveis e podemos nomeá-las de forma simples para memorização como 6 H e 5 T (Tabela 15.III).

O tratamento das causas da AESP é o fator principal determinante da reversão do quadro. Caso não se encontre uma destas causas durante o atendimento, a chance de reversão da PCR fica muito prejudicada. A principal e mais freqüente causa de AESP é a hipovolemia que deve, sempre que possível, ser tratada pela administração de volume endovenoso.

A PCR em assistolia é a forma de pior prognóstico, caracterizando a ausência de atividade elétrica no coração. Todo o cuidado na identificação desse ritmo é pouco, pois até 10% dos ritmos identificados inicialmente como assistolia através das pás apresentavam como ritmo de base verdadeiro a FV. Isso pode ocorrer em virtude da possibilidade do eixo elétrico resultante da FV poder ser, naquele momento, perpendicular à derivação da monitorização através das pás, gerando um ritmo isoelétrico no monitor (assistolia). Os problemas técnicos como cabos ou eletrodos desconexos também podem determinar o erro diagnóstico. A FV fina também pode induzir ao diagnóstico errôneo de assistolia. Assim, para a confirmação diagnóstica da assistolia deve-se proceder ao protocolo da linha reta, que consiste em checar a conexão dos eletrodos, aumentar o ganho do monitor cardíaco e finalmente checar o ritmo em duas derivações. Confirmada a assistolia, prossegue-se o atendimento.

Tabela 15.III – Causas de atividade elétrica sem pulso (6H/5T) e assistolia

Causa	Tratamento
Hipovolemia	• Volume
Hipóxia	• Oxigênio
H^+ – acidose metabólica	• Bicarbonato de sódio
Hipotermia	• Reaquecimento
Hipocalemia/hipercalemia	• Reposição de potássio/bicarbonato de sódio
Hipoglicemia	• Reposição de glicose
Tamponamento cardíaco	• Punção pericárdica
Tromboembolismo pulmonar	• Tratar PCR; considerar trombólise
Trombose de coronária	• Tratar PCR; considerar tratamento de reperfusão
Tensão (pneumotórax hipertensivo)	• Punção de alívio/drenagem de tórax
Tóxico	• Antagonista específico

As causas de assistolia são as mesmas da AESP, devendo-se iniciar infusão de volume e procurar tratamento adequado baseado nas causas possíveis (Tabela 15.III). O uso do marcapasso transcutâneo na assistolia não é mais indicado.

A primeira droga a ser administrada na AESP e na assistolia pode ser a epinefrina (1 mg/dose, a cada 3-5 minutos) ou a vasopressina (40 U, dose única); a vasopressina pode ser aplicada como primeira droga ou em substituição à primeira ou segunda dose da epinefrina. Na AESP, dependendo da freqüência cardíaca (FC) da atividade elétrica presente, deve-se administrar atropina na dose de 1 mg/dose a cada 3 minutos, na dose máxima de 3 mg (0,04 mg/kg). Isso deve ser realizado apenas se o ritmo for bradicárdico (FC menor do que 60 bpm). Na assistolia, a atropina é sempre utilizada nas mesmas doses descritas.

O término dos esforços deve ser considerado por meio da análise de diversos fatores (tempo de PCR até o primeiro atendimento, tempo de atendimento da PCR, prognóstico do paciente, idade da vítima etc.). Apesar disso, na assistolia, se não ocorreu reversão da PCR após a realização das medidas terapêutica cabíveis, o término dos esforços deve ser considerado. As medidas terapêuticas utilizadas para o suporte avançado de vida em adultos estão sumarizadas no Algoritmo 15.2.

Cuidados após a ressuscitação

Após a reversão da PCR, alguns cuidados são necessários para impedir a deterioração da vítima e possibilitar a melhor condição possível para sua recuperação.

A reabordagem do ABC deve ser realizada periodicamente, principalmente se houver o menor sinal de deterioração clínica do paciente. A checagem do correto posicionamento da cânula e da adequação das ventilações assegura a boa oxigenação do paciente. Após a reversão da PCR, o paciente pode ser colocado em ventilação mecânica. A colocação de um oxímetro de pulso permite avaliar a adequação da oxigenação do paciente. Vale lembrar que a hiperventilação não deve ser aplicada de forma rotineira após retorno da circulação espontânea. A verificação do correto funcionamento do acesso venoso disponível e a checagem dos dados vitais através de um monitor de PA não-invasiva e da monitorização da FC e do ritmo de base permitem avaliar e manipular a condição hemodinâmica do paciente através da infusão de volume, drogas vasoativas e antiarrítmicos quando necessários. Os níveis pressóricos e os valores dos demais parâmetros hemodinâmicos ideais nesta fase ainda não são conhecidos. Após a estabilização do paciente, podemos providenciar o seu transporte para recursos mais adequados (UTI, sala de hemodinâmica etc.).

Outra medida terapêutica recentemente aceita para aplicação clínica no período pós-PCR é a hipotermia induzida (temperatura central 32-34ºC) por 12 a 24 horas de duração. Quando iniciada até 6 horas após a reversão da PCR, a hipotermia determina melhor prognóstico neurológico, bem como de mortalidade. Por outro lado, a hipertermia deve ser evitada a todo custo, assim como a hiperventilação. Caso ocorra quadro convulsivo, o uso terapêutico de anticonvulsivantes é recomendado.

Apesar de não existir estudo específico em pacientes no período pós-ressuscitação, a recomendação de controle glicêmico estrito nestes pacientes parece razoável, pois as evidências do benefício do controle glicêmico em pacientes críticos são grandes. Falta ainda definir os melhores valores de controle glicêmico nesta população de pacientes.

Fatores prognósticos

Não existe exame laboratorial ou diagnóstico que permita uma predição adequada da evolução do paciente após reversão da PCR. No entanto, a presença de alguns sinais após 24 a 72 horas do evento está correlacionada a um pior prognóstico neurológico:

- Ausência de reflexo pupilar em 24 h.
- Ausência de reflexo corneano em 24 h.
- Ausência de reflexo de retirada a dor em 24 h.
- Sem resposta motora em 24 h.
- Sem resposta motora em 72 h.

LEITURA ADICIONAL

1. International Liaison Committee on Resuscitation. 2005 international consensus on cardiopulmonary resuscitation and emergency cardiovascular care science with treatment recommendations. Circulation 2005; 112: III-1-III-136.
2. Cummins RO, Ornato JP, Thies WH, et al. Improving survival from sudden cardiac arrest: the "chain of survival" concept. A statement for health professionals from the Advanced Cardiac Life Support Subcommittee and the Emergency Cardiac Care Committee, American Heart Association. Circulation 1991; 83: 1832-47.
3. Auble TE, Menegazzi JJ, Paris PM. Effect of out-of-hospital defibrillation by basic life support providers on cardiac arrest mortality: a metaanalysis. Ann Emerg Med 1995; 25: 642-58.
4. Valenzuela TD, Roe DJ, Nichol G, et al. Outcomes of rapid defibrillation by security officers after cardiac arrest in casinos. N Engl J Med 2000; 343: 1206-9.
5. Wik L, Hansen TB, Fylling F, Steen T, et al. Delaying defibrillation to give basic cardiopulmonary resuscitation to patients with out-of-hospital ventricular fibrillation: a randomized trial. JAMA 2003; 289: 1389-95.
6. Kern KB, Hilwig RW, Berg RA, et al. Importance of continuous chest compressions during cardiopulmonary resuscitation: improved outcome during a simulated single lay-rescuer scenario. Circulation 2002; 105: 645-9.
7. Cobb LA, Fahrenbruch CE, Walsh TR, et al. Influence of cardiopulmonary resuscitation prior to defibrillation in patients with out-of-hospital ventricular fibrillation. JAMA 1999; 281: 1182-8.
8. Martens PR, Russell JK, Wolcke B, et al. Optimal response to cardiac arrest study: defibrillation waveform effects. Resuscitation 2001; 49: 233-43.
9. Wenzel V, Krismer AC, Arntz HR, Sitter H, Stadlbauer KH, Lindner KH. A comparison of vasopressin and epinephrine for out-of-hospital cardiopulmonary resuscitation. N Engl J Med 2004; 350: 105-13.
10. Dorian P, Cass D, Schwartz B, Cooper R, Gelaznikas R, Barr A. Amiodarone as compared with lidocaine for shock-resistant ventricular fibrillation. N Engl J Med 2002; 346: 884-90.
11. Hypothermia After Cardiac Arrest Study Group. Mild therapeutic hypothermia to improve the neurologic outcome after cardiac arrest. N Engl J Med 2002; 346: 549-56.
12. Zeiner A, Holzer M, Sterz F, Schorkhuber W, Eisenburger P, Havel C, Kliegel A, Laggner AN. Hyperthermia after cardiac arrest is associated with an unfavorable neurologic outcome. Arch Intern Med 2001; 161: 2007-12.
13. Booth CM, Boone RH, Tomlinson G, et al. Is this patient dead, vegetative, or severely neurologically impaired? Assessing outcome for comatose survivors of cardiac arrest. JAMA 2004; 291:870-9.
14. Ristagno G, Tang W, Chang YT, et al. The quality of chest compressions during cardiopulmonary resuscitation overrides importance of timing of defibrillation. Chest 2007; 132: 70-5.

Algoritmo 15.1 – Suporte básico de vida em adultos

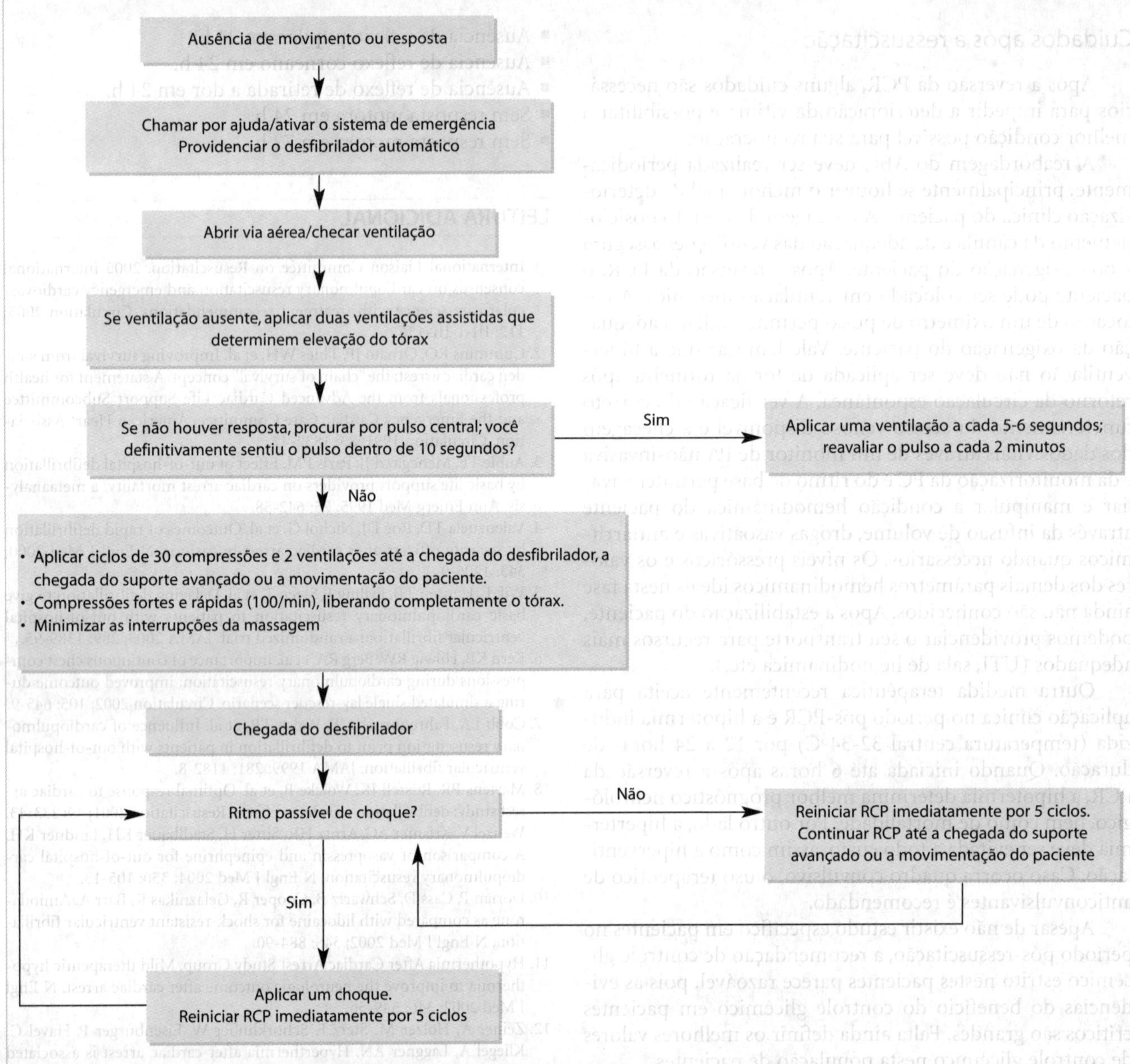

Algoritmo 15.2 – Suporte avançado de vida em adultos

1
PCR
• Iniciar RCP
• Oxigênio, se possível
• Acoplar monitor/desfibrilador quando disponível

2
Checar ritmo.
Ritmo passível de choque?
Sim → 3; Não → 9

3
FV/TV sem pulso

4
Aplicar um choque
• 120-200 J bifásico
• 360 J monofásico
Reiniciar RCP imediatamente

Aplicar 5 ciclos de RCP

5
Checar ritmo.
Ritmo passível de choque?
Não → 12; Sim → 6

6
Continuar RCP enquanto o desfibrilador é carregado
Aplicar um choque
• 120-200 J bifásico
• 360 J monofásico
Reiniciar RCP imediatamente
Aplicar vasopressor quando acesso EV/IO disponível
• Epinefrina 1 mg/dose; repetir a cada 3-5 min ou
• Vasopressina 40 U/dose, substituindo a 1ª ou 2ª dose de epinefrina

Aplicar 5 ciclos de RCP

7
Checar ritmo.
Ritmo passível de choque?
Não → 12; Sim → 8

8
Continuar RCP enquanto o desfibrilador é carregado.
Aplicar um choque
• 120-200 J bifásico
• 360 J monofásico
Reiniciar RCP imediatamente
Considerar antiarrítmico durante RCP
• Amiodarona 300 mg EV/IO; considerar 2ª dose de 150 mg ou
• Lidocaína 1-1,5 mg/kg EV/IO; 0,5-0,75 mg/kg após; máximo de 3 doses ou 3 mg/kg
Considerar magnésio 1-2 g EV/IO para *torsade de pointes*
Após 5 ciclos de RCP, vá para o box 5

9
AESP/assistolia

10
Continuar RCP por 5 ciclos.
Aplicar vasopressor quando acesso EV/IO disponível
• Epinefrina 1 mg/dose; repetir a cada 3-5 min ou
• Vasopressina 40 U/dose, substituindo a 1ª ou 2ª dose de epinefrina
Considerar atropina 1 mg EV/IO para assistolia ou AESP com freqüência baixa (a cada 3-5 min; dose máxima 3 mg)

Aplicar 5 ciclos de RCP

11
Checar ritmo.
Ritmo passível de choque?
Sim → 13; Não → 12

13
Box 4

12
Se assistolia, seguir para box 10
Se atividade elétrica, cheque por pulso:
• Se pulso ausente, ir para box 10
• Se pulso presente, iniciar cuidados pós-PCR

Durante a RCP:
RCP rápida e forte
Permitir o retorno do tórax
Evitar interrupções na RCP
1 ciclo RCP = 30 compressões/2 ventilações
Evitar hiperventilação
Assegurar/confirmar via aérea avançada
Após via aérea avançada:
Checar pulso a cada 2 minutos
8-10 ventilações/min
Compressões contínuas (100/min)
Trocar posições a cada 2 minutos
Procurar e tratar 6H/5T

*IO - Intra-ósseo

CAPÍTULO 16

Abordagem Inicial do Paciente Grave

Daniel Neves Forte
Antônio Paulo Nassar Júnior
Herlon Saraiva Martins

TÓPICOS IMPORTANTES

- Todo paciente potencialmente emergencial deve ser avaliado imediatamente dentro da sala de emergência. Do mesmo modo, uma vez descartada situação de emergência ou urgência, tais pacientes devem ser removidos desta sala o quanto antes.
- O atendimento inicial de uma situação de risco potencial deve iniciar sempre pelas recomendações do suporte avançado de vida (ACLS): responsividade, ajuda, via aérea, respiração, pulso e monitoração.
- Pedir ajuda. É item fundamental em qualquer atendimento de emergência. No restante do hospital, chamar pelo carrinho de parada. No pronto-socorro, levar à sala de emergência.
- Em casos de parada cardiorrespiratória (PCR), proceder conforme os algoritmos padronizados. Nos pacientes que não estão em PCR, proceder o restante da avaliação sugerida.
- Obter os sinais vitais (PA, FC, FR, $SatO_2$, temperatura) e glicemia capilar (dextro).
- Esclarecer a queixa e duração de forma objetiva. São dados fundamentais para a condução adequada de qualquer caso em pronto-socorro.
- Perguntar ativamente por fatores associados, antecedentes patológicos importantes, de forma breve e direta.
- Realizar o exame físico mínimo, direcionado conforme a queixa apresentada. Aprofundar o exame físico mínimo conforme as alterações encontradas.
- Perguntar se o paciente ou familiar trouxeram exames complementares, receita médica e se faz acompanhamento médico.
- Existem basicamente dois tipos de insuficiência respiratória: tipo I ou hipoxêmica ($pO_2 < 60$ mmHg) e tipo II ou hipercápnica ($pCO_2 > 50$ mmHg).
- Choque é caracterizado por má perfusão. Caracterizar má perfusão é muito mais do que caracterizar hipotensão.
- Quadros agudos de confusão, com distúrbio de atenção associado e flutuação durante o dia, caracterizam o *delirium*.
- Coma é o estado em que o indivíduo apresenta diminuição do nível de consciência, não responsivo a estímulos internos e externos, e com os olhos fechados.
- Lesões focais supratentoriais somente levam ao coma caso levem à compressão do hemisfério contralateral ou de estruturas nobres de tronco cerebral.
- Encefalopatias tóxico-metabólicas podem levar mais freqüentemente ao coma ou *delirium*, especialmente em indivíduos com reserva orgânica diminuída, como idosos, por exemplo. Assim, em casos de coma ou RNC, é fundamental saber distinguir pacientes com suspeita de lesão supratentorial daqueles com suspeita de encefalopatias tóxico-metabólicas.
- Após curtos períodos, reavaliar o paciente quanto às hipóteses diagnósticas e às condutas; este é um dos aspectos mais importantes na condução de casos graves.

INTRODUÇÃO E DEFINIÇÕES

Atender pacientes em situações de emergência requer calma, conhecimento, treinamento e experiência. De posse destas qualidades, o médico que atende emergências desenvolve o que talvez seja a mais importante habilidade nestas situações: saber prioridades. O conceito de prioridades envolve desde saber priorizar corretamente quem deve ser atendido primeiro, passando por quais dados de história e de exame físico devem ser procurados antes, até qual a conduta que deve ser feita inicialmente. Este capítulo aborda este atendimento inicial às emergências. Procurou-se enfatizar o atendimento que acontece naqueles minutos que precedem o diagnóstico, quando o paciente acaba de chegar ao pronto-socorro ou quando o médico acaba de abordar um paciente. Nestes minutos valiosos, identificar um paciente potencialmente grave, colher uma história direcionada e fazer um exame físico mínimo são decisivos para se obter um correto diagnóstico. Neste primeiro momento, diagnósticos sindrômicos como choque ou insuficiência respiratória já são de grande valia, pois são o ponto de partida para investigações mais específicas.

Identificar pacientes potencialmente críticos

Afecções em praticamente qualquer órgão ou sistema do organismo podem implicar doenças graves. Porém, como regra geral, estas condições irão tornar-se uma emergência quando repercutirem em um dos três grandes sistemas – o cardiovascular, o respiratório ou o nervoso central –, tornando o paciente com estas repercussões uma prioridade de atendimento.

A identificação rápida do paciente crítico pode ser feita observando-se as repercussões nestes três sistemas. Assim, alguns estudos mostraram diminuição do número de paradas cardiorrespiratórias intra-hospitalares simplesmente padronizando a identificação de pacientes potencialmente graves e priorizando seu atendimento por uma equipe com treinamento em emergências.

De modo geral, um paciente que apresente os seguintes achados de história ou de exame físico deve ter seu atendimento priorizado e ser atendido como uma potencial emergência (Tabela 16.I). É importante salientar que tais sinais não são patognomônicos de emergências, e que, do mesmo modo, existem emergências que não apresentam necessariamente estes sinais. Porém, são critérios bastante sensíveis para identificar uma situação de potencial emergência, para que sejam atendidos de forma diferenciada e precoce.

ACHADOS CLÍNICOS E TRATAMENTO INICIAL

Uma vez identificada uma situação de potencial emergência, o primeiro passo é sempre pedir ajuda, conforme preconizado pelo suportes básico (BLS) e avançado de vida (ACLS). Quando estas situações acontecem fora do ambiente hospitalar, ligar ou pedir para ligarem imediatamente para o Serviço de Atendimento Médico de Urgência (SAMU, em São Paulo, 192) ou para o Resgate do Corpo de Bombeiros (193) é fundamental. Caso se suspeite de uma parada cardiorrespiratória (paciente não responde), é essencial solicitar o desfibrilador.

Suporte avançado de vida

Nas situações de potencial emergência que ocorrem dentro do ambiente hospitalar, deve-se obedecer os mesmos princípios. Assim, chamar ajuda dentro do hospital também é fundamental, e consiste em pedir auxílio do enfermeiro e o uso do desfibrilador. Por melhor qualificação que tenha o médico que atenda uma emergência, o atendimento nunca será tão rápido e eficiente quanto um atendimento realizado por um médico e um enfermeiro. Além disso, são importantes os aparatos técnicos para o atendimento. Nas enfermarias e nos andares, estes estão disponíveis nos carrinhos de parada. No pronto-socorro, o melhor a fazer é levar o paciente imediatamente à sala de emergência.

Tabela 16.I – Prioridade no atendendimento na emergência
1. Rebaixamento agudo do nível de consciência (queda na escala de coma de Glasgow > 2 pontos)
2. Alterações importantes dos sinais vitais:
• Freqüência respiratória (FR) > 36 ou < 8 ipm ou uso de musculatura acessória
• Saturação arterial de oxigênio ($SatO_2$) < 90%
• Freqüência cardíaca (FC) > 130 ou < 40 bpm
• Pressão arterial sistólica (PAS) < 90 mmHg
• Enchimento capilar (EC) > 3 segundos
3. Pacientes com achados potencialmente emergenciais:
• Precordialgia ou dor torácica
• Febre com suspeita de neutropenia
• Suspeita de obstrução de via aérea
• Alterações neurológicas agudas: déficits motores, afasias, convulsões, *delirium*
• Intoxicações exógenas agudas
• Hematêmese, enterorragia ou hemoptise
• Dor intensa

Uma vez desencadeada a solicitação de ajuda, o atendimento inicial deve seguir as mesmas recomendações do suporte avançado de vida (ACLS), a saber:

- A: checar e permeabilizar a via aérea.
- B: checar respiração. Caso não haja respiração espontânea, fazer duas ventilações de resgate.
- C: checar pulso carotídeo. Caso não se constate pulso em, no máximo, 10 segundos, iniciar manobra de reanimação cardiopulmonar e seguir os protocolos estabelecidos pelo ACLS. Caso se constate presença de pulso, proceder a seqüência MOV.

MOV

MOV é a sigla para monitoração, oxigênio e veia. Consiste em realizar a monitoração cardioscópica, de pressão arterial e de oximetria de pulso. Por esta monitoração, obtêm-se os principais sinais vitais. Oxigênio suplementar deve ser oferecido a todo paciente em potencial emergência. Caso na monitoração se encontre $SatO_2$ menor que 90%, oxigênio deve ser ofertado por meio de dispositivos com maior oferta de O_2, como máscaras de alto fluxo, máscaras de Venturi ou máscaras de Douglas. Caso a monitoração inicial encontre $SatO_2$ maior que 90%, cateter nasal de O_2 com fluxo de 3 L/min é muitas vezes suficiente neste primeiro momento. Por fim, providenciar um acesso venoso de grosso calibre (Jelco calibre 16 ou 18), com preferência pelas veias antecubitais, é importante para que as condutas a serem tomadas nos próximos passos possam ser instituídas no menor tempo possível. Especialmente nos casos de rebaixamento agudo de nível de consciência, o exame de glicemia capilar pode ser realizado já neste momento.

Queixa e duração de forma objetiva

Concomitante a estes procedimentos, cabe ao médico esclarecer a queixa e a duração de forma objetiva. São dados fundamentais para a condução adequada de qualquer caso em pronto-socorro, porém muitas vezes menosprezados e eventualmente até ignorados. Objetividade é o principal aspecto neste ponto. Perguntar ativamente "O que o senhor(a) está sentindo agora?", "Que horas começou?", "Já sentiu isso antes", "Como é a dor: um aperto, uma queimação, uma pontada etc.?", pode mudar completamente a hipótese diagnóstica. Tão importante quanto caracterizar a queixa e a duração é perguntar ativamente por fatores associados, antecedentes patológicos importantes e se o paciente utilizou medicações, se faz acompanhamento médico ou se trouxe alguma receita ou exame prévio.

Em atendimentos de emergência com equipes bem treinadas, enquanto a enfermeira realiza o MOV, o médico vê os dados de história do doente. Médicos bem treinados em emergência muitas vezes tiram a história enquanto fazem o exame físico nestas situações. O exame físico em uma situação de emergência tem algumas peculiaridades em relação ao exame físico realizado em situações de estabilidade clínica, como em um consultório ou em uma enfermaria. A principal causa destas peculiaridades é o tempo, ou melhor, a falta de tempo. Em poucos minutos, o médico deve realizar um exame físico abrangente, que possa lhe dar dados suficientes para elaborar uma boa hipótese diagnóstica (Tabela 16.II).

Ressaltamos que este exame é o mínimo a ser feito em uma situação de emergência clínica que não seja uma parada cardiorrespiratória. Um exame completo, adequado para uma situação de estabilidade clínica, é muito mais completo e complexo, porém em uma situação de emergência, não factível. Do mesmo modo, uma vez constatada ou obtida esta situação de estabilidade, tanto a história quanto o exame físico devem ser reavaliados com o detalhamento necessário.

Toda esta avaliação inicial pode trazer informações necessárias para que se possa caracterizar se o paciente em questão é realmente uma emergência/urgência ou não. Caso não o seja, lembre-se de removê-lo da sala de emergência o quanto antes, para que não atrapalhe uma eventual emergência que chegue.

Com estes dados iniciais de história e exame físico, o emergencista deve ser capaz de elaborar uma hipótese diagnóstica sindrômica inicial (choque, insuficiência respiratória aguda ou rebaixamento do nível de consciência).

CHOQUE

O resultado do bom funcionamento do sistema cardiovascular é a boa perfusão dos demais órgãos e sistemas. Assim, a avaliação deste sistema envolve necessariamente a avaliação da perfusão tecidual.

No exame cardiovascular mínimo durante um atendimento inicial à emergência, devem constar obrigatoriamente: avaliação de freqüência cardíaca e pressão arterial (sinais vitais), avaliação de estase jugular, ausculta cardíaca nos 4 focos principais, avaliação dos pulsos periféricos radial e tibial posterior, avaliação do tempo de enchimento capilar e avaliação da temperatura de extremidades. Estes exames constituem o mínimo para que haja informações suficientes para se fazer diagnósticos de situações de emergência no menor tempo possível. Uma vez realizada a estabilização inicial do quadro e afastado o risco imediato à vida, devem ser refeitos e aprofundados.

Em situações de baixo débito cardíaco, independentemente da causa (síndrome coronária aguda, hipovolemia, choques obstrutivos como o pneumotórax hipertensivo ou o tamponamento cardíaco), o organismo prioriza a perfusão de órgãos nobres, como o cérebro e o próprio coração. A avaliação das extremidades traz informações valiosas para este diagnóstico. Um enchimento capilar lentificado (> 3 segundos) é relacionado a vasoconstrição periférica, mecanismo comum nas fases iniciais de situações de baixo débito. Enchimento capilar lentificado associado à diminuição de temperatura de membros são achados muito sugestivos de situações de baixo débito cardíaco.

A palpação dos 4 pulsos periféricos pode trazer informações, como assimetria de pulsos, compatíveis com diagnósticos de dissecção de aorta torácica ou de doença arterial periférica.

Sistema venoso

O sistema venoso constitui o lado de menor pressão, e a pressão venosa é determinada basicamente pela capacitância do sistema venoso e pelo grau de seu enchimento. Estes podem ser avaliados pela observação estimativa do grau de estase jugular ou, de forma invasiva, pela pressão venosa central (PVC). A pressão venosa média e a pressão de átrio direito influenciam o retorno venoso (RV) ao coração, determinando o enchimento ventricular. Situações que aumentem a pressão venosa média (p.ex., hipervolemia iatrogênica ou secundária à insuficiência renal oligo-anúrica) ou que aumentem a pressão de átrio direito (p.ex., insuficiência cardíaca, tamponamento cardíaco) freqüentemente se apresentam com estase jugular.

Cronotropismo

O cronotropismo é facilmente avaliado pela medida da freqüência cardíaca. Bradiarritmias são causas importantes de situações de baixo débito cardíaco e, uma vez suspeitadas, devem ser prontamente confirmadas e corrigidas por meio de eletrocardiograma e de intervenções específicas (marcapasso transcutâneo, atropina etc). Taquiarritimias diminuem o tempo de enchimento ventricular, comprometendo assim o DC. Estas situações são especialmente importantes quando a freqüência cardíaca é superior a 150 bpm. Do mesmo modo, devem ser rapidamente confirmadas e corrigidas, conforme discutido em capítulo específico.

Inotropismo

A avaliação do inotropismo requer mais recursos. Em uma avaliação inicial durante um atendimento a uma emergência, a ausculta cardíaca é rápida, não-invasiva e pode trazer informações importantes. É importante que seja realizada

Tabela 16.II – Exame físico mínimo em pacientes potencialmente graves
Exame neurológico mínimo: escala de coma de Glasgow, procura de déficits motores nos 4 membros e simetria, avaliação de pupilas e de sinais de meningismo
Exame cardiovascular mínimo: ausculta cardíaca nos 4 focos principais (avaliação do ritmo, de sopros, B3 e de abafamento de bulhas), procura de estase jugular, avaliação da perfusão periférica e dos pulsos periféricos (presença e simetria)
Exame pulmonar mínimo: ausculta pulmonar pelo menos em 4 campos pulmonares (procura de crepitações, sibilos, derrames, roncos) e inspeção sobre o uso de musculatura acessória
Exame abdominal mínimo: sinais de peritonismo, dor, grandes massas e visceromegalias
Membros: edemas, sinais de empastamento de panturrilhas
Aspecto geral: avaliação de mucosas e estado geral do paciente, procurando por sinais de desidratação, cianose, icterícia, petéquias ou palidez cutânea

pelo menos nos 4 focos principais, atentando-se especialmente para ritmo, sopros, presença de 3ª bulha ou de abafamento de bulhas. A presença de 3ª bulha traz informações extremamente relevantes e específicas. O mecanismo que causa B3 ou ritmo de galope envolve a diminuição da fração de ejeção sistólica, fazendo com que "sobre" sangue não ejetado no ventrículo ao final da sístole, gerando uma pressão residual elevada ao final da sístole e início da diástole. Durante o período diastólico, quando este sangue flui do átrio para o ventrículo, encontra-o repleto de sangue, emitindo um som característico, a 3ª bulha (B3), bastante sugestivo de insuficiência cardíaca descompensada. Já o abafamento de bulhas ocorre classicamente em situações de tamponamento cardíaco, embora a situação em que ocorra com mais freqüência é em pacientes com doença pulmonar obstrutiva crônica (DPOC), quando há alterações da conformação da caixa torácica, levando a maior interposição de ar entre o coração e a parede do tórax.

Quando se suspeita de casos em que o inotropismo está agudamente comprometido, torna-se obrigatória a exclusão de síndrome coronariana aguda. Assim, perguntar ativamente por dor torácica, por fatores de risco para doença cardiovascular (hipertensão arterial sistêmica – HAS, diabete melito – DM, dislipidemia – DLP, tabagismo, antecendente familiar), realizar um eletrocardiograma e colher marcadores de necrose miocárdica como explicitado no capítulo específico, é fundamental.

Má perfusão

Caracterizar má perfusão é muito mais do que caracterizar hipotensão. Assim, uma vez realizados os passos iniciais para o paciente potencialmente grave, conforme descrito previamente, o paciente com suspeita de choque deve ser avaliado especificamente para se obter o diagnóstico preciso, ao mesmo tempo em que recebe as primeiras medidas terapêuticas.

Deve-se procurar por sinais indicativos de estados de má perfusão, em geral associados com disfunção orgânica aguda, como hipotensão, taquicardia, oligúria etc. (Tabela 16.III).

Obviamente, esses sinais não são patognomônicos de estados de má perfusão. No entanto, em casos em que o restante do quadro clínico é compatível, devem ser interpretados como tal até prova em contrário.

Lactato e *base excess*

É importante ressaltar a importância da gasometria e do lactato arteriais. A acidose metabólica com hiperlactatemia é um dos grandes marcadores de mortalidade do paciente grave e, muitas vezes, é um sinal precoce de uma evolução ruim que ainda não está evidente. Assim, a acidose metabólica pode aparecer antes da hipotensão, indicando que o paciente é grave. Isto é válido especialmente em pacientes sépticos, em que a intervenção precoce e agressiva é capaz de mudar a mortalidade de forma muito significativa, conforme será abordado em capítulo específico.

Causa da má perfusão

Uma vez caracterizado o estado de má perfusão, deve-se então tentar esclarecer e etiologia do choque, a saber:

- Choque hipovolêmico.
- Choque distributivo.
- Choque cardiogênico.
- Choque obstrutivo.

A avaliação inicial com história dirigida e exame mínimo quase sempre fornece os elementos essenciais para estes diagnósticos. Uma vez com uma hipótese diagnóstica inicial, pode-se proceder com o tratamento específico.

INSUFICIÊNCIA RESPIRATÓRIA

Define-se como insuficiência respiratória a incapacidade aguda do sistema respiratório em manter a oxigenação arterial e a eliminação do gás carbônico.

Classicamente, divide-se a insuficiência respiratória em tipo 1 (hipoxêmica, definida como $PaO_2 < 60$ mmHg) e tipo 2 (hipercápnica, definida como $PaCO_2 > 50$ mmHg e $pH < 7,3$).

Ventilação

Ventilação compreende a passagem do ar do ambiente externo até o alvéolo. Para que seja realizada, deve-se ter inicialmente o centro respiratório no bulbo cerebral íntegro. Lesões cerebrais de tronco ou distúrbios tóxico-metabólicos graves podem comprometer o estímulo à ventilação, levando à insuficiência respiratória. Vale lembrar da intoxicação por opióides como causa importante de depressão do estímulo respiratório, causa que pode ser revertida com o uso do antagonista específico (naloxona). Uma vez que o centro respiratório esteja íntegro, o próximo passo para a ventilação ocorrer é gerar uma diferença de pressão entre o alvéolo e o ar ambiente. Esta diferença é obtida pela expansão da caixa torácica por meio da

Tabela 16.III – Indicadores de má perfusão por sistemas

Cardiovascular: hipotensão e taquicardia e/ou acidose metabólica com aumento de lactato arterial
Respiratório: sinais de insuficiência respiratória, conforme descrito a seguir
Nervoso central: rebaixamento do nível de consciência, *delirium*
Urinário: oligúria aguda e aumento de escórias nitrogenadas
Digestório: aumento de bilirrubinas (colestase transinfecciosa) e íleo paralítico metabólico
Hematológico: coagulação intravascular disseminada

musculatura respiratória. O principal músculo envolvido é o diafragma. No entanto, existem diversas situações clínicas em que este músculo pode vir a fadigar. Esta fadiga normalmente decorre do aumento do trabalho imposto ao músculo ou da diminuição da força muscular e, em algumas situações, do efeito somatório de ambos (Tabela 16.IV).

Musculatura acessória

Uma vez que o diafragma apresente fadiga, a musculatura respiratória acessória ajuda no processo de expansão da caixa torácica. Em adultos, fica evidente, logo de início, a tiragem subdiafragmática e intercostal, resultado do uso da musculatura intercostal. Quando há fadiga também destes músculos, observa-se o aparecimento de tiragem de fúrcula, decorrente do uso dos músculos escalenos e esternocleidomastóideo. A seguir, o organismo utiliza o aumento do diâmetro das narinas para facilitar a passagem de ar, ocorrendo o batimento de asa de nariz. Por fim, quando não há mais musculatura torácica para realizar a ventilação, o organismo lança mão de um mecanismo extremo para expandir a caixa torácica, que é a respiração paradoxal abdominal. Quando isto ocorre, é uma questão de minutos até esta musculatura também entrar em fadiga, motivo pelo qual a sua presença é sinal de iminente parada respiratória.

Vias aéreas pérvias

Para que o ar possa passar pelas vias aéreas, elas devem estar pérvias. No adulto, a causa mais importante de obstrução de via aérea superior é a queda da musculatura do hipoglosso sobre a hipofaringe em situações de rebaixamento de nível de consciência. Assim, esta causa deve ser prontamente revertida com a manobra de abertura da via aérea apropriada. A causa mais comum de obstrução de via aérea inferior é o broncoespasmo, que deve ser suspeitado na presença de ausculta pulmonar com sibilos, que aparecem inicialmente à expiração e, à medida que se agravam, acometem também a inspiração. O tratamento inicial para broncoespasmo inclui broncodilatadores como β-2-agonistas, anticolinérgicos e, em casos de asma, antiinflamatórios esteroidais, como será visto no capítulo específico.

Retenção de CO_2

O acometimento da ventilação leva à retenção de CO_2 arterial e à insuficiência respiratória tipo 2. Frente a um paciente com esta suspeita diagnóstica, todas estas causas devem ser ativamente procuradas e então descartadas ou confirmadas e tratadas. A redução da ventilação alveolar leva, secundariamente, a uma queda da pressão alveolar de oxigênio e a hipoxemia.

Oxigenação

Uma vez que o processo de ventilação esteja íntegro e o ar chegue ao alvéolo, inicia-se então o processo de oxigenação. A passagem do oxigênio do alvéolo para o capilar é influenciada principalmente pela fração inspirada de oxigênio (FiO_2), pela pressão atmosférica, pela difusão entre a membrana alvéolo-capilar e pela relação ventilação/perfusão. Déficits de oxigenação são as causas mais freqüentes e mais graves de hipoxemia. Portanto, uma vez que esta seja constatada, é preciso lembrar destas causas e atuar especificamente em cada uma delas para se chegar à reversão.

A maneira mais rápida de se tentar corrigir a hipoxemia é aumentar a FiO_2. Cateteres nasais de O_2 fornecem baixo fluxo de oxigênio e, portanto, não são apropriados para esta finalidade. São úteis para se fornecer O_2 suplementar em situações de risco, mas não para corrigir hipoxemia no momento da abordagem inicial de uma emergência. Assim, máscaras de O_2 de alto fluxo, máscaras com válvulas de Venturi que fornecem FiO_2 variáveis ou máscaras de Douglas com reservatório de O_2 são mais adequadas nestas situações. Outro modo de intervir para aumentar a pressão alveolar de O_2, e assim melhorar a oxigenação, é aumentar a pressão atmosférica. Isto é obtido pelo fornecimento de pressão positiva nas vias aéreas, de forma invasiva ou não.

Difusão

Alterações da difusão como causa de hipoxemia acontecem, porém são mais raras e geralmente restritas a doenças pulmonares em sua fase avançada, como no enfisema pulmonar ou na fibrose pulmonar.

Espaço morto e efeito *shunt*

Por fim, alterações na relação V/Q são causas freqüentes e que podem ser tratadas. Ocorrem secundariamente à redução da perfusão em unidades adequadamente ventiladas (efeito *shunt*) ou à redução da ventilação em regiões que mantêm perfusão adequada (efeito espaço morto) (Tabela 16.V).

Gradiente alvéolo-arterial

Uma ferramenta para diferenciar se a hipoxemia é decorrente da diminuição da ventilação alveolar ou da oxigenação do sangue é o gradiente alvéolo-arterial, que é calculado pela seguinte fórmula:

Tabela 16.IV – Causas de aumento do trabalho da musculatura respiratória
Diminuição da complacência pulmonar: torna o pulmão mais "duro" e, portanto, mais difícil de ser expandido: pneumonias extensas, SARA, fibrose pulmonar, edema agudo de pulmão etc.
Aumento da necessidade ventilatória: sepse ou acidose metabólica, p.ex.
Dificuldade para gerar gradiente de pressão entre o ambiente e o espaço pleural: auto-PEEP (comum em quadros de broncoespasmo grave, p.ex.)
Diminuição da força muscular: casos de desnutrição, em doenças crônicas, em ventilação mecânica prolongada ou mesmo em senilidade

$$G(A\text{-}a) = pAO_2 - paO_2$$

onde: $PAO_2 = FIO_2 (PB\text{-}pH_2O) - 1{,}25\ PaCO_2 / Q$ respiratório

Considerando um paciente respirando em ar ambiente ($FiO_2 = 0{,}21$), em pressão atmosférica (760 mmHg), em condições normais de temperatura ($pH_2O = 47$ mmHg) e com o Qresp = 0,8, obtém-se a fórmula simplificada a seguir:

$$G(A\text{-}a) = 130 - (paO_2 + paCO_2)$$

Com o valor normal até 20, um G (A-a) normal significa que a hipoxemia é decorrente exclusivamente da diminuição da pressão alveolar de O_2, e, portanto, de hipoventilação. Já um G (A-a) maior que 20 significa que há alterações no processo de oxigenação, que podem ou não estar associadas a hipoventilação alveolar.

Sinais, sintomas e manejo inicial

Os pacientes normalmente apresentam-se aos serviços de emergência com uma combinação dos sinais e sintomas e o manejo inicial deve ser padronizado (Tabela 16.VI).

ALTERAÇÃO DO NÍVEL DE CONSCIÊNCIA

Define-se consciência como a capacidade do indivíduo de interagir com o meio que o cerca. A consciência depende de dois componentes básicos: nível e conteúdo. O nível de consciência depende do indivíduo estar desperto ou não. Caso o indivíduo não esteja desperto, o comprometimento do nível de consciência pode ser avaliado de acordo com a resposta que ele apresenta (verbal, motora ou apenas movimentação ocular) ao estímulo realizado (em grau crescente de intensidade, verbal, físico e doloroso). O nível de consciência depende da integridade de uma estrutura presente no tronco encefálico chamada sistema reticular ativador ascendente (SRAA) e de suas conexões com os hemisférios cerebrais e o sistema límbico. O conteúdo da consciência é expresso pela capacidade de atenção do indivíduo, sua orientação têmporo-espacial, sua capacidade de raciocínio, memória e linguagem. Depende, basicamente, de atividade cortical superior.

Acredita-se que cerca de 1 a 5% dos atendimentos de serviços de urgência e emergência devam-se a alterações agudas do nível de consciência. O coma, definido como a incapacidade do indivíduo de responder ao ambiente mesmo com a estimulação vigorosa, é a causa de cerca de 17% das entubações em unidades de terapia intensiva, e as disfunções do sistema nervoso central, que se manifestam por alterações do nível de consciência, estão intimamente relacionadas com um pior prognóstico dos pacientes admitidos nestas unidades.

Causas

Classicamente, as causas de alterações do nível de consciência dividem-se em estruturais e metabólicas. As causas estruturais são as ocasionadas por doenças neurológicas primárias que ocasionam a compressão ou a destruição do SRAA. As causas metabólicas levam ao comprometimento apenas funcional deste sistema e são mais comuns que as estruturais.

Avaliação inicial

Alguns dados devem ser colhidos durante a anamnese, como modo de instalação da inconsciência (súbito ou pro-

Tabela 16.V – Espaço morto x *shunt*
Efeito espaço morto
Ocorre quando há unidades alveolares ventiladas, porém não perfundidas. Esta situação é especialmente importante em situações de queda aguda do débito cardíaco, e cursam com aumento arterial de CO_2 e hipoxemia.
Efeito *shunt*
É uma das principais causas de hipoxemia em pronto-socorro e UTI. *Shunt* verdadeiro ocorre quando o sangue passa do leito venoso para o arterial sem passar pela circulação pulmonar. Assim, são causas de *shunt* verdadeiro as comunicações intraventriculares e as fístulas arteriovenosas. Quando o sangue passa pela circulação pulmonar e não é oxigenado, há o efeito *shunt*. Qualquer causa que leve ao colapso ou preenchimento alveolar causa efeito *shunt*. Assim, colapso alveolar por atelectasias ou preenchimento por pus (pneumonias), transudato (edema agudo de pulmão) ou sangue (hemorragia alveolar) leva a efeito *shunt* e hipoxemia. Quanto maior o efeito *shunt*, maior a hipoxemia. Os tratamentos específicos de cada uma destas causas serão abordados em outros capítulos.

Tabela 16.VI – Sinais e sintomas de insuficiência respiratória
Antecedentes de doenças cardíacas ou pulmonares, tabagismo, história de tosse, febre e sibilância
Taquipnéia, respiração paradoxal e uso de musculatura acessória (batimento de asa de nariz, tiragem intercostal, supra-esternal e de fúrcula)
Alteração do nível de consciência
Cianose, sudorese, taquicardia
Sibilos: sugerem broncoespasmo (p.ex., asma); em pacientes mais idosos com antecedente de tabagismo importante, pensa-se em exacerbação de doença pulmonar obstrutiva crônica; podem também indicar corpo estranho em vias aéreas, congestão pulmonar ou embolia pulmonar
Estertores crepitantes sugerem preenchimento alveolar e podem sugerir um quadro pneumônico ou congestão pulmonar
Diminuição do murmúrio vesicular localizado pode ocorrer em derrames pleurais ou pneumotórax

Tabela 16.VII – Conduta inicial no paciente com insuficiência respiratória

Inicialmente, deixar o paciente com monitoração cardíaca, de pressão arterial e oximetria digital. A oximetria propicia uma medida direta e confiável da $SatO_2$, se esta for superior a 70%, passando a ocorrer erros caso o valor seja menor. Erros de leitura podem ocorrer também em pacientes anêmicos, com má perfusão periférica, ritmo cardíaco irregular e uso de esmalte
Em pacientes com rebaixamento do nível de consciência (Glasgow < 9, ver adiante), instabilidade hemodinâmica ou risco eminente de parada cardiorrespiratória (respiração agônica, bradicardia), deve-se proceder imediatamente a intubação orotraqueal. Para isso, deve-se posicionar o paciente, preparar o material de intubação (laringoscópio, tubo orotraqueal adequado, fio-guia e *cuff* testado), pré-oxigenar com 100% de oxigênio com dispositivo bolsa-válvula-máscara e realizar analgesia e sedação adequada por via endovenosa. Sugere-se:
– Fentanil (2 a 3 µg/kg em 1 a 2 min), seguido de midazolam (0,1 a 0,3 mg/kg), etomidato (0,15 a 0,3 mg/kg) ou propofol (0,5 a 2 mg/kg), sendo que este último deve ser evitado em situações de instabilidade hemodinâmica
– Caso a visualização seja difícil, pode-se realizar bloqueio neuromuscular com succinilcolina (1,5 mg/kg), desde que, inicialmente, consiga-se ventilar o paciente de maneira adequada e sejam respeitadas as contra-indicações à droga (hipertermia maligna, hipercalemia, miopatia, neuropatia)
Em pacientes com sinais claros de desconforto respiratório, instabilidade hemodinâmica e nos quais haja suspeita de pneumotórax hipertensivo (trauma torácico, punção venosa profunda), deve-se prontamente realizar a punção do 2º espaço intercostal com Jelco e, a seguir, com a estabilização, realizar a drenagem torácica definitiva
Caso o paciente não esteja na situação de emergência acima, deve-se suplementar oxigênio com o objetivo de manter saturação acima de 90%. Para isto, pode-se utilizar cateter nasal (até 4 a 5 L/min) ou máscara (até 10 a 15 L/min)
Após a estabilização inicial, deve-se proceder a história e exame físico mais minuciosos, gasometria arterial (para avaliação de oxigenação, ventilação e quadro metabólico), radiografia de tórax e, se necessário, outros exames para definir a etiologia do quadro e seu tratamento específico
Nos casos em que o paciente mantém desconforto mesmo com o oxigênio suplementar e encontra-se estável, pode-se iniciar a ventilação não-invasiva com um ou dois níveis de pressão (CPAP – *continuous positive airway pressure* ou BiPAP – *bilevel positive pressure airway*), respeitadas suas indicações e contra-indicações (Tabela 16.II). A ventilação mecânica, invasiva ou não-invasiva, será objetivo de outro capítulo

gressivo), sinais e sintomas neurológicos precedentes (déficits focais, convulsões), uso de drogas lícitas e ilícitas, antecedentes de doenças hepáticas, renais, pulmonares, cardíacas e psiquiátricas, e história pregressa de trauma craniano.

A avaliação do nível e do conteúdo de consciência é realizada por meio do exame físico geral e do exame neurológico.

Diante de um paciente que se apresente com alteração do nível de consciência, o médico do serviço de emergência ou da unidade de terapia intensiva deve estar atento inicialmente aos sinais vitais e tomar as seguintes precauções:

- Manter a via aérea pérvia, se necessário com a intubação orotraqueal, indicada para pacientes com Glasgow menor ou igual a 8.
- Garantir a oxigenação e a perfusão, com o uso de oxigênio suplementar, infusão volêmica e drogas vasoativas, se necessário.
- Realizar glicemia capilar e tratar prontamente qualquer episódio de hipoglicemia.
- Definir a causa provável da alteração da consciência: estrutural ou metabólica.

Pupilas

O exame pupilar é importante, pois as áreas que controlam suas reações estão localizadas no tronco encefálico, adjacentes às que se relacionam com a consciência. A forma, o tamanho e a reatividade das pupilas à luz levanta algumas possibilidades diagnósticas. Assim, por exemplo, pupilas midriáticas e fixas bilateralmente indicam lesão mesencefálica, por comprometimento bilateral do III par craniano. Anisocoria pode indicar herniação uncal e é uma situação de extrema emergência. Miose bilateral, com pupilas puntiformes, mas preservação do reflexo fotomotor, é sugestiva de lesões pontinas, uso de opiáceos ou encefalopatias metabólicas. O uso de barbitúricos associa-se a midríase e reflexo motor extremamente reduzido.

Padrão motor

O exame do padrão motor permite separar com maior grau de suspeição se a encefalopatia é metabólica ou estrutural. Causas metabólicas relacionam-se a achados simétricos à estimulação do paciente e causas neurológicas primárias normalmente apresentam achados assimétricos, como hemiparesia, embora existam exceções importantes. Uma causa de encefalopatia metabólica freqüente e que pode cursar com déficit focal é a hipoglicemia, condição que deve ser sempre confirmada ou excluída no paciente com rebaixamento do nível de consciência.

Irritação meníngea

Outro ponto importante na avaliação inicial do paciente com alteração do nível de consciência é pesquisa de sinais de irritação meníngea (rigidez de nuca, Kernig e Brudzinski). A presença destes sinais reforça a hipótese de meningoencefalite e hemorragia subaracnóidea e deve prontamente indicar coleta de líquido cefalorraquidiano (LCR) após a realização de tomografia computadorizada de crânio, que deve precedê-la em casos de rebaixamento do nível de consciência. No entanto, tal conduta não deve jamais atrasar o início da antibioticoterapia na suspeita de meningite.

Encefalopatia difusa *versus* focal

Em casos de suspeita de encefalopatia metabólica, os exames iniciais devem incluir hemograma, sódio, potássio, cálcio, magnésio, uréia, creatinina, glicemia, enzimas hepáticas e bilirrubinas. Se houver suspeita de intoxicação, o rastreamento toxicológico está indicado. O limiar para pesquisa de infecções deve ser baixo, especialmente em idosos, uma vez que a encefalopatia séptica é a principal causa de encefalopatias metabólicas.

Pacientes que apresentem déficits focais ou crises convulsivas também devem ter uma avaliação metabólica, mas devem realizar prontamente uma TC de crânio e, caso seja necessário, coleta de LCR.

Uma condição que deve ser sempre lembrada é o estado de mal epiléptico sem manifestações motoras, que pode preceder ou suceder crises convulsivas tônico-clônicas generalizadas. Assim, é indicada a realização de eletroencefalograma em pacientes com antecedentes de epilepsia, com pós-ictais prolongados (mais de 15 a 30 minutos) ou com investigações iniciais inconclusivas.

LEITURA ADICIONAL

1. Chelluri L. Acute respiratory failure. In: Fink MP, Abraham E, Vincent JL, Kochanek PM. Textbook of critical care. 5. ed. Philadelphia: Elsevier Saunders; 2005. p.39-41.
2. Darby JM, Anupam A. Sudden deterioration in neurologic status. In: Fink MP, Abraham E, Vincent JL, Kochanek PM. Textbook of critical care. 5. ed. Philadelphia: Elsevier Saunders; 2005. p.3-7.
3. Holthaus CV, Osborn T, Rivers EP, et al. Findings concepts, controversies, and contemporary sepsis and septic shock revisited: early goal-directed therapy in severe. Chest 2006; 130; 1579-95.
4. Meyer NJ, Hall JB. Brain dysfunction in critically ill patients – the intensive care unit and beyond. Critical Care 2006; 10: 223 (doi:10.1186/cc4980).
5. Reynolds SF, Heffner J. Airway management of the critically ill patient: rapid-sequence intubation. Chest 2005; 127: 1397-412.
6. Rogers P. Respiratory distress with arterial hipoxemia. In: Fink MP, Abraham E, Vincent JL, Kochanek PM. Textbook of critical care. 5. ed. Philadelphia: Elsevier Saunders; 2005. p.35-7.
7. Stevens RD, Bhardwaj A. Approach to the comatose patient. Crit Care Med 2006; 34: 31-41.

Algoritmo 16.1 – Manejo do paciente grave – insuficiência respiratória

Insuficiência respiratória aguda

↓

- Sala de emergência
- ABC primário, monitoração, $SatO_2$, acesso venoso e oxigênio por máscara
- Sinais vitais
- Queixa e duração, fatores associados e antecedentes patológicos de forma breve
- Exame físico mínimo
- Perguntar se o paciente ou familiar trouxeram exames complementares, receita médica e se realiza acompanhamento médico

↓

Sinais de iminente parada respiratória

- Preparar para IOT.
- Material necessário: aspirador, laringoscópio, tubo orotraqueal, fio guia e *cuff* testado
- Posicionar o paciente
- Pré-oxigenar (O_2 a 100%) com dispositivo bolsa-valva-máscara
- Medicação pré-intubação: propofol, etomidato ou midazolan
- Considerar uso de bloqueador neuromuscular (succinilcolina). (Cuidado: não prescrever se a ventilação com dispositivo bolsa-valva-máscara for ineficaz)

Suspeita de pneumotórax hipertensivo? → Punção no 2º espaço intercostal com Jelco

Sem sinais de iminente parada respiratória

Exames complementares para diagnóstico e conduta

Solicitar sempre:
- Gasometria arterial;
- Radiografia de tórax no leito

Solicitar de acordo com a suspeita:
- Pico de fluxo (peak flow)
- Tomografia de tórax

→ Diagnóstico e conduta

↓

Suspeita de IRpA tipo II (hipoventilação):
- *Drive* respiratório diminuído?
- Fadiga muscular?
- Obstrução de via aérea?
- Condutas possíveis:
  - Naloxona?
  - VNI?
  - IOT?

Suspeita de IRpA tipo I (hipoxêmica)
- Choque?
- EAP?
- Pneumonia?
- SARA (ARDS)?
- TEP?
- Derrame pleural volumoso?

Algoritmo 16.2 – Manejo do paciente grave – hipotensão e má perfusão

Pacientes com suspeita de má perfusão

- Reavalie sinais vitais
- Oxigênio, acesso venoso, monitoração multiparamétrica
- Monitoração do débito urinário, se possível
- Gasometria arterial com lactato
- Exames gerais, radiografia de tórax no leito e ECG

Reavaliar história
Sintomas de infecção, caracterizar a dor torácica, antecedentes de cardiopatia, DPOC, imunodeficiência, medicações em uso (p.ex., anticoagulantes orais) etc.

Suspeita clínica de infecção:
Sinais de sepse e sinais de disfunção de pelo menos 1 órgão ou sistema (sepse grave).

- Hemoculturas e culturas específicas conforme o sítio infeccioso
- Antibióticos IV de largo espectro o mais precocemente possível
- Avaliação cirúrgica nos casos indicados
- Ressuscitação hemodinâmica: manter PAM > 65 e < 90 mmHg; diurese > 0,5 mL/kg/h
- Iniciar soro fisiológico (até 15 mL/kg/h); drogas vasoativas conforme a necessidade
- Manter oxigenação adequada, IOT se necessária
- Vaga de UTI o mais breve possível (idealmente antes de 6 horas de admissão)
- Reavaliação pela evolução da acidose metabólica e lactato e, idealmente, pela saturação venosa central de O_2

Reavaliar exame físico
Enchimento capilar, estase jugular, abafamento de bulhas cardíacas ou de sopros, arritmias, diferença de ausculta entre hemitórax, febre etc.

Sinais de baixo débito
Extremidades frias, diminuição da PA sistólica ou "pinçamento" da PA, taquicardia, enchimento capilar diminuído, letargia, oligúria

Evidências de falência ventricular
Estase jugular, hepatomegalia, edema de MMII, antecedentes de ICC ou de IAM

- Exclua IAM
- Se PAM < 70 ou PAS < 90, considerar drogas vasoativas;
- Se PAM > 70 e PAS > 90, considerar vasodilatadores e/ou inotrópicos

Sinais de hipovolemia
Sangramento (pode ser oculto), sinais de desidratação grave

- Expansão volêmica
- Procurar causa do sangramento ou de perdas hídricas
- Avaliar plaquetas, coagulograma, eletrólitos e função renal

Sinais de choque obstrutivo

- Tamponamento pericárdico: estase jugular, abafamento de bulhas, atrito pericárdico, pulso paradoxal. Radiografia com aumento da área cardíaca. Conduta: punção de Marfan, sempre que possível guiada por USG
- Pneumotórax hipertensivo: diminuição assimétrica da ausculta pulmonar com timpanismo à percussão, desvio à palpação da traquéia. Conduta: punção de alívio. Casos de iminência de PCR não devem esperar a radiografia. Drenagem subseqüente.
- TEP maciço: história sugestiva, fatores de risco, taquicardia, hipotensão, hipoxemia e sinais de falência ventricular direita. Conduta: estabilização hemodinâmica, IOT S/N, exames complementares de acordo com o caso, trombólise com rt-PA 100 mg IV em 2 horas, seguida de heparinização.

Algoritmo 16.3 – Manejo do paciente grave – alteração do nível de consciência

Alteração aguda do nível de consciência

↓

Sintomas ou sinais de déficit focal?

Sim ↓

Sugere doença neurológica primária

↓

- Glicemia capilar (dextro)
- Exames gerais (sódio, potássio, uréia, creatinina, cálcio, magnésio, hemograma, enzimas hepáticas)
- Tomografia de crânio imediata
- Avaliar necessidade de teste rápido para o HIV
- Outros exames conforme o caso (LCR e EEG)

↓

Cuidado: doenças metabólicas que podem causar alteração do nível de consciência e déficits focais

- Hipoglicemia
- Hiperglicemia
- Hiponatremia
- Hipernatremia
- Hipoxemia
- Uremia
- Encefalopatia hepática
- Intoxicação exógena

Não ↓

Sugere encefalopatia tóxico-metabólica

↓

- Glicemia capilar (dextro)
- Avaliação de eletrólitos (sódio, potássio, magnésio e cálcio)
- Função renal (uréia e creatinina)
- Enzimas hepáticas
- Avaliação de infecção sistêmica (encefalopatia séptica/*delirium*): hemograma, hemoculturas, urina I, urocultura, radiografia de tórax, avaliação de foco abdominal
- Conforme o caso: tomografia de crânio, LCR, eletroencefalograma (EEG)
- Avaliação de intoxicações exógenas: história, medicações habituais, uso de drogas ilícitas etc.
- Avaliar necessidade de teste rápido para o HIV
- Avaliação de doenças sistêmicas com comprometimento de SNC: encefalopatia hepática, doença tireoidiana
- Atenção para pacientes epilépticos: diferenciar pós-ictal de mal convulsivo
- Doenças psiquiátricas podem levar a RNC, porém este é um diagnóstico de exclusão

↓

Avaliação inicial sem diagnóstico:

- TC crânio
- LCR em casos selecionados
- Avaliar necessidade de EEG

CAPÍTULO

17

Insuficiência Respiratória Aguda

Vladimir Ribeiro Pinto Pizzo
Herlon Saraiva Martins
Marcelo Eduardo Sproesser

TÓPICOS IMPORTANTES

- Insuficiência respiratória aguda (IRpA) é a incapacidade do sistema respiratório de atender as demandas metabólicas de oxigênio do organismo, de instalação aguda.
- A reversão da insuficiência respiratória depende do reconhecimento e correção da sua causa de base.
- O objetivo inicial é corrigir rapidamente alterações agudas das trocas gasosas. Uma vez obtida estabilização clínica, a obtenção de história e exame físico mais completo e de exames diagnósticos complementares deve buscar a identificação da causa da insuficiência respiratória.
- Gasometria arterial e radiografia de tórax são indispensáveis e em muitos casos suficientes para apontar o diagnóstico correto, mas em outros casos exames mais complexos podem ser necessários.
- O tratamento específico varia bastante conforme a etiologia. A utilização de ventilação mecânica invasiva, ou não-invasiva, funciona como suporte ventilatório até que a causa de base seja corrigida.

INTRODUÇÃO E DEFINIÇÕES

Insuficiência respiratória aguda (IRpA) é a incapacidade do sistema respiratório de atender as demandas metabólicas de oxigênio do organismo ou de eliminação do gás carbônico, de instalação aguda.

É possível determinar dois grandes grupos de situações/doenças cuja manifestação é IRpA com características comuns:

- IRpa do tipo I ou hipoxêmica ($PaO_2 < 50$ mmHg).
- IRpa do tipo II ou hipercápnica ($PaCO_2 > 50$ mmHg).

Fisiologia

O sistema respiratório é composto por diversos órgãos e seu funcionamento normal pode ser, resumidamente, explicado assim:

O centro respiratório, localizado no bulbo do tronco cerebral, é sensível a variações da pressão parcial do gás carbônico (pCO_2) de modo que elevações na pressão parcial sangüínea ($PaCO_2$) deste gás estimulam, via nervo frênico, a contração do diafragma e musculatura acessória da respiração – estas últimas em situações de aumento da necessidade de trabalho respiratório (em especial a musculatura intercostal via nervos intercostais). A contração do diafragma determina um aumento do volume da caixa torácica com conseqüente geração de uma pressão pleural "negativa" (na realidade, subatmosférica) que gera o gradiente para o influxo aéreo aos pulmões. No final desta fase do ciclo respiratório (inspiração, que é ativa), observa-se a saída de ar dos pulmões (expiração), que normalmente ocorre de maneira passiva pelas forças de recolhimento elástico do pulmão (a energia potencial acumulada no final da inspiração transforma-se em cinética na expiração) a não ser em situações específicas em que haja limitação a este efluxo aéreo (obstruções ao fluxo) em que pode ser necessário esforço expiratório.

Ainda com relação à fisiologia da respiração, levando-se em conta a interação com o sistema circulatório, o ciclo respiratório determina uma série de eventos hemodinâmicos interessantes de serem ressaltados. Durante a inspiração o aumento do volume torácico determina uma tração radial nas estruturas torácicas (que estão todas "ancoradas") de modo que o volume do átrio direito e da veia cava superior aumentam, diminuindo-se, assim, a pressão do sangue no interior destes compartimentos, o que gera aumento no gradiente de pressão para a veia cava inferior e tributárias da veia cava superior de modo que aumenta-se o retorno venoso. Se o coração tem função preservada, aumentos na pressão de enchimento determinam aumento do volume ejetado (até um certo limite, conforme diagrama de Frank-Starling). Portanto o volume sistólico do ventrículo direito aumenta na inspiração.

Durante a expiração existe a tendência de diminuição progressiva do gradiente de pressão com elevação da pressão interpleural até zero e, portanto, ausência do fenômeno de tração radial das estruturas e conseqüente reacomodamento. O retorno venoso volta ao valor basal. Esta variação de volume sangüíneo ejetado determina uma variação da pressão de pulso (diferença entre a pressão arterial sistólica e diastólica de modo que quanto maior o volume sangüíneo ejetado, maior a amplitude da diferença).

Numa situação de desconforto respiratório por uma crise de broncoespasmo, por exemplo, observa-se um aumento da amplitude e excursão do diafragma com conseqüente aumento do gradiente para o retorno venoso e aumento da pressão de pulso na inspiração seguido de queda ao valor basal do retorno venoso na expiração; porém, pelo esforço expiratório para vencer a resistência aumentada ao fluxo aéreo, pode-se observar aumento da pressão pleural (supra-atmosférica), como numa manobra de Valsalva, e conseqüente aumento da pressão no átrio direito e veia cava superior, diminuição do gradiente para o retorno venoso e diminuição do volume ejetado. Ocorreu, portanto, um aumento da variabilidade da pressão de pulso que pode ser a manifestação clínica sobre o sistema circulatório do desconforto respiratório (por isso, variação da pressão de pulso maior que 10 mmHg é fator de gravidade em crise de sibilância).

Por tudo que foi exposto anteriormente, conclui-se que, fisiologicamente, o ser humano respira num paradigma de pressão "negativa". Por questões operacionais e dificuldades em simular este paradigma quando se oferece suporte ventilatório, isto se dá num sistema de pressão positiva, ou seja, o gradiente de pressão para o influxo de ar ocorre com aumento da pressão intratorácica na inspiração e queda na expiração; do ponto de vista do sistema circulatório, o inverso do que se observa na respiração normal. Este é um dos motivos pelos quais é comum que o indivíduo fique hipotenso quando passa a respirar com suporte em pressão positiva.

Outra subversão da fisiologia acontece quando submete-se um indivíduo a ventilação com pressão positiva de maneira invasiva (através de sonda oro ou nasotraqueal), pois elimina-se o efeito de válvula que as cordas vocais têm, de modo que existe tendência de colapso alveolar por diminuição do volume residual e conseqüente "derecrutamento alveolar" e diminuição de superfície de troca aérea. O emprego de uma pressão positiva no final da expiração (PEEP) compensa este mecanismo, ou seja, mantém o sistema pressurizado durante a expiração, o que permite a adequada manutenção de patência alveolar. A PEEP considerada "fisiológica" é a da pressão de uma coluna de 5 cm de água.

ETIOLOGIA E FISIOPATOLOGIA

A hipoxemia tem como principal causa a inadequação do balanço ventilação/perfusão pulmonar (Tabela 17.I). Sabe-se da fisiologia que o ajuste adequado da otimização da perfusão pulmonar para as áreas mais bem ventiladas é complexo e baseia-se nos princípios de vasoconstrição hipóxica, ou seja, a baixa pressão parcial de oxigênio em determinadas unidades alveolares gera estímulo que induz aumento da resistência ao fluxo da microcirculação daquela região, fazendo com que o sangue seja desviado desta área que não contribuiria para a hematose em detrimento de outras em que a ventilação estiver adequada (do ponto de vista fisiológico, interessa que passe mais sangue onde há mais oxigênio). Deste modo, uma parcela do sangue é "*shuntado*" e chega ao átrio esquerdo desoxigenado, misturando-se com o sangue proveniente de áreas bem ventiladas e determinando uma concentração resultante potencialmente baixa – a depender da relação do volume de sangue bem oxigenado e do sangue desoxigenado (Figura 17.1 A).

Tabela 17.I – Etiologia da insuficiência respiratória aguda

HIPOXÊMICA
• Neoplasias.
• Infecções: vírus, bactérias, fungos.
• Trauma: contusão, laceração.
• Embolia pulmonar.
• Atelectasias.
• Insuficiência cardíaca.
• Asma e DPOC.
• Síndrome do desconforto respiratório agudo (ARDS).
• Doenças intersticiais pulmonares.
HIPERCAPNIA
• Medicações depressoras do SNC: opióides, benzodiazepínicos, barbitúricos etc.
• Metabólicos: hiponatremia, hipernatremia, hipoglicemia, hipercalcemia etc.
• Neoplasias do SNC.
• Infecções: meningite, encefalite.
• Elevação da pressão intracraniana.
• Apnéia do sono.
• Hipoventilação central.
NERVOS E MÚSCULOS
• Trauma: medular, diafragma.
• Medicações: curares, aminoglicosídeos.
• Metabólicos: potássio, fósforo e magnésio.
• Infecções: poliomielite, tétano.
• Miastenia.
• Guillain-Barré.
• Distrofia muscular.
• Esclerose lateral amiotrófica.
VIAS AÉREAS
• Infecções: epiglotite, laringite.
• Trauma.
• Aumento do volume de estruturas: hiperplasia adenóide, neoplasias, bócio.
• Paresia das cordas vocais.
• Traqueomalácia.
TÓRAX, PLEURA E RESTRIÇÃO
• Trauma: costelas, tórax instável.
• Queimadura extensa.
• Outros fatores contribuintes:
• Cifoescoliose, esclerodermia, pneumotórax, derrame pleural, obesidade, ascite.

Além dos distúrbios V/Q outras causas de hipoxemia são:

- Alteração da capacidade difusional do oxigênio pela membrana alvéolo-capilar (edema intersticial, processos inflamatórios intersticiais etc.);
- Elevadas altitudes;
- Hipoventilação alveolar.

Na presença de hipercapnia é possível estimar o papel desta na queda da PaO_2, se for calculado o gradiente alvéolo-arterial de oxigênio: $P(A\text{-}a)O_2$ que deve, em adultos, ser de no máximo 20 mmHg (idade/4 + 4).

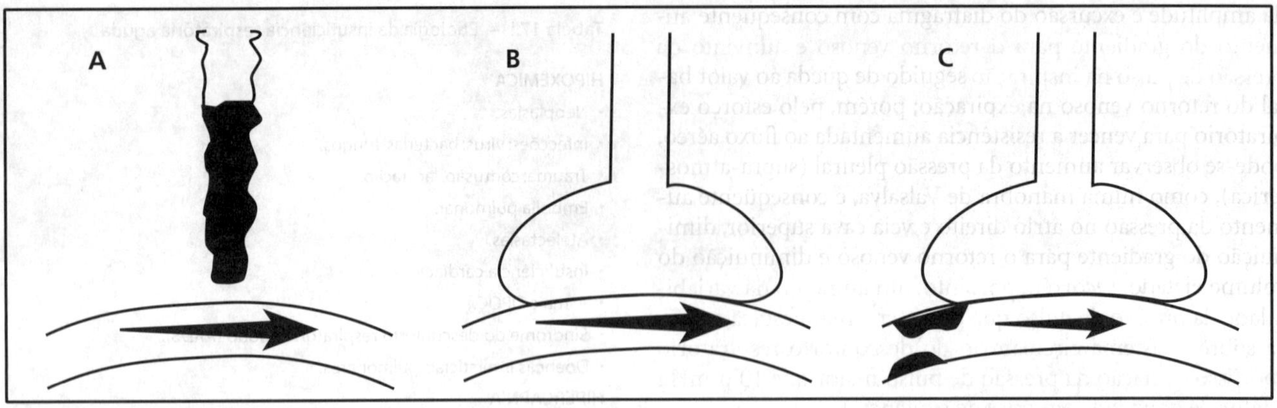

Figura 17.1 – Alterações na troca alvéolo-capilar.

A fórmula para o cálculo da PAO_2 é:

$$PAO_2 = FiO_2(PB\text{-}47)\text{-}1{,}25\ PaCO_2$$

Onde PAO_2: pressão parcial de oxigênio no alvéolo e PB: pressão barométrica.

Na cidade de São Paulo, em ar ambiente, é possível usar a seguinte fórmula para calcular $P(A\text{-}a)O_2$:

$$P(A\text{-}a)O_2 = 130\text{-}(PaO_2\text{+}PaCO_2)$$

Com este resultado é possível saber se toda a hipoxemia observada se deve apenas a hipercapnia (gradiente < 20) ou se há outro processo superajuntado (gradiente > 20).

Insuficiência respiratória do tipo hipercápnica pode ser entendida analisando-se a equação do volume-minuto alveolar:

$$V_M\text{=}(V_T\text{-}V_D)\ X\ FR$$

V_M= volume-minuto alveolar; V_T= volume corrente; V_D= espaço morto fisiológico; FR= freqüência respiratória.

Portanto, a elevação da $PaCO_2$ pode ser decorrente da diminuição da freqüência respiratória ou do volume corrente ou, ainda, do aumento do espaço morto fisiológico.

Na tabela de etiologias, é possível encontrar diversas situações associadas à diminuição da freqüência respiratória como drogas, patologias em SNC/tronco cerebral, hipertensão intracraniana, entre outras. Já o volume corrente pode estar diminuído em situações como quadros neuromusculares, doenças obstrutivas e fadiga muscular, por exemplo.

O aumento do espaço morto fisiológico pode elevar a $PaCO_2$ por distúrbio V/Q já que a presença de áreas ventiladas porém não perfundidas (efeito espaço morto, como ocorre na embolia de pulmão, hipovolemia ou baixo débito cardíaco, por exemplo, Figura 17.1 C) impossibilita a eliminação do CO_2 presente no sangue que retorna ao átrio esquerdo, o qual se mistura com o sangue, proveniente das unidades bem perfundidas e ventiladas, "contaminando-o".

É possível calcular a fração de espaço morto (VD/VT) através da fórmula abaixo:

$$VD/VT\text{=}(PaCO_2\text{-}P_{et}CO_2)/PaCO_2$$

Onde: $P_{et}CO_2$=pressão parcial do CO_2 exalado.

Em virtude da alta solubilidade do CO_2, um déficit de difusão por lesão da membrana alvéolo-capilar só será clinicamente significativo em lesões bastante graves.

A combinação dos processos acima citados é bastante freqüente em IRpA, não se devendo tomar estas noções como estanques ou tentar interpretar os casos de maneira simplista, mas sim tentar perceber as inter-relações para poder planejar e executar a melhor estratégia terapêutica.

Em resumo, há quatro grandes grupos fisiopatológicos que podem causar hipoxemia, isoladamente ou em conjunto:

- Distúrbio entre a ventilação alveolar e a perfusão capilar (V/Q): definido como a perfusão de unidades alveolares parcialmente ventiladas. O sangue que perfunde essas unidades alveolares retorna ao átrio esquerdo apenas parcialmente oxigenado, gerando hipoxemia. Nesse item também estão incluídas todas as unidades que são ventiladas, mas insuficientemente perfundidas (áreas de espaço morto verdadeiro e de efeito espaço morto). Esta é a causa mais comum de hipoxemia.
- Hipoventilação: levando a aumento da pressão arterial de CO_2 ($PaCO_2$) e aumento da pressão alveolar de CO_2 ($PACO_2$), com conseqüente queda na PAO_2 e na PaO_2. Nessa situação, a hipoxemia é resultado da hipoventilação, sem alteração primária dos mecanismos de captação de oxigênio.
- *Shunt*: definido como a perfusão de unidades alveolares não ventiladas. O sangue que perfunde alvéolos não ventilados passa pelo pulmão sem realizar troca gasosa e retorna ao átrio esquerdo com baixa PaO_2 e baixa saturação de hemoglobina.
- Alterações difusionais: causadas por uma alteração na barreira alvéolo-capilar, diminuindo a eficiência da troca gasosa. Trata-se de uma condição clínica pouco comum

como causa isolada de hipoxemia numa situação de emergência. Há queda da difusão do oxigênio ou porque existe uma queda da pressão inspirada de O_2 (exemplo: grandes altitudes), ou diminuição da área de troca (exemplo: enfisema pulmonar, pneumopatias fibrosantes, edema alveolar etc.), ou ainda por aumento da espessura da membrana. Do ponto de vista clínico, esse mecanismo como causador de hipoxemia só tem importância em situações de estresse, como durante as atividades físicas.

ACHADOS CLÍNICOS

As manifestações clínicas de desconforto respiratório incluem uma infinidade de sinais e sintomas clínicos com intensidade também bastante variável, a depender da reserva fisiológica, tempo de instalação e compensação. Pode-se ressaltar os seguintes:

- Alterações no nível de consciência (agitação ou sonolência).
- Evidência de aumento do trabalho respiratório: uso de musculatura acessória à respiração (batimento de asas de nariz, tiragem de intercostais, supraesternal e fúrcula), taquipnéia, hiperpnéia, respiração paradoxal, entre outras.
- Cianose.
- Outras: sudorese, taquicardia, hipertensão (sinais de descarga adrenérgica) etc.

EXAMES COMPLEMENTARES

O diagnóstico de insuficiência respiratória geralmente é suspeitado por sinais de desconforto respiratório; é, portanto, clínico e confirmado pela oximetria de pulso ou gasometria. A oximetria de pulso é um recurso muito útil por ser não-invasivo, oferecer resultado imediato e contínuo e ser uma medida direta. Sua acurácia é muito boa quando a saturação de hemoglobina está acima de 70%, não sendo tão confiável abaixo desse nível. Alguns fatores podem interferir na leitura do oxímetros de pulso e superestimar ou subestimar a saturação de hemoglobina. No pronto-socorro, os mais importantes são má perfusão periférica, anemia, arritmias cardíacas, artefato de movimentação e presença de esmalte de unhas. Quando algum desses fatores estiver presente, deve-se interpretar o resultado da oximetria com cautela e confirmar a saturação com gasometria arterial.

A gasometria arterial, apesar de mais invasiva e não oferecer resultado tão imediato, é mais completa, pois permite avaliação não só da hipoxemia mas também da ventilação alveolar pela mensuração do CO_2 e do estado metabólico pela mensuração do pH. Os dois métodos devem ser utilizados de maneira complementar, a gasometria para avaliação mais completa inicial e após medidas para correção da insuficiência respiratória, e a oximetria para monitorização contínua durante o atendimento inicial e ao longo do tratamento.

DIAGNÓSTICO DIFERENCIAL

Após definir a presença de uma insuficiência respiratória, deve-se buscar a sua etiologia. Ela pode ser causada por uma série de condições clínicas. As causas pulmonares e cardíacas são as mais comuns, mas doenças neuromusculares e sistêmicas também podem levar a insuficiência respiratória.

Em alguns casos, a etiologia fica evidente na avaliação inicial, como por exemplo, paciente jovem apresentando-se com taquipnéia, sibilo, aumento do tempo expiratório e cuja acompanhante revela ser asmática, em crise de sibilância e tosse há três dias. Em outros casos, mesmo após exame físico, breve história, gasometria e radiografia de tórax, o diagnóstico não é claro e mais exames são necessários para elucidação diagnóstica.

O paciente com queixa de dispnéia ou desconforto respiratório apresentando-se ao setor de emergência deve ser prontamente avaliado, pois a insuficiência respiratória não corrigida pode rapidamente evoluir para parada respiratória. O objetivo principal é corrigir hipoxemia e, em algumas situações especiais, a hipercapnia.

Quando houver sinais de nítido desconforto respiratório, o paciente deve ser levado para a sala de emergência e rapidamente monitorizado com monitor cardíaco e oximetria de pulso. Se a oximetria de pulso for menor do que 90%, O_2 suplementar deve ser imediatamente oferecido por um cateter ou máscara. Se for possível, logo na entrada, uma amostra de sangue arterial deve ser coletada para dosagem das concentrações dos gases, antes da suplementação de O_2, mas em nenhum caso sua coleta deve retardar a correção de hipoxemia identificada pela oximetria de pulso. Pacientes com diagnóstico de DPOC e suspeita de retenção crônica de CO_2 devem receber oxigênio suplementar com cautela, monitorização com gasometria arterial para avaliar hipercapnia, objetivando-se saturação de hemoglobina acima de 90% e abaixo de 95%. A suspeita de hipercapnia não deve impedir a suplementação de O_2, pois a hipoxemia é muito mais deletéria para o organismo do que a hipercapnia.

TRATAMENTO

O tratamento adequado da IRpA deve ser específico para cada caso e a quantidade de intervenções e possibilidades é muito grande para ser discutida de maneira genérica, de modo que serão feitos comentários sobre os princípios gerais.

Em virtude da alta prevalência de hipoxemia como manifestação clínica de IRpA, a oxigenoterapia é muito importante no manejo desta condição clínica.

Ofertar oxigênio em abundância faz aumentar o gradiente para difusão da luz alveolar (PAO_2) para os capilares (PaO_2) com conseqüente tendência de correção da hipoxemia. No entanto, esta é uma maneira imediata porém inespecífica de resolver a situação e a busca da causa e conseqüente instituição de tratamento adequado nunca deve ser esquecida.

Existem diversas maneiras de oferecer oxigênio dependendo do fluxo requerido, assim como da capacidade de se controlar a FiO_2. Seguem, abaixo, em ordem crescente de gravidade e suporte terapêutico estas inervenções:

Cateter nasal

Sistema de baixos fluxos (0,5 a 4-5 L/min) com FiO_2 não determinável (a princípio 3% para cada L/min, ou seja,

Algoritmo 17.1 – Manejo inicial da insuficiência respiratória aguda

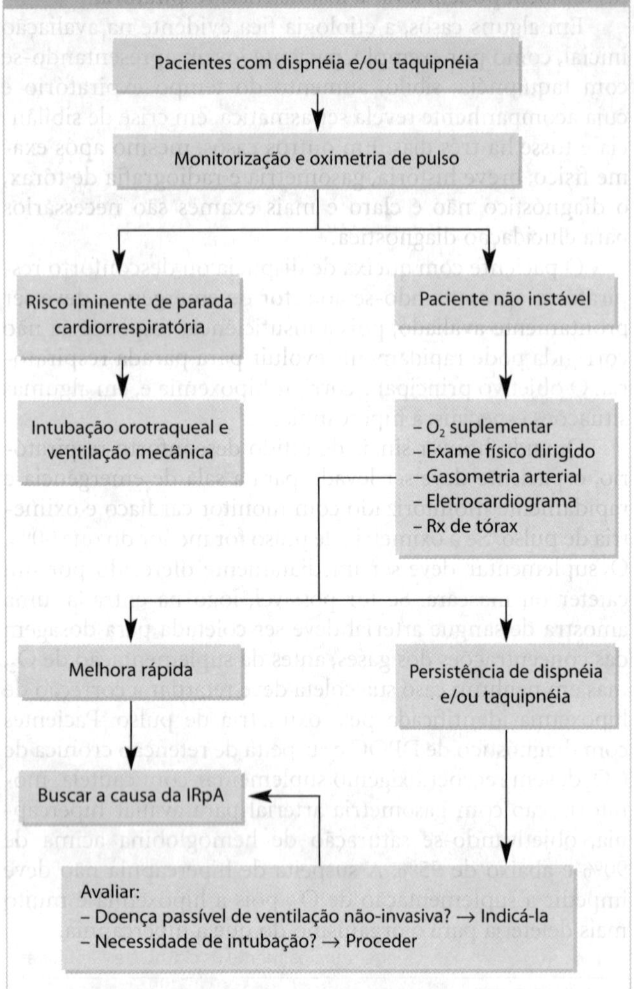

com 2 L/min, $FiO_2 = 21\% + (2 \times 3\%) = 27\%$) é útil em casos em que a hipoxemia é leve ou naqueles em que o processo fisiopatológico exige baixos fluxos de oxigênio (DPOC, por exemplo).

Máscara facial

Naqueles casos em que são necessários altos fluxos de oxigênio, estes são os dispositivos mais adequados, podendo ser acoplados a acessórios específicos como válvulas de Venturi, que são estruturas capazes de aumentar o fluxo ofertado assim como determinar a FiO_2 oferecida. Já o acoplamento de um reservatório de oxigênio às máscaras permite oferecer altos fluxos com FiO_2 a 100%.

Além da oxigenoterapia, intervenções mais avançadas são eventualmente necessárias, dentre elas as técnicas de ventilação mecânica a serem apresentadas em capítulo específico.

LEITURA ADICIONAL

1. Tobin MJ. Update in pulmonary diseases. Annals of Internal Medicine 2005; 142: 283-5.
2. Orebaugh SL. Initiation of mechanical ventilation in the emergency department. Am J Emerg Med 1996; 14: 59-69.
3. Sigillito RJ, DeBlieux PM. Evaluation and initial management of the patient in respiratory distress. Emergency Medicine Clinics of North America 2003; 21.
4. Murphy R, Mackway-Jones K, Sammy I, Driscoll P, Gray A, O'Driscoll R, et al. Emergency oxygen therapy for the breathless patient. Guidelines prepared by North West Oxygen Group. Emerg Med J 2001; 18: 421-3.
5. Jubran A. Pulse oximetry. In: Tobin M, editor. Principles and practice of intensive care monitoring. New York: McGraw-Hill; 1998. p.261-88.
6. Murphy R, Driscoll P, O'Driscoll R. Emergency oxygen therapy for the COPD patient. Emerg Med J 2001; 18: 333-9.

CAPÍTULO 18

Doenças Neuromusculares e Insuficiência Respiratória

Mário Wilson Iervolino Brotto
José Antonio Levy

Ao mestre dos mestres na eletromiografia, Prof. Dr. Edgard Silva Lusvarghi †
Em cuja presença ninguém permanecia dormente.

TÓPICOS IMPORTANTES

- A esclerose lateral amiotrófica é uma das mais freqüentes doenças neuromusculares que ocasionam uma falência respiratória aguda e geralmente não é lembrada em pacientes com insuficiência respiratória. Ela cursa com fraqueza muscular progressiva de predomínio distal, amiotrofias, presença de fasciculações difusas, câibras, ausência de distúrbios sensitivos e esfinctéricos. Pode estar associada a sinais de liberação piramidal, como hiperreflexia miotática e sinal de Babinski.
- A poliomielite causa fraqueza assimétrica e tende a ser mais intensa nos membros inferiores. A lesão dos núcleos motores inervando músculos respiratórios e células reguladoras centrais no tronco encéfalo resulta na falência respiratória.
- Deve-se lembrar que outras enteroviroses podem causar uma doença semelhante à poliomielite, especialmente em pacientes imunossuprimidos.
- A síndrome de Guillain-Barré deve sempre entrar no diagnóstico diferencial de paralisias flácidas agudas no pronto-socorro.
- A raiva paralítica (menos de 20% dos casos) inicia-se com dor e fraqueza de um único membro, seguidas pela paralisia flácida progressiva dos quatro membros, seguida de insuficiência respiratória e paralisia bulbar. Este padrão de fraqueza muscular progressiva, com arreflexia miotática e sensibilidade normal, simula o quadro de uma polirradiculoneurite (síndrome de Guillain-Barré).
- A difteria, na forma faríngea que se desenvolve entre a oitava e décima segunda semana de evolução da doença, cursa com polineuropatia periférica desmielinizante sensitivo-motora, com fraqueza distal, hipoestesia em bota e luva, parestesias, hipo ou arreflexia miotática.
- A hipofosfatemia causa insuficiência respiratória em pacientes com doença grave. Outras complicações neurológicas incluem fraqueza, parestesias, quadro confusional, convulsões e coma. A hipofosfatemia afeta a unidade motora principalmente no nível do nervo periférico.
- Deve-se lembrar que os pacientes miastênicos têm alta sensibilidade a drogas bloqueadoras neuromusculares (geralmente drogas curarizantes e β-bloqueadores), resultando numa prolongada dificuldade respiratória pós-intubação orotraqueal. É regra geral que em caso de inesperada fraqueza persistente após a administração de uma droga curarizante deve-se suspeitar de uma miastenia gravis ou outra forma de doença miastênica.
- A síndrome de Eaton-Lambert (SEL) é uma doença miastênica caracterizada por um defeito pré-sináptico da junção neuromuscular, resultando em tetraparesia proximal, disfunção autonômica (principalmente boca seca), semiptose palpebral, leve oftalmoparesia e sintomas sensitivos (parestesias distais). Menos de 10% dos pacientes desenvolvem insuficiência respiratória.
- As manifestações do botulismo ocorrem entre 12 e 36 horas após a ingestão da toxina botulínica em alimentos contaminados, sendo que as principais são diplopia, ptose, disartria seguida de paralisia progressiva das extremidades e dos músculos respiratórios; boca seca, obstipação e anormalidades pupilares são comuns e não há distúrbios sensitivos.
- A hipermagnesemia gera um defeito pré-sináptico da transmissão neuromuscular, resultando em fraqueza generalizada, arreflexia e insuficiência respiratória. Ocorre mais freqüentemente devido à administração de antiácidos e laxantes contendo magnésio em pacientes com insuficiência renal e em pacientes com eclâmpsia recebendo sulfato de magnésio.
- A polimiosite é uma doença caracterizada por déficit motor, geralmente com amiotrofias, às vezes com dor na compressão dos músculos e que atinge principalmente as cinturas escapular e pélvica. Nas formas graves, pode evoluir com fraqueza da musculatura respiratória, hipercapnia, hipoxemia e insuficiência respiratória aguda.
- As paralisias periódicas caracterizam-se por episódios súbitos de fraqueza muscular, muitas vezes desencadeados por exercícios intensos ou refeições ricas em carboidratos. Podem ser hipocalêmicas, normocalêmicas ou hipercalêmicas e pertencem ao grupo das calanopatias.

INTRODUÇÃO E DEFINIÇÕES

Duas grandes possibilidades podem explicar a insuficiência respiratória de pacientes com tetraparesia:

- O paciente já tem o diagnóstico de uma doença neuromuscular conhecida e está desenvolvendo uma insuficiência respiratória aguda ou crônica.
- A insuficiência respiratória pode ser causada por uma doença neuromuscular.

Assim, o ponto fundamental da avaliação é saber se essa doença neuromuscular explica a falência respiratória ou se existe alguma patologia associada agravando os sintomas. Dessa forma, o diagnóstico de uma doença neuromuscular aguda pode ser difícil, mas raramente é oculto. Mais freqüentemente o paciente não tem uma "doença neuromuscular tradicional", mas sim uma doença multissistêmica que origina uma grave disfunção neuromuscular.

ETIOLOGIA E FISIOPATOLOGIA

As doenças neuromusculares que podem se apresentar com insuficiência respiratória estão descritas nas Tabelas 18.I, 18.II e 18.III.

Diferentes níveis topográficos da unidade motora podem ser acometidos:

- Doenças da ponta anterior da medula e nervos periféricos.
- Doenças da junção neuromuscular.
- Doenças musculares.
- Doenças musculares metabólicas.
- Doenças neuromusculares que não costumam causar falência respiratória.

Tabela 18.I – Doenças neuromusculares crônicas que apresentam-se com falência respiratória

Doenças da ponta anterior da medula
• Esclerose lateral amiotrófica e/ou amiotrofia espinal progressiva (tipos II e III)
• Paralisia diafragmática isolada
Neuropatia periférica
• Porfiria
Doenças da junção neuromuscular
• Miastenia gravis
• Síndrome de Eaton-Lambert
• Miastenia gravis congênita
Doenças musculares
• Distrofia miotônica
• Deficiência de acidomaltase (doença de Pompe)
• Deficiência da carnitina palmitiltransferase

Tabela 18.II – Doenças neuromusculares agudas que apresentam-se com falência respiratória

Doenças da ponta anterior da medula
• Raiva
• Poliomielite
• Amiotrofia espinal
Neuropatias periféricas
• Síndrome de Guillain-Barré
• Porfiria
• Difteria
Doenças da junção neuromuscular
• Miastenia gravis
• Síndrome de Eaton-Lambert
• Miastenia gravis congênita
Miopatias
• Dermatomiosite
• Miosite viral
• Miopatias tóxicas

Tabela 18.III – Fatores desencadeantes de disfunção neuromuscular em pacientes graves

• Desnutrição
• Imobilização (desuso)
• Sepse e falência de múltiplos órgãos
• Distúrbios hidroeletrolíticos
• Hipóxia e distúrbios hemodinâmicos
• Sedação
• Drogas bloqueadoras neuromusculares (drogas curarizantes e β-bloqueadores)
• Corticosteróides
• Drogas adrenérgicas

ACHADOS CLÍNICOS, EXAMES COMPLEMENTARES E TRATAMENTO

Doenças da ponta anterior da medula e nervos periféricos

Esclerose lateral amiotrófica

A esclerose lateral amiotrófica é uma das mais freqüentes doenças neuromusculares que ocasionam uma falência respiratória aguda e geralmente não é lembrada em pacientes com insuficiência respiratória. Esta doença pode atingir predominantemente neurônios que inervam o diafragma e leves sinais focais de fraqueza apendicular podem ser os únicos sintomas associados. No exame neurológico clínico deve-se observar sinais e sintomas caracterizados por fraqueza muscular progressiva de predomínio distal, amiotrofias, presença de fasciculações difusas, câibras, ausência de distúrbios sensitivos e esfinctéricos. Podem estar associados a sinais de liberação piramidal, como hiperreflexia miotática e sinal de Babinski. Enzimas musculares (creatinafosfoquinase – CPK) podem estar 2 a 3 vezes acima do normal, mas podem apresentar-se acentuadamente elevadas em casos rapidamente progressivos.

É fundamental a realização do exame eletroneuromiográfico (ENMG) para a confirmação diagnóstica e o diagnóstico diferencial com uma mielopatia cervical, polirradiculoneurite desmielinizante crônica, intoxicação por metais pesados, hiperparatiroidismo e hipertiroidismo.

Os achados do exame ENMG incluem velocidades de conduções nervosas motoras e sensitivas normais, associadas a anormalidades na eletromiografia de agulha, como fibrilações, ondas positivas, fasciculações difusas no repouso, com degeneração de fibras nervosas motoras em maior ou menor intensidade e sinais de reinervação crônica (potenciais polifásicos longos e gigantes) na contração voluntária. Estes achados devem ser demonstrados em vários segmentos corpóreos (nervos cranianos bulbares e ou então nos níveis cérvico-tóraco-lombossacrais).

Poliomielite

A poliomielite freqüentemente resulta em fraqueza flácida assimétrica e falência respiratória. As polioviroses são membros da família dos picornavírus e incluem três tipos antigenicamente diferentes. Todas as polioviroses podem ocasionar a doença, tipicamente afetando crianças, caracterizadas por mal-estar geral, febre baixa e leves distúrbios gastrintestinais. Na maior parte dos pacientes a doença é autolimitante, mas na minoria dos casos ocorre o envolvimento neurológico em 4 a 10 dias. Meningite asséptica com cefaléia, piora da febre e do estado geral são seguidos pela paralisia progressiva. A fraqueza é usualmente assimétrica e tende a ser mais intensa nos membros inferiores. Dor muscular severa é comum. A lesão dos núcleos motores inervando músculos respiratórios e células reguladoras centrais no tronco encéfalo resulta na falência respiratória.

O diagnóstico é feito pela detecção de anticorpos séricos ou pelo isolamento do vírus nas fezes ou nas secreções orofaríngeas. A vacinação disseminada praticamente erradicou a moléstia, mas deve-se lembrar que outras enteroviroses causam uma doença semelhante à poliomielite, especialmente em pacientes imunossuprimidos.

Pacientes com seqüelas devido à poliomielite na infância podem desenvolver uma piora progressiva da fraqueza muscular prévia em fases mais tardias da vida. Esta síndrome pós-pólio pode iniciar uma insidiosa falência respiratória progressiva.

Raiva

A raiva é uma encefalomielite progressiva resultante da infecção aguda do cérebro e da medula espinal. O vírus entra no corpo através de arranhões ou mordidas de animais e por meio do transporte axonal retrógrado atinge o sistema nervoso central (a raiva é discutida em detalhes no capítulo específico).

Existem duas formas clínicas de raiva: clássica ("furiosa") e paralítica ("silenciosa"). As manifestações iniciais incluem agitação e ansiedade, hidrofobia, espasmos musculares na faringe, laringe e músculos respiratórios associados a caretas faciais, opistótono e senso de pavor. À medida que a moléstia progride o paciente torna-se comatoso, com arritmia cardíaca e disfunção disautonômica que levam invariavelmente ao óbito.

A raiva paralítica (menos de 20% dos casos) inicia-se com dor e fraqueza de um único membro, seguidas pela paralisia flácida progressiva dos quatro membros, seguida de insuficiência respiratória e paralisia bulbar. Este padrão de fraqueza muscular progressiva, com arreflexia miotática e sensibilidade normal, simula o quadro de uma polirradiculoneurite (síndrome de Guillain-Barré). O paciente costuma sobreviver após várias semanas de ventilação respiratória assistida.

O diagnóstico *premortem* de raiva é difícil se não houver referências prévias de exposição ao animal raivoso. Testes laboratoriais de rotina não são diagnósticos. Líquor cefalorraquidiano revela uma moderada pleiocitose linfocítica e aumento de proteínas. O diagnóstico é confirmado pela presença de anticorpos séricos ou no líquor do paciente previamente não vacinado. Estudos com imunofluorescência de biópsia de pele no pescoço podem permitir uma precoce detecção dos anticorpos. O tratamento consiste em cuidados com os ferimentos, medidas de suporte e imunização ativa e passiva.

Síndrome de Guillain-Barré

Os dados para o diagnóstico clínico laboratorial e eletroneuromiográfico das polirradiculoneurites (síndrome de Guilllain-Barré) são detalhados no capítulo específico.

Difteria

Difteria é uma infecção aguda das vias respiratórias superiores ou da pele, causada por um bacilo Gram-positivo, *Corynebacterium diphteriae*. A difteria palatal é caracterizada por faringite, anorexia, cefaléia e ocasionalmente mialgia generalizada. Na faringe observa-se um exsudato acinzentado formando uma membrana aderente à mucosa subjacente. Este bacilo produz uma potente exotoxina que causa uma cardiomiopatia e uma polineuropatia em 20% dos casos. A neuropatia ocorre de duas formas: uma forma focal faríngea palatal e uma polineuropatia difusa sensitivo-motora. Na forma focal os sintomas são devidos aos efeitos locais da toxina, ocasionando na terceira ou quarta semana de evolução paralisia do palato mole, fala anasalada e refluxo nasal de líquidos. Dificuldade na acomodação visual com preservação dos reflexos fotomotores também foi descrita. Em casos mais severos pode ocorrer afonia, rouquidão, disfagia e insuficiência respiratória devido à paralisia diafragmática. Em geral a fraqueza muscular predomina sobre os sinais sensitivos (maiores detalhes no capítulo específico).

Aproximadamente 10% dos pacientes com forma faríngea desenvolvem entre a oitava e décima segunda semana de evolução uma polineuropatia periférica desmielinizante sensitivo motora, com fraqueza distal, hipoestesia em bota e luva, parestesias, hipo ou arreflexia miotática. Pode haver um intenso acometimento da sensibilidade proprioceptiva resultando numa severa ataxia sensitiva. Com medidas de suporte adequada o prognóstico de recuperação é excelente.

O diagnóstico é estabelecido pela cultura do organismo das lesões cutâneas e mucosas. O tratamento inclui altas doses de antitoxina, antibióticos e monitorização cardíaca pelo perigo da miocardite e arritmias.

Polineuropatia do doente crítico ("neuropatia de UTI")

Pacientes graves, intubados, podem apresentar grande dificuldade no desmame respiratório, apesar de uma ausência evidente de outras causas médicas ou neuromusculares que possam ocasionar uma falência respiratória prolongada. Bolton et al. descreveram 1.984 casos com polineuropatia severa em doentes críticos. Outros relatos de pacientes similares originaram a denominação de uma polineuropatia do doente crítico (PDC), freqüentemente conhecida como neuropatia de UTI.

O quadro clínico caracteriza-se por grave fraqueza generalizada, falência respiratória, atrofia distal, hipo ou arreflexia, com relativa preservação da sensibilidade e de nervos cranianos. Falência no desmame respiratório, apesar da melhora da doença crítica, é o primeiro sinal de uma desordem neuromuscular. PDC ocorre mais comumente em pacientes idosos (idade média de 64 anos), com início médio de 28 dias de internação na UTI. A taxa de mortalidade é em torno de 50%, sendo que os sobreviventes têm um bom prognóstico de recuperação motora.

Exame de eletroneuromiografia (ENMG) demonstra uma degeneração axonal primária de nítido predomínio motor. Um estudo das conduções nervosas mostra uma acentuada redução nas amplitudes dos potenciais evocados motores, de menor intensidade nos sensitivos, com velocidades de conduções motoras e tempos de latências distais preservados. As ondas F quando presentes apresentam latências normais. Bloqueio da condução nervosa motora e dispersão temporal patológica não são observadas. A eletromiografia de agulha demonstra a presença de freqüentes fibrilações e ondas positivas, mais raramente descargas repetitivas complexas. O liquor cefalorraquiano é geralmente normal, sem a clássica dissociação proteinocitológica da síndrome de Guillain-Barré.

Toxinas e deficiência nutricional são as possíveis causas da grave axonopatia generalizada observada na PDC. Sepse é comum nesses pacientes. Altas e prolongadas doses de antibióticos (inclusive aminoglicosídeos) não são importantes na gênese da PDC. Aminoglicosídeos causam mais freqüentemente uma disfunção pré-sináptica da junção neuromuscular e não uma neuropatia motora. Além disso, não são observadas anormalidades na prova de estimulação repetitiva. Em pacientes com internação prolongada, a elevação da glicemia e decréscimo da albumina sérica podem causar uma hipóxia endoneural, que contribui para uma piora da degeneração axonal distal observada na PDC. Uma hipotrofia de desuso e conseqüente miopatia catabólica não podem ser responsabilizadas pela etiopatogenia de uma PDC.

Amiotrofia asmática (síndrome de Hopkins)

Amiotrofia asmática é uma moléstia semelhante à poliomielite associada a uma crise asmática aguda em crianças. Tipicamente estes pacientes desenvolvem uma paralisia irreversível de um ou dois membros, amiotrofia precoce e arreflexia, com sensibilidade preservada, cerca de 4 a 7 dias após uma crise asmática aguda. O liquor cefalorraquiano demonstra uma pleocitose polimorfonuclear e linfocítica e um aumento protéico. Enterovírus foram isolados da secreção nasal e das fezes.

Hipofosfatemia

A depleção do fosfato causa insuficiência respiratória em pacientes com doença grave. Outras complicações neurológicas incluem fraqueza, parestesias, quadro confusional, convulsões e coma.

O fosfato inorgânico é um fator essencial no metabolismo aeróbico e anaeróbico. A sua depleção extracelular ocasiona um metabolismo prejudicado e conseqüente hipóxia, devido à queda da tensão de oxigênio no nível celular, ocasionando fraqueza muscular, parestesias e encefalopatia, que podem reverter rapidamente com a repleção do fosfato.

A hipofosfatemia afeta a unidade motora principalmente no nível do nervo periférico. O exame ENMG demonstra velocidades de conduções motoras diminuídas, ausência de potenciais evocados sensitivos e ondas F. As manifestações clínicas e neurofisiológicas são inespecíficas e o diagnóstico depende da presença de uma hipofosfatúria e resposta positiva ao tratamento.

Doenças da junção neuromuscular

Miastenia gravis

Várias formas de miastenia gravis culminam numa falência respiratória, principalmente nos casos mais severos, não diagnosticados precocemente e sem tratamento adequado. Deve-se lembrar que os pacientes miastênicos têm alta sensibilidade a drogas bloqueadoras neuromusculares (geralmente drogas curarizantes e β-bloqueadores), resultando numa prolongada dificuldade respiratória pós-intubação orotraqueal. É regra geral que em caso de inesperada fraqueza persistente após a administração de uma droga curarizante deve-se suspeitar de uma miastenia gravis ou outra forma de doença miastênica.

O diagnóstico é realizado através da ENMG, que demonstra a presença de uma fadigabilidade anormal e precoce – fenômeno miastênico (Figura 18.1) (maiores detalhes no capítulo específico).

Síndrome de Eaton-Lambert

A síndrome de Eaton-Lambert (SEL) é uma doença miastênica caracterizada por um defeito pré-sináptico da junção neuromuscular, resultando em tetraparesia proximal, disfunção autonômica (principalmente boca seca), semiptose palpebral, leve oftalmoparesia e sintomas sensitivos (parestesias distais). Menos de 10% dos pacientes desenvolvem insuficiência respiratória. A idade do início varia dos 17 aos 79 anos (quase 85% dos pacientes acima dos 40

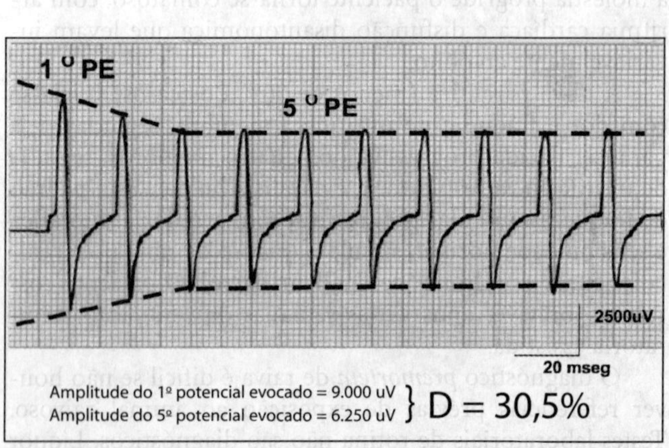

Figura 18.1 – Prova da estimulação repetitiva (3 Hz) no nervo radial (captação de superfície no músculo extensor comum dos dedos): notar a presença de um decremento (D) anormal (maior que 7%) entre a amplitude do 1º ao 5º potencial evocado motor, indicando a presença de uma fadigabilidade anormal e precoce (fenômeno miastênico), característica da Miastenia gravis.

anos), é duas vezes mais freqüente em homens e na maioria dos casos está associada a uma neoplasia, sendo mais freqüente o carcinoma de pequenas células do pulmão.

A fisiopatologia da SEL envolve uma disfunção pré-sináptica dos canais de cálcio, devido ao bloqueio por auto-anticorpos IgG no nervo motor terminal, resultando numa reduzida liberação do cálcio dependente da presença de acetilcolina na junção neuromuscular. O diagnóstico ENMG (Figura 18.2) demonstra a presença de uma reduzida amplitude do potencial evocado motor, resposta decremental anormal na estimulação repetitiva a baixa freqüência (3 Hz) e acentuada resposta incremental na estimulação repetitiva a alta freqüência (20 a 50 Hz).

O tratamento depende da etiologia. Os pacientes com neoplasia necessitam de um tratamento específico do tumor, como ressecção, quimioterapia e/ou radioterapia. É benéfica a imunossupressão com corticosteróides, azatioprina, γ-globulina endovenosa e plasmaférese (maiores detalhes no capítulo específico).

Agentes bloqueadores da junção neuromuscular e sedativos

Pacientes graves freqüentemente são tratados com agentes sedativos para diminuir o desconforto e drogas bloqueadoras da junção neuromuscular (JNM) para facilitar a ventilação assistida, com conseqüente atrofia de desuso da musculatura respiratória. Bloqueadores da JNM são utilizados para reduzir a demanda metabólica, diminuir a pressão intracraniana, melhorar a complacência da caixa torácica e "prevenir a luta com o respirador mecânico" em pacientes com a síndrome do desconforto respiratório agudo (SDRA). Registros de pacientes com fraqueza prolongada e dificuldade no desmame são descritos com o uso prolongado destas drogas.

Drogas despolarizantes (succinilcolina) atuam diretamente no receptor pós-sináptico produzindo uma despolarização mantida e conseqüente paralisia. Drogas sintéticas não-despolarizantes (pancurônio, vecurônio e atracúrio) agem como bloqueadores competitivos e competem diretamente com a acetilcolina (ACh) e o receptor da ACh.

As doenças clínicas mais freqüentemente observadas em pacientes que receberam infusões endovenosas prolongadas de drogas bloqueadoras da junção neuromuscular (vecurônio é o mais freqüente), para facilitar a ventilação mecânica, incluem tetraparesia proximal e distal severa e a necessidade de assistência ventilatória mecânica por horas por vários dias. Pode haver acometimento da motricidade ocular extrínseca, diparesia facial e disfagia. Geralmente ocorre arreflexia profunda com a sensibilidade preservada. A recuperação completa pode demorar até 6 meses. O espectro de anormalidades clínicas registradas é variável, incluindo recém-nascidos, crianças vítimas de queimaduras, pós-parto, politraumatizados e mesmo pacientes previamente saudáveis. A causa mais freqüente de falência respiratória é a SDRA; muitos pacientes apresentam co-morbidades tais como doença hepática, insuficiência renal e sepse.

Outros fatores contribuem para fraqueza prolongada por bloqueadores da JNM, tais como insuficiência renal, hipermagnesemia, acidose metabólica, uso de corticosteróides e antibióticos aminoglicosídeos.

O exame ENMG demonstra a presença de velocidades de conduções nervosas motoras normais, com potenciais evocados motores de amplitudes diminuídas ou mesmo ausentes, velocidades de conduções sensitivas e amplitudes dos potenciais evocados sensitivos normais e respostas decrementais anormais (fadigabilidade precoce: fenômeno miastênico) na estimulação repetitiva a baixa freqüência (3Hz). Eletromiografia de agulha pode demonstrar sinais de instabilidade de membrana muscular (fibrilações e ondas positivas), com o padrão de interferência do tipo "pseudomiopático" na contração voluntária.

Botulismo

O botulismo é causado por qualquer uma das três toxinas (A, B ou E) imunologicamente distintas, produzidas pelo microrganismo *Clostridium botulinum.*

A forma clássica do botulismo ocorre de 12 a 36 horas após a ingestão da toxina botulínica em alimentos contaminados com o *C. botulinum.* Suas manifestações dão diplopia, ptose, disartria seguida de paralisia progressiva das extremidades e músculos respiratórios. Boca seca, obstipação e anormalidades pupilares são comuns e não há distúrbios sensitivos. Óbito ocorre em 5 a 10% dos casos devido à complicação respiratória. Ferimentos infectados devido à cirurgia, traumas e uso endovenoso de drogas mais raramente podem ser uma fonte da toxina botulínica.

O exame EMG demonstra velocidades de conduções nervosas motoras e tempos de latências distais normais, com os potenciais evocados motores de reduzidas amplitudes. Acentuadas facilitações (aumento) nas amplitudes dos potenciais evocados motores ocorrem após a contração isométrica ou após a estimulação elétrica tetânica de alta freqüência (50 Hz) por 10 segundos. Estimulação repetitiva a baixa freqüência (2 a 3 Hz) produz respostas decrementais na amplitude dos potenciais evocados motores. Velocidades de conduções nervosas sensitivas e amplitudes dos potenciais evocados sensitivos estão normais. Eletromiografia de agulha na fase aguda mostra unidades motoras polifásicas de reduzida amplitude e curta duração. A fisiopatologia é devida à ligação da toxina botulínica na membrana pré-sináptica de nervos colinérgicos, levando a uma redução quantal da liberação (exocitose) de ACh dependente do cálcio. Estes achados são semelhantes aos da síndrome de Eaton-Lambert. A recuperação ocorre quando a reinervação de novos axônios terminais resulta na formação de novas sinapses.

O tratamento consiste somente em medidas de suporte.

Hipermagnesemia

A hipermagnesemia gera um defeito pré-sináptico da transmissão neuromuscular, resultando em fraqueza generalizada, arreflexia e insuficiência respiratória. O efeito é devido à administração de antiácidos e laxantes contendo magnésio em pacientes com insuficiência renal e em pacientes com eclâmpsia recebendo sulfato de magnésio. Os achados clínicos correlacionam-se com o nível sérico do magnésio:

- Até 3 mEq/L: ocorrem sintomas autonômicos (boca seca, rubor cutâneo e hipotensão).
- Entre 5-10 mEq/L: ocorre a hiporeflexia.
- Maior que 9-10 mEq/L: fraqueza muscular e falência respiratória são evidentes. Bloqueio e parada cardíaca podem ocorrer nos 14-15 mEq/L. Em pacientes com doenças neuromusculares como miastenia gravis e/ou síndrome de Eaton-Lambert os efeitos colaterais ocorrem com os níveis séricos bem mais baixos.

Magnésio bloqueia a liberação da ACh dependente do cálcio no nervo terminal pré-sináptico, resultando numa baixa amplitude do potencial evocado motor. Estimulação repetitiva a baixa freqüência (3 Hz) produz a resposta decremental; a estimulação repetitiva a alta freqüência (20 a 30 Hz) ocasiona acentuadas respostas incrementais. Estes achados são similares à síndrome de Eaton-Lambert e ao botulismo.

Nos casos leves o tratamento consiste somente na suspensão das drogas contendo magnésio. Em pacientes com função renal normal e sintomas moderados a administração endovenosa do gluconato de cálcio produz uma rápida, porém temporária, recuperação. Em casos graves com risco de morte é indicada a hemodiálise.

Doenças do músculo

Miopatia quadriplégica aguda

Têm sido descritos vários casos de uma grave miopatia aguda acometendo músculos proximais e distais, conseqüente à administração de altas doses de corticóides. A maior parte dos casos é de pacientes asmáticos necessitando de intubação de emergência e ventilação mecânica, que desenvolvem uma acentuada fraqueza prolongada mesmo após a suspensão dos agentes adrenérgicos, dos corticóides e das drogas bloqueadoras da junção NM.

Esta miopatia é de início agudo, diferente da miopatia por uso crônico de corticóides, que é de início gradual e de predomínio proximal principalmente nos membros inferiores. Este tipo de miopatia aguda tem sido descrito em pacientes que não tomaram drogas bloqueadoras da junção NM.

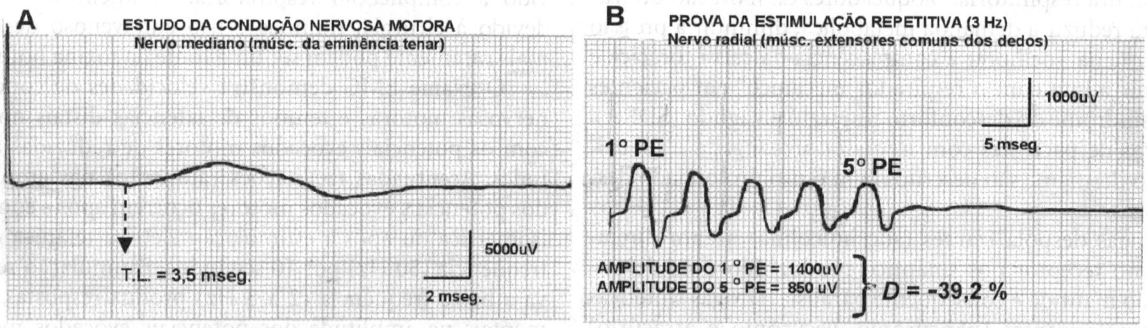

Figura 18.2 – **A** – Estudo da condução nervosa motora no nervo mediano (segmento punho – músculos da eminência tenar): notar o tempo de latência motor distal normal (VN = até 3,8 mseg), com o potencial evocado motor de reduzida amplitude, porém com duração e morfologia normais. **B** – Prova de estimulação repetitiva a baixa freqüência (3Hz) no nervo radial (captação nos músculos extensores comuns dos dedos): notar a presença de um decremento (D) anormal (maior que 7%) entre a amplitude do 1º e do 5º potencial evocado motor, indicando a presença de uma fragilidade anormal e precoce (fenômeno miastênico) na estimulação repetitiva de baixa freqüência. **C** e **D** – Prova de estimulação repetitiva a alta freqüência (50 Hz) no nervo radial (captação nos músculos extensores comuns dos dedos) e no nervo fibular (captação no músculo extensor *digitorum brevis* do pé): notar a presença de um acentuado incremento (I) entre a amplitude do 1º potencial evocado motor e os subseqüentes (maior que 700%), na estimulação repetitiva a alta freqüência, característica da síndrome de Eaton-Lambert.

O exame neurológico demonstra grave tetraparesia ou tetraplegia proximal e distal, arreflexia profunda e falência respiratória, com dificuldade no desmame. Diplegia facial e oftalmoplegia ocasionalmente têm sido observadas. Apesar da fraqueza inicial severa a recuperação ocorre em 10 dias a 6 meses.

A fisiopatologia deve-se a uma combinação de fatores, como diminuição do aporte protéico, hipoalbuminemia, desuso, febre, efeitos tóxicos do corticóides, das drogas bloqueadoras da junção NM e das drogas adrenérgicas. Os níveis séricos de CPK encontram-se elevados e o exame ENMG demonstra alterações de padrão miopático.

Polimiosite

Doença caracterizada por déficit motor, geralmente com amiotrofias, às vezes com dor e compressão dos músculos, e que atinge principalmente as cinturas escapular e pélvica, assim como as partes proximais dos membros. Podem aparecer inflamações da pele e do tecido subcutâneo.

Existem, portanto, a polimiosite e a dermatopolimiosite, podendo esta última aparecer também em associação com outras doenças do tecido conectivo, como, por exemplo, o lúpus eritematoso sistêmico e a artrite reumatóide. Ambas as formas podem ocorrer em pacientes com câncer.

A afecção pode aparecer em qualquer idade, sendo mais comum no sexo feminino que no masculino, na proporção de 2 para 1.

Entre os 466 casos de miopatia estudados no ambulatório de miopatia do Hospital das Clínicas da FMUSP, encontramos a incidência de polimiosite em 6%.

A evolução da doença pode ser aguda, subaguda ou crônica. Dor muscular e disfagia são observadas em mais da metade dos casos; faringite e estomatite são freqüentes e, em raros casos, existe também miocardite.

Ao contrário da distrofia muscular progressiva, a hipotrofia é leve ou mesmo inaparente, especialmente na fase inicial da doença.

Devemos considerar ainda as polimiosites, as dermatopolimiosites e as polimiosites com corpos de inclusão. Ao contrário das polimiosites propriamente ditas, a dermatopolimiosite é uma angiopatia sistêmica com áreas isquêmicas e atrofia das fibras musculares na periferia dos fascículos musculares. A polimiosite propriamente dita caracteriza-se por acometimento mais restrito da musculatura. A dermatopolimiosite tem um comprometimento mais sistêmico, afetando a pele e ocasionando freqüentemente artralgia, disfagia, perda de peso e valores elevados de hemossedimentação. As polimiosites compostas de inclusão afetam geralmente pessoas com mais de 50 anos e respondem mal ao tratamento com corticóides, gamaglobulina ou imunossupressores, úteis nas outras formas de polimiosites.

O tratamento é feito com corticóides e a prednisona é a droga de escolha. A dose inicial necessita ser alta, entre 60 e 80 mg/dia por 6-8 semanas; quando existir resposta clínica evidente, a dose da medicação será diminuída lentamente, mas deverá ser mantida no mínimo durante 2 anos. Se necessário, os imunossupressores podem ser usados, geralmente combinados com a prednisona.

Paralisias periódicas

Caracterizam-se por crises periódicas de fraqueza muscular, podendo ser esporádicas e mais comumente de herança familiar. Os casos esporádicos da moléstia são clinicamente semelhantes àqueles com história familiar e estes estão associados a tirotoxicose, ou em situações de hipo ou hipercalemia graves, associadas à depleção ou retenção de potássio.

A paralisia periódica é uma síndrome de múltiplas etiologias, associada a um complexo de sintomas característicos. De acordo com os níveis séricos de potássio durante a crise, temos três tipos de paralisia periódica: **hipocalêmica, hipercalêmica e normocalêmica**. São reconhecidos tipos primários e secundários desta afecção:

- Primários: são transmitidos por herança autossômica dominante, mas casos esporádicos podem também ocorrer.
- Secundários: são doenças não-genéticas que ocorrem em associação ao hipertiroidismo ou à intoxicação por bário, ou por perda ou retenção acentuada de potássio corpóreo.

É importante compreender que nos tipos primários de paralisia periódica e na paralisia tirotóxica podem ocorrer crises com mudanças relativamente pequenas no nível sérico de potássio.

As crises de fraqueza têm início na segunda década e geralmente começam na idade de 16 anos. No dia seguinte a um exercício vigoroso, o paciente, em geral, desperta com fraqueza que pode ser leve e limitada a certos grupos musculares e mesmo afetando os quatro membros. As crises são também freqüentemente precipitadas por refeições ricas em carboidratos. Os músculos oculares, bulbares e respiratórios são poupados. A fraqueza é prolongada, com duração média de 24 horas (Tabela 18.IV).

A forma hipercalêmica começa geralmente em idade precoce e na maioria dos casos é mais breve, mais freqüente e menos severa. As crises são precipitadas pelo repouso após exercícios ou pelo jejum. É comum nesses casos a existência de miotonia sendo que a miotonia palpebral pode ser o único sintoma.

A forma normocalêmica é rara e o quadro clínico assemelha-se à forma hipocalêmica.

O tratamento depende do potássio sérico:

- Hipocalemia (paralisia periódica familiar hipocalêmica ou doença de Westphal): deve ser administrado cloreto de potássio (60-120 mEq) por via oral. A acetazolamida na dose 125-250 mg pode ocasionar uma melhora rápida.
- Hipercalemia (forma hipercalêmica): raramente uma crise é suficientemente grave para necessitar de tratamento. Quando isso ocorre pode-se tentar o gluconato de cálcio por via endovenosa (1-2 g). Se isso não for suficiente, recorre-se à infusão endovenosa de glicose e insulina.
- Normocalemia (paralisia periódica normocalêmica): o potássio sérico não está elevado mesmo nas crises mais graves. A paralisia pode ser induzida ou piorada pela administração de potássio e melhorada com a solução de cloreto de sódio (NaCl a 0,9%).

Tabela 18.IV – Características das paralisias periódicas

	Hipocalêmica	Hipercalêmica	Normocalêmica
Transmissão	Autossômica dominante	Autossômica dominante	Autossômica dominante
Sexo predominante	Sexo masculino	Sexo masculino	Semelhante
Fatores desencadeantes	Exercício prolongado, dieta hipercalórica, álcool e estresse emocional	Repouso após o exercício	Repouso após o exercício
Horário da crise	Intervalo longo após o exercício	Intervalo curto após o exercício	Intervalo longo após o exercício
Freqüência	Esporádica	Semanal	Esporádica
Duração	Prolongada (1 hora a 4 dias)	Curta (menos de 1 hora)	Prolongada
Quadro clínico	Tetraplegia Atonia Arreflexia Pares cranianos normais Sem insuficiência respiratória	Paresia parcelar Raramente completa	Tetraparesia Hipotonia Hipo ou arreflexia Pares cranianos normais Sem insuficiência respiratória

Doenças musculares metabólicas

Deficiência da enzima palmitoil carnitina transferase (PCT)

A enzima palmitoil carnitina transferase (tipos I e II) está envolvida com a formação no citoplasma de acilcarnitinas, que se dá após os ácidos graxos de cadeia longa serem ativados pela CoA, formando grupos acil-CoA. Deficiências de qualquer tipo resultam em episódios de dores musculares, e após várias horas seguem-se fraqueza e mioglobinúria, que surgem principalmente após exercícios prolongados e no estado de jejum, quando a energia para a contração muscular depende basicamente do metabolismo lipídico. O nível sérico da creatinoquinase (CK) está acentuadamente elevado. Apesar de haver uma recuperação completa após cada episódio, pode ocorrer fraqueza generalizada severa e insuficiência respiratória. O defeito desta enzima hepática resulta no reduzido nível de cetonemia no paciente em jejum. A transmissão é hereditária autossômica recessiva e a maior parte dos pacientes é do sexo masculino, indicando a possibilidade de transmissão ligada ao cromossomo X.

O tratamento na fase aguda é de suporte, com ventilação mecânica; se houver rabdomiólise é necessária atenção especial à função renal. Refeições freqüentes ricas em carboidratos e proteínas e a administração dietética de ácidos graxos de cadeia média são benéficos na profilaxia das crises.

Deficiência de carnitina

A carnitina é o carreador dos ácidos graxos de cadeia longa para atravessar a membrana mitocondrial e a deficiência desta molécula gera sintomas sistêmicos e musculares. Ao contrário de pacientes com a deficiência da enzima PCT, que gera crises agudas de fraqueza e mioglobinúria, o déficit muscular de carnitina gera uma miopatia proximal progressiva com exacerbações e raros episódios de mioglobinúria. A deficiência sistêmica de carnitina gera hipoglicemia, com acidose metabólica e encefalopatia. A herança em ambas as formas é autossômica recessiva.

Enzimas séricas, como a aspartato aminotransferase, alanina aminotransferase, desidrogenase lática e CPK, estão freqüentemente elevadas e a biópsia muscular mostra numerosos vacúolos repletos de material lípidico, principalmente nas fibras musculares do tipo I. Pacientes podem responder à administração oral de carnitina.

Deficiência de maltase ácida (MA)

A maltase ácida em uma enzima lisossômica e a sua deficiência gera o acúmulo de glicogênio nos lisossomos e tecidos vizinhos. O espectro clínico inclui a forma infantil (doença de Pompe), da puberdade e adulta.

A forma adulta não apresenta a organomegalia usualmente observada nas formas infantil e da puberdade. A deficiência da enzima MA mostra uma fraqueza pronunciada da musculatura respiratória que não ocorre nas outras formas de miopatia no adulto. Sinais clínicos tais com pesadelos, cefaléia matinal e piora da hipercapnia noturna sinalizam para uma eminente falência respiratória. Na forma adulta ocorre uma progressiva fraqueza proximal e falência respiratória dos quatro membros, particularmente na cintura pélvica. A biópsia muscular demonstra a presença de numerosos vacúolos com depósitos de glicogênio. Não há um tratamento conhecido até o momento.

Doenças crônicas neuromusculares

É importante, ao se examinar um paciente com uma falência respiratória, ter noção e conhecimento pré-concebidos da probabilidade dessa insuficiência ser esperada ou inesperada para a doença em questão. Desta maneira, certas doenças neuromusculares virtualmente nunca causam insuficiência respiratória. Outras doenças neuromusculares desenvolvem insuficiência respiratória somente em estágios finais da doença (Tabela 18.V). Isso permite ao clínico agir

Tabela 18.V – Doenças neuromusculares (ou estágios da doença) que não (ou raramente) associam-se a insuficiência respiratória

Distrofia muscular
• Distrofia fascioescapuloumeral
• Distrofia muscular de Duchenne ou Becker ainda deambulando
• Distrofia escapuloperoneal
Miopatia inflamatória
• Polimiosite por corpos de inclusão
Miopatia metabólica
• Miopatia por corticosteróide
Neuropatia
• Polineuropatia inflamatória desmielinizante crônica
• Doença de Charcot-Marie-Tooth

mais agressivamente no diagnóstico diferencial de outras doenças. Assim, por exemplo, em um paciente com distrofia fascioescapuloumeral com sintomas respiratórios, o diagnóstico diferencial inclui insuficiência cardíaca congestiva, asma, pneumotórax etc.

MEDIDAS GERAIS PARA O TRATAMENTO DE DOENÇAS NEUROMUSCULARES EM PACIENTES GRAVES

O risco de morte causado pelas doenças pulmonar, cardíaca, renal, hepática e cerebral necessita de uma atenção especial no paciente grave.

Em geral, fraqueza e atrofia muscular, contraturas e rigidez articular, úlceras de decúbito, distúrbios hidroeletrolíticos, entre outros são evitáveis. As orientações delineadas na Tabela 18.VI podem fazer a diferença entre um prognóstico aceitável e uma incapacidade permanente.

Tabela 18.VI – Medidas gerais para o tratamento de doenças neuromusculares em pacientes graves

Atrofia muscular
• Exercícios: instituir imediatamente
• Nutrição: sonda nasoentérica e/ou nutrição parenteral precoce
• Corticosteróides: mantenha, se possível, dose baixa
• Sedação: analgésicos, de preferência derivados da morfina
• Drogas bloqueadoras da junção NM: limitar o uso, evitar combinação com antibióticos, aminoglicosídeos e macrolídeos
Distúrbio hidroeletrolítico
• Manter níveis normais de potássio, cálcio, fósforo e magnésio
Contraturas
• Exercícios de alongamento precoce
Osteomalácia
• Exercício, postura ortostática terapêutica
• Reposição de cálcio

Algoritmo 18.1 – Diagnóstico diferencial da fraqueza muscular

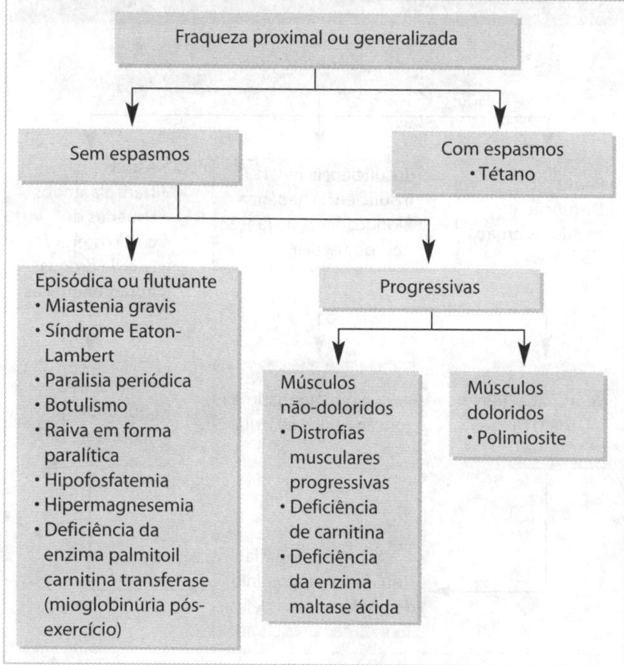

Algoritmo 18.2 – Diagnóstico diferencial da fraqueza muscular

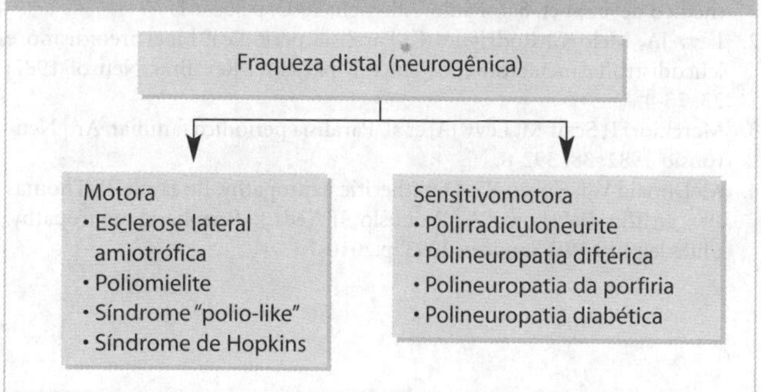

Algoritmo 18.3 – Síndrome da tetraplegia aguda do paciente crítico

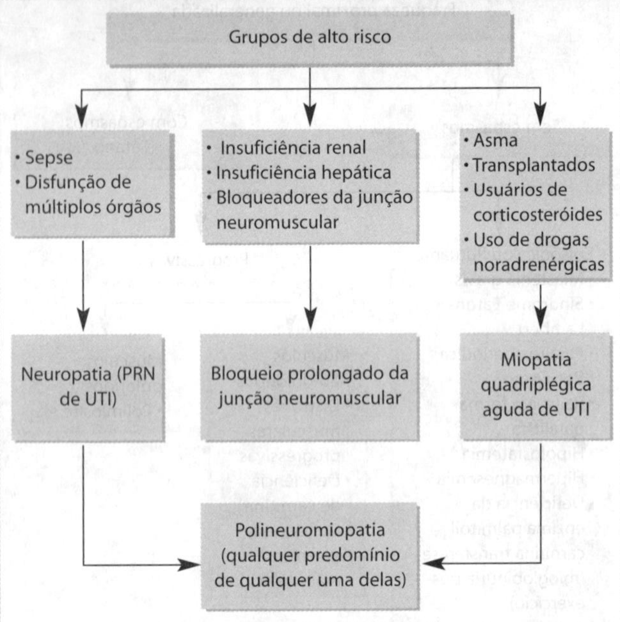

LEITURA ADICIONAL

1. Levy JA. Miopatias. In: Nitrini R, Bacheschi L. A neurologia que todo médico deve saber. São Paulo: Atheneu; 2003. p.355-61.
2. Levy JA, Melo G, Rodrigues C. Paralisia periódica, hipertireoidismo e leucodistrofia metacromática em um paciente. Rev Bras Neurol 1987; 23: 73-4.
3. Marchiori P, Scaff M, Levy JA, et al. Paralisia periódica familiar. Arq Neuropsiq 1982; 38: 392-8.
4. McDonald WI, Kocen RS. Diphtheritic neuropathy. In: Dyck PJ, Thomas PK, Griffin JW, Low PA, Produslo JF (eds.). Peripheral neuropathy. Philadelphia: WB Sanders; 1993. p.2010-7.
5. Mark B, Robert B. Manual Merck – diagnóstico e tratamento. 17. ed. São Paulo: Editora Roca; 1999. p.427-8.
6. Segredo V, Caldwell JE, Matthay MA, Sharma ML, Gruenke LD, Miller RD. Persistent paralysis in critically ill patients after long-term administration of vecuronium. N Engl J Med 1992; 327: 524-8.
7. Spitzer AR, Giancarlo T, Maher L, Awerbuch G, Bowles A. Neuromuscular causes of prolonged ventilator dependency. Muscle Nerve 1992; 15: 682-6.
8. Witt NJ, Zochodne DW, Bolton CF, Grand Maison F, Wells G, Young B, Sibbald WJ. Peripheral nerve function in sepsis and multiple organ failure. Chest 1991; 99: 176-4.
9. Gooch JL, Suchyta MR, Balbierz JM, Petajan JH, Clemmer TP. Prolonged paralysis after treatment with neuromuscular junction blocking agents. Crit Care Med 1991; 19: 1125-31.
10. Lacomis D, Smith TW, Chad DA. Acute myopathy and neuropathy in status asthmaticus: case report and literature review. Muscle Nerve 1993; 16: 84-90.
11. Griggs RC, Donohoe KM. Emergency management of neuromuscular disease, in Henning R, Jackson D (eds.). Handbook of critical care neurology and neurosurgery. 1985. p.201-25.
12. Bolton CF, Gilbert JJ, Hahn AF, Sibbald WJ. Polyneuropathy in critically ill patitents. J Neurol Neurosurg Psychiatry 1984; 47: 1223-31.
13. Castelbaum AR, Donofrio PD, Walker FO, Troost BT. Laxative abuse causing hypermagnesemia, quadriparesis, and neuromuscular junction defect. Neurology 1989; 39: 746-7.
14. Cherington M. Botulism. Semin Neurol 1990; 10: 27-31.
15. Hansen-Flaschen JH, Brazinsky S, Basile C, Lanken PN. Use of sedating drugs and neuromuscular blocking agents in patients requiring mechanical ventilation for respiratory failure. JAMA 1991; 266: 2870-5.
16. Karpati G, Carpenter S, Engel AG, Watters G, Allen J, Rothman S, Klassen G, Mamer OA. The syndrome of systemic carnitine deficiency. Clinical, morphologic, biochemical, and pathophysiologic features. Neurology 1975; 25: 16-24.
17. Newman JH, Neff TA, Ziporin P. Acute respiratory failure associated with hypophosphatemia. N Engl J Med 1977; 296: 1101-3.
18. O'Neill JH, Murray NMF, Newsom-Davis J. The Lambert-Eaton myasthenic syndrome. A review of 50 cases. Brain 1988; 111: 577-96.
19. Prockop LD, Engel WK, Shug AL. Nearly fatal muscle carnitine deficiency with full recovery after replacement therapy. Neurology 1983; 33: 1629-31.
20. Yagnik P, Singh N, Burns R. Peripheral neuropathy with hypophosphatemia in patient receiving intravenous hyperalimentation. Muscle Nerve 1982; 5: 562.

Síndrome do Desconforto Respiratório Agudo

CAPÍTULO 19

Vladimir Ribeiro Pinto Pizzo
Herlon Saraiva Martins
Marcelo Eduardo Sproesser

TÓPICOS IMPORTANTES

- ARDS/LPA são condições clínicas de grande morbimortalidade para os pacientes e motivo de intensa investigação para definições quanto à fisiopatologia e tratamento adequado.
- A evolução clínica é espectral, variando entre quadros com recuperação total, passando por prejuízos que possam ser definitivos, até os casos fatais.
- Normalmente estão associadas a outras disfunções orgânicas, quer seja como condição desencadeante ou manifestação pulmonar da síndrome de disfunção orgânica múltipla.
- O tratamento é baseado – principalmente – em estratégias de ventilação mecânica, motivo de intensa investigação clínica nos últimos dez anos, estando baseado no momento nos conceitos de estratégia protetora e *open lung approach*.
- Nos casos de hipoxemia grave e/ou refratária, intervenções farmacológicas, ventilação em posição prona e manobras de recrutamento alveolar podem ser necessárias.

INTRODUÇÃO E DEFINIÇÕES

Trata-se de condição clínica de grande importância em medicina de urgência e medicina intensiva pela alta prevalência e morbimortalidade associadas.

Baseado nos critérios do Comitê da Conferência de Consenso Americano-Europeu de 1994, pode-se definir a lesão pulmonar aguda (LPA) e a síndrome do desconforto respiratório agudo (ou ARDS, do inglês):

- Início abrupto.
- Infiltrado bilateral à radiografia de tórax.
- *Wedge-pressure* ≤ 18 mmHg ou ausência de sinais de insuficiência ventricular esquerda.
- Hipoxemia.
- LPA → $PaO_2/FiO_2 < 300$.
- ARDS → $PaO_2/FiO_2 < 200$.

Com esta definição mais simples e abrangente – que sucedeu outras mais complexas, pouco práticas – é possível determinar uma incidência próxima a 20 casos/100.000, a maioria de LPA, havendo, no entanto, dados americanos que sugerem incidências mais altas, próximas dos 75 casos em 100.000 habitantes.

Tabela 19.I – Etiologia da síndrome do desconforto respiratório agudo

Injúria pulmonar (ARDS primária)	Injúria extrapulmonar (ARDS secundária)
Causas comuns	**Causas comuns**
Pneumonia	Sepse
Aspiração de conteúdo gástrico	Trauma grave com choque e múltiplas transfusões
Causas menos comuns	**Causas menos comuns**
Contusão pulmonar	Cirurgias de revascularização do miocárdio
Embolia gordurosa	*Overdose* de drogas
Quase-afogamento	Pancreatite aguda
Edema pulmonar por reperfusão após embolectomia ou transplante de pulmão	Transfusão de componentes sangüíneos
Outras	Outras

ETIOLOGIA E FISIOPATOLOGIA

Com relação aos fatores de risco associados ao surgimento destas situações clínicas, devem ser ressaltadas as causas a seguir (Tabela 19.I).

A fisiopatologia da ARDS é bastante intrincada e ainda não completamente compreendida, no entanto, em linhas gerais pode ser assim sumarizada:

Dano endotelial e epitelial

Em sua fase aguda, a LPA é caracterizada pela presença de transudação rica em proteína para o interior das unidades alveolares por causa do aumento da permeabilidade da membrana alvéolo-capilar. Neste processo há grande importância da injúria endotelial.

Com esta lesão ocorre perda da característica de revestimento por parte do pneumócito do tipo I e conseqüente ativação do pneumócito tipo II para suprir sua falta. Além disso, este último encontra-se momentaneamente sobrecarregado e relativamente incapaz de exercer suas outras funções biológicas de maneira adequada, quais sejam: remoção do líquido no espaço aéreo e produção e reciclagem da solução surfactante.

Lesão pulmonar dependente de neutrófilos

Há tempos é reconhecida a presença de infiltrado agudo neutrofílico, cujo significado, no entanto, não é ainda completamente compreendido.

Citocinas

Uma rede intrincada de citocinas pró-inflamatórias está envolvida com a gênese de todo o processo, sendo que uma vez desencadeada a cascata – mesmo que não localmente – o processo ganha uma certa independência e a modulação da progressão deste para o reparo ou cronificação também parece ter suas implicações nestes perfis específicos de secreção de tais substâncias.

Lesão associada a ventilação mecânica (VILI)

Esta é uma "doença" iatrogênica conhecida há relativamente pouco tempo – com o advento da ventilação mecânica – cujos pontos desvendados até o presente momento são os reconhecidos papéis de toxicidade do oxigênio em altas concentrações, uso de altos volumes correntes ou altas pressões que podem levar a aumento da permeabilidade capilar em pulmões saudáveis ou aumentar a tendência de formação de edema em pulmões lesados.

Outro fenômeno aparentemente envolvido neste processo é a abertura e fechamento cíclico das unidades alveolares durante o ciclo respiratório decorrente da heterogeneidade das complacências regionais e conseqüente tendência de colapso alveolar, em especial nas regiões gravidade-dependentes.

Outros

Microagregados plaquetários na microcirculação, fibrinólise inadequada, anormalidades na composição, produção ou função da solução surfactante, assim como outras disfunções orgânicas podem ser fatores contribuintes para o agravamento da lesão.

Alveolite fibrosante

Esta é uma possível evolução experimentada por uma parte dos pacientes, associada a aumento de mortalidade, e é caracterizada pela evolução do processo inflamatório agudo para um crônico, com presença de células mesenquimais no espaço alveolar, fibrogênese, neovascularização e deposição de colágeno e fibronectina.

Este processo pode iniciar-se já entre o quinto e sétimo dias de evolução, sendo a presença de pró-colágeno do tipo II no conteúdo alveolar, já nas fases agudas de instalação da lesão, um evento associado a mau prognóstico.

Tais processos culminam com um sistema respiratório caracterizado por intensa heterogeneidade no acoplamento ventilação-perfusão:

- Áreas de intenso colapso em regiões gravidade-dependentes (em posição supina os segmentos póstero-inferiores).
- Áreas mais aeradas para onde é preferencial o fluxo aéreo pela relativa melhor complacência e potencial hiperdistensão caso os volumes correntes não sejam limitados.
- Áreas de interface entre estas duas que estão potencialmente suscetíveis ao processo de abertura e fechamento cíclico com conseqüente potencial de dano associado às estratégias de ventilação mecânica inadequadas.
- Vale a pena ressaltar, ainda, que os mecanismos de vasoconstrição hipóxica (outro importante regulador da adequação ventilação-perfusão pulmonar) estão prejudicados, aumentando-se ainda mais a tendência à hipoxemia.

ACHADOS CLÍNICOS

Entre os achados clínicos, a presença da hipoxemia potencialmente grave é o ponto central da discussão, pois é o principal fator associado ao risco de morte e o grande responsável pelas alterações hemodinâmicas e de múltiplas disfunções orgânicas.

Vale a pena comentar de um modo especial a potencial repercussão da condição, assim como do seu tratamento, em especial no sistema cardiovascular, em vista da grande interdependência entre o sistema respiratório e aquele.

Como discutido anteriormente, existe uma tendência a regime de hipertensão no território vascular pulmonar (pela hipóxia, heterogeneidade regional e vasoconstrição hipóxica), situação esta de instalação aguda que pode levar a falência aguda do ventrículo direito, com conseqüente colapso hemodinâmico e necessidade do aumento das pressões de enchimento desta câmara cardíaca com potencial agravamento do regime de hipertensão venocapilar pulmonar e uma espiral à qual pode-se superajuntar um edema agora hidrostático àquele decorrente do processo fisiopatológico inicial.

O próprio ventrículo direito pode levar, através de um fenômeno conhecido como desvio do septo interventricular, à restrição do enchimento diastólico do ventrículo esquerdo, assim como alteração de sua geometria e conseqüente perda de eficiência de contração com agravamento do padrão hemodinâmico.

Por isso exposto pode-se concluir que é possível como manifestação clínica não só a hipoxemia com a repercussão desta em cada sistema do organismo, como também um padrão hemodinâmico que pode ser desde indivíduos dependentes de pouco suporte até pacientes dependentes de grandes volumes de soluções de expansão, drogas vasoativas e, eventualmente, suporte hemodinâmico invasivo.

Do ponto de vista prático, estes pacientes devem ser monitorizados em ambientes adequados, ou seja, leitos de terapia intensiva, assim que possível.

Seu manejo na unidade de emergência deve ser pautado nos princípios de priorização das condições de risco iminente de morte e o reconhecimento deve ser rápido com intervenção imediata.

EXAMES COMPLEMENTARES

Uma vez suspeitado o diagnóstico, ainda na sala de emergências deve ser feita a monitorização deste paciente conforme sugerido no manejo da insuficiência respiratória aguda, ou seja:

- História e exame clínico.
- Monitorização cardíaca, pressão arterial e oximetria de pulso.
- Obtenção de uma radiografia de tórax.
- Coleta de exames gerais a depender dos potenciais diagnósticos associados e desencadeantes.
- Coleta de gasometria arterial.

Conforme a gravidade de cada caso e, já em ambiente de terapia intensiva, podem ser necessárias medidas adicionais, como uma monitorização hemodinâmica mais adequada de pressão arterial invasiva, pressões de enchimento das câmaras cardíacas, pressões do território pulmonar, débito cardíaco, monitorização metabólica (SvO_2, lactato, entre outros) etc.

Outro exame que pode ser útil é a tomografia computadorizada de tórax (CT).

Através da análise dos cortes tomográficos é possível estimar o volume de pulmão colapsado e, dentro dos princípios do *open lung approach*, é possível "titular" a estratégia ventilatória para homogeneizar este sistema respiratório. No entanto, pode ser muito arriscado e logisticamente inadequado transportar um paciente instável para a tomografia.

Mais recentemente tem sido estudado um método para obtenção de imagens tomográficas dinâmicas através de um dispositivo portátil (tomografia de bioimpedância) que permite que se observe em tempo real a ventilação alveolar e a presença de áreas de colapso alveolar e/ou hiperdistensão no parênquima, permitindo que, através do ajuste das pressões do sistema respiratório, estabeleça-se a "abertura" destas áreas ou a minimização do processo de abertura e fechamento cíclico através, por exemplo, da titulação da PEEP ou monitorização da segurança de manobras de recrutamento alveolar.

DIAGNÓSTICO DIFERENCIAL

O principal diagnóstico diferencial clínico-radiológico da LPA/ARDS é com a disfunção cardíaca do tipo edema agudo de pulmão (hipoxemia, infiltrado em "asa de borboleta" à radiografia de tórax).

A diferenciação entre as duas condições pode ser difícil, assim como sua concomitância é possível, sendo neste último caso a condução clínica mais complicada.

A monitorização hemodinâmica, aquisição de imagens (ecocardiograma, tomografia computadorizada de tórax etc.) e coleta de marcadores séricos (enzimas cardíacas, BNP etc.) podem ajudar na diferenciação, assim como facilitar o manejo clínico de cada indivíduo.

TRATAMENTO

A monitorização adequada é muito importante, devendo o clínico obter a maior quantidade de dados objetivos, conforme discutido acima.

Em linhas gerais, esses pacientes, pela potencial complexidade e freqüente concomitância de outras condições clínicas instáveis, necessitam de diversos recursos avançados que vão desde sedação, eventualmente paralisação, suporte ventilatório (invasivo ou não), suporte hemodinâmico etc.

Estão sujeitos às complicações inerentes às doenças de base e à condição aguda, por isso devem receber os cuidados-padrão como profilaxia de infecções nosocomiais, em especial de pneumonia associada a ventilação mecânica, profilaxia para sangramento em trato gastrintestinal, trombose venosa profunda, nutrição precoce, antibioticoterapia (quando indicada) adequada, baseada em culturas colhidas previamente.

Na fase inicial, o emergencista deve ser agressivo na reposição volêmica, não devendo tolerar hipotensão. Drogas vasoativas podem ser necessárias e seu uso deve ser pautado nas necessidades hemodinâmicas e na otimização baseada nas variáveis metabólicas (SvO_2, lactato, SBE etc.).

Uma vez atingida uma certa estabilidade hemodinâmica, estratégias "conservadoras" com relação ao manejo volêmico baseadas em protocolos que toleram menores pressões de enchimento e utilizam doses altas de furosemida demonstraram benefícios em dias livres de ventilação sem, no entanto, benefício de mortalidade.

A partir deste ponto a discussão será sobre aspectos específicos, devendo ser feitas considerações quanto ao uso da ventilação mecânica, pois é o ponto-chave da discussão.

LPA/ARDS não pressupõe intubação orotraqueal; a princípio, pode a ventilação não-invasiva ter papel importante na condução dos casos mais leves, no entanto, esta estratégia acaba sendo de exceção em vista de sua ineficiência e necessidades elevadas em termos de tempo e pressões por parte dos pacientes, o que inviabiliza seu uso mais freqüente.

Existe uma tendência atual de que as estratégias de ventilação mecânica em LPA/ARDS sejam pautadas num paradigma de *open lung approach*, ou seja, a homogeneização do sistema respiratório através da "abertura" e manutenção da patência alveolar, evitando-se a abertura e fechamento cíclico e conseqüente lesão pulmonar induzida pela ventilação mecânica.

Ventilação protetora

Com base em dados experimentais, foram planejadas estratégias específicas de ventilação mecânica com os objetivos de homogeneização e minimização da VILI (lesão associada à ventilação mecânica).

Já está bem estabelecido que os volumes correntes para ventilação destes pacientes devem ser limitados a valores tão baixos como 6 mL/kg de peso ideal e pressões de *plateau* do sistema respiratório abaixo de 30-35 cmH_2O, ainda que para isso seja necessário "tolerar" níveis mais elevados de pCO_2, conceito este conhecido como hipercapnia permissiva.

Na tentativa de homogeneização e minimização do efeito do *tidal recruitment* (pode ser entendido como abertura e fechamento cíclico, deletério do sistema respiratório) pode ser necessária a elevação das pressões basais do sistema (PEEP).

Sobre esta questão ainda paira alguma controvérsia, pois há dados discordantes na literatura, valendo a pena ressaltar aqueles que advogam em favor de PEEPs altas, que agem assim baseados em dados fisiológicos e clínicos. É fato que a oxigenação melhora com a elevação da PEEP, pois esta estratégia promove o aumento da disponibilidade de unidades alveolares para as trocas gasosas; no entanto, é possível o surgimento de lesões iatrogênicas com pneumotórax ou piora da ventilação por hiperdistensão de determinadas unidades adequadamente ventiladas previamente.

Recentemente vários trabalhos foram realizados e um grande estudo multicêntrico (OLA) está em fase inicial na tentativa de resolver esta questão, merecendo destaque o LOVs e o Express Trial, em que estratégias baseadas em PEEPs mais elevadas, assim como manobras de recrutamento alveolar, são testadas nos grupos-intervenção sem que se observe benefício de mortalidade, no entanto, redução da necessidade de ventilação mecânica, diafunções orgânicas e necessidade de terapêuticas de "resgate" – ver a seguir –, em especial entre aqueles pacientes que se apresentavam com hipoxemia grave ou refratária que são, justamente, os com maior chance de morte.

Manobras de recrutamento alveolar

No intuito de obter a homogeneização das unidades alveolares são propostas as manobras de recrutamento alveolar, que são intervenções normalmente intermitentes, em que o sistema respiratório é submetido por curtos intervalos de tempo a regime de pressões elevadas, a fim de promover a abertura de territórios condensados.

As críticas a essas estratégias são a possibilidade de lesão pulmonar aguda – apesar de dados demonstrarem diminuição da produção de citocinas inflamatórias em modelos experimentais de ARDS submetidos a tais manobras – e comprometimento hemodinâmico, uma vez que a interação coração-pulmão é bastante intrincada e sensível às variações de pressão intratorácica, além do caráter efêmero destas manobras (que devem ser repetidas em intervalos de tempos variáveis, ainda mal definidos).

Ventilação em posição prona

Nos casos de hipoxemia refratária vêm sendo utilizadas manobras de posicionamento dos pacientes que demonstram benefício de oxigenação – porém com dados controversos em termos de mortalidade.

A ventilação em prona é obtida com o posicionamento do paciente em decúbito ventral – cuidando do apoio para minimizar o risco de lesões por pressão nas proeminências ósseas, por exemplo – por intervalos de tempo limitados – algumas horas durante o dia – de modo que sejam modificadas as áreas de colapso gravidade-dependentes dos pulmões (que em decúbito dorsal são as porções posteriores dos pulmões) e, portanto, seja revertida a inadequação ventilação/perfusão destas áreas. Em termos práticos a estratégia é logisticamente bastante complexa, porém são observadas melhoras significativas em alguns pacientes.

NO (óxido nítrico) e outros vasodilatadores

Apesar da reconhecida capacidade de melhora da oxigenação e diminuição da hipertensão pulmonar do NO administrado de forma inalatória, não foi observada redução de mortalidade ou tempo de ventilação mecânica com o seu uso em estudos clínicos. A melhora da oxigenação não foi expressiva e foi efêmera nos ensaios clínicos em ARDS/LPA.

Tais resultados foram semelhantes com o uso de outros vasodilatadores pulmonares, como nitroprussiato de sódio, hidralazina, prostaglandina E_1 e prostaciclina.

Surfactante

Embalados pelos bons resultados do uso pela terapia de reposição de surfactante em crianças com doença da membrana hialina, foram feitas algumas tentativas do uso de soluções surfactantes administradas sob a forma de aerossol com resultados menos alentadores.

Apesar do reconhecido papel da "disfunção" do surfactante em ARDS/LPA, sua reposição ainda não é estratégia plenamente defensável pela falta de dados literários contundentes.

Corticosteróides

O uso de corticosteróides – metilprednisolona – vem sendo estudado no sentido de modular a resposta inflamatória exagerada observada nos casos de ARDS/LPA, em especial os mais graves, no intuito de minimizar a evolução clínica e prevenir os processos fibrinogênicos observados em especial naqueles pacientes a partir da primeira semana da doença. Grandes estudos e metanálises geraram dados controversos, restando uma definição quanto à necessidade, momento e dose a serem utilizados.

Em termos práticos, nos casos mais graves ou em que a evolução não vem sendo favorável, o uso da metilprednisolona em doses por volta de 1 a 2 mg/kg de peso é defensável, apesar deste dado ser suportado por evidência não muito sólida devido à grande morbidade associada aos quadros fibróticos pós-LPA.

LEITURA ADICIONAL

1. Kollef MH, Schuster DP. The acute respiratory distress syndrome. N Engl J Med 1995; 332: 27-37.
2. Ware LB, Matthay MA. The acute respiratory distress syndrome. N Engl J Med; 342, 18: 1334-49.
3. Bernard GR, Artigas A, Brigham KL, et al. The American-European Consensus Conference on ARDS: definitions, mechanisms, relevant outcomes, and clinical trial coordination. Am J Respir Crit Care Med 1994; 149: 818-24.
4. Future research directions in acute lung injury. Summary of a National Heart, Lung, and Blood Institute Working Group. Am J Respir Crit Care Med 167: 1027-35.
5. Amato MBP et al. Effect of a protective-ventilation strategy on the mortality of the acute respiratory distress syndrome. N Engl J Med 1998; 338: 347-54.
6. ARDSNet. Ventilation with lower tidal volumes as compared with traditional tidal volumes for acute lung injury and the acute respiratory distress syndrome. N Engl J Med; 342, 18: 1301-8.
7. Ferrer M, Esquinas A, Leon M, Gonzalez G, Alarcon A, Torres A. Noninvasive ventilation in severe hypoxemic respiratory failure: a randomized clinical trial. Am J Respir Crit Care Med 2003; 168: 1438-44.
8. ARDSNet. Higher versus lower positive end-expiratory pressures in patients with the acute respiratory distress syndrome. N Engl J Med; 351, 4: 327-36.

9. Comparision of two fluid management strategies in acute lung injury. N Engl J Med 2006; 354: 2564-75.
10. Lung recruitment in patients with the acute respiratory distress syndrome. N Engl J Med 2006; 354: 1775-86.
11. Efficacy and safety of corticosteroids for persistent acute respiratory distress syndrome. N Engl J Med 2006; 354: 1671-84.
12. Positive end-expiratory pressure setting in adults with acute lung injury and acute respiratory distress syndrome (Express Trial). JAMA 2008; 299(6): 646-55.
13. Ventilation strategy using low tidal volums, recruitment maneuvers and high positive end-expiratory pressure for acute lung injury and acute respiratory distress syndrome (LOVS). JAMA 2008; 299(6): 637-45.

Algoritmo 19.1 – Manejo da ARDS/LPA

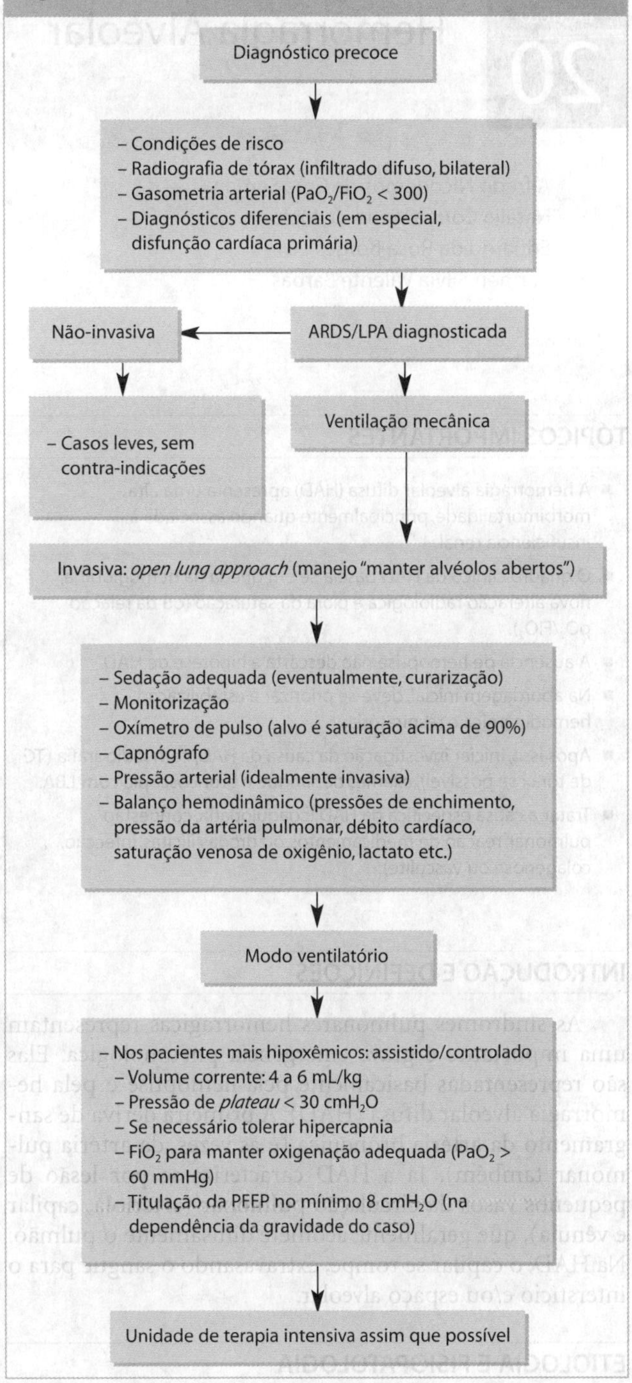

CAPÍTULO 20

Hemorragia Alveolar

Alfredo Nicodemos da Cruz Santana
Natalia Correa Vieira de Melo
Eduardo da Rosa Borges
Carmen Silvia Valente Barbas

TÓPICOS IMPORTANTES

- A hemorragia alveolar difusa (HAD) apresenta uma alta morbimortalidade, principalmente quando associada à insuficiência renal.
- O quadro clínico da HAD baseia-se em queda da hemoglobina, nova alteração radiológica e piora da saturação (ou da relação pO_2/FiO_2).
- A ausência de hemoptise não descarta a hipótese de HAD.
- Na abordagem inicial, deve-se priorizar a estabilização hemodinâmica e respiratória.
- Após isso, iniciar investigação da causa da HAD, com radiografia (TC de tórax se possível), exames de sangue e broncoscopia com LBA.
- Tratar a causa específica da HAD (coagulopatia, congestão pulmonar, reação de medicamentos ou drogas ilícitas, infecção, colagenose ou vasculite).

INTRODUÇÃO E DEFINIÇÕES

As síndromes pulmonares hemorrágicas representam uma importante e grave emergência pneumológica. Elas são representadas basicamente pela hemoptise e pela hemorragia alveolar difusa (HAD). A primeira deriva de sangramento da artéria brônquica (e às vezes, da artéria pulmonar também). Já a HAD caracteriza-se por lesão de pequenos vasos da circulação pulmonar (arteríola, capilar e vênula), que geralmente acomete difusamente o pulmão. Na HAD, o capilar se rompe, extravasando o sangue para o interstício e/ou espaço alveolar.

ETIOLOGIA E FISIOPATOLOGIA

O mecanismo fisiopatológico básico nas várias causas de HAD é a lesão da microcirculação alveolar. Tal lesão pode ocorrer:

- Associada a uma capilarite, com infiltração neutrofílica da parede dos vasos (como granulomatose de Wegener ou capilarite pulmonar isolada).
- Sem presença de capilarite, com preservação da arquitetura alveolar (como hemossiderose pulmonar idiopática, coagulopatias, estenose mitral, doença venooclusiva e inalação de substâncias tóxicas).
- Secundariamente a um dano alveolar difuso (SDRA, LES, inalação de cocaína, secundário a transplante de medula, secundário a radiação).

Dessa forma, nos casos de HAD submetidos à biópsia pulmonar, os achados histológicos podem restringir as hipóteses diagnósticas e orientar a terapêutica a ser instituída.

ACHADOS CLÍNICOS

O principal achado clínico relacionado a HAD é a hemoptise. Entretanto, sua presença não é obrigatória; e quando é muito volumosa (> 500 mL/dia), aponta contra HAD e a favor de lesões endobrônquicas, lesões inflamatórias ou infecciosas focais (ver capítulo sobre hemoptise). Ainda é muito importante diferenciar a hemoptise (sangue com muco, pus ou bolhas de ar) da hematêmese (sangue com alimentos, sangue digerido) e da epistaxe (avaliação otorrinolaringológica, na presença de suspeita). Outros achados clínicos estão presentes na Tabela 20.I.

Na história clínica e exame físico, ainda é fundamental a pesquisa de sinais/sintomas sugestivos de vasculite ou de doença reumatológica (Figura 20.1). Não se esquecer de investigar o uso de medicamentos ou drogas ilícitas (Tabela 20.II).

EXAMES COMPLEMENTARES

Numa abordagem em pronto-socorro (PS), o primeiro exame complementar a ser realizado é a radiografia de tórax. Esta normalmente revela infiltrado alvéolo-intersticial (80 a 100% dos pacientes), geralmente bilateral e peri-hilar; mas pode ser unilateral ou até lobar. Já a presença de derrame pleural associado à HA é rara, devendo-se lembrar de insuficiência cardíaca ou LES. Entretanto, tais achados radiológicos são bastante inespecíficos, tornando a diferencia-

Tabela 20.I – Manifestações clínicas na HAD

Achados	Freqüência
Dispnéia	25 a 100%
Hemoptise	25 a 100%
Febre	25 a 100%
Dor torácica	20 a 30%

Tosse e hipoxemia são também achados importantes.

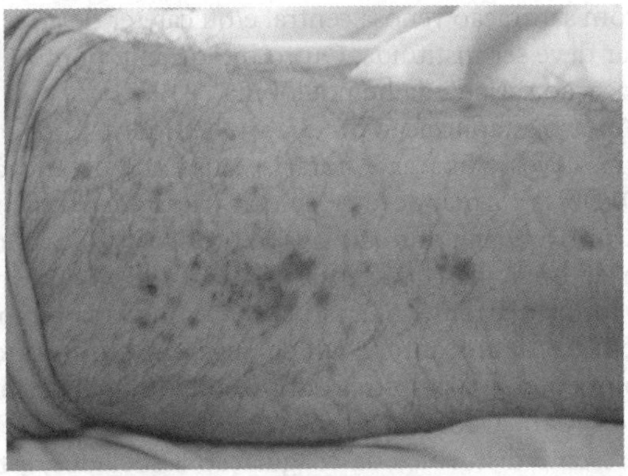

Figura 20.1 – Lesões papulares (púrpura palpável) em um paciente com granulomatose de Wegener.

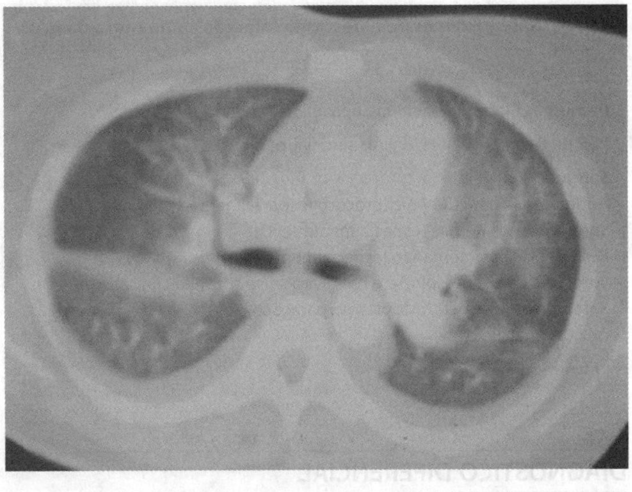

Figura 20.3 – TC de tórax evidenciando áreas bilaterais de vidro fosco com derrame pleural (intrafissural e bilateral) em um paciente com hemorragia alveolar secundária a insuficiência cardíaca.

Tabela 20.II – Outros achados importantes na HAD *versus* doença associada

Perfuração de septo nasal/sinusite/mastoidite	GW
Alteração na urina 1/ Insuficiência renal	GW, MAP, LES, GP
Alergia a leite de vaca, doença celíaca	Hemossiderose pulmonar
Neuropatia	MAP, LES
Lesões cutâneas	GW, MAP, LES

GW: granulomatose de Wegener; MAP: micropoliangeíte; LES: lúpus eritematoso sistêmico; GP: Goodpasture.

Tabela 20.III – Exames laboratoriais essenciais

Hemograma
Coagulograma
TGO, TGT, bilirrubinas, GGT
Ur, Cr, Na, K
Urina 1
ANCA, FAN, FR, antimembrana basal
Pesquisa de HIV

ção com congestão pulmonar e infecção bastante difícil. A realização de TC de tórax com cortes finos pode ajudar a diferenciar as possíveis causas de HAD (Figuras 20.2 e 20.3).

A presença de queda de mais de 1 g/ dL de hemoglobina é "quase" obrigatória. Isso acontece pois, por definição, a HAD acontece quando se tem os 3 critérios: queda de hemoglobina, infiltrado pulmonar novo e piora da saturação (ou da relação PO_2/FiO_2). Entretanto, vale ressaltar que a síndrome de ativação macrofágica (ou síndrome hemofagocítica) pode causar os três critérios, e não é considerada HDA. Além disso, mais uma vez, não é obrigatória a presença de hemoptise na HAD.

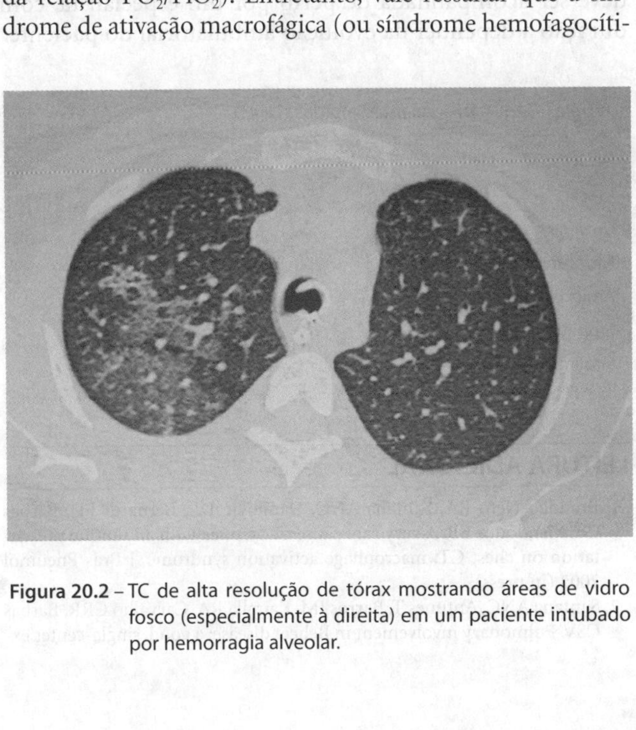

Figura 20.2 – TC de alta resolução de tórax mostrando áreas de vidro fosco (especialmente à direita) em um paciente intubado por hemorragia alveolar.

A confirmação diagnóstica pode ser feita por meio de broncoscopia com lavado broncoalveolar (LBA), ou da medida de difusão de monóxido de carbono (DLCO). A alta afinidade da hemoglobina pelo monóxido de carbono ocasiona um aumento na DLCO (tipicamente maior que 130% do valor predito) nas primeiras 48 horas após o episódio de sangramento. Entretanto, pacientes muito dispnéicos ou intubados não conseguem realizar esse exame. Dessa forma, o LBA torna-se o exame-padrão para confirmar a suspeita de HAD, especialmente nos casos suspeitos sem hemoptise. Caracteristicamente, o LBA da HAD apresenta uma quantidade maior de sangue, à medida que vai se instilando soro, e o broncoscopista pode observar sangramento proveniente de vários segmentos pulmonares. Na ausência de sangramento ativo, a pesquisa positiva de macrófagos com hemossiderina no LBA também sugere o diagnóstico. Além disso, também serve para descartar causas infecciosas (Tabela 20.IV) ou outras causas de sangramento (ver capítulo sobre hemoptise).

O uso do ecocardiograma nos casos de HAD é limitado. Este exame só é realizado em casos suspeitos de congestão pulmonar ou de endocardite.

Tabela 20.IV – Exames para descartar infecção como causa da HAD

LBA:
Pesquisa/Cultura de bactérias, micobactérias, fungos e *P. carinii*
PCR de *P. carinii*, CMV, HSV, vírus sincicial, parvovírus (especialmente se ID)
Sangue: Antigenemia para CMV e criptococo (especialmente se ID) Sorologia para herpes (especialmente se ID) Pesquisa de galactomanan (especialmente se ID) Sorologia para leptospirose e hantavirose (se suspeita clínica) Sorologia: criptococo, histoplasma, paracoco (se suspeita clínica)

ID: imunodeprimido.

DIAGNÓSTICO DIFERENCIAL

Como já visto anteriormente, o diagnóstico diferencial para HAD é bastante amplo. Pode ser desde uma infecção até uma manifestação de uma vasculite sistêmica (Tabela 20.V).

TRATAMENTO

No manejo agudo no pronto-socorro, são essenciais o suporte respiratório e hemodinâmico. A hipoxemia deve ser imediatamente corrigida com oferta de oxigênio (por máscara, CPAP ou BiPAP). Nos casos refratários, deve-se realizar intubação orotraqueal, ajustando a ventilação mecânica com volume corrente baixo (5 mL/kg) e PEEP alto (de forma similar à síndrome do desconforto respiratório do adulto). No caso de instabilidade hemodinâmica, a monitorização com saturação venosa central e/ou cateter de artéria pulmonar deve ser instituída. Outro importante ponto é a monitorização seriada da hemoglobina.

Tabela 20.V – Diagnóstico diferencial de HAD

Condição	Achados
GW	Acometimento otorrinolaringológico, pulmonar, renal Nariz em sela, ANCA+, complemento normal Biopsiar o pulmão em casos de ANCA-c negativo e/ou dúvida diagnóstica (capilarite e/ou granuloma)
MAP	Acometimento renal, pulmonar, cutâneo Lesão de SNP, TGI, ANCA-p +, complemento normal
GP	Anticorpo antimembrana basal (AMB)+, complemento normal Acometimento renal, pulmonar Biopsiar o pulmão em casos com AMB negativo
LES	Acometimento renal, pulmonar, articular, hematológico Complemento baixo, FAN+, Anti-DNA+
HP	Diagnóstico de exclusão, acometimento só pulmonar Biópsia sem capilarite Crianças e adultos jovens, doença celíaca associada
PHS	Tríade: púrpura palpável, dor abdominal, acometimento renal Raro acometimento pulmonar Biópsia demonstra depósito de IgA
Behçet	Úlceras orais/genitais, acometimento ocular, articular e de SNC Capilarite pulmonar ou aneurisma de artéria pulmonar

GW: granulomatose de Wegener; MAP: micropoliangeíte; GP: Goodpasture; LES: lúpus eritematoso sistêmico; HP: hemossiderose pulmonar; PHS: púrpura de Henoch Schönlein. Sempre que possível, sugere-se realizar biópsia de pele e/ou rim (se alterados) e solicitar avaliação de um especialista em vasculites.

Após a estabilização do quadro hemodinâmico e respiratório, deve-se buscar e tratar a causa que desencadeou a HAD. Dessa forma, deve-se coletar os exames básicos (Tabela 20.III), bem como um lavado broncoalveolar com pesquisa de etiologias infecciosas (Tabela 20.IV). Na suspeita e/ou confirmação de infecção, deve ser iniciada terapêutica específica. Alguns autores ainda sugerem a introdução de antibioticoterapia empírica até o resultado final dos exames colhidos para avaliar a presença de infecção. Caso o paciente apresente distúrbios da coagulação associados, estes devem ser investigados e corrigidos, assim como transfundir hemácias, se hemoglobina menor que 7 g/dL.

Nos casos de doenças auto-imunes, deve-se iniciar pulso de metilprednisolona (500 a 1.000 mg EV por dia) durante 3 a 5 dias consecutivos. Outras modalidades terapêuticas também podem ser utilizadas a depender da causa da hemorragia alveolar:

- Lúpus eritematoso sistêmico: associa-se ciclofosfamida endovenosa, em pulsos mensais (750 mg/m^2).
- Vasculites (granulomatose de Wegener): associa-se ciclofosfamida via oral (2 a 3 mg/kg/dia) e cotrimoxazol. Em casos selecionados com insuficiência renal aguda concomitante (Cr > 3), pode-se indicar plasmaférese.
- Síndrome de Goodpasture: indica-se plasmaférese diariamente por 2 semanas e associa-se ciclofosfamida via oral (2 a 3 mg/kg/dia).
- Hemossiderose pulmonar: não há indicação de associar outra modalidade terapêutica.

Conforme a melhora clínica, sugere-se que os pacientes usem ventilação não-invasiva após a extubação, pois há relatos de sangramento alveolar após o paciente retomar a ventilação espontânea. A terapêutica imunossupressora deve ser acompanhada de perto por um especialista, com duração a depender da evolução ambulatorial do paciente.

Tabela 20.VI – Drogas relacionadas a HAD

Penicilamine
Crack
Cocaína
Nitrofurantoína
Amiodarona
Propiltiouracil
Sirolimus

LEITURA ADICIONAL

1. Brandão-Neto RA, Santana ANC, Danilovic DL, Bernardi FD, Barbas CS, Mendonça BB. A very rare cause of dyspnea with an unique presentation on chest CT: macrophage activation syndrome. J Bras Pneumol 2007 (in press).
2. Santana ANC, Antunes T, Barros JM, Kairalla RA, Carvalho CRR, Barbas CSV. Pulmonary involvement in Behçet disease: a good, single-center ex-

perience with the use of immunosuppressants. J Bras Pneumol 2007 (in press).
3. Lapraik C, Watts R, Bacon P, Carruthers D, Chakravarty K, D'Cruz D, et al. BSR and BHPR guidelines for the management of adults with ANCA associated vasculitis. Rheumatology (Oxford) 2007; 46(10): 1615.
4. Jayne DR, Gaskin G, Rasmussen N, Abramowicz D, Ferrario F, Guillevin L, et al. Randomized trial of plasma exchange or high-dosage methylprednisolone as adjunctive therapy for severe renal vasculitis. J Am Soc Nephrol 2007; 18(7): 2180.
5. Barbas CSV, Barros JM, Santana ANC. Outras vasculites pulmonares. J Bras Pneumol 2005; 31 (supl 1): S32.
6. Borges ER, Ab'Saber AM, Barbas CSV. Sindromes hemorragicas pulmonares. J Bras Pneumol 2005; 31 (supl 1): S38.
7. Carvalho CRR, Bethlem EP. Pulmonary complications of leptospirosis. Clin Chest Med 2002; 23(2): 468-79.
8. Thompson AB, Teschler H, Rennard SI. Pathogenesis, evaluation, and therapy for massive hemoptysis. Clin Chest Med 1992; 13: 69.
9. Cahill BC, Ingbar DH. Massive hemoptysis. Assessment and management. Clin Chest Med 1994; 15: 147.
10. Jean-Baptiste E. Clinical assessment and management of massive hemoptysis. Crit Care Med 2000; 28: 1642.
11. Haponik EF, Britt EJ, Smith PL, Bleecker ER. Computed chest tomography in the evaluation of hemoptysis. Impact on diagnosis and treatment. Chest 1987; 91: 80.
12. Dweik RA, Arroliga AC, Cash JM. Alveolar hemorrhage in patients with reumatic disease. Rheum Dis Clin N Am 1997; 23(2): 395-410.
13. Green RJ, Ruoss SJ, Kraft SA, Berry GJ, Raffin TA. Pulmonary capillaritis and alveolar hemorrhage: update on diagnosis and management. Chest 1996; 110(5): 1305-16.
14. Santos-Ocampo AS, Mandell BF, Fessler BJ. Alveolar hemorrhage in systemic lupus erythematosus. Chest 2000; 118(4): 1083-90.
15. Schwarz MI, Brown KK. Small vessel vasculitis of the lung. Thorax 2000; 55(6): 502-10.
16. Cohem S. Diffuse pulmonary hemorrhage: evolutionary "flaw" or consequence of evolutionary progress. Am J Med Sci 2002; 323(3): 130-9.
17. Vincent B, Flahault A, Antoine M, Wislez M, Parrot A, Mayaud C, Cadranel J. AIDS-related alveolar hemorrhage: a prospective study of 273 BAL procedures. Chest 2001; 120(4): 1078-84.
18. Rodriguez W, Hanania N, Guy E, Guntupalli J. Pulmonary-renal syndromes in the intensive care unit. Crit Care Clin 2002; 18(4): 881-95.
19. Asherson RA, Espinosa G, Cervera R, Font J, Carles Reverter J. Catastrophic antiphospholipid syndrome: proposed guidelines diagnosis and treatment. J Clin Rheumatol 2002; 8(3): 157-65.

Algoritmo 20.1 – Abordagem da hemorragia alveolar difusa

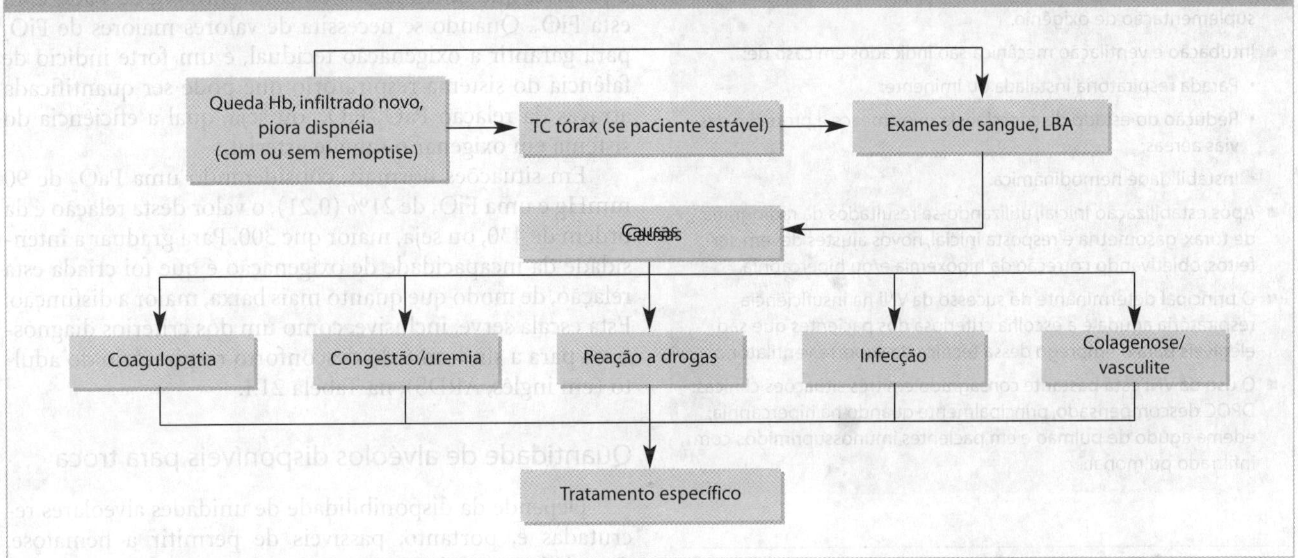

CAPÍTULO 21

Ventilação Mecânica (Não-Invasiva e Invasiva)

Vladimir Ribeiro Pinto Pizzo
Herlon Saraiva Martins
Marcelo Eduardo Sproesser

TÓPICOS IMPORTANTES

- Ventilação invasiva é o tratamento para os casos mais graves ou refratários de IRpA.
- O suporte ventilatório invasivo é indicado quando o paciente não for capaz de realizar trocas gasosas adequadamente, apesar de suplementação de oxigênio.
- Intubação e ventilação mecânica são indicados em caso de:
  - Parada respiratória instalada ou iminente;
  - Redução do estado de consciência que ameace a proteção das vias aéreas;
  - Instabilidade hemodinâmica.
- Após estabilização inicial, utilizando-se resultados da radiografia de tórax, gasometria e resposta inicial, novos ajustes devem ser feitos, objetivando correção da hipoxemia e/ou hipercapnia.
- O principal determinante do sucesso da VNi na insuficiência respiratória aguda é a escolha criteriosa dos pacientes que são elegíveis para o emprego dessa técnica de suporte ventilatório.
- O uso da VNi está bastante consagrado em três situações clínicas: DPOC descompensado, principalmente quando há hipercapnia; edema agudo de pulmão e em pacientes imunossuprimidos com infiltrado pulmonar.

INTRODUÇÃO E DEFINIÇÕES

O sistema respiratório tem como principais funções a hematose e conseqüente oxigenação do sangue arterial e a eliminação do gás carbônico produzido nos tecidos, através da ventilação alveolar.

Fração inspirada de oxigênio (FiO_2)

A quantidade de oxigênio disponível na mistura de gases a ser oferecida ao indivíduo em insuficiência respiratória é determinada pela proporção deste gás em relação aos demais, assim como à pressão atmosférica, de modo que misturas podem conter de 21 a 100% de oxigênio e a escolha vai depender da necessidade de cada indivíduo.

Medidas de oxigenação

É importante avaliar a capacidade de oxigenação do sistema respiratório do indivíduo em insuficiência respiratória e a melhor maneira de fazê-lo é através da mensuração direta da PaO_2 através da coleta de uma gasometria arterial.

É intuitivo, no entanto, que pulmões normais sejam capazes de garantir uma oxigenação adequada com 21% de oxigênio na mistura de gases e, devido à reserva funcional, é possível que obtenhamos 80 a 100 mmHg de PaO_2 com esta FiO_2. Quando se necessita de valores maiores de FiO_2 para garantir a oxigenação tecidual, é um forte indício de falência do sistema respiratório que pode ser quantificada através da relação PaO_2/FiO_2, ou seja, qual a eficiência do sistema em oxigenar o sangue arterial.

Em situações normais, considerando uma PaO_2 de 90 mmHg e uma FiO_2 de 21% (0,21), o valor desta relação é da ordem de 430, ou seja, maior que 300. Para graduar a intensidade da incapacidade de oxigenação é que foi criada esta relação, de modo que quanto mais baixa, maior a disfunção. Esta escala serve, inclusive, como um dos critérios diagnósticos para a síndrome do desconforto respiratório do adulto (em inglês, ARDS), na Tabela 21.I.

Quantidade de alvéolos disponíveis para troca

Depende da disponibilidade de unidades alveolares recrutadas e, portanto, passíveis de permitir a hematose. Guarda boa co-relação com pressão (em especial com uma medida obtida facilmente que é a pressão de platô do sistema), de modo que quanto maior a pressão do sistema – até determinado limite – maior a chance dos alvéolos estarem disponíveis para a hematose.

Os principais determinantes da ventilação (conforme a equação do volume-minuto, que é o resultado do produto da freqüência respiratória pelo volume corrente) são freqüência respiratória e volume corrente (VT) ou tidal volume.

Tabela 21.I – Graduação da hipoxemia

CONDIÇÃO	PaO_2/FiO_2
1. Lesão pulmonar aguda (LPA ou ALI)	< 300
2. ARDS*	< 200
3. ARDS grave	< 100

* Associada a infiltrado bilateral à radiografia de tórax e ausência de sinais de disfunção cardíaca esquerda.

Freqüência respiratória

O aumento da freqüência respiratória leva a tendência de aumento do volume-minuto e conseqüente queda na $PaCO_2$, assim como a bradipnéia pode associar-se a elevação da $PaCO_2$. Estes são fenômenos que podem se manifestar como mecanismos de compensação ou podem ser primários, portanto, determinantes da insuficiência respiratória do tipo ventilatória.

Volume corrente (V_T)

É o volume aéreo que "circula" pelos pulmões num ciclo respiratório e compõe juntamente com o volume residual e volumes de reserva inspiratórios (VRi) e expiratórios (VRe) a capacidade pulmonar total (CPT), conforme a Figura 21.1. Para uma mesma freqüência respiratória, quanto maior o volume corrente, maior a tendência de queda da $PaCO_2$ e vice-versa.

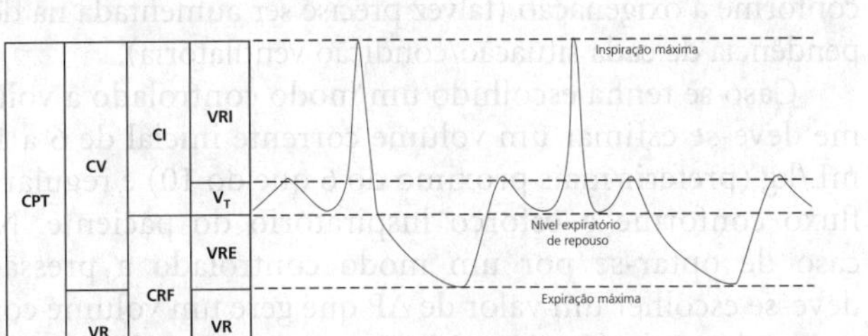

Figura 21.1 – Volumes pulmonares. CPT = capacidade pulmonar total, CV = capacidade vital, VR = volume residual, CI = capacidade inspiratória, CRF = capacidade residual funcional, VRI = volume de reserva inspiratório, VT = volume corrente (tidal), VRE = volume de reserva expiratório.

MODOS VENTILATÓRIOS

De acordo com o grau de dependência que o indivíduo tem do aparelho de ventilação mecânica faz-se a opção pelo modo ventilatório, que pode ser, numa escala decrescente, de suporte ventilatório:

Controlado (Figura 21.2)

A característica fundamental deste modo ventilatório é a completa dependência do indivíduo do aparelho. É o aparelho que "controla" todo o ciclo respiratório, inclusive a freqüência respiratória. É utilizado quando o *drive* ventilatório do indivíduo está ausente (coma profundo, sedação/paralisação etc.).

Assistido/controlado (Figura 21.3)

Modo ventilatório em que o aparelho fornece um suporte ventilatório predeterminado que pode ser complementado conforme a necessidade do indivíduo. Pressupõe, portanto, interação entre o aparelho e o indivíduo, e esta "conversa" se faz em termos de um conceito de *trigger* ou disparo. Este é o estímulo que o indivíduo faz para que o aparelho "entenda" que ele quer respirar naquele momento. Normalmente este estímulo se faz através de variações de pressão ou fluxo e, segundo o ajuste do operador do aparelho, pode-se determinar o valor limiar para disparo, que é o conceito de sensibilidade do aparelho (normalmente expresso em variação de pressão necessária para o disparo, por exemplo, – 1 cmH_2O), ou seja, o sensor de pressão da via aérea deve defletir um centímetro abaixo da PEEP para que o aparelho entenda que o indivíduo quer respirar naquele momento. No entanto, o indivíduo só controla o momento em que quer respirar; é o aparelho que entrega o "pacote" completo da ventilação.

Com o advento dos ventiladores microprocessados foi possível desenvolver um modo assistido/controlado especial com características diferenciadas, que permite maior sincronia entre o indivíduo e o aparelho, a saber, modo de ventilação mandatória intermitente sincronizada (SIMV), com ciclos mandatórios/controlados em que durante o intervalo entre dois ciclos a válvula inspiratória pode ser aberta por vontade do paciente (disparo) e o indivíduo pode respirar espontaneamente (Figura 21.4).

O grande problema é que pela circuitaria de traquéias a resistência do sistema à respiração espontânea é grande, o que torna esta condição desfavorável. Por este motivo se associa uma pressão de suporte (PSV), de modo que nos ciclos não-mandatórios o indivíduo é "assistido" por um gradiente de pressão com fluxo livre para facilitar o esforço ventilatório e "vencer" a resistência imposta pelo espaço-morto do circuito do ventilador (Figura 21.5). Estima-se que o valor de pressão de suporte suficiente para "zerar" a resistência do circuito da maioria dos ventiladores disponíveis comercialmente é algo por volta de 8 cmH_2O.

Espontâneos

Nestes modos em que a independência entre o indivíduo e o aparelho é maior, a característica é o controle por parte do indivíduo da freqüência respiratória total, sendo

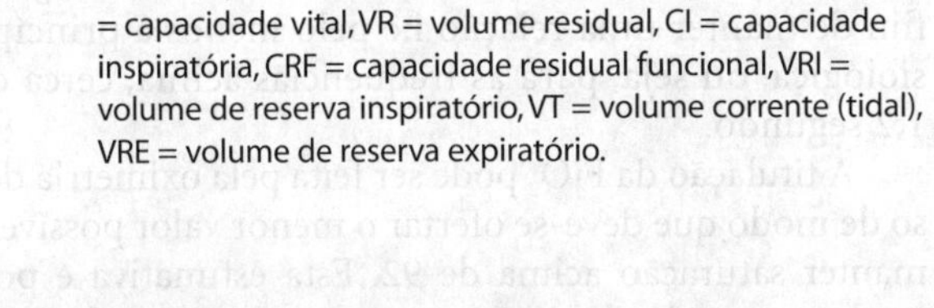

Figura 21.2 – Modo controlado.

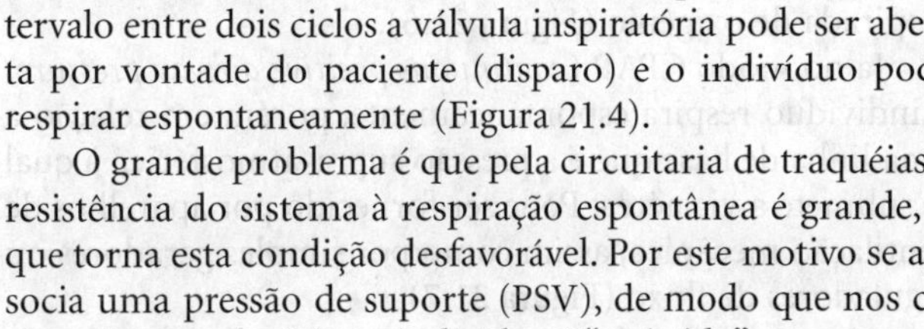

Figura 21.3 – Modo assistido/controlado.

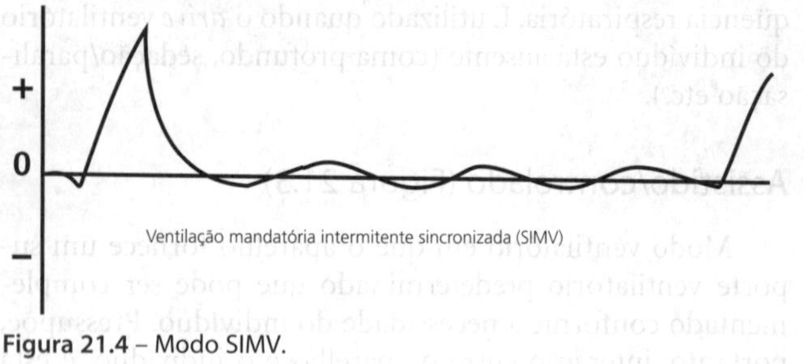

Figura 21.4 – Modo SIMV.

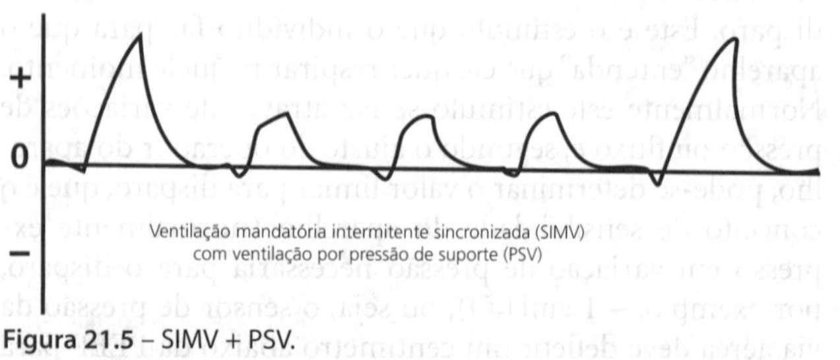

Figura 21.5 – SIMV + PSV.

oferecido aporte de oxigênio, mas, principalmente, pressurização do sistema respiratório. Dois são os modos ventilatórios classicamente conhecidos: BiPAP e CPAP.

No modo BiPAP (dois níveis de pressão) o operador programa o aparelho para fornecer a pressurização da via aérea em dois níveis, um na expiração (PEEP ou EPAP se em ventilação não-invasiva) e um na inspiração (pressão de suporte ou IPAP). A sensibilidade e o disparo do aparelho podem ser controlados pelo operador, assim como a fração inspirada de oxigênio (Figura 21.6).

Já no modo CPAP (*continuous positive airway pressure*) o indivíduo respira espontaneamente, porém em relação a uma linha de base que é a pressão supra-atmosférica à qual se submete a via aérea. Pode ser fornecido por aparelhos de ventilação mecânica, assim como por simples geradores ou reguladores de fluxo (Figura 21.7).

AJUSTES INICIAIS DO VENTILADOR MECÂNICO

Dada a imensa gama de possibilidades, os princípios aqui comentados servem apenas como orientações gerais, devendo os aspectos específicos ser discutidos individualmente.

Procedida a intubação orotraqueal, e checada a adequação do posicionamento da cânula orotraqueal, o próximo passo é ajustar o ventilador e para tanto é necessário avaliar a intensidade do suporte ventilatório requerido. Caso o paciente esteja absolutamente inconsciente e sem tônus ventilatório (por sedação ou rebaixamento do nível

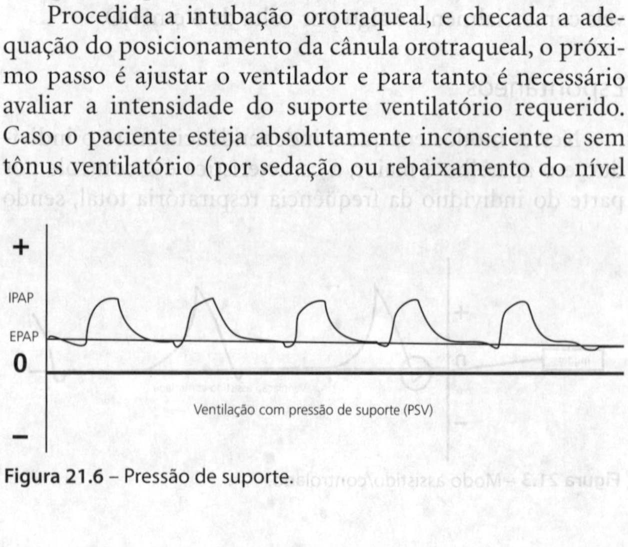

Figura 21.6 – Pressão de suporte.

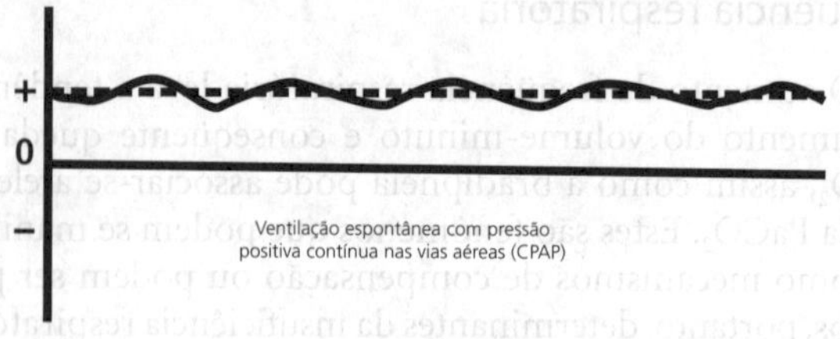

Figura 21.7 – Pressão positiva contínua nas vias aéreas (CPAP).

de consciência), deve-se escolher um modo assistido-controlado a volume ou pressão (conforme seu domínio sobre cada modo), ajustar uma freqüência respiratória mínima (em linhas gerais para que a freqüência total fique em torno dos 12 a 20 ciclos por minuto). Deve-se oferecer oxigênio em quantidades generosas até que se consiga titular o valor mais adequado (menor possível para uma saturação arterial adequada). A PEEP deve ser regulada num primeiro momento em 5 cmH_2O no mínimo, devendo ser reavaliada e adequada conforme a oxigenação (talvez precise ser aumentada na dependência de cada situação/condição ventilatória).

Caso se tenha escolhido um modo controlado a volume deve-se estimar um volume corrente inicial de 6 a 10 mL/kg (preferir mais próximo do 6 que do 10) e regular o fluxo conforme o esforço inspiratório do paciente. No caso de optar-se por um modo controlado a pressão, deve-se escolher um valor de ΔP que gere um volume corrente adequado (6 a 10 mL/kg) o que, em condições normais de complacência pulmonar, deve girar em torno dos 12 a 20 cmH_2O. O tempo inspiratório deve ser regulado a fim de manter uma relação i:e pelo menos a princípio fisiológica, ou seja, para as freqüências acima, cerca de 1 a 1,2 segundo.

A titulação da FiO_2 pode ser feita pela oximetria de pulso de modo que deve-se ofertar o menor valor possível para manter saturação acima de 92. Esta estimativa é possível tendo-se em vista o comportamento da curva de dissociação da hemoglobina, que mostra que uma PaO_2 de 60 mmHg (em condições metabólicas normais suficientes para adequada perfusão tissular) está associada a saturação arterial de oxigênio por volta de 90% – em condições normais de pH, temperatura e 2,3 difosfoglicerato. Como o comportamento da curva é errático ou dificilmente previsível abaixo deste limite, não se pode garantir acesso de oxigênio adequado aos tecidos para valores de oximetria de pulso abaixo de 90% (Figura 21.8).

Dependendo do processo fisiopatológico envolvido na insuficiência respiratória, pode ser necessária elevação da pressão do sistema para obtenção de adequada oxigenação (e conseqüente "recrutamento" alveolar em casos de atelectasia, ARDS etc., por exemplo). Esta elevação de pressão é feita em termos de PEEP; do ponto de vista prático, deve-se elevar seu valor e reavaliar a oximetria constantemente com cuidado para que a pressurização da caixa torácica não interfira negativamente no sistema cardiovascular. Pressões de platô de até 35 cmH_2O não estão associadas a elevação da incidência de barotrauma e há dados que sugerem que pressões mais altas podem ser seguras, ao menos para manobras de recrutamento alveolar.

RECRUTAMENTO ALVEOLAR

Determinadas patologias ou condições clínicas estão associadas a uma perda da capacidade funcional de patência alveolar e conseqüente disponibilidade de unidades alveolares para a ventilação. A gama de condições é imensa e vai desde atelectasias por disfunção de musculatura respiratória até transudação protéica e inativação da solução surfactante com grande heterogeneidade regional na síndrome do desconforto respiratório agudo (ARDS).

Esta heterogeneidade manifesta-se através de áreas com diferentes complacências que são menos "receptivas" ao fluxo aéreo que suas áreas vizinhas de complacência normal ou melhor. Portanto, a tendência do fluxo aéreo é de dirigir-se a estas áreas de boa complacência em detrimento das de má complacência, fato que pode gerar hiperdistensão destas unidades alveolares boas, com conseqüente dano provocado pela ventilação mecânica.

Na tentativa de homogeneizar a distribuição aérea nos pulmões são utilizadas as manobras de recrutamento alveolar, que consistem na elevação da pressão do sistema na tentativa de "abrir" aquelas unidades alveolares e, conseqüentemente, tornar as complacências regionais mais próximas. Existem várias maneiras de "recrutar" um pulmão doente e elas podem gerar algum desconforto para o doente, de modo que em boa parte das vezes a tolerância às manobras pode ser ruim e pode haver necessidade de se lançar mão de sedação e, eventualmente, até paralisação dos pacientes.

Como estratégias ventilatórias de recrutamento pode-se usar:

- Inversão da relação I:E, de modo que o pulmão fica por um período maior em pressão mais alta (pressão de pico) do que na fase expiratória (PEEP).
- Recrutamento por tempo: estabelece-se uma PEEP "elevada" e deixa-se o indivíduo ventilando por períodos longos (minutos a horas).

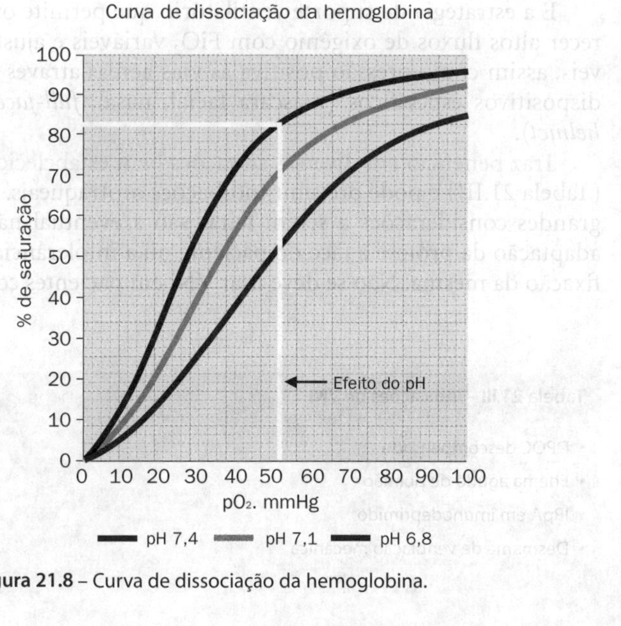

Figura 21.8 – Curva de dissociação da hemoglobina.

- Recrutamento por escalonamento de pressão: submete-se o indivíduo a PEEPs elevadas e crescentes por intervalos de tempo curto (1 a 2 minutos).

Na prática, PEEPs acima de 8-10 cmH_2O são consideradas elevadas, mas em determinadas situações o uso de valores maiores podem ser justificados. Na ARDS, 16 cmH_2O é uma boa estimativa de PEEP para ventilar alguém com hipoxemia grave, e em manobras de recrutamento escalonado pode-se iniciar com PEEPs de 20 cmH_2O e chegar a valores de até 45 cmH_2O com segurança.

AUTO-PEEP

Indivíduos que tenham dificuldade no esvaziamento aéreo durante o ciclo respiratório (fase expiratória) podem ser submetidos a um acúmulo de volume aéreo represado nos pulmões (elevação do volume residual) de maneira automática e oculta que pode trazer conseqüências graves ao doente, desde desconforto respiratório e dessincronização com o aparelho até barotrauma. Este incremento de volume a cada ciclo respiratório em que, durante a fase expiratória, não houve tempo suficiente para que todo o ar que entrou saísse gera um aumento da pressão intratorácica que não é perceptível pelo sensor de pressão na entrada da prótese respiratória (a não ser que se lance mão de manobra de pausa expiratória) e é o chamado auto-PEEP, PEEP oculto, PEEP intrínseco ou PEEP indesejado.

Condições que estão freqüentemente associadas ao aparecimento do auto-PEEP são a taquipnéia, inadequação da relação I:E (Ti relativamente alto no modo PCV ou fluxo muito lento em modo VCV) e obstrução ao fluxo aéreo (asma, DPOC), de modo que deve-se suspeitar de sua presença nestas condições e lançar mão de estratégias para minimizar o dano gerado pela sua presença. É possível suspeitar de auto-PEEP se, ao olhar a curva de fluxo do ventilador – se houver um monitor para isto no ventilador que estiver sendo utilizado – esta não tiver o eixo no valor 0 ao final da expiração (o que significa que o sistema ainda não tinha terminado de esvaziar-se; Figura 21.9). Para medir o valor do auto-PEEP deve-se proceder à manobra de pausa expiratória, que consiste no fechamento da válvula expiratória no final desta e na impossibilidade de novo ciclo inspirató-

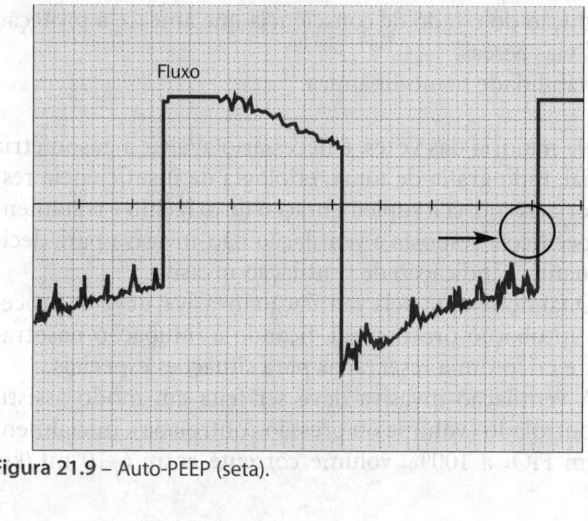

Figura 21.9 – Auto-PEEP (seta).

rio enquanto segura-se o botão, de modo que, se o paciente não fizer esforço respiratório (pode ser necessária sedação e paralisação) haverá uma equalização de pressões no sistema e a pressão aferida neste momento pode ser diferente da PEEP, portanto, devida ao auto-PEEP.

Para "tratar" o auto-PEEP pode ser necessário o ajuste do ventilador através do aumento do valor do fluxo na ventilação com volume controlado ou diminuição do tempo inspiratório nos modos de pressão controlada. O tratamento da obstrução é premente nos casos em que é esta a causa e a compensação da taquipnéia diminui o risco de manifestação deste quadro.

Em determinadas situações há auto-PEEP sem que ele seja tratável ou deletério (DPOC grave, por exemplo), mas seu reconhecimento é importante ao se programar a sensibilidade de disparo do aparelho, já que a presença do auto-PEEP interfere com a sincronia do aparelho, pois, ao se estabelecer o valor limiar de sensibilidade de disparo do aparelho, o ventilador usa o valor da PEEP como linha de base e no caso da existência de auto-PEEP este vai fazer com que o indivíduo tenha que fazer um esforço maior que o programado.

VENTILAÇÃO INVASIVA

Este é o tratamento para os casos mais graves ou refratários de IRpA e necessita de ambiente e condutas específicas, já que a instalação da cânula orotraqueal (ou nasotraqueal ou cricotiroidostomia ou traqueostomia) é procedimento sujeito a complicações graves. Freqüentemente é necessária a sedação e eventualmente paralisação do paciente para a ultimação da intubação.

Na Tabela 21.II estão citadas algumas das indicações de intubação e ventilação mecânica em IRpA.

O suporte ventilatório invasivo é indicado quando o paciente não for capaz de realizar trocas gasosas adequadamente, apesar de suplementação de oxigênio. Não há critérios definidos para indicar intubação e ventilação mecânica (VM) validados na literatura, provavelmente pela enorme lista de causas de insuficiência respiratória e variações na resposta ao tratamento. Há, entretanto, algumas situações clínicas em que a intubação e a ventilação mecânica são a maneira mais segura de garantir a oferta de oxigênio aos tecidos, como:

- Parada respiratória instalada ou iminente.
- Redução do estado de consciência que ameace a proteção das vias aéreas.
- Instabilidade hemodinâmica.

Na maioria das vezes, é necessário avaliar a gasometria arterial, radiografia de tórax, etiologia da insuficiência respiratória, resposta à suplementação de oxigênio e tratamento específico e resposta à ventilação não-invasiva para decidir quanto à indicação de ventilação invasiva.

Quando se opta pela ventilação invasiva, deve-se proceder a intubação orotraqueal, ficando a intubação nasotraqueal e cricotomia reservadas para situações especiais.

A ventilação invasiva deve ser feita em modo assistido/controlado (volume ou pressão controlada), inicialmente com FiO_2 a 100%, volume corrente entre 6-10 mL/kg, evitando-se elevados picos de pressão. Principalmente, deve-se estar atento para a manutenção da pressão de platô abaixo de 35 cmH_2O, pois esta é a que melhor reflete a pressão real que está sendo atingida nos alvéolos. A freqüência respiratória deve ser colocada entre 10 e 15 irpm. A PEEP deve ser ajustada conforme a doença de base, mas pelo menos cerca de 5 cmH_2O devem ser garantidos.

Tabela 21.II – Indicações de ventilação mecânica invasiva
ANORMALIDADES DA VENTILAÇÃO
• Fadiga da musculatura respiratória.
• Doença neuromuscular.
• *Drive* ventilatório diminuído.
• Obstrução de vias aéreas.
• Anormalidades de parede torácica.
ANORMALIDADES DA OXIGENAÇÃO
• Hipoxemia refratária.
• Trabalho respiratório excessivo.

É importante ressaltar que os momentos que sucedem a instalação de ventilação com pressão positiva são importantíssimos pela potencialidade de eventos possíveis, como hipotensão, pneumotórax, bradicardia, isquemia coronariana, parada cardiorrespiratória etc., de modo que esta é uma fase crítica no tratamento destes pacientes, não se podendo esquecer de proceder aos ajustes e adequações da ventilação, assim como monitorizar pressão arterial, freqüência cardíaca, oximetria de pulso, coletar gasometria arterial, confirmar posicionamento do tubo, obter radiografia de tórax e examinar cuidadosamente o paciente.

Após estabilização inicial, utilizando-se resultados da radiografia de tórax, gasometria e resposta inicial, novos ajustes devem ser feitos, objetivando correção da hipoxemia e/ou hipercapnia.

VENTILAÇÃO NÃO-INVASIVA (VNi)

É a estratégia de suporte ventilatório que permite oferecer altos fluxos de oxigênio com FiO_2 variáveis e ajustáveis, assim como pressão positiva às vias aéreas através de dispositivos específicos (máscara facial, nasal, *full-face* e *helmet*).

Traz benefício em diversas situações bem estabelecidas (Tabela 21.III) e pode prevenir intubações orotraqueais. As grandes considerações a serem feitas são a eventual não-adaptação da prótese à face do paciente ou a intolerância à fixação da mesma. Não se deve usar VNi em pacientes com

Tabela 21.III – Indicações de VNi
• DPOC descompensado
• Edema agudo de pulmão
• IRpA em imunodeprimido
• Desmame de ventilação mecânica

iminência de parada respiratória, rebaixamento do nível de consciência (que não por retenção de CO_2), grande volume de secreção traqueal, instabilidade hemodinâmica ou necessidade de grandes pressurizações.

Estas são as indicações já bem definidas, mas existem outras situações em que a VNi pode ser útil, podendo ser feita tentativa, como nas crises de asma ou IRpA em cuidados paliativos, por exemplo.

É importante ressaltar que não se deve retardar uma intubação orotraqueal indicada.

Os mesmos objetivos da ventilação mecânica invasiva podem ser alcançados, em pacientes selecionados, com o uso da ventilação mecânica não-invasiva com pressão positiva (VNi), sem o desconforto e os riscos inerentes à intubação endotraqueal e à utilização da ventilação mecânica convencional. Apesar de altamente efetiva na manutenção da ventilação alveolar, a ventilação mecânica invasiva acompanha-se de riscos de complicações bem estabelecidos. O conhecimento de que certos pacientes se beneficiam de ventilação mecânica com pressão positiva aplicada através de uma máscara tem modificado substancialmente a forma de tratamento inicial de muitas síndromes de insuficiência respiratória.

Com o uso adequado da VNi, em situações de insuficiência respiratória aguda, é possível alcançar os seguintes objetivos terapêuticos:

- Alívio dos sintomas.
- Redução do trabalho respiratório.
- Melhora ou estabilização das trocas gasosas.
- Maior conforto para o paciente.
- Adequada sincronia paciente-ventilador mecânico.
- Minimização dos riscos do suporte ventilatório convencional.
- Eliminação da necessidade de intubação endotraqueal.

Conseqüentes a esses objetivos iniciais, pode-se obter redução do tempo de permanência na UTI e no hospital (e de suas associadas complicações, como infecções nosocomiais) e redução nas taxas de mortalidade desses pacientes.

O principal determinante do sucesso da VNi na insuficiência respiratória aguda é a escolha criteriosa dos pacientes que são elegíveis para o emprego dessa técnica de suporte ventilatório.

Adotamos os critérios de seleção definidos pela *American Respiratory Care Foundation Consensus Conference: noninvasive positive pressure ventilation:*

- Sintomas e sinais de desconforto respiratório agudo.
- Dispnéia moderada ou grave, acima do padrão usual em pacientes com insuficiência respiratória crônica e freqüência respiratória acima de 24 rpm (maior que 30 a 35 rpm, nos casos de insuficiência respiratória aguda hipoxêmica), uso de músculos acessórios da ventilação, respiração paradoxal (assincronia tóraco-abdominal).
- Anormalidades das trocas gasosas.
- $PaCO_2$ > 45 mmHg, pH < 7,35 ou PaO_2/FIO_2 < 200 (nos casos de insuficiência respiratória aguda hipoxêmica).

O uso da VNi está bastante consagrado em três situações clínicas: DPOC descompensado, principalmente quando há hipercapnia, edema agudo de pulmão e em pacientes imunossuprimidos com infiltrado pulmonar.

Seu uso em outras situações, como asma descompensada e insuficiência respiratória hipoxêmica, em especial em pneumonias e lesão pulmonar aguda, tem resultados conflitantes na literatura e, portanto, não deve ser indicado como rotina, mas sim avaliado caso a caso. Há pelo menos duas metanálises recentes apontando para claros benefícios da VNi em pacientes selecionados, sendo o benefício em redução de mortalidade conclusivo apenas para pacientes com DPOC (Tabela 21.IV). Uma metanálise mais recente separou os efeitos de mortalidade, redução de intubação e tempo de internação em 3 grupos: total de pacientes (a maioria DPOC), pacientes de estudos que incluíram apenas DPOC, e pacientes de estudos que incluíram DPOC e não-DPOC. Como podemos ver na Tabela 21.IV, o efeito benéfico é resultante do grande número de pacientes com DPOC estudados, e não há redução de mortalidade para o grupo misto.

Tem recebido especial atenção o uso de VNi no pronto-socorro, uma vez que o atendimento inicial pode ser decisivo na evolução desses pacientes, e mesmo que haja disponibilidade de UTI, os pacientes geralmente passam as primeiras horas de seu atendimento nas unidades de emergência. A aplicação da VNi no ambiente do pronto-socorro permite estabilização muito mais rápida dos pacientes e pode reduzir a taxa de intubação e mortalidade em alguns casos.

Uma vez indicada a VNi, e na ausência de contra-indicações (Tabela 21.V), em especial instabilidade hemodinâmica e rebaixamento do estado de consciência, deve-se optar pelo tipo de suporte não-invasivo e seus ajustes.

As situações em que deve-se evitar a VNi estão descritas na Tabela 21.V.

O CPAP (*continuous positive airway pressure*) pode ser aplicado com um gerador de fluxo, aparelho específico para CPAP ou com aparelho de ventilação invasiva. É modo indicado para edema agudo de pulmão cardiogênico (EAP), pois o princípio fisiopatológico de seu funcionamento nessa condição é a redução do retorno venoso e otimização do trabalho do ventrículo esquerdo, além de corrigir as alterações da mecânica respiratória.

O BiPAP (*bilevel positive airway pressure*) pode ser aplicado com aparelho próprio de BiPAP ou aparelho de ventilação invasiva. É o modo mais indicado para DPOC descompensado, pois a presença de uma pressurização maior durante a inspiração reduz o trabalho respiratório e ajuda a aumentar a ventilação e reduzir a $PaCO_2$. Para a insuficiência respiratória hipoxêmica não há consenso quanto ao modo mais indicado.

Tabela 21.IV – Metanálise de VNi

	TOTAL	DPOC	MISTO
Redução de IOT	19%	18%	20%
Redução de mortalidade	8%	13%	0%
Redução de dias no hospital	–2,74 dias	–5,66 dias	Não significante

Tabela 21.V – Contra-indicações para ventilação não-invasiva

ABSOLUTAS

- Parada respiratória franca ou iminente.
- Instabilidade hemodinâmica (choque, arritmias graves, síndrome isquêmica aguda não-controlada).
- Rebaixamento do estado de consciência.
- Não aceitação/não colaboração com VNi.
- Trauma, queimadura ou cirurgia facial.
- Inabilidade de proteção à via aérea (mecanismos de tosse ou deglutição comprometidos).

RELATIVAS

- Vômitos.
- Excesso de secreções.
- Ansiedade/fobia da máscara.
- IAM/angina instável.

É essencial a presença do médico no início da aplicação da VNi, e a escolha de interface adequada (tipo e tamanho da máscara), assim como seu ajuste à face do paciente, podem ter influência decisiva no sucesso da VNi.

Habitualmente, utilizam-se os seguintes ajustes iniciais:

- EAP: CPAP próximo de 10 cmH_2O, que deve ser menor inicialmente para adaptação do paciente à máscara e progressivamente elevado observando-se conforto, redução da freqüência respiratória e obtenção de volume corrente de 7-10 mL/kg.
- DPOC: pressão expiratória (EPAP) de 4-6 cmH_2O e pressão inspiratória (IPAP) que resulte em volume corrente entre 7-10 mL/kg, o que é geralmente obtido com valores entre 10 e 15 cmH_2O. É mais confortável para o paciente que inicie com níveis menores (por exemplo, 8-10 cmH_2O), devendo ser aumentada ou diminuída para obter conforto e freqüência respiratória menor do que 25 rpm.
- Insuficiência respiratória hipoxêmica: CPAP de 8-10 cmH_2O ou EPAP 8-10 cmH_2O + IPAP que resulte em volume corrente entre 7-10 mL/kg, devendo ser aumentada ou diminuída para obter conforto e freqüência respiratória menor do que 25 rpm.

São necessários monitorização contínua, reajustes baseados na resposta clínica e presença de profissional treinado durante a aplicação da VNi. Após 30 minutos deve-se colher nova gasometria, avaliar queda de freqüência cardíaca e respiratória e conforto. Caso não haja resposta adequada, considerar intubação e ventilação invasiva. A VNi não deve retardar a intubação em pacientes que não respondem bem nas primeiras horas. Há pelo menos um ensaio randomizado de uso de VNi no pronto-atendimento em que a VNi não evitou intubações e sua manutenção, apesar de ausência de melhora nas primeiras 3 horas, tendeu a aumentar a mortalidade. Há críticas metodológicas a este estudo, mas seu dado mais importante foi mostrar que o retardo na intubação na ausência de resposta inicial à VNi pode ser deletério.

LEITURA ADICIONAL

1. Jubran A. Pulse oximetry. In: Tobin M, editor. Principles and practice of intensive care monitoring. New York: McGraw-Hill; 1998. p.261-88.
2. Tobin MJ. Update in pulmonary diseases. Annals of Internal Medicine 2005; 142: 283-5.
3. Majid A, Hill NS. Noninvasive ventilation for acute respiratory failure. Current Opinion in Critical Care 2005; 11: 77-81.
4. Antonelli M, Conti G, Rocco M, Bufi M, De Blasi RA, Vivino G, et al. A comparison of noninvasive positive pressure ventilation and conventional mechanical ventilation in patients with acute respiratory failure. N Engl J Med 1998; 339: 429-35.
5. British Thoracic Society standards of care committee. Noninvasive ventilation in acute respiratory failure. Thorax 2002; 57: 192-211.
6. Peter JV, Moran JL, Phillips-Hughes J, Warn D. Noninvasive ventilation in acute respiratory failure – a meta-analysis update. Crit Care Med 2002; 30: 555-62.
7. Lightowler JV, Wedzicha JA, Elliott MW, Ram FSF. Non-invasive positive pressure ventilation to treat respiratory failure resulting from exacerbations of chronic obstructive pulmonary disease: Cochrane systematic review and meta-analysis. BMJ 2003; 326: 185-9.
8. Plank PK, Owen JL, Elliot MW. Early use of non-invasive ventilation for acute exacerbations of chronic obstructive pulmonary disease on general respiratory wards: a multicentre randomized controlled trial. Lancet 2000; 355: 1931-5.
9. Çelikel T, Sungur M, Ceyhan B, Karakurt S. Comparison of noninvasive positive pressure ventilation with standard medical therapy in hypercapnic acute respiratory failure. Chest 1998; 114: 1636-42.
10. Pang D, Keenan SP, Cook DJ, Sibbald WJ. The effect of positive pressure airway support on mortality and the need for intubation in cardiogenic pulmonary edema. A systematic review. Chest 1998; 114: 1185-92.
11. Nava S, Carbone G, DiBattista N, Bellone A, Baiardi P, Cosentini R, et al. Noninvasive ventilation in cardiogenic pulmonary edema: a multicenter randomized trial. Am J Respir Crit Care Med 2003; 168(12): 1432-7.
12. Hilbert G, Gruson D, Vargas F, Valentino R, Gbikpi-Benissan G, Dupon M, et al. Noninvasive ventilation in immunossupressed patients with pulmonary infiltrates, fever and acute respiratory failure. N Engl J Med 2001; 334: 481-7.
13. Confalonieri M, Potena A, Carbone G, Della Porta R, Tolley EA, Meduri GU. Acute respiratory failure in patients with severe community-acquired pneumonia. A prospective randomized evaluation of noninvasive ventilation. Am J Respir Crit Care Med 1999; 160: 1585-91.
14. Ferrer M, Esquinas A, Leon M, Gonzalez G, Alarcon A, Torres A. Noninvasive ventilation in severe hypoxemic respiratory failure: a randomized clinical trial. Am J Respir Crit Care Med 2003; 168: 1438-44.
15. Hotchkiss JR, Marini JJ. Noninvasive ventilation: an Eemerging supportive technique for the emergency department. Annals of Emergency Medicine 1998; 32: 470-9.

Algoritmo 21.1 – Ventilação mecânica

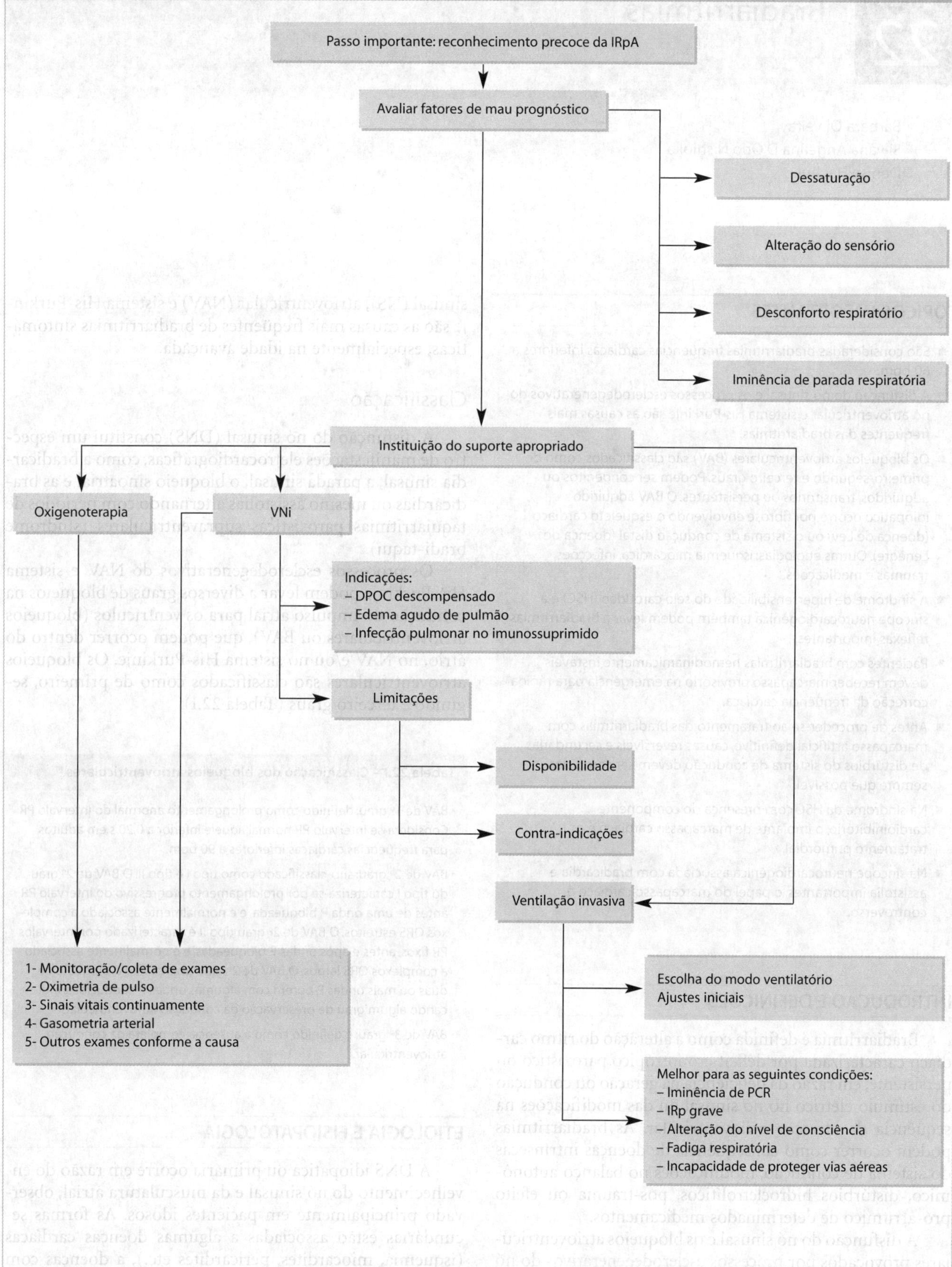

CAPÍTULO 22

Bradiarritmias

Bárbara Oliveira
Silvana Angelina D'Orio Nishioka
Denise Hachul

TÓPICOS IMPORTANTES

- São consideradas bradiarritmias freqüências cardíacas inferiores a 60 bpm.
- A disfunção do nó sinusal e os processos esclerodegenerativos do nó atrioventricular e sistema His-Purkinje são as causas mais freqüentes das bradiarritmias.
- Os bloqueios atrioventriculares (BAV) são classificados como de primeiro, segundo e terceiro graus. Podem ser congênitos ou adquiridos, transitórios ou persistentes. O BAV adquirido idiopático ocorre por fibrose envolvendo o esqueleto cardíaco (doença de Lev) ou o sistema de condução distal (doença de Lenègre). Outras etiologias: isquemia miocárdica, infecções, traumas e medicações.
- A síndrome de hipersensibilidade do seio carotídeo (HSC) e a síncope neurocardiogênica também podem levar a bradiarritmias reflexas importantes.
- Pacientes com bradiarritmias hemodinamicamente instáveis devem receber marcapasso provisório na emergência para rápida correção da freqüência cardíaca.
- Antes de proceder-se ao tratamento das bradiarritmias com marcapasso artificial definitivo, causas reversíveis e secundárias de distúrbios do sistema de condução devem ser corrigidas sempre que possível.
- Na síndrome da HSC com presença do componente cardioinibitório, o implante de marcapasso cardíaco é o tratamento primordial.
- Na síncope neurocardiogênica associada com bradicardia e assistolia importantes, o papel do marcapasso cardíaco é controverso.

INTRODUÇÃO E DEFINIÇÕES

Bradiarritmia é definida como a alteração do ritmo cardíaco caracterizada por déficit cronotrópico paroxístico ou persistente, em razão da deficiência na geração ou condução do estímulo elétrico no nó sinusal ou das modificações na seqüência da ativação atrioventricular. As bradiarritmias podem ocorrer como conseqüência de doenças intrínsecas do sistema de condução, modificações no balanço autonômico, distúrbios hidroeletrolíticos, pós-trauma ou efeito pró-arrítmico de determinados medicamentos.

A disfunção do nó sinusal e os bloqueios atrioventriculares provocados por processos esclerodegenerativos do nó sinusal (NS), atrioventricular (NAV) e sistema His-Purkinje são as causas mais freqüentes de bradiarritmias sintomáticas, especialmente na idade avançada.

Classificação

A disfunção do nó sinusal (DNS) constitui um espectro de manifestações eletrocardiográficas, como a bradicardia sinusal, a parada sinusal, o bloqueio sinoatrial e as bradicardias ou mesmo assistolias alternando com períodos de taquiarritmias paroxísticas supraventriculares (síndrome bradi-taqui).

Os processos esclerodegenerativos do NAV e sistema His-Purkinje podem levar a diversos graus de bloqueios na condução do impulso atrial para os ventrículos (bloqueios atrioventriculares ou BAV), que podem ocorrer dentro do átrio, no NAV e/ou no sistema His-Purkinje. Os bloqueios atrioventriculares são classificados como de primeiro, segundo e terceiro graus (Tabela 22.I).

Tabela 22.I – Classificação dos bloqueios atrioventriculares
• BAV de 1º grau: definido como prolongamento anormal do intervalo PR. Considera-se intervalo PR normal aquele inferior a 0,20 s em adultos para freqüências cardíacas inferiores a 90 bpm.
• BAV de 2º grau: sub-classificado como tipo I e tipo II. O BAV de 2º grau do tipo I caracteriza-se por prolongamento progressivo do intervalo PR antes de uma onda P bloqueada, e é normalmente associado a complexos QRS estreitos. O BAV de 2º grau tipo II é caracterizado por intervalos PR fixos, antes e após ondas P bloqueadas, e é normalmente associado a complexos QRS largos. O BAV de 2º grau avançado é o bloqueio de duas ou mais ondas P, porém com algumas ondas P conduzidas, indicando algum grau de preservação da condução atrioventricular.
• BAV de 3º grau: é definido como a ausência completa da condução atrioventricular.

ETIOLOGIA E FISIOPATOLOGIA

A DNS idiopática ou primária ocorre em razão do envelhecimento do nó sinusal e da musculatura atrial, observado principalmente em pacientes idosos. As formas secundárias estão associadas a algumas doenças cardíacas (isquemia, miocardites, pericardites etc.), a doenças com comprometimento cardíaco (LES, esclerodermia, hipo e hipertiroidismo, hemocromatose, amiloidose, distrofias musculares etc.) e a ação de drogas. No nosso meio, a cardiopatia chagásica destaca-se como a causa mais freqüente.

Os BAV podem ser congênitos ou adquiridos, transitórios ou permanentes. O BAV congênito pode aparecer isolado ou em associação com anormalidades anatômicas cardíacas. Ocorre por mal desenvolvimento anatômico do nó atrioventricular (mais comum) ou sistema His-Purkinje, manifestando-se mais comumente como BAV completo. Quando isolado, em 30% dos casos, observa-se colagenose materna e presença de auto-anticorpos maternos na circulação fetal. O BAV adquirido idiopático ocorre por fibrose envolvendo o esqueleto cardíaco (doença de Lev) ou o sistema de condução distal (doença de Lenègre). Causas importantes são as seqüelas de isquemias ou infartos. As infecções, traumas e medicações, embora menos freqüentes, também merecem ser citadas (Tabela 22.II).

Tabela 22.II – Causas de BAV adquiridos
• Idiopático, degenerativo
• Doença isquêmica miocárdica
• Extensão de calcificação relacionada às valvas mitral e aórtica
• Processos ablativos atrioventriculares
• Medicações: digitais, β-bloqueadores, antagonistas dos canais de cálcio, antiarrítmicos da classe III
• Infecções: endocardites, doença de Lyme, doença de Chagas
• Doenças inflamatórias: vasculites, miocardites
• Doenças infiltrativas: amiloidose, sarcoidose, carcinomas, hemocromatose
• Colagenoses: lúpus, esclerodermia, artrite reumatóide
• Trauma cirúrgico
• Doenças neuromusculares: distrofia muscular miotônica, distrofia de Erb
• Anomalias congênitas: transposição corrigida dos grandes vasos da base

As bradiarritmias neuromediadas são classificadas em dois grupos principais: a hipersensibilidade do seio carotídeo (HSC) e a síndrome vasovagal. A HSC caracteriza-se por pausa sinusal ou BAV em resposta ao reflexo vagal desencadeado pela estimulação de barorreceptores carotídeos localizados acima da bifurcação da artéria carótida comum. O reflexo se manifesta por dois componentes (Figura 22.1):

1. Cardioinibitório, resultante do predomínio do tônus parassimpático e manifestado por diminuição da freqüência sinusal, prolongamento do intervalo PR e bloqueio atrioventricular avançado, isolados ou associados.
2. Vasodepressor, secundário à redução na atividade simpática, levando a vasodilatação e hipotensão arterial.

A síndrome neurocardiogênica é o mecanismo mais comum de síncopes em pacientes sem cardiopatias. Corresponde a uma variedade de quadros clínicos nos quais o desencadeamento do reflexo vasovagal resulta em episódios autolimitados de hipotensão sistêmica e hipofluxo cerebral secundários à bradicardia e à vasodilatação periférica, desencadeados pela postura ortostática prolongada, por estímulo emocional ou somático. Pode manifestar-se nas formas vasodepressoras, mas mais freqüentemente, mista e cardioinibitória (Figura 22.2).

ACHADOS CLÍNICOS

Síncopes e pré-síncopes são as manifestações clínicas mais freqüentes de pacientes portadores de bradiarritmias agudas e paroxísticas e decorrem de hipoperfusão cerebral

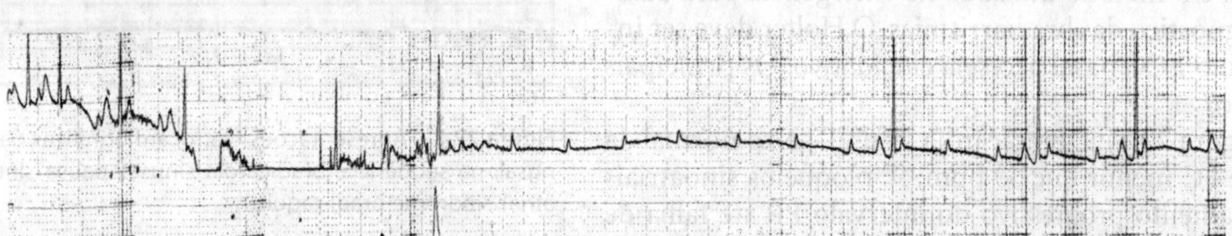

Hipersensibilidade cardioinibitória: bloqueio atrioventricular durante massagem do seio carotídeo (velocidade do registro 12,5 mm/s).

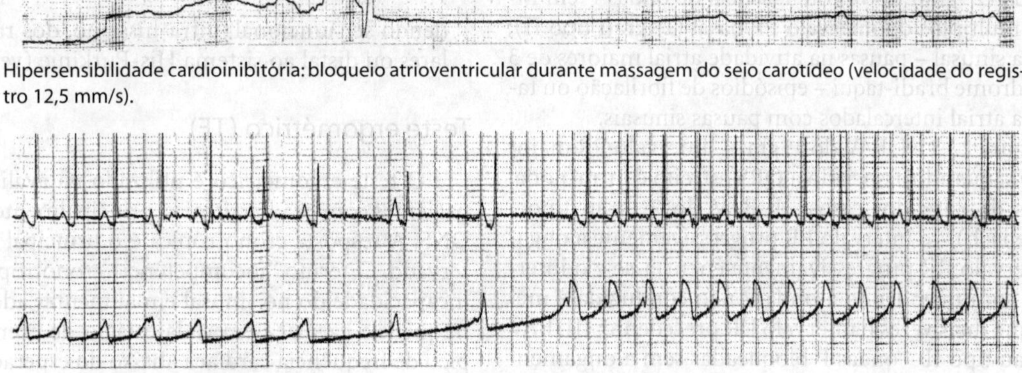

Hipersensibilidade vasodepressora: o registro contínuo da pressão arterial evidencia hipotensão significativa sem pausa ventricular (velocidade do registro 12,5 mm/s).

Figura 22.1 – Traçados eletrocardiográficos durante massagem do seio carotídeo.

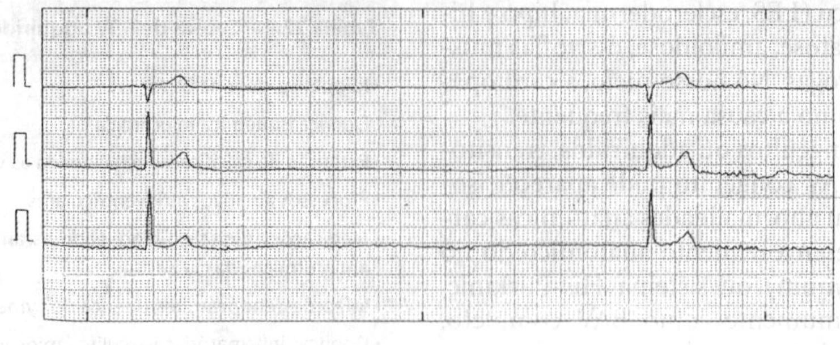

Figura 22.2 – Exemplo de bradicardia neuromediada documentada durante Holter de 24 horas, por ocasião de punção venosa.

transitória. As formas crônicas promovem diminuição do débito cardíaco no repouso e exercício, levando às queixas de dispnéia aos esforços e em repouso, fadiga e angina do peito. Pacientes com a síndrome bradi-taqui podem queixar-se de sintomas referentes aos episódios de bradicardia – síncopes, e/ou de taquicardia – palpitações.

Além do déficit cronotrópico, no exame físico de pacientes com bradiarritmias, podemos observar alterações no som das bulhas cardíacas e diferentes intensidades de sopros regurgitantes pelas valvas atrioventriculares relacionados ao grau de dissincronia entre essas câmaras. A presença de ondas A proeminentes no pulso venoso sugere o diagnóstico de BAV. Sinais de insuficiência cardíaca esquerda (estertores crepitantes pulmonares, terceira bulha) e direita (edema periférico, hepatomegalia e estase jugular) podem estar presentes.

EXAMES COMPLEMENTARES

Eletrocardiograma e Holter de 24 horas

O ECG é o método utilizado na emergência para auxiliar no diagnóstico das bradiarritmias. O Holter deve ser indicado caso o ECG basal não seja elucidativo. Os principais achados são:

- DNS (Figura 22.3): I. bradicardia sinusal – eixo normal da onda P e FC menor que 60 bpm; II. bloqueios sinoatriais – encurtamento progressivo do intervalo PP até falha de uma onda (2º grau tipo I) ou ausência de ondas P em intervalos múltiplos do intervalo PP basal (2º grau tipo II); III. pausa sinusal – pausas na atividade atrial maiores de 3 s; IV. síndrome bradi-taqui – episódios de fibrilação ou taquicardia atrial intercalados com pausas sinusais.
- BAV (Figura 22.4): I. BAV do 1º grau – intervalo PR maior que 0,20 s, quando associado a QRS estreito é intra-nodal em mais de 85% dos casos; II. BAV do 2º grau tipo I (Wenckebach) – o intervalo PR progressivamente alonga-se, o intervalo RR progressivamente encurta-se e o intervalo RR compreendendo a onda P não conduzida é menor do que duas vezes o intervalo RR precedente; III. BAV do 2º grau tipo II – ondas P bloqueadas sem alongamento prévio do PR, que apresenta intervalos constantes e normais; IV. BAV de 3º grau – ondas P em seqüência bloqueadas e ritmo de escape distal ao sítio de bloqueio podendo ser juncional, intra-hissiano, dos ramos ventriculares ou distal ao sistema His-Purkinje (ventricular).

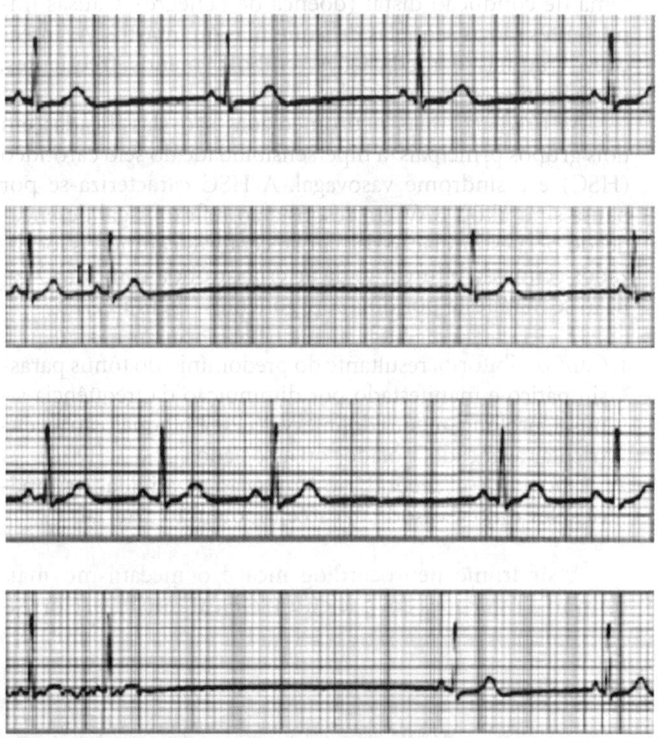

Figura 22.3 – Apresentações eletrocardiográficas da disfunção do nó sinusal, na seqüência: bradicardia sinusal, pausa sinusal, bloqueio sinoatrial, síndrome bradi-taqui.

Teste ergométrico (TE)

O teste ergométrico é utilizado na avaliação clínica de pacientes com bradiarritmias, principalmente na suspeita de DNS. A resposta cronotrópica é o principal parâmetro observado. O termo "incompetência cronotrópica" refere-se à incapacidade do nó sinusal em aumentar adequadamente a freqüência cardíaca em cada estágio de exercício, ou a um pico de freqüência cardíaca abaixo do esperado para a carga de esforço. Nos BAV, o teste ergométrico tem menor importância. Nos BAV de 1º grau e do segundo grau tipo I de origem autonômica, é esperado encurtamento do intervalo PR

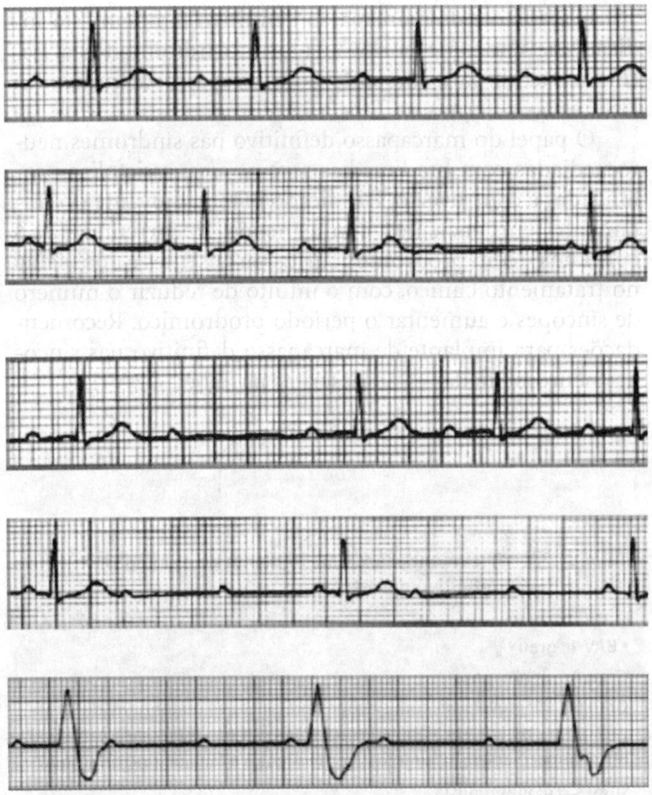

Figura 22.4 – Apresentações eletrocardiográficas dos BAV: BAV de 1º grau, BAV de 2º grau tipo I, BAV de 2º grau 2:1, BAV avançado e BAV total.

durante o exercício. Nos BAV paroxísticos de 2º grau do tipo II e BAV de 3º grau, o exercício pode induzir o bloqueio devido à baixa reserva do sistema de condução.

Estudo eletrofisiológico (EEF)

Pacientes com síncope de origem indeterminada, portadores de bradicardia sinusal, distúrbio da condução atrioventricular (BAV de 1º grau, bloqueios de ramo), cardiopatia estrutural e/ou idade avançada, têm indicação de realização de EEF, caso os métodos não-invasivos não tenham sido conclusivos.

DNS: permite a avaliação da função do nó sinusal. São realizadas medidas da freqüência cardíaca intrínseca, do tempo de recuperação do nó sinusal (normal: menor ou igual a 1,5 s), do tempo de recuperação do nó sinusal corrigido (normal: entre 350 e 550 mseg) e do tempo de condução sinoatrial (geralmente menor que 120 a 130 mseg). Alterações dessas medidas sugerem DNS.

BAV: permite a localização do sítio de bloqueio ou atraso na condução atrioventricular. Indicado para pacientes sintomáticos nos quais há suspeita de comprometimento do sistema His-Purkinje, mas o diagnóstico não foi estabelecido por métodos não-invasivos. Medidas incluem o intervalo AH (normal entre 55 e 135 mseg), o intervalo HV (normal entre 25 e 55 mseg) e a freqüência de Wenckebach (normal maior ou igual a 505 mseg).

Tilt table test ou teste de inclinação (TI)

O TI é utilizado para reproduzir a situação clínica em que indivíduos suscetíveis desenvolvem vários graus de hipotensão e bradicardia secundária a um reflexo paradoxal que aumenta o tônus vagal e diminui o tônus simpático. A resposta cardioinibitória pura é a menos comum, enquanto a resposta mista com bradicardia e hipotensão é a forma presente na maioria dos pacientes (Figura 22.5).

Compressão do seio carotídeo

Utilizada para diagnóstico da hipersensibilidade do seio carotídeo. É considerada positiva quando resulta em uma assistolia cardíaca de mais de 3 s ou queda da pressão arterial sistólica de pelo menos 50 mmHg.

DIAGNÓSTICO DIFERENCIAL

Condições benignas, corrigíveis e transitórias (Tabela 22.III) devem sempre ser consideradas e afastadas antes de se indicar medidas terapêuticas definitivas para os quadros de bradiarritmias.

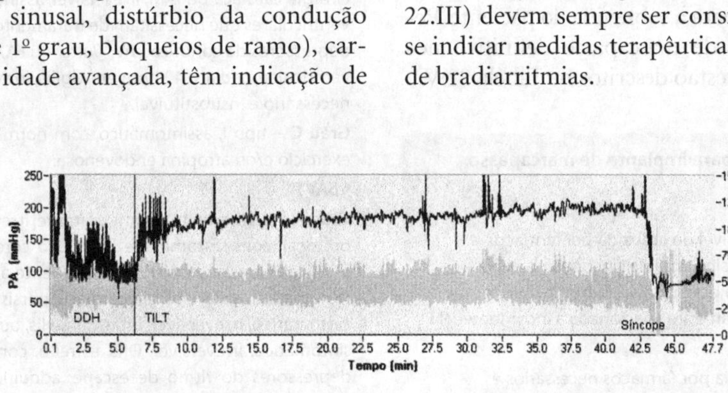

Figura 22.5 – Traçado de *tilt test* positivo, com resposta cardioinibitória.

Tabela 22.III – Condições associadas com bradicardias

- Condicionamento físico exagerado – bradicardia sinusal
- Sono – bradicardia sinusal; pausa e BAV 2º tipo I
- Apnéia obstrutiva do sono – pausas; BAV
- Hipertensão intracraniana
- Síndromes neuromediadas
- Hipotiroidismo; drogas cronotrópicas negativas

TRATAMENTO

O tratamento das bradiarritmias consiste no restabelecimento da freqüência cardíaca para correção dos sintomas e das suas repercussões hemodinâmicas. Drogas que aumentem a automaticidade do nó sinusal e a velocidade de condução pelo nó atrioventricular, como a atropina, os β-adrenérgicos e as xantinas, podem ser utilizadas em alguns casos para suporte, em pacientes hemodinamicamente estáveis, até melhor definição da causa. Marcapassos temporários estão indicados em todas as situações em que seja necessário restabelecer rapidamente uma freqüência cardíaca adequada em pacientes hemodinamicamente instáveis, enquanto aguarda-se a terapia definitiva.

O implante de marcapasso definitivo é indicado nas bradicardias sintomáticas de causas bem definidas e não reversíveis, ou ainda, profilaticamente, quando há necessidade de utilização de medicações que sabidamente exacerbarão um grau pré-existente de DNS e doença do sistema de condução, tornando-as sintomáticas.

Recomendações para o implante de marcapasso definitivo para tratamento da DNS estão descritas na Tabela 22.IV. O implante promove melhora dos sintomas relacionados a bradicardias, embora não necessariamente resulte em aumento na sobrevida.

Nos BAV, o implante de marcapasso definitivo pode constituir terapêutica primordial para a sobrevida do paciente. Recomendações para implante de marcapasso definitivo nos BAV adquiridos e congênitos estão descritos na Tabela 22.V.

Tabela 22.IV – Recomendações para implante de marcapasso definitivo na DNS

- Grau A – DNS espontânea, irreversível ou induzida por fármacos necessários e insubstituíveis, com sintomas de síncopes, pré-síncopes ou tonturas e/ou IC relacionados à bradicardia; síndrome bradi-taqui; com intolerância aos esforços claramente relacionada à incompetência cronotrópica.
- Grau B – B1: irreversível ou induzida por fármacos necessários e insubstituíveis, com sintomas de síncopes, pré-síncopes ou tonturas não claramente relacionados com a bradicardia, afastadas outras causas para os sintomas; B2: bradiarritmia sinusal que desencadeia ou agrava IC, angina do peito ou taquiarritmias.
- Grau C – em pacientes assintomáticos, com sintomas comprovadamente independentes da bradicardia.

Grau A – definitivamente recomendado, grau B – recomendação aceitável com evidência muito boa (B1) e evidência razoável (B2), grau C – recomendação inaceitável.

O implante de marcapasso definitivo também está indicado na síndrome da HSC, na forma cardioinibitória. Recomendações para implante de marcapasso definitivo na HSC estão descritas na Tabela 22.VI.

O papel do marcapasso definitivo nas síndromes neuromediadas com bradicardias severas e/ou assistolias prolongadas é controverso. É indicado como adjuvante do tratamento em pacientes com síncopes recorrentes (≥ 6 episódios), com pródromos curtos ou ausentes e após falha no tratamento clínico, com o intuito de reduzir o número de síncopes e aumentar o período prodrômico. Recomendações para implante de marcapasso definitivo nas síncopes neuromediadas estão descritas na Tabela 22.VII.

Tabela 22.V – Recomendações para implante de marcapasso definitivo nos BAV

- **BAV 1º grau**

Grau A – nenhuma.

Grau B – B1: irreversível, com síncopes, pré-síncopes ou tonturas, de localização intra ou infra-hissiano com agravamento por estimulação atrial ou teste farmacológico; B2: sintomas conseqüentes à falta de sincronismo AV.

Grau C – assintomático.

- **BAV 2º grau**

Grau A – permanente ou intermitente, irreversível ou causado por drogas necessárias e insubstituíveis, independentemente do tipo e localização, com sintomas definidos de baixo fluxo cerebral e/ou IC conseqüentes a bradicardia; tipo II, com QRS largo ou infra-His, assintomático, permanente ou intermitente e irreversível; *flutter* ou FA, com períodos de resposta ventricular baixa, em pacientes com sintomas definidos de baixo fluxo cerebral e/ou IC conseqüentes a bradicardia.

Grau B – avançado, adquirido, assintomático, permanente ou intermitente e irreversível; tipo II, com QRS estreito, assintomático, permanente ou intermitente e irreversível; 2:1, assintomático, permanente ou intermitente e irreversível; 2:1, com QRS estreito, assintomático, persistente após 15 dias de cirurgia cardíaca ou IAM; irreversível, assintomático, associado a arritmias ventriculares que necessitam de tratamento com fármacos insubstituíveis, depressores da condução AV; *flutter* ou FA, assintomático, com freqüência ventricular média < 40 bpm em vigília, irreversível ou por uso de fármaco necessário e insubstituível.

Grau C – tipo I, assintomático, com normalização da condução AV com exercício e/ou atropina endovenosa.

- **BAVT**

Grau A – permanente ou intermitente, irreversível, de qualquer etiologia ou local, com sintomas de hipofluxo cerebral e/ou IC conseqüentes a bradicardia; assintomático, conseqüente a IAM, persistente >15 dias; assintomático, após cirurgia cardíaca, persistente >15 dias, QRS largo; assintomático, irreversível, intra/infra-His, ou ritmo de escape infra-His; assintomático, irreversível, QRS estreito, com indicação de antiarrítmicos depressores do ritmo de escape; adquirido, irreversível, assintomático, com FC média < 40 bpm na vigília e sem resposta adequada ao exercício; irreversível, assintomático, com assistolia > 3 s na vigília; irreversível, assintomático, com cardiomegalia progressiva; congênito, assintomático, com ritmo de escape de QRS largo ou com FC inadequada para a idade; adquirido, assintomático, de etiologia chagásica ou esclerodegenerativa; irreversível, permanente ou intermitente, conseqüente à ablação da junção atrioventricular.

(continua)

Tabela 22.V – Recomendações para implante de marcapasso definitivo nos BAV — *(continuação)*

Grau B – B1 conseqüente à cirurgia cardíaca, assintomático, persistente > 15 dias, com QRS estreito ou ritmo de escape nodal e boa resposta cronotrópica; B1 conseqüente à cirurgia cardíaca sem perspectiva de reversão antes de 15 dias; B1 congênito assintomático, com QRS estreito, má resposta cronotrópica, sem cardiomegalia, com arritmia ou QT longo; B2 congênito, com QRS estreito, boa resposta cronotrópica, sem cardiomegalia, com arritmia ou QT longo.
Grau C – congênito, assintomático, QRS estreito, com aceleração adequada ao exercício e sem cardiomegalia, arritmia ou QT longo (NE 3); transitório por ação medicamentosa, processo inflamatório agudo, cirurgia cardíaca, ablação ou outra causa reversível (NE 3).

Grau A – definitivamente recomendado, grau B – recomendação aceitável com evidência muito boa (B1) e evidência razoável (B2), grau C – recomendação inaceitável.

Tabela 22.VI – Recomendações para implante de marcapasso definitivo na HSC

• Grau A – síncope recorrente originada por condições que envolvem situações cotidianas que estimulam o seio carotídeo em pacientes com assistolia > 3 s por MSC na ausência de medicamentos depressores da função sinusal e condução AV.
• Grau B1 – síncope recorrente sem história clínica sugestiva de hipersensibilidade do seio carotídeo, mas com resposta hipersensível cardioinibidora a MSC.
• Grau C – importante resposta cardioinibidora a MSC na ausência de sintomas clínicos – síncopes ou quedas.

Grau A – definitivamente recomendado, grau B – recomendação aceitável com evidência muito boa (B1) e evidência razoável (B2), grau C – recomendação inaceitável.

LEITURA ADICIONAL

1. ACC/AHA/NASPE 2002 guideline update for implantation of cardiac pacemakers and antiarrhythmia devices. Disponível em: www.acc.org; www.americanheart.org; www.naspe.org.
2. The Task Force on Syncope, European Society of Cardiology. Guideline on management (diagnosis and treatment) of syncope – update 2004. Disponível em: www.escardio.org.
3. Diretrizes para avaliação e tratamento de pacientes com arritmias cardíacas. Arquivos Brasileiros de Cardiologia 2002; Dez 79(sV). Disponível em: www.cardiol.br.
4. Zipes DP, Jalife J. Atrioventricular block and atrioventricular dissociation, sinus node dysfunction. In: Cardiac electrophysiology: from cell to bedside. 4. ed; 2004. p.485-9 e 879-82.
5. Podrid P, Kowey P. Sinus node function and dysfunction, atrioventricular nodal conduction abnormalities, His-Purkinje disease. In: Cardiac arrhythmia: mechanisms, diagnosis, and management. 2. ed.; 2001. p.653-70, 671-92 e 693-720.
6. Josephson ME. Sinus node function, atrioventricular conduction. In: Clinical cardiac electrophysiology: techniques and interpretations. 3. ed.; 2001. p.68-91 e 92-109.
7. Moffa PJ, Sanches PCR. O Eletrocardiograma nas disritmias cardíacas. In: Eletrocardiograma – normal e patológico. p.223-81.
8. Mangrun JM, DiMarco JP. The evaluation and management of bradycardia. N Eng J Med 2000; 342(10): 709.
9. Grubb B. Neurocardiogenic syncope and related disorders of orthostatic intolerance. Circulation 2004; 111: 2997-3006.
10. Bradicardias, Caso 7. SAVC manual para provedores. American Heart Association 2002; p.145-56.

Tabela 22.VII – Recomendações para implante de marcapasso definitivo nas síncopes neurocardiogênicas

Grau A – nenhuma.
Grau B1 – nenhuma.
Grau B2 – síncope associada a importante componente cardioinibitório, documentado por teste de inclinação (*tilt test*), claramente refratária ao tratamento farmacológico.
Grau C – boa resposta ao tratamento clínico.

Grau A – definitivamente recomendado, grau B – recomendação aceitável com evidência muito boa (B1) e evidência razoável (B2), grau C – recomendação inaceitável.

Algoritmo 22.1 – Abordagem de bradiarritmias na sala de emergência

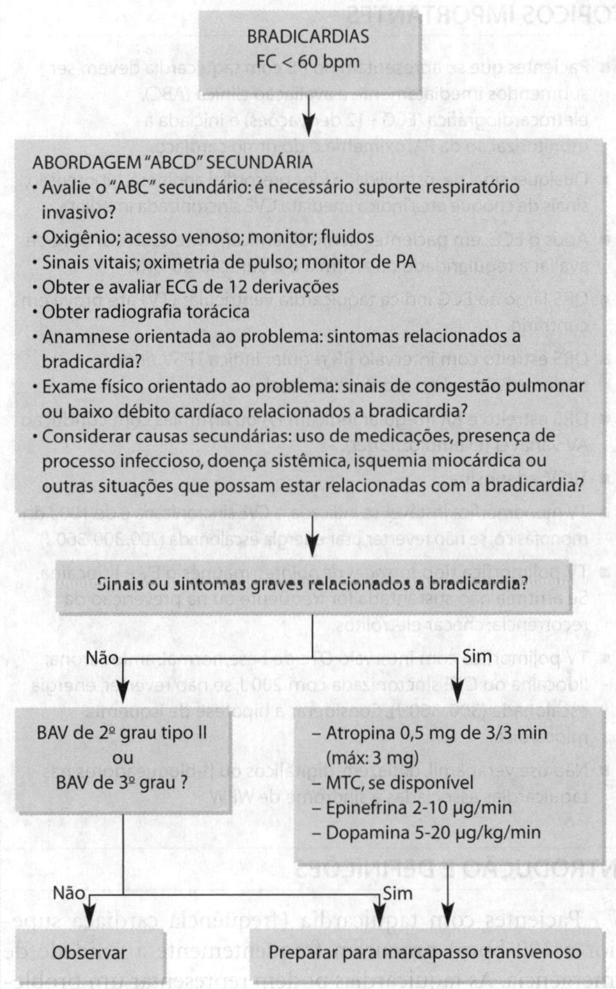

CAPÍTULO 23

Taquiarritmias

Cristiano Faria Pisani
Sissy Lara de Melo
Maurício Ibrahim Scanavacca

TÓPICOS IMPORTANTES

- Pacientes que se apresentam no PS com taquicardia devem ser submetidos imediatamente a avaliação clínica (ABC), eletrocardiográfica (ECG - 12 derivações) e iniciada a monitorização da PA, oximetria e do ritmo cardíaco.
- Qualquer sinal de instabilidade (dor precordial anginosa, hipotensão, sinais de choque etc.) indica imediata CVE sincronizada imediata.
- Após o ECG, em pacientes hemodinamicamente estáveis, deve-se avaliar a regularidade da arritmia e a duração do QRS.
- QRS largo ao ECG indica taquicardia ventricular (TV) até prova em contrário.
- QRS estreito com intervalo RR regular indica TPSV, *flutter*, taquicardia atrial ou taquicardia atrial.
- QRS estreito e RR irregular indicam FA ou arritmias com condução AV variável (exemplo: *flutter*).
- TPSV: adenosina.
- TV monomórfica instável: se indicada, a CVE sincronizada é de 100 J do monofásico; se não reverter, usar energia escalonada (200, 300, 360 J).
- TV polimórfica tipo *torsades de pointes*: magnésio EV e lidocaína. Se arritmia não sustentada for freqüente ou na prevenção da recorrência: checar eletrólitos.
- TV polimórfica com intervalo QTc de base normal: amiodarona, lidocaína ou CVE sincronizada com 200 J; se não reverter, energia escalonada (300, 360 J). Considerar a hipótese de isquemia miocárdica.
- Não use verapamil, diltiazem, digitálicos ou β-bloqueadores nas taquicardias associadas à síndrome de WPW.

INTRODUÇÃO E DEFINIÇÕES

Pacientes com taquicardia (freqüência cardíaca superior a 100 bpm) procuram freqüentemente a unidade de emergência. As taquicardias podem representar um problema específico do paciente ou serem secundárias a outras condições clínicas presentes. O prognóstico varia de condições benignas até situações com grande potencial de morte súbita, tornando importante não apenas a terapêutica imediata, mas também o diagnóstico preciso da taquicardia e das condições clínicas associadas.*

*Os autores recomendam consultar o CD anexo ao livro, na seção de Eletrocardiografia.

ETIOLOGIA E FISIOPATOLOGIA

Classificação

As taquicardias são classificadas de acordo com os tecidos miocárdicos responsáveis pela sua manutenção. As taquicardias supraventriculares podem ter origem nos átrios, no nó atrioventricular ou ser dependentes de vias acessórias da condução atrioventricular. As taquicardias ventriculares são mantidas por fibras ventriculares, relacionadas ou não ao sistema de condução intraventricular.

Mecanismos

As arritmias cardíacas são originadas por um ou mais dos seguintes mecanismos:

1. Automatismo anormal: células que adquirem a capacidade de automatismo devido à despolarização da fase 4 do potencial de ação (diástole). Essas alterações podem ocorrer em células localizadas nos átrios, ventrículos, na junção AV e nos vasos que se comunicam diretamente com os átrios (veias cavas e veias pulmonares). Lembrar: as fibras do nó sinusal e atrioventricular que normalmente apresentam atividade automática podem apresentar uma condição anormal de automatismo aumentado, que dá origem à taquicardia sinusal inapropriada e à taquicardia juncional não-paroxística.
2. Atividade deflagrada: esse mecanismo está associado a oscilações do potencial de membrana (pós-potenciais) que atingem o limiar de disparo e deflagram uma seqüência de potenciais de ação. Podem ser diferenciadas em pós-potenciais precoces ou tardios em relação à fase do potencial em que ocorrem. Os pós-potenciais precoces ocorrem na fase 2 ou 3 do potencial de ação e dão origem ao intervalo QT longo que, sob estímulos sublimiares, podem induzir taquicardias polimórficas. Nos pós-potenciais tardios, a oscilação ocorre na fase 4 do potencial de ação gerada pela entrada anormal de cálcio intracelular e são responsáveis pelas arritmias da intoxicação digitálica.
3. Circuito de reentrada: mecanismo mais freqüente das taquicardias clínicas, mantido por um conjunto de fi-

bras miocárdicas capazes de sustentar uma ativação elétrica em movimento circular. Estes circuitos podem envolver um grupo restrito de fibras (microcircuito) ou uma área extensa de miocárdio (macrocircuito). Lembrar: as taquicardias automáticas não são interrompidas pela cardioversão elétrica (CVE). As taquicardias por atividade deflagrada podem ou não ser interrompidas pela CVE. As taquicardias reentrantes são interrompidas pela CVE.

ACHADOS CLÍNICOS

Os sintomas associados às taquicardias podem ser bastante variáveis. Além de palpitação, o paciente pode queixar-se de fadiga, lipotímia, desconforto torácico, dispnéia, pré-síncope e síncope. A queixa de palpitação cervical também é bastante comum. Entretanto, alguns pacientes não têm percepção do ritmo acelerado e a taquicardia pode ser um achado de exame clínico. O risco destes pacientes é desenvolver insuficiência cardíaca por taquicardia persistente (taquicardiomiopatia).

Na avaliação inicial, além da repercussão hemodinâmica provocada pela taquicardia, é importante se estabelecer o contexto em que ela ocorre; se é um problema isolado do paciente ou se ocorre na vigência de uma doença sistêmica, complicações cirúrgicas ou em conseqüência de distúrbios tóxicos e metabólicos.

Deve-se distinguir a taquicardia sinusal, que é um ritmo normal do coração sob influência adrenérgica (hipovolemia, febre, estresse, drogas estimulantes dos receptores β-bloqueadores adrenérgicos etc.), das taquiarritmias cardíacas que representam mecanismos fisiopatológicos próprios das fibras miocárdicas.

EXAMES COMPLEMENTARES

Diante de um paciente com taquicardia deve-se aplicar uma estratégia racional para determinar o diagnóstico da taquicardia. Com isso podemos estabelecer o prognóstico (risco) e adotar a conduta mais específica. Neste sentido, o registro eletrocardiográfico nas 12 derivações é essencial, às vezes auxiliado por manobra vagal, registro atrial esofágico ou manobras farmacológicas. A aquisição dessas informações dependerá da repercussão hemodinâmica da taquicardia, e nos casos de instabilidade hemodinâmica deve-se proceder à terapêutica (CVE) o mais breve possível.

Um aspecto muito importante no diagnóstico da taquicardia é a análise da duração do complexo QRS durante a taquicardia (> ou < 120 ms). As taquicardias com QRS estreito (QRS < 120 ms ou < três quadradinhos do ECG) sempre têm origem supraventricular. Taquicardias com QRS largo (QRS > 120 ms) podem ter origem ventricular ou supraventricular com distúrbio de condução intraventricular (pelo ramo direito ou esquerdo do feixe de His) ou ser conduzidas por vias acessórias da condução atrioventricular (síndrome de Wolff-Parkinson-White).

Taquicardias com QRS estreito (< 120 ms)

As taquicardias supraventriculares podem ter as seguintes origens: taquicardia atrial (automática ou reentrante), taquicardia por reentrada nodal, taquicardia por reentrada atrioventricular (envolvendo vias anômalas), *flutter* atrial e fibrilação atrial. O diagnóstico diferencial destes mecanismos é realizado pela análise do ECG, levando em consideração os seguintes aspectos (Algoritmo 23.1):

1. Análise da regularidade dos complexos QRS: a fibrilação atrial caracteristicamente apresenta intervalos R-R irregulares. Ao contrário, as taquicardias supraventriculares envolvendo o nó AV e vias acessórias sempre apresentam o intervalo R-R regular. Algumas taquicardias atriais ou *flutter* atrial podem apresentar o intervalo R-R irregular devido à condução AV variável.
2. Análise da relação entre as ondas P e os complexos QRS: as taquicardias que envolvem o nó AV no circuito de reentrada (taquicardia por reentrada nodal e por via acessória) sempre têm relação P/QRS 1:1 e às vezes não é possível identificar a onda P. As taquicardias atriais, *flutter* atrial e fibrilação atrial independem do nó AV para manutenção do circuito e freqüentemente se observa mais de uma onda P para cada complexo QRS, observação que pode ser facilitada por manobra vagal ou infusão de adenosina.
3. Análise do intervalo da onda P ao complexo QRS: quando a relação P/QRS é 1:1, três diagnósticos são mais freqüentes: taquicardia por reentrada nodal, taquicardia envolvendo via acessória ou taquicardia atrial. A relação temporal da onda P com o intervalo QRS (intervalo RP-PR) auxilia no diagnóstico diferencial destes mecanismos. Quando a onda P precede o complexo QRS (RP > PR), podemos estar diante de uma taquicardia sinusal (nesse caso o eixo da onda P é de +60°, DI, DII e aVF positivos) ou taquicardia atrial (eixo de P diferente). A forma incomum de taquicardia por reentrada nodal e a taquicardia de Coumel, designação da taquicardia que envolve uma via anômala com condução retrógrada lenta, também apresentam este aspecto ao ECG. São taquicardias raras, aparecem em indivíduos com coração normal, as ondas P são negativas e profundas nas derivações inferiores. Entretanto, o seu diagnóstico é importante, especialmente a taquicardia de Coumel, que, devido a seu caráter incessante, apresenta controle bastante difícil na sala de emergência e pode evoluir com taquicardiomiopatia se não tratada adequadamente no seguimento ambulatorial.

As taquicardias regulares que apresentam o intervalo RP menor do que o PR ao ECG (a onda P localiza-se no final do complexo QRS ou no segmento ST) englobam as formas comuns de TRN e de taquicardias mantidas por vias acessórias. Nas TRNs a onda P localiza-se no final do QRS; já nas taquicardias que envolvem uma via acessória de condução retrógrada rápida (TAV ortodrômica), forma mais comum de síndrome de Wolff-Parkinson-White, este intervalo é maior e a onda P é reconhecida no segmento ST.

Taquicardias com QRS largo (> 120 ms)

Quando o paciente apresenta-se na emergência com taquicardia com QRS largo, a primeira hipótese é que sua origem seja ventricular, principalmente se portador de cardiopatia isquêmica ou chagásica. A estabilidade hemodinâmica é importante para a decisão terapêutica, mas não ajuda no diagnóstico. Vários pacientes com taquicardia ventricular apresentam estabilidade hemodinâmica e este achado não deve ser utilizado para sugerir origem supraventricular. É importante lembrar sempre que as taquicardias que se apresentam com QRS largo podem ter origem ventricular, supraventricular com distúrbio de condução intraventricular (bloqueio de ramo funcional ou adquirido) ou ser manifestação de pré-excitação ventricular (taquicardia AV antidrômica da síndrome de Wolff-Parkinson-White).

Brugada et al. elaboraram um algoritmo para estabelecer o diagnóstico diferencial entre as taquicardias ventriculares e supraventriculares com condução aberrante que apresenta sensibilidade e especificidade acima de 95%. Nesta situação são aplicadas quatro perguntas (Algoritmo 23.2):

1. Existe complexo RS em alguma das derivações do plano horizontal (V1-V6)? Se não existir, o diagnóstico é de taquicardia ventricular (TV).
2. Se existir, a segunda pergunta é: qual é a duração do início da onda R até a porção mais profunda da onda S? Se este valor for maior do que 100 ms (2,5 quadradinhos), confirma o diagnóstico de TV.
3. Se não, a terceira pergunta é: existe dissociação AV (maior número de QRS que ondas P)? Em caso positivo, confirma-se o diagnóstico de TV.
4. Entretanto, se houver condução VA 1:1 ou a onda P não puder ser identificada, a pergunta é: os critérios morfológicos clássicos para reconhecimento das taquicardias ventriculares estão presentes? Quando o complexo QRS é predominantemente positivo na derivação V1, a taquicardia é dita como morfologia de bloqueio de ramo direito. O padrão monofásico ou bifásico com R puro ou qR em V1 e padrão rS (onda r é menor que onda S) em V6 sugere fortemente origem ventricular. Se o complexo QRS é predominantemente negativo em V1, é dito como morfologia de bloqueio de ramo esquerdo. O padrão rS em V1 com duração da onda R maior do que 30 ms e a duração da deflexão intrínseca maior do que 60 ms, assim como quando encontramos padrão QS em V6, sugerem fortemente o diagnóstico de taquicardia ventricular.

Taquicardia de QRS largo e irregular está associada a fibrilação atrial conduzida com aberrância, entretanto, pode estar associada a fibrilação atrial conduzida por via anômala. Nesse caso observamos taquicardia geralmente muito rápida com larguras de QRS variáveis, desde QRS estreito até QRS largo com pré-excitação máxima, sendo muito importante o reconhecimento dessa manifestação porque medidas habituais de controle de freqüência cardíaca podem ser deletérias nesses pacientes.

Teste da adenosina

O uso da adenosina na sala de emergência é cada vez mais difundido. Essa medicação, além de segura, com bom índice de reversão da taquicardia, é uma ferramenta muito útil no diagnóstico diferencial das taquicardias (Algoritmo 23.3).

DIAGNÓSTICO DIFERENCIAL E TRATAMENTO

Taquicardia sinusal

a. Definição: é definida como um aumento na freqüência sinusal acima de 100 bpm. Está associada a situações de estresse emocional e uso de medicações, mas também pode refletir doença sistêmica grave.
b. Mecanismo: influências fisiológicas nas células de marcapasso individual.
c. Diagnóstico: eixo de P entre 0 e +90º, isto é, onda P positiva em D1, DII e aVF e negativa em aVR. No plano frontal, as ondas P podem ser negativas em V1 e V2, mas obrigatoriamente positivas em V3 a V6.
d. Tratamento: identificar a causa associada à taquicardia e tratá-la. Drogas β-bloqueadoras podem ser extremamente úteis para controlar a taquicardia sinusal associada a situações de estresse emocional.

Taquicardia sinusal inapropriada

a. Definição: aumento persistente na FC de repouso desproporcional a estresse emocional, físico e patológico.
b. Mecanismo: (1) automatismo aumentado do nó sinusal, (2) regulação autonômica anormal do nó sinusal.
c. Apresentação clínica: o sintoma predominante é palpitação, mas o paciente pode queixar-se também de dispnéia, desconforto torácico. Comum em profissionais de saúde e mulheres.
d. Diagnóstico: critérios: (1) presença de taquicardia sinusal persistente ao Holter, com resposta excessiva ao esforço; (2) taquicardia não-paroxística; (3) onda P sinusal; (4) exclusão de doença sistêmica, psiquiátrica e abuso de drogas (síndrome de Munchausen).
e. Tratamento: β-bloqueadores associados ou não a bloqueadores dos canais de cálcio. Modificação sinusal por cateter de ablação pode ser alternativa. Risco de taquicardiomiopatia é pequeno.

Taquicardia por reentrada nodal (TRN)

a. Definição e apresentação clínica: TPSV mais comum (60% das TPSV em indivíduos com coração normal) e mais prevalente em mulheres. A queixa principal é de palpitação precordial e também cervical (sinal do sapo).
b. Mecanismo: reentrada entre duas vias funcionalmente diferentes: a via rápida localizada no ápice do triângulo de Koch e a via lenta que se estende pela margem septal do anel tricuspídeo. (1) TRN comum: via lenta – componente anterógrado, e via rápida – componente retrógrado (*slow-fast*). (2) TRN incomum (5 a 10% dos casos): via

rápida – componente anterógrado, e via lenta – componente retrógrado (*fast-slow*).

c. Diagnóstico: (1) TRN comum: onda P dentro do QRS ou logo após (máximo 70 ms), negativa nas derivações inferiores (Pseudo s´) e positiva em V1 (Pseudo r´). (2) TRN incomum: onda P negativa em DIII e aVF e próxima ao QRS seguinte (RP > PR).

d. Tratamento: (1) sala de emergência: manobra vagal, adenosina EV 6 mg a 12 mg em *bolus*, verapamil 5 mg EV em 5-10 minutos. *Pill-in-pocket:* diltiazem 160 mg + propranolol 80 mg dose única para pacientes com crises sustentadas, porém, raras e bem toleradas. (2) Longo prazo: β-bloqueadores e bloqueadores de cálcio são os fármacos de escolha. (3) Ablação por RF: indicada nos casos recorrentes em crises mal toleradas. Também está indicada se o paciente não deseja manter a medicação antiarrítmica. Sucesso ao redor de 98% com baixo risco de BAVT.

e. Necessidade de internação e investigação adicional: pacientes após reversão de taquicardia não necessitam permanecer internados, assim como não é necessária nenhuma investigação adicional. Não é necessária inicialmente a avaliação por arritmologista.

Taquicardia atrioventricular (TAV)

a. Definição: taquicardia que envolve conexões atrioventriculares extranodais (vias anômalas). Essas podem ser ocultas (apenas condução retrógrada) ou manifestas (condução anterógrada e retrógrada – síndrome de Wolff-Parkinson-White). Mais comum em homens na segunda e terceira décadas de vida.

b. Mecanismo: reentrada através de via anômala (VA) atrioventricular. (1) Na TAV ortodrômica, forma mais comum de apresentação (> 95%), a VA é utilizada como componente retrógrado do circuito e a junção AV como componente anterógrado. (2) Na TAV antidrômica (rara), a VA é utilizada como componente anterógrado do circuito e a junção AV como retrógrado.

c. Diagnóstico: (1) TAV ortodrômica – taquicardia de QRS estreito na qual se evidencia onda P logo após o complexo QRS, porém com RP maior do que 70 ms. Podemos encontrar alternância de QRS (pouco específica) e infradesnivelamento do segmento ST. A morfologia da onda P durante taquicardia sugere localização da VA (negativa em DI – lateral esquerda; negativa em DII, DIII e aVF – posterior). (2) TAV antidrômica – taquicardia de QRS largo que ocorre apenas em pacientes com VA manifesta (WPW) onde se evidencia estado de pré-excitação máxima.

d. Tratamento: (1) sala de emergência – QRS estreito: o tratamento é idêntico à TRN – manobra vagal, adenosina 6 a 12 mg em *bolus*, verapamil 5 mg em 5-10 minutos. Nos casos em que não se conhece ECG de base do paciente a infusão de adenosina e verapamil é segura desde que se tenha disponível desfibrilador (risco de indução de FA que poderia ser conduzida por VA). Nos casos de TAV antidrômica, se bloquearmos a junção AV (componente retrógrado), como na ortodrômica interromperemos a taquicardia, porém a TAV antidrômica é extremamente rara e o diagnóstico eletrocardiográfico inicial é de TV. A conduta, portanto, deve ser semelhante à das taquicardias ventriculares. (2) Tratamento ambulatorial: se em ECG em ritmo sinusal e ausência de pré-excitação o tratamento é igual ao da TRN, no caso de presença de VA manifesta devemos usar drogas que prolonguem o período refratário da VA – propafenona e sotalol, ou de segunda escolha – amiodarona. (3) Ablação por RF: está indicada em todos os casos com VA manifesta, tornando-se opcional nos pacientes com VAs ocultas.

e. Situações especiais: (1) taquicardia de Coumel – taquicardia em que o componente retrógrado é uma via anômala póstero-septal com condução decremental. As manifestações eletrocardiográficas são: ondas P negativas e profundas em DII, DIII e aVF e intervalo RP longo (RP > PR). Apresentam caráter incessante, podendo levar a taquicardiomiopatia. O tratamento é difícil, devendo-se utilizar drogas que diminuam a condução pela junção. Adenosina e CVE são ineficazes nesse tipo de taquicardia. (2) Fibrilação atrial conduzida por via anômala (WPW) – esta é uma situação associada com alto risco de morte súbita, estando contra-indicado o uso de drogas que diminuam a condução pela junção AV. Se o paciente encontra-se estável, podemos usar drogas que previnem a condução rápida anterógrada pela via anômala, como a procainamida (ataque: 10-15 mg/kg, velocidade de infusão 50 mg/min; manutenção: 2-5 mg/min) ou a amiodarona (150 a 300 mg em 10-20 min). A CVE está indicada mesmo nos casos com estabilidade hemodinâmica para interromper mais rapidamente a arritmia, se não houver a resposta farmacológica esperada. Ablação por RF da VA é sempre indicada nesses casos.

f. Necessidade de internação e investigação adicional: é necessária internação nos casos em que a arritmia é incessante e nos casos com risco de morte súbita, como FA conduzida com pré-excitação (principalmente se menor RR for menor que 250 ms). Segundo as recomendações da AHA/HRS/ACC, todos os casos com pré-excitação manifesta devem ser avaliados por arritmologista.

Taquicardia juncional não-paroxística

a. Definição: taquicardia incessante com origem na junção AV.

b. Mecanismo: automatismo aumentado de foco juncional alto. Fenômeno de "aquecimento" e "desaquecimento". A característica mais importante dessa taquicardia é que pode ser marcador de doença associada grave, como intoxicação digitálica, hipocalemia, isquêmica miocárdica, doença pulmonar obstrutiva crônica, doença inflamatória sistêmica.

c. Diagnóstico: taquicardia de QRS estreito, freqüência ao redor de 70-120 bpm, em que se observa freqüência juncional (QRS) maior que freqüência sinusal, podendo-se observar dissociação AV ou onda P retrógrada.

d. Tratamento: corrigir a causa sistêmica associada.

e. Necessidade de internação: taquiarritmia de bom prognóstico, sendo indicada internação conforme doença de base associada.

Taquicardia atrial

a. Definição: taquicardia não dependente da junção AV, originada nos átrios, que pode estar localizada em uma região (focal) e espalhada após, como também pode estar localizada em grandes regiões do átrio, principalmente junto a cicatrizes ou barreiras naturais.

b. Apresentação clínica: é variável, podendo ser paroxística, sustentada ou não sustentada, em que a queixa principal do paciente é de palpitação taquicárdica esporádica, com duração variável, algumas vezes podendo ser mal tolerada. A taquicardia atrial persistente apresenta correlação dos sintomas com a resposta ventricular rápida, dependente da condução pela junção AV. Nos casos de resposta ventricular adequada, o paciente pode estar assintomático ou apenas com palpitações aos esforços. Os pacientes com TA persistente e resposta ventricular elevada podem desenvolver taquicardiomiopatia e apresentar sintomas de insuficiência cardíaca.

Mecanismo e etiologia (Tabela 23.I)

a. Aumento gradual da FC cardíaca no início da taquicardia (fenômeno de aquecimento) ou diminuição gradual pouco antes do término da taquicardia (fenômeno de desaquecimento) são sugestivos de mecanismo automático. TAs automáticas podem ser incessantes e de difícil controle na sala de emergência e podem levar a taquicardiomiopatia.

b. Diagnóstico: taquicardia com QRS estreito, geralmente intervalo RP > PR, com morfologia de P diferente da sinusal, podendo esta estar dentro da onda T. Diferencia-se do *flutter* atrial pela linha isoelétrica entre as ondas P. A infusão de adenosina pode ser uma manobra útil para visualização das ondas P durante taquicardia.

c. Tratamento: (1) tratamento agudo: as drogas antiarrítmicas têm baixa eficácia na reversão das taquicardias atriais. A melhor terapêutica é a cardioversão elétrica realizada com choques de baixa intensidade (a partir de 50 J). Entretanto, é importante salientar que, nos casos de taquicardia atrial automática, a CVE raramente termina a taquicardia. Nesses casos os β-bloqueadores e bloqueadores dos canais de cálcio endovenosos são mais indicados. Essas drogas também podem ser empregadas quando se deseja apenas o controle da resposta ventricular. Não existem estudos sobre o risco de embolização após cardioversão de TA, embora nos pacientes de maior risco com TA incessante, valvopatia mitral, disfunção de VE tenta-se evitar a cardioversão sem segurança da ausência de trombos nos átrios, podendo-se optar apenas pelo controle de resposta. Nos casos de TA associada a intoxicação digitálica, deve-se aguardar a eliminação da droga. (2) Tratamento ambulatorial: β-bloqueadores e bloqueadores de canal de cálcio podem ser tratamento inicial adequado. Se houver recorrência, antiarrítmicos das classes Ia, Ic e III devem ser empregados. (3) Ablação por RF: independentemente do mecanismo, ablação por RF pode ser indicada e está associada a um sucesso de 86% e recorrência ao redor de 8%.

d. Necessidade de internação: casos em que a taquicardia atrial se torna incessante e não há controle da resposta ventricular, porque esses pacientes podem evoluir com taquicardiomiopatia e insuficiência cardíaca congestiva.

Tabela 23.I – Etiologia e mecanismo da taquicardia atrial

Etiologia	Mecanismo	Classificação
Coração normal	Automatismo normal	TA focal automática
Intoxicação digitálica	Atividade deflagrada	TA focal
DPOC	Automatismo anormal ou atividade deflagrada	TA multifocal
Doença cardíaca orgânica (DAC, valvopatias, cardiomiopatias)	Automatismo anormal ou reentrada	TA paroxística
Pós-operatório tardio de cirurgia cardíaca	Reentrada	TA cicatricial
Displasia atrial	Reentrada	TA paroxística ou persistente
Variadas	Macrorreentrada atrial (ICT)	*Flutter* atrial

Flutter atrial

a. Definição: taquicardia atrial macrorreentrante que apresenta características eletrocardiográficas típicas, que pode existir em indivíduos com coração normal, mas também em pacientes com cardiopatia, especialmente naqueles com átrio direito aumentado.

b. Mecanismo: macrorreentrada atrial, geralmente envolvendo o anel da valva tricúspide, mais freqüentemente no sentido anti-horário (típico). Entretanto, a reentrada pode se estabelecer no sentido horário (típico reverso) ou associada a outras estruturas atriais, como istmo mitral e veias cavas (*flutter* atípico).

c. Apresentação clínica: os pacientes geralmente se apresentam com sintomas agudos de palpitação, dispnéia, dor precordial e fadiga, entretanto pode se manifestar também de maneira insidiosa com palpitações aos esforços e insuficiência cardíaca progressiva.

d. Diagnóstico: o *flutter* atrial manifesta-se ao ECG como taquicardia atrial onde não se observa linha isoelétrica entre as ondas P. Quando o *flutter* é chamado de típico as ondas P são regulares com freqüência entre 250 e 350 bpm, com morfologia típica, similar a "serrilhado", com ondas P negativas nas derivações inferiores, geralmente conduzidas para os ventrículos na relação 2:1, com freqüência cardíaca de 150 bpm.

e. Tratamento: nos casos de instabilidade hemodinâmica e nos pacientes com início da crise antes de 48 h e sem fatores de risco para desenvolver trombo atrial deve ser utilizada a CVE sincronizada, com energia baixa (50 J). Nos pacientes estáveis ou com *flutter* atrial por mais de 48 h devemos controlar a resposta ventricular, utilizando drogas que diminuam a condução pela junção AV, como diltiazem EV (0,25 mg/kg em 2 minutos), verapamil EV (5 mg em 2 min) ou metoprolol EV (5 mg em 5 min) (Tabela 23.II). A infusão dessas drogas pode ser repetida se não houver controle da FC. A cardioversão do *flutter* que pode ser obtida após demonstração de ausência de trombo atrial ou após três semanas de anticoagulação oral (RNI entre 2 e 3). A sobre-estimulação atrial também pode ser utilizada nos portadores de marcapasso. As drogas antiarrítmicas apresentam baixa taxa de reversão. Após cardioversão nos casos de recorrência, pode-se utilizar antiarrítmicos das classes Ic e III para manutenção do ritmo sinusal. Ablação por cateter é um procedimento de alto índice de sucesso e baixo risco que pode ser indicado já após o primeiro episódio.

f. Necessidade de internação e investigação adicional: se estáveis, os pacientes não necessitam de internação após episódio de *flutter*, devendo ser realizado ecocardiograma ambulatorial, para avaliar a presença e a importância da cardiopatia.

Tabela 23.II – Tratamento da taquicardia atrial

Droga	*Bolus*	Dose máxima	Manutenção
Metoprolol	5 mg em 5 min	15 mg (pode ser repetida 5 mg a cada 5 min)	β-bloqueador oral Atenolol 25 mg (inicial)
Verapamil	5-10 mg em 5 min	15 mg (pode ser repetido após 30 min)	Verapamil oral 80 mg 3 x/d
Diltiazem*	0,25 mg/kg em 2 min	*Bolus* de 0,35 mg/kg (pode ser repetido após 5 min)	EV 10 mg/h ou oral 60 mg 3 x/d
Lanatosídeo*	0,2 mg EV	0,4 mg	Digoxina 0,125 a 0,25 mg/d oral

* Drogas que podem ser utilizadas em paciente com disfunção ventricular e/ou congestão pulmonar.

Taquicardia atrial multifocal

a. Definição: taquicardia irregular, caracterizada por pelo menos três morfologias de onda P e em freqüências diferentes.

b. Mecanismo: automatismo ou atividade deflagrada, freqüentemente associada a doença pulmonar. Algumas vezes associado a distúrbio metabólico e intoxicação digitálica.

c. Tratamento: correção do distúrbio respiratório ou alteração metabólica. Não está indicado o uso de drogas antiarrítmicas e CVE.

Fibrilação atrial

a. Definição: fibrilação atrial (FA) é a arritmia sustentada mais freqüente na prática clínica, portanto também é a arritmia mais freqüente nos serviços de emergência. Caracteriza-se por ativação atrial desorganizada, sem atividade mecânica atrial efetiva. É classificada atualmente em FA inicial na primeira detecção da arritmia ou FA crônica que pode se apresentar de três formas: (1) paroxística, com episódios com duração de até sete dias; (2) persistente, com episódios com duração superior a 7 dias; (3) permanente, com arritmia documentada há longa data, quando a cardioversão não foi eficaz ou o médico tomou a decisão de não revertê-la.

b. Mecanismo: estão envolvidos dois mecanismos na sua origem: atividade automática rápida de focos principalmente relacionados às veias pulmonares e múltiplas áreas de reentrada, que perpetuam a arritmia.

c. Apresentação clínica: a apresentação clínica inicial é variável. Os pacientes podem queixar-se de palpitações (sensação de irregularidade do ritmo cardíaco) ao repouso ou aos esforços, dispnéia, piora da classe funcional da insuficiência cardíaca. Um evento embólico sistêmico também pode ser a primeira manifestação de FA. Devido a sua alta prevalência pode estar presente em pacientes com outras patologias ou queixas, não sendo o motivo de procura à emergência. No exame físico encontramos irregularidade no pulso e variação na intensidade da primeira bulha.

d. Diagnóstico: ECG – irregularidade de intervalos RR, sem evidência de ativação atrial organizada e regular (ondas f).

e. Investigação complementar: ECG (em ritmo sinusal): pode nos informar sobre mecanismo associado à sua origem (extra-sístoles atriais freqüentes), presença de cardiopatia associada (sobrecarga atrial e ventricular, bloqueios de ramo, isquemia). Radiografia de tórax: importante na avaliação da circulação pulmonar e na dimensão do átrio esquerdo. Ecocardiograma transtorácico: exame importante na avaliação dos pacientes com FA, podendo avaliar a presença e repercussão de cardiopatias. Apresenta baixa sensibilidade para detecção de trombos nos apêndices auriculares. Exames laboratoriais: devem ser descartados distúrbios hidroeletrolíticos e disfunção da tiróide (Tabela 23.III).

f. Tratamento: similar ao *flutter* atrial se houver instabilidade de CVE. Nos casos de pacientes estáveis podemos optar por (1) controle de resposta ventricular em pacientes em que o tempo de FA não é bem definido ou nos casos em que se opta por não tentar cardioversão (tentativas prévias ineficazes, paciente assintomático em anticoagulação). As drogas utilizadas são: bloqueadores de cálcio, β-bloqueador, digital, algumas vezes amiodarona. (2) Reversão para ritmo sinusal: drogas antiarrítmicas ou cardioversão elétrica. As drogas antiarrítmicas apresentam maior índice de cardioversão quando a duração da FA for menos de sete dias. As drogas mais utilizadas e com eficácia comprovada são amiodarona (*bolus* 5-7 mg/kg em 30 minutos) e propafenona (oral 600 mg). Cardioversão elétrica apresenta alto índice de reversão, entretanto envolve a necessidade de jejum e de sedação. O choque deve ser sincronizado com energia inicial de 200 J. É importante reconhecer a causa do insucesso para adequar a estratégia terapêutica: se ocorrer insucesso na reversão podemos utilizar energia maior, modificar a posição das pás para ântero-posterior; se houve recorrência precoce, injetar atropina ou drogas antiarrítmicas que facilitem a manutenção do ritmo sinusal. Nos pacientes com FA paroxística e coração normal, o índice de reversão espontânea é alto (ao redor de 60% em 24 h). Nesses casos, controlar a FC e aguardar a reversão espontânea é uma das possibilidades. A outra é utilizar drogas antiarrítmicas para encurtar o tempo da crise. A propafenona, utilizada em uma dose de 450 mg via oral (pacientes com < 60 kg) ou 600 mg (> 60 kg), apresenta taxa de reversão de 85%. Um ponto importante quando se planeja a reversão para ritmo sinusal é o risco de embolia.

Tabela 23.III – Investigação clínica e laboratorial de paciente com fibrilação atrial

Avaliação mínima	
1. História e exame físico para definir:	
• Presença e natureza dos sintomas associados a FA	• Freqüência, duração, fatores precipitantes e modos de término da FA
• Tipo clínico da FA	• Resposta a fármacos usados previamente
• Tempo de início do primeiro sintoma ou data do descobrimento da FA	• Presença de doença associada
2. Eletrocardiograma, para identificar:	
• Ritmo (confirmar FA)	• Bloqueios de ramo
• Hipertrofia de VE	• IAM prévio
• Morfologia e duração de P e morfologia das ondas fibrilatórias	• Outras arritmias atriais
• Pré-excitação	• Medir e seguir PR, QRS e QT
3. Radiografia de tórax, para avaliar:	
• Parênquima pulmonar	
• Vasculatura pulmonar	
4. Ecocardiograma, para identificar:	
• Doença valvar	• Hipertrofia de VE
• Tamanho dos átrios	• Trombo em AE (baixa sensibilidade)
• Tamanho dos ventrículos	• Doença pericárdica
• Pressão de VD	
5. Testes de função tiroidiana	
• Primeiro episódio de FA	
• Resposta ventricular com difícil controle	
• Recorrência inesperada após CVE	
Avaliação adicional – um ou vários testes podem ser necessários	
1. Teste de esforço	
• Para reproduzir FA induzida ao esforço	
• Para excluir a isquemia antes do início de tratamentos com drogas Ic	
2. Holter	
• Para avaliar controle de resposta	
3. Ecocardiograma transesofágico	
• Para identificar trombo no AE	
• Guiar cardioversão	

Sempre que se desconhece o tempo de início da FA ou esse tempo é maior que 48 h devemos investigar a presença de trombo atrial ou anticoagular o paciente por pelo menos quatro semanas, para proceder a cardioversão elétrica ou química. Outra maneira efetiva para realizar a cardioversão é iniciar anticoagulação e realizar ecocardiograma transesofágico antes da cardioversão para afastar a presença de trombos. Após a CVE o paciente é mantido sob anticoagulação desde o momento do ecocardiograma até pelo menos quatro semanas após reversão. Antiarrítmicos das classes Ia, Ic e III podem ser utilizados para manutenção do ritmo sinusal. Na comparação entre amiodarona, sotalol e propafenona houve maior sucesso na manutenção do ritmo sinusal nos pacientes com amiodarona. Entretanto, devido aos efeitos colaterais do seu uso crônico, prefere-se como tratamento inicial o sotalol e a propafenona. Não se deve utilizar propafenona em pacientes com cardiopatia isquêmica, assim como sotalol em pacientes com disfunção de VE e asma. Anticoagulação crônica está indicada em todos os pacientes com fibrilação atrial (crônica ou paroxística) com pelo menos um fator de risco para embolia (Tabela 23.IV), desde que não haja contra-indicação (CHADS2).

g. Necessidade de internação: a internação está indicada nos casos em que não se consegue bom controle da resposta ventricular, nos casos em que está associada a acidente vascular cerebral, ICC descompensada, isquemia miocárdica, crises de tirotoxicose e em valvopatias graves, especialmente estenose mitral.

Taquicardias ventriculares

a. Definição: taquicardia ventricular (TV) é a seqüência de três ou mais batimentos de origem ventricular com freqüência entre 100 e 250 bpm. Quando a FC é < 100 bpm, denomina-se ritmo idioventricular acelerado (RIVA). Quando a freqüência é > 250 bpm e não é possível identificar uma linha isoelétrica entre os complexos QRS, denomina-se *flutter* ventricular. Na fibrilação ventricular (FV) os complexos QRS são polimórficos e a freqüência, supe-

Tabela 23.IV – Fatores de risco para embolia em pacientes com FA

Idade > 65 anos
Valvopatia reumática
Insuficiência cardíaca
Evento tromboembólico prévio
Hipertensão arterial
Fração de ejeção < 35%
Diabetes melito
Tirotoxicose

rior a 300 bpm. Várias síndromes clínicas podem se configurar dependendo do tipo de TV, de sua repercussão hemodinâmica e dos mecanismos fisiopatológicos envolvidos.

b. Etiologia: as TVSs podem ocorrer em indivíduos com o coração estruturalmente normal (formas idiopáticas), mas em geral ocorrem em pacientes com cardiopatias estruturais. Surgem freqüentemente na fase aguda do infarto do miocárdio, em conseqüência da isquemia miocárdica aguda. São menos freqüentes na fase crônica do infarto do miocárdio, secundárias a circuitos eletrofisiológicos anatômicos formados pelo miocárdio sobrevivente nas áreas de cicatrizes. A cardiopatia chagásica, a cardiopatia dilatada idiopática, as cardiopatias congênitas operadas (tetralogia de Fallot em especial) e a displasia ventricular arritmogênica são outras cardiopatias que apresentam TV em sua evolução.

c. Mecanismos: embora o mecanismo eletrofisiológico da maior parte das TVs recorrentes seja por reentrada relacionada com áreas de cicatrizes, em alguns casos a deflagração das crises depende de estimulação simpática intensa, processo inflamatório ou isquêmico, disfunção ventricular acentuada, distúrbios metabólicos ou ação de drogas antiarrítmicas que induzem automatismo anormal e atividade deflagrada.

d. Classificação: a apresentação clínica das taquicardias ventriculares depende das seguintes associações:

1. Características eletrocardiográficas:

- Morfologia dos complexos QRS: monomórficas (uma única morfologia) ou polimórficas (duas ou mais morfologias do complexo QRS durante taquicardia);
- Tempo de sustentação: não sustentadas (mais de três batimentos e duração menor que 30 segundos) e sustentadas (duração maior que 30 segundos, persistentes ou autolimitadas);
- Forma de apresentação: paroxística (esporádica ou freqüente) ou incessante.

2. Presença, tipo de cardiopatia e fase de sua evolução.
3. Repercussão hemodinâmica: se bem ou mal tolerada.
4. Presença de possíveis fatores deflagradores transitórios como drogas, medicamentos e distúrbios tóxicos e metabólicos.

e. Manifestações clínicas: variam de palpitações taquicárdicas a síncope e parada cardíaca.

f. Prognóstico: o prognóstico e a conduta terapêutica dependem do mecanismo fisiopatológico responsável pela taquicardia, de sua repercussão hemodinâmica e dos problemas clínicos associados.

g. Tratamento: deve ser individualizado. Principais tipos:

1. Taquicardia ventricular monomórfica sustentada:

- Mal tolerada (nível de consciência diminuído, PA sistólica < 90 mmHg, saturação de O_2 < 90%) = CVE sincronizada;
- Bem tolerada (paciente consciente, PA sistólica ≥ 90 mmHg e saturação O_2 > 90%):

a. Amiodarona – Considerada a droga de primeira escolha. Dose inicial de 150 mg EV em 10 minutos, seguido de infusão de 1mg/min por 6 horas e após 0,5 mg/min por 18 horas. Infusão suplementar de 150 mg pode ser repetida se necessário a cada 10 minutos para arritmias recorrentes ou resistentes até a dose máxima EV diária de 2,2g). Principais efeitos colaterais: hipotensão arterial, bradicardia sinusal e *torsades de pointes* (raro). As drogas alternativas são a procainamida e sotalol.

b. Procainamida – 20 mg/min até a supressão da arritmia (dose máxima 17 mg/kg) ou ocorrência de efeitos adversos: hipontensão arterial, aumento maior que 50% na duração do complexo QRS. Principais efeitos colaterais: hipotensão arterial, depressão miocárdica, bloqueio AV total em indivíduos com baixa reserva do sistema de condução (alerta: bloqueio bifascicular e síncopes prévias). A dose de manutenção é de 1 a 4 mg/min, devendo ser diminuída na presença de insuficiência renal.

c. Sotalol – A dose EV é de 1 a 1,5 mg/kg de peso em uma infusão de 10 mg/min. Efeitos colaterais incluem bradicardia, hipotensão arterial e *torsades de pointes* (0,1%).

d. CVE. Caso não haja reversão com a primeira droga utilizada realizar a cardioversão elétrica sincronizada e escalonada (choque inical monofásico de 100 J). Evitar a associação de outras drogas antiarrítmicas nesta fase. Lembrar: a taquicardia ventricular idiopática (coração normal) com origem no ventrículo esquerdo (ECG: BRD com D2, D3 e aVF negativos) é sensível ao verapamil e a taquicardia ventricular idiopática com origem no ventrículo direito (V1 negativo e D2, D3, aVF positivos) é sensível à adenosina.

- Recorrente ou incessante após a reversão inicial:

a. Manter nível sérico do K acima de 4,0 mEq/L. Reavaliar possível infusão excessiva de drogas β-adrenérgicas;
b. Adicionar β-bloqueador, se não houver contra-indicação;
c. Amiodarona – 1.800 mg/dia em infusão contínua, após os 300 mg iniciais;
d. Procainamida – 3,0 g/dia em infusão contínua;
e. Nos casos refratários estão indicadas a avaliação eletrofisiológica invasiva e ablação por cateter.

2. Taquicardias ventriculares polimórficas: apresentam-se em surtos recorrentes ou incessantes. O tratamento farmacológico da taquicardia ventricular polimórfica recorrente é determinado pela presença ou ausência de QT longo durante ritmo sinusal. Caso se observe QT longo durante o ritmo sinusal (neste caso a TV é denominada de *torsades de pointes*) a primeira conduta consiste em suspender todas as medicações que conhecidamente prolonguem o intervalo QT. Também corrigir eventual distúrbio hidroeletrolítico e outros fatores precipitantes (hipopotassemia, bradicardia excessiva).

O uso de isoproterenol ou a estimulação ventricular podem ser efetivos para interromper a *torsades de pointes* associada com bradicardia ou drogas que aumentem o intervalo QT . Outra medida eficaz consiste na infusão endovenosa de magnésio. Já nos pacientes com TV polimórfica sem associação com intervalo QT longo, o magnésio não consiste em uma conduta eficaz, nestes casos considerar o uso de amiodarona endovenosa.

Caso o paciente com TV polimórfica evolua com instabilidade hemodinâmica (alteração do nível de consciência, hipotensão, edema pulmonar grave) providenciar choque dessincronizado com alta energia.

Já nos pacientes com síndrome do intervalo QT longo congênito (caracterizado por ausência de agentes causais, história de morte súbita familiar ou de síncope recorrente) a descarga adrenérgica consiste no principal deflagrador dos episódios. A sedação e os β-bloqueadores são as medidas mais importantes para controle das crises. As drogas antiarrítmicas não são indicadas, exceto a lidocaína, que pode ser efetiva em casos especiais.

Algoritmo 23.1 – Diagnóstico diferencial das taquicardias de QRS estreito

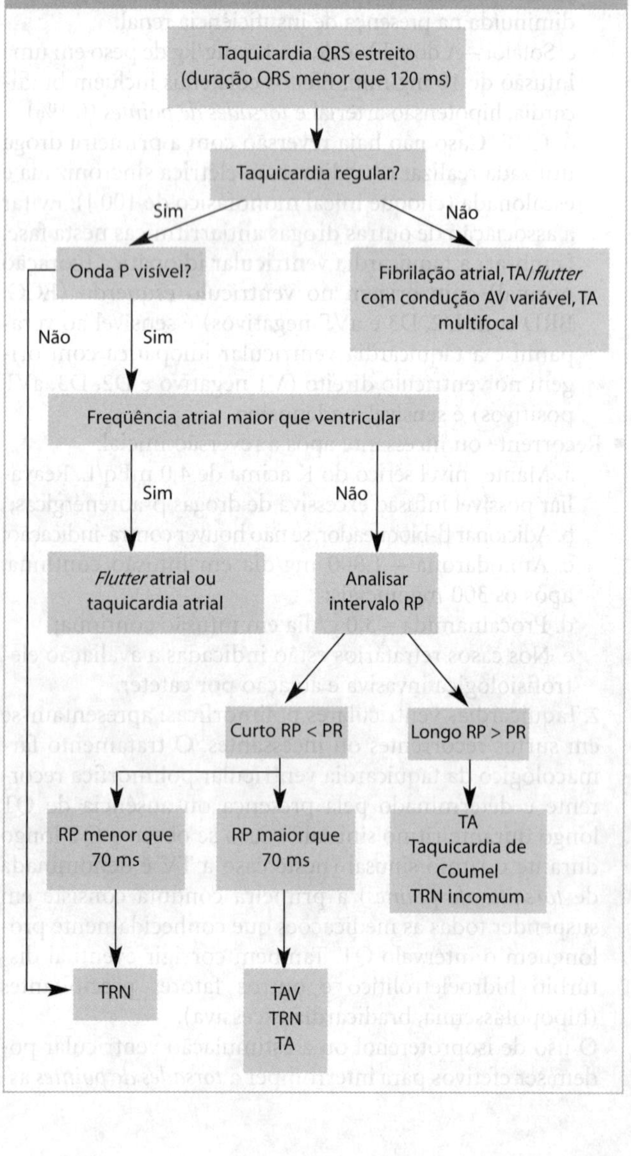

Fibrilação ventricular recidivante

Alguns pacientes apresentam crises recorrentes, às vezes sub-entrantes de taquicardias ventriculares rápidas, e fibrilação ventricular que necessitam de CVE de repetição. Em geral, este estado clínico é secundário a distúrbios metabólicos graves como isquemia miocárdica, hipopotassemia e insuficiência cardíaca em fase final. Entretanto, também pode ser secundário a distúrbio da repolarização induzido por drogas. A análise do registro do início da crise pode ser útil ao identificar o intervalo QT longo seguido de taquicardia ventricular polimórfica (*torsades de pointes*).

Algoritmo 23.2 – Diagnóstico diferencial de taquicardia ventricular e taquicardia supraventricular com aberrância de condução (algoritmo de Brugada)

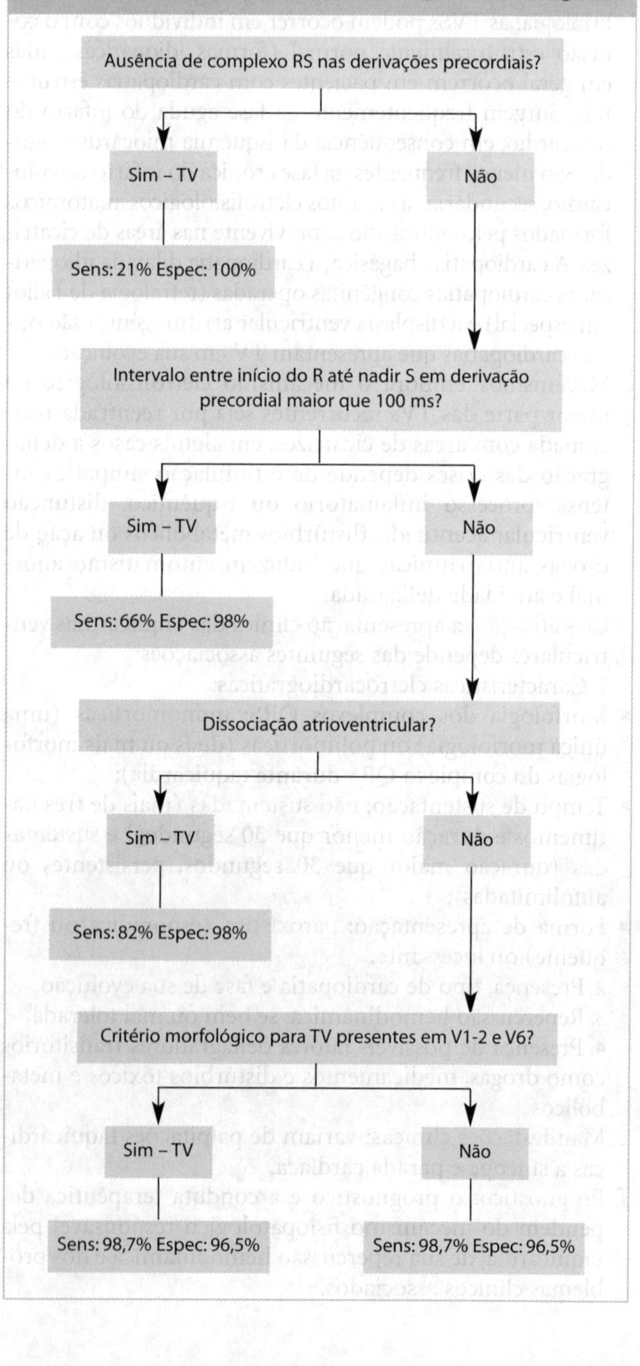

Algoritmo 23.3 – Infusão de adenosina para diagnóstico diferencial das taquicardias

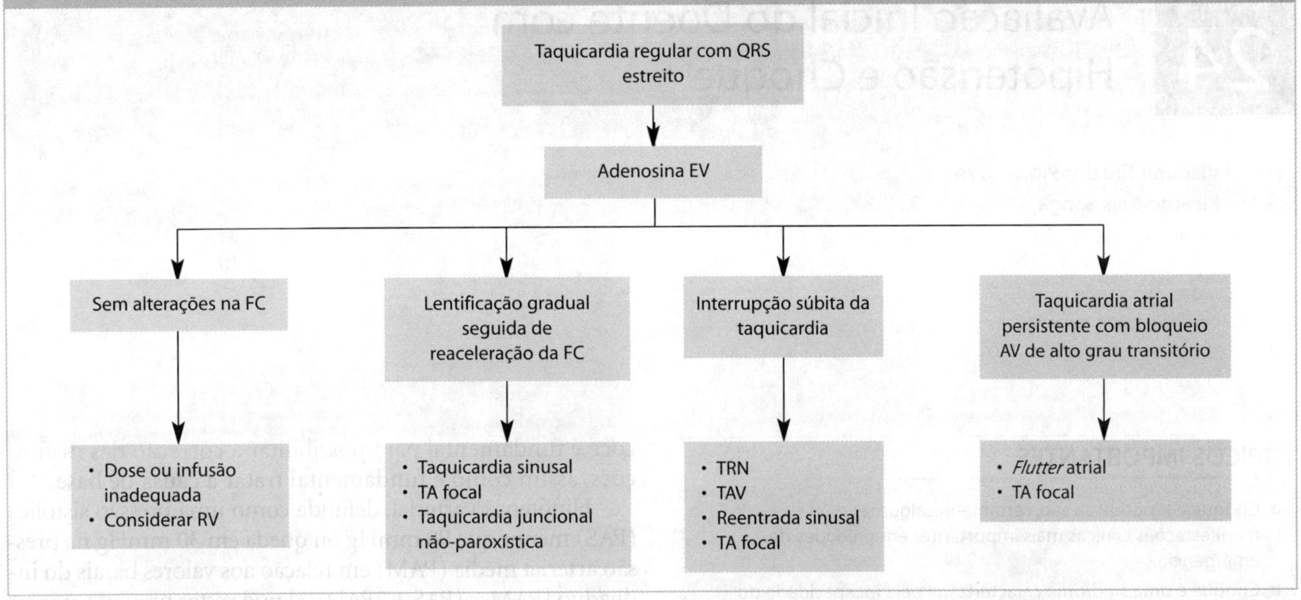

LEITURA ADICIONAL

1. Crawford, MH. Current diagnosis & treatment in cardiology. McGraw-Hill; 2003. caps.19, 20 e 21.
2. Zipes D, Jalife J. Cardiac eletrophysiology: from cell to bedside. 4. ed. Saunders; 2004.
3. Martinelli Filho M. Diretrizes de fibrilação atrial. Arq Bras Cardiol 2003; 8(Supl VI).
4. Scanavacca MI. Diretrizes para avaliação e tratamento dos pacientes com arritmias cardíacas. Arq Bras Cardiol 2002; 79(Supl V).
5. Blomstrom-Lundqvist C. ACC/AHA/ESC guidelines for the management of patients with supraventricular arrhythmias – executive summary. J Am Coll Cardiol 2003; 42: 1493-531.
6. Fuster V. ACC/AHA/ESC guidelines for the management of patients with atrial fibrillation: executive summary. Circulation 2001; 104: 2118-50.
7. Brugada P, Brugada J, Mont L, et al. A new approach to the differential diagnosis of a regular tachycardia with a wide QRS complex. Circulation 1991; 83: 1649.
8. Singer D. Antithrombotic therapy in atrial fibrillation. The seventh ACCP conference on antithrombotic and thrombolytic therapy. Chest 2004; 126: 429S-456S.

CAPÍTULO 24

Avaliação Inicial do Doente com Hipotensão e Choque

Vladimir Ribeiro Pinto Pizzo
Ricardo Reis Sanga

TÓPICOS IMPORTANTES

- Choque e hipotensão são, certamente, algumas das manifestações clínicas mais importantes em unidades de emergência.
- Choque é uma síndrome caracterizada pela incapacidade do sistema circulatório em fornecer oxigênio aos tecidos, levando à disfunção orgânica. O seu reconhecimento precoce é fundamental para possibilitar a correção das disfunções, assim como é fundamental tratar a causa de base.
- Achados como taquicardia e taquipnéia são comuns e a presença de hipotensão normalmente é evento já avançado na sua instalação.
- No manejo dos indivíduos em choque numa sala de emergências deve-se proceder a monitorização precoce e pautada no maior número de parâmetros possíveis.
- A obtenção de um acesso venoso adequado e coleta de exames é importante para a instituição da terapêutica, programação e seguimento de cada caso.
- Em situações de choque, a intervenção inicial – salvo em situações em que esteja evidente o excesso de volume intravascular – é a administração de soluções de expansão do intravascular.
- O uso de substâncias vasoativas (vasoconstritoras ou vasodilatadoras na dependência da hipotensão ou hipertensão, respectivamente) deve ser instituído precocemente se já indicadas, não se devendo esperar efeito de outras intervenções.
- Substâncias inotrópicas devem ser utilizadas caso haja indícios de inadequação oferta-demanda de oxigênio em pacientes macro-hemodinamicamente já resolvidos (pressão arterial e freqüência cardíaca adequadas, por exemplo).
- Para garantir conforto e atingir adequação às demandas metabólicas dos indivíduos, procedimentos como a intubação orotraqueal, sedação e ventilação mecânica devem ser considerados precocemente.

INTRODUÇÃO E DEFINIÇÕES

Choque e hipotensão são, certamente, algumas das manifestações clínicas mais importantes em unidades de emergência. Podem se apresentar como os principais eventos que trouxeram o paciente ao serviço como também fazer parte de um processo maior ou complicar uma doença em evolução.

Choque é uma síndrome caracterizada pela incapacidade do sistema circulatório em fornecer oxigênio aos tecidos, levando à disfunção orgânica. O seu reconhecimento precoce é fundamental para possibilitar a correção das disfunções, assim como é fundamental tratar a causa de base.

Hipotensão arterial, definida como uma pressão sistólica (PAS) menor que 90 mmHg ou queda em 30 mmHg na pressão arterial média (PAM) em relação aos valores basais do indivíduo [PAM = (PAS + 2PAD)/3] pode estar presente, porém não é fundamental no diagnóstico de choque e, por isso, deve ser dada atenção especial aos sinais de hipoperfusão tecidual.

É comum a confusão entre choque e hipotensão, no entanto, os conceitos são diferentes e a associação entre eles não ocorre sempre, sendo a pressão arterial dependente de uma série de fatores, dos quais os mais importantes são o *status* volêmico, tônus vascular e débito cardíaco.

É possível, portanto, pela definição vista acima, que um indivíduo tenha indícios de má-perfusão (choque) com hipertensão arterial, por exemplo num infarto agudo do miocárdio. Um indivíduo que esteja gravemente hipotenso por um sangramento intenso muito provavelmente estará em choque.

ETIOLOGIA E FISIOPATOLOGIA

Baseado no conceito de inadequação de oferta e demanda de oxigênio, é possível compreender algumas das leis que regem esta relação através da apreciação das equações abaixo e depreender que nas situações em que ocorram queda da oferta (DO_2) ou elevações do consumo (VO_2) existe a possibilidade de déficit de oxigenação tissular e conseqüente disfunção orgânica.

$$\text{(I) } DO_2 = DC \times CaO_2$$
$$\text{(II) } VO_2 = DC \times C(a\text{-}v)O_2$$
$$\text{(III) } DC = FC \times VS$$
$$\text{(IV) } CaO_2 = 1{,}34 \times Hb \times SaO_2 + 0{,}003 \times PaO_2$$
$$\text{(V) } CvO_2 = 1{,}34 \times Hb \times SvO_2 + 0{,}003 \times PvO_2$$
$$\text{(VI) } C(a\text{-}v) = CaO_2 - CvO_2$$
$$\text{(VII) } TEO_2 = (SaO_2 - SvO_2)/SaO_2$$

- DO_2 → Oferta de oxigênio
- VO_2 → Consumo de oxigênio
- DC → Débito cardíaco
- FC → Freqüência cardíaca
- VS → Volume sistólico
- CaO_2 → Conteúdo arterial de oxigênio

- CvO_2 → Conteúdo venoso de oxigênio
- C(a-v) → Diferença arteriovenosa de oxigênio
- Hb → Concentração da hemoglobina em g/dL
- SaO_2 → Porcentagem de hemoglobina saturada por oxigênio no sangue arterial
- SvO_2 → Porcentagem de hemoglobina saturada por oxigênio no sangue venoso
- PaO_2 → Pressão parcial de oxigênio no sangue arterial
- PvO_2 → Pressão parcial de oxigênio no sangue venoso
- TEO_2 → Taxa de extração de oxigênio

$$DO_2 = (VS \times FC) \times 1{,}34 \times Hb \times SaO_2 + 0{,}03\ PaO_2$$

Baseado nestes conceitos é que serão discutidas as intervenções no item "tratamento".

Merece comentário especial o conceito de taxa de extração de oxigênio, que leva em conta a capacidade ou avidez que os tecidos têm em captar (retirar) oxigênio da hemoglobina. Pode ser um marcador global ou regional de extração (a saturação de oxigênio da hemoglobina na veia jugular interna – SjO_2 – pode refletir o consumo cerebral, assim como a saturação de oxigênio da hemoglobina artéria pulmonar – SvO_2 – é a resultante de todo o organismo).

Sabendo que no ser humano, em situações de compensação metabólica, a taxa de extração global normal gira em torno de 25 a 30%, conhecer os valores de saturação venosa e arterial permite um cálculo simples e precioso nas situações de choque.

Com relação às causas e classificação do choque é possível fazer uma divisão didática (Tabela 24.I) e tecer as seguintes considerações específicas:

Tabela 24.I – Classificação dos estados de choque e principais etiologias

Cardiogênico
• Aneurisma ventricular
• Arritmias
• Defeitos mecânicos
• Disfunção miocárdica da sepse
• Distúrbios de condução
• Falência ventricular esquerda
• Infarto do miocárdio
• Lesões valvares
• Miocardite e cardiomiopatias
• *Shunt* arteriovenoso
Distributivo
• Anafilaxia
• Doenças endócrinas (hipocortisolismo/hipotireoidismo)
• Hiperviscosidade
• Neurogênico
• Séptico
Hipovolêmico
• Desidratação
• Hemorragia
• Seqüestro de líquidos
Obstrutivo
• Coartação de aorta
• Embolia pulmonar
• Pneumotórax hipertensivo
• Tamponamento cardíaco

O choque hipovolêmico caracteriza-se por um inadequado débito cardíaco devido a volume circulante inadequado, como o visto em hemorragias.

No choque cardiogênico o problema se concentra na falência primária da bomba cardíaca, mais comumente secundária a infarto do miocárdio. Outras causas incluem arritmias, miocardite e progressão de insuficiência cardíaca prévia. É uma situação de alta mortalidade (50-80%).

A principal causa de choque cardiogênico é o infarto agudo do miocárdio extenso (ou infartos menores num miocárdio já previamente comprometido). Além disso, complicações mecânicas como regurgitação mitral aguda por ruptura de músculo papilar, ruptura do septo interventricular, ruptura da parede livre do ventrículo esquerdo com tamponamento cardíaco ou infarto extenso de ventrículo direito também podem cursar com choque cardiogênico. Outras causas incluem miocardites agudas, cardiomiopatias terminais, contusão miocárdica, choque séptico com depressão miocárdica grave, disfunção miocárdica após *bypass* cardiopulmonar prolongado, doenças valvares e cardiomiopatia hipertrófica obstrutiva.

Choque também pode ocorrer em situações de má distribuição de volume (distributivo), como em infecções, caracterizando o choque séptico. Uma das explicações possíveis para a má distribuição é que pode estar ocorrendo fluxo excessivo de sangue para áreas de demanda metabólica normal, e fluxo diminuído para áreas de demanda metabólica aumentada, fenômeno este descrito como *shunt*. Apesar do débito cardíaco aumentado, freqüentemente ocorre algum grau de depressão miocárdica como demonstrado pela presença de frações de ejeção relativamente diminuídas. Em fases avançadas, ocorre uma maior depressão cardíaca mimetizando choque cardiogênico.

Outras causas de choque distributivo incluem choque anafilático e choque neurogênico, que é uma disfunção autonômica caracterizada por hipotensão, bradicardia e pele quente e seca.

O choque obstrutivo é definido como choque que ocorre em conseqüência a uma obstrução mecânica ao débito cardíaco. As causas mais comuns de choque obstrutivo incluem o tamponamento cardíaco, tromboembolismo pulmonar e pneumotórax hipertensivo.

ACHADOS CLÍNICOS

Choque hipovolêmico pode ser dividido em quatro graus baseado na gravidade da perda volêmica como demonstrado na Tabela 24.II, da qual é possível também estimar-se a perda volêmica e programar a sua reposição.

Com a progressão da depleção volêmica, ocorre diminuição das pressões de enchimento de câmaras cardíacas, inicialmente compensada por taquicardia. Conforme este mecanismo vai sendo superado, os tecidos vão aumentando a extração de oxigênio, ocasionando um aumento na diferença entre o conteúdo arterial de O_2 e o venoso (C_{a-v}), e queda da saturação venosa (SvO_2).

No choque cardiogênico, ao exame físico, é comum o achado de vasoconstrição periférica e oligúria. O débito cardíaco está diminuído e as pressões de enchimento das câmaras cardíacas estão aumentadas.

Tabela 24.II – Classificação do choque hipovolêmico

	Classe I	Classe II	Classe III	Classe IV
Perda volêmica em %	< 15%	15-30%	30-40%	> 40%
Perda volêmica em mL	< 750	750-1.500	1.500-2.000	> 2.000
Freqüência cardíaca	< 100/min	> 100/min	> 120/min	> 140/min
Pressão arterial	Sem alterações	Sem alterações	Hipotensão	Hipotensão
Enchimento capilar	Sem alterações	Reduzido	Reduzido	Reduzido
Freqüência respiratória	< 20/min	20-30/min	30-40/min	> 35/min
Débito urinário (mL/h)	> 30	20-30	5-20	Desprezível
Nível de consciência	Pouco ansioso	Ansioso	Ansioso-confuso	Confuso-letárgico
Reposição volêmica	Cristalóides	Cristalóides	Cristalóides + CH	Cristalóides + CH

Do ponto de vista clínico pode ser definido como uma situação de baixo débito cardíaco com evidência de hipoperfusão tecidual, na ausência de hipovolemia. O diagnóstico de choque circulatório pode ser feito à beira do leito pela observação de hipotensão, associada a sinais de hipoperfusão tecidual como oligúria, alterações da consciência, extremidades frias e mal perfundidas. Entretanto, para o diagnóstico de choque cardiogênico deve-se documentar a disfunção miocárdica e excluir hipovolemia. Do ponto de vista hemodinâmico, os critérios diagnósticos de choque cardiogênico são hipotensão (PA sistólica < 90 mmHg por pelo menos 30 minutos) e um índice cardíaco reduzido (< 2,2 L/min/m^2) na presença de uma pressão capilar pulmonar elevada (> 15 mmHg). Há, ainda, um subgrupo de pacientes que se apresentam à unidade de emergência com insuficiência cardíaca congestiva (ICC) descompensada, porém sem os sinais clássicos de choque cardiogênico como descritos acima, mas que, numa avaliação laboratorial mais minuciosa, apresentam sinais laboratoriais de hipoperfusão como queda da saturação venosa central e aumento da concentração sérica do ácido lático. Um estudo de 1998 mostrou que não há como diferenciar clinicamente pacientes com ICC descompensada com saturação venosa central normal e ácido lático normal de pacientes com o mesmo grau de ICC descompensada e saturação venosa central baixa e ácido lático alto, e que intervenções terapêuticas guiadas pela saturação venosa central resultaram em quedas significativas dos níveis de lactato, além de melhora na pressão arterial média e queda da pressão venosa central. Entretanto, como não foi um estudo que avaliou desfechos clínicos como mortalidade e melhora do estado funcional, a utilização clínica desta abordagem não pode ser recomendada.

O exame físico pode flagrar sinais que permitem estabelecer o diagnóstico de choque circulatório; no entanto, não apresenta boa acurácia neste sentido.

Achados como taquicardia e taquipnéia são comuns e a presença de hipotensão normalmente é evento já avançado na sua instalação.

As manifestações clínicas específicas para cada sistema que esteja submetido a regime de hipoperfusão são variáveis, devendo ser ressaltadas as seguintes, arroladas na Tabela 24.III.

Como os dados clínicos apresentam-se, algumas vezes, insuficientes, devem ser complementados por dados mais objetivos e reacessados freqüentemente para a avaliação da tendência de evolução temporal e checagem da adequação das intervenções. Por exemplo, um indivíduo que se apresente taquicárdico e hipotenso após um ferimento com grande perda volêmica deve receber suporte com soluções de reposição desta volemia (conforme discutido na sessão pertinente) e ter estas variáveis (freqüência cardíaca, pressão arterial etc.) reavaliadas periodicamente para checar até que momento deve-se prosseguir com as expansões (queda da freqüência cardíaca, elevação da pressão arterial etc.).

EXAMES COMPLEMENTARES

Monitorização não-invasiva

Na sala de emergências a monitorização das variáveis fisiológicas é muito importante, a fim de se obter o maior número de dados objetivos para embasar as condutas a serem tomadas assim como checar sua efetividade (Tabela 24.IV).

Na prática, quando um indivíduo apresenta-se em condição de choque circulatório deve ser monitorizado, minimamente, com os dispositivos abaixo relacionados:

Tabela 24.III – Manifestações clínicas dos diversos sistemas na presença de choque circulatório

Manifestações clínicas da hipoperfusão orgânica	
Sistema nervoso central	Alterações do nível de consciência (rebaixamento, quadros confusionais, agitação etc.)
Sistema cardiocirculatório	Hipotensão arterial, tempo de enchimento capilar lentificado, extremidades frias, elevação dos níveis de lactato (> 2 mmol/L)
Sistema respiratório	Desconforto respiratório (taquipnéia, dispnéia etc.), hipóxia, hiper ou hipoventilação
Pele	Pele pegajosa, fria, *livedo reticularis* etc.
Sistema digestório/fígado	Estase, hipomotilidade, elevação de enzimas hepáticas, perda de função hepática
Rins	Oligúria (débito urinário < 0,5 mL/kg/h por mais de duas horas consecutivas), elevação de escórias nitrogenadas, insuficiência renal aguda, necrose tubular aguda etc.
Hematológico	Plaquetopenia, alargamento dos tempos de coagulação, tendência à diátese hemorrágica etc.

Tabela 24.IV – Monitorização na sala de emergências

Obrigatório	Se possível
Pressão arterial	Pressões de enchimento (PVC)
Cardioscópio (FC)	$ScvO_2$
Oxímetro de pulso	Medidas de débito cardíaco*

*Para detalhamento vide texto.

Cardioscópio

Monitor cardíaco que permite uma avaliação precisa do ritmo cardíaco e uma avaliação grosseira, porém rápida, de eventuais anormalidades na atividade elétrica cardíaca.

Esfigmomanômetro

A determinação da pressão arterial é importante pela sua facilidade e importância na tomada das decisões terapêuticas, podendo ser feita com manômetros comuns ou modelos automatizados que podem ser programados para medidas intermitentes.

Oxímetro de pulso

Para determinação da porcentagem da hemoglobina saturada por oxigênio e avaliação da função de oxigenação pulmonar.

Monitorização invasiva

A evolução da medicina tem mostrado que as medidas de monitorização invasivas (ou seja, algum dispositivo é introduzido no corpo do indivíduo) são mais fidedignas e, portanto, permitem uma tomada de decisões mais segura, precoce e adequada.

Na prática, numa sala de emergências, existem algumas limitações para o uso de algumas das variáveis listadas abaixo, no entanto, seu emprego pode ser decisivo em algumas situações específicas (Tabela 24.V).

PAi (Pressão arterial invasiva)

Através da canulação de uma artéria periférica é possível medir, batimento-a-batimento, os níveis de pressão arterial do indivíduo e, a partir deste dado, tomar as medidas clínicas pertinentes, assim como, pela análise da morfologia e variações conforme o ciclo respiratório, identificar inadequações da volemia.

SVD (sondagem vesical)

A determinação do débito urinário é bastante útil pois permite inferir a adequação da perfusão deste órgão; um indivíduo que apresente déficit perfusional dos rins provavelmente estará oligúrico (volume urinário menor que 0,5 mL/kg/h em duas horas consecutivas), pois não pode se dar ao "luxo" de eliminar volume quando a perfusão orgânica está prejudicada.

Tabela 24.V – Variáveis hemodinâmicas

Variáveis medidas	Variáveis calculadas
• **Pressão arterial sistêmica** Sistólica: 90-140 mmHg Diastólica: 60-90 mmHg	• **Pressão arterial média** 70-105 mmHg
• **Pressão arterial pulmonar** Sistólica: 15-30 mmHg Diastólica: 4-12 mmHg	• **Pressão arterial pulmonar média** 9-16 mmHg
• **Pressão de oclusão de artéria pulmonar** 2-12 mmHg	• **Índice cardíaco** 2,8-4,2 L/min/m²
• **Pressão venosa central** 0-8 mmHg	• **Índice de volume sistólico** 30-65 mL/bat/m²
	• **Resistência vascular sistêmica indexada** 1.600-2.400 dinas x s x cm^{-5}
	• **Resistência vascular pulmonar indexada** 250-340 dinas x s x cm^{-5}
	• **Índice de trabalho sistólico VE** 43-62 g x m/m²
	• **Índice de trabalho sistólico VD** 7-12 g x m/m²

$ScvO_2$

Talvez esta seja a monitorização mais importante no manejo do choque (em especial o séptico) na fase inicial (primeiras seis horas ou *golden hours*) de modo que a determinação da porcentagem de hemoglobina saturada por oxigênio na veia cava superior deve ser feita, sempre que possível, através da coleta de sangue ou monitorização em tempo real utilizando-se um cateter venoso central nesta posição.

Swan-Ganz

O cateter de artéria pulmonar (*Swan-Ganz*) vem sendo utilizado em ambientes de terapia intensiva há algum tempo havendo, ainda, muita controvérsia com relação à sua efetividade no manejo de estados de hipoperfusão tecidual. Seu uso em salas de emergência encontra grandes dificuldades de ordem técnica, no entanto, se possível e caso tomem-se os devidos cuidados com a interpretação dos dados, pode ser de grande valia em especial pela possibilidade de obterem-se dados de saturação venosa central e débito cardíaco.

Os monitores com oximetria em tempo real e débito cardíaco semi-contínuo minimizam os *viéses* de coleta de dados e podem ser muito úteis na "otimização" hemodinâmica dos indivíduos em choque.

Outras medidas de débito cardíaco

Com os avanços da tecnologia na área médica passam a ser disponíveis novos dispositivos para monitorização de variáveis hemodinâmicas menos invasivos de papel ainda indefinido nas unidades de emergência devendo ser citados aqueles que permitem a monitorização do fluxo na aorta descendente (e deste extrapolar o débito cardíaco e outros índices de avaliação da volemia) como o Doppler transesofágico

(CardioQ) ou métodos de análise de curvas de pressão arterial (por exemplo, LiDCO) para determinação do débito cardíaco.

Marcadores de perfusão

Neste contexto de tentar monitorizar de maneira objetiva e flagrar distúrbios de maneira precoce, a monitorização metabólica ou micro-hemodinâmica tem ganhado papel de destaque no manejo do choque.

Como medidas úteis na sala de emergências as determinações abaixo são de grande importância clínica.

SBE (*Standard Base Excess*)

Esta medida fisiológica permite a estimativa do déficit ou excesso de "bases" dos "sistemas-tampão" que regulam o pH sangüíneo (respectivamente acidoses ou alcaloses). O valor é obtido através de uma gasometria sangüínea e, sendo os dados colocados em uma curva, é possível determinar, graficamente, qual seria a quantidade de bases a ser adicionada ou retirada da solução para regularizar o pH (na ausência de componente respiratório). Portanto, o sinal (- ou +) permite inferir qual é o processo metabólico envolvido na gênese do distúrbio (respectivamente acidose ou alcalose) e o módulo permite determinar a intensidade do distúrbio (quanto maior, pior).

Nos indivíduos em choque quer seja pela elevação das concentrações de lactato quer pelo acúmulo de substâncias ácidas decorrentes da disfunção renal existe tendência de negativação do SBE assim como existem evidências clínicas de que a regularização ou tendência à regularização do SBE em indivíduos em situações de choque está associada a melhores evoluções clínicas de modo que esta é uma ferramenta muito simples, sensível e adequada para a monitorização da adequação às demandas metabólicas em indivíduos em choque, em especial na ausência de insuficiência renal.

Ânion gap

Medida indireta através da qual é possível estimar ânions não-mensuráveis baseado em determinações bioquímicas corriqueiras.

Pelos princípios da eletroneutralidade a quantidade de cargas positivas e negativas dos sistemas biológicos deve ser igual, por isso, lançando mão de um cálculo simples [AG = Na^+ – (bicarbonato + Cl^-) todos em mEq/L], é possível estimar qual deva ser a quantidade, em mEq/L, de ânions do sistema que não são corriqueiramente dosados. Na prática este valor varia de 8 a 12 mEq/L, portanto, naqueles estados com ânion-gap alargado (> 12 mEq/L) é lícito supor que haja aumento na concentração destes ânions – dentre os quais encontram-se o lactato, fosfatos, sulfatos e outros possíveis como os cetoácidos, salicilatos, etanol etc.

Lactato

Na presença de oxigênio, a obtenção de energia iniciase através de uma série de reações químicas denominada glicólise que gera como produto o piruvato, que participa do ciclo do ácido cítrico (ciclo de Krebs) ou é convertido em lactato dependendo de uma série de variáveis, dentre elas, da disponibilidade de oxigênio. Na ausência de oxigênio este piruvato é preferencialmente convertido em lactato e esta é uma das explicações do fato da hiperlactatemia poder ser manifestação de hipoperfusão tissular.

O nível sérico de lactato pode estar elevado por aumento de produção (como no metabolismo anaeróbio), por diminuição na captação (distúrbio renal ou hepático), ou por um fenômeno de "lavagem", quando se restitui a volemia em pacientes previamente em estado de choque, liberando o lactato que estava represado. Não é um bom indicador de perfusão regional, podendo ocorrer grave hipoperfusão esplâncnica mesmo com valores normais de lactato. Ele funciona bem como indicador de gravidade e mortalidade em ambientes de terapia intensiva, assim como sua queda indica um bom prognóstico. Apenas valores arteriais ou venosos centrais devem ser usados para monitorização.

Por outro lado, um *clearance* precoce de lactato está associado a um melhor prognóstico em doentes com sepse grave e choque séptico.

Outros exames

Tabela 24.VI – Exames laboratoriais

Exames laboratoriais na sala de emergências – indivíduos em choque	
Sempre	**Séptico**
Na^+, K^+, Ca_i^{++}, glicemia	Hemoculturas
Uréia, creatinina	Urina 1, urocultura
Hemograma	Cultura de líquidos cavitários
Gasometria com lactato	**Cardiogênico**
Coagulograma*	Enzimas cardíacas

*Se suspeita de disfunção hepática ou necessidade de procedimento invasivo.

DIAGNÓSTICO DIFERENCIAL

O diagnóstico do choque é potencialmente complicado em especial naqueles indivíduos que ainda se apresentam em fases iniciais de instalação, podendo as manifestações clínicas não serem muito evidentes ou confundidas por outros diagnósticos (sonolência por um quadro tóxico-metabólico, por exemplo).

Por este motivo o índice de suspeita deve ser muito alto e o emergencista deve se munir do maior número de dados clínicos e laboratoriais para estabelecer um diagnóstico preciso e precoce, visto que a efetividade do tratamento depende, de maneira muito importante, de intervenções acertadas e precoces.

TRATAMENTO

É evidente que o tratamento específico de cada situação clínica é o ponto mais importante, ou seja, não é suficiente oferecer drogas vasoativas a um paciente que está evoluindo com um infarto agudo do miocárdio, por exemplo, com indicação de terapia de reperfusão. A busca pelo diagnóstico específico e tratamento adequado do quadro de base é primordial.

Uma maneira didática de entender o tratamento do choque é utilizando a fórmula abaixo, já descrita:

$$DO_2 = (VS \times FC) \times 1{,}34 \times Hb \times SaO_2 + 0{,}03\ PaO_2$$

Em cada fator desta equação pode haver uma intervenção específica:

- SaO_2 e $PaO_2 \rightarrow$ oxigênio e *PEEP (Positive End-Expiratory Pressure)*.
- Hb → hemotransfusões.
- FC → marca-passo, cronotrópicos etc.
- VS → expansões volêmicas, vasodilatadores, inotrópicos, etc.

Medidas iniciais

Conforme já salientado anteriormente, a avaliação inicial e monitorização são condições importantíssimas no manejo dos indivíduos em choque, sendo importante que aconteçam prontamente.

Seguindo as orientações de abordagem inicial conforme preconizado no atendimento a indivíduos gravemente enfermos serve o mnemônico ABC:

A (Acessar responsividade, *Airway*):

- Avaliar responsividade e checar o nível de consciência, se ausente prosseguir no atendimento como da parada cardiorrespiratória.
- Rebaixamento intenso do nível de consciência normalmente está associado a potenciais riscos de inadequação da ventilação e oxigenação, portanto atentar para a eventual indicação de entubação orotraqueal (sempre checar a glicemia antes!).

B (*Breathing*)

- Avaliação da adequação da ventilação e assistência ventilatória precoce. Aqui cabe um comentário, a musculatura respiratória, em condições normais, consome menos de 5% do débito cardíaco, no entanto, em franca insuficiência respiratória este valor pode se aproximar dos 40%! A "economia" feita com o suporte ventilatório assim como a adequação da oxigenação sangüínea são absolutamente importantes neste contexto e, em situações de choque, o limiar do emergencista para a entubação do paciente deve ser bem baixo.
- Oximetria de pulso com dessaturação (< 90%) é sugestiva de hipoxemia, devendo o paciente receber o suporte adequado precocemente, sendo este desde suplementação de oxigênio com cateter e baixos fluxos até entubação orotraqueal e ventilação mecânica.

C (*Circulation*)

- Neste ponto vale comentar que a monitorização do paciente assim como a obtenção de um acesso venoso adequado para as intervenções necessárias é imprescindível.
- A partir dos dados objetivos iniciais (freqüência cardíaca, pressão arterial etc.) é possível traçar uma estratégia de intervenção que deve, inicialmente, a não ser que haja evidências de hipervolemia, incluir administração de soluções de expansão do intravascular.
- Uma questão que surge neste momento é a potencial necessidade de acesso venoso central cujas indicações são várias, sendo as mais importantes neste momento a necessidade de drogas vasoativas e a monitorização das pressões de enchimento do átrio direito e da porcentagem de saturação de oxigênio da hemoglobina.
- O limiar para indicação e aquisição de acesso venoso central deve ser baixo.

Soluções de expansão do intravascular

Nas situações clínicas cuja manifestação é o choque circulatório, na maior parte das vezes, se a depleção do volume intravascular não é a causa principal, freqüentemente é fator contribuinte, motivo pelo qual a orientação terapêutica inicial para a condução destes casos é o uso de expansões volêmicas.

A expansão volêmica (na literatura inglesa é freqüente o uso do termo *fluid challenge*) deve ser regrada e programada, devendo ser feitas as seguintes considerações:

Escolha da solução

A depender das patologias de base, cenário clínico específico e disponibilidade de recursos é que se faz a escolha pela solução de expansão do intravascular a ser utilizada, existindo uma grande subdivisão inicial que é entre soluções cristalóides e colóides, a depender de sua composição.

Grosseiramente as soluções cristalóides são soluções hidroeletrolíticas (NaCl a 0,9%, a 7,5%, ringer lactato etc.) de relativo baixo custo, ampla disponibilidade, porém de eficiência limitada e efêmera pelas propriedades de se distribuir livremente pelos compartimentos corpóreos e, portanto, permanecer por um tempo limitado no espaço intravascular.

São as soluções de escolha no manejo inicial do choque, em especial a solução fisiológica (NaCl a 0,9%), podendo também ser comentado o uso da solução de ringer lactato (que reproduz a composição eletrolítica normal do plasma) como expansor inicial preconizado pelos protocolos do *ATLS*.

Por outro lado, as soluções colóides têm como característica comum a propriedade de oncoticidade, ou seja, são soluções complexas (dextran, solução de albumina, poliamidos etc.) que uma vez introduzidas no espaço intravascular tendem a permanecer por mais tempo neste compartimento e, eventualmente, até trazer água do interstício para o interior destes vasos.

No entanto, até o presente momento não há qualquer indício de que soluções colóides sejam superiores no manejo inicial dos indivíduos em situação de choque.

A Tabela 24.VII lista as principais características destas soluções.

Objetivos

O objetivo final é sempre a reversão da hipoperfusão tecidual em todos os níveis, algo que pode dificilmente ser

Tabela 24.VII – Comparação entre as soluções de expansão do intravascular: colóides X cristalóides

Características das soluções de expansão do intravascular	Albumina		Poliamidos		Dextran	Cristalóides	
	5%	20%	6%	10%	40-10%	(NaCl) 0,9%	(NaCl) 7,5%
Osmolaridade (mOsm/L)	300		300	325	280-325	250-310	900-2400
Peso molecular (KDa)	69		450	280	30	0	0
Pressão coloidosmótica (mmHg)	20	100	30	60	30	0	0
Expansão volêmica (%)	100	500	100	150	150	25	40-100
Duração da expansão (h)	12-24		8-36		1-2	0,5-4	

acessado, já que os marcadores de adequação disponíveis atualmente ainda não têm uma acurácia excelente.

Do ponto de vista macro-hemodinâmico uma queda significativa da freqüência cardíaca (quando antes estava muito elevada), elevação da pressão arterial, restituição do nível de consciência ou do volume urinário são bons indícios de que o processo está evoluindo positivamente e isso só pode ser documentado se o emergencista estiver atento para estes dados, daí a grande importância da monitorização das variáveis clínicas e, em nível metabólico de variáveis como *SBE*, lactato, $ScvO_2$ etc.

É importante, portanto, definir estes objetivos previamente e persegui-los durante o processo de readequação hemodinâmica conforme, por exemplo, trabalho conduzido em indivíduos com choque séptico em que uma intervenção baseada em objetivos metabólicos claros ($ScvO_2$) demonstrou impacto positivo na mortalidade naqueles indivíduos nos quais tais objetivos foram atingidos (Tabela 24.VIII).

Limites

Tão importante quanto atingir os objetivos pode ser não extrapolar determinados limites, uma vez que as intervenções médicas sempre trazem consigo potenciais riscos.

Assim, faz parte da programação inicial definir até quando prosseguir, ou seja, até que ponto vale a pena insistir com determinada intervenção (aumentar a taxa de infusão de dobutamina até determinada freqüência cardíaca, oferecer volume até determinada pressão venosa central etc.).

Do ponto de vista prático, estes limites devem ser individualizados, sendo no entanto claro que um indivíduo que estiver recebendo expansão volêmica e começar a ter repercussão respiratória (crepitações pulmonares) ou evoluir com taquiarritmia secundária a altas doses de cronotrópicos deve ter seu tratamento readequado.

Drogas vasoativas

São substâncias cujo efeito biológico é o de promover a vasoconstrição arteriolar com conseqüente elevação da pressão de perfusão orgânica, estando indicada naqueles casos em que só a expansão volêmica não foi suficiente. Há, ainda, casos em que o risco da expansão volêmica é grande ou o processo fisiopatológico não contempla insuficiência de conteúdo intravascular, mas de continente (num choque distributivo em que haja intensa vasodilatação, por exemplo).

As substâncias mais utilizadas são os agonistas adrenérgicos. A Tabela 24.IX demonstra as principais substâncias.

Neste ponto vale comentar o papel especial de duas destas substâncias (as de maior utilidade clínica) a dopamina e norepinefrina.

A dopamina é agonista cujo efeito alfa (vasoconstrição) é incrementado conforme o aumento da dose oferecida (normalmente até 10 μg/kg/minuto prevalecem os efeitos β-cronotrópico e inotrópico positivo – além de 10 μg/kg/min predomínio do efeito alfa). É substância que pode ser administrada em acesso venoso periférico, porém de efeitos biológicos limitados pelo alto potencial arritmogênico de altas doses.

A norepinefrina é agonista de efeito predominantemente α-adrenérgico sendo, portanto, indutor de intensa vasoconstrição; por tal motivo deve ser administrado em vasos de grande fluxo sangüíneo (acessos venosos centrais). Em altas doses pode induzir vasoconstrição tão intensa a ponto de levar a isquemia de extremidades.

Tabela 24.VIII – Variáveis de oxigenação

Variáveis medidas		Variáveis calculadas	
PaO_2	70-100 mmHg	DO_2	500-650 mL/min/m²
$PaCO_2$	35-50 mmHg	VO_2	110-150 mL/min/m²
SaO_2	93-98%	CaO_2	16-22 mL O_2/dL
SvO_2	70-78%	CvO_2	12-17 mL O_2/dL
PvO_2	36-42 mmHg	C(a-v)	3,5-5,5 mL O_2/dL

Tabela 24.IX – Agonistas adrenérgicos

Efeitos relativos e doses dos agonistas adrenérgicos			
Agente	**β-1**	**β-2**	**α-1**
Norepinefrina (0,05-2 μg/kg/min)	++	0	+++
Epinefrina (0,05-2 μg/kg/min)	+++	++	+++
Dopamina (1-20 μg/kg/min)	+(++)	+	+(++)
Dobutamina (2,5-20 μg/kg/min)	+++	+	+

Inotrópicos

São substâncias que promovem melhora da performance cardíaca, via de regra pelo aumento da disponibilidade de cálcio intracelular, estando, portanto, indicadas naqueles casos em que haja deficiência específica de bomba (choque cardiogênico) ou relativa (choque séptico com depressão miocárdica, por exemplo).

Os agonistas adrenérgicos de predomínio β como a dopamina em baixas doses ou a dobutamina são as drogas mais utilizadas com este intuito, tendo as características de inotropismo (força da contração) e cronotropismo (freqüência cardíaca) positivos.

Algumas outras substâncias – por vias diferentes das do sistema adrenérgico – também são inotrópicas e cronotrópicas positivas como a milrinona (inibição da fosfodiesterase) e recentemente o sensibilizador de canais de cálcio levosimendana que foi introduzido na prática clínica no manejo da insuficiência cardíaca avançada.

Advoga-se o uso destas substâncias – em especial da dobutamina – no choque séptico em fase precoce (primeiras 6 horas de admissão hospitalar) com base em estudo que orientava as condutas baseadas no valor da $ScvO_2$ independente do conhecimento do valor do débito cardíaco dos indivíduos, já que esta era uma das múltiplas intervenções preconizadas no protocolo que demonstrou benefício em mortalidade nesta população.

Convém salientar que poucas são as substâncias de efeito inotrópico positivo e cronotrópico negativo (que diminuem a freqüência ventricular), sendo dignas de lembrança o lanatosídeo-C e a digoxina.

Vasodilatadores

Em determinadas situações, a resposta de aumento do tônus adrenérgico, conseqüente vasoconstrição arteriolar e elevação da resistência vascular sistêmica podem ser deletérias à condição hemodinâmica do paciente, e é neste contexto que o uso destas substâncias vasodilatadoras é indicado.

Os vasodilatadores de ação rápida doadores de NO como o nitroprussiato e a nitroglicerina são as substâncias mais utilizadas em razão da velocidade de ação e capacidade de titulação em infusão venosa contínua, tendo indicações claras no manejo das emergências hipertensivas (edema agudo de pulmão, encefalopatia hipertensiva, infarto agudo do miocárdio etc.).

Em situações específicas ou na contra-indicação do uso destes podem ser utilizadas outras drogas como a hidralazina (endovenosa, iminência de eclâmpsia) ou outros anti-hipertensivos como os β-bloqueadores, bloqueadores de canais de cálcio, inibidores da enzima de conversão da angiotensina ou antagonistas dos receptores da angiotensina II.

Sedação e bloqueio neuromuscular

Como o choque é definido com base no binômio oferta e demanda, é possível melhorar a condição clínica de um paciente em choque circulatório base diminuindo sua demanda metabólica, por exemplo ao minimizar seu consumo cerebral ou da musculatura ventilatória.

Em condições como a insuficiência respiratória (conforme comentado anteriormente) a instalação da ventilação mecânica, sedação e eventualmente paralisação do indivíduo podem facilitar a aquisição deste equilíbrio oferta-demanda pelo oxigênio conforme dados obtidos em diversos trabalhos clínicos, inclusive no orientado pelo objetivo $ScvO_2$.

Choque obstrutivo

O tratamento do choque obstrutivo passa pelas linhas gerais acima citadas, cabendo como comentários específicos as intervenções orientadas pelo diagnóstico da condição de base.

No tratamento do tamponamento cardíaco ou embolia pulmonar com instabilidade hemodinâmica, a expansão volêmica regrada conforme discutida anteriormente é a intervenção que deve ser prontamente instituída, sendo que a trombólise sistêmica ou localizada, assim como eventualmente a embolectomia, são as intervenções possíveis naqueles casos de embolia pulmonar com instabilidade hemodinâmica.

Nos casos de derrame pericárdico, independente da etiologia, a presença de exacerbação do pulso paradoxal é achado clínico de grande importância pois pode significar processo que culminará na restrição de enchimento diastólico, em especial dos átrios.

O ecocardiograma é exame muito útil no diagnóstico desta condição clínica quer pelo diagnóstico como na programação terapêutica.

A drenagem pericárdica é procedimento especializado freqüentemente realizada em associação com a biópsia do mesmo, estando indicada de maneira emergencial naqueles indivíduos que estão evoluindo para o tamponamento cardíaco. Em situações de extrema urgência (parada cardiorrespiratória, por exemplo) ou impossibilidade técnica de fazer o procedimento em ambiente adequado, a punção pericárdica "às cegas" ou punção de Marfan pode estar indicada.

Algoritmo 24.1 – Terapia precoce guiada por objetivos

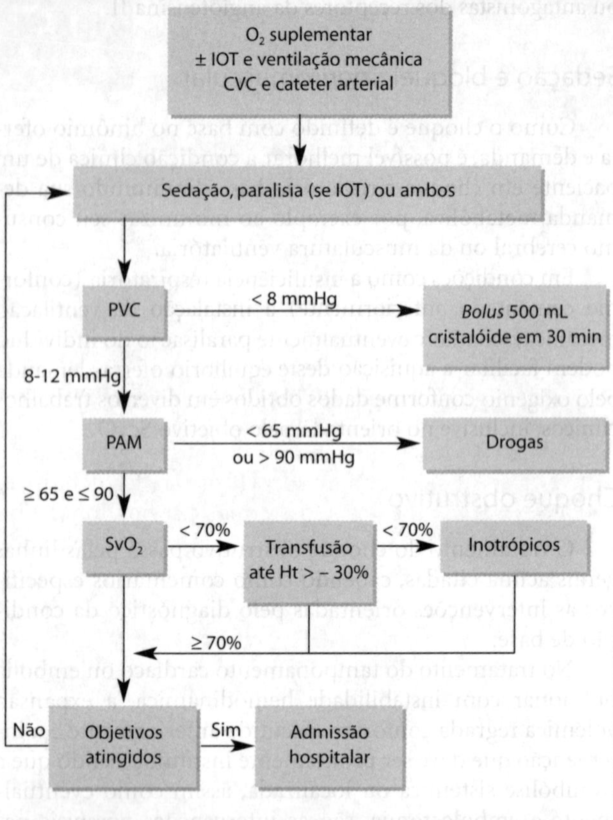

PVC = pressão venosa central; PAM = pressão arterial média; SvO_2 = saturação venosa de oxigênio; Ht = hematócrito. (Proposto por Rivers E et al. N Engl J Med 2001; 345(19): 1368-77.)

LEITURA ADICIONAL

1. Annane D, Sebille V, Charpentier C, Bollaert PE, Francois B, Korach JM, et al. Effect of treatment with low doses of hydrocortisone and fludrocortisone on mortality in patients with septic shock. JAMA 2002; 288(7): 862-71.
2. Bernard GR, Vincent JL, Laterre PF, LaRosa SP, Dhainaut JF, Lopez-Rodriguez A. Recombinant human protein C worldwide evaluation in severe sepsis (PROWESS) study group. Efficacy and safety of recombinant human activated protein C for severe sepsis. N Engl J Med 2001; 344(10): 699-709.
3. Boldt J. Clinical review: hemodynamic monitoring in the intensive care unit. Crit Care 2002; 6(1): 52-9.
4. Hebert PC, Wells G, Blajchman MA, Marshall J, Martin C, Pagliarello G, et al. A multicenter, randomized, controlled clinical trial of transfusion requirements in critical care. Transfusion Requirements in Critical Care Investigators, Canadian Critical Care Trials Group. [Errata em: N Engl J Med 340(13): 1056]. N Engl J Med 1999; 340(6): 409-17.
5. Hollenberg SM, Kavinsky CJ, Parrillo JE. Cardiogenic shock. Ann Intern Med 1999; 131(1): 47-59.
6. Kern JW, Shoemaker WC. Meta-analysis of hemodynamic optimization in high-risk patients. Crit Care Med 2002; 30(8): 1686-92.
7. Michard F, Boussat S, Chemla D, Anguel N, Mercat A, Lecarpentier Y, et al. Relation between respiratory changes in arterial pulse pressure and fluid responsiveness in septic patients with acute circulatory failure. Am J Respir Crit Care Med 2000; 162(1): 134-8.
8. Michard F, Teboul JL. Predicting fluid responsiveness in ICU patients: a critical analysis of the evidence. Chest 2002; 121(6): 2000-8.
9. Rivers E, Nguyen B, Havstad S, Ressler J, Muzzin A, Knoblich B, et al. Early goal-directed therapy in the treatment of severe sepsis and septic shock. N Engl J Med 2001; 345(19): 1368-77.
10. Smith I, Kumar P, Molloy S, Rhodes A, Newman PJ, Grounds RM, et al. Base excess and lactate as prognostic indicators for patients admitted to intensive care. Intensive Care Med 2001; 27(1): 74-83.
11. van den Berghe G, Wouters P, Weekers F, Verwaest C, Bruyninckx F, Schetz M, et al. Intensive insulin therapy in the critically ill patients. N Engl J Med 2001; 345(19): 1359-67.
12. Vincent JL. Cardiovascular alterations in septic shock. J Antimicrob Chemother 1998; 41(Suppl A): 9-15.

Sepse e Choque Séptico

CAPÍTULO 25

Luciano César Pontes de Azevedo
Vladimir Ribeiro Pinto Pizzo
Rogério Zigaib

TÓPICOS IMPORTANTES

- A evolução dos pacientes com sepse/choque séptico depende fundamentalmente da identificação precoce do quadro, bem como da precocidade e da eficácia do tratamento adotado na sala de emergência. O tratamento geral da sepse inclui ressuscitação volêmica precoce guiada por metas, antibioticoterapia imediata e remoção de focos infecciosos. Quando necessário, o suporte com drogas vasoativas e inotrópicos deve ser instituído.
- Sepse é uma das condições associadas a maior morbimortalidade em UTIs, bem como a custos elevados de tratamento.
- A despeito de sua considerável inespecificidade para diagnóstico de sepse, os termos SRIS, sepse, sepse grave e choque séptico permanecem atuais e úteis na classificação das diversas etapas da doença.
- A fisiopatologia do episódio séptico depende da interação entre células inflamatórias do hospedeiro com produtos bacterianos, com produção de diversos mediadores responsáveis pelo surgimento de disfunção orgânica.
- Os critérios diagnósticos para sepse incluem os achados clínicos e laboratoriais habituais, bem como sinais de disfunção orgânica.
- A ausência de uma característica clínica, bem como de exames laboratoriais específicos para sepse, tornam mais importante a suspeita clínica precoce com o objetivo de evitar a progressão da doença para disfunção de múltiplos órgãos.
- Estratégias específicas para sepse grave/choque séptico incluem ressuscitação volêmica guiada por PVC e saturação venosa central ($SvcO_2$) nas seis primeiras horas no pronto-socorro. Outras medidas, como controle glicêmico, corticoterapia (em baixas doses) e uso de proteína C ativada, podem ser úteis e melhoram o prognóstico desses pacientes em determinadas situações.
- O prognóstico da sepse depende fundamentalmente do número de órgãos envolvidos, contudo, mesmo pacientes com recuperação completa das disfunções orgânicas podem permanecer limitados em suas atividades diárias.
- A mortalidade em pacientes com choque séptico e mais de três órgãos disfuncionais é em torno de 80%.
- Pacientes que desenvolvem SARA/LPA devem receber ventilação mecânica com estratégia protetora: volume corrente baixo (4 a 6 mL/kg) e limitando pressões de vias aéreas ($P_{platô} < 30$ cmH_2O).

INTRODUÇÃO E DEFINIÇÕES

Em 1991, uma conferência de consenso envolvendo especialistas de diversas áreas que atuam no tratamento do paciente séptico realizou uma tentativa de padronizar as definições destas doenças (Tabela 25.I). A partir de então, os termos SRIS (síndrome da resposta inflamatória sistêmica) e sepse passaram a ser incorporados definitivamente no jargão médico e os termos prévios vagos septicemia e síndrome séptica foram abandonados. De acordo com os critérios adotados nessa conferência, sepse é a síndrome da resposta inflamatória sistêmica associada a infecção fortemente suspeita ou documentada, ou seja, não há necessidade de culturas positivas para o diagnóstico. Do mesmo modo, choque séptico é a sepse na qual há necessidade de uso de vasopressores após uma reposição volêmica adequada (Tabela 25.I).

A despeito de considerável debate acerca da inespecificidade das definições de SRIS e sepse, esta terminologia

Tabela 25.I – Definições de infecção, SRIS, sepse, sepse grave e choque séptico

Infecção: Fenômeno microbiano caracterizado por resposta inflamatória reacional à presença de microrganismos ou à invasão de tecidos normalmente estéreis àqueles microrganismos.

SRIS (síndrome da resposta inflamatória sistêmica): Resposta inflamatória generalizada do organismo a diversos agressores, como: trauma, queimaduras, pancreatite, sepse etc. Dois ou mais dos critérios abaixo são necessários para estabelecer o diagnóstico:

- Temperatura maior que 38,3ºC ou central menor que 36ºC.
- Freqüência cardíaca acima de 90 bpm.
- Freqüência respiratória maior que 20 ipm, ou $PaCO_2$ menor que 32 mmHg ou ainda necessidade de ventilação mecânica por um processo agudo.
- Leucocitose maior que 12.000/mm^3 ou leucopenia menor que 4.000/mm^3 ou ainda presença de mais de 10% de formas imaturas (bastonetes).

Sepse: Síndrome da resposta inflamatória sistêmica relacionada à infecção documentada ou presumida.

Sepse grave: Sepse associada à hipoperfusão tecidual, hipotensão ou disfunção orgânica (cardiovascular, neurológica, renal, respiratória, hepática, hematológica, metabólica).

Choque séptico: Sepse com hipotensão e hipoperfusão não responsiva a volume com necessidade de uso de agentes vasopressores.

Síndrome da disfunção de múltiplos órgãos: Presença de função orgânica alterada em pacientes gravemente enfermos, nos quais a homeostase do organismo não pode ser mantida sem intervenção.

persiste atual e adequada. Uma nova conferência de consenso realizada dez anos após a conferência de 1991 reafirmou o uso desses termos, apesar de reconhecer suas diversas limitações.

ETIOLOGIA E FISIOPATOLOGIA

Apesar dos recentes avanços no entendimento de sua fisiopatologia e na terapêutica, a sepse é ainda freqüentemente letal, com taxas de mortalidade variando em torno de 20 a 50%, dependendo da série examinada. Além da grande mortalidade associada a essa condição, a morbidade e conseqüentemente os custos do tratamento também são bastante elevados. A tendência é que o número de casos de sepse venha a aumentar nos próximos anos pelo progressivo envelhecimento da população e melhora na sobrevida de pacientes imunossuprimidos (como os portadores de SIDA e neoplasias), o que torna estes indivíduos mais sujeitos a infecções. O uso indiscriminado de antimicrobianos e o conseqüente surgimento de resistência bacteriana a essas drogas podem também contribuir para o aumento.

Os dados epidemiológicos nacionais confirmam a morbimortalidade elevada da sepse. O estudo BASES (Brasilian Sepsis Epidemiological Study), recentemente concluído, identificou entre pacientes internados em diversas UTIs nacionais taxas de mortalidade de 24,2%, 33,9%, 46,9% e 52,2% para pacientes com SRIS, sepse, sepse grave e choque séptico, respectivamente.

Fisiopatologia

Embora nos últimos anos tenham ocorrido avanços consideráveis no conhecimento da fisiopatologia da sepse, muito ainda permanece por ser esclarecido, na medida em que a interação microrganismo-hospedeiro é extremamente complexa e o mecanismo fisiopatológico depende, entre outras coisas, do agente causador e do local da infecção. Em termos gerais, após o estímulo infeccioso inicial, a resposta do organismo se compõe da liberação de inúmeros mediadores inflamatórios responsáveis por muitas das características clínicas que observamos no indivíduo com sepse. Assim sendo, a liberação de citocinas, como IL-1 β, IL-6 e TNF-α, é associada ao aumento na produção de espécies reativas de oxigênio e óxido nítrico (NO), sendo este último o principal responsável pela vasoplegia que esses pacientes apresentam. Por sua vez, a liberação de citocinas é responsável por ativar leucócitos, com seu recrutamento ao local de infecção, sua adesão ao endotélio, diapedese e liberação nos tecidos de espécies reativas de oxigênio e enzimas como a elastase neutrofílica, que por sua vez causarão lesão tecidual, contribuindo assim para a disfunção de múltiplos órgãos. A ativação de células do sistema imune é também capaz de induzir a ativação da cascata de coagulação com expressão de fator tecidual e inibição da fibrinólise, com formação de microtrombos em arteríolas e capilares, os quais, por obstruírem o fluxo sangüíneo, geram hipoxia tecidual e agravam a disfunção orgânica. Por outro lado, muitos investigadores acreditam que a sepse, após ou mesmo durante esse estado de imunoestimulação, associa-se a um quadro de imunodepressão por liberação conjunta de citocinas antiinflamatórias, o qual pode ser responsável pela incidência aumentada de novas infecções durante a internação na UTI.

Em termos de microbiologia, qualquer microrganismo pode provocar sepse ou choque séptico, incluindo bactérias, vírus, protozoários, fungos e espiroquetas. Atualmente, vem aumentando a incidência de sepse fúngica e por Gram-positivos. Freqüentemente a sepse por Gram-negativo é indistinguível daquela por Gram-positivo, quando avaliada apenas sob características clínicas. Contudo, alguns fatores epidemiológicos, do hospedeiro e clínicos podem aumentar a probabilidade de infecção por um determinado microrganismo.

ACHADOS CLÍNICOS

Além dos critérios descritos na definição de sepse, diversos outros achados clínicos podem ser encontrados nos indivíduos sépticos. Estes achados, reunidos abaixo e descritos pelos especialistas após a conferência de definições de sepse de 2001, freqüentemente são correlacionados com sinais de disfunção orgânica (Tabela 25.II).

Em termos hemodinâmicos, a sepse caracteriza-se inicialmente por uma fase hipodinâmica às custas de redução do volume intravascular e eventualmente depressão miocárdica. Após ressuscitação, tipicamente ocorre evolução para um padrão hemodinâmico de débito cardíaco elevado, redução da resistência vascular sistêmica por vasoplegia, bem como elevação do lactato arterial e redução da perfusão tecidual, com alteração do enchimento capilar. A saturação venosa tipicamente é alta e a presença de ânions não mensuráveis altera o déficit de base na gasometria arterial. É importante salientar que o diagnóstico precoce de sepse, principalmente nas suas formas mais graves, reveste-se de importância prognóstica, na medida em que, uma vez sendo adiados o diagnóstico e o tratamento, a chance de que haja evolução para insuficiência de múltiplos órgãos aumenta, o que, em última análise, é a grande causadora de óbito nesses indivíduos.

EXAMES COMPLEMENTARES

Infelizmente, não existe um exame laboratorial específico para o diagnóstico de sepse. Em termos laboratoriais, a presença de leucopenia, a despeito de ser previamente considerada como indício de infecção por Gram-negativo, atualmente é mais correlacionada com infecção grave e imunossupressão, o que confere a esses pacientes um pior prognóstico. Estes indivíduos têm ainda freqüentemente redução das contagens plaquetárias, bem como alteração dos tempos de coagulação, com aumento dos produtos de degradação da fibrina, dímero-D e redução do fibrinogênio, o que indica a presença de coagulopatia de consumo.

A hiperglicemia é achado comum nesses pacientes e usualmente reflete a ação de hormônios contra-reguladores, como epinefrina, cortisol e glucagon. Outros achados laboratoriais se correlacionam com as disfunções orgânicas e incluem elevação de enzimas hepáticas e bilirrubinas, elevação das escórias nitrogenadas, hipoxemia e hipocapnia na gasometria, bem como presença de acidose metabólica.

Tabela 25.II – Critérios diagnósticos para sepse
Infecção documentada ou suspeita e alguns dos seguintes critérios (1, 2, 3, 4, 5):
1 – Variáveis gerais
• Febre (temperatura central > 38,3ºC)
• Hipotermia (temperatura central < 36ºC)
• Freqüência cardíaca > 90 bpm
• Taquipnéia (freqüência respiratória > 20 ipm)
• Alteração neurológica
• Edema significativo ou balanço hídrico positivo (> 20 mL/kg em 24 horas)
• Hiperglicemia (glicemia maior que 120 mg/dL) na ausência de diabetes
2 – Variáveis inflamatórias
• Leucocitose (> 12.000/mm³)
• Leucopenia (< 4.000/mm³)
• Contagem leucocitária normal com mais de 10% de formas imaturas
• Níveis plasmáticos de proteína C-reativa aumentados 2 vezes do normal
• Níveis plasmáticos de procalcitonina aumentados 2 vezes do normal
3 – Variáveis hemodinâmicas
• Hipotensão arterial (PAS < 90 mmHg, PAM < 70 mmHg ou decréscimo maior que 40 mmHg em adultos)
• SvO_2 > 70%
• Índice cardíaco acima de 3,5 L/min/m²
4 – Variáveis de disfunção orgânica
• Hipoxemia (PaO_2/FiO_2 < 300)
• Oligúria aguda (débito urinário < 0,5 mL/kg/h por pelo menos 2 horas)
• Aumento na creatinina maior que 0,5 mg/dL
• Íleo (ruídos hidroaéreos ausentes)
• Trombocitopenia (contagens plaquetárias < 100.000/mm³)
• Hiperbilirrubinemia (> 4 mg/dL)
• Alterações de coagulação (INR > 1,5 ou TTPa > 60 s)
5 – Variáveis de perfusão tecidual
• Hiperlactatemia
• Redução do enchimento capilar

A incidência de culturas positivas em pacientes sépticos é de cerca de 45% das amostras. Apesar disso, todos os pacientes sépticos devem ter culturas colhidas imediatamente após o diagnóstico, pois diversos estudos demonstram que a antibioticoterapia precoce e empírica inicialmente seguida por ajuste após resultado de culturas associa-se a redução da mortalidade nestes indivíduos.

Os exames de imagem são úteis no choque séptico para identificar o local de infecção. Assim, a radiografia de tórax pode demonstrar presença de pneumonia ou síndrome do desconforto respiratório agudo. A ultra-sonografia e a tomografia computadorizada podem ser úteis para identificar o local da infecção e na identificação de novas coleções em pacientes submetidos a procedimentos cirúrgicos prévios e que estejam evoluindo com novos episódios de sepse.

TRATAMENTO

Princípios gerais

Indivíduos em sepse grave e choque séptico devem ser conduzidos em UTI, ou, numa fase inicial, em unidades de emergência adequadas para o seu cuidado, com monitorização eletrocardiográfica e de oximetria de pulso contínuas. Seu manejo clínico deve, de modo geral, ser norteado pelos princípios descritos na Tabela 25.III.

Aqueles indivíduos em que as metas não são atingidas com a simples infusão volêmica são bons candidatos à monitorização hemodinâmica invasiva, em especial porque passa a ser possível uma monitorização mais adequada das pressões de enchimento cardíacas.

Volemia

Em linhas gerais a medida inicial sempre é a restauração da volemia conseguida por expansão do intravascular, feita através de provas de volume, ou seja, infusão rápida de uma solução de expansão, que pode ser cristalóide ou colóide.

As "provas de volume" devem ser pautadas pelos seguintes princípios (capítulo sobre Hipotensão e choque):

1. Escolha da solução: basicamente se será utilizado um cristalóide (soro fisiológico).
2. Objetivos: o que se espera alcançar para avaliar a efetividade do processo, assim como decidir se a prova volêmica deve ser continuada ou interrompida (por exemplo: queda da freqüência cardíaca, elevação da pressão arterial ou da saturação venosa).
3. Limites: até quando levar a prova sem gerar prejuízos ao paciente (congestão pulmonar, elevação das pressões de enchimento além de valores predeterminados).

Tabela 25.III – Princípios do manejo do choque séptico
• Instituição de antibioticoterapia precoce e adequada (idealmente orientada por pesquisas microbiológicas como culturas e bacterioscopias).
• Resolução de processos instalados, localizados e tratáveis por intervenções médicas (drenagens de coleções, exérese das lesões responsáveis etc.).
• Ressuscitação hemodinâmica iniciada prontamente e perseguida vigorosamente. Medidas de otimização da perfusão tissular são mais efetivas se atingidas precocemente.
• Monitorização invasiva de pressão arterial é preferida, pois permite medidas mais acuradas e entendimento batimento-a-batimento dos processos envolvidos na instabilidade.
• As metas de ressuscitação devem ser definidas do ponto de vista clínico (freqüência cardíaca, pressão arterial, débito urinário, nível de consciência) e laboratorial (níveis de lactato, excesso de base e saturação venosa de oxigênio).
• Acesso às pressões de enchimento das câmaras cardíacas pode ser obtido através da cateterização venosa central ou utilização de cateter de artéria pulmonar que pode, ainda, fornecer dados como débito cardíaco e saturação venosa central mista.
• Ressuscitação volêmica: deve ser o passo inicial do processo e orientada por metas.

Vasopressores

Dopamina e noradrenalina são eficientes na elevação da pressão arterial, em especial se o indivíduo está adequadamente ressuscitado do ponto de vista volêmico. A dopamina eleva o débito cardíaco, porém é potencialmente mais arritmogênica que a noradrenalina. A noradrenalina pode ter atividade vasopressora mais pronunciada em determinados indivíduos e parece associar-se a um efeito benéfico mais importante que a dopamina nos indivíduos sépticos (capítulo sobre Hipotensão e choque). Na Tabela 25.IV estão relacionados os medicamentos mais usados no choque séptico, com os princípios para o uso de cada um deles.

Ressuscitação volêmica precoce guiada por metas

Esta estratégia baseia-se num protocolo de condução inicial de doentes com sepse grave e choque séptico ressuscitados nas primeiras 6 horas (*golden hours*), ainda na sala de emergência. Neste estudo, o tratamento era guiado pela pressão venosa central (PVC), pressão arterial média (PAM), débito urinário nos dois grupos com a adição da saturação venosa central ($ScvO_2$) no grupo-intervenção. A variável-objetivo do grupo-intervenção era uma $ScvO_2$ acima de 70%. Esta monitorização só é possível com a obtenção de um acesso venoso profundo (no caso um cateter venoso central com um sensor que monitorizava, em tempo real, a porcentagem de hemoglobina saturada por oxigênio naquela posição). Com base nas variáveis hemodinâmicas acima eram tomadas medidas terapêuticas com o intuito de "otimizar" a oferta de oxigênio aos tecidos baseado no conceito de adequação oferta/consumo de oxigênio estimando uma taxa de extração de oxigênio (SaO_2-ScvO2/SaO_2) em torno de 25 a 30%. Estas estratégias eram perseguidas através de adequação volêmica (estimada pela PVC – pressão de enchimento do átrio direito), pressão arterial média (estimativa de pressão de perfusão orgânica) e hematócrito, lançando-se mão, portanto, de medidas como expansão volêmica, indução de vasoconstrição ou vasodilatação, transfusões sangüíneas ou uso de inotrópicos (dobutamina) para atingir cada um destes objetivos, norteados por um objetivo final comum, qual seja, o de obter $ScvO_2$ acima de 70%.

A primeira estratégia terapêutica do estudo em questão era a ressuscitação volêmica com soluções cristalóides com estimativa de 30 mL/kg de peso e limitadas a valores de PVC entre 8 e 12 cmH_2O ou sinais de sobrecarga volêmica. Uma vez atingidos tais valores, a próxima etapa era a manutenção de uma PAM adequada, a qual seria estabilizada com drogas vasopressoras (dopamina ou norepinefrina em doses crescentes) se abaixo de 65 mmHg ou reduzida artificialmente com vasodilatadores (nitroglicerina ou nitroprussiato) se acima de 90 mmHg.

A etapa seguinte de ajuste da oferta/consumo de oxigênio do estudo era a obtenção ou manutenção de um hematócrito acima de 30% através da oferta de concentrados de hemácias aos pacientes até que fossem atingidos estes valores. Uma vez que não houvesse indicação de transfusão ou o valor de $ScvO_2$ ainda não tivesse sido alcançado utilizava-se dobutamina em infusão contínua em doses crescentes com incrementos de 2,5 μg/kg/min a cada 30 minutos até a obtenção da estratégia-alvo. A oferta abundante de oxigênio, bem como eventual intubação orotraqueal e paralisação com o intuito de diminuir a demanda de oxigênio, também faziam parte do protocolo.

Um dos dados mais interessantes deste estudo é a ausência de necessidade de determinação do valor número do débito cardíaco (dado extrapolado do conceito de extração, que avalia a adequação DO_2 e VO_2) para adequação da

Tabela 25.IV – Medicamentos mais utilizados no choque séptico e princípios para uso

Medicamentos	Dose	Diluição	Ação
Noradrenalina	0,05-2,0 μg/kg/min	1 amp = 4 mg/4 mL 4 amp + 250 mL (SG 5%) conc. 60 μg/mL	Atua em processos adrenérgicos (principalmente α_1 e β_1). Aumenta consistentemente a pressão arterial, parece promover melhora sobre a perfusão esplâncnica. Quando comparada à dopamina, causa menos taquicardia e menos alterações endócrinas.
Dopamina	5-20 μg/kg/min	1 amp = 50 mg/mL 5 amp + 200 mL (SG 5%) conc. 1.000 μg/mL	Atua em receptores adrenérgicos e dopaminérgicos (daí seus efeitos neuroendócrinos). Quando comparada à noradrenalina aumenta menos consistentemente a pressão arterial, causa taquicardia e taquiarritmias e o uso deve ser limitado em pacientes taquicárdicos.
Adrenalina	0,005-0,1 μg/kg/min	1 amp = 1 mg/1 mL 2 amp + 250 mL conc. 8 μg/mL	Atua em receptores adrenérgicos. Está indicada em estados de choque refratário. O uso de adrenalina pode estar associado ao aparecimento de febre, diminuição de fluxo esplâncnico e hiperlactatemia.
Dobutamina	2-30 μg/kg/min	1 amp = 250 mg/20 mL 4 amp + 170 mL (SG 5%) conc. 4.000 μg/mL	Atua predominantemente em receptores adrenérgicos β_1 e β_2, atua em diversas condições clínicas, funciona como inotrópico, aumenta a perfusão periférica. Aumenta a freqüência cardíaca e o consumo miocárdico de oxigênio, o que limita o uso em pacientes com insuficiência coronariana.
Nitroglicerina	0,05-5 μg/kg/min	1 amp = 50 mg/10 mL 1 amp + 240 mL (SG 5%) conc. 200 μg/mL	Os vasodilatadores estão indicados para pacientes com PAM > 90 mmHg em vigência de quadro séptico, têm a vantagem de início de ação rápida e meia-vida curta quando suspensos. O nitroprussiato é um vasodilatador balanceado arterial e venoso, enquanto a nitroglicarina é predominantemente venosa.
Nitroprussiato	0,25-10 μg/kg/min	1 amp + 50 mg/2 mL 1 amp + 248 mL (SG 5%) conc. 200 μg/mL	

reposição volêmica. Em relação à análise dos resultados, observou-se que o grupo intervenção recebeu uma quantidade de volume muito semelhante à do grupo controle no total das primeiras 72 horas de tratamento, com a diferença que o volume nas primeiras 6 horas foi muito maior no grupo intervenção, ressaltando assim a importância da precocidade da reposição volêmica. Outro dado interessante é a porcentagem de uso de dobutamina ainda na sala de emergências do grupo intervenção, 13,7% contra 0,8% no grupo controle.

Quanto aos resultados, os indivíduos ressuscitados precocemente com reposição volêmica guiada pela saturação venosa obtiveram uma correção mais rápida dos parâmetros de perfusão tecidual (lactato e excesso de base), redução dos escores de disfunção orgânica e, mais importante, redução de mortalidade aos 28 dias e hospitalar quando comparados aos pacientes do grupo controle, provavelmente às custas de diminuição da incidência de disfunções orgânicas.

Controle de glicemia

Embora seja conhecida há algum tempo a relação entre taxas elevadas de glicemia e mortalidade em UTI, os últimos trabalhos com pacientes com complicações predominantemente clínicas não demonstraram redução de mortalidade quando comparados com pacientes com controle estrito (80-110 mg/dL). Parece haver menor tempo de internação em pacientes com controle estrito que necessitam de internação prolongada.

Do ponto de vista prático o protocolo de insulina regular humana diluído em soro fisiológico em infusão contínua deve ser ajustado de acordo com a glicemia capilar visando manter os níveis entre 80 e 150 mg/dL. Esses níveis também parecem ser eficientes em diminuir a ocorrência de hipoglicemias associadas ao controle glicêmico.

Uso de corticosteróides em baixas doses

Foi realizado um estudo multicêntrico, prospectivo, aleatorizado, duplo-cego, placebo-controlado no qual foi administrada dose de 50 mg de hidrocortisona endovenosa a cada 6 horas em associação com 50 µg/dia de fludrocortisona ou placebo por 7 dias aos pacientes com critérios de choque séptico em 19 centros franceses após coleta de cortisol basal e teste de estimulação com ACTH.

Da análise dos dados observou-se que 77% dos pacientes apresentavam insuficiência adrenal relativa, ou seja, não apresentavam elevação dos valores do cortisol em níveis adequados após administração do ACTH. Em especial neste grupo, foi observada diminuição do número de dias de uso de drogas vasoativas, assim como de mortalidade, em comparação com os pacientes que não receberam corticosteróides exógenos. É importante salientar que nesse estudo o uso de corticosteróides não foi associado a efeitos colaterais graves como aparecimento de novas infecções ou sangramento gastrintestinal.

Estudos recentes não conseguiram reproduzir trabalhos prévios com administração de corticosteróides em baixas doses em pacientes com choque séptico.

A recomendação atual é a administração de corticosteróides (hidrocortisona 50 mg 6/6h) para pacientes com choque séptico, com necessidade crescente de doses de vasopressores.

Proteína C ativada humana recombinante (drotrecogina α)

Dados de estudos experimentais constataram que a administração de proteína C ativada previne o surgimento de síndromes sépticas e dados em humanos demonstraram a diminuição do nível sérico dos produtos de degradação da fibrina e aparente controle dos processos inflamatórios associados aos quadros sépticos com o seu uso. Essa substância apresenta atividade antiinflamatória – bloqueando a adesão de leucócitos ao endotélio e sua posterior passagem para os tecidos – antitrombótica – inibindo a cascata da coagulação ao nível dos fatores Va e VIIIa – , e ainda efeito pró-fibrinolítico – bloqueando a ativação dos inibidores da fibrinólise: ativador do plasminogênio tipo I e inibidor da fibrinólise ativado por trombina. Neste contexto foi conduzido um estudo aleatorizado, prospectivo, multicêntrico, duplo-cego, placebo-controlado com a administração da proteína C humana ativada recombinante em pacientes com sepse grave de início recente (dentro das primeiras 24 horas da definição da disfunção orgânica) contra placebo por 96 horas. A droga do estudo foi administrada em bomba de infusão contínua numa velocidade de 24 µg/kg/hora e interrompida por uma hora antes de procedimentos percutâneos, sendo reiniciada uma hora após nestes casos ou a partir de 12 horas após procedimentos cirúrgicos.

Estudou-se mortalidade nos 28 primeiros dias, assim como o perfil de segurança da droga, sendo observada melhora da mortalidade no grupo tratado, em especial naqueles indivíduos mais graves – APACHE II acima de 24 – independentemente dos níveis séricos de proteína C e uma incidência de sangramentos graves – que trariam risco de morte – relativamente baixa. Do ponto de vista prático, as grandes limitações ao uso desta medicação são seus potenciais efeitos adversos, em especial os sangramentos, assim como a relativa baixa disponibilidade em nosso meio, bem como seu elevado custo.

Outras estratégias possivelmente úteis

Neste tópico vale a pena comentar o uso de métodos de substituição renal – em especial a hemofiltração com altos fluxos –, cujo papel na remoção de determinadas citocinas potencialmente deletérias parece ser favorável em determinados casos, em especial se iniciada precocemente. No entanto, pelas dificuldades e questões específicas inerentes aos métodos – preço, necessidade de acesso venoso específico, entre outros – dificilmente haverá estudo bem controlado que teste a hipótese de benefício desta, motivo pelo qual, até o momento, é estratégia considerada de resgate em casos mais graves.

O uso de substâncias que interfiram com o metabolismo do óxido nítrico não tem trazido resultados alentadores, contudo, dados experimentais e monitorização de biomicroscopia *in vivo* chamam a atenção para o uso de nitroglicerina, por exemplo, como doador de NO para "recrutamento" capilar no nível da microcirculação com a abertura de um novo paradigma para o entendimento e a monitorização da adequação oferta/demanda de oxigênio nos estados de choque circulatório.

LEITURA ADICIONAL

1. Dellinger P, et al. Surviving Sepsis Campaign: international guidelines for management of severe sepsis and septic shock: 2008. Intensive Care Medicine 2008; 34(1): 17-60.
2. Corticus Trial. N Engl J Med 2008; 358: 111-24.
3. Visep Trial. N Engl J Med 2008; 358: 125-39.
4. ACCP/SCCM Consensus Conference. Definitions for sepsis and organ failure and guidelines for the use of innovative therapies in sepsis. Crit Care Med 1992; 20(6): 864-74.
5. Levy MM, Fink MP, Marshall JC, et al. 2001 SCCM/ESICM/ACCP/ATS/SIS international sepsis definitions conference. Crit Care Med 2003; 31(4): 1250-6.
6. Silva E, Pedro MA, Sogayar ACM, et al. Brazilian Sepsis Epidemiological Study (BASES study). Crit Care 2004; 8(4): R251-R260.
7. Hotchkiss RS, Karl IE. The pathophysiology and treatment of sepsis. N Engl J Med 2003; 348(2): 138-50.
8. Annane D, Bellissant E, Cavaillon JM. Septic shock. Lancet 2005; 365(9453): 63-78.
9. Hollenberg SM, Ahrens TS, Annane D, et al. Practice parameters for hemodynamic support of sepsis in adult patients: 2004 Update. Crit Care Med 2004; 32(9): 1928-48.
10. The SAFE study investigators. A comparision of albumin and saline for fluid resuscitation in the Intensive Care Unit. N Engl J Med 2004; 350 (22): 2247-56.
11. Rivers E, Nguyen B, Havstad S, et al. Early goal-directed therapy in the treatment of severe sepsis and septic shock. N Engl J Med 2001; 345(19): 1368-77.
12. Michard F, Teboul JL. Predicting fluid responsiveness in ICU patients. Chest 2002; 121(6): 2000-8.
13. Van den Berghe G, Wouters P, Weekers F, et al. Intensive insulin therapy in critically ill patients. N Engl J Med 2001; 345(19): 1359-67.
14. Annane D, Sébille V, Charpentier C, et al. Effect of treatment with low doses of hydrocortisone and fludrocortisone on mortality in patients with septic shock. JAMA 2002; 288(7): 862-71.
15. Bernard GR, Vincent JL, Laterre PF, et al. Efficacy and safety of recombinant human activated protein C for severe sepsis (PROWESS). N Engl J Med 2001; 344(10): 699-709.

Algoritmo 25.1 – Terapia precoce guiada por objetivos

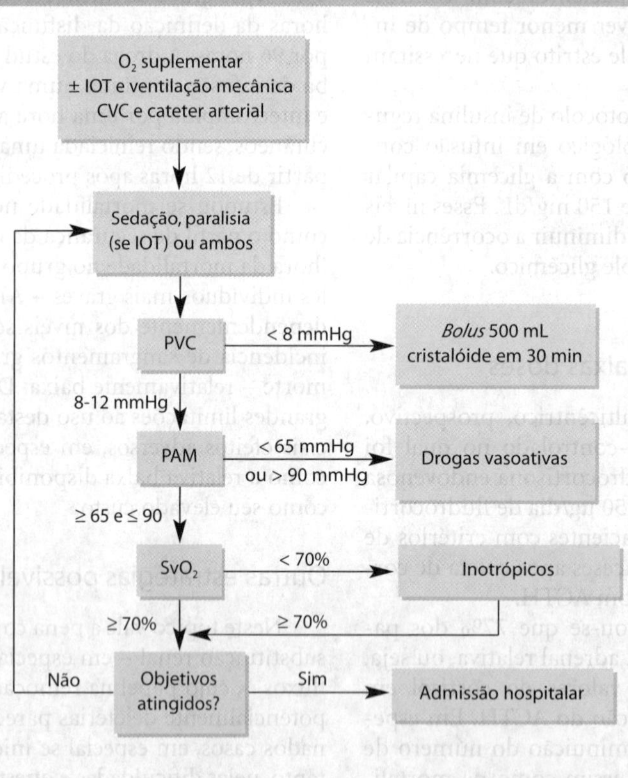

PVC = pressão venosa central; PAM = pressão arterial média; SvO_2 = saturação venosa de oxigênio, Ht = hematócrito. (Modificado de Rivers et al. N Engl J Med 2001; 345(19): 1368-77.)

Insuficiência Cardíaca

CAPÍTULO 26

Rodrigo Díaz Olmos
Herlon Saraiva Martins

TÓPICOS IMPORTANTES

- A IC tem alta mortalidade (35-40% em um ano) e alta morbidade (hospitalizações freqüentes, baixa qualidade de vida).
- É importante lembrar que a própria IC é uma doença grave e descompensações ocorrem como parte de sua evolução natural.
- A avaliação do doente que chega ao pronto-socorro com dispnéia e suspeita de IC deve passar inicialmente por história clínica e exame físico bem feitos.
- Vários diagnósticos diferenciais de IC precisam ser lembrados: embolia pulmonar, *cor pulmonale*, DPOC, doenças pulmonares restritivas, transtornos psiquiátricos etc.
- Os objetivos terapêuticos nos doentes que chegam ao pronto-socorro com IC descompensada são: reverter as anormalidades hemodinâmicas agudas; aliviar rapidamente os sintomas; investigar causas tratáveis de descompensação; evitar a morte a curto prazo; iniciar tratamentos que irão diminuir a progressão da doença e melhorar a sobrevida a longo prazo.
- Uma forma simplificada de classificação seria dividir os doentes em: IC com congestão; IC com baixo débito; edema agudo de pulmão.
- A nitroglicerina melhora os sintomas de IC descompensada, especialmente em doentes com insuficiência coronariana aguda concomitante. Ela alivia a congestão pulmonar e melhora a perfusão coronariana. O efeito final é uma redução no consumo de O_2 pelo miocárdio, com melhora da performance cardíaca e aumento do volume sistólico, além de alívio direto da congestão pulmonar.
- A levosimendana é um novo agente desenvolvido para o tratamento da IC descompensada. Ela age sensibilizando a troponina C ao cálcio. Ela também causa vasodilatação através da abertura de canais de potássio. Em razão dessas ações inotrópicas e vasodilatadoras, a levosimendana aumenta o débito cardíaco sem aumentar o consumo miocárdico de oxigênio.
- No passado, a tendência era de se suspender o β-bloqueador na vigência de qualquer descompensação aguda. Atualmente, a tendência é de se manter o β-bloqueador, salvo em situações de hipotensão e hipoperfusão graves (choque cardiogênico). Até mesmo durante o tratamento com inotrópicos parenterais pode-se manter o β-bloqueador.
- O choque cardiogênico é um estado de perfusão tecidual inadequada em decorrência de disfunção cardíaca. É uma situação de alta mortalidade (pode chegar a 50-80% no choque pós-IAM).
- A principal causa de choque cardiogênico é o infarto agudo do miocárdio extenso (ou infartos menores num miocárdio já previamente comprometido).
- Pacientes com síndrome coronariana aguda e choque cardiogênico devem ser submetidos imediatamente a cineangiocoronariografia.
- Hipoperfusão persistente indica a colocação de balão intra-aórtico.

INTRODUÇÃO E DEFINIÇÕES

Insuficiência cardíaca (IC) é um grande problema de saúde pública em todo o mundo. No Brasil, as doenças cardiovasculares já são, há algum tempo, as principais causas de mortalidade. Quando avaliamos os grandes centros como São Paulo e Rio de Janeiro, as doenças cardiovasculares tornam-se ainda mais importantes. O aumento da longevidade, associado a uma melhor sobrevida de doentes com outras doenças cardiovasculares, faz aumentar a incidência da insuficiência cardíaca.

A IC tem alta mortalidade (35-40% em um ano) e alta morbidade (hospitalizações freqüentes, baixa qualidade de vida). Estima-se que sua incidência anual seja de aproximadamente dez para cada mil pessoas com mais de 65 anos de idade, e que no Brasil existam cerca de 6,4 milhões de portadores de IC. Em 2000, segundo o Ministério da Saúde, houve 398 mil internações no SUS por IC, com 26 mil óbitos atribuídos a esta.

É importante lembrar que a própria IC é uma doença grave e descompensações ocorrem como parte de sua evolução natural:

- Das visitas ao PS por descompensação da IC, 79% são reinternações por novo episódio de descompensação, e apenas 21% se apresentam como primeira descompensação.
- As reinternações ocorrem em 2% dos casos em dois dias, 20% em um mês e 50% em seis meses.
- A IC descompensada pode se apresentar de três formas:
  1. IC aguda.
  2. IC crônica agudizada.
  3. IC refratária.

ETIOLOGIA E FISIOPATOLOGIA

Insuficiência cardíaca é definida como um estado de inadequação da capacidade cardíaca em fornecer perfusão adequada para as demandas periféricas, ou ainda quando o coração consegue fornecer um débito adequado, mas à custa de uma pressão de enchimento ventricular aumentada.

A IC descompensada caracteriza-se por pressões de enchimento dos ventrículos direito e esquerdo elevadas, queda do débito cardíaco (com FE normal ou diminuída) e aumento da resistência vascular periférica. A resposta inicial a uma queda no débito cardíaco é o aumento da pré-carga (pressão de enchimento ventricular) e da pós-carga (resistência vascular periférica), para manter a pressão arterial e a perfusão sistêmica. Entretanto, a performance ventricular não aumenta, mas é, na realidade, comprometida ainda mais em virtude dos aumentos nas pré e pós-cargas, e porque a regurgitação pelas valvas atrioventriculares aumenta desproporcionalmente com qualquer aumento de volume sistólico. O aumento nas cargas ventriculares acaba por aumentar o estresse da parede ventricular e o consumo de O_2 pelo miocárdio, levando a piora na função miocárdica (sistólica e/ou diastólica) e descompensação aguda.

A disfunção cardíaca pode ocorrer por:

- Disfunção sistólica: quando a queda do débito cardíaco se deve a um problema na contratilidade miocárdica acompanhada de redução da fração de ejeção (FE) do VE.
- Disfunção diastólica: quando a função sistólica está preservada (FE normal) e a queda no débito se deve a um enchimento cardíaco inadequado por uma redução da complacência ventricular.
  - É interessante notar que grande parte das descompensações agudas de IC associadas à hipertensão, particularmente o edema agudo de pulmão hipertensivo, se deve a uma disfunção diastólica aguda.
  - Em 24 estudos encontrou-se uma prevalência de IC diastólica de 13 a 74%, com uma mediana de 36%.
  - Há poucos dados de intervenção farmacológica para o tratamento da IC diastólica, ao contrário da IC sistólica.

As principais causas ou condições que levam à insuficiência cardíaca são: doença cardíaca isquêmica, hipertensão arterial sistêmica, doenças que infiltram o coração (amiloidose, hemocromatose, diabetes melito), taquiarritmias mantidas, doenças valvulares congênitas ou adquiridas (incluindo a febre reumática), doenças do miocárdio ou pericárdio (incluindo a tuberculose), miocardites (alcoólicas, tóxicas, medicamentosas, infiltrativas, infecciosas, periparto, auto-imunes), doenças cardíacas congênitas, situações de alto débito (beribéri, fístula arteriovenosa, hipertiroidismo, doença óssea de Paget), entre outras. No nosso meio, há uma grande parcela das IC cuja causa é a doença de Chagas.

As principais causas que levam à descompensação da IC estão descritas na Tabela 26.I. Diante de um paciente com IC descompensada, o emergencista deve tentar identificar ativamente estas causas de descompensação.

ACHADOS CLÍNICOS

Do ponto de vista prático, indivíduos com IC pertencem a um destes três grupos:

- Fração de ejeção diminuída com pressão de enchimento normal.
- Fração de ejeção diminuída com pressão de enchimento aumentada.
- Fração de ejeção normal com pressão de enchimento aumentada.

A avaliação do doente que chega ao pronto-socorro com dispnéia e suspeita de IC deve passar inicialmente por história clínica e exame físico bem feitos (Tabela 26.II).

Tabela 26.I – Fatores de descompensação de IC

Cardiovasculares	Fatores relacionados ao doente
• Isquemia ou infarto	• Não-aderência ao tratamento farmacológico
• Hipertensão não-controlada	• Não-aderência à dieta
• Doença valvar primária não-suspeitada	• Consumo de álcool ou abuso de drogas
• Piora da insuficiência mitral secundária	• Uso de antiinflamatórios
• Fibrilação atrial aguda ou não-controlada	• Tabagismo
• Arritmias (taqui ou bradiarritmias)	**Fatores relacionados ao sistema de saúde**
• Tromboembolia pulmonar	• Falta de acesso à atenção primária
Fatores sistêmicos	• Falta de acesso a medicações efetivas para IC
• Medicações inapropriadas	• Tratamento farmacológico inadequado (subdoses ou negligência em prescrever intervenções terapêuticas eficazes)
• Infecções, febre	
• Anemia	
• Descompensação do diabetes melito	
• Disfunção tiroidiana	
• Distúrbios hidroeletrolíticos	
• Gravidez	

- Local de atendimento inicial (sala de emergência ou consultório): dependerá sobretudo do grau de dispnéia, do nível de consciência e do estado geral do doente à chegada no pronto-socorro.
- História clínica deve incluir duração dos sintomas, tipo de dispnéia, grau de limitação funcional, presença de ortopnéia e dispnéia paroxística noturna, sintomas associados (febre, tosse, expectoração, dor torácica pleurítica ou precordial, hemoptise, dor abdominal e sintomas urinários), número de internações prévias, tempo de duração da doença, se já existe diagnóstico prévio de IC, co-morbidades (DPOC, asma, HAS, câncer, doença cerebrovascular, insuficiência renal, cirrose, insuficiência coronariana e outras doenças cardíacas), medicações em uso, medidas não-farmacológicas, grau de aderência ao tratamento, tabagismo, etilismo, uso de drogas e fatores de risco para tromboembolismo pulmonar.
- Exame físico deve incluir grau de dispnéia, cianose, palidez, perfusão periférica, PA e pulso, presença de estase jugular, avaliação de estridor laríngeo, ausculta pulmonar cuidadosa (crepitações difusas ou localizadas, sibilos, roncos, derrame pleural e pneumotórax), avaliação do ictus e frêmitos, ausculta cardíaca (sopros, atritos, abafamento de bulhas e B3), avaliação de congestão hepática, edema de membros inferiores ou sacral no caso de doentes acamados e sinais de TVP.

Avaliação da gravidade da IC

- New York Heart Association (NYHA): classifica os doentes de acordo com o grau de limitação funcional (Tabela 26.III).
- American Heart Association/American College of Cardiology: focaliza os estágios de desenvolvimento da IC (Tabela 26.IV).

Tabela 26.II – Avaliação clínica na IC descompensada

História clínica

- Duração dos sintomas
- Tipo de dispnéia
- Grau de limitação funcional
- Ortopnéia e dispnéia paroxística noturna
- Sintomas associados (febre, tosse, expectoração, dor torácica pleurítica ou precordial, hemoptise, dor abdominal e sintomas urinários)
- Internações prévias
- Diagnóstico prévio de IC, tempo de duração da doença
- Co-morbidades (DPOC, asma, HAS, câncer, doença cerebrovascular, insuficiência renal, insuficiência coronariana, cirrose, outras doenças cardíacas e fatores de risco para TEP)
- Medicações, medidas não-farmacológicas e grau de aderência
- Hábitos (etilismo, tabagismo, uso de drogas)

Exame físico

- Dispnéia em repouso
- Cianose
- Palidez
- Perfusão periférica
- Pulso e PA
- Estase jugular
- Estridor laríngeo
- Ausculta pulmonar (sibilos, roncos, crepitações difusas ou localizadas, derrame pleural e pneumotórax)
- Avaliação do ictus e frêmitos
- Ausculta cardíaca (sopros, atritos, abafamento de bulhas, B3 e B4)
- Avaliação de congestão hepática
- Edema de membros inferiores (ou sacral) e sinais de TVP

Tabela 26.III – Classificação funcional (New York Heart Association)

Classe funcional	Limitação do paciente
Classe I	• Nenhuma; atividades físicas cotidianas não causam fadiga, palpitação ou dispnéia indevidas
Classe II	• Pequena • O paciente fica confortável em repouso • Atividades físicas cotidianas causam fadiga, palpitação ou dispnéia
Classe III	• Marcante • O paciente fica confortável em repouso • Sintomas aparecem com atividades mais leves que as habituais
Classe IV	• Grave • O paciente apresenta sintomas em repouso • Não consegue desempenhar nenhuma atividade física sem desconforto

- Esses critérios são mais adequados para classificar doentes ambulatoriais. Do ponto de vista do pronto-socorro, existe ainda uma falta de bons preditores clínicos e de classificações com a finalidade de auxiliar no manejo, bem como avaliar prognóstico a médio e longo prazos.

Tabela 26.IV – Classificação AHA/ACC

Estágio	Descrição
A	Pacientes sob risco de desenvolver IC como resultado da presença de condições que são fortemente associadas ao desenvolvimento de IC. Tais pacientes não têm nenhuma anormalidade funcional ou estrutural do pericárdio, miocárdio ou das valvas e nunca apresentaram IC
B	Pacientes que desenvolveram doença cardíaca estrutural fortemente associada ao desenvolvimento de IC, mas que nunca apresentaram sinais e sintomas de IC
C	Pacientes que apresentam ou apresentaram sintomas de IC associados a doença cardíaca estrutural
D	Pacientes com doença cardíaca estrutural avançada e sintomas importantes de IC em repouso a despeito de terapêutica clínica máxima e que necessitam de intervenções especializadas

Avaliação de mortalidade em trinta dias e um ano

Há um modelo simples e de fácil uso que pode ser aplicado no pronto-socorro pelo médico assistente, sendo útil na avaliação do risco de morrer em trinta dias e um ano (Tabelas 26.V e 26.VI).

Os principais preditores de mortalidade são:

- Idade.
- Pressão arterial sistólica.
- Freqüência respiratória.
- Sódio sérico.

Tabela 26.V – Escore de risco para IC

	Número de pontos	
Variáveis em um ano	Mortalidade em trinta dias	Mortalidade
Idade	+ idade (anos)	+ idade (anos)
FR (min 20, máx 45)	+ FR (IR/min)	+ FR (IR/min)
PAS (mmHg)		
≥ 180	– 60	– 50
160-179	– 55	– 45
140-159	– 50	– 40
120-139	– 45	– 35
100-119	– 40	– 30
90-99	– 35	– 25
< 90	– 30	– 20
Uréia (BUN) (máx 60 mg/dL)	+ (mg/dL)	+ (mg/dL)
Sódio < 136 mEq/L	+ 10	+ 10
Doença cerebrovascular	+ 10	+ 10
Demência	+ 20	+ 15
DPOC	+ 10	+ 10
Cirrose	+ 25	+ 35
Câncer	+ 15	+ 15
Hemoglobina < 10 g/dL	NA	+ 10

Tabela 26.VI – Mortalidade de acordo com o escore de risco

Categorias de risco	Escore	Mortalidade 30 dias	Mortalidade 1 ano
Muito baixo	≤ 60	0,6% (0,4)	2,7% (7,8)
Baixo	61-90	4,2% (3,4)	14,4% (12,9)
Intermediário	91-120	13,7% (12,2)	30,2% (32,5)
Alto	121-150	26,0% (32,7)	55,5% (59,3)
Muito alto	> 150	50,0% (59,0)	74,7% (78,8)

* Os valores iniciais representam a mortalidade da coorte de validação, e os valores entre parênteses representam a mortalidade obtida da coorte de derivação.

- Hemoglobina (apenas para mortalidade em um ano).
- Uréia (BUN).
- Doença cerebrovascular associada.
- Demência.
- DPOC.
- Cirrose.
- Câncer.

O escore de risco para mortalidade em trinta dias é calculado como:

- Idade + freqüência respiratória – PAS (aumentos são protetores) + nitrogênio uréico + pontos do sódio + pontos da doença cerebrovascular + pontos da demência + pontos do DPOC + pontos da cirrose + pontos do câncer.

O escore de risco para mortalidade em um ano é calculado da mesma forma, somando-se ainda os pontos da hemoglobina. Análise recente de 118 mil hospitalizações por ICC descompensada em um grande banco de dados (ADHERE) mostrou que mais de 60% dos pacientes internados por episódio de descompensação aguda apresentam disfunção renal de moderada a grave (RFG < 60 mL/min) e que a presença de disfunção renal aumenta a mortalidade hospitalar significativamente (7,6% comparado com 1,9% em pacientes sem disfunção renal).

EXAMES COMPLEMENTARES

Após história e exame físico iniciais, o diagnóstico da causa da dispnéia ou do motivo de descompensação da IC já estará provavelmente elucidado numa grande porcentagem dos casos; entretanto, alguns exames complementares são importantes, tanto do ponto de vista de auxílio diagnóstico como do ponto de vista de avaliação da gravidade e do prognóstico.

- Eletrocardiograma (ECG): pode mostrar isquemia, sobrecarga de câmaras, arritmias, sinais de pericardite e bloqueios.
- Radiografia de tórax (RX de tórax): pode mostrar sinais de congestão pulmonar, derrame pleural, pneumotórax, condensações pulmonares localizadas, hiperinsuflação pulmonar.
- Oximetria de pulso e gasometria arterial: doentes com insuficiência respiratória ou oximetria com saturação < 90%.
- Exames gerais: função renal, eletrólitos, hemograma e urina tipo 1 podem ajudar a avaliar fontes de descompensação como insuficiência renal, distúrbios hidroeletrolíticos, anemia ou infecção.
- Marcadores de necrose miocárdica: podem ser úteis se utilizados de acordo com a clínica.
- Dímeros-D: também podem ser utilizados conforme descrito no capítulo de embolia pulmonar.
- Ecocardiografia: poderá ser útil na avaliação de alterações valvulares, próteses, áreas de acinesia, trombos ventriculares etc. Deve ser indicado em circunstâncias especiais.
- Outros raramente necessários no pronto-socorro: cineangiocoronariografia com ventriculografia, cintilografia miocárdica e ecocardiograma transesofágico.

Peptídeo natriurético cerebral (BNP)

Foram identificados quatro tipos de peptídeos natriuréticos: o peptídeo natriurético atrial (ANP), o peptídeo natriurético cerebral (BNP), o peptídeo natriurético tipo C (CNP) e o peptídeo natriurético tipo D. Todos eles são secretados em resposta a estresse hemodinâmico, particularmente aumento da pressão intracardíaca e estiramento das fibras miocárdicas. O mais estudado, e provavelmente o mais útil, no diagnóstico de IC é o peptídeo natriurético cerebral (BNP). As principais características do BNP são:

- O aumento do BNP sérico apontaria para IC como causa da dispnéia.
- O BNP aumenta tanto na IC por disfunção sistólica como na IC por disfunção diastólica, não havendo, entretanto, como diferenciar os dois tipos de IC com base no valor do BNP.
- Acurácia diagnóstica da avaliação clínica no pronto-socorro para diagnóstico de IC de 74%, com uma sensibilidade de 49%, especificidade de 96%, VPP de 91% e VPN de 68%.
- A adição de um BNP positivo (> 100 pg/mL) aumenta a acurácia diagnóstica de IC no PS pelo julgamento clínico de 74 para 81,5%.
- O uso do BNP como instrumento diagnóstico já foi incorporado em alguns consensos, principalmente no europeu de IC.
- Não existe ainda um papel firme e definido do BNP na IC, embora útil, não só para diagnóstico no PS, mas também como critério de melhora ou piora.
- A disponibilidade do BNP ainda é restrita a poucos centros brasileiros.

DIAGNÓSTICO DIFERENCIAL

Na maioria das vezes, o diagnóstico de IC descompensada é fácil, necessitando já de uma abordagem terapêutica. Entretanto, dois fatores podem dificultar essa avaliação diagnóstica:

- O doente tem realmente IC descompensada, mas há uma outra doença associada, provavelmente levando a descompensação: embolia pulmonar, pneumonia, infarto do miocárdio, hipertiroidismo, infecções, DPOC etc.

- Há realmente IC? Vários diagnósticos diferenciais precisam ser lembrados: embolia pulmonar, *cor pulmonale*, DPOC, doenças pulmonares restritivas, transtornos psiquiátricos etc. Talvez, nesse grupo, um BNP aumentado fosse mais útil.

TRATAMENTO

Os objetivos terapêuticos nos doentes que chegam ao pronto-socorro com IC descompensada são:

- Reverter as anormalidades hemodinâmicas agudas.
- Aliviar rapidamente os sintomas.
- Investigar causas tratáveis de descompensação.
- Evitar a morte a curto prazo.
- Iniciar tratamentos que irão diminuir a progressão da doença e melhorar a sobrevida a longo prazo.

A abordagem inicial irá depender do grau e do tipo de descompensação da IC. De uma maneira geral, podemos classificar os doentes que chegam ao pronto-socorro em quatro subgrupos distintos (Tabelas 26.VII e 26.VIII) de acordo com o grau de congestão (seco ou úmido), e de acordo com o grau de perfusão tecidual (quente ou frio):

- A: Doente com boa perfusão periférica e sem sinais de congestão (quente e seco).
- B: Doente com boa perfusão periférica, mas com sinais de congestão (quente e úmido).
- C: Doente apresenta perfusão periférica ruim e há sinais de congestão (frio e úmido).
- D: Doente apresenta perfusão periférica ruim, mas não apresenta congestão (frio e seco). Uma forma simplificada de classificação seria dividir os doentes em:
  - IC com congestão.
  - IC com baixo débito.
  - Edema agudo de pulmão.

Tabela 26.VII – Classificação da IC conforme congestão e perfusão

Evidências de má perfusão (baixo débito cardíaco)	Evidências de congestão (pressão de enchimento elevada)
• Pressão de pulso reduzida	• Ortopnéia
• Membros frios e pegajosos	• Pressão venosa jugular elevada
• Sonolência	• B3
• Hipotensão sintomática associada a IECA	• Edema/ascite
	• Crepitações
• Hiponatremia	• Refluxo hepatojugular
• Piora da função renal	

		CONGESTÃO EM REPOUSO	
		NÃO	SIM
MÁ PERFUSÃO EM REPOUSO	NÃO	Quente e seco (A)	Quente e úmido (B)
	SIM	Frio e seco (D)	Frio e úmido (C)

Tabela 26.VIII – Proposta terapêutica de acordo com apresentação

Perfil A (quente e seco)	Ajuste de medicações via oral para objetivos de redução de mortalidade e manutenção de estado volêmico estável.
Perfil B (quente e úmido)	Há necessidade de introdução ou aumento das doses de diuréticos, assumindo-se que já estejam usando IECA. Em casos mais complexos, associação de vasodilatadores parenterais (nitroglicerina) e/ou nesiritida. Inotrópicos não são geralmente necessários, podendo ser deletérios. Observação curta no pronto-socorro ou internação em casos mais graves.
Perfil C (frio e úmido)	Geralmente é necessária a suspensão de IECA e β-bloqueadores, particularmente nos pacientes com hipotensão sintomática. Muitas vezes vasodilatadores parenterais são suficientes, pela elevada resistência vascular periférica presente em tais doentes. Inotrópicos parenterais podem ser necessários por curto período para estabilização, embora estejam associados com taquiarritmias, hipotensão, isquemia e até aumento da mortalidade a longo prazo.
Perfil D (frio e seco)	Esse pequeno subgrupo de doentes pode se apresentar com poucos sintomas, sendo possível o uso isolado de vasodilatadores ou a associação com inotrópicos parenterais. Reposição volêmica pode ser necessária.

Medidas iniciais

Doentes nitidamente dispnéicos à chegada, cianóticos e com má perfusão periférica devem ser encaminhados à sala de emergência.

- Colocação do doente em maca específica para IC (decúbito elevado).
- Monitorização, ECG, PA não-invasiva e oximetria de pulso.
- Fornecimento de O_2.
- Acesso venoso com coleta de sangue.
- Avaliação da necessidade de ventilação não-invasiva ou mesmo de intubação orotraqueal de imediato.

Medicações

A grande maioria dos pacientes que chegam ao pronto-socorro por descompensação de IC o faz por falta de aderência ao tratamento farmacológico ou às medidas dietéticas. Esses doentes apresentam-se, na maioria das vezes, com piora da congestão, mas mantendo uma boa PA e perfusão, e nem sempre apresentam dispnéia em repouso. Geralmente já têm o diagnóstico de IC e recebem algum tipo de tratamento ambulatorial. Nesses casos, muitas vezes um diurético de alça endovenoso associado a captopril via oral é medida suficiente para diminuir a congestão e melhorar a sintomatologia. Tais doentes, após período de observação e avaliação de outras causas potenciais de descompensação, devem receber orientações não-farmacológicas adequadas, aumento da dose de diuréticos, reavaliação da prescrição com introdução ou ajuste de outras drogas (IECA, digoxina, bloqueadores da angiotensina, espironolactona e nitratos) e consulta ambulatorial precoce para acompanhamento.

Alguns pacientes, entretanto, se apresentam muito congestos, dispnéicos em repouso, e não respondem de maneira satisfatória às medidas iniciais. Eles irão necessitar de uma abordagem mais agressiva com vasodilatadores e diuréticos parenterais e, eventualmente, inotrópicos parenterais por curto período de tempo. Outros pacientes se apresentam mal perfundidos, com PA pinçada, oligúricos e outros ainda se apresentam com edema agudo de pulmão e franco choque cardiogênico. Geralmente doentes com sintomas de hipoperfusão necessitam de drogas inotrópicas endovenosas associadas aos vasodilatadores (se não houver hipotensão) e diuréticos. Quando há necessidade de terapia endovenosa com inotrópicos, cuidados adicionais devem ser tomados. Geralmente tratamentos que ativam mecanismos neuro-hormonais (via receptores beta ou via fosfodiesterase) têm o potencial para causar taquiarritmias, hipotensão, disfunção renal e distúrbios hidroeletrolíticos, levando a comprometimento miocárdico adicional. Assim, a mesma estratégia utilizada para compensar agudamente o doente pode causar efeitos deletérios tanto a curto quanto a longo prazos. Existem evidências de que o uso a longo prazo de inotrópicos aumenta a mortalidade de doentes com IC.

A abordagem de pacientes com hipoperfusão será tratada na seção de choque cardiogênico deste capítulo.

Pacientes com edema agudo de pulmão serão tratados no capítulo sobre Hipertensão no Pronto-Socorro.

Furosemida

Quando administrada por via EV, a furosemida causa venodilatação em quinze minutos, diminuindo a pré-carga tanto do ventrículo direito quanto do ventrículo esquerdo. Também induz diurese aproximadamente trinta minutos após a administração, com pico em uma a duas horas. A dose inicial é de 0,5 a 1 mg/kg EV (40 a 80 mg); pode ser repetida, conforme resposta do doente.

Doentes congestos recebendo furosemida endovenosa devem ser monitorizados quanto a diurese, hipotensão, eletrólitos e função renal. As doses devem ser individualizadas, de acordo com o grau de congestão, função renal e resposta diurética. Existem algumas evidências de que a furosemida administrada de maneira contínua produz uma resposta diurética melhor, com menos efeitos colaterais e menor incidência de insuficiência pré-renal. Os principais efeitos colaterais são: hipocalemia, hipomagnesemia, piora da função renal por diurese excessiva, ototoxicidade e riscos de intoxicação digitálica.

Quando houver necessidade de diurese adicional em doentes com piora da função renal, pode-se associar um inotrópico para melhorar a perfusão renal.

A furosemida endovenosa pode aumentar o efeito hipotensor dos inibidores da ECA, causando hipotensão sintomática. Pode também estimular o sistema renina-angiotensina-aldosterona, causando vasoconstrição, o que sugere que talvez os vasodilatadores devam ser usados concomitantemente para reduzir a pós-carga e melhorar a perfusão.

Nitratos

A atividade vasodilatadora dos nitratos depende de sua transformação fisiológica em óxidos de nitrogênio, principalmente no endotélio. A nitroglicerina melhora os sintomas de IC descompensada, especialmente em doentes com insuficiência coronariana aguda concomitante. Ela alivia a congestão pulmonar e melhora a perfusão coronariana. A melhora é resultante primariamente da redução da pré-carga através de seu efeito venodilatador. Além disso, reduz a pós-carga e tem efeitos diretos sobre a circulação coronariana. O efeito final é uma redução no consumo de O_2 pelo miocárdio, com melhora da performance cardíaca e aumento do volume sistólico, além de alívio direto da congestão pulmonar.

O efeito venodilatador é o mais precoce, ocorrendo com doses baixas de nitroglicerina. Com doses progressivamente maiores ocorre efeito arteriodilatador, resultando em redução da pós-carga. A dose inicial de nitroglicerina endovenosa é 5-10 μg/min, podendo ser titulada a cada três a cinco minutos até a resposta desejada. A dose máxima é variável, mas gira em torno de 100 a 200 μg/min.

Cefaléia é o efeito colateral mais freqüente, às vezes associada a náuseas e vômitos. Hipotensão e taquicardia podem ocorrer, secundárias ao aumento da capacitância venosa. Metemoglobinemia é uma complicação rara, geralmente associada a infusão de altas doses (> 7 mg/kg/min). Reações letais da associação de nitratos e sildenafil já foram relatadas. A tolerância aos nitratos é comum, implicando necessidade de aumentos progressivos das doses para se conseguir o mesmo efeito.

Nitroprussiato de sódio

O nitroprussiato é um vasodilatador arterial e venoso. É um potente redutor da pós-carga, sendo útil em situações de hipertensão grave e regurgitação valvar grave, além de também reduzir a pré-carga. Geralmente recomenda-se que sua utilização seja feita com monitorização contínua da pressão arterial, por sua elevada potência vasodilatadora. A dose inicial é de 0,3 a 0,5 μg/kg/min, com aumentos de 0,5 μg/kg/min a cada três a cinco minutos, até se chegar aos efeitos hemodinâmicos desejados. A dose usual é de 3-5 μg/kg/min e a dose máxima de 10 μg/kg/min. O nitroprussiato aumenta a mortalidade de doentes com infarto agudo do miocárdio que não apresentam IC, em virtude de seu alto poder em reduzir a pós-carga, causando o fenômeno do roubo coronariano.

As infusões de nitroprussiato podem ocasionalmente ser complicadas por intoxicação por cianeto, cuja incidência aumenta com o aumento da dose, da duração da infusão e quando há disfunção hepática.

Morfina

A morfina tem sido usada por décadas para o tratamento de doentes com IC descompensada no pronto-socorro. Ela exerce inúmeros efeitos benéficos: diminui a pré-carga, e em menor grau a pós-carga e a freqüência cardíaca, diminui a sensação de dispnéia e a ativação do sistema nervoso simpático. Tais efeitos podem resultar em redução significativa do consumo de oxigênio pelo miocárdio. Entretanto, a morfina pode causar depressão respiratória e do sistema nervoso central, além de agravar a bradicardia e a hipotensão, principalmente em doentes hipovolêmicos. Esses efeitos podem ser revertidos com o uso da naloxona. A dose usual de morfina é de 2 a 5 mg EV a cada cinco a trinta minutos.

Inotrópicos parenterais tradicionais

Os inotrópicos tradicionais atuam através do aumento do AMPc intramiocárdico, permitindo maior entrada de cálcio nas células e aumentando o acoplamento actinamiosina. Eles agem via ativação de receptores β-adrenérgicos (dopamina e dobutamina) ou via inibição da fosfodiesterase cardíaca específica tipo III (milrinona e amrinona), e são administrados parenteralmente.

Alguns estudos com dobutamina comparada com levosimendana e com nesiritida mostraram aumento de mortalidade em seis meses com a dobutamina. A dobutamina tem um menor potencial para causar hipotensão e é muito mais barata que a milrinona, mas também aumenta a freqüência cardíaca e o risco de arritmias. O uso de inotrópicos carrega igualmente o risco de agravar ou induzir isquemia miocárdica. O desmame dos inotrópicos geralmente é lento, contribuindo para aumento do tempo de hospitalização. Além disso, o ajuste do esquema de medicações via oral durante o desmame de inotrópicos parenterais fica comprometido, podendo mascarar inadequação do regime oral. Entretanto, embora os benefícios limitados das infusões de inotrópicos não justifiquem os riscos na maioria dos doentes com IC descompensada, os inotrópicos podem salvar vidas em doentes com choque cardiogênico. As doses dos inotrópicos mais usados podem ser vistas na Tabela 26.IX.

Levosimendana

A levosimendana é um novo agente desenvolvido para o tratamento da IC descompensada. Ela age sensibilizando a troponina C ao cálcio, melhorando o efeito do cálcio sobre os miofilamentos durante a sístole e, conseqüentemente, a contratilidade, com baixo gasto de energia. Como a sensibilização é dependente da concentração de cálcio, a qual diminui na diástole, isso permite um bom relaxamento diastólico, ao contrário dos inotrópicos que agem através da via adrenérgica, comprometendo o relaxamento diastólico. Ela também causa vasodilatação através da abertura de canais de potássio. Em razão dessas ações inotrópicas e vasodilatadoras, a levosimendana aumenta o débito cardíaco sem aumentar o consumo miocárdico de oxigênio.

Estudos mostraram melhora hemodinâmica significativa e benefício sintomático em doentes com IC grave. Além disso, estudos recentes sugerem que a levosimendana tem propriedades mais vantajosas que a dobutamina (permite manter o β-bloqueador, causa menos arritmias e tem meia-vida muito mais longa), o que poderia facilitar a alta hospitalar de doentes com IC no pronto-socorro.

A dose de levosimendana utilizada no principal estudo foi de ataque de 24 μg/kg em dez minutos, seguida de infusão contínua de 0,1 μg/kg/min. A grande limitação é o alto custo do fármaco.

Tabela 26.IX – Agentes endovenosos para tratamento de IC descompensada

• Diuréticos de alça	• Nitroglicerina
• Morfina	• Nitroprussiato
• Dopamina	• Nesiritida
• Dobutamina	• Enalaprilate
• Norepinefrina	• Lanatosídeo C
• Epinefrina	• Levosimendana
• Milrinona	

Nesiritida

A nesiritida é um BNP (b-type natriuretic peptide) recombinante humano que apresenta vários efeitos hemodinâmicos favoráveis, incluindo:

- Vasodilatação balanceada.
- Redução dos níveis de norepinefrina e aldosterona.
- Natriurese.
- Redução das pressões de enchimento ventriculares.
- Aumento do volume sistólico por queda na pós-carga.
- Rápida melhora dos sintomas de IC.

Há vários estudos com essa medicação, com resultados ainda não definitivos. Não se sabe ao certo o seu papel e suas indicações no manejo da IC. Apesar de mostrar bons resultados em estudos iniciais, há grande preocupação em virtude do aumento da incidência de insuficiência renal aguda com o medicamento.

Tezosentan

Nos últimos anos têm sido estudadas algumas drogas potencialmente úteis no tratamento da IC descompensada. Dentre estas drogas vale comentar sobre o tezosentan, um antagonista parenteral de curta ação do receptor de endotelina-1. A endotelina-1 é um peptídeo vasoconstritor, cujos níveis plasmáticos estão elevados em pacientes com insuficiência cardíaca. O tezosentan foi analisado nos estudos randomizados VERITAS em cerca de 1.400 pacientes com IC descompensada. Os resultados foram desapontadores, não se observando nenhuma diferença em relação ao placebo.

Outras considerações

A grande maioria dos doentes com IC descompensada no pronto-socorro pode ser manejada apenas com uma dose de furosemida EV (40 a 80 mg) associada a captopril via oral (dose dependente da PA inicial) e otimização das medicações. Os princípios para o manejo desses doentes de menor gravidade (sem choque cardiogênico, sem sinais de baixa perfusão e sem outras co-morbidades significativas) são:

- Em geral, uréia, creatinina e potássio deverão ser solicitados.
- Se o doente não estiver em uso de um inibidor da ECA, ele deve ser iniciado; a dose inicial vai depender da PA:
  - Captopril: 6,25 a 25 mg, VO de 8/8 ou 6/6 horas.
  - Enalapril: 2,5 a 10 mg, VO de 12 em 12 horas.
  - Doses equivalentes de outros inibidores da ECA.
- Dependendo dos sintomas de congestão, a furosemida pode ter a sua dose elevada.
- Se o doente já estiver em uso de inibidor de ECA, mas em baixas doses, a dose do IECA deve ser aumentada (mínimo de 75 mg de captopril ou equivalente).
- Se o doente já estiver em uso de inibidor de ECA em dose plena (ao menos 75 mg de captopril ou equivalente), avaliar a possibilidade de associar:
  - Espironolactona: 25 mg ao dia; ou
  - β-bloqueador (apenas bisoprolol, carvedilol ou metoprolol). A dose inicial é baixa, com aumento no ambulatório.
- Sempre que for introduzido um inibidor da ECA ou associado a espironolactona, o doente necessita colher um exame de função renal e potássio em uma a duas semanas.
- Orientações gerais são muito importantes: evitar antiinflamatórios, tabagismo, etilismo e excesso de sal.
- Agendamento precoce de consulta.

No passado, a tendência era de se suspender o β-bloqueador na vigência de qualquer descompensação aguda. Atualmente, a tendência é de se manter o β-bloqueador, salvo em situações de hipotensão e hipoperfusão graves (choque cardiogênico). Até mesmo durante o tratamento com inotrópicos parenterais pode-se manter o β-bloqueador; entretanto, se esse for o caso, deve-se dar preferência aos inibidores da fosfodiesterase (milrinona) ou à levosimendana, para que não haja resistência aos efeitos farmacológicos dos inotrópicos que agem através dos receptores β-adrenérgicos. O uso de β-bloqueadores associados com a milrinona inclusive diminui a incidência de taquiarritmias. As doses dos principais agentes parenterais para tratamento da IC descompensada estão descritas na Tabela 26.X.

INTERNAÇÃO HOSPITALAR VS. ALTA HOSPITALAR

O consenso da AHA/ACC recomenda admissão hospitalar para pacientes com as características a seguir:

- Nível de recomendação – classe I:

1. Doentes com IC moderada a grave pela primeira vez.
2. Doentes com IC recorrente complicada por eventos ou situações clínicas agudas graves (exemplos: IAM recente, edema agudo de pulmão, hipotensão, TEP, arritmias sintomáticas e outras condições clínicas graves).

Outras indicações de internação são (Tabela 26.XI):

- Arritmias sintomáticas:
  - Síncope.
  - Parada cardíaca.
  - Múltiplas descargas de desfibrilador implantável.
- Insuficiência coronariana aguda.
- Rápida instalação de novos sintomas de IC.
- Descompensação grave de IC crônica.
- Edema pulmonar e desconforto respiratório na posição sentada.
- Dessaturação arterial < 90% na ausência de hipoxemia conhecida.
- Freqüência cardíaca > 120 bpm (exceto se em fibrilação atrial crônica).
- Pressão arterial sistólica < 75 mmHg.
- Alterações da consciência atribuíveis à hipoperfusão.
- Evidência de congestão e hipoperfusão simultâneas.
- Desenvolvimento de distensão hepática, ascite tensa ou anasarca.
- Descompensação na presença de piora aguda de condições não-cardíacas como DPOC ou insuficiência renal.
- Aumento na creatinina pelo menos duas vezes o basal ou > 2,5 mg/dL.

Doentes admitidos para tratamento de IC descompensada devem receber alta quando estiverem próximos de seu

Tabela 26.X – Doses das drogas mais usadas na IC descompensada

Medicamentos – doses
• **Furosemida**
Bolus: 20-80 mg (máx 600 mg/dia)
• **Nitroglicerina (infusão contínua)**
Inicial: 5-10 μg/min
Aumento a cada 3-5 minutos, até 100-200 μg/min
• **Nitroprussiato**
Inicial: 0,3-0,5 μg/kg/min
Aumento de 0,5 μg/kg/min de 3/3 a 5/5 minutos
Máximo: 10 μg/kg/min
• **Nesiritida**
Ataque: 2 μg/kg
Manutenção: 0,01 μg/kg/min
• **Dopamina**: 5-20 μg/kg/min
• **Dobutamina**
Inicial: 1-2,5 μg/kg/min
Aumento até 15-20 μg/kg/min, se necessário
• **Milrinona**
Ataque: 50 μg/kg em 10 min
Manutenção: 0,375-0,750 μg/kg/min
• **Noradrenalina**: 1-30 μg/min (pode-se usar doses mais altas)
• **Levosimendana**
Ataque: 24 μg/kg em 10 min
Manutenção: 0,1 μg/kg/min

Tabela 26.XI – Tratamento domiciliar × internação hospitalar – parâmetros usados na decisão

Parâmetros	Favorece hospital	Favorece domicílio
Classe funcional (NYHA)	IV	III
PAS (mmHg)	< 110	> 110
FC (bpm)	> 100	< 100
FR (ipm)	> 28	< 28
Edema	> +++	≤ +++
Azotemia pré-renal	Presente	Ausente
Comportamento	Não-aderente	Aderente
Suporte social	Limitado	Adequado

peso seco, com boa melhora das alterações hemodinâmicas e sem dispnéia de repouso ou aos mínimos esforços. A Tabela 26.XII mostra alguns critérios de alta hospitalar para pacientes admitidos por IC descompensada.

CHOQUE CARDIOGÊNICO

O choque cardiogênico é um estado de perfusão tecidual inadequada em decorrência de disfunção cardíaca. É uma situação de alta mortalidade (pode chegar a 50-80% no choque pós-IAM).

Do ponto de vista clínico, pode ser definido como uma situação de baixo débito cardíaco com evidência de hipoperfusão tecidual, na ausência de hipovolemia. O diagnóstico de choque circulatório pode ser feito à beira do leito pela observação de hipotensão, associada a sinais de hipoperfusão tecidual, como oligúria, alterações da consciência, extremidades frias e mal perfundidas. Entretanto, para o diagnóstico de choque cardiogênico deve-se documentar a disfunção miocárdica e excluir hipovolemia. Do ponto de vista hemodinâmico, os critérios diagnósticos de choque cardiogênico são hipotensão (PA sistólica < 90 mmHg por pelo menos trinta minutos) e um índice cardíaco reduzido (< 2,2 L/min/m^2) na presença de uma pressão capilar pulmonar elevada (> 15 mmHg). Há, ainda, um subgrupo de doentes que se apresentam no pronto-socorro com IC descompensada, porém sem os sinais clássicos de choque cardiogênico como descritos antes, mas que, numa avaliação laboratorial mais minuciosa, apresentam sinais laboratoriais de hipoperfusão como queda da saturação venosa central e aumento do ácido lático.

A principal causa de choque cardiogênico é o infarto agudo do miocárdio extenso (ou infartos menores num miocárdio já previamente comprometido). Além disso, complicações mecânicas, como regurgitação mitral aguda por ruptura de músculo papilar, ruptura do septo interventricular, ruptura da parede livre do VE com tamponamento cardíaco ou infarto extenso de VD, também podem cursar com choque cardiogênico. Outras causas incluem miocardites agudas, cardiomiopatias terminais, contusão miocárdica, choque séptico com depressão miocárdica grave, disfunção miocárdica após *bypass* cardiopulmonar prolongado, doenças valvares e cardiomiopatia hipertrófica obstrutiva (Tabela 26.XIII).

Evidências, tanto de estudos observacionais como de ensaios clínicos, mostram que uma estratégia invasiva, utilizando vasopressores, balão de contrapulsão intra-aórtico, ventilação mecânica e revascularização precoce reduz a mortalidade.

A avaliação e o tratamento do choque cardiogênico devem ser iniciados simultaneamente. A abordagem inicial deve incluir:

- Administração de volume ao paciente, a menos que haja edema pulmonar franco.
- Oximetria de pulso, oxigênio e proteção de vias aéreas.
- Cateterização vesical.
- Monitorização eletrocardiográfica.
- Correção de distúrbios hidroeletrolíticos.
- Morfina (ou fentanila se PA sistólica muito comprometida) reduzem dor e ansiedade, diminuindo atividade simpática e reduzindo o consumo de O_2, a pré e a pós-carga.

Tabela 26.XII – Critérios de alta para pacientes hospitalizados
1. Consideração da causa e de fatores contribuintes
• Exclusão de fatores reversíveis
• Correção de fatores de exacerbação
2. Alívio da congestão
• Alcance e definição do peso seco
• Ausência de ortopnéia
• Ausência ou mínimo edema ou ascite
• Vestir-se e lavar-se sem limitação
3. Estabelecimento de um regime oral
• Dose de diurético oral com peso estável por mais de 24 h
• Doses de vasodilatadores estáveis por mais de 24 h
• Iniciar e titular dose de β-bloqueador se possível
• Limites aceitáveis de pressão arterial definidos
• Sem inotrópicos parenterais por mais de 48 h
• Anticoagulação iniciada e plano de monitorização estabelecido, se indicados
• Antiarrítmicos iniciados e tolerados, se indicados
4. Planos de assistência domiciliar ou ambulatorial estabelecidos
• Programa de reabilitação cardíaca
• Acompanhamento ambulatorial agendado
5. Educação da família e do doente
• Orientações dietéticas (restrição de sal)
• Atividade física domiciliar
• Peso diário

Tabela 26.XIII – Causas de choque cardiogênico
Infarto agudo do miocárdio
• Falência ventricular – Infarto agudo extenso – Infarto pequeno com disfunção ventricular prévia – Extensão de infarto – Reinfarto
• Complicações mecânicas – Insuficiência mitral aguda por ruptura de músculo papilar – Ruptura de septo interventricular – Ruptura de parede livre do ventrículo esquerdo – Tamponamento cardíaco
• Infarto de ventrículo direito
Outras causas
• Cardiomiopatia terminal
• Miocardite aguda
• Contusão miocárdica
• Circulação extracorpórea prolongada
• Choque séptico com depressão miocárdica grave
• Obstrução da via de saída do ventrículo esquerdo – Estenose aórtica – Cardiomiopatia hipertrófica obstrutiva
• Obstrução do enchimento ventricular esquerdo – Estenose mitral – Mixoma de átrio esquerdo
• Insuficiência mitral aguda por ruptura de cordoalha
• Insuficiência aórtica aguda

- Arritmias e BAVT apresentam grande efeito sobre o débito cardíaco e devem ser imediatamente corrigidos com cardioversão elétrica, antiarrítmicos ou marcapasso.
- Doentes com hipoperfusão e volume intravascular adequado (PCP > 15 mmHg) têm indicado o uso de inotrópicos. A dobutamina é um agonista β-seletivo, sendo o agente de escolha para doentes com PAS > 80 mmHg. A dobutamina pode exacerbar a hipotensão e induzir taquiarritmias.
- Dopamina ou noradrenalina: devem ser preferencialmente utilizadas em pacientes com PAS < 80 mmHg. A taquicardia e o aumento da resistência vascular periférica, induzidos pela dopamina, podem aumentar a isquemia miocárdica. Em algumas situações a associação de uma droga vasopressora com dobutamina pode ser benéfica. Em casos de hipotensão refratária, a norepinefrina pode ser necessária para manter pressão de perfusão tecidual. A despeito de todas as intervenções farmacológicas e cirúrgicas, a mortalidade do choque cardiogênico continua extremamente elevada.
- Pacientes com síndrome coronariana aguda e choque cardiogênico devem ser submetidos imediatamente a cineangiocoronariografia.
- Hipoperfusão persistente indica a colocação de balão intra-aórtico.

LEITURA ADICIONAL

1. Braunwald E, Douglas P, Zipes, PL, Robert OB. Clinical aspects of heart failure: pulmonary edema, high output failure. In: Braunwald's heart disease: a textbook of cardiovascular medicine. 7. ed. W. B. Saunders Company; 2005.
2. Braunwald E, Douglas P, Zipes, PL, Robert OB. Management of heart failure. In: Braunwald's heart disease: a textbook of cardiovascular medicine. 7. ed. W. B. Saunders Company; 2005.
3. Peacock WF. Congestive heart failure and acute pulmonary edema. In: Tintinalli JE, Kelen GD, Stapczynski. Emergency medicine: American College of Emergency Physicians. 6. ed. McGraw-Hill; 2004. p.364-72.
4. Hochman JS, Ingbar D. Cardiogenic shock and pulmonary edema. In: Kasper, Braunwald, Fauci, et al. Harrison's principles of internal medicine. 16. ed. McGraw-Hill; 2005. p.1612-17.
5. Braunwald E. Heart failure. In: Kasper, Braunwald, Fauci, et al. Harrison's principles of internal medicine. 16. ed. McGraw-Hill; 2005. p.1367-77.
6. Falk JL, O'Brien JF, Shesser R. Heart failure. In: Marx JA, Hockberger RS, Walls RM, Stack LB. Med-challenger emergency medicine/Rosen's emergency medicine. Copyright Challenger Corporation and Mosby: www.chall.com; 2005.
7. Lee DS, Austin PC, et al. Predicting mortality among patients hospitalized for heart failure. JAMA 2003; 290(19): 2581-87.
8. Committee on Evaluation and Management of Heart Failure. Guidelines for the evaluation and management of heart failure: report of the American College of Cardiology/American Heart Association Task Force on Practice Guidelines. Circulation 2001; 104: 2996.
9. Collins SP, Bentle SR, Storrow AB. Diagnostic and prognostic usefulness of natriuretic peptides in emergency department patients with dyspnea. Ann Emerg Med 2003; 41: 532-45.
10. Remme WJ, Swedberg K. Guidelines for the diagnosis and treatment of chronic heart failure. Eur Heart J 2001; 345: 1014-21.
11. Holmes DR. Cardiogenic shock: A lethal complication of myocardial infarction. Rev Cardiovasc Med 2003; 4(3): 131-35.
12. Felker GM, Adams KF, et al. The problem of decompensated heart failure: nomenclature, classification and risk stratification. Am Heart J 2003; 145: S18-S25.
13. Burger AJ, Horton DP, et al. Effect of nesiritide (B-type natriuretic peptide) and dobutamine on ventricular arrhythmias in the treatment of patients with acutely decompensated congestive heart failure: the PRECEDENT study. Am Heart J 2002; 144(6): 1102-8.
14. Follath F, Cleland JGF, Hust H, Papp JGY, et al. Efficacy and safety of intravenous levosimendan compared with dobutamine in severe low-output heart failure (the LIDO study): a randomised double-blind trial. Lancet 2002; 360: 196-202.
15. McMurray JJV, Teerlink JR, Cotter G, et al. Effects of tezosentan on symptoms and clinical outcomes in patients with acute heart failure. JAMA 2007; 298(17): 2009-19.
16. Heywood JT, Fonarow GC, Costanzo MR, et al. High prevalence of renal dysfunction and its impact on outcome in 118,465 patients hospitalized with acute decompensated heart failure: a report from the ADHERE database. J Card Fail 20074; 13(6): 422-30.

Algoritmo 26.1 – Edema agudo de pulmão, hipotensão e choque*

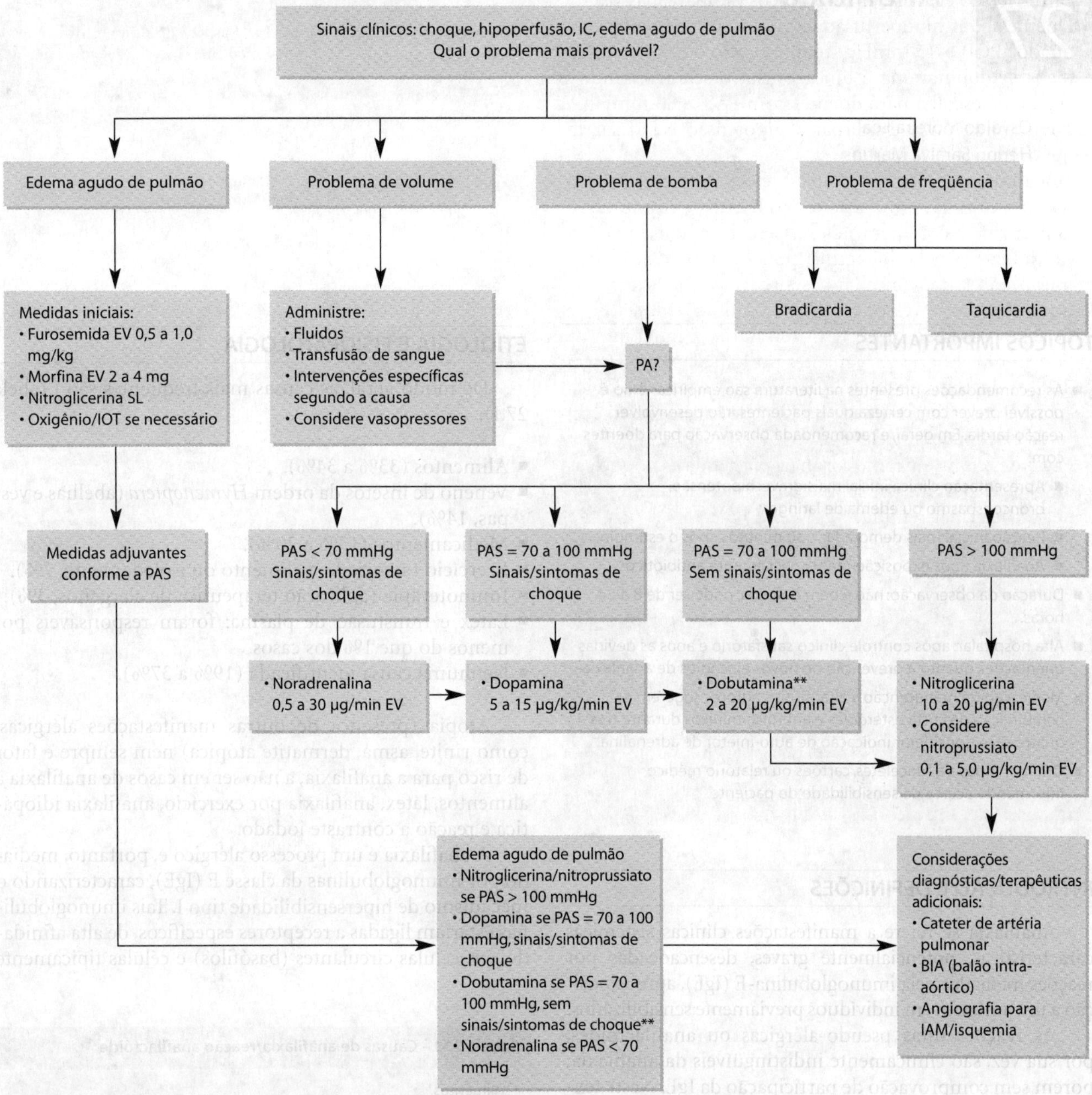

*Baseado nas recomendações do American College of Cardiology/American Heart Association – 2005 – http://www.acc.org.

**Existe a opção de levosimendana: cuidado, pois ela pode causar hipotensão (vasodilatação).

CAPÍTULO 27

Anafilaxia

Osvaldo Moreira Leal
Herlon Saraiva Martins

TÓPICOS IMPORTANTES

- As recomendações presentes na literatura são empíricas. Não é possível prever com certeza quais pacientes irão desenvolver reação tardia. Em geral, é recomendada observação para doentes com:
  - Apresentação clínica inicial mais grave: hipotensão, broncoespasmo ou edema de laringe.
  - Reação inicial mais demorada: > 30 minutos após o estímulo.
  - Anafilaxia após exposição oral: especialmente antibióticos.
- Duração da observação: não é bem definida; pode ser de 8 a 24 horas.
- Alta hospitalar: após controle clínico satisfatório e após as devidas orientações quanto à prevenção de novos episódios de anafilaxia.
- Medicação de manutenção à alta: alguns autores sugerem a combinação de corticosteróides e anti-histamínicos durante três a quatro dias. Considerar indicação de auto-injetor de adrenalina.
- Orientar o uso de braceletes, cartões ou relatório médico informando acerca da sensibilidade do paciente.

INTRODUÇÃO E DEFINIÇÕES

Anafilaxia se refere a manifestações clínicas sistêmicas características, potencialmente graves, desencadeadas por reações mediadas pela imunoglobulina-E (IgE), após exposição a um antígeno em indivíduos previamente sensibilizados.

As reações ditas pseudo-alérgicas ou anafilactóides, por sua vez, são clinicamente indistingüíveis da anafilaxia, porém sem comprovação de participação da IgE. Neste texto adotaremos o termo anafilaxia para designar genericamente todas as situações clínicas pertinentes, reservando os termos "reação anafilactóide" ou "pseudo-alérgica" às considerações a respeito de fisiopatologia.

Não se sabe a real incidência da anafilaxia, e os dados disponíveis são:

- Estados Unidos: trinta casos em cem mil habitantes.
- Reino Unido: um caso em cada 2.300 atendimentos em setor de emergência.
- Mundo: reação anafilática fatal parece ser de 154 casos em um milhão de pacientes internados.
- Um estudo recente reforça que a anafilaxia permanece subdiagnosticada e que afetaria até 2% da população.

ETIOLOGIA E FISIOPATOLOGIA

De modo geral, as causas mais freqüentes são (Tabela 27.I):

- Alimentos (33% a 34%).
- Veneno de insetos da ordem *Hymenoptera* (abelhas e vespas, 14%).
- Medicamentos (13% a 20%).
- Exercício (associado a alimento ou isoladamente, 7%).
- Imunoterapia (aplicação terapêutica de alérgenos, 3%).
- Látex e transfusão de plasma: foram responsáveis por menos do que 1% dos casos.
- Nenhuma causa identificada (19% a 37%).

Atopia (presença de outras manifestações alérgicas, como rinite, asma, dermatite atópica) nem sempre é fator de risco para a anafilaxia, a não ser em casos de anafilaxia a alimentos, látex, anafilaxia por exercício, anafilaxia idiopática e reação a contraste iodado.

A anafilaxia é um processo alérgico e, portanto, mediado por imunoglobulinas da classe E (IgE), caracterizando o mecanismo de hipersensibilidade tipo I. Tais imunoglobulinas estariam ligadas a receptores específicos, de alta afinidade, em células circulantes (basófilos) e células tipicamente

Tabela 27.I – Causas de anafilaxia/reação anafilactóide
• Alimentos
• Medicamentos (antibióticos, insulina, heparina, protamina, bloqueadores neuromusculares, anestésicos, sulfas e derivados, antiinflamatórios, opiáceos, vacinas)
• Veneno de insetos
• Hemoderivados
• Óxido de etileno
• Látex
• Progesterona
• Líquido seminal
• Exercício
• Contrastes (iodados, fluoresceína)
• Idiopática

teciduais (mastócitos), sendo produzidas em indivíduos a partir de um contato prévio a um antígeno (alérgeno). Numa exposição subseqüente, havendo uma ligação entre o mesmo determinante antigênico e duas IgEs próximas, seria desencadeada uma série de reações em cadeia, culminando com a liberação de mediadores pré-formados (estocados nos grânulos daquelas células), tais como: histamina, triptase, quimase, heparina, fator liberador de histamina, citocinas e mediadores derivados de fosfolípides da membrana celular (prostaglandina D2, leucotrienos B4, C4, D4 e E4).

A fase efetora da resposta imune dependente de IgE ocorre em três padrões ou reações que diferem quanto ao tipo de alérgeno, ao intervalo de tempo entre a exposição e o aparecimento da reação, e aos tipos celulares envolvidos.

- Reação aguda: surge segundos a minutos após a exposição e é decorrente especialmente da ação de mediadores pré-formados.
- Reação tardia: aparece horas depois, mesmo sem reexposição ao alérgeno e, em geral, quando as manifestações da fase aguda já diminuíram ou desapareceram. Nessa fase, leucócitos circulantes, tais como eosinófilos, basófilos, neutrófilos, macrófagos e linfócitos T são recrutados por substâncias quimiotáteis liberadas na fase aguda e passam a influenciar as reações locais, pela participação adicional de citocinas e substâncias pró-inflamatórias.
- Fase crônica: ocorre em tecidos ou órgãos expostos de forma prolongada e repetida ao alérgeno. É responsável por mudanças estruturais e funcionais do local envolvido. No caso da anafilaxia, as duas primeiras fases ou reações podem acontecer.

A ação dos diversos mediadores, a destacar a histamina, em seus respectivos receptores (H1 e H2) presentes na musculatura lisa, endotélio, glândulas e terminações nervosas, determinaria, respectivamente, vasodilatação e broncoconstrição, aumento da permeabilidade vascular, hipersecreção mucosa e ativação do sistema nervoso autônomo.

As reações anafilactóides não seriam mediadas pela IgE. Os mecanismos propostos são:

- Ativação do sistema complemento e geração de anafilatoxinas, induzidas por complexos imunes (exemplo: reações a derivados do sangue com IgA, em pacientes portadores de IgG anti-IgA).
- Ativação direta de mastócitos ou do sistema complemento, por parte da substância (exemplo: reação a contraste iodado).
- Ação de anafilatoxinas exógenas pré-formadas, como histamina, C3a e C5a (exemplo: derivados do sangue).

ACHADOS CLÍNICOS

A anafilaxia é caracterizada por manifestações clínicas isoladas ou em diversas combinações, envolvendo algum dos seguintes sistemas: respiratório, cardiovascular, neurológico, cutâneo e gastrintestinal. Os sintomas estabelecem-se cerca de minutos a horas depois do contato com o alérgeno, sendo mais comuns na primeira hora subseqüente. A rapidez com que os sintomas ocorrem guarda relação com a gravidade dos sintomas. Após a exposição, pode haver um intervalo de horas para que as manifestações clínicas se iniciem, dependendo da via de administração do agente. O quadro clínico pode seguir um curso unifásico, em que os sintomas aparecem e não mais retornam; ou bifásico, quando somem ou diminuem, para reaparecerem cerca de 1 a 8 horas após, ou mais tardiamente. O curso bifásico é encontrado em 5% a 20% dos casos, sendo mais freqüente em pacientes após exposição oral ao antígeno, ou naqueles com manifestações iniciais após 30 minutos da exposição. Corresponderia, nos casos mediados por IgE, à expressão clínica da reação tardia da resposta alérgica. A duração dos sintomas pode se prolongar até por 48 horas (anafilaxia prolongada). As manifestações podem incluir:

- Pele: o envolvimento cutâneo é a apresentação mais comum (ausente em apenas 10% a 15% dos casos), representado por urticária e angioedema, que podem ser precedidos por eritema e prurido.
- Tonturas ou síncope: podem estar presentes, na presença ou não de hipotensão ou choque anafilático.
- Gastrintestinal: náusea, vômitos, diarréia e cólicas.
- Vias aéreas: tanto superiores como inferiores podem ser acometidas. Manifestações como estridor, disfonia, rouquidão ou dificuldade para deglutir indicam envolvimento alto e devem alertar para a possibilidade de edema de glote. Rinoconjuntivite pode também ocorrer. Já a presença de sibilância e sensação de aperto no peito indicariam envolvimento de vias aéreas baixas (broncoespasmo).
- Outros: em alguns casos, a anafilaxia pode se manifestar apenas como perda de consciência, morte súbita ou convulsões.

DIAGNÓSTICO

O diagnóstico de anafilaxia é eminentemente clínico. Naturalmente, em situações com expressão clínica menos grave, não será fácil definir se o quadro em questão é apenas uma manifestação alérgica localizada ou uma anafilaxia. Os quadros alérgicos localizados, tais como rinite e asma, surgem comumente após exposição local ao alérgeno (aeroalérgeno tal como ácaros, fungos, alérgenos de animais e pólens, por exemplo), enquanto a anafilaxia normalmente decorre de exposição sistêmica ao agente. Da mesma forma, quando as manifestações forem apenas cutâneas, haverá maior dificuldade para o diagnóstico.

Considerando que as alterações cutâneas são as mais comuns na anafilaxia, é nossa opinião que o caráter difuso e a instalação súbita de lesões características, após exposição a um potencial alérgeno, devam realmente alertar para esse diagnóstico. Pacientes com urticária idiopática, que venham a desenvolver broncoespasmo, bem como asmáticos que evoluam para parada cardiorrespiratória são apenas mais dois exemplos de situações que podem trazer dificuldades para o diagnóstico.

Considerando as dificuldades possíveis no diagnóstico de anafilaxia, recentes critérios foram propostos, mas ainda necessitam de validação clínica.

Anafilaxia é altamente provável quando pelo menos um dos três critérios abaixo for satisfeito:

1. Apresentação clínica aguda (após minutos a horas), com o acometimento de pele e/ou mucosas (ex.: urticária generalizada; prurido ou *flushing*; angioedema em língua, lábios ou úvula).
E pelo menos uma das condições abaixo:
- Sintomas respiratórios (ex.: dispnéia, broncoespasmo, estridor, redução do fluxo de pico expiratório, hipoxemia).
- Redução da pressão arterial ou sintomas relacionados à disfunção de órgãos-alvo (ex.: hipotonia, síncope, incontinência).
2. Duas ou mais das condições abaixo, que venham a ocorrer minutos a horas após a exposição a um provável alérgeno para o paciente em questão:
- Acometimento de pele e/ou mucosas (ex.: urticária generalizada; prurido ou *flushing*; angioedema em língua, lábios ou úvula).
- Redução da pressão arterial ou sintomas relacionados à disfunção de órgãos-alvo (ex.: hipotonia, síncope, incontinência).
- Sintomas gastrintestinais persistentes (ex.: cólicas, vômitos).
3. Redução da pressão arterial minutos a horas após a exposição a um alérgeno sabidamente conhecido para o paciente em questão:
- Crianças: pressão arterial sistólica baixa (específica para a idade, ou redução superior a 30% na pressão arterial sistólica basal.
- Adultos: pressão arterial sistólica abaixo de 90 mmHg ou redução superior a 30% na pressão arterial sistólica basal.

Outros pontos relevantes durante o processo diagnóstico:

- Presença de sintomas semelhantes no passado: aponta para uma recorrência de uma manifestação alérgica localizada (embora haja a possibilidade de repetição de quadros anafiláticos).
- Definir o agente causal: interrogar minuciosamente os agentes que mais comumente causam a anafilaxia (alimentos, medicamentos, esforço, picada de abelhas, vespas, formigas, látex) e a relação temporal entre o contato e o início dos sintomas.
- Todos os medicamentos usados pelo paciente devem ser listados e todo o esforço deve ser dirigido para tentar estabelecer uma relação temporal entre a medicação suspeita e o início dos sintomas.
- Diagnosticar se o quadro se trata de anafilaxia ou reação anafilactóide é menos importante, e vincula-se essencialmente a questões de nomenclatura. Se o agente suspeito é sabidamente causador de reações pseudo-alérgicas (contraste iodado, por exemplo), se a reação aconteceu num primeiro e único contato ou não houve intervalo compatível com fase de sensibilização (normalmente em torno de duas semanas), o diagnóstico mais provável será de reação anafilactóide.

EXAMES COMPLEMENTARES

Em virtude de tais dificuldades no diagnóstico clínico, é compreensível a procura por marcadores da anafilaxia. As dosagens de triptase e de histamina podem ser úteis, particularmente nos casos duvidosos, desde que disponíveis. Outras investigações podem ser realizadas, envolvendo a pesquisa *in vitro* de IgE específica, testes cutâneos ou de provocação. No entanto, são passos normalmente praticados fora do ambiente de emergência, num seguimento ambulatorial que pode vir a requerer a participação de um alergista.

DIAGNÓSTICO DIFERENCIAL

A lista de diagnósticos diferenciais é extensa, e deve incluir especialmente todas as condições que determinem ou simulem as manifestações mais graves ou as mais comuns da anafilaxia, tais como hipotensão ou choque, dispnéia, erupção cutânea como urticária ou angioedema e alterações do nível de consciência (Tabela 27.II). Por fim, situações que elevem a concentração endógena de histamina devem também ser incluídas, assim como condições que se expressem clinicamente com eritema ou *flushing*.

TRATAMENTO

Dada a diversidade de apresentação clínica da anafilaxia, as condutas podem variar na dependência da gravidade dos sintomas:

a. Parada cardiorrespiratória: devem ser seguidas as recomendações do suporte avançado de vida (ACLS 2005). Especial atenção deve ser dada à manutenção da perviabilidade das vias aéreas altas, pois no edema de glote pode ser necessária uma cricotiroidotomia (Tabela 27.III).
b. Suporte inicial: oxigênio nos casos com envolvimento respiratório, acesso venoso, fluidos isotônicos por via endovenosa e elevação de membros inferiores para controle inicial da pressão arterial.
c. Adrenalina: principal tratamento, deve ser prescrita o mais precocemente possível após o reconhecimento do quadro (Tabelas 27.IV e 27.V). As diretrizes para uso da adrenalina são:

Tabela 27.II – Diagnóstico diferencial da anafilaxia ou reações anafilactóides
1) Causas orgânicas que determinem hipotensão, dispnéia ou síncope: • arritmias cardíacas, infarto agudo de miocárdio, sepse, hipovolemia, urticária ao frio grave, aspiração de corpo estranho, tromboembolismo pulmonar, hipoglicemia.
2) Causas orgânicas relacionadas ao aumento endógeno de histamina: • mastocitose, urticária pigmentosa, ingestão de peixe contaminado com histamina.
3) Causas não-orgânicas que simulam anafilaxia: • reação vasovagal, alergia factícia, disfunção de cordas vocais, síndrome do pânico.
4) Causas de eritema difuso (*flushing*): • síndrome carcinóide, uso de clorpropamida, carcinoma medular da tireóide, epilepsia com manifestação autonômica, climatério, eritema facial idiopático.
5) Causas de urticária e angioedema: • angioedema hereditário, uso de inibidores de enzima conversora, urticária crônica.

Tabela 27.III – Particularidades da PCR na anafilaxia – ACLS 2005

Na PCR por anafilaxia, o ritmo mais freqüente é AESP ou assistolia.
1) Volume: • Dois acessos de grosso calibre (14) com infusão rápida de soro fisiológico (4 a 8 litros).
2) Epinefrina em altas doses: • Prescrever 1 a 3 mg inicialmente. • Doses crescentes: 3 a 5 mg/de 3-3 a minutos. Infusão contínua após.
3) Anti-histamínicos*: • Difenidramina: 25 a 50 mg EV. • Ranitidina: 50 mg EV.
4) Corticosteróide*: • Metilprednisolona: 125 mg EV.
5) Tempo de RCP: • É prudente não encerrar os esforços precocemente haja visto a idade jovem da maioria dos pacientes.
* Não existem evidências para recomendar anti-histamínicos ou esteróides na PCR, entretanto o ACLS 2005 recomenda.

Tabela 27.IV – Papel da adrenalina na anafilaxia

• A adrenalina é a principal medicação.
• A via de administração principal é a intramuscular em vasto lateral da coxa.
• Deve ser fornecida o mais precocemente possível.
• As doses recomendadas para anafilaxia são diferentes da PCR.
• Não há contra-indicação absoluta ao uso da adrenalina na anafilaxia.

Tabela 27.V – Dose de adrenalina na anafilaxia

Via	Adultos	Crianças
SC/IM	Concentração: 1:1.000 (ampola padrão de 1 mL) Dose: 0,3 a 0,5 mL (0,3 a 0,5 mg)	Concentração: 1:1.000 Dose: 0,01 mL/kg/dose Máximo: 0,3 mL
EV	Concentração: 1:10.000 (1 ampola padrão de 1 mL diluída em 9 mL de soro fisiológico) Dose: 0,1 a 0,3 mL em infusão lenta (5 minutos)	Concentração: 1:10.000 Dose: 0,01 mL/kg/dose Máximo: 0,3 mL

- Recentes estudos mostram que a administração intramuscular (coxa: músculo vasto lateral) determina picos mais rápidos e maiores de concentração da adrenalina. A tendência atual é considerar esta via como a principal via de administração da adrenalina, embora inexistam estudos que demonstrem diferença nos desfechos clínicos.
- Se a via subcutânea for utilizada, observar atentamente a necessidade de troca de via de administração, especialmente em casos não responsivos.
- Via endovenosa: reservada aos casos mais graves, em iminência de parada cardiorrespiratória, no choque, ou nos casos irresponsivos ao tratamento inicial, desde que haja acesso imediatamente disponível, e com restrita obediência à concentração indicada para essa via.
- Intervalos de aplicação da adrenalina (empírico); cada 5, 10 ou 15 minutos, norteados genericamente pela gravidade do quadro clínico, nível de resposta à aplicação anterior e pelo aparecimento de efeitos colaterais próprios desse medicamento.
- Aplicação da adrenalina próxima ao local de injeção de substância implicada na anafilaxia e o uso de torniquetes não são recomendados por nós.
- Doses recomendadas e as concentrações de adrenalina (Tabela 27.V).

d. Anti-histamínicos: bloqueadores H1 e H2 são recomendados (Tabela 27.VI).

- Adultos que se apresentam com quadro alérgico agudo: a administração de ambos os bloqueadores determina, ao menos, uma resolução mais rápida da urticária, sem entretanto haver diferenças no controle da pressão arterial ou de outros sintomas.
- Via de administração: parenteral ou oral, embora a via parenteral nos pareça mais indicada no contexto de emergência. A difenidramina é o bloqueador H1 mais estudado, embora qualquer outro possa ser utilizado.

e. Corticosteróides (Tabela 27.VII): são indicados empiricamente, em especial com o objetivo de atenuar possíveis reações tardias (o que nem sempre parece ser bem-sucedido) e no tratamento do broncoespasmo.

f. Outros medicamentos: podem ser indicados em situações especiais:

- Broncoespasmo: broncodilatadores inalatórios.
- Drogas vasoativas em infusão contínua: tais como dopamina e noradrenalina, em doentes com hipotensão refratária ao tratamento inicial.
- Glucagon (Tabela 27.VIII): opção de tratamento para os casos pouco responsivos a adrenalina, particularmente

Tabela 27.VI – Doses de anti-histamínicos (H1 e H2) na anafilaxia

Adultos
• Difenidramina EV/IM: 25 a 50 mg até de 4/4 ou 6/6 horas.
• Ranitidina EV: 50 mg até 8/8 horas.
Crianças
• Difenidramina IM/EV: 1 a 2 mg/kg/dose até de 4/4 ou 6/6 horas (máximo de 75 mg/dose).
• Ranitidina EV: 1,25 mg/kg/dose até de 8/8 horas.

Tabela 27.VII – Doses de corticosteróides na anafilaxia

Via	Adultos	Crianças
EV	Metilprednisolona: 125 mg, até 6/6 horas Pode-se usar doses equivalentes de outros corticóides.	Metilprednisolona: 1 a 2 mg/kg/dose até 6/6 horas. Máximo de 125 mg/dose. Pode-se usar doses equivalentes de outros corticóides.
Oral	Prednisona: 1 mg/kg/dose (40 a 60 mg) até 6/6 horas.	Prednisona: 1 a 2 mg/kg/dose até 6/6 horas. Máximo de 75 mg/dose.

Tabela 27.VIII – Doses de glucagon na anafilaxia

Adultos	Crianças
• IM/EV: 1 a 2 mg de 5/5 minutos.	• EV: 20 a 30 μg/kg em 5 minutos (máximo de 1 mg), seguido de infusão contínua de 5-15 μg/minuto.
• EV: 1 a 5 mg em 5 minutos, contínua de 5 a 15 μg/minuto.	

por uso prévio de β-bloqueadores. O glucagon possui propriedades inotrópicas e cronotrópicas positivas e efeitos vasculares independentes dos receptores β, além de induzir o aumento de catecolaminas. Seus efeitos colaterais mais comuns são náuseas, vômitos e hiperglicemia.

LEITURA ADICIONAL

1. Kemp SF, Lockey RF. Anaphylaxis: a review of causes and mechanisms. J Allergy Clin Immunol 2002; 110: 341-8.
2. McGrath KG. Anaphylaxis. In: Grammer LC, Greenberger PA. Patterson's allergic diseases: diagnosis and management. 6. ed. Lippincott Williams & Wilkins; 2002.
3. Ellis AK, Day JH. Diagnosis and management of anaphylaxis. CMAJ 2003; 169(4): 307-12.
4. McLean-Tooke APC, Bethune CA, Fay AC, Spickett GP. Adrenaline in the treatment of anaphylaxis: what is the evidence? BMJ 2003; 327: 1332-5.
5. Lin RY, Schwartz LB, Curry A, et al. Histamine and tryptase levels in patients with acute allergic reactions: an emergency department–based study. J Allergy Clin Immunol 2000; 106(1): 65-71.
6. The Joint Task Force on Practice Parameters. The diagnosis and management of anaphylaxis: VII. evaluation and management of patients with a history of anaphylaxis. J Allergy Clin Immunol 1998; 101(6, PART 2) Supplement: S482-S485.
7. The Joint Task Force on Practice Parameters. The diagnosis and management of anaphylaxis: III. algorithm for the treatment of acute anaphylaxis. J Allergy Clin Immunol 1998; 101(6, PART 2) Supplement: S469-S471.
8. Rowe BH, Carr S. In: Tintinalli JE, Kelen GD, Stapczynski. Emergency medicine: American College of Emergency Physicians. 6. ed. McGraw Hill; 2004. p.247-52.
9. Austen KF. Allergies, anaphylaxis, and systemic mastocytosis. In: Kasper, Braunwald, Fauci, et al. Harrison's principles of internal medicine. 16. ed. McGraw-Hill; 2005. p.1947-56.
10. Lieberman P, Camargo CA, Bohlke K, et al. Epidemiology of anaphylaxis: findings of the American College of Allergy, Asthma and Immunology. Epidemiology of Anaphylaxis Working Group. Ann Allergy Asthma Immunol 2006; 97: 596-602.
11. Sampson HA, Munoz-Furlong A, Campbell RL, et al. Second Symposium on the definition and management of anaphylaxis: summary report – Second National Institute of Allergy and Infectious Disease/Food Allergy and Anaphylaxis Network Symposium. J Allergy Clin Immunol 2006; 117(2): 391-7.

Algoritmo 27.1 – Tratamento da anafilaxia

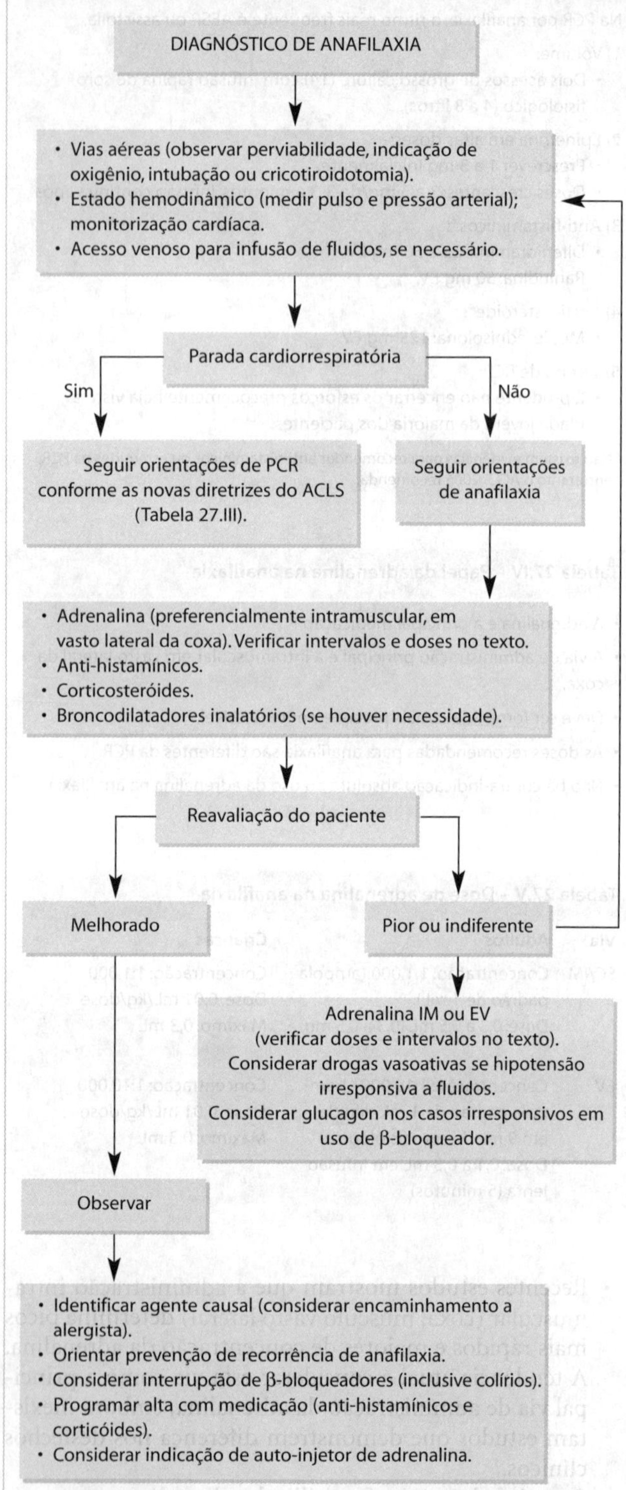

Hipertensão Intracraniana

CAPÍTULO 28

Fernando Campos Gomes Pinto
José Pereira Píndaro Plese

TÓPICOS IMPORTANTES

- O aumento da pressão intracraniana é uma ocorrência freqüente em neurocirurgia resultante de diversas doenças que afetam o encéfalo.
- Entende-se por hipertensão intracraniana (HIC) o aumento da pressão no interior do crânio (PIC) além dos valores fisiológicos; > 20 mmHg no adulto.
- Manifesta-se por cefaléia, vômito, papiledema, convulsão, tontura, alteração do comportamento, do nível de consciência, da pressão arterial, da freqüência cardíaca e do ritmo respiratório.
- O aumento da PIC está relacionado ao aumento de um ou mais dos seus componentes (líquor, sangue e parênquima) ou outro processo expansivo (neoplasias primárias ou metastáticas, abscessos, hematomas, granulomas).
- O diagnóstico de HIC baseia-se no reconhecimento de suas manifestações clínicas, podendo ser auxiliado por exames de neuroimagem mostrando um processo expansivo, edema perilesional, hidrocefalia, apagamento de sulcos e cisternas, herniações, edema e inchaço cerebral.
- Os monitores da PIC podem ser subdurais, intraparenquimatosos ou intraventriculares.
- O tratamento da HIC tem por objetivo diminuir a PIC e baseia-se principalmente na redução do conteúdo intracraniano e/ou no aumento de sua cavidade.

INTRODUÇÃO E DEFINIÇÕES

O aumento anormal da pressão intracraniana pode resultar de várias doenças que afetam o encéfalo. O diagnóstico e o tratamento da hipertensão intracraniana (HIC) devem ser precoces e adequados, a fim de evitar danos irreparáveis ao encéfalo ou até mesmo a morte.

Numa série de 206 pacientes que sofreram traumatismo cranioencefálico grave evidenciou-se que a presença de HIC (em 137 dos 206 pacientes, 66,5% dos casos) influenciou a evolução clínica.

ETIOLOGIA E FISIOPATOLOGIA

O crânio é como um estojo de paredes rígidas, inelásticas, contendo uma cavidade que se comunica com o exterior por uma abertura ampla, o forame magno. O interior do crânio é dividido em compartimentos pela foice e tenda de cerebelo. O forame de Pacchioni comunica o espaço supratentorial e intratentorial. A cavidade intracraniana é totalmente ocupada pelo parênquima cerebral, por sangue e líquido cefalorraquiano (LCR), considerados incompressíveis. Nos dois primeiros anos de vida, a presença das fontanelas permite que o crânio tenha certa complacência e maior capacidade de suportar aumento de pressão, à custa de seu aumento (macrocrania).

A perfeita harmonia entre o cérebro, o liquor e a contínua circulação de sangue determina a existência da pressão intracraniana (PIC) normal.

O LCR produzido pelos plexos coróides passa dos ventrículos para o espaço subaracnóideo através dos forames de Luschka e Magendie, na fossa posterior. No espaço subaracnóideo, o LCR desloca-se tanto no sentido cranial como caudal e sua absorção ocorre principalmente nas vilosidades aracnóideas situadas junto ao seio sagital superior. O LCR ocupa 10% da cavidade craniorraquiana, está em contato íntimo com o parênquima nervoso e com a circulação sangüínea. A pressão do LCR é a mesma quando medida nas cavidades ventriculares, na cisterna magna ou no fundo do saco lombar.

O aumento da pressão do LCR do espaço subaracnóideo espinal, constatado na mudança da posição horizontal para ortostática, é explicado pelo fato do crânio ser um recipiente imperfeitamente fechado, permitindo que parte da pressão atmosférica atue no espaço intracraniano, através dos vasos sangüíneos. A PIC, em condições normais, varia de 50 a 200 mm de H_2O ou até 15 mmHg, sendo considerado tolerável até 20 mmHg e anormal acima desse valor.

Lundberg descreveu as ondas de pressão durante o registro da PIC. As ondas em platô são consideradas patológicas e, muitas vezes, associam-se a sintomas e sinais clínicos do aumento da PIC. As ondas B podem aparecer em certas condições fisiológicas, mas estão freqüentemente associadas a situações patológicas. Ondas C representam apenas a repercussão dos batimentos cardíacos no registro da PIC. O desaparecimento das ondas de pressão deve-se à falência vasomotora e implica em mau prognóstico.

O metabolismo encefálico é exclusivamente aeróbico. Utilizando-se métodos para medir o fluxo sangüíneo encefálico (FSE), avalia-se que o encéfalo, representado por 2% do peso corporal, consome aproximadamente de 20 a 22%

do oxigênio do organismo, necessitando de um fluxo sangüíneo que corresponde a 15% do débito cardíaco.

O FSE é igual à diferença entre a pressão de perfusão cerebral (PPC) e a resistência vascular encefálica (RVE). A PPC pode ser definida como a diferença entre a pressão arterial (PA) e a pressão intracraniana (PIC). A RVE é diretamente proporcional à extensão de seu leito vascular e inversamente proporcional à quarta potência do raio dos vasos. Como na prática a extensão do leito vascular é invariável, as alterações no diâmetro do vaso desempenham importante papel na RVE. O FSE se mantém constante, apesar de grandes variações na PA média (entre 50 e 70 mmHg). Em geral, diz-se que, quando há redução da PPC abaixo de 50 mmHg, ocorre queda no FSE. A auto-regulação pode ser definida como o mecanismo pelo qual o FSE se mantém constante, apesar de variações na PA (Figura 28.1). A auto-regulação ocorre pelo diâmetro dos vasos, que é determinado por mecanismos miogênicos e controle químico. O aumento da pressão intravascular causa vasoconstrição, ao passo que sua queda provoca vasodilatação. Uma maior concentração de dióxido de carbono (CO_2) determina vasodilatação e aumento do fluxo sangüíneo nessa área; o oxigênio exerce ação sobre o tônus vascular, causando vasoconstrição.

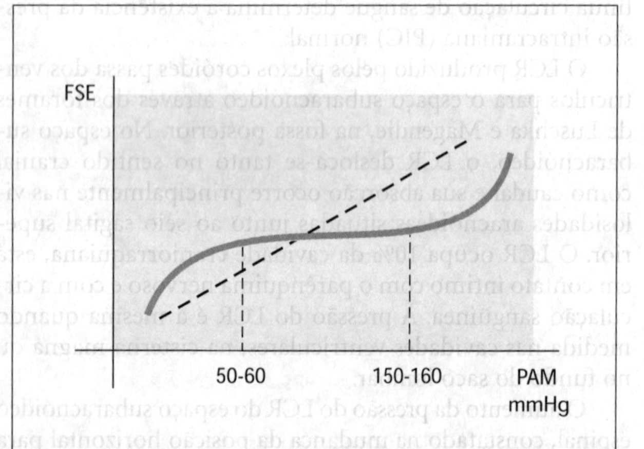

Figura 28.1 – Linha contínua: autorregulação normal. Linha pontilhada: perda da autorregulação.

O espaço intracraniano é considerado invariável em volume e seu conteúdo é praticamente incompressível. O aumento de volume de um dos componentes da cavidade intracraniana ou o aparecimento de um processo expansivo determinam o deslocamento dos seus constituintes naturais. Para que a PIC se mantenha inalterada, é necessário que saia da cavidade intracraniana um volume de líquido igual ao volume acrescentado. Quando o volume de líquido acrescentado é maior que o deslocado, a PIC aumenta. O novo volume pode ocupar de 8 a 10% do espaço intracraniano, sem que haja aumento da PIC. A partir daí, entretanto, uma diferença de apenas 1% já é suficiente para alterar a PIC.

Quando certo volume é acrescido ao conteúdo normal da cavidade intracraniana, ocorre diminuição do espaço subaracnóideo periencefálico e, em seguida, redução das cavidades ventriculares por diminuição do LCR. Ulteriormente, diminui o volume sangüíneo e, finalmente, há redução do volume do parênquima nervoso por compressão e atrofia.

Nas crianças que ainda apresentam fontanelas abertas e suturas não soldadas, a elasticidade do crânio permite que o aumento do seu conteúdo seja compensado pelo aumento de sua cavidade. O aumento lento do conteúdo intracraniano permite o deslocamento progressivo de grande quantidade de líquido em seu interior. Entretanto, o aumento rápido impede a adequada utilização desses mecanismos compensatórios, acarretando o desequilíbrio precoce da relação volume/pressão intracraniana, podendo, nessas circunstâncias, levar ao aumento da PIC com volumes bem menores, se comparados aos acréscimos lentos.

É importante a noção da existência de um ponto em que ocorre o desequilíbrio entre o aumento do conteúdo intracraniano e o deslocamento de líquidos em seu interior. Denomina-se complacência encefálica a capacidade da cavidade intracraniana de adaptar-se ao aumento de volume em seu interior. Na Figura 28.2, a relação volume/pressão é representada por uma curva, a qual mostra que, a partir de um determinado volume, a pressão eleva-se (e, portanto, a complacência diminui) rapidamente.

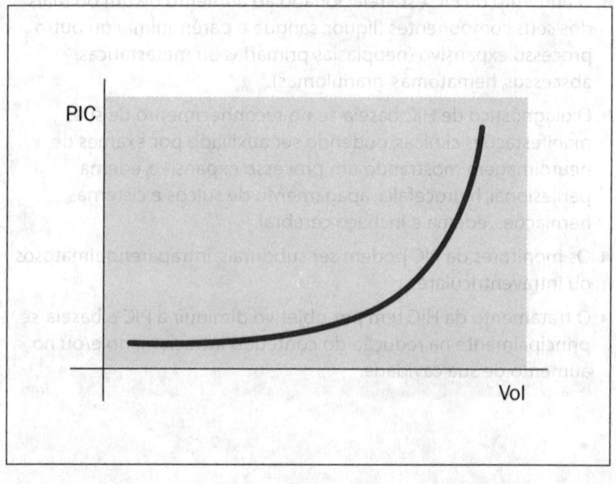

Figura 28.2 – Curva da complacência (volume/pressão) de Langfitt.

O tempo é um fator muito importante no processo adaptativo, já que aumentos de volume lentos e progressivos são mais tolerados e compensados que aumentos súbitos, os quais levam à descompensação rápida com o mesmo volume.

A descompensação e o conseqüente aumento da PIC podem levar ao deslocamento, à torção do neuroeixo e à redução do FSE, prejudicando o funcionamento do sistema nervoso central.

A torção e o deslocamento de estruturas encefálicas, conhecidos como herniações, são resultado tanto de fatores que levam ao aumento da PIC quanto de processos expansivos sem elevação desta, por compressão. As hérnias encefálicas podem ser:

1. Supracalosa – Passagem do giro do cíngulo sob a borda livre da foice cerebral que pode levar a um infarto isquêmico no território de irrigação das artérias pericalosas por compressão destas artérias.
2. Uncal – Deslocamento do uncus e da porção medial do giro hipocampal através da incisura da tenda do cerebelo, podendo levar à compressão do nervo oculomotor com midríase ipsilateral, compressão da artéria cerebral posterior e do mesencéfalo, apresentando desde hidrocefalia por compressão do aqueduto cerebral até o óbito, passando por hemiparesia/hemiplegia, coma e descerebração.
3. Central – Migração caudal do diencéfalo e porção superior do mesencéfalo através do forame de Pacchioni, resultado de processos supratentoriais difusos com grande aumento da PIC.
4. Cerebelares superior e inferior – Herniação de tecido cerebelar através do forame de Pacchioni (cerebelar superior ou ascendente) ou do forame magno (cerebelar inferior ou tonsilar). Ambas resultam de processos que levam ao aumento da pressão infratentorial. A hérnia cerebelar inferior é provavelmente a mais grave das herniações, pois pode comprimir o bulbo e levar a uma parada cardiorrespiratória súbita.

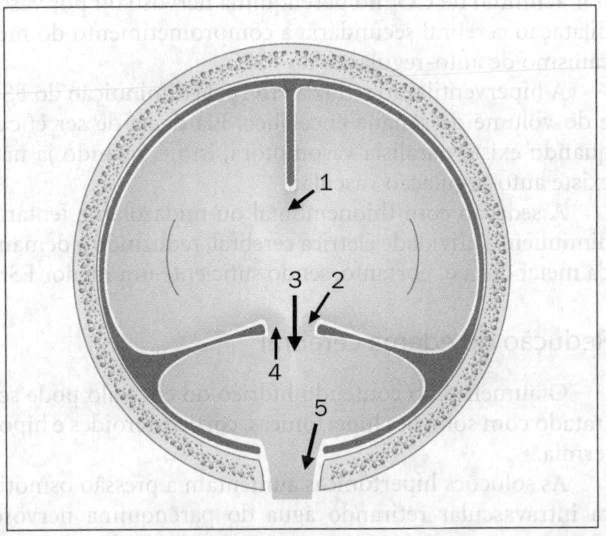

Figura 28.3 – Hérnias encefálicas: (1) supracalosa; (2) uncal; (3) central; (4) cerebelar superior e (5) cerebelar inferior.

A HIC provoca alterações do FSE por compressão e redução do calibre vascular, causando hipóxia cerebral com elevação na concentração de CO_2 e conseqüente vasodilatação (pelo mecanismo citado anteriormente), o que pode agravar a HIC. Numa tentativa de se manter uma pressão de perfusão cerebral (PPC) compatível com a irrigação encefálica necessária, ocorre aumento da pressão arterial média (PAM) conforme a fórmula:

$$PPC = PAM - PIC$$

Acredita-se que o aumento da PAM seja resultado de hipóxia de estruturas do tronco cerebral. Caso essa isquemia atinja maiores proporções, poderá haver falência da reação vasopressórica, diminuição da PAM, maior isquemia cerebral e morte. O aumento da PAM, a bradicardia e as alterações no padrão respiratório são conhecidos como tríade de Cushing.

ACHADOS CLÍNICOS

A elevação da PIC ocorre quando há aumento de volume de um ou mais componentes naturais da cavidade intracraniana ou pelo acréscimo de processo expansivo (neoplasia, abscesso, hematoma, granuloma). O aumento de volume do LCR (hidrocefalia) surge quando há bloqueio parcial ou total do fluxo liquórico, aumento da produção do LCR ou dificuldade na sua reabsorção. O aumento do conteúdo sangüíneo é secundário à vasodilatação encefálica e o aumento do componente hídrico do parênquima nervoso (edema e inchaço) ocorre em várias circunstâncias.

A elevação da PIC causada por processo expansivo não está necessariamente relacionada às suas dimensões. Tumores de pequeno porte, mas situados no interior do sistema ventricular, podem levar a um importante bloqueio do trânsito liquórico, acarretando hidrocefalia e HIC. Determinadas neoplasias, inflamações, granulomas, parasitas (cisticercose, hidatidose), infartos isquêmicos e hemorrágicos, traumatismos cranienc efálicos são acompanhados de edema ou inchaço cerebral que podem ser a causa da HIC.

A evolução dos sinais e sintomas da HIC é determinada principalmente pela compressão e distorção do encéfalo e se dá em quatro fases:

- Fase 1 – Assintomática, atuação dos mecanismos compensatórios de aumento da PIC.
- Fase 2 – Primeiros sintomas e sinais de HIC: cefaléia, náuseas e/ou vômitos, tontura, convulsão, papiledema, alterações do nível de consciência, de comportamento, da pressão arterial (PA) e da respiração, diminuição da freqüência cardíaca (FC), comprometimento do FSE e isquemia cerebral. Aparecem as ondas em platô na monitorização da PIC.
- Fase 3 – Acentuação da HIC, comprometimento do tônus vascular e falência do mecanismo vasopressórico, levando a aumento do volume sangüíneo cerebral. Rebaixamento do nível de consciência, elevação da PA, diminuição da FC e alterações do ritmo respiratório.
- Fase 4 – Queda da PA, irregularidades da FC e do ritmo respiratório, coma, midríase paralítica, parada cardiorrespiratória e óbito.

Podem aparecer também sintomas e sinais focais, resultantes de disfunção do local da lesão que levou à HIC. Tal quadro – convulsão focal, ataxia, paresia, paralisia e comprometimento de nervos cranianos – permite, em alguns casos, identificar a localização da lesão. O envolvimento de nervos cranianos (por exemplo, o nervo abducente) nem sempre contribui para a localização.

EXAMES COMPLEMENTARES

O diagnóstico de HIC é baseado no reconhecimento de suas manifestações clínicas, podendo ser auxiliado por exames de neuroimagem (tomografia de crânio e ressonância magnética de encéfalo) que mostrem um processo expansivo, edema perilesional, hidrocefalia, apagamento de sulcos e cisternas, herniações, edema e inchaço cerebral, entre outros (Figura 28.4).

A instalação de um monitor da PIC confirma o diagnóstico e permite fazer a avaliação e o acompanhamento do paciente com HIC (Figura 28.5). Os monitores da PIC podem ser subdurais, intraparenquimatosos ou intraventriculares.

TRATAMENTO

O aumento da PIC determina a diminuição do FSE e o aparecimento de hérnias encefálicas. O objetivo do tratamento consiste em diminuir a HIC para que o FSE normalize e as hérnias sejam reduzidas. O tratamento é baseado na diminuição do conteúdo intracraniano e/ou no aumento do espaço intracraniano.

Redução do volume do líquido cefalorraquiano intracraniano

A redução temporária da HIC pode ser obtida pela remoção do LCR por meio de punção lombar. Como a punção

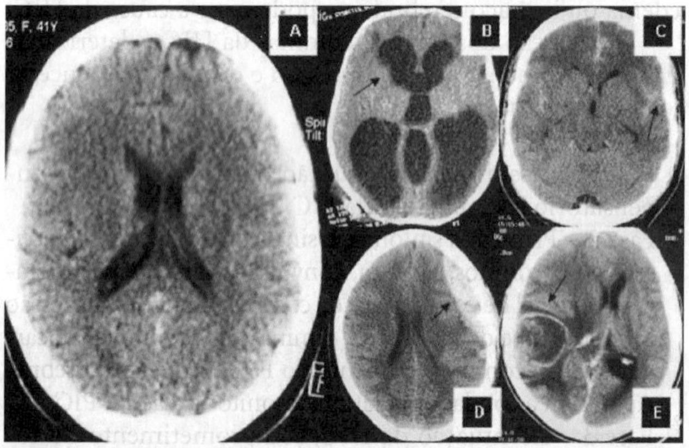

Figura 28.4 – (A) Tomografia de crânio normal. (B) Hidrocefalia; a seta aponta os ventrículos dilatados. (C) Edema cerebral com apagamento de sulcos e giros; a seta aponta hemorragia subaracnóidea na fissura silviana. (D) Hematoma extradural com compressão do lobo frontal. (E) Tumor cerebral, edema perilesional e desvio das estruturas da linha mediana (hérnia subfalcina).

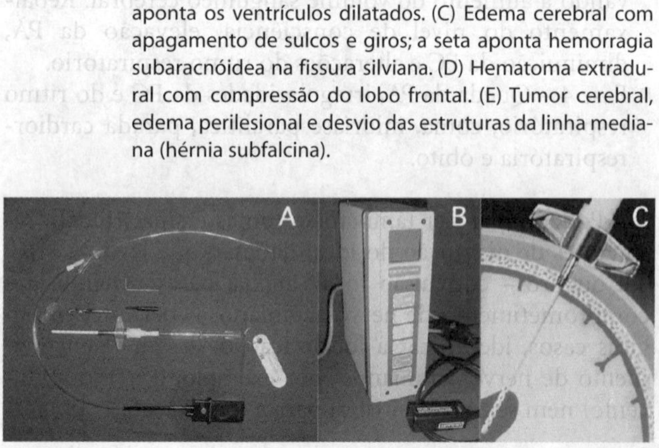

Figura 28.5 – (A) Kit para monitoração da PIC com cateter intraventricular e transdutor de fibra óptica. (B) Monitor de PIC. (C) Cateter para monitoração intraventricular da PIC fixado no crânio (vista coronal do lobo frontal esquerdo seccionado).

pode precipitar a ocorrência de hérnias encefálicas, está contra-indicada nas HIC secundárias a processos expansivos. Esse procedimento pode ser indicado nas hemorragias subaracnóideas, nas meningites e nas hidrocefalias comunicantes. As derivações são realizadas utilizando-se sistemas de derivação com válvula unidirecional interposta, desviando-se o fluxo do LCR das cavidades ventriculares para a cavidade peritonial. As derivações externas com freqüência apresentam complicações relacionadas à obstrução do sistema e infecções. A derivação do LCR para o exterior também pode ser realizada durante um tempo limitado quando se deseja redução temporária do volume do LCR. A monitoração intraventricular da PIC permite a drenagem terapêutica de LCR.

A elevação da cabeceira da cama a 30° facilita o deslocamento do LCR do espaço intracraniano para o intrarraquidiano, além de incrementar o retorno venoso encefálico para as veias jugulares, corroborando para a redução da PIC.

Redução do volume de sangue encefálico

O volume de sangue no encéfalo pode aumentar em várias circunstâncias, principalmente nos traumatismos cranioencefálicos, contribuindo para aumentar a PIC. A maior quantidade de sangue no encéfalo pode ser causada por acúmulo de CO_2 no parênquima nervoso ou por vasodilatação cerebral secundária a comprometimento do mecanismo de auto-regulação do FSE.

A hiperventilação reduz a HIC pela diminuição do FSE e do volume de sangue encefálico. Ela deixa de ser eficaz quando existe paralisia vasomotora, isto é, quando já não existe auto-regulação vascular.

A sedação com thionembutal ou midazolan e fentanil diminuem a atividade elétrica cerebral, reduzindo a demanda metabólica e, portanto, sendo suficiente um menor FSE.

Redução do edema cerebral

O aumento do conteúdo hídrico do encéfalo pode ser tratado com soluções hipertônicas, corticosteróides e hipotermia.

As soluções hipertônicas aumentam a pressão osmótica intravascular retirando água do parênquima nervoso para a corrente sangüínea, em conseqüência do gradiente osmótico criado. Uma solução hipertônica ideal deve permanecer por tempo prolongado no leito vascular, não atravessar a barreira hematoencefálica e ser atóxica. Entretanto, como a barreira hematoencefálica está comprometida, ao menos parcialmente, no local da lesão responsável pela HIC, o agente da solução hipertônica tende a penetrar no parênquima nervoso, onde permanece por mais tempo que na corrente sangüínea. Em conseqüência, ocorre a inversão do gradiente osmótico com maior pressão osmótica no tecido nervoso, o que acarreta a retirada de água da corrente sangüínea para o encéfalo. Assim, após uma ação eficaz da solução hipertônica na redução da HIC, tem-se, em seguida, uma nova elevação da PIC que pode chegar a níveis superiores aos registrados antes da injeção da solução. As principais soluções hipertônicas são de manitol e as soluções salinas hipertônicas.

A solução salina hipertônica a 3%, na dose de 8 mL/kg, se mostrou capaz de promover o restabelecimento hemodinâmico e diminuir a pressão intracraniana em um modelo experimental de traumatismo cranioencefálico, com aumento da PIC associado ao choque hemorrágico.

O manitol é um álcool empregado em soluções aquosas na concentração de 20%, como infusão endovenosa rápida, na dose de 1,5 a 2 g/kg. Seu efeito inicia-se após 10 a 15 minutos e prolonga-se por quatro horas. Sua aplicação deve ser repetida periodicamente. O manitol não é metabolizado pelo organismo, não é tóxico, não atravessa a barreira hematoencefálica íntegra, e o fenômeno do rebote, além de ser menos freqüente, é discreto. A solução de manitol é bastante utilizada no tratamento da HIC qualquer que seja a causa, principalmente quando se deseja uma rápida redução da PIC.

Os corticosteróides são muito empregados no tratamento da HIC por reduzir intensamente o edema cerebral vasogênico que acompanha as neoplasias e inflamações. Os esteróides mais utilizados são a dexametasona, e com menos freqüência, a metilprednisolona. A dexametasona tem sido o esteróide mais indicado por causa de seu elevado efeito antiinflamatório e da menor retenção do sódio. A dexametasona é empregada no tratamento do edema cerebral, geralmente em dose inicial de 10 mg e a seguir 4 mg a cada quatro ou seis horas, podendo ser administrada pelas vias endovenosa e oral. As hemorragias digestivas são a principal complicação do uso de quantidades elevadas e prolongadas de dexametasona. Essa complicação pode ser reduzida com o emprego de antiácidos, protetores da mucosa gástrica ou cimetidina. Além de hemorragias digestivas, a dexametasona pode provocar descompensação do diabetes e causar distúrbios psíquicos. A retirada da dexametasona deve ser gradual.

A hipotermia é útil no tratamento do edema cerebral traumático, mas certas complicações e dificuldades técnicas para o seu emprego fazem com que ela seja utilizada apenas em condições especiais.

Cirurgias descompressivas

A cirurgia descompressiva externa consiste na retirada temporária ou permanente de retalhos da calota craniana. As craniectomias descompressivas extensas são indicadas nas HIC graves, decorrentes do aumento difuso do encéfalo, como ocorre em traumatismos cranioencefálicos (tumefação cerebral), pseudotumor cerebral e infartos isquêmicos extensos acompanhados de edema.

LEITURA ADICIONAL

1. Colli BO. Fisiopatologia da hipertensão intracraniana no traumatismo cranioencefálico. In: Neurotraumatologia 2000; 2: 5-21.
2. Junn N, Morris GF, Marshal SB. Intracranial hypertension and cerebral perfusion pressure: influence on neurological deterioration and outcome. In: Severe head trauma. J Neurosurg 2000; 2: 1-6.
3. Marmarou A. Pathophysiology of intracranial pressure. In: Narayan RK, Wilberger JE, Povlishock JT. Neurotrauma 1996; 30: 413-28.
4. Ropper AH, Rockoff MA. Physiology and clinical aspects of raised intracranial pressure. In: Ropper AH. Neurological and neurosurgical intensive care. 3. ed. Philadelphia: Lippincott-Raven; 1993. p.11-28.
5. Langfitt TW, Weinstein JD, Kassell NF. Vascular factors in head injury: contribution to brain swelling and intracranial hypertension. In: Caveness WF, Walker AE (eds.). Head injury: conference proceedings. Philadelphia: JB Lippincott Co; 1996. p.172-94.
6. Feldman Z, Narayan RK. Intracranial pressure monitoring: techniques and pitfalls. In: Cooper PR. (ed.). Head trauma. 3. ed. Baltimore: Williams & Wilkins; 1993. p.247-74.
7. Kanter MJ, Narayan RK. Intracranial pressure monitoring. Neurosurg Clin North Amer 1991; 257-65.
8. Clark WC, Muhlbauer MS, Lowrey R. Complications of intracranial pressure monitoring in trauma patients. Neurosurgery 1989; 25: 20-4.
9. Blaha M, Lazar D. Traumatic brain injury and hemorrhagic complications after intracranial pressure monitoring. J Neurology Neurosurg Psychiatry. 2005; 76(1).
10. Lashutka MK, Chandra A, Murray HN, Philips GS, Kieshand BC. The relationship of intraocular pressure to intracranial pressure. Annals of Emergency Medicine 2004; 43(5): 585-91.
11. Stávale MA. Bases teóricas das alterações hemodinâmicas e metabólicas encefálicas pós-traumáticas. In: Stávale MA (ed.). Bases da terapia intensiva neurológica. São Paulo: Editora Santos; 1996. p. 97-132.
12. Mayer SA, Chong JY. Critical care management of increased intracranial pressure. J Intensive Care Med 2002; 17: 55-67.
13. Battison CBA, Andrews PJD, Graham C, Peth T. Randomized, controlled trial on the effect of a 20% manitol solution and a 7,5% saline 6% dextran solution on increased intracranial pressure after brain injury. Crit Care Med 2005; 3(1): 196-202.
14. Dantas Filho VP, Falcão AL, Sardinha LA, Facure JJ, Araújo S, Terzi RG. Relevant factors influencing the evolution of 206 patients with severe head injury. Arq Neuropsiquiatr 2004 Jun; 62(2A): 313-8.
15. Pinto FCG. Estudo da reposição volêmica inicial em modelo experimental de choque hemorrágico associado ao traumatismo cranioencefálico: comparação entre as soluções de *ringer* lactato e salina hipertônica 3% [tese]. São Paulo: Faculdade de Medicina, Universidade de São Paulo; 2007.
16. Pinto FCG, Capone Neto A, Prist R, Rocha e Silva M, Poli de Figueiredo LF. Volume replacement with lactated ringer's or 3% hypertonic saline solution during combined experimental hemorrhagic shock and traumatic brain injury. Journal of Trauma-Injury Infection & Critical Care. 2006; 60(4): 758-64.

Algoritmo 28.1 – Tratamento da HIC

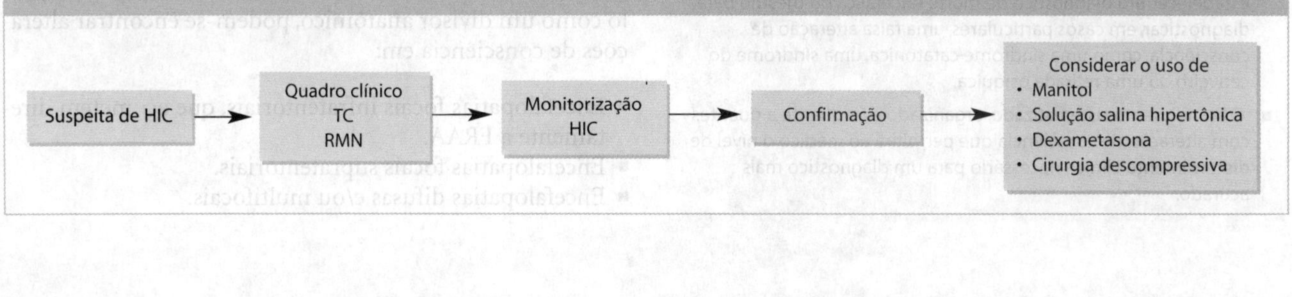

CAPÍTULO 29 Coma

Marcelo Calderaro
Getúlio Daré Rabello

TÓPICOS IMPORTANTES

- De maneira concisa pode-se dizer que a avaliação inicial do paciente em coma deve ser feita de maneira imediata pelo emergencista.
- Dada a enorme gama de etiologias que levam à alteração do estado de consciência, é comum que inúmeros médicos se deparem com esses doentes.
- Após o atendimento inicial e uma sumária avaliação neurológica, o médico que assiste o doente com alteração de estado de consciência deve estar apto a reconhecer as situações de lesão difusa ou multifocal do SNC e a presença de encefalopatias focais, quer por lesões supratentoriais, quer por lesões infratentoriais.
- É intuitivo que diante de um doente com alteração de exame neurológico que sugira lesão focal a presença do especialista se imponha.
- Na maior parte das vezes, contudo, encontra-se ao exame uma encefalopatia difusa ou multifocal, tendo sido discutidas as situações em que, nessa condição, um estudo de imagem do encéfalo e a opinião do especialista sejam necessários.
- De um lado, o especialista pode ser chamado para avaliar um doente com sinais focais ao exame e que, finda a investigação, não se demonstre uma lesão anatômica e sim uma alteração metabólica (hipoglicemia, encefalopatia hepática ou urêmica). De outro, doentes sem sinais focais ao exame podem eventualmente albergar doenças intracranianas, o que ocorre em situações em que a lesão esteja localizada em áreas pouco eloqüentes do encéfalo, como lobo frontal de hemisfério não-dominante (direito), lobos parietais ou tálamos.
- Lesões supratentoriais, embora possam comprometer o nível e o conteúdo de consciência, excepcionalmente levam a coma. Exceção a essa regra são doentes com lesões com caráter hipertensivo e que gerem herniações (hérnia transtentorial central, lateral ou uncal e hérnia subfalcina).
- Lesões infratentoriais podem comprometer a consciência por ação direta sobre a FRAA ou por compressão extrínseca às vias de consciência.
- Em outras situações, o especialista pode ser necessário para estabelecer um diagnóstico de morte encefálica ou mesmo para diagnosticar, em casos particulares, uma falsa alteração de consciência, como uma síndrome catatônica, uma síndrome do cativeiro ou uma retirada psíquica.
- O atendimento sistematizado, organizado e freqüente a doentes com alteração de consciência que permitirá ao médico o nível de discernimento clínico necessário para um diagnóstico mais acurado.

INTRODUÇÃO E DEFINIÇÕES

Define-se consciência, de uma forma operacional e aplicável à prática neurológica, como um perfeito conhecimento de si próprio e do ambiente. Estados alterados de consciência são comuns na prática clínica e apresentam um desafio ao médico emergencista e mesmo ao neurologista, o que se deve à ampla gama de etiologias implicadas. Importante dizer, portanto, que o diagnóstico que se faz sobre o estado de consciência de um paciente é sindrômico, e não etiológico. No entanto, independente da etiologia, a presença de alteração de consciência é sempre indicativa de gravidade, pois traduz uma falência dos mecanismos de manutenção da consciência. Dessa forma, na emergência, deve-se conduzir um caso de alteração de consciência tratando-se antes de tudo hipóteses diagnósticas que possam comprometer precocemente o prognóstico do paciente que certezas clínicas. Tal postura deu origem a protocolos de cuidado básico e avançado de vida.

ETIOLOGIA E FISIOPATOLOGIA

Dois componentes da consciência devem ser analisados, o nível (relacionado ao grau de alerta do indivíduo) e o conteúdo (relacionado a funções cognitivas e afetivas, como memória, linguagem, humor etc.).

O conteúdo de consciência relaciona-se basicamente a função do córtex cerebral, das chamadas funções nervosas superiores, sendo afetado por lesões restritas a essas estruturas. Já o nível de consciência depende de projeções para todo o córtex oriundas da formação reticular ativadora ascendente (FRAA), situada na porção posterior da transição ponto-mesencefálica.

Dito isso, pode-se inferir que o nível de consciência só poderá estar comprometido quando, direta ou indiretamente, anatômica ou funcionalmente, a integridade desta via estiver comprometida. Utilizando-se a tenda do cerebelo como um divisor anatômico, podem-se encontrar alterações de consciência em:

- Encefalopatias focais infratentoriais, que acometem diretamente a FRAA.
- Encefalopatias focais supratentoriais.
- Encefalopatias difusas e/ou multifocais.

Em casuística de 500 casos de coma de etiologia indeterminada, Fred Plum e Jerome Posner encontraram em 65,2% das vezes encefalopatias difusas ou multifocais, 20,2% das vezes encefalopatias focais supratentoriais e 13% das vezes encefalopatias focais infratentoriais. Em 1,6% das vezes não havia uma alteração real da consciência e sim um diferencial que o mimetizava.

As etiologias relacionadas a encefalopatias difusas eram, na maior parte das vezes, patologias clínicas, como transtornos metabólicos e intoxicações exógenas. Já nas encefalopatias focais (quer supra quer infratentoriais) uma doença intracraniana era encontrada na maior parte das vezes. Exceções existem dos dois lados. Meningites, múltiplas metástases cerebrais, hemorragia subaracnóide e hipertensão intracraniana podem levar a quadro de encefalopatias difusas, ao passo que hipoglicemia, encefalopatias hepática e urêmica podem apresentar-se com sinais localizatórios, simulando uma encefalopatia focal.

Importante dizer que encefalopatias difusas e multifocais têm obviamente etiologias distintas. No entanto, são colocadas em um mesmo grupo por razões operacionais, dado que é impossível discernir clinicamente entre uma e outra. Nota-se que na casuística descrita acima de coma de etiologia indeterminada são excluídos casos de coma de origem traumática, uma vez que nessa situação a etiologia da alteração de consciência já é conhecida de antemão.

ACHADOS CLÍNICOS

Dada a enorme gama de etiologias que levam a alteração do estado de consciência, é comum que inúmeros médicos se deparem com esses pacientes. Portanto, parece-nos importante delinear o papel do generalista e do especialista na assistência a pacientes com alteração do estado de consciência. Embora indubitavelmente o atendimento inicial não deva ser realizado pelo especialista, em algumas situações sua presença pode ser decisiva.

Após o atendimento inicial e uma sumária avaliação neurológica o médico que assiste o paciente com alteração de estado de consciência deve estar apto a reconhecer as situações de lesão difusa ou multifocal do SNC e a presença de encefalopatias focais, quer por lesões supratentoriais quer por lesões infratentoriais.

EXAMES COMPLEMENTARES

Dado que existe uma ampla gama de etiologias que podem levar a alterações de consciência, é fundamental um amplo rastreamento tóxico-metabólico e infeccioso em praticamente todos os casos. Uma dúvida freqüente, contudo, é quanto à necessidade de investigação com tomografia de crânio ou mesmo análise do líquor. Já foi dito que a maior parte das vezes não são as doenças neurológicas que são responsáveis pela alteração de consciência e, portanto, é possível que em grande parte dos casos não seja necessária uma investigação neurológica extensa.

Pacientes com encefalopatias focais devem sempre ser submetidos a exame de imagem intracraniano. Com exceção de casos de hipoglicemia, hiperglicemia grave, encefalopatia hepática e urêmica, o achado de encefalopatia focal se relaciona a causas estruturais.

Diante de um paciente com alterações ao exame que sugiram uma encefalopatia difusa ou multifocal a investigação está indicada em algumas situações descritas na Tabela 29.I.

Nesses casos os exames necessários incluem geralmente uma tomografia computadorizada de crânio, inicialmente sem e, se necessário, com contraste. A sensibilidade da tomografia para diagnóstico etiológico do rebaixamento de consciência varia de acordo com a patologia estudada. Em casos que o diagnóstico não se esclareça com o exame de imagem está indicada a realização de punção liquórica, que fornece a medida da pressão intracraniana, além de auxiliar o diagnóstico de doenças inflamatórias, infecciosas e neoplásicas do sistema nervoso central, além de definir situações de hemorragia subaracnóide.

Se ainda assim o diagnóstico não for estabelecido, pode-se realizar um eletroencefalograma. Genericamente, três padrões eletroencefalográficos podem ser encontrados em pacientes com alterações de estado de consciência, descritos na Tabela 29.II.

Outros padrões podem estar presentes e devem ser discutidos com o especialista analisando-se o contexto clínico. Em particular os autores julgam necessário ressaltar a importância do achado de atividade periódica ao eletroencefalograma, que pode sugerir algumas etiologias, como meningoencefalite herpética, acidente vascular cerebral e encefalopatia anóxica.

Tabela 29.I – Exames complementares de imagem na encefalopatia difusa
• Ausência de história clínica – quando não há dados claros relativos à evolução da alteração de consciência é incorreto apenas inferir etiologias. Deve-se, ao contrário, contemplar todas as possibilidades etiológicas possíveis.
• A história clínica ou dados do exame clínico claramente apontam para uma patologia neurológica (trauma de crânio; cefaléia súbita; febre e rigidez de nuca etc.).
• Rebaixamento de nível de consciência em pacientes com história de imunodepressão, neoplasias ou coagulopatias, por serem esses pacientes de alto risco para apresentar patologias intracranianas.
• Quando não há uma causa clínica provável que explique o rebaixamento de consciência ou quando essa causa já foi corrigida sem a normalização do exame neurológico.

Tabela 29.II – Padrão do EEG
• Alentecimento difuso da atividade elétrica cerebral, com ou sem ondas trifásicas – esse padrão é inespecífico e indica um sofrimento cortical difuso, freqüentemente encontrado em doenças metabólicas ou outras de acometimento difuso (meningites, pós-crise epiléptica etc.).
• Presença de estado de mal epiléptico eletrográfico – esse padrão fecha o diagnóstico de crise epiléptica não convulsiva em pacientes com alteração de estado de consciência a esclarecer.
• Eletroencefalograma normal – esse resultado em paciente com alteração de estado de consciência descarta organicidade do quadro, devendo-se investigar causas psiquiátricas (retirada psíquica).

Com relação a pacientes epilépticos, é comum haver alteração de nível de consciência após um estado de mal epiléptico tônico-clônico generalizado. Existem outras possibilidades etiológicas nesses casos e os exames anteriores ajudam a diferenciá-las (Tabela 29.III).

Tabela 29.III – Rebaixamento do nível de consciência no epiléptico

- Paciente está em estado pós-ictal.
- Paciente sofreu dano permanente ao córtex cerebral em conseqüência do estado de mal epiléptico.
- Paciente sofreu lesão estrutural secundária à crise (p. ex., trauma de crânio).
- Paciente está em estado de mal epiléptico não convulsivo.
- A mesma etiologia é responsável pelo estado de mal epiléptico e pelo rebaixamento de consciência (p. ex., meningoencefalite).
- O paciente está rebaixado devido aos medicamentos utilizados para tratar seu estado de mal epiléptico (iatrogenia).

DIAGNÓSTICO DIFERENCIAL

É intuitivo que diante de um paciente com alteração de exame neurológico que sugira lesão focal a presença do especialista se imponha. Por outro lado, na maior parte das vezes encontra-se ao exame uma encefalopatia difusa ou multifocal, tendo sido discutidas as situações em que, nessa condição, um estudo de imagem do encéfalo e a opinião do especialista sejam necessários. Erros diagnósticos podem acontecer tanto em um caso quanto em outro. De um lado, o especialista pode ser chamado para avaliar um paciente com sinais focais ao exame e que, finda a investigação, não se demonstre uma lesão anatômica e sim uma alteração metabólica (hipoglicemia, encefalopatia hepática ou urêmica). De outro lado, pacientes sem sinais focais ao exame podem eventualmente albergar patologias intracranianas, o que ocorre em situações em que a lesão esteja localizada em áreas pouco eloqüentes do encéfalo, como lobo frontal de hemisfério não dominante (direito), lobos parietais ou tálamos.

Lesões supratentoriais, embora possam comprometer o nível e o conteúdo de consciência, excepcionalmente levam a coma. Exceção a essa regra são pacientes com lesões com caráter hipertensivo e que gerem herniações (hérnia transtentorial central, lateral ou uncal e hérnia subfalcina). Lesões infratentoriais podem comprometer a consciência por ação direta sobre a FRAA ou por compressão extrínseca às vias de consciência.

Em outras situações o especialista pode ser necessário para estabelecer um diagnóstico de morte encefálica ou mesmo para diagnosticar, em casos particulares, uma falsa alteração de consciência, como uma síndrome catatônica, uma síndrome do cativeiro ou uma retirada psíquica.

ESCALA DE COMA DE GLASGOW

Classicamente avalia-se a consciência através da aplicação da escala de coma de Glasgow (Tabela 29.IV). Essa escala avalia três parâmetros de resposta, que são abertura ocular, melhor resposta verbal e melhor resposta motora. O princípio da escala é oferecer estímulos sensitivos cada vez mais intensos (nenhum, chamado verbal, resposta dolorosa), alimentando a FRAA com estímulos progressivamente mais potentes, e graduar qual o mínimo necessário para uma reação do paciente. O estímulo doloroso pode ser realizado em leito ungueal, esterno ou região supra-orbitária, com o cuidado que este último pode provocar o fechamento dos olhos.

Tabela 29.IV – Escala de coma de Glasgow*

Parâmetro	Resposta observada	Escore
Abertura ocular	Abertura espontânea	4
	Estímulos verbais	3
	Estímulos dolorosos	2
	Ausente	1
Melhor resposta verbal	Orientado	5
	Confuso	4
	Palavras inapropriadas	3
	Sons ininteligíveis	2
	Ausente	1
Melhor resposta motora	Obedece comandos verbais	6
	Localiza estímulos	5
	Retirada inespecífica	4
	Padrão flexor	3
	Padrão extensor	2
	Ausente	1

* Escore total – 3 a 15.

Embora seja muito útil, alguns comentários devem ser feitos com relação a essa escala:

1. A escala de Glasgow mede uma resposta (uma eferência) a um estímulo e é uma evidência indireta da consciência. Situações que comprometam a resposta motora podem gerar escores falsamente baixos na escala. Isso pode ocorrer em pacientes que receberam bloqueadores neuromusculares ou que tenham doenças neuromusculares e em uma situação conhecida como síndrome do cativeiro, estado deseferentado ou *locked-in syndrome.* Pacientes com lesão da porção ventral da ponte, geralmente aguda, podem ficar em dramática situação na qual não se movimentam, por lesão de fibras motoras provenientes do córtex (também não movimentando os lábios, língua, devido ao acometimento das fibras que se dirigem aos núcleos de nervos cranianos), porém permanecem conscientes, já que a porção dorsal da ponte, onde se situa a FRAA, permanece íntegra. Eles apresentam também déficit dos movimentos horizontais do olhar, apenas conse-

guindo elevar e abaixar os olhos. Comunicação com estes pacientes é possível, estabelecendo-se um código de letras pelo movimento dos olhos.

2. A escala foi elaborada inicialmente para a avaliação aguda de pacientes com trauma de crânio, tendo validação científica para gravidade e prognóstico para esse fim. Devido à facilidade de sua utilização é comum ser utilizada em diversas outras situações, como acidente vascular cerebral. Deve-se entender, porém, que se privilegia nessa escala a resposta verbal como parâmetro de consciência. Isso pode ser problemático em indivíduos com lesões agudas que acometam a linguagem, que podem estar com escore falsamente baixo, sem estar com rebaixamento do nível de consciência propriamente dito. Muitas vezes é preferível ser descritivo nos parâmetros de avaliação de consciência a rotular o paciente com um escore da escala de Glasgow.
3. Por definição, o coma pressupõe paciente com olhos fechados. Existe uma situação, contudo, em que o paciente está absolutamente inconsciente e tem olhos abertos. Isso pode ocorrer por lesões pontinas extensas que levam a disfunção da FRAA (portanto, rebaixamento de consciência) e também lesão dos núcleos do nervo facial, levando a olhos abertos, ausência de mímica de face e de piscamento. Os olhos, portanto, ficam abertos por uma incapacidade anatômica de fechá-los. A pontuação na escala de coma de Glasgow nessa situação estará falsamente alta (devido a pontos obtidos com a abertura ocular).
4. A congruência interexaminador na escala de coma de Glasgow é de cerca de 70 a 80%. Isso se deve basicamente a problemas na pontuação da melhor resposta motora. Faz-se grande confusão entre a resposta de retirada inespecífica (quatro pontos na escala) e as de hipertonia patológica em decorticação (três pontos) e descerebração (dois pontos). Ao avaliar a melhor resposta motora é importante que observemos assimetrias de resposta entre os dois lados, presença de movimentos de face à mímica de dor e a presença de respostas estereotipadas (espontâneas ou provocadas) que caracterizem padrões de hipertonia patológica. Estudos clássicos em animais mostram que lesões extensas hemisféricas (e, portanto supratentoriais) geram padrão de hipertonia em flexão de membros superiores e extensão de membros inferiores, padrão conhecido como rigidez em decorticação. Já lesões entre a ponte e o mesencéfalo (e, portanto infratentoriais), especificamente entre os núcleos rubro (mesencéfalo) e vestibular (ponte) geram hipertonia em extensão tanto de membros superiores quanto de membros inferiores. Esse padrão é conhecido como rigidez em descerebração. É importante ressaltar que essa resposta é estereotipada, independente do local onde o estímulo seja realizado, o que ajuda a diferenciar esses padrões de uma retirada inespecífica.

ESCALA DE JOUVET

Pode-se ainda avaliar o nível de consciência através da escala de Jouvet (Tabela 29.V). Jouvet e Dechaume, na semiologia dos transtornos de consciência, analisam dois parâmetros: perceptividade (analisa função cortical) e reatividade (analisa estruturas situadas no tronco encefálico-FRAA). Essa escala de avaliação foi utilizada para o estudo dos estados de consciência que se seguiam ao estado de coma (estado vegetativo persistente), porém é nossa experiência que pode ser utilizada para estados agudos (Tabela 29.II). Sua vantagem em relação a escala de Glasgow é que ela permite certa correlação anatômica (alteração de perceptividade implica em disfunção cortical; alteração de reatividade implica em disfunção de FRAA). Sua grande desvantagem, porém, é que é de aplicação mais difícil, tornando seu uso menos freqüente.

Algumas observações devem ser feitas:

1. O reflexo de *blinking* consiste em fechamento dos olhos aos estímulos visuais de ameaça. Devem ser evitados mo-

Tabela 29.V – Escala de Jouvet*

Perceptividade		Lúcido, obedece a ordens complexas e até escritas,	P1
		Desorientado têmporo-espacialmente e não obedece a comandos escritos	P2
		Obedece apenas ordem verbal	P3
		Apresenta apenas *blinking*	P4
		Não apresenta sequer *blinking*	P5
Reatividade	Inespecífica	Aos estímulos verbais, acorda e orienta os olhos	R1
		Aos estímulos verbais só acorda, sem orientar os olhos para o estímulo	R2
		Aos estímulos verbais – resposta negativa – sequer acorda	R3
	Específica (dor)	Aos estímulos dolorosos acorda, retira o estímulo, tem mímica de dor e vocalização	D1
		Acorda e retira os estímulos, porém não apresenta mímica de dor ou vocalização	D2
		Apresenta apenas retirada motora	D3
		Resposta negativa	D4
	Autonômica	Aos estímulos dolorosos apresenta taquicardia, taquipnéia e midríase	V1
		Resposta negativa	V2

* Escore total: P1R1D1V1 a P5R3D4V2.

vimentos bruscos dos dedos em direção aos olhos, pois o deslocamento do ar pode provocar falsa resposta pelo desencadeamento do reflexo córneo-palpebral.

2. A resposta de retirada aos estímulos dolorosos (D3) não faz especificação do tipo de retirada: inespecífica, padrão flexor, padrão extensor. Assim, a escala de Jouvet não diferencia adequadamente pacientes com nível de consciência mais baixo, nos quais a resposta motora distingue as diferentes intensidades de alteração da consciência.
3. Assim como na aplicação da escala de coma de Glasgow, os locais de estimulação dolorosa para a pesquisa da reatividade dolorosa e autonômica podem ser o leito ungueal, osso esterno ou forame supra-orbitário.

A escala de Jouvet parece ser particularmente útil em pacientes que estejam com comprometimento mais discreto do nível de consciência, pois tem maior poder de avaliação de funções corticais.

Nesse aspecto é importante tecer algumas considerações sobre pacientes que se apresentam confusos agudamente. Confusão é um termo extremamente inacurado e deve ser evitado, pois não fornece pistas sobre o que de fato está ocorrendo. A maior parte das vezes em que um paciente apresenta-se confuso agudamente encontra-se ao exame um déficit global de atenção secundário a uma encefalopatia difusa ou multifocal. Outras vezes, contudo, um exame cuidadoso revela uma síndrome de hemi-inatenção (ou heminegligência), que se caracteriza pela presença de um déficit atencional lateralizado. Por fim, os pacientes podem sequer estar desatentos, mas sim com comprometimento de linguagem, como o que ocorre na afasia de Wernicke.

A atenção é uma função nervosa superior que permeia todas as demais e, segundo Mesulan, psicologicamente pode ser definida como a capacidade de alocar preferencialmente recursos de processamento mental e canais de resposta a estímulos que sejam relevantes.

ALTERAÇÕES DOS ESTADOS DE CONSCIÊNCIA

As situações neurológicas em que são observadas alterações dos estados de consciência são descritas na Tabela 29.VI.

Após a estabilização clínica do paciente, deve-se fazer uma avaliação neurológica no sentido de checar em qual subgrupo clínico descrito ele se enquadra, pois esse é o primeiro passo para estabelecer um diagnóstico etiológico. O exame neurológico do paciente com alteração de consciência deve ser rápido e objetivo, levando a respostas imediatas quanto à necessidade ou não de investigação e a conduta a ser tomada (Tabela 29.VII).

Tabela 29.VI – Alterações de estado de consciência
• Alterações de nível de consciência
– Coma
– Estado vegetativo persistente
– Estados confusionais agudos
– Morte encefálica
• Falsas alterações de nível de consciência
– Retirada psíquica
– Estado desaferentado ou *locked-in*
– Catatonia

Nível de consciência

A situação que caracteristicamente traduz uma falência dos mecanismos de manutenção da consciência é o coma. Essa situação pode ser definida como o estado em que o indivíduo não demonstra conhecimento de si próprio e do ambiente, caracterizado pela ausência ou extrema diminuição do alerta comportamental (nível de consciência), permanecendo não responsivo aos estímulos internos e externos e com os olhos fechados. Sua causa é lesão ou disfunção da FRAA, do córtex cerebral difusamente ou de ambos.

Nota-se que, embora lesões isoladas focais supratentoriais possam comprometer o nível de consciência, elas são insuficientes para levar ao coma, a menos que levem compressão de estruturas no hemisfério contralateral ou no compartimento infratentorial, como ocorre respectivamente nas hérnias subfalcinas e transtentoriais (descritas adiante).

Também é importante ressaltar que coma pressupõe olhos fechados, pois como será visto adiante, quando se recupera a abertura ocular e a vigília sem recuperar a perceptividade caracteriza-se o chamado estado vegetativo persistente.

Do ponto de vista neural, a atenção refere-se a alterações na seletividade, intensidade e duração das respostas neurais a esses estímulos. Os órgãos sensoriais têm uma capacidade limitada de absorver os estímulos do meio ambiente, tornando necessário que de alguma forma o sistema nervoso filtre o que efetivamente é essencial para ser focalizado. Temos apenas duas mãos para interagir com uma série de estímulos simultâneos e consecutivos. Como organizar isso tudo? Cabe aos mecanismos de atenção essa tarefa.

A situação clínica em que há agudamente um déficit global da atenção denomina-se estado confusional agudo, síndrome mental orgânica ou ainda *delirium*.

O quadro clínico de um paciente nessa situação é familiar a muitos médicos. Normalmente não há sinais neurológicos focais de natureza motora ou sensitiva, com a possível exceção de tremores, mioclonias, asterixis. Os três aspectos fundamentais dos quadros confusionais agudos são:

- Transtorno de vigilância e aumento do nível de distração.
- Incapacidade de manter uma coerência de pensamento.
- Incapacidade em executar uma série de movimentos com objetivo definido.

Tabela 29.VII – Exame neurológico do coma
• Nível de consciência
• Pupilas e fundo de olho
• Motricidade ocular extrínseca
• Padrão respiratório
• Padrão motor

Outras alterações de função mental podem ocorrer: transtornos de percepção com ilusões e alucinações, desorientação, déficit de memória, discreta anomia, disgrafia, discalculia, déficits de construção, falha de julgamento, apatia ou agitação. É importante notar que o prejuízo nessas tarefas pode ser atenuado se utilizarmos artimanhas que facilitem os mecanismos de atenção. Assim, é possível, por exemplo, que um paciente consiga realizar cálculos se permitirmos que sejam feitos com papel e lápis.

Os elementos fundamentais para a manutenção da atenção várias estruturas neurológicas são:

- FRAA – mantendo o tono da atenção global.
- Elementos mais rostrais do neocórtex, importantes na seletividade da atenção. A ação dessas estruturas sobre o tálamo, importante estação intermediária principalmente das vias sensitivas, controla o fluxo de estímulos que atingem o neocórtex, dirigindo o fluxo da atenção do indivíduo. Dentre as estruturas corticais importantes na seleção dos canais atencionais as mais importantes são as áreas do córtex pré-frontal, parietal posterior e temporal ventral. Os dois primeiros são principalmente do lado direito.

As causas mais importantes dos estados confusionais agudos são descritas na Tabela 29.VIII. Os diversos diagnósticos podem ser descritos na Tabela 29.IX.

Uma situação em que há comprometimento da perceptividade, com relativa ou total preservação da reatividade descrita por Jouvet é o chamado estado vegetativo persistente (EVP). É um estado de vigília, sem percepção do ambiente. Os olhos ficam abertos e podem se fechar sob ameaça, mas não ficam orientados a um estímulo, embora possam, às vezes, simular seguimento. Com relação à parte motora, postura descerebrada pode dar lugar a respostas flexoras, porém lentas e distônicas. Um intenso reflexo de preensão (*grasp reflex*) costuma aparecer, assim como mastigação e deglutição. Embora a maioria dos pacientes não vocalize, sons ininteligíveis (nunca com significado) podem ser obtidos por estímulos dolorosos.

Não existem achados laboratoriais, eletroencefalográficos ou radiológicos para definir essa síndrome. O diagnóstico é clínico. Os aspectos patológicos são variados e não existe perfeita correlação clínico-patológica.

Discute-se muito se o EVP é realmente persistente. Parece que os pacientes que recuperam a percepção emergem diretamente do estado de coma. Aqueles que assumem o quadro clínico de EVP normalmente não se recuperam. Porém o período de observação para considerar esta situação como definitiva não está determinado. Existem descrições de pacientes com até oito semanas de EVP e que evoluíram com recuperação da capacidade de percepção.

Pupilas e fundo de olho

O fundo de olho pode mostrar evidências de doenças clínicas, como diabetes e hipertensão; podemos ter inferências da pressão intracraniana; além de patologias oftalmológicas que possam sugerir a etiologia da alteração de consciência, como achados compatíveis com retinite por citomegalovírus. É importante ainda dizer que é proscrita a utilização de midriáticos para melhor visualização do fundo de olho, pois isso prejudica a avaliação das pupilas.

Tabela 29.VIII – Causas de alterações do nível de consciência

- Encefalopatias tóxico-metabólicas, que corresponde à maior parte dos casos.
- Doenças cerebrais multifocais: meningites, encefalites, anóxia, vasculites, coagulação intravascular disseminada, embolia gordurosa, e piora aguda de doenças como a demência tipo Alzheimer na vigência de fatores clínicos gerais.
- Trauma craniano: tanto como parte da síndrome concussional como nos estados determinados por seqüelas fixas.
- Epilepsia: em pós-convulsivos ou em crises parciais complexas.
- Massas expansivas: principalmente hematoma subdural crônico bilateral.
- Lesões focais: geralmente de natureza vascular, afetando lobo parietal posterior direito, lobo pré-frontal direito e giro parahipocampal-fusiforme-lingual de qualquer lado.

Tabela 29.IX – Podem simular alterações do nível de consciência

- **Psicose de Korsakoff.**
- **Afasia de Wernicke** – é uma situação particularmente difícil, pois uma avaliação pouco acurada mostra um paciente com discurso fluente, embora desconexo, que não entende o que lhe é dito. No entanto, geralmente o paciente tem a atenção preservada, o que pode ser evidenciado pela preservação do contato visual e esforço em tentar estabelecer uma comunicação.
- **Depressão.**
- **Demência**: o critério de diferenciação é o tempo de evolução. Importante lembrar que indivíduos dementes têm maior predisposição a desenvolver quadros agudos confusionais, reversíveis na maior parte das vezes se corrigida a causa, voltando ao estado demencial basal.
- **Psicose aguda**: as alucinações são geralmente auditivas (ao contrário do *delirium*, em que são mais comumente visuais) e o eletroencefalograma costuma ser normal.

Para compreendermos a semiologia das pupilas é importante estudarmos a anatomia dos dois sistemas que controlam o diâmetro das pupilas, o sistema nervoso simpático e o parassimpático.

O primeiro neurônio da via simpática se origina no hipotálamo (diencéfalo) e se dirige caudalmente passando por todo o tronco encefálico (mesencéfalo, ponte e bulbo) e avançando pela medula cervical, fazendo a primeira sinapse da via na coluna intermédia lateral da medula cérvico-torácica. De lá parte o segundo neurônio, que forma o plexo simpático paravertebral e faz sinapse no gânglio cervical superior. O terceiro neurônio da via envolve a carótida, com quem retorna para dentro do crânio e parte em direção à órbita com o primeiro ramo do nervo trigêmeo.

Lesão do sistema nervoso simpático em qualquer ponto desta via pode gerar a chamada síndrome de Claude Bernard-Horner, caracterizada por semiptose palpebral, miose e anidrose ipsilaterais à lesão. Em alguns pontos, contudo, a associação de lesão do sistema nervoso simpático com o parassimpático pode gerar diferentes tipos de pupila.

Os estímulos necessários para o funcionamento do sistema nervoso simpático são, em geral, a privação de luz e a dor (reflexo cílio espinal).

Estímulos luminosos, por sua vez, estimulam o funcionamento do sistema nervoso parassimpático, compondo o reflexo fotomotor.

Para tomarmos consciência de um estímulo visual é necessário que o estímulo elétrico gerado pela presença de luz na retina chegue ao lobo occipital, que alberga o córtex visual primário. Algumas fibras, contudo, não fazem sinapse no corpo geniculado lateral (primeira sinapse da via visual) e seguem em direção ao mesencéfalo, onde fazem sinapse nos chamados núcleos pré-tectais, localizados na altura dos colículos superiores no tecto mesencefálico. Desses núcleos partem interneurônios que ipsi e contralateralmente vão fazer sinapse no núcleo parassimpático do nervo oculomotor, o chamado núcleo de Edinger-Westphal. O cruzamento da linha média realizado pelos axônios desses interneurônios para alcançar o núcleo de Edinger-Westphal contralateral forma a comissura posterior, que é o substrato anatômico para termos reação pupilar de miose contralateral ao olho estimulado pela luz (reflexo fotomotor consensual). Do núcleo de Edinger-Westphal partem fibras que compõem o III nervo craniano junto com as fibras envolvidas na motricidade ocular extrínseca (discutidas adiante). As fibras parassimpáticas atingem então os gânglios ciliares, de onde partem fibras em direção à pupila.

Assim, o chamado reflexo fotomotor tem uma via aferente (II nervo craniano), uma integração (mesencefálica) e uma via eferente (III nervo craniano). A integridade deste reflexo denota integridade das estruturas anatômicas que o compõem.

Importante dizer que, numa análise do III nervo craniano, as fibras parassimpáticas são mais externas e, portanto, mais suscetíveis à compressão extrínseca que as fibras da motricidade ocular extrínseca, que nessa situação costumam ser afetadas posteriormente.

Com relação às estruturas que podem comprimir o III nervo craniano deve-se ressaltar a importância de duas situações clínicas.

A primeira delas são aneurismas da artéria comunicante posterior. Pacientes com quadro clínico compatível com hemorragia subaracnóide e paralisia do III nervo craniano com comprometimento de sua porção parassimpática geralmente albergam aneurismas dessa artéria. Isso ocorre devido à proximidade anatômica entre as duas estruturas.

A segunda situação, de importância clínica ainda maior, é a herniação transtentorial lateral. O crânio é uma caixa fechada, na qual a soma dos volumes de seus compartimentos (liquor, parênquima cerebral e intravascular) é constante (princípio de Monro-Kellie). Quando se cria um novo compartimento intracraniano (hematoma, neoplasia, abscesso etc.), os demais compartimentos devem se acomodar para oferecer espaço para essa estrutura. Nessa adaptação, fundamental para a manutenção da pressão intracraniana em limites normais, existe uma redução inicialmente do compartimento liquórico e posteriormente do vascular. Por fim, mesmo o parênquima cerebral passa a se deslocar, o que determina o surgimento das hérnias intracranianas. Existem cinco tipos de hérnia intracraniana, mas sua descrição foge ao escopo dessa discussão. A hérnia transtentorial lateral, contudo, apresenta-se clinicamente com midríase contralateral a hemiparesia, um sinal que favorece o seu reconhecimento e deve ser interpretado como uma evidência clínica de hipertensão intracraniana descompensada, independentemente da etiologia da lesão que a causou.

Na semiologia das pupilas observa-se o diâmetro das pupilas (medindo-o em milímetros), verifica-se sua simetria ou assimetria (iso e anisocoria), assim como os reflexos fotomotor direto e consensual.

Como as vias simpática e parassimpática têm um longo trajeto através do sistema nervoso central (SNC) e periférico (SNP), no coma, onde há disfunções em vários pontos, pode-se verificar o aparecimento de vários tipos de pupilas, que têm forte significado localizatório. Um dado importante é que o reflexo fotomotor é extremamente resistente aos insultos metabólicos e difusos ao SNC. A alteração das pupilas é forte indício de lesão estrutural. Fazem exceção algumas situações: intoxicação por atropina (pupilas dilatadas e sem reflexo fotomotor), intoxicação por opiáceos (pupilas intensamente mióticas com reflexo fotomotor presente), hipotermia (pode transcorrer com pupilas fixas), intoxicação barbitúrica severa (pupilas fixas) e encefalopatia anóxica (pupilas midriáticas e fixas).

Assim, dependendo do nível anatômico da lesão que está levando ao rebaixamento do nível de consciência podemos encontrar diferentes tipos de pupilas. Nas encefalopatias difusas ou multifocais as pupilas em geral são normais, salvo as exceções discriminadas anteriormente. Lesões acometendo o diencéfalo ou a ponte comprometem a via simpática preservando a parassimpática (que se integra no mesencéfalo) e, portanto levam a miose com reflexo fotomotor preservado. Lesões mesencefálicas comprometem tanto o sistema nervoso simpático quanto o parassimpático e geralmente levam a pupilas médias e fixas.

Um resumo dos principais tipos de pupila é apresentado na Tabela 29.X.

Motricidade ocular extrínseca (MOE)

Os nervos cranianos envolvidos na motricidade ocular são o III, o IV e o VI. Será abordada aqui em maiores detalhes a motricidade ocular extrínseca horizontal, realizada pelos nervos III (oculomotor) e VI (abducente). Os núcleos do III e VI nervos cranianos estão localizados respectivamente no mesencéfalo e na ponte e são integrados por fibras do chamado fascículo longitudinal medial (Figura 29.1). A

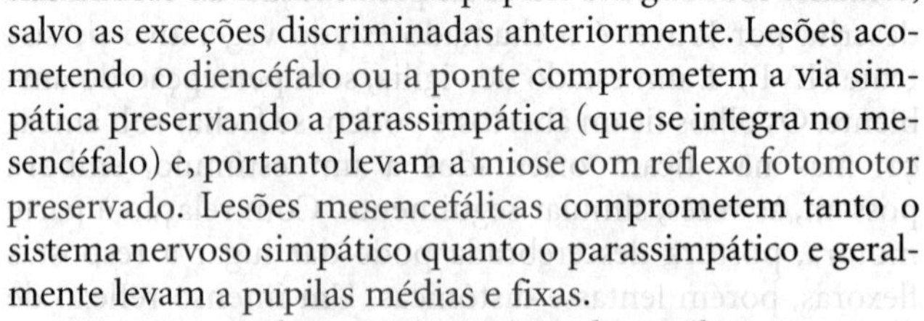

Figura 29.1 – Motricidade ocular extrínseca horizontal.

Tabela 29.X – Podem simular alterações do nível de consciência
I. Pupilas mióticas com reflexo fotomotor presente: este tipo de pupilas ocorre em duas situações: – encefalopatia metabólica – disfunção diencefálica bilateral, na qual hipofunção simpática leva a predomínio parassimpático.
É impossível pelo exame das pupilas diferenciarem-se as duas situações, necessitando-se de análises complementares para tanto. Nas encefalopatias metabólicas, até estágios profundos do coma são mantidas as reações pupilares, o que não ocorre nos danos estruturais ao SNC. Esse tipo de pupila pode ocorrer também no idoso e no sono normal.
II. Pupila da síndrome de Claude Bernard-Horner: existe anisocoria às custas de miose ipsilateral à lesão da via simpática (em qualquer ponto, desde hipotálamo até medula cervical baixa e mesmo perifericamente). O reflexo fotomotor é preservado. Deve ser observado que algumas pessoas podem ter constitucionalmente anisocoria, porém sempre com reflexo fotomotor presente. A diferença de diâmetros pupilares no claro e no escuro pode ser útil. Na síndrome de Claude Bernard-Horner a diferença entre os diâmetros pupilares é maior com baixa luminosidade, onde o sistema nervoso simpático é mais estimulado. Uma fotografia antiga também pode ajudar nesses casos de anisocoria constitucional, além da eventual alteração de pigmentação da íris que pode acompanhar o transtorno.
III. Pupilas médias e fixas: são pupilas de 4-5 mm de diâmetro, com reflexo fotomotor comprometido. Ocorrem em lesões da porção ventral do mesencéfalo, comprometendo tanto o simpático como o parassimpático. Costuma ser o padrão pupilar observado em pacientes com morte encefálica.
IV. Pupila tectal: são pupilas levemente dilatadas (5-6 mm de diâmetro), com reflexo fotomotor negativo, porém apresentando flutuações em seu diâmetro (hippus) e dilatando-se na pesquisa do reflexo ciliospinal (dilatação das pupilas aos estímulos dolorosos). Esse padrão pupilar ocorre em lesões da região do tecto mesencefálico.
V. Pupilas pontinas: são pupilas extremamente mióticas (quase um ponto), que retêm o reflexo fotomotor (embora possa haver necessidade de lente de aumento para sua observação). Esse tipo ocorre por lesões na ponte (geralmente hemorragia pontina). Admite-se que a pupila é mais miótica que a diencefálica porque além da lesão simpática parece haver irritação do parassimpático ou perda de influências ascendentes inibitórias para o núcleo de Edinger – Westphal.
VI. Pupila uncal ou do III nervo craniano (oculomotor): pupila extremamente midriática com reflexo fotomotor negativo. É chamada uncal, porque geralmente ocorre na herniação transtentorial lateral, quando o uncus do lobo temporal, insinuando-se entre a tenda do cerebelo e o mesencéfalo, encontra como primeira estrutura o nervo oculomotor. Pupilas dilatadas bilateralmente indicam herniação bilateral ou encefalopatia anóxica. O achado de anisocoria, com reflexo fotomotor negativo, na ausência de alteração motora contralateral ou transtorno de consciência deve ter como diagnóstico diferencial a possibilidade do uso de midriático ou doença ocular como uveíte ou trauma oftalmológico.

análise adequada da motricidade ocular extrínseca horizontal é fundamental em casos de alteração do estado de consciência, pois, como sua integração se dá no mesmo sítio anatômico em que se localiza a FRAA, inferências da integridade dessa estrutura podem ser feitas. Pode-se mesmo propor um diagnóstico diferencial da alteração de consciência com base nos achados de motricidade ocular, como será descrito adiante.

Quando é examinado o movimento horizontal dos olhos observa-se que ele ocorre na mesma velocidade, direção e sentido em ambos os olhos. Isso é possível porque a ordem do movimento não é feita independentemente para cada um dos nervos cranianos envolvidos (III e VI). A maquinaria anatômica necessária para a realização do movimento conjugado horizontal dos olhos está toda presente no tronco encefálico, integrando ponte e mesencéfalo. Assim, para ser realizado um movimento conjugado dos olhos para a esquerda ou para a direita basta que essa via anatômica seja ativada.

A partir do núcleo do VI nervo craniano (na ponte) partem fibras que vão compor o nervo abducente, responsável pela abdução do olho ipsilateral. Além disso, partem desse mesmo núcleo fibras que cruzam a linha média e fletem-se cranialmente em direção ao subnúcleo para o reto medial (do III nervo). Nota-se, portanto, que basta o núcleo do VI nervo ser estimulado para que toda a via do olhar conjugado seja ativada.

Diversas estruturas têm aferência sobre esta via, o que em outras palavras implica que o movimento horizontal dos olhos pode ser obtido de diversas maneiras, gerando diferentes tipos de movimento que podem ser testados (Tabela 29.XI).

Existem duas formas de realizarmos o movimento conjugado horizontal dos olhos de forma voluntária. A primeira é seguirmos um objeto em movimento sem movermos a cabeça. Nessa situação a ordem para o movimento parte do córtex parieto-occipital, gerando o chamado movimento de seguimento. A segunda forma é gerarmos voluntariamente um movimento ocular para o lado independente de qualquer estímulo visual. Esse movimento é chamado de sacada (ou movimento sacádico) e se origina no córtex pré-frontal (área 8 de Brodmann). Nesse caso, a ordem que parte da área 8 de Brodmann passa por um centro do olhar conjugado horizontal, situado junto ao núcleo do VI nervo, chamado de FRPP (formação reticular paramediana pontina). Para gerar uma sacada para a esquerda a FRPP desse lado é estimulada pela área 8 de Brodmann direita.

Nota-se, assim, que lesões que comprometam a via até o FRPP (inclusive) geram desvios conjugados do olhar horizontal, ao passo que lesões deste ponto em diante (vias intratronco ou nervos cranianos) geram olhar desconjugado.

Existem duas síndromes relacionadas à lesão associada da via piramidal (e, portanto hemiparesia contralateral à lesão) e desvios conjugados do olhar horizontal.

- Lesão do FRPP + trato piramidal contíguo – A lesão do FRPP de um lado causa desvio do olhar para o lado oposto da lesão e a lesão piramidal leva a hemiparesia contra-

Tabela 29.XI – Análise do movimento ocular extrínseco
1. Observação dos movimentos oculares espontâneos
2. Manobra dos olhos de boneca
3. Manobra óculo-vestibular
4. Reflexo córneo-palpebral
5. Observação das pálpebras

lateral. Essa é a chamada síndrome de Foville inferior (p. ex., hemiparesia direita com desvio do olhar conjugado para a direita). A presença desses achados ao exame indica encefalopatia focal infratentorial por lesão pontina. Diz-se que "o paciente olha para a hemiparesia".

- Lesão da área 8 de Brodmann + trato piramidal contíguo – Mais comum que a lesão anterior. Há lesão associada da área 8 de Brodmann (e, portanto desvio do olhar para o lado da lesão) e lesão piramidal contígua com hemiparesia contralateral (p. ex., hemiparesia direita com desvio do olhar conjugado para a esquerda). Essa síndrome ocorre em lesões focais supratentoriais, geralmente extensas, e é chamada de síndrome de Foville superior. Diz-se que "o paciente olha para a lesão".

Pacientes com alteração do estado de consciência não colaborarão, contudo, para a realização desses movimentos voluntários. Deve-se, então, utilizar-se de movimentos reflexos dos olhos.

Através da manobra dos olhos de boneca realizam-se bruscos movimentos da cabeça, para o lado direito e esquerdo, e posteriormente no sentido de flexão e extensão da cabeça sobre o tronco. Devido às conexões existentes entre receptores proprioceptivos cervicais e labirínticos e os núcleos do III e VI nervos cranianos, os olhos realizam movimentos em igual direção e velocidade, porém em sentido contrário ao movimento da cabeça. Assim, para avaliar a integridade das estruturas anatômicas envolvidas com o olhar horizontal para um lado deve-se mover a cabeça rapidamente para o lado oposto. Deve ser ressaltado que quando existir suspeita de lesão de coluna cervical (notadamente nos traumas) essa manobra não deve ser feita, pelo risco do agravamento de eventual lesão medular associada.

A manobra dos olhos de boneca permite a verificação de déficit de movimentos oculares isolados (em qualquer direção e sentido) e de déficit de movimentos conjugados. Contudo, a ausência de resposta nesta manobra não estabelece inequivocamente que exista lesão de vias dentro do tronco para movimentos dos olhos. Para tal fim, a manobra óculo-vestibular é mais fidedigna.

Para uma adequada interpretação da manobra óculo-vestibular é necessário entender minimamente a fisiologia do labirinto e suas conexões com os movimentos oculares. Diferenças de tônus entre o labirinto de um lado e de outro geram desvios conjugados dos olhos para o lado do labirinto hipofuncionante. Isso pode ser simulado através da estimulação calórica do ouvido interno, injetando-se água gelada ou quente no conduto auditivo do paciente. A água gelada inibe e a quente estimula o labirinto do lado da injeção. Em um paciente alerta, após a estimulação calórica gera-se um movimento tônico dos olhos para o lado do labirinto hipofuncionante ao qual se segue uma sacada de correção para o lado oposto, gerando um movimento conhecido como nistagmo. Pacientes com alteração importante do estado de consciência em geral não geram sacadas de correção, apresentando apenas a fase do desvio conjugado dos olhos.

A manobra óculo-vestibular deve ser realizada após otoscopia (para excluir lesão timpânica) da seguinte maneira:

- Paciente é colocado com a cabeça 30° acima da horizontal.
- 50 a 100 mL de água gelada são injetados lentamente num dos condutos auditivos externos (após 5 minutos e repetido do outro lado). No indivíduo consciente isso provoca o aparecimento de nistagmo batendo para o lado oposto ao lado estimulado. No indivíduo em coma, com vias intratronco intactas, isto provoca desvio dos olhos para o lado estimulado. O estímulo com água gelada bilateralmente provoca desvio dos olhos para baixo.
- 50 a 100 mL de água a 44°C (quente) em ambos os ouvidos provocam desvio dos olhos para cima. Raramente utiliza-se água quente no exame de pacientes em coma. O desvio dos olhos para cima pode ser obtido utilizando-se água fria em ambos os ouvidos com a cabeça posicionada 60° para baixo da posição horizontal.

Resumidamente, as possibilidades de resposta da motricidade ocular são descritas na Tabela 29.XII.

É importante lembrar que resposta negativa deve ser analisada com cuidado, pois pode ocorrer em outras situações que não lesões intensas de vias dentro do tronco (doença vestibular prévia, bloqueadores neuromusculares e uso de drogas vestíbulo-supressoras, como barbitúricos, fenitoína e outros sedativos).

Outro parâmetro a ser observado é o reflexo córneo-palpebral. Produz-se um estímulo na córnea. Como resposta, há fechamento desvio dos olhos e para cima (fenômeno de Bell). Esse reflexo permite que se analise o nervo trigêmeo (via aferente), nervo facial (via eferente) e área tectal que controla os movimentos verticais do olhar.

Por fim, as pálpebras do paciente devem ser avaliadas. A pálpebra em geral está fechada nos pacientes em coma. Como dito anteriormente, coma com olhos abertos sugere lesão aguda de ponte, freqüentemente de natureza vascular. A presença de déficit de fechamento de pálpebras pode sugerir lesão do VII nervo craniano. Já a semiptose palpebral sugere lesão simpática e a ptose completa lesão do III nervo.

De acordo com a MOE podem-se delinear dois tipos de coma:

- Movimentos oculares preservados: Visto pela motricidade espontânea, manobra óculo-vestibular ou óculo-cefálica. Sugere integridade da transição ponto-mesencefálica (região anatomicamente relacionada com a motricidade

Tabela 29.XII – Respostas da MOE
• Resposta conjugada tônica – integridade de ponte e mesencéfalo;
• Resposta desconjugada (abdução presente e adução ausente) – lesão do fascículo longitudinal medial ou III nervo;
• Resposta desconjugada (abdução ausente e adução presente) – lesão do nervo abducente;
• Resposta negativa – lesão intensa de vias dentro do tronco;
• Resposta horizontal normal e vertical patológica – lesão mesodiencefálica;
• Resposta vertical normal e horizontal patológica – integridade mesencefálica e lesão pontina.

ocular extrínseca). Está presente em lesões focais supratentoriais ou em lesões difusas ou multifocais.

- Movimentos oculares comprometidos: Sugere lesões estruturais infratentoriais (lesões de tronco, sejam primárias ou secundárias), que destroem áreas de controle da MOE, ou causas tóxicas (drogas hipnótico-sedativas, curare, succinilcolina, anestesia geral, difenilhidantoína, primidona). A explicação para intoxicação por drogas hipnótico-sedativas alterarem, às vezes precocemente, as vias responsáveis pela MOE dentro do tronco é que essas drogas deprimem intensamente essas vias polissinápticas.

Padrão respiratório

Classicamente foram reconhecidos alguns padrões respiratórios com certo valor localizatório, mas isso tem utilidade limitada nos dias de hoje. Inúmeros fatores, como acidose, doenças pulmonares ou mesmo ansiedade podem influenciar no padrão respiratório sem que tenhamos uma lesão neurológica propriamente dita. Em segundo lugar, não se deve esquecer que a avaliação neurológica ocorre, no cronograma do atendimento inicial ao paciente, posteriormente à avaliação da permeabilidade de vias aéreas, respiração e parâmetros circulatórios.

Assim, a maior parte das vezes esse é um parâmetro pouco útil na prática clínica e não será realizada uma discussão pormenorizada. Para detalhes sobre o assunto sugerimos a leitura da bibliografia indicada.

Padrão motor

A via motora se estende do giro pré-central até a porção baixa do tronco (bulbo), onde decussa para o lado oposto para atingir a medula cervical. Essa via é freqüentemente afetada em lesões estruturais do sistema nervoso central. Por isso, a presença de sinais motores focais sugere patologia estrutural, com raras exceções (hipoglicemia, encefalopatia hepática, encefalopatia urêmica). A avaliação do padrão motor deve ser sistematizada conforme descrito na Tabela 29.XIII.

Dessa forma, podemos observar vários padrões de comportamento motor, que sugerem níveis lesionais diferentes (Tabela 29.XIV).

Tabela 29.XIII – Avaliação do padrão motor
• Observação da movimentação espontânea do paciente.
• Pesquisa de reflexos, com atenção a sua presença e simetria, analisando a presença de sinais patológicos como sinal de Babinski e reflexo patológico de preensão palmar (*grasp reflex*).
• Pesquisa do tono muscular, pela movimentação e balanço passivos, com atenção a hipertonia, hipotonia e paratonia (neste caso observamos uma resistência à movimentação passiva, que lembra hipertonia plástica, porém cuja semiologia lembra mais resistência voluntária e que desaparece ao movimentarmos lentamente o membro).
• Observação dos movimentos apresentados pelo paciente à estimulação dolorosa (leito ungueal, região supra-orbitária, osso esterno).

Tabela 29.XIV – Padrões motores alterados
• Hemiparesia com comprometimento facial: sugere envolvimento hemisférico contralateral;
• Hemiparesia com comprometimento facial e paratonia: sugere envolvimento hemisférico contralateral com herniação central incipiente ou afecção frontal predominante;
• Sinergismo postural flexor (decorticação): consiste em uma postura em que ocorre adução, flexão do cotovelo, flexão do punho e dos dedos, do membro superior, e hiperextensão, flexão plantar e rotação interna, do membro inferior. Esse padrão de resposta motora sugere disfunção em nível supratentorial;
• Sinergismo postural extensor (descerebração): consiste em postura em que ocorre adução, extensão, hiperpronação, do membro superior, e extensão, flexão plantar, do membro inferior, muitas vezes com opistótono e fechamento de mandíbula. Em animais de experimentação, essa postura foi descrita com lesões situadas entre núcleo rubro e núcleos vestibulares do tronco encefálico. No homem, porém, este padrão pode ocorrer com lesões na altura do tronco encefálico alto, acima do núcleo rubro, e até no diencéfalo;
• Resposta extensora anormal no membro superior com flacidez ou resposta flexora fraca no membro inferior: esse padrão de resposta sugere lesão em nível de tegmento pontino;
• Flacidez e ausência de resposta: sugere lesão periférica associada, ou lesão pontina baixa e bulbar.

MORTE ENCEFÁLICA

Para finalizar, independente da etiologia que esteja levando ao comprometimento da consciência, o estado neurológico pode deteriorar para uma situação de irreversibilidade e ausência de funções encefálicas que caracteriza a morte encefálica.

É de larga aceitação atual o conceito de que a confirmação da morte encefálica deve se basear em 4 princípios fundamentais:

- Perfeito conhecimento da etiologia da causa do coma.
- Irreversibilidade do estado de coma.
- Ausência de reflexos do tronco encefálico.
- Ausência de atividade cerebral cortical.

Frente a tal situação é importante compreender que não está em pauta a discussão do prognóstico do paciente, mas sim os aspectos éticos, morais e legais decorrentes da constatação da morte encefálica naquele momento. Os principais critérios para definição de morte encefálica estão nas Tabelas 29.XV, 29.XVI e 29.XVII.

TRATAMENTO

O tratamento inicial do coma deve ser pautado pelos princípios que regem a atenção aos pacientes graves – atenção com a via aérea, hemodinâmica etc. – conforme detalhado nos capítulos de suporte básico e avançado à vida.

As particularidades do tratamento de cada condição clínica aqui descrita demanda uma discussão mais ampla do que é o objetivo deste capítulo isolado, genérico, devendo ser apreciadas nos capítulos específicos deste mesmo livro.

Tabela 29.XV – Critérios clínicos para o diagnóstico de morte encefálica

1. Diagnóstico da doença ou situação que precipitou a condição clínica.
2. Afastar situações que simulem morte encefálica.
3. Exame neurológico:
   a. Consciência: escala de coma de Glasgow = 3, excetuando-se respostas medulares.
   b. Pupilas: médias ou midriáticas (diâmetro = 4-5 mm e ausência do reflexo fotomotor). Pupilas pequenas sugerem intoxicação.
   c. Motricidade ocular: manobras óculo-cefálica e óculo-vestibular negativas.
   d. Resposta motora: sem resposta motora à estimulação dolorosa, podendo ocorrer respostas medulares.
   e. Reflexos: axiais da face, corneano, mandibular e faríngeo ausentes. Reflexo cutâneo-plantar irrelevante.
   f. Respiração: realizar obrigatoriamente apnéia oxigenada para atingir o estímulo respiratório máximo ($paCO_2$ = 55-60 mmHg) sem que ocorram movimentos respiratórios espontâneos.
4. Tempo mínimo de observação: 6 horas.

Tabela 29.XVI – Situações que podem simular ou dificultar o diagnóstico de morte encefálica

1. Intoxicações exógenas: principalmente barbitúricos (em doses acima de 10 mg/dL) e bloqueadores neuromusculares. Na dúvida, realizar dosagem laboratorial.
2. Hipotermia: a temperatura do paciente deverá estar acima de 35ºC.
3. Choque: a pressão arterial sistólica deverá ser maior ou igual a 95 mmHg.
4. Encefalite de tronco: reflexos do tronco estão ausentes, mas existe atividade cortical.
5. Traumatismo facial múltiplo: dificulta o exame neurológico.
6. Síndrome do cativeiro: simula estado de coma, mas os reflexos do tronco estão presentes.
7. Alterações pupilares prévias: utilização de drogas locais ou sistêmicas, cirurgia ou traumatismo.
8. Distúrbio metabólico grave.
9. Crianças menores de quatro anos: resistem mais aos traumatismos encefálicos. O período de observação deverá ser maior e o exame, feito por dois médicos.
10. Vítimas de assassinato: maiores problemas médico-legais para declarar a morte encefálica.

Tabela 29.XVII – Exames subsidiários (valor apenas confirmatório)

1. **Demonstrar falta de atividade encefálica:**
   EEG, potencial evocado, dosagem de neuro-hormônios: vasopressina.
2. **Demonstrar ausência de fluxo vascular encefálico:**
   Angiografia encefálica, por cateterismo, de ambas as artérias carótidas e vertebrais; angiografia com isótopo radioativo, tomografia computadorizada com substância de contraste, SPECT, Doppler transcraniano.

LEITURA ADICIONAL

1. Victor M, Ropper AH. Coma and related disorders of consciousness. In: Adams & Victors' principles of neurology. 7. ed. McGraw-Hill; 2001. p.336-88.
2. Greenberg DA, Aminoff MJ, Simon RP. Clinical neurology: disorders of consciousness. 5. ed. McGraw-Hill; 2002. p.2-69.
3. Huff JS. In: Tintinalli JE, Kelen GD, Stapczynski. Emergency medicine: American College of Emergency Physicians. 6. ed. McGraw-Hill; 2004. p.1390-7.
4. Ropper AH. Acute confusional states and coma. In: Kasper, Braunwald, Fauci, et al. Harrison's principles of internal medicine. 16. ed. McGraw-Hill; 2005. p.1624-31.
5. Mesulam MM. Attentional networks, confusional states and neglect syndromes. In: Principles of behavioral and cognitive neurology. 2. ed. Oxford University Press; 2000. p.174-256.

Algoritmo 29.1 – Coma

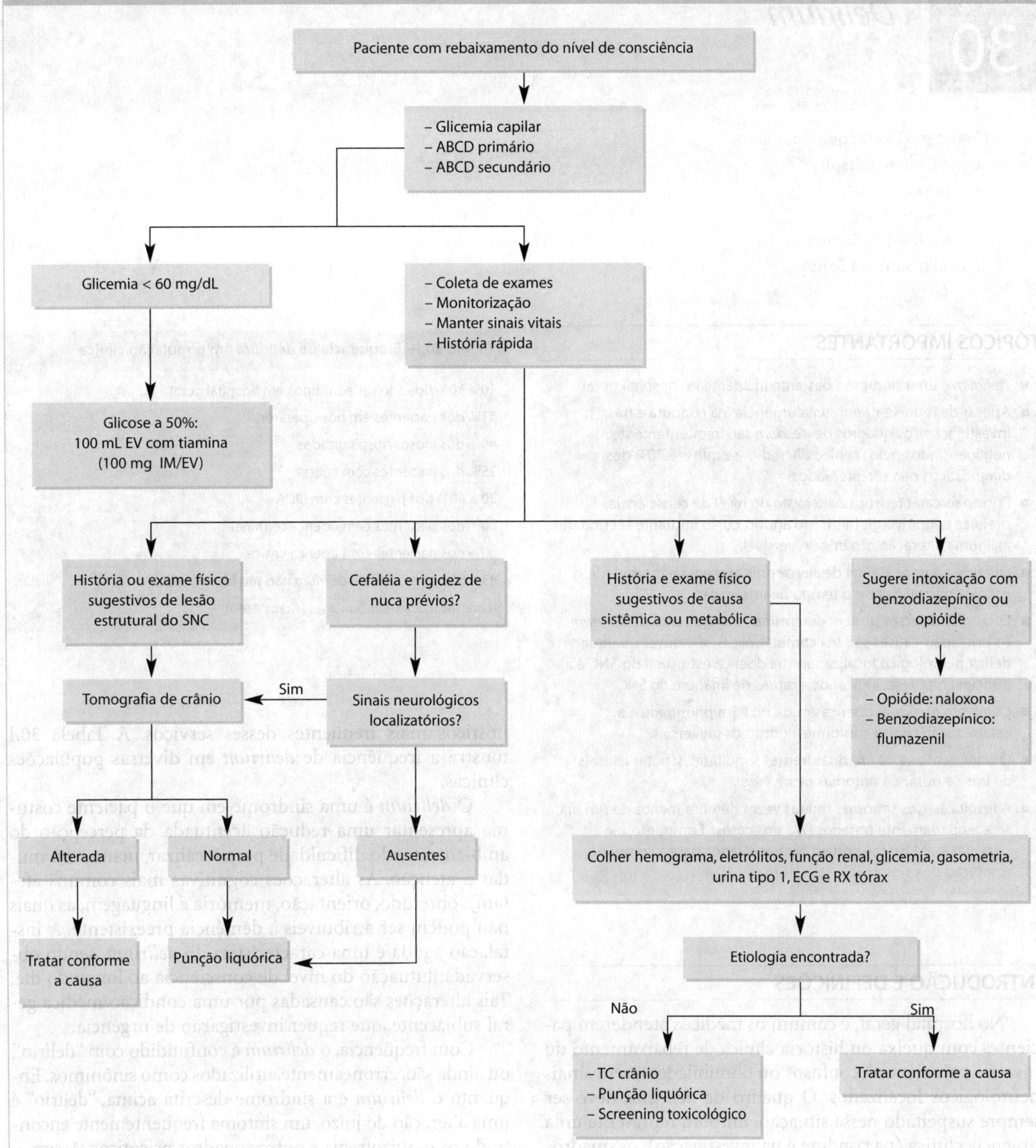

CAPÍTULO 30

Delirium

Francisco Bevilacqua Guarniero
Carla Satie Kamitsuji
Marcelo Calderaro
Yuan-Pang Wang
Herlon Martins Saraiva
Franklin Santana Santos

TÓPICOS IMPORTANTES

- *Delirium* é uma síndrome bastante incidente no hospital geral.
- Apesar de representarem uma urgência (na conduta e na investigação), os quadros de *delirium* são freqüentemente negligenciados pelos clínicos. Acredita-se que até 70% dos diagnósticos não são efetuados.
- Principais características: alteração do nível de consciência, prejuízo cognitivo global, início agudo, curso flutuante secundário a alguma alteração orgânica, reversível.
- Quando aparece, é sinal de alerta, pois aumenta a morbidade, o risco de mortalidade e o tempo de internação.
- Etiologias diversas podem determinar o surgimento de *delirium*. As principais causas são toxicometabólicas; se houver qualquer déficit neurológico localizado, uma doença estrutural do SNC é a principal hipótese, indicando exames de imagem do SNC.
- Como em qualquer doença aguda no PS, a prioridade é a estabilização clínica conforme algoritmos universais.
- O tratamento se dá em duas frentes simultâneas: tratar causa(s) de base e tratar os sintomas de *delirium*.
- A resolução dos sintomas muitas vezes demora menos de um dia se adequadamente tratados (2/3 dos casos). Entretanto, dias, semanas e até meses podem ser necessários para a completa resolução dos sintomas.

INTRODUÇÃO E DEFINIÇÕES

No hospital geral, é comum os médicos atenderem pacientes com queixa ou história clínica de rebaixamento do nível de consciência (confusos ou obnubilados), sem sinais neurológicos localizados. O quadro de *delirium* deve ser sempre suspeitado nessa situação. Embora represente uma urgência clínica (na conduta e na investigação), os quadros de *delirium* são freqüentemente negligenciados. Calcula-se que até 70% dos casos não são diagnosticados pelos médicos que assistem tais pacientes.

O *delirium* ocorre em cerca de 5 a 42% dos pacientes hospitalizados em enfermarias cirúrgicas e é comum na população idosa: cerca de 7 a 38% dos idosos hospitalizados de maneira geral e cerca de 24% dos vistos em pronto-atendimento. Isso significa que um em cada quatro pacientes acima de 65 anos vistos em pronto-socorro provavelmente terá diagnóstico de *delirium*, um dos diagnósticos mais freqüentes desses serviços. A Tabela 30.I mostra a freqüência de *delirium* em diversas populações clínicas.

Tabela 30.I – Freqüência de *delirium* em população clínica
10 a 30% dos adultos admitidos em hospital geral
51% dos pacientes em pós-operatório
40% dos idosos hospitalizados
25% dos pacientes com câncer
30 a 40% dos pacientes com SIDA
80% dos pacientes com doença terminal
60% dos pacientes com doença crítica
33 a 66% dos casos de *delirium* não são identificados

Fonte: Associação Psiquiátrica Americana (1999).

O *delirium* é uma síndrome em que o paciente costuma apresentar uma redução acentuada da percepção do ambiente, tendo dificuldade para focalizar, manter ou mudar a atenção. As alterações cognitivas mais comuns afetam, sobretudo, orientação, memória e linguagem, as quais não podem ser atribuíveis à demência preexistente. A instalação aguda é uma característica do *delirium*, sendo observada flutuação do nível de consciência ao longo do dia. Tais alterações são causadas por uma condição médica geral subjacente, que requer investigação de urgência.

Com freqüência, o *delirium* é confundido com "delírio", ou ainda são, erroneamente, utilizados como sinônimos. Enquanto o *delirium* é a síndrome descrita acima, "delírio" é uma alteração do juízo, um sintoma freqüentemente encontrado na esquizofrenia e outros quadros psicóticos. Assim, o sintoma de "delírio" pode ocorrer em quadros de *delirium*. Alguns sinônimos utilizados no passado para *delirium* são: frenite (confusão mental com hipertermia), psicose exógena aguda de Bonhöffer, psicose sintomática, insuficiência cerebral aguda, síndrome cerebral aguda, encefalopatia. *Delirium tremens* e *delirium* febril representam casos especiais que atingem os alcoolistas em síndrome de abstinência alcoólica e condições clínicas associadas à febre, respectivamente.

Atualmente poucos autores ainda utilizam a expressão "estado confusional agudo", sendo preferível a expressão "síndrome mental orgânica aguda" ou simplesmente *delirium*. O termo "confusão" implica desorientação temporoespacial e/ou autopsíquica, freqüentemente associado à alteração do nível de alerta. Entretanto, o sintoma de confusão não possui uma caracterização específica, em termos temporais ou evolutivos. "Confusão" é, portanto, um termo extremamente impreciso e deve ser evitado, pois não fornece pistas sobre o que de fato está ocorrendo. Por exemplo, atente para o caso de um paciente com uma demência de base, que está cronicamente confuso (desorientado) há muitos anos e não sabe referir o dia ou local em que se encontra. Neste caso, a "confusão" não é indicadora de *delirium* e não demanda uma investigação de urgência.

Tabela 30.II – Causas mais comuns de *delirium* devido à condição médica geral

Sistema nervoso central	Convulsão (crise, pós-ictal) Trauma craniencefálico, hematomas Tumores cerebrais e metastáticos Hidrocefalia Hemorragias, acidente vascular cerebral, ataque isquêmico transitório, vasculites Infecções (meningites, encefalites, abscessos, neurossífilis, HIV) Doenças degenerativas (Parkinson, esclerose múltipla)
Alterações metabólicas, endócrinas e hematológicas	Alterações hidroeletrolíticas, uremia, hipoxemia, desequilíbrio ácido-básico, síndrome de secreção inapropriada de hormônio antidiurético Diabetes, hiperglicemia, hipoglicemia Hiper/hipotiroidismo Insuficiência adrenal Avitaminoses (B1, B6, B12, folato), hipervitaminoses (A, D) Anemia, leucemia, transplante de medula
Sistema cardiopulmonar	Infarto do miocárdio, insuficiência cardíaca congestiva, arritmias, choque, insuficiência respiratória
Infecções sistêmicas	Sepse, infecções bacterianas, virais, fúngicas Malária
Insuficiência de órgãos	Insuficiência renal, hepática, pancreática, cardíaca, pulmonar
Neoplasias	Tumores primários, metastáticos, carcinomatose Síndrome paraneoplásica
Outras causas	Hiper/hipotermia, exposição à radiação, imunossupressão, pós-operatório, fraturas, privação sensorial

Fontes: Trzepacz et al. (2002), Kaplan e Sadock (2004).

Tabela 30.III – Principais substâncias ou drogas que podem induzir *delirium*

Drogas de abuso	Medicações	Toxinas
• Álcool	• Antiinflamatórios	• Anticolinesterase
• Anfetamina	• Anestésicos	• Inseticidas organofosforados
• *Cannabis*	• Analgésicos	• Monóxido de carbono
• Cocaína	• Agentes anti-asmáticos	• Dióxido de carbono
• Alucinógeno	• Anticonvulsivantes	• Substâncias voláteis: combustível, solventes orgânicos
• Inalantes	• Anti-histamínicos	
• Opióides	• Anti-hipertensivos	
• Fenciclidina (PCP)	• Antiarrítmicos	
• Hipnossedativos (barbitúricos, benzodiazepínicos)	• Antimicrobianos	
	• Antiparkinsonianos	
	• Simpatomiméticos	
	• Medicações gastrintestinais	
	• Relaxante muscular	
	• Agentes imunossupressores	
	• Corticosteróides	
	• Lítio	
	• Agentes anticolinérgicos	
	• Podofilina (por absorção)	

Fonte: Associação Psiquiátrica Americana (1999).

ETIOLOGIA E FISIOPATOLOGIA

O *delirium* reflete um distúrbio global do funcionamento cerebral. Na maioria dos casos, entretanto, é difícil isolar uma única causa, havendo uma somatória de diversas condições. Segundo a Associação Psiquiátrica Americana (APA), os diversos tipos de *delirium* podem ser agrupados de acordo com a etiologia que precipitou ou induziu o quadro clínico:

- *Delirium* devido à condição médica geral (Tabela 30.II).
- *Delirium* induzido por substâncias (Tabela 30.III).
- *Delirium* devido a múltiplas etiologias.
- *Delirium* não especificado.

O *delirium* é uma síndrome clínica, isto é, uma constelação de sinais e sintomas formando um quadro típico, podendo ser induzido por diversas etiologias. É possível se fazer um paralelo entre *delirium* e sepse. Ambos constituem o resultado final comum de diversas doenças; portanto, diferentes afecções são capazes de provocar esta síndrome.

Tentativas para estudar a fisiopatologia do *delirium*, em larga escala, têm sido dificultadas pelo fato de o *delirium* apresentar uma grande variabilidade na expressão dos sintomas, constituindo-se em diferentes tipos. O desenvolvimento de sofisticadas metodologias de imagem cerebral tem permitido irmos além das considerações diagnósticas e investigar a neurobiologia dos sintomas específicos observados no *delirium*. Avanços na neuropsiquiatria e neuroimagem têm revelado diferenças entre as regiões cerebrais, com um aparente maior comprometimento do hemisfério direito. Os córtices pré-frontal, anterior e tempoparietal mesial basilar direito, bem como o tálamo, parecem estar envolvidos, com uma participação significativa nos sintomas do *delirium*.

O *delirium* é uma síndrome que pode ocorrer como resultado de múltipla e complexa interação entre sistemas de neurotransmissores e processos patológicos. A acetilcolina e a serotonina parecem ter uma participação importante nos quadros pós-cirúrgicos e devidos a condições clínicas comuns. Entretanto, outros neurotransmissores são também candidatos na fisiopatologia do *delirium*, entre eles dopamina, GABA e histamina. Outras substâncias que atuam na neurotransmissão, como citocinas (IL-1, IL-2, IL-4 e TNF-α), hormônios (melatonina, cortisol) e radicais livres, necessitam de mais estudos para definir suas participações na gênese do *delirium*.

Tipicamente, a maioria dos casos de *delirium* apresenta vários fatores de risco (Tabela 30.IV). A interação de fatores predisponentes e precipitantes com fatores agravantes ou perpetuadores influencia na evolução do quadro de *delirium*. A etiologia multifatorial do *delirium* deve ser sempre enfatizada, pois alguns estudos mostram que dois a seis fatores podem estar presentes em um único caso. Assim, mesmo após a identificação de uma causa do *delirium*, há possibilidade de outros fatores interferirem no curso e prognóstico.

Tabela 30.IV – Fatores de risco para desenvolver *delirium*
Fatores predisponentes (vulnerabilidade)
• Idade acima de 65 anos
• Prejuízo cognitivo preexistente
• Episódio prévio de *delirium*
• Distúrbio do sistema nervoso central (SNC)
• Lesões nos núcleos da base
• Aumento da permeabilidade da barreira hematoencefálica
Fatores precipitantes
• Ambiental • Isolamento social • Perdas sensoriais (déficits visuais, déficits auditivos) • Imobilidade (restrição física) • Ambiente novo • Estresse
• Cirúrgico • Perioperatório • Tipo de cirurgia (p. ex.: de quadril, *bypass*) • Procedimento de emergência • Duração da cirurgia
• Drogas • Polifarmacoterapia • Dependência de drogas/álcool • Uso de drogas psicoativas • Drogas específicas (p. ex.: anticolinérgicos, benzodiazepínicos, narcóticos)
• Médicos/clínicos • Gravidade da(s) comorbidade(s) • Queimaduras • HIV/SIDA • Insuficiência/falência de órgãos • Infecção (p. ex.: ITU) • Hipoxemia • Fratura • Hipotermia/febre • Distúrbios metabólicos • Desidratação • Desnutrição (caracterizada por nível sérico baixo de albumina) • Qualquer evento iatrogênico • Uso de sonda vesical • Arritmias

Fonte: Trzepacz et al. (2002).

ACHADOS CLÍNICOS

O quadro clínico de um paciente em *delirium* é familiar a muitos médicos. Normalmente não há sinais neurológicos focais de natureza motora ou sensitiva, com a possível exceção de tremores, mioclonias, asterixis (*flapping*). Um a dois terços dos casos de *delirium* não são diagnosticados. O baixo índice de detecção reflete a característica flutuante dos sintomas confusionais. As múltiplas alterações cognitivas e não-cognitivas conferem grande heterogeneidade na apresentação clínica dessa síndrome.

A imagem estereotipada do *delirium* como a de um paciente agitado e psicótico representa apenas um quarto das apresentações dessa síndrome (Tabela 30.V). Os subtipos misto e hipoativo compõem a maioria dos casos (cerca de 60%). A apresentação hipoativa é subestimada, especialmente em idosos, sendo muitas vezes confundida com depressão, demência ou até como característica normal do envelhecimento. É observada atividade psicomotora normal em cerca de 15% dos pacientes com *delirium*. Mais recentemente, admitiu-se a ocorrência de estados subsindrômicos do *delirium*. Muitos apresentam apenas sintomas menores ou isolados como diminuição da concentração, ansiedade, irritabilidade, agitação, hipersensibilidade a estímulos ou pesadelos, sem contudo preencher todos os critérios diagnósticos para o *delirium* segundo o DSM-IV ou a CID-10 (Tabela 30.VII). Possivelmente correspondem a manifestações da transição entre a normalidade cognitiva e o *delirium* manifesto ou ainda decorrem de modificações menores na homeostase cerebral em indivíduos com boa reserva adaptativa. A revisão do DSM-IV já reconhece as apresentações subclínicas do *delirium*, mas não especifica quais são os sintomas que precedem seu quadro nem aqueles que nunca evoluem para o *delirium* completo.

O *delirium* pode ser a primeira, a mais importante ou a única manifestação clínica que indica o início de uma condição médica ou piora de uma doença anteriormente diagnosticada. Não se deve descartar a hipótese de *delirium* pela falta de etiologia identificável nas primeiras investigações clínicas. O *delirium* deve fazer parte do diagnóstico diferencial em todos os pacientes que apresentam:

- Uma alteração aguda no estado de consciência.
- Alterações cognitivas (déficits de memória, atenção, desorientação, perturbação da linguagem).
- Alteração da atividade psicomotora (agitação ou lentificação).
- Alteração do ciclo sono-vigília.
- Labilidade afetiva (alternam choro, riso ou irritação mais rápido que o esperado).
- Alterações que flutuam ao longo de um dia (surgem e desaparecem rapidamente e tendem a mudar de intensidade ao longo de horas ou dias).
- Causa orgânica (há evidências de algum distúrbio fisiológico, clínico ou farmacológico relacionado ao aparecimento dos sintomas observados).

Pacientes em risco para desenvolver *delirium* (Tabela 30.IV) devem sempre ser ativamente pesquisados, mesmo que eles não apresentem queixas, estejam calmos e cooperativos, pois o distúrbio é oscilante e dificilmente diagnosticado na primeira entrevista.

Na Tabela 30.VI há um resumo de alterações clínicas num quadro de *delirium*.

Tabela 30.V – Subtipos de *delirium* quanto à atividade psicomotora e ao nível de alerta

1) Hiperativo (25%)
• Agitado ou hiperalerta
2) Hipoativo (25%)
• Letárgico ou hipoalerta
3) Misto (35%)
4) Atividade psicomotora normal (15%)

Fonte: Lipowski (1987).

Tabela 30.VI – Características clínicas do *delirium*

Cognição	
1. Consciência	Obnubilada ou rebaixada em relação ao ambiente
2. Atenção	Diminuição da capacidade de focar, manter ou mudar a atenção
3. Desorientação	Especialmente no tempo e no espaço
4. Linguagem	Falso reconhecimento de pessoas indica maior gravidade
5. Memória	Dificuldade de encontrar palavras, disnomia e discurso empobrecido, escrita comprometida, perseveração, afasia não-fluente, compreensão pobre
	Lembrança imediata e memória recente prejudicadas
6. Funções executivas	Dificuldades de aprendizagem
	Dificuldades no planejamento e organização
Sintomas psicóticos	
1. Delírios	Dificuldade em executar tarefas com objetivos definidos
2. Percepções anormais	Geralmente não sistematizadas, pouco estruturadas
Distúrbios do sono	Alucinações, ilusões, interpretação errônea
1. Distúrbios do ciclo sono-vigília	Sonolência diurna, despertar noturno, dificuldade em iniciar sono
Alterações psicomotoras	Lentificação, agitação ou flutuação entre ambos. Disartria, disfagia, tremor, ataxia, dispraxia, quedas e convulsões
Alterações afetivas	
1. Estimulação	Excitabilidade, irritabilidade, agitação, alegria demasiada
2. Labilidade	Flutuações do humor
3. Disforia e/ou apatia	Depressão, perplexidade, medo e ideação suicida
Distúrbios autonômicos	Taquicardia, midríase, febre, sudorese, palidez ou rubor facial, obstipação ou diarréia, resposta pilomotora excessiva

Fonte: Coulson e Almeida (2002).

Diagnóstico de *delirium*

Para o diagnóstico de *delirium* é importante que todas as fontes possíveis de informações sejam utilizadas, visto que muitas vezes o paciente encontra-se confuso, sonolento e desorientado, dificultando a anamnese. A observação do seu comportamento e o relato da equipe de saúde (enfermeiros, fisioterapeutas, nutricionistas, terapeutas ocupacionais, psicólogos) e familiares auxiliam no esclarecimento do quadro mental prévio do paciente, indícios de distúrbios clínicos e temporalidade dos sintomas. Os critérios diagnósticos segundo o DSM-IV e a CID-10 estão listados na Tabela 30.VII. No DSM-IV, não são valorizados determinados sintomas como alteração do ciclo sono-vigília, alterações psicomotoras e flutuações do humor, como se faz na CID-10.

O teste mais utilizado para rastreamento de déficit cognitivo é o mini-exame do estado mental (MEEM). Entretanto, a avaliação cognitiva não permite diagnosticar *delirium*. Isso porque o MEEM não cobre todas as características do *delirium* e uma pontuação abaixo da média pode ser atribuível à demência, falta de cooperação ou dificuldade de comunicação (dificuldade de linguagem, audição, visão ou fonação).

Uma escala indicada para a avaliação de *delirium* é o *confusion assessment method* (CAM), que já foi validado e é de fácil administração. O seu tempo de aplicação é de cerca de 5 minutos, pode ser administrado pelo médico emergencista com boa sensibilidade (94 a 100%) e especificidade (90 a 95%). Essa escala avalia as principais características exigidas pelo DSM-IV, sendo obrigatória para o diagnóstico de *delirium* a presença de início agudo, flutuação de curso e desatenção. É critério acessório, porém necessário, a associação com desorganização do pensamento ou distúrbio do nível de consciência (Tabela 30.VIII).

EXAMES COMPLEMENTARES

A identificação e a correção dos fatores etiológicos são essenciais no manejo de um paciente com *delirium*. Uma revisão cuidadosa da história clínica do paciente e uma entrevista com familiares e pessoas próximas a ele podem ajudar a direcionar a avaliação clínica. Investigações laboratoriais e radiológicas, como as listadas na Tabela 30.IX, podem ser necessárias para determinar a(s) causa(s) de base do *delirium*. A escolha de testes específicos a serem realizados dependerá da avaliação clínica.

DIAGNÓSTICO DIFERENCIAL

A Organização Mundial de Saúde (OMS) recomenda distinguir as doenças de base que estão associadas à condição de *delirium*. Segundo os critérios da 10ª edição da Classificação Internacional de Doenças (CID-10), o clínico deve procurar esclarecer se o *delirium* foi induzido por álcool ou substâncias psicoativas ou surgiu de forma sobreposta a quadros demenciais.

- F05 *delirium* – não induzido por álcool e outras substâncias psicoativas.
- F05.0 *delirium* – não sobreposto com demência.
- F05.1 *delirium* – sobreposto com demência.
- F05.8 *delirium* – outro *delirium*.

O paciente se apresenta confuso na sala de emergência e apresenta vários diagnósticos diferenciais. Entre eles ressaltamos quatro diagnósticos que devem ser diferenciados pelo emergencista: *delirium*, demência, depressão e esquizofrenia. A Tabela 30.X apresenta os elementos essenciais ao diagnóstico diferencial dessas condições. Ressaltamos que em virtude de implicações terapêuticas e prognósticas

Tabela 30.VII – Critérios diagnósticos de *delirium* segundo DSM-IV e CID-10

DSM-IV	CID-10
A – Distúrbio de consciência (isto é, redução da clareza da consciência em relação ao ambiente), com redução da capacidade de direcionar, focalizar, manter ou deslocar a atenção	A – Comprometimento da consciência e atenção (em *continuum* de obnubilação ao coma; capacidade reduzida para dirigir, focar, sustentar e mudar a atenção)
B – Distúrbio cognitivo (tal como déficit de memória, desorientação, perturbação da linguagem) ou desenvolvimento de uma perturbação da percepção que não é mais bem explicada por demência preexistente, estabelecida ou em evolução	B – Perturbação global da cognição (distorções perceptivas, ilusões e alucinações – mais freqüentemente visuais; comprometimento do pensamento abstrato e compreensão, com ou sem delírios transitórios, mas tipicamente com algum grau de coerência, comprometimento das memórias imediata e recente, mas com a memória remota relativamente intacta; desorientação temporal, assim como, em casos mais graves, espacial e pessoal)
C – As alterações desenvolvem-se ao longo de curto período de tempo (em geral de horas a dias), com tendência a flutuações no decorrer do dia	C – Perturbações psicomotoras (hipo ou hiperatividade e mudanças imprevisíveis de uma para a outra; tempo de reação aumentado; aumento ou diminuição do fluxo da fala; intensificação da reação de susto)
D – Existem evidências a partir da história, do exame físico ou dos achados laboratoriais indicando que as alterações são causadas por uma condição médica geral	D – Perturbação do ciclo sono-vigília (insônia ou, em casos graves, perda total do sono ou reversão do ciclo sono-vigília; sonolência diurna; piora noturna dos sintomas; sonhos perturbadores ou pesadelos, os quais podem continuar como alucinação após o despertar)
E – Perturbações emocionais, por exemplo depressão, ansiedade ou medo, irritabilidade, euforia, apatia ou perplexidade abismada	E – O início é usualmente rápido, com curso flutuante ao correr do dia e duração total da condição menor que seis meses. O quadro clínico é tão característico que o diagnóstico pode ser feito mesmo que a causa subjacente não esteja completamente esclarecida

Tabela 30.VIII – Método de avaliação de confusão (CAM) para detecção de *delirium*

Condição	Achados
Critério 1	Início agudo e flutuação no curso • Há evidência de uma alteração aguda do estado mental do paciente em relação ao nível de base? O comportamento alterado flutua ao longo do dia, ou a gravidade aumenta e diminui?
Critério 2	Desatenção • O paciente apresentou dificuldade para focar a atenção, por exemplo: é facilmente distraído, não segue corretamente o que está sendo dito?
Critério 3	Pensamento desorganizado • O pensamento do paciente estava desorganizado ou incoerente, por exemplo: discurso sem sentido, conversação irrelevante, fluxo vago ou ilógico de idéias, mudanças imprevistas de assunto?

Critério 4	Alteração do nível de consciência
	• Como você caracterizaria o nível de consciência do paciente?
	• Alerta (normal)
	• Anormal:
	  • Hiperalerta (vigilante, hiperativo, excessivamente sensível a estímulos do ambiente)
	  • Letárgico (sonolento, porém fácil de acordar)
	  • Estupor (difícil de acordar)
	  • Coma (não se consegue acordar o paciente)
	• Incerto

Outros critérios	Outros itens do CAM: • Desorientação temporal ou espacial • Alteração de memória • Alterações da percepção (como alucinações, ilusões ou más interpretações) • Agitação psicomotora ou retardo psicomotor • Alteração do ciclo vigília-sono

**Delirium* é diagnosticado pela presença de critérios 1, 2 e 3 ou critérios 1, 2 e 4.

Tabela 30.IX – Roteiro de avaliação de um paciente com suspeita de *delirium*

Avaliação do paciente com *delirium*

Estado físico
- História
- Exames físico e neurológico
- Revisão dos sinais vitais e dos registros de anestesia, se for pós-operatório
- Revisão dos prontuários clínicos e registros psiquiátricos
- Revisão cuidadosa de medicações e correlação com mudanças de comportamento

Estado mental
- Entrevista com paciente, família e equipe de saúde
- Testes cognitivos (MEEM, CAM e outros – p. ex.: teste do relógio, *digit span*)

Exames laboratoriais básicos (para todos os pacientes com *delirium*)
- Bioquímica do sangue: eletrólitos, glicose, cálcio, albumina, uréia, creatinina, AST (TGO), ALT (TGP), bilirrubina, fosfatase alcalina, magnésio, fósforo
- Hemograma
- Eletrocardiograma (ECG)
- Radiografia de tórax
- Gasometria arterial ou saturação de oxigênio
- Urina I

Exames laboratoriais adicionais (solicitados conforme condição clínica)
- Urocultura com antibiograma
- Rastreamento (*screening*) de drogas na urina
- Exames de sangue [p. ex.: VDRL, metais pesados, níveis de B_{12} e folato, eletroforese de proteínas para lúpus eritematoso, anticorpo antinuclear (ANA), amônia, porfirinas urinárias, HIV]
- Hemocultura
- Medidas dos níveis séricos de medicações (p. ex.: digoxina, teofilina, fenobarbital, ciclosporina)
- Coleta e análise de LCR
- TC do crânio ou RNM do encéfalo
- Eletroencefalograma (EEG)

Fonte: Trzepacz e Wise (1997), APA (1999).

do *delirium*, na incerteza do diagnóstico deve-se sempre considerar o paciente como portador de *delirium* e prosseguir a investigação.

Os principais diagnósticos diferenciais do *delirium* envolvem alguns quadros psiquiátricos cuja alteração cognitiva pode levar ao quadro de confusão mental:

a. Psicose de Korsakoff – é um transtorno cognitivo adquirido caracterizado por desatenção e amnésia anterógrada (incapacidade de reter memórias novas) e, possivelmente, amnésia retrógrada (incapacidade de recordar o passado). Está freqüentemente associada a alcoolismo crônico, mas também pode ser conseqüência de deficiências nutricionais (carência de vitamina B1 [tiamina]), trauma craniencefálico, neoplasias, acidentes cerebrovasculares, encefalites, epilepsia e outras condições.
b. Afasia de Wernicke – é uma situação particularmente traiçoeira, pois uma avaliação pouco acurada mostra um paciente com discurso fluente, embora desconexo, que não entende o que lhe é dito. No entanto, geralmente o paciente tem a atenção preservada, o que pode ser evidenciado pela preservação do contato visual e esforço em tentar estabelecer uma comunicação.
c. Depressão – há uma inibição global do paciente, afeta parte psíquica e funções cognitivas como memória, volição, atenção, raciocínio e funções executivas. Assim, pode haver lentidão dos processos psíquicos, desinteresse, déficit da atenção e até prejuízo da memória, que é reversível com tratamento adequado.
d. Demência – o critério de diferenciação é o tempo de evolução. É importante lembrar que os indivíduos demenciados têm maior predisposição a desenvolver quadros agudos confusionais, reversíveis na maior parte das vezes se corrigida a causa, voltando ao estado demencial de base.
e. Psicose aguda (esquizofrenia ou mania) – as alucinações são geralmente auditivas (ao contrário do *delirium*, em que são mais comumente visuais) e o eletroencefalograma é normal.

A sobreposição de *delirium* a um quadro demencial é extremamente freqüente, pois o declínio cognitivo prévio é um fator predisponente de *delirium*. As características dos dois transtornos estão sumarizadas na Tabela 30.X.

Um dado importante que gostaríamos de salientar é que estudos mostraram que familiares de pacientes com demência prévia foram mais eficazes em diagnosticar *delirium* do que enfermeiros ou médicos. Portanto, nesse grupo de pacientes, a equipe médica deve abordar o paciente inicialmente como portador de *delirium*, e, por isso, investigá-lo na urgência.

Outro fator extremamente importante é o conhecimento de que muitos pacientes podem ter o que os médicos Fred Plum e Jerome Posner chamam de "encefalopatia metabólica mista", em um texto que se tornou a grande referência na avaliação dos estados alterados de consciência. Em pacientes graves, muitas vezes os sinais e sintomas clínicos sugestivos de uma alteração metabólica difusa do encéfalo não são detectáveis pela investigação laboratorial. A avaliação laboratorial pode revelar pequenas anormalidades desprezíveis ou nenhuma anormalidade tóxica ou metabólica detectável. Em primeira instância, o efeito aditivo de múltiplas anormalidades metabólicas discretas pode levar a encefalopatia grave, que pode algumas vezes ser remediada pela correção de uma das anormalidades modestas.

O tratamento destes pacientes com encefalopatia metabólica mista é freqüentemente negligenciado. O clínico empenha-se em conseguir uma avaliação especializada ou realizar exames mais específicos, aguardando seus resultados. Com isso, ele adia, sem necessidade, o tratamento clínico destas anormalidades discretas que estão causando um sofrimento encefálico significativo. Por exemplo, a combinação de anemia, hipóxia e distúrbios eletrolíticos discretos é extremamente comum no serviço de atendimento de urgência, e seu tratamento é muitas vezes postergado na tentativa de se realizar um exame subsidiário ou obter a avaliação de um especialista. Deve-se tentar corrigi-los imediatamente e aguardar.

Tabela 30.X – Diagnóstico diferencial de *delirium* com outros transtornos psiquiátricos

	Delirium	Demência	Depressão	Esquizofrenia
Início	Agudo	Insidioso	Variável	Variável
Curso	Flutuante	Progressivo	Variação diurna	Variável
Nível de consciência	Prejudicado (obnubilado)	Prejudicado em estágio avançado	Geralmente normal	Preservado
Atenção e memória	Desatenção Déficit de memória	Déficit de memória sem déficit de atenção evidente	Déficit atencional Memória preservada ou déficits reversíveis	Déficit atencional Memória preservada
Reversibilidade	Sim	Não	Sim, mas pode ser recorrente	Não Tem exacerbações
Psicose presente?	Comum (geralmente ideação simples)	Incomum	Ocorre em porcentagem pequena	Comum (sintomas psicóticos complexos)
EEG	Lentificação generalizada em 80%	Lentificação generalizada em 80%	Geralmente normal	Geralmente normal

Fonte: Trzepacz et al. (2002).

TRATAMENTO

A abordagem inicial do paciente com diagnóstico de *delirium* deve seguir as seguintes prioridades universais:

- Avaliar e tratar imediatamente alterações dos sinais vitais potencialmente fatais.
- Verificar o nível de consciência do paciente.
- Realizar uma glicemia capilar (dextro) em todo paciente confuso.
- Procurar na história e no exame físico elementos que forneçam informações para que se possa inferir qual o processo responsável pelo atual quadro confusional.

Dessa forma, inicialmente devem ser priorizadas aquelas condições clínicas reversíveis ou tratáveis com medidas terapêuticas, ou que cursam com morbimortalidade significativa na fase aguda, pois essas condições são as que mostram maior sucesso terapêutico quando adequadamente identificadas e tratadas.

A avaliação do nível de consciência deve ser executada rotineiramente. Um instrumento útil é a escala de coma de Glasgow. Ela foi desenvolvida para avaliar a gravidade de lesões traumáticas do SNC, mas pode ser facilmente aplicada em outras situações clínicas. Uma pontuação na escala de Glasgow menor que 8 é um dos critérios de entubação com cânula orotraqueal para proteção de vias aéreas, desde que a causa do *delirium* não seja imediatamente reversível (por exemplo: hipoglicemia).

Os pacientes que apresentam alterações de oximetria ou de sinais vitais devem ser imediatamente tratados, pois a confusão muitas vezes indica sofrimento de órgãos-alvo (exemplos: pneumonia com hipoxemia; infarto com choque cardiogênico).

Após firmar o diagnóstico de *delirium*, o seu tratamento envolve duas linhas de atuação clínica que são igualmente importantes. A primeira delas seria a identificação da causa do *delirium* para que se possa realizar o tratamento causal, visando erradicar a etiologia que precipitou o quadro atual (exemplo: tratamento da pneumonia, do infarto, entre outros). A segunda linha de atuação recomenda adotar medidas inespecíficas, indicadas independentemente da causa do *delirium*, para preservar e proteger o paciente de uma evolução desfavorável.

Apesar de não se saber até que ponto o tratamento agressivo tanto do *delirium* quanto das comorbidades clínicas reduziriam a morbidade e a mortalidade, tal recomendação representa bom-senso clínico. A tendência atual é a de enfatizar cada vez mais o uso das medidas inespecíficas, que têm sido tradicionalmente relegadas, e estão indicadas para todas as etiologias de *delirium*, especialmente nos pacientes em que uma causa não foi identificada.

Medidas inespecíficas

Para o tratamento do *delirium*, independente de sua etiologia, temos medidas ambientais, comportamentais e farmacológicas. As principais medidas ambientais e comportamentais recomendadas funcionam também como fatores preventivos do *delirium* em populações de risco; estão, portanto, indicadas em todos os pacientes acima de 80 anos e em pacientes acima de 65 anos com outros fatores de risco para *delirium*. Revisões recentes salientam a necessidade dessas medidas no tratamento do *delirium*, que estão exemplificadas na Tabela 30.XI. A respeito do uso de medicações para prevenção do quadro, faltam estudos que fortaleçam as evidências na literatura. Um estudo comparou o uso de haloperidol em baixa dose (1,5 mg/dia) com placebo na prevenção do *delirium* pós-operatório em cirurgia do quadril. Apesar de não ter havido diminuição da incidência do *delirium*, a intensidade dos sintomas e o tempo de internação pelo quadro foram significativamente reduzidos.

A assistência da interconsulta psiquiátrica pode ajudar no diagnóstico e tratamento dos sintomas do *delirium* e pesquisa da etiologia de base. O manejo clínico consiste em:

- Identificar a etiologia do *delirium*.
- Tratar especificamente as condições reversíveis de *delirium* (hipoglicemia, hipoxemia, hipertermia, deficiência de tiamina, hipertensão, estados de abstinência).
- Iniciar intervenção para condições agudas.
- Coordenar com outros médicos o cuidado do paciente.
- Monitorar e garantir a segurança do paciente.
- Avaliar e monitorar o estado psiquiátrico.
- Avaliar as características psicossociais individuais e da família.
- Estabelecer e manter alianças.
- Informar o paciente e a família a respeito da doença.
- Fornecer tratamento pós-*delirium*.

Tratamento medicamentoso

Os antipsicóticos (AP) ou neurolépticos constituem a primeira escolha para o tratamento medicamentoso dos pacientes em *delirium*. A sua ação melhora uma grande varie-

Tabela 30.XI – Medidas inespecíficas para o tratamento do *delirium*
• Evitar uso de múltiplas medicações, especialmente aquelas envolvidas na etiologia de *delirium*
• Retirar lentamente as medicações que podem causar algum tipo de abstinência
• Fornecer dicas de memória como calendários, fotos de familiares, rótulos e relógio
• Tentar não mudar a localização do leito do paciente
• Evitar intervenções que limitem a mobilidade do paciente (por exemplo, acesso endovenoso)
• Sempre permitir ao paciente o uso de suas lentes corretivas ou aparelho de audição
• Manter uma boa iluminação durante o dia e limitar à noite (apagar luzes, se possível)
• Intervenções farmacológicas inespecíficas: estão indicadas para pacientes cuja alteração de comportamento impõe riscos a ele ou a outrem, ou impedem o tratamento
• Intervenções ambientais e de apoio e esclarecimento ao paciente e à família

dade de sintomas, inclusive na cognição, tendo se mostrado eficaz tanto para as formas hiperativas quanto para as hipoativas de *delirium*. Dentre os AP, o haloperidol é o preferido e mais usado, pois possui menos metabólitos ativos, efeitos colinérgicos limitados, poucos efeitos sedativos e hipotensores e pode ser administrado por várias vias: oral, intramuscular (IM) ou endovenosa (EV). Apesar do risco aumentado de efeitos extrapiramidais com uso de AP de alta potência como o haloperidol, a incidência relatada é baixa. Além do mais, a administração EV do haloperidol parece causar menos efeitos extrapiramidais em pacientes com *delirium*. Curiosamente, não há nenhuma droga aprovada pelo Food And Drug Administration (FDA) para o tratamento do *delirium*. Faltam estudos bem feitos (controlados, randomizados, com placebo) na área. A administração EV do haloperidol também não é aprovada pelo FDA. Se essa via de administração for utilizada, recomenda-se que o paciente esteja sob monitorização cardíaca, pois o haloperidol pode levar a aumento do intervalo QT e aumentar o risco de morte súbita. Hoje em dia, cada vez mais, os antipsicóticos atípicos (orais ou injetáveis) têm tido aplicabilidade nesse tipo de pacientes. Uma revisão recente mostrou que haloperidol em baixa dose (< 3,0 mg/dia) não tem eficácia diferente dos atípicos olanzapina e risperidona no manejo do *delirium* nem tem maior perfil de efeitos adversos que essas drogas. É notável a necessidade de mais pesquisas e, por isso, a variedade de condutas observadas na prática do manejo do *delirium*. Além disso, em razão da dificuldade de se diagnosticar o *delirium*, muitos médicos acabam, quando medicam, administrando subdoses ou doses maiores que o necessário. Uma sugestão de tratamento medicamentoso, de acordo com o nível de gravidade (agitação psicomotora, sintomas psicóticos e evolução arrastada) do paciente, está exposta na Tabela 30.XII.

Os clínicos devem ainda observar o surgimento de efeitos colaterais dos AP nos pacientes que recebem essa medicação. Tais efeitos estão descritos no capítulo Complicações Clínicas dos Psicofármacos.

Outras intervenções somáticas

A eficácia de outras intervenções somáticas é pautada principalmente em relatos de casos e não há estudos de larga escala, prospectivos, com grupo-controle. Os tratamentos mais estudados são com colinérgicos, vitaminas; morfina e eletroconvulsoterapia (ECT).

Mecanismos anticolinérgicos estão envolvidos na patogênese de casos de *delirium*: induzido por medicamentos, hipóxia, hipoglicemia, deficiência de tiamina, lesão cerebral traumática, acidente vascular cerebral (AVC). Entretanto, medicações colinérgicas têm sido usadas somente nos casos de *delirium* induzido por medicações anticolinérgicas. As medicações colinérgicas inibidoras da colinesterase utilizadas são: 1) fisostigmina (mais utilizada); 2) tacrine; 3) donepezil. Efeitos colaterais: bradicardia, náusea, vômito, salivação, aumento da acidez gastrintestinal, convulsões (fisostigmina quando infusão EV rápida), aumento assintomático das enzimas hepáticas (tacrine).

Nos casos de *delirium* agitado associado a condições hipercatabólicas em que não houve resposta às outras intervenções farmacológicas, o paciente poderia se beneficiar da associação de agente paralítico com ventilação mecânica. Isso melhora a oxigenação e diminui o estresse da musculatura esquelética. Geralmente o paciente fica sedado. Morfina (ou outro opiáceo) é também um importante tratamento paliativo nos casos de *delirium* em que a dor é um fator agravante. Entretanto, alguns opiáceos podem exacerbar o *delirium* através de seus metabólitos que possuem atividade anticolinérgica. Entre os opiáceos, fentanil e meperidina têm ação anticolinérgica.

Há evidências limitadas para ECT como tratamento de casos particulares de *delirium* por etiologias específicas como síndrome neuroléptica maligna e *delirium tremens*, não devendo ser considerado inicialmente substituto de tratamentos convencionais e mais conservadores. Na maioria dos casos de *delirium* não se mostrou um tratamento eficaz. Além disso, há um risco grande de piora em pacientes clinicamente instáveis. Atualmente nos EUA a ECT não é utilizada para tratamento de *delirium tremens*.

Tabela 30.XII – Tratamento farmacológico de *delirium*

Gravidade	Tratamento
Leve a moderada	• Doses baixas (via oral) de haloperidol (1 a 10 mg) costumam controlar a agitação • Antipsicóticos atípicos (risperidona, olanzapina e quetiapina) têm sido usados com maior freqüência no tratamento do *delirium*, em parte por terem um perfil de efeitos colaterais mais tolerável, e têm se mostrado eficientes em estudos não controlados
Moderada a grave	• Administrar 0,5 a 1,0 mg de haloperidol (IM ou EV) de acordo com o nível do distúrbio e a tolerância do paciente (estimar por idade, status físico e risco de efeitos colaterais) • Observar o paciente por 20 a 30 minutos; caso o efeito seja insuficiente, deve-se dobrar a dose e continuar a monitorização • Repetir o ciclo até que haja o efeito desejado, ocorra intolerância ou o paciente fique obnubilado • Benzodiazepínicos: devem ser administrados com reservas e, de preferência, os de ação curta (a escolha é o lorazepam). Eles estão indicados em alguns casos, como no *delirium tremens* por abstinência alcoólica. Também podem ser usados com cautela quando já se está usando uma dose muito alta de antipsicótico e o paciente tem importantes sintomas extrapiramidais. No caso de uso de benzodiazepínicos: monitorizar função respiratória e nível de sedação cuidadosamente • Não há limites precisos de dose, mas geralmente aceita-se como máximo o uso de 100 mg de haloperidol em 24 horas ou 60 mg em 24 horas, se houver uso concomitante de benzodiazepínicos

Fonte: Meagher (2001).

PROGNÓSTICO

A presença de *delirium* está correlacionada com um agravamento do prognóstico do paciente. A maioria dos estudos mostra aumento da morbidade a curto prazo, permanências prolongadas em hospitais e maiores taxas de mortalidade e, a longo prazo, uma associação com síndromes demenciais. Um estudo avaliou as funções cognitivas de pacientes submetidos a artroplastias de quadril por causa de fraturas do colo do fêmur, também classificadas segundo a ocorrência ou não de *delirium* no pós-operatório. Os grupos foram seguidos prospectivamente por um período de quatro anos, constatando-se maior incidência de síndromes demenciais (69%) entre os indivíduos que apresentaram *delirium*, contra incidência de 20% entre os que não o apresentaram. Isso mostra que a sua ocorrência em indivíduos cognitivamente intactos sinaliza maior vulnerabilidade para a demência. A resolução dos sintomas demora muitas vezes menos de um dia (quase dois terços em algumas estatísticas), quando adequadamente tratados. Entretanto, em 17% dos pacientes, são necessários até seis meses para resolução completa dos sintomas.

Portanto, o fato de o paciente ainda apresentar alterações cognitivas mesmo após o tratamento etiológico do *delirium* não invalida o diagnóstico, ao contrário do que é muitas vezes apregoado na prática clínica. Nesse caso, o clínico deve investigar a presença de possíveis fatores (Tabela 30.IV) que estejam mantendo a alteração e prolongando a resolução do quadro.

Inúmeras condições estão associadas à encefalopatia metabólica e uma abordagem estratégica está descrita no Algoritmo 30.1. Este protocolo de atendimento foi adaptado da Universidade de Indiana (Indianápolis – EUA); entretanto, obviamente, este algoritmo não engloba todas as causas de encefalopatia metabólica, mas fornece uma maneira prática de abordar um paciente agudamente confuso.

LEITURA ADICIONAL

1. American Psychiatric Association. Practice guidelines for treatment of patients with delirium. 1. ed. Washington, DC: American Psychiatric Association; 1999.
2. Biller J. Practical neurology. 2. ed. Philadelphia: Lippincott Williams & Wilkins; 2002.
3. Bradley WG, Droff RB, Fenichel GM, Marsden CD. Neurology in clinical practice: principles of diagnosis and management. 3. ed. Woburn: Butterworth-Heinemann; 2000.
4. Burns A, Lawlor B, Craig S. Assessment scales in old age psychiatry. London: Martin Dunitz; 1999.
5. Chan D, Brennan NJ. Delirium: making the diagnosis, improving the prognosis. Geriatrics 1999; 54: 28-42.
6. Conn DK, Lieff S. Diagnosing and managing delirium in the elderly. Can Fam Physician 2001; 47: 101-8.
7. Coulson BS, Almeida OP. Delirium: moving beyond the clinical diagnosis. Rev Bras Psiquiatr 2002; 24(I): 28-33.
8. Dyrud Jr JE. Posttransplantation delirium: a review. Curr Opin Organ Transplant 2004; 9: 428-31.
9. Fick DM, Agostini JV, Inouye SK. Delirium superimposed on dementia: a systematic review. JAGS 2002; 50: 1723-32.
10. Herndon RM. Handbook of neurologic rating scales. New York: Demos Vermande; 1997.
11. Huff JS, Brady WJ. Confusion. In: Marx JA, et al. Rosen's emergency medicine. 6. ed. Philadelphia: Elsevier; 2006. p.50-155.
12. Lipowski ZJ. Delirium (acute confusional states) JAMA 1987; 258: 1789-92.
13. Lonergan E, Britton AM, Luxemberg J, Wyller T. Antipsychotics for delirium (Cochrane review). In: The Cochrane Library, issue 2; 2007. Oxford: Update Software.
14. Meagher DJ. Clinical review. Delirium: optimizing management. BMJ 2001; 322: 144-9.
15. Santos FS. Mecanismos fisiopatológicos do delirium. Rev Psiq Clin 2005; 32(3): 104-12.
16. Santos FS, Velasco IT, Júnior RF. Risk factors for delirium in the elderly after coronorary artery bypass graft surgery. International Psychogeriatrics 2004; 16(2): 175-93.
17. Santos FS, Wahlund LO, Varli F, Velasco IT, Johnagen ME. Incidence, clinical features and subtypes of delirium in elderly patients treated for hip fractures. Demnt Geriatr Cogn Disord 2005; 20: 231-7.
18. Smith J, Seirafi J. Delirium and dementia. In: Marx JA, et al. Rosen's emergency medicine. 6. ed. Philadelphia: Elsevier; 2006. p.1645-64.
19. Plum F, Posner JB. The diagnosis of stupor and coma. 3. ed. Contemporary Neurology Series. Philadelphia: F.A. Davis Company; 1982.
20. Trzepacz PT, Meagher DJ, Wise MG. Neuropsychiatric aspects of delirium. In: Yudofshy SC, Hales RE (editors). The american psychiatric press textbook of neuropsychiatry. 4. ed. Washington, DC: American Psychiatric Press; 2002. p.525-64.

Algoritmo 30.1 – Abordagem prática do paciente agudamente confuso

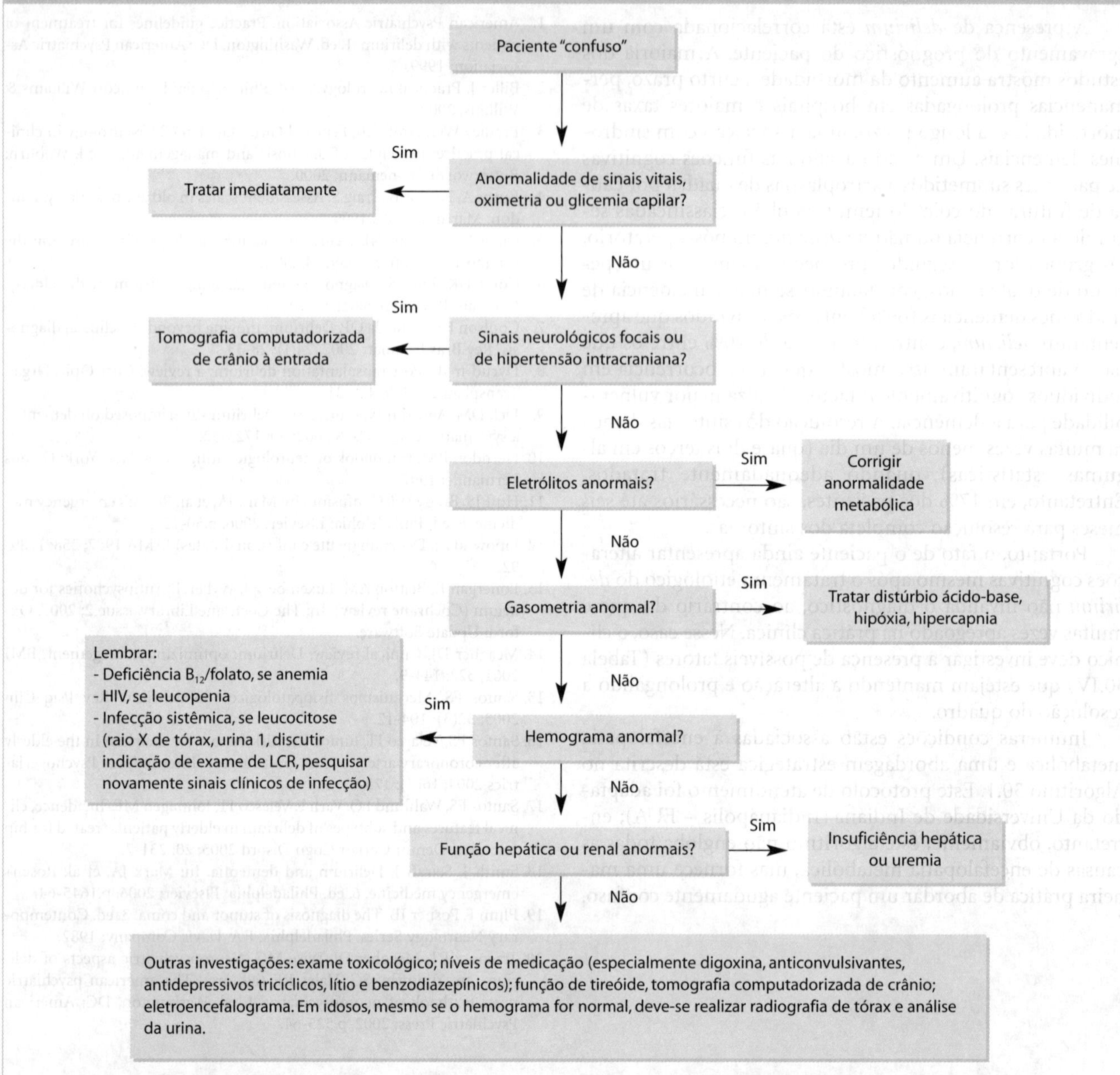

Insuficiência Renal Aguda

CAPÍTULO 31

Herlon Saraiva Martins
Lucia Mendes de Oliveira Pinto
Ricardo Luiz Cordioli
Eduardo Tadeu Azevedo Moura
Dante Moreira Lima
Andréa Remígio de Oliveira

TÓPICOS IMPORTANTES

- IRA é definida através da elevação de creatinina sérica, em duas semanas ou menos, de pelo menos 0,5 mg/dL quando o parâmetro basal é inferior a 2,5 mg/dL ou uma elevação de pelo menos 20% quando a creatinina basal é superior ou igual a 2,5 mg/dL.
- O simples fato de evoluir com IRA mesmo que revertida, faz com que a mortalidade do paciente se eleve aproximadamente 50% em relação ao previsto pelo escore de gravidade SAPS II.
- A causa mais comum de azotemia pós-renal é a obstrução do colo vesical. Ocorre em geral em pacientes idosos com doença prostática, bexiga neurogênica ou sob terapia com agentes anticolinérgicos.
- A azotemia pré-renal ocorre em 55 a 60% dos casos. É caracterizada pela diminuição da perfusão renal e manutenção da integridade tissular, apresentando rápida reversão se a causa subjacente à diminuição do fluxo sangüíneo for corrigida precocemente.
- Aproximadamente 50% dos casos de IRA observados tem a forma não-oligúrica.
- O distúrbio eletrolítico mais grave e que requer maior agressividade no diagnóstico e tratamento é a hipercalemia, causa metabólica de óbito mais comum em doentes com IRA.
- O uso de dopamina, no passado muito realizado, sob a denominação de "dose renal", não deve ser realizado, pois estudos clínicos não mostram evidência de qualquer efeito na melhora ou prognóstico da IRA.
- Pacientes com acidose refratária, hipercalemia refratária, hipervolemia refratária, disnatremia de difícil correção e uremia, necessitam de terapia substitutiva renal imediata.
- A diálise peritoneal é de fácil manejo, baixo custo, não há necessidade de anticoagulação, pode ser realizada em doentes com instabilidade hemodinâmica, mas apresenta elevado risco de infecção, perfuração de alças e *clearance* obtido pode ser insuficiente para a gravidade do doente.
- Há maior tolerância hemodinâmica nos métodos contínuos e menor taxa de sangramentos nos métodos intermitentes, sendo que a SLEDD, por seu caráter híbrido, alia as vantagens de cada método, podendo se tornar no futuro o método de eleição.
- Na CVVH, fluxo de 35 mL/kg/h está associado com menor mortalidade comparado a 20 mL/kg/h, reforçando o conceito de dose-resposta nos pacientes com IRA e o benefício claro na diálise diária em relação a dias alternados.
- Para pacientes com IRA não dialíticos recomenda-se 0,5 g/kg de aminoácidos essenciais ou 0,6-1 g/kg/dia de proteínas. Se em hemodiálise intermitente 1,2 g/kg/dia de proteínas e se em métodos contínuos de reposição renal, pode-se até ofertar 2,5 g/kg/dia de proteína.
- A expansão volêmica é o principal método profilático da nefropatia induzida por contraste: recomenda-se solução isotônica 100 mL/hora ou 1 mL/kg/h 12 horas antes e 12 horas após procedimento.

INTRODUÇÃO E DEFINIÇÕES

A insuficiência renal aguda (IRA) é uma síndrome caracterizada pela queda abrupta (horas ou dias) da taxa de filtração glomerular (TFG), ocasionando retenção de escórias do metabolismo nitrogenado, como uréia e creatinina. É definida através da elevação de creatinina sérica, em duas semanas ou menos, de pelo menos 0,5 mg/dL quando o parâmetro basal é inferior a 2,5 mg/dL ou uma elevação de pelo menos 20% quando a creatinina basal é superior ou igual a 2,5 mg/dL. Algumas características que podem ocorrer são:

- Redução do volume urinário com acúmulo de líquidos sob a forma de edema.
- Perda de capacidade de diluir e concentrar a urina.
- Perda de capacidade de regular o equilíbrio ácido-básico.
- Dificuldade de manter o balanço dos níveis de potássio, sódio, magnésio, cálcio e fósforo.

Em recente estudo multicêntrico a prevalência de IRA em unidades de terapia intensiva (UTI) de 23 países complicou aproximadamente 5,7% das internações. Nos casos leves, a mortalidade é de 20%, mas nos doentes com creatinina ≥ 3,0 mg/dL ou que requerem terapia dialítica, a taxa de mortalidade varia de 40 a 50%. O simples fato de evoluir com IRA mesmo que revertida, faz com que a mortalidade do paciente se eleve aproximadamente 50% em relação ao previsto pelo escore de gravidade SAPS II.

Infelizmente, nos últimos 50 anos sua mortalidade não se modificou, apesar de todo desenvolvimento tecnológico, provavelmente devido à mudanças no seu perfil epidemiológico. Ocorre hoje um nítido predomínio de doentes idosos, com doenças crônicas associadas e quadros clínicos graves, muitas vezes com insuficiência de múltiplos órgãos.

Soma-se a isso o implemento de técnicas diagnósticas e terapêuticas cada vez mais agressivas, o uso de medicamentos nefrotóxicos inexistentes há algumas décadas, como imunossupressores, antiinflamatórios não-hormonais, antibióticos, antifúngicos e antivirais.

ETIOLOGIA E FISIOPATOLOGIA

As diversas causas de insuficiência renal aguda (IRA) podem ser divididas em três categorias amplas.

Azotemia pós-renal

Apesar de presente em somente 5% dos casos de IRA, deve ser sempre excluída rapidamente já que seu potencial de reversibilidade é inversamente proporcional ao seu tempo de duração – estima-se que após doze semanas há instalação de quadro irreversível. Caracteriza-se por um obstáculo ao fluxo urinário com aumento da pressão intra-tubular e na cápsula glomerular, e diminuição da pressão de filtração. Ambos os tratos urinários devem estar obstruídos ou somente um trato na presença de um único rim com função preservada. A perpetuação do processo obstrutivo além de dois dias leva à vasoconstrição da arteríola glomerular aferente, o que contribui para a manutenção de um baixo ritmo de filtração glomerular (RFG).

A causa mais comum de azotemia pós-renal é a obstrução do colo vesical. Ocorre em geral em pacientes idosos com doença prostática, bexiga neurogênica ou sob terapia com agentes anticolinérgicos.

Azotemia pré-renal

Ocorre em 55 a 60% dos casos. É caracterizada pela diminuição da perfusão renal e manutenção da integridade tissular, apresentando rápida reversão se a causa subjacente à diminuição do fluxo sangüíneo for corrigida.

A auto-regulação do fluxo sangüíneo renal e do RFG são determinadas pelo tônus das arteríolas glomerulares. Quando a pressão de perfusão glomerular é reduzida, há ativação adrenérgica e do sistema renina-angiotensina-aldosterona com gradual vasodilatação da arteríola aferente através da ação de prostaglandinas e do óxido nítrico e vasoconstrição eferente sob a ação da angiotensina II, com conseqüente manutenção da pressão hidráulica glomerular e do RFG. A reabsorção de sódio está aumentada no túbulo proximal sob a ação da angiotensina II e da ativação adrenérgica, e no túbulo distal sob a ação da aldosterona. Ocorre, portanto uma diminuição do sódio excretado na tentativa de manutenção da economia hídrica. Esses mecanismos compensatórios são sobrepujados quando há hipoperfusão mais grave (pressão arterial média abaixo de 70 a 80 mmHg) condicionando a IRA.

A maior parte do fluxo sangüíneo renal é destinada à região cortical, privilegiando o processo de filtração glomerular. Já na região medular, a relação entre a oferta e a demanda de oxigênio é precária e 80% do oxigênio ofertado é consumido. São responsáveis por esse tênue equilíbrio o transporte ativo intenso de NaCl na *pars recta* do túbulo proximal e na porção espessa da alça de Henle e a disposição em contra corrente dos *vasa recta,* que ajudam a manter a tonicidade medular. A vulnerabilidade da medula renal é agravada pela diminuição heterogênea do fluxo sangüíneo renal na vigência de hipovolemia: enquanto o fluxo sangüíneo diminui para 60% dos níveis basais no córtex superficial, a redução é superior a 80% na região medular.

Os diversos mecanismos fisiopatológicos descritos acima condicionam a existência de um contínuo entre a azotemia pré-renal e a necrose tubular aguda (NTA) isquêmica. A transição da primeira condição, reversível, à última, de insuficiência renal estabelecida, se dá pelo prejuízo suficientemente grande do fluxo sangüíneo renal com a morte de células tubulares renais.

IRA intrínseca ou renal

É causada por doenças que acometem o parênquima renal com lesão tissular. Representa 35 a 40% dos casos de IRA, e 90% decorrem de causas isquêmicas e tóxicas de necrose tubular aguda (NTA). Não há avidez pelo sódio, com uma excreção elevada de sua carga filtrada. A perda da capacidade de concentração da urina determina uma aproximação da osmolalidade urinária e plasmática.

Vários compostos químicos podem causar queda abrupta do RFG promovendo diretamente uma vasoconstrição renal (efeito observado com os contrastes radiológicos e a ciclosporina) com conseqüente redução do fluxo sangüíneo renal. Outros compostos promovem lesão tubular por agressão tóxica direta, causando destruição celular semelhante à provocada por isquemia prolongada. É importante notar que, independentemente do mecanismo de ação, o rim é particularmente sensível a agentes tóxicos, especialmente os de ação direta. Há três razões básicas para essa vulnerabilidade:

- O rim recebe 25% do débito cardíaco estando exposto rápida e diretamente a qualquer agente tóxico circulante.
- O rim concentra o filtrado glomerular, aumentando o potencial tóxico de qualquer agente.
- As células da *pars recta* do túbulo proximal possuem um sistema de transporte de solutos orgânicos, estando portanto mais diretamente expostas a agentes tóxicos.

ACHADOS CLÍNICOS

A sintomatologia da IRA é muito variável, pode ser assintomática ou diagnosticada em exames de triagem de pacientes que procuram o serviço de emergência pelos mais diversos motivos. Alguns fatores como o estado catabólico individual, a etiologia e rapidez da instalação da IRA tornam sua apresentação mais ou menos evidente.

Aproximadamente 50% dos casos de IRA observados tem a forma não-oligúrica, com mais de 400 mL de diurese em 24 horas, assim não se deve esperar, necessariamente, uma queixa de diminuição do débito urinário para pensar em IRA, pois este é pouco sensível e para ocorrer uma di-

Tabela 31.I – Principais causas de IRA

Divisão da IRA	Mecanismos e causas
Pré-renal	**1. Redução do volume intravascular** • Hemorragias: traumáticas, cirúrgicas, gastrintestinais, pós-parto. • Perdas gastrintestinais: vômitos, aspiração nasogástrica, diarréia. • Perdas renais: diurese osmótica, *diabetes insipidus*, insuficiência adrenal. • Perdas insensíveis superiores à ingestão de líquidos: idosos, hipertermia, queimados. **2. Redução do débito cardíaco** • Infarto agudo do miocárdio, arritmias, hipertensão arterial maligna, tamponamento cardíaco, miocardiopatias, disfunções valvares, hipertensão pulmonar, tromboembolismo pulmonar, ventilação assistida com pressão positiva. **3. Redução do volume arterial efetivo e/ou redução do fluxo plasmático renal** • Insuficiência cardíaca congestiva. • Hipoalbuminemia: insuficiência hepática, síndrome nefrótica, desnutrição. • Perdas para terceiro espaço: peritonites, pancreatites, queimados, síndrome do esmagamento. • Vasodilatação sistêmica: sepse, síndrome hepatorrenal. • Secundários a agentes externos: inibidores do sistema renina-angiotensina.
Renal	**1. Necrose tubular aguda** • Isquemia secundária à hipoperfusão renal. • Toxinas e medicamentos: aminoglicosídeos, antifúngicos (anfotericina B), imunossupressores (ciclosporina, FK506), antivirais (aciclovir), quimioterápicos (cisplatina), venenos (paraquat, peçonhas), antiinflamatórios não-hormonais, contrastes radiológicos, endotoxinas bacterianas, solventes orgânicos (etilenoglicol). • Toxinas endógenas: rabdomiólise, hemólise (reação transfusional, malária, deficiência de G6PD, anemias microangiopáticas), hiperuricemia (síndrome de lise tumoral), cadeias leves (mieloma). **2. Nefrites intersticiais** • Medicamentos: penicilinas, cefalosporinas, rifampicina, sulfonamidas, diuréticos, antiinflamatórios não-hormonais. • Doenças auto-imunes: lúpus eritematoso sistêmico (LES), Sjögren, uveíte-nefrite intersticial, doença mista do tecido conjuntivo. • Infecções: pielonefrites. • Infiltrações: linfomas, leucemias, sarcoidose. • Rejeição celular aguda pós-transplantes. **3. Doenças vasculares** • Inflamatórias (vasculites): glomerulonefrite necrotizante pauciimune, poliarterite nodosa (PAN), granulomatose de Wegener, doença do soro. • Microangiopáticas: síndrome hemolítico-urêmica (SHU), púrpura trombocitopênica trombótica (PTT), síndrome HELLP, hipertensão arterial maligna, esclerodermia, doença aterotrombótica (embolização de colesterol). • Macrovasculares: estenose de artérias renais, aneurismas, displasias. **4. Glomerulopatias** • Pós-infecciosa: glomerulonefrite difusa aguda pós-estreptocócica, endocardite, vírus, abscessos sistêmicos, *shunts*. • Glomerulonefrites membranoproliferativas. • Glomerulonefrites rapidamente progressivas: idiopática, LES, Wegener, PAN, Goodpasture, púrpura de Henoch-Schönlein, síndrome hemolítico-urêmica, esclerodermia.
Pós-renal	**1. Ureteral e pélvica** • Obstrução intrínseca: coágulos, cálculos, infecções fúngicas e bacterianas. • Obstruções extrínsecas: hiperplasia prostática benigna, câncer de próstata, tumores ginecológicos ou metastáticos, fibrose retroperitoneal, ligadura inadvertida de ureteres. **2. Bexiga** • Obstrutivas: cálculos, coágulos, hipertrofia ou neoplasia prostática, carcinoma de bexiga. • Neuropatias: bexiga neurogênica. **3. Uretra** • Estreitamentos, cicatrizes, fimose.

minuição importante do fluxo urinário é necessário um ritmo de filtração glomerular muito comprometido.

O débito urinário irá influenciar, e muito, na intensidade da apresentação, a IRA oligúrica (volume urinário menor que 400 mL de diurese em 24 horas) e hipercatabólica apresentará em média uma elevação diária da uréia e da creatinina entre 40 a 100 mg/dL e 2 a 3 mg/dL, respectivamente, e a IRA não-oligúrica e não-catabólica, apresentará elevação da uréia e da creatinina entre 20 a 40 mg/dL e 0,5 a 1 mg/dL, respectivamente. Assim os pacientes que evoluem com IRA oligúrica têm maior probabilidade de se apresentarem com complicações metabólicas mais intensas e com pior prognóstico.

Os achados clínicos da IRA podem ser muito inespecíficos, diversos e se justaporem com sinais e sintomas da doença de base ou outro diagnóstico diferencial do paciente: dispnéia com estertores crepitantes na ausculta pulmonar de um idoso com insuficiência cardíaca crônica descompensada ou uma jovem com vômitos e litíase ureteral e ambos apresentando IRA como complicação. A IRA pode ser diagnosticada após o uso de um medicamento, como antibióticos ou antiinflamatórios não-hormonais, ou ainda após o uso de um recurso diagnóstico como o cateterismo coronariano devido ao contraste radiológico.

Entretanto há alguns pacientes que se apresentam com um quadro clínico mais intenso relacionado à IRA, sendo chamado de síndrome urêmica com: soluços, náuseas, vômitos, sangramento gastrintestinal, dispnéia, hipertensão, tamponamento cardíaco, alterações neurológicas (irritabilidade, asterixis e hiper-reflexia) e alterações do nível de consciência que variam desde sonolência até convulsões e coma.

Como e quando se suspeitar de IRA?

A história clínica e exame físico do paciente podem guiar seu diagnóstico e orientar seu tratamento:

- Sinais de doença prévia sistêmica crônica (diabetes, hipertensão arterial, lúpus etc.) que sabidamente tornam o paciente mais suscetível a evoluir com IRA.
- Antecedentes profissionais: procurar indícios de exposição a metais pesados ou solventes orgânicos, além do risco para intoxicações acidentais.
- Lista de medicamentos de uso ambulatorial e/ou recente devido ao risco de nefropatia medicamentosa, além de fornecer pistas sobre doenças de base.
- Antecedentes de uropatia obstrutiva (prostatismo em idosos e litíase em adultos jovens).
- Alguma cirurgia prévia (como nefrectomia), trauma (renal), ou procedimento diagnóstico como cateterismo cardíaco.
- Questionar aporte hídrico: o paciente tem nível de consciência para se auto-hidratar ou para expressar sua sede?
- Informar-se sobre perdas de líquidos: diurese excessiva, débito de drenos, sondas, diarréia e febre.
- Em casos de pacientes submetidos a cirurgias recentes questionar: anestésico utilizado, balanço hídrico durante e após procedimento, e história de instabilidade hemodinâmica.
- A queixa atual é realmente aguda ou já havia alguns sinais e sintomas de doença renal prévia?
- Alguns sinais e sintomas dos diferentes órgãos e sistemas do organismo podem dar indícios da presença de IRA e sua etiologia:

a. Cardiovascular:
   - Hipervolemia: pode manifestar-se através de hipertensão leve, congestão pulmonar incipiente com estertoração pulmonar basal, derrame pleural, ascite e, finalmente, edema agudo pulmonar e insuficiência respiratória aguda.
   - Arritmias (hipermagnesemia, hipercalemia, acidose etc.).
   - Desidratação, hipotensão, choque e parada cardiorrespiratória (além dos distúrbios metabólicos, pode ocorrer tamponamento pericárdico).

b. Taquipnéia e respiração profunda (acidótica).

c. Neurológico:
   - Indicam hipocalcemia: parestesias periorais, cãibras, confusão, sinal de Chvostek (contração da musculatura facial após estímulo do nervo facial sobre a mandíbula), sinal de Trousseau (contratura da mão após oclusão da circulação arterial por 3 minutos) e tetania espontânea (contrações musculares dolorosas, convulsões, laringoespasmo).
   - Relacionados à uremia: confusão, sonolência, convulsões e coma.

d. Gastrintestinal: vômitos intensos, hemorragia digestiva, soluços, dor à palpação de abdome, massas palpáveis etc.

e. Débito urinário: o volume urinário pode variar entre dois extremos, da anúria à poliúria.
   - Doentes com obstrução urinária bilateral ou obstrução arterial bilateral apresentam anúria.
   - Doentes com IRA relacionada a drogas podem apresentar poliúria (lítio, aminoglicosídeos e contrastes radiológicos) ou oligúria (antiinflamatórios).
   - Alternância entre anúria e diurese deve apontar para obstrução urinária de caráter intermitente.
   - Anúria de instalação abrupta em gestante ou puérpera, sugere necrose cortical bilateral, um quadro extremamente grave e muitas vezes irreversível.

f. Procurar por bexiga palpável ("bexigoma").

g. Avaliar a necessidade de toque retal (especialmente em homens) e exame ginecológico.

h. Palidez cutâneo-mucosa e sangramentos espontâneos (gengivas e pele).

i. Lesões cutâneas podem surgir em doenças específicas (auto-imunes, endocardite e gota) ou *rash* maculopapular que possa sugerir nefrite intersticial por hipersensibilidade a drogas.

EXAMES COMPLEMENTARES

Uréia sérica

A maior parte da uréia produzida é excretada pelos rins, entretanto sua reabsorção tubular é variável e em geral associada à reabsorção de água. Sua concentração no sangue, portanto, não reflete com acurácia o RFG.

Níveis de uréia aumentados acompanham a diminuição do fluxo urinário nas condições de baixo volume intravascular efetivo, como na insuficiência cardíaca ou com uso de diuréticos.

Níveis aumentados de uréia também podem ser vistos em condições associadas a um aumento da sua produção hepática, como na ingesta protéica aumentada, no sangramento intestinal, nos estados hipercatabólicos, na hipertermia e no trauma muscular. Medicações associadas a elevação da uréia incluem os corticóides e a tetraciclina.

Creatinina sérica ($C_{sérica}$)

A função renal é comumente monitorada através das variações diárias da $C_{sérica}$. Porém, esta apresenta limitações como parâmetro do RFG, pois seu nível sérico depende não só da depuração urinária, mas também da sua taxa de produção, do seu volume de distribuição e da sua excreção pelas células do túbulo proximal.

Portanto, eleva-se com o intenso catabolismo, como na rabdomiólise, e pode estar reduzida nas reposições agressivas de volume (diluição).

A diminuição do RFG leva a um aumento da secreção tubular e da depuração de creatinina com superestimação do RFG conforme a piora da função renal. Certas substâncias, como a cimetidina e o trimetoprim, diminuem a secreção tubular de creatinina, determinando aumento da creatinina sérica sem diminuição do RFG.

Podem ocorrer interferências na técnica laboratorial da dosagem de creatinina por substâncias cromógenas presentes no plasma. O uso de diversas cefalosporinas pode elevar falsamente o valor da creatinina sérica em até 20%, já os doentes ictéricos apresentam valores falsamente baixos.

A elevação diária de uréia e creatinina em doentes com IRA não oligúrica e sem hipercatabolismo é de 20 a 40 mg/dL e 0,5 a 1,0 mg/dL, respectivamente. Não obstante, um doente oligúrico e hipercatabólico apresenta elevação de uréia e creatinina de 40 a 100 mg/dL e 2 a 3 mg/dL.

Fração de excreção de sódio (FE_{Na})

Na IRA pré-renal, a função tubular está preservada e é responsiva ao estímulo dos sistemas poupadores de sódio. A ativação do sistema renina angiotensina aldosterona, a supressão do peptídio natriurético atrial e mudanças locais da hemodinâmica glomerular determinam então ávida reabsorção tubular de sódio com conseqüente diminuição da concentração do sódio urinário. Já na NTA, a reabsorção de sódio está prejudicada pela lesão e perda de função das células tubulares. A creatinina é reabsorvida em muito menor quantidade do que o sódio em ambas as condições, o que permite a estimativa do percentual de reabsorção da carga filtrada de sódio, a fração de excreção de sódio:

$$FE_{Na+}: \frac{\text{sódio urinário (mEq/L) x creatinina plasmática x 100}}{\text{sódio plasmático (mEq/L) x creatinina urinária}}$$

- Na IRA pré-renal, a FE_{Na} é muito baixa, geralmente inferior a 1% (freqüentemente < 0,01%).
- A reabsorção de sódio na NTA é deficiente devido a injúria à célula tubular, sendo a FE_{Na}, freqüentemente, superior a 1% (com maior sensibilidade, a FE_{Na} > de 2% usualmente indica NTA). Valores entre 1 e 2% podem ser vistos em ambas situações, sendo menos discriminatórios.

Cautela em algumas situações:

- FE_{Na} baixa não é exclusividade de IRA pré-renal, sendo descrita também em patologias onde a filtração glomerular está reduzida, mas a função tubular foi preservada: glomerulonefrites agudas, vasculites, obstruções do trato urinário, nefropatia pós-contraste iodado, mioglobinúria/hemoglobinúria e rim da sepse.
- Doentes com insuficiência renal crônica, o acréscimo de uma IRA pré-renal pode não resultar numa FE_{Na} baixa, já que seus túbulos podem ser incapazes de reabsorver adequadamente sódio e água. Sendo assim, a hipovolemia nesses doentes deve ser reconhecida clinicamente, baseando-se na história e exame clínico, ou após verificar-se que judiciosa reposição volêmica, resultou em melhora da função renal.
- Administração de manitol, diuréticos de alça ou soluções salinas precedendo em horas a coleta de urina para cálculo da FE_{Na} dificulta a interpretação do resultado, já que o sódio urinário tende a ser maior e a urina menos concentrada, simulando os valores encontrados em lesão renal intrínseca.
- Doentes com IRA pré-renal secundária à vômitos ou a sucção de sonda nasogástrica, também podem ter uma FE_{Na} aumentada devido à bicarbonatúria.

Fração de excreção da uréia (FE_U)

O cálculo da fração de excreção de uréia permite detectar a manutenção da função tubular mesmo quando foram administrados diuréticos. Uma FE_U inferior a 35% sugere vasoconstrição renal como a causa da azotemia.

Análise da urina por fitas

- Pesquisa de sangue. A reação é positiva quando há hemácias, hemoglobina livre ou mioglobina. Pode ser falso-negativa quando houve ingestão prévia de vitamina C, em urinas muito diluídas ou concentradas.
- Proteínas. Pode ser positiva em proteinúrias glomerulares (albumina), proteinúrias tubulares (proteínas de baixo peso molecular, como β_2-microglobulina, proteína transportadora do retinol e lisozima) e proteinúrias de causas variadas (proteinúria de Bence-Jones encontrada nos mielomas e outras doenças proliferativas malignas, hemoglobinúria e mioglobinúria).

Análise microscópica da urina

- Leucócitos. Número elevado de leucócitos no sedimento pode indicar a presença de infecção, inflamação renal ou no trajeto da urina, não podendo diferenciar uma pielonefrite bacteriana aguda de uma nefrite intersticial ocasionada por analgésicos.

- Eosinófilos. Sua presença pode indicar nefrite intersticial aguda, glomerulonefrites rapidamente progressivas, prostatites agudas e a doença renal ocasionada por embolização de colesterol.
- Hemácias. A sua visualização confirma se a positividade para hemácias da fita reativa é verdadeira (aumento do número de hemácias) ou se é devido à pigmentos (hemoglobina ou mioglobina). A presença de hemácias dismórficas no sedimento urinário, principalmente na forma de acantócitos (formato de anéis) pode indicar hematúria de origem glomerular.
- Cilindros hialinos. São formados apenas por proteínas de Tamm-Horsfall, visíveis em casos de desidratação, exercício físico intenso ou em associação à proteinúria glomerular.
- Cilindros hemáticos. São formados por glóbulos vermelhos, indicando origem glomerular, como no caso das glomerulonefrites e vasculites.
- Cilindros leucocitários. São cilindros que contém leucócitos, como no caso das inflamações parenquimatosas.
- Cilindros granulares. São formados por células epiteliais tubulares, restos celulares associado à debris (*muddy brown granular cast*) característicos de doentes com NTA.
- Cilindros lipóides. São observados quando ocorre proteinúria maciça, como no caso das síndromes nefróticas.
- Pesquisa de cristais com microscopia de luz polarizada. Utilizado para determinar a presença de cristais de ácido úrico, dado importante no diagnóstico de IRA por lise tumoral pós quimioterapia.
- Pesquisa de cristais de oxalato de cálcio. A presença desses cristais pode sugerir intoxicação por etilenoglicol.

Potássio sérico

A hipercalemia é comum e potencialmente fatal. O potássio sérico eleva-se em torno de 0,5 mEq/L ao dia em doentes oligúricos, resultado da perda de capacidade de sua excreção e do balanço positivo do potássio proveniente da dieta, drogas e da injúria celular. Hipercalemia grave sugere destruição celular maciça, observada em quadros de rabdomiólise, hemólise ou lise tumoral. As manifestações eletrocardiográficas são: fase inicial onde somente se observa apiculamento de onda T (T em "tenda"), até prolongamento do intervalo P-R, alargamento do complexo QRS, achatamento e desaparecimento da onda P, e finalmente, o surgimento de ondas sinusoidais. Ocasionalmente, a IRA pode evoluir com hipocalemia, refletindo lesão específica das células do túbulo fino ascendente da alça de Henle. O clássico exemplo é da leptospirose.

Equilíbrio ácido-base

Acidose metabólica com aumento do ânion gap é freqüentemente encontrada devido a geração de 50 a 100 mmol/dia de ácidos fixos não voláteis (sulfúrico e fosfórico) que não podem ser excretados devido à falência renal. A acidose metabólica pode ser grave (queda superior a 2 mEq/L de HCO_3 por dia) no caso de superposição de eventos geradores de H^+, como na cetoacidose ou na acidose lática secundária à hipoperfusão tecidual ou sepse. A alcalose metabólica é um achado infreqüente, mas pode surgir como complicação de super correção da acidose com bicarbonato ou por perda de ácido gástrico por vômitos ou aspiração nasogástrica.

Ácido úrico sérico

O ácido úrico é depurado do sangue não só por filtração glomerular, mas também por secreção tubular proximal e, portanto, seu nível sérico não espelha somente o RFG. A hiperuricemia leve (12 a 15 mg/dL) é freqüente na IRA. Níveis mais elevados sugerem que a produção aumentada do ácido úrico pode estar envolvida na etiologia da IRA, como na síndrome de lise tumoral, onde a produção de ácido úrico pode ser suficiente para levar ao seu depósito nos túbulos ocasionando IRA.

Fosfato

A hiperfosfatemia (6 a 8 mg/dL) também é freqüente na IRA, sendo que hiperfosfatemias graves (até 20 mg/dL) podem ser observadas em doentes hipercatabólicos ou quando a IRA se associa a quadros de intensa destruição celular, como na rabdomiólise, na hemólise ou na lise tumoral. Depósitos metastáticos de fosfato de cálcio podem levar a hipocalcemia, particularmente quando o produto cálcio (mg/dL) e fósforo (mg/dL) excede 60.

Cálcio

A hipocalcemia assintomática é comum, mas pode ser grave com prolongamento do intervalo QT no eletrocardiograma e ser responsável por arritmias cardíacas, além de espasmos musculares, como o laringoespasmo.

Magnésio

A hipermagnesemia leve é vista em IRA oligúricas e reflete a perda da capacidade de excretar a quantidade de magnésio ingerido. A hipomagnesemia pode ocasionalmente complicar a IRA não oligúrica associada à cisplatina ou à anfotericina B.

Cistatina C sérica

Marcador novo, ainda não muito bem validado. É uma proteína não glicada sintetizada e liberada no plasma por todas as células nucleadas. É filtrada livremente pelo glomérulo e é catabolizada nos túbulos proximais. O declínio do RFG está associado a um aumento dos seus níveis séricos. Diversos estudos mostram ser mais sensível do que as mudanças na creatinina sérica como um marcador do RFG. Alguns estudos encontraram-na elevada precocemente em pacientes em unidades de terapia intensiva com insuficiência renal aguda. Estudos adicionais são necessários para afirmar sua utilidade.

Anemia

Ocorre rapidamente na IRA em razão de causas multifatoriais: inibição da eritropoiese, presença de hemólise, sangramentos, hemodiluição e redução da meia-vida média dos glóbulos vermelhos. Pode ocorrer prolongamento do tempo de sangramento secundariamente a leve plaquetopenia, disfunção plaquetária ou anormalidade dos fatores de coagulação, como disfunção do fator VIII. Hemograma e análise da coagulação podem revelar evidências de consumo de plaquetas, dano à membrana celular das hemácias, ou ambos, indicando a presença de uma púrpura trombocitopênica ou síndrome hemolítico urêmica, ou ainda, coagulação intravascular disseminada.

Achados da doença de base

Hipercalcemia no mieloma múltiplo, aumento significativo da CPK na rabdomiólise, eosinofilia nas nefrites intersticiais.

Avaliação de doenças sistêmicas e glomerulares

Provas de atividade inflamatória, pesquisa de marcadores imunológicos (FAN, anti-DNA, anti-membrana basal glomerular, ANCA etc.), avaliação da atividade do sistema do complemento, sorologias (hepatites, HIV), procura de focos infecciosos (endocardite, abscessos).

Exames de imagem

Podem ser úteis na avaliação de obstrução do trato urinário, cálculos, massas renais, patologias com características radiológicas específicas (necrose cortical bilateral ou pielonefrite aguda), patência de artérias e veias renais com análise de fluxo, presença de refluxo vesico-ureteral ou bexiga neurogênica.

- Radiografia de abdome: pode mostrar cálculos.
- Ultra-sonografia: é o exame de escolha e pode mostrar:
  - Obstrução do trato urinário, devendo ser realizada em todo doente com IRA de origem indeterminada, já que pode detectar uma causa seguramente reversível. Lembrar que pode ocorrer um período variável de dias até que se verifique dilatação pielocalicial.
  - Alterações parenquimatosas: analisar a ecogenicidade do parênquima renal (na nefrite intersticial aguda ela é bem aumentada), a espessura do córtex e a relação córtex-medula, importantes na avaliação de função renal.
  - Presença de cistos (doença renal policística) ou massas.
  - Pode fornecer pistas para a etiologia da IRA: rins de tamanho aumentado podem sugerir mieloma, amiloidose, diabetes.
- Tomografia computadorizada: mesmo quando feita sem o uso de contraste iodado, pode trazer dados não visualizados pela ultra-sonografia, como no caso de cálculos e obstruções.
- Angiorressonância: pode ser de grande auxílio no caso de lesões vasculares, evitando o uso de contraste iodado que seria necessário para a realização de tomografia, podendo também ser útil no caso de gestantes com IRA.
- Cintilografia: pode ser útil tanto para avaliar função renal (filtração e excreção – EDTA e DTPA) quanto para avaliar o fluxo renal. Pode ser também de grande valor quando utilizada em casos específicos, como acontece na investigação da nefrite intersticial aguda, onde a cintilografia com gálio mostra captação quase que patognomônica da lesão.

Biópsia renal

Até o momento não há condição clínica específica na qual seja mandatória a biópsia renal e a determinação da sua utilidade deve levar em consideração as necessidades do pacientes em termos de diagnóstico, prognóstico e tratamento. Em geral não é necessária, entretanto a biópsia renal pode estabelecer o diagnóstico e guiar a terapêutica quando foram excluídas as causas pré-renais e pós-renais e o diagnóstico presumido da IRA é por doença renal intrínseca não relacionada à isquemia ou a toxinas.

Pode ser indicada precocemente (um a cinco dias) na suspeita de doença sistêmica (por exemplo, vasculite), glomerulonefrite aguda (por exemplo, lúpus), nefrite intersticial aguda, necrose cortical bilateral ou na ausência de diagnóstico provável.

A biópsia pode justificar terapêutica mais agressiva (corticóides, imunossupressores, plasmaferese), bem como pode fornecer uma indicação prognóstica pela avaliação histológica.

Na NTA pode se proceder à biópsia após quatro a cinco semanas sem recuperação da função renal na esperança de flagrar uma causa como a necrose cortical responsável pela persistência da insuficiência renal.

Escore de risco

O grupo "Iniciativa de Qualidade da Diálise Aguda" (ADQI, na sigla em inglês) propõe uma classificação da insuficiência renal aguda que leva em consideração critérios separados de avaliação da creatinina sérica e do débito urinário definindo 5 categorias de gravidade (Tabela 31.II). O critério que determina a pior classificação deve ser utilizado. Essa classificação ressalta a existência de etapas sucessivas de lesão renal antes da perda irremediável e inexorável da função renal (a doença renal em estágio final), com intervenções específicas em cada etapa. A sensibilidade da classificação aumenta e a sua especificidade diminui da categoria "risco" à categoria "doença renal em estágio final".

Insuficiência renal aguda em pacientes com câncer

Muitas podem ser as causas de IRA nos pacientes com neoplasias:

- Hipercalcemia: distúrbio eletrolítico comum em muitas neoplasias.

Tabela 31.II – Classificação "RIFLE" (sigla formada pelas primeiras letras das categorias de gravidade em inglês)

	Critérios do ritmo de filtração glomerular	Critérios do débito urinário
Risco	Cr sérica x 1,5 ou diminuição do RFG > 25%	DU < 0,5 mL/kg/h x 6 h
Injúria	Cr sérica x 2 ou diminuição do RFG > 50%	DU < 0,5 mL/kg/h x 12 h
Insuficiência	Cr sérica x 3 ou diminuição do RFG > 75% ou Cr sérica ≥ 4 mg/dL	DU < 0,3 mL/kg/h x 24 h ou anúria x 12 h
Perda	IRA persistente = perda completa da função renal > 4 semanas	
Doença renal em estágio final	Doença renal em estágio final há mais de 3 meses	

Cr sérica: creatinina sérica; RFG: ritmo de filtração glomerular; DU: débito urinário; IRA: insuficiência renal aguda.

- Síndrome de lise tumoral: normalmente em paciente com malignidades hematológicas ou linfoproliferativas, especialmente quando a massa tumoral é volumosa. Pacientes com risco de desenvolverem esta síndrome devem ser adequadamente hidratados previamente à quimioterapia para manter bom volume urinário, pode-se ainda alcalinizar a urina e utilizar alopurinol.
- Quimioterápicos: cisplatina ou altas doses de metrotexato.
- Obstrução: massas tumorais que comprimem o sistema urinário, principalmente linfomas, neoplasias colorretais, próstata e carcinoma cervico-uterino.
- Raramente infiltração do parênquima renal por metástase.

Nos pacientes com neoplasias muito avançadas, com metástases disseminadas, a terapia da IRA, principalmente o uso de diálise, deve ser discutida com o paciente e a família, após os mesmos serem informados em relação ao prognóstico da doença.

Insuficiência renal aguda e gravidez

O cuidado da mulher que durante sua gravidez apresenta uma insuficiência renal aguda (IRA – GR) se torna um desafio, pois nesta situação há de se considerar a existência de dois pacientes: a mãe e o feto.

Desde a década de 1960, a incidência total de IRA – GR nos EUA, decaiu de 1/3.000 para 1/15.000 – 1/20.000, entretanto praticamente não houve alterações nas taxas de mortalidade e morbidade associadas a esta situação, sendo que entre as décadas de 1950 a 1990, a mortalidade variou de 0 a 30% sem nenhuma tendência clara durante estes anos. Duas razões são atribuídas à diminuição da incidência de IRA – GR: a legalização do aborto, diminuindo assim a incidência de sepses relacionadas ao aborto e ao maior acesso da mulher a um programa de pré-natal.

Vale ressaltar que mulheres com insuficiência renal crônica apresentam um maior risco de piora da função renal relacionada à gravidez.

Alterações fisiológicas da gravidez

A mulher apresenta algumas alterações hemodinâmicas, durante a gestação que merecem destaque: aumento do débito cardíaco (aproximadamente 50% acima dos níveis basais, em períodos de não gravidez), aumento do volume plasmático (aproximadamente 40% acima dos valores basais), decréscimo da resistência vascular periférica, devido em parte à diminuição da resistência vascular renal (esta provavelmente secundária a hormônios maternos como a relaxina). Na soma destas alterações hemodinâmicas, a grávida apresenta uma diminuição da pressão arterial sistêmica, principalmente no meio da gestação, retornando aos valores basais próximo ao termo.

Há também alterações no ritmo de filtração glomerular e fluxo plasmático renal. Ambos aumentam durante a primeira metade da gestação, 40-65% no ritmo de filtração glomerular e 50-85% no fluxo plasmático renal, sendo que estas mudanças predizem os níveis diminuídos de creatinina vistos durante a gestação.

Algum grau de proteinúria (300 mg/24 horas) é normal em gestações avançadas e não indica um comprometimento renal, sendo este fato provavelmente secundário ao aumento do ritmo de filtração glomerular e ao aumento da permeabilidade da membrana glomerular a cargas negativas como proteínas.

Devido aumento do volume-minuto que ocorre na respiração de mulheres grávidas, o primeira alteração ácido-básica que ocorre durante a gravidez é uma alcalose metabólica. Como resultado deste processo desenvolve-se uma acidose metabólica compensatória, evidenciada com a diminuição dos níveis de bicarbonato, que alcançaram valores de 18-20 mEq/L, e o PCO_2 10 mmHg abaixo dos valores basais.

Etiologias relacionadas à gestação

- Hipertensão: pré-eclâmpsia é uma condição específica de gestação diagnosticada por início agudo de hipertensão e proteinúria após 20 semanas de gestação. Apesar de ser umas das principais causas de IRA – GR, apenas 1,5 a 2% dos casos de pré-eclâmpsia cursam com IRA, embora nesta situação clínica ocorra uma diminuição global do ritmo de filtração glomerular e do fluxo plasmático renal efetivo, na ordem de 32 e 24%, respectivamente, quando comparado a mulheres grávidas sem pré-eclâmpsia.
- Microangiopatia trombótica: HELLP síndrome.
- Esteatose hepática aguda da gravidez: podendo até evoluir com síndrome hepatorrenal.
- Embolia do fluido amniótico.
- Infecção/sepse: aumento do risco de IRA devido a pielonefrite na gravidez independentemente na presença ou não de sepse. Lembrar de corioamnionite.
- Depleção de volume intravascular.

- Hemorragias de origem obstétrica: abortos, placenta prévia e descolamento de placenta.
- Hiperêmese gravídica.

- Obstrutiva: o útero gravídico pode levar a uma compressão significante do sistema geniturinário, principalmente se houver polidrâmnio, gestação múltipla, anomalias do sistema geniturinário materno, cirurgias prévias. Lembrar de nefrolitíase apesar da incidência de cálculos no sistema urinário não variar com a ocorrência de gravidez.

Tratamento

O tratamento segue como princípios básicos: tratamento da causa de base, prevenção de futuros danos e suporte clínico até resolução da IRA – GR. Correção dos fatores etiológicos e remoção de toxinas renais, ajuste de drogas conforme função renal, como sulfato de magnésio, o qual é utilizado para prevenção de convulsões durante pré-eclâmpsia.

Deve-se ter cuidado com medicações vasoativas, como a dopamina, que diminui o fluxo uterino com conseqüências para a unidade feto-placentária, a secreção de prolactina com efeitos negativos perante a lactação.

Nenhum risco fetal foi reportado com o uso de diuréticos, porém qualquer agente que altere a hemodinâmica materna e que tenha potencial para afetar a perfusão uteroplacentária deve ser usado com cautela durante a gravidez.

Okundaye et al., em 1998, observaram que o aumento do número de horas de diálise por semana (20 horas/semana) levou a um aumento da sobrevivência e diminuição de prematuridade. Bagon et al. encontraram uma correlação positiva entre o peso de nascimento e "horas de diálise em excesso" (número de horas de diálise realizadas menos as horas que seriam realizadas se a paciente não estivesse grávida). Com essas duas publicações, criou-se a recomendação que uma maior dose de diálise deve ser o padrão de tratamento para mulheres grávidas.

Considerações fetais

Os resultados perinatais desfavoráveis associados com IRA – GR devem-se tipicamente às alterações hemodinâmicas uteroplacentárias, como prematuridade, diurese osmótica (devido a maior carga de solutos intravascular) e desidratação.

DIAGNÓSTICO DIFERENCIAL

Devemos classificar a IRA em três grupos:

- IRA pré-renal: secundária a uma hipoperfusão renal, porém a integridade do parênquima renal é mantida, corresponde a 55 a 60% dos casos, ocasionado por uma destas três situações: diminuição do volume intravascular, alteração da resistência vascular ou diminuição do débito cardíaco.
- IRA renal: ocorre devido a um dano tissular renal, totalizando por volta de 40% dos casos de IRA, podendo ocorrer nos túbulos, no interstício, na vasculatura e/ou no glomérulo.
- IRA pós-renal: devido à obstrução aguda do trato urinário, somando menos que 5% dos casos.

Diversas condições podem alterar os níveis de uréia sem necessariamente cursar com mudança do ritmo de filtração glomerular:

- Aumento de uréia:
  - Volume sangüíneo circulante efetivo diminuído (IRA pré-renal).
  - Estados catabólicos.

Tabela 31.III – Classificação e diagnóstico diferencial de insuficiência renal

Exames	Pré-renal	Pós-renal	Renal		
			Necrose tubular aguda	Glomerulonefrite aguda	Nefrite intersticial aguda
Etiologia	Má perfusão renal	Obstrução do trato urinário	Isquemia, nefrotoxinas	Pós-infecciosa, doenças do colágeno	Reações alérgicas, medicações
Relação sérica U/Creat	> 20:1	> 20:1	< 20:1	> 20:1	< 20:1
Na^+U (mEq/L)	< 20	Variável	> 20	< 20	Variável
Osmolalidade urinária (mOsm/kg)	> 500	< 400	250-300	Variável	Variável
FE_{Na+} (%)	< 1	Variável	> 1	< 1	< 1; > 1
Densidade urinária	> 1.020	Variável	< 1010	Variável	Variável
$FE_{uréia}$ (%)	< 35				
Cilindros	Hialinos	Cristais*	Granulosos	Eritrocitários	Eosinófilos**

* Pode observar a presença de cristais como de ácido úrico, cistina e outros.
** O sedimento urinário contém numerosos leucócitos, freqüentemente eosinófilos.

Tabela 31.IV – Diagnóstico diferencial das principais causas de IRA

Condições	Achados clínicos	Análise da urina	Outros dados
IRA pré-renal	• Desidratação, hipotensão, sede, taquicardia, uso de AINH, inibidores da ECA, antagonistas da angiotensina II, ICC.	• Cilindros hialinos $FE_{Na} < 1\%$. • $Na^+U < 10$ mEq/L.	• Avaliação hemodinâmica. • Melhora da IRA após reposição de volume.
Atero-embolismo	• Manipulação de aorta. • Nódulos subcutâneos e livedo reticular. • Placas retinianas. • HAS, idade > 50 anos, vasculopatia.	• Freqüentemente normal. • Pode haver eosinofilúria.	• Eosinofilia. • Hipocomplementemia. • Biópsia de pele e de rim.
Trombose de artéria renal	• Fibrilação atrial. • IAM recente. • Endocardite. • Dor abdominal e em flancos.	• Proteinúria discreta. • Hematúria ocasional.	• Elevação de DHL. • Angiorressonância ou arteriografia de vasos renais.
Trombose de veia renal	• Síndrome nefrótica. • Embolia pulmonar.	• Proteinúria. • Hematúria.	• Venograma, RNM, Doppler.
Glomerulonefrites e vasculites	• Infecção recente, endocardite. • Infecções crônicas. • Sinusite, artralgias. • Hemorragia alveolar. • Lesões de pele, edema.	• Hematúria. • Leucocitúria. • Proteinúria leve. • Cilindros hemáticos.	• C3 baixo, ANCA, ASLO, FAN. • Anti-MBG. Anti-DNA, crioglobulinas. • Hemoculturas. • Biópsia renal.
PTT ou SHU	• Infecção do TGI recente, palidez, equimoses, febre, alterações neurológicas, uso de anticoncepcionais.	• Pode ser normal. • Hematúria; raramente, cilindros hemáticos. • Proteinúria leve.	• Anemia, plaquetopenia, esquizócitos, aumento de DHL, diminuição de haptoglobina. • Biópsia renal.
Hipertensão maligna	• HAS grave, ICC. • Alterações de SNC, papiledema, retinopatia.	• Hematúria, cilindros hemáticos, proteinúria.	• Hipertrofia de VE, melhora da IRA com controle pressórico.
NTA isquêmica	• Hemorragia, choque. • Cirurgia.	• Cilindros granulosos, debris. • $Na^+U > 20$ mEq/L. • $FE_{Na+} > 1\%$.	• Diagnóstico clínico + $FE_{Na} > 1\%$ + $Na^+U > 20$ mEq/L.
NTA tóxica-exógena	• Contraste iodado, antibióticos, quimioterápicos, AINHs. • Doença renal prévia, sepse, desidratação associada.	• Cilindros granulosos, debris. • $Na^+U > 20$ mEq/L. • $FE_{Na} > 1\%$.	• Diagnóstico clínico + $FE_{Na} > 1\%$ + $Na^+U > 20$ mEq/L.
NTA tóxica-endógena	• Rabdomiólise, convulsões, coma, excesso de etanol, trauma, esmagamento. • Hemólise intravascular, transfusão.	• Sangue positivo na fita, mas sem hematúria à microscopia.	• Hipercalemia, hipocalcemia, hiperfosfatemia, hiperuricemia. • Aumento de CPK e mioglobina (rabdomiólise). • Na hemólise: hemoglobinemia, exames laboratoriais de hemólise.
NTA – síndrome de lise tumoral	• Início de quimioterapia. • Grande carga tumoral.	• Cristais de urato. • Proteinúria negativa.	• Hipercalemia, hiperfosfatemia, hipocalcemia e hiperuricemia.
Nefrite intersticial aguda	• Uso recente de medicações. • Febre, *rash* e artralgias.	• Cilindros leucocitários. • Leucocitúria (pode predominar eosinófilos). • Proteinúria (ocasionalmente nefrótica). • Hematúria (raramente, há cilindros hemáticos).	• Eosinofilia, *rash*, artralgias. • Biópsia de pele com vasculite leucocitoclástica. • Biópsia renal.
Pielonefrite bilateral	• Febre, toxemia, dor lombar, disúria.	• Bacteriúria, leucocitúria, hematúria e proteinúria.	• Urocultura, hemocultura. • Ultra-sonografia.
Obstrução de vias urinárias	• Dor abdominal ou flancos. • Dor lombar. • Bexiga palpável ("bexigoma").	• Freqüentemente normal. • Pode haver hematúria (cálculos, sangramento com coágulo, câncer, doença prostática).	• RX de abdome. • Ultra-sonografia. • Pielografia retrógrada ou anterógrada. • Tomografia computadorizada. • Ressonância magnética nuclear.

- Dietas hiper-protéicas.
- Sangramento gastrintestinal.
- Glicocorticóides.
- Tetraciclina.

■ Diminuição de uréia:

- Doença hepática.
- Má nutrição.
- Anemia falciforme.
- Síndrome da secreção inadequada de ADH.

Deve-se conhecer também as diferentes condições que afetam os valores de creatinina independentemente do ritmo de filtração glomerular.

■ Aumento de creatinina:

- Cetoacidose.
- Cefalotina, cefoxitina.
- Ácido acetilsalicílico, cimetidina, trimetoprim.

■ Diminuição de creatinina:

- Idade avançada.
- Caquexia.
- Doença hepática.

TRATAMENTO

Antes de tratar a insuficiência renal aguda, a anamnese, o exame físico e a avaliação laboratorial complementar deve ter respondido a questão inicial: se a IRA é pré-renal, pós-renal ou diretamente relacionada ao parênquima, já que a abordagem terapêutica terá aspectos peculiares em cada uma das formas. Freqüentemente, estes mecanismos se apresentam superpostos.

Na abordagem primária ao paciente, a solicitação de exames simples como a urina 1 deve ser rotina, bem como fazer com que as amostras sejam colhidas, se possível, antes de quaisquer manobras de tratamento (notadamente diuréticos), uma vez que poderá haver certo grau de confusão ao analisar os resultados posteriormente.

Os passos a serem seguidos no tratamento da IRA se dividem no manejo dialítico e no não dialítico.

Manejo não-dialítico

Diante de um caso de IRA as medidas terapêuticas iniciais priorizam a correção da volemia, do equilíbrio eletrolítico e controle de manifestações ligadas às urgências dialíticas. Particularmente no que tange ao arranjo volêmico, deve-se tentar a otimização do volume circulante efetivo da maneira mais rápida possível, no intuito de restaurar fluxo renal apropriado. Além disso, é crucial que seja realizada uma análise da micro-hemodinâmica, sobretudo em pacientes sépticos, não se furtando de estratégias com ionotrópicos e vasodilatadores após adequada correção volêmica.

IRA pós-renal

Na IRA pós-renal, a rápida desobstrução do trato urinário é a pedra fundamental do tratamento. Sondagem vesical e procedimentos descompressivos não devem ser postergados. Sempre lembrar de etiologia pós-renal em idosos e naqueles cuja história clínica não é esclarecedora.

IRA parenquimatosa (NTA)

Na IRA parenquimatosa (NTA) além de medidas gerais, a pesquisa da causa desencadeante se faz mandatória. O controle do fator desencadeante ou agravante, a manutenção do equilíbrio metabólico e o uso criterioso, quando não a proscrição, de agentes nefrotóxicos, são metas obrigatórias. Medicamentos devem ser corrigidos conforme o *clearance* estimado.

NTA secundária à precipitação de sedimentos

Particularmente em relação à NTA secundária à precipitação de sedimentos, sendo a rabdomiólise patologia de destaque, além da manutenção da homeostase, a hidratação agressiva e precoce é a medida de maior impacto. Notadamente, o risco de IRA relacionada à rabdomiólise aumenta muito quando os níveis de CPK são superiores a 5.000 U/L. A execução de outras medidas, como emprego de alcalinizantes, diuréticos osmóticos, antioxidantes e carreadores de radicais livres (vitamina E, pentoxifilina, zinco, manganês etc.) tem sua prática muito questionada, embora efetiva em trabalhos experimentais, várias revisões recentes sobre o tema mostram valor prático diminuto. Brown et al. enfatizam que manitol e $NaHCO_3$ possivelmente passam a ter um efeito benéfico mais claro quando os níveis de CPK estão acima de 30.000 U/L, não antes disto. O campo de discussão está aberto, mas a hidratação agressiva parece ser a única medida imperiosa.

Hipercalemia

O distúrbio eletrolítico mais grave e que requer maior agressividade no diagnóstico e tratamento é a hipercalemia, tida como a causa metabólica de óbito mais comum em doentes com IRA. A intensidade do tratamento vai depender do grau de hipercalemia, da rapidez com que ela se instituiu e das alterações eletrocardiográficas. As condutas possíveis incluem: gluconato de cálcio (quando houver alterações eletrocardiográficas), inalação com β-agonista, soluções polarizantes (glicose e insulina), bicarbonato de sódio (mais útil para rabdomiólise e lise tumoral), resinas de troca (poliestireno sulfonato) e tratamento dialítico. A descrição pormenorizada e indicações específicas podem ser encontradas no capítulo específico deste livro.

Hipocalcemia

A hipocalcemia, embora comum, não requer tratamento imediato nos pacientes assintomáticos. Resulta de níveis suprimidos de 1,25-hidroxivitamina D, hiperfosfatemia ou hipoalbuminemia. Naqueles em que manifestações clínicas de hipocalcemia já estão presentes, notadamente tetania, administra-se com cálcio endovenoso, na forma de gluconato de cálcio ou cloreto de cálcio (este somente se houver acesso venoso central).

Hiperfosfatemia

Hiperfosfatemia, outro distúrbio ocasionalmente presente, resulta de aporte crescente de fósforo na presença de falha excretora ou necrose tecidual. Níveis particularmente altos são vistos na rabdomiólise ou estados catabólicos. Um produto cálcio-fósforo superior a 70 pode resultar em calcificação metastática tecidual. Usualmente a hiperfosfatemia pode ser controlada com uso de cálcio oral.

Acúmulo de produtos ácidos

Na IRA, ocorre acúmulo de produtos ácidos provenientes dos processos metabólicos e que, devido à falência renal, passam a ter sua excreção comprometida. Há a necessidade de tamponamento, notadamente por bicarbonato, ocasionando uma redução do bicarbonato sérico e conseqüente acidose metabólica com aumento de ânion-gap. A hiperventilação compensatória muitas vezes pode ser confundida com hipervolemia ou insuficiência cardíaca. Usualmente a acidose metabólica isoladamente secundária a IRA não é grave, não sendo necessário tratamento caso o bicarbonato sérico seja superior a 15 mEq/L ou o pH superior a 7,2. A quantia de bicarbonato a ser administrada é calculada através da equação de déficit de bicarbonato:

Déficit de HCO_3 (mEq/L)= 0,5 x peso (kg) x (24 – HCO_3).

Cuidados com terapias específicas

- O uso de dopamina, no passado muito realizado, sob a denominação de "dose renal", não deve ser realizado, pois estudos clínicos não mostram evidência de qualquer efeito na melhora ou prognóstico da IRA.
- O uso rotineiro de diuréticos deve ser desencorajado. Apesar de vários estudos mostrarem associação entre uso de furosemida e pior desfecho clínico, em 2004, Bellomo et al., em estudo multicêntrico envolvendo 23 países e 1.743 pacientes, não encontrou pior prognóstico relacionado ao uso de furosemida. Apesar disso seu uso deve ser sempre cauteloso.

Aspectos nutricionais

A IRA causa alterações metabólicas importantes:

- Glicemia: diminuição do metabolismo de insulina e glucagon, intolerância à glicose (hiperglicemia), resistência periférica à insulina, aumento da glicogenólise e gliconeogênese.
- Lipídeos: aumento da lipólise com redução do *clearance* de lipídeos sérico, hipercolesterolemia e hipertrigliceridemia.
- Proteína e aminoácido: aumento do catabolismo de proteínas viscerais e do músculo esquelético, diminuição do uso de aminoácidos, diminuição da síntese de aminoácidos e de proteínas mediadas pela insulina.
- Fluido e eletrólitos: anúria, azotemia, alteração da concentração de sódio, potássio, fósforo e cálcio, ascite, anasarca e acidose metabólica.

Nestes pacientes ocorre aumento da produção e diminuição do *clearance* de escórias metabólicas, aumento da circulação de citocinas, proteases e hormônios catabólicos e inadequado transporte tecidual de oxigênio e nutriente.

A quantidade de calorias necessárias para o paciente com IRA permanece em controvérsia, normalmente é acompanhada de um processo catabólico intenso, porém a IRA *per se* não acarreta aumento do gasto de energia, assim um suplemento calórico entre 25 – 35 kcal/kg parece ser o adequado. Entretanto, deve-se observar cada situação individualmente, pois o paciente pode estar, por exemplo, sedado e paralisado, situação de menor necessidade calórica. Já pacientes com sepse, vítimas de neurotrauma necessitam de maiores quantidades de energia.

Há de se ter cuidado com a de calorias em excesso, pois esta pode trazer conseqüências indesejáveis. Fiaccadori comparou um regime de nutrição parenteral como oferta calórica de 40 kcal/kg/dia e outra de 30 kcal/kg/dia e em ambas a infusão de nitrogênio era a mesma. O regime com alta oferta calórica não melhorou o balanço nitrogenado, taxa de catabolismo protéico e taxa de geração de uréia, entretanto apresentou maiores níveis de triglicérides, maiores taxas de glicemia, necessidade de insulina e quantidade de fluido administrado.

Para avaliação nutricional do paciente com IRA deve-se sempre que possível, realizar calometria indireta, porém sua acurácia pode ser limitada em pacientes em vigência de hemodiálise ou terapia de reposição renal contínua (TRRC).

A oferta de fluidos é tipicamente restrita entre 1 a 1,5 L por dia para pacientes anúricos ou oligúricos não dialíticos.

A recomendação de proteínas para pacientes com IRA varia conforme a presença de desnutrição calórica-protéica, magnitude do estado de hipermetabolismo/proteólise e se o paciente está em programa de diálise. Como o processo de diálise pode remover aminoácidos e proteínas intactas, pacientes recebendo um regime de diálise mais intenso deve necessitar de uma oferta maior de proteínas.

Há trabalhos que relatam que uma oferta diária de 2,5 g/kg de proteína, em pacientes críticos, em uso de TRRC, possibilitou um balanço nitrogenado positivo sem indução de azotemia incontrolável e em um desses trabalhos, mostrou-se que um balanço nitrogenado positivo se correlacionou com uma maior taxa de sobrevivência. Assim para pacientes com IRA não dialíticos recomenda-se 0,5 g/kg de aminoácidos essenciais ou 0,6-1 g/kg/dia de proteínas. Se em hemodiálise intermitente 1,2 g/kg/dia de proteínas e se em métodos contínuo de reposição renal pode-se até ofertar 2,5 g/kg/dia de proteína.

Manejo dialítico

Uma vez que estratégias conservadoras, já descritas, tenham falhado em manter homeostase minimamente aceitável ou quando as denominadas urgências dialíticas (acidose refratária, hipercalemia refratária, hipervolemia refratária, disnatremia de difícil correção e uremia) se apresentam, faz-se mister o emprego de terapia substitutiva renal.

Embora parte relevante dos doentes críticos evoluam para a necessidade de terapia substitutiva renal (em torno de 4%, conforme último estudo multicêntrico), fora das urgências dialíticas não há pontos de consenso pragmático em torno do momento de iniciar tratamento dialítico. Aceita-se, porém, que níveis de uréia, o marcador mais utilizado para esta finalidade, acima de 200 mg/dL indicam processo dialítico.

Feita a indicação da terapia substitutiva, algumas questões peculiares a cada método devem ser ressaltadas.

Diálise peritoneal

É feita uma infusão de uma solução estéril hipertônica (dialisato) às custas de glicose (1,5%; 2,5% e 4,25%), que tem como álcali o lactato, na cavidade peritoneal do doente, em volume no adulto de 2.000 a 2.500 mL. Ao longo de um período de tempo variável (30 min a 2 horas) atinge-se um estado de equilíbrio, onde a hipertonicidade da glicose peritoneal retira para a cavidade água e solutos de baixo peso molecular, como uréia e eletrólitos. A seguir, esse volume é drenado e nova troca é efetuada.

O procedimento pode ser realizado manualmente ou através de máquinas cicladoras que já fazem o aquecimento do líquido e nos fornecem o balanço (entrada – saída) automaticamente.

O processo de retirada de líquido chama-se ultrafiltração. Com essa técnica, pode-se ultrafiltrar até 500 mL por hora com utilização de solução de glicose a 4,25%, e facilmente se obtém um *clearance* de uréia em 24 horas comparável ao obtido com 4 horas de hemodiálise (HD).

A diálise peritoneal com cateter rígido, atualmente praticada quase que só em países subdesenvolvidos, ainda é muito utilizada no Brasil, principalmente em locais que não dispõem de procedimentos hemodialíticos. O uso dos cateteres peritoneais de longa duração, protegidos com *cuff* (cateter de *Tenckhoff*) e a utilização de circuitos fechados diminuem as taxas de infecção peritoneal.

Vantagens: facilidade de manejo, baixo custo, não há necessidade de anticoagulação, pode ser realizada em doentes com instabilidade hemodinâmica.

Desvantagens: risco de infecções, perfuração de alças, *clearance* obtido pode ser insuficiente para a gravidade do doente.

Hemodiálise

Requer um acesso vascular que permita um fluxo de sangue de 100 a 350 mL/min (no caso de IRA utiliza-se cateteres de duplo lúmen, tipo *Schilley* ou *Permcath*), preferencialmente, em veia jugular, em virtude de menor taxa de estenoses em relação ao acesso via veia subclávia e femoral.

Antes de enumerar pontos específicos, algumas particularidades merecem destaque.

Primeiramente, sob a nomenclatura hemodiálise estão subentendidas várias modalidades, que são escolhidas de acordo com o nefrologista e/ou intensivista como terapia renal substitutiva.

De forma geral, a diálise pode ser confeccionada de forma contínua (*continuous renal replacement therapy* – CRRT), intermitente (*intermitent hemodialysis* – IHD) ou híbrida (SLEDD – *sustained low efficiency daily dialysis*).

Modalidades contínuas

- Hemodiálise lenta (hemo-lenta), como é conhecida no nosso meio, que nada mais é do que uma hemodiálise realizada com baixo fluxo de sangue (100 a 200 mL/min), sendo utilizado o mesmo filtro da hemodiálise. Corresponde, em nosso meio, à hemodiálise venovenosa contínua (CVVHD);
- Hemofiltração: procedimento que requer utilização de um filtro com membrana de alta permeabilidade que permite um alto *clearance* convectivo, podendo ser realizada com uso de fluxo venovenoso ou arteriovenoso, quando está dispensado o uso de máquina rolete para propulsionar o sangue, interpondo-se o filtro entre uma artéria e uma veia do doente. Corresponde à hemofiltração venovenosa contínua (CVVH) ou hemofiltração arteriovenosa contínua (CAVH);
- Hemodiafiltração: procedimento que também se utiliza de um filtro com poros maiores, biocompatível, onde durante o procedimento dialítico ocorre associação do *clearance* difusional ao convectivo através do uso de soluções de diálise. Corresponde à hemodiafiltração venovenosa contínua (CVVHDF) ou hemodiafiltração arteriovenosa contínua (CAVHDF).

Modalidade intermitente

Corresponde ao método tradicional de diálise efetuada nos pacientes com IRC.

Modalidade híbrida

Hemodiálise estendida: também denominada diálise intensiva diária (SLEDD), procedimento que situa-se no meio termo entre diálise intermitente convencional (3 a 4 vezes por semana) e os procedimentos contínuos, sendo realizada diariamente por um período de 8 a 12 horas, utilizando a máquina de diálise convencional, só que com fluxo de sangue mais baixo (entre 100 e 200 mL/min). Vem assumindo um papel cada vez mais importante, com dados a seu favor na agilização da recuperação de determinados grupos de doentes.

A escolha da técnica de diálise a ser empregada dependerá de uma série de fatores, como o estado catabólico do doente, a quantidade e a velocidade de retirada de fluido (diretamente relacionada às necessidades nutricionais), a possibilidade do uso de anticoagulantes, a estabilidade hemodinâmica, presença de insuficiência respiratória sem ventilação mecânica e a experiência do serviço.

Um campo de muita discussão é o questionamento do melhor método dialítico, as evidências clínicas não apontam redução de mortalidade a favor da terapia renal substitutiva contínua (CRRT) em relação a hemodiálise intermitente (IHD) e vice-versa. Cabe frisar, contudo, maior tolerância hemodinâmica nos métodos contínuos e menor taxa de sangramentos nos métodos intermitentes, sendo que a SLEDD, por seu caráter híbrido, alia as vantagens de cada método, podendo se tornar no futuro o método de eleição.

Embora não haja consenso na dose mínima de diálise, tem-se como meta um Kt/V de pelo menos 1,2 aplicado 3 vezes por semana, e comparando-se intensidades distintas em CVVH constatou-se que 35 mL/kg/h está associado com menor mortalidade comparado a 20 mL/kg/h. Isto suporta o conceito de dose-resposta nos pacientes com IRA. Outros estudos demonstram benefício claro na diálise diária em relação a dias alternados.

Em relação a membranas e hemofiltração, novos estudos são necessários antes de se emitir parecer definitivo.

Em situações de emergência, como no edema agudo de pulmão ou hipercalemia, dá-se preferência à técnica hemodialítica clássica (HD) por tratar-se de um procedimento com alta eficiência em curto espaço de tempo. Por outro lado, essas vantagens podem transformar-se em desvantagens a depender da situação: a rápida correção de distúrbios hidroeletrolíticos pode predispor a arritmias severas, os altos fluxos de sangue podem precipitar hipotensão em doentes graves e a necessidade de anticoagulação pode predispor sangramentos.

Doentes com instabilidade hemodinâmica, quando dispõem de mais tempo para correção dos distúrbios metabólicos, não se tratando de pós-operatórios abdominais, pode-se indicar a diálise peritoneal, com cateter rígido à beira do leito (quando a estimativa de necessidade de diálise é curta) ou através do implante, por punção ou cirúrgico, do cateter de *Tenckhoff*.

Outras condições que levam a insuficiência renal aguda, como hipertensão maligna e doenças auto-imunes fogem aos objetivos deste capítulo e podem ser consultados em outras partes deste livro.

PROFILAXIA DE IRA

Prevenir a ocorrência de IRA é fundamental na prática clínica dada a alta morbidade, mortalidade e altos gastos para tratamento desta patologia.

Manter uma pressão arterial média adequada, euvolemia, correção imediata de hipotensão, evitar o uso de medicações nefrotóxicas, o uso de contraste radiológico e a correção da dosagem de drogas em pacientes com lesão renal já estabelecida constituem condutas básicas que devem ser sempre lembradas, para prevenir a ocorrência e agravamento da IRA.

Alguns grupos de pacientes apresentam maior risco de desenvolver IRA: idade avançada, diabéticos, insuficiência cardíaca, coronariopatas, paciente com hipertensão descontrolada, usuários crônicos de antiinflamatórios não-hormonais, inibidores de enzima de conversão, antagonistas de receptores de angiotensina, diuréticos, hipoalbuminêmicos, hepatopatas, desidratados e os que utilizam grande volume de contraste.

Em relação à profilaxia específica da IRA induzida por contraste, algumas considerações merecem destaque:

- Expansão volêmica é o principal método: recomenda-se solução isotônica 100 mL/hora ou 1 mL/kg/h 12 horas antes e 12 horas após procedimento.
- Hidratação com bicarbonato de sódio 8,4% (150 mL) com 850 mL de dextrose 5%, 3 mL/kg/h uma hora antes do procedimento e 1 mL/kg/h durante o procedimento e por seis horas após o mesmo, reduziu a incidência de nefropatia induzida por contraste.
- O tipo de contraste e a dose: a menor dose possível deve ser utilizada e de preferência contraste iodado iso-osmolar ou de baixa osmolaridade não-iônico.
- Hemofiltração: troca de fluido 1.000 mL/h, sem perdas, deve ser iniciado 4 a 8 horas antes do uso de contraste e mantido após o mesmo, por 18 a 24 horas. Esta estratégia deve ser considerada aos pacientes de maior risco de desenvolverem nefropatia induzida por contraste.
- N-acetilcisteína: ainda há controvérsia na literatura em relação ao seu benefício, pois alguns trabalhos mostram resultados contraditórios, porém de forma geral indica-se o uso de acetilcisteína – 600 mg via oral de 12 em 12 horas 24 horas antes e 24 horas após o procedimento.

LEITURA ADICIONAL

1. Rothenhaus TC, Wong DR. Azotemia and acute renal failure. In: Harwood-Nuss: clinical practice of emergency medicine. 4. ed. Lippincott Williams and Wilkins: Philadelphia; 2005. p.453-7.
2. Wolfson AB. Chronic renal failure and dialysis-related emergencies. In: Harwood-Nuss: clinical practice of emergency medicine. 4. ed. Lippincott Williams and Wilkins: Philadelphia; 2005. p.457-63.
3. Kellum JA, Leblanc M, Venkataraman R. Acute renal failure. In: Clinical evidence. 13. ed. Londres: BMJ Publishing Group; 2005. p.254-9.
4. Brady HR, Brenner BM. Acute renal failure. In: Harrison's principles of internal medicine. 16 ed. McGraw-Hill; 2005. p.1644-53.
5. Sinert R, Peacock Jr PR. Acute renal failure. In: Tintinalli JE, Kelen GD, Stapczynski JS. Emergency medicine – American College of Emergency Physicians. 6. ed. McGraw Hill; 2004. p.593-9.
6. Sinert R, Spektor M. Emergencies in renal failure and dialysis patients. In: Tintinalli JE, Kelen GD, Stapczynski JS. Emergency medicine – American College of Emergency Physicians. 6. ed. McGraw Hill; 2004. p.599-606.
7. Wolfson AB, Maenza RL. Renal failure. In: Med-challenger and Rosen's® emergency medicine,: Copyright Challenger Corporation and Mosby; 2005. Disponível em www.chall.com.
8. Pinto LMO. Insuficiência renal aguda e emergências dialíticas. In: Martins HS, Neto AS, Velasco IT. Emergências clínicas baseadas em evidências. 1. ed. São Paulo: Editora Atheneu; 2005. p.609-30.
9. Rose BD. Diagnosis of acute tubular necrosis and prerenal disease. ©2008 UpToDate®: http://www.uptodate.com. Software 16.1; 2008.
10. Post TW, Rose BD. Diagnostic approach to the patient with acute or chronic renal disease or renal failure. ©2008 UpToDate®: http://www.uptodate.com. Software 16.1; 2008.
11. Golper TA. Dialysis in acute renal failure: indications and dialysis prescription. ©2008 UpToDate®: http://www.uptodate.com. Software 16.1; 2008.
12. Golper TA. Dialysis in acute renal failure: metabolic and hemodynamic considerations. ©2008 UpToDate®: http://www.uptodate.com. Software 16.1; 2008.
13. Brady HR, Clarkson MR, Lieberthal W. Acute renal failure. In: Brenner & Rector's the kidney. 7. ed. Philadelphia: Elsevier; 2004. p.1215-92.
14. Singri N, Ahya S, Levin M. Acute renal failure. JAMA 2003; 289(6): 747-51.
15. Vriese ASD. Prevention and treatment of acute renal failure in sepsis. J Am Soc Nephrol 2003; 14: 792-805.
16. Birck R, Krzossok S, Markowetz F, et al. Acetylcysteine for prevention of contrast nephropathy: meta-analysis. Lancet 2003; 362(9384): 598-603.
17. Mehta R, Pascual M, Soroko S, et al. Diuretics, mortality, and nonrecovery of renal function in acute renal failure. JAMA 2002; 288: 2547-53.
18. Esson ML, Schrier RW. Diagnosis and treatment of acute tubular necrosis. Ann Intern Med 2002; 137: 744-52.

Algoritmo 31.1 – Abordagem da insuficiência renal aguda

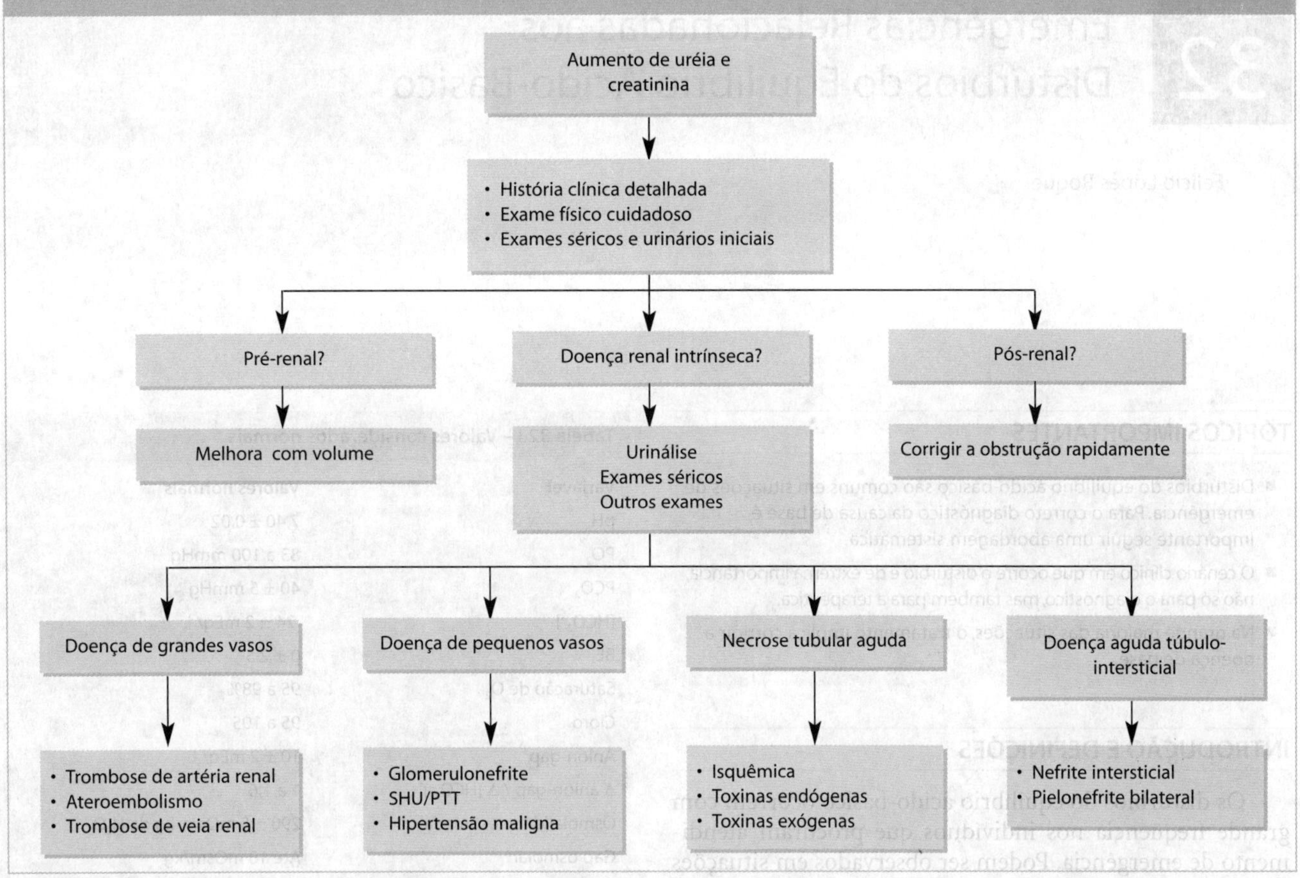

CAPÍTULO 32

Emergências Relacionadas aos Distúrbios do Equilíbrio Ácido-Básico

Felício Lopes Roque

TÓPICOS IMPORTANTES

- Distúrbios do equilíbrio ácido-básico são comuns em situações de emergência. Para o correto diagnóstico da causa de base é importante seguir uma abordagem sistemática.
- O cenário clínico em que ocorre o distúrbio é de extrema importância, não só para o diagnóstico, mas também para a terapêutica.
- Na grande maioria das situações, o tratamento implica corrigir a doença de base.

INTRODUÇÃO E DEFINIÇÕES

Os distúrbios do equilíbrio ácido-básico ocorrem com grande freqüência nos indivíduos que procuram atendimento de emergência. Podem ser observados em situações isentas de maior risco, como na alcalose respiratória da síndrome de ansiedade-hiperventilação. Outras vezes, entretanto, constituem-se em emergências clínicas, como na acidose respiratória aguda e em algumas acidoses metabólicas (por exemplo, na intoxicação por metanol).

- Acidemia: pH < 7,35 na gasometria.
- Alcalemia: pH > 7,45 na gasometria.
- Acidose: processo patológico em que há excesso de ácido ou falta de base; tende a baixar o pH, mas ele pode ser normal quando há associação de distúrbios.
- Alcalose: processo patológico em que há excesso de base ou falta de ácido; tende a baixar o pH, mas ele pode ser normal quando há associação de distúrbios.
- Valores considerados normais: Tabela 32.I.

Neste capítulo, será apresentada a abordagem tradicional dos distúrbios ácidos-básicos. Existem outras, inclusive a abordagem de Stewart, que se baseiam na "diferença de ânions fortes" e estão ganhando popularidade em nosso meio e na literatura de terapia intensiva e anestesiologia. Entretanto, consideramos que esta visão adiciona maior complexidade ao tema, sem que haja superioridade clínica comprovada na literatura.

ETIOLOGIA E FISIOPATOLOGIA

Para a manutenção do equilíbrio ácido-básico e de um pH constante, necessita-se de um adequado funcionamento dos rins (para eliminação dos ácidos fixos) e dos pulmões (para eliminação do dióxido de carbono). Desvios do pH afetam o desempenho orgânico e tecidual. Nesse sentido, existem sistemas-tampão, que são sistemas químicos que tendem a manter o pH constante, apesar da adição de ácidos ou bases ao meio interno. O principal tampão do extracelular é o bicarbonato-ácido carbônico e do intracelular, o fosfato (Tabela 32.II).

Os distúrbios podem ser respiratórios e/ou metabólicos. Cada um dos quatro distúrbios ácido-básicos simples

Tabela 32.I – Valores considerados normais

Variável	Valores normais
pH	7,40 ± 0,02
PO_2	83 a 100 mmHg
PCO_2	40 ± 5 mmHg
$[HCO_3^-]$	24 ± 2 mEq/ L
BE	0 ± 2,5
Saturação de O_2	95 a 98%
Cloro	95 a 105
Ânion-gap#	10 ± 2 mEq/ L
Δ ânion-gap / Δ $[HCO_3^-]$¶	1 a 1,6
Osmolalidade estimada*	290 ± 5 mOsm/kg de H_2O
Gap osmolar&	Até 10 mOsm/kg

Ânion-gap: $[Na^+ - (Cl^- + HCO_3^-)]$
¶ Δ ânion-gap / Δ $[HCO_3^-]$ = ânion-gap encontrado - 10 / 24 – bicarbonato encontrado
* Osmolalidade estimada: $2[Na^+]$ + uréia/6 + glicemia/18
& Gap osmolar = osmolalidade medida - osmolalidade estimada

Tabela 32.II – Sistemas-tampão do organismo

• Tampões do extracelular	• Bicarbonato* • Proteínas (especialmente albumina) • Fosfato
• Tampões do intracelular	• Fosfato (inorgânico* e orgânico) • Bicarbonato • Proteínas • Hemoglobina
• Tampão ósseo	

* Principais sistemas-tampão de cada compartimento.

desencadeia uma resposta compensatória que direciona o parâmetro oposto (por exemplo, o PCO_2 nos distúrbios metabólicos e o $[HCO_3^-]$ nos distúrbios respiratórios) na mesma direção, como mostrado na Tabela 32.III.

Cada distúrbio ácido-básico simples leva à resposta compensatória que tende a manter o pH o mais próximo do normal, porém sem conseguir normalizá-lo:

- Os distúrbios metabólicos levam a compensações respiratórias.
- Os distúrbios respiratórios levam a compensações metabólicas.

A compensação respiratória de um distúrbio metabólico é rápida (começa em minutos e está completa em horas), enquanto a resposta metabólica completa para um distúrbio respiratório leva de três a cinco dias. Por esse motivo, não se separa a compensação respiratória de distúrbios metabólicos em fases aguda e crônica. Entretanto, a compensação metabólica de distúrbios respiratórios tem uma fase aguda, de pequena monta, dependente unicamente dos sistemas-tampão, e uma fase crônica, dependente da alteração da excreção renal de ácido (Tabela 32.III).

Tabela 32.III – Distúrbios ácido-básicos simples

Distúrbios	pH	Bicarbonato	PCO_2
Acidose metabólica	Cai	Cai	Cai*
Alcalose metabólica	Sobe	Sobe	Sobe*
Acidose respiratória	Cai	Sobe*	Sobe
Alcalose respiratória	Sobe	Cai*	Cai

* Alteração secundária, compensatória.

Distúrbios ácido-básicos simples e mistos

Distúrbio simples corresponde, por definição, à anormalidade inicial e à sua resposta compensatória esperada. Distúrbio misto (metabólico e respiratório) ocorre, por definição, quando o grau de compensação não é adequado ou quando a resposta é maior que a esperada. Isso implica a existência de dois distúrbios diferentes. A resposta compensatória esperada nos distúrbios simples é detalhada na Tabela 32.IV.

Por exemplo, vamos supor que um portador de diabetes tipo 1, de 34 anos, deixe de usar insulina. Ocorrerá um acréscimo de cetoácidos em sua circulação, o que levará a uma diminuição do bicarbonato (supondo que o bicarbonato medido foi de 10 mEq/L). A redução do pH levará à estimulação dos quimiorreceptores medulares, aumentando a ventilação alveolar. Dessa forma, em horas, seu PCO_2 será alterado de maneira previsível, ou seja, o PCO_2 esperado será (1,5 x bicarbonato + 8) ± 2, ou seja, o PCO_2 esperado = (1,5 x 10 + 8) ± 2 = 23 ± 2. Assim, se o PCO^2 encontrado estiver entre 21 e 25 mmHg, diremos que o doente apresenta uma acidose metabólica pura (distúrbio simples). Se, contudo, o PCO_2 for 18, diremos que ele apresenta um distúrbio misto, acidose metabólica e alcalose respiratória, e devemos procurar uma explicação para esse distúrbio respiratório; por exemplo, uma pneumonia. Se, ainda, encontrarmos um PCO_2 de 28 mmHg, diremos que o indivíduo apresenta distúrbio misto, acidose mista, metabólica e respiratória; e que pode dever-se à fadiga da musculatura respiratória.

Tabela 32.IV – Resposta compensatória nos distúrbios simples*

Fórmulas para distúrbios metabólicos
Acidose metabólica: PCO_2 = [(1,5 × bic) + 8] ± 2
Alcalose metabólica: Δ PCO_2 = 0,6 × Δ bic
Fórmulas para distúrbios respiratórios
Agudos: habitualmente, num distúrbio respiratório agudo, o bicarbonato não varia mais do que de 3 a 5 mEq/L.
Acidose : Δ bic = 0,1 × Δ PCO_2
Alcalose : Δ bic = 0,2 × Δ PCO_2
Crônicos
Acidose : Δ bic = 0,4 × Δ PCO_2
Alcalose : Δ bic = 0,4 a 0,5 × Δ PCO_2

* É a variação entre o valor normal e o valor encontrado na gasometria atual.

Associação de distúrbios metabólicos

Os doentes que procuram o pronto-socorro freqüentemente apresentam mais de um distúrbio metabólico. Pensemos, hipoteticamente, em um doente com insuficiência renal crônica e, portanto, com acúmulo de ácidos fixos. Ele freqüentemente apresentará vômitos que causam alcalose metabólica. A combinação dessas duas condições pode levar até mesmo a uma situação em que o pH, o bicarbonato e o PCO_2 estejam normais, não obstante o doente apresente um distúrbio ácido-básico misto (acidose metabólica + alcalose metabólica).

Para essa interpretação, utiliza-se o conceito de ânion-gap ou hiato iônico, que parte do princípio da eletroneutralidade, ou seja, numa dada solução a soma das cargas aniônicas equivale à soma das cargas catiônicas. Usam-se os três eletrólitos principais do soro, Na^+, Cl^- e HCO_3^-. Como o Na^+ excede a soma das principais cargas aniônicas, temos o chamado ânion-gap (Tabela 32.V). O ânion-gap (AG) normal fica em torno de 8 a 12 mEq/L. Esse valor pode variar, dependendo do método laboratorial utilizado.

Em uma acidose metabólica, temos uma diminuição do bicarbonato; isso só poderá ocorrer se houver aumento do cloro ou do ânion-gap. Dessa forma, há dois tipos de acidose metabólica (acidose hiperclorêmica e acidose por ânion-gap). Na vigência de um ânion-gap aumentado, especialmente quando > 25, pode-se assumir a existência de uma acidose metabólica por aumento do ânion-gap.

Assim, utilizamos a relação Δ AG (delta ânion-gap)/Δ $[HCO_3^-]$ (delta bic) para diagnosticar a ocorrência de mais de um distúrbio metabólico:

- Δ AG / Δ $[HCO_3^-]$ = 1 - 2: toda a variação do bicarbonato é explicada pela variação do ânion-gap; tem-se uma acidose metabólica com ânion-gap aumentado, isoladamente.
- Δ AG / Δ $[HCO_3^-]$ > 2: a variação do ânion-gap é duas vezes maior que a variação do bicarbonato; há, além da aci-

Tabela 32.V – Diagnóstico diferencial da acidose metabólica

Acidose com AG normal (hiperclorêmica)	Acidose com AG aumentado
Perda gastrintestinal de bicarbonato – Diarréia – Fístula ou drenagem intestinal do intestino delgado – Derivação ureteral (ureterossigmoidostomia) – Resinas de troca aniônica (colestiramina) – Ingestão de cloreto de cálcio ou de cloreto de magnésio	Produção ácida aumentada – Cetoacidose: diabética, alcoólica, jejum – Acidose lática – Intoxicações exógenas com gap osmolar presente: metanol, etilenoglicol – Intoxicação exógena com gap osmolar ausente: salicilatos
Perda renal de bicarbonato ou falta de excreção renal de ácido – Acidose tubular renal (hipoaldosteronismo) – Diuréticos poupadores de potássio – Inibidores da anidrase carbônica	Falência da excreção de ácido – Insuficiência renal aguda – Insuficiência renal crônica
Miscelânea – Recuperação de cetoacidose – Acidose dilucional – Nutrição parenteral	

dose por aumento do ânion-gap, um outro distúrbio metabólico que está aumentando o bicarbonato, ou seja, uma alcalose metabólica associada.

- Δ AG / Δ [HCO_3^-] < 1: a variação do bicarbonato é maior que a variação do ânion-gap; podemos diagnosticar a presença associada de acidose metabólica com ânion-gap normal e acidose metabólica com ânion-gap aumentado.

ACHADOS CLÍNICOS

A abordagem inicial deve incluir história detalhada e exame físico minucioso. Praticamente todos os órgãos e sistemas do organismo podem ser focos de distúrbios do equilíbrio ácido-básico. Exemplos:

- Homem de 55 anos, história de náusea, vômitos, anorexia e perda de peso há um mês. Apresenta hipertensão há 35 anos, com tratamento irregular. Exame físico: pressão arterial = 200 x 120 mmHg, descorado (2+/4+), hálito urêmico.
- Mulher de 32 anos é levada ao hospital por tentativa de suicídio; familiares afirmam que ela ingerira substância parecida com álcool algumas horas antes. Exame físico: sonolenta, confusa, freqüência respiratória = 42 ipm, saturação de oxigênio = 97%.

EXAMES COMPLEMENTARES

Dependem da história, do exame físico e da(s) hipótese(s) diagnóstica(s). Entretanto, alguns exames úteis para a correta interpretação dos distúrbios ácidos-básicos são:

- Gasometria arterial.
- Sódio, potássio e cloro.
- Glicemia.
- Função renal.
- Cetoácidos (urina e/ou sangue).
- Lactato arterial.
- Algumas circunstâncias: cálculo direto da osmolaridade sérica e perfil toxicológico.
- Outros: radiografia de tórax, eletrocardiograma, tomografia de crânio etc.

DIAGNÓSTICO DIFERENCIAL

Com o intuito de melhorar o rendimento diagnóstico, recomendamos uma abordagem sistemática dos distúrbios ácido-básicos, que inclua:

- Ver qual o distúrbio primário (pH, bic, PCO_2 e BE).
- Ver se o distúrbio é simples ou misto.
- Calcular o ânion-gap.
- Calcular o delta ânion-gap/delta bic.
- Na suspeita de intoxicação exógena, calcular gap osmolar.
- Ver se o achado é compatível com o quadro clínico.

Por essa abordagem sistemática, é possível diagnosticar qual o distúrbio ácido-básico encontrado, mesmo em situações clínicas complexas.

Acidose metabólica

Inicialmente, devemos calcular o ânion-gap sérico:

- Sérico: Na^+ - (Cl^- + HCO_3^-):
  - Acidose metabólica com ânion-gap sérico normal (Tabela 32.V).
  - Acidose metabólica com ânion-gap sérico aumentado (Tabela 32.V).
- Urinário: Na^+ + K^+ - Cl^- (eletrólitos medidos na urina):
  - O ânion-gap urinário ajuda na diferenciação entre as acidoses metabólicas com ânion-gap sérico normal.
  - O ânion-gap urinário funciona como uma estimativa da excreção renal de NH_4^+, que não é rotineiramente medido na clínica.
  - O NH_4^+ é excretado como NH_4Cl, aumentando o Cl urinário, levando a um AG urinário negativo, entre -20 e -50 mEq/L. Ou seja, o rim, quando não é a causa primária da acidose metabólica, excreta ácido na vigência de acidose, como era de se esperar.
  - Nas acidoses hiperclorêmicas de origem renal, por exemplo, insuficiência renal inicial, acidose tubular renal distal (tipo 1) e acidose tubular renal tipo 4 (hipoaldosteronismo hiporreninêmico), o ânion-gap urinário é positivo, indicando um defeito na excreção renal de amônio.
  - Há fatores de confusão, que diminuem a acurácia diagnóstica do AG urinário: cetonúria, estados de grande depleção de volume, presença de ânions não-usuais na urina (por exemplo, drogas, carbenicilina).

Acidose tubular renal

A acidose tubular renal (ATR), por definição, é uma síndrome clínica caracterizada por hipercloremia, acidose metabólica e prejuízo da acidificação urinária, desproporcional ao déficit de filtração glomerular. Há três tipos clínicos distintos:

- Tipo 1 (distal).
- Tipo 2 (proximal).
- Tipo 4 (hipoaldosteronismo hiporreninêmico).

As duas primeiras podem ser congênitas ou adquiridas e associam-se com baixos níveis de potássio, enquanto a Tipo 4 é adquirida e associa-se à hipercalemia (Tabela 32.VI). O termo acidose tubular renal Tipo 3 não é mais usado.

Alcalose metabólica

Pode ser encontrada em diversas situações clínicas (Tabela 32.VII) e caracteriza-se por:

- pH elevado.
- Bicarbonato elevado.
- PCO_2 elevado.
- Quase sempre com cloro e potássio baixos.

A alcalose metabólica tem uma fase de geração e uma fase de manutenção. A primeira depende da perda de ácido ou do ganho, renal ou não, de base, ou de um hiperaldosteronismo primário. Para a manutenção da alcalose metabólica, o rim necessariamente perde sua capacidade de excretar bicarbonato de forma eficaz, em razão da contração de volume, levando a uma absorção proximal obrigatória de bicarbonato, depleção de cloro e/ou de potássio, PCO_2 elevado e hiperaldosteronismo secundário.

Na prática clínica, as alcaloses metabólicas mais graves são associadas à contração de volume por perda de ácido gástrico ou pela administração de diuréticos de alça e tiazídicos. Estas são acidoses ditas cloreto-sensíveis.

Nas alcaloses cloreto-resistentes, chamam a atenção a hipertensão e a hipopotassemia, ou seja, o restante do quadro clínico.

Alcalemia grave, pH > 7,60, pode levar a sintomas neurológicos, como cefaléia, tetania, convulsões, letargia e coma. Há predisposição a arritmias, especialmente em doentes com cardiopatia de base. A alcalemia deprime a respiração, com hipercapnia e possível ocorrência de hipóxia, além de causar prejuízo agudo da liberação de O_2 pela hemoglobina nos tecidos.

Tabela 32.VI – Diagnóstico diferencial das acidoses tubulares renais

	Tipo 1 (distal)	Tipo 2 (proximal)	Tipo 4
Potássio sérico	Baixo	Baixo	Alto
Ânion-gap urinário	Positivo	Positivo	Positivo
Síndrome de Fanconi	Não	Sim	Não
Calculose renal/ nefrocalcinose	Sim	Não	Não
pH urinário mínimo	> 5,5	< 5,5	< 5,5
Porcentagem excretada da carga de bicarbonato filtrada	< 10%	> 15%	< 10%
Causas	**Secundárias** - Sjögren - LES - Mieloma múltiplo - Hepatite crônica ativa - Hipercalciúria - Anfotericina B	**Adquiridas** - Amiloidose - Mieloma múltiplo - Toxicidade por metais pesados (chumbo, mercúrio, cádmio, cobre) - Acetazolamida	**Adquiridas** 1. Deficiência de aldosterona: - Insuficiência adrenal - Uso de heparina* - Hipoaldosteronismo hiporreninêmico** 2. Resistência a aldosterona: - Drogas que fecham canais de sódio do túbulo coletor*** - Nefrite túbulo-intersticial
	Familiares - Autossômica dominante - Autossômica recessiva	**Associadas a doenças hereditárias** - Doença de Wilson - Cistinose	**Associadas a doenças hereditárias** - Pseudo-hipoaldosteronismo
	Primária - Esporádica	**Primária** - Esporádica	

* Estima-se que 5 a 10% dos doentes em uso de heparina façam hipercalemia leve, que pode ser sintomática naqueles em uso concomitante de IECA, com insuficiência renal etc.
** Causas de hipoaldosteronismo hiporreninêmico (causa mais comum de ATR): nefropatia diabética, algumas nefropatias obstrutivas, SIDA, uso de IECA, uso de AINH, ciclosporina.
*** Espironolactona, amilorida, triantereno, pentamidina, trimetoprima (em dose alta).

Tabela 32.VII – Causas de alcalose metabólica

Contração de volume, hipocalemia	Expansão de volume, hipertensão, hipocalemia	Carga exógena de base
Origem gastrintestinal	**Renina alta**	**Administração aguda de álcali**
– Vômito	– Estenose da artéria renal	– Bicarbonato
– SNG aberta	– Hipertensão acelerada ou maligna	– Citrato (transfusão sangüínea)
– Adenoma viloso dos cólons		– Acetato
– Alcalose de contração		– Antiácidos + resina de troca iônica
Origem renal	**Renina baixa**	**Administração crônica de álcali**
– Alcalose de contração, diuréticos, estados edematosos, depleção de potássio ou magnésio	– Hiperaldosteronismo primário	– Síndrome leite-álcali
– Síndrome de Bartter e síndrome de Gitelman	– Síndrome de Cushing	
– Recuperação de acidose metabólica (cetoacidose ou acidose lática prévia)	– Síndrome de Liddle	
– Ânions não-absorvíveis (penicilina, carbenicilina)	– Defeitos enzimáticos adrenais hereditários	

Distúrbios respiratórios

Na alcalose respiratória raramente ocorre pH > 7,55; conseqüentemente, manifestações graves de alcalemia em geral estão ausentes. A exceção é a síndrome de ansiedade-hiperventilação, em que podem ocorrer manifestações graves. As principais causas são descritas na Tabela 32.VIII.

Acidose respiratória aguda freqüentemente é uma urgência médica, que será descrita em outro capítulo deste livro. As principais causas estão descritas na Tabela 32.IX.

PRINCÍPIOS DO TRATAMENTO

Acidose metabólica

Graus leves de acidose metabólica são agudamente bem tolerados e até conferem certa vantagem fisiológica ao facilitarem a liberação de O_2 da hemoglobina na periferia; entretanto, em graus intensos de acidemia (pH < 7,10), a contratilidade miocárdica é deprimida e ocorre diminuição da resistência periférica.

O tratamento da acidose metabólica dependerá da causa. Em certas acidoses com AG aumentado (por exemplo, na cetoacidose e na acidose lática), o próprio tratamento da condição de base faz com que os ânions orgânicos acumulados sejam, em horas, convertidos em bicarbonato. Isso já não ocorre em acidoses hiperclorêmicas, por exemplo, na diarréia, nem na acidose metabólica com AG aumentado da uremia.

Exceto em situações de insuficiência renal ou quando ocorre perda renal ou fecal de álcalis, o uso de bicarbonato de sódio e de outros alcalinizantes é cercado de controvérsias. Não há dados na literatura que permitam indicar ou contra-indicar o seu uso, com grau adequado de evidência.

O tratamento com álcali nos casos graves é feito com bicarbonato de sódio endovenoso. Lembrar que 1 mL da solução de bicarbonato de sódio a 8,4% tem 1 mEq de HCO_3^- e 1 mEq de Na^+.

Como regra disponível em livros-texto, considera-se que: se pH < 7,10 e $[HCO_3]$ < 8 mEq/L, devemos repor bicarbonato, não mais do que 50 a 100 mEq ou 1 mEq/kg numa infusão ao longo de 2 ou 3 horas, exceto em condições extremas de acidemia, em que se pode infundir mais rapidamente. Deve-se subir o bicarbonato para 8 ou 10 mEq/L ou o pH para 7,15 ou 7,20. Na vigência, porém, de perda fecal ou urinária de base, devemos ser mais liberais no uso do bicarbonato, procurando manter uma concentração próxima do normal.

É difícil prever qual será a alteração do bicarbonato sérico com uma dada infusão, pois o espaço de distribuição

Tabela 32.VIII – Causas de alcalose respiratória

Mecanismos	Causas
Ação no SNC	Ansiedade, AVC, dor, febre, meningite, trauma, tumores
Hipóxia	Altas atitudes, anemia grave, aspiração, edema pulmonar, pneumonia
Estímulo dos receptores torácicos	Hemotórax, derrame pleural embolia pulmonar e ICC
Efeito hormonal	Gravidez, progesterona
Outros	Hiperventilação mecânica, insuficiência hepática, salicilatos, sepse, recuperação de acidose metabólica

Tabela 32.IX – Causas de acidose respiratória

Mecanismos	Causas
Neuromuscular	Deformidade da caixa torácica, distrofias musculares, miastenia gravis, poliomielite
Pulmonar	Barotrauma, DPOC, SARA
Rebaixamento do SNC	Anestésicos, morfina, benzodiazepínicos, AVC, infecção
Vias aéreas	Asma, obstrução
Outros	Hipercapnia permissiva, hipoventilação, obesidade

do bicarbonato varia com o grau de acidose. Quando esta é muito grave, ele pode chegar a 100% do peso; entretanto, à medida que a acidose é corrigida, ele se aproxima da porcentagem de água corporal (entre 50 e 60% do peso).

Geralmente consideramos cerca de 0,6 x peso (kg) x (24 - HCO_3^-) o déficit total de bicarbonato. Nunca se repõe todo esse déficit. Deve-se calcular a diferença entre o bicarbonato desejado e o encontrado. Em um homem jovem de 70 kg, com diarréia grave e acidose metabólica hiperclorêmica, cuja gasometria mostre um bicarbonato inicial de 4 mEq/L, deve-se calcular uma reposição do bicarbonato para 8 mEq/L, ou seja, 0,6 x 70 x (8-4) = 168 mEq, que devem ser repostos nas primeiras duas horas, por exemplo, com bicarbonato de sódio a 8,4%, concomitantemente à correção volêmica, lembrando também de verificar o potássio sérico. Se este já estiver baixo, com a correção da acidose ele deverá cair ainda mais.

Cetoacidose diabética

A base do tratamento é a insulina, que permitirá o metabolismo dos cetoácidos retidos e impedirá a formação de novos cetoácidos. Os déficits de água, sódio e potássio também devem ser corrigidos.

O uso de bicarbonato de sódio é indicado se o pH:

- entre 6,9 e 7,0: administrar 50 mEq, diluídos em 200 mL de água destilada EV em 1 hora.
- < 6,9: administrar 100 mEq, diluídos em 400 mL de água destilada EV em 2 horas.

Cetoacidose alcoólica

Resulta da combinação entre jejum e o efeito direto do álcool, inibindo a neoglicogênese hepática. Ocorre em alcoolistas que param de beber após uma grande ingesta de etanol. O indivíduo não se alimenta por um misto de saciedade, êmese e dor abdominal. Assim, há níveis reduzidos de insulina e elevados de glucagon e de outros hormônios contra-regulatórios, além de depleção de volume. A glicemia costuma ser baixa ou normal. Do ponto de vista metabólico, leva a distúrbios mistos: acidose metabólica, alcalose metabólica (vômitos) e alcalose respiratória por hiperventilação.

O tratamento consiste na reposição de: volume, carboidrato, potássio, tiamina e outros déficits vitamínicos, além, eventualmente, de magnésio e fósforo.

Acidose lática

O objetivo principal do tratamento é conseguir uma perfusão tecidual adequada e identificar e tratar a causa de base (Tabela 32.X). Deve-se instituir a terapia de suporte hemodinâmico e respiratório, se necessário, não se esquecendo das medidas específicas de tratamento da causa da acidose. Acidose lática é a situação clínica em que há maior controvérsia a respeito do uso de bicarbonato, especialmente na vigência de acidose tipo A. Nessa situação, a maioria dos estudos não mostrou melhora hemodinâmica com o uso do bicarbonato. A carga de bicarbonato de sódio administrada irá, pela lei da ação das massas, levar a um aumento na produção de CO_2. Numa situação de ventilação pulmonar comprometida, como na parada cardiorrespiratória, ou numa situação de choque com hipoperfusão tecidual grave, este CO_2 gerado tenderá a se difundir para a célula com maior facilidade que o bicarbonato, levando a uma piora da acidose intracelular. Alguns autores afirmam que nunca se deve usar bicarbonato na acidose lática; este é um assunto não resolvido na literatura. Consideramos que se deve utilizar um critério restrito de administração de bicarbonato nas situações de acidose grave, como descrito na regra apresentada, não excedendo 1 a 2 mEq/kg, enquanto se adotam as medidas específicas.

Outras terapêuticas aguardam confirmação de eficácia e não são recomendadas de rotina.

Tabela 32.X – Causas de acidose lática

Tipo de acidose	Causas
Tipo A	Choque séptico, choque cardiogênico, choque hipovolêmico, hipoxemia grave (PO_2 < 30 mmHg), anemia grave, isquemia mesentérica.
Tipo B	Sepse, insuficiência hepática grave, câncer, diabetes melito, uso de biguanidas (metformina), estado de mal convulsivo, exercícios extenuantes, hipertermia, erros inatos do metabolismo, feocromocitoma, intoxicações (etanol, metanol, isoniazida, monóxido de carbono, estricnina), acidose por D-ácido láctico.*

* Ocorre na presença de alça intestinal cega, colonizada por organismos que produzem o isômero D do ácido láctico, não detectado nos testes séricos habituais de lactato sérico.

Intoxicação por álcoois tóxicos

Metanol e etilenoglicol causam acidoses por ânion-gap aumentado e gap osmolar aumentado, se colhido na fase aguda. Após algumas horas da intoxicação o gap osmolar diminui, conforme o álcool vai sendo metabolizado, enquanto o ânion-gap aumenta.

A toxicidade do metanol, um solvente industrial, decorre da sua metabolização pela álcool desidrogenase, levando à produção de ácido fórmico. O ácido fórmico causa uma retinite grave, com edema e vermelhidão do nervo ótico, especialmente na primeira exposição. Usos repetidos de metanol ocasionam tolerância oftálmica. O metanol pode ser encontrado em cartuchos de máquinas copiadoras e como anticongelante em alguns sprays. Pode ser absorvido pela pele e pelo trato gastrintestinal.

Os sintomas clínicos de intoxicação por metanol são dor abdominal, vômitos, cefaléia, embriaguez, alteração visual, convulsões e coma. O tratamento inclui uso de bloqueadores metabólicos, hemodiálise para remoção da droga, reposição de bicarbonato de sódio e de folato. O etanol, que tem maior afinidade com a álcool desidrogenase que o metanol, e o fomepizol, um inibidor específico da álcool desidrogenase, funcionam como bloqueadores metabólicos, impedindo a formação dos metabólitos tóxicos.

O etilenoglicol, principal anticongelante comercial, produz quadro semelhante ao metanol, com a diferença de não cursar com as alterações visuais do metanol. Pode levar a insuficiência renal aguda ou crônica. Os metabólitos através da álcool desidrogenase são tóxicos: glicolato, glioxalato e oxalato. A urina I pode mostrar cristais de oxalato de cálcio que auxiliam no diagnóstico. O tratamento é bastante semelhante ao descrito para a intoxicação por metanol.

Intoxicação por salicilatos

Esse tipo de intoxicação causa alcalose respiratória (estimulação do centro respiratório), distúrbio misto (acidose metabólica + alcalose respiratória) ou, mais raramente, acidose metabólica pura (mais observada em crianças). O diagnóstico pode ser sugerido por história de náuseas, zumbidos e exposição a altas doses de ácido acetilsalicílico.

Usa-se carvão ativado (geralmente na primeira hora da intoxicação) para diminuir a absorção adicional da droga e alcaliniza-se o sangue com bicarbonato, se necessário, para manter o pH entre 7,45 e 7,50, o que evita a difusão de salicilatos para o cérebro, onde seriam tóxicos. A alcalinização urinária também aumenta a excreção da droga.

A hemodiálise é eficiente na remoção do salicilato, sendo indicada nos casos graves, especialmente quando há disfunção renal e/ou riscos associados à alcalinização agressiva (sobrecarga de volume).

Alcalose metabólica

Como em todo distúrbio ácido-básico, é primordial o tratamento da doença de base. Em algumas situações, especialmente quando ocorre alcalose mista (respiratória + metabólica), o pH pode elevar-se muito e a própria alcalose pode constituir-se em uma emergência. Nesses casos, com a ocorrência de convulsões e arritmias ventriculares, recomenda-se intubação, sedação e hipoventilação controlada.

Podem-se infundir soluções acidificantes, embora isso raramente seja necessário. A simples reposição de volume, suspensão de diurético ou o uso de inibidores de secreção ácida gástrica (bloqueadores H_2 ou inibidores da H^+-K^+-ATPase) costumam ser suficientes para controle da alcalose metabólica.

Nos casos em que há depleção de volume, manifestados por cloro urinário < 20 mEq/L, em geral a reposição de soro fisiológico (SF) é suficiente para correção da alcalose, embora o déficit de potássio, freqüentemente associado, também deva ser corrigido.

Nos doentes com disfunção renal ou cardíaca grave, o tratamento da alcalose metabólica cloreto-responsiva é mais difícil. Em alguns casos, a diminuição do regime diurético, a introdução de acetazolamida e a administração cuidadosa de SF e KCl podem ser suficientes.

Nas alcaloses cloreto-resistentes, raramente ocorre alcalemia grave com risco de morte.

Distúrbios respiratórios

Deve-se tratar a causa de base, como descrito em outros capítulos deste livro.

LEITURA ADICIONAL

1. DuBose Jr TD. Acidosis and alkalosis. In: Kasper DL, Braunwald E, Fauci AS, et al. Harrison's principles of internal medicine. 16. ed. McGraw-Hill; 2005. p.263-71.
2. Nicolaou DD, Kelen GD. Acid-base disorders. In: Tintinalli JE, Kelen GD, Stapczynski. Emergency medicine: American College of Emergency Physicians. 6. ed. McGraw-Hill; 2004. p.149-59.
3. Rose BD. Simple and mixed acid-base disorders. ©2008 UpToDate®: http://www.uptodate.com. Software 16.1; 2008.
4. Post TW, Rose BD. Approach to the adult with metabolic acidosis. ©2008 UpToDate®: http://www.uptodate.com. Software 16.1; 2008.
5. Rose BD. The Ianion gap/IHCO3 in metabolic acidosis. ©2008 UpToDate®: http://www.uptodate.com. Software 161; 2008.
6. Rose BD. Causes of lactic acidosis. ©2008 UpToDate®: http://www.uptodate.com. Software 16.1; 2008.
7. Disney JD. Acid-base disorders. In: Marx JA, Hockberger RS, Walls RM, Stack LB. Med-challenger emergency medicine/Rosen's® emergency medicine – concepts and clinical practice. Copyright Challenger Corporation and Mosby; 2005. www.chall.com.
8. Rose BD, Post TW, Narins RG. Causes of metabolic alkalosis. ©2008 UpToDate®: http://www.uptodate.com. Software 16.1; 2008.
9. Rose BD. Urine electrolytes in diagnosis of metabolic alkalosis. ©2008 UpToDate®: http://www.uptodate.com. Software 16.1; 2008.
10. Rose BD, Post TW, Narins RG. Treatment of metabolic alkalosis. ©2008 UpToDate®: http://www.uptodate.com. Software 16.1; 2008.
11. Shapiro JI, Kaehny WD. Pathogenesis and management of metabolic acidosis and alkalosis. In: Schrier RD, ed. Renal and electrolyte disorders. 6. ed. Philadelphia: Lippincott Williams & Wilkins; 2003. p.115-53.
12. Fall PJ. A stepwise approach to acid-base disorders. Practical patient evaluation for metabolic acidosis and other conditions. Postgrad Med 2000; 07(3): 249-58.
13. Moviat M; van Haren F; van der Hoeven H. Conventional or physicochemical approach in intensive care patients with metabolic acidosis. Crit Care. 2003 Jun;7(3):R41-5.
14. Sterns RH. Strong ions and the analysis of acid-base disturbances (Stewart approach). © 2008 UpToDate®: http://www.uptodate.com. Version 16.1; 2008.
15. Adrogue HJ, Madias NE. Management of life-threatening acid-base disorders. First of two parts. N Engl J Med 1998; 338(1): 26-34.
16. Adrogue HJ, Madias NE. Management of life-threatening acid-base disorders. Second of two parts. N Engl J Med 1998; 338(2): 107-11.
17. Kraut JA, Madias NE. Serum anion gap: its uses and limitations in clinical medicine. Clin J Am Soc Nephrol. 2007 2(1): 162-74.
18. Rastegar A. Use of the DeltaAG/DeltaHCO3- ratio in the diagnosis of mixed acid-base disorders. J Am Soc Nephrol. 2007 18(9):2429-31.

Algoritmo 32.1 – Passos para o diagnóstico dos distúrbios do equilíbrio ácido-básico

Buscar o distúrbio primário:
- pH
- bicarbonato
- PCO_2
- *base excess*

↓

Usar as fórmulas
Ver se é distúrbio simples ou misto

↓

Calcular ânion-gap

↓

Calcular o delta ânion-gap/delta bic

↓

Avaliar se o achado é compatível com o quadro clínico

Algoritmo 32.2 – Abordagem diagnóstica dos distúrbios do equilíbrio ácido-básico: pH > 7,45

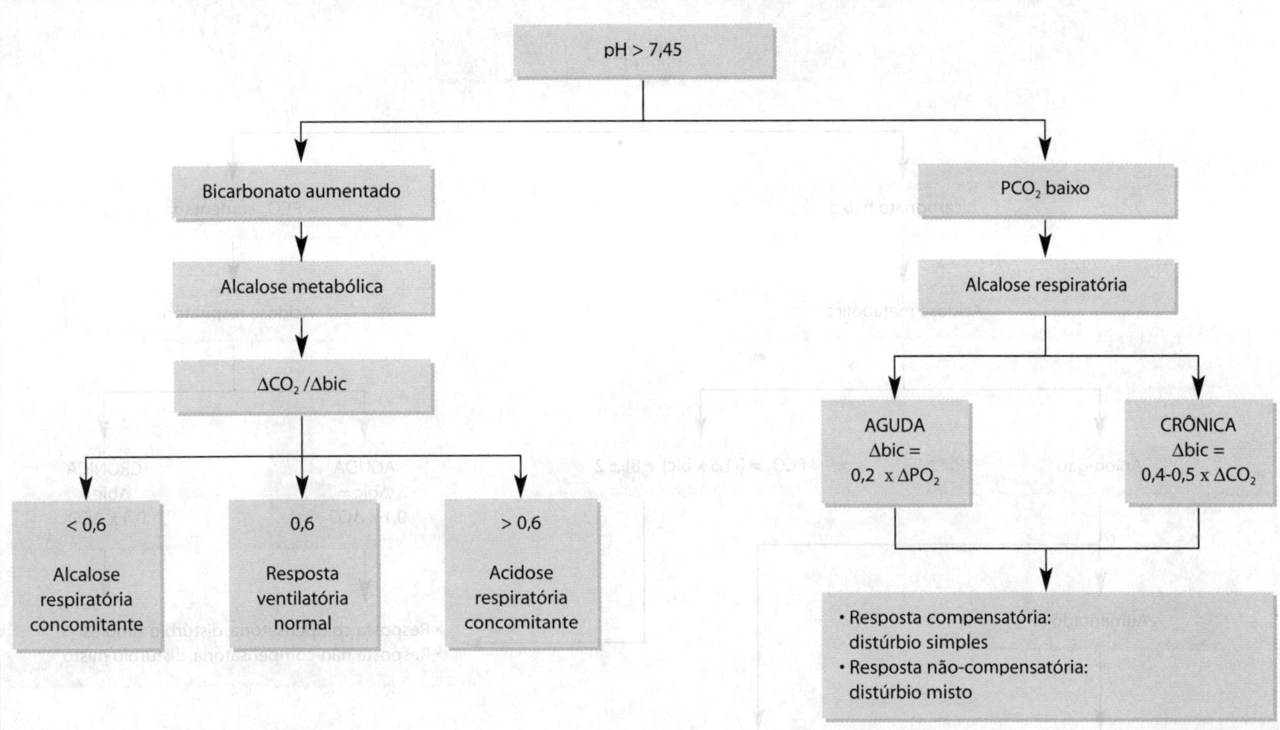

Algoritmo 32.3 – Abordagem diagnóstica dos distúrbios do equilíbrio ácido-básico: pH entre 7,35 e 7,45

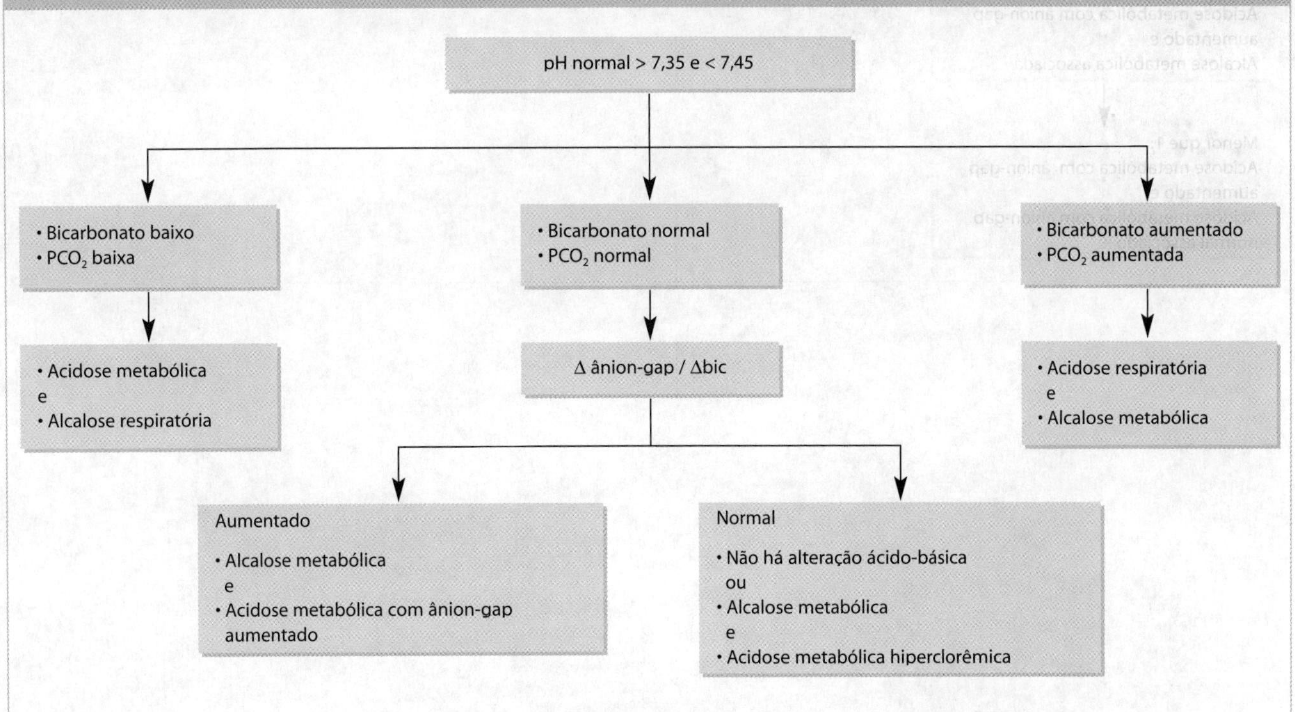

Algoritmo 32.4 – Abordagem diagnóstica dos distúrbios do equilíbrio ácido-básico: pH < 7,35

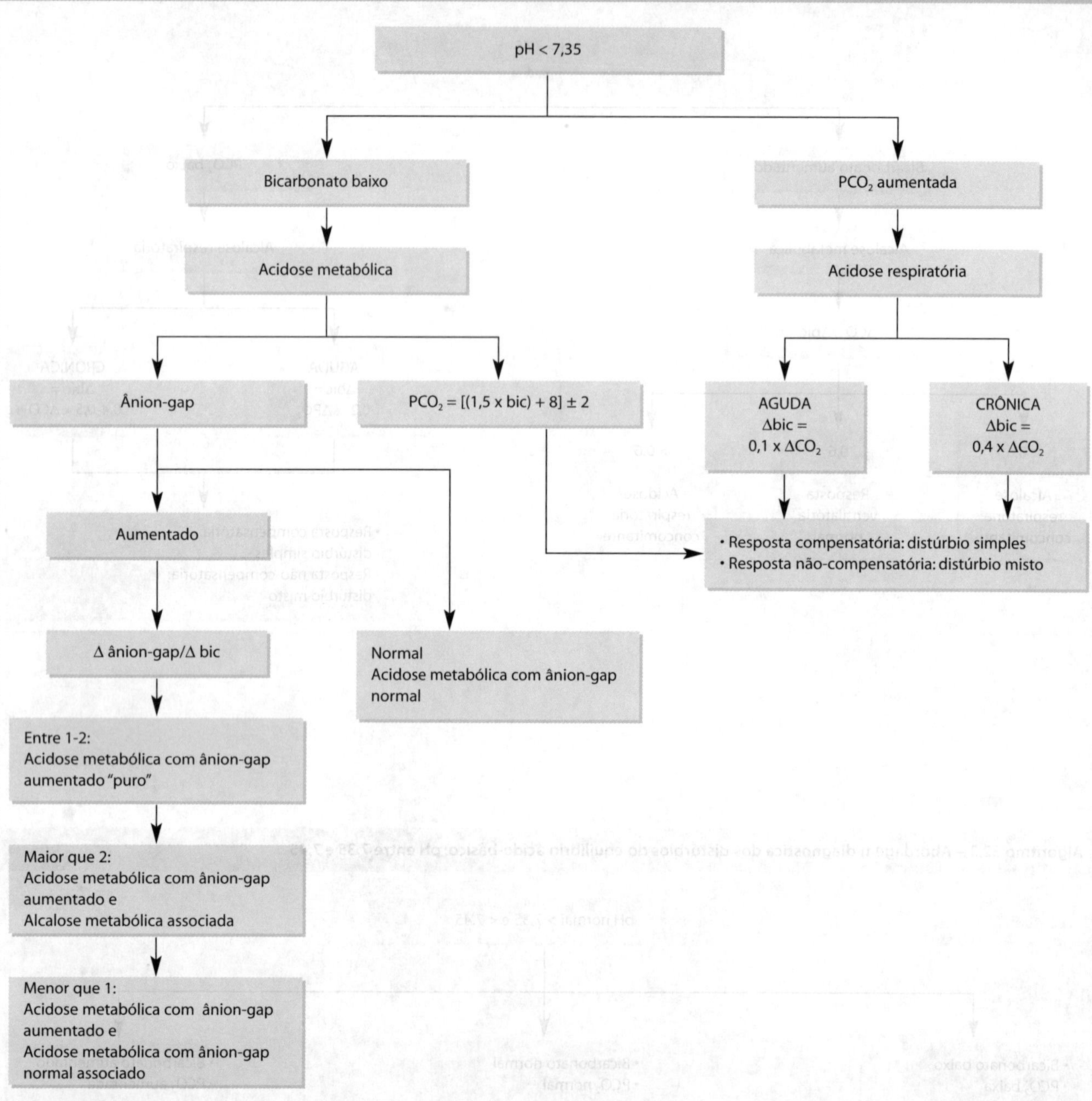

Afogamento

CAPÍTULO

33

David Szpilman

TÓPICOS IMPORTANTES

- A cada ano, o afogamento é responsável por aproximadamente 500 mil mortes no mundo. O número exato é desconhecido porque um grande número de mortes não é notificado. Idade, sexo, uso de bebidas alcoólicas, condição socioeconômica e a falta de supervisão são os principais fatores de risco para a ocorrência do afogamento.
- Considerando todos os grupos etários, os homens morrem 5 vezes mais por afogamento que as mulheres. Aproximadamente 40 a 45% das mortes ocorrem durante a recreação na água.
- Afogamento é a falha respiratória por submersão ou imersão com aspiração de líquido.
- O termo "quase-afogamento (*near-drowning*)" foi abandonado.
- A prevenção permanece como a mais poderosa intervenção terapêutica, reduzindo em mais de 85% os casos de afogamento.
- A prioridade é ajudar sem se tornar uma segunda vítima.

INTRODUÇÃO E DEFINIÇÕES

A cada ano, o afogamento é responsável por aproximadamente 500 mil mortes no mundo. O número exato é desconhecido porque um grande número de mortes não é notificado. Idade, sexo, uso de bebidas alcoólicas, condição socioeconômica (considerando renda ou escolaridade) e a falta de supervisão são os principais fatores de risco para a ocorrência do afogamento. Considerando todos os grupos etários, os homens morrem 5 vezes mais por afogamento que as mulheres. Aproximadamente 40 a 45% das mortes ocorrem durante a recreação na água. Crianças, adolescentes e idosos são os grupos populacionais com maior probabilidade de afogamento. Na faixa etária dos 5 aos 14 anos, o afogamento constitui, mundialmente, a primeira *causa mortis* entre os homens e a quinta, entre as mulheres. Nos Estados Unidos, o afogamento é a terceira causa de morte acidental entre todas as faixas etárias e a segunda para pessoas entre 5 e 44 anos de idade. No Brasil, o afogamento é a segunda causa de morte na faixa entre 5 e 14 anos e a terceira causa de morte externa para todas as idades. Existe uma média de 7.500 mortes por afogamento ao ano (em 1998, 7.210 óbitos ou 5,2/100.000 habitantes). Nas praias do Rio de Janeiro, fatores precipitantes são identificados em 13% dos casos de afogamento; os principais são: álcool (37%), convulsões (18%), trauma (acidentes com barcos inclusive; 16,3%), doença cardiopulmonar (14,1%), mergulho em apnéia e mergulho autônomo (Scuba; 3,7%), mergulho resultando em lesão cervical ou traumatismo craniano, e outras causas (homicídio, suicídio, síncope, cãibras ou síndrome de imersão; 11,6%). É importante identificar o fator determinante do afogamento, pois isso pode orientar métodos específicos de resgate e ressuscitação.

No Brasil, o afogamento em água doce acontece, mais freqüentemente, em rios, lagos e represas, contribuindo com mais da metade das mortes por afogamento.

Durante a preparação e organização do Congresso Mundial de Afogamento, ocorrido em junho de 2002, na cidade de Amsterdã, uma nova definição de afogamento foi desenvolvida e aprovada em consenso: "*afogamento é a falha respiratória por submersão ou imersão com aspiração de líquido*". O processo de afogamento é um *continuum* que tem início quando a via aérea do paciente está abaixo do nível da superfície líquida, geralmente a água, e que caso não seja interrompido, pode levar ou não à morte. O paciente pode ser resgatado em qualquer momento durante o processo, e lhe serem fornecidas medidas apropriadas de ressuscitação, quando então, o processo de afogamento é interrompido. Além disso, qualquer incidente de submersão ou imersão sem evidência de aspiração de líquidos deve ser considerado um resgate aquático (i.e., eventos em que não se percebe falha respiratória evidente, com ou sem lesões associadas ou hipotermia). O termo "quase-afogamento (*near-drowning*)" foi abandonado. Termos confusos como, afogamento "seco" e afogamento secundário (SARA – síndrome de angústia respiratória no adulto) foram eliminados. Maiores informações sobre a definição podem ser vistas em www.drowning.nl.

ETIOLOGIA E FISIOPATOLOGIA

Apesar de algumas diferenças fisiopatológicas demonstradas em animais de laboratório utilizando-se modelos experimentais, não há, do ponto de vista clínico e terapêutico, distinção importante entre afogamento de água doce e de água salgada em humanos. A alteração fisiopatológica mais importante é a hipóxia. Quando não há alternativa para manter as vias aéreas fora da água, a apnéia é a primeira resposta automática quando ainda não há hipóxia e a consciência está preservada. A água na boca é ativamente cuspida ou engolida. A primeira aspiração involuntária de água, quando ocorre, provoca tosse freqüentemente ou laringoespasmo raramente, levando a hipóxia. Na ocorrência do laringoespasmo, a própria hipóxia irá revertê-lo. Após isso, mais água será rápida e gradualmente aspirada para o interior dos pulmões, tornando ineficaz a habilidade de obter oxigênio, instituindo-se perda de consciência ou o torpor, com evolução rápida para apnéia e finalmente, após alguns segundos ou poucos minutos, sobrevém a assistolia. O distúrbio respiratório é menos influenciado pela composição da água, e mais por sua quantidade. A aspiração de água doce ou salgada produz destruição de surfactante, alveolite e edema pulmonar não-cardiogênico, resultando em um aumento do *shunt* pulmonar e hipóxia. Em pesquisa com animais, a aspiração de 2,2 mL de água por quilo de peso diminui a pressão arterial de oxigênio (PaO_2) para aproximadamente 60 mmHg em 3 minutos. Em humanos, pequenas quantidades de água aspirada, 1 a 3 mL/kg, produzem grandes alterações na troca de gases pulmonares e reduzem a complacência pulmonar de 10 a 40%. Afogados raramente aspiram uma quantidade de água suficiente para provocar distúrbio eletrolítico significativo e, portanto, as vítimas não necessitam de uma correção inicial de eletrólitos. A fibrilação ventricular, quando ocorre, é relacionada a hipóxia e a acidose, e não a hemólise ou a hipercalemia. A hipóxia produz uma seqüência de eventos cardíacos muito conhecida, como taquicardia, bradicardia, e logo após, uma fase de contrações cardíacas ineficazes, sem pulso (fase de atividade elétrica sem pulso), seguida então de uma perda completa do ritmo cardíaco e da atividade elétrica (assistolia). Os resultados da hipóxia são: diminuição do débito cardíaco, hipotensão arterial, hipertensão pulmonar e aumento da resistência dos vasos pulmonares. Também é comum a intensa vasoconstrição periférica causada pela hipóxia, liberação de adrenalina e hipotermia.

Uma vítima pode ser resgatada durante qualquer momento nesse processo de afogamento, podendo não necessitar de qualquer intervenção, ou requerer medidas de ressuscitação cardiopulmonar. Na parada cardiorrespiratória causada pelo afogamento, a apnéia sempre vem em primeiro lugar, e caso a vítima não seja ventilada rapidamente, a parada cardíaca acontecerá logo em seguida. É importante enfatizar que o coração e o cérebro são os dois órgãos com maior risco de dano permanente, secundário a períodos relativamente curtos de hipóxia. A ocorrência de encefalopatia anóxica é a causa mais comum de morbidade e mortalidade em afogados hospitalizados.

Em 31 anos de salvamento nas praias do Rio de Janeiro, foram realizados aproximadamente 166 mil resgates por guarda-vidas nas praias e 8.500 vítimas necessitaram de cuidados médicos no Centro de Ressuscitação de Afogados (dados de 2003). Ocorreram aproximadamente 290 resgates para cada morte notificada (0,34%), e uma morte para cada 10 vítimas admitidas neste mesmo centro de atendimento. O resgate de um afogamento é o componente vital do atendimento cujo objetivo é manter o paciente vivo. A avaliação e os cuidados primários são fornecidos em um ambiente altamente hostil, a água. Portanto, é essencial que os profissionais de saúde estejam cientes do que consiste a completa cadeia de sobrevivência do afogamento, desde o atendimento pré-hospitalar até a unidade de emergência.

Prevenção

A prevenção permanece como a mais poderosa intervenção terapêutica, reduzindo em mais de 85% os casos de afogamento. Preocupada com essa situação, a Sociedade Brasileira de Salvamento Aquático – Sobrasa – www.sobrasa.org – trabalha na execução de diversas campanhas educativas de prevenção desde sua fundação em 1995, com excelentes resultados.

Reconhecimento e alarme do incidente

Qualquer atitude visando ajuda deve ser precedida pelo reconhecimento de que alguém está se afogando. Ao contrário da crença popular, a vítima não acena com a mão e tão pouco chama por ajuda. A vítima em afogamento encontra-se tipicamente "nadando" em posição vertical, com os braços estendidos lateralmente, batendo com os mesmos na água sem qualquer estilo de natação ou flutuação adequados à situação. Indivíduos próximos da vítima podem não perceber que a vítima está com problemas, assumindo que esteja apenas brincando na água. A vítima pode submergir e emergir sua cabeça diversas vezes enquanto está lutando para manter-se acima da superfície. As crianças geralmente resistem de 10 a 20 segundos em tal luta, enquanto os adultos resistem por até 60 segundos antes da submersão final.

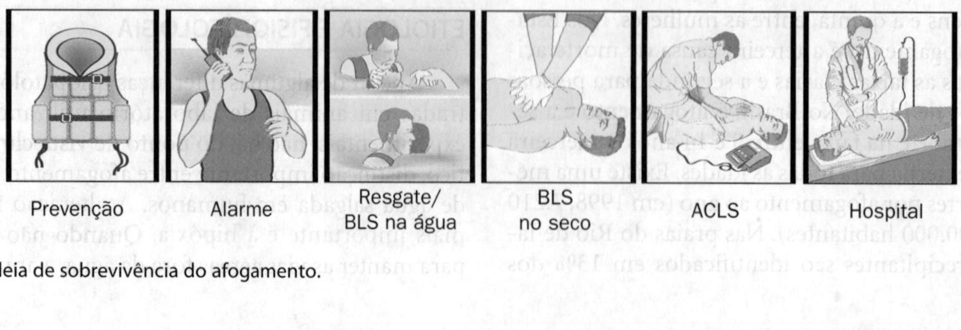
Prevenção
Alarme
Resgate/
BLS na água
BLS
no seco
ACLS
Hospital

Figura 33.1 – Cadeia de sobrevivência do afogamento.

Tabela 33.I – Medidas de prevenção em afogamentos

Praias e piscinas são locais de lazer, evite afogamentos! **Aprenda a nadar a partir dos 2 anos.** **Mantenha atenção constante com as crianças.** **Nunca nade sozinho.** **Mergulho de cabeça somente em águas profundas.** **Prefira sempre nadar em águas rasas.** **Não superestime sua capacidade de nadar, tenha cuidado!**	
Praias	**Piscinas**
1. Nade sempre perto a um posto de guarda-vidas. 2. Pergunte ao guarda-vidas qual o melhor local para o banho. 3. Não superestime sua capacidade de nadar – 46,6% dos afogados acham que sabem nadar. 4. Tenha sempre atenção com as crianças. 5. Nade longe de pedras, estacas ou píeres. 6. Evite ingerir bebidas alcoólicas e alimentos pesados antes do banho de mar. 7. Crianças perdidas: leve-as ao posto de guarda-vidas. 8. Mais de 80% dos afogamentos ocorrem em valas. • A vala é o local de maior correnteza, que aparenta uma falsa calmaria que leva para o alto-mar. • Se você entrar em uma vala, tenha calma, nade transversalmente a ela até conseguir escapar ou peça imediatamente socorro. 9. Nunca tente salvar alguém se não tiver condições para fazê-lo. Muitas pessoas morrem dessa forma. 10. Ao pescar em pedras, observe antes se a onda pode alcançá-lo. 11. Antes de mergulhar no mar, certifique-se da profundidade. 12. Afaste-se de animais marinhos como águas-vivas e caravelas. 13. Tome conhecimento e obedeça as sinalizações de perigo na praia.	1. Mais de 65% das mortes por afogamento ocorrem em água doce, mesmo em áreas quentes da costa. 2. Crianças devem estar sempre sob a supervisão de um adulto. 89% dos afogamentos ocorre por falta de supervisão, principalmente na hora do almoço ou logo após. 3. Leve sempre sua criança consigo caso necessite afastar-se da piscina. Use sempre telefone sem fio. 4. Isole a piscina – tenha grades com altura de 1,50 m e 12 cm nas verticais. Elas reduzem a chance de afogamento em 50 a 70%. 5. Bóia de braço não é sinal de segurança – cuidado! 6. Evite brinquedos próximos à piscina, isso atrai as crianças. 7. Desligue o filtro se pessoas estiverem dentro da piscina. 8. Não pratique hiperventilação para aumentar o fôlego sem supervisão confiável próxima. 9. Cuidado ao mergulhar em local raso (coloque aviso). 10. Mais de 40% dos proprietários de piscinas não sabem realizar os primeiros socorros – cuidado!

Resgate na água e o suporte básico de vida ainda dentro da água

Resgate – A prioridade é ajudar sem se tornar uma segunda vítima. Se possível, pessoas dispostas a ajudar podem utilizar técnicas como jogar objetos flutuantes ou oferecer longos objetos que alcancem as vítimas, ou podem ainda orientar a vítima em como proceder para sair dessa situação: escolhendo uma direção melhor para nadar, orientando técnicas de flutuação, ou encorajando a vítima, afirmando que o socorro está a caminho.

Suporte básico de vida dentro da água – Em vítima consciente, o protocolo consiste em resgatá-la até a terra sem demais cuidados médicos. Uma vítima em pânico tentando respirar e manter-se na superfície pode ser muito perigosa podendo afogar o socorrista. Por essa razão, é mais prudente aproximar-se utilizando um objeto de flutuação intermediário. Para vítimas inconscientes a medida mais importante é a instituição imediata de manobras de ressuscitação ainda dentro da água. A hipóxia causada por submersão resulta primeiramente em apnéia, ocasionando parada cardíaca em um intervalo de tempo variável, porém curto, caso não seja revertida. A realização da ressuscitação aquática (ventilação apenas) proporciona à vítima uma chance quase 20 vezes maior de sobrevivência sem seqüelas. Os socorristas devem checar a ventilação e sempre que possível, e indicado, iniciar respiração boca-a-boca ainda na superfície da água. Infelizmente, compressões cardíacas externas não podem ser realizadas de maneira efetiva na água, portanto a verificação de pulso e as compressões cardíacas devem ser realizadas quando a vítima estiver fora da água.

Trauma raquimedular (TRM) – Considerando a baixa incidência de TRM no afogamento, e a possibilidade de desperdício de precioso tempo para iniciar a ventilação, a rotina de imobilização da coluna cervical durante a realização de resgate aquático em vítimas de afogamento, sem sinais de trauma, não é recomendada. Socorristas que suspeitem de uma lesão de coluna cervical devem: fazer a vítima flutuar em uma posição horizontal, permitindo que as vias aéreas permaneçam fora da água e então checar se há respiração espontânea. Caso não haja respiração espontânea, há recomendação de fazer hiperextensão do pescoço (desobstrução de vias aéreas) e reavaliar a presença da respiração. Caso esteja ausente, deve-se iniciar os protocolos de ressuscitação aquática (respiração boca-a-boca). Se houver respiração espontânea, o socorrista deve estabilizar a cabeça da vítima com as mãos, em uma posição neutra. Depois, a vítima é mantida em flutuação, utilizando, se possível, um suporte dorsal, antes de movê-la. A vítima deve permanecer em um lugar seco, com o pescoço em posição neutra, alinhada e estabilizada, assim como a cabeça, o tórax e o restante do corpo, mesmo que seja necessário movê-la ou virá-la.

Suporte básico de vida ao afogado em área seca

Transporte – A remoção da vítima para fora da água deve ser realizada de acordo com o nível de consciência apresentado e, preferencialmente, em posição vertical para se evitar vômitos. Em caso de transporte de vítima exausta, confusa ou inconsciente, o transporte deve ser em posição próxima possível da horizontal, embora mantendo-se a cabeça acima do nível do corpo (em casos de imersão prolongada ou em água muito gelada). As vias aéreas devem permanecer desobstruídas durante todo o tempo.

Posição para a realização dos primeiros socorros – O primeiro procedimento a ser realizado em área seca deve ser o posicionamento da vítima em posição paralela ao espelho-d'água, o mais horizontal possível e em decúbito dorsal.

Deve estar distante o suficiente da água a fim de evitar as ondas, para realização do exame primário e manobras de ressuscitação até o socorro avançado chegar. Se a vítima estiver respirando, coloque-a em posição de recuperação (decúbito lateral). Durante a realização das manobras de ressuscitação, tentativas de drenar água ativamente, colocando-se a vítima em decúbito com a cabeça abaixo do nível do corpo apenas aumentam as chances de vômito em mais de cinco vezes, assim como a mortalidade (em 19%). Em caso de vômito, vire a cabeça da vítima lateralmente, e remova o vômito com o dedo indicador, lenço ou use o aspirador, se estiver à disposição. Um estudo retrospectivo australiano constatou que o vômito ocorreu em mais de 65% das vítimas que necessitavam de ventilação de urgência e em 86% daqueles que foram submetidos a manobras de ressuscitação. A manobra de compressão abdominal (Heimlich) nunca deve ser realizada como meio de eliminação de água dos pulmões. É ineficaz e pode originar outros tipos de lesão.

Se a vítima estiver consciente, coloque-a em decúbito dorsal em inclinação maior que 30°, de forma que a cabeça esteja mais elevada que o abdome.

Suporte básico de vida – Um sistema de classificação de afogamento foi desenvolvido no Rio de Janeiro em 1972 e revisto em 1997 para orientar guarda-vidas, socorristas e profissionais de saúde, no tratamento dos afogados. Esse sistema foi baseado na análise de 41.279 casos de afogamento resgatados, dos quais 2.304 (5,5%) necessitaram de cuidados médicos. O Algoritmo 33.1 engloba todo o atendimento desde o local do acidente até o hospital, recomendando tratamentos e mostrando a probabilidade de ocorrência de morte baseada na gravidade das lesões identificadas.

Suporte de vida avançado no pré-hospitalar (Algoritmo 33.1)

O tratamento médico avançado é instituído no local do acidente e de acordo com a classificação de afogamento.

Cadáver – Vítima com tempo de submersão acima de 1 hora ou com sinais físicos óbvios de morte (*rigor mortis*, livores e/ou decomposição corporal). Não iniciar ressuscitação.

Grau 6: parada cardiorrespiratória – A ressuscitação iniciada por leigos ou guarda-vidas na cena deve ser mantida por pessoal médico especializado até que seja bem-sucedida ou caso não haja possibilidade de aquecer a vítima no local. Nesse último caso, a vítima deve ser transportada enquanto recebe ressuscitação até um hospital em que o aquecimento possa ser realizado. A prioridade é a manutenção eficiente da ventilação e da oxigenação. A equipe médica deve manter a realização das compressões cardíacas enquanto se inicia a ventilação artificial com bolsa e máscara utilizando oxigênio a 15 L/min, em possível preparação para intubação orotraqueal. A aspiração das vias aéreas antes da intubação é geralmente necessária. Uma vez intubada, a vítima pode ser ventilada e oxigenada adequadamente, mesmo na presença de edema pulmonar. A manobra de Sellick deve ser realizada, se possível, para prevenir a aspiração e regurgitação. A aspiração do tubo orotraqueal deve ser realizada apenas quando a quantidade de fluido presente nele interferir na ventilação, caso contrário promoverá apenas hipóxia. Os desfibriladores externos podem ser utilizados especialmente na cena orientando quanto ao ritmo da PCR e sua respectiva conduta. Em quase 100% dos casos, os afogados encontram-se em assistolia. Embora não seja freqüente, especialmente em crianças, a fibrilação ventricular (FV) pode estar presente em vítimas adultas com doença coronariana prévia, ou como conseqüência da realização das manobras de suporte avançado de vida. Em vítimas com hipotermia moderada a grave (< 34°) e sem pulso, a RCP deve ser mantida até o reaquecimento da vítima. Para casos de afogamento, a ressuscitação só se encerra quando a vítima está com a temperatura maior que 34°C e mesmo assim permanece em assistolia. Alguns autores sugerem o uso de marcapasso externo em casos de assistolia como alternativa eficaz, embora nunca tenhamos obtido resultados favoráveis com esse procedimento.

O acesso venoso periférico é a via preferencial para a administração de drogas. Embora algumas drogas possam ser administradas via tubo orotraqueal, mesmo na vigência de edema agudo de pulmão, a quantidade de droga que estaria sendo absorvida e quais as doses a serem utilizadas ainda não foram determinadas no caso do afogado. A dose de adrenalina a ser utilizada em casos de assistolia ainda é um dos vários pontos de grande controvérsia na ocorrência do afogamento. Altas doses de adrenalina não são recomendadas como rotina para tratamento da maior parte das paradas cardíacas, embora possam ser consideradas como alternativa de tratamento no afogamento, caso a dose de 1 mg não tenha efeito (classe indeterminada (aceitável, mas não recomendável). A recomendação é que se utilize uma dose inicial de 0,01 mg/kg EV após 3 minutos de PCR e, caso não haja resposta, deve-se aumentar para 0,1 mg/kg infundido a cada 3 a 5 minutos.

Grau 5: parada respiratória – É geralmente revertida durante a realização das manobras de suporte básico de vida, com a ventilação boca-a-boca.

Grau 4: edema agudo de pulmão com hipotensão arterial – A terapia de escolha nesse caso é oferecer oxigênio suplementar com suporte de ventilação mecânica. Inicialmente o oxigênio deve ser fornecido com uma máscara facial com 15 L/min até que o tubo orotraqueal possa ser colocado. O afogado grau 4 necessita de intubação orotraqueal em 100% dos casos. A ventilação mecânica é indicada em caso de SaO_2 menor que 90%, $PaCO_2$ maior que 45 mmHg, freqüência respiratória elevada ou grande esforço respiratório, podendo levar à fadiga. Os pacientes nessa situação devem ser mantidos sedados com drogas (sedativos, analgésicos, e até bloqueadores neuromusculares, se necessários), para tolerarem a intubação e a ventilação mecânica. O volume corrente é de pelo menos 5 mL/kg de peso e a fração de oxigênio inspirada (FiO_2) pode ser de 100% inicialmente, mas deve, assim que possível, ser reduzida para 45% ou menos. Uma pressão expiratória final positiva (PEEP) deve ser adicionada logo que possível, em torno de 5 cm H_2O e aumentada em valores de 2 a 3 cm até que se atinja um *shunt* intrapulmonar (QS:QT) de 20% ou menos, ou uma PaO_2:FiO_2 (P/F) de 250 ou mais. Caso a hipotensão arterial não seja corrigida com o uso do oxigênio, uma infusão rápida de cristalóides, independente do tipo de água responsável pelo afogamento, deve ser iniciada primeiro, antes de se reduzir temporariamente a PEEP. Drogas vasoativas (dopamina ou noradrenalina) podem ser necessárias caso a hipotensão não seja revertida pela reposição volêmica. Raramente ocorre a necessidade de uso da dobutamina, ficando restrita a casos em que tenha ocorrido hipóxia extrema (grau 6), o que leva a um quadro de insuficiência miocárdica.

Grau 3: edema agudo de pulmão sem hipotensão – São vítimas hipoxêmicas que conseguem suportar (SaO_2 > 90%) com uso de oxigênio a 15 L/min via máscara facial. Correspondem a apenas 27,6% dos casos. Cerca de 72,4% dos casos necessitam de intubação e ventilação mecânica, observando os mesmos protocolos para os afogados grau 4.

Grau 2: ausculta pulmonar com estertores pulmonares – 93,2% das vítimas necessitam apenas de 5 L/min de oxigênio via cânula nasal.

Grau 1: tosse com ausculta pulmonar normal – Não necessitam de oxigênio ou suporte ventilatório.

Resgate: ausência de tosse ou dificuldade respiratória – Avaliar e liberar do local do acidente sem necessidade de cuidados médicos.

Hospital – "a prioridade é a ventilação adequada"

O primeiro atendimento na emergência é feito com base na classificação apresentada pelo afogado conforme o Algoritmo 33.1. Cuidados hospitalares são indicados para afogados do grau 2 ao 6. A decisão de internar o paciente em um leito de UTI ou de enfermaria *versus* manter em observação na sala de emergência ou dar alta ao paciente deve ser feita em consideração a diversos fatores como: anamnese, história patológica pregressa, exame físico completo e alguns exames complementares como radiografia de tórax e gasometria arterial. Um hemograma e uma bioquímica com eletrólitos, uréia e creatinina também devem ser solicitados serialmente, embora alterações nesses exames sejam incomuns. Afogados classificados como grau 3 a 6 devem ser internados na UTI para observação e tratamento. Os pacientes grau 2 devem ser mantidos em observação na sala de emergência de 6 a 24 horas, enquanto os pacientes grau 1 e os resgatados sem queixas e co-morbidades devem ser liberados para casa. A Tabela 33.II, demonstra a mortalidade geral para cada grau de gravidade, as necessidades de hospitalização e a mortalidade pré-hospitalar e hospitalar.

Tabela 33.II – Classificação, mortalidade e hospitalização (n = 1.831)*

Grau	n	Mortalidade geral (%)	Hospitalização (%)	Mortalidade hospitalar (%)
Resgate	38,976	0 (0%)	0 (0%)	0 (0%)
1	1.189	0 (0%)	35 (2,9%)	0 (0%)
2	338	2 (0,6%)	50 (14,8%)	2 (4,0%)
3	58	3 (5,2%)	26 (44,8%)	3 (11,5%)
4	36	7 (19,4%)	32 (88,9%)	7 (19,4%)
5	25	11 (44%)	21 (84%) (@)	7 (33,3%)
6	185	172 (93%)	23 (12,4%) (@)	10 (43,5%)
Total	1.831(&)	195 (10,6%)	187 (10,2%)†	29 (15,5%)

* Mortalidade geral 10,6%. (&) Casos de resgates excluídos. † Necessidade de hospitalização – 10,2% – conforme o grau de afogamento e sua mortalidade. A mortalidade no hospital foi de 15,5%. (@) Quatro pacientes de grau 5 e 162 de grau 6 ficaram fora dessa tabela por terem sido considerados como óbito no pré-hospitalar.

Ventilação e oxigenação na sala de emergência – Os pacientes grau 3 a 6 geralmente chegam ao hospital transportados por equipes treinadas, já com suporte de ventilação mecânica e com oxigenação adequadas. Caso contrário, o médico da sala de emergência deve seguir o protocolo de ventilação para afogamento grau 4 descrito no suporte avançado de vida no pré-hospitalar. Portanto, assim que o nível de oxigenação aceitável for estabelecido com o uso da PEEP, esta deve ser mantida inalterada pelas próximas 48 horas, para que haja tempo de regeneração do surfactante alveolar. Durante esse período, caso o nível de consciência do paciente permita que respire espontaneamente e se estiver bem adaptado ao respirador, uma boa opção de método ventilatório pode ser a pressão positiva contínua (CPAP) com pressão de suporte ventilatório (PSV). Em casos muito seletos, a CPAP pode ser oferecida apenas com o uso de máscara facial (p. ex., adolescentes cooperativos), embora geralmente casos de afogamento não tolerem bem esta conduta e necessitem de intubação orotraqueal. Uma entidade clínica muito semelhante à síndrome de angústia respiratória aguda (SARA) é comum após episódios graves de afogamento (graus 3 a 6). A diferença parece estar apenas no tempo de recuperação, que é muito mais rápido e na ausência de seqüela pulmonar residual no afogamento. O manejo do afogado é similar aos demais pacientes que apresentam SARA por outros motivos, incluindo cuidados para a redução dos riscos de volutrauma e barotrauma. Poupar os pulmões utilizando a hipercapnia permissiva não está indicado para vítimas de afogamento grau 6 com significativa injúria cerebral. Uma hiperventilação de leve a moderada é indicada, mantendo-se a $PaCO_2$ entre 30-35 mmHg, visando junto a outras medidas terapêuticas a redução do edema cerebral.

Hemodinâmica – Inicialmente, utilizar soluções cristalóides independentes do tipo de afogamento. Não existem evidências que suportem a administração de rotina de soluções hipertônicas e transfusões para vítimas afogadas em água doce, nem tão pouco de soluções hipotônicas para vítimas de afogamento de água salgada. As soluções colóides só devem ser usadas em hipovolemia refratária à administração de cristalóides. Em pacientes ainda instáveis ou que apresentem disfunção pulmonar grave (graus 4 ao 6), o ecocardiograma pode ser utilizado para estimar função cardíaca e fração de ejeção, ajudando a decidir no início da infusão de aminas vasoativas, inotrópicas ou ambas, no caso de falha da ressuscitação com cristalóides. Alguns estudos demonstraram que a disfunção cardíaca com baixo débito é comum imediatamente após casos graves de afogamento (grau 6). A cateterização da artéria pulmonar também permite ao clínico monitorar a função cardíaca, a função pulmonar, a eficiência da oxigenação e perfusão dos tecidos, e também a resposta desses parâmetros às várias terapias utilizadas, embora se encontre em franco desuso. Medidas de suporte importante incluem a colocação de um cateter de Foley para monitoração do débito urinário. O resultado pode ser a sobreposição de um edema pulmonar cardiogênico ao edema pulmonar não-cardiogênico. Apesar da diminuição do débito cardíaco, a terapia com diuréticos não é uma boa opção. Estudos indicam que a infusão de dobutamina para a melhora da função cardíaca é a opção de maior benefício.

Equilíbrio metabólico – A acidose metabólica ocorre em 70% dos pacientes que chegam ao hospital. A acidose deve ser corrigida quando atinge um ph menor que 7,2, ou bicarbonato menor que 12 mEq/L, com a vítima recebendo suporte ventilatório adequado. Como a queda significativa do nível de bicarbonato raramente ocorre nos primeiros 10 ou 15 minutos de RCP, contra-indica-se seu uso prematuro durante a ressuscitação.

Pneumonias – Geralmente, piscinas e praias não apresentam colônias bacterianas em número suficiente para promover pneumonia logo após o incidente. Caso a vítima necessite de ventilação mecânica, a incidência de pneumonia secundária aumenta de 34 a 52% no terceiro ou quarto dia de hospitalização, quando o edema pulmonar está praticamente resolvido. Os antibióticos profiláticos apresentam valor duvidoso e tendem apenas a selecionar organismos mais resistentes e agressivos. Uma radiografia de tórax alterada não deve ser interpretada inicialmente como sinal de pneumonia, e sim, apenas o resultado do edema pulmonar e da broncoaspiração de água nos alvéolos e brônquios. A conduta mais apropriada é a coleta diária de aspirados traqueais para Gram, cultura e antibiograma. Ao primeiro sinal de infecção pulmonar, geralmente após as primeiras 48 a 72 horas, caracterizado por: febre prolongada, leucocitose mantida, infiltrados pulmonares persistentes ou novos, resposta leucocitária no aspirado traqueal, a terapia com antimicrobianos é instituída, baseada no organismo predominante e sua sensibilidade (Tabela 33.III). A broncoscopia de fibra óptica pode ser útil na avaliação da gravidade e extensão das lesões provocadas por broncoaspiração sólida. Em raros casos para a lavagem terapêutica de material como areia e outros sólidos, além da coleta de material para quantificação das culturas de colônias bacterianas, pode ocorrer o choque irreversível nas primeiras 24 horas após a ressuscitação da vítima, tendo origem sugerida como séptica ou por resposta inflamatória sistêmica (SIRS).

Corticosteróides – A utilização de corticosteróides para tratamento de lesões pulmonares é controversa, e não devem ser utilizados de forma rotineira. Em casos de broncoespasmo podem ser considerados.

Outras – Após a obtenção de uma via aérea definitiva, uma sonda nasogástrica deve ser colocada com o objetivo de reduzir a distensão gástrica e a conseqüente broncoaspiração.

Complicações hospitalares

O médico deve estar ciente e sempre atento às complicações inerentes ao tratamento das lesões pulmonares, particularmente volutrauma e barotrauma. O pneumotórax espontâneo é uma complicação comum (10%) secundária à ventilação mecânica com pressão positiva e em áreas de hiperinsuflação. Qualquer mudança hemodinâmica brusca, após o início da ventilação mecânica, deve ser considerada secundária a um eventual pneumotórax. Raramente, as vítimas de afogamento, que estão bem clinicamente durante a avaliação inicial na sala de emergência e que apresentam uma radiografia de tórax normal, desenvolvem edema agudo de pulmão fulminante em até 12 horas após o acidente. É incerto, ainda, se a causa desse edema pulmonar está ou não relacionada a uma SARA tardia ou a um edema pulmonar neurogênico secundário à hipóxia.

A insuficiência renal aguda secundária ao afogamento é rara e pode ocorrer em virtude de hipóxia, choque, hemoglobinúria ou mioglobinúria.

Tabela 33.III – Indicações de antibiótico no afogado

Quando a água aspirada contiver um número de colônias igual ou > 10^{20} (CFU/mL).	Antibiótico imediatamente.
Cultura da água aspirada entre 10^{8} e 10^{20} (CFU/mL).	Indicado o uso de antibióticos de imediato somente em pacientes imunocomprometidos, podendo ser considerado em outros pacientes.
Após 48 horas, quando houver diagnóstico de pneumonia.	* Infiltrado novo e persistente na radiografia de tórax, após 48 a 96 horas. * Secreção traqueal purulenta com mais de 25 polimorfonucleares e menos de 10 células epiteliais escamosas em campo de baixo poder de aumento. Presença de bactéria conhecidamente patogênica, isolada em cultura qualitativa de secreção traqueal, com crescimento de apenas um organismo. * Leucocitose > 10.000 em ascensão, com 10% ou mais de formas jovens. * Febre presente e progressivamente crescente.
Escolha empírica do antibiótico	
(O Gram da secreção traqueal ou digestiva pode ajudar na escolha) Água com alta colonização bacteriana – bactérias Gram-negativas (*Escherichia coli, Klebsiella* spp., *Pseudomonas* spp., *Haemophilus Influenzae*) seguidas de anaeróbias (*Bacteroides* spp., *Clostridium* spp., *Peptostreptococcus, Propionilbacterium* spp.), *Aeromonas* spp., *Staphylococcus aureus, Strepto pneumoniae, Branhamella* spp. e *Candida* spp. Em pacientes internados há mais de 48 horas, pensar em infecção hospitalar – enterobactérias e *Staphylococos aureus.* **1ª opção:** clindamicina + ciprofloxacino. **2ª opção:** ampicilina + sulbactam, ou amoxicilina ou ticarcilina + ácido clavulânico; ou imipenem-cilastatina como droga única.	

A complicação mais importante é a lesão isquêmica cerebral anóxica, que ocorre em casos de pacientes que receberam manobras de RCP com êxito. É de origem neurológica a maior parte das seqüelas e das causas de mortalidade tardia. Embora a prioridade seja a restauração da circulação espontânea, todo esforço feito nos primeiros estágios pós-resgate deve ser direcionado para a ressuscitação cerebral e a prevenção de maiores danos neurológicos. Esse primeiro esforço envolve várias medidas visando uma oxigenação adequada ($SatO_2 > 92\%$) e uma perfusão cerebral adequada (pressão arterial média em torno de 100 mmHg). Qualquer vítima que permaneça comatosa e não responsiva após as manobras de RCP ou que deteriore neurologicamente deve ser submetida à análise de função cerebral de forma cuidadosa e freqüente, em busca de sinais de edema cerebral. Deve ser mantida com a cabeceira do leito elevada a 30°C (caso não haja hipotensão), e compressões da veia jugular interna e situações que possam provocar manobra de Valsava devem ser evitadas. Além disso, a ventilação mecânica deve ser eficaz, sem esforço desnecessário por parte do paciente; as aspirações devem ser realizadas sem provocar hipóxia e o uso de anticonvulsivante deve ser considerado. As situações que causam aumento da pressão intra-craniana devem ser evitadas, incluindo retenção urinária, dor, hipotensão ou hipóxia. São necessárias dosagens de glicemia capilar freqüentes, buscando mantê-las dentro de valores considerados normais. A monitoração contínua da temperatura central e timpânica (cerebral) é mandatória na sala de emergência e na unidade de terapia intensiva. As vítimas de afogamento que tiveram sucesso na restauração da circulação espontânea e que permanecem comatosas não devem ser aquecidas ativamente a temperaturas maiores que 32-34°C. Caso a temperatura central exceda 34°C, a hipotermia (32-34°C) deverá ser induzida precocemente e mantida por 12-24 horas. A hipertermia deve ser evitada durante todo o período agudo de recuperação. Em alguns casos específicos, a indução de coma por meio do uso de barbitúricos poderá, eventualmente, controlar o edema cerebral e a hipertensão intracraniana. Infelizmente, estudos que avaliaram os resultados da ressuscitação cerebral em vítimas de afogamento não demonstram melhora de prognóstico em pacientes que receberam terapia para redução da pressão intracraniana e manutenção da pressão de perfusão cerebral (PPC). Esses estudos demonstram um prognóstico sombrio (i.e., morte, seqüelas cerebrais de moderada a grave) quando a pressão intracraniana atinge 20 mmHg ou mais, e a PPC é de 60 mmHg ou menos, até mesmo quando várias condutas são realizadas para controle e melhora desses parâmetros. Novas intervenções terapêuticas para tratamento de vítimas de afogamento, tais como oxigenação extracorpórea por membrana, surfactantes artificiais, óxido nítrico e ventilação pulmonar líquida, encontram-se em fase de investigação e não são ainda recomendadas.

Prognóstico e sistema de classificação

Os afogados de grau 3 a 6 apresentam potencial para desenvolver falência de múltiplos órgãos. O prognóstico por afogamento é cada vez mais baseado no quadro neurológico final. Afogados de grau 1 ao 5 recebem alta hospitalar em 95% das vezes. A preocupação concerne ao afogamento o grau 6, no qual questões como: quais são as vítimas a serem ressuscitadas e por quanto tempo; qual conduta a ser adotada e o que devemos esperar em termos de qualidade de vida após a ressuscitação. Essas questões são de fundamental importância.

Tempo de PCR – Baseado no caso registrado com maior tempo de submersão (66 minutos) em água fria, com recuperação completa, a RCP deve ser iniciada sem demora em todas as vítimas sem pulso carotídeo que estiveram em submersão por menos de uma hora, ou não apresentem sinais clínicos evidentes de morte (rigor mortis, decomposição corporal ou livores). Existem relatos de vítimas com grande tempo de submersão que foram ressuscitadas sem seqüelas mesmo quando resgatadas em águas ditas quentes. Múltiplos estudos mostram que o prognóstico depende quase que unicamente do tempo de submersão, considerado seu principal fator.

Tempo de RCP – Baseado no relato de um afogado que foi ressuscitado sem seqüelas após 2 horas de RCP, o esforço só deve ser interrompido após o aquecimento da vítima acima de 34°C.

Prognóstico pós-RCP – Após a realização de RCP com êxito, a estratificação da gravidade das lesões cerebrais é crucial, pois permite a comparação das diversas opções terapêuticas. Vários sistemas de escore de prognóstico foram desenvolvidos para prever quais pacientes vão evoluir bem com a terapia-padrão e quais requerem medidas mais agressivas para proteger o cérebro. Um dos escores de maior importância é a avaliação da escala de coma de Glasgow no período de 1 hora imediatamente após a ressuscitação (Conn & Modell Neurological Classification), e de 5 a 8 horas após (Tabela 33.IV). As estatísticas demonstram que pacientes que permanecem em coma profundo (i.e., decorticação, descerebração ou flacidez) após 2 a 6 horas do resgate estão freqüentemente em morte cerebral ou apre-

Tabela 33.IV – Classificação prognóstica para o pós-PCR por afogamento, utilizando a escala de Glasgow (Orlowski et al. – adaptada por Szpilman) (escore ainda em estudo)

Escala de prognóstico neurológico pós-parada cardiorrespiratória – Afogamento

A – primeira hora	B – 5 a 8 horas após
Alerta – 10	Alerta – 9,5
Desorientado – 9	Desorientado – 8
Torpor – 7	Torpor – 6
Coma com tronco normal – 5	Coma com tronco normal – 3
Coma com tronco anormal – 2	Coma com tronco anormal – 1

A + B

	Recuperação sem seqüelas
Excelente (≥ 13)	≥ 95%
Muito bom (10-12)	75 a 85%
Bom (8)	40 a 60%
Regular (5)	10 a 30%
Ruim (3)	≤ 5%

sentam lesões cerebrais moderadas e graves. Pacientes que melhoram clinicamente, mas permanecem irresponsivos, apresentam 50% de chance de recuperação satisfatória. A maior parte dos pacientes que apresentam franca melhora clínica e encontram-se responsivos, torporosos ou obnubilados, mas respondendo as solicitações verbais após 2 a 6 horas do resgate, tem sua função neurológica recuperada totalmente ou em grande parte. Essa variável prognóstica é importante para o aconselhamento dos familiares e também para identificar quais pacientes deveriam ser candidatos à terapia de ressuscitação cerebral ainda em fase experimental de investigação clínica.

O afogamento representa uma tragédia que na maior parte do tempo poderia ser evitada. Na maioria das vezes é o resultado final da falta de bom senso, do abuso de bebidas alcoólicas e da negligência durante a supervisão das crianças. Esses cenários necessitam de intervenções preventivas radicais e diárias.

LEITURA ADICIONAL

1. Cummins RO, Szpilman D. Submersion. In Cummins RO, Field JM, Hazinski MF, Editors. ACLS-the Reference Textbook; volume II: ACLS for Experienced Providers. Dallas, TX; American Heart Association; 2003. Pages 97-107.
2. Fink M, Abraham E, Vincent JL, Kochanek P; Textbook of Critical Care, 5th edition – Elsevier Science.
3. Editors, Section: Pulmonary – Specific Pulmonary Problems - Drowning, Chapter 91, Szpilman D, Orlowski JP, Bierens J, pg 699-706, 2005.
4. Manolios N, Mackie I. Drowning and near-drowning on Australian beaches patrolled by life-savers: a 10-year study, 1973-1983. Med J Aust. 1988;148:165-7, 170-171.
5. Orlowski JP, Szpilman D, "Drowning - Rescue, Resuscitation, and Reanimation" Pediatric Critical Care: A New Millennium, W. B. Saunders Company Pediatric Clinics Of North America - V48, N3, June 2001.
6. Special Resuscitation Situations; Guidelines for Cardiopulmonary Resuscitation and Emergency Cardiac Care (ECC); Circulation, August 22, Vol 102, No 8, 2000.
7. Szpilman D & Cruz-Filho FES; Epidemiological Profile of drowning in Brazil – 144,207 deaths in 20 Years Study; World Congress on Drowning, Amsterdam 2002, Book of Abstracts, p. 16.
8. Szpilman D, "Drownings on the Beaches of Brazil", Drowning - New Perspectives on Intervention and Prevention – Edited by Fletemeyer J. R. and Freas S.J., CRC Press, 1998, p.125-146.
9. Szpilman D, Idris A & Cruz-Filho FES; Position of Drowning Resuscitation victim on Sloping Beaches; World Congress on Drowning, Amsterdam 2002, Book of Abstracts, p. 168.
10. Szpilman D, Morizot-Leite L, Vries W, Scarr J, Beerman S, Martinhos F, Smoris L, Lofgren B. First aid courses for the aquatic environment; Hand book of drowning – Nehterland – 2003, In edition.
11. Szpilman D, Newton T, Cabral PMS; Capítulo Afogamento; "Trauma – A doença dos Séculos", Editor-chefe Evandro Freire – SP - Editora Atheneu – 2001, Cap 163, Vol 2, p.2247-66.
12. Szpilman D. Definition of drowning and other water-related injuries. Final paper, June 2002. www.drowning.nl
13. Szpilman D. Near-drowning and drowning classification: a proposal to stratify mortality based on the analysis of 1831 cases. Chest 1997;112;issue 3.
14. Szpilman D, "Recommended technique for transportation of drowning victim from water and positioning on a dry site varies according to level of consciousness", Worksheet to 2005 Guidelines – American Heart Association (AHA) & International Liaisson Comittee for Resuscitation (ILCOR), Budapest, September 2004.
15. Szpilman D, "Open airway only (conscious victim), ventilation only, CPR (unconscious victim), C-spine stabilization (if indicated) and calling for help, are safe, effective and feasible interventions for rescuers to perform on drowning victims before removal from water" – Worksheet to 2005 Guidelines - American Heart Association (AHA) & International Liaisson Comittee for Resuscitation (ILCOR), Budapest, September 2004.
16. Szpilman D. & Soares M., In-water resuscitation – is it worthwhile? Resuscitation 63/1 pp. 25-31 October 2004.
17. World Health Organization. Bulletin report on A Injury-a leading cause of the global burden of disease. WHO, 1998.
18. www.sobrasa.org
19. www.szpilman.com
20. www.drowning.nl
21. http://www.ilsf.org

Algoritmo 33.1 – Suporte avançado de vida – afogamento

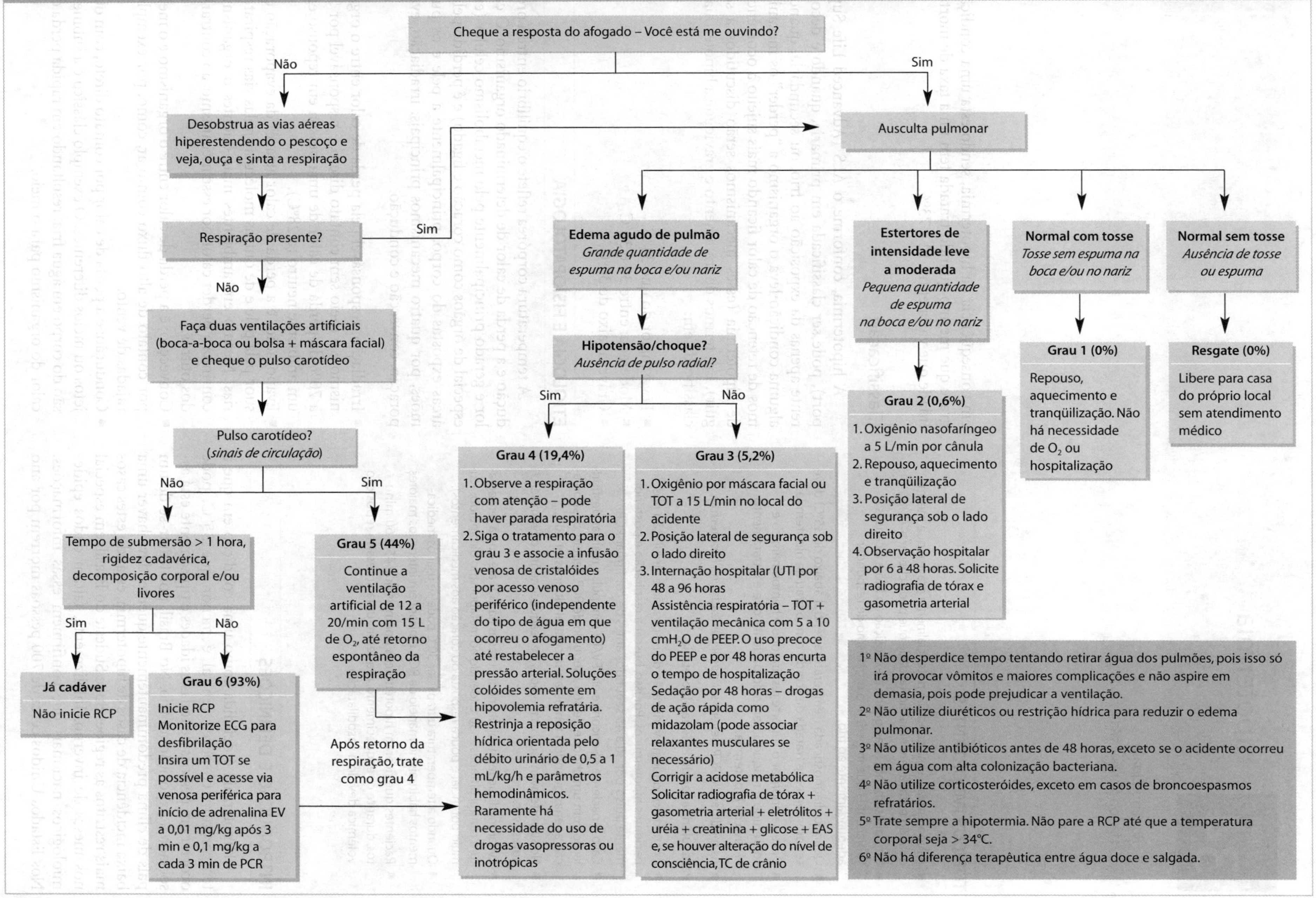

Ao lado do grau, a mortalidade geral em porcentagem (%); PCR (parada cardiorrespiratória); PEEP (pressão positiva expiratória final); em itálico, referências para o suporte básico de vida; TOT (tubo orotraqueal).

CAPÍTULO 34

Hipotermia

Rogério Zigaib
Herlon Saraiva Martins

TÓPICOS IMPORTANTES

- A hipotermia é uma condição potencialmente grave e que mesmo quando tratada tem uma mortalidade que pode chegar a 73%.
- Está diretamente relacionada à exposição ao frio e a causas subjacentes que impedem o organismo de responder adequadamente ao frio.
- Quando diagnosticada (temperatura central abaixo de 35°C) deve ser prontamente tratada de acordo com o grau da hipotermia.
- Deve-se priorizar o suporte respiratório e hemodinâmico e sobretudo o reaquecimento do paciente, que é o tratamento efetivo da hipotermia.
- As medidas de RCP devem ser particularizadas na hipotermia.

Particularidades da PCR na hipotermia

- Existe dificuldade na verificação da respiração e circulação nos pacientes hipotérmicos. Por isso, buscar a respiração e posteriormente pulso por 30 a 45 segundos antes de confirmar PCR.
- Caso o paciente se encontre em FV/TV sem pulso realizar desfibrilação com um choque de 360 J seguido de RCP. Repetir desfibrilação apenas quando a temperatura central ultrapassar 30°C.
- No suporte avançado as medidas de reaquecimento devem ser agressivas.
- Evitar medicações habitualmente usadas na PCR até que a temperatura central ultrapasse 30°C (devido ao metabolismo diminuído, acúmulo potencial e pouca resposta do coração aos medicamentos).
- Quando a temperatura ultrapassar 30°C pode-se usar os medicamentos habituais no manejo da PCR, embora em intervalos maiores.
- Pacientes que ficaram hipotérmicos por mais que 45 a 60 minutos, durante o reaquecimento, requerem uma agressiva reposição volêmica devido à vasodilatação.

INTRODUÇÃO E DEFINIÇÕES

Hipotermia é definida como uma condição em que a temperatura corpórea central é menor que 35°C, pode ocorrer em pessoas de todas as idades e tipicamente está associada à exposição ao frio. No Brasil, por tratar-se de um país de clima predominantemente quente, deve haver uma baixa incidência de casos de hipotermia, estando estes casos mais restritos às regiões Sul e Sudeste do Brasil, em especial nos meses de inverno. Infelizmente, faltam dados epidemiológicos nacionais que confirmem essas informações. Nos Estados Unidos cerca de 700 pessoas morrem por ano em conseqüência da hipotermia, sendo esta uma condição grave que mesmo quando tratada tem uma taxa de mortalidade que varia entre 12 e 73%.

Classificação

A hipotermia, conforme o ALS (Advanced Life Support), pode ser classificada em primária, quando é decorrente apenas da exposição ao frio, ou secundária, quando alguma condição leva o organismo a "perder" os mecanismos de retenção de calor ficando mais sujeito à ocorrência de hipotermia (esses mecanismos serão discutidos a seguir). Em termos de tratamento e gravidade a hipotermia é classificada em:

- Leve: maior do que 34°C.
- Moderada: entre 30 e 34°C.
- Grave: abaixo de 30°C.

ETIOLOGIA E FISIOPATOLOGIA

A temperatura corpórea reflete o equilíbrio entre a produção e a perda de calor de determinado organismo. O calor é gerado principalmente pelo metabolismo celular (em especial de órgãos como coração e fígado) e é perdido pelas áreas expostas do corpo, principalmente a pele e os pulmões, por quatro mecanismos principais: irradiação, evaporação, convecção e condução.

- Irradiação: responsável pela perda de calor entre o organismo e o meio sem contato direto, é responsável por 50 a 70% da perda de calor de uma pessoa em repouso em um ambiente neutro (a 28°C).
- Evaporação: é a perda de calor através da evaporação de suor pela pele e de outras moléculas pelas vias respiratórias. Mesmo em ambientes mais quentes o organismo continua a perder calor por esse mecanismo, ao contrário dos outros.
- Convecção: é a perda de calor entre o organismo e o meio por contato de alto fluxo com o ar, como, por exemplo, rajadas de vento.
- Condução: é a perda de calor por contato direto, com objetos ou meios diferentes. O exemplo clássico é a submersão do corpo em água fria, resultando em rápida perda de calor do organismo para o meio.

As alterações causadas pela hipotermia no metabolismo celular e nos diversos órgãos e sistemas do corpo humano são complexas e de fisiopatologia obscura e serão abordadas sumariamente aqui. A hipotermia causa alterações nas funções da membrana celular, levando à saída de fluido intracelular, alterações no metabolismo enzimático e distúrbios hidroeletrolíticos (inclusive hipercalemia grave); a morte celular ocorre em decorrência desses diversos fatores associada à cristalização de moléculas de água intra e extracelular.

Em resposta à alteração da temperatura corpórea, o organismo reage com tremores; esses tremores podem aumentar a produção de calor em até 4 a 5 vezes o valor basal e além disso modulam uma resposta central ao frio, mediada pelo hipotálamo. Entre 32 e 35°C o hipotálamo estimula a tiróide e as adrenais, aumentando o tônus catecolaminérgico que aumenta a produção de calor pelo maior metabolismo e diminui a perda de calor para o meio devido à vasoconstrição periférica. Abaixo de 32°C esse mecanismo começa a ser suprimido, até que com 24°C não são mais notadas respostas endocrinológicas ao frio.

Causas

As causas mais freqüentes de hipotermia são a exposição ao frio, o uso de drogas depressoras (inclusive o álcool), causas endocrinológicas (hipotiroidismo, insuficiência adrenal, hipoglicemia), infecções e imersão em águas frias. As causas secundárias de hipotermia são muito mais comuns que a causa primária (apenas a exposição ao frio); estas causas freqüentemente levam à incapacidade do indivíduo de reagir frente ao frio. A Tabela 34.I apresenta uma lista mais detalhada sobre causas de hipotermia.

Vale a pena ressaltar que a ocorrência de hipotermia, mesmo quando uma causa secundária é identificada, depende da exposição a um ambiente frio na maioria das vezes, muito embora existam relatos de casos em que a hipotermia ocorreu em ambientes "quentes". A incidência de hipotermia dobra a cada 5°C de queda na temperatura do ambiente. Roupas úmidas perdem até 90% de sua capacidade de isolamento térmico e correntes de ar frio pela perda convectiva chegam a aumentar em mais 5 vezes a perda basal de calor, demonstrando que a exposição é um fator primordial para a ocorrência de hipotermia.

O álcool, dependendo da população estudada, pode estar associado com a hipotermia em até 91% dos casos. O álcool é capaz de prejudicar a percepção ao frio, de turvar o sensório e de agir como um vasodilatador direto. As pessoas que consomem bebidas alcoólicas têm menor probabilidade de perceber o perigo ou responder apropriadamente ao frio; além disso, elas são incapazes de conservar o calor por meio da vasoconstrição. Muitas drogas estão associadas à hipotermia, em especial os benzodiazepínicos, os barbitúricos e as fenotiazinas. Essas drogas em geral diminuem a capacidade do organismo de responder adequadamente ao frio, diminuindo a resposta com tremores e vasoconstrição periférica; outras drogas que também podem estar associadas à hipotermia, por motivos muito semelhantes, são os β-bloqueadores, a clonidina, os opióides e os agentes anestésicos.

Tabela 34.I – Causas e mecanismos de hipotermia

Vasodilatação	**Doenças endocrinológicas**
Drogas (BZD, barbitúricos, neurolépticos etc.)	Hipotiroidismo
Álcool	Insuficiência adrenal
Toxinas	Hipopituarismo
Lesões cutâneas	**Diminuição de reserva energética**
Grandes queimados	Hipoglicemia
Ictiose	Desnutrição
Lesões esfoliativas	Exaustão física
Iatrogênica	Paralisia neuromuscular
Infusão de soluções frias	Extremos de idade
Cirurgia	Diminuição de tremores
Hemodiálise	Perda da adaptação ao frio
Circulação extracorpórea	Inatividade
Exposição ambiental	**Outras causas**
Imersão	Pancreatite
Exposição ao frio	Uremia
Doenças neurológicas	Trauma
AVC	Sepse
Doenças degenerativas	Doença cardiopulmonar avançada
Doença de Parkinson	Acidemia
Disfunção hipotalâmica	

ACHADOS CLÍNICOS

As manifestações clínicas parecem guardar uma boa correlação com o grau da hipotermia; essas manifestações estão descritas na Tabela 34.II.

- Hipotermia leve: está associada a uma resposta excitatória inicial, caracterizada por taquicardia, taquipnéia e aumento da pressão arterial. Nessa fase o paciente apresenta tremores, confusão mental ou apatia e pode ainda apresentar ataxia e incoordenação de movimentos.
- Hipotermia moderada: nessa fase ocorre diminuição da resposta excitatória, seguida por fase de depressão caracterizada por bradicardia, diminuição da freqüência respiratória e da pressão arterial. Cessam os tremores musculares em resposta ao frio, há depressão do SNC com quadro de torpor ou coma. Podem ocorrer arritmias cardíacas nessa fase, como fibrilação atrial e taquicardia juncional ou outras arritmias.
- Hipotermia grave: nessa fase há depressão profunda do SNC e ocorre bradicardia severa associada com hipotensão, bradpnéia com freqüências de 3 a 4 respirações por minuto, e em alguns casos pode ocorrer edema pulmonar. Nessa fase há risco de arritmias ventriculares como FV ou a assistolia.

EXAMES COMPLEMENTARES

O diagnóstico apropriado de hipotermia depende basicamente da medida de temperatura corpórea central inferior a 35°C, o que é um tanto complicado em nosso meio, já que

Tabela 34.II – Alterações clínicas durante a hipotermia

Grau de hipotermia	Sistema nervoso central	Sistema cardiovascular	Sistema respiratório	Sistema neuromuscular	Sistema renal/ gastrintestinal (GI)
Leve (> 34°C) (Fase excitatória)	Apatia ou desorientação Hiperreflexia Disartria	Taquicardia Hipertensão Aumento do DC	Taquipnéia Broncorréia Broncoespasmo	Tremores musculares Vasoconstrição Rigidez muscular	Diurese induzida pelo frio – tubulopatia distal Diminuição da motilidade GI Constipação
Moderada (30 a 34°C) (Fase de depressão)	EEG anormal, lentificação de ondas Hiporreflexia Pupilas não-reativas Alucinações	Bradicardia Hipotensão Arritmias atriais	Bradipnéia Diminuição da FR Diminuição do consumo de O_2	Cessam os tremores Espasmo muscular	Íleo paralítico Erosões GI Necrose hepática Pancreatite
Grave (< 30°C)	Coma profundo Arreflexia EEG silente	Fibrilação ventricular Assistolia	Edema pulmonar Apnéia	Rigidez Síndrome compartimental	Oligúria Diminuição do fluxo sangüíneo renal

DC: débito cardíaco; EEG: eletroencefalograma; FR: freqüência respiratória.

a maioria dos termômetros de mercúrio que dispomos marca exatamente como a menor temperatura mensurável 35°C. Dessa maneira, sugerimos que a medida seja feita por termômetros digitais (comuns em aparelhos de monitorização cardíaca e respiratória de salas de emergência) em posição esofágica ou retal. Outra opção possível, se disponível, são termômetros com transdutores para a medida da temperatura timpânica. Um cuidado necessário é verificar a medida em mais de um sítio no caso de dúvida; na posição esofágica a medida pode estar alterada em pacientes em ventilação mecânica por causa do aquecimento do ar que passa pelas vias aéreas, ou na posição retal pelo contato com as fezes.

O diagnóstico pode ser sugerido pela história de exposição ao frio (incluindo a imersão em água; todo paciente vítima de afogamento, em princípio, deve ser tratado como hipotérmico) ou para pacientes de alto risco como, por exemplo, idosos, tetraplégicos, alcoólatras, diabéticos, bebês, grandes queimados, politraumatizados ou pacientes gravemente debilitados. Em geral, esses pacientes, por apresentarem essas condições, perdem a capacidade de perceber o frio e/ou de reagir adequadamente a ele. Outras armas importantes no diagnóstico são o exame físico e posteriomente os exames laboratoriais que apresentam alguns achados característicos (Tabela 34.III).

Esses exames laboratoriais devem ser repetidos quando a temperatura central > 35°C; em geral os exames tornam-se normais. Não se deve corrigir distúrbios metabólicos ou hidroeletrolíticos em vigência de hipotermia.

Os achados de exame físico incluem pele fria e pálida, rigidez muscular, algum grau de tremores e calafrios e cianose de extremidades nos pacientes que não se encontram em coma. Embora as alterações no estado mental dos pacientes variem de forma ampla, pacientes com temperaturas de 30 a 34°C apresentam apenas torpor e confusão mental, enquanto pacientes com temperatura menor do que 30°C apresentam-se comatosos, porém capazes de responder a estímulos externos. Já abaixo de 28°C, em geral, as pessoas se encontram em estado de coma profundo e não respondem a estímulos externos; nessa condição pode ser difícil fazer distinção com quadro de morte. Abaixo de 30° também é bastante difícil obter uma resposta dos reflexos pupilares, e essas se tornam fixas abaixo dos 28°C.

Eletrocardiograma: o ECG tem um papel primordial na avaliação da hipotermia. Talvez o coração seja o principal órgão afetado quando ocorre hipotermia e o eletrocardiograma mostra com boa correlação com a temperatura central alterações típicas dessa condição. Quando a temperatura torna-se menor que 35°C há um alargamento no intervalo PR, do QRS e do intervalo QT. Com 33°C já surgem alterações características com a elevação do ponto J (onda Osborn) (Figura 34.1), e à medida que a tempera-

Tabela 34.III – Achados laboratoriais

Gasometria arterial	Acidose metabólica, alcalose respiratória ou ambas as alterações
Eletrólitos	As alterações encontradas em geral não são consistentes, os exames devem ser repetidos quando a temperatura corpórea estiver ao redor de 37°C
Glicemia	Pode haver hipo ou hiperglicemia. Em geral a glicemia é normal
Hemograma	Ocorre a elevação do hematócrito decorrente da hemoconcentração, há leucopenia e plaquetopenia em resposta ao seqüestro esplênico
Amilase	Pode estar aumentada, pois a hipotermia pode induzir pancreatite
Coagulograma	Em geral, o TP e o TTPA estão alargados em virtude da inibição da cascata de coagulação; retornam ao normal com o reaquecimento
RX de tórax	Pode mostrar congestão pulmonar, pneumonia ou aspiração

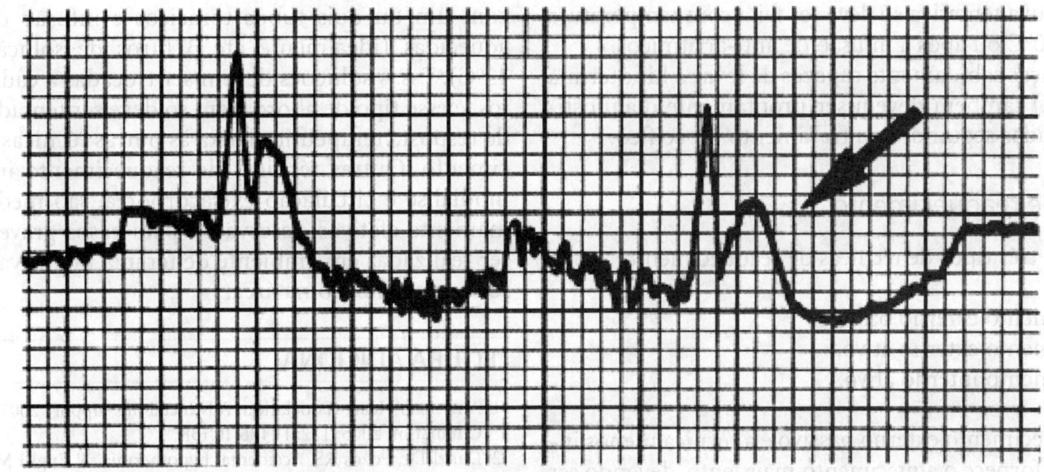

Figura 34.1 – Onda de Osborn.

tura diminui a onda fica mais proeminente. A fibrilação atrial é extremamente comum em temperaturas entre 34 e 25ºC. A fibrilação ventricular ocorre com temperaturas abaixo de 28ºC e a assistolia ocorre em temperaturas abaixo de 20ºC.

Outros achados laboratoriais (Tabela 34.II) devem ser reavaliados quando a temperatura central estiver novamente acima dos 35ºC, exceto a hipoglicemia, que deve ser prontamente corrigida.

Vale a pena notar o tremor na linha de base do ECG, indicando tremores ou rigidez muscular, característicos de pacientes com quadro de hipotermia leve a moderada.

DIAGNÓSTICO DIFERENCIAL

A ausência de uma medida fidedigna da temperatura central pode levar a um diagnóstico errôneo de uma doença endócrina, metabólica, vascular, tóxica ou traumática, levando a alteração do nível de consciência ou coma. Para o correto diagnóstico é necessário distinguir entre hipotermia primária e secundária e as condições associadas ao quadro.

No exame inicial do paciente hipotérmico, a ausência de sinais vitais pode levar ao diagnóstico incorreto de morte. Para evitar esse erro é necessária uma cuidadosa observação, a obtenção de um ECG, da temperatura central do paciente, da pressão arterial, se possível de forma invasiva, e da realização de uma gasometria arterial, para o diagnóstico correto.

TRATAMENTO

O tratamento da hipotermia deve ser agressivo. A conduta na hipotermia por exposição ou imersão no local do acidente é limitada, porém não deve ser negligenciada. A vítima deve ser despida de roupas úmidas e aquecida (se possível com roupas secas e cobertas); deve ser isolada do vento e do frio o quanto possível. A partilha de calor com outras pessoas ou o consumo de bebidas quentes devem ser desencorajados. O transporte das vítimas deve ser feito com o paciente em decúbito, já que a posição ortostática está associada a uma maior incidência de convulsões, provavelmente por hipotensão arterial. O manuseio desses pacientes deve ser cuidadoso, pois mesmo pequenas manipulações podem induzir fibrilação ventricular.

No departamento de emergência a avaliação do paciente envolve a obtenção rápida da glicemia capilar e da temperatura central, monitorização cardíaca e fornecimento de oxigênio. Em caso de alteração a glicemia capilar deve ser prontamente corrigida com 50 mL de glicose a 50% infundida simultaneamente com 100 mg de tiamina. O reaquecimento deve ser prontamente iniciado (as técnicas serão discutidas em tópico específico). Deve-se avaliar as vias aéreas e o padrão respiratório do paciente, procedendo a intubação orotraqueal o mais brevemente possível quando indicada, para proteção de vias aéreas ou por insuficiência respiratória, o que, além de facilitar a aspiração das secreções das vias respiratórias, já que hipotermia estimula a broncorréia, possibilitará o uso das vias aéreas como uma via de reaquecimento corpóreo, como será visto adiante.

Deve-se obter dois acessos calibrosos num primeiro momento e posteriormente um acesso central, a hipotensão deve ser corrigida com soluções cristalóides aquecidas a 39 ou 41ºC e quando não responder à terapia com volume deve-se instituir terapia vasopressora. A ressuscitação volêmica deve ser feita até a temperatura corpórea de 37ºC e estabilização hemodinâmica.

As arritmias cardíacas correspondem a um capítulo à parte, sendo abordadas de uma maneira não convencional, uma vez que as drogas, as tentativas de desfibrilação e as tentativas de colocação de marcapasso não surtem bons efeitos em pacientes hipotérmicos. As drogas na parada como adrenalina e atropina só devem ser usadas após a temperatura central > 30ºC e com período de tempo maior que o preconizado em pacientes eutérmicos.

As arritmias atriais, em geral, não precisam de abordagem específica, pois são revertidas espontaneamente com o reaquecimento. Nos pacientes hipotérmicos que evoluem com FV (fibrilação ventricular) deve ser tentada inicialmente uma única vez a desfibrilação com carga máxima; no caso de insucesso deve-se continuar o reaquecimento do paciente e nova tentativa só deve ser feita com temperatura acima dos 30ºC ou após a infusão de anti-arrítmicos.

As doenças sabidamente capazes de levar a hipotermia (Tabela 34.I) também devem ser prontamente diagnosticadas e tratadas seguindo seu tratamento específico.

Técnicas de reaquecimento

Existem três tipos de técnicas de reaquecimento:

- Reaquecimento externo passivo.
- Reaquecimento externo ativo.
- Reaquecimento interno ativo.

O reaquecimento externo passivo é a técnica menos invasiva e que fornece o aquecimento mais lento, devendo ser utilizada em casos de hipotermia leve. Ele requer que o paciente esteja seco em um ambiente aquecido, protegido de correntes de ar e usando cobertores para diminuir a perda de calor, desta forma permitindo que o organismo recupere através da termogênese a temperatura corpórea. Em geral, pessoas jovens recuperam mais rápido a temperatura com esse método de reaquecimento. A taxa média de reaquecimento nessa técnica é de 0,3 a 0,4ºC por hora.

O reaquecimento externo ativo é a técnica mais controversa. Nessa técnica a elevação da temperatura central se dá por meio do aquecimento da pele com cobertores aquecidos, pás de aquecimento elétricas e bolsas com água quente ou imersão em banheiras com água quente. Entretanto, técnicas como a imersão dificultam o manuseio e a monitorização desses pacientes. Essas técnicas funcionam, contudo a mortalidade é maior nessa técnica do que com as outras duas. Porém, a utilização de um cobertor de plástico com ar aquecido circulando em seu interior parece ser efetiva no reaquecimento de pacientes hipotérmicos, principalmente em pacientes no pós-operatório. Esta última parece ser uma técnica eficaz e isenta de complicações, sendo a técnica de aquecimento ativo externo atualmente preconizada.

O reaquecimento interno ativo é a técnica mais invasiva e que promove uma elevação da temperatura central de maneira mais rápida, devendo ser usada em casos de hipotermia grave. Essas técnicas envolvem a administração de oxigênio umidificado e aquecido até 41ºC pelo tubo endotraqueal ou máscara facial preferencialmente em aparelho de ventilação não invasiva (CPAP); essa técnica eleva a temperatura em 1 a 2ºC por hora. Outra técnica possível é a irrigação peritoneal feita com 2 litros de solução salina ou fluido de diálise aquecidos entre 40 e 45ºC com trocas a cada 15 ou 20 minutos, que eleva a temperatura entre 1 e 3ºC por hora. A lavagem gástrica com soluções aquecidas deve ser desencorajada, pela pequena área de troca e pelos riscos inerentes ao procedimento, como perfuração esofágica, aspiração e indução de arritmias cardíacas e pela pouca resposta em termos de aquecimento corpóreo. A irrigação da bexiga pode ser usada, porém apresenta baixa resposta na elevação da temperatura corpórea.

Outra técnica de reaquecimento que pode ser utilizada em casos de hipotermia grave é a irrigação torácica com um ou dois tubos torácicos e infusão de soluções aquecidas (idealmente até 3 litros de solução salina a 42ºC). Essas soluções devem ser trocadas a cada 30 minutos, e esse tipo de abordagem só deve ser tentado em casos de resposta terapêutica baixa às outras técnicas de reaquecimento. Outras técnicas de reaquecimento incluem hemodiálise e circulação extracorpórea, são medidas extremamente efetivas, reservadas para casos graves, devendo ser realizadas em ambiente de terapia intensiva e por pessoal especializado na área.

LEITURA ADICIONAL

1. American Heart Association. Advanced life support 2005. Hypotermia. Circulation 2005; 112: IV136-IC138.
2. Danzl DF, Pozos RS. Accidental hypothermia. N Engl J Med 1994; 331: 1756.
3. Mechem CC. Hypothermia. ©2008 UpToDate®: http://www.uptodate.com. Software 16.2; 2008.
4. Danzl, DF. Hypotermia. Seminars in Resp & Crit Care 2002; 23: 57-68.
5. Curley FJ, Irwin RS. Disorders of temperature control. In: Irwin & Rippe intensive care medicine. 5. ed. 2003.
6. Martyn JW. Diagnosing and treating hypothermia. Can Med Assoc J 1981; 125: 1089.
7. Danzl DF. Accidental hypothermia. In: Marx J, et al. (editores). Rosen's emergency medicine: concepts and clinical practice. 5. ed. St. Louis: Mosby; 2002. p. 1972.
8. Gilbert M, et al. Resuscitation from accidental hypothermia of 13.7 degrees C with circulatory arrest. Lancet 2000; 355: 375.
9. Vassal T, et al. Severe accidental hypothermia treated in an ICU: prognosis and outcome. Chest 2001; 120: 1998.
10. Danzl DF. Hypothermia & frostibite. In: Harrison's principles of internal medicine. 16. ed. McGraw-Hill; 2005.
11. Biem J, Koehncke N, Classen D, Dosman J. Out of the cold: management of hypothermia and frostbite. CMAJ 2003; 168: 305.
12. Hanania NA, Zimmerman JL. Accidental hypothermia. Crit Care Clin 1999; 15: 235.

Algoritmo 34.1 – Atendimento inicial da hipotermia

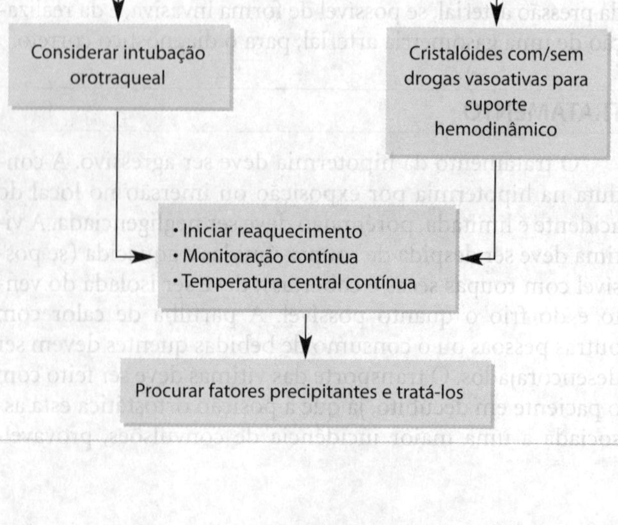

Algoritmo 34.2 – Atendimento inicial da hipotermia

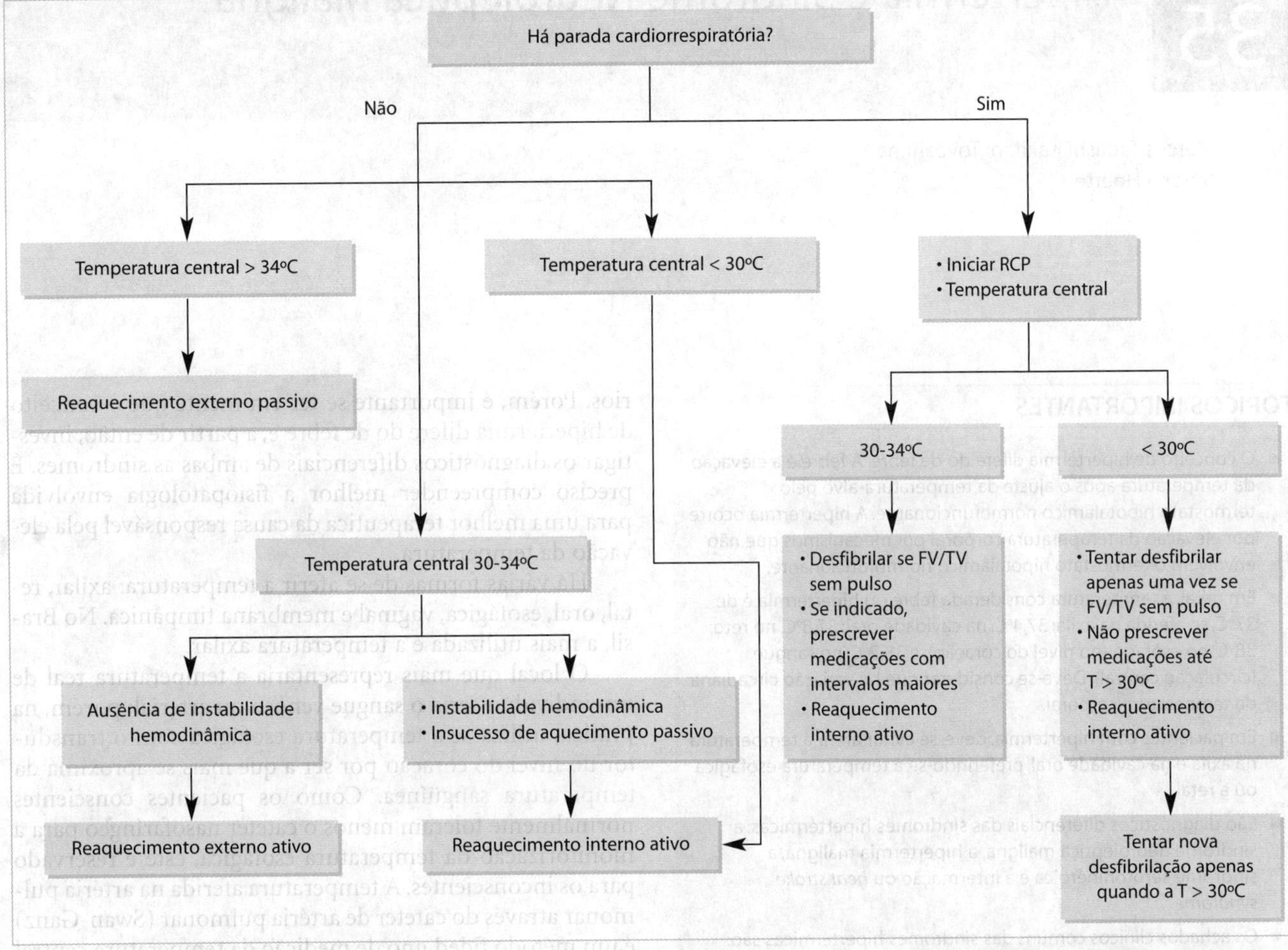

CAPÍTULO

35

Hipertermia e Síndrome Neuroléptica Maligna

Marcos Tadashi Kakitani Toyoshima
Susana Hoette

TÓPICOS IMPORTANTES

- O conceito de hipertermia difere do de febre. A febre é a elevação da temperatura após o ajuste da temperatura-alvo pelo termostato hipotalâmico normofuncionante. A hipertermia ocorre por elevação da temperatura corporal por mecanismos que não envolvem o termostato hipotalâmico normofuncionante.
- Em geral, a temperatura considerada febre ou hipertermia é de 37ºC, se aferida na axila; 37,4ºC, na cavidade oral; 37,8ºC, no reto; 38ºC, no esôfago (no nível do coração); e 38,2ºC, no sangue (circulação central). Deve-se considerar que há variação circadiana da temperatura corporal.
- Em pacientes com hipertermia, deve-se evitar aferir a temperatura na axila e na cavidade oral, preferindo-se a temperatura esofágica ou a retal.
- São diagnósticos diferenciais das síndromes hipertérmicas: a síndrome neuroléptica maligna, a hipertermia maligna, a síndrome serotoninérgica e a intermação ou *heat stroke syndrome*.
- Os achados clínicos comuns das síndromes hipertérmicas são: taquicardia, taquipnéia, sudorese, rigidez muscular e alterações da pressão arterial e do nível de consciência.
- Como complicações das síndromes hipertérmicas, incluem-se: rabdomiólise; insuficiências renal, respiratória ou hepática; coagulação intravascular disseminada; convulsões; arritmias cardíacas; choque; coma; e óbito.
- O prognóstico clínico da síndrome hipertérmica está relacionado à precocidade de seu diagnóstico e, conseqüentemente, de seu tratamento.
- O tratamento da hipertermia envolve as medidas físicas de resfriamento, a correção da causa de base e o suporte cardiovascular e metabólico.
- As medidas físicas de resfriamento devem ser utilizadas com cuidado para se evitar a hipotermia.
- Não há benefício do uso de drogas antipiréticas de ação central (exemplos: ácido acetilsalicílico, dipirona ou paracetamol) no tratamento da hipertermia.

INTRODUÇÃO E DEFINIÇÕES

A queixa de aumento da temperatura é freqüente em serviços de emergência. A maioria dos casos corresponde à febre, que decorre de processos infecciosos e/ou inflamatórios. Porém, é importante se ter em mente que o conceito de hipertermia difere do de febre e, a partir de então, investigar os diagnósticos diferenciais de ambas as síndromes. É preciso compreender melhor a fisiopatologia envolvida para uma melhor terapêutica da causa responsável pela elevação da temperatura.

Há várias formas de se aferir a temperatura: axilar, retal, oral, esofágica, vaginal e membrana timpânica. No Brasil, a mais utilizada é a temperatura axilar.

O local que mais representaria a temperatura real de um indivíduo seria o sangue venoso ou arterial; porém, na prática, utiliza-se a temperatura esofágica com o transdutor no nível do coração por ser a que mais se aproxima da temperatura sangüínea. Como os pacientes conscientes normalmente toleram menos o cateter nasofaríngeo para a monitorização da temperatura esofágica, este é reservado para os inconscientes. A temperatura aferida na artéria pulmonar através do cateter de artéria pulmonar (Swan-Ganz) é um método fidedigno de medição da temperatura central por meio da temperatura sangüínea.

A temperatura retal fornece, em segundo lugar, os resultados mais fidedignos, sendo geralmente alguns décimos de graus centígrados superior à temperatura sangüínea. A temperatura vaginal é, teoricamente, idêntica à retal.

A temperatura oral não é um bom indicador da temperatura interna e não pode ser aferida em pacientes inconscientes ou com vômitos. Porém, tende a ser 0,5 a 1,5ºC abaixo da temperatura retal.

Quanto às temperaturas timpânica e axilar, estas não devem ser utilizadas em pacientes hipertérmicos, pois há poucas evidências de que sejam apropriadas e clinicamente úteis.

Em geral, considera-se febre ou hipertermia se a temperatura axilar for maior do que 37ºC; a da cavidade oral, maior do que 37,4ºC; a retal, maior do que 37,8ºC; a esofágica, maior do que 38ºC; ou a temperatura central (sangüínea), maior do que 38,2ºC. É importante ressaltar que existe uma variação circadiana fisiológica da temperatura corporal: as temperaturas durante a segunda metade da noite e pela manhã são mais baixas do que as de tarde e da primeira metade da noite.

Se a temperatura atingir valores superiores a 41,5ºC, denominamos tal situação hiperpirexia.

ETIOLOGIA E FISIOPATOLOGIA

A temperatura corporal é o resultado do equilíbrio entre a produção e a dissipação do calor. Para que ocorra tal equilíbrio, o núcleo pré-óptico do hipotálamo anterior e o hipotálamo posterior assumem o papel da termorregulação. Em resposta ao aumento da temperatura corporal, há ativação de fibras eferentes do sistema nervoso autônomo, levando à vasodilatação cutânea, que dissipa o calor por convecção, e aumento da sudorese, com dissipação pela evaporação. Além disso, no próprio hipotálamo, ocorre controle por meio de receptores na pele e no próprio centro regulador da temperatura para que não ocorra hipotermia.

Conceitos importantes são o de hipertermia e o de febre. Embora sejam fisiologicamente distintos, é quase sempre difícil diferenciá-los clinicamente.

A febre é a elevação da temperatura corpórea que ocorre por aumento da temperatura-alvo após o ajuste pelo termostato hipotalâmico e que excede a variação normal ao longo do dia. Para manter uma temperatura mais elevada, o organismo lança mão de mecanismos que conservam o calor, como a vasoconstrição periférica, e que produzem calor, como calafrios e o aumento da atividade metabólica.

A hipertermia é caracterizada pela falência dos mecanismos periféricos em corrigir o aumento da temperatura corporal e pode ser causada pela produção metabólica exagerada de calor, pelo calor excessivo do ambiente ou pela dissipação prejudicada de calor. Em geral, os centros reguladores de temperatura no hipotálamo estão intactos; porém, a síndrome hipertérmica também pode ser causada, mais raramente, por distúrbio da função hipotalâmica, por exemplo, em casos de encefalite, sarcoidose ou outras infecções granulomatosas (Tabela 35.I).

Tabela 35.I – Causas de hipertermia e respectivos mecanismos fisiopatológicos

Mecanismos fisiopatológicos	Causas
Produção excessiva de calor	• Hipertermia pelo exercício • Intermação ou síndrome do golpe de calor relacionada ao exercício (*exertional heat stroke syndrome*)* • Hipertermia maligna • Síndrome neuroléptica maligna* • Síndrome serotoninérgica • Catatonia letal • Tireotoxicose • Feocromocitoma • Intoxicação por salicilatos • Abuso de drogas (exemplo: cocaína e anfetaminas) • *Delirium tremens* • *Status epilepticus* • Tétano
Dissipação reduzida de calor	• Intermação ou síndrome do golpe de calor clássica (*classic heat stroke*)* • Uso exagerado de vestimentas oclusivas • Desidratação • Disfunção autonômica • Uso de agentes anticolinérgicos • Síndrome neuroléptica maligna*
Disfunção do termostato hipotalâmico	• Síndrome neuroléptica maligna* • Acidentes vasculares cerebrais • Encefalites • Sarcoidose e infecções granulomatosas • Trauma

* Patogênese mista.

ACHADOS CLÍNICOS

Para facilitar a abordagem, algumas perguntas podem ser realizadas na avaliação de um paciente com hipertermia:

■ O paciente está hipertérmico ou febril?

Frente a um paciente com suspeita de hipertermia ou febre, é fundamental a aferição da temperatura corporal. Como já dito anteriormente, deve-se medir a temperatura sangüínea, a esofágica ou a retal, evitando-se utilizar a axilar ou a oral.

Apesar de ser difícil, em muitos casos, diferenciar hipertermia de febre, uma história minuciosa é fundamental para o diagnóstico. Deve-se sempre lembrar que a febre é muito mais comum do que a hipertermia, sendo esta, na prática, um diagnóstico de exclusão. Uma forte suspeita de quadro infeccioso e/ou inflamatório fortalece a hipótese de uma síndrome febril. Na febre, o paciente apresenta vasoconstrição periférica, piloereção, calafrios e alterações no comportamento, como o uso de agasalhos ou de cobertores para aumentar tanto a produção quanto a conservação de calor. Já na hipertermia, o hipotálamo estimula o sistema nervoso autônomo, promovendo sudorese e vasodilatação cutânea, de forma a reduzir a temperatura corporal.

■ Como identificar a causa da hipertermia?

Os dados de história desempenham papel fundamental na investigação da etiologia da síndrome hipertérmica. É importante questionar o uso prévio de drogas ilícitas, como a cocaína, e de medicamentos (Tabela 35.II) para diagnosticar, por exemplo, a síndrome neuroléptica maligna ou a síndrome serotoninérgica. A exposição a agentes anestésicos sugere o diagnóstico de hipertermia maligna. O abuso e a abstinência de álcool também estão relacionados ao quadro de hipertermia, especialmente o *delirium tremens*.

A hipertermia é uma resposta fisiológica ao exercício intenso. Porém, a exposição a ambientes quentes e úmidos pode limitar a capacidade dos mecanismos compensatórios e levar a intermação ou *heat stroke syndrome*.

Endocrinopatias também podem levar a hipertermia. A tireotoxicose é a causa endocrinológica mais comum de hipertermia. Embora ocorra hipermetabolismo, a temperatura corporal está normal ou pouco elevada. Nas crises tireotóxicas, a temperatura retal pode ser superior a 40ºC. Assim como os hormônios tireoidianos, as catecolaminas também

Tabela 35.II – Síndromes hipertérmicas induzidas por medicações ou drogas ilícitas

Síndrome hipertérmica	Agentes causadores
Hipertermia maligna	• Gases anestésicos: halotano, isoflurano, enflurano, sevoflorano, desflurano • Bloqueadores neuromusculares: succinilcolina, decametônio, galamina
Síndrome neuroléptica maligna	• Neurolépticos típicos (haloperidol, clorpromazina, flufenazina, levomepromazina, loxapina) e atípicos (clozapina, olanzapina, quetiapina, risperidona) • Antidepressivos tricíclicos • Inibidores seletivos da recaptação da serotonina • Inibidores da monoaminoxidase (iMAO) • Anticonvulsivantes • Abstinência de drogas antiparkinsonianas (levodopa e amantadina) • Benzodiazepínicos • Lítio • Outras drogas: baclofeno, prometazina, metoclopramida, difenidramina
Intoxicação por anticolinérgicos	• Antidepressivos tricíclicos • Anti-histamínicos • Atropina • Beladona • Benzatropina • Carbamazepina • Clorfeniramina • Clozapina • Difenidramina • Doxilamina • Disopiramida • Glutetimida • Glicopirrolato • Hidroxizina • Hiociamina • Meclizina • Orfenadrina • Fenotiazinas • Procainamida • Quinidina • Quinina
Intoxicação por simpatomiméticos	• Anfetaminas • Cocaína • *Ecstasy* (3,4-metilenedioxiometanfetamina) • Metanfetaminas
Síndrome serotoninérgica	• Anfetaminas • Antidepressivos tricíclicos • Cocaína • Dexotrometorfano • *Ecstasy* (3,4-metilenedioxiometanfetamina) • Fenfluramina • Fentanila • Inibidores da monoaminoxidase (iMAO) • Inibidores seletivos da recaptação da serotonina • Inibidores da recaptação da serotonina • Levodopa/carbidopa • Lítio • LSD (dietilamina do ácido lisérgico) • L-triptofano • Meperidina • Mescalina • Psilocina • Valproato

são termogênicas e a hipertermia pode ser grave durante uma crise de feocromocitoma. Outras endocrinopatias que podem levar a hipertermia, geralmente leve, são: a insuficiência adrenal, a hipoglicemia e o hiperparatiroidismo. O diagnóstico e o quadro clínico de cada doença são discutidos em outros capítulos do livro.

▪ Quais os principais achados clínicos?

A taquicardia é um achado bastante comum na hipertermia. Pacientes saudáveis normalmente toleram o estresse de uma hipertermia leve ou moderada, mas pacientes com cardiopatias podem ter isquemia, arritmias, hipotensão ou insuficiência cardíaca subseqüentes.

Também estão associadas à síndrome hipertérmica a taquipnéia, a sudorese e as alterações da pressão arterial e do nível de consciência. Os achados típicos de cada síndrome serão descritos mais detalhadamente neste capítulo.

▪ Quais as complicações da síndrome hipertérmica?

São complicações mais graves das síndromes hipertérmicas: rabdomiólise; insuficiência renal, respiratória e hepática; coagulação intravascular disseminada; convulsões; arritmias cardíacas; choque; coma; e óbito.

EXAMES COMPLEMENTARES

As alterações nos exames complementares são diversas e refletem as complicações da hipertermia. Não existem exames específicos para o diagnóstico das síndromes hipertérmicas. Como alterações, podemos encontrar:

- No hemograma: leucocitose, com ou sem desvio à esquerda, e plaquetopenia ou plaquetose.
- Aumento de CPK, DHL e aldolase, assim como hipercalemia, hipocalcemia e hiperfosfatemia, pelo acometimento muscular.
- Alterações relacionadas a insuficiências renal e/ou hepática.
- Na gasometria arterial: sinais de acidose metabólica ou mista, hipercarbia, hipoxemia e alcalose respiratória.
- No coagulograma: alterações relacionadas à coagulação intravascular disseminada (CIVD), assim como aumento dos produtos de degradação do fibrinogênio e redução dos níveis séricos de fibrinogênio.
- Na urina I: mioglobinúria.
- Na radiografia de tórax: sinais de edema pulmonar e de síndrome da angústia respiratória aguda.
- No eletrocardiograma: arritmias, alterações de condução, alterações inespecíficas do segmento ST, sinais de isquemia ou de infarto do miocárdio.

Os pacientes com acometimento do sistema nervoso central devem ser submetidos à tomografia computadorizada de crânio e à punção liquórica para melhor avaliação dos achados neurológicos e também descartar outros diagnósticos diferenciais.

DIAGNÓSTICO DIFERENCIAL E TRATAMENTO

A síndrome hipertérmica pode ser desencadeada por causas tóxicas ou não-tóxicas. Dentre as causas não-tóxicas, estão incluídas a hipertermia induzida pelo exercício e a intermação e, dentre as causas tóxicas, a hipertermia maligna, a síndrome serotoninérgica e a síndrome neuroléptica maligna (Tabela 35.II).

Alguns diagnósticos diferenciais da síndrome hipertérmica serão discutidos, com mais detalhes, a seguir.

Heat stroke syndrome ou síndrome do golpe de calor ou intermação

A intermação ou síndrome do golpe de calor ou *heat stroke syndrome* é um diagnóstico de exclusão que deve ser considerado em qualquer paciente com elevação da temperatura corporal (temperatura oral superior a 40,5°C) e alteração do estado mental (*delirium*, convulsões e coma). Todos os pacientes têm taquicardia e hiperventilação. Faz parte da síndrome de exposição ao calor, que inclui as cãibras e a exaustão por calor. A intermação é uma emergência clínica freqüentemente subdiagnosticada e com alta taxa de mortalidade. O diagnóstico e o tratamento precoces implicam em melhor prognóstico.

Há dois tipos distintos: a forma clássica ou não relacionada ao exercício e a forma relacionada ao exercício. A primeira geralmente afeta pacientes com condições médicas que prejudiquem a termorregulação ou que impeçam a prevenção e/ou proteção ao calor ambiental. Tais condições incluem: extremos de idade (muito jovens ou idosos); distúrbios neurológicos, mentais ou cardiopulmonares; obesidade; anidrose; e uso de drogas diuréticas, antiparkinsonianas, anticolinérgicas ou fenotiazinas. A intermação relacionada ao exercício é observada principalmente em indivíduos que se exercitam em ambientes bastante úmidos e/ou quentes. Isso pode ocorrer, por exemplo, em atletas, militares, mineiros e operários.

Em indivíduos com condições de estresse máximo por calor, o mecanismo de transpiração torna-se ineficiente e isso tende a piorar com a desidratação subseqüente.

As complicações mais graves estão relacionadas à insuficiência de múltiplos órgãos, com predomínio de encefalopatia. Podem ocorrer rabdomiólise, insuficiência renal aguda, síndrome da angústia respiratória aguda, lesão miocárdica, lesão hepatocelular, infarto ou isquemia intestinal, lesão pancreática, leucocitose e complicações hemorrágicas, principalmente coagulação intravascular disseminada.

O tratamento consiste em resfriamento imediato e suporte clínico das disfunções de órgãos. Não há agentes farmacológicos que aceleram o processo de resfriamento e que são úteis na terapêutica. Embora muitos usem o dantrolene, não houve benefício em um estudo randomizado duplo-cego. Os antipiréticos não devem ser utilizados.

A intermação relacionada ao exercício pode ser prevenida por adequada aclimatização do atleta, além de hidratação e vestuário apropriados. O tempo de aclimatação completa é discutível, variando de uma semana a meses.

Síndrome serotoninérgica

A síndrome serotoninérgica é uma síndrome clínica causada pelo estímulo excessivo de serotonina (5-hidroxitriptamina). É caracterizada pela tríade clínica: alterações cognitivo-comportamentais (confusão, agitação), autonômicas (taquicardia, hiper ou hipotensão, midríase) e neuromusculares (clônus, hiper-reflexia, tremor). A hipertermia é resultado da agitação, do tremor e da rigidez muscular, sendo um achado presente em aproximadamente 50% dos casos. A síndrome não é resultado de uma reação idiossincrática de drogas. Na maioria dos casos, é uma conseqüência previsível do agonismo excessivo de receptores serotoninérgicos no sistema nervoso central.

As manifestações clínicas são variadas e os casos com manifestações leves são de difícil diagnóstico.

Nos casos leves, o paciente pode estar afebril, com achados autonômicos no exame físico, como tremores, diarréia, diaforese ou midríase. Ao exame neurológico, mioclonias e hiper-reflexia podem ser observadas.

Em casos moderados, ocorrem taquicardia, hipertensão e hipertermia, com a temperatura podendo atingir níveis superiores a 40°C. Além disso, ao exame físico é comum observar midríase, aumento dos ruídos hidroaéreos abdominais, diaforese, coloração normal da pele, agitação leve e hipervigilância. A hiper-reflexia e o clônus podem ocorrer, principalmente em extremidades de membros inferiores. Clônus ocular horizontal também é característico.

Nos casos mais graves, a hipertensão grave e a taquicardia podem abruptamente deteriorar para o choque franco. Os pacientes podem ter *delirium* com agitação psicomotora, rigidez e hipertonicidade muscular. A temperatura corporal pode ser maior que 41,1°C. Acidose metabólica, rabdomiólise, aumento dos níveis séricos de aminotransferases e de creatinina, insuficiência renal, convulsões e coagulação intravascular disseminada são complicações que podem ocorrer.

O diagnóstico de síndrome serotoninérgica é clínico, não existindo testes laboratoriais para confirmação diagnóstica.

O tratamento consiste em remoção das drogas precipitantes (Tabela 35.II), suporte clínico, controle da agitação psicomotora, administração de antagonistas do receptor serotoninérgico 2A (5-HTA_{2A}), controle da instabilidade autonômica e da hipertermia.

Na maioria dos casos, o quadro clínico se resolve dentro de 24 horas da descontinuação das drogas, mas os sintomas podem persistir em pacientes em uso de medicamentos com eliminação mais retardada ou com metabólitos ativos.

Casos leves podem ser tratados com a remoção dos fatores precipitantes, suporte clínico e benzodiazepínicos. Casos moderados a graves podem se beneficiar da administração de antagonistas do receptor 5-HTA_{2A}. Apesar de sua eficácia não ser tão bem estabelecida, o antagonista do receptor 5-HTA_{2A} ciproeptadina é recomendado. A dose inicial é de 12 mg. Doses adicionais de 2 mg podem ser realizadas a cada 2 horas, se os sintomas persistirem. A dose de manutenção é de 8 mg a cada 6 horas. Sua administração é por via oral ou sonda nasogástrica. Alternativas à ciproeptadina são a olanzapina sublingual (10 mg), com eficácia não determinada; e a administração intramuscular de 50 a 100 mg de clorpromazina.

A hipertermia pode ser controlada com a redução da atividade muscular excessiva. Os benzodiazepínicos têm efeito benéfico em casos moderados. Em casos graves, o controle deve ser feito com sedação, paralisia neuromuscular com agentes não-despolarizantes (pancurônio, rocurônio, vecurônio) e intubação orotraqueal. Deve-se evitar a succinilcolina em razão do risco de arritmia causada pela hipercalemia associada a rabdomiólise. Agentes antipiréticos não têm papel no manejo da síndrome serotoninérgica. Tratamentos com bromocriptina e dantrolene não são recomendados.

O controle da agitação pode ser realizado com benzodiazepínicos e é essencial no manejo da síndrome serotoninérgica.

O controle da instabilidade autonômica envolve a estabilização da freqüência cardíaca e da pressão arterial. A hipotensão causada por interação com iMAO deve ser tratada com baixas doses de aminas simpatomiméticas de ação direta (noradrenalina, fenilefrina ou adrenalina). Os pacientes com hipertensão arterial e taquicardia devem ser tratados com agentes hipotensores tituláveis e de curta duração, como o nitroprussiato ou o esmolol.

Hipertermia maligna (HM)

A HM é uma alteração genética rara, caracterizada por um estado hipermetabólico e rigidez muscular e que se manifesta após tratamento com alguns agentes anestésicos. Ocorre em qualquer idade, acometendo principalmente os adultos jovens. Os homens são mais acometidos (65% dos casos). A incidência pode variar de 1:10.000 a 1:50.000. A presença de história familiar para este distúrbio é uma pista importante de suscetibilidade à doença, haja vista a herança autossômica dominante em 50% dos casos. A ausência de história familiar ou a tolerância à exposição prévia não excluem o risco de desenvolvimento de HM. Em até 50% dos casos, há exposição prévia assintomática ao agente desencadeante.

A maioria dos agentes anestésicos pode causar HM, mas os agentes inalatórios halogenados, como o halotano, e os relaxantes musculares despolarizantes, como a succinilcolina, são responsáveis por 80% dos casos (Tabela 35.II). O diagnóstico da HM é baseado em achados clínicos e história de exposição, quase sempre no perioperatório. O início dos sintomas ocorre geralmente 1 hora após a exposição, podendo aparecer até 11 horas da indução anestésica.

A contratura muscular é vigorosa e acompanhada pelo rápido desenvolvimento de acidose metabólica grave, com aumento da produção de CO_2 e hiperventilação compensatória. Assim, os sinais clínicos precoces incluem taquicardia, taquipnéia e aumento da fração expirada de CO_2 ($ETCO_2$). Dessa forma, a monitorização da $ETCO_2$ é recomendada em praticamente todos os procedimentos anestésicos. As taquiarritmias supraventriculares e a rigidez muscular, especialmente do músculo masseter, também são achados iniciais e devem levantar a suspeita de HM.

Achados tardios incluem a hipertermia, a sudorese, a cianose com moteamento da pele e a midríase. A temperatura atingida é mais elevada do que nas outras síndromes hipertérmicas. A rabdomiólise é muito importante, levando à hipercalemia e ao aumento significativo de CPK, DHL e aldolase. Alterações eletrolíticas secundárias à mionecrose, como hipocalcemia, hiperfosfatemia e hipercalemia são também mais proeminentes do que em outras síndromes hipertérmicas. O desenvolvimento de acidose grave e de insuficiência renal ou hepática é freqüente. A lesão térmica pode produzir edema e hemorragia cerebral, podendo ocasionar coma e crises convulsivas. Edema pulmonar levando a insuficiência respiratória e hipotensão com colapso cardiovascular são também complicações esperadas.

Alterações hematológicas incluem leucocitose e plaquetopenia. A coagulação intravascular disseminada ocorre quase na totalidade dos casos. Gasometria arterial, CPK, potássio, cálcio, coagulograma e débito urinário devem ser monitorizados até que seus valores se normalizem. A temperatura corporal central deve ser monitorizada diretamente até a estabilização do paciente.

O diagnóstico diferencial inclui a crise tireotóxica, o feocromocitoma e a associação de narcóticos em pacientes com uso de inibidores da monoaminoxidase.

O tratamento baseia-se no reconhecimento rápido, na suspensão imediata do agente anestésico envolvido, no resfriamento do paciente e na administração precoce de dantrolene. O dantrolene é um relaxante muscular com início de ação rápido, cuja introdução foi a grande responsável pela queda na mortalidade por HM (de quase 70% dos casos para menos de 10%). A dose utilizada é de 2,5 mg/kg EV a cada 5 minutos até a resolução dos sintomas ou até se atingir a dose de 10 mg/kg. Após a resposta inicial, a droga pode ser continuada, por via oral, na dose de 4 a 8 mg/kg por dia, dividida em 4 doses diárias, por 48 a 72 horas. O fluxo urinário deve ser monitorizado e mantido maior do que 2 mL/kg/h para evitar insuficiência renal. Os principais efeitos colaterais são a fraqueza muscular e a flebite, mas podem ocorrer insuficiência respiratória e desconforto gastrintestinal. Deve ser administrado em acesso venoso de grosso calibre para se evitar flebite. O uso prolongado de dantrolene pode estar associado a complicações hepáticas, devendo-se monitorizar a função hepática. A rigidez muscular não responde a bloqueadores neuromusculares.

Se a temperatura atingir mais de 41ºC, o paciente deve ser acompanhado em unidade de terapia intensiva.

A principal causa de morte nos primeiros estágios da síndrome é a fibrilação ventricular e alguns grupos recomendam o início profilático de procainamida. O uso de fenobarbital profilático também é recomendado por alguns autores, já que a crise convulsiva ocorre em quase todos os pacientes e a convulsão aumenta mais ainda a produção de calor. As funções neurológica, renal e hepática tipicamente normalizam sem seqüelas, mas a fraqueza muscular pode permanecer por meses.

Os pacientes podem ser submetidos a rastreamento para HM pelo teste *in vitro* de contratura por halotano e cafeína. É o padrão-ouro para o diagnóstico dos pacientes suscetíveis e dos que apresentaram sintomas após a resolução inicial do quadro. O grande problema do teste é a necessidade de biópsia muscular, o que o torna um método invasivo, realizado apenas em poucos centros e com alto custo.

Síndrome neuroléptica maligna (SNM)

A SNM deve ser suspeitada em qualquer paciente com hipertermia, rigidez muscular e sinais extrapiramidais característicos, associados a história de uso de neuroléptico. A SNM é duas vezes mais comum em homens do que em mulheres e acomete principalmente pacientes na quarta década de vida. É uma síndrome rara e potencialmente fatal. Nas últimas décadas, a mortalidade vem caindo, provavelmente por maior conhecimento da síndrome e, conseqüentemente, melhor monitorização do tratamento antipsicótico, estando hoje próxima de 10%.

Existem três hipóteses para a fisiopatologia da SNM: a ação antidopaminérgica dos neurolépticos levando a rigidez extrapiramidal, ação tóxica direta no tecido muscular e desregulação do sistema nervoso simpático com hiperatividade adrenérgica, levando a aumento do tônus muscular. Qualquer uma das hipóteses leva ao aumento da rigidez muscular, que está fortemente associada à termogênese.

A SNM é uma reação idiossincrática aos antipsicóticos. Não há relação com a dose da medicação e geralmente se manifesta nas primeiras semanas de tratamento. A síndrome pode se desenvolver com o uso de qualquer antipsicótico, incluindo os com menor bloqueio dopaminérgico, porém, o mais comumente associado é o haloperidol. Outras medicações também foram associadas ao desenvolvimento da SNM e existem relatos de casos associados à suspensão brusca de antiparkinsonianos (Tabela 35.II). Os fatores de risco para a SNM incluem ambientes quentes, abuso de álcool e cocaína, obesidade, pacientes restritos ao leito, o uso de lítio e desidratação.

Os sintomas iniciam-se geralmente na primeira semana de tratamento ou de elevação da dose e em 88% dos pacientes aparecem nas primeiras duas semanas. Sintomas iniciais incluem disfagia ou disartria por rigidez muscular, pseudoparkinsonismo, distonia ou comportamento catatônico. A termogênese acentuada leva a taquicardia, taquipnéia, diaforese e labilidade da pressão arterial, como respostas do organismo para dissipar o calor e a produção de CO_2 em excesso. Porém, a temperatura não é tão elevada como em outras síndromes hipertérmicas, estando abaixo de 40°C em 60% dos pacientes.

A ocorrência de rabdomiólise é típica com aumento moderado da CPK. A insuficiência renal desenvolve-se em 10 a 30% dos casos. Alterações hematológicas (leucocitose e plaquetose) ocorrem com freqüência, mas é raro o desenvolvimento de coagulação intravascular disseminada. O acometimento pulmonar é comum com insuficiência respiratória e pneumonia, acometendo 13 a 21% dos pacientes. Estão relacionadas à disfagia, ao acometimento muscular e à sialorréia importante, que são associados ao aumento do risco de aspiração. Alterações eletrolíticas e acidose metabólica também podem ser encontradas.

Os diagnósticos diferenciais incluem infecção do SNC, intoxicação por lítio ou metais pesados, sepse, tétano, tireotoxicose, feocromocitoma, catatonia letal aguda, esquizofrenia catatônica, abstinência aguda de álcool e benzodiazepínicos, e outras síndromes hipertérmicas.

O tratamento consiste em suspender o agente agressor e resfriar o paciente. Os pacientes com temperaturas acima de 39ºC devem ser monitorizados em unidade de terapia intensiva. Hidratação vigorosa e redução da rigidez muscular diminuem a incidência de rabdomiólise e, conseqüentemente, a incidência de lesão renal. Pacientes com disfagia devem ser mantidos em jejum. Se sialorréia volumosa ou rebaixamento do nível de consciência, a intubação orotraqueal precoce deve ser cogitada para se evitar complicações pulmonares.

Algumas medicações parecem ser efetivas para a SNM, porém sem estudos controlados com abordagem específica do tratamento da SNM. O dantrolene parece ser eficaz na dose de 0,8 a 3 mg/kg EV a cada 6 horas até melhorar os sintomas ou até atingir 10 mg/kg/dia. A bromocriptina também apresentou eficácia no tratamento da SNM na dose de 2,5 a 7,5 mg VO, de 8 em 8 horas. O bloqueio neuromuscular com curare ou pancurônio leva a paralisia flácida e queda imediata na temperatura. O uso de benzodiazepínicos também parece ter benefício. A duração dos sintomas e do tratamento varia de acordo com a meia-vida do neuroléptico, durando geralmente por volta de duas semanas, mas podendo durar o dobro em preparações de liberação prolongada.

CONCLUSÕES

Os passos mais importantes no manejo da hipertermia são o diagnóstico e o tratamento da causa de base, além do fornecimento de suporte cardiovascular e metabólico. Convém lembrar que, em muitas vezes, a diferenciação entre febre e hipertermia é bem difícil.

Diferentemente dos pacientes febris, os hipertérmicos não têm benefício com agentes antipiréticos com atividade central (exemplos: dipirona, ácido acetilsalicílico ou paracetamol).

O resfriamento por medidas físicas é o mais adequado. Em todos os casos, orienta-se retirar roupas de cama e cobertores e utilizar ventiladores e compressas frias.

Para reduzir a temperatura mais rapidamente, pode-se utilizar colchões para indução de hipotermia ou recipientes com gelo. O uso de compressas com álcool é de eficácia contestada por alguns autores.

Em situações de emergência, o tratamento também pode incluir administração intravenosa ou intraperitoneal de soluções geladas, lavagem gástrica ou enema com água gelada e até circulação extracorpórea.

Seja qual for a medida adotada, é importante sempre monitorizar a temperatura do paciente para evitar a hipotermia.

LEITURA ADICIONAL

1. Lambertucci JR. Febre: diagnóstico e tratamento. Medsi; 1991. p.31-7.
2. Porto CC. Exame clínico. Guanabara Koogan; 2004. p.182.
3. Simon HB. Hyperthermia. N Engl J Med 1993; 329: 483-7.
4. Anderson MK, Hall SJ, Martin M. Sports injury management. 2. ed. Lippincott Williams & Wilkins. p.532-41.
5. Bouchama A, Knochel JP. Medical progress: heat stroke. N Engl J Med 2002; 346: 1978-88.
6. Hadad E, Rav-Acha M, Heled Y, Epstein Y, Moran DS. Heat stroke: a review of cooling methods. Sports Med 2004; 34: 501-11.
7. McGugan EA. Hyperpyrexia in the emergency department. Emerg Med 2001; 13(1): 116-20.
8. Boyer EW, Shannon M. Current concepts: the serotonin syndrome. N Engl J Med 2005; 352: 1112-20.
9. McCarthy EJ. Malignant hypertermia: pathophysiology, clinical presentation, and treatment. AACN Clinical Issues 2004; 15: 231-7.
10. Guerra RJ. Is neuroleptic malignant syndrome a neurogenic form of malignant hyperthermia? Clin Neuropharmacol 2002; 25: 183-93.
11. Irwin RS, Cerra FB, Rippe JM. Irwin and Rippe's intensive care medicine. 4. ed. Lippincott Williams & Wilkins; 1999. cap. 28 e 72.
12. Halloran LL, Bernard DW. Management of drug-induced hyperthermia. Curr Opin Pediatr 2004; 16: 211-5.
13. Halliday NJ. Malignant hyperthermia. J Craniofac Surg 2003; 14: 800-2.
14. Krause T, Gerbershagen MU, Fiege M, Weisshorn R, Wappler F. Dantrolene – a review of its pharmacology, therapeutic use and new developments. Anesthesia 2004; 59: 364-73.
15. Chandran GJ, Mikler JR, Keegan DL. Neuroleptic malignant syndrome: case report and discussion. Can Med Assoc J 2003; 169: 439-42.
16. Jambur A, Aduri D, Paramewaran S, Gunatilke S. Neuroleptic malignant syndrome: risk factors, pathophysiology, and treatment. Acta Neuropsychiatrica 2004; 16: 219-28.

Algoritmo 35.1 – Abordagem e tratamento do paciente com hipertermia ou febre

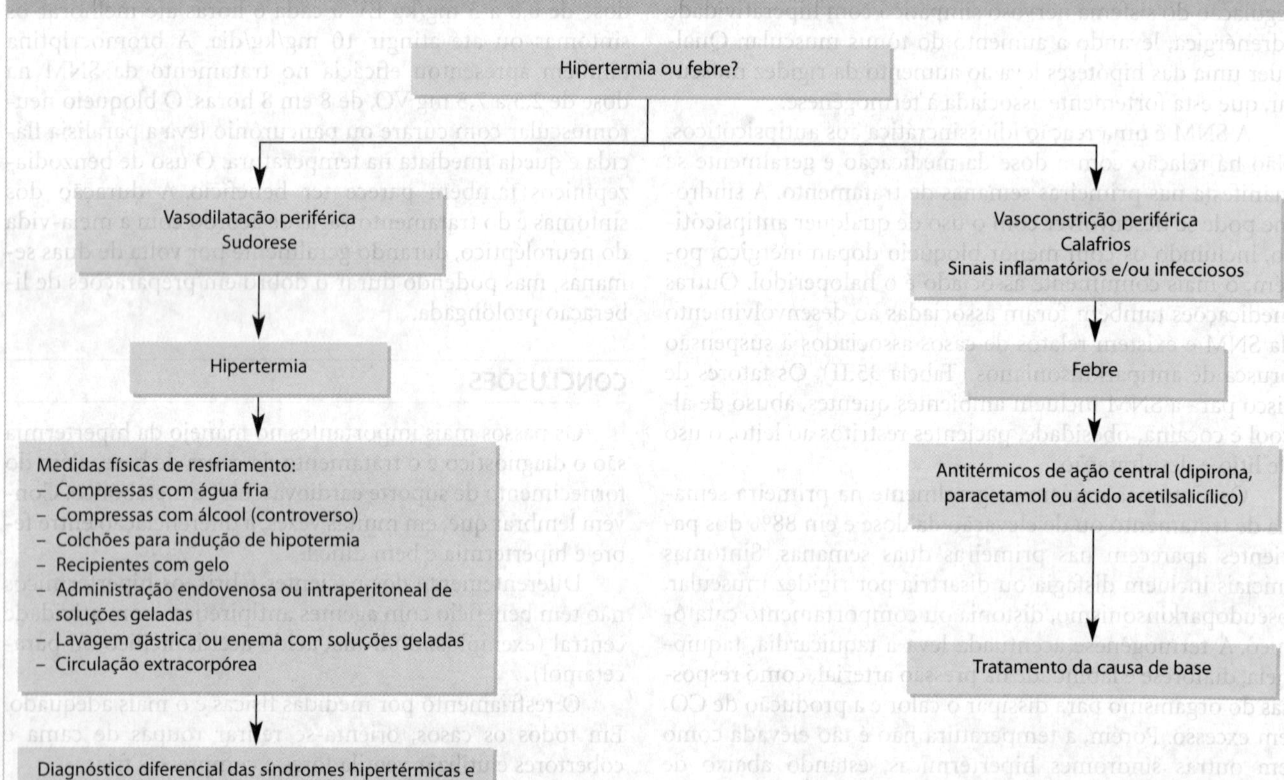

Algoritmo 35.2 – Diagnóstico diferencial das síndromes hipertérmicas e tratamentos específicos

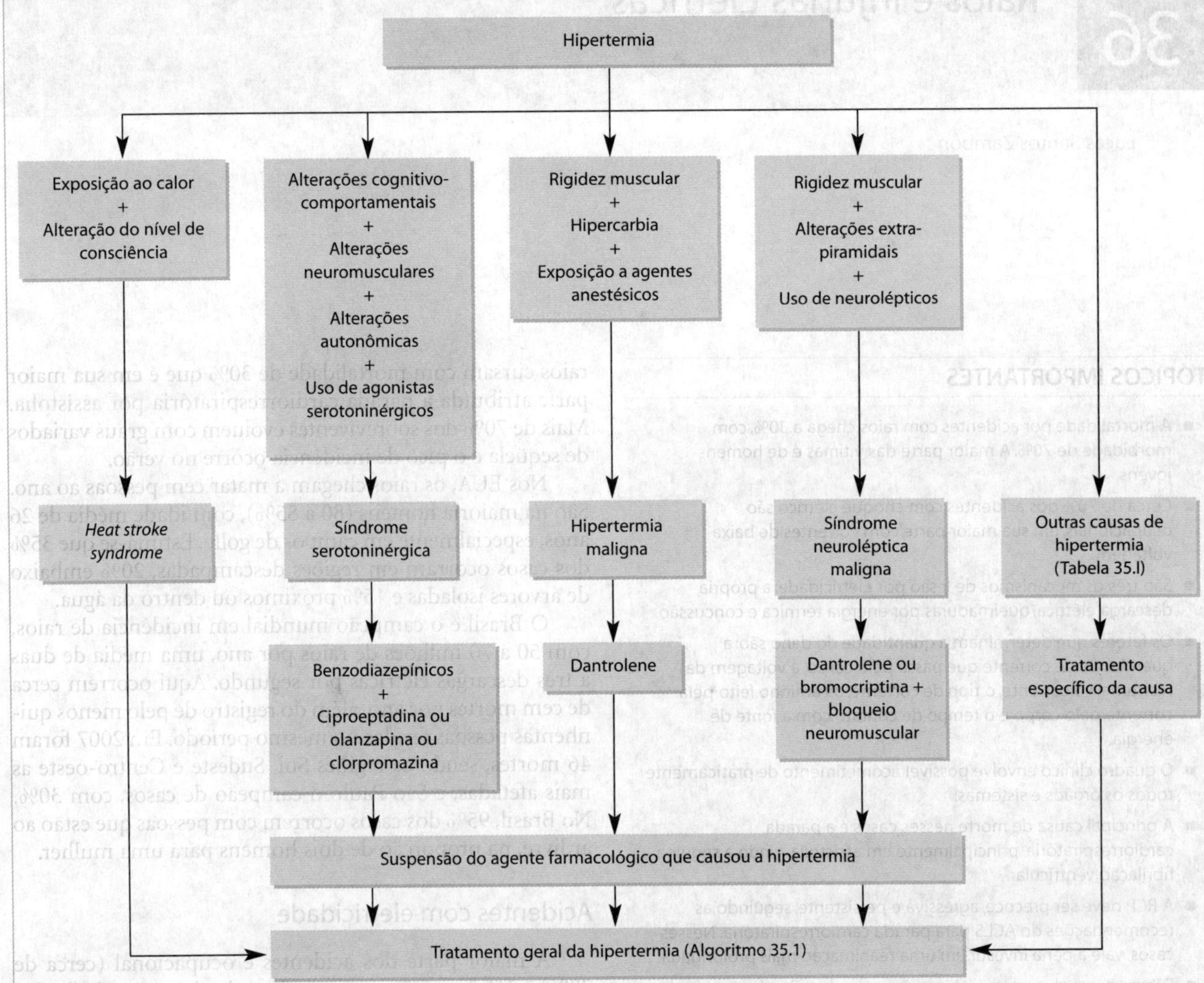

CAPÍTULO 36

Raios e Injúrias Elétricas

Lucas Santos Zambon

TÓPICOS IMPORTANTES

- A mortalidade por acidentes com raios chega a 30%, com morbidade de 70%. A maior parte das vítimas é de homens jovens.
- Cerca de 70% dos acidentes com choque elétrico são ocupacionais, em sua maior parte com correntes de baixa voltagem.
- São três os mecanismos de lesão por eletricidade: a própria descarga elétrica, queimaduras por energia térmica e concussão.
- Os fatores que determinam a quantidade do dano são: a quantidade de corrente que passa pelo corpo, a voltagem da resistência à corrente, o tipo de corrente, o caminho feito pela corrente pelo corpo e o tempo de contato com a fonte de energia.
- O quadro clínico envolve possível acometimento de praticamente todos os órgãos e sistemas.
- A principal causa de morte nesses casos é a parada cardiorrespiratória, principalmente em assistolia, vindo a seguir a fibrilação ventricular.
- A RCP deve ser precoce, agressiva e persistente, seguindo as recomendações do ACLS para parada cardiorrespiratória. Nesses casos, vale a pena investir em uma reanimação mais prolongada.
- É importante durante a reanimação garantir a via aérea o quanto antes e lembrar que no caso de apresentação com queimaduras, a infusão de cristalóides em grande volume é de grande importância.

INTRODUÇÃO E DEFINIÇÕES

As vítimas de acidentes com eletricidade podem sofrer uma série de comprometimentos em múltiplos órgãos e sistemas. Podemos incluir no quadro clínico desses pacientes lesões relacionadas ao trauma como fraturas ósseas, lesões de partes moles e queimaduras graves. Entretanto, o quadro clínico associado é o maior responsável pela morbimortalidade, pois aqui se inserem quadros de insuficiência renal, edema cerebral, CIVD e o que é mais temido: arritmias ventriculares e parada cardiorrespiratória.

Causas naturais

A chance de uma pessoa ser atingida por um raio é algo em torno de uma em um milhão. Acidentes elétricos por raios cursam com mortalidade de 30% que é em sua maior parte atribuída a parada cardiorrespiratória por assistolia. Mais de 70% dos sobreviventes evoluem com graus variados de seqüela e o pico de incidência ocorre no verão.

Nos EUA, os raios chegam a matar cem pessoas ao ano. São na maioria homens (80 a 85%), com idade média de 26 anos, especialmente em campos de golfe. Estima-se que 35% dos casos ocorram em regiões descampadas, 20% embaixo de árvores isoladas e 15% próximos ou dentro da água.

O Brasil é o campeão mundial em incidência de raios, com 50 a 70 milhões de raios por ano, uma média de duas a três descargas elétricas por segundo. Aqui ocorrem cerca de cem mortes por ano, além do registro de pelo menos quinhentas pessoas feridas no mesmo período. Em 2007 foram 46 mortes, sendo as regiões Sul, Sudeste e Centro-oeste as mais afetadas, e São Paulo o campeão de casos, com 30%. No Brasil, 95% dos casos ocorrem com pessoas que estão ao ar livre, na proporção de dois homens para uma mulher.

Acidentes com eletricidade

A maior parte dos acidentes é ocupacional (cerca de 70%) e 3/4 das mortes ocorrem em eletricistas, trabalhadores de construção civil e trabalhadores de linhas elétricas. Em 70% dos casos, o acidente é com corrente de baixa voltagem, porém esses casos correspondem a cerca de 50% das mortes. Nos EUA são cerca de mil mortes ao ano. As vítimas pediátricas correspondem a 20 a 30% dos casos, sendo a maior parte deles acidentes domésticos com correntes de baixa voltagem em pré-escolares.

ETIOLOGIA E FISIOPATOLOGIA

Etiologia

Um raio representa a transferência de cargas elétricas entre nuvens ou de nuvens para o solo. Quando o potencial entre as nuvens e o solo ultrapassa a resistência do ar (mais de 30.000 volts), surge o raio. Os números são espantosos: mais de um bilhão de volts com 200.000 ampères que não duram mais de 0,003 segundo.

Uma vez na superfície, um raio pode atingir uma pessoa por impacto direto – o mais letal –, indireto, quando o raio passa antes por alguma estrutura como uma árvore, que é a forma mais comum; pelo impacto no solo, atingindo a vítima pelos pés, sendo o menos nocivo; e por trauma contuso gerado pela onda de choque pelo rápido aquecimento dos gases ao redor do local de impacto do raio, podendo trazer contusão cardíaca, pulmonar, abdominal, timpânica e ortopédica.

Há casos de sobreviventes, mesmo considerando a magnitude do evento, o que pode ser explicado pela rápida duração do raio e pelo fato de a maior parte da corrente correr pela pele, por fora do corpo. A mortalidade advém basicamente da parada cardiorrespiratória.

A natureza não é a única responsável por esse tipo de dano. Choques elétricos por eletricidade são também importantes. As linhas de transmissão chegam a carregar mais de 100.000 volts. Podem originar lesões causadas tanto pela corrente elétrica como pelas queimaduras, freqüentemente associadas, que chegam a acometer estruturas profundas do corpo humano. Nesses casos, os danos ortopédicos são em geral severos e o paciente grande queimado é freqüentemente identificado. Assim como nos raios, a principal causa de mortalidade é a parada cardiorrespiratória.

Fisiopatologia

O mecanismo principal de lesão pelo choque é a queimadura. De forma secundária, podem ocorrer injúrias traumáticas (queda), intensas contrações musculares com lesão óssea e ligamentar, e lesões por explosão.

Histologicamente, a característica é a necrose de coagulação. Quando a exposição ocorre em altas voltagens, pode ocorrer grave lesão vascular. Os nervos podem ser lesados tanto por necrose direta do tecido como por lesão ao seu suprimento vascular.

Em vítimas de raio, uma alta quantidade de energia, de forma instantânea, despolariza o coração, gera uma assistolia, mas em geral o sistema de automaticidade do coração retorna. O maior problema é a parada respiratória, tanto por espasmo da musculatura torácica como por supressão do centro respiratório (pode levar à PCR por hipóxia). Nos pacientes que não apresentam PCR, podem surgir intensas manifestações cardiovasculares em razão da intensa liberação de catecolaminas e disfunção autonômica associada. No sistema nervoso, o raio pode produzir, de forma direta, hemorragia do SNC, edema e trombose vascular; e de forma indireta, encefalopatia anóxica (por PCR).

Princípios de eletricidade

Eletricidade é um fenômeno físico definido como um fluxo de elétrons entre dois pontos com diferença de potencial, ou seja, de um ponto com alta concentração de elétrons para outro com baixa concentração. Essa diferença de potencial é chamada voltagem, medida em volts.

A corrente de elétrons (fluxo de elétrons por uma determinada secção) é medida em ampères, podendo ser contínua (DC), se segue apenas uma direção e tem fluxo constante, estando presente em baterias e em raios; ou alternante (AC), quando a corrente vai e volta pelo condutor de forma cíclica, como a corrente presente nas casas que cicla sessenta vezes por segundo (60 Hz), que é a freqüência mínima para se gerar luz contínua.

Qualquer coisa que se oponha à passagem de elétrons é chamada de resistência, medida em Ohms.

A relação entre essas três grandezas é a conhecida lei de Ohm, que estabelece que o valor da corrente de elétrons seja diretamente proporcional à diferença de potencial e inversamente proporcional à resistência.

Mecanismo de lesão

Os mecanismos envolvidos no dano por eletricidade são:

- Efeito direto da corrente elétrica.
- Conversão da energia elétrica em energia térmica (queimadura).
- Concussão pelo raio, contrações musculares ou queda após o choque.

Os fatores que determinam a quantidade de dano são:

- Quantidade de corrente – quanto maior, mais grave.
- Voltagem – quanto maior, mais grave.
- Resistência à corrente – quanto maior a quantidade de água de um tecido, menor a resistência.
- Tipo de corrente – corrente AC é 3 vezes mais grave que a DC.
- Caminho atravessado pela corrente dentro do corpo – determina os órgãos atingidos.
- Duração do contato com a fonte de energia – quanto maior, mais grave.

Tabela 36.I – Comparação entre o dano por raios e por energia elétrica de alta e baixa voltagem

	Raio	Alta voltagem	Baixa voltagem
Voltagem (V)	> 30 × 10^6	> 1.000	< 600 (< 240)
Corrente (A)	> 200.000	< 1.000	< 240
Duração	Instantânea	Rápida	Prolongada
Tipo de corrente	DC	DC ou AC	Mais AC
Caminho nos tecidos	Pele	Tecidos profundos	
Tipo de dano	Elétrico, térmico, contusão por onda de choque	Elétrico, queimaduras profundas, queda	
Mortalidade (aguda)	Muito alta	Moderada	Baixa

Tabela 36.II – Efeitos de diferentes quantidades de corrente elétrica

Intensidade da corrente	Efeito provável
1 mA	Não-perceptível
3 a 5 mA	Corrente percebida por uma criança, formigamento
6 a 9 mA	Corrente percebida por um adulto
16 mA	Corrente máxima que um adulto pode suportar soltando a fonte
16 a 20 mA	Tetania dos músculos esqueléticos
20 a 50 mA	Parada respiratória, paralisia dos músculos respiratórios
50 a 100 mA	FV
> 2 A	Assistolia
240 A	Corrente máxima de uma casa

Tabela 36.III – Resistência dos tecidos

Resistência	Tecidos ou órgãos
Menor	Nervos Sangue Membrana mucosa Músculo
Intermediária	Pele seca
Maior	Tendão Gordura Osso

Tabela 36.IV – Resistência da pele

Tecido	Resistência aproximada (Ω/cm²)
Mucosa	100
Áreas bem vascularizadas (p. ex., parte medial da coxa)	300 a 10.000
Pele úmida (suor)	2.500
Planta do pé	100.000
Palma da mão	1.000.000

Classificação da lesão por eletricidade

Como a voltagem é o único parâmetro que é facilmente mensurado, os danos por eletricidade são classificados em de alta voltagem (> 1.000 V) e de baixa voltagem (< 1.000 V). Essa classificação é, entretanto, totalmente arbitrária, pois o que vemos nas casas são voltagens de 110 a 220 V, ao passo que um raio pode apresentar 10 milhões de volts.

Há quatro tipos de lesão por eletricidade:

- Clássica: quando o corpo é parte do circuito, geralmente mostrando feridas de entrada e saída. Essas feridas não são preditoras adequadas do caminho supostamente seguido pela corrente elétrica e em geral subestimam o dano interno ocorrido.
- *Flash* (ou arco): quando a corrente passa sem entrar no corpo. Isso pode ocorrer quando um raio passa pela pele, pois existe uma tendência de a corrente correr pela superfície externa do condutor. A pele tem resistência alta o suficiente para que o raio busque vias alternativas para chegar ao solo, como um zíper ou qualquer outro material com capacidade de condução. Além disso, cabe lembrar que em geral os raios caem em meio a tempestades, situação em que a pele molhada facilita a transmissão da corrente para o chão.
- Queimaduras: quando roupas pegam fogo por causa da corrente elétrica.
- Dano por raio: causado por uma corrente do tipo DC que dura de um décimo a um milésimo de segundo, mas tem voltagem acima de 10 milhões de volts. A temperatura chega a subir a 30.000 K (cinco vezes a temperatura do sol), gerando uma onda de choque de 20 atmosferas gerada pelo rápido aquecimento do ar ao redor. Essa onda de choque pode ser transmitida ao corpo resultando em trauma mecânico. Por causa da variabilidade de resistência dos tecidos, da área da superfície e do volume de tecido exposto é difícil inferir o dano interno causado.

Tabela 36.V – Diferenças entre raios e choque elétrico

Órgãos e sistemas	Raios	Choque elétrico
Pele	Queimaduras superficiais	Queimaduras até 3º grau e profundas
Cardíaco	PCR, arritmias, alterações de ECG, elevação de enzimas, contusão miocárdica	Idem
Musculoesquelético	Rabdomiólise (mais rara)	Rabdomiólise, fraturas e luxações por tetania
Renal	IRA, NTA	Idem
Sistema nervoso	Perda de consciência, convulsões, edema cerebral	Perda de consciência e convulsões
Pulmonar	Parada respiratória, contusão, edema pulmonar, hemotórax, pneumotórax	Parada respiratória, tetania dos músculos respiratórios
Metabólico	Raro	Hipercalemia, mioglobinemia, acidose metabólica
Ocular	Dano em córnea e retina	Raro
Ouvido	Trauma de membrana timpânica	Raro
Hematológico	Trombose, CIVD	Idem
TGI	Íleo, perfuração	Raro

ACHADOS CLÍNICOS

As manifestações clínicas dos acidentes elétricos variam de queimaduras superficiais a disfunção múltipla de órgãos e morte. Os choques com alta tensão são responsáveis pelas mais graves manifestações entre os acidentes com energia elétrica, mas a corrente de ambientes domésticos também pode ser fatal. Os raios são mais temíveis, pois causam PCR com muito mais freqüência. Como há diferenças entre as características dos raios e dos choques elétricos, resumimos as diferenças em relação ao quadro clínico (lembrando que o apresentado é a situação mais freqüente, porém as informações são intercambiáveis) como podemos ver na Tabela 36.V.

Pele

Queimaduras de 1º a 3º grau podem ocorrer, sendo presentes em 57% dos casos quando a voltagem é baixa e em até 96% dos casos quando a voltagem é alta. Raios comumente causam lesões superficiais, como as figuras de Lichtenberg que somem rapidamente e são patognomônicas de lesão por raios (Figuras 36.1 e 36.2).

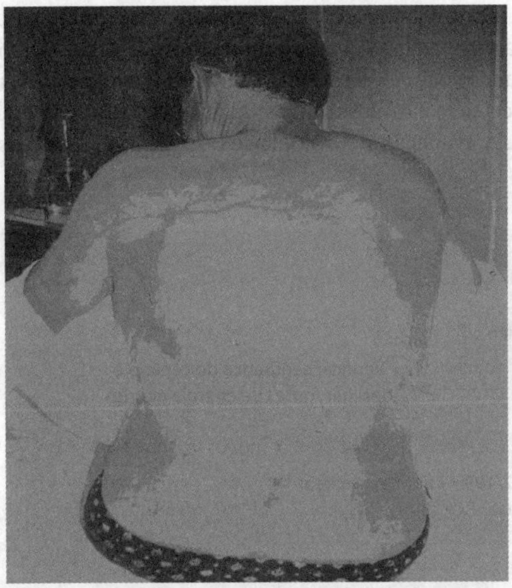

Figura 36.1 – Figura de Lichtenberg.

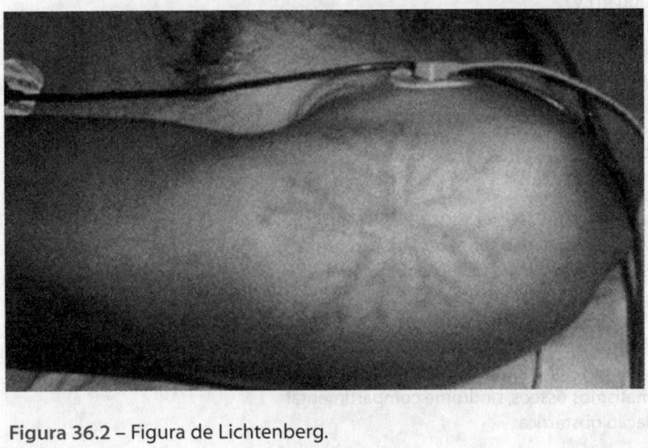

Figura 36.2 – Figura de Lichtenberg.

Cardiovascular

Principal causa de morte. Assistolia e fibrilação ventricular são os ritmos de parada cardíaca mais freqüentemente vistos. Até 15% dos pacientes desenvolvem arritmias, sendo a fibrilação ventricular a mais presente, com 60% dos casos em que a corrente passa de uma mão até a outra. Podem gerar bloqueios de ramo ou atrioventricular, alterações de segmento ST, elevação discreta de enzimas cardíacas, contusão cardíaca pela onda de choque dos raios, raramente infarto, espasmo coronariano e rotura de miocárdio.

Musculoesquelético

As áreas com maior lesão térmica são as próximas aos ossos em virtude do aquecimento gerado por sua alta resistência quando há passagem da corrente elétrica. Casos graves podem cursar com osteonecrose. Fraturas por quedas e contrações tetânicas musculares são comuns. Ocorre rabdomiólise por destruição muscular, e em razão do dano elétrico e térmico em tecidos profundos pode ocorrer síndrome compartimental.

Renal

A rabdomiólise e a hipovolemia se somam como causas para a insuficiência renal aguda que pode até evoluir de um padrão pré-renal para necrose tubular aguda.

Sistema nervoso

Pode ocorrer acometimento central e periférico, sendo as manifestações mais comuns perda de consciência, fraqueza, paralisia, depressão respiratória, disfunção autonômica e distúrbios de memória. Uma forma específica de paralisia transitória é a ceraunoparalisia, que é associada à vasoconstrição periférica e aos distúrbios sensoriais em pacientes acometidos por raios. Podem ocorrer alterações pupilares pela disautonomia, inclusive com assimetria. As principais complicações são encefalopatia hipóxica, isquemia, hemorragia e fraturas em coluna pelo trauma associado.

Outros

Os olhos podem evoluir com catarata e hemorragia vítrea, principalmente após raios. Até 80% dos pacientes cursam com rompimento de membrana timpânica, evoluindo com vertigem, zumbido e perda de acuidade auditiva. Dano a órgãos sólidos é incomum. Alças intestinais podem perfurar ou formar fístulas e o paciente pode evoluir com sepse ou abdome agudo.

TRATAMENTO

Em geral, as medidas para a estabilização inicial (ABCD primário e secundário) são absolutamente importantes. Algumas particularidades do suporte básico (BLS) e avançado de vida (ACLS), além das especificidades inerentes à situação, serão discutidas.

PCR induzida por raio ou choque elétrico tem implicações específicas no tratamento. O primeiro passo para se atender uma vítima de choque elétrico é certificar-se de que o cenário para atendimento é seguro. Muitas vezes a vítima se encontra em meio a uma tempestade ou em um local onde o risco de ocorrer mais um acidente é muito grande.

Muitas vezes a vítima está segurando a fonte de energia em suas mãos. É preciso certificar-se de que não há mais corrente elétrica passando por ela para então poder manipulá-la: desligar a energia, cortar cabos ou remover a fonte, usando materiais isolantes como madeira.

Deve-se imobilizar a coluna cervical, lembrando que é uma situação em que pode haver trauma envolvido no acidente, muitas vezes porque o paciente é lançado a grande distância, por queda ou tetania gerada pela corrente alternada. A incidência de trauma cervical nesses pacientes é geralmente alta.

Devem-se seguir as recomendações do ACLS para o atendimento da parada cardiorrespiratória. Lembrar-se que a principal causa de mortalidade nesses pacientes é a própria parada cardiorrespiratória e não as demais lesões.

A reanimação deve ser precoce, agressiva e persistente. Iniciar a reanimação mesmo que aparentemente a parada cardiorrespiratória já esteja prolongada, visto que são pacientes em geral jovens e sem patologias associadas, o que implica melhor prognóstico.

O suporte ventilatório é de extrema importância, pois nesse grupo de pacientes o tempo de apnéia tem impacto tão grande quanto a assistolia tem na mortalidade. Lembrar-se que são pacientes com trauma ou queimaduras em face, e eventualmente pode ser necessária a realização de cricotiroidostomia ou traqueostomia de urgência.

A maior parte dos pacientes tem a assistolia como ritmo inicialmente detectado, seguida pela fibrilação ventricular. A reanimação deve ser iniciada imediatamente com compressões cardíacas e uso de desfibrilador, quando indicado.

O transporte deve ser o mais precoce possível e de preferência para um centro onde exista cirurgia do trauma e atendimento especializado em grandes queimados.

Após a reanimação, lembrar-se que esses pacientes, em decorrência das queimaduras, podem evoluir com choque hipovolêmico. Usar a fórmula de 4 a 7 mL/kg x % da área queimada para a reposição de cristalóides. Muitas vezes a necessidade de fluidos supera aquela estimada pela fórmula de Parkland. Vítimas de raios dificilmente necessitam de grande quantidade de volume, porém ele pode ser útil para evitar lesões renais.

Uma vez estabilizado, o paciente deve ser transferido a uma unidade de terapia intensiva. Buscar ativamente possíveis complicações como insuficiência renal, síndromes compartimentais, hipercalemia, traumas ortopédicos etc.

Podem ocorrer lesões neurológicas como paralisias, parestesias, cefaléia e uma síndrome similar à esclerose lateral amiotrófica. A avaliação neurológica é obrigatória nesses casos.

Algoritmo 36.1 – Manejo de vítimas de raio e injúrias elétricas

Vítima de acidente elétrico

→ Verificar segurança do cenário e desligar fontes de energia elétrica

↓

- Suporte básico de vida
- Checar responsividade → chamar ajuda – ligar 192/193 → abrir vias aéreas →
- duas ventilações de resgate → checar pulso → iniciar RCP (30:2)

↓ **Chegada do resgate**

- Suporte avançado de vida – particularidades
- Situação de trauma – colar cervical + prancha rígida
- Checar ritmo – mais freqüente: assistolia (2º lugar: FV)
- Via aérea – se necessário: cricotiroidostomia de urgência (queimaduras cervicofaciais)
- Ventilação – hiperventilar (edema cerebral em raios)
- Insistir mais tempo na RCP – em geral pacientes jovens – melhor prognóstico
- Transportar para local com UTI + especialistas em trauma/grandes queimados

↓ **Intra-hospitalar**

- Para diagnosticar complicações:
- Realizar ECG, raio X do tórax, cervical, da pelve e de onde mais for necessário
- Coletar troponina, CKMB, CPK, Na, K, U, Cr, gasometria, hemograma e coagulograma
- TC de crânio, se suspeita de edema cerebral
- Tratamento intra-hospitalar
- Choque hipovolêmico – reposição agressiva com cristalóides
- Hiper-hidratação e alcalinização urinária – evitar IRA por choque + rabdomiólise
- Tratamento cirúrgico das queimaduras, traumatismos ósseos, síndrome compartimental
- Gestantes – mortalidade fetal de 70% – avaliação obstétrica

Caso o acidente ocorra com uma gestante, providenciar imediata avaliação obstétrica. A pele do feto é 200 vezes menos resistente à corrente elétrica, além de estar envolto em líquido amniótico e o útero gravídico ser mais embebido de sangue, facilitando a condução da corrente, o que explica a mortalidade fetal em 70% dos casos. A reanimação da mãe deve seguir os protocolos normais já estabelecidos.

LEITURA ADICIONAL

1. Paradis NA, Halperia HR, Nowak RM. Cardiac arrest. The science and practice of resuscitation medicine. Williams & Wilkins; 1996. p.641-51.
2. Price TG, Cooper MA. Electrical and lightning injuries. In: Rosen's emergency medicine: concepts and clinical practice. 6. ed. Philadelphia: Elsevier; 2006. p.2267-78.
3. Cohen R, Moelleken BRW. Disorders due to physical agents. In: Tierney Jr LM, McPhee SJ, Papadakis MA. Current medical diagnosis and treatment. 45. ed. Philadelphia: McGraw-Hill; 2006. p.1589-606.
4. ELAT – Grupo de Eletricidade Atmosférica do Instituto Nacional de Pesquisas Espaciais. http://www.cea.inpe.br/webdge/elat/.
5. Lederer W, Widermann FJ. Eletricity-associated injuries I: outdoor management of current-induced casualties. Resuscitation 1999; 43: 69-77.
6. Pinto DS, Clardy PF. Environmental electrical injuries; 2008. http://www.uptodate.com.
7. Koumbourlis AC. Electrical injuries. Crit Care Med 2002; 30(suppl.): S424-30.
8. Domart Y, Garet E. Lichtenberg figures due to a lightning strike. N Engl J Med 2000; 343: 1536.
9. Vega LA, Garcia JA, Santamaria CT, et al. Clinical picture: an unwanted tattoo. Lancet 2001; 358: 1681.
10. American Heart Association guidelines for cardiopulmonary resuscitation and emergency cardiovascular care. International Liaison Committee on Resuscitation 2005 International consensus on cardiopulmonary resuscitation and emergency cardiovascular care science with treatment recommendations. Part 10.9: Eletric shock and lightning strikes. Circulation 2005; 112: IV154-5.
10. American Heart Association Scientific Statement: response to cardiac arrest and selected life-threatening medical emergencies. Circulation 2004; 109: 278-91.
11. SAVC – Manual para provedores. American Heart Association 2002.
12. PHTLS – Atendimento pré-hospitalar ao traumatizado. 5. ed. Elsevier; 2004.

CAPÍTULO 37

Queimaduras

Dov Charles Goldenberg
José Carlos Faes da Silva

TÓPICOS IMPORTANTES

- A queimadura é uma patologia traumática que atinge todos os grupos populacionais (a população infantil na maior parte das vezes no ambiente doméstico e os adultos jovens no ambiente de trabalho), causando seqüelas graves em aproximadamente 20% dos casos.
- Realizar atendimento conforme preconizado pelo ATLS (não desvie atenção devido à queimadura). Avaliar com atenção a via aérea, possibilitar analgesia adequada e não esquecer a possibilidade de traumas associados.
- Queimaduras causadas por corrente elétrica têm apresentação inicial algumas vezes simples, mas com repercussões sistêmicas graves e sempre requerem monitorização por, no mínimo, 24 horas.
- Existem três zonas distintas nas queimaduras (coagulação, estase e hiperemia), correspondentes a diferentes espessuras de comprometimento dérmico. A zona de coagulação representa tecidos com lesão irreversível. O objetivo da ressuscitação volêmica do queimado é manter a estabilidade hemodinâmica e permitir a perfusão da zona de estase (área de lesão reversível). Lesões que acometem mais de 30% da superfície corpórea cursam freqüentemente com repercussões sistêmicas graves.
- A avaliação da extensão da queimadura é de fundamental importância para a programação da ressuscitação volêmica. O cálculo do volume de solução de cristalóides administrado nas primeiras 24 horas segundo a fórmula de Parkland é: 4 mL/kg/% de superfície corpórea queimada, divididos em dois períodos, metade nas primeiras 8 horas pós-trauma e outra metade nas 16 horas seguintes. A velocidade de infusão deve ser aferida e ajustada de acordo com o débito urinário do paciente (0,5 a 1 mL/kg/h).
- Os pacientes devem ser avaliados quanto aos critérios de internação e referidos a centros especializados, quando necessário.
- A superfície lesada deve ser limpa e os tecidos desvitalizados removidos ainda na sala de admissão. Curativos devem ser feitos para evitar a exposição excessiva, reduzindo a perda de calor e de líquidos e protegendo a área queimada.
- Lesões profundas são irreversíveis e devem ter tratamento cirúrgico precoce. Lesões superficiais se restauram em duas semanas.
- Cuidados locais são de vital importância para criar um ambiente adequado, facilitando o processo de reepitelização. Lesões que não se resolvam neste período devem ser reavaliadas quanto à necessidade de terapêutica cirúrgica.

INTRODUÇÃO E DEFINIÇÕES

Queimadura é uma patologia traumática que atinge todos os grupos populacionais, com ampla gama de apresentações clínicas, desde simples lesões superficiais e de pequena extensão, até casos muito graves que podem comprometer a vida do traumatizado. Como em todos os tipos de trauma, a prevenção é a melhor forma de combate.

Muitos fatores prognósticos já estão identificados, sendo a porcentagem total da superfície corpórea queimada (SCQ) o mais importante para a avaliação da morbidade e mortalidade dos pacientes. Portanto, a identificação precisa da área total de superfície corpórea com queimaduras de segundo e terceiro graus é fundamental para a programação terapêutica ideal.

ETIOLOGIA E FISIOPATOLOGIA

As queimaduras podem ser causadas por variados agentes etiológicos. Dentre as possibilidades, as lesões térmicas são as mais freqüentes. Queimadura por escaldo é muito comum. Em geral, ocorre em ambiente doméstico e acomete principalmente crianças. Lesões por fogo (incêndio, fogo em vestes, tentativa de suicídio) costumam ser mais graves e são as causas mais comuns de internação. Por serem em sua maioria acidentais e domésticas, ações educativas podem alcançar grande impacto na prevenção das queimaduras térmicas.

Queimaduras por causa elétrica correspondem a 5 a 10% dos atendimentos hospitalares e geralmente representam os casos mais graves. Acometem principalmente adultos jovens em seu ambiente de trabalho.

Flash burn é o nome dado a queimaduras resultantes da produção de calor após explosão de rede elétrica ou exposição a arco voltaico de alta tensão. Atinge áreas expostas (face/mãos) de forma superficial.

Lesões por passagem de corrente são graves. Nelas identifica-se a presença de "áreas de entrada e saída", pois os tecidos no trajeto entre as lesões superficiais estão sujeitos a dano celular pela passagem de corrente e pelo calor gerado pela resistência destes tecidos (calor = 0,24 × voltagem^2 × resistência). Redes de baixa voltagem provocam lesões menores e menos profundas, mas sua natureza alternada tem risco maior de interferência na fisiologia cardíaca, apresentando-se como arritmias. Redes de alta tensão (> 1.000 V) causam extensas áreas de necrose por coagulação do tecido e lesão endotelial vascular. Evoluem com intensa rabdomiólise e, com relativa freqüência, amputação de extremidades. Preconiza-se monitorização cardíaca por período mínimo de 24 horas, sendo obrigatória após perda de consciência e/ou alteração eletrocardiográfica no primeiro atendimento. A abordagem precoce e agressiva na ressuscitação e na terapêutica cirúrgica deve ser estimulada. Não se deve subestimar a queimadura, restringindo o atendimento apenas à identificação de pequenas áreas de lesão cutânea.

A queimadura química, em geral, resulta de acidentes no trabalho, mas pode ser causada por produtos de uso doméstico. A progressão da lesão é característica desta forma de queimadura e ocorre enquanto não há inativação ou completa remoção dos agentes corrosivos. Agentes de origem álcali são mais agressivos que os ácidos por sua ação na membrana celular, que facilita sua penetração, aprofundando a lesão. A diluição é a maneira mais adequada de inativar os agentes. Remover as vestes e lavar o local da lesão abundantemente com água corrente é o método mais eficaz na maioria dos acidentes. Algumas substâncias, porém, necessitam de tratamentos específicos.

Fisiopatologia

As queimaduras resultam em destruição tecidual da superfície cutânea em diferentes profundidades, com conseqüente resposta sistêmica.

A compreensão da fisiopatologia das queimaduras é de fundamental importância para o planejamento adequado do tratamento. Diferentes causas e tipos de queimaduras apresentam evolução e respostas variadas conforme a abordagem.

O organismo reage de forma local e sistêmica à queimadura. A resposta local tem origem na lesão direta do tecido, pela coagulação protéica em virtude do calor dissipado. A perda final dos tecidos, porém, é progressiva e tem relação com a resposta metabólica local, com a alteração do fluxo sangüíneo, edema e presença de processo infeccioso. Jackson, em 1947, propôs três zonas distintas de resposta local à queimadura:

1. Zona de coagulação: corresponde ao centro da queimadura, com máxima lesão tecidual. As alterações são irreversíveis e caracterizadas por tecido necrótico.
2. Zona de estase: área com diminuição da perfusão tecidual. Há risco de evolução para lesão irreversível quando esta é exposta a insultos adicionais (hipotensão/infecção).
3. Zona de hiperemia: área de acometimento mínimo, viável e com recuperação completa se não exposta a lesões adicionais. Caracterizada por hiperemia ocasionada pelo aumento da perfusão tecidual.

Em geral, o grau da queimadura está relacionado ao tempo de exposição ao agente e à temperatura. Sem tratamento adequado, as áreas de risco (zona de estase e de hiperemia) podem evoluir para uma lesão irreversível. A efetiva reposição de fluidos e a proteção da ferida são fundamentais para a manutenção da perfusão tecidual.

Sistemicamente, a perda de líquido associada à liberação de mediadores inflamatórios e citocinas tem repercussão quando a área acometida supera 20% da superfície corpórea. As alterações mais evidentes são: aumento do metabolismo basal em até três vezes e aumento da permeabilidade vascular, com conseqüente extravasamento de fluidos e de proteínas do intravascular, resultando em hipovolemia e déficit da perfusão tecidual.

O volume sangüíneo deve ser restabelecido por meio de adequada ressuscitação volêmica, impedindo a progressão da lesão e o acometimento de órgãos distantes pela hipoperfusão sistêmica.

A presença de catecolaminas, angiotensina e vasopressina causa vasoconstrição, enquanto que TNF e outras citocinas inflamatórias diminuem a contratilidade cardíaca. O *status* hipodinâmico pós-queimadura imediato torna-se hiperdinâmico com a estabilidade cardiovascular do paciente, prevalecendo o aumento do débito cardíaco e a baixa resistência vascular periférica.

Observam-se também outras importantes alterações nos diversos sistemas. A labilidade térmica, a resposta metabólica aumentada e a queda da resposta imune celular e humoral são as mais evidentes.

O conjunto destas alterações demonstra a gravidade do paciente queimado. O estabelecimento de rápida intervenção e terapêuticas adequadas é de fundamental importância na morbidade e mortalidade dos pacientes.

ACHADOS CLÍNICOS

A avaliação inicial do grau da lesão é fundamental na definição do tratamento clínico-cirúrgico e definição do curativo necessário. A mortalidade do paciente queimado pode ser previamente estimada mediante a extensão e a profundidade da queimadura. Alguns fatores agravantes também são considerados, como idade, patologias prévias e lesão inalatória.

A evolução das queimaduras é influenciada por uma série de fatores. Por isso, cuidados especializados visam a oferecer uma recuperação rápida e com menor mortalidade, prevenindo, desde então, seqüelas funcionais resultantes de tratamentos impróprios.

Queimaduras em 40% da superfície corpórea em pacientes de 20 anos têm mortalidade aproximada de 8% e de até 94% em pacientes acima de 70 anos.

Fatores intrínsecos como infecção e inflamação sistêmica-SIRS e extrínsecos como desidratação, hipotensão e hipotermia devem ser constantemente avaliados para melhor adequação do tratamento.

Seqüelas posteriores à resolução das áreas queimadas têm origem no tratamento inadequado ou não especializado, preconizando-se, portanto, terapêutica individualizada que estabeleça a mais eficaz reabilitação do paciente.

PROFUNDIDADE DA QUEIMADURA

A queimadura pode se apresentar de múltiplas formas, desde lesões superficiais (epiderme) até o comprometimento de tecidos profundos (músculo/osso). O tratamento tem diferentes abordagens e é indicado individualmente, de acordo com o grau da lesão.

- Queimadura superficial ou de 1º grau – Acomete apenas a epiderme. Clássica queimadura solar, se apresenta com hiperemia e dor local. O risco de infecção é baixo. Terapia de suporte (hidratação, analgesia e reposição volêmica VO são suficientes). A regeneração sem seqüelas ocorre em até uma semana.
- Queimadura parcial superficial ou de 2º grau – Atinge a epiderme e a derme superficialmente. Bolhas são comuns e a lesão é muito dolorosa por causa da exposição das terminações nervosas. O aspecto é de área hiperemiada com porejamento sangüíneo à manipulação. O tratamento deve ser iniciado com analgesia para remoção das bolhas, limpeza da lesão e curativo oclusivo estéril. A reepitelização ocorre em duas semanas, sendo que a velocidade de regeneração depende da densidade de anexos dérmicos encontrados na superfície acometida. Um atraso na restauração ou aprofundamento da lesão podem ser observados na presença de infecção ou curativo inadequado e na vigência de instabilidade sistêmica importante do paciente.
- Queimadura parcial profunda ou de 2º grau – Atinge a epiderme e a derme profunda. Há um deslocamento espesso da pele, expondo áreas pouco pálidas, mas com alguma sensibilidade presente. A abordagem destes casos é mais difícil de ser definida. Com tratamento intensivo com curativos que impeçam o ressecamento e a infecção local em áreas com presença de anexos dérmicos profundos, a restauração pode ocorrer. Esta, entretanto, é lenta e está associada a graus variados de contração. Áreas de lesão extensas, com risco de seqüela funcional e estético são mais bem tratadas com excisão tangencial da área queimada até tecido viável e enxertia cutânea de pele com espessura parcial, que reduzirá as morbidades e o tempo de reabilitação dos pacientes.
- Queimaduras de espessura total ou 3º grau – Todas as camadas da pele estão acometidas. A lesão apresenta aspecto nacarado e é indolor. A cicatrização ocorre a partir das bordas da lesão e está associada à contratilidade intensa quando não tratada cirurgicamente. Portanto, toda lesão profunda deve ser tratada de forma cirúrgica, o mais precoce possível.

AVALIAÇÃO DA EXTENSÃO DA QUEIMADURA

A relação entre a extensão da queimadura e a taxa de sobrevida é bem estabelecida a partir da avaliação, assim como os cuidados sistêmicos necessários. Por essa razão, é importante determinar a totalidade da área corpórea lesada. O tamanho da lesão é descrito como a porcentagem do total da superfície corpórea queimada (SCQ).

Várias fórmulas podem ser utilizadas para o cálculo da SCQ. A mais simples é a "regra dos nove", em que os segmentos corpóreos têm a superfície estimada em múltiplos de nove, permitindo determinar de forma rápida e fácil a área queimada. A palma da mão do paciente corresponde a 1% de sua superfície corporal e também é uma opção útil no cálculo da SCQ.

Existem tabelas bem elaboradas que adaptaram a idade do paciente ao desenvolvimento dos segmentos corpóreos, os quais correspondem de forma mais fidedigna a SCQ e, em geral, estão presentes nas fichas de admissão nas unidades de queimados.

Regra dos nove:

- Cabeça e pescoço = 9%
- Membro superior (cada) = 9%
- Membro inferior (cada) = 18%
- Dorso = 18%
- Tórax e abdome = 18%
- Períneo = 1%

TRATAMENTO

Grande queimado é por definição o acometimento de 25% ou mais da superfície corpórea. Entretanto, qualquer lesão com extensão > 10% é grave e deve ser tratada como tal. A busca de informações na história clínica é fundamental para definir a natureza e o tempo de exposição ao agente, além de fornecer informações de outros traumas associados.

O mecanismo exato da lesão e o tratamento pré-hospitalar devem ser bem estabelecidos. Antecedentes pessoais e hábitos devem ser conhecidos precocemente.

O atendimento inicial não deve diferir do preconizado ao politraumatizado no ATLS. Porém, algumas particularidades devem ser criteriosamente observadas na seqüência de atendimento do queimado.

A. A inalação de gases aquecidos pode resultar em queimadura das vias aéreas, que às vezes não é reconhecida na primeira inspeção. A avaliação sob visão direta deve ser realizada sempre que o paciente não souber informar as condições da queimadura ou quando alguns sinais indiretos estiverem presentes (tosse com odor carbonáceo, fuligem na orofaringe, queimadura dos vestíbulos nasais ou das vibrissas, alteração no timbre da voz). Quando há suspeita clínica ou sinais na inspeção das vias aéreas (eritema e ou edema de laringe e cordas vocais), a IOT deve ser realizada logo, já que após o início da ressuscitação volêmica o edema evolui rapidamente, dificultando a permeabilidade da via aérea. Esta decisão deve ser criteriosa, pois a IOT e a sedação desnecessária podem causar instabilidade em um paciente grave. As reavaliações da via aérea devem ser freqüentes nas primeiras 48 horas, até o pico de edema. Nos casos em que houver necessidade de IOT, a regressão do edema pode ser avaliada pelo escape de ar quando desinsuflado o balão da cânula ou por broncoscopia, quando programada extubação.

B. A respiração pode ser comprometida de diferentes formas:

1. Restrição mecânica: lesões que acometem o tronco circunferencialmente em espessura total podem limitar a incursão respiratória pela impossibilidade de expansão torácica. A escarotomia deve ser realizada imediatamente (detalhes a seguir).
2. Contusão pulmonar: explosão ou traumatismo torácico direto podem resultar em pneumotórax por ruptura al-

veolar e/ou aberta. Hemorragia alveolar também pode estar presente, além de associação com derrame pleural.

3. Inalação de fumaça: os gases aquecidos podem causar lesão direta também no endotélio pulmonar e alvéolos. No entanto, o produto da combustão age como irritante direto, causando broncoespasmo, broncorréia e exsudato inflamatório. Todos estes fatores acentuam a atelectasia e, em conseqüência, favorecem a instalação de BCP. O tratamento compreende uma adequada *toilet* pulmonar, com suplementação de oxigênio e manobras posturais para melhorar a ventilação pulmonar. Medidas de suporte ventilatório baseadas na manutenção de PEEP podem ser úteis nos casos graves de insuficiência respiratória.
4. Intoxicação: (carboxihemoglobina) o monóxido de carbono, gás inodoro e incolor, tem afinidade à hemoglobina duzentas vezes maior que o oxigênio. A intoxicação por CO está diretamente relacionada à porcentagem de ligação à hemoglobina, resultando em hipoxemia celular com oximetria periférica inalterada, já que o oxímetro de pulso não diferencia a oxihemoglobina da carboxihemoglobina. Somente a análise laboratorial pode revelar o nível de intoxicação por CO. Ligações de 20% ou menos demonstram poucos sinais e seqüelas, enquanto ligações de 50% ou mais podem causar neurotoxicidade e morte. O tratamento deve ser iniciado no pré-atendimento hospitalar, com oferta de oxigênio a 100% que deve ser mantido até a reversão da acidose metabólica. Nos casos mais graves, IOT e ventilação mecânica auxiliar podem ser necessárias.

C. O estabelecimento de dois acessos periféricos calibrosos, a infusão de solução fisiológica aquecida e a coleta de exames gerais e amostra sangüínea devem ser realizados conforme preconiza o ATLS. Causas de hipovolemia, além da queimadura, não devem ser negligenciadas e exigem avaliação completa (tórax, abdome e pelve) de traumas associados. Lesões circunferenciais de extremidades podem resultar em síndrome compartimental e devem ser liberadas por escarotomias, quando necessário (a seguir, será apresentada uma fórmula para cálculo da reposição volêmica).

D. Avaliação conforme a escala de Glasgow, com atenção para a hipótese de TCE associado. Hipóxia e hipovolemia também são causas de confusão mental.

E. O exame físico completo deve investigar traumas associados. Uma estimação da superfície corpórea queimada deve ser realizada (tabelas/regra dos 9). O ambiente deve ser mantido sempre aquecido, a fim de evitar exposição prolongada do paciente que apresenta maior labilidade a hipotermia. Realizar sempre investigação e profilaxia do tétano.

Ressuscitação volêmica

A estimativa da SCQ deve ser determinada e a ressuscitação volêmica, prontamente iniciada. Os acessos venosos periféricos devem ser adequados para a infusão de grande quantidade de volume. Na criança, quando estes não são possíveis, uma via intraóssea deve ser mantida, até que seja possível a troca por via venosa.

A hipovolemia é proporcional à extensão da queimadura e pode resultar na hipoperfusão de órgãos vitais. Acidose metabólica, oligúria e policitemia transitória são sinais de uma inadequada reposição volêmica. A resposta simpática resultante do trauma pode mascarar os sinais precoces de choque hemodinâmico.

Charles Baxter, em 1964, propôs uma fórmula para a adequada reposição volêmica. A fórmula de Parkland calcula o volume a ser infundido nas primeiras 24 horas – volume total (ringer lactato) 4 mL/kg/%SCQ. O volume total é dividido em dois períodos. A primeira metade deve ser administrada nas primeiras oito horas após a queimadura, a segunda deve ser infundida nas próximas 16 horas, completando, assim, 24 horas de ressuscitação.

Neste período (24 horas), devido ao aumento da permeabilidade endotelial, ocorre grande perda de fluidos e proteínas para o extracelular. A administração de colóides deve ser restrita. Após as primeiras 24 horas, o endotélio vascular retoma sua permeabilidade seletiva, sendo possível a administração de colóides para repor a pressão oncótica vascular. Albumina 5% pode ser utilizada na dose de 0,5 mL/kg/%SC. Essa fase da ressuscitação deve ser restrita aos grandes queimados (> 30% SCQ).

A ressuscitação é mais bem aferida pela manutenção do débito urinário (em adultos, de 30 a 50 mL/kg/h e em crianças, 0,5 a 1 mL/kg/h). A administração de fluidos deve ser ajustada individualmente pela resposta urinária, já que os excessos na reposição (volume urinário > 1 mL/kg/h) estão associados ao aumento do edema tecidual.

Alguns pacientes com disfunção miocárdica podem requerer suporte inotrópico. Estes devem ser diagnosticados na investigação de antecedentes pessoais e suspeitados quando não há resposta adequada a medidas excessivas na ressuscitação.

A administração de grandes volumes de cristalóides também tem suas conseqüências, as quais podem influenciar negativamente a evolução do grande queimado, por exemplo:

- Edema pulmonar associado à lesão inalatória.
- Íleo paralítico por edema de alças.
- Hiponatremia dilucional.

O excesso de RL pode ainda causar alcalose metabólica pela metabolização do lactato.

Tratamento inicial da queimadura

Após a avaliação inicial e estabilização do paciente todo o tecido não viável deve ser removido (áreas de necrose e bolhas). As queimaduras devem ser lavadas com solução fisiológica e sabão. A utilização de antibióticos tópicos pode ajudar na diminuição da colonização bacteriana. Antibióticos sistêmicos não estão indicados no tratamento agudo do queimado. Curativo oclusivo estéril deve ser realizado.

A conduta a ser adotada – cirúrgica ou expectante (tratamento com curativos) – depende do grau da queimadura e deve ser definida assim que são estabelecidas as lesões. Os curativos devem ser trocados diariamente nas queima-

Tabela 37.I – Critérios de tratamento em centro especializado em queimaduras

Superfície corpórea queimada > 10% (segundo grau)
Queimadura de espessura total (qualquer extensão)
Lesão inalatória (vias aéreas acometidas ou intoxicação)
Queimaduras em face, mãos, pés, genitália, períneo ou grandes articulações
Queimadura elétrica
Trauma associado
Comorbidades associadas
Suspeita de maus-tratos

American Burn Association Guidelines, 2000.

Tabela 37.II – Exceções no tratamento de queimadura química

Ácido hidrofluórico: irrigar com sais de cálcio (injeção de gluconato de cálcio)
Metais de sódio, lítio e gás mostarda: cobrir com óleo (excisar peça)
Fenol: não irrigar, usar glicol polietileno
Fósforo branco: irrigar com sulfato de cobre
Alquil mercúrio: desbridar e remover bolhas

duras de maior profundidade e quando antibiótico tópico é utilizado. Queimaduras superficiais não contaminadas podem ser mantidas ocluídas por dois dias ou mais e reavaliadas em ambulatório.

Escarotomia

Na avaliação inicial é importante reconhecer lesões de extremidades com potencial de evoluir com síndrome compartimental. Lesões circunferenciais e de espessura total devem ser tratadas com secção de toda a espessura (escarotomia) do tecido queimado, de forma a permitir o adequado fluxo sangüíneo para a extremidade.

Lesão circunferencial do tórax também pode restringir a expansão adequada à ventilação e a escarotomia está indicada para permitir a adequada incursão respiratória.

A escarotomia pode ser realizada no leito ou na sala de admissão apenas com sedação, já que os tecidos queimados são insensíveis. As linhas laterais e mediais dos membros são os locais para incisão, evitando a exposição articular. No tórax, incisões paralelas à linha axilar anterior e duas ou três incisões horizontais liberam a expansibilidade torácica.

Suporte nutricional

O aumento da taxa de metabolismo no queimado é expressivo e resulta do intenso estado catabólico e da perda de calor à qual o paciente está exposto. A via mais adequada para administração calórica é a enteral, visando a manutenção fisiológica e o adequado trofismo do trato gastrintestinal.

A resposta catabólica inclui o aumento da produção de glicose, resistência à insulina, lipólise e recrutamento das proteínas musculares. O inadequado suporte nutricional resulta em atraso da cicatrização e diminuição da função imunológica.

O gasto calórico estimado no paciente queimado é de até três vezes o consumo basal. Curreri propôs uma fórmula que sugere aproximadamente o dobro da usualmente utilizada por Haris-Benedict (fórmula de Curreri: 25 kcal/kg + 40 kcal/%SCQ), sendo a relação calorias não-protéicas/calorias protéicas 100:1 e pelo menos 2 g proteínas/kg/dia.

Tratamento ambulatorial

Pacientes com queimaduras menores (superficiais ou pouco extensas) podem ser tratados em ambulatório, desde que alguns critérios não estejam presentes: outras patologias associadas, suspeita de maus-tratos, má ou inadequada condição social, idosos e crianças.

O tratamento iniciado no atendimento de urgência (curativo oclusivo estéril) deve ser reavaliado em 48 a 72 horas. Queimaduras superficiais sem sinais infecciosos podem ser novamente ocluídas e reavaliadas até a completa restauração da área lesada. Aquelas que apresentam sinais infecciosos indicam a necessidade de curativos com antibiótico tópico e troca diária. Lesões que não tenham evolução favorável em duas a três semanas devem ser consideradas de tratamento cirúrgico.

Tratamento cirúrgico

O tratamento cirúrgico das queimaduras é necessário quando há lesão profunda e/ou não ocorre evolução adequada de uma queimadura superficial. Quando o grau da queimadura é incerto, pode-se retardar o tratamento cirúrgico em uma a duas semanas até que se possa definir se há necessidade de intervenção. Feridas que não cicatrizam após duas a três semanas evoluem com maior contratura e cicatrizes hipertróficas, resultando em maiores seqüelas funcionais e estéticas.

A programação cirúrgica deve ser precoce (primeiras 48 horas), com desbridamento do tecido necrótico, assim que o paciente estiver estabilizado hemodinamicamente. O tempo cirúrgico não deve tardar mais que sete dias, pelo risco crescente de infecção do sítio da queimadura.

A técnica de excisão tangencial permite a remoção do tecido desvitalizado com máxima preservação das áreas viáveis, sendo determinada pelo padrão puntiforme de sangramento. A perda de sangue neste procedimento é significativa, com necessidade, em alguns casos, de transfusão sangüínea.

A dúvida sobre a viabilidade do tecido subcutâneo pode indicar um desbridamento no plano fascial com vantagem de menor perda sangüínea.

Curativos oclusivos e com antibiótico tópico são preconizados visando respectivamente à hemostasia da área desbridada e ao controle infeccioso da lesão.

Após a completa remoção dos tecidos desvitalizados, a área queimada estará pronta para a cobertura da lesão. Pequenas áreas podem ser aproximadas e fechadas borda a borda. Lesões mais extensas devem ser tratadas com enxertia cutânea e ou retalhos cutâneos, de acordo com a função da região acometida.

Enxertia cutânea de espessura parcial ou total em lâmina são opções ideais em lesões de extensão pequena e média. Já em pacientes com grande parte da superfície acometida ou com poucas áreas doadoras, a opção de enxertia em malha (*mesh graft*) tem resultados mais rápidos e com menor morbidade, embora o resultado funcional e estético fique abaixo do esperado quando comparada a outras técnicas.

Queimaduras muito extensas, sem possibilidade de enxertia autógena ou pacientes muito instáveis clinicamente podem ser beneficiados por técnicas de cobertura temporária. Os enxertos de pele homogênea (doadores cadáveres) minimizam as repercussões sistêmicas das queimaduras e algias, preparando a região queimada e evitando dessecação e infecção local. Este enxerto se integra ao leito, sendo rejeitado pela ação da resposta imune celular na segunda semana pós-operatória. Outras alternativas com base na engenharia de tecidos e cultura celular são técnicas promissoras, mas que ainda requerem avanços para a utilização na prática clínica.

LEITURA ADICIONAL

1. Dimick AR. Eletrical injuries. In: Harrison's principles of internal medicine, 14. ed. New York: McGraw-Hill,1998.
2. Garner WL. Thermal burns. In: Achauer BM, Eriksson E, Guyuron B (eds). Plastic surgery indications, operations and outcomes. St. Louis: Mosby; 2000.
3. Goodwin CW, Finkelstein JL, Madden MR. Burns. In: Schwartz SI, Shires GT, Spencer FC (eds). Principles of surgery. 6. ed. New York: McGraw-Hill; 1994.
4. Herndon DN (ed). Total burn care. 2. ed. London: WB Saunders; 2002.
5. Kao CC, Garner WL. Acute burns. Plast Reconstr Surg 2000; 105: 2482-93.
6. Murray J. Cold, chemical and arradiation injuries. In: McCarthy JG (ed). Plastic surgery. Philadelphia: WB Saunders; 1990.
7. Pruitt BA, Goodwin CW, Pruitt SK. Burns. In: Sabiston DC, Lyerly HK (eds). Textbook of surgery: the biological basis of modern surgical practice. 15. ed. Philadelphia: WB Saunders; 1997.
8. Sheridan R. Burns. Crit Care Med 2002; 30.
9. American Burn Association. Burn incidence and treatment in US 2000; Fact Sheet.
10. Burnsurgery.org. Disponível em: www.burnsurgery.org.

Algoritmo 37.1 – Atendimento inicial de pacientes com queimaduras

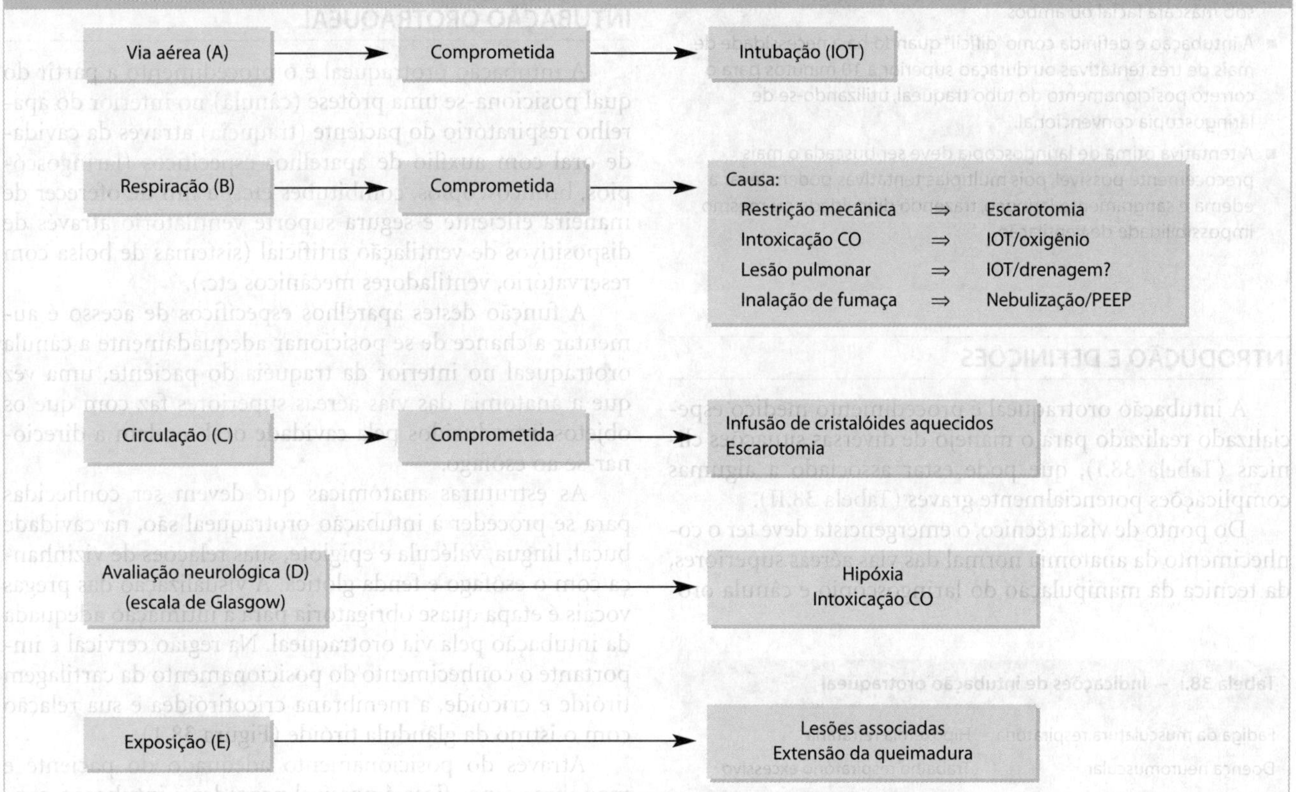

CAPÍTULO 38

Intubação Orotraqueal

Vladimir Ribeiro Pinto Pizzo
Herlon Saraiva Martins
Marcelo Eduardo Sproesser

TÓPICOS IMPORTANTES

- O manuseio inadequado da via aérea é uma causa freqüente de complicações relacionadas às emergências.
- As causas de complicações na intubação são: ventilação difícil, falha em reconhecer intubação esofágica e dificuldade ou mesmo impossibilidade de intubação.
- As principais seqüelas associadas ao manuseio inadequado da via aérea difícil são: óbito, lesão cerebral, parada cardiopulmonar, traqueostomia desnecessária, trauma à via aérea ou aos dentes.
- Via aérea difícil é a situação clínica na qual o médico treinado tem dificuldade em intubar um paciente, manter ventilação manual sob máscara facial ou ambos.
- A intubação é definida como "difícil" quando há a necessidade de mais de três tentativas ou duração superior a 10 minutos para o correto posicionamento do tubo traqueal, utilizando-se de laringoscopia convencional.
- A tentativa ótima de laringoscopia deve ser buscada o mais precocemente possível, pois múltiplas tentativas podem levar a edema e sangramento laríngeo, trazendo dificuldade ou mesmo impossibilidade de ventilação.

INTRODUÇÃO E DEFINIÇÕES

A intubação orotraqueal é procedimento médico especializado realizado para o manejo de diversas situações clínicas (Tabela 38.I), que pode estar associado a algumas complicações potencialmente graves (Tabela 38.II).

Do ponto de vista técnico, o emergencista deve ter o conhecimento da anatomia normal das vias aéreas superiores, da técnica da manipulação do laringoscópio e cânula orotraqueal, assim como estar apto a lançar mão de técnicas alternativas e saber resolver ou indicar a solução para as eventuais complicações decorrentes do procedimento.

Tabela 38.I – Indicações de intubação orotraqueal

Fadiga da musculatura respiratória	Hipoxemia refratária
Doença neuromuscular	Trabalho respiratório excessivo
Drive ventilatório diminuído	Redução da PIC
Obstrução de vias aéreas	Instabilidade hemodinâmica grave
Diminuir consumo de oxigênio	"Proteção" de vias aéreas
Anormalidades de parede torácica	

Tabela 38.II – Complicações associadas a intubação orotraqueal

Lesão epiglote	Laceração de esôfago/traquéia
Pneumotórax/Hipotensão	Lesão de lábios, dentes e partes moles
Bradicardia	Sangramentos em vias aéreas superiores

INTUBAÇÃO OROTRAQUEAL

A intubação orotraqueal é o procedimento a partir do qual posiciona-se uma prótese (cânula) no interior do aparelho respiratório do paciente (traquéia) através da cavidade oral com auxílio de aparelhos específicos (laringoscópios, broncoscópios, combitubes etc.) a fim de oferecer de maneira eficiente e segura suporte ventilatório através de dispositivos de ventilação artificial (sistemas de bolsa com reservatório, ventiladores mecânicos etc.).

A função destes aparelhos específicos de acesso é aumentar a chance de se posicionar adequadamente a cânula orotraqueal no interior da traquéia do paciente, uma vez que a anatomia das vias aéreas superiores faz com que os objetos introduzidos pela cavidade oral tendam a direcionar-se ao esôfago.

As estruturas anatômicas que devem ser conhecidas para se proceder à intubação orotraqueal são, na cavidade bucal, língua, valécula e epiglote, suas relações de vizinhança com o esôfago e fenda glótica. A visualização das pregas vocais é etapa quase obrigatória para a ultimação adequada da intubação pela via orotraqueal. Na região cervical é importante o conhecimento do posicionamento da cartilagem tiróide e cricóide, a membrana cricotiróidea e sua relação com o istmo da glândula tiróide (Figura 38.1).

Através do posicionamento adequado do paciente e manobras específicas é possível proceder à intubação conforme explica-se a seguir.

Posiciona-se o paciente em hiperextensão cervical (se possível, na ausência de suspeita de lesão de coluna cervical, por exemplo) com um coxim baixo junto ao occipício e in-

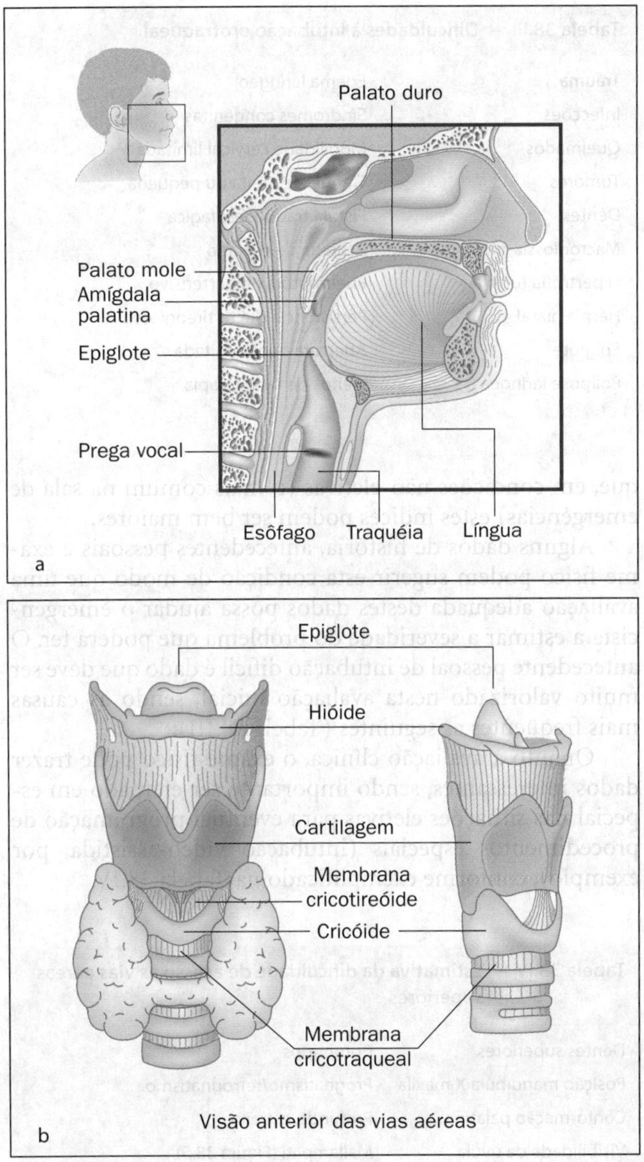

Figura 38.1 – Anatomia.

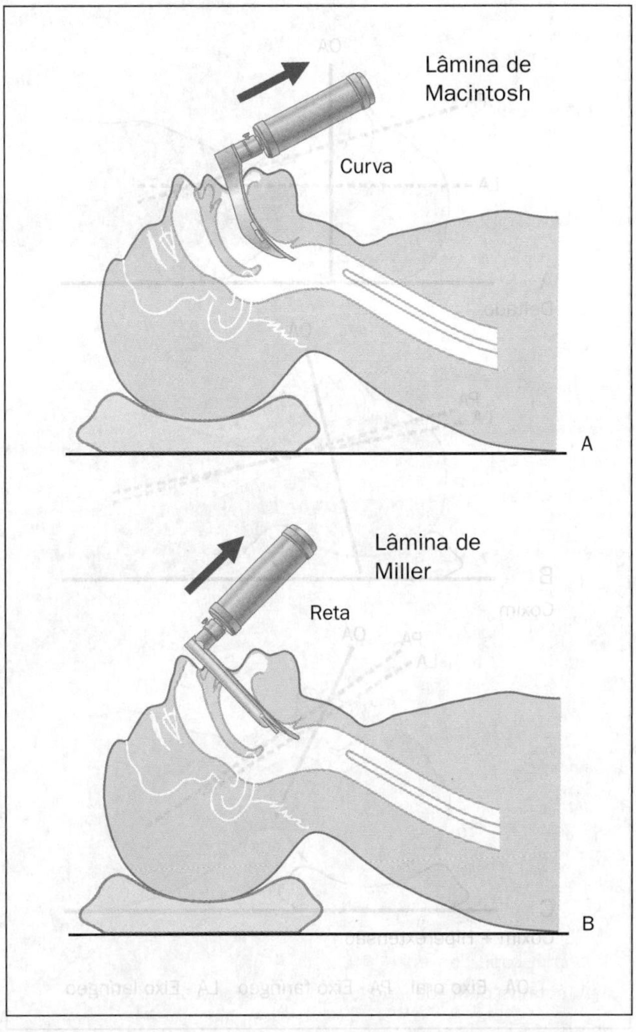

Figura 38.2 – Técnicas de laringoscopia.

troduz-se o laringoscópio na cavidade oral pelo lado direito da boca, rechaçando-se a língua para o lado esquerdo e progride-se sua lâmina pelo dorso da língua até a visualização da epiglote. Posiciona-se, então, a extremidade distal da lâmina do laringoscópio num recesso da região fronteiriça da base da língua com a epiglote (valécula) e promove-se a tração das estruturas no sentido superior com conseqüente exposição da fenda glótica evitando-se, neste movimento, a báscula do sistema e apoio da lâmina do laringoscópio nos dentes ou lábio do paciente e gerar lesão. O procedimento aqui descrito vale para os laringoscópios de lâminas curvas, sendo que, quando se optar por utilizar laringoscópios de lâmina reta (intubações difíceis, opção pessoal ou na pediatria) a técnica é um pouco diferente, devendo-se posicionar a extremidade distal de modo que ela englobe a epiglote no conjunto a ser tracionado (Figuras 38.2A e 38.2B). O grande inconveniente desta técnica é a possibilidade de lesão desta estrutura tão delicada e conseqüente dificuldade às novas tentativas no caso de insucesso de uma primeira. Este posicionamento e movimentação vão gerar o alinhamento dos três eixos: oral, faríngeo e laríngeo, como demonstrado na Figura 38.3.

Uma vez introduzida a cânula orotraqueal, o próximo passo é checar seu posicionamento adequado (tratar precocemente no caso de posicionamento inadequado) através de técnicas de detecção próprias. Inicialmente o que é mais simples e efetivo é auscultar a região epigástrica após insuflação aérea através do tubo; a audição de borborigmos nesta posição é indicativa de intubação esofágica e a cânula deve ser retirada imediatamente a fim de se evitar distensão gástrica e conseqüente risco de aspiração de conteúdo gástrico por parte do paciente. A propedêutica pulmonar permite, ainda, diagnosticar uma intubação seletiva, algo que pode ocorrer graças à peculiaridade de o brônquio-fonte direito ser caminho mais "fisiológico" para a progressão da cânula já que a angulação do brônquio-fonte esquerdo com o eixo traqueal é maior. Se disponíveis, dispositivos qualitativos ou quantitativos (capnógrafos) para detecção de CO_2 são recomendáveis e um exame clínico pulmonar, aferição de pressão arterial e

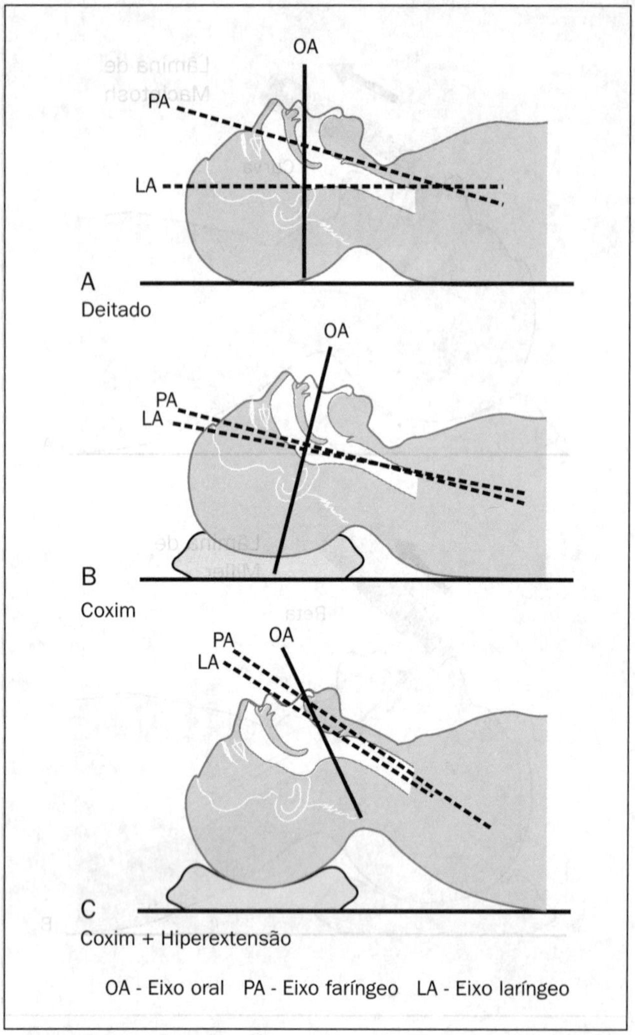

Figura 38.3 – Eixos.

monitorização cardíaca e de oximetria de pulso são indispensáveis logo após o procedimento a fim de detectar eventuais complicações. A obtenção de radiografia de tórax é importante no sentido de fazer diagnóstico de eventuais complicações (como um pneumotórax, por exemplo) e checar a adequação do posicionamento do tubo (3 a 5 centímetros acima da carina principal).

VIAS AÉREAS DIFÍCEIS

Em determinadas situações por peculiaridades da anatomia das vias aéreas de determinados pacientes, a obtenção de acesso seguro à traquéia pode ser bastante difícil, devendo o emergencista, nestas situações, lançar mão de estratégias diferenciadas para obter êxito na intubação.

Segundo dados da Sociedade Americana de Anestesiologia, se usarmos a definição de que uma via aérea difícil é aquela em que um profissional experimentado tenha qualquer dificuldade de visualização adequada das estruturas de interesse ou garantir ventilação adequada com máscara, até 10% dos pacientes poderiam ter este diagnóstico, sendo

Tabela 38.III – Dificuldades à intubação orotraqueal

Trauma	Edema laríngeo
Infecções	Síndromes congênitas
Queimados	Mobilidade cervical limitada
Tumores	Traquéia estreita ou pequena
Dentes	Fístula traqueoesofágica
Macroglossia	Acalasia de esôfago
Hipertrofia tonsilar	Pneumotórax hipertensivo
Hérnia hiatal	Persistência ducto tireoglosso
Epiglote	Abertura bucal limitada
Polipose laríngea	Efeitos de radioterapia

que, em condições não-eletivas (o mais comum na sala de emergências) estes índices podem ser bem maiores.

Alguns dados de história, antecedentes pessoais e exame físico podem sugerir esta condição de modo que uma avaliação adequada destes dados possa ajudar o emergencista a estimar a severidade do problema que poderá ter. O antecedente pessoal de intubação difícil é dado que deve ser muito valorizado nesta avaliação inicial, sendo as causas mais freqüentes as seguintes (Tabela 38.III):

Quanto à avaliação clínica, o exame físico pode trazer dados interessantes, sendo importante ser efetuado em especial nas situações eletivas para eventual programação de procedimentos especiais (intubação vídeo-assistida, por exemplo), conforme exemplificado na Tabela 38.IV.

Tabela 38.IV – Estimativa da dificuldade de acesso às vias aéreas superiores

Dentes superiores	Compridos
Posição mandíbula X maxila	Prognatismo/retrognatismo
Conformação palatina	Profunda, estreita
Visibilidade da úvula	Mallampati (Figura 38.5)
Complacência mandibular	Rígida
Distância tireomentoniana	Menos de 3 dedos
Comprimento do pescoço	Curto
Mobilidade cervical	Pequena

Alguns índices são utilizados para avaliar a eventual dificuldade da intubação, sendo as escalas de Mallampati e Cormack & Lehane as mais utilizadas e levam em conta a visualização das estruturas quando da abertura bucal e laringoscopia, respectivamente (Figuras 38.4 e 38.5).

Os escores I (de ambas escalas) estão associados a maiores índices de sucesso em relação aos escores mais altos.

SEDAÇÃO PARA INTUBAÇÃO

A intubação orotraqueal é procedimento potencialmente desconfortável, devendo-se, sempre que possível e por questão de conforto, ser realizado em ambiente adequado e den-

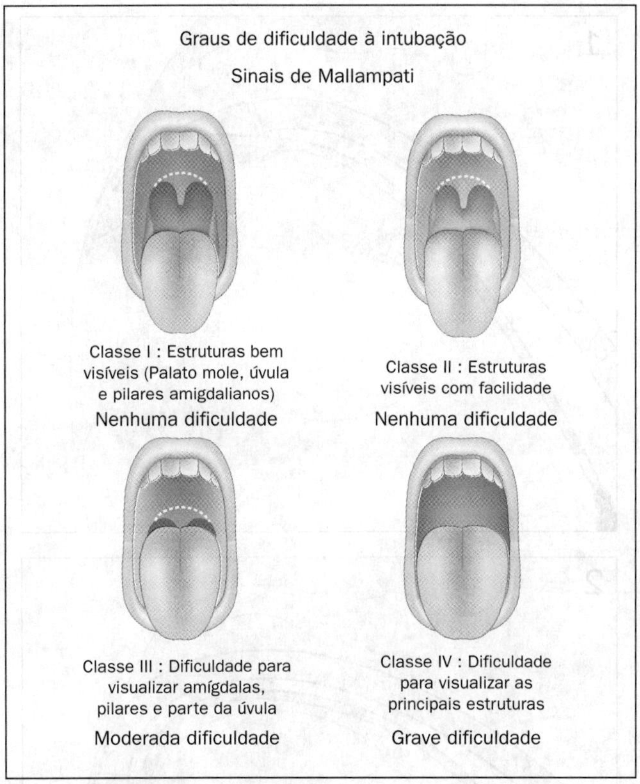

Figura 38.4 – Sinais de Mallampati.

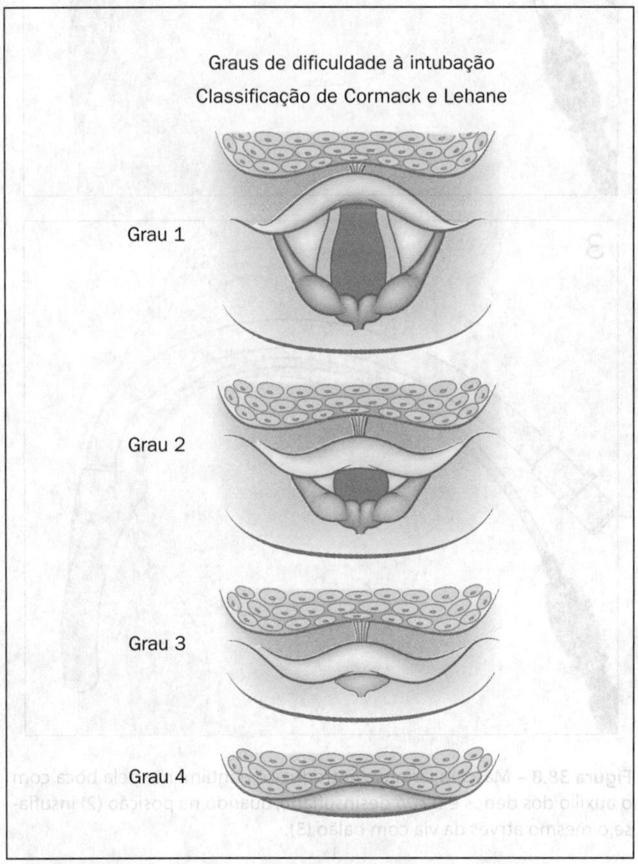

Figura 38.5 – Classificação de Cormack e Lehane.

tro das condições mais próximas do ideal (monitorização, jejum etc.). No entanto, não é possível garantir estas condições nas salas de emergências, sendo muito comum que o indivíduo esteja com o "estômago cheio" quando da necessidade da intubação, de modo que o uso de substâncias que podem induzir vômito ou rebaixar o reflexo de tosse pode ser potencialmente perigoso nestas situações. Por este motivo, vários protocolos de ações e drogas são disponíveis para utilização nestas condições, sendo sugerido o seguinte protocolo de sedação para intubação orotraqueal em indivíduos acordados (note que o nível de consciência para tal procedimento pode ter que ser bem baixo e a escala mais freqüentemente utilizada é a escala de coma de Glasgow, pela sua facilidade):

- Hiperventilar previamente com quantidades generosas de oxigênio, estabelecer acesso venoso adequado e monitorização cardioscópica e de oximetria de pulso contínua, além de aferição freqüente da pressão arterial e nível de consciência;
- Se possível administrar *puffs* de lidocaína spray na orofaringe com o intuito de anestesia local e conseqüente diminuição do estímulo nauseoso;
- Posicionamento adequado do paciente, se possível com decúbito elevado para dificultar a regurgitação e aspiração de conteúdo gástrico;
- Administrar 50 a 150 µg de fentanila (agonista opiáceo que tem a função de analgesia, sedação e diminuição do reflexo de tosse) e acessar o nível de consciência; a partir de agora a manobra de Sellick (compressão da cartilagem tiróide sobre a coluna cervical com o intuito de posteriorizar a via aérea e comprimir o esôfago, diminuindo assim o risco de aspiração) deve ser realizado por um auxiliar;
- Administrar 0,3 mg/kg de peso de etomidato ou 1 a 1,5 mg/kg de propofol ou 5 a 15 mg de midazolam para indução de sedação, caso ainda não tenha sido obtido nível suficiente só com a fentanila e proceder à tentativa caso tenha sido atingido o nível de consciência adequado (falta de resposta à digitopercussão glabelar);
- No caso de não se conseguir visualização adequada das estruturas apesar de sedação adequada e técnica de laringoscopia correta, pode-se lançar mão do uso de bloqueadores neuromusculares, sendo os mais utilizados a succinilcolina na dose de 0,5 a 1 mg/kg, o cisatracúrio ou

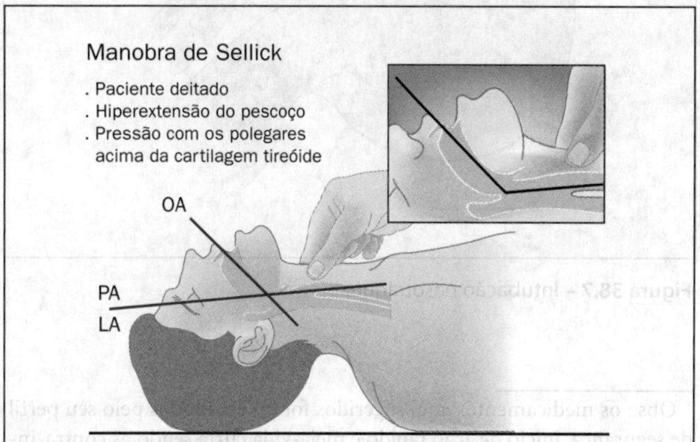

Figura 38.6 – Manobra de Sellick.

atracúrio e proceder a nova tentativa. Não se pode esquecer que o insucesso agora faz com que haja a necessidade de ventilação até que se termine o efeito da droga, já que o paciente estará impossibilitado de respirar.*

TÉCNICAS ALTERNATIVAS

Um dispositivo que pode auxiliar no manejo de vias aéreas é a cânula orofaríngea (ou cânula de Guedel), que tem a utilidade de manter a cavidade oral aberta assim como tracionar a língua com conseqüente liberação da retrofaringe da queda desta. Deve-se usar uma cânula cujo tamanho seja compatível com o paciente, podendo-se medir o comprimento do ramo da mandíbula para estimar o comprimento da cânula.

Uma vez que não seja possível estabelecer o acesso adequado à via aérea do paciente pela via orotraqueal existem técnicas alternativas de aquisição desta podendo ser comentadas:

Vias supraglóticas

Intubação nasotraqueal

Nesta técnica é necessário que o indivíduo esteja respirando. A técnica consiste em se introduzir a cânula nasotraqueal por uma das narinas e através da audição do médico introduzir a cânula quando da sensação do alinhamento entre a cânula e a via aérea do paciente. Existe a possibilidade de realizar esta técnica introduzindo-se a cânula e com a ajuda de uma pinça, através da boca aberta, fazê-la na posição adequada, conforme Figura 38.7.

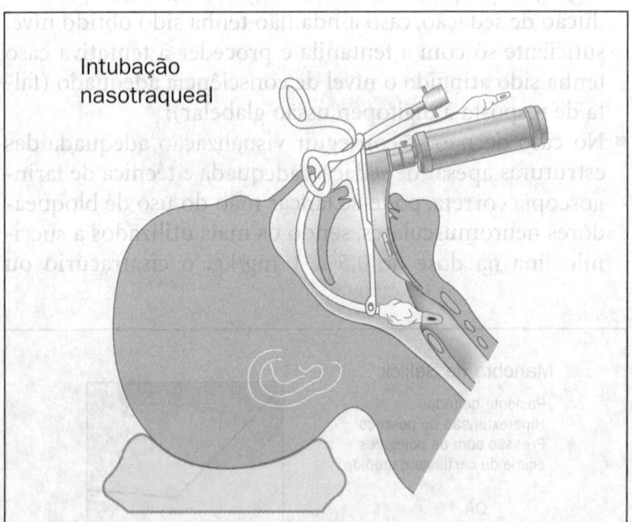

Figura 38.7 – Intubação nasotraqueal.

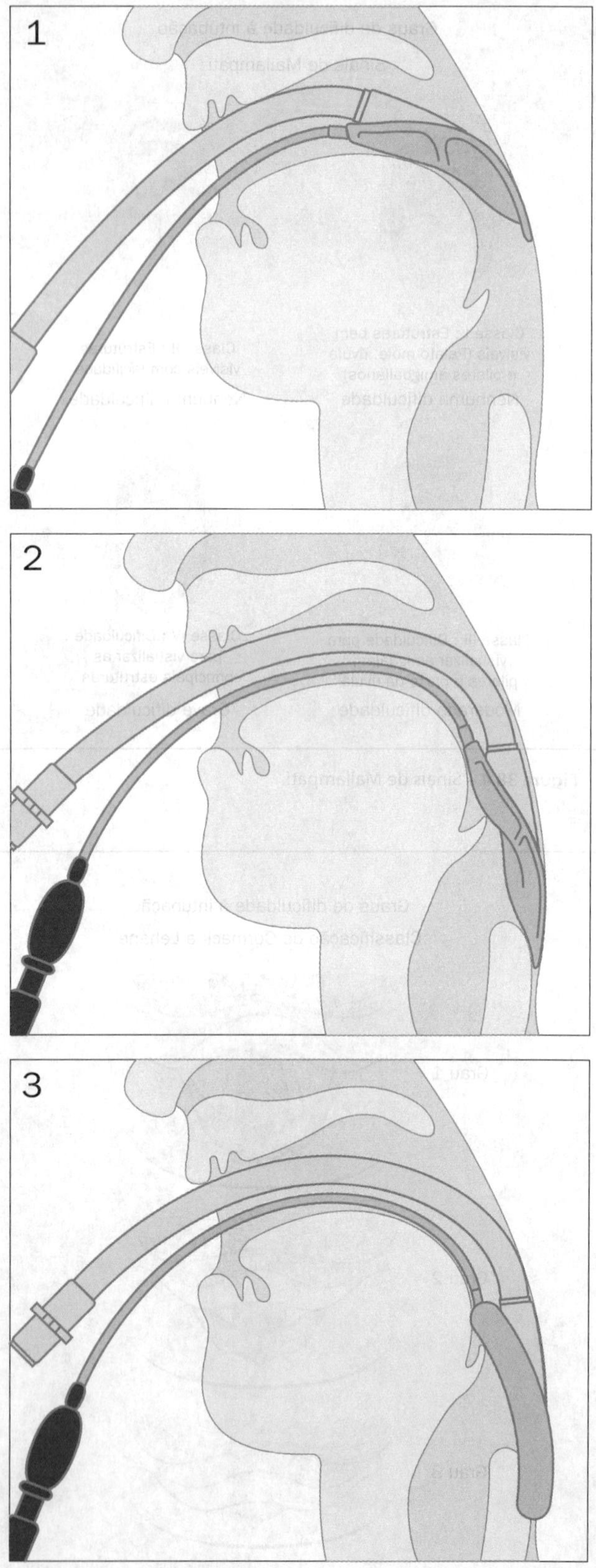

Figura 38.8 – Máscara laríngea: introduz-se gentilmente pela boca com o auxílio dos dedos e o *cuff* desinsuflado, quando na posição (2) insufla-se o mesmo atrvés da via com balão (3).

* Obs.: os medicamentos aqui sugeridos foram escolhidos pelo seu perfil de segurança, início de ação rápido e meia-vida curta sendo as contra-indicações e comentários específicos deixados em segundo plano pois fogem ao escopo do texto.

Esta técnica pode ser bastante desconfortável e pode estar associada a lesão nasal (laceração de mucosa, fratura de cornetos etc.), sendo contra-indicada na suspeita de lesões/fraturas de base de crânio.

Máscara laríngea

Este dispositivo bastante utilizado em ambiente cirúrgico pode ser útil em intubações por intervalos de tempos curtos ou como técnica alternativa para obtenção de via aérea definitiva.

Consiste em dispositivo que se molda à via aérea superior do paciente, que pode ser introduzido sem o auxílio de laringoscópio; sistema semelhante é o fast track que consiste em dispositivo que permite a introdução de cânula orotraqueal com técnica similar a da máscara laríngea (Figura 38.8).

As potenciais complicações deste procedimento são a inadequação da ventilação por falta de acoplamento apropriado da prótese à via aérea do paciente com conseqüente desoxigenação, hiperinsuflação esofágica e possibilidade de regurgitação e aspiração de conteúdo gástrico.

Combitubo

Este é um dispositivo que foi desenvolvido para intubações às cegas, para uso por socorristas/paramédicos e consiste em um sistema com dois tubos em paralelo com sistemas de acoplamento diferentes e um sistema de *cuffs* que permite o isolamento da via aérea e do esôfago.

Introduzido, pela cavidade oral sem auxílio de qualquer instrumento, promove-se a insuflação dos *cuffs* e testa-se qual via está dentro da via aérea; na maioria das vezes a via esofágica estará alinhada com o esôfago e a via para ventilação será o outro tubo (conforme Figura 38.10). Na "infelicidade" de a via esofágica adentrar a via aérea, basta ventilar o doente por meio desta (Figura 38.11).

As complicações que podem advir deste procedimento são as lesões da via aérea superior e esôfago como lacerações até a hipoxigenação e aspiração quando do não-reconhecimento da ventilação esofágica.

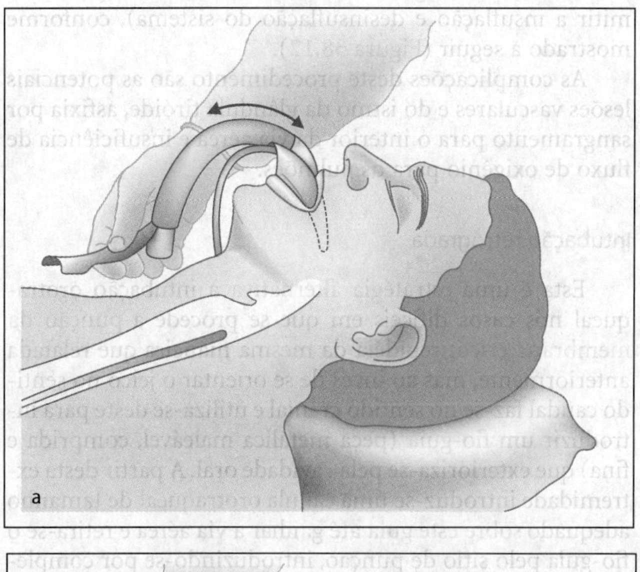

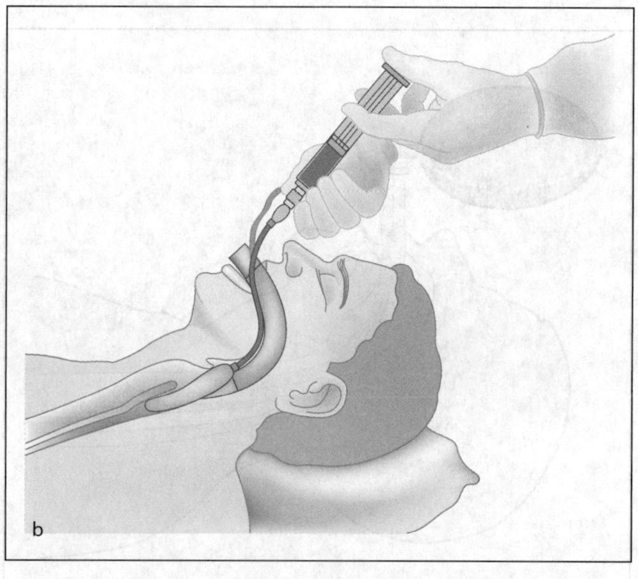

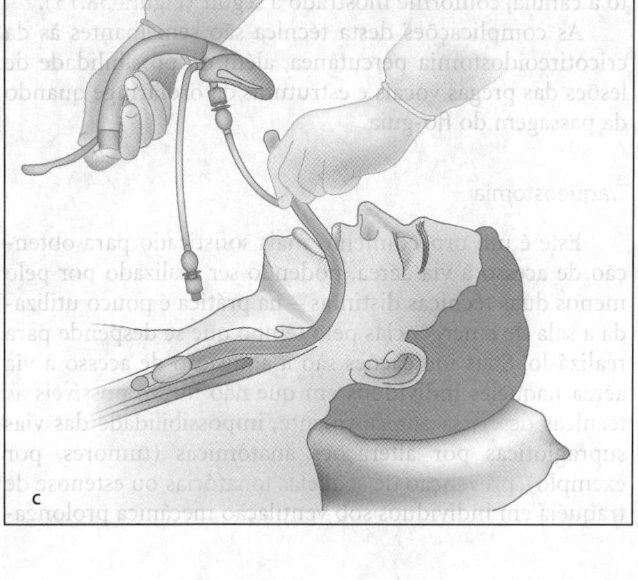

Figura 38.9 – Fast track.

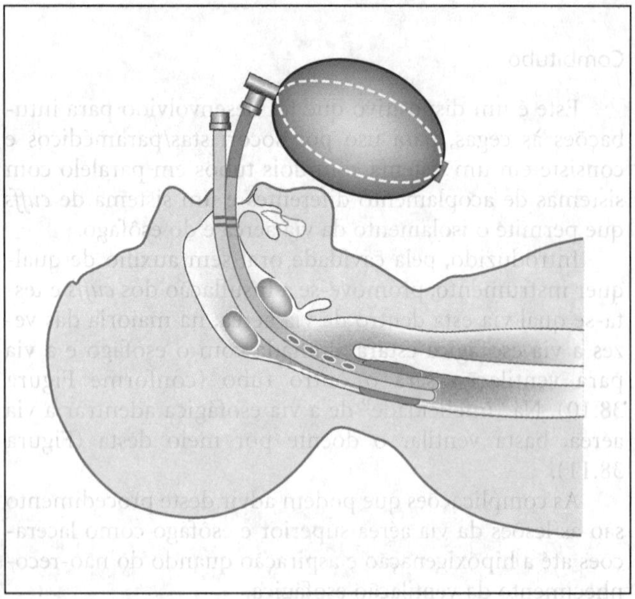

Figura 38.10 – Combitubo no esôfago.

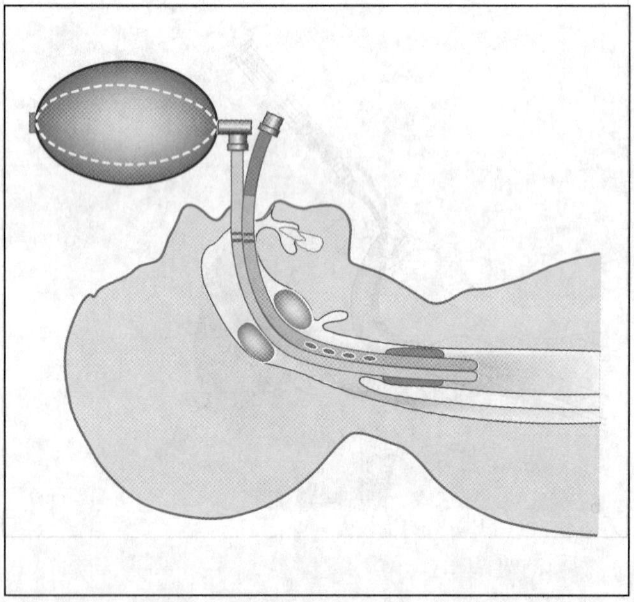

Figura 38.11 – Combitubo na traquéia.

Broncoscopia

Nesta técnica introduz-se a cânula sob visão direta, envolvendo aparelho (que pode ser rígido ou flexível) através do qual é possível a visualização direta da anatomia da via aérea conforme o dispositivo é introduzido.

Esta é considerada a maneira mais segura e adequada de obtenção de acesso à via aérea, no entanto o custo e a necessidade de profissional habilitado fazem com que esta técnica não seja utilizada rotineiramente, devendo ser em casos selecionados.

Vias infraglóticas

Ventilação transtraqueal/cricotireostomia

Consiste em técnica alternativa emergencial para garantir mínima oxigenação enquanto se providencia a via definitiva.

Do ponto de vista técnico, consiste em introduzir um cateter conectado a uma fonte de oxigênio no interior da traquéia por via de punção percutânea, que deve seguir os seguintes passos:

Identifica-se a membrana cricotireoidéia e procede-se à sua punção com um cateter sobre agulha (Jelco) nº 14 acoplado a uma seringa com água, tracionando-se o êmbolo. Uma vez atingido o interior da traquéia (a água no interior da seringa borbulhará), introduz-se a parte plástica do jelco sem a agulha-mandril apontando-se para a extremidade caudal do paciente. Conecta-se, então, uma seringa de 3 mL sem o êmbolo no cateter e na seringa um adaptador de cânula orotraqueal nº 6. Pode-se então acoplar o sistema a um ambu ou o cateter direto a uma fonte geradora de fluxo contínuo de oxigênio e um sistema valvular (para permitir a insuflação e desinsuflação do sistema), conforme mostrado a seguir (Figura 38.12).

As complicações deste procedimento são as potenciais lesões vasculares e do istmo da glândula tiróide, asfixia por sangramento para o interior da via aérea e insuficiência de fluxo de oxigênio para os pulmões.

Intubação retrógrada

Esta é uma estratégia alternativa à intubação orotraqueal nos casos difíceis em que se procede a punção da membrana cricotireoidéia da mesma maneira que relatada anteriormente, mas ao invés de se orientar o jelco no sentido caudal faz-se no sentido cranial e utiliza-se deste para introduzir um fio-guia (peça metálica maleável, comprida e fina) que exterioriza-se pela cavidade oral. A partir desta extremidade introduz-se uma cânula orotraqueal de tamanho adequado sobre este guia até ganhar a via aérea e retira-se o fio-guia pelo sítio de punção, introduzindo-se por completo a cânula, conforme mostrado a seguir (Figura 38.13).

As complicações desta técnica são semelhantes às da cricotireoidostomia percutânea, além da possibilidade de lesões das pregas vocais e estruturas da orofaringe quando da passagem do fio-guia.

Traqueostomia

Este é um procedimento mais sofisticado para obtenção de acesso à via aérea, podendo ser realizado por pelo menos duas técnicas distintas – na prática é pouco utilizada a sala de emergências pelo tempo que se despende para realizá-lo. Suas indicações são a aquisição de acesso à via aérea naqueles indivíduos em que não foram possíveis as técnicas descritas anteriormente, impossibilidade das vias supraglóticas por alterações anatômicas (tumores, por exemplo), prevenção de seqüelas fonatórias ou estenose de traquéia em indivíduos sob ventilação mecânica prolonga-

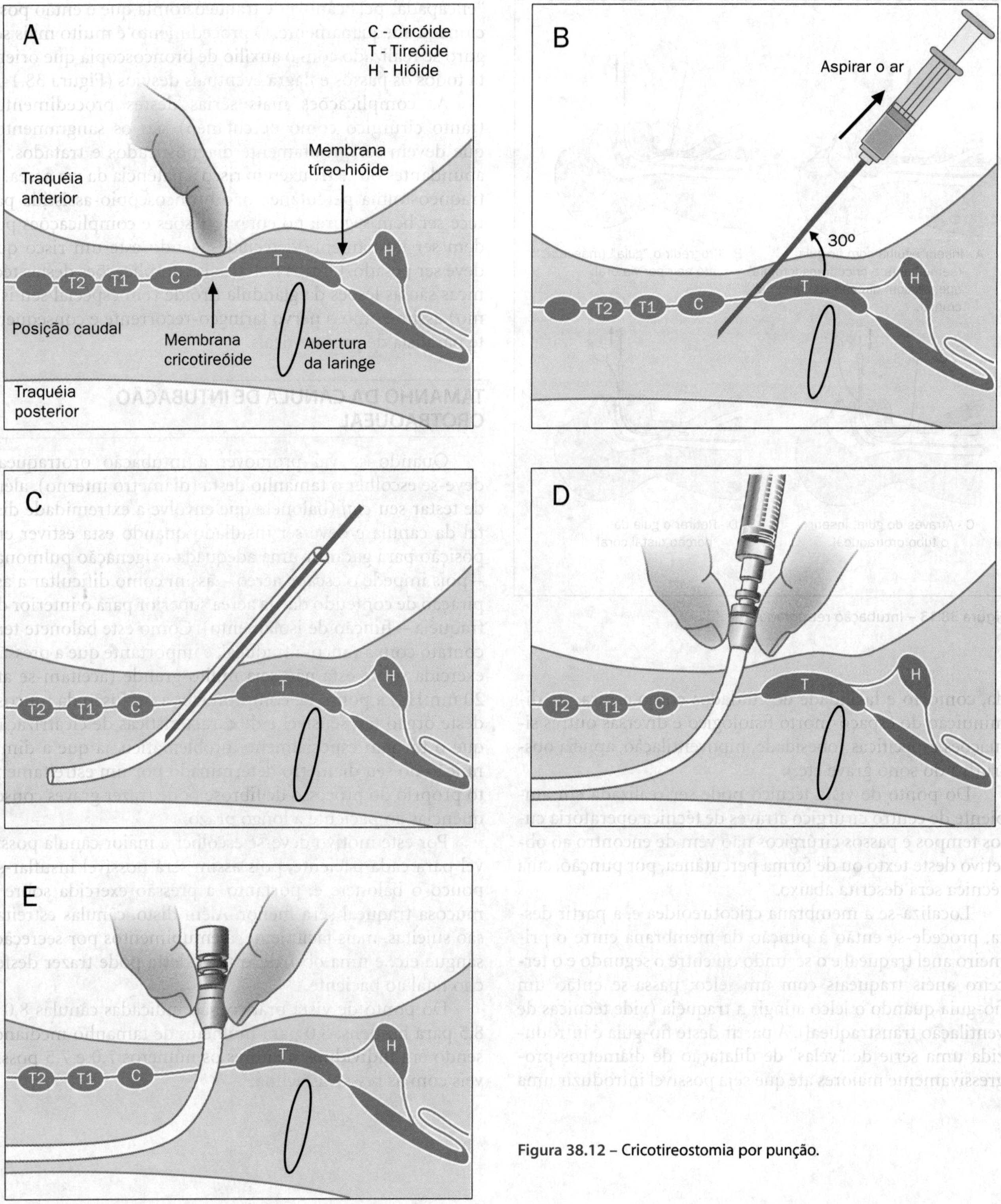

Figura 38.12 – Cricotireostomia por punção.

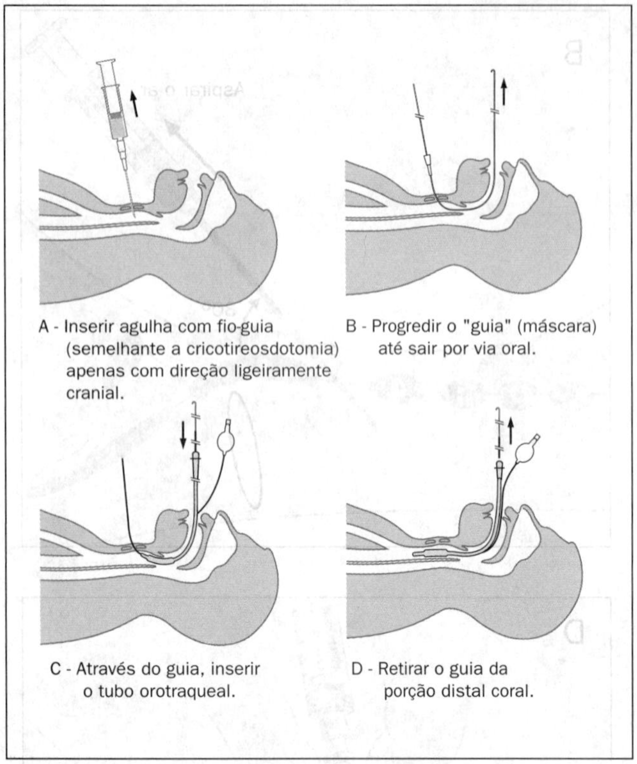

Figura 38.13 – Intubação retrógrada.

da, conforto e facilidade de cuidados como aspiração, diminuição do espaço-morto fisiológico e diversas outras situações específicas (obesidade, hipoventilação, apnéia obstrutiva do sono grave etc.).

Do ponto de vista técnico pode ser realizada em ambiente de centro cirúrgico através de técnica operatória cujos tempos e passos cirúrgicos não vêm de encontro ao objetivo deste texto ou de forma percutânea, por punção, cuja técnica será descrita abaixo.

Localiza-se a membrana cricotireóidea e, a partir desta, procede-se então à punção da membrana entre o primeiro anel traqueal e o segundo ou entre o segundo e o terceiro anéis traqueais com um jelco; passa-se então um fio-guia quando o jelco atingir a traquéia (vide técnicas de ventilação transtraqueal). A partir deste fio-guia é introduzida uma série de "velas" de dilatação de diâmetros progressivamente maiores até que seja possível introduzir uma "encapada" pela cânula de traqueostomia que é então posicionada adequadamente. O procedimento é muito mais seguro se realizado com o auxílio de broncoscopia que orienta todos os passos e flagra eventuais desvios (Figura 38.14).

As complicações mais sérias destes procedimentos (tanto cirúrgico como percutâneo) são os sangramentos que devem ser prontamente diagnosticados e tratados, se abundantes ou se trouxerem risco à patência da via aérea. A traqueostomia percutânea não broncoscópio-assistida parece ser bem segura; no entanto lesões e complicações podem ser tardiamente detectadas, sendo este um risco que deve ser pesado. Outras potenciais complicações destas técnicas são as lesões da glândula tiróide (em especial seu istmo) assim como o nervo laríngeo-recorrente e conseqüente paralisia de pregas vocais.

TAMANHO DA CÂNULA DE INTUBAÇÃO OROTRAQUEAL

Quando se vai promover a intubação orotraqueal, deve-se escolher o tamanho desta (diâmetro interno), além de testar seu *cuff* (balonete que envolve a extremidade distal da cânula e deve ser insuflado quando esta estiver em posição para garantir uma adequada oxigenação pulmonar – pois impede o escape aéreo – assim como dificultar a aspiração de conteúdo da via aérea superior para o interior da traquéia – função de isolamento). Como este balonete terá contato com a mucosa traqueal, é importante que a pressão exercida sobre esta não seja muito grande (aceitam-se até 20 mmHg) a ponto de comprometer a perfusão da mucosa deste órgão tão sensível e de características de cicatrização que o tornam especialmente problemático, já que a diminuição do seu diâmetro determinado por um estreitamento próprio do processo de fibrose pode trazer graves conseqüências ao paciente a longo prazo.

Por este motivo deve-se escolher a maior cânula possível para cada paciente, pois assim será possível insuflar-se pouco o balonete e, portanto, a pressão exercida sobre a mucosa traqueal será menor. Além disto, cânulas estreitas são sujeitas, mais facilmente, a entupimentos por secreção, sangue etc. e uma obstrução total desta pode trazer desfecho fatal ao paciente.

Do ponto de vista prático, são indicadas cânulas 8,0 e 8,5 para homens; 8,0 para mulheres de tamanho mediano, sendo em indivíduos menores os números 7,0 e 7,5 possíveis com as ressalvas acima.

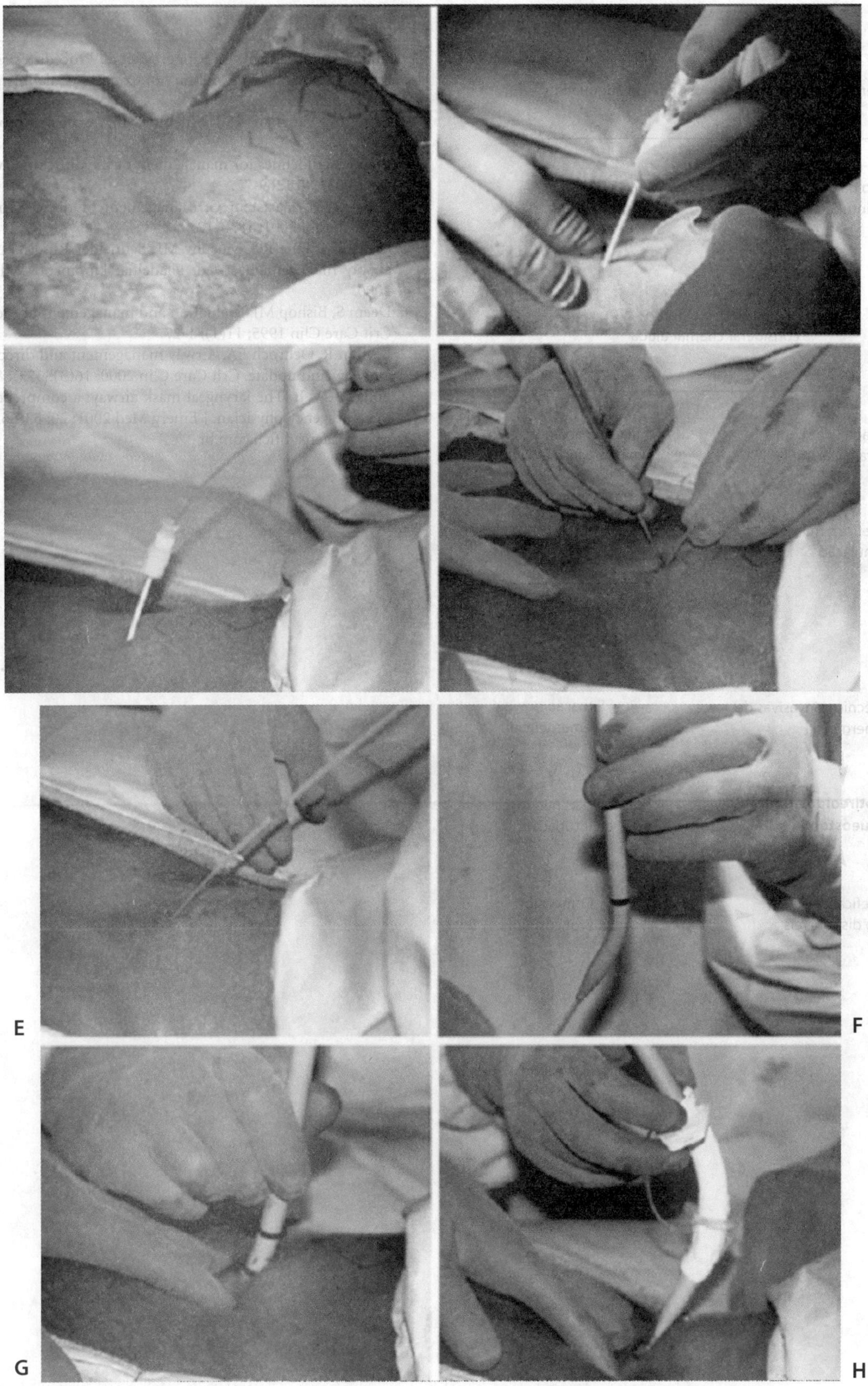

Figura 38.14 – Traqueostomia percutânea. A: Delimitar a anatomia e localizar o anel traqueal. B: Inserir o cateter entre o 1º e o 2º anel traqueal. C: Introdução de fio-guia. D-H: introdução de dilatadores, de diâmetros progressivamente maiores, até a inserção da cânula de traqueostomia (H).

Algoritmo 38.1 – Via aérea difícil

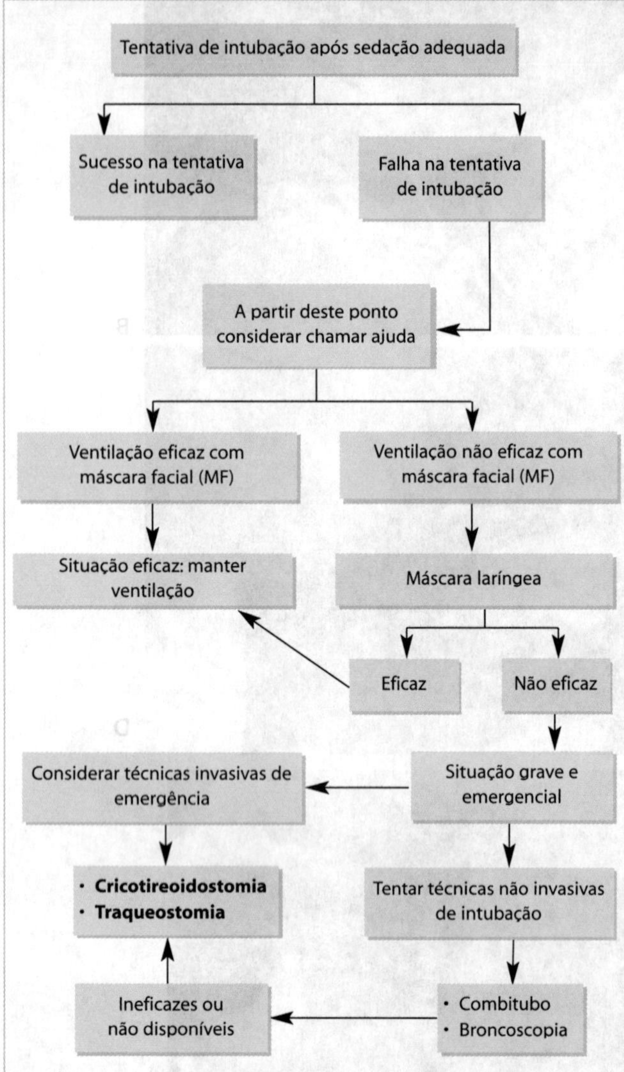

LEITURA ADICIONAL

1. Airway management. In: Rippe JM et al. Procedures and techniques in intensive care medicine. Library of Congress Colaboring-in-Publication Data; 1995.
2. Latto LP, Vaughan RS. Difficulties in tracheal intubation. Saunders; 1997.
3. Practice guidelines for management of the difficult airway. Anesthesiology 2003; 98: 1269-77.
4. Janssens M, Hartstein G. Management of difficult intubation. Eur J Anaesthesiol 2001; 18: 3-12.
5. Walls RM, Lute RC, Murphy MF, Schneider RE. Manual of emergency airway management. 1. ed. Filadélfia: Lippincott Willians & Wilkins; 2000.
6. Deem S, Bishop MJ. Evaluation and management of the difficult airway. Crit Care Clin 1995; 11(1): 1-27.
7. Levitan R, Ochroch EA. Airway management and direct laryngoscopy – a review and update. Crit Care Clin 2000; 16(3): 373-88.
8. Pollack CV Jr. The laryngeal mask airway: a comprehensive review for the emergency physician. J Emerg Med 2001; 20: 53-66.
9. www.viaaereadificil.com.br

Cateterização Venosa Central

CAPÍTULO 39

Vladimir Ribeiro Pinto Pizzo
Maurício Henrique Claro dos Santos

TÓPICOS IMPORTANTES

- Drogas como noradrenalina e adrenalina devem ser administradas, quando em infusão contínua, somente por acessos centrais.
- As principais vias de acesso do território da veia cava superior são a veia jugular interna e a veia subclávia.
- O procedimento deve acontecer com todo o rigor de antissepsia, em ambiente adequado, com o paciente posicionado em decúbito dorsal horizontal, idealmente em posição de Trendelemburg.
- A técnica de Seldinger é a mais utilizada atualmente.
- As complicações podem ser divididas em mecânicas e infecciosas.
- Em linhas gerais, sempre que houver infecção do sítio de inserção o cateter deve ser retirado e, caso haja necessidade, reposicionado em outro sítio.

INDICAÇÕES

São consideradas indicações para acesso venoso central as seguintes (Tabela 39.I):

Tabela 39.I – Indicações para acesso venoso central

Uso de drogas vasoativas	Administração de soluções específicas*
Monitorização de PVC e $ScvO_2$	Procedimentos específicos
Inserção de cateter de Swan-Ganz	Marca-passo transvenoso, diálise etc.
Nutrição parenteral	Ausência de acesso venoso periférico

PVC: pressão venosa central.
$ScvO_2$: porcentagem de hemoglobina saturada por oxigênio na veia cava superior.
* Vide detalhes no texto.

Indivíduos que se encontrem em condição de instabilidade hemodinâmica eventualmente necessitam receber drogas vasoativas cujo manejo e maneira de administração pressupõem a garantia de sua chegada à circulação central. A taxa de infusão deve ser controlada de modo que o acesso a vasos de alto fluxo é condição indispensável.

Drogas como noradrenalina e adrenalina devem ser administradas, quando em infusão contínua, somente por acessos centrais, sendo a dopamina e dobutamina aceitáveis em acessos periféricos (porém, idealmente, deveriam ser administradas em veias de alto fluxo).

Já há algum tempo é utilizada a medida da pressão venosa central (PVC) para estimar a volemia de pacientes. Esta é a pressão de enchimento do átrio direito que é considerada, isoladamente, com base em estudos recentes, um mau preditor de volemia ou resposta volêmica. No entanto, em indivíduos respirando confortavelmente, sem suporte respiratório invasivo, uma queda maior que 1 mmHg na PVC durante a inspiração é um bom índice de predição de resposta a volume.

Naqueles pacientes em que esteja indicada a monitorização com cateter de artéria pulmonar há a necessidade da canulação de vasos tributários dos territórios da cava superior ou inferior para se atingir a circulação pulmonar.

A monitorização metabólica tem tomado grande corpo e é considerada a mais custo-efetiva no manejo de determinadas situações clínicas, como o choque circulatório, sendo a determinação da $ScvO_2$, sua monitorização contínua e intervenções orientadas por esta sabidamente associadas a redução de mortalidade em pacientes em choque séptico nas primeiras 6 horas de admissão hospitalar.

Naqueles pacientes em que o uso do trato gastrintestinal é impossível ou insuficiente pode-se lançar mão do uso de soluções de nutrição parenteral que devem ser administradas em vasos de alto fluxo, pelas características de concentração destas soluções.

Determinadas medicações e substâncias devem ser administradas em vasos de altos fluxos pelo potencial de lesão e indução de flebite nas veias periféricas, como soluções concentradas de cloreto de potássio, fenitoína, amiodarona, claritromicina e quimioterápicos, entre outras.

Determinados procedimentos médicos que demandem altos fluxos sangüíneos, como a hemofiltração veno-venosa, só são possíveis com o uso de cateteres específicos posicionados em vasos profundos.

A passagem de marca-passo transvenoso é outra indicação de punção venosa central.

Finalmente, a incapacidade de aquisição de acesso venoso periférico, sendo este indispensável, é indicação de acesso venoso profundo, sendo as condições que podem interferir com esta acessibilidade as mais diversas, desde extensas lesões sobre a superfície corpórea do paciente até ausência de veias puncionáveis por edema ou intensa desidratação.

Por outro lado, existem as contra-indicações relativas a punções venosas profundas, listadas na tabela abaixo (Tabela 39.II):

Tabela 39.II – Contra-indicações às punções venosas centrais

Coagulopatia ou anticoagulação*	Doença vascular grave no sítio
Alto risco de complicações *	Distorção da anatomia vascular
Infecção no sítio de punção	Suspeita de lesão de veia cava
Profissional inexperiente, não supervisionado	Paciente combativo

* Para mais detalhes vide texto abaixo.

As contra-indicações são ditas relativas pois deve-se pesar, em cada caso, o potencial risco e benefício da punção, sendo, em linhas gerais, prudente seguir as seguintes orientações:

- Utilizar a via de maior experiência por parte do profissional.
- Caso a necessidade seja premente e houver risco de lesão e sangramento, preferir os sítios compressíveis (acesso femoral ou técnicas de passagem periférica: jugular externa ou antecubital).
- Nas indicações não-urgentes administrar plasma, plaquetas ou simplesmente desligar a infusão da heparina, por exemplo, por intervalo de tempo adequado para proceder a punção com o menor risco de complicação. Não há determinação específica dos níveis seguros dos tempos de coagulação ou contagem de plaquetas, sendo o bom senso que vai guiar estas intervenções. De qualquer maneira contagens de plaquetas abaixo de 30.000/mm^3 podem estar associadas a sangramento que tragam risco de morte.
- Se possível, desconectar o paciente do ventilador mecânico ou reduzir as pressões do sistema, em especial nas punções de risco para pneumotórax como são os acessos à veia subclávia.

TIPOS DE CATETERES

Quanto à sua constituição, os cateteres podem ser separados em mono ou multiluminais (a depender da quantidade de vias separadas em seu interior, como, por exemplo, cateteres de duplo ou triplo lúmen, com, respectivamente, duas ou três vias e, portanto, duas ou três saídas).

Na Figura 39.1 observa-se o corte transversal de um cateter de duplo lúmen. Observe que as duas vias são independentes.

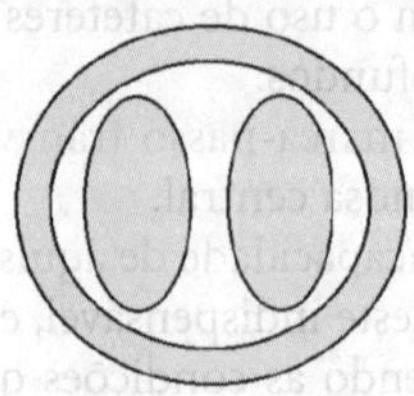

Figura 39.1 – Corte transversal de cateter de duplo lúmen.

VIAS DE ACESSO

As principais vias de acesso do território da veia cava superior são:

- Veia jugular interna.
  - Acesso anterior.
  - Acesso intermédio.
  - Acesso posterior.
- Veia subclávia.
  - Infraclavicular.
  - Supraclavicular.

São as vias preferenciais em especial pela possibilidade de acessar a pressão de enchimento do átrio direito, bem como a $ScvO_2$.

A via de acesso ao território da veia cava inferior é a punção da veia femoral, acesso cujas grandes vantagens são sua relativa facilidade de aquisição, fato de ser sítio compressível e não necessitar de mobilização cervical ou decúbito horizontal.

Na próxima sessão (técnica) serão discutidos os aspectos específicos de anatomia destes acessos.

Do ponto de vista de indicações específicas de cada acesso, a Tabela 39.III mostra as preferências em determinadas situações.

É evidente que estas orientações são gerais, prevalecendo a experiência do emergencista e a condição local de cada acesso como fatores mais importantes na escolha do sítio de punção.

Outro dado que deve ser pesado no momento da escolha do sítio de punção é a condição local daquele sítio, de modo que indivíduos portadores de traqueostomias ou muito secretivos deveriam ter suas veias jugulares poupadas (pelos riscos de contaminação) e, num caso específico de patologia pulmonar unilateral, preferir uma punção subclávia do mesmo lado do pulmão acometido (para evitar o risco de induzir lesão no pulmão "bom").

Tabela 39.III – Indicações de acesso venoso central e via de escolha

Indicações	Escolha do sítio 1ª	2ª	3ª
• Cateterização de artéria pulmonar	JID	SE	SD
• Com coagulopatia	JEx	JI	F
• PEEP alta	JID	JIE	JEx
• NPT (longa permanência)	S (implantado cirurgia)		
• Hemodiálise/plasmaférese	JI	F	S
• Marca-passo transvenoso (urgência)	JID	S	F
• Hipovolemia (impossibilidade de acesso periférico)	S ou F	JI	-
• Pré-operatório	JI	S	-
• Pré-operatório de neurocirurgia	AC	S	-
• Uso geral	JI ou S	F	JEx
• Incapacidade de deitar-se	F	JEx	AC
• Manejo emergencial de via aérea	F	S	JI

JI – jugular interna, JID – jugular interna direita, JIE – jugular interna esquerda, S – subclávia, SD – subclávia direita, SE – subclávia esquerda, F – femoral, JEx – jugular externa e AC – antecubital.

TÉCNICA

O procedimento deve acontecer com todo o rigor de antissepsia, em ambiente adequado, com o paciente posicionado em decúbito dorsal horizontal, idealmente em posição de Trendelemburg nos acessos à veia cava superior (para evitar embolia aérea e facilitar a punção, pelo engurgitamento dos vasos do pescoço) e posicionamento de coxim para facilitar a apresentação da área a ser puncionada. O coxim deve ser colocado na região interescapular em posição vertical de modo a promover a extensão do pescoço e o afastamento dos ombros (Figura 39.2).

Deve-se proceder à degermação da superfície ao redor do sítio de punção através do uso de solução própria (à base de clorexidine ou iodo-povidona) com movimentos de leve fricção, de modo a descontaminar esta região num raio de 15 a vinte centímetros e deixá-la agir por alguns minutos. Neste intervalo o médico submete-se à antissepsia pessoal, usando máscara, gorro, lavando as mãos também com solução própria (a mesma que usou na degermação) e calça luvas e avental de maneira estéril.

Na seqüência faz nova passagem da solução de antissepsia tópica (a mesma usada anteriormente, alcoólica ou aquosa) e procede-se à colocação dos campos estéreis. A cobertura do campo de punção deve ser ampla e a iluminação, adequada.

Procede-se, então, à anestesia local, que deve ser feita com agulha fina, com solução de lidocaína, injetando-se esta solução (com o cuidado de não fazer injeção inadvertida em vaso) e anestesiando-se apenas o trajeto virtual da agulha de punção (evitar movimento em "leque" para não levar a lesão vascular). Pode-se localizar o vaso a ser puncionado com esta agulha fina (a depender do comprimento da mesma, eventualmente não é possível no acesso subclávio inferior, via na qual a anestesia deve ser feita em especial junto ao periósteo da borda inferior da clavícula).

Uma vez anestesiado o trajeto procede-se então à punção conforme os reparos anatômicos a serem descritos abaixo, efetuando uma pressão de sucção no êmbolo da seringa à qual está acoplada a agulha de punção até observar o preenchimento desta seringa por sangue. Neste ponto, a depender do material de que se dispõe, deve-se proceder a uma das técnicas:

1. Cateter dentro da agulha – sistema consagrado como "*intracath*", em que se utiliza uma agulha de punção com um diâmetro relativamente grande, "passa-se" o cateter junto com um fio-guia plástico através desta agulha e faz-se o cateter progredir no interior do vaso retirando-se posteriormente a agulha e protegendo-a fora do corpo do paciente (Figura 39.3). É a técnica mais antiga e cada vez menos utilizada, em especial pelo risco de punção com agulha muito traumatizante e limitação do diâmetro do cateter, geralmente monoluminal com alta resistência ao fluxo sangüíneo (uma vez que a resistência ao fluxo é diretamente proporcional ao comprimento e inversamente proporcional ao raio do condutor).

2. Cateter sobre fio-guia (técnica de Seldinger) – esta é a técnica mais utilizada atualmente pela grande versatilidade de dimensões de cateteres a serem utilizados e consiste em se proceder à punção com agulha relativamente fina (um *jelco* 18, por exemplo) e passagem de um fio-guia (peça metálica, maleável parecida com uma corda de violão) através da agulha utilizada para a punção ou através da peça plástica do *jelco* (Figuras 39.4 a 39.10). O fio-guia é introduzido no vaso e progride de modo que um pedaço considerável esteja no interior do vaso. Retira-se a agulha ou peça plástica e "passa-se" o dilatador por sobre este fio-guia, de modo a afastar os tecidos em torno do sítio de punção para facilitar a posterior introdução do cateter. Este é o ponto-chave do procedimento, de acordo com o diâmetro do dilatador é que será possível introduzir um cateter maior ou menor.

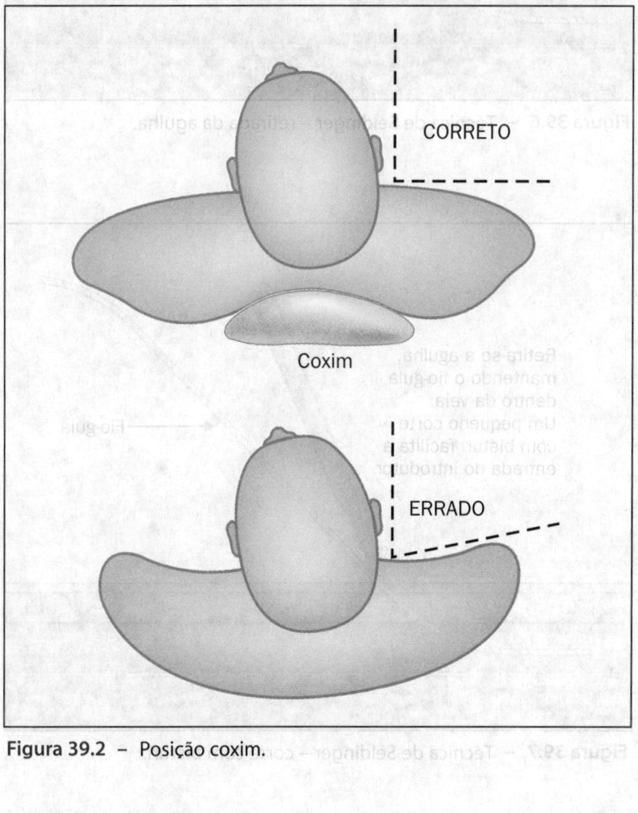

Figura 39.2 – Posição coxim.

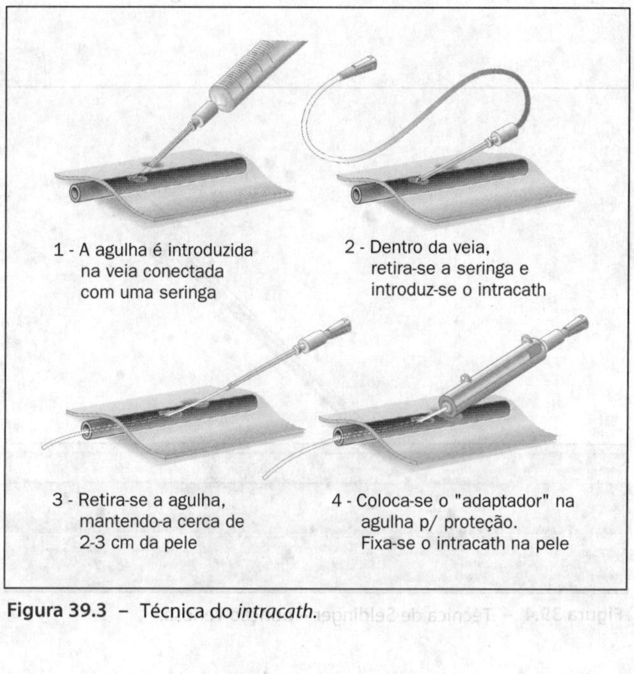

Figura 39.3 – Técnica do *intracath*.

Feita a dilatação da pele retira-se o dilatador (com o cuidado de não se retirar o fio-guia) e, finalmente, "passa-se" o cateter por sobre o fio-guia. Outro detalhe importante: o fio-guia é bem mais comprido que o cateter e deve ser deixada uma porção maior de fio-guia para fora do corpo do indivíduo, de modo que o médico esteja sempre com o fio-guia em mãos e evite a embolia deste no sistema venoso. Colocado o cateter em posição, retira-se então o fio-guia e fixa-se o cateter, através de sistemas próprios, com fios.

Ao término da passagem deve-se checar se o mesmo encontra-se no interior do vaso. Para tanto, pode-se aspirar sangue por este e, no caso de não refluxo ou se o cateter está fora de um vaso ou deve ser mobilizado (ele pode estar em contato com alguma estrutura que obstrua seu refluxo). Outra maneira de checar é instalar um equipo conectado a frasco de soro; infunde-se soro e se observa influxo ao se posicionar o frasco inferiormente ao paciente (observa-se retorno de sangue pelo equipo de soro). Ao não se confirmar o posicionamento intravascular o cateter deve ser retirado.

Uma vez terminada a introdução do cateter deve-se pedir uma radiografia de tórax (caso o acesso seja no território da veia cava superior) para descartar eventuais complicações e checar o posicionamento da extremidade distal do cateter (um pouco acima da junção da veia cava superior com o átrio direito).

Em determinadas situações clínicas (ver a seguir em complicações infecciosas ou mau posicionamento do cateter) pode-se proceder à troca do mesmo sem que seja feita nova punção, evitando-se assim os riscos desta.

A técnica para a troca com fio-guia segue os mesmos passos preliminares com relação à preparação do campo de trabalho (com a diferença que deve ser feita, também, a antissepsia do cateter) e à paramentação adequada. Procede-se então ao corte dos pontos de fixação e tração incompleta do cateter. O cateter deve ser seccionado na porção que estava no interior do vaso e o fio-guia deve ser passado pela luz que se comunica com a extremidade distal deste. Cuidado para não permitir a embolização do fragmento do cate-

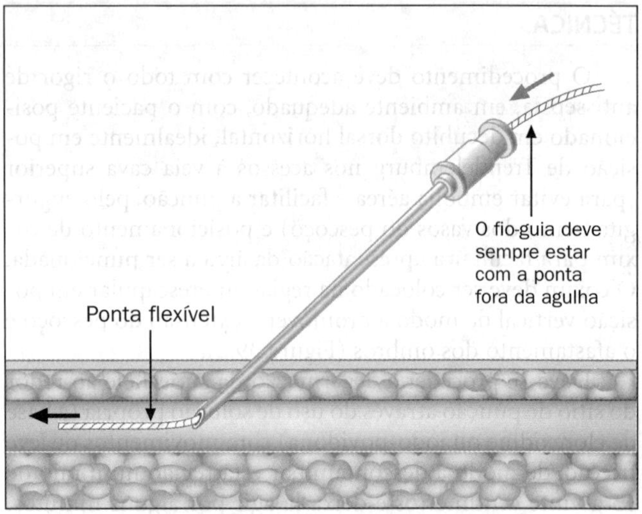

Figura 39.5 – Técnica de Seldinger – passagem do fio-guia.

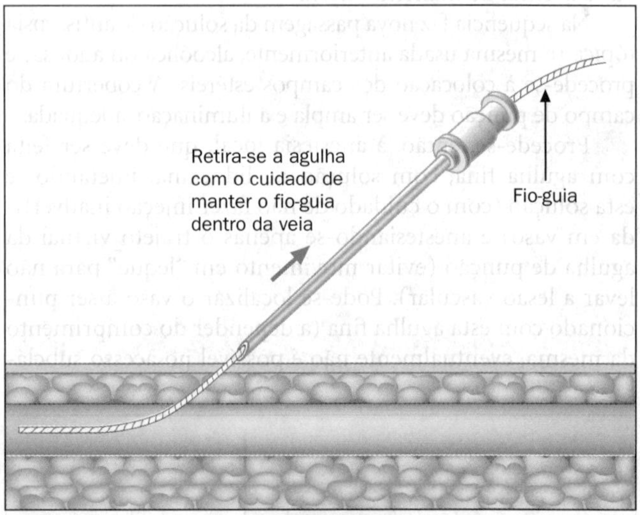

Figura 39.6 – Técnica de Seldinger – retirada da agulha.

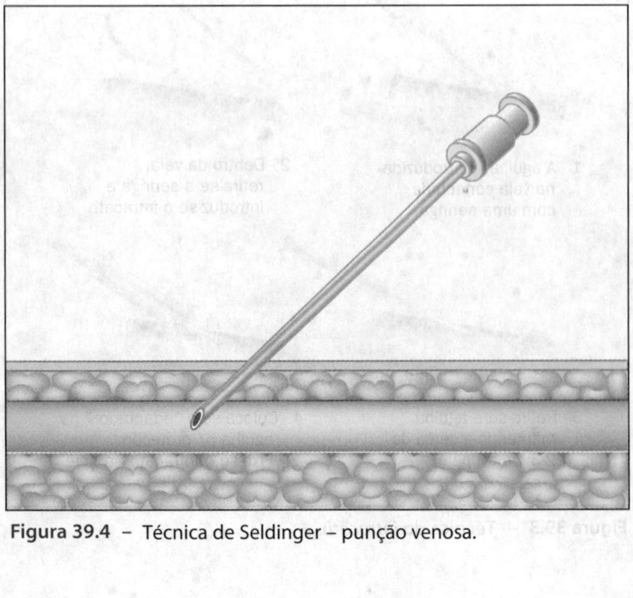
Figura 39.4 – Técnica de Seldinger – punção venosa.

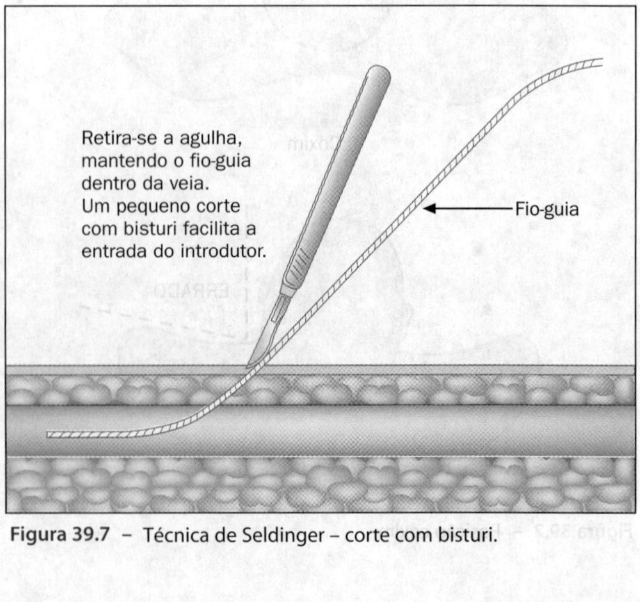

Figura 39.7 – Técnica de Seldinger – corte com bisturi.

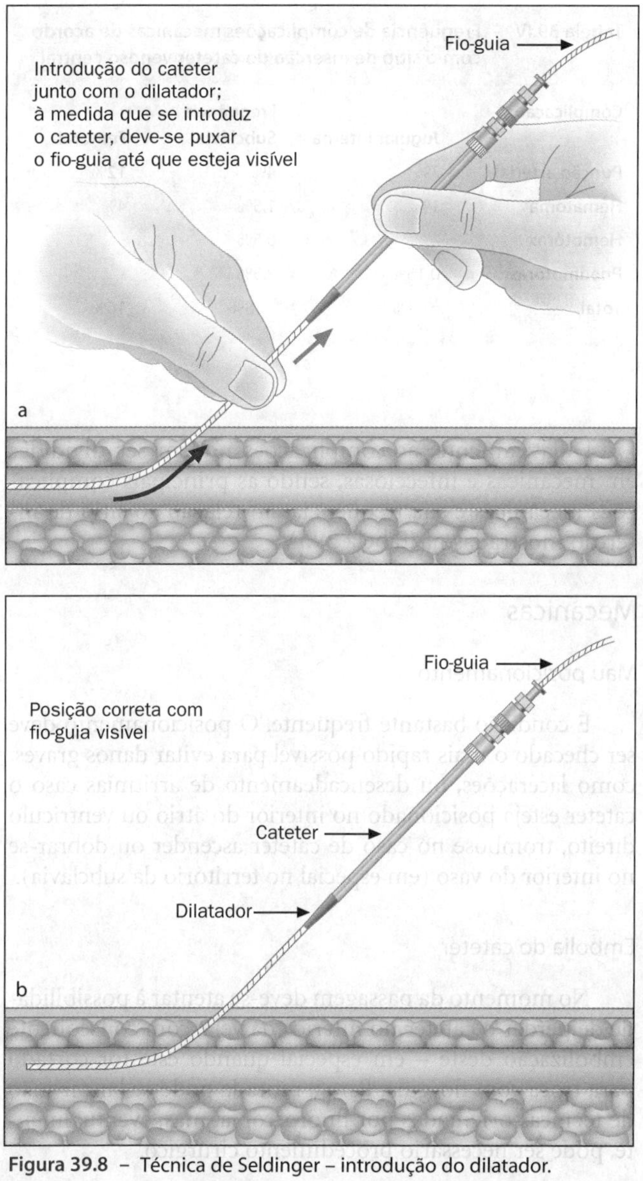

Figura 39.8 – Técnica de Seldinger – introdução do dilatador.

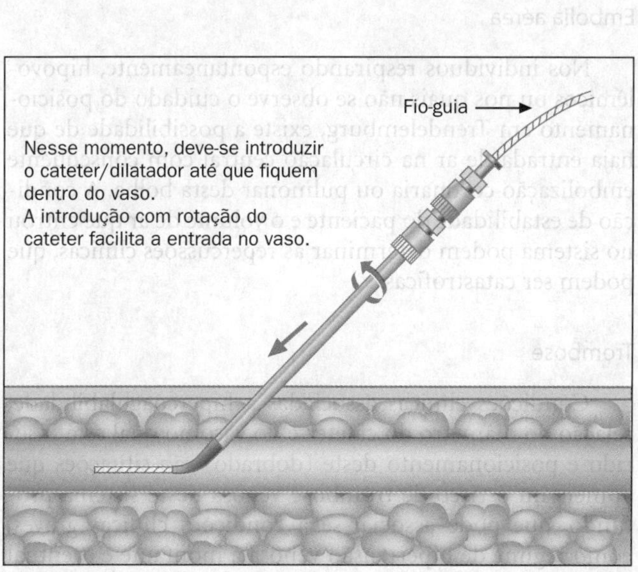

Figura 39.9 – Técnica de Seldinger – manutenção do fio-guia no acesso.

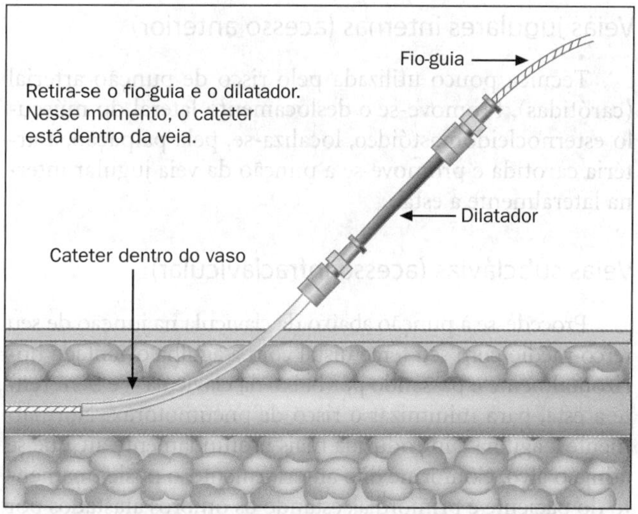

Figura 39.10 – Técnica de Seldinger – cateter dentro do vaso.

ter. Retira-se então o cateter antigo tomando o cuidado de manter o fio-guia sempre em mãos, para evitar sua embolização no interior do vaso. Retirado o cateter antigo passa-se o novo por sobre este fio-guia, completando assim o procedimento conforme descrito anteriormente.

Os cinco centímetros da extremidade distal devem ser encaminhados de maneira estéril (caso haja suspeita de infecção associada ao cateter) para cultura quantitativa (vide detalhes a seguir, nas complicações infecciosas).

REPAROS ANATÔMICOS

Veias jugulares internas (acesso intermédio, em relação ao músculo esternocleidomastóideo)

Este é o acesso preferido de boa parte dos emergencistas pelo relativo baixo número de complicações. A técnica consiste em rodar o pescoço lateralmente e, na face que ficar voltada para cima, localizar o triângulo formado pela intersecção das cabeças do músculo esternocleidomastóideo e a clavícula, de modo que os três vértices são a bifurcação cranial das duas cabeças deste músculo, a intersecção da cabeça clavicular com a clavícula e a intersecção da cabeça esternal com o esterno. Promove-se então a punção bem junto ao vértice cranial do triângulo com inclinação de 45° em relação ao plano horizontal e apontando-se a ponta da agulha para a linha hemiclavicular ipsilateral; poucos centímetros abaixo da pele pode ser encontrada a veia jugular interna. Outro reparo anatômico que pode auxiliar é a palpação do pulso da artéria carótida, lateralmente à qual está a veia jugular interna.

Veias jugulares internas (acesso posterior)

Promove-se a preensão e elevação do músculo esternocleidomastóideo e punção rente à sua borda inferior, em direção à cartilagem tireóide na intersecção do músculo com a veia jugular externa. A anatomia de superfície tem que ser muito favorável nesta técnica e o risco de punção arterial é relativamente alto.

Veias jugulares internas (acesso anterior)

Técnica pouco utilizada pelo risco de punção arterial (carótidas). Promove-se o deslocamento lateral do músculo esternocleidomastóideo, localiza-se, pela palpação, a artéria carótida e promove-se a punção da veia jugular interna lateralmente a esta.

Veias subclávias (acesso infraclavicular)

Procede-se à punção abaixo da clavícula na junção de seu terço médio com seu terço distal com a agulha orientada horizontalmente e passando por baixo da clavícula – e bem rente a esta, para minimizar o risco de pneumotórax. Normalmente a agulha é introduzida mais profundamente até que se atinja o alvo. Conforme dito anteriormente, o posicionamento do paciente é primordial, estando os ombros afastados por um coxim na vertical entre as escápulas e o paciente desconectado momentaneamente do ventilador mecânico (se possível).

Veias subclávias (acesso supraclavicular)

Procede-se à punção na fossa supraclavicular junto à inserção da cabeça clavicular do músculo esternocleidomastóideo e a clavícula bem junto à borda desta, com a agulha orientada para a junção manúbrio-esternal. A distância a ser percorrida é pequena e, portanto, o potencial de pneumotórax é relativamente alto.

Veias femorais

Localiza-se o pulso da artéria femoral, abaixo do ligamento inguinal, a meia-distância entre a espinha ilíaca ântero-superior e a sínfise púbica. As veias femorais são mediais às artérias (e o nervo é lateral a estas). Procede-se, então, à punção, que deve ser feita alguns centímetros abaixo do ligamento inguinal (para evitar seu trajeto profundo, intra-abdominal) com uma angulação de cerca de 45° em relação ao plano horizontal até encontrar o vaso. A orientação horizontal deve ser paralela ao trajeto da artéria femoral.

Veias jugulares externas

São visualizáveis junto à face lateral do pescoço cruzando sobre o músculo esternocleidomastóideo e podem ser canuladas diretamente (eventualmente podem não ser facilmente localizadas em alguns pacientes, em especial naqueles muito hipovolêmicos).

COMPLICAÇÕES

O índice de complicações associado às técnicas de inserção de cateteres venosos centrais caiu dramaticamente nas últimas décadas, em especial pelo desenvolvimento de técnicas modernas (Seldinger, punção guiada por ultra-som Doppler), uso de dispositivos melhores e a experiência adquirida.

No entanto, a popularização destas técnicas promoveu o surgimento de novas entidades clínicas, como as infecções de cateteres.

Tabela 39.IV – Freqüência de complicações mecânicas de acordo com o sítio de inserção do cateter venoso central

Complicação	Frequência		
	Jugular interna	Subclávia	Femoral
Punção arterial	7%	4%	12%
Hematoma	1%	1,5%	4%
Hemotórax	–	0,5%	-
Pneumotórax	0,15%	2,5%	-
Total	~ 8%	~ 8%	16%

Didaticamente, as complicações podem ser divididas em mecânicas e infecciosas, sendo as principais complicações mecânicas e sua freqüência em relação ao sítio de inserção mostradas na Tabela 39.IV.

Mecânicas

Mau posicionamento

É condição bastante freqüente. O posicionamento deve ser checado o mais rápido possível para evitar danos graves, como lacerações, ou desencadeamento de arritmias caso o cateter esteja posicionado no interior do átrio ou ventrículo direito, trombose no caso de cateter ascender ou dobrar-se no interior do vaso (em especial no território da subclávia).

Embolia do cateter

No momento da passagem deve-se atentar à possibilidade de perder o cateter no interior da veia, com conseqüente embolização deste – em especial quando este for cortado para troca com fio-guia. Para a retirada pode-se lançar mão de técnicas orientadas por fluoroscopia, mas, eventualmente, pode ser necessário procedimento cirúrgico.

Embolia aérea

Nos indivíduos respirando espontaneamente, hipovolêmicos ou nos quais não se observe o cuidado do posicionamento em Trendelemburg, existe a possibilidade de que haja entrada de ar na circulação central com conseqüente embolização coronária ou pulmonar desta bolha. A condição de estabilidade do paciente e o volume de ar que entrou no sistema podem determinar as repercussões clínicas, que podem ser catastróficas.

Trombose

Condições clínicas associadas a hipercoagulabilidade, relação do diâmetro do cateter e do vaso no qual está inserido e posicionamento deste (dobrado) são situações que aumentam o risco de trombose venosa neste sistema profundo, que pode associar-se a condições clínicas graves, como regime de hipertensão venosa à montante e eventual embolização.

Sangramento

São complicações relativamente infreqüentes, porém potencialmente muito graves. Cuidado especial deve ser tomado em pacientes de risco para esta condição, ou seja, aqueles em vigência de coagulopatia, anticoagulação, uso de antiagregantes plaquetários, portadores de plaquetopenia ou disfunção plaquetária.

O hemotórax é uma complicação grave que pode estar associada a comprometimento ventilatório e instabilidade hemodinâmica.

O hematoma pode dificultar as punções seguintes, determinar distorção da anatomia com potenciais complicações graves (compressão de traquéia e insuficiência respiratória, por exemplo) e, em situações extremas, levar a coagulopatia por consumo de fatores de coagulação.

Punção arterial

Condição mais freqüente nas punções femorais e da jugular interna, potencialmente se não reconhecida e ocorrer dilatação e passagem de cateter por esta via (este diagnóstico pode ser feito no caso do sangue obtido na punção ser vermelho rutilante; na dúvida, evitar progredir com o processo). Testar se existe pulsatilidade quando se procede a punção com *jelco* é outra maneira de checar se a punção foi venosa ou arterial; eventualmente pode-se adaptar o sistema a um equipo com soro e checar se há retorno de sangue mesmo com o frasco de soro posicionado bem superiormente.

A depender da artéria puncionada (cuidado especial com as carótidas) existe risco específico, sendo o mais grave o de laceração ou promoção de embolia de um fragmento de placa de ateroma com conseqüência potencialmente grave.

No caso de ocorrer punção arterial inadvertida deve-se retirar imediatamente a agulha fina – usada para localizar – e promover compressão local (se possível) por alguns minutos – no caso de paciente com déficit de coagulação, tempos maiores podem ser necessários. Caso tenha sido introduzido o cateter em artéria ou tenha ocorrido lesão deve-se acionar um cirurgião vascular o quanto antes.

Pneumotórax

Complicação potencialmente grave de risco minimizado com a tomada de cuidados específicos e cujo diagnóstico deve ser estabelecido rapidamente e o tratamento instituído o quanto antes. Pneumotórax associado a punção venosa profunda em paciente sob ventilação com pressão positiva é quase sempre indicação de drenagem torácica.

Hidrotórax

Pela injeção inadvertida de soluções em cateter mal posicionado (no espaço pleural e não na luz vascular).

Quilotórax

Pela lesão do duto torácico (em punção da veia subclávia esquerda pelo acesso infraclavicular).

Infecciosas

Existem dados de literatura conflitantes neste contexto, mas parece não haver diferença entre as incidências de infecções relacionadas a cateter e o seu sítio de inserção.

São três as possibilidades:

Colonização do cateter

Crescimento de mais de 15 unidades formadoras de colônia (UFC) numa cultura quantitativa nos 5 centímetros distais de um cateter venoso central.

Infecção de corrente sangüínea relacionada ao cateter

Isolamento de um mesmo germe em corrente sangüínea e na cultura quantitativa de um cateter, em vigência de sintomas e sinais clínicos de infecção de corrente sangüínea sem outro foco infeccioso identificado.

Infecção do sítio de inserção

Eritema, calor, edema ou saída de pus pelo orifício de inserção do cateter ou seus arredores.

Para cada uma destas situações está preconizada uma intervenção conforme algoritmos.

Em linhas gerais, sempre que houver infecção do sítio de inserção o cateter deve ser retirado e, caso haja necessidade, reposicionado em outro sítio. Indivíduos com repercussões sistêmicas (sépticos) devem receber antibioticoterapia empírica e ter seus cateteres trocados por fio-guia. No caso de cultura da ponta de cateter positiva ou ausência de outro sítio de infecção atribuível, este cateter deve ser trocado de sítio.

Algoritmo 39.1 – Passagem de cateter venoso central (CVC)

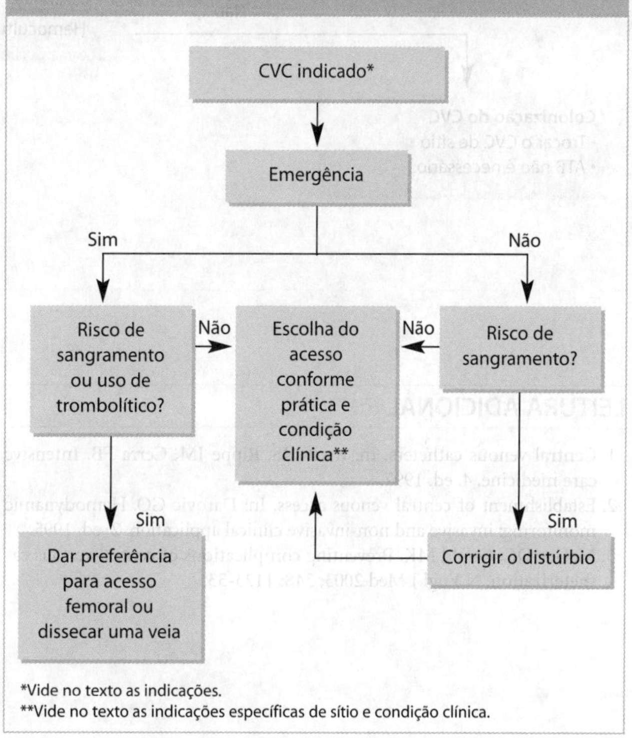

*Vide no texto as indicações.
**Vide no texto as indicações específicas de sítio e condição clínica.

Algoritmo 39.2 – Manejo de suspeita de infecção associada a cateter venoso central (CVC)

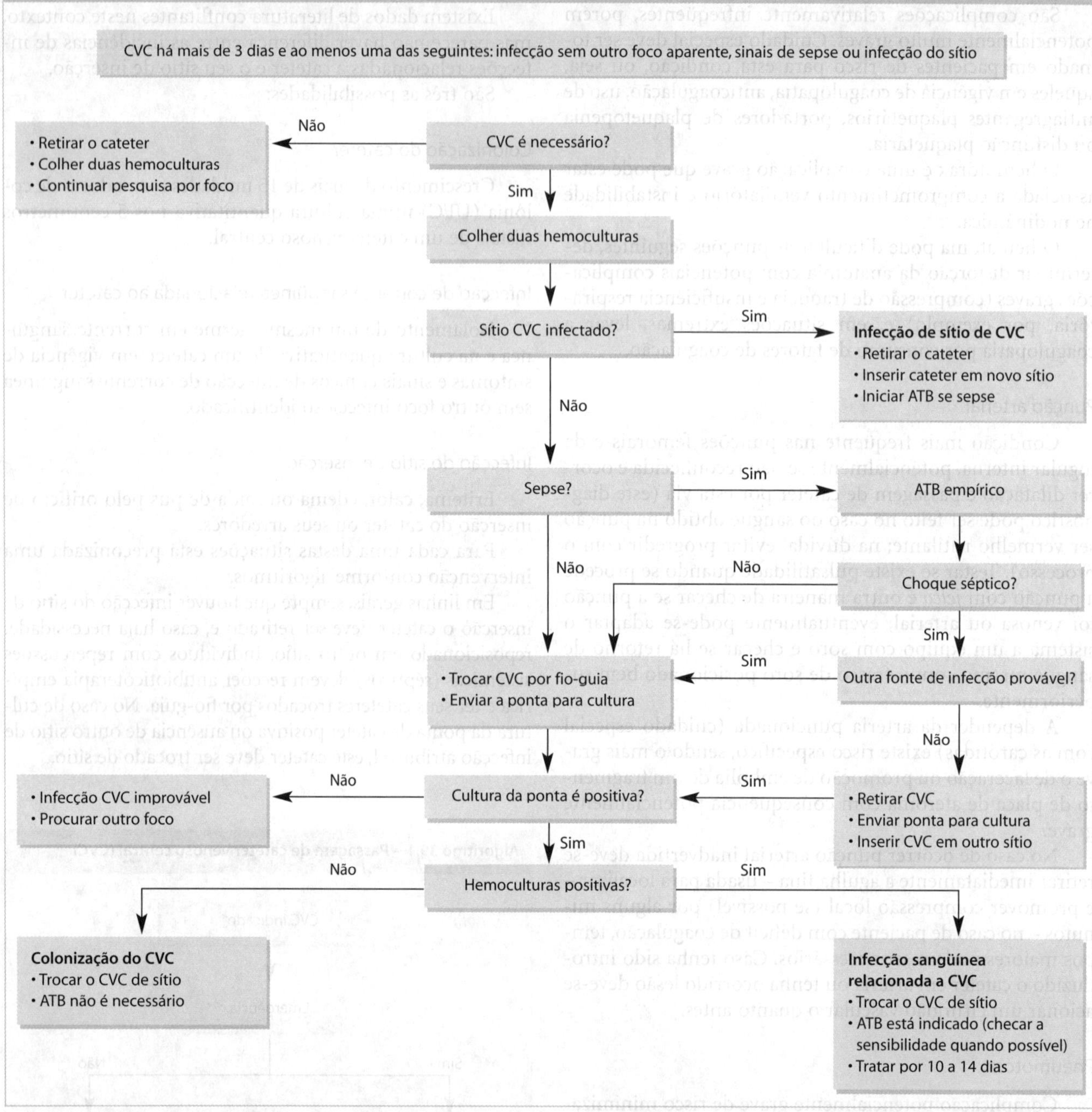

LEITURA ADICIONAL

1. Central venous catheters. In: Irwin RS, Rippe JM, Cerra FB. Intensive care medicine. 4. ed. 1997.
2. Establishment of central venous access. In: Darovic GO. Hemodynamic monitoring: invasive and non-invasive clinical application. 2. ed. 1995.
3. McGee DC, Gould MK. Preventing complications of central venous catheterization. N Engl J Med 2003; 348: 1123-33.
4. Spiegler P. Site of central venous catheterization: does it matter? Critical Care Medicine 2005; 33:13-20.
5. Complications of central venous catheterization. J Am Coll Surg 2007; 205(3): 517.
6. Central venous catheterization (videos in clinical medicine). NEJM 2007; 356(4): e21.
7. Central venous catheterization. Disponível em: www.uptodate.com.

Cardioversão Elétrica na Emergência

CAPÍTULO 40

Vítor Sérgio Kawabata
Herlon Saraiva Martins

TÓPICOS IMPORTANTES

- Pacientes que se apresentam no PS com taquicardia (com pulso) devem ser imediatamente avaliados (ABC), monitorados (PA, oximetria, monitor cardíaco) e submetidos a ECG. Qualquer sinal de instabilidade (dor precordial anginosa, hipotensão, sinais de choque etc.) indica imediata CVE sincronizada.
- Se possível, antes da CVE, deve-se garantir acesso venoso, oxigênio, monitoração, analgesia e sedação, sincronização do aparelho e material pronto para IOT e RCP.
- FA aguda: energia de 100 a 200 J do monofásico (ou 100 a 120 J do bifásico); se não reverter, energia escalonada (200 a 300, 360 J).
- TV monomórfica estável: energia de 100 J do monofásico; se não reverter, usar energia escalonada (200, 300, 360 J).
- TV polimórfica tipo *torsades de pointes*: energia de 200 J; se não reverter, energia escalonada (300, 360 J).
- A CVE tem contra-indicação relativa em algumas circunstâncias, como intoxicação digitálica, taquicardias repetitivas de curta duração, taquicardia atrial multifocal ou outras arritmias automáticas, hipertireoidismo etc.

INTRODUÇÃO E DEFINIÇÕES

A cardioversão elétrica (CVE) sincronizada é definida como aplicação transtorácica de um breve pulso de corrente elétrica sincronizada no tempo com o complexo QRS. O índice de sucesso de reversão para ritmo sinusal é maior que 90% nos pacientes com início recente de *flutter* atrial, fibrilação atrial (FA), taquicardia supraventricular por reentrada nodal (TPSV) e taquicardia ventricular.

A CVE deve ser realizada com o menor nível de energia eficaz para reduzir a incidência de complicações e o grau de desconforto. É também importante, após a reversão com sucesso para ritmo sinusal, avaliar a necessidade de drogas antiarrítmicas específicas para tratamento e prevenção de recorrências de arritmias.

PRINCÍPIOS DA CARDIOVERSÃO ELÉTRICA

O procedimento consiste em uma corrente elétrica contínua aplicada sobre o tórax, por meio das pás do cardioversor elétrico, que despolariza todo o miocárdio, permitindo que as células de maior automatismo, as do nó sinusal, reassumam o ritmo cardíaco. É menos eficaz nas arritmias por automatismo, em que as células de automatismo exacerbado voltam a assumir o ritmo logo após a CVE.

A CVE diferencia-se da desfibrilação pelo sincronismo do choque com os complexos QRS do doente. Esse sincronismo tem duas finalidades:

- Evitar o fenômeno R sobre T: quando o choque é aplicado sobre a onda T, parte das fibras ventriculares está repolarizada e parte não está, permitindo a ocorrência da fibrilação ventricular.
- Aumentar a eficácia da CVE: o melhor momento para despolarizar o miocárdio é quando a maior parte dele (os ventrículos) está se despolarizando espontaneamente.

Analgesia e sedação

A mesma corrente que despolariza o miocárdio despolariza toda a musculatura esquelética torácica em seu trajeto, causando dor e desconforto ao doente, sendo necessária a sedação. Para isso, são alternativas:

- Propofol (ampolas a 1%; 1 mL = 10 mg e ampolas a 2%; 1 mL = 20 mg): dose de 30 a 50 mg IV em *bolus*; em alguns pacientes, pode ser necessário repetir o *bolus* até doses de 200 mg. Lembrar que o propofol não é analgésico.
- Etomidato (ampolas de 10 mL com 2 mg/mL): pré-medicar com 100 µg (2 mL) IV de fentanil. Após 2 minutos, infundir o etomidato na dose de 20 mg IV em *bolus*. Lembrar que o etomidato não é analgésico. Ele tem efeito muito rápido, não causa broncoespasmo ou depressão cardiovascular, mas pode desencadear mioclonias que são parcialmente antagonizadas pelo uso concomitante do fentanil.
- Midazolam (ampolas de 3 mL com 5 mg/mL): dose de 3 a 5 mg em *bolus*, pode-se repetir até sedação adequada. Também não é analgésico e deve ser associado ao fentanil (100 µg; 2 mL). Não causa broncoespasmo ou depressão cardiovascular. Tem efeito prolongado (até 4 horas).

TÉCNICA DA CVE

O sucesso do choque na reversão depende da chamada corrente efetiva, ou seja, da corrente elétrica que efetivamente passa pelo miocárdio. Esta corrente varia inversamente com a impedância, ou resistência elétrica, do doente. Uma técnica de cardioversão elétrica inadequada pode elevar a impedância, comprometendo a eficiência do procedimento.

Por isso, alguns cuidados são necessários:

- Equipamento para entubação e atendimento de parada cardiorrespiratória (PCR) deve estar prontamente disponível.
- Próteses dentárias móveis devem ser retiradas.
- Monitoração, oxigênio e acesso venoso calibroso devem ser providenciados.
- Deve-se proceder a tricotomia e a limpeza de pele se forem necessárias, para remoção de gordura e substâncias que atrapalham a condução elétrica.
- Gel ou interface condutora nas pás do cardioversor devem ser aplicados.
- O choque deve ser sincronizado e o sincronismo, confirmado: os cardioversores marcam no traçado do ECG, o que o programa do aparelho reconhece como sendo o QRS. Em aparelhos antigos de algoritmo de reconhecimento, a onda T pode ser confundida com o QRS. Deve-se mudar a derivação ou a posição dos eletrodos, até que o aparelho reconheça corretamente o QRS. Em muitos aparelhos, em caso de necessidade de novo choque, é necessário ressincronizar o choque; o sincronismo pode desligar automaticamente após o 1º choque, pela pequena possibilidade do doente sair em FV.
- O doente deve ser sedado com um dos esquemas propostos anteriormente.
- As pás devem ser apoiadas sobre o tórax do doente. A pá esterno à direita do esterno (não colocar em cima do esterno, pois o osso atrapalha a condução elétrica), sob a clavícula D, e a pá ápice junto ao *apex cordis*, sobre a linha axilar anterior E.
- A energia do choque deve ser selecionada:
  - Na maioria dos casos, a energia inicial é 100 J no cardioversor monofásico (ou dose equivalente do bifásico).
  - Na TPSV e *flutter*, pode-se iniciar com 50 J.
  - Na FA, iniciar com 100 ou 200 J.
  - Em casos de insucesso, novos choques com escalonamento de energia de 200, 300, 360 J podem ser aplicados;
- Em doentes portadores de marca-passo definitivo, deve-se traçar uma linha imaginária entre o gerador e a extremidade do eletrodo na ponta do VD – se a linha tiver uma direção semelhante à linha traçada entre as pás do cardioversor, cogitar outro posicionamento para as pás do desfibrilador. O gerador é blindado e geralmente resistente a choques de até 300 J, mas o eletrodo passa a ser o caminho de menor resistência à passagem da corrente, sem ter sido projetado para tais níveis de energia, podendo fundir-se. Da mesma forma, a energia concentrada que flui pelo eletrodo em um pequeno ponto do coração pode causar lesão cardíaca com posterior perda de comando do marca-passo.
- Em doentes em que o posicionamento esterno/ápice não é possível, pode ser utilizado um posicionamento de pás cuja linha seja perpendicular à original, com a pá esterno à direita da borda inferior do esterno e a pá ápice, na região subclavicular E. Outro posicionamento possível é o frente/trás do coração com o doente em decúbito lateral D.
- Uma pressão de 13 kg deve ser aplicada sobre as pás (o peso do tronco apoiado sobre o doente). A pressão melhora o contato das pás com a pele, comprime a gordura do subcutâneo e retira o ar dos pulmões, diminuindo significativamente a impedância do doente.
- As pás devem ser carregadas com a energia determinada, sempre aplicando pressão nas pás.
- Nenhum integrante da equipe deve estar encostado no doente ou na maca. Deve-se avisar em voz alta a eminência do choque.
- Deve-se aguardar o aviso do cardioversor de carga completa, aplicar os botões de disparo simultaneamente e mantê-los pressionados até que o choque seja aplicado – lembrar que o choque é sincronizado e só será aplicado no próximo QRS.
- Após o choque, deve-se confirmar a reversão da arritmia. O emergencista deve estar preparado para a ínfima possibilidade de FV pós-CVE para aplicar o contrachoque imediato de 200 J não-sincronizado. Em caso de insucesso na CVE, novo choque é possível, com energia mais elevada.
- Após a CVE, deve-se observar o doente e dar suporte ventilatório e hemodinâmico, se necessário, até a completa reversão da anestesia.
- Deve-se cogitar uso de antiarrítmico para evitar a recidiva da arritmia.

Cardioversor elétrico bifásico

O choque de onda bifásica consiste em uma corrente contínua com inversão da polaridade das pás entre a metade e a transição do 2º e 3º terços do choque. É mais eficaz que a onda monofásica de mesma energia, ou capaz de obter a mesma eficácia usando menores níveis de energia, tanto na fibrilação ventricular como na atrial. Pouco estudada em outras arritmias é a onda de choque padrão nos desfibriladores implantáveis, por associar a alta efetividade com baixo consumo de energia. Na FV, usar o nível de energia preconizado pelo fabricante:

- Philips/Agilent – Heartstart XL®: 150–150–150 J.
- Zoll – M Series®: 120–120–120 J ou 120–150–200 J.
- Medtronic/Physiocontrol – Lifepak 12®: 200–300–360 J (como o monofásico).

Nas demais arritmias, pela pequena quantidade de estudos, não está estabelecido ainda o quanto de energia deve-se utilizar na CVE, mas a mesma eficácia que o cardioversor monofásico pode ser obtida com apenas metade a 2/3 da energia. Outra abordagem possível é usar os mesmos níveis de energia do monofásico, tendo em vista que a onda monofásica não é mais deletéria que a bifásica.

INDICAÇÕES

A CVE imediata é indicada para qualquer arritmia potencialmente responsiva a este método, por exemplo, FA, *flutter* atrial, taquicardia supraventricular sustentada não-responsiva a adenosina e taquicardia ventricular (TV). A CVE urgente ou eletiva é indicada para FA, *flutter* atrial, TPSV e TV quando a cardioversão química falhou ou como forma inicial de terapêutica. Como norma, qualquer taquicardia que produza hipotensão, insuficiência cardíaca ou angina que não responda prontamente ao manuseio com medicação deve ser terminada eletricamente.

Fibrilação atrial é a arritmia que mais comumente requer CVE em adultos e, com freqüência, necessita de descargas elétricas de pelo menos 100 J, podendo inclusive ser iniciada já com 200 J, e com raros casos sendo necessários 360 J para reversão com sucesso (no bifásico, é razoável iniciar com 100 a 120 Joules). Sempre que possível, os pacientes com FA ou *flutter* atrial com duração igual ou superior a 2 dias, ou de início indeterminado, devem ser submetidos a anticoagulação plena (com varfarina para manter o RNI entre 2 e 3 ou com heparina de baixo peso molecular subcutânea), por pelo menos 3 semanas antes da cardioversão eletiva, e deve ser continuada por pelo menos mais 3 semanas após a cardioversão. A utilização do ecocardiograma transesofágico é de grande utilidade para identificação de trombos intracavitários, podendo ser utilizado como opção à anticoagulação nos pacientes com fibrilação atrial há mais de 2 dias, com bons resultados. Anticoagulação crônica deve ser considerada em pacientes com doenças cardíacas, nas quais a recorrência da FA é mais provável. Os pacientes podem ter menor probabilidade de manter o ritmo sinusal se a FA for de longa data ou se a dimensão do átrio for maior do que 4,5 cm pelo ecocardiograma.

O *flutter* atrial pode responder a CVE a partir de 50 J ou menos, porém descargas com energias muito baixas (5 a 10 J) podem converter o *flutter* atrial para fibrilação atrial. A anticoagulação deve ser introduzida seguindo os mesmos critérios da FA.

A CVE da TPSV por reentrada nodal ou vias acessórias geralmente requer de 25 a 100 J. Reversão química com adenosina EV ou verapamil (nos pacientes sem instabilidade hemodinâmica) geralmente tem sucesso e deve ser tentada antes da cardioversão elétrica.

A energia indicada para o tratamento da TV depende do tipo:

- TV monomórfica: monofásico – iniciar com 100 J e aumentar a dose progressivamente (200, 300 e 360 J). Os dados disponíveis são insuficientes para recomendar o bifásico.
- TV polimórfica: precisa de maior nível de energia na CVE (iniciar com 200 J) e, algumas vezes, não se consegue o sincronismo do choque pela variabilidade do RR. Nesses casos, é aceitável a cardioversão não-sincronizada.
- Em pacientes com sinais de instabilidade hemodinâmica, entretanto, o choque inicial deve ser com energia de 200 J, seguido de outro com energia de 300 J e os seguintes com 360 J, caso o primeiro choque não tenha sido bem-sucedido. Recorrência de arritmia sugere a necessidade de intervenção farmacológica e/ou eletrofisiológica em associação, se necessário com repetidas CVEs.

CONTRA-INDICAÇÕES

A CVE tem contra-indicação relativa em certas circunstâncias, por exemplo:

- Intoxicação digitálica: o nível terapêutico de digoxina não é contra-indicação para cardioversão. Se a intoxicação digitálica é conhecida ou suspeitada, a cardioversão eletiva para FA ou *flutter* atrial deve ser evitada.
- Taquicardias repetitivas de curta duração: estes distúrbios não devem ser tratados com CVE, porque sua recorrência demonstra uma alteração estrutural requerendo manipulação farmacológica.
- Taquicardia atrial multifocal ou outras arritmias automáticas.
- Hipertireoidismo: os pacientes devem estar funcionalmente eutireoidianos antes da CVE eletiva, para limitar as possibilidades de recorrência.

EFEITOS ADVERSOS

A CVE raramente produz efeitos adversos. Pausas sinusais e atriais, ritmo juncional ou batimentos ectópicos ventriculares podem ocorrer transitoriamente após a restauração do ritmo sinusal, especialmente nos pacientes com FA de duração prolongada e baixa resposta ventricular. Relatos de arritmias ventriculares complexas, como taquicardia ventricular, fibrilação ventricular ou assistolia são raras e mais prováveis de ocorrer quando a CVE é realizada com sincronização inadequada, vigência de intoxicação digitálica ou uso concomitante de drogas antiarrítmicas. Eventos embólicos pulmonares ou sistêmicos também são raros, se a anticoagulação foi apropriada. Dores musculares, com concomitante aumento nos níveis séricos de CPK e irritação na pele no sítio de colocação das pás podem ocorrer, assim como aumento de CKMB em até 12% nos pacientes. No mesmo grupo de pacientes, a troponina I, um marcador de necrose miocárdica mais cardioespecífico, não apresenta elevação após CVE com até 400 J.

Algoritmo 40.1 – Cardioversão sincronizada*

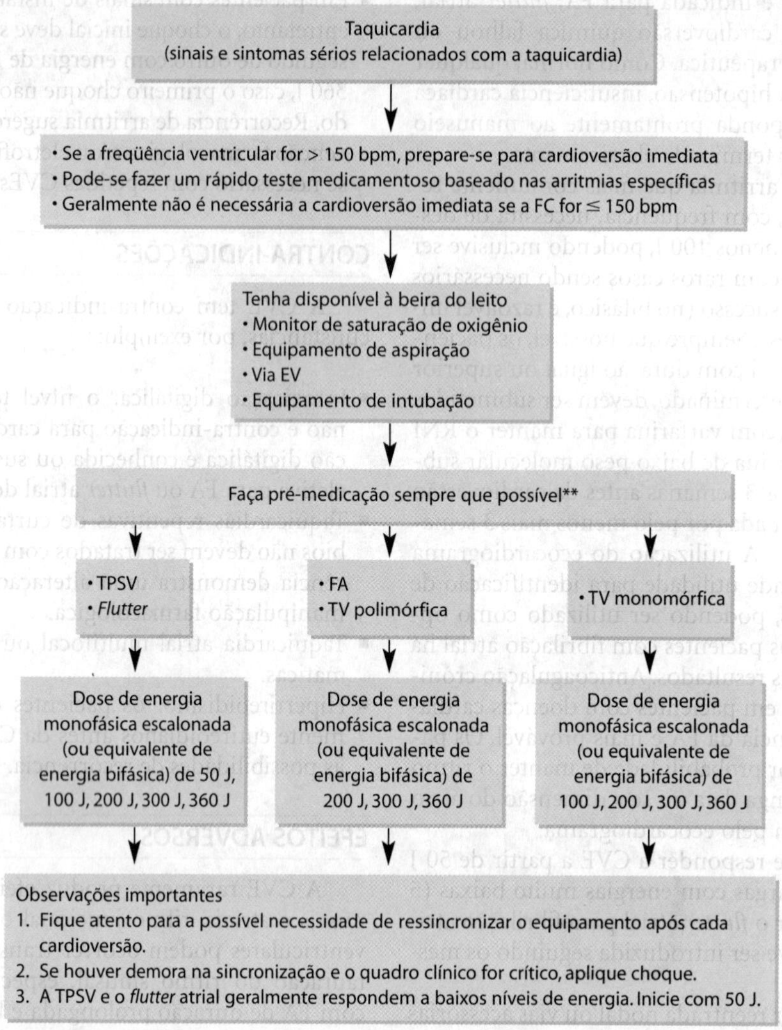

* Baseado nas recomendações do American College of Cardiology/American Heart Association – 2005 – http://www.acc.org.

**Esquemas efetivos têm incluído um sedativo (midazolam) com ou sem um agente analgésico (fentanil ou morfina). Outra excelente opção é o propofol.

LEITURA ADICIONAL

1. Akhtar M. Cardiac arrhythmias with supraventricular origin. In: Goldman L, Ausiello D. Cecil Medicine. 23.ed. Philadelphia: Saunders Elsevier, 2008. p.405-14.
2. American Heart Association (AHA). Guidelines for cardiopulmonary resuscitation and emergency cardiovascular care 2005. Management of symptomatic bradycardia and tachycardia, part 7.3. Circulation 2005; 112(suppl IV): IV-67-IV-77.
3. Bolton E. Emergency medicine: American College of Emergency Physicians: In: Tintinalli JE, Kelen GD. Disturbances of cardiac rhythm and conduction. 6.ed. New York: McGraw Hill; 2004. p.179-201.
4. Georges JL, Spentchian M, Caubel C, et al. Time course of troponin I, myoglobulin, and cardiac enzyme release after electrical cardioversion. Am J Cardiol 1996; 78: 825-6.
5. Kawabata VS, Martins HS. Taquiarritmias e cardioversão elétrica. In: Martins HS, et al. Emergências clínicas – Abordagem prática. 3.ed. Barueri: Manole; 2007. p.583-611.
6. Klein AL, Grimm RA, Murray RD, et al. Use of transesophageal echocardiography to guide cardioversion in patients with atrial fibrillation. N Engl J Med 2001; 344: 1411-20.
7. Lerman BB. Ventricular arrhythmias. In: Goldman L, Ausiello D. Cecil Medicine. 23.ed. Philadelphia: Saunders Elsevier; 2008. p.415-25.
8. Miller JM, Zipes DP. Therapy for cardiac arrhythmias. In: Braunwald E, et al. Heart disease. A textbook of cardiovascular medicine. 7.ed. Philadelphia: WB Saunders; 2005. p.713-66.
9. Minczak BM, Krimm J. Defibrillation and cardioversion In: Roberts and Hedges. Clinical procedures in emergency medicine. 4.ed. Philadelphia: Saunders, 2004. p.226-256.
10. Stellbrink C, Nixdorff U, Hofmann T, et al. Safety and efficacy of enoxaparin compared with unfractionated heparin and oral anticoagulants for prevention of thromboembolic complications in cardioversion of nonvalvular atrial fibrillation. The anticoagulation in cardioversion using enoxaparin (ACE) trial. Circulation 2004; 109: 997-1003.
11. Wyse DG, Waldo AL, DiMarco JP, Domanski MJ, Rosenberg Y, Schron EB, et al. A comparison of rate control and rhythm control in patients with atrial fibrillation. N Engl J Med 2002; 347: 1825-33.
12. Yealy DM, Delbrigde TR. Dysrhythmias. In: Rosen's emergency medicine. 6.ed. Philadelphia: Elsevier; 2006. p.1199-246.

Marca-passo na Sala de Emergência

CAPÍTULO 41

Ângela Bampi

TÓPICOS IMPORTANTES

- O uso do marca-passo (MP) temporário na sala de emergência está indicado para restabelecer rapidamente a freqüência cardíaca em situações de emergência.
- O marca-passo transvenoso é um procedimento invasivo que pode ser realizado à beira do leito usando um monitor cardíaco.
- Diariamente, deve-se checar os parâmetros do MP em função de eventuais mudanças posicionamento do cabo eletrodo e a necessidade de aumento da energia de estimulação em conseqüência do processo inflamatório.

INTRODUÇÃO E INDICAÇÕES

O uso do marca-passo (MP) temporário na sala de emergência está indicado para restabelecer rapidamente a freqüência cardíaca em situações de emergência, como na presença de bradicardias sintomáticas, bradiarritmias e no controle de algumas taquicardias. As principais indicações de colocação de marca-passo temporário podem ser vistas na Tabela 41.I.

Tipos de marca-passo e técnica de colocação

São dois os tipos de marca-passo utilizados: transcutâneo e transvenoso.

Tabela 41.I – Indicações de colocação de marca-passo temporário

Bradicardias sintomáticas com pulso presente (p.ex., alteração do estado mental, insuficiência cardíaca, hipotensão, dor precordial e outros sintomas de choque), refratária ao tratamento medicamentoso
Bloqueio atrioventricular de 3º grau com QRS largo ou escape inferior a 60 bpm
Bloqueio atrioventricular de 2º grau Mobitz II ou de 3º grau em presença de infarto agudo do miocárdio (IAM) de parede anterior
Bloqueio de ramo alternante na presença de IAM
Bloqueio bifascicular novo ou com tempo inderteminado associado a BAV de 1º grau
Suporte terapêutico devido à necessidade de uso de medicação que causam bradicardia
Taquiarritmia secundária a bradicardia refratária à terapia medicamentosa ou cardioversão

Marca-passo transcutâneo

Tem indicação em casos de bradicardias sintomáticas. É de fácil e rápida utilização, entretanto causa desconforto ao paciente, devido à aplicação de impulsos elétricos no coração através da pele, via eletrodos adesivos que causam despolarização elétrica e conseqüentemente contração do coração e da musculatura. A maioria dos desfibriladores atualmente utilizados já tem um módulo de utilização de marca-passo transcutâneo (Figura 41.1).

Para colocação dos eletrodos, é necessário realizar a limpeza da pele e a retirada dos pêlos no local de colocação dos eletrodos, com o objetivo de diminuir o limiar da estimulação. O eletrodo negativo deve ser colocado na face anterior do tórax na região do ápice cardíaco e o eletrodo positivo na região infra-escapular direita ou esquerda (Figura 41.2). Nos pacientes conscientes, a corrente de estimulação deve estar entre 5 e 10 mA acima do limiar, com a finalidade de diminuir a sintomatologia.

Se houver desconforto durante sua utilização, pode ser necessário o uso de benzodiazepínicos ou de opiáceos. Pacientes considerados de alto risco e que necessitem de estimulação contínua devem ser submetidos à colocação de marca-passo transvenoso.

Marca-passo transvenoso

O marca-passo transvenoso é um procedimento invasivo que pode ser realizado à beira do leito usando um mo-

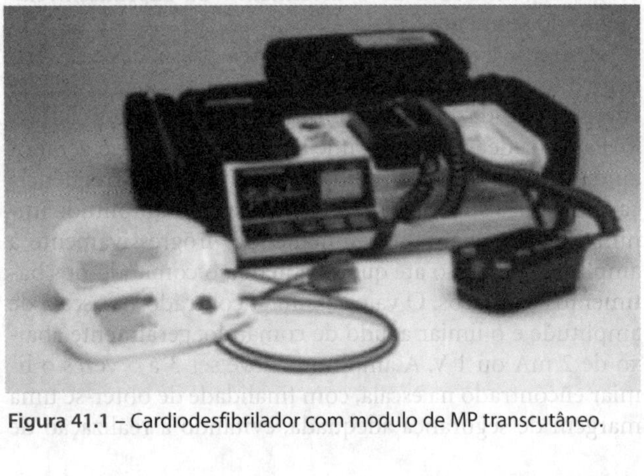

Figura 41.1 – Cardiodesfibrilador com modulo de MP transcutâneo.

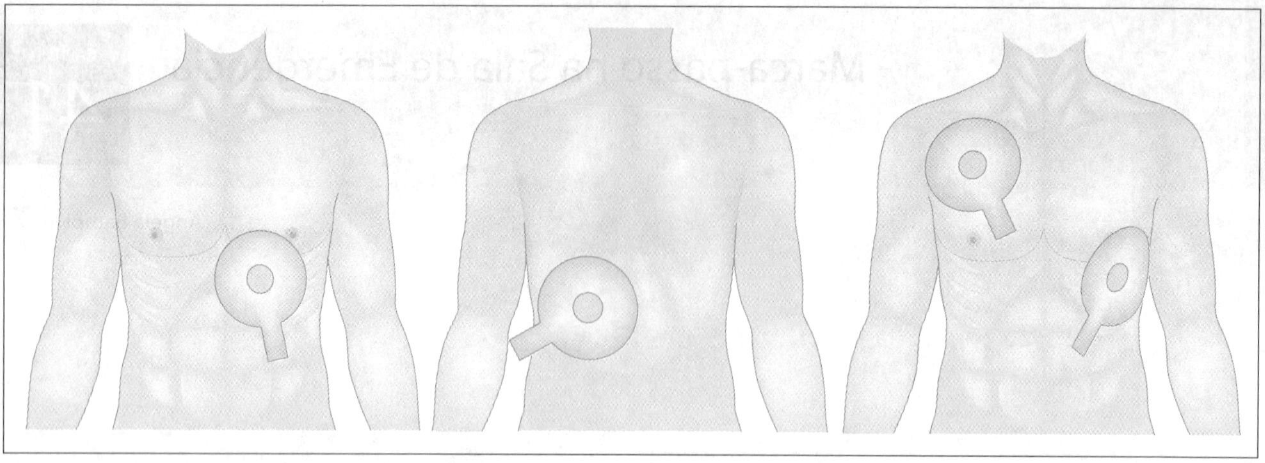

Figura 41.2 – Local de colocação dos eletrodos do MP transcutâneo.

nitor cardíaco (derivação V1) para verificar a sua captura, entretanto deve ser realizado preferencialmente em sala com fluoroscopia. O operador deve ter treinamento adequado para realização do procedimento.

O acesso deve ser central, de preferência através da veia subclávia esquerda ou jugular interna. O acesso pela jugular interna direita é o recomendado pela Sociedade de Cardiologia Britânica, por oferecer um melhor acesso ao ventrículo direito. Se for colocado após o uso de trombolítico, o acesso preferencial deve ser o femoral, braquial ou jugular externa, pelo menor risco de complicações secundárias a sangramentos.

Utiliza-se um cabo de eletrodo de 3 a 6 F para introdução na câmara cardíaca, podendo ser uni ou bipolar. O cabo eletrodo deve ser alocado no ápice do ventrículo direito ou aurícula direita (se for somente estimulação atrial), guiado pela fluoroscopia. A via femoral pode estar associada a menor risco de infecção e trombose, e o acesso braquial apresenta menor estabilidade.

Esse cabo eletrodo deve ser conectado a um gerador de pulso, com variação da largura de pulso de 1 a 2 milissegundos (ms) e a amplitude de pulso de 0,1 a 20 mA. Pode-se optar pelo uso assíncrono, no qual desconsidera-se a atividade elétrica espontânea do paciente e o modo sincronizado, onde se ajusta a sensibilidade para reconhecer a atividade elétrica de base. Na ausência da fluoroscopia, pode-se ligar o cabo do eletrodo à derivação V1 registrando um eletrocardiograma, em busca do aparecimento do supradesnivelamento do segmento ST.

Durante a programação do marca-passo, deve-se verificar o limiar de comando, que é a menor quantidade de energia aplicada ao músculo cardíaco capaz de despolarizá-lo. Para sua determinação, inicialmente regula-se o gerador ainda desligado para o modo assíncrono, com freqüência cardíaca 20% superior a do paciente e com amplitude mínima. Liga-se o mesmo aumentando progressivamente a amplitude de pulso até que se obtenha o comando dos batimentos cardíacos. O valor assim encontrado na escala de amplitude é o limiar agudo de comando, geralmente abaixo de 2 mA ou 1 V. A amplitude deve ser 3 a 5 vezes o limiar encontrado na escala, com finalidade de obter-se uma margem de segurança adequada, evitando a realização de estimulação com excessiva energia, o que poderia competir com o ritmo cardíaco próprio, apresentando maior risco ocorrência de fibrilação ventricular.

Para calcular o limiar de sensibilidade, que é o poder de captação, pelo eletrodo dos sinais cardíacos resultantes da despolarização, deixa-se a freqüência cardíaca do MP inferior a do paciente e eleva-se gradativamente o valor em mV até que o MP não reconheça a QRS intrínseca do paciente. O limiar de sensibilidade será a última amplitude que o MP reconheceu. Depois, ajusta-se sua sensibilidade para valor igual ao dobro do previamente encontrado (metade do valor numérico, no caso 2,5 mV), garantindo-se, dessa forma, boa margem de segurança.

Quando o paciente não apresenta ritmo próprio ou tem freqüência muito baixa, por vezes, é difícil determinar o limiar de sensibilidade.

Após a finalização do procedimento, deve-se realizar radiografia de tórax em incidência póstero-anterior (PA) e lateral, com finalidade de verificar o posicionamento do cabo eletrodo ventricular, e um ECG que apresentará um QRS com padrão de bloqueio de ramo esquerdo e eixo frontal superior.

Diariamente, deve-se checar os parâmetros do MP em função de eventuais mudanças no posicionamento do cabo

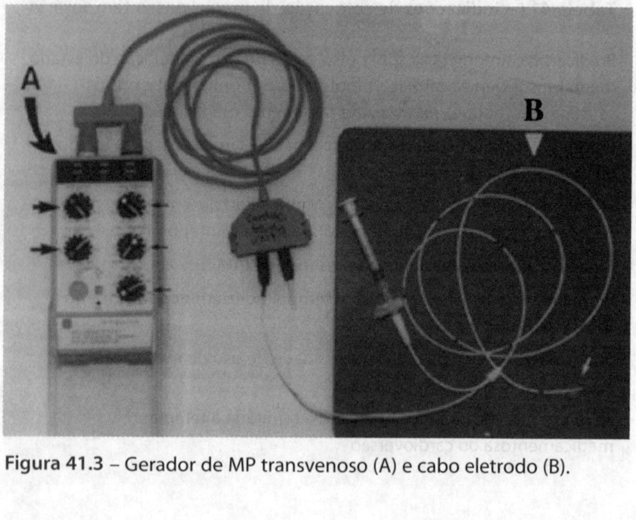

Figura 41.3 – Gerador de MP transvenoso (A) e cabo eletrodo (B).

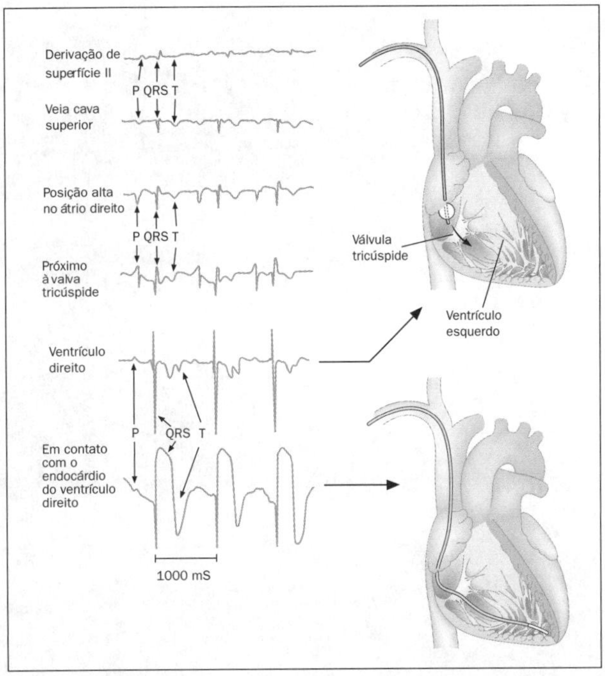

Figura 41.4 – Eletrograma intracardíaco durante inserção do MP.

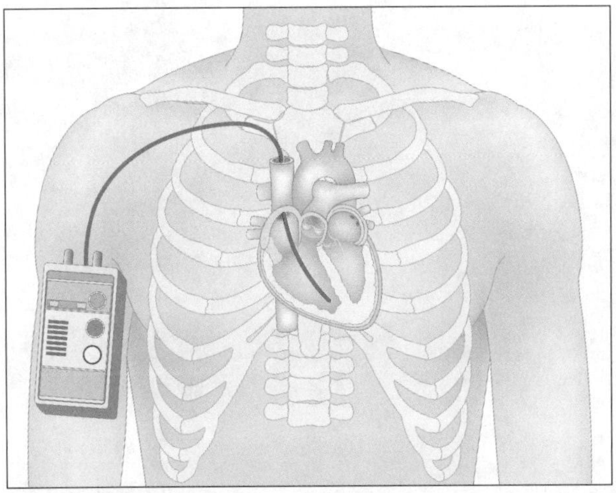

Figura 41.5 – MP transvenoso, cabo eletrodo e sua localização no ventrículo direito.

eletrodo e a necessidade de aumento da energia de estimulação em conseqüência do processo inflamatório.

A fim de evitar infecção no cabo eletrodo, o curativo sobre o local de inserção do cabo eletrodo deve ser trocado diariamente. Deve-se manter o paciente em repouso relativo, tomando-se o cuidado de fixar adequadamente o gerador próximo ao local de entrada do cabo eletrodo, para não ocorrer deslocamento deste.

Complicações

Várias complicações podem ser resultantes do procedimento como:

- Pneumotórax.
- Hemotórax.
- Acesso a vias arteriais.
- Tamponamento cardíaco.
- Perfuração do ventrículo.
- Embolia aérea.
- Estimulação frênica.
- Pericardite.
- Trombose venosa.
- Sepse, entre outras.

LEITURA ADICIONAL

1. Francis GS, William SV, Achord JL, Reynolds WA, Fisch C, Frieinger GC, et al. Clinical competence in insertion of a temporary transvenous ventricular pacemaker. A statement for physicians from ACP/ACC/AHA Task Force on Clinical Privileges in Cardiology. Circulation 1994; 89: 1913-6.
2. Gammage M. Temporary cardiac pacing. Heart 2000; 83(6): 715-20.
3. Laczika K, Thalhammer F, Locker G, Apsner R, Losert H, Kofler J, et al. Safe and efficient emergency transvenous ventricular pacing via the right supraclavicular route. Anesthesia & Analgesia 2000; 90(4): 784-9.
4. Mansur AP, Ramires JAF. Rotinas ilustradas na Unidade Clinica de Emergência do Instituto do Coração (InCor) – São Paulo: Atheneu, 2006.
5. Mateos JCP. Marca-passo e desfibrilador – Estado da arte. Revista da SOCESP 2004; 14(2).
6. Tancredi Robert G, Mccallister Ben D, Mankin Harold T. Temporary transvenous catheter-electrode pacing of the heart. Circulation 36(4): 598-608.
7. Zoll Paul M, Zoll Ross M, Falk Rodney H, Clinton Joseph E, Eitel David R, Antman Elliott M. External noninvasive temporary cardiac pacing: clinical trials. Circulation 1985; 71(5): 937-44.

Algoritmo 41.1 – Bradiarritmia* (o paciente não está em parada cardíaca)

Bradicardia
- Lenta (FC < 60 bpm)
ou
- Inadequada para a condição clínica

↓

- Manter vias aéreas patentes
- Oxigênio suplementar
- Monitorização: PA, oximetria e monitor cardíaco
- Acesso venoso

↓

A perfusão periférica está adequada?
(Estado mental agudamente alterado, dor torácica, hipotensão ou sinais de choque)

Sim → Observe e continue monitorizando

Não →
- Prepare o marcapasso transcutâneo (sem retardo no BAVt ou BAV de 2º grau – Mobitz II)
- Considere atropina (0,5 mg de 3-3 minutos; máximo 3,0 mg)
- Considere epinefrina (2 a 10 µg/kg/min) ou dopamina (2 a 10 µg/kg/min)

↓

- Prepare o marcapasso transvenoso
- Tratar causas contribuintes**

*Baseado nas recomendações das novas diretrizes do Suporte Avançado de Vida 2005 (http://www.circulation.org e http://www.aha.org).
**Lembrar dos fatores contribuintes: 6H e 5T).

SEÇÃO

III

Condições Freqüentes no Pronto-Socorro: Abordagem Inicial

Coordenadores

Herlon Saraiva Martins

Rodrigo Antonio Brandão Neto

Manejo da Dor na Emergência

CAPÍTULO 42

Vilto Michels Junior

TÓPICOS IMPORTANTES

- Aproximadamente 70% dos pacientes que procuram o serviço de emergência têm dor como parte de sua queixa.
- Estudos mostram uso de analgésicos em apenas 30 a 63% dos pacientes com dor atendidos em serviços de emergência.
- O diagnóstico diferencial da dor deve ser feito com base em anamnese, exame físico e exames complementares específicos à queixa.
- As causas específicas da dor devem ser identificadas e tratadas de maneira adequada sem que o tratamento da dor seja deixado de lado.
- Escalas podem auxiliar na mensuração da dor.
- O tratamento da dor deve ser individualizado e levar em consideração as particularidades do paciente (paciente grave, gestante ou idoso, por exemplo).
- A associação de analgésicos pode ser benéfica para o paciente. A combinação de mecanismos de ação e a possibilidade de uso de menor dose podem minimizar os efeitos colaterais e aumentar a efetividade.

INTRODUÇÃO E DEFINIÇÕES

O volume e a gravidade dos problemas relacionados à dor fazem do seu manejo um problema capital da medicina de emergência. Dor é a causa mais comum de procura aos serviços de emergência. Aproximadamente 70% dos pacientes têm dor como parte de sua queixa.

Apesar disso, há várias evidências na literatura médica de que ela é tratada de maneira inadequada na emergência. Estudos mostraram uso de analgésicos em apenas 30 a 63% dos pacientes com dor no serviço de emergência. A razão para este tratamento inadequado parece ser multifatorial: ceticismo e desconfiança em relação à dor, falta de treinamento no seu reconhecimento e tratamento, avaliação inadequada por parte dos médicos e da enfermagem, não utilização de escalas objetivas para sua avaliação, escolha inadequada do analgésico ou da via de administração. Idade, sexo e etnia também contribuem para a subvalorização da queixa de dor.

Além de não trazer alívio ao sofrimento, o tratamento inadequado também pode contribuir de maneira significativa para o desenvolvimento da dor crônica.

A International Association for the Study of Pain (IASP) define dor como "uma experiência sensorial e emocional desagradável que é associada inicialmente à lesão tecidual ou descrita em termos desta lesão, ou ambos". Essa definição leva em consideração que a dor é a combinação de fenômenos sensoriais, emocionais e cognitivos.

De maneira conceitual, podemos dividir a dor em três componentes: 1) componente sensorial-discriminatório (p. ex., localização, intensidade e qualidade); 2) componente motivacional-afetivo (p. ex., depressão, ansiedade); e 3) componente cognitivo (p. ex., pensamentos referentes à causa e ao significado da dor).

O presente capítulo trata da dor aguda de uma maneira geral. O manejo de causas específicas de dor é tratado com detalhes nos capítulos dedicados a estas patologias.

ETIOLOGIA E FISIOPATOLOGIA

A dor pode ser classificada de várias maneiras: baseada na velocidade de transmissão do impulso nervoso (dor rápida ou lenta), na duração da sensação de dor (dor aguda ou crônica) e na anatomia (visceral, somática ou neuropática).

Nocicepção refere-se ao mecanismo pelo qual o dano tecidual, mecânico, térmico ou químico, excitando um nervo, dá início ao processo que conduz a informação nociceptiva ao sistema nervoso central. Dor é a percepção do sinal no sistema nervoso.

Após a lesão tecidual ocorre a liberação de vários mediadores químicos (bradicinina, serotonina, histamina, prostaglandinas, interleucinas, adenosina, íons diversos e óxido nítrico) responsáveis pela ativação de nociceptores. Estes receptores podem ser: mecanorreceptores (ativados por estímulo mecânico), termorreceptores (sensíveis a temperaturas intensas) ou polimodais (respondem a estímulo térmico, mecânico e químico). A partir de um potencial gerado nos nociceptores, sejam eles viscerais, osteoarticulares, musculoesqueléticos ou tegumentares, o estímulo seguirá pelas fibras aferentes primárias (tipo A, rápidas ou tipo C, lentas), medula espinhal, vias ascendentes (via espinotalâmica e outras), tálamo, formação reticular e será projetado no córtex onde ocorre a percepção consciente da dor.

A dor visceral tem várias características específicas que a diferenciam da dor por estimulação cutânea direta ou somática. Geralmente é de difícil localização, difusa e pode irradiar a uma distância considerável. As quatro causas específicas de dor visceral são isquemia, estímulo químico, espasmo ou distensão de vísceras ocas.

A dor neuropática é causada por lesão ou disfunção do sistema nervoso central ou periférico e se caracteriza por hiperatividade patológica de membranas excitáveis; inclui entidades heterogêneas, as quais diferem em etiologia e local da lesão. As características da dor e seu tratamento são variados.

ACHADOS CLÍNICOS

A avaliação do paciente com dor envolve anamnese e exame físico. É fundamental a caracterização da dor quanto a sua localização, distribuição, irradiação, qualidade ou tipo, severidade ou intensidade, periodicidade e duração.

Localização e distribuição

Dor localizada é a restrita ao local de origem, sem irradiação. Podem estar presentes hiperalgesia, hiperestesia e contratura muscular. Dor da pele, bursite, tendinite e artrite são exemplos de dor localizada.

A dor proveniente de tecidos profundos pode ser referida remotamente ou localizada com dificuldade. São exemplos a apendicite e a isquemia mesentérica. A dor referida é originada em uma estrutura, mas percebida pelo doente em uma região distante. Não há alteração de reflexos, fraqueza muscular ou atrofia (a dor no ombro causada por abscesso subfrênico é exemplo de dor referida).

A dor projetada é percebida ao longo do trajeto de um nervo com uma distribuição segmentar (radiculopatia do herpes zoster ou outras que envolvam raiz nervosa ou tronco nervoso antes da divisão em ramos periféricos principais) ou periférica (neuralgia do trigêmeo, neuralgia do plexo braquial e neuralgia parestésica).

A dor acompanhada de disfunção simpática é associada à mudança de cor, temperatura e alteração trófica, pode estar presente após trauma local ou após lesão de estruturas nervosas. Causalgia e outras distrofias simpáticas reflexas são exemplos.

A localização e a distribuição de dor causada por distúrbios psicológicos ou psíquicos em geral não tem um perfil corretamente associado ao padrão neuroanatômico normal. Pode ter distribuição em "luva" ou "meia", por todo o corpo ou por vários locais sem relação aparente. É diagnóstico de exclusão.

Qualidade da dor

É uma das características mais importantes da dor porque diferencia dor superficial, habitualmente aguda e bem localizada da dor provocada por doença visceral ou somática profunda, que é difusa e mal localizada.

Intensidade

Aspecto importante e de difícil avaliação devido ao seu caráter subjetivo. A avaliação da intensidade da dor deve basear-se nas queixas do paciente e na habilidade do médico em identificar o estado físico e mental do paciente. Escalas de avaliação de dor estão mais detalhadas no item "Exames complementares".

Periodicidade e duração

A duração da dor e suas características podem sugerir os mecanismos envolvidos e auxiliar no diagnóstico da causa. A dor pode ser contínua, intermitente, pulsátil ou apresentar períodos de piora e melhora. Deve-se procurar descrever o modo de início, velocidade de aumento da intensidade, duração e modo de declínio. A determinação do intervalo entre os episódios também é importante para o diagnóstico. A dor pode se apresentar de várias maneiras: como um foco rápido (*tic doloreux*), em pulsos rítmicos (tipo canal de dente, migrânea), pulsos longos e rítmicos (cólicas), com início insidioso, porém crescente e contínua (angina), ou ser contínua variando de intensidade (dor neuropática).

No exame físico destes pacientes vale destacar a importância do exame neurológico e musculoesquelético, principalmente na dor crônica. A inspeção do local doloroso deve considerar a aparência e a coloração da pele da área dolorosa, que pode mostrar alterações tróficas, presença de hipertricose, sudorese, cianose e espasmos musculares. A palpação da área dolorosa também pode revelar sinais importantes como espasmo muscular e pontos-gatilho.

A Tabela 42.I resume algumas alterações fisiológicas que podem estar presentes no paciente com dor aguda ou crônica.

EXAMES COMPLEMENTARES

O fato de a dor não ter um componente mensurável, quantitativo, colabora com a subvalorização desta queixa. Ceticismo é a resposta mais comum dos médicos quando confrontados com a queixa de dor.

Escalas de dor que pretendem dar um caráter de "objetividade" são sugeridas na literatura. As escalas unidimensionais de avaliação da dor são utilizadas habitualmente nos serviços de emergência. A escala numérica habitualmente consiste em uma escala que abrange os valores de 0 a 10 para que o paciente selecione qual é a mais representativa da sua intensidade de dor. Os pacientes são instruídos que o 0 representa "sem dor" e 10 o valor máximo da escala, "dor mais intensa que você pode imaginar" ou "pior dor possível". A escala numérica é sensível às variações de curto período associadas ao tratamento de emergência.

A escala visual analógica é similar à escala numérica, tem uma linha de base com os extremos indicando "sem dor" e "pior dor possível" e o paciente é solicitado a fazer uma marca na linha entre seus dois extremos no ponto que melhor representa a intensidade de sua dor. Estes testes podem ter sua eficácia reduzida principalmente entre idosos e entre pacientes com déficits cognitivos.

As escalas gráficas são constituídas por uma série de ilustrações de imagens faciais que representam vários graus de intensidade de dor. Cada imagem está associada a um número. É uma boa alternativa para pacientes analfabetos ou para crianças.

Tabela 42.I – Exemplos de conseqüências fisiológicas da dor

Domínio	Resposta de estresse à dor	Exemplos de manifestações clínicas
Endócrino/metabólico	Liberação de vários hormônios alterada (p. ex., ACTH, cortisol, catecolaminas, insulina) com os distúrbios metabólicos associados.	Perda de peso, febre, aumento da freqüência cardíaca e respiratória, choque.
Cardiovascular	Aumento da freqüência cardíaca, aumento da resistência vascular, aumento da pressão arterial, aumento da demanda miocárdica de oxigênio, hipercoagulabilidade.	Angina instável, infarto agudo do miocárdio, trombose venosa profunda.
Respiratório	Diminuição do volume-minuto respiratório por mecanismos involuntários (p. ex., espasmo muscular reflexo) ou voluntários (*splinting*) que limitam a ventilação.	Atelectasia, pneumonia.
Gastrintestinal	Diminuição da velocidade de esvaziamento gástrico, diminuição da motilidade intestinal.	Náusea, vômitos, plenitude prolongada, constipação, anorexia, íleo.[1]
Musculoesquelética	Espasmo muscular, diminuição da mobilidade e função muscular.	Imobilidade, fraqueza, fadiga.
Imune	Diminuição da função imune.	Infecção.
Geniturinário	Liberação anormal de hormônios que afetam o débito urinário, balanço de líquidos e de eletrólitos.	Diminuição do débito urinário, hipertensão (retenção de fluido), distúrbio hidroeletrolítico.

[1]Obstrução mecânica, dinâmica ou adinâmica do intestino que habitualmente se manifesta como dor tipo cólica, distensão, vômitos e parada da eliminação de fezes.
ACTH – hormônio adrenocorticotrópico.

A escala verbal consiste em adjetivos ou frases que descrevem intensidades crescentes de dor. O número de itens habitualmente varia de 4 (sem dor, leve, moderada, intensa) a 15.

As escalas multidimensionais que avaliam o impacto da dor nas funções habituais e humor do paciente são utilizadas principalmente no ambiente ambulatorial na avaliação da dor crônica.

O critério para solicitação de exames complementares deve ser baseado nos achados de anamnese e exame físico. A Tabela 42.II dá exemplos da utilidade de alguns testes diagnósticos na avaliação do paciente com dor.

DIAGNÓSTICO DIFERENCIAL

O diagnóstico de dor em pacientes com rebaixamento do nível de consciência é difícil, mas pode ser sugerido por agitação psicomotora, taquicardia, taquipnéia, hipertensão arterial, sudorese, confusão mental, delírio, além dos achados de exame físico de causas específicas, p. ex., dor à descompressão brusca abdominal. O diagnóstico diferencial das várias causas de dor está detalhado nos capítulos específicos.

TRATAMENTO

Quando a dor é leve analgésicos simples podem ser suficientes, mas a neurofisiologia da dor é complexa e pode envolver o sistema nervoso central e periférico em nível bioquímico, neurológico, cognitivo e emocional. Nenhuma droga utilizada isoladamente será capaz de prover analgesia adequada em todos os casos.

Em dores mais graves, geralmente é necessário o uso de analgésicos potentes ou combinações de analgésicos. Várias

Tabela 42.II – Exemplos de testes diagnósticos

Tipo	Definição	Usos potenciais
Testes laboratoriais de triagem	Hemograma, VHS, urina I, perfil bioquímico (p. ex., eletrólitos, enzimas hepáticas, uréia, creatinina).	Triagem geral, identificação de disfunções orgânicas.
Testes específicos	Auto-anticorpos, teste de falcilização.	Doença auto-imune, anemia falciforme.
Estudos de imagem	Radiografia, tomografia, ressonância nuclear magnética, ultra-sonografia, mielografia.	Detecção de tumores ou outras anormalidades estruturais.
Procedimentos diagnósticos	Punção lombar, toracocentese, paracentese, biópsia.	Pode detectar alterações bioquímicas sugestivas, infecção e malignidade.
Testes eletrodiagnósticos (eletromiografia, estudo de condução nervosa)	Exame direto do músculo esquelético através de eletrodos/agulhas e exame da condução nervosa periférica motora e sensitiva.	Detecção de miopatias, neuropatias e esclerose múltipla.
Bloqueio nervoso diagnóstico	Bloqueio nervoso (injeção de anestésico local para determinar a fonte/mecanismo da dor).	Múltiplos usos:[1] diferenciação entre tipos de dor, identificação de estruturas responsáveis pela dor.

VHS – velocidade de hemossedimentação.
[1]Bloqueio neuronal diagnóstico com anestésico local pode ser útil para a determinação da "fonte" anatômica da dor, vias nociceptivas ou a contribuição do sistema nervoso simpático para a dor. Também possibilita a diferenciação entre dor local e referida, dor somática e visceral e dor central ou periférica.

drogas podem ser combinadas: paracetamol, dipirona, antiinflamatórios, opióides, antidepressivos tricíclicos, anticonvulsivantes e sedativos; com a intenção de obter efeito aditivo ou sinérgico no controle da dor sem aumentar os efeitos colaterais. As evidências sugerem que as combinações de drogas aumentam a atividade analgésica, minimizam os efeitos colaterais e possibilitam o uso de doses menores.

De maneira alternativa, um analgésico de longa duração pode ser utilizado em conjunto com analgésicos intermitentes de acordo com a eventual intensificação da dor.

Algumas particularidades do tratamento da dor dos pacientes graves devem ser levadas em consideração. As insuficiências cardíaca, hepática e renal estão associadas a alterações significativas nos volumes de distribuição, depuração plasmática e excreção de analgésicos, com efeitos mais intensos e prolongados. Na insuficiência cardiovascular, há diminuição do fluxo sangüíneo hepático e renal, alteração da absorção gastrintestinal de fármacos e aumento do volume de distribuição da droga. A absorção da medicação administrada por via oral em paciente com alteração da função gastrintestinal e diminuição do fluxo sangüíneo esplâncnico é imprevisível. No paciente com choque a via cutânea e a gastrintestinal também têm absorção errática.

Na grávida, não é recomendado o uso prolongado de antiinflamatórios não hormonais (AINH) e eles devem ser evitados no terceiro trimestre já que podem prolongar a gestação e o trabalho de parto, diminuir a contração do miométrio, aumentar o risco de oligodrâmnio e perdas sangüíneas. O uso de AINH também aumenta o risco de insuficiência renal no feto e no recém-nascido. Quando utilizados nos segundo e terceiro trimestres, podem causar fechamento do ducto arterioso e hipertensão pulmonar. Para minimizar os efeitos sobre o feto, deve-se dar preferência a drogas com meia-vida curta e metabólitos inativos como ibuprofeno, flurbiprofeno e cetoprofeno. Os antiinflamatórios podem ser utilizados durante o aleitamento por curtos períodos e de preferência os citados anteriormente, deve-se evitar a indometacina. Os opióides são considerados fármacos não teratogênicos e seguros durante a gravidez. O uso de drogas analgésicas deve levar em consideração o custo/benefício em cada fase da gravidez e lactação individualmente.

Nos idosos, alterações fisiológicas levam a uma alteração na absorção, distribuição, metabolismo, eliminação e meia-vida das drogas, levando a um risco aumentado de interações medicamentosas e efeitos colaterais indesejados. Isso, associado ao uso concomitante de várias medicações nesta população que habitualmente acumula patologias, faz com que a escolha do tratamento da dor deva ser criteriosa. Os idosos, por alteração da fisiologia da prostaglandina, estão particularmente suscetíveis a eventos adversos relacionados ao uso de antiinflamatórios não hormonais, e podem ocorrer: hemorragias gastrintestinais, retenção líquida e insuficiência renal aguda, principalmente nos hipovolêmicos.

De maneira geral, a acupuntura pode ser utilizada como adjuvante no tratamento da dor na emergência. Sua eficácia está bem estabelecida na literatura médica. A seu favor está o fato de não possuir efeitos colaterais indesejáveis.

A Tabela 42.III fornece um resumo esquemático das vias de administração das drogas e suas vantagens e desvantagens; a Tabela 42.IV faz um resumo das características das diferentes drogas para titulação e ajuste de doses.

Paracetamol

Seu mecanismo de ação analgésico parece estar relacionado à inibição da prostaglandina sintetase e seu efeito antipirético ao centro de regulação de calor hipotalâmico. Analgésico e antipirético, efetivo para dores leves ou moderadas, sozinho ou em combinação com ácido acetilsalicílico ou opióides, por exemplo. Pode ser utilizado no tratamento de lesões musculoesqueléticas, cefaléia, otalgia, lombalgia, dismenorréia. É considerada droga de escolha para osteoartrite e para o tratamento de febre em adultos e crianças, nos EUA. Pode ser administrado via oral ou retal e a dose habitual varia de 325 a 1.000 mg a cada 4 a 6 horas até a dose máxima de 4 g ao dia. Como precaução, o consumo crônico e excessivo de álcool pode aumentar o risco de hepatotoxicidade. Hepatopatas crônicos devem evitar o uso regular ou de altas doses. Em pacientes que recebem anticonvulsivantes (fenitoína, barbituratos e carbamazepina) o uso deve ser limitado já que a indução hepática destas medicações pode aumentar a conversão da droga a seus metabólitos hepatotóxicos. Apesar do uso concomitante com varfarina poder causar sangramento por aumento do efeito anticoagulante, essa associação é preferível aos AINH.

Dipirona

Não autorizado para uso nos EUA, devido ao risco de agranulocitose, é utilizado no Brasil em várias apresentações para o tratamento de dor leve a moderada e febre. Pode ser utilizada em combinação com outros analgésicos.

Antiinflamatórios

Uma das classes de medicamento mais prescritas no mundo, os AINH têm propriedades antiinflamatórias, analgésicas e antipiréticas através da inibição da ciclooxigenase, enzima responsável pela síntese das prostaglandinas. Podem ser utilizados na emergência no tratamento de cefaléia aguda, cólica renal e biliar, gota e outras queixas musculoesqueléticas.

Os AINH inibem ambas as formas da enzima COX e por isso somam efeito antiinflamatório, analgésico e antipirético, mas essa inibição não-seletiva contribui para efeitos colaterais indesejados. No estômago, a inibição da COX-1 diminui a perfusão gástrica, a produção de bicarbonato e a produção de muco, mecanismos protetores da mucosa, que fica mais suscetível à erosão e ulceração. No sistema cardiovascular, ao inibir a COX-1 tem efeito antiplaquetário cardioprotetor, entretanto ao inibir a COX-2 tem efeito pró-trombótico com aumento do risco de eventos cardiovasculares.

Nos rins podem levar a perda da vasodilatação protetora que mantém a perfusão sangüínea renal e a taxa de filtração glomerular, principalmente em pacientes hipovolêmicos. Pode ocorrer retenção de sódio, edema, ganho de peso, hipertensão, insuficiência cardíaca congestiva, hipercalemia e insuficiência renal aguda. O risco de insuficiência renal aguda é dose-dependente e associado à alteração renal pré-

Tabela 42.III – Vias de administração

Via	Definição e notas	Tipos de drogas	Comentários
VO	Por boca, necessita de TGI com superfície de absorção suficiente, ausência de déficit de deglutição	Não opióides e opióides	Vantagens – conveniente, não invasivo, custo-efetivo, flexível, menor desconforto que injeções com eficácia comparável Desvantagens – necessita de TGI funcionante, início de ação e pico relativamente demorados, necessita de colaboração do paciente
Retal	Inserção de supositório no reto	Não opióides e opióides	Útil para pacientes que não podem fazer uso da via oral. Qualquer opióide pode ser preparado para administração via retal
IM	Injeção em grandes músculos (p.ex., glúteo ou vasto lateral)	Alguns não opióides e opióides	Dolorosa, grande variação da absorção da droga torna difícil a manutenção de níveis séricos adequados, diminuição de efeito mais rápida que a administração via oral, risco de abscesso e fibrose (uso crônico)
EV	Injeção direta na veia, em dose única ou repetida, em infusão contínua ou ACP	Alguns não opióides e opióides	É a via mais eficiente para analgesia imediata e permite titulação rápida, tem rápido início de ação, mas menor duração de ação que a via IM, não recomendada para drogas com meia-vida longa; a infusão contínua proporciona níveis séricos mais estáveis maximizando o tratamento da dor com menor risco de efeitos colaterais
SC	Administração da droga sob a pele com agulha de pequeno calibre, pode ser feita infusão contínua	Alguns opióides	Vantagens – proporciona níveis séricos estáveis, início de ação comparável à via IM com efeitos mais duradouros e aplicação menos dolorosa, não há necessidade de TGI íntegro Desvantagens – início de ação, pico e efeitos mais prolongados que a via EV, geralmente não é bem aceito pelos pacientes
Tópico	Aplicado diretamente na pele onde a droga penetra	AINH, anestésicos locais (p. ex., adesivo de lidocaína – capsaicin)	Vantagens – efeito local (sem níveis séricos significativos). Limita os efeitos colaterais a reações locais, sem interação medicamentosa, fácil uso sem necessidade de titulação da dose Desvantagens – pode causar reações cutâneas locais
Transdérmico	Absorvido através da pele com liberação gradual na circulação sistêmica	Alguns opióides (fentanil)	Vantagens – conveniente, não invasivo, analgesia prolongada e relativamente estável Desvantagens – início de ação demorado na primeira dose, absorção da droga influenciada pelo calor interno ou externo
Intraespinal	Administração epidural ou intratecal	Opióides (morfina, fentanil), anestésicos locais	Permite analgesia mais intensa com menor dose de analgésico, maior incidência de efeitos colaterais, risco de infecção do cateter, necessita de especialista para administração, desenvolve tolerância com relativa rapidez

TGI – trato gastrintestinal, AINH – antiinflamatórios não-hormonais, VO – via oral, EV – endovenosa, IM – intramuscular, ACP – analgesia controlada pelo paciente.

via, hipovolemia, hipotensão ou hipertensão arterial, idade avançada, ascite, doença cardíaca, colagenose, insuficiência cardíaca congestiva, cirrose hepática, associação de antiinflamatórios e uso concomitante de outras medicações que causam lesão renal; além disso, é mais provável que ocorra no primeiro mês de uso.

Os AINH devem ser utilizados com precaução na presença de insuficiência renal, doença hepática, ICC, principalmente quando houver uso associado de inibidores da enzima conversora de angiotensina (IECA), bloqueadores de receptor de angiotensina II ou diuréticos.

O uso parenteral pode diminuir a lesão mucosa direta, mas os efeitos sistêmicos permanecem. Algumas interações medicamentosas importantes incluem o uso concomitante de varfarina, aumentando o risco de sangramento.

Os AINH não causam sedação nem constipação e quando utilizados por pouco tempo têm menos efeitos colaterais que os opióides. Os AINH podem ser tão efetivos quanto os opióides tanto por via oral quanto parenteral.

Os antiinflamatórios apresentam grande ligação às proteínas e há aumento de seus efeitos colaterais em pacientes com hipoalbuminemia. Os antiinflamatórios não são dialisáveis por estarem totalmente ligados às proteínas.

Não há evidência de que um AINH seja superior a outro para qualquer indicação, embora alguns sejam sugeridos em poucos casos (indometacina para gota, p. ex.). Assim, devem ser selecionados com base na conveniência, custo e disponibilidade.

Analgésicos opióides

São o tratamento de escolha para a maioria dos pacientes que têm dor aguda grave quando utilizada a via endovenosa e são os analgésicos mais indicados para os pacientes com disfunções orgânicas. Podem provocar inibição da motilidade gastrintestinal, constipação, náusea, aumento do tônus do esfíncter de Oddi, bradicardia, inibição do hormônio antidiurético, retenção urinária, miose, inibição da tosse, depressão respiratória, sedação, prurido, euforia, disforia, tontura, confusão, alucinação e dependência.

Na presença de insuficiência renal ou hepática, a morfina tem efeito prolongado e provoca sedação, devido ao acúmulo de seu metabólito (M6G6 glicuronídeo) cem vezes mais potente no SNC que a morfina. Por serem hidrofílicos e não serem transportados por proteínas, seus níveis plasmáticos podem ser diminuídos por diálise.

No choque séptico, sua eliminação é mais lenta. A vasodilatação da morfina não provoca efeito hemodinâmico importante na ausência de hipovolemia. Na insuficiência hepática grave, o fentanil endovenoso é uma boa escolha, porque a droga é pouco influenciada pela alteração na função hepática. Seu metabólito, diferente da morfina, é inativo, e tem excreção renal e hepática. Não causa alteração hemodinâmica ou depressão miocárdica, sendo, portanto, indicado nos pacientes com comprometimento cardiovascular. Não causa liberação de histamina, mas pode causar rigidez da caixa torácica e depressão respiratória.

A Tabela 42.IV mostra a equivalência entre diferentes opióides.

Tabela 42.IV – Avaliação para titulação e ajuste de doses

Grupo	Droga	Apresentação e dose	Via	Dose terapêutica/ intervalo	Efeito início/pico/fim	Dose máxima diária	Potência
AINH	Dipirona	cp 500 mg amp/2 mL/ 500 mg/mL frs.10 mL/ 500 mg/mL	oral EV retal	500 a 1.000 mg 4 a 6 horas	30´/2h/8h	6 g	1
	AAS	cp 100 mg e 500 mg	oral	500 a 1.250 mg 4 a 6 horas	30´/2h/8h	5 g	1
	Paracetamol	cp 500 mg frs. 10 mL/100 mg/mL	oral	500 a 1.000 mg 4 a 6 horas	30´/2h/8h	6 g	1
	Diclofenaco sódico	cp 50 mg	oral retal	50 a 100 mg 6 a 8 horas	15´/3h/10h	200 mg	> 1
	Tenoxicam	cp 20 mg sup 20 mg amp 20 mg	oral retal EV	10 a 20 mg à noite	30´/2h/20h	20 mg	> 1
Opióide fraco	Codeína	cp 30 mg	oral	30 a 120 mg 4 a 6 horas	30´/2h/8h	720 mg	1
	Tramadol	cp 50 mg amp 2 mL/ 500 mg/mL	oral EV	50 a 100 mg 4 a 6 horas	30´/2h/8h	600 mg	> 1
Opióide forte	Morfina	cp 10 mg e 30 mg	oral	5 a 200 mg 4/4h	15´/2h/4h	1.200 mg	1
		amp/1 mL/10 mg/mL	EV	2 a 10 mg			3:1
	Fentanil	patch 25-50-75-100 µg	SC	25 a 100 µg 24 a 72h	24 a 72h	100 µg	100:1
	Metadona	cp 5 a 10 mg	oral	10 a 50 mg 6 a 12 h	1h/8h/25h	200 mg	> 1
	Oxicodona	cp 10, 20 e 40 mg	oral	10 a 40 mg 12/12 h	1h/8h/25h	40 mg	> 1

Algoritmo 42.1 – Manejo da dor na emergência

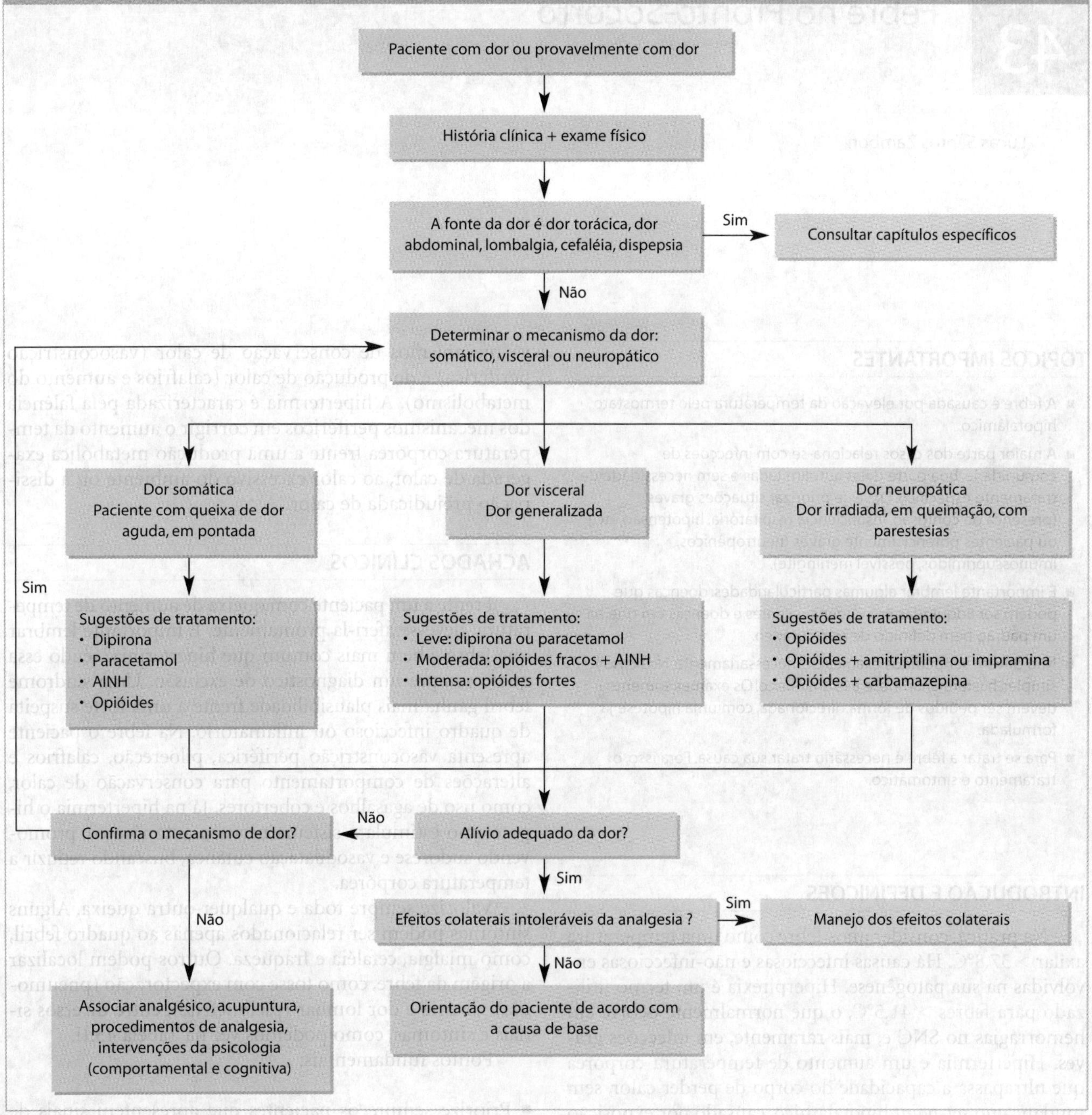

LEITURA ADICIONAL

1. Loeser JD. Bonica's management of pain. 3. ed. Lippincott Williams & Wilkins.
2. Ballantyne J, Fishman SM, Abdi S, Field HL. Massachusetts General Hospital handbook of pain management. 2. ed. Lippincott Williams & Wilkins.
3. Sakata RK, Issy AM. Dor. 1. ed. Barueri: Editora Manole; 2004.
4. Rupp T, Delaney KA. Inadequate analgesia in emergency medicine. Ann Emerg Med 2004 Apr; 43(4): 494-503.
5. Fink WA Jr. The pathophysiology of acute pain. Emerg Med Clin North Am 2005 May; 23(2): 277-84.
6. Innes GD, Zed PJ. Basic pharmacology and advances in emergency medicine. Emerg Med Clin North Am 2005 May; 23(2): 433-65.
7. International Association for the Study of Pain. Disponível em: www.iasp-pain.org.
8. The Oxford Pain Internet Site. Disponível em: http://www.jr2.ox.ac.uk/bandolier/booth/painpag/index2.html.
9. National Guideline Clearinghouse. Disponível em: http://www.guideline.gov.
10. Consensos Médicos. Disponível em: http://www.consensos.med.br.
11. Acupuncture. NIH Consensus Statement 1997. Nov 3-5; 15(5): 1-34.

CAPÍTULO 43

Febre no Pronto-Socorro

Lucas Santos Zambon

TÓPICOS IMPORTANTES

- A febre é causada por elevação da temperatura pelo termostato hipotalâmico.
- A maior parte dos casos relaciona-se com infecções de comunidade, boa parte delas autolimitadas e sem necessidade de tratamento específico. Deve-se priorizar situações graves (presença de confusão, insuficiência respiratória, hipotensão etc.) ou pacientes potencialmente graves (neutropênicos, imunossuprimidos, possível meningite).
- É importante lembrar algumas particularidades: doenças que podem ser adquiridas em viagens recentes e doenças em que há um padrão bem definido de *rash* cutâneo.
- Não devem ser pedidos exames desnecessariamente. Nos casos simples bastam anamnese e exame físico. Os exames somente devem ser pedidos de forma direcionada, com uma hipótese já formulada.
- Para se tratar a febre é necessário tratar sua causa. Fora isso, o tratamento é sintomático.

INTRODUÇÃO E DEFINIÇÕES

Na prática, consideramos febre como uma temperatura axilar > 37,8°C. Há causas infecciosas e não-infecciosas envolvidas na sua patogênese. Hiperpirexia é um termo utilizado para febres > 41,5°C, o que normalmente ocorre em hemorragias no SNC e, mais raramente, em infecções graves. Hipertermia é um aumento de temperatura corpórea que ultrapassa a capacidade do corpo de perder calor, sem mudança no *set-point* hipotalâmico, causado por exposição excessiva ao calor ou produção endógena de calor de forma exacerbada. A hipertermia é assunto de outro capítulo.

ETIOLOGIA E FISIOPATOLOGIA

As principais etiologias relacionadas com a procura de atendimento no pronto-socorro por aumento de temperatura estão descritas conforme sua prioridade de atendimento na Tabela 43.I.

A febre e a hipertermia têm mecanismos fisiológicos distintos, mas na prática pode ser difícil separar os diagnósticos. A febre é o resultado da elevação da temperatura-alvo após ajuste pelo termostato hipotalâmico, o que envolve mecanismos de conservação de calor (vasoconstrição periférica) e de produção de calor (calafrios e aumento do metabolismo). A hipertermia é caracterizada pela falência dos mecanismos periféricos em corrigir o aumento da temperatura corpórea frente a uma produção metabólica exagerada de calor, ao calor excessivo do ambiente ou à dissipação prejudicada de calor.

ACHADOS CLÍNICOS

Frente a um paciente com queixa de aumento de temperatura, deve-se aferi-la prontamente. É importante lembrar que febre é bem mais comum que hipertermia, sendo essa quase sempre um diagnóstico de exclusão. Uma síndrome febril ganha mais plausibilidade frente a uma forte suspeita de quadro infeccioso ou inflamatório. Na febre o paciente apresenta vasoconstrição periférica, piloereção, calafrios e alterações de comportamento para conservação de calor, como uso de agasalhos e cobertores. Já na hipertermia o hipotálamo estimula o sistema nervoso autonômico, promovendo sudorese e vasodilatação cutânea, buscando reduzir a temperatura corpórea.

Valorize sempre toda e qualquer outra queixa. Alguns sintomas podem ser relacionados apenas ao quadro febril, como mialgia, cefaléia e fraqueza. Outros podem localizar a origem da febre, como tosse com expectoração (pneumonia), disúria e dor lombar (pielonefrite), entre diversos sinais e sintomas, como podemos ver na Tabela 43.II.

Pontos fundamentais:

- Priorize sempre os pacientes que apresentem sinais de disfunção: hipotensão/choque, insuficiência respiratória, confusão mental aguda, oligúria etc.
- Cuidado com pacientes imunocomprometidos (pós-quimioterapia, uso de imunossupressores, transplantados etc.), pois em geral eles precisam de exames complementares.
- Pesquise sempre a possibilidade de o indivíduo ter vindo de áreas endêmicas para doenças infecciosas como malária. Não se esqueça de leptospirose, dengue, febre amarela, doença de chagas etc.
- Pacientes esplenectomizados ou com disfunção de baço (ex.: anemia falciforme) podem evoluir rapidamente com choque séptico.

Tabela 43.I – Principais causas de aumento de temperatura em pronto-socorro

Causas	Emergência (tratamento imediato)	Urgência (tratamento rápido)	Não-urgentes (podem ser vistas em pronto-atendimento ou ambulatório)
Infecciosas	• Sempre que houver: - Hipotensão/choque - Confusão mental aguda - Insuficiência respiratória - Possível neutropenia • Peritonite • Meningite, encefalite • Meningococcemia • Gangrena gasosa • Tétano	• Pneumonia • Abscesso amigdaliano/retrofaríngeo • Otite média aguda • Pericardite, endocardite • Apendicite, colecistite, diverticulite, abscesso intra-abdominal • Pielonefrite, abscesso tubo-ovariano, doença inflamatória pélvica • Celulite, infecção de partes moles • Monoartrite • Gonococcemia • Malária, dengue, leptospirose, febre amarela	• Gripe, resfriado comum, faringite • Sinusite • Bronquite aguda • Gastroenterocolite aguda • Tuberculose • Síndromes *monolike* • Hepatite aguda • Parasitoses intestinais • Sífilis
Não-infecciosas	• Infarto agudo do miocárdio • Embolia pulmonar • Hemorragia em SNC • AVC • Crise tireotóxica • Crise de feocromocitoma • Colite isquêmica • Reação transfusional • Hipertermia maligna • Síndrome neuroléptica ou serotoninérgica • Intermação • Intoxicação aguda (ex.: salicilato, simpatomiméticos, anticolinérgicos etc.) • Síndrome de abstinência e *delirium tremens*	• Crise epiléptica recente • Doença falciforme • Pancreatite aguda • Rejeição de transplante • Trombose venosa • Síndrome de hipersensibilidade a drogas (DRESS) • Vasculite • Hemólise aguda • Artrite gotosa aguda • Hipertermia pelo exercício • PTT	• Neoplasia (linfoma, leucemia, paraneoplasia) • Sarcoidose • Reabsorção de hematomas • Doença inflamatória intestinal • Febre de origem indeterminada • Febre factícia

Tabela 43.II – Achados clínicos na vigência de febre e hipóteses diagnósticas

Achados clínicos	Hipóteses diagnósticas
Espirros, coriza, tosse seca, odinofagia	Infecções de via aérea, gripe, resfriado comum
Bócio, exoftalmo	Hipertiroidismo, tireotoxicose
Confusão mental aguda	Meningite, encefalite, lesões do SNC, sepse grave, PTT
Convulsões	Meningite, encefalite, lesões do SNC, quadros de hipertermia, PTT
Irritação meníngea	Meningite, HSA
Descoramento	Hemólise aguda (anemia hemolítica auto-imune, hemólise intravascular), malária, neoplasia, LES, HIV
Dispnéia	Pneumonia, pneumocistose, tuberculose, neoplasia, TEP
Dissociação pulso-temperatura	Febre tifóide, brucelose, leptospirose, febre por drogas, febre factícia
Linfonodomegalias	Linfomas, síndromes *monolike*, doenças do conectivo, tuberculose, micoses sistêmicas
Icterícia	Leptospirose, dengue, febre amarela, malária, parasitoses intestinais, hepatites
Diarréia	Doença inflamatória intestinal, hipertireoidismo, enterites, parasitoses intestinais, neoplasias
Disúria, sinal de giordano	Cistite, pielonefrite
Esplenomegalia	Linfomas, esquistossomose, leishmaniose visceral, mononucleose aguda, salmonelose septicêmica
Dor torácica	Miocardite, pericardite
Sopro cardíaco	Endocardite
Crepitação pulmonar, achados de derrame pleural	Pneumonia, tuberculose, neoplasia, lúpus
Ascite	Peritonite bacteriana, neoplasias
Sinais de peritonismo	Apendicite, pancreatite, perfuração de alças intestinais, diverticulite
Dor pélvica, corrimento	Doença inflamatória pélvica, endometrite, abscesso tubo-ovariano

(continua)

Tabela 43.II – Achados clínicos na vigência de febre e hipóteses diagnósticas *(continuação)*

Achados clínicos	Hipóteses diagnósticas
Lesões de pele localizadas	Celulite, erisipela, impetigo
Rash cutâneo	Meningococcemia, síndrome do choque tóxico (estreptococo e estafilococo), endocardite, síndromes *monolike*, lúpus, micobactérias, micoses sistêmicas, púrpura trombocitopênica, sífilis, exantema por drogas, doenças exantemáticas da infância, neoplasias, outras vasculites
Artrite, artralgia	Lúpus, artrite reumatóide juvenil, febre reumática, gota, pseudogota, monoartrite infecciosa
Ferida cirúrgica	Infecção de ferida cirúrgica, abscessos
Presença de sonda e/ou cateter	Infecção associada ao sítio de inserção do dispositivo

Tabela 43.III – Lesão cutânea, febre e hipóteses diagnósticas relacionadas

Achados clínicos	Hipóteses diagnósticas
Máculo-papular de distribuição central	Sarampo, rubéola, HIV primário, mononucleose infecciosa, drogas, DRESS, doença de Lyme, febre tifóide, dengue, lúpus eritematoso sistêmico, doença de Still
Padrão periférico de distribuição	Gonococcemia, sífilis secundária, eritema multiforme, endocardite bacteriana
Eritema descamativo confluente	Escarlatina, doença de Kawasaki, síndrome do choque tóxico, síndrome da pele escaldada, Stevens-Johnson e necroepidermólise tóxica
Vesículo-bolhosa	Varicela, herpes vírus, ectima gangrenoso
Urticariforme	Vasculites
Nodulares	Infecções disseminadas (micobacterioses, micoses), eritema nodoso
Purpúricas	Meningococcemia aguda, dengue, *purpura fulminans*, púrpura trombocitopênica trombótica/síndrome hemolítico-urêmica, vasculite de pequenos vasos
Úlceras e escaras	Tularemia, ectima gangrenoso, antrax

- Sempre pesquise infecção de SNC se a febre vier acompanhada de cefaléia e rigidez de nuca, alteração de comportamento ou convulsões (meningites, encefalites, abscesso de SNC).
- As lesões cutâneas podem auxiliar o diagnóstico (Tabela 43.III).

EXAMES COMPLEMENTARES

- Em boa parte dos casos de febre os exames complementares são desnecessários pela simplicidade do diagnóstico e por serem doenças que nem precisariam estar em um pronto-socorro.
- Uma parcela dos casos necessitará de apenas um ou dois exames, como uma radiografia de tórax ou hemograma. Outros exames deverão ser guiados pela história ou pelo exame físico.
- Não há vantagem em se pedir uma bateria de exames sem que haja uma hipótese diagnóstica formulada para tanto.

DIAGNÓSTICO DIFERENCIAL

O diagnóstico diferencial da febre é vasto e exige muito conhecimento epidemiológico e de etiopatogenia por parte do médico. Doenças específicas, seu diagnóstico e tratamento estão abordados em outros capítulos (pneumonia, endocardite, meningite, leptospirose, dengue, crise tireotóxica, infecção urinária etc.). Entretanto, dentro do campo de diagnóstico diferencial, vale ressaltar algumas situações particulares: os viajantes, os imunocomprometidos e a febre por drogas.

Febre em viajantes

A febre é um sintoma relatado por até 3% dos pacientes com história de viagem recente nos últimos meses. Mais da metade já relata o sintoma entre o final da viagem e a primeira semana após o retorno. As causas mais comuns são infecções de vias aéreas e a "diarréia dos viajantes", que conta com várias causas (*E. coli*, salmonela, shiguela, campilobacter, cólera, parasitas, febre tifóide, entre outros). O ponto mais importante da história é a relação entre a viagem em si e o início dos sintomas, pois o período de incubação pode ajudar muito no diagnóstico. Malária deve ser sempre considerada, independentemente do local para onde se viaje, pois em geral é a doença mais grave. Dengue, leishmaniose, hepatites, riquetesioses, leptospirose, filariose, tuberculose e esquistossomose são as doenças mais relatadas. Não se pode esquecer das DSTs, pois até 20% dos pacientes relatam contato sexual durante a viagem.

Febre em imunocomprometidos

As infecções são responsáveis por até 75% dos casos de febre nesses pacientes; 10% dos casos são não-infecciosos e em 15% das vezes não se encontra explicação. Em pacientes com

Tabela 43.IV – Alguns achados de exames em caso de febre em pronto-socorro

Exame	Comentários
Radiografia de tórax	• Para pesquisa de pneumonia, suspeita de pneumocistose ou quadros de insuficiência respiratória • Útil em idosos com *delirium* • Procurar complicações como cavitação e derrame pleural
Hemograma	• Desvio à esquerda sugere infecção, mas não é uma verdade absoluta. Mais de 10% de formas jovens é um critério de SIRS/sepse • Leucócitos > 12.000 ou < 4.000 são critérios para SIRS/sepse • Importante solicitar se houver suspeita de neutropenia
Urina 1	• Suspeitas de pielonefrite ou para pacientes de risco para ITU: idosos, homens, diabéticos, pessoas com doença estrutural de vias urinárias conhecida, imunossuprimidos
Hemocultura (e outras culturas)	• Sempre deve ser colhida antes de se iniciar antibioticoterapia em casos de sepse grave • Recomenda-se colher dois pares de sítios de punção diferentes; na suspeita de endocardite, colher 3 pares de sítios diferentes e em tempos diferentes • Útil em casos de suspeita de endocardite e em imunodeprimidos
VHS, PCR	• Provas inespecíficas de atividade inflamatória
US abdominal	• Direcionado a vias urinárias com suspeita de pielonefrite pela chance aumentada de complicações • Na procura de abscessos e tumores
Radiografia de ossos	• Suspeita de osteomielite (imagem surge após 10 a 14 dias)
LCR	• Na suspeita de meningite aguda, se houver sinais localizatórios (p. ex., convulsões, déficits focais), somente após TC de crânio • Na suspeita de encefalite, após a TC de crânio, se não houver contaminação
Aminotransferases, bilirrubina e enzimas canaliculares	• Pouco específicas. Devem estar direcionadas a suspeitas de colecistite, colangite, hepatite ou pancreatite. Não devem ser pedidas sem uma hipótese diagnóstica • Aminotransferases aumentam em diversas condições; maiores valores são achados em hepatites

Tabela 43.V – Alguns diagnósticos em imunocomprometidos com febre

Situação de imunocomprometimento	Doenças associadas
Neoplasias (principalmente hematológicas)	• Neutropenia febril (febre associada a leucócitos < 500 mm^3 ou < 1.000 mm^3 e com tendência a queda). Em ordem de importância: bacilos Gram-negativos (especialmente *Pseudomonas aeruginosa*) e Gram-positivos
HIV	• Infecções pulmonares (pneumococo é o principal agente), pneumocistose, quadros de diarréia, micobacterioses, vírus (CMV tem grande importância), toxoplamose (forma neurológica), criptococose (meningite), neoplasias (linfoma, sarcoma de Kaposi)
Anemia falciforme	• Cocos Gram-positivos, salmonela
Diabetes	• Infecções polimicrobianas
Esplenectomizados (cirurgia ou funcionalmente)	• Germes capsulados: pneumococo, meningococo e *Haemophilus influenzae*

Tabela 43.VI – Mecanismos de surgimento de febre por drogas e fármacos mais relacionados

Mecanismo envolvido	Drogas mais relacionadas
Hipersensibilidade – mais comum, surge a partir do 2º dia até a 3ª semana (média de 8 dias), desaparece em 72 a 96 horas com a suspensão da medicação	• Anticonvulsivantes (carbamazepina, fenitoína, fenobarbital, lamotrigina) • Alopurinol • Antibióticos (β-lactâmicos, sulfas, nitrofurantoína) • AINHs
Alteração da termorregulação – drogas que agem no centro termorregulador do hipotálamo	• Hormônio tireoidiano • Atividade anticolinérgica – antidepressivos tricíclicos, atropina, anti-histamínicos, fenotiazinas
Administração da droga – relacionada à infusão	• Anfotericina B • Bleomicina • Vancomicina
Efeito farmacológico da droga – lise celular ou bacteriana	• Quimioterapia para tumores sólidos, linfoma e leucemia (nesses casos a febre é precoce, com início na 1ª semana pós-quimioterapia, o que a diferencia de uma possível neutropenia febril) • Reação de Jarish-Herxheimer – equivalente da quimioterapia, mas com lise de treponema (sífilis)
Doença do soro	• Terapia com ferro parenteral

Tabela 43.VII – Tratamento da febre

Medicação e doses	Observações
• Dipirona IV – 1 a 2,5 g/dose até 4 x/dia; dose máxima preconizada: 6 g/dia (ampola de 2 mL = 1g) • Dipirona VO – 500 a 1.000 mg/dose até 4 x/dia (20 gotas = 500 mg; comprimidos de 500 mg)	• Pode ser administrada por via parenteral • Efeito analgésico potente • Baixo custo • Muito segura, é a medicação mais usada em nosso meio
• Paracetamol VO – 500 a 1.000 mg/dose até 4 x/dia (20 gotas = 200 mg; comprimidos de 500 ou 750 mg)	• Só apresentação VO • Risco de hepatotoxicidade em doses elevadas (em geral > 4 g/dia)
• Ácido acetilsalicílico VO – 500 a 1.000 mg/dose até 4 x/dia (comprimidos de 500 mg)	• Contra-indicado em casos de suspeita de dengue e história de hipersensibilidade • Usar com cautela em pacientes com história de sangramento por úlcera péptica, outros sangramentos, trombocitopenia ou em casos de suspeita de dengue

câncer, principalmente os neutropênicos, os bacilos Gram-negativos ganham força na proporção das causas de febre.

Febre por drogas

Febre pode ser a manifestação de uma reação adversa em até 5% dos casos, sendo sempre um diagnóstico de exclusão. Os pacientes mais suscetíveis são aqueles em uso de diversas medicações, idosos e o paciente HIV positivo. Define-se febre por droga como febre coincidente com a administração da droga, desaparecendo com a suspensão da mesma e em que não há nenhuma outra causa evidente clínica ou laboratorialmente. *Rash* cutâneo, que muitos esperam encontrar como pista, só ocorre em 18% dos casos, mais freqüentemente nos pacientes com HIV. Laboratorialmente, podemos encontrar leucocitose com eosinofilia em cerca de 20% dos casos. A Tabela 43.VI mostra as principais drogas envolvidas de acordo com o mecanismo responsável pela febre.

Algoritmo 43.1 – Febre no pronto-socorro

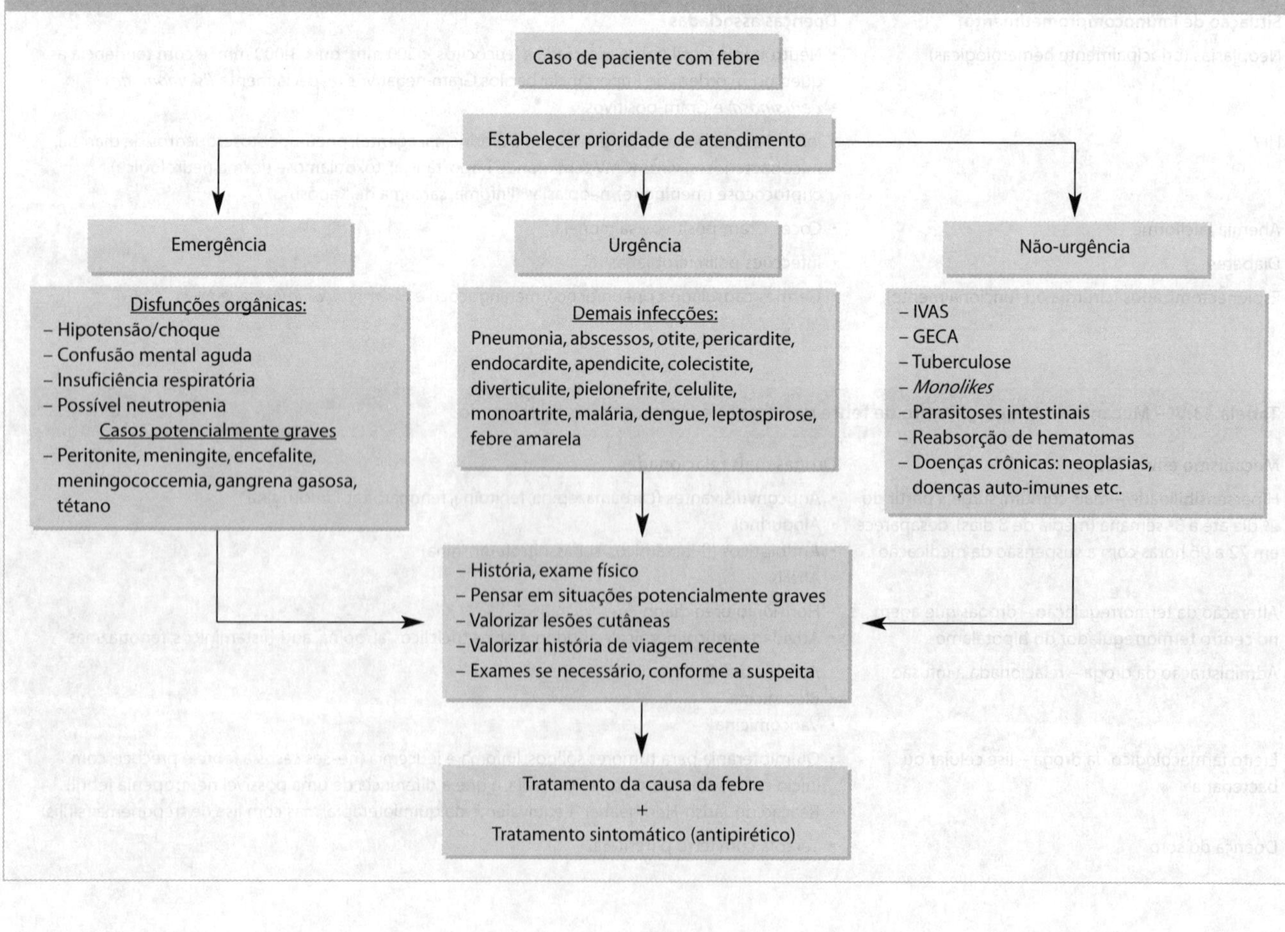

TRATAMENTO

A base do tratamento da febre é o tratamento da causa. Entretanto, o tratamento específico das causas de febre está descrito ao longo dos capítulos do livro. O tratamento sintomático da febre está descrito na Tabela 43.VII.

LEITURA ADICIONAL

1. Martins HS, Zambon L. Febre e hipertermia no pronto-socorro. In: Martins HS, et al. Emergência clínicas – abordagem prática. 3. ed. Editora Manole: Barueri; 2007.
2. Dinarello CA, Gelfand JA. Fever and hyperthermia. Kasper DL, Fauci AS, Longo DL, Baunwald E, et al. Harrison's principles of internal medicine. 16. ed. Mcgraw-Hill.
3. Pora R, Dinarello CA. Pathophysiology and treatment of fever in adults. Uptodate® 2007. Disponível em http://www.uptodate.com.
4. Mackowiak PA, Lemaistre CF. Drug fever: a critical appraisal of conventional concepts. Ann Intern Med 1987; 106: 728.
5. Centers for Disease Control and Prevention. Health information for international travel. Disponível em: www.cdc.gov/travel.

CAPÍTULO

44

Dispnéia

Rodrigo Antonio Brandão Neto
Sabrina Corrêa Costa Ribeiro

TÓPICOS IMPORTANTES

- Dispnéia é a sensação subjetiva de desconforto respiratório.
- Ela pode ser a manifestação inicial de isquemia miocárdica, tromboembolismo pulmonar ou representar sintoma crônico de doenças como a DPOC ou pneumopatias.
- O uso de escalas com parâmetros objetivos, como a da MRC, é indicado na avaliação de pacientes dispnéicos.
- Os mecanismos fisiopatológicos são multifatoriais e, ao contrário do que se acredita, a hipoxemia isoladamente é um fraco estímulo para a sensação de dispnéia.
- Os sintomas são dependentes da causa secundária da dispnéia; em mais de 50% dos pacientes o diagnóstico pode ser sugerido apenas com anamnese.
- Em alguns pacientes a história e o exame físico não conseguem ser suficientes para realizar hipótese diagnóstica sólida e exames complementares podem auxiliar o diagnóstico.
- Os exames iniciais são: ECG, radiografia de tórax, hemograma, perfil metabólico, espirometria e oximetria de pulso.
- O tratamento inclui: oxigênio suplementar, suporte clínico, hemodinâmico e correção da causa de base.

INTRODUÇÃO E DEFINIÇÕES

Dispnéia é o termo geralmente usado para sensações respiratórias desconfortáveis, de que se queixam os pacientes. A palavra é originada do grego *dys* que significa "anormal" e *pnoia* que significa respiração.

A literatura médica apresenta muitas definições. A American Thoracic Society (ATS) define dispnéia como sensação subjetiva de desconforto respiratório, que consiste em sensações qualitativamente distintas e que variam em intensidade.

Pessoas sadias podem apresentar esta sensação ao realizar esforços importantes. Quando a pessoa passa a apresentar esta sensação em intensidade desproporcional ao esforço realizado, passa a representar o sintoma de uma possível doença.

A sensação, como já mencionado, é subjetiva, e por este motivo pode ser percebida de diferentes maneiras, como sensação de aperto no peito, sufocamento, falta de ar, incapacidade de encher o pulmão, entre outras.

Este sintoma é relativamente comum e aflige milhões de pessoas com doenças respiratórias ou cardiovasculares. Pode ser, por exemplo, a manifestação inicial de isquemia miocárdica, tromboembolismo pulmonar ou representar sintoma crônico de doenças como a DPOC ou doenças intersticiais pulmonares.

A proporção de pacientes que procuram o médico devido a esta queixa aumenta com a idade, com pico de incidência entre os 55-69 anos de idade.

A dispnéia é considerada crônica quando a queixa tem mais de um mês de duração. Apesar de o termo ser usado constantemente, dispnéia aguda não tem uma definição precisa na literatura médica.

Vários questionários para avaliação da dispnéia foram criados, e o objetivo é facilitar a avaliação diagnóstica e classificar sua intensidade. A classificação do órgão britânico MRC (Medical Research Council) parece ser a mais adequada para a avaliação desta intensidade. A ATS também utiliza esta classificação para graduar a dispnéia (Tabela 44.I).

Outra escala bastante utilizada para avaliar a dispnéia é a classificação de Borg:

- 0: Dispnéia ausente.
- 1-3: Dispnéia leve.
- 4-6: Dispnéia moderada.
- 7-9: Dispnéia moderadamente intensa.
- 10: Dispnéia intensa.

O problema desta classificação é que ela não é objetiva. Por este motivo, sugerimos o uso da classificação da MRC.

Tabela 44.I – Classificação da MRC da dispnéia

Grau de dispnéia	Esforço físico
0	Dispnéia em esforços extremos como correr e subir escadas íngremes
1	Dispnéia ao andar depressa ou em subidas leves
2	Dispnéia ao caminhar normalmente
3	Dispnéia ao caminhar menos de 100 metros
4	Dispnéia para atividades habituais como tomar banho ou trocar de roupa

ETIOLOGIA E FISIOPATOLOGIA

A sensação de dispnéia pode ocorrer devido à demanda excessiva de ventilação ou por distúrbio ventilatório. A origem parece estar relacionada com a ativação dos sistemas sensórios envolvidos com a respiração, com o processamento desta informação pelos centros nervosos superiores e a influência de outros fatores que incluem alterações comportamentais e cognitivas.

O sistema respiratório funciona pela necessidade de satisfazer as demandas metabólicas do organismo. Vários mecanismos estão envolvidos no ato de respirar e a alteração de qualquer um destes mecanismos pode estar associada com o desenvolvimento de dispnéia. Para entendermos melhor estes mecanismos, tentaremos explicar a dispnéia através de modelo neurofisiológico, em que receptores são ativados e sua informação é processada em outros centros, que com suas eferências podem determinar o aparecimento do sintoma.

Receptor
↓
Impulso aferente
↓
Integração e processamento de informações no SNC
↓
Impulso eferente
↓
Sensação de dispnéia

Comentaremos a seguir os diversos componentes do sistema respiratório, que podem levar a dispnéia.

Receptores

Os receptores envolvidos no aparecimento da sensação de dispnéia incluem quimiorreceptores e mecanorreceptores, que podem aparecer nas vias aéreas, parede torácica e vasos pulmonares.

Quimiorreceptores

São divididos em receptores periféricos, que se localizam no corpo carotídeo e arco aórtico, e centrais, que se localizam na medula. A hipoxemia pode estimular estes receptores e contribuir para o aparecimento da dispnéia. Também o aumento de CO_2 e acidose estimulam estes receptores.

A evidência do papel direto da hipoxemia aguda para o desenvolvimento de dispnéia é ainda incerta, porém a hipercapnia demonstra associação clara com aumento do esforço ventilatório e dispnéia.

Mecanorreceptores

Localizam-se nas vias aéreas inferiores, superiores e na parede torácica. O estímulo de receptores na face e nas vias aéreas superiores, que são inervados em grande parte pelo nervo trigêmeo, pode reduzir a intensidade da dispnéia. É relatada por pacientes a diminuição dos sintomas de dispnéia quando sentam-se próximos a ventiladores ou janelas abertas.

Existem três tipos principais de receptores pulmonares. Os receptores de lenta adaptação ou estiramento são estimulados por aumento de tensão nas vias aéreas, e portanto respondem a aumento de volumes pulmonares e inflamação parenquimatosa. Os receptores de resposta rápida, ou irritativos, são estimulados por rápidas alterações de volume pulmonar e presença de partículas irritativas ou substâncias químicas, como a histamina que leva à broncoconstrição. Também devem ser citadas as fibras-c não mielinizadas que se localizam em alvéolos e em pequenas vias aéreas, que também respondem a estímulos químicos e mecânicos e são particularmente afetadas em casos de congestão intersticial.

O cérebro recebe projeção de receptores de músculos, tendões e articulações. Os músculos e órgãos tendinosos da parede torácica parecem exercer um papel na sensação de dispnéia. Estímulos mecânicos como vibração ativam estes receptores e pioram a dispnéia associada a hipercapnia. Deve-se destacar, entretanto, que pacientes com lesões de medula cervical, nos quais as informações destes receptores estão interrompidas, conseguem perceber mesmo pequenas alterações de volume corrente através dos receptores pulmonares e apresentam desconforto respiratório nesta situação.

Receptores vasculares pulmonares

No sistema pulmonar arterial existem receptores que respondem a aumentos de pressão ou fluxo, que resultam em aumento da ventilação. Esses receptores parecem ser particularmente importantes na dispnéia associada com hipertensão pulmonar e tromboembolismo pulmonar.

Impulsos aferentes

Várias vias nervosas estão envolvidas na transmissão dos impulsos que recebem estes receptores. Os receptores pulmonares, em particular, apresentam aferências vagais. Sabe-se que o bloqueio vagal melhora a dispnéia associada com exercício físico e melhora as sensações de desconforto que aparecem quando pacientes fazem apnéia forçada; isto é particularmente demonstrado nos pacientes em ventilação mecânica.

Integração e processamento de informações no SNC

Acredita-se que o córtex motor e neurônios do tronco cerebral transmitem informações para o córtex cerebral sensorial que contribuem para a sensação de esforço ao respirar. A sensação aumenta proporcionalmente ao comando do centro motor, com aumento, portanto, em situações em que a carga dos músculos respiratórios é aumentada ou quando ocorre fraqueza destes mesmos músculos.

Impulsos eferentes

Em resposta às informações enviadas pelos receptores para o SNC, este envia impulso eferente através do nervo frênico para o diafragma e outros músculos respiratórios, que aumentam o esforço respiratório. A forma como estes impulsos influenciam ventilação, fluxos pulmonares, volumes pulmonares e padrão respiratório ainda não é completamente conhecida.

A fraqueza dos músculos respiratórios, ou sua ineficiência mecânica em responder aos estímulos dos centros respiratórios superiores, parece explicar a dispnéia associada a doenças neuromusculares. Os pacientes apresentam, portanto, uma desproporção entre o esforço e a tensão a que são submetidos os músculos respiratórios e a alteração de volume pulmonar e de encurtamento das fibras musculares resultante deste impulso.

Em 1963, Campbell e Howell desenvolveram a teoria mais aceita atualmente: para explicar a sensação de dispnéia, a teoria tenta unificar os conceitos conhecidos sobre a fisiopatologia da doença e postula que a dispnéia é a resultante da desproporcionalidade da atividade motora do centro respiratório e os estímulos aferentes que este recebe. Quando as mudanças de fluxo respiratório, pressão ou movimento dos pulmões é incompatível com o comando motor a sensação de dispnéia aumenta. Em 1974, esta teoria foi modificada para incluir também a percepção de movimentos inadequados da caixa torácica dentro da fisiopatologia, sendo então denominada teoria da inadequação mecânica.

Em condições normais, ocorreria equilíbrio entre a tensão do músculo e a variação de comprimento da fibra muscular durante a contração muscular, porém em situações em que a carga mecânica sobre o sistema respiratório aumenta, seja esta carga na forma de forças resistivas, como nos episódios de broncoespasmo, seja na forma de forças elásticas, como em situações que diminuem a complacência pulmonar, como em quadros edematosos, ou causadas por anormalidades da musculatura respiratória. Ocorre nesses casos uma situação de dissociação neuromecânica, que leva à sensação de dispnéia.

Pelo menos 2/3 dos casos de dispnéia são causados por doenças respiratórias ou cardiovasculares. Nos pacientes em que o principal sintoma é dispnéia, 85% dos casos são relacionados a asma, DPOC, pneumonia, isquemia miocárdica, doença pulmonar intersticial e causas psicogênicas.

Em pacientes com dispnéia crônica a grande maioria das vezes relaciona-se com quatro diagnósticos principais: asma, DPOC, doença intersticial pulmonar e disfunção miocárdica. Comentaremos a seguir brevemente as principais etiologias e sua fisiopatologia.

Etiologias

Causas pulmonares

Asma: a contração da musculatura brônquica, o edema de mucosa e submucosa e a secreção excessiva de muco levam a estreitamento da luz brônquica, resultando em aumento do trabalho respiratório e utilização da musculatura acessória.

DPOC: os mecanismos são semelhantes aos da asma, mas associados a alterações anatômicas irreversíveis e alterações da relação ventilação/perfusão, que provocam hipoxemia e hipercapnia crônicas.

Pneumonia: a alteração da elasticidade e diminuição da complacência pulmonar aumentam o trabalho respiratório. Pode ocorrer ainda alteração da relação ventilação/perfusão, criando áreas de shunt e ocasionalmente evoluindo com hipóxia.

Tromboembolismo pulmonar: os receptores de pressão na vasculatura pulmonar e no átrio direito são ativados.

Doença intersticial pulmonar: paciente apresenta diminuição de complacência pulmonar e o infiltrado pulmonar ativa receptores pulmonares.

Entre outras causas de doença pulmonar devemos citar pneumotórax, efusão pleural, malignidade e alterações de parede torácica como a cifoescoliose e bronquiectasias.

Causas cardiovasculares

Insuficiência cardíaca congestiva: o aumento de fluido intersticial ou intra-alveolar, que ativa receptores justacapilares, e também a diminuição de complacência pulmonar associada podem contribuir para a dispnéia.

Outras causas cardíacas associadas com dispnéia são doença arterial coronária, arritmias cardíacas, doença pericárdica e doença valvar.

Descondicionamento físico

Alguns pacientes, mesmo com condições cardiovasculares normais e hematócrito normal, podem apresentar dispnéia, quando se envolvem em atividades físicas. Pacientes com melhor condicionamento físico têm uma capacidade maior de aumentar seu débito cardíaco em condições em que isso é necessário e também a capacidade de extração de oxigênio pelos tecidos periféricos.

Pacientes com obesidade maciça também podem apresentar dispnéia por alterações de complacência pulmonar e descondicionamento físico.

Dispnéia psicogênica

A percepção da sensação de dispnéia é alterada em pacientes com ansiedade, transtorno do pânico e transtorno pós-traumático. A grande maioria dos pacientes apresenta hiperventilação associada.

A relação da dispnéia com hiperventilação, hipersensibilidade ao CO_2 e inadequação mecânica não é bem compreendida.

Doenças neuromusculares

As doenças neuromusculares são associadas com diminuição de *drive* ventilatório e diminuição de força muscular, que podem estar ligadas a aumento da sensação de esforço respiratório e dispnéia.

Outras condições

A anemia pode prejudicar sensivelmente a entrega de oxigênio aos tecidos, com necessidade de aumento do débito cardíaco compensatório; de qualquer forma o mecanismo exato pelo qual a dispnéia ocorre nestes pacientes ainda é desconhecido. Outras condições associadas com ICC de alto débito, como hipertiroidismo, também são acompanhadas freqüentemente de dispnéia.

A obstrução de vias aéreas superiores é causa de dispnéia aguda e emergência médica, e pode ocorrer por aspiração de corpo estranho, epiglotite, angioedema, laringotraqueobronquite e outras condições. A fisiopatologia da dispnéia é semelhante a outros distúrbios ventilatórios.

Condições metabólicas como uremia e acidose podem ser associadas com dispnéia, devido à hiperventilação associada, e no caso de uremia pode ocorrer serosite associada.

A cirrose hepática e condições como gestação e outras que aumentam a progesterona podem associar-se com hiperventilação e dispnéia também.

ACHADOS CLÍNICOS

As manifestações são dependentes da causa secundária da dispnéia e em mais da metade dos pacientes o diagnóstico pode ser realizado apenas com base na história clínica.

A dispnéia pode se apresentar de formas diferenciadas, que podem ser sugestivas de diferentes diagnósticos.

A ortopnéia, por exemplo, é a dispnéia que apresenta piora com o decúbito, aparece minutos após deitar, ocorre quase sempre com o paciente ainda acordado e, apesar de sugestivo de ICC, o sintoma não é específico para o diagnóstico.

A dispnéia paroxística noturna ocorre costumeiramente horas após o paciente deitar-se, ocorre tardiamente na evolução do paciente com cardiopatia e é relativamente específica para o diagnóstico de ICC.

A trepopnéia é a dispnéia causada ao deitar em decúbito lateral, mas que não ocorre ao deitar-se no decúbito lateral contralateral. A patologia parece ocorrer devido a alteração na relação ventilação/perfusão no pulmão acometido. Exemplos de doenças associadas são o derrame pleural unilateral e a doença parenquimatosa unilateral.

A platipnéia, por sua vez, é a dispnéia que aparece ao se sentar e melhora ao deitar, e ocorre em pacientes com *shunts* causados por doenças cardíacas congênitas, embora seja também descrita em associação com *shunts* intrapulmonares como na doença de Osler-Weber-Rendu ou na cirrose hepática. Comentaremos a seguir as características clínicas associadas das várias condições às quais a dispnéia é associada.

Asma: é caracterizada por tríade clínica composta por sensação de dispnéia, opressão torácica e sibilância, sendo pelo menos um destes sintomas relatado em 90% dos pacientes. A dispnéia relatada pelos pacientes durante crises de asma é a de sensação de incapacidade de fazer com que o ar entre nas vias aéreas. Tosse é outro sintoma particularmente comum acompanhando o quadro dos pacientes. O estudo de Hollerman demonstrou que os achados de sibilância, roncos e uso de musculatura acessória foram os mais específicos para o diagnóstico. A especificidade da presença de sibilos, por exemplo, é superior a 99%, mas sua sensibilidade é de apenas 15%. Deve-se acrescentar que nenhum achado isolado de exame físico combina especificidade e sensibilidade apropriadas para o diagnóstico, mas a combinação de achados de história e exame físico consegue fazer o diagnóstico na maioria dos casos.

Tabela 44.II – Critérios de Wells

Achado clínico	Pontos
Sintomas clínicos de doença tromboembólica	3,0
Outro diagnóstico menos provável que TEP	3,0
FC >100/bpm	1,5
Imobilização ou cirurgia nas últimas 4 semanas	1,5
TEP ou TVP prévios	1,5
Hemoptise	1,5
Malignidade	1,5

Alta probabilidade: escore > 6,0
Moderada probabilidade: escore 2,0-6,0
Baixa probabilidade: escore < 2,0

DPOC: os achados cardinais para o diagnóstico são a presença de tosse crônica produtiva, dispnéia ao esforço e progressiva e exposição aos fatores de risco. A presença de sibilos em exame físico aumenta em 8-15 vezes a possibilidade do diagnóstico. A presença de roncos ou tabagismo maior que 40 maços ao ano aumenta a probabilidade do diagnóstico em 8 vezes, mas a sensibilidade destes achados é de 90% e 50%, respectivamente, mas com especificidade de 49% e 84%. Outros achados úteis para o diagnóstico são a presença de hiperressonância e tórax em barril.

ICC: dispnéia ao esforço usualmente é o primeiro sintoma de insuficiência cardíaca, mas a presença de dispnéia paroxística noturna é mais específica. A presença de galope com B3, ictus globoso e distensão venosa jugular aumenta a chance do diagnóstico em 24, 16,5 e 8,5 vezes respectivamente. A presença de qualquer um destes achados deixa a probabilidade do diagnóstico em 80% e a presença dos três achados virtualmente diagnostica ICC.

Uma série americana demonstrou que o antecedente de infarto agudo do miocárdio apresentou-se isoladamente como achado com combinação de melhor sensibilidade e especificidade, com probabilidade de 75% para o diagnóstico isoladamente.

Doença intersticial pulmonar: dispnéia ao esforço é presente na maioria dos pacientes, mas o achado é inespecífico. Os achados diagnósticos de maior utilidade são a presença de estertores inspiratórios que ocorrem em mais de 80% dos pacientes. A presença de baqueteamento digital ocorre em 25-50% dos pacientes.

Dispnéia psicogênica: a maioria dos pacientes descreve a dispnéia como sensação de sufocamento. Os pacientes muitas vezes descrevem sintomas semelhantes aos de obstrução de vias aéreas superiores; a presença de parestesias e a sensação de bolo na garganta também são comumente associadas.

Tromboembolismo pulmonar (TEP): a apresentação clínica destes pacientes é extremamente variável, sintomas como taquicardia e dor torácica podem acompanhar e é importante o diagnóstico, pois a mortalidade em pacientes não tratados se aproxima de 30%. Existem alguns critérios clínicos definidores da probabilidade diagnóstica de TEP, dos quais os mais utilizados são os critérios de Wells (Tabela 44.II).

O quadro clínico de outras doenças associadas a dispnéia não será comentado nesta seção. Algumas delas, como as doenças neuromusculares, serão comentadas em outras seções deste livro.

EXAMES COMPLEMENTARES

O primeiro passo na investigação diagnóstica de pacientes com dispnéia é determinar o órgão primariamente envolvido, que é uma tarefa que pode ser difícil se considerarmos que em até um terço dos pacientes a causa da dispnéia é multifatorial.

Em cerca de 80% dos pacientes a história e o exame físico são suficientes para realizar o diagnóstico; conforme a suspeita diagnóstica realizada, os exames complementares serão solicitados, para confirmação deste diagnóstico se necessário.

Em alguns pacientes a história e o exame físico não conseguem ser suficientes para realizar hipótese diagnóstica sólida e exames complementares e triagem podem auxiliar o diagnóstico. Outros exames serão solicitados se necessários, conforme abordagem que discutiremos durante este capítulo.

Discutiremos inicialmente os exames diagnósticos que são utilizados para as principais causas de dispnéia.

Asma: o diagnóstico de asma é realizado principalmente através de dados clínicos, principalmente em pacientes com dispnéia aguda, mas pode ser confirmado através de função pulmonar, principalmente com prova de broncoconstrição com metacolina. O uso de espirometria ou *peak flow* em unidades de emergência é de extremo valor, tendo importância prognóstica e auxiliando o manejo destes pacientes.

DPOC: o diagnóstico de DPOC é baseado na demonstração de obstrução de fluxo e, embora possa ser realizado de maneira confiável com base em dados clínicos, é definido pela relação $VEF_1/CVF < 0,70$ ou $VEF_1 < 80$ % do predito. Em unidades de emergência a prova de função pulmonar não tem ainda papel definido, mas em exacerbações de DPOC a realização de radiografia de tórax é mandatória.

Doenças intersticiais pulmonares: pacientes apresentam padrão restritivo em prova de função pulmonar, e exames de imagem como radiografias de tórax e tomografia de tórax com cortes finos apresentam diversos padrões de infiltrados intersticiais.

Doenças vasculares pulmonares: hipertensão pulmonar primária e doença tromboembólica pulmonar são causas de dispnéia crônica. Ecocardiograma, cintilografia de ventilação/perfusão e tomografia helicoidal podem ajudar no diagnóstico, mas a abordagem diagnóstica do TEP está discutida no capítulo apropriado.

Insuficiência cardíaca congestiva: a radiografia de tórax pode ser útil no diagnóstico da ICC. Os pacientes podem apresentar congestão pulmonar e cardiomegalia. A presença de índice cardiotorácico maior que 0,5 é sensível para o diagnóstico, mas quando este é maior que 0,6 a especificidade diagnóstica é maior.

O ECG é quase invariavelmente alterado em pacientes com ICC e, caso seja normal, outros diagnósticos devem ser considerados. A presença de bloqueio de ramo esquerdo é a alteração eletrocardiográfica que parece ser de maior utilidade para o diagnóstico.

Em pacientes com dispnéia aguda no pronto-socorro, atualmente o uso de marcadores hormonais tem demonstrado utilidade para a avaliação. A concentração de peptídeo atrial natriurético e peptídeo natriurético cerebral (PNC) aumenta em formas mais avançadas ou crônicas de ICC e o uso em particular do PNC foi estudado para diferenciar quadros cardíacos de pulmonares em unidades de emergência.

Valores de BNP maiores que 100 pg/mL apresentam sensibilidade, especificidade e valor preditivo respectivamente de 90, 76 e 83%. O PNC se revelou a melhor variável isolada para o diagnóstico de ICC em dados de história, exame físico e exames complementares. Quanto maiores os valores de PNC, maior é a probabilidade do diagnóstico final de ICC; quando maiores que 400 pg/mL têm grande valor preditivo positivo e se menores que 100 pg/mL têm valor preditivo negativo. Um estudo europeu demonstrou que valores menores que 80 pg/mL têm valor preditivo negativo de 98%.

Outros exames podem ser realizados para diagnóstico de dispnéia aguda, como marcadores de isquemia aguda como troponina e CK-MB, entre outros. Comentaremos a seguir o uso de exames para avaliação de dispnéia e sua utilidade.

Exames de primeira linha

Incluem ECG, RX de tórax, espirometria, oximetria de pulso, hemograma e perfil metabólico.

ECG: pode revelar arritmias cardíacas, distúrbios de condução, hipertrofia ventricular e alterações isquêmicas e doença pericárdica.

RX de tórax: pode revelar alterações pulmonares, de parede torácica e cardíacas, auxiliando o diagnóstico.

Hemograma e perfil metabólico: anemia pode ser causa de dispnéia e policitemia pode ocorrer em pacientes com DPOC. Acidose respiratória pode ocorrer em DPOC e doenças neuromusculares, assim como acidose metabólica pode ocorrer em uremia e ICC com baixo débito.

Espirometria: pode fazer diagnóstico de doença obstrutiva ou doença intersticial.

Oximetria de pulso: importante para avaliação da gravidade dos doentes. Caso alterada, demonstra alteração na troca gasosa e, se anormal, pode ser útil a realização de gasometria arterial.

Testes de segunda linha

Caso necessário, devem ser feitos exames de segunda linha, como prova de função pulmonar completa, ecocardiograma, peptídeo natriurético cerebral, gasometria arterial, tomografia computadorizada de tórax de alta resolução, holter e estudos cintilográficos.

A prova de função pulmonar com mensuração da difusão de CO_2 é útil para doenças intersticiais e pulmonares parenquimatosas, sendo um parâmetro que se altera em alguns casos precocemente. Estudos de cintilografia de ventilação e perfusão pulmonar podem ser úteis para avaliar tromboembolismo crônico e de cintilografia miocárdica para doenças isquêmicas.

Tomografia de tórax de alta resolução demonstra alterações pulmonares que às vezes não são aparentes em radiografia torácica. Outros exames, como holter, podem identificar arritmias e episódios isquêmicos e o peptídeo natriurético cerebral já teve importância demonstrada em unidades de emergência ao diferenciar causas cardíacas e pulmonares de dispnéia.

Testes adicionais

Pacientes cujo diagnóstico não é realizado, apesar destes exames, podem necessitar de avaliação conforme os achados

dos exames anteriores. Estes exames incluem cateterismo cardíaco, broncoscopia, biópsia pulmonar, pHmetria caso haja suspeita de doença refluxo esofágica (principalmente se houver tosse crônica associada) e eventualmente teste ergoespirométrico para avaliar condição cardiopulmonar. Este último teste é particularmente útil para os pacientes com dispnéia sem alterações de exame físico e exames complementares. Alguns destes pacientes necessitarão de avaliação de outros especialistas para diagnóstico final.

DIAGNÓSTICO DIFERENCIAL

O diagnóstico diferencial das diferentes causas de dispnéia já foi discutido em outras seções deste capítulo.

TRATAMENTO

O tratamento é dependente da etiologia da dispnéia. Pacientes com asma e DPOC, por exemplo, têm como esteio de seu tratamento o uso de broncodilatadores, e a ICC, por exemplo, é tratada com diuréticos e vasodilatadores. Em outros capítulos deste livro o tratamento destas condições é detalhado.

O treinamento físico supervisionado melhora a capacidade pulmonar e reduz a acidose lática associada que ocorre durante exercício físico em pacientes com DPOC.

A suplementação de oxigênio em pacientes pode diminuir a concentração de ácido lático. Em pacientes com doenças pulmonares crônicas e particularmente nos pacientes com DPOC é associada com diminuição de mortalidade no subgrupo com hipoxemia crônica.

O treinamento respiratório com técnicas como a de "respirar com os lábios fechados" é usado para pacientes com DPOC e alguns autores acreditam que leva a melhora da sensação de dispnéia, porém não foi estudado adequadamente. O uso de opióides e psicotrópicos também é descrito, mas aplica-se principalmente no tratamento da dispnéia em pacientes com doença terminal.

Pacientes com dispnéia e doença terminal

O tratamento sintomático de dispnéia em pacientes com doença pulmonar ou maligna avançada é um desafio, no qual a equipe médica conta com número limitado de opções terapêuticas. Como já discutido neste capítulo, cada paciente deve ser avaliado por meio de história clínica, exame físico e exames complementares selecionados caso a caso. Em pacientes com doença pulmonar ou sistêmica avançada, a abordagem inicial é buscar fatores desencadeantes ou agravantes da dispnéia. Exemplos destes fatores são: derrame pleural neoplásico, infecções respiratórias, broncoespasmo, obstrução de vias aéreas por compressão extrínseca ou tumor endobrônquico. Quando tratadas adequadamente, estas condições são potencialmente reversíveis e sua resolução leva a melhora da sintomatologia e do status funcional do paciente.

Quando não existe possibilidade terapêutica para a doença de base ou houve falência de tratamento, o manejo paliativo da dispnéia está indicado. Assim como ocorre no tratamento de dor, as primeiras medidas para alívio da dispnéia devem ser tomadas ainda durante o período de avaliação. As intervenções para alívio sintomático da dispnéia podem ser agrupadas de acordo com seu mecanismo de ação, como foi proposto pela American Thoracic Society:

a) Redução da demanda ventilatória

A demanda ventilatória pode ser reduzida principalmente de duas maneiras:

- Diminuição da taxa metabólica (redução da produção de ácido lático ou aumento da eliminação de dióxido de carbono).

O treinamento muscular através de atividade física aumenta a tolerância a exercício e o controle da dispnéia em pacientes com doença pulmonar obstrutiva. Pacientes com câncer de pulmão também apresentaram melhora sintomática após reabilitação pulmonar. Para maior benefício, o treinamento deve ser iniciado antes que a doença atinja um estágio muito avançado.

- Redução do *drive* respiratório.

Oxigenoterapia: o uso de oxigênio suplementar aumenta a sobrevida de pacientes hipoxêmicos com DPOC. No entanto, seu uso pode resultar em uma elevação acentuada do pCO_2, especialmente em pacientes previamente retentores. Outras populações com doença avançada em que não foi demonstrado benefício em sobrevida utilizam oxigênio primariamente para alívio da dispnéia. Embora esta medida nem sempre seja efetiva, deve ser tentada em pacientes com dispnéia associada a hipoxemia. Em alguns pacientes com doença maligna avançada, a administração de ar comprimido é tão eficiente no alívio dos sintomas como a de oxigênio. Este achado sugere que existem outros mecanismos envolvidos além da diminuição do *drive*, seja através de ativação de receptores nas vias aéreas ou de efeito placebo. Os mesmos mecanismos talvez expliquem a sensação de alívio que alguns pacientes expressam ao sentir o vento ao ar livre ou através da janela durante um passeio de automóvel.

Opióides: são comumente utilizados para aliviar dispnéia e estão especialmente indicados quando este sintoma está associado a dor. Uma metanálise publicada em 2002 concluiu que estas medicações apresentam efeito positivo e estatisticamente significativo na melhora da sensação de dispnéia, com vantagem para opióides parenterais ou de via oral em relação ao uso via inalatória. Os principais efeitos colaterais relatados foram: tonturas, náuseas, vômitos e constipação. Estes efeitos podem ser antecipados e prevenidos pela adição de anti-eméticos e laxativos à prescrição, raramente implicando em necessidade da suspensão da droga. Alguns dos estudos incluídos utilizavam medida de gases arteriais ou saturação como parte de seu protocolo. Em nenhum deles houve alteração significativa da saturação, queda da paO_2 ou elevação da pCO_2 acima de 40 mmHg. A maior parte dos estudos utilizou morfina VO (dose 10-40 mg/dia) ou codeína (30-180 mg/dia). No entanto, a via sublingual ou transdérmica pode ser utilizada em pacientes com náuseas ou incapazes de absorver a medicação. Pacientes hospitalizados podem ser tratados com opióides intravenosos em infusão contínua, que facilita a titulação da droga. Uma solução de 50 mg de morfina em 100 mL de SF 0,9% pode ser iniciada a 2-4 mL/h (em pacientes sem uso prévio de opióide) e ajustada conforme a necessidade. O aparecimento de depressão respiratória está mais relacionado à administração em *bolus* de doses elevadas da droga do que a níveis séricos estáveis, mais efetivos no controle da dispnéia.

Benzodiazepínicos: podem diminuir a sensação de dispnéia ao diminuir o *drive* respiratório e a percepção de desconforto, podendo ser associados se não houver controle adequado com oxigênio e opióides. No entanto, o papel desempenhado pela ansiedade não está bem caracterizado nesta situação. Em caso de *delirium* e agitação, causas reversíveis de desconforto como retenção urinária, dor e efeitos adversos de medicação devem ser excluídos antes do início de agentes sedativos. Fenotiazinas, como a clorpromazina, apresentam efeito independente sobre a dispnéia e podem ser associadas aos opióides para sedação.

b) Redução da impedância ventilatória

A impedância ventilatória encontra-se aumentada na presença de broncoespasmo, derrame pleural e secreções nas vias respiratórias. A presença de broncoespasmo foi documentada em pacientes com câncer de pulmão. O uso empírico de corticóides e broncodilatadores (beta-agonistas e anticolinérgicos) pode ser benéfico. A presença de secreção pode ser reduzida através do uso de anticolinérgicos como atropina ou escopolamina por via oral, subcutânea, transdérmica e inalatória. Um curso de antibiótico pode ser considerado na suspeita de exacerbação infecciosa. A aspiração de secreções pode ser efetiva em pacientes que não conseguem tossir de maneira adequada, mas deve ser evitada sempre que possível pelo desconforto do procedimento.

c) Melhora da função dos músculos respiratórios

Suplementação alimentar via oral, associada a um programa de treinamento muscular, pode aumentar o peso corporal e a resistência muscular em pacientes selecionados com DPOC. No entanto, o aumento do número de calorias ingeridas nem sempre é suficiente para estacionar ou reverter o processo de caquexia presente em muitos pacientes em cuidados paliativos. O uso de anabolizantes pode agravar a dispnéia pelo aumento no *drive* respiratório. O treinamento de musculatura inspiratória foi proposto para pacientes com doença obstrutiva. No entanto, uma metanálise dos trabalhos publicados não confirmou o benefício desta estratégia.

d) Alteração da percepção

A dispinéia resulta de uma combinação de estímulos e medicações ou intervenções que alterem a percepção e resultam em benefício no tratamento deste sintoma. Este mecanismo está claramente envolvido na ação de opióides e ansiolíticos. O treinamento muscular não só melhora a eficiência do trabalho da musculatura respiratória como dessensibiliza os pacientes em relação à dispnéia. Intervenções educativas, relaxamento e acupuntura podem ser úteis em uma abordagem combinada, embora o benefício objetivo dessas intervenções seja de difícil documentação.

Alguns estudos publicados recentemente avaliaram o uso de ventilação não-invasiva em pacientes com insuficiência respiratória aguda e ordem prévia de não-intubação. Até 60% destes pacientes sobreviveram ao episódio agudo, recebendo alta para casa.

Mesmo quando este tipo de sucesso não é obtido, a ventilação não-invasiva pode ser um modo de obter alívio da dispnéia permitindo que o paciente mantenha a consciência e autonomia, dispense o uso de sedativos, faça intervalos para manter alimentação via oral e preserve a capacidade de comunicação. Pode ser utilizada também para manter a função ventilatória pelo tempo necessário para que o paciente possa resolver questões pessoais ou receber a visita de um ente querido que tenha que viajar de outro local. Quando a VNI for finalmente interrompida, a transição para a máscara simples de oxigênio é bem menos complexa e traumática do que no caso da intubação orotraqueal.

Especula-se que a ventilação não-invasiva pode ser um modo de garantir a máxima qualidade de vida durante as horas finais.

CUIDADOS TERMINAIS

Durante os dias finais de vida, a ênfase do cuidado deve ser focalizada no conforto do paciente. Pacientes que poderiam ter se beneficiado de treinamento muscular em estágio anterior não devem ser forçados, e o uso de uma cadeira de rodas pode facilitar a movimentação. Se o paciente não conseguiu parar de fumar ou aderir a restrições alimentares, não se deve insistir neste momento. Drogas que tratam a doença de base e têm efeitos colaterais indesejados ou não aliviam os sintomas devem ser suspensas. Opióides, benzodiazepínicos e oxigenoterapia devem ser mantidos. Sintomas como dor e dispnéia devem ser manejados com as doses de opióides necessárias, mesmo que o alívio sintomático resulte em rebaixamento do nível de consciência e depressão respiratória. No entanto, o paciente deve participar desta decisão sempre que for possível, pois pode preferir a preservação da consciência em seus últimos momentos, inclusive às custas de controle apenas parcial dos sintomas. Neste caso, nenhuma medicação pode substituir a presença da família e o apoio de amigos e cuidadores. A Tabela 44.III cita os principais sintomas precedendo óbito em pacientes terminais.

Algoritmo 44.1 – Avaliação de paciente com dispnéia

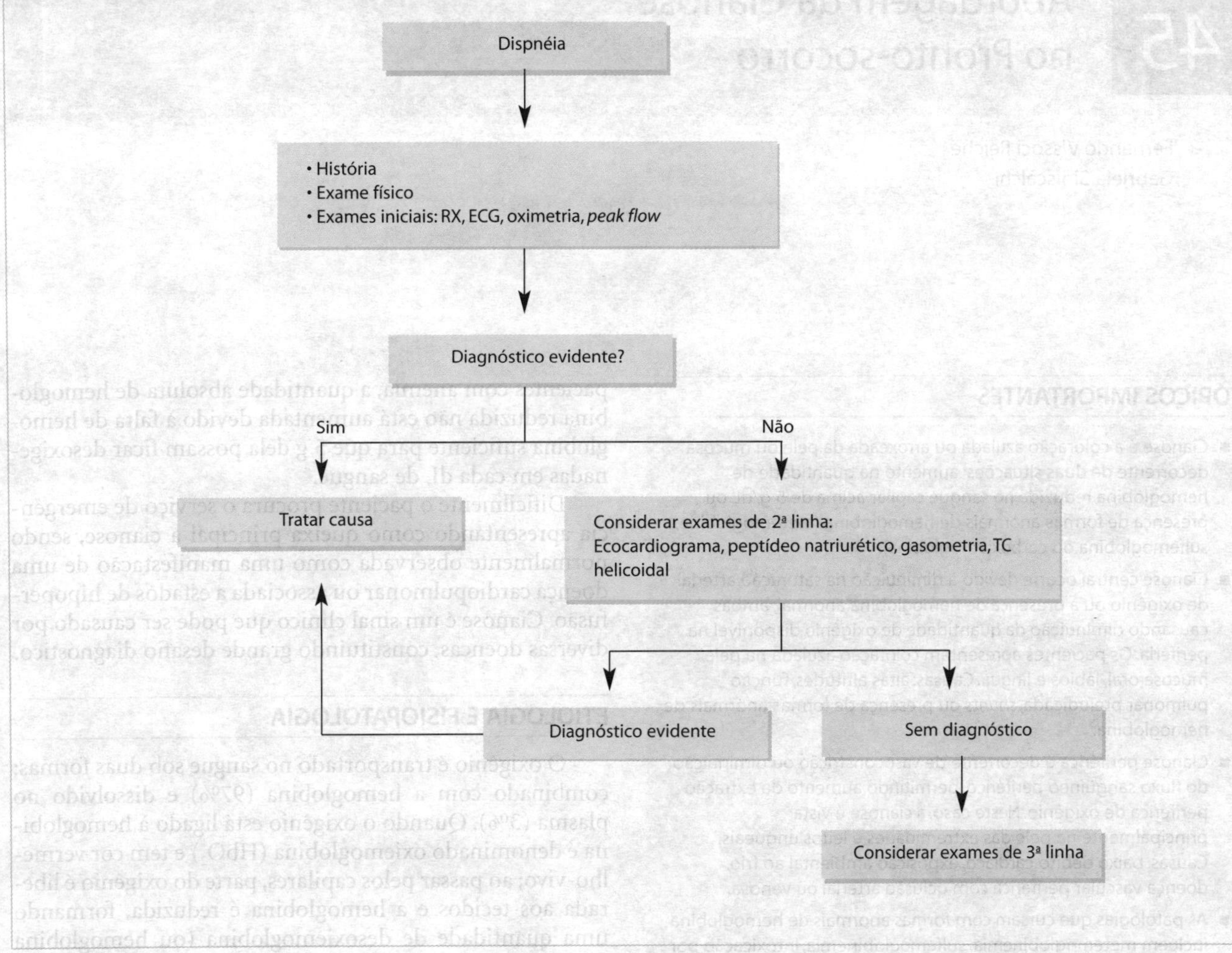

LEITURA ADICIONAL

1. Mahler DA, Carrion JF, Baird JC. Evaluation of dyspnea in the elderly. Clin Geriatr Med 2003;19: 19-33.
2. Schwartztein. Evaluation of dyspnea. ©2008 UpToDate®: http://www.uptodate.com. Software 15.3; 2008.
3. American Thoracic Society. Dyspnea. Mechanisms, assessment, and management: a consensus statement. Am J Respir Crit Care Med 1999; 159: 321.
4. De Denus S, Pharand C, Williamson DR. Brain natriuretic peptide in the management of heart failure: the versatile neurohormone. Chest 2004; 125: 652.
5. Yap LB, Mukerjee D, Timms PM, et al. Natriuretic peptides, respiratory disease, and the right heart. Chest 2004; 126: 1330.
6. Maisel AS, Krishnaswamy P, Nowak RM, et al. Rapid measurement of B-type natriuretic peptide in the emergency diagnosis of heart failure. N Engl J Med 2002; 347: 161.
7. Mueller C, Scholer A, Laule-Kilian K, et al. Use of B-type natriuretic peptide in the evaluation and management of acute dyspnea. N Engl J Med 2004; 350: 647.
8. Karnani NG, Reisfield GM, Wilson GR. Evaluation of chronic dyspnea. Am Fam Physic 2005; 71: 1529-37.
9. Harrison A, Amundson S. Evaluation and management of the acutely dyspneic patient: the role of biomarkers. American Journal of Emergency Medicine 2005; 23: 371-8.
10. Tibério I. Dispnéia. Semiologia médica. Sarvier; 2001.
11. Lima MAP. Dispnéia. Propedêutica na emergência 2003. Editora Atheneu.
12. Brandão Neto RA, Hajjar LA, Costa ELV. Edema. Propedêutica na emergência 2003. Editora Atheneu.
13. Legrand S. Dyspnea: the continuing challenge of palliative management. Current opinion in oncology 2002; 14: 394-8.
14. Hallnbeck J. Palliative care in the final days of life "They were expecting it at any time". JAMA 2005; 293(18): 2265-71.
15. Jennings AL, Davies AN, Higgins JPT, et al. A systematic review of the use of opioids in the management of dyspnea. Thorax 2002; 57: 939-44.
16. End-of-Life Palliative Education Center (EPERC). Disponível em: http://www. eperc.mcw.edu.
17. Hollerman et al. Does the clinical examination predict airflow limitation? JAMA 1995; 273: 313.
18. Goulart AC, Lopes RA. Vômitos e diarréia.

CAPÍTULO 45

Abordagem da Cianose no Pronto-socorro

Fernando Vissoci Reiche
Gabriela Siniscalchi

TÓPICOS IMPORTANTES

- Cianose é a coloração azulada ou arroxeada da pele ou mucosa decorrente de duas situações: aumento na quantidade de hemoglobina reduzida no sangue capilar acima de 5 g/dL ou presença de formas anormais de hemoglobina (metemoglobina, sulfemoglobina ou carboxiemoglobina).
- Cianose central ocorre devido à diminuição na saturação arterial de oxigênio ou à presença de hemoglobina anormal, ambas causando diminuição da quantidade de oxigênio disponível na periferia. Os pacientes apresentam coloração azulada na pele, mucosa oral, lábios e língua. Causas: altas altitudes, função pulmonar prejudicada, *shunts* ou presença de formas anormais de hemoglobina.
- Cianose periférica é decorrente de vasoconstrição ou diminuição do fluxo sangüíneo periférico, permitindo aumento da extração periférica de oxigênio. Neste caso, a cianose é vista principalmente na pele das extremidades e leitos ungueais. Causas: baixo débito cardíaco, exposição ambiental ao frio, doença vascular periférica com oclusão arterial ou venosa.
- As patologias que cursam com formas anormais de hemoglobina incluem metemoglobinemia, sulfemoglobinemia, intoxicação por cianeto e intoxicação por monóxido de carbono. Apesar de serem mais raras, são patologias de alta gravidade, sendo importante o conhecimento do quadro clínico e dos fatores de risco para o diagnóstico e tratamento corretos.
- Exames complementares devem ser solicitados de acordo com os achados da história e do exame físico, na tentativa de identificar a causa da cianose.
- O tratamento deve ser direcionado para a doença de base. No entanto, medidas de suporte respiratório e hemodinâmico são essenciais. No caso das intoxicações exógenas, algumas medicações específicas podem ser administradas.

INTRODUÇÃO E DEFINIÇÕES

Cianose é a coloração azulada ou arroxeada da pele ou mucosa decorrente de duas situações: aumento na quantidade de hemoglobina reduzida (desoxigenada) no sangue capilar acima de 5 g/dL ou presença de formas anormais de hemoglobina (metemoglobina, sulfemoglobina ou carboxiemoglobina).

Como a cianose reflete a quantidade absoluta de hemoglobina reduzida, sua detecção é facilitada na vigência de policitemia e dificultada em situações de anemia. Em pacientes com anemia, a quantidade absoluta de hemoglobina reduzida não está aumentada devido à falta de hemoglobina suficiente para que 5 g dela possam ficar desoxigenadas em cada dL de sangue.

Dificilmente o paciente procura o serviço de emergência apresentando como queixa principal a cianose, sendo normalmente observada como uma manifestação de uma doença cardiopulmonar ou associada a estados de hipoperfusão. Cianose é um sinal clínico que pode ser causado por diversas doenças, constituindo grande desafio diagnóstico.

ETIOLOGIA E FISIOPATOLOGIA

O oxigênio é transportado no sangue sob duas formas: combinado com a hemoglobina (97%) e dissolvido no plasma (3%). Quando o oxigênio está ligado à hemoglobina é denominado oxiemoglobina (HbO_2) e tem cor vermelho-vivo; ao passar pelos capilares, parte do oxigênio é liberada aos tecidos e a hemoglobina é reduzida, formando uma quantidade de desoxiemoglobina (ou hemoglobina reduzida), de cor azulada, que em condições normais não altera a coloração da pele. Quando ocorre aumento na quantidade de hemoglobina reduzida acima de 5 g/dL, aparece a cianose.

A presença de formas anormais de hemoglobina também leva ao aparecimento de cianose. Para entender este mecanismo, é necessário um breve comentário sobre o transporte de oxigênio no organismo.

Existe uma relação entre a PaO_2, que é a porção de oxigênio do sangue arterial que se encontra dissolvida no plasma, e a SaO_2, que é a porcentagem da hemoglobina que se encontra saturada pelo oxigênio. Essa relação é representada graficamente pela curva de dissociação da oxiemoglobina (Figura 45.1).

Conforme pode ser observado na curva de dissociação da oxiemoglobina, a partir de uma PaO_2 de aproximadamente 60 mmHg, já se tem mais de 90% da hemoglobina saturada pelo oxigênio. A partir desse ponto, grandes aumentos da PaO_2 promovem apenas pequenos aumentos na SaO_2. Como a maior parte do oxigênio transportado no sangue para os tecidos encontra-se ligada à hemoglobina, uma SaO_2 acima de 90% é satisfatória do ponto de vista da perfusão dos tecidos com oxigênio. Portanto, o conteúdo arterial de oxigênio depende fundamentalmente da fração

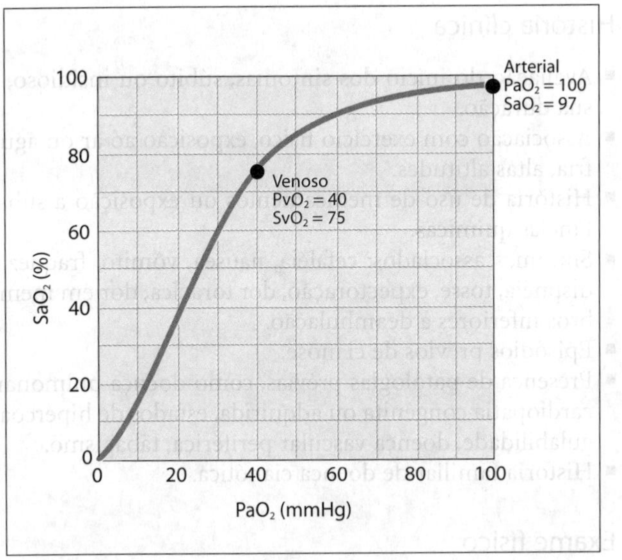

Figura 45.1 – Curva de dissociação da oxiemoglobina.

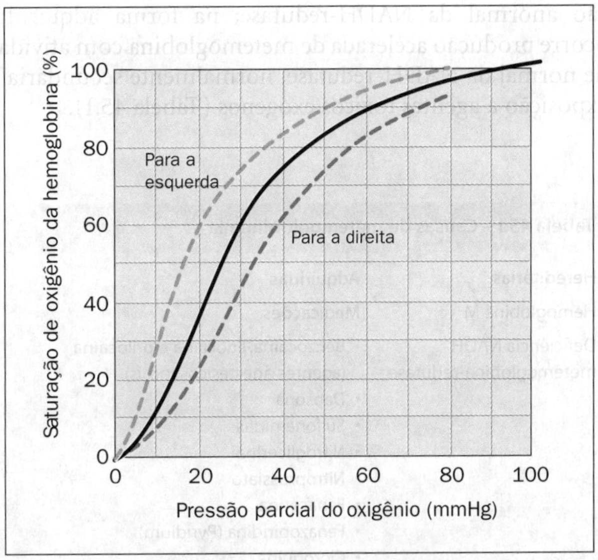

Figura 45.2 – Curva de dissociação da oxiemoglobina, mostrando desvios da curva para a direita e para a esquerda.

de oxigênio ligada à hemoglobina (SaO_2), que é responsável pela oferta de O_2 para os tecidos.

Por outro lado, quando se quer monitorar a função pulmonar de oxigenação, a análise da PaO_2 é melhor do que a da SaO_2. Isso porque, nos pacientes com SaO_2 acima de 90%, podem ocorrer grandes comprometimentos da função pulmonar, com reduções acentuadas da PaO_2, com apenas discretas reduções na SaO_2, em função da conformação da curva de dissociação da oxiemoglobina. Por exemplo, uma redução da PaO_2 de 160 mmHg para 80 mmHg pode resultar em uma redução da SaO_2 de 99% para 95%.

Pode-se concluir que a SaO_2 não é adequada para avaliar a capacidade de oxigenação do sangue arterial pelos pulmões, o que deve ser feito pela análise da PaO_2 e, principalmente, pela relação PaO_2/FiO_2. A SaO_2 é capaz de avaliar se o nível de oxigênio no sangue arterial é adequado às necessidades dos tecidos.

Vários fatores podem alterar a afinidade da hemoglobina pelo O_2, resultando em curvas que se movem para a direita (como ocorre na presença de acidose, aumento da temperatura, aumento do 2,3 DPG – difosfoglicerato ou ligação do CO_2 à molécula de hemoglobina) ou para a esquerda (nos casos de alcalose, diminuição da temperatura, queda do 2,3 DPG ou presença de Hb fetal).

Movimentos da curva para a direita (PaO_2 mais elevada para uma mesma SO_2) significam diminuição da afinidade da Hb pelo O_2, aumentando a oferta de oxigênio para os tecidos. Isto é fisiologicamente útil aos tecidos, onde um ambiente levemente acidótico serve para liberar o O_2 mais facilmente da Hb.

Movimentos da curva para a esquerda significam que a Hb continua ligada ao O_2 mesmo com baixos níveis de PaO_2, o que implica maior afinidade da Hb pelo O_2 e, portanto, menor oferta de oxigênio aos tecidos. Sempre que ocorre desvio para a esquerda, o oxigênio tende a ficar ligado à Hb, de modo que menos oxigênio é liberado no nível dos capilares sistêmicos.

A presença de formas anormais de hemoglobina também cursa com desvios na curva de dissociação da hemoglobina. Um exemplo é a metemoglobina, um estado alterado da hemoglobina em que as moléculas de ferro do heme são oxidadas para o estado férrico. É uma forma de hemoglobina com alta afinidade pelas moléculas de oxigênio, tornando difícil a liberação do oxigênio no tecido periférico. Isto faz com que a curva de dissociação da Hb seja deslocada para a esquerda. Ocorre cianose quando mais de 10 a 15% do total de hemoglobina é metemoglobina ou quando a concentração absoluta de metemoglobina é superior a 1,5 g/dL. Entretanto, sintomas de intoxicação decorrentes de hipoxemia só se desenvolvem quando um nível de 25 a 40% é alcançado (3,5 a 6 g/dL).

Em condições normais, os eritrócitos contêm hemoglobina com moléculas de ferro na forma reduzida (ferroso: Fe^{2+}); as moléculas de ferro podem ser oxidadas (férrico: Fe^{3+}) em resposta à queda na pressão de oxigênio, com liberação do oxigênio para os tecidos e formação de metemoglobina. Isto faz com que a hemoglobina seja continuamente oxidada da forma ferrosa para a férrica, porém uma série de eficientes mecanismos de proteção a convertem de volta à oxiemoglobina. A taxa de metemoglobina se mantém normal quando a velocidade de sua formação se iguala à de sua redução, mediante a enzima citocromo b5-redutase (reação dependente do NADH) ou por mecanismos enzimáticos auxiliares (p.ex., NADPH-redutase). Em pessoas normais, os níveis de metemoglobina estão presentes no sangue em valores variáveis de 0,5 a 4% do total de hemoglobina. Quando grande quantidade de hemoglobina é oxidada para o estado férrico, aumentam os níveis de metemoglobina, causando cianose.

A metemoglobinemia pode ser congênita ou adquirida. Na metemoglobinemia congênita, há níveis baixos ou função anormal da NADH-redutase; na forma adquirida, ocorre produção acelerada de metemoglobina com atividade normal da NADH-redutase, normalmente secundária à exposição a agentes tóxicos exógenos (Tabela 45.I).

Tabela 45.I – Causas de metemoglobinemia

Hereditárias	Adquiridas
Hemoglobina M	**Medicações**
Deficiência NADH metemoglobina-redutase	• Benzocaína, lidocaína e prilocaína (agentes anestésicos locais) • Dapsona • Sulfonamidas • Nitroglicerina • Nitroprussiato • Fenacetina • Fenazopiridina (Pyridium) • Cloroquina • Primaquina • Nitrito de amila
	Agentes químicos
	• Corantes derivados de anilina • Substâncias contendo nitrito ou nitrato • Gases nitrosos (liberados em processos de soldagem) • Derivados do benzeno (clorobenzeno, nitrobenzeno) • Naftalina • Nitrofenol • Nitrato de prata • Trinitrotolueno

De acordo com o mecanismo fisiopatológico, a cianose pode ser dividida em central e periférica. A cianose central é decorrente da diminuição da saturação arterial de oxigênio ou da presença de hemoglobina anormal, ambas causando diminuição da quantidade de oxigênio disponível na periferia; já a cianose periférica é decorrente de vasoconstrição ou diminuição do fluxo sangüíneo periférico, permitindo aumento da extração periférica de oxigênio. A cianose periférica pode ser generalizada ou localizada. É generalizada nos casos de hipotensão grave, na qual, devido à baixa perfusão tecidual, ocorre aumento da extração de O_2 na tentativa de compensar a baixa oferta. É localizada nos casos de obstrução arterial, trombose venosa e na exposição ao ar ou água fria.

As principais causas de cianose estão descritas na Tabela 45.II.

ACHADOS CLÍNICOS

O quadro clínico depende da doença de base responsável pela cianose. A história clínica deve ser concisa e direcionada para as principais causas que levam à cianose. O exame físico, além de auxiliar no diagnóstico, é importante na avaliação de insuficiência respiratória e de instabilidade hemodinâmica.

História clínica

- Avaliação do início dos sintomas, súbito ou insidioso, e sua duração.
- Associação com exercício físico, exposição ao ar ou água fria, altas altitudes.
- História de uso de medicamentos ou exposição a substâncias químicas.
- Sintomas associados: cefaléia, náusea, vômito, fraqueza, dispnéia, tosse, expectoração, dor torácica, dor em membros inferiores à deambulação.
- Episódios prévios de cianose.
- Presença de patologias prévias, como doença pulmonar, cardiopatia congênita ou adquirida, estados de hipercoagulabilidade, doença vascular periférica, tabagismo.
- História familiar de doença cianótica.

Exame físico

A detecção de cianose no exame físico varia entre os examinadores e depende da experiência do médico, da iluminação e da temperatura ambiente e das características da pele do paciente (pigmentação, espessura).

Nos casos de cianose central, decorrente da diminuição da saturação arterial de oxigênio ou da presença de hemoglobina anormal, os pacientes apresentam coloração azulada na pele, mucosa oral, lábios e língua, como conseqüência da diminuição da quantidade de oxigênio disponível na periferia. Nas situações que evoluem com cianose periférica, a coloração azulada é vista principalmente na pele das extremidades e leitos ungueais. Nestes casos, a saturação de oxigênio é normal, mas ocorre vasoconstrição ou diminuição do fluxo sangüíneo, permitindo aumento da extração periférica de oxigênio. Nos casos de obstrução arterial, a cianose é ainda mais localizada, estando geralmente limitada a um dos membros. No entanto, a diferenciação entre cianose central e periférica nem sempre é simples, podendo ocorrer os dois tipos em um mesmo caso (p.ex., choque cardiogênico com edema pulmonar, TEP ou pneumonia grave com hipotensão).

Os sinais vitais devem ser avaliados em todos os pacientes e podem variar de acordo com a doença de base.

A oximetria de pulso é um método simples, não-invasivo e acurado para monitoração contínua do oxigênio que é liberado aos tecidos. Muitas vezes, é dificultada pela perfusão periférica ruim, hipotermia, anemia, ritmo cardíaco irregular, presença de formas anormais de hemoglobina, artefato de movimentação ou presença de esmalte na unha. O oxímetro de pulso baseia-se na lei de Lambert-Beer, a qual estabelece que a concentração de uma substância pode ser determinada pela absorção luminosa de uma luz incidente, de intensidade conhecida, que atravessa a substância em um determinado comprimento de onda.

Para se distinguir as duas formas de hemoglobina (oxiemoglobina e hemoglobina reduzida), é necessário medir a absorção da luz em dois comprimentos de onda diferentes, ou seja, a vermelha (660 nm – Hb reduzida) e a infravermelha (940 nm – oxiemoglobina). A oxiemoglobina absorve menos luz vermelha do que a Hb reduzida, por

Tabela 45.II – Causas de cianose

Cianose periférica	Cianose central
Baixo débito cardíaco: • Choque • Falência ventricular esquerda • Hipovolemia	Diminuição da saturação arterial de oxigênio: • Alta altitude > 2.500 m (diminuição na pressão parcial de O_2 no ar inspirado) • Função pulmonar prejudicada - Hipoventilação - Difusão de oxigênio diminuída - Alteração da ventilação-perfusão - Insuficiência respiratória: Obstrução de vias aéreas superiores Pneumonia Hérnia diafragmática Pneumotórax hipertensivo Policitemia
Exposição ambiental ao frio: ar ou água	*Shunts* • Fístula arteriovenosa pulmonar e *shunts* intrapulmonares • Fístula arteriovenosa cerebral, hepática, periférica • Cardiopatias congênitas cianóticas: - Defeito do coxim endocárdico - Defeito do septo ventricular - Coarctação da aorta - Tetralogia de Fallot - Saída anômala da veia pulmonar - Hipoplasia do ventrículo esquerdo - Estenose da veia pulmonar - Atresia tricúspide - Fechamento prematuro do forame oval - Dextrocardia - Ducto arterioso patente com fluxo reverso
Oclusão arterial ou venosa: • Trombose arterial ou venosa • Embolia • Vasoespasmo (fenômeno de Raynaud) • Doença vascular periférica	Hemoglobina anormal: • Toxicidade por monóxido de carbono • Toxicidade por cianeto • Sulfemoglobinemia • Metemoglobinemia - Hereditária - Adquirida • Mutação hemoglobina com baixa afinidade pelo oxigênio (hemoglobina Kansas)

causa de sua cor vermelha, estando a transmissão desta luz aumentada. Já com a luz infravermelha, o oposto é verdadeiro, ou seja, a oxiemoglobina absorve mais luz que a Hb reduzida. A média destas duas leituras é a base para o cálculo da oximetria de pulso. A carboxiemoglobina (HbCO) e a metemoglobina (MetHb) também absorvem a luz nos comprimentos de onda vermelho (MetHb) e infravermelho (HbCO e MetHb). Isso pode provocar leitura artificialmente mais alta da SpO_2. A HbCO absorve luz aproximadamente no mesmo comprimento de onda que a oxiemoglobina, e a oximetria de pulso superestima a oxigenação do sangue. Em relação à MetHb, a absorção da luz ocorre nos dois comprimentos de onda; em níveis baixos (< 20%), a metemoglobina é detectada principalmente no sensor da desoxiemoglobina e o oxímetro de pulso pode revelar uma saturação de oxigênio falsamente baixa. Com níveis altos de metemoglobina (> 70%), predomina a detecção no sensor da oxiemoglobina e o oxímetro de pulso pode mostrar leituras falsamente mais altas. Se os níveis forem elevados, a SpO_2 tende a apresentar leitura constante (85%), independentemente do valor da SaO_2.

No exame físico, é importante procurar sinais que auxiliem na identificação da causa da cianose:

- Estado geral, nível de consciência e coloração das mucosas.
- Cabeça e pescoço: cianose em mucosa oral e lábios, estase jugular.
- Trato respiratório: crepitação, sibilo, ronco, derrame, uso de musculatura acessória, ventilação inadequada, sinais de insuficiência respiratória.
- Trato cardiovascular: arritmias, sopros, presença de B3, abafamento de bulhas; avaliar estase jugular, perfusão periférica e pulsos.
- Trato gastrintestinal: hepatoesplenomegalia, massa pulsátil, sinais de peritonismo.
- Trato geniturinário: avaliar diurese como parâmetro de perfusão tecidual.

- Extremidades: edema, empastamento de panturrilha, amplitude e simetria dos pulsos, perfusão periférica, tempo de enchimento capilar, temperatura da pele, sinais de insuficiência vascular periférica, cianose periférica, baqueteamento digital.

EXAMES COMPLEMENTARES

Exames complementares devem ser solicitados de acordo com os achados da história clínica e do exame físico, podendo incluir exames laboratoriais e de imagem:

- Gasometria arterial e lactato: útil para a maioria dos pacientes por avaliar a oxigenação, a ventilação e os distúrbios ácido-básicos. O lactato arterial aumentado é um indicador de má perfusão tecidual.
- Hemograma: avalia a presença de policitemia, anemia ou alteração na morfologia das hemácias; nos quadros infecciosos, pode ocorrer aumento ou diminuição no número de leucócitos.
- Eletrólitos e função renal: podem ser úteis na avaliação global do paciente, mostrar sinais de desidratação ou doença renal prévia. Além disso, como o paciente pode necessitar de exames contrastados, a função renal é essencial.

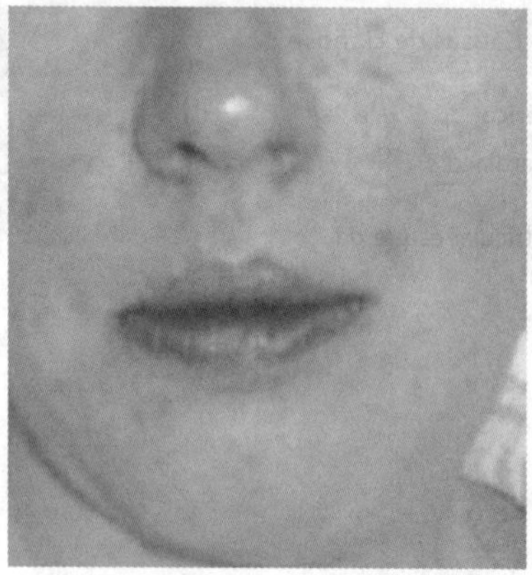

Figura 45.5 – Cianose central: coloração arroxeada em lábios de paciente com hipoxemia.

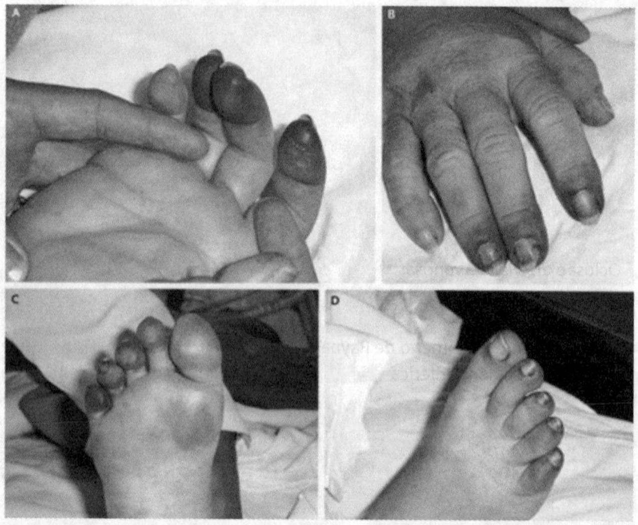

Figura 45.6 – Cianose periférica; doença vascular periférica.

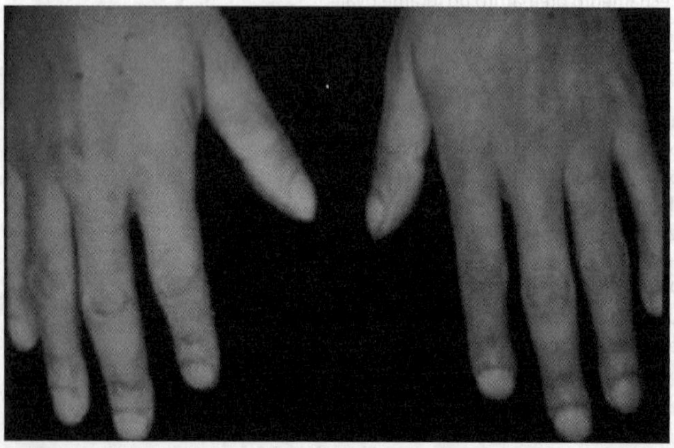

Figura 45.3 – Cianose e baqueteamento digital em paciente com síndrome de Eisenmenger secundária a um defeito no septo atrial.

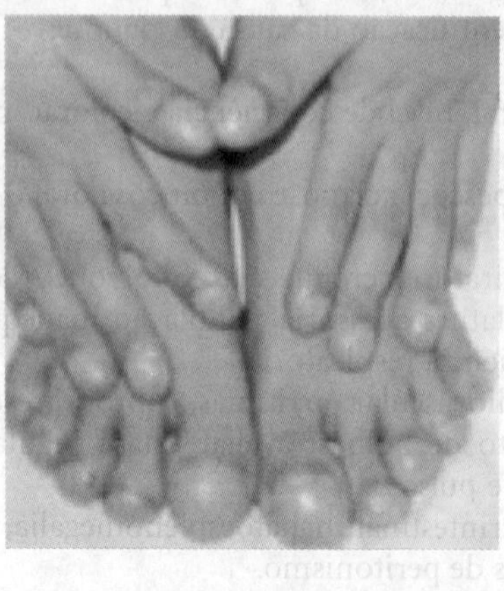

Figura 45.4 – Cianose e baqueteamento digital em mãos e pés de paciente com cardiopatia congênita.

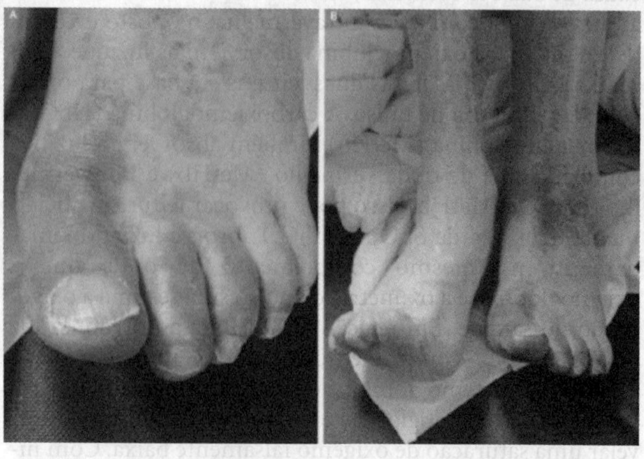

Figura 45.7 – Cianose periférica em paciente com trombose venosa profunda e *Phlegmasia cerulea dolens* em membro inferior esquerdo.

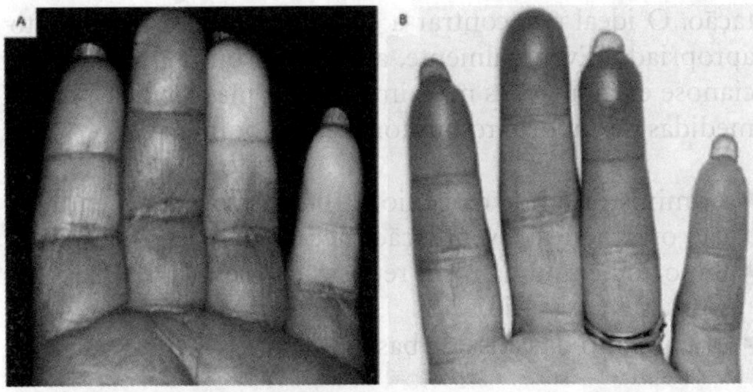

Figura 45.8 – Cianose periférica: fenômeno de Raynaud.

- Culturas: na suspeita de quadro infeccioso.
- Enzimas cardíacas: devem ser solicitadas em todos os pacientes com suspeita clínica de síndrome coronariana aguda.
- D-dímero: pode indicar embolia pulmonar.
- Dosagem sérica de metemoglobina e monóxido de carbono.
- Co-oximetria: aparelhos que utilizam 4 comprimentos de onda e são capazes de determinar a porcentagem de oxiemoglobina, desoxiemoglobina, carboxiemoglobina e metemoglobina. Requer amostra de sangue arterial.
- Dosagem sérica de cianeto: na suspeita de intoxicação por cianeto, a dosagem sérica aumenta após 4 a 6 horas da exposição.
- Radiografia de tórax: auxilia na elucidação do diagnóstico das causas pulmonares, avalia área cardíaca, mediastino e sinais de hipertensão pulmonar.
- Eletrocardiograma: auxilia na detecção de cardiopatias (arritmias, desvios de eixo, sobrecargas e sinais de isquemia), hipertensão pulmonar ou doenças primariamente não-cardíacas (DPOC, TEP e outras).
- Ecocardiograma: tem importância no diagnóstico de doenças cardiopulmonares, especialmente as cardiopatias congênitas ou adquiridas, doença valvar ou hipertensão pulmonar.
- Outros exames podem ser solicitados de acordo com a hipótese diagnóstica: TC helicoidal de tórax, ultra-sonografia com Doppler de membros, arteriografia de vasos periféricos, espirometria.

DIAGNÓSTICOS DIFERENCIAIS

Algumas situações podem se apresentar com cianose no departamento de emergência. Devido à diversidade diagnóstica, algumas condutas podem ser tomadas na tentativa de elucidar o diagnóstico.

Após avaliação inicial do paciente, verificar a distribuição da cianose para diferenciar cianose central de periférica, ou seja, observar se há acometimento cutâneo e mucoso ou somente da pele das extremidades. Em seguida, administrar oxigênio a 100% e observar se ocorre melhora da oxigenação. Com base nestas medidas, é possível definir algumas etiologias para a cianose, conforme demonstra o Algoritmo 45.1.

Na maioria das vezes, essa diferenciação não é fácil, sendo necessária uma boa anamnese e exame físico para ajudar a elucidar a etiologia da cianose. Os distúrbios respiratórios e cardiovasculares que podem se apresentar com cianose (insuficiência respiratória aguda, tromboembolismo pulmonar, broncopneumonia, insuficiência cardíaca exacerbada, síndrome coronariana aguda, choque cardiogênico, exacerbação de cardiopatia congênita, doença vascular periférica) já foram comentados em outros capítulos deste livro. Uma breve discussão será feita sobre algumas causas de intoxicação exógena que cursam com cianose, com exceção da intoxicação por monóxido de carbono, que é comentada no capítulo de Intoxicações Exógenas Agudas.

Metemoglobinemia

- Cianose é detectada clinicamente quando a concentração absoluta de metemoglobina é superior a 1,5 g/dL.
- Muitos indivíduos com metemoglobinemia congênita ou concentrações cronicamente elevadas são assintomáticos, embora alguns apresentem cefaléia e fatigabilidade. Pacientes com metemoglobinemia adquirida aguda são sintomáticos devido à diminuição aguda na oferta de oxigênio aos tecidos periféricos.
- A gravidade dos sintomas depende da porcentagem de metemoglobina; intoxicações severas estão geralmente presentes quando a quantidade de metemoglobina é maior que 40 a 50%.
- Sintomas iniciais incluem cefaléia, vertigem, náusea, fadiga, letargia e dispnéia. Com altos níveis de metemoglobinemia, ocorre depressão respiratória, alteração do nível de consciência, confusão, convulsão e óbito.
- Suspeita clínica: cianose central que não melhora com administração de O_2, com SpO_2 normal. A oximetria de pulso é imprecisa para monitorar a saturação de oxigênio na presença de metemoglobinemia e não pode ser usada para fazer o diagnóstico (a leitura geralmente está entre 85 e 90%). Pensar na presença de hemoglobina anormal quando a diferença entre a SO_2 do oxímetro de pulso e da gasometria arterial for maior que 5% (saturação *gap*).
- Diagnóstico laboratorial: dosagem sérica de metemoglobina. Podem estar presentes acidose metabólica ou hemólise (principalmente em pacientes suscetíveis a estresse oxidativo, como deficiência de G6PD).

Sulfemoglobinemia

- Exposição ao sulfeto de hidrogênio (gás sulfídrico) de fontes orgânicas (indústria do petróleo), medicações derivadas das sulfonamidas ou origem gastrintestinal (hiperproliferação bacteriana).
- Afeta o funcionamento de vários sistemas metaloenzimáticos, liga-se ao grupo heme do citocromo-oxidase, inibindo a fosforilação oxidativa. Há um bloqueio na troca de elétrons da cadeia respiratória, o oxigênio não é consumido e não há produção de energia.
- Essa forma de hemoglobina é incapaz de transportar oxigênio.
- Sintomas: fraqueza, cefaléia, náusea, vômito, hiperexcitabilidade, alucinações, irritabilidade, delírio, amnésia, sonolência, convulsões, taquipnéia, tosse, perda do olfato,

hipotensão, arritmias, ação irritante na pele, olhos e mucosa do trato gastrintestinal.

- Oximetria de pulso não corresponde à PaO_2.
- Considerar intoxicação em pacientes com cianose e distúrbios abdominais.

Intoxicação por cianeto

O cianeto pode ser encontrado em combustão de plástico, lã, seda, produtos sintéticos, produtos contendo carbono e nitrogênio, reagente de produtos industriais, extração de metais preciosos, produção de borracha sintética, rodenticidas, inseticidas e medicamentos (nitroprussiato de sódio).

Afeta o funcionamento de vários sistemas metaloenzimáticos, liga-se ao grupo heme do citocromo-oxidase, inibindo a fosforilação oxidativa. A respiração celular é interrompida, iniciando metabolismo anaeróbio com acúmulo de ácido lático.

- Sintomas iniciais: cefaléia, tontura, vertigem, ansiedade, agitação, confusão, miose, hiper-reflexia, taquicardia, hipertensão, taquipnéia, hiperventilação, hiperóxia venosa, acidose lática, *flushing*, dor abdominal, vômito. Casos graves: torpor, convulsão, bradicardia, hipotensão, arritmias, bradipnéia, cianose, edema pulmonar. As soluções são corrosivas para pele, olhos e mucosa do trato gastrintestinal. Um outro sintoma pode ser a presença de odor de amêndoas amargas no hálito ou vômito da vítima.
- Pensar em intoxicação por cianeto nos casos de exposição suspeita associada à hipoxemia refratária e acidose metabólica com lactato > 8 mmol/L.
- Dosagem sérica de cianeto: na suspeita de intoxicação por cianeto, a dosagem sérica aumenta após 4 a 6 horas da exposição.

TRATAMENTO

A cianose não é uma doença e sim a manifestação de algum distúrbio de base. Dessa forma, a abordagem inicial segue os mesmos princípios do tratamento do suporte avançado de vida (ACLS). Em pacientes estáveis ou após estabilização, o tratamento deve ser direcionado para a causa de base.

De modo geral, um paciente que se apresente com cianose e/ou $SpO_2 < 90\%$ deve ter seu atendimento priorizado e ser atendido como uma potencial emergência. MOV é a sigla para monitoração, oxigênio e veia. Consiste em realizar monitoração cardíaca, da pressão arterial e da oximetria de pulso, obtendo-se os principais sinais vitais. Oxigênio suplementar deve ser oferecido a todo paciente em potencial emergência. Acesso venoso de grosso calibre é importante para que as condutas a serem tomadas sejam instituídas no menor tempo possível. A glicemia capilar pode ser vista neste momento. Concomitante a estes procedimentos, cabe ao médico esclarecer a queixa e duração de forma objetiva.

Devido ao fato de diversas patologias cursarem com cianose, não existe um tratamento único para esta manifestação. O ideal é encontrar a causa e aplicar o tratamento apropriado. Eventualmente, a natureza ou a gravidade da cianose exigem ações mais imediatas e inespecíficas, como medidas de suporte respiratório e hemodinâmico:

- Administração de oxigênio a 100%; proceder a entubação orotraqueal e ventilação mecânica, se necessário.
- Suporte hemodinâmico: reposição volêmica e vasopressores, se necessário.
- Tratamento da causa de base.

O tratamento específico das diversas situações que evoluem com cianose já foi abordado em outros capítulos deste livro. Serão comentados os tratamentos dos casos de metemoglobinemia, sulfemoglobinemia e intoxicação por cianeto.

Metemoglobinemia

- Os agentes ofensivos devem ser descontinuados. Se o agente foi ingerido recentemente (há menos de 1 hora), fazer lavagem gástrica e carvão ativado. Se houve exposição cutânea, lavar com água e sabão e proteger a equipe com equipamentos apropriados.
- Administração de oxigênio a 100%.
- Para pacientes sintomáticos (arritmia, angina, insuficiência respiratória, convulsão ou coma) ou com níveis séricos de metemoglobina maiores que 30%, administrar azul de metileno 1 a 2 mg/kg EV em 5 minutos. A resolução da cianose ocorre em aproximadamente 20 minutos; se não houver resposta e o paciente permanecer sintomático, pode ser repetido na dose de 1 mg/kg em 30 a 60 minutos. O azul de metileno funciona como receptor de elétrons para a redução da metemoglobina via NADPH-dependente.
- Observação: o azul de metileno também é detectado no comprimento de onda da desoxiemoglobina, e a leitura do oxímetro de pulso pode mostrar valores falsamente mais baixos.

Sulfemoglobinemia

- Lavagem abundante da pele e dos olhos em caso de contato; proteger a equipe com equipamentos apropriados.
- Administração de oxigênio a 100%.
- Inalação do conteúdo de uma ampola de nitrito de amila por 30 segundos/minuto, a cada 3 minutos. A inalação do nitrito de amila deve ser suspensa quando se iniciar o nitrito de sódio.
- Ações do nitrito de amila: reduz o trabalho cardíaco e as necessidades de oxigênio; estimula a respiração por ação nos quimiorreceptores do seio carotídeo; transforma a hemoglobina em metemoglobina que compete com a citocromo-oxidase pelos íons sulfeto, formando sulfometemoglobina, recuperando a citocromo-oxidase; melhora o espasmo dos brônquios e previne o espasmo das coronárias.
- Nitrito de sódio 3% 10 mg/kg EV em 3 minutos.
- Ações do nitrito de sódio: agente formador de metemoglobina que protege a citocromo-oxidase; formação de tiossulfatos, que são eliminados na urina.

Intoxicação por cianeto

- Remoção do paciente do ambiente contaminado.
- Remover as roupas do paciente e proteger a equipe com equipamentos apropriados; se ocorreu exposição cutânea, lavar feridas com água e sabão; nos casos de ingestão oral recente (há menos de 1 hora), fazer lavagem gástrica e carvão ativado.
- Administração de oxigênio a 100% e estabilização hemodinâmica.
- Acidose: administrar bicarbonato de sódio se pH < 7,1.
- Antídotos: nitrito de amila, nitrito de sódio, tiossulfato de sódio e hidroxicobalamina.
- Locais onde a hidroxicobalamina é disponível: tiossulfato de sódio 25% 1,65 mL/kg ou 12,5 g EV + hidroxicobalamina 50 a 100 mg/kg EV.
- Locais onde a hidroxicobalamina não é disponível: nitrito de amila por via inalatória por 30 segundos/minuto, a cada 3 minutos até a administração de nitrito de sódio e tiossulfato de sódio via intravenosa + nitrito de sódio 3% 10 mg/kg EV + tiossulfato de sódio 25% 1,65 mL/kg ou 12,5g EV.
- Para pacientes com contra-indicação para uso de nitrito ou em casos de inalação de fumaça com risco de intoxicação por monóxido de carbono, usar somente tiossulfato de sódio 25% 1,65 mL/kg EV.

Ações das medicações

- Nitrito de amila: induz a formação de metemoglobina, protegendo a citocromo-oxidase. É uma medida temporária enquanto o acesso venoso não está disponível.
- Nitrito de sódio 3% 300 mg ou 10 mg/kg EV: para proteger os tecidos da ação do cianeto, é preciso converter parte da hemoglobina circulante em metemoglobina, que compete rápida e efetivamente com a citocromo-oxidase pelo cianeto, formando a cianometemoglobina, complexo dissociável. A metemoglobina resultante converte-se espontaneamente em oxiemoglobina, mas se estiver presente em concentrações altas (> 30%), há necessidade de se administrar azul de metileno na dose de 1 a 2 mg/kg para efetuar a conversão. A dose do nitrito de sódio pode ser ajustada pelo nível de hemoglobina do paciente, principalmente naqueles que não toleram concentrações altas de metemoglobinemia.
- Tiossulfato de sódio a 25% 12,5 g EV (corresponde a 50 mL) ou 1,65 mL/kg: doa enxofre, ativando a reação catalisada pela enzima rodonase, que transforma o cianeto em tiocianato, complexo estável e de eliminação renal.
- Hidroxicobalamina 50 a 100 mg/kg EV: a hidroxicobalamina combina-se com o cianeto livre formando cianocobalamina atóxica, que é excretada pela urina.

Tratamento da intoxicação por nitroprussiato de sódio

O metabolismo do nitroprussiato pelo músculo liso é iniciado por sua redução, seguido da liberação de cianeto e óxido nítrico. Posteriormente, o cianeto é metabolizado no fígado pela rodonase em tiocianato, que é eliminado quase totalmente na urina. O fator limitante no metabolismo do cianeto parece ser a disponibilidade de substratos contendo enxofre no organismo (principalmente o tiossulfato). O risco de intoxicação por cianeto aumenta quando o nitroprussiato de sódio é infundido por mais de 48 horas em altas doses, principalmente se a função renal ou hepática estiver comprometida.

Os sintomas incluem taquicardia, cefaléia, hiper-reflexia, confusão mental, convulsão, coma, náuseas, vômitos, dor abdominal, acidose láctica e hiperóxia venosa.

Na suspeita de intoxicação deve-se interromper a infusão do nitroprussiato de sódio e administrar hidroxicobalamina ou tiossulfato de sódio:

- Hidroxicobalamina 50 a 100 mg/kg diluídos em 100 mL de SG 5%, EV, em 15 minutos. A hidroxicobalamina combina-se com o cianeto livre formando cianocobalamina, atóxica, que é excretada pela urina.
- Tiossulfato de sódio 12,5 g diluído em 100 mL de SG 5%, EV, em 15 minutos. A dose pode ser repetida em casos graves. A administração de tiossulfato de sódio aumenta a capacidade orgânica de eliminar íons cianeto.

Metemoglobinemia é outra complicação da infusão prolongada de altas doses de nitroprussiato.

LEITURA ADICIONAL

1. Bocock J, Kolodzik J. Cyanosis. In: Rosen's emergency medicine. 6. ed. Philadelphia: Elsevier; 2006. p.268-74.
2. Bradberry SM. Occupational methaemoglobinaemia: mechanisms of production, features, diagnosis and management including the use of methylene blue. Toxicol Rev 2003; 22(1): 13-27.
3. Braunwald E. Hypoxia and cyanosis. In: Kasper DL, Braunwald E, Fauci AS, et al. Harrison's principles of internal medicine. 16. ed. New York: McGraw-Hill; 2005. p.214-7.
4. Chesnutt MS, Prendergast TJ. Lung: approach to the patient. In: Tierney LM, et al. Current medical diagnosis & treatment. 44. ed. California: McGraw-Hill; 2005. p.217-22.
5. Chou WR, Kuo PH, Shih JC, Yang PC. A 31-year-old pregnant woman with progressive exertional dyspnea and differential cyanosis. Chest 2004; 126(2): 638-41.
6. Cires RS, Maya SV. Severe digital ischemia. N Engl J Med 2007; 357: 52.
7. Clardy PF, Manaker S. Carbon monoxide poisoning. Disponível em: www.uptodate.com. Software 15.1, 2007.
8. Connoly HM, Gersh BJ. Evaluation and medical management of Eisenmenger syndrome. Disponível em: www.uptodate.com. Software 15.1, 2007.
9. Dahshan A, Donovan GK. Severe methemoglobinemia complicating topical benzocaine use during endoscopy in a toddler: a case report and review of the literature. Pediatrics 2006; 117(4): 806-9.
10. Desai S, Su M. Cyanide intoxication. Disponível em: www.uptodate.com. Software 15.1, 2007.
11. Gold NA, Bithoney WG. Methemoglobinemia due to ingestion of at most three pills of pyridium in a 2-year-old: case report and review. J Emerg Med 2003; 25: 143.
12. Guyton AC, Hall JE. Tratado de fisiologia médica. 9. ed. Rio de Janeiro: Guanabara-Koogan; 1997. p.465-74.
13. Heard K, Yip L. Local anesthetics. In: Dart RC. 5-minute toxicology consult. Philadelphia: Lippincott Williams & Wilkins; 2000.
14. Lexi-Comp. Nitroprusside: drug information. Disponível em: www.uptodate.com. Software 15.1, 2007.
15. Lilly C, Ingenito EP, Shapiro SD. Respiratory failure. In: Kasper DL, Braunwald E, Fauci AS, et al. Harrison's principles of internal medicine. 16. ed. New York: McGraw-Hill; 2005. p.1588-92.

16. Martin L, et al. Cyanosis and the clinical assessment of hypoxemia. 2007 Emedicine. Disponível em: www.emedicine.com.
17. Mechem CC. Pulse oximetry. Disponível em: www.uptodate.com. Software 15.1, 2007.
18. Mokhlesi B, Corbridge T. Toxicology in the critically ill patient. Clin Chest Med 2003; 24: 689.
19. Neuman JF. Cyanosis. In: Taylor RB, et al. The 10-minute diagnosis manual: symptoms and signs in the time-limited encounter. Philadelphia: Lippincott Williams & Wilkins; 2000.
20. Prchal J. Diagnosis and treatment of methemoglobinemia. Disponível em: www.uptodate.com. Software 15.1, 2007.
21. Rogers P. Respiratory distress with arterial hipoxemia. In: Fink MP, Abraham E, Vincent JL, Kochanek PM. Textbook of critical care. 5. ed. Philadelphia: Elsevier Saunders; 2005. p.35-7.
22. Roman AM. Respiratory distress. In: Tintinalli JE, Kelen GD, Stapczynski JS. Emergency medicine: The American College of Emergency Phisicians. 6. ed. New York: McGraw-Hill; 2005. p.102-8.
23. Silman A, Holligan S, Brennan P, Maddison P. Prevalence of symptoms of Raynaud's phenomenon in general practice. BMJ 1990; 301: 590-2.
24. Tobin MJ. Update in pulmonary diseases. Annals of Internal Medicine 2005; 142: 283-5.
25. Wigley FM. Raynaud's phenomenon. N Engl J Med 2002; 347: 1001-8.

Algoritmo 45.1 – Diagnóstico diferencial da cianose.

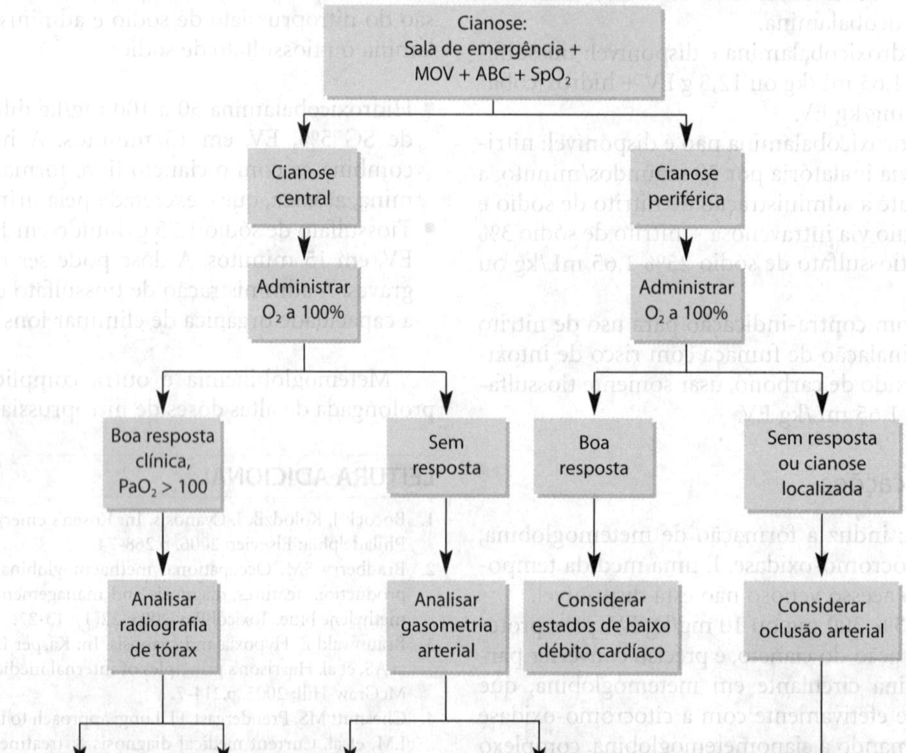

MOV = monitor, oxigênio e acesso venoso; ABC = vias aéreas, respiração e circulação; SpO_2 = saturação periférica de oxigênio; TEP = tromboembolismo pulmonar; VAS = vias aéreas superiores; D-E = direita-esquerda; AA = ar ambiente; Hb = hemoglobina.

Dor Torácica

CAPÍTULO 46

Luciana Andréa Avena
Herlon Saraiva Martins

TÓPICOS IMPORTANTES

Ao abordar um doente com dor torácica, um eficiente serviço de emergência deve ter como metas:

- Priorizar o atendimento do doente com dor torácica.
- Equipe de saúde treinada no manejo de doentes com dor torácica.
- Fornecer estratégia diagnóstica e terapêutica organizada na sala de emergência, objetivando rapidez, alta qualidade de cuidados, eficiência e redução de custos.
- Tempo da chegada ao pronto-socorro até o atendimento médico ou enfermagem de três a cinco minutos; até a realização do ECG de dez minutos.
- Tempo da coleta dos marcadores de necrose miocárdica até o resultado de no máximo duas horas.
- Disponibilidade de unidade de dor torácica (monitorização eletrocardiográfica contínua, oximetria de pulso, material para reanimação cardiopulmonar).
- Diagnosticar causas potencialmente catastróficas (dissecção de aorta, embolia pulmonar, ruptura de esôfago, pneumotórax etc.).

INTRODUÇÃO

A dor torácica na emergência representa um grande desafio para o médico, pois além de queixa freqüente, compreende uma variedade de causas, com ampla gama de implicações clínicas, algumas potencialmente fatais se não prontamente reconhecidas.

Por isso, o diagnóstico deve ser rápido e preciso, objetivando primordialmente o reconhecimento e tratamento das condições que oferecem risco de morte ao doente, especialmente as síndromes coronárias agudas (SCA) e a dissecção de aorta. Não podemos, contudo, pedir todos os exames complementares para todos os doentes, pois nenhum sistema de saúde, mesmo privado, é capaz de suportar os custos.

Uma característica do pronto-socorro é a presença de doentes com situações de risco iminente de morte, com doentes estáveis e ambulatoriais. Isso pode dificultar o reconhecimento de doentes realmente graves. As síndromes coronárias agudas representam quase um quinto das causas de dor torácica nas salas de emergência. A abordagem inicial desses doentes deve ser feita sempre com a finalidade de confirmar ou afastar esse diagnóstico.

ETIOLOGIA E FISIOPATOLOGIA

Há muitas causas de dor torácica e as principais estão descritas na Tabela 46.I.

ACHADOS CLÍNICOS

Doentes que procuram o PS referindo dor torácica devem ser submetidos a história e exame físico minuciosos; pode-se falar com certeza que esses dados, na maioria das vezes, são mais importantes e valiosos do que os exames complementares.

Dor torácica isquêmica

História e exame físico, na maioria das vezes, são a primeira etapa na avaliação de dor torácica.

- A característica anginosa da dor será o dado com maior valor preditivo de doença coronariana aguda.

Tabela 46.I – Principais causas de dor torácica

Dor na parede do tórax:	Causas cardíacas:
• Lesões em costelas (fratura, metástase, trauma)	• Isquêmica: síndromes coronarianas agudas
• Nervos sensitivos (herpes zoster)	• Não-isquêmica
• Costocondrite (síndrome de Tietze)	• Pericardite
• Fibromialgia	• Dissecção de aorta
• Síndromes radiculares	• Valvular: estenose aórtica
• Dores musculares inespecíficas	• Cardiomiopatia hipertrófica
Causas gastroesofágicas:	**Causas pulmonares:**
• Refluxo gastroesofágico	• Pneumotórax
• Espasmo esofágico	• Embolia pulmonar
• Úlcera péptica/gastrite	• Pneumonia
• Ruptura de esôfago	• Pleurite
	• Hipertensão pulmonar
Causas psiquiátricas:	**Outras causas:**
• Transtorno do pânico	• Pancreatite
• Transtornos da ansiedade generalizada	• Colecistite
• Depressão	• Abscesso subfrênico
• Transtornos somatoformes	• Câncer de pulmão

- Cuidado: até 33% dos doentes com IAM não apresentarão dor no peito típica e podem ter como sintoma apenas desconforto torácico, dor epigástrica, dispnéia, confusão (idosos), vômitos ou diaforese. Em alguns casos, esses sintomas podem aparecer sem a existência da dor e são chamados de equivalentes isquêmicos.
- Os doentes que mais freqüentemente têm sintomas atípicos de doença coronariana são: idosos, mulheres, diabéticos e doença psiquiátrica de base.

Descrição da dor torácica: avaliar qualidade, intensidade, caráter, localização, duração, irradiação, fatores desencadeantes (de alívio e de piora), sua forma de apresentação e evolução. Nessas circunstâncias, sugerem isquemia miocárdica:

- Dor, desconforto, queimação ou sensação opressiva localizada em região precordial ou retroesternal, que pode irradiar para ombro e/ou braço esquerdo, braço direito, pescoço ou mandíbula, acompanhada freqüentemente de diaforese, palpitações, náuseas, vômitos ou dispnéia.
- Dor em aperto, pressão, queimação, desencadeada por estresse físico ou emocional, aliviada com repouso.
- A dor pode durar alguns minutos (geralmente entre 10 e 20 minutos) ou mais que 30 minutos, no infarto.
- Cuidado: em algumas ocasiões, a dor pode se localizar em região epigástrica e cessar com eructações, acompanhada de indigestão, sendo erroneamente interpretada e tratada como dispepsia.

Tentar classificar a dor torácica como:

- Definitivamente anginosa: desconforto retroesternal precipitado pelo esforço, com irradiação típica para o ombro, mandíbula ou face interna do braço, aliviada pelo repouso ou nitrato.
- Provavelmente anginosa: dor torácica cujas características fazem da insuficiência coronária aguda a principal hipótese diagnóstica, porém com necessidade de exames complementares para a confirmação do diagnóstico. Tem a maioria das características da dor definitivamente anginosa, podendo ser típica sob alguns aspectos, mas atípica em outros.
- Possivelmente anginosa: dor torácica cujas características não fazem da insuficiência coronária aguda a principal hipótese diagnóstica, porém necessita de exames complementares para excluí-la. Definida como um padrão atípico de dor torácica que não se adapta à descrição da dor definitivamente anginosa.
- Definitivamente não-anginosa: dor torácica cujas características não incluem a insuficiência coronária aguda no diagnóstico diferencial. Dor não relacionada ao esforço, com aspectos evidentes de origem não-cardíaca.

Na presença de sintomas associados e de fatores de risco para doença arterial coronariana, devem ser investigados:

- O fato de o doente apresentar lesões ateroscleróticas comprovadas em outras áreas, como claudicação intermitente ou acidente vascular cerebral (AVC) prévio, reforça a possibilidade de isquemia miocárdica.
- Doenças associadas, uso prévio de medicações, alergia medicamentosa, contra-indicações ao uso de anticoagulantes ou de trombolíticos.

Não esquecer: uma dor torácica mais intensa e com duração acima de 20 minutos, acompanhada de dispnéia, sudorese, palidez cutânea e náuseas, freqüentemente representa infarto agudo do miocárdio.

O exame físico no contexto de doença coronária é inexpressivo, mas algumas características podem aumentar a sua probabilidade, como presença de quarta bulha, sopro carotídeo, diminuição de pulsos em membros inferiores, aneurisma abdominal e achados de seqüelas de AVC.

Outras dores cardiogênicas

- Pericardite: a dor geralmente é pleurítica, retroesternal ou em hemitórax esquerdo; piora quando o doente respira, deita ou deglute; e melhora com a posição sentada ou inclinada para a frente. Podem surgir febre e atrito pericárdico, freqüentemente precedidos por um quadro gripal. A dor é em geral mais aguda que a da angina e tem caráter contínuo. Quando é acompanhada de miocardite podem surgir sintomas de insuficiência cardíaca. Em ambas as situações podem surgir sintomas cardíacos e sistêmicos (febre, mialgia, artralgia e rash cutâneo).
- Dor torácica semelhante à dor anginosa pode surgir na estenose aórtica (EAo) e na miocardiopatia hipertrófica (MCH). Sopro ejetivo em foco aórtico e sobrecarga ventricular esquerda podem surgir nas duas situações. O diagnóstico é confirmado por ecocardiograma transtorácico.

Dor da dissecção aguda de aorta

A dissecção aguda de aorta é uma doença rara, embora seja uma das mais letais existentes. Muitos casos só serão diagnosticados na necrópsia, pois simulam várias outras doenças. A dissecção de aorta deve sempre ser lembrada na abordagem de qualquer doente com dor torácica na sala de emergência. Doentes podem se apresentar com:

- Dor torácica isolada ou associada a outros sinais e sintomas (Tabela 46.II).
- Insuficiência cardíaca (por insuficiência aórtica aguda).
- Choque (tamponamento pericárdico, sangramento para pleura ou retroperitônio, ruptura da aorta).
- Dor abdominal (isquemia mesentérica).
- Oclusão arterial aguda (membros, AVC, paraplegia, isquemia renal e infarto agudo do miocárdio).

Costuma ser de início súbito, de forte intensidade desde o início (diferente da dor anginosa, que em geral ocorre em crescendo) e pode ser insuportável, fazendo que o doente se contorça, caia ao solo ou se torne inquieto e agitado. Quando a dor migra de seu ponto de origem para outros pontos, seguindo o percurso da aorta (ocorre em até 70% dos casos), presença de sinais autonômicos (palidez cutânea e sudorese profusa) deve levantar a suspeita imediata de dissecção aguda de aorta.

Tabela 46.II – Possíveis achados do exame físico na dissecção aguda de aorta

Fácies de dor, agitação e confusão.	Sudorese profusa e palidez cutânea.
Hipertensão: ocorre em 80 a 90% das dissecções distais.	Pseudo-hipotensão: oclusão ou comprometimento das artérias braquiais.
Diferença pressórica entre os membros: ocorre em 50% dos casos.	Sopro de insuficiência aórtica aguda.
Diferença de pulsos: ocorre em 8 a 12% dos casos.	Atrito pericárdico: pouco freqüente e indica risco de tamponamento.
Sinais de derrame pleural: mais freqüente à esquerda e pode ser hemotórax ou reação inflamatória aguda exsudativa em torno da aorta envolvida.	Sinais de tamponamento cardíaco: bulhas abafadas, estase jugular e pulso paradoxal.
Síndrome de Horner: compressão do gânglio estrelado.	Déficits neurológicos agudos: paresias, plegias, acidente vascular cerebral.
Disfagia e rouquidão agudos.	Hematêmese, hemoptise, síndrome da cava superior (raros).

Além da própria dissecção em si, várias complicações podem surgir:

- Ruptura de vasos: da aorta (é a principal causa de óbito), para saco pericárdico (tamponamento), pleura (derrame pleural esquerdo), mediastino e retroperitônio.
- Insuficiência aórtica aguda: extensão em direção à valva aórtica produzindo distorção de suas comissuras.
- Dissecção das coronárias: geralmente à direita, produzindo infarto agudo do miocárdio.
- Extensão para vasos cervicais: pode causar acidente vascular cerebral.
- Outras: isquemia mesentérica, de membros superiores ou inferiores (insuficiência arterial periférica aguda), isquemia medular (paraplegia) ou renal.

Fatores predisponentes: hipertensão arterial sistêmica (é o fator mais importante e está presente em mais de 90% dos doentes), idade avançada e sexo masculino. As doenças do tecido conectivo (Marfan e Ehler Danlos) costumam associar-se à dissecção em idade jovem. Outras situações são: doenças congênitas (coarctação da aorta, valva aórtica bicúspide), arterite temporal, uso de cocaína, gestantes e puérperas.

Dor de origem pulmonar

Embolia pulmonar: dispnéia é o sintoma mais freqüente e ocorre em até 73% dos doentes. A dor torácica em geral é súbita e ocorre em 66% dos doentes.

Pneumotórax espontâneo: dor torácica localizada no dorso ou ombros e acompanhada de dispnéia.

Um pneumotórax hipertensivo pode produzir insuficiência respiratória e/ou colapso cardiovascular.

No exame físico, poderemos encontrar dispnéia, taquipnéia e ausência de ruídos no hemitórax afetado.

Dor torácica também pode surgir em doenças do parênquima pulmonar (pneumonia, câncer e sarcoidose) e pode ter várias apresentações. Pode agravar-se com a respiração e ter sintomas associados como febre, tosse, fadiga e febre.

Hipertensão pulmonar: a dor torácica pode ser muito parecida com a angina típica e pode dever-se a isquemia de ventrículo direito ou dilatação das artérias pulmonares.

Dor esofágica e gastroduodenal

Dor em doenças esofágicas pode mimetizar a doença coronariana aguda e crônica. Doentes com refluxo gastroesofágico podem apresentar desconforto torácico, geralmente em queimação (pirose), às vezes definido como uma sensação opressiva, retroesternal ou subesternal, podendo irradiar-se para pescoço, braços, dorso, associado por vezes a regurgitação alimentar. A dor pode melhorar com a posição ereta, com uso de nitratos, antiácidos, bloqueador de canal de cálcio ou com repouso. A relação da dor com a alimentação pode ser um indicativo dessa etiologia.

A dor da úlcera péptica se localiza em região epigástrica ou no andar superior do abdome, mas às vezes pode ser referida em região subesternal ou retroesternal. Geralmente ocorre após uma refeição, melhorando com o uso de antiácidos.

A ruptura de esôfago é grave e pode ser causada por vômitos intensos ou trauma. A dor é excruciante, retroesternal ou no andar superior do abdome, geralmente acompanhada de um componente pleurítico à esquerda. Apresenta alta mortalidade e é fatal se não tratada. O diagnóstico pode ser sugerido pela presença de pneumomediastino. Aproximadamente 27% dos doentes terão enfisema subcutâneo.

Dor osteomuscular e psicogênica

Geralmente têm características pleuríticas, pelo fato de serem desencadeadas ou exacerbadas pelos movimentos dos músculos e/ou articulações produzidos pela respiração. Palpação cuidadosa das articulações ou dos músculos envolvidos quase sempre reproduz ou desencadeia a dor. Pode haver história de atividade repetitiva ou não-costumeira envolvendo os braços ou a parte superior do tronco antes da procura pelo pronto-socorro. Costuma ser contínua, tem duração de horas a semanas, e freqüentemente tem uma localização em área específica. Pode ser agravada com determinadas posições, com respiração profunda, com movimento dos braços e de rotação de tronco.

A dor psicogênica é bastante comum no pronto-socorro e costuma acometer doentes com depressão e com transtornos da ansiedade. Costuma ser difusa, imprecisa, podendo estar associada com utilização abusiva de analgésicos. Freqüentemente, o indivíduo tem dificuldade para definir a dor e se utiliza de comparações do cotidiano para descrevê-la. Dor torácica com sintomas do transtorno do pânico, depressão ou transtorno somatoforme representam um terço de todos os doentes que procuram a emergência.

EXAMES COMPLEMENTARES E DIAGNÓSTICOS DIFERENCIAIS

É fundamental que o pronto-socorro esteja organizado de forma a priorizar o atendimento de pacientes com dor torácica.

- A meta inicial é descartar uma síndrome coronariana aguda (SCA).
- O tratamento precoce dos pacientes com infarto agudo do miocárdio é medida salvadora de vidas e deve ser iniciado, quando indicado, em até 30 minutos a partir da chegada do paciente no hospital para trombólise química, e de uma hora para angioplastia primária. Da mesma forma, mesmo que os pacientes tenham contra-indicações para receber o trombolítico ou não haja angioplastia, eles se beneficiarão de tratamento medicamentoso para isquemia.
- Quanto mais precoce for o diagnóstico de uma SCA, maior a chance de salvar o miocárdio e melhor o prognóstico dos pacientes.

Eletrocardiograma

É fundamental e deve ser feito imediatamente, até 10 minutos após a chegada ao PS (Tabela 46.III).

Ele será normal na maioria dos doentes que se apresentam com dor torácica.

Desses doentes com ECG normal, 5% terão síndrome coronária aguda.

A sensibilidade do ECG na internação para IAM é de 45-60% (supra de ST).

Assim, metade dos doentes com infarto do miocárdio não é diagnosticada com um único ECG realizado na internação; por isso são importantes a monitorização e os ECG seriados.

Um segundo ECG deve ser obtido com intervalo de no máximo três horas após o primeiro, ou a qualquer momento em caso de recorrência da dor torácica ou surgimento de instabilidade clínica.

Tabela 46.III – Eletrocardiograma na dor torácica
Todo doente com dor torácica na sala de emergência deve ser submetido imediatamente ao ECG.
A história e o ECG são os dados mais importantes na avaliação de doente com um quadro de dor torácica em um departamento de emergência.
Em razão de sua baixa sensibilidade para o diagnóstico de insuficiência coronária aguda, o ECG nunca deve ser o único exame complementar utilizado para confirmar ou afastar o diagnóstico dessa doença.
A sensibilidade do ECG para IAM aumenta para 70 a 90% com o surgimento de alterações dinâmicas do segmento ST (infra ST).
ECG seriados com intervalos de três a quatro horas nas primeiras doze horas de internação aumentam ainda mais (para até 95%) o diagnóstico de IAM.
Elevação do segmento ST:
• A especificidade do ECG na internação varia de 80 a 95%.
• O valor preditivo positivo para IAM é de 75 a 85%.
• O valor preditivo negativo é de 85 a 95%.

Após anamnese, exame físico e eletrocardiograma, os doentes poderão ser definidos em cinco grupos (Tabela 46.IV):

- Infarto agudo do miocárdio.
- Provável isquemia aguda: alto risco de eventos adversos.
- Possível isquemia aguda: intermediário risco de eventos adversos.
- Provavelmente não-isquêmica: baixo risco de eventos adversos.
- Definitivamente não-isquêmica.

Tabela 46.IV – Classificação da dor torácica após anamnese, exame físico e eletrocardiograma
I – Infarto agudo do miocárdio: trombólise ou angioplastia
II – Provável isquemia aguda: alto risco de eventos adversos Instabilidade clínica: hipotensão, arritmia, edema pulmonar. Dor ocorrendo, em repouso, com alterações isquêmicas do ECG. Enzimas cardíacas elevadas.
III – Possível isquemia aguda: risco intermediário de eventos adversos Presença de dor torácica anginosa associada a: • Dor em repouso, mas que cedeu. • Novo início de dor. • Modelo de dor torácica em crescendo.
IV – Provavelmente não-isquêmica: baixo risco de eventos adversos Presença de todos os critérios abaixo: • A história não é fortemente sugestiva de isquemia. • O eletrocardiograma é inespecífico ou normal. • Enzimas cardíacas negativas.
V – Definitivamente não-isquêmica Presença de todos os critérios abaixo: • Forte evidência de que a etiologia dos sintomas é não-isquêmica. • Eletrocardiograma normal ou inespecífico. • Enzimas cardíacas negativas.

Papel diagnóstico do nitrato sublingual

Um dos critérios tradicionalmente usados para o diagnóstico de angina típica é a melhora da dor com o repouso ou com nitrato. No pronto-socorro, quando o doente apresenta melhora da sua dor com o nitrato sublingual, há a tendência de valorizar esse dado como indício de doença cardíaca isquêmica. Entretanto, estudos recentes não têm confirmado esse valor diagnóstico do nitrato sublingual. Por isso, é importante lembrar:

- Não dê nitrato sublingual antes de um ECG: se o doente tiver um infarto de parede inferior com infarto de ventrículo direito, pode evoluir para grave choque.
- Após o ECG inicial, pode-se usar o nitrato sublingual e repetir o ECG após, com o objetivo de detectar alterações dinâmicas no ECG.
- O alívio da dor pode ocorrer tanto em doença coronariana quanto em doença não-coronariana.

Portanto, não podemos confirmar ou afastar a presença de síndrome coronária aguda com base em uma resposta positiva ao nitrato sublingual.

Marcadores de necrose do miocárdio

As troponinas cardíacas T e I são os marcadores laboratoriais mais sensíveis e específicos de lesão miocárdica. Em média, a troponina T tem sensibilidade de 96,9%, especificidade de 94,5%, valor preditivo negativo de 99,8% para o diagnóstico de IAM. Por isso, é o melhor marcador para o diagnóstico de infarto do miocárdio, superando a CKMB. Além de diagnóstica, a troponina tem informação prognóstica; aumento de troponina implica um risco três vezes maior de óbito.

A melhor conduta é dosar troponinas na internação e repetir após seis a doze horas do início da dor. A troponina começa a elevar-se em quatro horas, tem pico em 12 a 48 horas e permanece aumentada por dez a quatorze dias.

Ocasionalmente, a troponina eleva-se, mas não é pela doença coronariana aterosclerótica; troponina isoladamente não faz diagnóstico de infarto. As principais causas são:

- Pericardite.
- Miocardite.
- Embolia pulmonar.
- Insuficiência cardíaca aguda.
- Choque séptico.
- Doentes críticos.
- Trauma cardíaco.
- Uso de drogas cardiotóxicas.
- Após procedimentos terapêuticos como angioplastia, ablação eletrofisiológica, colocação de marcapasso.
- Após cirurgia cardíaca.
- Insuficiência renal grave.

A mioglobina é o marcador mais precoce disponível: aumenta em duas a três horas após o infarto, pico entre seis e doze horas e normalização em 24 horas. Tem maior utilidade para excluir infarto precocemente em doentes com dor precordial no pronto-socorro. O valor preditivo negativo da mioglobina é de, virtualmente, 100%, quando dosada em quatro horas após o início dos sintomas.

Quando há aumento da mioglobina, deve-se confirmar com a troponina (a especificidade da mioglobina é de apenas 80%).

O aumento da mioglobina pode ocorrer em outras situações além da doença coronariana aterosclerótica: cirurgia, trauma muscular recente, insuficiência renal grave, injeções intramusculares, cardioversão elétrica, manobras de ressuscitação (RCP), miopatias, exercícios físicos extenuantes, choque circulatório e convulsões.

A CKMB tem um papel possivelmente para diagnóstico de reinfarto (já que a troponina poderá ficar elevada por dez a quatorze dias) ou em centros sem a disponibilidade de troponinas.

Marcadores de necrose miocárdica devem ser medidos em todos os doentes com suspeita clínica de síndrome coronária aguda; uma dosagem à chegada e outra entre seis e doze horas da dor precordial são necessárias. CKMB massa e troponina são os marcadores de escolha para o diagnóstico definitivo de IAM nesses doentes.

Idealmente, recomenda-se usar um marcador precoce (com melhor sensibilidade nas primeiras seis horas após o início da dor, como é o caso da mioglobina) e um marcador definitivo tardio (com alta sensibilidade e especificidade global, como é o caso da CKMB massa e da troponina).

Radiografia de tórax e tomografia de tórax

RX de tórax: maior utilidade em diagnósticos diferenciais de dor torácica não-isquêmica:

- Pneumonia, pneumotórax, câncer de pulmão, derrame pleural etc.
- Pode sugerir: derrame pericárdico, embolia pulmonar (raro), hipertensão pulmonar etc.

TC de tórax: mais sensível e específica que a radiografia de tórax para diagnóstico de doenças pleurais, do parênquima e vasculatura pulmonar. Tem maior utilidade no diagnóstico de:

- Embolia pulmonar.
- Dissecção de aorta.

Teste de esforço – ergometria (TE)

A maior utilidade do TE é descartar doença coronariana significativa em doentes com dor torácica e de baixo risco.

- Doentes com teste negativo têm menos de 2% de chance de apresentar um evento cardíaco grave em seis meses.

Não existe um consenso sobre a melhor estratégia, embora o uso do TE no pronto-socorro, em doentes com dor torácica de baixo risco, seja eficaz, seguro e de baixo custo. Evite indicar TE em doentes de muito baixo risco, pois isso implicará gastos e procedimentos desnecessários.

As contra-indicações e dificuldades na interpretação do TE no pronto-socorro estão descritas na Tabela 46.V.

Cintilografia miocárdica de repouso

Exame caro e pouco disponível na maioria dos PS do Brasil.

Uma cintilografia normal implica baixíssima probabilidade de eventos cardíacos adversos nos próximos meses. Pode ser útil em pacientes nos quais não é possível realizar um teste de esforço (Tabela 46.V).

Tabela 46.V – Condições que dificultam a interpretação ou indicação do TE no pronto-socorro

Estenose aórtica	Sobrecarga ventricular esquerda
Miocardiopatia hipertrófica	Incapacidade física ou mental
Arritmias não-controladas	Alterações difusas da repolarização
Bloqueio de ramo esquerdo	Anormalidades eletrolíticas e uso de digoxina

Ecocardiograma

Síndrome coronariana aguda

- O papel do ecocardiograma de repouso na avaliação do doente com dor torácica ainda não está bem estabelecido. Sua sensibilidade para diagnóstico de IAM varia de 70 a 95%, mas tem alta taxa de falsos positivos, o que torna o valor preditivo positivo baixo. Já o valor preditivo negativo varia de 85-95%. Em doentes com dor torácica e ECG não-diagnóstico, a sensibilidade do ECO para diagnóstico de IAM ou angina instável varia entre 40 e 90%, e o valor preditivo negativo varia entre 50 e 99%. Nesses doentes, um ECO normal não agrega informação diagnóstica significativa, além daquelas fornecidas pela história e pelo ECG. Portanto, um ECO negativo não deve afastar um IAM ou angina de alto risco.
- O ECO com dobutamina ou cintilografia fica reservado para os casos em que o teste ergométrico foi inconclusivo ou quando não pôde ser realizado (Tabela 46.V).

Outras doenças

O ecocardiograma tem grande importância no diagnóstico de várias doenças e é recomendado nos casos de:

- Derrame pericárdico.
- Estenose aórtica e valvopatias.
- Cardiomiopatia hipertrófica.
- Dissecção de aorta.

Exames complementares na dissecção de aorta

Radiografia de tórax: raramente é diagnóstica

- Pode mostrar: aumento do mediastino, sinal do cálcio (separação da calcificação da íntima de mais de 1 cm da borda do arco aórtico), derrame pleural (em geral à esquerda).
- Em contrapartida, 12% dos doentes não terão nenhuma alteração radiográfica.

Eletrocardiograma: muito inespecífico

Pode mostrar:

- Hipertrofia ventricular esquerda, infarto de parede inferior ou alterações de repolarização.
- ECG é normal em um terço dos doentes.

A confirmação diagnóstica imediata é essencial. Não há ainda um método ideal, mas em linhas gerais a tendência é (Tabela 46.VI):

- Indicar o ecocardiograma transesofágico para doentes mais graves na sala de emergência.
- Tomografia helicoidal ou ressonância magnética para os doentes estáveis.
- Em alguns casos pode ser necessária a aortografia.

Tabela 46.VI – Métodos complementares para o diagnóstico da dissecção aguda de aorta

Ecocardiograma transtorácico	Sensibilidade de 63 a 96% e especificidade de 59 a 85%. Melhor acurácia para as dissecções proximais (perde muito em dissecções de arco aórtico e da aorta descendente).
Ecocardiograma transesofágico	Método de eleição para doentes na sala de emergência. Vantagens: sensibilidade de 98 a 99%, permite avaliar a morfologia da dissecção, os óstios das artérias coronárias, valva aórtica, função ventricular, tamponamento cardíaco, extravasamento de sangue para fora da aorta, trombose da falsa luz, rupturas laminares e hematomas intramurais.
Tomografia helicoidal	Desvantagem: especificidade baixa (80%). Vantagens: sensibilidade de 83 a 100% e especificidade de 87 a 100%. Identifica a laceração intimal, o grau de compressão da luz verdadeira, sinais de complicação (derrame pleural, pericárdico, ruptura para retroperitônio e mediastino).
Ressonância magnética	Desvantagens: necessita de contraste iodado e não identifica nem quantifica a insuficiência aórtica, nem o envolvimento dos ramos coronários. Vantagens: acurácia diagnóstica de quase 100%, não usa contraste iodado, melhor que a tomografia para avaliar arco aórtico e valva aórtica. Desvantagens: pouca disponibilidade no Brasil, não pode ser feita em portadores de marcapasso, próteses metálicas valvares e clipes metálicos.

Após confirmar o diagnóstico, deve-se definir o tipo e duração da dissecção e imediatamente solicitar avaliação cirúrgica:

- Dissecção proximal: caso acometa a aorta ascendente (tipos I e II de De-Bakey e tipo A de Stanford). Aproximadamente 65% dos doentes têm dissecção da aorta ascendente.
- Distal: não acomete a aorta ascendente (tipo III de De-Bakey e tipo B de Stanford). A dissecção da aorta descendente ocorre em 20% dos doentes.
- Aguda: menos de duas semanas do início dos sintomas (dois terços dos doentes).
- Crônica: mais de duas semanas do início dos sintomas (um terço dos doentes).

Outros exames complementares

- Ressonância magnética nuclear: método muito promissor, embora caro e raramente disponível na maioria dos PS do Brasil.
- Endoscopia digestiva alta: pode ser útil no diagnóstico de lesões esofágicas e doença ulcerosa péptica.
- Ultra-sonografia abdominal: confirmação de abscessos subfrênicos, colecistite etc.
- Outros exames deverão ser solicitados conforme a suspeita clínica.

TRATAMENTO

O fato de que não se pode descartar com certeza uma doença cardíaca isquêmica em um doente com dor torácica, mesmo apresentando inicialmente um ECG normal e enzimas negativas (normais) na internação, pode levar o médico a indicar internação hospitalar (método tradicional). Isso acarreta um enorme gasto para o sistema de saúde, tanto público como privado.

Para tentar minimizar esse problema, pesquisas foram feitas na tentativa de traçar estratégias seguras para o doente, com uma boa relação custo-efetividade. Foram então criadas as unidades de dor torácica (UDT), uma estratégia útil e custo-efetiva.

Dentro dessas unidades são elaborados protocolos de abordagem diagnóstica e de risco, com a finalidade de estratificar os doentes que realmente se beneficiarão de internação mais prolongada.

Protocolos de diagnóstico rápido para doentes de baixo risco representam uma abordagem que oferece acuidade diagnóstica comparável com a tradicional internação do doente, com estada mais curta e menor custo.

Não é necessária a aquisição de nenhuma tecnologia adicional para instalação de uma UDT. O ponto central é a disponibilização de uma quantidade de leitos exclusivos para atendimento de doentes com dor torácica, equipados com monitor cardíaco, material padronizado para RCP, aparelho de eletrocardiograma e laboratório capaz de dosar enzimas cardíacas CKMB, troponinas e mioglobina. O principal investimento para a criação de uma estratégia como essa deverá ocorrer no setor de recursos humanos, o principal responsável pelos resultados desse empreendimento.

O objetivo básico das UDT é promover o reconhecimento imediato do IAM e oferecer pronta terapia de reperfusão. Ao lado disso, o objetivo é afastar outras condições clínicas com elevado potencial de risco de morte, como angina instável, dissecção de aorta, embolia pulmonar, pneumotórax hipertensivo, ruptura do esôfago, úlcera perfurada e pancreatite aguda.

Há vários protocolos disponíveis. O ideal é que a equipe que trabalhará na UDT participe da elaboração do protocolo desse serviço, respeitando as características próprias daquele hospital e de seu corpo clínico. Numa situação de emergência é importante a utilização de algoritmos, para que o tempo para tomada de decisões seja reduzido.

Uma vez na UDT, há várias possibilidades (Algoritmo 46.1).

Se o ECG mostrar uma elevação do segmento ST em duas derivações contíguas > 1 mm: indicar trombólise ou angioplastia primária e transferi-lo para uma unidade coronariana (UCO). Da mesma forma, doentes com aumento de enzimas (IAM sem elevação do segmento ST) e angina de alto risco devem ser internados em UCO.

Doentes com diagnóstico de dor torácica definitivamente não-isquêmica devem ser avaliados para uma causa específica (embolia pulmonar, pneumonia etc.). Esses doentes terão alta da UDT e serão encaminhados conforme a causa (alta hospitalar, tratamento antimicrobiano, outros exames complementares etc.).

Doentes com baixo risco de eventos (Tabela 46.IV) deverão ser submetidos a um TE (ou cintilografia se não for possível realizar o TE – Tabela 46.V); e se normal, terão alta hospitalar. Alternativamente, eles poderão ter alta hospitalar e realizar o TE em até 72 horas.

LEITURA ADICIONAL

1. Braunwald E, et al. Approach to the patient with chest pain. In: Braunwald's heart disease: a textbook of cardiovascular medicine. 7. ed. Saunders Company; 2005.
2. Green GB, Hill PM. Cardiovascular disease; approach to chest pain. In: Tintinalli JE, Kelen GD, Stapczynski. Emergency medicine: American College of Emergency Physicians. 6. ed. McGraw-Hill; 2004. p.333-43.
3. Hollander JE. Cardiovascular disease acute coronary syndromes. In: Tintinalli JE, Kelen GD, Stapczynski. Emergency medicine: American College of Emergency Physicians. 6. ed. McGraw-Hill; 2004. p.343-52.
4. Lee TH. Chest discomfort and palpitations. In: Kasper, Braunwald, Fauci, et al. Harrison's principles of internal medicine. 16. ed. McGraw-Hill; 2005. p.76-82.
5. Lee TH, Goldman L. Evaluation of the patient with acute chest pain: NEJM 2000; 342: 1187.
6. Canto JG, Shlipak MG, Rogers WJ, et al. Prevalence, clinical characteristics, and mortality among patients with myocardial infarction presenting without chest pain. JAMA 2002; 283: 3227.
7. ACC/AHA guidelines for the management of patients with acute myocardial infarction: a report of the ACC/AHA Task Force on Practice Guideline. 2004. Disponível em: www.circulation.org.
8. ACC/AHA 2002 Guideline update for exercise testing. Circulation 2002; 106: 1883-92.
9. American College of Cardiology/American Heart Association clinical competence statement on echocardiography: a report of the American College of Cardiology/American Heart Association/American College of Physicians – American Society of Internal Medicine Task Force on Clinical Competence. Circulation 2003; 107: 1068.
10. ACC/AHA/ASNC guidelines for the clinical use of cardiac radionuclide imaging. August 2003. Disponível em: www.americanheart.org.
11. Amsterdam EA, Kirk JD, Diercks DB, et al. Immediate exercise testing to evaluate low-risk patients presenting to the emergency department with chest pain. J Am Coll Cardiol 2002; 40: 251.
12. Polanczyk CA, Johnson PA, Hartley LH, Walls RM, Shaykevich S, Lee TH. Clinical correlates and prognostic significance of early negative exercise tolerance test in patients with acute chest pain seen in the hospital emergency department. Am J Cardiol 1998; 81(3): 288-92.
13. James E et al. Myocardial perfusion imaging for evaluation and triage of patients with suspected acute cardiac ischemia: a randomized controlled trial. JAMA 2002; 288: 2693-700.
14. Kwong RY, Schussheim AE, Rekhraj S, Aletras AH, Geller N, Davis J, et al. Detecting acute coronary syndrome in the emergency department with cardiac magnetic resonance imaging. Circulation 2003; 107: 531-7.
15. Shry EA, Dacus J, Van De Graaff E, et al. Usefulness of the response to sublingual nitroglycerin as a predictor of ischemic chest pain in the emergency department. Annals of Emergency Medicine 2003; 42(2): 313.
16. Henrikson CA, Howell EE, Bush DE, et al. Chest pain relief by nitroglycerin does not predict active coronary artery disease. Annals of Internal Medicine 2003; 139(12): 979-86.
17. ACC/AHA guideline update for the management of patients with unstable angina and non-ST-segment elevation myocardial infarction: a report of the ACC/AHA Task Force on Practice Guideline. Disponível em: www.circulation.org.

Algoritmo 46.1 – Dor torácica[1]

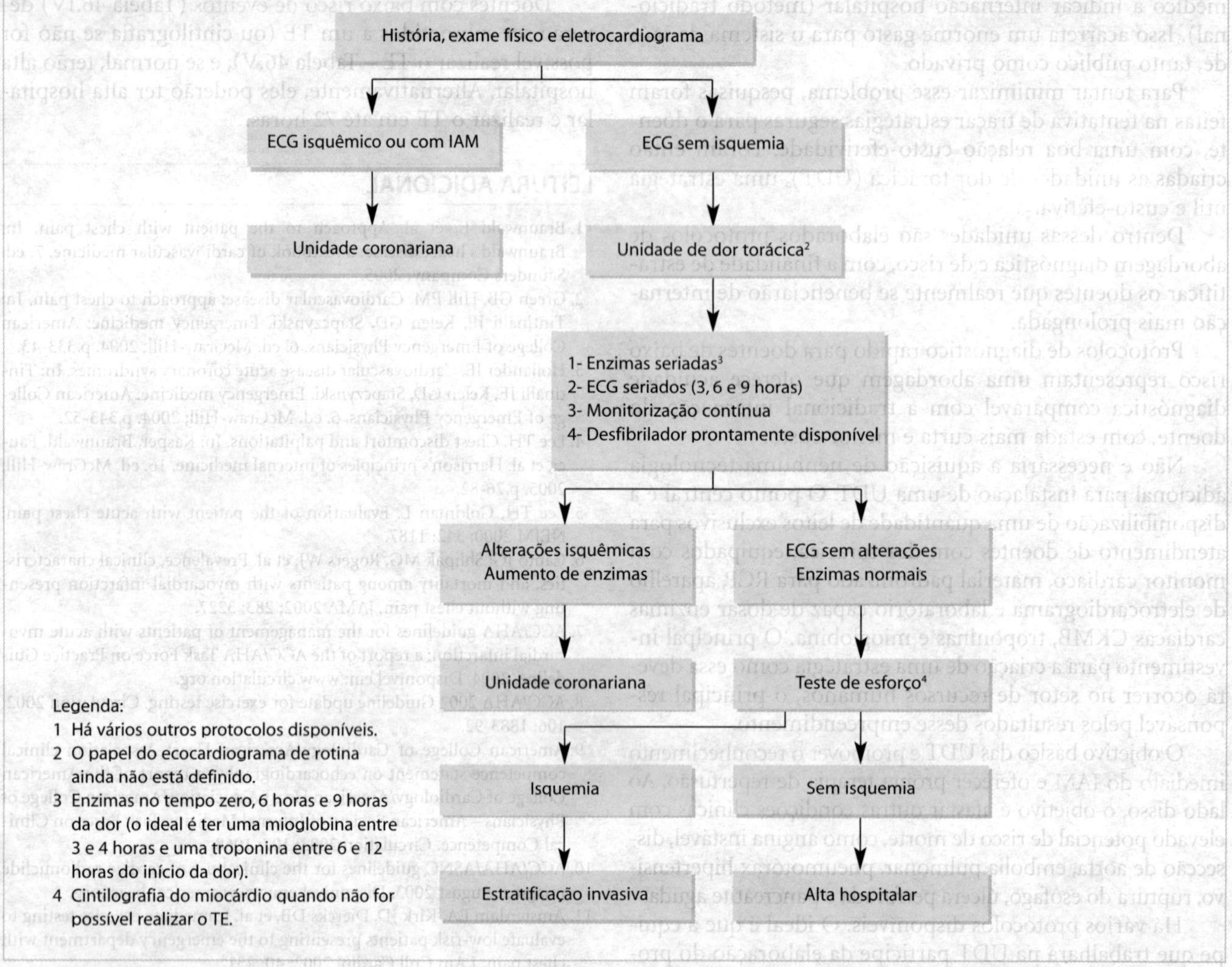

Cefaléia

CAPÍTULO 47

Antônio Cezar Ribeiro Galvão
Marcelo Calderaro

TÓPICOS IMPORTANTES

- Cefaléia é uma queixa freqüente em pronto-socorro. Minuciosa história e exame físico são essenciais na busca da causa da cefaléia.
- Os pacientes que preenchem os critérios para cefaléia primária deverão ser tratados com analgésicos. Aqueles que não preenchem esses critérios deverão ser considerados para exames complementares.
- A investigação da causa da cefaléia dependerá dos achados da história, do exame físico e da(s) hipótese(s) diagnóstica(s).
- Pacientes com cefaléia de início súbito, "a pior da vida", mesmo com bom estado geral, deverão ser imediatamente submetidos a tomografia de crânio. Se a história clínica for sugestiva, uma tomografia normal não descarta hemorragia subaracnóide, sendo, por isso, indicada punção liquórica.
- Caso clínico sugestivo de meningite aguda, sem sinais neurológicos localizatórios, deve ser submetido imediatamente a punção liquórica, sem necessidade de tomografia prévia.
- Alívio com analgésicos não exclui causas secundárias de cefaléia.
- Os triptanos são a primeira escolha no tratamento agudo da migrânea.

INTRODUÇÃO E DEFINIÇÕES

Cefaléia é uma das queixas mais freqüentes na prática clínica. Estima-se que 2% a 4% de todas as consultas em pronto-socorro se devam à cefaléia.

A função do médico no pronto-socorro ao atender um doente com cefaléia deve ser centrada em alguns aspectos:

- Diagnóstico etiológico da cefaléia.
- Solicitação ou não de exames complementares.
- Tratamento das cefaléias secundárias.
- Tratamento agudo das cefaléias primárias.
- Reconhecimento da necessidade de tratamento profilático e orientação adequada.

De todos esses objetivos, aquele que provavelmente acaba por ser o mais desafiador para o médico é o diagnóstico etiológico da cefaléia. As características da dor relatada por doentes com hemorragia subaracnóidea podem ter as mesmas características de outro com migrânea. Isso pode ocorrer porque os mecanismos de veiculação da dor em um caso ou em outro são de forma geral os mesmos. Estudos mostram que o erro diagnóstico em doentes com cefaléia é freqüente, estando entre 23% e 51% dos doentes com hemorragia subaracnóidea, chegando a 50% dos doentes com migrânea (enxaqueca).

ETIOLOGIA E FISIOPATOLOGIA

A Sociedade Brasileira de Cefaléia tem recomendado o uso do termo migrânea em vez de enxaqueca. A nova classificação das cefaléias, bem como as principais etiologias, de acordo com a Sociedade Internacional de Cefaléia (ano de 2004), estão descritas na Tabela 47.I.

O primeiro grande passo diante de um paciente com cefaléia é distinguir se o caso revela um processo benigno (95% dos casos) ou se é um processo potencialmente grave e necessita de tratamento específico (5% dos casos).

A cefaléia pode ocorrer por tração, tensão, distensão, dilatação ou inflamação de estruturas sensíveis a dor, como estruturas externas ao crânio (pele, couro cabeludo, musculatura, ossos, dentes, ouvido etc.), porções externas da dura-máter e vasos intracranianos. É importante lembrar que o cérebro não possui fibras dolorosas, sendo insensível à dor.

ACHADOS CLÍNICOS

As cefaléias são divididas em primárias, quando não está evidente uma causa anatômica, e em secundárias, quando se encontra um fator causal.

Talvez a característica mais marcante das cefaléias primárias seja sua recorrência e estereotipia na apresentação clínica, o que em geral não ocorre nas cefaléias secundárias. Isso ocorre de forma tão consistente que critérios diagnósticos baseados em características clínicas puderam ser estabelecidos. A Tabela 47.II resume os critérios diagnósticos dos principais grupos de cefaléias primárias.

A implicação prática imediata de seguir o que propõe a Sociedade Internacional de Cefaléia é que há validação científica para que, caso um doente relate uma dor que preencha critérios para cefaléia primária, não haja necessidade de investigação complementar. Do contrário, quase sempre exames subsidiários serão necessários.

O padrão temporal da cefaléia é de grande importância e inclui:

Tabela 47.I – Classificação das cefaléias – Sociedade Internacional de Cefaléia, 2004

Cefaléias primárias

1. Migrânea
2. Cefaléia do tipo tensional
3. Cefaléia em salvas e outras cefaléias autonômicas trigeminais
4. Outras cefaléias primárias: cefaléias diversas não associadas a lesão estrutural (cefaléia primária em pontada, associada a tosse, associada a atividade sexual, recente cefaléia persistente-diária etc.)

Cefaléias secundárias

5. Cefaléia atribuída a trauma de cabeça e/ou pescoço
6. Cefaléia atribuída a distúrbios vasculares cranianos ou vasculares (inclui: hemorragia intracraniana, trombose de seios venosos, dissecção de artérias, arterite de células gigantes)
7. Cefaléia atribuída a distúrbios intracranianos não-vasculares (inclui: tumor, hidrocefalia, hipertensão intracraniana, meningite, encefalite, abscesso cerebral, cefaléia pós-coleta de líquor)
8. Cefaléia atribuída a uso de substâncias ou a sua supressão (abstinência)
9. Cefaléia atribuída a infecção não-cefálica (inclui: cefaléia associada a infecções sistêmicas, como pneumonia, pielonefrite, síndromes virais agudas)
10. Cefaléia atribuída a distúrbios metabólicos (inclui: hipercapnia, grandes altitudes, hipoxemia)
11. Cefaléia ou dor facial atribuída a distúrbio de crânio, pescoço, olhos, ouvidos, nariz, seios da face, dentes, boca ou a outras estruturas da face ou crânio
12. Cefaléia atribuída a transtorno psiquiátrico

Neuralgias cranianas, dores faciais primárias ou centrais

13. Neuralgia craniana e causas centrais de dor facial
14. Outras cefaléias: neuralgia craniana, dor facial central ou primária não-classificadas em outro local

- Cefaléia aguda emergente – O doente apresenta-se com uma dor nova ou francamente diferente das anteriores. Embora esse padrão possa ser encontrado em um primeiro ataque de cefaléia primária, deve-se sempre pensar em um diagnóstico secundário.
- Cefaléia aguda recorrente – Como dito anteriormente, recorrência e estereotipia da apresentação clínica são as características mais marcantes das cefaléias primárias. Embora algumas vezes esse padrão seja encontrado em cefaléias secundárias (cefaléia por uso de medicamentos vasodilatadores, como nitrato; cefaléia por hipotensão intracraniana – recorrente dependendo de adoção de posição ortostática; cefaléia secundária a crises de feocromocitoma etc.), a maioria das vezes indica benignidade. Contudo, em geral os doentes não procuram a emergência por uma dor idêntica a suas anteriores. Há sempre algo que a distingue, como a não-resposta a um analgésico de uso habitual, a presença de vômitos quando normalmente só há náuseas ou uma crise mais intensa e mais duradoura. Essa "mudança de padrão" nem sempre implica um novo diagnóstico e, portanto, nem sempre é indicativa de investigação. Na maioria das vezes os sintomas novos são apenas espectros de apresentação clínica da mesma doença.

Tabela 47.II – Critérios diagnósticos de cefaléias primárias em adultos de utilidade no pronto-socorro

Migrânea

A – Pelo menos cinco crises preenchendo critérios B-D.

B – Crise de cefaléia durando de 4 a 72 horas (não tratada ou tratada sem sucesso).

C – A cefaléia tem no mínimo duas das seguintes características:

1. Localização unilateral.
2. Qualidade pulsátil.
3. Intensidade moderada ou forte (limitando ou impedindo atividades diárias).
4. Agravamento ao subir degraus ou em atividade física semelhante de rotina (ou o doente evita realizar as funções habituais).

D – Durante a cefaléia há no mínimo um dos seguintes sintomas:

1. Náuseas e/ou vômitos.
2. Fotofobia e fonofobia.

E – Não há uma causa secundária atribuível à cefaléia:

1. História e exames físico e neurológico não-sugestivos de cefaléias secundárias.
2. História e/ou exame físico e/ou neurológico sugestivos de tais distúrbios, mas que são afastados por investigação apropriada.
3. Tais distúrbios estão presentes, mas as crises de migrânea não ocorreram pela primeira vez em clara relação temporal com o distúrbio.

Classificação adicional da migrânea

- Migrânea sem aura.
- Migrânea com aura: aura típica com migrânea; aura típica com cefaléia não-migrânea; aura sem cefaléia; migrânea hemiplégica familiar; migrânea hemiplégica esporádica; migrânea tipo basilar.
- Migrânea retiniana.
- Migrânea complicada: crônica; estado migranoso; aura persistente sem infarto; infarto migranoso; convulsão relacionada a migrânea.
- Migrânea provável: sem aura; com aura; migrânea crônica provável.

Cefaléia do tipo tensional episódica infreqüente

A – Pelo menos dez crises de cefaléia que preenchem os critérios B-D abaixo. O número de dias dessa cefaléia é menor que 12/ano (menor que 1/mês).

B – Cefaléia durando de trinta minutos a sete dias.

C – Pelo menos duas das seguintes características da dor:

1. Qualidade de aperto/pressão (não-pulsátil).
2. Intensidade leve a moderada (pode limitar, mas não impede atividades).
3. Localização bilateral.
4. Não é agravada ao subir degraus ou em atividade física semelhante de rotina diária.

D – Ambos os seguintes:

1. Ausência de náusea ou vômitos (anorexia pode ocorrer).
2. Fotofobia e fonofobia estão ausentes, ou apenas um deles está presente.

E – A cefaléia não é atribuída a outra desordem:

1. História e exames físico e neurológico não-sugestivos de cefaléias secundárias.
2. História e/ou exame físico e/ou neurológico sugestivos de tais distúrbios, mas que são afastados por investigação apropriada.
3. Tais distúrbios estão presentes, mas as crises de cefaléia do tipo tensional não ocorreram pela primeira vez em clara relação temporal com o distúrbio.

(continua)

Tabela 47.II – Critérios diagnósticos de cefaléias primárias em adultos de utilidade no pronto-socorro *(continuação)*

Cefaléia do tipo tensional episódica freqüente
Mínimo de dez crises de cefaléia.
Semelhante ao descrito para tensional episódica infreqüente (critérios B-D), exceto pelo número de episódios de cefaléia:
• O número de dias desta cefaléia é > 1 e < 15 dias ao mês (> 12 e < 180 dias ao ano).
Cefaléia do tipo tensional crônica
Mínimo de dez crises de cefaléia.
Semelhante ao descrito para tensional episódica infreqüente (critérios C-D), exceto por duas diferenças:
A – O número de dias desta cefaléia é > 15 episódios ao mês e > 180 ao ano.
B – A cefaléia dura horas e pode ser contínua.
Cefaléia em salvas e outras cefaléias autonômicas trigeminais
A – Pelo menos cinco crises preenchendo B-D.
B – Crises intensas de dor unilateral, orbitária, supra-orbitária e/ou temporal, durando 15-180 minutos se não tratada.
C – A cefaléia é associada a pelo menos um dos seguintes sinais:
1. Injeção conjuntival e/ou lacrimejamento ipsilateral.
2. Congestão nasal e/ou rinorréia ipsilateral.
3. Edema palpebral ipsilateral.
4. Sudorese da fronte e da face ipsilateral.
5. Miose e/ou ptose ipsilateral.
6. Sensação de inquietação ou agitação.
D – A freqüência das crises varia de uma em dias alternados até oito crises por dia.
E – Não é atribuída a outra desordem:
1. História e exames físico e neurológico não-sugestivos de desordem secundária.
2. História e/ou exame físico e/ou neurológico sugestivos de tais distúrbios, mas que são afastados por investigação apropriada.
3. Tais distúrbios estão presentes, mas as crises de cefaléia em salvas não ocorreram pela primeira vez em clara relação temporal com o distúrbio.
Classificação adicional
• Cefaléia em salvas: episódica; crônica.
• Hemicrania paroxística: episódica; crônica.
• Cefaléia SUNCT (*Short-lasting Unilateral Neuralgiform headache attacks with Conjunctival injection and Tearing*): cefaléia de curta duração, unilateral, tipo neurálgica, associada a injeção conjuntival e lacrimejamento ipsilateral.
• Provável cefaléia autonômica trigeminal.

- Cefaléia crônica progressiva – Embora este seja o padrão mais raramente encontrado, seu reconhecimento é fundamental, pois em geral se associa a cefaléias secundárias, devendo-se sempre investigar.
- Cefaléia crônica não-progressiva – Nesse grupo estão aqueles com a chamada cefaléia crônica diária. Caracterizam-se por dores mais de quinze dias por mês, por pelo menos três meses ou 180 dias por ano. Embora possa estar presente em doentes com cefaléias secundárias (pseudotumor cerebral, meningites crônicas etc.), mais comumente esse padrão é encontrado em doentes com história pregressa de migrânea ou cefaléia do tipo tensional episódica, que progressivamente passam a apresentar aumento da freqüência de suas crises e redução da resposta a analgésicos. As dores, então, passam a ser diárias ou quase diárias, e nem sempre preservam as características anteriores. Dessa forma, em doentes com migrânea transformada (tipo de cefaléia crônica diária que evolui da migrânea), as dores diárias podem ter características de cefaléia do tipo tensional. As crises de exacerbação podem perder o caráter pulsátil e os fenômenos associados (náuseas, vômitos, fonofobia e fotofobia) podem ficar menos marcantes. Na unidade de emergência, freqüentemente o doente é medicado para a crise de exacerbação e recebe a prescrição de um analgésico ou antiinflamatório.

EXAMES COMPLEMENTARES

Como dito anteriormente, de uma forma geral, doentes que preencham critérios para cefaléias primárias e que tenham exame clínico e neurológico normais não necessitam de investigação complementar. Exceção a essa regra são aqueles doentes que se apresentem com dor de cabeça com características de cefaléias primárias, mas que tenham algum sinal de alerta (exemplos: rigidez de nuca, confusão, convulsões etc.) ou algum aspecto atípico na apresentação clínica, como aura de migrânea prolongada (maior que uma hora) e aura atípica (súbita, estritamente unilateral ou associada a déficits motores, de linguagem ou de nervos cranianos).

O exame necessário para investigação dependerá da hipótese feita. Exemplos:

- Suspeita de arterite de células gigantes: a velocidade de hemossedimentação (VHS) pode ser mais importante que a tomografia computadorizada de crânio.
- Suspeita de hemorragia subaracnóidea: tomografia computadorizada (TC) de crânio. Se for normal, realizar uma punção liquórica.
- Suspeita de meningite e ausência de déficits localizatórios: punção liquórica imediata.

Na maior parte das vezes em que a investigação é indicada, contudo, um exame de imagem habitualmente é necessário. Em geral, a ressonância nuclear magnética é superior à tomografia computadorizada (TC), embora seja pouco disponível e muito mais onerosa. O próximo passo deverá ser a coleta de líquor (Tabela 47.III).

DIAGNÓSTICO DIFERENCIAL

O diagnóstico diferencial é amplo e inclui:

- Doenças relacionadas a crânio, olhos, ouvido, nariz e garganta (Tabela 47.IV).
- Doenças que não podem ficar sem diagnóstico, pois podem trazer risco de morte ou graves seqüelas (Tabela 47.V).

É fundamental a compreensão de que a migrânea gera crises de cefaléia autolimitadas. Diante de uma crise que se prolongue por mais de 72 horas, duas possibilidades são possíveis:

Tabela 47.III – Indicação de coleta de líquor

• Cefaléia de início súbito com TC de crânio normal	• Para proceder à manometria (suspeita de hipertensão ou hipotensão intracraniana) se a TC de crânio for normal
• Cefaléia acompanhada de sinais de infecção meníngea	• Cefaléia associada a déficits de nervos cranianos (quando a TC não esclarecer o diagnóstico e não contra-indicar a punção)
• Suspeita de sangramento ou de processo inflamatório	• Cefaléia em doentes com neoplasia ou HIV-positivos sem lesão intracraniana que contra-indique a punção

- O doente encontra-se com o chamado estado de mal migranoso (ou migraneoso). Essa situação, freqüente na emergência, em casos extremos pode levar a desidratação e distúrbios metabólicos decorrentes da intensa êmese que alguns doentes apresentam. Seu reconhecimento é fundamental para que medidas mais agressivas de tratamento sejam adotadas.
- O doente tem uma cefaléia secundária que mimetiza o estado de mal migranoso. Doentes com meningite, hemorragia subaracnóide ou mesmo hipertensão intracraniana podem se apresentar com cefaléias que em princípio se assemelhem a migrânea, mas não tenham seu caráter autolimitado.

Outro ponto de grande importância é a presença de sinais ou sintomas neurológicos, além, obviamente, da própria cefaléia. Cerca de 20% dos doentes com migrânea apresentam sintomas aurais. As principais manifestações são:

- Aura visual: é a mais comum, geralmente como um espectro de fortificação associado a escotomas.

Tabela 47.IV – Doenças de ouvido, nariz, garganta, olhos e crânio

Alteração	Hipótese diagnóstica	Comentários
Vesículas em couro cabeludo	Herpes zoster de C1 ou C2 Herpes zoster trigeminal	Unilateral, dolorosa
Vesículas na ponta do nariz	Herpes zoster trigeminal	Indica cuidadoso exame de córnea.
Vesículas no canal auditivo externo	Síndrome de Ramsay-Hunt	Cuidadoso exame dos VII e VIII pares cranianos
Dor, espessamento ou nódulos à palpação de artéria temporal	Arterite de células gigantes	Questionar claudicação à mastigação, sintomas visuais. Baixo limiar para biópsia de artéria temporal
Olho vermelho e edema de córnea	Glaucoma agudo de ângulo fechado	Exame oftalmológico. O paciente pode perder a visão
Proptose ocular ou quemose conjuntival	Trombose de seio cavernoso	Imediata avaliação neurocirúrgica

Tabela 47.V – Causas de cefaléia que não podem ficar sem diagnóstico

Achados clínicos	Hipótese diagnóstica	Investigação
Febre e rigidez de nuca	Meningite, encefalite	Realizar TC de crânio antes da coleta de líquor apenas se houver déficit localizatório
Cefaléia súbita ou a pior da vida	Hemorragia subaracnóide	TC de crânio; se normal, indicar coleta de líquor
Início súbito, dor cervical, alterações neurológicas variadas	Dissecção de carótidas	Angiotomografia, angio-ressonância ou arteriografia digital
Hipertensão arterial grave, confusão e papiledema	Encefalopatia hipertensiva	Nitroprussiato de sódio. Tomografia se déficit localizatório
Nova cefaléia após cinqüenta anos de idade, dor à palpação de artéria temporal; pode ser acompanhada por polimialgia reumática	Arterite de células gigantes	VHS/biópsia de artéria temporal
Olhos vermelhos e pupilas medianas	Glaucoma agudo	Tonometria
Cefaléia progressiva com qualquer alteração ao exame neurológico	Lesão com efeito de massa em SNC (tumor, abscesso, hematoma)	TC de crânio/ressonância é melhor
Cefaléia súbita, forte intensidade e descartado HSA; presença de trombofilia	Trombose de seios venosos	Fase venosa da angioressonância
Perda de campos visuais laterais, cefaléia e tumor hipofisário	Apoplexia hipofisária	Ressonância de SNC
Mulher, obesa, papiledema e VI par craniano	Hipertensão intracraniana idiopática	Tomografia normal Manometria da pressão liquórica (aumentada)

- Distúrbio sensitivo na forma de agulhadas, que se move lentamente a partir do ponto de origem, e afeta uma área maior ou menor de um lado do corpo e da face. O amortecimento ocorre a seguir, mas pode também ser o único sintoma.
- Menos freqüentes: distúrbios da fala, geralmente disfásicos, mas muitas vezes difíceis de serem categorizados, e fraqueza unilateral. Os sintomas geralmente sucedem um ao outro, começando pelos visuais, seguidos pelos sintomas sensitivos, disfásicos e de fraqueza, mas a ordem reversa ou outras seqüências já foram observadas. Alguns doentes podem apresentar fenômenos aurais relacionados à disfunção de tronco encefálico, como paresia de nervos cranianos, alterações transitórias de consciência e ataxia intermitente.

A aura é um fenômeno progressivo (não-súbito) que se relaciona anatomicamente a uma disfunção do córtex cerebral ou do tronco encefálico, a qual se espraia gradativamente por contigüidade sem respeitar limites anatômicos ou vasculares. Ela é um fenômeno autolimitado, durando de 5 a 60 minutos na maior parte dos casos (Tabela 47.VI). Raramente, entretanto, o déficit pode ser fixo (infarto migranoso).

Tabela 47.VI – Achados que sugerem aura (e não doença neurológica secundária)

• Episódios de escotoma cintilante ou espectro de fortificação isolados ou acompanhados de parestesias, afasia, disartria ou paresias	• Associação com cefaléia (apesar de a aura poder ocorrer sem cefaléia e com cefaléia do tipo não-migrânea)
• Expansão gradual do déficit visual ou da parestesia	• Duração entre 15 e 25 minutos
• Progressão seqüencial de um fenômeno para o outro, e não sua instalação súbita	• Curso benigno sem seqüelas permanentes (raramente pode evoluir com seqüela)
• Ocorrência de dois ou mais episódios idênticos, muitas vezes com vários anos de intervalo entre eles	• Falta de correlação anatômica com uma distribuição vascular

Esses dados são importantes para diferenciar esse fenômeno de outros que também se caracterizam por disfunções neurológicas focais transitórias, como crises epilépticas parciais (que são de início mais rápido, em geral duram menos tempo e são estritamente unilaterais antes da generalização) e episódios isquêmicos transitórios (que têm início súbito, duram em média 10 a 15 minutos e são sempre relacionados a um território arterial).

A pior cefaléia da vida ou cefaléia de início súbito

É mandatória a investigação de doentes que se apresentam na unidade de emergência com queixa de cefaléia de instalação súbita (pico de dor desde seu início); a possibilidade é de hemorragia subaracnóide.

Entre 23% e 51% dos doentes com hemorragia subaracnóide que se apresentam em bom estado geral e sem alterações ao exame clínico ou neurológico recebem outros diagnósticos. Esses doentes são os que mais se beneficiam de um tratamento precoce, quando comparados àqueles que se apresentam com alterações do *status* neurológico. O erro diagnóstico em doentes com hemorragia subaracnóide compromete o prognóstico da doença, uma vez que medidas que evitam complicações deixam de ser tomadas. Outros sinais e sintomas que podem estar presentes são náuseas e vômitos (74%), perda transitória de consciência (53%), rigidez nucal (35%) e outros, como rebaixamento de nível de consciência, sinais piramidais, paresia de nervos cranianos, crise epiléptica e hemorragia sub-hialóidea no fundo de olho.

Outras doenças podem manifestar-se clinicamente como cefaléia súbita, como hemorragias intraparenquimatosas, hidrocefalia aguda, meningoencefalites, apoplexia pituitária, trombose venosa cerebral etc.

A investigação nesses casos consiste na realização de uma tomografia computadorizada de crânio sem contraste, cuja positividade na hemorragia subaracnóide é de mais de 90% no primeiro dia de sangramento, de 85% no quinto dia e praticamente zero de duas a três semanas após o *ictus*. Nos casos em que a tomografia é normal ou inconclusiva, faz-se necessária a realização da punção liquórica, procurando sinais de sangramento (líquor hemorrágico, xantocromia). Nos casos confirmados de hemorragia subaracnóide é indicada a realização de angiografia cerebral para a pesquisa de aneurismas, a causa mais comum de hemorragia subaracnóide não-traumática.

Doentes com cefaléia súbita com TC de crânio e líquor normais têm a chamada cefaléia em trovoada, ou *thunderclap headache*. Contudo, é descrito que esse tipo de cefaléia pode ser secundário à expansão de um aneurisma (sem sangramento) ou a sangramento na sua parede; entretanto, a realização de angiografia digital nesses casos não é indicada pelos riscos do procedimento.

Cefaléia de início recente

A presença de cefaléia nova há menos de um ano freqüentemente está associada ao achado de doenças secundárias.

Nova cefaléia após cinqüenta anos de idade

As cefaléias primárias raramente se iniciam após os cinqüenta anos. Dessa forma, após essa idade, existe um aumento relativo do porcentual de doentes com cefaléias secundárias.

No grupo de cefaléias secundárias que se iniciam após os cinqüenta anos de idade encontramos como principais causas: tumores intracranianos, hematoma subdural, doença cerebrovascular, arterite de células gigantes (arterite temporal) e neuralgias (principalmente a neuralgia de trigêmeo).

A cefaléia classicamente descrita para tumores cerebrais (e hipertensão intracraniana) é lentamente progressiva, de predomínio matinal e que melhora após o vômito; embora típica, não é freqüente.

Um diagnóstico extremamente importante no idoso é o hematoma subdural crônico. A maior incidência nessa faixa etária deve-se à atrofia cerebral própria da idade. Embora trauma de crânio seja a causa mais comum de hematoma subdural crônico, em apenas 50% dos casos se consegue recuperar esse dado da história com doentes ou familiares. Cefaléia é o sintoma mais comum, podendo ocorrer isoladamente e sem características que a diferenciem de outras etiologias.

Outra situação que é praticamente exclusiva do idoso é a arterite de células gigantes (arterite temporal). Dados que sugerem arterite temporal são:

- Idade igual ou superior a cinqüenta anos.
- Cefaléia localizada de início recente.
- Artéria temporal dolorida à palpação ou com diminuição de pulso.
- Velocidade de hemossedimentação (VHS) maior ou igual a 50 mm na primeira hora.
- Biópsia confirmando o diagnóstico.

Alguns doentes podem ainda apresentar febre baixa, dor articular, perda ponderal, mialgia e rigidez articular. Sintomas isquêmicos podem ocorrer, levando a perda visual, paresias de nervos cranianos ou até mesmo acidente vascular cerebral. O diagnóstico caracteristicamente é sugerido pela elevação do VHS, embora valores normais não afastem o diagnóstico. Recomenda-se a realização de biópsia confirmando a suspeita clínica. O tratamento é feito com glicocorticóides.

Cefaléia neurálgica

As dores neurálgicas são caracterizadas por seu caráter paroxístico, de curta duração (segundos), intenso, descrito pelos doentes como choque ou fisgada. Geralmente apresentam pontos-gatilho no território do nervo acometido, que no caso do nervo trigêmeo inclui face, asa do nariz, olhos, gengiva e mastigação. As dores neurálgicas devem sempre ser investigadas, pois são indicativas de uma neuropatia. No caso específico da dor neurálgica no território do nervo trigêmeo, é comum a investigação ser negativa, caracterizando a chamada neuralgia essencial do trigêmeo. Além da identificação e do tratamento da causa da dor é fundamental o tratamento sintomático, que é diferenciado em relação aos demais tipos de cefaléia, sendo os anticonvulsivantes, sobretudo a carbamazepina, a primeira linha de tratamento. Outros anticonvulsivantes, como fenitoína, valproato, gabapentina e topiramato, podem ser utilizados. Casos refratários podem ser submetidos a procedimentos cirúrgicos.

Confusão, rigidez de nuca ou sinais neurológicos presentes

Esses achados de exame são claramente indicativos de que há um comprometimento secundário e, portanto, determinam investigação. A presença de alterações em pares cranianos, da mesma forma, em geral indica cefaléia secundária (Tabela 47.VII).

História de neoplasia, infecção pelo HIV ou coagulopatias

Por ser esse grupo de alto risco para apresentar doenças em sistema nervoso central, faz-se necessário investigar com exame de imagem e eventualmente punção liquórica cefaléias novas nesses doentes.

Cefaléia após trauma de crânio

Doentes com cefaléia após traumatismo craniano, mesmo leve, devem ser investigados quanto à presença de hematomas intracranianos (como hematoma subdural crônico) ou presença de fratura de base de crânio que tenha evoluído com fístula liquórica e conseqüente hipotensão intracraniana.

Cefaléias de esforço

Embora seja comum nas cefaléias primárias (migrânea), a ocorrência de cefaléias desencadeadas por esforço está associada a um risco de 15% de achado de doença secundária. Nesse grupo, devemos lembrar das malformações da transição occipitocervical (Arnold-Chiari) e dos aneurismas intracranianos, cuja ruptura muitas vezes ocorre durante esforço físico ou ato sexual. Indica-se iniciar investigação com TC de crânio sem contraste e punção liquórica (se a TC for normal).

TRATAMENTO

Tratamento da migrânea

Na unidade de emergência deve-se, de preferência, escolher medicações de administração parenteral, não só pela rapidez de ação, como pela presença freqüente de vômitos e náuseas. Também pode haver até exigência de hospitalização para hidratação endovenosa se o doente estiver muito prostrado, como costuma acontecer no estado de mal migranoso.

Dividem-se as medicações para tratamento da migrânea em (Tabela 47.VIII):

- Grupo 1: comprovada eficácia; grande significado estatístico; mínimo de dois estudos placebo-controlados.
- Grupo 2: um estudo duplo-cego, placebo-controlado, mostrando eficácia. Moderado significado estatístico.
- Grupo 3: resultados conflitantes; significado indefinido.
- Grupo 4: avaliação de eficácia não foi melhor do que placebo.
- Grupo 5: não há estudos consistentes.

Tabela 47.VII Alterações de pares cranianos em pacientes com cefaléia

Alteração	Hipótese diagnóstica	Comentário
Redução da acuidade visual	Arterite temporal Glaucoma Hipertensão intracraniana	Examinar com cuidado as artérias temporais e proceder a exame oftalmológico
Alteração do VI par	Hipertensão intracraniana (HIC) Trombose de seio cavernoso Meningites de base de crânio (Lyme, tuberculose, criptococose)	Avaliar se há edema de papila (HIC) Se exame de imagem for normal, deve-se indicar punção liquórica
Nistagmo vertical	AVC de tronco cerebral ou de cerebelo	Associa-se com tontura e indica doença do SNC
Síndrome parcial de Horner	Dissecção de carótida	Presença de miose e ptose, mas sem anidrose

Tabela 47.VIII – Terapia aguda da migrânea

Grupo	Medicações
1	Triptanos; ergotamina endovenosa com antiemético; ácido acetilsalicílico ou paracetamol junto com cafeína; ibuprofeno, naproxeno
2	Codeína + paracetamol; codeína + ácido acetilsalicílico + cafeína; clorpromazina (IM/EV); diclofenaco (VO); isometepteno; cetorolaco (IM); metoclopramida (EV); meperidina (IM/EV); metadona (IM)
3	Ergotamina (VO); ergotamina + cafeína (VO), metoclopramida (IM/VR)
4	Acetaminofeno (VO); clorpromazina (VO)
5	Dexametasona (EV); hidrocortisona (EV); dipirona (EV/IM/VO)

Triptanos

Medicamentos de desenvolvimento recente, são específicos para o tratamento da dor na migrânea, pois atuam como agonistas superseletivos dos receptores serotonérgicos 5-HT1B e 5-HT1D do sistema trigeminovascular, envolvidos na fisiopatogênese dessa doença. Os triptanos apresentam uma série de vantagens sobre os ergotamínicos, pois estes se ligam indiscriminadamente a todos os tipos e subtipos de receptores da serotonina e também a receptores dopaminérgicos, adrenérgicos e noradrenérgicos de todo o organismo, o que favorece o aparecimento de efeitos adversos. Os triptanos constituem atualmente o maior avanço no tratamento da migrânea.

- Sumatriptano:
  - Subcutâneo: 6 a 12 mg/dia.
  - Oral: 50 a 200 mg/dia.
  - Nasal: 10 a 40 mg/dia.
- Zolmitriptano: 2,5 a 5 mg/dia VO.
- Rizatriptano: 5 a 10 mg/dia VO.
- Naratriptano: 2,5 a 5 mg/dia VO.
- Eletriptano: 40 a 80 mg/dia VO.

Os efeitos adversos dos triptanos são leves e transitórios, como vertigens, tonturas, sensação de calor e de fraqueza, náuseas, vômitos, dispnéia e aperto no peito. As principais contra-indicações são: gravidez, doenças coronarianas, insuficiência vascular periférica e hipertensão arterial grave.

Analgésicos não-antiinflamatórios

Bastante usados no Brasil, com excelentes resultados. A preferência, nesse grupo, é para dipirona EV; 1 a 2 g endovenosa; pode-se usar via oral, em gotas ou comprimidos, na mesma dose. O nível de evidência para uso da dipirona é muito ruim, basicamente pela ausência do seu uso (conseqüentemente, de publicações) nos países desenvolvidos (risco de agranulocitose).

Metoclopramida

Quando a migrânea se manifesta com vômitos, seu uso pode aliviar esse desconforto; entretanto, a metoclopramida pode ser útil mesmo na ausência de vômitos, já que gastroparesia habitualmente ocorre na crise aguda de migrânea, melhorando a absorção oral dos analgésicos. A dose é de 10 mg, com apresentações parenterais (IM/EV) ou via oral (4 mg/mL). A administração EV deve ser lenta, podendo desencadear reações extrapiramidais agudas. A metoclopramida, no Brasil, é usada em associação com a dipirona (com ou sem dexametasona).

Antiinflamatórios não-hormonais (AINHs)

A maioria dos AINHs é efetiva na migrânea, pois reduz a inflamação neurogênica perivascular. Podem ser usados por via oral, IM ou EV. Há muitos AINHs disponíveis; os principais são:

- Naproxeno: 250 a 500 mg via oral; de 8/8 a 12/12 horas.
- Ibuprofeno: 600 a 1.200 mg via oral; de 8/8 a 6/6 horas.
- Diclofenaco:
  - Via oral: 50 mg; de 8/8 horas.
  - Intramuscular: 75 mg; de 12 em 12 horas.
  - Não deve ser usado por via endovenosa.
- Cetoprofeno: 100 mg IM ou EV; de 12 em 12 horas.
  - Excelente analgésico no PS.
- Tenoxicam: 20 a 40 mg IV ou EM; uma vez ao dia.

As contra-indicações aos AINHs são: alergia conhecida, úlcera péptica e insuficiência renal. Deve-se evitar o seu uso em hipertensos e idosos.

Corticosteróides

A dexametasona na dose de 4 a 10 mg EV também é útil na crise aguda da migrânea; seu uso é quase obrigatório no estado de mal migranoso.

O nível de evidência na literatura é muito ruim, pois praticamente não há publicações acerca da sua eficácia e comparação com outros medicamentos para migrânea.

Quando usada, deve ser em associação com outros analgésicos, especialmente com a dipirona e/ou a metoclopramida.

Ergotamínicos

Apesar da sua boa e comprovada eficiência na migrânea, atualmente o uso indiscriminado dos ergotamínicos tem sido muito criticado pelo problema dos efeitos adversos, do risco aumentado de indução de cefaléia de rebote, do abuso de analgésicos e pela piora dos vômitos.

As medicações mais usadas são:

- Tartarato de ergotamina: 1 a 2 mg, via retal ou sublingual.
- Mesilato de dihidroergotamina: *spray* nasal, 0,5 mg.

Não dispomos no Brasil da dihidroergotamina injetável (DHE), muito preconizada na literatura norte-americana em aplicações de 0,5 a 1 mg EV, podendo ser repetida em uma hora. Como o efeito nauseoso é intenso, quase sempre há necessidade da associação de um antiemético (metoclopramida ou ploclorperazina), e eventualmente de dexametasona.

A dose total de ergotamínicos não deve exceder 10 a 12 mg por semana pelo risco de desenvolvimento de ergotismo, e é contra-indicada em doentes com doença vascular periférica, doença coronariana, insuficiência hepática ou renal, hipertensão arterial grave, gravidez, hipertireoidismo e porfiria.

Opióides

São potentes e úteis, entretanto não é recomendado seu uso de rotina, pela facilidade de dependência. Doentes com migrâneas intensas e freqüentes são muito suscetíveis ao desenvolvimento de abuso de analgésicos e ergóticos, levando ao grave problema da cefaléia crônica diária, e não nos parece conveniente facilitar esse processo com a administração de opiáceos. Além disso, na fisiopatogenia das cefaléias primárias provavelmente há uma desregulação do sistema supressor de dor e uma disfunção serotoninérgica central; os opiáceos podem acentuar essas alterações. Assim sendo, sua utilização na crise de migrânea deverá ser reservada para situações muito especiais, quando outras medidas tiverem falhado ou por intolerância ou contra-indicação aos medicamentos acima citados.

Os mais usados são:

- Tramadol: 50 a 100 mg EV, IM ou VO, até de 6/6 horas.
- Nalbufina: 2 a 10 mg, IM ou EV, até de 4/4 horas.
- Codeína: 30 a 60 mg, via oral, até de 4/4 horas.
- Oxicodona: 10 a 20 mg via oral de 12 em 12 horas.

Tratamento da aura migranosa

A aura migranosa clássica normalmente reverte em 5 a 60 minutos após seu início. Sintomas aurais que persistam por mais que esse tempo são denominados aura prolongada. Não existe um consenso firmado sobre o que deve ser feito nesses casos. É recomendável não utilizar drogas com efeito vasoconstritor, como os ergotamínicos e os triptanos. Alguns autores preconizam o uso de verapamil 5 a 10 mg EV ou inalações com nitrito de amilo ou isoproterenol 0,25%; entretanto, não existem estudos convincentes a respeito da eficácia dessas drogas.

Tratamento do infarto migranoso

A persistência de déficits neurológicos focais após uma crise de migrânea com aura sempre deve ser investigada com neuroimagem, com vistas à presença de um infarto migranoso. Nesse caso, a conduta terapêutica é idêntica à do acidente vascular cerebral isquêmico.

Tratamento da cefaléia crônica diária

Aproximadamente 77% dos casos de CCD são de doentes portadores do que se denomina migrânea transformada; mais de 80% apresentam o problema do abuso de analgésicos e/ou ergotamínicos e também abuso de cafeína.

O primeiro passo é a desintoxicação da medicação em abuso, o que requer suspensão imediata para bloquear o efeito rebote. Isso pode não ser fácil, pois a maioria dos doentes tem morbidade psiquiátrica associada, sendo algumas vezes necessária uma internação. Podemos usar como medicação de resgate os seguintes esquemas:

- AINHs por qualquer via de administração.
- Corticóides por alguns dias (dexametasona 12 a 16 mg/dia EV, IM ou VO).
- Sumatriptano 6 a 12 mg/dia SC ou 100 a 200 mg/dia VO.
- Naratriptano 2,5 mg VO a cada 12 horas.
- DHE 0,5 a 1 mg EV 8/8 horas.
- Clorpromazina 12,5 a 25 mg EV 6/6 horas por dois dias.
- Clonidina transdérmica em *patchs* de 0,1 mg cada 2-3 dias em casos de dependência de opiáceos.

Ao mesmo tempo, deve ser iniciada rapidamente a medicação profilática, que pode requerer combinações de drogas, e o suporte psicológico e psiquiátrico, pois é alta a incidência de morbidade psiquiátrica.

Tratamento da cefaléia em salvas

A cefaléia em salvas (*cluster headache*), apesar de ser bem menos comum que a migrânea, tem a característica de ser uma das dores mais atrozes percebidas pelo ser humano, causando grande sofrimento aos seus portadores. Infelizmente, muitas vezes não é diagnosticada adequadamente no nosso meio, sendo confundida com a neuralgia do trigêmeo, com sinusites, com problemas dentários, oculares e com a própria migrânea. De um modo geral, o diagnóstico é fácil, mesmo no primeiro episódio, pelo quadro clínico típico, como a intensidade e unilateralidade da dor, a curta duração dos ataques (freqüentemente noturnos) e a presença de alterações autonômicas na crise, como o lacrimejamento, a congestão ocular e nasal, a rinorréia e, eventualmente, síndrome de Horner parcial, todos ipsilaterais à dor.

Pela curta duração da crise dolorosa (15 a 180 minutos), não é comum doentes com cefaléia em salvas procurarem a unidade de emergência; a maioria dos que o fazem geralmente sofrem de ataques mais longos que o usual. Os medicamentos usados na crise de cefaléia em salvas apresentam certas particularidades. Analgésicos comuns e opiáceos não funcionam e não devem ser prescritos. São relatados a seguir os métodos utilizados no tratamento abortivo da dor:

- Oxigênio: inalação de O_2 a 100% constitui um método simples, inócuo e deve ser considerado sempre como a primeira opção na emergência, conseguindo abortar de 60% a 70% das crises em 5 a 10 minutos. Utiliza-se um fluxo de 5 a 7 litros/minuto, de preferência com máscara, e o efeito se deve à forte ação vasoconstritora do oxigênio (vasodilatação craniana é um dos mecanismos fundamentais para a dor na cefaléia em salvas).
- Sumatriptano: deve ser utilizado pela via subcutânea, de 6 a 12 mg, porque é necessário um efeito rápido que a apresentação oral não tem. Tem alta eficiência com alívio da dor em 15 minutos em até 96% dos casos. Em relação

à utilidade dos outros triptanos na cefaléia em salvas, ainda não se tem uma experiência clínica suficiente. O fato de serem drogas de uso exclusivamente oral não lhes é favorável. Há relatos recentes demonstrando efetividade do zolmitriptano, com alívio da dor em trinta minutos. O rizatriptano pode também ser promissor, pois tem efeito por via oral mais rápido que os outros triptanos, podendo ser usado por via sublingual.

- Ergotamínicos: o tartarato de ergotamina 1 a 2 mg por via sublingual costuma dar alívio à dor, embora tenha absorção inconstante. Como a crise é curta, é desejável que as drogas utilizadas tenham o efeito mais rápido possível, e nesse caso é preferível a dihidroergotamina (DHE) 0,5 a 1 mg por via EV, que mostra a mesma eficácia do oxigênio a 100%. Por via IM ou inalatória a DHE é menos eficiente.
- Lidocaína intranasal: existem relatos de que a instilação tópica intranasal de lidocaína a 4% pode ser efetiva na crise de cefaléia em salvas, mas outros estudos não confirmam tais dados. O efeito se deveria ao bloqueio anestésico do gânglio esfenopalatino, o que reduziria a realimentação aferente sobre o sistema trigeminovascular. A infiltração do gânglio com agulha é mais eficiente, mas requer conhecimento mais especializado. A instilação é feita com 1 mL da solução na narina ipsilateral à dor, com o doente em posição supina com a cabeça virada para trás 30° e girada para o lado da dor. O procedimento pode ser repetido por mais uma vez após quinze minutos.
- Outros: há estudos mostrando melhora da dor com a instilação intranasal de solução de capsaicina, mas são dados isolados. Em casos rebeldes podem ser administrados corticosteróides por via endovenosa (dexametasona 8 a 12 mg EV).

Tratamento das cefaléias secundárias

A dor nas cefaléias secundárias pode ser tratada com esquemas analgésicos comuns: podem-se utilizar analgésicos simples (aspirina, paracetamol, dipirona), antiinflamatórios não-hormonais ou raramente opióides, em cefaléias muito intensas ou refratárias. O mesmo é válido para a cefaléia primária do tipo tensão. A associação com a dexametasona ou outro corticóide pode ser necessária na presença de meningites de qualquer etiologia e obrigatória na hemorragia subaracnóidea, na arterite temporal, na hipertensão intracraniana benigna e na vigência de lesões expansivas, como tumores, abscessos, granulomas, coleções e em presença de edema cerebral. Alguns estudos indicam não haver benefício da dexametasona nas lesões cerebrais por trauma craniano, nas hemorragias cerebrais hipertensivas e no edema dos acidentes vasculares cerebrais isquêmicos.

Dores com componente neuropático de desaferentação ou paroxístico podem requerer o uso de antidepressivos, neurolépticos e anticonvulsivantes.

LEITURA ADICIONAL

1. Edlow JA. Headache. In: Harwood-Nuss. Clinical practice of emergency medicine. 4. ed. Philadelphia: Lippincott Williams and Wilkins; 2005. p.94-100.
2. Gallagher EJ, Birnbaum AJ. Headache. In: Harwood-Nuss. Clinical practice of emergency medicine. 4. ed. Philadelphia: Lippincott Williams and Wilkins; 2005. p.578-87.
3. Raskin NH. Headache. In: Harrison's principles of internal medicine. 16. ed. McGraw-Hill; 2005. p.85-94.
4. Denny CJ, Schull MJ. Headache and facial pain. In: Tintinalli JE, Kelen GD, Stapczynski JS. American College of Emergency Physicians. 6. ed. McGraw-Hill; 2004. p.1375-82.
5. Edlow JA, Caplan LR. Avoiding pitfalls in the diagnosis of subarachnoid hemorrhage. N Engl J Med 2000; 342(1): 29-36.
6. Vincent MB, Carvalho JJF. Brazilian Headache Care Cooperative Group. Primary headache care delivery by nonspecialists in Brazil. Cephalalgia 1999; 19: 520-4.
7. Headache Classification Committee of the International Headache Society. 1. ed. Classification and diagnostic criteria for headache disorders, cranial neuralgias and facial pain. Cephalalgia 1988; 8(Suppl 7): 1-96.
8. Headache Classification Committee of the International Headache Society. 2. ed. Classification and diagnostic criteria for headache disorders, cranial neuralgias and facial pain. Cephalalgia 2004; 24(Suppl 1): 1-151.
9. Svenson J, Cowen D, Rogers A. Headache in the emergency department: importance of history in identifying secondary etiologies. J Emerg Med 1997; 15: 617-21.
10. Morgenstern LB, Luna Gonzales H, Huber Jr JC, et al. Worst headache and subarachnoid hemorrhage: prospective, modern computed tomography and spinal fluid analysis. Ann Emerg Med 1998: 32: 297-304.
11. Colman I, Brown MD. Parenteral metoclopramide for acute migraine: meta-analysis of randomized controlled trials. BMJ 2004; 329; 1369-74.
12. Velentgas P, Cole A. Severe vascular events in migraine patients. Headache 2004; 44: 642-51.
13. American Academy of Neurology. Evidence-based guidelines for migraine headache: report of the Quality Standards Subcommittee of the American Academy of Neurology; Neurology 2000; 55(6): 754-62.

Algoritmo 47.1 – Abordagem inicial da cefaléia

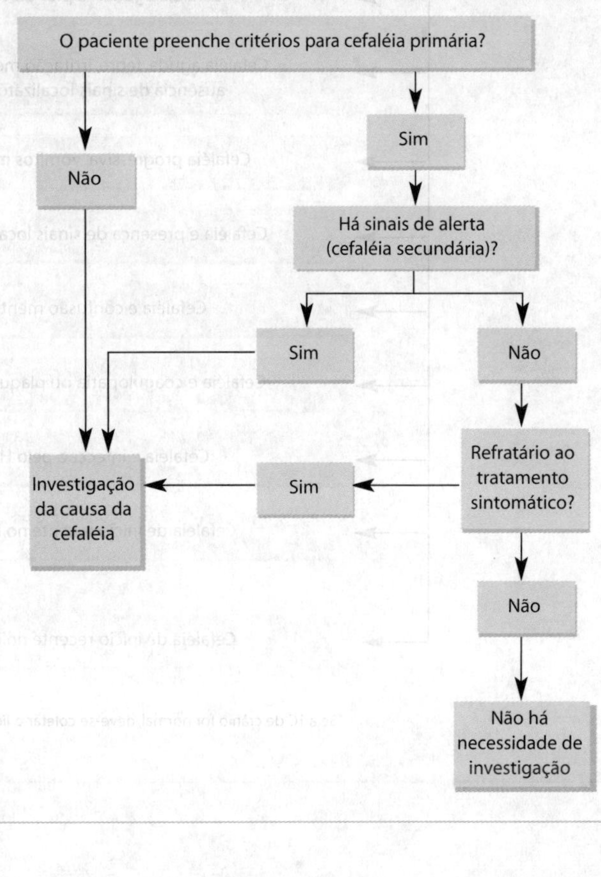

Algoritmo 47.2 – Padrão temporal da cefaléia

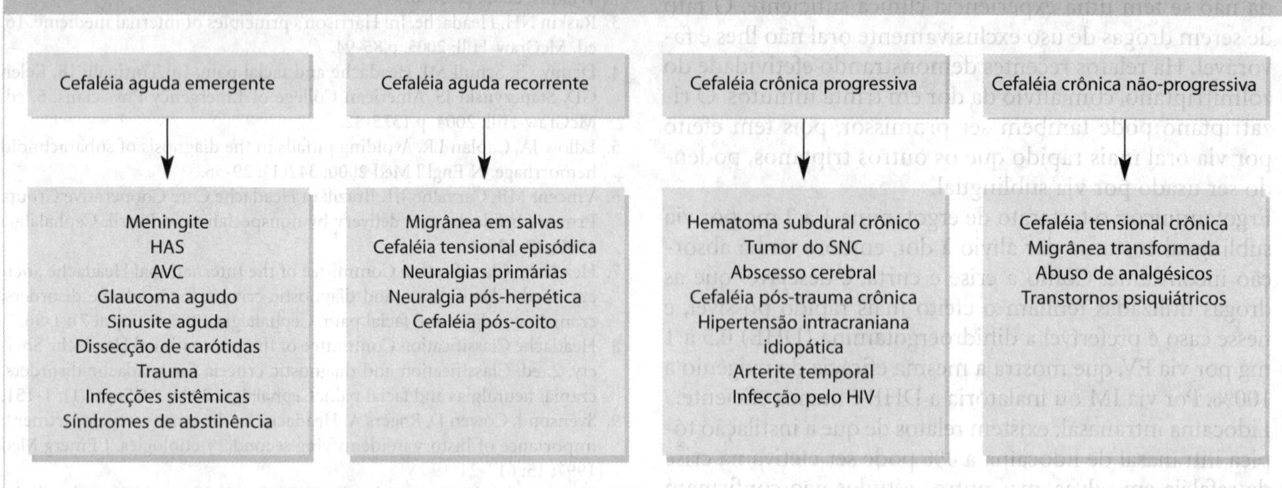

Algoritmo 47.3 – Manejo diagnóstico da cefaléia

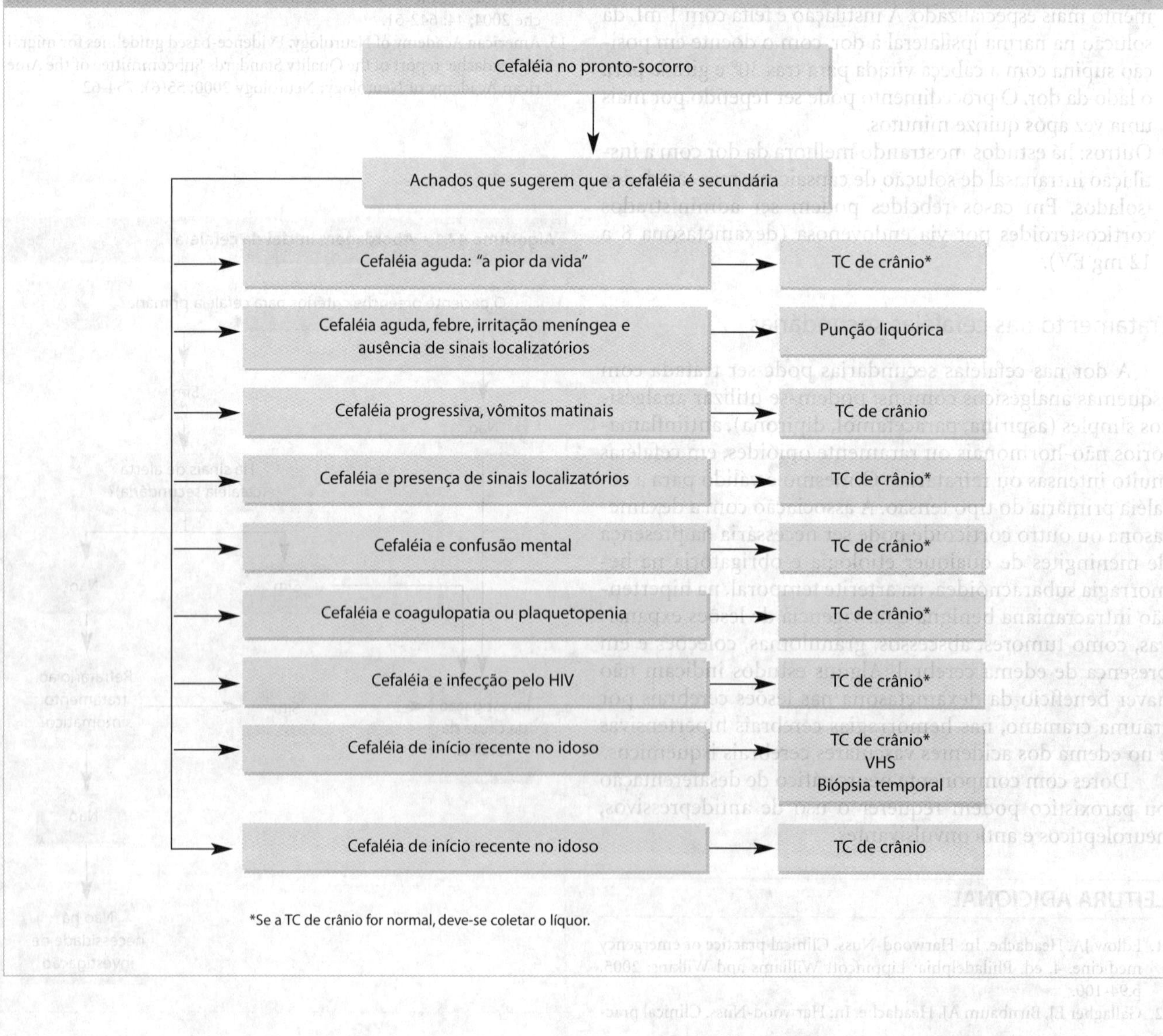

Hipertensão no Pronto-Socorro

CAPÍTULO

48

Gilson Soares Feitosa Filho
Dante Marcelo Artigas Giorgi

TÓPICOS IMPORTANTES

- Não se deve tratar a altura da coluna de mercúrio do esfigmomanômetro, sob o risco de se cometer graves iatrogenias. Tratar números pode causar mais malefícios que benefícios.
- É importante identificar imediatamente pacientes com uma verdadeira emergência hipertensiva.
- O tratamento inicial das emergências hipertensivas deve ser feito imediatamente no pronto-socorro com agentes parenterais, e os pacientes devem ser transferidos para a UTI.
- Pacientes com urgências hipertensivas (PA acentuadamente elevada sem evidência de lesão aguda de órgão-alvo e com risco em curto prazo de lesão em órgãos-alvo) devem ser tratados com medicação oral.
- Pacientes com pseudocrises hipertensivas (PA acentuadamente elevada sem evidência de lesão aguda de órgão-alvo e sem risco em curto prazo) devem receber sintomáticos e ser encaminhados para acompanhamento ambulatorial.
- HAS acelerada-maligna é a nomenclatura mais adequada para denominar pacientes com grave HAS e alterações de fundo de olho (grau III ou IV), podendo ou não coexistir lesão de vários órgãos e sistemas (coração, rins, sistema nervoso central etc.).
  - Existe uma grave lesão endotelial difusa, com áreas de intensa vasoconstrição e outras de vasodilatação (edema cerebral).
  - Achados de anemia microangiopática são comuns.
  - O tratamento é de suporte clínico associado à redução da pressão arterial.
- A encefalopatia hipertensiva ocorre quando existe quebra da barreira hematoencefálica por hiperfluxo sangüíneo (aumento excessivo da pressão arterial média).
  - Pressão arterial excessivamente elevada, alteração do nível de consciência e papiledema são achados mais freqüentes.
  - A tomografia de crânio é importante para diferenciar outras apresentações neurológicas de emergências hipertensivas.
  - O tratamento é feito com nitroprussiato de sódio.

INTRODUÇÃO E DEFINIÇÕES

A elevação aguda da pressão arterial (PA) é responsável por quase um terço dos atendimentos em unidades de emergências clínicas. Embora seja clara a importância da redução da PA em todos os casos, existem algumas nuances com relação a como deve ser reduzida, quanto e em que ritmo deve ser essa queda. Tentar reduzir para níveis normais a pressão de qualquer paciente que se apresentar no pronto-socorro certamente trará mais malefícios que benefícios. Assim, é importante entendermos bem as diferentes situações clínicas que se apresentam como crises hipertensivas para que possamos conduzir a avaliação e terapêutica da melhor maneira. Algumas definições são importantes para a uniformização dos termos a serem empregados na prática clínica diária:

- Crise hipertensiva é uma situação resultante de pressão arterial elevada que apresenta risco de morte ou lesão de órgãos-alvo. As crises hipertensivas podem ser divididas em urgências e emergências hipertensivas.
- Urgência hipertensiva: é uma importante elevação da pressão arterial sem sintomas graves ou evidências de séria ou progressiva disfunção de órgãos-alvo, devendo, entretanto, ser reduzida dentro de período variável de poucas horas até 48 horas, a fim de evitar progressão para complicações ainda mais graves (Tabela 48.I).
- Emergência hipertensiva: é definida como uma rápida descompensação da função de órgãos vitais (coração, rim, cérebro, vasos) secundária a uma elevação extrema e inapropriada da pressão arterial. Nessas ocasiões a redução da pressão arterial, com o objetivo de diminuir a morbidade e a mortalidade, deve ser imediata. As emergências hipertensivas mais freqüentes são: acidente vascular cerebral, edema agudo de pulmão ou encefalopatia hipertensiva (Tabela 48.II).

Tabela 48.I – Quadros que caracterizam urgências hipertensivas

- Hipertensão acelerada ou maligna
- Hipertensão peri-operatória
- Hipertensão grave em associação com descompensação aguda de órgãos-alvo sem risco iminente de morte:
  - Insuficiência cardíaca congestiva (congestão pulmonar)
  - Angina instável sem dor no momento da crise hipertensiva
  - Ataque isquêmico transitório
  - AVC isquêmico sem indicação para trombólise
  - Insuficiência renal aguda ou elevação de creatinina
- Pré-eclâmpsia

- Pseudocrise hipertensiva: tem sido freqüente o atendimento, em serviços de emergência, de pacientes assintomáticos com pressão arterial diastólica acima de 120 mmHg, nos quais é duvidoso e questionável que a pressão arterial deva ser reduzida agudamente. Possivelmente metade dos atendimentos dos serviços de emergência rotulados como crise hipertensiva podem ser considerados como elevações da pressão arterial assintomáticas ou com sintomas não relacionados ao nível da pressão arterial. Muitas vezes a elevação, que pode ser aguda, deve-se exclusivamente a um estresse físico ou psicológico (por exemplo, dor de dente, brigas domésticas, ansiedade). Essas situações são freqüentemente tratadas de maneira discutível com anti-hipertensivos orais ou injetáveis, com conseqüente redução rápida da pressão arterial, sem que haja real necessidade para tal conduta. Além disso, muitos pacientes se apresentam ao pronto-socorro com PA demasiadamente elevada simplesmente por não usarem suas medicações usuais. Nestes casos, trata-se apenas de hipertensão arterial sistêmica crônica e mal controlada.

Tabela 48.II – Quadros que caracterizam emergências hipertensivas*

• Encefalopatia hipertensiva
• Hemorragia subaracnóide
• AVC isquêmico com indicação de trombólise (PAS > 185 mmHg ou PAD > 110 mmHg)
• Edema agudo de pulmão
• Dissecção de aorta
• Hipertensão grave com angina instável (dor no momento da crise)
• Hipertensão grave com infarto agudo do miocárdio
• Pós-operatório de revascularização miocárdica ou cirurgia vascular

*Em pacientes com pressão arterial elevada.

ETIOLOGIA E FISIOPATOLOGIA

A PA é determinada por inúmeros fatores hormonais e neurológicos que interagem entre si numa complexa e ainda mal conhecida relação. Apesar de todos os avanços da medicina, ainda cerca de 85% dos pacientes portadores de hipertensão arterial têm causa desconhecida. As causas de hipertensão arterial podem ser vistas na Tabela 48.III.

A emergência hipertensiva é causada pela elevação súbita e perpetuada por um distúrbio em um ou mais dos mecanismos regulatórios, levando a lesão aguda de órgãos-alvo. Ela pode desencadear uma cascata de eventos que resulta em grave quadro clínico e, se não tratada imediatamente, pode levar o paciente a óbito. As principais emergências hipertensivas estão listadas na Tabela 48.II.

No cérebro, por exemplo, uma elevação abrupta e sustentada da PA que exceda os limites da auto-regulação cerebral pode se associar com lesão vascular aguda originando o acidente vascular encefálico hemorrágico ou ainda com aumento da permeabilidade vascular, gerando edema cerebral (em mecanismo semelhante ao papiledema) e conseqüente encefalopatia hipertensiva.

Tabela 48.III – Causas de hipertensão arterial sistêmica

Hipertensão primária	85% dos casos
Hipertensão secundária	15% dos casos
• Induzida por fármacos ou drogas	
• Doença renal primária	
• Renovascular	
• Feocromocitoma	
• Hiperaldosteronismo primário	
• Distúrbios da tiróide	
• Hiperparatiroidismo	
• Acromegalia	
• Síndrome de Cushing	
• Coarctação de aorta	

Em outro exemplo, no coração, o aumento súbito da pós-carga resulta em aumento da tensão de parede do ventrículo esquerdo, gerando aumento do consumo miocárdico de oxigênio, podendo resultar em angina ou infarto (se há um déficit de oferta sangüínea coronária em relação ao consumo) ou edema agudo pulmonar (se o ventrículo esquerdo mostra-se incapaz tanto de impulsionar adequadamente o sangue quanto de relaxar para ter uma diástole satisfatória).

ACHADOS CLÍNICOS

A adequada caracterização da crise hipertensiva depende de anamnese e exame físico minuciosos. A PA deve ser medida de forma adequada, com manguito proporcional ao tamanho do paciente e em ambiente calmo. A PA deve ser medida mais de uma vez, alternando os braços, usando aparelho calibrado, com o paciente em repouso e posição adequada, como regem as normas da boa propedêutica. As medidas de pressão arterial realizadas com aparelhos automáticos podem apresentar também erros, sendo inaceitável a caracterização de crise hipertensiva baseando-se apenas em medidas realizadas por esses aparelhos.

A propedêutica do paciente com emergência hipertensiva geralmente mostrará um paciente com PA elevada. Pacientes com hipertensão arterial em conseqüência da glomerulonefrite difusa e aguda podem apresentar quadro de congestão pulmonar e insuficiência cardíaca com níveis de pressão de até 160/100 mmHg. Dessa forma, os níveis de PA isoladamente não devem definir se o paciente está em emergência, urgência ou pseudocrise, isso depende do quadro clínico do paciente, conforme já discutido. É fundamental a realização de exame de fundo de olho no paciente que se apresenta no pronto-socorro com suspeita de crise hipertensiva. O achado de hemorragias e exsudatos caracteriza hipertensão arterial acelerada e a presença de papiledema indica hipertensão maligna. A caracterização de cada tipo de emergência hipertensiva é feita na Tabela 48.IV.

EXAMES COMPLEMENTARES

Para todos os pacientes com crises hipertensivas devem ser realizados exames laboratoriais gerais: hemograma,

Tabela 48.IV – Achados de história e exame físico das diferentes emergências hipertensivas

Emergência hipertensiva	Anamnese	Exame físico	Comentários
Edema agudo de pulmão	• Paciente angustiado e com dificuldade para falar • Geralmente já apresenta algum grau de disfunção ventricular	• Estertores pulmonares • Baixa saturação de oxigênio • B3 e/ou B4 • Pode ter estase jugular	• Pode ter sibilos importantes (semelhante à asma)
Síndrome coronária aguda (SCA)	• Dor ou sensação de opressão precordial • Pode ser acompanhado de náuseas, dispnéia, sudorese fria	• B4 presente • Achados propedêuticos discretos	• Caracterização minuciosa da dor é importante na SCA
Dissecção aguda de aorta	• Dor lancinante • Pode ser precordial ou se irradiar para as costas	• Pode ter pulsos assimétricos • Pode ter sopro diastólico em foco aórtico	• É fundamental diferenciar de SCA
Encefalopatia hipertensiva	• Letargia, cefaléia, confusão • Distúrbios visuais • Convulsões	• Variável	• Geralmente é necessário excluir AVC
Hipertensão maligna	• Astenia, mal-estar, oligúria • Sintomas vagos cardiovasculares e/ou neurológicos	• Fundo de olho: papiledema	• Potencialmente fatal • Diagnóstico rápido é possível com exame de fundo de olho
Acidente vascular cerebral isquêmico candidato à trombólise ou hemorrágico	• Súbita alteração neurológica (geralmente motora ou sensitiva)	• Alteração ao exame neurológico	• Diagnóstico diferencial com hipoglicemia e hiperglicemia
Eclâmpsia	• Gestante após a 20ª semana de gestação ou até a 6ª semana após o parto	• Diagnóstico prévio de pré-eclâmpsia e que desenvolve convulsões	

uréia, creatinina, eletrólitos (sódio, potássio), radiografia de tórax, eletrocardiograma, glicemia capilar, urina tipo I.

Além desses exames gerais, outros exames mais específicos dependerão do tipo de urgência ou emergência hipertensiva em questão. Na Tabela 48.V, demonstramos alguns exames específicos necessários em cada tipo de emergência hipertensiva.

Tabela 48.V – Exames específicos conforme cada tipo de emergência hipertensiva

Emergência hipertensiva	Exames específicos para esta emergência
Edema agudo de pulmão	BNP sérico (se disponível)
Síndrome coronária aguda (SCA)	Enzimas cardíacas (sempre) Cineangiocoronariografia (quase sempre)
Dissecção aguda de aorta	Tomografia computadorizada, ecocardiograma transesofágico, angiorressonância ou angiografia
Encefalopatia hipertensiva	Tomografia computadorizada (para descartar AVC)
Acidente vascular cerebral	Tomografia computadorizada de crânio
Eclâmpsia	Monitoramento fetal

DIAGNÓSTICO DIFERENCIAL

Uma anamnese detalhada pode ser capaz de identificar a causa da elevação da PA. Uma descrição bem-feita dos sintomas pode definir uma urgência, emergência ou pseudocrise hipertensiva. O exame físico deve ser também completo, com especial atenção às características de acometimentos agudos de órgãos-alvo que classificam uma crise hipertensiva como emergência, incluindo a avaliação do fundo de olho, que é um método propedêutico simples, barato e essencial no exame físico de qualquer paciente, principalmente nos que se encontram em tal situação clínica.

Existem algumas situações em que aumentos dos níveis pressóricos acompanham quadros de estresse psicológico agudo ou dor. Tais situações não caracterizam crises hipertensivas clássicas e são, por isso, chamadas de pseudocrises hipertensivas. Nestes casos, é importante oferecer conforto ao paciente, tratar a ansiedade e controlar a dor, sendo o paciente reavaliado ambulatorialmente caso, com essas medidas, a PA não retorne aos valores normais.

É relativamente comum recebermos no pronto-socorro pacientes assintomáticos com PA acentuadamente elevada simplesmente por não estarem usando suas medicações nos últimos dias ou não saberem ser portadores de hipertensão arterial sistêmica. Nessa situação estamos diante de um quadro de hipertensão arterial sistêmica crônica não controlada e não de uma crise hipertensiva.

TRATAMENTO

Tratamento das urgências hipertensivas

O tratamento das urgências hipertensivas deve ser iniciado assim que o diagnóstico é feito, e deve visar o controle da pressão arterial em até 24-48 horas. A terapêutica farmacológica pode ser feita imediatamente ou após um curto período (de 30 minutos a 2 horas) em repouso em um local silencioso e escuro (Tabela 48.VI). Esta última medida permite uma redução da pressão arterial a níveis aceitáveis (15 a 20% de redução da pressão diastólica) sem a necessidade de intervenção farmacológica em uma grande porcentagem dos pacientes. A administração dos agentes parenterais é mais bem controlada e seus efeitos são mais previsíveis e rápidos, bem como a cessação de sua ação hipotensora, do que a dos agentes orais (Tabela 48.VII). Complicações cardiovasculares do tratamento, como AVC e infarto do miocárdio, são descritas com o uso de medicações por via sublingual ou oral em pacientes com história prévia de angina, episódios isquêmicos transitórios ou infarto do miocárdio. Assim, deve-se ter cautela com pacientes que apresentam fatores de risco para doença vascular aterosclerótica e com os idosos que não toleram hipotensão relativa.

A maioria dos pacientes deve ser internada por alguns dias para realizar tratamento adequado. A alta hospitalar destes pacientes deve ser baseada em alguns critérios: a) pelo menos seis horas de observação após o controle adequado da pressão arterial; b) história clínica de pressão arterial previamente controlada; c) reconhecimento de causas precipitantes reversíveis; d) existência de condições para um seguimento ambulatorial apropriado; e) possibilidade de acompanhamento em um curto período de tempo (2 a 3 dias). Se possível deve-se manter a medicação previamente utilizada, aumentando as suas doses ou acrescentando outras drogas.

Várias medicações de administração oral têm sido usadas para o tratamento das urgências hipertensivas, propiciando redução da pressão dentro de minutos ou poucas horas. O objetivo inicial da terapêutica é reduzir em 20% a pressão arterial média. As medicações que podem ser usadas para o tratamento das urgências hipertensivas são diuréticos de alça, β-bloqueadores, inibidores da ECA, agonistas α_2-adrenérgicos de ação central ou bloqueadores de canais de cálcio. Os mais utilizados e suas características principais estão descritos na Tabela 48.VI. Estas medicações são recomendadas por serem as mais amplamente estudadas para este propósito e por apresentarem segurança quando administradas corretamente, em urgências hipertensivas. Em casos com hipertensão resistente, pode-se utilizar o minoxidil, sempre associado a diurético de alça e a bloqueadores adrenérgicos (de ação central ou β-bloqueadores). Eventualmente, em situações especiais, podem ser utilizadas medicações de uso parenteral.

Clonidina

Medicação de ação agonista α_2-adrenérgica central, a clonidina apresenta um rápido início de ação (30-60 minu-

Tabela 48.VI – Drogas de administração oral para o tratamento de urgências hipertensivas

Medicação	Dose (mg)	Repetição da dose	Início (min)	Pico (h)	Duração (h)	Efeitos adversos	Cuidados
Captopril	6,25-25	1-2 h	15-30	1	4-6	Hipotensão	Evitar em pacientes com hipertensão renovascular bilateral
Clonidina	0,1-0,2	0,1 mg a cada 1-2 h até 0,6 mg	30-60	2-4	6-8	Tonturas, boca seca, hipotensão	Evitar em pacientes com afecções neurológicas
Propranolol	10-80	4 h	60	2-4	6-8	Bradicardia, broncoespasmo, bloqueio AV	Evitar em pacientes com broncoespasmo, BAV 2º e 3º graus
Minoxidil	5-10	4 h	30-120	2-4	8-24	Taquicardia reflexa, retenção de líquido	Evitar em pacientes coronariopatas Prescrever em associação com diuréticos e β-bloqueadores

tos) e um efeito máximo dentro de 2 a 4 horas, tendo sido uma das primeiras medicações orais a ser utilizada em urgências hipertensivas. Tem-se demonstrado boa eficácia da clonidina em controlar a pressão arterial de pacientes com urgência hipertensiva, de forma similar a outros agentes, tanto por via oral quanto por via endovenosa. O esquema terapêutico recomendado pela maioria dos autores é iniciar com um comprimido de 0,2 mg seguido de uma dose de 0,1 mg a cada hora até controlar a pressão arterial (diminuição de cerca de 30% da pressão média), com dose máxima de 0,6 mg. O efeito indesejável mais referido é sonolência, embora tonturas e boca seca também possam ser encontrados. Raros casos de acidente vascular cerebral em função da hipotensão mais grave são relatados.

Captopril

O uso deste inibidor da enzima conversora da angiotensina em urgências hipertensivas tem se mostrado eficaz na redução da pressão arterial com boa tolerância pelo paciente. A administração deve ser por via oral, na dose inicial de 25 mg, a qual pode ser repetida após 1 a 2 horas. O seu uso tem indicações mais apropriadas em pacientes que apresentam congestão pulmonar importante em conseqüência de insuficiência cardíaca congestiva.

β-bloqueadores

O β-bloqueador mais utilizado em urgências hipertensivas no Brasil é o propranolol, iniciando-se com dose oral de 40 mg, que pode ser repetida após 2 a 3 horas. Os efeitos colaterais são bradicardia e broncoespasmo.

Minoxidil

É um vasodilatador arterial potente de ação direta sobre a musculatura lisa vascular. É efetivo na dose de 5 a 20 mg, reduzindo a pressão arterial após cerca de 4 horas de sua administração. Devido aos efeitos colaterais de retenção de líquido e taquicardia, essa medicação deve, sempre que possível, estar associada a bloqueadores adrenérgicos e diuréticos, estando contra-indicada para pacientes com doença coronariana ou dissecção de aorta.

Diuréticos

Em algumas urgências hipertensivas, principalmente naquelas que cursam com congestão pulmonar e edema, ou mesmo nos pacientes com insuficiência renal, os diuréticos de alça, como a furosemida e a bumetamida, são usados com adequada eficácia como auxiliar no controle da pressão arterial. O uso destes diuréticos também se faz necessário quando o controle da pressão arterial está sendo feito com vasodilatadores diretos ou com antagonistas adrenérgicos centrais, nos casos em que existe retenção de sódio e água. A dose inicial de furosemida é de 40 mg por via oral ou 20 mg endovenoso e deve ser aumentada conforme a necessidade.

Tratamento geral das emergências hipertensivas

Nas emergências hipertensivas, a crise é acompanhada de sinais que indicam lesões em órgãos-alvo em progressão. Nesses casos, há risco iminente de morte ou de lesão orgânica irreversível. Diferentemente dos pacientes com urgência hipertensiva, que não precisam necessariamente ser internados e são tratados com medicações orais, os pacientes em emergência hipertensiva devem ser hospitalizados, inicialmente atendidos na unidade de emergência e de preferência transferidos para a unidade de terapia intensiva assim que possível. Deverão ser monitorados quanto ao traçado eletrocardiográfico, oximetria e PA. Deverão receber alguma fonte de oxigênio (a mais compatível para o caso em questão) e devem ter obtido acesso venoso para administração de drogas vasodilatadoras. Quando estiver instalado num leito da unidade de terapia intensiva, pode-se fazer necessária monitoração invasiva da PA, caso doses altas de vasodilatador venoso sejam requeridas ou caso, por qualquer motivo técnico, a pressão não-invasiva não esteja confiável. Assim que for obtida a redução da PA para os níveis-alvo, deve-se iniciar a terapia anti-hipertensiva de manutenção por via oral e reduzir lenta e gradativamente a velocidade de administração da medicação parenteral.

Os principais anti-hipertensivos parenterais disponíveis no Brasil são:

1. Nitroprussiato de sódio – Vasodilatador de ação imediata e curta duração cuja molécula é formada por um centro férrico, cinco íons cianetos e um grupo óxido nítrico. Quando interage com grupos sulfidrila das hemácias e da parede vascular, há liberação dos íons cianetos e grupo óxido nítrico, este último agindo como vasodilatador direto. Tem potente ação tanto no sistema arterial quanto no sistema venoso. Principalmente quando usado de modo prolongado e/ou em grande quantidade, particularmente em pacientes nefropatas ou hepatopatas, pode levar à intoxicação por cianeto, o que pode se manifestar com acidose metabólica, confusão mental e cefaléia. A intoxicação por tiocianato (originado do cianeto quando metabolizado no fígado) também é possível nestas condições, porém menos grave. Deve ser administrado por via endovenosa continuamente, de modo protegido da luz, pois é fotossensível. Pode ser iniciado a 0,25 μg/kg/min e aumentado a cada 2 minutos até obtenção da PA desejada (Tabela 48.VII). Na prática, podemos diluir uma ampola do nitroprussiato de sódio (50 mg) em 250 mL de solução, colocar num frasco e equipo protegidos da luz e, através de bomba de infusão, administrar a uma velocidade de 3 mL/h. Em seguida, de 2 em 2 minutos, a PA deve ser medida e, cada vez que ainda estiver acima do desejado, aumenta-se 1 ou 2 mL/h. Quando alcançada a PA desejada, pode-se administrar um anti-hipertensivo oral, preferencialmente de meia-vida curta, para começar a estratégia de reduzir a velocidade da infusão, idealmente com PA invasiva ou, na ausência deste, lançando mão de monitor não-invasivo de PA com mensurações a cada 10 a 20 minutos.

2. Nitroglicerina – Vasodilatador e antianginoso que interage com os receptores de nitrato da musculatura lisa dos vasos. Precisa ser administrada em frascos de vidro ou de polietileno e conduzida por equipos de polietileno. Tem uma ação muito mais potente na dilatação venosa do que na dilatação arterial. Por vezes, sua ação arterial é insuficiente para reduzir satisfatoriamente a PA. Tem ainda a capacidade de dilatar vasos coronários epicárdicos, um dos motivos pelos quais é usado como antianginoso. São possíveis efeitos colaterais cefaléia, vômitos, taquicardia e hipotensão. Mais raramente podem causar bradicardia ou metahemoglobinemia. É contra-indicado nos casos de infarto de ventrículo direito e nos pacientes que usaram sildenafil nas últimas 24 horas. O paciente pode desenvolver tolerância se usar por períodos prolongados. Tem pico de ação em 2 a 5 minutos e duração do efeito por 5 a 10 minutos e deve ser administrado por via endovenosa. Sua dose inicial é de 5 μg/min e pode ser aumentada a cada 5 a 10 minutos se a PA-alvo ainda não foi atingida (Tabela 48.VII). Na prática, podemos diluir 50 mg em 250 mL de soro fisiológico 0,9%, com os cuidados com frasco e equipo acima descritos, iniciar a administração endovenosa com 3 mL/h em bomba de infusão e aumentar 2 mL/h a cada 5 minutos, até obtenção da PA desejada ou surgimento de efeito colateral (o mais freqüente é cefaléia).
3. β-bloqueadores (metoprolol e propranolol) – São usados em casos em que a maior preocupação é com a redução da freqüência cardíaca e não com a redução da PA. São contra-indicados em pacientes com insuficiência ventricular descompensada, história de broncoespasmo e pacientes com bloqueios atrioventriculares (2º ou 3º grau) quando o intervalo PR for superior a 0,24 s. Ambos devem ser administrados por via endovenosa através de *bolus* lento, sem qualquer diluição, podendo ser repetidos teoricamente até três vezes ou até obtenção da freqüência cardíaca alvo. As doses utilizadas estão mostradas na Tabela 48.VII. Na impossibilidade de uso de β-bloqueador devido a alguma contra-indicação, indica-se antago-

Tabela 48.VII – Anti-hipertensivos parenterais

Medicações EV	Mecanismo de ação	Dose inicial	Início de ação	Dose máxima ou manutenção	Duração	Contra-indicações	Efeitos adversos
Nitroprussiato	Vasodilatador direto arterial e venoso	0,3 μg/kg/min	< 1 minuto	5 a 10 μg/kg/min	3 a 5 minutos	Apenas relativas: insuficiências renal e hepática	Toxicidade por cianeto (raro)
Nitroglicerina	Vasodilatador direto (> venoso)	5 a 10 μg/kg/min	2 a 5 minutos	100-200 μg/kg/min	3 a 10 minutos	Não há	Cefaléia
Metoprolol	β-bloqueador	5 mg em 5 minutos	5 a 10 minutos	15 a 20 mg	Horas	BAV 2º e 3º graus, ICC grave, asma	Bradicardia, BAVT, broncoespasmo
Propranolol	β-bloqueador	1 mg em 5 minutos	5 a 10 minutos	6 a 8 mg	Horas	BAV 2º e 3º graus, ICC grave, asma	Bradicardia, BAVT, broncoespasmo
Esmolol	β-bloqueador	500 μg/kg/min	1 a 2 minutos	50 a 100 μg/kg/min	10 a 20 minutos	BAV 2º e 3º graus, ICC grave, asma	Bradicardia, BAVT, broncoespasmo
Diazóxido	Vasodilatador arterial	50 mg *bolus*	1 a 5 minutos	600 mg	30 minutos	Dissecção da aorta; ICO Taquicardia	
Hidralazina	Vasodilatador arterial	10 a 20 mg	10 minutos	30 a 60 mg	4 a 6 horas	Dissecção da aorta; ICO Taquicardia	
Labetalol	α e β-bloqueador	10-20 mg em 10 minutos	5 minutos	300 mg (doses de 10-20 mg de 10/10 minutos)	4 a 8 horas	BAV 2º e 3º graus, ICC grave, asma	Bradicardia, BAVT, broncoespasmo
Nicardipina	Bloqueio de canais de Ca++	5 mg/hora	5 a 10 minutos	15 mg/ hora	1 a 4 horas	Estenose aórtica	Taquicardia, cefaléia
Enalaprilato	Inibidor da ECA	1,25 mg	10 a 15 minutos	1,25 a 2,5 mg de 6/6 horas	6 a 24 horas	Estenose da artéria renal, hipercalemia	Angioedema, insuf. renal aguda
Fenoldopam	Agonista da dopamina	0,1 μg/kg/min	< 5 minutos	Aumentos de 0,1 μg/kg/min, até 1,6 μg/kg/min	30 minutos	–	Cefaléia, *flushing*

nistas de cálcio endovenosos que tenham efeito cronotrópico negativo, como verapamil ou diltiazem (este último com a vantagem de ser menos inotrópico-negativo). Estes antagonistas de cálcio são contra-indicados na presença de bloqueios atrioventriculares e relativamente contra-indicados na presença de falência ventricular.

4. Hidralazina – É um vasodilatador arteriolar direto com rápido início de ação (5 a 15 minutos) e duração prolongada (2 a 6 horas). É metabolizada no fígado e eliminada na urina, por isso, sua dose deve ser reduzida em hepatopatas ou nefropatas. Pode induzir taquicardia reflexa, o que contra-indica seu uso em síndromes coronarianas agudas e em dissecção aguda de aorta. Geralmente é usada nas emergências hipertensivas em gestantes, em função de sua segurança comprovada para o feto. Tem como efeitos colaterais a possibilidade de induzir doenças reumatológicas ou imunológicas, sendo sua suspensão geralmente curativa.
5. Enalaprilato – A forma injetável do enalapril pode ser útil em situações como emergências hipertensivas associadas com insuficiência cardíaca grave. Como particularidade, destacamos o efeito dos inibidores da ECA na circulação cerebral, na qual podem atuar de forma benéfica, corrigindo o desvio da curva de auto-regulação do fluxo sangüíneo cerebral e reduzindo o risco de isquemia cerebral com a redução da pressão arterial sistêmica. É apresentado em ampolas de 5 mL com concentração de 1 mg/mL. A dose inicial depende da função renal e varia de 1,25 mg a 5 mg, em *bolus*, podendo ser repetida a cada 6 horas.

Tratamento específico de emergências hipertensivas*

As seguintes emergências hipertensivas merecem maior destaque pela freqüência em que são encontradas em prontos-socorros (Tabela 48.VIII).

Edema agudo de pulmão

O edema agudo pulmonar hipertensivo deve ser tratado imediatamente com nitroglicerina sublingual, furosemida endovenosa e morfina endovenosa. O paciente deve estar sentado, preferencialmente com as pernas pêndulas para fora da maca. O uso de ventilação não-invasiva, se não houver contra-indicação, é fortemente indicado. O anti-hipertensivo de escolha é o nitroprussiato de sódio (por ser potente vasodilatador venoso e arterial). Preferimos a nitroglicerina endovenosa se o paciente for conhecidamente coronariopata ou se a pressão arterial não for exageradamente elevada (podemos usar arbitrariamente uma pressão sistólica inferior a 160 mmHg como critério). Nos casos em que o paciente é portador de estenose mitral com função ventricular esquerda boa indica-se β-bloqueador endovenoso.

* Eclâmpsia, acidente vascular cerebral hemorrágico e isquêmico são descritos em capítulos específicos do livro.

Tabela 48.VIII – Tratamento de acordo com a emergência hipertensiva

Emergência hipertensiva	Tratamento dos níveis pressóricos (em ordem cronológica de administração)
Edema agudo de pulmão	• Nitrato sublingual
	• Furosemida EV
	• Morfina EV
	• Nitroprussiato de sódio EV (se PAS > 180 mmHg) ou nitroglicerina (se PAS < 180 mmHg)
Síndrome coronária aguda (SCA)	• Nitrato SL
	• Morfina EV
	• β-bloqueador EV
	• Nitroprussiato de sódio EV (se a PAS > 180 mmHg) ou nitroglicerina EV (se a PAS < 180 mmHg)
Dissecção aguda de aorta	• β-bloqueador EV
	• Morfina EV
	• Nitroprussiato de sódio EV
Encefalopatia hipertensiva	• Nitroprussiato de sódio EV
Hipertensão maligna	• Nitroprussiato de sódio EV

Dissecção aguda de aorta

Deve-se fazer potente analgesia com morfina e reduzir a freqüência cardíaca para valores em torno de 60 bpm, com metoprolol endovenoso. Reduzir a freqüência cardíaca e o dP/dT tem uma importância muito maior que reduzir a PA na dissecção. Uma vez tendo usado estas duas medicações, a PA poderá ter queda importante e, eventualmente, atingir níveis suficientemente baixos para não precisar da administração de nenhum anti-hipertensivo endovenoso adicional. A dissecção aguda de aorta é uma das exceções em que devemos reduzir a PA para níveis mais baixos, com PA sistólica em torno de 100 a 110 mmHg, se o paciente tolerar. Por isso, freqüentemente faz-se necessário o uso de um vasodilatador, com preferência ao nitroprussiato de sódio. Quando houver comprometimento coronariano na dissecção de aorta, prefere-se a nitroglicerina endovenosa. Este tratamento medicamentoso aqui exposto é semelhante em se tratando de dissecção tipos A e B.

Síndrome coronária aguda (SCA)

No tratamento da emergência hipertensiva associada à SCA, utiliza-se inicialmente nitrato sublingual, seguido de morfina endovenosa se a dor não ceder. Após a obtenção de acesso venoso, deve ser administrado β-bloqueador endovenoso até que a freqüência cardíaca seja reduzida para que, em seguida, a nitroglicerina seja administrada continuamente, com velocidade titulada para que se consiga reduzir a PA em até 25%. Não se deve buscar redução mais brusca, sob risco de reduzir perfusão coronariana em pacientes "acostumados" ao sistema de pressão arterial sistêmica elevada mantida.

Encefalopatia hipertensiva

Com a abrupta elevação da PA, pode haver ultrapassagem do limite superior da capacidade de auto-regulação do fluxo sangüíneo cerebral, com conseqüente hiperperfusão cerebral, levando a disfunção endotelial, quebra da barreira hematoencefálica, edema cerebral e micro-hemorragias. Tudo isso resulta clinicamente na encefalopatia hipertensiva, que se caracteriza pelo surgimento agudo ou subagudo de alguns sintomas como letargia, cefaléia, confusão, distúrbios visuais e convulsões. Geralmente estes pacientes não são hipertensos previamente ao evento. Será sempre necessária a realização de tomografia computadorizada de crânio, para afastar outras possibilidades neurológicas, principalmente acidente vascular encefálico. Deve-se reduzir a PA em torno de 20%, e a droga de escolha para este fim é o nitroprussiato de sódio.

Hipertensão maligna

Manifesta-se por neurorretinopatia e acometimento renal agudo ou subagudo. O paciente manifesta-se habitualmente com astenia, mal-estar, sintomas cardiovasculares ou neurológicos. A mortalidade é de aproximadamente 90% em um ano se não tratado adequadamente. O envolvimento renal pode variar de proteinúria até insuficiência renal aguda. A retinopatia manifesta-se tradicionalmente por papiledema ao fundo de olho, o que corresponde à retinopatia grau IV na classificação de Keith-Wagener. Deve ser tratada com nitroprussiato de sódio em administração venosa contínua, até queda da PA em 20% em 2 horas, seguido de controle pressórico gradativo ao longo de 2 ou 3 dias com medicações por via oral. Há autores que acreditam que pacientes com pobres sintomas, papiledema e pequena perda da função renal poderiam ser tratados como urgências hipertensivas, logo, sem a fase de administração venosa de anti-hipertensivos.

Algoritmo 48.1 – Hipertensão arterial sistêmica – abordagem inicial

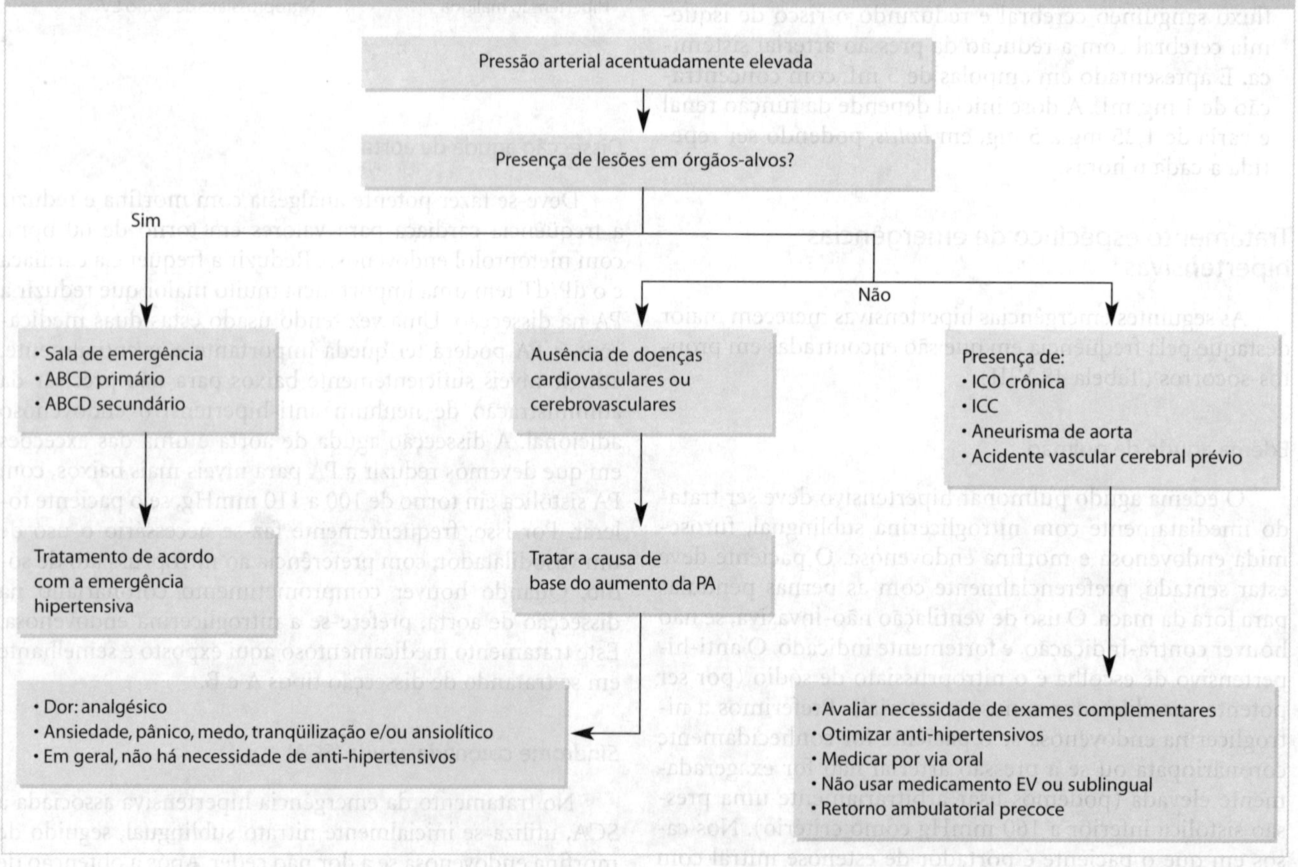

Algoritmo 48.2 – Paciente com suspeita de dissecção de aorta

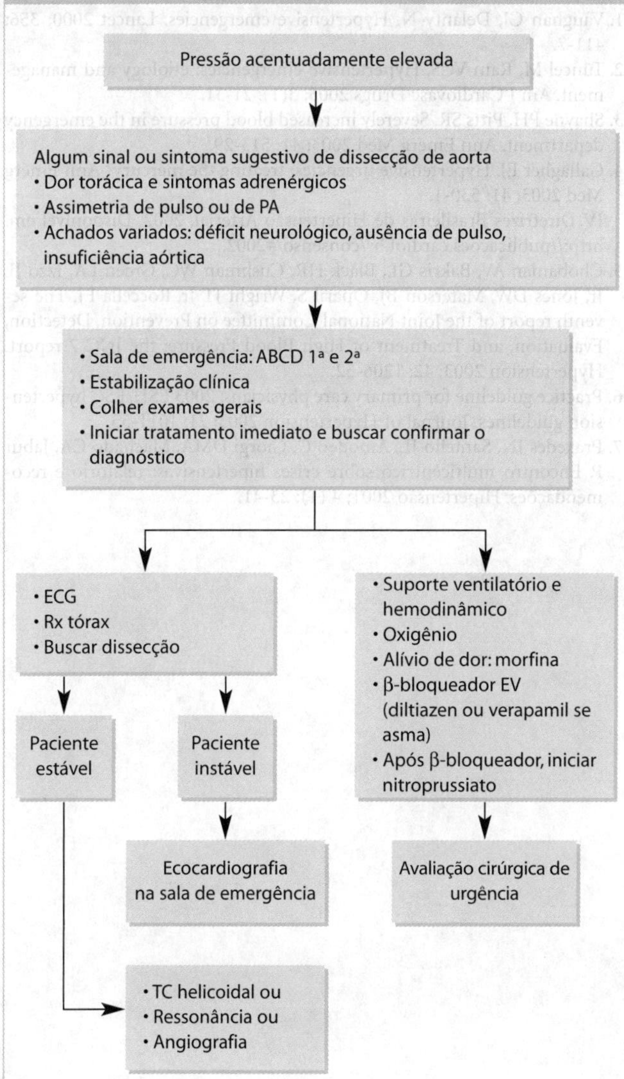

Algoritmo 48.3 – Hipertensão acelerada-maligna

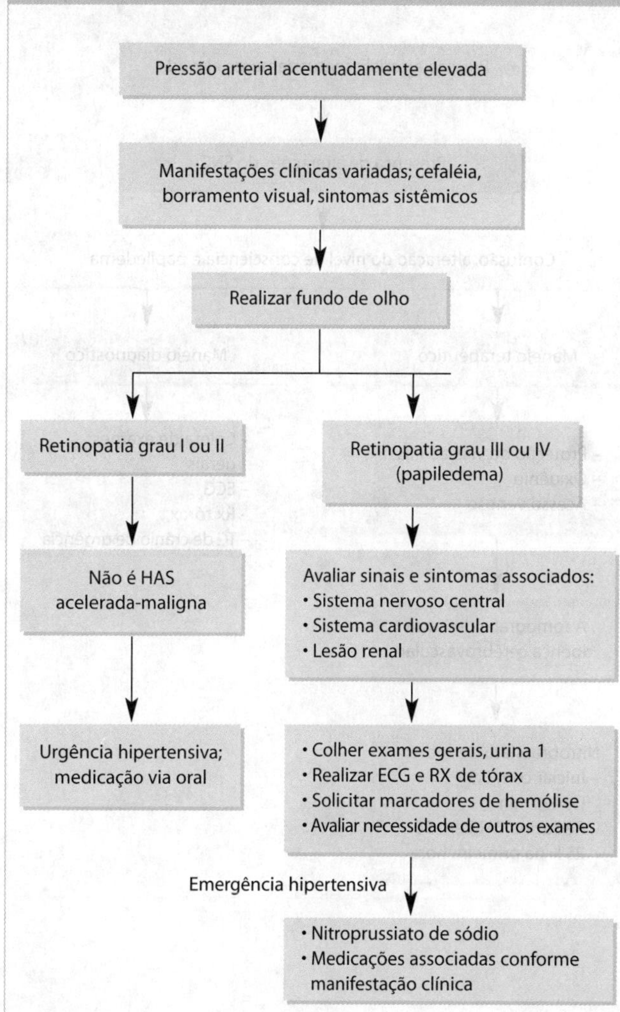

Algoritmo 48.4 – Encefalopatia hipertensiva

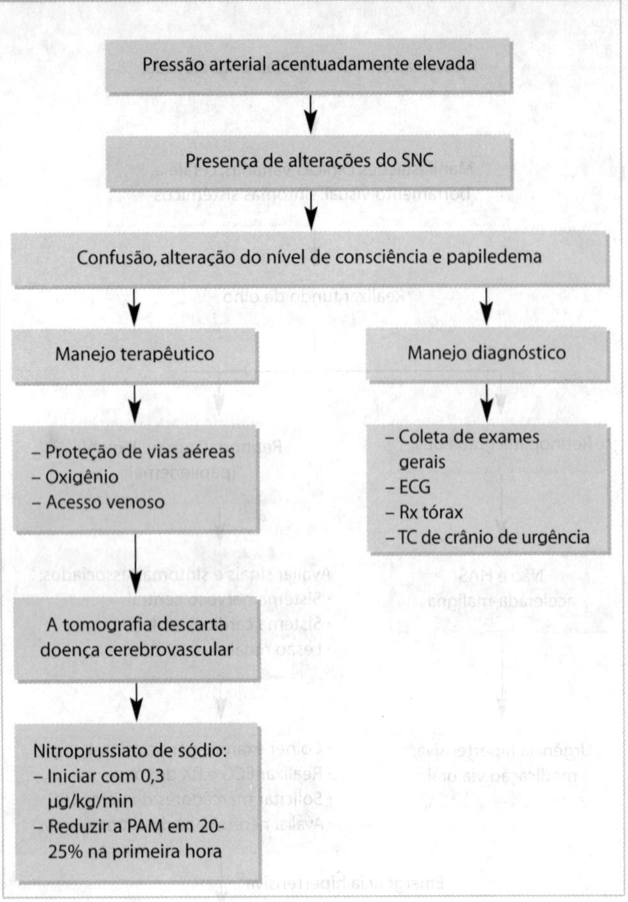

LEITURA ADICIONAL

1. Vaughan CJ, Delanty N. Hypertensive emergencies. Lancet 2000; 356: 411-7.
2. Tuncel M, Ram VCS. Hypertensive emergencies: etiology and management. Am J Cardiovasc Drugs 2003; 3(1): 21-31.
3. Shayne PH, Pitts SR. Severely increased blood pressure in the emergency department. Ann Emerg Med 2003; 41: 513-29.
4. Gallagher EJ. Hypertensive urgencies: treating the mercury? Ann Emerg Med 2003; 41: 530-1.
   IV Diretrizes Brasileiras de Hipertensão Arterial. 2002. Disponível em: http://publicacoes.cardiol.br/consenso/#2002.
5. Chobanian AV, Bakris GL, Black HR, Cushman WC, Green LA, Izzo JL Jr, Jones DW, Materson BJ, Oparil S, Wright JT Jr, Roccella EJ. The seventh report of the Joint National Committee on Prevention, Detection, Evaluation, and Treatment of High Blood Pressure: the JNC 7 report. Hypertension 2003; 42: 1206-52.
6. Practice guideline for primary care physicians: 2003 ESH/ESC hypertension guidelines. Journal of Hypertension 2003; 21: 1011-53.
7. Praxedes JN, Santello JL, Amodeo C, Giorgi DMA, Machado CA, Jabur P. Encontro multicêntrico sobre crises hipertensivas: relatório e recomendações. Hipertensão 2001; 4 (1): 23-41.

Icterícia

CAPÍTULO 49

Fábio Pires de Souza Santos
Erika Satomi
Herlon Saraiva Martins

TÓPICOS IMPORTANTES

- Icterícia é a coloração amarelada da pele e mucosas decorrente do acúmulo de bilirrubina, metabólito do grupo heme da hemoglobina.
- A hiperbilirrubinemia pode ser de dois tipos principais: hiperbilirrubinemia direta (bilirrubina conjugada) e hiperbilirrubinemia indireta.
- As causas de icterícia podem ser classificadas em três grupos: distúrbios do metabolismo da bilirrubina, doenças hepáticas e obstrução de vias biliares.
- Na abordagem do paciente, deve-se observar inicialmente sinais de gravidade, como febre, hipotensão e rebaixamento do nível de consciência, e procurar estabilizar o quadro rapidamente.
- Após uma história e exame físico adequados, atentando para os fatores de risco das doenças mais prevalentes que cursam com icterícia, deve-se iniciar uma investigação laboratorial inicial com o intuito de categorizar a icterícia do paciente em uma das três principais categorias acima.
- Uma vez determinado em qual grupo de doenças que cursam com icterícia o paciente se encontra, inicia-se uma investigação mais específica com o intuito de estabelecer o diagnóstico preciso (p. ex.: exames para anemia hemolítica, pesquisa de doenças hepáticas, ultra-sonografia de abdome etc.).
- No Brasil, não deixar de pensar em malária, leptospirose ou febre amarela. Nesse aspecto, a história epidemiológica pode ser de grande importância.
- Icterícia associada à hipotensão, ou alteração no nível de consciência ou insuficiência respiratória ou saneamento ou dor abdominal sempre indica gravidade.
- O tratamento específico da icterícia dependerá da sua etiologia, podendo ser cirúrgico, clínico ou endoscópico.

INTRODUÇÃO E DEFINIÇÕES

Icterícia é a coloração amarelada da pele, conjuntiva e mucosas decorrente do acúmulo de bilirrubina, um metabólito da degradação do grupo heme, no plasma. Icterícia é um sinal clínico comum e pode ser causado por diversas doenças. O tipo predominante de bilirrubina que se encontra no plasma classificará a hiperbilirrubinemia da seguinte forma:

- Aumento predominante de bilirrubina não-conjugada (indireta) → causado por aumento da produção de bilirrubina, diminuição da captação ou conjugação pelo fígado.
- Aumento predominante de bilirrubina conjugada (direta) → causado por doenças hepáticas ou obstrução de vias biliares.

Algumas doenças podem apresentar icterícia por mecanismos que envolvem tanto um aumento de bilirrubina conjugada como não conjugada (ex.: anemia falciforme).

ETIOLOGIA E FISIOPATOLOGIA

Fisiopatologia

A bilirrubina é formada pela degradação do grupo heme, que é encontrado na hemoglobina e outras proteínas como mioglobina, citocromos, catalase e peroxidase. Cerca de 90% da produção diária de bilirrubina vêm da degradação da hemoglobina pelo sistema retículo-endotelial (encontrado principalmente no fígado, baço e medula óssea) e os 10% restantes provêm da degradação das demais proteínas e de um pequeno *pool* de heme livre no plasma.

Existem duas principais enzimas que degradam o grupo heme e levam à formação de bilirrubina não-conjugada: heme oxigenase e biliverdina reductase (Figura 49.1).

A bilirrubina não-conjugada circula ligada à albumina no plasma, o que impede o seu clareamento pelo rim. É então transportada para os sinusóides hepáticos, onde o complexo albumina-bilirrubina é desfeito, e a bilirrubina é capturada pelo hepatócito através de difusão passiva (sem gasto energético, e pode ser bidirecional).

Como a bilirrubina não-conjugada é insolúvel na água e neurotóxica, a conversão para uma forma hidrossolúvel é

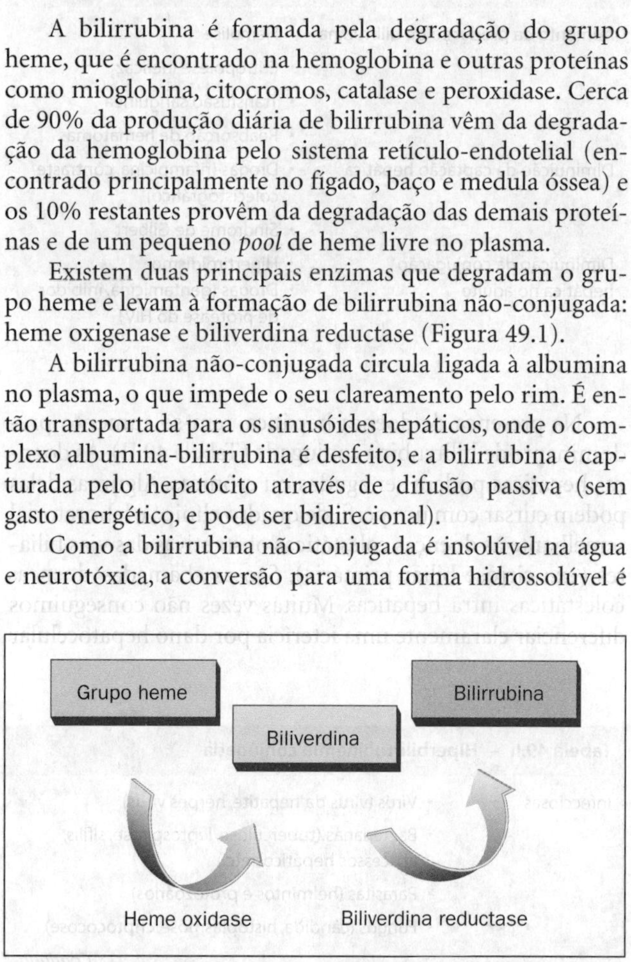

Figura 49.1 – Metabolismo e síntese da bilirrubina.

essencial para excreção pelo fígado. Esta conversão é realizada através da conjugação da bilirrubina com o ácido glucurônico. Tem-se então a bilirrubina conjugada, que é excretada nos canalículos biliares através de um mecanismo de transporte ativo (com gasto energético e unidirecional).

A bilirrubina excretada na bile, predominantemente conjugada (98%), não é reabsorvida pelo intestino delgado, e sim degradada no cólon para urobilinogênio e estercobilinogênio (responsável pela coloração marrom das fezes). Uma pequena quantidade de urobilinogênio é absorvida, passa pela recirculação entero-hepática e é excretada pelos rins.

Etiologia

As causas de icterícia podem ser divididas em três grupos:

- Distúrbios isolados do metabolismo da bilirrubina
- Doença hepática
- Obstrução de vias biliares extra-hepáticas

Os distúrbios do metabolismo da bilirrubina podem levar à hiperbilirrubinemia não-conjugada (Tabela 49.I).

Tabela 49.I – Hiperbilirrubinemia não-conjugada

Aumento da produção de bilirrubina	• Hemólise • Eritropoiese ineficaz • Transfusão sangüínea • Reabsorção de hematomas
Diminuição da captação hepática	• Drogas (rifampicina, contraste colecistográfico) • Síndrome de Gilbert
Diminuição da conjugação hepática no adulto	• Hipertiroidismo • Drogas (gentamicina, inibidor de protease do HIV)

Na presença de doença hepática, tem-se aumento predominante de bilirrubina conjugada (Tabela 49.II). As doenças hepáticas podem ser agudas ou crônicas. Algumas delas podem cursar com um perfil de quadro clínico e laboratorial semelhante às doenças colestáticas obstrutivas das vias biliares (ex.: cirrose biliar primária). São as chamadas doenças colestáticas intra-hepáticas. Muitas vezes não conseguimos diferenciar claramente uma icterícia por dano hepatocelular de uma icterícia colestática intra-hepática. Lembrar, no entanto, que todas as doenças citadas na Tabela 49.II podem se apresentar com ambos os padrões (vide Diagnóstico).

Tabela 49.II – Hiperbilirrubinemia conjugada

Infecciosas	• Vírus (vírus da hepatite, herpes vírus) • Bacterianas (tuberculose, leptospirose, sífilis, abscessos hepáticos etc.) • Parasitas (helmintos e protozoários) • Fungos (cândida, histoplasmose, criptococose)

Continua

Tabela 49.II – Hiperbilirrubinemia conjugada (*Continuação*)

Tóxicas	• Álcool • Drogas (ex.: paracetamol, clorpromazina*, rifampicina, isoniazida, arsênico, medicações de ervas chinesas) • Aflatoxina B1
Imunológicas	• Hepatite auto-imune • Cirrose biliar primária* • Colangite esclerosante*
Neoplásicas	• Carcinoma hepatocelular • Metástases hepáticas • Linfomas
Metabólicas	• Doença de Wilson • Deficiência de α_1-antitripsina • Esteato hepatite não-alcoólica • Hemocromatose • Nutrição parenteral total
Sistêmicas	• Isquemia aguda • Sepse • Insuficiência cardíaca • Pericardite constritiva • Síndrome de Budd-Chiari • Doença veno-oclusiva hepática* • Amiloidose • Sarcoidose

* Em geral apresentam um padrão laboratorial de doença colestática.

As principais causas de doença hepática que cursam com icterícia estão sumarizadas na tabela abaixo.

As obstruções de vias biliares extra-hepáticas podem ser causadas por patologias intrínsecas ou extrínsecas, e estão sumarizadas na tabela a seguir.

Tabela 49.III – Obstrução de vias biliares extra-hepáticas

Causas intrínsecas (colangiopatias)	Causas extrínsecas
• Colelitíase	• Câncer de pâncreas
• Carcinoma de vias biliares	• Pancreatite
• Colangite esclerosante	• Linfadenopatia portal peri-hepática (metástases, linfoma, tuberculose)
• Colangiopatia da SIDA (CMV, *Criptosporidium*, HIV)	
• Cisto de colédoco	• Síndrome de Mirizzi
• Disfunção esfíncter de Oddi	• Carcinoma periampular
• Infestações parasitárias	
• Pós-procedimentos em vias biliares	
• Histiocitose de células de Langerhans	

Embora sejam múltiplas doenças responsáveis pelo surgimento de icterícia, lembrar que em 98% dos pacientes adultos com icterícia de início recente o diagnóstico será uma das seguintes condições:

- Hepatite aguda viral
- Doença hepática alcoólica
- Hepatite crônica
- Doença hepática por drogas
- Cálculos de vias biliares e complicações
- Câncer de pâncreas
- Cirrose biliar primária
- Colangite esclerosante primária
- Áreas endêmicas: leptospirose, malária, febre amarela, febre tifóide

ACHADOS CLÍNICOS

História

A história é extremamente importante na avaliação inicial do paciente com icterícia, e deve focar em identificar fatores de risco para as principais doenças causadoras de icterícia e determinar se os achados clínicos são agudos ou crônicos. Os principais pontos a serem abordados são:

- Fatores de risco para hepatite viral e HIV (uso de drogas EV, múltiplos parceiros sexuais, histórico de transfusão de sangue, tatuagens, *piercings*, presidiários, profissionais de saúde)
- Uso de medicações
- Uso de álcool
- História familiar de icterícia
- Antecedente de doença hepática e vias biliares
- História de doenças hemolíticas
- Transfusão de sangue recente
- Cirurgia prévia
- Gestação – síndrome HELLP
- Sintomas sugestivos de neoplasia – anemia, perda ponderal, caquexia
- Febre
- Dor abdominal
- Presença de acolia fecal e colúria
- Viagens recentes para áreas endêmicas de febre amarela ou malária
- Epidemiologia positiva para leptospirose

Exame físico

Ao exame físico, observa-se icterícia predominantemente na pele, conjuntiva e mucosa. A icterícia costuma estar presente quando o nível de bilirrubina total é superior a 2,5-3,0 mg/dL.

No exame físico realizado no PS, deve-se atentar inicialmente para sinais e sintomas que indiquem a gravidade do caso. A tríade de icterícia de início recente com encefalopatia hepática e sangramento, por exemplo, é muito sugestiva de hepatite fulminante, que é doença de alta mortalidade.

A presença de icterícia com qualquer um dos achados a seguir indica estado grave que deve ser rapidamente abordado:

- Hipotensão
- Alteração do nível de consciência → sinais de encefalopatia hepática
- Febre e dor abdominal
- Sangramento (epistaxe, gengivorragia, hematêmese, hemoptise etc.)
- Insuficiência respiratória

Além destes achados de maior gravidade, deve-se procurar também avaliar no exame físico a presença de:

- Mialgia
- Ascite
- Hepatomegalia
- Esplenomegalia
- Escoriações e feridas na pele – indicam prurido, visto em geral na colestase
- Sinais de hipertensão portal
- Sinais de hepatopatia crônica (teleangiectasias, ginecomastia, eritema palmar)
- Sinais de ingesta alcoólica (aumento de parótidas, contratura de Dupuytren, hálito)
- Sinais de doenças específicas (anel de Kayser-Fleischer da doença de Wilson, pigmentação da pele na hemocromatose, sinais de ICC etc.)

EXAMES COMPLEMENTARES

Após a abordagem inicial com história e exame físico, devem-se solicitar exames laboratoriais com o intuito de classificar o paciente em uma das três principais causas de icterícia. Após esta triagem laboratorial inicial, caso o diagnóstico não seja feito, pode-se partir para o uso de exames de imagem. Em última instância, pode-se solicitar a biópsia hepática ou outros exames invasivos para fechar o diagnóstico dos casos mais difíceis.

1º Avaliação laboratorial inicial

- Bilirrubina total e frações – bilirrubina indireta (BI) e bilirrubina direta (BD)
- Enzimas hepáticas celulares – AST e ALT
- Enzimas canaliculares – fosfatase alcalina (FA) e gama-GT (GGT)
- Hemograma
- Coagulograma – TP e TTPA

Com bases nestes exames, podemos dividir os doentes em três grupos, conforme a Tabela 49.IV.

2º Avaliação específica de laboratório e imagem

Distúrbio do metabolismo da bilirrubina

Deve-se procurar inicialmente por hemólise, que é a principal causa de hiperbilirrubinemia indireta em adultos. O hemograma irá mostrar anemia, e a contagem de reticulócitos vai estar elevada, indicando resposta medular. Na ausência de hemólise e outras causas de aumento da produção de bilirrubinas, deve-se procurar por defeitos constitucionais de captação (síndrome de Gilbert).

Tabela 49.IV – Exames laboratoriais em icterícia

	Bilirrubinas	AST/ALT	FA/GGT	Hemo-grama	Coagulo-grama
Distúrbio do metabolismo	Aumento de BI (mais comum)	Normais	Normais	Se tiver hemólise – Anemia.	Normal
Doença hepática	Aumento de BD > BI	—	—	Normal ou anemia/ plaquetopenia	Normal ou alargado (insuficiência hepática)
Obstrução de vias biliares	Aumento de BD > BI	—	—	Varia de acordo com etiologia (em geral normal)	Alargamento predominante do TP

Doença hepática

A doença hepática se caracteriza por um aumento predominante de bilirrubina direta. Além disso, há elevação predominante das enzimas hepáticas (AST e ALT) com relação às enzimas canaliculares (FA e gama-GT). Quando a causa de uma doença hepática não estiver claramente estabelecida (ex.: história de ingesta alcoólica), devem ser solicitados exames laboratoriais mais específicos. Uma triagem inicial adequada e de baixo custo, que pode ser feita em todo doente com icterícia de provável origem hepática, inclui:

- Gama-GT e relação AST/ALT – aumento de GGT e AST/ALT > 2 são sugestivos de ingesta alcoólica.
- Sorologias virais – hepatite A, B e C principalmente (D e E em situações específicas).

Se estes exames não fecharem o diagnóstico, podem-se solicitar outros exames, mais direcionados para etiologias mais raras de doença hepática. É importante lembrar, no entanto, que sempre deveremos guiar a investigação diagnóstica pela história e exame físico, procurando solicitar exames de modo racional e custo efetivo. Alguns destes exames são:

- Sorologias para doenças infecciosas ictero-hemorrágicas – Ex.: febre amarela, leptospirose*
- Pesquisa de hematozoários em gota espessa de sangue*
- Perfil de ferro (com ferritina) – hemocromatose
- Ultra-sonografia com Doppler de veias hepáticas – síndrome de Budd-Chiari
- Anticorpos antimúsculo liso e anti-LKM1 – hepatite auto-imune
- Anticorpos antimitocôndria – cirrose biliar primária
- Ceruloplasmina – doença de Wilson
- α_1-antitripsina – deficiência de α_1-antitripsina

Obstrução de vias biliares

Na presença de obstrução de vias biliares, temos um aumento predominante de bilirrubina direta, como na doença hepática, porém temos também um aumento predominante das enzimas canaliculares (FA e gama-GT). Na presença desta condição, é necessário um exame de imagem para diferenciar entre causas intra-hepáticas e extra-hepáticas de obstrução. O primeiro exame indicado é a ultra-sonografia.

- Ultra-sonografia – exame inicial, de baixo custo, portátil, não-invasivo, tem sensibilidade de 55-91% para detectar dilatação e obstrução de vias biliares. É o primeiro exame que deve ser solicitado na suspeita de obstrução de vias biliares. Quando mostrar dilatação de vias biliares, estamos diante de uma obstrução extra-hepática. Quando não houver dilatação de vias biliares, temos uma obstrução intra-hepática.

Se houver uma obstrução intra-hepática, deve-se prosseguir a investigação conforme orientado no item Doença Hepática. No entanto, deve-se atentar principalmente para o diagnóstico de patologias do fígado que costumam cursar com um padrão colestático (ex.: cirrose biliar primária, certas drogas hepatotóxicas etc.).

Nos casos de obstrução extra-hepática, quando a ultra-sonografia não estabelecer a causa da obstrução (ex.: coledocolitíase), deve-se proceder a exames de imagem mais sofisticados para avaliar a região do pâncreas e vias biliares, lembrando que o ultra-som pode muitas vezes falhar na visualização de cálculos e obstruções do ducto colédoco, especialmente quando houver distensão gasosa do duodeno. Os principais exames de imagem disponíveis são a tomografia computadorizada, a colangiopancreatografia retrógada endoscópica e a colangiorressonância magnética.

- Tomografia computadorizada de abdome – exame que tem boa sensibilidade e especificidade para a detecção de dilatação de vias biliares, semelhante à ultra-sonografia. A tomografia realiza uma análise mais compressiva do fígado e das estruturas das vias biliares e do pâncreas, e é o exame ideal para diagnóstico de lesões expansivas de até 5 mm. Não é eficaz para diagnóstico de coledocolitíase (apenas vê cálculos calcificados). Tem como desvantagem o fato de não ser portátil, a necessidade de contraste EV e o custo.
- Colangiopancreatografia endoscópica retrógrada (CPRE) – exame invasivo, em que se tem uma visualização direta das vias biliares e do ducto pancreático. É altamente eficaz no diagnóstico do nível e grau de obstrução biliar. Também tem a vantagem de poder ser usado para coleta de material diagnóstico (citologia por escovado) e realização de procedimentos terapêuticos (ex.: papilotomia). É o procedimento de escolha na presença de coledocolitíase. Tem como desvantagens o fato de ser invasivo, ter alto custo e taxas de morbidade e mortalidade em torno de 3% e 0,2%, respectivamente, por complicações como pancreatite, perfuração, sangramento etc.
- Colangioressonância magnética – exame caro, não invasivo, que não necessita do uso de contrastes. Tem alta capacidade de detectar obstruções dos ductos biliares (sensibilidade de 95%), falhando, no entanto, na avaliação do grau de obstrução. Permite a avaliação da árvore biliar acima e abaixo da obstrução. Tem a desvantagem de não possibilitar intervenções terapêuticas, ao contrário da CPRE, sendo um exame puramente diagnóstico.

* Caso o paciente tenha epidemiologia positiva (área endêmica, viagem a áreas endêmicas, exposição à urina de rato etc.), as hipóteses de febre amarela, leptospirose e malária devem obrigatoriamente ser investigadas.

Tabela 49.V – Diagnóstico diferencial das doenças febris íctero-hemorrágicas

Doença	Agente infeccioso	Período de incubação	Modo de transmissão	Quadro clínico	Icterícia	Manifestações hemorrágicas	Laboratório
Febre amarela	Vírus da febre amarela Gênero *Flavivírus*	3 a 6 dias	URBANA – Vetor urbano: *Aedes aegypti* SILVESTRE – Vetores silvestres: *Haemagogus*, *Sabethes*	Início súbito, febre alta, cefaléia, desidratação, dores musculares generalizadas, prostração intensa, calafrios, náuseas, vômitos, diarréia, dor abdominal alta	Sim, precoce	Em torno do 3º a 4º dia: tubo digestivo (hematêmese, melena), vias aéreas superiores, epistaxe, locais de punção, equimoses, gengivorragias	Leucopenia, desvio à esquerda, linfocitose, eosinopenia, VHS ↑; bilirrubinas ↑ (mais às custas da bilirrubina direta)
Leptospirose	Leptospira - *Leptospira interrogans* (Espiroquetas)	4 a 19 dias, em média 10 dias	Contato da pele escoriada ou mucosas com água ou alimentos contaminados com urina de animais infectados, principalmente ratos.	Início súbito, cefaléia, calafrios, febre, dores musculares (panturrilhas, região lombar), anorexia, náuseas, vômitos e prostração.	Presente, tardia em 15% dos casos	Tardia	Leucocitose, neutrofilia, desvio à esquerda, eosinopenia, vhs ↑, mucoproteínas ↑, plaquetopenia, uréia ↑, creatinina ↑
Malária por *Plasmodium falciparum*	*Plasmodium falciparum*	Em média 12 dias após a picada do mosquito	Pela picada do mosquito *Anopheles*	Febre periódica, esplenomegalia e anemia (tríade clínica). Cefaléia, náuseas, vômitos, prostração, frio intenso, tremores, sudorese, baço doloroso. Pode ter confusão mental, hemorragia gástrica.	Presente	Menor tendência hemorrágica	Anemia precoce, leucócitos contendo pigmento palúdico, leucopenia, monocitose.
Febre hemorrágica da dengue	Vírus da dengue (*Flavivírus*)	3 a 14 dias	Através da picada do mosquito *Aedes aegypti*	Febre alta, cefaléia, artralgia, mialgia, hipovolemia, dor abdominal, hepatomegalia, choque.	Não é comum	Petéquias, epistaxe, gengivorragia, equimoses	Prova do laço positiva, plaquetopenia, hemoconcentração.
Febre maculosa brasileira	*Ricketsia ricketsii*	3 a 14 dias	Através da picada de carrapato infectado	Início abrupto, febre alta, mialgia, cefaléia, anorexia, prostração, náuseas, vômitos, dor abdominal, lesões de porta de entrada e lesões exantematosas após o 3º dia de doença.	Presente tardiamente	Petéquias, equimoses	Leucócitos normais, plaquetopenia, hiponatremia.
Hantavirose com síndrome renal	*Hantavírus* Familia *Bunyaviridae*	12 a 16 dias, podendo variar de 5 a 42 dias	Inalação de aerossóis de saliva e excretas de roedores contaminados.	Início abrupto, febre alta (40ºC-41ºC), calafrios, mialgia severa, cefaléia frontal, rubor de face, choque.	Não é comum	Hematêmese, hemoptise, melena, hemorragia ocular, petéquias no palato mole, faringe, axilas, tórax e braços	Grande proteinúria, oligúria, creatinina ↑ (5 a 6 mg/dL), leucocitose, linfócitos atípicos, plaquetopenia, TP (tempo de protrombina) normal, hemoconcentração.
Febre de Lassa	Vírus *Lassa*	6 a 21 dias	Contato direto ou indireto com excretas de roedores contaminados	Calafrios acentuados, dores musculares intensas, muito cansaço, febre alta (> 39ºC), dor em orofaringe, cefaléia, dor torácica, faringite e amigdalite com pseudomembrana, choque.	Não é comum	Petéquias, sangramento nos locais de punção, hemorragias generalizadas	Leucopenia, proteinúria, isolamento do vírus em *swab* de orofaringe, urina e sangue.

DIAGNÓSTICO DIFERENCIAL

As principais causas de icterícia, febre e distúrbios hemorrágicos estão descritos na Tabela 49.V.

Malária

É uma doença infecciosa, causada por um protozoário unicelular, do gênero *Plasmodium*, e transmitida de uma pessoa para outra, por meio da picada de um mosquito do gênero *Anopheles*, por transfusão de sangue ou compartilhamento de agulhas e seringas infectadas com plasmódios.

É importante considerar que crianças e pacientes provenientes de áreas não endêmicas ou sem exposição prévia são os grupos de maior risco de evoluir para malária grave e complicada. Além disso, deve-se atentar às manifestações atípicas da malária (exemplo: febre contínua, sem qualquer outro sintoma) para que se suspeite de tal hipótese oportunamente.

No pronto-socorro do HC-FMUSP é obrigatório investigar malária em todos os pacientes que estiveram em contato em áreas endêmicas e apresentam febre.

Agente etiológico

São parasitas pertencentes à ordem *Coccidiida*, sub-ordem *Haemosporidiidea*, Família *Plasmodiidae*, Gênero *Plasmodium*. As espécies de plasmódio que afetam o ser humano são:

- *P. vivax:* é o mais freqüente;
- *P. falciparum* é o de maior gravidade e mortalidade;
- *P. malariae:* restrito a poucas regiões do globo;
- *P. ovale:* presente na África.

Epidemiologia

No Brasil são notificados anualmente cerca de 500 mil casos com 1% de letalidade. Noventa e nove por cento destes ocorrem na região amazônica (Acre, Rondônia, Roraima, Amazônia, Amapá, Pará, Maranhão e Mato Grosso), onde *P. falciparum* e *P. vivax* são as espécies mais prevalentes (Tabelas 49.VI, VII e VIII).

Transmissão da malária em região não-amazônica

Nos últimos anos, tem sido observada a ocorrência de surtos de transmissão de malária em diversos Estados não-amazônicos. A Tabela 49.VII descreve surtos ocorridos em vários Estados, onde se destaca o Ceará, que apresentou, em 2002, 402 casos autóctones de malária por P. vivax. No ano de 2004, os surtos mais importantes ocorreram nos Estados do Piauí e Espírito Santo, com o registro de 89 e 81 casos, respectivamente.

Tabela 49.VI – Óbitos por malária. Estado de SP, 1983 a 2003*

Ano	Nº de casos de malária	Nº de óbitos	%
1990	1798	8	0,4
1991	1135	6	0,5
1992	980	4	0,4
1993	711	4	0,6
1994	654	2	0,3
1995	584	5	0,9
1996	465	1	0,2
1997	323	3	0,9
1998	363	3	0,8
1999	292	1	0,4
2000	292	1	0,4
2001	279	4	1,4
2002	230	4	1,7
2003*	133	–	–
Total	**8239**	**46**	**0,6**

* Dados até julho/2003.
Fonte: Divisão de Orientação Técnica – SUCEN/SES.

Tabela 49.VII – Lâminas positivas para malária. Brasil e Estado de São Paulo, 1990 a 2002

	Brasil		Estado de São Paulo	
Ano	Nº de lâminas positivas	Incremento anual em %	Nº de lâminas positivas*	Incremento anual em %
1990	560.396	–3	1.798	–25
1991	541.927	–3,3	1.168	–35
1992	577.098	6,5	980	–16,1
1993	483.367	–16,2	712	–27,3
1994	568.311	17,3	654	–8,1
1995	565.746	–0,4	584	–10,7
1996	444.049	–21,5	465	–20,4
1997	405.051	–8,8	323	–30,5
1998	471.892	16,5	363	12,4
1999	637.470	35,1	292	–19,6
2000	615.245	–3,5	292	0
2001	389737	–36,7	279	–4,5
2002***	**	**	230	–17,6

* Excluídas as lâminas de verificação de cura.
** Dados não disponíveis.
*** Dados até setembro/2002, dados sujeitos a alterações. Fonte: Fundação Nacional de Saúde (FNS/MS) Divisão de Orientação Técnica – SUCEN – SES/SP.

Tabela 49.VIII – Lâminas positivas para malária segundo espécie de plasmódio. Brasil, 1990 a 1999

Ano	Espécie de Plasmódio								Total	
	P. vivax		*P. falciparum*		*P. vivax + P. falciparum*		*P. malariae*			
	Nº	%	Nº	%	Nº	%	Nº	%	Nº	%
1990	328184	55	248207	44,3	3984	0,7	21	0	560396	100
1991	323175	59,6	214988	39,7	3656	0,7	108	0,02	541927	100
1992	331870	57,5	241271	41,8	3799	0,7	158	0,03	577098	100
1993	307060	63,4	173259	35,8	3604	0,8	212	0,04	484135	100
1994	370354	65,1	193057	34	4754	0,8	146	0,02	568311	100
1995	361559	63,9	199531	35,3	3891	0,7	765	0,1	565746	100
1996	311208	70,1	128418	28,9	2850	0,6	1573	0,4	444049	100
1997	305493	75,4	95439	23,6	3042	0,7	1077	0,3	405051	100
1998	364435	77,2	102719	21,8	3226	0,7	1512	0,3	471892	100
1999	510542	80,6	117599	18,6	3667	0,6	1005	0,2	632813*	100

* Dados sujeitos a alterações. Fonte: Fundação Nacional da Saúde – M.S.

Esse quadro é preocupante, uma vez que toda a região não-amazônica é receptiva para transmissão de malária e os serviços de vigilância em saúde de alguns municípios são carentes de estrutura adequada para o enfrentamento do problema.

Internações por espécie parasitária no Brasil

Plasmodium vivax

Nesta doença apenas os reticulócitos são atingidos, o que contribui para a boa evolução do quadro. Seu período de incubação é de 12 a 16 dias. Em geral, o paciente refere viagem ou é morador de área endêmica.

Inicialmente, surge a febre que pode ser diária, não respeitando a periodicidade conhecida, mas com o passar dos dias assume o caráter cíclico, com acessos a cada 48 horas. Estes caracterizam-se por calafrios, seguidos de febre alta, com duração de 4 a 8 horas e, finalmente, o aparecimento de sudorese que se prolonga por mais algumas horas.

Outros sinais e sintomas ocorrem concomitantemente, como cefaléia, náuseas, mialgia, palidez cutânea e fraqueza.

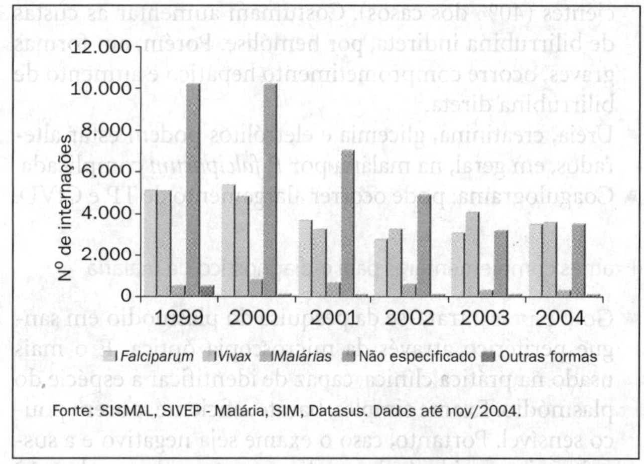

Figura 49.2 – Internações por espécie parasitária no Brasil, 1999 a 2004.

Hepatoesplenomegalia e icterícia podem ser encontrados.

O quadro clínico pode se prolongar por até 3 meses, caso não se faça terapia medicamentosa. Entretanto, recidivas costumam ocorrer em meses a no máximo 4 anos após a supressão inicial, devido aos hipnozoítos hepáticos.

Tabela 49.IX – Surtos de malária ocorridos na região não-amazônica, 1999 a 2004

Estados	1999	2000	2001	2002	2003	2004*
Piauí	3	29	13	9	38	89
Ceará	0	2	0	402	4	29
Bahia	0	1	72	14	71	3
Paraná	47	16	27	106	5	42
Mato Grosso do Sul	0	0	133	38	0	12
Minas Gerais	0	0	2	1	31	13
Espírito Santo	13	5	14	0	0	81
Goiás	2	24	0	5	0	13
Rio de Janeiro	1	0	0	1	19	8
São Paulo	0	3	0	4	20	11
Pernambuco	0	0	0	0	0	19
Total	**66**	**80**	**261**	**580**	**188**	**320**

* Dados sujeitos à revisão.
Fonte: SISMAL e SINAM/SVS/MS.

Tabela 49.X – Manifestações de gravidade da malária

Malária cerebral: paciente pode apresentar cefaléia, delírio, crises convulsivas e coma
Insuficiência renal aguda
Icterícia: secundária ao acometimento hepático, com necrose centrolobular
Anemia normocítica grave
Hipoglicemia
Acidose metabólica com insuficiência respiratória
Distúrbios hidroeletrolíticos
Colapso circulatório e choque
Sangramento espontâneo
Hemoglobinúria
Hipertermia contínua

Plasmodium falciparum

Invade hemácias de todas as idades, causando infecções graves, com alta parasitemia e evolução para óbito se não diagnosticada e tratada rapidamente.

O período de incubação varia de 8 a 12 dias. O quadro clínico inicial é semelhante ao causado por *P. vivax*, porém as complicações são mais freqüentes. Deve-se, então, estar atento a algumas manifestações de gravidade que podem surgir, isolada ou associadamente, piorando o prognóstico da doença (Tabela 49.XI).

Exames complementares iniciais

- Hemograma: é freqüente a presença de anemia por hemólise, leucopenia com neutrofilia e plaquetopenia (mais comum alteração laboratorial encontrada, 60% dos casos).
- Bilirrubinas: hiperbilirrubinemia é freqüente nestes pacientes (40% dos casos). Costumam aumentar às custas de bilirrubina indireta, por hemólise. Porém, em formas graves, ocorre comprometimento hepático e aumento de bilirrubina direta.
- Uréia, creatinina, glicemia e eletrólitos podem estar alterados, em geral, na malária por *P. falciparum* complicada.
- Coagulograma: pode ocorrer alargamento de TP e CIVD.

Exames complementares para o diagnóstico de malária

- Gota espessa: trata-se da pesquisa do plasmódio em sangue periférico através da microscopia óptica. É o mais usado na prática clínica, capaz de identificar a espécie do plasmódio. Exame simples, barato, eficiente, porém pouco sensível. Portanto, caso o exame seja negativo e a suspeita seja considerável, este deve ser repetido a cada 6-12 horas por 48 horas.
- Esfregaço: semelhante à gota, porém com sensibilidade 20 vezes menor que a primeira.
- Outros testes: ainda pouco disponíveis (consultar Ministério da Saúde do Brasil).

Tratamento do *P. vivax* ou *P. ovale*

Tabela 49.XI – Tratamento da malária (*P. vivax* ou *P. ovale*)

	Cloroquina (1 cp = 150 mg)			Primaquina (1 cp = 15 mg)
	Dia 0	Dia 1	Dia 2	14 dias
+ de 15 anos	4 cp	3 cp	3 cp	1 cp ao dia

Tratamento de infecções não-complicadas por *P. falciparum*

Escolha: Mefloquina na dose de 4 comprimidos de 250 mg em uma única tomada, para pacientes com mais de 45 kg (15 a 20 mg/kg). Esta droga é utilizada principalmente naqueles que permanecerão fora de zona endêmica por, pelo menos, 30 dias.

Alternativa: Sulfato de quinino (via oral, na dose de 30 mg/kg/dia, dividido em 3 doses, por 3 a 4 dias) associado à doxiciclina (100 mg VO de 12/12 horas por 7 dias).

Eliminação do gametócito: em área endêmica deve ser dado primaquina, 3 comprimidos de 15 mg em dose única, no dia 0. Em áreas não endêmicas, a mesma medicação deve ser dada ao final do tratamento apenas se houver gametócitos nas lâminas de verificação de cura.

Tratamento de infecções complicadas por *P. falciparum*

- Escolha: Artesunato é apresentado sob pó cristalino, em frasco de 60 mg. A dose é de 1 mg/kg e administrada EV em quatro tomadas (T0, 4 horas, 12 horas e 24 horas). Após 24 horas da última dose de artesunato, o esquema deve ser complementado da seguinte forma:
  – Em área endêmica: tetraciclina, doxiciclina ou clindamicina, via oral, por 7 dias.
  – Em áreas não endêmicas: mefloquina poderia ser utilizada, também na dose previamente descrita.
- Alternativa: Cloridrato de quinino (EV; dose de 30 mg/kg – adulto: 1 g – diluída em 500 mL de SG 5%, infundida em 4 horas). Após 8 horas do início da infusão, começar com a dose de manutenção, 500 mg a cada 8 horas, diluída e infundida nas mesmas condições anteriores, por 3 a 4 dias, associada à clindamicina EV por 7 dias.
- Eliminação do gametócito: em área endêmica deve ser dada primaquina, 3 comprimidos de 15 mg em dose única, no dia 0. Em áreas não endêmicas, a mesma medicação deve ser dada ao final do tratamento apenas se houver gametócitos nas lâminas de verificação de cura.

TRATAMENTO

Inicialmente devemos estabilizar o quadro hemodinâmico do paciente, se necessário. Todavia, o tratamento específico da icterícia dependerá da sua etiologia, podendo ser cirúrgico, clínico ou endoscópico. Portanto, devemos buscar a causa da icterícia, se é por distúrbios do metabolismo da bilirrubina, doenças hepáticas ou obstrução de vias biliares para direcionarmos a abordagem terapêutica. Quanto à abordagem clínica, vamos nos ater, neste capítulo, às complicações mais comuns da colestase: prurido, osteodistrofia hepática e deficiência de vitaminas lipossolúveis.

- Prurido é uma das queixas que traz ansiedade, distúrbios do sono e acarreta infecções de pele. A gravidade do prurido não é correlacionada à severidade da colestase. Sua patogênese ainda é desconhecida, mas recentemente tem sido proposto que sua origem fosse central, mediada por receptores de serotonina e opióides, sendo os antagonistas de opióides uma boa opção terapêutica. O tratamento do prurido baseia-se em banhos frios, hidratação da pele, uso de colestiramina ou colestipol, ácido ursodeoxicólico, rifampicina e antagonistas do receptor de opióide (naloxone).
- Osteodistrofia hepática é a doença óssea metabólica que ocorre em pacientes com doenças hepáticas, principalmente colestáticas. Tanto osteoporose quanto osteomalácias são descritas nesta doença, sendo a primeira dominante. Logo, estes pacientes deveriam ser submetidos a densitometria óssea e tratados com cálcio, vitamina D e bifosfonados, se houver osteoporose.

- Deficiência de vitaminas lipossolúveis é uma condição comumente encontrada em pacientes com colestase prolongada. O seu tratamento baseia-se na reposição das vitaminas A, D, E e K e cálcio. Deve ser feita ainda a monitorização do tratamento com calciúria de 24 horas, dosagem de vitamina A, D e E e tempo de protrombina para monitorizar a reposição de vitamina K.

LEITURA ADICIONAL

1. Chowdury NR, Chowdury JR. Diagnostic approach to the patient with jaundice or asymptomatic hyperbilirrubinemia. ©2008 UpToDate®: http://www.uptodate.com. Software 16.1; 2008.
2. Chowdury NR, Chowdury JR. Classification and causes of jaundice or asymptomatic hyperbilirrubinemia. ©2008 UpToDate®: http://www.uptodate.com. Software 16.1; 2008.
3. Chowdury NR, Chowdury JR. Clinical aspects of serum bilirrubin determination. ©2008 UpToDate®: http://www.uptodate.com. Software 16.1; 2008.
4. Chowdury NR, Chowdury JR. Bilirrubin metabolism. ©2008 UpToDate®: http://www.uptodate.com. Software 16.1; 2008.
5. Roche SP, Kobos R. Jaundice in the adult patient. Am Fam Physician 2004; 69: 299-304.
6. Burroughs A, Dagher L. Acute jaundice. Clin Med JRCPL 2001 Aug; 1(4): 285-9.
7. Yamada T, Alpers DH, Kaplowitz N, Laine L, Owyang C, Powell DW. Textbook of gastroenterology. 4. ed. 2003. Cap.44.

Algoritmo 49.1 – Abordagem inicial da icterícia

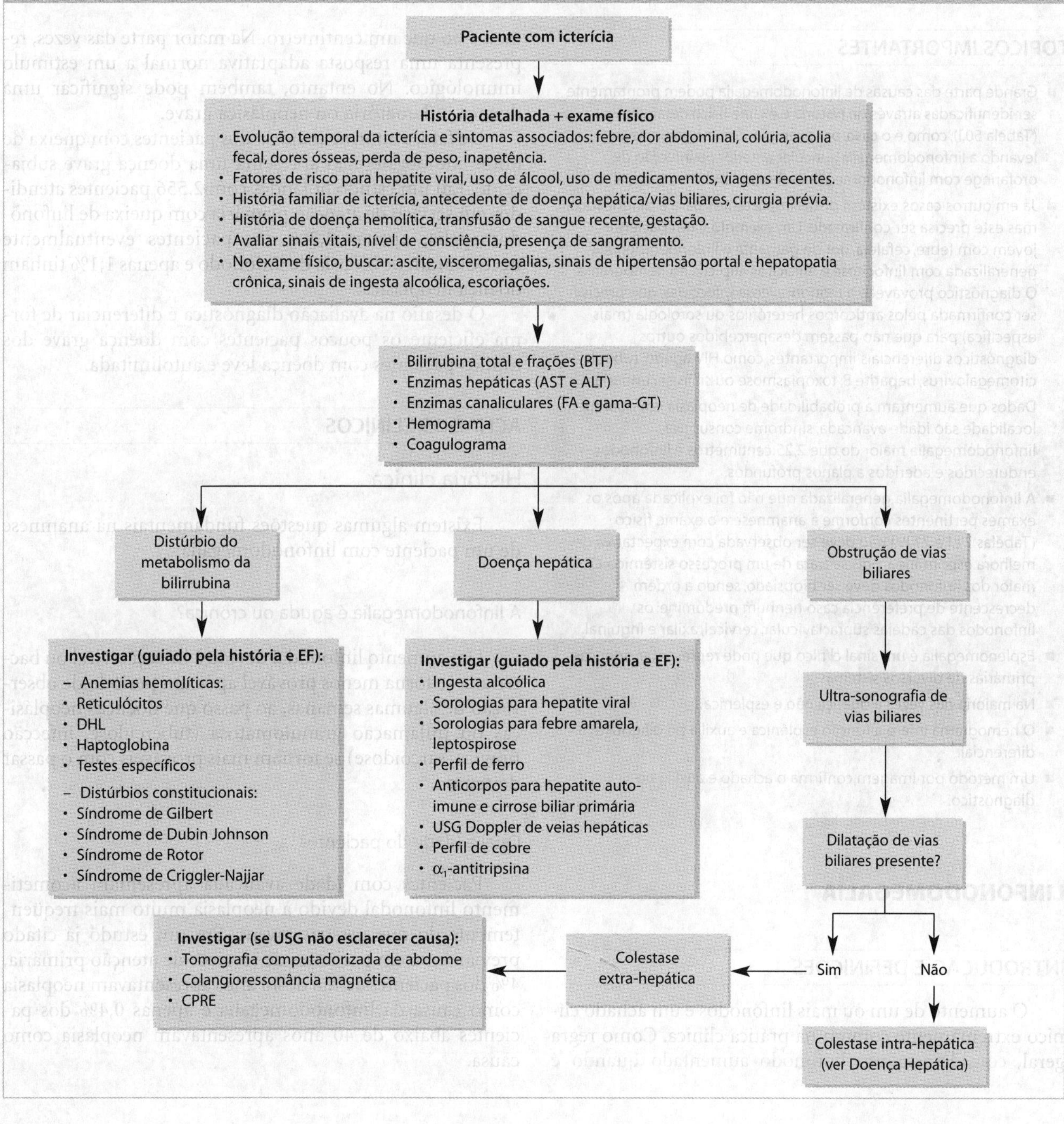

CAPÍTULO 50

Linfonodomegalia e Esplenomegalia

Euclides Furtado de Albuquerque Cavalcanti
Gustavo dos Santos Fernandes

TÓPICOS IMPORTANTES

- Grande parte das causas de linfonodomegalia podem prontamente ser identificadas através de história e exame físico detalhados (Tabela 50.I), como é o caso, por exemplo, de uma conjuntivite levando a linfonodomegalia auricular anterior ou infecção de orofaringe com linfonodomegalia submandibular ou cervical.
- Já em outros casos existem pistas importantes para o diagnóstico, mas este precisa ser confirmado. Um exemplo é um paciente jovem com febre, cefaléia, dor de garganta e linfonodomegalia generalizada com linfocitose e linfócitos atípicos no hemograma. O diagnóstico provável é a mononucleose infecciosa, que precisa ser confirmada pelos anticorpos heterófilos ou sorologia (mais específica) para que não passem desapercebidos outros diagnósticos diferenciais importantes, como HIV agudo, rubéola, citomegalovírus, hepatite B, toxoplasmose ou sífilis secundária.
- Dados que aumentam a probabilidade de neoplasia em qualquer localidade são idade avançada, síndrome consuptiva, linfonodomegalia maior do que 2,25 centímetros e linfonodos endurecidos e aderidos a planos profundos.
- A linfonodomegalia generalizada que não foi explicada após os exames pertinentes conforme a anamnese e o exame físico (Tabelas 71.I e 71.IV) não deve ser observada com expectativa de melhora espontânea, pois se trata de um processo sistêmico. O maior dos linfonodos deve ser biopsiado, sendo a ordem decrescente de preferência caso nenhum predomine: os linfonodos das cadeias supraclavicular, cervical, axilar e inguinal.
- Esplenomegalia é um sinal clínico que pode representar doenças primárias de diversos sistemas.
- Na maioria das vezes a doença não é esplênica.
- O hemograma infere a função esplênica e auxilia no diagnóstico diferencial.
- Um método por imagem confirma o achado e auxilia no diagnóstico.

LINFONODOMEGALIA

INTRODUÇÃO E DEFINIÇÕES

O aumento de um ou mais linfonodos é um achado clínico extremamente comum na prática clínica. Como regra geral, considera-se um linfonodo aumentado quando é maior do que um centímetro. Na maior parte das vezes, representa uma resposta adaptativa normal a um estímulo imunológico. No entanto, também pode significar uma doença inflamatória ou neoplásica grave.

De fato, a enorme maioria dos pacientes com queixa de linfonodomegalia não apresenta uma doença grave subjacente. Em um estudo holandês com 2.556 pacientes atendidos em serviço de atenção primária com queixa de linfonodomegalia, apenas 3,2% dos pacientes eventualmente necessitaram de biópsia de linfonodo e apenas 1,1% tinham doença neoplásica.

O desafio na avaliação diagnóstica é diferenciar de forma eficiente os poucos pacientes com doença grave dos muitos pacientes com doença leve e autolimitada.

ACHADOS CLÍNICOS

História clínica

Existem algumas questões fundamentais na anamnese de um paciente com linfonodomegalia:

A linfonodomegalia é aguda ou crônica?

Um aumento linfonodal devido à infecção viral ou bacteriana se torna menos provável após um período de observação de algumas semanas, ao passo que doenças neoplásicas ou inflamação granulomatosa (tuberculose, infecção fúngica, sarcoidose) se tornam mais prováveis com o passar do tempo.

Qual a idade do paciente?

Pacientes com idade avançada apresentam acometimento linfonodal devido à neoplasia muito mais freqüentemente do que pessoas jovens. Em um estudo já citado previamente em pacientes de serviços de atenção primária, 4% dos pacientes acima de 40 anos apresentavam neoplasia como causa da linfonodomegalia e apenas 0,4% dos pacientes abaixo de 40 anos apresentavam neoplasia como causa.

Existem sintomas constitucionais associados?

Febre, perda de peso, fadiga ou sudorese noturna podem sugerir doenças como tuberculose, linfoma, doenças auto-imunes, neoplasia e alguns processos infecciosos.

Além destas questões, existem dados epidemiológicos que podem fornecer pistas para o diagnóstico (Tabela 50.I). Por exemplo, o contato com um paciente com tuberculose pode levar a suspeita da doença em paciente com linfonodomegalia cervical ou hilar. Da mesma forma, um contato sexual de risco ou uso de drogas injetáveis associado a linfonodomegalia generalizada pode sugerir HIV agudo.

Uma investigação completa dos sintomas relacionados aos outros órgãos também é importante. Por exemplo, a associação de dor pleurítica, oligúria e alterações cutâneas típicas com linfonodomegalia generalizada pode sugerir lúpus eritematoso sistêmico.

Um questionário sobre o uso de medicamentos deve ser realizado. Algumas drogas (ex.: fenitoína) tipicamente podem causar linfonodomegalia, que pode ser isolada ou associada a sintomas de doença do soro, com *rash*, febre e hepatoesplenomegalia (Tabela 50.II).

Exame físico

O exame físico deve ser completo, porém, dando ênfase a alguns pontos principais:

Trata-se mesmo de linfonodomegalia?

Existem outras estruturas que podem ser confundidas com linfonodos, como uma glândula parótida aumentada, lipomas, cistos branquiais, abscessos e outros tumores.

Qual é o tamanho e quais as características do linfonodo aumentado?

Como regra geral, quanto maior o linfonodo, maior a chance de se tratar de um processo neoplásico. Em um estudo que analisou a biópsia de 213 pacientes com linfonodomegalia não explicada, nenhum paciente com linfonodos menores do que 1 cm tinha câncer, ao passo que 8% daqueles com linfonodos entre 1 e 2,25 cm apresentavam câncer e 38% daqueles com linfonodos maiores do que 2,25 cm apresentavam câncer.

Além do tamanho, é importante avaliar as características do linfonodo. Linfonodos endurecidos e aderidos são sugestivos de processo neoplásico, ao passo que linfonodos fibroelásticos e dolorosos são mais comumente devidos a processos infecciosos e inflamatórios.

A linfonodomegalia é localizada ou generalizada?

A distinção entre linfonodomegalia localizada e generalizada é muito útil para o estabelecimento do diagnóstico diferencial (Tabelas 50.III e 50.IV), sendo necessário palpar cuidadosamente todas as cadeias linfonodais para melhor definição. Considera-se a linfonodomegalia como generalizada quando esta acomete duas ou mais cadeias linfonodais não contíguas simultaneamente. A linfonodomegalia generalizada ocorre devido a processos sistêmicos e sempre deve ser investigada. Por se tratar de um processo sistêmico, o exame físico nestes pacientes deve enfatizar o acometimento de outros órgãos, como a busca por hepatoesplenomegalia, icterícia, anemia, febre ou outros sinais sistêmicos que possam levar à hipótese diagnóstica.

Já as linfonodomegalias localizadas costumam ocorrer devido a processos infecciosos focais, podendo freqüentemente ser observadas por um breve período caso não haja evidências de um processo neoplásico ou outra doença de gravidade.

Na linfonodomegalia localizada, existem sinais que sugiram infecção ou tumor com drenagem para o linfonodo acometido?

Sinais de infecção de vias aéreas superiores, faringite, otalgia, infecções bucais, infecções de couro cabeludo prontamente identificam a causa de uma linfonodomegalia cervical com características benignas. Da mesma forma, infecções na perna, cortes na pele, micose interdigital ou doença sexualmente transmissível podem explicar uma linfonodomegalia inguinal de início recente.

No entanto, nem sempre as linfonodomegalias localizadas são benignas. Há um grande número de tumores que podem levar a comprometimento linfonodal através da drenagem linfática da região acometida. Linfonodomegalia supraclavicular esquerda, por exemplo, freqüentemente sinaliza neoplasia de trato gastrintestinal. Da mesma forma, linfadenodomegalia cervical em pessoa com fatores de risco para neoplasia de cabeça e pescoço (idade avançada, etilismo e tabagismo) deve levar a suspeita da doença e a um exame minucioso da cavidade oral, possivelmente seguido de um exame subsidiário como uma nasofibroscopia, caso o exame de cavidade oral não seja diagnóstico. Alguns linfomas e doenças mieloproliferativas também podem se iniciar de forma localizada.

EXAMES COMPLEMENTARES

Exames laboratoriais

Não existe uma bateria de testes diagnósticos que possam ser utilizados de forma universal para o diagnóstico de linfonodomegalia, devendo os exames ser solicitados de forma individualizada com base nas hipóteses diagnósticas (Tabela 50.I). Exemplificando, pacientes com linfonodomegalia localizada causada por processos infecciosos benignos ou lesões de pele não necessitam de exames diagnósticos em um primeiro momento.

Dentre os exames mais úteis na investigação de linfonodomegalia não explicada destaca-se o hemograma, que pode fornecer várias pistas para o diagnóstico. Leucocitose com neutrofilia pode sugerir infecção bacteriana. Um aumento no número de blastos ou nos linfócitos pode sugerir, respectivamente, leucemia aguda ou leucemia linfóide crônica. Linfócitos atípicos em um paciente jovem com linfonodomegalia generalizada podem sugerir mononucleose. Já um hemograma com eosinofilia pode sugerir reação a drogas.

Tabela 50.I – Dados de anamnese e exame físico relacionados a linfonodomegalia

Dados de anamnese e exame físico	Doenças mais freqüentemente associadas
Sintomas agudos	Doenças virais ou bacterianas
Sintomas crônicos	Doenças neoplásicas, inflamatórias ou granulomatosas
Linfonodomegalia localizada	Processo reacional devido a infecção ou tumor (Tabela 50.III)
Linfonodomegalia generalizada	Doenças sistêmicas (Tabela 50.IV)
Paciente idoso	Aumenta a probabilidade de processo neoplásico
Paciente jovem	Diminui a probabilidade de processo neoplásico
Linfonodo menor do que 1 centímetro	Favorece processo benigno
Linfonodo maior do que 1 centímetro e, principalmente, se maior do que 2,25 centímetros	Favorece processo neoplásico
Sintomas constitucionais (emagrecimento, febre, sudorese noturna)	Favorece neoplasia, tuberculose, doenças granulomatosas e doenças do colágeno
Linfonodomegalia localizada associada a processo infeccioso local	Linfonodomegalia reacional
Tabagismo, etilismo e idade avançada com linfonodomegalia cervical	Favorece neoplasia de cabeça e pescoço
Linfonodomegalia supraclavicular direita ou esquerda	Altamente sugestiva de malignidade: tumor gastrintestinal, pulmonar, mediastinal, retroperitoneal, linfoma, infecções bacterianas ou fúngicas de caixa torácica ou retroperitônio
Linfonodomegalia axilar com nódulo mamário	Neoplasia de mama
Linfonodomegalia localizada ou generalizada associada a sintomas constitucionais e hepatoesplenomegalia	Linfoma
Linfonodomegalia generalizada (pode ser localizada), associada a sangramentos espontâneos, hematomas e anemia	Leucemia
Linfonodomegalia generalizada aguda com febre	Infecções virais sistêmicas (mononucleose, HIV, citomegalovírus, rubéola, hepatite B), toxoplasmose, sífilis secundária
Linfonodomegalia cervical aguda (50% dos casos) com febre, cefaléia, mialgia. Pode haver *rash* cutâneo. Ocorre em áreas endêmicas principalmente no verão	Dengue
Linfonodomegalia generalizada aguda com febre associada a comportamento sexual de risco, transfusões ou uso de drogas injetáveis	HIV agudo, hepatite B, sífilis secundária
Linfonodomegalia generalizada associada a lesões eritematosas maculopapulares e contato sexual de risco	Sífilis secundária
Linfonodomegalia localizada (principalmente axilar ou cervical) e contato com gatos	Doença da arranhadura do gato
Linfonodomegalia generalizada (predomina em região cervical) e contato com gatos ou ingestão de carne mal cozida	Toxoplasmose
Linfonodomegalia generalizada associada a febre, artralgia, urticária e exposição a drogas ou soro	Doença do soro
Linfonodomegalia hilar, tosse, dispnéia, infiltrado pulmonar difuso, eritema nodoso	Sarcoidose, tuberculose ou infecções fúngicas
Linfonodomegalia hilar, tosse, dor torácica, infiltrado pulmonar difuso e contato com fezes de morcego ou aves	Histoplasmose
Linfonodomegalia supurativa em região cervical	Tuberculose, paracoccioidomicose ou infecção bacteriana
Linfonodomegalia hilar, tosse produtiva, infiltrado pulmonar podendo cavitar	Tuberculose ou paracoccioidomicose
Linfonodos coalescidos e dolorosos em região inguinal (geralmente unilateral), febre e mal-estar associado a contato sexual de risco	Linfogranuloma venéreo
Linfonodomegalia inguinal unilateral com úlcera dolorosa na genitália associada a contato sexual de risco	Cancro mole
Linfonodomegalia inguinal unilateral com úlcera indolor na genitália associada a contato sexual de risco	Sífilis primária
Linfonodomegalia inguinal (unilateral ou bilateral) associada a erosões, fissuras ou a vesículas agrupadas sobre base eritematosa. Pode ser recidivante	Herpes genital
Linfonodomegalia generalizada associada a artrite, alterações cutâneas típicas, serosites, manifestações renais, hematológicas ou neurológicas	Lúpus eritematoso sistêmico

continua

Tabela 50.I – Dados de anamnese e exame físico relacionados a linfonodomegalia *(continuação)*

Linfonodomegalia generalizada associada a artrite	Artrite reumatóide
Linfonodomegalia generalizada, febre, *rash* cutâneo e artrite	Doença de Still
Linfonodomegalia generalizada, hepatoesplenomegalia, febre intermitente, artralgias e cefaléia associada a contato ou ingestão de carne contaminada e laticínios não-pasteurizados	Brucelose
Linfonodomegalia generalizada (pouco freqüente), dor abdominal, hepatoesplenomegalia, diarréia ou constipação, febre, *rash*, dissociação pulso-temperatura. Viagens com ingestão de alimentos ou água contaminados	Febre tifóide
Linfonodomegalia generalizada (pouco freqüente) associada a febre e mialgia podendo haver acometimento renal, hepático ou pulmonar na forma ictérica da doença. Contato com água de enchente, esgotos ou urina de rato	Leptospirose

Tabela 50.II – Drogas que podem causar linfonodomegalia

Alopurinol	Atenolol	Captopril
Carbamazepina	Penicilinas e cefalosporinas	Hidralazina
Ouro	Fenitoína	Pirimetamina
Primidona	Quinidina	Sulfonamidas

Tabela 50.III – Causas de linfonodomegalia localizada

Local	Causas
Auricular anterior ou suboccipital	Infecções de couro cabeludo, conjuntivite, infecções virais sistêmicas
Submandibular ou cervical	Infecções bucais e dentárias, faringite, tumores de nasofaringe, tumores de tireóide, doença de Graves, infecções virais sistêmicas, dengue, tuberculose, paracoccioidomicose e toxoplasmose
Supraclavicular esquerda ou direita	Altamente sugestivo de malignidade. Tumor gastrintestinal, pulmonar, mediastinal, retroperitoneal, linfoma, infecções bacterianas ou fúngicas de caixa torácica ou retroperitônio
Axilar	Neoplasia ou infecção mamária, infecção do membro superior, doença da arranhadura do gato
Epitroclear	Infecção da mão
Inguinal	Infecção de membro inferior, micose interdigital, doenças sexualmente transmissíveis (sífilis primária, herpes genital, linfogranuloma venéreo, cancro mole), metástase de neoplasia pélvica ou anal
Adenopatia hilar	Sarcoidose, infecções fúngicas, linfoma, carcinoma broncogênico e tuberculose
Mediastinal	Sarcoidose, infecções fúngicas, linfoma, carcinoma de pulmão e de mama, tumores de células germinativas e tuberculose
Abdominal e retroperitoneal	Tumores pélvicos e gastrintestinais, tuberculose, linfoma, tumores renais e infecções fúngicas
Qualquer região	Doença da arranhadura do gato, linfoma, leucemia, câncer metastático, tuberculose, infecções fúngicas, tularemia e peste bubônica

Tabela 50.IV – Causas de linfonodomegalia generalizada

Infecciosas virais
- Mononucleose, HIV, citomegalovírus, rubéola, sarampo, hepatites virais agudas

Infecciosas bacterianas
- Brucelose e febre tifóide

Infecções por micobactérias
- Tuberculose (miliar)

Infecções por fungos
- Histoplasmose, coccioidomicose e paracoccioidomicose

Infecções por protozoários
- Toxoplasmose

Infecções por espiroquetas
- Sífilis secundária, leptospirose

Neoplasias
- Linfoma, leucemia, mieloma, macroglobulinemia de Waldestron, metástases de tumores sólidos

Imunológicas e reumatológicas
- Reação a drogas, lúpus eritematoso sistêmico, artrite reumatóide, síndrome de Sjöegren, doença de Still

Miscelânea
- Sarcoidose, amiloidose, doença de Kawasaki

Exames de imagem

Da mesma forma que os exames laboratoriais, os exames de imagem devem ser solicitados de maneira individualizada. Uma ultra-sonografia, por exemplo, pode confirmar que um nódulo palpável é realmente um linfonodo, além de descrever suas características como, por exemplo, necrose central. Pode também ser útil na avaliação de hepatoesplenomegalia e linfonodomegalia abdominal, que também podem ser vistas por um exame tomográfico. Outro exame freqüentemente utilizado é a radiografia de tórax, que ajuda na investigação de linfonodomegalia hilar em casos de linfonodomegalia generalizada.

Biópsia de linfonodo

A biópsia de linfonodo é o método diagnóstico de escolha para linfonodomegalia localizada ou generalizada inexplicada. O maior dos linfonodos deve ser escolhido e retirado inteiro para a análise (biópsia excisional). Se nenhum linfonodo predominar, a ordem decrescente de preferência para a escolha do linfonodo deve ser supraclavicular, cervical, axilar e inguinal, tanto pela maior probabilidade de malignidade dos primeiros quanto pela maior incidência de complicações infecciosas e traumáticas nas biópsias de linfonodomegalia axilar e inguinal.

Uma vez decidido pela biópsia, deve ser feito o contato com o patologista e informada a hipótese diagnóstica, de forma a se obter todos os dados possíveis da amostra. De maneira geral, quando se suspeita de processo infeccioso, deve ser feita cultura e pesquisa para bactérias, fungos e micobactérias, além do exame histológico habitual. Já quando a suspeita é processo neoplásico, deve ser acrescentada à histologia habitual a imunohistoquímica, para tentar determinar o sítio primário do tumor.

DIAGNÓSTICO DIFERENCIAL

São muitas as causas de linfonodomegalia, sendo útil na investigação a diferenciação de causas de linfonodomegalia localizada (Tabela 50.III) ou generalizada (Tabela 50.IV).

TRATAMENTO

O tratamento da linfonodomegalia se baseia no tratamento da causa de base.

ESPLENOMEGALIA

ETIOLOGIA E FISIOPATOLOGIA

As causas de aumento do baço podem ser divididas didaticamente em quatro grupos:

- Aumento do conteúdo de sangue: causado por hipertensão venosa por obstrução ao fluxo pelo sistema porta, como nas hepatopatias que acometem sinusóides e tromboses do sistema porta.
- Aumento na "função de filtro": gerando acúmulo de células e restos celulares, como nas anemias hemolíticas autoimunes, púrpura trombocitopênica trombótica e nas doenças de membrana como a esferocitose hereditária.
- Hiperplasia imune: causada por ativação do sistema imune gerando hiperplasia celular e aumento do órgão. Geralmente este mecanismo gera esplenomegalias discretas.
- Proliferação neoplásica: geralmente por neoplasias hematológicas, porém raramente primárias do baço. Pode também, mais remotamente, ser infiltrado por tumores sólidos.

ACHADOS CLÍNICOS

Tempo de evolução

O tempo de evolução da queixa nos permite inferir, a partir do conhecimento da história natural das doenças, quais diagnósticos são mais prováveis em cada caso avaliado. Tem ainda utilidade em auxiliar a definir que aqueles doentes que apresentam quadro mais recente devem ser atendidos com mais celeridade e investigados no pronto-socorro (Tabela 50.V).

Febre

A febre deve ser sempre pesquisada, e sua presença fortalece o diagnóstico de doenças infecciosas e neoplásicas, principalmente da linhagem hematológica (não raramente as duas condições estão associadas). É um dos sinais de alerta de gravidade da doença.

Tabela 50.V – Evolução temporal e causa da esplenomegalia
1) Hiperagudas (horas-dias)
– Abscesso esplênico
– Doença do soro
– Hepatites virais
– Infecção aguda por Chagas
– Infarto esplênico
– Malária
– Mononucleose e síndromes *monolike*
– Ruptura esplênica espontânea (mononucleose, uso de fator estimulador de granulócitos)
– Sepse
– Seqüestro esplênico (na doença falciforme)
– Síndrome de Budd-Chiari (trombose de veias hepáticas)
– Trombose da veia porta/esplênica
2) Agudas (semanas)
– Anemia hemolítica auto-imune
– Neoplasias hematológicas agressivas (leucemias agudas e linfomas de alto grau)
– Púrpura trombocitopênica imunológica
3) Subagudas (meses)
– Artrite reumatóide
– Endocardite
– Histoplasmose
– Insuficiência cardíaca
– Leishmaniose visceral
– Lúpus eritematoso sistêmico
– Neoplasias hematológicas indolentes (leucemias crônicas e linfomas de baixo grau)
– Sífilis
– Tuberculose
4) Crônicas (anos)
– Cirrose
– Doenças de depósito (Gaucher)
– Doenças de membrana (esferocitose, eliptocitose)
– Esquistossomose
– Hemoglobinopatias
– Policitemia vera
– Mielofibrose com metaplasia mielóide
– Talassemias
– Trombocitose essencial

Antecedentes

Nos antecedentes pessoais do doente é relevante a procedência, pois algumas das mais freqüentes doenças que causam esplenomegalia possuem distribuição territorial conhecida, como: malária, leishmaniose visceral, doença de Chagas. Além disso, devem ser pesquisados comportamento de risco para DST (doenças sexualmente transmissíveis), antecedente de transfusão (hepatites e HIV), valvopatias, uso de drogas injetáveis e uso de cateter central de longa permanência (endocardite).

A história familiar é normalmente um dado que indica patologia crônica do sistema hematológico, sendo as principais:

a) Hemoglobinopatias (HbSC, HbC).
b) Doenças de membrana: eliptocitose, esferocitose).
c) Doenças de depósito (Gaucher).
d) Talassemias.

Dor

A esplenomegalia dolorosa é um sinal de alerta maior e pode indicar doenças potencialmente fatais a curto prazo (Tabela 50.VI).

Exame físico

O exame físico visa encontrar em outros sistemas dados que nos permitam ser mais eficientes na busca do diagnóstico patológico. Além disso, nos auxilia, principalmente através dos sinais vitais, a definir a gravidade do doente (Tabela 50.VII).

Tabela 50.VI – Doenças graves que causam esplenomegalia dolorosa

• Abscesso hepático	• Trombose de veia porta/esplênica
• Seqüestro esplênico	• Infarto esplênico
• Síndrome de Budd-Chiari	• Ruptura esplênica espontânea

EXAMES COMPLEMENTARES

Optamos pela indicação do hemograma, dado o método ser disponível na maioria dos prontos-socorros, de custo acessível, com resultado em curto espaço de tempo e, principalmente, pela avaliação da função esplênica. A presença de pancitopenia é sugestiva de hiperfunção (hiperesplenismo), enquanto corpúsculos de Howell-Jolly (inclusões basofílicas características de hemácias senescentes) são patognomônicos de asplenia. Além disso, fornece grande número de informações acerca de diagnósticos diferenciais.

Um exame de imagem pode ser necessário. No contexto de pronto-socorro destaca-se a ultra-sonografia de abdome (custo acessível e rápida execução). Quando acrescido do estudo com duplex, o método torna-se ainda melhor, pois ganha qualidade no diagnóstico das patologias vasculares.

Tabela 50.VII – Exame físico na esplenomegalia

• **Alterações neurológicas:** são muito inespecíficas, podendo ser atribuídas a muitas causas de esplenomegalia (p. ex.: encefalopatia hepática, meningites infecciosas ou neoplásicas, abscesso cerebral, metástases tumorais)
• **Alterações cardiovasculares:** a presença de sopro deve nos chamar a atenção para diagnóstico de endocardite, devendo ser buscados no exame físico lesões de Janeway e nódulos de Osler
• **Alterações pulmonares:** alterações na propedêutica pulmonar são pouco específicas, porém, quando presentes, nos indicam acometimento sistêmico da doença
• **Alterações abdominais:** a presença de circulação colateral ou ascite nos dirige à hipótese de hipertensão portal; já a presença de linfonodomegalia periumbilical (linfonodo da irmã Maria José) nos indica a existência de neoplasia intra-abdominal
• **Exame geral:** a presença de mucosas descoradas é achado freqüente e de pouca utilidade, visto que todos os doentes realizarão hemograma. A icterícia, quando presente, aponta para anemia hemolítica autoimune, hepatopatia e malária

DIAGNÓSTICO DIFERENCIAL

Tabela 50.VIII – Diagnóstico diferencial

Diagnóstico	História e exame físico	Hemograma	US de abdome com ou sem duplex	Método confirmatório
Trombose do sistema porta	Dor abdominal, esplênica e ascite	Inespecífico, pode haver plaquetose	Duplex mostra sítio de trombose	US duplex
Síndrome de Budd-Chiari	Dor abdominal, esplênica e ascite	Inespecífico, pode haver plaquetose	Lobo caudado aumentado, lentificação do fluxo	Venografia do sistema porta
Seqüestro esplênico	Cor anêmica, esplenomegalia dolorosa	Anemia grave com VCM baixo	Esplenomegalia homogênea de grande volume	Eletroforese de hemoglobina + TC de abdome
Infarto esplênico	Esplenomegalia dolorosa	Inespecífico, pode haver plaquetose	Infarto esplênico	US de abdome
Mononucleose, toxoplasmose, citomegalovirose, hepatite aguda	Síndrome *monolike*, febre	Inespecífico, pode ter linfócitos atípicos	Esplenomegalia homogênea de tamanho variável	Sorologias
Chagas agudo	Área endêmica, chagoma de inoculação, febre	Inespecífico	Esplenomegalia homogênea pequena a moderada	Pesquisa do parasita no sangue
Ruptura esplênica espontânea	Uso de G-CSF, mononucleose, cor anêmica	Anemia (aguda) normocítica normocrômica	Ruptura esplênica	US
HIV agudo	Febre, epidemiologia positiva	Inespecífico	Esplenomegalia homogênea pequena a moderada	PCR para o HIV
Sepse	Febre, taquicardia, hipotensão, história aguda	Leucocitose com neutrofilia (mais comum, leucopenia)	Esplenomegalia homogênea pequena a moderada	Pesquisa de foco, hemocultura
Leucemias agudas	Febre (secundária à infecção ou neoplásica), cor anêmica, história aguda	Presença de blastos, pancitopenia	Esplenomegalia homogênea pequena a moderada	Mielograma
Leucemias crônicas	Febre, queda do estado geral, perda de peso	Leucocitose (neutrofilia ou linfocitose)	Esplenomegalia homogênea de moderado/grande volume	Mielograma
Malária	História aguda, febre, icterícia, epidemiologia positiva	Inespecífico	Esplenomegalia homogênea pequena a moderada	Gota espessa de sangue periférico
Endocardite bacteriana	História aguda/subaguda, febre, sopro, sinais de embolia	Leucocitose com neutrofilia	Esplenomegalia homogênea pequena a moderada	Ecocardiograma, hemoculturas
Anemia hemolítica auto-imune	História aguda/subaguda	Anemia com esferócitos e reticulocitose	Esplenomegalia homogênea pequena a moderada	Teste de Coombs direto e provas de hemólise

Algoritmo 50.1 – Avaliação de linfonodomegalia

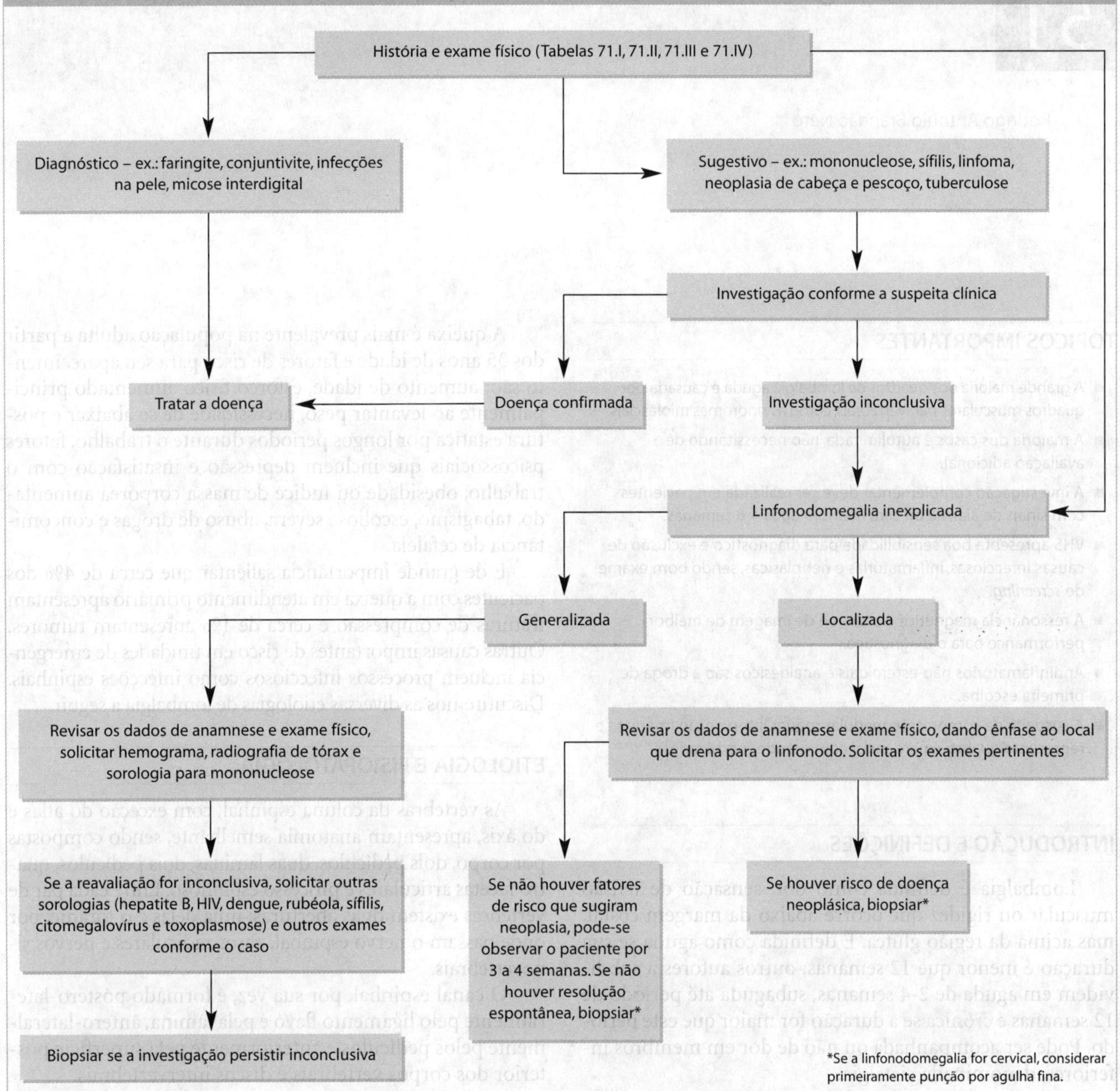

LEITURA ADICIONAL

1. Fijten GH, Blijham GH. Unexplain lymphadenopathy in family practice. An evaluation of the probability of malignant causes and the effectiveness of physicians' workup. J Fam Pract 1988; 27: 373-6.
2. Ferrer R. Lymphadenopathy: differential diagnosis and evaluation. Am Fam Physician 1998 Oct 15; 58(6): 1313-20.
3. Fletcher RH. Evaluation of peripheral lymphadenopathy in adults. Software 14.1. Uptodate: http://www.uptodate.com. 2006.
4. Simon HB. Evaluation of lymphadenopathy. In: Goroll AH. Primary care medicine. 4. ed. Lippincott Williams & Wilkins. p.63-7.
5. Vaughn DJ. Approach to the patient with lymphadenopathy. In: Kelley's textbook of internal medicine. 4. ed. Lippincott Williams & Wilkins. p.1522-30.
6. Armitage JO. Approach to the patient with lymphadenopathy and splenomegaly. In: Cecil textbook of internal medicine. 22. ed. Saunders. p.990-4.
7. John PG, John F, John NL, George MR, Frixos P, Bertil G. Wintrobe's clinical hematology. 2. ed. Philadelphia: Lippincott Williams & Wilkins; 2004.
8. Grover SA, Barkun AN, Sackett DL. The rational clinical examination. Does this patient have splenomegaly? JAMA 1993 Nov 10; 270(18): 2218-21.

CAPÍTULO 51

Lombalgia

Rodrigo Antonio Brandão Neto

TÓPICOS IMPORTANTES

- A grande maioria dos quadros de lombalgia aguda é causada por quadros musculares paravertebrais, como as síndromes miofasciais.
- A maioria dos casos é autolimitada, não necessitando de avaliação adicional.
- A investigação complementar deve ser realizada em pacientes com sinais de alarme ou sem melhora após 4-6 semanas.
- VHS apresenta boa sensibilidade para diagnóstico e exclusão de causas infecciosas, inflamatórias e neoplásicas, sendo bom exame de *screening*.
- A ressonância magnética é o exame de imagem de melhor performance para o diagnóstico.
- Antiinflamatórios não-esteroidais e analgésicos são a droga de primeira escolha.
- A suspeita de compressão medular requer intervenção imediata e representa quadro emergencial com grande morbidade.

INTRODUÇÃO E DEFINIÇÕES

Lombalgia é definida como dor, sensação de tensão muscular ou rigidez que ocorre abaixo da margem costal, mas acima da região glútea. É definida como aguda se sua duração é menor que 12 semanas; outros autores a subdividem em aguda de 2-4 semanas, subaguda até período de 12 semanas e crônica se a duração for maior que este período. Pode ser acompanhada ou não de dor em membros inferiores, denominada ciatalgia.

Cerca de 70 a 80% dos adultos apresentam esta queixa durante suas vidas e esta muitas vezes é recorrente, com estatísticas variando entre 15 a 53% de incidência da queixa em 1 ano, dependendo da população estudada. A incidência de ciatalgia associada é bem menor, com cerca de 5% ou menos da população apresentando o sintoma.

A queixa é freqüente em unidades de emergência, representando cerca de 5% das consultas nestes departamentos, perdendo, entre as queixas álgicas, apenas para a cefaléia, e é a segunda causa de absenteísmo nos Estados Unidos.

O diagnóstico preciso anatomopatológico não pode ser realizado em cerca de 85% dos pacientes com queixas agudas e 60% dos pacientes com queixa crônica. A associação de sintomas com resultado de exames de imagem é extremamente pobre.

A queixa é mais prevalente na população adulta a partir dos 35 anos de idade e fatores de risco para seu aparecimento são: aumento de idade, esforço físico aumentado principalmente ao levantar peso, necessidade de se abaixar e postura estática por longos períodos durante o trabalho, fatores psicossociais que incluem depressão e insatisfação com o trabalho, obesidade ou índice de massa corpórea aumentado, tabagismo, escoliose severa, abuso de drogas e concomitância de cefaléia.

É de grande importância salientar que cerca de 4% dos pacientes com a queixa em atendimento primário apresentam fraturas de compressão e cerca de 1% apresentam tumores. Outras causas importantes de risco em unidades de emergência incluem processos infecciosos como infecções espinhais. Discutiremos as diversas etiologias de lombalgia a seguir.

ETIOLOGIA E FISIOPATOLOGIA

As vértebras da coluna espinhal, com exceção do atlas e do áxis, apresentam anatomia semelhante, sendo compostas por corpo, dois pedículos, duas lâminas, dois pedículos, quatro facetas articulares e processo espinhoso. Entre cada par de vértebras existem duas aberturas; uma delas é o forame, por onde passam o nervo espinhal, vasos radiculares e nervos sinovertebrais.

O canal espinhal, por sua vez, é formado póstero-lateralmente pelo ligamento flavo e pela lâmina, ântero-lateralmente pelos pedículos e anteriormente pela superfície posterior dos corpos vertebrais e discos intervertebrais.

Os discos intervertebrais têm a função de manter suporte para a coluna vertebral, mantendo a elasticidade necessária para permitir mobilidade à coluna. Cada disco é composto do ânulo fibroso, que é composto de anel de colágenos cercando um núcleo pulposo gelatinoso. Injúria crônica e aumento de idade substituem o colágeno elástico por tecido fibroso, o que torna o disco, por volta da quinta década de vida, mais predisposto a fissuras e deterioração e evolutivamente a herniações.

Os ligamentos vertebrais mantêm conjunta a estrutura da coluna e, juntamente com os músculos paravertebrais, limitam a mobilidade da coluna.

Os músculos paravertebrais são os responsáveis pela manutenção da posição ereta da coluna e são os principais responsáveis pelo aparecimento de lombalgia aguda, embora não sejam causa tão comum de lombalgia crônica.

As facetas articulares são estruturas semelhantes às articulações sinoviais e, como estas, são suscetíveis a degeneração com alargamento e se associam com espessamento do ligamento flavo, podendo evoluir com estenose do canal medular.

Classificação

A dor lombar pode ser subdividida em três tipos: localizada, irradiada e referida.

A lombalgia localizada é mediada primariamente pelo ramo posterior do nervo espinhal e nervos sinovertebrais. Pacientes com dor lombar aguda mais freqüentemente apresentam aumento de tensão nos músculos paraespinhais relacionada a atividade física, como levantar pesos, que leva a avulsão dos ligamentos tendíneos destes músculos em relação às estruturas ósseas.

Pacientes com dor irradiada ou radicular têm esta mediada pelos nervos espinhais, por processos com compressão, inflamação ou combinação de ambos. Processos que podem levar a este tipo de dor incluem herniação discal, degeneração e inflamação das facetas articulares e espondilose.

A dor referida lombar comumente é causada por processos que acometem vísceras, e múltiplos processos que acometem abdome e retroperitônio podem estar envolvidos.

A lombalgia pode ainda ser dividida em suas diferentes etiologias por causas mecânicas, sistêmicas, neuralgia e a já comentada dor referida.

Dentre as causas mecânicas as mais comuns envolvem trauma direto ou esforços das estruturas musculares, com sobrecarga destas e desenvolvimento da chamada síndrome miofascial e lesões de estiramento. Os músculos geralmente envolvidos incluem o quadrado lombar, iliopsoas, iliocostal, longo e, se ciatalgia estiver associada, lembrar do envolvimento dos glúteos mínimo, médio e máximo e do tensor da fáscia lata.

As etiologias mecânicas também envolvem patologias degenerativas discais e articulares. Em condições normais o disco intervertebral não é suscetível a dor, exceto se condições degenerativas ocorrerem por invasão, compressão e irritação de estruturas contíguas por transmissão de pressão ou extrusão do disco degenerado. Em pacientes idosos, a mais comum causa de lombalgia é a osteoartrose de coluna lombar e em agudizações podem ocorrer ciatalgia associada.

Outra alteração degenerativa que evolui com lombalgia é a espondilose, que representa o desgaste das articulações intervertebrais, em particular das articulações interfacetárias, que são semelhantes às articulações sinoviais; apesar de processo inflamatório associado, o termo espondilose é mais apropriado que artrite. Representa um processo natural degenerativo e, por volta de 80 anos de idade, 100% dos indivíduos evoluem com algum grau de espondilose e, aos 50 anos, 60% das mulheres e 80% dos homens apresentam osteófitos à radiografia, mas a presença de espondilose em exames de imagem tem pobre correlação com sintomas de dor lombar.

A espondilolise, por sua vez, refere-se à fratura da parte interarticular da articulação intervertebral, que é fator predisponente do deslizamento de corpo vertebral para a frente da vértebra inferior, em processo denominado espondilolistese, que pode ser graduada de I a IV conforme porcentagem de deslocamento vertebral.

Fraturas vertebrais que sejam secundárias a traumas ou patológicas associadas a tumores também são causas importantes de lombalgia.

Herniação discal lombar representa o deslizamento do núcleo pulposo do disco intervertebral quando submetido a sobrecargas de pressão e é freqüentemente associada a ciatalgia.

O estreitamento do canal medular pode ocorrer por causas degenerativas, neoplásicas, metabólicas ou cicatriciais e acontece principalmente no nível de L3-L4, onde já ocorre um estreitamento natural.

ACHADOS CLÍNICOS

Os achados de história e exame físico são dependentes da etiologia da lombalgia, e é importante caracterizar a dor para ajudar a diferenciar entre as diferentes etiologias.

O início agudo freqüentemente é associado com herniação discal; já os casos lentamente progressivos são associados com maior freqüência a alterações degenerativas e tumores de crescimento lento.

A localização da dor é outro achado importante e quando aparece em regiões paraespinhais sugere fortemente causa musculoesquelética, porém, se o paciente apresenta irradiação para um ou ambos os membros inferiores, a possibilidade de radiculopatia se torna importante.

A duração da dor mecânica é de poucos dias, embora eventualmente possa persistir por algumas semanas; já pacientes com radiculopatias apresentam resolução gradual lenta em 6-8 semanas e em alguns casos não apresentam remissão completa. A radiculopatia caracteristicamente inicia-se no período matutino, exceto se associada a trauma ou radiculopatia lombar.

A lombalgia pode ainda apresentar piora com tosse, espirros e certas posições. A piora ao deitar sugere metástases para coluna vertebral.

Sinais de alerta

Alguns achados de história indicam necessidade de realização de exames específicos e maior presteza no diagnóstico. Estes achados incluem evidência de febre, emagrecimento, alteração esfincteriana, alterações neurológicas, idade maior que 50 anos na apresentação, antecedentes de neoplasias, infecção crônica e trauma precedendo o quadro. Estes achados também são denominados sinais de alerta e na presença destes, conforme comentado, devem ser solicitados exames subsidiários de acordo com a patologia suspeita.

Exame físico

O exame físico destes pacientes inclui a verificação de temperatura e exame ectoscópico da pele, procurando alterações cutâneas sugestivas de psoríase, vesículas que sugerem zoster ou manchas "café-com-leite" que aparecem na neurofibromatose e marcas de uso de drogas endovenosas freqüentemente associadas a abscessos de vértebra ou osteomielite.

O exame do abdome deve procurar massa palpável abdominal sugestiva de aneurisma de aorta, assim como a presença de sopro abdominal, que também pode sugerir este diagnóstico.

A inspeção da coluna pode revelar deformidades de coluna, cisto pilonidal e a percussão dolorosa da coluna pode ocorrer em pacientes com infecção e doença metastática.

Os pacientes devem ser submetidos a avaliação neurológica, verificando equilíbrio e marcha, procurando posturas antálgicas sugestivas de síndromes específicas e presença de fraqueza que pode ocorrer em radiculopatias e compressão medular. A pesquisa de força motora, sensibilidade e reflexos também pode sugerir o diagnóstico.

Algumas manobras de exame físico são importantes, como a elevação de membros com o paciente deitado, que pode apresentar dor lombar que irradia para membro inferior com elevação entre 30 e 70°; quando isto ocorre se diz que o paciente apresenta sinal de Laségue positivo. A positividade deste teste está associada com acometimento radicular por hérnia discal e, se a dor apresenta-se contralateral à elevação do membro sugere herniação central do disco.

A piora da dor com a manobra de Valsalva, por sua vez, é sugestiva de radiculopatia lombar e deve ser pesquisada a presença de sacroileíte e outras alterações, como a diminuição da extensibilidade e flexibilidade da coluna, que possam sugerir a presença de espondiloartropatias. A descrição das manobras propedêuticas para tal, como a manobra de Patrick, que consiste na flexão e abdução externa do quadril dolorosa, ou o teste de Schober, que avalia mobilidade e flexibilidade da coluna não é objetivo de discussão neste capítulo e sugerimos a consulta de livros de propedêutica, como os que estão relacionados no final deste capítulo.

Radiculopatias

As radiculopatias são uma das mais importantes síndromes clínicas que evoluem com lombalgia. A mais comum destas radiculopatias é a que envolve L5, e em segundo, a S1. As duas combinadas compreendem cerca de 90% das radiculopatias. Deve-se ter cuidado, pois grande parte dos pacientes que apresentam dor lombar e achado de herniação discal não têm esta como a causa de sua dor e grande número de assintomáticos apresentam herniação discal.

As funções motoras e sensoriais das diferentes vértebras e sua manifestação são especificadas na Tabela 51.I.

Tabela 51.I – Funções motoras e sensoriais das vértebras

- L1: Associada a dor em região inguinal, fraqueza de flexão do quadril, diminuição de sensação em região inguinal e pode afetar reflexo cremastérico
- L2: A dor pode aparecer em região inguinal e anterior da coxa, alterações sensitivas em região anterior da coxa, fraqueza muscular para flexão e adução do quadril, (músculo envolvido: iliopsoas) e pode alterar os reflexos cremastéricos e do adutor da coxa
- L3: Dor em região anterior da coxa e joelho, alterações sensitivas em região ântero-medial distal da coxa incluindo joelho, alteração de força muscular para extensão do joelho e flexão e adução do quadril (músculo quadríceps), com alteração de reflexo patelar e adutor da coxa
- L4: Dor em região anterior da coxa e parte medial da perna, alterações sensitivas na perna medial, alteração de força muscular para extensão do joelho e flexão e adução do quadril (músculo tibial anterior) e pode ocorrer alteração do reflexo patelar
- L5: Dor em região póstero-lateral da coxa, lateral da perna e medial do pé, com alterações sensitivas em região lateral da perna, dorsal do pé e no primeiro artelho do pé, diminuição de força muscular para dorsiflexão de pé e artelhos, flexão de joelho e extensão de quadril (músculo extensor longo do hálux), sem alteração de reflexos
- S1: Região posterior da coxa e perna e lateral do pé, alterações sensitivas póstero-lateral da perna e lateral do pé, com diminuição de força muscular para flexão plantar de pé e artelhos, flexão de joelho e extensão do quadril (músculo tríceps sural), alteração de reflexo aquileu

Estenose do canal medular

A estenose do canal medular pode ter como causas diferentes patologias, como a espondilose, e freqüentemente é assintomática, apresenta-se como radiculopatia. Caracteristicamente tem evolução progressiva, mas pode ocorrer de forma aguda em casos em que outras alterações superpostas, como herniação discal, ocorrem. A estenose do canal medular central apresenta-se com freqüência como pseudoclaudicação intermitente, com importante dor e parestesia ao andar ou se manter ereto. Estes sintomas são caracteristicamente aliviados pelo ato de sentar ou flexionar o tronco quando em pé; este fator e a presença de pulsos periféricos distais ajudam a diferenciar de quadros vasculares.

Fraturas vertebrais

Fraturas vertebrais compressivas são problema comum, ocorrem principalmente em idosos, sendo secundárias principalmente a osteoporose ou, menos comumente, a neoplasias metastáticas. Em pacientes com osteoporose, presença de trauma precipitante ocorre em 10-15% dos casos, mas na maioria dos casos não existe fator precipitante.

A dor pode ser eventualmente aguda, mas com maior freqüência ocorre de forma subaguda e é usualmente localizada na vértebra fraturada.

Outros tópicos importantes

A espondilose e a espondilolistese são freqüentemente assintomáticas por vários anos e são achado comum em população de idosos, ocorrendo em mais de 55% dos pacientes acima de 60 anos de idade. Pacientes com espondilolistese assintomática por vários anos podem começar a manifestar dor após trauma e freqüentemente esta irradia-se para extremidades inferiores.

EXAMES COMPLEMENTARES

A indicação de exames complementares nestes pacientes é assunto de alguma controvérsia, mas, devido ao caráter autolimitado da maioria dos casos, não se indica avaliação com exames complementares, exceto no caso da presença de sinais de alarme e após observação e tratamento clínico por 4 semanas.

Consideramos que pacientes com sinais de alarme ou evolução insatisfatória após 4-6 semanas devem ser avaliados com radiografia, inicialmente, e se esta não for diagnóstica, outro método de imagem, preferencialmente a ressonância magnética, deve ser utilizado; em particular para avaliação do paciente com suspeita de compressão medular a radiografia não deve ser o único método diagnóstico utilizado, devendo ser complementado por tomografia ou ressonância magnética.

Os sinais de alarme já foram comentados anteriormente e a maioria dos médicos sugere a realização de radiografia de coluna lombossacral em incidência ântero-posterior, lateral e ântero-posterior, embora controversa e de relação custo-benefício pobre. Se houver suspeita de espondiloartropatias deve ser realizada radiografia de articulações sacroilíacas, que apresenta desempenho superior e é exame inicial para esse diagnóstico.

Radiografia e tomografia

As radiografias permitem avaliar o alinhamento de coluna vertebral, tamanho, estrutura e forma de corpos vertebrais e possíveis lesões ósseas.

Alguns achados são característicos, como o aumento do diâmetro vertebral em tumores benignos, a chamada "coluna em bambu" e vértebras em moldura que aparecem nas espondiloartropatias; erosão vertebral ocorre nos aneurismas de aorta, diminuição de espaços intervertebrais, diminuição de altura de vértebra e deslocamento de vértebras em fraturas vertebrais.

Deve-se salientar que a presença de osteófitos, espondilose e espondilolistese é comum em pacientes assintomáticos, principalmente acima de 40 anos de idade, e deve-se ter cautela ao atribuir estas alterações como causa da lombalgia. Em tomografia computadorizada até 40% dos pacientes assintomáticos e cerca de 50% dos acima de 40 anos de idade apresentam algum tipo de alteração.

Ressonância

A ressonância magnética é considerada o método diagnóstico com maior poder de avaliar estes pacientes, principalmente se a suspeita é de lesão de partes moles e para a avaliação de medula e raízes espinhais, mas a tomografia computadorizada é útil para avaliar lesões ósseas, fraturas, espondilolistese e lesões do arco neural. A mielografia tem sensibilidade moderada para avaliar hérnias discais e estenose medular, mas foi substituída para este fim pela ressonância magnética.

Cintilografia

A cintilografia óssea pode ser útil para diagnóstico de fraturas vertebrais e compressão medular, entre outras afecções; em particular para suspeita de osteomielite a cintilografia com gálio e pirofosfato de tecnécio tem sensibilidades acima de 95%. Outros exames eventualmente úteis para a avaliação destes pacientes incluem a eletroneuromiografia na suspeita de neuropatia periférica e radiculopatias.

Exames séricos

O uso da velocidade de hemossedimentação (VHS) quando for maior que 40 mm tem alta sensibilidade diagnóstica para processos inflamatórios, infecciosos e neoplásicos, e investigação adicional deve ser realizada. Pacientes com lombalgia e VHS baixo têm pequena probabilidade de ter uma destas condições e esse exame pode, portanto, servir como exame de *screening* para condições de lombalgia de maior gravidade.

O hemograma pode apresentar anemia em condições inflamatórias e neoplásicas e leucocitose em processos infecciosos. Presença de hemácias em *roleaux* sugere o diagnóstico de mieloma múltiplo e a eletroforese de proteínas séricas pode acrescentar informações adicionais para o diagnóstico, com aparecimento de picos monoclonais no mieloma múltiplo e aumento de proteínas de fase ativa.

DIAGNÓSTICO DIFERENCIAL

Quadros de lombalgia lateralizada com dor em cólica, associados freqüentemente com hematúria, sugerem litíase urinária e devem ser investigados com exames de imagem se dúvida diagnóstica ocorre. A radiografia tem sensibilidade de cerca de 70% para cálculos de cálcio, mas em outras situações é preferível realizar ultra-sonografia de vias urinárias ou tomografia, por sua melhor performance e possibilidade de avaliar dilatação pielo-calicial. Quadros de pielonefrite apresentam dor lombar com febre e freqüentemente com sinal de Giordani positivo.

Aneurismas de aorta apresentam dor com irradiação para dorso, com freqüência assimetria de pulsos e devem ser avaliados com exames complementares como tomografia helicoidal ou ressonância magnética.

Doenças sistêmicas são também importante causa de lombalgia. As neoplasias, por exemplo, podem levar a expansão periosteal e eventualmente associam-se com fraturas. As neoplasias que mais comumente atingem a coluna lombar incluem pulmão, mama, próstata, ovário e o mieloma múltiplo.

Outra condição não-mecânica importante são os processos infecciosos, que incluem a espondilite anquilosante e a osteomielite. Na maioria destes casos a origem da osteomielite é hematogênica, com fisiopatologia, portanto, bem diferente da osteomielite por implantação que ocorre em grande número de casos. Os processos de osteomielite são causados principalmente por infecções bacterianas, cujo principal agente é o estafilococo, e em indivíduos com anemia falciforme, a salmonela.

A tuberculose vertebral também é causa de lombalgia e representa mais de 50% das tuberculoses osteoarticulares e apresenta predileção por L1. Dentre as causas infecciosas devemos lembrar ainda o herpes zoster, que pode atingir raízes nervosas com dor usualmente limitada a metâmero isolado e com lesões dermatológicas características associadas.

A sífilis terciária pode levar a lesões gomosas em vértebra e colapso vertebral, abscesso epidural e discites que ocorrem por manipulação prévia de coluna podem ocorrer e apresentam espasmo paravertebral intenso. Outras causas raras de lombalgia incluem doença de Lyme e HIV.

As doenças sistêmicas que evoluem com lombalgia incluem ainda doenças inflamatórias como a sarcoidose e vasculites e doenças endocrinológicas como a neuropatia diabética, acromegalia, osteoporose e doença de Paget, quando evoluem com fraturas vertebrais.

Outro grupo de causas de lombalgia que deve entrar no diagnóstico diferencial é o das espondiloartropatias inflamatórias, que incluem a espondilite anquilosante, doença de Reiter e psoríase. O predomínio deste grupo de doenças ocorre em pacientes do sexo masculino e elas apresentam características inflamatórias, piorando com repouso. Sacroileíte é comum, artrite reativa ou doença de Reiter apresenta artrite de grandes articulações e a artrite psoriática, além de quadro cutâneo, pode apresentar artrite de pequenas articulações, extremamente semelhante à artrite reumatóide. Esta, por sua vez, é causa rara de lombalgia.

Quadros de dor lombar referida devem ser incluídos no diagnóstico diferencial e incluem úlcera péptica perfurada que usualmente inicia-se em epigátrio e irradia-se para o dorso e apresenta náuseas e vômitos associados. A pancreatite aguda, por sua vez, apresenta dor abdominal em faixa e irradiação dorsal, caracteristicamente melhorando com a flexão anterior do dorso.

TRATAMENTO

O tratamento é obviamente dependente da condição causadora de lombalgia. Procuraremos nos ater, portanto, ao tratamento da lombalgia aguda funcional e das principais patologias emergenciais em pronto-socorro que envolvam o sistema musculoesquelético.

Os analgésicos apresentam papel central no tratamento destes pacientes e os não-opióides são o tratamento de primeira escolha para estes pacientes. Alguns autores consideram que a preferência deve ser dada a antiinflamatórios não-esteroidais, porém não existe evidência definitiva na literatura que mostre maior eficácia destes em comparação ao paracetamol, por exemplo. O uso de analgésicos a longo prazo deve ser evitado. Em caso de resistência da dor, podem ser utilizadas medicações opióides a princípio, com uso de medicações de menor potência como tramadol e codeína e, se necessário, opióides de maior potência, como oxicodona e morfina. As Tabelas 51.II e 51.III citam os antiinflamatórios e opióides mais comuns e suas doses habituais.

Outras modalidades demonstraram eficácia para tratamento da lombalgia aguda, como a eletroacupuntura, e técnicas ultras-sonográficas apresentam eficácia demonstrada em alguns estudos.

Relaxantes musculares também apresentam melhora de mobilidade e dor em comparação com placebo e podem ser usados, embora normalmente sejam associados com antiinflamatórios não-esteroidais.

O uso de terapias térmicas, técnicas de estimulação elétrica transcutânea e colchicina não apresenta evidência da literatura para seu uso de rotina. O repouso absoluto aumenta a disabilidade e existe evidência da literatura para recomendar ao paciente que se mantenha ativo para diminuição de dor, de disabilidade e de absenteísmo. Estas terapias, assim como o uso de exercícios físicos, são importantes considerações no manejo destes pacientes, mas são de âmbito ambulatorial e não serão comentadas neste capítulo. Nesses pacientes, o tratamento cirúrgico de rotina para herniação discal deve ser evitado, mas aqueles com dor irradiada para membros inferiores e outros sintomas sugestivos de radiculopatia são bons candidatos a procedimentos cirúrgicos.

Tabela 51.II – Opióides

Opióides	Drogas	Doses diárias (mg); intervalos (h) e dose máxima (mg)	Via(s) de administração
Fracos	Codeína	30/60; 4-6 h; 360	VO
	Tramadol	50/100 mg; 6-12 h; 400	VO, EV, IM
Fortes	Fentanila	**Administração endovenosa:** ampola com 0,05 mg/mL. Dose inicial: 25 a 100 µg (0,5 a 2 mL) ou 1 a 2 µg/kg. Dose de manutenção: 50 a 500 µg/h em infusão contínua	EV ou transdérmico
		Adesivos transdérmicos: 2,5/5/7,5/10 mg. Substituir o adesivo a cada 3 dias	
	Meperidina	**Administração endovenosa:** ampola com 100 mg/2 mL. Dose inicial: 10 a 30 mg IV (diluir uma ampola para 10 mL e fazer 1 a 3 mL)	EV, IM
		Administração intramuscular: 50 a 150 mg (1 a 3 mg/kg) a cada 3 ou 4 horas. Dose máxima diária: 1 g (20 mg/kg)	
	Morfina	10/10 EV/30/30 LP/60 LP/100 LP; 4-6 h. Comprimidos de liberação prolongada a cada 12 horas	VO,EV
		Administração endovenosa: dose inicial: 0,05 a 0,1 mg/kg (diluir uma ampola de 10 mg para 10 mL e fazer 2,5 a 5 mL). Dose de manutenção (infusão contínua): 0,8-10 mg/h.	
	Oxicodona	10 LP/20 LP/40 LP; 12 h; 80 (doses maiores podem ser usadas em pacientes com tolerância).	VO

Adaptado de Marcos Tadashi. *Prescrição e manejo do paciente internado*; Editora Atheneu (no prelo).

Tabela 51.III – Antiinflamatórios

AINH	Dose habitual	Classificação na gravidez
Ácido carboxílico		
Aspirina (AAS)	2,4-6 g/24 h, 4-5 x dia	C; D se alta dose no 3º trimestre
Ácido propiônico		
Ibuprofeno	600, 800 mg máx; 3.200 mg/d	B; D (3º trim.)
Naproxeno	500 mg 2x dia máx 1.500 mg/d	B; D (3º trim.)
Cetoprofeno	75 mg 3x dia	B; D (3º trim.)
Derivados do ácido acético		
Indometacina	25, 50 mg 3-4x/dia, máx: 150 mg/d	B; D (uso > 48 h ou > 34 semana gestação)
Sulindac	150, 200 mg 2x/dia	B; D no termo
Diclofenaco	50 mg 3x/dia, 75 mg/dia	B; D (3º trim.)
Ácido enólico		
Piroxican	10, 20 mg/dia	B; D (3º trim.)
Fenilbutazona	100 mg 2x/dia máx: 600 mg/dia	
Meloxican	7,5 mg/dia máx: 15 mg/dia	
Fenamato		
Ácido mefenâmico	250 mg 4x/dia	C
Inibidores de COX-2		
Celecoxibe	100-200 mg/dia	C; D (> 34 sem.)
Etoricoxibe	90-120 mg/dia	
Valdecoxibe	10-20 mg/dia	

Adaptado de Jozélio Freire Carvalho, *Prescrição e manejo do paciente internado*. Editora Atheneu (no prelo)

Pacientes com suspeita de compressão medular apresentam quadro emergencial com necessidade de intervenção neurocirúrgica imediata. As modalidades terapêuticas incluem o uso imediato de corticoesteróides, geralmente dexametasona em dose de 24-40 mg ao dia, radioterapia e cirurgia, sendo discutido em capítulos específicos do livro.

Complicações

Pacientes com lombalgia e compressão medular podem apresentar dano neurológico irreversível. A intervenção apropriada em pacientes com quadros agudos de lombalgia previne a cronificação destas e suas conseqüências como quadros depressivos.

Outras complicações são dependentes da etiologia da lombalgia.

LEITURA ADICIONAL

1. Devereaux MW. Low back pain. Prim Care Clin Off Pratic 2004; 31: 33-51.
2. Spearing N et al. Management of acute musculoskeletal pain. Journal of Rheumathology 2005; 8: 5-15.
3. Chou R. Evidence based medicine and the challenge of low back pain, where are we now? Pain Pratice 2005; 5(3): 153-78.
4. Atlas SJ, Deyo RA. Evaluation and management of acute low back pain in the primary care setting. J Gen Int Med 2001; 16: 120-31.
5. Indahl A. Low back pain: diagnosis, treatment and prognosis. Scand J Rheum 2004; 33: 119-29.
6. Tucker M, Koes B. Acute low back pain. Disponível em: www.clinicalevidence.com.

CAPÍTULO 52

Edema de Membros Inferiores

José Renato G. Amaral

TÓPICOS IMPORTANTES

- O edema é um sinal clínico comum a várias entidades nosológicas. Uma anamnese detalhada e outros achados de exame físico podem auxiliar no seu diagnóstico diferencial.
- Nos casos de edema simétrico de membros inferiores, sobretudo se associado a outros achados sugestivos de anasarca, deve-se pensar em IC, cirrose hepática ou nefropatia.
- A investigação laboratorial deve contemplar essas hipóteses, além de mixedema.
- Nos edemas localizados, em geral, outros sinais clínicos associados apontam para o diagnóstico. Entretanto, deve-se ter cuidado para não perder um diagnóstico de TVP, pois nesses casos o achado clínico pode ser frustrante e o risco de complicações nos não-tratados é alto.
- Em relação ao tratamento, edema não necessariamente requer diurético: deve-se em primeiro lugar tratar a doença, e não apenas suas manifestações clínicas.

INTRODUÇÃO E DEFINIÇÕES

Edema refere-se ao aumento de volume de determinada estrutura por infiltração líquida. Algumas expressões consagraram-se pelo uso, como edema cerebral e edema pulmonar, entretanto, na maioria das vezes o termo edema é usado para descrever o aumento de volume subcutâneo, por expansão do volume extracelular às custas de expansão do espaço intersticial.

O edema é um sinal clínico presente em diversas síndromes e, portanto, não define nenhum diagnóstico. Não obstante, quando é melhor caracterizado em termos de tempo de instalação, sintomas e sinais associados, localização, extensão, simetria e compressibilidade, é possível direcionar melhor o diagnóstico etiopatogênico.

ETIOLOGIA E FISIOPATOLOGIA

O edema é o resultado do desbalanço das forças de filtração que regem as trocas de volume entre os espaços intravascular (capilares) e intersticial. Essas forças incluem: 1) pressão hidrostática, que é a pressão de circulação no capilar; 2) pressão coloidosmótica, determinada pelos componentes osmoticamente ativos do plasma, representados sobretudo pelas proteínas plasmáticas (não-difusíveis), dentre as quais encontra-se a albumina; 3) pressão hidrostática do fluido intersticial, que juntamente com a pressão do tecido sólido compõe a tensão tecidual; e 4) pressão oncótica do interstício. Essas forças são chamadas de forças de Starling, em homenagem ao fisiologista que as descreveu no final do século XIX, por meio da equação:

$$Jv = Kf[(Pc - Pi) - (\pi c - \pi i)]$$

Em que: Jv = movimento do fluido, Kf = coeficiente de filtração, Pc = pressão hidrostática no capilar, Pi = tensão tecidual, πc = pressão coloidosmótica no capilar, e πi = pressão oncótica no interstício. Quando $Jv > 0$, o fluido passa do capilar para o interstício, quando $Jv < 0$, o inverso ocorre. Na prática, habitualmente as forças de Starling estão em equilíbrio e Jv está próximo de zero; já nos estados edematosos há um desequilíbrio de forças que favorece o acúmulo de líquido no interstício, a partir de:

- Aumento no coeficiente de filtração, causado pela permeabilidade capilar aumentada, como nos edemas inflamatórios (p. ex.: celulite, trauma local, angioedema).
- Aumento na pressão hidrostática, como nos casos de retenção hidrossalina ou estase venosa.
- Diminuição da pressão coloidosmótica, como nos estados hipoalbuminêmicos.
- Aumento da pressão oncótica do líquido intersticial que ocorre quando proteínas plasmáticas acumulam-se no interstício, em decorrência de obstrução do fluxo linfático ou aumento de permeabilidade capilar.

Afora esses fatores que regulam a troca de fluidos no nível tissular, há que se considerar, sobretudo nos casos de edemas extensos e simétricos, os mecanismos que regulam a água corpórea total, dependentes da retenção primária (renal) de água e sódio, e/ou da ativação do sistema renina-angiotensina-aldosterona (Figura 52.1). Esses mecanismos de efeito sistêmico estão implicados nos edemas associados às disfunções glomerulares (síndromes nefrítica e nefrótica), insuficiência cardíaca e cirrose hepática. Nesses casos, o edema pode ser generalizado e associar-se a derrames cavitários, configurando o estado de anasarca.

Figura 52.1 – Edema de membros inferiores

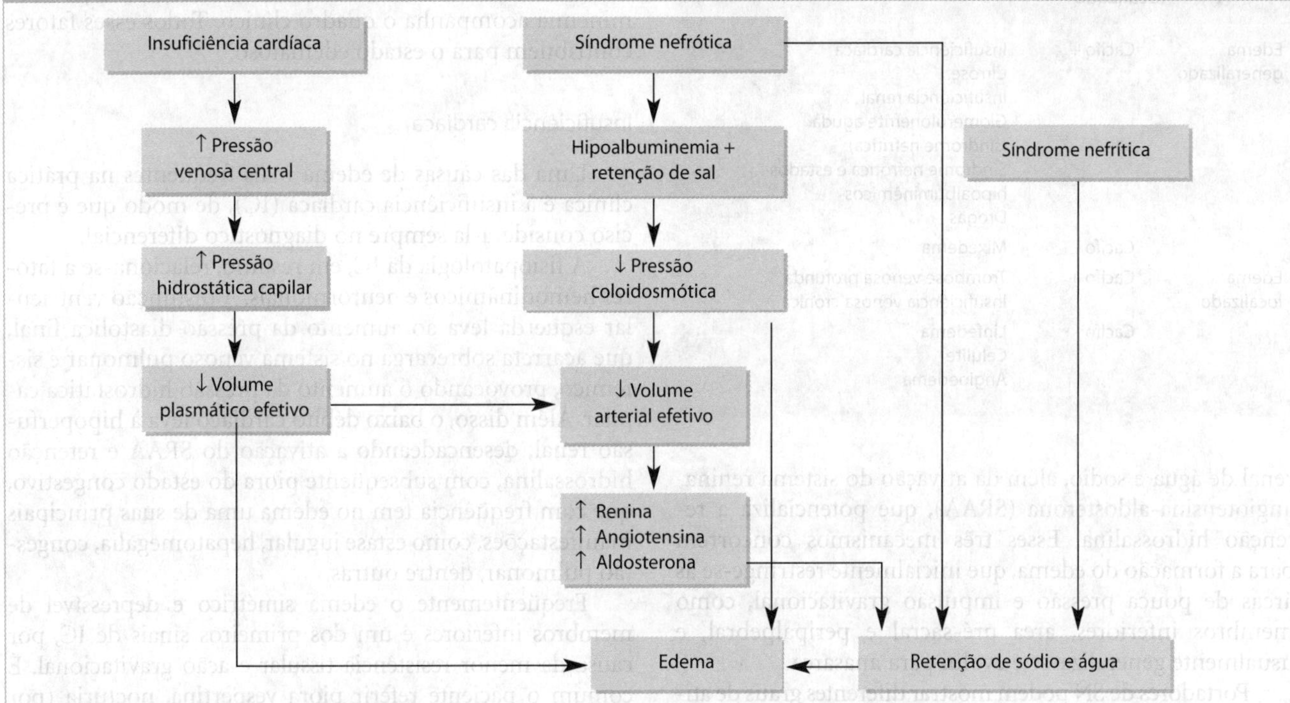

Fonte: Brandão Neto RA, et al. O paciente com edema. In: Velasco IT, Propedêutica na emergência. Atheneu; 2004. Com permissão do autor.

ACHADOS CLÍNICOS

É importante que o edema seja caracterizado quanto a alguns aspectos. Edemas em áreas extensas com padrão bilateral sugerem etiologia sistêmica, sobretudo se forem acompanhados de derrames cavitários ou outros sinais de anasarca. O edema localizado em um membro restringe as possibilidades diagnósticas a doenças que afetam a circulação local, como trombose venosa, obstrução linfática, celulite ou seqüela de afecção neurológica. Edema periarticular pode ser, na verdade, sinal de artrite.

A consistência do edema depende da composição do fluido intersticial. No mixedema, nos quadros inflamatórios, e nos edemas por obstrução linfática, a quantidade de proteínas no interstício é alta, conferindo ao edema pouca compressibilidade (edema "duro"). Nas demais situações, o interstício encontra-se infiltrado por água, que se mobiliza à digitopressão do examinador, formando o cacifo.

Outros achados dependem do quadro nosológico no qual se insere o edema e serão discutidos no diagnóstico diferencial.

EXAMES COMPLEMENTARES

O diagnóstico de edema é clínico e faz-se ao exame físico. Exames complementares podem ser úteis na investigação diagnóstica.

- Edema generalizado:
  - Eletrólitos, uréia, creatinina, urina I.
  - Proteínas totais e frações.
  - Tempo de protrombina, AST, ALT.
  - Radiografia de tórax.
  - Eletrocardiograma.
  - TSH e T4 livre.
- Edema localizado:
  - Hemograma.
  - Dímeros-D.
  - Duplex venoso de membros inferiores.

DIAGNÓSTICO DIFERENCIAL

O diagnóstico diferencial inicia-se a partir da distinção entre edema generalizado ou localizado (Tabela 52.I).

Edema generalizado

Síndrome nefrótica e estados hipoalbuminêmicos

Embora a síndrome nefrótica (SN) seja relativamente incomum, mesmo se comparada às outras causas de edema, é interessante começar por ela, já que envolve diferentes mecanismos fisiopatológicos na formação do edema e tem neste uma de suas mais proeminentes características clínicas.

A síndrome nefrótica decorre de determinadas agressões ao glomérulo que cursam com aumento da sua permeabilidade capilar, levando à perda de proteínas na urina (arbitrariamente, define-se SN quando há proteinúria igual ou superior a 3,5 g/1.73m^2 de superfície corpórea).

A perda proteíca causa distúrbios de coagulação, imunitários, metabólicos e hipoalbuminemia. Esta última acarreta diminuição da pressão coloidosmótica do plasma, e subseqüente extravasamento de líquido dos capilares para o interstício. Isso gera hipovolemia e estimula a reabsorção

Tabela 52.I – Diagnóstico diferencial entre edema generalizado e localizado

Edema generalizado	Cacifo +	Insuficiência cardíaca Cirrose Insuficiência renal Glomerulonefrite aguda (síndrome nefrítica) Síndrome nefrótica e estados hipoalbuminêmicos Drogas
	Cacifo -	Mixedema
Edema localizado	Cacifo +	Trombose venosa profunda Insuficiência venosa crônica
	Cacifo -	Linfedema Celulite Angioedema

renal de água e sódio, além da ativação do sistema renina-angiotensina-aldosterona (SRAA), que potencializa a retenção hidrossalina. Esses três mecanismos concorrem para a formação do edema, que inicialmente restringe-se às áreas de pouca pressão e impulsão gravitacional, como membros inferiores, área pré-sacral e peripalpebral, e usualmente generaliza-se e evolui para anasarca.

Portadores de SN podem mostrar diferentes graus de ativação do SRAA e ainda terem hipervolemia, entretanto, todos são edemaciados e hipoalbuminêmicos, o que sugere ser este mesmo o principal mecanismo do edema. Em geral, há uma relação linearmente inversa entre albuminemia e intensidade de edema. Todavia, há exceções que se devem à atuação dos outros mecanismos descritos e mesmo a alterações na dinâmica da pressão coloidosmótica plasmática, as quais envolveriam outros fatores biofísicos (Diskin et al., 1998).

O edema pode ser encontrado em quaisquer estados hipoalbuminêmicos, como na desnutrição/caquexia, enteropatias perdedoras de proteínas, queimaduras extensas, entre outros. Nesses casos, a diminuição da pressão coloidosmótica é a grande responsável pelo edema, cabendo aí papel menos relevante à retenção hidrossalina.

Glomerulonefrite aguda/síndrome nefrítica

Agressões glomerulares inflamatórias que cursam com hipertensão, hematúria e proteinúria podem ser chamadas, genericamente, de glomerulonefrite aguda (GNA). Essas alterações clínicas caracterizam a síndrome nefrítica.

A GNA é acompanhada de alterações variáveis na filtração glomerular, que pode cair a níveis que determinam oligoanúria, levando a um estado congestivo. Este estado é agravado pela retenção de água e sódio no néfron distal, que percebe a diminuição da filtração glomerular e reage como se houvesse hipovolemia. Quando a expansão volêmica é suficiente para alterar o equilíbrio das forças de Starling no capilar periférico, forma-se o edema.

Insuficiência renal

À semelhança do que ocorre na GNA, o portador de insuficiência renal (IR) apresenta retenção hidrossalina associada a congestão sistêmica, por menor filtração glomerular e menor diurese. Em até 40% dos casos, a hipoalbuminemia acompanha o quadro clínico. Todos esses fatores contribuem para o estado edematoso.

Insuficiência cardíaca

Uma das causas de edema mais freqüentes na prática clínica é a insuficiência cardíaca (IC), de modo que é preciso considerá-la sempre no diagnóstico diferencial.

A fisiopatologia da IC, em resumo, relaciona-se a fatores hemodinâmicos e neurormonais. A disfunção ventricular esquerda leva ao aumento da pressão diastólica final, que acarreta sobrecarga no sistema venoso pulmonar e sistêmico, provocando o aumento da pressão hidrostática capilar. Além disso, o baixo débito cardíaco leva à hipoperfusão renal, desencadeando a ativação do SRAA e retenção hidrossalina, com subseqüente piora do estado congestivo, que com freqüência tem no edema uma de suas principais manifestações, como estase jugular, hepatomegalia, congestão pulmonar, dentre outras.

Freqüentemente o edema simétrico e depressível de membros inferiores é um dos primeiros sinais de IC, por causa da menor resistência tissular e ação gravitacional. É comum o paciente referir piora vespertina, noctúria (por reabsorção do edema) e melhora matutina. Se não tratada, a IC progride e o edema deixa de responder às mudanças de decúbito, e outros sinais e sintomas acrescentam-se ao quadro clínico, que pode evoluir com anasarca. Nos casos em que os fenômenos relacionados à congestão venosa sistêmica (como edema/anasarca) são desproporcionais aos sintomas pulmonares, deve-se pensar em doenças das câmaras direitas (p. ex. cor pulmonale e infarto de ventrículo direito).

Vale ressaltar a importância da presteza no diagnóstico da IC, dado ser esta uma condição associada a grande mortalidade em curto prazo, mas que atualmente dispõe de tratamento com impacto na sua evolução natural, do qual quanto mais precocemente for instituído mais pode beneficiar-se o paciente.

Cirrose hepática

Vários mecanismos têm sido descritos para explicar a má distribuição volêmica dos hepatopatas com cirrose, que em seus estágios mais avançados, habitualmente cursa com ascite e edema.

A distorção anatômica dos sinusóides leva ao comprometimento da drenagem venosa hepática, com expansão do volume sangüíneo esplâncnico e aumento da formação de linfa hepática. Além disso, a hipertensão hepática sinaliza retenção de sódio no rim. Por outro lado, a redistribuição de volume com sobrecarga do sistema carrega e, em detrimento da circulação arterial efetiva, diminui o fluxo plasmático renal e sinaliza barorreceptores, tendo, como resposta, maior retenção de líquido. A ativação do SRAA associada a menor catabolismo hepático de aldosterona leva ao aumento desta. Além disso, freqüentemente tais pacientes são hipoalbuminêmicos em decorrência da própria hepatopatia. Todos esses fatores concorrem para a formação e manutenção do edema.

Drogas

Várias drogas, como as listadas a seguir, podem induzir edema:

- Por vasoconstrição renal:
  - Antiinflamatórios não-hormonais.
  - Ciclosporina.
- Por vasodilatação arteriolar:
  - Minoxidil.
  - Hidralazina.
  - Clonidina.
  - Metildopa.
  - Bloqueadores de canais de cálcio (diidropiridínicos).
  - Bloqueadores α-adrenérgicos.
- Por aumento da reabsorção renal de sódio
  - Corticosteróides.
  - Esteróides anabolizantes.
  - Estrógenos/progestágenos.
- Por dano capilar:
  - Interleucina 2.

Mixedema

Uma das manifestações do hipotireoidismo pode ser o edema generalizado, configurando o chamado mixedema, formado a partir do acúmulo de mucopolissacárides no interstício. Os mucopolissacárides são constituintes normais do fluido intersticial e conferem a este a consistência predominante de gel. Por essa razão, o mixedema apresenta-se como um edema "duro": há excesso de proteínas no interstício, e o fluido aí retido fica organizado como gel. O mixedema é mais notável nas superfícies pré-tibiais e na região periorbitária e também nos dorsos de mãos e pés.

Na suspeita de mixedema, outros sinais e sintomas de hipotireoidismo devem ser pesquisados, como fraqueza, lentificação psicomotora e de reflexos profundos, pele seca, bradicardia e hipotermia. Níveis séricos aumentados de hormônio tireoestimulante (TSH) confirmam o diagnóstico.

Edema localizado

Trombose venosa profunda

Nos edemas assimétricos de membros inferiores, é imperativo que se considere a hipótese de trombose venosa profunda (TVP), sobretudo em pacientes de risco e sem explicação mais óbvia (como trauma ou celulite) para o achado. Isto porque a TVP é o principal fator de risco para o tromboembolismo pulmonar (TEP), que é uma doença fatal (mortalidade aproximada de 30% nos casos não tratados). Na verdade, cada vez mais TVP e TEP vêm sendo reconhecidos como pólos distintos de um espectro nosológico, denominado tromboembolismo venoso (TEV). A expressão clínica do TEV é variável, tornando seu diagnóstico difícil. Por esse motivo (dificuldade de diagnóstico clínico + alta mortalidade nos não tratados), sempre que houver suspeita clínica o TEV deve ser ativamente pesquisado. Maiores detalhes são fornecidos nos capítulos sobre Trombose Venosa Profunda e Tromboembolia Pulmonar.

Insuficiência venosa crônica

A insuficiência venosa crônica (IVC) está associada a comprometimento do retorno venoso nos membros inferiores, de maneira que o sangue acumula-se nas veias superficiais, que se tornam dilatadas, tortuosas e mais ineficientes. Além disso, o aumento da pressão hidrostática predispõe ao edema. Quando o paciente coloca-se em decúbito, minimiza-se o problema do retorno venoso, e o edema costuma ser reabsorvido. Por isso, o achado de edema depressível de membros inferiores, usualmente simétrico ou discretamente assimétrico, com história de longa data, dependência gravitacional e associado a veias varicosas e hiperpigmentação cutânea (por destruição crônica de hemácias no local) sugere a hipótese de IVC.

Celulite

Celulite é uma inflamação aguda da derme e do subcutâneo, causada, habitualmente, por estreptococos ou estafilococos. Caracteriza-se por uma área de vermelhidão na pele, com dor e edema, que rapidamente expande-se quando não tratada e pode associar-se a sintomas sistêmicos como febre e toxemia. Em geral, o diagnóstico não é difícil, e sempre é recomendável procurar pelo foco inicial de contaminação que gerou a celulite (p. ex. lesões em pés, úlceras cutâneas, venopunção etc.).

Linfedema

O linfedema é uma condição crônica, geralmente secundária a processos trombóticos ou inflamatórios (p.ex. celulites ou tromboses venosas de repetição) ou associa-se a comprometimento da drenagem linfática do membro (p. ex. após ressecção cirúrgica ou compressão tumoral). O linfedema tipicamente é não depressível, e pode assumir uma aparência amadeirada após muitos anos.

Miscelânea

Algumas entidades clínicas podem entrar no diagnóstico diferencial do edema localizado, como o angioedema, edemas traumáticos, secundários a artrites, eritema nodoso, dentre outras. Como nesses casos o edema de membros inferiores em geral não é um aspecto proeminente do quadro clínico, não serão discutidos nessa seção.

TRATAMENTO

O tratamento do edema depende da identificação de seu fator causal. De maneira geral, nos edemas generalizados associados à retenção de água e sódio, a restrição destes é recomendada. É comum o emprego de diuréticos para melhor controlar o balanço hídrico. Para o tratamento da IC, cirrose hepática e disfunções renais, recomenda-se a leitura dos capítulos específicos.

O tratamento do mixedema baseia-se na reposição de levotiroxina. Vale lembrar que casos de hipotermia, hipotensão, bradicardia, dores musculares, lentificação de reflexos profundos e psicomotora ou franco *delirium* configuram o chamado coma mixedematoso, situação de urgência que requer internação.

Edemas asssociados a drogas são dose-dependentes e respondem à suspensão da droga. O edema causado por anti-hipertensivos como os bloqueadores de canais de cálcio são decorrentes de vasodilatação capilar e respondem pouco a diuréticos, mas podem ser aliviados com a associação de inibidores da enzima de conversão da angiotensina ou bloqueadores do receptor de angiotensina.

Na suspeita de edema por estase venosa, a TVP deve ser considerada. Caso haja TVP, deve ser iniciada anticoagulação. Na insuficiência venosa crônica os diuréticos pouco ajudam: o melhor a fazer é recomendar o uso de meias elásticas e elevação dos membros.

Os portadores de linfedema também podem beneficiar-se do uso de meias elásticas de compressão. Técnicas de drenagem linfática aplicadas por fisioterapeuta habilitado podem ajudar bastante. Em casos de linfedema avançado ("elefantíase"), pode ser necessária redução cirúrgica da massa.

Nos casos de celulite, deve-se instituir antibioticoterapia com boa cobertura para cocos Gram-positivos, analgesia e cuidados locais.

A seguir, são resumidas algumas indicações de tratamento do edema baseadas em evidências (Tabela 52.II).

Tabela 52.II – Indicações de tratamento do edema

Recomendação clínica	Nível da evidência
Tratamento com IECA ou BRA deve ser considerado em caso de edema associado ao uso de bloqueadores de canais de cálcio	A
Espironolactona deve ser usada para diminuir a mortalidade em casos de IC classe III ou IV	B
Nos casos de cirrose hepática, o uso de TIPS pode ser superior a paracenteses de grandes volumes no alívio da ascite e proporcionar maior sobrevida	B
Meias elásticas de compressão devem ser usadas em vôos com duração superior a 7 horas, para prevenção de edema e TVP	B
Espironolactona deve ser usada em pacientes com cirrose e ascite grau 2 ou 3 para combater o hiperaldosteronismo	C
Paracentese é o tratamento de escolha em pacientes com ascite grau 3 e deve ser associada à restrição de sódio e terapia com diuréticos	C
Uso a longo prazo de meias elásticas de compressão, cuidado meticuloso com a pele e evitar constrição local são medidas a serem indicadas para os portadores de linfedema	C

IECA = inibidor da enzima de conversão da angiotensina; BRA = bloqueador do receptor de angiotensina; IC = insuficiência cardíaca; TIPS = derivação portossistêmica transjugular intra-hepática; TVP = trombose venosa profunda.
A = evidência consistente, de boa qualidade; B = evidência inconsistente ou de qualidade limitada; C = consenso de especialistas, opinião usual, ou conclusão de série de casos.
Adaptado de O'Brien JG, et al. 2005; 71: 2111-7.

Algoritmo 52.1 – Avaliação do paciente com edema

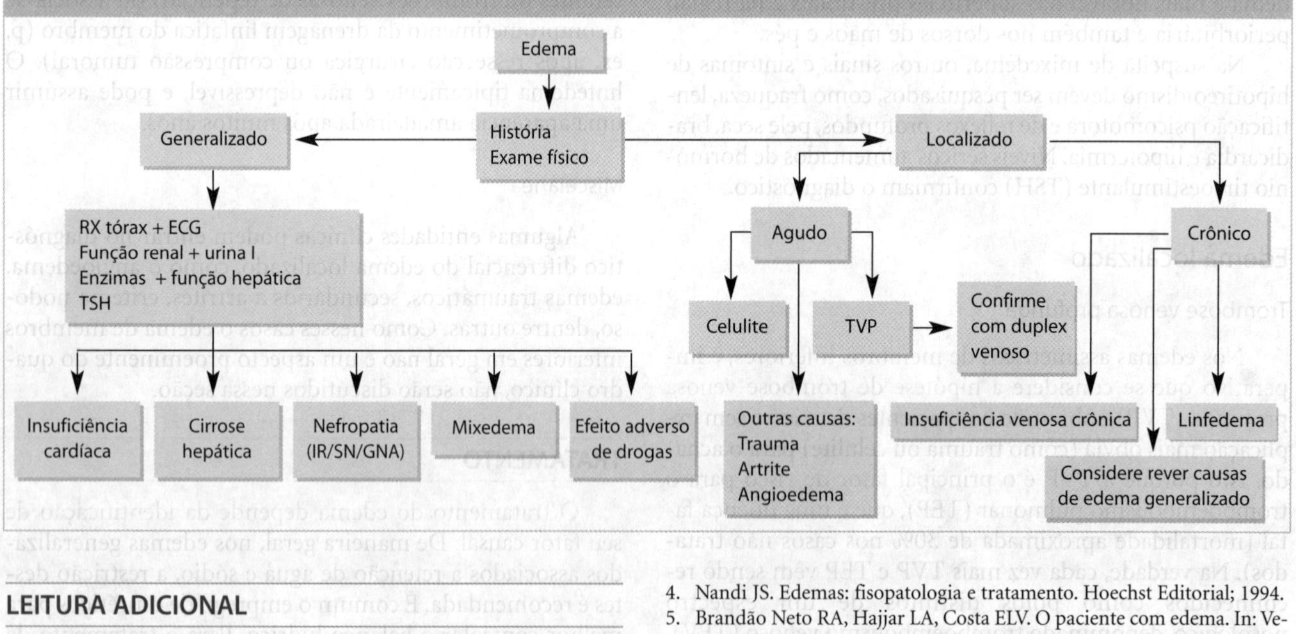

LEITURA ADICIONAL

1. O'Brien JG, Chennubhotla AS. Treatment of edema. America Family Physician 2005; 71: 2111-7.
2. Ely JW, Osheroff JA, Chambliss ML, Ebell MH, Approach to leg edema of unclear etiology. J Am Board Fam Med 2006; Mar-Apr; 19(2): 148-60.
3. Faily J, De Kock I, Mirhosseini M, Fainsinger R. The use of subcutaneous drainage for the management of lower extremity edema in cancer patients. J Palliat Care 2007; 23(3): 185-7.
4. Nandi JS. Edemas: fisopatologia e tratamento. Hoechst Editorial; 1994.
5. Brandão Neto RA, Hajjar LA, Costa ELV. O paciente com edema. In: Velasco IT, et al. Propedêutica nas emergências. São Paulo: Editora Atheneu; 2002.
6. Modest GA. Edema. In: Kasper DL, Braunwald E, Hauser S, Longo D, Jameson JL, Fauci AS. Harrison's principles of internal medicine, 16. ed. McGraw-Hill Professional; 2004.
7. Braunwald E. Edema. In: Braunwald E, Zipes DP, Plibby, Bonow R. Braunwald´s heart disease: A textbook of cardiovascular medicine. 7. ed. Saunders; 2004.

Vertigem e Tontura

CAPÍTULO 53

Herlon Saraiva Martins

TÓPICOS IMPORTANTES

- Tontura e vertigem são queixas muito freqüentes em serviços de emergências. Um passo essencial é tentar diferenciar se a causa é neurológica ou vestibular ou se a causa é não-neurológica e não-vestibular.
- Um paciente com vertigem deve ser imediatamente avaliado para excluir causas graves e potencialmente fatais, como AVC de tronco encefálico, neoplasias, lesões com efeito de massa etc.
- Nenhum exame complementar é mais importante para o diagnóstico de vertigem do que história, exame físico geral e minucioso exame neurológico.
- Pacientes com suspeita de vertigem central devem ser submetidos a exame de imagem, de preferência uma ressonância magnética.
- Pacientes com suspeita de AIT vertebrobasilar devem ser internados e investigados.
- As principais causas de vertigem periférica são: VPPB, neurite vestibular e doença de Ménière. Labirintite é rara.
- O tratamento sintomático para crise aguda deve ser mantido apenas por poucos dias.
- Pacientes com VPPB devem ser tratados com manobras de reposicionamento ou de liberação (manobra de Semont ou de Epley modificada).

INTRODUÇÃO E DEFINIÇÕES

Vertigem e tontura são sintomas que podem estar envolvidos em disfunção de múltiplos sistemas. A diferenciação entre os dois sintomas é importante, pois diferentes sensações correspondem ao acometimento de estruturas distintas. É possível classificar a queixa do paciente em três grandes categorias, o que facilita o raciocínio para estabelecimento de diagnósticos diferenciais:

- Vertigem rotatória: o paciente tem uma sensação de estar girando, ou de que o mundo gira ao seu redor. Freqüentemente há associação com náuseas, vômitos e desequilíbrio. Essa queixa deve-se quase sempre a comprometimento vestibular unilateral, periférico ou central.
- Vertigem oscilatória (desequilíbrio): o paciente afirma que se sente balançando, ou simplesmente se queixa de uma perda do equilíbrio, raramente com náuseas e vômitos. Nesse caso, as queixas podem estar relacionadas a distúrbio vestibular ou não-vestibular, incluindo os casos psicogênicos.
- Tontura, mal-estar, escurecimento visual, fraqueza e sensação de pré-síncope: o paciente descreve sintomas muitas vezes vagos, sem, no entanto, ter sensação de rotação ou desequilíbrio, mas com uma fraqueza intensa.

ETIOLOGIA E FISIOPATOLOGIA

A tontura tem várias causas, como pré-síncope, hipotensão postural ou arritmia cardíaca (Quadro 53.I). De maneira geral, os sintomas são desencadeados por redução do débito cardíaco e/ou alteração do metabolismo neuronal.

Quadro 53.I – Causas de tontura

Hipotensão postural	Obstrução ao fluxo sangüíneo
Doença cardíaca isquêmica	Hipoglicemia
Arritmia cardíaca	Exposição a toxinas

A vertigem rotatória ou oscilatória pode ser prolongada, episódica, agravada por movimentos da cabeça e associada geralmente a sintomas como náuseas e vômitos. O aspecto rotatório e a presença de sintomas auditivos ou neurológicos sugerem doença vestibular. As principais causas de vertigem estão descritas na Tabela 53.I.

ACHADOS CLÍNICOS

Vários achados da história e do exame físico podem sugerir uma causa não-neurológica e não-vestibular para os sintomas do paciente (sensação de desmaio, tontura, pré-sincope) (Tabela 53.II). Da mesma forma, é possível sugerir uma causa para a vertigem de acordo com achados clínicos (Tabela 53.III).

Por isso, uma história e um exame físico detalhados, bem como um minucioso exame neurológico formam a base para o diagnóstico sindrômico e etiológico de pacientes que procuram o pronto-socorro com vertigem.

Tabela 53.I – Causas de vertigem

Classificação	Etiologias
Vestibular/Otológica	Vertigem paroxística posicional benigna
	Infecciosa: labirintite, neuronite vestibular, síndrome de Hamsay-Hunt
	Doença de Ménière
	Medicamentosa: aminoglicosídeos
	Traumática
Neurológica	Doença do sistema vertebrobasilar
	Síndrome de Wallenberg
	Tumores do ângulo cerebelopontino
	Doenças cerebelares: tumores, hemorragia, isquemia, degeneração, paraneoplasias, tóxicas
	Doenças dos gânglios da base
	Esclerose múltipla
	Infecções: tuberculose, neurossífilis
	Epilepsia
	Migrânea basilar
	Acidente vascular cerebral

Tabela 53.II – Achados clínicos que sugerem a etiologia da tontura

Achados clínicos	Provável etiologia
• Turvação visual, palidez e fraqueza • Piora dos sintomas ao assumir a posição ortostática • Associados com: uso de diuréticos, anti-hipertensivos, diabetes melito, neuropatias autonômicas, desidratação e hemorragias	Hipotensão postural
• Turvação visual, palidez e fraqueza • Desencadeados por estresse emocional, dor ou medo	Síncope neuralmente mediada ("vasovagal")
• Palpitação espontânea ou desencadeada por estresse, exercícios, isquemia, cardiopatias etc. • Uso de antiarrítmicos, catecolaminérgicos	Arritmia cardíaca
• Dor torácica anginosa, piora aos esforços ou estresse, sudorese • Eletrocardiograma e/ou enzimas cardíacas alterados	Doença cardíaca isquêmica
• Desencadeados por esforços, dispnéia, episódios prévios de síncope • Sopro sistólico no foco aórtico: estenose aórtica, cardiomiopatia hipertrófica • Assimetria de pressão e/ou pulsos: dissecção de vasos	Obstrução ao fluxo sangüíneo
• Dificuldade de concentração, tremor, sudorese, fome, palidez e palpitação • Associado com: uso de hipoglicemiantes orais, insulina, insulinomas, insuficiência hepática, renal, transtornos psiquiátricos ou alcoolismo	Hipoglicemia
• Uso de substâncias tóxicas: anticolinérgicos, opióides, benzodiazepínicos, antidepressivos, anticonvulsivantes, neurolépticos etc.	Exposição a toxinas

EXAMES COMPLEMENTARES

Em geral, exames complementares não são necessários em todos os pacientes e deverão ser guiados pelos achados da história, do exame físico e do exame neurológico.

Pacientes com vertigem central deverão ser submetidos a exames de imagem. Nesse caso, a ressonância magnética é muito superior à tomografia de crânio, embora haja muito pouca disponibilidade do método no nosso meio. Entretanto, é importante lembrar que a TC de crânio pode não detectar causas graves de vertigem central.

Um estudo vascular pode ser necessário na suspeita de insuficiência vertebrobasilar. Para isso, pode-se solicitar um Doppler, angiorressonância ou mesmo arteriografia digital.

Caso haja sinais de infecção (febre, cefaléia, rigidez de nuca) associados à vertigem, deve-se realizar tomografia seguida da coleta de líquor, se não houver contra-indicação. Nesses casos, as hipóteses são: meningite bacteriana ou tuberculosa, neurossífilis, encefalite de tronco ou abscesso cerebral.

Exames complementares para pacientes com pré-síncope ou síncope estão descritos em outro capítulo deste livro.

DIAGNÓSTICO DIFERENCIAL

Um passo extremamente importante no pronto-socorro é diferenciar se a vertigem tem causa central ou periférica (Tabela 53.IV).

Além dos sintomas e sinais típicos de uma síndrome vestibular (vertigem, náusea, vômito, desequilíbrio e nistagmo), surgem sintomas e sinais que indicam um comprometimento do sistema nervoso central:

- Diplopia: é um sintoma que pode ocorrer nas síndromes vestibulares centrais, sendo de grande valor localizatório.
- Nistagmo vertical: nistagmo vertical para cima ou para baixo é causado por lesões centrais, acometendo estruturas bilaterais do tronco encefálico; sua identificação é muito importante, pois pode ser sinal inicial de trombose de artéria basilar.
- Desalinhamentos dos olhos: podem ocorrer por lesões dos músculos, dos nervos motores oculares, de seus núcleos ou de lesões supranucleares.
- Oftalmoparesia internuclear (OPIN): ocorre por lesão do fascículo longitudinal medial, estrutura que contém fibras que comunicam o núcleo abducente e o núcleo oculomotor, levando a um déficit de adução no olhar conjugado lateral. É possível diferenciar uma OPIN de paresia do reto medial mediante convergência: enquanto na OPIN a convergência é realizada normalmente, na paresia não ocorre a adução do olho comprometido nem durante o olhar lateral nem ao se tentar convergir os olhos.

Tabela 53.III – Achados clínicos que sugerem a etiologia da vertigem

Achados clínicos	Etiologia e comentários
Síndromes vestibulares periféricas	
• Zumbido e hipoacusia • Desequilíbrio • Nistagmo horizonto-rotatório	**Doença de Ménière:** aumento da pressão endolinfática (aumento da produção e/ou diminuição da drenagem da endolinfa)
• Ausência de sintomas auditivos • Tendência de queda para o lado lesado • Nistagmo horizonto-rotatório para o lado normal	**Neurite vestibular:** infecção viral por vírus herpes simples (divisão superior do sétimo par craniano)
• Hipoacusia do lado comprometido • Tendência de queda para o lado lesado • Nistagmo horizonto-rotatório para o lado normal • Paralisia facial periférica do lado lesado • Vesículas no conduto auditivo externo	**Síndrome de Ramsay-Hunt:** infecção pelo vírus varicela-zoster do nervo vestibulococlear e do nervo facial
• Hipoacusia do lado comprometido • Tendência de queda para o lado lesado • Nistagmo horizonto-rotatório para o lado normal	**Labirintite:** infecção viral ou bacteriana do labirinto
Síndromes vestibulares centrais	
Achados clínicos	**Etiologia e comentários**
• Quadro súbito e intenso de desequilíbrio com ataxia e dismetria ipsilateral, com alterações da motricidade ocular extrínseca, como paralisia do olhar conjugado • Podem surgir outros sinais de tronco, como paralisia facial e alterações da sensibilidade	**Hemorragias cerebelares:** podem surgir nos AVC intraparenquimatosos sangramento tumoral primário ou metastático etc.
• Quadro súbito de paralisia do olhar • Hemiataxia • Alterações dos nervos trigêmeo e facial • Hemiparesia • Hemi-hipoestesia	**Hemorragia de tronco cerebral:** mesmo pequenos AVC podem ser catastróficos. Hemorragias de tronco com comprometimento de estruturas bilaterais são mais graves e freqüentemente levam ao coma
• Paralisia facial periférica, alteração sensitiva no território do nervo trigêmeo • Síndrome de Horner e dismetria ipsilaterais • Hipoestesia tátil, térmica e dolorosa nos membros e tronco contralateral • Disartria	**Infarto da artéria cerebelar ântero-inferior (AICA):** irriga a porção lateral do cerebelo, a porção dorsolateral da ponte e o labirinto; neste último caso, através da artéria labiríntica. Pode se apresentar com predomínio de alguns dos sintomas (síndrome incompleta)
• Alteração da sensibilidade na hemiface, síndrome de Horner e paralisia de corda vocal ipsilaterais à lesão • Hipoestesia tátil, térmica e dolorosa de tronco e membros contralateral à lesão • Disfagia, rouquidão, vertigem, náuseas, vômitos, ataxia e nistagmo rotatório batendo para o lado oposto. Podem se apresentar incompletas ou com predomínio de alguns dos sintomas	**Infarto da artéria cerebelar póstero-inferior (PICA):** irriga a porção póstero-inferior do cerebelo e a porção lateral da transição bulbopontina. É denominada Wallenberg. Pode se apresentar com predomínio de alguns dos sintomas (síndrome incompleta)
• Cefaléia progressiva, hipoacusia, ataxia, sinais cerebelares	**Neoplasias do sistema nervoso central**
• Nistagmo vertical para cima ou para baixo	**Pode indicar sinais precoces de trombose da artéria basilar**

- Desvio vertical: diferente do mecanismo citado acima, ocorre por lesão do nervo vestibular ou de suas conexões com os núcleos dos nervos motores oculares, e se caracteriza por um desalinhamento ocular, assim como por diplopias verticais. Diferente das lesões dos músculos ou nervos oculares, em que ocorre uma piora do desalinhamento quando o paciente olha no sentido do músculo paralisado, no desvio vertical o desalinhamento se mantém constante, independentemente da posição do olhar.

Nos casos em que o paciente apresenta sinais e sintomas de comprometimento central, os diagnósticos diferenciais que se impõem são:

- Acidentes vasculares isquêmicos ou hemorrágicos de tronco encefálico ou cerebelo. Entre os acidentes isquêmicos mais importantes, nesses casos, estão os infartos da artéria cerebelar ântero-inferior (AICA) e da artéria cerebelar póstero-inferior (PICA).

Tabela 53.IV – Diagnóstico diferencial de vertigem central *versus* periférica

Característica	Lesão periférica	Lesão central
Intensidade da vertigem	Muito intensa	Pouco intensa
Duração dos sintomas	Finita e recorrente (duração de minutos, dias ou semanas)	Pode ser crônica
Hipoacusia e/ou zumbido	Comum	Raro
Alterações neurológicas	Sinais exclusivos de comprometimento vestibulococlear	Sinais de comprometimento de outros nervos cranianos, cerebelar, de vias motoras ou sensitivas
Equilíbrio estático e dinâmico	Alteração moderada, com desvio para o lado da lesão	Alteração importante. Nas lesões cerebelares, desvio para o lado lesado, ou sem sentido preferencial
Coordenação apendicular	Normal	Comprometida nas lesões cerebelares
Motricidade ocular extrínseca	Normal	Diplopia por lesão de nervos cranianos ou lesões internucleares e desalinhamento ocular
Reflexo vestíbulo-ocular	Patológico para o lado lesado	Normal
Nistagmo espontâneo	Inibido pela fixação visual	Fixação visual não inibe e pode aumentar o nistagmo
Direção do nistagmo	Horizonto-rotatório	Vertical ou rotatório puro, raramente horizontal, pode mudar de direção
Nistagmo evocado pelo olhar	Na mesma direção do nistagmo espontâneo	Pode ser em qualquer direção e pode ocorrer em mais de uma direção

- Ataques isquêmicos transitórios (AIT) podem ocorrer por comprometimento desses mesmos territórios, de uma maneira intermitente. Vê-se, portanto, que na maioria das vezes, a vertigem, quando de origem central, não é um sintoma isolado, sendo acompanhada de outras queixas e outros sinais ao exame neurológico.
- Infartos da região pontomesencefálica e da região caudal do bulbo cursam com nistagmo vertical e para cima.
- Lesões com efeito de massa: neoplasias, abscessos, infecções de fossa posterior etc.

Vertigem paroxística posicional benigna

São episódios de vertigem com curta duração, desencadeados por movimentos rápidos da cabeça ou por determinadas posições. A principal causa é a vertigem paroxística posicional benigna (VPPB). Eventualmente, episódios de vertigem desencadeados por determinadas posições são causados por lesões centrais.

A VPPB é causada por um problema mecânico do labirinto, em que os otólitos se descolam da mácula do utrículo, caem no canal semicircular posterior (acometido em 90% dos casos) e passam a flutuar livremente na endolinfa do canal. A cada movimento da cabeça essas partículas promovem uma deflexão anormal da cúpula do canal semicircular, deflagrando o ataque de vertigem (Tabela 53.V).

Esse mecanismo, denominado canalolitíase, explica as queixas e as características do nistagmo. Os ataques de vertigem ocorrem exclusivamente por movimentos rápidos da cabeça, principalmente quando o paciente olha para cima, deita, levanta ou se vira na cama; são de curta duração, cessando após alguns segundos se a cabeça permanecer imóvel.

Ao exame neurológico, devem-se examinar as características do nistagmo (rotatório e de curta duração) ao se realizar a manobra de Dix-Hallpike (Figuras 53.1A e 53.1B) ou a manobra de posicionamento lateral:

- Latência de poucos segundos até seu aparecimento.

Tabela 53.V – Diferenças entre VPPB e vertigem posicional central

Características	Vertigem posicional central	VPPB
Mecanismo	Lesões nas vias vestibulares centrais no tronco encefálico e/ou cerebelo	Partículas dos otólitos flutuam na endolinfa
Duração do episódio vertiginoso	Pode ser prolongada por mais de 1 minuto	Menos de 1 minuto
Vertigem associada ao nistagmo	Pode ser pouco intensa	Típica e intensa
Nistagmo durante a manobra de Dix-Hallpike	Nistagmo surge em menos de 5 segundos ou mesmo sem latência. Puramente vertical	Nistagmo surge entre 1 e 15 segundos. Rotatório
Fatigabilidade	Não ocorre	Manobras repetidas levam à diminuição na intensidade dos ataques e do nistagmo

- Curta duração (< 1 minuto).
- Inversão da direção quando o paciente é posicionado novamente sentado.
- Diminuição na intensidade e eventual desaparecimento com manobras repetidas, isto é, fatigabilidade.

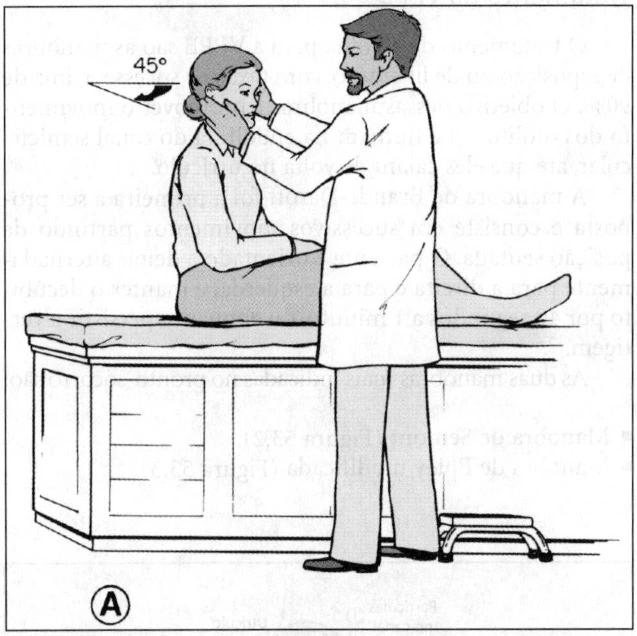

Figura 53.1A – Manobra de Dix-Hallpike. Exame do ouvido direito: o examinador desloca a cabeça da paciente para a direita em 45º. Fonte: Parnes LS, Agrawal SK, Atlas J. Diagnosis and management of benign paroxysmal position vertigo. CMJA: 2003; 169(7): 681-93.

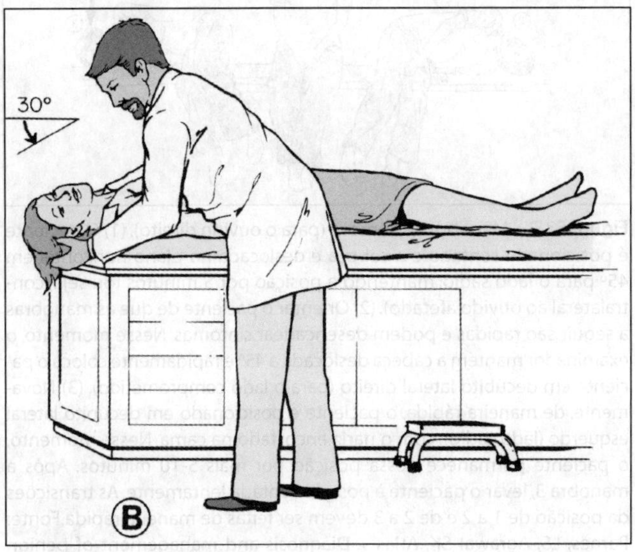

Figura 53.1B – Manobra de Dix-Hallpike. Exame do ouvido direito: com a cabeça deslocada em 45º, o examinador faz um movimento súbito para trás, com o objetivo de colocar a cabeça da paciente abaixo da linha da maca (em 30º). Fonte: Parnes LS, Agrawal SK, Atlas J. Diagnosis and management of benign paroxysmal position vertigo. CMJA: 2003; 169(7): 681-93.

Neurite vestibular

Uma das principais causas da vertigem é a neurite vestibular (NV), às vezes também denominada neuronite vestibular. Muitos pacientes utilizam o termo labirintite, que, embora possa haver, é de ocorrência mais rara. A labirintite se caracteriza por uma infecção viral ou bacteriana do labirinto, acometendo a porção vestibular e coclear, e se diferencia da neurite vestibular pela presença de sintomas auditivos.

O paciente com lesão vestibular periférica relata um quadro agudo de vertigem rotatória, com desequilíbrio, tendência de queda preferencialmente para um dos lados, náuseas e vômitos. O quadro é quase sempre harmônico, isto é, todos os sintomas estão presentes na mesma intensidade. Não há alterações auditivas e a presença de zumbido ou hipoacusia exclui o diagnóstico de neurite vestibular. Embora possa haver pequena flutuação dos sintomas, que costumam piorar com qualquer tipo de movimento, a queixa é constante durante alguns dias, havendo melhora lentamente progressiva.

Ao exame neurológico, observa-se na pesquisa do equilíbrio estático o sinal de Romberg vestibular, ou seja, tendência de queda para o lado lesado com um curto período de latência, após o paciente fechar os olhos; e naqueles pacientes que conseguem realizar o teste de equilíbrio dinâmico há um desvio da marcha com olhos fechados também para o lado lesado. Ao se solicitar ao paciente que ande para a frente e para trás, nota-se a marcha em estrela. Ocorre um nistagmo espontâneo horizonto-rotatório para o lado sadio, batendo sempre no mesmo sentido, independentemente da direção do olhar.

A neurite vestibular acomete igualmente homens e mulheres e pode se manifestar em qualquer idade, mas é mais freqüente entre os trinta e sessenta anos, sendo rara em crianças. Do ponto de vista fisiopatológico, ocorre uma perda da função vestibular e a etiologia mais aceita atualmente é uma infecção viral (vírus herpes simples tipo 1) da divisão superior do nervo vestibular. Não há comprometimento coclear. A doença tem um curso benigno, evoluindo com melhora dos sinais e sintomas ao longo de alguns dias.

Síndrome de Ramsay-Hunt

Outra possível causa de lesão vestibular periférica aguda é a síndrome de Ramsay-Hunt. Essa síndrome denota uma reativação do vírus varicela-zoster, que se manifesta como uma dor no ouvido e na região da mastóide, seguida por erupção de vesículas no conduto auditivo externo. Nessa síndrome há uma perda combinada da função vestibular e auditiva, associada à paralisia facial periférica.

Doença de Ménière

A doença de Ménière é caracterizada pela tríade típica de ataques recorrentes de vertigem, déficit auditivo flutuante e zumbido, e pode também ter sintomas como sensação de pressão no ouvido, desequilíbrio, náuseas e vômitos. Os ataques, na maioria das vezes, têm duração de horas, mas um certo grau de tontura e desequilíbrio pode persistir por dias. Nas fases iniciais da doença, os ataques podem ser monossintomáticos, com predomínio dos sintomas auditivos ou vestibulares. A patogênese da doença de Ménière reside no aumento da pressão da endolinfa nos canais semicirculares. As causas são: idiopática, congênita ou adquirida (secundária à labirintite viral, bacteriana, trauma com fratura de osso temporal).

TRATAMENTO

O tratamento das crises vertiginosas agudas periféricas pode ser dividido em duas partes:

- Controle da crise aguda.
- Recuperação da função vestibular.

Anti-histamínicos e benzodiazepínicos aliviam os sintomas por uma diminuição da excitabilidade vestibular, embora possam retardar a compensação vestibular. Antieméticos são importantes no controle de náuseas e vômitos (Tabela 53.VI). É importante lembrar que essas medicações devem ser utilizadas apenas na fase aguda, enquanto houver náusea e vômito e os sintomas forem muito intensos. A manutenção de inibidores labirínticos por períodos prolongados interfere no mecanismo de compensação central, responsável em parte pela recuperação do equilíbrio do tônus vestibular.

Tabela 53.VI – Tratamento medicamentoso das crises vertiginosas agudas

Anti-histamínicos
• **Dimenidrato:** – VO: 25-50 mg de 4/4 a 6/6 h – IM/IV: 50 mg de 6/6 a 8/8 h
• **Meclizina:** VO: 25-50 mg de 8/8 h
• **Prometazina:** – VO: 50 mg de 8/8 h – IM: 25 a 50 mg de 8/8 h
Benzodiazepínicos
• **Diazepam:** VO: 2,5 a 5 mg de 12/12 ou 24/24 h
• **Lorazepam:** VO: 1 a 2 mg de 12/12 ou 24/24 h
• **Clonazepam:** VO: 0,25 mg de 8/8 ou 12/12 h
Metoclopramida
• VO: 5 a 10 mg de 6/6 a 8/8 h • IV: 10 mg de 6/6 a 8/8 h

A partir do momento em que o paciente não apresenta mais náusea ou vômito e consegue deambular, deve-se iniciar a reabilitação vestibular. Esta consiste em exercícios de movimentação ocular e de equilíbrio, que têm como objetivo o restabelecimento dos reflexos vestíbulo-ocular e vestíbulo-espinal e da percepção do espaço e do movimento.

O tratamento dos pacientes com síndromes vestibulares centrais na fase aguda inclui o controle de náusea, vômitos e da vertigem, de uma maneira semelhante ao descrito para o tratamento das síndromes periféricas. Deve-se ter em mente que o paciente também deve receber o tratamento adequado para a doença que levou à síndrome vestibular central: isquemia, hemorragia, neoplasia etc.

Tratamento da VPPB

O tratamento de escolha para a VPPB são as manobras de reposição ou de liberação, com taxas de sucesso acima de 90%. O objetivo dessas manobras é promover o movimento dos otólitos que flutuam na endolinfa do canal semicircular, até que eles caiam de volta no utrículo.

A manobra de Brandt-Daroff foi a primeira a ser proposta e consiste em sucessivos movimentos partindo da posição sentada. O paciente é orientado a deitar alternadamente para a direita e para a esquerda, e manter o decúbito por 40 segundos a 1 minuto, ou enquanto persistir a vertigem.

As duas manobras mais indicadas no pronto-socorro são:

- Manobra de Semont (Figura 53.2).
- Manobra de Epley modificada (Figura 53.3).

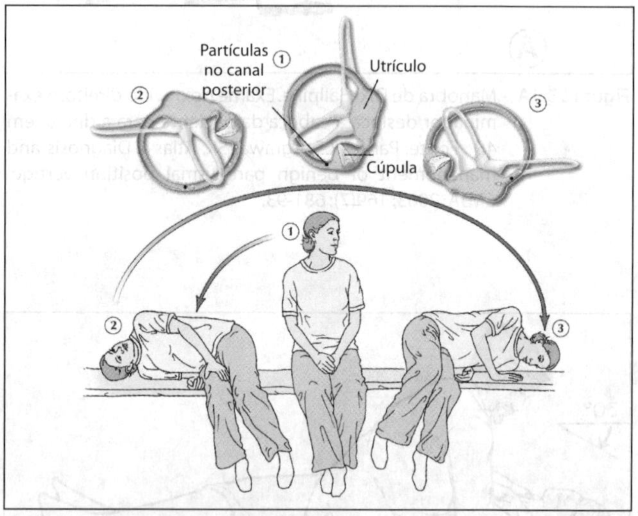

Figura 53.2 – Manobra de Semont (para o ouvido direito). (1) O paciente é posicionado sentado e a cabeça é deslocada no plano horizontal em 45º para o lado sadio, mantendo a posição por 5 minutos (ou seja, contralateral ao ouvido afetado). (2) Orientar o paciente de que as manobras a seguir são rápidas e podem desencadear sintomas. Nesse momento, o examinador mantém a cabeça deslocada a 45º e rapidamente coloca o paciente em decúbito lateral direito (para o lado comprometido). (3) Novamente, de maneira rápida, o paciente é posicionado em decúbito lateral esquerdo (lado sadio), com o nariz encostado na cama. Nesse momento, o paciente permanece nessa posição por mais 5-10 minutos. Após a manobra 3, levar o paciente à posição sentada lentamente. As transições da posição de 1 a 2 e de 2 a 3 devem ser feitas de maneira rápida. Fonte: Parnes, LS, Agrawal SK, Atlas J. Diagnosis and management of benign paroxysmal position vertigo. CMJA: 2003; 169(7): 681-93.

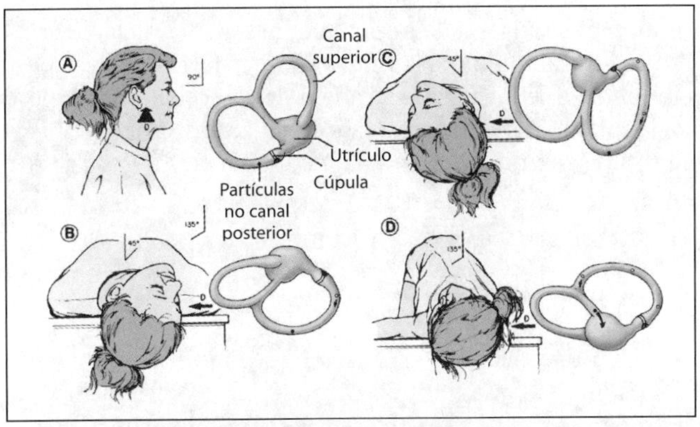

Figura 53.3 – Manobra de Epley modificada (para o ouvido direito). (A) O paciente sentado na maca deve ter a sua cabeça deslocada a 45º no plano horizontal. (B) O paciente inicialmente sentado, com a cabeça deslocada a 45º para o lado do ouvido afetado, é posicionado deitado, com a cabeça mantida estendida no plano vertical (em relação à maca), inferiormente. Ou seja, a cabeça do paciente fica para fora da maca. Nessa posição, o paciente é mantido por 1 a 2 minutos. (C) Os próximos passos devem ser feitos de maneira rápida e brusca. A cabeça do paciente é deslocada no sentido contralateral em 90º (mantendo-se a extensão do pescoço), até que o ouvido esquerdo esteja em posição inferior ao plano horizontal. (D) Logo após, em bloco, cabeça e tronco são deslocados até que a face do paciente esteja para baixo. Nessa posição, o paciente é mantido por 1 a 2 minutos. Repare que em todo o momento o pescoço deve ser mantido em extensão. Com a cabeça quase encostada no ombro esquerdo, o paciente retorna à posição sentada lentamente. Fonte: Parnes, LS, Agrawal SK, Atlas J. Diagnosis and management of benign paroxysmal position vertigo. CMJA: 2003; 169(7): 681-93.

Algoritmo 53.1 – Tontura e vertigem

- Abordagem inicial no pronto-socorro
  - Existe algum sinal de gravidade ou de risco iminente de morte?
    - Sim → ABCD 1º / ABCD 2º / Tratar a(s) causa(s)
    - Não →
      - História clínica detalhada
      - Exame físico completo
      - Exame neurológico minucioso
      - Atenção especial aos pares cranianos
        - Sugestivo de pré-síncope, cardiopatia etc. → Tratar conforme a causa
        - Vertigem → Classificar como central ou periférica
          - Central? → Necessita de exame de imagem do SNC
          - Periférica? → Algoritmo 53.2

Algoritmo 53.2 – Vertigem periférica

- Vertigem periférica
  - Desencadeada por movimentos súbitos da cabeça?
    - Sim → Critérios para VPPB?
      - Manobra de Dix-Hallpike positiva
      - Natureza paroxística dos sinais e sintomas
      - Fatigabilidade
      - Tratamento → Manobra de Semont ou manobra de Epley modificada
    - Não →
      - Presença de hipoacusia → Com zumbido: Doença de Ménière. Sem zumbido: Confirmar com audiometria; Considere neurinoma do acústico
      - Ausência de hipoacusia → Quadro súbito, sintomas intensos e contínuos → Neurite vestibular; Transtorno psiquiátrico (exclusão)
      - Otalgia; Hipoacusia; Vesículas no conduto auditivo; Paralisia facial periférica → Síndrome de Ramsay-Hunt

LEITURA ADICIONAL

1. Krajicek ME, Decker WW. Dizziness. In: Harwood-Nuss. Clinical practice of emergency medicine. 4. ed. Philadelphia: Lippincott Williams & Wilkins; 2005. p.105-9.
2. Daroff RB, Carlson MD. Syncope, faintness, dizziness and vertigo. In: Harrison's principles of internal medicine. 16. ed. McGraw-Hill; 2005. p.126-33.
3. Jackler RK, Kaplan MJ. Ear, nose, and throat: vertigo. In: Current medical diagnosis and treatment. 45. ed. McGraw-Hill; 2006. p.187-91.
4. Goldman B. Vertigo and dizziness. In: Tintinalli JE, Kelen GD, Stapczynski JS. American College of Emergency Physicians. 6. ed. McGraw-Hill; 2004. p.1400-9.
5. Pereira CB, Kanashiro AMK. Síndromes vestibulares agudas. In: Martins HS, Neto AS, Velasco IT. Emergências clínicas baseadas em evidências. 1. ed. Atheneu; 2005.
6. Parnes LS, Agrawal SK, Atlas J. Diagnosis and management of benign paroxysmal positional vertigo (BPPV). CMAJ 2003; 169(7).
7. Baloh RW. Vestibular neuritis. N Engl J Med 2003; 348: 1027-32.
8. Furman JM, Cass SP. Benign paroxysmal positional vertigo. N Engl J Med 1999; 341: 1590-6.
9. Epley JM. The canalith repositioning procedure: for treatment of benign paroxysmal positioning vertigo. Otolaryngol Head Neck Surg 1992; 107: 299-304.

CAPÍTULO 54

Síncope

Maurício Daniel Gattaz
Herlon Saraiva Martins

TÓPICOS IMPORTANTES

- Define-se síncope como a perda súbita e breve da consciência e do tônus postural, com recuperação espontânea. Por isso, as seguintes condições não são mais denominadas síncopes (são denominadas condições "não-sincopais"): transtorno psiquiátrico, doenças metabólicas, crise epiléptica e ataque isquêmico transitório vertebrobasilar.
- As causas mais freqüentes são: síncope mediada por reflexo (vasovagal clássica, situacional), hipotensão ortostática, arritmias (especialmente a taquicardia ventricular) e alterações anatômicas do sistema cardiovascular (especialmente estenose aórtica e cardiomiopatia hipertrófica).
- Anamnese e exames físicos minuciosos, associados ao eletrocardiograma, são as principais ferramentas para o diagnóstico da causa da síncope.
- Deve-se sempre questionar acerca de medicamentos associados à síncope: antiarrítmicos, antidepressivos, anti-hipertensivos (β-bloqueadores, diuréticos, inibidores da ECA, bloqueadores dos canais de cálcio e bloqueadores α_2-adrenérgicos), antiparkinsonianos, fenotiazinas, digitálicos etc.
- Esforços devem ser concentrados na tentativa de detectar, definir e tratar doença cardíaca de base, bem como situações potencialmente catastróficas, em doentes com síncope para reduzir o risco de eventos adversos (incluindo morte súbita).
- Os achados de maior risco são: idade acima de 45 anos, presença de insuficiência cardíaca, história de arritmias ventriculares, ECG alterado, síncope desencadeada durante esforço físico.
- Deve-se ter cuidado com causas potencialmente catastróficas que causam ou simulam síncope (associadas a cefaléia súbita, dor torácica, sinais e sintomas de tronco cerebral, dor abdominal).
- O tratamento deve ser direcionado para a causa de base.
- Considere internar pacientes de maior risco.
- Os pacientes deverão ser orientados quanto aos riscos profissionais e quanto à direção de veículos automobilísticos.

INTRODUÇÃO E DEFINIÇÕES

Define-se síncope como a perda súbita e breve da consciência e do tônus postural, com recuperação espontânea. De maneira geral, todas as formas de síncope cursam com diminuição ou rápida interrupção do fluxo sangüíneo cerebral. Ela corresponde a mais de 3% de todas as consultas ao pronto-socorro, podendo ser uma condição benigna ou um marcador de grande risco de morte súbita.

ETIOLOGIA E FISIOPATOLOGIA

Em geral, a síncope resulta de um hipofluxo cerebral transitório. Em cada grupo há particularidades em relação ao mecanismo da síncope (Tabela 54.I). Assim, com base no seu mecanismo fisiopatológico, a síncope compreende:

- Síncopes neuralmente mediadas: refere-se a alterações nos reflexos de bradicardia e/ou vasodilatação periférica. A síncope vasovagal (clássica e não-clássica) é a mais freqüente em qualquer estudo. Essa classificação também inclui a síncope situacional (precipitada por tosse, defecação, micção com esforço), a síndrome do seio carotídeo (síncope que ocorre nos doentes com hipersensibilidade do seio carotídeo) e a síncope associada à neuralgia do glossofaríngeo.
- Hipotensão ortostática.

Tabela 54.I – Causas de síncope*

Grupo (%)**	Etiologia e freqüência relativa (%)**
• Vascular (42%-62%)	• Mediada por reflexo: síncope vasovagal (clássica e não-clássica), hipersensibilidade do seio carotídeo, síncope situacional, síncope associada à neuralgia do glossofaríngeo (36%-56%) • Ortostática: insuficiência autonômica, hipovolemia, medicamentosa, idiopática (1%-14%). • Cerebrovascular: síndrome do roubo da subclávia (rara).
• Cardíaca (10%-23%)	• Anatômica: estenose aórtica, dissecção de aorta, mixoma atrial, tamponamento cardíaco, cardiomiopatia hipertrófica, estenose mitral, isquemia ou infarto do miocárdio, embolia pulmonar, hipertensão pulmonar (3%-4%). • Bradiarritmias: disfunção do nó sinusal, bloqueio atrioventricular (5%-15%). • Taquiarritmias: arritmias supraventriculares, arritmias ventriculares, síndrome do QT longo (2%-7%).
• Idiopática*** (5%-20%)	• Menos freqüente atualmente.

* Tabela baseada no Braunwald's Heart Disease 2005.
** Variação entre os vários estudos publicados.
*** Estudos mais recentes têm mostrado baixa incidência de síncope idiopática.

- Arritmias.
- Doença anatômica ou estrutural (cardíaca ou cardiopulmonar).
- Cerebrovascular: síndrome do roubo da subclávia.

Síncope idiopática (de causa desconhecida) foi bastante freqüente em estudos mais antigos (34% a 39%). Entretanto, em estudos recentes, quando se usam métodos diagnósticos mais sofisticados (como o *tilt-table test*), na maioria desses "casos desconhecidos", acaba-se encontrando uma causa para a síncope.

Várias situações podem ser confundidas com síncope, não sendo mais assim denominadas (Tabela 54.II). Tais situações se organizam em dois grupos, relacionados à perda ou não de consciência:

- Não há nenhuma perda de consciência: queda, ataque isquêmico transitório de território carotídeo, doenças psiquiátricas.
- Podem ter perda parcial ou completa da consciência: crise epiléptica, intoxicações exógenas, alterações metabólicas (hipoglicemia, hipoxemia, hiperventilação) e insuficiência vertebrobasilar.

ACHADOS CLÍNICOS

Anamnese e exame físico minuciosos são elementos primordiais na avaliação da causa da síncope. O principal objetivo é detectar doentes com risco aumentado de óbito ou de complicações que necessitarão de uma investigação adicional imediata ou com internação. Dessa forma, é fundamental a presença ou não de sinais e sintomas de doença cardíaca (Tabela 54.III).

Síncope vasovagal, hipotensão ortostática (relacionada a agentes ou não), síncope situacional, bloqueio atrioventricular de terceiro grau são exemplos em que a história e o exame físico sugerem o diagnóstico e indicam o início de tratamento. Em outras situações, "pistas" podem sugerir o diagnóstico (Tabela 54.IV).

Na síndrome do seio carotídeo, que acomete principalmente idosos, a massagem do seio carotídeo pode reproduzir sinais e sintomas, mas deve ser evitada em doentes com doença cerebrovascular conhecida ou sopro carotídeo.

Tabela 54.II – Causas que simulam síncope*,**

• Neurológica	• Crise epiléptica: parcial complexa, lobo temporal • Insuficiência vertebrobasilar: ataque isquêmico transitório ou acidente vascular cerebral • Outras: hemorragia subaracnóidea, migrânea, malformação de Arnold-Chiari
• Metabólica	• Causas variadas: uso de medicamentos, drogas, álcool, hipoxemia, hipoglicemia
• Psicogênica	• Transtornos da ansiedade • Transtornos somatoformes • Transtornos conversivos

* Tabela baseada no consenso europeu de síncope – *Update* 2004.
** Não são mais classificadas como síncope, recomendando-se "condição não-síncope" (*non-syncope condition*).

Tabela 54.III – Passos na avaliação de pacientes com síncope

- História pessoal ou familiar de doença cardíaca (especialmente morte súbita ou cardiopatias hereditárias)
- Sempre questionar acerca do uso de medicações potencialmente causadoras de síncope
- Quantificar o número de episódios de síncope e seu caráter temporal (início recente ou crônico)
- Buscar fatores precipitantes, especialmente posturais ou situacionais
- Avaliar se há sinais ou sintomas prodrômicos (sudorese, náusea, vômitos, aura, sintomas olfativos, visuais, gustativos)

Tabela 54.IV – "Pistas" diagnósticas ao exame clínico

Achados	Possibilidades
• Hipotensão ortostática	• Desidratação, medicações (diuréticos, anti-hipertensivos) e outras causas de disfunção autonômica
• *Ictus* desviado, sopro de regurgitação mitral, B3 (sugerindo disfunção ventricular esquerda)	• Taquicardia ventricular
• Hipotensão e/ou assistolia ventricular durante massagem do seio carotídeo	• Síndrome (hipersensibilidade) do seio carotídeo
• Sopros de ejeção (estenose aórtica, cardiomiopatia hipertrófica)	• Obstrução ao fluxo de saída do ventrículo esquerdo
• Segunda bulha pulmonar (P2) palpável ou hiperfonética	• Embolia pulmonar, hipertensão pulmonar

Características relevantes da história devem incluir: fatores precipitantes, como dor, ansiedade, longos períodos em ortostase, exercício físico extremo, situações como defecação ou tosse. Devem ser checados história de morte súbita na família, doenças psiquiátricas, sintomas neurológicos associados e medicações em uso.

No exame físico, deve-se aferir a pressão arterial em ambos os membros superiores, tanto na posição supina como em ortostase; deve-se realizar minuciosa ausculta cardíaca e de sopros carotídeos, bem como exame neurológico.

EXAMES COMPLEMENTARES

O eletrocardiograma (ECG) tem baixa sensibilidade; consegue o diagnóstico da causa da síncope em até 5% dos pacientes ou sugere uma etiologia em outros 5% (Tabela 54.V). A presença de alterações do ritmo pode elucidar o diagnóstico ou mesmo definir condutas imediatas (exemplo: implante de marcapasso provisório em um caso de bloqueio atrioventricular total) ou auxiliar na investigação futura (nos casos de bloqueio completo de ramo).

Em pacientes com ECG normal e sem doença cardíaca, a síncope neuralmente mediada é a principal hipótese. Doentes com episódio único de síncope, exame físico e eletrocardiograma normais, sem nenhum achado sugestivo de doença de base, podem ser acompanhados sem necessidade de investigação diagnóstica adicional.

Tabela 54.V – Achados do ECG que podem sugerir a causa da síncope

Achados	Possibilidades
• Ausência de onda P, dissociação P-QRS	• BAV de terceiro grau
• Bloqueio bifascicular (bloqueio de ramo direito ou esquerdo + bloqueio fascicular posterior esquerdo ou anterior esquerdo) • Duração do QRS ≥ 0,12 s • BAV Mobitz I • Pausa sinusal ≥ 3 s ou doença sinoatrial	• Bradicardia ou arritmias ventriculares
• Sobrecarga de átrio direito e/ou ventrículo direito e/ou bloqueio de ramo direito; padrão S1Q3T3	• Embolia pulmonar, hipertensão pulmonar
• Ondas Q patológicas (com ou sem sintomas prévios)	• Taquicardia ventricular
• Intervalo QT longo	• TV tipo *torsade de pointes*
• Bloqueio de ramo direito com elevação do segmento ST em derivações precordiais (V1–V3)	• Síndrome de Brugada
• Onda delta e intervalo PR curto (síndrome de pré-excitação)	• Wolff-Parkinson-White
• Inversão de onda T em derivações precordiais direitas	• Displasia arritmogênica de ventrículo direito
• Ectopia atrial e ventricular	• Inespecífica: pode indicar substrato para arritmias

Outros exames poderão ser necessários, especialmente nos casos de síncopes recorrentes, episódios graves (que envolvam lesões ou acidentes) ou em pacientes que exerçam ocupações de alto risco.

Dependendo dos achados, incluindo aqueles do ECG, pode ser necessário indicar testes específicos, tais como *tilt-table test*, ecocardiograma, monitorização contínua do ECG (Holter, telemetria ou dispositivos de longa gravação), testes de isquemia miocárdica ou mesmo cineangiocoronariografia. Algumas situações são consideradas de alto risco para morte súbita; portanto, pode ser necessária a indicação de estudo eletrofisiológico para complementação da avaliação (Tabela 54.VI).

DIAGNÓSTICO DIFERENCIAL

Algumas situações potencialmente catastróficas podem se apresentar com síncope ou simular síncope. Independentemente da classificação, a presença dos seguintes achados aponta para a gravidade:

- Cefaléia súbita, com ou sem alteração neurológica: hemorragia subaracnóidea.
- Diplopia, disartria, vertigem: podem indicar um acidente vascular cerebral ou uma isquemia transitória de sistema vertebrobasilar (nesse caso, com exame neurológico normal).
- Dor torácica: isquemia miocárdica, embolia pulmonar, dissecção de aorta.

Tabela 54.VI - Indicações para avaliação eletrofisiológica*

Classe I
• História, exame físico ou exames complementares sugerem arritmia como causa da síncope
Classe II
• Pacientes com ocupação de alto risco e é necessária exclusão de causa cardíaca.
• Para avaliar a exata etiologia da arritmia já identificada.

* European Society of Cardiology.

- Bradicardia intensa: bloqueio AV de alto grau.
- Dor abdominal: hemorragia digestiva, aneurisma da aorta abdominal, gravidez ectópica rota.
- Desencadeada durante exercício físico: estenose aórtica, cardiomiopatia hipertrófica.

Tontura, vertigem ou pré-síncope não resultam em perda do nível de consciência ou do tônus postural. Diferenciar síncope de uma crise epiléptica pode, ocasionalmente, ser difícil (Tabela 54.VII). Sintomas prodrômicos como náusea, vômitos, sudorese e palidez cutânea ocorrem na síncope; a aura (sintomas premonitórios) é típica da crise epiléptica. A recuperação da consciência na síncope é rápida; já desorientação, lentificação ou demora maior do que cinco minutos para recuperar a consciência são sugestivas de crises epilépticas.

Quando é descrita atividade motora rítmica (clônica ou mioclônica), o diagnóstico mais provável é de crise epiléptica, porém a síncope pode ser acompanhada por rápidos movimentos similares. Em algumas vezes, observação em laboratórios especializados e eletroencefalograma serão necessários para a correta diferenciação das duas doenças.

Perda de consciência precipitada por dor, longo tempo em ortostase e estresse geralmente sugerem síncope situacional.

Transtornos psiquiátricos podem simular síncope, mas não há perda da consciência. Os principais diagnósticos psiquiátricos, nesse caso, são: transtorno da ansiedade generalizada, transtorno do pânico, transtornos conversivos e depressão.

Hipotensão ortostática (HO)

Implica falência do sistema nervoso autônomo e caracteriza-se por redução da pressão arterial sistólica (PAS) ≥ 20 mmHg ou pressão arterial diastólica (PAD) ≥ 10 mmHg após três minutos em posição sentada (depois de repouso de cinco minutos em posição supina). Uma queda menor de PA associada a quadro de sintomas semelhantes tem igual importância (números absolutos são menos relevantes para definir a doença).

As etiologias são muito variadas (Tabela 54.VIII), e os dois achados mais freqüentemente associados à hipotensão postural são: idade maior que sessenta anos e uma etiologia medicamentosa em mais de 50% dos casos (antidepressivos tricíclicos, inibidores da ECA, bloqueadores dos canais de cálcio, bromocriptina, β-bloqueadores, fenotiazinas etc.).

Tabela 54.VII – Diferenciação entre arritmia, síncope neuralmente mediada e crise epiléptica*

Características	Arritmias	Crise epiléptica	Neuralmente mediada
• Idade	Idade mais avançada (> 54 anos)	Idade mais avançada (> 54 anos)	Menor idade (> 55 anos)
• Prevalência de sexo	Homens > mulheres	Semelhante	Mulheres > homens
• Número de episódios	Poucos (< 3)	Variável	Mais episódios (> 2)
• Cenário clínico	Qualquer um	Qualquer um	Estresse emocional, ambiente quente e emortostase
• Achados premonitórios	Curta duração (< 6 segundos); palpitação pouco freqüente	Pode ter aura com sintomas gustativos, olfatórios ou visuais	Maior duração (> 5 segundos): palpitações, visão borrada, náusea, diaforese, sudorese e iminência de desmaio
• Achados durante o evento	Não costuma ter palidez. Podem ocorrer incontinência e movimentos clônicos breves	Não costuma ter palidez; podem surgir movimentos tônicos, clônicos, incontinência, desvio do olhar, sialorréia; síncope prolongada (> 5 minutos)	Palidez, diaforese, midríase, bradicardia, hipotensão. Movimentos clônicos e incontinência podem ocorrer
• Sintomas após o evento	Paciente orientado; são incomuns sintomas residuais (exceto se hipotensão prolongada)	Sintomas residuais são comuns: dor muscular, confusão, fadiga, cefaléia; recuperação mais lenta	Orientado (sem confusão); sintomas residuais são comuns (fadiga em > 90% dos pacientes)

* Achados mais freqüentes; nenhum isoladamente permite o diagnóstico.

Tabela 54.VIII – Causas de hipotensão ortostática

	Etiologias
• Agentes e medicamentos	• Diuréticos, bloqueadores adrenérgicos (α, β, mistos), inibidores da ECA, antidepressivos, fenotiazinas, barbitúricos, vasodilatadores (hidralazina, bloqueadores dos canais de cálcio), agonistas α_2-centrais (metildopa, clonidina), álcool, cocaína
• Disfunção neurogênica secundária	• Idade > sessenta anos • Doenças hipertensivas ou endócrinas: diabetes melito, feocromocitoma, hipoaldosteronismo, hipertensão renovascular, hipertensão maligna • Doenças metabólicas ou sistêmicas: uremia, amiloidose, porfiria, alcoolismo, deficiência de vitamina B12 • Neurológicas ou auto-imunes: síndrome de Guillain-Barré, esclerose múltipla, lesões vasculares ou tumorais afetando o tronco cerebral ou o hipotálamo, lesões em coluna cervical, lúpus, artrite reumatóide, doença mista do tecido conectivo, síndrome de Eaton-Lambert • Infecções: sífilis, tétano, vírus HIV, botulismo • Outras causas: anemia, anorexia nervosa, diarréia, hemorragia
• Disfunção autonômica primária	• Síndrome de Shy-Drager, doença de Parkinson com disfunção autonômica

Os sintomas incluem aqueles da pré-síncope ou da síncope associados a alterações visuais, fraqueza, cefaléia e alterações cognitivas.

Hipersensibilidade e síndrome do seio carotídeo (SSC)

Em alguns indivíduos, a massagem do seio carotídeo induz uma extrema queda da freqüência cardíaca (FC) que pode se associar ao declínio da pressão arterial. Essa reação exagerada é descrita como hipersensibilidade do seio carotídeo e se deve à resposta exagerada de barorreceptores localizados nas artérias carótidas internas, logo acima da bifurcação das artérias carótidas comuns.

O quadro de hipersensibilidade do seio carotídeo pode ser responsável por 10% a 20% das queixas de pré-síncope e síncope (ainda mais freqüente em idosos), constituindo assim a síndrome do seio carotídeo.

O diagnóstico é sugerido quando a massagem do seio carotídeo induz:

- Assistolia ventricular ≥ três segundos, por parada sinusal e bloqueio atrioventricular: forma cardioinibitória.
- Diminuição da PAS de 50 mmHg ou mais: forma vasodepressora.
- Formas mistas: vasodepressora associada à cardioinibitória.

A massagem do seio carotídeo pode ocasionar complicações neurológicas (uma para mil massagens) e deve ser evitada em pacientes com doença aterosclerótica difusa, história de acidente vascular cerebral ou sopro carotídeo. Respostas positivas ao teste, contudo, não são específicas, haja vista que idosos sem síncope podem ter respostas típicas da síndrome.

Síncope vasovagal

Trata-se de uma das mais freqüentes causas de síncope. Embora geralmente benigna, ela pode ser recorrente, resultar em grande perda funcional para os doentes e ocasionar graves lesões e fraturas.

A síncope ocorre na posição ortostática, raramente deitada ou sentada. Geralmente existe a fase prodrómica, seguida da perda de consciência e do período de recuperação. Os doentes relatam situações que podem precipitar (*triggers*) o evento, como estresse emocional, antecipação de dor física, trauma, ambientes quentes e posição ortostática por um longo período.

Existe ainda a síncope situacional, na qual os fatores precipitantes são a defecação, a tosse ou o esforço para urinar.

Doentes com síncope vasovagal devem ser encaminhados ao ambulatório (podem necessitar do *tilt-table test* para diagnóstico ou para tratamento) e não serão discutidos nesse livro.

Síncope cardíaca

As síncopes de causa cardíaca são divididas em dois grandes grupos: arritmias e doenças anatômicas (Tabela 54.IX). Em comum, elas ocasionam uma redução do débito cardíaco. Embora bradiarritmias e taquiarritmias possam levar a síncope, não há um valor fixo abaixo ou acima do qual ocasione a síncope. Os sintomas irão depender da capacidade de compensação do sistema nervoso autônomo e do grau de doença aterosclerótica dos vasos do sistema nervoso central.

Em algumas casuísticas, a síncope de etiologia cardíaca pode explicar de 10% a 20% dos casos. Taquicardia ventricular é a mais freqüente taquiarritmia. Já a síndrome do nó sinusal e os bloqueios AV são as mais freqüentes bradiarritmias associadas à síncope.

Arritmias raramente ocorrem em corações normais, mas podem ocorrer em doenças familiares, como a síndrome de Brugada ou a síndrome do QT longo.

A maioria dos doentes com síncope cardíaca por arritmia não apresenta sintomas prodrômicos e o quadro é súbito, o que pode ajudar a diferenciar da síncope vasovagal. Já em doenças cardíacas estruturais, a síncope costuma ser desencadeada por esforço físico ou por vasodilatação arterial (calor ou medicação).

Estenose aórtica é particularmente comum em idosos; a clássica apresentação é o surgimento de dispnéia, dor torácica ou síncope aos esforços.

Cardiomiopatia hipertrófica é mais comum em jovens, embora também possa ocorrer em indivíduos com mais de sessenta anos.

Tabela 54.IX – Causas de síncope cardíaca

• Bradiarritmias: síndrome de Stokes-Adams, doença do nó sinusal, bloqueio AV de 2º e 3º graus, disfunção do marcapasso	• Taquiarritmias: taquicardia ventricular, *torsade de pointes*, taquicardia supraventricular, fibrilação ou *flutter* atrial
• Síndrome de Brugada	• Síndrome de Wolff-Parkinson-White
• Isquemia ou infarto do miocárdio	• Dissecção de aorta (associada a ruptura de aorta, tamponamento pericárdico, dissecção de vasos do SNC ou de coronária
• Alterações valvares: estenose aórtica, estenose mitral, estenose tricúspide	• Embolia pulmonar
• Mixoma atrial	• Hipertensão pulmonar
• Cardiomiopatia hipertrófica	• Insuficiência cardíaca (associação com morte súbita)
• Displasia arritmogênica de ventrículo direito	

Até 13% dos doentes com embolia pulmonar podem manifestar um quadro de síncope e geralmente indicam um grande êmbolo.

A presença de doença cardíaca nos doentes com síncope é identificada como o fator mais importante na estratificação de risco e prognóstico:

- Risco de eventos adversos: 2,01.
- Risco de infarto do miocárdio ou morte por isquemia: 2,66.
- Risco de acidente vascular cerebral: 2,01.

TRATAMENTO

A síncope não é uma doença, e sim a manifestação (o sintoma) de algum distúrbio de base. Dessa forma, a abordagem inicial segue os mesmos princípios do tratamento do suporte avançado de vida (ACLS). Assim, pode haver necessidade de cardioversão (taquiarritmias), marcapasso (bradiarritmias), tratamento da dissecção de aorta, da embolia, da isquemia miocárdica etc.

Em pacientes estáveis ou após estabilização, o tratamento deverá ser feito para a causa de base. Entretanto, uma das atitudes de extrema importância no pronto-socorro é decidir se o paciente deve ir de alta para o ambulatório ou se ele deve ser observado na unidade de emergência (unidades de síncope, se o hospital tiver disponível) ou mesmo ser internado.

Os quatro fatores de maior risco de morte em doentes com síncope são:

- Idade ≥ 45 anos.
- História de insuficiência cardíaca.
- História de arritmias ventriculares.
- ECG anormal (exceto alterações de repolarização inespecíficas).

Pacientes que não apresentam nenhum fator de risco têm < 5% de chance de apresentar eventos adversos. Já pacientes com três ou quatro fatores de risco têm 58%-80% de chance de apresentar eventos adversos. Outro achado que pode indicar uma doença grave é a presença de síncope durante o exercício físico (doença coronariana, embolia pulmonar, mixoma atrial, estenose aórtica, cardiomiopatia hipertrófica, hipertensão pulmonar, estenose mitral), embora também possa ocorrer na síncope neuralmente mediada.

Hipotensão ortostática

O tratamento inclui evitar situações de vasodilatação periférica ou que dificultam o retorno venoso (Tabela 54.10). Assim, pequenas refeições com alta quantidade de carboidratos podem ser benéficas nesses doentes que recebem agentes pressóricos durante o dia. Uma boa opção seria a utilização de cafeína durante a refeição, uma vez que tem ação pressórica e bloqueia o receptor de adenosina. A elevação da cabeceira (decúbito) em 5º-20° ativa o sistema renina-angiotensina-aldosterona e pode ser útil.

Tabela 54.X – Situações que devem ser evitadas em doentes com hipotensão ortostática
• Clima e banhos quentes
• Exercício isométrico
• Grandes refeições
• Hiperventilação e ascensão rápida a grandes altitudes
• Permanecer em pé por tempo prolongado, sem movimentos
• Vasodilatadores, diuréticos, tricíclicos e álcool

Hipersensibilidade do seio carotídeo

O tratamento inclui:

- Evitar comprimir a região do seio carotídeo (gravata, colares).
- Evitar medicamentos que possam exacerbar a bradicardia e a hipotensão.
- Forma vasodepressora pode responder a agentes vasoconstritores ou aos inibidores da recaptação da serotonina.
- Marcapasso definitivo de câmara dupla pode ser necessário na forma cardioinibitória da doença.

Risco ocupacional e automobilístico

O emergencista deve orientar o paciente, caso ele tenha alta hospitalar, sobre os riscos no trabalho e ao dirigir (exemplos: pedreiros, operadores de máquinas, motoristas etc.). Regra geral: orientar o paciente a evitar essas situações de risco, sobretudo a direção automobilística, até completa avaliação ambulatorial.

LEITURA ADICIONAL

1. Zipes DP, Calkins H. Hypotension and syncope. In: Zipes DP, Libby P, Braunwald E, et al. Braunwald's heart disease: a textbook of cardiovascular medicine. 7. ed. Philadelphia: Elsevier Saunders; 2005. p.909-19.
2. Hachul D. Síncope. In: Nobre F, Serrano Jr. CV. Tratado de cardiologia – SOCESP. Barueri: Manole; 2005. p.1299-306.
3. Shen WK, Decker WW, Smars PA, et al. Syncope evaluation in the emergency department study (SEEDS). Circulation 2004; 110: 3636-45.
4. European Society of Cardiology. The Task Force of Syncope. Guidelines on management of syncope – Update 2004. Eur Heart J 2004; 25: 2054-72.
5. Blok BK, Newman TM. Syncope. In: Tintinalli JE, Kelen GD, Stapczynski JS. Emergency medicine: American College of Emergency Physicians. 6. ed. McGraw Hill; 2004. p.359-64.
6. Daroff RB, Carlson MD. Syncope, faintness, dizzness, and vertigo. In: Kasper DL, Fauci AS, Braunwald E, et al. Harrison's principles of internal medicine. 16. ed. McGraw-Hill; 2005: 126-34.
7. Martin TP. Syncope. In Harwood-Nuss: Clinical Practice of Emergency Medicine. 4th ed. Philadelphia: Lippincott Williams and Wilkins; 2005: 76-80.
8. Martins HS, Damasceno MCT. Síncope. In Martins HS, Neto RAB, Velasco IT: Emergências Clínicas – Abordagem Prática. 3. ed. Barueri: Manole; 2007. p.164-77.
9. Beer I, Martins HS. Abordagem e Tratamento da Síncope no Departamento de Emergência. In Martins HS, Neto AS, Velasco IT: Emergências Clínicas Baseadas em Evidências. 1ª ed. São Paulo: Atheneu; 2005: 233-40.
10. Rays J, Kawabata VS, Martins HS, et al. Cardiologia. In Martins HS, Cavalcanti EFA, Velasco IT. Atualizações em Medicina Interna – Updates. 1ª ed. São Paulo: Manole; 2005: 9-64.
11. Olshansky B. Evaluation of the Patient with Syncope. ©2008 UpToDate®: <http://www.uptodate.com> Software 16.1.
12. Olshansky B. Management of the Patient with Syncope. ©2008 UpToDate®: <http://www.uptodate.com> Software 16.1.

Algoritmo 54.1 – Avaliação da síncope*

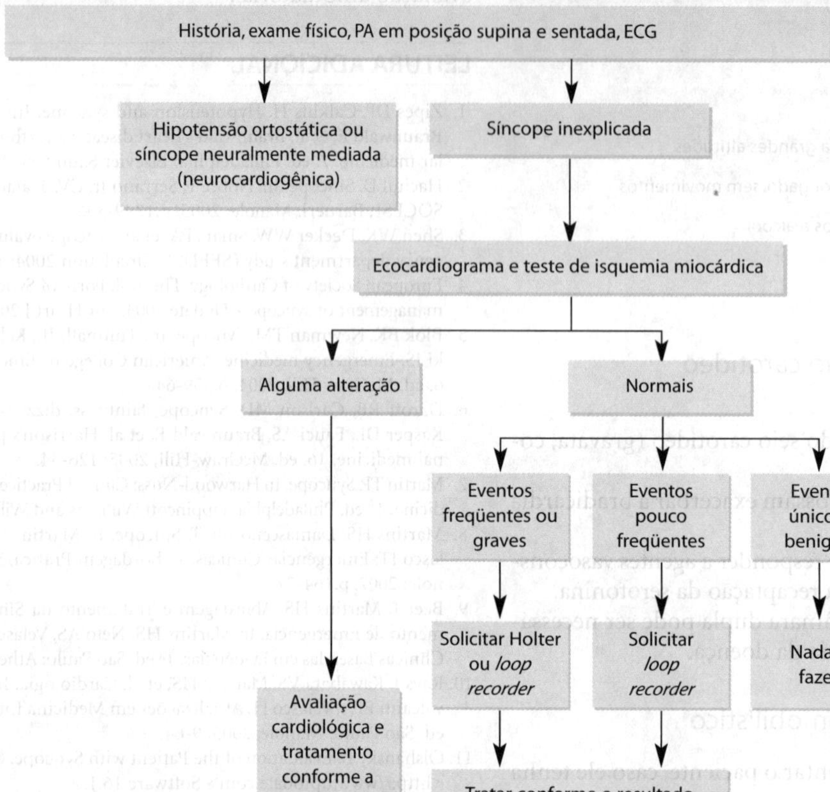

*Baseado em American Heart Association (2006).

Algoritmo 54.2 – Internação *versus* alta em pacientes com síncope

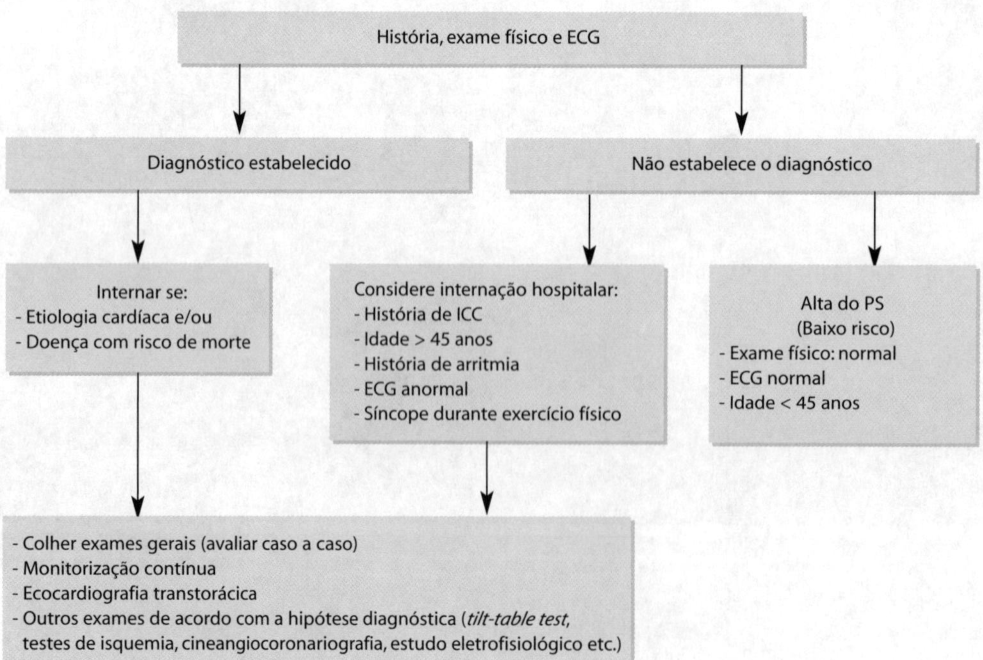

Crise Epiléptica

CAPÍTULO 55

Luis Henrique Martins Castro

TÓPICOS IMPORTANTES

- Crise epiléptica é comum no PS, podendo, em alguns casos, indicar situações com risco de morte.
- Em todos os pacientes é necessário obter uma minuciosa história clínica (uso de medicamentos, drogas ilícitas; possibilidade de abstinência, principalmente aos sedativos hipnóticos, depressores do SNC e álcool etílico; obter dados de história sobre lesão neurológica prévia ou epilepsia; em doentes epilépticos, obter dados sobre quais medicações faz uso e eventual não-aderência ao tratamento).
- Exame clínico geral: incluindo sinais vitais, glicemia capilar e saturação de oxigênio.
- Exame neurológico: com ênfase na pesquisa de rigidez de nuca e fundo de olho.
- Sempre pensar e buscar as causas de crises agudas sintomáticas (infecções, distúrbios metabólicos, tóxicos etc.).
- As causas mais freqüentes de crises epilépticas e de estado de mal epiléptico incluem:

1) Exacerbação de crises em doente epiléptico: deve-se suspeitar de uso irregular de medicação, suspensão abrupta ou troca intempestiva de medicação, por vezes iatrogênica.
2) Intoxicação exógena (álcool, cocaína, anfetaminas, outros).
3) Abstinência de drogas sedativas do sistema nervoso central.
4) Distúrbios hidoreletrolíticos e metabólicos.
5) Traumatismo cranioencefálico.
6) Tumores do SNC.
7) Processos infecciosos do sistema nervoso central, como meningites e encefalites (principalmente a meningoencefalite herpética).
8) Outras lesões agudas do SNC (AVCH ou AVCI).

- O tratamento inclui tratar a causa de base e, eventualmente, utilizar agentes antiepilépticos.

INTRODUÇÃO E DEFINIÇÕES

O tecido nervoso pode ser compreendido, de uma forma extremamente simplificada, como um sistema eletroquímico. Esse tecido possui uma capacidade inerente de gerar, em condições patológicas, uma atividade elétrica anormal, que quando ocorre de forma sustentada pode manifestar-se clinicamente como uma crise epiléptica.

Crises epilépticas são problemas freqüentemente encontrados nos setores de emergência, pois podem ser causadas por diversas situações na prática clínica, como distúrbios hidroeletrolíticos, lesões neurológicas agudas, efeito de medicamentos e outras.

A probabilidade de um indivíduo apresentar uma crise epiléptica em qualquer momento da vida é relativamente alta. Esse risco é estimado entre 5% e 10%. Em muitos desses casos, um fator desencadeante de crises pode ser identificado e, uma vez removido, a crise não deverá recorrer. Outras vezes não se identifica um fator causal para a crise epiléptica, mas ainda assim muitos desses doentes não voltarão a ter crises. Por fim, alguns indivíduos apresentam crises epilépticas espontâneas recorrentes e são, portanto, considerados epilépticos.

Embora a maioria dos textos médicos que abordam condutas na sala de emergência dê maior ênfase à conduta no estado de mal epiléptico, a maior parte das crises epilépticas é autolimitada, cessando antes mesmo do atendimento médico.

Os conceitos mais importantes são:

- Crise epiléptica: é a expressão clínica decorrente de uma descarga anormal e excessiva do tecido cerebral.
- Crise aguda sintomática (ou crise provocada): crise epiléptica decorrente de uma causa imediata identificada, como distúrbio metabólico, intoxicação exógena, abstinência de drogas sedativas ou insulto neurológico agudo.
- Epilepsia: doença neurológica que se caracteriza pela ocorrência de crises espontâneas recorrentes (duas ou mais).
- Crise isolada: uma ou mais crises recorrendo no período de 24 horas. Pode corresponder a uma crise aguda sintomática ou à primeira manifestação de epilepsia.

ETIOLOGIA E FISIOPATOLOGIA

Crises agudas sintomáticas

Podem ocorrer em qualquer indivíduo, devido a alterações na excitabilidade neuronal secundária ao fator desencadeante.

As causas mais comuns de crises agudas sintomáticas são:

- Disfunção tóxico-metabólica, intoxicação exógena (principalmente por drogas estimulantes do SNC) ou abstinência de drogas depressoras do SNC.
- Lesão neurológica aguda, geralmente com lesão cortical.

A correção do distúrbio de base geralmente previne o surgimento de novas crises. No caso das crises agudas sintomáticas decorrentes de lesão aguda do SNC, no entanto, nem sempre é possível corrigir a causa (por exemplo, um hematoma intraparenquimatoso). Nestes casos, como veremos, pode ser necessário o uso de medicação para controle de crises, durante um período de tempo em que o fator desencadeante de crises esteja presente.

A ocorrência de lesão do SNC implica em maior risco de desenvolvimento futuro de crises espontâneas recorrentes (epilepsia). Na ausência de lesão cerebral permanente, a possibilidade de um doente tornar-se epiléptico (apresentar crises espontâneas recorrentes) após uma crise aguda sintomática é pequena.

Epilepsia

Nas epilepsias idiopáticas pressupõe-se hiperexcitabilidade cortical (em alguns casos secundária a alterações na função de canais iônicos, de sódio ou potássio, de caráter familiar). Estas epilepsias representam apenas cerca de 5% das epilepsias dos pacientes adultos. O quadro clínico geralmente se manifesta antes dos 20 anos de idade, pode haver história familiar de epilepsia, e o paciente não apresenta outras anormalidades neurológicas ou ao exame de imagem.

Nas epilepsias sintomáticas, existem lesões corticais, adquiridas em qualquer momento da vida. A etiologia destas lesões inclui afecções congênitas, doenças infecciosas do SNC, lesões vasculares, neoplásicas benignas e malignas ou degenerativas. A epilepsia, nestes casos, pode ser considerada como conseqüente a uma lesão cerebral antiga (epilepsia sintomática remota) e pode manifestar-se em diversos momentos da vida, desde o período perinatal até após a sexta década de vida. Habitualmente a lesão causadora da epilepsia pode ser vista através de exame de neuro-imagem.

Nas epilepsias criptogênicas (também conhecidas como provavelmente sintomáticas) não se observam lesões ao exame de neuro-imagem, porém os pacientes não apresentam as características clínicas das epilepsias idiopáticas.

ACHADOS CLÍNICOS

Uma situação comum em prontos-socorros (PS) é o médico ser chamado para avaliar um doente que, pela primeira vez, apresentou crise epiléptica tônico-clônica generalizada (TCG). Habitualmente, o doente chega ao PS no período pós-ictal, sonolento ou confuso. Quando acorda, em geral não se recorda do ocorrido, queixando-se de dores no corpo e intensa cefaléia. É importante lembrar que muitos eventos associados à perda de consciência e movimentos anormais não são, necessariamente, crises epilépticas. Esses eventos podem ser confundidos inicialmente com crises epilépticas, mas devem ser diferenciados destas, pois seu tratamento é distinto.

Os pacientes podem apresentar apenas a crise epiléptica sem quaisquer outros achados. Entretanto, a crise pode indicar um problema clínico ou neurológico subjacente sem que os sinais e sintomas da doença de base, clínica ou neurológica estejam evidentes.

A causa das crises pode ser sintomática aguda ou remota. Em alguns casos pode não ser possível determinar a causa da crise. Uma primeira crise epiléptica não provocada pode representar a manifestação inicial de epilepsia.

Em um paciente que apresente uma primeira crise epiléptica, devem ser pesquisados:

- Presença de febre – embora uma crise epiléptica possa causar aumento da temperatura corpórea (geralmente inferior a 38ºC), a presença de febre, especialmente em vigência de rigidez nucal e confusão mental, obriga a investigação de etiologia infecciosa (meningoencefalites virais – incluindo herpética, bacterianas –, incluindo tuberculose e de etiologia fúngica).
- Rigidez de nuca – indica irritação meníngea e pode estar presente em meningites, encefalites e hemorragia meníngea.
- Evidência de traumatismo craniano. Crises epilépticas podem ser desencadeadas por traumatismo craniano banal ("crises de impacto") ou traumatismos cranianos mais graves. É importante determinar se o traumatismo craniano foi decorrente da crise ou foi fator causal da crise.
- Presença de déficit neurológico focal (hemiparesia, p. ex.) – pode indicar lesão neurológica aguda ou crônica, que pode estar relacionada à etiologia da crise. Podem ocorrer déficits focais transitórios, de duração habitualmente não superior a 24 horas, secundários às crises, conhecidos como "paralisia de Todd", que indicam disfunção transitória do parênquima cerebral decorrente da crise. Na situação de emergência não há como determinar se o déficit será transitório, portanto qualquer déficit focal deve ser investigado. Déficits focais associados a crises podem indicar acidente vascular cerebral (hemorrágico ou isquêmico), outras lesões parenquimatosas (tumores primários ou metastáticos), lesões sequelares etc.

Devem ser pesquisadas, na história:

- Evidência de doença clínica descompensada, como *diabetes mellitus*, doenças pulmonares, renais, auto-imunes etc.
- História de uso de medicação prescrita, de drogas ilícitas, ou tentativa de suicídio (antidepressivos, isoniazida, lítio, teofilina, anticolinérgicos, organofosforados, cloroquina, entre outros).
- História de etilismo crônico, com redução ou ausência da ingesta de álcool nas últimas horas ou dias, sugerindo abstinência alcoólica.

EXAMES COMPLEMENTARES

Todo paciente que dê entrada no PS com possível ou definida crise epiléptica deve imediatamente ser submetido a glicemia capilar. Se houver hipoglicemia, deve ser colhida amostra de sangue para confirmar o achado e, imediatamente, antes do resultado do exame, esta deve ser corrigida. Deve-se administrar, concomitantemente, tiamina endovenosa para impedir o desencadeamento da encefalopatia de Wernicke.

Em seguida deve-se proceder a exames que visam a determinar a etiologia das crises:

Em pacientes sem história prévia de epilepsia deve-se, obrigatoriamente, proceder a:

- Avaliação de causas clínicas: hemograma, plaquetas, exames de coagulação, função renal, hepática, glicemia, sódio, potássio, cálcio iônico, magnésio, e, em casos selecionados, gasometria arterial, urina tipo 1, urocultura, hemoculturas e perfil toxicológico.
- Neuroimagem: preferencialmente ressonância magnética de crânio (melhor resolução para detecção de lesões) ou, alternativamente, tomografia de crânio (com contraste, em casos selecionados).
- Exame de líquor: deve ser colhido desde que não haja contra-indicação, em casos selecionados. Imprescindível quando há suspeita de quadro infeccioso. Meningoencefalites, incluindo a encefalite herpética, podem manifestar-se, inicialmente, apenas por crise epiléptica, sem outras anormalidades. Quando não houver etiologia definida da crise, e, na ausência de contra-indicações, deve-se proceder à coleta de líquor.
- Eletroencefalograma: exame raramente disponível no PS em caráter de urgência. É extremamente útil para revelar anormalidades epileptiformes em pacientes epilépticos e na avaliação de estado de mal eletrográfico, em pacientes com rebaixamento do nível de consciência de etiologia não definida.

Nos casos de primeira crise epiléptica, o paciente deve ser mantido em observação hospitalar até que sejam afastadas as causas acima. É importante que se determine a etiologia da crise epiléptica, pois o tratamento da causa de base é essencial para o sucesso terapêutico, minimizando seqüelas de longo prazo (Tabela 55.I).

Tabela 55.I – Causas secundárias de crises epilépticas
• Trauma (recente ou remoto).
• Hemorragia intracraniana (subdural, epidural, subaracnóide, intraparenquimatosa).
• Anormalidades estruturais do SNC (aneurisma, malformação arteriovenosa, tumores primários ou metastáticos, doenças degenerativas ou doenças congênitas).
• Infecções (meningite, encefalite ou abscesso cerebral).
• Hiperglicemia ou hipoglicemia.
• Hiponatremia ou hipernatremia.
• Uremia.
• Insuficiência hepática.
• Hipocalcemia.
• Hipomagnesemia.
• Medicamentos e drogas (anfetaminas, cocaína, abstinência de sedativos, abstinência alcoólica, teofilina, antidepressivos tricíclicos, lidocaína, vários outros).
• Encefalopatia hipertensiva.
• Isquemia grave do SNC (hipoxemia grave, parada cardiorrespiratória).

Pacientes com história prévia de epilepsia:

- Devem ser avaliados criteriosamente, pois nem sempre é possível excluir a ocorrência de novo quadro neurológico agudo superposto. Cada caso deve ser avaliado de modo individualizado, com a solicitação de exames apropriados em cada situação clínica (neuro-imagem, líquor, exames de sangue e EEG).
- Nestes casos é de extrema importância a história do uso de medicações, aderência ao tratamento, história de parada abrupta da medicação ou mudança no esquema medicamentoso. Nestes casos, a dosagem de níveis séricos de drogas anti-epilépticas pode ser útil.

CONDUTA

- Paciente epiléptico, em uso de drogas anti-epilépticas, que parou de tomar por conta própria a medicação há alguns dias. Nesse caso, avaliar individualmente a necessidade de exames complementares. Administrar a medicação de que o paciente faz uso (compensando-se também doses "perdidas"). Suspensão abrupta ou redução intempestiva da dose de barbitúricos ou benzodiazepínicos são causas freqüentes de descompensação do controle de crises epilépticas e devem ser tratadas com a reintrodução da droga.
- Por vezes, pacientes epilépticos em uso de uma ou mais drogas antiepilépticas chegam ao PS com uma nova(s) crise(s), sem um desencadeante aparente. O manejo das drogas nestas situações deve ser feito, preferencialmente, em conjunto com o médico que acompanha o paciente. Em algumas situações isto não é possível, podendo ser necessários ajustes na dose da medicação no pronto-socorro.

Estado de mal epiléptico

Independentemente da etiologia da crise epiléptica, o doente pode apresentar-se na emergência em situação que caracterize o chamado estado de mal epiléptico. O estado de mal epiléptico pode ocorrer no contexto de uma crise aguda sintomática ou em decorrência de descompensação de epilepsia prévia.

Crises prolongadas podem, potencialmente, causar dano ao SNC. Estudos experimentais sugerem que crises não controladas predispõem o cérebro a crises de mais difícil controle medicamentoso. Embora, tecnicamente, o diagnóstico de estado de mal epiléptico refira-se a crises com duração de mais de vinte minutos, estudos em animais de laboratório indicam alterações teciduais a partir de cinco minutos do início da crise. Como a maioria das crises epilépticas cessa em menos de dois minutos (não incluído o período de confusão pós-ictal), justifica-se que comecem a ser tomadas medicadas terapêuticas para abortar as crises a partir de cinco minutos da crise.

- Estado de mal convulsivo: caracteriza-se por crises tônico-clônico generalizadas reentrantes, sem recuperação completa da consciência entre as crises ou crise generalizada que perdura há mais de vinte minutos. Representa risco de morte. Deve ser identificado e tratado prontamente. A ocorrência de crises generalizadas freqüentes, com intervalos breves de recuperação de consciência entre as crises, embora não represente estado de mal epiléptico, também deve ser diagnosticada e tratada prontamente.

- Estado de mal não convulsivo (ou estado de mal com manifestações clínicas sutis). Pode ocorrer espontaneamente ou em seguida a uma ou mais crises tônico-clônico generalizadas ou a crises parciais com perda da consciência (crises parciais complexas). Manifesta-se por rebaixamento persistente do nível de consciência, a despeito da cessação de crises clinicamente perceptíveis. Podem ocorrer manifestações clínicas sutis, como abalos nistagmóides dos olhos, abalos musculares (geralmente mioclônicos) dos membros e face e movimentos mastigatórios. O nível de consciência pode flutuar; em alguns casos, o paciente pode manter contato com o meio, de modo extremamente lentificado. O diagnóstico pode ser difícil. O estado de mal não convulsivo pode ser confundido com rebaixamento do nível de consciência por causas tóxico-metabólicas ou com período pós-ictal. O diagnóstico é feito pelo eletroencefalograma (nem sempre disponível em condições de emergência). O estado de mal não convulsivo também pode representar risco iminente de morte, embora menos que o estado de mal convulsivo. Seus fatores desencadeantes e agravantes devem ser reconhecidos e eliminados o mais rapidamente possível. O tratamento medicamentoso também deve ser estabelecido com rapidez.
- Estado de mal parcial (ou focal) simples. Caracteriza-se por crises focais reentrantes ou contínuas, sem comprometimento do nível de consciência. Pode caracterizar-se por abalos motores em um dos membros ou face. Nestes casos também é fundamental afastar fatores etiológicos ou desencadeantes (especialmente, neste contexto, estado hiperosmolar não cetótico) e tratar adequadamente as crises. Nestes casos, a urgência do tratamento é um pouco menor que nos dois casos anteriores, devendo-se pesar, cuidadosamente a necessidade de introdução de medidas agressivas, como entubação orotraqueal e infusão de drogas anti-epilépticas endovenosas.

DIAGNÓSTICO DIFERENCIAL

As principais situações clínicas que geram confusão são:

- Síncope.
- Crises não-epilépticas de origem psicogênica.
- Ataques de pânico.
- Distúrbios do sono.
- Enxaqueca.

É importante, contudo, checar e buscar causas secundárias das crises epilépticas, pelo simples fato de que o tratamento da causa de base é essencial para o sucesso, com mínima ou menor probabilidade de seqüelas em longo prazo (Tabela 55.I).

TRATAMENTO

No atendimento de emergência é fundamental que a conduta médica seja guiada por um processo diagnóstico estruturado, visando à intervenção terapêutica eficaz.

Tabela 55.II – Tratamento do estado de mal epiléptico

Tempo*	Seqüência terapêutica
1º Até 5 minutos	Estabilização: vias aéreas, acesso venoso, oxigênio, monitor e glicemia capilar (dextro).
2º De 5 a 10 minutos	No Brasil: diazepam**, EV, 1 a 2 mg/minuto, até 10 a 20 mg.
3º De 10 a 20 minutos	Fenitoína: 20 mg/kg de peso, EV, 50 mg/minuto, diluída em soro fisiológico.
4º Após 20 minutos	Fenobarbital: 10 mg/kg de peso, EV, 50 a 75 mg/minuto. Repetir mais 10 mg/kg de peso de fenobarbital, se necessário. Anestesia geral com monitorização do eletroencefalograma: • Midazolam: 0,2 mg/kg, EV, lentamente; manutenção de 1 a 10 µg/kg/minuto OU • Propofol: 1 a 2 mg/kg, EV, lentamente; manutenção de 1 a 15 mg/kg/hora OU • Pentobarbital: 10 a 15 mg/kg, EV, em 1 hora; manutenção de 0,5 a 1,0 mg/kg/hora.

* Da chegada ao PS.
** Doses adicionais de diazepam podem ser administradas posteriormente em qualquer momento.

A prioridade inicial é avaliar se há hipoglicemia e realizar as manobras de suporte avançado de vida (garantir vias aéreas, ventilação, circulação etc.). Em seguida é necessário que se estabeleça, paralelamente, um algoritmo diagnóstico e terapêutico.

Sob o ponto de vista diagnóstico é necessário que se estabeleça a etiologia da(s) crise(s), eliminando-a, se possível.

A conduta farmacológica com medicação antiepiléptica é reservada para casos selecionados, uma vez que a grande maioria das crises tende a não se repetir uma vez eliminado o fator casual. O uso de drogas antiepilépticas tem como objetivo cessar uma crise prolongada e prevenir novas crises. Seu uso deve ser criterioso, norteado pelo cenário clínico.

Crises agudas sintomáticas

Agentes antiepilépticos são, em geral, pouco eficazes no controle de crises epilépticas agudas sintomáticas decorrentes de distúrbios metabólicos. Nesses casos, o melhor tratamento é a correção da causa. Assim, geralmente não se inicia tratamento com agentes antiepilépticos nessa situação.

Não devem ser administrados benzodiazepínicos se a crise já tiver cessado e o doente estiver no período pós-ictal. Nesse contexto, o emprego de benzodiazepínicos não tem indicação e pode acentuar a depressão do SNC, prolongando o período de recuperação do nível de consciência ou acentuando o quadro confusional. Além disso, os benzodiazepínicos têm curta duração (não mais que trinta minutos para o diazepam), não sendo agentes eficazes para a prevenção de recorrência de crises. Esses agentes devem ser reservados para casos em que se caracterize estado de mal epiléptico, em crises com duração superior a cinco minutos.

No caso de crises agudas sintomáticas secundárias a lesões neurológicas agudas, habitualmente se empregam agentes antiepilépticos na prevenção de recorrência de crises, embora sua eficácia possa ser limitada nesse contexto.

O agente mais empregado é a fenitoína, por não ser sedativa e ser passível de administração endovenosa em dose de "ataque", permitindo rápido início de ação. Recomenda-se a manutenção da medicação antiepiléptica durante toda a fase aguda e habitualmente procede-se sua retirada a partir da 12ª semana.

Crise única (excluída crise aguda sintomática)

A maior parte dos doentes com crise única na emergência não apresentará recorrência de crises. Logo, a introdução de agentes antiepilépticos não está indicada na maioria dos casos.

Sua utilização em doente com crise isolada é restrita àqueles casos em que há alto risco de recorrência. Para uma conduta adequada, portanto, deve ser feita uma estratificação do risco de recorrência das crises. Para isso são necessários os resultados de dois exames:

- Neuroimagem (ressonância magnética de crânio – preferível, quando disponível – ou tomografia computadorizada de crânio).
- Eletroencefalograma (nem sempre disponível no setor de emergência).

Caso ambos os exames sejam normais, o risco de recorrência de crises é de aproximadamente 30%, sendo maior nos primeiros meses após a crise inicial, declinando progressivamente. Quando ambos os exames são anormais, o risco de recorrência chega a 70%.

A decisão de se iniciar tratamento crônico com medicação antiepiléptica deve ser discutida com o doente, ponderando o risco de recorrência e o impacto de uma nova crise na vida do doente.

Como dito anteriormente, doentes com crise única de etiologia não esclarecida idealmente não devem receber alta hospitalar até que se tenham dados completos de investigação que forneçam subsídios para decidir sobre a introdução ou não de medicação antiepiléptica.

Crise epiléptica em doente com epilepsia

As causas mais freqüentes identificadas que levam a descontrole de crises em doente com epilepsia incluem falta de aderência ao tratamento, troca de agentes antiepilépticos, distúrbios metabólicos, infecção sistêmica, interações medicamentosas e outras situações que levem a queda da biodisponibilidade do agente antiepiléptico. Checar o fator desencadeante, portanto, é fundamental para uma conduta adequada. Em alguns casos a dosagem sérica do agente anticonvulsivante pode ajudar na conduta.

Se for comprovada irregularidade no uso do agente antiepiléptico devem ser administradas as doses "perdidas". Em doentes aderentes ao tratamento e sem sinais clínicos de intoxicação um aumento na dose do agente antiepiléptico de que já faz uso pode ser suficiente para o controle das crises. Deve-se sempre explorar o tratamento em monoterapia, ajustando a dose do agente até a máxima dose tolerada, sem efeitos adversos, objetivando-se controle completo das crises.

Em alguns casos, deve-se considerar dose de ataque de fenitoína. Para doentes que não utilizem fenitoína (e sem contra-indicações para seu uso), emprega-se a dose de 20 mg/kg. Para doentes que façam uso de fenitoína, uma dose de ataque menor (5-10 mg/kg) pode ser utilizada.

Quando possível, o ajuste de doses de agentes já em uso ou associação de novos agentes deve ser feito em conjunto com o médico que acompanha o doente ambulatorialmente.

Estado de mal epiléptico

Independentemente da etiologia da crise epiléptica, o doente pode apresentar-se na emergência em situação que caracterize o chamado estado de mal epiléptico.

O conceito de estado de mal epiléptico está intrinsecamente ligado ao fato de crises prolongadas potencialmente causarem dano ao SNC. Estudos experimentais e clínicos demonstram que crises não controladas predispõem o cérebro a crises de mais difícil controle. O tratamento precoce, portanto, se justifica. Uma vez que a maior parte das crises epilépticas cessa espontaneamente em poucos minutos, alguns autores recomendam operacionalmente que condutas para estado de mal epiléptico sejam adotadas após cinco minutos contínuos de crise ou a ocorrência de duas ou mais crises sem que seja recuperada a consciência entre os ataques.

Essa situação caracteriza emergência médica que requer tratamento imediato e adequado. Segundo alguns estudos, sua mortalidade pode chegar a 20%, não sendo justificável nenhum atraso no tratamento. Portanto, qualquer crise que dure cinco minutos ou mais deve ser tratada agressivamente.

Crises não-epilépticas psicogênicas podem ser diagnosticadas erroneamente como estado de mal epiléptico. Em alguns estudos, de 20% a 40% dos doentes com suposto estado de mal epiléptico apresentavam na realidade crises não-epilépticas de origem psicogênica. Esse diagnóstico deve ser realizado prontamente, para tratamento adequado.

Em doentes com história prévia de epilepsia, algumas etiologias são mais freqüentes e devem ser investigadas, como a suspensão ou retirada abrupta de agentes; mudança no esquema medicamentoso, especialmente de benzodiazepínicos e barbitúricos (por vezes iatrogênica); e traumatismo cranioencefálico. Doentes epilépticos têm maior risco de desenvolver traumatismo craniano devido às crises.

O protocolo de tratamento farmacológico no estado de mal epiléptico varia de serviço para serviço, baseado na experiência dos médicos assistentes, assim como na disponibilidade de agentes para serem utilizados (Tabela 55.II). A conduta medicamentosa inicial é descrita a seguir:

- Infusão endovenosa de benzodiazepínicos. O diazepam é eficaz em abortar crises em cerca de 80% dos casos. Deve ser administrado idealmente a uma velocidade de 1 a 2 mg/minuto até controle da crise, em dose total de 10 a 20 mg. Pode levar a depressão respiratória. A duração de ação do diazepam é de apenas cerca de trinta minutos, em razão de sua alta lipossolubilidade, com conseqüente recirculação, além de baixa ligação aos receptores de benzodiazepínicos no sistema nervoso central.

- A utilização de benzodiazepínicos no estado de mal epiléptico deve ser seguida de administração de agentes antiepilépticos com duração de ação mais prolongada no SNC, como fenitoína endovenosa. A dose é de 15 a 20 mg/kg de peso. Pode-se administrar uma dose adicional de 5 mg/kg, caso não ocorra controle completo das crises. A fenitoína deve ser diluída em 250 a 500 mL de soro fisiológico (não pode ser diluída em soro glicosado) e infundida à velocidade máxima de 50 mg/minuto. O doente deve ser observado durante a infusão, de preferência com monitorização eletrocardiográfica. Podem ocorrer hipotensão e arritmias durante a infusão.
- Após dose máxima de fenitoína, caso o doente continue com crise epiléptica, deve-se prescrever fenobarbital. É importante lembrar que se o doente em questão encontra-se em abstinência de fenobarbital (ele é epiléptico, usa fenobarbital, mas parou nos últimos dias por conta própria), esse é o agente de escolha (antes da fenitoína). A dose é de 10 a 20 mg/kg de peso, endovenosa, a uma velocidade de 50 a 75 mg/minuto. Recomenda-se iniciar com 10 mg/kg e repetir se necessário. O fenobarbital tem a vantagem de apresentar meia-vida longa, porém pode deprimir intensamente o nível de consciência, sendo por vezes necessário suporte ventilatório.

Após o uso de benzodiazepínico, fenitoína, fenobarbital, se o doente ainda persistir com crises epilépticas, deve-se proceder à anestesia geral com monitorização de eletroencefalograma. As opções, nesse momento, são:

- Midazolam: bastante empregado, porém a ocorrência de taquifilaxia pode ser problemática, requerendo doses progressivamente maiores para obter o mesmo efeito terapêutico. A dose inicial é de 0,2 mg/kg EV lentamente e manutenção de de 1 a 10 μg/kg/minuto.
- Propofol: é um anestésico geral de ação curta que pode ser usado como opção em casos refratários. A dose inicial é de 1 a 2 mg/kg EV, seguida de manutenção de 1 a 15 mg/kg/hora.
- Pentobarbital: tem sido usado tradicionalmente no tratamento do estado de mal refratário a benzodiazepínicos, fenitoína e demais agentes. É empregado habitualmente com monitorização por EEG objetivando-se a obtenção do padrão eletroencefalográfico de surto-supressão. Seu uso pode ser limitado por hipotensão arterial, por vezes requerendo o emprego de agentes vasoativos. A dose é de 10 a 15 mg/kg EV durante uma hora, com manutenção de 0,5 a 1,0 mg/kg/hora.

Ainda não existem estudos comparativos da eficácia relativa desses agentes no estado de mal epiléptico.

Os doentes com estado de mal refratário devem ser tratados em ambiente de UTI, de preferência com acompanhamento de um neurologista. A monitorização prolongada por EEG deve ser realizada (preferencialmente de forma contínua) visando-se especialmente à identificação do estado de mal subclínico (ou ocorrência de crises sutis), orientando-se assim o ajuste de agentes.

É importante que sejam introduzidos, além de agentes para combater o estado de mal, agentes antiepilépticos para o tratamento crônico, antes de se proceder ao desmame dos agentes empregados no tratamento do estado de mal.

Algoritmo 55.1 – Crise epiléptica

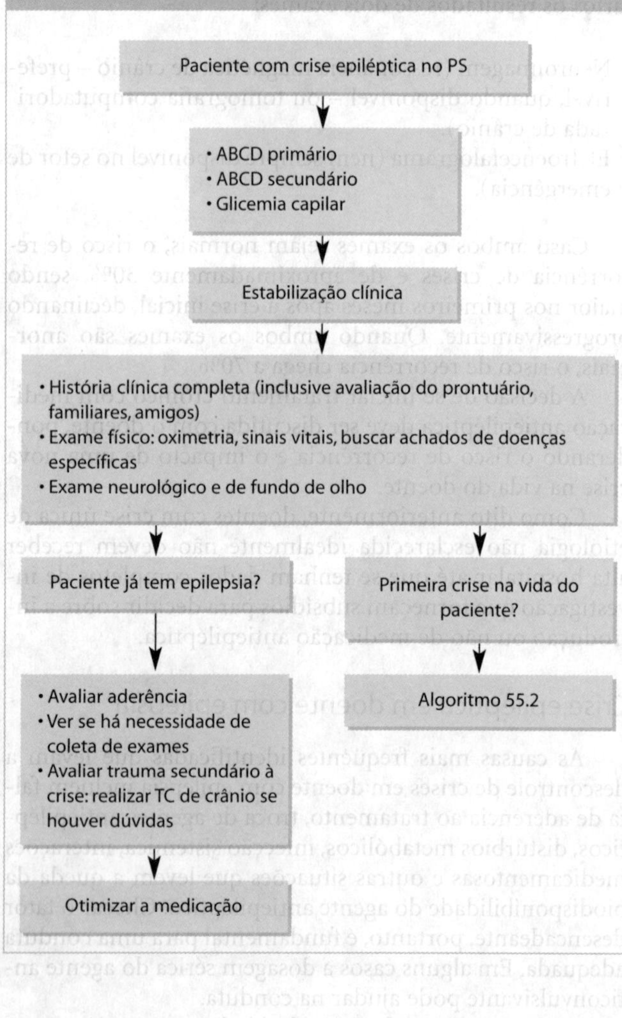

LEITURA ADICIONAL

1. Lowenstein DH. Seizures and epilepsy. In: Harrison's principles of internal medicine. 16. ed. McGraw-Hill; 2005. p.2357-72.
2. Shearer P, Jagoda A. Seizures. In: Harwood-Nuss. Clinical practice of emergency medicine. 4. ed. Philadelphia: Lippincott Williams & Wilkins; 2005. p.602-10.
3. Castro LHM. Crise epiléptica no pronto-socorro. In: Martins HS, Neto AS, Velasco IT. Emergências clínicas baseadas em evidências. 1. ed. São Paulo: Atheneu; 2005. p.523-30.
4. Catlett CL. Seizures and status epilepticus in adults. In: Emergency medicine – American College of Emergency Physicians. 6. ed. 2004. p.1409-17.
5. American Academy of Neurology Quality Standards Subcommittee. Practice parameter: neuroimaging in the emergency patient presenting with seizure – summary statement. Neurology 1996; 47: 280-91.
6. Brodie MJ. Established antiepileptic drugs. N Engl J Med 1996; 334: 168-75.
7. Fountain NB, Lothman EW. Pathophysiology of status epilepticus. J Clin Neurophysiol 1995; 25: 326-42.
8. Parent JM, Lowenstein DH. Treatment of refractory generalized status epilepticus with continuous infusion of midazolam. Neurology 1994; 44: 1837-40.

Algoritmo 55.2 – Crise epiléptica

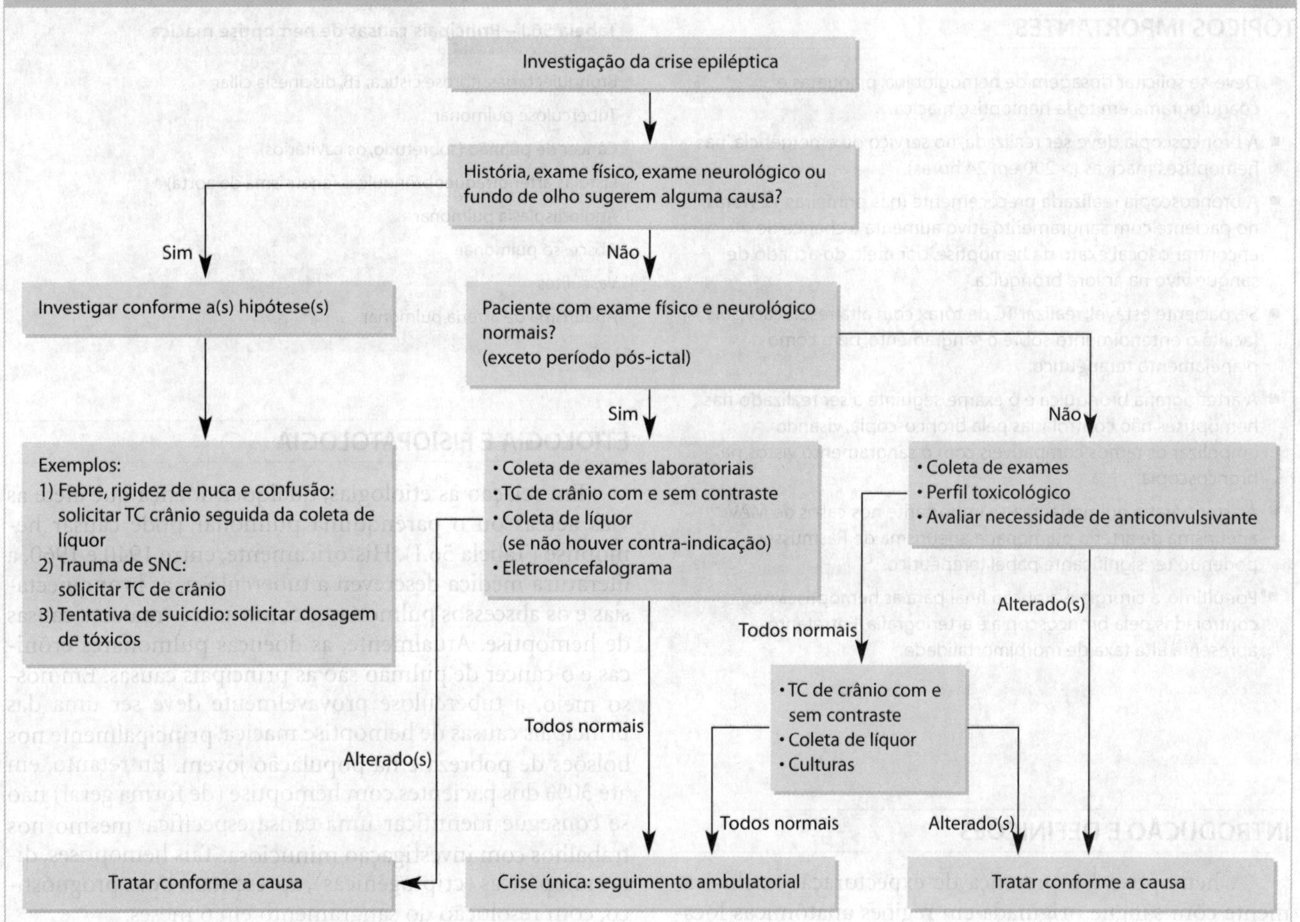

CAPÍTULO

56 Hemoptise

Alfredo Nicodemos da Cruz Santana
Herlon Saraiva Martins
Teresa Yae Takagaki

TÓPICOS IMPORTANTES

- Deve-se solicitar dosagem de hemoglobina, plaquetas e coagulograma em toda hemoptise maciça.
- A broncoscopia deve ser realizada, no serviço de emergência, nas hemoptises maciças (> 200 em 24 horas).
- A broncoscopia realizada precocemente (nas primeiras 12 horas) no paciente com sangramento ativo aumenta a chance de encontrar o local exato da hemoptise, por meio do achado de sangue vivo na árvore brônquica.
- Se, paciente estável, realizar TC de tórax com alta resolução, pois facilita o entendimento sobre o sangramento, bem como o planejamento terapêutico.
- A arteriografia brônquica é o exame seguinte a ser realizado nas hemoptises não controladas pela broncoscopia, visando embolizar os ramos compatíveis com o sangramento vistos na broncoscopia.
- A arteriografia pulmonar faz-se importante nos casos de MAV, aneurisma de artéria pulmonar e aneurisma de Rasmussen, podendo ter significante papel terapêutico.
- Por último, a cirurgia é a opção final para as hemoptises não controladas pela broncoscopia e arteriografia. Entretanto, apresenta alta taxa de morbimortalidade.

INTRODUÇÃO E DEFINIÇÕES

A hemoptise é a presença de expectoração exclusivamente com sangue originada em regiões anatômicas localizadas abaixo das pregas vocais. O hemoptóico, por sua vez, é a presença de escarro associado a sangue.

A hemoptise, na maior parte das vezes (~95% dos casos), é de pequena quantidade, não necessitando de suporte clínico de emergência. Entretanto, quando o volume da hemoptise excede 200 mL dentro de um período de 24 horas, ela é definida como maciça, selecionando pacientes com potencial risco de desenvolver insuficiência respiratória, secundária à aspiração de sangue, e morte. Isso é reiterado pelo dado de que a hemoptise maciça pode apresentar taxa de mortalidade de até 80%. Como este livro se destina à abordagem de doenças em pronto-socorro, discutiremos apenas a hemoptise maciça.

Tabela 56.I – Principais causas de hemoptise maciça
Bronquiectasias: fibrose cística, TB, discinesia ciliar
Tuberculose pulmonar
Câncer de pulmão (sobretudo, os cavitários)
Fístulas arteriotraqueobrônquicas (aneurisma de aorta)
Angiodisplasia pulmonar
Abscesso pulmonar
Vasculites
Aneurisma de artéria pulmonar

ETIOLOGIA E FISIOPATOLOGIA

Em relação às etiologias, qualquer doença que afete as vias aéreas ou o parênquima pulmonar pode causar hemoptise (Tabela 56.I). Historicamente, entre 1940 e 1960, a literatura médica descreveu a tuberculose, as bronquiectasias e os abscessos pulmonares como as três maiores causas de hemoptise. Atualmente, as doenças pulmonares crônicas e o câncer de pulmão são as principais causas. Em nosso meio, a tuberculose provavelmente deve ser uma das principais causas de hemoptise maciça, principalmente nos bolsões de pobreza e na população jovem. Entretanto, em até 30% dos pacientes com hemoptise (de forma geral) não se consegue identificar uma causa específica, mesmo nos trabalhos com investigação minuciosa. Tais hemoptises, ditas idiopáticas (criptogênicas), apresentam bom prognóstico, com resolução do sangramento em 6 meses.

Em relação à fisiopatologia, a hemoptise é o resultado do rompimento dos vasos sangüíneos para dentro da via aérea, quase sempre envolvendo as artérias pulmonares e brônquicas. Pelas artérias e arteríolas pulmonares, passa praticamente todo o débito cardíaco, sob um sistema de baixa pressão. Conseqüentemente, os quadros de hemoptise causados pelo rompimento de vasos de artérias pulmonares têm menores chances de se tornarem volumosos. Já pelas artérias brônquicas, passa apenas uma pequena parte do débito cardíaco, mas sob altas pressões sistêmicas, pois se origina da aorta, e às vezes das artérias intercostais. Dessa forma, as artérias brônquicas estão envolvidas em praticamente quase todos os episódios de hemoptises maciças.

Tabela 56.II – Dados relevantes na história clínica e exame físico

História clínica
• Doença pulmonar, cardíaca ou renal prévia
• Tabagismo
• Sintomas infecciosos
• Emagrecimento (tuberculose ou câncer)
• Antecedentes familiares de hemoptise ou aneurisma (telangiectasia hemorrágica hereditária)
• Viagem recente (leptospirose, hantavirose)
• Exposição a asbesto e orgânico-químicos
• Coagulopatias, uso de antiplaquetário/anticoagulante
Exame físico
• Presença de telangiectasias (telangiectasia hemorrágica hereditária)
• Rash cutâneo (doenças autoimunes, embolia gordurosa)
• Marcas de picadas de agulhas (endocardite)
• Murmúrios pulmonares que aumentam na inspiração (malformação arteriovenosa)
• Aumento de P2, sopro tricúspide ou pulmonar (hipertensão pulmonar)
• Sopros cardíacos (doenças congênitas, endocardite e estenose mitral)
• Sinais de trombose venosa profunda em MMII e MMSS
• Dentes em péssimo estado (abscesso pulmonar)

ACHADOS CLÍNICOS

A história clínica deve ser concisa e direcionada para as principais causas que levam à hemoptise (Tabela 56.II). Alguns pacientes poderão ser submetidos à ressecção pulmonar de urgência (segmentectomia ou pneumectomia), portanto é importante avaliar a gravidade da doença pulmonar nos pacientes com pneumopatias prévias, e estimar, por parâmetros clínicos, o grau de reserva pulmonar. O exame físico é importante para auxiliar no diagnóstico, na avaliação da insuficiência respiratória e da instabilidade hemodinâmica (Tabela 56.II).

EXAMES COMPLEMENTARES

Um dos pricipais exames complementares na abordagem da hemoptise maciça é a radiografia de tórax (Figuras 56.1 e 56.2). Esta faz parte da avaliação inicial de todos os pacientes, apesar de vários estudos terem mostrado que a radiografia de tórax é normal em 15-30% dos casos. Contudo, nos casos com radiografia alterada, esse exame ajuda a localizar o lado do pulmão com sangramento, bem como pode nos dar a possível causa do sangramento (bronquiectasia, câncer).

Uma avaliação laboratorial de rotina (Tabela 56.III) deve ser solicitada para todo paciente com hemoptise maciça. Nos casos em que há suspeita de a causa ser por uso de medicações específicas (p. ex., aspirina) ou intoxicações exógenas, níveis séricos de drogas/medicamentos devem ser solicitados. Em pacientes com insuficiência renal ou com uso de antiinflamatórios, a disfunção plaquetária pode ser investigada com a medição de tempo de sangramento. Em casos com lesões pulmonares cavitadas, envia-se o escarro para pesquisa direta e cultura de *Mycobacterium tuberculosis* e fungos, bem como para citologia oncótica. Se possível, realizar espirometria para avaliar a reserva pulmonar do paciente para uma possível cirurgia de urgência. O ecocardiograma deve ser solicitado na suspeita diagnóstica de endocardite, estenose mitral aguda, doença cardíaca congênita e hipertensão pulmonar. O ecocardiograma transesofágico

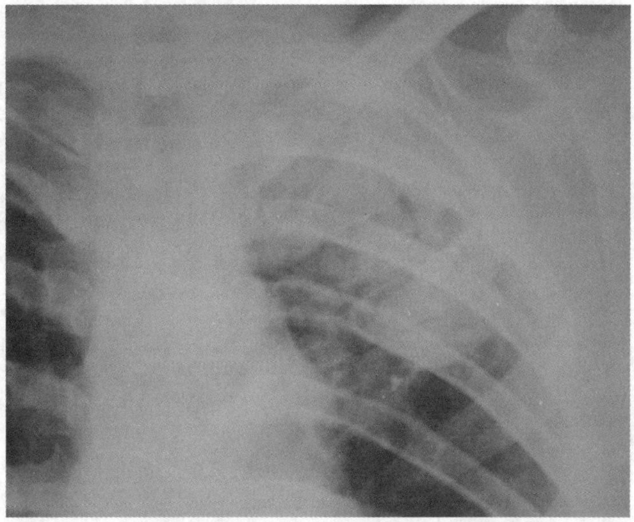

Figura 56.1 – Radiografia mostra duas cavidades pulmonares preenchidas por "bola fúngica".

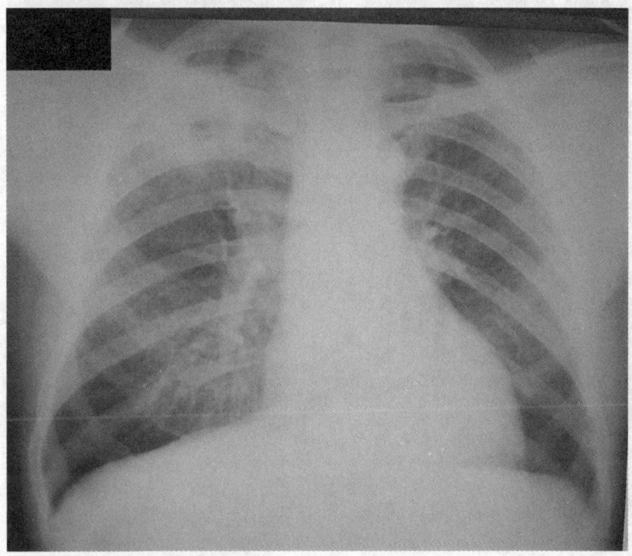

Figura 56.2 – Radiografia revela cavidade em campo pulmonar superior direito, compatível com TB.

Tabela 56.III – Avaliação laboratorial inicial da hemoptise
Hemograma completo
Coagulograma
Função renal e eletrólitos
Enzimas hepáticas
Urina I
Gasometria arterial (se saturação < 90-92%)

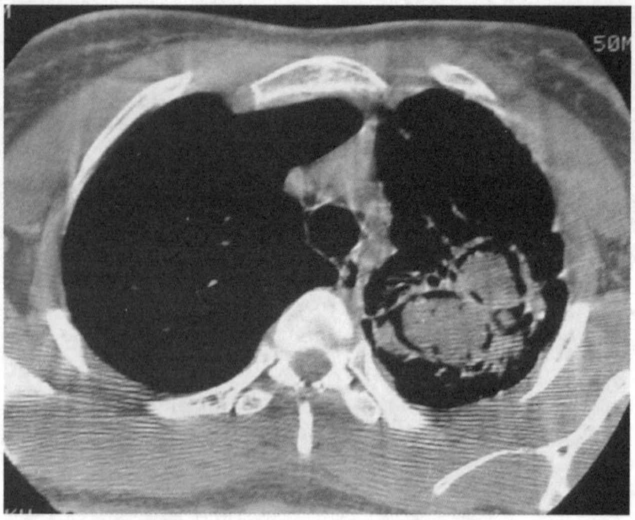

Figura 56.3 – TC mostra duas cavidades com bolas fúngicas (e sinal do crescente).

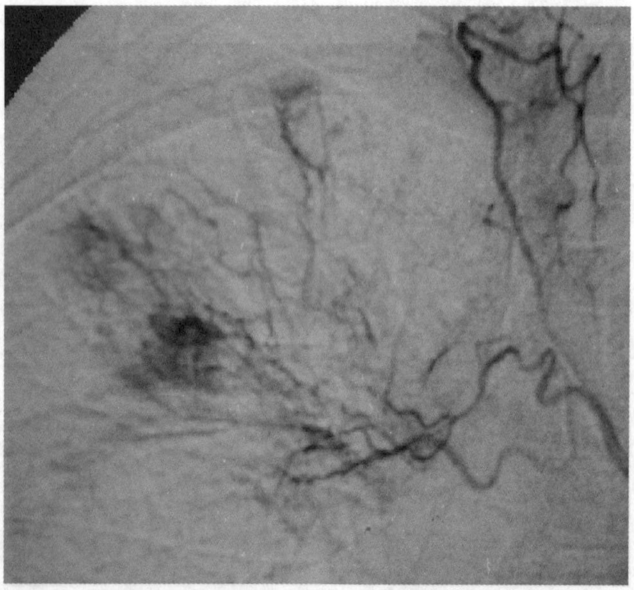

Figura 56.4 – Arteriografia brônquica revela área de "enovelado" vascular (correspondente a ectasias e neoformações vasculares).

fica reservado para a confirmação dos casos anteriores, e na identificação de um aneurisma de aorta como causa de hemoptise maciça. Entretanto, os três principais exames complementares são TC de tórax (Figura 56.3), broncoscopia e arteriografia (Figura 56.4).

DIAGNÓSTICO DIFERENCIAL

Inicialmente, no diagnóstico diferencial de hemoptise, inclui-se os sangramentos originados nas vias aéreas superiores (supraglóticos) ou no trato gastrintestinal. No entanto, pode ser clinicamente difícil identificar o sítio de sangramento no atendimento inicial, pois uma hematêmese pode ser confundida com hemoptise em decorrência da grande quantidade de sangue que pode ser aspirado, causando dispnéia e expectoração sanguinolenta. Da mesma forma, pacientes com hemoptise podem deglutir o sangue e posteriormente apresentar vômito, sendo confundidos com hematêmese (Tabela 56.IV).

Tabela 56.IV – Achados sugestivos de hemoptise
Tosse precedendo o sangramento
pH alcalino do sangue eliminado
Sangue com expectoração
Sangue contendo bolhas de ar

Tabela 56.V – Diagnóstico diferencial de hemoptise
(1) Bronquiectasia • Fibrose cística, tuberculose, doenças imunológicas, discinesia mucociliar
(2) Câncer de pulmão
(3) Tumor carcinóide
(4) Metástase endobrônquica • Sítio primário: mama, melanoma e rim
(5) Sarcoma de Kaposi
(6) Corpo estranho
(7) Fístula arteriobrônquica • Aorta-brônquio, inominada-traquéia (paciente traqueostomizado), malformação arteriovenosa
(8) Tuberculose • Doença pulmonar ativa (com ou sem cavidade), aneurisma de Rasmussen (art. pulmonar), doença pulmonar inativa (bronquiectasia, cavidade com aspergiloma)
(9) Aspergilose invasiva e aspergiloma
(10) Paragonimiase
(11) Abscesso pulmonar e pneumonia necrotizante
(12) Valvopatia mitral, cardiopatia congênita, aneurisma de aorta, endocardite infecciosa (coração direito)
(13) TEP, hipertensão pulmonar
(14) Doenças auto-imunes • Síndrome de Goodpasture, granulomatose de Wegener, LES, hemossiderose pulmonar idiopática
(15) Coagulopatia, anticoagulante, antiplaquetário
(16) Perfuração da artéria pulmonar pelo cateter de Swan-Ganz
(17) Uso de cocaína
(18) Criptogênica (idiopática)

Em relação aos diagnósticos diferenciais de causas de hemoptise, são bastante variados. Desde bronquiectasia, para câncer de pulmão e até corpo estranho aspirado (Tabela 56.V).

TRATAMENTO

O tratamento inicial do paciente com hemoptise maciça baseia-se no tripé, proteção das vias aéreas, ventilação e estabilidade cardiovascular (Figura 56.1 e Tabela 56.VI). Mesmo nos casos em que houver diminuição do sangramento nas últimas horas, a observação hospitalar faz-se necessária, porque a evolução do sangramento é imprevisível, podendo tornar-se volumoso a qualquer momento com conseqüente desenvolvimento de asfixia, insuficiência respiratória e morte. Além disso, o cirurgião torácico deve acompanhar esses pacientes em conjunto com o clínico.

Tabela 56.VI – Recomendações gerais no manejo da hemoptise maciça

1. Controle adequado das vias aéreas e da ventilação
2. Medidas de proteção do pulmão não comprometido
3. Estabilização hemodinâmica: expansão volêmica, drogas vasoativas
4. Medidas a depender da causa do sangramento: hemoderivados, broncoscopia, arteriografia, corticóide, plasmaferese, cirurgia etc.

Embora alguns autores recomendem antitussígenos nos pacientes com diminuição da taxa de sangramento e estabilidade hemodinâmica, não utilizamos essa conduta em nosso serviço. Acreditamos que é importante que o paciente expectore o sangue das vias aéreas para não causar afogamento dos alvéolos. Se o lado do sangramento é conhecido, o paciente deve ser colocado em decúbito lateral com o lado comprometido voltado para baixo, a fim de diminuir a aspiração de sangue para o pulmão não envolvido.

A intubação orotraqueal está indicada e faz parte da etapa de proteção de vias aéreas nos pacientes com insuficiência respiratória e/ou instabilidade hemodinâmica. De preferência, a intubação é feita com cânula de grosso calibre (tamanho ≥ 8,0) para facilitar a ventilação e aspirar adequadamente o sangue. A broncoscopia pode auxiliar nas intubações mais complicadas, devido à dificuldade de visualização da epiglote pelo sangramento. Além disso, a broncoscopia é importante, pois:

1. Nos pacientes intubados, a broncoscopia pode localizar o sítio do sangramento, ter papel terapêutico na hemostasia do sangramento, bem como monitorar a passagem do tubo endotraqueal de duplo lúmen (TDL). A localização do sangramento é importante nos casos em que a broncoscopia não controlou o sangramento, pois orienta a área de embolização na arteriografia. Isso é fundamental principalmente em pacientes com bronquiectasias difusas, pois eles normalmente têm várias ectasias vasculares e a embolização na arteriografia seria aleatória, diminuindo a sua eficácia. O papel da broncoscopia na hemostasia se faz nos casos de tumores endobrônquicos ou de lesões de mucosas brônquicas através de uso de soro gelado, adrenalina diluída ou até eletrocautério. A passagem do TDL está indicada nos casos de sangramento ativo contínuo de grande monta, que ocorre em apenas um dos pulmões (logo não tem indicação na hemorragia alveolar difusa), que não foram controlados com a broncoscopia e que a realização da arteriografia irá demorar ou já foi realizada, porém sem sucesso.
2. Nos pacientes não intubados, a broncoscopia pode localizar o sítio de sangramento e ter papel terapêutico na hemostasia do sangramento (como descrito no item acima).

Voltando ao TDL, esta é a alternativa mais adequada para evitar o extravasamento de sangue para pulmão contralateral, pois permite a intubação seletiva do brônquio principal esquerdo, facilitando a aspiração e a ventilação pulmonar de forma independente. Por outro lado, o TDL move-se facilmente com a alteração da posição do paciente, possibilitando aspiração de sangue para o pulmão bom, ou obstrução do seu lúmen (por ser pequeno) por coágulos. O reduzido lúmen freqüentemente proíbe a passagem do broncoscópio, com necessidade da troca da cânula para os procedimentos.

Outro método por meio da broncoscopia é a colocação de um balão para tamponamento do brônquio que está sangrando. Coloca-se um cateter com balão de Fogarty no segmento do brônquio que conduz ao sangramento, e o balão permanece insuflado por 24-48 horas. Após esse período, o paciente fica em observação, mantendo-se o cateter desinsuflado por algumas horas devido ao risco de ressangramento. Ainda existe ao risco de lesão por isquemia da mucosa brônquica ou evolução para pneumonia pós-obstrutiva. Felizmente, tais complicações são muito raras.

Outras técnicas descritas para o controle do sangramento têm incluído uso de solução salina gelada, e de epinefrina tópica, vasopressina, trombina, ou soluções com associação fibrinogênio-trombina. Se a broncoscopia visualizar uma lesão de mucosa com sangramento ativo, a terapia com laser ou electrocauterização deve ser considerada, se disponível no serviço. Ambas as técnicas podem ser realizadas com broncoscopia rígida ou flexível, sendo a rígida de escolha quando o sangramento é acessível e volumoso, com as vantagens de visualização direta da lesão sangrante e de facilitação da aspiração do local.

Em relação à arteriografia, esta é um procedimento importante para o diagnóstico e tratamento da hemoptise maciça. Devido a sua eficácia, reduziu drasticamente o emprego do tratamento cirúrgico na hemoptise maciça. A arteriografia pode ser brônquica ou pulmonar, sendo a brônquica a mais realizada porque quase 90% dos casos de hemoptise maciça originam-se da circulação brônquica. A circulação pulmonar é responsável pelo restante, sendo presentes em casos de MAV, aneurisma de Rasmussen (TB ativa) ou após perfuração da artéria pulmonar por cateter de Swan-Ganz.

Na embolização da artéria brônquica, esta é uma terapia útil no controle tanto da hemoptise aguda, como crônica. Tal procedimento pode evitar cirurgia em pacientes que não são bons candidatos (câncer avançado, graves comorbi-

Tabela 56.VII – Limitações, desvantagens e complicações da arteriografia

Falha no controle do sangramento: inabilidade de se canular a artéria responsável, dificuldade de identificar e embolizar todos os vasos colaterais nutridores. Lembrar de fazer arteriografia pulmonar em casos de hemoptise refratária a embolização brônquica.
A arteriografia normalmente sugere apenas o local de sangramento (pela presença de vasos tortuosos e locais hipervascularizados), pois é raro que a velocidade de sangramento seja tão grande que permita a visualização simultânea do extravasamento do contraste injetado na arteriografia.
Lesões inflamatórias crônicas das vias aéreas podem ser supridas por outras artérias sistêmicas originadas da subclávia, axilar, intercostal ou frênica.
Risco de paraplegia existe, pois artéria espinal anterior pode surgir da artéria brônquica a ser embolizada. Entretanto, tal complicação ocorre em menos de 1% dos pacientes quando feito por radiologistas intervencionistas experientes.

dades, com insuficiência respiratória), podendo ser aplicado novamente em caso de recorrência (10-20% em 12 meses). Porém, a arteriografia apresenta falha no controle do sangramento com a embolização da artéria brônquica em 5 a 10% dos casos, bem como outras limitações/desvantagens (Tabela 56.VII).

Depois de realizadas a broncoscopia e a arteriografia, os pacientes com hemoptise maciça incontrolável de um sítio localizado (logo, não pode ser hemorragia alveolar difusa) devem ser precocemente avaliados para uma possível cirurgia de urgência (lobectomia ou pneumectomia). Entretanto, a cirurgia apresenta uma alta taxa de mortalidade na fase aguda em decorrência também da gravidade do caso. Assim, se possível, deve-se postergar a cirurgia. Além disso, é importante avaliar se o paciente tem reserva pulmonar para tolerar uma lobectomia ou pneumectomia. Caso não se tenha uma prova de função pulmonar, considera-se como contra-indicação relativa para ressecção pulmonar a presença de tuberculose ativa, doença pulmonar difusa e grave (fibrose cística, MAV múltiplas, bronquiectasias, fibrose pulmonar, DPOC) e hemorragia alveolar difusa.

Algoritmo 56.1. – Abordagem da hemoptise maciça

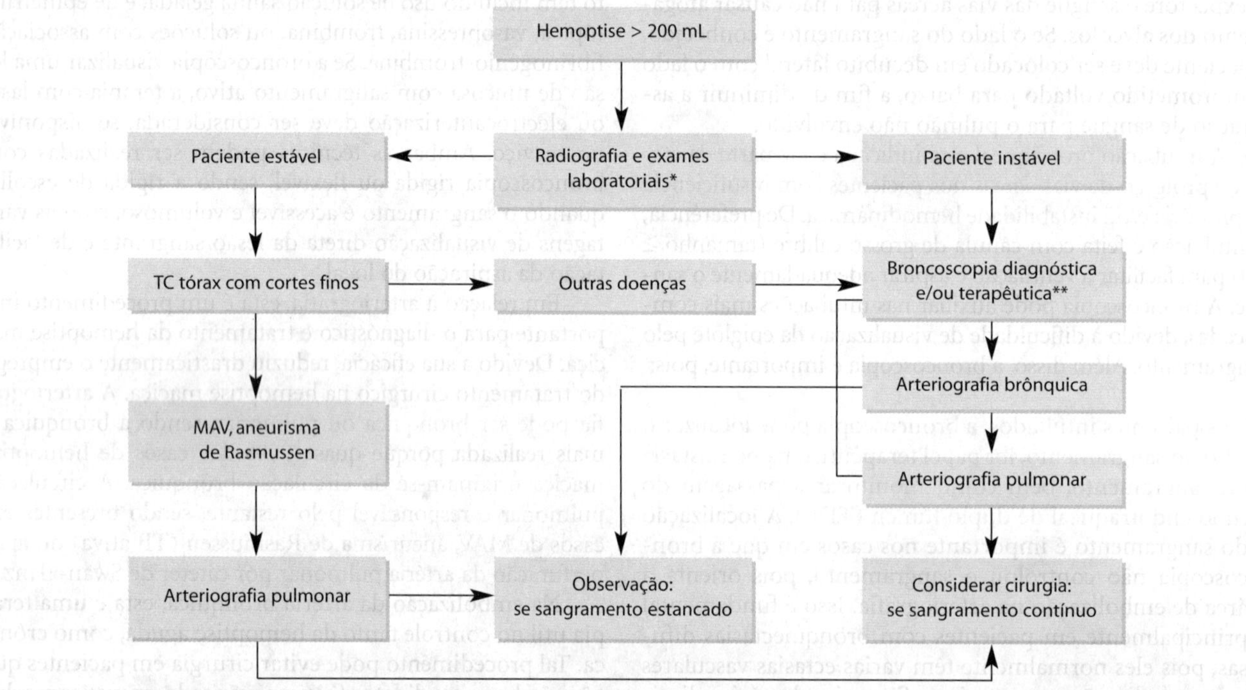

* Hemograma completo, coagulograma, função renal e eletrólitos enzimas hepáticas, urina I, gasometria arterial (se saturação < 90-92%).

** Quando a broncoscopia diagnostica hemorragia alveolar, não há benefício de fazer arteriografia brônquica nem pulmonar (investigar causas de hemorragia alveolar)

LEITURA ADICIONAL

1. Tien HC, Gough MR, Farrell R, Macdonald J. The successful use of recombinant activated coagulation factor VII in a patient with massive hemoptysis from a penetrating thoracic injury. Ann Thorac Surg. 2007; 84(4): 1373-4.
2. Shin TB, Yoon SK, Lee KN, Choi JS, Kim YH, Sung CG, et al. The role of pulmonary CT angiography and selective pulmonary angiography in endovascular management of pulmonary artery pseudoaneurysms associated with infectious lung diseases. J Vasc Interv Radiol. 2007; 18(7): 882-7.
3. Picard C. Massive hemoptysis due to Rasmussen aneurysm: detection with helicoidal CT angiography and successful steel coil embolization. Intensive Care Med 2003; 29: 1837-9.
4. Corder R. Hemoptysis. Emerg Med Clin North Am 2003; 21: 421-35.
5. Yoon W, Kim JK, Kim YH, Chung TW, Kang HK. Bronchial and nonbronchial systemic artery embolization for life-threatening hemoptysis: a comprehensive review. Radiographics 2002; 22: 1395-409.
6. Karmy-Jones R, Cuschieri J, Vallieres E. Role of bronchoscopy in massive hemoptysis. Chest Surg Clin N Am 2001; 11: 873-906.
7. Jean-Baptiste E. Clinical assessment and management of massive hemoptysis. Crit Care Med 2000; 28: 1642-7.
8. Cahill BC, Ingbar DH. Massive hemoptysis. Assessment and management. Clin Chest Med 1994; 15: 147-67.
9. Baktari JB, Tashkin DP, Small GW. Factitious hemoptysis. Adding to the differential diagnosis. Chest 1994; 105: 943-5.
10. Porter DK, Van Every MJ, Anthracite RF, Mack JW. Massive hemoptysis in cystic fibrosis. Arch Intern Med 1983; 143: 287.
11. Glimp RA, Bayer AS. Pulmonary aspergilloma. Diagnostic and therapeutic considerations. Arch Intern Med 1983; 143: 303.
12. Gossage A, Kanj G. Pulmonary arteriovenous malformations. Am J Respir Crit Care Med 1998; 158: 643.
13. Thompson AB, Teschler H, Rennard SI. Pathogenesis, evaluation, and therapy for massive hemoptysis. Clin Chest Med 1992; 13: 69.
14. Knott-Craig CJ, Oostuizen JG, Rossouw G, Joubert JR, Barnard PM. Management and prognosis of massive hemoptysis. Recent experience with 120 patients. J Thorac Cardiovasc Surg 1993; 105: 394-7.
15. Conlan AA, Hurwitz SS, Krige L, Nicolau N, Pool MB. Massive hemoptysis. Review of 123 cases. J Thorac Cardiovasc Surg 1983; 85: 120-4.

Derrame Pleural e Toracocentese

CAPÍTULO 57

Sabrina Corrêa da Costa Ribeiro
Lisete Ribeiro Teixeira

TÓPICOS IMPORTANTES

- Derrame pleural (DP) é uma importante causa de atendimento em pronto-socorro.
- DP pode ser a manifestação inicial de várias doenças, desde ICC até uma neoplasia metastática.
- Sua abordagem precoce e padronizada diminui as seqüelas e gastos com o paciente.
- Em pacientes com pneumonia, glicose no líquido pleural (LP) < 60 mg/dL ou DHL >1.000 U/L no derrame parapneumônico geralmente são indicativos de drenagem torácica.
- Lembrar que pacientes com câncer ou artrite reumatóide podem apresentar glicose no LP < 60 mg/dL e/ou DHL > 1.000 U/L sem necessariamente implicar em derrame parapneumônico complicado. Em caso de dúvida da existência de DP parapneumônico complicado nessa população de pacientes, sugere-se repetir a toracocentese em 24-48 horas. Havendo redução do nível de glicose, ou aumento da DHL, deve-se considerar drenagem torácica.
- Pus na toracocentese, bacterioscopia ou cultura mostrando algum germe (LP) são indicativos de drenagem torácica, pois definem empiema.
- ADA > 40 U/L, em paciente com história compatível com TB, idade < 40 anos, sem antecedente de neoplasia confirma o diagnóstico de TB pleural.

INTRODUÇÃO E DEFINIÇÕES

O derrame pleural (DP) resulta do acúmulo de líquido no espaço pleural e é uma causa comum de procura por atendimento médico. Pode ser causado por um processo patológico pulmonar, pleural ou extrapulmonar. Esta diferenciação é extremamente importante, pois o tratamento do DP depende essencialmente da determinação correta de sua etiologia. Dessa forma, uma abordagem sistemática é fundamental para se estabelecer a causa do derrame, com uma investigação menos invasiva e de menor custo possível.

ETIOLOGIA E FISIOPATOLOGIA

Na abordagem inicial de um derrame pleural, devem-se procurar elementos na história clínica, exame físico e propedêutica do líquido que permitam classificá-lo como transudato ou exsudato.

Um transudato ocorre quando o equilíbrio de forças hidrostáticas, que influenciam na formação e absorção do líquido pleural, se altera, favorecendo o acúmulo de líquido. Nessa situação, a permeabilidade dos capilares é normal. Muitas vezes, a causa de um derrame transudativo pode ser identificada durante a anamnese, evitando, assim, uma abordagem mais invasiva. Ao contrário, um exsudato se desenvolve devido a alterações na superfície pleural ou na permeabilidade dos capilares (Tabela 57.I).

ACHADOS CLÍNICOS

O quadro clínico depende principalmente da doença de base. No entanto, alguns elementos da história e do exame físico podem sugerir causas específicas para o derrame pleural (Tabelas 57.II e 57.III).

Os principais sintomas causados pelo derrame pleural são dispnéia, dor (caracteristicamente ventilatório-dependente) e tosse. Ao exame físico podemos encontrar diminuição do murmúrio vesicular do lado acometido, diminuição da amplitude respiratória e macicez à percussão. No entanto, a propedêutica pulmonar normal não exclui a presença de derrame pleural.

Tabela 57.I – Principais causas de derrame pleural. Transudatos e exsudatos

Transudatos	Exsudatos
Causas mais comuns:	Causas mais comuns:
• Insuficiência cardíaca	• Neoplasias
• Cirrose	• Derrame parapneumônico
• Hipoalbuminemia	• Tuberculose
• Diálise peritoneal	
Causas menos comuns:	Causas menos comuns:
• Hipotiroidismo	• Doenças auto-imunes
• Síndrome nefrótica	• Pancreatite
• Estenose mitral	• Síndrome de Dressler
• Embolia pulmonar	• Artrite reumatóide
	• Infarto pulmonar
	• Derrame benigno por asbesto
Causas raras:	Causas raras:
• Pericardite constritiva	• Infecções fúngicas
• Obstrução de veia cava superior	• Síndrome das unhas amarelas
• Urinotórax	• Drogas
• Síndrome de Meigs	

Tabela 57.II – Achados sugestivos de transudato ou exsudato

Transudato	Exsudato
Cardiopatia	Antecedente pessoal ou familiar de tuberculose
Nefropatia	Antecedente de neoplasia
Hepatopatia	Exposição a asbesto
Ascite, edema de membros inferiores	Uso de algumas medicações
	Doenças reumatológicas

Tabela 57.III – Drogas relacionadas a derrame pleural

> 100 casos relatados	Causas incomuns
• Amiodarona	• Carbamazepina
• Nitrofurantoína	• Procainamida
• Fenitoína	• G-CSF
• Metotrexato	• Penicilamina
	• Ciclofosfamida
	• Bromocriptina

EXAMES COMPLEMENTARES

De longe, o principal exame complementar é a análise do líquido pleural. Entretanto, em situações específicas, ultra-som, tomografia ou exames mais específicos (como anticorpos para detecção de doenças reumatológicas sistêmicas) podem ser importantes.

Para que haja alteração na radiografia em PA, é necessário o acúmulo de aproximadamente 200 mL de líquido, enquanto volumes inferiores a 100 mL podem apenas obliterar o ângulo costofrênico posterior, sendo observados na radiografia em perfil. O derrame livre se acumula nas bases e, posteriormente, seguindo a lei da gravidade.

O derrame pleural loculado não se move livremente com a mudança de decúbito, sendo mais freqüente em exsudatos, empiema e hemotórax. Sua localização pode ser melhor caracterizada por meio de outros recursos, como a tomografia ou ultra-sonografia de tórax.

A radiografia e o exame físico combinados são capazes de demarcar um local de punção adequado na maior parte dos casos. No entanto, o ultra-som de tórax fornece uma estimativa mais acurada da quantidade de líquido presente, permitindo determinar com maior precisão o melhor local para toracocentese, especialmente em derrames pequenos, loculados ou em caso de toracocentese prévia sem sucesso. Além disso, é capaz de diferenciar o derrame do espessamento pleural.

A toracocentese (punção da cavidade pleural) é indicada sempre que a presença de líquido pleural for maior que 10 mm à radiografia de tórax, desde que não haja contra-indicações (Tabela 57.IV). Deve ser lembrado ainda que, em cada toracocentese, retira-se no máximo 1.000 a 1.500 mL; porém, interrompe-se antes disso, caso o paciente apresente dor torácica, tosse importante, piora da dispnéia ou mal-estar significativo.

O local a ser puncionado é determinado por meio do exame físico e de radiografia de tórax recente (Figura 57.1).

Tabela 57.IV – Indicações e contra-indicações de toracocentese

Indicação
- Derrame pleural de causa não estabelecida.
- Em cardiopatia, nefropatia e/ou hepatopatia, desde que associada à febre, dor torácica, derrame unilateral ou ausência de melhora com diurético e/ou tratamentos específicos.
- Derrame pleural associado à dispnéia (toracocentese de alívio).

Contra-indicações
- Coagulopatia severa e lesões de pele na região a ser puncionada (em caso de urgência diagnóstica/terapêutica, a punção poderá ser realizada com agulha de fino calibre).
- Derrames menores que 10 mm à radiografia de tórax.

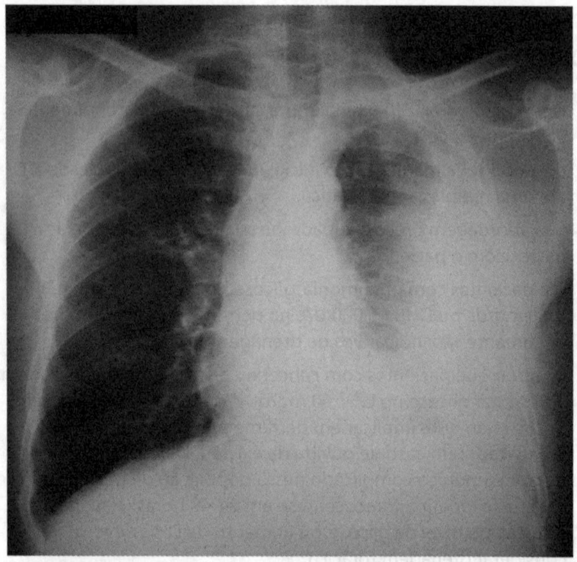

Figura 57.1 – Radiografia de tórax mostrando extenso derrame pleural à esquerda.

A ultra-sonografia de tórax deve ser solicitada apenas em casos especiais. Durante a toracocentese, a aparência e o odor do líquido devem ser avaliados (Tabela 57.V), e amostras devem ser enviadas para análise laboratorial (Tabela 57.VI).

Uma amostra de sangue periférico deve ser colhida concomitantemente, para permitir a análise comparativa dos parâmetros bioquímicos utilizados nos critérios de Light, que auxiliam na definição de transudatos ou exsudatos. Um derrame pleural é considerado um exsudato se um ou mais destes parâmetros estiverem presentes:

- Proteína do líquido pleural dividida por proteína sérica > 0,5.
- DHL do líquido pleural dividido por DHL sérico > 0,6.
- DHL do líquido pleural maior que 2/3 do limite superior de normalidade da DHL.

A definição de um derrame como transudato permite o início da terapêutica específica da doença de base (cardiopatia, nefropatia ou hepatopatia). Ao contrário, a identificação de um exsudato indica necessidade de avaliação da citologia quantitativa, ADA, pesquisa de células neoplásicas, pesquisa direta e cultura de bactérias/fungos/micobactérias, sendo às vezes necessário recorrer a dosagem de hematócrito, amilase, triglicérides, creatinina e FAN/FR/complemento.

Tabela 57.V – Características do líquido pleural associadas a suspeitas diagnósticas específicas

Líquido	Suspeita clínica
Odor pútrido	Empiema por anaeróbios
Purulento	Empiema
Partículas de alimentos	Rotura esofágica
Bilioso	Fístula biliar
Leitoso	Quilotórax ou pseudoquilotórax
"Molho de anchovas"	Rotura de abscesso amebiano
Odor de urina	Urinotórax

Tabela 57.VI – Análise do líquido pleural nos exsudatos

Avaliação "básica"

- Bioquímica: glicose, desidrogenase lática (DHL), proteína total
- Pesquisa direta e cultura de bactérias, fungos e micobactérias
- Citologia quantitativa, adenosina desaminase (ADA) e pesquisa de células neoplásicas*

Avaliação "adicional"

- Glicose: se suspeita de derrame parapneumônico complicado ou empiema**
- Hematócrito: se líquido hemático
- Amilase: se quadro abdominal, etilismo ou suspeita de rotura esofágica
- Triglicérides: se líquido leitoso ou suspeita de quilotórax (linfoma, linfangioleiomiomatose)
- Creatinina: se odor de urina ou suspeita de urinotórax
- FAN/FR/complemento: se suspeita de colagenose

* Solicitar especialmente se exsudato ou "suspeita de falso transudato".
** Pode também ser < 60 mg/dL em casos de DP secundários a neoplasias ou doença reumatóide (artrite reumatóide).

Na avaliação da citologia quantitativa do líquido pleural, deve-se atentar para o predomínio de linfócitos ou macrófagos/neutrófilos.

- Predomínio de linfócitos (> 60%): tuberculose ou neoplasias; mais raramente sarcoidose, colagenose e quilotórax.
- Predomínio de neutrófilos (> 60%): suspeita-se de derrame pleural parapneumônico e/ou empiema.
- Eosinófilos > 10%: caracteriza-se um derrame eosinofílico. As causas são: parasitose, medicamentos, hemotórax, pneumotórax, vasculite de Churg-Strauss ou infarto pulmonar, toracocentese de repetição.
- Células mesoteliais < 5%: favorece a hipótese de tuberculose pleural, desde que associada com predomínio linfocitário, proteína no LP elevada e clínica compatível.

A pesquisa de células neoplásicas em derrames malignos é positiva em 40 a 87% dos casos (média de 60%). Dessa forma, se a primeira amostra for negativa em um paciente com suspeita de malignidade, a análise de uma segunda amostra deve ser feita, com o intuito de aumentar a sensibilidade diagnóstica. Em paralelo a esta 2ª amostra, a realização de biópsia de fragmento pleural "fechada por agulha" ou por videotoracoscopia (que apresenta rendimento diagnóstico superior a 90%) pode levar a um diagnóstico final. É importante lembrar que até 8% dos DP neoplásicos podem ser transudatos pelos critérios de Light ("falso transudato").

A determinação dos níveis de adenosina deaminase (ADA) tem grande importância para o diagnóstico de tuberculose pleural. Valores superiores a 40 U/L, apresentam altas taxas de sensibilidade (87-100%) e especificidade (81-97%) para o diagnóstico de derrame tuberculoso. Assim, pacientes < 40 anos, sem antecedente de neoplasia, com quadro clínico sugestivo de tuberculose, com DP exsudativo, linfocítico e pobre em células mesoteliais, com ADA > 40 U/L pode ser feito o diagnóstico presuntivo de TB pleural, iniciando-se o tratamento específico. Entretanto, é importante lembrar que linfomas, empiema e artrite reumatóide são outras situações em que pode haver elevação dos níveis de ADA acima de 40 U/L.

A reação em cadeia da polimerase (PCR) para *M. tuberculosis* e a dosagem de interferon-gama também podem ser utilizadas no diagnóstico de tuberculose pleural. No entanto, são exames mais dispendiosos e menos disponíveis em nosso meio.

Na "avaliação adicional" do líquido pleural, outros diagnósticos podem ser firmados (Tabela 57.VII).

Caso não seja possível chegar a um diagnóstico definitivo após a análise do líquido pleural, uma abordagem mais invasiva, por meio de biópsia pleural (fechada por agulha ou aberta por pleuroscopia) deve ser realizada. A biópsia pleural fechada por agulha é importante para o diagnóstico diferencial dos derrames exsudativos, com citologia negativa ou inconclusiva onde exista suspeita clínica de tuberculose

Tabela 57.VII – Diagnósticos baseados na avaliação do líquido pleural

Exame	Diagnóstico
Glicose < 60 mg/dL	Empiema Parapneumônico complicado Artrite reumatóide (DRE) DP neoplásico Rotura esofágica
DHL pleural > 1.000 U/L	Empiema Derrame parapneumônico complicado Linfoma DRE
Triglicerídios > 110 mg/dL, presença de quilomícrons ou relação triglicérides/colesterol > 1	Quilotórax
Amilase pleural/sérica > 1	Pancreatite aguda Pseudocisto pancreático Rotura de esôfago* Prenhez ectópica rota Doença maligna (especialmente adenocarcinoma)
Hematócrito pleural/sérico > 50%	Hemotórax (trauma, neoplasia, sarcoma de Kaposi, embolia pulmonar)
Creatinina pleural/sérica > 1	Urinotórax (transudato de pH baixo)

* Deve ser lembrado, em especial, quando o pH do DP < 6,0.

ou doença maligna. O material obtido deve ser conservado em formol para histologia e em solução salina estéril para cultura. O percentual diagnóstico é em torno de 57% para os carcinomas e de até 80% para a tuberculose. Na biópsia aberta, por pleuroscopia (toracoscopia ou videotoracoscopia), a sensibilidade é de até 95% nas doenças malignas. Além disso, permite a realização de pleurodese, em casos de derrame recidivante, tornando-se um procedimento ao mesmo tempo diagnóstico e terapêutico.

Tomografia de tórax

Não é indicado em rotina. É superior à radiografia de tórax para diferenciar doenças do parênquima e da pleura, podendo auxiliar no diferencial entre doença benigna e maligna (Tabela 57.VIII e Figura 57.2). Outros achados tomográficos podem auxiliar no diagnóstico diferencial, como linfadenomegalia hilar e/ou mediastinal (linfoma, câncer de pulmão, tuberculose, sarcoidose) ou lesões císticas no parênquima pulmonar (linfangioleiomiomatose, pneumonia intersticial linfocitária).

DIAGNÓSTICO DIFERENCIAL

O diagnóstico diferencial de DP é bastante amplo, tendo como base a diferenciação entre transudato e exsudato (Tabela 57.I).

TRATAMENTO

Transudatos

O tratamento de escolha é o controle da doença sistêmica de base. Isso pode ser feito com o uso de diuréticos na insuficiência cardíaca ou medidas para redução da produção de ascite em hidrotórax hepático. Em circunstâncias incomuns, em que o derrame é recidivante, apesar de tratamento clínico adequado, comprometendo a função respiratória, está autorizada a tentativa de controle por meio de de pleurodese.

Eventualmente, quando o transudato é causado por outras doenças (neoplasia, embolia pulmonar etc.) deve-se tratar a causa de base.

Derrame parapneumônico

A avaliação de parâmetros clínicos, radiológicos e laboratoriais é fundamental para a decisão de intervenção pleural

Tabela 57.VIII – Critérios de Leung para doença pleural maligna

Achados*	Especificidade
Espessamento circunferencial da pleura	100%
Espessamento pleural nodular	94%
Espessamento da pleura mediastinal	94%
Espessamento da pleura parietal >1 cm	88%

*A sensibilidade destes critérios para malignidade varia entre 36 e 56%.

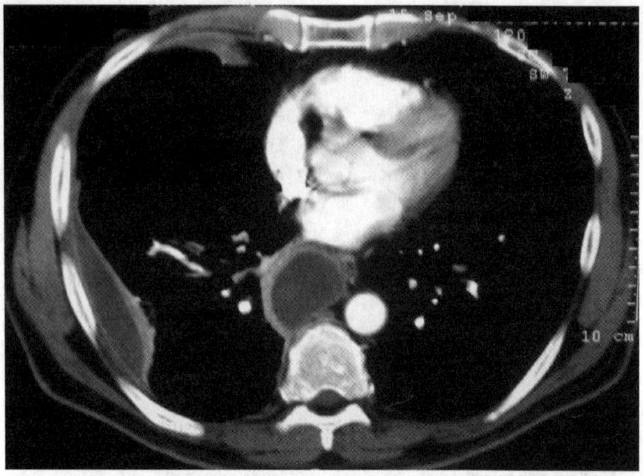

Figura 57.2 – TC de tórax evidenciando derrame parapneumônico loculado em hemitórax direito.

no derrame parapneumônico. A antibioticoterapia empírica está indicada em todos os casos, seguindo-se as recomendações atuais para pneumonia comunitária; pois a maioria dos antibióticos tem penetração adequada no espaço pleural.

Diante de um quadro de pneumonia com suspeita de derrame pleural, deve-se obter uma radiografia de tórax em decúbito lateral. Na presença de mais de 10 mm de líquido indica-se a toracocentese diagnóstica. Em 2000, o *American College of Chest Physicians* descreveu uma classificação simples para sistematizar a abordagem dos derrames parapneumônicos, com base na extensão do derrame, pH do líquido, resultado do Gram e culturas (Tabela 57.IX).

A toracoscopia é uma alternativa para o tratamento de derrames loculados com dificuldade de drenagem e em casos selecionados de empiema. Já a decorticação está indicada em pacientes com empiema que não obtiveram expansão pulmonar adequada após tratamento inicial. Permite também uma drenagem ampla da cavidade pleural e o tratamento de coleções encistadas pós-drenagem ou pleuroscopia.

Tuberculose

A tuberculose pleural pode ter resolução espontânea. No entanto, na ausência de tratamento, pode levar nos 5 anos subseqüentes à ocorrência de tuberculose pulmonar ou extrapulmonar em até 65% dos pacientes. O tratamento preconizado é o esquema I (rifampicina, isoniazida e pirazinamida durante dois meses; rifampicina e isoniazida por mais quatro meses). Em caso de retratamento ou retorno após abandono, é utilizado o esquema IR, que associa o etambutol por todo o período. Após início do tratamento, o líquido costuma ser reabsorvido, com acentuada melhora clínica após 2-3 semanas.

Derrame neoplásico

A abordagem terapêutica de derrames associados a neoplasias é individualizada e depende das características

Tabela 57.IX – Abordagem do DP parapneumônico conforme resultados laboratoriais*

Anatomia	Bacterioscopia	Bioquímica	Categoria	Risco de complicação	Drenagem
DP pequeno > 10 mm	Cultura e Gram indeterminados	pH indeterminado	1	Muito baixo	Não
DP moderado > 10 mm < meio hemitórax	Cultura e Gram com ausência de bactérias	pH = 7,2 ou maior	2	Baixo	Não
DP extenso ou loculado	Cultura ou Gram mostram bactérias	pH < 7,2	3	Moderado	Sim
Espessamento **	Pus	—	4	Alto	Sim

* Classificar o DP sempre pela maior categoria.
** Espessamento pleural à tomografia sugere empiema.

do tumor primário. Em pacientes que apresentam derrame pleural maligno sintomático com probabilidade de responder a quimioterapia, o tratamento sistêmico deve ser iniciado, caso não haja contra-indicação (p. ex., neoplasia de mama, linfoma e carcinoma de pequenas células pulmonares). Quando o tratamento sistêmico é contra-indicado ou pouco efetivo, o tratamento local com drenagem prolongada ou pleurodese deve ser considerado. A radioterapia tem papel limitado, podendo ser utilizada como medida paliativa em casos de mesotelioma.

Derrames pós-cirúrgicos

Cirurgias (ressecções pulmonares, intervenções cardíacas ou abdominais) podem evoluir com derrames pleurais de caráter exsudativo. Ocasionalmente, a resolução é espontânea ou ocorre após esvaziamento do derrame durante toracocentese diagnóstica. A abordagem diagnóstica é fundamental para descartar a presença de complicações cirúrgicas graves como empiema e fístulas.

Tabela 57.X – Tratamentos de diferentes causas de DP

Causa do derrame	Tratamento
Transudatos	Tratar a doença de base (diuréticos para ICC/cirrose hepática/nefropatia, ajuste de hemodiálise etc.)
Tuberculose pleural	Esquema I por 6 meses
Derrame parapneumônico	Antibioticoterapia + drenagem em casos selecionados (Tabela 57.IX)
Neoplasias	Quimioterapia sistêmica ou pleurodese, dependendo do sítio primário
Pós-cirúrgico	Toracocentese diagnóstica em quase todos os casos. Pode haver resolução espontânea. A conduta é individualizada
Pleurite lúpica	Corticoterapia
Artrite reumatóide	Pode haver resolução espontânea. Decorticação se houver espessamento pleural importante

Derrame associado a doenças do tecido conectivo

O derrame pleural decorrente do lúpus eritematoso sistêmico tem boa resposta ao tratamento sistêmico com corticosteróides, inicialmente 1-1,5 mg de prednisona/kg. Ao contrário, a eficácia do tratamento no derrame pleural por DRE é questionável. Toracocentese terapêutica e decorticação no caso de espessamento pleural são alternativas viáveis. Nesses grupos de pacientes, é extremamente importante o diagnóstico diferencial entre a pleurite associada à doença de base e o derrame parapneumônico e TB pleural (Tabela 57.X).

LEITURA ADICIONAL

1. Vargas FS, Teixeira LR, Marchi E. Derrame pleural. 1. ed. Roca; 2004.
2. Light RW, Lee YCG. Pleural diseases. 4. ed. Oxford University Press; 2001.
3. BTS guidelines for the diagnosis and management of pleural disease. Thorax 2003 May; (58) Supplement 2.
4. Scheurich JW, Kewer SP, Graham DY. Pleural effusion: comparison of clinical judgment and Light´s criteria in determining the cause. South Med J 1989; 82: 1487-91.
5. Fishman AP, Elias JA. Pulmonary diseases and disorders. 3. ed. McGraw-Hill; 1998.
6. Colice GL, Curtis A, Deslauriers J, et al. Medical and surgical treatment of parapneumonic effusions. An evidence-based guideline. Chest 2000; 18: 1158-71.
7. Stapczynski JS. Pleural effusion. In: Emergency medicine. 6. ed. American College of Emergency Medicine; 2004.
8. Rodriguez-Panadero F. Malignant pleural diseases. Chest 2000; 55: 17-9.
9. Ansari T. Management of undiagnosed persistent pleural effusions. Clinics in Chest Medicine 1998 June; 19(2): 407-17.
10. Ocana I. Adenosine deaminase levels in nontuberculous lymphocytic effusions. Chest 2001; 120: 356-61.
11. Belani CP, Pajeau TS, et al. Treating malignant pleural effusions cost consciously. Chest 1998; 113: 78S-85S.

Algoritmo 57.1 – Abordagem de derrame pleural

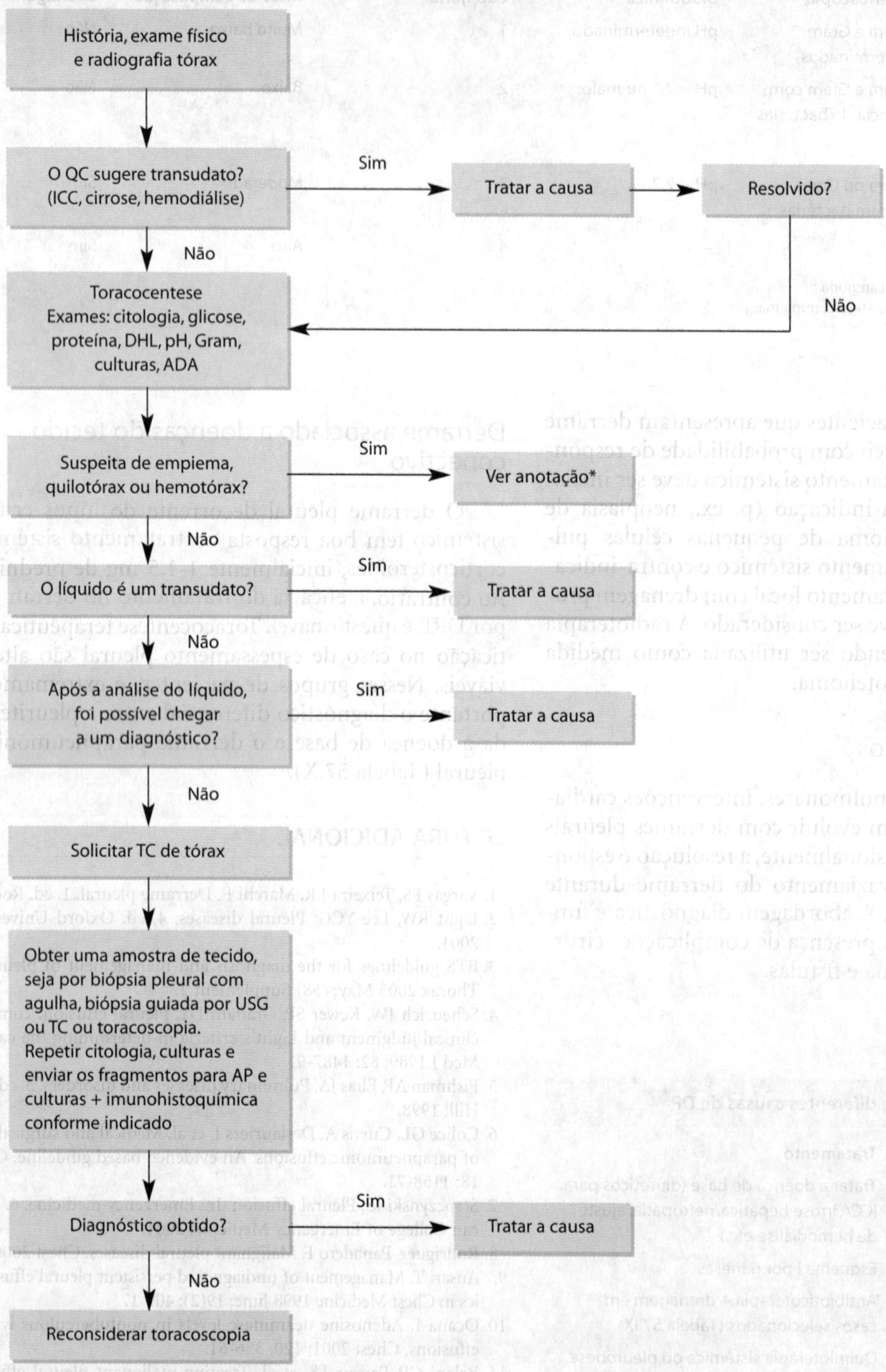

* Testes adicionais: triglicerídeo (suspeita de quilotórax), hematócrito (hipótese de hemotórax), dosagem de complemento (se DP relacionado a doença do colágeno), amilase (na suspeita de complicação pancreática ou rotura esofágica), creatinina (na hipótese de urinotórax).

CAPÍTULO 58

Ascite

Rodrigo Díaz Olmos
Maíra Solange Câmara dos Santos
Ranniere de Almeida Lopes
Herlon Saraiva Martins

TÓPICOS IMPORTANTES

- A maioria dos doentes com ascite deve ser submetida à paracentese diagnóstica.
- Exames devem ser solicitados de acordo com os achados clínicos, embora um mínimo seja requerido: contagem de células com diferencial, cultura e concentração de albumina.
- Um dos passos mais importantes na avaliação de uma ascite é a realização do gradiente soro-ascite de albumina (GASA).
- Doentes cirróticos com novos sintomas (tanto abdominais quanto sistêmicos) devem ser avaliados para PBE.
- Paracenteses de grande volume podem ser necessárias em doentes com ascite refratária. Entretanto, só prescrever albumina se forem retirados mais de 5 litros de líquido ascítico.
- Outras causas de ascite devem ser lembradas e investigadas em uma seqüência objetiva e custo-efetiva.

INTRODUÇÃO E DEFINIÇÕES

Ascite é o acúmulo patológico de líquido na cavidade peritoneal. Complicação mais freqüente da cirrose, desenvolve-se a uma taxa de 30% ao ano em doentes com cirrose compensada e, uma vez presente, a sobrevida em 1 ano é de aproximadamente 50%, contrastando com a taxa acima de 90% em doentes com cirrose compensada.

Aproximadamente 80% dos doentes com ascite têm a cirrose hepática como causa; entretanto, há várias causas de ascite, e mesmo um doente com cirrose pode evoluir com ascite mista (associada à tuberculose, por exemplo).

ETIOLOGIA E FISIOPATOLOGIA

As principais causas de ascite estão descritas na Tabela 58.I.

Na cirrose, a ascite decorre da retenção renal de sódio e água, secundária à ativação de fatores vasoconstritores e natriuréticos, na tentativa de manter a pressão arterial. A queda da pressão arterial ocorre nos estágios avançados da cirrose, às custas de elevada vasodilatação arterial esplâncnica com diminuição do volume arterial efetivo. A combinação de hipertensão portal e vasodilatação arterial esplâncnica altera a permeabilidade e a pressão capilar intestinal com retenção de fluido dentro da cavidade abdominal.

ACHADOS CLÍNICOS

A ascite é freqüentemente suspeitada com base na história clínica e no exame físico. A história clínica deve incluir:

- Fatores de risco para doença hepática: consumo de álcool (geralmente é necessário um consumo de álcool de 80 g/dia ao longo de 10 a 20 anos para causar cirrose), uso de drogas ilícitas, tatuagens, acupuntura, piercings, transfusões, práticas sexuais, país de origem e história familiar de doença hepática.
- Doenças prévias ou história sugestiva de: tuberculose, insuficiência cardíaca congestiva (ICC), câncer (tumores primários gástricos, colônicos, pancreáticos e mamários são regularmente complicados por ascite maligna), obesidade, diabetes melito e hiperlipidemia (podem sugerir esteato-hepatite não alcoólica), IRC, pancreatite, hepatite alcoólica (esta pode causar ascite com ou sem cirrose).
- Doenças auto-imunes extra-hepáticas, como tiroidite de Hashimoto, podem sugerir doença hepática auto-imune.
- Sintomas atuais.

A sensibilidade e a especificidade do exame físico variam de 50 a 94% e 29 a 82%, respectivamente. A ausência de macicez nos flancos é o preditor mais acurado da ausência de ascite. Entretanto, um acúmulo de 1.500 mL na cavidade peritoneal faz-se necessário para que tal achado esteja presente. Fazem parte do exame físico:

- Inspeção, ausculta, palpação e percussão do abdome.
  - Sinais de ascite: macicez móvel, semi-círculos de Skoda e piparote.
  - Circulação colateral, tamanho do fígado, esplenomegalia, massas.
- Achados adicionais sugestivos de doença hepática crônica: telangiectasias, ginecomastia, eritema palmar, pêlos escassos, icterícia, hálito hepático, aumento de parótidas, *flapping* (asterixis).
- Achados que indicam insuficiência cardíaca direita: estase jugular, pulso jugular anormal, sinal de Kussmaul indicando pericardite constritiva.
- Achados que sugerem doença maligna: nódulo endurecido periumbilical (nódulo da irmã Mary Joseph), nódulo endurecido supraclavicular (nódulo de Virchow).

Tabela 58.I – Causas de ascite

CARDÍACA – Insuficiência cardíaca* (3%) – Pericardite constritiva – *Cor pulmonale*	**NEOPLÁSICA** – Câncer metastático* (10%) – Mesotelioma – Linfoma – Pseudomixoma peritoneal	**HEPÁTICA** – Hipertensão portal: cirrose hepática* (80%), hepatite alcoólica, hepatite fulminante, doença veno-oclusiva, metástases hepáticas maciças – Trombose de veias supra-hepáticas
RENAL – Síndrome nefrótica – IRC dialítica* (1%)	**INFECCIOSA** – Tuberculose* (2%) – Esquistossomose – Fúngica – Bacteriana	**PANCREÁTICA** – Pancreatite* (1%) – Pseudocisto
QUILOSA – Obstrução de linfáticos mesentéricos	**BILIAR** – Doenças de vias biliares	**IMUNOLÓGICA** – Lúpus eritematoso sistêmico – Angioedema hereditário
GINECOLÓGICA – Síndrome de Meigss – Endometriose – Síndrome da hiperestimulação ovariana	**OUTRAS** – Mixedema – Gastrenterite eosinofílica – Febre familiar do mediterrâneo – Doença de Whipple – Hipoalbuminemia (gastrenteropatia perdedora de proteína, desnutrição)	

* Porcentagem das causas mais freqüentes. (Todas as outras causas somam apenas 2% dos casos e 5% dos pacientes têm mais de uma causa.)

EXAMES COMPLEMENTARES

Paracentese

As indicações para realização de paracentese em um doente com ascite incluem:

- Início recente de ascite.
- Por ocasião de internação hospitalar:
  - Aproximadamente 10 a 30% dos doentes com ascite por cirrose têm infecção do líquido ascítico na sua admissão hospitalar, ou irão desenvolvê-la ao longo da internação, mesmo sem sintomas.
- Deterioração clínica em doentes ambulatoriais ou internados com cirrose: febre, dor abdominal, palpação dolorosa, alteração do estado mental, íleo, hipotensão, insuficiência renal.
- Anormalidades laboratoriais que possam indicar infecção: leucocitose, acidose ou piora da função renal.

Coagulopatia não é contra-indicação para paracentese. Não está indicado transfundir plaquetas ou plasma antes de realizar uma paracentese. Complicações são muito raras e ocorrem em menos 1% dos doentes. Hematoma é a complicação mais freqüente. A perfuração de alça intestinal é rara se o procedimento for corretamente realizado. Os principais cuidados são:

- Punção na linha média ou na fossa ilíaca esquerda (no terço distal da linha que liga o umbigo à crista ilíaca ântero-superior). Esvaziar a bexiga quando for usada a linha média para a paracentese.
- Rigorosa assepsia e uso de material estéril (apenas luva e campo oftálmico são necessários) evitam infecção iatrogênica do peritônio e da parede abdominal.
- Deve-se introduzir a agulha longe de cicatrizes abdominais para evitar perfuração de alças intestinais aderidas à cicatriz.

Aparência macroscópica do líquido ascítico

A primeira medida a ser tomada após a paracentese é a avaliação macroscópica do líquido ascítico. Seu aspecto poderá direcionar o diagnóstico para alguma patologia específica ou indicará a solicitação de algum exame específico no líquido ascítico que será solicitado apenas ocasionalmente.

- Fluido claro: o aspecto mais comum do líquido ascítico é o amarelo citrino. Ocorre na ascite por cirrose sem complicações. A cor poderá ser quase tão clara como água quando a bilirrubina é normal e a concentração de proteínas é muito baixa.
- Fluido turvo: pode ser o aspecto na ascite como peritonite bacteriana espontânea.
- Fluido leitoso: reflete uma concentração de triglicérides acima de 200 mg/dL e freqüentemente maior que 1.000 mg/dL. Caracteriza a chamada ascite quilosa. Classicamente é causada por neoplasias malignas. Entretanto, um estudo mostrou que este aspecto pode ser encontrado em 1 a cada 200 punções de ascite por cirrose hepática.
- Fluido sanguinolento ou róseo: a concentração de eritrócitos no líquido ascítico usualmente é menor que 1.000/mm^3. O aspecto róseo reflete uma concentração de hemácias acima de 10.000/mm^3. Quando acima de 50.000/mm^3 o aspecto é sanguinolento; nesses casos, a contagem de leucócitos e neutrófilos deverá ser corrigida, subtraindo-se 1 leucócito para cada 750 eritrócitos e 1 neutrófilo para cada 250 eritrócitos. A principal causa é a punção traumática, caso em que o líquido ficará progressivamente mais claro. No caso de ascite sanguinolenta o aspecto do líquido ao longo da punção se mantém. Caso haja dúvida, uma segunda punção poderá ser feita em outro sítio. Muito cuidado deverá ser tomado em pacientes com grandes esplenomegalias, nos quais uma punção

pode atingir o baço e a retirada de sangue do órgão poderá ser confundida com ascite sanguinolenta. O diagnóstico diferencial é de ascite por malignidade, ascite cirrótica sanguinolenta, ou sangramento prolongado ou após lise de coágulo por punção traumática prévia. A ascite é sanguinolenta em 50% dos casos de carcinoma hepatocelular e em 25% das outras neoplasias malignas. A ascite tuberculosa raramente é sanguinolenta.

- Fluido marrom: pacientes profundamente ictéricos têm líquido ascítico marrom, com concentração de bilirrubina em torno de 40% da dosagem sérica. Se o líquido é marrom como um melaço, a dosagem de bilirrubina será maior que a sérica e isto provavelmente refletirá perfuração de vesícula biliar ou de úlcera duodenal.

Exames séricos e no líquido ascítico

- Contagem de células do líquido ascítico: citologia total e diferencial. O resultado deve estar disponível o mais rápido possível, uma vez que o tempo de início do tratamento da PBE é um dos principais fatores envolvidos na sobrevida dos pacientes cirróticos. Deverá ser colocado em tubo contendo anticoagulante (geralmente o EDTA).
- Concentração de proteínas no líquido ascítico e o GASA: albumina sérica e no líquido ascítico (cálculo do gradiente soro-ascite). É importante ressaltar que este exame poderá ser desnecessário em pacientes cirróticos com ascite previamente conhecida, uma vez que mesmo que haja uma outra causa de ascite o GASA se manterá ≥ 1,1.
- Cultura do líquido ascítico: inoculação em frascos de hemocultura à beira do leito. Este procedimento aumenta a taxa de detecção de crescimento bacteriano para 80% em oposição aos 50% observados com as técnicas de cultura por métodos convencionais.

Esses testes são classificados como necessários e têm por objetivo responder a duas importantes questões (Tabelas 58.II e 58.III):

- Definir a presença de infecção do líquido ascítico (contagem de polimorfonucleares ≥ 250/mm^3) ou cultura positiva.
- Confirmar a presença de hipertensão portal (gradiente soro-ascite de albumina ≥ 1,1 g/dL).

Outros testes no líquido ascítico são opcionais (dependerão do quadro clínico):

- Desidrogenase lática (maior que o limite superior do normal), glicose (< 50 mg/dL), Gram (mostra bactérias), proteína total (maior que 1 g/dL): apontam para perfuração intestinal com peritonite bacteriana secundária. Com exceção do Gram e da cultura positiva, os demais achados são encontrados também na carcinomatose peritoneal. O Gram (mostra bactérias) e a glicose baixa ocorrem apenas em torno de 10% dos casos de PBE. A cultura polimicrobiana também sugere peritonite secundária. A concentração de proteínas maior que 1 mg/dL também pode ocorrer em ascite pancreática, trombose de veias supra-hepáticas, tuberculose e mixedema.
- Amilase: relação da amilase do líquido ascítico sobre o sérico > 0,4 ou > 6 sugerem respectivamente perfuração intestinal com peritonite secundária e ascite pancreática.
- Bilirrubina: solicitada em casos suspeitos de perfuração biliar ou intestinal, nos quais sua dosagem costuma ser maior que a sérica. O aspecto macroscópico é marrom.
- Adenosina deaminase e cultura de BAAR: a sensibilidade do esfregaço é menor que 2%. A cultura de 1 litro de líquido ascítico tem sensibilidade de 62 a 83%, no entanto geralmente os laboratórios podem processar até 50 mL para cultura de micobactéria.
- Citologia oncótica: será positiva em quase 100% dos casos de carcinomatose peritoneal. Entretanto, um terço dos casos de ascite por câncer não terá carcinomatose, e nestes a citologia é quase sempre negativa. Dessa forma, a sensibilidade global da citologia para ascite por neoplasia maligna será de 58 a 75%.
- Triglicérides: deve ser solicitado com aspecto macroscópico leitoso (ascite quilosa).
- Uréia: ascite urinária.
- Outros: citometria de fluxo (linfoma), pesquisa e cultura para fungos.

Tabela 58.II – Exames complementares na abordagem da ascite

- **Exames gerais: hemograma e testes de função hepática (albumina, tempo de protrombina e fator V**
- **Eletrólitos e função renal**
- **Sódio urinário (suspeita de síndrome hepatorrenal)**
- **Hemoculturas (suspeita de infecção ou PBE)**
- **Análise do líquido ascítico**

Rotina*	Opcional (freqüentemente útil)*	Opcional (embora raramente útil)*	Não-indicado*
• Nº de células e diferencial	• Glicose	• Cultura para BAAR	• pH
• Albumina	• Desidrogenase lática	• Triglicérides	• Lactato
• Cultura (em frasco de hemocultura)	• Amilase	• Uréia	• Colesterol
	• Gram	• Bilirrubina	• Marcadores tumorais
	• Adenosina deaminase	• Pesquisa e cultura para fungos	
	• Citologia oncótica	• Citometria de fluxo	
		• Reação em cadeia da polimerase (PCR)	

* Análise do líquido ascítico.

Tabela 58.III – Causas da ascite de acordo com o GASA

GASA ≥ 1,1 mg/dL	GASA < 1,1 mg/dL
Cirrose	Carcinomatose peritoneal
Hepatite alcoólica	Linfoma peritoneal
Hepatocarcinoma	Peritonite tuberculosa
Insuficiência hepática fulminante	Ascite pancreática
Metástase hepática maciça	Ascite biliar
Síndrome de Budd-Chiari	Serosite em doenças auto-imunes
Doença veno-oclusiva	Peritonites bacterianas secundárias
Ascite cardíaca	Síndrome nefrótica
Mixedema	Enteropatia perdedora de proteínas
Ascites mistas (cirrose + outra causa)	Peritonite associada a diálise

Ultra-sonografia e tomografia abdominal

O ultra-som e a TC podem ser utilizados para auxiliar no diagnóstico etiológico de ascites que permanecem sem diagnóstico definitivo mesmo após a análise do líquido ascítico ou mesmo para o diagnóstico da presença de ascite em doentes cuja clínica não tenha sido suficiente para tal.

A síndrome de Budd-Chiari também pode ser avaliada com ultra-som duplex (avaliação do fluxo das veias supra-hepáticas). Além disso, observação de tumorações intra-abdominais, alterações sugestivas de hipertensão portal e doença hepática crônica podem auxiliar no diagnóstico.

Laparoscopia

A laparoscopia é o método de escolha para o diagnóstico definitivo da peritonite tuberculosa e da carcinomatose peritoneal. A sensibilidade da cultura e histologia para tuberculose são próximas de 100%. O isolamento do BAAR é atitude de extrema importância em tempos de aumento da resistência do *M. tuberculosis* às drogas anti-tuberculosas.

Em relação à carcinomatose peritoneal, na presença de achados citológicos positivos para células neoplásicas sem um tumor primário diagnosticado, investigação subseqüente com laparoscopia em doentes homens não traz nenhum benefício em termos de sobrevida, uma vez que todos os tumores primários deste grupo de doentes têm um prognóstico ruim. Já no caso de mulheres, indica-se a laparoscopia, e eventualmente até a laparotomia, uma vez que o tumor de ovário pode responder bem à terapêutica.

DIAGNÓSTICO DIFERENCIAL

Ascite e peritonite associadas à diálise peritoneal

A opacidade do líquido peritoneal na peritonite está quase que invariavelmente presente, e em geral é o primeiro sinal percebido pelo doente, até mesmo antes dos sintomas peritoneais (Tabela 58.IV).

A peritonite pode ser causada por contaminação durante as trocas dialíticas, infecção cutânea da saída do cateter, infecção do cateter, migração transmural de bactérias entéricas ou por perfuração intestinal.

Em geral, as peritonites associadas a infecção do cateter, contaminação e infecções cutâneas são causadas por Gram-positivos; e as associadas à migração transmural, por Gram-negativos; quando há dois ou mais Gram-negativos, anaeróbicos ou associação com fungos, deve-se pensar em perfuração intestinal. Os microrganismos causadores de peritonite associada à diálise peritoneal mais comuns são mostrados na Tabela 58.V.

O diagnóstico é sugerido por dois dos seguintes critérios:

- Presença de organismos na pesquisa direta pelo Gram ou na cultura do fluido de diálise.
- Fluido turvo, opaco (contagem de leucócitos maior que 100 células/mm^3 com mais de 50% de neutrófilos).
- Sintomas de inflamação peritoneal.

O tratamento da peritonite associada à diálise peritoneal deve ser iniciado assim que a investigação diagnóstica esteja completa (Tabela 58.VI).

- Os doentes podem ser tratados em casa, continuando-se o processo de diálise domiciliar.
- Em doentes muito sintomáticos, deve-se realizar banhos iniciais rápidos para retirar a maior quantidade possível de substâncias inflamatórias e diminuir a dor abdominal.

Tabela 58.IV – Achados clínicos em ascite e peritonite associados à diálise peritoneal

Achado clínico	Freqüência
• Dialisado turvo	99%
• Dor abdominal	80-95%
• Sintomas gastrintestinais	7-36% (náuseas, vômitos e diarréia)
• Calafrios	12-23%
• Febre	30%
• Dor à palpação abdominal	80%
• Descompressão brusca dolorosa	60%

Tabela 58.V – Microrganismos causadores de peritonite associada a diálise peritoneal

Microrganismos	Freqüência
Gram-positivos	
Staphylococcus epidermidis	30-40%
Staphylococcus aureus	15-20%
Streptococcus sp.	10-15%
Outros Gram-positivos	2-5%
Gram-negativos	
Pseudomonas sp.	5-10%
Enterobacter	5-20%
Outros Gram-negativos	5-7%
Fungos	2-10%
Outros organismos	2-5%
Cultura negativa	10-30%

- O tratamento antibiótico deve ser iniciado empiricamente na dependência dos achados microbiológicos mais freqüentes e de seu perfil de sensibilidade.
- A resposta clínica ao tratamento deve ser rápida (48 horas); se não houver melhora ou a peritonite é fúngica, deve-se retirar o cateter peritoneal.
- Tratamento inicial:
  - Cefalosporina de primeira geração associada à ceftazidima ou um aminoglicosídeo (o melhor esquema antibiótico pode ser determinado pelo perfil de resistência conhecida em cada local).
  - Os antibióticos são administrados intraperitonealmente em dose única diária à noite. Entretanto, doentes sépticos devem ter doses adicionais por via parenteral, com ajuste para o *clearance* (< 10 mL/min).
  - Após o resultado da cultura, reajustar o esquema antimicrobiano.
  - Quando a incidência de estafilococo coagulase negativo é alta e o doente apresenta-se em estado grave, recomenda-se iniciar com vancomicina (em vez de cefalosporina de primeira geração).
  - Caso seja isolado *Pseudomonas sp.*, deve-se prescrever dois antibióticos (ceftazidima ou cefepime ou imipenem ou piperacilina-tazobactam + aminoglicosídeo ou ciprofloxacina ou aztreonam), dependendo da sensibilidade.
  - Se houver evidência de múltiplos Gram-negativos, deve-se avaliar a possibilidade de patologia cirúrgica intra-abdominal, mantendo-se a cefalosporina e a ceftazidima e associando-se metronidazol.
- Duração do tratamento:
  - *S. aureus* e Pseudomonas: 21 dias.
  - Outros Gram-negativos e *S. epidermidis*: 14 dias.
  - Casos de cultura negativa (aproximadamente 20% dos casos): se houver melhora clínica após 4 a 5 dias de tratamento empírico e não houver evidências de Gram-negativos na pesquisa direta pelo Gram, pode-se manter apenas a cefalosporina de primeira geração.

Tabela 58.VI – Terapia empírica inicial para peritonite associada a diálise peritoneal

Antibiótico	Volume urinário residual 100 mL/dia	> 100 mL/dia
Cobertura para Gram-positivos		
Cefazolina ou cefalotina	1 g ou 15 mg/kg	20 mg/kg
Cobertura para Gram-negativos		
Ceftazidima	1 g	20 mg/kg
ou		
Aminoglicosídeo		
Gentamicina	0,6 mg/kg	Não recomendado
Amicacina	2 mg/kg	Não recomendado

Peritonite tuberculosa

A peritonite tuberculosa ocorre em aproximadamente 2% de todos os doentes com tuberculose e entre 30 e 67% dos doentes com tuberculose abdominal. A maior série de casos brasileira (100 doentes) mostrou que 34% dos doentes tinham entre 20 e 29 anos, e que 66% dos doentes apresentavam idade entre 20 e 49 anos. Além disso, a presença de doenças subjacentes foi pouco freqüente, com 7% apresentando esquistossomose mansônica; 1%, cirrose hepática; e 1%, lúpus eritematoso sistêmico.

Existem quatro formas clínicas (exsudativa ou úmida, seca, encapsulante e a polisserosite ou doença de Concato), sendo a forma exsudativa responsável por mais de 90% dos casos. O quadro clínico em geral é insidioso (Tabela 58.VII).

- Diagnóstico: paracentese diagnóstica é exame essencial e pode em certas circunstâncias fechar o diagnóstico. O líquido ascítico apresenta:
  - GASA < 1,1 g/dL.
  - Conteúdo de proteínas > 3 g/dL.
  - Leucócitos > 200/mm^3 com predomínio de linfócitos.
  - Pesquisa de BAAR geralmente negativa.
  - Cultura tem sensibilidade de 20 a 80%. O resultado pode demorar até dois meses e esta demora pode aumentar a mortalidade dos pacientes.
  - Adenosina deaminase (ADA) acima de 40 U.
  - Reação em cadeia da polimerase (PCR) positiva: sensibilidade variável, dependendo do local.
  - O método diagnóstico de eleição são as biópsias peritoneais dirigidas por laparoscopia. Biópsias nos nódulos ou tubérculos revelam granulomas caseosos em quase 100% dos casos e pBAAR é positivo em 74%.
- Adenosina deaminase: é uma enzima encontrada em eritrócitos, linfócitos e no córtex cerebral. Sua atividade nos líquidos orgânicos está relacionada primariamente ao número, à maturação e ao grau de estimulação dos linfócitos. Estudos de países subdesenvolvidos, onde a prevalência de peritonite tuberculosa é alta, mostram boas características operacionais da atividade de ADA para o diagnóstico de peritonite tuberculosa (sensibilidade de 90 a 100% e especificidade de 95 a 100%). Em pacientes com cirrose associada, a sensibilidade da ADA diminui para 30%.

Tabela 58.VII – Características clínicas da tuberculose peritoneal

Achado clínico	Freqüência
• Ascite	93-100%
• Dor abdominal	70%
• Febre	58-90%
• Perda de peso	40-90%
• Diarréia	até 30%
• Astenia e anorexia	> 80%
• Cicatriz de tuberculose à radiografia de tórax	33%
• Defesa abdominal	31%
• Massa abdominal à palpação	12%

- Desvantagem da ADA: não fornece o perfil de sensibilidade da micobactéria. Isso pode ser um grande problema num momento em que há crescente resistência aos medicamentos antimicobactérias.
- Tratamento: uso de drogas antituberculosas.
  - Esquema tradicional (esquema 1) por 6 a 9 meses.
  - Paracentese pode ser usada para alívio nos casos de ascite tensa ou muito sintomática.

Ascite no cirrótico e peritonite bacteriana espontânea (PBE)

Detalhes no capítulo sobre Peritonite Bacteriana Espontânea.

Ascite por peritonite bacteriana secundária

A peritonite secundária (PBS) deve ser suspeitada na ausência de resposta ao tratamento antibiótico e/ou na presença dos seguintes achados:

- Gram com flora mista.
- Cultura com crescimento de dois ou mais germes (particularmente quando o crescimento de bactérias anaeróbicas ou fungos é observado).
- Dois dos seguintes achados no líquido ascítico:
  - Glicose < 50 mg/dL.
  - Concentração de proteína > 1 g/L.
  - DHL superior aos níveis séricos normais.
  - Embora sejam sensíveis, a especificidade desses critérios é baixa.
- Na suspeita de peritonite bacteriana secundária, deve-se iniciar investigação radiológica adequada e adicionar antibióticos contra anaeróbicos e enterococos.

Ascite por síndrome de Budd-Chiari

A síndrome de Budd-Chiari (SBC) representa um espectro de doenças caracterizadas por obstrução da drenagem venosa hepática (Tabela 58.VIII).

- O diagnóstico é confirmado por Doppler de supra-hepáticas, ressonância magnética nuclear, venografia e, eventualmente, biópsia hepática.
- Todos os doentes devem receber anticoagulação (se não houver contra-indicação) e, se possível, a causa da SBC deve ser tratada.
- Os doentes assintomáticos não necessitam de nenhuma intervenção adicional. Doentes sintomáticos devem receber dieta hipossódica, diuréticos e eventualmente paracenteses para a ascite e terapia farmacológica e/ou endoscópica se houver sangramento gastrintestinal.
- Para doentes que não respondem adequadamente à terapia clínica pode-se avaliar a indicação de angioplastia com *stent*, TIPS ou *shunts* portossistêmicos cirúrgicos.
- Quando há progressão da disfunção hepática e piora sintomática a despeito de todas as intervenções possíveis, indica-se o transplante hepático.

Tabela 58.VIII – Causas da síndrome de Budd-Chiari

Distúrbios da coagulação:	Outras causas de hipercoagulabilidade:
• Deficiência de proteína C ou S	• Hiperhomocisteinemia
• Deficiência de antitrombina	• Uso de anticoncepcionais orais ou pós-parto
• Fator V de Leiden	• Síndrome de Behçet
• Síndrome do anticorpo antifosfolípide	• Outras doenças do tecido conectivo
• Mutação G20210A do gene da protrombina	• Câncer: renal, adrenal, de pulmão, outros
Condições hematológicas:	**Causas mecânicas:**
• Hemoglobinúria paroxística noturna	• Obstrução membranosa congênita
• Trombocitose essencial	• Obstrução pós-cirúrgica
• Policitemia vera	• Obstrução pós-traumática
• Outras síndromes mieloproliferativas	• Hepatocarcinoma

Ascite maligna

A ascite maligna representa um grupo heterogêneo de doenças que engloba:

- Carcinomatose peritoneal: causa mais comum de ascite maligna. Deve-se principalmente ao envolvimento metastático de adenocarcinomas primários de ovário, útero, pâncreas, estômago, cólon, pulmão e mama. Outras menos comuns são: mesotelioma, linfoma e o pseudomixoma peritoneal.
- Metástases hepáticas maciças resultando em ascite por hipertensão portal.
- Ascite quilosa maligna.
- Hepatocarcinoma com ascite.
- Associação destas entidades.

Os doentes geralmente se apresentam com dor abdominal, aumento do volume abdominal, perda de peso, náuseas e sintomas gerais como astenia e inapetência. O diagnóstico pode ser feito pela paracentese, sendo exames de imagem e laparoscopia indicados em algumas circunstâncias como já mencionado. Quando a ascite é devida a carcinomatose peritoneal, a citologia oncótica geralmente é positiva. A contagem de neutrófilos acima de 250/mm^3 sugere peritonite bacteriana.

O tratamento básico da ascite associada à carcinomatose peritoneal consiste em paracenteses terapêuticas para paliação e melhora da qualidade de vida, já que a sobrevida é muito curta na maioria dos casos. Os diuréticos são usados em alguns casos, principalmente naqueles em que há metástases hepáticas maciças levando a um certo grau de hipertensão portal. Outras modalidades terapêuticas como cirurgia ou quimioterapia podem ser usadas em algumas situações, principalmente nos casos associados a câncer de ovário.

Ascite pancreática

Definida como acúmulo maciço de líquido pancreático na cavidade peritoneal. O nível de amilase é tipicamente maior que 1.000 U/L, com relação de amilase do líquido ascítico sobre o sérico maior que 6.

A principal causa é a pancreatite crônica por álcool. Outras menos comuns são a pancreatite aguda e trauma pancreático. Ocorre em torno de 10% dos pacientes com pseudocistos hepáticos.

- Quadro clínico: dor e sintomas de doença pancreática podem estar ausentes. Pode associar-se a derrame pleural.
- Diagnóstico: a análise do líquido ascítico é essencial para o diagnóstico. Além dos testes rotineiros deve-se solicitar a dosagem de amilase. O gradiente de albumina é < 1,1 e a proteína total > 3 g/dL. A citologia e a cultura podem demonstrar infecção concomitante. Os exames de imagem podem demonstrar pseudocisto e a colangiografia pancreática endoscópica retrógrada pode ser terapêutica.
- Tratamento: o manejo conservador resolverá um terço dos casos. O uso de somatostatina ou octreotídio com diuréticos e paracenteses de repetição pode ser benéfico. Nos demais casos o tratamento endoscópico com drenagem do pseudocisto ou passagem de *stent* pode resolver. Quando estas medidas falham a cirurgia pode ser necessária.

Ascite quilosa

- Etiologia: causada por obstrução ou lesão traumática dos ductos linfáticos. Existem inúmeras etiologias, sendo as mais comuns o câncer e a cirrose hepáticos. Essas duas entidades são responsáveis por mais de dois terços dos casos. Nos países subdesenvolvidos, as principais causas são a tuberculose e a filaríase.
- Mecanismo de formação da ascite: a cirrose causa aumento da produção de linfa hepática com ruptura dos canais linfáticos serosos. Ocorre em 0,5 a 1% dos pacientes com cirrose descompensada por ascite. Os processos neoplásicos causam obstrução e impedimento do fluxo linfático normal. O linfoma é responsável por um terço a metade dos casos. A filaríase é uma doença infecciosa que causa reação inflamatória severa dos vasos linfáticos, podendo evoluir com linfedema e ascite quilosa.
- Quadro clínico: muito variável. Dependerá sobretudo da doença de base.
- Diagnóstico: geralmente só é feito após a paracentese, na qual o aspecto leitoso orienta a dosagem de triglicérides, cujo valor acima de 200 mg/dL fecha o diagnóstico. O gradiente soro-ascite de albumina ajuda na diferenciação de causas: quando < 1,1, afasta a possibilidade de cirrose. O conteúdo de proteína varia de 2,5 a 7 g/dL. Outros exames a serem solicitados são citologia total e diferencial, cultura, glicose, DHL, amilase, adenosina deaminase e citologia oncótica. Outros exames laboratoriais e radiológicos, bem como a história clínica, podem encontrar a etiologia.
- Tratamento: dirigido para a doença de base, sobretudo nas causas infecciosas, inflamatórias e hemodinâmicas. A paracentese total pode ser realizada para alívio da dor abdominal e do desconforto respiratório. A reposição de albumina não é necessária se a causa não for cirrose hepática.

TRATAMENTO

A abordagem terapêutica depende basicamente da causa da ascite e dos sintomas provocados por ela.

Ascites com GASA ≥ 1,1 g/dL

As ascites com GASA ≥ 1,1 g/dL são causadas por hipertensão portal. O tratamento envolve restrição de sal e diuréticos, sendo efetivo em 90% dos doentes (Tabela 58.IX). Entretanto, outras modalidades terapêuticas podem ser necessárias (TIPS, paracentese de repetição ou transplante hepático).

- Restrição de sódio: é a medida mais simples no tratamento da ascite. Aproximadamente 10-20% dos doentes com ascite por cirrose têm suas ascites controladas apenas com esta medida. Dietas contendo 2 g de sódio por dia (88 mEq) são factíveis ambulatorialmente, entretanto dietas mais restritivas (0,5 a 1,0 g/dia) diminuem muito a aderência e só conseguem ser atingidas em doentes internados. Restrição de água está indicada somente na presença de hiponatremia dilucional (geralmente com Na^+ sérico < 120-125 mEq/L).
- Diuréticos: devem ser usados se não houver resposta suficiente com o uso isolado da restrição de sódio. São necessários na maioria dos doentes, principalmente naqueles com ascite moderada a tensa, nos quais existe uma ávida retenção de sódio.
  - Furosemida: isoladamente, é menos eficaz que a espironolactona.
  - Espironolactona: pode ser usada em monoterapia ou, idealmente, associada à furosemida.
  - Proporção de 40 mg de furosemida para 100 mg de espironolactona.
  - Aumentar até o máximo de 160 mg de furosemida e 400 mg de espironolactona.
- Paracenteses de grande volume (pacientes sem PBE ou insuficiência renal)
  - Retirada de menos de 5 litros: não há necessidade de infundir albumina.
  - Retirada de mais de 5 litros: há necessidade de infundir albumina.
  - Dose: 8 a 10 g de albumina por litro de ascite removida (considere o total removido e não apenas o volume acima de 5 litros).

Tabela 58.IX – Tratamento da ascite na cirrose hepática

Rotina	Situações especiais
• Afastar fatores precipitantes	• Paracenteses
• Evitar substâncias hepatotóxicas (cessação do álcool)	• TIPS • *Shunts* cirúrgicos
• Restrição de sódio	• Transplante hepático
• Diuréticos	

Complicações

O tratamento com diuréticos está associado com algumas complicações, sendo alcalose metabólica, depleção do intravascular, hiponatremia, hiper ou hipopotassemia e encefalopatia hepática as mais comuns. A espironolactona associa-se freqüentemente a ginecomastia dolorosa, e pode ser um problema se o paciente desenvolver hiperpotassemia, pois mantém um efeito prolongado mesmo após sua descontinuação. Desta forma, o uso de diuréticos na cirrose deve ser acompanhado cuidadosamente para se evitar complicações.

Ascite refratária é definida como ascite não responsiva a uma dieta hipossódica e tratamento diurético em altas doses (espironolactona 400 mg/dia e furosemida 160 mg/dia) na ausência de uso de antiinflamatórios não-esteroidais. Falência do tratamento com diuréticos pode se manifestar de 2 maneiras:

- Perda de peso mínima ou ausente associada a uma excreção urinária de sódio inadequada em 24 h (< 78 mEq) na vigência de dose máxima de diuréticos.
- Desenvolvimento de complicações clinicamente significativas pelo uso de diuréticos.

Complicações da paracentese são raras e incluem: perfuração de alça, hematoma ou infecção.

Algoritmo 58.1 – Ascite no pronto-socorro

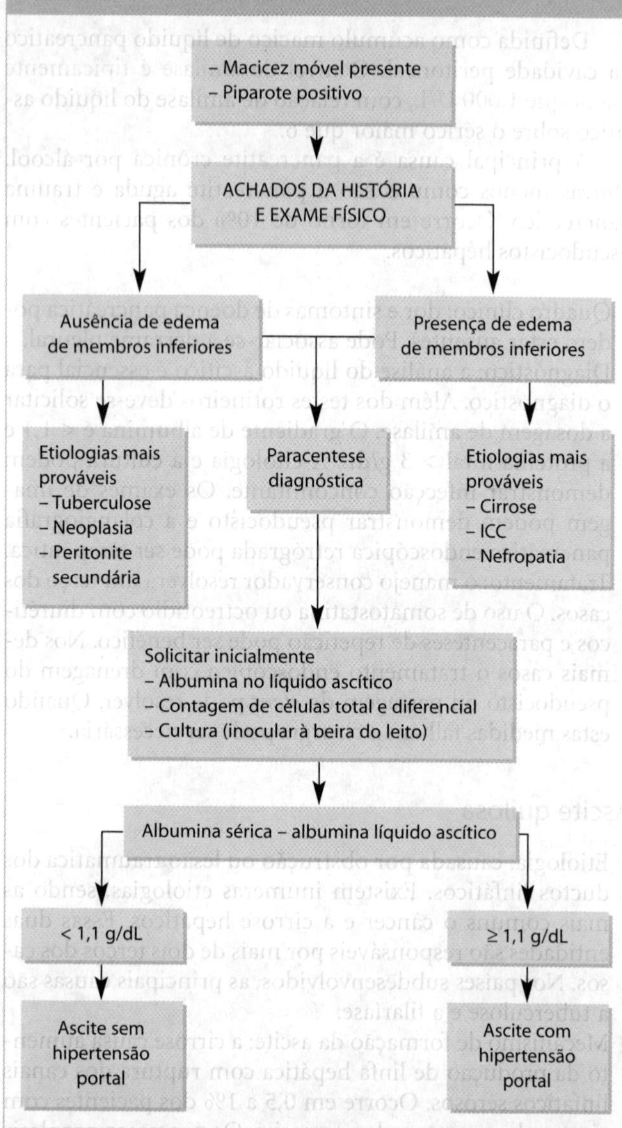

LEITURA ADICIONAL

1. Guss DA. Liver and biliary tract liver and biliary tract. In: Marx JA, Hockberger RS, Walls RM, Stack LB. Med-challenger emergency medicine/Rosen's® emergency medicine – concepts and clinical practice. Copyright Challenger Corporation and Mosby; 2005. Disponível em: http://www.chall.com.
2. Glickman RM. Abdominal swelling and ascites. In: Harrison's principles of internal medicine. 16. ed. McGraw-Hill; 2005. p.243-6.
3. Chung RT, Podolsky DK. Cirrhosis and its complications. In: Harrison's principles of internal medicine. 16. ed. McGraw-Hill; 2005. p.1858-69.
4. Broder JS, Evans R. Hepatic disorders and hepatic failure. In: Tintinalli JE, Kelen GD, Stapczynski JS. Emergency medicine: American College of Emergency Physicians. 6. ed. McGraw Hill; 2004. p.566-73.
5. Marx JA. Peritoneal procedures. In: Roberts and Hedges: clinical procedures in emergency medicine. 4. ed. Saunders; 2004. p.841-59.
6. American Association for the Study of Liver Diseases (AASLD). Practice guideline: management of adult patients with ascites due to cirrhosis. Hepatology 2004; 39: 841.
7. Olmos RD. Abordagem da ascite no departamento de emergência. In: Martins HS, Neto AS, Velasco IT. Emergências clínicas baseadas em evidências. 1. ed. Editora Atheneu; 2005. p.359-71.
8. Runyon BA. Diagnosis and evaluation of patients with ascites. ©2005 UpToDate®: http://www.uptodate.com. Software 13.1.
9. Runyon BA: Treatment and prophylaxis of spontaneous bacterial peritonitis: ©2005 UpToDate®: http://www.uptodate.com: Software 13.1.
10. Byrnes V, Chopra S: Tuberculous peritonitis: ©2005 UpToDate®: http://www.uptodate.com: Software 13.1.
11. Soares-Weiser K, Brezis M, Leibovici L. Antibiotics for spontaneous bacterial peritonitis in cirrhotics (Cochrane review). In: The Cochrane Library. Oxford: Update Software, Issue 4; 2004.
12. Saab S, Nieto JM, Ly D, Runyon BA. TIPS versus paracentesis for cirrhotic patients with refractory ascites (Cochrane review). In: The Cochrane Library. Oxford: Update Software, Issue 4; 2004.
13. Soares-Weiser K, Brezis M, Tur-Kaspa R, Leibovici L. Antibiotic prophylaxis for cirrhotic patients with gastrointestinal bleeding (Cochrane review). In: The Cochrane Library. Oxford: Update Software, Issue 4; 2004.
14. Ginès P, Cárdenas A, Arroyo V, Rodes J. Management of cirrhosis and ascites. NEJM 2004; 350(16): 1646-54.
15. Salerno F, Merli M, Riggio O. Randomized controlled study of TIPS versus paracentesis plus albumin in cirrhosis with severe ascites. Hepatology 2004; Sep; 40(3): 629-35.
16. Sort P, Navasa M, Arroyo V, et al. Effect of intravenous albumin on renal impairment and mortality in patients with cirrhosis and spontaneous bacterial peritonitis. NEJM 1999; 341(6): 403-9.
17. Aslam N, Marino CR. Malignant ascites. New concepts in pathophysiology, diagnosis, and management. Arch Intern Med 2001; 161: 2733-7.
18. Valla DC. Hepatic vein thrombosis (Budd-Chiari syndrome). Semin Liver Dis 2002; 22(1): 5-14.
19. Janssen HLA, Garcia-Pagan JC et al. Budd-Chiari syndrome: a review by an expert panel. J Hepatol 2003; 38: 364-71.

Disfagia

CAPÍTULO 59

Euclides Furtado de Albuquerque Cavalcanti
Danielle Rüegg
Herlon Saraiva Martins

TÓPICOS IMPORTANTES

- As causas de disfagia são variadas e, didaticamente, deve-se dividi-las em causas orofaríngeas (alta) ou esofágicas (baixa).
- Em 80% dos casos de disfagia orofaríngea, a causa é neuromuscular, especialmente o AVC agudo. Nas disfagias baixas, 85% dos casos são ocasionados por doenças obstrutivas.
- As doenças esofágicas podem causar principalmente dor torácica, disfagia e odinofagia.

INTRODUÇÃO E DEFINIÇÕES

Várias doenças podem cursar com alteração esofágica, com disfagia (disfunção da ingestão segura e eficiente de qualquer consistência alimentar) ou odinofagia (dor ao deglutir).

ETIOLOGIA E FISIOPATOLOGIA

A disfagia pode ser dividida em dois tipos principais:

Disfagia orofaríngea: quando acomete a fase oral e/ou faríngea da deglutição (também conhecida como disfagia alta). Sinais como engasgo, tosse, pneumonias aspirativas e regurgitação nasal podem estar associados. As causas principais estão listadas na Tabela 59.I, sendo as mais comuns as seguintes:

- Doenças neurológicas agudas e crônicas: acidente vascular cerebral (AVC), traumatismo cranioencefálico, doença de Parkinson, esclerose múltipla.
- Doenças musculares: como a *miastenia gravis*, distrofias musculares.

Disfagia esofageana: compromete a fase esofágica da deglutição (também conhecida como *disfagia baixa*). Os doentes referem sensação de estase alimentar atrás do esterno, que ocorre alguns segundos após a deglutição. As principais causas seriam (Tabela 59.II):

- Obstrução mecânica intrínseca: câncer de esôfago, estenose péptica.
- Obstrução mecânica extrínseca: aneurisma de aorta, massa mediastinal, aumento de átrio esquerdo.
- Alterações na motilidade: levam à dificuldade na passagem do alimento pelo esôfago (espasmo esofágico).

ACHADOS CLÍNICOS

Orofaríngea (alta): dificuldade para transportar o alimento da boca ao esôfago. Freqüentemente, a tentativa de deglutição é seguida de tosse, aspiração e refluxo do alimento pelo nariz. Outros achados dependem da doença de base (Tabela 59.I):

- Doenças neuromusculares: representam aproximadamente 80% das causas de disfagia orofaríngea, sendo o AVC a causa mais comum. Dessa forma, faz-se necessário um exame neurológico completo, avaliando-se o nível de consciência, déficits motores ou sensitivos, reflexos, pares cranianos e função cerebelar.
- Atenção especial deve ser dada aos pares cranianos, dada a sua relação com a função de deglutição.

Esofágica (baixa): a história do doente com disfagia esofageana deve enfatizar a duração dos sintomas e se esta é causada por líquidos, sólidos ou por ambos. Disfagia causada por alimentos sólidos na apresentação e que progride para líquidos sugere obstrução mecânica. Já a disfagia causada tanto por alimentos sólidos quanto por alimentos líquidos desde o início dos sintomas pode sugerir doença de motilidade.

Outros achados importantes da propedêutica de ambas são:

- Avaliar a evolução temporal do sintoma: agudo, subagudo ou crônico.
- Quais alimentos causam disfagia: sólidos, líquidos ou ambos.
- Sintomas contínuos, progressivos ou intermitentes.
- Doenças previamente diagnosticadas: câncer, história de radioterapia, doenças neurológicas, auto-imunes, história de cirurgia bariátrica.
- Interrogar todos os medicamentos ingeridos recentemente.
- Dor à deglutição: indica um componente inflamatório associado, tal como esofagite (química, infecciosa).

Tabela 59.I – Causas de disfagia orofaríngea e pistas diagnósticas

Doenças neuromusculares (80%)	
Acidente vascular cerebral	Sintomas de início súbito associados a déficit neurológico focal
Tumores intracranianos	Sintomas progressivos e déficit neurológico focal
Esclerose múltipla	Sintomas neurológicos diversos não explicados por lesão cerebral única
Doença de Parkinson	Estágio avançado da doença
Demência de Alzheimer	Estágio avançado da doença
Miastenia gravis	Fraqueza flutuante que piora com o uso, diplopia, ptose e fraqueza facial
Esclerose lateral amiotrófica	Déficits motores assimétricos progressivos, com envolvimento de neurônios motores superiores e inferiores
Polimiosite e dermatopolimiosite	Fraqueza proximal progressiva com aumento de enzimas musculares e presença de auto-anticorpos
Anormalidades estruturais e doença localizada	
Divertículo de Zenker	Regurgitação de comida não-digerida e mau hálito
Tumores de orofaringe	Sintomas progressivos, sem déficits neurológicos associados e com fatores de risco presentes (tabagismo e etilismo)
Faringite/abscesso retrofaríngeo ou periamigdaliano	Dor em orofaringe, odinofagia, febre
Iatrogênicas	
Alterações anatômicas após cirurgia	Pós-operatório de cirurgia de pescoço ou orofaringe
Medicações	Neurolépticos, sedativos
Radiação	Alterações anatômicas e funcionais devido à radioterapia

Tabela 59.II – Causas de disfagia esofageana e pistas diagnósticas

Causas obstrutivas e inflamatórias (85%)	
Estenose péptica	Refluxo gastroesofágico de longa duração
Infecção*	Sintomas de odinofagia e disfagia
Câncer de esôfago	Perda de peso, disfagia inicialmente a sólidos, em doente idoso, ingestão de etanol e tabagismo
Estenose actínica	História de irradiação (tumores de cabeça, pescoço e torácicos)
Obstrução extrínseca	História de aneurisma, linfadenopatia, linfoma, câncer
Alterações motoras	
Acalasia	História de doença de Chagas ou forma idiopática
Espasmo esofágico	Sintomas intermitentes
Esclerodermia	Alterações cutâneas sugestivas

* Infecção por fungos (candidíase), vírus herpes e citomegalovírus.

- Dor torácica ou retroesternal: pode se assemelhar a angina e pode indicar uma alteração motora do esôfago (refluxo, espasmo) ou perfuração esofágica.
- Questionar sintomas de outros sistemas: perda de peso, anorexia, vômitos, diarréia, tremor, artrite etc.
- Examinar minuciosamente a cavidade oral, pescoço e realizar um exame neurológico completo.

EXAMES COMPLEMENTARES

Videodeglutograma: é o exame mais utilizado para a avaliação da disfagia orofaríngea, sendo útil tanto para anormalidades anatômicas quanto funcionais da deglutição. Consiste na administração de bário em diversas consistências associada a radioscopia, o que ajuda a identificar os doentes que podem deglutir de forma segura sem aspiração. Nasofibroscopia funcional: como alternativa ou complemento ao videodeglutograma. Com a utilização de um nasofibroscópio, observam-se deglutição e sinais de aspiração com as diferentes consistências de alimentos, além da visualização de aspiração de saliva. Não examina a fase preparatória e oral da deglutição e está contra-indicada em doentes com distúrbios hemorrágicos, epistaxe, problemas cardíacos agudos com risco de bradicardia, desordens do movimento ou agitação extrema.

Esofagograma: pode ser útil em disfagia baixa sugestiva de espasmo ou alteração motora (funcional ou não-obstrutiva) ou como alternativa à endoscopia (se não for disponível) em disfagias obstrutivas.

Endoscopia digestiva alta: tem como vantagens a visualização direta do esôfago e a capacidade de realizar biópsias. Doentes com suspeita de acalásia também podem ser avaliados inicialmente pelo exame contrastado, pois os estágios iniciais da doença podem não ser visualizados durante a endoscopia.

Manometria: medida da pressão do esfíncter esofágico inferior.

Outros exames: devem ser solicitados de acordo com a suspeita clínica.

DIAGNÓSTICO DIFERENCIAL

Transtorno psiquiátrico: o doente pode referir disfagia, denominada de *globus*; consiste em uma sensação de "bola" na garganta, que não interfere na deglutição.

Corpo estranho: A obstrução causada por alimento é uma causa freqüente de disfagia, com os sintomas instalando-se geralmente após a ingestão de carne, levando a obstrução total do esôfago. De modo geral, os doentes têm alguma anormalidade esofageana precedendo o quadro. O tratamento é endoscópico. Outra causa de corpo estranho são os objetos, ocorrendo mais freqüentemente em crianças e que pode levar à perfusão esofágica.

AVC: é a causa mais comum de disfagia orofaríngea aguda, acometendo de 22 a 65% dos doentes; a disfagia é um marcador de mau prognóstico, aumentando o risco de aspiração, desnutrição, institucionalização após a alta e óbito. A aspiração é um agravante da disfagia e está relacionada ao aumento da morbidade, da mortalidade e aumento dos custos durante a internação nos doentes com AVC agudo.

Perfuração esofágica: pode ser não-traumática (90% dos casos envolve o esôfago distal), relacionada a trauma, ingestão de cáusticos, corpo estranho ou iatrogênico (cirurgia, procedimentos endoscópicos). Raramente, pode ser conseqüência de vômitos incoercíveis (síndrome de Boerhaave). O quadro é dramático com: hipotensão, taquicardia, mediastinite, derrame pleural (rico em amilase), dor torácica excruciante; lembrar que enfisema demora mais tempo para se desenvolver. Acometimento do esôfago distal pode levar a manifestações abdominais (peritonite, pneumoperitônio).

Para o diagnóstico, realizar radiografia de tórax e esofagograma com contraste solúvel em água. Em alguns casos, tomografia de tórax e/ou endoscopia podem ser necessários.

O tratamento é feito por meio de:

- Ressuscitação volêmica;
- Antibioticoterapia (piperacilina-tazobactam ou associação de ceftriaxona ou cefotaxima + metronidazol ou clindamicina);
- Cirurgia de urgência, se possível.

Doenças infecciosas do esôfago: mais freqüentes no imunodeprimido, embora raramente possam acometer o imunocompetente. Podem ou não cursar com disfagia baixa (alguns doentes podem referir apenas dor ao deglutir).

- Associadas ao vírus HIV: candidíase, citomegalovírus, vírus herpes são as mais freqüentes.
- Associadas a outras doenças imunodepressoras: diabetes descompensado, uso crônico de corticosteróides, alcoolismo, câncer de base avançado etc. A causa mais freqüente é candidíase.
- Associadas a quimioterapia: além dos germes usuais, outros podem causar infecção do esôfago, como *Pneumocystis*, *Cryptosporidium*, *T. cruzy*, outros fungos.

Esofagite química por medicamentos: causa freqüente de esofagite, e pode ou não cursar com disfagia. Os medicamentos mais envolvidos são: tetraciclina, antiinflamatórios, bifosfonados, cloreto de potássio, sulfato ferroso, quinidina.

O diagnóstico pode ser difícil e simular angina, infarto e embolia pulmonar, caso o doente não refira uso de medicação. Endoscopia é o exame de escolha.

Esofagite péptica: na maioria, conseqüência de refluxo de longa data. O diagnóstico é endoscópico com biópsia, já que os doentes podem evoluir com epitélio de Barret ou com câncer.

TRATAMENTO

Visa tratar a causa de base (tratamento específico para cada doença) e medidas para evitar complicações.

Suporte clínico: estabilização hemodinâmica e suporte ventilatório, se necessários.

Sonda nasoentérica: situações de risco para aspiração, incapacidade de ingerir as necessidades básicas.

Tratamento endoscópico: pode ser útil para lesões estenosantes, acalasia, Chagas etc.

Tratamento fonoaudiológico: Visa à reabilitação do paciente com disfagia orofaríngea.

Antieméticos: indicado em situações de vômitos intensos.

- Metoclopramida: 10 mg EV até de 6/6 horas.
- Ondansetron: 4 a 8 mg EV (6/6 a 8/8 horas).

Complicações

Disfagia orofaríngea aguda: acomete principalmente doentes com AVC. Eles podem evoluir com pneumonia, aspiração, insuficiência respiratória e dificuldade para se alimentar.

Indicadores do risco de aspiração: disartria, alteração da tosse voluntária e reflexo nauseoso ausente. Entretanto, a aspiração pode ser subclínica (silenciosa), sem sinais de pigarro, tosse ou engasgo (pode chegar a quase 40% dos casos).

Os principais sinais observados que sugerem risco de aspiração são:

- Dificuldade de deglutição;
- Sialorréia e dificuldade no manejo de secreções;
- Tosses e/ou engasgos;
- Regurgitação nasal;
- Pigarro;
- Mudança do padrão respiratório;
- Reflexo nauseoso ausente;
- Rebaixamento de nível de consciência.

Nesses casos, alimentar por sonda e solicitar avaliação do fonoaudiólogo.

LEITURA ADICIONAL

1. Lowell M, Barsan WG. Esophagus, stomach, and duodenum. In: Marx JA, Hockberger RS, Walls RM, Stack LB. Med-Challenger emergency medicine/Rosen's® emergency medicine – concepts and clinical practice. Copyright Challenger Corporation and Mosby: www.chall.com; 2005.
2. Mendelson MH. Esophageal emergencies. In: Tintinalli JE, Kelen GD, Stapczynski. Emergency medicine: American College of Emergency Physicians. 6. ed. McGraw Hill; 2004. p.508-13.
3. Goyal RK. Dysphagia. In: Kasper, Braunwald, Fauci, et al. Harrison's principles of internal medicine. 16. ed. McGraw-Hil; 2005. p.217-9.
4. Goyal RK. Diseases of the esophagus. In: Kasper, Braunwald, Fauci, et al. Harrison's principles of internal medicine. 16. ed. McGraw-Hil; 2005. p.1739-46.
5. Fass R: Approach to the patient with dysphagia. ©2005 UpToDate®: http://www.uptodate.com. Software 13.1; 2005.
6. Lembo AJ. Diagnosis and treatment of oropharyngeal dysphagia. ©2005 UpToDate®: http://www.uptodate.com. Software 13.1; 2005.
7. American Gastroenterological Association Medical Position Statement: oropharyngeal dysphagia. Gastroenterology 1999; 116: 452.
8. American Gastroenterological Association Medical Position Statement: treatment of patients with dysphagia caused by benign disorders of the distal esophagus. Gastroenterology 1999; 117: 229.
9. Ramsey DJC. Early assessments of dysphagia and aspiration risk in acute stroke patients. Stroke 2003; 34: 1252-7.
10. Holas MA. Aspiration and relative risk of medical complications following stroke. Arch Neurol 1994; 41: 1051-3.
11. Perry Lin. Screening for dysphagia and aspiration in acute stroke: a systematic review. Dysphagia 2001; 16: 7-18.
12. Tohara H, Saitoh E, Mays KA, Kuhlemeier K, Palmer JB. Three tests for predicting aspiration without videofluorography. Dysphagia 2003; 18: 126-34.

Algoritmo 59.1 – Disfagia orofaríngea (alta)

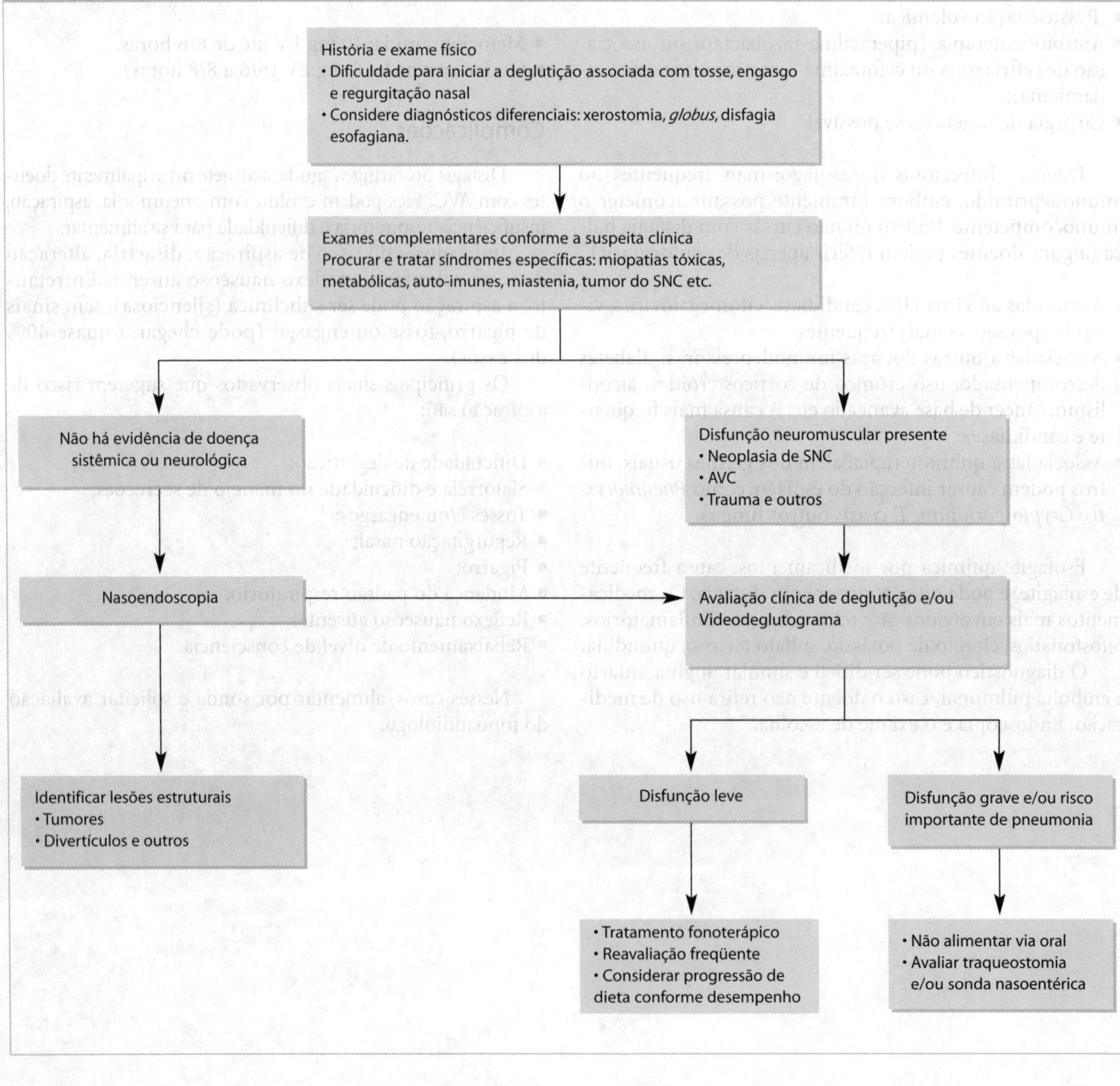

Algoritmo 59.2 – Disfagia esofágica (baixa)

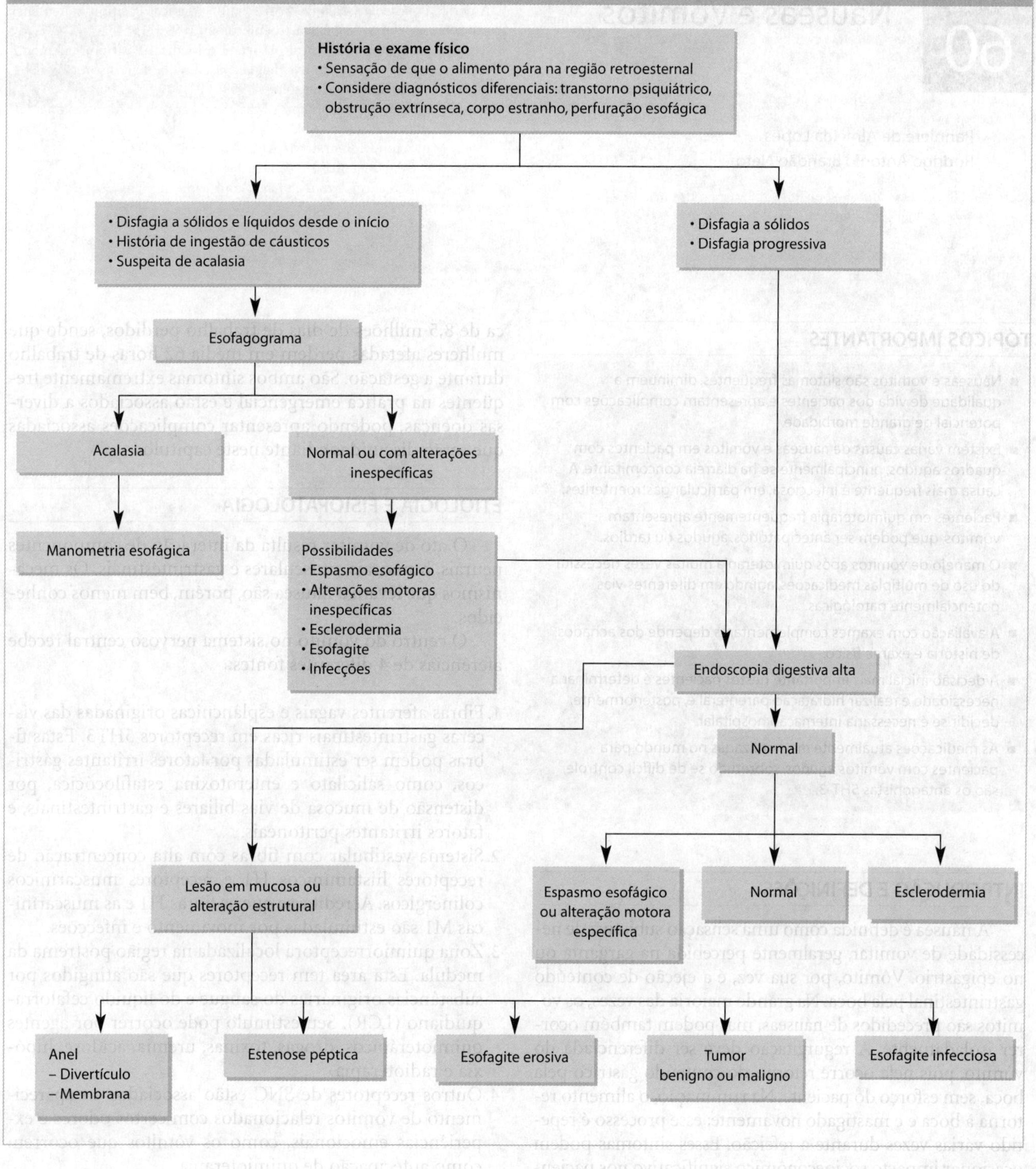

CAPÍTULO 60

Náuseas e Vômitos

Ranniere de Almeida Lopes
Rodrigo Antonio Brandão Neto

TÓPICOS IMPORTANTES

- Náuseas e vômitos são sintomas freqüentes, diminuem a qualidade de vida dos pacientes e apresentam complicações com potencial de grande morbidade.
- Existem várias causas de náuseas e vômitos em pacientes com quadros agudos, principalmente se há diarréia concomitante. A causa mais freqüente é infecciosa, em particular gastroenterites.
- Pacientes em quimioterapia freqüentemente apresentam vômitos, que podem ser antecipatórios, agudos ou tardios.
- O manejo de vômitos após quimioterapia muitas vezes necessita do uso de múltiplas medicações, agindo em diferentes vias potencialmente patológicas.
- A avaliação com exames complementares depende dos achados de história e exame físico.
- A decisão inicial mais importante nestes pacientes é determinar a necessidade e realizar hidratação parenteral e, posteriormente, decidir se é necessária internação hospitalar.
- As medicações atualmente mais utilizadas no mundo para pacientes com vômitos agudos, sobretudo se de difícil controle, são os antagonistas 5HT-3.

INTRODUÇÃO E DEFINIÇÕES

A náusea é definida como uma sensação subjetiva de necessidade de vomitar, geralmente percebida na garganta ou no epigástrio. Vômito, por sua vez, é a ejeção de conteúdo gastrintestinal pela boca. Na grande maioria das vezes, os vômitos são precedidos de náuseas, mas podem também ocorrer isoladamente. A regurgitação deve ser diferenciada do vômito, pois nela ocorre retorno do conteúdo gástrico pela boca, sem esforço do paciente. Na ruminação, o alimento retorna à boca e é mastigado novamente; esse processo é repetido várias vezes durante a refeição. Esses sintomas podem ocasionar impacto socioeconômico significativo nos pacientes. A maioria dos casos é causada por doenças gastrintestinais agudas, muitas vezes com restrição de atividades e absenteísmo. Os pacientes que apresentam náuseas e vômitos após quimioterapia têm diminuição significativa de sua qualidade de vida. Esses sintomas também podem se apresentar em pacientes no período pós-operatório.

Náusea e vômito associados à gestação também aumentam absenteísmo e, no Reino Unido, representam cerca de 8,5 milhões de dias de trabalho perdidos, sendo que mulheres afetadas perdem em média 62 horas de trabalho durante a gestação. São ambos sintomas extremamente freqüentes na prática emergencial e estão associados a diversas doenças, podendo apresentar complicações associadas que serão discutidas adiante neste capítulo.

ETIOLOGIA E FISIOPATOLOGIA

O ato de vomitar resulta da interação de componentes neurais, humorais, musculares e gastrintestinais. Os mecanismos que levam à náusea são, porém, bem menos conhecidos.

O centro do vômito no sistema nervoso central recebe aferências de 4 diferentes fontes:

1. Fibras aferentes vagais e esplâncnicas originadas das vísceras gastrintestinais ricas em receptores 5HT3. Estas fibras podem ser estimuladas por fatores irritantes gástricos, como salicilato e enterotoxina estafilocócica, por distensão de mucosa de vias biliares e gastrintestinais, e fatores irritantes peritoneais.
2. Sistema vestibular com fibras com alta concentração de receptores histamínicos H1 e receptores muscarínicos colinérgicos. Acredita-se que as fibras H1 e as muscarínicas M1 são estimuladas por movimento e infecções.
3. Zona quimiorreceptora localizada na região postrema da medula. Esta área tem receptores que são atingidos por substâncias originárias do sangue e do líquido cefalorraquidiano (LCR). Seu estímulo pode ocorrer por agentes quimioterápicos, drogas, toxinas, uremia, acidose, hipóxia e radioterapia.
4. Outros receptores de SNC estão associados ao aparecimento de vômitos relacionados com certos odores e experiências emocionais, como os vômitos que ocorrem como antecipação de quimioterapia.

O vômito é resultante de uma série de ações que ocorrem após estes estímulos aferentes, com a contração de músculos respiratórios, abdominais e diafragmáticos contra a glote fechada. Desta forma, ocorre pressão intra-abdominal positiva que força o conteúdo gástrico para o esôfago, se não ocorrer oposição a esta. A Tabela 60.I cita as principais causas de náuseas e vômitos na prática médica.

Tabela 60.I – Principais causas de náuseas e vômitos

Associadas a medicações	Quimioterápicos Analgésicos e antiinflamatórios Antibióticos Digoxina Sulfassalazina Teofilina Opióides Outras medicações Vômitos pós-radioterapia Uso abusivo de álcool
Causas infecciosas	Gastroenterites Outros quadros infecciosos com toxemia
Alterações peritoneais e intestinais	Obstrução mecânica Alteração funcional gastrintestinal (gastroparesia, dispepsia etc.) Inflamação peritoneal Úlcera péptica Pancreatite Colecistite Isquemia mesentérica Hepatite Doença inflamatória intestinal Carcinoma gastrintestinal Metástases peritoneais
Causas de SNC	Enxaqueca Hipertensão intracraniana (hemorragia, isquemia, tumor, hidrocefalia etc.) Pós-convulsão Doenças psiquiátricas associadas Doenças vestibulares
Causas endócrinas e metabólicas	Insuficiência supra-renal Hipertireoidismo Hipo e hiperparatireoidismo Uremia Porfiria
Vômitos pós-cirurgia	
Vômitos cíclicos	
Outras causas (IAM, IC etc.)	

Náuseas e vômitos são uma das reações adversas mais comuns a medicações, tendendo a ocorrer precocemente com o uso destas. Em pacientes em uso de opióides para controle de dor relacionada ao câncer, ocorrem vômitos em 40% a 70% dos pacientes.

Medicações como antiinflamatórios não-hormonais e eritromicina também são particularmente associadas a náuseas e vômitos, provocando-os por meio das vias aferentes periféricas, enquanto digoxina, opióides e agonistas dopaminérgicos agem na zona postrema. Agentes quimioterápicos são particularmente associados a náuseas e vômitos, os quais podem ser agudos quando ocorrem nas primeiras 24 horas da quimioterapia, tardios quando ocorrem após este período e antecipatórios quando ocorrem por fatores psicogênicos, antes da quimioterapia. Alguns fatores são associados com risco aumentado de vômitos relacionados à quimioterapia, como baixo nível socioeconômico, sexo feminino, náuseas pré-quimioterapia, sexo feminino, quimioterapia altamente emetogênica e ausência de terapia antiemética.

Radioterapia para câncer pode causar alterações estruturais e funcionais do trato gastrintestinal e evoluir com vômitos, caso a irradiação seja de abdome superior; a incidência de náuseas e vômitos chega a 80%.

Dentre as causas infecciosas, a gastroenterite aguda é a mais freqüente causa de náuseas e vômitos. Êmese é particularmente freqüente antes dos 3 anos de idade e após 20 anos de idade, e é mais comum nos quadros virais em comparação com os bacterianos.

Hepatites virais também evoluem freqüentemente com vômitos; outras infecções fora do trato gastrintestinal que evoluem com vômitos são otites médias e meningites.

Obstrução gástrica ou intestinal leva a náuseas importantes, que podem ter alívio sintomático com o vômito. Alterações de motilidade intestinal, como a pseudo-obstrução intestinal e a gastroparesia, alteram a habilidade do trato gastrintestinal em esvaziar-se e produzem náuseas. Pacientes com diabete melito podem evoluir com neuropatia autonômica e apresentar gastroparesia. Outras condições comumente associadas com gastroparesia são amiloidose e doenças do colágeno, das quais a mais freqüentemente associada é a esclerodermia. Outras doenças funcionais, como a dispepsia não-ulcerosa, também apresentam náuseas e vômitos com grande freqüência.

Doenças inflamatórias como colecistite, apendicite ou pancreatite podem ativar vias aferentes em peritônio e evoluir com vômitos. A cólica biliar, mesmo sem colecistite, pode causar náuseas em razão da distensão de via biliar, ativar vias aferentes e causar náuseas e vômitos.

O aumento da pressão intracraniana está associada com vômitos, e estudos experimentais mostram que a indução de êmese é máxima quando a pressão ultrapassa 80 mmHg.

Respostas emocionais a odores, gosto ou memórias podem induzir vômitos. A êmese psicogênica parece ocorrer com maior freqüência em mulheres e ocorre em transtornos ansiosos e depressão, entre outras condições.

Alterações vestibulares, como a neuronite vestibular e a doença de Meniére, apresentam náuseas e vômitos associados com vertigem de padrão periférico, com ativação autonômica extensa com palidez, diaforese e salivação.

Uremia, cetoacidose diabética e hipercalcemia ativam a área postrema e, com isso, ocasionam vômitos. Da mesma forma, doenças tireoidianas e o hiperparatireoidismo alteram a atividade motora gastrintestinal e levam a vômitos.

A insuficiência supra-renal pode evoluir com vômitos em até 75% dos pacientes em algum momento da doença, mas a causa endócrino-metabólica de vômitos mais comum é a gestação, que apresenta náuseas no 1º trimestre na grande maioria das pacientes e vômitos em 50 a 70% das pacientes. Embora tradicionalmente descrito como ocorrendo pela manhã, apenas 2% dos pacientes apresentam este sintoma restrito ao período matutino.

Cerca de 20% a 40% dos pacientes em pós-operatório apresentam episódios de vômitos, que ocorrem mais freqüentemente em mulheres, com anestesia geral e em cirurgias abertas abdominais e ortopédicas.

O vômito cíclico, por sua vez, é condição caracterizada por episódios breves de êmese intratável intercalando com períodos assintomáticos; ocorre principalmente em crianças com idade de cerca de 5 anos, sua fisiopatologia inclui fatores psicológicos, atópicos e é pobremente conhecida.

Infartos agudos do miocárdio, principalmente quando posteriores com irritação do diafragma, são causa importante de vômitos. A congestão passiva gástrica e hepática evolui com náuseas e vômitos com certa freqüência. Outras causas que devem ser citadas são a doença enxerto-hospedeiro e a ingestão alimentar excessiva após período prolongado de jejum.

ACHADOS CLÍNICOS

A abordagem clínica depende de fatores como duração. Os vômitos agudos (1 a 2 dias) são, na maioria das vezes, causados por quadros infecciosos, medicações e acúmulo de toxinas; já em pacientes com história crônica (mais de 1 semana), resultam comumente de condições médicas crônicas ou condições psiquiátricas.

Vômitos associados a diarréia, mialgias, febre e cefaléia são sugestivos de quadro infeccioso, principalmente gastroenterites virais.

Caso os vômitos ocorram logo após ingestão alimentar, sugerem a possibilidade de obstrução gástrica por doença ulcerosa ou malignidade. A gastroparesia pode também evoluir com vômitos que ocorrem 5 minutos após a refeição, mas, na maioria das vezes, os sintomas ocorrem pelo menos 1 hora após refeição.

Em pacientes com bulimia nervosa, os vômitos podem ocorrer durante ou logo após a refeição; vômitos contínuos podem ocorrer em quadros conversivos e pacientes com depressão normalmente apresentam vômitos intermitentes.

Doenças inflamatórias como colecistite e pancreatite ocorrem principalmente na 1ª hora pós-prandial, e vômitos matutinos sugerem diagnóstico de gestação, uremia, enxaqueca e também ocorrem no etilista crônico.

Quadros obstrutivos intestinais tendem a apresentar dor abdominal precedendo quadro de vômitos, e em pacientes cuja etiologia dos vômitos seja patologia de sistema nervoso central, sintomas como cefaléia, vertigem, náuseas, rigidez de nuca e achados neurológicos focais estão presentes.

Doenças como esclerodermia ou doença de Addison, que podem ser causa de vômitos, apresentam sintomas e achados característicos como esclerodactilia ou hipotensão postural, e os pacientes com doenças malignas, por sua vez, apresentam perda ponderal importante. Portanto, os achados clínicos de cada paciente são dependentes da etiologia causadora.

Algumas características dos vômitos podem facilitar o diagnóstico. O retorno de partículas não-digeridas de alimentos pode ocorrer em divertículo de Zenker ou acalasia; já o retorno de alimentos parcialmente digeridos várias horas após a alimentação ocorre em gastroparesia e obstrução gástrica.

Vômitos de característica fecalóide são característicos dos pacientes com obstrução intestinal, e pacientes com acloridria gástrica podem ter vômitos inodoros. Já vômitos de característica biliosa ocorrem quando o piloro se encontra pérvio e patologias intestinais são provavelmente a causa, como a obstrução intestinal em jejuno.

A presença de vômitos com sangue ou "borra de café" aparece em gastrite hemorrágica, doença ulcerosa péptica e ruptura das varizes esofágicas, embora, neste último grupo de pacientes, a apresentação comum é de hematêmese.

Alguns achados de exame físico como adenomegalia podem sugerir neoplasia associada; hepatomegalia, por sua vez, pode ocorrer em hepatites e outras doenças hepáticas benignas, assim como em doenças malignas.

A ausculta do abdome também pode auxiliar o diagnóstico. Ausência de ruídos hidroaéreos indica a presença de íleo paralítico, que ocorre no pós-operatório, e condições metabólicas. Já a presença de ruídos hidroaéreos metálicos e aumentados, principalmente se associados a distensão abdominal, sugerem, por sua vez, quadros obstrutivos intestinais.

Rigidez de parede intestinal e descompressão brusca dolorosa de abdome são sugestivos de condições inflamatórias.

Outros achados como rigidez nucal, que ocorre em cerca de 90% dos pacientes imunocompetentes com meningite, *flapping* que aparece em encefalopatia hepática, entre outros, também podem ajudar o diagnóstico diferencial.

EXAMES COMPLEMENTARES

Os exames complementares para investigação dependem dos achados de história e exame físico e servem tanto para elucidar a etiologia das náuseas e vômitos como para verificar a conseqüência destes, como a desidratação.

Exames laboratoriais inicialmente utilizados incluem hemograma completo, VHS, eletrólitos e exames de bioquímica hepática e função renal. Em mulheres, a realização de teste de gravidez também é recomendada.

O hemograma pode ajudar a descartar anemia resultante de inflamação ou perda crônica de sangue, leucocitose que ocorre também em condições inflamatórias ou leucopenia que ocorre em condições virais.

Pacientes com perda crônica de sangue podem também apresentar diminuição dos níveis de ferritina, transferrina e ferro, e aumento de capacidade de ligação de ferro.

Quadros de pancreatite ocorrem com aumento de amilase e lipase, e testes de função tireoidiana, pesquisas de fatores antinúcleo e auto-anticorpos são úteis para etiologias específicas.

A avaliação estrutural do aparelho digestivo é necessária muitas vezes e é indicada sempre que história, exame físico e exames complementares iniciais não sugerirem diagnóstico. A radiografia simples de abdome pode servir como teste inicial para este propósito, e se demonstrar níveis líquidos e ausência de ar no cólon sugere obstrução de intestino delgado. Já a distensão luminal difusa e a ausência propedêutica de ruídos hidroaéreos são indicativos de íleo paralítico, e presença de ar subdiafragmático sugere perfuração visceral.

A radiografia contrastada de abdome pode acrescentar dados, caso a suspeita seja de obstrução intestinal. Também a colonoscopia e a realização de radiografia com enema opaco podem ajudar na suspeita de obstrução colônica.

Aspiração gástrica de conteúdo maior que 200 mL sugere alteração funcional da motilidade gástrica. A endoscopia pode demonstrar gastroparesia, bem como estudos motores funcionais como a manometria e estudos cintilográficos.

As utilidades de alguns exames diagnósticos para esta condição são:

- Radiografia de abdome: baixo custo; pode apresentar sinais de obstrução intestinal e perfuração visceral.
- Endoscopia digestiva alta: útil para verificar lesões de mucosa esofágica e gastroduodenal, é mais específica e sensível para este fim que os estudos contrastados do trato gastrintestinal alto e reserva seu uso normalmente para pacientes com sangramento digestivo ou suspeita de obstrução de trato digestivo superior.
- Tomografia de abdome: pode verificar tanto obstrução intestinal como acometimento de vísceras em situações como a pancreatite.
- Estudos radiográficos contrastados: podem avaliar alterações obstrutivas desde trato gastrintestinal alto até o trato gastrintestinal baixo. O enteroclisma, por exemplo, é útil para obstrução de intestino delgado, o enema opaco para avaliar os cólons e o esofagogastroduodenograma é particularmente útil para verificar alterações de motilidade gástricas.
- Tomografia de crânio: pode verificar presença de lesões estruturais em pacientes com suspeita de vômitos por hipertensão intra-craniana.
- Líquido cefalorraquidiano (LCR): para pacientes em que meningite é suspeitada como causa, lembrando que, em imunocompetentes, a meningite bacteriana é quase que universalmente acompanhada de febre e, em 90% dos casos, de rigidez nucal.

DIAGNÓSTICO DIFERENCIAL

Os principais diagnósticos diferenciais já foram comentados na seção de etiologia.

TRATAMENTO

A primeira decisão a ser tomada nestes pacientes é a necessidade ou não de reposição volêmica intravenosa. A alteração de turgor da pele e a alteração ortostática de pressão arterial indicam perda de mais de 10% da volemia e são indicativas de reposição endovenosa preferencialmente com solução fisiológica a 0,9%.

A reposição de potássio só deve ser realizada se houver débito urinário adequado, e hipocalemia em pacientes com obstrução gastrintestinal ou íleo paralítico com distensão gástrica podem beneficiar-se do uso de sonda nasogástrica.

Pacientes com incapacidade de alimentar-se ou ingerir líquidos por via oral, com doenças crônicas debilitantes como diabete e insuficiência cardíaca, refratariedade dos vômitos ao tratamento farmacológico e desidratação grave têm indicação de hospitalização. A recomendação dietética para tais pacientes é preferencialmente líquidos, pois levam a esvaziamento gástrico mais rápido. Orienta-se o paciente a fazer refeições mais freqüentes e em menor quantidade e evita-se dieta rica em gorduras, pois estas são potentes inibidoras do esvaziamento gástrico.

Uma recomendação específica para pacientes diabéticos é o controle adequado da glicemia, pois pode melhorar a função autônoma do trato gastrintestinal e, com isso, diminuir os vômitos.

Existem duas categorias principais de medicações para o manejo destes pacientes: pró-cinéticos e antieméticos.

Em nosso meio, a medicação mais utilizada é a metoclorpramida com ação pró-cinética. Age via receptor serotoninérgico 5HT-4, que facilita a transmissão gástrica colinérgica, e via receptor dopaminérgico D2, antagonizando seus efeitos. Até 20% dos pacientes apresentam efeitos colaterais devido a efeitos antidopaminérgicos. Tais efeitos incluem agitação, nervosismo, tonturas, distonias e raramente discinesia tardia e, por este motivo, essa droga não é utilizada com freqüência pela literatura norte-americana. Porém, em nosso meio, a experiência com a droga é satisfatória: a dose habitual é de 10 a 30 mg a cada 6 horas; as doses de 30 mg ou mais a cada 6 horas são utilizadas em pacientes com vômitos de difícil controle pós-quimioterapia.

Outras medicações pró-cinéticas incluem a domperidona e a bromoprida. A eficácia das drogas para quadros de gastroparesia é comparável à da metoclorpramida, e a dose habitual de ambas as medicações é de 10 mg 3 a 4 vezes/dia.

O uso de macrolídeos como a eritromicina tem sido descrito como útil para pacientes com gastroparesia, pois agem em receptores de motilidade no trato gastrintestinal, mas nem todos os estudos demonstram sua eficácia. A dose endovenosa é de 3 mg/kg a cada 8 horas, seguida de dose oral de 250 mg a cada 8 horas.

As medicações antieméticas agem no SNC por meio de receptores muscarínicos, colinérgicos, histaminérgicos, dopaminérgicos e serotoninérgicos.

Em pacientes com distúrbios vestibulares, a difenidramina e a mezciclina são particularmente úteis, embora possam ser usadas em outras circunstâncias, como uremia ou gastroenterites. A dose de difenidramina é de 10 a 50 mg EV a cada 6 horas em dose máxima de 300 mg/dia, ou 50 a 100 mg VO a cada 6 a 8 horas.

As fenotiazinas também podem ser usadas para tratamento de vômitos. Estes agentes incluem a clorpromazina, a proclorferazina e a prometazina. As doses habituais são de 10 mg a cada 6 horas.

As butirofenonas como haloperidol e droperidol, que agem nas vias dopaminérgicas centrais, são úteis, mas de eficácia menor e podem causar como sintomas colaterais agitação e sedação e quadros de acatisia.

Os receptores serotoninérgicos são medicações particularmente utilizadas nestes pacientes, especialmente os que atuam no receptor 5HT-3. Estes agentes atuam na região postrema e incluem o ondasentrom, granisetrom e dolasetrom, que são as drogas mais utilizadas mundialmente para o controle de vômitos. A dose usual do ondasetrom é de 8 a 16 mg EV ou VO a cada 8 a 12 horas; a eficácia das diferentes drogas desta classe parece ser similar.

O uso de sedativos como benzodiazepínicos é descrito com sucesso para pacientes em que as náuseas e vômitos tenham componente psicológico, e corticosteróides, em particular a dexametasona, são usados para vômitos em pacientes em quimioterapia, sobretudo em combinação com outras medicações. A dose de dexametasona é de 10 a 20 mg/dia.

A escopolamina antagoniza vias muscarínicas vestibulares com relatos de melhora nestes casos, e acupuntura no ponto P6 no punho apresenta resposta sintomática, demonstrada em quadros pós-operatórios; revisão recente da literatura refere diminuição de 18% do risco relativo de apresentar vômitos agudos.

Vômitos associados com gastroparesia

As medicações pró-cinéticas são as drogas de escolha nestes pacientes, em particular o uso da metoclorpramida e domperidona. Como já comentado, os macrolídeos, em particular a eritromicina, e, embora menos estudada, a claritromicina podem ser usados.

Os pacientes com vômitos intratáveis podem receber tratamento cirúrgico com procedimentos de *bypass*, ressecção gástrica ou endoscópicos, que têm resultados frustrantes, mas podem eventualmente ser utilizados.

Vômitos em paciente pós-quimioterapia

Estes pacientes, na maioria das vezes, são tratados com múltiplas medicações para controle adequado deste sintoma. Em pacientes com quimioterapia altamente emetogênica, como nos esquemas que associam cisplatina, o ondasentrom e o granisetrom, que são medicações que agem em receptores 5HT-3, são as medicações de escolha. Pacientes em uso de esquemas menos emetogênicos costumam responder melhor à metoclorpramida.

O uso de dexametasona aumenta o efeito antiemético das medicações que agem em receptores 5HT-3 e seu benefício é maior em pacientes com vômitos tardios após quimioterapia. Uma metanálise mostrou controle completo dos vômitos em 75% dos pacientes usando a associação em comparação com 60% de controle com o uso isolado dos 5HT-3. O uso dos benzodiazepínicos, principalmente em pacientes com vômitos antecipatórios com quimioterapia, é benéfico. A literatura cita preferencialemnte o lorazepam endovenoso.

Vômitos na gestação

O tratamento tradicional é feito por mudanças dietética, com refeições pequenas e mais freqüentes, evitando comidas gordurosas e sobretudo suplementação vitamínica, em especial vitaminas do complexo B como piridoxina.

Medicações antieméticas são normalmente prescritas com maior liberalidade após a 12ª semana de gestação, embora os sintomas sejam mais proeminentes da 7ª a 12ª semana de gestação.

Várias medicações têm eficácia demonstrada nesta condição, como fenotiazidas e corticosteróide.

Medicações pró-cinéticas e drogas que agem em receptores 5HT-3 também podem ser utilizadas com eficácia.

Vômitos no pós-operatório

Tanto os antagonistas do receptor 5HT-3 quanto o droperidol têm benefício demonstrado na literatura, e a combinação destas medicações parece ser superior ao uso isolado destas. Corticosteróide e clonidina também têm demonstrado benefício.

A dose recomendada de ondasentrom para profilaxia de vômitos nestes pacientes é de 8 mg, 1 a 2 horas antes do procedimento cirúrgico, e 4 mg durante a anestesia.

Outras situações também têm tratamento específico, como o uso de tricíclicos para vômitos associados com depressão e o uso de terapia antienxaquecosa, como os triptanos em vômitos cíclicos na infância, mas tais situações não serão comentadas, já que não são freqüentes em unidades de emergência.

COMPLICAÇÕES

A depleção é a mais freqüente complicação e é importante descartá-la e tratá-la na avaliação inicial. Alcalose metabólica por contração também pode ocorrer e é corrigida com reposição volêmica apropriada.

A síndrome de Boerhaave é complicação rara, representa a ruptura esofágica secundária a vômitos incoercíveis e necessita de tratamento cirúrgico. Outra complicação importante é o aparecimento de sangramento que ocorre por fissura na junção gastroesofágica, como na síndrome de Mallory-Weiss e, com menos freqüência, pode ocorrer sangramento por laceração esplênica ou hepática, que ocorre em pacientes com vômitos repetidos.

LEITURA ADICIONAL

1. AGA Technical Review on Nausea and Vomiting. Gastroenterology 2001: 120(1).
2. Ezzo J, et al. Acupunture-point stimulation for chemotheraphy induced nausea and vomiting. Journal of Clin Oncol 2005; 23(28): 7188-98.
3. Gan TJ. Selective serotonin 5HT-3 antagonists for post-operative nausea and vomiting. Drugs 2005; 19(3): 225-38.
4. Goedhals L, Heron JF, Kleisbauer JP, Pagani O, Sessa C. Control of delayed nausea and vomiting with granisetron plus dexamethasone or dexamethasone alone in patients receiving highly emetogenic chemotherapy: a double-blind, placebo-controlled, comparative study. Ann Oncol 1998; 9: 661-6.
5. Goulart AC, Lopes RA. Vômitos e diarréia. In: Propedêutica na emergência. São Paulo: Atheneu; 2003.
6. Longstreth GF. Approach to the adult patient with nausea and vomiting. Disponível em: www.uptodate.com, 2008. Software 16.1.
7. Mazota P, Hagel LA. A risk-benefit assessment of pharmachological and nonpharmacological treatments for nausea and vomiting of pregnancy. Drugs 2000; 59(4): 781-800.
8. Soykan I, Lin Z, Jones S, Chen J, McCallum RW. Gastric myo-electrical activity gastric emptying and correlations with dyspepsia symptoms in patients with gastroesophageal reflux. J Invest Med 1997; 45: 483-7.

Dor Abdominal

CAPÍTULO 61

Frederico José Ribeiro Teixeira Júnior
Herlon Saraiva Martins

TÓPICOS IMPORTANTES

- Dor abdominal representa um grande desafio diagnóstico para médicos emergencistas.
- História detalhada e minucioso exame físico são etapas primordiais no manejo diagnóstico e não devem ser esquecidos.
- As causas são muito variáveis e incluem situações com risco iminente de morte, urgências cirúrgicas e não-cirúrgicas.
- A hipótese de gravidez ectópica deve sempre ser aventada em mulheres em idade fértil.
- Exames complementares devem ser solicitados de acordo com as hipóteses diagnósticas.
- O quadro clínico pode ser frustro e, mesmo assim, ameaçador à vida em idosos, usuários de corticóides, pacientes com SIDA e em uso de imunossupressores.

INTRODUÇÃO E DEFINIÇÕES

Dor abdominal é uma das queixas mais freqüentes em serviços de emergências, constituindo grande desafio diagnóstico e terapêutico. Pode ser causada por doenças benignas, como diarréia aguda ou dispepsia, e também por causas potencialmente graves e fatais (úlcera perfurada, gravidez ectópica rota ou trombose mesentérica).

ETIOLOGIA E FISIOPATOLOGIA

Há três grandes grupos de dor abdominal:

- Dor visceral: está relacionada à inervação de fibras aferentes na parede de órgãos intra-abdominais, tanto de vísceras ocas como da cápsula de órgãos sólidos. Essas fibras, não-mielinizadas, são estimuladas por estiramento, distensão ou contração excessiva da musculatura lisa. Isso resulta em fraca correlação entre a dor e a víscera afetada.
- Dor somática: resulta da irritação do peritônio parietal. Essas fibras são mielinizadas e trafegam por locais específicos na medula óssea, traduzindo-se numa maior correlação entre o local da dor e o segmento abdominal envolvido. A dor costuma ser de forte intensidade, piora à palpação e pode gerar uma descompressão brusca positiva.
- Dor referida: resulta da sensação de dor em um local diferente da sua origem. Isso pode acontecer de duas maneiras:

1. Dor sentida no abdome cuja origem, porém, é extra-abdominal (exemplos: infarto do miocárdio de parede inferior ou pneumonia em bases pulmonares).
2. Dor sentida em local extra-abdominal, embora a origem seja abdominal (exemplo: dor em ombros em razão de irritação do diafragma por abscesso intra-abdominal).

As principais causas de dor abdominal, de acordo com a topografia, estão descritas na Tabela 61.I.

ACHADOS CLÍNICOS

Uma história detalhada e minucioso exame físico são essenciais para a elucidação diagnóstica de uma dor abdominal.

História clínica

- Início da dor: início súbito de dor abdominal deve apontar para uma causa cirúrgica até prova em contrário, como dissecção ou ruptura de aorta, perfuração de vísceras, torção ou ruptura de cisto de ovário. Entretanto, algumas condições clínicas podem causar dor abdominal aguda, como litíase renal, porfiria, infarto do miocárdio etc. Uma dor que se inicia após exercício físico pode indicar laceração ou hematoma de reto abdominal. Dor que se inicia após alimentação pode indicar colecistopatia calculosa, doença ulcerosa péptica ou isquemia mesentérica.
- Progressão da dor: deve-se questionar se a dor é constante ou intermitente e se ela está aumentando em intensidade ou não. Assim, uma dor constante que não está piorando não indica uma causa cirúrgica. Por sua vez, uma dor constante que piora progressivamente deve apontar para um processo inflamatório (apendicite, salpingite, diverticulite etc.).
- Localização: ferramenta essencial na avaliação de doentes com dor abdominal (Tabela 61.I). Em geral, dores viscerais se localizam na região mediana, podendo afetar principalmente o andar superior do abdome e a região mesogástrica ou hipogástrica.
- Característica e intensidade: são elementos importantes no diagnóstico diferencial. Dor difusa, com pobre localização, aponta para uma dor visceral. Dor inter-

Tabela 61.I – Causas de dor abdominal de acordo com a topografia

Dor difusa:	
• Peritonite • Pancreatite aguda • Anemia falciforme • Fase inicial da apendicite aguda • Trombose mesentérica • Gastroenterite • Dissecção ou ruptura de aneurisma de aorta • Obstrução intestinal • Cetoacidose diabética • Porfiria intermitente aguda	
Dor no quadrante superior direito	**Dor no quadrante superior esquerdo**
• Vesícula biliar (cólica, infecção) • Fígado (hepatomegalia, hepatite, abscesso) • Úlcera duodenal perfurada • Pancreatite aguda (dor também afeta quadrante esquerdo) • Pneumonia de base esquerda • Apendicite retrocecal • Herpes-zóster • Isquemia miocárdica • Pneumonia de base direita • Abscesso subdiafragmático	• Dispepsia • Pancreatite • Baço (aumento, ruptura, abscesso) • Isquemia miocárdica • Herpes-zóster • Abscesso subdiafragmático
Dor no quadrante inferior direito	**Dor no quadrante inferior esquerdo**
• Apendicite • Afecções de íleo distal (tuberculose, linfoma, doença de Crohn) • Divertículo de Meckel • Diverticulite cecal • Hematoma de parede abdominal • Gravidez ectópica rota • Torção ou ruptura de cisto de ovário • Doença inflamatória pélvica • Síndrome de Mittelschmerz • Endometriose • Cálculo ureteral • Abscesso de psoas • Adenite mesentérica • Hérnia inguinal • Infecção urinária • Câncer de cólon	• Diverticulite de sigmóide • Hematoma de parede abdominal • Gravidez ectópica rota • Torção ou ruptura de cisto de ovário • Doença inflamatória pélvica • Síndrome de Mittelschmerz • Endometriose • Cálculo ureteral • Abscesso de psoas • Hérnia inguinal • Infecção urinária • Doença inflamatória intestinal • Câncer de cólon

mitente, em cólica, que está piorando, aponta para obstrução intestinal. Forte dor abdominal com irradiação para o dorso aponta para dissecção de aorta.

- Fatores de alívio ou de piora: deve-se questionar acerca de fatores que pioram (exercício, alimentação) ou aliviam a dor (vômitos, posição).
- Sintomas associados: deve-se questionar a presença ou ausência de febre, diarréia, constipação, hemorragia digestiva, hematúria, sintomas urinários etc. Em homens, é importante questionar acerca de queixas em testículos ou pênis; e em mulheres, sobre última menstruação, uso de contraceptivos, sintomas vaginais (sangramento, corrimento).
- Presença de náusea ou vômitos: se presentes, deve-se questionar se a dor foi precedida ou não de náusea e vômitos. Em geral, nas doenças cirúrgicas, a dor abdominal é precedida de vômitos. No infarto do miocárdio, gastroenterite e em doenças abdominais inespecíficas, náusea e vômitos costumam preceder a dor abdominal.
- Episódios prévios de dor abdominal: dor abdominal crônica e recorrente envolve uma imensa gama de causas, na maioria não-cirúrgicas. Devem-se avaliar exames prévios e, eventualmente, pesquisar causas não-usuais (exemplo: porfiria).
- História patológica prévia: presença de doença cardiovascular, fibrilação atrial ou valvopatia podem indicar embolia para vasos abdominais. Da mesma forma, cirurgia abdominal prévia pode apontar para obstrução intestinal. Todas as medicações usadas recentemente devem ser detalhadas. Assim, algumas vezes a dor abdominal pode dever-se a doença ulcerosa péptica (antiinflamatórios), colite pseudomembranosa (uso de antibióticos), hepatite ou pancreatite aguda. Presença de outras doenças pode apontar para causas específicas (exemplos: anemia falciforme com episódio hemolítico ou álgico, diabetes melito com cetoacidose etc.).
- História social: uso de drogas ilícitas e abuso de álcool devem ser questionados.
- Outras: trauma abdominal recente, viagens, exposição a chumbo etc.

Exame físico

Etapa essencial na busca da causa da dor abdominal. Devem ser analisados os seguintes pontos:

- Sinais vitais: taquicardia e hipotensão podem indicar desidratação (vômitos, diarréia), perda de volume para terceiro espaço (pancreatite, obstrução intestinal), sangramento digestivo, ruptura de aneurisma, sepse ou mesmo choque cardiogênico por infarto do miocárdio. Febre pode sugerir infecção, embora a sua ausência não possa descartá-la. Taquipnéia pode ocorrer por dor, hipoxemia, sepse, anemia ou acidose metabólica.
- Aparência do doente: paciente com peritonite costuma ficar parado, pois a movimentação pode piorar a dor. Já aquele com cólica renal fica inquieto e não encontra uma posição de alívio.
- Pele e mucosas: sudorese fria e diaforese podem indicar hipoperfusão, dor intensa ou infarto do miocárdio. Icterícia pode apontar para uma doença biliar (colecistite, colangite, obstrução), pancreática, hepática (abscesso, hepatite) ou hemólise. Achados de telangiectasias,

icterícia e ginecomastia apontam para cirrose hepática com possível complicação (exemplo: peritonite bacteriana espontânea). O achado de candidíase oral é de grande importância, podendo sugerir imunossupressão ou infecção pelo vírus HIV.

- Exame cardíaco e pulmonar: crepitações em base pulmonar ou redução do murmúrio podem apontar para causa pulmonar (pneumonia, pleurite, embolia pulmonar). Taquicardia, arritmia e sopros podem indicar embolização arterial para vasos mesentéricos.
- Inspeção, percussão e ausculta: deve-se avaliar se há aumento de volume abdominal (distensão, ascite, hemoperitônio etc.), presença de cicatrizes cirúrgicas (obstrução intestinal ou recidiva da doença operada), circulação colateral (hepatopatia), presença de hematoma periumbilical ou em flancos (pancreatite necro-hemorrágica). Sons intestinais exaltados podem indicar gastroenterite ou obstrução intestinal. Já ausência de ruídos hidroaéreos pode indicar peritonite ou íleo paralítico.
- Palpação: o médico deve buscar a localização da dor, se há rigidez muscular (voluntária ou involuntária) e se há sinais de irritação peritoneal (descompressão brusca positiva). Deve-se iniciar a palpação pelas regiões não dolorosas para depois examinar os locais mais dolorosos. Em algumas situações, a palpação de um segmento do abdome pode gerar dor em outro local, como no sinal de Rovsing visto na apendicite aguda (o exame do flanco esquerdo pode gerar dor na fossa ilíaca direita pela movimentação do ar nas vísceras gerada pela palpação). Dor no terço distal da linha entre o umbigo e a crista ilíaca ântero-superior pode apontar para apendicite (ponto de McBurney), embora ocorra também em outras afecções de íleo distal (tuberculose, linfoma, diverticulite de ceco etc.). Se não houver dor intensa, deve-se buscar a palpação profunda, na busca de massas, organomegalias, sinais de aneurisma de aorta (massa pulsátil, sobretudo infra-umbilical). O sinal de Murphy é a presença de dor e interrupção brusca e involuntária da respiração ao palpar-se o hipocôndrio direito e pode sugerir colecistite aguda. Sobretudo em idosos, deve-se palpar as regiões umbilical, femoral e inguinal, pois nessa população até 10% das obstruções intestinais são causadas por hérnias encarceradas.
- Rigidez abdominal voluntária: algumas vezes, a própria dor, ansiedade, medo ou mesmo simulação (doença psiquiátrica) podem gerar dúvidas se há ou não peritonismo. Em geral, examinar enquanto se conversa com o paciente ou eventualmente com flexão das coxas pode mostrar que a rigidez abdominal não é involuntária.
- Rigidez abdominal involuntária: em geral, aponta para causa cirúrgica, apesar de várias situações clínicas também poderem simular um abdome cirúrgico. Rigidez da musculatura abdominal e peritonismo podem ser discretos ou ausentes em idosos, imunossuprimidos ou usuários de corticóides em altas doses.
- Exame da região dorsal: buscar se há sinal de Giordano (dor e retirada involuntária a punho-percussão dorsal), o que pode sugerir litíase renal ou pielonefrite, embora possa ocorrer em abscesso hepático ou esplênico, apendicite etc.
- Mulheres: muito cuidado com a possibilidade de gravidez ectópica rota. Em geral, pode ser necessário um detalhado exame ginecológico. Mulheres com apendicite podem ter dor à palpação de anexos, com atribuição equivocada a anexite. A ausência de corrimento cervical deve sugerir apendicite. Raramente, contudo, mulheres com cervicite podem evoluir com dor no quadrante superior direito por causa da peri-hepatite infecciosa, denominada síndrome de Fitz-Hugh Curtis.
- Homens: deve-se realizar exame urológico com palpação de testículos (torção, epididimite).
- Exame retal: importante na busca de hematoquezia ou de melena. Pode ajudar no diagnóstico de prostatite, abscesso perirretal ou presença de corpos estranhos.

Por último, exames abdominais seriados são extremamente importantes.

EXAMES COMPLEMENTARES

Exames complementares devem ser solicitados de acordo com os achados da história e do exame físico, podendo incluir exames laboratoriais, de imagem ou eventualmente endoscópicos.

Exames laboratoriais

Em geral, mulheres em idade fértil com dor abdominal não-esclarecida devem ser submetidas a teste de gravidez. Um teste positivo deve apontar para gravidez ectópica.

- Hemograma: anemia pode sugerir perdas ocultas. O número de leucócitos não deve ser usado para descartar apendicite aguda; ou seja, um leucograma normal pode ocorrer em pacientes com apendicite. Leucocitose com desvio à esquerda pode ocorrer no contexto de infecções (diverticulite, apendicite, doença inflamatória pélvica etc.), de resposta inflamatória sistêmica (exemplo: pancreatite aguda) ou em pacientes com grande perda de sangue (hemorragia).
- Urina tipo I: sempre deve ser interpretado com cautela. Leucocitúria pode ocorrer em doenças prostáticas, infecção urinária e em doenças não-urinárias adjacentes ao ureter. Assim, cerca de 20 a 30% dos pacientes com apendicite podem ter leucocitúria. Hematúria pode ocorrer em doenças do trato urinário (prostatite, infecção, litíase, tumores) e, eventualmente, na dissecção aguda de aorta.
- Eletrólitos séricos: podem ser úteis na avaliação global do paciente, mostrar sinais de desidratação, indicar doença renal prévia e, eventualmente, sugerir a causa (exemplo: hiponatremia na porfiria). Além disso, como o paciente pode necessitar de cirurgia ou de exames contrastados, uma função renal é essencial.
- Glicemia: pode apontar para uma cetoacidose diabética (glicemia acima de 250 mg/dL). Nesse caso, cetonúria e gasometria arterial podem corroborar o diagnóstico.
- Amilase e lipase: devem ser solicitadas na suspeita de pancreatite. Deve-se ressaltar que a lipase é mais espe-

cífica para inflamação pancreática. Níveis de lipase acima de três vezes o limite superior da normalidade são altamente indicativos de pancreatite. Amilase pode se elevar na pancreatite, mas também em úlcera péptica perfurada, gravidez ectópica rota, obstrução intestinal, isquemia mesentérica, cálculo em colédoco, insuficiência renal, parotidite e em abuso de álcool.

- Outros exames: lactato arterial aumenta precocemente na isquemia mesentérica. Aminotransferases, bilirrubinas e estudos de coagulação poderão ser solicitados em contextos específicos.
- Enzimas cardíacas e D-dímeros: poderão indicar isquemia cardíaca e embolia pulmonar, respectivamente.

Exames de imagem

- Radiografia simples: radiografia de abdome (ortostase, decúbito e cúpulas) pode confirmar uma perfuração de vísceras (pneumoperitônio), obstrução intestinal ou indicar a presença de corpo estranho. Eventualmente, cálculos renais podem ser visibilizados. Uma radiografia de tórax pode confirmar pneumonia, doença pleural e, raramente, sugerir embolia pulmonar.
- Ultra-som (US) abdominal: bastante útil em doença de abdome superior, sobretudo de hipocôndrio direito. Da mesma forma, é o exame inicial de escolha na suspeita de doença renal ou de anexos. Nesse último, o US transvaginal pode confirmar, com excelente acurácia, gravidez ectópica e doenças ovarianas. Outras condições em que o US pode ser útil, embora imagens por tomografia tenham melhor acurácia, são: aneurisma de aorta, pancreatite, litíase renal e apendicite aguda.
- Tomografia computadorizada (TC): especialmente com técnica helicoidal, a TC pode diagnosticar muitas doenças abdominais, embora possa necessitar de contraste, tenha pouca disponibilidade na maioria dos hospitais públicos do Brasil e seja bastante onerosa. Tem excelente acurácia para: litíase renal, dissecção de aorta, apendicite, diverticulite, laceração esplênica ou hepática, detectar ar livre e abscessos intra-abdominais. A angiotomografia pode indicar precocemente trombose mesentérica.
- Eletrocardiograma (ECG): é prudente solicitar um ECG em pacientes com risco cardiovascular apresentando dor em andar superior do abdome. Eventualmente, isquemia miocárdica pode se manifestar com dor referida em abdome.

DIAGNÓSTICO DIFERENCIAL

Dor abdominal constitui um grande desafio para a maioria dos médicos que trabalham em pronto-socorro. Muitas vezes, porque o quadro é inespecífico, mas, sobretudo, pelas inúmeras causas de dor abdominal (Tabelas 61.II e 61.III).

Dor abdominal no idoso

Em geral, deve sempre indicar uma avaliação imediata e minuciosa. Muitas vezes, causas catastróficas podem não se apresentar com a mesma gravidade com que são vistas em indivíduos jovens. O idoso pode apresentar quadros infecciosos graves sem febre ou mesmo com hipotermia.

Tabela 61.II – Causas cirúrgicas de dor abdominal

Imediato risco de morte	Urgência cirúrgica	Apresentação variável
Dissecção de aorta	Apendicite	Colecistite aguda
Aneurisma roto	Diverticulite	Colangite ascendente
Trombose mesentérica	Torção de ovário	Cisto de ovário
Gravidez ectópica	Torção de testículo	Abscesso intra-abdominal
Perfuração de vísceras	Abscesso perirrenal	Hérnia encarcerada
Laceração de baço ou fígado		Pancreatite aguda

Tabela 61.III – Causas não-cirúrgicas de dor abdominal

Não-abdominais	Metabólicas/sistêmicas
Infarto do miocárdio	Cetoacidose diabética
Embolia pulmonar	Porfiria intermitente aguda
Pneumonia	Insuficiência adrenal aguda
Pleurite	Uremia
Transtornos psiquiátricos	Crise aguda de hemólise
Abstinência de narcóticos	Crise álgica da anemia falciforme
Herpes-zóster	Intoxicação por metais pesados
Síndrome de Budd-Chiari	Reação medicamentosa
Insuficiência cardíaca	Angioedema
Distensão da cápsula hepática	Febre familiar do mediterrâneo
Pericardite constritiva	Malária
	Febre amarela
	Síndromes de vasculite sistêmica (doença de Behçet, poliarterite nodosa etc.)
Gastrintestinais/abdominais	**Ginecológicas/urológicas**
Doença inflamatória intestinal	Abscesso tubovariano
Síndrome do intestino irritável	Doença inflamatória pélvica
Doença ulcerosa péptica	Síndrome de Mittelschmerz
Esofagite	Endometriose
Dispepsia funcional	Câncer ginecológico
Doença diverticular de cólon	Prostatite
direito	Obstrução de vias urinárias
Câncer intra-abdominal	Litíase renal
não-complicado	Infecção urinária
Divertículo de Meckel	
Pseudo-obstrução intestinal	
Cólon espástico	
Angina mesentérica	
Contusão da parede abdominal	
Linfadenite mesentérica	
Linfonodomegalias (linfoma, doenças auto-imunes etc.)	
Hepatite aguda	
Tuberculose intestinal	
Infecções (citomegalovírus, febre tifóide, gastroenterite aguda)	

O risco de morte em idosos que procuram o pronto-socorro com dor abdominal é significativamente maior.

De maneira global, colecistite aguda é uma das causas mais freqüentes de dor abdominal no idoso. Da mesma forma, essa população tem muito maior risco de isquemia mesentérica, ruptura de aneurisma de aorta e vólvulo intestinal. Dor abdominal sem diagnóstico (dor abdominal inespecífica), contudo, representa menos de 15% dos casos (contra quase 40% em indivíduos jovens).

Dor abdominal no paciente com AIDS

A infecção pelo vírus HIV aumenta o espectro de causas de dor abdominal, uma vez que infecções oportunistas podem se manifestar nessa população. As principais causas de dor abdominal nessa população são: tuberculose de íleo distal, linfoma não-Hodgkin intestinal, pancreatite aguda, colite por citomegalovírus, diarréia por germes oportunistas (microsporídio, *Cryptosporidium*, *Isospora*, *Cyclospora*) e reações medicamentosas.

TRATAMENTO

Pacientes que se apresentam com dor abdominal no pronto-socorro devem ser imediatamente avaliados para se descartar catástrofes abdominais (perfuração de vísceras, ruptura de aneurisma, trombose mesentérica etc.). Nesse sentido, é fundamental a medida dos sinais vitais e estabilização clínica. Doentes instáveis devem ser monitorizados, avaliados para vias aéreas e oxigenação (seja com fornecimento de oxigênio por cateter ou máscara, ou por intubação orotraqueal), ter dois acessos de grosso calibre para coleta de exames e tipagem sangüínea, reposição agressiva de solução salina (eventualmente, uso de drogas vasoativas após hidratação vigorosa) e um imediato diagnóstico, ou por um US na sala de emergência (*fast*) ou por uma laparotomia exploradora.

Doentes estáveis devem ser submetidos a minuciosa história, exame físico e exames complementares conforme a(s) hipótese(s) diagnóstica(s). Nesses pacientes, o tratamento deve ser feito de acordo com o diagnóstico.

LEITURA ADICIONAL

1. Charfen M, Birnbaumer DM, Jacobsen S. Abdominal pain. In: Harwood-Nuss. Clinical practice of emergency medicine. 4. ed. Philadelphia: Lippincott Williams and Wilkins; 2005. p.62-70.
2. Silen W. Abdominal pain. In: Harrison's principles of internal medicine. 16. ed. McGraw-Hill; 2005. p.82-5.
3. Gallagher EJ. Acute abdominal pain. In: Tintinalli JE, Kelen GD, Stapczynski JS. Emergency medicine – American College of Emergency Physicians. 6. ed. McGraw-Hill; 2005. p.487-501.
4. McNamara R. Abdominal pain in the elderly. In: Tintinalli JE, Kelen GD, Stapczynski JS. Emergency medicine – American College of Emergency Physicians. 6. ed. McGraw-Hill; 2005. p.501-05.
5. Jones RS, Claridge JA. Acute abdomen. In: Sabiston textbook of surgery. 17 ed. Philadelphia: Elsevier Saunders; 2004. p.1219-40.

Algoritmo 61.1 – Dor abdominal: abordagem inicial

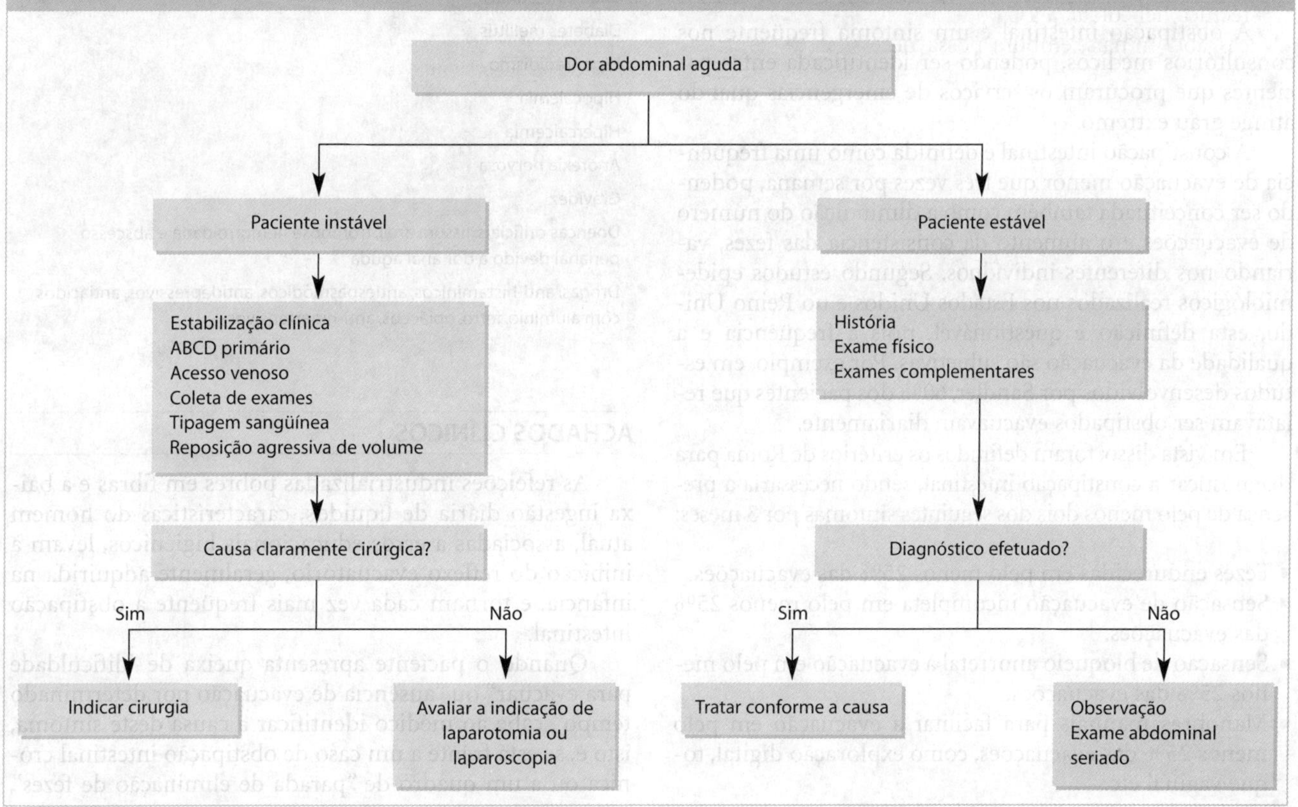

CAPÍTULO 62

Constipação e Obstipação Intestinal

Marcelo Rodrigues Borba
Maria Cecília Ribeiro Teixeira Brochado

TÓPICOS IMPORTANTES

- A história clínica pode afastar outras causas de obstipação.
- Exame físico e toque retal são fundamentais na avaliação inicial dos pacientes.
- A definição de obstipação segue os critérios de Roma.
- Acomete principalmente mulheres idosas.
- O raio X simples de abdome é o principal exame diagnóstico.
- O diagnóstico diferencial é com obstrução intestinal de várias etiologias.
- Em nosso meio, o megacólon chagásico tem alta prevalência.
- O tratamento de urgência baseia-se nas lavagens intestinais.

INTRODUÇÃO E DEFINIÇÕES

A obstipação intestinal é um sintoma freqüente nos consultórios médicos, podendo ser identificada entre pacientes que procuram os serviços de emergências quando atinge grau extremo.

A constipação intestinal é definida como uma freqüência de evacuação menor que três vezes por semana, podendo ser conceituada também como a diminuição do número de evacuações e o aumento da consistência das fezes, variando nos diferentes indivíduos. Segundo estudos epidemiológicos realizados nos Estados Unidos e no Reino Unido, esta definição é questionável, pois a freqüência e a qualidade da evacuação são subjetivas. Por exemplo, em estudos desenvolvidos por Sandler, 60% dos pacientes que relatavam ser obstipados evacuavam diariamente.

Em vista disso, foram definidos os critérios de Roma para diagnosticar a constipação intestinal, sendo necessária a presença de pelo menos dois dos seguintes sintomas por 3 meses:

- Fezes endurecidas em pelo menos 25% das evacuações.
- Sensação de evacuação incompleta em pelo menos 25% das evacuações.
- Sensação de bloqueio anorretal à evacuação em pelo menos 25% das evacuações.
- Manobras manuais para facilitar a evacuação em pelo menos 25% das evacuações, como exploração digital, toque vaginal etc.

ETIOLOGIA E FISIOPATOLOGIA

A constipação intestinal geralmente é idiopática, porém vários fatores devem ser considerados no pronto-socorro. As causas são descritas na Tabela 62.I.

Tabela 62.I – Causas de constipação intestinal
Doença de Chagas
Neuropatia
Esclerose múltipla
Pseudo-obstrução intestinal – síndrome de Ogilvie
Neoplasia colorretal
Doença diverticular
Doença inflamatória intestinal
Bridas intestinais
Diabetes mellitus
Hipotireoidismo
Hipocalemia
Hipercalcemia
Anorexia nervosa
Gravidez
Doenças orificiais: fissura anal, trombose hemorroidária e abscesso perianal devido a dor anal aguda
Drogas: anti-histamínicos, antiespasmódicos, antidepressivos, antiácidos com alumínio, ferro, opiáceos, anti-hipertensivos

ACHADOS CLÍNICOS

As refeições industrializadas pobres em fibras e a baixa ingestão diária de líquidos, características do homem atual, associadas a erros educacionais higiênicos, levam à inibição do reflexo evacuatório, geralmente adquirida na infância, e tornam cada vez mais freqüente a obstipação intestinal.

Quando o paciente apresenta queixa de "dificuldade para evacuar" ou "ausência de evacuação por determinado tempo", cabe ao médico identificar a causa deste sintoma, isto é, se está frente a um caso de obstipação intestinal crônica ou a um quadro de "parada de eliminação de fezes", que pode ser decorrente de uma causa específica, caracterizando o abdome agudo.

Para isso, a história e o exame físico, incluindo o toque retal e o raio X simples de abdome, nas posições deitada e ortostática, são de fundamental importância para o diagnóstico diferencial inicial.

Um paciente obstipado crônico, com uma história longa de dificuldade para evacuar, presença de fezes em síbalas e flatulência, pode relatar sangramento vermelho-vivo às evacuações, com ou sem dor, que "pinga no vaso" ou "suja o papel higiênico", decorrente da presença de doença anorretal associada (doença hemorroidária ou fissura anal), do esforço evacuatório diário ou do trauma local das fezes endurecidas. É um consumidor crônico de laxativos, com períodos de melhora e piora ao longo deste período. Não refere sangue misturado às fezes, muco ou outros produtos patológicos nas evacuações. Nega puxo, tenesmo e emagrecimento.

Ao exame físico apresenta-se em bom estado geral, sem qualquer alteração no restante do exame, e ao exame abdominal podemos encontrar abdome plano ou levemente distendido, com RHA presentes e normais ou levemente aumentados em freqüência. A percussão pode ser timpânica, dependendo do grau de distensão, e à palpação o abdome está flácido, podendo estar doloroso no trajeto colônico ou na região do sigmóide, sem sinal de irritação peritoneal e sem massas palpáveis. Ao toque retal identificamos ampola retal com fezes pétreas em síbalas, na maioria das vezes sem outras lesões, sem a presença de sangue ou muco. No raio X simples de abdome podemos observar a presença de fezes na ampola retal ou em todo o cólon, ausência de distensão de alças e alças de delgado, nível hidroaéreo, pneumoperitôneo.

Os pacientes com "parada de eliminação de fezes" apresentam geralmente na história "alteração do hábito intestinal" progressiva ou aguda, associada a outros sintomas de maior gravidade, como náusea, vômito, distensão abdominal, sangue misturado às fezes, muco, puxo, tenesmo, emagrecimento, anorexia, antecedentes chagásicos, cirurgias abdominais anteriores, RXt abdominal prévio, antecedentes urológicos e ginecológicos.

No exame físico há um comprometimento do estado geral, com emagrecimento, desidratação, anemia, e às vezes até icterícia por lesão metastática hepática.

No exame físico abdominal encontramos abdome distendido, com RHA presentes e aumentados em freqüência e timbre nos processos obstrutivos, ou ausentes nos casos em que há peritonite associada. Na percussão encontramos timpanismo, e na palpação o abdome é tenso, doloroso difusamente à palpação, podendo ter sinais de irritação peritoneal, com ou sem massa palpável.

O toque retal poderá apresentar: ampola retal vazia com a presença ou não de sangue e muco (nas obstruções acima do reto); presença de tumor de reto baixo; ou de grande massa fecal (fecaloma).

Uma vez caracterizado o diagnóstico de obstipação intestinal crônica, devemos analisar sua gravidade do ponto de vista da queixa do paciente e sua repercussão ao exame físico e radiológico.

EXAMES COMPLEMENTARES

O exame complementar fundamental em atendimento de urgência na obstipação intestinal é o raio X simples de abdome em três posições: ortostática, deitada e cúpulas frênicas.

No raio X simples de abdome poderemos visualizar grandes massas "em miolo de pão" características de fecalomas e megacólon, alças de cólon distendidas com "parada" em algum segmento, caracterizando obstrução colônica, por neoplasia ou processo inflamatório como diverticulite, doença diverticular subestenosante, doença inflamatória intestinal e presença de alças de delgado, nas obstruções com válvula ileocecal incontinente ou em casos de suboclusão intestinal por brida ou hérnia interna. A pseudo-obstrução intestinal ou síndrome de Ogilvie é freqüente e de difícil diagnóstico diferencial com a obstipação crônica.

Pneumoperitôneo e níveis hidroaéreos podem estar presentes, abrindo outro leque de diagnósticos e mostrando a gravidade de cada caso.

A tomografia computadorizada deve ser reservada para diagnóstico diferencial principalmente com as neoplasias colorretais, podendo mostrar metástases hepáticas e espessamento de intestino grosso, além de coleções em casos de diverticulite aguda.

A colonoscopia é contra-indicada na urgência, podendo ser usada de forma muito criteriosa em poucos casos para diagnóstico e tratamento, como no volvo de sigmóide e na pseudo-obstrução colônica.

Exames laboratoriais para afastar as causas metabólicas de obstipação, descritos na Tabela 62.II, podem ser realizados.

O enema opaco com contraste hidrossolúvel sem injeção de ar pode ser útil no diagnóstico da doença diverticular espástica ou subestenosante e na neoplasia colorretal.

Tabela 62.II – Exames laboratoriais para afastar as causas metabólicas de obstipação
Raio X
Tomografia de abdome
Colonoscopia
Enema opaco
Hemograma, glicemia, potássio, cálcio, hormônios tireoidianos

DIAGNÓSTICO DIFERENCIAL

Ver Tabela 62.III.

TRATAMENTO

Nos casos mais graves, o paciente deverá ser submetido a enteroclisma com solução glicerinada em ambiente hospitalar. É interessante que seja realizado gota-a-gota para que ocorra uma melhor hidratação da massa fecal e, conseqüen-

Tabela 62.III – Diagnóstico diferencial da constipação e da obstipação intestinais

Doença diverticular
Neoplasia colorretal
Megacólon chagásico
Megacólon idiopático
Pseudo-obstrução intestinal
Retocele
Sigmodocele
Enterocele
Intussuscepção
Síndrome do intestino irritável
Tumores ginecológicos
Retocolite ulcerativa inespecífica
Doença de Crohn
Dor anal aguda: fissura anal, trombose hemorroidária, abscesso perianal
Estenose actínica
Doenças urológicas: neoplasia benigna e maligna de próstata
Bridas intestinais
Hérnias abdominais

temente, um efeito satisfatório. Este procedimento poderá ser repetido se necessário.

Procedimentos sob anestesia podem ser necessários, como quebra de fecaloma, e em casos dramáticos uma colostomia de urgência pode ser realizada.

Os pacientes que necessitam de tratamento menos agressivo, domiciliar, podem ser orientados a realizar enema de retenção com 135 mL, na quantidade de dois frascos VR por vez. Orientações como dieta rica em fibras, ingestão de mais de 2 litros de líquido ao dia, correção de hábitos higiênicos que inibam o reflexo evacuatório e ingestão de suplemento de fibras VO devem ser preconizadas.

Finalmente, deve-se informar ao paciente obstipado que o segredo do seu tratamento são as fibras, porém que elas não apresentam efeito imediato, sendo necessário um longo período para realizar a reeducação intestinal (anos), exigindo dos pacientes persistência e continuidade.

LEITURA ADICIONAL

1. Sing G, Lingala V, Wang H, et al. Use of health care resources and cost of care for adults with constipation. Clin Gastroenterol Hepatol 2007; 5: 1053.
2. Stewart WF, Liberman JN, Sandler RS, et al. Epidemiology of constipation study in the United States: relation of clinical subtypes to sociodemographic features. Am J Gastroenterol 1999; 3530.
3. Sandler RS, Drossman DA. Bowel habits in young adults not seeking health care. Dig Dis Sci 1987; 32: 841.
4. Taley NJ, Fleming KC, et al. Prevalence of gastrointestinal symptoms in the elderly. Gastroenterology 1992; 102: 895.
5. Hinds JP, Wald A. Colonic and anorectal dysfunction associated with multiple esclerosis. Am J Gastroenterol 1989; 84: 587.
6. Hinds JP, Wald A, Caruana BJ. Psychological and physiological characteristics of patients with severe idiophatic constipation. Gastroenterology 1989; 97932.
7. Wald A. Severe constipation. Clin Gastroenterol Hepatol 2005; 3: 432.
8. Rao SS, Ozturk R, Laine L. Clinical utility of diagnostic tests for constipation in adults: a systematic review. Am J Gastroenterol 2005; 100: 1605.
9. Qureshi W, Adler DG, Davila RE. ASGE guideline: guideline on the use of endoscopy in the management of constipation. Gastrointest Endosc 2005; 62: 199.
10. Bharucha A, Wald A, Enck P, Rao S. Functional anorectal disorders. Gastroenterology 2006; 130: 1510.

Algoritmo 62.1 – Conduta para obstipação intestinal no PS.

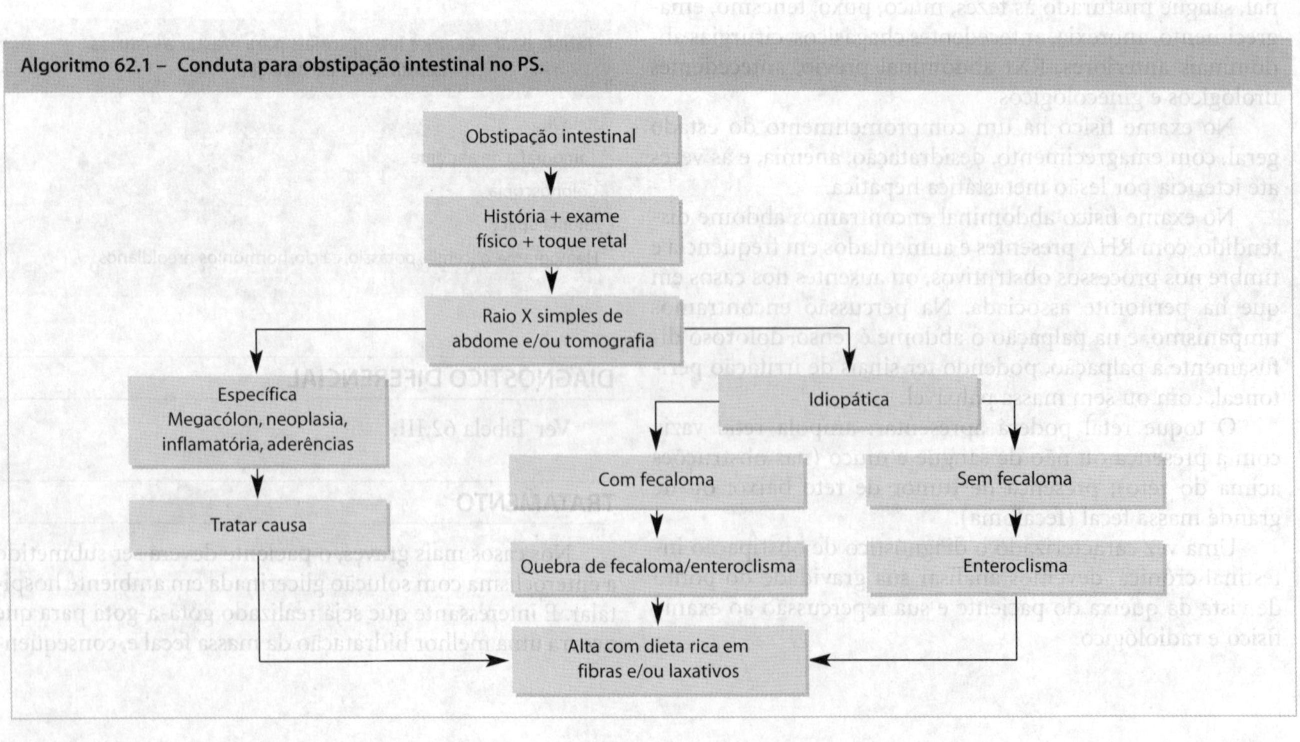

Diarréia Aguda

CAPÍTULO 63

Ranniere de Almeida Lopes
Herlon Saraiva Martins

TÓPICOS IMPORTANTES

- Diarréia aguda é freqüente em pronto-socorro. Um passo importante é diferenciar se a diarréia é inflamatória ou não-inflamatória.
- Mais de 90% dos casos são infecciosos, embora algumas vezes outras causas possam cursar com diarréia aguda.
- História, exame físico e investigação epidemiológica são suficientes na maioria dos casos.
- Pacientes toxemiados, diarréia sanguinolenta, sintomas gastrintestinais exuberantes, imunossuprimidos e idosos devem ser atendidos no PS com realização de exames, análise das fezes, hidratação e antibioticoterapia empírica.
- Pacientes com diarréia não-inflamatória, em geral, apenas necessitam de orientação e hidratação via oral.
- Reposição de fluidos e eletrólitos é a base do tratamento na maioria dos casos de diarréia aguda.

INTRODUÇÃO E DEFINIÇÃO

Diarréia aguda (DA) é uma alteração do hábito intestinal com diminuição da consistência das fezes, geralmente com aumento da freqüência (três ou mais evacuações ao dia), aumento do volume fecal e com duração inferior a duas semanas. Consiste em uma apresentação muito freqüente em qualquer pronto-socorro, especialmente em países subdesenvolvidos. A diarréia infecciosa é a segunda causa de mortalidade e morbidade no mundo.

ETIOLOGIA E FISIOPATOLOGIA

Uma causa infecciosa é a principal etiologia de diarréia aguda em pronto-socorro, representando 90% dos casos. A ingestão de água e alimentos contaminados com microrganismos patogênicos é a principal fonte de transmissão da doença (Tabela 63.I).

De forma geral, a diarréia ocorre por um aumento da secreção intestinal mediado por uma enterotoxina ou por lesão intestinal com diminuição da absorção, mediada por agressão direta pelo microrganismo ou por uma citotoxina.

ACHADOS CLÍNICOS

A história deve buscar informações precisas sobre o início do quadro, sua duração, gravidade, bem como avaliar a presença ou a ausência de febre, náuseas, vômitos, anorexia, dor abdominal, sangue e pus nas fezes. Em alguns casos, náuseas e vômitos são mais intensos e graves que a própria diarréia. Nesses pacientes, deve-se suspeitar de etiologia viral ou intoxicação alimentar por toxinas bacterianas preformadas. É muito importante questionar acerca do uso de quaisquer medicações (laxativos, antibióticos) e se há comorbidades (insuficiência cardíaca, renal, câncer, quimioterapia). Da mesma forma, é importante a investigação epidemiológica (água, ovos, alimentos do mar, alimentos mal cozidos ou produtos lácteos não-pasteurizados). História de diarréia em familiares ou pessoas em contato próximo, especialmente se ingeriram alimentos em comum com o paciente, pode fornecer pistas diagnósticas importantes.

O exame físico deve incluir:

- Análise da gravidade da desidratação: quantificar os sinais vitais e estimar o grau de desidratação.
- Exame físico geral: presença de toxemia, icterícia, alteração do estado mental, insuficiência respiratória, oligúria, arritmias.
- Exame abdominal: descompressão brusca dolorosa, ruídos, dor e localização.

A diarréia aguda pode ser classificada de diversas maneiras, entre elas:

- Diarréia alta *versus* baixa:
  - Diarréia alta: acomete predominante ou exclusivamente o intestino delgado. As fezes são volumosas, com restos alimentares, odor pútrido e costuma se acompanhar de cólicas periumbilicais.
  - Diarréia baixa: acomete predominante ou exclusivamente o intestino grosso, em geral o hemicólon esquerdo ou retossigmóide. As fezes são de pequeno volume, com alta freqüência, acompanhadas de puxo, urgência, tenesmo, muco, pus e sangue.
- Diarréia inflamatória *versus* não-inflamatória:
  - Não-inflamatória: caracterizada por fezes aquosas, volumosas (mais de um litro por dia), sem sangue, muco ou pus. Geralmente sem febre. Nessa síndrome a mucosa intestinal permanece com morfologia normal ou discretamente alterada. As fezes não terão leucócitos aumentados (menos de quatro leucócitos por campo) e a

Tabela 63.I – Etiologia e mecanismo das diarréias agudas

Mecanismo	Causas
Diarréias infecciosas	
Ingestão de toxinas alimentares	*S. aureus, Bacillus cereus, Clostridium perfringens*
Produção intestinal de enterotoxinas	*Vibrio cholerae, Escherichia coli* enterotoxigênica, *Aeromonas sp*
Produção intestinal de citotoxinas	*Clostridium difficile, Escherichia coli* êntero-hemorrágica
Patógenos enteroaderentes	*Escherichia coli* enteropatogênica, helmintos, espécies de *Cryptosporidium, Giardia sp*
Patógenos minimamente invasivos	Norwalk, rotavírus
Patógenos grandemente invasivos	*E. coli* enteroinvasiva, *Entamoeba histolytica, Shigella sp*
Patógenos variavelmente invasivos	*Salmonella, Yersinia, Campylobacter, Vibrio parahaemolytica, Aeromonas sp*
Diarréias não-infecciosas	
Inflamação e/ou lesão intestinal	Retocolite ulcerativa, doença de Crohn, quimioterapia
Isquemia ou alteração vascular	Colite isquêmica, colite por radiação
Neuropatia autonômica	Diabetes, amiloidose
Medicações e/ou tóxicos	Laxativos, metais pesados, intoxicação colinérgica, transtornos psiquiátricos
Alterações de motilidade, absorção, digestão ou secreção	Síndrome do intestino irritável, intolerância a lactose, insuficiência pancreática, hipertiroidismo, doença celíaca, VIPomas, gastrinoma, adenoma viloso

pesquisa de sangue oculto costuma ser negativa. As causas mais comuns de diarréia aguda não-inflamatória são: vírus (60%), bactérias (20%) e protozoários (5%). A maioria dos pacientes que procuram o pronto-socorro terá uma diarréia classificada como não-inflamatória, com doença autolimitada, requerendo apenas terapêutica de suporte, sem necessidade de antibióticos.

– Inflamatória: caracterizada por evacuações freqüentes, de pequeno volume, com presença de muco e pus, algumas vezes com sangue. É comum surgir febre (acima de 38,5°C), toxemia, dor abdominal intensa e tenesmo. As fezes apresentam uma grande quantidade de leucócitos e de sangue. As causas mais freqüentes são bactérias enteroinvasivas.

EXAMES COMPLEMENTARES

Não há necessidade de exames complementares na grande maioria dos pacientes que apresentam diarréia leve, sem achados inflamatórios e sem doenças de base graves. No entanto, pacientes toxemiados, com desidratação intensa, imunossuprimidos, idosos, diarréia intensa, fezes com sangue ou pus e muito sintomática podem necessitar de exames complementares:

- Séricos: hemograma, eletrólitos e função renal.
- Fezes: pesquisa de leucócitos e de sangue.
  – Costumam causar grande aumento de leucócitos nas fezes: *Shigella, Campylobacter, E. coli* enteroinvasiva, *E. coli* produtora de shiga-toxina (*E. coli* O157H7).
  – Podem causar grande aumento de leucócitos nas fezes: *Salmonella, Yersinia, Vibrio parahaemolytica, Clostridium difficile, Aeromonas sp., Entamoeba histolytica.*
- Culturas: coprocultura e, eventualmente, hemoculturas. Mais indicadas em imunodeprimidos, ausência de resposta a antibioticoterapia empírica, pacientes toxemiados, manipuladores de alimentos, diarréia sanguinolenta com sintomas exuberantes. Quando a pesquisa de leucócitos nas fezes é negativa, a positividade da coprocultura para bactérias invasivas é baixa.
- Pesquisa da toxina do *Clostridium difficile*: suspeita de colite associada ao uso de antibióticos.
- Outros: serão guiados pela história, exame físico, epidemiologia e comorbidades.

DIAGNÓSTICO DIFERENCIAL

É importante lembrar que causas não-infecciosas podem causar diarréia, tais como: doença inflamatória intestinal, doença celíaca, colite isquêmica, pancreatite, diverticulite, anexite, pielonefrite ou apendicite. Eventualmente, um abdome agudo inflamatório pode cursar com diarréia.

Diarréia infecciosa, por sua vez, causa cerca de 90% das diarréias agudas (Tabelas 63.II e 63.III).

Cólera

A diarréia causada pelo *V. cholerae* (cólera) é um sério problema de saúde pública em países subdesenvolvidos e pode causar grandes epidemias, especialmente na América do Sul e na Ásia. A água e os alimentos contaminados são os principais veículos de transmissão.

A enterotoxina produzida ativa a adenilato-ciclase intestinal, o que leva a um aumento na produção de AMPc e a conseqüente secreção ativa de cloro. O espectro da infecção é amplo, vai desde carreador assintomático até uma diarréia explosiva fatal, com a característica de fezes do tipo "água de arroz". Nesses casos, a perda de volume pode ser de até mais de 1 L/h, podendo levar a rápida desidratação e morte em até três horas se o tratamento de reposição hidroeletrolítica não for iniciado em regime de emergência.

Uma diarréia aquosa profusa, intensa, sem outras queixas é altamente sugestiva de cólera em áreas endêmicas.

A reposição agressiva endovenosa com solução cristalóide é a base do tratamento. O diagnóstico é confirmado pela coprocultura. O uso de antibióticos por dois dias diminui a severidade e a duração da diarréia, o débito fecal, o requerimento de líquidos e aumenta a excreção do vibrião. Os antibióticos de escolha são as tetraciclinas e as quinolonas.

Enterocolite por *Clostridium difficile*

Na maioria das vezes, a enterocolite ocasionada pelo *C. difficile* está associada ao uso de antibióticos, sobretudo clindamicina e cefalosporinas, embora virtualmente todos os antibióticos possam desencadeá-la. Ela constitui a principal causa de colite infecciosa em pacientes hospitalizados. A transmissão dessa infecção nosocomial ocorre pelas mãos das pessoas que trabalham nessas instituições ou entre os próprios pacientes. A doença só ocorre após a administração de antibióticos, que levam à redução da flora intestinal normal, possibilitando a proliferação do *C. difficile*. Esse passa a produzir toxinas citopáticas que, quando em quantidade suficiente, causam a denominada colite pseudomembranosa.

É importante lembrar que o surgimento da doença pode ocorrer até quatro semanas após o término do antibiótico.

A diarréia pode ser aquosa ou sanguinolenta e costuma vir acompanhada de dores abdominais e febre. Leucócitos e eritrócitos nas fezes são positivos. Na endoscopia a mucosa aparece hiperemiada, edemaciada, com placas branco-amareladas aderidas, de forma não-contínua, acometendo qualquer parte do cólon e principalmente o retossigmóide.

O diagnóstico definitivo é feito pela pesquisa das toxinas A e B do *Clostridium* nas fezes. A pesquisa pelo ELISA tem uma sensibilidade de 92% e especificidade de quase 100%.

O principal diagnóstico diferencial é com a simples diarréia associada a antibióticos, que é mais comum, ocorrendo em 3 a 10% dos pacientes que usam antibióticos. Caracteriza-se por diarréia aquosa leve sem outros sintomas e com pesquisa de toxina negativa.

O tratamento é a descontinuação do antibiótico. Nos casos graves ou nos que não respondem à retirada do fator desencadeante, metronidazol ou vancomicina por via oral deve ser prescrito. A melhora ocorre em 36 a 72 horas e a diarréia é resolvida em cinco a sete dias. Agentes constipantes ou que diminuam a motilidade são contra-indicados por possível aumento do nível de toxinas e, se usados, podem desencadear megacólon tóxico.

Entamoeba histolytica

A infecção é adquirida pela ingestão de água e alimentos contaminados com cistos da ameba. A disenteria ame-

Tabela 63.II – Diagnóstico diferencial das diarréias infecciosas

Etiologias	Características
Rotavírus e Norwalk	• Muito freqüentes, com transmissão por via fecal-oral, embora surtos oriundos de água e alimentos também possam ocorrer. • Causa mal-absorção transitória de açúcares e gordura. • O rotavírus tipicamente se dissemina em meses de inverno e em crianças de quatro meses a quatro anos de idade. Os adultos infectados por rotavírus são freqüentemente assintomáticos ou oligossintomáticos. • O vírus Norwalk é responsável por surtos em crianças em idade escolar, contatos familiares e adultos. A incubação é de um a dois dias, surgindo então diarréia, náuseas, cólica abdominal leve, vômitos ocasionais, mialgia, anorexia, cefaléia e mal-estar, sem febre. • Diarréia autolimitada, com recuperação de um a dois dias.
E. coli enterotoxigênica	• O período de incubação é de 24 a 48 horas; ocorre após ingestão de água e alimentos contaminados. • A bactéria é capaz de produzir uma toxina termoestável e outra termolábil, que estimulam, respectivamente, a guanilato ciclase e a adenilato ciclase. Isso leva à produção de GMP cíclico e AMP cíclico que estimulam a secreção de líquidos e eletrólitos, sobretudo cloro. • O quadro clínico se inicia com diarréia aquosa leve, dores abdominais e vômitos. Os casos mais graves são raros e podem se assemelhar à cólera. A recuperação ocorre em dois a três dias. • É uma das principais causas de diarréia em crianças nos países subdesenvolvidos, sendo responsável pela maioria dos casos de diarréia dos viajantes. • A pesquisa de eritrócitos e leucócitos é negativa. A coprocultura não é útil, pois a bactéria pode fazer parte da flora colônica. • Raramente há indicação de antibiótico e a doença é autolimitada.
Shigella sp	• Incubação de um a dois dias; transmissão por via fecal-oral. • Dor abdominal em cólica, seguida rapidamente de febre alta e diarréia, é a mais comum apresentação clínica. Nas formas leves as fezes são líquidas, esverdeadas, com muco e restos alimentares, ocasionalmente com sangue e aproximadamente dez evacuações por dia. Nas formas graves, ocorre diarréia aquosa, seguida por diarréia sanguinolenta, com muco, tenesmo, urgência, febre alta, vômitos e mialgia. • Bacteremia ou perfuração intestinais são muito raras. Sangramento ocorre por ulcerações superficiais da mucosa. • Sangue oculto é quase sempre positivo e há grande quantidade de leucócitos nas fezes.

(continua)

Tabela 63.II – Diagnóstico diferencial das diarréias infecciosas *(continuação)*

Etiologias	Características
Shigella sp	• Diagnóstico definitivo é a coprocultura. • Antibióticos só devem ser prescritos em infecções graves e apenas durante três a cinco dias. As quinolonas (ciprofloxacina e ofloxacina) são os agentes de escolha, já que cotrimoxazol, ampicilina e amoxicilina são menos efetivos (resistência em até 50% dos germes isolados).
Salmonella sp	• O período de incubação é de 8 a 48 horas; adquirida por intermédio de comidas e bebidas contaminadas, particularmente aves e derivados (frango, pato, peru e ovos). • Afeta todas as faixas etárias (especialmente crianças). Pessoas com diarréia por *Salmonella* e portadores assintomáticos podem continuar a eliminar bacilos pelas fezes por semanas a meses. • O quadro clínico típico é de náuseas, vômitos, febre, dor abdominal em cólica e diarréia, ocasionalmente com muco e sangue. A melhora dos sintomas ocorre em cinco a oito dias. O quadro clínico, na maioria dos pacientes, é leve, mas pode ser grave em pacientes com neoplasias, imunossuprimidos, AIDS, anemia falciforme, doença de base grave, idosos e recém-nascidos. • A pesquisa de leucócitos nas fezes é positiva e ocasionalmente há sangue oculto. A hemocultura pode ser positiva e deve ser colhida apenas em pacientes com doença grave. O diagnóstico definitivo é feito por coprocultura ou hemocultura. • O tratamento pode ser feito com quinolonas ou cefalosporinas de segunda e terceira gerações; entretanto, só é indicado em pacientes com manifestações graves. Não deve ser indicado de rotina, pois o uso dos antibióticos aumenta a chance dos indivíduos de se tornarem carreadores assintomáticos.
Campylobacter (jejuni e fetus)	• O período de incubação é de dois a cinco dias; a transmissão é por via fecal-oral e os principais reservatórios são as aves. • Causa relativamente freqüente de diarréia, afeta todas as faixas etárias e pode causar infecção oportunista em imunossuprimidos. • O quadro clínico é de uma diarréia inflamatória com sangue nas fezes em 60% a 90% dos pacientes. • O diagnóstico definitivo é realizado mediante coprocultura. • Os antibióticos aceleram a cura e diminuem a recorrência; entretanto, não devem ser usados de rotina. O tratamento de escolha é com quinolonas (ciprofloxacina) ou com macrolídeos e só deve ser indicado em pacientes com sintomas graves.
Yersinia enterocolitica	• Período de incubação de um a dois dias; transmissão por meio de alimentos contaminados. • Caracteristicamente, a bactéria afeta o íleo terminal e os gânglios linfáticos mesentéricos; sobretudo em adolescentes e adultos jovens; pode levar a dor em fossa ilíaca direita com pouca ou nenhuma diarréia, mimetizando apendicite aguda, e raramente, perfuração de íleo distal. • A diarréia é inflamatória e indiferenciável de outras bactérias invasivas e, ocasionalmente, a diarréia e a dor abdominal podem persistir por mais de duas semanas. • As fezes apresentam leucócitos e, ocasionalmente, eritrócitos. O diagnóstico definitivo é feito com coprocultura, que requer técnicas especiais e longo tempo para crescimento. • A diarréia costuma ser autolimitada. O tempo da cultura é prolongado e o quadro geralmente se resolve antes do resultado. O cotrimoxazol é o antibiótico de escolha e as quinolonas são alternativas. Estas são indicadas apenas em pacientes com manifestações intensas ou com grave doença de base.
E. coli êntero-hemorrágica; sorotipo O157:H7	• O período de incubação é de quatro a nove dias; infecção ocorre por ingestão de carne e hambúrguer mal cozidos. • A bactéria produz uma toxina (verotoxina) que causa citotoxicidade na parede vascular intestinal, o que pode levar a uma colite hemorrágica, embora não se dê por invasão. • O quadro se inicia com diarréia aquosa, que se torna sanguinolenta em 95% dos casos, num período de horas a dias, acompanhado de cólica abdominal intensa, vômitos e febre baixa. Evidências de resposta inflamatória freqüentemente não ocorrem. • Leucócitos nas fezes são positivos, mas em pequena quantidade, em contraste com a disenteria por *Shigella*. • O diagnóstico definitivo é feito por culturas ou testes sorológicos. • Complicações graves podem ocorrer em uma a três semanas (síndrome hemolítico urêmica – SHU e púrpura trombocitopênica trombótica – PTT). • CDC indica pesquisa desta bactéria por cultura ou pesquisa de shiga-toxina nos pacientes com diarréia sanguinolenta, pois o uso de antibióticos aumenta a chance de ocorrer síndrome hemolítico-urêmica (SHU).

biana pode ter período de incubação de três dias a duas semanas. O início é abrupto, com febre, cólica abdominal intensa, diarréia sanguinolenta e tenesmo. Pode se manifestar de forma crônica, com início insidioso e gradual, e períodos alternados sintomáticos e assintomáticos. As fezes têm muco, a pesquisa de leucócitos é positiva e a eosinofilia é muito rara.

O abscesso amebiano hepático é a mais grave complicação. O diagnóstico definitivo é feito em pacientes com quadro clínico sugestivo e isolamento de *E. histolytica* nas fezes. Testes sorológicos podem ser úteis. O tratamento para cistos benignos é feito com iodoquinol por vinte dias. Em casos leves a moderados de colite, recomenda-se iodoquinol e metronidazol (tinidazol e secnidazol cau-

Tabela 63.III – Diarréias produzidas pela ingestão de toxinas alimentares

Bactérias	Características
S. aureus	• A bactéria multiplica-se em alimentos ricos em proteínas, principalmente maionese, ovos, presuntos e saladas, e produz a toxina em algumas horas, antes de o indivíduo ingerir a comida. As toxinas não causam mudança no sabor, no cheiro ou na aparência dos alimentos e são termoestáveis.
	• O quadro clínico inicia-se de uma a seis horas após a ingestão do alimento. Surgem vômitos intensos, dor abdominal em cólica, sem febre, com ou sem diarréia. A melhora ocorre em menos de 24 horas, geralmente em seis a oito horas.
	• O diagnóstico é feito pelas circunstâncias epidemiológicas, história e exame clínico.
	• O tratamento é feito com antieméticos e reposição hidroeletrolítica, quando indicados.
Bacillus cereus	• A bactéria pode ser encontrada no arroz cru. Seus esporos são termorresistentes a fervura. Pode causar duas distintas síndromes clínicas: forma emética e forma diarréica.
	• Forma emética: produzida por uma enterotoxina termoestável semelhante à toxina estafilocócica, com período de incubação mais curto, de duas a três horas. Há vômitos intensos, cólica abdominal e, em 25% dos casos, diarréia de até seis horas.
	• Forma diarréica: secundária a uma enterotoxina termolábil, semelhante à produzida por *E. coli* enterotoxigênica, com período de incubação mais longo, de seis a quatorze horas, geralmente associado a carnes e vegetais. Surgem diarréia e cólica abdominal, com recuperação em 20 a 36 horas.
	• Antibióticos não são indicados. Antieméticos endovenosos, nos quadros com vômitos mais intensos.
Clostridium perfringens	• Aves e carnes comercializadas podem ser contaminadas com esporos termoestáveis da bactéria. A toxina é formada no trato gastrintestinal durante o processo de esporulação.
	• O quadro clínico se inicia em 6 a 24 horas após a ingestão dos alimentos contaminados.
	• Diarréia e dor abdominal são os principais sintomas e a resolução ocorre em menos de 24 horas. O tratamento é de suporte.

sam menos efeitos colaterais). Casos graves necessitam de internação.

TRATAMENTO

Os distúrbios de fluidos e eletrólitos são as conseqüências mais graves da diarréia aguda, sendo responsáveis por quase 50% das mortes em crianças menores de cinco anos de idade, sobretudo nos menores de um ano, em países subdesenvolvidos. Por isso, a reposição hidroeletrolítica é base do tratamento para todos os graus de severidade da diarréia. As formas de reidratação são:

- *Terapia de reposição via oral (TRO)*: via de escolha na grande maioria dos pacientes (cerca de 90%), com altas taxas de sucesso na correção da desidratação, obviamente, com menor custo e menor taxa de complicação do que o tratamento de reidratação endovenosa. O conceito de repouso alimentar na diarréia é errado e deve ser abandonado.
- *Hidratação parenteral*: algumas vezes há necessidade de hidratação parenteral. Esse grupo inclui paciente com hipotensão, taquicardia, desidratação grave, falência da TRO após oito horas ou vômitos intratáveis.
  - Uma rápida expansão com soro fisiológico deve ser iniciada (em torno de 20 mL/kg de peso em 10 a 15 minutos).
  - Repetidas administrações de igual volume são indicadas até que ocorra melhora clínica.
  - O requerimento de mais de 60 mL/kg sem melhora sugere outras condições clínicas como choque séptico ou perda para terceiro espaço.

Além da hidratação, outras medidas poderão ser importantes:

- *Vômitos:* evitar a terapia de reidratação oral (TRO) de início e administrar um antiemético (metoclopramida 10 mg EV; em indivíduos alérgicos, pode-se prescrever ondansetron: 4 a 8 mg EV). Após controle dos vômitos, reiniciar a TRO.
- *Dor abdominal*: obviamente, todo cuidado é necessário para descartar um abdome agudo. No Brasil, a escolha é a associação hioscina-dipirona, pelo baixo preço e pela grande eficácia. Não é citado na literatura norte-americana, onde não se usa dipirona.
- *Eletrólitos*: sobretudo, o potássio. Não deve ser dosado de rotina em diarréia aguda, apenas em casos graves com hipotensão, vários dias de diarréia ou com sintomas sugestivos.
- *Medicamentos anti-secretores*: na grande maioria dos pacientes não têm indicação. Quando usados, objetivam aliviar os sintomas da diarréia e diminuir a freqüência das evacuações. O mecanismo de ação é a diminuição da motilidade, prolongando o trânsito intestinal e em alguns casos com ação anti-secretora e proabsortiva, que são efeitos de menor importância.
  - Loperamida: é a mais específica para receptores opióides do intestino e, diferentemente de outros opiáceos, não penetra no sistema nervoso central. A dose é de 2 mg de 6/6 horas.
  - Codeína: dose de 15 a 30 mg de 6/6 horas.
  - Riscos: bacteremia e ruptura de alça intestinal. Existe aumento do risco de síndrome hemolítica urêmica em pacientes com infecção por *E. coli* produtora de shigatoxina e de megacólon tóxico nos casos de enterocolite por *C. difficile.*
  - Benefício: diminui a duração da diarréia, o número de evacuações e melhora os sintomas, com conseqüente diminuição da perda de fluidos e eletrólitos.
- *Racecadotril*: inibidor da encefalinase dos canais de cloro da mucosa intestinal. Com a inibição da encefalinase, as encefalinas não são degradadas e atuam como neurotransmissores, ativando os receptores dos opiáceos, que por sua vez inibem o aumento do AMP cíclico, o que ocasiona uma diminuição da secreção de eletrólitos. A conseqüência é uma inibição da secreção de eletrólitos e da perda de

líquidos, mas sem alterar a motilidade. Não recomendamos o seu uso de rotina, exceto em casos selecionados.

– Dose: 100 mg de 8/8 horas até a diarréia cessar.
– Vantagem: reduz o débito das fezes e a duração da diarréia, sem aumentar os efeitos colaterais, embora esse benefício seja discreto.
– Desvantagem: custo elevado.

- *Probióticos*: são definidos como microrganismos não-patogênicos que, quando ingeridos, exercem uma influência positiva na saúde do indivíduo. Os três probióticos mais estudados na diarréia são: *Saccharomyces boulardii*, *Lactobacillus rhamnosus* e *Lactobacillus reuteri*. Não se recomenda o uso rotineiro dessas medicações em diarréias agudas.
  – Dose (*Saccharomyces boulardii*): 200 mg de 12/12 horas.
- *Antibioticoterapia*: o uso de antibióticos, assim como a hidratação parenteral, é desnecessário na maioria dos pacientes, e devem ser selecionados aqueles pacientes que realmente terão indicação. É importante ressaltar que mais de 50% dos pacientes com diarréia aguda terão a resolução completa do quadro em menos de três dias. Não indicar em diarréias não-inflamatórias.
  – Indicação: deve ser restrito a pacientes com diarréia mucossanguinolenta e com queda importante do estado geral. Entretanto, o limiar para indicar antibiótico é mais baixo em indivíduos com doenças graves, como pacientes imunossuprimidos, idosos, cirróticos, pacientes com SIDA e pacientes com doença de base grave.
  – Contra-indicação: deve-se evitar o uso de antibiótico empírico em pacientes com uso recente de antibióticos (colite pseudomembranosa) e em pacientes com diarréia sanguinolenta com leucócitos ausentes ou em pequena quantidade, já que sugere *E. coli* êntero-hemorrágica. Nessas duas situações o uso de antibióticos pode agravar o quadro clínico.
  – Opções terapêuticas:
    – Quinolonas: tratamento empírico de eleição, durante três a cinco dias. Não há evidência para prolongar o tratamento por mais do que cinco dias. Exemplo: ciprofloxacina (250 a 500 mg de 12/12 horas).
    – Cefalosporinas de segunda ou terceira geração: são especialmente úteis em grávidas e alérgicos a quinolonas. Exemplos: cefaclor (500 mg de 8/8 horas), cefuroxima (250 a 500 mg de 12/12 horas).

Algoritmo 63.1 – Diarréia aguda no pronto-socorro

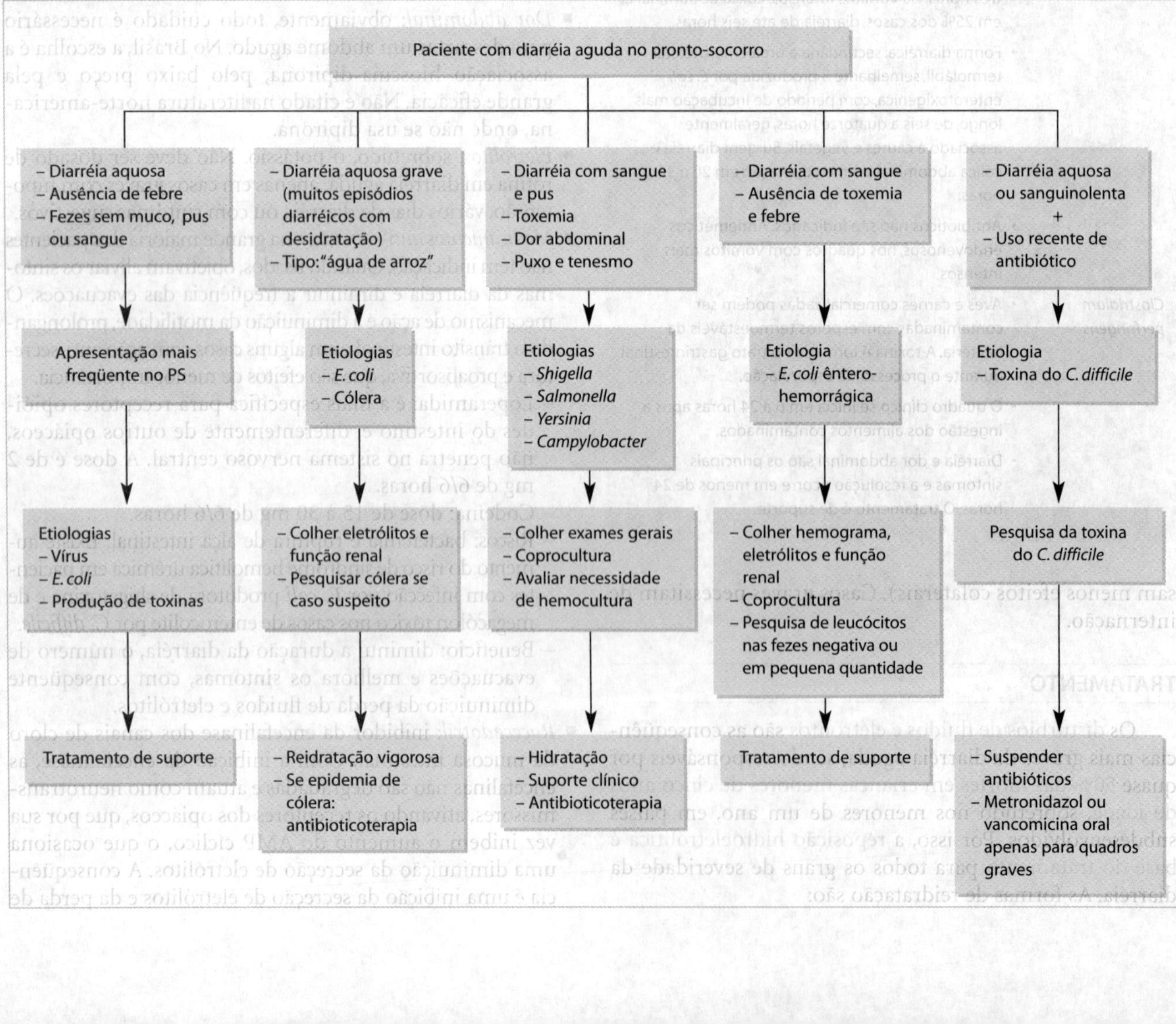

Algoritmo 63.2 – Diarréia aguda no departamento de emergência (menos de 7 dias)

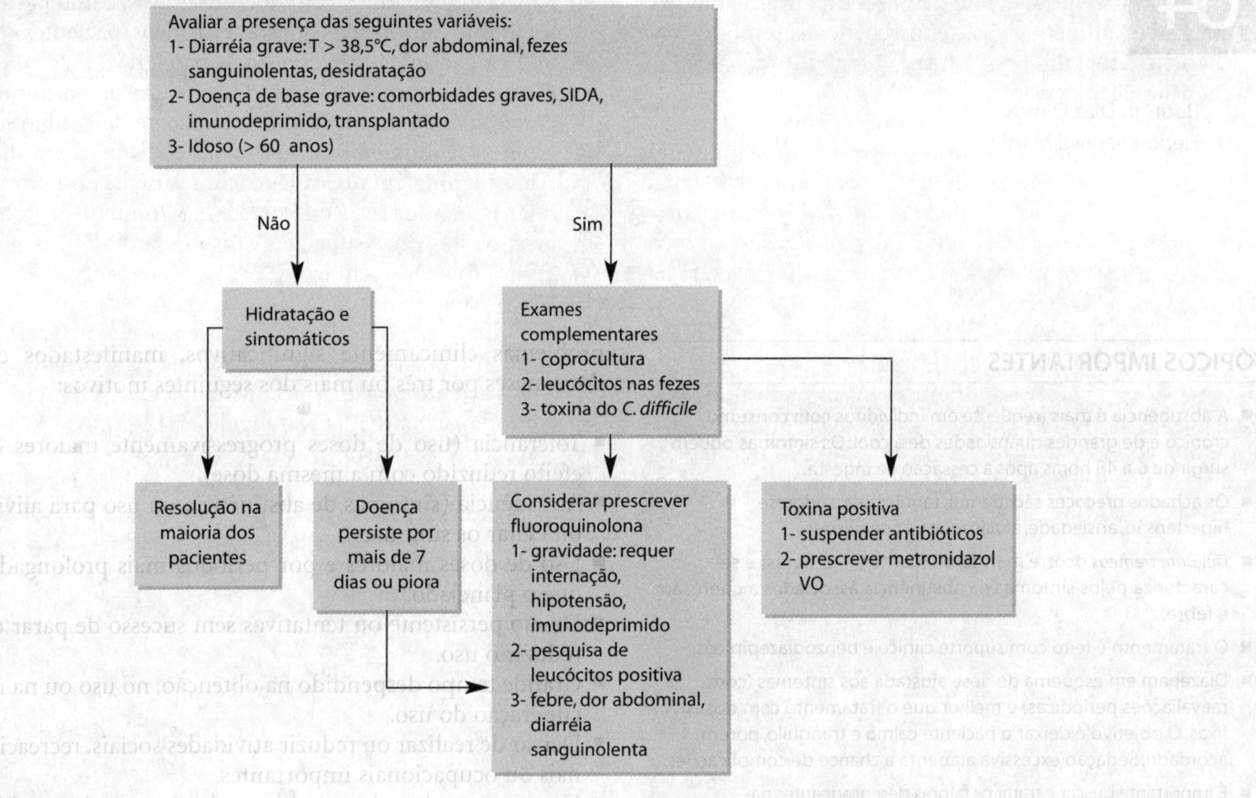

LEITURA ADICIONAL

1. Salen P, Heller M. Diarrhea and proctitis. In: Harwood-Nuss. Clinical practice of emergency medicine. 4. ed. Lippincott Williams and Wilkins; 2005. p.399-406.
2. Ahlquist DA, Camilleri M. Diarrhea and constipation. In: Harrison's principles of internal medicine. 16. ed. McGraw-Hill; 2005. p.224-32.
3. Sadosty AT, Hess JJ. Vomiting, diarrhea and constipation. In: Tintinalli JE, Kelen GD, Stapczynski JS. Emergency medicine: American College of Emergency Physicians. 6. ed. McGraw Hill; 2004. p.551-9.
4. Lopes RA, Martins HS. Diarréia aguda. In: Martins HS, Neto AS, Velasco IT. Emergências clínicas baseadas em evidências. 1. ed. Atheneu; 2005. p.337-49.
5. Thielman NM, Guerrant RL. Acute infectious diarrhea. N Engl J Med 2004; 350: 38-47.
6. Manatsathit S, DuPont HL, Farthine M, et al. Guidelines for management of acute diarrhea in adults. J Gastroenterol Hepatol 2002; 17; Suppl S54-S71.
7. Guerrant RL, Van Gilder T, Steiner TS, et al. Practice guidelines for the management of infectious diarrhea. Clin Infect Dis 2001; 32: 331-51.

CAPÍTULO

64

Síndrome de Abstinência

Rodrigo Díaz Olmos
Herlon Saraiva Martins

TÓPICOS IMPORTANTES

- A abstinência é mais freqüente em indivíduos com consumo crônico e de grandes quantidades de álcool. Os sintomas podem surgir de 6 a 48 horas após a cessação da ingesta.
- Os achados precoces são: tremor, taquicardia, sudorese, hipertensão, ansiedade, alucinações e convulsões.
- *Delirium tremens* ocorre mais tardiamente (> 48 horas) e se caracteriza pelos sintomas da abstinência associados a confusão e febre.
- O tratamento é feito com suporte clínico e benzodiazepínicos.
- Diazepam em esquema de dose ajustada aos sintomas (com reavaliações periódicas) é melhor que o tratamento com doses fixas. O objetivo é deixar o paciente calmo e tranqüilo, porém acordado. Sedação excessiva aumenta a chance de complicações.
- É importante buscar e tratar os fatores desencadeantes da abstinência: pneumonia, meningite, pancreatite, trauma craniano etc.

INTRODUÇÃO E DEFINIÇÕES

A abstinência alcoólica está inserida em um contexto mais amplo, que é o abuso e a dependência do álcool. No Brasil, a maioria dos estudos mostra uma prevalência de dependência do álcool em torno de 6%, sendo a segunda causa de internações psiquiátricas e uma das principais causas de aposentadoria por invalidez, absenteísmo, acidentes de trabalho e trânsito. O álcool está envolvido em 86% dos homicídios, 60% das agressões sexuais, 57% das agressões familiares, 64% dos incêndios e queimaduras, 50% das mortes no trânsito e 20% dos suicídios bem-sucedidos.

Define-se abuso de álcool quando existe um padrão desadaptado de consumo, levando a prejuízo ou problema clinicamente significativo, manifestados em doze meses por um dos seguintes motivos:

- Falha em realizar obrigações no trabalho, em casa ou na escola.
- Uso recorrente em situações perigosas.
- Problemas legais relacionados ao álcool.
- Uso contínuo a despeito de problemas pessoais ou sociais relacionados ao álcool.

A dependência ao álcool, por sua vez, é definida pelo padrão desadaptado de consumo, levando a prejuízo ou problemas clinicamente significativos, manifestados em doze meses por três ou mais dos seguintes motivos:

- Tolerância (uso de doses progressivamente maiores ou efeito reduzido com a mesma dose).
- Abstinência (sintomas de abstinência ou uso para aliviar ou evitar os sintomas).
- Uso de doses maiores e por períodos mais prolongados que o planejado.
- Desejo persistente ou tentativas sem sucesso de parar ou reduzir o uso.
- Grande tempo despendido na obtenção, no uso ou na recuperação do uso.
- Deixar de realizar ou reduzir atividades sociais, recreacionais ou ocupacionais importantes.
- Uso continuado a despeito do conhecimento dos problemas físicos e psicológicos associados ao álcool.

ETIOLOGIA E FISIOPATOLOGIA

A síndrome de abstinência alcoólica inclui dois componentes:

1. Cessação ou redução no uso crônico de grande quantidade de álcool (dependência do álcool).
2. Presença de dois ou mais dos sintomas de abstinência:

- Hiperatividade autonômica (sudorese, taquicardia, hipertensão sistólica).
- Tremor nas mãos.
- Insônia.
- Náuseas ou vômitos.
- Alucinações visuais, auditivas ou táteis transitórias.
- Agitação psicomotora.
- Ansiedade.
- Convulsões tônico-clônicas generalizadas.

A ingestão aguda de álcool leva inicialmente a uma liberação de opióides endógenos causando euforia e reforço para o uso contínuo; em seguida, há ativação dos receptores inibitórios GABA tipo A, causando efeitos sedativos, ansiolíticos, descoordenação e inibição dos receptores excitatórios.

Em razão do uso crônico do álcool ocorrem alterações no número e na função dos receptores, como uma resposta compensatória aos efeitos depressivos do álcool. Assim, há uma diminuição nos receptores GABA tipo A e um aumento nos receptores excitatórios. Essa adaptação crônica reverte-se quando há suspensão da ingestão crônica de álcool, culminando com o estado de hiperexcitabilidade da síndrome de abstinência alcoólica.

ACHADOS CLÍNICOS

O curso da síndrome de abstinência alcoólica é altamente variável e depende de alguns fatores, como:

- Quantidade de álcool consumida.
- Síndromes de abstinência prévias.
- Condições médicas associadas.

Em média, os sintomas de abstinência podem começar de 5 a 10 horas após a última dose, com pico entre 48 e 72 horas, desaparecendo em 5 a 14 dias.

Os achados clínicos mais importantes estão descritos na Tabela 64.I.

Tabela 64.I – Achados clínicos da síndrome de abstinência do álcool

Sinais e sintomas precoces	Início de 6 a 8 horas após a última dose.
	Tremores, sudorese, insônia, hipertensão, taquicardia e sintomas gastrintestinais.
	Pico em 24 a 36 horas; cessação após 48-72 horas.
Convulsões associadas à abstinência	Geralmente, 6 a 24 horas após a última dose (> 90% das convulsões ocorrem em 48 horas).
	Ocorrem em 15-33% dos casos.
	Convulsões generalizadas e autolimitadas (< 3% resultam em estado de mal epiléptico).
	Risco de convulsões aumenta se o indivíduo já teve outras abstinências prévias.
	Nível de consciência preservado (exceto no período pós-ictal).
Alucinações alcoólicas	São relativamente precoces (24 a 48 horas após a última dose).
	Ocorrem em 25% dos casos.
	Alucinações visuais, táteis e auditivas.
	Exceto pelas alucinações, o nível de consciência é preservado.
Delirium tremens	Complicação mais tardia (após 48 horas, em geral dentro dos primeiros 4 dias).
	Complicação grave (média de 2 a 10% de mortalidade).
	Início abrupto com desorientação, confusão, ideação paranóide, ilusões, alucinações (especialmente visuais), sinais importantes de ativação adrenérgica e febre.

EXAMES COMPLEMENTARES

É importante lembrar que, na grande maioria dos casos, os indivíduos entram em abstinência em razão de complicações médicas que os impedem de ingerir álcool (exemplos: vômitos, dor abdominal) ou que dificultam o acesso ao álcool (trauma craniano, acidente vascular cerebral, sepse).

Dessa forma, é importante realizar uma minuciosa história e um detalhado exame físico na busca de complicações. Exames complementares serão solicitados de acordo com as hipóteses clínicas (Tabela 64.II).

A tomografia de crânio deve ser indicada em casos específicos: pacientes confusos à entrada, com convulsões parciais ou generalizadas reentrantes, história de trauma craniano, déficit neurológico focal ao exame físico etc.

DIAGNÓSTICO DIFERENCIAL

O diagnóstico diferencial pode ser dividido em três grandes grupos:

- Complicações clínicas coexistentes com a abstinência (Tabela 64.III).
- Situações clínicas que podem ser confundidas com abstinência (Tabela 64.IV); é importante lembrar-se de hipoglicemia, intoxicações exógenas agudas, infecções do sistema nervoso central, transtornos psiquiátricos primários, síndrome neuroléptica maligna e síndromes hipertérmicas.

Tabela 64.II – Exames complementares
• Hemograma.
• Glicemia (ou dextro).
• Uréia, creatinina, sódio, potássio, magnésio, cálcio.
• Enzimas e testes de função hepática: ALT, AST, bilirrubinas, albumina e tempo de protrombina.
• Amilase e lipase.
• Urina tipo 1.
• Eletrocardiograma.
• Radiografia de tórax.
• Tomografia computadorizada de crânio.*
* A tomografia de crânio fica reservada para pacientes confusos, com convulsões parciais ou generalizadas reentrantes, história de TCE, déficit neurológico focal ao exame físico.

Tabela 64.III – Situações associadas à abstinência alcoólica
• Neurológicas: trauma (principalmente TCE), acidente vascular cerebral, meningite, encefalite.
• Cardíacas: síndromes coronarianas agudas, insuficiência cardíaca congestiva.
• Infecção: pneumonia, infecção urinária, otite, sinusite, abscesso periodôntico, gastroenterocolite, celulite, endocardite etc.
• Hepatite alcoólica.
• Pancreatite aguda.
• Outros: hiperglicemia, hipoglicemia, insuficiência renal aguda, anemia megaloblástica, hemorragia digestiva.

Tabela 64.IV – Diagnóstico diferencial dos principais achados da abstinência

Achados	Diagnóstico diferencial
Delirium	• Abstinência: benzodiazepínicos, opióides, barbitúricos. • Intoxicação aguda: cocaína, anfetamina, *ecstasy*, LSD. • Infecções: meningite, encefalite. • Metabólicas: hipoglicemia, hiperglicemia, encefalopatia hepática, hipóxia, uremia, tireotoxicose. • SNC: trauma, hemorragia.
Alucinações	• Abstinência: benzodiazepínicos, opióides, barbitúricos. • Intoxicação aguda: cocaína, LSD, fenciclidina, anticolinérgicos. • Psiquiátricas: esquizofrenia, bipolar.
Convulsões	• Abstinência: benzodiazepínicos, opióides, barbitúricos. • Intoxicação aguda: cocaína, fenciclidina, anticolinérgicos, antidepressivos tricíclicos, fenotiazinas, teofilina, isoniazida. • Infecções: meningite, encefalite. • Metabólicas: hipoglicemia, hiperglicemia, encefalopatia hepática, hipóxia, uremia, tireotoxicose, hipocalcemia. • SNC: trauma, hemorragia, tumor, abscesso. • Epilepsia idiopática.

As convulsões relacionadas a abstinência ocorrem precocemente após a última dose de álcool, são generalizadas e, na grande maioria das vezes, ocorrem com o nível de consciência preservado (ao contrário do *delirium tremens*). Existem evidências de que o risco de convulsões aumenta proporcionalmente ao tempo de abuso de álcool, e é maior em indivíduos que já apresentaram síndromes de abstinência prévias, com ou sem convulsões.

As alucinações alcoólicas ocorrem precocemente durante o curso da abstinência (primeiras 48 horas) e o indivíduo apresenta nível de consciência preservado.

O *delirium tremens* é uma complicação tardia (> 48 horas) e cursa com confusão, agitação, tremor, febre, alucinações visuais e ideação paranóide.

TRATAMENTO

Os objetivos gerais do tratamento de pacientes com abstinência alcoólica são:

- Fornecer suporte clínico: hidratação, correção de distúrbios eletrolíticos, hipóxia etc.
- Manter o paciente em estado confortável, calmo e acordado.
- Prevenir sintomas graves e complicações agudas (convulsões, *delirium tremens*, arritmias, infecções etc.).
- Evitar seqüelas crônicas: síndrome de Wernicke-Korsakoff.

Há controvérsias e incertezas sobre as intervenções farmacológicas e sua efetividade em reduzir complicações. Há uma variação significativa no manejo da abstinência do álcool, inclusive entre especialistas da área.

Benzodiazepínicos

Principal medicação para controlar os sintomas de abstinência, além de reduzir a incidência de convulsões e *delirium*. Em geral, a preferência é por diazepam ou lorazepam.

A dose e a via de administração dependem de vários fatores:

Via oral é a prioridade, desde que o paciente seja capaz de ingerir a medicação (nível de consciência preservado e ausência de vômitos).

- Endovenosa: paciente confuso, agitado, com vômitos.
- Dessa maneira, é possível traçar dois pólos:

1. Abstinência leve a moderada: sem vômitos, parou de ingerir bebida alcoólica por grande pressão familiar – nesse caso, um benzodiazepínico pode ser prescrito por poucos dias; diazepam 5 a 10 mg, via oral, a cada 6/6 ou 8/8 horas, com ajustes após as primeiras doses. As doses são rapidamente diminuídas (5 mg ao dia) nos próximos dias até a descontinuação.
2. Abstinência grave: paciente muito agitado, confuso, vômitos intensos e com uma complicação médica ou cirúrgica (por exemplo, pneumonia). Nesse caso, a via de escolha é parenteral (não se deve usar o diazepam IM); diazepam: 5 a 10 mg EV lentamente; dependendo da resposta, a dose pode ser repetida várias vezes, até de 30/30 minutos ou 1/1 hora. O objetivo é deixar o paciente calmo, evitando deixá-lo rebaixado (aumenta o risco de complicações e aspiração).

Em condições ideais, o paciente deve ser avaliado de 1/1 hora com doses adicionais de diazepam, de acordo com os achados clínicos (regime de dose ajustado).

β-bloqueadores

Não há evidências de que o uso de β-bloqueadores reduza convulsões. *Delirium* é uma complicação potencial e existe pelo menos um estudo em que a incidência de *delirium* aumentou com o uso de propranolol.

Dessa forma, seu uso não deve ser rotineiro, devendo-se restringir a pacientes com comorbidades que necessitem da medicação (exemplos: doença coronariana, hipertensão ou taquicardia).

Carbamazepina

Maior utilidade em abstinência leve a moderada. Apresenta bom perfil de toxicidade, bom efeito anticonvulsivante, não causa depressão do sistema nervoso central e não tem potencial para abuso. Em um estudo europeu, pacientes tratados com carbamazepina tiveram menos sintomas persistentes após 5 dias da cessação dos agentes que aqueles tratados com lorazepam. Além disso, a recorrência do uso de álcool em 3 meses de seguimento foi menor no grupo da carbamazepina.

É o agente com melhor perfil (e razoáveis evidências) para abstinência, juntamente com os benzodiazepínicos.

Obviamente, ao usar carbamazepina, deve-se ficar atento à adicional hepatotoxicidade; na presença de hepatite alcoólica associada, deve-se evitar o uso.

A administração é por via oral; iniciar com 200-400 mg de 12/12 horas, podendo chegar a 1.200 a 1.600 mg ao dia. Pode causar náusea e vômitos ao início da terapêutica.

Baclofeno

O baclofeno é um agonista seletivo do receptor ácido γ-aminobutírico$_B$ ($GABA_B$), que é amplamente utilizado para controle de espasticidade. Entretanto, alguns estudos em ratos e alguns relatos de casos têm sugerido que o baclofeno é capaz de suprimir sintomas de abstinência alcoólica. Mais recentemente, um pequeno ensaio clínico (n=37) randomizado, não duplo-cego, avaliando pacientes com síndrome de abstinência alcoólica moderada a grave (excluindo-se pacientes com *delirium tremens*), comparou o baclofeno com o diazepam, mostrando que ambos reduziram significativamente um escore de sintomas de abstinência (Clinical Institute Withdrawal Assessment – CIWA) e sintomas específicos como sudorese, tremores e agitação. Os autores também mencionam o fato de o baclofeno ter efeitos sobre a dependência alcoólica, podendo ser útil não só no tratamento da síndrome de abstinência como no tratamento do alcoolismo. Este estudo foi muito criticado pelo fato de ter sido pequeno, não ter sido duplo-cego, e apresentar diferenças entre os grupos nos escores de abstinência ao início do tratamento. De qualquer forma, ele sugere que o baclofeno possa vir a ter um papel no tratamento da síndrome de abstinência alcoólica e no alcoolismo.

Neurolépticos

Os neurolépticos reduzem sinais e sintomas de abstinência, mas são menos efetivos que os diazepínicos na prevenção de *delirium*. Em contrapartida, aumentam a incidência de convulsões, em razão da redução do limiar convulsivo, sendo contra-indicados como monoterapia.

Podem ser usados em associação com os diazepínicos em pacientes extremamente agitados e com muitas alucinações, especialmente após as primeiras 24 a 48 horas da abstinência (período em que a chance de convulsões já diminuiu consideravelmente).

Tiamina e outras vitaminas

A deficiência de tiamina é comum em alcoolistas e pode aumentar a chance de o indivíduo evoluir para a síndrome de Wernicke-Korsakoff. Por isso, deve-se prescrever a vitamina por via oral (300 a 600 mg ao dia) ou parenteral (IM ou EV, 100 a 200 mg ao dia).

Outras vitaminas devem ser prescritas de acordo com os achados clínicos: ácido fólico (anemia megaloblástica) ou niacina (pelagra).

Magnésio e potássio

Sabe-se que os níveis de magnésio e potássio são freqüentemente baixos em indivíduos com abstinência alcoólica, devendo ser repostos. Obviamente, se as concentrações séricas forem normais, não há indicação para reposição de rotina.

Fenitoína

Embora a fenitoína seja amplamente usada como anticonvulsivante, ela não tem nenhum papel no tratamento de abstinência alcoólica. Estudos mostraram que a fenitoína profilática não diminuiu a incidência de convulsões recorrentes, mas aumentou a chance de efeitos colaterais do medicamento.

Algoritmo 64.1 – Abordagem inicial da abstinência alcoólica

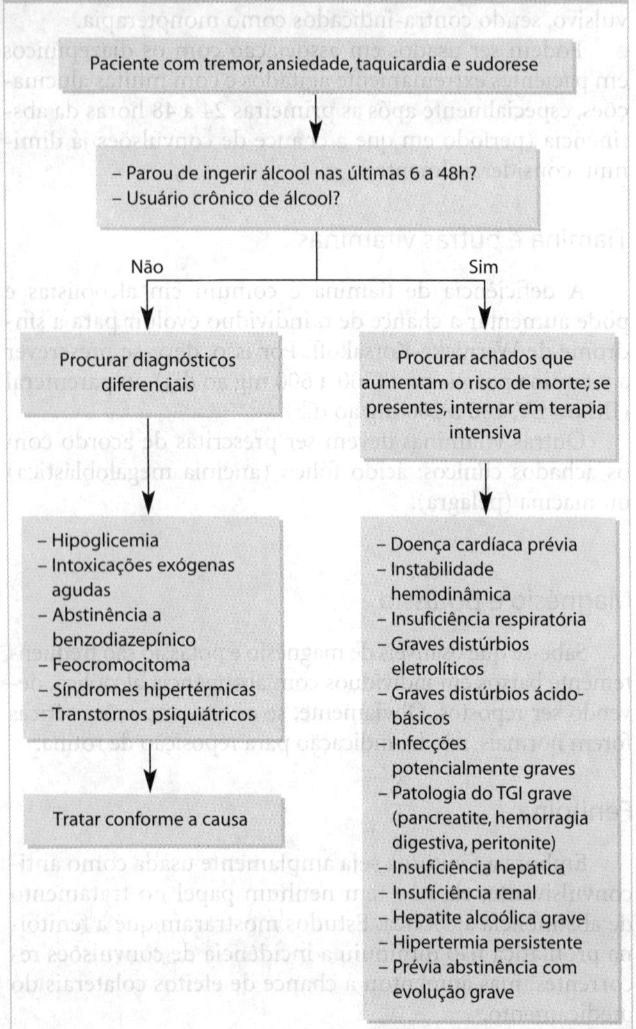

Algoritmo 64.2 – Manejo da abstinência

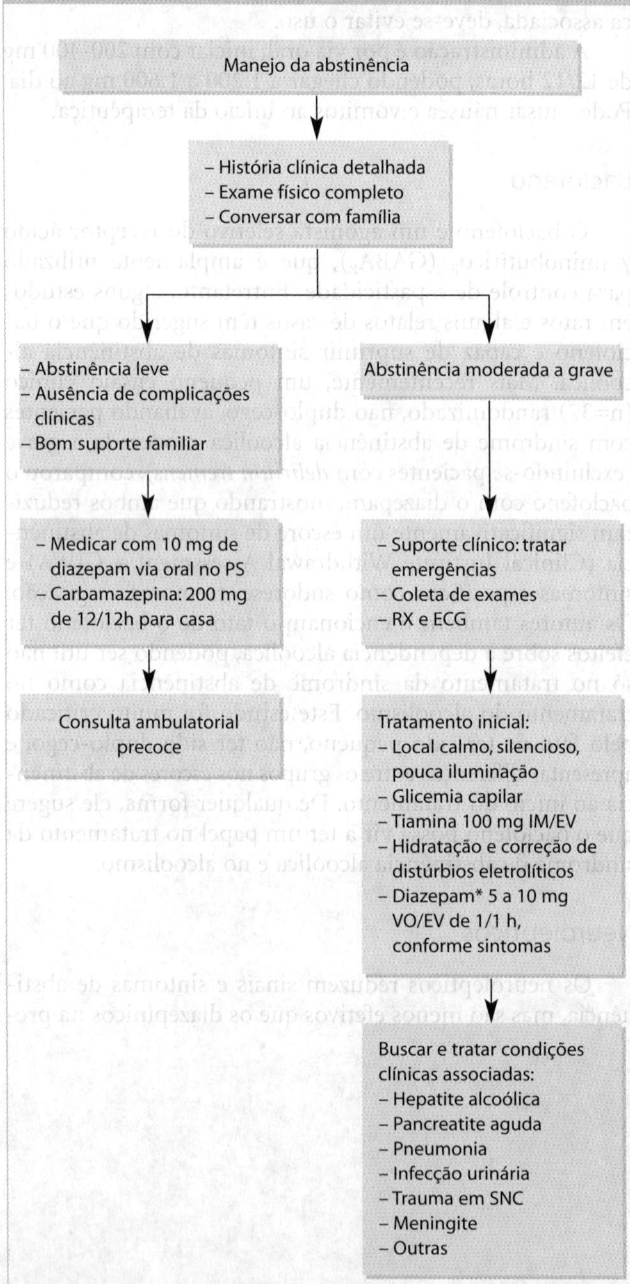

* O melhor esquema é reavaliar de 1/1 hora e só prescrever Diazepam se necessário.

LEITURA ADICIONAL

1. Su M. Alcohol withdrawal. In: Harwood-Nuss. Clinical practice of emergency medicine. 5. ed. Philadelphia: Lippincott Williams & Wilkins; 2005. p.1466-70.
2. Berk WA, Bernstein E, Bernstein J, et al. Substance and alcohol abuse. In: Tintinalli JE, Kelen GD, Stapczynski JS. Emergency medicine – American College of Emergency Physicians. 6. ed. McGraw-Hill; 2004. p.1835-40.
3. Olmos RD, Martins HS. Síndrome de abstinência. In: Martins HS, Neto AS, Velasco IT. Emergências clínicas baseadas em evidências. 1. ed. São Paulo: Atheneu; 2005. p.99-107.
4. Weinhouse GL, Manaker S, Friedman S. Alcohol withdrawal syndromes. In: UpToDate®. Software 14.1; 2006: www.uptodate.com.
5. Chang PH, Steinberg MB. Alcohol withdrawal. Med Clin North Am 2001; 85(5): 1191-212.
6. Mayo-Smith MF. Pharmacological management of alcohol withdrawal. A meta-analysis and evidence-based practice guideline. JAMA 1997; 278(2): 144-51.
7. Daeppen JB, Gache P, Landry U, et al. Symptom-triggered vs. fixed-schedule doses of benzodiazepine for alcohol withdrawal: a randomized treatment trial. Arch Intern Med 2002; 162: 1117-21.
8. Kosten TR, O'Connor PG. Management of drug and alcohol withdrawal. N Engl J Med 2003; 348: 1786-95.
9. Malcolm R, Myrick H, Brady KT, et al. Update on anticonvulsants for the treatment of alcohol withdrawal. Am J Addict 2001; 10(suppl): 16-23.
10. Addolorato G, Leggio L, Abenavoli L, et al. Baclofen in the treatment of alcohol withdrawal syndrome: a comparative study vs. diazepam. Am J Med 2006; 119: 276.e13-8.
11. O'Connor AB, Lang VJ. Letter: baclofen not comparable to diazepam for alcohol withdrawal. Am J Med 2007; 120.e5-e7.

Encefalopatia Hepática

CAPÍTULO 65

Maíra Solange Câmara dos Santos
Herlon Saraiva Martins

TÓPICOS IMPORTANTES

- Encefalopatia hepática (EH) é uma complicação freqüente em doentes cirróticos graves, com mortalidade aproximada de 40% em um ano.
- O diagnóstico é clínico, embora os achados sejam não-específicos, o que impõe a investigação de doenças que simulam a EH.
- Exames complementares visam avaliar o doente de maneira global, procurar fatores precipitantes e excluir outras causas de encefalopatia.
- É importante estabilizar o paciente, corrigindo distúrbios respiratórios, hemodinâmicos e metabólicos, pois podem levar o paciente a óbito.
- A base do tratamento é a correção do fator precipitante associado à lactulose.
- Neomicina ou metronidazol devem ser adicionados se não houver boa resposta à lactulose.
- Muitas terapêuticas são possíveis, embora sem eficácia comprovada.

INTRODUÇÃO E DEFINIÇÕES

A cirrose caracteriza-se pela substituição da arquitetura normal do fígado que apresenta, em geral, uma fibrose difusa e a formação de nódulos regenerativos de vários tamanhos. Fibrogênese e regeneração são componentes da resposta cicatricial desencadeada por vários tipos de agressão, de natureza e causa diversas e, na sua grande maioria, de evolução crônica. A doença hepática alcoólica e as hepatites virais C e B são as etiologias mais freqüentes. A cirrose é a principal indicação de transplante hepático.

A maioria das complicações hepáticas se inicia como conseqüência do desenvolvimento da hipertensão portal ou da falência do parênquima hepático, que se traduz pelo comprometimento da função de síntese hepática. Embora importantes avanços tenham sido obtidos na abordagem das complicações relacionadas à hipertensão portal, hemorragia por varizes gastroesofágicas, ascite, síndrome hepatorrenal e encefalopatia portossistêmica persistem como importantes desafios na condução do doente portador de doença hepática em estágio avançado e importantes causas de morbimortalidade.

A encefalopatia hepática (EH) é definida como um distúrbio na função do sistema nervoso central que se instala como conseqüência da doença hepática (EH).

ETIOLOGIA E FISIOPATOLOGIA

O mecanismo fisiopatológico exato ainda não foi totalmente determinado e, provavelmente, é multifatorial. A EH na cirrose é secundária ao comprometimento do *clearance* hepático de produtos tóxicos do intestino capazes de determinar efeitos deletérios na função cerebral. A discussão persiste em relação a que toxina, direta ou indiretamente, sozinha ou em associação, causa a EH. As hipóteses incluem:

- Metabolismo hepático da amônia: o aumento na concentração da amônia contribui para a gênese da EH. Ela é gerada em diferentes tecidos a partir da quebra de aminoácidos e compostos nitrogenados. Sob condições fisiológicas, a amônia entra na circulação portal proveniente do trato gastrintestinal, derivada do metabolismo das proteínas por bactérias colônicas e da deaminação da glutamina no intestino delgado. A absorção intestinal é rápida e no fígado ela é transformada em uréia e glutamina. A uréia é quantitativamente o mais importante produto do metabolismo e da eliminação de amônia, pois a excreção urinária é uma rota de controle da amônia no organismo.
- Metabolismo extra-hepático da amônia: rins e músculos contribuem para a regulação do nível de amônia arterial. O músculo consome quantidades apreciáveis da amônia no sangue, sendo, por isso, importante manter adequada a massa muscular em pacientes com EH.
- Hiperatividade do sistema GABA (ácido gama-aminobutírico): os "benzodiazepínicos endógenos" atuariam via GABAérgica no cérebro, ocasionando uma ativação do sistema de neurotransmissão inibitório.
- Deposição de manganês nos gânglios da base.
- Deficiência de zinco: pacientes com cirrose teriam uma diminuição nas concentrações séricas de zinco. Sabe-se que o fígado necessita do zinco como co-fator para o ciclo da uréia.
- Alterações em astrócitos do SNC: o edema e a disfunção dos astrócitos são decorrentes do acúmulo de glutamina e são induzidos pela hiperamonemia que produz um estresse osmótico.

- Diminuição dos níveis de mioinositol no cérebro com perda da habilidade de tamponar o excesso de glutamina.
- Produção de mediadores inflamatórios, como o óxido nítrico e citocinas pró-inflamatórias, pode exacerbar o efeito neuropsicológico da hiperamonemia. O fator de necrose tumoral-α (alfa) – TNF-α – tem sido fortemente implicado na patogênese de EH associada à falência hepática aguda e crônica.
- Embora muitos fatores tenham sido responsabilizados na fisiopatologia de EH, atualmente a inter-relação entre amônia, resposta inflamatória e auto-regulação da hemodinâmica cerebral (hipótese dos "múltiplos hits") parece ser o mais importante.
- A EH pode ocorrer em diversas situações clínicas, como acometimento hepático agudo ou crônico, associada à presença de *shunts* portossistêmicos espontâneos ou iatrogênicos, inclusive aqueles que se seguem à colocação do TIPS. Para ajudar na nomenclatura, a EH é classificada com base no tipo de dano hepático, na duração e na característica das manifestações neurológicas (Tabela 65.I).

ACHADOS CLÍNICOS

A EH reflete um espectro de anormalidades neuropsiquiátricas vistas em doentes com disfunção hepática após a exclusão de outras doenças neurológicas conhecidas. Os achados clínicos variam de mudanças sutis no comportamento até coma.

- Sinais e sintomas mínimos: em geral, alterações são documentadas apenas em testes neuropsiquiátricos (psicométricos). Esta é a forma mais freqüente de distúrbio neurológico na EH e é denominada encefalopatia hepática mínima (anteriormente denominada subclínica).
- Forma episódica de EH: caracterizada por manifestações clínicas ao longo de um período de tempo curto, flutuando em gravidade. Nesta situação, os episódios de EH cursam com reconhecimento (EH precipitada) ou não (EH espontânea) dos fatores precipitantes e podem ser ainda de natureza recorrente (EH episódica) se dois episódios de EH ocorrem no período de um ano.
- Forma persistente de EH: o déficit neurológico não reverte completamente. Inclui distúrbios cognitivos que determinam repercussão no desempenho das funções sociais e ocupacionais, com um grau menor ou maior de comprometimento da autonomia do indivíduo.

Doentes com EH usualmente têm doença hepática crônica avançada e muitos dos achados físicos são estigmas de hepatopatia crônica, exceto nos casos dos doentes que evoluem com encefalopatia hepática decorrente de insuficiência hepática fulminante. Nesta situação, a instalação do quadro confusional agudo pode ser acompanhada de edema cerebral, inclusive com evolução para herniação cerebral e morte, o que é raramente visto na cirrose.

Os principais achados clínicos da EH são:

- Alterações no padrão do sono: inversão do ritmo do sono, insônia ou sonolência excessiva.
- Alteração do estado de consciência: possui várias graduações: desorientação têmporo-espacial, confusão, sonolência, letargia e coma.
- Manifestações psíquicas: correspondem a mudança repentina ou gradativa da personalidade, como apatia, euforia, agressividade, excitação, comportamento inadequado.
- Achados neurológicos: asterixis (*flapping*), hiperreflexia e, menos comumente, postura de descerebração transitória. Déficits neurológicos focais podem estar presentes em alguns doentes, no entanto, as manifestações neurológicas são geralmente difusas. O *flapping* habitualmente encontra-se ausente no paciente comatoso.

Outros achados irão depender da presença ou não de um fator precipitante (Tabela 65.II); alguns exemplos:

- O doente ou a família podem relatar uma hemorragia digestiva; assim, o doente pode estar descorado, taquicárdico, hipotenso etc.
- Sinais de peritonite (PBE): dor abdominal, aumento de volume abdominal, febre.
- Infecções: pode haver tosse, febre, dispnéia (pneumonia); polaciúria, disúria (urinária) etc.

Graduação clínica da encefalopatia hepática

A graduação clínica da EH é útil e importante, pois permite uma avaliação objetiva do doente. Múltiplos esquemas têm sido propostos com esta finalidade, no entanto, o sistema mais amplamente usado e aceito são os critérios de

Tabela 65.I – Classificação da encefalopatia hepática

TIPO A: Encefalopatia associada com insuficiência hepática aguda fulminante.		
TIPO B: Encefalopatia associada com *shunt* portossistêmico na ausência de doença hepática intrínseca (*bypass*).		
TIPO C: Encefalopatia associada com cirrose e hipertensão portal.	Episódica	Precipitada Espontânea Recorrente
	Persistente	Leve Grave Dependente de tratamento
	Mínima	

Tabela 65.II – Fatores precipitantes da encefalopatia hepática

Aumento da carga de nitrogênio	Medicações e drogas
Hemorragia digestiva	Benzodiazepínicos
Insuficiência renal	Excesso de diuréticos
Aumento da ingestão protéica	Narcóticos
Constipação	Etanol
Alterações hidroeletrolíticas	**Causas variadas**
Hiponatremia	Peritonite bacteriana espontânea
Hipocalemia	Outras infecções (ITU, pneumonia, sepse etc.)
Hipovolemia	*Shunts* portossistêmicos (TIPS)
Hipóxia	Lesão hepática adicional (viral, isquêmica, medicamentosa, tóxica)
Alcalose metabólica	Cirurgia
	Evolução da doença

West Haven (Tabela 65.III) associados ao uso da escala de coma de Glasgow nos doentes que apresentam estágios de EH avançados.

EXAMES COMPLEMENTARES

O diagnóstico de EH é clínico e apóia-se no desenvolvimento de manifestações neurológicas compatíveis, em doentes com cirrose ou *shunt* portossistêmico. No entanto, nenhum dos achados é específico para esta desordem e todos podem estar presentes em outras doenças ou em encefalopatias metabólicas.

Por isso, exames complementares no pronto-socorro devem ser solicitados com três objetivos:

- Avaliação geral do doente: necessária em todos os doentes:
  - Hemograma, exames de coagulação, função renal.
  - Glicemia.
  - Eletrólitos.
  - Gasometria.
- Buscar fatores que precipitaram a encefalopatia: quase sempre necessários, embora a solicitação deva se guiar pelos achados clínicos:
  - Paracentese diagnóstica: cultura e contagem de polimorfonucleares. Doentes com EH sem causa óbvia devem ser submetidos à paracentese, mesmo sem dor abdominal ou febre.
  - Enzimas hepáticas.
  - Radiografia de tórax.
  - Eletrocardiograma.
  - Urina tipo 1 e urocultura.
  - Hemoculturas.
  - Endoscopia digestiva alta.
- Diagnóstico diferencial: raramente necessário; deve se guiar pelos achados clínicos:
  - Ultra-sonografia ou tomografia abdominal: pode ser útil em doentes com dor abdominal, cuja paracentese não mostrou PBE ou sugeriu peritonite secundária. Eventualmente, pode ser indicado na suspeita de complicações hepatobiliares (litíase, abscesso, colangite etc.).
  - Tomografia de crânio (TC) ou ressonância magnética (RM): são úteis sobretudo no diagnóstico diferencial de lesões intracranianas (hemorragias, infarto cerebral, abscesso). A TC de crânio é recomendada para excluir anormalidades estruturais em doentes com sinais neurológicos focais, encefalopatia grave, sinais de TCE, na ausência de fatores precipitantes ou nos doentes que não apresentam melhora após início de tratamento adequado. A presença de doença hepática pode ser sugerida pelo achado de hipersinal em T1 nos gânglios da base.
  - Líquor: é útil na suspeita de encefalite ou meningite; pode ser necessário plasma e/ou plaquetas antes da coleta do líquor (tempo de protrombina alterado ou plaquetopenia significativa).

Tabela 65.III – Graduação clínica da EH – critérios de West Haven

Estágio	Alterações
0	Ausência de alterações clínicas (sem anormalidades de personalidade ou comportamento)
1	Períodos insignificantes de comprometimento da consciência. Déficits de atenção; dificuldade para somar ou subtrair; sonolência excessiva, insônia ou inversão do padrão de sono; euforia ou depressão (mais comumente o último)
2	Letargia ou apatia; desorientação; comportamento inadequado; comprometimento da fala
3	Rebaixamento importante do nível de consciência, estupor
4	Coma

- Eletroencefalograma (EEG): pode sugerir doenças como o estado de mal epiléptico ou a encefalite herpética. As alterações do EEG não são específicas da EH. Inicialmente, observa-se uma diminuição progressiva na freqüência e um aumento da amplitude das ondas cerebrais, com desaparecimento do ritmo normal alfa (8 a 13 ciclos/segundo), sendo substituída por um ritmo mais lento com ondas trifásicas.
- Dosagem sérica de tóxicos.

- A dosagem de amônia apenas se revelou útil na insuficiência hepática aguda, em que níveis de amônia arterial elevados correlacionam-se com mortalidade alta e têm valor prognóstico.

DIAGNÓSTICO DIFERENCIAL

- Apesar do asterixis (*flapping*) ser um sinal importante, este tremor característico de extremidades não é específico e pode estar presente em uremia, hipercapnia, intoxicação por fenitoína e na hipomagnesemia.
- É importante avaliar a coexistência de distúrbios hidroeletrolíticos, hipoglicemia, uremia ou intoxicações.
- Doenças intracranianas e neuropsiquiátricas podem se assemelhar à EH (Tabela 65.IV).
- O doente alcoolista requer considerações especiais:
  - Síndrome de abstinência deve ser considerada se existe história de privação recente da ingestão de álcool (em geral, menos de 48 horas).
  - Síndrome de Wernicke-Korsakoff, que pode ser precipitada pela administração de glicose endovenosa na presença de deficiência de tiamina (vitamina B1).

TRATAMENTO

A EH é um indício de doença hepática avançada que possui como tratamento definitivo o transplante hepático, principalmente para pacientes refratários, sem fatores desencadeantes e sem resposta à terapia medicamentosa.

O manejo da encefalopatia hepática envolve três tópicos:

- Suporte clínico: estabilizar clinicamente o doente, proteger as vias aéreas, expandir a volemia, oxigênio (se houver hipoxemia), monitorar, obter acesso venoso calibroso etc. Deve-se suspender os diuréticos, sobretudo nos pacientes que se apresentam desidratados e/ou com distúrbios hidroeletrolíticos. Deve-se evitar o uso de benzodiazepínicos que podem precipitar ou acelerar a progressão da EH. Haloperidol é a droga de escolha para pacientes agitados que requeiram medidas farmacológicas.
- Redução da produção e da absorção de amônia: a redução de substratos precursores da amônia varia de acordo com o quadro clínico associado:
  - Lavagem nasogástrica: pode ser realizada em doentes com sangramento digestivo alto.
  - Limpeza de cólon: útil em doentes com constipação:
    a. Enema com 20 a 30% de lactulose: 200 a 300 mL de lactulose em 700 a 800 mL de solução para uso retal (soro, água, glicerina ou manitol).
    b. O enema deve ser retido por no mínimo 30 minutos e repetido, se necessário.
  - Lactulose: metanálises recentes (Cochrane e British Medical Journal) questionam a eficácia da lactulose. Entretanto, junto com a correção do(s) fator(es) precipitante(s), constitui uma ferramenta útil no manejo da EH. Mecanismos de ação:
    a. É um dissacarídeo não absorvido e no cólon é catabolizado pela flora bacteriana em ácidos graxos de cadeia curta, acidificando o meio (pH = 5,0). Isso propicia a conversão do NH_3 em NH_4^+ (não absorvível), reduzindo a concentração de amônia no plasma.
    b. A acidificação muda a flora colônica, favorecendo o crescimento de organismos fermentadores de lactulose e não-bacteróides (lactobacilos), ao invés de bactérias produtoras de amônia.
    c. Dose: varia de 20 a 40 mL de 8/8 a 4/4 horas, com aumento progressivo, se necessário. O objetivo é promover 2 a 3 evacuações pastosas/dia.
    d. Efeitos colaterais: cólica abdominal, diarréia e flatulência.
  - Antibióticos: diminuem a flora intestinal:
    a. Neomicina: a dose é de 1 a 1,5 g de 6/6 horas; ocorre benefício em 70 a 80% dos doentes. O maior inconveniente é o risco de nefrotoxicidade; um pequeno percentual da droga pode ser absorvido (1 a 3%), sobretudo com uso prolongado.

Tabela 65.IV – Diagnóstico diferencial da EH

Causas	Testes diagnósticos
Encefalopatias metabólicas: hipoglicemia, hiperglicemia, distúrbios eletrolíticos, hipóxia, narcose por dióxido de carbono, azotemia, cetoacidose	Análises bioquímicas séricas
Encefalopatias tóxicas: álcool (intoxicação aguda, síndrome de abstinência, síndrome de Wernicke-Korsakoff), drogas psicoativas, salicilatos, metais pesados	Dosagem de etanol, atividade da transcetolase eritrocitária, resposta terapêutica a tiamina, avaliação toxicológica
Lesões intracranianas: hemorragia subaracnóide, subdural ou intracerebral; infarto, tumor, abscesso cerebral, meningite, encefalite, epilepsia ou encefalopatia pós-convulsão	Tomografia computadorizada de crânio, RM, análise liquórica, eletroencefalografia, sorologias virais
Transtornos neuropsiquiátricos	Testes para síndromes neurológicas orgânicas

b. Metronidazol: 250 a 500 mg de 8/8 horas é uma opção em doentes com lesão renal de base; entretanto, pode causar grave neuropatia periférica.
c. Antibiótico + lactulose: apesar da escassez de estudos, pode ser indicado em doentes que não melhoram com o tratamento inicial.

- Ingestão protéica: a limitação da ingestão oral de proteínas é discutível e não mostrou benefício em estudos randomizados. A desnutrição piora o prognóstico dos doentes cirróticos e pode agravar a EH, já que o músculo é importante na metabolização da amônia.
  a. Doentes com encefalopatia grave (graus III e IV) têm risco de aspiração, portanto, deve-se suspender a dieta oral e introduzir dieta enteral.
  b. A atual recomendação é de dieta com conteúdo normal de proteínas, preferencialmente derivadas de vegetais.

- Correção dos fatores precipitantes (se houver): o curso clínico da EH pode ser interrompido na maioria dos pacientes por meio do controle dos fatores precipitantes. Avaliação cuidadosa deve ser realizada para determinar a presença de hipovolemia (associada ao uso de diuréticos, vômitos, diarréia ou sangramento), constipação, sangramento gastrintestinal, hipocalemia (aumenta a produção de amônia renal) e/ou alcalose metabólica, hipóxia, uso de sedativos (sobretudo benzodiazepínicos), hipoglicemia, infecção (incluindo PBE) e TIPS.

Outras terapêuticas disponíveis não são indicadas de rotina e aguardam melhores estudos para definir seu benefício:

- Flumazenil: pode ter benefício em doentes com encefalopatia grave que receberam benzodiazepínicos, entretanto, necessita de infusão contínua devido à curta meia-vida e pode causar convulsões.
- Sulfato de zinco: repõe os estoques de zinco, aumentando a metabolização da amônia (o zinco é co-fator das enzimas do ciclo da uréia). Pode ser benéfico nos pacientes desnutridos (dose: 220 mg 2 x ao dia).
- Erradicação do *H. pylori*: reduz a produção de amônia no estômago (a bactéria produz urease, que degrada uréia em amônia).
- Aminoácidos ramificados: diminui o aporte de aminoácidos aromáticos e desta forma reduz a síntese de falsos neurotransmissores.
- L-ornitina-L-aspartato (LOLA): promove maior depuração hepática e muscular da amônia. Esta droga fornece o substrato ornitina para detoxificação da amônia via ciclo da uréia pelos hepatócitos periportais e o substrato aspartato para eliminação da amônia pelos hepatócitos centrolobulares e células musculares via síntese de glutamina pela ação da enzima glutamina-sintetase. Está disponível no mercado brasileiro. Dose oral 3-6 g/dia e para uso intravenoso dose de até 20 g/zv/d, não excedendo a velocidade de infusão de 5 g/hora.
- Probióticos: modificam a flora colônica (rica em lactobacilos).
- Benzoato de sódio: reage com a glicina para formar hipurato; isso aumenta a perda urinária de nitrogênio.
- L-carnitina: parece proteger o SNC dos efeitos tóxicos da amônia.
- Antagonistas da glutamina: acredita-se que o sistema neurotransmissor glutaminérgico esteja envolvido na patogênese da EH. A sua inibição poderia trazer benefício.
- Antagonistas opióides: insuficiência hepática pode levar ao aumento de derivados da encefalina e endorfina. O uso de inibidores dos opóides (naltrexona) poderia melhorar a EH.
- Levodopa/bromocriptina: a administração de precursores de neurotransmissores como a levodopa não demonstrou benefícios e a utilidade da bromocriptina, agonista de receptores dopaminérgicos, parece estar limitada à melhora da sintomatologia extrapiramidal.
- Rifaximina: é um antibiótico oral praticamente não absorvido que tem sido utilizado na abordagem de EH. Os estudos iniciais demonstraram uma boa tolerabilidade e possível benefício no tratamento da EH. Não está disponível no mercado brasileiro.
- Diálise extracorpórea de albumina MARS: o uso deste sistema em pacientes com cirrose hepática descompensada e EH demonstrou melhora do grau de EH, embora sem impacto na mortalidade.

LEITURA ADICIONAL

1. Wright G, Jalan R. Management of hepatic encephalopathy in patients with cirrhosis. Best Pract Res Clin Gastroenterol 2007; 21: 95-110.
2. Guss DA. Liver and biliary tract. In: Med-Challenger emergency medicine/Rosen's® emergency medicine; 2005. Copyright Challenger Corporation and Mosby: http://www.chall.com.
3. Cline DM. Hepatic failure and cirrhosis. In: Harwood-Nuss: clinical practice of emergency medicine. 4. ed. Philadelphia: Lippincott Williams and Wilkins; 2005. p.373-6.
4. Broder JS, Evans R. Hepatic disorders and hepatic failure. In: Tintinalli JE, Kelen GD, Stapczynski JS. Emergency medicine: American College of Emergency Physicians. 6. ed. McGraw Hill; 2004. p.566-73.
5. Santos MSC, Martins HS. Encefalopatia hepática. In: Martins HS, Neto RAB, Velasco IT. Emergências clínicas – abordagem prática. 1. ed. Barueri: Editora Manole; 2006. p.732-42.
6. Santos MSC, Martins HS. Emergências relacionadas à cirrose. In: Martins HS, Neto AS, Velasco IT. Emergências clínicas baseadas em evidências. 1. ed. São Paulo: Editora Atheneu; 2005. p.393-409.
7. Lopes RA. Gastroenterologia e hepatologia. In: Martins HS, Cavalcanti EFA, Velasco IT. Atualizações em medicina interna – Updates. 1. ed. Barueri: Editora Manole; 2005. p.118-53.
8. Chung RT, Podolsky DK. Cirrhosis and its complications. In: Kasper, Braunwald, Fauci, et al. Harrison's principles of internal medicine. 16. ed. McGraw-Hill; 2005. p.1858-69.
9. Ference P. Pathogenesis of hepatic encephalopathy. ©2005 UpToDate®: http://www.uptodate.com: Software 13.3.
10. Ference P. Clinical manifestations and diagnosis of hepatic encephalopathy. ©2005 UpToDate®: http://www.uptodate.com: Software 13.3.
11. Ference P. Treatment of hepatic encephalopathy. ©2005 UpToDate®: http://www.uptodate.com: Software 13.3.
12. Als-Nielsen B, Gluud LL, Gluud C. Nonabsorbable disaccharides for hepatic encephalopathy (Cochrane Review). In: Cochrane Library, Oxford; 2005. Update Software: http://cochrane.bireme.br.
13. Soares-Weiser K, Brezis M, Tur-Kaspa R, et al. Antibiotic prophylaxis for cirrhotic patients with gastrointestinal bleeding (Cochrane Review). In: Cochrane Library, Oxford; 2005. Update Software: http://cochrane.bireme.br.
14. Als-Nielsen B, Gluud LL, Gluud C. Benzodiazepine receptor antagonists for hepatic encephalopathy (Cochrane Review). In: Cochrane Library, Oxford, 2005. Update Software: http://cochrane.bireme.br.

15. Cordoba J, Lopez-Hellin J, Planas M. Normal protein diet for episodic hepatic encephalopathy: results of a randomized study. J Hepatol 2004 Jul; 41(1): 38-43.

16. Ferenci P, Lockwood A, Mullen K, et al. Hepatic encephalopathy: definition, nomenclature, diagnosis, and quantification. Hepatology 2002; 35: 716-21.

17. Kircheis G, Häusinger D. Management of hepatic encephalopathy. J Gastroenterol Hepatol 2002; 17(suppl 3): s260-s267.

Algoritmo 65.1 – Abordagem da encefalopatia hepática

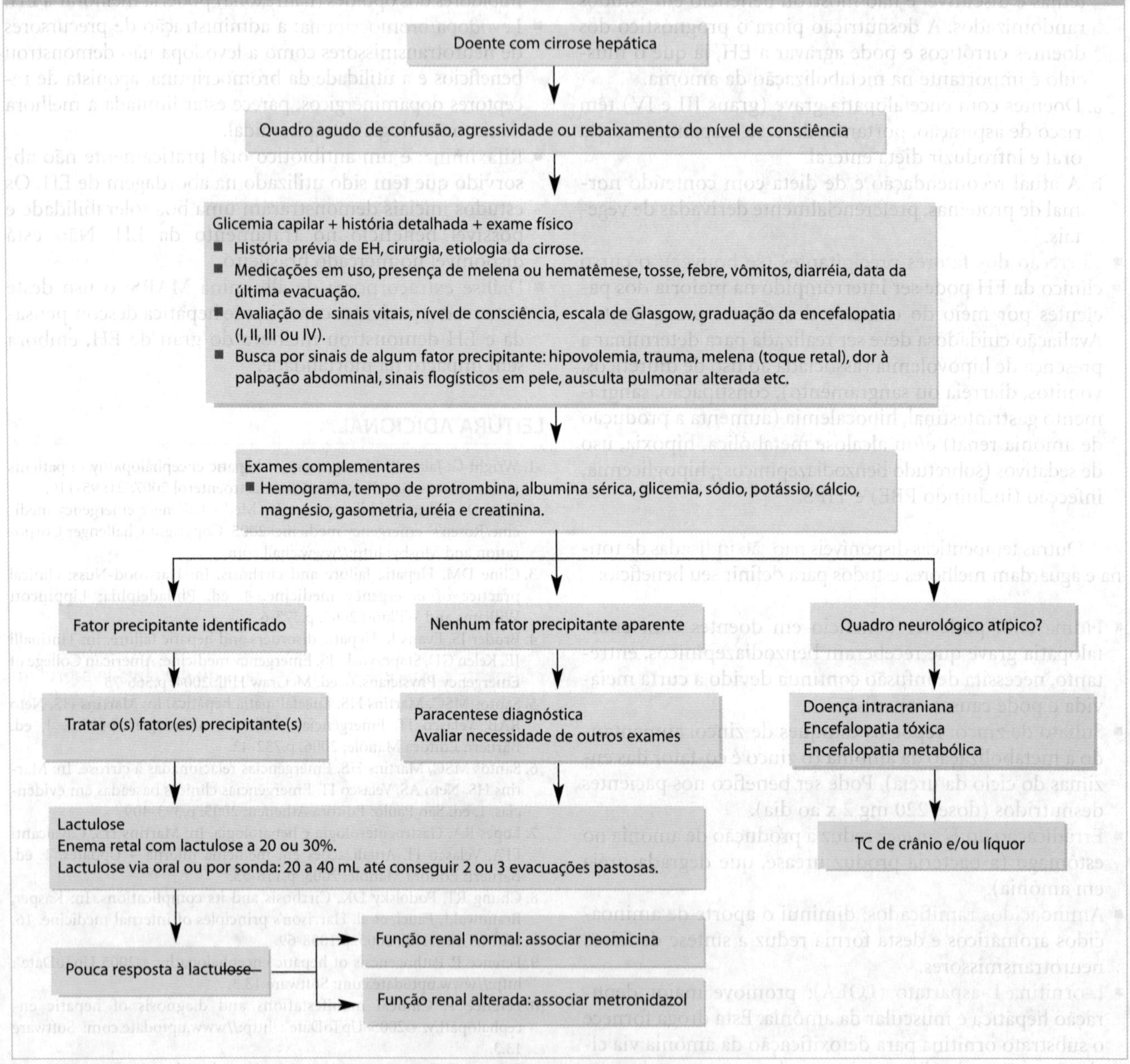

Hipoglicemias

CAPÍTULO 66

Herlon Saraiva Martins
Michelle Moreira Sousa Vidinha
Rodrigo Antonio Brandão Neto

TÓPICOS IMPORTANTES

- A causa mais freqüente de hipoglicemia sintomática é o *diabetes mellitus*, principalmente em pacientes em terapia intensiva para o controle glicêmico.
- O diagnóstico de síndrome hipoglicêmica requer a presença da tríade: glicemia baixa, sintomas de hipoglicemia e correção após reposição de glicose.
- Sempre pensar em hipoglicemia em doentes que chegam ao pronto-socorro com alteração neurológica; deve-se realizar imediatamente uma glicemia capilar.
- No caso de diabéticos com hipoglicemia, em geral, deve-se colher uma função renal, haja vista a alta incidência de insuficiência renal nessa população.
- Hipoglicemia documentada em não-diabéticos, em geral, é uma doença e precisa ser investigada.
- Pacientes com hipoglicemia de jejum devem ser divididos em: aparentemente saudáveis e aparentemente doentes.
- Pacientes com suspeita de insulinoma devem ter mensurados peptídeo C e insulina durante episódio de hipoglicemia.
- Os pacientes com hipoglicemia devem ser prontamente tratados com 60 a 100 mL de glicose a 50%; se houver dificuldade no acesso venoso, prescrever 1 a 2 mg de glucagon IM.
- Em hepatopatas, etilistas e desnutridos, prescrever 100 mg de tiamina (IM/EV) associada à glicose.

INTRODUÇÃO E DEFINIÇÕES

A hipoglicemia, com exceção dos pacientes diabéticos, é uma condição incomum e deve ser suspeitada quando a glicemia for menor que 60 mg/dL. Deve ser prontamente identificada e corrigida, pois é potencialmente fatal.

Em pacientes diabéticos, especialmente em insulinoterapia intensiva e controle rígido, é a complicação aguda mais comum, bem mais freqüente que a cetoacidose ou o estado hiperosmolar. Dessa forma, o *diabetes mellitus* e seu tratamento representam a principal causa de hipoglicemia.

Já em pacientes não-diabéticos, após jejum, glicemias de até 50 mg/dL podem ser consideradas normais, desde que assintomáticas. Já valores inferiores a 45 mg/dL estarão quase que invariavelmente associados a alguma patologia.

Para que se confirme o diagnóstico de hipoglicemia, é necessário que esteja presente a tríade:

- Hipoglicemia (< 55 mg/dL em homens ou < 45 mg/dL em mulheres).
- Sintomas de hipoglicemia.
- Melhora dos sintomas após administração de glicose.

ETIOLOGIA E FISIOPATOLOGIA

Em pacientes saudáveis, após um período de jejum, a manutenção da glicemia é feita inicialmente através da glicogenólise (hepática e muscular); porém, esta é limitada: após 12 horas, cerca de 50% da glicose já são provenientes da gliconeogênese hepática, e após 48 horas ou mais de jejum, quase 100% da glicose provêm da gliconeogênese.

De maneira geral, a hipoglicemia ocorre pelo desequilíbrio entre a produção dos hormônios hipoglicemiantes (hiperinsulinemia) e dos hormônios hiperglicemiantes (glucagon, catecolaminas, hormônio de crescimento e cortisol).

A insulina é produzida nas células β-pancreáticas, inicialmente como pré-pró-insulina, a qual é clivada a pró-insulina, que irá originar insulina e peptídeo C. Em condições normais, a insulina e o peptídeo C são liberados na circulação em concentrações equivalentes. A resposta normal à hipoglicemia é a supressão da secreção de insulina e do peptídeo C. Em pacientes com insulinoma, mesmo em vigência de hipoglicemia, observam-se níveis de insulina e peptídeo C acima dos valores esperados. Já na hipoglicemia factícia decorrente do uso de insulina, o peptídeo C está suprimido.

A resposta hormonal à hipoglicemia ocorre de forma seqüencial, de acordo com os valores de glicemia:

- Menor que 80 mg/dL: redução da secreção de insulina.
- Entre 65 e 70 mg/dL: aumento da secreção de glucagon e de catecolaminas.
- Entre 60 e 65 mg/dL: aumento da secreção de hormônio de crescimento (GH).
- Menor que 60 mg/dL: aumento da secreção de cortisol.

As respostas hormonais precedem o aparecimento de sintomas de hipoglicemia, os quais só costumam iniciar para valores inferiores a 55 mg/dL (para sintomas adrenérgicos) e 50 mg/dL (para sintomas neuroglicopênicos).

Hipoglicemias de repetição podem alterar o limiar de surgimento dos sintomas, de forma que diabéticos com controle intensivo e hipoglicemias freqüentes podem ter hipoglicemias severas assintomáticas. Por outro lado, pacientes com descompensação diabética prolongada podem apresentar sintomas de hipoglicemia mesmo com níveis considerados normais.

A hipoglicemia pode ser dividida em dois grupos (Tabela 66.I):

- Tipo de hipoglicemia: jejum ou pós-prandial.
- Aparência e estado geral do paciente: indivíduo aparentemente saudável ou aparentemente doente.

Tabela 66.I – Etiologia da hipoglicemia

• Pós-prandial	• Esvaziamento gástrico acelerado • Idiopática • Ingestão alcoólica • Galactosemia, intolerância à frutose • Hipoglicemia pancreatógena não-insulinoma
• Jejum – aparentemente doentes	• Medicamentos • Infecções: sepse, malária • Desnutrição grave • Insuficiência hepática • Insuficiência renal • Insuficiência adrenal • Neoplasias não células beta
• Jejum – hiperinsulinêmica	• Insulinoma • Nesidioblastose
• Jejum – outras causas	• Factícia • Auto-imune • Pós-operatório de feocromocitoma

ACHADOS CLÍNICOS

- Manifestações neuroglicopênicas: cefaléia, sonolência, tonturas, ataxia, astenia, dificuldade de concentração, lentificação dos pensamentos, confusão, irritabilidade, alterações de comportamento, déficits neurológicos focais, convulsões e coma.
- Manifestações adrenérgicas: palpitações, taquicardia, ansiedade, tremores, sudorese, fome e parestesias. Idosos com diabetes de longa data podem não apresentar sintomas adrenérgicos, o que retarda o diagnóstico da hipoglicemia e aumenta o risco de seqüelas neurológicas permanentes (mais freqüentemente se associam à disfunção autonômica ou ao uso de β-bloqueadores).
- Deve-se sempre pensar em hipoglicemia em todo doente com alteração neurológica no pronto-socorro (confusão, agressividade, convulsões, coma etc). Hipoglicemia pode asimilar doenças neurológicas difusas ou focais.
- Além dos sintomas ligados à hipoglicemia, outros achados clínicos, de acordo com a provável etiologia, estão descritos na Tabela 66.II.

Tabela 66.II – Achados clínicos de acordo com a etiologia da hipoglicemia

Condições	Achados
Diabetes	• História de uso de insulina, sulfoniluréias ou meglitinidas. Causa mais freqüente de hipoglicemia, pode causar graves seqüelas ou mesmo levar à morte.
Medicamentos	• Hipoglicemiantes, pentamidina, quinino e intoxicação aguda por salicilatos.
Factício	• Pacientes com doença psiquiátrica; uso de insulina, sulfoniluréias ou meglitinidas. O principal diagnóstico diferencial é com o insulinoma. • Mais freqüente em profissionais da saúde ou em famílias com diabéticos. • Uso de insulina: o peptídio C está suprimido e sugere facilmente o diagnóstico. • Uso de sulfoniluréia ou meglitinidas: o peptídio C eleva-se e se confunde com o insulinoma. Para o diagnóstico correto, deve-se solicitar o rastreamento de sulfoniluréias e meglitinidas (sangue e urina).
Insulinoma	• Tumor raro; cerca de 90% são benignos, menores que 2 cm e 99% deles estão no pâncreas. • Cerca de 60% são em mulheres, idade média de 50 anos (mais jovens, quando associados a neoplasias endócrinas múltiplas). • Costumam se manifestar com hipoglicemia e marcante aumento de peptídio C. • Apresentam aumento da glicemia > 25 mg/dL após o uso do glucagon. • O diagnóstico pode ser feito com: a) cintilografia com octreotídio: detecta mais da metade dos casos; b) métodos de imagem: tomografia, ressonância ou ultra-som endoscópico; c) achado intra-operatório: é considerado o padrão-ouro para o diagnóstico localizatório (pode-se associar o ultra-som intra-operatório).
Insuficiência adrenal	• Sintomas vagos: anorexia, adinamia, perda de peso, dor abdominal e escurecimento da pele. • Achados na emergência: hipotensão, hiponatremia, hipoglicemia e hipercalemia.
Alcoolismo	• O álcool bloqueia a gliconeogênese, mas não bloqueia a glicogenólise. Por isso, a hipoglicemia dos etilistas ocorre quando há ingestão durante vários dias seguidos ou em desnutridos.
Hepatopatia	• Tanto na insuficiência hepática aguda como na crônica podem cursar com hipoglicemia.
Outras	• Sepse, jejum, inanição, insuficiência renal crônica, grandes tumores ou tumores produtores de insulina extrapancreáticos (muito raros), auto-anticorpos para o receptor da insulina. • Causas pós-prandiais: alimentar, funcional, síndrome hipoglicêmica pancreatógena não-insulinomatosa, ingestão de etanol, galactosemia.

EXAMES COMPLEMENTARES

Em geral, no pronto-socorro, a causa mais freqüente de hipoglicemia é o *diabetes mellitus*. Por isso, além de glicemia, deve-se colher função renal e ficar atento para causas subjacentes, como: infecção urinária, sepse, pneumonia, doenças intra-abdominais, síndromes coronarianas agudas, acidente vascular cerebral etc. De acordo com a história e o exame físico, essas causas subjacentes devem ser procuradas e exames complementares deverão ser solicitados (Tabela 66.II).

Em não-diabéticos, outros exames poderão ser úteis, de acordo com a suspeita clínica: função hepática, função renal, eletrólitos e cortisol sérico basal ou teste da cortrosina (suspeita de insuficiência adrenal), insulina e peptídeo C na vigência de hipoglicemia (suspeita de insulinoma) (Tabela 66.III).

Tabela 66.III – Exames laboratoriais no insulinoma

Exame	Resultado
• Glicemia	< 45 mg/dL
• Insulina (radioimunoensaio)	> 6 μU/mL
• Insulina (quimioluminescência)	> 3 μU/mL
• Peptídeo C	> 0,2 ng/mL
• Pró-insulina	> 5 pmol/L
• Ácido β-hidroxibutírico	< 2,7 nmol/L
• Sulfoniluréias	Negativo

Teste de jejum prolongado

Tem duração de até 72 horas. Durante o teste, é permitida apenas a ingesta de líquidos livres de calorias e de cafeína. O paciente não deverá permanecer todo o tempo em repouso.

Durante este período, a glicemia, a insulina, o peptídeo C e a pró-insulina (se disponível) devem ser mensurados periodicamente. O teste é interrompido se:

- A glicemia for menor que 45 mg/dL.
- O paciente apresentar sintomas de hipoglicemia.
- O tempo de jejum chegar a 72 horas.
- No insulinoma, caracteristicamente, encontra-se hipoglicemia (< 45 mg/dL) associada ao aumento de insulina (> 6 μU/mL no radioimunoensaio; > 3 μU/mL na quimioluminescência); peptídeo C > 0,2 mg/mL; e pró-insulina > 5 pmol/L.
- Além disso, pelo efeito anticetogênico da insulina, a concentração do ácido β-hidroxibutírico em pacientes com insulinoma deve ser menor que em indivíduos normais (< 2,7 nmol/L).
- Este teste tem a capacidade de demonstrar que a causa da hipoglicemia é a causa dos sintomas e sua reversibilidade após sua correção.

DIAGNÓSTICO DIFERENCIAL

A principal causa de hipoglicemia é o tratamento do *diabetes mellitus*. Estudos demonstram claramente que quanto mais rígido for o controle glicêmico, menor é a chance de complicações crônicas do diabetes (como retinopatia, nefropatia e neuropatia), mas às custas do aumento significativo do risco de hipoglicemia. Estima-se que 2% dos óbitos em diabéticos tipo 1 se devam à hipoglicemia.

Fatores predisponentes à ocorrência de hipoglicemia são: dose excessiva de insulina, sulfoniluréias ou meglitinidas; reduzida ingesta de carboidratos (atraso nas refeições); aumento do consumo periférico de glicose (exercício físico acima do habitual, febre); ingestão alcoólica (bloqueia a gliconeogênese); insuficiência renal (menor *clearance* de drogas hipoglicemiantes); e insuficiência adrenal associada (auto-imune).

Na evolução do diabetes, há déficit progressivo na liberação de glucagon, ainda de causa incerta, já que a massa de células produtoras de glucagon se mantém normal. Mais tardiamente, há também diminuição da liberação de catecolaminas em resposta à hipoglicemia, especialmente em usuários de β-bloqueadores e portadores de neuropatia autonômica. Estima-se que quando a resposta do glucagon e das catecolaminas está defeituosa, o risco de hipoglicemia é aumentado em 25 vezes.

Hipoglicemias pós-prandiais

Caracterizam-se por sintomas que ocorrem exclusivamente no período pós-prandial (1 a 5 horas após a refeição). Lembrar que qualquer causa de hipoglicemia de jejum poderá provocar hipoglicemias também no período pós-prandial.

- Hipoglicemia por esvaziamento gástrico acelerado: ocorre após cirurgias gástricas como gastrectomia, *bypass* gástrico, piloroplastia etc. Deve ser diferenciada com a síndrome de *dumping*, que também ocorre após cirurgia gástrica, mas é decorrente de sintomas vasomotores por aumento súbito da osmolaridade e costuma ocorrer mais precocemente (até 1 hora após a refeição).
- Hipoglicemia pancreatógena não-insulinoma: é uma causa rara de hipoglicemia, hiperinsulinêmica, que difere do insulinoma por geralmente causar hipoglicemia apenas no período pós-prandial, e não no jejum.
- Erros inatos do metabolismo: são causas mais raras de hipoglicemia pós-prandial. A galactosemia caracteriza-se por: hipoglicemia pós-prandial após ingestão de alimentos que contenham galactose, retardo mental, cirrose e catarata. Já na intolerância hereditária à frutose, ocorre: hipoglicemia e vômitos após ingesta de frutose, hepatomegalia e déficit de crescimento. Em ambos os casos, o tratamento consiste na retirada da substância envolvida da dieta, com ótimos resultados.
- Álcool: bloqueia a gliconeogênese, mas não a glicogenólise. Por isso, só costuma causar hipoglicemia se houver ingestão prolongada de álcool ou em pacientes desnutridos.
- Hipoglicemia pós-prandial idiopática ou funcional: é outra causa comum de hipoglicemia pós-prandial. É mais comum em pacientes magros e ansiosos ou com outros distúrbios psiquiátricos. Sua importância é ainda controversa, e alguns autores não a reconhecem como causa isolada de hipoglicemia, visto que nem sempre os sintomas são acompanhados por glicemia < 50 mg/dL. Porém, pacientes com sintomas neuroglicopênicos merecem investigação mais detalhada.

- *Diabetes mellitus*: hipoglicemia pós-prandial pode também ser a manifestação inicial de *diabetes mellitus*, ocorrendo em virtude do atraso na secreção de insulina após a refeição, de forma que esta não coincide com o pico da absorção de glicose.

Hipoglicemias de jejum

Abrange um grande número de causas, de diferentes gravidades, podendo ser divididas em dois grupos:

- Pacientes aparentemente doentes: medicamentos, sepse, malária, desnutrição grave, insuficiência hepática, insuficiência renal, neoplasias de células não beta, insuficiência adrenal e glicogenoses.
- Pacientes aparentemente saudáveis: medicamentos, hiperinsulinismo endógeno permanente ou transitório, hipoglicemia factícea, auto-imune, pós-operatório de feocromocitoma.

Os principais diferenciais são:

- Uso de medicamentos: deve sempre ser excluído antes de investigação adicional; os mais freqüentemente envolvidos são: insulina, álcool, sulfoniluréia, meglitinidas, pentamidina, salicilatos (apenas em doses elevadas).
- Hipoglicemia factícia: hipoglicemia de jejum hiperinsulinêmica; as pistas da doença são: anamnese, pesquisa sérica de sulfoniluréias e dosagem de peptídeo C (suprimido, se uso exógeno de insulina). Aumentam a probabilidade de hipoglicemia factícia: doença psiquiátrica, profissionais de saúde ou familiares de doentes diabéticos.
- Doenças endócrinas: a insuficiência adrenal poderá ser causa de hipoglicemia e vir associada a sintomas vagos, como anorexia, adinamia, perda de peso e dor abdominal. Na emergência, pode sugerir o diagnóstico a presença de hipotensão, hiponatremia, hipoglicemia e hipercalemia. No feocromocitoma, catecolaminas aumentadas inibem a secreção de insulina. Após exérese do tumor, há redução brusca das catecolaminas, desbloqueando a secreção de insulina e podendo levar à hipoglicemia rebote.
- Neoplasias (não células beta): na maioria das vezes, a hipoglicemia está associada a sarcomas volumosos retroperitoneais ou intrabdominais. Menos comumente, pode ser decorrente de outras neoplasias, como carcinomas, tumores primários de fígado, metástases hepáticas ou tumores carcinóides. Há três mecanismos principais através dos quais uma neoplasia pode produzir hipoglicemia: consumo excessivo de glicose pelo tumor, geralmente em tumores grandes e de grande atividade mitótica; produção tumoral de IGF-II, que tem efeito hipoglicemiante; e insuficiência hepática secundária a grandes tumores primários de fígado ou múltiplas metástases.
- Glicogenoses: doença de armazenamento do glicogênio, por defeitos enzimáticos.
- Insulinoma: raro tumor neuroendócrino (4 casos/1 milhão/ano). As características principais são: mais de 99% situados no pâncreas; 5% associados a neoplasia endócrina múltipla (NEM 1); tumor único em 90% dos casos; 5 a 10% malignos e geralmente pequenos. Laboratorialmente, caracteriza-se por hipoglicemia com níveis elevados de insulina, peptídeo C e pró-insulina. A localização pode ser feita por: tomografia, ressonância, palpação intra-operatória, ultra-som endoscópico ou ultra-som intra-operatório. A cirurgia é um tratamento de escolha, ficando o medicamentoso (diazóxido, octreotide, hidroclorotiazida) reservado para contra-indicação, recusa à cirurgia ou tumores refratários.
- Nesidioblastose: ocorre por hiperplasia das células β, que pode ser difusa ou focal. Geralmente surge na infância, mas pode raramente aparecer na idade adulta. Recentemente, têm sido descritos alguns casos de surgimento de nesidioblastose, com hipoglicemia, após cirurgia bariátrica. O tratamento inicial de escolha é clínico, e se refratária, cirúrgico.
- Auto-imune: causa rara de hipoglicemia, decorrente da formação de auto-anticorpos contra o receptor de insulina, os quais estimulam este receptor. Normalmente associada a outras doenças auto-imunes.

TRATAMENTO

Em qualquer doente que chegue ao pronto-socorro com agitação, confusão, coma ou mesmo déficit neurológico localizatório deve-se imediatamente verificar a glicemia capilar (dextro). Quanto mais precocemente for corrigida uma hipoglicemia, menor a chance de se causar seqüelas neurológicas.

Confirmada a hipoglicemia, deve-se infundir 60 a 100 mL de glicose a 50% EV. Em doentes sem acesso venoso, pode-se fazer o glucagon IM/SC (1,0 a 2,0 mg), embora seu efeito seja fugaz e ineficaz em segunda dose, pois depleta todo o estoque de glicogênio hepático. Entretanto, em doentes sem acesso venoso fácil, ganha-se um tempo adicional. Pode-se prever uma ausência de resposta em desnutridos ou hepatopatas.

Se a hipoglicemia é pouco sintomática, pode-se tentar glicose pela via oral, através da ingestão de algum carboidrato de rápida absorção.

Em pacientes diabéticos com uso de insulina, sem causa aparente de hipoglicemia, deve-se sempre investigar insuficiência renal, pois se presente, a dose de insulina deverá ser reduzida.

Em diabéticos que desenvolvem insuficiência renal em uso de sulfoniluréias, podem ocorrer hipoglicemias graves de repetição. Nesses casos, deve-se manter o doente em observação por 16-24 horas, com glicemia capilar de 1/1 hora. Se for a clorpropamida, o paciente poderá manter hipoglicemias por vários dias. Lembrar sempre que metformina, glitazonas e acarbose não causam hipoglicemia, exceto se associadas a insulina, sulfoniluréias ou meglitinidas (repaglinida ou nateglinida).

Tiamina

Em doentes desnutridos, hepatopatas ou etilistas, deve-se prescrever tiamina junto com a glicose. O objetivo é prevenir o surgimento de encefalopatia de *Wernicke-Korsakoff*. Aplica-se 100 mg de tiamina, EV ou IM, juntamente com a glicose (não é mais recomendado prescrever a tiamina e esperar alguns minutos até infundir a glicose).

Algoritmo 66.I – Algoritmo de tratamento de hipoglicemia

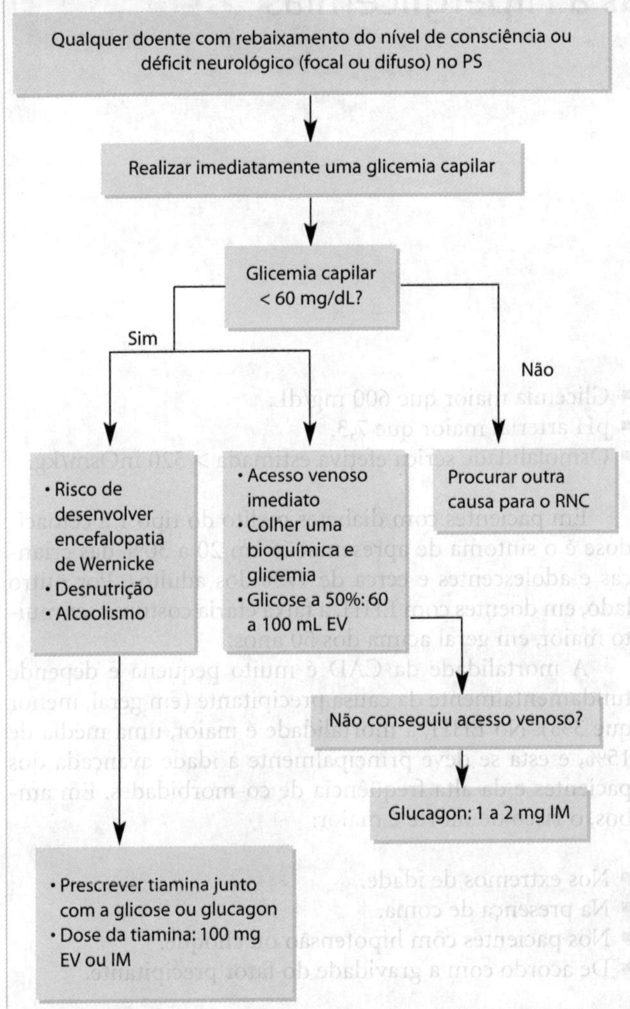

LEITURA ADICIONAL

1. Cydulka RK, Siff J. Diabetes mellitus and disorders of glucose homeostasis. In: Med-Challenger/Rosen's emergency medicine. 2006. Copyright Challenger Corporation and Mosby. http://www.challengercme.com.
2. Votey SR, Peters AL. Diabetes mellitus. In: Harwood-Nuss: clinical practice of emergency medicine. 4. ed. Philadelphia: Lippincott Williams and Wilkins; 2005.
3. Votey SR, Peters AL. Hypoglicemia. In: Harwood-Nuss: clinical practice of emergency medicine. 4. ed. Philadelphia: Lippincott Williams and Wilkins; 2005. p.849-54.
4. Martins HS, Souza MJPSM. Hipoglicemias. In: Martins HS, Neto RAB, Velasco IT. Emergências clínicas – abordagem prática. 3. ed. Barueri: Editora Manole; 2007. p.972-82.
5. Martins HS, Neto RAB. Emergências relacionadas ao diabetes mellitus. In: Martins HS, Neto AS, Velasco IT. Emergências clínicas baseadas em evidências. 1. ed. São Paulo: Editora Atheneu; 2005. p.579-90.
6. Service FJ. Overview of hypoglycemic disorders. ©2008 UpToDate®: http://www.uptodate.com. Software 16.1; 2008.
7. Service FJ: Diagnostic approach to hypoglycemia. ©2008 UpToDate®: http://www.uptodate.com. Software 16.1; 2008.
8. McCulloch DK. Management of hypoglycemia during treatment of diabetes mellitus. ©2008 UpToDate®: http://www.uptodate.com. Software 16.1; 2008.
9. Service FJ. Insulinoma. ©2008 UpToDate®: http://www.uptodate.com. Software 16.1; 2008.
10. Powers AC. Diabetes mellitus. In: Kasper, Braunwald, Fauci, et al. Harrison's principles of internal medicine. 16. ed. McGraw-Hill; 2005. p.2152-80.
11. Cryer PE. Hypoglicemia. In: Kasper, Braunwald, Fauci, et al. Harrison's principles of internal medicine. 16. ed. McGraw-Hill; 2005. p.2180-5.
12. Rush MD, Winslett S, Wisdow KD. Diabetes mellitus. In: Tintinalli JE, Kelen GD, Stapczynski JS. Emergency medicine – American College of Emergency Physicians. 6. ed. McGraw Hill; 2004. p.1294-304.
13. Brady WJ, Harrigan RA. Hypoglicemia. In: Tintinalli JE, Kelen GD, Stapczynski JS. Emergency medicine – American College of Emergency Physicians. 6. ed. McGraw Hill; 2004. p.1283-7.
14. American Diabetes Association 2006. Position statement: hyperglycemic crises in patients with diabetes mellitus, 2006. Disponível em: http://www.diabetes.org/diabetescare.

CAPÍTULO 67

Emergências Relacionadas a Hiperglicemias

Herlon Saraiva Martins
Sharon Nina Admoni
Rodrigo Antonio Brandão Neto

TÓPICOS IMPORTANTES

- Cetoacidose e estado hiperosmolar hiperglicêmico são duas graves complicações relacionadas ao *diabetes mellitus*.
- Em ambas, deve-se procurar e tratar um fator precipitante para a descompensação (infecção urinária, pneumonia, sepse, celulite, síndromes coronarianas agudas, doenças cerebrovasculares, complicações intra-abdominais etc.).
- Na cetoacidose, há duas causas comuns: o uso inadequado de insulina e a primodescompensação. No estado hiperosmolar, quase sempre o paciente tem uma dificuldade no acesso a líquidos (acamado, demência prévia, seqüela neurológica).
- O passo inicial e importante no manejo destas complicações é a hidratação.
- Insulina regular ou de ultra-curta ação (lispro, asparg) endovenosa contínua é a melhor terapêutica. Na cetoacidose leve, pode-se usar de forma intermitente e por via intramuscular.
- O potássio sérico deve ser medido logo na chegada do doente; somente iniciar insulina se ele for maior que 3,3 mEq/L.
- Se o potássio for menor que 3,3 mEq/L, deve-se prescrever 25 mEq/L de potássio, endovenoso em uma hora antes de fornecer insulina.
- Bicarbonato de sódio só deve ser prescrito se o pH arterial sérico for menor que 7,0.
- Na cetoacidose, quando a glicemia chegar a 250 mg/dL, não se deve suspender a infusão de insulina endovenosa. Deve-se mantê-la e acrescentar glicose ao soro. A bomba de infusão de insulina só deverá ser desligada quando a cetoacidose for corrigida. A hiperglicemia é mais facilmente corrigida que a cetoacidose.

INTRODUÇÃO E DEFINIÇÕES

Cetoacidose diabética (CAD) e estado hiperosmolar hiperglicêmico (EHH) são duas complicações graves, associadas ao diabetes melito, que diferem entre si de acordo com a presença de cetoácidos e do grau de hiperglicemia.

A CAD é definida pela presença de (Tabela 67.I):

- Glicemia maior que 250 mg/dL.
- pH arterial menor que 7,3.
- Cetonúria fortemente positiva (se disponível, a dosagem arterial de cetoácidos é um melhor critério).

O EHH é definido pela presença de (Tabela 67.I):

- Glicemia maior que 600 mg/dL.
- pH arterial maior que 7,3.
- Osmolalidade sérica efetiva estimada > 320 mOsm/kg.

Em pacientes com diabetes melito do tipo 1 a cetoacidose é o sintoma de apresentação em 20 a 30% das crianças e adolescentes e cerca de 17% dos adultos. Por outro lado, em doentes com EHH, a faixa etária costuma ser muito maior, em geral acima dos 50 anos.

A mortalidade da CAD é muito pequena e depende fundamentalmente da causa precipitante (em geral, menor que 3%). No EHH, a mortalidade é maior, uma média de 15%, e esta se deve principalmente à idade avançada dos pacientes e da alta freqüência de co-morbidades. Em ambos, o risco de morte é maior:

- Nos extremos de idade.
- Na presença de coma.
- Nos pacientes com hipotensão ou choque.
- De acordo com a gravidade do fator precipitante.

Tabela 67.I – Classificação da CAD E do EHH. American Diabetes Association 2006

Parâmetros	Cetoacidose Leve	Cetoacidose Moderada	Cetoacidose Grave	Estado hiperosmolar hiperglicêmico
Glicemia (mg/dL)	> 250	> 250	> 250	> 600
pH arterial	7,25–7,30	7,00–7,24	< 7,00	> 7,30
Bicarbonato sérico (mEq/L)	15–18	10 a < 15	< 10	> 15
Cetonúria	Positiva	Positiva	Positiva	Fracamente positiva
Cetonemia	Positiva	Positiva	Positiva	Fracamente positiva
Osmolalidade efetiva (mOsm/kg)*	Variável	Variável	Variável	> 320
Ânion gap ¶	> 10	> 12	> 12	Variável
Nível de consciência	Alerta	Alerta ou sonolento	Estupor ou coma	Estupor ou coma

* 2 x Na^+ medido + glicemia/18
¶ Na^+ medido – (BIC + Cl^-)

ETIOLOGIA E FISIOPATOLOGIA

A patogênese da cetoacidose é mais bem conhecida que a do estado hiperosmolar. Em ambas ocorre uma redução da secreção de insulina como mecanismo central (Tabela 67.II).

Na CAD, além da diminuição de insulina, ocorre um aumento dos hormônios contra-reguladores (glucagon [principal representante], cortisol, catecolaminas e hormônio de crescimento), alterando o equilíbrio de vários órgãos e sistemas, entre eles:

- Fígado: a depleção de insulina e a presença de hormônios contra-reguladores fazem com que ocorra um aumento da produção hepática de glicose (gliconeogênese) e conseqüentemente uma hiperglicemia. Além disso, a presença do glucagon leva à produção de corpos cetônicos (acetoacetato e β-hidroxibutirato) e aumenta a oxidação de ácidos graxos livres (AGL).
- Tecido adiposo: a ausência de insulina promove uma maior atividade da lipase tecidual, que catalisa a conversão de triglicérides (TG) em AGL e glicerol. O primeiro é substrato hepático para produção de cetoácidos e o último para produção de glicose. O aumento desses substratos ocorre também pela ligação das catecolaminas a receptores β-adrenérgicos e conseqüente quebra dos TG. Além disso, os adipócitos também são responsáveis pela produção de prostaglandinas, que levam a vasodilatação, diminuição da resistência vascular e conseqüente taquicardia, hipotensão, náuseas, vômitos e dor abdominal.
- Músculos: o aumento dos hormônios contra-reguladores leva à diminuição da entrada de glicose no músculo. Além disso, a associação com o déficit de insulina provoca um aumento de proteólise com conseqüente gliconeogênese.
- Rins: quando a glicemia excede a taxa máxima de reabsorção tubular de glicose (Tm renal), ocorre glicosúria (em geral, quando a glicemia excede 180 mg/dL). A glicosúria acarreta uma diurese osmótica, ocasionando hipovolemia, diminuição do ritmo de filtração glomerular e aumento da glicemia. A diurese osmótica também ocasiona perda de água livre, sódio, potássio, magnésio e fósforo.

No EHH há uma produção suficiente de insulina para suprimir a produção de glucagon. Dessa forma, neste distúrbio não ocorre produção de corpos cetônicos.

Tabela 67.II – Fisiopatologia da descompensação diabética

Mecanismo central	↓ insulina ↑ hormônios contra-regulatórios
CAD	Produção de ácidos graxos (lipólise) → fígado → produção de corpos cetônicos (ácido aceto-acético e β-hidroxibutirato) Cetonemia e acidose metabólica
EHH	Há produção mínima de insulina, mas essa pequena quantidade é suficiente para inibir a produção de corpos cetônicos Não há cetonemia, mas pode ocorrer cetonúria leve

ACHADOS CLÍNICOS

A cetoacidose ocorre principalmente num subgrupo de população mais jovem com média etária entre 20 a 29 anos, embora possa ocorrer nos dois extremos da idade. Muitas vezes o início é abrupto, mas os doentes podem apresentar pródromos com duração de dias com poliúria, polidipsia, polifagia e mal-estar indefinido.

O doente irá apresentar-se, na grande maioria das vezes, desidratado, podendo estar hipotenso e taquicárdico, embora possa eventualmente estar com extremidades quentes e bem perfundidas, em virtude do efeito de prostaglandinas.

Os sinais e sintomas da acidose podem aparecer com taquipnéia, respiração de Kusmaull (pH menor que 7,2) e hálito cetônico.

O doente normalmente se encontra alerta, embora 20% dos casos de cetoacidose ocorram quando há alteração do nível de consciência na entrada.

O achado de febre não é freqüente nos doentes com cetoacidose, embora mesmo com sua ausência, não se possa descartar que o fator precipitante seja infeccioso. Mas caso esteja presente, a febre tem um alto valor preditivo de que a descompensação deve-se à infecção.

Dor abdominal é um achado muito característico de cetoacidose, ocorrendo em cerca de 30% dos casos e provavelmente tem correlação com alteração de prostaglandinas na parede muscular intestinal; entretanto é rara nos doentes com estado hiperosmolar e tende a melhorar muito com a hidratação inicial do doente.

A apresentação clínica no paciente com EHH apresenta importantes diferenças em relação à CAD (Tabela 67.III):

- A faixa etária é bem maior (> 40 anos).
- O quadro clínico é mais arrastado: os sintomas relacionados à poliúria, polidipsia, astenia e desidratação costumam ocorrer durante semanas.
- Há dificuldade de acesso à água: limitações físicas para

Tabela 67.III – Achados clínicos de CAD e EHH

	CAD	EHH
Faixa etária	População mais jovem, média de 20-29 anos	Normalmente > 40 anos
Instalação	Rápida, muitas vezes em horas	Progressiva, durante vários dias
Sintomas	• Poliúria, polidipsia e perda de peso • Normalmente alerta (pode haver rebaixamento do nível de consciência*)	• Poliúria, polidipsia e perda de peso • Rebaixamento do nível de consciência é a regra
Sinais	Hálito cetônico, taquipnéia, respiração de Kussmaul	Profunda desidratação
Peculiaridades	Náuseas, vômitos e dor abdominal	Dificuldade de acesso à água

* Investigar doença associada do SNC.

busca de água, idade avançada, doentes acamados e com doenças neurológicas são fatores que se associam ao EHH.

- A desidratação é bem mais acentuada.
- Presença de rebaixamento do nível de consciência devido à hiperosmolaridade. Sintomas localizatórios do SNC (convulsões, déficits focais) podem ocorrer em até 25% dos casos, embora, neste caso, haja a necessidade de investigação com exames de imagem do SNC.

De maneira geral, é importante lembrar e investigar os fatores precipitantes. Muitas vezes, o tratamento da causa da descompensação é o passo mais importante no manejo do paciente (Tabela 67.IV).

Tabela 67.IV – Fatores precipitantes da descompensação*

• Infecções (30 a 50% dos doentes): pneumonia, infecção urinária e sepse são as mais freqüentes. Outras infecções são: pé diabético, celulite, sinusite, meningite e diarréia
• Tratamento irregular (21 a 49%)
• Primodescompensação (20 a 30%)
• Abdominais: pancreatite, colecistite, apendicite, vômitos intensos, diarréia, isquemia mesentérica
• Doenças vasculares: infarto agudo do miocárdio e acidente vascular cerebral (até 5% dos casos de CAD, sendo muito mais freqüente no EHH)
• Medicações e drogas: corticosteróides, fenitoína, anti-retrovirais (inibidores de protease), cocaína, catecolaminas (adrenalina, noradrenalina, dopamina, dobutamina)
• Gestação
• Cirurgia e trauma
• Não identificada (2 a 10%)

* A soma das porcentagens não é de 100% devido à presença de uma ou mais causas e devido a diferentes variações encontradas entre estudos.

EXAMES COMPLEMENTARES

Os seguintes exames devem ser solicitados em doentes com descompensação diabética grave:

- Gasometria arterial.
- Eletrólitos: potássio, sódio, cloro, magnésio e fósforo.
- Hemograma: pode haver leucocitose com desvio à esquerda sem que signifique infecção.
- Urina tipo I.
- Cetonúria (se disponível, dosagem sérica de cetoácidos).
- Eletrocardiograma: busca de achados de hipercalemia e isquemia (mais útil no EHH).
- Radiografia de tórax.
- Outros exames: podem ser necessários, de acordo com a suspeita clínica. Exemplos: hemoculturas, urocultura, tomografia de crânio, punção liquórica, teste de gravidez, enzimas hepáticas, amilase, lipase etc.

DIAGNÓSTICO DIFERENCIAL

Envolve dois aspectos:

1. A busca de fatores precipitantes conforme já foi descrito (Tabela 67.IV);
2. A diferenciação de outras causas de acidose, dor abdominal e rebaixamento do nível de consciência (Tabela 67.V).

Tabela 67.V – Diagnóstico diferencial da CAD e EHH

Característica	Diferencial	Diferenças
Cetoacidose	• Cetoacidose de inanição • Cetoacidose alcoólica	• História • Glicemias normais ou baixas
Acidose com ânion gap elevado	• Acidose lática, intoxicação por metanol, paraldeído, salicilato e etilenoglicol	• História • Glicemias normais
Dor abdominal	• Doenças intra-abdominais	• História • Exames de imagem/ laboratoriais
Alteração do nível de consciência	• AVC, meningite, trauma	• Exames de imagem e/ou líquor

TRATAMENTO

Em geral, o tratamento da CAD é muito parecido com o do EHH e serão descritos, com realce nas pequenas diferenças. Os princípios do tratamento da descompensação diabética estão descritas na tabela abaixo.

Tabela 67.VI – Princípios do tratamento da descompensação diabética

• Procurar e tratar os fatores precipitantes
• Corrigir o déficit hídrico: hidratação
• Corrigir a hiperglicemia: insulinoterapia
• Corrigir os déficits eletrolíticos: cuidados com o potássio
• Repor bicarbonato: raramente necessário e apenas na cetoacidose, quando estiver indicado

Hidratação

O objetivo da hidratação é a expansão extracelular, restauração do volume intravascular e melhora da perfusão tecidual com conseqüente diminuição dos níveis de hormônios contra-reguladores e da glicemia (pode diminuir em até 25% a glicemia) (Tabela 67.VII).

Insulinoterapia

Exceto nos casos de hipocalemia, a insulinoterapia é realizada de forma concomitante à hidratação. Antes de iniciar a infusão no paciente, deve-se desprezar cerca de 50 mL da solução no equipo para saturar a ligação da insulina ao sistema (a insulina é adsorvida ao plástico)(Tabelas 67.VIII e 67.IX).

Tabela 67.VII – Hidratação na CAD e EHH

Fase 1: expansão rápida

- Iniciar com soro fisiológico: 1.000 mL/hora. O objetivo desta fase inicial é corrigir a hipotensão ou choque. Podem ser necessários vários litros de soro

Fase 2: manutenção da hidratação

- Após correção da hipotensão, fornecer 250 a 500 mL de soro por hora (4 a 14 mL/kg/hora). A escolha da concentração dependerá do sódio corrigido.* Se maior que 135 mEq/L: soro com NaCl a 0,45%; se menor que 135 mEq/L: manter o soro fisiológico

Fase 3: evitar hipoglicemia

- Quando a glicemia chegar a 250-300 mg/dL, deve-se continuar a hidratação, mas agora associada à glicose (5 ou 10%). Manter 4 a 14 mL/kg/hora (250 a 500 mL/h) de uma solução de NaCl a 0,45% com glicose
- Como preparar: colocar 22 mL de NaCl a 20% (77 mEq) em 1 litro de soro glicosado a 5 ou 10%

* Na^+ corrigido = Na^+ medido + 1,6 $\left(\frac{\text{glicemia} - 100}{100}\right)$

Tabela 67.VIII – Insulinoterapia

Princípio importante

- Apenas prescrever insulina se o potássio sérico inicial for maior que 3,3 mEq/L
- Se o potássio for menor que 3,3 mEq/L, prescrever 1.000 mL de soro fisiológico com 25 mEq de potássio em uma hora e dosar um novo potássio após a infusão

Dose de ataque *(bolus)*

- Insulina regular: 0,15 U/kg endovenoso

Dose de manutenção

- Bomba de infusão contínua: 0,1 U/kg/hora
- Como preparar: insulina regular 50 unidades + soro fisiológico 500 mL (1 mL = 0,1 U)

Monitorização

- Glicemia capilar de 1/1 hora
- Taxa ideal de queda da glicemia: 50 a 70 mg/dL por hora
  1. Redução menor que 50 mg/dL/hora: dobrar a taxa de infusão da bomba de insulina
  2. Redução maior que 70 mg/dL/hora: reduzir a taxa de infusão à metade

Suspender a bomba de infusão de insulina

- Controle do fator precipitante
- Glicemia < 250 mg/dL e
- pH > 7,30 e bicarbonato > 18 mEq/L
- É importante lembrar que a negativação da cetonúria não é critério para resolução da cetoacidose. O paciente pode continuar a ter cetonúria por muitas horas após o controle da CAD. Caso o serviço tenha disponível a cetonemia, esta sim é critério para resolução da CAD

Cuidados antes de suspender a insulina endovenosa

- Prescrever 10 U de insulina regular subcutânea
- Esperar cerca de uma hora antes de desligar a bomba

Tabela 67.IX – Cetoacidose leve. Tratamento alternativo

Dose de ataque

- *Bolus* inicial de 0,4 U/kg (metade endovenosa e metade intramuscular)

Manutenção

- Dose de 0,1 U/kg/hora por via endovenosa, intramuscular ou subcutânea

Reposição de potássio

Habitualmente, o potássio sérico inicial é normal ou aumentado (raramente ele estará baixo). Entretanto, o déficit corporal de potássio é grande, em torno de 3 a 6 mEq/kg de peso. Com a hidratação, reposição de insulina, correção da acidose e da hipovolemia, haverá diminuição drástica do potássio sérico. Por isso, deve-se dosá-lo com freqüência (2/2 a 4/4 horas) e repô-lo de forma agressiva (Tabela 67.X). A primeira dosagem do potássio deve ser feita na gasometria arterial, imediatamente à chegada do doente.

Tabela 67.X – Reposição de potássio

Dosagem sérica de K^+	Conduta correta
Menor que 3,3 mEq/L	• Não prescrever a dose inicial de insulina (*bolus*) • Repor 20 a 30 mEq de K^+ em 1 litro de SF em 1 hora e dosá-lo logo após • Só iniciar insulina quando o potássio estiver maior que 3,3 mEq/L
3,3 a 5,0 mEq/L	• Repor o potássio desde a chegada ao PS: colocar 20 a 30 mEq de K^+ para cada litro de qualquer soro infundido (soro fisiológico, soro a 0,45%, soro com glicose etc.) • Dosagem sérica de 2/2 a 4/4 horas
Maior que 5 mEq/L	• Não se deve repor o eletrólito e continuar a dosagem. Só iniciar a reposição quando ele estiver menor que 5 mEq/L

Bicarbonato de sódio

Raramente é necessário repor bicarbonato. Está indicado quando o pH for menor que 7,0 (Tabela 67.XI).

Outros eletrólitos

Geralmente a reposição não é necessária. Está indicada a reposição quando a concentração medida estiver muito baixa.

Em particular, a reposição de fosfato deve ser feita com cautela nas seguintes condições:

- Dosagem sérica menor que 1,0 mg/dL.

Tabela 67.XI – Reposição de bicarbonato de sódio

pH arterial sérico	Conduta correta
• pH entre 6,9 e 7,0	• Bicarbonato de sódio a 8,4%: 50 mEq (50 mL) diluído em 200 mL de água destilada: infusão endovenosa em 1 hora • Medir o pH arterial após a infusão. Se persistir < 7,0, deve-se prescrever mais bicarbonato até que o pH esteja > 7,0
• pH menor que 6,9	• Bicarbonato de sódio a 8,4%: 100 mEq (100 mL) diluído em 400 mL de água destilada: infusão endovenosa em 2 horas • Medir o pH arterial após a infusão. Se persistir < 7,0, deve-se prescrever mais bicarbonato até que o pH esteja > 7,0

- Dosagem baixa e presença de:
  a) Disfunção de ventrículo esquerdo.
  b) Arritmias cardíacas.
  c) Rabdomiólise.
  d) Hemólise.

Complicações

- Hipoglicemia: principal complicação do tratamento.
- Hipocalemia: pode aparecer após a instituição do tratamento com insulina.
- Edema cerebral: rara.
- Síndrome do desconforto respiratório agudo (ARDS).
- Tromboembolismo pulmonar: complicação relativamente freqüente em doentes com estado hiperosmolar, mas é rara em doentes com cetoacidose diabética.
- Congestão pulmonar por sobrecarga hídrica.
- Dilatação gástrica aguda: conseqüência de uma neuropatia autonômica, sendo grave. O tratamento é com descompressão gástrica obtida através da passagem de sonda nasogástrica.
- Mucormicose: infecção fúngica que atinge principalmente os seios da face e ocorre pela alteração do metabolismo de ferro que atinge estes doentes, durante o episódio de cetoacidose. Condição muito grave, rara, mas com grande letalidade.
- Alcalose metabólica paradoxal pode ainda ocorrer durante o tratamento.

LEITURA ADICIONAL

1. American Diabetes Association 2006. Position statement: hyperglycemic crises in patients with diabetes mellitus. Disponível em: http://www.diabetes.org/diabetescare.
2. Votey SR, Peters AL. Diabetes mellitus. In: Harwood-Nuss: clinical practice of emergency medicine. 4. ed. Philadelphia: Lippincott Williams and Wilkins; 2005. p.835-41.
3. Schwab RA, Marsala M. Diabetic ketoacidosis. In: Harwood-Nuss: clinical practice of emergency medicine. 4. ed. Philadelphia: Lippincott Williams and Wilkins; 2005. p.842-6.
4. Chansky ME, Riggs RL. Hyperosmolar hyperglycemic state. In: Harwood-Nuss: clinical practice of emergency medicine. 4. ed. Philadelphia: Lippincott Williams and Wilkins; 2005. p.846-9.
5. Powers AC. Diabetes mellitus. In: Kasper, Braunwald, Fauci, et al. Harrison's principles of internal medicine. 16. ed. McGraw-Hill; 2005. p.2152-80.
6. Rose BD, Robertson RP. Clinical features and diagnosis of diabetic ketoacidosis. ©2008 UpToDate®: http://www.uptodate.com.
7. Rose BD, Robertson RP. Treatment of diabetic ketoacidosis.: ©2008 UpToDate®: http://www.uptodate.com.
8. Martins HS. Hiperglicemia. In: Martins HS, Neto RAB, Velasco IT. Emergências clínicas – abordagem prática. 3. ed. Barueri: Editora Manole; 2007. p.983-95.
9. Martins HS, Neto RAB. Emergências relacionadas ao diabetes mellitus. In: Martins HS, Neto AS, Velasco IT. Emergências clínicas baseadas em evidências. 1. ed. São Paulo: Editora Atheneu; 2005. p.579-90.
10. Chansky ME, Lubkin CL. Diabetic ketoacidosis. In: Tintinalli JE, Kelen GD, Stapczynski JS. Emergency medicine: American College of Emergency Physicians. 6. ed. McGraw Hill; 2004. p.1287-94.
11. Graffeo CS. Hyperosmolar hyperglycemic state. In: Tintinalli JE, Kelen GD, Stapczynski JS. Emergency medicine: American College of Emergency Physicians. 6. ed. McGraw Hill; 2004. p.1307-11.
12. Rush MD, Winslett S, Wisdow KD. Diabetes mellitus. In: Tintinalli JE, Kelen GD, Stapczynski JS. Emergency medicine: American College of Emergency Physicians. 6. ed. McGraw Hill; 2004. p.1294-304.
13. Hardern RD. Emergency management of diabetic ketoacidosis in adults. Emerg Med J 2003; 20: 210-3.

Algoritmo 67.1 – Estado hiperosmolar hiperglicêmico

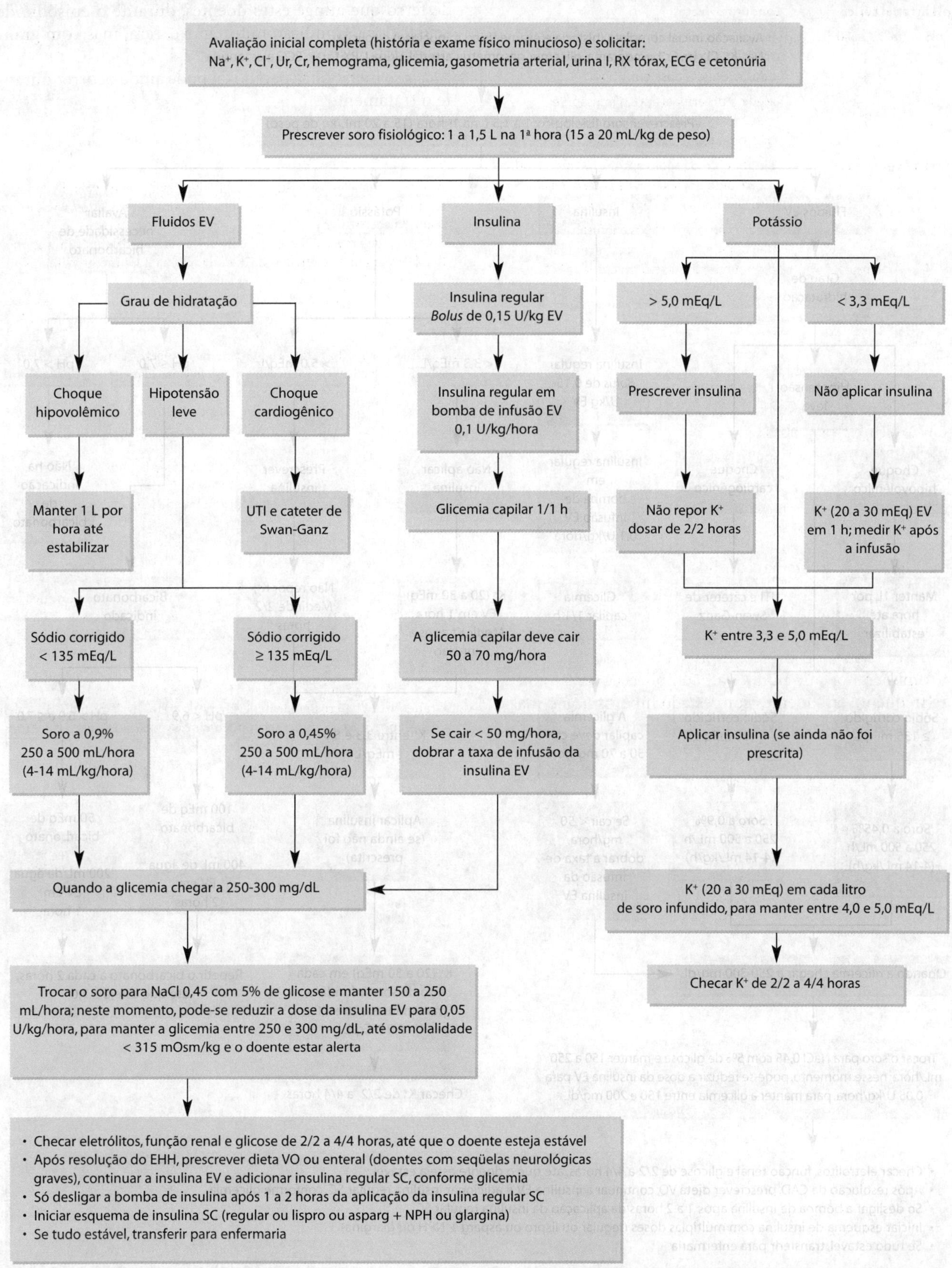

Algoritmo 67.2 – Cetoacidose diabética

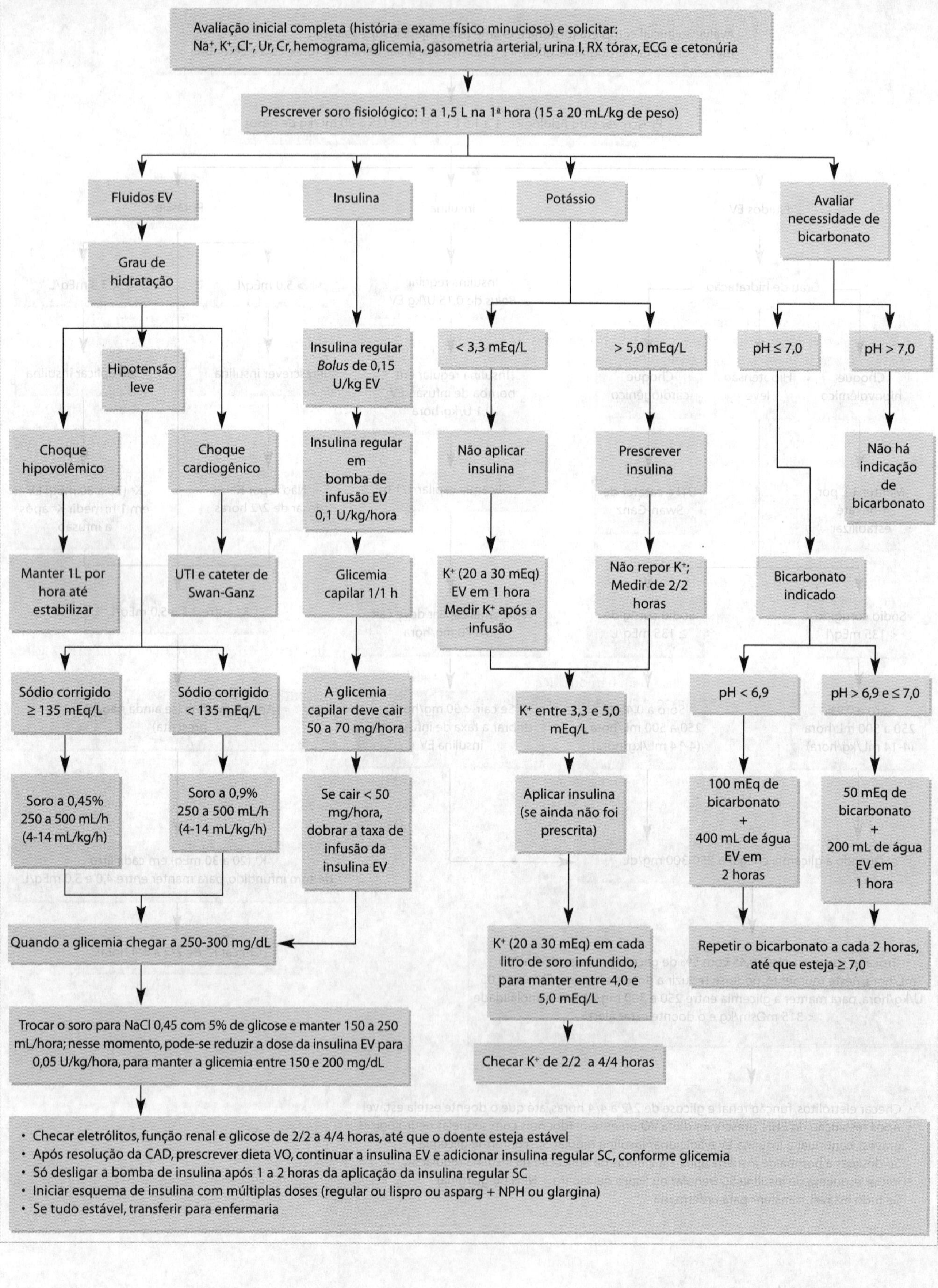

Sangramento (Petéquias, Equimoses e Hematomas)

CAPÍTULO 68

Gabriela Siniscalchi
Fernando Vissoci Reiche

TÓPICOS IMPORTANTES

- Alterações da hemostasia primária são responsáveis por sangramentos de locais superficiais, principalmente na pele e nas mucosas. O sangramento cutâneo se manifesta por petéquias, equimoses e púrpuras. O sangramento mucoso pode se manifestar por gengivorragia, epistaxe ou bolhas hemorrágicas em cavidade oral.
- Caracteristicamente, o sangramento causado por alteração de hemostasia primária ocorre espontaneamente ou imediatamente após traumatismos. Sangramentos tendem a persistir por tempo prolongado após cortes superficiais. Podem ser controlados com tamponamento mecânico por 3-5 minutos.
- Alterações decorrentes de distúrbios da hemostasia secundária tendem a apresentar sangramentos de tecidos profundos, como articulações, tecido muscular e cavidades corporais como o retroperitônio. As lesões típicas deste grupo de alterações são os hematomas e a hemartrose. Sangramentos cavitários, como o peritoneal e retroperitoneal, podem ocorrer. Raramente observa-se sangramento mucoso.
- A avaliação clínica do paciente com desordem hemorrágica é inicialmente realizada com uma anamnese cuidadosa, padrão de sangramento do paciente e um exame físico minucioso. Só após se deve pedir exames laboratoriais.
- Os resultados obtidos nos exames laboratoriais complementares contribuem para a investigação de diferentes hipóteses diagnósticas. Os exames laboratoriais de triagem podem incluir a contagem do número de plaquetas, tempo de protrombina, tempo de tromboplastina parcial ativada e tempo de trombina.
- A análise do sangue periférico também possibilita a avaliação da presença de esquizócitos, uma informação laboratorial muito importante para diagnóstico de púrpura trombocitopênica trombótica (PTT) ou outras microangiopatias.
- A hipofibrinogenemia pode ser congênita ou adquirida. A forma adquirida é causada por hepatopatias graves, pelo fenômeno de CIVD ou da fibrinólise.
- Quando a fibrinólise excede a formação de trombina, há aumento dos produtos de degradação da fibrina, como por exemplo, na CIVD. O D-dímero reflete mais especificamente fibrinólise de fibrina de coágulo formado.
- Exames iniciais normais (contagem de plaquetas, TP e TTPa) não descartam uma distúrbio da hemostasia, por exemplo, doença de Von Willebrand, plaquetopatias, hiperfibrinólise, disfibrinogenemia e deficiência de fator XIII.
- O tratamento do paciente com sangramento espontâneo depende da gravidade, do tipo de alteração da hemostasia e da doença de base.

INTRODUÇÃO E DEFINIÇÕES

A hemostasia possui dois componentes básicos: hemostasia primária, que "estanca" o sangramento por meio de um tampão plaquetário e é dependente da plaqueta e da integridade vascular; e a hemostasia secundária, que "evita" o ressangramento, e é dependente da formação do coágulo e da rede de fibrina.

Hemostasia primária

Algumas das funções plaquetárias são:

- Adesão à parede do vaso lesado, por meio da ligação entre colágeno e glicoproteína Ib plaquetária efetuada pelo fator de von Willebrand.
- Agregação a outras plaquetas, mediada pelo próprio fator de von Willebrand e pelo fibrinogênio com a glicoproteína IIbIIIa.
- Secreção de conteúdo granular, como ADP e tromboxano A_2, que ativam outras plaquetas.
- Pró-coagulação, uma vez que permitem a ocorrência da cascata da coagulação sobre um trombo plaquetário pré-formado.

A hemostasia primária depende de alguns fatores: integridade vascular, número efetivo de plaquetas, adesão plaquetária, ativação plaquetária e agregação plaquetária. Portanto, depende da perfeita integração entre matriz subendotelial, fator de von Willebrand, glicoproteínas de superfície das plaquetas, fibrinogênio e substâncias ativadoras das plaquetas.

Vários fatores podem interferir neste processo, como deficiências congênitas de partes integrantes deste sistema ou disfunções temporárias geradas por condições sistêmicas ou medicações.

Hemostasia secundária

A hemostasia secundária tem a função de estabilizar o trombo plaquetário pré-formado e depende da interação perfeita entre os vários fatores da coagulação, além do funcionamento adequado dos inibidores da coagulação e do sistema de fibrinólise. Hoje, sabe-se que toda a cascata de coagulação tem início com o fator tecidual e o fator VII ativado, porém, para o raciocínio clínico na abordagem do sangramento espontâneo, ainda vale o conceito de vias intrínseca, extrínseca e comum da coagulação.

As próprias plaquetas, na formação do tampão hemostático primário, induzem atividade pró-coagulante e servem de cofatores para diversas reações da cascata da coagulação.

A hemostasia secundária pode estar comprometida na deficiência grave de um fator isolado ou na deficiência menor de vários fatores concomitantemente.

ETIOLOGIA E FISIOPATOLOGIA

São várias as condições que podem cursar com sintomas de sangramento espontâneo (Tabela 68.I). A hemostasia pode ser alterada nas diversas condições que influenciam a produção de plaquetas ou fatores de coagulação, sua ação ou meia-vida.

As plaquetas originam-se pelo processo de fragmentação citoplasmática de megacariócitos na medula óssea. As trombocitopenias podem se originar de distúrbios na produção, distribuição ou destruição das plaquetas. Além disso, diversos fatores podem influenciar na função das plaquetas, alterando adesão, agregação ou inibindo sua secreção.

As cininoproteases (fatores de coagulação) têm origem predominantemente hepática. Quase todos os fatores são produzidos no fígado, com exceção do fator XIII, que também é produzido por megacariócitos, e do fator de von Willebrand, produzido pelas células endoteliais e pelos megacariócitos. O ativador do plasminogênio, importante componente do sistema fibrinolítico, também é produzido pelas células endoteliais.

Tabela 68.I – Causas de sangramento espontâneo

Tabela 68.I – Causas de sangramento espontâneo
Deficiências congênitas de fatores da coagulação
■ Deficiência de fatores isolados
1.1.1 Fator VIII – Hemofilia A
1.1.2 Fator IX – Hemofilia B
1.1.3 Fator XI – Hemofilia C
1.1.4 Fator de von Willebrand (por alterar secundariamente o fator VIII)
1.1.5 Fator XIII
1.1.6 Disfibrinogenemias
1.1.7 Outros fatores
Deficiências adquiridas de fatores da coagulação
■ Deficiência de vitamina K
2.1.1 Uso de antibióticos
2.1.2 Colestase
2.1.3 Síndromes de má absorção intestinal
■ Insuficiência hepática
■ Uso de cumarínico
■ Uso de heparina
■ Uso de trombolíticos
■ CIVD
2.6.1 Sepse bacteriana por Gram-negativos
2.6.2 Complicações obstétricas
2.6.3 Neoplasias malignas
2.6.4 Politrauma
2.6.5 Grande queimado
■ Inibidores de fatores da coagulação
Alteração da fibrinólise
■ Fibrinólise primária
3.2 Uso de fibrinolíticos

ACHADOS CLÍNICOS

Distúrbios plaquetários, do fator de von Willebrand e alterações vasculares cursam com sintomas semelhantes, enquanto distúrbios de coagulação cursam com sangramentos em tecidos mais profundos e mais intensos.

Alterações da hemostasia primária são responsáveis por sangramentos de locais superficiais, principalmente na pele e nas mucosas. Tanto a trombocitopenia como a plaquetopatia geralmente são decorrentes de distúrbios adquiridos, induzidas por diversas condições clínicas ou medicamentos.

O sangramento cutâneo manifesta-se por petéquias, equimoses e púrpuras. Petéquias são hemorragias capilares puntiformes na pele, não palpáveis, que surgem principalmente em locais onde a pressão venosa é maior (como nos membros inferiores e extremidades de membros superiores). Equimoses são lesões caracteristicamente violáceas, pequenas, múltiplas e que não invadem tecidos profundos em resposta a contusões comuns. As púrpuras não são palpáveis, diferindo das lesões vasculíticas. Com a correção do número de plaquetas, as petéquias tendem a desaparecer em 2 a 3 dias.

O sangramento mucoso pode se manifestar por gengivorragia, epistaxe ou bolhas hemorrágicas em cavidade oral. Petéquias em cavidade oral são sinais de plaquetopenia grave. Sangramentos do trato gastrintestinal, trato geniturinário e hemoptise também podem ocorrer.

Nas trombocitopenias, há correlação entre contagem plaquetária e manifestações hemorrágicas. Nas condições em que o número de plaquetas é o único componente alterado na hemostasia, valores acima de 30.000/mm^3 raramente cursam com sangramento espontâneo (Tabela 68.II).

Importante, a perda sangüínea com anemia gera uma piora no desempenho plaquetário devido à alteração do

Tabela 68.II – Risco de sangramento de acordo com a contagem de plaquetas

Nº de plaquetas	Manifestação clínica
> 100.000/mm^3	Sem sangramento
50.000 a 100.000/mm^3	Eventual sangramento em caso de trauma grave
20.000 a 50.000/mm^3	Sangramento em caso de trauma ou cirurgia
10.000 a 20.000/mm^3	Sangramento espontâneo pode ocorrer
< 10.000/mm^3	Risco de sangramento grave e incontrolável

fluxo das plaquetas, deixando-as em fluxo mais centralizado, portanto, longe do endotélio.

Caracteristicamente, o sangramento causado por alteração de hemostasia primária ocorre espontânea ou imediatamente após traumatismos. Sangramentos tendem a persistir por tempo prolongado após cortes superficiais. Podem ser controlados com tamponamento mecânico por 3 a 5 minutos.

Quando estes distúrbios são adquiridos, geralmente estão presentes outros sinais e sintomas da doença de base, como:

- Coagulação intravascular disseminada (CIVD) em situações de sepse ou gestação complicada.
- Insuficiência hepática quando houver estigmas de hepatopatia crônica e de hipertensão portal, como ascite, sinais de encefalopatia hepática, hipoalbuminemia, eritema palmar e icterícia.
- Insuficiência renal associada a outras manifestações de síndrome urêmica como náuseas e vômitos, oligo/anúria, dispnéia, hipertensão, alterações eletrocardiográficas de hipercalemia, alterações do nível de consciência ou outros indícios de disfunção renal avançada.
- História de uso de medicamentos (p.ex.: aspirina, clopidogrel etc.).

Trombocitopenia adquirida pode estar associada com disfunções mais complexas, como lúpus eritematoso sistêmico (LES), leucemias e infecções.

Assim como nas alterações da hemostasia primária, as alterações adquiridas do sistema de coagulação são mais freqüentes que as congênitas. Nas alterações congênitas, a gravidade das manifestações clínicas apresentadas está relacionada com o grau de deficiência do fator de coagulação. Alterações decorrentes de distúrbios da hemostasia secundária tendem a apresentar sangramentos de tecidos profundos, como articulações, tecido muscular e cavidades corpóreas, como o retroperitônio. A hemorragia intracraniana é o evento mais perigoso.

As lesões típicas deste grupo de alterações são os hematomas e a hemartrose. O hematoma pode ser definido como uma coleção de sangue profunda que inclusive pode dissecar tecidos em várias direções e ter efeito de massa. Pode também produzir febre, leucocitose e dor local intensa.

Sangramentos cavitários, como o peritoneal e retroperitoneal, podem ocorrer. Raramente observa-se sangramento mucoso.

O sangramento após um trauma tende a ocorrer tardiamente (horas após) e ser de grande intensidade. No caso da deficiência do fator XIII, além do sangramento tardio, ocorre alteração da cicatrização. O efeito hemostático da compressão local é pequeno. O grau de sangramento apresenta relação com os níveis plasmáticos dos fatores de coagulação que estão deficientes.

Alguns sangramentos, como hemorragia digestiva, hematúria, menorragia, hemorragia cerebral e hemorragia retiniana, podem ocorrer nos dois tipos de distúrbios hemostáticos, apesar de serem mais comuns na disfunção de hemostasia primária (Tabela 68.III).

Avaliação do paciente com sangramento espontâneo

Sangramento excessivo, espontâneo ou que ocorre algum tempo após uma lesão tecidual, é resultado de um processo patológico localizado ou um distúrbio da hemostasia que envolve integridade vascular, número e função plaquetária, fatores da coagulação e sistema de fibrinólise.

A Sociedade Internacional de Trombose e Hemostasia sugere que o sangramento deve ser considerado clinicamente significativo em três situações:

1. Quando existem dois ou mais locais distintos de sangramento, de ocorrência espontânea ou quando provocado.
2. Apenas um local de sangramento, intenso e com necessidade de transfusão.
3. Sangramento significativo em três ocasiões distintas. Esta sugestão é muito válida, uma vez que até 25% das pessoas que se queixam de "sangramento excessivo" não têm distúrbios de hemostasia. Porém, cerca de 1/3 dos pacientes com distúrbio hemostático, como a doença de von Willebrand, nunca apresentaram manifestações hemorrágicas.

A avaliação clínica do paciente com distúrbio hemorrágico é inicialmente realizada com uma anamnese cuidadosa. Pacientes com suspeita de distúrbio da hemostasia devem ser questionados sobre episódios anteriores de sangramento, história familiar de alteração da hemostasia, his-

Tabela 68.III – Diferenças nos distúrbios plaquetários *versus* coagulação

Característica clínica	Plaquetopenia ou plaquetopatia	Distúrbios da coagulação
Local de sangramento	Pele, mucosas (gengivorragia, epistaxe, conjuntival, TGI e TGU)	Sangramentos profundos (músculos, articulações, cavidades). Sem sangramento de mucosas.
Sangramento após pequenos cortes	Sim	Geralmente não
Petéquias	Presentes	Ausentes
Equimoses	Pequenas, superficiais	Quando presentes, grandes e palpáveis
Hematomas, hemartroses	Raro	Comum
Sangramento após cirurgia	Imediato e leve a moderado	Tardio e grave

tória de anemia ferropriva, sangramentos após procedimentos cirúrgicos ou extrações dentárias, história de transfusão de sangue ou hemoderivados, padrão das menstruações, hábitos alimentares e uso de medicamentos em geral. Devem também ser questionados quanto à presença de doença hepática, renal e tireoidiana.

A presença de hematúria, melena e menorragia geralmente contribui pouco para o diagnóstico. Estes sintomas, apesar de mais freqüentes em discrasias da hemostasia primária, geralmente são decorrentes de causas estruturais, e não de distúrbio hemorrágico.

A resposta ao traumatismo é um excelente teste para avaliação da hemostasia. História recente de procedimentos cirúrgicos, extrações dentárias ou trauma significativo sem sangramento anormal são evidências que contrariam a presença de distúrbio hemorrágico.

Distúrbio congênito é sugerido quando quadros hemorrágicos ocorrem logo após o nascimento ou durante a infância. História familiar positiva também é um bom parâmetro, porém vale lembrar que até 35% dos pacientes com hemofilia A têm história familiar negativa.

O interrogatório sobre uso de medicações, lícitas e ilícitas, é muito importante. Antiinflamatórios são medicamentos muito difundidos e de venda realizada mesmo sem prescrição médica. Essas drogas podem alterar a hemostasia por meio de indução de trombocitopenia, disfunção plaquetária, anemia aplásica ou púrpura vascular.

EXAMES COMPLEMENTARES

Os exames laboratoriais de triagem na emergência incluem contagem do número de plaquetas, tempo de protrombina, tempo de tromboplastina parcial ativada e tempo de trombina. Testes específicos incluem avaliação de sangue periférico, agregação plaquetária em resposta ao ADP, epinefrina, colágeno e ristocetina, dosagem de fatores específicos da coagulação, como o fibrinogênio e fator XIII, e testes para fibrinólise (D-dímero e produtos de degradação da fibrina). Os principais exames laboratoriais são descritos a seguir.

Contagem do número de plaquetas (por automação ou manual)

A observação de uma preparação de sangue periférico, em esfregaço bem estendido e corado, proporciona informações valiosas a respeito do número aproximado de plaquetas e de suas anormalidades morfológicas. A contagem manual exclui a pseudotrombocitemia, que ocorre nos agregados plaquetários induzidos pelo anticoagulante (EDTA) ou no satelitismo plaquetário.

Aceitam-se como valores de referência contagens de 150.000 a 400.000/mm^3. Valores diminuídos são observados em pacientes com trombocitopenias. Paraproteinemia (níveis séricos aumentados das imunoglobulinas IgG, IgA e IgM) induz agregação plaquetária no momento da coleta de sangue.

Aumento do volume das plaquetas sugere destruição periférica ou síndrome de Bernard-Soulier (deficiência congênita da glicoproteína Ib).

Análise de sangue periférico

A análise do sangue periférico também possibilita a avaliação da presença de esquizócitos, uma informação laboratorial muito importante para diagnóstico de púrpura trombocitopênica trombótica (PTT) ou outras microangiopatias.

Tempo de protrombina (TP)

O TP é utilizado para avaliar as vias extrínseca e comum da coagulação, ou seja, a eficácia dos fatores VII, X, V, II e do fibrinogênio. Pode detectar deficiências congênitas ou adquiridas dos fatores pertencentes à via extrínseca. A adição de tromboplastina tecidual a um plasma normal determina a formação de coágulo em 10 a 14 segundos, dependendo da técnica empregada. Se houver deficiência no sistema extrínseco, o tempo requerido para a formação do coágulo no teste será mais prolongado que o do plasma normal.

Tempo de tromboplastina parcial ativada (TTPa)

O teste TTPa é capaz de detectar anormalidades da maioria dos fatores de coagulação. Avalia as vias intrínsecas comuns da coagulação. Testa, portanto, todos os fatores da coagulação, exceto o VII e o XIII.

Tempo de trombina (TT)

O TT avalia a conversão do fibrinogênio em monômeros de fibrina e a formação inicial do coágulo, a etapa final da via comum da cascata da coagulação. A trombina humana é usada em provas destinadas a determinar qualitativamente a reatividade do fibrinogênio em uma amostra desconhecida. A adição de trombina a uma amostra de plasma determina normalmente a formação de um coágulo. Medido o tempo decorrido entre a adição da trombina e a formação do coágulo e observando as características deste, pode-se avaliar a anormalidade do fibrinogênio no plasma examinado. O plasma normal começa a exibir a formação do coágulo dentro de 15 segundos após a adição de trombina. Como o tempo necessário para a formação do coágulo é influenciado por outros fatores no sistema da prova, a estimativa da concentração de fibrinogênio não pode basear-se apenas neste teste. A consistência do coágulo também deve ser observada. Um plasma com teor normal de fibrinogênio forma, aos 60 segundos, um coágulo firme que adere às paredes do tubo, quando este é invertido. Deve-se suspeitar de anormalidade (fibrinogênio abaixo de 100 mg/dL) quando algum desses parâmetros deixar de ocorrer.

Dosagem de fibrinogênio

Os níveis séricos do fibrinogênio podem ser avaliados por inúmeras técnicas laboratoriais. Na maioria, baseiam-se na transformação do fibrinogênio em fibrina pela trombina, e a fibrina formada é mensurada. Os valores de referência variam entre 150 e 500 mg/dL. Em geral, somente surgem fenômenos hemorrágicos quando o fibrinogênio está abaixo de 100 mg/dL. A hipofibrinogenemia pode ser congênita ou adquirida. A forma adquirida é causada por hepatopatias graves, pelo fenômeno de CIVD ou da fibrinólise. O fibrinogênio é uma proteína de fase aguda positiva e, em processo inflamatório agudo de diferentes etiologias, seus níveis séricos podem estar elevados.

Resposta ao teste de diluição 1:1

Quando existe deficiência de algum fator da coagulação, os resultados alterados obtidos nos testes de TP ou TTPa são corrigidos após adição de plasma normal.

Quando se suspeita da presença de inibidor do fator de coagulação, geralmente inibidor do fator VIII, a adição de plasma normal na proporção de 1:1 não normaliza o resultado (o que seria esperado), ou pode normalizar o TTPa de maneira apenas fugaz, por cerca de 60 a 120 minutos. A presença de anticorpos antifosfolípides também impede que o resultado seja normalizado após adição do plasma normal. Nesta situação, os valores são corrigidos com a adição de fosfolípides no teste TTPa.

Testes para avaliação da fibrinólise

Quando a fibrinólise excede a formação de trombina, há aumento dos produtos de degradação da fibrina, como na CIVD. O D-dímero reflete mais especificamente fibrinólise de fibrina de coágulo formado.

DIAGNÓSTICO DIFERENCIAL

Para o diagnóstico de distúrbios da hemostasia, deve-se considerar a história, o exame físico e o padrão do sangramento apresentado pelo paciente. Os resultados obtidos nos exames laboratoriais contribuem para a investigação de diferentes hipóteses diagnósticas (Tabela 68.IV).

Tabela 68.IV – Diagnóstico diferencial de sangramento espontâneo

Contagem de plaquetas menor que 50.000/mm³ e TP e TTPa normais	Neste grupo, estão as trombocitopenias causadas geralmente por destruição acelerada: PTI, PTT, SHU, hiperesplenismo, LES, HIV.
	Existem outras causas menos comuns de déficit de produção, como anemia aplásica, leucemias, mielodisplasia, trombopoiese ineficaz.
Trombocitopenia e coagulograma alterado (TP e/ou TTPa)	As principais causas são insuficiência hepática com hiperesplenismo, CIVD e uso de heparina. O tempo de trombina, a dosagem de fibrinogênio plasmático e a dosagem dos produtos de degradação da fibrina (PDF) ajudam no diagnóstico diferencial.
	A obtenção de valores alterados no TT, na dosagem de fibrinogênio e de PDF sugere CIVD.
	As presenças de esplenomegalia, história e estigmas de hepatopatia crônica e sem alteração, principalmente de PDF, sugerem insuficiência hepática.
	A reação à heparina pode ser idiossincrática, com uso superior a 5 dias.
Contagem normal de plaquetas e coagulograma alterado (TP e TTPa)	As principais hipóteses são plaquetopatias hereditárias ou adquiridas e doença de von Willebrand (nesta, além do TS alargado, é possível encontrar alteração do TTPa, provocada pela alteração secundária na estabilidade do fator VIII sem o fator de von Willebrand).
TTPa alterado, com contagem plaquetária e TP normais	Sugere doença de von Willebrand (com alteração secundária do fator VIII).
TP normal e TTPa alterado (com provas de hemostasia primária normais)	São característicos de distúrbios da via intrínseca da coagulação. As principais causas são deficiência no fator VIII (hemofilia A ou doença de von Willebrand) e deficiência de fator IX (hemofilia B) e uso de heparina.
	A deficiência de fator XI (hemofilia C) é rara e só provoca sangramentos após procedimentos cirúrgicos.
	Deficiências de fator XII, pré-calicreína e cininogênio de alto peso molecular raramente cursam com sangramento importante.
	Inibidores de fatores, como o anticorpo antifosfolípide e o antifator VIII (descrito em algumas malignidades, distúrbios linfoproliferativos crônicos, gravidez, distúrbios reumatológicos ou mesmo idiopáticos) podem causar um distúrbio de coagulação adquirido.
TTPa normal e TP alterado (com provas de hemostasia primária normais)	São característicos de distúrbios da via extrínseca da coagulação, que podem ser congênitos ou, mais freqüentemente, adquiridos.
	As principais causas são insuficiência hepática, deficiência de vitamina K e uso de cumarínicos.
	Para diferenciar deficiência de vitamina K de insuficiência hepática inicial, pode-se quantificar o fator V, cuja produção independe da vitamina K.
	As manifestações clínicas variam desde ausência de sangramento até tendência hemorrágica importante.
	Avaliar a presença de deficiência de fatores II, V, VII e X e valores diminuídos ou anormais de fibrinogênio.
	Pode ser causado pela deficiência do fator VII (rara).

(continua)

Tabela 68.IV – Diagnóstico diferencial de sangramento espontâneo *(cont.)*

TP e TTPa alterados (com provas de hemostasia primária normais)	Indicam distúrbio da via comum ou algum distúrbio complexo que compromete tanto a via intrínseca como a extrínseca da coagulação.
	Deficiências dos fatores X e V, de protrombina ou de fibrinogênio são extremamente raras. Fibrinogenemia e disfibrinogenemia também são situações incomuns que podem cursar com sangramento mucocutâneo.
	Doses supraterapêuticas de cumarínicos ou heparina, ou quando usados concomitante, como na fase inicial de anticoagulação para doenças tromboembólicas, podem cursar com alteração das duas vias da coagulação (tanto intrínseca quanto extrínseca).
	Distúrbios adquiridos incluem deficiência de vitamina K, insuficiência hepática, CIVD e fibrinólise. Para o diagnóstico diferencial de hipovitaminose e insuficiência hepática, é indicada a dosagem de fator V.
	Distúrbios do fibrinogênio devem ser excluídos pela sua dosagem sérica direta e pelo TT.
Contagem de plaquetas, TP e TTPa normais	As principais hipóteses neste caso são: doença de von Willebrand, hiperfibrinólise (cursa com aumento de PDF), disfibrinogenemia e deficiência de fator XIII.

TRATAMENTO

Nesse capítulo, descreveremos apenas alguns princípios da abordagem do paciente com sangramento espontâneo no PS.

Detalhes das doenças e síndromes específicas serão descritos nos capítulos ao longo do livro.

Transfusão de hemoderivados

Descrita no capítulo "Medicina Transfusional".

Transfusão de fatores de coagulação

Descrita no capítulo "Distúrbios da Coagulação, Hemofilias e CIVD".

Doença de von Willebrand

Descrita no capítulo "Distúrbios plaquetários e doença de von Willebrand".

Relacionado a cumarínicos

Descrito no capítulo "Reversão da Anticoagulação Oral no PS".

Particularidades e lembretes gerais

Nos casos de trombocitopenia por consumo/destruição periférica, a transfusão tem um rendimento bastante fraco. Já nos casos decorrentes de produção diminuída, como distúrbios medulares, a transfusão de plaquetas é bastante efetiva.

Pacientes que apresentam febre, rápida diminuição da contagem de plaquetas e quadros sépticos merecem atenção especial, pelo risco aumentado de sangramento.

Usualmente, a transfusão de plaquetas não é indicada na PTI idiopática, exceto em sangramentos importantes que necessitem de conduta mais agressiva.

Nas PTI secundárias a drogas (dentre as principais estão heparina, rifampicina, sulfonamidas, penicilinas, tiazídicos, aspirina, digitoxina, bloqueadores H2, clorpropamida e anticonvulsivantes), a melhor conduta é a suspensão da droga. A contagem plaquetária fornece resultados dentro dos valores de referência em cerca de 1 semana após a retirada da droga. Em sangramentos importantes, pode-se transfundir plaquetas ou administrar imunoglobulina venosa.

No caso específico da heparina, a trombocitopenia geralmente ocorre em cerca de 3% das pessoas que utilizam esta medicação por um período maior que 5 dias. A contagem plaquetária geralmente apresenta resultados dentro dos valores de referência poucos dias após suspensão da droga. Posteriormente, caso haja necessidade do uso de anticoagulante, a medicação escolhida deve ser de outra classe (por exemplo, a bivalirudina, hirudina, argatrobana), visto que há reação cruzada com heparina de baixo peso molecular.

No LES, a plaquetopenia pode ser interpretada como atividade da doença auto-imune. O tratamento inclui corticosteróides e imunossupressores, como a azatioprina.

Na infecção pelo vírus da imunodeficiência humana (HIV), o tratamento de escolha da plaquetopenia é o próprio anti-retroviral zidovudina (AZT).

Na PTT, a transfusão de plaquetas é formalmente contra-indicada. O tratamento é realizado por meio de plasmaférese.

Em pacientes com disfunção plaquetária urêmica, sabe-se que a própria anemia com hematócrito abaixo de 24% (comum nos pacientes renais crônicos) pode contribuir para piora da função plaquetária. O melhor tratamento destes pacientes é diálise.

Em pacientes com disfunção secundária ao uso de drogas antiplaquetárias, o tempo de duração deste efeito é variável. O ácido acetilsalicílico (AAS) apresenta ação por 5 a 7 dias; antiinflamatórios não-esteroidais (AINEs) não-seletivos agem de forma reversível por 24 a 48 horas. Já os inibidores seletivos da enzima cicloxigenase 2 (COX-2) podem ter um efeito pró-trombótico.

Clopidogrel, ticlopidina e inibidores da glicoproteína IIbIIIa podem causar sangramento importante e clinicamente mais significativo que o AAS; neste caso, a conduta é a suspensão da droga e a transfusão de plaquetas, uma vez que seus efeitos podem durar cerca de 7 dias.

Várias outras medicações, como os antibióticos ß-lactâmicos, podem ter efeitos na função plaquetária, porém, isoladamente, não podem ser responsabilizados por sangramentos espontâneos.

Em pacientes com trombocitemia de Glanzman (quadro semelhante ao observado com uso de inibidores da glicoproteína IIbIIIa), o sangramento espontâneo pode ser tratado com concentrado de plaquetas e antifibrinolíticos na fase aguda e, eventualmente, uso de fator VII ativado recombinante. Este fator também é terapêutica alternativa para outras plaquetopatias congênitas.

Como a atividade fibrinolítica é maior em mucosas, os antifibrinolíticos podem ser usados nas diversas formas de sangramento mucoso relacionado a trombocitopenias ou a distúrbios de função plaquetária. Podem ser utilizados em pacientes com menorragia (administrados a cada 8 horas), com sangramentos nos tratos gastrintestinais e urinários após prostatectomia, sangramentos provenientes de extrações dentárias e decorrentes de terapia fibrinolítica (precoces). Efeitos colaterais, como intolerância gastrintestinal, costumam ser dose-dependentes. Os medicamentos antifibrinolíticos são contra-indicados para pacientes com vigência de sangramento do trato urinário superior, visto que aumentam o risco de formar coágulos que podem obstruir ureteres e bexiga. Dentre eles, o ácido tranexâmico é cerca de 10 vezes mais potente. Estas medicações agem pela inibição da transformação de plasminogênio em plasmina.

Os pacientes com quadros vasculares hereditários apresentam resposta parcial e variada com os tratamentos propostos. Atualmente, a terapêutica se baseia em hormonioterapia na telangiectasia hereditária, trombose intencional dos hemangiomas e α-interferon na síndrome de Kasabach-Merritt.

Nos sangramentos associados ao uso da heparina, os mecanismos fisiopatológicos são variados. O quadro apresentado pelo paciente pode ser decorrente de plaquetopenia induzida por heparina (que pode ser inclusive uma reação idiossincrásica). Neste caso, a conduta baseia-se na suspensão da droga e na conduta apropriada para trombocitopenia já descrita anteriormente. Nos pacientes com sangramento devido a distúrbio da coagulação induzida pela heparina, a primeira conduta é a suspensão imediata da droga. Importante considerar que o tempo de *clearance* desta medicação é de cerca de 6 horas para a heparina não-fracionada (meia-vida de 0,5 a 1 hora) e cerca de 12 horas para a heparina de baixo peso molecular (meia-vida de 4 a 6 horas). Se o sangramento for moderado a grave, pode-se administrar o antídoto específico, a protamina. Cada 1 mg da protamina neutraliza 100 U de heparina não-fracionada. A protamina é utilizada por meio de infusão lenta para diminuir efeitos adversos, como depressão miocárdica, bradicardia e hipotensão arterial. Em caso de bomba de infusão contínua, recomenda-se antagonizar a medicação administrada nas últimas 4 horas, de acordo com a Tabela 68.VIII. A protamina pode ser utilizada inclusive na tentativa de neutralizar os efeitos da heparina de baixo peso molecular, porém sua ação é imprevisível e pouco eficiente. Estudos demonstraram que a protamina antagoniza cerca de 60% da atividade anti-Xa.

Em pacientes com sangramentos associados ao uso de trombolíticos, o tratamento deve ser feito com reposição de fibrinogênio, por meio de transfusão de crioprecipitado ou plasma fresco congelado. Além disso, estas medicações são freqüentemente empregadas nos casos de infarto agudo do miocárdio com supradesnivelamento do segmento ST. Com exceção da estreptoquinase, todos os outros são infundidos em associação com heparina. Nestas situações, pode-se incluir o uso de protamina no tratamento do sangramento, como descrito anteriormente. Também avaliar a necessidade do fator VII ativado.

Pacientes com sangramento associado a doença hepática avançada apresentam deficiência, em algum grau, de praticamente todos os fatores da coagulação. O de menor meia-vida é o fator VII e, por isso, o TP tende a ser o primeiro exame da coagulação a se alterar. É importante considerar que os anticoagulantes endógenos também têm produção hepática. O tratamento é feito com plasma fresco congelado, visando obter INR abaixo de 1,5. A resposta à administração de vitamina K é imprevisível, visto que a sua utilização para a síntese dos fatores de coagulação depende de algum grau de preservação da função hepatocelular. Transfusão de plaquetas em casos de hiperesplenismo, administração de concentrado de complexo protrombínico e fator VIIa recombinante são outras medidas que podem ser úteis nestes pacientes.

Se houver suspeita de fibrinólise primária, presente em situações como pacientes com sangramento espontâneo, com valores de TP e TTPa alterados, tempo de trombina aumentado, com carcinoma metastático de próstata, após realização de ressecção transuretral da próstata ou mesmo em uso de fibrinolíticos, a conduta é reposição de crioprecipitado, plasma fresco congelado e drogas antifibrinolíticas. Para tanto, deve-se, com certeza, excluir CIVD.

Já no sangramento decorrente de CIVD aguda, que ocorre principalmente em pacientes com infecções graves por bactérias Gram-negativas, neoplasias malignas e leucemia mielóide aguda, subtipo promielocítica (M3), a abordagem terapêutica deve ser com transfusão de plaquetas, plasma fresco congelado e crioprecipitado. Os antifibrinolíticos são contra-indicados por poderem agravar a trombose. A anticoagulação tem efeito ainda não comprovado.

LEITURA ADICIONAL

1. Ansell J, Hirsh J, Poller L, Bussey H, Jacobson A, Hylek E. The pharmacology and management of the vitamin K antagonists: the seventh ACCP conference on antithrombotic and thrombolytic therapy. Chest 2004; 126(suppl 204S): 204-33.
2. Brody DL, Aiyagari V, Shackleford AM, Diringer MN. Use of recombinant factor VIIa in patients with warfarin-associated intracranial hemorrhage. Neurocritical Care 2005; 2(3): 263-7.
3. Deveras RAE, Kessler, CM. Reversal of warfarin-induced excessive anticoagulation with recombinant human factor VIIa concentrate. Annals of Internal Medicine 2002; 137: 884-8.
4. Dickneite G. Prothrombin complex concentrate versus recombinant factor VIIa for reversal of coumarin anticoagulation. Thrombosis Research 2007; 119(5): 643-51.
5. Dreews RE. Approach to the patient with bleeding diathesis. Up to date 2008.
6. Evans G, et al. Beriplex P/N reverses severe warfarin-induced overanticoagulation immediately and completely in patients presenting with major bleeding. British Journal of Haematology 2001; 116: 998-1001.

7. Hassan AA, Kroll MH. Acquired disorders of platelet function. American Society of Hematology. Haematology 2005; 403-8.
8. Lankiewicz MW, Hays J, Friedman KD, Tinkoff G, Blatt PM. Urgent reversal of warfarin with prothrombin complex concentrate. Journal of Thrombosis and Haemostasis 2006; 4(5): 967-70.
9. Lubetsky A, Hoffman R, Zimlichman R, Eldor A, Zvi J, Kostenko V, et al. Efficacy and safety of a prothrombin complex concentrate (Octaplex) for rapid reversal of oral anticoagulation. Thrombosis Research 2004; 113(6): 371-8.
10. Mannucci PM. Hemostatic drugs. New England Journal of Medicine 1998; (339)4: 245-53.
11. Mannucci PM. How I treat patients with von Willebrand disease. Blood 2001; 97(7): 1915.
12. Mannucci PM, Duga S, Peyvandi F. Recessively inherited coagulation disorders. Blood 2004; 104(5): 1243.
13. Preston FE, Laidlaw ST, Sampson B, Kitchen S. Rapid reversal of oral anticoagulation with warfarin by prothrombin complex concentrate (Beriplex): efficacy and safety in 42 patients. British Journal of Haematology 2002; 116: 619-24.
14. Rick ME, Walsh CE, Key NS. Congenital bleeding disorders; American Society of Hematology Education Program Book. Hematology 2003; 559.
15. Stroncek DF, Rebulla P. Coagulation factor concentrates: past, present, and future. Lancet 2007; 370: 439-48.
16. Stroncek DF, Rebulla P. Platelet transfusions. Lancet 2007; 370: 427-38.

Anemias

CAPÍTULO

69

Paulo Augusto Achucarro Silveira
Guilherme Henrique Hencklain Fonseca

TÓPICOS IMPORTANTES

- A anemia, na maior parte das ocasiões, não é a doença *per se*, mas, sim, uma manifestação de inúmeras doenças de base.
- Apesar de ser a base da classificação morfológica das anemias, o VCM, por ser um valor médio, pode ocultar dados importantes.
- Não existe um único tratamento para esta manifestação. O ideal é encontrar a causa e aplicar o tratamento apropriado. Eventualmente, porém, a natureza ou a gravidade da anemia exigem ações mais imediatas e inespecíficas, como as transfusões de hemocomponentes.
- Não há, definitivamente, benefícios em manter níveis de hemoglobina maiores que 7-9 g/dL na maior parte dos pacientes.
- Não há evidências de segurança ou efetividade na prática de manter Hb em níveis preestabelecidos tanto no contexto de terapia intensiva quanto na emergência.
- Algumas situações exigem avaliação imediata para instituição de tratamento efetivo e altamente específico. Dentre estas urgências podemos destacar as anemias hemolíticas microangiopáticas e as anemias hemolíticas auto-imunes.

INTRODUÇÃO E DEFINIÇÕES

Anemia é o sinal clínico mais comum no hospital geral, sendo isso realidade também no contexto da medicina de emergência. A anemia, na maior parte das ocasiões, não é a doença *per se*, mas, sim, uma manifestação de inúmeras doenças de base. Uma abordagem diagnóstica racional diminui a necessidade de solicitação excessiva de exames laboratoriais ou de imagem, permitindo, adicionalmente, em boa parte das situações, diagnósticos rápidos e tratamentos mais eficazes por restringir o diagnóstico diferencial.

A anemia é definida como a redução da massa eritrocitária, com conseqüente diminuição na capacidade de transporte de oxigênio para os tecidos. Para propósitos práticos, é impossível medir a massa eritrocitária (o que é efetuado por meio de mensurações radioisotópicas), sendo utilizado como definidor de anemia o valor de hemoglobina (Hb) de 13 e 12 gramas por decilitro (g/dL) no nível do mar, respectivamente, para homens e mulheres adultos. As gestantes têm valor de Hb normal em 11 g/dL (OMS).

Estes valores são definições estatísticas e, em alguns pacientes, podem ocorrer variações importantes com significado clínico, sem necessariamente atingir estes valores da definição. Em situações de rápida perda sangüínea, os valores de Hb e Ht podem demorar a baixar por conta dos mecanismos de adaptação a hipovolemia.

ETIOLOGIA E FISIOPATOLOGIA

A classificação das anemias pode ser morfológica (Tabela 69.I) ou fisiopatológica (Tabela 69.II).

Classificação morfológica

A classificação morfológica leva em consideração o tamanho e a concentração de Hb nas hemácias. O valor normal do tamanho das hemácias está situado entre 80 e 100 fL. Este é o chamado volume corpuscular médio (VCM). Como explicitado no seu próprio nome, este valor é derivado da média do tamanho das hemácias, oriundo da divisão do valor do hematócrito pelo número de hemácias ou medido diretamente por contadores automáticos.

Tabela 69.I – Classificação morfológica das anemias

Classificação morfológica	VCM normal = 80-100 fL HCM normal = 27-32 pg
Anemia hipocrômica/microcítica	VCM < 80 fL HCM < 27 pg
Anemia normocítica/normocrômica	VCM entre 80 e 100 fL HCM entre 27-32 pg
Anemia macrocítica	VCM > 100 fL

Tabela 69.II – Classificação fisiopatológica das anemias

Classificação fisiopatológica	Valor corrigido de reticulócitos
Anemia por falta de produção	Diminuído
Anemia por excesso de destruição	Aumentado
Anemia por perdas	Depende do caráter da perda • se perda aguda – aumentado • se perda crônica – diminuído

Apesar de ser a base da classificação morfológica das anemias, o VCM, por ser um valor médio, pode ocultar dados importantes, como uma população microcítica pequena no contexto de uma anemia ferropriva incipiente, ou a correção de uma macrocitose devido a uma anemia megaloblástica, pela coexistência de ferropenia ou talassemia. Estas limitações podem ser sobrepujadas pela observação e descrição das hemácias como vistas à microscopia e a observação dos outros índices hematimétricos, em especial o RDW (*red cell distribution width*), que é a expressão matemática da variabilidade do tamanho das hemácias (anisocitose). O valor normal do RDW é de 11,6 a 14%.

O tamanho das hemácias não é uniforme, distribuindo-se de forma normal. Boa parte desta variação é devida à presença de hemácias jovens, recém-saídas da medula óssea, os reticulócitos. Estas células são 20-30% maiores do que a média das hemácias mais velhas. Em situações onde há reticulocitose, expressando a resposta medular à destruição ou a perdas agudas, pode ocorrer macrocitose, refletindo o desvio da média causado pela presença destas hemácias de maior tamanho.

Anemias com VCM menor do que 80 fL são chamadas de anemias microcíticas, as de valor maior que 100 fL são designadas como macrocíticas e as demais como anemia normocítica. As anemias microcíticas são geralmente hipocrômicas, como verificado pelo valor de hemoglobina corpuscular média (HCM).

Classificação fisiopatológica

A classificação fisiopatológica leva em consideração o possível mecanismo que levou à anemia. Basicamente existem três formas de um paciente evoluir com anemia. A primeira é por falta de produção na medula óssea, conseqüente à deficiência de nutrientes (como ferro, vitamina B12 e folato), diminuição da produção de eritropoetina (na insuficiência renal crônica) e pela destruição (anemia aplástica, radiação) ou substituição (leucemias e metástases) da medula óssea. O segundo mecanismo é pelo encurtamento da vida média das hemácias secundário a hemólise. As anemias hemolíticas são um grupo heterogêneo de doenças eritrocitárias, que podem ser devidas a causas intrínsecas ao eritrócito, como:

a) Perda da integridade estrutural da membrana e do citoesqueleto: esferocitose hereditária, eliptocitose hereditária e hemoglobinúria paroxística noturna, dano induzido por anticorpos dirigidos contra a membrana (anemia hemolítica auto-imune).
b) Defeitos do metabolismo eritrocitário: deficiência de G6PD, deficiência de piruvato-quinase.
c) Defeitos da síntese de hemoglobina: talassemias e hemoglobinopatias (anemia falciforme).

A maior parte das anemias hemolíticas por defeito intrínseco ao eritrócito é de natureza hereditária, com a notável exceção da hemoglobinúria paroxística noturna. As causas extrínsecas de destruição das hemácias são devidas a fatores externos, como trauma mecânico, anemia microangiopática, toxinas e patógenos (malária).

Em algumas condições hemolíticas, a hemólise pode ocorrer no sistema retículo-endotelial (hemólise extravascular), com as concentrações de hemoglobina livre no plasma pouco elevadas, enquanto em outras situações pode ocorrer hemólise na circulação sangüínea (hemólise intravascular), com níveis de Hb livre no plasma mais altos. Esta distinção é importante, pois a hemólise intravascular é mais facilmente reconhecida pelos sinais e sintomas clínicos mais exuberantes, como hemoglobinúria, hemoglobinemia, hemossiderinúria e grandes elevações da desidrogenase lática (principais causas – Tabela 69.III).

Tabela 69.III – Condições associadas à hemólise intravascular
Hemoglobinúria paroxística noturna
Hemólise microangiopática
Hemólise aguda pós-transfusional (ABO-incompatível)
Hemoglobinúria paroxística ao frio
Infecções (clostrídio, malária)
Agentes químicos
Acidente com animal peçonhento
Ataque hemolítico em G6PD
Lesão térmica

O terceiro mecanismo é por perdas, observado tanto em condições agudas, como em grandes hemorragias pós-trauma, quanto em condições crônicas, exemplificadas pela espoliação de ferro causada por perdas menstruais excessivas.

A base desta classificação é a presença ou não de reticulocitose. Como já observado anteriormente, a presença de reticulocitose expressa a resposta medular e exige do clínico a diferenciação entre hemorragia e hemólise por critérios clínicos e laboratoriais.

Apesar da presença de reticulocitose levar ao diagnóstico diferencial entre hemorragia e hemólise, há algumas condições que podem confundir nesta avaliação inicial, como a reticulocitose da recuperação da anemia megaloblástica que chega ao médico parcialmente tratada e a leve reticulocitose observada em pacientes com infiltração ou fibrose medular. Nesta última condição, apesar da doença cursar com anemia por mecanismo hipoproliferativo, há presença de reticulocitose (2-7%) pela perda dos mecanismos de liberação normal dos eritrócitos pela medula com a arquitetura desorganizada. Outro desafio é diferenciar esta hemorragia de hemólise no contexto de grandes hematomas, que na sua fase de resolução podem causar alterações laboratoriais (aumento de bilirrubina indireta e desidrogenase lática) sugestivas de hemólise.

Uma estratégia que auxilia na interpretação da contagem de reticulócitos é corrigir a contagem para o nível de Hb/Ht observado (com níveis de Hb reduzidos a porcentagem absoluta de reticulócitos está aumentada; é necessário corrigir conforme fórmula – Hb encontrada/Hb normal x porcentagem dos reticulócitos/2) ou levar em consideração que, se houver mais que 100.000 reticulócitos, está ocorrendo resposta medular à anemia observada.

ACHADOS CLÍNICOS

Como em toda a medicina, é importante efetuar uma história clínica abrangente com um exame físico pormenorizado, procurando identificar dados, situações ou padrões clínicos em que há relação epidemiológica com um determinado tipo de anemia. A Tabela 69.IV detalha alguns destes padrões. Evidentemente estes dados iniciais não estabelecem um diagnóstico, mas permitem, através da soma de inferências, restringir o número de hipóteses. Discrepâncias entre o diagnóstico esperado e os testes diagnósticos devem fazer com que o clínico reveja os passos. Na Tabela 69.V há uma relação de medicações que causam alterações hematológicas.

Tabela 69.IV – Dados da história clínica – conexão com diagnósticos mais prováveis

Dados clínicos	Alteração hematológica
Gênero	
Sexo feminino – idade fértil	Anemia ferropriva (avaliar história menstrual)
Sexo feminino – gestação	Anemia dilucional Anemia ferropriva Síndrome HELLP
Origem étnica	
Afrodescendente	Def. de G6PD Talassemia Hemoglobinopatias
Origem mediterrânea	Def. de G6PD Talassemia
Extremo oriente	Hemoglobinopatias Talassemias
Doenças associadas	
Insuficiência renal	Interferência na produção Hemólise Sangramento
Doença hepática alcoólica	Sangramento Hiperesplenismo Deficiência de folato Interferência na produção Anemia sideroblástica Def. de ferro Hemólise
Doença inflamatória intestinal	Anemia ferropriva Anemia de doença crônica Anemia hemolítica auto-imune
Doença celíaca	Anemia ferropriva Def. de folato
Doenças da tiróide	Interferência na produção Anemia megaloblástica Def. de ferro
Hipertensão maligna	Hemólise microangiopática
Colagenoses	Anemia de doença crônica Deficiência de ferro Hemólise imune Hemólise microangiopática
Epistaxe Teleangiectasias "Petéquias" nas palmas da mão e plantas do pé	Anemia ferropriva (teleangiectasia hemorrágica hereditária – síndrome Crest)

Continua

Tabela 69.IV – Dados da história clínica – conexão com diagnósticos mais prováveis (*Continuação*)

Dados clínicos	Alteração hematológica
Cálculos biliares – pacientes jovens	Anemia hemolítica congênita
Doença hemolítica prévia	Def. de folato
Alterações de pele	
Vitiligo	Def. de B12 – gastrite atrófica
Psoríase	Def. de folato
Cianose com gasometria normal	Metaemoglobina
Infecções	
Infecções virais	Hemólise imune Interferência na produção
Infecções bacterianas	Anemia de doença crônica Hemólise microangiopática Hemólise oxidativa (def. de G6PD)
Imunossupressão	
Pós-transplante	Aplasia pura de série vermelha (parvovírus B19)
SIDA	Anemia de doença crônica Aplasia pura de série vermelha (parvovírus B19) Hemólise microangiopática
Neoplasia associada	
Tumores sólidos	Anemia ferropriva (neo de cólon) Hemólise microangiopática Hemólise imune Interferência na produção
Doença linfoproliferativa	Hemólise auto-imune Interferência na produção Hiperesplenismo
Linfoproliferações de linhagem T	Síndrome hemofagocítica
História de transfusão	
Transfusão recente (menos de 10 dias)	Hemólise tardia pós-transfusão (*Coombs* direto positivo, hemólise)
Transfusão de hemocomponentes antes de 1992	Cirrose por vírus C – hipertensão portal/sangramento digestivo
Cirurgia pregressa	
Prótese valvar	Hemólise microangiopática
Cirurgia bariátrica	Anemia ferropriva Anemia megaloblástica (def. de B12)
Gastrectomia	Def. de ferro (devido a acloridria – avaliação de neo de coto gástrico) Def. de vit. B12
Apendicectomia com ressecção de íleo terminal	Def. de vit. B12

EXAMES COMPLEMENTARES

Com o resultado do hemograma o clínico tem algumas perguntas e observações a serem efetuadas para adequadamente solicitar exames:

- A anemia é associada com outras alterações hematológicas?
- Quais são os índices eritrocitários?
  a) VCM < 80 fL – anemia microcítica.
  b) VCM > 100 fL – anemia microcítica.
  c) VCM entre 80-100 fL – anemia normocítica.

Tabela 69.V – Fármacos que causam alterações na série vermelha

Alteração da série vermelha	Fármaco
Anemia hemolítica auto-imune – mecanismo de adsorção	Penicilina, cefalotina, ampicilina, meticilina, carbenicilina, cefotaxime
Anemia hemolítica auto-imune – mecanismo de neo-antígeno	Estibofen, quinina/quinidina, fenacetina, hidroclorotiazida, rifampicina, ácido p-aminossalicílico, anti-histamínicos, sulfonamidas, isoniazida, clorpromazina, melfalan, tetraciclina, acetaminofen, hidralazina, probenecid, cefalosporinas, meio de contraste radiográfico
Anemia hemolítica auto-imune – mecanismo de formação de auto-anticorpos	Metildopa, procainamida, ibuprofen, diclofenaco, ácido mefenâmico, interferon-α, fludarabina
Megaloblastose	Metotrexate, fenitoina
Metaemoglobina	Benzocaína, fenazopiridina
Def. de vitamina B12	Metformina
Diminuição da produção da eritropoietina	Anfotericina B
Hemólise oxidativa	Sulfas, quinino/quinidina
Hemólise microangiopática	Quinino/quinidina, ticlopidina/clopidogrel, estatinas, ciclosporina

DIAGNÓSTICO DIFERENCIAL

As classificações são complementares e é mandatório reunir os dados de ambas. A contagem de reticulócitos não é automaticamente efetuada pelos laboratórios seguindo o pedido de hemograma, sendo necessária solicitação específica para sua execução. Outro lembrete é de que os contadores automáticos estão amplamente difundidos, mesmo no contexto de urgência. Portanto, não há sentido em solicitar somente o Hb/Ht, por considerar que este resultado é mais rápido que o hemograma completo. Esta prática pode fazer com que alguns diagnósticos sejam negligenciados ou que uma eventual transfusão oculte os valores iniciais, que são importantes para o raciocínio diagnóstico.

O hemograma traz informações sobre as séries leucocitária e plaquetária e a inspeção ao microscópio do sangue periférico fornece dados morfológicos que auxiliam no diagnóstico. Achados de grande importância, como hipersegmentação dos neutrófilos (sugestiva de anemia megaloblástica), não são notados pelos contadores automáticos, exigindo inspeção da lâmina por patologista ou hematologista. Na Tabela 69.VI colocamos algumas características morfológicas e as possibilidades diagnósticas associadas a elas. Acompanhando os algoritmos da classificação morfológica há o raciocínio inverso, ou seja, das doenças mais comuns associadas à classe morfológica e as alterações habituais do sangue periférico.

Avaliação das anemias microcíticas (Tabela 69.VII)

Avaliação das anemias macrocíticas (Tabela 69.VIII)

Diagnóstico diferencial – a partir da contagem de reticulócitos:

- Anemia macrocítica com reticulócitos ⇑= diferenciar hemorragia/hemólise (Tabela 69.IX).
- Anemia macrocítica com ⇓ = reticulócitos.

Tabela 69.VI – Anormalidade da morfologia eritrocitária – causas e associação com doenças

Tipo de anormalidade	Causa da anormalidade	Doenças envolvidas
Acantócito	Lípides alterados da membrana celular	Doença hepática Pós-esplenectomia Abetalipoproteinemia
Anel de Cabot	Remanescente nuclear	Anemia megaloblástica Anemias hemolíticas Pós-esplenectomia
Bite e *blister cell*, hemácias irregularmente contraídas	Corpúsculo de Heinz retirado pelo baço	Deficiência de G6PD Hemólise induzida por fármacos oxidantes Doença de Wilson
Células em alvo	Aumento da relação membrana/superfície	Doença hepática Pós-esplenectomia Talassemia Hemoglobinopatias (em especial hemoglobinopatia SC)

(Continua)

Tabela 69.VI – Anormalidade da morfologia eritrocitária – causas e associação com doenças (*Continuação*)

Tipo de anormalidade	Causa da anormalidade	Doenças envolvidas
Células em foice	Polimerização da hemoglobina "S"	Doenças falciformes Não observado em traço falciforme
Corpúsculos de Howell-Jolly	Remanescente nuclear (DNA)	Pós-esplenectomia Anemia megaloblástica Anemias hemolíticas
Corpúsculos de Papenheimer	Remanescente das mitocôndrias com conteúdo de ferro ou siderossomos	Pós-esplenectomia Anemia sideroblástica
Eliptócito	Proteínas anormais do citoesqueleto da hemácia	Eliptocitose hereditária (> 60% de eliptócitos) Def. de ferro Talassemia Síndrome mielodisplásica
Eritroblastos (EOC – eritroblastos ortocromáticos, EPC – eritroblastos policromáticos)	Eritrócitos jovens, ainda com núcleos, liberados precocemente da medula óssea	Mielofibrose Infiltração medular por neoplasias Sangramento profuso Hemólise (anemia hemolítica auto-imune, doença hemolítica do recém-nascido) Doenças falciformes
Esferócito	Diminuição da relação volume/superfície	Esferocitose hereditária Anemia hemolítica auto-imune Hemólise aloimune (hemólise transfusional tardia, doença hemolítica do recém-nascido)
Esquizócito	Destruição mecânica na microcirculação ou por próteses valvares	Anemia hemolítica microangiopática Próteses valvares Queimaduras
Estomatócito	Defeito da membrana eritrocitária com regulação anormal da permeabilidade dos cátions	Estomatocitose hereditária Anemia hemolítica auto-imune
Equinócito ou hemácias crenadas	Podem ser associados com lípides alterados de membrana celular	Geralmente artefato Pode ser visto em uremia, carcinoma e úlceras gástricas
Hemácia em lágrima (dacriócito)	—	Mielofibrose (primária ou secundária) Infiltração medular por metástase ou infecções
Hemácias aglutinadas	Conjunto de hemácias conglomeradas	Anemia hemolítica por criaglutininas (freqüentemente associada com CHCM falsamente elevado)
Hipocromia	Diminuição da síntese de hemoglobina	Anemia ferropriva Talassemia Anemia sideroblástica
Leptócito	—	Doença obstrutiva hepática Talassemia
Macrócito	Células jovens ou processo anormal de maturação	Eritropoiese acelerada Alcoolismo Medicações Macrócitos ovais na anemia megaloblástica "Round" macrócitos em doença hepática Níveis elevados de glicemia (acima de 400 mg/dL)
Microesferócitos	Esferócito significantemente reduzido em tamanho	Queimaduras Anemia hemolítica microangiopática
Policromatofilia	Material ribossômico	Reticulocitose Liberação prematura de hemácias na circulação Mielofibrose
Pontilhado basofílico	RNA precipitado	Pontilhado grosseiro: intoxicação por chumbo, talassemia Pontilhado fino: diversas anemias
Rouleaux	"Empilhamento" das hemácias	Paraproteínas, raramente observado em hiperproteinemias não clonais

Tabela 69.VII – Anemias microcíticas

Anemia microcítica	Características do hemograma	Características da lâmina de sangue periférico	Exames adicionais
Anemia ferropriva	RDW alargado, trombocitose	Anisocitose Poiquilocitose Eliptocitose	Ret ⇓, perfil de ferro (fe ⇓, CTLF ⇑, ferritina ⇓) ⇒ importante procurar causa ⇒ sangramento crônico (neoplasia TGI, menstruação excessiva). Se houver necessidade de transfundir – colher perfil de ferro – estocar em tubo seco com gel
Talassemia	RDW normal ou alargado; número de eritrócitos normal ou elevado	Policromasia Hemácias em alvo Pontilhado basofílico	Ret ⇓ ou nl, perfil de ferro normal, EF Hb ⇑ hemoglobina A_2 (no caso da β-talassemia), EF Hb normal na α-talassemia ⇒ diagnóstico de exclusão
Anemia sideroblástica congênita	RDW alargado	Dupla população no hemograma (mulheres)	Sobrecarga de ferro, doença rara
Anemia de doença crônica	RDW normal	– Em geral – normal – Rouleaux – discrasias plasmocitárias – Hemácias nucleadas (EOC; EPC), desvio à esquerda e hemácias em forma de lágrima – mielofibrose	Ret ⇓ ou nl, perfil de ferro (fe ⇓, CTLF ⇓, ferritina ⇑) provas de atividade inflamatória geralmente positiva. Procurar por doença específica – inflamação, neoplasia, infecção crônica

Tabela 69.VIII – Anemias macrocíticas com reticulocitose – causas e características

Anemia normocítica	Características do hemograma	Características da lâmina de sangue periférico	Exames adicionais
Hemorragia	Geralmente normal	Policromasia	Avaliação específica
Hemólise	RDW normal ou alargado Trombocitose	Policromasia Esferócitos Esquizócitos *Bite cells*	

Tabela 69.IX – Sinais de hemólise

Clínicos
Icterícia
Evidências de anemia congênita
• Úlceras em membros inferiores
• Esplenomegalia
• Alterações ósseas e cutâneas
• Hemoglobinúria
Laboratoriais
Evidências de destruição acelerada das hemácias
• Elevação de bilirrubina indireta
• Elevação da desidrogenase lática (DHL)
• Redução dos níveis de hemoglobina glicada
• Queda da hemoglobina maior que 1 g/dL por semana
Evidências de eritropoiese acelerada
• Reticulocitose
• Macrocitose
• Policromasia
• Eritroblastos circulantes
Evidências de destruição intravascular
• Hemoglobinúria
• Hemoglobinemia
• Consumo de haptoglobina

Avaliação das anemias normocíticas

As anemias secundárias a hemólise ou sangramento agudo podem manifestar-se, de acordo com a intensidade da reticulocitose, tanto como anemias normocíticas quanto macrocíticas (checar Tabelas 69.VIII e 69.IX):

- Anemia normocítica com reticulócitos ⇑ = diferenciar hemorragia/hemólise.
- Anemia normocíticas com reticulócitos ⇓ = (Tabela 69.XI).

TRATAMENTO

Com tantas causas para a anemia, não existe um único tratamento para esta manifestação. O ideal é encontrar a causa e aplicar o tratamento apropriado. Eventualmente, porém, a natureza ou gravidade da anemia exigem ações mais imediatas e inespecíficas, como as transfusões de hemocomponentes.

É ilusório imaginar que seja possível estabelecer um nível de Hb em que a transfusão é mandatória. A evolução adversa de um paciente sob anemia depende da capacidade individual de adaptação à anemia.

Tabela 69.X – Anemias macrocíticas com reticulocitopenia – causas e características

Anemia macrocítica	Características do hemograma	Características da lâmina de sangue periférico	Exames adicionais
Nutricional (def. de B12 ou folato)	RDW alargado	Macro-ovalócitos, neutrófilos hipersegmentados	DHL ⇑⇑⇑, bilirrubina ind ⇑, ret ⇓, EDA = gastrite atrófica (anemia perniciosa). Se houver necessidade de transfusão – colher B12 e folato em tubo seco com gel – estocar para dosagem
Induzida por drogas	RDW alargado	Macro-ovalócitos	
SMD ou outras doenças primárias da medula óssea	RDW alargado	Dupla população de hemácias. Pseudo-anomalia de Pelger-Huët, macro-ovalócitos	Avaliação hematológica, eventual presença de blastos na periferia
Doença hepática; uso de álcool	RDW normal trombocitopenia	Hemácias macrocíticas, células em alvo	

Tabela 69.XI – Anemias normocíticas – contagem de reticulócitos normal ou baixa

Anemia normocítica	Características do hemograma	Características da lâmina de sangue periférico Exames adicionais
Anemia carencial	RDW alargado	Anisocitose Dupla população de hemácias
Anemia da insuficiência renal	RDW normal	Geralmente normal
Anemia de doença crônica	RDW normal	Normal
Doença primária de medula óssea	RDW alargado, outras citopenias, monocitose, leucocitose, trombocitose	Dupla população – SMD Pseudo–anomalia de Pelger-Huët – SMD Macro-ovalócitos – SMD Hemácias nucleadas (EOC; EPC), desvio à esquerda e hemácias em forma de lágrima – mielofibrose Rouleaux – discrasias plasmocitárias Blastos – leucemia aguda, SMD

Na década de 1940 alguns pesquisadores sugeriram que o nível de hemoglobina ideal nos pacientes em peri-operatório e em ambiente de UTI seria ao redor de 10 g/dL. Parte destas conclusões é oriunda de opiniões pessoais e de estudos que não levaram em consideração as respostas adaptativas do organismo à anemia e houve confusão entre mortalidade atribuível à anemia e a hipovolemia. Data desta época a noção ainda comum de manter o paciente com 10 g/dL de hemoglobina e 30% de hematócrito, a chamada "regra 10/30", com grande expansão das indicações transfusionais.

A partir dos anos de 1980 diversos trabalhos começaram a ser efetuados para basear de forma mais fundamentada a indicação transfusional. Em uma metanálise de 2003, 10 estudos randomizados com qualidade metodológica nos quais diferentes *triggers* transfusionais foram testados. Tais níveis variaram de 7,0 a 10 g/dL. Dentre os trabalhos, um, em especial, domina a metanálise, o chamado TRICC (*transfusion requirements in critical care*), que arrolou 838 indivíduos em UTIs canadenses. Tal trabalho documentou uma tendência global não significante na mortalidade em 30 dias, com diminuição significativa na mortalidade entre pacientes menos graves (APACHE menor que 20 e idade menor que 55 anos) quando um *trigger* transfusional de 7 g/dL foi adotado em comparação com uma estratégia mais liberal. Quando pacientes do subgrupo com doenças cardiovasculares foram avaliados, houve uma tendência não significante de maior sobrevida no grupo de pacientes com estratégia transfusional mais liberal. Aparentemente não houve diferença na taxa de desmame da ventilação mecânica em relação a níveis de hemoglobina e estratégia transfusional; porém, complicações pulmonares, como edema agudo por sobrecarga circulatória e SARA foram mais observados no grupo de estratégia liberal, o que vem sendo observado em outros estudos. Vários trabalhos independentes vêm demonstrando que complicações como aumento na taxa de infecções hospitalares, taxa de recidiva de tumores e de complicações coronarianas incidiriam mais freqüentemente em pacientes que foram submetidos a mais transfusões. Tais complicações são devidas a aspectos imunomodulatórios das transfusões, aliadas a infusão de substâncias biologicamente ativas, lesões de estocagem prolongada dos eritrócitos e perturbações do metabolismo do óxido nítrico.

O conjunto de evidências da literatura indica, portanto, que não há, definitivamente, benefícios em manter níveis de hemoglobina maiores que 7-9 g/dL na maior parte

Tabela 69.XII – Condições associadas à hemólise microangiopática
SHU/PTT
Carcinomatose disseminada
Quimioterapia antineoplásica
Hipertensão maligna
CIVD
Infecções
Doenças auto-imunes
Hemangiomas gigantes
Gestação – síndrome HELLP

dos pacientes, com dúvidas a serem respondidas no contexto do paciente cardiopata. Não se deve preconizar o uso de transfusões com o intuito de substituir o tratamento específico de anemias carenciais e não há evidências de segurança ou efetividade na prática de manter Hb em níveis preestabelecidos ("regra 10/30") tanto no contexto de terapia intensiva quanto na emergência.

Algumas situações exigem avaliação imediata para instituição de tratamento efetivo e altamente específico. Entre estas urgências podemos destacar as anemias hemolíticas microangiopáticas e as anemias hemolíticas auto-imunes.

Anemias hemolíticas microangiopáticas

Anemias hemolíticas microangiopáticas são anemias causadas por traumas mecânicos das hemácias na microcirculação. Em geral estão associadas a processos oclusivos microvasculares, com agregação plaquetária anormal, sistêmica ou localizada em determinados órgãos, e plaquetopenia. O dado morfológico diagnóstico é a presença de esquizócitos, células fragmentadas, observadas no esfregaço de sangue periférico.

Apresentações clínicas

As anemias hemolíticas microangiopáticas são caracterizadas por plaquetopenia, fragmentação de eritrócitos (esquizócitos) e aumento dos níveis de DHL. A intensidade desses sinais está relacionada ao grau de extensão da anormalidade na microcirculação. O evento primário é a agregação plaquetária anormal. Os esquizócitos são produzidos pela passagem do sangue por áreas em que o vaso está parcialmente ocluído por agregados plaquetários. Uma série de situações clínicas está associada a fenômenos microangiopáticos. As manifestações clínicas vão depender dos locais preferencialmente envolvidos. Anormalidades em sistema nervoso central vão ser mais freqüentes na PTT do que na SHU, na qual predominam as anormalidades renais. No entanto, muitas vezes é impossível diferenciar com certeza as diversas patologias que cursam com microangiopatia.

Púrpura trombocitopênica trombótica (PTT)

A PTT é caracterizada clinicamente pela pêntade de anemia hemolítica microangiopática, plaquetopenia, alterações renais, alterações do sistema nervoso central e febre. Pode ocorrer sob forma familiar (rara) ou adquirida (mais freqüente), podendo ocorrer uma única vez na vida ou ser recorrente. Trombos ricos em plaquetas na microcirculação parecem ser responsáveis pelas lesões cerebrais e renais, bem como de outros órgãos afetados. Se não tratada, a PTT é quase sempre fatal. O diagnóstico precoce e a instituição do tratamento com plasmaférese intensiva reduziram a mortalidade a aproximadamente 25%.

Do ponto de vista fisiopatológico, a PTT está relacionada à presença, no plasma, de multímeros de fator de von Willebrand de altíssimo peso molecular, que não são encontrados no plasma normal por serem clivados por uma enzima denominada ADAMTS 13.

A atividade desta enzima está diminuída na maioria dos casos de PTT, tanto na forma familiar, por deficiência congênita, como na adquirida, pela inibição por auto-anticorpos. A persistência de tais multímeros ligados à superfície endotelial leva a agregação plaquetária, formação de microtrombos e destruição mecânica das hemácias ao atravessarem o local.

O tratamento preconizado é a plasmaférese, cujo objetivo é prover grande quantidade de plasma com atividade de ADAMTS 13 normal. Se não for possível instituir plasmaférese imediatamente é recomendada infusão de plasma na maior quantidade que o paciente possa tolerar sem sobrecarga de volume. O uso de imunossupressores é controverso e depende de práticas institucionais, mas em geral é efetuada pulsoterapia com corticóide. O uso de transfusões de plaquetas é altamente desaconselhável por ser associado a piora neurológica, sendo adotado somente com sangramento incontrolável e ameaçador para a vida.

Síndrome hemolítico-urêmica

A SHU está freqüentemente relacionada a infecções causadas por enterobactérias, ocorrendo após episódios de diarréia sanguinolenta causadas por *E.Coli* O157:H7 em 9 a 30% das crianças infectadas. Outras bactérias também podem se associar à SHU. Exotoxinas (Shiga toxinas) produzidas pelas bactérias estão na gênese do processo patológico. A atividade plasmática da enzima ADAMTS 13 em geral não está diminuída. Formas familiares da doença são causadas por deficiência ou defeito do fator H do complemento.

A morte e descamação das células endoteliais renais secundárias a liberação de citocinas também levam à adesão das plaquetas aos multímeros de fator de von Willebrand de altíssimo peso molecular no subendotélio, com conseqüente agregação plaquetária na microcirculação glomerular. A anormalidade na superfície celular pode promover a liberação de fator tecidual e de fator VII, ativando a coagulação, gerando trombina e formando polímeros de fibrina.

Anemias hemolíticas auto-imunes (AHAI)

Anemia hemolítica auto-imune (AHAI) é uma condição clínica incomum, com incidência anual estimada de 1 a 3 casos a cada 100.000 habitantes, caracterizada por evidências clínicas e laboratoriais de hemólise causada por anticorpos auto-reativos dirigidos contra antígenos eritrocitários. A maior parte destes anticorpos é da classe IgG ou IgM.

Tabela 69.XIII – Classificação das anemias hemolíticas auto-imunes (AHAI)

1. AHAI por anticorpos quentes • Primária • Secundária a doença de base ou ao uso de fármacos
2. AHAI por anticorpos frios e quentes (mista) • Primária • Secundária
3. AHAI por anticorpos frios • Doença das crioaglutininas – Primária – Secundária • Hemoglobinúria paroxística ao frio – Primária – Secundária (sífilis terciária, infecções virais)

As AHAI podem ser classificadas, de acordo com a sensibilidade térmica do anticorpo, em AHAI causadas por anticorpos quentes (ligam-se mais avidamente aos eritrócitos a 37ºC), AHAI causadas por anticorpos frios (reagem mais fortemente a 4ºC, ou progressivamente menos à medida que a temperatura aumenta e geralmente não reagem à temperatura normal do organismo) e do tipo misto, com presença de auto-anticorpos quentes e frios. Cada uma destas categorias, por sua vez, pode ser primária ou secundária, quando acompanha uma doença de base ou quando é induzida por determinados medicamentos (fármaco-induzida). De modo geral, os anticorpos quentes são da classe IgG e os frios da classe IgM.

Diagnóstico das AHAI

É importante ter em mente que para se fazer o diagnóstico de AHAI é necessário encontrar evidências clínico-laboratoriais de hemólise e demonstrar por métodos imuno-hematológicos a presença de anticorpos dirigidos contra as hemácias do próprio indivíduo. O exame diagnóstico de escolha é o teste da antiglobulina direta (TAD) ou Coombs direto, com identificação dos anticorpos presos à membrana.

O TAD positivo não é patognomônico de AHAI. Aproximadamente um em cada 10.000 doadores de sangue saudáveis têm TAD positivo, sem significado clínico. Similarmente, boa parte dos indivíduos normais exibe crioaglutininas que são absolutamente inocentes. A pesquisa de anticorpos irregulares (PAI) ou Coombs indireto não tem valor diagnóstico na AHAI, sendo errado tomar condutas usando somente este exame.

A maior parte dos mecanismos que levam à auto-agressão é desconhecida, bem como o que leva à heterogeneidade clínica destas condições. O grau de hemólise depende das características do anticorpo, tais como quantidade, especificidade, capacidade de fixar complemento e de apresentar-se a macrófagos teciduais, e de características do antígeno-alvo, como densidade, expressão e idade do paciente.

Tabela 69.XIV – Condições associadas à AHAI por anticorpos quentes

1. Doenças auto-imunes
2. Doenças inflamatórias crônicas: colite ulcerativa
3. Doenças linfoproliferativas
4. Neoplasias benignas: timoma, teratoma, cisto ovariano dermóide
5. Carcinomas e sarcoma de Kaposi
6. Imunodeficiências congênitas
7. SIDA
8. Infecções: hepatite C, Epstein-Barr
9. Vacinação: difteria-tétano-pertussis

AHAI por anticorpos quentes

O tipo mais freqüente de AHAI é o causado por anticorpos quentes, sendo responsável por mais do que 70% dos casos. Aproximadamente 55% dos pacientes têm uma causa subjacente, que deve ser ativamente excluída (Tabela 69.XIV).

O quadro clínico da AHAI é variável. Em 50% dos casos existe esplenomegalia, e em 1/3, hepatomegalia. Em alguns casos há associação com plaquetopenia também imune (síndrome de Fisher-Evans). O TAD positivo confirma o diagnóstico. Na maior parte desta AHAI os anticorpos são da classe IgG. Os medicamentos de escolha para o tratamento das AHAI por anticorpos quentes com hemólise franca são os corticosteróides. Prednisona via oral (40 mg/m²/dia) ou prednisona por via endovenosa, em pulso (1000 mg/dia), para pacientes críticos, durante 3 dias, seguido por prednisona oral, levam a resposta favorável em 80 a 90% dos casos. Se o paciente não responde a corticosteróides, é intolerante ou não atinge remissão mantida, devem-se considerar os tratamentos de segunda linha, como esplenectomia e drogas imunossupressoras, com destaque, atualmente, para o uso de anticorpos monoclonais.

Existe um consenso de que as transfusões de sangue devem ser evitadas tanto quanto possível nestes pacientes e que a decisão de transfundir deve ser baseada mais nos critérios clínicos que nos dados laboratoriais. Entretanto, apesar da dificuldade da realização de testes de compatibilidade *in vitro*, devido à presença de auto-anticorpos fortemente reativos, a transfusão de sangue não deve ser evitada ou retardada se for absolutamente necessária.

Anemias hemolíticas imunes fármaco-induzidas (fármacos envolvidos – Tabela 69.VI)

As anemias hemolíticas imunes induzidas por fármacos são causadas por três mecanismos distintos. No primeiro, chamado de adsorção, típico da penicilina, anticorpos contra o medicamento reagem com o fármaco ligado ao eritrócito, resultando na destruição dos eritrócitos. O quadro clínico raramente é agudo e grave e com a suspensão da medicação cessa a hemólise. O alvo do ataque imune é o fármaco.

O segundo mecanismo é o do neo-antígeno. O quadro clínico é freqüentemente agudo e grave, com hemólise intravascular, hemoglobinemia, hemoglobinúria, podendo haver, inclusive, insuficiência renal. O alvo do ataque imune é o novo antígeno formado pela união do fármaco com componentes da membrana eritrocitária.

O terceiro mecanismo envolve uma modificação fármaco-induzida *in vivo* da membrana do glóbulo vermelho, com conseqüente formação de auto-anticorpos. Os exames laboratoriais são indistinguíveis da AHAI por anticorpos quentes. A anemia hemolítica raramente é grave. A reação é tipicamente induzida por α-metildopa. Os três mecanismos podem ser distinguidos pelas reações imuno-hematológicas.

AHAI por anticorpos frios

Os anticorpos frios são menos freqüentes, sendo responsáveis por 16 a 32% dos casos de AHAI. O quadro clínico depende do título e da amplitude térmica do anticorpo. As aglutininas frias são, com raras exceções, IgM com especificidade anti-I ou menos freqüentemente anti-i. Pacientes com anticorpos com grande amplitude térmica podem ter hemólise independentemente da exposição ao frio. A doença crônica das crioaglutininas pode ser primária ou secundária, associada geralmente a linfoproliferações malignas (Tabela 69.XV). Acomete ambos os sexos de idade avançada, mas tem leve preponderância feminina.

A concentração de hemoglobina raramente cai abaixo de 7 g/dL. O esfregaço de sangue mostra forte aglutinação de hemácias, causando elevações espúrias do VCM. Tanto na doença primária quanto na secundária a neoplasias há geralmente pico monoclonal IgM. As formas agudas, comumente associadas à infecção por *Mycoplasma pneumoniae* ou a mononucleose infecciosa, são caracterizadas por início abrupto, às vezes fulminante, com anemia rapidamente progressiva, icterícia e esplenomegalia. Pacientes com pouca hemólise não requerem tratamento, bastando evitar a exposição ao frio. Em pacientes com sintomas importantes têm sido tentadas várias formas de tratamento.

Corticosteróides geralmente não são eficazes, a não ser nos casos de aglutininas frias com grande amplitude térmica ou na presença de IgG reativas a baixas temperaturas. Em geral não há benefício com a esplenectomia, sendo possível o uso de imunossupressores e anticorpos monoclonais. As indicações de transfusões de sangue seguem os mesmos princípios citados nas AHAI por anticorpos quentes.

Tabela 69.XV – Condições associadas à doença das crioaglutininas

1. Neoplasias
2. Infecções: *Mycoplasma pneumoniae*, mononucleose, adenovírus, citomegalovírus, influenza, HIV, legionela, listeriose, endocardite bacteriana subaguda, sífilis, malária, tripanossomíase
3. Doenças auto-imunes
4. Eosinofilia tropical

A outra forma de AHAI por anticorpos frios é a hemoglobinúria paroxística ao frio, que foi classicamente descrita em pacientes com sífilis, mas atualmente é freqüentemente associada a infecções virais da infância, sendo causada por uma hemolisina bifásica chamada anticorpo de Donath-Landsteiner, uma IgG ligadora de complemento.

LEITURA ADICIONAL

1. Dacie JV, Lewis SM. Practical haematology. 8. ed. Churchill Livingstone; 1995.
2. Carson JL, Ferreira G. Transfusion triggers: how low can we go? Vox Sanguinis 2004; 87(sup2): S218-S221.
3. Hébert PC, McDonald BJ, Tinmouth A. Overview of transfusion practices in perioperative and critical care. Vox Sanguinis 2004; 87(sup2): S209-S217.
4. Gehrs BC, Friedberg RC. Autoimmune hemolytic anemia. Am J Hematol 2002; 69: 258-71.
5. Petz LD. A physician guide to transfusion in autoimmune haemolytic anaemia. Br J Hematol 2004; 124: 712-6.
6. Rock GA. Management of thrombothic thrombocytopenic purpura. Br J Haematol 2000; 109: 496-507.
7. Schereiber AD, Hillmen P, Rosse WF. Immune-mediated hemolytic anemia. Hematology 2004; 48-62.
8. Capellini MD. Acute hemolysis: differential diagnosis. Hematologica 2003; 88(suppl 3): 47-51.
9. Bain BJ. Diagnosis from the blood dmear. N Engl J Med 2005; 353: 498-507.
10. Tefferi A, Hanson C, Inwards D. How to interpret and pursue an abnormal complete blood cell count in adults. Mayo Clin Proc 2005; 80(7): 923-36.
11. Glader B. Anemia: general considerations. In: John Greer et al. (editores). Wintrobe's clinical hematology. 11. ed. Lippincott Willians and Wilkins; 2004.

Emergências no Idoso

CAPÍTULO 70

Claudia Suemoto Zoriki
Wilson Jacob Filho
Herlon Saraiva Martins
Franklin Santana Santos

TÓPICOS IMPORTANTES

- Idosos têm hospitalizações mais freqüentes e prolongadas, doenças mais graves e alto risco de reinternação.
- A avaliação do déficit cognitivo prévio e atual deve ser sempre realizada.
- A avaliação da capacidade funcional prévia é importante para a descoberta de novos déficits, que podem significar doenças graves, e para programar a terapêutica mais adequada.
- Os idosos podem apresentar manifestações atípicas de doenças agudas. Algumas vezes, sinais e sintomas discretos podem significar doenças graves.
- Os efeitos das comorbidades se confundem com a apresentação da doença aguda.
- Deve ser dada especial atenção a interações medicamentosas, haja visto a polifarmácia.
- Alguns testes diagnósticos podem ter valores de normalidade diferentes.
- Baixa reserva funcional leva a complicações em curto espaço de tempo.
- Destaca-se o papel do cuidador na função de informante e efetor da terapêutica.

INTRODUÇÃO E DEFINIÇÕES

No Brasil, os idosos (≥ 60 anos) representam 8,6% da população (dados IBGE-CENSO 2000), correspondendo a quase 15 milhões de indivíduos que consomem 30% dos recursos públicos hospitalares e, a depender de determinados procedimentos, como a cirurgia de revascularização miocárdica, chegam a utilizar 60% dos recursos do SUS. As principais causas de internação hospitalar, em idosos, no SUS são as doenças do aparelho cardiocirculatório (30%) e as doenças do aparelho respiratório (20%). Pacientes com 65 anos ou mais correspondem a 13% da população americana, mas são responsáveis por 40% de todas as internações hospitalares. Apesar de representarem um oitavo da população, consomem mais de um quarto dos recursos gastos em trauma e tratamentos de urgências. Comparados com adultos jovens, idosos têm hospitalizações mais freqüentes e prolongadas e doenças mais graves. Além disso, em 1970, 20% das internações e um terço dos dias internados foram utilizados por idosos. Em 2000, houve aumento para 40% das internações e metade dos dias internados foram nesta faixa etária. Entre idosos, as taxas de hospitalização são duas vezes maiores em indivíduos com mais de 85 anos comparados a indivíduos de 65 a 74 anos de idade. Uma pequena porcentagem dos idosos é responsável por grande parte das internações. Cerca de 5% dos idosos têm altas taxas de hospitalização, sendo internados mais de uma vez por ano.

ETIOLOGIA E FISIOPATOLOGIA

Idosos que chegam ao serviço de emergência têm múltiplas comorbidades e declínios funcionais que os deixam vulneráveis à perda de função e independência. Cerca de 25% dos idosos avaliados retornam ao pronto-socorro em até noventa dias. Sexo masculino, viver sozinho e declínio funcional prévio estão associados com retorno ao departamento de emergência.

Taxas de mortalidade são maiores entre idosos. Depressão, déficit cognitivo, *delirium*, albumina < 3,5 g/dL, creatinina > 3 mg/dL, dependência em uma ou mais atividades instrumentais de vida diária estão associados com maior mortalidade intra-hospitalar e em até dois anos após a alta.

Os custos da hospitalização também são maiores em idosos quando comparados aos custos em adultos jovens. Os maiores gastos são observados em pacientes com 70 a 79 anos, embora indivíduos mais velhos fiquem mais tempo internados. Tal fato é atribuído a cuidados menos agressivos em idosos maiores de 80 anos de idade, incluindo menos admissões em UTI, suporte ventilatório, hemodiálise e cateterismo cardíaco.

Em idosos, a avaliação deve incluir a pesquisa de déficits cognitivos, causados por *delirium*, depressão e demência, e a avaliação do *status* funcional, avaliado por escalas de atividades instrumentais e básicas de vida diária (Tabela 70.I).

Com o objetivo de identificar idosos com risco aumentado de complicações durante visita ao departamento de emergência, deve-se aplicar a escala ISAR (*Identification of Seniors at Risk*) (Tabela 70.II). É um questionário de rastreamento auto-aplicável. Se duas ou mais questões estiverem alteradas, identificam idosos com maior risco de complicações com sensibilidade de 72% e especificidade de 58%. A identificação precoce de indivíduos em risco pode possibilitar a implantação de medidas de suporte a estes doentes, diminuindo a morbimortalidade associada.

Tabela 70.I – Escalas de atividades de vida diária
Escala de Atividades Básicas de Vida Diária
1. Banho – Não recebe ajuda ou somente recebe ajuda para uma parte do corpo
2. Vestir-se – Pega as roupas e se veste sem qualquer ajuda, exceto para amarrar os sapatos
3. Higiene pessoal – Vai ao banheiro, usa o banheiro, veste-se e retorna sem qualquer ajuda (pode usar andador ou bengala)
4. Transferência – Consegue deitar na cama, sentar na cama e levantar sem ajuda (pode usar andador ou bengala)
5. Continência – Controla completamente urina e fezes
6. Alimentação – Come sem ajuda (exceto para cortar carne ou passar manteiga no pão)
Escala de Atividades Instrumentais de Vida Diária
1. Consegue usar o telefone
2. Consegue ir a locais distantes usando algum transporte, sem necessidade de planejamentos especiais
3. Consegue fazer compras
4. Consegue preparar suas próprias refeições
5. Consegue arrumar a casa
6. Consegue fazer os trabalhos manuais domésticos, como pequenos reparos
7. Consegue lavar e passar sua roupa
8. Consegue tomar seus remédios na dose certa e no horário certo
9. Consegue cuidar de suas finanças

Tabela 70.II – Escala ISAR*
1. Antes desta doença aguda que lhe trouxe ao departamento de emergência, você precisava de alguém para lhe ajudar regularmente? (Sim)
2. Desde a doença que lhe trouxe ao departamento de emergência, você tem precisado de mais ajuda do que o usual para cuidar de você? (Sim)
3. Você esteve hospitalizado por uma ou mais noites nos últimos 6 meses (excluindo esta visita ao departamento de emergência)? (Sim)
4. Em geral, você se sente bem? (Não)
5. Em geral, você tem problemas sérios com a sua memória? (Sim)
6. Você toma mais de duas medicações diferentes todos os dias? (Sim)

* As respostas entre parênteses são consideradas de alto risco. Duas ou mais respostas de alto risco sinalizam pacientes com alto risco de complicações.

Particularidades dos idosos no pronto-socorro

As mudanças fisiológicas associadas ao envelhecimento interagem com as doenças e alteram suas manifestações. Freqüentemente, as doenças manifestam-se atipicamente, piorando o *status* funcional prévio. Manifestações atípicas podem estar presentes em diversas doenças orgânicas (infarto agudo do miocárdio, pneumonia, infecção do trato urinário, urgências abdominais) e psicossociais (etilismo, depressão, maus-tratos).

Todos os órgãos e sistemas de órgãos exibem deterioração fisiológica relacionada com a idade, se não em todos os indivíduos, pelo menos em uma fração significante da população. Os déficits podem ser classificados da seguinte maneira:

- Capacidade funcional reduzida.
- Habilidade comprometida para lidar com estresse.
- Homeostasia alterada.

Sistema cardiovascular

A capacidade do sistema cardiopulmonar de suprir oxigênio aos músculos em exercícios e a habilidade desses músculos em usar o oxigênio no metabolismo energético é referida como capacidade aeróbica. A capacidade aeróbica diminui em homens e mulheres sedentárias à taxa de 10% por década. Como a atividade física influencia profundamente a capacidade aeróbica, alguma parte desta diminuição pode ser atribuída à queda na atividade física com o avançar da idade. E, claro, o declínio na capacidade aeróbica é bem maior nos idosos que sofrem de doenças crônicas, particularmente de doenças ateroscleróticas. O declínio na capacidade aeróbica visto no envelhecimento é devido, largamente, à alteração na capacidade cardiovascular, mas fatores não-cardiovasculares tais como uma redução na massa de músculo esquelético têm a sua importância.

Homeostasia ácido-básico

Uma análise dos dados de muitos estudos tem revelado que a homeostasia ácido-básico está alterada com o envelhecimento. Da idade de 20 a 80 anos, a concentração aparente, no plasma, de íon hidrogênio aumenta de 6 a 7% e o bicarbonato diminui de 12 a 16%. Isto sugere que a mudança na característica ácido-básica é devida ao declínio na função renal. O baixo nível de acidose metabólica que parece ocorrer em muitas pessoas idosas pode ter uma participação na perda óssea relacionada com a idade, um fator que tem recebido pouca atenção por parte daqueles que estudam perda óssea e envelhecimento.

Temperatura corporal

A regulação homeostática da temperatura corporal e a habilidade para se adaptar a diferentes temperaturas deterioram com o envelhecimento. A extensão dessa deterioração varia entre indivíduos e é influenciada pelo *status* de saúde, atividade física e hábitos pessoais tais como o tabagismo e o consumo de álcool. Parte da perda de habilidade em lidar com extremos de temperaturas é devida a uma redução na percepção da temperatura ambiente, o que leva a uma resposta inapropriada para a situação. Entretanto, a homeostase fisiológica falha, também, em manter a temperatura corporal. A capacidade de suar está comprometida no idoso. Além disso, o aumento da temperatura corporal em resposta a pirógenos está prejudicado com o aumento de idade.

Metabolismo glicídico

Uma regulação homeostática diminuída da concentração plasmática de glicose é uma característica do envelhecimento. Uma habilidade reduzida em secretar insulina não parece ser a principal razão para esta alteração na homeostase da glicose. Existe forte evidência de que uma resistência aumentada à ação da insulina seja de fato o motivo na diminuição da regulação da homeostase glicídica.

ACHADOS CLÍNICOS

Declínios funcionais, comorbidades, dificuldades na comunicação por déficits sensoriais e alterações cognitivas dificultam o atendimento ao idoso em ambientes conturbados, como no departamento de emergência. Idosos permanecem mais tempo no pronto-socorro e necessitam de mais exames radiológicos e laboratoriais do que adultos jovens. Socorristas acreditam que cuidar de idosos é mais difícil e consome mais tempo, devido à complexidade das queixas.

O rebaixamento do nível de consciência é manifestação comum de idosos trazidos ao pronto-socorro, sendo via final comum de diferentes doenças, desde aquelas que acometem o sistema nervoso central (acidente vascular cerebral) até doenças sistêmicas (infecções, alterações hidroeletrolíticas). Apatia, agitação, letargia, alteração do padrão de sono são comuns, mas para o diagnóstico de *delirium* a presença de alteração do nível de consciência deve estar presente. A presença de *delirium* deve ser sempre valorizada e está associada a maior mortalidade durante a internação. É mais comum em idosos com déficits cognitivos prévios. A presença de *delirium* dificulta a anamnese e atrasa a correção da doença de base.

É importante obter uma história medicamentosa completa, incluindo medicações não prescritas por médico. Em um estudo realizado no Hospital das Clínicas da FMUSP, 60% dos idosos apresentaram alguma reação adversa a drogas, sendo que em 11% dos casos foi necessária internação. Em média, o idoso que procura o departamento de emergência usa 5,9 medicações, fato que aumenta o risco de uso incorreto das substâncias prescritas, efeitos colaterais e menor eficácia no tratamento.

Diante de doenças agudas, traumas ou cirurgias de urgência, idosos podem desenvolver desnutrição rapidamente. A resposta metabólica ao estresse com a secreção de citocinas e hormônios aumenta a necessidade de energia e proteína. Fatores associados à desnutrição são mostrados na Tabela 70.III.

A hidratação também está prejudicada. Idosos apresentam menor reposta ao estímulo hipotalâmico pela hiperosmolaridade, sendo menos propensos a apresentar sede. Esta menor resposta, aliada a eventos ligados a doença aguda, como alterações sensoriais e imobilidade, torna o idoso propenso a desidratação. Devido à dependência na pré-carga, mesmo hipovolemias discretas podem resultar em comprometimento da função cardíaca. A manutenção da hidratação nestes pacientes é, portanto, essencial.

Desnutrição, associada à imobilidade, leva a descondicionamento, que é caracterizado por uma constelação de problemas: hipotensão postural, diminuição do débito cardíaco e consumo máximo de oxigênio, diminuição da sensibilidade à insulina com conseqüente intolerância à glicose, má-absorção, constipação, incontinência, escaras, perda óssea e contraturas, trombose venosa profunda e embolia pulmonar, *delirium* e depressão.

Tabela 70.III – Fatores associados com aumento do risco de desnutrição
• Perda recente de peso
• Ingesta restrita (variedade limitada, dietas)
• Situação psicossocial (depressão, declínio cognitivo, isolamento, dificuldades econômicas)
• Problemas na mastigação e deglutição
• Cirurgia prévia
• Perdas aumentadas devido a doenças gastrintestinais, como diarréia e síndrome de má absorção
• Uso excessivo de álcool
• Medicações que interferem no apetite ou na metabolização dos nutrientes

Princípios na avaliação de idosos no PS

História e exame físico, inicialmente, permitem diagnosticar doenças agudas que podem ameaçar a vida e que necessitam de atendimento imediato. A análise dos sinais e sintomas leva a um diagnóstico presuntivo da doença. Este modelo tradicional de atendimento aplica-se à maioria dos adultos, mas nem sempre encaixa-se perfeitamente no caso dos idosos. É necessário alocar os problemas numa hierarquia de importância funcional. Feito isso, tentativas são realizadas para determinar como esses problemas surgiram para que os planos de abordagem com objetivos específicos possam ser construídos. Os problemas devem ser sempre reavaliados para assegurar que os objetivos sejam alcançados, caso contrário, o tratamento deve ser mudado ou os objetivos modificados. Assim, a avaliação do idoso necessita de alguns cuidados (Tabela 70.IV).

Tabela 70.IV – Princípios do atendimento ao idoso no departamento de emergência
1. A apresentação da doença é freqüentemente complexa.
2. Os efeitos das comorbidades se confundem à apresentação da doença aguda.
3. Polifarmácia é comum e pode ser um fator importante na apresentação, diagnóstico e tratamento da patologia.
4. Reconhecimento da presença de déficit cognitivo é essencial.
5. Alguns testes diagnósticos podem ter valores de normalidade diferentes.
6. A possibilidade de menor reserva funcional deve ser levada em conta.
7. O suporte social pode ser inadequado.
8. Necessidade de confiar os cuidados a um cuidador.
9. Saber o estado funcional prévio é essencial para poder avaliar novas queixas.

Freqüentemente, apresentam queixas vagas, tais como fraqueza, tontura, mal-estar, que podem significar condições graves como infarto agudo do miocárdio, insuficiência cardíaca congestiva descompensada ou sepse. Além disso, as comorbidades podem mascarar o diagnóstico. Uma pneumonia, por exemplo, pode descompensar os sintomas de insuficiência cardíaca, obscurecendo o diagnóstico da infecção.

A polifarmácia, como já discutido, é comum e pode ser a causa da descompensação. Por exemplo, pode ocorrer confusão em uma idosa após o uso de anticolinérgico para o tratamento de incontinência urinária.

Apesar de declínio cognitivo ser comum, freqüentemente não é reconhecido pelo socorrista. Alteração cognitiva muda a apresentação da doença aguda, dificulta a avaliação adequada e muda o local de tratamento da afecção. Por exemplo, um paciente com celulite e alteração cognitiva pode ser internado, enquanto outro sem disfunção cognitiva pode ser tratado em domicílio. Outra característica do idoso é a baixa reserva funcional. Doenças agudas podem descompensar a frágil homeostase, levando a complicações em curto espaço de tempo.

Além disso, é importante avaliar a rede de suporte psicossocial. Neste aspecto, a entrevista com o cuidador é essencial. A pesquisa de maus-tratos e negligência deve ser feita. A análise de todos este fatores é desafiadora no ambiente do departamento de emergência, mas deve ser feita sempre que possível a fim de minimizar a morbimortalidade do idoso trazido ao pronto-socorro.

EXAMES COMPLEMENTARES

Em geral, exames complementares devem ser guiados pelas hipóteses clínicas. Não existe um conjunto de exames obrigatórios em idosos. Entretanto, é importante reiterar que idosos apresentam manifestações atípicas (p.ex.: dispnéia no infarto do miocárdio; confusão na infecção urinária), sendo necessário um menor limiar na solicitação de exames. Particularidades em algumas doenças são descritas a seguir.

DIAGNÓSTICO DIFERENCIAL E TRATAMENTO DAS EMERGÊNCIAS EM IDOSOS*

Insuficiência cardíaca

A prevalência de insuficiência cardíaca está aumentando. Muitos fatores explicam este aumento (Tabela 70.V). O envelhecimento está associado a mudanças estruturais e funcionais do sistema cardiovascular. Entretanto, na ausência de doenças cardiovasculares, a função cardíaca de repouso está preservada até mesmo em idades bem avançadas. As mudanças associadas ao envelhecimento cardiovascular resultam em uma incapacidade de responder ao estresse, seja ele fisiológico (por exemplo, exercício físico) ou patológico (hipertensão ou isquemia miocárdica). O envelhecimento está associado a uma menor resposta ao estímulo α-adrenérgico, que limita a capacidade de aumentar a freqüência e contratilidade cardíacas em resposta ao agente estressor e diminui a vasodilatação periférica mediada por receptores β_2.

Tabela 70.V – Fatores associados ao aumento da prevalência de insuficiência cardíaca

1. Envelhecimento populacional
• Alterações cardiovasculares associadas ao envelhecimento
• Alta prevalência de doenças cardíacas
2. Melhora do tratamento de doença coronariana e hipertensão
• Diminuição da mortalidade coronariana
• Diminuição da mortalidade por acidente vascular cerebral

Um segundo efeito é o aumento da rigidez vascular, que ocorre pela deposição aumentada de colágeno e degeneração das fibras de elastina nas paredes arteriais e condiciona aumento da pós-carga, contribuindo para o desenvolvimento de hipertensão arterial sistólica isolada. Um terceiro efeito do envelhecimento cardiovascular está associado a diminuição no relaxamento e complacência cardíacas, alterando o enchimento diastólico do ventrículo esquerdo. As alterações de relaxamento e complacência ventricular fazem com que o enchimento do ventrículo dependa da contração atrial. As mudanças no padrão de enchimento diastólico limitam o aumento do débito cardíaco. Além disso, pequeno aumento no volume diastólico leva a grande aumento da pressão diastólica em idosos. Este aumento pressórico é transmitido ao átrio esquerdo, distendendo os miócitos atriais e levando a maior chance de ectopia atrial, incluindo fibrilação atrial. Esta arritmia, muito comum em idosos, é um fator precipitante de insuficiência cardíaca. A perda de contração atrial compromete o enchimento diastólico ventricular dependente da fase atrial. Além disso, o aumento da freqüência ventricular associado a fibrilação atrial de alta resposta diminui o tempo de enchimento diastólico, o que dificulta ainda mais o enchimento do ventrículo esquerdo.

As alterações de enchimento diastólico levam a um aumento da insuficiência diastólica (insuficiência cardíaca com função sistólica de ventrículo esquerdo normal) em

Tabela 70.VI – Quadro clínico da insuficiência cardíaca sistólica e diastólica*

	Sistólica	Diastólica
Epidemiologia	> 60 anos	> 70 anos
	Sexo masculino	Sexo feminino
Comorbidades	Infarto do miocárdio prévio	Hipertensão
		Doença renal
	Insuficiência mitral ou aórtica	Obesidade
		Estenose aórtica
Sinais	Normo ou hipotensão	Hipertensão
	Distensão jugular	
	Edema periférico	
Eletrocardiograma	Ondas Q	Sobrecarga de câmaras esquerdas
Radiografia de tórax	Cardiomegalia	Área cardíaca normal ou aumentada

* Nenhum achado isoladamente permite o diagnóstico.

*O leitor deve complementar a leitura nos capítulos específicos do livro; nessa seção, serão descritas as particularidades dos idosos.

idosos (Tabela 70.VI). O aumento de pressão de ventrículo esquerdo por hipertensão descompensada ou isquemia leva a congestão pulmonar e edema. Esses indivíduos são sensíveis a pequenas alterações do volume intravascular. Aumentos na carga de sal da dieta ou administração de fluidos endovenosos são pouco tolerados pelo ventrículo não complacente. Por outro lado, contrações do volume intravascular, por exemplo por diminuição da ingesta ou poliúria, podem causar uma diminuição do volume intravascular, levando a uma diminuição do débito cardíaco e choque.

O envelhecimento está associado a mudanças significativas em outros órgãos que têm impacto no desenvolvimento e manejo da insuficiência cardíaca. Observa-se declínio da filtração glomerular, inabilidade renal de manter a homeostase do volume intravascular e eletrolítica. Assim, há menor capacidade de responder a sobrecargas volêmica e sódica. Além disso, idosos são menos sensíveis ao tratamento com diuréticos e mais propensos a desenvolver alterações hidroeletrolíticas induzidas por estes fármacos.

Alterações da ventilação-perfusão pulmonar e alterações respiratórias do sono levam a hipoxemia e hipertensão pulmonar, contribuindo para o desenvolvimento da falência cardíaca. A incapacidade em aumentar o volume-minuto contribui para sensação de dispnéia. Mudanças associadas ao envelhecimento do sistema nervoso central incluem alterações do mecanismo de sede, que contribuem para desidratação em pacientes tratados com diuréticos. A diminuição da capacidade de auto-regulação cerebral em manter a perfusão cerebral em face de mudanças na pressão arterial sistêmica leva a mudanças no nível de consciência associadas ao uso de vasodilatadores e diuréticos. O envelhecimento também está associado a mudanças na resposta dos barorreceptores. Mudanças abruptas de pressão arterial induzidas por drogas utilizadas no manejo da insuficiência cardíaca podem acarretar hipotensão postural e síncope.

A etiologia da insuficiência cardíaca em idosos é semelhante ao adulto jovem, mas na população geriátrica é, freqüentemente, multifatorial (Tabela 70.VII). Hipertensão e doença coronariana são as causas mais comuns, correspondendo a 70% dos casos. Fatores precipitantes devem ser sempre investigados e corrigidos quando possível (Tabela 70.VIII). As causas mais comuns são má aderência à medicação e dieta. Isquemia miocárdica e fibrilação atrial são causas abruptas de descompensação. Devido à baixa reserva cardiovascular, insuficiência cardíaca pode ser precipitada por condições não cardíacas, como sepse, anemia, embolia pulmonar, insuficiênica renal. Medicações podem contribuir para exacerbação cardíaca. Álcool é um depressor cardíaco e pode precipitar arritmias. β-bloqueadores (incluindo colírios) são inotrópicos negativos. Antiinflamatórios alteram a excreção renal de sódio e água e contribuem para a sobrecarga volêmica.

Tabela 70.VII – Etiologias comuns de insuficiência cardíaca em idosos
1. Insuficiência coronariana
2. Miocardiopatia hipertensiva
3. Doença valvar
4. Cardiomiopatia
• Dilatada
• Hipertrófica
• Restritiva
5. Miocardite
6. Falência por alto débito
• Anemia, deficiência de tiamina, hipertiroidismo
7. Alterações diastólicas associadas ao envelhecimento

Tabela 70.VIII – Fatores precipitantes comuns em idosos
1. Isquemia miocárdica
2. Excesso de sal na dieta
3. Má aderência à medicação
4. Sobrecarga volêmica iatrogênica
5. Arritmias
• Fibrilação ou *flutter* atriais, arritmias ventriculares e bradiarritmias
6. Doenças associadas
• Febre, infecção, anemia, alterações tireoideanas, insuficiência renal, hipoxemia, hipertensão descompensada
7. Drogas e medicações
• Álcool, antiinflamatórios, corticóides, β-bloqueadores (incluindo colírios), bloqueadores de canal de cálcio, antiarrítmicos

Dispnéia aos esforços, ortopnéia e edema são as manifestações típicas da insuficiência cardíaca. Entretanto, há um aumento de sintomas atípicos (Tabela 70.IX). Diante da hipótese de insuficiência cardíaca, está indicada a realização de eletrocardiograma, radiografia de tórax, hemograma, eletrólitos e função renal. Se disponível, o ecocardiograma é importante para avaliação da função cardíaca.

Tabela 70.IX – Manifestações atípicas de insuficiência cardíaca em idosos
1. Queixas não específicas
• Mal- estar, fadiga, diminuição da capacidade física
2. Sintomas neurológicos
• *Delirium*, irritabilidade, alteração do sono
3. Sintomas gastrintestinais
• Anorexia, desconforto abdominal, náusea, diarréia

O tratamento da insuficiência cardíaca em idosos compreende: correção da etiologia sempre que possível, tratamento não-farmacológico, reabilitação e uso cuidadoso das medicações. O tratamento da insuficiência cardíaca sistólica é semelhante ao do adulto jovem (Tabela 70.X). O tratamento da insuficiência diastólica engloba o tratamento agressivo da hipertensão e isquemia miocárdica presentes em até 75% dessa população. Apesar de extremamente prevalente na faixa etária geriátrica, existem poucos estudos clínicos que avaliaram o tratamento da insuficiência cardíaca diastólica. O tratamento inclui o uso criterioso de diuréticos para controle da congestão, evitando quedas acentuadas do volume intravascular. β-bloqueadores melhoram os sintomas por diminuir a freqüência cardíaca e aumentar o tempo de enchimento ventricular. O uso con-

Tabela 70.X – Opções terapêuticas na insuficiência sistólica
1. Inibidores da enzima de conversão da angiotensina
2. Bloqueadores do receptor de angiotensina II
3. Vasodilatadores
4. β-bloqueadores
5. Diuréticos
6. Digoxina
7. Bloqueadores de cálcio
8. Agentes antitrombóticos (aspirina e varfarina)

tínuo diminui a hipertrofia miocárdica. Deve-se diminuir a freqüência para menos de 65 bpm e prefere-se o uso de agentes seletivos como metoprolol e atenolol. O uso de inibidores da enzima de conversão da angiotensina (IECA) parece diminuir a sintomatologia, melhorando a função diastólica e diminuindo a hipertrofia ventricular. Os bloqueadores do receptor de angiotensina II têm efeitos semelhantes ao IECA.

Insuficiência coronariana aguda

Com o avançar da idade, aumenta a incidência de infarto agudo do miocárdio (IAM), número de complicações e mortalidade relacionadas. Pacientes com mais de 75 anos de idade representam 30% dos casos de IAM, porém, correspondem a 80% dos que morrem devido ao evento isquêmico. Estima-se que a mortalidade associada ao IAM seja três vezes maior em idosos do que em adultos jovens. Em idosos, a doença coronariana costuma ser mais extensa, acometendo múltiplos vasos.

Um dos motivos da pior evolução em idosos após IAM é o maior intervalo de tempo que estes pacientes demoram para chegar ao hospital. Tal fato diminui a possibilidade do idoso se beneficiar de tratamento fibrinolítico ou angioplastia. Os fatores associados à demora na chegada ao hospital incluem: disfunção cognitiva, alterações da percepção da dor, dor atípica ou equivalente isquêmico e dificuldade de locomoção. O estudo de Framingham exemplifica a apresentação inespecífica ou atípica em idosos. Neste estudo, infarto miocárdico foi silencioso ou não reconhecido em mais de 40% dos indivíduos com 75 a 84 anos comparados a menos de 20% daqueles com 45 a 54 anos de idade. Embora dor torácica seja o sintoma mais comum em todas as faixas etárias, em idosos, freqüentemente, apresenta-se com outro sintomas, como dispnéia, síncope ou confusão.

Um estudo (PURSUIT) avaliou pacientes com IAM com infradesnivelamento do segmento ST ou angina instável em relação a fatores de risco para eventos combinados (mortalidade e IAM) em 30 dias e concluiu que idade avançada apresenta maior risco que congestão pulmonar, infradesnivelamento do segmento ST, aumento de troponina e piora da classe funcional da angina.

As comorbidades, muito presentes em idosos, têm um impacto negativo na evolução da insuficiência coronariana aguda, complicando sua história natural e resposta ao tratamento. Pacientes portadores de artrite reumatóide e IAM apresentam duas vezes mais chance de evoluir com complicações do que aqueles com IAM sem artrite reumatóide.

O tratamento do idoso com insuficiência coronariana aguda apresenta algumas controvérsias. Nessa população recomenda-se que o trombolítico de escolha seja a estreptoquinase, pelo menor risco de sangramento em relação ao rt-PA. Revascularização miocárdica apresenta curva de sobrevida semelhante a angioplastia durante seguimento a longo prazo. Entretanto, pacientes tratados cirurgicamente apresentaram menos angina recorrente, infarto com onda Q e menor necessidade de repetição de procedimentos de revascularização quando comparados a pacientes submetidos à angioplastia.

O uso de aspirina, betabloqueadores, nitratos, estatinas e inibidores da enzima de conversão da angiotensina apresenta a mesma indicação que no adulto jovem. Estudos recentes, que avaliaram o uso de *stent* e antagonistas da glicoproteína IIb/IIIa, demonstraram resultados tão bons na faixa geriátrica quanto em jovens submetidos à angioplastia.

Pneumonia

É a quinta causa de óbito entre idosos. Estima-se que 60.000 idosos morram por ano nos EUA devido a pneumonia. É a causa infecciosa mais freqüente de mortalidade nessa faixa etária e evento final comum de outras doenças graves nessa população.

O maior fator de risco para pneumonia é a presença de outras doenças graves e o prognóstico relaciona-se ao número de comorbidades. Os critérios de gravidade incluem: uréia ≥ 30 mg/dL, freqüência respiratória maior que 30 incursões por minuto e pressão arterial diastólica menor que 60 mmHg. Se dois destes fatores estiverem presentes, há aumento da mortalidade em até 21 vezes. Idosos apresentam complicações relacionadas à pneumonia com maior freqüência. Bacteremia, empiema e meningite são complicações encontradas ocasionalmente nesta população.

Os agentes mais comumente responsáveis por pneumonia no idoso são apresentados na Tabela 70.XI. Agentes atípicos podem causar pneumonia em idosos, mas são mais comuns em jovens. *Legionella pneumophila* deve ser considerada um causa possível de pneumonia em idosos, ocorrendo em até 8% dos casos. Gram-negativos são agentes causais importantes em idosos com comorbidades (doença cardiopulmonar, renal, hepática, diabetes melito, doença do sistema nervoso central, neoplasia). Em idosos frágeis com múltiplas comorbidades, as infecções são comumente polimicrobianas.

Geralmente, o quadro clínico difere do adulto jovem, predominando sinais e sintomas inespecíficos, como queda do estado geral, confusão, taquipnéia e taquicardia. Somente 33 a 60% dos idosos apresentam febre. Durante o envelhecimento, a habilidade da medula óssea de aumentar a produção de neutrófilos em resposta à infecção está diminuída. Em idosos com infecção, o número de células brancas pode ser normal, mas pode apresentar um profundo desvio à esquerda, com muitas formas imaturas no sangue periférico. Além de hemograma e radiografia de tórax, é importante aferir a saturação de oxigênio através da oximetria de pulso. A coleta

Tabela 70.XI – Agentes etiológicos das pneumonias adquiridas na comunidade (PAC) no idoso

Etiologia	Epidemiologia	Características
Pneumococo	15 a 50% das PAC	Mortalidade 3 a 5 x maior do que em jovens
Anaeróbios	20% das PAC em grupo de risco	Uso de sedativos, acamados e doenças neurológicas
Gram-negativos	40 a 60% das PAC em institucionalizados	*Klebsiella, Pseudomonas, E. coli*
Hemófilos	8 a 20% das PAC	DPOC
Legionela	5% das PAC	Ar condicionado e PAC graves
Influenza	Incidência 4 x maior em idosos	90% dos óbitos por influenza ocorrem em idosos

de gasometria está indicada se houver hipoxemia, suspeita de hipercapnia ou insuficiência respiratória.

A escolha do tratamento deve ser realizada segundo o escore de gravidade (PORT). O local de tratamento e o melhor antibiótico a ser usado, segundo esta classificação, são apresentados no capítulo de pneumonia adquirida na comunidade.

Infecção do trato urinário

É infecção freqüente na população geriátrica, devido a alterações hormonais, comorbidades, uso de medicações, incontinência urinária, fecaloma e má higiene pessoal.

Em idosos, é comum a apresentação de bacteriúria assintomática. Usualmente, o seu achado não necessita de tratamento. Apenas há indicação de tratamento em casos de transplante de órgãos sólidos, granulocitopênicos, pré-operatório de cirurgias urológicas e colocação de próteses.

O idoso febril com bacteriúria pode ter outra causa infecciosa. O diagnóstico de infecção do trato urinário deve ser feito após a pesquisa de outros focos infecciosos. Por outro lado, pode haver sepse sem sintomas urinários evidentes (disúria, polaciúria, sinal de Giordano).

Escherichia coli é responsável por 70% das infecções urinárias não complicadas em idosas de comunidade e por 40% em pacientes com sondagem vesical crônica e infecções complicadas. Nestes pacientes, aumenta a incidência de enterecocos, principalmente em homens prostáticos ou em uso de sonda. Para o diagnóstico correto da hipótese de infecção urinária, é importante trocar a sonda vesical antes da coleta de urina para análise laboratorial.

Conforme um estudo recente demonstrou, idosos com cistite, sem comorbidades significativas, devem ser tratados com três dias de ciprofloxacino. Alternativas (por 7 dias) são cefalosporinas (cefalexina 250-500 mg VO 6/6 horas ou cefadroxil 500 mg VO 12/12 horas). Cuidado com o sulfametoxazol-trimetropim como tratamento empírico, pois há locais com até 40-50% de *E. coli* resistente.

Em casos de pielonefrite, a duração mínima da antibioticoterapia deve ser de 14 dias. Antibioticoterapia empírica pode ser iniciada com ciprofloxacina (500 mg VO ou 400 mg EV de 12/12 horas) ou ceftriaxona (2 g 1x/dia). O uso de ciprofloxacina em idosos deve ser feito com cautela pelo maior risco de confusão induzida por este fármaco. O ajuste da dose do antibiótico deve ser feito de acordo com a função renal. A coleta de urocultura com antibiograma deve ser checada para guiar a antibioticoterapia posteriormente.

Dor abdominal aguda

Até 40% das dores abdominais agudas no idoso necessitam de cirurgia de urgência. O quadro clínico, muitas vezes, é inespecífico, mal localizado e sem febre. O diagnóstico não raramente é tardio.

Na faixa etária geriátrica, colecistite aguda é a causa mais freqüente de cirurgia abdominal de urgência. Dentre as causas mais freqüentes de alta hospitalar com diagnóstico inadequado estão apendicite aguda e obstrução de intestino delgado. Idosos com dor abdominal sem diagnóstico estabelecido devem ser reavaliados detalhadamente. Exames de imagem, como ultra-sonografia ou tomografia computadorizada de abdome, devem ser realizados em caso de dúvida diagnóstica.

Hemorragia digestiva alta

Trinta e cinco a 45% de todos os casos de hemorragia gastrintestinal aguda alta ocorrem em pacientes com mais de 60 anos, e na metade desses casos, são causados pela doença péptica ulcerosa. Outras causas importantes de sangramento alto no idoso são as erosões gástricas e a esofagite. Essas três condições juntas respondem a 70 a 80% das admissões hospitalares em idosos com sangramento gastrintestinal alto. Trinta e seis por cento dos indivíduos não apresentam história prévia de sintomas.

A avaliação e o tratamento do sangramento gastrintestinal alto no idoso são os mesmos de adultos jovens. A idade *per si* não é uma contra-indicação para cirurgia; a decisão de operar o paciente deve ser feita no contexto da situação clínica.

Hemorragia digestiva baixa

As duas causas mais freqüentes de sangramento gastrintestinal baixo no idoso são diverticulose e angiodisplasia. Essas duas entidades respondem por dois terços dos sangramentos gastrintestinais baixos hemodinamicamente significantes. A manifestação usual é a de um sangramento subagudo ou recorrente, não doloroso e que cessa espontaneamente. O diagnóstico pode ser feito por colonoscopia ou angiografia. O sangramento pode ser controlado agudamente através da administração intra-arterial de vasopressina. Quando o sangramento não consegue ser controlado está indicada cirurgia.

Trauma

Quedas são as causas mais comuns de trauma em pacientes idosos e, em geral, são conseqüências de síncope, arritmias, disfunção autonômica, hipoxemia, anemia ou hipoglicemia. Devido ao fato de que idosos podem ter uma história clínica significativa que afete o seu trauma, a obtenção de uma história precisa é vital. Medicações como agentes cardíacos, diuréticos, agentes psicotrópicos e anticoagulantes devem ser cuidadosamente listadas.

No exame físico a monitorização contínua dos sinais vitais é essencial. Emergencistas devem ficar atentos para uma freqüência cardíaca "normal" no paciente geriátrico vítima de trauma. Taquicardia em resposta a dor, hipovolemia ou ansiedade pode estar ausente ou mascarada no idoso com trauma. Atenção especial deve ser prestada nas variações anatômicas que pode tornar o manuseio das vias aéreas mais difícil. Essas variações incluem dentadura, artrite cervical ou artrite da junção temporomandibular.

Existe evidência de que os idosos são particularmente predispostos a desenvolverem insuficiência de múltiplos órgãos devido à idade avançada e um maior distúrbio fisiológico induzido pelo trauma. Ao invés de um tratamento conservador, um tratamento agressivo com uma monitorização invasiva precoce tem se mostrado benéfico em relação ao prognóstico.

Um estudo mostrou que monitorização invasiva precoce fornece importante informação hemodinâmica, ajuda a identificar mais precocemente choque, limita a hipoperfusão, ajuda a prevenir a falência de múltiplos órgãos e melhora a sobrevida. A medição do trauma é importante para planejar o tratamento e estudar o prognóstico como em qualquer outra doença onde a variação de grau e estágio possa ser usada. Os sistemas utilizados para a avaliação do trauma fazem uso de uma escala de extensão anatômica do trauma ou das respostas fisiológicas no local da lesão ou um híbrido dos dois. As escalas híbridas mais comumente usadas são a TRISS (*Revised Trauma Score + Injury Severity Score*) e ASCOT (*A Severity Characterization of Trauma*).

Seria um erro grave, ao avaliar o estado mental do paciente idoso durante o exame neurológico, assumir que as alterações se devem à demência ou senilidade subjacente. Os idosos apresentam uma menor incidência de hematoma extradural do que a população geral; entretanto, existe uma maior incidência de hematoma subdural, em até metade dos casos, sem trauma prévio.

O achado de lesões na coluna cervical no idoso é diferente daqueles vistos nos pacientes jovens porque existe uma incidência aumentada de fratura de C1 e C2 no idoso. Dor persistente no pescoço e radiografias negativas deveriam ser submetidas à CT do pescoço devido a artrite cervical subjacente, que pode obscurecer as linhas de fraturas.

No trauma fechado de tórax existe uma incidência aumentada de fraturas de costelas devido a mudanças osteoporóticas. A dor associada com a fratura de costela e qualquer diminuição na reserva fisiológica podem predispor o paciente a complicações respiratórias. O exame abdominal no paciente idoso é notoriamente falível quando comparado com adultos jovens. Mesmo com um exame físico inicial benigno, o emergencista deve ter um alto índice de suspeita de lesões intra-abdominais em pacientes que tenham associadas fratura pélvica ou fraturas de costela baixa. Em pacientes idosos, as adesões associadas com procedimentos cirúrgicos prévios podem aumentar o risco de realizar lavagem peritoneal diagnóstica. As fraturas de fêmur ocorrem primariamente em quatro áreas: intertrocanteriana, subcapital, transcervical e subtrocanteriana. As fraturas intertrocanterianas são as mais comuns. Emergencistas devem ficar atentos ao fato de que fraturas de ossos longos e pelve são freqüentemente fonte etiológica de hipovolemia severa em pacientes idosos.

Distúrbios da regulação hídrica e de eletrólitos

O envelhecimento é acompanhado por uma diminuição da massa magra, da água corpórea e aumento da gordura. A água corpórea total diminui de 60% do peso corpóreo em homens e 52% em mulheres jovens para 54 e 46%, respectivamente, em indivíduos maiores de 65 anos, principalmente devido à diminuição da água intracelular. A diminuição hídrica torna o idoso suscetível a variações importantes de acordo com a oferta de água, podendo variar de desidratação a sobrecarga volêmica com hiponatremia.

Em idosos, observa-se uma diminuição da percepção da sede em situações de depleção volêmica. Além disso, a presença de incapacidades (déficit visual, artrose, acidente vascular cerebral) e imobilidade limitam ainda mais o acesso a líquidos. Com o envelhecimento, o rim apresenta dificuldade em diluir a urina e excretar a sobrecarga de água, devido à diminuição fisiológica da função renal que ocorre com o passar dos anos. Essa dificuldade se estende à excreção do excesso de sódio, muitas vezes agravada pelo uso de antiinflamatórios. Alterações fisiológicas da secreção de vasopressina, hormônio natriurético atrial e do sistema renina-angiotensina influenciam a homeostase hídrica e salina.

Hiponatremia euvolêmica é mais comum no idoso, freqüentemente causada por síndrome de secreção inapropriada de hormônio antidiurético. Hiponatremia é marcador de alta mortalidade, devido a doença de base grave causadora do déficit eletrolítico.

Hipernatremia ocorre por perda excessiva de água associada à ingesta inadequada. Raramente, é causada por ingesta excessiva de sódio. O quadro clínico pode ser inespecífico (fraqueza, letargia), podendo progredir para confusão e convulsão. Ao exame físico, observa-se desidratação, taquicardia e hipotensão postural.

Pacientes com demência de Alzheimer têm um risco aumentado de alterações na regulação hídrica.

Algoritmo 70.1 – Avaliação do idoso no PS

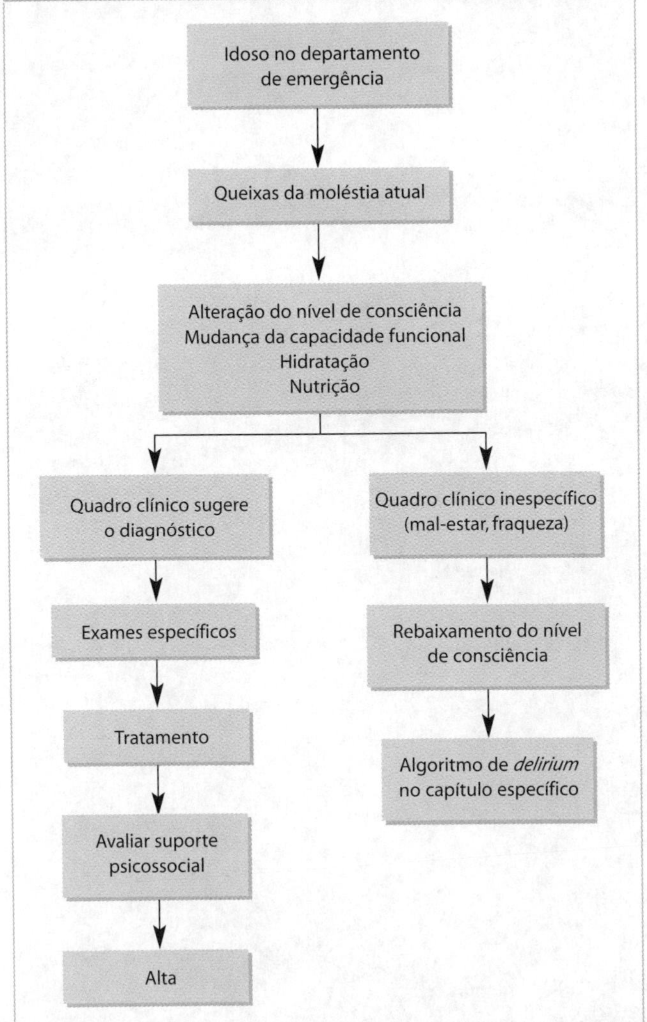

LEITURA ADICIONAL

1. Rosenthal RA, Kavic SM. Assessment and management of geriatric patient. Crit Care Med 2004; 32(Suppl.): S92-S105.
2. McCusker J, Bellavance F, et al. Prediction of hospital utilization among elderly patients during the 6 months after an emergency department visit. Ann Emerg Med 2000; 36: 438-45.
3. Cohen HJ, et al. A controlled trial of inpatient and outpatient geriatric evaluation and management. N Engl J Med 2002; 346: 905-12.
4. McCusker J, Cole MG, et al. Does delirium increase hospital stay? J Am Geriatr Soc 2003; 51: 1539-46.
5. Chung MK, Bartfield JM. Knowledge of prescription medications among elderly emergency department patients. Ann Emerg Med 2002; 39: 605-9.
6. Hirsch H, Lazar J, et al. Percutaneous revascularization for unstable angina in the elderly. Coronary Artery Disease 2000; 11: 315-22.
7. Chauhan MS, Kuntz RE, et al. Coronary artery stenting in the aged. J Am Coll Cardiol 2001; 37: 856-62.
8. Palmer RM, Meldon SW. Acute care. In: Hazzard WR, Blass JP, et al. Principles of geriatric medicine and gerontology. 5. ed. McGraw Hill; 2003. p.157-68.
9. Loeb M. Community-acquired pneumonia in older adults. Geriatrics and Gerontology International 2005; 5: 75-81.
10. Arenal JJ, Bengoechea-Beeby M. Mortality associated with emergency abdominal surgery in the elderly. Can J Surg 2003; 46: 11-6.
11. Brocklehurst JC, Tallis RC, Fillit HM. Textbook of geriatric medicine and gerontology. 5. ed. Churchill Livingstone; 1998.
12. Santos FS. Mecanismos fisiopatológicos do *delirium*. *Rev Psiq Clin* 2005; 32(3): 104-12.
13. Santos FS, Velasco IT, Junior RF. Risk factors for delirium in the elderly after coronary artery bypass graft surgery. International Psychogeriatrics 2004; 16(2): 175-93.
14. Santos FS, Babichak AC, Amaral A. *Delirium* no idoso. Rev Bras Med 2000; 57(10): 1165-74.
15. Passarelli MG, Jacob-Filho W, Figueras A. Adverse drug reactions in an elderly hospitalised population: inappropriate prescription is a leading cause. Drugs & Aging 2005; 22(9): 767-77.

SEÇÃO

IV

Emergências Relacionadas ao Trauma

Coordenadores
Jorge dos Santos Silva
Renato Sérgio Poggetti

Epidemiologia do Trauma

CAPÍTULO 71

Adoniram de Mauro Figueiredo

TÓPICOS IMPORTANTES

- Trauma é um problema de saúde pública no Brasil, vitimando principalmente a população masculina jovem. A taxa de jovens mortos em acidentes de trânsito ou vitimados por violência interpessoal atinge proporções alarmantes.
- Estudos sugerem que quanto maior for a população jovem, maior será o número de mortos por acidentes de trânsito. Por outro lado, conforme a Unesco, o Brasil está situado entre os países que exibem as maiores proporções de morte por projéteis de armas de fogo.
- Cada morte significa de 30 a 40 anos de vida potencial perdidos.
- A análise dos resultados da casuística estudada permite supor que entre os doentes internados no Hospital das Clínicas da Faculdade de Medicina da Universidade de São Paulo, em decorrência de traumatismos:
  - As causas mais freqüentes foram os acidentes de trânsito, seguidos pela violência interpessoal e pelas quedas.
  - Os acidentes de trânsito e a violência interpessoal representaram juntos, a grande maioria das causas de internação.
  - Entre os acidentes de trânsito, os atropelamentos predominaram sobre os acidentes com veículos automotores, os acidentes com motos e as quedas.
  - As armas de fogo foram os agentes mais comuns de violência interpessoal.
  - O sexo masculino predominou entre as vítimas de trauma.
  - A maioria dos pacientes pertenceu à faixa etária entre os 20 e os 29 anos.
  - A mortalidade global foi de 15%.
  - A mortalidade atingiu principalmente a segunda década de vida, exceto nos casos de agressão e nos casos de quedas.
  - A mortalidade nos casos de agressão predominou na terceira década de vida;
  - A mortalidade nos casos de quedas de alturas variáveis predominou na quarta década de vida;
  - A mortalidade nos casos de quedas da própria altura foi maior nos pacientes com idade superior a 80 anos.

INTRODUÇÃO E DEFINIÇÕES

O trauma é um desafio internacional para os sistemas de saúde pública. De acordo com a Organização Mundial de Saúde, no ano de 2020, os acidentes de trânsito serão a segunda causa externa de mortalidade no mundo.

No Brasil, o trauma é importante causa externa de mortalidade e de morbidade, notadamente entre as camadas mais jovens da população. Na faixa etária dos 5 aos 39 anos, as causas externas ocupam o primeiro lugar como causa de morte, e os acidentes de trânsito e os homicídios, juntos, são responsáveis por mais da metade do número de óbitos.

De acordo com o Sistema de Informações de Mortalidade (SIM), em 2001, os acidentes por transporte terrestre foram a segunda causa de morte, no conjunto de causas de mortalidade, de todo o país. Ainda, em conformidade com a mesma fonte, ocorreram 550 mil óbitos causados por ferimentos por projéteis de armas de fogo, de 1979 a 2003.

Entretanto, a determinação do número exato de óbitos por causas externas é muito dificultada pelo alto índice de sub-registros de mortes. De acordo com dados de 1993, da Organização Panamericana de Saúde, o Brasil foi classificado entre países com elevado nível de subnotificação de óbitos, entre 20 a 40%.

Atualmente, o banco de dados do Sistema de Internações Hospitalares do Sistema Único de Saúde (SIH/SUS) permite que sejam obtidas informações mais exatas das internações hospitalares motivadas por causas externas.

No Estado de São Paulo, durante o ano de 2003, segundo dados do SIH/SUS, foram registradas 179.387 internações decorrentes de causas externas, das quais 70% eram de pacientes do sexo masculino.

No ano de 2004, o Pronto-Socorro do Instituto Central do Hospital das Clínicas da Faculdade de Medicina da Universidade de São Paulo realizou 181.834 atendimentos, dos quais 11.053 (6,07%) foram atendimentos a vítimas de traumas. Entre os traumatizados ocorreram 123 (1,1%) óbitos, dos quais 112, ou seja, 91% do total de óbitos por trauma foram verificados nas primeiras 24 horas após a admissão hospitalar.

EXPERIÊNCIA DO PS DE CIRURGIA DO INSTITUTO CENTRAL DO HC-FMUSP

Mil e quatrocentos prontuários de pacientes internados por trauma, no Pronto-Socorro de Cirurgia do Instituto Central do Hospital das Clínicas da Faculdade de Medicina da Universidade de São Paulo (PSC), no período de 2000 a 2004, foram separados por amostragem aleatória simples por sorteio e analisados quanto aos fatores causais e quanto à idade e a evolução dos pacientes. Destes, foram excluídos 41 prontuários relativos a internações decorrentes de complicações tardias de traumas ou com a finalidade de complementação de tratamento cirúrgico de pacientes anteriormente traumatizados. A análise dos 1.359 prontuários restantes mostrou que os acidentes de trânsito foram os agentes causais em 620 (45%) dos casos, a violência interpessoal em 436 (32%), as quedas em 187 (14%) e causas diversas em 113 (8,3%). Os acidentes de trânsito e a violência interpessoal, juntos, foram responsáveis por 1.056 (78%) das internações na amostragem populacional estudada. Sessenta e oito por cento dos traumatizados eram do sexo masculino.

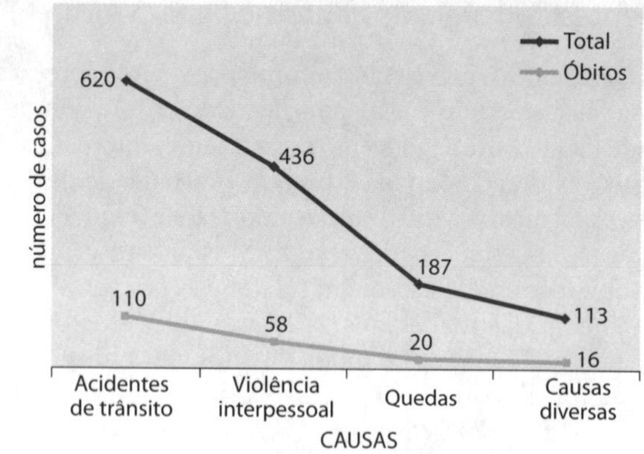

Gráfico 71.1 – Causas externas de trauma em 1.359 casos. Distribuição amostral de freqüências conforme agentes causais e evolução (números absolutos).

ACIDENTES DE TRÂNSITO

Dos 620 pacientes internados em decorrência de acidentes de trânsito, 257 (41,5%) foram vítimas de atropelamento, 212 (34,2%) foram envolvidos em colisões ou capotamentos de veículos automotores (VAM) exceto motos, 136 (22%) sofreram acidentes de moto e 15 (2,4%) foram acidentados enquanto transitavam com bicicletas (Tabela 71.I e Gráfico 71.1).

Atropelamentos

Os atropelamentos prevaleceram na faixa etária de 1 a 49 anos de idade (77,5%), com mortalidade de 15%. Com idades iguais ou superiores a 50 anos, foram internados 58 (22,5%) pacientes, com mortalidade de 8,5%. A Tabela 71.II mostra a distribuição amostral de freqüências dos casos de pacientes internados após atropelamentos, conforme grupos etários e óbitos (números absolutos) (Gráfico 71.2).

A média das idades nos 257 casos de atropelamento foi de 36,5 anos, com mediana 35 e moda 40 anos, para limites entre 2 e 85 anos, desvio-padrão (DP) +/- 18,57 e intervalo de confiança 2,26 (alfa 0,05).

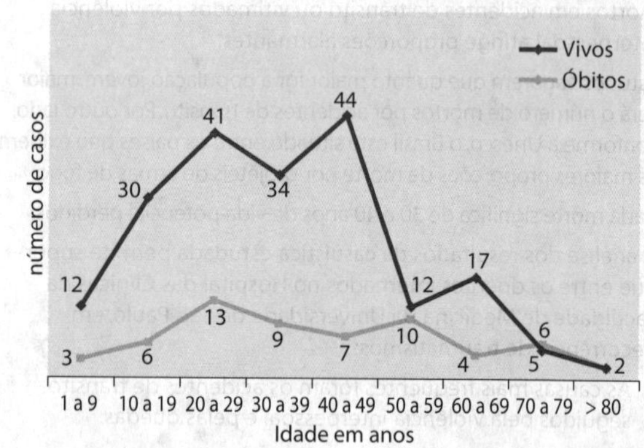

Gráfico 71.2 – Atropelamentos. Mortalidade. Distribuição amostral de freqüências em 257 casos conforme grupos etários e evolução (números absolutos).

Entre os 197 sobreviventes, a média das idades foi de 35 anos (limites 2 a 85, mediana 32, moda 40) e entre os 60 casos de óbitos, a média das idades foi de 41 anos (limites 2 a 83, mediana 37,5, moda 29). O teste t de Student ($p < 0,05$) não mostrou diferença estatística significativa quando comparadas as médias das idades entre sobrevivente e mortos.

Os dados encontrados sugerem que a mortalidade do grupo etário de 1 a 49 anos foi quase duas vezes maior do que a mortalidade dos pacientes com idades iguais ou superiores a 50 anos. A faixa etária mais afetada pela mortalidade foi a dos 29 anos de idade.

Tabela 71.I – Causas externas de trauma em 1.359 casos internados no PSC (2000 a 2004): distribuição amostral de freqüências conforme agentes causais e evolução dos pacientes

Agentes causais	Total	Vivos	Óbitos*
Atropelamento	257	197	60-23%
Veículos automotores (VAM)	212	182	30-14%
Moto	136	117	19-14%
Bicicleta	15	14	1-6,5%
Total	620	510	110-18%

* Número total e porcentagem do subgrupo.

Tabela 71.II – Atropelamentos: distribuição amostral de freqüências em 257 casos, conforme grupos etários e óbitos (números absolutos)

Idades	1 a 9	10 a 19	20 a 29	30 a 39	40 a 49	50 a 59	60 a 69	70 a 79	≥ 80	Total
Vivos	12	30	41	34	44	12	17	5	2	197
Óbitos	3	6	13	9	7	10	4	6	2	60
Total	15	36	54	43	51	22	21	11	4	257

Acidentes com veículos automotores (VAM)

Os acidentes com veículos automotores (VAM) prevaleceram na faixa etária de 1 a 49 anos de idade (87%), com mortalidade de 11%. Treze por cento dos pacientes internados pertenciam à 5ª década de vida e tiveram mortalidade de 3%. A Tabela 71.III mostra a distribuição amostral de freqüências dos casos de pacientes internados após VAM conforme grupos etários e óbitos (números absolutos) (Gráfico 71.3).

A média das idades nos 212 casos de VAM foi de 32 anos, com mediana 29,5 e moda 23 anos, para limites entre 1 e 82 anos, desvio-padrão (DP) +/- 13,84 e intervalo de confiança 1,86 (alfa 0,05).

Entre os 182 sobreviventes, a média das idades foi de 32 anos (limites 1 a 80, mediana 29, moda 29) e entre os 30 casos de óbitos, a média das idades foi de 35 anos (limites 10 a 82, mediana 32,5, moda 21). O teste t de Student ($p < 0,05$) não mostrou diferença estatística significativa quando comparadas as médias das idades entre sobrevivente e mortos.

Os dados encontrados sugerem que a mortalidade foi aproximadamente 4 vezes maior nas primeiras 4 décadas de vida, e que a idade mais atingida foi a de 21 anos.

Acidentes com motos

Em 98% dos casos foram envolvidos pacientes com idades entre 10 a 49 anos, com mortalidade de 13%. Com idades a partir de 50 anos foram internados 3 (2%) pacientes, com mortalidade de 0,73%. A Tabela 71.IV mostra a distribuição amostral de freqüências dos casos de pacientes internados após acidentes com motos, conforme grupos etários e óbitos (números absolutos) (Gráfico 71.4).

A média das idades nos 136 casos de acidentes com motos foi de 25,5 anos, com mediana 24,5 e moda 25 anos, para limites entre 14 e 73 anos, desvio-padrão (DP) +/- 8,13 e intervalo de confiança 1,36 (alfa 0,05).

Entre os 117 sobreviventes, a média das idades foi de 25,5 anos (limites 14 a 50, mediana 25, moda 25) e entre os 19 casos de óbitos, a média das idades foi de 26 anos (limites 16 a 73, mediana 23, moda 22). O teste t de Student ($p < 0,05$) não mostrou diferença estatística significativa quando comparadas as médias das idades entre sobreviventes e mortos.

Os dados encontrados sugerem que a mortalidade predominou no grupo etário de 10 a 49 anos, e que a idade mais atingida foi a de 22 anos.

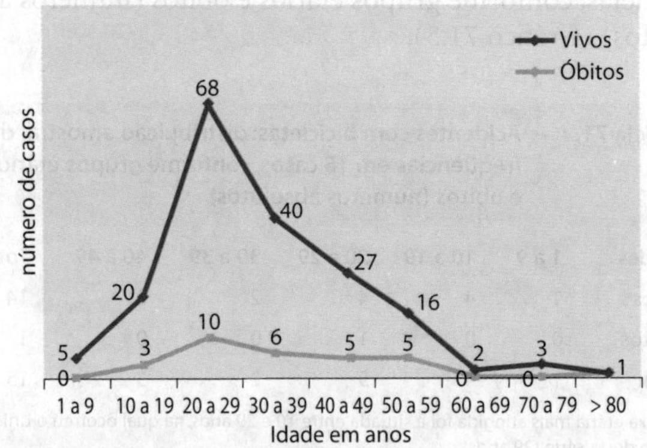

Gráfico 71.3 – Acidentes com veículos automotores. Mortalidade. Distribuição amostral de freqüências em 212 casos conforme grupos etários e evolução (números absolutos).

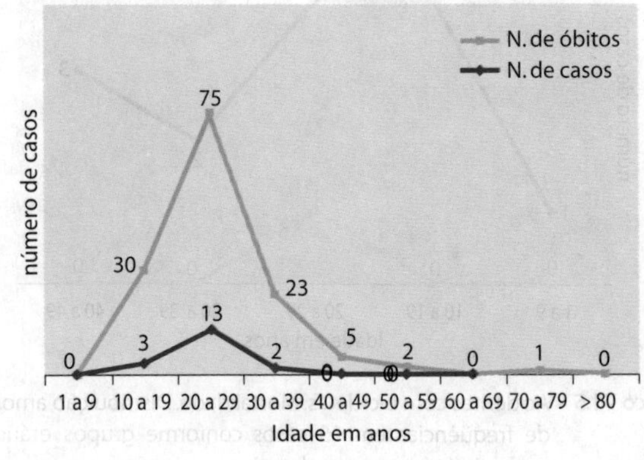

Gráfico 71.4 – Acidentes com motos. Mortalidade. Distribuição amostral de freqüência em 136 casos conforme grupos etários e evolução (números absolutos).

Tabela 71.III – Acidentes com veículos automotores: distribuição amostral de freqüências em 212 casos, conforme grupos etários e óbitos (números absolutos)

Idades	1 a 9	10 a 19	20 a 29	30 a 39	40 a 49	50 a 59	60 a 69	70 a 79	≥ 80	Total
Vivos	5	20	68	40	27	16	2	3	1	182
Óbitos	0	3	10	6	5	5	0	0	1	30
Total	5	23	78	46	32	21	2	3	2	212

Tabela 71.IV – Acidentes com motos: distribuição amostral de freqüências em 136 casos, conforme grupos etários e óbitos (números absolutos)

Idades	1 a 9	10 a 19	20 a 29	30 a 39	40 a 49	50 a 59	60 a 69	70 a 79	Total
Vivos	0	27	62	21	5	2	0	0	117
Óbitos	0	3	13	2	0	0	0	1	19
Total	0	30	75	23	5	2	0	1	136

Acidentes com bicicletas

Todos os acidentes com bicicletas acometeram a faixa etária de 1 a 49 anos de idade e a mortalidade foi de 6,6%. A Tabela 71.V mostra a distribuição amostral de freqüências dos casos de pacientes internados após acidentes com bicicletas, conforme grupos etários e óbitos (números absolutos) (Gráfico 71.5).

Tabela 71.V – Acidentes com bicicletas: distribuição amostral de freqüências em 15 casos, conforme grupos etários e óbitos (números absolutos)

Idades	1 a 9	10 a 19	20 a 29	30 a 39	40 a 49	Total
Vivos	1	4	4	2	3	14
Óbitos	0	0	1	0	0	1
Total	1	4	5	2	3	15

A faixa etária mais atingida foi a situada entre 10 e 29 anos, na qual ocorreu o único óbito desta série (29 anos).

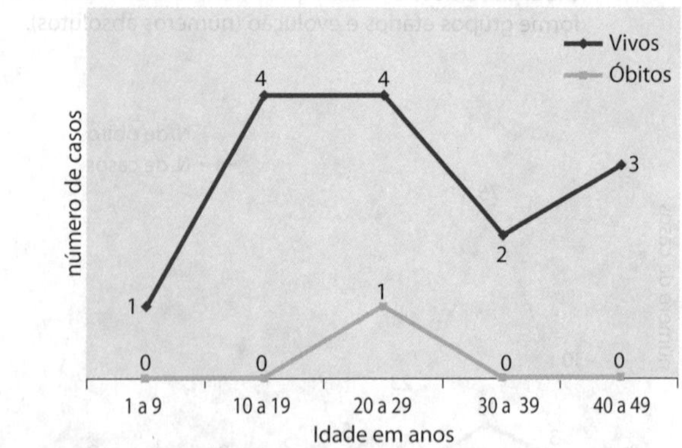

Gráfico 71.5 – Acidentes com bicicletas. Mortalidade. Distribuição amostral de freqüências em 15 casos conforme grupos etários e evolução (números absolutos).

VIOLÊNCIA INTERPESSOAL

Dos 436 pacientes internados em decorrência de violência interpessoal, 280 (64%) foram vítimas de ferimentos por projéteis de armas de fogo, 105 (24%) sofreram ferimentos causados por armas brancas e 51 (12%) sofreram agressões físicas (Tabela 71.VI e Gráfico 71.6).

Tabela 71.VI – Causas externas de violência interpessoal em 1.359 casos internados no PSC (2000 a 2004): distribuição amostral de freqüências conforme agentes causais e evolução dos pacientes

Agentes causais	Total	Vivos	Óbitos*
Ferimentos por projéteis de arma de fogo	280	230	50-18%
Ferimentos por arma branca	105	101	4-4%
Agressões	51	47	4-8%
Total	436	378	58-13,5%

* Número total e porcentagem do subgrupo.

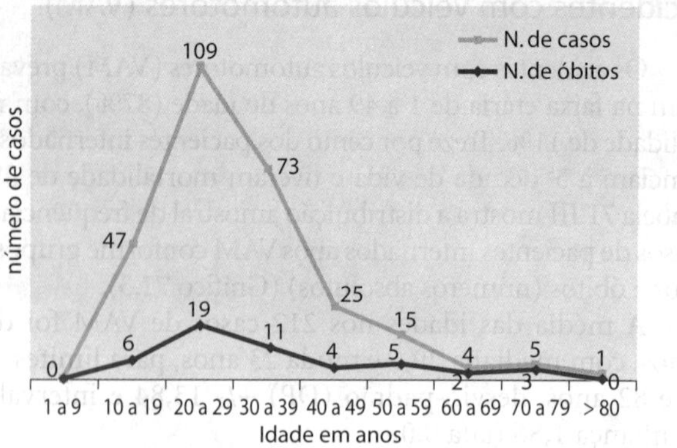

Gráfico 71.6 – Armas de fogo. Mortalidade. Distribuição amostral de freqüências em 280 casos conforme grupos etários e evolução (números absolutos).

Ferimentos por projéteis de armas de fogo

Noventa e um por cento dos casos comprometeram as idades situadas entre 10 e 49 anos, com mortalidade de 14%. A partir de 40 anos de idade, foram catalogados 9% dos pacientes internados, com mortalidade de 4%. A Tabela 71.VII mostra a distribuição amostral de freqüências dos casos de pacientes internados após ferimentos por projéteis de armas de fogo conforme grupos etários e óbitos (números absolutos) (Gráfico 71.7).

A média das idades nos 280 casos de ferimentos por projéteis de armas de fogo foi 30 anos, com mediana 27 e moda 30 anos, para limites entre 12 e 80 anos, desvio-padrão (DP) +/- 12,35 e intervalo de confiança 1,45 (alfa 0,05).

Entre os 230 sobreviventes, a média das idades foi de 29 anos (limites 12 a 80, mediana 26, moda 30) e entre os 50 casos de óbitos, a média das idades foi de 34 anos (limites 16 a 72, mediana 29, moda 20). O teste t de Student (p < 0,05) não mostrou diferença estatística significativa quando comparadas as médias das idades entre sobreviventes e mortos.

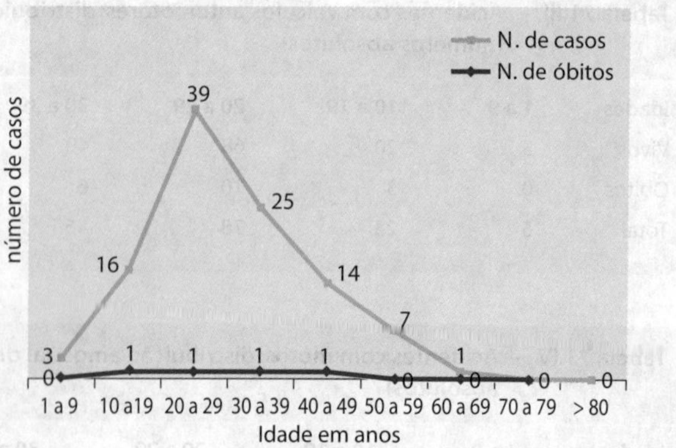

Gráfico 71.7 – Arma branca. Mortalidade. Distribuição amostral de freqüências em 105 casos conforme grupos etários e evolução (números absolutos).

Tabela 71.VII – Ferimentos por projéteis de armas de fogo: distribuição amostral de freqüências em 280 casos, conforme grupos etários e óbitos (números absolutos)

Idades	1 a 9	10 a 19	20 a 29	30 a 39	40 a 49	50 a 59	60 a 69	70 a 79	≥ 80	Total
Vivos	0	41	91	62	21	10	2	2	1	230
Óbitos	0	6	19	11	4	5	2	3	0	50
Total	0	47	110	73	25	15	4	5	1	280

Os dados encontrados sugerem que a mortalidade predominou no grupo etário de 10 a 49 anos, e que a idade mais atingida foi a de 20 anos.

Ferimentos por armas brancas

Os ferimentos por armas brancas envolveram pacientes na faixa etária de 1 a 49 anos de idade (93%), com mortalidade de 4%. Dos grupos etários a partir de 50 anos, foram internados 7% dos pacientes, entre os quais não foram verificados óbitos. A Tabela 71.VIII mostra a distribuição amostral de freqüências dos casos de pacientes internados após ferimentos por armas brancas conforme grupos etários e óbitos (números absolutos).

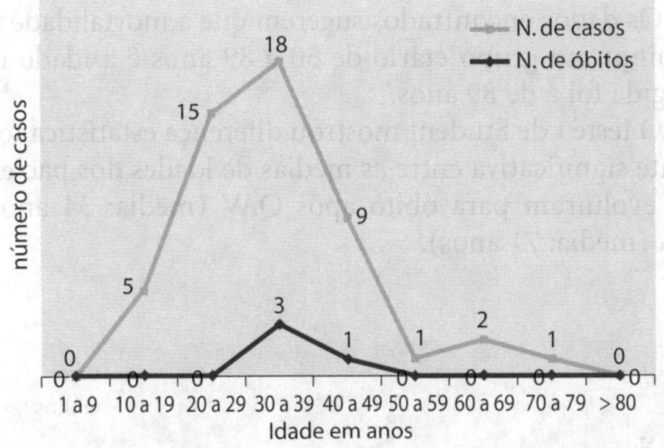

Gráfico 71.8 – Agressão. Mortalidade. Distribuição amostral de freqüências em 51 casos conforme grupos etários e evolução (números absolutos).

Os ferimentos por armas brancas foram relacionados principalmente às quatro primeiras décadas de vida, com média de idades de 24 anos, mediana de 25 e moda de 27 anos.

Agressões

As agressões prevaleceram na faixa etária de 10 a 49 anos de idade (92%), com mortalidade de 8%. Dos grupos etários a partir de 50 anos, foram internados 4 (8%) pacientes, sem mortalidade. A Tabela 71.IX mostra a distribuição amostral de freqüências dos casos de pacientes internados após agressões conforme grupos etários e óbitos (números absolutos) (Gráfico 71.8).

A média das idades nos 51 casos de agressão foi de 33 anos, com mediana 33 e moda 28 anos, para limites entre 14 e 77 anos, desvio-padrão (DP) +/- 12,29 e intervalo de confiança 3,37 (alfa 0,05).

Entre os 47 sobreviventes, a média das idades foi de 33 anos (limites 14 a 77, mediana 32, moda 28) e entre os 4 casos de óbitos, a média das idades foi de 35,5 anos (limites 32 a 40, mediana 35, moda 35). O teste t de Student ($p < 0,05$) não mostrou diferença estatística significativa quando comparadas as médias das idades entre sobreviventes e mortos.

QUEDAS

Dos 187 pacientes internados em decorrência de quedas, 140 (75%) foram vítimas de quedas de alturas variáveis (QAV) e 47 (32%) sofreram quedas da própria altura (QPA) (Tabela 71.X).

Tabela 71.VIII – Ferimentos por armas brancas: distribuição amostral de freqüências em 105 casos, conforme grupos etários e óbitos (números absolutos)

Idades	1 a 9	10 a 19	20 a 29	30 a 39	40 a 49	50 a 59	60 a 69	Total
Vivos	3	15	38	24	13	7	1	101
Óbitos	0	1	1	1	1	0	0	4
Total	3	16	39	25	14	7	1	105

Tabela 71.IX – Agressões: distribuição amostral de freqüências em 51 casos, conforme grupos etários e óbitos (números absolutos)

Idades	1 a 9	10 a 19	20 a 29	30 a 39	40 a 49	50 a 59	60 a 69	70 a 79	Total
Vivos	0	5	15	15	8	1	2	1	47
Óbitos	0	0	0	3	1	0	0	0	4
Total	0	5	15	18	9	1	2	1	51

Quedas de alturas variáveis

A maior incidência ocorreu na faixa etária de 1 a 49 anos, com 82% dos casos e mortalidade de 8%. Dezoito por cento dos casos eram de pacientes com idades a partir da quinta década, com mortalidade de 0,7%. A Tabela 71.XI mostra a distribuição amostral de freqüências dos casos de pacientes internados após sofrerem QAV, conforme grupos etários e óbitos (números absolutos) (Gráfico 71.9).

A média das idades nos 140 casos de QAV foi de 33 anos, com mediana 31 e moda 25 anos, para limites entre 1 e 79 anos, desvio-padrão (DP) +/- 19,08 e intervalo de confiança 3,16 (alfa 0,05).

Entre os 128 sobreviventes, a média das idades foi de 33 anos (limites 1 a 79, mediana 30,5, moda 25) e entre os 12 casos de óbitos, a média das idades foi de 34 anos (limites 9 a 52, mediana 39, moda 45). O teste t de Student ($p < 0,05$) não mostrou diferença estatística significativa quando comparadas as médias das idades entre sobreviventes e mortos.

Os dados encontrados sugerem que a mortalidade predominou no grupo etário de 1 a 49 anos e a idade mais atingida foi a de 45 anos.

Quedas da própria altura

Cinqüenta e cinco por cento dos casos ocorreram entre pacientes até os 49 anos de idade, com mortalidade de 2%, e 45% dos casos foram registrados a partir dos 50 anos de idade, com mortalidade de 15%. A Tabela 71.XII mostra a distribuição amostral de freqüências dos casos de pacientes internados após sofrerem QPA, conforme grupos etários e óbitos (números absolutos) (Gráfico 71.10).

A média das idades nos 47 casos de QPA foi de 48,5 anos, com mediana 47 e moda 39 anos, para limites entre 4 e 89 anos, desvio-padrão (DP) +/- 23,98 e intervalo de confiança 6,85 (alfa 0,05).

Entre os 39 sobreviventes, a média das idades foi de 44 anos (limites 4 a 89, mediana 40, multimodal) e entre os 8 casos de óbitos, a média das idades foi de 71 anos (limites 39 a 86, mediana 73,5, moda 86). O teste t de Student ($p < 0,05$) não mostrou diferença estatística significativa quando comparadas as médias das idades entre sobrevivente e mortos.

Os dados encontrados sugerem que a mortalidade predominou no grupo etário de 50 a 89 anos e a idade mais atingida foi a de 89 anos.

O teste t de Student mostrou diferença estatística fortemente significativa entre as médias de idades dos pacientes que evoluíram para óbito após QAV (média: 34 anos) e QPA (média: 71 anos).

Tabela 71.X – 187 casos de quedas em 1.359 casos internados no PSC (2000 a 2004): distribuição amostral conforme freqüências dos agentes causais e evolução dos pacientes

Agentes causais	Total	Vivos	Óbitos*
Quedas de alturas variáveis (QAV)	140	128	12-8,5%
Quedas da própria altura (QPA)	47	39	8-17%
Total	187	167	20-10,5%

* Número total e porcentagem do subgrupo.

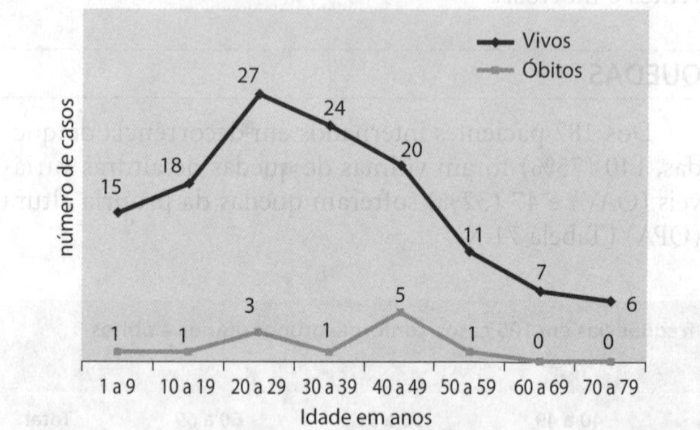

Gráfico 71.9 – Quedas de alturas variáveis. Mortalidade. Distribuição amostral de freqüências em 140 casos conforme grupos etários e evolução (números absolutos).

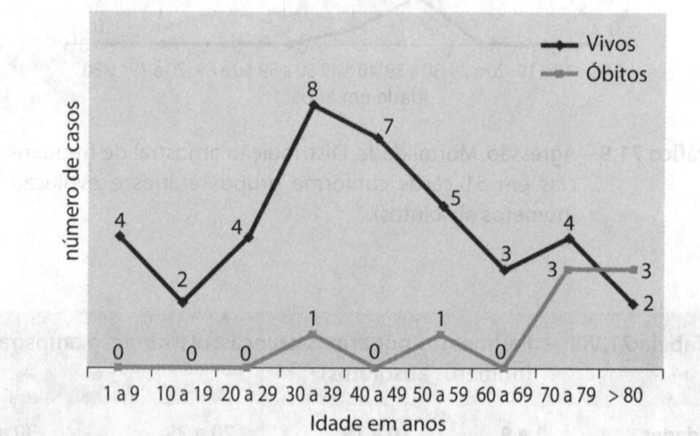

Gráfico 71.10 – Quedas da própria altura. Mortalidade. Distribuição amostral de freqüências em 47 casos conforme grupos etários e evolução (números absolutos).

Tabela 71.XI – QAV: distribuição amostral de freqüências em 140 casos, conforme grupos etários e óbitos (números absolutos)

Idades	1 a 9	10 a 19	20 a 29	30 a 39	40 a 49	50 a 59	60 a 69	70 a 79	Total
Vivos	15	18	27	24	20	11	7	6	128
Óbitos	1	1	3	1	5	1	0	0	12
Total	16	19	30	25	25	12	7	6	140

Tabela 71.XII – QPA: distribuição amostral de freqüências em 47 casos, conforme grupos etários e óbitos (números absolutos)

Idades	1 a 9	10 a 19	20 a 29	30 a 39	40 a 49	50 a 59	60 a 69	70 a 79	≥ 80	Total
Vivos	4	2	4	8	7	5	3	4	2	39
Óbitos	0	0	0	1	0	1	0	3	3	8
Total	4	2	4	9	7	6	3	7	5	47

CAUSAS DIVERSAS

Cento e dezesseis pacientes (8,5%) foram internados por traumatismos de causas diversas, com mortalidade de 14,0% (16/116) (Tabela 71.XIII).

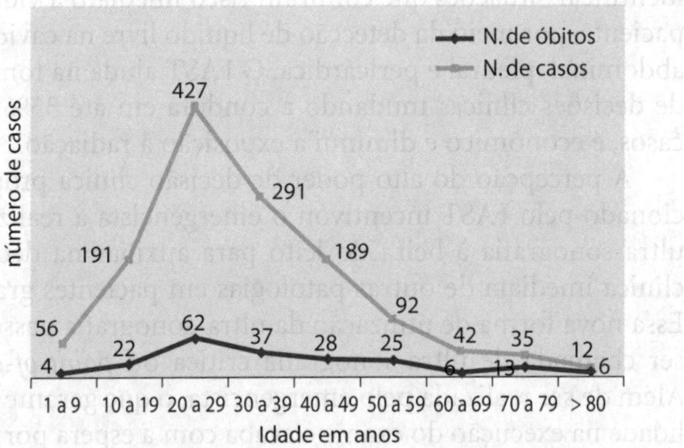

Gráfico 71.11 – 1.359 casos. Mortalidade global. Distribuição amostral de freqüências conforme grupos etários e evolução (números absolutos).

Tabela 71.XIII – 116 casos de traumatismos de causas diversas em 1.359 casos internados no PSC (2000 a 2004): distribuição amostral conforme freqüências dos agentes causais e evolução dos pacientes

Agentes causais	Total	Vivos	Óbitos
Choque elétrico	11	11	0
Incêndio/explosão	4	2	2
Afogamento	5	3	2
Desmoronamento	4	4	0
Acidente em via férrea	2	1	1
Acidente esportivo	1	1	0
Causa desconhecida	13	9	3
Causa não esclarecida	15	12	2
Outras causas externas	61	54	6
Total	116	97	16

LEITURA ADICIONAL

1. Mostafa G, Huynh T, Sing RF, et al. Gender-related outcomes in trauma. J.Trauma 2002; 53(3): 430-5.
2. Potenza BM, Hoyt DB, Coimbra R, et al. The epidemiology of serious and fatal injury in San Diego County in an 11-year period. J Trauma 2004; 56(1): 68-75.
3. Adura FE, Montal JHC, Sabbag AF. Uso do cinto de segurança durante a gravidez. In: Consensos e Diretrizes – Associação Brasileira de Medicina de Tráfego. São Paulo; 2003.
4. Mello Jorge MHP, Koizumi MS. Gastos governamentais do SUS com internações hospitalares por causas externas: análise no Estado de São Paulo, 2000. Rev Bras Epidemiol 2004 June; 7(2); SciELO Brazil.
5. Sauer MTN, Wagner MB. Acidentes de trânsito fatais e sua associação com a taxa de mortalidade infantil e adolescência. Cad Saúde Pública 2003 Sept/Oct; 19(5); Rio de Janeiro, SciElo Public Health.
6. L. O custo da violência urbana para a saúde. Revista do Conselho Regional de Medicina do Estado de São Paulo. 32. ed. Julho/agosto/setembro de 2005.
7. Tambellini AT, Osanai CH. Epidemiologia do trauma. In: Evandro Freire (editor). Trauma – a doença dos séculos. v. 1. 1. ed. São Paulo: Editora Atheneu; 2001. p.47-76.
8. Jacobs LM Jr., Jacobs BB. Injuries: statistics, prevention and costs. In: Mattox KL, Moore EE, Feliciano DV (editores). Trauma. 1. ed. East Norwalk: Appleton & Lange; 1981. p. 15-33.

CAPÍTULO 72

Ultra-Sonografia no ABC Primário em Trauma

Ariane Coester
Daniel Fontana Pedrollo
Fernando Ribeiro Silva

TÓPICOS IMPORTANTES

- O FAST ajuda na tomada de decisões clínicas mudando a conduta em até 33% dos casos, é econômico e diminui a exposição à radiação.
- A percepção do alto poder de decisão clínica proporcionado pelo FAST incentivou o emergencista a realizar a ultra-sonografia à beira do leito para auxiliar na decisão clínica imediata de outras patologias em pacientes graves. Essa nova forma de utilização da ultra-sonografia passou a ser chamada de ultra-sonografia crítica ou *point-of-care*.
- No trauma, passou-se a utilizar a ultra-sonografia crítica para realização do ABC primário, no qual ela tem papel fundamental no manejo da via aérea (intubação) e das doenças traumáticas do pulmão (pneumotórax, hemotórax). Além disso, também é possível utilizá-la na avaliação secundária do paciente politraumatizado para auxiliar no diagnóstico de contusão pulmonar e fraturas de costelas, entre outros.
- O elemento fundamental da técnica de ultra-sonografia pulmonar é o reconhecimento da linha pleural.
- Quando se identifica ausência de deslizamento pleural ou de pulso pulmonar, deve-se considerar a possibilidade de pneumotórax e proceder à investigação de um sinal que é 100% específico para o diagnóstico de pneumotórax.
- Há uma série de vantagens da ultra-sonografia para detecção do hemotórax no atendimento inicial. Uma delas é que se pode estimar com boa precisão o volume de sangue livre, permitindo-nos decidir precocemente entre a drenagem simples e o procedimento de autotransfusão.
- O FAST é positivo quando se localiza uma causa importante de hemorragia em um paciente instável. Quando ele é negativo, não significa que não há lesão intraperitoneal, apenas exclui-se que a principal causa do sangramento seja nessa região. Há um consenso de que o FAST deve ser repetido após 6 horas de observação clínica antes de ser considerado realmente negativo.

INTRODUÇÃO E DEFINIÇÕES

No politrauma, sabe-se que a reposição volêmica e o manejo adequado na primeira hora pós-trauma são fundamentais para a sobrevivência do paciente. Para tanto, um diagnóstico preciso e rápido é de extrema importância. No entanto, sabe-se que o exame físico no trauma abdominal contuso, por exemplo, leva a diagnósticos errados em até 45% dos casos. O FAST (*Focused Assesment with Sonography in Trauma*) foi um termo criado em 1996 para denominar um exame ultra-sonográfico com o objetivo de identificar situações que confiram risco imediato à vida do paciente, por meio da detecção de líquido livre na cavidade abdominal, pleural e pericárdica. O FAST ajuda na tomada de decisões clínicas mudando a conduta em até 33% dos casos, é econômico e diminui a exposição à radiação.

A percepção do alto poder de decisão clínica proporcionado pelo FAST incentivou o emergencista a realizar a ultra-sonografia à beira do leito para auxiliar na decisão clínica imediata de outras patologias em pacientes graves. Essa nova forma de utilização da ultra-sonografia passou a ser chamada de ultra-sonografia crítica ou *point-of-care*. Além de ser realizada pelo emergencista, o que garante agilidade na execução do exame e acaba com a espera por serviços auxiliares, a ultra-sonografia crítica geralmente tem índices de sensibilidade e especificidade largamente melhores que o exame radiológico simples, e não tem a dificuldade de logística imposta pela execução de uma tomografia computadorizada.

No trauma, passou-se a utilizar a ultra-sonografia crítica para realização do ABC primário, no qual ela tem papel fundamental no manejo da via aérea (intubação) e das doenças traumáticas do pulmão (pneumotórax, hemotórax). Além disso, também é possível utilizá-la na avaliação secundária do paciente politraumatizado para auxiliar no diagnóstico de contusão pulmonar e fraturas de costelas, entre outros.

TÉCNICA BÁSICA DA ULTRA-SONOGRAFIA PULMONAR

Na ultra-sonografia pulmonar do paciente em posição supina, 3 áreas podem ser exploradas: a parede anterior do tórax (Figura 72.1), quando se busca pneumotórax, síndrome intersticial ou atelectasias; a parede lateral (Figura 72.2), quando se busca derrame pleural, hemotórax ou consolidação; e a parede posterior (Figura 72.3), quando se busca pequenas quantidades de derrame pleural ou hemotórax e consolidações que não foram visualizadas nas outras duas posições.

O elemento fundamental da técnica de ultra-sonografia pulmonar é o reconhecimento da linha pleural. Para tal, praticamente qualquer tipo de transdutor pode ser utiliza-

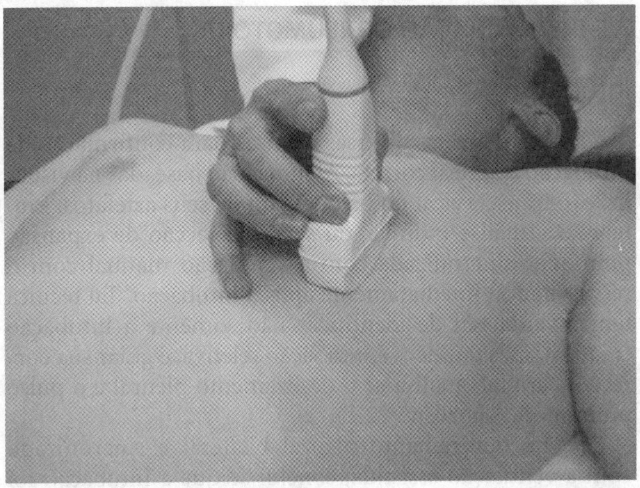

Figura 72.1 – Abordagem anterior.

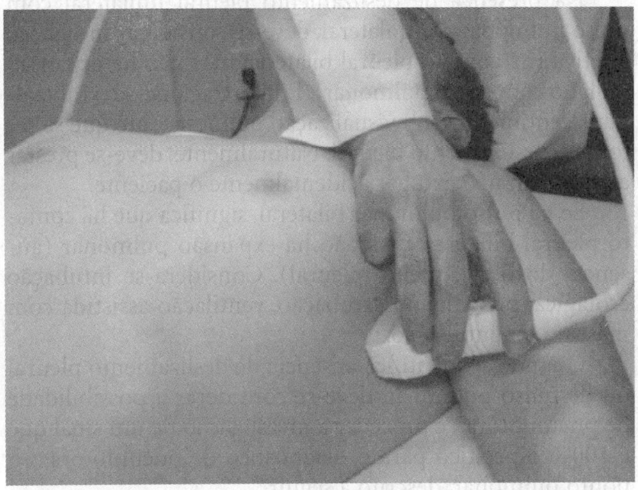

Figura 72.2 – Abordagem lateral.

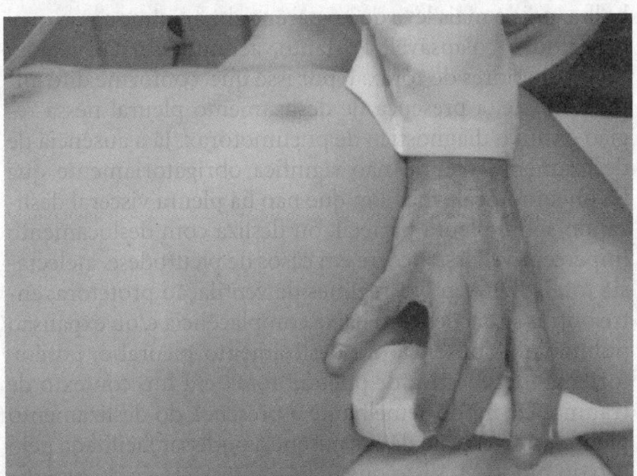

Figura 72.3 – Abordagem posterior.

do. Transdutores lineares de alta freqüência parecem ter melhor resolução para a percepção do movimento pleural, mas o transdutor convexo 2,5 a 5 MHz permite melhor segurança na localização da linha pleural e, além disso, é o mesmo a ser utilizado para o FAST. A utilização de equipamentos simples e robustos e a execução de todo o exame com apenas um transdutor para redução do tempo são princípios básicos da ultra-sonografia crítica. Por isso, é considerada a melhor opção na utilização de transdutores microconvexos.

Para localizar a linha pleural, é feita uma imagem longitudinal, em um espaço intercostal, procurando não movimentar o transdutor (Figura 72.4). A primeira imagem de referência são os arcos costais e suas sombras posteriores, que devem ser mantidos um a cada lado na tela. Imediatamente abaixo dos arcos costais, identifica-se uma linha hiperecogênica, a linha pleural. Essa linha, no exame normal, é o limite de visualização de tecido, visto que o ultra-som é integralmente refletido pelo ar contido no parênquima pulmonar. Toda a imagem gerada a partir dessa linha não expressa qualquer representação de tecido, mas exclusivamente artefatos, os quais serão analisados no exame.

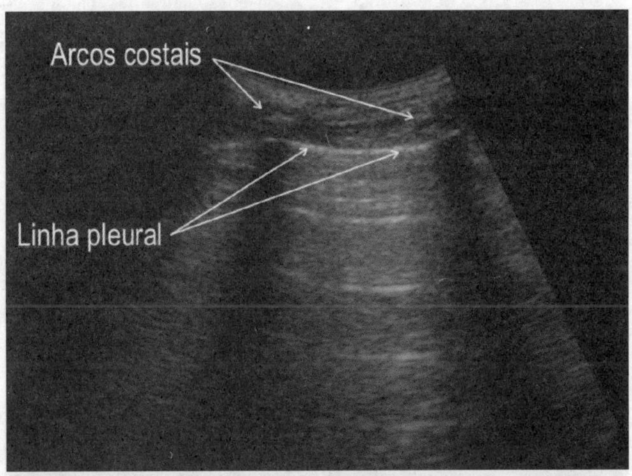

Figura 72.4 – Identificando a linha pleural.

Imediatamente, deve-se identificar que a linha pleural é provida de um certo movimento em "vai-e-vem" sincronizado com a ventilação do paciente. Tal artefato foi chamado de "deslizamento pleural" e é o cerne da ultra-sonografia pulmonar. Sua presença expressa o contato de pleura visceral contra a pleura parietal, com livre movimento. Se encontrado na porção mais alta do tórax (em geral no 4º ou 5º espaço intercostal paraesternal, no paciente supino) exclui pneumotórax com 100% de sensibilidade. Vale lembrar que a radiografia de tórax pode deixar de diagnosticar até 50% dos pneumotórax traumáticos no primeiro exame.

Duas são as principais origens de erros na técnica: a mais comum e mais perigosa é a percepção de movimento em uma linha horizontal que esteja acima do plano pleural.

Isso pode ocorrer no paciente extremamente dispnéico, quando há movimentação dos planos musculares da parede torácica devido ao esforço ventilatório. Vale salientar a importância da correta identificação da linha pleural, imediatamente abaixo dos arcos costais. Outro erro, na verdade uma barreira técnica ao exame, é a presença de enfisema subcutâneo extenso, que pode comprometer totalmente a qualidade de imagem, impedindo a visualização da linha pleural, ou ser confundida com ela quando não observada a referência costal correta.

Nem sempre a percepção do deslizamento pleural é óbvia. É possível, então, utilizar um artifício que facilita sua detecção com o auxílio do modo M, disponível em virtualmente todos os aparelhos de ultra-sonografia. Na presença de contato pleural, o artefato gerado profundamente à linha pleural sofre interferência da superfície microesférica e irregular do ar dentro dos alvéolos sob a pleura visceral. Isso faz com que todo o artefato gerado tenha uma característica "cintilante", bem diversa da parede torácica, que não se move. Ao utilizar o modo M, ocorre o registro do chamado "sinal de praia" (Figura 72.5), onde formam-se duas regiões absolutamente distintas: uma de linhas paralelas ("ondas"), gerada pela parede torácica imóvel, e outra com aspecto granulado ("areia"), gerada pelo cintilar do artefato alveolar.

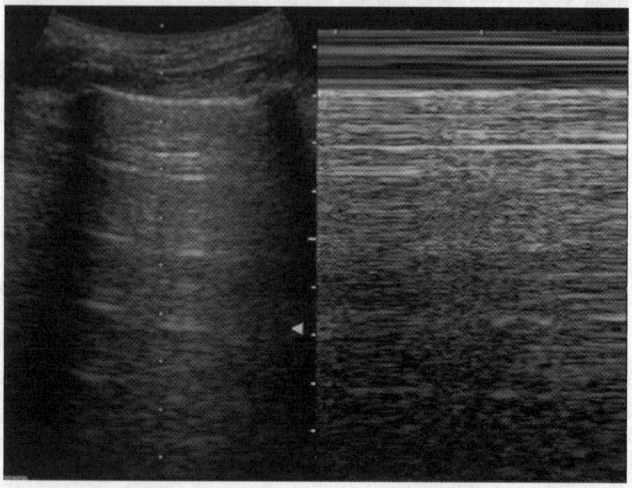

Figura 72.5 – Modo B e sinal de praia no modo M.

No exame normal, podem ainda ser percebidas as "linhas A", que são linhas horizontais, paralelas à linha pleural, que se repetem a distâncias iguais à espessura da parede torácica. Expressam a reverberação do ultra-som na parede.

Existe ainda outro artefato semelhante ao deslizamento pleural, que ocorre quando há contato entre pleura visceral e pleura parietal, mas não há expansão pulmonar. Chama-se pulso pulmonar e trata-se de uma vibração rítmica, sincronizada com o ritmo cardíaco, percebida na linha pleural. Ocorre porque o pulmão é brevemente empurrado pelo coração a cada sístole. Pode ser simulado ao se examinar o paciente normal em apnéia.

A E B – INTUBAÇÃO E PNEUMOTÓRAX

Intubação

Foram descritas diversas técnicas para confirmação da intubação traqueal correta. Algumas são baseadas na visualização transcervical do balonete ou de seus artefatos. Prefere-se a análise indireta, ou seja, a detecção de expansão pulmonar sincronizada com a ventilação manual com o ressuscitador, imediatamente após a intubação. Tal técnica tem a vantagem de identificar não somente a intubação traqueal, mas também a intubação seletiva, e guiar sua correção. Para tal, analisa-se o deslizamento pleural e o pulso pulmonar (Algoritmo 72.1).

Se há deslizamento pleural bilateral e sincronizado com a ventilação assistida, conclui-se que a intubação foi efetiva (há expansão pulmonar bilateral) e que não há pneumotórax (há contato pleural bilateral). Na maioria dos casos, esse simples exame é suficiente para garantir o A e o B primários, em poucos segundos.

Na presença de deslizamento pleural unilateral com pulso pulmonar contralateral, deve-se considerar intubação seletiva (há contato pleural bilateral, mas não há expansão no lado com pulso pulmonar). Então, traciona-se o tubo alguns centímetros sob visualização pulmonar, até que se retome o deslizamento pleural. Naturalmente, deve-se prestar atenção em não extubar acidentalmente o paciente.

Se há pulso pulmonar bilateral, significa que há contato pleural bilateral, mas não há expansão pulmonar (ausência do deslizamento pleural). Considera-se intubação esofágica, procedendo extubação, ventilação assistida com máscara e reintubação.

Quando se identifica ausência de deslizamento pleural ou de pulso pulmonar, deve-se considerar a possibilidade de pneumotórax e proceder a investigação de um sinal que é 100% específico para o diagnóstico de pneumotórax: o ponto pulmonar, descrito a seguir.

Pneumotórax

Ar no espaço pleural tende a comportar-se como uma bolha, pois é mais leve que o parênquima pulmonar, o qual é flácido e colapsável. Portanto, acumula-se nas regiões mais superiores do tórax. É por isso que, conforme dito anteriormente, a presença de deslizamento pleural nessa região exclui o diagnóstico de pneumotórax. Já a ausência de deslizamento pleural não significa obrigatoriamente que há pneumotórax, mas sim que não há pleura visceral deslizando sobre pleura parietal, ou desliza com deslocamento imperceptível. Isso ocorre em casos de pleurodese, atelectasia total, SDRA grave, regimes de ventilação protetora, entre outras situações com baixa complacência e/ou expansão pulmonar. A ausência do deslizamento pleural é, porém, fortemente sugestiva de pneumotórax em um contexto de trauma. De modo semelhante à presença do deslizamento pleural, a percepção de sua ausência pode ser facilitada pelo uso do modo M. Visto que não há interferência da superfície alveolar na reflexão do ultra-som (ele é integralmente refletido pela camada de ar do pneumotórax), o artefato subjacente é imóvel, perdendo a característica cintilante normal. Isso expressa-se no modo M como linhas horizontais (sinal da estratosfera, Figura 72.6), sem a diferenciação normal em duas regiões distintas. Porém, para firmar com certeza absoluta o diagnóstico de pneumotórax, procuramos o ponto pulmonar.

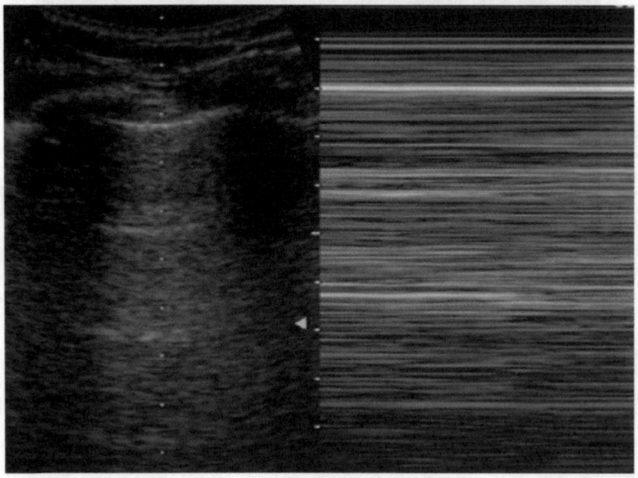

Figura 72.6 – Modo B e sinal da estratosfera.

Apesar da presença de um pneumotórax, quando este não é completo (> 60% dos casos), existe ainda alguma expansão pulmonar. Pode-se então notar que o ponto onde a pleura visceral deixa de tocar a parede torácica varia com a ventilação (ver Figura 72.6). É possível, portanto, localizar esse ponto, firmando com absoluta certeza o diagnóstico de pneumotórax. Pode-se ainda, com grande precisão, determinar a dimensão do pneumotórax, acompanhar sua evolução com segurança no caso de manejo conservador e determinar sua involução e resolução quando se efetua a drenagem de tórax.

Para localizar o ponto pulmonar, imediatamente após ter percebido a ausência de deslizamento pleural no ponto mais alto do tórax, leva-se o transdutor ao ponto mais posterior que se pode alcançar, procurando não comprometer a imobilização do paciente. No caso de não se tratar de um pneumotórax com colapso pulmonar completo, deve-se encontrar deslizamento pleural nesse ponto. Este também é o ponto onde é possível localizar com maior sensibilidade o hemotórax, situação na qual nota-se o parênquima pulmonar "flutuando" sobre uma camada anecóica (fluido). Uma vez localizado o contato pleural nesse ponto, torna-se a examinar a parede anterior, mas em um ponto vários centímetros mais lateral ao que se estava. Se ausência de deslizamento pleural é detectada, torna-se a ir em direção póstero-lateral, mas não tão posterior quanto antes. Desse modo, aproxima-se os pontos entre si, até que se encontre o local onde há deslizamento pleural na inspiração e este desaparece na expiração, como que "fugindo" do espaço intercostal examinado. No modo M, nota-se alternância dos padrões de sinal da praia e sinal da estratosfera (Figura 72.7).

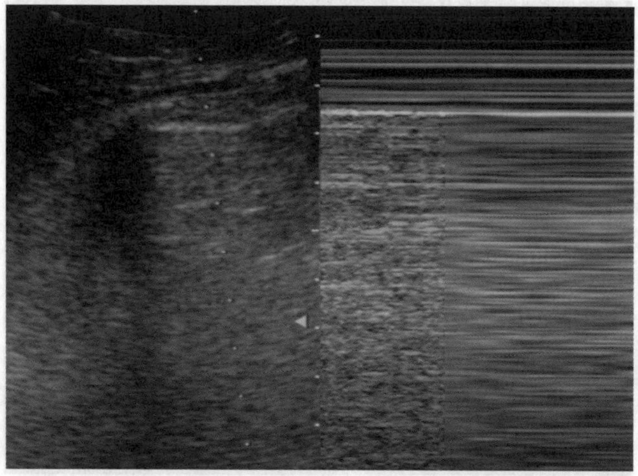

Figura 72.7 – Modo B e alternância do sinal da praia e sinal da estratosfera no modo M.

C – HEMOTÓRAX

A busca pelo hemotórax é uma transição entre o B e o C do atendimento primário, pois o sangramento pode comprimir o parênquima pulmonar, comprometendo de modo importante a ventilação, além de provocar instabilidade da função circulatória.

Sangue livre na cavidade pleural é mais pesado que o parênquima pulmonar, portanto, tende a acumular-se na região posterior no paciente supino. O paciente vítima de trauma, neste momento inicial do atendimento, ainda deve estar imobilizado em maca rígida, portanto, a abordagem realizada é a mais posterior possível, com o transdutor perpendicular à pele (apontando em direção ao mediastino). Assim deve-se conseguir chegar posteriormente à linha axilar posterior, o que é suficiente para detecção de pequenos hemotórax.

Há uma série de vantagens da ultra-sonografia para detecção do hemotórax no atendimento inicial. Uma delas é que se pode estimar com boa precisão o volume de sangue livre, permitindo-nos decidir precocemente entre a drenagem simples e procedimento de autotransfusão. Pode-se ainda perceber, em alguns casos, o "sinal do plâncton" (Figura 72.8), que é a presença de pequenos pontos hiperecogênicos flutuando em movimento em meio ao líquido. Isso são pequenas bolhas de ar, e devem chamar a atenção para pneumotórax associado. A ultra-sonografia permite também avaliar o grau de atelectasia do parênquima rechaçado pelo sangue. O parênquima atelectásico, por não ser aerado, tem uma imagem de partes moles, "hepatizado", capaz de conduzir o ultra-som.

Com alguma experiência, especialmente em sentido à pronta identificação da linha pleural e deslizamento pleural, espera-se que o emergencista faça essas etapas do atendimento inicial em poucos minutos, mas preferencialmente em menos de 60 segundos, excluindo ou identificando intubação traqueal correta, pneumotórax e hemotórax, com sensibilidade e especificidade superiores à radiografia simples de tórax. Pode-se então continuar o C com o FAST e acesso venoso guiado por ultra-sonografia, com boa segurança.

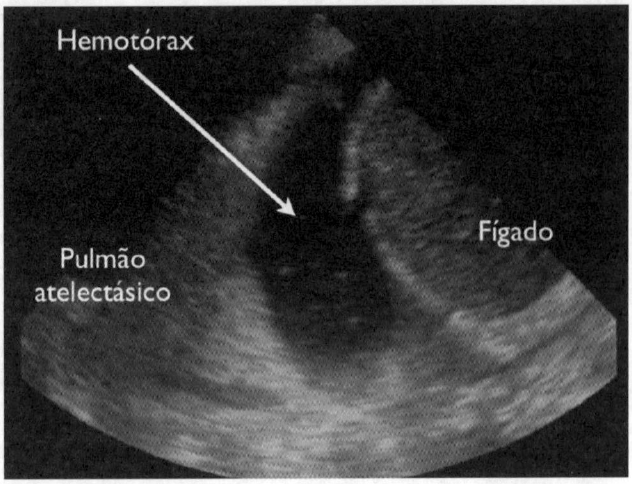

Figura 72.8 – Hemotórax.

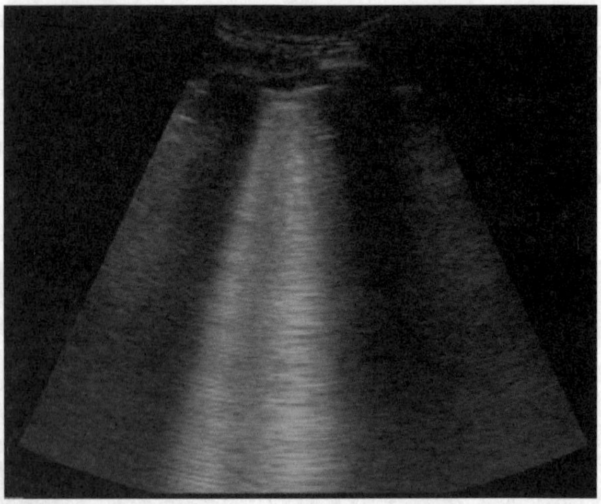

Figura 72.9 – Linhas B na contusão pulmonar.

EXAME SECUNDÁRIO DO TÓRAX

No exame secundário, o emergencista pode, além de revisar os passos do atendimento primário, identificar lesões como fraturas de arcos costais e contusão pulmonar.

Sabe-se que a radiografia simples de tórax tem sensibilidade ruim para fraturas de arcos costais e fratura de esterno (< 25%) quando comparada à ultra-sonografia (>80%). A expressão ultra-sonográfica da fratura costal e de esterno é muito simples: resume-se à óbvia descontinuidade em degrau da linha hiperecóica do córtex ósseo, muitas vezes instável, percebida pela movimentação dos fragmentos ósseos.

Já a avaliação da contusão pulmonar pode ser de maior utilidade no exame secundário do atendimento inicial à vítima de trauma, visto que a radiografia pode tardar várias horas em evidenciar a lesão e, mesmo assim, tem sensibilidade muito inferior à da ultra-sonografia (95%). A detecção precoce da contusão pulmonar pode orientar com maior segurança a decisão pela unidade de internação do paciente (prevendo-se piora da função ventilatória), evitar reposições de volume que não sejam absolutamente necessárias (maior infusão de volume relaciona-se a maior incidência de SDRA), escolha do melhor fluido de reposição volêmica (especula-se que colóides e soluções salinas diminuem a incidência de SDRA) e intubação precoce com regime de ventilação protetora. A contusão pulmonar se expressa pela presença das chamadas "linhas B", que são artefatos verticais gerados quando há espessamento de septos interlobulares e interalveolares (Figura 72.9). São linhas hiperecóicas bem definidas geradas a partir da linha pleural, movimentam-se com o deslizamento pleural, atingem as bordas da tela do ecógrafo e suprimem a expressão das linhas A. Apresentam-se de modo focal sobre a área atingida pelo impacto. A identificação dessas características é fundamental para que não se confunda com outros artefatos, por exemplo as linhas verticais geradas na presença de enfisema subcutâneo, que são imóveis e nascem de um ponto da parede torácica, não da linha pleural.

FAST *(FOCUSED ASSESMENT WITH SONOGRAPHY IN TRAUMA)*

O FAST é um exame ecográfico simples e rápido (em geral, dura de 1 a 5 minutos). Ele não foi desenvolvido para identificar lesões em órgãos específicos, mas para responder três perguntas básicas:

- Existe líquido livre no abdome?
- Existe líquido livre no saco pericárdico?
- Existe líquido livre no espaço pleural?

O FAST é positivo quando se localiza uma causa importante de hemorragia em um paciente instável. Quando ele é negativo, não significa que não há lesão intraperitoneal, apenas exclui-se que a principal causa do sangramento seja nessa região. Há um consenso de que o FAST deve ser repetido após 6 horas de observação clínica antes de ser considerado realmente negativo. Estudos têm demonstrado que, nos casos em que o paciente hipotenso tem algum tipo de lesão intrabdominal e o FAST é negativo, na imensa maioria das vezes não é necessária laparotomia para o controle da hemorragia. Além disso, o FAST negativo em pacientes hemodinamicamente estáveis vem sendo usado como critério para não se realizar outros exames abdominais de imagem, tendo se mostrado seguro e sem relato de mortes relacionadas a lesões que não foram identificadas. Já quando o FAST é positivo em pacientes hemodinamicamente estáveis, deve-se realizar tomografia computadorizada para definir melhor a lesão (Algoritmo 72.2).

No trauma cardíaco penetrante, o uso de ecocardiografia é fundamental, pois diminui o tempo do diagnóstico e a mortalidade. Já no trauma cardíaco contuso, que geralmente é ocasionado por trauma direto do esterno ou desaceleração, a ecocardiografia pode ser utilizada para identificar sinais significativos de contusão cardíaca, como discinesia do ventrículo direito, derrame pericárdico e função de ventrículo esquerdo variável.

Quando comparado com outros métodos de avaliação de trauma abdominal, como o lavado peritoneal (LP) e a tomografia computadorizada (TC), o FAST tem a vantagem de ser um exame não-invasivo, poder ser repetido quantas vezes for necessário, não necessitar de contraste, não expor o paciente a radiação e ser seguro em gestantes. Além disso, avalia a presença de derrame pericárdico, alteração não-detectável por tomografia de abdome ou lavado peritoneal, e de importância crucial no atendimento do paciente traumatizado. Como desvantagens, apresenta o fato de ser examinador-dependente, de difícil realização em pacientes obesos ou com distensão de alças intestinais e de não diferenciar líquido ascítico de sangue, além de não avaliar adequadamente o retroperitônio.

Técnica do FAST

Esse é um exame que deve ser realizado com o paciente em posição supina e com um transdutor convexo ou microconvexo de 2,5 a 5 MHz. O exame busca a presença de líquido livre, o qual é anecóico, aparecendo preto nas imagens geradas. Há relatos de volumes de até 100 mL terem sido detectado por ultra-sonografia, mas, em geral, quantidades acima de 250 a 500 mL são normalmente visualizadas.

As janelas ou incidências usadas no exame (Figura 72.10) são:

- Janela cardíaca: a visão preferencial é a subxifóide, mas também pode-se utilizar a paresternal (ver detalhes da técnica e interpretação de imagem na parte de ecocardiografia descrita no capítulo de ultra-sonografia crítica em emergência).
- Janela hepatorrenal (espaço de Morrison).
- Janela esplenorrenal (recesso esplenorrenal).
- Janela suprapúbica (bexiga).

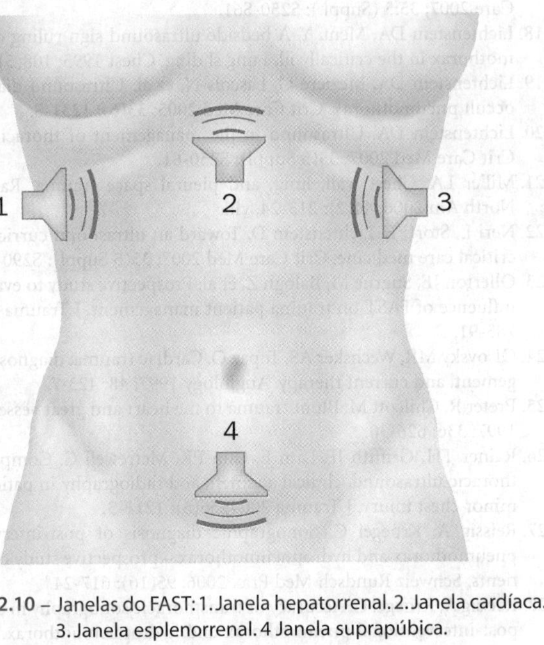

Figura 72.10 – Janelas do FAST: 1. Janela hepatorrenal. 2. Janela cardíaca. 3. Janela esplenorrenal. 4 Janela suprapúbica.

Janela hepatorrenal

Visualiza o espaço de Morrison ou hepatorrenal que fica entre a fáscia do rim direito e a cápsula hepática (Figura 72.11). É o local onde se encontra líquido livre em 86% dos casos em que o FAST é positivo. Coloca-se o transdutor na linha axilar média entre o 8º e o 11º arcos costais. Para facilitar o acúmulo de líquido nesse espaço e tornar o exame mais sensível a pequenas quantidades de líquido, pode-se colocar o paciente em posição de Trendelemburg. Procurar por líquido livre no espaço de Morrison, no espaço subdiafragmático e na goteira paracólica direita (Figura 72.12).

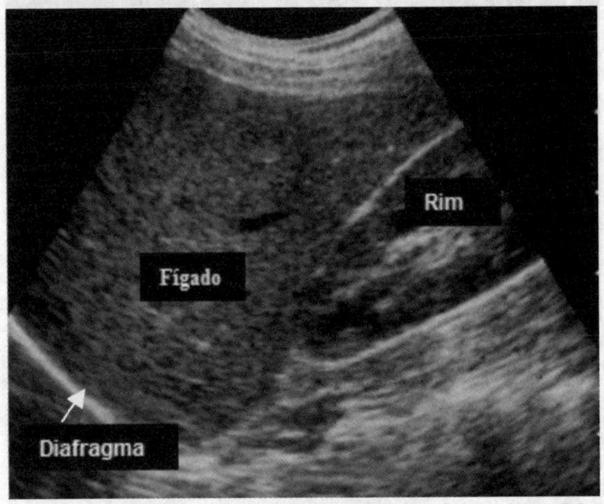

Figura 72.11 – Espaço hepatorrenal normal.

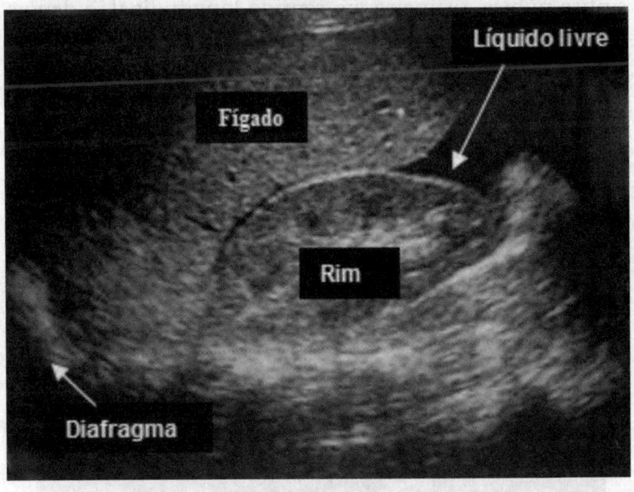

Figura 72.12 – Líquido livre no espaço hepatorrenal.

Janela esplenorrenal

Visualiza o espaço virtual entre o baço e o rim esquerdo (Figura 72.13). É o segundo local (55%) onde mais se encontra líquido livre quando o FAST é positivo. Posiciona-se o transdutor na linha axilar posterior entre as costelas inferiores. Nesse caso, a posição de Trendelemburg também pode ajudar a melhorar a sensibilidade do exame. Procurar líquido livre no recesso esplenorrenal, no espaço subdiafragmático, no espaço pleural esquerdo e na goteira paracólica esquerda. O rim esquerdo geralmente é mais difícil de ser visualizado devido à interposição do estômago.

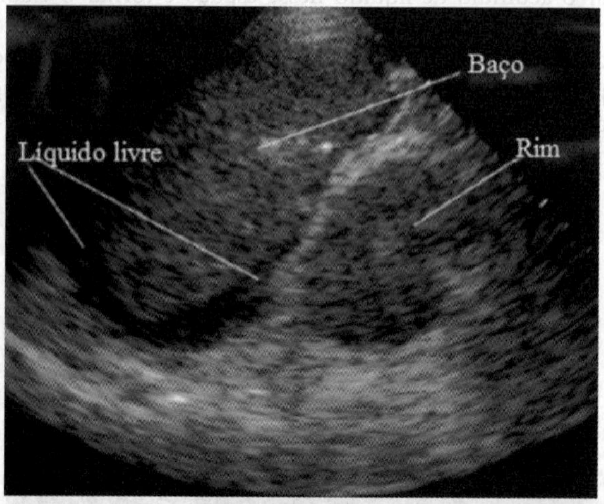

Figura 72.13 – Espaço esplenorrenal com líquido livre.

Janela pélvica

Visualiza o fundo de saco posterior (saco de Douglas) nas mulheres e o espaço retovesicular nos homens. O transdutor deve ser posicionado na linha média, 2 cm acima da sínfise púbica, primeiro em sentido longitudinal, e depois gira-se 90° o transdutor para obtenção de uma imagem transversa. Procurar por fluido na parte posterior da bexiga, entre as alças intestinais e na região posterior ao útero. A qualidade desse exame melhora muito quando o paciente está com a bexiga cheia. Vale lembrar que mulheres em idade fértil podem ter fisiologicamente uma pequena quantidade de líquido livre na pelve.

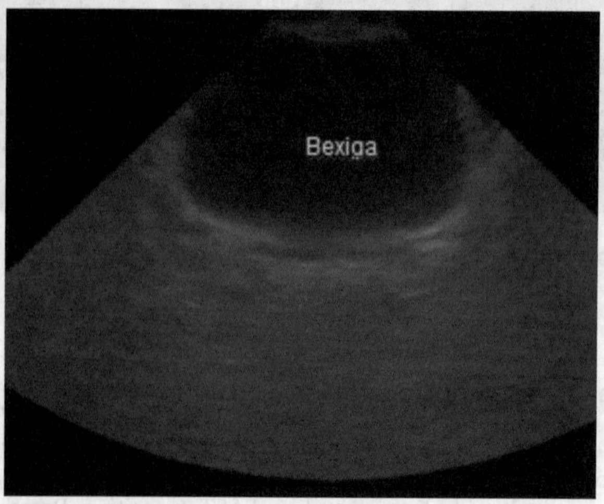

Figura 72.14 – Janela pélvica normal.

LEITURA ADICIONAL

1. American College of Emergency Physicians (ACEP). ACEP emergency ultrasound guidelines-2001. Ann Emerg Med 2001; 38(4): 470-81.
2. Arrillaga A, Graham R, York JW, et al. Increased efficiency and cost-effectiveness in the evaluation of the blunt trauma patient with the use of ultrasound. Am Surg 1999; 65: 31-5.
3. Ball CG, Kirkpatrick AW, Fox DL, et al. Are occult pneumothoraces truly occult or simply missed? J Trauma 2006; 60(2): 294-8 discussion 8-9.
4. Bode PJ, Edwards MJR, Kruit MC, et al. Sonography in a clinical algorithm for early evaluation of 1671 patients with blunt abdominal trauma. AJR Am J Roentgenol 1999; 172: 905-11.
5. Boulanger BR, McLellan BA, Brenneman FD, et al. Prospective evidence of the superiority of a sonography-based algorithm in the assessment of blunt abdominal trauma. J Trauma 1999; 47: 632-7.
6. Brown MA, Casola G, Sirlin CB, et al. Blunt abdominal trauma: screening US in 2693 patients. Radiology 2001; 218: 352-8.
7. Chan SS. Emergency bedside ultrasound to detect pneumothorax. Acad Emerg Med 2003; 10(1): 91-4.
8. Dulchavsky SA, Schwarz KL, Kirkpatrick AW, et al. Prospective evaluation of thoracic ultrasound in the detection of pneumothorax. J Trauma 2001; 50(2): 201-5.
9. Farahmand N, Sirlin CB, Brown MA, et al. Hypotensive patients with blunt abdominal trauma: performance of screening US. Radiology 2005; 235: 436-43.
10. Kimura A, Otsuka T. Emergency center ultrasonography in the evaluation of hemoperitoneum: a prospective study. J Trauma 1991; 31: 20-3.
11. Kirkpatrick AW, Breeck K, Wong J, et al. The potential of handheld trauma sonography in the air medical transport of the trauma victim. Air Med J 2005; 24(1): 34-9.
12. Kirkpatrick AW, Sirois M, Laupland KB, et al. Hand-held thoracic sonography for detecting post-traumatic pneumothoraces: the Extended Focused Assessment with Sonography for Trauma (EFAST). J Trauma 2004; 57(2): 288-95.
13. Kirkpatrick AW. Clinician-performed focused sonography for the resuscitation of trauma. Crit Care Med 2007; 35(5 Suppl): S162-72.
14. Lichtenstein D, Meziere G, Biderman P, Gepner A. The "lung point": an ultrasound sign specific to pneumothorax. Intensive Care Med 2000; 26(10): 1434-40.
15. Lichtenstein D, Meziere G, Biderman P, Gepner A. The comet-tail artifact: an ultrasound sign ruling out pneumothorax. Intensive Care Med 1999; 25(4): 383-8.
16. Lichtenstein D, Meziere G. Ultrasound probably has a bright future in the diagnosis of pneumothorax. J Trauma 2002; 52(3): 607.
17. Lichtenstein D. Ultrasound in the management of thoracic disease. Crit Care 2007; 35:5 (Suppl.): S250-S61.
18. Lichtenstein DA, Menu Y. A bedside ultrasound sign ruling out pneumothorax in the critically ill. Lung sliding. Chest 1995; 108(5): 1345-8.
19. Lichtenstein DA, Meziere G, Lascols N, et al. Ultrasound diagnosis of occult pneumothorax. Crit Care Med 2005; 33(6): 1231-8.
20. Lichtenstein DA. Ultrasound in the management of thoracic disease. Crit Care Med 2007; 35(5 Suppl): S250-61.
21. Miller LA. Chest wall, lung, and pleural space trauma. Radiol Clin North Am 2006; 44(2): 213-24, viii.
22. Neri L, Storti E, Lichtenstein D. Toward an ultrasound curriculum for critical care medicine. Crit Care Med 2007; 35(5 Suppl): S290-304.
23. Ollerton JE, Sugrue M, Balogh Z, et al. Prospective study to evaluate the influence of FAST on trauma patient management. J Trauma 2006; 60: 785-91.
24. Olsovsky MR, Wechsker AS, Topaz O. Cardiac trauma: diagnosis, management, and current therapy. Angiology 1997; 48: 423-7.
25. Preter R, Chilcott M. Blunt trauma to the heart and great vessels. NEJM 1997; 336: 626-30.
26. Rainer TH, Griffith JF, Lam E, Lam PK, Metreweli C. Comparison of thoracic ultrasound, clinical acumen, and radiography in patients with minor chest injury. J Trauma 2004; 56(6): 1211-3.
27. Reissig A, Kroegel C. Sonographic diagnosis of post-interventional pneumothorax and hydropneumothorax – prospective study of 100 patients. Schweiz Rundsch Med Prax 2006; 95(16): 617-24.
28. Reissig A, Kroegel C. Accuracy of transthoracic sonography in excluding post-interventional pneumothorax and hydropneumothorax. Compa-

rison to chest radiography. Eur J Radiol 2005; 53(3): 463-70.

29. Rozycki GS, Feliciano DV, Ochsner MG, Knudson MM, Hoyt DB, Davis F, et al. The role of ultrasound in patients with possible penetrating cardiac wounds: a prospective multicenter study. J Trauma 1999; 46(4): 543-51 [discussion: 551-2].
30. Soldati G, Testa A, Silva FR, Carbone L, Portale G, Silveri NG. Chest ultrasonography in lung contusion. Chest 2006; 130(2): 533-8.
31. Sustic A. Role of ultrasound in the airway management of critically ill patients. Crit Care Med 2007; 35(5 Suppl): S173-7.
32. Tiling T, Bouillon B, Scmid A, et al. Ultrasound in blunt abdomino-thoracic trauma. In: Border JR, Allgoewer M, Hansen ST, et al. editors. Blunt multiple trauma: comprehensive pathophysiology and care. New York: Marcel Dekker; 1990. p.415-33.
33. Zhang M, Liu ZH, Yang JX, et al. Rapid detection of pneumothorax by ultrasonography in patients with multiple trauma. Crit Care 2006; 10(4): R112.

Algoritmo 72.1 – Uso da ultra-sonografia no ABC primário em trauma

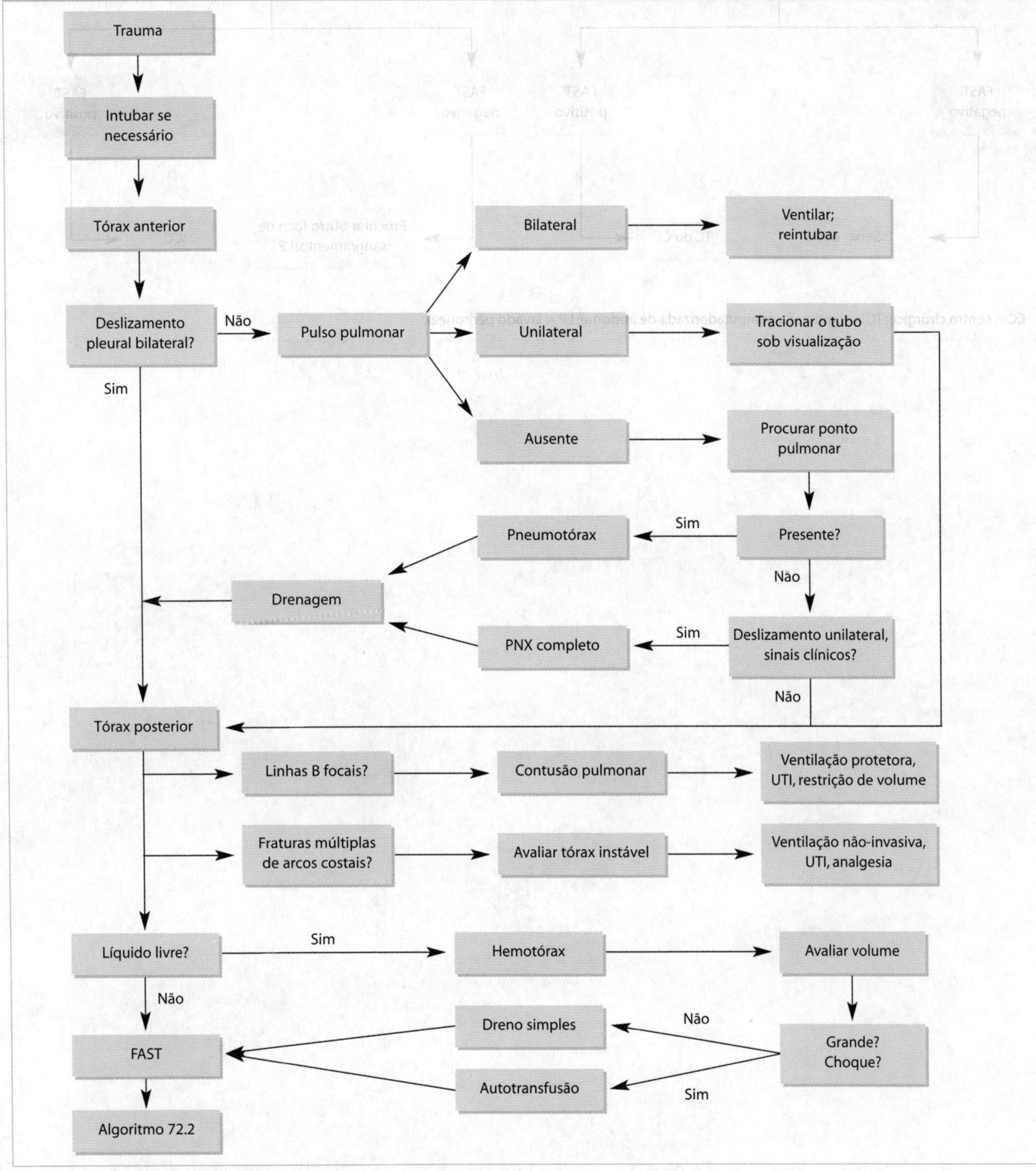

Algoritmo 72.2 – Uso do FAST no trauma abdominal contuso

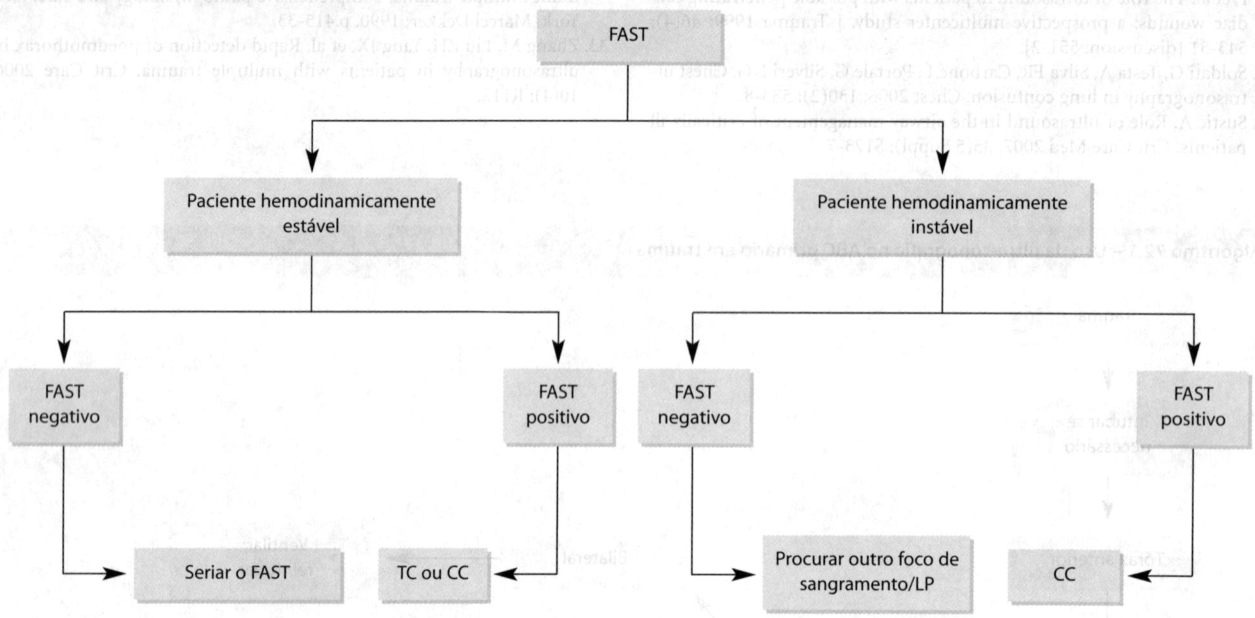

CC = centro cirúrgico; TC = tomografia computadorizada de abdome; LP = lavado peritoneal.

Atendimento Pré-Hospitalar e Transporte do Traumatizado

CAPÍTULO 73

Fernando da Costa Ferreira Novo
Nádia Maria Gebelein

TÓPICOS IMPORTANTES

- Uma vez ocorrido o trauma, para que o sistema seja ativado, é necessário que alguém detecte a ocorrência e ligue para uma central, informando, de maneira simples, mas completa, o tipo de ocorrência (colisão, atropelamento, queda, incêndio, desabamento, agressão ou outra), o número de vítimas e suas condições e as circunstâncias relacionadas ao trauma. Com essas informações, é iniciada a resposta.
- A primeira preocupação ao aproximar-se do local do trauma é com a segurança. Devem ser avaliados os possíveis riscos envolvidos (nova colisão, atropelamento, explosão, fogo, desabamento, eletricidade, materiais perigosos, agressão).
- A cinemática do trauma e a triagem devem ser consideradas precocemente na avaliação da cena e do paciente.
- A base do atendimento pré-hospitalar adequado é uma boa avaliação do paciente. Com base na avaliação, é determinada a seqüência das intervenções necessárias.
- Uma vez estabilizado o paciente (feito o ABCDE primário), parte-se, então, para o exame secundário, que no paciente grave deve ser feito já durante o transporte, com o paciente imobilizado em prancha longa.
- A comunicação é um aspecto crucial do atendimento pré-hospitalar ao traumatizado e um dos aspectos que até hoje apresenta mais problemas.
- No paciente crítico, é fundamental iniciar precocemente o transporte para o hospital adequado. É fundamental que o hospital escolhido seja adequado – capaz de tratar as lesões que o paciente possa apresentar – e que seja notificado da chegada do paciente antes de o transporte ser iniciado.
- Toda vez que houver várias vítimas, pode ser necessário classificá-las em ordem de prioridade de atendimento. A isto chamamos de triagem.
- Encaminhar o paciente certo para o hospital certo é uma decisão de triagem que todo profissional de atendimento pré-hospitalar deve saber fazer e treinar a todo momento. Embora aparentemente simples, esta pode não ser uma decisão fácil, que seguramente tem um grande impacto no prognóstico do traumatizado.

INTRODUÇÃO E DEFINIÇÕES

Até há pouco tempo, o atendimento médico ao traumatizado iniciava-se com a sua chegada ao pronto-socorro, sendo os cuidados prestados na fase pré-hospitalar muito precários. Na realidade, é impossível dizer que o paciente realmente recebia cuidados médicos antes de chegar ao hospital. Apesar de a preocupação em atender e remover para centros hospitalares as vítimas de ferimentos em campo de batalha estar presente já desde as guerras napoleônicas (as "ambulâncias voadoras" do barão Dominique Jean Larrey), foi só nas últimas décadas do século XX que a abordagem pré-hospitalar passou a ser sistematizada e organizada, nos países mais desenvolvidos. Nos países em desenvolvimento, essa organização, quando existe, é ainda incipiente.

Sabe-se hoje, no entanto, que o atendimento à vítima de trauma deve iniciar-se o mais precocemente possível e não sofrer descontinuidade. Isso implica que o atendimento se inicie já no local da ocorrência e haja a melhor integração possível entre o atendimento prestado no local, os cuidados durante o transporte e o tratamento definitivo, que, no caso do traumatizado, muitas vezes só é possível dentro do hospital. Entende-se assim a necessidade da organização de sistemas de atendimento ao traumatizado. Esta organização visa permitir que haja pessoal treinado atendendo o mais rapidamente possível a vítima de trauma, prestando, no local e a caminho do hospital, os cuidados médicos indispensáveis para cada vítima naquele determinado momento e fazendo a vítima chegar, de forma segura e rápida, à unidade hospitalar mais próxima que seja adequada para prestar o tratamento definitivo.

O símbolo internacional dos serviços de emergência pré-hospitalar

A estrela de seis pontas ou estrela azul da vida (Figura 73.1), criada em 1977 por Leo R. Schwartz, é o símbolo internacional dos serviços médicos de emergência pré-hospitalar. Cada ponta da estrela representa um aspecto da função do atendimento de emergência. A serpente e o bastão são o símbolo da medicina desde o século XVI. As funções representadas na estrela da vida são: (1) detectar a emergência; (2) reportar a emergência; (3) enviar a equipe e o equipamento mais adequados; (4) iniciar o atendimento no local; (5) atendimento durante o transporte; e (6) transferência para o tratamento definitivo. De uma forma simples, este símbolo, hoje utilizado e reconhecido em todo o mundo, representa os principais aspectos do atendimento pré-hospitalar ao traumatizado. De uma maneira ainda mais simples, poderíamos dizer que o atendimento pré-

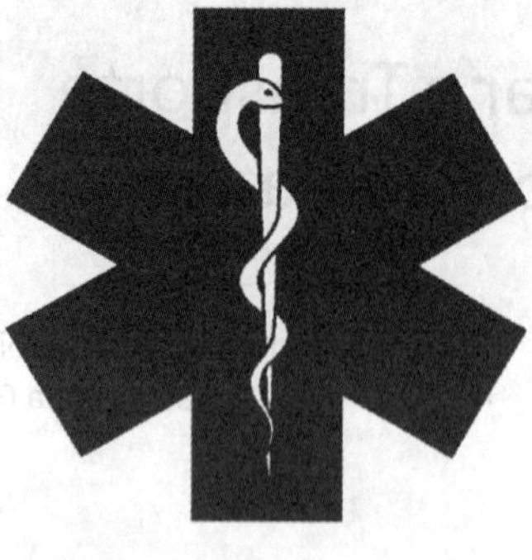

Figura 73.1 – A estrela azul da vida.

hospitalar tem como função principal socorrer rapidamente o traumatizado, fazendo, no local e a caminho do hospital, as intervenções que são fundamentais para manter estabilizada a vítima de trauma, sem perder tempo, mas encaminhando-a, de forma segura, para o hospital adequado mais próximo. Deve ser entendido, apesar desta simplificação, um conceito que já está implícito na representação da estrela azul da vida, quando se refere à equipe e ao equipamento mais adequados: o atendimento pré-hospitalar ao traumatizado com freqüência exige recursos que vão bem além da área estritamente médica ou de atendimento à saúde. Não raro é necessária a atuação de pessoas especializadas em resgate nas mais variadas situações, que podem comportar riscos consideráveis: altura, água, desabamento, fogo, eletricidade, gás, encarceramento em ferragens e presença de materiais perigosos e/ou tóxicos, entre outras situações. Por este motivo, o atendimento pré-hospitalar ao traumatizado é freqüentemente feito por bombeiros ou, pelo menos, por profissionais que trabalham em estreito relacionamento com eles. Às vezes, a equipe de atendimento médico só pode atuar depois que o trabalho de outras equipes de resgate afastou os perigos, possíveis ou reais, ou removeu a vítima para local seguro. Isso realça a importância de educar e treinar a população para que a chamada que gera o atendimento à emergência seja a mais correta e completa possível, apesar de ter que ser sucinta, para que de fato os recursos necessários sejam mobilizados da forma mais adequada e rápida.

A "hora de ouro"

Adams Cowley, que fundou o Instituto de Emergências Médicas de Maryland, um dos primeiros centros de trauma dos Estados Unidos, criou o conceito da "hora de ouro". Ele chegou à conclusão, com base em suas observações, que os traumatizados que recebiam o tratamento definitivo precocemente tinham sobrevida muito maior do que aqueles que, por qualquer motivo, tinham o tratamento definitivo retardado. Esse período, dentro do qual o paciente deveria, de forma ideal, ter o tratamento definitivo pelo menos iniciado, para que suas chances de sobreviver sem seqüelas sejam máximas, varia conforme o tipo de lesão. Para o paciente com um ferimento penetrante de coração, esse período pode ser de apenas poucos minutos, enquanto para o paciente com sangramento não muito abundante pode ser de até algumas horas. Por isso, alguns autores preferem falar em "período de ouro", em vez de "hora de ouro". De qualquer modo, o conceito enfatiza a importância de não se perder tempo no atendimento do traumatizado, já que esta perda de tempo pode diminuir muito a possibilidade de recuperação plena. Muitas vezes, o tratamento definitivo do traumatizado inclui tratamento cirúrgico. Assim, para que o traumatizado tenha seu tratamento definitivo iniciado, é necessário que o sistema tenha sido ativado, os recursos necessários sejam enviados e cheguem ao local, o paciente seja avaliado e tratado no local, seja removido para o hospital apropriado com o atendimento necessário durante o transporte, seja avaliado e, eventualmente, submetido a exames complementares no pronto-socorro, reanimado e encaminhado ao centro cirúrgico. Cada uma destas etapas pode demorar bastante tempo e, certamente, para que o tratamento seja ideal em cada fase, é necessário que haja preparação adequada tanto dos recursos quanto dos profissionais envolvidos no atendimento. Para que o tratamento definitivo seja iniciado dentro da "hora de ouro", o tempo que pode ser gasto no local deve ser encurtado ao máximo. Cunhou-se assim a expressão "os dez minutos de platina", para ilustrar o conceito de que, com o doente grave, deve-se gastar no local, no máximo, 10 minutos. É claro que em algumas situações é impossível iniciar o transporte para o hospital dentro desse tempo, como acontece, por exemplo, quando a vítima se encontra presa em ferragens e seu resgate demanda um tempo considerável para ser feito com segurança. De qualquer modo, continua válido o conceito de que não se deve perder tempo com intervenções que, naquele momento, não são essenciais para o atendimento do paciente. Isso não significa, contudo, que se deva iniciar o transporte "de qualquer maneira". Não se deve perder tempo com intervenções que não sejam fundamentais, mas não se deve deixar de fazer as intervenções que sejam necessárias para estabilizar o paciente e fazer com que o transporte possa ser feito de maneira segura. Na maioria das vezes, isso significa garantir a permeabilidade das vias aéreas, oxigenar o paciente, estancar a hemorragia externa e iniciar o tratamento do choque, fazer uma avaliação neurológica rápida, examinar brevemente o paciente inteiro, procurando outras lesões que possam implicar em risco de vida imediato, proteger da hipotermia, proceder às imobilizações conforme indicado, fazer contato com o pronto-socorro de destino e iniciar o transporte para a unidade hospitalar adequada mais próxima.

Analisaremos a seguir as diversas etapas do atendimento pré-hospitalar à vítima de trauma, iniciando com a ativação do sistema, passando pelo atendimento no local e pelos cuidados durante o transporte até o hospital. No final, teceremos considerações a respeito de alguns aspectos do atendimento pré-hospitalar que são ainda objeto de controvérsia.

ATIVAÇÃO DO SISTEMA

Uma vez ocorrido o trauma, para que o sistema seja ativado, é necessário que alguém detecte a ocorrência e ligue para uma central informando, de maneira bem simples mas completa, o tipo de ocorrência (colisão, atropelamento, queda, incêndio, desabamento, agressão ou outra), o número de vítimas e suas condições e as circunstâncias relacionadas ao trauma. Com essas informações, é iniciada a resposta. A montagem e o envio da resposta dependem da solicitação recebida pela central. A ativação do sistema pode ser feita pela própria vítima ou por alguém que presencie a ocorrência. Em São Paulo, o sistema pode ser ativado pelos números 193 (Corpo de Bombeiros), 192 (Prefeitura Municipal) ou mesmo 190 (Polícia Militar). Em princípio, as emergências traumáticas são atendidas pelo Corpo de Bombeiros, já que muitas vezes pode ser necessária alguma operação de resgate (vítima não prontamente acessível). O ideal seria que em todo o país houvesse um único número, que fosse facilmente memorizado por todos (mesmo por crianças pequenas), para que o sistema de atendimento extra-hospitalar às emergências pudesse ser facilmente ativado. De qualquer modo, existe já uma integração razoável entre as três centrais (Corpo de Bombeiros, Prefeitura e Polícia Militar), de modo que, qualquer que seja a central chamada, a solicitação chega rapidamente ao órgão que deve ser ativado. É altamente desejável que o sistema seja ativado precocemente, mesmo ainda com informações que podem ser incompletas e até não muito precisas, inicialmente. Com isso, os recursos podem ser mobilizados e encaminhados sem perda de tempo. Para melhorar a resposta à emergência, é necessário que a pessoa que ativou o sistema permaneça acessível (por telefone, habitualmente), fornecendo novas informações à medida que elas estiverem disponíveis. Isso permite que outros recursos sejam enviados (ou não), dependendo de como se caracterizar a emergência. Pode até acontecer de não ser necessário enviar nenhum recurso, se a situação acabar por se caracterizar como não sendo de emergência ou se a vítima for socorrida de alguma outra forma (eventualmente até por populares). O fato de ser mantido o contato com a central permite que o atendimento possa ser iniciado mesmo antes de chegar o resgate, por orientações fornecidas pela central. Não raro, contudo, a pessoa que solicitou o atendimento acaba abandonando o local, ficando difícil fazer o monitoramento da emergência enquanto a equipe de resgate não chega até a vítima. Às vezes, somente neste momento se constata que os recursos mobilizados podem não ter sido os ideais. Isso significa mais perda de tempo, que poderia ter sido facilmente evitada, se a solicitação pudesse ter sido refinada e monitorada à distância, previamente. Outro aspecto importante é a educação da população para acionar o sistema sempre que houver emergência e não o ativar desnecessariamente, de forma intencional ou não. Para se ter uma idéia da importância deste aspecto aparentemente tão óbvio, basta lembrar que das 10.000 ligações, aproximadamente, que o Centro de Operações dos Bombeiros recebe diariamente, em média, cerca de 20% são trotes. Muitas outras solicitações deveriam ser encaminhadas a outras instituições (Polícia, Companhia de Gás, de Trânsito ou de Eletricidade, por exemplo). Assim, o sistema acaba sendo sobrecarregado por solicitações que não deveriam chegar até ele, o que dificulta o atendimento das ocorrências que realmente necessitam de atendimento imediato. Isso sem falar da forma incompleta pela qual às vezes chegam as solicitações. Para quem é responsável pelo envio do resgate, fica muito difícil avaliar o que está acontecendo, se a informação não chegar o mais próximo possível da realidade. Em outras palavras: todo o sistema pode ser muito otimizado, se a população for treinada e educada para reconhecer as situações de emergência e souber ativar o sistema de forma apropriada.

AVALIAÇÃO DA CENA

Antes mesmo de chegar ao local, a equipe de atendimento revisa as informações de despacho, tenta imaginar o que a espera, solicita à central novas informações eventualmente disponíveis e prepara-se para o atendimento. A primeira preocupação ao aproximar-se do local é com a segurança – da equipe de atendimento e da vítima. Devem ser avaliados os possíveis riscos envolvidos (nova colisão, atropelamento, explosão, fogo, desabamento, eletricidade, materiais perigosos e agressão). Se a equipe se expuser a riscos desnecessariamente, a situação ficará pior: haverá mais vítimas e menos profissionais para prestar o atendimento. Assim, se houver uma situação de insegurança, qualquer que seja a sua natureza, deve ser ativado o pessoal especializado, para remover os riscos ou levar a vítima para local seguro. Uma vez na cena, havendo garantia de segurança, o próximo passo é fazer uma avaliação rápida para determinar qual é a real situação. Isso significa responder a algumas perguntas: o que aconteceu de fato? Qual a cinemática envolvida? Quantas são as vítimas envolvidas? Quais suas idades? Qual a situação (gravidade) das mesmas? Há vítimas encarceradas? São necessários outros recursos (médicos ou outros)? É necessário fazer triagem (vítimas múltiplas com necessidade de classificação em prioridades de atendimento)? Haverá algum problema de saúde preexistente envolvido na gênese do trauma (convulsão, arritmia, infarto ou hipoglicemia levando a colisão de carro, por exemplo)? Esta avaliação da cena, que deve ser feita muito rapidamente, deve preceder o atendimento propriamente dito.

Outro aspecto importante é a proteção contra possível contaminação (sangue, saliva e vômito, por exemplo). Deve ser utilizado equipamento adequado de proteção individual (luvas, gorro, máscara, avental, óculos) e deve-se tomar cuidado com a manipulação e o descarte de objetos perfurocortantes. Algumas situações podem exigir equipamentos especiais (gases tóxicos, radiação e fogo, por exemplo). Pertence à proteção a certificação de que toda a equipe seja vacinada contra as doenças passíveis de imunização (tétano e hepatite, por exemplo).

Ainda em relação à segurança da cena, devemos lembrar que nem sempre os riscos são imediatamente evidentes. Pode haver riscos latentes que se tornem mais sérios no decorrer do atendimento ou mesmo podem surgir perigos que não pareciam ameaça, inicialmente. Por isso, é necessário que a preocupação com a segurança, que é a primeira prioridade no atendimento pré-hospitalar, seja constante, o que deve incluir também o transporte para o hospital. De nada adianta correr, se isso significar risco considerável de colisão da ambulância, por exemplo, piorando a situação da vítima e transformando os socorristas em novas vítimas.

Feita a avaliação da cena, é momento de fazer a comunicação com a central, relatando os achados iniciais da cena e considerando a possibilidade de solicitar novos recursos ou dispensar recursos eventualmente já enviados que podem não ser necessários. Obviamente, as informações são ainda muito iniciais e incompletas, devendo ser seguidas por novas comunicações, à medida que novos dados estejam disponíveis.

A cinemática do trauma e a triagem devem ser consideradas precocemente na avaliação da cena e do paciente. Discutir a cinemática do trauma foge do objetivo deste capítulo. Contudo, é extremamente importante que ela seja considerada, já que sua análise ajuda a suspeitar de prováveis lesões das vítimas, o que muito agiliza o atendimento, evitando que as lesões fiquem sem diagnóstico ou sejam detectadas muito tarde. Além de ajudar a prever as possíveis lesões, a consideração da cinemática envolvida no trauma ajuda a prever outros riscos envolvidos no incidente, tanto riscos para a vítima quanto para os socorristas (por exemplo: possibilidade de novos desabamentos ou explosões, intoxicação, riscos de ferimentos por arma de fogo, no caso de agressão ou assalto). A triagem, por sua vez, procedimento fundamental quando houver incidente com múltiplas vítimas, será objeto de consideração mais adiante.

Tabela 73.I – Escala de coma de Glasgow (GCS, de Glasgow Coma Scale)

Área de avaliação	Escore
Abertura ocular (O)	
Espontânea	4
A estímulo verbal	3
A estímulo doloroso	2
Ausente	1
Melhor resposta motora (M)	
Obedece a ordens simples	6
Localiza dor	5
Flexão normal (retirada)	4
Flexão anormal (decorticação)	3
Extensão (descerebração)	2
Sem resposta	1
Resposta verbal (V)	
Orientado	5
Desorientado, confuso	4
Palavras desconexas	3
Sons incompreensíveis	2
Sem resposta	1

Escore GCS = (O + M + V); melhor escore possível =15; pior escore possível = 3.

AVALIAÇÃO DO PACIENTE

A base do atendimento pré-hospitalar adequado é uma boa avaliação do paciente. Com base na avaliação, é determinada a seqüência das intervenções que se fizerem necessárias. Como no atendimento ao traumatizado o tempo é fundamental e não há espaço para indecisões, é necessário que a abordagem seja sistematizada, o que permite não perder tempo nem deixar passar despercebidas lesões que possam ter risco de vida ou de seqüelas. Esta sistematização levou à divisão do atendimento ao traumatizado em exame primário (os ABCDEs) e secundário (exame detalhado, que começa com a história). O exame primário busca a presença (ou a possibilidade da presença) de lesões com risco de vida imediato. É concomitante com a reanimação: logo que uma lesão com risco de vida é detectada, deve-se tomar a medida necessária para corrigir o problema, só se prosseguindo com a avaliação e o atendimento depois de corrigi-lo, na medida do possível. O exame primário e a reanimação constam basicamente da avaliação de: (A) vias aéreas com proteção da coluna cervical; (B) respiração e ventilação; (C) circulação (controlar a hemorragia e tratar o choque); (D) estado neurológico (avaliação neurológica rápida, com determinação do escore na escala de Glasgow) (Tabela 73.I) e (E) exposição e controle da hipotermia. No Capítulo 74, são explicados em detalhe o exame primário, com as medidas de avaliação e reanimação, e o exame secundário. Em relação ao atendimento pré-hospitalar, as prioridades são as mesmas, mas é necessário levar em consideração que a intervenção no local é limitada: (A) permeabilizar as vias aéreas (removendo corpos estranhos e utilizando desde manobras manuais até manobras avançadas, como a via aérea definitiva), mantendo a coluna cervical imobilizada; (B) oferecer O_2 (por máscara ou por cânula endotraqueal, conforme a situação), descomprimir o tórax, se houver suspeita de pneumotórax hipertensivo; (C) parar o sangramento externo, quando presente (compressão direta ou em trajetos arteriais ou, em casos extremos, até com torniquetes), suspeitar de sangramento interno (que não é passível de tratamento no pré-hospitalar), imobilizar fraturas, o que pode ter efeito de diminuir o sangramento a elas associado, iniciar a reposição de volume (necessária apenas em algumas situações específicas e, de preferência, já durante o transporte); (D) avaliação neurológica e (E) exposição de todo o doente com a preocupação de proteger da hipotermia. No pré-hospitalar, deve-se ter também preocupação com o pudor, uma vez que o paciente fica muitas vezes exposto em ambiente bastante desprotegido (externo) e na presença de curiosos. Neste sentido, as intervenções, quando possível, devem ser feitas já dentro da ambulância, onde o paciente está menos exposto ao ambiente e a estranhos. Mesmo para os profissionais de atendimento pré-hospitalar, há mais tranqüilidade em trabalhar fora do olhar de curiosos e até, não raro, de câmeras e imprensa.

No final do exame primário, deve ser possível concluir se se trata de paciente grave ou não (Tabela 73.II). Em se tratando de paciente grave, a preocupação em não perder tempo deve ser maior, já que este paciente em geral se beneficia mais em ter o tratamento definitivo iniciado o mais precocemente possível, dentro do hospital. Em princípio, com raras exceções, não se deveria gastar mais de 10 minutos no local, atendendo o paciente grave. O início precoce do transporte deste paciente, de forma segura e para o hospital adequado, talvez seja a medida terapêutica mais importante.

Uma vez estabilizado o paciente (feito o exame primário com a reanimação concomitante), faz-se a reavaliação do ABCDE, partindo-se, então, para o exame secundário, que

Tabela 73.II – Avaliação da gravidade do traumatizado no pré-hospitalar

Problema de vias aéreas
• Via aérea inadequada
• Via aérea em risco
Problema de ventilação
• Ventilação muito rápida ou muito lenta
• Dispnéia
• Hipóxia
• Suspeita de pneumotórax
• Pneumotórax aberto
• Tórax instável
Hemorragia
• Hemorragia externa significativa
• Suspeita de hemorragia interna
Alteração neurológica
• Glasgow ≤ 13
• Convulsões
• Déficit sensitivo ou motor
Ferimento penetrante em cabeça, pescoço, tronco ou membros, proximal ao cotovelo ou ao joelho
Amputação ou quase amputação proximal aos dedos
Qualquer trauma na presença de
• Co-morbidades (coronariopatia, doença pulmonar)
• Extremos de idade (criança pequena ou idoso)
• Hipotermia
• Queimadura
• Gravidez

no paciente grave, deve ser feito já durante o transporte, com o paciente imobilizado em prancha longa. No doente não-grave, embora a preocupação com a perda de tempo também deva estar sempre presente (pode haver lesões não-evidentes que podem ser graves ou aparecer instabilidade a qualquer momento por agravamento de lesão já existente, percebida ou não), o exame secundário pode ser feito no local.

O exame secundário inicia-se com a história, que deve buscar informações sobre (A) alergias, (M) medicamentos em uso, (P) passado médico, (L) líquidos ingeridos e última refeição e (A) ambiente e eventos relacionados ao trauma. Mnemonicamente, dizemos que a história, no paciente traumatizado, deve ser AMPLA. Alguns dados de história só podem ser obtidos no pré-hospitalar, já que no hospital, pelo menos inicialmente, não há familiares ou conhecidos para fornecer informações que podem ser úteis para a avaliação e o tratamento. Além disso, informações de história podem ser muito importantes para entender o que aconteceu: o uso de medicações ou alguma doença preexistente podem estar implicados na gênese do evento traumático e alterar a avaliação do paciente e a resposta ao tratamento instituído. Depois da história, deve ser feito o exame completo, da cabeça aos pés, incluindo um exame neurológico, agora mais detalhado. O paciente deve ser reavaliado repetidamente, para surpreender novas lesões, já presentes desde o início mas não percebidas, e alterações de lesões existentes (piora) e para avaliar a resposta às medidas tomadas. Ao mesmo tempo, o paciente deve ser preparado para o transporte, sendo completamente imobilizado em prancha longa. A imobilização deve ser feita logo que possível, durante o exame primário, no final dele ou durante o exame secundário, dependendo da situação. No paciente grave, pode ser preferível não fazer a imobilização de cada membro fraturado isoladamente, mas simplesmente imobilizar o paciente como um todo em prancha longa, o que permite uma imobilização razoável de possíveis fraturas de membros. O princípio é: não perder tempo precioso com imobilização de fraturas que não representam grande risco, enquanto o paciente pode apresentar lesões que necessitam de tratamento urgente que só pode ser feito no hospital (hemorragia interna, por exemplo).

COMUNICAÇÃO

A comunicação é um aspecto crucial do atendimento pré-hospitalar ao traumatizado e um dos aspectos que até hoje apresenta mais problemas. Como vimos no início, a importância da comunicação começa na ativação do sistema. Dependendo de como a primeira comunicação chegar à central, os recursos (humanos e de equipamentos) enviados para atender a emergência podem ser adequados ou não. Mesmo enquanto a equipe de atendimento está ainda a caminho do local da ocorrência, a comunicação com a central permite obter novas informações que podem orientar a preparação para o atendimento. Logo ao chegar ao local e durante todo o desenrolar do atendimento pré-hospitalar, a comunicação é fundamental. Inicialmente, as informações podem ser ainda incompletas. Mesmo assim, é importante iniciar precocemente a comunicação e mantê-la durante o atendimento, informando as alterações que vão ocorrendo. A boa comunicação permite monitorar o atendimento à distância, adequando sempre os recursos a cada situação, o que é particularmente importante nas ocorrências de maior complexidade. Quando o atendimento no local e o transporte forem feitos por equipes de atendimento básico, a comunicação com a central e, eventualmente, com o médico à distância, pode orientar e melhorar o atendimento prestado, desde o início. O ideal é que o hospital de destino seja comunicado do encaminhamento do paciente ainda antes de o transporte ser iniciado. Isso permite que o hospital se prepare para receber o paciente e evita que este seja encaminhado para um hospital que, naquele momento, não tem as condições ideais para recebê-lo.

É altamente desejável que seja possível a comunicação por mais de um sistema (rádio e telefone, por exemplo). Não é raro que um dos sistemas possa falhar. Em algumas regiões, mesmo em cidades grandes, pode não haver cobertura por um dos sistemas. Se não houver um sistema de reserva, a comunicação fica impossível, o que deve ser evitado a todo o custo.

TRANSPORTE

Vimos que no paciente crítico é fundamental iniciar precocemente o transporte para o hospital adequado. É fundamental que o hospital escolhido seja adequado – capaz de tratar as lesões que o paciente possa apresentar – e que seja notificado da chegada do paciente antes de o transporte ser iniciado. O transporte do paciente para hospital não apropriado pode significar uma perda grande de tempo, já que o paciente será necessariamente avaliado de forma completa no primeiro hospital onde chegar e só então será iniciado o processo de transferência para o recurso hospitalar adequado. No nosso meio, este processo pode ser extremamente demorado, o que pode retardar muito o início do tratamento definitivo. Por outro lado, se o hospital não for notificado antes de ser iniciado o transporte, pode não ter condições de atender adequadamente o paciente naquele momento, o que novamente significa perda de tempo antes do tratamento definitivo. Assim, nem sempre o hospital mais próximo é o mais adequado, naquele momento, para aquele paciente. A importância da comunicação com a central e com o hospital de destino fica evidente.

O transporte poderá ser feito por via terrestre ou aérea, por unidade básica ou avançada. No nosso meio, o transporte aéreo (na cidade de São Paulo feito apenas por helicóptero) é sempre avançado. A escolha do meio de transporte depende da gravidade do paciente e da distância entre a ocorrência e o hospital de destino, além, obviamente dos recursos disponíveis e das condições de acesso. À noite, por exemplo, não se pode contar com o recurso do helicóptero de resgate. O mesmo pode acontecer dependendo das condições climáticas e do local da ocorrência. Pode ser difícil conseguir pousar o helicóptero em alguns locais e o deslocamento do paciente até o local onde o helicóptero pode pousar, para então ser levado ao hospital, pode demorar mais do que transportar o paciente por via terrestre diretamente para o hospital. Dependendo da distância do hospital e da gravidade do paciente, pode ser feita a interceptação, durante o transporte, por uma unidade avançada, passando a equipe de suporte avançado a cuidar do paciente até a chegada ao hospital. Desta forma, podem ser feitas as intervenções necessárias, que não seriam possíveis se o transporte fosse feito inteiramente pela unidade básica.

Outro aspecto que deve ser considerado é que nem sempre é fácil cuidar do paciente grave em trânsito. O espaço é muito limitado. A própria movimentação, com o balanço da ambulância, dificulta qualquer intervenção. Devem ser antecipadas as possíveis necessidades do paciente e providenciadas as condições para que possam ser atendidas, com as menores intervenções possíveis. Intervenções maiores, quando absolutamente necessárias, talvez possam ser feitas dentro da ambulância, mas antes de iniciar o transporte, ou com a ambulância andando lentamente. Cuidado especial deve ser tomado ainda com a velocidade do transporte, já que correr de forma exagerada pode significar risco considerável para o paciente e para a equipe (além da possibilidade de colisões, pode haver deslocamento ou queda de equipamento dentro da ambulância), sem ganho significativo de tempo.

DOCUMENTAÇÃO E INTEGRAÇÃO COM O HOSPITAL

Logo que possível, no final do atendimento ou ainda durante o mesmo, deve ser feito o registro, por escrito, de todas as informações pertinentes à ocorrência e ao paciente. A documentação deve ser sucinta, mas completa. Deve haver informação sobre a cena, com particular atenção ao mecanismo de trauma e à situação inicial do paciente. O exame primário, os sinais vitais, as intervenções feitas durante a reanimação, a resposta do paciente a essas intervenções, o exame secundário, além de possíveis alterações na situação do paciente, devem estar registrados neste prontuário inicial. Idealmente, também de forma sucinta, deve ser registrado o motivo de se ter feito, ou não, determinada intervenção. Nas anotações devem constar ainda a seqüência temporal em que forem feitas as observações e as intervenções. A cronologia dos acontecimentos pode ter implicação na avaliação e no tratamento do paciente. Todas essas informações devem ser passadas para o médico que for cuidar do doente no hospital. Idealmente, uma cópia deste prontuário deve constar no prontuário completo do paciente. Há muitas informações que só a equipe do pré-hospitalar possui e que podem ser importantes para manter a continuidade do tratamento do paciente, para que não haja interrupções nem perda de tempo. A equipe de atendimento dentro do hospital deve valorizar essas informações e usá-las para melhor atender o paciente. O paciente só tem a ganhar com a boa integração entre as equipes responsáveis por seu atendimento, desde o pré-hospitalar até o tratamento definitivo. O trabalho da equipe do pré-hospitalar não acaba quando se chega ao hospital, mas quando o tratamento do paciente passa a ser feito pela equipe do hospital. Isso ocorre apenas quando as informações são passadas para a nova equipe, com a devida documentação escrita.

TRIAGEM

Toda vez que houver várias vítimas, pode ser necessário classificá-las em ordem de prioridade de atendimento. A isso chamamos de triagem. Não há possibilidade de atender imediatamente todas as vítimas, como seria ideal. Então, com base em critérios objetivos, as vítimas são classificadas de acordo com a prioridade de atendimento atribuída. Existem várias maneiras de fazer a triagem. No ambiente pré-hospitalar, o método mais usado é o START (Simple Triage And Rapid Treatment) (Algoritmo 73.1).

A triagem é feita, inicialmente, com base em informações incompletas. As informações provêm da observação rápida das vítimas, muitas vezes à distância, de pistas dadas por atitudes ou posição das vítimas (por exemplo: falam, reclamam, mexem-se ou estão imóveis) e de exame sumário destas. O fato de as informações serem incompletas pode, naturalmente, levar a erro. No entanto, se a triagem for feita apenas após o exame completo de todas as vítimas, pode-se perder tempo precioso antes de começar a tratar as vítimas mais urgentes, que podem piorar ou até vir a falecer enquanto se examinam outras vítimas que poderiam esperar, sendo avaliadas e tratadas após as mais graves.

Quando houver um número muito grande de vítimas (situação de catástrofe), a triagem tem uma conotação um pouco diferente. Por serem algumas vezes os recursos disponíveis insuficientes para atender todas as vítimas dentro de um prazo razoável, as vítimas com probabilidade muito baixa de sobrevida, por serem extremamente graves, passam a ser atendidas apenas depois das vítimas graves, mas com probabilidade maior de sobreviverem. O objetivo é tentar salvar o maior número possível de vítimas. Como as vítimas extremamente graves consumiriam muitos recursos (humanos, materiais e de tempo) e, mesmo assim, provavelmente não sobreviveriam, o atendimento prioritário destas implicaria provavelmente em que muitas vítimas, que poderiam ser salvas, viessem também a morrer enquanto aguardam atendimento. Assim, as vítimas com probabilidade muito baixa de sobrevida, numa situação de catástrofe, são atendidas apenas depois das vítimas graves mas "mais salváveis". Felizmente esta situação é extremamente rara. Quase sempre a prioridade de atendimento é atribuída segundo a gravidade das lesões que as vítimas apresentam.

Na situação mais comum no dia-a-dia do atendimento pré-hospitalar ao traumatizado, triar significa classificar o paciente quanto ao tipo de recursos de que precisa para seu tratamento definitivo, o que em última análise significa determinar para que hospital deverá ser encaminhado: um hospital comunitário ou um centro com mais recursos, idealmente um centro de trauma (hospital terciário). Encaminhar todo traumatizado para um hospital terciário é fazer triagem inadequada, já que sobrecarregará desnecessariamente um hospital especializado, o que poderá prejudicar o atendimento de vítimas mais graves que realmente só podem ser tratadas adequadamente nesse serviço. Por outro lado, encaminhar um paciente grave para um hospital que não tenha condições de fazer o tratamento definitivo de forma adequada pode levar a uma perda significativa de tempo, prejudicando também o tratamento do paciente. Assim, encaminhar o paciente certo para o hospital certo é uma decisão de triagem que todo profissional de atendimento pré-hospitalar deve saber fazer e treinar a todo o momento. Embora aparentemente simples, esta pode não ser uma decisão fácil que, seguramente, tem um grande impacto no prognóstico do traumatizado.

CONTROVÉRSIAS NO ATENDIMENTO PRÉ-HOSPITALAR AO TRAUMATIZADO

Apesar da grande quantidade de conhecimentos adquiridos nos últimos anos sobre o atendimento pré-hospitalar e sobre o tratamento do traumatizado como um todo, desde o momento do trauma até a reabilitação plena, alguns aspectos permanecem polêmicos. Persiste dúvida a respeito da validade de algumas condutas/intervenções, particularmente a respeito da pertinência de serem tomadas num contexto extra-hospitalar, podendo retardar a chegada ao hospital, uma vez que, freqüentemente, a avaliação plena e o tratamento definitivo do traumatizado só podem ser feitos dentro do hospital.

Analisaremos rapidamente a polêmica referente a: reanimação na parada cardiorrespiratória pós-traumática; vias aéreas avançadas; reposição de volume para tratamento do choque; imobilização; e a filosofia de organização e funcionamento do sistema, particularmente quanto à presença de médico na equipe de atendimento pré-hospitalar e à dicotomia "stay and play" X "scoop and run".

Reanimação na parada cardiorrespiratória pós-traumática

A parada cardiorrespiratória decorrente de trauma é diferente da que decorre de problemas clínicos. Freqüentemente, a parada cardiorrespiratória decorrente de problema clínico pode ser tratada (pelo menos inicialmente) no pré-hospitalar. Quando associada ao trauma, quase sempre a parada cardiorrespiratória decorre de hemorragia exsangüinante. Mais raramente, pode estar associada a lesões traumáticas incompatíveis com a vida (lesões graves de cérebro ou de medula alta, por exemplo). Em qualquer uma dessas situações, o que se pode fazer no local para reanimar o paciente é muito pouco ou mesmo nada. Assim, decidir iniciar a reanimação de um traumatizado encontrado em parada cardiorrespiratória (ou que logo evolui para a mesma) pode ser um grande desafio. O mesmo ocorre para a decisão de parar a reanimação, quando ela já tiver sido iniciada. Excetuando-se os casos de morte evidente (decapitação, *rigor mortis*, manchas hipostáticas ou decomposição, por exemplo), em que claramente não deve ser feita reanimação, a decisão de reanimar ou não pode envolver problemas médicos, éticos e até legais. No nosso meio, declarar que alguém está morto é, habitualmente, uma atribuição do médico. Muitas vezes, a equipe de atendimento pré-hospitalar não tem médico. Por outro lado, a resposta à reanimação é diferente se a parada cardiorrespiratória decorreu de trauma fechado ou de ferimentos penetrantes. Nos ferimentos penetrantes, a possibilidade de recuperação pode ser bem maior. Nos casos de afogamento, choque elétrico ou por raio, hipotermia ou quando a parada cardiorrespiratória (apesar do trauma) puder ter sido causada por intercorrência clínica, deve ser considerada mais fortemente a possibilidade de iniciar e manter a reanimação cardiorrespiratória. Transportar uma vítima de trauma em parada cardiorrespiratória por mais de 15 minutos para a unidade hospitalar mais próxima ou manter a reanimação na vítima de trauma que não tem resposta ao final de 15 minutos de reanimação adequada é um outro problema. Assim, reanimar ou não o traumatizado pode ser uma decisão difícil para o socorrista. Mesmo com a existência de protocolos (que podem variar de local para local), a dificuldade da decisão pode persistir. Além de a probabilidade de sobrevida ser extremamente baixa, a tentativa de reanimação pode expor os profissionais a riscos consideráveis (contaminação pela exposição a sangue e outros fluidos, ou mesmo colisão durante o transporte), além de desviar recursos que poderiam ser utilizados no atendimento de outros pacientes com maior probabilidade de sobrevida.

Vias aéreas avançadas

As intervenções feitas para garantir a permeabilidade das vias aéreas são as que mais podem ter impacto na reanimação pré-hospitalar do traumatizado grave. A permeabilidade das vias aéreas é a maior prioridade no atendimento às vítimas de trauma. No entanto, na maior parte das vezes, as vias aéreas podem ser mantidas pérvias através de manobras simples. Quando houver necessidade de via aérea definitiva, a intubação traqueal (quase sempre orotraqueal) é o método de escolha. A cricotiroidostomia cirúrgica deve ser considerada uma alternativa de absoluta exceção. Sua utilização no atendimento pré-hospitalar ao traumatizado permanece controversa. Faltam dados que permitam recomendar a utilização deste método como um padrão a ser seguido no pré-hospitalar. É provável que o treinamento adequado para o uso eficiente de outros métodos menos invasivos (desde manobras básicas até a intubação traqueal) minimize a necessidade e a indicação da cricotiroidostomia cirúrgica no atendimento precoce do paciente traumatizado.

Reposição de volume

Em maior ou menor intensidade, a hemorragia quase sempre é um problema sério no traumatizado grave. É raro que não seja uma das principais causas de morbidade e mortalidade no trauma. O choque hemorrágico (decorrente de hemorragia externa ou interna) é de longe o principal tipo de choque no trauma. Sendo assim, nada mais intuitivo do que tratar o choque pós-traumático através da reposição de volume por via endovenosa. No entanto, existem evidências de que, na vigência de hemorragia não controlada, a reposição de volume (habitualmente feita com soluções cristalóides isotônicas), com a conseqüente tendência a elevação da pressão arterial, pode levar a aumento da hemorragia, piorando, em vez de melhorar, a situação do paciente. Quanto mais solução cristalóide o paciente recebe, mais sangue perde. Além disso, o acesso venoso pode ser um problema, principalmente no paciente em choque, que costuma ter vasoconstrição. Pode ser mais um fator de demora na chegada do paciente ao hospital, para tratamento definitivo. A prioridade no tratamento do choque do traumatizado deve ser o controle da hemorragia. No pré-hospitalar, isso pode ser feito se a hemorragia for externa, por compressão direta ou em trajetos arteriais, ou decorrente de fraturas, pela imobilização. O controle da hemorragia interna pode precisar de cirurgia, que só pode ser feita no hospital. Assim, perder tempo para obter acesso venoso e repor volume, no paciente que pode ter sangramento ativo, pode ser deletério.

Por outro lado, a hipotensão e o choque também são deletérios para o paciente traumatizado. Se o paciente tiver trauma craniencefálico, por exemplo, com tendência a hipertensão intracraniana, os efeitos do choque, com a hipoperfusão cerebral dele decorrente, são ainda mais graves. Isso significa que talvez alguns pacientes se beneficiem da reposição precoce de volume por via endovenosa. O problema é determinar quais são os pacientes em que a reposição volêmica seria benéfica desde o início e quais são os que se beneficiariam de restrição de volume até o controle cirúrgico de possível hemorragia interna. Assim, não há dúvida de que o choque hemorrágico deve ser tratado com o controle da hemorragia, que deve ser feito o mais precocemente possível. O papel da reposição de volume para tratar o choque, no pré-hospitalar, contudo, permanece controverso.

Dispositivo pneumático antichoque (PASG)

O dispositivo pneumático antichoque, também conhecido no nosso meio como PASG (sigla derivada de seu nome em inglês, *pneumatic anti-shock garment*), consiste em uma calça que, quando vestida no doente traumatizado e insuflada, comprime os membros inferiores, a bacia e o abdome. Desta forma, ajuda a parar o sangramento nesses segmentos corpóreos, por compressão. Além disso, por aumentar a resistência vascular numa região extensa em que a presença de circulação pode não ser tão crítica, desvia o fluxo sangüíneo para o tórax (coração e pulmões) e para o cérebro, áreas em que a falta de perfusão tem efeitos muito mais deletérios. Apesar destes efeitos aparentemente muito benéficos para o traumatizado grave em choque, nenhum estudo conseguiu mostrar impacto significativo do uso do PASG. Por outro lado, o PASG pode aumentar o sangramento fora das áreas por ele comprimidas, além de piorar possível insuficiência respiratória, principalmente se houver ruptura de diafragma. Aliás, se ocorrer insuficiência respiratória após a insuflação do PASG, está formalmente indicada sua desinsuflação imediata. O problema maior do PASG está exatamente associado à sua desinsuflação. Nesse momento, ocorre diminuição abrupta da resistência vascular periférica, graças ao aumento significativo da área perfundida. O paciente pode entrar novamente em choque. Além disso, ocorre a passagem de radicais ácidos e de potássio da área que estava comprimida para a corrente sangüínea, o que contribui mais ainda para piorar a situação do paciente. Mesmo feita de forma cuidadosa, dentro do hospital, a desinsuflação e retirada do PASG pode ser problemática. Assim, embora pareça ser uma opção muito atraente para o tratamento inicial e o transporte do paciente em choque decorrente de sangramento intra-abdominal, de pelve ou de membros inferiores, o valor e o lugar do PASG no atendimento pré-hospitalar do traumatizado permanecem tema de controvérsia.

Imobilização

Juntamente com a permeabilização das vias aéreas, o controle do sangramento e o transporte, a imobilização é uma das intervenções essenciais do atendimento pré-hospitalar ao traumatizado. A imobilização cervical tem prioridade máxima, junto com o controle das vias aéreas. Para ser efetiva, a imobilização completa demanda um tempo razoável e causa um certo desconforto para o doente, principalmente se ele estiver consciente. Discute-se se ela é realmente necessária para todos os traumatizados. É possível que se perca tempo imobilizando muitos pacientes que não necessitariam de imobilização. Esse tempo poderia ser mais bem aproveitado para intervenções mais urgentes ou para encaminhamento mais precoce para o tratamento definitivo. O problema está exatamente em discriminar quais os pacientes em que a imobilização é fundamental. Em princípio, todo paciente que sofreu trauma fechado e apresentar alteração do nível de consciência deve ser completamente imobilizado. Nas vítimas de ferimentos penetrantes e nas vítimas de trauma fechado absolutamente conscientes, a imobilização pode, segundo muitos autores, ser seletiva, orientada pelo mecanismo de trauma e pelo quadro clínico do paciente. Enquanto em alguns serviços existem protocolos para imobilizar ou não os pacientes (imobilização seletiva), no nosso meio o serviço de resgate imobiliza sistematicamente todos os doentes traumatizados. No entanto, muitas vítimas de trauma, principalmente vítimas de ferimentos penetrantes, chegam ao pronto-socorro sem imobilização nenhuma, geralmente levados por populares ou por policiais. Para descartar a possibilidade de lesão de coluna, associada ou não a lesão medular, é necessário um exame físico geral e neurológico completo, muitas vezes complementado com exames radiológicos. Além disso, é perfeitamente possível e relativamente freqüente que ocorram lesões de medula sem anormalidades ósseas nas radiografias comuns. Assim, não é fácil garantir, no local do trauma, que o paciente não tenha mesmo lesão de coluna ou medula. Nesses argumentos baseiam-se os defensores da imobilização sistemática de todos os traumatizados. Eventualmente, o tempo gasto no local para descartar a presença, ou a possibilidade da presença, de lesão de coluna ou medula pode não ser menor do que o tempo gasto para fazer a imobilização completa. De qualquer modo, muitas vezes a imobilização não é necessária. A polêmica persiste.

Além da imobilização do paciente como um todo, com o intuito de prevenir a ocorrência ou a piora de lesão de medula na eventualidade de estar presente lesão de coluna, existe certa controvérsia a respeito da imobilização individualizada de fraturas de extremidades. Em alguns serviços, é preconizado que se faça o alinhamento das fraturas, que devem ser, então, imobilizadas. Outros serviços, por causa da possibilidade de ocorrer mais lesão na tentativa de alinhamento, recomendam que as fraturas sejam imobilizadas na posição em que se encontram, sem tentar o alinhamento. De fato, nem sempre é recomendado que se tente o alinhamento, particularmente se houver suspeita de fratura associada a luxação em grandes articulações. Muitas vezes, a redução incruenta é impossível e as tentativas de alinhamento causam dor e eventuais lesões, tanto de músculo quanto do feixe vasculonervoso. Por outro lado, o transporte do paciente com fratura não alinhada também pode provocar dor e mais lesão, já que a manutenção de imobilização adequada sem alinhamento é mais difícil.

Outro aspecto que deve ser lembrado é que, no paciente grave, a imobilização individualizada de membros com fratura fechada pode não ser feita no pré-hospitalar, podendo o membro ser imobilizado na prancha longa junto com o restante do corpo, fixado com os tirantes. Embora possa não proporcionar uma imobilização ideal, tal procedimento pode significar um ganho considerável de tempo, o que pode ser crítico para o paciente grave. Ao chegar ao hospital, o médico que receberá e continuará o tratamento do paciente deve entender todo o contexto e reconhecer que talvez aquela tenha sido a melhor conduta para o paciente, até aquele momento. Apenas um médico menos avisado e desconhecedor do atendimento pré-hospitalar ao traumatizado pensará de forma diferente.

"Stay and play" x "scoop and run"

É clássica a controvérsia entre os que defendem que se faça o máximo possível para tratar no local o paciente traumatizado ("stay and play"), só iniciando o transporte para o hospital quando o paciente estiver estabilizado, e os que preconizam que o paciente seja rapidamente transportado ("scoop and run"). O modelo europeu de atendimento pré-hospitalar tende ao "stay and play", enquanto o modelo americano está mais próximo do "scoop and run". Embora todos reconheçam que o tratamento definitivo do paciente traumatizado grave só possa ser feito no hospital (cirurgia ou tratamento em terapia intensiva) e que pelo menos algumas intervenções (vias aéreas, controle da hemorragia externa, imobilização) precisem ser feitas o mais precocemente possível, de preferência ainda no local e/ou durante o transporte, o limite entre as duas posições nem sempre é claro. É provável que o ideal esteja em algum lugar entre os dois extremos, numa posição que poderíamos chamar de "play and run": fazer no local (ou durante o transporte) as intervenções indispensáveis e que realmente façam diferença quando feitas naquele momento, sem perder tempo desnecessariamente, levando o paciente o mais precocemente possível para o hospital adequado, mas de forma segura. Alguns pacientes podem precisar, no pré-hospitalar, de intervenções que, para outros, podem não ser necessárias ou até ser contra-indicadas naquele contexto. Provavelmente, é impossível colocar em protocolos rígidos todas as situações. Assim, a controvérsia persiste.

O lugar do médico no atendimento pré-hospitalar ao traumatizado

Segundo a nossa legislação, o atendimento às urgências, desde o início, é responsabilidade do médico. Isso inclui o atendimento pré-hospitalar. Em alguns sistemas de atendimento às urgências, principalmente em alguns países europeus, todas as viaturas de atendimento pré-hospitalar são tripuladas por profissionais da saúde sempre acompanhados por médico. Em contrapartida, o modelo americano de atendimento pré-hospitalar preconiza que o médico não participe do atendimento pré-hospitalar. Alguns autores afirmam categoricamente que a presença do médico no local é indesejável e que o médico só atrapalha o atendimento, em nada contribuindo para a boa assistência pré-hospitalar à vítima de trauma. O argumento é que, por saber prestar atendimento avançado, o médico tenderá a fazer no local os procedimentos que devem ser feitos apenas no ambiente hospitalar. Isso retarda a transferência para o tratamento definitivo. No nosso meio, algumas viaturas são tripuladas também por médico (unidades de suporte avançado) e outras apenas por socorristas não-médicos (unidades de resgate), prestando apenas suporte básico. A maioria das vítimas de trauma necessita apenas de suporte básico e de transporte rápido e seguro para o hospital adequado. Quando a informação que chega à central, junto com o pedido de socorro, sugere tratar-se de vítima grave, é enviada a unidade de suporte avançado. Um aspecto importante é a regulação médica do atendimento, que pode ser feita estando o médico no local ou à distância. Toda a ocorrência que envolver atendimento médico deve ser monitorada por uma central, onde o médico orienta o atendimento que deve ser prestado, baseado nos dados informados pelos socorristas, e decide que procedimentos devem ser feitos e para que recurso hospitalar o paciente deve ser encaminhado. Pode ser decidido enviar socorro com suporte avançado se a vítima for grave, necessitar de resgate demorado (presa em ferragens, por exemplo) ou se o transporte para o hospital, por qualquer motivo, precisar ser retardado ou for longo. Nessa situação, a unidade de suporte avançado iria ao encontro da vítima, no local ou no trajeto para o hospital, passando o médico a cuidar diretamente do paciente.

Vale a pena enfatizar que o treinamento do médico para o atendimento ao traumatizado deve incluir a consideração das particularidades do ambiente pré-hospitalar. De outro modo, o médico pode ser levado a tentar fazer no local o que aprendeu para ser feito no hospital, o que pode não ser benéfico para o paciente, naquele momento e naquele contexto. O fato de saber fazer determinado procedimento não significa que ele deva ser feito sempre. É comum que o médico tenha tendência a "hipertratar" o paciente no pré-hospitalar, o que pode levar a perder tempo precioso, que seria mais bem aproveitado tratando o paciente já no hospital. É este o argumento dos que preconizam que o médico não deveria participar diretamente, *in loco*, do atendimento pré-hospitalar. A polêmica não é simples. De qualquer modo, o atendimento deve ser prestado por profissionais treinados, aptos a prestar o atendimento adequado e a reconhecer as situações em que a presença do médico, desde o início, faz diferença no atendimento ao traumatizado. Se não estiver presente no local, o médico deve acompanhar e orientar o atendimento à distância (regulação médica). Este aspecto chama uma vez mais a atenção para a importância da comunicação no atendimento pré-hospitalar ao traumatizado.

LEITURA ADICIONAL

1. American College of Surgeons Committee on Trauma. ATLS, Advanced Trauma Life Support. Program for doctors. 7. ed. Chicago: American College of Surgeons; 2004.
2. Prehospital Trauma Life Support Committee of the National Association of Emergency Medical Technicians. PHTLS prehospital trauma life support. 6. ed. St. Louis: Mosby; 2007.
3. Winchell RJ, Hoyt DB. Endotracheal intubation in the field improves survival in patients with severe head injury. Arch Surg 1997; 132: 592.
4. Gerich TG, Schmidt U, Hubrich V, et al. Prehospital airway management in the acutely injured patient: role of surgical cricothyrotomy revisited. J Trauma 1998; 45: 312.
5. Bickell WH, Wall MJ, Pepe PE, et al. Immediate versus delayed fluid resuscitation for hypotensive patients with penetrating torso injuries. N Engl J Med 1994; 331: 1105.
6. Trunkey DD. Prehospital fluid resuscitation of the trauma patient: an analysis and review. Emerg Med Serv 2001; 30(5): 93.
7. Wade CE, Kramer GC, Grady JJ. Efficacy of hypertonic 7.5% saline and 6% dextran in treating trauma: a metaanalysis of controlled clinical trials. Surgery 1997; 122: 609.
8. Matsuoka T, Hildreth J, Wisner DH. Uncontrolled hemorrhage from parenchymal injury: is resuscitation helpful? J Trauma 1996; 40: 915.
9. Cornwell EE III, Chang DC Bonar JP, et al. Thoracolumbar immobilization for trauma patients with torso gunshot wounds: is it necessary? Arch Surg 2001; 136(3): 324.
10. Domeier RM. Prospective performance assessment of an out-of-hospital protocol for selective spine immobilization using clinical spine clearance criteria. Ann Emerg Med 2005; 46(2): 123.
11. Border JR, Lewis FR, Aprahamian C, et al. Panel: prehospital trauma care – stabilize or scoop and run? J Trauma 1983; 23: 708.
12. Smith JP, Bodai BI Hill, et al. Prehospital stabilization of critically injured patients: a failed concept. J Trauma 1985; 25: 65.
13. Sikka N. Understanding diversity among prehospital care delivery systems around the world. Emerg Clin North Am 2005; 23(1): 99.
14. Stockinger ZT. Additional evidence in support of withholding or terminating cardiopulmonary resuscitation for trauma patients in the field. J Am Coll Surg 2004; 198(2): 227.
15. Liberman M, Roudsari BS. Prehospital trauma care: what do we really know? Curr Opin Crit Care 2007 (Dec); 13(6): 691-6.
16. Lee C, Porter KM, Hodgetts TJ. Tourniquet use in the civilian prehospital setting. Emerg Med J 2007 (Aug); 24(8): 584-7.
17. Bulger EM, Maier RV. Prehospital care of the injured: what's new? Surg Clin North Am 2007 (Feb); 87(1): 37-53.

Algoritmo 73.1 –Método de triagem START (Simple Triage And Rapid Treatment)

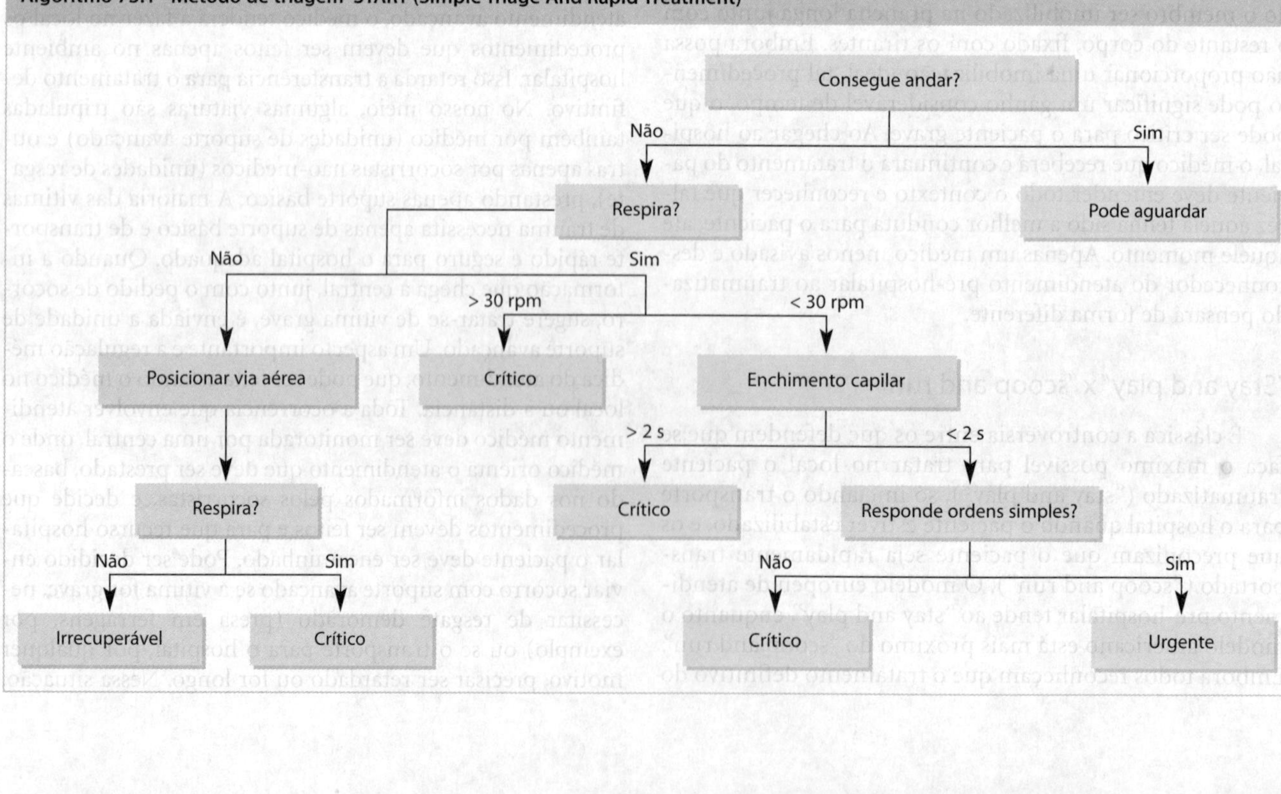

Atendimento Hospitalar Inicial ao Traumatizado

CAPÍTULO 74

Renato Sérgio Poggetti
Rina Maria Pereira Porta
Almerindo Lourenço de Souza Junior

TÓPICOS IMPORTANTES

- Trauma é um problema de saúde pública e deve ser considerado uma doença que acomete predominantemente a população jovem de nossos dias.
- No Brasil, ele é responsável por mais de 130 mil mortes por ano e por mais de 400 mil seqüelas importantes.
- As principais etapas são a avaliação inicial com o exame primário, a reanimação que está contida dentro do exame primário, a avaliação secundária que é realizada com o exame físico detalhado da cabeça aos pés, o tratamento definitivo e a triagem.
- O atendimento ao traumatizado deve ser feito de maneira sistematizada e rápida para que não haja perda de tempo nem falhas no tratamento.
- Exame primário pode ser resumido com a regra mnemônica do ABCDE. A (*airway*), B (*breathing*), C (*circulation*), D (*disability*) e E (*exposure*).
- A obstrução das vias aéreas é muito grave e pode matar rapidamente o doente.
- O diagnóstico de obstrução das vias aéreas é clínico e não requer exames complementares.
- A intubação oral não possui contra-indicações. O detalhe importante é que durante a realização das manobras para a intubação deve-se tomar todo cuidado para não hiperestender a coluna cervical.
- Durante todo o atendimento, é necessário lembrar que o doente pode ter lesão de coluna cervical, que pode ser agravada pela manipulação.
- Pneumotórax hipertensivo, tórax instável com contusão pulmonar, hemotórax volumoso, pneumotórax aberto e hérnia diafragmática traumática devem ser diagnosticados durante o exame primário.
- A hemorragia é a principal causa de morte evitável no doente traumatizado.
- Ainda no exame primário, deve ser feito um exame neurológico rápido, para avaliar o nível de consciência, o tamanho das pupilas e sua reação à luz, a presença de sinais de lateralização e de lesão medular.

INTRODUÇÃO

O trauma é um problema de saúde pública e deve ser considerado uma doença que acomete predominantemente a população jovem de nossos dias. O trauma é a segunda ou terceira causa de morte na maior parte dos países de nosso planeta, perdendo apenas para as doenças cardiovasculares e o câncer. Na população até quarenta anos de idade o trauma é a primeira causa de morte. No Brasil ele é responsável por mais de 130 mil mortes por ano e por mais de 400 mil seqüelas importantes. Infelizmente esse problema ainda não foi tratado com a devida consideração na nossa sociedade. É de fundamental importância que esse tema seja discutido e ensinado em todas as escolas médicas e que todos os profissionais de saúde que atuam na emergência tenham treinamento adequado para o atendimento do traumatizado. Os objetivos deste capítulo são discutir: a) a identificação e o tratamento imediato das lesões que põem em risco a vida, com a utilização do exame primário; b) a seqüência correta das prioridades do tratamento do traumatizado (ABCDE); c) a identificação e o tratamento das lesões com risco potencial de morte e com risco de seqüelas, utilizando o exame secundário; d) a identificação e o reconhecimento da importância da história e do mecanismo de trauma; e) a identificação das peculiaridades e das situações que podem oferecer dificuldade diagnóstica relativas a faixa etária, condições fisiológicas ou doenças preexistentes.

Para a maioria dos portadores de outras doenças que não o trauma, o médico sempre tira uma história cuidadosa e detalhada da doença, verifica os antecedentes, realiza o exame físico criterioso e solicita exames complementares para a realização do diagnóstico. Uma vez que todas essas etapas foram concluídas o médico orienta o tratamento. O atendimento do traumatizado é bem diferente do atendimento de qualquer outra patologia. O médico deve conhecer muito bem a seqüência correta das prioridades e deve fazer o atendimento nessa ordem, identificando e tratando cada problema grave que for encontrado. Poucos são os exames complementares diagnósticos solicitados. O diagnóstico é predominantemente clínico e o tratamento é instituído de imediato. A definição das prioridades obedece à ordem de gravidade e privilegia a lesão que mata mais rápido. Assim surgiu a seqüência do ABCDE, uma regra mnemônica simples e que resume os problemas mais importantes da vítima de trauma:

- A (*airway*) – vias aéreas e controle da coluna cervical;
- B (*breathing*) – respiração (ventilação);
- C (*circulation*) – circulação e sangramentos;
- D (*disability*) – incapacidade (avaliação neurológica); e
- E (*exposure*) – exposição/ambiente.

Uma história bem detalhada deve ser capaz de realizar o diagnóstico da maioria dos problemas, ou seja, 90% das lesões. O componente mais importante da história é o mecanismo de trauma. A forma como o trauma aconteceu é denominada mecanismo de trauma e é muito reprodutível na maioria dos casos. Conhecendo-se o mecanismo de trauma pode-se antecipar o tipo e a gravidade da lesão. A maioria das vítimas de trauma é constituída por indivíduos hígidos e jovens, com idade média ao redor de 30 anos. Por outro lado, o trauma pode acometer qualquer indivíduo da sociedade. Assim é fundamental que o médico conheça as peculiaridades de indivíduos com idades extremas, jovens e idosos, as particularidades de doentes com doenças preexistentes ou que utilizam medicamentos que alteram a resposta fisiológica normal e as características da gestante e do atleta que possui reserva fisiológica superior à normal.

As principais causas de trauma são a violência, as ocorrências de trânsito, as quedas, os suicídios, os incidentes de trabalho, as ocorrências com esportes, dentre outras. Infelizmente as estatísticas apresentam consideráveis taxas de vítimas com causas desconhecidas, isso devido ao não preenchimento correto das notificações de óbitos. No entanto, em nosso meio as principais causas de trauma são a violência, principalmente urbana, as ocorrências de trânsito e as quedas.

Assim como para todas as doenças, o problema do trauma deve ser resolvido fazendo-se prevenção e tratamento da doença. O tratamento do doente, por sua vez, compreende o atendimento pré-hospitalar, o atendimento hospitalar e a reabilitação. Já a prevenção é de fundamental importância por vários motivos. Das vítimas de trauma que morrem, 30 a 50% delas morrem no local do trauma sem chance alguma de tratamento. Assim, a prevenção tem um impacto direto nas mortes imediatas e também pode ter impacto nas mortes não imediatas que ocorrem horas ou dias após o trauma.

Embora a prevenção da violência seja um problema muito complexo e multifatorial, a prevenção das ocorrências de trânsito e de trabalho resultam em redução significativa do número de vítimas e da gravidade das lesões. A prevenção deve compreender a educação, a execução das leis, a engenharia de veículos e de vias públicas e a utilização de incentivos econômicos.

Para que o atendimento do doente traumatizado seja adequado deve-se ter em mente que todas as etapas desse atendimento foram cumpridas em sua totalidade. As principais etapas são a avaliação inicial com o exame primário, a reanimação que está contida dentro do exame primário, a avaliação secundária que é realizada com o exame físico detalhado da cabeça aos pés, o tratamento definitivo e a triagem. O atendimento inicial compreende o exame primário e o exame secundário que, na grande maioria das vezes, são realizados na sala de trauma dos serviços de emergência. O tratamento definitivo é feito no centro cirúrgico ou na unidade de terapia intensiva dependendo da necessidade do doente e do problema que ele apresenta. Uma lesão grave de fígado pode exigir o tratamento operatório. Já a contusão pulmonar pode ser melhor tratada na unidade de terapia intensiva. A triagem é utilizada quando temos que atender várias vítimas de trauma simultaneamente. A palavra triar significa escolher e quando temos várias vítimas simultâneas temos que escolher qual deve ser atendida em primeiro lugar. Existem duas situações distintas de trabalho. Uma quando temos recursos materiais e pessoais para atender todas as vítimas e outra quando não temos recursos suficientes para atender a todos. Na primeira hipótese podemos atender primeiro a vítima mais grave independentemente de suas chances de sobrevivência. Na segunda eventualidade devemos atender primeiro a vítima mais grave que possui chance de sobrevivência. A vítima mais grave que não possui chance de sobrevivência não será atendida nessa situação. Essa é por definição uma situação de catástrofe.

Sabe-se hoje que o atendimento do traumatizado implica necessariamente na existência e na instituição de sistemas de atendimento de trauma. Estes sistemas englobam uma estrutura muito mais ampla do que simplesmente o atendimento médico do traumatizado. Os sistemas de trauma devem possuir uma maneira de acionamento conhecida da população que faz uso deles. A existência de um número telefônico único de acionamento de trauma facilita a notificação da ocorrência para que a vítima seja melhor atendida. O acionamento deve cair na central reguladora que tria as chamadas e encaminha, quando necessário, o atendimento pré-hospitalar. Após o atendimento pré-hospitalar, o doente é encaminhado para o hospital correto, com recursos materiais e pessoal adequadamente treinado e capacitado, para receber o melhor atendimento possível. Após o atendimento inicial, realiza-se o tratamento definitivo e finalmente a reabilitação. Os hospitais devem ser classificados, de acordo com seus recursos materiais e humanos para atender vítimas leves, moderadas e graves. O atendimento deve ser regionalizado de tal forma que cada região tenha hospitais primários e secundários para atender vítimas leves e moderadas e, pelo menos, um hospital terciário para atender vítimas graves. O sistema tem que fazer controle de qualidade através de mecanismos de auditoria contínua e periódica com análise de resultados e comparação com padrões de qualidade aceitos universalmente. É de fundamental importância a existência de programas de formação de recursos humanos através de trabalho integrado com escolas médicas para o treinamento e formação de médicos em programas de estágios e residência médica. Finalmente, o sistema deve possuir programas de pesquisa clínica e básica bem como programas de prevenção de trauma que precisam ser aplicados na comunidade que utiliza o sistema.

ATENDIMENTO PRÉ-HOSPITALAR

Representa uma extensão do atendimento hospitalar. Alguns procedimentos como desobstrução de vias aéreas e imobilização adequada, realizados no local do trauma podem salvar vidas e evitar seqüelas graves. Por outro lado, sabe-se que o melhor atendimento ao trauma é realizado no hospital. Assim, a coordenação do atendimento pré-hospitalar deve ser médica. O atendimento em si pode ser feito por diferentes profissionais, desde que adequadamente treinados para trabalhar em equipe. Podem fazer parte da equipe médicos, enfermeiros, técnicos de enfermagem, auxiliares de enfermagem, bombeiros e policiais. Para o transporte são utilizadas viaturas terrestres, aéreas e aquáticas, dependendo da necessidade do local. Essas viaturas devem estar adequadamente equipadas para oferecer atendimento adequado ao traumatizado. Fazem parte do rol de equipamentos, materiais para abordagem das vias aéreas, tratamento dos problemas da ventilação, da circulação, avaliação neurológica e imobilização de membros e de coluna. As viaturas devem comunicar-se por rádio com a central reguladora e com os hospitais que recebem os doentes. A vítima de trauma deve possuir um prontuário que é aberto na comunicação da ocorrência e contém todos os dados do doente e todos os procedimentos realizados, bem como a resposta ao tratamento instituído. Esse prontuário é anexado ao prontuário hospitalar da vítima. As viaturas podem ser classificadas de acordo com os recursos materiais e humanos que possuem. Aquelas com médicos e enfermeiros são denominadas unidades avançadas, pois o médico pode realizar procedimentos invasivos. As viaturas sem médicos recebem o nome de unidades básicas, já que profissionais não médicos só podem fazer procedimentos básicos que, no entanto, também podem fazer diferença entre a vida e a morte. A vítima de trauma deve ser classificada utilizando-se índices anatômicos e fisiológicos de gravidade a fim de que elas sejam encaminhadas para os hospitais adequados com recursos necessários para cada caso. O atendimento deve ser sempre regionalizado a fim de que seja mais eficiente.

ATENDIMENTO HOSPITALAR

O atendimento ao traumatizado deve ser feito de maneira sistematizada e rápida para que não haja perda de tempo nem falhas de tratamento. O ideal é que a vítima de trauma receba o tratamento definitivo de suas lesões, dentro da primeira hora após o trauma. Dentro de um sistema de trauma bem organizado, o acionamento do sistema e o atendimento pré-hospitalar gastam em média pelo menos 20 a 30 minutos. Assim, o atendimento inicial do traumatizado não pode demorar mais do que 15 minutos. Por esse motivo é que a sistematização do atendimento deve ser seguida sem erros. A primeira etapa do atendimento ao traumatizado é o exame primário.

Exame primário (ABCDE)

O nome de exame ou de avaliação não é muito preciso, pois na verdade o atendimento compreende a identificação da lesão e o tratamento imediato dessa lesão. Deve-se levar em conta o mecanismo de trauma, as prioridades de tratamento, os sinais vitais e as lesões. As prioridades não mudam mesmo que as vítimas sejam diferentes. Não se pode esquecer que crianças, idosos e gestantes podem apresentar particularidades importantes de anatomia e de fisiologia, que devem ser conhecidas pelos médicos que trabalham na emergência, porém as prioridades são as mesmas para todos eles. O exame primário pode ser resumido com a regra mnemônica do ABCDE: A (*airway*) – vias aéreas, monitoração da saturação com exame e controle da coluna cervical; B (*breathing*) – ventilação; C (*circulation*) – circulação, monitoração cardíaca, monitoração do débito urinário e do conteúdo gástrico, com controle de sangramento externo e interno, e proteção contra a hipotermia; D (*disability*) – avaliação neurológica; e E (*exposure*) – exposição do doente com proteção contra a hipotermia.

A (*airway*) – vias aéreas e controle da coluna cervical

A obstrução das vias aéreas é muito grave e pode matar rapidamente o doente. Logo, ela deve ser prontamente identificada e tratada. O grande problema da vítima de trauma é que ela pode apresentar múltiplos e exuberantes sintomas, que desviam a atenção do médico da emergência, fazendo com que ele não examine e não trate adequadamente as vias aéreas. O exemplo clássico é o da fratura exposta de membros, com sangramento ativo, que chama mais a atenção do que a obstrução das vias aéreas. Infelizmente, algumas vezes, pode haver erro de diagnóstico na identificação da obstrução das vias aéreas. Em outras oportunidades os problemas das vias aéreas são tratados com manobras inadequadas que não protegem nem permeabilizam as mesmas. Em virtude do fato de que o médico de emergência não aborda as vias aéreas dos doentes cotidianamente, pode ocorrer que ele não esteja sempre adequadamente treinado a realizar todas as manobras necessárias nesta situação. Qualquer falha nessa etapa do atendimento pode ser fatal ou pode provocar seqüelas irreparáveis como conseqüência da hipóxia. Esse incidente é denominado "segundo trauma". A primeira medida de tratamento do doente traumatizado é a oferta de oxigênio através de máscara. Existem diferentes tipos de máscara de oxigênio que possibilitam a oferta de ar ambiente, ou ar ambiente enriquecido com oxigênio, até a oferta máxima de 100% de oxigênio.

As causas mais freqüentes de obstrução das vias aéreas no traumatizado são a alteração da consciência que leva à queda da língua, o trauma direto das vias aéreas, a presença de corpo estranho nas vias aéreas e o edema da glote provocado por queimadura ou por trauma secundário a tentativas repetidas e infrutíferas de intubação. O corpo estranho mais comum é o vômito ou o sangue.

O diagnóstico de obstrução das vias aéreas é clínico e não requer exames complementares. Primeiramente tente conversar com o doente. Pergunte ao doente como ele está ou como é o seu nome. O doente que fala sem dificuldade e sem disfonia não apresenta problemas das vias aéreas. A presença de estridor, rouquidão, ruído respiratório anormal ou qualquer outra dificuldade respiratória pode significar obstrução das vias aéreas. Outros sinais de obstrução das vias aéreas são a agitação ou o torpor, a tiragem e a cornagem. Caso não existam esses sinais, tente sentir a movimentação do ar através das vias aéreas. Além da monitoração clínica pode-se avaliar muito bem a oxigenação do doente com a colocação do oxímetro de pulso. Esse dispositivo mede a freqüência de pulso e a saturação da hemoglobina pelo oxigênio, dando uma informação objetiva da oxigenação do doente. Considera-se adequada a medida de saturação de hemoglobina igual ou superior a 95%.

A seguir vamos discutir todas as manobras para desobstrução, permeabilização e proteção das vias aéreas. É importante frisar que quando as vias aéreas encontram-se obstruídas, é necessário que se realize a sua desobstrução ou permeabilização para que o doente possa respirar. Quando isso não for possível pode-se providenciar uma via aérea através de um caminho artificial, portanto não natural. Algumas vezes as vias aéreas do doente não estão obstruídas, porém, existe um grande risco de ocorrência da obstrução. Nesse caso, a abordagem das vias aéreas tem a finalidade de protegê-las, para que não fiquem obstruídas. As manobras de abordagem das vias aéreas são divididas em básicas e avançadas. As básicas são manobras mais simples e podem ser realizadas por todos os profissionais treinados que atuam no atendimento do doente. As manobras avançadas são mais complexas e invasivas. Em nosso meio, elas só podem ser realizadas por médicos treinados. O exemplo clássico de manobra avançada é a abordagem definitiva das vias aéreas, que consiste na colocação na traquéia do doente, de cânula com balonete. Esse dispositivo permite a ventilação mecânica das vias aéreas e protege da aspiração.

Uma das manobras mais simples é a aspiração. Para obtenção de eficiência máxima deve-se utilizar cânula rígida e calibrosa conectada ao aspirador. Sangue e vômito são as causas mais comuns de obstrução das vias aéreas. Qualquer material que obstrui as vias aéreas também pode ser retirado manualmente. Outra manobra simples, porém eficiente, é a elevação da base da língua do doente. Nos doentes inconscientes a queda da língua é uma causa freqüente de obstrução das vias aéreas. As duas manobras que anteriorizam a mandíbula também elevam a base da língua. Elas são denominadas elevação do mento (*chin lift*) ou tração da mandíbula (*jaw thrust*). Enquanto se realiza a manobra, a base da língua fica elevada e as vias aéreas desobstruídas. Por outro lado, quando se interrompe a manobra, a base da língua volta a obstruir as vias aéreas. Existem duas cânulas que podem substituir essas manobras. A cânula orofaríngea, ou cânula de Guedel e a cânula nasofaríngea, também desempenham esse papel de elevação da base da língua. A cânula de Guedel deve ser colocada na cavidade oral com a sua concavidade voltada para cima, ou para o pálato do doente. Uma vez que sua ponta ultrapassa a língua, ela deve ser rodada em 180°, para que fique na posição adequada. Na criança, no entanto, não se deve colocar essa cânula dessa forma, pois o pálato muito tênue pode ser lesado durante a rotação da cânula. Prefere-se a utilização de espátula para abaixar a língua, e coloca-se a cânula com sua concavidade voltada para baixo. Essa técnica também pode ser utilizada em adultos. A cânula orofaríngea é contra-indicada em doentes que possuem o reflexo de deglutição. Nesses casos a cânula pode provocar estímulo de vômito e o doente pode aspirar seu conteúdo gástrico. Nos doentes com reflexo de deglutição presente prefere-se a utilização da cânula nasofaríngea. Como o nome diz, essa cânula é introduzida pelo nariz até a base da língua. Ela é contra-indicada em doentes com sinais suspeitos de fratura de base de crânio (equimose bipalpebral, hematoma na região do mastóide, saída de líquor pelo nariz ou ouvido e hemotímpano na otoscopia). Nesses doentes, a cânula pode ser introduzida inadvertidamente na base do cérebro, causando mais dano. Outra manobra básica muito eficiente é a ventilação com máscara e dispositivo bolsa-valva-máscara. O dispositivo bolsa-valva-máscara é um dispositivo composto por um balão conectado a um reservatório de oxigênio e conectado a válvula unidirecional. Na válvula unidirecional pode-se conectar a máscara de oxigênio que deve ser preferencialmente transparente, o que permite a visualização da boca e do nariz do doente no caso de vômito. Antes de passarmos para as manobras avançadas, lembre-se: nunca realize a hiperextensão da cabeça para elevar a base da língua do doente e desobstruir as vias aéreas. Essa manobra pode agravar a lesão cervical e pode provocar lesão de medula. Essa manobra fica proibida no doente traumatizado.

Em alguns países a equipe de atendimento pré-hospitalar utiliza a cânula esofágica multilúmen. Ela não é considerada uma via aérea definitiva. Uma de suas vias comunica-se com o esôfago e a outra com a traquéia. O lúmen esofágico é ocluído por um balão e o doente é ventilado pelo outro lúmen. No hospital, após avaliação adequada, o médico deve retirar a cânula esofágica multilúmen, ou trocá-la por uma via aérea definitiva. A máscara laríngea também não é uma via aérea definitiva. O papel desse dispositivo também não está bem definido no atendimento do traumatizado. Se um doente traumatizado chegar ao hospital com máscara laríngea, o médico, após avaliação adequada, deve retirar esse dispositivo e substituí-lo por uma via aérea definitiva.

No nosso país as manobras avançadas de abordagem das vias aéreas só podem ser realizadas por médicos. São elas a intubação endotraqueal oral ou nasal e a cricotireoidostomia por punção ou por cirurgia. Antes da realização da intubação é importante que se tenha à mão todo o material necessário para o procedimento. Ainda, o material deve ser adequado e testado para que o procedimento não tenha falhas. O material essencial deve conter: cânulas de intubação de diferentes tamanhos, dispositivo bolsa-valva-máscara com reservatório de oxigênio e com máscara transparente, fonte de oxigênio, laringoscópio com lâminas curvas e retas, cânulas de aspiração da orofaringe, cânulas nasotraqueal e orotraqueal e seringas de diferentes tamanhos. A lâmpada do laringoscópio e o balonete das cânulas de intubação devem ser testados previamente. Antes da realização da abordagem definitiva da via aérea o doente deve ser oxigenado com máscara e dispositivo bolsa-valva-máscara, para se obter a maior saturação possível do sangue arterial.

A intubação oral não possui contra-indicações. O detalhe importante é que durante a realização das manobras para a intubação, deve-se tomar todo cuidado para não hiperestender a coluna cervical. Um membro da equipe de atendimento imobiliza a cabeça do doente, enquanto outro realiza a intubação. É importante que se tome todo cuidado para visualizar a epiglote e as cordas vocais, evitando-se a colocação da cânula no esôfago. Uma vez que a cânula foi posicionada na traquéia, tome todo cuidado para que o balonete fique 2 cm abaixo das cordas vocais e insufle o balonete conforme a especificação da cânula. Dá-se preferência a cânulas com balonete de baixa pressão. Fixa-se a cânula com fita na altura da rima da boca e conecta-se a cânula de intubação ao ventilador, inicialmente com 100% de oxigênio. Tome todo cuidado para não hiperestender a coluna cervical. Ausculte o epigástrio e os dois hemitórax, para confirmar que os pulmões, e não o estômago, estão sendo adequadamente ventilados.

A intubação nasal é feita às cegas. A cânula é introduzida na narina e progredida até a orofaringe e traquéia. Quando a cânula entra na traquéia, o médico escuta a respiração através do tubo. Essa intubação está contra-indicada quando o doente está em apnéia ou quando ele possui sinais de fratura de base de crânio (equimose bipalpebral, hematoma na região do mastóide, saída de líquor pelo nariz ou ouvido e hemotímpano na otoscopia). Na intubação nasal geralmente a cânula utilizada é mais fina do que aquela utilizada na intubação oral. Nesta técnica, o risco de hiperextensão cervical é menor. Quando não se consegue realizar a intubação, seja por contra-indicação ou por impossibilidade técnica, pode-se lançar mão da cricotireoidostomia por punção ou por incisão.

A cricotireoidostomia por punção é rápida e fácil. Realiza-se a punção na membrana cricotiróidea utilizando agulha revestida com cânula plástica de calibre #12 ou #14. A ventilação deve ser feita com oxigênio sob pressão direto da fonte. O oxigênio é insuflado por um segundo e deixa-se quatro segundos para que o doente expire. Não é fácil ventilar o doente através dessa cânula. Lembre-se que ela é muito fina comparativamente às vias aéreas do doente. Por esse motivo após 30 a 40 minutos de utilização dessa técnica, o doente pode apresentar pressão sangüínea elevada de CO_2. Esse curto espaço de tempo deve ser utilizado para a obtenção de via aérea definitiva por outra técnica. Outra desvantagem da cricotireoidostomia por punção é que essa cânula não possui balonete e portanto não protege as vias aéreas. Essa técnica pode ser usada em crianças com idade inferior a 12 anos.

A cricotireoidostomia por incisão é um procedimento cirúrgico, podendo ser feito na sala de emergência. Todo médico que trabalha na emergência deve estar habilitado a realizá-la. Após todos os cuidados de assepsia e antissepsia, sob anestesia local com xilocaína a 2%, realiza-se a incisão transversa de 2 a 3 cm na membrana cricotiróidea. Dilata-se o orifício com o cabo do bisturi, coloca-se a cânula plástica de traqueostomia, insufla-se o balonete, fixa-se a cânula ao redor do pescoço com fita e conecta-se a cânula no ventilador, inicialmente com oxigênio a 100%. Essa técnica não deve ser realizada em crianças com idade inferior a 12 anos, pois pode provocar lesão da cricóide, que é a única armação circunferencial da parte superior da traquéia.

Outra opção para a realização da intubação traqueal é a utilização de sedação e paralisação do doente. O médico que usa essa técnica deve conhecer a farmacologia das drogas que utiliza. Ele também deve estar apto a realizar a cricotireoidostomia caso a intubação não seja possível após a aplicação dessas drogas. Esta técnica é denominada de intubação com seqüência rápida e abrange as seguintes etapas: preparo para abordar cirurgicamente a via aérea, caso necessário; pré-oxigenação do doente; compressão da cricóide; administração EV de 1 a 2 mg/kg de succinilcolina; intubação orotraqueal; insuflação do balonete e confirmação do posicionamento adequado da cânula; interrupção da compressão da cricóide e ventilação. A sedação deve ser feita preferivelmente com etomidato 0,3 mg/kg ou 30 mg, ou midazolam 2 a 5 mg EV. Assim é obrigatório que se tenha sempre à mão flumazenil para reverter a ação do benzodiazepínico, caso seja necessário.

Nesta fase pode-se realizar a avaliação cuidadosa da região cervical. Com o auxílio de outros profissionias da equipe, pode-se retirar o colar cervical e os coxins laterais, mantendo-se a cabeça em posição neutra sem movimentos. Procura-se por lesões superficiais, equimoses, hematomas e ferimentos perfurantes. Deve-se excluir a presença de desvio de traquéia e estase jugular. O desvio de traquéia está presente na vigência de pneumotórax hipertensivo. Em doentes normovolêmicos o pneumotórax hipertensivo também pode provocar estase jugular. Outra causa de estase jugular é o tamponamento cardíaco. O exame cervical pode assim dar pistas de problemas da letra "B (ventilação)" e ou da letra "C (circulação)". Pode-se ainda palpar a coluna cervical à procura de dor, creptação e desvios. Se disponível, pode-se realizar o RX de coluna cervical em perfil para completar a avaliação da coluna cervical. Caso não seja possível neste momento, pode-se realizar o RX de coluna cervical ao final do exame primário.

Durante as manobras para manter a permeabilidade das vias aéreas e, na realidade, durante todo o atendimento, é necessário lembrar que o doente pode ter lesão de coluna cervical, que pode ser agravada pela manipulação. Assim, até que seja descartada lesão de coluna cervical, o doente não pode ter seu pescoço submetido a qualquer movimento, quer seja de extensão, flexão, rotação ou lateralização. Se for necessário remover os dispositivos de imobilização (colar cervical e coxins laterais), alguém da equipe deve manter a cabeça e o pescoço alinhados e imobilizados. Muitas vezes, é impossível descartar lesão de coluna cervical pelo exame físico, mesmo o exame neurológico completo. É o que acontece, por exemplo, no doente inconsciente. Assim, é fundamental proteger a coluna cervical. O diagnóstico da lesão não é prioritário, a proteção, sim. A proteção deve ser mantida até ser descartada lesão. Devemos assumir que há lesão de coluna cervical em todo o doente com trauma multissistêmico, particularmente se tiver alteração do nível de consciência ou trauma fechado acima das clavículas.

B (*breathing*) – respiração (ventilação)

A próxima etapa do atendimento inicial do doente traumatizado é a identificação e tratamento dos problemas que colocam em risco a vida no que tange à ventilação. Assim como para a letra "A (vias aéreas)", mais uma vez o diagnóstico deve ser clínico. Valoriza-se a inspeção, a palpação, a ausculta e a percussão. Para que exista uma boa oxigenação e eliminação de dióxido de carbono é importante que exista troca adequada de gases nos pulmões. Ventilação adequada requer funcionamento normal da parede torácica, dos pulmões e do diafragma. Todo o tórax deve estar exposto para o exame e tratamento. Na letra "A (vias aéreas)" já foi feito o exame da região cervical que permite a identificação de problemas como o desvio da traquéia, a estase jugular e as lesões de laringe, que podem estar acompanhados de problemas torácicos e, portanto, de ventilação. Na letra

"B (ventilação)" a inspeção identifica a freqüência, o padrão, a simetria e a amplitude das incursões respiratórias, a presença de esforço respiratório com sinais de tiragem e a utilização de músculos acessórios da ventilação. A inspeção identifica ainda a presença de cianose. Cuidado, a cianose é um sinal tardio de insuficiência respiratória e a sua ausência não exclui a insuficiência ventilatória. Os ferimentos penetrantes e as lesões da parede torácica, com ou sem ferimentos soprantes, também devem ser identificados na inspeção. A palpação pode identificar a presença de dor, crepitação das fraturas de costelas, enfisema de subcutâneo e irregularidades da parede torácica, bem como sangramento de partes moles. A ausculta torácica permite a avaliação do murmúrio vesicular bilateralmente. O murmúrio pode ser normal, diminuído ou ausente. Também são identificados os ruídos adventícios como o ronco e os estertores crepitantes e subcrepitantes. Toda a propedêutica cardíaca também é bem avaliada com a ausculta. Ainda, ruídos anômalos como ruídos hidroaéreos no tórax permite a suspeita de hérnia diafragmática traumática com herniação de vísceras ocas. A percussão possibilita a identificação de sons hipertimpânicos como no pneumotórax e sons maciços como no hemotórax ou na hérnia diafragmática.

Pneumotórax hipertensivo, tórax instável com contusão pulmonar, hemotórax volumoso, pneumotórax aberto e hérnia diafragmática traumática devem ser diagnosticados durante o exame primário. Outras lesões que comprometem menos a ventilação, como o pneumotórax simples, o hemotórax não volumoso, as fraturas de arcos costais e a contusão pulmonar leve geralmente são diagnosticadas no exame secundário. Durante o exame primário os principais problemas da ventilação devem ser diagnosticados sem a utilização de radiografias, pois esse exame pode retardar o tratamento imediato adequado.

O pneumotórax hipertensivo é definido como o acúmulo de ar sob pressão no espaço pleural. O doente apresenta dispnéia e insuficiência respiratória importantes com sensação de morte eminente. A freqüência respiratória está aumentada, a respiração é superficial, pode haver cianose. No doente normovolêmico aparece estase jugular e desvio da traquéia na região cervical. A expansão torácica está diminuída no lado afetado, o murmúrio vesicular está ausente e a percussão revela som hipertimpânico. A pressão arterial está diminuída e a freqüência cardíaca aumentada com sinais inequívocos de choque. O ar chega na cavidade pleural mais freqüentemente através de uma lesão do parênquima pulmonar. Essa perfuração do parênquima funciona com um sistema valvulado unidirecional onde o ar entra na cavidade pleural e não consegue mais sair. O ar se acumula em grande quantidade, provocando aumento da pressão no espaço pleural. O aumento da pressão colaba o pulmão e desvia o mediastino para o lado oposto. O colabamento do pulmão provoca insuficiência respiratória e o desvio do mediastino altera a posição dos vasos da base do coração, dificultando o retorno de sangue venoso e provocando queda no débito cardíaco e choque. O tratamento mais rápido pode ser feito inicialmente com uma punção, com agulha revestida por cateter plástico calibroso, no segundo espaço intercostal na linha hemiclavicular. A agulha deve estar conectada a uma seringa de 20 mL com soro fisiológico estéril. Essa punção aliviadora provoca a saída de ar sob pressão, diminui a pressão no espaço pleural e permite o retorno do mediastino para sua posição original. O cateter plástico que reveste a agulha deve permanecer no local da punção. A punção transformou o pneumotórax hipertensivo em pneumotórax aberto. A seguir deve-se fazer a drenagem na projeção do quarto ou quinto espaço intercostais entre as linhas axilar média e axilar anterior. A drenagem é feita após assepsia, antissepsia e anestesia local com xilocaína a 2%, com incisão de 2 a 3 centímetros na borda superior do arco costal. A seguir, devulsiona-se a musculatura intercostal com pinça de Kelly e perfura-se a pleura. Com o dedo indicador, examina-se a cavidade pleural para identificar aderências pleurais ou eventual presença de vísceras abdominais na cavidade torácica. Em seguida coloca-se o dreno tubular multiperfurado número 36 ou 38, fixa-se na pele com fio inabsorvível e conecta-se a selo d'água. A etapa seguinte é a reavaliação da expansibilidade pulmonar e do estado da ventilação do doente. Caso não exista mais risco de morte, realiza-se a radiografia de tórax na sala de emergência, sem que o doente seja removido. A radiografia permitirá avaliar a eficiência do tratamento, a posição adequada do dreno e outras lesões torácicas advindas do trauma.

O tórax instável, também denominado afundamento de tórax, é definido como sendo a entidade clínica com fraturas múltiplas em dois ou mais arcos costais consecutivos. A área delimitada pelas fraturas perde a continuidade com o restante da parede torácica podendo ou não apresentar um movimento paradoxal durante a respiração. Na inspiração essa região da parede torácica abaula e na expiração ela afunda. Se o doente apresentar insuficiência respiratória, deve ser tratado com intubação e ventilação mecânica. O doente respira com dificuldade e os movimentos do tórax são assimétricos e descoordenados. Os fatores que mais contribuem para a hipóxia são a dor associada à restrição dos movimentos respiratórios e a lesão do parênquima pulmonar. O exame é fundamental para a realização do diagnóstico correto. A palpação pode identificar os movimentos respiratórios anormais e a crepitação das fraturas de costelas. A radiografia de tórax pode mostrar as fraturas dos arcos costais e a extensão da contusão pulmonar. A gasometria arterial pode quantificar a hipóxia. Para corrigir a hipoventilação deve-se oxigenar o doente e corrigir a hipovolemia. Caso não exista hipovolemia deve-se tomar muito cuidado para administrar soro fisiológico, pois a administração excessiva pode provocar edema no pulmão lesado, o que é deletério para o doente. O pulmão lesado é sensível tanto à reposição insuficiente de volume quanto à hiper-hidratação. O tratamento definitivo consiste na reexpansão adequada do pulmão, reposição volêmica cautelosa e analgesia. Nos doentes sem insuficiência respiratória, a sedação e os bloqueios intercostal e peridural podem ser úteis para facilitar a ventilação. O afundamento de tórax está muito associado à contusão pulmonar.

A contusão pulmonar é a lesão torácica potencialmente letal mais comum. Ela é produzida pelo impacto do trauma ou por desaceleração súbita. A lesão produz ruptura do parênquima pulmonar, lesando alvéolos e vasos. A região lesada perde a capacidade de troca gasosa e de perfusão sangüínea. Na presença de insuficiência respiratória ($PaO_2 \leq 65$ mmHg em ar ambiente, $SaO_2 \leq 90\%$) o doente deve receber suporte ventilatório em unidade de terapia intensiva na primeira hora após o trauma. Doentes com doenças pulmonares e renais crônicas também necessitam de intubação e assistência ventilatória. Casos selecionados podem eventualmente ser tratados sem intubação ou ventilação. Em todo o tratamento é indispensável a monitoração cuidadosa com oximetria de pulso, medidas de gases arteriais, monitoração cardíaca e utilização de equipamentos de ventilação.

O hemotórax volumoso é definido como o acúmulo rápido de mais de 1.500 mL de sangue na cavidade torácica. Ele é mais freqüentemente produzido por ferimentos penetrantes que lesam vasos sistêmicos ou hilares. Também pode ser causado por trauma contuso. O problema principal do hemotórax volumoso é a associação de perda de sangue importante com hipóxia grave. Os sinais clínicos são choque hipovolêmico e ausência de murmúrio vesicular em um hemitórax, associado ou não a macicez à percussão. Raramente o hemotórax volumoso provoca compressão a ponto de desviar o mediastino. É ainda mais rara a ocorrência de distensão de veias do pescoço, visto que a perda de sangue produz hipovolemia, impedindo o aparecimento desse sinal. Deve-se salientar que o tratamento inicial do hemotórax volumoso é a descompressão torácica com dreno, associada à reposição volêmica. A drenagem do tórax deve ser feita entre a linha axilar média e anterior, na altura da projeção do quarto ou quinto espaço intercostal. Após assepsia, antissepsia e anestesia local com xilocaína a 2%, realiza-se incisão de 2 a 3 cm na borda superior do arco costal. Os músculos intercostais são devulsionados com pinça de Kelly até que se perfure a pleura. Após a perfuração da pleura grande quantidade de sangue é exteriorizada pelo orifício. O exame digital com o dedo indicador permite a identificação de aderências pleurais ou vísceras abdominais na cavidade pleural. O dreno tubular multiperfurado nº 38 é posicionado posteriormente e superiormente e fixado à pele com fio monofilamentar nº 3-0. Deve-se ter sempre à mão equipamento para coleta de sangue da drenagem torácica para que seja aproveitado para auto-transfusão. Da mesma forma deve-se sempre ter à mão solução cristalina aquecida a 38°C para a reposição volêmica inicial em duas veias calibrosas. Essa reposição de cristalóide deve ser seguida da administração de sangue tipo específico ou de autotransfusão. Caso a drenagem inicial de sangue seja igual ou superior a 1.500 mL existe alta probabilidade de necessidade de toracotomia de urgência. Caso a drenagem inicial seja inferior a 1.500 mL de sangue porém a drenagem subseqüente seja superior a 200 mL/hora nas próximas duas a quatro horas, cogita-se também da possibilidade de toracotomia de urgência. A decisão de cirurgia não deve ser baseada unicamente no volume da drenagem mas também na necessidade de reposição volêmica após a drenagem. Devese quantificar o volume de sangue drenado inicialmente, bem como o volume de sangue drenado nas horas subseqüentes. A cor do sangue não tem tanto valor em prever se o sangue é arterial ou venoso. Os ferimentos penetrantes anteriores e mediais aos mamilos e posteriores e mediais às escápulas devem alertar o médico assistente para a necessidade de toracotomia de emergência devido à possibilidade de lesão de grandes vasos, vasos hilares e coração. A toracotomia de emergência na sala de emergência só pode ser realizada por cirurgião habilitado e com treinamento para a realização de tal procedimento.

Quando uma lesão da parede torácica comunica o espaço pleural com o meio ambiente o pulmão colaba porque a pressão negativa da cavidade pleural desaparece. Essa lesão é denominada pneumotórax aberto. Se o diâmetro da lesão da parede torácica for maior do que dois terços do diâmetro da traquéia, o ar entra preferencialmente pelo orifício da parede. Se a lesão for grande, pode-se ver o parênquima pulmonar colabado. A insuficiência respiratória pode ocorrer porque esse pulmão não ventila adequadamente. Ocorre entrada e saída de ar através da lesão da parede. Esse movimento de ar pode provocar ruído característico. O tratamento inicial provisório pode ser feito com a colocação de curativo oclusivo de três lados. O curativo quadrangular colocado sobre a lesão da parede é ocluído em três lados, deixando-se um lado aberto para funcionar como válvula unidirecional. Assim, na expiração, o ar sai do espaço pleural e na inspiração o ar não consegue entrar no espaço pleural. A melhor opção de tratamento é a oclusão total da lesão da parede, seguida da drenagem em outro lugar que não a lesão, conforme a técnica já descrita. Cuidado, se o ferimento for totalmente ocluído com curativo e o hemitórax não for adequadamente drenado pode desenvolver-se pneumotórax hipertensivo.

A hérnia diafragmática traumática pode resultar do aumento súbito da pressão intra-abdominal. De todas as paredes que revestem o abdome, o diafragma é a parede mais delgada e frágil. Assim, o aumento súbito da pressão abdominal pode provocar a ruptura do diafragma. As lesões contusas do diafragma geralmente são maiores do que as lesões penetrantes. Assim é mais comum a ocorrência de hérnia diafragmática logo após a ocorrência do trauma nos traumatismos fechados. Nos ferimentos penetrantes as hérnias diafragmáticas, quando ocorrem, geralmente ocorrem mais tardiamente. O diagnóstico da hérnia diafragmática traumática pode ser suspeitado quando existe trauma importante na transição toracoabdominal, em associação com fratura pélvica por trauma fechado e em ferimentos penetrantes da transição toracoabdominal. O doente pode apresentar insuficiência respiratória e no exame do tórax encontra-se diminuição da expansibilidade torácica, diminuição do murmúrio vesicular à ausculta pulmonar e macicez à percussão. Outra forma de diagnosticar a hérnia diafragmática é durante a drenagem torácica. O exame digital pode surpreender alguma estrutura abdominal no interior do espaço pleural. A drenagem torácica deve ser feita com cuidado para que se evite a lesão da víscera herniada durante o posicionamento do dreno de tórax. O dreno de tórax também pode exteriorizar líquido do lavado peritoneal. Finalmente, o diagnóstico pode ser feito com o RX de tórax que mostra apagamento do contorno do diafragma e opacificação do seio costofrênico. Pode-se evidenciar imagem gasosa atípica no espaço pleural. Essa imagem pode ser provocada pela presença de vísceras ocas na cavidade pleural. Outros exames que auxiliam no diagnóstico são o RX de tórax após a passagem de sonda nasogástrica identificando-se a sonda na região da cavidade pleural e finalmente injetando-se contraste pela sonda nasogástrica e constatandose que o contraste está na região do espaço pleural dentro do estômago herniado. Outros métodos diagnósticos são a tomografia computadorizada, a toracoscopia e a laparoscopia. É importante lembrar que os métodos diagnósticos por imagem podem não identificar a lesão diafragmática quando não existe herniação. O tratamento definitivo deve ser feito pelo cirurgião e consiste em reduzir a hérnia e suturar o diafragma, corrigindo-se outras eventuais lesões durante uma laparotomia exploradora.

C (*circulation*) – circulação e sangramentos

A hemorragia é a principal causa de morte evitável no doente traumatizado. No trauma, o choque, até prova em contrário, é devido a perda de sangue. Pesquisar a presença de sangramento ativo e estancá-lo passa a ser a próxima prioridade. Define-se choque como a alteração da perfusão e da oxigenação teciduais. É importante lembrar que não é necessária a presença de queda da pressão arterial para que exista choque.

Uma vez mais o diagnóstico é clínico sem o uso de exames subsidiários. A avaliação do nível de consciência, da coloração e temperatura da pele e das características do pulso, dão uma idéia muito rápida da situação hemodinâmica do doente. O doente que teve perda de sangue, pode apresentar diminuição da perfusão cerebral que leva à alteração do nível de consciência. Sua pele fica fria e pálida e o pulso rápido e fino ou mesmo não palpável. Os pulsos mais facilmente acessíveis são o femoral e o carotídeo. As alterações de pulso, particularmente sua aceleração, precedem a hipotensão arterial, que aparece apenas quando é perdida pelo menos 30% da volemia.

O sangramento externo deve ser controlado por compressão local ou por dispositivos pneumáticos de imobilização, que devem ser transparentes, para poder avaliar-se sua eficiência em promover a hemostasia. Os torniquetes devem ser evitados, pois maceram tecido e provocam isquemia distal, aumentando a lesão. Eventualmente podem ser usados, em caráter excepcional, em amputações traumáticas de extremidades, quando não se conseguir conter o sangramento de outra forma. Mesmo assim, devem ser usados por pouco tempo e sabendo-se que podem causar lesão. Igualmente se deve evitar controlar sangramento externo na emergência através do uso de pinças hemostáticas, já que é um procedimento demorado e pode levar a lesão de estruturas adjacentes (nervos e vasos). Excepcionalmente, quando o vaso lesado estiver sangrando e for facilmente visualizado, pode ser pinçado com pinça hemostática.

As cavidades torácica e abdominal e as fraturas de grandes estruturas ósseas (ossos longos e bacia) são locais onde pode ocorrer grande sangramento, nem sempre evidente. Assim, seu controle pode exigir intervenção cirúrgica.

Para tratar os problemas de circulação do doente, após a detecção e o controle do sangramento (quando possível), deve-se obter acesso venoso (no mínimo dois cateteres de grosso calibre em veias periféricas preferencialmente em membros superiores) e fazer reposição volêmica. No adulto deve-se administrar inicialmente 2.000 mL de solução cristalóide: Ringer lactato ou soro fisiológico aquecidos a 39°C. Na criança a dose inicial é de 20 mL/kg de peso. A seguir observa-se a resposta à administração de volume. Existem três tipos de respostas: a normalização definitiva da perfusão tecidual, a melhora transitória e a ausência de resposta ao tratamento. Nas duas últimas possibilidades administra-se novamente a mesma dose de volume e solicita-se sangue. Outra solução que pode ser usada nessa fase do tratamento é a solução salina hipertônica (NaCl a 7,5%). A dose é de 4 mL/kg de peso por uma única vez, para evitar a ocorrência de hipernatremia.

- Existem outras causas menos freqüentes de choque no doente traumatizado. O choque neurogênico ocorre por lesão de medula na região cervical ou torácica alta. Os sinais clínicos são: queda da pressão arterial sem aumento da freqüência cardíaca e presença de vasodilatação periférica, que ocorre em conseqüência da perda do tônus simpático das artérias. Outros sinais clínicos de lesão de medula são a perda do tônus esfincteriano e o priapismo nos doentes masculinos. Após a reposição volêmica inicial pode ser necessária a utilização de drogas vasoativas.
- O choque cardiogênico no traumatizado pode ocorrer por tamponamento cardíaco ou por contusão do miocárdio. O tamponamento cardíaco ocorre por acúmulo de sangue no pericárdio que restringe o enchimento das câmaras cardíacas. Os sinais clínicos são a queda da pressão arterial, o ingurgitamento das veias cervicais superficiais, a diminuição da pressão de pulso, o abafamento das bulhas cardíacas e a diminuição do complexo QRS no eletrocardiograma. O saco pericárdico pode ser esvaziado por uma punção, com agulha metálica revestida por plástico, realizada no lado esquerdo do apêndice xifóide. A punção deve ser direcionada para a ponta da omoplata esquerda em angulação de 45° com a pele. O doente deve estar monitorado para que se identifique a punção inadvertida do músculo cardíaco. Se houver saída de sangue, a punção é considerada positiva e o doente deve ser encaminhado para toracotomia. Infelizmente essa técnica apresenta falhas e quando o sangue do saco pericárdico estiver coagulado pode ser difícil aspirar sangue na agulha da punção. Outra complicação é a punção inadvertida da câmara cardíaca. A contusão do miocárdio provoca arritmias cardíacas que podem causar repercussões clínicas. O tratamento consiste na monitoração cardíaca em unidade de terapia intensiva e correção das arritmias. Felizmente esse problema não é freqüente.
- O choque séptico pode ocorrer no traumatizado, porém não é muito freqüente no primeiro dia após o trauma. A causa mais freqüente de choque séptico é a lesão de víscera oca que não é diagnosticada ou que é identificada tardiamente. Isso acontece porque a lesão do tubo digestivo pode não apresentar sintomas importantes na fase inicial. Muitas vezes o doente encontra-se intoxicado por álcool ou por drogas ou possui lesão medular que altera a sensi-

bilidade, dificultando o diagnóstico. O doente pode apresentar febre, vasodilatação periférica, taquicardia, taquipnéia e queda da pressão arterial. O tratamento inicial é a reposição volêmica. O tratamento cirúrgico da lesão e a remoção de eventuais coleções compõe o tratamento definitivo do doente.

- A monitoração é parte importante da letra C. Coloca-se o monitor cardíaco, a sonda gástrica para identificar a presença de sangue no estômago e a sonda vesical para monitorar o débito urinário. A sonda gástrica não deve ser posicionada pelo nariz quando existem sinais indicativos de fratura de base de crânio. A sonda vesical não deve ser passada quando existem sinais de lesão de uretra. No homem, os sinais clássicos de lesão de uretra são: uretrorragia, equimose ou hematoma na bolsa escrotal ou no períneo, próstata móvel ao toque retal. Quando contra-indicada a sondagem vesical, deve-se chamar o cirurgião ou urologista para realizar uma cistostomia por punção.
- A identificação rápida da presença de sangue na cavidade peritoneal nem sempre é fácil. Assim, pode ser necessária a utilização da lavagem peritoneal diagnóstica (LPD) ou da ultra-sonografia para identificação de líquidos em cavidades. Quando não se dispõe do aparelho de ultra-som pode-se fazer a LPD com anestesia local. Ela pode ser feita com uma incisão longitudinal de 3 a 4 cm na linha média, logo abaixo da cicatriz umbilical. A incisão deve ser feita na pele, subcutâneo e aponeurose. Realiza-se uma sutura em bolsa no peritônio com fio inabsorvível 3-0. Abre-se o peritônio e coloca-se um cateter de diálise peritoneal. Aspira-se o cateter. Se houver saída de mais do que 5 mL de sangue considera-se a LPD positiva e indica-se a cirurgia. Se não houver saída de sangue, infunde-se 1.000 mL de soro fisiológico no adulto e 10 mL/kg de peso na criança. Aspira-se o lavado que deve ser examinado em tubo de ensaio. Em exame grosseiro, coloca-se o tubo de ensaio na frente de um texto e tenta-se ler o texto. Se a leitura for possível considera-se o exame negativo, caso contrário a LPD é positiva e a cirurgia está indicada. Para exame mais pormenorizado envia-se o lavado para o laboratório e mede-se a quantidade de eritrócitos e leucócitos por mL, o valor da amilase e a presença de fibras vegetais no lavado. O exame é positivo quando existem mais do 100.000 eritrócitos por mL, 500 leucócitos por mL, amilase acima de 175 U e presença de fibras vegetais. O ultra-som direcionado para a identificação de líquido na cavidade peritoneal e no pericárdio, é menos invasivo e pode ser repetido indefinitivamente, no entanto, exige treinamento apropriado. O médico plantonista pode ser treinado para isso ou pode-se fazer o exame com um radiologista presente no plantão. O exame é positivo quando existe líquido na cavidade peritoneal ou no pericárdio.

Cuidado, a resposta fisiológica à perda de sangue não é igual e nem normal em indivíduos idosos, crianças, atletas e portadores de doenças crônicas.

O doente que chega à sala de emergência após o trauma pode já apresentar hipotermia. A hipotermia também pode se instalar na sala de emergência quando o doente permanece descoberto, quando recebe grande quantidade de líquido endovenoso a temperatura ambiente e quando recebe sangue resfriado. No traumatizado, a hipotermia é potencialmente fatal. Assim todo esforço deve ser feito para minimizar a perda de calor e normalizar a temperatura corpórea. A temperatura ambiente da sala de atendimento deve ser aumentada para beneficiar o doente e todos os líquidos infundidos devem ser aquecidos antes da administração. Sempre que possível o doente deve ser coberto. Deve-se valorizar mais o bem-estar do doente em detrimento do conforto da equipe que o atende.

D (*disability*) – incapacidade (avaliação neurológica)

Ainda no exame primário, deve ser feito um exame neurológico rápido, para avaliar o nível de consciência, o tamanho das pupilas e sua reação à luz, a presença de sinais de lateralização e de lesão medular. O nível de consciência é melhor avaliado pelo escore na Escala de Coma de Glasgow (GCS, Tabela 74.I).

A alteração do nível de consciência pode ser devida a oxigenação e perfusão cerebral inadequadas ou a lesão cerebral. Quando existe alteração do nível de consciência, deve-se seguir a normatização de avaliação utilizando o ABC (vias aéreas, respiração e circulação). Intoxicação (álcool ou outras drogas) e hipoglicemia podem também alterar o nível de consciência. No doente traumatizado, contudo, deve-se assumir que a alteração da consciência é devida ao trauma, até que se prove o contrário. Um outro aspecto que deve ser lembrado é que o nível de consciência pode alterar-se muito rapidamente no doente com trauma contuso de crânio. Daí a importância de reavaliar freqüentemente o

Tabela 74.I – Escala de coma de Glasgow (GCS)

Área de avaliação	Escore
Abertura ocular (O)	
Espontânea	4
A estímulo verbal	3
A estímulo doloroso	2
Ausente	1
Melhor resposta motora (M)	
Obedece ordens simples	6
Localiza dor	5
Flexão normal (retirada)	4
Flexão anormal (decorticação)	3
Extensão (descerebração)	2
Sem resposta (flacidez)	1
Resposta verbal (V)	
Orientado	5
Confuso	4
Palavras inapropriadas	3
Sons incompreensíveis	2
Sem resposta	1

Escore GCS = (O + M + V); melhor escore possível = 15; pior escore possível = 3.

doente, princípio que é válido, aliás, para todos os aspectos do doente traumatizado.

E (*exposure/environmental control*) – exposição/ambiente

Deve tirar-se toda a roupa do doente, para que ele possa ser completamente examinado. A seguir, o doente deve ser coberto com roupa aquecida. A temperatura ambiente deve também ser controlada, para evitar que o doente faça hipotermia. A reposição volêmica é também causa de hipotermia. Por isso, além de usar soluções aquecidas, deve ser feito um esforço para controlar o mais precocemente possível a hemorragia, para minimizar a necessidade de reposição de fluidos. A hipotermia é uma complicação potencialmente fatal e sua prevenção deve merecer tantos cuidados quanto qualquer outro componente da reanimação do doente traumatizado.

Antes de prosseguir com o exame secundário, deve ser feita reavaliação do ABCDE, para verificar a situação atual do doente. Se houver algum problema, não se continua com o exame secundário enquanto ele não for resolvido e o doente estabilizado.

EXAME SECUNDÁRIO

Consiste na avaliação detalhada do doente, da cabeça aos pés. Começa com a história e inclui o exame de cada região do corpo, além do exame neurológico completo e da reavaliação dos sinais vitais (pulso, pressão arterial e freqüência respiratória).

História

A história deve ser AMPLA, versando sobre: Alergias, Medicações de uso habitual, Passado médico/Prenhez, Líquidos e Alimentos ingeridos recentemente e Ambiente e eventos relacionados ao trauma. Freqüentemente a história precisa ser obtida ou complementada com o pessoal do pré-hospitalar e a família. A compreensão do mecanismo de trauma (o que realmente aconteceu) ajuda a suspeitar e prever muitas das lesões. Informações sobre medicações, doenças prévias e alergias ajudam a entender o estado fisiológico atual do doente, o impacto do trauma sobre o mesmo e a planejar as intervenções.

Exame físico

Cabeça e face

A cabeça e a face devem ser examinadas detalhadamente por inspeção e palpação, buscando-se a presença de lacerações, contusões e fraturas. Deve ser feito exame dos olhos (acuidade visual, tamanho das pupilas e reação à luz, hemorragia conjuntival, presença de lentes, ferimentos penetrantes) e dos ouvidos (sangramento externo, hemotímpano). As fraturas de face põem em risco a vida do doente apenas quando sangram muito ou quando obstruem as vias aéreas. Fora dessas situações, seu tratamento pode ser postergado sem risco.

Pescoço

Manter a imobilização cervical até que seja descartada lesão, particularmente na presença de trauma de crânio ou face. O pescoço deve ser inspecionado, palpado e auscultado. Pesquisar dor, enfisema de subcutâneo, desvio de traquéia, crepitação por fratura óssea ou de cartilagem, sopros e frêmitos em trajeto de carótidas, ingurgitamento de veias. Quando presente, o capacete deve ser cuidadosamente removido, com técnica adequada, mantendo-se a proteção da coluna cervical. Ferimentos penetrantes não devem ser explorados na emergência, devendo-se, antes, consultar o cirurgião.

Tórax

Deve ser examinado pela inspeção, palpação, percussão e ausculta. Procurar sinais de contusão, hematomas e fraturas. Pneumotórax, hemotórax e tamponamento cardíaco podem ser suspeitados pelo exame detalhado do tórax.

Abdome

Deve ser examinado repetidamente, já que os achados de exame físico podem variar com o tempo, particularmente no trauma fechado. O exame é também feito pela inspeção, ausculta, palpação e percussão. Fraturas dos últimos arcos costais e de pelve também prejudicam o exame abdominal, por causarem dor. Na suspeita de lesão abdominal, quer se trate de trauma fechado ou de ferimentos penetrantes, é importante envolver precocemente o cirurgião na avaliação e tratamento do doente.

Períneo

Deve ser também cuidadosamente examinado, buscando-se a presença de hematomas, contusões, lacerações e uretrorragia. O toque retal deve ser feito, devendo pesquisar-se o tônus do esfíncter, a integridade da parede retal, a presença de fratura de pelve (espículas ósseas), a posição e as características da próstata e a presença de sangue na luz retal. Na mulher, deve ser feito o exame vaginal, procurando sangramento e lesões.

Sistema musculoesquelético

Deve-se procurar contusões, deformidades, sinais de fraturas (edema, hematoma, desvio, crepitação, movimentação anormal, dor), presença e características dos pulsos periféricos e alterações de sensibilidade e motricidade. A bacia deve ser examinada quanto à presença de equimoses ou hematomas, dor e mobilidade, que podem sugerir fratura. A coluna torácica e lombar devem também ser cuidadosamente examinadas. O dorso deve igualmente ser examinado, rodando-se o doente com técnica apropriada (rolamento em bloco).

Exame neurológico

Deve ser refeito o exame neurológico, incluindo o escore na GCS. As extremidades devem ser examinadas quanto à sensibilidade e à motricidade. Na presença de lesão neurológica, o neurocirurgião deve ser consultado precocemente. O doente deve ser reavaliado freqüentemente, a fim de surpreender piora no seu estado neurológico, que poderá significar aumento da pressão intracraniana por progressão de lesão com efeito de massa e obrigar a cirurgia de urgência.

REAVALIAÇÃO E ENCAMINHAMENTO PARA TRATAMENTO DEFINITIVO

O doente traumatizado deve ser continuamente reavaliado e monitorado quanto a sinais vitais, débito urinário, eletrocardiograma e oximetria de pulso. O exame físico e o exame neurológico devem ser repetidos periodicamente para detectar lesões ainda não descobertas e surpreender piora da condição do doente e intervir precocemente. Quando indicada transferência para serviço de maiores recursos, ela deve ser feita após contato pessoal médico a médico, com o doente já estabilizado, mas sem perder tempo com exames e procedimentos que não mudem agudamente a situação do doente e que retardariam o tratamento definitivo.

DOCUMENTAÇÃO

Deve ser feito registro seqüencial de tudo o que aconteceu com o doente: avaliação, intervenções e evolução. Além de importante para o tratamento do doente, que freqüentemente é atendido por mais do que um médico ao longo do tempo, o registro cuidadoso é muito importante se houver problemas médico-legais posteriores. Da mesma forma, evidências forenses devem ser preservadas sempre que possível (projéteis, roupa, dosagens de álcool ou drogas). Em caso de transferência, tanto a documentação quanto os resultados dos exames devem acompanhar o doente.

LEITURA ADICIONAL

1. Capítulo 4 - Trauma torácico. Suporte avançado de vida no trauma para médicos. Advanced Trauma Life Support for Doctors. 6. ed. American College of Surgeons; 1997.
2. Brohi K. Emergency department thoracotomy. Trauma.org 6:6; June 2001. Disponível em: www.trauma.org.
3. Blatchford JW, Ludwig R. The first successfull cardiorrhaphy. Ann Thorac Surg 1985; 39: 492.
4. Millikan JS, Moore EE. Outcome of resuscitative thoracotomy and descending aortic oclusion performed in the operating room. J Trauma 1984; 24: 387.

CAPÍTULO

75 Traumatismo Cranienceálico

Fernando Campos Gomes Pinto
Arthur W. Poetscher

TÓPICOS IMPORTANTES

- Aproximadamente 50% das mortes decorrentes do trauma são devidas ao trauma cranienceálico e, quando se considera a morte resultante de acidentes automobilísticos, mais de 60% delas são decorrentes do TCE.
- O médico socorrista que presta o atendimento inicial deve cuidar da ventilação e da hipovolemia, prevenindo lesões cerebrais secundárias (ATLS).
- É essencial um padrão de atendimento que envolva avaliação por parte de um neurocirurgião, cuja conduta pode vir a modificar o tratamento destes pacientes.
- O prognóstico no TCE é diretamente proporcional ao tempo de atendimento do paciente traumatizado.
- Lesões agudas de caráter traumático fechado normalmente necessitam de maior urgência, em razão do seu efeito de massa rapidamente expansivo, fator preponderante no prognóstico.
- Todo TCE com GCS menor ou igual a 8, independentemente da causa, deve ser intubado e ventilado com fonte suplementar de oxigênio.
- A avaliação neurológica do paciente com TCE deve ser realizada periodicamente, principalmente na fase aguda, para a detecção precoce de alterações neurológicas e rápido tratamento.
- Os cuidados de terapia intensiva neurológica são mandatórios.
- Orientar o paciente e acompanhantes conforme o Termo de Orientação em anexo no final do capítulo.

INTRODUÇÃO E DEFINIÇÕES

O traumatismo cranienceálico (TCE) tem o potencial de produzir uma variedade de lesões no tecido cerebral, tendo-se tornado a principal causa de morte em adultos jovens. De todos os TCE graves (GCS < 8), 25% necessitam de intervenção neurocirúrgica e 5% associam-se a traumatismo raquimedular.

As lesões causadas por TCE são divididas em lesões focais como hematoma extradural, subdural agudo, subdural crônico, contusão cerebral, afundamento de crânio ou ferimento penetrante por arma branca, e em lesões difusas, que incluem a lesão axonal difusa, o *brain swelling* e a hemorragia meníngea traumática. Os ferimentos por projétil de arma de fogo podem ser classificados como lesões mistas.

As fraturas/afundamentos de crânio, os ferimentos penetrantes por arma branca e projétil de arma de fogo produzem lesões de envoltórios e requerem reconstrução de dura-máter, osso e couro cabeludo após limpeza cirúrgica.

ETIOLOGIA E FISIOPATOLOGIA

As lesões cerebrais ocasionadas pelo traumatismo cranienceálico são em sua maioria resultado de um carregamento inercial da cabeça, seja por aceleração ou por desaceleração. A origem de tais lesões depende do tipo de aceleração, da intensidade, da direção do movimento da cabeça e da duração da aceleração.

A aceleração da cabeça resulta em compressão, tensão e cisalhamento, que causam danos estruturais ao tecido cerebral. Nas lesões difusas ocorrem tensões dentro do próprio cérebro, provocando cisalhamento dos axônios e degeneração da substância branca. Ao contrário das lesões focais, que geralmente ocorrem por uma diferença de aceleração do crânio em relação ao cérebro, provocando um choque entre estas duas estruturas. Estas são usualmente produzidas por traumas em que a quantidade de energia envolvida é menor, em comparação aos traumas que produzem as lesões difusas.

Eventos que associadamente causam hipóxia e/ou hipotensão acarretam lesões secundárias no tecido cerebral, aumentando a morbimortalidade.

Lesões focais

O hematoma extradural (HED) consiste em uma coleção sangüínea situada entre a tábua óssea interna do crânio e a dura-máter. Ocorre mais comumente na região temporal (70%) e na região frontal (10%). É raro ocorrer HED em crianças abaixo de 2 anos e idosos acima de 60 anos, em virtude da alta aderência da dura-máter no osso. O sangramento geralmente é oriundo da artéria meníngea média, podendo também originar-se da díploe óssea, quando há fratura de crânio ou lesão de seios venosos.

Os hematomas subdurais são coleções sangüíneas entre a dura-máter e o espaço aracnóide, o espaço subdural. Normalmente são divididos em hematomas subdurais agudos (HSDA), quando os sintomas surgem até 3 dias a partir do trauma, subagudos, quando os sintomas aparecem do 4º até 21 dias após o trauma, e crônicos (HSDC), quando os sintomas se iniciam após 3 semanas. O sangramento do HSDA é geralmente proveniente da lesão de veias "em ponte" que drenam a superfície do cérebro para o seio sagital superior, mas pode também ser decorrente de contusões/lacerações cerebrais.

A contusão cerebral é constituída por áreas heterogêneas de necrose, isquemia, hemorragia e edema. É normalmente associada a outras lesões hemorrágicas intracranianas, como os hematomas. O comprometimento é maior na crista dos giros e a substância branca adjacente é atingida em intensidade variável. A explosão do lobo temporal é caracterizada por contusão maciça deste lobo e trata-se de urgência, pois pode acarretar herniação cerebral rapidamente progressiva.

Lesões difusas

O edema cerebral (*brain swelling*) consiste na perda da auto-regulação (vasoplegia) e extravasamento de líquidos para o tecido cerebral, provocando um inchaço difuso dos hemisférios, podendo resultar no aumento da pressão intracraniana. Tal entidade pode ser denominada também como tumefação cerebral, hemisférica ou bi-hemisférica.

A lesão axonal difusa é caracterizada pelo dano causado à substância branca do cérebro, por forças de cisalhamento, afetando principalmente o corpo caloso e o tronco cerebral.

A hemorragia meníngea traumática é caracterizada por sangramento no espaço liquórico, potencialmente relacionada a um vasoespasmo traumático.

Lesões mistas

O TCE causado por projétil de arma de fogo pode causar lesão focal com acometimento craniano e de envoltórios (meninges) e lesão difusa pela desaceleração do projétil no parênquima cerebral, provocando danosa onda de choque. Quando se trata de ferimento por projétil de arma de fogo transfixante e bilateral, a mortalidade descrita supera os 90%.

Tabela 75.I – Etiologia do TCE
• Queda
• Acidentes de trânsito
• Agressão
• Tocotrauma

ACHADOS CLÍNICOS

A história e o exame físico muitas vezes já indicam um possível diagnóstico do tipo de lesão cerebral. Atualmente a história dos eventos pré-hospitalares é relatada pela equipe de resgate, Corpo de Bombeiros ou outros socorristas.

Achados do exame físico devem ser valorizados como sinais indicativos de lesão intracraniana, como: hematoma subgaleal, ferimentos cortocontusos do couro cabeludo, otorragia/otoliquorréia, epistaxe/rinorréia, hematoma biorbitário (sinal dos "olhos de guaxinim"), hematoma retroauricular (sinal de Battle).

A ocorrência de um período lúcido seguido de um rebaixamento do nível de consciência geralmente é indicativo de uma lesão focal, como um hematoma extradural provocando efeito de massa crescente, sendo que uma perda de consciência prolongada após o trauma, com a persistência de alguns sintomas, muitas vezes é resultado de uma lesão difusa. Utilizamos a observação do nível de consciência por 6 horas, a contar do momento do TCE, para descartar a concussão cerebral, na qual há recuperação total da consciência (p. ex., nocaute do boxeador).

A lesão cerebral primária pode se manifestar de forma variável (de assintomática a coma e óbito). A hipertensão intracraniana pode acarretar cefaléia, náuseas e vômitos; a tríade de Cushing (hipertensão arterial, bradicardia e alterações no ritmo respiratório) e coma. A curva que relaciona volume intracraniano em expansão e pressão intracraniana foi descrita por Langfitt (Figura 75.1); observe que ela não é linear e a deterioração neurológica súbita pode ser explicada pela inflexão abrupta da curva, quando os mecanismos fisiopatológicos de complacência se exaurem (redistribuição do LCR e incremento do retorno venoso cerebral). Neste momento, o parênquima cerebral pode sofrer herniações que levam ao coma e morte, se não tratado imediatamente.

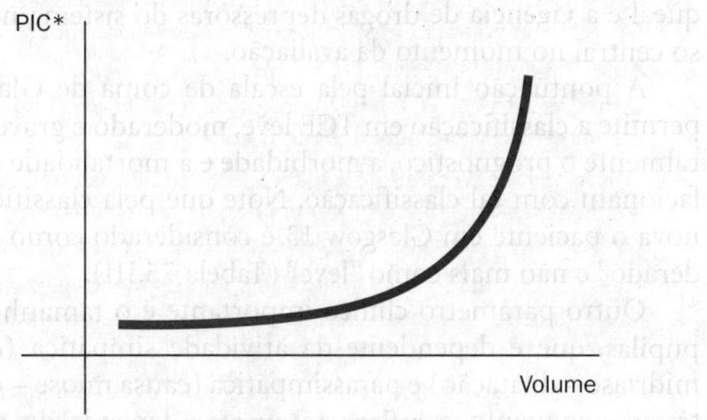

PIC = pressão intracraniana;

Figura 75.1 – Curva de Langfitt.

Após atendimento e avaliação preconizada pelo ATLS, o exame neurológico deve ser adaptado ao estado do paciente. Para a sua avaliação examina-se 3 itens cardinais:

- Nível de consciência (escala de coma de Glasgow).
- Alterações pupilares.
- Características de resposta motora.

A escala de coma de Glasgow (*Glasgow Coma Scale – GCS*) é um método fácil e rápido que fornece informações relevantes e objetivas sobre o nível de consciência durante o atendimento inicial e na evolução e, por ser bastante difundido, permite a comunicação entre os vários profissionais de saúde. Nesta escala avalia-se a abertura ocular, a melhor resposta verbal e melhor resposta motora (Tabela 75.II). A pontuação varia de no mínimo 3 e no máximo 15 (nível de consciência normal), sendo que pontuação menor ou igual a 8 indica coma e necessidade de ventilação assistida. É importante anotar em qual parâmetro o paciente

Tabela 75.II – Escala de coma de Glasgow

Parâmetro	Resposta	Pontuação
Abertura ocular	Espontânea	4
	Ao comando verbal	3
	À dor	2
	Ausente	1
Melhor resposta verbal	Orientada	5
	Confusa; frases	4
	Palavras	3
	Sons	2
	Ausente	1
Melhor resposta motora	Obedece ordens	6
	Localiza dor	5
	Retirada inespecífica	4
	Decorticação	3
	Descerebração	2
	Não reage	1

perdeu os pontos (um mesmo *score* total pode se relacionar a estados distintos de disfunção), a presença de sonda traqueal e a vigência de drogas depressoras do sistema nervoso central no momento da avaliação.

A pontuação inicial pela escala de coma de Glasgow permite a classificação em TCE leve, moderado e grave. Geralmente o prognóstico, a morbidade e a mortalidade se relacionam com tal classificação. Note que pela classificação nova o paciente em Glasgow 13 é considerado como "moderado" e não mais como "leve" (Tabela 75.III).

Outro parâmetro clínico importante é o tamanho das pupilas, que é dependente da atividade simpática (causa midríase – dilatação) e parassimpática (causa miose – constrição), enquanto o reflexo fotomotor depende do nervo óptico (via aferente), dos núcleos no mesencéfalo e da via parassimpática (via eferente). Os principais tipos de pupila são:

- Miótica bilateral com reflexo fotomotor presente: Indica lesão diencefálica bilateral (lesão das estruturas simpáticas, havendo predomínio parassimpático) ou encefalopatia metabólica.
- Médio-fixa bilateral: Ocorre por lesão da porção ventral do mesencéfalo. Tanto o sistema simpático quanto o parassimpático estão lesados, não havendo predomínio nem de midríase nem de miose, e com reflexo fotomotor ausente.
- Pupila pontina ("pin-point"): Ocorre por lesões na ponte geralmente por hemorragia pontina. As pupilas são extremamente mióticas bilateralmente (menores que a diencefálica) por causa da lesão do simpático apenas (predomínio parassimpático e perda de influências inibitórias ascendentes).
- Pupila da síndrome de Horner: Alteração da via simpática unilateralmente. Presença de anisocoria, pois predomina a atividade parassimpática (miose) ipsilateral. O reflexo fotomotor está preservado (tanto direto quanto consensual) bilateralmente.
- Pupila uncal: Ocorre durante a herniação transtentorial lateral em virtude da compressão do nervo oculomotor (III) e conseqüentemente da via parassimpática. A presença de anisocoria com midríase ipsilateral à lesão ocorre por um predomínio simpático desse lado. O reflexo fotomotor direto está ausente quando o lado midriático é pesquisado, mas o consensual está preservado.

Tabela 75.III – Classificação do TCE pela pontuação inicial da escala de coma de Glasgow

- TCE leve: 14-15
- TCE moderado: 9-13
- TCE grave: 3-8

A via motora é afetada em muitas patologias estruturais do sistema nervoso central e raramente por alterações sistêmicas. Em casos de lesão do diencéfalo e tronco encefálico são vistas alterações posturais como decorticação e descerebração.

A decorticação consiste em uma postura com adução, flexão do cotovelo, flexão de punho e dos dedos do membro superior e hiperextensão, flexão plantar e rotação interna do membro inferior, sugerindo uma alteração em nível supratentorial (regiões da cápsula interna ou tálamo). Na descerebração, o paciente adquire uma postura em que há adução, extensão, hiperpronação do membro superior com extensão e flexão plantar do membro inferior. Essa postura foi descrita em animais de experimentação com lesões situadas entre o núcleo rubro e núcleos vestibulares no tronco, mas no ser humano não tem valor localizatório preciso, podendo estar presente em lesões desde o diencéfalo até a ponte.

Flacidez e ausência de resposta podem estar associadas a lesão periférica, lesão pontina baixa, bulbar ou medular.

EXAMES COMPLEMENTARES

Em casos de TCE leve, normalmente é realizada uma radiografia simples do crânio (AP e perfil), porém este exame é útil somente para a pesquisa de fratura/afundamento craniano, não sendo capaz de possibilitar o diagnóstico de lesões intracranianas. Desta forma, caso o paciente permaneça sintomático (cefaléia, tontura, confusão), ou em traumas moderados ou graves, faz-se necessária a realização de uma tomografia computadorizada.

A tomografia computadorizada sem contraste (TC) é método por imagem que permite o diagnóstico precoce de lesões traumáticas, possibilitando que pacientes com exame normal recebam alta sem permanecer em observação por períodos prolongados, reduzindo o custo global do atendimento destes pacientes (Tabela 75.IV).

Uma vez indicada, a TC deve ser realizada o mais rapidamente possível, pois a curva de pressão intracraniana segue um padrão exponencial e, portanto, o diagnóstico das lesões traumáticas e seu tratamento deve ser instituído precocemente, evitando-se a instalação de déficits neurológicos.

Tabela 75.IV – Tomografia computadorizada de crânio sem contraste no TCE

TCE leve (G. 15)	TCE leve (G. 15)
• Sem perda de consciência	• Com perda da consciência
• Sem crise convulsiva	• Com crise convulsiva
• Sem sangramento	• Com sangramento
• Sem fístula liquórica	• Com fístula liquórica
• G 15, isoc., s/ déficits	• Alteração pupilar/déficits
	TCE leve (G. 14)
	TCE moderado ou grave
↓	↓
RX, obs. 6 a 12 horas, orientações ao cuidador	**TC de crânio simples, aval neurocirurgia**

A TC possibilita o diagnóstico, define a indicação cirúrgica e monitora o tratamento das lesões intracranianas.

Além da tomografia, o Doppler transcraniano e a ressonância magnética podem ser usados no diagnóstico e seguimento dos pacientes com TCE. O Doppler transcraniano avalia a atividade do leito vascular intracraniano, permitindo diagnóstico de vasoespasmo, hiperemia, hipertensão intracraniana e morte cerebral. A ressonância magnética de encéfalo permite avaliação adicional de isquemia aguda, embolia gordurosa e, por espectroscopia, o diagnóstico de lesão axonal difusa por diminuição de aspartato no esplênio do corpo caloso.

DIAGNÓSTICO DIFERENCIAL

Nas situações em que a história do trauma é duvidosa (p. ex., paciente encontrado desacordado em via pública), cabem os diagnósticos diferenciais.

- Acidente vascular cerebral.
- Epilepsia.
- Hemorragia subaracnóide espontânea (aneurisma, malformação arteriovenosa, tumor cerebral etc.).

TRATAMENTO

Todos os pacientes politraumatizados/TCE devem receber atendimento inicial segundo as normas estabelecidas pelo ATLS (Advanced Trauma Life Support). O objetivo principal é evitar a ocorrência de lesões cerebrais secundárias à hipotensão e hipóxia.

Dados da literatura demonstram um melhor prognóstico para pacientes que são submetidos a tratamentos agressivos para controle da pressão intracraniana (PIC) (< 20 mmHg) e manutenção da pressão de perfusão cerebral entre 60 e 70 mmHg. A monitoração da PIC pode ser realizada por sistemas extradurais, subdurais, intraparenquimatosos e intraventriculares.

Os princípios para o tratamento das lesões focais são descritos na Tabela 75.V.

Os princípios para o tratamento das lesões difusas com HIC são relacionados principalmente ao controle da PIC. Medidas gerais como elevação do decúbito; evitar compressão das veias jugulares para permitir um melhor retorno venoso, principalmente compressão por colar cervical; a sedação do paciente com derivados opióides e benzodiazepínicos ou barbitúricos; e a hipotermia visam manter uma boa PPC: pressão de perfusão cerebral (PCC = PAM-PIC).

Tabela 75.V – Tratamento neurocirúrgico do TCE focal

• HED: craniotomia osteoplástica, drenagem do hematoma, hemostasia do foco hemorrágico
• HSDA: craniotemia, drenagem do hematoma, hemostasia do foco hemorrágico
• HSDC: trepanação, drenagem do hematoma crônico, lavagem cavitária
• Contusão: craniotomia, ressecção da contusão, hemostasia
• Afundamento de crânio: craniotomia, realinhamento ósseo, correção de lesão dural, hemotasia parenquimatosa. Se afundamento exposto associar antibióticos por pelo menos 10 dias (oxacilina + rocefin)
• Ferimento por arma branca: craniotomia, retirada da arma branca e/ou limpeza do trajeto, correção de envoltórios e antibióticos por pelo menos 10 dias (oxacilina + rocefin) mais antitetânica
• Ferimento por mordida canina: após TC de crânio com reconstrução 3D, craniotomia centrada nos orifícios da mordida, limpeza, correção de envoltóricos, antibioticoterapia, antitetânica, antirrábica e imunoglobulina antirrábica

HED = hematoma extradural; HSDA = hematoma subdural agudo; HSDC = hematoma subdural crônico; FAF = ferimento por arma de fogo.

Em pacientes hipovolêmicos é importante a reposição de líquidos para aumento da PAM e, se necessário, a utilização de vasopressores. Em pacientes com hiperemia cerebral, a utilização de uma leve hiperventilação, assim como diuréticos – manitol e furosemida – são preconizados. Em pacientes com vasoespasmo, preconiza-se a hemodiluição e hipervolemia.

Quando o controle da PIC é refratário às medidas clínicas, pode ser realizada a craniectomia descompressiva, medida extrema mais utilizada em lesões hemisféricas.

As lesões axonais difusas leves, a princípio, não necessitam de intervenções, mas deve-se fazer acompanhamento tomográfico. A lesão axonal difusa usualmente acarreta dano irreversível, não sendo possível a recuperação total da integridade funcional do tecido agredido, porém o paciente pode recuperar algumas funções dependendo da intensidade da lesão.

COMPLICAÇÕES

As complicações tardias do TCE incluem: seqüelas neuropsicomotoras, epilepsia, hidrocefalia e estéticas (defeitos cranianos). O tratamento de tais complicações implica a utilização de drogas anticonvulsivantes, neurocirurgia para derivações ventriculares e cranioplastia.

Programas de reabilitação são importantes para reinserção do paciente na sociedade. Especialidades como fonoaudiologia, fisioterapia, terapia ocupacional e neuropsicologia são fundamentais na fase precoce e tardia do tratamento dos pacientes que sofreram TCE.

TERMO DE ORIENTAÇÃO

Até o momento não pudemos constatar, através dos exames realizados, qualquer evidência de que o TCE deste paciente tenha sido significativo para que ele permaneça em observação ou admitido neste hospital, portanto será LIBERADO. Entretanto, novos sintomas, sinais e complicações inesperadas podem ocorrer horas, dias, semanas ou até meses após o traumatismo. As primeiras 48 horas são as mais críticas. É aconselhável que este paciente permaneça em companhia de alguém confiável pelo menos durante este período. O paciente deve retornar ao hospital especializado imediatamente, se aparecerem sintomas ou sinais abaixo relacionados:

Cefaléia.

Sonolência excessiva ou insônia.

Irritabilidade, ansiedade ou labilidade emocional.

Desmaio, fraqueza, diminuição da força nas pernas, metade do corpo ou formigamento, adormecimento no corpo.

Dificuldade de falar ou entender, de memória, ou para se concentrar.

Distúrbio de personalidade ou de comportamento.

Confusão mental ou piora progressiva da consciência.

Náuseas, vômitos, tonturas ou convulsão.

Diminuição da audição, da visão ou intolerância à luz.

Movimento estranho dos olhos, visão dupla.

Alteração da respiração,das batidas do coração, febre (t>37,8°C).

Perda de líquido ou sangue pelo ouvido ou nariz.

Tamanhos ou formas das pupilas dos olhos diferentes.

Quadro depressivo ou de agressividade.

Dor na nuca ou durante movimentos do pescoço.

Dificuldades para realizar suas atividades domésticas ou no emprego.

Pode continuar usando somente as medicações prescritas por seu médico, porém, não use sedativos ou remédios para dormir, xarope para tosse, ou outras que possam produzir sono ou bebidas alcoólicas, ao menos durante 48 horas. Durante o sono, peça para ser acordado freqüentemente, para que se possa avaliar a presença das orientações acima.

____

Assinatura

Recebi o original em ____/____/____

Algoritmo 75.1 – Abordagem do TCE

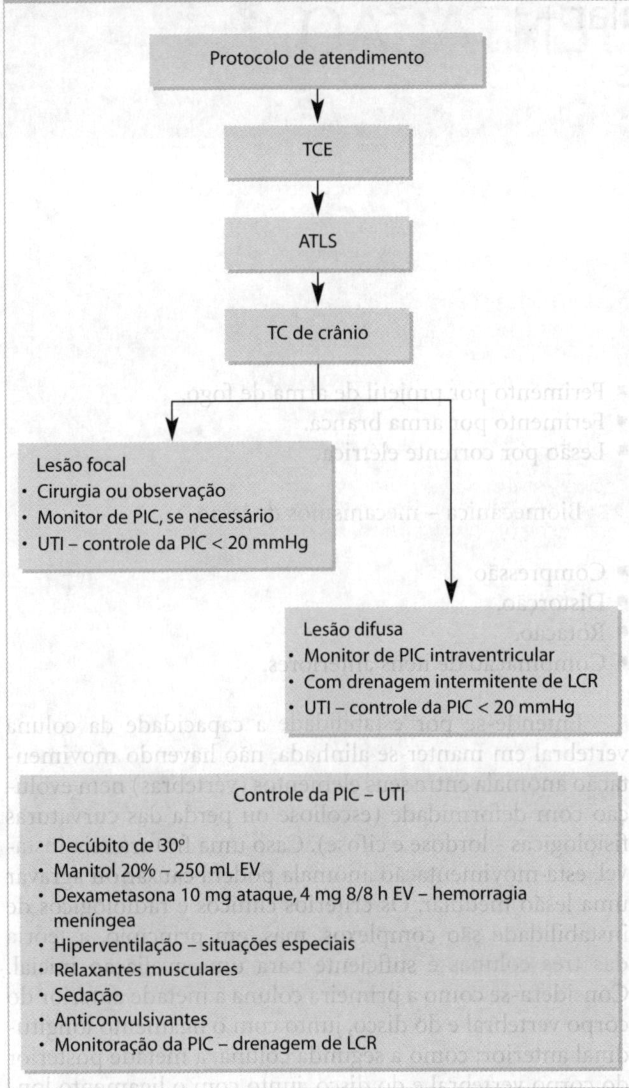

LEITURA ADICIONAL

1. Narayan R, Wilberger JE, Povlishock JT. Neurotrauma. 1995.
2. Dacey Jr RG, Winn HR, Rimel RW e Jane JA. Trauma of the central nervous system. Seminars in Neurological Surgery 1985.
3. Wahl M, Unterberg A, Baethmann A, Schilling L. Mediators of blood-brain barrier dysfunction and formation of vasogenic brain edema. J Cereb Blood Flow Meteb 1988; 8: 621.
4. Gedeit R. Head injury. Pediatrics in Review 2001 Apr; 22(4).
5. Jennet B, Bond M. Assessment of outcome after severe brain damage. Lancet 1975; 480-4.
6. Pinto, FCG. Manual de iniciação em neurocirurgia. São Paulo: Ed. Santos; 2004.
7. Andrade AF. Medida contínua da pressão intracranial extradural para avaliação do traumatismo cranienceflálico. Tese de mestrado. São Paulo: Faculdade de Medicina da Universidade de São Paulo; 1982.
8. Andrade AF. Medida contínua da pressão intracranial subdural para avaliação do traumatismo cranienceflálico. Tese de doutorado. São Paulo: Faculdade de Medicina da Universidade de São Paulo; 1990.
9. Andrade AF, Marino R Jr, Miura FK, Rodrigues JC Jr. Traumatismo cranienceflálico grave: Projeto Diretrizes. Associação Médica Brasileira e Conselho Federal de Medicina; 2004.
10. Andrade AF, Marino R Jr, Miura FK, Rodrigues JC Jr. Traumatismo cranienceflálico moderado: Projeto Diretrizes. Associação Médica Brasileira e Conselho Federal de Medicina; 2004.
11. Andrade AF, Marino Jr R, Miura FK, Carvalhaes CC,Tarico MA, Lázaro RS, Rodrigues Jr JC. Diagnóstico e conduta no paciente com traumatismo cranienceflálico leve: Projeto Diretrizes. Associação Médica Brasileira e Conselho Federal de Medicina; 2004.
12. Valadka AB, Narayan RK. Emergency room management of the head injured patient. In: Narayan RK, Wilberger JE, Povlishok JT, editors. Neurotrauma. New York: McGraw-Hill; 1996. p.119-35.
13. Comitê de Trauma do Colégio Americano de Cirurgiões. Suporte avançado de vida no trauma (SAVT – ATLS). 5. ed. Chicago; 1996.
14. Kelly DF, Doberstein C, Becker DP. General principles of head injury management. The head injured patient. In: Narajan RK, Wilberger JE, Povlishok JT, editors. Neurotrauma. New York: McGraw-Hill; 1996. p.71-101.
15. Pinto FC, Capone-Neto A, Prist R, E Silva MR, Poli-de-Figueiredo LF. Volume replacement with lactated Ringer's or 3% hypertonic saline solution during combined experimental hemorrhagic shock and traumatic brain injury. J Trauma 2006; 60(4): 758-63.

CAPÍTULO 76 Traumatismo Raquimedular – Aspectos Neurocirúrgicos

Mario Augusto Taricco
Arthur Werner Poetscher
Fernando Campos Gomes Pinto

TÓPICOS IMPORTANTES

- O traumatismo raquimedular apresenta alta morbidade e alto custo social associados.
- O tratamento precoce, incisivo e intensivo, que evite o aumento da lesão secundária, é o objetivo maior.
- Diversas complicações sistêmicas encontram-se associadas, devendo ser prevenidas e tratadas precocemente.
- Não existem no momento evidências médicas concretas de benefício objetivo em nenhum tipo de tratamento farmacológico.
- Permitir uma reabilitação precoce diminui a morbidade destes pacientes.

INTRODUÇÃO E DEFINIÇÕES

Entende-se por traumatismo raquimedular lesão de qualquer causa externa na coluna vertebral, incluindo ou não medula ou raízes nervosas, em qualquer dos seus segmentos (cervical, dorsal ou lombossacro). Freqüentemente está associado a traumatismo cranioencefálico ou traumatismo múltiplo.

Sua incidência mundial é estimada entre 9 e 50 casos por milhão, sendo mais prevalente em áreas urbanas. O SUS, em 2004, para o diagnóstico de fraturas de coluna, registrou 505 óbitos e 15.700 internações, que usualmente são prolongadas, de alto custo e envolvem equipe multidisciplinar. O grau de seqüela neurológica e psicológica pode ser grande, ocorrendo também forte impacto econômico porque ocorre com pacientes em idade profissionalmente produtivas

ETIOLOGIA E FISIOPATOLOGIA

Em nosso meio, as causas mais freqüentes de traumatismo raquimedular são acidentes envolvendo veículos automotores e ferimentos por arma de fogo.

Causas de traumatismo raquimedular

- Acidente de trânsito – colisão.
- Acidente de trânsito – atropelamento.
- Queda de altura.
- Acidente de recreação (jogos de contato físico, mergulho);
- Ferimento por projétil de arma de fogo.
- Ferimento por arma branca.
- Lesão por corrente elétrica.

Biomecânica – mecanismos de lesão

- Compressão.
- Distorção.
- Rotação.
- Combinação de itens anteriores.

Entende-se por estabilidade a capacidade da coluna vertebral em manter-se alinhada, não havendo movimentação anômala entre seus elementos (vértebras) nem evolução com deformidade (escoliose ou perda das curvaturas fisiológicas - lordose e cifose). Caso uma fratura seja instável, esta movimentação anômala poderá causar ou agravar uma lesão medular. Os critérios clínicos e radiológicos de instabilidade são complexos, mas, em princípio, a teoria das três colunas é suficiente para uma avaliação inicial. Considera-se como a primeira coluna a metade anterior do corpo vertebral e do disco, junto com o ligamento longitudinal anterior; como a segunda coluna, a metade posterior do corpo vertebral e do disco, junto com o ligamento longitudinal posterior; e, como a terceira coluna, todos os elementos do arco posterior. No caso de duas ou três colunas estarem danificadas, a lesão deverá ser considerada como instável. Lesões por projétil de arma de fogo normalmente são estáveis.

Traumatismos em compressão normalmente caracterizam-se por fratura do corpo vertebral sem ruptura dos ligamentos posteriores. Ao contrário, lesões em distorção usualmente apresentam ruptura dos ligamentos posteriores com instabilidade. Traumatismos com rotação costumam causar fraturas e rupturas tanto dos elementos anteriores como posteriores, em cisalhamento. Costumam ser os mais instáveis e apresentam lesões neurológicas.

A fisiopatologia da lesão medular pode ser dividida em dois tempos: a lesão primária e a secundária.

A lesão primária representa o dano tecidual causado exatamente na hora do trauma, sendo caracterizada por contusão, hemorragia, isquemia, lesão vascular, secção ou até perda de tecido.

O processo de lesão secundária inicia-se após a instalação da primária, causando extensão do dano celular/tecidual. É mediada pela ativação de reações inflamatórias e imunes, com componentes celulares e humorais. Situações de hipotensão arterial sistêmica e alterações da homeostase podem agravá-la.

ACHADOS CLÍNICOS

Assim que possível, o paciente deverá ser submetido a um exame neurológico, com especial atenção à força muscular, reflexos, sensibilidade táctil e dolorosa, com o objetivo de estabelecer o tipo e o nível da lesão. Entende-se por nível de lesão o ponto até onde a atividade neurológica é normal, e por lesão completa, o dano neurológico no qual não existe nenhum grau de atividade motora voluntária ou sensitiva abaixo do nível de lesão. A Associação Americana de Traumatismo Raquimedular (AISA) tem um protocolo para avaliação motora e sensitiva.

O choque medular representa uma perda transitória de toda atividade neurológica (motora, sensitiva e autonômica) abaixo da lesão, provavelmente relacionado a um distúrbio de neurotransmissores. O exame neurológico, portanto, só poderá ser valorizado após término desta condição. Normalmente o aparecimento do reflexo bulbo-cavernoso sinaliza o retorno da atividade neurológica. Conceitos recentes, porém, indicam que os componentes sensitivos e motores do choque medular persistem por no máximo uma hora, enquanto os reflexos e autonômicos podem permanecer por semanas.

Durante o exame do paciente deve-se procurar por sinais externos de traumatismo e ferimentos penetrantes. Em pacientes conscientes, a palpação dolorosa de processos espinhosos pode ser sinal de lesão.

Diversas síndromes neurológicas podem ser encontradas nas lesões medulares incompletas, conforme a Tabela 76.I.

Em relação à gravidade, as lesões medulares podem ser classificadas de A a E, conforme a escala da ASIA (American Spinal Injury Association) (Tabela 76.II).

A lesão medular também causa diversas alterações sistêmicas, em grande parte devido à lesão do sistema nervoso autonômico. A vasoplegia resultante causa hipotensão arterial sistêmica, situação que pode ser agravada por insuficiência cardíaca com diminuição da pré-carga (dificuldade de retorno venoso secundária à ausência de contração muscular). Em lesões acima de T4 a inervação simpática do coração pode ser danificada, impedindo a taquicardia reflexa, ou mesmo causando bradicardia.

Lesões medulares acima de C4 causam apnéia, sendo obrigatória a ventilação assistida. Lesões cervicais mais baixas e torácicas paralisam a musculatura intercostal e acessória, resultando em respiração diafragmática. A paralisia da musculatura abdominal diminui a pressão intra-abdominal, causando "queda" do diafragma e conseqüente aumento do volume residual, podendo agravar a insuficiência respiratória.

O relaxamento da cárdia proporciona refluxo gastroesofágico, acarretando risco maior de broncoaspiração.

Tabela 76.I – Síndromes neurológicas no trauma medular

Síndrome	Características
Síndrome cérvico-bulbar	■ Sinais de comprometimento de tronco ■ Encontrada em lesões cervicais altas
Síndrome centro-medular	■ Paresia de membros superiores mais acentuada do que em membros inferiores ■ Compressão ântero-posterior da medula cervical em lesões por extensão
Síndrome medular anterior	■ Lesão motora, com preservação da sensibilidade táctil e propriocepção ■ Compressão medular anterior, lesão da artéria espinal anterior
Síndrome medular posterior	■ Rara ■ Preservação do trato espinotalâmico ■ Déficit de propriocepção
Síndrome de Brown-Séquard	■ Hemissecção medular ■ Déficit motor e de propriocepção ipsilateral e de sensibilidade dolorosa e térmica contralateral
Síndrome do cone medular	■ Fraturas da transição toracolombar ■ Bexiga neurogênica e incontinência fecal, associadas a graus diversos de lesão motora e sensitiva
Síndrome da cauda eqüina	■ Fraturas lombares ■ Paraparesia, anestesia em sela, distúrbios esfincterianos

Tabela 76.II – Gravidade das lesões medulares

Grau	Lesão	Descrição
Grau A	Completa	Ausência de qualquer atividade motora voluntária e de sensibilidade
Grau B	Incompleta	Presença apenas de sensibilidade
Grau C	Incompleta	Presença de atividade motora voluntária, mas com força motora menor que III
Grau D	Incompleta	Presença de atividade motora voluntária, com força motora maior ou igual a III
Grau E	Normal	Exame neurológico normal

A estase venosa, secundária à diminuição da movimentação dos membros, aumenta os riscos de trombose venosa profunda e tromboembolismo pulmonar.

Fraturas de coluna cervical que comprometem o forame transverso podem estar associadas a lesões traumáticas das artérias vertebrais. Da mesma forma, dissecção ou trombose de carótidas correlacionam-se a fraturas em extensão, uma vez que o mecanismo de lesão é o mesmo.

EXAMES COMPLEMENTARES

Todo paciente politraumatizado deverá ser submetido a radiografia simples de coluna cervical (ATLS), que poderá evidenciar fraturas, luxações e listeses (Tabela 76.III).

Pacientes com alteração do exame neurológico deverão ter o segmento correspondente no nível neurológico estudado com tomografia computadorizada (*multi-slice*, com reconstrução, se possível) e ressonância magnética. Estes dois exames são complementares, uma vez que a tomografia é superior em demonstrar lesões ósseas e a ressonância, lesões ligamentares e de tecido nervoso. Estes exames atualmente substituem o estudo dinâmico através de radioscopia/radiografia com maior segurança.

Na faixa etária pediátrica, devido à elasticidade e complacência das estruturas ósteo-ligamentares, pode ocorrer lesão nervosa na ausência de sinais de fratura, luxação ou ruptura ligamentar. Esta síndrome é denominada de SCIWORA (Spinal Cord Injury Without Radiologic Abnormalities).

Caso seja diagnosticada alguma lesão, é recomendado que o restante da coluna vertebral seja investigada ao menos com radiografia simples, pelo risco de lesões associadas em níveis não contíguos.

Tabela 76.III – Exames complementares

Radiografia simples	Avaliação inicial
Tomografia computadorizada	Avaliação das estruturas ósseas
Ressonância magnética	Avaliação de ligamentos e tecido nervoso

DIAGNÓSTICO DIFERENCIAL

Diagnósticos diferenciais em lesões traumáticas são exceção, mas cabe ressaltar duas situações.

As doenças degenerativas da coluna (espondilose) também são causas de listeses, que podem surgir como "achados de exame" em investigação por evento traumático. Neste caso, outras lesões traumáticas, como fraturas, estão ausentes e normalmente encontram-se associados sinais de espondilose, como osteofitose.

Hematomas intracranianos traumáticos no sulco inter-hemisférico podem comprimir a área do membro inferior do homúnculo de Penfield bilateralmente, causando quadro clínico de paraparesia ou paraplegia crural.

TRATAMENTO

O tratamento do paciente com traumatismo raquimedular tem início no local do acidente, com a imobilização adequada (prancha e colar), de modo a impedir piora neurológica por mobilização de uma coluna instável. De início, todo paciente politraumatizado deve ser considerado como portador de lesão instável na coluna.

A seqüência de atendimento deverá obedecer ao estabelecido pelo ATLS, desde o local até a sala de admissão. Especial atenção deverá ser dada ao padrão respiratório e à estabilidade hemodinâmica, não só pela prevalência destas alterações, mas também pelo impacto de hipóxia e hipotensão no agravamento da lesão secundária. Caso necessária, a intubação orotraqueal deverá ser realizada com extremo cuidado, mantendo sempre o pescoço na posição neutra. Não sendo possível, deve-se optar pela traqueostomia. A hipotensão é corrigida inicialmente com expansão volêmica, podendo-se associar drogas vasoativas. Anemia e distúrbios hidroeletrolíticos devem ser prontamente corrigidos, no intuito de minimizar a lesão secundária. Profilaxia de TVP deverá ser iniciada assim que possível.

Após a publicação dos estudos cooperativos NASCIS, a utilização de altas doses de metilprednisolona tornou-se quase que mandatória, principalmente nos EUA. Recentemente, diversas críticas e dúvidas têm sido lançadas sobre estes estudos e sobre a eficácia da droga em melhorar o quadro neurológico, além de ressaltar os efeitos colaterais e a morbidade. Como existem publicações que sugerem benefício, apesar da ausência de evidências médicas sólidas, a metilprednisolona permanece como opção terapêutica, devendo ser ponderada em função de efeitos adversos (imunossupressão, úlcera gástrica, pancreatite, distúrbios eletrolíticos, hiperglicemia). A dose preconizada é de 30 mg/kg na primeira hora, seguida de 5,4 mg/kg/hora por mais 23 horas, caso o início do tratamento ocorra em até 3 horas do momento da lesão e por mais 47 horas, caso o intervalo esteja entre 3 e 8 horas. Não existe benefício documentado caso o início do tratamento ocorra após 8 horas, nem para ferimentos penetrantes (incluindo os por projétil de arma de fogo), estando, portanto, contra-indicado nestas situações e em pacientes gestantes, diabéticos, com mais de 65 anos de idade ou que tenham outros traumatismos potencialmente infectados.

Estudos recentes sugerem algum benefício na administração do gangliosídeo GM-1 na fase aguda, logo após o término do pulso de metilprednisolona, com dose inicial de 300 mg, mantida com 100 mg/dia por 56 dias.

Após diagnóstico e avaliação neurológica, lesões instáveis com listese ou luxação, em traumatismos cervicais fechados, deverão ser reduzidas e estabilizadas mediante tração ou cirurgia. A correção cirúrgica, tanto para estabilização quanto para descompressão de fragmentos no canal central, deverá ser realizada assim que o quadro clínico permita (estabilidade hemodinâmica). A estabilização precoce permite uma rápida mobilização e reabilitação do paciente, diminuindo as complicações sistêmicas.

LEITURA ADICIONAL

1. Menezes AH, Sonntag VKH. Principles of spine surgery. McGraw-Hill; 1996.
2. Narayan RK, Wilberger JE, Povlishock JT. Neurotrauma. McGraw-Hill; 1996.
3. American Association of Neurological Surgeons, Congress of Neurological Surgeons. Guidelines for the management of acute cervical spine and spinal cord injurie; 2004.
4. Bracken MB, Shepard MJ, Holford TR, Leo-Summers L, et al. Methylprednisolone or tirilazadmesylate administration after acute spinal cord injury: 1-year follow-up results of NASCIS 3. J Neurosurg 1998; 89: 699-706.
5. ASIA/IMSOP. International standards for neurological and functional classification of spinal cord injury, revised 1996. Chicago, IL: American Spinal Injury Association; 1996.
6. Tator CH. Biology of neurological recovery and functional restoration after spinal cord injury. Neurosurg 1998; 42: 696-708.
7. Geisler FH, Coleman WP, Grieco G, Dorsey FC, Poonian D. The Sygen Study Group: The GM-1 ganglioside multi-center acute spinal cord injury study. Spine 2001; 26(24 Suppl): S87-S98.

8. King BS, Gupta R, Narayan RK. The early assessment and intensive care unit management of patients with severe traumatic brain and spinal cord injuries. Surgical Clinics of North America 2000; 80(3): 855-70.
9. Amar AP, Levy ML. Pathogenesis and pharmacological strategies for mitigating secondary damage in acute spinal cord injury. Neurosurgery 1999; 44(5): 1027-40.
10. American Spine Injury Association. Disponível em: http://www.asia-spinalinjury.org/home/index.html.
11. North American Spine Society. Disponível em: http://www.spine.org.
12. Spine Society of Europe. Disponível em: http://www.eurospine.org.
13. Sociedade Brasileira de Coluna. Revista Online. Disponível em: http://www.coluna.com.br/revista/revista.asp.

Algoritmo 76.1 – Abordagem do trauma raquimedular

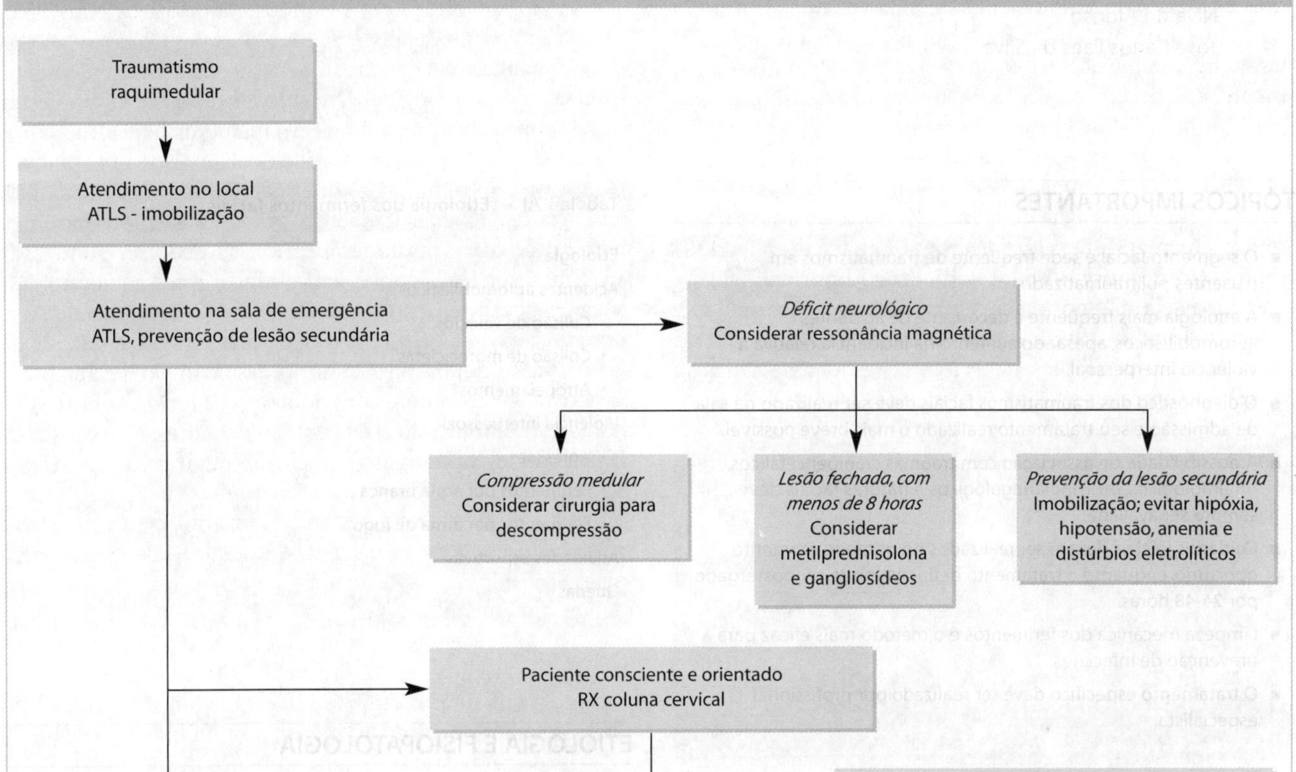

CAPÍTULO 77

Trauma de Partes Moles da Face

Dov Charles Goldenberg
Endrigo Oliveira Bastos
Nivaldo Alonso
José Carlos Faes da Silva

TÓPICOS IMPORTANTES

- O segmento facial é sede freqüente de traumatismos em pacientes politraumatizados.
- A etiologia mais freqüente é decorrente de acidentes automobilísticos, apesar do aumento na incidência relativa à violência interpessoal.
- O diagnóstico dos traumatismos faciais deve ser realizado na sala de admissão e seu tratamento realizado o mais breve possível.
- A possibilidade de associação com traumas cranioencefálicos, oftalmológicos, otorrinolaringológicos e fraturas faciais deve sempre ser avaliada.
- Cuidados iniciais devem ser realizados no primeiro momento oportuno, enquanto o tratamento definitivo pode ser postergado por 24-48 horas.
- Limpeza mecânica dos ferimentos é o método mais eficaz para a prevenção de infecções.
- O tratamento específico deve ser realizado por profissional especialista.

INTRODUÇÃO E DEFINIÇÕES

A face é freqüente sede de lesões em pacientes politraumatizados. Cerca de 70% dos pacientes vítimas de trauma têm acometimento do segmento cefálico se considerarmos os traumatismos cranioencefálicos e faciais em sua totalidade. Lesões faciais apresentam especial importância pelo potencial comprometimento funcional e estético, sempre evidentes. É notório o fato de que o ser humano dedica parte considerável de sua capacidade de processamento visual para o reconhecimento de feições e expressões faciais. Em decorrência deste acurado mecanismo, o paciente e seus pares são capazes de perceber, ainda que de forma um tanto inconsciente, assimetrias e irregularidades faciais, mesmo que milimétricas. Na face encontramos estruturas especializadas e próximas umas das outras. Assim, a reparação de lesões faciais requer cuidado meticuloso, se um resultado estético e funcional adequado é o objetivo. Em qualquer ferimento envolvendo a face, a mesma deve ser avaliada em sua totalidade, incluindo as partes moles e ósseas e o exame intraoral e intranasal.

Tabela 77.I – Etiologia dos ferimentos faciais

Etiologia
Acidentes automobilísticos
• Colisão de veículos
• Colisão de motocicletas
• Atropelamentos
Violência interpessoal
• Agressões
• Ferimentos por arma branca
• Ferimentos por arma de fogo
Atividades esportivas
Quedas

ETIOLOGIA E FISIOPATOLOGIA

Poucas são as situações de real emergência nos traumatismos da face exigindo tratamento imediato pelo especialista. A atuação do cirurgião plástico, entretanto, deve ser sempre a mais precoce possível, pois os melhores resultados obtidos são aqueles decorrentes de condutas tomadas na fase aguda, uma vez estabilizado o paciente.

Do ponto de vista epidemiológico, a alta incidência de lesões de partes moles na face decorre de acidentes automobilísticos, seguidas em importância das lesões por agressões, ferimentos por armas de fogo, acidentes com motocicletas, bicicletas, acidentes domiciliares, industriais e durante atividades esportivas. Após a introdução de novos mecanismos de segurança no trânsito, como a obrigatoriedade da utilização de cintos de segurança, a instalação de "air-bags", a utilização de vidros laminados e a limitação de velocidade, as lesões conseqüentes de acidentes automobilísticos diminuíram em incidência. No entanto, o aumento dos índices de violência e o maior número de acidentes com motocicletas alteraram os tipos de ferimentos que são atendidos na urgência. Traumatismos mais complexos, com necessidade de tratamento das partes moles e ósseas em associação, têm sido mais freqüentes, requerendo muitas vezes o conhecimento, por parte do cirurgião, de técnicas complexas de reconstrução (Tabela 77.I).

ACHADOS CLÍNICOS

Avaliação inicial

Na avaliação inicial do paciente traumatizado, devem ser identificadas e tratadas as principais ameaças à vida. Poucas são as condições em que a lesão de face se enquadra entre estas ameaças. Quando isso ocorre, o comprometimento respiratório obstrutivo ou sangramentos em grande volume são causas mais freqüentes. Além disso, o paciente com trauma parcial freqüentemente tem lesões associadas em outros segmentos, que devem ser tratadas com maior urgência. A atenção ao trauma de face não deve atrasar o tratamento de eventuais lesões mais graves e menos evidentes em outros segmentos. Por outro lado, após a avaliação e estabilização inicial, a face pode ser tratada em concomitância com as outras lesões, já que a reparação precoce tende a ter melhores resultados estéticos, funcionais e psicológicos.

A avaliação inicial deve ser realizada conforme as orientações do Suporte Avançado de Vida no Trauma (ATLS) e com relação aos traumatismos da região cefálica deve ser dada atenção especial a (Tabela 77.II):

A/B – Vias aéreas e respiração/avaliação de lesões da coluna cervical: a presença de corpos estranhos intrabucais como dentes, coágulos e próteses, fraturas nasais com sangramento, fraturas da mandíbula e maxila podem causar obstrução respiratória alta. A integridade da coluna cervical deve ser sempre avaliada. Cerca de 10% dos pacientes com traumas de face apresentam lesão cervical associada. Ao observarmos pacientes com lesão de coluna cervical, 18% apresentam trauma facial concomitante.

C – Circulação: os sangramentos decorrentes de lesões faciais costumam ser mais nocivos pela obstrução de via aérea que podem causar do que pela perda sangüínea em si. Apesar de impressionarem os menos experientes, estes sangramentos geralmente podem e devem ser controlados por compressão local, já que a proximidade entre as diversas estruturas na face, como os ramos do nervo facial, torna temerária a tentativa de pinçamento ou de ligaduras em massa do foco de sangramento nas condições de emergência. Somente deve ser objeto de outros tratamentos, ao menos nesta fase da avaliação inicial do traumatizado, o sangramento que oferece risco imediato ao status volêmico e que não pode ser amenizado por compressão local. As medidas de que se dispõe para hemostasia das lesões de face são:

- Compressão local (única medida a ser adotada na avaliação inicial, exceto em raros casos de sangramento incoercível e com risco imediato à manutenções da volemia).
- Exploração de ferimentos de partes moles em boas condições de iluminação e instrumentação. Não são grandes as chances de sucesso, pois geralmente estes sangramentos têm origem em pequenos vasos.
- Tamponamento nasal anteroposterior. Pode ser conseguido pela locação do balão de uma sonda de Foley em cada coana, com o tubo exteriorizado e tracionado pela narina, acompanhado de tamponamento anterior com gaze vaselinada ou rayon. A tração sobre a narina deve ser liberada assim que possível para se evitar isquemia e necrose de asa nasal. O tampão anterior deve ser retirado ou trocado em no máximo 48 horas. Deve ser lembrado que o paciente com tamponamento nasal deve ficar sob observação restrita do ponto de vista infeccioso.
- Redução de fraturas. Inicialmente, alguma hemostasia pode ser conseguida com a simples imobilização por bloqueio maxilo-mandibular.
- Angiografia com embolização do vaso sangrante. Utilizado como medida eficaz nos sangramentos maxilares severos ou de grandes troncos vasculares sem acesso seguro imediato por via cirúrgica convencional.
- Ligadura de ambas as artérias carótidas externas e temporais. A ser empregada em casos extremos, praticamente abandonada em favor das embolizações.

Tabela 77.II – Aspectos peculiares no atendimento inicial do traumatizado de face

Avaliação ATLS	Aspectos particulares
A/B – Vias aéreas e respiração	– Obstrução das vias aéreas por corpos estranhos
	– Obstrução das vias aéreas por colapso da língua nas fraturas maxilo-mandibulares
	– Lesão cervical associada em 18% dos traumas faciais
C - Circulação	– Obstrução das vias aéreas por sangramento
	– Compressão local
	– Evitar ligaduras inadvertidas
	– Tamponamento nasal
D - Déficits	– Trauma craniano associado
	– Avaliar lesões do nervo facial

D – Déficit neurológico: além da avaliação do nível de consciência realizada no exame inicial, no exame secundário devem ser avaliadas e documentadas lesões do nervo facial, tanto para determinar eventual conduta quanto para fins médico-legais. Paralisia ausente na avaliação inicial, mas que surge nas horas seguintes, pode sugerir neuropraxia por compressão ou manipulação, podendo ser objeto de conduta expectante. Por outro lado, a presença de paralisia facial concomitante a lesões corto-contusas na topografia do nervo facial pode indicar uma abordagem precoce para reparação das lesões, concomitante ao tratamento e reconstrução das lesões de partes moles.

Avaliação específica da face

Após a identificação e início do tratamento das lesões que ameaçam imediatamente a vida, deve-se proceder ao exame físico detalhado da face. Nesta fase, especialistas devem ser consultados para então orientarem o tratamento de lesões relativas às suas especialidades. Cirurgião plástico, otorrinolaringologista, oftalmologista, neurocirurgião e cirurgião geral podem ser acionados pelo emergencista que se depara com um trauma craniofacial.

Devem ser solicitados ao paciente ou familiares fotografias, exames de imagem e moldes dentários anteriores ao trauma. Estes documentos são extremamente úteis para diagnosticar anormalidades preexistentes e para guiar o tratamento. Da mesma forma, devem ser documentadas na história quaisquer referências a anormalides prévias. Fotografar ou filmar o paciente com lesões de partes moles de face é um cuidado essencial para acompanhar o tratamento e para fins médico-legais.

Os traumatismos de partes moles podem ser isolados ou associados às fraturas dos ossos da face.

O exame deve ser realizado de forma padronizada e em uma seqüência lógica e reprodutível, que pode ser por ordem de topografia ou de sistema. Os achados que sugerem a presença de lesões de partes moles e ósseas e que devem ser pesquisados são:

- Assimetrias: devem ser pesquisadas por inspeção e palpação. É interessante observar a face do paciente por cima de sua cabeça, em linha de visão que tangencia o plano frontal da face aumentando assim a sensibilidade do exame físico.
- Edema: o edema decorrente do trauma tem seu pico no segundo dia após o evento. Em regiões com maior complacência dos tecidos moles, como a pálpebra, o edema é mais precoce e intenso, distorcendo as estruturas e dificultando sobremaneira a avaliação e tratamento destas lesões. Este é mais um motivo para que o emergencista identifique e conduza o tratamento das lesões de face o quanto antes.
- Equimoses: sinais de lesões subjacentes, que devem ser vistos à luz do conhecimento anatômico, como no caso de equimoses periorbitárias, que podem ficar limitadas a esta área por serem decorrentes de sangramentos de vasos do cone orbitário contidos pelo septo orbitário.
- Dor: deve ser dada atenção tanto para a dor que o paciente refere, quanto para a dor à palpação como indicadores de lesão.
- Lesões com perda da integridade tegumentar: na face podem coexistir lesões cortantes, perfurantes, lacerantes, abrasivas ou por avulsão. Assim que possível deve ser procedida a limpeza dos ferimentos, oportunidade em que também se inicia a avaliação quanto às estruturas acometidas, grau de contaminação e viabilidade dos tecidos.
- Crepitação: devem ser pesquisadas tanto a crepitação de linhas de fratura de diversos ossos quanto a decorrente de enfisema de subcutâneo. Este último pode ocorrer se houver lesão com mecanismo de válvula ligando a cavidade nasal ou seios paranasais às partes moles subcutâneas.
- Hipoestesias: lesões de ramos terminais não costumam provocar hipoestesias, pois é grande o entrecruzamento destes ramos. Quando ocorre hipoestesia, esta geralmente é em virtude de neuropraxia de ramo mais proximal quando seu forame de emergência óssea é cruzado por um traço de fratura do esqueleto facial.
- Paralisias: decorrentes de lesões dos ramos do nervo facial ou dos pares cranianos relacionados à musculatura ocular intrínseca e extrínseca. A documentação com filmagem é de grande valia para seguimento e para fins médico-legais.
- Distúrbios visuais: traumas na região dos olhos implicam em sistemática avaliação por oftalmologista, no intuito de diagnosticar lesões eventualmente despercebidas. A acuidade visual do paciente deve ser documentada antes de qualquer procedimento cirúrgico na região. O exame pelo oftalmologista deve ser realizado o quanto antes, pois o surgimento de edema palpebral pode inviabilizar esta avaliação.

EXAMES COMPLEMENTARES

No atendimento de urgência ao traumatizado de face o diagnóstico clínico é quase sempre suficiente para o tratamento das lesões de partes moles.

Diferentemente, nas fraturas faciais, métodos de imagem são fundamentais para o estabelecimento do correto diagnóstico e devem incluir a radiologia convencional e tomografia computadorizada, que atualmente é o exame pré-operatório de eleição.

Tomografia computadorizada pode ser útil no estabelecimento de diagnóstico diferencial entre processos expansivos por hematomas e processos infecciosos secundários aos traumatismos de face.

Eletroneuromiografia pode ser útil no mapeamento de lesões do nervo facial e no seguimento pós-terapêutico.

Exames complementares são também necessários na avaliação especializada oftalmológica, otorrinolaringológica e neurológica/neurocirúrgica e fogem dos objetivos deste capítulo.

DIAGNÓSTICO DIFERENCIAL

Diferentemente de patologias clínicas, o diagnóstico diferencial nos traumatismos faciais deve ser avaliado em termos de possíveis diagnósticos relacionados que não podem ser subestimados ou relevados.

Desta forma podemos definir os seguintes diagnósticos relevantes que devem ser observados:

- Traumatismos cranioencefálicos: contusões, hematomas e hemorragias, fístulas liquóricas, meningites.
- Ferimentos oculares: lesões corneanas, perfurante ocular, descolamento de retina, lesão do sistema lacrimal.
- Lesões nasais: hematomas do septo nasal, epistaxes de difícil contensão, infecção e sinusite pós-traumática.
- Lesões orais e em bochechas: lesões da glândula parótida e glândulas salivares menores, paralisia facial traumática, traumas dentários.
- Lesões cervicais: trauma da via aérea superior, lesões de grandes vasos, lesões da via digestiva, fratura da coluna cervical.

TRATAMENTO

Cuidados gerais

Em qualquer ferimento de partes moles as condutas básicas iniciais são comuns (Tabela 77.III).

Tabela 77.III – Cuidados iniciais no traumatismo facial

Condutas básicas	Pontos fundamentais
Limpeza dos ferimentos	Lavagem mecânica
Anestesia	Doses tóxicas
Medidas sistêmicas	Prevenção da infecção e imunização antitetânica
Desbridamento	Conservador
Tratamento das lesões superficiais	Epitelização das feridas
Sutura dos ferimentos	Técnica meticulosa
Curativos	Favorecimento da cicatrização

Limpeza dos ferimentos

A limpeza dos ferimentos deve ser realizada de imediato, mesmo que o tratamento cirúrgico não venha a ser conduzido em seguida. A limpeza mecânica dos ferimentos é o principal fator na diminuição dos índices de infecção local. Mais importante que a utilização de anti-sépticos tópicos é a limpeza mecânica da ferida, realizada através da lavagem da ferida com soro fisiológico em grandes quantidades, e sob pressão, preferencialmente em jato. Partículas estranhas, como terra e fragmentos de vidro, devem ser cuidadosamente removidas, sob pena de causarem reação tecidual e infecção. Partículas de asfalto e pigmentos também devem ser removidos por completo para evitar o efeito de tatuagem da pele (Tabela 77.IV).

Tabela 77.IV – Cuidados locais específicos e sua importância

Cuidados locais iniciais	
Limpeza mecânica	Lavagem com solução fisiológica sob pressão
	Remoção de corpos estranhos
Uso de anti-sépticos	PVPI (polvinil pirolidona) em solução aquosa em pele e mucosas
	Clorexidina em solução aquosa somente em pele
	Cuidado especial ao redor dos olhos e orelhas

Anestesia

Na maioria das circunstâncias, a limpeza mecânica pode ser realizada com maior tranqüilidade e eficiência se o paciente estiver sem dor, sob anestesia local ou geral, caso haja situação concomitante que indique esta última. O anestésico infiltrado no local deve conter vasoconstritor, considerando que a face é extremamente vascularizada. Se não for usado vasoconstritor, será mais difícil identificar as lesões em virtude do sangramento, além de haver maior velocidade de absorção do anestésico, com perda de seu efeito e maiores riscos de intoxicação por anestésicos locais. O ideal é que o próprio cirurgião prepare uma solução anestésica adequada à situação. Para a maioria dos casos, pode ser feita a seguinte solução: 1 mL de adrenalina 1:1000, 20 mL de lidocaína a 2% sem vasoconstritor, 20 mL de bupivacaína 0,5% sem vasoconstritor e soro fisiológico em quantidade suficiente para completar 150 mL de solução (concentração de adrenalina 1:150.000). Em ferimentos muito sangrantes, como no couro cabeludo, pode ser usada uma solução mais concentrada. Estas soluções tornam mais fácil a infiltração local sem que se atinja superdosagem de anestésico para um adulto, considerando como doses máximas 10 mg/kg de lidocaína e 2 mg/kg de bupivacaína, se usadas com vasoconstritor. Em situações em que possa haver dúvida quanto à perfusão de tecidos, como em avulsões, deve ser evitado o uso de vasoconstritor, pois este poderia dificultar a avaliação da viabilidade tecidual em termos de perfusão tecidual (Tabela 77.V e 377.VI).

Tabela 77.V – Concentrações e doses dos anestésicos locais

Anestésico local	Concentração	Dose máxima
Lidocaína	2%	7 mg/kg
	2% + adrenalina 1:200.000	10 mg/kg
Bupivacaína	0,5%	1 mg/kg
	0,5% + adrenalina 1:200.000	2 mg/kg
Ropivacaína	0,75% e 1%	4 mg/kg

Tabela 77.VI – Efeitos tóxicos das anestesias locais

Cardiotoxicidade	XyLo < ROPI < BUPI NOVABUPI
Neurotoxicidade	XyLo < NOVABUPI < ROPI BUPI

Em bloqueios tronculares ou regionais, utiliza-se menor quantidade total de anestésico e a área anestesiada é maior. Os principais ramos sensitivos que podem ser bloqueados mesmo pelo emergencista menos experiente são:

- Nervo infra-orbitário, na emergência pelo forame infraorbitário, anestesiando lábio superior e asa nasal.
- Nervo supratroclear, próximo ao bordo medial da sobrancelha, anestesiando as porções central da fronte, medial das pálpebras e superior do nariz.
- Nervo supra-orbitário, na região central da sobrancelha, anestesiando parte da fronte.
- Nervo mentual, na emergência pelo forame mentoniano, anestesiando o lábio inferior.
- Nervo auricular magno imediatamente inferior ao lóbulo da orelha, anestesiando a maior parte da orelha.

A anestesia geral deve ser empregada em crianças e em pacientes com lesões complexas. Caso haja outra indicação de anestesia geral, esta oportunidade geralmente pode ser aproveitada para se proceder o tratamento concomitante das lesões de partes moles de face.

Medidas sistêmicas

Na presença de lesões grosseiramente contaminadas, está indicada antibioticoterapia, sendo indicada inicialmente cefalosporina de primeira ou segunda geração. Em outras circunstâncias, o paciente pode receber antibiótico de forma profilática até que seja realizada a síntese da ferida.

Em pacientes devidamente imunizados contra o tétano, recomenda-se reforço da vacina antitetânica se a ferida for limpa e a última dose aplicada há mais de 5 anos ou se a ferida for contaminada e a última dose aplicada há mais de 2 anos. Nos pacientes não imunizados corretamente recomenda-se a utilização de gamaglobulina (imunização passiva) associada a adequação da imunização.

Desbridamento

Tecidos gravemente lacerados ou desvitalizados devem ser cuidadosamente removidos. No entanto, na face, este desbridamento deve ser o mais econômico possível. Se houver dúvida quanto à viabilidade de algum tecido, é preferível observar e reabordar a ferida em um ou dois dias. O intuito deste desbridamento é unicamente evitar que permaneçam na ferida tecidos desvitalizados que poderiam aumentar a chance de infecção.

Tratamento de abrasões superficiais

Nestes casos deve-se prover à área lesada um meio úmido e limpo para permitir a epitelização. Isto é conseguido com limpeza freqüente e uso de óleo, gel ou colóide com ou sem antimicrobiano, reduzindo a formação de crostas.

Síntese dos ferimentos

O limite habitual de 6 a 24 horas após o trauma para realização de fechamento primário não se aplica às lesões na face, dado que esta é extremamente vascularizada. Se não for possível o tratamento definitivo nas primeiras horas, as lesões de face devem ser lavadas e mantidas ocluídas por curativos ou suturas provisórias até o momento do procedimento definitivo.

A reparação deve interessar todos os planos envolvidos no ferimento. Devem ser usados fios inabsorvíveis ou com baixa reação tecidual. Para a síntese de pele devem ser usados pontos separados de fio inabsorvível como o nylon 5-0 ou 6-0. Para mucosa oral ou nasal são usados fios absorvíveis. Os pontos devem ser tão próximos da incisão quanto possível e devem ser retirados entre o quinto e sétimo dia após o procedimento. Em crianças, pode ser usado fio de absorção ultra-rápida, para se evitar o desconforto da retirada dos pontos. Em ferimentos cortantes superficiais, limpos e sem tensão, os bordos podem ser aproximados com esparadrapagem ou colas especiais.

Tratamento de lesões específicas

Ferimentos em determinadas situações ou regiões específicas no segmento cefálico merecem considerações especiais como as que se seguem nos tópicos a seguir.

Ferimentos do couro cabeludo

O couro cabeludo tem três características notórias: sua rica vascularização, sua inextensibilidade e a presença dos cabelos. Quanto à irrigação, há diversos vasos calibrosos (vasos temporais, orbitários, supratrocleares e occipitais) conectados por uma grande rede anastomótica, permitindo perfusão adequada mesmo que a maior parte dos pedículos seja seccionada. Por outro lado, sua inextensibilidade faz com que lesões com algum grau de perda tecidual não possam ser fechadas primariamente.

A facilidade que o couro cabeludo tem de ser avulsionado decorre da existência dos cabelos, que podem se prender em estruturas em movimento, e da existência de um plano areolar frouxo entre o periósteo e a gálea aponeurótica.

Os ferimentos sem perda de substância podem ser corrigidos através da sutura primária das lesões. Não devem ser feitas suturas em massa, pois causam isquemia dos bordos da lesão, causando alopecia regional. Se há perda de substância e o periósteo está íntegro, este deve ser coberto por retalhos locais ou por enxerto de pele. No entanto, se não houver integridade periostal, a calota craniana deve ser coberta por retalho bem vascularizado, seja este de couro cabeludo ou de outras regiões. Podem ser usados diversos retalhos de couro cabeludo, retalhos regionais ou retalhos microcirúrgicos. Outra opção no caso de perda do periósteo é a retirada da tábua externa na calota craniana e enxertia sobre a diploe. Em todas estas situações haverá uma área de alopecia residual, que poderá ser abordada secundariamente, através da ressecção escalonada das áreas de cicatriz e/ou através da utilização de expansores de tecido. A conduta ideal no caso de avulsão total ou subtotal do couro cabeludo é o reimplante microcirúrgico. O couro cabeludo bem conservado pode ser reimplantado mesmo após várias horas de isquemia.

Ferimentos órbito-palpebrais

O objetivo primordial nas reparações da região órbito-palpebral é a manutenção da integridade da visão e a proteção do globo ocular. Em condições fisiológicas, o globo fica sempre recoberto pela pálpebra e por uma camada de lágrima distribuída no ato de piscar. Se há comprometimento da integridade da pálpebra ou das estruturas envolvidas no arco-reflexo do piscar, a instituição de medidas provisórias para evitar a exposição e dessecamento da córnea deve ser considerada emergencial. Pomadas oftálmicas ou gel de ácido poliacrílico podem ser usados. Outra medida pode ser o auxílio à oclusão palpebral através de suturas palpebrais (blefarorrafias) ou de curativos oclusivos. Deve ser tomado extremo cuidado em se retirar quaisquer corpos estranhos que estejam em contato com o globo. Da mesma forma deve-se evitar que fios de sutura ou material de curativo usados no atendimento fiquem em contato com a córnea.

A partir deste momento o oftalmologista e o cirurgião plástico devem ser consultados para dar seguimento ao tratamento.

A pele palpebral é bastante delgada e uma exploração meticulosa e a aproximação dos bordos de pele com pontos separados de nylon 6-0 freqüentemente revelará que a perda cutânea é menor que a esperada. Caso exista perda cutânea ou laceração muito extensa, outras opções terapêuticas podem ser realizadas.

Nos ferimentos que acometem a margem palpebral é necessário o afrontamento das estruturas, evitando irregularidades.

Nas situações em que as pálpebras foram reparadas, porém, não há segurança quanto à adequada oclusão palpebral, suturas temporárias para aposição das pálpebras superior e inferior podem ser realizadas, como as blefarorrafias e as tarsorrafias.

Nos ferimentos da pálpebra superior deve-se avaliar a função do músculo levantador na busca de sinais de ptose palpebral traumática, que pode ocorrer por desinserção ou trauma muscular direto, necessitando de reparação cirúrgica.

Nos ferimentos que acometem o canto medial é fundamental a avaliação da integridade do sistema lacrimal.

Descontinuidades nas sobrancelhas são esteticamente muito incômodas e devem ser evitadas. No atendimento inicial, deve-se atentar para o melhor alinhamento possível na sutura de lesões que cruzam a sobrancelha. Recomenda-se não realizar tricotomia da região para as suturas dos ferimentos.

Ferimentos nasais

A rinoscopia através de um simples espéculo nasal deve ser realizada em todo paciente com trauma nasal para afastar hematoma de septo e lacerações de mucosa. Os hematomas de septo devem ser evacuados imediatamente para evitar infecção secundária e reabsorção da cartilagem septal.

Para que sejam evitadas complicações estéticas e funcionais do nariz é necessário um reparo cuidadoso e simultâneo de todos os componentes afetados, ou seja, o revestimento cutâneo, o arcabouço osteocartilaginoso e o revestimento mucoso.

Ferimentos da mucosa nasal devem ser suturados, com fios absorvíveis. O tratamento tem como objetivos evitar sinéquias ou bridas cicatriciais que interfiram na fisiologia respiratória. Recomenda-se tamponamento nasal após o tratamento das lesões intranasais, com o objetivo de hemostasia e posicionamento adequado das estruturas.

Em ferimentos que acometem o tecido cartilaginoso ou o nariz em espessura total, deve-se posicionar cuidadosamente as estruturas e realizar sutura por planos.

Se há perda tecidual ou ferimentos complexos pode ser necessário o uso de enxertos ou retalhos. Neste caso, o paciente deve ser tratado por especialista em cirurgia plástica.

Ferimentos auriculares

O pavilhão auricular é uma estrutura bastante suscetível a traumatismos, por sua localização e pela fragilidade das estruturas que o compõem. Basicamente a orelha é formada por um esqueleto cartilaginoso recoberto por pele delgada. Cuidado especial deve ser tomado com a limpeza mecânica, emprego liberal de antibioticoterapia sistêmica e cobertura da cartilagem com tecidos bem vascularizados. A cartilagem auricular pode ser sítio de condrite, patologia deformante, de caráter sub-agudo e de difícil controle.

Se o ferimento envolve apenas pele e não há grande laceração, pode ser empregada sutura primária, após a limpeza mecânica. Em casos de abrasões extensas ou queimaduras, deve ser associado antimicrobiano tópico com boa penetração em tecido cartilaginoso, como o acetato de mafenide.

Se houver exposição de cartilagem, esta deve ser recoberta por tecido bem vascularizado, seja da própria orelha ou da vizinhança.

Ferimentos labiais

Do ponto de vista funcional, a reconstrução da cinta muscular do músculo orbicular é de extrema importância para a manutenção da continência oral. Esteticamente, o que mais merece atenção no reparo de lesões labiais é a transição entre o vermelhão e a pele adjacente. Para que estes objetivos sejam alcançados, é necessário que sejam reparadas quaisquer lesões na cinta muscular e que haja um perfeito afrontamento das extremidades do vermelhão.

Nas perdas de espessura parcial de grandes dimensões pode-se optar pela utilização de enxertos de pele ou mucosa (para mimetizar o vermelhão) ou retalhos de vizinhança.

Perdas de espessura total de até 1/3 do lábio superior ou inferior podem ser reparadas primariamente por planos. Recomenda-se realizar primeiramente a sutura do plano muscular, para posteriormente realizar-se a aproximação da pele e mucosa.

Lesões do nervo facial

O exame físico inicial é de fundamental importância no sentido de se excluir paresias ou alterações da mímica facial.

O nervo facial emerge do forame estilomastoídeo, passa entre os lobos superficial e profundo da parótida e inerva a musculatura da mímica facial. Lesões neste trajeto, especialmente as mais proximais, podem acarretar paralisia de segmentos da face, com seqüelas estéticas e funcionais.

Se há paralisia em um segmento da face e lesão cortocontusa em trajeto do nervo facial, este deve ser explorado cirurgicamente. Se for encontrada apenas contusão do nervo, deve ser adotada conduta expectante, aguardando a regeneração nervosa que deve ocorrer em algumas semanas. Se houver secção, deve-se proceder rafia microcirúrgica, empregando enxertos de nervo, se necessário.

Em ferimentos múltiplos e distais dos ramos do nervo facial a reparação completa nem sempre é possível. Os resultados obtidos podem, entretanto, ser favoráveis se ocorrer regeneração destes ramos distais na musculatura facial (neurotização).

Nos casos de seqüelas tardias, entre 4 meses e 1 ano, dependendo da idade do paciente, pode ainda ser tentada a exploração e reconstrução do nervo. Nas lesões com mais de 1 ano de evolução a reanimação da face deve ser realizada por métodos alternativos, como enxertos transfaciais e transferências musculares enervadas.

O melhor momento para a reparação de lesões do nervo facial é a fase aguda. Nenhum resultado funcional pode ser melhor que uma adequada neurorrafia primária realizada o mais precocemente possível.

Lesões da glândula parótida

Dentre as glândulas salivares, a mais suscetível a lesões traumáticas é a parótida. Por sua localização, pode ser freqüentemente lesada, sendo a maior preocupação a lesão do ducto principal (Stensen).

Lesões glandulares simples evoluem satisfatoriamente, podendo-se realizar a rafia da glândula ou de sua fáscia. A drenagem da região é indicada no sentido de se evitar a formação de cistos salivares. Na presença de lesões intra-orais associadas, a drenagem pode ser realizada para a cavidade oral.

Lesões do ducto de Stensen requerem abordagem cirúrgica. Nas lesões suspeitas deve-se iniciar a abordagem através da cateterização do ducto. Diagnosticando-se lesão, a conduta adequada é a recanalização do ducto através de sutura de suas paredes, de preferência com técnica microcirúrgica. Recomenda-se a manutenção de um cateter no interior do ducto para evitar a ocorrência de estenoses, podendo ser exteriorizado para a cavidade oral.

É indispensável que se descartem lesões do nervo facial na presença de lesões da glândula parótida pela intimidade anatômica entre estas estruturas.

LEITURA ADICIONAL

1. Friedhofer H, Camargo CP. Reconstrução palpebral. In: Clínica Brasileira de Cirurgia. São Paulo: Robe Editora; 1995. Ano I, v. 3, p. 69-92.
2. Friedhofer H. Ferimentos das partes moles do nariz. In: Barros JJ, Souza LCM. Traumatismo buco maxilo facial. São Paulo: Roca; 1993. p.136-52.
3. Gemperli R. Ferimentos do pavilhão auricular. In: Barros JJ, Souza LCM. Traumatismo buco maxilo facial. São Paulo: Roca; 1993. p.153-60.
4. Gemperli R. Ferreira MC. Ferimentos de nariz, orelha e lábios. IIn: Clínica Brasileira de Cirurgia. São Paulo: Robe Editora; 1995. Ano I, v. 3, p.93-106.
5. Manson P. Facial injuries. In: McCarthy JG. Plastic surgery. Philadelphia: W. B. Saunders Company; 1990. p.867-1141.
6. Schultz RC. Soft tissue injuries of the face. In: Smith JW, Aston SJ. Grabb and Smith's plastic surgery. 4. ed. Boston: Little, Brown and Company; 1991. p.325-46.
7. Fonseca AS, Goldenberg DC, Alonso N et al. Seating position,seat belt wearing,and the consequences in facial fractures in car occupants. Clinics, 2007; 62: 289-94.

Algoritmo 77.1 – Investigação do trauma de partes moles da face

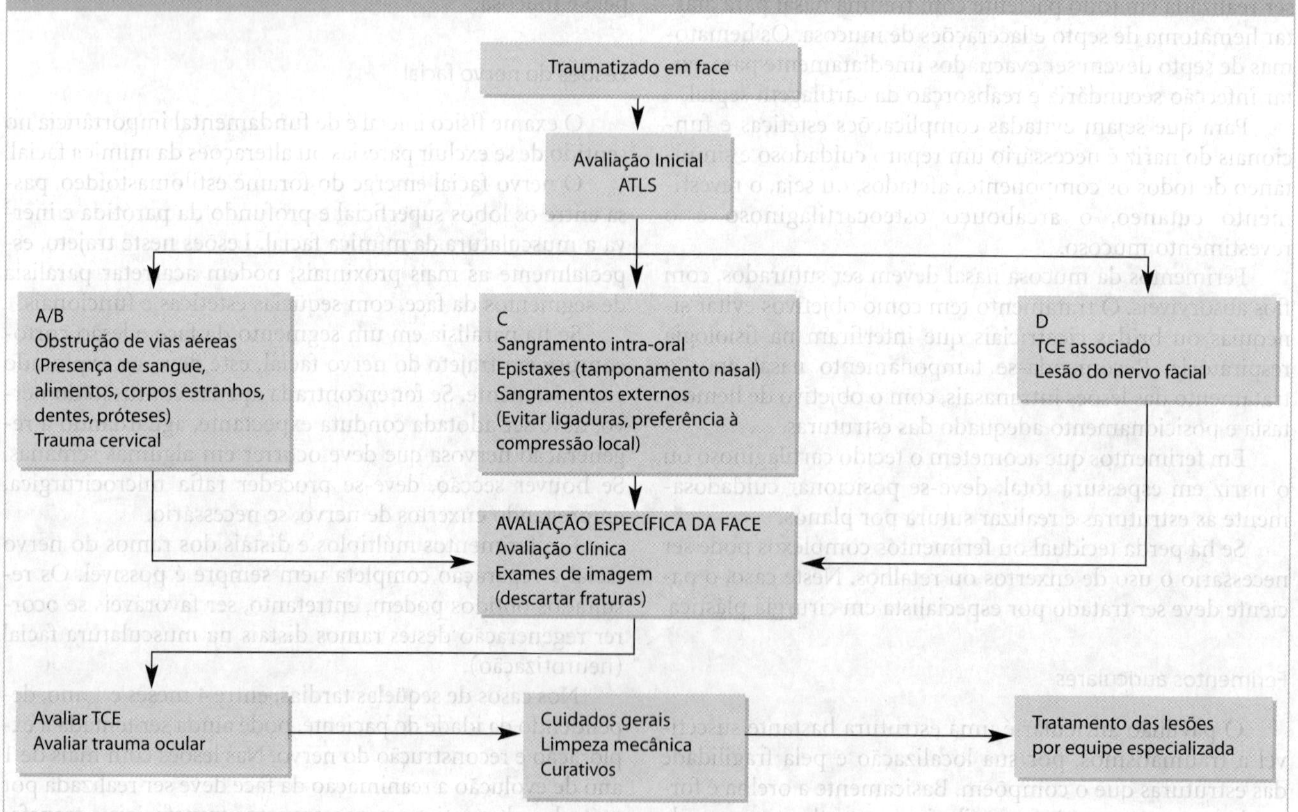

Traumatismos Torácicos

CAPÍTULO 78

Newton Djin Mori

TÓPICOS IMPORTANTES

- As lesões torácicas são freqüentes, denotam uma gravidade significativa, todavia muitas delas são passíveis de tratamento com simples procedimentos, como toracocentese, drenagem de tórax ou utilização de um curativo específico.
- Algumas das lesões suscitam risco imediato de morte e devem ser prontamente tratadas, à medida que são diagnosticadas na fase de avaliação inicial. Outras lesões devem ser abordadas na fase de exame secundário e tratadas após o seu reconhecimento, pois muitas são potencialmente letais.
- Deve-se estar atento para algumas situações que possam convergir para iatrogenias ou complicações, como a evolução de um pneumotórax simples para hipertensivo, ignorar a possível presença de uma lesão diafragmática, retardar o diagnóstico de uma lesão da aorta ou subestimar a gravidade das fraturas de arcos costais.

INTRODUÇÃO E DEFINIÇÕES

As lesões torácicas, por si só, denotam um grau considerável de gravidade de modo até intuitivo, muitas vezes com relação aos órgãos contidos nesta topografia. Desse modo, a cada 4 vítimas de trauma que falecem, pelo menos 1 tem como causa de óbito alguma lesão torácica.

Alguns autores identificaram em seus estudos que o trauma de tórax isoladamente é responsável por aproximadamente 12% das mortes em traumatizados e respondem por 56,4% das mortes/ano em traumatismos graves do tórax. O coração e os grandes vasos são responsáveis por 1/5 dos casos fatais nos traumatismos contusos do tórax.

Outro estudo, que procurou identificar a causa de óbito nos pacientes gravemente traumatizados, observou que 44 pacientes faleceram (do total de 360 casos analisados), com o índice de gravidade desta população igual a 28 (Injury Severity Score – ISS = 28). Daqueles que sofreram traumatismo craniano, 68% faleceram em média em 40,6 ± 12 minutos e nos portadores de traumatismos de tórax, 64% faleceram em média em 23,9 ± 12,2 minutos do tempo de atendimento. Logo, é possível concluir até o momento que os traumatismos torácicos são graves e são responsáveis por mortes precoces.

Ao se analisar as mortes precoces em trauma, salienta-se que, no período de atendimento inicial ao paciente traumatizado, considera-se que a primeira hora seja o período mais importante (a "hora de ouro") para evitar tais fatalidades. Assim, todo esforço deve ser concentrado na otimização deste socorro médico, considerando-se a aplicação do procedimento mais simples e o mais eficaz no menor tempo gasto, minimizando-se então as condutas inadequadas.

No relato de revisão publicado por Maio et al., em 155 mortes relacionadas com o trauma, 27 (17,4%) pacientes receberam cuidados inapropriados na sala de emergência. Outro dado crucial que se constata neste estudo é que existe um contingente não desprezível de mortes: 4 (2,6%) certamente evitáveis e outras 16 (10,3%) possivelmente evitáveis.

Um estudo que analisou minuciosamente causas apontadas como evitáveis nas salas de atendimento de emergência observou que em 12.320 pacientes ocorreram 900 mortes evitáveis (7,3%) e 70% destes pacientes morreram nas primeiras 24 horas do atendimento. Nesta mesma casuística, as lesões vasculares torácicas e do SNC compunham as principais causas de óbito na primeira hora da admissão.

Portanto, deduz-se que os traumatismos torácicos são graves, responsáveis por mortes precoces, as quais ocorrem num breve período desde o momento da chegada do paciente ao hospital, e identifica-se um contingente de mortes evitáveis nesta população, sendo que algumas delas possivelmente receberam cuidados inapropriados na fase de atendimento inicial.

Acrescenta-se a estas variáveis citadas o fato conhecido de que uma minoria destes pacientes requerem uma intervenção cirúrgica, do tipo toracotomia, como forma de tratamento, e que, via de regra, tão somente 10% dos pacientes com traumatismos contusos do tórax necessitam de procedimento cirúrgico terapêutico, bem como 15% a 30% dos traumatismos penetrantes.

Chega-se ao resultado de que, apesar da gravidade e da mortalidade, a maioria dos pacientes com lesões torácicas são bem tratados na sala de admissão dos prontos-socorros com a aplicação de simples procedimentos, tal qual a punção da cavidade torácica, a drenagem torácica ou um curativo especifico.

Estes procedimentos podem ser executados por um médico generalista dotado de embasamento teórico prático necessário para tal.

ETILOGIA E FISIOPATOLOGIA

As lesões torácicas, sejam elas penetrantes ou contusas, são responsáveis pelas alterações da homeostase na ventilação e, concomitantemente ou não, na circulação. Aqui, os fenômenos fisiopatológicos mais comumente envolvidos são a hipóxia, a hipercarbia e a acidose.

A hipóxia tecidual pode ser resultado de uma oferta inadequada de oxigênio aos tecidos, causada pela hipovolemia (por hemorragia), por alteração na relação ventilação/perfusão pulmonar e por alterações nas relações pressóricas intratorácicas. Por exemplo, na contusão pulmonar, o pulmão está sendo ventilado, porém, com uma dificuldade na perfusão. Inversamente, no pneumotórax ocorre uma dificuldade de ventilação, mas não de perfusão. Quando ocorre uma toracostomia traumática, a pressão intratorácica pode estar de tal maneira afetada que o pulmão do lado afetado não consegue se expandir, prejudicando assim a respiração.

A hipercarbia é mais comum quando existe hipoventilação em decorrência das alterações nas relações pressóricas intratorácicas, associada a um rebaixamento do nível de consciência.

A acidose metabólica é causada pela hipoperfusão dos tecidos, por exemplo quando o organismo está em choque.

ACHADOS CLÍNICOS E DIAGNÓSTICO DIFERENCIAL

Durante o atendimento ao paciente traumatizado, deve-se dar máxima atenção à detecção de alguns sinais clínicos que orientam o reconhecimento da presença de uma ventilação inadequada. O médico deve expor o tórax e o pescoço do paciente e:

- Observar: os movimentos respiratórios à procura de anormalidades, tal qual a assimetria na expansão da caixa torácica, a diminuição da amplitude destes movimentos, a presença de respiração paradoxal, cianose, escoriações, lacerações, a presença da distensão das veias do pescoço e o desvio da traquéia.
- Ouvir: som à percussão do tórax, presença de sibilos, roncos, murmúrio vesicular e bulhas cardíacas.
- Sentir: a presença de enfisema subcutâneo e crepitação dos arcos costais.

A abordagem ao paciente com lesão torácica deve seguir os mesmos preceitos gerais do atendimento ao paciente traumatizado como um todo, ou seja, realiza-se inicialmente um rápido exame primário, identificando as lesões que suscitam risco imediato de morte, aplicando, quando necessário, as manobras de reanimação e, uma vez controlada a situação de risco iminente de morte, concentra-se a atenção no exame secundário, identificando as lesões potencialmente letais, através da realização de um minucioso exame físico, acrescido ou não de informações de exames complementares, para finalizar com o tratamento definitivo ou a transferência do paciente, dependendo do local onde ele é atendido.

Portanto, algumas lesões torácicas devem ser prontamente diagnosticadas pelo profissional que assiste ao paciente e, uma vez identificado o problema, este deve ser rapidamente solucionado, pois, do contrário, esta vítima pode falecer em questões de segundos ou minutos. Aqui se enquadram situações como pneumotórax hipertensivo, pneumotórax aberto, tórax instável, hemotórax volumoso ou massivo e tamponamento cardíaco. Neste contexto, também estão inseridas as situações que justificam a realização da toracotomia de reanimação.

Outras lesões torácicas não acarretam a morte dos pacientes num tempo tão exíguo. Entretanto, estes ferimentos não são isentos de morbidade e, portanto, devem ser reconhecidos num segundo momento, ou seja, na fase do exame secundário: o pneumotórax simples, o hemotórax simples, a contusão pulmonar, lesões da árvore traqueobrônquica, a hérnia diafragmática traumática, a lesão de aorta, o trauma cardíaco contuso e a lesão esofágica.

Por fim, o enfisema do subcutâneo, a asfixia traumática e as fraturas dos arcos costais devem ser lembrados em função da sua freqüência e morbidade.

PNEUMOTÓRAX HIPERTENSIVO

Fisiopatologia

O pneumotórax hipertensivo consiste na entrada de ar no espaço pleural, resultante de um ferimento do parênquima pulmonar, associado ou não a uma lesão da parede torácica, que permite a formação de uma válvula unidirecional, isto é, o ar entra, mas não sai do espaço pleural, aumentando a pressão intrapleural. Quando a pressão neste espaço excede a pressão atmosférica, faz colabar ainda mais o pulmão. Em pouco tempo, a pressão aumenta de tal forma que "empurra" as estruturas vizinhas, ou seja, o coração, a traquéia e os vasos sangüíneos mediastinais são desviados para o lado contralateral da lesão e o diafragma é deslocado para baixo. Com o desvio do coração para o lado, diminui-se o retorno venoso tanto da veia cava superior como da inferior. Logo, o paciente pode demonstrar sinais clínicos de choque e as veias do pescoço podem tornar-se ingurgitadas. Além destas alterações circulatórias, o pulmão do lado oposto ao da lesão tem a sua expansão prejudicada.

Quadro clínico

A manifestação do pneumotórax hipertensivo pode ser bastante florida, isto é, a presença ou não de dor torácica, dispnéia (muitas vezes referida como "fome de ar"), desvio da traquéia, ausência de murmúrio vesicular do lado ferido, hipertimpanismo à percussão torácica, estase jugular, taquicardia, hipotensão arterial e cianose (sendo este último de manifestação tardia).

Tratamento

Na avaliação inicial, deve ser administrada alta concentração de oxigênio (FiO_2 de 0,85 a 1). Uma vez diagnosticado o pneumotórax hipertensivo, deve-se realizar uma manobra de descompressão imediata do hemitórax envolvido, com a punção torácica no segundo espaço intercostal, na linha médio-clavicular.

Com esta medida salvadora de vida, interrompe-se o regime de alta pressão estabelecido na cavidade pleural, retirando o paciente da condição de emergência, acrescentando a ele maior conforto ventilatório e circulatório (também interrompe-se o desvio do mediastino).

Portanto, como foi descrito, nota-se de imediato que o diagnóstico do pneumotórax hipertensivo é clínico, não havendo necessidade de se aguardar a radiografia do tórax para a abordagem do paciente.

O tratamento subseqüente à toracocentese é a drenagem da cavidade pleural, realizada no 5º espaço intercostal, anteriormente à linha médio-axilar.

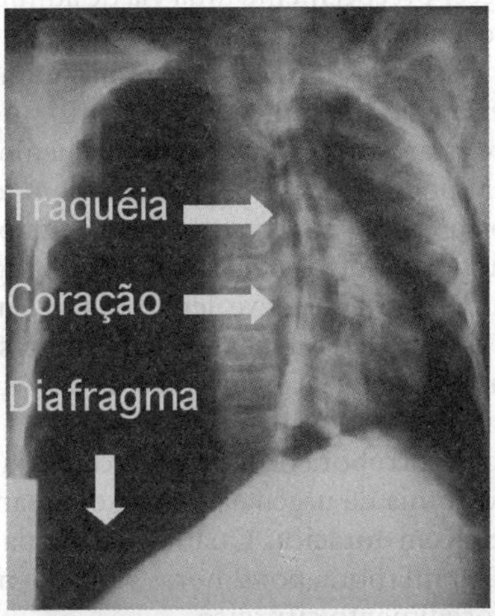

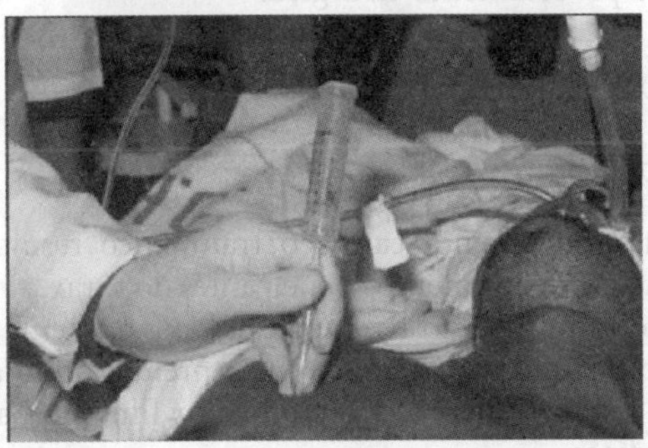

Figura 78.1 – Pneumotórax hipertensivo. Tratamento: descompressão imediata; diagnóstico clínico; não há necessidade de raio X.

PNEUMOTÓRAX ABERTO OU "FERIDA TORÁCICA ASPIRATIVA"

Fisiopatologia

Alguns ferimentos penetrantes do tórax podem produzir lesões da parede torácica com uma solução de continuidade entre a cavidade pleural e o meio ambiente. Muitas lesões pequenas cicatrizam-se sozinhas. Outras lesões de maior extensão ficam completamente abertas, permitindo que o ar entre e saia da cavidade pleural. De um modo geral, a gravidade da lesão da parede torácica é diretamente proporcional ao seu tamanho.

Em algumas situações, a própria ferida da parede torácica funciona como uma válvula, permitindo que o ar entre para o espaço pleural quando a pressão é negativa e impedindo que ele saia quando a pressão for positiva. Nesta situação, alguns autores denominam-na de "ferida torácica aspirativa". Novamente cria-se um ambiente favorável à instalação de um pneumotórax hipertensivo.

Quando a extensão da lesão aberta da parede torácica ultrapassa 2/3 do diâmetro da traquéia, cria-se um caminho anormal e preferencial para o ar, isto é, em vez do ar passar através do nariz, boca, faringe etc., o ar simplesmente entra no tórax através da lesão.

Quadro clínico

A manifestação principal do pneumotórax aberto é dor no tórax, dispnéia, taquipnéia e, quando existe um ferimento com um mecanismo valvular, identificam-se os sinais clínicos do pneumotórax hipertensivo.

Tratamento

Na avaliação inicial, deve ser administrada alta concentração de oxigênio (FiO_2 de 0,85 a 1). Com o tórax e o pescoço desnudo, o tratamento deve ser direcionado para a oclusão adequada do ferimento, que pode ser feita com gaze vaselinada coberta com gaze estéril ou qualquer outro tipo de curativo oclusivo fixado com fita adesiva, porém a oclusão completa é deletéria, como visto anteriormente. Então, fixa-se o curativo em apenas três lados, permitindo-se a saída do ar da cavidade pleural.

Após a oclusão apropriada da lesão, o tratamento subseqüente é a drenagem da cavidade pleural, realizada no 5º espaço intercostal, anteriormente à linha médio-axilar, ou então, o encaminhamento do paciente para a correção cirúrgica desta ferida.

TÓRAX INSTÁVEL

Fisiopatologia

Quando um trauma provoca múltiplas fraturas de arcos costais ou fraturas em dois locais diferentes, ocorre uma instabilização do gradeado costal com um grave prejuízo

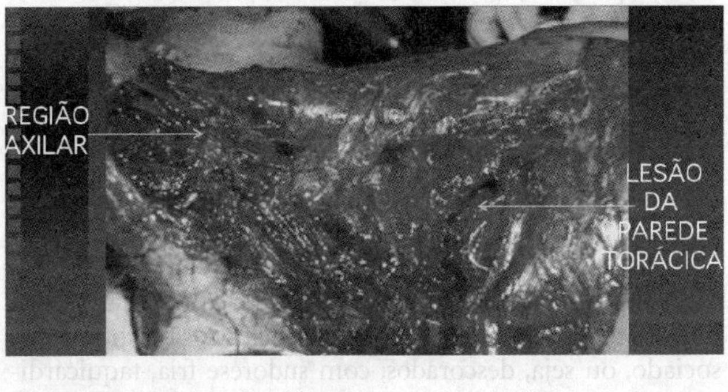

Figura 78.2 – Pneumotórax aberto.

dos movimentos respiratórios, denominado respiração paradoxal. A sensação visual que se tem é que o local afetado se retrai durante a inspiração, em vez de se expandir.

Se a magnitude do trauma foi suficientemente grande para ocasionar múltiplas fraturas de costelas, esta mesma energia transmite-se para os órgãos internos da caixa torácica, podendo resultar em contusão pulmonar, por exemplo. Logo, a dor e a contusão pulmonar constituem a gênese da hipóxia nos casos de tórax instável.

Quadro clínico

Clinicamente, os pacientes apresentam dor torácica, dispnéia e/ou taquipnéia, movimentos respiratórios anormais, crepitação das fraturas e um grau muito variável de insuficiência respiratória, em virtude da presença ou não da contusão pulmonar.

Tratamento

Na avaliação inicial, deve ser administrada alta concentração de oxigênio (FiO_2 de 0,85 a 1). Com o tórax e o pescoço desnudo, correção da hipoventilação e uma cuidadosa reposição volêmica devem ser feitas para se evitar a instalação da síndrome da angústia respiratória do adulto. Por vezes, há necessidade do uso de ventilação mecânica para a reexpansão do pulmão.

HEMOTÓRAX VOLUMOSO OU MASSIVO

Fisiopatologia

Quando ocorre lesão de vasos de grossos calibres, pulmonares e/ou sistêmicos, pode ocorrer o acúmulo de grande quantidade de sangue no espaço pleural.

Define-se como hemotórax volumoso quando detecta-se mais de 1.500 mL de sangue no hemitórax comprometido.

Esta quantidade de sangue é bastante representativa de um paciente traumatizado com comprometimento circulatório. Numa pessoa adulta, de 18 a 45 anos de idade, com 70 kg, em condições normais, estima-se que a volemia seja 7% do seu peso corpóreo, sendo que a perda de sangue representaria aproximadamente 30% da sua volemia; logo, estaria em choque hemorrágico.

Além do mais, a presença deste volume de sangue na cavidade pleural seria responsável por um efeito de massa, ou seja, poderia provocar o deslocamento das estruturas vicinais tal qual o mediastino para o lado contralateral à lesão, o diafragma para baixo e desvio da traquéia.

Como a perda sangüínea foi exuberante, apesar do desvio do mediastino, as veias do pescoço podem não se apresentar muito distendidas.

Quadro clínico

Clinicamente, estes pacientes podem apresentar-se dispnéicos e/ou taquipnéicos, com sinais clínicos de choque associado, ou seja, descorados, com sudorese fria, taquicárdicos, pulsos periféricos não-palpáveis, torporosos ou agitados. Entretanto, como pode ocorrer desvio das estruturas mediastinais, os sinais clínicos hipertensivos do pneumotórax podem estar presentes.

O diagnóstico diferencial é feito por meio da percussão torácica, que, no hemotórax volumoso, identifica-se submacicez à percussão (hiporressonância).

Tratamento

Na avaliação inicial, administra-se alta concentração de oxigênio (FiO_2 de 0,85 a 1). Com o tórax e o pescoço desnudo, prepara-se o paciente para uma drenagem torácica realizada no 5º espaço intercostal, anteriormente à linha médio-axilar do lado da lesão. Nestas circunstâncias, é preciso estabelecer precocemente uma via de administração de fluidos endovenosos.

Após a inserção do dreno, ocorre um grande extravasamento de sangue (pelo menos 1.500 mL). O médico assistente deve estar atento para um caso de hemotórax volumoso, o qual pode se tratar de um caso com lesão de um vaso de grosso calibre e, portanto, o paciente pode potencialmente necessitar de uma toracotomia de urgência.

O médico assistente deve lembrar também que esta quantidade de sangue pode ser coletada em frasco de tórax de autotransfusão e este sangue coletado ser readministrado ao paciente.

O fato que corrobora de modo marcante para a indicação da toracotomia de urgência é o fluxo de sangue do débito da drenagem torácica. Quando há perda de sangue maior que 200 mL/hora, por 2 horas subseqüentes, fica indicado o procedimento cirúrgico.

TAMPONAMENTO CARDÍACO

Fisiopatologia

O tamponamento cardíaco traumático resulta, mais comumente, de ferimentos penetrantes do tórax. À medida que o derrame pericárdico sanguinolento aumenta, há um prejuízo no volume diastólico final, prejudicando assim o volume sistólico final, acarretando, por fim, um baixo débito cardíaco.

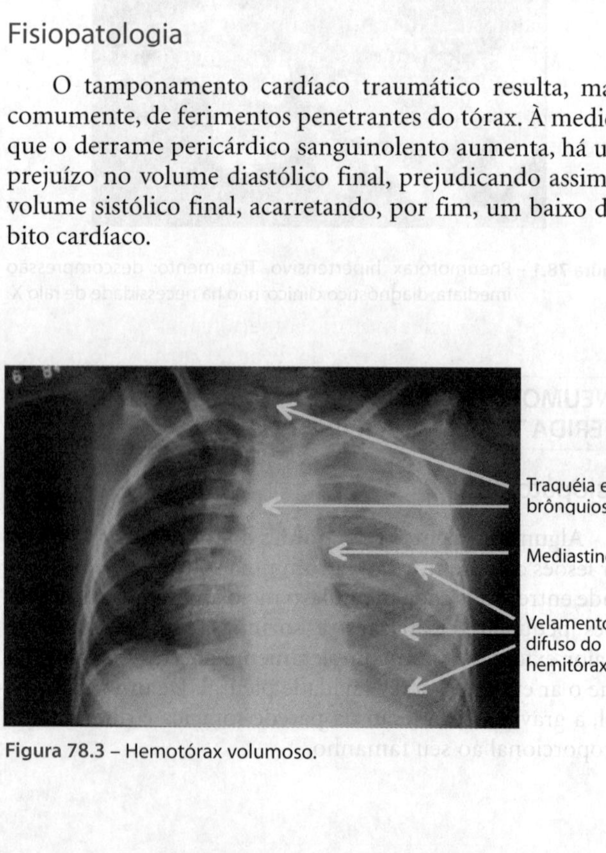

Figura 78.3 – Hemotórax volumoso.

Quadro clínico

Clinicamente, estes pacientes apresentam-se com sinais clínicos de uma circulação inadequada, por vezes em choque, outras mimetizando um paciente em parada cardíaca. O pulso paradoxal (redução da pressão sistólica maior que 10 mmHg na inspiração) constitui um sinal de tamponamento cardíaco. Outro sinal clínico associado com o tamponamento cardíaco é o sinal de Kussmaul (aumento da pressão venosa na inspiração). O clássico sinal da tríade de Beck (hipotensão arterial, hipofonese de bulhas cardíacas e pressão venosa central elevada) nem sempre está presente no trauma, pois, a hipotensão, na maioria das vezes, é causada por hipovolemia. A atividade elétrica sem pulso, na ausência de hipovolemia e de pneumotórax hipertensivo, também sugere tamponamento cardíaco.

Tratamento

Na avaliação inicial, administra-se alta concentração de oxigênio (FiO_2 de 0,85 a 1). A primeira medida na abordagem da circulação inadequada é tratar o paciente como se fosse portador de choque por causa hemorrágica, ou seja, providenciando-se duas vias de acesso venoso e infusão de 2.000 mL de solução salina isotônica. Na avaliação da resposta terapêutica à etiologia em questão, deve-se voltar para probabilidade diagnóstica de tamponamento cardíaco. A pericardiocentese subxifóidea pode ser útil para melhorar temporariamente a condição hemodinâmica do paciente. Este tempo ganho é extremamente valoroso, pois permite que o paciente seja transportado para a sala de cirurgia para o tratamento do ferimento cardíaco. A aspiração de 15 a 20 mL de sangue ou líquido pode propiciar tal melhora clínica.

O diagnóstico do tamponamento cardíaco nem sempre é fácil e evidente na fase de atendimento inicial. A utilização da ultra-sonografia nestas situações (FAST - *Focused Assessment Sonography in Trauma*) é extremamente útil no diagnóstico da presença de líquido no saco pericárdico.

PNEUMOTÓRAX

Fisiopatologia

Tal qual no pneumotórax hipertensivo, o pneumotórax simples consiste na entrada de ar no espaço pleural, resultante de um ferimento do parênquima pulmonar, associado ou não à uma lesão da parede torácica. Quando a pressão neste espaço excede a pressão atmosférica, faz colabar o pulmão. Em pacientes jovens em condições normais, a capacidade de reserva dos sistemas de ventilação e circulação normalmente impede que haja conseqüências agudas sérias de um pneumotórax simples. Em contrapartida, nos pacientes idosos, a reserva funcional pode estar diminuída devido a idade avançada ou doença cardiopulmonar, e o pneumotórax simples pode ser de manifestação mais exuberante.

Quadro clínico

É muito variável, desde um desconforto torácico até quadros de dispnéia mais intensos, mas comumente não há comprometimento circulatório.

O exame físico pode mostrar alteração da expansibilidade torácica, assimetria nos movimentos respiratórios, desconforto respiratório, hipertimpanismo à percussão do tórax, murmúrio vesicular presente, diminuído ou até mesmo ausente.

Tratamento

Na avaliação inicial, deve ser administrada alta concentração de oxigênio (FiO_2 de 0,85 a 1). Com o tórax e o pescoço desnudos, prepara-se o paciente para uma drenagem torácica realizada no 5º espaço intercostal, anteriormente à linha médio-axilar do lado da lesão.

Vale o axioma de que se é pneumotórax em trauma, a conduta é a drenagem, principalmente se o paciente for submetido a outros procedimentos, como neurocirurgia, anestesia geral e internação em centros de terapia intensiva.

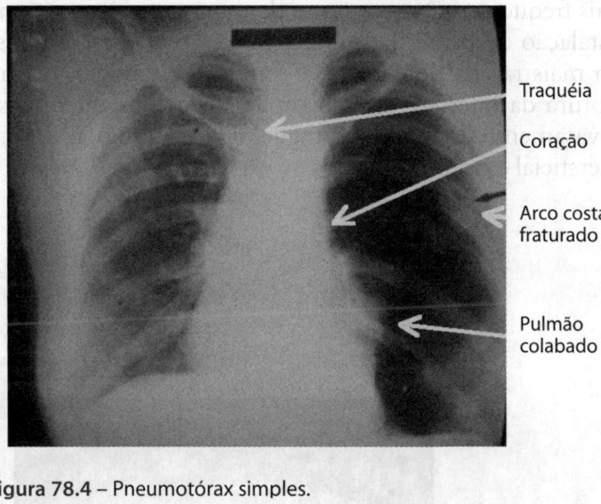

Figura 78.4 – Pneumotórax simples.

HEMOTÓRAX

Fisiopatologia

Hemotórax é a presença de sangue no espaço pleural, que pode ser oriundo da lesão de vasos intercostais ou do pulmão e de seus vasos. Trata-se de entidade muito comum, e o principal problema clínico é a hemorragia associada.

Quadro clínico

É muito semelhante ao pneumotórax simples, ou seja, é variável, dependente do grau de acometimento pleuropulmonar e circulatório. Em geral, os pacientes apresentam-se no pronto-socorro desde assintomáticos até com comprometimento ventilatório, isto é, dispnéicos, taquipnéicos, com alteração discreta na expansibilidade torácica e assimetria dos movimentos, percussão torácica desde som claro-pulmonar até discreta hipo-ressonância, murmúrio vesicular presente, normal ou diminuído.

Dependendo do grau de hemorragia, apresenta-se algum sinal clínico de comprometimento circulatório.

Tratamento

Na avaliação inicial, deve ser administrada alta concentração de oxigênio (FiO_2 de 0,85 a 1). Com o tórax e o pescoço desnudos, prepara-se o paciente para uma drenagem torácica realizada no 5º espaço intercostal, anteriormente à linha médio-axilar do lado da lesão.

Vale o axioma de que se é hemotórax em trauma, a conduta é a drenagem, principalmente porque é preciso saber quanto se drena e o que se drena.

CONTUSÃO PULMONAR

Fisiopatologia

Sem dúvida, é uma das lesões potencialmente letais mais freqüentes. O mecanismo de trauma mais comum na instalação desta entidade é a compressão e a descompressão mais rápida do tórax. Na contusão pulmonar, ocorre ruptura da interface alvéolo-capilar com conseqüente extravasamento de fluidos e sangue para o alvéolo, o espaço intersticial e os brônquios.

Quadro clínico

A insuficiência respiratória inicialmente é insidiosa, piorando nas 24 a 48 horas subseqüentes. A hemoptise ou a presença de sangue no tubo endotraqueal é um sinal de contusão pulmonar.

Tratamento

Na avaliação inicial, administra-se alta concentração de oxigênio (FiO_2 de 0,85 a 1). A manutenção da ventilação e oxigenação adequadas são os principais objetivos terapêuticos. O suporte ventilatório é indicado com bases clínico-laboratoriais. Alguns autores encorajam a postura de manutenção de restrição a fluidos. A adição de diuréticos a esta postura parece estar mais bem indicada nos casos que se comprovam a sobrecarga hídrica.

LESÃO DA ÁRVORE TRAQUEOBRÔNQUICA

Fisiopatologia

Não é incomum a lesão da traquéia passar despercebida na fase de atendimento inicial. É provocada tanto por mecanismos de trauma contundentes como penetrantes.

Quadro clínico

Uma das características marcantes da lesão da traquéia é a presença da dispnéia importante. A traquéia caracteristicamente é um órgão cartilaginoso e, por conseguinte,

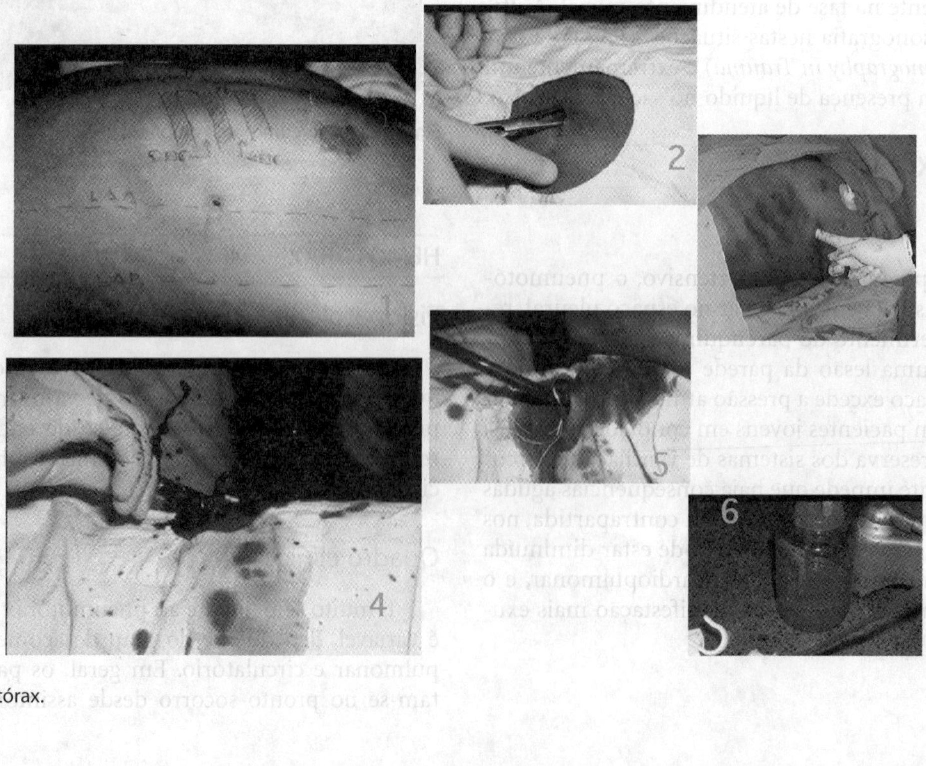

Figura 78.5 – Hemotórax.

quando um projétil de arma de fogo atinge parcialmente a sua estrutura anatômica, há uma perda da manutenção de sua arquitetura e a pressão negativa que se cria nas vias respiratórias durante a respiração pode causar obstrução parcial ou completa.

O diagnóstico presuntivo se faz pela clínica e a presença de pneumomediastino. O diagnóstico é firmado por meio da laringotraqueobroncoscopia.

Tratamento

Na avaliação inicial, deve ser administrada alta concentração de oxigênio (FiO_2 de 0,85 a 1). A abordagem cirúrgica é a maneira mais adequada de tratamento deste tipo de lesão.

HÉRNIA DIAFRAGMÁTICA TRAUMÁTICA

Fisiopatologia

Embora exista certo folclore quanto ao lado mais afetado, direito ou esquerdo, é importante salientar que estas lesões ocorrem com igual freqüência em ambos os lados. As lesões do diafragma do lado esquerdo parecem exibir alterações clinicamente mais significativas. O estômago, o cólon, o intestino delgado e o baço podem ser "empurrados" para a cavidade torácica, restringindo a expansão pulmonar e diminuindo a ventilação, podendo até mesmo ameaçar a vida.

A diferença significativa quanto aos ferimentos penetrantes ou contusos do diafragma reside no fato de as lesões penetrantes serem responsáveis por ferimentos diafragmáticos menores e, nas lesões contusas, por ferimentos diafragmáticos maiores.

Vale o axioma de que todo ferimento penetrante abaixo do 4º espaço intercostal é ferimento tóraco-abdominal até que se comprove o contrário e, portanto, também pode apresentar lesões no diafragma.

Quadro clínico

A lesão do diafragma apresenta uma gama maior de sinais e sintomas clínicos justamente por estar envolvida em dois setores distintos, o tórax e o abdome. O paciente pode apresentar queixa de dispnéia, taquipnéia, dor abdominal e sinais de comprometimento circulatório concomitante. Pode-se observar a diminuição do murmúrio vesicular, particularmente à esquerda, ou mesmo a presença dos ruídos hidroaéreos no hemitórax esquerdo.

Tratamento

Na avaliação inicial, administra-se alta concentração de oxigênio (FiO_2 de 0,85 a 1). Com o tórax e o pescoço desnudos, prepara-se o paciente para uma drenagem torácica realizada no 5º espaço intercostal, anteriormente à linha médio-axilar do lado da lesão. Durante a execução deste procedimento, o médico pode flagrar o conteúdo anormal na inspeção digital e, uma vez identificada esta anormalidade, cuidados adicionais devem ser tomados, para não provocar uma iatrogenia.

A radiografia do tórax pode ser útil no diagnóstico da lesão diafragmática, mas a ausência de sinais indicativos pode estar sendo mascarada por outras imagens ou artefatos. Diante desta situação, pode-se lançar mão do uso de uma radiografia constrastada (contraste hidrossolúvel). Em outras circunstâncias, a realização do exame ultra-sonográfico na sala de admissão pode auxiliar no diagnóstico destes ferimentos.

O tratamento definitivo é cirúrgico.

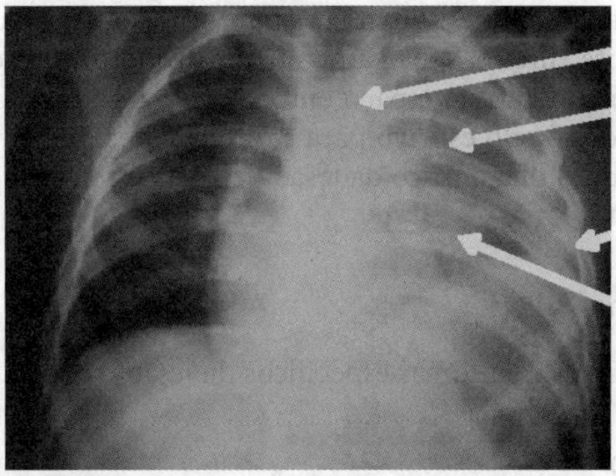

Figura 78.6 – Hérnia diafragmática traumática.

CONTUSÃO MIOCÁRDICA

Fisiopatologia

O espectro deste tipo de lesão é muito amplo. Não existe um padrão clínico característico desta lesão. As queixas costumam ser atribuídas a contusões da parede torácica ou a fraturas do esterno e/ou das costelas.

Quadro clínico

Os pacientes com contusão miocárdica podem queixar-se de desconforto torácico, dor, crepitação de arcos costais ou do esterno. O diagnóstico definitivo de contusão miocárdica pode ser estabelecido apenas por meio da inspeção direta do miocárdio. Os sinais eletrocardiográficos podem variar desde a normalidade até a indicação de um infarto agudo do miocárdio. A detecção de enzimas específicas no diagnóstico do infarto miocárdico também é muito variável. A ecocardiografia pode demonstrar a anormalidade na mobilização da parede miocárdica.

Tratamento

Na avaliação inicial, administra-se alta concentração de oxigênio (FiO_2 de 0,85 a 1). O tratamento específico da contusão miocárdica é muito semelhante ao tratamento instituído no infarto agudo do miocárdio.

LESÃO DA AORTA

Fisiopatologia

A lesão da aorta é uma causa comum de óbito imediato no trauma, principalmente em acidentes automobilísticos e queda de grande altura. Um paciente com possível lesão de aorta significa um caso de salvamento possível. O local mais provável de lesão de aorta é próximo ao ligamento arterioso. A suspeita diagnóstica desta lesão inicia-se com a identificação do alargamento de mediastino na radiografia simples do tórax ou a suspeita da presença de um hematoma no mediastino (borramento do botão aórtico, fratura dos dois primeiros arcos costais esquerdos, desvio da traquéia para a direita, *pleural cap*, elevação do brônquio-fonte direito, rebaixamento do brônquio-fonte esquerdo, borramento do espaço entre a artéria pulmonar e a aorta e o desvio do esôfago para a direita. O exame padrão-ouro para o diagnóstico da lesão de aorta é a arteriografia ou aortografia.

Quadro clínico

Não há sinais e sintomas específicos da lesão da aorta.

Tratamento

O tratamento da lesão de aorta está centrado no reparo direto destas lesões, bem como a ressecção e o enxerto da mesma.

LESÃO ESOFÁGICA

Fisiopatologia

O traumatismo do esôfago é mais freqüente no trauma penetrante do tórax. Nos traumatismos contusos, o mecanismo mais comum é a compressão epigástrica abrupta.

Quadro clínico

A suspeita diagnóstica da presença da lesão esofágica está no reconhecimento da desproporção entre a dor e a presença de choque no paciente com hemopneumotórax sem fratura. Um dos sinais clínicos mais evidentes é a identificação de restos alimentares no débito do dreno de tórax à esquerda. Os sinais indiretos da lesão são pneumomediastino ou enfisema de partes moles. Para o diagnóstico da lesão, pode-se lançar mão do esofagograma, realizado com contraste hidrossolúvel, seguido de endoscopia digestiva alta.

Tratamento

O tratamento da lesão do esôfago é a rápida retirada do mesmo para se evitar a instalação da mediastinite, cuja morbiletalidade é muito elevada.

LEITURA ADICIONAL

1. ATLS/SAVT. Trauma torácico. 8.ed. American College of Surgeons, Chicago, IL, 2008.
2. Battistella FD, Benfield JR. Blunt and penetrating injuries of the chest wall, pleura and lungs. In: Shields TW, LoCicero J III, Ponn RB, editors. General thoracic surgery. 5.ed. Philadelphia: Lippincott Williams & Wilkins, 2000. p.815.
3. Bertinchant JP, Robert E, Polge A, et al. Release kinetics of cardiac troponin I and cardiac troponin T in effluents from isolated perfused rabbit hearts after graded experimental myocardial contusion. Journal of Trauma 1999; 47(3): 474-80.
4. Callaham M. Pericardiocentesis in traumatic and nontraumatic cardiac tamponade. Annals of Emergency Medicine 1984; 13(10): 924-45.
5. Kazerooni Ella A, Gross Barry H. Core curriculum, thoracic trauma. The Cardiopulmonary Imaging. Lippincott Williams & Wilkins, 2004.
6. Fabian TC, Richardson JD, Croce MA, et al. Prospective study of blunt aortic injury. Multicenter trial of the American Association for the Surgery of Trauma. Journal of Trauma 1997; 42: 374-83.
7. Goldberg SP, Karalis DG, Ross JJ, et al. Severe right ventricular contusion mimicking cardiac tamponade: the value of transesophageal echocardiography in blunt chest trauma. Annals of Emergency Medicine 1993; 22(4): 745-7.
8. Hoyt DB. J Am Coll Surg 1988.
9. LoCicero III, J. et al. General thoracic surgery. 6.ed. Lippincott Williams & Wilkins, 2005.
10. Molina PL, Quinn MT, Bouchard EW, Lee JKT. Computed body tomography with MRI correlation. 4.ed. Lippincott Williams & Wilkins, 2006.
11. Mori ND. Choque. In: Birolini D, Utiyama E, Steinmann E. Cirurgia de emergência. Rio de Janeiro: Atheneu, 1993.
12. Patel NH, Stephens KE, Mirvis SE, et al. Imaging of acute thoracic aortic injury due to blunt trauma: a review. Radiology 1998; 209: 335-48.
13. PHTLS. Thoracic trauma. Basic and advanced prehospital trauma life support. 5.ed. St. Louis, Missouri, 2003.
14. Pryor JP, Schwab CW, Peitzman AB. Thoracic Injuries. Trauma Manual. 2.ed Lippincott Williams & Wilkins, 2002.
15. Rozycki GS, Feliciano DV, Oschner MG, et al. The role of ultrasound in patients with possible penetrating cardiac wounds: a prospective multicenter study. Journal of Trauma 1999; 46(4): 542-51.
16. Rozycki GS, Feliciano DV, Schmidt JA. The role of surgeon-performed ultrasound in patients with possible cardiac wounds. Annals of Surgery 1996; 223(6): 737-44.
17. Sahai A, Schuerer D. Trauma Surgery. Washington Manual of Surgery. 4.ed. Washington University School of Medicine: Lippincott Williams & Wilkins, 2005.
18. Woodring D. Radiographic manifestations of mediastinal hemorrhage from blunt chest trauma. Annals of Thoracic Surgery 1984; 37(2): 171-8.

Toracotomia na Sala de Emergência

CAPÍTULO 79

Newton Djin Mori

TÓPICOS IMPORTANTES

- Os fatores prognósticos da toracotomia na sala de emergência são avaliados em diversas publicações; encontramos dados que apontam para três variáveis importantes: o mecanismo de lesão, a área do corpo traumatizada e a condição fisiológica no local da ocorrência e na chegada do paciente ao hospital.
- Analisando-se a metodologia descrita e suas aplicações conclui-se facilmente que na atual conjuntura a análise da sobrevida dos pacientes submetidos à toracotomia na sala de emergência é muito variável (0 a 33%).
- A sobrevida desses pacientes é diretamente dependente do mecanismo de lesão, ou seja, ferimentos contusos (TF), ferimentos penetrantes por arma branca (FAB) ou arma de fogo (FAF).
- Pacientes vítimas de agressão por arma branca detêm estatisticamente maior índice de sobrevida (18 a 33%) quando comparados com as vítimas de agressão com arma de fogo.
- Para os pacientes vítimas de ferimentos contusos os indicadores apontam para uma sobrevida de 0 a 2,5%, razão pela qual alguns autores afirmam que raramente haveria a necessidade da realização de toracotomia na sala de emergência para esta população.
- A mortalidade ou sobrevida não são os únicos indicadores utilizados para a análise deste procedimento cirúrgico, mas pode-se surpreender com o fato de que uma parcela razoavelmente pequena de pacientes recebem alta com padrão neurológico intacto.

INTRODUÇÃO E DEFINIÇÕES

O progresso no cuidado ao paciente traumatizado é absolutamente notável nas últimas décadas. Considerando-se a estruturação neste âmbito, detecta-se a implantação de sistemas de resgate ou atendimento pré-hospitalar, aliados a hospitais dotados de profissionais treinados para a assistência a este tipo de paciente cujo resultado propiciou um aumento sensível do número de admissões de doentes em condições críticas na sala de emergência. Portanto, não é incomum, no cenário atual, a realização de uma toracotomia de emergência, isto é, imediata, com o intuito de reanimar e controlar uma hemorragia que ameaça a vida deste paciente gravemente enfermo.

Assim, a compreensão dos objetivos fisiológicos, a seleção das indicações, as manobras técnicas e as conseqüências sistêmicas são tópicos cruciais para a melhor utilização deste recurso técnico para a reanimação do doente.

A literatura médica atual provê muitas informações relevantes a respeito da aplicação desta modalidade terapêutica que pode ser desenvolvida por um cirurgião devidamente qualificado, o qual no momento da chegada do doente, poderá avaliar a necessidade e a possibilidade de sucesso de uma toracotomia na sala de emergência.

Historicamente é interessante observar que a toracotomia foi sugerida como manobra de reanimação para a execução de massagem cardíaca aberta em 1874. Alguns anos após, em 1882, Block demonstrava o sucesso do reparo de lacerações cardíacas caninas a partir de uma toracotomia. Contudo, parece que o tom polêmico já se consagrava como marca patente quando o assunto era a toracotomia de emergência, pois Theodore Bilroth declarou, em 1882, que o cirurgião que tentasse suturar uma lesão cardíaca perderia o respeito dos seus colegas.

Entretanto, mais uma indicação da toracotomia de emergência surgia com um marco histórico, resultado do sucesso da sutura de uma lesão do ventrículo direito complicada por tamponamento cardíaco relatada por Rehn, em 1897. Subseqüentemente, Igelsbrud ressuscitou uma vítima em parada cardíaca por trauma com massagem cardíaca aberta em 1901. A primeira toracotomia "pré-hospitalar" com reparo de uma lesão cardíaca com sucesso é atribuída a Hill, realizada sobre uma mesa de cozinha em Montgomery, Alabama, em 1902. Com base nesses relatos, conclui-se que a toracotomia de emergência foi comumente utilizada nas situações de parada cardíaca e para correção de ferimentos cardíacos próximo de 1900.

Todavia, as indicações para a toracotomia de emergência pós-trauma tornaram-se mais limitadas quando Blalock e Ravitch advogaram a pericardiocentese somente como tratamento preferido para o tamponamento cardíaco em 1943.

Nas cinco décadas subseqüentes, o colapso cardiovascular foi a indicação mais comum para a toracotomia de emergência, até a introdução das técnicas de desfibrilação externa por Zoll et al. em 1956 e a demonstração da eficácia da compressão no tórax fechado por Kouwenhoven et al. em 1960.

Na década de 1960 Beall et al. reafirmavam a importância da toracotomia imediata para o salvamento de pacientes com lesões torácicas que ameaçavam a vida.

Nos anos 1970 e 1980, a oclusão temporária da aorta torácica nos pacientes com trauma abdominal exsangüinantes expandiu as indicações para este procedimento.

Na última década, com análises críticas no seguimento de pacientes pós-toracotomia por trauma na sala de emergência, tem-se estimulado o emprego desta técnica cirúrgica numa abordagem mais seletiva.

TORACOTOMIA

Objetivos

A toracotomia na sala de emergência é um procedimento cirúrgico que visa a abertura da(s) cavidade(s) torácica(s) com o objetivo precípuo de:

1. Fornecer acesso para a realização da massagem cardíaca interna,
2. Controlar hemorragias massivas intratorácicas ou a embolia gasosa.
3. Descomprimir o tamponamento cardíaco.
4. Permitir a oclusão temporária da aorta torácica descendente reduzindo a hemorragia em sítios subdiafragmáticos e redistribuindo o fluxo sangüíneo para o coração e o cérebro.

Indicações

Basicamente podemos delimitar três grupos de pacientes que adentram à sala de emergência ou pronto-socorro:

1. O primeiro, composto por pacientes com "sinais clínicos de vida", isto é: (a) pacientes com pressão sangüínea detectável; (b) pulso palpável; (c) atividade pupilar e (d) movimento respiratório ou qualquer outro sinal fraco de viabilidade.
3. O segundo grupo com pacientes sem sinais clínicos de vida, mas com alguma atividade elétrica (com o registro de dissociação eletromecânica, atividade elétrica sem pulso ou qualquer outro registro elétrico ao exame).
4. O último grupo seria aquele que dá entrada sem sinais clínicos de vida e sem qualquer registro de atividade eletrocardiográfica.

A análise crítica de muitas publicações restringe a utilização deste ato operatório aos dois primeiros grupos populacionais. Todavia, longe de ser um ponto pacífico, estas duas primeiras populações são tema de diversas publicações conflitantes e algumas vezes polêmicas, cujos resultados demonstram que pacientes admitidos com sinais clínicos de vida têm um melhor índice de sobrevida (11 sobreviventes em 21) do que aqueles admitidos sem sinais clínicos de vida (sem sobreviventes em 28) como os observados por Aihara et al. e corroborados por resultados semelhantes de outras publicações.

Para o terceiro grupo populacional, outros estudos são enfáticos em afirmar que a toracotomia na sala de emergência seria um procedimento fútil para os pacientes admitidos sem sinais de vida na cena do trauma ou dentro dos 5 a 10 minutos da chegada da equipe de resgate à sala de pronto atendimento.

Alguns autores foram mais adiante e apontaram a importância da variável tempo no resultado final da aplicação terapêutica da toracotomia na sala de emergência.

Coasts et al. puderam estudar a aplicação desta modalidade terapêutica na fase pré-hospitalar do atendimento ao traumatizado. As equipes eram compostas por profissionais previamente treinados, capazes de realizar a toracotomia em campo, não necessariamente realizada por um cirurgião, num formato padronizado, aplicado num período de janeiro de 1993 a dezembro de 1999 em Londres pelo serviço de trauma London Helicopter Emergency Medical Service. O desfecho deste trabalho levou os autores a concluírem que os pacientes que sofreram parada cardiorrespiratória por um período maior que 10 minutos geralmente não sobreviviam, apesar dos esforços realizados com o auxílio de uma toracotomia para a reanimação dos mesmos.

Assim, outros estudos demonstraram que há um valor prognóstico negativo no tempo gasto entre a perda do débito cardíaco e a realização da toracotomia, bem como a parada cardíaca que ocorre durante o transporte do paciente, do local do incidente ao pronto atendimento. Pode-se obter pelo menos três citações relacionando o tempo máximo de parada cardiorrespiratória e a sobrevida após a toracotomia de reanimação de 9 minutos, 13 minutos e 16 minutos.

Outro fator importante, praticamente um consenso da literatura, diz respeito ao mecanismo de trauma, isto é, a maioria dos autores é uníssona na afirmação de que o método não tem valor significativo ao se tratar de pacientes vítimas de ferimentos contusos do tórax.

Vias de acesso

A estabilidade hemodinâmica do paciente pode ser o marco fisiológico determinante na abordagem cirúrgica das lesões torácicas. Sendo assim, para os hemodinamicamente instáveis, a toracotomia ântero-lateral esquerda é a via de acesso de escolha, pois:

1. Permite um rápido acesso às vísceras de cada um dos seus respectivos compartimentos;
2. Pode ser executada com instrumentos cirúrgicos simples;
3. Permite o prolongamento da incisão para o lado contralateral quando necessário e
4. Não necessita de decúbito especial para a execução da mesma.

Para os pacientes com condição hemodinâmica estável, a toracotomia passa a ser parte de um planejamento cirúrgico tático, visando a abordagem mais precisa da lesão, por exemplo. A Tabela 79.I resume alguns exemplos.

É imprescindível ponderar que não é possível abordar todas as cavidades torácicas através de uma única via de acesso na toracotomia de emergência e que a correta opção da via de acesso pode se tornar um fator determinante do sucesso do método.

Tabela 79.I – Exemplos de indicações cirúrgicas e o tipo de incisão

Tipo de incisão	Objetivos cirúrgicos
Toracotomia anterior direita	Lesões penetrantes do hemitórax direito com suspeita de hemorragia massiva e a embolia gasosa associados a hipotensão.
Esternotomia mediana	Lesões do coração, da aorta ascendente, do arco aórtico e dos vasos mediastinais.
Toracotomia esquerda	Para a pericardiotomia, a massagem cardíaca aberta e a oclusão aórtica.

Para uma compreensão mais realística da indicação das toracotomias em situações de urgência consideraremos uma pequena amostra populacional do nosso serviço.

No período de janeiro de 1999 a outubro de 2000, foram atendidos 76 pacientes com traumatismos contusos do tórax no Pronto-Socorro do Hospital das Clínicas da Faculdade de Medicina da Universidade de São Paulo. Destes, 3 pacientes (4,0%) não apresentavam sinais de vida no momento da admissão. A Tabela 79.II mostra a proporção de lesões.

Tabela 79.II – Tipos de lesões encontradas e sua freqüência

Achados clínicos/cirúrgicos	N	%
Contusão do miocárdio	1	1,37%
Hilo pulmonar	1	1,37%
Toracostomia traumática	1	1,37%
Hemoptise	1	1,37%
Lesão das vias aéreas	2	2,74%
Ruptura da aorta torácica	2	2,74%
Lesão do diafragma	2	2,74%
Hemotórax maciço	4	5,48%
Parede torácica como única lesão	5	6,85%
Alargamento do mediastino	5	6,84%
Contusão pulmonar	19	26,03%
Hemotórax	26	35,62%
Pneumotórax	38	52,05%
Fraturas dos arcos costais	40	54,79%

Nesta casuística as lesões associadas encontradas foram as seguintes: traumatismos cranienceféfalicos, 49,31%, lesões de extremidades, 36,98%, trauma abdominal, 19,17%, traumatismos da face, 13,69%, lesões da coluna, 12,32% e traumatismos pélvicos em 9,58%. Deste total, 7 (9,59%) pacientes foram submetidos a explorações cirúrgicas, as quais foram determinadas, em 5 (71,42%) destes, pela presença de hemotórax volumoso associado ao quadro de choque hemorrágico grave (pressão arterial não mensurável) ou a choque refratário à reposição volêmica vigorosa.

Durante o mesmo período, o Pronto-Socorro do Hospital das Clínicas atendeu 143 casos de ferimentos penetrantes do tórax, 109 (76,22 %) decorrentes de projéteis de arma de fogo e 34 (23,77%) por armas brancas. Deste total, 39 (27,2%) pacientes foram submetidos a toracotomias, com as seguintes indicações: 14 (35,8%) por hemotórax maciço e choque hemorrágico grave em conseqüência da lesão de grandes vasos mediastinais, 15 (38,4%) devido a lesões de traquéia e de esôfago, isolados ou em associação, 3 (7,69%) devido a tamponamento cardíaco, 1 (2,56%) decorrente de hemotórax maciço e choque causado por extensa laceração pulmonar e 6 (15,38%) toracotomias de emergência em sala de admissão (para clampeamento da aorta descendente torácica, para massagem cardíaca a céu aberto e para reposição volêmica rápida após cateterização do átrio direito). A videotoracoscopia foi realizada em 3 (7,69%) casos para esvaziamento de hemotórax coagulado ou para a retirada de corpos estranhos (projétil de arma de fogo) alojados no mediastino.

Assim sendo, poderíamos concluir que em média realizamos 46 toracotomias em situações de urgência em 22 meses o que resultaria numa média de 2 toracotomias mensais, sendo estas o correspondente a cerca de 21% (do total de 219 pacientes) de indicações cirúrgicas e 3,2% (do total de 219 pacientes) submetidos a toracotomia na sala de emergência.

Aplicação técnica cirúrgica – Como realizar a toracotomia

A toracotomia na sala de emergência está inserida na seqüência de prioridades terapêuticas no atendimento inicial ao traumatizado, particularmente na fase do exame primário e reanimação, especificamente na abordagem da circulação e do controle da(s) hemorragia(s). Portanto, a toracotomia deve ser precedida pela aquisição de uma via aérea definitiva (intubação endotraqueal ou cricotiroidostomia). Tomemos como exemplo a realização da toracotomia anterior. Subseqüentemente à abordagem das vias aéreas e ventilação, abduz-se o membro superior (ipsilateral ao lado desejado da abordagem cirúrgica) e realiza-se uma incisão, com o auxílio de um bisturi, no 4º ou 5º espaço intercostal, 1,5 cm distal à borda esternal, estendendo-se o mais lateralmente possível, expondo-se assim o respectivo espaço intercostal (Figuras 37.1 e 37.2). Alguns autores são contundentes em afirmar que não se deve desperdiçar tempo com o preparo da pele e a hemostasia dos vasos da ferida cirúrgica bem como na dissecção da artéria mamária interna (Figura 79.3).

Os músculos intercostais e a pleura parietal são cisalhados com o auxílio de uma tesoura romba, tomando-se como linha mestra a borda superior da costela. Posiciona-se então um afastador torácico dando início à exposição das vísceras da respectiva cavidade torácica (Figuras 37.4 e 37.5). Se alguma resistência for detectada na abertura do aparelho pode ser empregada a cisão da musculatura intercostal ou cartilagem costal.

As manobras subseqüentes dependem das circunstâncias clínicas ou dos achados intra-operatórios propriamente ditos.

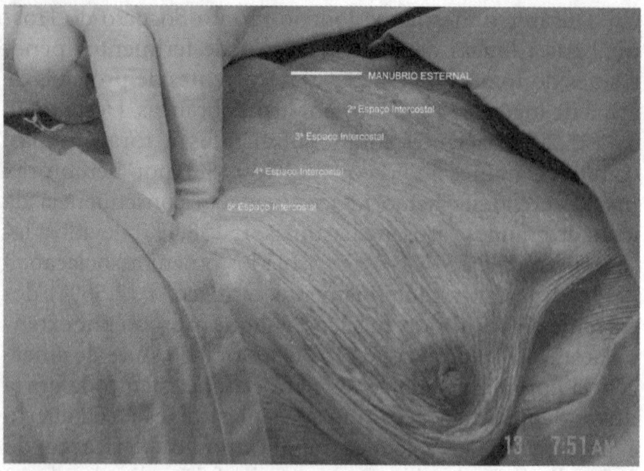

Figura 79.1 – Apresentação do local para a realização de toracotomia em paciente do sexo feminino.

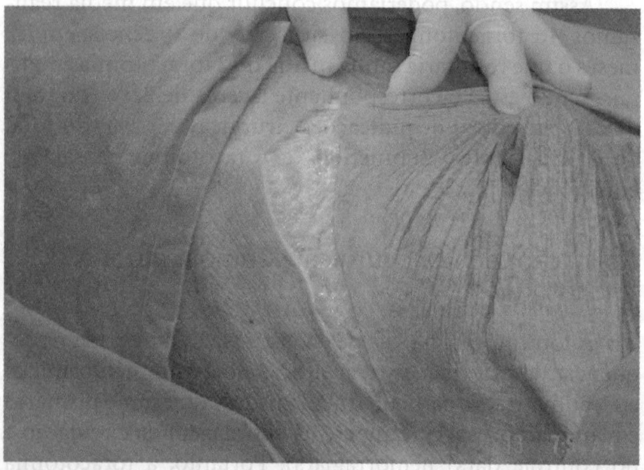

Figura 79.2 – Realização de uma ampla incisão para uma toracotomia ântero-lateral esquerda.

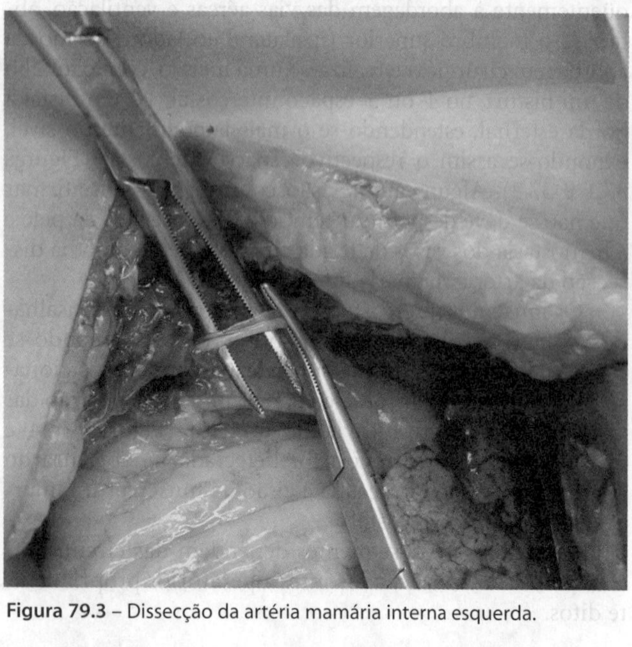

Figura 79.3 – Dissecção da artéria mamária interna esquerda.

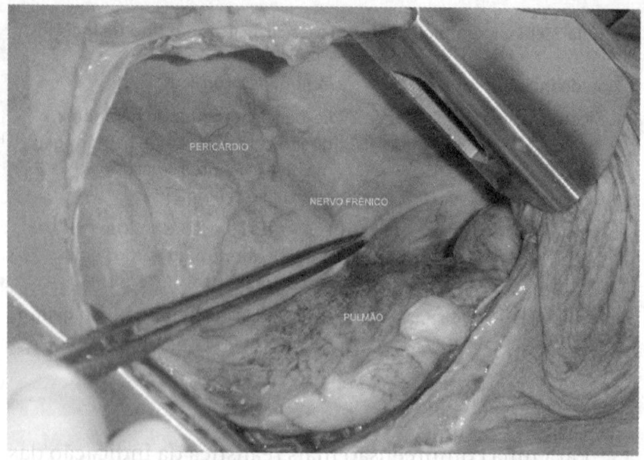

Figura 79.4 – Introdução de um afastador torácico, logo após a realização da toracotomia ântero-lateral esquerda em mulher.

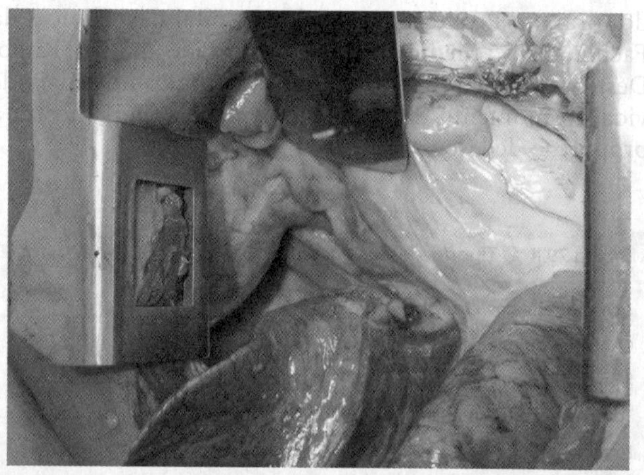

Figura 79.5 – Acionamento do afastador de tórax com a subseqüente exposição da cavidade torácica e suas vísceras.

Pericardiotomia

A abordagem à cavidade pericárdica através de uma pericardiotomia permite a realização de:

a. Destamponamento local.
b. Acesso para a realização de massagem cardíaca interna e
c. Controle das lesões cardíacas.

Via de acesso para massagem cardíaca interna

Na abordagem do paciente que necessita de uma toracotomia para a reanimação, é premente a aquisição prévia de uma via aérea definitiva, seguida da manutenção adequada da ventilação e do controle da hemorragia e tratamento da circulação inadequada. Nestas circunstâncias, quando se identifica ausência de pulso o prognóstico torna-se sombrio a menos que uma causa reversível seja imediatamente diagnosticada e tratada com a abertura da(s) cavidade(s) torácica(s). Logo, analogamente, se o coração está parado, todas as manobras para a restauração dos batimentos cardíacos devem ser instituídas rapidamente.

Entretanto, algumas considerações críticas devem ser observadas neste momento, isto é: o próprio pneumotórax hipertensivo, a hemorragia e o tamponamento cardíaco têm como variável comum o prejuízo ao retorno venoso; durante a massagem cardíaca externa, a compressão do tórax pode resultar num débito cardíaco de até 30% o valor normal e certamente é dependente do retorno venoso ao coração; outro dado considerável é que a massagem cardíaca externa nos pacientes traumatizados muitas vezes é ineficaz e pode causar lesão miocárdica; por fim, a utilização de drogas inotrópicas e vasopressoras como a adrenalina num paciente hipovolêmico pode resultar em hipóxia e disfunção miocárdica.

Outra informação pertinente mostra que o ritmo cardíaco terminal mais comum nos pacientes traumatizados é a ausência de atividade elétrica, ritmos bradiassistólicos e ocasionalmente taquicardia ventricular/fibrilação ventricular.

Posto desta forma, deve-se considerar as etiologias da ausência de atividade elétrica, a ocorrência de hipovolemia, hipotermia, tamponamento cardíaco e pneumotórax hipertensivo.

Já o desenvolvimento de ritmos bradiassistólicos geralmente indicam a presença de hipoxemia grave ou falência cardiorrespiratória.

A taquicardia ventricular e a fibrilação ventricular são tratadas com a desfibrilação.

Muito embora a epinefrina seja administrada durante o tratamento destas arritmias proposto pelo protocolo do ACLS (Advanced Cardiovascular Life Support), ela pode ser ineficaz na presença de hipovolemia grave não corrigida.

Todas estas ponderações poderiam salientar somente as vantagens da massagem cardíaca interna. Contudo, é necessário considerar que a toracotomia não melhora significativamente o prognóstico de pacientes traumatizados vítimas de ferimentos contusos, mas ela pode ser uma medida salvadora no trauma penetrante do tórax, particularmente nos ferimentos cardíacos.

Alguns trabalhos experimentais confirmam a superioridade da massagem cardíaca interna sobre a externa quanto a perfusão coronariana e cerebral. Tanto que alguns protocolos que orientam o uso da toracotomia na sala de emergência propõem que na ocorrência de parada cardíaca nos pacientes traumatizados, a massagem cardíaca interna deva ser iniciada logo que possível, subseqüentemente à liberação do tamponamento cardíaco e controle da hemorragia e que o método com melhor aceitação é a realização da massagem cardíaca com as duas mãos (Figura 79.6), que promove melhor débito cardíaco e minimiza o risco de perfuração do miocárdio quando a reanimação é realizada com uma única mão (Figura 79.7).

Descompressão do tamponamento cardíaco – Controle das lesões cardíacas

A pericardiotomia é realizada através de uma incisão longitudinal, anterior e paralela ao nervo frênico, da raiz da aorta superiormente à borda diafragmática inferiormente (Figura 79.8).

Uma vez identificada a presença de coágulos no saco pericárdico, estes devem ser completamente removidos e o

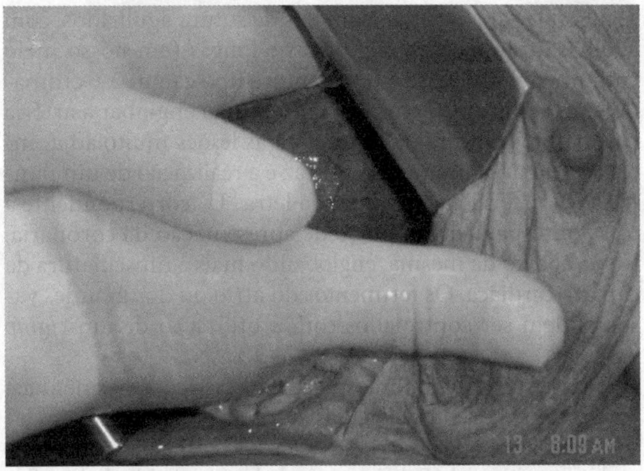

Figura 79.6 – Massagem cardíaca interna com a utilização das duas mãos.

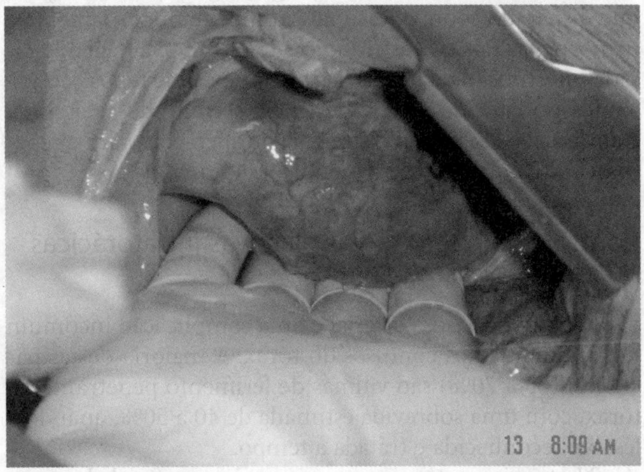

Figura 79.7 – Massagem cardíaca interna com a utilização de uma única mão.

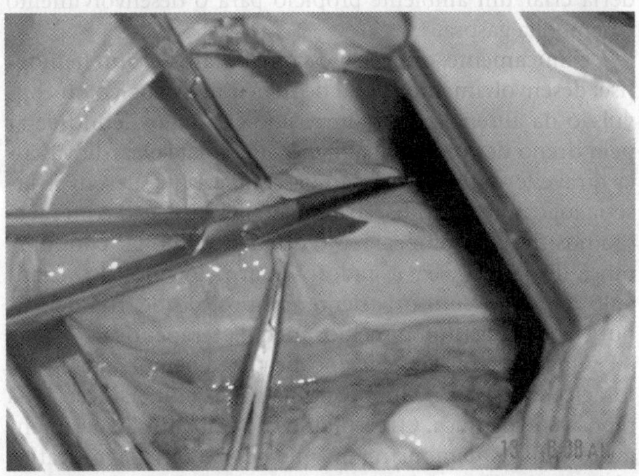

Figura 79.8 – Pericardiotomia, respeitando-se a sintopia com o nervo frênico.

coração deve ser mobilizado manual e cuidadosamente para fora desta cavidade para a inspeção dos possíveis locais de sangramento. As lesões da parede ventricular podem ser controladas com a oclusão digital imediata sobre as mesmas seguida da rafia da lesão com fios de sutura agulhados, com agulhas atraumáticas, cilíndricas e longas (em nosso meio comumente utiliza-se o fio de sutura tipo catgut 2-0 cromado com agulha de 3 cm) evitando-se não englobar a artéria coronária na sutura da lesão. Para as lesões muito adjacentes à coronária, um método eficaz é a realização de um ponto em "U", sendo a curvatura da letra "U" correspondente a um ponto paralelo ao plano de apresentação da coronária, isto é, abaixo da mesma, englobando mais a musculatura da câmara cardíaca. Os ferimentos do átrio ou dos grandes vasos podem ser controlados com a utilização de um *clamp* vascular.

Existem na literatura específica descrições de métodos para o controle temporário dos locais de sangramento das lesões cardíacas, que poderia ser realizado com a inserção direta de um cateter de Foley através da lesão seguida de insuflação do balonete e tração do cateter obtendo-se assim a oclusão temporária do sítio hemorrágico. Mais recentemente outro método descreve o emprego do grampeador de pele, que disparado sobre a lesão interrompe temporariamente a hemorragia. Tais táticas cirúrgicas têm como vantagem a rápida interrupção da hemorragia e um local de reposição volêmica no caso do cateter de Foley, permitindo-se assim a transferência do paciente até a sala de operações para o reparo definitivo das lesões sob condições ideais.

Controle de hemorragias massivas intratorácicas ou embolia gasosa

A embolia gasosa arterial é uma complicação incomum nos traumatismos contusos do tórax. A maioria destes pacientes (65 a 70%) são vítimas de ferimento penetrante do tórax, com uma sobrevida estimada de 40 a 50%, quando a lesão é reconhecida e tratada a tempo.

Nestas circunstâncias, a presença de uma fístula broncopulmonar, acrescida da tríade composta por hipovolemia, hipotensão e ventilação mecânica com pressão positiva, poderia criar um ambiente propício para o desenvolvimento da embolia gasosa.

Clinicamente, os pacientes apresentam-se com hemoptise, desenvolvimento súbito de déficit neurológico ou convulsão na ausência de traumatismo craniano, débito de ar pelo dreno de tórax e finalmente um colapso cardiovascular grave levando a uma parada cardíaca que desenvolver-se-ia logo após a intubação e início da ventilação com pressão positiva. O clampeamento do hilo pulmonar com uma pinça de Satinsky e a aspiração do ar pelo ápice do ventrículo esquerdo com o paciente em posição de Trendelemburg pode constituir a melhor medida terapêutica.

Quando a hipótese diagnóstica for a hemorragia intratorácica massiva a melhor conduta não é a intensificação da reposição volêmica. Os resultados de trabalhos experimentais e clínicos demonstraram que ocorre uma significativa piora na perda sangüínea nesta situação. Para Brohi, se a administração de 500 mL de fluido não produz qualquer efeito, deve-se interromper a infusão venosa até que se consiga o controle da hemorragia.

Oclusão da aorta torácica descendente

A oclusão da aorta torácica descendente é realizada justa diafragmática ou inferiormente ao hilo pulmonar esquerdo. Logo após a realização da toracotomia esquerda, secciona-se o ligamento inferior do pulmão esquerdo (Figura 79.9), elevando-o anterior e superiormente, permitindo-se a visualização da pleura mediastinal no momento da sua incisão (Figura 79.10); com uma dissecção romba individualiza-se a aorta do esôfago anteriormente e da fáscia pré-vertebral posteriormente, tomando-se o cuidado para não se liberar completamente a aorta em toda sua circunferência em decorrência da lesão dos seus ramos no nível torácico. Quando a aorta for apropriadamente exposta utiliza-se uma pinça de Satinsky ou DeBakey para a sua oclusão.

A oclusão da aorta torácica é utilizada na toracotomia na sala de emergência de alguns centros com o intuito primário de redistribuir o volume sangüíneo circulante para as artérias

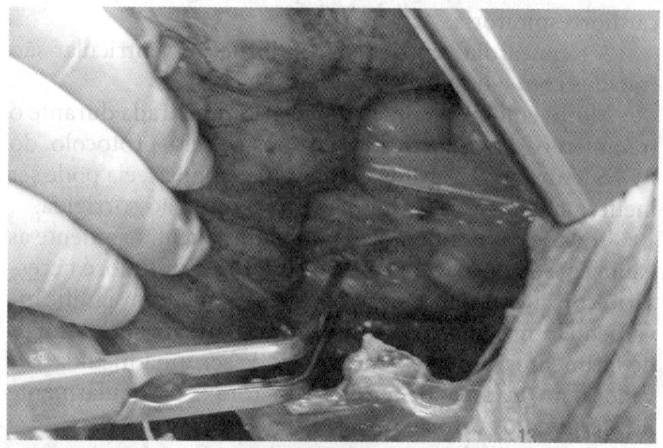

Figura 79.9 – Secção do ligamento inferior do pulmão.

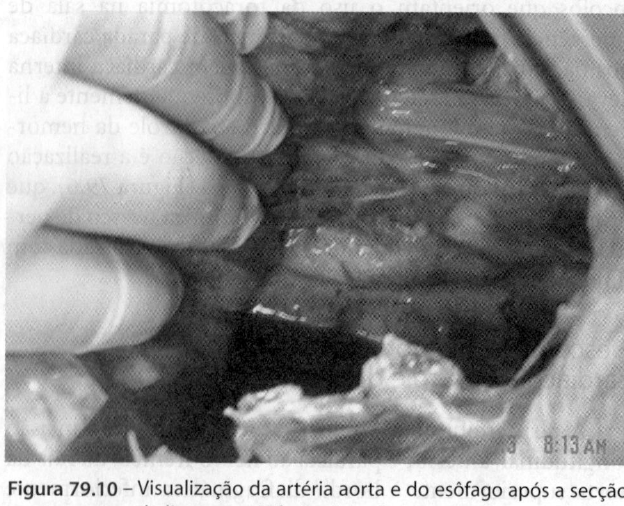

Figura 79.10 – Visualização da artéria aorta e do esôfago após a secção do ligamento inferior do pulmão.

coronárias, os pulmões e o cérebro diminuindo-se também o sangramento das regiões subdiafragmáticas, porém, sua eficácia quanto à melhora da perfusão coronariana e cerebral permanece incerta. Outros autores salientam também que a oclusão temporária pode constituir-se num importante auxílio para a massagem cardíaca interna.

Todos os órgãos dependentes do sangue arterial abaixo da zona de clampeamento (ou oclusão) tornam-se isquêmicos, inclusive a medula espinal, sendo preconizado, para tanto, um tempo máximo de 30 minutos de oclusão. Subseqüentemente à liberação da oclusão ocorre a reperfusão de todo este território isquêmico e os produtos do metabolismo anaeróbico e os mediadores da inflamação ganham a circulação sistêmica, podendo inclusive causar a depressão miocárdica. Talvez por estes motivos alguns autores preconizem a oclusão aórtica temporária somente para os pacientes com risco potencial de lesões exsangüinantes abaixo do diafragma.

LEITURA ADICIONAL

1. Trauma torácico. Suporte avançado de vida no trauma para médicos. Advanced Trauma Life Support for Doctors. American College of Surgeons. 6. ed. 1997.
2. Brohi K. Emergency department thoracotomy. Trauma.org 6:6 2001 June. Disponível em: www.trauma.org.
3. Blatchford JW, Ludwig R. The first successfull cardiorrhaphy. Ann Thorac Surg 1985; 39: 492.
4. Millikan JS, Moore EE. Outcome of resuscitative thoracotomy and descending aortic oclusion performed in the operating room. J Trauma 1984; 24: 387.
5. Cogbill TH, Moore EE, Millikan JS, et al. Rationale for selective application of emergency department thoracotomy in trauma. J Trauma 19832; 23: 453.
6. Lorenz PH, Steinmetz B, Lieberman J, et al. Emergency thoracotomy: survival correlates with physiologic status. J Trauma 1992; 32: 780-8.
7. Bodai BI. Emergency thoracotomy in the management of trauma: a review. JAMA 1983; 249: 1891-6.
8. Shannon FL, Moore EE, Moore JB. Trauma. In: Mattox KL, Moore EE, Feliciano DV. Emergency department thracotomy. Appleton & Lange; 1988. p.175.
9. Vij D, Simoni E, Smith RF, et al. Resuscitative thoracotomy for patients with traumatic injuries. Surgery 1983; 94: 554-61.
10. Blake DP, Gisbert VL, Ney AL, et al. Survival after emergency department versus operating room thoracotomy for penetrating cardiac injuries. Am Surg 1992; 58: 329-33.
11. Velmahos GC, Degiannis E, Souter I, et al. Outcome of a strict policy on emergency department thoracotomies. Arch Surg 1995; 130: 774-7.
12. Mittal V, McAleese P, Young S, et al. Penetrating cardiac injuries. Am Surg 1999; 65: 444-8.
13. Brown SE, Gomez GA, Jacobson LE, et al. Penetrating chest trauma: should indications for emergency room thoracotomy be limited? Am Surg 1996; 62: 530-3.
14. Aihara RJ, Millham FH, Blansfield J, et al. Emergency room thoracotomy for penetrating chest injury: effect of an institutional protocol. J Trauma 2001; 50(6): 1027-30.
15. Mazzorana V, Smith RS, Morabito DJ, et al. Limited utility of emergency department thoracotomy. Am Surg 1994; 60: 516-20.
16. Wilson RF, Stephenson LW. Thoracic trauma. Heart. In: Wilson RF, Walt A. Management of trauma: pitfalls and practice. 2. ed. Philadelphia: Lippincott Williams and Wilkins; 1996. p.434.
17. Durham LA, Richardson RJ, Wall MJ, et al. Emergency center thoracotomy: impact of prehospital resuscitation. J Trauma 1992; 32: 775-9.
18. Coats TJ, Keogh S, Clark H, et al. Prehospital resuscitative thoracotomy for cardiac arrest after penetrating trauma: rationale and cases series. J Trauma 2001; 50: 670-3.
19. Branney SW, Moore EE, Feldhaus KM, et al. Critical analysis of two decades of experience with post injury emergency department thoracotomy in a regional trauma center. J Trauma 1998; 45: 87-94.
20. Jurkovich GJ, Carrico J. Trauma – management of the acutely injured patient. In: Textbook of surgery. The biological basis of modern surgical practice. 15. ed. Philadelphia: W. B. Saunders Company; 1997.
21. Esposito T, Jurkovich G, Rice C, et al. Reappraisal of emergency room thoracotomy in a changing environment. J Trauma 1991; 31(7): 881.
22. Wilson RF. Thoracic trauma. Heart. In: Management of trauma: pitfalls and pearls. Philadelphia: Lippincott Williams and Wilkins; 1999. p.256-65.
23. Rozycki G, Adams C, Champion HR, Kihn R. Resuscitative thoracotomy: trends in outcome. Ann Emerg Med 1990; 19: 462.
24. Schouchoff B. Penetrating chest trauma [cardiothoracic surgical emergencies]. Topics in Emergency Medicine 2001 March; 23(1): 12-9.
25. Slater MS, Trunkey DD. Air embolism. In: Trunkey DD, Lewis FR, editores. Current therapy of trauma. 4. ed. St. Louis: Mosby; 1999. p.203-5.
26. Rodriguez A, Thomas MD, Shillinglaw WR. Lung and tracheobronchus. In: Ivantury RR, Cayten CG, editores. The textbook of penetrating trauma. Baltimore: Williams & Wilkins; 1996. p.531-53.
27. Boyd A, Glassman L. Trauma to the lung. Chest Surg Clin North Am 1997; 7: 263-84.
28. Estrera AS, Pass LJ, Platt MR. Systemic arterial air embolism in penetrating lung injury. Ann Thorac Surg 1990; 50: 257.
29. Sakles J, Sena MJ, Knight DA, et al. Effect of immediate fluid resuscitation on the rate, volume, and duration of pulmonary vascular hemorrhage in a sheep model of penetrating thoracic trauma [laboratory investigation]. Ann Emerg Med 1997 March; 29(3): 392-9.
30. Bickell WH, Wall Jr MJ, Pepe PE, et al. Immediate versus delayed fluid resuscitation for hypotensive patients with penetrating torso injuries. J Trauma 1997; 42: 608-14.
31. Baxter BT, Moore EE, Moore JB, et al. Emergency room thoracotomy following injury: critical determinants for patient salvage. World J Surg 1988; 12: 671-5.

CAPÍTULO 80

Trauma Abdominal Fechado

Newton Djin Mori

TÓPICOS IMPORTANTES

- O atendimento ao doente traumatizado segue um padrão sistematizado no sentido de otimizar os serviços prestados. As lesões abdominais ocorrem em cerca de 15 a 20% dos traumas em geral.
- Pacientes que sustentam traumatismos de arcos costais, cranianos e medulares são aqueles suscetíveis às lesões despercebidas, bem como aqueles intoxicados por álcool e drogas.
- A compressão, o esmagamento, o cisalhamento e as lesões por desaceleração compõem os mecanismos mais comuns responsáveis pelas lesões abdominais.
- As amostras de sangue e urina podem ser coletadas e podem auxiliar no diagnóstico e tratamento do traumatizado. Portanto, além da tipagem sangüínea, a dosagem de hemoglobina, hematócrito, leucócitos, eletrólitos, uréia e creatinina, lactato, amilasemia e teste de gravidez podem auxiliar na condução do caso em questão.
- FAST deve estudar o pericárdio, os espaços hepatorrenal e esplenorrenal e o fundo de saco posterior. Recomenda-se realizar o primeiro exame e um novo exame de controle 30 minutos após o primeiro. Assim, eventual sangramento que ocorra nesse intervalo pode ser identificado com segurança.
- A TCA possui maior especificidade que métodos de imagem no diagnóstico das lesões abdominais e retroperitoneais, além de reduzir o uso da urografia excretora no trauma. Atualmente, tem índice de acurácia superior a 95%.
- Deve-se verificar se existem evidências de sangramento abdominal que exijam a intervenção cirúrgica imediata. Se esse for o caso, o doente deve ser operado o mais rápido possível. Caso o doente apresente outra fonte de sangramento que não o abdome, porém que necessite de procedimento cirúrgico, a prioridade é o controle do sangramento tão logo seja possível.

INTRODUÇÃO E DEFINIÇÕES

A prática médica na era atual deixou de ser artesanal, muitas vezes calcada em vivências e experiências pessoais, para se tornar uma nova forma de prestação de serviços, dirigida por protocolos, guias e consensos que orientam o diagnóstico e a terapêutica de muitas patologias.

Assim, de forma semelhante, o atendimento ao doente traumatizado segue um padrão sistematizado no sentido de otimizar os serviços prestados. As lesões abdominais ocorrem em cerca de 15 a 20% dos traumas em geral. Numa amostra de 712 doentes traumatizados atendidos no Serviço de Cirurgia de Emergência do Hospital das Clínicas da Faculdade de Medicina da Universidade de São Paulo (SCE-FMUSP), em 1998, 74% dos pacientes foram vítimas de lesões contundentes ou trauma fechado (TF) e 26% de lesões penetrantes, 21% por ferimentos de armas de fogo (FAF) e 5% por arma branca (FAB). Desta população, foram registradas 210 lesões abdominais com um índice de mortalidade de 27,6% (58 óbitos). Portanto, um índice alarmante denotando a gravidade das lesões destes pacientes, tornando-se premente o rápido diagnóstico das mesmas para uma abordagem terapêutica certeira.

Alguns autores apontam que 20 a 50% das mortes relacionadas ao trauma abdominal poderiam ser evitadas e, para outros, a demora no diagnóstico da lesão abdominal é a maior vilã na causa de morte a ela relacionada. Também não é incomum a ocorrência de falha no diagnóstico da presença de lesão abdominal na fase de atendimento inicial. Pacientes que sustentam traumatismos de arcos costais, cranianos e medulares são aqueles suscetíveis às lesões despercebidas, bem como aqueles intoxicados por álcool e drogas.

Logo, para o diagnóstico e tratamento do trauma abdominal, é de fundamental importância que se valorize o(s) mecanismo(s) de trauma e os aspectos anatômicos desse segmento corpóreo, além da consideração constante da existência de uma lesão abdominal, até que se prove o contrário.

ETIOLOGIA E FISIOPATOLOGIA

Anatomia do abdome

Há que se levar em conta que a parede abdominal varia consideravelmente tanto em consistência como em espessura, entretanto, a maioria dos autores divide a parede externa do abdome nas regiões anterior, lateral (flanco) e posterior (dorso). Os limites da região anterior são a linha entre os dois mamilos superiormente, os ligamentos inguinais e a sínfise púbica inferiormente, e as linhas axilares anteriores lateralmente. Os limites dos flancos são as linhas axilares anterior e posterior bilateralmente, do 6º espaço intercostal até as espinhas ilíacas. A área posterior fica compreendida entre as linhas axilares posteriores desde o limite inferior das escápulas até as cristas ilíacas.

Via de regra, a parede anterior é a menos espessa das paredes externas, portanto, é a que pode ser transgredida mais facilmente, sobretudo por ferimentos penetrantes, e os flancos e a parede posterior são progressivamente mais espessos, sendo assim menos vulneráveis a estes ferimentos quando comparados à parede anterior.

Internamente, o abdome possui a cavidade peritoneal, o espaço retroperitoneal e a cavidade pélvica, sendo que esta contém tanto parte da cavidade peritoneal como parte do espaço retroperitoneal.

A cavidade peritoneal é subdividida em duas regiões, a superior e a inferior. A região superior da cavidade peritoneal contém o diafragma, o fígado, o estômago, o baço e o cólon transverso. A região inferior da cavidade abdominal contém o intestino delgado, parte do cólon ascendente e descendente, o sigmóide e, no sexo feminino, os órgãos reprodutores.

A cavidade pélvica ou a pelve contém o reto, a bexiga, os vasos ilíacos e, no sexo feminino, os órgãos reprodutores. Essa cavidade é revestida por ossos e, por esse motivo, o exame clínico dessa região fica muito prejudicado.

O espaço retroperitoneal fica atrás do envoltório peritoneal da cavidade peritoneal. Contém grandes vasos, bem como outros órgãos importantes. Nesse espaço, fica a aorta, a veia cava, quase todo o duodeno, o pâncreas, os rins, os ureteres, a face posterior do cólon ascendente e descendente e as estruturas retroperitoneais da cavidade pélvica. As lesões de estruturas retroperitoneais também não apresentam sinais e sintomas importantes logo após a sua ocorrência. Assim, o exame do espaço retroperitoneal também não é muito fácil.

Trauma contuso

A compressão, o esmagamento, o cisalhamento e as lesões por desaceleração compõem os mecanismos mais comuns responsáveis pelas lesões abdominais. A compressão e o esmagamento produzem lesão direta em órgãos parenquimatosos (baço e fígado, por exemplo) (Figura 80.1). A compressão abdominal também pode provocar aumento súbito da pressão abdominal, levando a ruptura de vísceras ocas ou até ruptura de parede abdominal e diafragma. O cisalhamento ocorre quando forças em direções opostas aplicadas no mesmo órgão podem produzir lesões. Um exemplo clássico de cisalhamento ocorre quando o fígado se movimenta e sofre lesão no ponto de fixação de ligamentos, como o ligamento falciforme. A desaceleração súbita também lesa órgãos abdominais, principalmente porque as diferentes estruturas desaceleram em velocidades diferentes, gerando cisalhamento.

Inicialmente, deve-se valorizar estas informações do mecanismo de trauma que alertam para o risco potencial da presença de lesão abdominal. A intrusão das ferragens na cabine do carro, o dano na coluna da direção ou da própria direção, o fato da vítima estar ou não utilizando cinto de segurança e de que tipo, ou se os *airbags* estavam deflagrados no momento do resgate à vítima são informações muito úteis, pois tais dispositivos, considerados "de segurança", também podem determinar tipos específicos de lesões, não sendo infreqüentes lesões mesentéricas, perfurações de intestino delgado e fraturas de coluna lombar associadas ao uso do cinto de segurança. Na realidade, o uso de *airbags* associado ao cinto de três pontas promove um efeito protetor ao tórax e ao abdome, mas pode causar mais lesões oculares e de face. A direção do impacto pode determinar o padrão de lesão. Assim, os impactos laterais estão mais associados a lesões abdominais e torácicas. A queda de altura superior a 6 metros está relacionada a laparotomias positivas em 3% dos casos.

No caso de colisões com veículos motorizados, existe uma correlação entre a gravidade do trauma, no que se refere ao agente agressor e o número de lesões abdominais, ou seja, há maior incidência de lesões abdominais entre as vítimas envolvidas numa colisão de caminhão *versus* automóvel do que em ocorrências com motocicletas ou pedestres.

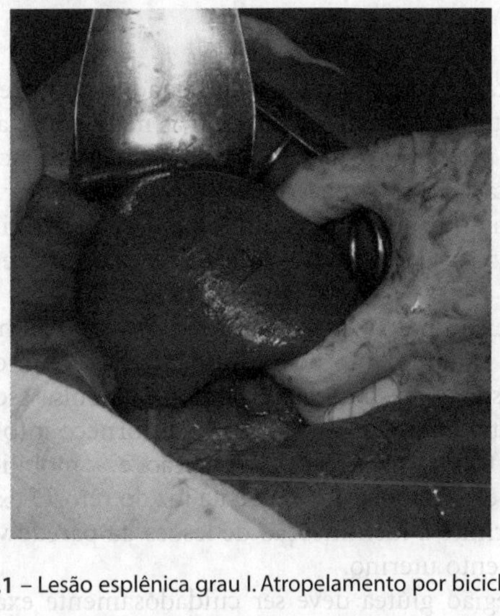

Figura 80.1 – Lesão esplênica grau I. Atropelamento por bicicleta.

Trauma penetrante

Será descrito no capítulo seguinte do livro (Trauma Abdominal Penetrante).

ACHADOS CLÍNICOS

Inicia-se o exame físico pela inspeção do abdome, procurando-se em todas as suas faces (anterior, laterais, posterior e o períneo) sinais sugestivos de trauma abdominal, ou seja, escoriações, abrasões ou lacerações. Outros sinais são hematomas, equimoses, abaulamentos ou retrações. O abdome possui a região intratorácica e, assim, o gradeado costal deve ser cuidadosamente inspecionado à procura de sinais de fratura das últimas costelas. Na mulher, deve-se lembrar de verificar a presença de sinais de gravidez.

A palpação, juntamente com a inspeção, são os recursos mais úteis do exame físico. A palpação pode revelar dor localizada ou difusa, superficial ou profunda, e evidenciar sinais de irritação peritoneal. Em alguns casos, pode-se palpar bloqueios de alças intestinais (formação de plastrão) e, em outros, avaliar o tamanho de um útero gravídico.

A percussão abdominal pode produzir reação dolorosa caso o doente apresente peritonite e, quando timpânica, pode revelar a presença de gás, que pode estar livre na cavidade peritoneal ou no interior de vísceras ocas distendidas, como o estômago ou o cólon. A presença de som maciço à percussão pode denotar a presença de líquido na cavidade peritoneal.

A ausculta abdominal, apesar de ser considerada um recurso de utilidade discutível, possibilita verificar a presença ou não de ruídos hidroaéreos, quando a presença de barulho na sala de atendimento o permite. A presença de líquido, como sangue, urina e conteúdo gastrintestinal no peritônio, pode alterar o peristaltismo produzindo íleo adinâmico, assim como outras lesões que não envolvem a cavidade peritoneal, como o hematoma retroperitoneal, a lesão medular e o trauma do terço inferior do tórax, também podem alterar a dinâmica do movimento intestinal.

Pelve

O exame físico da pelve compreende a compressão ântero-posterior e látero-lateral, com as mãos sobre as cristas ilíacas, à procura de sinal de dor no paciente consciente ou a constatação da crepitação. É importante salientar que esta manobra pode provocar o sangramento na vigência da fratura pélvica, sendo contra-indicado o exame repetitivo da pelve.

Ao examinar o períneo, deve-se observar se há a presença de sangramento pelo meato uretral, equimoses, hematomas e os mesmos sinais também na bolsa escrotal. O toque retal complementa o exame e fornece informações sobre o tônus esfinctérico, a posição e a mobilidade da próstata e a presença de sangue na luz do reto. O exame vaginal permite a identificação de lesões da parede vaginal e sangramento uterino.

A região glútea deve ser cuidadosamente examinada para identificação de lesões e ferimentos.

As sondas nasogástrica e vesical podem fornecer informações adicionais para o diagnóstico da lesão abdominal, principalmente quando se trata de débito sanguinolento.

EXAMES COMPLEMENTARES

As amostras de sangue e urina podem ser coletadas e podem auxiliar no diagnóstico e tratamento do traumatizado. Portanto, além da tipagem sangüínea, a dosagem de hemoglobina, hematócrito, leucócitos, eletrólitos, uréia e creatinina, lactato, amilasemia e teste de gravidez podem auxiliar na condução do caso em questão.

Alguns exames laboratoriais foram correlacionados ao diagnóstico do trauma abdominal. Assim, os níveis de hemoglobina e hematócrito não se correlacionam com a presença ou não de lesão abdominal. Outros autores observaram também que os níveis séricos elevados de lactato eram detectados quando havia lesão abdominal e hemorragia, porém, sem se conseguir depurar se estas alterações estavam relacionadas à lesão abdominal ou à presença da condição hipovolêmica. Os níveis plasmáticos de amilase já de longa data são reconhecidos como tendo um valor preditivo de lesão pancreática e/ou de víscera oca de 1,5 a 3%, respectivamente. De forma semelhante, as dosagens de isoamilase e lipase, nestes casos, também se mostraram de baixa sensibilidade para confirmação da lesão pancreática. Alguns trabalhos procuraram correlacionar a presença da lesão abdominal aos níveis das enzimas hepáticas, contudo, estas demonstraram-se de baixíssima especificidade. Todavia, a detecção de hematúria grosseira, macroscópica, está intimamente relacionada à presença de lesão abdominal.

Radiografias

Justifica-se a realização dos exames radiológicos simples nos traumatismos contusos para o diagnóstico de lesão abdominal somente para os pacientes hemodinamicamente estáveis. As indicações são muito restritas. Pode-se ressaltar a radiografia de tórax na procura de pneumoperitônio ou fraturas dos últimos arcos costais. A radiografia simples de abdome poderia demonstrar a presença de pneumoperitôneo também (Figura 80.2), pneumo-retroperitônio, sinais indiretos da presença de líquido livre na cavidade abdominal e fraturas das apófises transversas das vértebras lombares. Contudo, somente a presença de ar livre na cavidade peritoneal seria indicativa de laparotomia imediata.

A principal radiografia sem dúvida seria a da pelve, onde poderia ser identificada a presença das fraturas pélvicas.

A utilização de radiografias contrastadas do abdome vem sofrendo modificações quanto às suas indicações, em virtude da presença cada vez mais freqüente de aparelhos de tomografia computadorizada nos serviços que atendem este tipo de paciente.

Entretanto, a utilização de contraste hidrossolúvel ainda é útil para o diagnóstico de lesão do esôfago, estômago e duodeno, das vias urinárias e da uretra. Nos pacientes hemodinamicamente estáveis com uretrorragia, a uretrografia retrógrada pode ser facilmente realizada, com a admi-

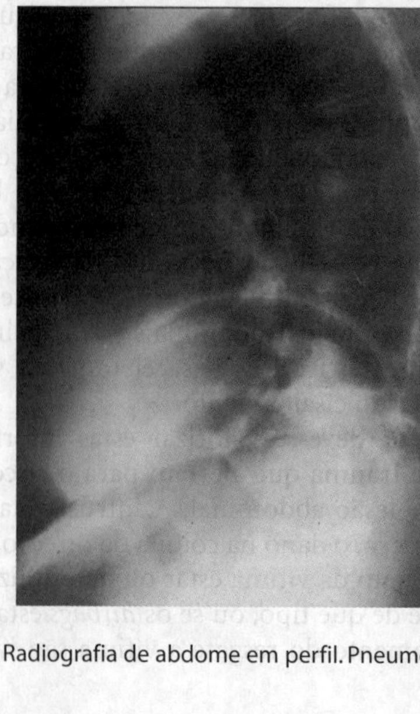

Figura 80.2 – Radiografia de abdome em perfil. Pneumoperitônio.

nistração de contraste iodado pela uretra com uma seringa de 20 ou 50 mL comprimida contra o meato uretral, obtendo-se radiografias em perfil e oblíquas que podem demonstrar o local de extravasamento de contraste. De modo muito similar, nos pacientes com hematúria grosseira nos quais há suspeita de lesão de bexiga, a cistografia pode ser realizada através da sonda vesical, com introdução por gravidade de 300 a 400 mL de contraste iodado, interrompendo-se a administração caso o doente urine, sinta desconforto ou a infusão pare espontaneamente. Obtém-se, então, radiografias ântero-posterior, oblíqua e pós-miccional para a identificação da lesão de bexiga.

Para as leões do trato urinário alto, pode-se lançar mão da urografia excretora. Administra-se solução de iodo a 60%, 1,5 mL/kg em indivíduo de 70 kg no intervalo de meio a 1 minuto.

Lavagem peritoneal diagnóstica

Um dos métodos mais utilizados no diagnóstico da lesão abdominal nos doentes portadores de trauma fechado, no período entre a Primeira Guerra Mundial e meados da década de 1970, foi a paracentese. Este método, descrito em 1926, apresentava uma acurácia diretamente relacionada à quantidade de sangue presente na cavidade abdominal no momento da punção. A paracentese era positiva em menos de 20% dos doentes que apresentavam hemoperitônio de 200 mL, e era positiva em aproximadamente 80% dos casos com hemoperitônio de 500 mL. Portanto, muitos autores mostravam índices de acurácia muito baixos, de até 21%.

Em 1965, Root et al. divulgaram a lavagem peritoneal diagnóstica (LPD), um método diagnóstico capaz de detectar a presença da lesão abdominal em uma variedade de situações, incluindo o trauma abdominal fechado. Olsen et al. publicaram posteriormente um método quantitativo da análise da LPD, mostrando sua correlação com a presença e ausência de lesões abdominais. Assim, de 57 doentes cuja LPD mostrava-se fortemente positiva, em 48 destes (94%) observou-se a presença de lesão abdominal significativa. Em 50 outros casos deste mesmo estudo, a LPD revelou-se negativa e 16 destes doentes tiveram alta nas primeiras 24 horas após o trauma. Certamente, a LPD tornou-se um dos métodos mais difundidos e seguros no diagnóstico do trauma abdominal por duas décadas, sendo descritos índices de acurácia superiores a 95%.

As indicações de LPD são para todos os doentes portadores de alterações hemodinâmicas que apresentam problemas para a avaliação abdominal, como os portadores de alteração do nível de consciência por lesão cerebral ou intoxicação, perda de sensibilidade abdominal por lesão de medula, lesões próximas ao abdome, como fraturas de costelas, pelve e coluna lombar, pois provocam dor que confunde o examinador, dúvida no exame físico, nos doentes que serão anestesiados por longos períodos para realização de exames ou cirurgias, portadores do sinal do cinto de segurança com suspeita de lesão de delgado e quando não se dispõe da avaliação ultra-sonográfica direcionada para o trauma (*FAST*). Contra-indicações relativas da realização da LPD são: presença de cirurgias abdominais prévias, obesidade mórbida, cirrose avançada e coagulopatia. A única contra-indicação absoluta para a realização da LPD é a indicação de laparotomia já estabelecida. Em nosso meio, dá-se preferência à técnica aberta. Realiza-se incisão da pele e subcutâneo mediano infra-umbilical de 3 a 4 cm, incisa-se a aponeurose, realiza-se sutura em bolsa com fio inabsorvível no peritônio, abre-se o peritônio e posiciona-se cateter de diálise peritoneal em direção ao fundo de saco posterior (saco de Douglas). A próxima etapa é a aspiração com seringa de 20 mL. Se houver saída de 5 a 10 mL de sangue incoagulável, considera-se a LPD como positiva. Caso contrário, infunde-se 1.000 mL de soro fisiológico na cavidade peritoneal do adulto e 10 mL/kg na criança. Ao final, aspira-se por sifonagem o líquido infundido. Em análise macroscópica, considera-se como positivo o líquido que, colocado em tubo de ensaio, não permite a leitura de texto de jornal posicionado atrás do tubo. Na análise laboratorial, considera-se positivo o exame que apresente 100.000 eritrócitos ou 500 leucócitos por mm^3, presença de fibras vegetais, bactérias ou amilase acima de 175 U/dL. Com LPD positiva, indica-se a laparotomia.

Ultra-sonografia de abdome

A partir da década de 1980, novos métodos diagnósticos resultantes do desenvolvimento tecnológico possibilitaram a avaliação das lesões abdominais por métodos de imagem, como a ultra-sonografia de abdome e a tomografia computadorizada de abdome (TCA).

Com o desenvolvimento dos equipamentos de ultra-som e com a experiência adquirida na sua utilização na sala de emergência, a identificação de líquido nas cavidades peritoneal e pericárdica tornou-se mais simples e menos invasiva. Médicos radiologistas experientes e médicos que trabalham em sala de emergência, que tenham sido adequadamente treinados, podem realizar esse exame com eficiência. Ele permite a identificação de líquido nessas cavidades, com sensibilidade semelhante às da LPD e da tomografia computadorizada. A ultra-sonografia não é invasiva e pode ser repetida quantas vezes for necessário. Para o doente traumatizado, o exame está direcionado especificamente para a identificação de líquido livre, e não para o estudo detalhado dos órgãos abdominais. Por esse motivo, ele recebeu o nome de avaliação ultra-sonográfica direcionada para o trauma, que, em inglês, é *Focused Assessment Sonography in Trauma* (*FAST*). As indicações do FAST são as mesmas da LPD. O FAST pode ficar prejudicado em doentes obesos, portadores de enfisema de subcutâneo na parede abdominal e torácica, e submetidos a procedimentos cirúrgicos prévios no abdome. O FAST deve estudar o pericárdio, os espaços hepatorrenal e esplenorrenal e o fundo de saco posterior. Recomenda-se realizar o primeiro exame e um novo exame de controle 30 minutos após o primeiro. Assim, eventual sangramento que ocorra nesse intervalo pode ser identificado com segurança.

Tomografia computadorizada

A TCA possui maior especificidade que métodos de imagem no diagnóstico das lesões abdominais e retroperitoneais, além de reduzir o uso da urografia excretora no trauma. Atualmente, tem índice de acurácia superior a 95%. Possibilita também quantificar o grau de comprometimento orgânico (Figuras 80.3A e 80.3B). Entretanto:

- Não é aplicável aos doentes hemodinamicamente instáveis.
- Para que o exame tenha condições ótimas de diagnóstico, o contraste no estômago deve ser administrado pelo menos 30 minutos antes do exame.
- Gasta-se muito tempo para que o doente seja transportado para o aparelho.
- Há necessidade de administração de contraste endovenoso.
- O custo é elevado.
- Ainda apresenta falhas no diagnóstico da lesão única de diafragma, pâncreas, bexiga e delgado.

Ainda existe controvérsia nos seus resultados quando o doente portador de trauma abdominal e hemodinamicamente normal é submetido à TCA e identifica-se a presença de líquido livre na cavidade peritoneal sem identificação de lesões de órgãos parequimatosos. Nessa eventualidade, o líquido acumulado no peritônio pode ter se originado de lesão do tubo digestivo, do mesentério ou da bexiga, já que a TCA não identifica claramente essas lesões. Para muitos centros de trauma, tal doente deve ser imediatamente submetido a laparotomia exploradora. Outros centros recomendam a utilização de outros recursos diagnósticos, como a LPD ou a videolaparoscopia.

Videolaparoscopia

A possibilidade da visualização da cavidade abdominal por meio de uma ótica, há tempos vislumbrou o médico na abordagem diagnóstica de patologias vinculadas aos órgãos abdominais. Em 1956, Lamy e Sarles utilizaram a laparoscopia para diagnosticar lesões esplênicas em trauma abdominal fechado. Duas décadas depois, Gazzaniga et al. e Carnevale et al. demonstravam que a laparoscopia evitou em 30 a 50% a indicação de laparotomia desnecessária nos casos em que residiam dúvidas quanto à presença da lesão abdominal. Contudo, a comunidade médica ainda apresentava-se reticente quanto à aplicação sistemática da videolaparoscopia no inventário da cavidade abdominal nestas circunstâncias, uma vez que a laparotomia exploradora propiciava a visualização tridimensional, o tato e o manuseio das lesões diagnosticadas, enquanto que, nesta nova modalidade, a visualização era bidimensional, ausente de tato e, para o manuseio, requeria treinamento adequado do cirurgião.

Em meados da década de 1990, vários estudos foram publicados (Livingston et al., Ivatury et al., Fabian et al. e Sosa et al.), sendo os principais resultados quanto à utilização da videolaparoscopia no trauma abdominal, tendo como denominador comum a preocupação com a alta taxa de lesões que passam despercebidas. Neste sentido, em nosso meio, no período de 1993 a 1997, foi realizado um estudo no Pronto-socorro do Hospital das Clínicas da Faculdade de Medicina da Universidade de São Paulo, avaliando-se 75 pacientes vítimas de trauma abdominal penetrante (38 lesões por arma branca e 37 por arma de fogo), que se apresentavam hemodinamicamente estáveis e com dúvida diagnóstica quanto a lesão intra-abdominal. A videolaparoscopia possibilitou evitar 73% de laparotomias, sendo que em 42 pacientes registrou-se a penetração do peritônio e, destes, 37 apresentavam lesões de órgãos intra-abdominais associados. Além da possibilidade diagnóstica, este estudo também demonstrou a possibilidade terapêutica em 17 pacientes, ocorrendo complicações em 5 pacientes e não se registrando mortalidade entre os mesmos.

Entre as contra-indicações para o uso da videolaparoscopia no trauma abdominal, estão a instabilidade hemodinâmica, a gestação, o trauma cranienfefálico com Glasgow menor que 13, os ferimentos penetrantes com orifício de entrada em dorso, a existência de laparotomias extensas prévias e crianças com idade inferior a 12 anos.

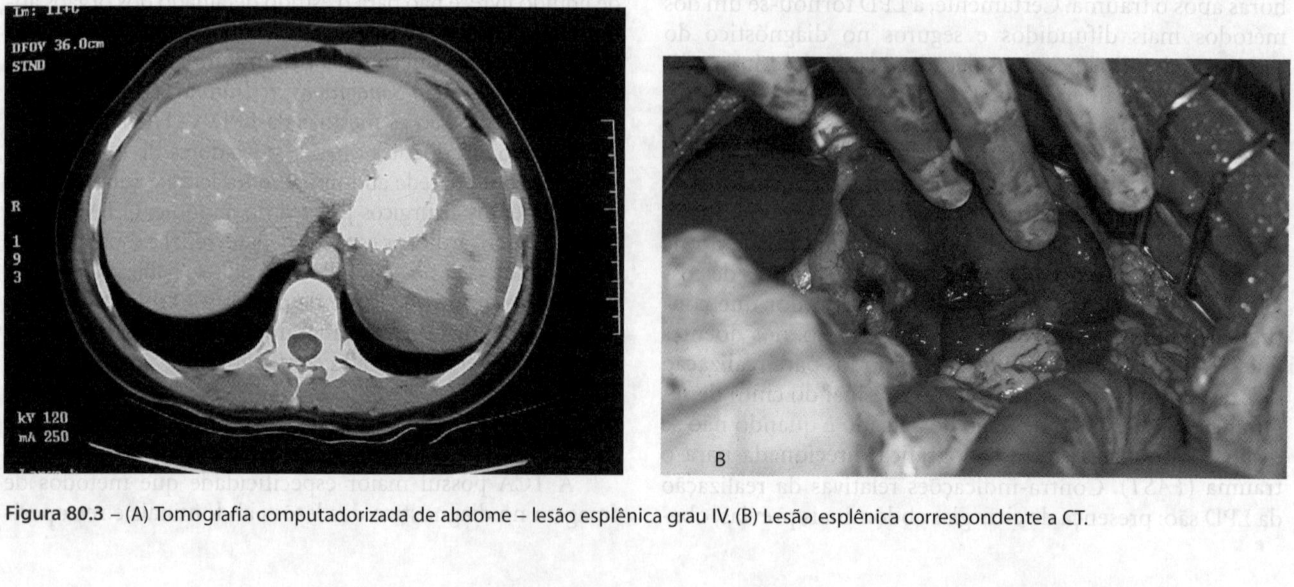

Figura 80.3 – (A) Tomografia computadorizada de abdome – lesão esplênica grau IV. (B) Lesão esplênica correspondente a CT.

TRATAMENTO

Os traumatismos abdominais compreendem aproximadamente 7 a 10% das admissões nos centros de trauma nos EUA e, se há falhas no seu diagnóstico, a melhor forma de evitar os resultados negativos é assumir a postura de que existe uma lesão abdominal.

O ponto de partida para a avaliação destes pacientes é o rápido conhecimento da história que gerou o traumatismo e os aspectos do mecanismo de trauma. Seqüencialmente, deve-se garantir a manutenção das vias aéreas pérvias e patentes, mantendo-se ventilação e oxigenação adequadas (ver o Algoritmo 80.1).

A seguir, didaticamente pode-se tomar como ponto de partida o estado hemodinâmico deste paciente. Se os parâmetros clínicos apontam para um comprometimento hemodinâmico, deve-se verificar se existem evidências de sangramento abdominal que exijam a intervenção cirúrgica imediata. Se esse for o caso, o doente deve ser operado o mais rápido possível. Caso o doente apresente outra fonte de sangramento que não o abdome, porém que necessite de procedimento cirúrgico, a prioridade é o controle do sangramento tão logo seja possível.

Quando os dados clínicos revelam padrão hemodinâmico normal ou próximo deste, isto é, que responderam favoravelmente à reposição volêmica inicial, pode-se prosseguir na propedêutica armada do abdome.

Indicações de laparotomia

Pode-se sintetizar que a laparotomia exploradora está indicada nas seguintes situações:

- Trauma abdominal fechado com hipotensão e sinais claros de sangramento abdominal.
- Trauma abdominal fechado com FAST ou LPD positivos.
- Ferimento penetrante por projétil de arma de fogo que atravessa o abdome e compromete a cavidade peritoneal ou as estruturas retroperitoneais.
- Peritonite.
- Pneumoperitônio ou pneumo-retroperitônio.
- Ruptura de diafragma.
- Lesão de trato gastrintestinal, de bexiga intraperitoneal, de pedículo renal, lesão parenquimatosa grave, todas diagnosticadas pela TCA.

LEITURA ADICIONAL

1. Stead LG. Blunt abdominal trauma. In: Cline D, Stead L. Abdominal emergencies. Philadephia: McGraw-Hill; 2008. p.261-7.
2. Marx JA, Isenhour J. Abdominal trauma. In: Rosen's emergency medicine. 6. ed. Philadelphia: Mosby Elsevier; 2006. p.489-513.
3. Legome EL, Goldberg W. Blunt abdominal trauma. In: Hardwood-Nuss' clinical practice of emergency medicine. 4. ed. Lippincott Williams & Wilkins; 2005. p.1000-6.
4. American College of Surgeons. Advanced Trauma Life Support (ATLS). 8. ed. 2008.

Algoritmo 80.1 – Manejo do trauma abdominal fechado

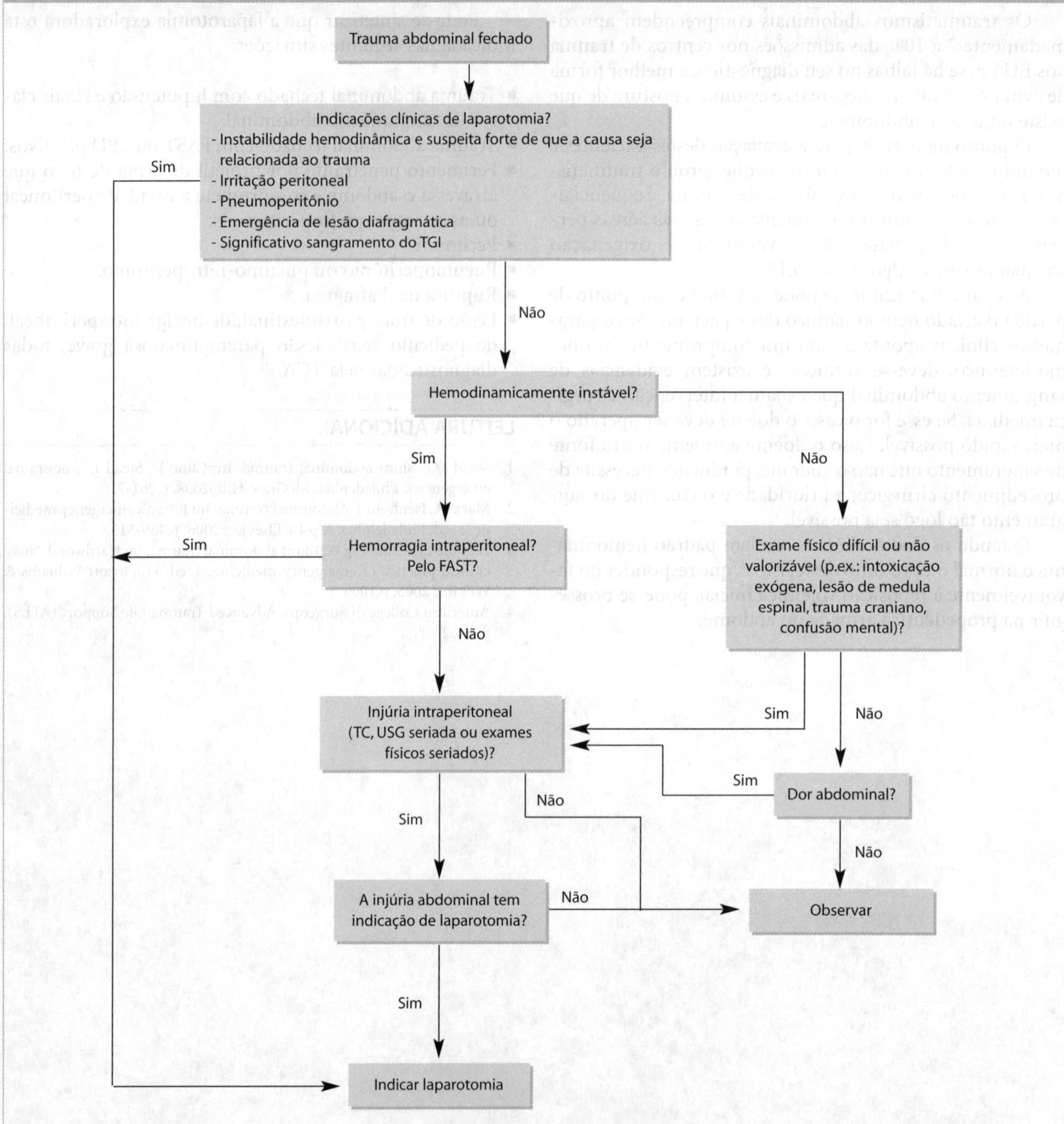

Trauma Abdominal Penetrante

CAPÍTULO 81

Octacílio Martins Júnior

TÓPICOS IMPORTANTES

- O trauma abdominal penetrante constitui importante causa de morbimortalidade.
- Intestino delgado, fígado, cólon e diafragma são as estruturas mais atingidas nos ferimentos penetrantes de abdome.
- Instabilidade hemodinâmica, sinais de irritação peritoneal, evisceração, lesão transfixante abdominal, presença de sangue na sonda nasogástrica e/ou no toque retal e pneumoperitônio são indicações imediatas de laparotomia exploradora em ferimentos penetrantes do abdome.
- A exploração digital dos ferimentos por arma branca pode, na maioria dos casos, determinar se houve ou não penetração na cavidade abdominal e ser indicativa para laparotomia exploradora.
- Geralmente as lesões tangenciais, toracoabdominais e as localizadas no dorso e flancos são as que mais apresentam dúvidas em relação à penetração na cavidade abdominal.
- Em situações especiais, hospitais bem aparelhados e em um número razoável de doentes pode ser tentado o tratamento não-operatório.
- Em caso de dúvida diagnóstica, a laparotomia exploradora está indicada.

INTRODUÇÃO E DEFINIÇÕES

O abdome é um dos locais mais freqüentemente acometidos nos pacientes vítimas de trauma. Devido a sua grande área e principalmente em razão de abrigar órgãos e estruturas vitais no seu interior, o traumatismo abdominal merece destaque no estudo do paciente traumatizado.

Didaticamente, pode-se dividir o traumatismo abdominal em dois grandes grupos: o traumatismo abdominal fechado (também chamado de contusão abdominal) e o penetrante.

No traumatismo abdominal fechado, não ocorre solução de continuidade da pele – diferentemente do que ocorre com os ferimentos abdominais penetrantes –, e as lesões internas abdominais que podem ocorrer são devido a mecanismos diretos (p.ex., trauma na região do hipocôndrio direito com lesão hepática direta) ou indiretos (p.ex., trauma no hipocôndrio direito com fraturas de arcos costais com fragmento ósseo levando a lesão hepática) sobre a cavidade abdominal.

ETIOLOGIA E FISIOPATOLOGIA

Devido ao grande número de estruturas intra-abdominais, como órgãos parenquimatosos (fígado, baço, rim e pâncreas), órgãos ocos (esôfago distal, estômago, intestino delgado e grosso, ureteres e bexiga), órgãos retroperitoneais (duodeno, pâncreas e rins), vasos abdominais (aorta, cava e vasos ilíacos), os pacientes traumatizados podem se apresentar tanto com quadros hemorrágicos graves, em razão de lesão de órgãos parenquimatosos (principalmente fígado e baço) ou de grandes vasos abdominais, quanto com quadros de difícil diagnóstico como nas lesões de vísceras ocas e órgãos retroperitoneais. Freqüentemente, as lesões de órgãos parenquimatosos como fígado e baço são as mais encontradas e o paciente geralmente se apresenta com alteração hemodinâmica.

Anatomia

Externamente, o abdome pode ser dividido em 3 principais áreas: o abdome anterior, o flanco e o dorso. O abdome anterior estende-se superiormente do 4º espaço intercostal (limitado por uma linha imaginária que passa pelos

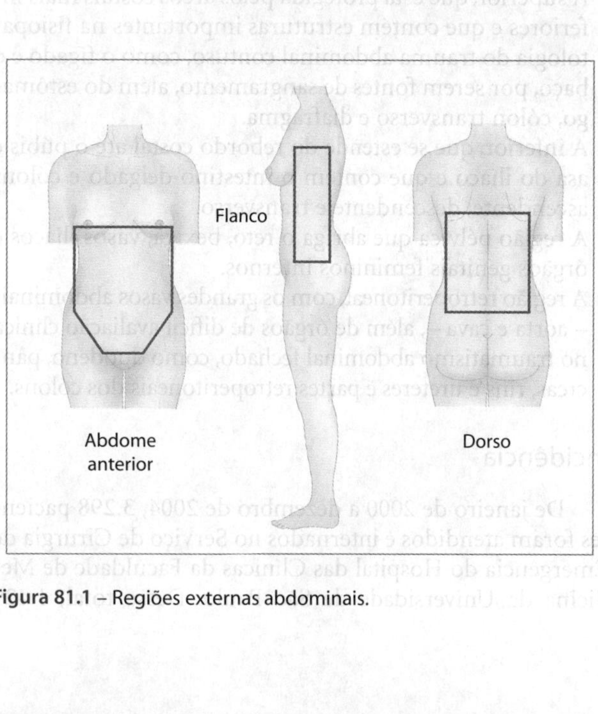

Figura 81.1 – Regiões externas abdominais.

mamilos), ligamento inguinal e sínfise púbica inferior e lateralmente limitado pelas linhas axilares anteriores de cada lado. O flanco compreende a área localizada do 6º espaço intercostal superiormente até a asa do osso ilíaco inferiormente e entre as linhas axilar anterior e posterior e o dorso é limitado superiormente pela borda inferior da escápula e pela crista ilíaca inferiormente e lateralmente entre as linhas axilares posteriores (Figura 81.1).

Deve-se também lembrar de uma área de transição denominada área toracoabdominal, compreendida pela linha imaginária que passa pelos mamilos e se prolonga até o rebordo costal anteriormente e da borda inferior da escápula até o rebordo costal posteriormente. Traumatismos nessa região devem sempre trazer à mente do cirurgião a possibilidade de lesão tanto pulmonar como abdominal, incluindo o diafragma, na sua avaliação (Figura 81.2).

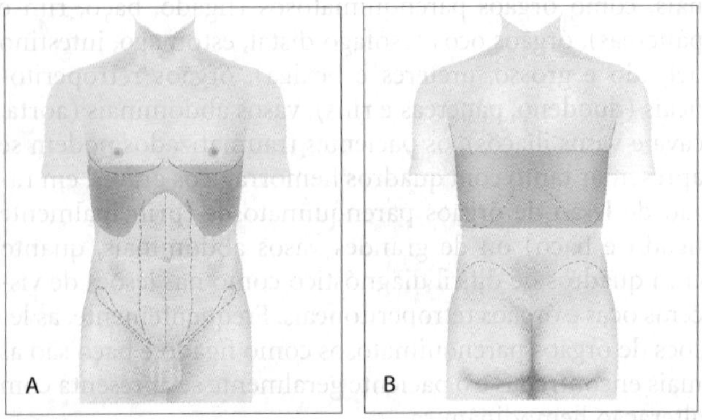

Figura 81.2 – Área toracoabdominal. Visão anterior (A) e posterior (B).

Internamente, a cavidade peritoneal pode ser dividida em 4 regiões:

- A superior, que está protegida pelos arcos costais mais inferiores e que contém estruturas importantes na fisiopatologia do trauma abdominal contuso, como o fígado e o baço, por serem fontes de sangramento, além do estômago, cólon transverso e diafragma.
- A inferior, que se estende do rebordo costal até o púbis e asa do ilíaco e que contém o intestino delgado e cólons ascendente, descendente e transverso.
- A região pélvica que abriga o reto, bexiga, vasos ilíacos e órgãos genitais femininos internos.
- A região retroperitoneal, com os grandes vasos abdominais – aorta e cava –, além de órgãos de difícil avaliação clínica no traumatismo abdominal fechado, como duodeno, pâncreas, rins e ureteres e partes retroperitoneais dos cólons.

Incidência

De janeiro de 2000 a dezembro de 2004, 3.298 pacientes foram atendidos e internados no Serviço de Cirurgia de Emergência do Hospital das Clínicas da Faculdade de Medicina da Universidade de São Paulo. Desse total, 1.429 (43,32%) apresentaram traumatismo abdominal, associado ou não a lesões em outras partes do corpo, sendo 1.055 (73,83%) por traumatismo abdominal fechado e 374 (26,17%) por traumatismo abdominal penetrante, dos quais 284 (19,87%) por ferimentos por projétil de arma de fogo (FAF) e 90 (6,3%) por arma branca (FAB). Entre os vários tipos de traumatismos abdominais fechados, o atropelamento foi o tipo de trauma mais encontrado, seguido da colisão de veículo, motocicleta e queda. Nos traumatismos abdominais fechados, o baço, o fígado e os rins foram os órgãos mais acometidos, enquanto que intestino delgado, fígado, cólon e diafragma foram os órgãos mais lesionados nos ferimentos abdominais penetrantes.

ACHADOS CLÍNICOS

Todo paciente traumatizado deve ser avaliado segundo os preceitos do ATLS, por meio da avaliação inicial (ABCDE) seguida da avaliação secundária minuciosa, desde que o paciente apresente condições hemodinâmicas para isso. É importante lembrar que, principalmente nos pacientes vítimas de ferimentos penetrantes, o dorso não pode ser esquecido durante o exame físico.

Se o paciente encontra-se hemodinamicamente estável e normal, pode-se avaliar com cuidado o abdome do paciente vítima de ferimento penetrante para saber se houve ou não penetração da cavidade peritoneal através da lesão do peritônio parietal. Por outro lado, se o paciente apresentar lesão penetrante abdominal associada à instabilidade hemodinâmica (e sem outra fonte de sangramento que não seja o abdome), com sinais de irritação peritoneal, evisceração, com lesão transfixante (ântero-posterior ou látero-lateral) ou com a presença de sangue na sonda nasogástrica ou no toque retal, a laparotomia já está indicada sem que nenhum exame de imagem ou laboratorial precise ser realizado (Tabela 81.I).

Tabela 81.I – Indicações absolutas de laparotomia no trauma abdominal penetrante (TAP)
Instabilidade hemodinâmica (PA sistólica < 90 mmHg)
Sinais de irritação peritoneal
Evisceração
Lesão transfixante abdominal (ântero-posterior ou látero-lateral)
Sangue na sonda nasogástrica
Toque retal com sangue
Pneumoperitônio

Existem particularidades em relação à abordagem dos ferimentos por arma branca e por projéteis de arma de fogo. Além disso, os ferimentos penetrantes localizados na transição toracoabdominal também merecem comentários diferenciados. Outra situação atualmente muito comentada na literatura diz respeito ao tratamento não-operatório do traumatismo abdominal penetrante de abdome.

Ferimento por arma branca

Nesse tipo de ferimento, as bordas da lesão são retilíneas e regulares, diferenciando-se dos ferimentos por projéteis de arma de fogo, nos quais existe a área de chamuscamento decorrente da pólvora e alta energia cinética do projétil ao passar pela pele. Muitas vezes, a agressão pode ser por meio de instrumento puntiforme e, se não examinarmos com muito cuidado, principalmente o dorso do paciente, esse tipo de lesão poderá passar despercebida.

Um método prático e geralmente com resultados bem conclusivos quanto à penetração ou não no interior da cavidade abdominal é a avaliação digital da lesão. A área na qual se localiza o ferimento deve ser limpa (iodo povinilpirrolidona ou clorexidina), colocado um campo fenestrado e realizada a anestesia local. Após isso, a exploração digital local deve ser realizada, procurando-se diagnosticar a violação do peritônio parietal. É um método rápido, seguro e que, na maioria das vezes, consegue diagnosticar a penetração através da cavidade peritoneal. No caso de ferimentos puntiformes, a ampliação local e a exposição do trajeto com o auxílio de um afastador do tipo Farabeuff auxilia. Esse método de exploração digital local é o mais indicado para os ferimentos localizados na parede anterior e lateral do abdome. Os ferimentos localizados na região toracoabdominal (devido à presença das costelas) e posterior merecem avaliações diferenciadas e geralmente necessitam de outros métodos diagnósticos, como a videolaparoscopia e a tomografia computadorizada com triplo contraste (via oral, via retal e intravenosa). Nos pacientes obesos, geralmente a espessura da camada gordurosa pode ser uma dificuldade e, nesse tipo de situação, uma boa avaliação local, no centro cirúrgico, sob anestesia local e com o auxílio de afastadores, permite a conclusão se houve ou não a penetração através do peritônio visceral.

Os ferimentos toracoabdominais por arma branca, devido à possibilidade de lesão diafragmática, constituem um tema à parte e serão comentados a seguir neste capítulo.

Outros métodos são descritos, como passagem de sondas através da lesão com realização de fistulografias ou a exploração local com instrumentos cirúrgicos. Sabe-se, porém, que a camada muscular da parede abdominal é composta de vários músculos que se contraem em posições diferentes durante a agressão e que, após o relaxamento dessas fibras, o trajeto geralmente não será retilíneo, o que dificultará a penetração da sonda ou do instrumental até o final da lesão, tornando a manobra não conclusiva.

Quando o paciente chega à sala de emergência com a arma branca ainda encravada no abdome ou nos casos de empalação (introdução de instrumentos através do ânus), o instrumento nunca deve ser removido na sala de emergência. Se o paciente encontra-se estável e normal do ponto de vista hemodinâmico, deve ser realizado estudo pelo método de imagem (radiografia simples de abdome com incidências de frente e perfil) para avaliação do tamanho e principalmente da localização da ponta desse instrumento. Após isso, o paciente é encaminhado para o centro cirúrgico e a remoção deve ser realizada em ambiente operatório e com os cirurgiões preparados para realização de procedimento cirúrgico mais invasivo – laparotomia exploradora –, muitas vezes com controle proximal e distal de estruturas vasculares que se encontram no caminho do instrumento empalado.

Uma vez diagnosticada a penetração através do peritônio parietal, a laparotomia exploradora está indicada no Serviço de Cirurgia de Emergência do HCFMUSP, porém existem trabalhos na literatura americana de indicação seletiva de laparotomia nesses casos (ver tratamento não-operatório do trauma abdominal penetrante).

Se a conclusão for que não houve penetração através do peritônio parietal, a limpeza local e o fechamento da ferida podem ser realizados nos ferimentos de duração até 8 horas. Acima desse período, o fechamento primário pode levar a infecção e formação de abscessos locais, sendo mais prudente apenas um curativo local, cobertura antibiótica e avaliações posteriores da área lesada. Não se deve esquecer também da profilaxia contra o tétano (ver capítulo específico).

Ferimento por projétil de arma de fogo

Quando se avalia um paciente vítima de FAF, deve-se levar em consideração que o projétil de arma de fogo não lesa os tecidos somente em decorrência da sua passagem sobre eles. O projétil de arma de fogo possui uma energia cinética grande que queima os tecidos por onde ele passa, além de levar a uma área denominada área de cavitação que é maior que o diâmetro do projétil e que pode levar a lesões teciduais isquêmicas iniciais, que podem mais tardiamente evoluir para destruição tecidual.

Logicamente, os casos de lesões transfixantes do abdome, sejam elas no sentido ântero-posterior ou no látero-lateral, possuem indicação imediata de laparotomia.

Na avaliação clínica de pacientes vítimas de FAF abdominal, é importante determinar, se possível junto ao paciente, o número de tiros que foram disparados contra ele. O número total de orifícios tem sempre que ser par (um orifício de entrada e outro de saída). Caso esse número seja ímpar, indica que um ou mais projéteis encontram-se no interior do abdome ou algum dos ferimentos foi tangencial.

Nos casos de ferimentos sem orifício de saída, uma manobra que auxilia na avaliação abdominal é a colocação de objeto metálico (clipe ou moeda) no orifício de entrada e a realização de radiografias simples de abdome (frente e perfil) para se determinar com mais exatidão a trajetória do projétil e se ter uma idéia dos possíveis órgãos lesados. É importante salientar que, em grande parte dos casos, a trajetória nem sempre é retilínea devido à alteração da velocidade do projétil ao passar pelos diversos tecidos e à mudança de trajetória após se chocar com partes ósseas.

Quando o projétil penetra na região dorsal e o paciente não apresenta irritação peritoneal, o exame que fornece as melhores informações quanto à penetração ou não na cavidade abdominal e a possível lesão de órgãos retroperitoneais é a tomografia abdominal.

A principal dúvida em relação à penetração do projétil na cavidade abdominal ocorre nos casos de ferimentos tangenciais e toracoabdominais, que serão descritos em detalhes à frente neste capítulo.

Ferimentos tangenciais

Os ferimentos tangenciais de abdome constituem um verdadeiro desafio para os cirurgiões, pois sempre existirá a dúvida em relação à penetração ou não na cavidade abdominal. Outro ponto de fundamental importância é que a energia cinética produzida pelo projétil pode levar a chamuscamento de estruturas que se encontravam em contato com a parede abdominal (alças de delgado, por exemplo) no momento do trauma e que não são lesadas imediatamente quando da passagem do projétil, mas que podem levar a lesões isquêmicas e, algumas horas depois, causar o aparecimento de fístulas ou sangramentos. Outra dúvida que ocorre é na avaliação de órgãos ou porções retroperitoneais de alguns órgãos como cólon, reto e bexiga.

Nos pacientes obesos, com grande espessura de panículo adiposo, os ferimentos tangenciais são ainda mais difíceis de serem avaliados. Um dado que chama a atenção nos ferimentos tangenciais sem penetração na cavidade peritoneal é a palpação muito dolorosa desse trajeto onde o projétil corre no interior do tecido celular subcutâneo.

Atualmente, a videolaparoscopia é um ótimo exame para a avaliação de lesão tangencial, porém com o inconveniente de necessitar de anestesia geral para sua realização.

Ferimentos toracoabdominais

Neste tipo de ferimento, um só projétil pode causar lesões na cavidade torácica, abdominal e também no diafragma. O diafragma pode se elevar até o 4º espaço intercostal durante a respiração e se, nesse exato momento, o paciente sofrer uma agressão por projétil de arma de fogo, as lesões poderão ser torácicas, abdominais e diafragmáticas, o que aumenta a dificuldade diagnóstica.

Toda lesão diafragmática, de qualquer diâmetro, deve ser suturada para se evitar o aparecimento de hérnias diafragmáticas no futuro. Nas lesões isoladas de diafragma, sabe-se que a sintomatologia é frustra, o exame físico é normal em 45% dos casos e a radiografia também pode ser normal em 46% dos casos, o que aumenta a dificuldade diagnóstica. A lavagem peritoneal diagnóstica e a ultra-sonografia também não são bons métodos diagnósticos, devido à sua baixa especificidade.

Assim como ocorre nos ferimentos tangenciais, a videolaparoscopia diagnóstica constitui atualmente o exame de escolha para a avaliação da penetração na cavidade torácica e/ou abdominal nesse tipo de ferimento. Além disso, é um método não só diagnóstico como também terapêutico, pois, por meio dele, pode-se suturar a lesão diafragmática, evitando-se uma laparotomia exploradora. Pode também avaliar com clareza a presença de lesões locais associadas, como fígado e baço.

Todos os comentários acima também são pertinentes para as lesões toracoabdominais por arma branca.

EXAMES COMPLEMENTARES

Como foi comentado anteriormente, a principal arma do cirurgião para o diagnóstico de penetração na cavidade abdominal é o exame físico apurado e seqüencial. Na grande maioria dos casos, uma boa palpação abdominal ou, no caso dos ferimentos por arma branca, uma adequada avaliação do ferimento são suficientes para indicar ou não uma laparotomia exploradora. A dor abdominal é o principal sinal de alerta para uma suspeita de penetração na cavidade abdominal.

No caso de FAB localizados na parede anterior e lateral do abdome ou nos FAF transfixantes, não existe muita dúvida em relação à indicação do procedimento cirúrgico. Os casos mais difíceis são as lesões localizadas nas regiões dos flancos, toracoabdominais e dorso em pacientes sem sinais claros de irrigação peritoneal. Nesses casos, a propedêutica armada com métodos de imagem como US e TC (com triplo contraste) são fundamentais. A lavagem peritoneal diagnóstica atualmente tem pouco valor nos casos de ferimentos penetrantes do abdome. Por outro lado, a videolaparoscopia passou a ser uma das grandes armas diagnósticas e também terapêuticas nos traumatismos abdominais penetrantes, mas com o inconveniente de necessitar de anestesia geral para sua realização.

Independentemente do agente agressor – arma branca ou projétil de arma de fogo – e, mesmo após o exame clínico ou exames de imagem, se houver dúvida em relação à penetração na cavidade abdominal, a laparotomia exploradora está indicada. É melhor uma laparotomia "branca" ou não terapêutica do que se realizar uma laparotomia exploradora tardiamente já com peritonite instalada, devido ao não-diagnóstico de uma determinada lesão.

TRATAMENTO CIRÚRGICO

Uma vez indicada a laparotomia exploradora, a preferência do Serviço de Cirurgia de Emergência do HCF-MUSP é pela laparotomia mediana supra e infra-umbilical. Acredita-se ser uma incisão mais rápida de ser feita, que fornece ampla visualização da cavidade abdominal com possibilidade de prolongamento, seja para o esterno ou para o tórax (toracofrenolaparotomia) e sem a secção de músculos. Além disso, é mais rápida no fechamento e, caso ocorra o aparecimento de hérnia incisional no futuro, é mais fácil de ser resolvida, por meio da colocação de tela.

Tratamento não-operatório

É sabido que 1/3 dos FAB não penetra na cavidade abdominal, 50% dos que penetram não causam nenhuma lesão intra-abdominal e em torno de 40% das laparotomias por FAB são desnecessárias. No caso de FAF, a literatura americana mostra alguns trabalhos em que a laparotomia pode ser evitada naqueles pacientes que não apresentam sinais de irritação peritoneal durante um período de observação. Esses dados mostram que, em algumas situações especiais, é possível o tratamento não-operatório dos ferimentos penetrantes do abdome.

Deve ser lembrado que esse tipo de tratamento apenas pode ser tentado em hospitais que possuam algumas características, como:

- Equipe cirúrgica composta de cirurgiões e anestesistas de plantão no hospital durante 24 horas.
- Centro cirúrgico, banco de sangue, laboratório 24 horas.
- Serviço de diagnóstico por imagem (US e TC).
- Unidade de terapia intensiva.

As condições obrigatórias para se tentar o tratamento não-operatório nas lesões penetrantes do abdome são particularmente duas: estabilidade hemodinâmica (PA sistólica > 90 mmHg) e ausência de sinais de irritação peritoneal. Caso o paciente não apresente uma das duas, a laparotomia deve ser indicada. Caso contrário, o paciente deve ser internado para observação rigorosa de seus parâmetros vitais (pressão arterial, freqüências cardíaca e respiratória, diurese). A palpação abdominal deve ser realizada a cada 4 horas, de preferência pelo mesmo cirurgião que internou o paciente.

Essa observação clínica não deve ser apenas passiva por meio das medidas dos parâmetros vitais, mas também ativa com a realização de exames diagnósticos de imagem, de preferência, a TC de abdome.

Ao menor sinal de alteração desses parâmetros, a equipe cirúrgica deve ser acionada e o paciente encaminhado para o centro cirúrgico. Em geral, pacientes que, durante um período de 12 horas após o trauma, não apresentam alterações de seu exame físico, assim como de seus parâmetros vitais, podem ser encaminhados para o quarto.

LEITURA ADICIONAL

1. American College of Surgeons/Committee on Trauma. Advanced Trauma Life Support for Doctors. Faculty Manual 7. ed. Chicago; 2004.
2. Cayten CG, Nassoura ZE. Abdomen. In: Ivatury RR, Cayten CG. The textbook of penetrating trauma. Philadelphia: Williams & Wilkins; 1996. p.281-99.
3. Coppa GF. Back and flank. In: Ivatury RR, Cayten CG. The textbook of penetrating trauma. Philadelphia: Williams & Wilkins, 1996. p. 300-8.
4. Demetriades D, Rabinowitz B. Indications for operation in abdominal stab wounds. A prospective study of 651 patients. Ann Surg 1987; 205(2): 129-32.
5. Fabian TC, Croce M. Abdominal trauma, including indications for celiotomy. In: Felicano DV, Moore EE, Mattox KL, editors. Trauma. 3. ed. Stamford, Connecticut: Appleton & Lange; 1996. p. 525-50.
6. FAST Consensus Conference Committee. Focused assessment with sonography for trauma (FAST): results on international consensus conference J Trauma 1999; 46: 466.
7. Poggetti RS, Fontes B, Birolini D. Cirurgia do trauma. São Paulo: Roca; 2007.
8. Soldá SC. Videolaparoscopia no trauma abdominal. Rev Col Bras Cir 2002; 29(1): 49-53.
9. Tovar AV, Yepes LET. Trauma abdominal. In: Rodriguez A, Ferrada R, editors. Trauma. Sociedad Panamericana de Trauma/Colombia: Talleres Gráficos de Impresora Feriva; 1997. p.307-24.
10. Trauma abdominal. In: Manual do Curso para Alunos do Colégio Americano de Cirurgiões/Comitê de Trauma. 7. ed. 2004. p.151-68.
11. Velmahos GC, Constantinou C, Tillou A, Brown CV, Salim A, Demetriades D. Abdominal computed tomographic scan for patients with gunshot wounds to the abdomen selected for nonoperative management. J Trauma 2005; 59(5): 1155-60.
12. Velmahos GC, Demetriades D, et al. Selective nonoperative management in 1,856 patients with abdominal gunshot wounds: should routine laparotomy still be the standard of care? Ann Surg 2001; 234(3): 395-403.

Algoritmo 81.1 – Ferimento por arma branca anterior/lateral

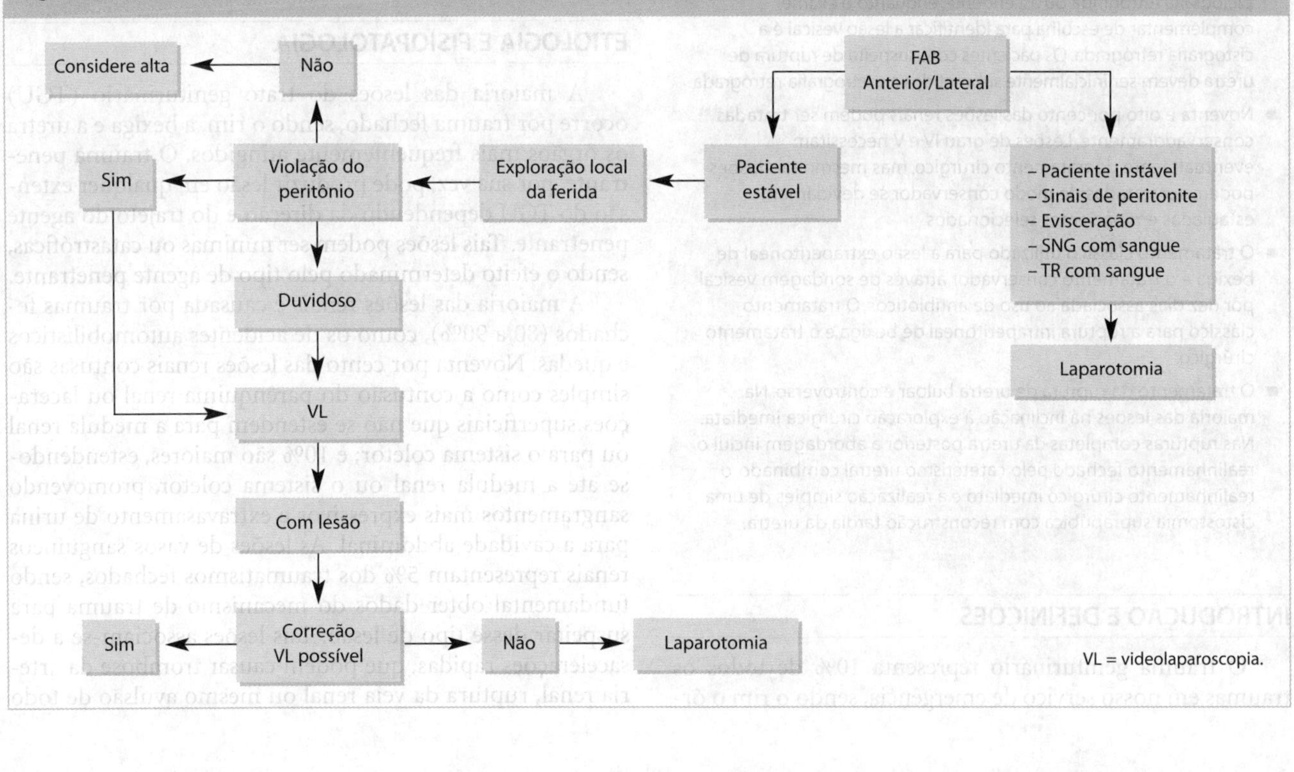

VL = videolaparoscopia.

CAPÍTULO 82

Trauma Geniturinário

José Cury
Rafael Ferreira Coelho
Fernando Saito

TÓPICOS IMPORTANTES

- O trauma geniturinário representa 10% de todos os traumas em nosso serviço de emergência, sendo o rim o órgão mais freqüentemente envolvido tanto por trauma fechado como por trauma penetrante.
- O atendimento inicial ao paciente com trauma geniturinário é realizado, como regra, no departamento de emergência pelo cirurgião de trauma.
- A maioria das lesões renais é causada por traumas fechados como os de acidentes automobilísticos e quedas. A lesão ureteral é causada geralmente por trauma penetrante, enquanto a lesão de bexiga é causada, na maioria das vezes, por trauma fechado e está associada à fratura de pelve em 95% dos casos. A uretra bulbar é o segmento da uretra anterior mais comumente acometido e sua lesão associa-se aos traumas diretos do períneo. Já a uretra posterior, de forma semelhante à lesão de bexiga, está associada à fratura de pelve.
- Quando se suspeita de lesão do trato geniturinário (TGU), a avaliação inicial depende das lesões associadas do paciente e da estabilidade hemodinâmica. A tomografia computadorizada (TC) é o exame mais sensível e específico na avaliação da lesão renal. O exame radiológico de eleição para descartar o trauma ureteral é a pielografia retrógrada ou ascendente, enquanto o exame complementar de escolha para identificar a lesão vesical é a cistografia retrógrada. Os pacientes com suspeita de ruptura de uretra devem ser inicialmente submetidos à uretrografia retrógrada.
- Noventa e oito por cento das lesões renais podem ser tratadas conservadoramente. Lesões de grau IV e V necessitam eventualmente de tratamento cirúrgico, mas mesmo tais lesões podem ser tratadas de modo conservador se devidamente estagiadas em pacientes selecionados.
- O tratamento clássico utilizado para a lesão extraperitoneal de bexiga é o tratamento conservador através de sondagem vesical por dez dias associada ao uso de antibióticos. O tratamento clássico para a ruptura intraperitoneal de bexiga é o tratamento cirúrgico.
- O tratamento da ruptura de uretra bulbar é controverso. Na maioria das lesões há inclinação à exploração cirúrgica imediata. Nas rupturas completas da uretra posterior a abordagem inclui o realinhamento fechado pelo cateterismo uretral combinado, o realinhamento cirúrgico imediato e a realização simples de uma cistostomia suprapúbica com reconstrução tardia da uretra.

INTRODUÇÃO E DEFINIÇÕES

O trauma geniturinário representa 10% de todos os traumas em nosso serviço de emergência, sendo o rim o órgão mais freqüentemente envolvido tanto por trauma fechado como por trauma penetrante. Os traumas de ureter e bexiga são mais raros. As lesões de bexiga representam menos de 2% das lesões abdominais que requerem cirurgia e, em geral, associam-se a traumas de alta energia e a outras lesões severas concomitantes. As lesões de ureter por violência externa ocorrem em menos de 4% dos traumas penetrantes e menos de 1% dos traumas contusos. As lesões de uretra, por sua vez, são quase sempre associadas a fraturas do anel pélvico; ocorrem em 4 a 14% das fraturas de pelve e estão associadas a lesões vesicais em 10 a 17% dos casos.

O atendimento inicial do paciente com trauma geniturinário é realizado, como regra, no departamento de emergência pelo cirurgião de trauma. Entretanto, a participação do urologista desde o atendimento inicial coletando dados do mecanismo de lesão, da ressuscitação realizada e das condições hemodinâmicas do paciente é fundamental para guiar as decisões terapêuticas subseqüentes. A seguir discutiremos os principais aspectos do diagnóstico e tratamento das lesões do trato geniturinário.

ETIOLOGIA E FISIOPATOLOGIA

A maioria das lesões do trato geniturinário (TGU) ocorre por trauma fechado, sendo o rim, a bexiga e a uretra os órgãos mais freqüentemente atingidos. O trauma penetrante, por sua vez, pode produzir lesão em qualquer extensão do TGU dependendo da direção e do trajeto do agente penetrante. Tais lesões podem ser mínimas ou catastróficas, sendo o efeito determinado pelo tipo de agente penetrante.

A maioria das lesões renais é causada por traumas fechados (80 a 90%), como os de acidentes automobilísticos e quedas. Noventa por cento das lesões renais contusas são simples como a contusão do parênquima renal ou lacerações superficiais que não se estendem para a medula renal ou para o sistema coletor; e 10% são maiores, estendendo-se até a medula renal ou o sistema coletor, promovendo sangramentos mais expressivos e extravasamento de urina para a cavidade abdominal. As lesões de vasos sangüíneos renais representam 5% dos traumatismos fechados, sendo fundamental obter dados do mecanismo de trauma para suspeitar desse tipo de lesão. Tais lesões associam-se a desacelerações rápidas, que podem causar trombose da artéria renal, ruptura da veia renal ou mesmo avulsão de todo o pedículo. Somente 10% das lesões renais são causadas por trauma penetrante, sendo as causas mais freqüentes os projéteis de arma de fogo ou ferimentos por arma branca. É importante pesquisar as características da arma utilizada, como o calibre e a velocidade do projétil ou as dimensões da arma branca utilizada, pois tais dados podem auxiliar na predição do tipo de lesão ocasionada.

A lesão ureteral é causada geralmente por trauma penetrante. Lesões viscerais associadas são comuns, acometendo principalmente o intestino delgado (39 a 65%), o colón (28 a 33%) e o rim (10 a 28%). A mortalidade chega a 33%. A lesão por trauma fechado é extremamente incomum e ocorre mais em crianças com anormalidades congênitas do trato urinário como hidronefrose secundária à estenose da junção ureteropiélica. A avulsão da junção ureteropiélica após trauma contuso com hiperextensão da coluna pode ocorrer em traumas associados à desaceleração. Esses pacientes, em geral, não apresentam hematúria e o diagnóstico da lesão pode ser extremamente difícil. Vale lembrar que as lesões ureterais iatrogênicas podem ocorrer após diversos procedimentos cirúrgicos como histerectomia (54%), cirurgia colorretal (14%), cirurgia pélvica de ovário e bexiga (8%), cirurgias vasculares abdominais (6%) e nas ureteroscopias (2%).

A lesão de bexiga é causada na maioria das vezes por trauma fechado e está associada à fratura de pelve em 95% dos casos. Os mecanismos mais comuns de ruptura da bexiga são por compressão da cúpula vesical, distendida pela presença de urina, contra a parede abdominal e pélvica (causando ruptura vesical intraperitoneal); ou por lesão direta de espículas ósseas do anel pélvico fraturado (causando ruptura vesical extraperitoneal).

A lesão de uretra é muito mais comum em homens, ocorrendo em mulheres em menos de 2% dos casos. Essas lesões podem ser divididas em dois níveis: uretra posterior (prostática e membranosa) e anterior (bulbar e peniana). A uretra bulbar é o segmento da uretra anterior mais comumente acometido e sua lesão associa-se, em geral, aos traumas diretos do períneo com compressão deste seguimento uretral contra a pelve (o chamado "trauma a cavaleiro"). Já a uretra posterior, de forma semelhante à lesão de bexiga, está associada à fratura de pelve, em que a disjunção osteoligamentar ou as espículas ósseas promovem secção da uretra. Fraturas bilaterais dos ramos púbicos, especialmente com diástase das articulações sacroilíacas, aumentam o risco de lesão de uretra posterior em 24 vezes.

Por fim, a lesão dos órgãos genitais é diretamente relacionada ao tipo e à velocidade do agente agressor (instrumentos perfurantes, projéteis de arma de fogo com diferentes velocidades, acidentes automobilísticos etc.) e ao grau de contaminação local após o trauma. A causa mais comum de traumatismo fechado peniano é o intercurso sexual, determinando a ruptura da túnica albugínea (fratura de pênis). Esse tipo de lesão ocorre principalmente durante a ereção, pois, com o enchimento dos corpos cavernosos, a espessura da túnica albugínea diminui de 2 mm para até 0,25 mm, predispondo à ruptura quando forças significativas são aplicadas ao pênis. É importante esclarecer em qual posição se desenvolveu o ato sexual, lembrando que o movimento determinante mais freqüente é aquele da posição da mulher sentada sobre o homem deitado, resultando em encurvamento abrupto do pênis. Ferimentos penetrantes do pênis podem ser causados por instrumentos perfurocortantes e projéteis de arma de fogo, sendo da maior importância o reconhecimento da trajetória do projétil. Traumatismos fechados do escroto, por sua vez, podem produzir ruptura do testículo por meio de lesões esportivas, agressões ou acidentes motociclísticos. As rupturas testiculares não são muito comuns, o que se deve, em parte, à sua mobilidade e à resistência da túnica albugínea. Alguns autores acreditam que o mecanismo de rotura relaciona-se à compressão do testículo contra o púbis. O escroto é vulnerável a vários tipos de lesões, inclusive às avulsões, que acometem, principalmente, motociclistas e operadores de máquinas industriais.

ACHADOS CLÍNICOS

Os sinais de lesão do TGU, principalmente em vítimas de trauma fechado, podem não ser específicos. Assim, um princípio primordial a ser aplicado no diagnóstico do trauma urológico é suspeitar da lesão por avaliação do seu mecanismo e das forças envolvidas no traumatismo. Deve-se suspeitar de lesão urológica quando houver impacto direto no dorso ou no flanco, na lesão por esmagamento da porção superior do abdome ou pelve, na queda de um local alto com mecanismo de aceleração/desaceleração brusco, em acidente automobilístico e atropelamento. Os sinais de traumatismo grave associado incluem fratura de fêmur, fratura de pelve, lesão do tórax por esmagamento, escoriação grave do abdome e traumatismo craniencefálico.

Os sinais de lesão do TGU superior incluem: hematúria macroscópica ou microscópica, fratura da porção inferior do arcabouço costal ou fratura de um processo lombar, hematomas nos flancos e lesão hepática ou esplênica. A hematúria é o melhor indicador de trauma geniturinário. Vale lembrar que o grau de hematúria não se correlaciona com a severidade das lesões renais, visto que até 36% das lesões renais vasculares não apresentam hematúria. Além disso, a hematúria franca pode se observada em contusões renais simples. A hematúria microscópica também pode ser observada em uma grande variedade de lesões renais significativas como lesões vasculares e lacerações do parênquima. Com relação às lesões ureterais, 25 a 45% das lesões penetrantes de ureter não apresentam nem mesmo hematúria microscópica. Outras manifestações clínicas das lesões ureterais são descritas e variam com o tipo de lesão e com o tempo decorrido até o seu diagnóstico. Nos casos de obstrução urinária bilateral, secundária à ligadura ou à angulação dos ureteres (trauma iatrogênico), o paciente cursará com anúria no pósoperatório imediato. Quando a obstrução ocorre apenas em um dos lados, situação mais freqüente, o paciente pode apresentar dor na região lombar e no flanco ipsilateral e, em alguns casos, íleo paralítico, náuseas, vômitos e febre. Nas situações de extravasamento de urina, a manifestação clínica pode ser por peritonite, caso seja intraperitoneal, ou pela formação de tumoração e dor local, se o extravasamento for dirigido para o retroperitônio. Em ambas as situações pode haver febre. A presença de fístula urinária que se exterioriza pela cicatriz cirúrgica ou pela vagina, nos casos de lesão iatrogênica durante procedimento cirúrgico, pode ser a manifestação inicial de uma transecção do ureter. Essas fístulas ureterais se manifestam, geralmente, em torno da segunda semana após o estabelecimento da lesão.

Os sinais indicativos de lesão do TGU inferior incluem presença de sangue no meato uretral, hematoma escrotal ou perineal, próstata elevada ou deslocada que não pode ser palpada no toque retal, com ou sem espículas ósseas associadas, retenção urinária aguda, caracterizada por globo vesical palpável, e urgência miccional, com incapacidade de esvaziar a bexiga. Os sinais e sintomas decorrentes do traumatismo vesical são quase sempre inespecíficos. Geralmente existe história de traumatismo abdominal e a maioria dos pacientes refere dor pélvica ou na região inferior do abdome. O desconforto causado pela fratura pélvica faz o paciente ter dificuldade ou mesmo não conseguir urinar. Quando o paciente consegue urinar espontaneamente, quase sempre o faz com hematúria. A hematúria macroscópica é o sinal mais comum do traumatismo vesical e está presente em 95% dos casos. Na sala de emergência, o diagnóstico clínico de fratura pélvica pode ser feito pela compressão lateral da pelve óssea, na qual se nota crepitação e dor ao exame. A presença de massa palpável no hipogástrio, associada à hipotensão e à fratura pélvica, geralmente representa um hematoma pélvico. O choque hipovolêmico raramente ocorre em traumatismo vesical puro, estando associado quase sempre a traumatismo de vísceras maciças, fratura pélvica extensa ou lesão de grandes vasos pélvicos. As lesões da uretra posterior, por sua vez, se manifestam com dor hipogástrica e dificuldade ou incapacidade de urinar. A presença de sangue no meato uretral é o sinal mais importante de lesão de uretra. A presença de fratura pélvica também pode ser identificada no exame físico. Um grande hematoma pélvico em formação pode muitas vezes ser palpado e contusões perineais ou suprapúbicas também estão presentes. O toque retal pode revelar um hematoma pélvico com a próstata deslocada superiormente embora, em alguns casos, um hematoma tenso possa lembrar a próstata no exame físico. O deslocamento superior da próstata não é observado se os ligamentos puboprostáticos e o diafragma urogenital permanecem íntegros. No caso das lesões de uretra anterior, existe, em geral, uma história de queda ou instrumentação uretral. Os pacientes se queixam de dor perineal e um hematoma perineal em asa de borboleta (Figura 82.1) em geral está presente. Com o extravasamento de urina também pode ocorrer edema súbito do períneo. O hematoma pode ficar restrito à haste do pênis quando a fáscia de Buck está íntegra. Quando esta se rompe, o hematoma é contido pela fáscia de Colles, estendendo-se para o escroto, o períneo e até a parede abdominal. Quando o diagnóstico da lesão é tardio pode ocorrer infecção local e sepse.

Com relação ao trauma genital, o quadro clínico clássico de fratura de pênis consiste em dor, entumescência imediata, desvio do pênis para o lado oposto à lesão e hematoma restrito ao pênis (quando está íntegra a fáscia de Buck) (Figura 82.2). Em geral, a história e o exame físico são suficientes para o diagnóstico. No caso de ferimentos penetrantes do pênis, o exame físico pode demonstrar a presença de sangramento ativo, hematoma e uretrorragia. O quadro clínico da lesão testicular, por sua vez, é caracterizado por dor e equimose na pele escrotal, além de hematocele. A palpação pode revelar descontinuidade da túnica albugínea.

Classificação

Trauma renal (Figura 82.3)

Grau I – Contusão ou hematoma subcapsular não-expansivo. Sem laceração parenquimatosa.

Grau II – Hematoma perirrenal não-expansivo. Laceração do córtex renal com extensão inferior a 1 cm. Sem extravasamento urinário.

Grau III – Laceração parenquimatosa superior a 1 cm (estende-se até a medula renal). Sem ruptura do sistema coletor ou extravasamento urinário.

Grau IV – Laceração atingindo córtex, medula e sistema coletor. Lesão da artéria ou veia renais segmentares, com hemorragia contida.

Grau V – Várias lacerações de grau 4. Rim completamente fragmentado. Avulsão do pedículo com desvascularização renal.

Trauma ureteral

Grau I – Hematoma: contusão ou hematoma, sem desvascularização.

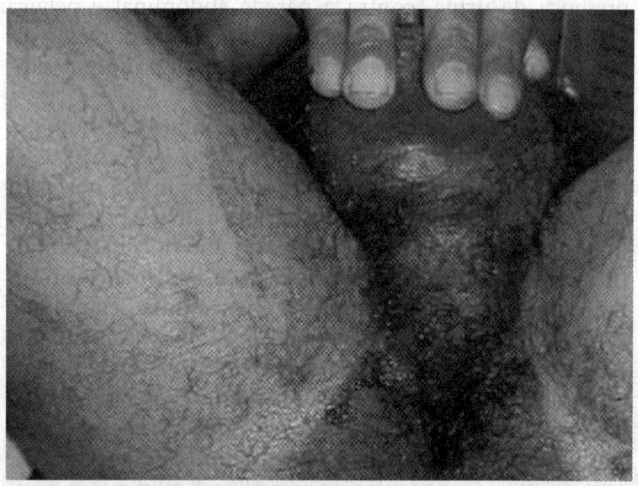

Figura 82.1 – Trauma uretral. Hematoma perineal em asa de borboleta.

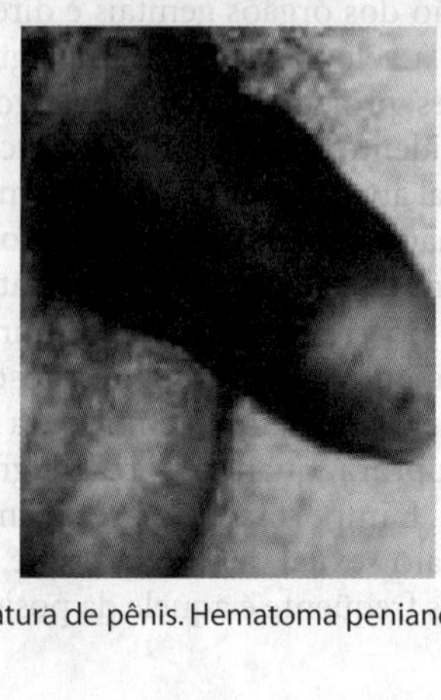

Figura 82.2 – Fratura de pênis. Hematoma peniano.

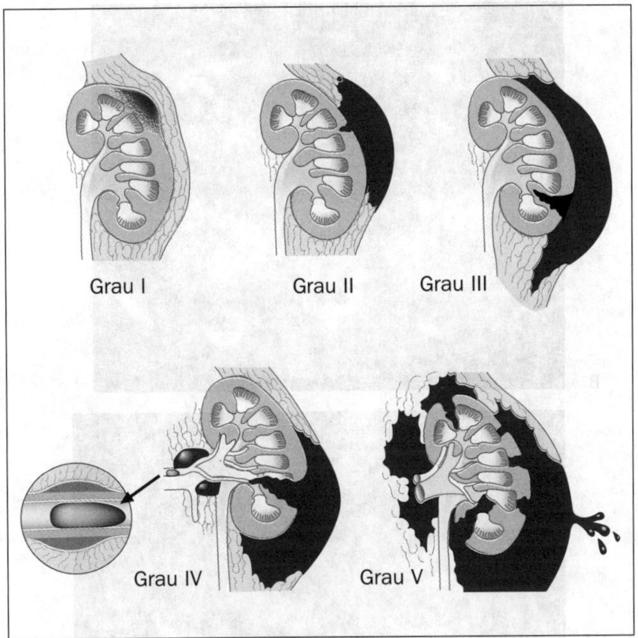

Figura 82.3 – Classificação do trauma renal.

Grau II – Laceração: < 50% de transecção.
Grau III – Laceração: > 50% de transecção.
Grau IV – Laceração: transecção completa com desvascularização < 2 cm.
Grau V – Laceração: avulsão com desvascularização > 2 cm.

Trauma vesical

1. Lesões não-penetrantes, contusas ou fechadas:
   a) Contusão.
   b) Ruptura extraperitoneal.
   c) Ruptura intraperitoneal.
   d) Lesão mista.
2. Lesões penetrantes.

Trauma uretral

Classificação de Colapinto & Mcallun (1977):

- Tipo I: alongamento e distração uretral causados por hematoma pélvico, sem ruptura.
- Tipo II: ruptura parcial ou completa da uretra, extravasamento de contraste confinado abaixo do diafragma urogenital.
- Tipo III: ruptura completa da região posterior da uretra e do diafragma urogenital, extravasamento de contraste proximal e distal ao diafragma urogenital. É o mais freqüente.

EXAMES COMPLEMENTARES

Quando se suspeita de lesão do TGU superior ou inferior, a avaliação inicial depende, em parte, das lesões associadas do paciente e da estabilidade hemodinâmica. A tomografia computadorizada (TC) é o exame mais sensível e específico na avaliação da lesão renal, mas só pode ser usada em pacientes hemodinamicamente estáveis. Pela TC é possível a avaliação funcional e anatômica do córtex e da medula renal, bem como do sistema coletor, determinando o grau de lesão parenquimatosa renal, a presença de extravasamento de urina ou sangue, a presença de hematoma retroperitoneal e a avaliação de lesões associadas. Nos traumatismos unilaterais, a TC ainda nos permite a avaliação do rim contralateral em termos anatômicos e funcionais. Achados na TC que sugerem lesões renais maiores incluem: hematoma medial (sugerindo lesões vasculares), extravasamento urinário (sugerindo lesão de pelve ou avulsão da junção pieloureteral), ausência de realce do parênquima por contraste (sugerindo lesão arterial) (Figura 82.4). Uma das limitações da TC é sua inabilidade em definir adequadamente lesão venosa. Com a perfusão arterial normal, o parênquima e o sistema coletor parecem normais. Um hematoma medial ao rim, nessas condições, sugere fortemente lesão venosa. A urografia excretora foi utilizada por anos para avaliar lesões do TGU mas foi suplantada pela tomografia computadorizada (Tabela 82.I). Pode, entretanto, ser ainda utilizada em algumas situações. Em pacientes hemodinamicamente instáveis e/ou que necessitem de intervenção cirúrgica, a urografia excretora *one-shot* pode ser realizada na sala de operação administrando-se 2 mg/kg de contraste endovenoso, dez minutos antes da radiografia de abdome. Se os achados foram anormais, o rim pode ser explorado para complementar o estadiamento e reconstruir qualquer lesão encontrada. A arteriografia é largamente utilizada para definir lesões arteriais suspeitas na TC ou localizar sangramentos arteriais que podem ser controlados por embolização (discutiremos esta modalidade na seção de tratamento do trauma renal). O ultra-som, por fim, pode ser utilizado para definir a presença dos dois rins e a presença de hematoma retroperitoneal. Este estudo, entretanto, não pode delinear claramente lacerações parenquimatosas, lesões vasculares e lesões do sistema coletor com extravasamento de urina.

O exame radiológico de eleição para descartar o trauma ureteral é a pielografia retrógrada ou ascendente. Esse procedimento permite não apenas diagnosticar, mas também quantificar a extensão da lesão. No entanto, é mais demorada, obriga o posicionamento do paciente em litotomia e, em geral, é necessária a presença do urologista para sua realização. A urografia excretora também é um bom exame na avaliação do traumatismo de ureter, embora não tenha a mesma acurácia que a pielografia ascendente (Figura 82.5). A tomografia helicoidal também permite a avaliação das lesões ureterais, constituindo o melhor exame para a avaliação do retroperitônio, identificando e quantificando hematomas e coleções. Devemos lembrar, no entanto, que é obrigatória a realização de cortes mais tardios para que seja possível a avaliação da via excretora (Figura 82.6). Na presença de fístulas, a dosagem de creatinina e de eletrólitos pode diferenciar outras secreções no diagnóstico. A administração de azul de metileno, 1 a 3 mL injetados na pelve, é um recurso útil para identificar fístulas ureterais.

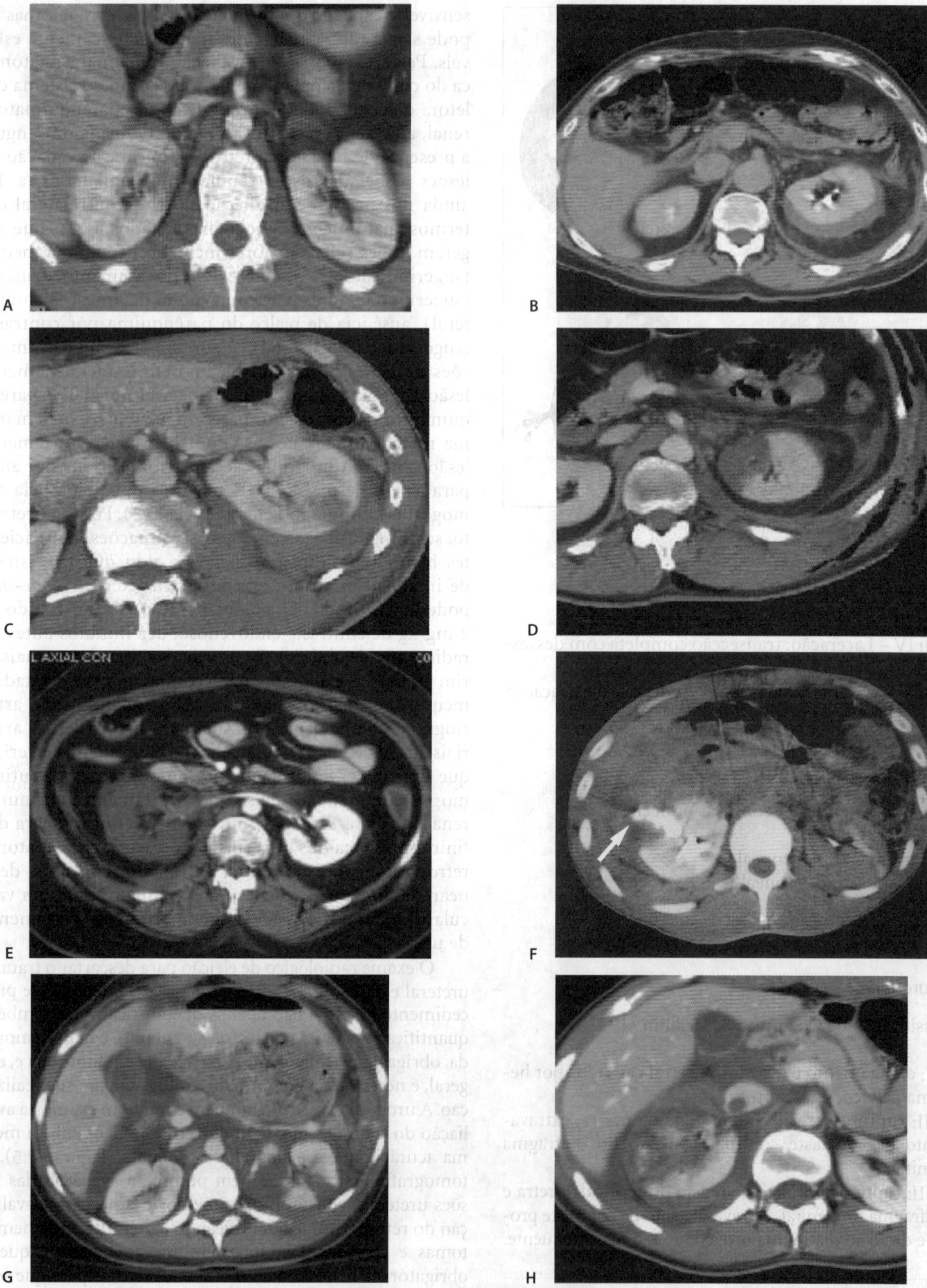

Figura 82.4 – Trauma renal. Tomografia computadorizada. A – Trauma de grau I: contusão renal. B – Trauma de grau II: hematoma perirrenal. C – Trauma de grau III: hematoma perirrenal + laceração parenquimatosa superior a 1 cm (até a medula renal, sem ruptura do sistema coletor). D – Trauma de grau IV: lesão de artéria renal segmentar. E – Trauma de grau IV: trombose de artéria renal D por desaceleração. F – Trauma de grau IV: laceração corticomedular até o sistema coletor, com extravasamento de contraste. G – Trauma de grau V: múltiplas lacerações corticomedulares; fragmentação renal. H – Trauma de grau V: múltiplas lacerações corticomedulares; fragmentação renal.

Tabela 82.I – Indicações do estudo radiológico em suspeita de traumatismo renal

1. Traumatismo penetrante do flanco ou abdome com ou sem hematúria.
2. Contusão abdominal em adultos com hematúria macroscópica.
3. Hematúria microscópica em adultos com história de hipotensão após o trauma.
4. Lesões por desaceleração.
5. Traumatismo abdominal ou do flanco em todas as crianças (hematúria micro ou macroscópica).

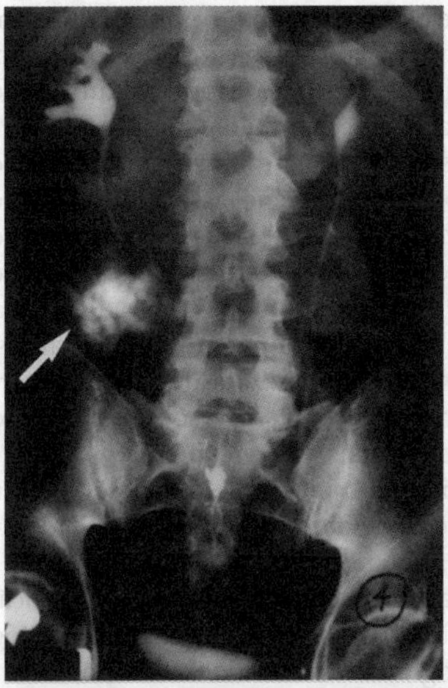

Figura 82.5 – Urografia excretora. Lesão ureteral proximal/média D com extravasamento de contraste.

O exame complementar de escolha para identificar a lesão vesical é a cistografia retrógrada, com acurácia de 85 a 100% (Figura 82.7). Deve ser realizada em todo paciente com suspeita de trauma vesical. Inicialmente é realizada uma radiografia simples do abdome em posição ântero-posterior para verificar a presença de fratura pélvica. A seguir, uma solução salina e de contraste diluída a 30% deve ser instilada no interior da bexiga previamente esvaziada através de cateter urinário. O contraste deve ser instilado por gravidade a uma altura de 75 cm da pelve óssea. Em adultos deve-se usar 400 mL da solução contrastada; e em crianças, o volume infundido deve ser calculado da seguinte forma: 60 mL + 30 mL/ano de idade, até o máximo de 400 mL de solução de contraste. Radiografias com grande enchimento vesical e com a bexiga vazia são realizadas. Em alguns casos, para se obter melhor resultado radiográfico, deve-se colocar o paciente em posição de Trendelemburg. A realização da radiografia pós-drenagem do contraste é muito importante, uma vez que, em até 13% das vezes, a lesão somente é demonstrada com essa radiografia. Apesar da eficácia comprovada da cistografia, a cistotomografia vem suplantando esse exame no diagnóstico de lesões vesicais em muitos serviços (Figura 82.8). Uma vez que muitos desses pacientes já requerem realização de TC em razão da presença de hematúria (com possível lesão renal), fratura pélvica ou lesão de outros órgãos intra-abdominais, a realização da cistotomografia no mesmo ato do estudo tomográfico abdominal pode poupar tempo. Deve ser realizada a injeção retrógrada de 350 mL de contraste a 30%, diluída a 6:1 com soro fisiológico. Em seguida são realizados os cortes tomográficos da pelve. Vale lembrar que a injeção de contraste endovenoso e o simples clampeamento da sonda uretral sem injeção do contraste intravesical resulta em um número elevado de exames falsos-negativos.

Os pacientes com suspeita de ruptura de uretra devem ser inicialmente submetidos à uretrografia retrógrada. Existem diversos métodos descritos para realização desse exame diagnóstico. Em nosso serviço utilizamos uma sonda de Foley 14 Fr, introduzida de 1 a 2 cm na fossa navicular e insuflamos o balão em 1 a 2 mL. Utilizamos contraste iodado a 30% e injetamos gentilmente na uretra, em frações de 10 mL. Radiografias estáticas em decúbito lateral são aceitáveis, mas a realização do exame sob visão fluoroscópica fornece mais informações. Extravasamento de contraste com ausência de delineação da uretra proximal e bexiga indica ruptura completa de uretra, enquanto extravasamento com chegada de contraste até a bexiga traduz lesão parcial (Figura 82.9).

Com relação ao trauma genital, muitas vezes a história e o exame físico são suficientes para o diagnóstico. Na fratura de pênis, alguns exames complementares podem ser empregados na confirmação diagnóstica diferenciando este quadro de uma ruptura da veia dorsal do pênis. Tais exames incluem a cavernosografia, a ressonância magnética e a ultra-sonografia. A ruptura da albugínea pode se estender

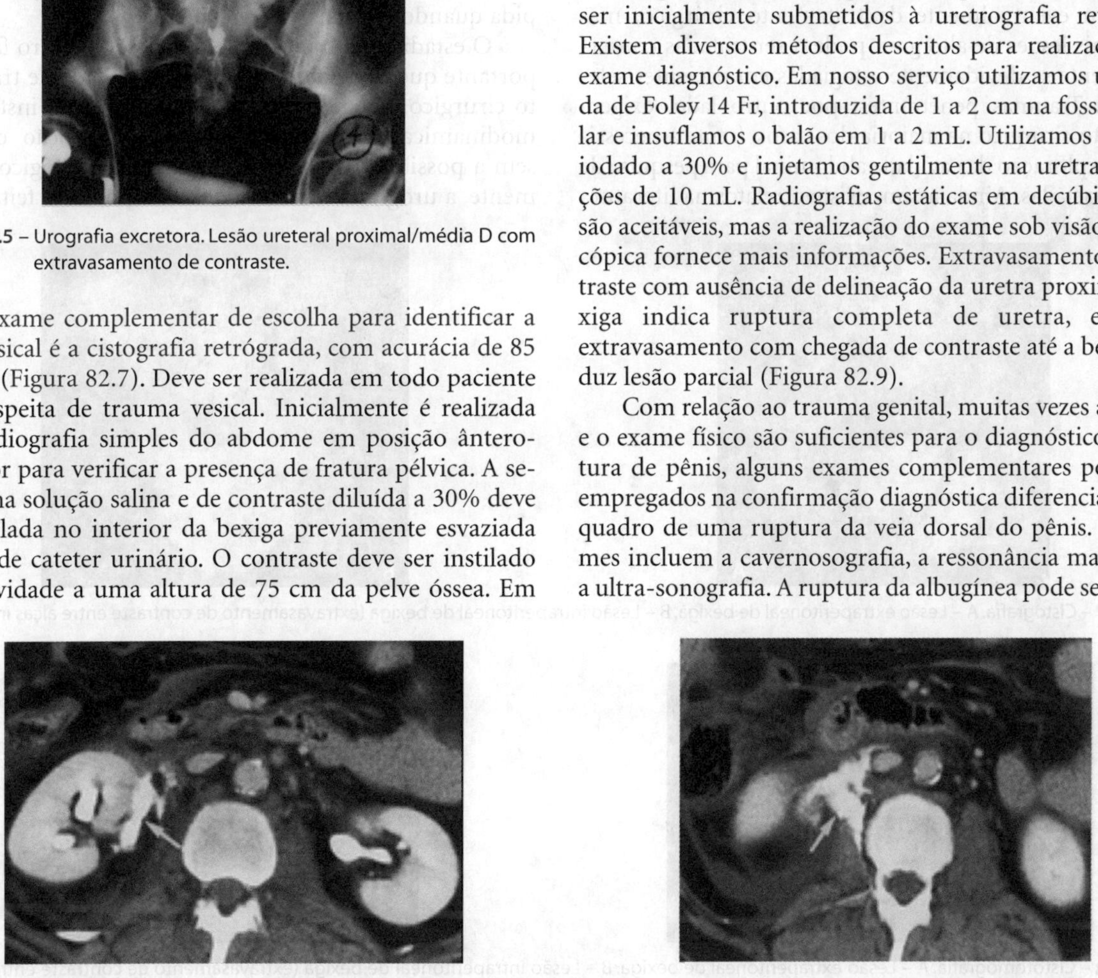

Figura 82.6 – Tomografia computadorizada. Lesão ureteral proximal D próxima à junção ureteropielítica com extravasamento de contraste medialmente ao rim.

ao corpo esponjoso em 20 a 30% dos casos, atingindo a uretra em outros 10 a 20%. Assim sendo, há um consenso de que a uretrografia só deve ser utilizada se houver uretrorragia ou hematúria. Em relação ao trauma penetrante de pênis, como é baixo o índice de lesão uretral associada, existem divergências na indicação da uretrocistografia. Alguns autores reservam a realização da uretrografia aos pacientes vítimas de projéteis de alta velocidade (*high speed bullet*) ou àqueles que apresentam uretrorragia e dificuldade na micção, enquanto outros advogam a sua realização em todos os casos, por se tratar de exame de baixo custo e de fácil execução. No caso do trauma de testículo o exame complementar mais comumente utilizado, quando necessário, é a ultra-sonografia com Doppler, que permite avaliar a presença de rotura da túnica albugínea e presença de hematocele, além de avaliar a presença ou não de fluxo sangüíneo no testículo traumatizado.

TRATAMENTO

Trauma renal (Algoritmo 82.1)

Lesões significantes (graus II a V) são vistas em apenas 5% dos traumas renais, já que 98% das lesões renais podem ser tratadas conservadoramente. Lesões de grau IV e V necessitam eventualmente de tratamento cirúrgico, mas mesmo tais lesões de alto grau podem ser tratadas conservadoramente se devidamente estagiadas em pacientes selecionados. Traumas penetrantes, por outro lado, exigem tratamento cirúrgico na maioria dos casos, frente à necessidade de exploração da cavidade abdominal para pesquisa de lesões associadas. Ainda assim, existem relatos na literatura de que até 50% dos ferimentos renais por arma branca e 25% dos ferimentos por arma de fogo podem também ser tratados conservadoramente em casos selecionados e estagiados com tomografia computadorizada. O tratamento conservador deve incluir internação hospitalar, repouso, seguimento clínico e exames de imagem.

As indicações para exploração cirúrgica após o trauma renal podem ser divididas em absolutas e relativas. As indicações absolutas incluem evidência de sangramento renal persistente, hematoma perirrenal em expansão e hematoma perirrenal pulsátil. Indicações relativas incluem extravasamento urinário, presença de tecido renal não-viável, diagnóstico tardio de lesão de artéria renal, lesão de artéria segmentar e impossibilidade de estadiamento completo da lesão.

O extravasamento urinário isolado de uma laceração de parênquima (grau IV) ou por ruptura de fórnice pode ser tratado conservadoramente com resolução espontânea em 87% dos casos. Quando ocorre desvitalização de mais de 20% do parênquima renal associado à laceração e/ou extravasamento urinário, o índice de complicações com o tratamento conservador aumenta. Nesse caso, o tratamento cirúrgico pode ser adotado. Lesões de artéria segmentar associadas à laceração do parênquima renal resultam também em uma grande área de desvitalização renal (geralmente superior a 20%). Essas lesões têm resolução mais rápida quando tratadas cirurgicamente.

O estadiamento incompleto da lesão é outro fator importante que pode determinar a necessidade de tratamento cirúrgico. Quando o paciente se apresenta instável hemodinamicamente e necessita de intervenção cirúrgica sem a possibilidade de realizar exame radiológico previamente, a urografia excretora *one-shot* pode ser feita no ato

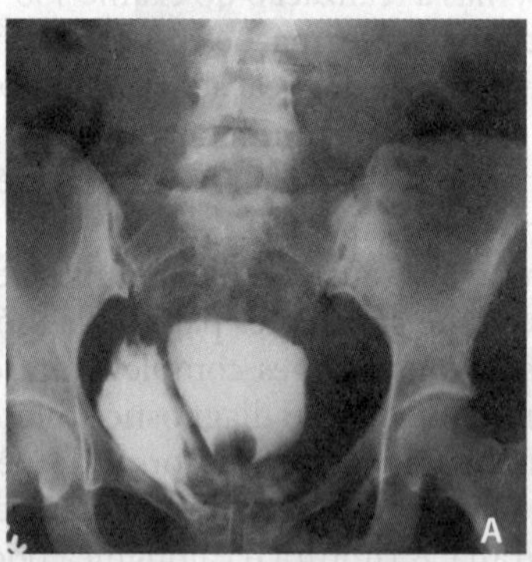

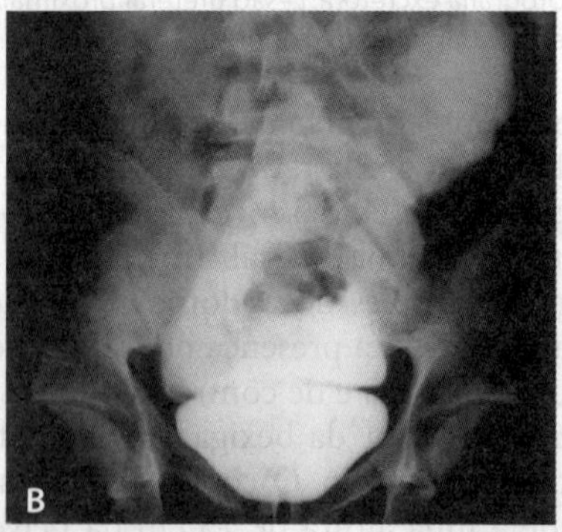

Figura 82.7 – Cistografia. A – Lesão extraperitoneal de bexiga. B – Lesão intraperitoneal de bexiga (extravasamento de contraste entre alças intestinais).

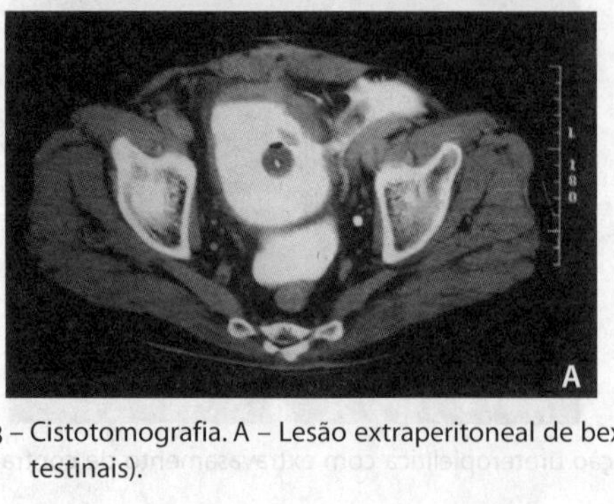

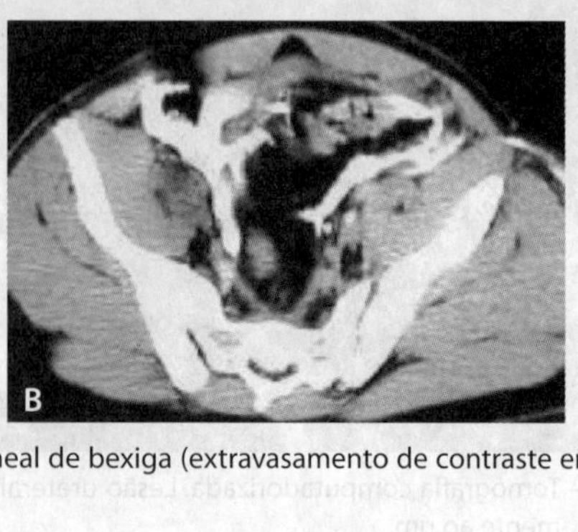

Figura 82.8 – Cistotomografia. A – Lesão extraperitoneal de bexiga. B – Lesão intraperitoneal de bexiga (extravasamento de contraste entre alças intestinais).

cirúrgico. Se os achados forem anormais, a exploração renal oferece a possibilidade de completar o estadiamento da lesão e reconstruir lesões significativas.

Outra modalidade diagnóstica e terapêutica minimamente invasiva que vem ganhando destaque nos últimos anos na abordagem do trauma renal contuso grave é a arteriografia associada à embolização arterial transcateter ou com a colocação de *stents*. Existem tipicamente duas situações em que a embolização pode ser usada: no sangramento arterial na fase aguda da lesão e no sangramento tardio. Na fase aguda, a tomografia computadorizada mostra um *blush* de contraste na fase arterial, que sugere lesão vascular. Na fase tardia, o sangramento ocorre em geral 10 a 14 dias após a lesão inicial. Nessa fase o hematoma começa a sofrer lise, destamponando áreas de sangramento. É nesse período que ocorre também a formação de pseudo-aneurismas. Vale lembrar que, embora no trauma renal de grau V possam ocorrer sangramentos maciços com risco de morte e que exigem exploração, os sangramentos mais leves podem ser tratados, na maioria das vezes, de maneira conservadora e não causam instabilidade hemodinâmica. Isso ocorre porque a maioria das lacerações renais é tipicamente radial e paralela às artérias interlobares. É por esse motivo que muitas vezes os rins partidos em pedaços após traumas de alta energia mantêm concentração normal do meio de contraste. As complicações da embolização são raras. Episódios de hipertensão arterial transitória são comuns, mas hipertensão prolongada ocorre em menos de 1% dos casos. Quando a área de infarto renal após a embolização é superior a 25% do parênquima total, pode ocorrer espontaneamente febre transitória e leucocitose, porém a formação de abscesso ou infecção é incomum.

Trauma ureteral

Quando o diagnóstico da lesão ureteral é feito no ato intra-operatório ou em até três dias após a lesão, a correção deve ser imediata e da forma mais definitiva possível, como descreveremos a seguir. Caso o diagnóstico seja feito tardiamente (> 3 dias), o tratamento por meio de cirurgias a céu aberto deve ser realizado apenas após um intervalo de três meses. Intervenções durante esse período são dificultadas pela presença de intenso processo inflamatório e pela grande quantidade de fibrose, que podem predispor a lesões ainda maiores do ureter. Nesses casos, o tratamento deve se restringir ao alívio dos sintomas e a procedimentos que visam à preservação renal, como a realização de nefrostomia percutânea protetora. O tratamento definitivo das lesões ureterais encontra-se diretamente relacionado à sua topografia e extensão. Lesões puntiformes, angulações ureterais e até transecções parciais do ureter podem ser conduzidas apenas com cateter ureteral por tempo prolongado (duplo J). Esse procedimento pode ser definitivo para alguns pacientes, enquanto para outros se faz necessário algum outro tipo de intervenção cirúrgica.

As lesões que comprometem o terço superior do ureter podem ser conduzidas com anastomose terminoterminal espatulada (T-T) do segmento lesado. Nas disjunções da junção ureteropielítica, freqüentemente em crianças, a anastomose T-T ureteropielítica também é o tratamento de escolha. As lesões que comprometem o terço médio ureteral, acima da bifurcação dos vasos ilíacos, também apresentam bons resultados com a anastomose T-T. Quando o segmento lesado for extenso, o procedimento anteriormente

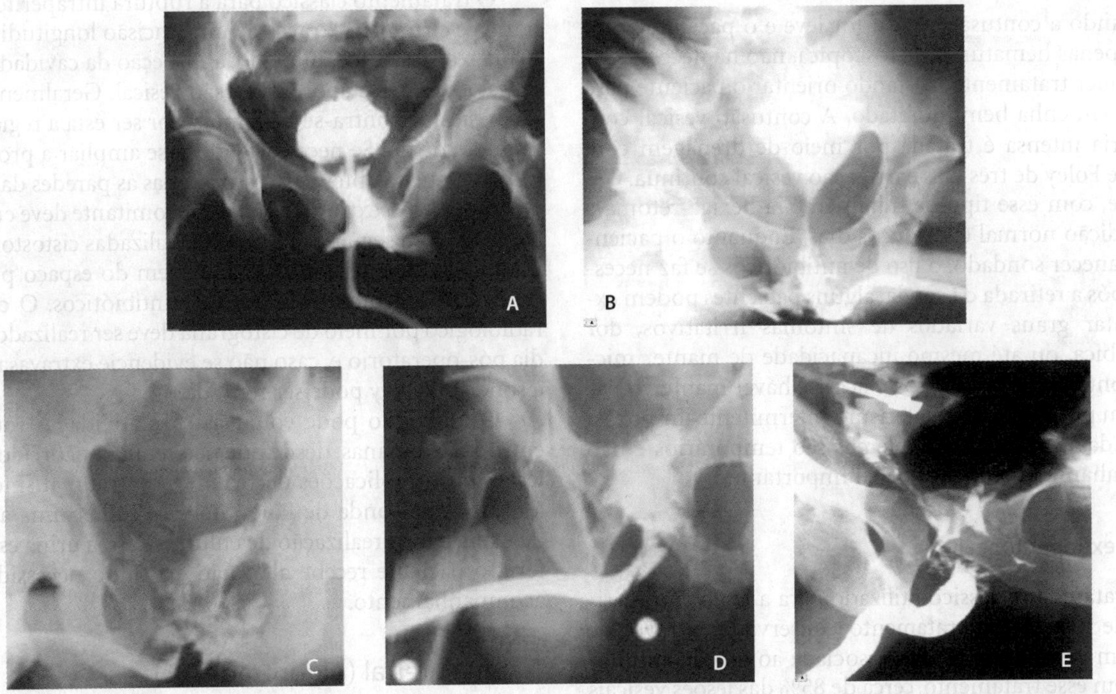

Figura 82.9 – A e B – Lesão parcial da região posterior da uretra. Extravasamento de contraste na uretra com chegada de contraste até a bexiga. C e D – Lesão completa da região posterior da uretra. Extravasamento de contraste na região posterior da uretra sem delineação da uretra prostática e da bexiga. E – Lesão completa da uretra bulbar.

descrito toma-se inviável. Assim, pode-se lançar mão da anastomose do coto proximal do ureter lesado lateralmente ao ureter contralateral, procedimento conhecido como transuretero-ureteroanastomose. Outra forma de conduzir essas lesões é a interposição de um segmento de intestino delgado entre a região proximal do ureter e a bexiga. Menos realizado em virtude do alto índice de complicações, o autotransplante renal, com a translocação do rim para a área pélvica, o reimplante ureterovesical e a anastomose dos vasos renais nos vasos ilíacos, também é uma alternativa para os casos de lesão extensa do ureter. Deve-se lembrar que, nos ferimentos por projéteis de arma de fogo e lesões por arma branca, deve ser realizado desbridamento do coto ureteral para que a anastomose seja feita com boa vascularização e vitalidade dos tecidos. Lesões do ureter pélvico, abaixo da bifurcação dos vasos ilíacos, são mais bem conduzidas com o reimplante ureterovesical. A simples reanastomose entre os cotos ureterais apresenta elevado índice de complicações, como fístulas e estenoses. Existem várias técnicas de reimplante, dando-se preferência àquela com a qual o cirurgião esteja mais familiarizado. Nesse procedimento, é fundamental que não haja tensão no local da anastomose. Muitas vezes, quando o segmento ureteral lesado for de maior extensão, faz-se necessária a mobilização e a fixação da bexiga ao músculo psoas, técnica conhecida como bexiga psóica. A via urinária deve ser drenada e o ureter cateterizado por aproximadamente duas semanas, sempre que se intervir cirurgicamente no ureter.

Trauma vesical (Algoritmo 82.2)

Contusão

Quando a contusão vesical for leve e o paciente apresentar apenas hematúria microscópica, não há necessidade de qualquer tratamento, bastando orientar o paciente para que se mantenha bem hidratado. A contusão vesical com hematúria intensa é tratada por meio de drenagem com sonda de Foley de três vias e irrigação vesical contínua. Geralmente, com esse tipo de tratamento, a bexiga retoma a sua condição normal em poucos dias. Enquanto o paciente permanecer sondado, o uso de antibióticos se faz necessário. Após a retirada da sonda, alguns pacientes podem experimentar graus variados de sintomas irritativos, dor suprapúbica, ou até mesmo incapacidade de manter micção espontânea. Nesses casos é aconselhável manter o paciente em programa de cateterismo intermitente limpo. Na maioria das vezes, esses problemas são temporários e não acompanham déficit neurológico importante.

Ruptura extraperitoneal

O tratamento clássico utilizado para a lesão extraperitoneal de bexiga é o tratamento conservador através de sondagem vesical por 10 dias associada ao uso de antibióticos. Com esse tratamento, cerca de 85% das lesões vesicais estão cicatrizadas no momento da retirada da sonda de Foley. Alguns autores, entretanto, questionam o tratamento conservador apontando alto índice de complicações. Segundo esses autores, seriam considerados candidatos ao tratamento conservador apenas os pacientes com ruptura extraperitoneal única e pequena, com urina estéril e cujo diagnóstico da lesão é realizado de forma precoce. Pacientes com múltiplas lesões, hematúria maciça, lesão no nível do colo vesical ou grande quantidade de coágulos intravesicais deveriam ser submetidos ao tratamento cirúrgico para reparo da lesão. Em nossa experiência, o tratamento conservador da ruptura extraperitoneal tem alto índice de sucesso. Reservamos o tratamento cirúrgico para casos especiais como lesões vesicais associadas à presença de fragmentos ósseos intravesicais, fraturas pélvicas expostas, perfuração de reto ou quando o paciente for submetido a qualquer outro procedimento cirúrgico, desde que não se encontre instável hemodinamicamente. A exploração cirúrgica da ruptura extraperitoneal é realizada mediante uma incisão suprapúbica longitudinal. Deve-se fazer o reparo da ruptura por via transvesical após abertura da bexiga na cúpula. A síntese vesical é realizada por meio de sutura contínua com fio absorvível em dois planos de sutura. A cistostomia suprapúbica pode ser utilizada, devendo-se exteriorizá-la por contra-abertura no espaço extraperitoneal. Caso se encontre hematoma pélvico durante a cirurgia, não é conveniente a sua exploração. A retirada da sonda de Foley deve ser feita somente após a realização de cistografia de controle que não demonstre extravasamento de contraste. Caso persista extravasamento, a sonda de Foley deve ser mantida por mais alguns dias e então repetida a cistografia após três semanas.

Ruptura intraperitoneal

O tratamento clássico para a ruptura intraperitoneal de bexiga é cirúrgico. Através de uma incisão longitudinal mediana realiza-se, inicialmente, a inspeção da cavidade abdominal antes de se abordar a lesão vesical. Geralmente, a lesão vesical encontra-se na cúpula por ser esta a região mais frágil do órgão. Se necessário, deve-se ampliar a própria lesão para que se obtenha acesso a todas as paredes da bexiga. Qualquer lesão extraperitoneal concomitante deve então ser corrigida. Em seguida, podem ser realizadas cistostomia suprapúbica extraperitoneal e drenagem do espaço pré-vesical. É conveniente a utilização de antibióticos. O controle radiológico por meio de cistografia deve ser realizado no 10º dia pós-operatório e, caso não se evidencie extravasamento, a sonda de Foley pode ser retirada.

O indivíduo pode voltar às suas atividades rotineiras entre 3 e 4 semanas, desde que não tenham ocorrido outras lesões ou complicações decorrentes do traumatismo. Após a retirada da sonda de Foley, deve-se colher uma amostra de urina para a realização de cultura. Caso a urina esteja estéril, o paciente recebe alta, não existindo necessidade de acompanhamento.

Trauma uretral (Algoritmo 82.3)

Ruptura da uretra peniana – Tentativa cuidadosa de passagem de sonda uretral Foley 14 Fr, seguida de estudo radiológico para confirmar o posicionamento correto da sonda na bexiga. A sonda é mantida por 14 dias, quando então é realizada uretrografia com injeção de contraste na uretra, em torno da sonda. Nos casos de insucesso da tentativa inicial de sondagem, pode-se tentar a sondagem por via endoscópica ou mesmo realizar cistostomia, que é mantida até o desaparecimento do extravasamento local. Lesões causadas por armas de fogo podem ser exploradas cirurgicamente. A exploração cirúrgica nas lesões mais proximais é feita por acesso perineal, enquanto nas lesões distais utilizamos a circuncisão e o desenluvamento peniano.

Ruptura de uretra bulbar – Tratamento controverso. Na maioria das lesões há inclinação à exploração cirúrgica imediata. Alguns autores advogam, entretanto, cistostomia em todos os casos. Em rupturas parciais o cateterismo vesical por 7 a 14 dias tem altos índices de sucesso. Nos casos de ruptura completa advogamos, em nosso serviço, a exploração cirúrgica imediata. A lesão é acessada através de uma perineotomia, anastomose dos cotos uretrais sobre cateter 16 ou 18 F que é deixado por, no mínimo, 14 dias. Em ferimentos por arma de fogo de alta velocidade, a cistostomia suprapúbica e a reconstrução tardia entre 6 semanas e 3 meses podem ser adotadas.

Ruptura da uretra posterior – Em lesões de uretra posterior do tipo I, ou seja, em que há apenas estiramento da uretra sem ruptura, o tratamento deve ser cateterismo vesical por 5 dias. Nos casos de ruptura parcial ou completa da uretra posterior, o tratamento é controverso. Em rupturas parciais pode-se tentar sondagem cuidadosa por urologista experiente. Alguns autores questionam, entretanto, que tal manobra pode converter uma transecção incompleta para completa. A opção, nesses casos, seria a tentativa de sondagem sob visão, com auxílio de um cistoscópio flexível. Nas rupturas completas, a abordagem inclui o realinhamento fechado pelo cateterismo uretral combinado, o realinhamento cirúrgico imediato e a realização simples de uma cistostomia suprapúbica com reconstrução tardia da uretra. A conduta clássica e mais simples é a realização de cistostomia suprapúbica isolada sem manipulação da área traumatizada. A justificativa para tal conduta é a de que a manipulação imediata da bexiga e da próstata aumenta os riscos de impotência e incontinência e dificulta a reconstrução posterior do trato urinário nos casos de insucesso do tratamento inicial. De fato, estudos prévios demonstram que a realização do realinhamento aberto (cirúrgico) imediato apresenta taxas de incontinência e impotência superiores aos da reconstrução tardia. A conduta que tem ganhado espaço e que se tornou o tratamento padrão inicial para o trauma de uretra posterior em muitos serviços é o realinhamento fechado pelo cateterismo uretral combinado. O cateterismo combinado, anterógrado e retrógrado, auxilia na cicatrização local podendo evitar o desenvolvimento posterior de estenose, complicação inevitável quando realizamos apenas cistostomia. São várias as técnicas empregadas no realinhamento fechado, incluindo: realização de uma cistostomia aberta com passagem de um cateter uretral (16 a 22 F), guiando-o digitalmente em direção à bexiga através da palpação direta da parede anterior da próstata; realização de uma cistoscopia flexível anterógrada como guia para passagem retrógrada do cateter uretral; ou mesmo passagem de fio-guia por cistoscopia flexível ou passagem anterógrada de um cateter 8 F como guia para a sondagem retrógrada. O cateter uretral deve permanecer por 4 a 6 semanas após a sondagem.

Traumatismo genital

O tratamento da fratura de pênis consiste na rafia da túnica albugínea, abordada através de incisão subcoronal com desenluvamento do pênis. Esse procedimento tem baixa morbidade e a maioria dos pacientes evolui com potência sexual preservada. Se houver atraso superior a 24 horas para a abordagem, aumentam as chances de fibrose com deformidade peniana. Os outros traumatismos penianos fechados, sem ruptura da túnica albugínea, podem ser tratados com compressas de gelo e analgesia. Lacerações ou avulsões de pele são submetidas ao desbridamento, circuncisão, quando necessário, e fechamento primário do defeito. O tratamento dos ferimentos penetrantes de pênis consiste basicamente em rafia da túnica albugínea, irrigação abundante e antibioticoterapia, com excelentes resultados. A amputação do pênis pode ser resultado de traumatismo genital importante ou decorrente de mutilação provocada por ato de vingança ou automutilação. No pronto-atendimento, deve-se manter o segmento peniano amputado imerso em solução gelada de Ringer lactato, antibiótico e heparina, considerando-se que o tecido peniano se torna inviável após 2 horas de isquemia quente. A conduta inicial é a reconstrução peniana por meio de microanastomoses vasculares e nervosas do feixe dorsal, anastomose uretral, da túnica albugínea e da pele. Usando-se essa técnica microcirúrgica, a possibilidade de preservação da potência sexual é maior. Não sendo possível reconstrução anatômica, deve-se desbridar ou ressecar o tecido desvitalizado e, a seguir, tratar o coto peniano pela reflexão do prepúcio dorsal sobre um excesso de uretra, reconfigurando-se, assim, o neomeato uretral.

Nas lesões testiculares o ato operatório costuma revelar lesão transversa da túnica albugínea e extrusão dos ductos seminíferos necróticos, que devem ser desbridados, seguindo-se então o fechamento do defeito na túnica. Essa conduta deve ser adotada até 3 dias decorridos do traumatismo, pois, ultrapassando-se esse período, há considerável incidência de orquiectomias. Os ferimentos penetrantes do testículo, especialmente aqueles causados por projéteis de arma de fogo, são quase sempre tratados com orquiectomia.

Na maioria dos casos de trauma escrotal, o pênis e os testículos não são lesados, devendo-se então proceder à lavagem da incisão, desbridamento e fechamento da ferida. Sendo a pele escrotal bastante elástica, por vezes é possível realizar uma sutura com tensão, que progressivamente cede até que se obtenha um resultado estético satisfatório. Quando a perda da pele escrotal for extensa, os testículos podem ser posicionados na virilha ou no tecido subcutâneo da coxa, até que a regeneração dos tecidos escrotais seja adequada para permitir o fechamento. Pode-se optar pela aplicação de enxertos de pele naqueles casos de ferimentos razoavelmente limpos, após cuidadosa seleção.

LEITURA ADICIONAL

1. Carrol PR. Staging of renal trauma. In: McAninch JW. Urol Clin North Am 1989; 16: 193-202.
2. McAninch JW, Carrol PR. Renal exploration after trauma: indications and reconstructive techniques. In: McAninch JW (editor). Traumatic and reconstructive urology. 1. ed. Philadelphia: WB Saunders; 1996. p.105-12.
3. McAninch JW, Carroll PR, Klosterman PW, Dixon CM, Greenblatt MN. Renal reconstruction after injury. J Urol 1991; 1431: 932-8.
4. Cass AS. Diagnostic studies in bladder rupture: indications and techniques. Urol Clin North Am 1989; 16: 267-73.
5. Corriere Jr JN. Extraperitoneal bladder rupture. In: McAninch JW, Corral PR, Jordan GH. Traumatic and reconstructive urology. Philadelphia; 1996. p.269-73.
6. Campbell's urology. 7. ed. Philadelphia; 1998. p.3104-8.
7. Cury J, Simonetti R, Srougi M. Urgências em urologia. São Paulo: Sarvier; 1999.
8. Bendhack DA, Damião R. Guia prático de urologia. Sociedade Brasileira de Urologia; 1999.
9. Moore EE, Shackford SR, Pachter HL, et al. Organ injury scaling: spleen, liver, and kidney. J Trauma 1989; 29: 1664.
10. Guerreiro WG. Ureteral injuries. Urol Clin North Am 1989; 16: 237.
11. Monga M, Moreno T, Hellstrom W. Gun shot wound to the male genitalia. J Trauma 1995; 38(6): 855.
12. McAninch J. External genital injury. Genitourinary trauma. In: Moore E, Mattox K, Feliciano D (editores). Trauma. 2. ed. East Norwalk: Appleton and Lange Publishing Company; 1988. p.571.
13. Kitase M, Mizutani M, Tomita H, et al. Blunt renal trauma: comparison of contrast-enhanced CT and angiographic findings and the usefulness of transcatheter arterial embolization. Vasa 2007; 36: 108-13.
14. Tezval H, Tezval M, von Klot C, Herrmann TR, Dresing K, Jonas U, Burchardt M. Urinary tract injuries in patients with multiple trauma. World J Urol 2007 Apr; 25(2): 177-84.
15. Santucci RA, Wessells H, Bartsch G, Descotes J, Heyns CF, McAninch JW, Nash P, Schmidlin F. Evaluation and management of renal injuries: consensus statement of the renal trauma subcommittee. BJU Int 2004 May; 93(7): 937-54.
16. Morey AF. Consensus statement on urethral trauma. J Urol 2005 Sep; 174(3): 968-9.
17. Gomez RG, Ceballos L, Coburn M, Corriere Jr JN, Dixon CM, Lobel B, McAninch J. Consensus statement on bladder injuries. BJU Int 2004. Jul; 94(1): 27-32.
18. Lynch TH, Martínez-Piñeiro L, Plas E, Serafetinides E, Türkeri L, Santucci RA, Hohenfellner M. European Association of Urology. EAU guidelines on urological trauma. Eur Urol 2005 Jan; 47(1): 1-15.

Algoritmo 82.1 – Trauma renal

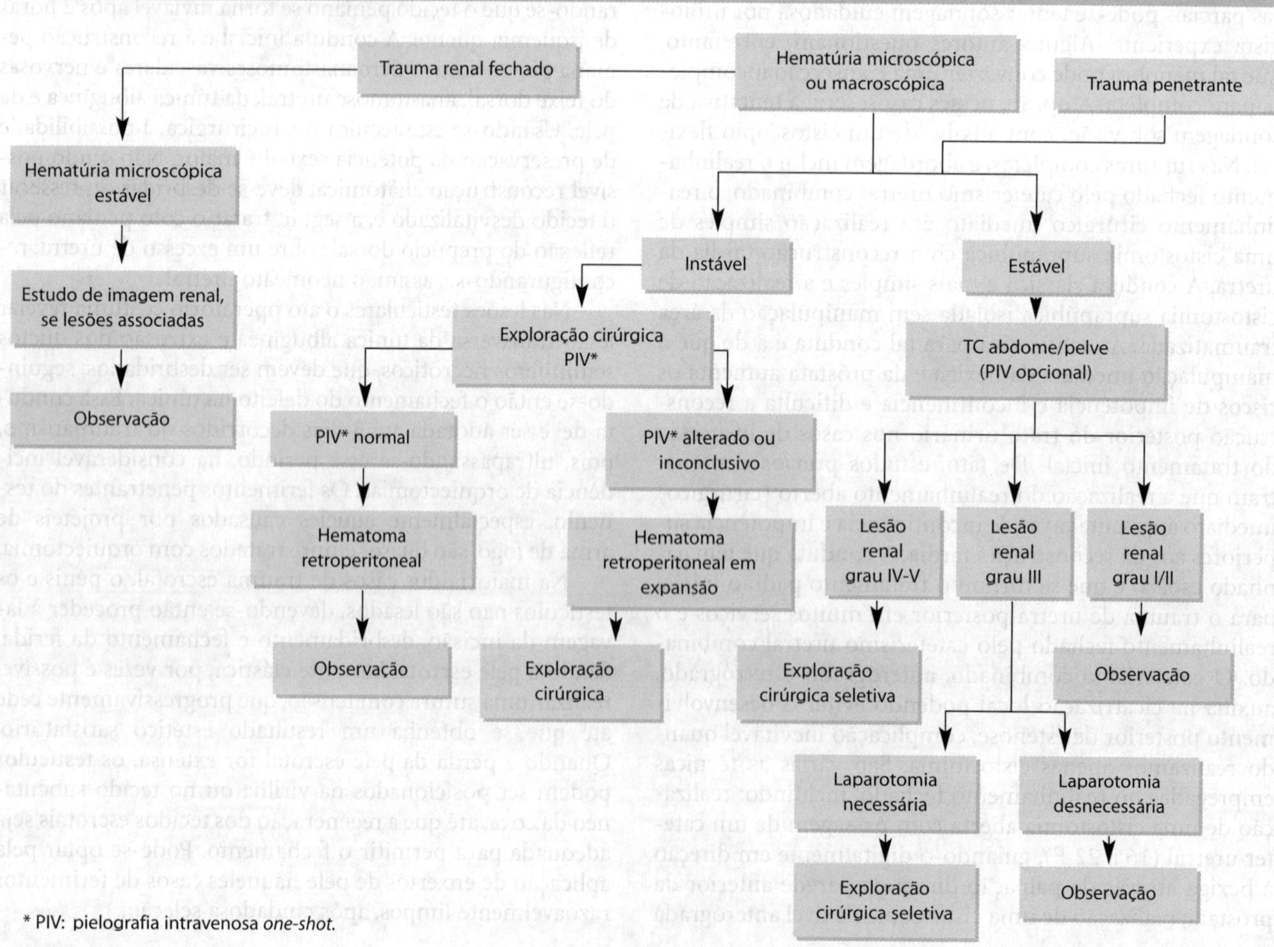

* PIV: pielografia intravenosa *one-shot*.

Algoritmo 82.2 – Trauma vesical

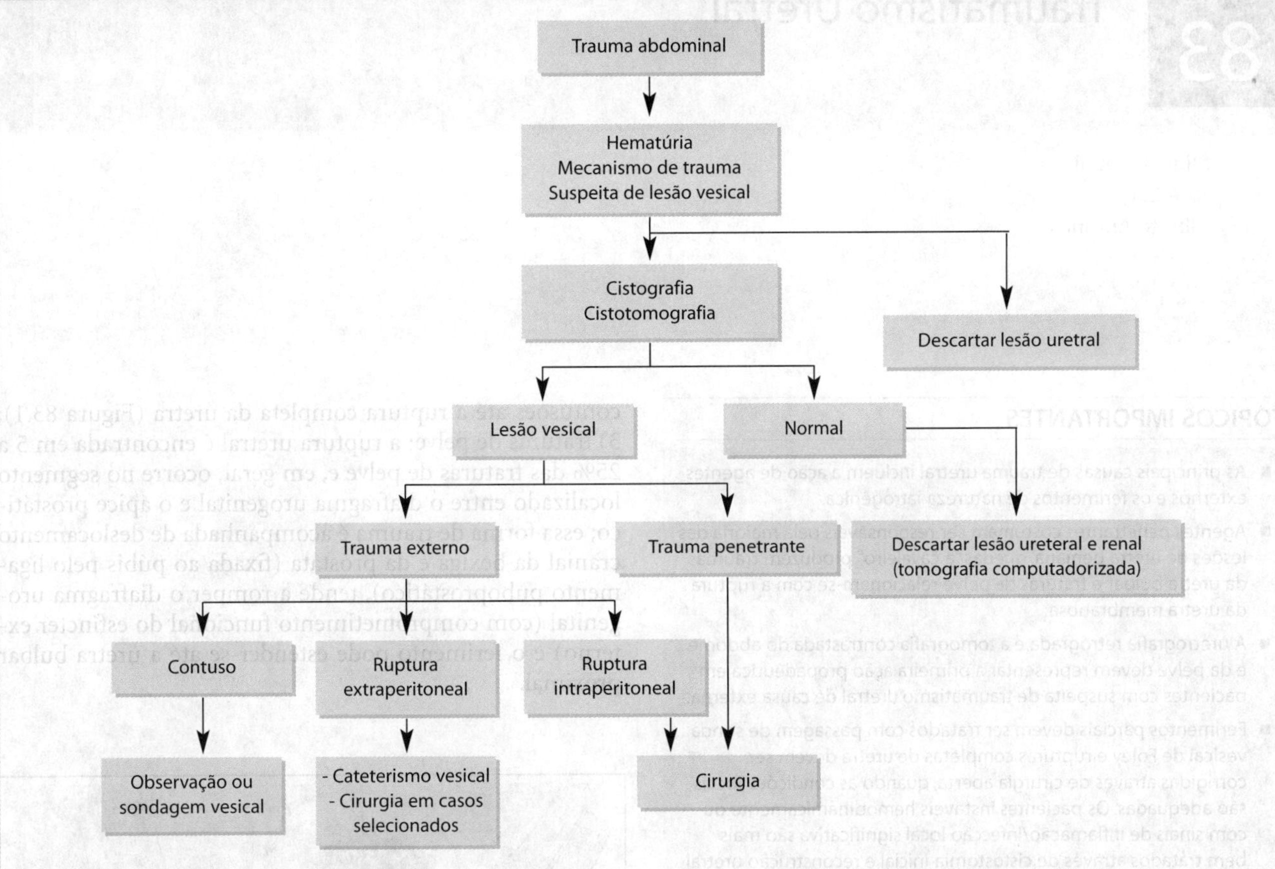

Algoritmo 82.3 – Trauma de uretra

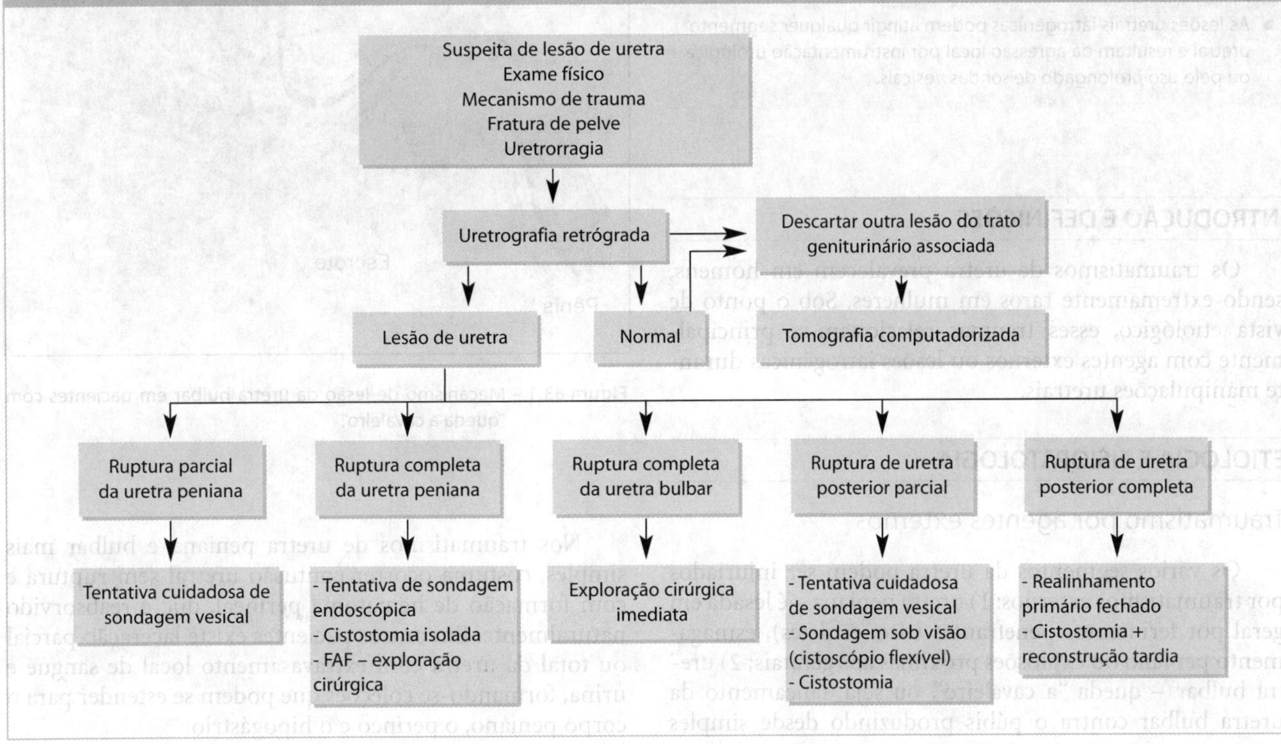

CAPÍTULO 83 Traumatismo Uretral

Miguel Srougi
José Cury
Alberto Antunes

TÓPICOS IMPORTANTES

- As principais causas de trauma uretral incluem a ação de agentes externos e os ferimentos de natureza iatrogênica.
- Agentes penetrantes costumam ser responsáveis pela maioria das lesões de uretra peniana, quedas "a cavaleiro" produzem traumas da uretra bulbar e fraturas da pelve relacionam-se com a ruptura da uretra membranosa.
- A uretrografia retrógrada e a tomografia contrastada do abdome e da pelve devem representar a primeira ação propedêutica em pacientes com suspeita de traumatismo uretral de causa externa.
- Ferimentos parciais devem ser tratados com passagem de sonda vesical de Foley e rupturas completas de uretra devem ser corrigidas através de cirurgia aberta, quando as condições locais são adequadas. Os pacientes instáveis hemodinamicamente ou com sinais de inflamação/infecção local significativa são mais bem tratados através de cistostomia inicial e reconstrução uretral tardia.
- Impotência sexual em cerca de 30 a 35% dos casos e incontinência urinária em 10 a 20% dos pacientes representam as principais seqüelas dos traumatismos de uretra posterior.
- As lesões uretrais iatrogênicas podem atingir qualquer segmento uretral e resultam da agressão local por instrumentação urológica ou pelo uso prolongado de sondas vesicais.

INTRODUÇÃO E DEFINIÇÕES

Os traumatismos de uretra prevalecem em homens, sendo extremamente raros em mulheres. Sob o ponto de vista etiológico, esses traumas relacionam-se principalmente com agentes externos ou lesões iatrogênicas durante manipulações uretrais.

ETIOLOGIA E FISIOPATOLOGIA

Traumatismo por agentes externos

Os vários segmentos da uretra podem ser injuriados por traumatismos externos: 1) uretra peniana – é lesada em geral por ferimentos penetrantes (tiro, estiletes), esmagamento peniano ou explosões próximas aos genitais; 2) uretra bulbar – queda "a cavaleiro", ou seja, lançamento da uretra bulbar contra o púbis produzindo desde simples contusões até a ruptura completa da uretra (Figura 83.1); 3) fraturas de pelve: a ruptura uretral é encontrada em 5 a 25% das fraturas de pelve e, em geral, ocorre no segmento localizado entre o diafragma urogenital e o ápice prostático; essa forma de trauma é acompanhada de deslocamento cranial da bexiga e da próstata (fixada ao púbis pelo ligamento puboprostático), tende a romper o diafragma urogenital (com comprometimento funcional do esfíncter externo) e o ferimento pode estender-se até a uretra bulbar proximal.

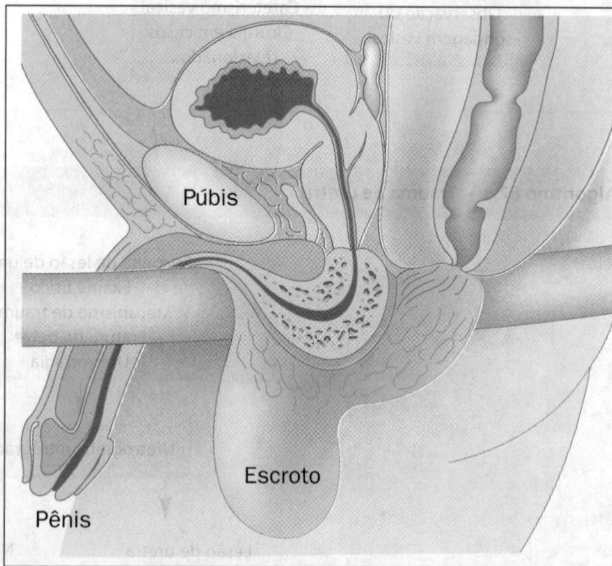

Figura 83.1 – Mecanismo de lesão da uretra bulbar em pacientes com "queda a cavaleiro".

Nos traumatismos de uretra peniana e bulbar mais simples, costuma ocorrer contusão uretral sem ruptura e com formação de hematoma perineal, que é reabsorvido naturalmente. Em outros pacientes existe laceração parcial ou total da uretra com extravasamento local de sangue e urina, formando-se coleções que podem se estender para o corpo peniano, o períneo e o hipogástrio.

Nos casos mais simples de lesões de uretra posterior associadas a fraturas de pelve, a ruptura uretral restringe-se à porção supramembranosa e os cotos uretrais não costumam se afastar de forma significativa, o que facilita o tratamento (Figura 83.2). Nas lesões mais graves ocorre também a ruptura da uretra membranosa com formação de grandes hematomas pélvicos, deslocamento cranial da bexiga e da próstata e afastamento importante dos cotos uretrais (8 a 10 cm). A evolução desses pacientes é sempre complicada por estreitamentos complexos, impotência sexual em cerca de 30 a 35% dos casos e incontinência urinária por lesão esfincteriana em 10 a 20% deles.

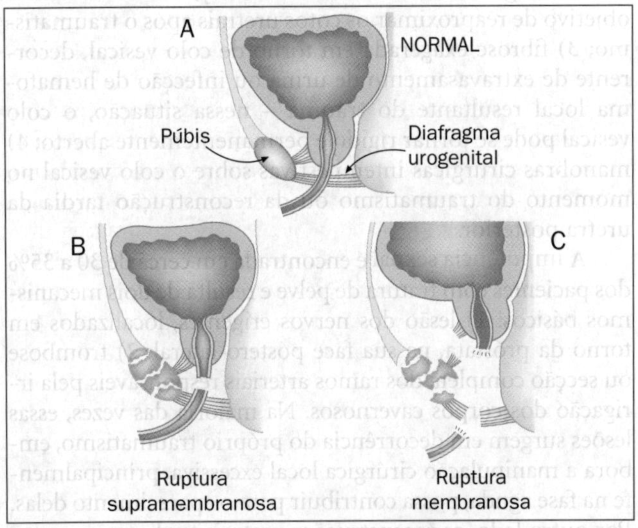

Figura 83.2 – Formas de lesões uretrais associadas às fraturas de bacia. A: Anatomia normal. B: Fratura simples. C: Fratura complexa.

Traumatismos iatrogênicos

Os traumas iatrogênicos ocorrem principalmente no nível da uretra peniana e bulbar e representam, atualmente, a causa mais freqüente de estreitamento uretral. Surgem após instrumentação endoscópica (cistoscopias, ressecções transuretrais, eletrofulgurações), uso prolongado de sondas, cirurgias uretrais (hipospadias, divertículos) ou irritação química local (instilações uretrais). Os traumatismos lineares da uretra, como os que ocorrem quando se criam falsos trajetos, não costumam causar estreitamento uretral. Essa intercorrência surge quando a lesão é anular, atingindo a uretra circunferencialmente nos seus segmentos mais estreitos e fixos (meato, ângulo penoescrotal e uretra membranosa). Isso ocorre, por exemplo, com o uso de sondas ou de instrumentos endoscópicos calibrosos.

ACHADOS CLÍNICOS

Traumatismo da uretra peniana e bulbar

São precedidos por história de trauma perineal por "queda a cavaleiro", traumas perfurantes genitais ou instrumentação urológica. Esses pacientes apresentam freqüentemente uretrorragia, hematoma perineal ou peniano e edema súbito da área genital quando existe ruptura de uretra e extravasamento local de urina. Com o passar dos dias, podem surgir sinais de infecção local e sepse nos pacientes não tratados. Ao toque retal, a próstata é percebida em sua posição normal.

Traumatismos de uretra posterior

A maioria dos pacientes com lesão de uretra posterior evidencia sinais claros de fratura de pelve, dor local importante e incapacidade para urinar. Ao toque retal, pode-se perceber coleção líquida na loja prostática e glândula deslocada cranialmente.

EXAMES COMPLEMENTARES

Pacientes com suspeita de lesão de uretra não devem ser submetidos a cateterismo uretral imediato, já que uma ruptura parcial de uretra anterior ou posterior pode se transformar em ruptura completa, com conseqüências mais graves. Esses casos são abordados de forma mais segura com a realização de tomografia contrastada do abdome e de uretrografia retrógrada, realizada assepticamente (Algoritmo 83.1). Extravasamento periuretral do contraste, com ausência de delineamento da uretra proximal e da bexiga no exame radiológico retrógrado, indica ruptura completa da uretra e esses pacientes não devem ser submetidos a qualquer forma de cateterismo. Por outro lado, a passagem do contraste para a bexiga traduz a presença de lesão uretral parcial.

A tomografia serve para evidenciar lesões ósseas e vesicais associadas e permite avaliar o grau de deslocamento vesicoprostático nas rupturas uretrais completas.

TRATAMENTO

A conduta terapêutica em pacientes com ruptura de uretra é por vezes controversa, com grupos que apóiam orientações mais conservadoras como a simples realização de cistostomia, e outros que recomendam reconstruções uretrais imediatas. A padronização de conduta na Divisão de Urologia do Hospital das Clínicas da FMUSP leva em conta o segmento e o grau de lesão da uretra.

Ruptura parcial da uretra peniana e bulbar

Pode-se realizar tentativa cuidadosa de passagem de sonda uretral de Foley 16 FR, seguida de estudo radiológico ou ultra-sonográfico, para confirmar o posicionamento correto da sonda na bexiga. Esta é mantida até que uretrografias semanais, realizadas com a injeção de contraste na uretra em torno da sonda, demonstrem cicatrização completa da lesão uretral. Nos casos de insucesso na tentativa de sondagem uretral, deve-se recorrer à cirurgia reparadora aberta desde que não existam sinais inflamatórios relevantes ou coleções infectadas na região. Por outro lado, se essas complicações estiverem presentes, deve-se realizar cistostomia, que é mantida até o desaparecimento do extravasamento ou da inflamação local.

Ruptura completa da uretra peniana e bulbar

Quando existe grande extravasamento urinário, hematoma extenso ou sinais de infecção local, deve-se realizar cistostomia e reconstrução uretral tardia, que têm melhor evolução do que os casos tratados com cirurgia aberta imediata. Esta última abordagem está justificada nos casos de trauma recente, com condições teciduais locais adequadas.

Ruptura da uretra posterior

Nas lesões parciais da uretra membranosa sem grande hematoma pélvico, pode-se tentar o cateterismo vesical através de sonda uretral de Foley 16FR, confirmando-se o posicionamento correto dessa sonda através de estudos de imagem.

Nas rupturas completas da uretra membranosa em pacientes com instabilidade hemodinâmica, deve-se proceder à cistostomia, sem manipulação da área traumatizada, de modo a se evitar aumento do sangramento local. Nos pacientes estáveis, existem centros que preconizam a realização de cistostomia, sob o argumento de que tentativas de reconstrução uretral podem produzir lesão definitiva dos feixes neurovasculares cavernosos e disfunção erétil subseqüente. Contudo, estudos recentes demonstraram que quadros de impotência sexual ocorrem com a mesma freqüência em pacientes submetidos ou não à manipulação local após fratura de pelve. Em ambos os grupos, a disfunção erétil ocorre em cerca de 30 a 35% dos pacientes, indicando que a reconstrução uretral imediata pode ser executada com segurança após traumas completos da uretra membranosa. Por esse motivo, recomendamos a intervenção imediata quando o paciente encontra-se estável, com realinhamento uretral primário.

O procedimento é realizado através de cateterismo uretral retrógrado e anterógrado, após abertura da bexiga. As sondas tocam-se na cavidade pélvica, junto aos cotos uretrais seccionados, são fixadas por ponto simples e, dessa forma, a sonda retrógrada uretral é mobilizada até a bexiga.

Além de não aumentar os riscos de disfunção erétil, o realinhamento uretral primário reduz a necessidade de cirurgias reconstrutoras subseqüentes da uretra. Todos os pacientes tratados com cistostomia isolada desenvolvem estenose da uretra posterior e têm que ser submetidos a reconstruções uretrais complexas num segundo momento. Quando se realiza realinhamento uretral primário, cerca de 50% dos casos evoluem sem estreitamentos e não necessitam de intervenções adicionais.

Complicações

As lesões de uretra peniana e bulbar podem evoluir com hemorragia local que, quando não cede, deve ser controlada com cirurgia aberta. Ademais pode surgir infecção perineal e genital, quase sempre com exigência de drenagem local e antibioticoterapia agressiva. Tardiamente a maioria dos casos tratados de forma expectante desenvolve estreitamento uretral.

Os traumas de uretra posterior podem evoluir com incontinência urinária, impotência sexual e estreitamento da uretra membranosa. Nos traumatismos de pelve com fratura dos ramos isquiopúbicos, o esfíncter externo é quase sempre danificado e a continência urinária passa a depender exclusivamente do esfíncter interno. Este, por sua vez, raramente é acometido, dada a proteção oferecida pelo envoltório prostático. Apesar disso, em 10 a 20% dos casos, o colo vesical é também envolvido pelo traumatismo e esses pacientes tornam-se incontinentes após a reconstrução do trato urinário. Outros eventos podem destruir o esfíncter interno e produzir incontinência urinária em pacientes com fratura de pelve: 1) prostatectomia prévia; 2) tração vesical exagerada com a sonda de Foley, instituída com o objetivo de reaproximar os cotos uretrais após o traumatismo; 3) fibrose exagerada em torno de colo vesical, decorrente de extravasamento de urina ou infecção de hematoma local resultante do trauma – nessa situação, o colo vesical pode se tornar rígido e permanentemente aberto; 4) manobras cirúrgicas intempestivas sobre o colo vesical no momento do traumatismo ou da reconstrução tardia da uretra posterior.

A impotência sexual é encontrada em cerca de 30 a 35% dos pacientes com fratura de pelve e resulta de dois mecanismos básicos: 1) lesão dos nervos erigentes, localizados em torno da próstata, na sua face póstero-lateral; 2) trombose ou secção completa dos ramos arteriais responsáveis pela irrigação dos corpos cavernosos. Na maioria das vezes, essas lesões surgem em decorrência do próprio traumatismo, embora a manipulação cirúrgica local excessiva, principalmente na fase aguda, possa contribuir para o aparecimento delas. Por outro lado, as reconstruções uretrais tardias não costumam produzir impotência desde que a face posterior da próstata não seja excessivamente manuseada.

LEITURA ADICIONAL

1. Andrich DE, Greenwell TJ, Mundy AR. Treatment of pelvic fracture-related urethral trauma: a survey of current practice in the UK. BJU Int 2005; 96: 127-30.
2. Basta AM, Blackmore CC, Wessells H. Predicting urethral injury from pelvic fracture patterns in male patients with blunt trauma. J Urol 2007; 177: 571-5.
3. Cavalcanti AG, Krambeck R, Araújo A, Rabelo PH, Carvalho JP, Favorito LA. Management of urethral lesions in penile blunt trauma. Int J Urol 2006; 13: 1218-20.
4. Chapple C, Barbagli G, Jordan G, Mundy AR, Rodrigues-Netto N, Pansadoro V, McAninch JW. Consensus statement on urethral trauma. BJU Int 2004; 93: 1195-202.
5. Koraitim M. Pelvic fracture urethral injuries: the unresolved controversy. J Urol 1999; 161: 1433-41.
6. Kotkin L, Koch MO. Impotence and incontinence after immediate realignment of posterior urethral trauma: result of injury or management? J Urol 1996; 155: 1600-2.
7. Morey AF, McAninch JW. Reconstruction of posterior urethral disruption defects: outcome analysis in 82 patients. J Urol 1997; 157: 506-10.
8. Morey AF. Consensus statement on urethral trauma. J Urol 2005; 174: 968-9.
9. Park S, McAninch JW. Straddle injuries to the bulbar urethra: management and outcomes in 78 patients. J Urol 2004; 171: 722-5.
10. Srougi M. Traumatismo uretral. In: Cury J, Simonetti R, Srougi M (editores). Urgências em urologia. São Paulo: Sarvier Editora; 1999. p.99-103.

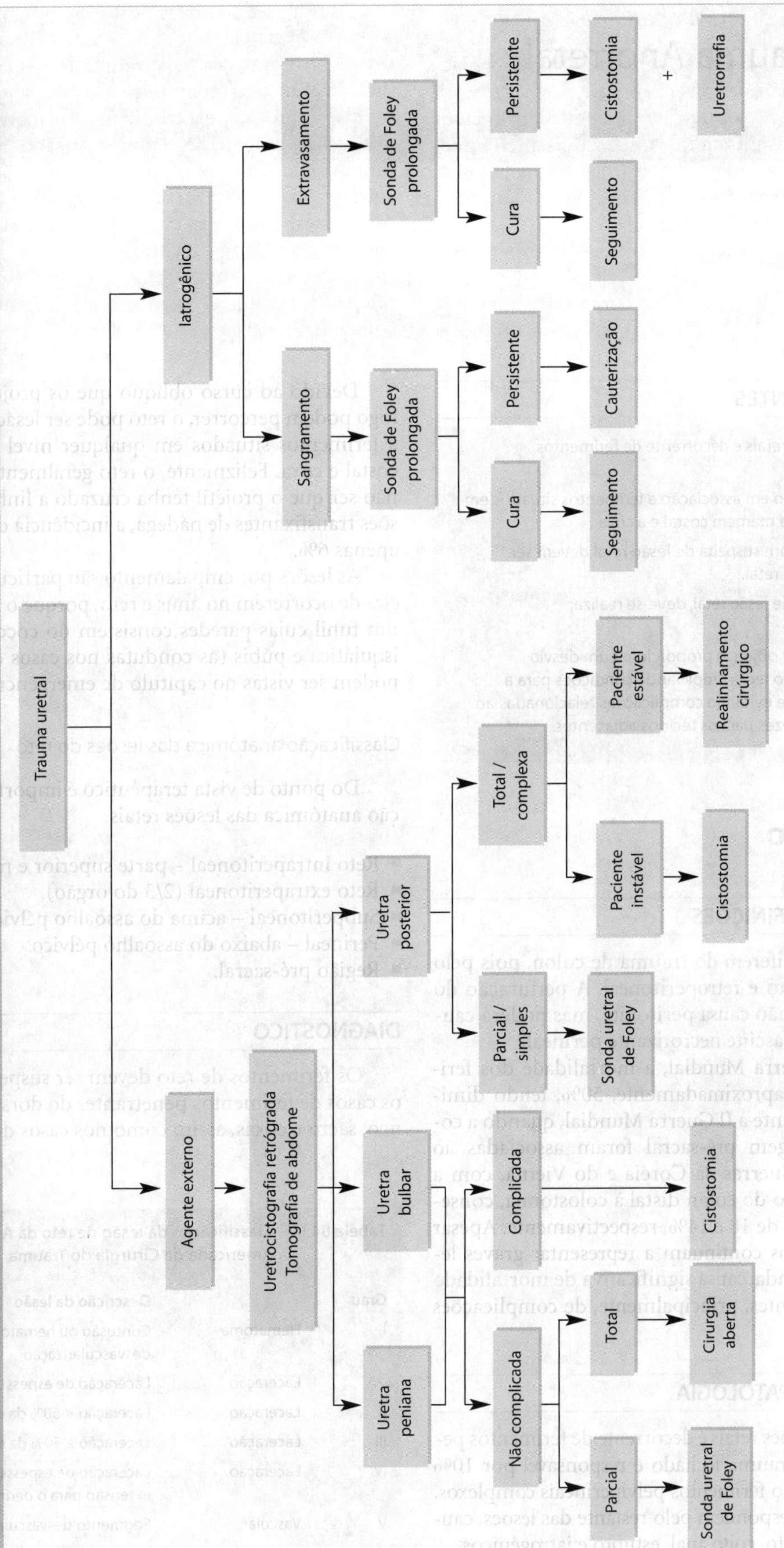

Algoritmo 83.1 – Conduta em traumas de uretra

CAPÍTULO 84 Trauma Anorretal

Eliana Steinman

TÓPICOS IMPORTANTES

- A maioria das lesões retais é decorrente de ferimentos penetrantes (80%).
- O reto pode ser lesado em associação a ferimentos situados em qualquer nível entre a margem costal e a coxa.
- Todos os pacientes com suspeita de lesão retal devem ser submetidos ao toque retal.
- Quando se suspeita de lesão retal, deve-se realizar retossigmoidoscopia.
- A colostomia tem por objetivo proporcionar um desvio temporário do trânsito fecal, propiciando condições para a cicatrização da lesão e evitando complicações relacionadas ao extravasamento de fezes para os tecidos adjacentes.

TRAUMA DE RETO

INTRODUÇÃO E DEFINIÇÕES

As lesões retais diferem do trauma de cólon, pois pelo menos metade do reto é retroperitoneal. A perfuração do reto extraperitoneal não causa peritonite, mas poderá causar retroperitonite e fasciíte necrotizante perineal.

Durante a I Guerra Mundial, a mortalidade dos ferimentos de reto era, aproximadamente, 50%, tendo diminuído para 23% durante a II Guerra Mundial, quando a colostomia e a drenagem pré-sacral foram associadas ao tratamento. Já nas Guerras da Coréia e do Vietnã, com a utilização da irrigação do colon distal à colostomia, conseguiu-se uma redução de 18 e 14%, respectivamente. Apesar disto, estes ferimentos continuam a representar graves lesões e constituem, ainda, causa significativa de mortalidade e morbidade, resultantes, principalmente, de complicações infecciosas.

ETIOLOGIA E FISIOPATOLOGIA

A maioria das lesões retais é decorrente de ferimentos penetrantes (80%). O trauma fechado é responsável por 10% dos casos, ocasionando ferimentos pelviperineais complexos. As lesões transanais respondem pelo restante das lesões, causadas por empalamento, coito anal, estupro e iatrogênicos.

Devido ao curso oblíquo que os projéteis de arma de fogo podem percorrer, o reto pode ser lesado em associação a ferimentos situados em qualquer nível entre a margem costal e coxa. Felizmente, o reto geralmente não é lesado, a não ser que o projétil tenha cruzado a linha média. Em lesões transfixantes de nádega, a incidência de lesão retal é de apenas 6%.

As lesões por empalamento são particularmente propícias de ocorrerem no ânus e reto, porque o ânus é o ápice de um funil cujas paredes consistem do cóccix, tuberosidade isquiática e púbis (as condutas nos casos de empalamento podem ser vistas no capítulo de emergências anorretais).

Classificação anatômica das lesões do reto

Do ponto de vista terapêutico é importante a classificação anatômica das lesões retais.

- Reto intraperitoneal – parte superior e média do reto.
- Reto extraperitoneal (2/3 do órgão).
- Subperitoneal – acima do assoalho pélvico.
- Perineal – abaixo do assoalho pélvico.
- Região pré-sacral.

DIAGNÓSTICO

Os ferimentos de reto devem ser suspeitados em todos os casos de ferimentos penetrantes do dorso, nádegas, períneo, sacro e coxas, assim como nos casos de empalação.

Tabela 84.I – Classificação da lesão de reto da Associação Americana da Cirurgia do Trauma

Grau		Descrição da lesão
I	Hematoma	Contusão ou hematoma, sem desvascularização
	Laceração	Laceração de espessura parcial
II	Laceração	Laceração < 50% da circunferência
III	Laceração	Laceração ≥ 50% da circunferência
IV	Laceração	Laceração de espessura total com extensão para o períneo
V	Vascular	Segmento desvascularizado

Nas lesões de reto intraperitoneal, o quadro peritonítico é precoce, não oferecendo maior dificuldade da indicação cirúrgica.

Todos os pacientes com suspeita de lesão retal devem ser submetidos ao toque retal. Todo o paciente com toque retal com sangue deve ser investigado para uma possível lesão colorretal. O toque retal sem sangue não exclui a presença de lesão (30% dos casos). Ocasionalmente, a lesão retal pode ser tocada, porém nem sempre o ferimento é tocável, quer seja pela altura em que ele se situa, pelo seu tamanho, ou pela contração de suas paredes.

Quando se suspeita de lesão retal, deve-se realizar retossigmoidoscopia rígida. O exame nem sempre é fácil, pela falta de colaboração do paciente e pela presença de sangue e fezes. O toque retal e a retossigmoidoscopia têm uma acurácia de 93%. O diagnóstico de certeza da lesão é feito apenas quando se palpa ou visualiza a lesão. O pneumorretroperitônio é ocasional.

A radiografia simples de abdome e pélvis deve ser realizada para a verificação do trajeto, a identificação de corpo estranho ou fraturas pélvicas.

TRATAMENTO

O tratamento dos ferimentos de reto incluem sutura (sempre que possível), colostomia, drenagem e lavagem do reto distal. A antibioticoterapia, nesta situação, é terapêutica e deve ser iniciada precocemente, com cobertura para Gram-negativo e anaeróbio. Existem controvérsias a respeito do melhor tipo de colostomia, do método de drenagem, da necessidade de irrigação do reto e da necessidade de sutura da lesão.

Os ferimentos de reto intraperitoneal devem ser tratados de maneira semelhante aos ferimentos de cólon, isto é, o ferimento deve ser debridado e suturado. Porém, se houver uma lesão extensa do reto, é melhor realizar o procedimento de Hartman, ao invés de ressecção e anastomose.

Nos ferimentos de reto extraperitoneal, sempre que possível, devemos colocar em posição ginecológica modificada, para que possamos identificar a lesão retal. Sempre que possível devemos suturá-la, quer por via abdominal ou transanal. Porém, algumas vezes, a identificação da lesão é muito difícil e a dissecção do reto extraperitoneal poderá ser muito deletéria pelo risco de lesão neurológica, vascular ou urológica. Nestas circunstâncias, a melhor abordagem é tratar o paciente como se ele tivesse a lesão, mesmo que falte a evidência definitiva de sua existência. Devemos ter em mente, porém, que a não realização da sutura do reto aumenta a incidência de abscessos retroperitoneais.

No trauma de reto, a colostomia tem por objetivo proporcionar um desvio temporário do trânsito fecal, propiciando condições para a cicatrização da lesão e evitando complicações relacionadas ao extravasamento de fezes para os tecidos adjacentes. As opções da colostomia incluem: colostomia em alça, colostomia em alça com fechamento da boca distal, colostomia proximal e fístula mucosa e colostomia proximal e sepultamento do coto retal (procedimento de Hartman).

Existe controvérsia na literatura acerca de qual tipo de colostomia alcançaria este objetivo. Alguns autores recomendam que, quando a derivação do trânsito intestinal é necessária, deve-se optar por uma colostomia terminal, pois acreditam que as colostomias em alça não proporcionam desvio completo das fezes. Nós sempre realizamos colostomia em alça com maturação precoce. Nos ferimentos de reto, a colostomia é realizada em sigmóide e nos casos de ferimentos pelviperineais optamos pela transversostomia (para que a colostomia fique o mais longe possível da lesão). Fontes et al. mostraram a efetividade da derivação intestinal em alça, quando bem realizada. A vantagem da colostomia em alça é a rapidez na sua construção e facilidade do seu fechamento. A não-exclusão do trânsito intestinal está relacionada a aspectos técnicos. É fundamental uma mobilização adequada e sem tensão do segmento a ser exteriorizado, de modo a obter um esporão proeminente situado acima do nível da pele.

A lavagem do cólon distal é preconizada por vários autores, pois evita que as fezes residuais ocasionem infecção pélvica. Lavenson e Cohen mostraram que a mortalidade era de 22% e a morbidade de 60% quando este procedimento não era realizado (*versus* 0% e 10%, quando este procedimento era realizado). A lavagem do colo retal é realizada após o término da cirurgia. Uma sonda retal é colocada na boca distal à colostomia, procede-se a irrigação copiosa com soro fisiológico, após dilatação digital dos esfíncteres anais, para a evacuação completa do material fecal existente. Atualmente, alguns autores questionam a irrigação, principalmente naqueles casos que não foram suturados, pois a irrigação poderá forçar o extravasamento das fezes nas partes moles, aumentando o risco de infecção.

A necessidade de drenagem das lesões de reto extraperitoneais está bem estabelecido. A drenagem pode ser feita por via transperitoneal ou por via pré-sacral. Nós realizamos a via pré-sacral nos ferimentos de reto de parede posterior e lateral e nos de parede anterior preferimos a drenagem por via abdominal. A drenagem pré-sacral é realizada com dreno de Penrose, colocado através de uma incisão arciforme entre o ânus e o cóccix, sendo o dreno colocado no espaço pré-sacral por dissecção romba através da fáscia de Waldeyer. Nos últimos anos, a drenagem vem sendo muito criticada, alguns autores só a preconizam quando não for possível a sutura do ferimento. Gonzalez et al. realizaram um estudo retrospectivo randomizado em 48 pacientes e concluíram que a drenagem não diminuía as complicações infecciosas.

FECHAMENTO DA COLOSTOMIA

A taxa de complicação para o fechamento de colostomia no paciente com trauma é de 17,3% e de 30,2% em pacientes com outras afecções. A mortalidade do fechamento é de 0,2% que é sete vezes menor que no não traumático. As complicações mais freqüentes são as infecciosas e as fístulas.

Muitos autores preconizam o fechamento da colostomia na mesma internação. No 10º pós-operatório, a cicatrização já ocorreu em 70% dos ferimentos retais e em 92% dos ferimentos colônicos. Se o ferimento distal estiver cicatrizado e o paciente estiver estável, sem quadro infeccioso, a colostomia poderá ser fechada na mesma internação, principalmente se for em alça.

Existem alguns aspectos técnicos importantes em relação ao fechamento das colostomias que devem ser observados. Vários autores consideram o fechamento precoce das colostomias um procedimento cirúrgico difícil tecnicamente, e atribuem esta dificuldade técnica à reação inflamatória aguda com congestão e edema do segmento intestinal exteriorizado, o que levaria a necessidade de ressecção do segmento e anastomose terminoterminal. Porém, habitualmente a liberação do estoma costuma ser mais fácil, pois o acolamento do estoma está mais frouxo.

TRAUMA ANAL

As lesões anais podem ocorrer nos ferimentos pelviperineais complexos (Figura 84.1), nos empalamentos, no parto por via vaginal que pode levar a lesão do canal anal e do aparelho esfincteriano e nas relações sexuais anais.

As lesões da região retossigmoidiana e do ânus podem ser causadas pela penetração forçada de objetos rígidos, como corpo estranho, pênis artificiais ou penetração manual. Além disso, supositórios, enemas ou drogas introduzidas por via anal durante a relação sexual podem resultar em vários graus de lesões químicas e tóxicas. As lesões devidas ao trauma mecânico incluem proctite traumática, fissuras e lacerações da mucosa, ruptura esfincteriana, perfurações retais e corpo estranho empalado.

A dermatite perianal e o prurido podem ser causados pelos lubrificantes comuns, pelo uso de preservativo, loções, óleos e perfumes. Os pacientes com hipersensibilidade podem apresentar eritema, prurido, edema e sangramento. Obviamente, o passo mais importante no tratamento é identificar e eliminar o agente etiológico. O tratamento de suporte com banho de assento, pomadas de corticosteróides e cuidados de higiene ajudam a aliviar os sintomas até que a cicatrização se complete.

A clismafilia é o uso de enemas para a gratificação sexual. Esta prática tem sido associada com colite aguda e reação alérgica ao conteúdo do enema. Pode ocorrer toxicidade a álcool e drogas quando associado aos enemas. Grandes volumes de enemas podem levar a intoxicação aquosa ou depleção eletrolítica. Podem ocorrer queimaduras com uso de enemas aquecidos, lacerações e perfurações também podem ocorrer na introdução dos enemas.

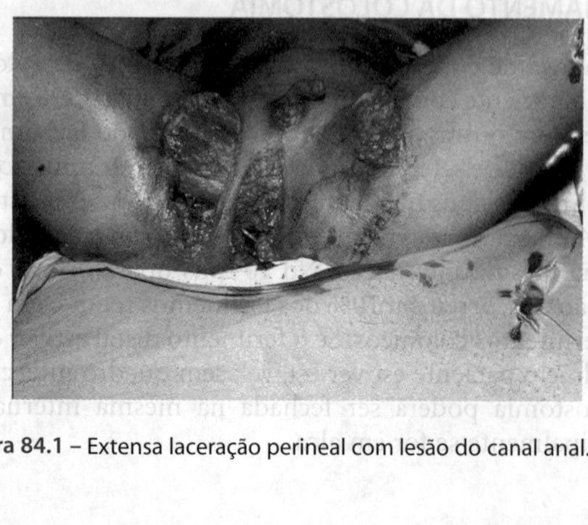

Figura 84.1 – Extensa laceração perineal com lesão do canal anal.

As fissuras anais e as úlceras podem ser causadas pela penetração forçada durante o erotismo anorretal. O epitélio retal pode estar eritematoso e edemaciado, com escoriações e/ou múltiplas úlceras e fissuras. As fissuras, quando presentes, ocorrem lateralmente (as fissuras anais habituais costumam ser anteriores ou posteriores). O processo é autolimitado e costuma resolver com analgésicos, banhos de assento e pomadas tópicas. Porém, tais traumas podem facilitar a entrada de infecções como o papilomavírus, o herpes vírus e o vírus da imunodeficiência adquirida. Uma etiologia infecciosa deve ser pesquisada em qualquer paciente que tenha uma proctite de longa duração. Além disso, em qualquer lesão ulcerativa que não se cura com a terapêutica apropriada deve ser suspeitado de neoplasias do canal anal, que ocorrem com maior freqüência nestes pacientes.

Também pode ocorrer laceração da mucosa da região retossigmoidiana como conseqüência das relações anorretais que podem ocorrer por intercurso pênis-retal, por manipulação manual ou com corpo estranho.

A queixa mais comum é o sangramento e dor retal. O sangramento costuma ser autolimitado, porém ocasionalmente é necessária a cauterização ou sutura da lesão para coibir o sangramento. É sempre importante lembrar que pode ocorrer a perfuração do reto e deve ser feita uma retossigmoidoscopia para avaliar o tamanho e gravidade da laceração.

A relação sexual anal habitual costuma afetar a função esfincteriana, pois reduz a pressão de repouso do esfíncter anal e aumenta o risco de incontinência fecal. A lesão esfincteriana total é rara numa relação anal consensual, ela é mais freqüente com a manipulação com o punho (*fist fornication*) ou com a introdução de grandes corpos estranhos (geralmente decorrente de violência). O tratamento depende do grau da lesão e do processo inflamatório presente no momento do atendimento. As rupturas parciais podem ser tratadas com sutura primária. As rupturas completas costumam estar acompanhadas de grande processo inflamatório, edema e hematoma. Nestes casos, o reparo primário deve ser realizado após debridamento, deve ser feita colostomia de proteção, drenagem pré-sacral, lavagem do cólon e antibioticoterapia de amplo espectro. Em alguns casos, em que o diagnóstico é feito tardiamente, não se deve tentar o reparo primário, pois não existe um plano anatômico adequado. Habitualmente realizamos, nestes casos, a sigmoidostomia em alça. Uma das vantagens da colostomia em alça é que o paciente pode instilar água pela boca distal da colostomia e com isso exercitar a continência fecal a líquidos.

A lesão de espessura total da região retossigmóide é rara, sendo mais freqüente devido a introdução de corpo estranho ou pela fornicação com o punho. A maior parte das lesões ocorre acima da reflexão peritoneal e quando ocorrem levam a um quadro clínico de abdome agudo perfurativo com a presença de pneumoperitôneo ou enfisema retroperitoneal ou pré-sacral (Figura 84.2). Nestes casos, está indicada a laparotomia exploradora. A conduta intraoperatória dependerá do grau da lesão e da contaminação fecal. Se a lesão for pequena e a contaminação for mínima, pode ser feita a sutura da lesão. Porém, em lesões extensas, pode ser necessária a ressecção com anastomose primária e colostomia de proteção ou o procedimento de Hartman.

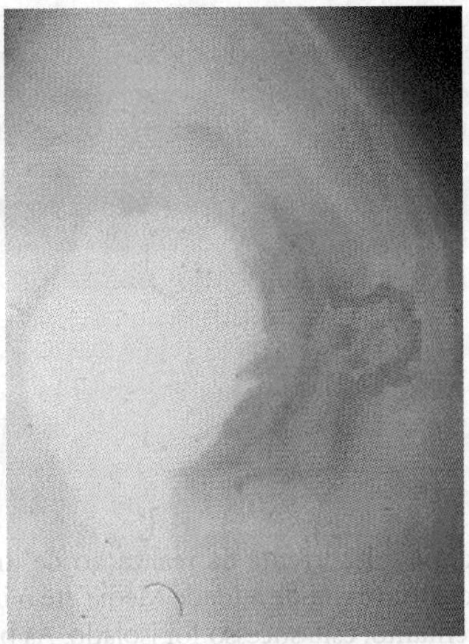

Figura 84.2 – Enfisema pré-sacral.

Quando a perfuração de reto ocorre abaixo da reflexão peritoneal a sintomatologia é variável, mas o diagnóstico costuma ser mais tardio. O paciente pode apresentar abscesso pélvico, sepse, gangrena de Fournier, celulite pélvica. Os sintomas são febre, área de endurecimento pararretal e proctite aguda. A maior parte das vezes não se evidencia perfuração no exame proctológico. O tratamento consiste de antibioticoterapia de amplo espectro, hidratação e jejum. A etiologia mais provável é que ocorra microperfurações do reto extraperitoneal. Quando, apesar desta terapêutica, o paciente não melhor, está indicada a laparotomia exploradora com colostomia para derivação e drenagem da região por via pré-sacral.

LEITURA ADICIONAL

1. Acetta I, Acetta P, Queiroz CCF, Silva HFA, Oliveira MAB. Ferimentos do reto. Rev Bras Cir 1987; 77: 301.
2. Armstrong KG, Schmitt Jr HJ, Patterson LT. Combat wounds of the extraperitoneal rectum. Surgery 1973; 74: 570.
3. Burch JM, Feliciano DV, Mattox KL. Colostomy and drainage for civilian rectal injuries: is that all? Ann Surg 1989; 209: 600-11.
4. Burch JM. Injury to the colon and rectum. In: Trauma. 4. ed. New York: McGraw-Hill; 2000. p.763-82.
5. Carreiro PRL, Silva AL, Abrantes WL. Fechamento precoce das colostomias em pacientes com trauma de reto: um estudo prospectivo e casualizado. Rev Col Bras Cir 2000; 27: 298-304.
6. Crass RA, Salbi F, Trunkey DD. Colostomy closure after colon injury: a low morbidity procedure. J Trauma 1987; 27: 1237-9.
7. Chapius P, Killingback M. Colostomy closure: technique and morbidity. Aust N Z J Surg 1979; 49: 363-8.
8. Chunn CF. Wounds of the rectum. Surg Clin N Am 1958; 38: 1649.
9. Fontes B, Birolini D, Branco PB, Oliveira MR. Avaliação radiológica da derivação fecal na colostomia em alça em cirurgia de urgência. Estudo de 45 casos. Rev Ass Med Bras 1984; 30: 192-7.
10. Furst PT, Coe MD. Ritual enemas. Nat His 1977; 86: 88.
11. Gonzalez RP, Falimirski ME, Holevar MR. The role of presacral drainage in the management of penetrating rectal injuries. J Trauma 1998; 45: 656-61.
12. Gustanson RG. Rectal injuries. Ann Surg 1973; 39: 456-8.
13. Irizarry E, Gottesman L. Rectal sexual trauma including foreign bodies. Int J STD & AIDS 1996; 7(3): 166-9.
14. Haas PA, Fox TA. Civilian injuries of the rectum and anus. Dis Col Rectum 1977; 20: 303-8.
15. Haft JS, Benjamin HB. Foreign bodies in the rectum: some psychosexual aspects. Med Asp Hum Sex 1973; 8: 74-95.
16. Lavenson GS, Cohen A. Management of rectal injuries. Am J Surg 1971; 122: 226-72.
17. Miller RE, Sullivan FJ. Rectal wounds incurred in Vietnam. Military Med 1976; 141: 764-70.
18. Steinman E, Cunha JC, Branco PD, Bevilacqua RG, Birolini D. Ferimentos traumáticos de reto. Arq Gastroenterol S. Paulo 1990; 27: 120-5.
19. Steinman M, Steinman E, Pogetti RS, Birolini D. Condutas em cirurgia de urgência. São Paulo: Editora Atheneu; 2003.
20. Velmahos GC, Degiannis E, Wells M, Souter I, Saadia R. Early closure of colostomies in trauma patiensts – a prospective randomized trial. Surg 1995; 118: 815-20.
21. Vitale GC, Richardson JD, Flint LM. Successful management of injuries to the extraperitoneal rectum. Am Surg 1983; 49: 159-62.
22. Weinberg J, Fabian TC, Magnotti L, Minard G, Bee TD, Edwards N, Claridge J et al. Penetrating rectal trauma: management by anatomic distinction improves outcome. J Trauma 2006; 60(3): 508-14.
23. Wheller MH, Baker J. Closure of colostomy – a safe procedure? Dis Colon Rectum 1977; 20: 29-32.

CAPÍTULO 85

Trauma vascular

Ricardo Aun
Erasmo Simão da Silva
Calógero Presti
Boulanger Mioto Netto

TÓPICOS IMPORTANTES

- As características dos ferimentos vasculares variam conforme os padrões de comportamento da sociedade.
- As lesões vasculares que se seguem a traumatismos fechados são associadas a lesões ortopédicas como fraturas e luxações.
- Ferimentos penetrantes representam a causa dominante dos ferimentos vasculares (90% das lesões arteriais).
- A maior parte dos pacientes não apresenta nenhum sinal clínico evidente da lesão vascular. Quando sintomáticos, apresentam-se sob três formas clínicas, que podem ou não estar associadas: isquemia, hemorragia e hematoma.
- Ferimentos penetrantes associados a sinais evidentes de lesão arterial (ausência de pulsos, sangramento pulsátil, sopro, frêmito, hematoma em expansão) devem ser explorados cirurgicamente, não havendo necessidade de exames complementares.
- Exames complementares são importantes na identificação de lesões na ausência de sinais clínicos evidentes (ferimentos penetrantes com trajeto vascular), na localização de lesões associadas a fraturas e planejamento terapêutico.
- O controle da hemorragia e o tratamento do choque são prioritários conforme os protocolos do ATLS.
- O reparo arterial pode ser efetuado através de diversas técnicas (sutura simples, anastomose término-terminal, implantes em contigüidade e implantes em derivação), preconizando-se o restabelecimento precoce da perfusão. Derivações temporárias podem ser necessárias nas lesões associadas a fraturas.
- A síndrome compartimental deve ser prontamente tratada com fasciotomia.

INTRODUÇÃO E DEFINIÇÕES

A natureza e o impacto dos traumatismos vasculares sobre uma sociedade variam conforme suas características de comportamento e seus hábitos. As lesões vasculares comuns a um determinado grupo podem apresentar incidência e evolução diferente em outro.

Os ferimentos arteriais acompanham a medicina desde seus primórdios, de tal forma que as amputações e cauterizações eram intervenções muito utilizadas, principalmente em ferimentos causados pelos conflitos militares. As ligaduras arteriais foram propostas por Ambroise Paré como forma de obter hemostasia, em 1497.

A primeira reconstrução arterial documentada foi realizada em 1762 por Hallowell, que tratou um pequeno ferimento da artéria braquial decorrente da realização de uma sangria, procedimento comum desde a Idade Média até o início do século XX. No entanto, este sucesso foi isolado. As bases das reconstruções arteriais só foram estabelecidas por Carrel nas primeiras décadas do século passado e sua aplicabilidade clínica veio com a necessidade decorrente do grande número de feridos na Segunda Guerra Mundial e na guerra da Coréia.

Os conceitos adquiridos no tratamento dos traumatismos vasculares sempre serviram como fonte para a incorporação de técnicas ao arsenal cirúrgico da especialidade.

Outros fatores como a inclusão de métodos diagnósticos não-invasivos, a padronização do atendimento aos pacientes politraumatizados e a incorporação de novas técnicas terapêuticas, incluindo os métodos de tratamento endovascular, relacionaram-se à evolução do diagnóstico e tratamento dos traumatismos vasculares.

Os ferimentos vasculares são classificados de acordo com as suas características, de acordo com os itens apresentados na Tabela 85.I.

Tabela 85.I – Características estudadas para a análise e estratificação dos ferimentos vasculares

CATEGORIA	SUBGRUPOS
Demográfica	Idade Sexo
Histórica/geográfica	Conflitos militares e civis (urbanos e rurais)
Mecanismo	Penetrante (lâminas, projéteis)
	Fechado (desaceleração, fraturas)
Anatômica	Pescoço Tronco Extremidades (superiores, inferiores)

ETIOLOGIA E FISIOPATOLOGIA

As características demográficas e a natureza dos ferimentos têm sofrido mudanças, ao longo do tempo, conforme as próprias características de comportamento da sociedade.

Há alguns anos, eram comuns ferimentos por projétil de baixa velocidade e ferimentos por lâminas, que apresentavam menor morbidade e mortalidade em grupos etários mais dispersos.

Nas últimas décadas, a incidência dos ferimentos vasculares aumentou proporcionalmente ao número de acidentes automobilísticos, assaltos com armas de fogo e procedimentos médicos invasivos. Em pacientes politraumatizados, a mortalidade e o custo da internação hospitalar são maiores em pacientes com lesões vasculares.

A Tabela 85.II mostra os atendimentos realizados no pronto-socorro do Hospital das Clínicas da USP durante o ano de 1978, relativos aos traumatismos vasculares, bem como a casuística referente a 1998.

A análise da Tabela 85.II revela que durante os 20 anos a partir de 1978 houve queda do número de atendimentos a traumatismos vasculares no complexo. Este fato deve-se a motivos que são: a) instituição da regionalização do atendimento a traumatizados na Grande São Paulo; b) paralelamente, o número de cirurgiões vasculares e de serviços de cirurgias do trauma capacitados ao tratamento dessas situações aumentou; c) mudanças nas características dos ferimentos vasculares e seus agentes causais. É de conhecimento público que atualmente são utilizadas armas de maior potencial lesivo e que se empregam projéteis de maior velocidade. Implicitamente presume-se maior mortalidade no local de ocorrência, subestimando a real incidência dos ferimentos vasculares.

Informações do Sistema Único de Saúde revelam os dados apresentados na Tabela 85.III para a ocorrência de traumatismos vasculares no Brasil em 2004.

Tabela 85.II – Ferimentos arteriais tratados cirurgicamente no pronto-socorro do Hospital das Clínicas da USP nos anos de 1978 e 1998

	1978	1998
Traumatismos	72	34
Fechados	18	6
Penetrantes	40	24
Iatrogênicos	14	4
Localização		
Tórax	6	2
Abdome	12	4
Pescoço	6	4
MMII	28	14
MMSS	20	8
Amputação primária	2	4
Mortalidade	8/72	4/34
Morbidade	10/72	2/34

Considerações sobre os mecanismos de lesão vascular

Ferimentos por trauma fechado

As lesões vasculares que se seguem a traumatismos fechados são causadas pelos seguintes mecanismos:

- Associados a fraturas e luxações.
- Estiramento e torção.
- Desaceleração.
- Impacto direto.

Algumas lesões ortopédicas são associadas com o risco elevado da lesão vascular. São elas:

- Fratura de terço distal do fêmur.
- Luxação de joelho.
- Fratura do planalto da tíbia.
- Fratura de terço distal do úmero.
- Luxação do cotovelo.
- Fratura da 1ª costela.
- Fratura do esterno.

As lesões vasculares do tórax por trauma fechado são mais comuns em indivíduos com fratura da 1ª costela, da

Tabela 85.III – Dados epidemiológicos de mortalidade e morbidade relacionadas a causas externas e trauma vascular, com base em dados do Sistema Único de Saúde

Dados relacionados a trauma vascular no SUS em 2004 (755.826 internações por causas externas no Brasil e 184.817 internações em São Paulo):

AIH pagas para tratamento de:

	Brasil	São Paulo
Lesões vasculares traumáticas de MMSS	555	190
Lesões vasculares traumáticas de MMII	447	117
Lesões vasculares traumáticas cervicais	68	15
Total	1070	332

Considerando o número de AIH como estimativa do número de casos de lesão vascular, poder-se-ia calcular a incidência de lesão vascular diagnosticada nos pacientes internados por causas externas.

No Brasil:
Incidência de lesões vasculares traumáticas de MMSS: 73,43/100.000 internações por trauma
Incidência de lesões vasculares traumáticas de MMII: 59,14/100.000 internações por trauma
Incidência de lesões vasculares traumáticas cervicais: 8,99/100.000 internações por trauma

Em São Paulo:
Incidência de lesões vasculares traumáticas de MMSS: 102,80/100.000 internações por trauma
Incidência de lesões vasculares traumáticas de MMII: 63,30/100.000 internações por trauma
Incidência de lesões vasculares traumáticas cervicais: 8,12/100.000 internações por trauma

escápula e do esterno. Fraturas múltiplas da bacia associam-se às lesões vasculares pélvicas.

Já as lesões vasculares por desaceleração mais comuns são: ruptura traumática da aorta e trombose ou dissecção traumática da carótida.

Os acidentes automobilísticos são a principal causa das lesões aórticas nos traumatismos fechados, sendo caracterizado um aumento do número de casos nas últimas décadas (7.500 a 8.000 casos/ano nos EUA, 81% associados a acidentes automobilísticos). A relativa fixação da aorta descendente em relação ao coração e ao arco aórtico, e a mobilidade destes no momento de desaceleração e impacto nesses acidentes justificam a lesão aórtica próxima ao istmo. Recentemente, nota-se nas grandes cidades o aumento de lesões da aorta por acidentes motociclísticos.

A trombose traumática da carótida e a ruptura traumática da aorta, exemplos dos traumatismos por desaceleração, são freqüentemente associadas a lesões neurológicas, torácicas, hepáticas e pélvicas, o que as tornam casos de complexidade terapêutica e mortalidade elevadas. A ingestão alcoólica é claramente associada com a presença destas lesões, porém não é clara sua participação no resultado final.

Ferimentos penetrantes

Ainda representam a causa dominante dos ferimentos vasculares (90% das lesões arteriais). A associação entre calibre (peso do projétil) e velocidade determina a energia cinética transferida aos tecidos, e, assim o potencial lesivo. É de se presumir que a incidência das lesões vasculares decorrentes do uso desses projéteis tenha aumentado; no entanto, um maior poder lesivo determina um aumento na mortalidade pré-hospitalar.

Vários autores relatam a associação entre os ferimentos vasculares secundários a traumatismos penetrantes e a intensidade da energia cinética que é transferida aos tecidos. A energia cinética, cuja fórmula é:

$$EC = M \times V^2/2$$

Onde: EC = energia cinética; M= massa; V= velocidade.

Assim, o potencial lesivo de um projétil aumenta de forma mais acentuada com sua velocidade.

Após o trauma penetrante, a transferência da energia cinética aos tecidos causa um efeito cavitacional temporário, que é a retração tecidual a partir do ponto de impacto de um objeto em movimento. No caso em questão, esta cavitação temporária explica as lesões vasculares próximas a um ferimento, porém sem impacto direto.

Os ferimentos por lâminas representam uma pequena parte dos traumas penetrantes, estando relacionados mais freqüentemente a acidentes de trabalho, domésticos e agressões, sendo estes, de maneira geral, menos extensos que os por projétil.

Ferimentos iatrogênicos

A utilização de técnicas diagnósticas e terapêuticas invasivas resulta em número elevado de lesões iatrogênicas dos vasos. Este número é particularmente maior, quando há manipulação direta dos vasos, como nos cateterismos vasculares.

O aumento na utilização dos balões intra-aórticos, acessos vasculares para hemodiálise, quimioterapia e nutrição parenteral prolongada representam atualmente a maioria dos traumas iatrogênicos.

A incidência de complicações relacionadas ao acesso para procedimentos de cineangiografia, coronariografia e arteriografia periféricas é de 1 a 2%. Os principais fatores de risco identificados incluem: sexo feminino (menor calibre das artérias), aterosclerose, número de punções e de trocas de cateter, diâmetro dos cateteres, duração do procedimento e compressão inadequada do sítio de punção.

Tipos de lesão vascular

1. Lesão parcial da artéria: apresenta-se com sangramento intenso e manutenção do fluxo distal.
2. Secção completa: o sangramento não é exuberante, no entanto ocorre isquemia distal.
3. Ferimento contuso: apresenta predominantemente isquemia distal, por oclusão. O sangramento ou hematoma não são freqüentes.
4. Pseudo-aneurisma: hematoma tenso, pulsátil, expansivo e freqüentemente não há sinais de isquemia.
5. Fístula arteriovenosa: hematoma presente, e não ocorrem sinais de isquemia.

ACHADOS CLÍNICOS

Os ferimentos vasculares apresentam várias manifestações clínicas. A maior parte dos pacientes não apresenta nenhum sinal clínico evidente da lesão vascular e, em outros, esta só é reconhecida no intra-operatório, durante manobras de hemostasia ou mesmo ocasionalmente pela presença de hematoma envolvendo o vaso. Alguns pacientes apresentam sinais clínicos mais evidentes, como hemorragia, hematoma tenso e pulsátil e ausência dos pulsos distais ao ferimento. Sopro e frêmito nos trajetos vasculares são ocasionalmente notados. Ferimentos penetrantes associados a sinais evidentes de lesão arterial (ausência de pulsos, sangramento pulsátil, sopro, frêmito, hematoma em expansão) devem ser explorados cirurgicamente, não havendo necessidade de exames complementares.

Os ferimentos arteriais, particularmente os dos membros, apresentam-se sob três formas clínicas, que podem ou não estar associadas: isquemia, hemorragia e hematoma (ou síndrome tumoral).

Isquemia

É a manifestação clínica mais freqüente. Caracteriza-se por dor, impotência funcional, alterações de sensibilidade e ausência dos batimentos arteriais distais à lesão. A isquemia será mais ou menos intensa de acordo com alguns fatores que regem a fisiopatologia das obstruções arteriais agudas.

Espasmo arterial

O espasmo arterial resulta da contração da musculatura lisa da parede arterial, como conseqüência de irritação desta por mecanismos físicos e químicos. Fundamentalmente é miogênica, embora haja também participação das vias reflexas através do sistema nervoso simpático. A zona reflexógena pode ser tanto o endotélio como a camada muscular lisa da parede arterial. O espasmo pode ter duração curta ou prolongada e atingir extensão maior ou menor do tronco arterial. O diagnóstico clínico de espasmo arterial isolado não deve ser feito, pois o espasmo arterial é sempre secundário.

Trombose secundária

É resultado da diminuição da velocidade de fluxo, proximal e distalmente aos ferimentos. Geralmente progride até a emergência de alguma colateral. É também secundária ao espasmo arterial. Podemos concluir que condições hemodinâmicas locais e gerais (hipotensão e choque) são responsáveis pela extensão da trombose secundária.

Circulação colateral

É fácil compreender a importância da circulação colateral como determinante da gravidade da síndrome isquêmica. Nos traumas arteriais, a participação da circulação colateral geralmente é pouco significativa, dada a oclusão súbita do fluxo arterial. Em conseqüência, as lesões isquêmicas que se instalam costumam ser graves.

A este fato, soma-se a destruição de massa muscular ocorrida nos grandes esmagamentos de membros como fator agravante da isquemia, pois junto com a necrose muscular promovida pelo trauma, há trombose de pequenos ramos arteriais, que em outras condições contribuiriam para a circulação colateral. Os ferimentos por projéteis de alta velocidade causam o efeito cavitacional temporário, que resulta da transferência de energia cinética dos tecidos vizinhos ao trajeto do projétil.

A localização dos ferimentos em relação a ramos colaterais preexistentes também influencia a gravidade da isquemia.

O diagnóstico e a avaliação da gravidade da isquemia são feitos pela presença e intensidade dos sinais clínicos, principalmente os relacionados à função muscular e às alterações da sensibilidade. A presença de anestesia corresponde à isquemia grave, o mesmo ocorrendo quando há paralisia. Na fase inicial, as restaurações arteriais ainda podem mudar o prognóstico e manter a viabilidade da extremidade, embora possa restar alguma seqüela funcional. A presença de cianose fixa, porém, já demonstra alterações irreversíveis da microcirculação, com instalação de necrose irreversível.

Hemorragia

Nos traumatismos arteriais, a síndrome hemorrágica é freqüente e, em geral, facilmente reconhecida através da perda abundante de sangue pelo local do ferimento, a não ser que a hemorragia seja intracavitária.

Além das manifestações locais, há, evidentemente, o quadro sistêmico caracterizado pelos sinais de choque hemorrágico.

Freqüentemente, o paciente ou acompanhantes relatam ter ocorrido perda sangüínea abundante, que cessou após compressão local e, no momento da admissão, a hemorragia não faz mais parte do quadro. Isso ocorre, pois há hipotensão decorrente da perda sangüínea, além do tamponamento temporário pela retração dos cotos arteriais. Nesta situação, a simples informação do paciente ou dos acompanhantes deve levantar forte suspeita de ferimento arterial, mesmo que não haja outros sinais clínicos.

Quando o ferimento vascular é intracavitário, o reconhecimento da hemorragia nem sempre é fácil, e a indicação cirúrgica é baseada nos sinais gerais e nos procedimentos de imagem utilizados para o diagnóstico, basicamente o ultra-som e a tomografia computadorizada.

De modo geral, a hemorragia é maior nos ferimentos parciais do que nas secções totais. Nestas, há retratação dos cotos, com espasmos, que resulta em tamponamento. Nas secções parciais, o espasmo não é tão intenso, o que provoca de maneira geral hemorragia intensa.

Hematoma

O hematoma, formado em decorrência da contenção da hemorragia por estruturas musculoaponeuróticas, tem comunicação direta com a luz arterial. Geralmente é tenso e pode ou não apresentar pulsatilidade. Às vezes não é bem definido, pois invade estruturas vizinhas.

Sobre o hematoma pode-se verificar sopro e frêmito, que surgem mais freqüentemente horas ou dias após o trauma. O sopro sistólico caracteriza o falso aneurisma traumático, enquanto o sopro contínuo com reforço sistólico caracteriza a fístula arteriovenosa traumática.

As características clínicas destes ferimentos arteriais podem ser pouco exuberantes no momento da admissão. Apenas a evolução fará com que apareçam claramente suas manifestações.

Falso aneurisma traumático ou pseudo-aneurisma

Decorrem de ferimentos penetrantes com lesão parcial da artéria. Forma-se hematoma contido nas estruturas musculoaponeuróticas, que com o tempo é escavado pelo fluxo sangüíneo, tornando-se contíguo ao interior da artéria. Chama-se falso ou pseudo-aneurisma, pois sua parede é constituída por hematoma em organização.

As principais complicações do falso aneurisma traumático são:

- Trombose e embolização, que leva o membro à isquemia.
- Compressão de estruturas vizinhas.
- Crescimento com erosão e necrose de pele.
- Erosão de órgãos vizinhos, quando ocorre no tórax ou no abdome, podendo formar fístula arteriovisceral com hemorragia profusa.

Fístula arteriovenosa

As fístulas arteriovenosas decorrem de lesão parcial de artéria e veia, com solução de continuidade da parede de ambas. Podem ocorrer diretamente no momento do ferimento, porém cerca de 80% dos casos não têm manifestação clínica inicial, que surge dias ou semanas depois.

As manifestações tardias surgem por haver formação de hematoma entre a artéria e a veia. Esta corrosão é um processo que demora alguns dias, estabelecendo-se então a comunicação entre artéria e veia.

A partir do momento em que o lúmen arterial comunica-se com o venoso, o sangue flui de um sistema de alta pressão e alta resistência (a artéria) para outro de baixa pressão e baixa resistência (a veia), provocando estase venosa distal e aumento do retorno venoso. O processo é contínuo e evolutivo e leva à insuficiência cardíaca de alto débito, com características de insuficiência cardíaca de câmaras direitas.

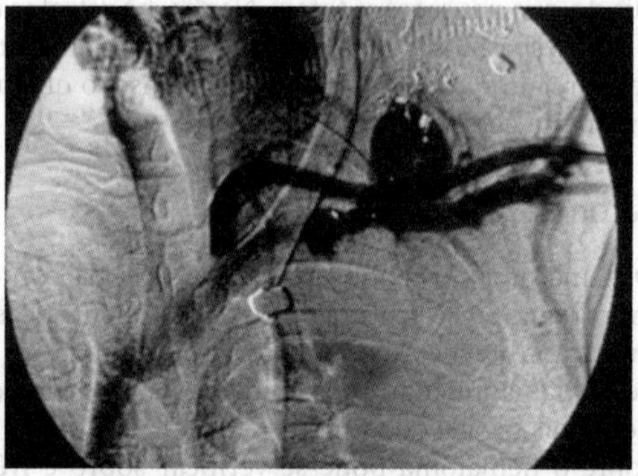

Figura 85.1 – Fístula arteriovenosa subclávia após trauma penetrante.

EXAMES COMPLEMENTARES

Dentre os métodos de diagnóstico empregados, a ultra-sonografia e a tomografia computadorizada têm se tornado imprescindíveis. O primeiro de execução rápida, fácil e disponível permite a visualização do vaso e das estruturas vizinhas, além da análise da curva espectral, que traduz o fluxo venoso e arterial. Ferimentos penetrantes sem evidências de lesão arterial, mas com trajeto tangencial a uma artéria podem ser avaliados por ultra-sonografia com Doppler, evitando-se a realização de uma arteriografia.

A tomografia computadorizada também tem sido útil na detecção de ferimentos vasculares, principalmente os torácicos, abdominais, pélvicos e que envolvam os troncos supra-aórticos. A angiotomografia computadorizada de tórax, sobretudo com a incorporação de novas tecnologias, tem substituído a aortografia na avaliação diagnóstica da ruptura traumática da aorta e as avulsões dos troncos supra-aórticos.

Nos pacientes portadores de ferimentos penetrantes do pescoço e membros comprometendo o trajeto anatômico dos vasos, demonstrou-se 33% de lesões vasculares à arteriografia e 28% à ultra-sonografia. Aceita-se a exploração rotineira desses ferimentos ao ultra-som, pois tem se demonstrado confiável, barato e acessível aos serviços de atendimento à emergência.

A arteriografia, que pode ser realizada no centro cirúrgico, é indicada quando há dúvidas quanto à localização, nos ferimentos fechados e nos ferimentos penetrantes tangenciais à artéria, sobretudo quando associados a fraturas de ossos longos. Ainda é considerada o exame "padrão-ouro", tendo particular interesse quando se planeja um tratamento endovascular para a lesão.

DIAGNÓSTICO DIFERENCIAL

Artéria carótida

Cerca de 90% dos ferimentos carotídeos são causados por traumatismos penetrantes, com uma mortalidade relacionada de 10-30%, sendo mais freqüente o acometimento da artéria carótida comum. O diagnóstico e o tratamento dessas lesões são baseados na divisão anatômica da região cervical anterior em: zona I – situada entre a fúrcula esternal e a cartilagem cricóide (cabeça das clavículas); zona II – situada entre a cartilagem cricóide e o ângulo da mandíbula; e zona III – situada entre o ângulo da mandíbula e a base do crânio. Ferimentos que envolvem a zona I se associam a lesões de grandes vasos, e o estudo arteriográfico se torna necessário para planejamento do acesso apropriado. Lesões carotídeas na zona III são de difícil exposição e a arteriografia é de fundamental importância para planejamento terapêutico.

Alguma controvérsia permanece na abordagem de ferimentos cervicais penetrantes da zona II em pacientes estáveis hemodinamicamente sem lesões arteriais óbvias, em que a conduta tradicional de exploração mandatória (associada a 57% de explorações negativas) vem sendo substituída por uma abordagem seletiva, baseada na realização de arteriografia, broncoscopia, endoscopia e exames contrastados do esôfago. Atualmente, a arteriografia vem sendo substituída por exames menos invasivos como ultra-sonografia com Doppler e tomografia computadorizada helicoidal. Os atuais protocolos permitem a realização de uma tomografia computadorizada em menos de 1 minuto, permitindo avaliação de ferimentos das diferentes zonas e das lesões associadas de vias aéreas e do trato digestivo, com sensibilidade e especificidade maior do que 90%.

O tratamento cirúrgico das lesões carotídeas deve ser considerado na maioria dos ferimentos por trauma penetrante. Pacientes sem déficits neurológicos, mesmo com lesões oclusivas, devem ser tratados cirurgicamente para restabelecimento do fluxo. Nessas situações, a artéria carótida só deve ser ligada ou ocluída com balões se não se obter refluxo do coto distal ou em lacerações distais junto à base do crânio, onde a reconstrução não seja possível. Apesar de anteriormente tratadas por ligadura (temendo-se uma transformação hemorrágica das áreas isquêmicas), a correção cirúrgica de lesões carotídeas associadas a déficit neurológico (incluindo coma) parece estar associada a uma melhora da sobrevida (redução da mortalidade de 61 para 26%) e a um melhor resultado neurológico.

Acessa-se a artéria carótida através de uma incisão oblíqua paralela à borda anterior do músculo esternocleidomastóideo, o que permite, ainda, a exploração das estruturas não-vasculares. O controle proximal da artéria inominada ou carótida comum envolve a realização de uma esternotomia mediana. A exposição da zona III envolve manobras como a divisão do músculo digástrico, subluxação da mandíbula ou osteotomia.

As lesões carotídeas causadas por traumatismos fechados são raras e, geralmente, associadas a mecanismos de hiperextensão e rotação cervical, trauma direto sobre o pescoço, trauma intra-oral e fraturas de base do crânio, e, em 90% dos casos, envolvem a artéria carótida interna. O diagnóstico pode ser sugerido pelo desenvolvimento de déficits neurológicos após horas ou dias, entretanto, a maioria desses pacientes apresenta trauma craniencefálico associado, que mascara o aparecimento dos sintomas e retarda a identificação da lesão. A dissecção e a trombose geralmente acometem a artéria carótida interna até sua porção distal, de forma que o tratamento envolve apenas a anticoagulação sistêmica. Pseudo-aneurismas devem ser tratados cirurgicamente quando acessíveis ou através do método endovascular. O prognóstico dessas lesões é pobre, com mortalidade de 5 a 43% e bons resultados neurológicos em apenas 20 a 63% dos sobreviventes.

Artéria vertebral

O uso rotineiro de exames diagnósticos para avaliação dos traumatismos cervicais resultou em uma maior identificação de lesões de artérias vertebrais, que, em geral, são assintomáticas e podem não apresentar nenhum sinal clínico. Raramente o restabelecimento do fluxo é necessário, sendo os pseudo-aneurismas e as fístulas arteriovenosas tratados com embolizações ou ligaduras, e as oclusões apenas observadas.

Artéria subclávia

As lesões da artéria subclávia são mais comumente causadas por ferimentos penetrantes, porém também se associam a traumas fechados com fraturas de clavícula ou primeira costela. Geralmente associam-se a déficits neurológicos relacionados a lesão do plexo braquial e a hematomas na base do pescoço. Em virtude da circulação colateral do ombro, pode não se observar isquemia e ausência de pulsos distais, mesmo em lesões oclusivas.

A complexidade anatômica no território por onde passa a artéria e o risco de grandes hemorragias nos traumas desta região requerem acessos por incisões que promovem exposição ampla e rápida.

As lesões distais da artéria subclávia direita e da esquerda podem ser abordadas por incisão supraclavicular complementada pela secção ou pela desarticulação da clavícula.

Para uma exposição mais ampla da artéria subclávia, há a necessidade de seccionar o músculo estemocleidomastóideo e o escaleno anterior, tomando-se cuidado para não lesar o nervo frênico que passa na superfície anterior deste último.

Nas lesões dos segmentos pré e intra-escalênico da artéria subclávia, nos grandes hematomas com distorção das relações anatômicas das estruturas ou na presença de hemorragias abundantes que dificultam a identificação proximal e distal, deve ser indicada a esternotomia, que propicia excelente acesso ao mediatismo.

À direita, a esternotomia é associada à incisão cervical ao longo da borda superior da clavícula.

À esquerda, a esternotomia usualmente estende-se apenas até o 3º espaço e é acompanhada de toracotomias ântero-laterais a este nível. Este é o acesso ideal para expor a artéria subclávia esquerda em toda a sua extensão.

Artéria axilar

A lesão da artéria axilar associa-se a luxação anterior do ombro ou fratura do colo do úmero, sendo mais comumente lesada em traumatismos penetrantes.

A incisão ideal é curva, acompanhando a veia cefálica, no sulco peitoral, desde a borda inferior da clavícula, podendo estender-se até a axila para melhor exposição das estruturas. Na parte superior do sulco, a veia cefálica deve ser dissecada e preservada, principalmente se houver suspeita de lesão da veia axilar, pois serve como importante veia colateral.

As inserções do peitoral maior e menor devem ser seccionadas para um acesso rápido e adequado ao segmento proximal da artéria. Após rebater medialmente os músculos, o feixe vásculo-nervoso aparece envolto por tecido adiposo. A artéria é a estrutura central, a veia é medial, a artéria é mais larga e o plexo braquial envolve a artéria. Os grandes hematomas da axila distorcem a anatomia da região, tornando difícil a identificação das estruturas anatômicas existentes, em particular do plexo braquial. Daí a necessidade de uma exposição cuidadosa dos vasos para seu clampeamento, sob risco de lesão iatrogênica dos nervos.

Artéria braquial

A lesão desta artéria alcança proporção de 25 a 30% dos traumas arteriais, sendo comparável à freqüência dos traumas da artéria femoral superficial. Explicam-se estas cifras pois ambas são longas e localizadas em posições vulneráveis.

Certas características anatômicas são particularmente importantes. Assim como nas lesões da artéria femoral há apreciável diferença no grau da isquemia, como resultado de trauma proximal ou distal ao ramo femoral profundo, o mesmo ocorre nas lesões da artéria braquial a montante ou a jusante do ramo braquial profundo. O risco de gangrena é duas vezes maior nas ligaduras de artéria braquial superficial.

A artéria braquial é circundada por nervos periféricos importantes: o mediano, o ulnar e o radial. Por isso, a neuropatia traumática residual é a maior causa de invalidez permanente.

A melhor exposição obtém-se com incisão longitudinal ao longo do sulco bicipital, que pode ser prolongada à fossa axilar ou à fossa antecubital, se necessário.

A incisão deve ser feita anteriormente à veia basílica. Aberta a fáscia do bíceps, identifica-se a borda medial e o músculo é afastado lateralmente, mantendo-se o cotovelo em ligeira flexão. O feixe neurovascular aparece envolto por fina bainha que deve ser aberta.

O nervo mediano, em virtude de sua proximidade da artéria, deve ser dissecado e afastado lateralmente para garantir uma boa exposição.

Para o acesso à porção distal da artéria braquial e à sua bifurcação, utiliza-se incisão em Z no nível da borda do cotovelo. As veias e os filetes nervosos do subcutâneo devem ser preservados e a veia basílica, se necessário, deve ser ligada antes que penetre através da fáscia. A aponeurose bicipital deve ser aberta para expor seus ramos: a artéria radial e a ulnar. O nervo mediano está localizado medialmente ao feixe.

A artéria braquial é longa, tem poucos ramos e a sua mobilização é fácil, permitindo freqüentemente a aproximação dos cotos para uma anastomose direta.

Se for necessário lançar mão de enxerto, a veia cefálica pode ser utilizada, embora a safena seja preferível.

Artérias ulnar e radial

Lesões isoladas geralmente não causam isquemia quando o arco plantar se encontra íntegro, podendo a lesão de um único vaso ser tratada com ligadura nessa situação. Entretanto, na presença de isquemia, antecedentes de lesão na outra artéria ou quando os dois vasos encontram-se lesados, deve-se proceder com o reparo arterial.

Artéria ilíaca

A exploração cirúrgica imediata se faz necessária, pois geralmente há hemorragias graves com grande hematoma retroperitoneal, sendo muito comum o choque grave.

Nas lesões distais da ilíaca externa é possível um acesso extraperitoneal.

A incisão começa na linha axilar anterior no ponto médio do arco subcostal e prolonga-se até a crista ilíaca, em S achatado paralelamente ao ligamento inguinal, três centímetros acima do mesmo.

Abre-se a aponeurose do oblíquo externo no sentido de suas fibras, descola-se caudalmente o oblíquo interno do ligamento inguinal para o espaço retroperitoneal e rebate-se o conteúdo abdominal medialmente. Consegue-se, desta maneira, a exposição da porção terminal da aorta, da cava inferior, da artéria e veia ilíacas externas.

O ureter pode ser identificado e deve ser protegido contra lesões acidentais, principalmente durante a exposição das estruturas com os afastadores.

As lesões associadas de vísceras abdominais se revestem de grande importância, principalmente quando há contaminação peritoneal por seu conteúdo, o que contra-indica o uso das próteses em razão do risco de infecção e hemorragia fatal subseqüente aos aneurismas de sutura.

Em nosso serviço, quando há lesões concomitantes de vísceras ocas, adotamos rotineiramente a ligadura arterial. Nestes casos, após o fechamento da cavidade abdominal, a perfusão do membro é observada cuidadosamente e acompanhada por medidas de pressão distal com Doppler. Se houver necessidade de restauração arterial, o procedimento de eleição é a derivação cruzada fêmoro-femoral com veia autógena. Desta maneira, as anastomoses e o trajeto do enxerto permanecem afastados da contaminação abdominal.

Artéria femoral no nível do triângulo da Scarpa

A incisão utilizada comumente é a longitudinal traçada a partir do ligamento inguinal, acompanhando a borda interna do sartório, ligeiramente curva com cavidade medial.

Os linfonodos desta região devem ser dissecados cuidadosamente e rebatidos medialmente, e a ligadura dos vasos linfáticos deve ser rigorosa, evitando-se assim a indesejável complicação da liforréia pós-operatória.

A veia safena interna deve ser individualizada, tomando-se extremo cuidado para que não seja lesada principalmente na suspeita de lesão da veia femoral, pois constitui uma via colateral de retorno fundamental.

O sangramento é de controle particularmente difícil, pois pode ser alimentado por 6 estruturas vasculares: artéria e veia femorais comuns, artéria e veia femorais profundas, e artéria e veia femorais superficiais.

O acesso extraperitoneal para abordar a artéria ilíaca externa pode ser necessário para a obtenção da hemostasia. A restauração da profunda só deve ser realizada quando esta é calibrosa. A sua ligadura não leva à gangrena do membro, embora possa levar à claudicação de coxa.

No segmento mais distal da artéria femoral, a incisão é longitudinal e acompanha a borda anterior do sartório, que eventualmente pode ser seccionado para melhor exposição.

Distalmente, perto da junção da femoral com a poplítea, pode ser necessária a secção de parte do adutor magno.

No nível do canal de Hunter, o nervo safeno cruza anteriormente a artéria femoral e desce por baixo do sartório.

Artéria poplítea

Os ferimentos da artéria poplítea com isquemia aguda se associam às maiores taxas de amputação, podendo se aproximar de 20% nos ferimentos por armas de fogo. Esse fato se deve à perda de circulação colateral na região próxima ao joelho e às lesões associadas da veia poplítea, nervo tibial, partes moles e tíbia.

A artéria poplítea é particularmente suscetível ao trauma fechado, por sua posição fixa entre o hiato adutor e o arco fibroso do músculo solear, sendo geralmente lesada nas luxações de joelho, fraturas supracondilares de fêmur e fraturas do planalto tibial. Cerca de um terço dos pacientes com luxação de joelho apresentam lesão arterial documentada por uma arteriografia.

O acesso medial permite exposição longitudinal ampla da poplítea, e é usado quando é necessária a exposição da porção distal da artéria femoral superficial.

A incisão é traçada paralelamente à parte distal do músculo sartório, em sua borda anterior, e se estende até abaixo do joelho ao longo da borda póstero-medial da tíbia. A fáscia profunda é incisada anteriormente ao músculo sartório, entrando-se no espaço poplíteo por baixo do tendão do adutor magno.

No ângulo inferior da incisão, quatro músculos são identificados e suas inserções inferiores são seccionadas: o sartório, o semimembranoso, o grácil e o semitendinoso. A seguir, a cabeça medial do músculo gastrocnêmio é seccionada através da porção musculotendinosa, expondo-se assim os vasos poplíteos no nível de sua bifurcação em tibial anterior e tronco tíbio peroneiro. A artéria fica em posição medial, e as veias situam-se posterior e lateralmente a ela. Após o término da cirurgia, os músculos e os tendões devem ser reconstruídos com fio inabsorvível. O acesso posterior pode ser utilizado em lesões isoladas por trauma penetrante na interlinha do joelho.

A restauração arterial da artéria poplítea apresenta o mais alto índice de insucessos de todas as restaurações feitas para o tratamento de traumatismos arteriais periféricos. A revascularização, seja por anastomose término-terminal ou por enxerto de veia autógena, não pode ficar em tensão no nível das anastomoses.

Artérias de perna

As lesões de uma artéria isolada com sangramento ativo ou pseudo-aneurismas podem ser tratadas com ligadura. Entretanto, lesões do tronco tibiofibular ou de duas artérias infrapoplíteas devem ser reparadas. As lesões associadas de nervo, ossos e partes moles são essenciais na determinação de viabilidade do membro, com taxas de amputação de 54% quando os três estão acometidos.

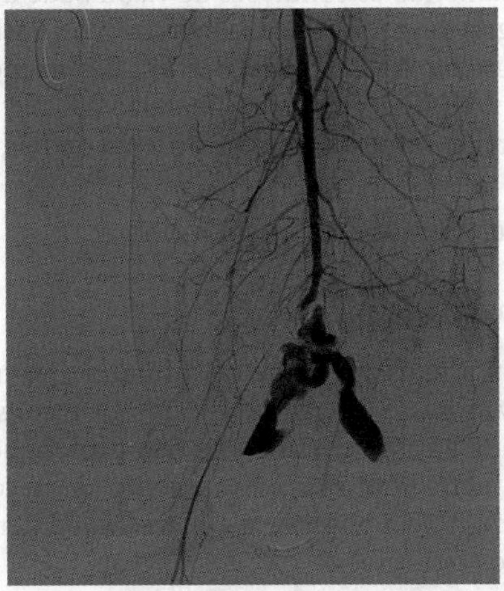

Figura 85.2 – Arteriografia com lesão traumática da artéria poplítea.

TRATAMENTO

As bases de tratamento das lesões vasculares traumáticas foram estabelecidas nos meados do século passado. Os princípios gerais de vias de acesso, manobras de hemostasia e técnicas de reconstrução arterial são bem conhecidos e difundidos entre os cirurgiões de trauma e vasculares.

Os resultados melhoraram ao longo do tempo em função da incorporação de novos conceitos como: desbridamentos freqüentes e repetidos, uso de antibióticos para controle das infecções, tratamento da síndrome de revascularização, freqüente realização de fasciotomias descompressivas e, nos últimos anos, incorporação de técnicas endovasculares de tratamento.

O tratamento dos traumatismos vasculares é basicamente cirúrgico através de operação convencional (aberta) ou por procedimento endovascular.

O tratamento cirúrgico está indicado sistematicamente nas lesões arteriais traumáticas dos membros, e se baseia nos cuidados apresentados a seguir.

Período pré-operatório

- Controle da hemorragia: deve ser prioritário. A melhor forma de fazê-lo é através da compressão local. O uso de garrotes e torniquetes, além de inadequado, pode trazer graves conseqüências locais e sistêmicas, conhecidas como a síndrome do torniquete.
- Tratamento do choque: o tratamento do choque consiste basicamente na reposição adequada de volume. É essencial que a veia que drena a área correspondente à artéria lesada não seja canulada.
- Diminuição do tempo de isquemia: está bem estabelecida a relação inversa que existe entre o tempo de isquemia e o índice de sucesso do tratamento dos ferimentos arteriais. Deste intervalo depende a preservação da viabilidade do membro, preconizando-se o restabelecimento da perfusão em menos de seis horas. Entretanto, não se pode relacionar o prognóstico unicamente com o tempo de isquemia, pois existem outros fatores responsáveis pela reversibilidade das lesões isquêmicas.

De qualquer forma, a preocupação de acelerar o atendimento não deve induzir a medidas afoitas, a preparo pré-operatório inadequado ou a dispensa de exames de imagem quando necessários.

Período intra-operatório

A manipulação arterial adequada prevê que, antes que se decida pela forma de restauração arterial a ser empregada, sejam observados alguns tempos cirúrgicos, comuns a todos os ferimentos arteriais. O acesso cirúrgico deve ser amplo e permitir a exposição do eixo longitudinal do vaso após a dissecção proximal e distal dos vasos lesados com reparo para hemostasia.

As fraturas e luxações comumente associadas devem ser tratadas sempre previamente à restauração arterial. A fixação ortopédica posterior à restauração geralmente leva a trombose ou ruptura do enxerto. A fratura deve ser fixada através do uso de pinos ou placas. A fixação externa em fraturas cominutivas principalmente do planalto tibial é um valioso recurso quando a fixação interna é tecnicamente impossível. Para evitar o prolongamento do tempo de isquemia durante a fixação das fraturas, pode-se utilizar a derivação temporária ou *shunt*, através da introdução de uma cânula intra-arterial nos cotos proximal e distal para manutenção do fluxo.

Os ferimentos potencialmente contaminados devem ser submetidos a exaustiva limpeza e desbridamento. A cobertura cuidadosa com estruturas vasculares é ideal para proteção da restauração.

Uma vez isolada a artéria e desbridadas suas bordas é feita a inspeção da luz dos cotos vasculares para se evitar que uma lesão endotelial residual passe despercebida.

Remoção do trombo secundário

Todo ferimento arterial está associado, em maior ou menor extensão, à trombose secundária. A remoção inadequada de tais trombos implica, quase sempre, em oclusão da restauração e em trombose distal, que podem acarretar graves seqüelas ou até a perda do membro.

Sua remoção é feita através de cateter de Fogarty, de calibre adequado, incluindo a exploração da artéria tanto proximal como distal ao ferimento. Quando a trombose secundária se estende por mais de uma artéria, a exploração deve ser seletiva, abrangendo cada um dos troncos arteriais comprometidos.

Heparinização regional

É feita através da infusão proximal distal de cerca de 20cc de uma solução de heparina a 2%, em soro fisiológico.

Restauração arterial

A restauração arterial pode ser feita de acordo com as técnicas de reconstrução utilizadas em cirurgia eletiva, além do tratamento endoluminal.

Técnicas de reconstrução arterial

Sutura simples

É a técnica a ser empregada quando as bordas do ferimento são lineares e regulares e não há perda de substância. A sutura pode ser contínua, em chuleio simples, nas artérias de grande e médio calibre, ou em pontos separados, nas artérias menores.

Se a sutura provocar estenose, recomenda-se a colocação de remendo de veia para ampliar o lúmen da artéria e, ao mesmo tempo, obliterar a falha parietal.

Anastomose término-terminal

É indicada quando há secção completa da artéria ou se houver necessidade de ressecar um segmento contuso, desde que pouco extenso. Não deve haver tensão na linha de sutura. Quando a tensão for inevitável deverá ser interposto segmento de veia, como se verá a seguir.

Apesar da simplicidade de execução das anastomoses término-terminais, deve-se observar alguns princípios básicos como o biselamento dos cotos arteriais, e em artéria de menor calibre, a sutura com pontos separados, de fio sintético e inabsorvível. Eventualmente pode ocorrer a torção da anastomose, se não forem tomados os devidos cuidados.

Às vezes há necessidade de se ligar colaterais importantes para a aproximação dos cotos arteriais, o que pode ser evitado utilizando-se as técnicas de implante.

Implante em continuidade

Para a substituição arterial, várias alternativas têm sido utilizadas. A experiência mostrou que, pelo menos nas restaurações arteriais em casos traumáticos, o substituto ideal é a veia safena autóloga.

A utilização de implantes sintéticos deve ser evitada pela facilidade com que se infectam.

Nas substituições arteriais com veia há a necessidade de se inverter o segmento venoso, para que as válvulas não venham a constituir obstáculos ao livre fluxo sangüíneo. Nos traumas dos membros inferiores, a veia a ser utilizada deve ser a safena contralateral, pela alta incidência de lesões venosas ipsilaterais associadas.

Implante em derivação

É realizado com a confecção de ambas as anastomoses término-laterais. Podem ser feitas através de chuleio contínuo e como a abertura pode ser ampla, há pouca suscetibilidade de falhas técnicas.

Fasciotomia

Nas isquemias prolongadas, nas lesões extensas de partes moles ou nas lesões venosas concomitantes com comprometimento do retorno venoso, o edema muscular leva com freqüência a aumento da pressão compartimental nas lojas musculares da perna. Esta situação, que leva o nome de síndrome compartimental, pode resultar em quadro neurológico grave com paralisia de pé e comprometimento da vitalidade da musculatura da perna. A fasciotomia descompressiva deve ser indicada precocemente como recurso terapêutico essencial, mantendo as condições de viabilidade do membro e evitando graves seqüelas neurológicas. Esta consiste em incisar amplamente a fáscia de cobertura dos grupos musculares anterior e posterior, com a finalidade de aliviar a compressão exercida sobre os vasos por edema ou hematoma.

Tratamento das lesões associadas

Lesões venosas

A conduta mais amplamente difundida no tratamento das lesões venosas é a ligadura, ficando a reconstrução da veia reservada a casos em que esta não prolongue o tempo de cirurgia nem implique em aumento desnecessário do sangramento. A veia poplítea é a mais freqüentemente restaurada pelos cirurgiões.

Lesões nervosas

As lesões nervosas são de extrema importância prática não só pela alta incidência, como pela gravidade das seqüelas que determinam.

A restauração nervosa deve ser feita por meio de técnicas microcirúrgicas adequadas no mesmo ato cirúrgico. Quando não for possível a restauração imediata, deverá ser executada nos primeiros dias do pós-operatório da restauração vascular, pois a intensa fibrose local que se estabelece torna tecnicamente difícil a reintervenção, prejudicando o resultado.

Na intervenção inicial, que freqüentemente se limita à restauração vascular, deve o cirurgião ter o cuidado de fixar os cotos nervosos em posição anatômica, com fios, para facilitar a sua posterior localização, bem como de fornecer uma descrição pormenorizada quanto à extensão e à localização do nervo lesado.

Correção endoluminal

O tratamento endoluminal dos ferimentos vasculares visa à obtenção da hemostasia da lesão e, quando possível, à restauração do fluxo vascular. O material disponível para a obtenção da hemostasia das lesões vasculares traumáticas consta de cateteres, que são introduzidos pelo leito arterial e desprendem material sólido, como molas, fragmentos de Ivalon® ou Gel Foam®, que ocluem a artéria lesada, obtendo-se assim a hemostasia. Servem para a oclusão dos ramos arteriais sem importância para a nutrição tecidual. Artérias de menor calibre são ocluídas com molas de Gianturco® ou com balões insufláveis e destacáveis.

Os falsos aneurismas traumáticos e fístulas arteriovenosas de artérias de maior calibre (subclávia, axilar, carótidas, ilíacas e femorais) são tratados com implantação de endopróteses revestidas, que consistem em dispositivo metálico trançado, autoexpansível ou expansível por balões (*stents*), revestido por material sintético (politetrafluoroetileno, coretane ou Dacron®) ou biológico (veias). As endopróteses revestidas são aplicadas ao local da lesão por via endoluminal e revestidas por uma bainha. Quando esta é tracionada, a endoprótese é expandida e oclui o defeito lateral da artéria, mantendo o lúmen patente.

O principal emprego das endopróteses se dá nas lesões vasculares de difícil acesso cirúrgico, como as lesões da artéria subclávia e na ruptura traumática da aorta. A mortalidade intra-hospitalar dos pacientes com lesões de aorta por trauma fechado é de cerca de 30%, e em 63% dos casos é associada à ruptura da lesão aórtica já na admissão, ou antes que o diagnóstico esteja estabelecido. O tratamento cirúrgico convencional, envolvendo a interposição de enxerto por técnicas de simples clampeamento ou pelo estabelecimento de desvios temporários do fluxo sangüíneo com ou sem o auxílio de bombas centrífugas, apresenta bons resultados com mortalidade de aproximadamente 15%. Contudo, exige a realização de uma toracotomia, que pode não ser tolerada por um paciente crítico, e apresenta complicações graves, como o risco de até 20% de desenvolvimento de paraplegia. Nesse contexto, o tratamento endovascular dessas lesões surge como uma alternativa atraente, dispensando a realização de toracotomia, de clampeamento aórtico ou mesmo heparinização sistêmica. Permite ainda uma maior flexibilidade no tratamento dessas lesões, podendo ser realizado de forma rápida e com baixa morbidade, e conciliando o tratamento concomitante de outras lesões. O uso de endopróteses vem se tornando o método de escolha para o tratamento dessas lesões.

Complicações

Trombose da restauração

De particular interesse, pois além de obrigar a reoperações, quase sempre agrava a isquemia preexistente e diminui consideravelmente a possibilidade de sucesso.

Hemorragia ou hematoma

Pode ser devida a falhas técnicas ou à impossibilidade de se praticar hemostasia adequada, como nos ferimentos associados a grandes esmagamentos e a fraturas extensas.

Infecção

Pode levar à ruptura da anastomose, com grave hemorragia, ou à formação de falso aneurisma.

A hemorragia pode obrigar à ligadura arterial, capaz de resultar em posterior gangrena.

Um cuidado pode ser tomado para minimizar a incidência de infecção: a cobertura da artéria e da restauração com tecidos sadios.

Seqüelas neurológicas

São secundárias a traumas nervosos ou a revascularizações tardias, quando já existe isquemia grave. Podem resultar em áreas de anestesia e em pé eqüino.

Hipertensão venosa crônica

Deve-se a ligaduras venosas ou a trombose venosa profunda. Esta, por sua vez, pode levar a embolia pulmonar.

Complicações metabólicas

Decorrem diretamente da revascularização aguda do território isquêmico. A mioglobina liberada a partir da massa muscular, ao superar determinadas concentrações, é filtrada pelos glomérulos, causando lesões tubulares que podem culminar na insuficiência renal aguda. O diagnóstico de mioglobinúria é sugerido pela coloração característica da urina, que assume uma tonalidade acastanhada. A prevenção da lesão renal é feita pelo uso de manitol e manutenção da volemia.

Os tecidos isquêmicos, ao serem revascularizados, lançam em circulação metabólitos produzidos durante a fase de interrupção circulatória (ácido lático, por exemplo) assim como produtos liberados em decorrência do sofrimento celular (como o potássio e outros íons intracelulares). Dependendo da extensão da área isquêmica, podem ocorrer acidose e hiperpotassemia sintomáticas e, às vezes, graves, que exigem medidas terapêuticas imediatas.

LEITURA ADICIONAL

1. Caps MT. The epidemiology of vascular trauma. Seminars in Vascular Surgery 1998; 11(4): 227-31.

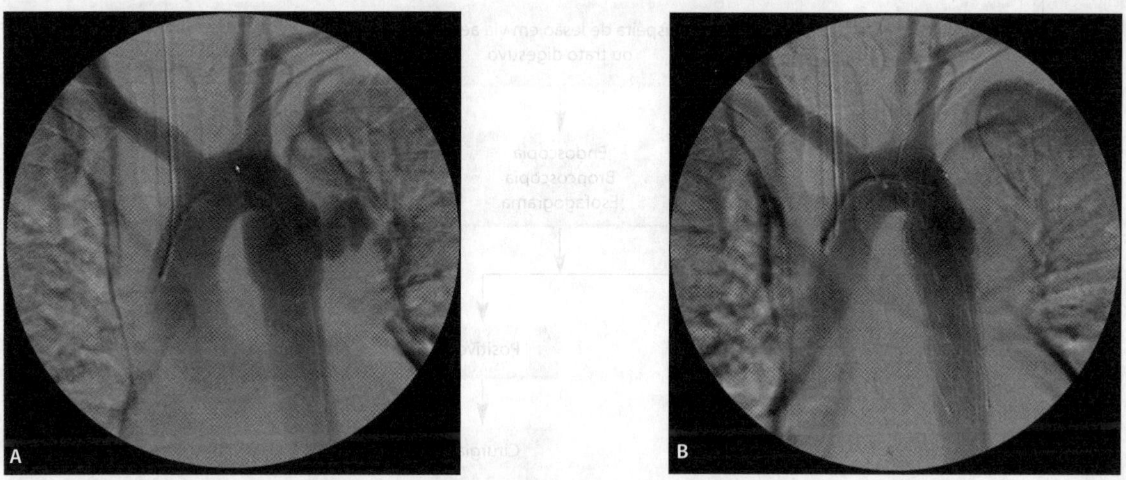

Figura 85.3 – A: Arteriografia com ruptura de aorta torácica. B: Arteriografia controle após correção endovascular.

2. Dale A. The beginnings of vascular surgery. Surg 1974; 76: 849-66.
3. Weaver FA, Hood DB, Yellin AE. Vascular injuries of the extremities. In: Rutherford RB. Vascular surgery. 5. ed. W.B. Saunders Company; 2000. p.862-71.
4. Ballard JL, McIntyre WB. Cervicothoracic vascular injuries. In: Rutherford RB. Vascular surgery. 5. ed. W.B. Saunders Company; 2000. p.893-902.
5. Presti C, Aun R. Ferimentos vasculares. In: Aun R, Puech-Leão P. Bases clínicas e técnicas da cirurgia vascular. 1. ed. Segmentofarma; 2005. p.158-82.
6. Arrilaga A, Bynoe R, Frykberg ER, Nagy K. Practice management guidelines for penetrating trauma to the lower extremity. Winston-Salem, (NC): Eastern Association for the Surgery of Trauma, 2002. Disponível em: http://www.east.org/tpg/lepene.pdf.
7. Aun R. Tratamento dos traumatismos vasculares e suas seqüelas através do uso de endopróteses revestidas. Tese de Livre-Docência. Faculdade de Medicina da Universidade de São Paulo; 1999.
8. Hafez HM, Woolgar J, Robbs JV. Lower extremity arterial injury: results of 550 cases and review of risk factors associated with limb loss. J Vasc Surg 2001; 36(6): 1212-9.
9. Mattox KL, Feliciano DV, Burch J, et al. Five thousand seven hundred sixty cardiovascular injuries in 4.459 patients: epidemiologic evolution 1958 to 1988. Ann Surg 1989; 209(6): 698-705.
10. Datasus. Informações de saúde: estatísticas vitais, indicadores de saúde, assistência à saúde, rede assistencial, epidemiológicas e morbidade, demográficas e socioeconômicas. Ministério da Saúde, Brasília (DF). [Citado em 02/02/2006]. Disponível em: http://tabnet.datasus.gov.br/cgi/deftohtm.exe?sih/cnv/eiuf.def.
11. Carrillo EH, Spain DA, Miller FB, Richardson JD. Femoral vessel injuries. Surg Clin North Am 2002; 82(1): 49-65.
12. Frykberg ER. Popliteal vascular injuries. Surg Clin North Am 2002; 82(1): 67-89.
13. Fabian TC, Richardson JD, Croce MA, et al. Prospective study of blunt aortic injury: multicenter trial of the American Association for the Surgery of Trauma. J Trauma 1997; 42(3): 374-381.
14. Ramadan F, Rutledge R, Oller D, et al. Carotid artery trauma: a review of contemporary trauma center experiences. J Vasc Surg 1995; 21: 46-56.
15. Starnes BW, Arthurs ZM. Endovascular management of vascular trauma. Perspect Vasc Surg Endovasc Ther 2006; 18(2): 114-29.

Algoritmo 85.1 – Trauma cervical penetrante

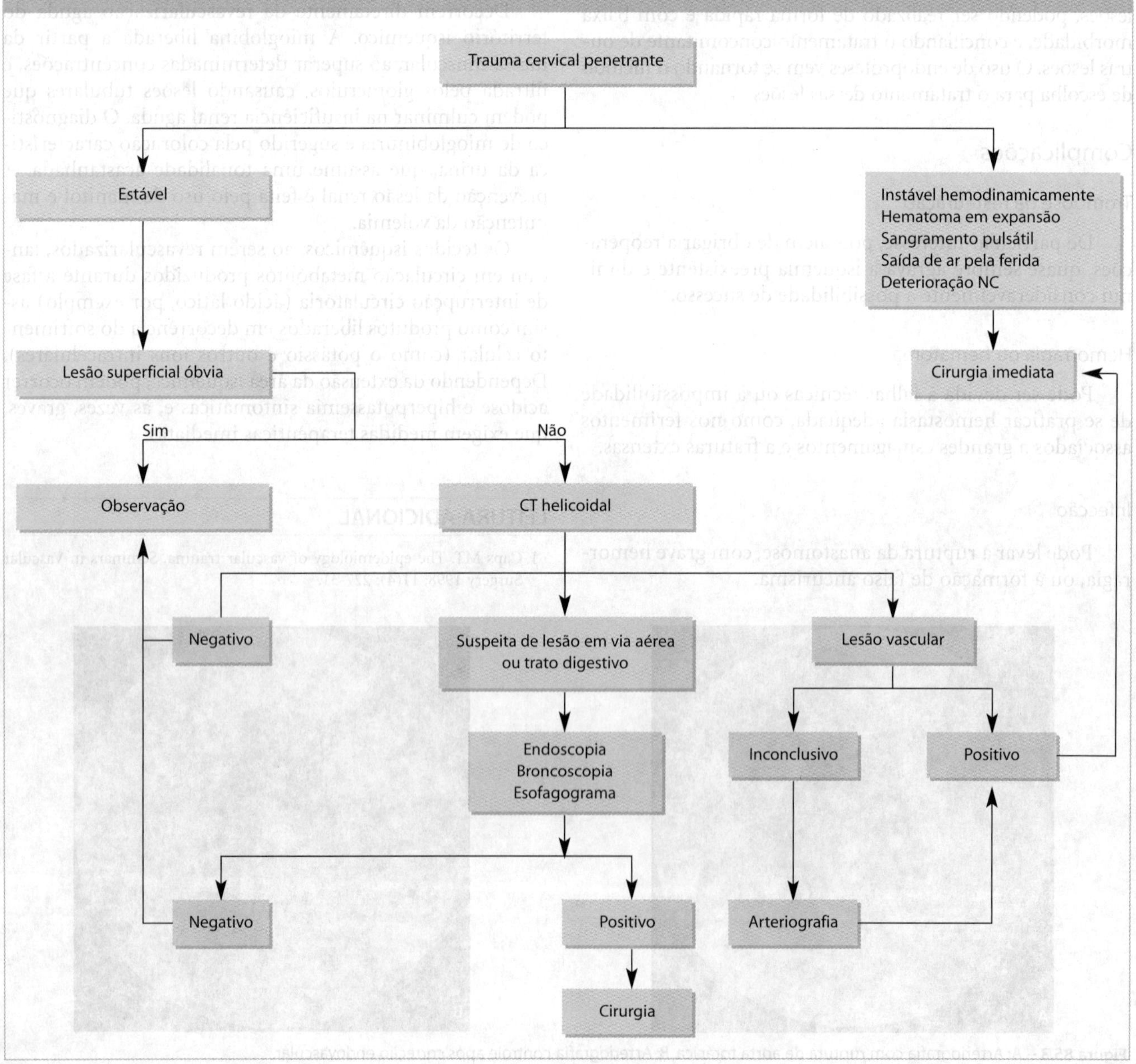

Algoritmo 85.2 – Trauma penetrante na extremidade

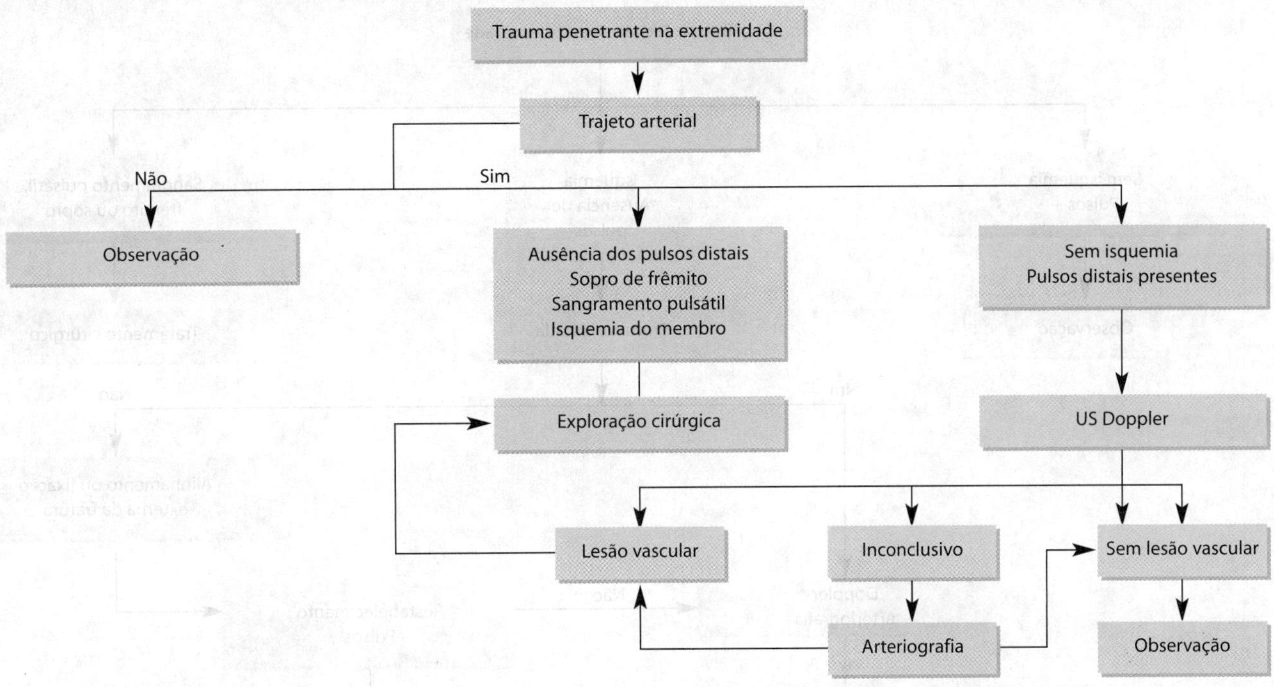

Algoritmo 85.3 – Trauma fechado em extremidade

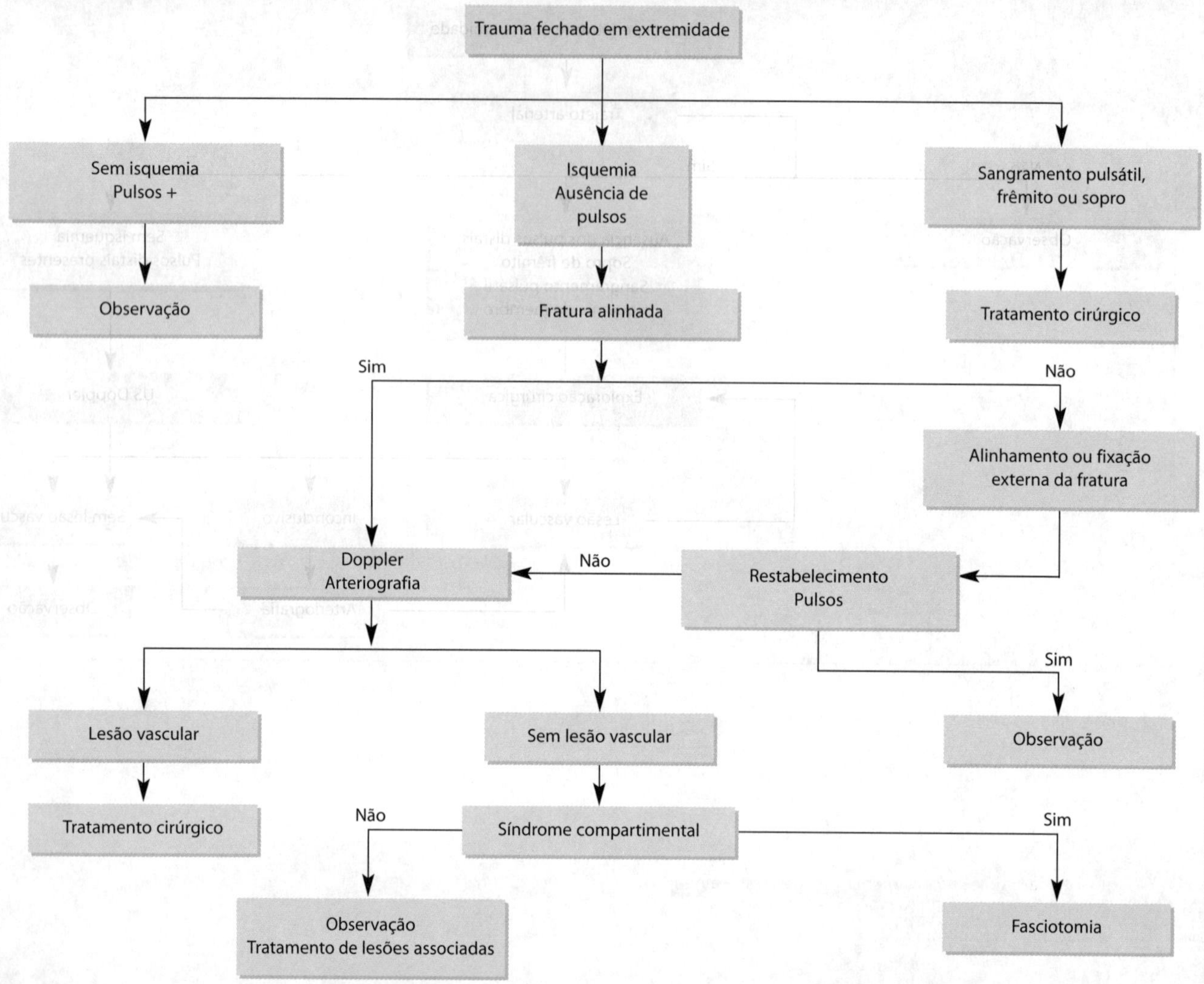

CAPÍTULO 86

Princípios Gerais do Trauma Ortopédico

Marcos H. Sakaki

TÓPICOS IMPORTANTES

- Contusão, fratura, lesão ligamentar parcial (entorse) ou total e luxação são as lesões geradas por um trauma musculoesquelético.
- Quanto maior a energia do trauma, maior a cominuição, o desvio dos fragmentos ósseos e a lesão dos tecidos moles adjacentes à fratura.
- Luxação é o grau máximo de lesão ligamentar, em que há ruptura completa dos ligamentos e deslocamento das superfícies articulares.
- As fraturas dos ossos curtos e chatos e das epífises dos ossos longos podem passar despercebidas.
- O edema deve ser sempre valorizado no diagnóstico de uma lesão musculoesquelética, principalmente no paciente inconsciente.
- Ferimentos com sangramento contínuo e com gotículas de gordura próximas a fraturas permitem o diagnóstico de exposição.
- A radiografia simples tecnicamente bem realizada ainda é o método radiológico mais importante no diagnóstico das fraturas.
- A essência do tratamento ortopédico de urgência é a imobilização, e no caso de fratura exposta, a antibioticoterapia endovenosa e a limpeza cirúrgica.
- O tratamento das lesões ligamentares parciais inclui a imobilização; e o das totais, a reparação ou reconstrução.

INTRODUÇÃO E DEFINIÇÕES

Um traumatismo no sistema musculoesquelético pode gerar diferentes lesões dependendo da intensidade e do mecanismo de trauma. As lesões mais comuns são: contusão, fratura (fechada ou exposta), lesão ligamentar e luxação, sendo estas últimas duas relacionadas ao trauma articular.

Contusão é o resultado do impacto direto do agente traumático contra a região acometida, gerando uma compressão dos tecidos moles contra o osso, resultando em lesões musculares, de pequenos vasos, de tendões e do tecido subcutâneo em nível microscópico, sem gerar uma perda da continuidade dessas estruturas e, conseqüentemente, sem incapacidade funcional, a não ser pela dor.

Quando a energia do impacto é maior, ocorre uma fratura, que é uma solução de continuidade do tecido ósseo. De acordo com a intensidade da energia do trauma poderemos ter diferentes apresentações, desde uma fratura sem desvio dos fragmentos até uma com perda total de contato entre as bordas ósseas. Da mesma forma, uma fratura de traço simples (um único traço) é resultante de um trauma de menor energia que uma fratura cominutiva (vários traços de fratura com vários fragmentos ósseos). A fratura exposta é aquela em que o foco de fratura tem comunicação com o meio externo, ou seja, existe solução de continuidade da musculatura, da fáscia, do tecido subcutâneo e da pele associados à fratura, sendo evidente que a energia de trauma que produz uma fratura exposta é maior que a de uma fratura fechada. É importante lembrar que quanto maior a energia do trauma, maior o risco de lesões associadas em outros órgãos e de outras lesões no sistema musculoesquelético.

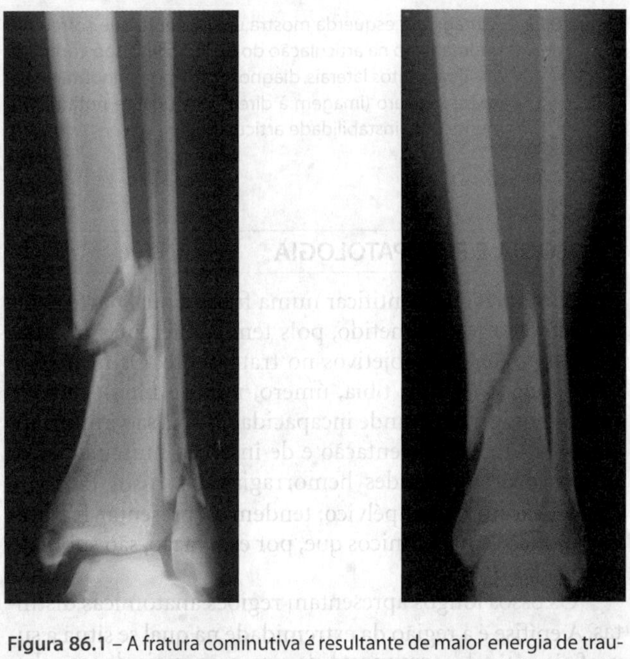

Figura 86.1 – A fratura cominutiva é resultante de maior energia de trauma que a de traço simples, e há maior possibilidade de lesões associadas, como as fraturas dos maléolos encontradas neste paciente.

O trauma em uma articulação gera lesões ao forçar um movimento que aquela articulação não possui e que é limitado pelos ligamentos e pela cápsula articular. Um trauma de baixa energia provoca um estiramento do ligamento com ruptura de somente algumas fibras. Esta é uma lesão ligamentar leve, também chamada de entorse, em que não há instabilidade articular. Com o aumento da energia do trauma podemos ter uma ruptura completa do ligamento, gerando uma instabilidade articular, e no grau máximo do trauma articular, a luxação, em que os ligamentos e a cápsula rompem-se totalmente e as superfícies articulares são deslocadas e perdem contato entre si.

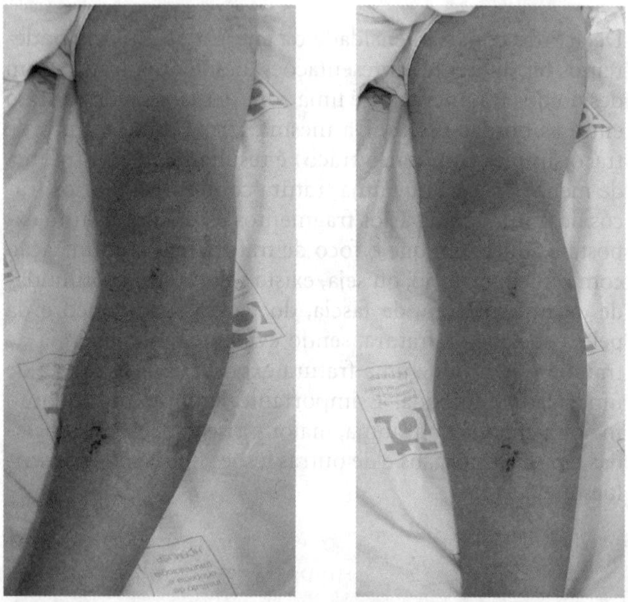

Figura 86.2 – A imagem à esquerda mostra um paciente que sofreu um traumatismo na articulação do joelho com lesão completa dos ligamentos laterais, diagnosticada por manobra de estresse em varo (imagem à direita), na qual se nota nitidamente uma instabilidade articular.

ETIOLOGIA E FISIOPATOLOGIA

É importante identificar numa fratura qual parte e que tipo de osso foi acometido, pois temos diferentes abordagens de urgência e objetivos no tratamento. Os principais ossos longos (fêmur, tíbia, úmero, rádio e ulna), quando fraturados, geram grande incapacidade, pois são importantes estruturas de sustentação e de inserção muscular, além de provocarem grandes hemorragias. Os ossos curtos e chatos, exceto o anel pélvico, tendem a apresentar fraturas com poucos sinais clínicos que, por esta razão, são subdiagnosticadas.

Os ossos longos apresentam regiões anatômicas distintas. A epífise é a região da extremidade na qual se situa a superfície articular, composta de um osso mais denso, chamado osso subcondral, recoberto por cartilagem hialina. As regiões corticais são delgadas e não apresentam canal medular, sendo o interior do osso preenchido por osso trabeculado do tipo esponjoso. A diáfise corresponde à porção longa do osso, situada entre as duas epífises, e possui uma cortical densa e resistente que circunda o canal medular.

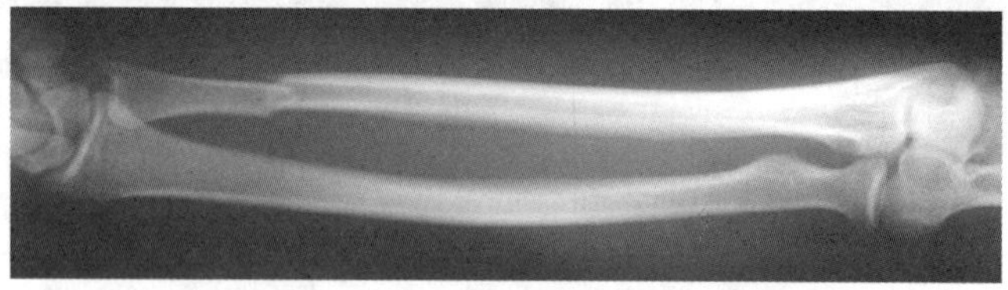

Figura 86.3 – A diáfise corresponde à região delimitada pelo retângulo e possui um osso cortical bem denso com um canal medular bem definido. As epífises correspondem às extremidades do osso e possuem uma região cortical mais delgada e um osso esponjoso preenchendo o espaço correspondente ao canal medular. As superfícies articulares de cartilagem hialina são suportadas por osso mais denso, chamado osso subcondral.

ACHADOS CLÍNICOS

Os principais achados na semiologia das lesões traumáticas musculoesqueléticas são dor, edema, incapacidade funcional, deformidade e lesão cutânea. Déficits neurológico ou vascular são achados menos freqüentes.

A dor localiza-se na estrutura afetada, que é facilmente identificada com a palpação, bastando para isso conhecer a anatomia topográfica da região. Estruturas mais profundas levam à dor mais difusa e irradiada, podendo dificultar o diagnóstico. A dor costuma piorar quando o paciente tenta utilizar o segmento afetado e melhora com a imobilização.

A presença de edema pode ser a única pista para a existência de uma lesão musculoesquelética, principalmente no paciente inconsciente, mas também no paciente que apresenta outra lesão maior e mais dolorosa, que acaba por mascarar a dor em outros segmentos. É comum fraturas dos ossos dos pés e da coluna passarem despercebidas, pois além do aspecto clínico, o diagnóstico radiográfico é mais complexo.

A incapacidade funcional pode ser decorrente de dor intensa ou da perda da integridade do osso ou da articulação. Um paciente pode não conseguir elevar o braço porque o úmero está fraturado ou o ombro está luxado. Quando uma fratura ocorre com impactação do osso e não com afastamento entre os segmentos fraturados, fato que ocorre com maior freqüência no osso esponjoso epifisário, a incapacidade funcional pode ser muito pequena. Um exemplo típico é a fratura impactada do colo do fêmur, que permite que alguns pacientes entrem andando no pronto-socorro e saiam sem o diagnóstico feito. A idéia de que "estou mexendo, então não quebrou" é falsa. Além do colo do fêmur, outras localizações que produzem pouca incapacidade são: úmero proximal (ombro), cabeça do rádio (cotovelo), região distal do rádio (punho) e ramos púbicos (pelve). Outras causas de incapacidade funcional que devem ser diagnosticadas são as lesões de tendão e de nervo periférico. Os tendões transferem a contração gerada pelo músculo para os ossos, promovendo o movimento articular, e estão localizados superficialmente, logo abaixo do tecido subcutâneo, em regiões como punho, mão, tornozelo e pé. Nessas localizações, pequenos ferimentos – por exemplo, por ponta de faca – podem seccionar parcial ou totalmente um tendão. Nem sempre a perda de movimento é evidente, uma vez que existem vários tendões responsáveis por movimentos semelhantes, e o diagnóstico somente será feito com testes clínicos específicos. A possível lesão de um nervo periférico deve estar sempre em mente quando se avalia um ferimento, e a suspeita é confirmada por meio da topografia da lesão e de um exame neurológico bem realizado.

A deformidade estará presente se uma fratura for completa e desviada, ou uma lesão ligamentar estiver associada à luxação da articulação. É importante ressaltar que estruturas mais profundas, mesmo quando completamente desviadas, não produzem deformidade, como lesões da pelve e da coluna. As deformidades evidentes no exame físico são as de encurtamento, as angulares e as rotacionais.

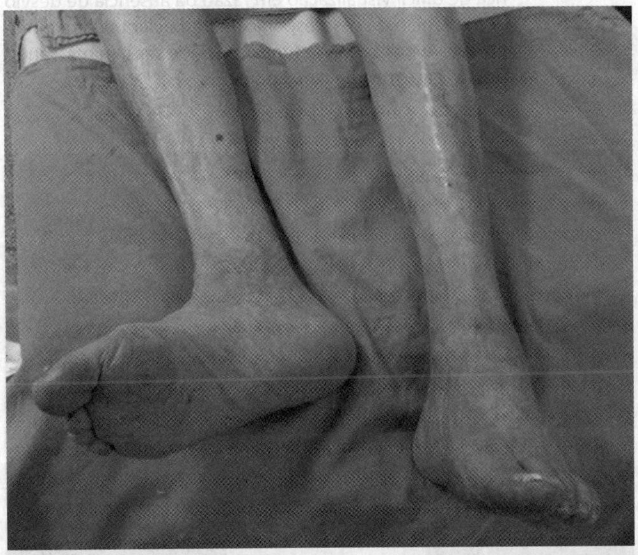

Figura 86.4 – Deformidade evidente no membro inferior de paciente com fratura transtrocantérica do fêmur direito. Nota-se encurtamento e rotação externa. Os mesmos desvios poderiam ser resultantes de uma luxação do quadril.

Fratura exposta

As lesões cutâneas podem variar de simples escoriações até grandes ferimentos com perda de tecidos moles. O aspecto mais importante em relação aos ferimentos é o diagnóstico de exposição da fratura, pois a fratura exposta tem um tratamento de emergência completamente diferente do de uma fratura fechada. Nos grandes ferimentos em que a visualização da fratura é evidente, o diagnóstico de fratura exposta é muito fácil. No entanto, quando o ferimento é pequeno e não está na topografia da fratura, esse diagnóstico se torna difícil e freqüentemente não é realizado. Um sangramento contínuo, desproporcional ao tamanho do ferimento, de coloração escura e principalmente com gotículas de gordura é suficiente para determinar a continuidade do ferimento com o foco de fratura.

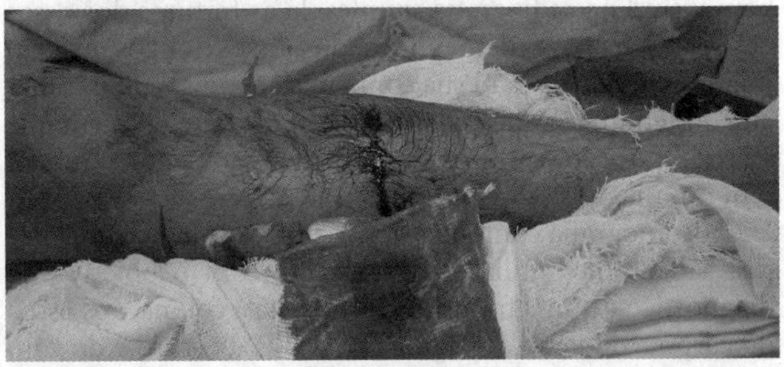

Figura 86.5 – Fratura exposta da tíbia. O pequeno ferimento na pele não evidencia a fratura da tíbia, mas o sangramento contínuo e as gotículas de gordura (não visíveis nesta foto) mostram que há comunicação do meio externo com o foco de fratura.

Tabela 86.I – Diagnósticos de fratura exposta

Sintoma/sinal	Características	Limitações
Dor	Localiza a estrutura lesada com a palpação Piora com movimento	Lesão menor pode ser mascarada por dor intensa de outro segmento Paciente inconsciente
Edema	Deve sempre ser valorizado	Fraturas da coluna e da pelve
Incapacidade funcional	Ocorre por ruptura de uma estrutura ou dor intensa	Fraturas impactadas ou incompletas Lesões parciais de tendões
Deformidade	Encurtamento, desvios rotacionais e angulares	Lesões menores e com pouco desvio
Lesão cutânea	Pode significar fratura exposta Ferimentos profundos podem estar associados a lesão tendinosa e nervosa	A imobilização esconde o ferimento

EXAMES COMPLEMENTARES

Estudo radiológico

A radiografia simples continua sendo o principal exame no diagnóstico das lesões musculoesqueléticas no pronto-socorro. Radiografias feitas em duas incidências, normalmente ântero-posterior e lateral, devem ser realizadas quando há suspeita de lesão. A visualização de todo o osso a ser estudado é muito importante, mas freqüentemente o estudo radiográfico não é realizado adequadamente em situações de urgência. Dessa forma, lesões deixam de ser diagnosticadas, e considerando o fato de que novas radiografias muitas vezes só poderão ser realizadas no leito com qualidade de imagem muito inferior, o tratamento ortopédico poderá ficar prejudicado.

O diagnóstico das fraturas das diáfises dos ossos longos é fácil de ser feito, pois o traço de fratura no osso cortical é bem visível na radiografia simples. Já as fraturas dos ossos curtos e chatos e das epífises dos ossos longos exigem maior experiência para sua confirmação, pois o osso trabeculado tem menor densidade radiográfica. Regiões em que há sobreposição de vários ossos, como mãos e pés, também têm um diagnóstico mais difícil.

A tomografia computadorizada e a ressonância magnética são exames utilizados raramente com o objetivo de diagnóstico de uma fratura, exceção feita à coluna, aos ossos do carpo e do tarso e a algumas fraturas do sacro e do colo do fêmur. No entanto, a tomografia computadorizada é muito utilizada na fase de planejamento do tratamento cirúrgico por permitir um estudo mais detalhado das fraturas; e a ressonância magnética, na avaliação de ligamentos, músculos, tendões, cartilagem e medula espinhal. Existe uma tendência de se realizar tomografia computadorizada de todo o sistema esquelético, com finalidade diagnóstica, em pacientes politraumatizados nos quais o estudo com radiografias simples é dificultado por falta de tempo na fase de emergência e pela dificuldade no posicionamento adequado para boas incidências radiográficas.

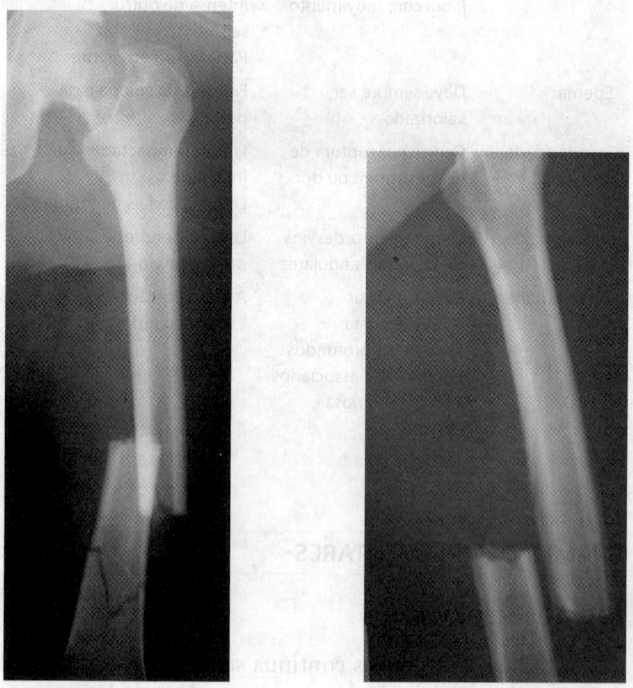

Figura 86.6 – Radiografias como a da imagem à esquerda dão o diagnóstico de fratura da diáfise do fêmur e até podem ser suficientes no atendimento de urgência. No entanto, o tratamento definitivo somente poderá ser bem planejado com radiografia mais adequada (imagem à direita) que evidencie outro traço de fratura mais distal e fratura no colo do fêmur associada.

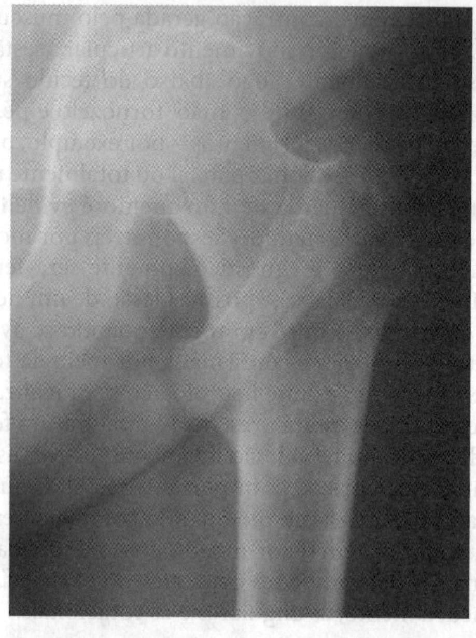

Figura 86.7 – Radiografia do fêmur proximal com fratura transtrocantérica de difícil visualização em razão da ausência de desvio numa região de osso esponjoso em paciente com osteoporose. A incapacidade funcional pode ser mínima, sendo possível até marcha com apoio.

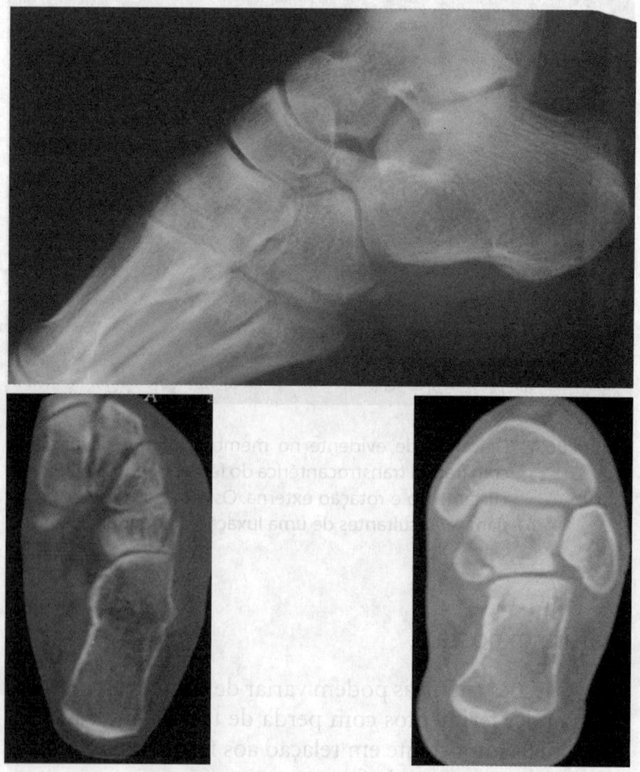

Figura 86.8 – A radiografia do pé feita na urgência aparentemente é normal. Deve-se observar a sobreposição dos ossos do tarso, que dificulta a interpretação de possíveis traços de fratura. A tomografia computadorizada é fundamental no diagnóstico de pequenas fraturas do cubóide e do tálus (como neste caso) que, apesar de pequenas, necessitam de tratamento cirúrgico.

Tabela 86.II – Exames complementares para fraturas

Exame	Indicações	Limitações
Radiografia simples	Avaliação inicial de todas as fraturas	Fraturas de coluna, sacro, mãos e pés Fraturas epifisárias Má qualidade da radiografia de urgência
Tomografia computadorizada	Identificação de fraturas de coluna, sacro, mãos e pés Planejamento do tratamento cirúrgico	Visualização da parte e não do todo
Ressonância magnética	Lesões da medula espinhal Lesões ligamentares e tendinosas Fraturas incompletas	Pacientes com implantes internos e fixador externo

TRATAMENTO

O tratamento de urgência das lesões ortopédicas é a imobilização. Esta promove melhora da dor, diminuição do sangramento e do edema, proteção às estruturas neurovasculares adjacentes e melhor manejo do paciente traumatizado. A redução de fraturas e luxações raramente é realizada pelo médico não ortopedista em razão da falta de experiência. Uma manobra inadequada pode provocar mais lesões que benefícios, e a simples imobilização costuma ser a conduta mais adequada. Quando houver uma deformidade grosseira, o membro deve apenas ser alinhado por meio de manipulação cuidadosa e leve tração antes da imobilização. As principais formas de imobilização aplicadas são as gessadas, a tração, cutânea ou esquelética e os enfaixamentos. Convém lembrar que os pacientes politraumatizados com fraturas dos ossos longos normalmente não devem ser imobilizados com essas técnicas, pois há necessidade de imobilizações mais eficientes (fixadores externos) para controle da hemorragia.

Tabela 86.III – Tratamento de fraturas por imobilização

Segmento afetado	Imobilização
Região cervical da coluna vertebral	Colar cervical
Regiões torácica e lombar da coluna vertebral	Prancha rígida
Pelve	Enfaixamento, tração esquelética
Ombro	Enfaixamento tipo Velpeau
Úmero	Goteira tipo pinça de confeiteiro
Cotovelo	Goteira axilopalmar
Antebraço	Goteira axilopalmar
Punho e mão	Goteira antebraquiopalmar
Quadril	Tração cutânea ou esquelética
Fêmur	Tração cutânea ou esquelética
Joelho	Goteira inguinomaleolar
Tíbia e fíbula	Goteira inguinopodálica
Tornozelo e pé	Goteira suropodálica

Uma imobilização aplicada em um membro "esconde" qualquer ferimento existente. Se o diagnóstico de exposição de uma fratura não for realizado antes da aplicação da imobilização, a limpeza cirúrgica da fratura exposta deverá ser realizada somente tardiamente, com graves conseqüências para o paciente.

A fratura exposta, antes de ser imobilizada – seja com um fixador externo ou com implantes internos –, deve ser submetida à limpeza cirúrgica e ao desbridamento, sendo estes procedimentos fundamentais na prevenção de uma infecção. A limpeza deverá ser realizada no ambiente do centro cirúrgico o mais breve possível. A antibioticoterapia endovenosa deve ser iniciada o mais precocemente possível ainda na sala de urgência, sendo a cefazolina, dose de 1 g, a droga recomendada. Uma vez feito o diagnóstico de exposição, o ferimento deve ser coberto com curativos estéreis e reaberto somente no centro cirúrgico. É muito comum o

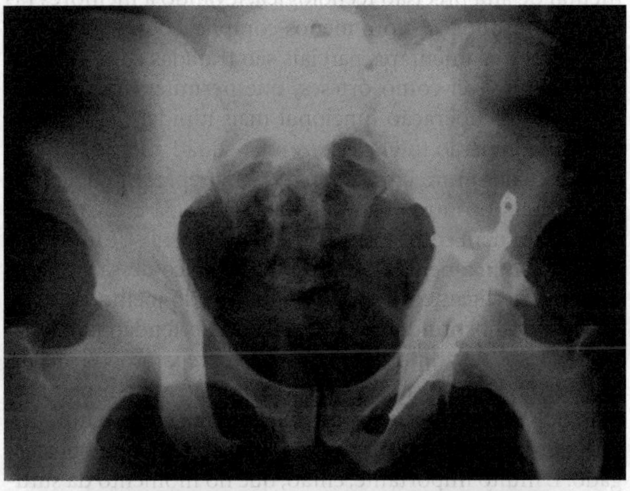

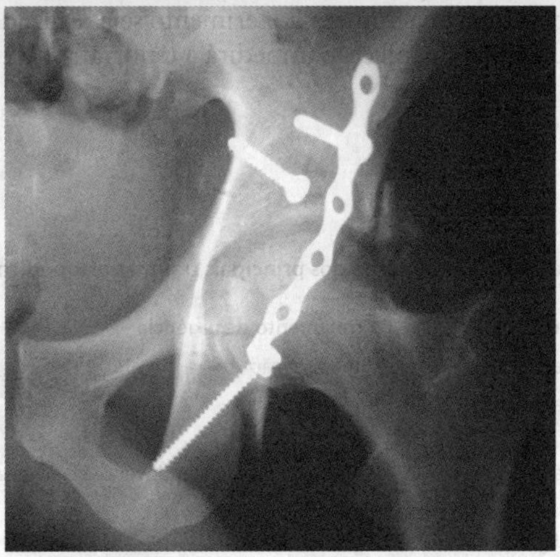

Figura 86.9 – Fratura articular do acetábulo tratada cirurgicamente, mas com desvio articular residual. Radiografia após quatro anos evidencia artrose do quadril com presença de osteófitos, cistos subcondrais e diminuição do espaço articular.

ferimento ser inspecionado outras vezes no ambiente de pronto-socorro, sendo este um procedimento totalmente contra-indicado, pois o risco de contaminação com a flora bacteriana hospitalar aumenta ainda mais.

O tratamento definitivo das fraturas inclui a redução, quando a fratura apresenta desvios incompatíveis com uma boa função, e a imobilização, que pode ser conseguida por métodos não-cirúrgicos ou cirúrgicos. As fraturas dos ossos curtos e chatos e as diafisárias dos ossos longos aceitam pequenos desvios residuais, enquanto as fraturas epifisárias articulares necessitam de redução anatômica (sem nenhum desvio residual), pois pequenos desvios levam ao desenvolvimento precoce de artrose. Para se conseguir uma redução anatômica há necessidade de procedimento cirúrgico, que deve ser realizado nos primeiros dez dias após a ocorrência da fratura, pois após esse período a cicatrização fibrosa impede a livre manipulação dos fragmentos desviados.

A maioria das fraturas com desvios necessita de imobilização cirúrgica por meio de implantes como placas e parafusos, hastes intramedulares ou fixadores externos. A aplicação dos implantes atualmente é realizada por métodos pouco invasivos, com auxílio de radioscopia e instrumental de alta precisão tecnológica, levando a melhores taxas de consolidação com menos complicações.

Lesões ligamentares parciais são tratadas com imobilização removível como órteses, que permitem fisioterapia precoce e recuperação funcional mais rápida. Alguns ligamentos com lesão total cicatrizam adequadamente sem necessidade de sutura cirúrgica, chamada reparação ligamentar, enquanto outros necessitam de cirurgia e outros não cicatrizam nem com sutura e precisam ser substituídos (reconstrução ligamentar). Um exemplo típico dessa situação é a lesão do ligamento cruzado anterior do joelho, que necessita ser substituído por um enxerto do tendão patelar.

As lesões tendinosas necessitam de reparação cirúrgica que idealmente deve ser realizada no atendimento inicial quando se faz a sutura da pele. No entanto, como é um procedimento ortopédico específico, freqüentemente é postergado. É muito importante, então, que no momento da sutura da pele uma boa limpeza do ferimento seja realizada, pois qualquer sinal de infecção impedirá a tenorrafia futura.

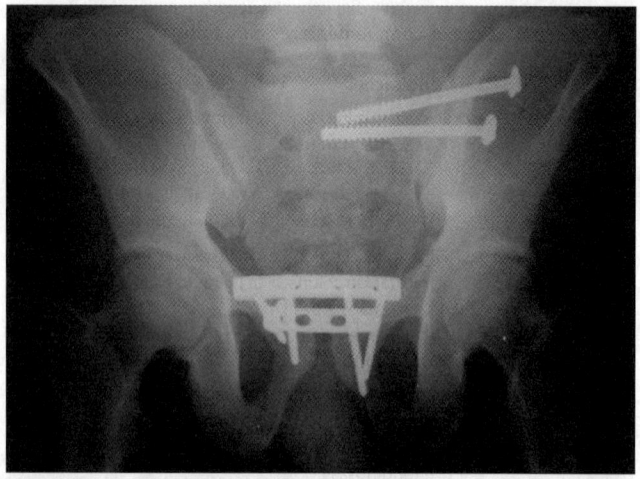

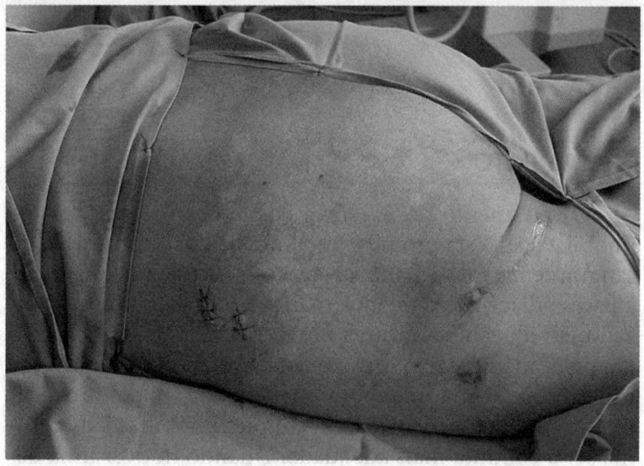

Figura 86.10 – Pequenas incisões realizadas para cirurgia de fixação da articulação sacroilíaca com dois parafusos de forma minimamente invasiva. São necessárias radioscopia e mesa cirúrgica radiotransparente.

Tabela 86.IV – Tratamento dos principais traumas ortopédicos

Diagnóstico	Tratamento de urgência	Tratamento definitivo
Fratura diafisária	Imobilização	Fixação com haste intramedular
Fratura articular	Imobilização	Redução anatômica Fixação com placa e parafusos
Fratura exposta	Antibioticoterapia endovenosa e limpeza cirúrgica	Retalhos cutâneos Síntese interna
Lesão ligamentar	Imobilização	Órtese, reparação ou reconstrução
Luxação	Redução (se possível) e imobilização	Órtese, reparação ou reconstrução
Lesão tendinosa	Limpeza cuidadosa do ferimento e sutura da pele Tenorrafia (se possível)	Tenorrafia

Algoritmo 86.1 – Princípios gerais do trauma ortopédico

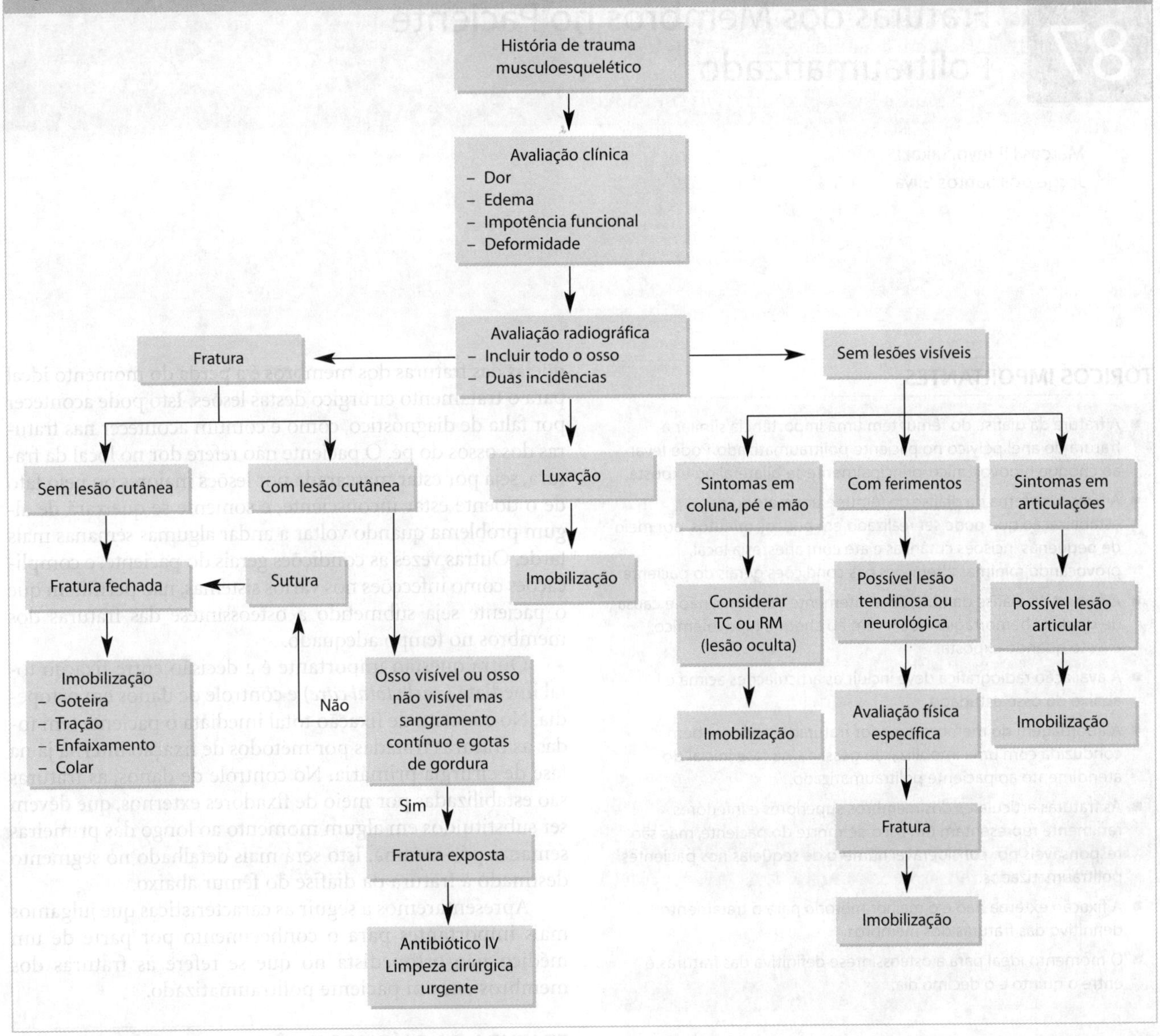

LEITURA ADICIONAL

1. Rüedi T, Murphy WM. AO Principles of fracture management. Stuttgart - New York: Thieme; 2000.
2. Bucholz RW, Heckman JD, Court-Brown CM. Rockwood and Green's: Fractures in adults. 6. ed. Lippincott Williams & Wilkins; 2006.
3. Browner BD, Jupiter JB, Levine AM, Trafton PG. Skeletal trauma. 3. ed. Saunders; 2003.
4. Reis FB. Traumatologia ortopédica. Revinter; 2004.
5. Herbert S, Xavier R, Pardini Jr AG, Barros Filho TEP, et al. Ortopedia e traumatologia: princípios e práticas. 3. ed. Artmed Bookman; 2002.

CAPÍTULO

87 Fraturas dos Membros no Paciente Politraumatizado

Marcos Hideyo Sakaki
Jorge dos Santos Silva

TÓPICOS IMPORTANTES

- A fratura da diáfise do fêmur tem uma importância similar à fratura do anel pélvico no paciente politraumatizado. Pode levar ao choque hipovolêmico, principalmente se bilateral ou exposta.
- A fixação externa da diáfise do fêmur é um método de estabilização que pode ser realizado em poucos minutos, por meio de pequenas incisões cutâneas e até com anestesia local, provocando mínimas alterações nas condições gerais do paciente.
- A fratura da diáfise da tíbia, diferentemente do fêmur, não é causa de grandes hemorragias que levam ao choque hipovolêmico, exceto quando exposta.
- A avaliação radiográfica deve incluir as articulações acima e abaixo do osso estudado.
- A abordagem do membro superior fraturado pode ser bem conduzida com uma imobilização gessada, na fase inicial do atendimento ao paciente politraumatizado.
- As fraturas articulares dos membros superiores e inferiores raramente representam um risco de morte do paciente, mas são responsáveis por considerável número de seqüelas nos pacientes politraumatizados.
- A fixação externa não é o melhor método para o tratamento definitivo das fraturas dos membros.
- O momento ideal para a osteossíntese definitiva das fraturas é entre o quinto e o décimo dia.

INTRODUÇÃO

A incidência de lesões ortopédicas nos pacientes politraumatizados chega a índices de até 78%. Apesar de a maioria das fraturas dos ossos dos membros superiores e inferiores não estar relacionada diretamente com a mortalidade do paciente politraumatizado, exceção feita às fraturas da diáfise do fêmur, uma parcela considerável dos pacientes sobreviventes terá seqüelas funcionais importantes e muitas vezes incapacitantes decorrentes das lesões "menos importantes" dos membros. É freqüente encontrarmos em nosso ambulatório pacientes que se recuperaram de lesões craniencefálicas, torácicas e abdominais graves, mas que nunca mais voltarão às atividades laborativas por conta de fraturas dos pés, tornozelos ou das mãos. Estudo recente realizado em Hannover mostra os resultados encontrados no seguimento de 637 pacientes politraumatizados por 17 anos. Trinta por cento dos homens estavam desempregados e 20% permanentemente incapacitados. O fator de maior importância na gênese das seqüelas das fraturas dos membros é a perda do momento ideal para o tratamento cirúrgico destas lesões. Isto pode acontecer por falta de diagnóstico, como é comum acontecer nas fraturas dos ossos do pé. O paciente não refere dor no local da fratura, seja por estar mascarada por lesões maiores ou pelo fato de o doente estar inconsciente, e somente se queixará de algum problema quando voltar a andar algumas semanas mais tarde. Outras vezes as condições gerais do paciente, e complicações como infecções nos vários sistemas, não permitem que o paciente seja submetido a osteossíntese das fraturas dos membros no tempo adequado.

Outra questão importante é a decisão entre fixação total imediata (*early total care*) e controle de danos em ortopedia. No conceito de fixação total imediata o paciente tem todas as fraturas tratadas por métodos de fixação interna já na fase de cirurgia primária. No controle de danos, as fraturas são estabilizadas por meio de fixadores externos, que devem ser substituídos em algum momento ao longo das primeiras semanas pós-trauma. Isto será mais detalhado no segmento destinado à fratura da diáfise do fêmur abaixo.

Apresentaremos a seguir as características que julgamos mais importantes para o conhecimento por parte de um médico não-ortopedista no que se refere às fraturas dos membros em um paciente politraumatizado.

FRATURA DA DIÁFISE DO FÊMUR

A fratura da diáfise do fêmur tem uma importância similar à fratura do anel pélvico no paciente politraumatizado. É quase sempre resultado de traumatismos de alta energia, levando a sangramento de grandes proporções que pode levar ao choque hipovolêmico, principalmente se bilateral (Figura 87.1) ou exposta. Daí a importância da estabilização precoce destas fraturas, juntamente com as lesões instáveis do anel pélvico durante a fase de cirurgia primária. A estabilização das fraturas do fêmur também previne as complicações pulmonares comumente encontradas nos pacientes politraumatizados.

A decisão entre fixação total imediata e controle de danos é baseada no estado geral do paciente no momento da cirurgia. Não há dúvida na literatura ortopédica de que o tratamento destas fraturas apresenta melhores resultados radiográficos e funcionais com uso dos métodos de fixação interna, sejam as hastes intramedulares bloqueadas ou as placas com parafusos. No entanto, as cirurgias para este fim são demoradas, provocam maior sangramento e necessitam de anestesia de maior porte, consistindo numa agressão metabólica a um paciente já comprometido.

A fixação externa (Figura 87.2) é um método de estabilização que pode ser realizada em poucos minutos, por meio de pequenas incisões cutâneas e até com anestesia local, provocando mínimas alterações nas condições gerais do paciente. Dá-se o nome de controle de danos em ortopedia à fixação externa utilizada na urgência para estabilização esquelética rápida e pouco mórbida de um paciente instável. O problema é que o fixador externo mantido ao longo de todo o período de consolidação do fêmur leva a altos índices de consolidação com desvios inaceitáveis, infecção junto aos pinos de Schanz que transfixam a pele, e rigidez grave do joelho. Como conseqüência, toda fixação externa de uma diáfise do fêmur deve idealmente ser trocada por um dos métodos de fixação interna, procedimento chamado de conversão. Esta deve ser realizada nos primeiros 15 dias de fratura para que o risco de infecção seja o menor possível. Os pinos de Schanz do fixador externo proporcionam uma comunicação direta entre o meio exterior e a medular óssea, contaminando continuamente o osso fraturado, que pode evoluir com osteomielite após a colocação de uma síntese interna no procedimento de conversão.

Pape et al. classificam os pacientes politraumatizados em estáveis, limítrofes, instáveis e *in extremis*, com base em parâmetros clínico-laboratoriais que incluem: choque, hipotermia, coagulopatia e lesão de partes moles (fraturas, esmagamentos, lesão pélvica e contusão pulmonar). Pacientes

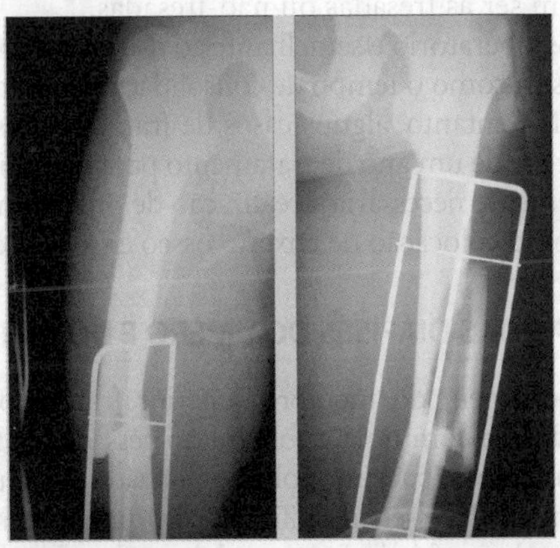

Figura 87.1 – Fratura de fêmur.

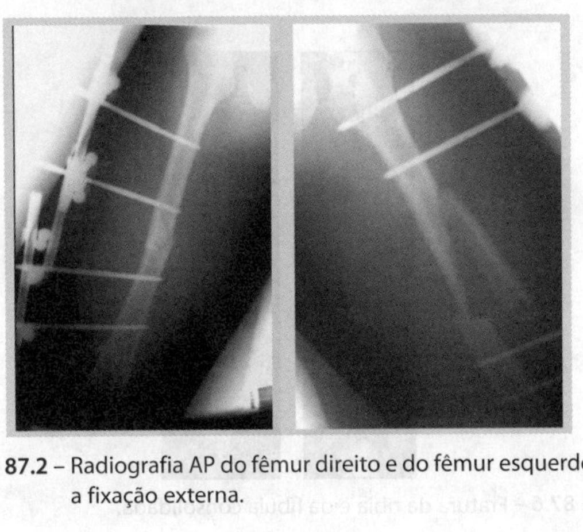

Figura 87.2 – Radiografia AP do fêmur direito e do fêmur esquerdo após a fixação externa.

estáveis podem ser tratados pelo conceito de fixação total imediata nas primeiras 24 horas após o acidente. Os pacientes instáveis e *in extremis* devem ser submetidos ao controle de danos e os limítrofes, avaliados caso a caso (Algoritmo 87.1).

Para o diagnóstico de uma fratura da diáfise do fêmur bastam radiografias em incidências de frente e lateral, não sendo necessário nenhum exame de imagem complementar. Entretanto, é extremamente importante que as radiografias permitam a visualização das articulações do quadril e do joelho, pois fraturas ocultas nestas regiões mudam o tipo de fixação necessária.

A cirurgia para colocação de uma haste intramedular bloqueada (Figura 87.3) ou de uma placa com parafusos é feita atualmente de forma minimamente invasiva, ou seja, com pequenas incisões cutâneas. Para que a cirurgia seja realizada desta forma é necessária a utilização de mesas cirúrgicas específicas de tração (mesa ortopédica) ou de mesas rádio-transparentes com grande vão livre sob o quadril, que dificilmente são utilizadas na cirurgia do trauma. Além disso, a radioscopia é utilizada quase continuamente ao longo do procedimento de fixação, o que dificulta ainda mais a realização desse tipo de cirurgia em centros não-ortopédicos.

As hastes intramedulares bloqueadas podem ser do tipo fresada ou não-fresada. A primeira é introduzida ao longo do canal medular após a fresagem do mesmo, ato que consiste na passagem de um tipo de broca que vai alargar o diâmetro deste canal, permitindo que a haste utilizada seja mais calibrosa, proporcionando uma maior rigidez na osteossíntese. No entanto, a fresagem provoca destruição dos vasos sangüíneos do canal medular que nutrem parte da cortical óssea, ao mesmo tempo que aumenta a quantidade de gordura que é extravasada para o sistema venoso e conseqüentemente para os pulmões, aumentando o risco da síndrome da embolia gordurosa. As hastes não-fresadas são introduzidas diretamente no canal medular e por isso são mais finas e promovem menor estabilidade. Apesar das diferenças teóricas entre os dois tipos de hastes, a maioria dos trabalhos clínicos que comparam a utilização de ambas no tratamento de pacientes politraumatizados não mostra diferença significativa no que se refere a complicações pulmo-

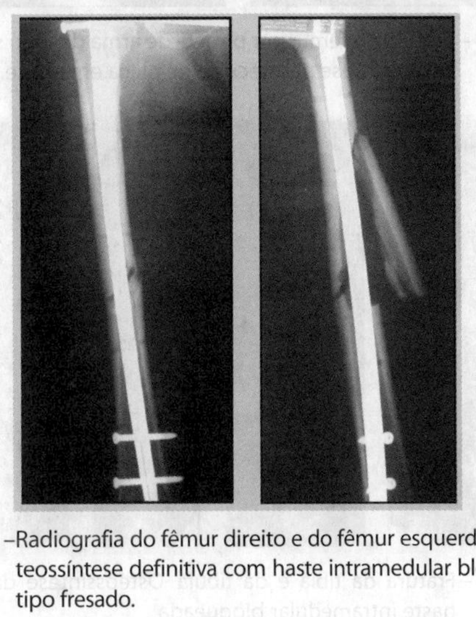

Figura 87.3 –Radiografia do fêmur direito e do fêmur esquerdo após a osteossíntese definitiva com haste intramedular bloqueada do tipo fresado.

nares, infecção, taxa de consolidação e incidência de complicações com a osteossíntese.

O paciente com uma fratura da diáfise do fêmur estabilizada com uma haste bloqueada ou com placa e parafusos (Figura 87.4) pode ser mobilizado livremente no leito, sentar em cadeiras e andar com auxílio de muletas ou andador com aplicação de carga controlada no membro inferior operado, já nos primeiros dias de pós-operatório. Somente após a consolidação da fratura, normalmente após 3 a 4 meses, é que a marcha sem suporte está liberada e os exercícios de fortalecimento podem ser iniciados.

FRATURA DA DIÁFISE DA TÍBIA

A fratura da diáfise da tíbia, diferentemente da que ocorre no fêmur, não é causa de grandes hemorragias que levam ao choque hipovolêmico, exceto quando exposta. Nos pacientes politraumatizados a freqüência de exposição é maior, o que a torna uma urgência do ponto de vista ortopédico, devendo ser tratada cirurgicamente por meio de desbridamento e lavagem com solução salina estéril já na fase de cirurgia primária. A fratura fechada pode ser tratada inicialmente com imobilização com aparelho gessado inguino-podálico ou com um fixador externo e ter a fixação cirúrgica definitiva realizada após a completa estabilização do paciente. Evita-se utilizar a imobilização gessada, pois ela limita a manipulação do paciente no leito, e nos pacientes com trauma craniencefálico com agitação psicomotora não é incomum haver exposição do foco de fratura após alguns dias de uso do aparelho gessado, pois este não proporciona imobilização adequada e a tíbia é um osso com cobertura de partes moles precária, favorecendo esta complicação.

A fratura da diáfise da tíbia também tem como melhor forma de tratamento definitivo a fixação com haste intramedular bloqueada ou com placa e parafusos, e este tratamento deve ser feito nos primeiros 15 dias, à semelhança do fêmur. No entanto, como a superfície ântero-medial da tíbia é coberta apenas pelo tecido subcutâneo, e as forças musculares que desviam as fraturas são menores que na coxa, o tratamento dessas fraturas com o fixador externo até a consolidação leva a menor índice de complicações como rigidez articular e consolidação viciosa que nas fraturas do fêmur. O fixador externo aplicado na superfície ântero-medial não transfixa nenhum músculo, não atrapalhando a movimentação das articulações do joelho e do tornozelo. Ele pode ser mantido então como tratamento definitivo naqueles casos em que há grande risco de infecção na cirurgia de fixação interna.

O diagnóstico da fratura da diáfise da tíbia é feito com radiografias em frente e perfil, sempre incluindo as articulações do joelho e tornozelo.

Uma mesa cirúrgica rádio-transparente e um aparelho de radioscopia são necessários para a realização da fixação com haste intramedular bloqueada ou com placa e parafusos, não sendo utilizada a mesa de tração. As hastes utilizadas podem ser as fresadas ou não-fresadas.

O pós-operatório é semelhante ao da fratura da diáfise do fêmur, assim como o tempo de consolidação da fratura (Figura 87.6). No entanto, alguns casos de fratura exposta podem necessitar até de um ano de tratamento para consolidar, sendo freqüentemente necessária a realização de procedimentos adicionais como colocação de enxerto ósseo e trocas de sínteses.

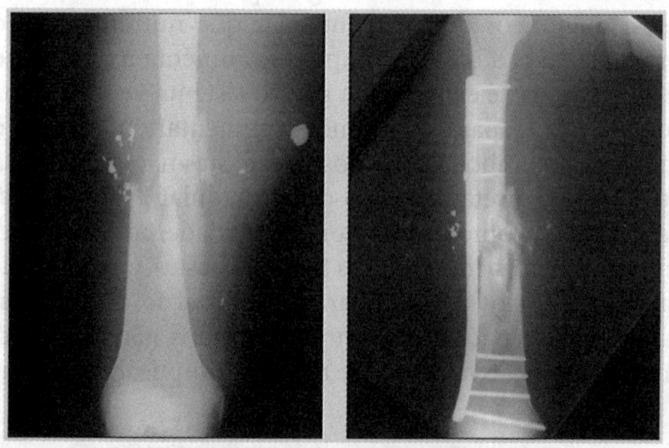

Figura 87.4 – Fratura do fêmur por projétil de arma de fogo submetida à osteossíntese pela técnica de placa em ponte.

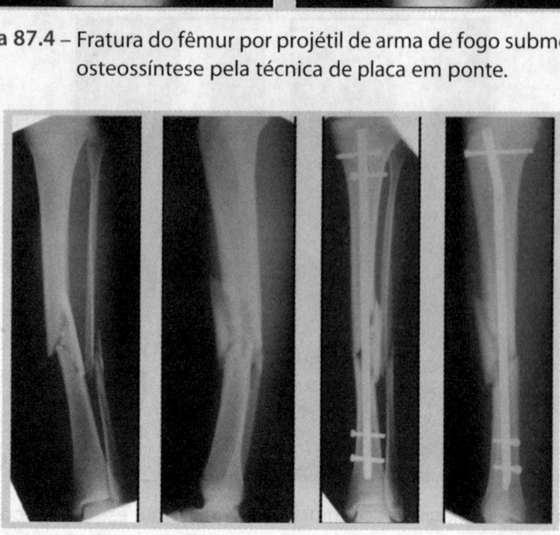

Figura 87.5 – Fratura da tíbia e da fíbula. Osteossíntese da tíbia com haste intramedular bloqueada.

FRATURAS DAS DIÁFISES DO ÚMERO E DO ANTEBRAÇO

A abordagem do membro superior fraturado pode ser bem conduzida com uma imobilização gessada, na fase inicial do atendimento ao paciente politraumatizado. A fratura da diáfise do úmero deve ser imobilizada com uma goteira gessada tipo "pinça de confeiteiro", que engloba todo o braço, da parte superior do ombro até o cotovelo, enquanto a fratura do ante-

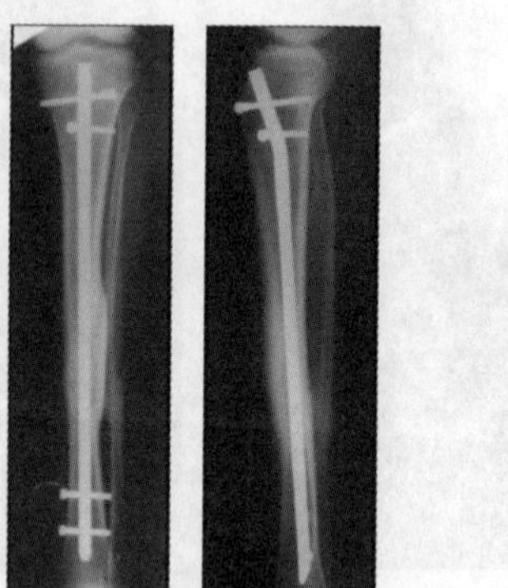

Figura 87.6 – Fratura da tíbia e da fíbula consolidada.

braço é tratada com uma goteira axilo-palmar. Nos pacientes em que o aparelho gessado vai atrapalhar os procedimentos a serem realizados na região do membro superior e do tronco, e naqueles com agitação psicomotora importante, a fratura do úmero deve ser estabilizada de urgência com um fixador externo (Figura 87.7). Raramente é necessária a colocação de um fixador externo nos ossos do antebraço, salvo nas fraturas expostas. A fratura da diáfise do úmero no seu terço distal com configuração em espiral deve receber atenção especial, pois o risco de lesão do nervo radial é maior, mesmo com a imobilização gessada. A integridade funcional do nervo deve ser verificada de rotina no paciente consciente, pedindo-se para que este realize a extensão completa do polegar ("sinal de positivo"). A perda de função do mesmo poderá indicar a necessidade de exploração cirúrgica no momento da estabilização definitiva.

Para o diagnóstico as tradicionais radiografias em frente e perfil são suficientes, porém, principalmente no caso do antebraço, é extremamente importante a inclusão do punho e do cotovelo, pois luxações nestas articulações freqüentemente estão associadas às fraturas do rádio e ulna.

Ao contrário dos casos de fratura isolada da diáfise do úmero, os pacientes politraumatizados beneficiam-se da fixação interna que geralmente é realizada com a aplicação de placa e parafusos. Apesar de a técnica tradicional de colocação da placa com grandes incisões e ampla exposição do foco de fratura ainda ser a mais empregada, existe uma tendência à utilização de técnicas minimamente invasivas (Figura 87.8), em que a utilização da radioscopia é absolutamente necessária.

As fraturas das diáfises dos ossos do antebraço (Figura 87.9) indiscutivelmente têm como melhor forma de tratamento a estabilização cirúrgica com placas e parafusos por via de acesso tradicional, procurando-se sempre a redução mais anatômica possível, pois qualquer desvio residual leva a restrição dos movimentos do punho e da mão, com grande prejuízo funcional.

A imobilização externa no pós-operatório não costuma ser necessária, e o paciente pode iniciar os exercícios para recuperação dos movimentos articulares já no pós-operatório imediato.

FRATURAS ARTICULARES

As fraturas articulares dos membros superiores e inferiores raramente representam um risco à vida do paciente e

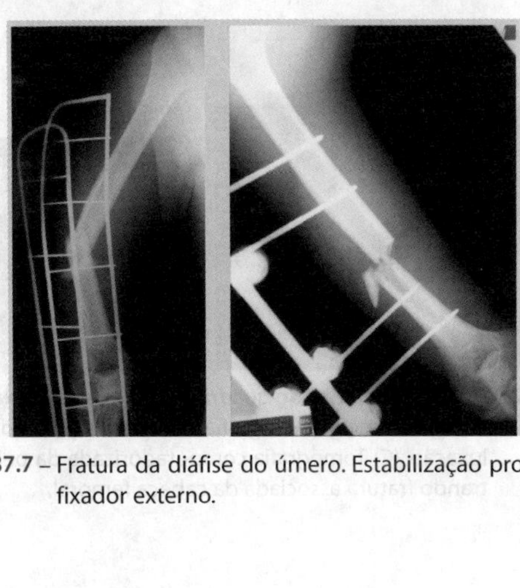

Figura 87.7 – Fratura da diáfise do úmero. Estabilização provisória com fixador externo.

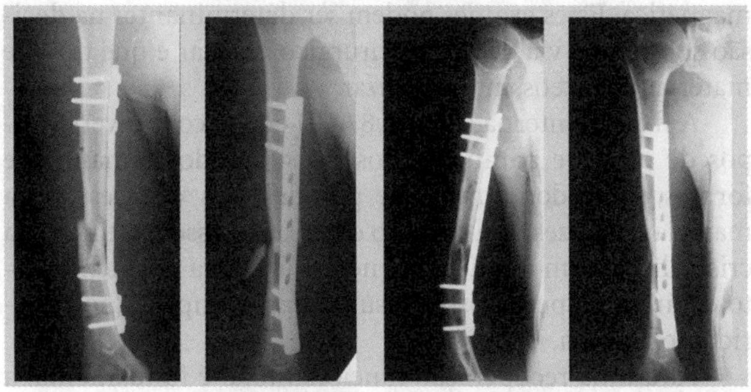

Figura 87.8 – Radiografia AP e perfil do braço direito pós-osteossíntese com placa em ponte, e após a consolidação da fratura.

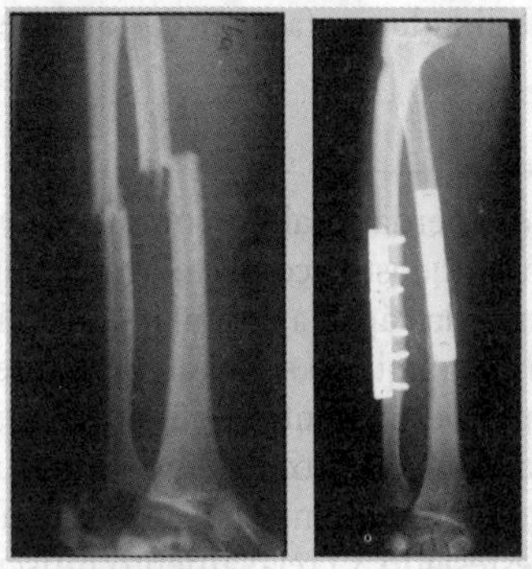

Figura 87.9 – Fratura da diáfise do rádio e da ulna. Osteossíntese com placa e parafusos.

costumam ser tratadas com imobilizações gessadas na fase do atendimento inicial de urgência.

No entanto, as maiores seqüelas funcionais residuais a longo prazo são decorrentes das lesões articulares, nas quais pequenos desvios dos fragmentos ósseos que contêm a cartilagem articular levam a artrose secundária em poucos anos. A artrose em fase avançada somente pode ser tratada com a realização de cirurgias de fusão articular ou de substituição protética, ambas com resultados funcionais não permanentes. Desta forma, todo esforço deve ser realizado para a melhor condução possível no tratamento destas fraturas, que tem como princípio básico a restauração da superfície articular (redução anatômica) e a fixação interna rígida da fratura para que seja possível a movimentação precoce, evitando a rigidez articular. O grande problema está no fato de que a redução anatômica dos fragmentos ósseos articulares somente pode ser conseguida nos primeiros 10 a 15 dias de evolução da fratura, pois o processo de consolidação, iniciado logo após a ocorrência da lesão, envolve os fragmentos ósseos em tecido fibroso que dificulta a livre manipulação e fixação dos mesmos. Freqüentemente os pacientes politraumatizados não apresentam condições para serem submetidos às cirurgias necessárias para a reparação articular no tempo adequado, e quando possível, o procedimento cirúrgico é mais agressivo, prolongado e com resultados imediatos menos satisfatórios.

O diagnóstico das fraturas articulares é feito com radiografias em frente e perfil, mas para um planejamento cirúrgico adequado comumente é necessário que sejam feitas radiografias em outras incidências e sob tração, além de tomografia computadorizada e, eventualmente, ressonância magnética. Estes exames podem ser determinantes na decisão sobre qual via de acesso cirúrgico realizar e que tipo de material de osteossíntese utilizar.

A fixação interna (Figura 87.10) é feita com diversos tipos de placas e parafusos, dos mais variados tamanhos e formas, aplicados através de grandes vias de acessos na maioria das vezes. A utilização de enxerto ósseo, retirado da crista ilíaca, com freqüência é necessária para preenchimento de áreas de perda óssea resultantes de impactação ocorrida no trauma.

Para uma recuperação funcional total é fundamental a mobilização articular precoce, com auxílio de um profissional fisioterapeuta, pois aderências intra e extra-articulares formam-se em poucas semanas, tornando uma tentativa de ganho de mobilidade em fase tardia totalmente inútil.

LUXAÇÕES

Luxação é a perda total do contato entre as superfícies articulares. Para que isto aconteça, ocorre ruptura completa dos ligamentos e da cápsula articular. A cartilagem articular, que é nutrida pelo líquido sinovial, permanece em situação de risco de dano permanente enquanto a articulação estiver luxada. Toda articulação luxada deve ser reduzida o mais rápido possível, geralmente na fase da cirurgia primária, com o paciente anestesiado. O relaxamento muscular proporcionado pela anestesia facilita a redução e diminui o traumatismo mecânico à cartilagem articular que ocorre durante o movimento de retorno do osso deslocado à sua posição original. Eventualmente a tentativa de redução por meio de manobras pode ser frustrada, devido à interposição de partes moles ou de fragmentos ósseos, e a redução cirúrgica com exposição da articulação é necessária.

O diagnóstico de luxação quase sempre é evidente clinicamente e deve ser confirmado com a radiografia simples (Figura 87.11) antes da redução, porém pode passar totalmente despercebida em algumas articulações como do ombro, quadril e pé. Qualquer edema ou discrepância de comprimento dos membros deve ser investigado, principalmente no paciente inconsciente.

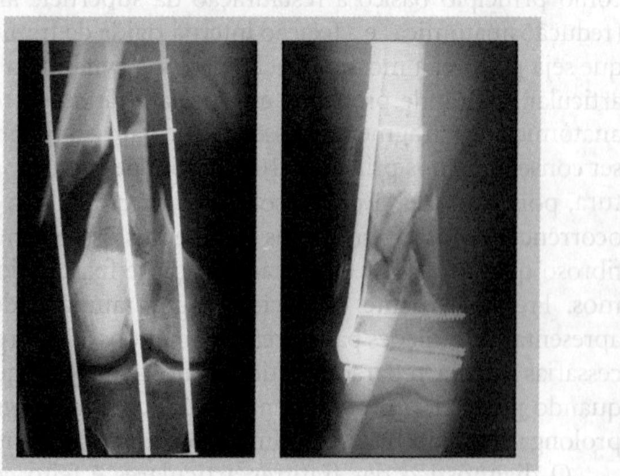

Figura 87.10 – Fratura da extremidade distal do fêmur, intra-articular associada à fratura cominutiva da região metadiafisária. Redução anatômica do componente articular e fixação rígida com parafusos de tração. Estabilização da porção multifragmentária com técnica de placa em ponte.

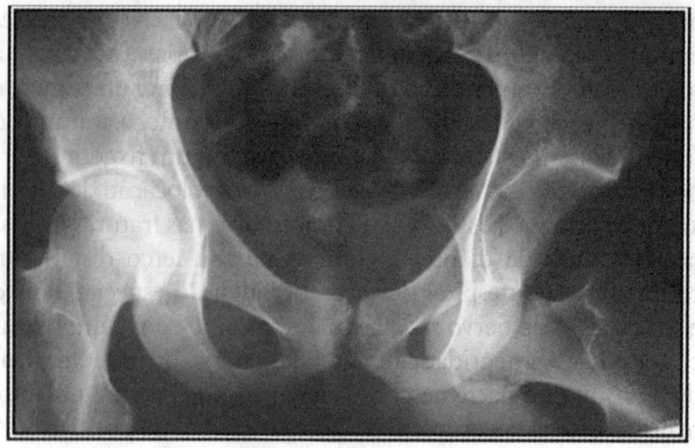

Figura 87.11 – Radiografia AP da pelve mostrando a presença de luxação anterior da articulação coxofemoral esquerda.

Na maioria das vezes as radiografias de frente e perfil são suficientes para o diagnóstico da luxação, porém em alguns casos a tomografia computadorizada pode ser necessária, principalmente nos casos em que há algum tipo de fratura articular associada (Figura 87.12).

Após a redução, a movimentação completa da articulação somente poderá ser realizada após a cicatrização dos ligamentos rotos. Uma imobilização gessada ou com órtese deve ser utilizada por cerca de 3 a 4 semanas, e os movimentos articulares neste período devem ser realizados sob supervisão de um fisioterapeuta.

PLANEJAMENTO DO TRATAMENTO

O momento ideal para a realização dos procedimentos ortopédicos no paciente politraumatizado pode ser resumido pela Tabela 87.I.

O período do quinto ao décimo dia é descrito como janela de oportunidade, quando a fase inflamatória do politraumatismo já regrediu e antes da fase de imunossupressão. Nesta fase os fixadores externos ainda não apresentam infecção junto aos pinos de Schanz e as fraturas articulares são facilmente redutíveis. Todo esforço deve ser realizado para que o tratamento definitivo seja realizado nesta fase.

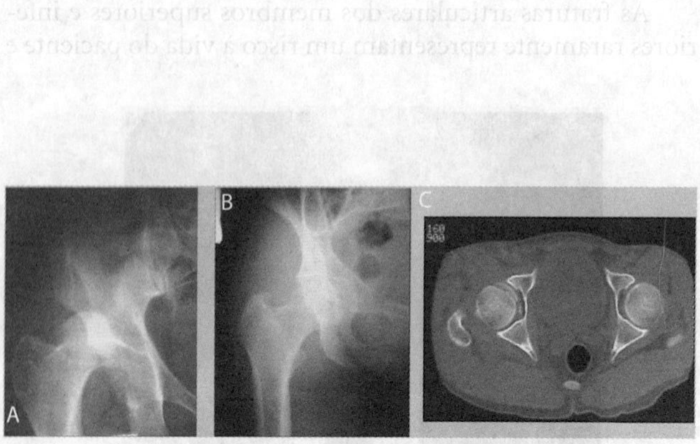

Figura 87.12 – (A) Radiografia AP do quadril direito que está luxado posteriormente. (B) Radiografia do quadril pós-redução da luxação. (C) Tomografia computadorizada da pelve mostrando fratura associada da cabeça femoral.

Tabela 87.I – Procedimentos ortopédicos no paciente politraumatizado

Tempo	Procedimento
Primeiras 24h	Estabilização da pelve e do fêmur
	Limpeza de fratura exposta
	Redução de luxação
Do segundo ao quinto dia	Desbridamentos
Do quinto ao décimo dia	Conversões
	Osteossíntese definitiva das fraturas
	Cobertura cutânea das fraturas expostas

LEITURA ADICIONAL

1. Riska EB, von Bonsdorff H, Hakkinen S, et al. Primary operative fixation of long bone fractures in pacients with multiple injuries. J Trauma 1977; 17: 111-21.
2. DiGiovanni CW, Benirschke SK, Hansen ST. Foot injuries. In: Levine AM, Jupiter JB, Trafton PG, editores. Skeletal trauma. 3. ed. Philadelphia: Elsevier Science; 2003. p.2375-492.
3. Bone L, Johnson J, Weigelt J, Scheinberg R. Early versus delayed stabilization of femoral fractures. A prospective randomized study. J Bone Joint Surg 1989; 71: 336-44.
4. Johnson KD, Cadambi A, Seibert GB. Incidence of adult respiratory distress syndrome in patients with multiple musculoskeletal injuries: effect of early operative stabilization of fractures. J Trauma 1985; 25: 375-84.
5. Starr AJ, Bucholz RW. Fractures of the shaft of the femur. In: Bucholz, RW, Heckman JD, editores. Rockwood and Green's fractures in adults. 5 ed. Philadelphia: Lippincott Williams & Wilkins; 2001.
6. Trentz OL. Polytrauma: pathophysiology, priorities, and management. In: Rüedi TP; Murphy WM, editores. AO Principles of fracture management. 3. ed. Stuttgart-New York: Thieme; 2000. p.660-73.
7. Bhandari M, Guyatt GH, Tong D, et al. Reamed versus non-reamed intramedullary nailing of lower extremity long bone fractures: a systematic overview and meta-analysis. J Orthop Trauma 2000; 14:2-9.
8. Aldrian S, Koenig F, Weninger P, Vécsei V, Nau T. Characteristiques of polytrauma patients between 1992 and 2002: what is changing? Injury 2007; 38(9): 1059-64. Epub 2007 Aug 15.
9. Sittaro NA, Lohse R, Panzica M, Probst C, Pape HC, Krettek C. Hannover-Polytrauma-Longterm-Study HPLS. Versicherungsmedizin 2007; 59(1): 20-5.
10. Pape HC, Hildebrand F, Pertschy S, Zelle B, Garapati R, Grimme K, Krettek C, Reed RL II. Changes in the management of femoral shaft fractures in polytrauma patientes: from early total care to damage control orthopedic surgery. J Trauma 2002; 53(3): 452-61.
11. Scalea TM, Boswell SA, Scott JD, Mitchell KA, Kramer ME, Pollak AN. External fixation as a bridge to intramedullary nailing for patients with multiple injuries and with femur fractures: damage control orthopedics. J Trauma 2000; 48(4): 613-21.
12. Pape HC, Giannoudis PV, Krettek C, Trentz O. Timing of fixation of major fractures in blunt polytrauma: role of conventional indicators in clinical decision making. J Orthop Trauma 2005; 19(8): 551-62.

Algoritmo 87.1 – Fraturas dos membros no paciente politraumatizado

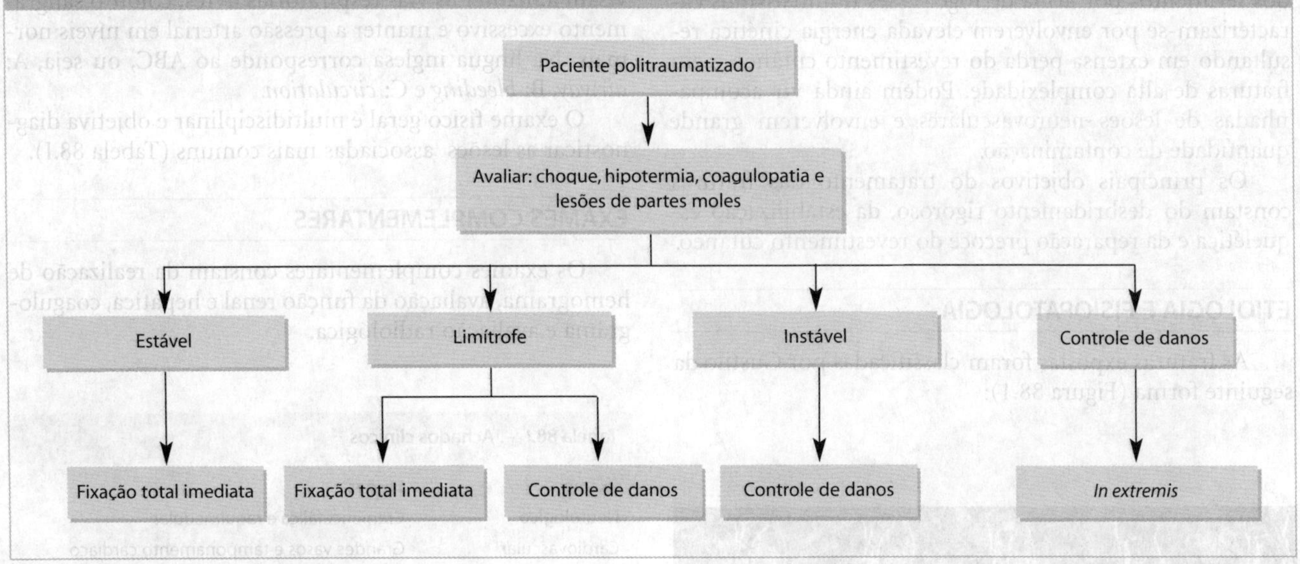

CAPÍTULO 88

Fraturas Expostas

Arnaldo Valdir Zumiotti

TÓPICOS IMPORTANTES

- Os principais objetivos do tratamento das fraturas constam do desbridamento rigoroso, da estabilização esquelética e da reparação precoce do revestimento cutâneo.
- Recentes avanços na cirurgia reparadora tornaram possível a preservação de membros em fraturas expostas graves.
- Nas fraturas expostas utilizamos o seguinte protocolo para o tratamento:
  a. Limpeza cirúrgica.
  b. Desbridamento.
  c. Estabilização esquelética.
  d. Reparação do revestimento cutâneo.
  e. Antibioticoterapia.

INTRODUÇÃO E DEFINIÇÕES

A freqüência e a gravidade das fraturas expostas têm aumentado consideravelmente nas últimas duas décadas em razão do crescente aumento dos acidentes de trânsito e dos ferimentos por arma de fogo. Esses traumatismos caracterizam-se por envolverem elevada energia cinética resultando em extensa perda do revestimento cutâneo e em fraturas de alta complexidade. Podem ainda vir acompanhadas de lesões neurovasculares e envolverem grande quantidade de contaminação.

Os principais objetivos do tratamento das fraturas constam do desbridamento rigoroso, da estabilização esquelética e da reparação precoce do revestimento cutâneo.

ETIOLOGIA E FISIOPATOLOGIA

As fraturas expostas foram classificadas por Gustilo da seguinte forma (Figura 88.1):

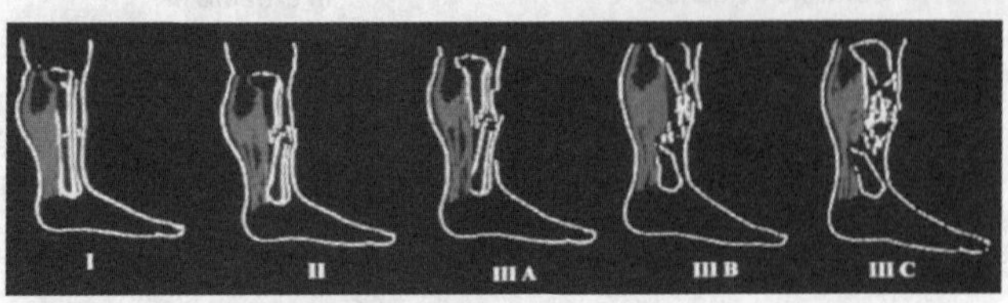

Figura 88.1 – Classificação das fraturas expostas segundo Gustilo.

- Tipo I: fratura exposta puntiforme, provocada por trauma de baixa energia. Solução de continuidade da pele menor que 1 cm.
- Tipo II: fratura com exposição maior que 1 cm, porém permitindo a reparação do revestimento cutâneo com fechamento borda a borda. A energia cinética envolvida no trauma é de intensidade moderada.
- Tipo III: fratura exposta cominutiva, com extensa perda do revestimento cutâneo, provocada por trauma de alta energia. Em geral, o grau de contaminação é elevado nessas fraturas. Estas são divididas em 3 subgrupos: IIIA – quando há integridade do revestimento ósseo por tecido muscular ou periostal; IIIB – quando não há o revestimento ósseo pelas partes moles; IIIC – quando vêm associadas à lesão vascular.

ACHADOS CLÍNICOS

Os pacientes que sofrem fraturas expostas graves em geral apresentam lesões associadas. Os primeiros socorros visam a manter as vias respiratórias livres, coibir o sangramento excessivo e manter a pressão arterial em níveis normais. Na língua inglesa corresponde ao ABC, ou seja, A: *airway*, B: *bleeding* e C: *circulation*.

O exame físico geral é multidisciplinar e objetiva diagnosticar as lesões associadas mais comuns (Tabela 88.I).

EXAMES COMPLEMENTARES

Os exames complementares constam da realização de hemograma, avaliação da função renal e hepática, coagulograma e avaliação radiológica.

Tabela 88.I – Achados clínicos

Exame	Lesões
Neurológico	Craniencefálica e raquimedular
Cardiovascular	Grandes vasos e tamponamento cardíaco
Tórax	Pneumotórax, hemotórax e fratura de costelas
Abdome	Fígado, baço e vísceras
Geniturinário	Rins, bexiga e uretra
Musculoesquelético	Vasos, nervos, fraturas e partes moles

TRATAMENTO

Nas fraturas expostas utilizamos o seguinte protocolo para o tratamento:

a. Limpeza cirúrgica.
b. Desbridamento.
c. Estabilização esquelética.
d. Reparação do revestimento cutâneo.
e. Antibioticoterapia.

A cirurgia é feita em centro cirúrgico equipado, com o paciente submetido a anestesia. O uso de torniquete pneumático, apesar de não ser obrigatório, deve ser considerado para se evitar sangramento excessivo. A seguir, realiza-se a limpeza cirúrgica com anti-séptico e soro fisiológico, iniciando-se pela pele adjacente à fratura e depois do foco de fratura.

O passo seguinte consta do desbridamento, que deve ser rigoroso, retirando-se todo o tecido desvitalizado. O exame do músculo deve contemplar a regra dos 4 "c", ou seja, a observação da cor, da consistência, da contratilidade e da capacidade de sangramento. Os fragmentos ósseos avasculares são retirados e os maiores presos a músculos devem ser mantidos.

A estabilização esquelética é feita com placas, hastes intramedulares bloqueadas ou com fixadores externos. Essa medida é obrigatória, visto que minimiza a dor e acrescenta melhores condições para a reparação da lesão, além de diminuir o risco de lesão neurovascular e de partes moles provocada pelas extremidades ósseas. Além disso, contribui para evitar a embolia gordurosa e o tromboembolismo, e permite a mobilização precoce do paciente no leito.

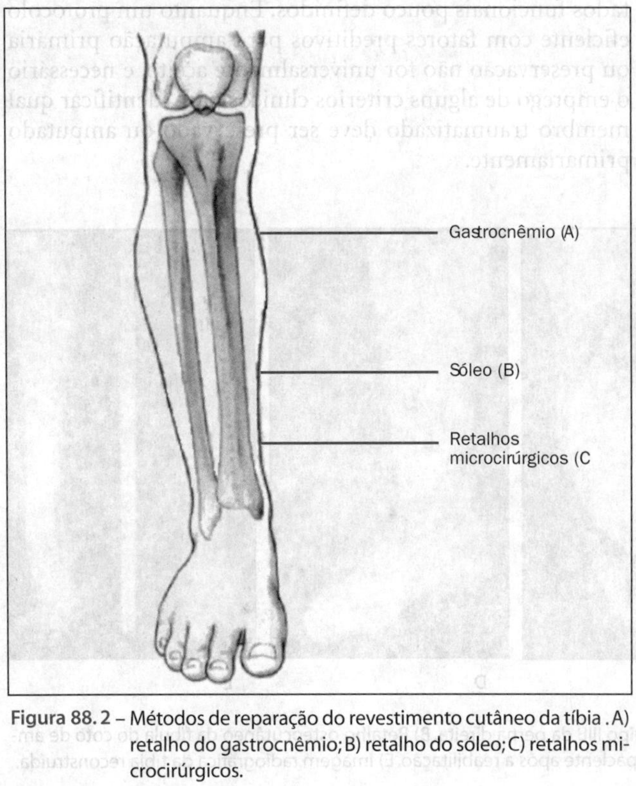

Figura 88. 2 – Métodos de reparação do revestimento cutâneo da tíbia . A) retalho do gastrocnêmio; B) retalho do sóleo; C) retalhos microcirúrgicos.

A reparação do revestimento cutâneo é feita o mais precocemente possível por meio do emprego de retalhos convencionais ou microcirúrgicos (Figura 88.2).

Nos casos com pouca quantidade de contaminação e de tecidos desvitalizados, pode-se realizar a reparação do revestimento cutâneo na emergência. Quando isso não é possível, deve-se repetir sessões de desbridamento com intervalos de 24 ou 48 horas com o objetivo de realizar a reparação do revestimento cutâneo até as primeiras 72 horas (Figura 88.3).

Godina, em 1986, demonstrou que com essa medida havia diminuição importante de complicações, tais como infecção ou perda do retalho por trombose vascular.

O retalho microcirúrgico muscular mais utilizado é o do grande dorsal, tendo como vantagem principal apresentar maiores dimensões e, por conseguinte, reparar áreas mais extensas. Os retalhos cutâneos mais empregados são o escapular e o lateral da coxa nas áreas maiores e o lateral do braço nas menores. Outra vantagem do retalho muscular, segundo trabalho experimental realizado por Chang e Mathes, é a de apresentar maior tensão de oxigênio do que os retalhos cutâneos e portanto é mais indicado para o combate à infecção. Apesar dessas evidências, não observamos

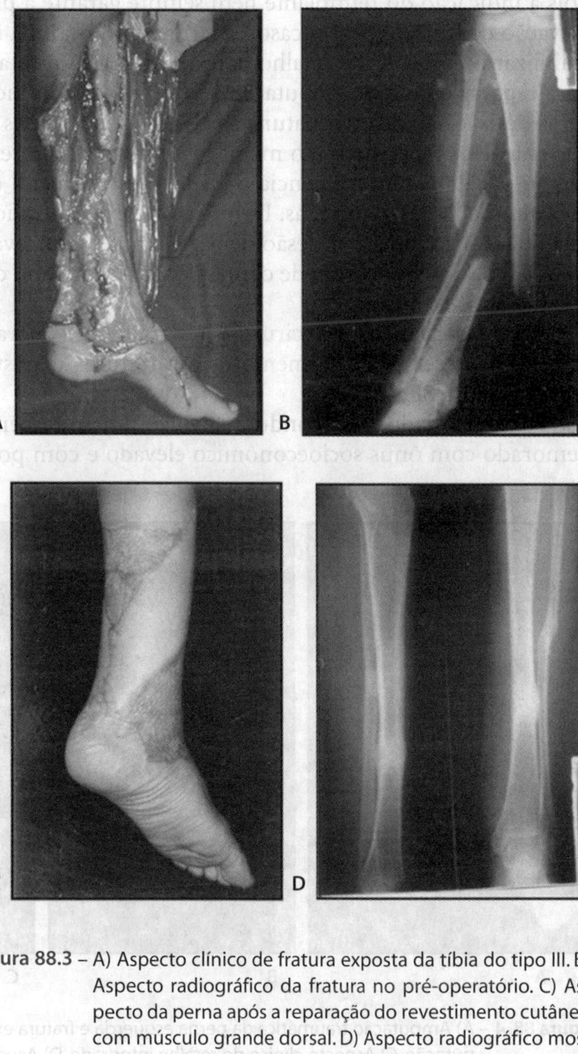

Figura 88.3 – A) Aspecto clínico de fratura exposta da tíbia do tipo III. B) Aspecto radiográfico da fratura no pré-operatório. C) Aspecto da perna após a reparação do revestimento cutâneo com músculo grande dorsal. D) Aspecto radiográfico mostrando a consolidação óssea obtida.

na prática clínica diferenças na incidência de infecção com o emprego de retalho muscular ou fasciocutâneo. A provável justificativa é que em virtude do rigor nos desbridamentos não temos utilizado esses retalhos em áreas infectadas e, portanto, o modelo experimental desenvolvido pelos autores citados não se aplica aos casos clínicos.

A administração dos antibióticos deve ser terâpeutica e segue os princípios preconizados por Patzakis, que demonstrou significativo aumento de infecção em pacientes com fraturas expostas que não receberam antibióticos. Os antibióticos devem cobrir germes Gram-positivos e Gram-negativos e a cultura é monitorada para melhor escolha dos antibióticos.

A reconstrução óssea é feita da seguinte forma: perdas menores que 8 cm são tratadas com enxerto convencional, perdas de 8 a 15 cm com transporte ósseo e perdas maiores que 15 cm com fíbula vascularizada.

Preservação x amputação

Algumas vezes nos deparamos com graves fraturas expostas e temos a difícil tarefa de decidir entre preservar o membro ou realizar a sua amputação primária. Fenômeno semelhante também ocorre nas amputações traumáticas, pois a indicação do reimplante nem sempre garante a preservação da função. Nesses casos, a cirurgia pode ainda inviabilizar o emprego de retalho da extremidade amputada para reparar o coto de amputação. Os fatores que influem nessa decisão são de duas naturezas: os gerais, referentes ao paciente; e os específicos, do membro amputado. Em relação ao paciente, têm influência a idade, o estado geral e a presença de lesões associadas. Dentre os fatores específicos salienta-se a gravidade da lesão de partes moles, neurovascular e óssea, além do grau de contaminação e o tempo decorrido após o trauma.

Recentes avanços na cirurgia reparadora tornaram possível a preservação de membros em fraturas expostas graves (Figura 88.4).

Por outro lado, essa conduta envolve um tratamento demorado com ônus socioeconômico elevado e com pouca garantia da preservação de uma função mínima que justifique o seu emprego de rotina. Por essa razão, surgiram vários protocolos com índices preditivos para auxiliar na tomada de decisão entre preservar ou amputar. Os mais importantes são: MESI (The Mangled Extremity Severity Index), PSI (The Predective Salvage Index), MESS (The Mangled Extremity Severity Score) e LSI (The Limb Salvage Index). Na Tabela 88.II estão relacionados os dados referentes a esses protocolos.

Tabela 88.II – Protocolos com os fatores preditivos para tomada de decisão entre amputação ou preservação

Variáveis	MESI	PSI	MESS	LSI
Lesão de pele/músculo	+	+	+	+
Fratura	+	+	+	+
Isquemia	+	+	+	+
Lesão vascular	+	+	–	+
Lesão nervosa	+	–	–	+
Choque	+	–	+	–
Idade	+	–	+	–
Doenças associadas	+	–	–	–

Apesar da tentativa de se quantificar a influência desses fatores para a confecção de protocolos que visam orientar a conduta definitiva, Bonanni e colaboradores e Roessler e colaboradores demonstraram que esses protocolos são imprecisos e com resultados insatisfatórios. Esses autores enfatizam que a confecção dos protocolos foi baseada em dados retrospectivos, além de terem utilizado critérios insuficientes, com amostragem pequena e com resultados funcionais pouco definidos. Enquanto um protocolo eficiente com fatores preditivos para amputação primária ou preservação não for universalmente aceito, é necessário o emprego de alguns critérios clínicos para identificar qual membro traumatizado deve ser preservado ou amputado primariamente.

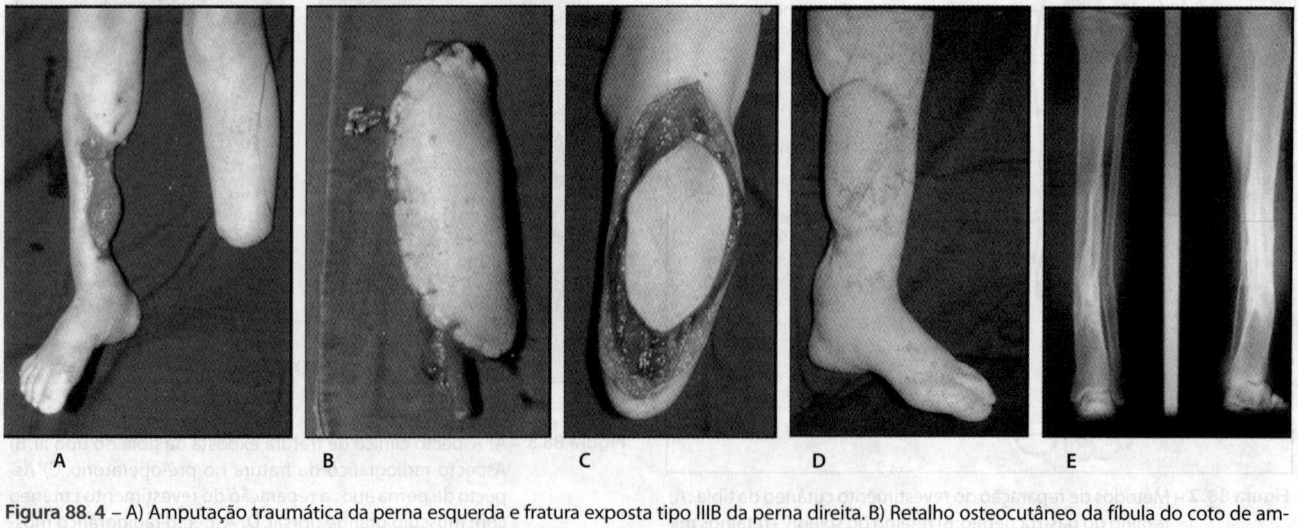

A B C D E

Figura 88.4 – A) Amputação traumática da perna esquerda e fratura exposta tipo IIIB da perna direita. B) Retalho osteocutâneo da fíbula do coto de amputação. C) Aspecto clínico do retalho integrado. D) Aspecto da paciente após a reabilitação. E) Imagem radiográfica da tíbia reconstruída.

Em relação aos reimplantes do membro inferior, persiste uma certa dose de ceticismo quanto ao resultado funcional definitivo. Isso levou Urbaniak a parafrasear Shakespeare em artigo publicado no editorial do *Journal of Hand Surgery* denominado "Reimplantar ou não reimplantar – essa não é a questão". Nessa publicação, o autor enfatiza: "não vi nenhum reimplante de membro inferior cujo resultado funcional tenha sido melhor que o de uma prótese". Apesar de concordarmos com esse autor, achamos que nas amputações traumáticas do terço inferior da perna ou pé por mecanismo cortante, principalmente em crianças e adultos jovens, pode-se pensar na indicação de reimplante. Nos casos em que esse procedimento é absolutamente contra-indicado, o emprego de retalho não-convencional aproveitando o revestimento cutâneo do pé pode ser uma boa opção para a reparação da cobertura cutânea do coto de amputação. Essa conduta é bastante apropriada para a preservação do joelho nos casos em que a aplicação de técnica convencional de regularização leva à obtenção de cotos de amputação muito curtos ou à necessidade de amputações transfemorais (Figura 88.5).

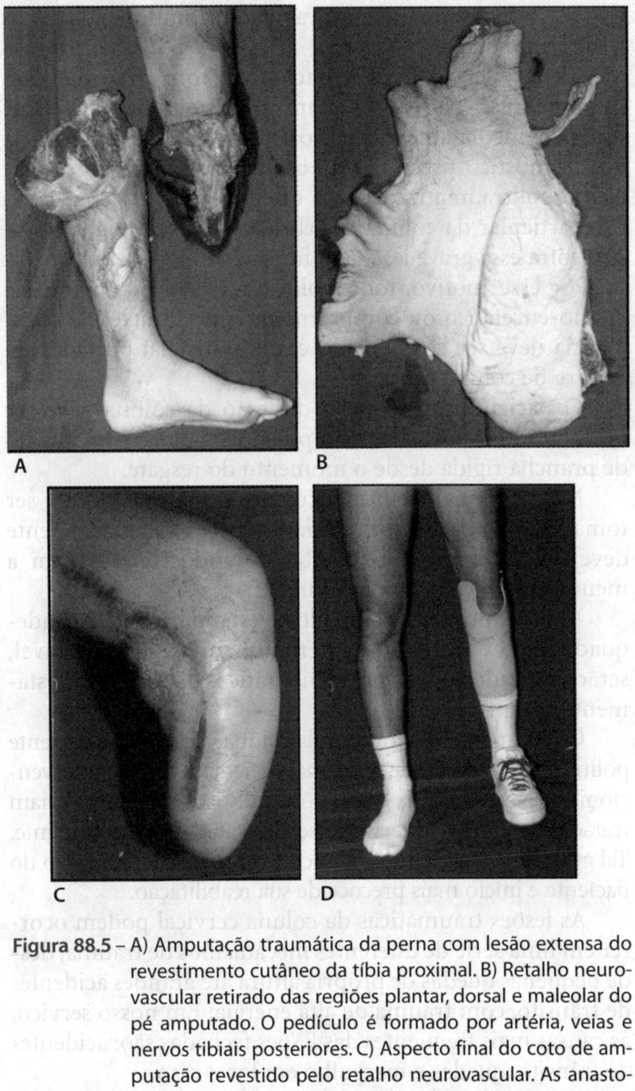

Figura 88.5 – A) Amputação traumática da perna com lesão extensa do revestimento cutâneo da tíbia proximal. B) Retalho neurovascular retirado das regiões plantar, dorsal e maleolar do pé amputado. O pedículo é formado por artéria, veias e nervos tibiais posteriores. C) Aspecto final do coto de amputação revestido pelo retalho neurovascular. As anastomoses vasculares foram feitas na artéria femoral e na veia safena magna, e a neurorrafia no nervo ciático. D) Aspecto do paciente usando prótese do tipo KBM.

LEITURA ADICIONAL

1. Byrd HS, Spicer TE, Cierny G III. Management of open tibial fractures. Plast Reconstr Surg 1985; 76: 719.
2. Grabb WC, Argenta LC. The lateral calcaneal artery skin flap (the lateral calcaneal artery, lesser saphenous vein and sural nerve skin flap). Plast Reconst Surg 1981; 68: 723.
3. Gustilo RB, Anderson JT. Prevention of infection in the treatment of one thousand and twenty-five open fractures of long bones. J Bone Joint Surg 1976; 58A: 453.
4. Gustilo RB, Mendoza RM, Williams DN. Problems in the management of type III open fractures: a new classification of type III open fractures. J Trauma 1984; 24: 742.
5. Masquelet AC. The lateral supramalleolar flap. Plast Reconst Surg 1988; 81: 74.
6. Mathes SJ, Alpert BS, Chang N. Use of the muscle flap in chronic osteomyelitis: experimental and clinical correlation. Plast Reconst Surg 1982; 69: 815.
7. May JW Jr, Gallico GC III, Lukash FN. Microvascular transfer of free tissue for closure of bone wounds of the distal lower extremity. N Engl J Med 1982; 306(5): 253.
8. May JW Jr. Free latissimus dorsi muscle flap with skin graft for treatment of traumatic chronic bony wounds. Plast Reconst Surg 1984; 73: 641.
9. May JW Jr, Holls MJ, Simon SR. Free microvascular muscle flaps with skin graft reconstruction of extensive defects of the foot: a clinical and gait analysis study. Plast Reconst Surg 1985; 75: 627.
10. Morrison WA. The instep of the foot as a fasciocutaneous island and as a free flap for heel defects. Plast Reconst Surg 1983; 72: 56.
11. Patzakis MJ, Wilkins J, Moore TM. Use of antibiotics in open tibial fractures. Clin Orthop 1983; 178: 31.
12. Recalde Rocha JF, et al. The anterior tibial artery flap: anatomic study and clinical application. Plast Reconst Surg 1987; 79: 396.
13. Taylor GI. The current status of free vascularized bone grafts. Clin Plast Surg 1983; 10: 185.
14. Weiland AJ, Moore JR, Daniel RK. Vascularized bone autografts. Experience with 41 cases. Clin Orthop 1983; 174: 87.
15. Wood MB, Cooney WP, Irons GB. Post-traumatic lower extremity reconstruction by vascularized bone graft transfer. Orthopaedics 1984; 7: 255.
16. Yoshimura M. Peroneal island flap for skin defects in the lower extremity. J Bone Joint Surg 1985; 67A: 935.
17. Zumiotti AV. Emprego do retalho osteocutâneo da fíbula nas reconstruções da tíbia. Rev Bras Ortop 1991; 26: 345.
18. Zumiotti AV, Ohno PE, Guedes MA. O emprego de retalho neurovascular no tratamento de amputação transtibial. Cir Vasc Ang 1991; 7: 14.
19. Zumiotti AV, Ohno PE, Guarnieri M. Tratamento das fraturas expostas da tíbia grau III com retalhos microcirúrgicos. Acta Ortop Bras 1994; 2: 13.

CAPÍTULO 89

Fraturas de Coluna – Aspectos Ortopédicos

Alexandre Fogaça Cristante
Jorge dos Santos Silva
Tarcísio Eloy Pessoa de Barros Filho

TÓPICOS IMPORTANTES

- Cerca de 40% dos pacientes com traumatismo raquimedular não apresentam comprometimento neurológico imediatamente após o acidente.
- É importante o diagnóstico precoce e a correta manipulação do paciente politraumatizado para que um paciente com lesão osteoarticular da coluna vertebral, sem lesão neurológica, não sofra esta grave lesão em função de manuseio incorreto.
- Todo politraumatizado com trauma cranioencefálico ou comprometimento do nível de consciência deve ser considerado como potencial portador de fratura de coluna cervical.
- O paciente sob suspeita de lesão da coluna deve ser imobilizado com colar e manipulado em bloco com auxílio de prancha rígida desde o momento do resgate.
- No atendimento inicial, cuidados especiais devem ser tomados quando for necessária intubação, que idealmente deve ser realizada com auxílio de endoscopia e com a menor movimentação da coluna cervical.
- Após os primeiros cuidados e estando o paciente adequadamente ventilado e hemodinamicamente estável, serão realizados os exames radiográficos da região supostamente comprometida.
- O tratamento das fraturas da coluna vertebral no paciente politraumatizado tende a ser mais imediato e mais intervencionista, fazendo com que lesões que isoladamente seriam tratadas de modo conservador sejam tratadas cirurgicamente.
- Em nosso serviço, as causas mais freqüentes das lesões fechadas são: acidentes de trânsito, quedas e mergulho em local raso.
- As fraturas do côndilo occipital são de tratamento conservador, evoluindo de forma bastante favorável se não forem associadas a outras lesões como as devidas ao trauma cranioencefálico e às fraturas de vértebras cervicais. A despeito desse fato, são de difícil diagnóstico se não houver a suspeita de existência delas e utilização de método de diagnóstico adequado para sua identificação.
- As fraturas osteoarticulares traumáticas das duas primeiras vértebras cervicais diferem das demais em razão das suas particularidades anatômicas.
- O áxis tem como particularidade na superfície cranial do corpo vertebral o dente do áxis, que se localiza no segmento anterior do forame do atlas, entre o seu arco anterior e o ligamento transverso.

INTRODUÇÃO

A evolução da sociedade moderna veio propiciar maior exposição do homem às lesões traumáticas, principalmente nos centros urbanos e estradas que ligam esses centros. Tal fato explica a maior ocorrência de traumatismos, bem como a maior gravidade e multiplicidade das lesões traumáticas.

Cerca de 40% dos pacientes com traumatismo raquimedular não apresentam comprometimento neurológico imediatamente após o acidente. Daí a importância do diagnóstico precoce e da correta manipulação do paciente politraumatizado para que um paciente com lesão osteoarticular da coluna vertebral, sem lesão neurológica, não sofra essa grave lesão em função de manuseio incorreto. Por esse motivo, todo politraumatizado com trauma crânio-encefálico ou comprometimento do nível de consciência deve ser considerado como potencial portador de fratura de coluna cervical.

O paciente sob suspeita de lesão da coluna deve ser imobilizado com colar e manipulado em bloco com auxílio de prancha rígida desde o momento do resgate.

No atendimento inicial, cuidados especiais devem ser tomados quando for necessária intubação, que idealmente deve ser realizada com auxílio de endoscopia e com a menor movimentação da coluna cervical.

Após os primeiros cuidados e estando o paciente adequadamente ventilado e hemodinamicamente estável, serão realizados os exames radiográficos da região supostamente comprometida.

O tratamento das fraturas da coluna vertebral no paciente politraumatizado tende a ser mais imediato e mais intervencionista, fazendo com que lesões que isoladamente seriam tratadas de modo conservador sejam tratadas cirurgicamente. Tal atitude visa à melhoria das condições de manipulação do paciente e início mais precoce de sua reabilitação.

As lesões traumáticas da coluna cervical podem ocorrer em uma série de diferentes mecanismos de trauma, desde pequenas quedas de própria altura até grandes acidentes de trânsito, com trauma de alta energia. Em nosso serviço, as causas mais freqüentes das lesões fechadas são: acidentes de trânsito, quedas e mergulho em local raso.

TRAUMA RAQUIMEDULAR

DEFINIÇÃO

A história do trauma raquimedular pode ser dividida em agudo ou crônico e também em primário ou secundário. Tanto o primário quanto o secundário podem ter fases agudas e crônicas.

A lesão primária é ocasionada pela transferência da energia cinética para a substância da medula espinal, pelo rompimento dos axônios, por danos das células nervosas e pela ruptura dos vasos sangüíneos. Durante as 8 primeiras horas após o trauma ocorrem hemorragia e necrose na substância central da medula (cinzenta). Após isso temos migração de células gliais e edema no local da lesão, com sua cicatrização.

A lesão secundária resulta da isquemia causada pela redução do fluxo sangüíneo para o segmento danificado. Essa redução pode ser causada por uma alteração do canal vertebral, hemorragia ou edema significantes.

A cicatriz formada no local da lesão pelas células gliais leva a uma lesão crônica, pois não só inibe o crescimento axonal fisicamente como libera substâncias que inibem o seu crescimento. Pequenos cistos podem ser encontrados no local, levando em alguns pacientes a uma siringomielia pós-traumática.

CLASSIFICAÇÃO

O prognóstico de um trauma raquimedular só pode ser definido após as primeiras 24 horas, quando termina o chamado "choque medular", período de arreflexia, paralisia motora e perda da sensibilidade. Este choque medular pode ser definido como uma interrupção fisiológica da condução nervosa pela medula, que é demonstrada fisicamente pela ausência do reflexo bulbocavernoso. Este reflexo é testado fazendo um estímulo na glande ou no clitóris e checando se há ou não contração do esfíncter anal. Quando a contração ocorrer, é sinal de que o paciente já está fora do choque medular.

Após a saída do choque, deve-se examinar detalhadamente o paciente para se identificar o nível neurológico da lesão. Para isso, deve-se medir a sensibilidade e a motricidade do paciente. Atualmente o padrão internacional tem como base uma tabela da ASIA (American Spinal Injury Association) que sistematiza o exame neurológico em dermátomos e miótomos-chaves e atribuem uma pontuação para cada item.

A força motora é medida em uma escala que varia de 0 a 5 pontos por grupo muscular:

- 0 – quando não ocorre nem fasciculação muscular.
- 1 ponto – quando temos fasciculação, mas não movimentação.
- 2 pontos – quando temos movimentação em um plano horizontal que não vence a gravidade.
- 3 pontos – uma movimentação que vence a gravidade, porém não vence nenhuma resistência.
- 4 pontos – uma movimentação que vence alguma resistência.
- 5 pontos – a força muscular normal.

- C5 – flexão do cotovelo
- C6 – extensão do punho
- C7 – extensão dos dedos
- C8 – flexão dos dedos
- T1 – abdução dos dedos
- L2 – flexão do quadril
- L3 – extensão da coxa
- L4 – dorsiflexão do pé
- L5 – extensão do hálux
- S1 – flexão plantar

A sensibilidade é testada de acordo com os dermátomos e é dividida em ausente (0); presente, porém com sensação de formigamento (1 ponto); e normal ou completa (2 pontos).

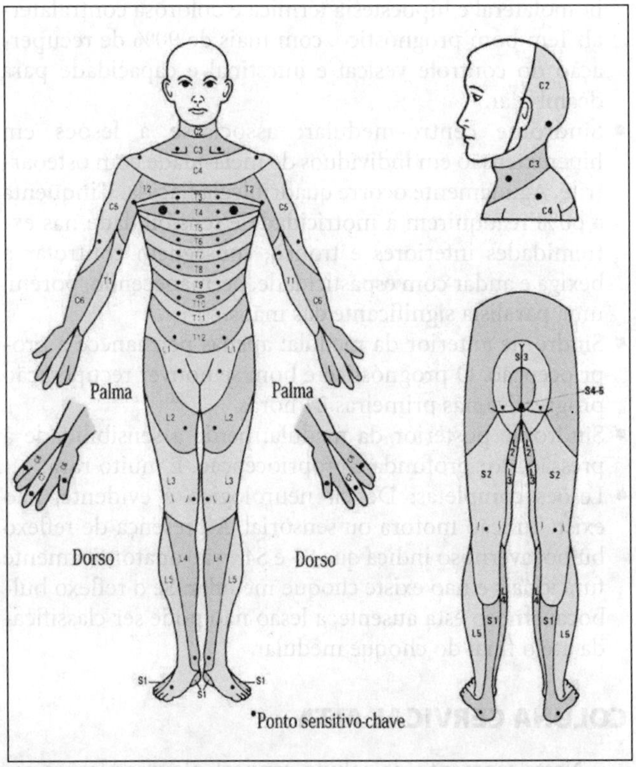

Figura 89.1 – Esquema de exame físico dos níveis sensitivos.

O nível neurológico da lesão é o último nível normal (tanto em força muscular quanto em sensibilidade) do paciente. Se abaixo deste nível não houver nenhuma função motora ou sensitiva, a lesão é considerada completa. Caso haja abaixo do nível neurológico uma preservação parcial tanto da função motora ou da função sensitiva, a lesão é considerada incompleta. Vale a pena relembrar que isso só pode ser dito após o fim do choque medular, ou seja, quando o reflexo bulbocavernoso estiver presente.

Existe uma outra escala de deficiência descrita por Frankel que é rotineiramente usada no seguimento clínico dos lesados medulares para avaliar possíveis recuperações

- A – Completa – não há função motora ou sensitiva abaixo da lesão.
- B – Incompleta – há função sensitiva, porém não há função motora abaixo do nível da lesão.

- C – Incompleta – há função sensitiva e função motora não-funcional abaixo do nível da lesão.
- D – Incompleta – há função sensitiva e motora funcional abaixo do nível da lesão.
- E – Normal – as funções sensitivas e motoras estão normais abaixo do nível da lesão.

TIPOS DE LESÕES NEUROLÓGICAS

- Lesão de raízes: espera-se que ocorra recuperação pelo menos parcial.
- Lesão medular incompleta: pode ou não haver recuperação dos déficits. Quanto maior e mais rápida a recuperação melhor o prognóstico.
- Lesão de Brown Sequard: hemissecção medular. Paralisia homolateral e hipoestesia térmica e dolorosa contralateral. Tem bom prognóstico, com mais de 90% de recuperação do controle vesical e intestinal e capacidade para deambular.
- Síndrome centro-medular: associa-se a lesões em hiperextensão em indivíduos de meia-idade com osteoartrite. Agudamente ocorre quadriplegia flácida. Cinqüenta a 60% readquirem a motricidade e sensibilidade nas extremidades inferiores e tronco, conseguem controlar a bexiga e andar com espasticidade, permanecendo, porém, uma paralisia significante das mãos.
- Síndrome anterior da medula: apenas permanece a propriocepção. O prognóstico é bom se houver recuperação progressiva nas primeiras 24 horas.
- Síndrome posterior da medula: perde a sensibilidade à pressão, dor profunda e propriocepção. É muito rara.
- Lesões completas: Déficit neurológico é evidente, não existe função motora ou sensorial. A presença de reflexo bulbocavernoso indica que S3 e S4 e são anatomicamente funcionais e não existe choque medular. Se o reflexo bulbocavernoso está ausente, a lesão não pode ser classificada até o final do choque medular.

COLUNA CERVICAL ALTA

Neste segmento da coluna cervical, algumas lesões características ocorrem, apresentando evolução e tratamento diferentes e serão analisadas individualmente: fraturas do côndilo occipital, fratura do atlas, luxações C1-C2, fraturas do dente do áxis (processo odontóide) e fraturas do "enforcado".

FRATURAS DO CÔNDILO OCCIPITAL

A primeira descrição de fratura do côndilo occipital citada na literatura é a de Bell, em 1817, que observou um caso em um paciente jovem, vítima de trauma cranioencefálico. Somente em 1900 encontra-se a segunda publicação médica, de autoria de Kissinger, referente a esse tipo de fratura, também na forma de apresentação de caso clínico. O estudo da afecção se seguiu com as publicações de Ahlgren et al., em 1962 e 1964, e de Schliak e Schaefer, em 1965. Em 1974, Wackenhein apresentou à comunidade médica mais seis casos de fratura de côndilo occipital, e Bolander, em 1978, mais dois casos. Desde então pôde-se encontrar mais 11 casos descritos na literatura, perfazendo um total de 26 casos, caracterizando-se este tipo de fratura como bastante raro.

Em 1957, Werne apresentou estudo realizado no Departamento de Medicina Forense de Lund, Suécia, envolvendo anatomia, aspectos radiológicos e análise biomecânica dos ligamentos da porção superior da coluna cervical. Werne examinou espécimes de 28 indivíduos que haviam falecido em função do que ele chamou de "violência da aceleração", incluindo fraturas de base de crânio que se estendiam ao forame occipital e fraturas dos côndilos occipitais, por compressão ou avulsão.

Em 1986, Dvorak e Panjabi publicaram seu estudo da anatomia funcional dos ligamentos alares, e em 1988 Anderson e Montesano propuseram uma classificação para as fraturas do côndilo occipital.

As fraturas do côndilo occipital são de tratamento conservador, evoluindo de forma bastante favorável se não forem associadas a outras lesões como as devidas ao trauma cranioencefálico e às fraturas de vértebras cervicais. A despeito desse fato, são de difícil diagnóstico se não houver a suspeita de existência delas e utilização de método de diagnóstico adequado para a sua identificação.

Anatomia e biomecânica

As lesões traumáticas da coluna cervical alta devem ser estudadas separadamente das lesões localizadas no segmento inferior da coluna cervical, pois apresentam características anatômicas e biomecânicas totalmente diferentes entre si. O conjunto formado pelas duas primeiras vértebras cervicais associadas ao occipital tem sido conceituado como unidade cervicocrânio, havendo uma série de lesões, bastante características, que ocorrem exclusivamente nesta região da coluna, justificando-se uma revisão da anatomia e biomecânica deste segmento para uma melhor compreensão das afecções traumáticas que aí podem ocorrer.

Os côndilos occipitais são as partes laterais do osso occipital. Este é constituído de quatro partes, a saber: a basilar, anteriormente; as laterais ou condilares; e uma escamosa, posteriormente. A parte basilar, bastante fina na região foraminal, estende-se anteriormente em formato quadrangular até se unir ao osso esfenoidal, por articulação cartilaginosa que se ossifica por volta dos 25 anos de idade. Os côndilos aproximam-se entre si anteriormente ao forame magno; ínfero-lateralmente estão as superfícies articulares para as facetas do atlas. Na borda medial do côndilo há uma incisura ou tubérculo para a inserção do ligamento alar e, em sua base, encontra-se o canal para o nervo hipoglosso. Póstero-lateralmente aos côndilos há um processo jugular e sua incisura, por onde passam a veia jugular interna e o IX, o X e o XI pares de nervos cranianos.

Articulando-se com os côndilos occipitais está a primeira vértebra cervical, o atlas, que não apresenta corpo vertebral, sendo formado por arcos anterior e posterior e duas massas laterais, sendo estas as porções a articularem com o occipício, por meio da faceta articular superior. Articula-se com o áxis a segunda vértebra cervical, por meio de sua faceta articular inferior. O áxis apresenta lâmina, pedículo, processo espinhoso, processos transversos e forames tal qual as demais vértebras cervicais, com algumas diferenças quanto às proporções dessas mesmas estruturas. Observa-se, no entanto, sobre seu corpo, o processo odontóide ou dente do áxis, literalmente o pivô da articulação atlantoaxial. Nesta articulação se dá aproximadamente 50% do movimento de rotação da cabeça.

Os movimentos possíveis no segmento occipto-atlanto-axial são estabilizados por um conjunto de ligamentos e pela membrana tectorial. A membrana tectorial, o ligamento nucal, o ligamento longitudinal posterior e o ligamento cruciforme conferem estabilidade regional ao movimento de flexão da porção superior da coluna cervical. A estabilidade aos movimentos de rotação e inclinação lateral é conferida pelos ligamentos alares. A rotação da cabeça para a direita é limitada pelo ligamento alar esquerdo e vice-versa, conforme esclarecem Dvorak e Panjabi, e, durante a inclinação da cabeça para um lado, a porção occipital do ligamento alar do mesmo lado está relaxada e a porção mais próxima ao atlas está estirada. O atlas move-se na mesma direção da inclinação, porém não se observa sua rotação. O movimento de extensão da parte superior da coluna cervical é limitado principalmente pela porção transversa dos ligamentos alares. Quando se adiciona ao movimento de rotação da cabeça o movimento de flexão, há estiramento máximo dos ligamentos alares, com maior vulnerabilidade de lesão, conforme relataram Dvorak e Panjabi.

Etiologia e fisiopatologia

Em revisão da literatura, podem-se observar pontos comuns nas histórias naturais das fraturas de côndilo occipital, tais como mecanismo de trauma, gênero, faixa etária acometida, tipos de fratura, métodos diagnósticos, tratamento, comprometimento de estruturas vizinhas e evolução após o tratamento.

Em geral, esse tipo de fratura é causado por acidentes envolvendo traumas de grande energia, como acidentes automobilísticos, na grande maioria dos casos, e acidentes ocorridos na prática esportiva. Em função dos próprios tipos de fatores causais, mormente são acometidos os indivíduos jovens, na segunda e terceira décadas de vida, principalmente os do sexo masculino. Há, na literatura, casos descritos acometendo indivíduos mais idosos, crianças e mulheres; no entanto, essas fraturas resultaram também de acidentes automobilísticos.

Classificação

As fraturas do côndilo occipital classificam-se, conforme proposta de Anderson e Montesano em publicação do ano de 1988, segundo a anatomia regional, a biomecânica das estruturas envolvidas e suas morfologias (Figura 89.2).

Apresentam-se três grupos de fraturas de côndilo occipital. Em um primeiro grupo (tipo I), observa-se fratura impactada do côndilo occipital, tendo como mecanismo de trauma a carga axial do crânio sobre o atlas. Nesta há comunicação do côndilo occipital sem ou com mínimo desvio dos fragmentos em direção ao forame magno. A membrana tectorial encontra-se intacta, bem como o ligamento alar contralateral à fratura, garantindo sua estabilidade. Em um segundo grupo (tipo II), tem-se a fratura do côndilo occipital como parte de uma fratura da base do crânio que se apresenta com traço em direção ao forame magno. É fratura causada por trauma direto regional e é estável em função da integridade dos ligamentos alares e da membrana tectorial. O terceiro grupo (tipo III) traz a fratura-avulsão do côndilo occipital pelo ligamento alar, causada por rotação ou inclinação lateral da cabeça ou pela associação dos dois movimentos. Neste caso, em virtude da lesão do ligamento alar contralateral e da membrana tectorial, observa-se uma lesão potencialmente instável.

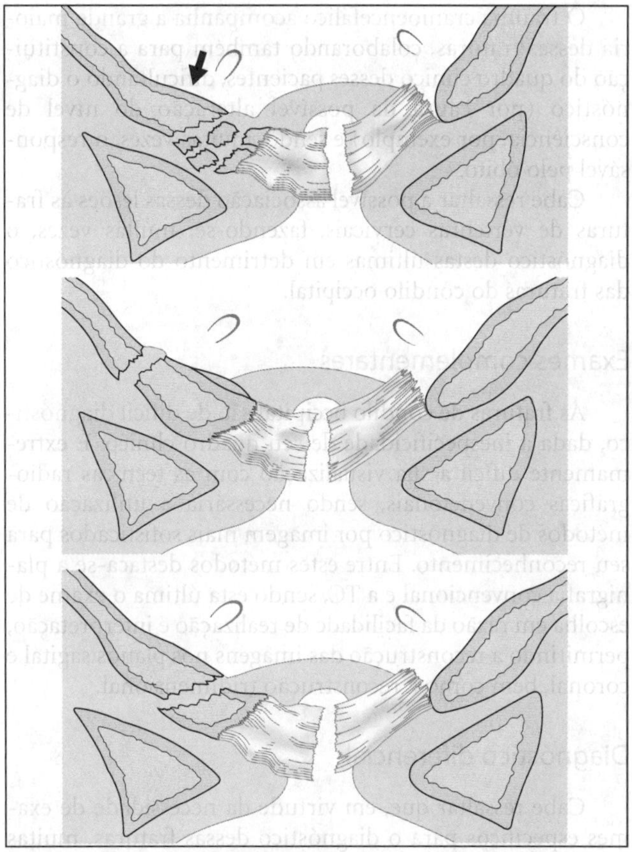

Figura 89.2 – Esquema de classificação de Anderson e Montesano.

Achados clínicos

O quadro clínico das fraturas do côndilo occipital é bastante inespecífico, queixando-se o paciente, em geral, apenas de dor na face posterior do pescoço e de espasmos da musculatura paravertebral cervical, dificultando, assim, o diagnóstico destas. Raramente se pode observar paralisia dos IX, X e XI pares cranianos. Esta sintomatologia é atribuída ao grande potencial apresentado por esse tipo de fratura para o comprometimento do canal hipoglosso que se encontra na base do côndilo occipital. Ainda, as laterais dos côndilos formam o processo jugular, que contém o sulco jugular, que está associado à porção correspondente do osso temporal e forma o forame jugular, o qual transmite a veia jugular interna e os pares cranianos já citados.

O trauma cranioencefálico acompanha a grande maioria dessas fraturas, colaborando também para a constituição do quadro clínico desses pacientes, dificultando o diagnóstico (por causa da possível alteração do nível de consciência, por exemplo) e sendo, muitas vezes, o responsável pelo óbito.

Cabe ressaltar a possível associação dessas lesões às fraturas de vértebras cervicais, fazendo-se, muitas vezes, o diagnóstico destas últimas em detrimento do diagnóstico das fraturas do côndilo occipital.

Exames complementares

As fraturas de côndilo occipital são de difícil diagnóstico, dada a inespecificidade de seu quadro clínico. É extremamente difícil a sua visualização com as técnicas radiográficas convencionais, sendo necessária a utilização de métodos de diagnóstico por imagem mais sofisticados para seu reconhecimento. Entre estes métodos destaca-se a planigrafia convencional e a TC, sendo esta última o exame de escolha em razão da facilidade de realização e interpretação, permitindo a reconstrução das imagens nos planos sagital e coronal, bem como a reconstrução tridimensional.

Diagnóstico diferencial

Cabe ressaltar que, em virtude da necessidade de exames específicos para o diagnóstico dessas fraturas, muitas vezes elas passam desapercebidas, apresentando, o paciente, quadro de dor persistente na região cervical posterior, acompanhado de espasmo muscular por longo período sem que se suspeite da existência da lesão. Outra situação bastante comum é o diagnóstico dessas fraturas como achado de exames para verificação de quaisquer outras lesões do segmento craniocervical, como fratura do processo odontóide, fratura da base do crânio e outros.

A transição occipitocervical deve ser avaliada com extrema atenção, especialmente nos pacientes que apresentam traumatismos de face e crânio associados (Figura 89.3).

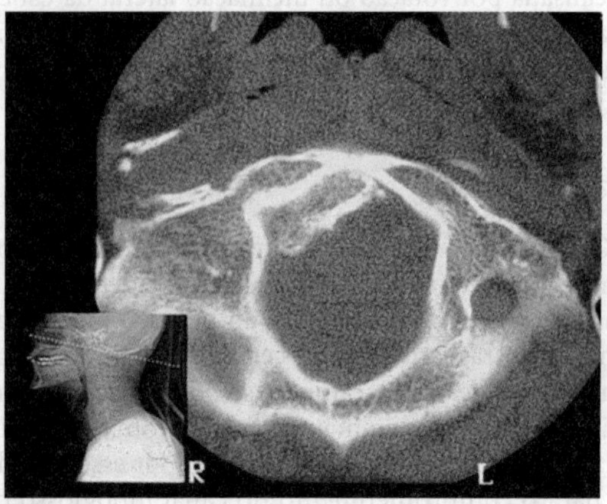

Figura 89.3 – Corte tomográfico evidenciando fratura do tipo III.

Tratamento

O tratamento conservador das fraturas do côndilo occipital evolui com bons resultados, ficando o paciente livre de dor cervical, mantendo o arco total de movimento do segmento envolvido, em média após três meses de tratamento. Preconiza-se o uso do colar tipo Philadelphia para os casos classificados como tipo I ou II de Anderson e Montesano e uma imobilização mais rígida, como halogesso ou gesso tipo Minerva para as fraturas classificadas como tipo III.

As lesões dos pares cranianos devem ser tratadas com corticoterapia inicial e, com esta, associada à imobilização, observa-se recuperação espontânea da função desses nervos em alguns dias, caracterizando neuropraxia deles.

Prognóstico

O prognóstico isolado dessas lesões é absolutamente favorável. Deve-se, no entanto, atentar às lesões associadas, como o trauma cranioencefálico, as fraturas de vértebras cervicais e as lesões medulares neste mesmo nível, pois estes seriam, no caso de estarem presentes, os fatores determinantes na evolução e prognóstico dos pacientes. Como se trata de fratura intra-articular, alguns desses acidentes podem evoluir com dor na região occipital posterior do tipo cefaléia cervicogênica.

FRATURAS E LUXAÇÕES DE C_1 E C_2

As fraturas osteoarticulares traumáticas das duas primeiras vértebras cervicais diferem das demais em razão de suas particularidades anatômicas.

O atlas não tem corpo vertebral, sendo constituído por dois arcos ósseos, um anterior e um posterior e, entre eles, as massas laterais. Não há processo espinhoso desenvolvido na união das hemilâminas posteriores, mas um pequeno tubérculo dorsal.

Nas massas laterais existem as superfícies articulares superiores em articulação com o osso occipital e as inferiores para com o áxis.

Na face medial de cada massa lateral se insere o ligamento transverso que divide o forame delimitado pelos arcos e massas laterais em dois segmentos: o anterior, no qual se localiza o dente do áxis; e o posterior, no qual passa a medula.

O áxis tem como particularidade na superfície cranial do corpo vertebral o dente do áxis, que se localiza no segmento anterior do forame do atlas, entre o seu arco anterior e o ligamento transverso.

Fratura do atlas

Uma compressão axial (vertical) do crânio sobre o atlas força-o sobre o áxis, determinando a sua ruptura nos pontos mais fracos, que são os arcos anterior e posterior, com conseqüente afastamento das massas laterais, o que constitui a denominada fratura de Jefferson.

Podem aparecer também fraturas isoladas do arco posterior, que são consideradas resultantes da compressão vertical sobre a cabeça em extensão.

A pressão exercida sobre o atlas pode não só determinar a fratura dos arcos como também a ruptura do ligamento transverso, que é a principal estrutura a assegurar a estabilidade anterior dessa vértebra, impedindo o seu escorregamento sobre o áxis (Figura 89.4).

Nas fraturas de Jefferson é fundamental para o prognóstico saber se houve ou não a ruptura do ligamento transverso.

Nas radiografias de frente o diagnóstico é feito pela observação da articulação C_1-C_2. Normalmente deve haver continuidade da linha vertical traçada sobre as margens laterais das massas laterais do atlas, e dos maciços articulares do áxis; quando há fratura dos arcos anterior e posterior do atlas, essa continuidade desaparece por causa do afastamento das massas laterais.

Resta saber até quando o afastamento é compatível com a integridade do ligamento transverso. Estudos experimentais em cadáveres demonstram que, se o afastamento for maior do que 7 mm, houve ruptura do ligamento (Figura 89.5).

Se ocorrer ruptura, haverá instabilidade C_1-C_2, que permanecerá mesmo após a consolidação das fraturas dos arcos, o que facilitará a ocorrência de luxação C_1-C_2, mesmo com pequenos traumatismos (Figura 89.6).

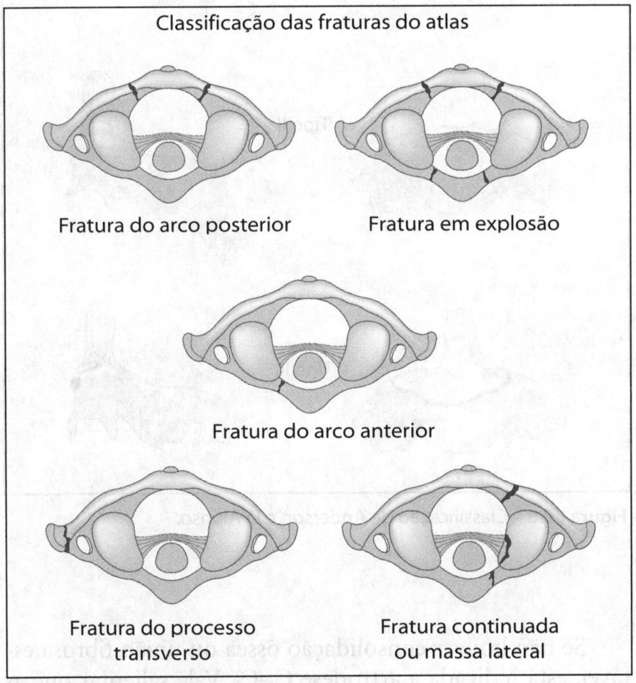

Figura 89.4 – Classificação das fraturas do atlas.

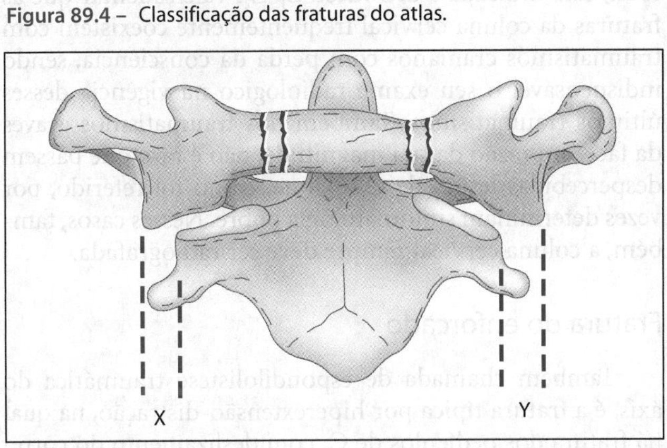

Figura 89.5 – Método de Spencer.

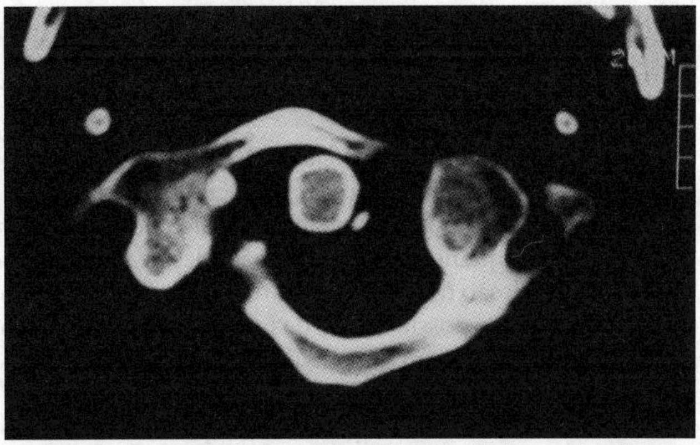

Figura 89.6 – Corte axial tomográfico evidenciando fratura de atlas com grande desvio das massas laterais indicando instabilidade.

O tratamento indicado na fratura de Jefferson é a redução por tração craniana e a imobilização por 3 a 4 meses.

Nos casos em que houver ruptura do ligamento transverso será necessária a artrodese occipitocervical imediata, o que abrevia o tratamento, mas condiciona limitação também da flexão.

Por vezes, o estudo radiográfico rotineiro da fratura de Jefferson apenas revela a fratura do arco posterior, só aparecendo a do arco anterior na TC.

Luxação atlas-áxis

As luxações entre o occipital e o atlas com sobrevida dos pacientes são excepcionais. Não temos experiência pessoal na observação desses casos e são raríssimos os relatos na literatura.

As luxações C_1-C_2 puras, isto é, sem fratura do dente do áxis, também são raras porque só são possíveis por um violento mecanismo de flexão com ruptura do ligamento transverso, havendo projeção do dente do áxis para o canal neutral, com traumatismo medular geralmente incompatível com a vida.

Mais freqüentemente são as subluxações determinadas por instabilidade já existente, como nas displasias do dente do áxis, artrite reumatóide etc.

O diagnóstico radiográfico da luxação C_1-C_2 é feito especialmente na projeção de perfil, quando a distância entre a margem posterior do arco anterior do atlas e a margem anterior do dente do áxis for maior do que 3 mm no adulto e 5 mm na criança; havendo dúvida é interessante fazer radiografias na incidência de perfil em flexão e extensão, quando normalmente não deverá haver diferença significativa da distância referida; neste estudo dinâmico, especialmente quando há suspeita de luxação, não esquecer os cuidados já anteriormente referidos. Nas projeções ântero-posteriores não aparecerão normalmente as fendas articulares entre as massas laterais do atlas e as superiores articulares do áxis, mas a superposição delas.

Na luxação C_1-C_2 não levamos em consideração o tratamento incruento; o tratamento será sempre cirúrgico, quando após a redução são feitos o amarrilho metálico e a artrodese entre os arcos posteriores de C_1-C_2.

Fraturas do dente do áxis

As fraturas do dente do áxis podem ou não apresentar desvio.

O seu mecanismo é pouco claro. Os estudos biomecânicos sugerem que ocorram por forças de cisalhamento.

Se houver componente de hiperflexão, pode ocorrer desvio anterior, quando existirá também deslocamento anterior do atlas, lesão denominada fratura-luxação C_1-C_2. No caso, haverá maior possibilidade de integridade medular do que na luxação pura, em virtude de a probabilidade de sobrevida ser muito maior.

Se o mecanismo for a hiperextensão, poderá haver desvio posterior.

No estudo radiográfico, nas fraturas sem desvio, seja na projeção ântero-posterior, seja na de perfil, apenas se verá o traço de fratura do dente do áxis; e nas fraturas com desvio, será vista com desvio do fragmento distal e o escorregamento do atlas. Nas fraturas sem desvio, por vezes é muito difícil que se veja o traço de fratura, só sendo possível o diagnóstico pela planigrafia.

Ainda quanto ao diagnóstico radiológico das fraturas sem desvio, deve-se acrescentar que carece haver cuidado especial com as crianças, quando ainda não ocorreu ossificação completa da vértebra. A ossificação do corpo do áxis começa no quinto mês de vida intra-uterina, geralmente por um centro; e o dente do áxis na mesma época, por dois centros que se fundem ao nascimento, quando encontraremos apenas dois centros, um para o corpo vertebral e um para o dente do áxis. Portanto, radiologicamente, na criança, o dente e o corpo do áxis estão separados por uma faixa de tecido transparente ao raio X, que progressivamente vai estreitando, até desaparecer aos 10-11 anos, quando o dente e o corpo do áxis se fundem, o que raramente não se completa em idades maiores. A não-fusão do dente do áxis pode simular uma fratura sem desvio. Os pacientes com fratura do dente do áxis freqüentemente têm queixas pobres, apenas de cervicalgia pouco intensa e certa dificuldade para a movimentação do pescoço, não raramente procurando tratamento vários dias depois do acidente. Algumas vezes procuram tratamento referindo dor violenta, grande dificuldade à movimentação e suportando a cabeça com as mãos. Sinais neurológicos só aparecem numa pequena minoria (Figura 89.7).

É importante para o prognóstico observar a localização da fratura. Anderson e D'Alonso elaboraram uma classificação relacionando a altura do traço com o prognóstico (Figura 89.8).

Tipo I – Fratura do ápice do dente do áxis
Tipo II – Fratura da base do dente do áxis
Tipo III – Fratura atingindo o corpo do áxis

As fraturas do tipo I não apresentam problemas quanto à consolidação, as do tipo III costumam consolidar bem e as do tipo II são as de mais difícil consolidação.

O tratamento consiste na redação, que é feita geralmente por tração e imobilização, que no tipo II deverá ir até 4-5 meses e, freqüentemente, mais.

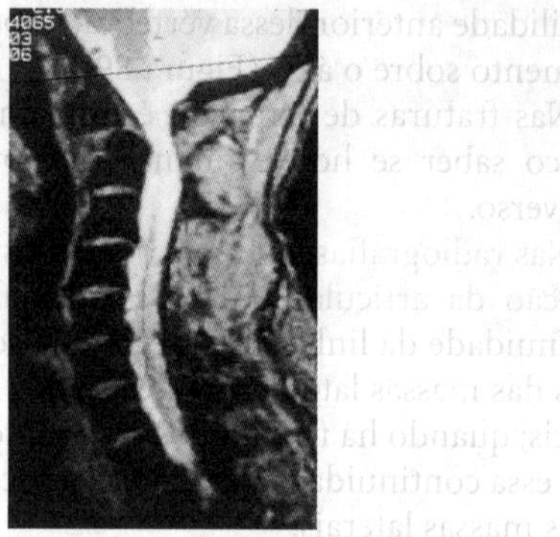

Figura 89.7 – Fratura do odontóide com desvio visualizada na ressonância magnética.

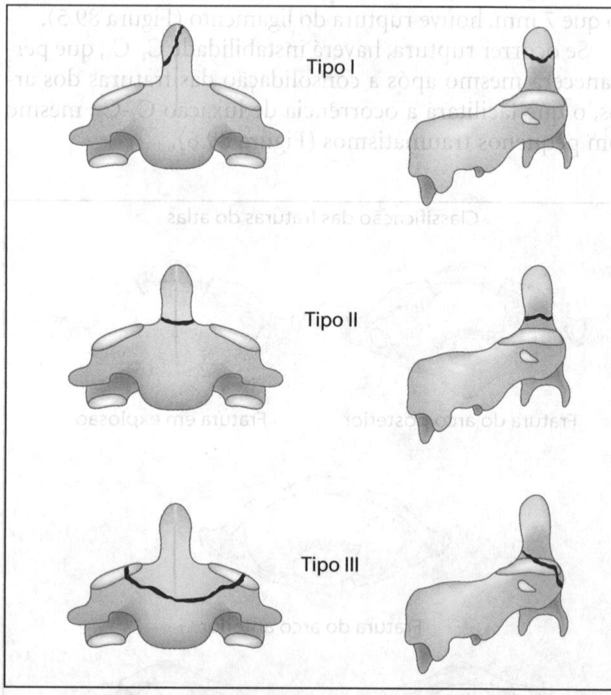

Figura 89.8 – Classificação de Anderson e D´Alonso.

Se não houver consolidação óssea ou união fibrosa estável, está indicada a artrodese C_1-C_2. Vale salientar que as fraturas da coluna cervical freqüentemente coexistem com traumatismos cranianos com perda da consciência, sendo indispensável o seu exame radiológico na vigência desses últimos traumatismos. Também nos traumatismos graves da face, em razão da sua magnitude, não é raro que passem despercebidas lesões de C_1-C_2 que, como foi referido, por vezes determinam sintomatologia pobre. Nesses casos, também, a coluna cervical sempre deve ser radiografada.

Fratura do enforcado

Também chamada de espondilolistese traumática do áxis, é a fratura típica por hiperextensão-distração, na qual há fratura dos pedículos de C_2 com deslizamento do corpo dessa vértebra sobre C_3.

Essa fratura, apesar do grande escorregamento de C_2 sobre C_3 que freqüentemente aparece, muito raramente condiciona lesão medular, porque ela, ao contrário de produzir um estreitamento do canal espinhal, leva a um alargamento deste (Figura 89.8).

A sua redução por tração consegue-se geralmente com facilidade, ao que deverá seguir imobilização com aparelho gessado do tipo Minerva por cerca de 3 meses. Quando não há desvio ou este é muito discreto, pode ser feita a imobilização de imediato sem redução.

Alguns autores preconizam a artrodese com freqüência nessas fraturas, o que, a nosso ver, só está indicado na ausência de consolidação, o que é raro.

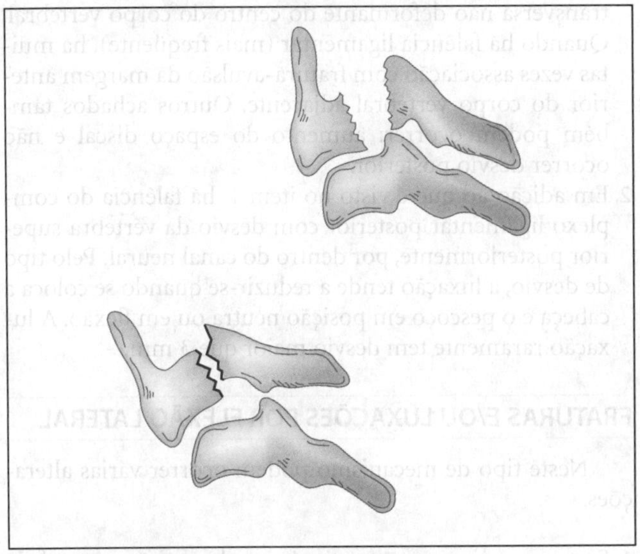

Figura 89.9 – Classificação das fraturas do enforcado.

FRATURAS E LUXAÇÕES DA COLUNA CERVICAL BAIXA

Basicamente, as lesões podem ser divididas em seis tipos: compressão-flexão, compressão vertical, distração-flexão, compressão-extensão, distração-extensão e flexão lateral.

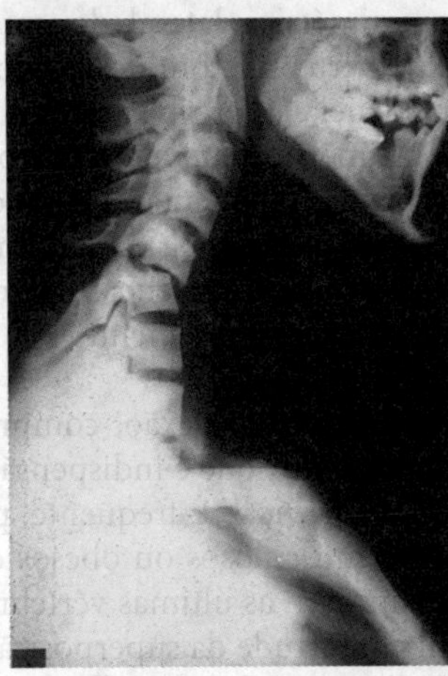

Figura 89.10 – Fratura – luxação C_5-C_6. Notar a abertura do espaço interespinhoso.

FRATURAS POR COMPRESSÃO-FLEXÃO

Nesse tipo de mecanismo podemos encontrar várias situações.

1. Afilamento da margem vertebral ântero-superior, com aspecto arredondado no seu contorno. Não há falência do complexo ligamentar posterior.
2. Obliqüidade da porção anterior do corpo vertebral:
   - perda da altura do corpo vertebral na porção anterior ou central;
   - porção ântero-inferior do corpo vertebral com a aparência de um "bico" (afilado);
   - pode existir aumento da concavidade do platô inferior da vértebra e fratura vertical do centro da vértebra.
3. A terceira linha de fratura passa obliquamente da superfície anterior pelo centro da vértebra até a placa subcondral inferior. É o tipo de fratura em forma triangular que ocorre onde houve o afilamento da vértebra (bico).
4. Em adição à deformidade do centro da vértebra e à fratura da porção afilada da vértebra, ocorre uma subluxação (leve – menor do que 3 mm) na margem ínfero-posterior da vértebra para dentro do canal neural, no segmento em estudo.
5. O mesmo que ocorre no item 3: luxação da porção posterior da vértebra para o interior do canal neural. O arco vertebral permanece intacto. As facetas apresentam-se separadas. Há um aumento da distância entre os processos espinhosos. Tal luxação indica falência posterior do complexo ligamentar anterior e de todo o complexo ligamentar posterior. O afilamento anterior da vértebra permanece. A margem póstero-inferior da vértebra superior pode se aproximar da vértebra subjacente.

FRATURAS POR COMPRESSÃO VERTICAL

Neste tipo de mecanismo podemos encontrar várias situações.

1. Fratura da superfície superior ou inferior com deformidade em cúpula. A fratura é inicialmente mais central que anterior. Não há falência do complexo ligamentar anterior ou posterior.
2. Fratura tanto da superfície superior como da inferior com deformidade do tipo côncava. Pode haver linhas de fraturas no nível da porção central da vértebra, mas o desvio é mínimo.
3. Progressão da lesão vista no item 2. Ocorre então uma diminuição da porção central da vértebra, com os fragmentos desviados perifericamente em múltiplas direções, inclusive para o canal neural.

Os fragmentos podem ser poucos e grandes, dando a aparência da fratura vertical vista no tipo de compressão-flexão ou, mais freqüentemente, apresentam grandes comunicações, com falência do centro da vértebra. A porção posterior do corpo vertebral, fraturado, pode estar luxada para o interior do canal neural. O arco vertebral pode estar intacto, sem evidências de falência ligamentar ou pode estar cominuído, com evidência de falência do complexo ligamentar posterior entre a vértebra fraturada e a subjacente por aumento do ângulo de cifose.

FRATURAS POR FLEXÃO-DISTRAÇÃO

Nestes tipos de fraturas podemos encontrar várias situações, dependendo da força de ação do mecanismo.

1. Falência do complexo ligamentar posterior, com subluxação, aumento da divergência dos processos espinhosos no nível da lesão. Arrancamento da margem ântero-superior da vértebra ou arredondamento da vértebra, como se vê no tipo compressão-flexão.
2. Luxação unifacetária. O grau de falência dos ligamentos posteriores pode variar, de parcial até (mais raro) de ambos os complexos ligamentares anterior e posterior. A subluxação da faceta oposta à faceta luxada sugere lesão ligamentar grave. Nestes casos precisam ser realizados raios X dinâmicos para avaliar a extensão da lesão, sempre com a presença do médico. Pode haver uma pequena espícula óssea posteriormente ao processo articular luxado para a frente, e uma listese rotatória pode ser vista por um estudo radiográfico em incidência ântero-posterior, por aumento do espaço da articulação uncovertebral no lado da luxação e desvio do processo espinhoso para o lado a luxação.
3. Luxação bifacetária com desvio anterior de aproximadamente 50% dos corpos vertebrais. As superfícies posteriores dos processos articulares da vértebra superior ficam contra as superfícies anteriores dos processos articulares da vértebra inferior ou numa posição a cavaleiro. Pode haver ou não arrancamento da margem ântero-superior da vértebra inferior, ficando como contornos arredondados.
4. Vértebra flutuante (grande instabilidade do segmento motor) ou luxação do corno vertebral totalmente anteriorizado.

FRATURAS E/OU LUXAÇÕES POR COMPRESSÃO-EXTENSÃO

Neste tipo de mecanismo podem ocorrer vários graus de alterações com relação ao segmento atingido.

1. Fratura do arco vertebral unilateral com ou sem desvio rotatório anterior do corpo vertebral. Na falência do arco posterior podem ocorrer traço de fratura por meio do processo articular, compressão do processo articular, fratura da lâmina ou do pedículo ipsolateral ou a combinação de fraturas ipsolaterais do pedículo e processo articular.
2. Fraturas bilaminares sem evidência de outras lesões. Podem ocorrer em vários níveis contíguos.
3. Estágio hipotético (entre os tipos leve e grave) com fraturas dos processos articulares; pedículos; lâminas ou outra combinação de fratura bilateral do arco vertebral, sem desvio.
4. Estágio hipotético – o mesmo que no item 3 – com desvio anterior parcial do corpo vertebral.
5. Fratura bilateral do arco com todo o corpo vertebral desviado anteriormente. A porção posterior não se desvia, o que desvia é a porção anterior do arco junto com a porção posterior do corpo vertebral. Ocorre uma falência do complexo ligamentar em dois níveis: posteriormente entre a vértebra subjacente e a vértebra fraturada e anteriormente entre a vértebra subjacente e a vértebra fraturada. A porção ântero-superior do entro do corpo vertebral subjacente é caracteristicamente partida.

FRATURAS E/OU LUXAÇÕES POR DISTRAÇÃO-EXTENSÃO

Neste tipo de mecanismo podem ocorrer os mais variados tipos de alterações.

1. Falência do complexo ligamentar anterior ou fratura transversa não deformante do centro do corpo vertebral. Quando há falência ligamentar (mais freqüente), há muitas vezes associação com fratura-avulsão da margem anterior do corpo vertebral adjacente. Outros achados também podem ocorrer: aumento do espaço discal e não ocorrer desvio posterior.
2. Em adição ao que é visto no item 1, há falência do complexo ligamentar posterior com desvio da vértebra superior posteriormente, por dentro do canal neural. Pelo tipo de desvio, a luxação tende a reduzir-se quando se coloca a cabeça e o pescoço em posição neutra ou em flexão. A luxação raramente tem desvio maior que 3 mm.

FRATURAS E/OU LUXAÇÕES POR FLEXÃO LATERAL

Neste tipo de mecanismo podem ocorrer várias alterações.

1. Fratura – compressão assimétrica da porção central da vértebra com fratura do arco do lado ipsolateral, sem desvio do arco, no estudo radiográfico na incidência ântero-posterior. Incidências especiais de raios X ou tomografia podem mostrar compressão do processo articular ou cominuição do ângulo do arco vertebral. A compressão assimétrica do corpo vertebral pode aparecer como uma fratura uncovertebral com colapso, ou por uma fratura vertical do centro da vértebra.
2. Ocorrem ambas:
   - Compressão assimétrica lateral do corpo vertebral e fratura do arco vertebral com desvio no estudo radiográfico na incidência ântero-posterior.
   - Compressão assimétrica lateral do entro do corpo vertebral com falência ligamentar no lado contralateral com separação do processo articular. Em alguns casos, ambas (fratura do arco e falência ligamentar) podem estar presentes concomitantemente.

Tanto no mecanismo de flexão, compressão axial ou distração devemos destacar que é indispensável a visualização de toda a coluna cervical. É freqüente, principalmente em pacientes muito musculosos ou obesos e com pescoço curto, não se visualizarem as últimas vértebras cervicais na projeção de perfil em virtude da superposição dos ombros. Nestes casos, é indispensável que se façam as radiografias, tracionando caudalmente os membros superiores. Por vezes isso é insuficiente, tornando-se necessárias planigrafias convencionais, TC ou RM.

Ainda quanto à técnica radiográfica, na ausência de visualização de lesões osteoarticulares, é indispensável que se façam radiografias dinâmicas, quando não raramente se evidenciam pinçamento, discretos escorregamentos e subluxações. Devemos destacar que o estudo dinâmico deverá ser feito com a presença do médico, que orientará os movimentos de flexão e extensão de modo que estes não sejam danosos.

Outra classificação mundialmente empregada é a de Magerl, adotada pelo grupo AO/ASIF e pela maioria dos serviços. Ela leva em consideração o mecanismo de trauma e o grau de acometimento das estruturas anteriores (corpo) e posteriores (pedículos, facetas, lâminas e ligamentos posteriores).

Esta classificação ajuda a orientar a abordagem cirúrgica de acordo com os princípios de biomecânica expostos no começo deste texto. Temos três tipos básicos de fratura, com algumas divisões. Por motivos didáticos, vamos somente falar dos três grupos genéricos, o que dará uma idéia geral da indicação cirúrgica.

Temos três tipos de fraturas, classificados como A, B e C.

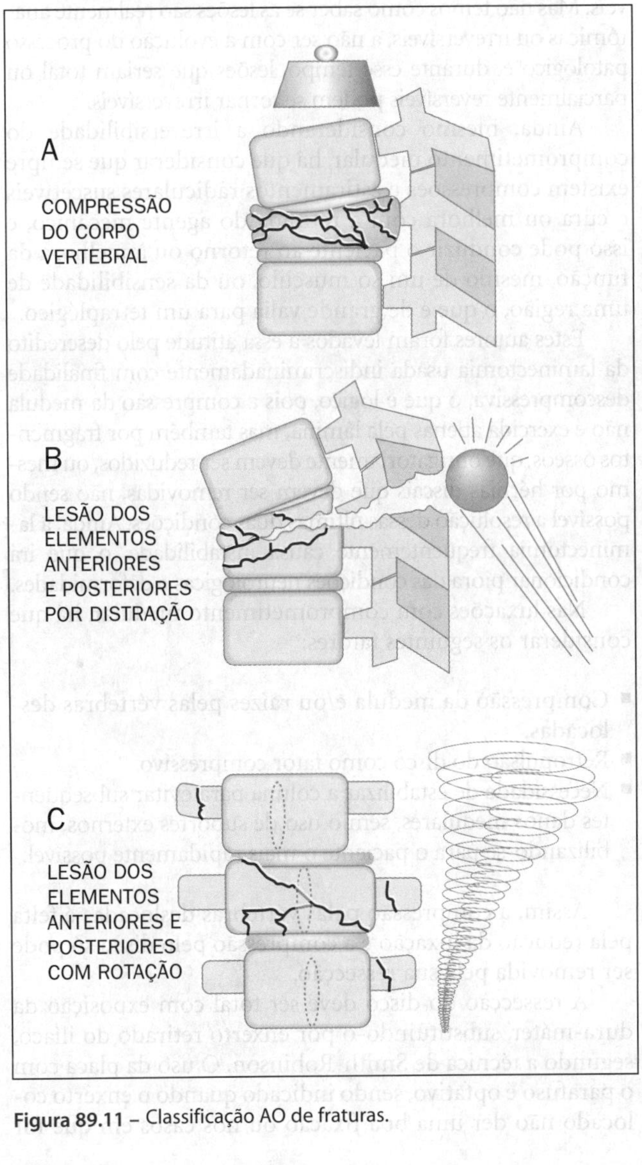

Figura 89.11 – Classificação AO de fraturas.

A fratura do tipo A envolve traumas em compressão, acometendo somente as estruturas anteriores (corpo), podendo ser tratada com colete gessado em extensão na maioria dos casos.

A fratura do tipo B envolve traumas em distração, levando a uma lesão anterior associada a lesões posteriores, sendo cirúrgica na maioria dos casos, necessitando estabilização anterior e posterior. É possível a obtenção de estabilidade anterior por meio de acesso posterior isolado, ou com dupla via de acesso.

A fratura do tipo C envolve as duas colunas e está associada a um mecanismo rotacional, aumentando muito a instabilidade e a incidência de lesão neurológica, necessitando estabilização anterior e posterior.

TRATAMENTO

As lesões traumáticas da coluna cervical exigem tratamento de urgência porque podem inicialmente já ser determinantes de lesão medular ou causá-la posteriormente, o que pode resultar em gravíssimas e definitivas incapacidades para os pacientes.

Ao se socorrer vítima de acidente com suspeita de lesão cervical, deve haver o cuidado especial de que não sejam feitos movimentos em flexão, extensão, rotação ou lateralidade do pescoço. A maneira mais correta de transportar o paciente é em decúbito dorsal sobre uma superfície rígida, com uma pessoa ou coxins laterais, mantendo a cabeça para evitar movimentos de rotação da mesma. O ideal seria a colocação imediata de um colar, o qual deveria fazer parte do equipamento das equipes de socorro.

Uma vez feito o diagnóstico, se houver sinais de comprometimento medular, devem imediatamente ser tomadas medidas visando o seu tratamento.

No quadro anátomo-patológico, quando há comprometimento medular, há sempre um importante componente de edema, sendo de grande utilidade a administração de drogas que o reduzem. Com essa finalidade, administramos metilprednisolona em forma de pulsoterapia:

- Metilprednisolona – devem receber metilprednisolona os pacientes que são encaminhados ao serviço médico até 8 horas depois da lesão. Nos casos com menos de 8 horas decorrentes do traumatismo, utilizamos: 30 mg/kg de peso na primeira hora e depois 5,4 mg/kg/hora nas 23 horas seguintes. Nos casos com tempo de trauma entre 3 e 8 horas, ministramos a droga por 48 horas.

Concomitantemente deverá ser instituído o tratamento ortopédico visando a reduzir fratura ou luxação, pois sua realização irá reconduzir o canal vertebral às suas formas e dimensões normais, fazendo-se assim uma descompressão medular.

As luxações freqüentemente determinam lesões medulares, quando imediatamente deve ser instituído o tratamento medicamentoso e feita a redução por meio da tração com halo craniano, que é um método eficiente e bem tolerado pelo paciente.

Após instalado o halo, inicia-se a tração, em posição de repouso. O peso inicial deverá ser de 4 a 8 kg, dependendo do peso do paciente, devendo a cama ser colocada em proclive, funcionando como contração.

A cada 15-30 minutos é feito o controle radiográfico, naturalmente em perfil, aumentando-se a tração até ser conseguida a redução dos processos articulares. Após a redução, reduzimos a tração para 4 ou 5 kg, com finalidade de manutenção da mesma.

Contra-indicamos a redução por manipulação sob anestesia geral, por ser um método extremamente perigoso; mesmo usando a tração progressiva, deve-se ter cuidados, iniciando-se com pequenos pesos, levando em conta o desenvolvimento muscular do paciente e o quadro radiológico, pois nos casos de pacientes com pouca musculatura e luxação bilateral é possível haver distração e estiramento medular.

Em razão da freqüência da instabilidade resultante das luxações e para evitar a incômoda imobilização, está indicada a estabilização cirúrgica. As fraturas cirúrgicas da região cervical são estabilizadas com amarrilhos, placas e parafusos, sempre associados a enxertia óssea para facilitar a artrodese (Figuras 89.12 e 89.13).

Uma vez obtida a redução, resta mantê-la, principalmente nos casos em que não há quadro neurológico associado. Atualmente temos adotado o tratamento cirúrgico para essas lesões, pois com isso eliminamos o uso do gesso tipo Minerva ou do halogesso. Nos casos em que se optar pelo tratamento conservador, o paciente deverá permanecer em tração por 3 a 4 semanas e após a colocação do aparelho gessado tipo Minerva ou halogesso por 3 meses. Após os 3 meses, o aparelho gessado é retirado e o estudo é feito com radiografias dinâmicas em flexão e extensão.

Nos casos em que há lesão medular associada, a conduta é cirúrgica, visto que, há necessidade constante de mudança de decúbito, evitando-se com isso a formação de úlceras de compressão. O paciente deve ser mobilizado para evitar a estase brônquica que condiciona piora da insuficiência respiratória já existente e há necessidade de fisioterapia precoce para apressar a reabilitação. Com o paciente em tração, é difícil a realização desses processos terapêuticos, sendo com isso o procedimento cirúrgico indicado de imediato, pois, com a retirada precoce da tração sem um suporte externo como aparelho gessado tipo Minerva ou halogesso, pode-se perder a redução.

Como método de estabilização, podemos usar amarrilho por via posterior, porém a colocação do paciente em decúbito ventral pode levar à perda da redução.

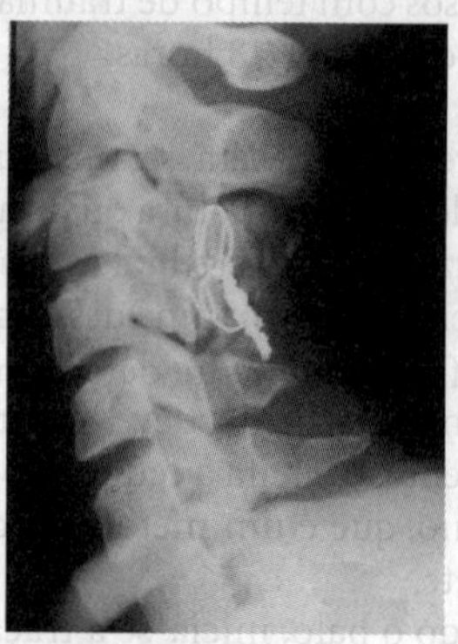

Figura 89.12 – Amarrilho sublaminar.

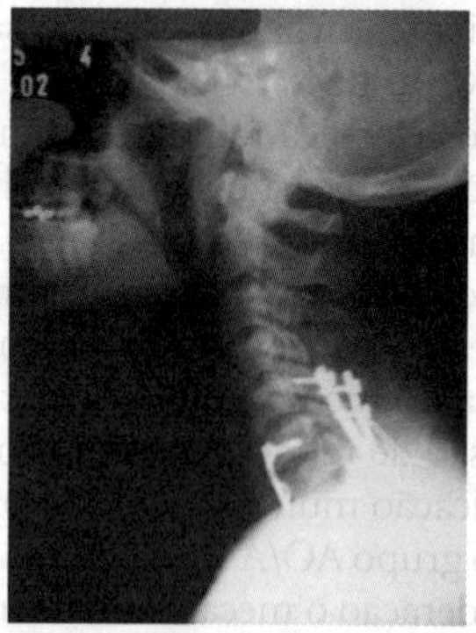

Figura 89.13 – Dupla via cervical, com fixação posterior com parafusos de massa lateral e anterior com placa e parafuso.

Além disso, devemos considerar que a compressão medular pode também ser exercida por protrusão discal, o que pode ocorrer nas luxações quando a sua ruptura faz parte da lesão.

Alguns autores não indicam qualquer ação local nos casos de lesão medular, senão a redução da lesão osteoarticular, argumentando que as lesões anatômicas medulares são irreparáveis. Mas não temos como saber se as lesões são realmente anatômicas ou irreversíveis, a não ser com a evolução do processo patológico e, durante esse tempo, lesões que seriam total ou parcialmente reversíveis podem se tornar irreversíveis.

Ainda, mesmo considerando a irreversibilidade do comprometimento medular, há que considerar que sempre existem compressões e estiramentos radiculares suscetíveis e cura ou melhora com a retirada do agente mecânico, e isso pode conduzir o paciente ao retorno ou à melhora da função, mesmo de um só músculo, ou da sensibilidade de uma região, o que é de grande valia para um tetraplégico.

Estes autores foram levados a essa atitude pelo descrédito da laminectomia usada indiscriminadamente com finalidade descompressiva, o que é lógico, pois a compressão da medula não é exercida apenas pela lâmina, mas também por fragmentos ósseos, que obrigatoriamente devem ser reduzidos, ou mesmo por hérnias discais que devem ser removidas, não sendo possível a resolução dessas últimas duas condições. Ainda, a laminectomia freqüentemente causa instabilidade, o que irá condicionar piora das condições neurológicas e deformidades.

Nas luxações com comprometimento medular, há que considerar os seguintes fatores:

- Compressão da medula e/ou raízes pelas vértebras deslocadas.
- Retropulsão do disco como fator compressivo.
- Necessidade de estabilizar a coluna para evitar subseqüentes danos medulares, sem o uso de suportes externos, mobilizando-se para o paciente o mais rapidamente possível.

Assim, a compressão pelas vértebras deslocadas é feita pela redução da luxação e a compressão pelo disco só pode ser removida pela sua ressecção.

A ressecção do disco deve ser total com exposição da dura-máter, substituindo-o por enxerto retirado do ilíaco, segundo a técnica de Smith-Robinson. O uso da placa com o parafuso é optativo, sendo indicado quando o enxerto colocado não der uma boa fixação ou nos casos em que for realizada a corpectomia por fraturas explosivas. Evidentemente este procedimento só é possível pela via anterior de acesso à coluna cervical.

As vantagens do acesso anterior são muitas, das quais destacamos: operação em decúbito dorsal, abordagem direta do disco, pouco sangramento, possibilidade de uma síntese firme e pós-operatório simples.

O uso do enxerto pela técnica de Smith-Robinson e a fixação com placa metálica irão condicionar solidez ao conjunto, impedindo a flexão e a extensão.

FRATURAS DA COLUNA TORACOLOMBAR

A fratura da coluna toracolombar é comum no paciente politraumatizado. A suspeita da fratura é a primeira etapa para seu diagnóstico e dessa forma aconselha-se radiografia de toda a coluna vertebral em pacientes com dor ou alterações neurológicas após quedas de altura ou envolvimentos em acidentes automobilísticos.

A junção toracolombar é a região com maior risco de fraturas. A maior parte das lesões ocorre nessa zona de transição em que há modificação da orientação das facetas do plano coronal para sagital e modificação da cifose torácica para lordose lombar. A junção toracolombar é a primeira zona móvel distal sob influência estabilizadora da caixa costal, atuando como fulcro de movimento para o tórax.

RADIOLOGIA

O exame radiográfico da coluna toracolombar do paciente politraumatizado se inicia com as incidências ânteroposterior e de perfil com raios horizontais, permitindo visualização de toda a coluna. Por exame radiográfico é possível avaliar o grau de encunhamento da vértebra acometida, a angulação resultante e a alteração da curva normal da coluna.

A tomografia é solicitada para melhor avaliação da coluna média da vértebra fraturada e do grau de estreitamento do canal vertebral.

A ressonância magnética é solicitada para avaliar o grau de lesão ligamentar e para avaliação de eventuais lesões discais e medulares.

Os critérios de instabilidade da coluna toracolombar incluem: angulação maior que 20º entre as vértebras contíguas, encunhamento maior que 50% do corpo vertebral, lesão de duas das três colunas de Dennis, lesão neurológica ou estenose do canal maior que 50% (Figura 89.14).

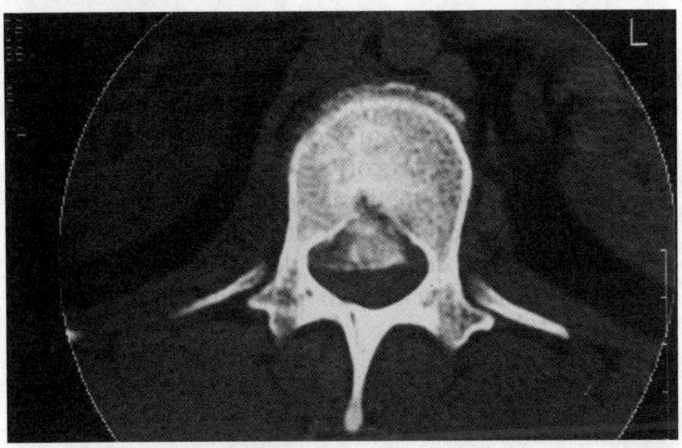

Figura 89.14 – Corte tomográfico revelando fratura de corpo vertebral com grande comprometimento do canal vertebral.

TRATAMENTO CONSERVADOR

O principal objetivo das fraturas da coluna toracolombar é garantir a estabilidade, os movimentos e a função da área lesada.

O tratamento conservador baseia-se no repouso em leito ou no uso de órtese toracolombossacral, moldando a lordose para evitar perda de redução da área fraturada. O colete geralmente é utilizado por 3 meses com repouso durante os primeiros 45 a 60 dias, dependendo do grau de instabilidade da fratura.

A análise tomográfica do nível lesado demonstra grande reabsorção dos fragmentos ósseos intracanais com remodelação destes (Figura 89.15).

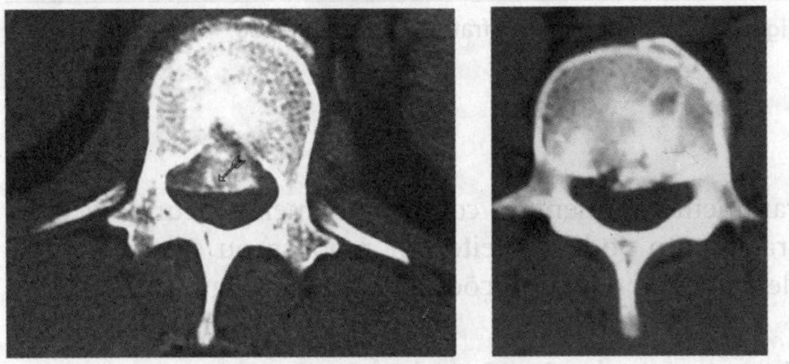

Figura 89.15 – Corte tomográfico de fratura de coluna torácica aguda revelando comprometimento do canal após 6 meses, demonstrando remodelação.

TRATAMENTO CIRÚRGICO

Nos pacientes politraumatizados, tende-se a indicar tratamento cirúrgico para fraturas que isoladamente poderiam ser tratadas de modo conservador. O tratamento cirúrgico se impõe quando há cifose progressiva, cifose superior a 20º, estenose do canal maior que 50%, ruptura de duas das três colunas de Dennis ou lesão neurológica.

A descompressão do canal está indicada quando há estenose superior a 30% do canal após redução da fratura ou em caso de déficit neurológico progressivo.

Existem vários tipos de materiais de síntese passíveis de serem empregados no tratamento cirúrgico das fraturas de coluna toracolombar:

- Hastes de Harrington.
- Fixação segmentar de Luque.
- Técnica de Cotrel-Dubousset.
- Fixação com parafusos pediculares.

CLASSIFICAÇÃO DAS FRATURAS

Fraturas por compressão

Resultam de flexão anterior ou lateral, causando lesão na coluna anterior. Radiologicamente, a altura do corpo vertebral anterior está diminuída e a parte posterior permanece normal. Essas fraturas são normalmente estáveis e

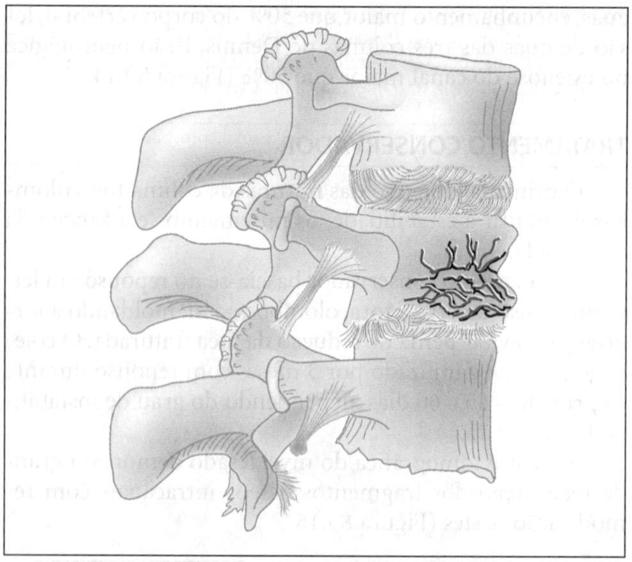

Figura 89.16 – Esquema de fratura por compressão.

raramente apresentam comprometimento neurológico. O tratamento pode ser feito por repouso ou colete gessado dependendo das condições do paciente (Figura 89.16).

Fraturas-explosão (Burst)

Resultam de uma força de compressão axial que leva a uma fratura da vértebra. Queda de altura na posição vertical é o mecanismo típico dessa fratura. No RX lateral é observada diminuição da altura do corpo vertebral tanto anterior como posterior, e no RX anterior, aumento da distância interpedicular. O acometimento da parte posterior do corpo vertebral diferencia esta lesão do tipo anterior e aumenta o risco de lesão neurológica.

O tratamento depende do grau de instabilidade e da associação com lesão neurológica. O tratamento cirúrgico está indicado nos casos de instabilidade e na vigência de lesão medular. A redução é cirúrgica e a fixação feita com hastes presas à coluna por ganchos, amarrilhos ou parafusos.

Fraturas tipo cinto de segurança

Tipo de fratura característico em acidentes nos quais o paciente está usando cinto de segurança abdominal. A força resultante de lesão na coluna é de distração. Ocorre uma fratura "abrindo" toda a vértebra, chamada de fratura de Chance. Radiologicamente apresenta aumento da distância entre os processos espinhosos na projeção anterior e aumento da altura posterior do corpo vertebral na incidência lateral. Raramente existe lesão medular e o tratamento na maioria das vezes é conservador (Figura 89.17).

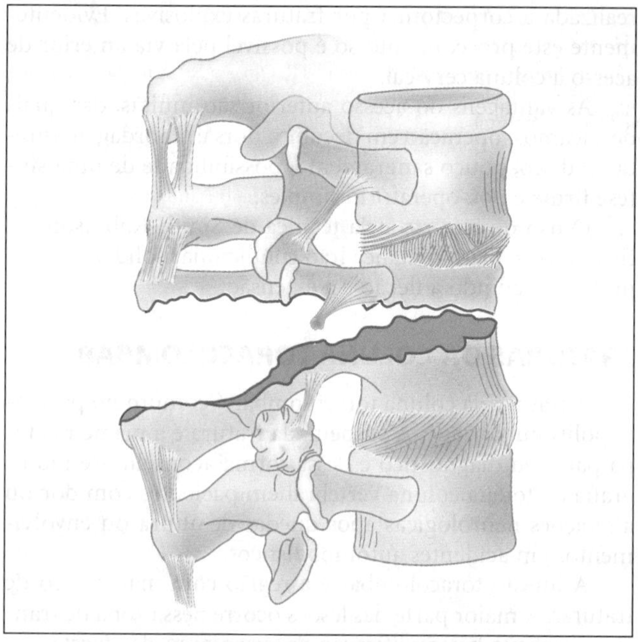

Figura 89.17 – Esquema de fratura de Chance.

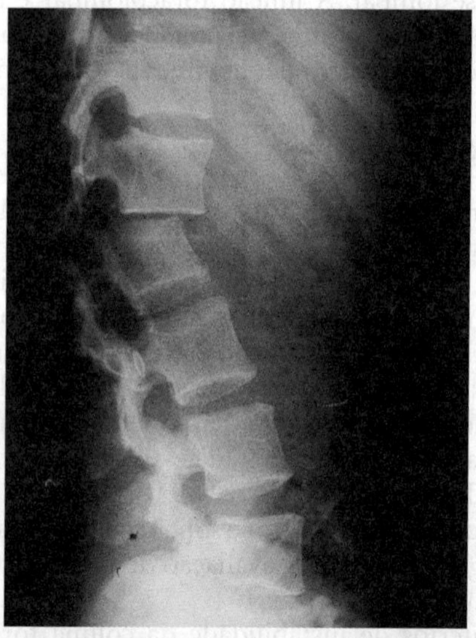

Figura 89.18 – Radiografia de fratura da coluna lombar tipo fratura-luxação.

Fraturas-luxação

Englobam as lesões onde ocorre a luxação entre as vértebras. Em razão da anatomia local, esta é sempre acompanhada de fratura. Pode ocorrer por mecanismos variados de trauma, por exemplo, flexão-rotação. Esse tipo de lesão está altamente associado com lesão neurológica e intra-abdominal por causa do alto grau de instabilidade. O tratamento de escolha é cirúrgico para estabilizar a fratura (Figura 89.18).

LEITURA ADICIONAL

1. Allen BL, Fergusson RL, Lehmann TR, O'Brien RP. A mechanistic classification of closed, indirect fractures and dislocations of the lower cervical spine. Spine 1982; 7: 1-127.
2. Anderson PA, Montesano PX. Morphology and treatment of occipital condyle fractures. Spine 1988; 13: 731-6.
3. Apple Jr DF, McDonald AP, Smith RA. Identification of herniated nucleus pulposis in spinal cord injury. Paraplegia 1987;25: 78-85.
4. Bailey RW. The cervical spine. Philadelphia: J. B. Lippincott; 1983.
5. Barros Filho TEP. Fratura do arco do áxis: estudo baseado em 23 casos. Dissertação (Mestrado). Faculdade de Medicina da Universidade de São Paulo; 1984.
6. Barros Filho TEP. Descompressão anterior no tratamento das lesões traumáticas da coluna cervical. Indicações, técnicas e resultados. Tese (Livre-docência). Faculdade de Medicina da Universidade de São Paulo; 1990.
7. Bell C. Surgical observations. Middl Hosp J 1817; 4: 469.
8. Denis F. The three column spine and its significance in the classification of acute thoracolumbar spinal injuries. Spine 1983; 8(8): 817-31.
9. Ditunno JF. Standart for neurological and functional classification of spine cord injury. ASIA; 1992.
10. Dvorak J, Panjabi MM. Functional anatomy of the allyl ligaments. Spine 1987; 12: 182-9.
11. Goldstein SJ, Woodring JH, Young AB. Occipital condyle fracture associated with cervical spine injury. Surg Neurol 1982; 17: 350-2.
12. Harding-Smith J, Macintosh PK, Sherbon KJ. Fracture of the occipital condyle. J Bone Jt Surg 1981; 63-A: 1170-1.
13. Kalil EM, Taricco MA, Oliveira RP. Fraturas de coluna cervical. In: Barros Filho TEP, Basile Jr R. (editores). Coluna vertebral. São Paulo: Sarvier; 1995.
14. McDonald JM. Repairing the damaged spinal cord. Scientific American 1999; 281(3): 65-73.
15. Mendonça Netto ABF. Tratamento das luxações da coluna cervical com lesão medular. Dissertação (Mestrado). Faculdade de Medicina da Universidade de São Paulo; 1980.
16. Oliveira RP. Tratamento da luxação unilateral traumática dos processos articulares da coluna cervical. Dissertação (Mestrado). Faculdade de Medicina da Universidade de São Paulo; 1989.
17. Peeters F, Verbeteen B. Evaluation of occipital condyle fracture and atlantial fracture, two uncommun complications of cranial vertebral trauma. ROFO 1983; 138: 631-3.
18. Rorabeck CH, Rick MG, Hawkings RJ, Bourne RB. Unilateral facet dislocation of the cervical spine: an analysis of results of treatment in 26 patients. Spine 1987; 12: 23-7.
19. Silva JS. Tratamento conservador das fraturas do dente de áxis. Dissertação (Mestrado). Faculdade de Medicina da Universidade de São Paulo; 1993.
20. Spencer JA, Yeakley JW, Kaufman. Fracture of occipital condyle. Neurosurgery 1984; 15: 101-3.

CAPÍTULO

90 Fraturas do Anel Pélvico

Jorge dos Santos Silva

TÓPICOS IMPORTANTES

- As fraturas do anel pélvico estão presentes em aproximadamente 25% dos pacientes politraumatizados.
- As fraturas do anel pélvico podem ser divididas em dois grupos: estáveis e instáveis.
- Os dados referentes ao tipo de acidente e mecanismo do trauma são importantes para a compreensão da lesão pélvica, e devem obrigatoriamente ser pesquisados.
- A tomografia computadorizada (TC) da pelve desempenha um papel fundamental na avaliação da lesão que ocorre na porção posterior da pelve.
- As decisões quanto ao tipo de tratamento das fraturas da pelve baseiam-se no reconhecimento do grau de instabilidade da lesão, nas condições hemodinâmicas do paciente no atendimento inicial, e se a fratura é aberta ou fechada.
- Nas fraturas totalmente instáveis (vertical e rotacional) o controle do sangramento deve ser realizado ainda na sala de emergência.
- A fratura exposta da pelve deve ser considerada como uma lesão potencialmente letal, uma vez que decorre de traumatismos de alta energia.

INTRODUÇÃO E DEFINIÇÕES

As fraturas do anel pélvico estão presentes em aproximadamente 25% dos pacientes politraumatizados; embora comparativamente a todas as outras fraturas do esqueleto represente apenas 3% do total. As características anatômicas dessa região, onde há proximidade das estruturas osteoligamentares a órgãos pélvicos, vísceras, vasos e nervos, conferem às lesões pélvicas um grande potencial de complicações imediatas e tardias. A possibilidade de grandes hemorragias associadas às fraturas da pelve faz com que o índice de mortalidade associado a essas lesões possa chegar até a 50%.

As fraturas do anel pélvico podem ser divididas em dois grupos: estáveis e instáveis. As lesões estáveis têm um bom prognóstico e raramente levam a alterações funcionais; por outro lado, as instáveis apresentam maior incidência de mortalidade, consolidação viciosa, não-consolidação e dor residual.

ETIOLOGIA E FISIOPATOLOGIA

Diversas classificações para as fraturas da pelve já foram propostas. Uma que combina tanto o mecanismo de lesão quanto a estabilidade do anel pélvico e, ainda, auxilia no planejamento do tratamento é a de Tile (Tabela 90.I).

Tabela 90.I – Fraturas da pelve – classificação de Tile
Tipo A – Estável
A1 – Fraturas que não comprometem o anel: lesões por avulsão
A2 – Fratura com desvio mínimo
A3 – Fratura transversa do sacro e do cóccix
Tipo B – Instabilidade rotacional / Estabilidade vertical
B1 – Instabilidade em rotação externa: lesão em livro-aberto
B2 – Instabilidade em rotação interna: lesão por compressão lateral
B3 – Lesão posterior bilateral
Tipo C – Instabilidade rotacional e vertical
C1 – Lesão posterior unilateral
C2 – Lesão posterior bilateral – um lado com instabilidade rotacional e outro vertical
C3 – Lesão posterior bilateral (ambos os lados com instabilidade vertical)

As lesões do tipo A são estáveis. Na lesão A1 não ocorre a ruptura do anel e encontra-se uma avulsão das apófises, como a espinha ilíaca ântero-superior ou inferior e a tuberosidade isquiática. Na lesão A2 a integridade dos ligamentos anteriores e posteriores da pelve não está afetada, o que garante a estabilidade completa do anel pélvico. Já na lesão A3 acontece somente a fratura do sacro ou do cóccix sem envolvimento da porção anterior da pelve. Caso ocorra esta associação, essa fratura deve ser considerada como uma lesão do anel pélvico.

As lesões do tipo B caracterizam-se pela relativa integridade dos elementos de sustentação localizados na porção posterior da articulação sacroilíaca, o que impede o deslocamento posterior (estabilidade vertical), existindo, porém a instabilidade rotacional. A lesão B1 é causada por forças de rotação externa ou de compressão ântero-posterior. Podem ocorrer:

- Lesão sacroilíaca unilateral.
- Lesão bilateral com abertura da sínfise púbica menor do que 2,5 cm.
- Lesão posterior bilateral com abertura da sínfise púbica superior a 2,5 cm.

As fraturas do tipo B2 são determinadas por forças de compressão lateral ou rotação interna.

As lesões do tipo C se caracterizam pela instabilidade total do anel pélvico (rotacional e vertical), causadas por forças de cisalhamento vertical. São lesões graves em que todas as estruturas posteriores, inclusive os ligamentos sacrotuberoso e sacroespinal, estão rompidos. As subdivisões desse tipo de lesão são baseadas na localização da fratura na porção posterior da pelve:

- C1 – ocorre lesão unilateral na porção posterior do anel pélvico.
  - C1.1 – a lesão posterior é uma fratura no osso ilíaco, próxima à sacroilíaca.
  - C1.2 – caracteriza-se por uma luxação ou fratura-luxação sacroilíaca unilateral.
  - C1.3 – ocorre uma fratura vertical através do sacro.
- C2 – são rupturas posteriores bilaterais, sendo que em um lado o padrão de lesão é de instabilidade vertical e rotacional, enquanto no outro a lesão é instável rotacionalmente.
- C3 – ambas articulações sacroilíacas apresentam instabilidade rotacional e vertical.

ACHADOS CLÍNICOS

História

Os dados referentes ao tipo de acidente e mecanismo do trauma são importantes para a compreensão da lesão pélvica, e devem obrigatoriamente ser pesquisados. A idade e a profissão do paciente são fatores que também influenciam na escolha do melhor tipo de tratamento.

Exame físico

Deve-se procurar, à inspeção, por discrepância dos MMII, deformidades rotacionais, deformidade pélvica e por lesões abertas. Sinais de hemorragia e áreas de contusão de partes moles na região pélvica podem sugerir a existência de fratura da pelve. A existência de sangramento anal ou vaginal pode ser decorrente de uma fratura com perfuração da vagina ou do reto, o que constitui a *fratura exposta oculta*. A avaliação neurológica dos membros inferiores é importante, pois a raiz L5 pode estar comprometida, principalmente nas lesões instáveis da pelve.

A estabilidade rotacional pode ser determinada pela manobra de compressão da região ântero-superior dos ilíacos, tanto em rotação externa quanto interna. A manobra de "pistonagem" (puxar-empurrar o membro inferior) pode evidenciar a presença de instabilidade vertical da pelve.

EXAMES COMPLEMENTARES

Estudo radiográfico

Para a adequada avaliação das lesões do anel pélvico é fundamental a realização das radiografias da pelve nas três incidências descritas por Pennal, ou seja:

- Ântero-posterior (AP).
- *Inlet* – raios centrados sobre a pelve com inclinação crânial-caudal de 40°.
- *Tangencial* ou *outlet* – raios centrados sobre a pelve com inclinação caudal-cranial de 40°.

Tomografia computadorizada da pelve

A tomografia computadorizada (TC) da pelve desempenha um papel fundamental na avaliação da lesão que ocorre na porção posterior da pelve. Permite um diagnóstico preciso do comprometimento dos ligamentos posteriores da articulação sacroilíaca, das fraturas do sacro e da região posterior do osso ilíaco. Fornece dados sobre o tipo de instabilidade da lesão (vertical e rotacional ou somente rotacional). A realização do estudo tomográfico é imperativa para o correto planejamento do tratamento definitivo das fraturas do anel pélvico.

Todos os recursos diagnósticos (clínicos e de imagem) têm como objetivo avaliar a estabilidade do anel pélvico. Caso ainda persista alguma dúvida quanto ao padrão real de instabilidade da lesão, deve ser indicado o exame do paciente sob anestesia, para que o tratamento definitivo adequado seja realizado.

TRATAMENTO

As decisões quanto ao tipo de tratamento das fraturas da pelve baseiam-se no reconhecimento do grau de instabilidade da lesão, nas condições hemodinâmicas do paciente no atendimento inicial, e se a fratura é aberta ou fechada. Lesões associadas, como fratura de ossos longos dos membros inferiores ou fratura do acetábulo influem no planejamento pré-operatório.

No atendimento de emergência as seguintes condições clínicas podem estar presentes:

Padrão de fratura estável com situação hemodinâmica estável

Planejamento do tratamento definitivo, que na maioria dos casos de fraturas estáveis da pelve do tipo A2 (Figura 90.1) consiste apenas em repouso no leito por um período de 4 a 6 semanas, tempo necessário para que ocorra a consolidação da fratura.

Padrão de fratura estável com situação hemodinâmica instável

A participação da fratura do anel pélvico na instabilidade hemodinâmica do paciente nessa situação clínica em ge-

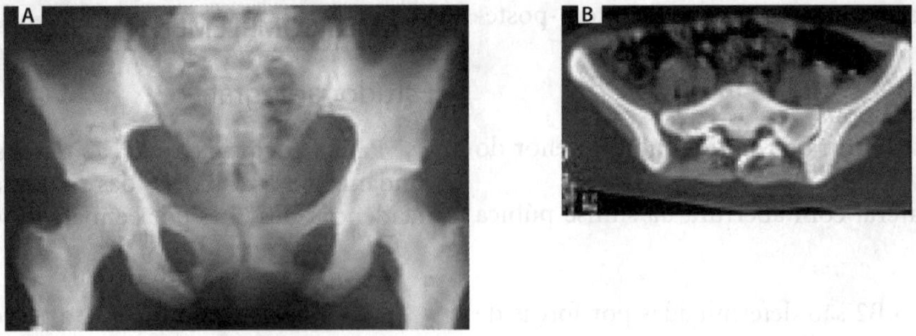

Figura 90.1 – Lesão estável (A2). A – RX AP da pelve – fratura dos ramos isquiopúbicos à direita, com desvio mínimo; B – Tomografia computadorizada – fratura na região alar do sacro.

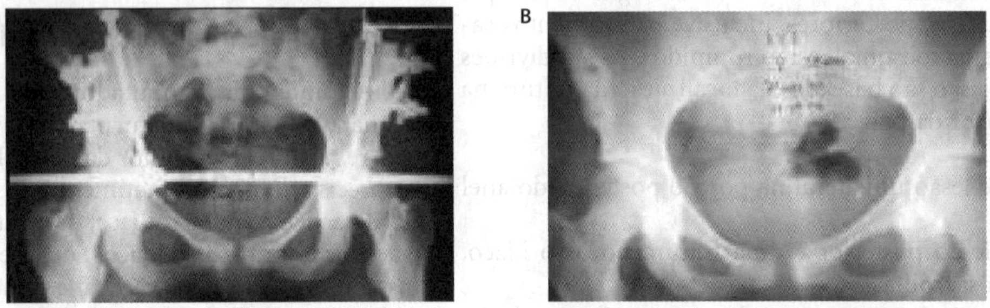

Figura 90.2 – Lesão do tipo livro-aberto com acometimento de ambas sacroilíacas (B3). A – RX AP – disjunção da sínfise púbica > 2,5 cm; B – Tomografia computadorizada – abertura S-I bilateral.

ral é mínima. Assim, é importante procurar por outras causas de sangramento (torácica, intra-abdominal etc.) que justifiquem o choque hemorrágico.

Do mesmo modo que na situação anterior, a fratura da pelve não necessitará de qualquer método de fixação cirúrgica, estando indicado o tratamento conservador para esse tipo de lesão.

Padrão de fratura instável com situação hemodinâmica estável

Estando o paciente em condições hemodinâmicas estáveis, o tratamento definitivo da fratura do anel pélvico pode ser instituído no mesmo dia do trauma ou planejado para ser realizado entre o quinto e décimo dia pós-trauma, dependendo do tipo de instabilidade (parcial ou total) e do grau de desvio ou deformidade da pelve:

- Instabilidade rotacional do tipo livro-aberto com disjunção da sínfise púbica inferior a 2,5 cm: o tratamento consiste apenas em repouso, podendo o paciente permanecer em decúbito lateral, o que auxilia na redução da sínfise púbica.
- Instabilidade rotacional do tipo livro-aberto com abertura da sínfise púbica superior a 2,5 cm: o princípio do tratamento dessa lesão consiste em "fechar o livro". Em pacientes com outras lesões associadas, pode-se optar pela colocação de um fixador externo anterior (Figuras 90.2 e 90.3), nas primeiras 24 horas do atendimento. Na situação de lesão isolada, a opção por uma osteossíntese com placa e parafusos pode ser realizada alguns dias mais tarde. Caso o paciente necessite de uma laparotomia exploradora e não haja contaminação da cavidade abdominal, pode-se realizar no mesmo ato cirúrgico a fixação da sínfise púbica com placa (Figura 90.4).

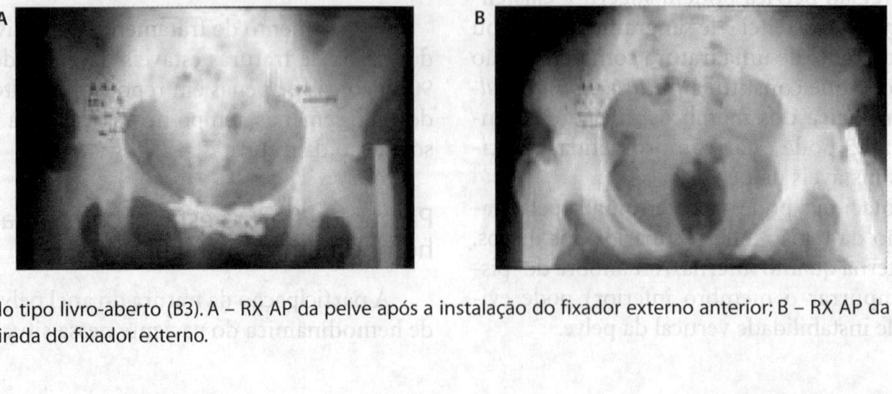

Figura 90.3 – Lesão do tipo livro-aberto (B3). A – RX AP da pelve após a instalação do fixador externo anterior; B – RX AP da pelve – 7º mês de PO – pós-retirada do fixador externo.

A
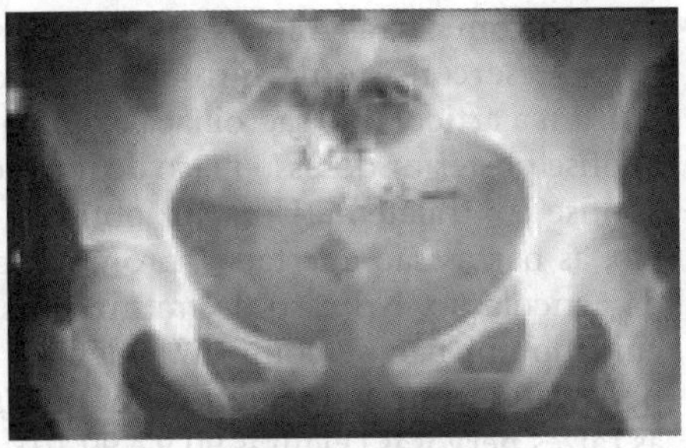
B
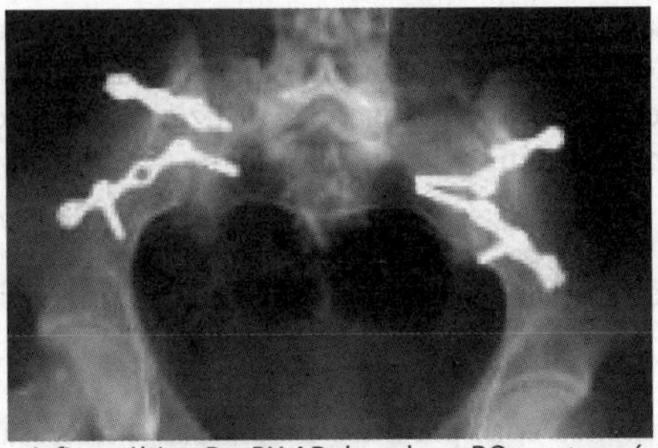

Figura 90.4 – Lesão do tipo livro-aberto (B1.3). A – RX AP da pelve – disjunção da sínfise púbica; B – RX AP da pelve – PO – osteossíntese com 2 placas na sínfise púbica.

- Instabilidade rotacional com lesão por compressão lateral: em geral na fase de atendimento de emergência nenhum procedimento ortopédico de estabilização é necessário. Na sua maioria, o tratamento desse padrão de fratura consiste em se manter o paciente no leito, em repouso, uma vez que não exista deformidade rotacional acentuada ou encurtamento do membro inferior que necessitem de redução sob anestesia. Em tais situações é necessária a instalação de um fixador externo anterior para manutenção da correção do desvio. Em politraumatizados, a fixação externa colabora na manipulação desses pacientes, promovendo a diminuição da dor que a fratura provoca (Figura 90.5). Algumas fraturas por compressão lateral acometem a região posterior do osso ilíaco (Figura 90.6) e, dependendo do desvio rotacional e da instabilidade resultante, é importante a osteossíntese dessa fratura, e para tal podemos utilizar placas e parafusos.
- Instabilidade vertical e rotacional: não havendo instabilidade hemodinâmica, o tratamento definitivo das fraturas totalmente instáveis pode ser planejado cuidadosamente.

A
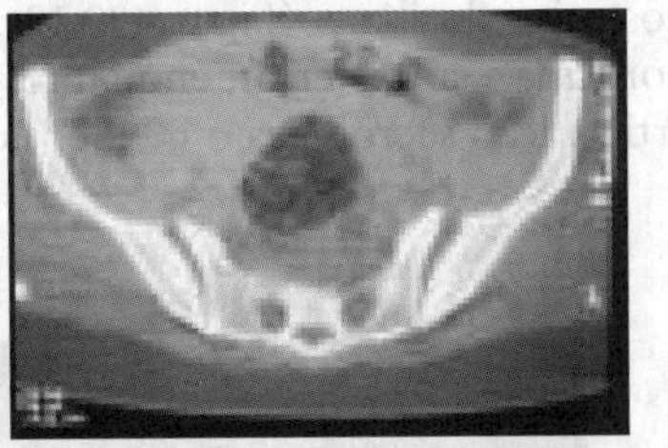
B
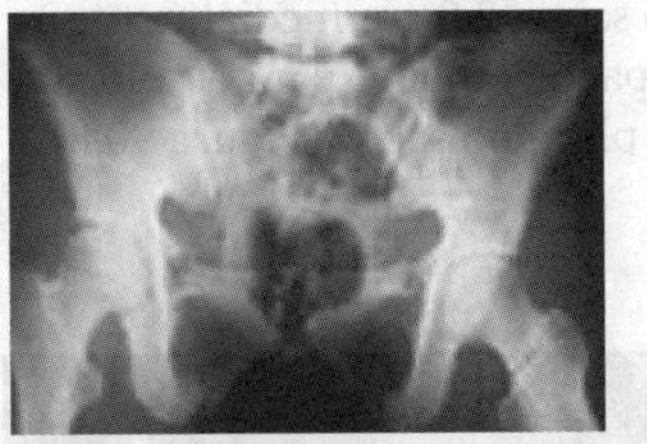
C
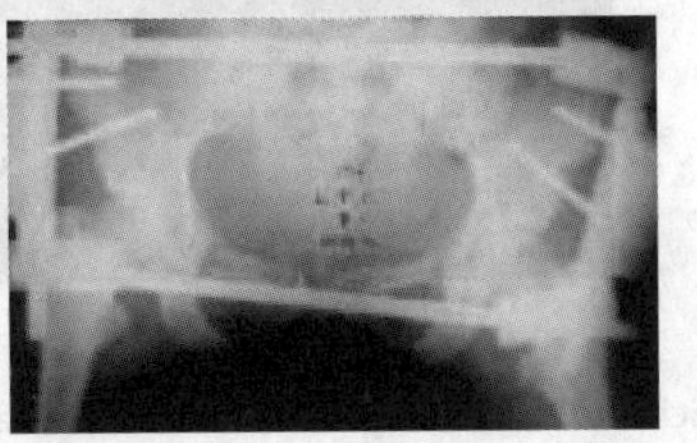

Figura 90.5 – Lesão do tipo compressão lateral – paciente politraumatizado. A – RX – *outlet* – fratura dos 4 ramos + fratura do sacro sem desvio; B – RX – AP da pelve – PO – fixação externa anterior; C – RX – AP da pelve – 7° mês PO – pós-retirada do fixador externo – fraturas consolidadas.

A
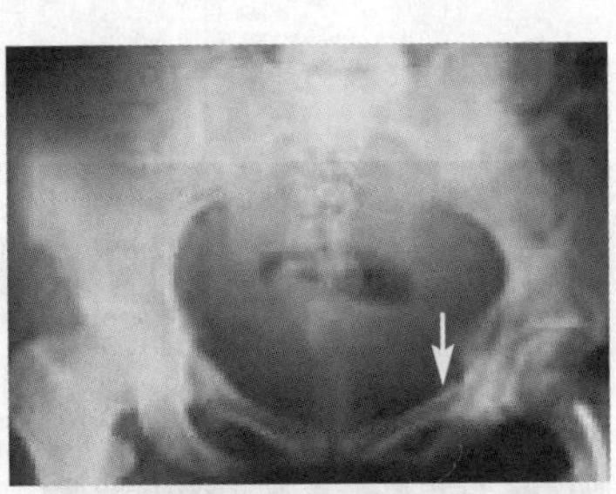
B
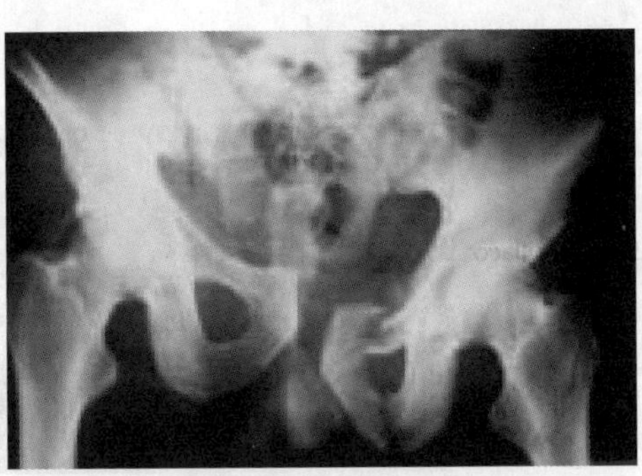

Figura 90.6 – Lesão do tipo compressão lateral – com deformidade rotacional e encurtamento à direita. A – RX – *outlet* – fratura posterior no ilíaco direito + disjunção da sínfise púbica + fratura dos ramos isquiopúbicos; B – RX – AP da pelve – PO tardio – fixação interna com placas e parafusos – fraturas consolidadas.

A tomografia computadorizada é de extrema importância na decisão do melhor método de fixação das lesões da porção posterior do anel pélvico. A utilização de tração esquelética previamente à cirurgia facilita a redução da fratura.

As luxações sacroilíacas podem ser fixadas por vários métodos:

- Fixação percutânea com parafuso iliossacral: é necessário o uso de aparelho intensificador de imagens (radioscopia) para que a colocação dos parafusos esponjosos de 6,5 mm ou canulados de 7,0 mm – em geral dois, que atravessam a articulação sacroilíaca – possa ser realizada com segurança (Figura 90.7). Os problemas que podem ocorrer com esta técnica são: introdução dos parafusos no canal sacral ou no forâmen sacral, e a violação da parede anterior do sacro com risco de lesão das estruturas localizadas nessa região.
- Fixação com placa por meio de abordagem anterior: realiza-se a exposição da articulação sacroilíaca por descolamento do músculo ilíaco da fossa ilíaca e afastando-o medialmente. Uma vez atingida a articulação, procede-se à osteossíntese com duas placas de compressão com três orifícios. Deve-se tomar cuidado com a raiz L5 que cruza o campo operatório, sobre o sacro, 2,0 cm medialmente à articulação. Em geral, há espaço somente para a colocação de um parafuso de cada placa no sacro (Figura 90.8).
- Fixação com barras transilíacas ou sacras: este tipo de osteossíntese consiste na introdução de duas barras, que cruzam a articulação sacroilíaca e o osso sacro, através da apófise posterior do osso ilíaco de um lado e fixando-se à apófise contralateral. Uma vez obtida a redução do desvio, as barras são apertadas, promovendo o fechamento da articulação. No caso de fratura do sacro, deve-se ter cuidado em não se comprimir demais a fratura, o que pode causar estreitamento dos forâmens sacrais e danos às raízes nervosas (Figuras 90.9 e 90.10). Para a realização desse método, não é necessária a utilização de radioscopia, já que não há risco de violação do canal sacral.

As fraturas do sacro podem ser fixadas pelos mesmos métodos descritos previamente para a articulação sacroilíaca, com exceção da abordagem anterior com fixação com placa, pois não há como proceder a uma adequada estabilização do sacro por meio desse acesso. Quando se utilizam os parafusos canulados para a osteossíntese do sacro, estes devem penetrar no corpo do sacro para promover uma fixação estável da fratura.

Quando a lesão posterior do anel pélvico é uma fratura através do osso ilíaco, este pode ser fixado com placa e parafusos por acesso anterior ou posterior dependendo da localização do traço da fratura. A fratura próxima à apófise posterior do ilíaco (Figura 90.12-A) é mais bem abordada por uma via posterior, enquanto para fraturas próximas à articulação sacroilíaca o melhor acesso é o anterior.

A

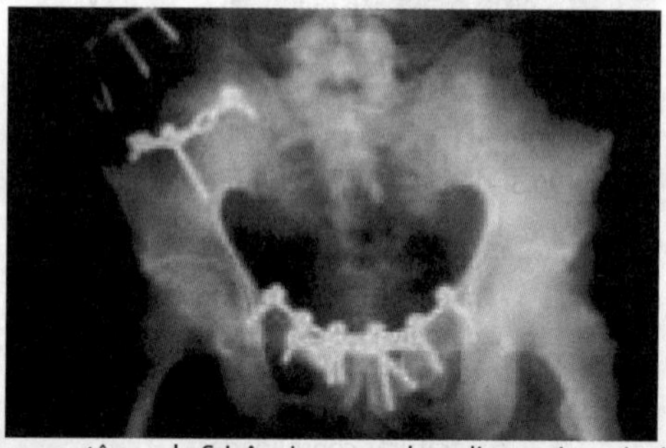

B

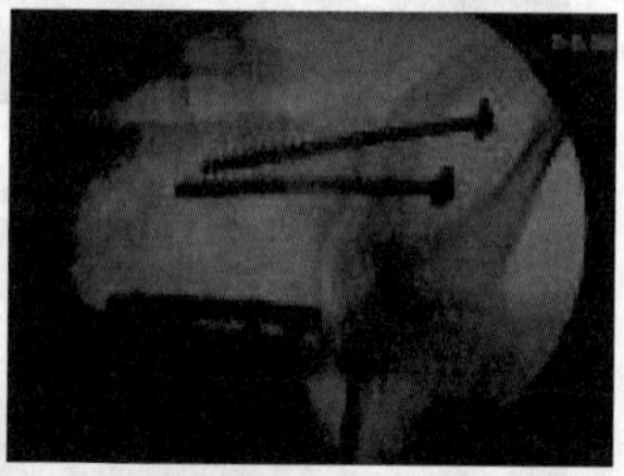

Figura 90.7 – Fixação percutânea da S-I. A – Imagem de radioscopia na incidência *outlet*; B – Imagem de radioscopia na incidência *inlet*.

A

Raiz L5 + sacroilíaco

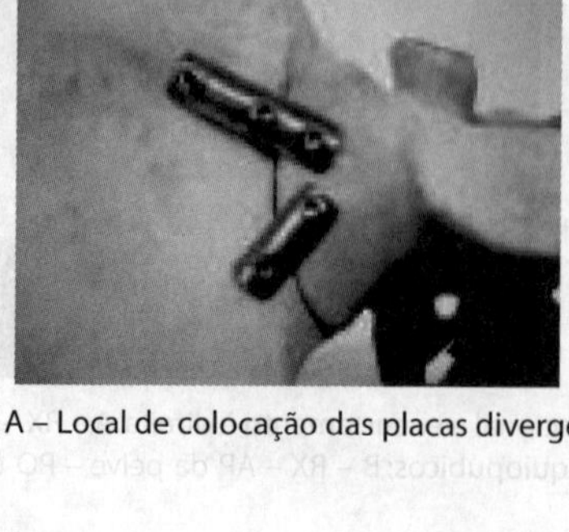

B

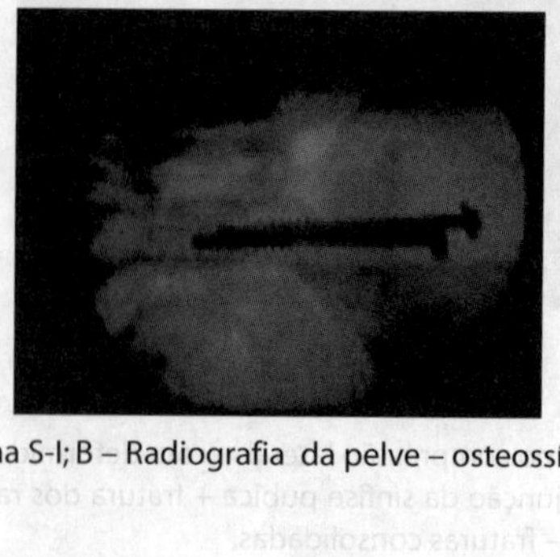

Figura 90.8 – Fixação anterior da S-I. A – Local de colocação das placas divergentes na S-I; B – Radiografia da pelve – osteossíntese com placas em luxação S-I bilateral.

A

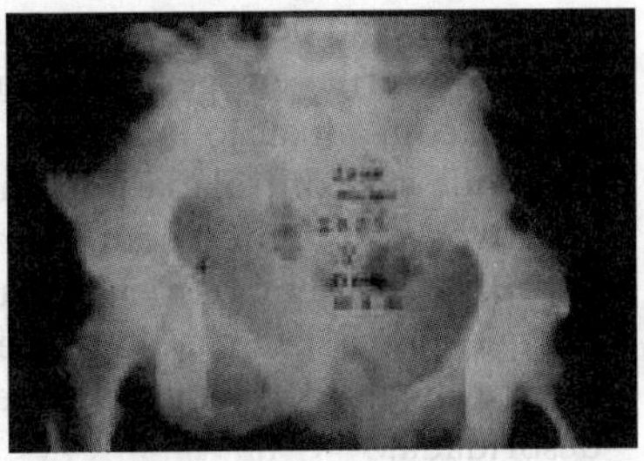

B

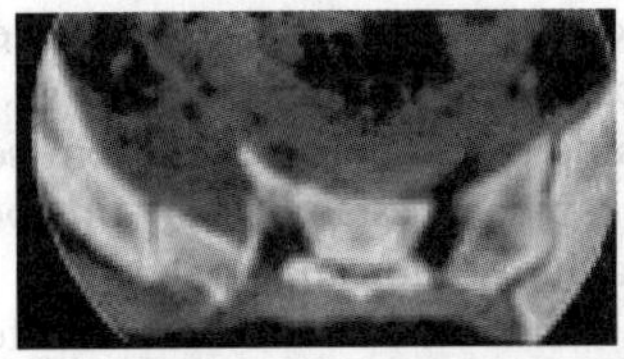

Figura 90.9 – Lesão do tipo C1.3. A – RX – AP da pelve – disjunção da sínfise púbica + fratura do sacro com ascensão da hemipelve direita; B – Tomografia computadorizada – fratura transforaminal do sacro com deslocamento posterior.

A

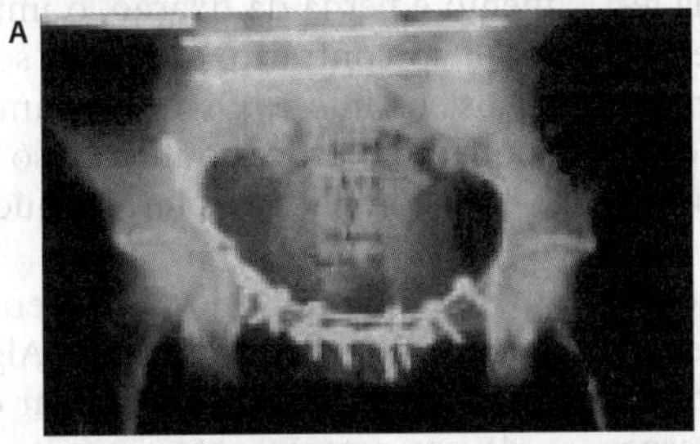

B

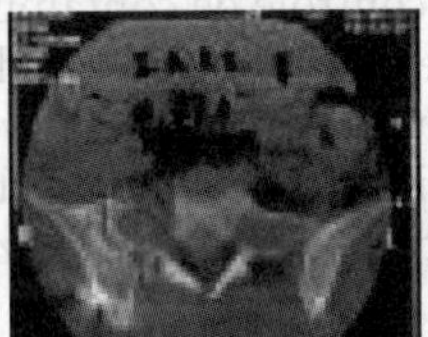

Figura 90.10 – Lesão do tipo C1.3. A – RX – AP da pelve – PO imediato – osteossíntese da fratura do sacro com barras transilíacas + fixação da sínfise púbica com duas placas; B – Tomografia computadorizada – controle pós-operatório da redução da fratura do sacro.

Padrão de fratura instável com instabilidade hemodinâmica

Nesta situação clínica é importante que rapidamente se proceda à estabilização da fratura, para que, pela redução do volume da pelve, se consiga controlar o sangramento decorrente da lesão óssea e dos vasos localizados na região posterior do anel pélvico. Dependendo do tipo de lesão óssea (instabilidade rotacional ou total) podem ser utilizados métodos diversos para a fixação da pelve.

Na lesão do tipo livro-aberto, quando há grande diástase da sínfise púbica, a fixação externa anterior é o método de escolha para a estabilização da pelve, já que além de solucionar o problema da urgência, este pode ser mantido até o final do tratamento desse tipo de fratura.

As lesões por compressão lateral raramente determinam grandes hemorragias, portanto é importante excluir a possibilidade de o choque hipovolêmico ser decorrente do sangramento de outros órgãos ou sistemas. Quando for necessária a estabilização de urgência, o fixador externo colocado na região anterior do anel é a melhor opção.

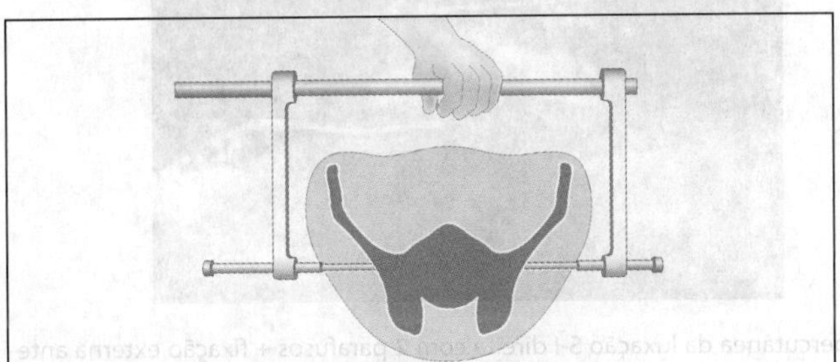

Figura 90.11 – *Clamp* pélvico de Ganz.

Nas fraturas totalmente instáveis (vertical e rotacional), o controle do sangramento deve ser realizado ainda na sala de emergência por meio da instalação do *clamp* pélvico (Figura 90.11), que promove a redução do volume da pelve e estabiliza, ainda que de modo provisório, as articulações sacroilíacas, e permite o acesso ao abdome, caso haja necessidade de uma laparotomia.

O tratamento definitivo da fratura pode ser, então, realizado de maneira retardada, assim que o paciente estiver em condições hemodinâmicas estáveis, optando-se por qualquer um dos métodos de fixação já descritos anteriormente.

Em alguns centros de atendimento talvez não exista o *clamp* pélvico para uso na fase de ressuscitação. Como opção pode-se utilizar o fixador externo anterior, que contribui para diminuir o volume da pelve, porém é necessário associar o uso de tração esquelética femoral para controlar o deslocamento posterior da hemipelve afetada, já que somente o fixador externo não controla a instabilidade vertical. Caso o paciente necessite de alguma intervenção cirúrgica de urgência, pode ser feita a fixação percutânea da articulação sacroilíaca, o que melhora significativamente a estabilidade do anel pélvico.

Lesões pélvicas abertas

A fratura exposta da pelve deve ser considerada como uma lesão potencialmente letal, uma vez que decorrem de traumatismos de alta energia. Além das lesões ósseas acontecem lesões graves no sistema geniturinário, gastrintestinal e no revestimento cutâneo da pelve. A ocorrência de hemorragia maciça é uma das principais causas de morte nesse tipo de situação clínica.

Os princípios gerais de tratamento não devem ser esquecidos: ressuscitação rápida e estabilização precoce da pelve por fixação externa ou uso do *clamp* pélvico.

São também etapas fundamentais do tratamento das fraturas da pelve associadas a ferimentos pelviperineais: a irrigação ampla da ferida com solução fisiológica e o desbridamento dos tecidos desvitalizados. A colostomia protetora é um procedimento essencial para a profilaxia da contaminação secundária da ferida, e diminuir as taxas de mortalidade em decorrência de infecção e sepse. A utilização de antibióticos de amplo espectro, particularmente aqueles necessários para o controle de contaminação da ferida por lesão intestinal, deve ser iniciada rapidamente.

A estabilização definitiva da fratura da pelve poderá ser indicada assim que os tecidos moles demonstrarem estar viáveis, sem sinais de infecção, e que a cicatrização estiver acontecendo.

Quando não há contaminação grosseira e se consegue uma ferida limpa ao final do desbridamento, dependendo do tipo de fratura, a fixação interna definitiva precoce da pelve pode ser realizada. Caso contrário, a fixação externa ainda é o método de eleição para a estabilização da lesão óssea. A fixação percutânea da articulação sacroilíaca (Figura 90.12) pode ser utilizada, principalmente nas lesões por cisalhamento vertical (instabilidade total), desde que as partes moles na porção posterior da pelve estejam em boas condições.

COMPLICAÇÕES

As complicações podem ser resultantes tanto do traumatismo inicial quanto do tipo de tratamento instituído. As complicações que acontecem na fase aguda em decorrência do trauma são:

- Síndrome da angústia respiratória do adulto.
- Tromboembolismo pulmonar.
- Infecção pulmonar.
- Falência de múltiplos órgãos.

A infecção do sítio cirúrgico pode ocorrer tanto com a fixação externa, em geral no trajeto dos pinos do fixador, quanto com a fixação interna. A infecção dos pinos de fixação pode ser controlada por limpeza adequada e troca de curativos freqüente, bem como por antibioticoterapia apropriada, orientada pela cultura da secreção. Nos casos em que há persistência do processo infeccioso com soltura dos pinos de fixação, estes devem ser retirados e a ferida desbridada.

Ocorrendo sinais clínicos de infecção aguda após uma fixação interna, a drenagem e o desbridamento devem ser realizados precocemente. A manutenção do material de osteossíntese depende da sua eficácia. Caso não haja afrouxamento e perda da fixação, o implante pode ser deixado no local; ao contrário, existindo soltura, indica-se a remoção da osteossíntese. Os desbridamentos devem ser repetidos enquanto o processo infeccioso estiver em atividade.

As complicações tardias que podem ocorrer são:

- Consolidação viciosa: em geral em fraturas instáveis não reduzidas adequadamente. Algumas lesões por compressão lateral podem consolidar com acentuada deformidade em rotação interna, o que leva a encurtamento do membro inferior ipsilateral, com alteração da marcha.
- Pseudartrose (não-consolidação): é uma complicação pouco freqüente, entretanto pode ocorrer nas lesões totalmente instáveis. A dor e a instabilidade são os sintomas mais comuns. Nas lesões por compressão lateral, as fraturas dos ramos púbicos podem não consolidar, o que, entretanto, é pouco sintomático na maior parte dos pacientes.
- Neurológicas: lesão nervosa permanente é encontrada em cerca de 10 a 15% dos pacientes com fratura da pelve. Nas lesões com instabilidade vertical pode chegar a 46%. As raízes mais afetadas são L5 e S1. Acontecem mais comumente nas lesões causadas por cisalhamento vertical e em pacientes com fraturas do sacro que acometem o canal sacral ou a região foraminal do sacro.
- Dor: pode ser decorrente de consolidação viciosa, não-consolidação e osteoartrite da articulação sacroilíaca. Alguns pacientes, mesmo com redução anatômica da fratura, também referem dor persistente. Em geral, a dor localiza-se na região da articulação sacroilíaca.

A

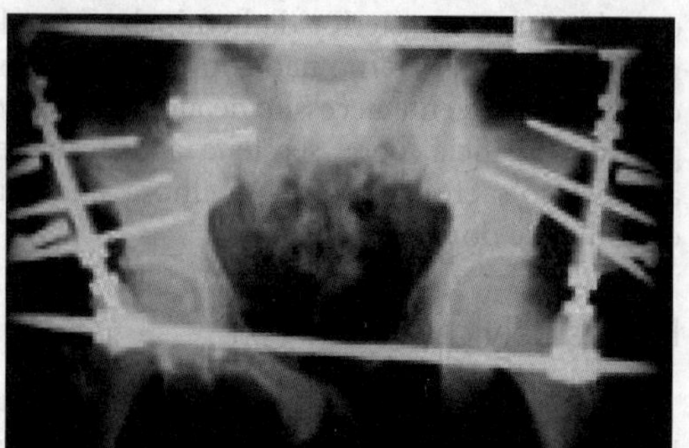

B

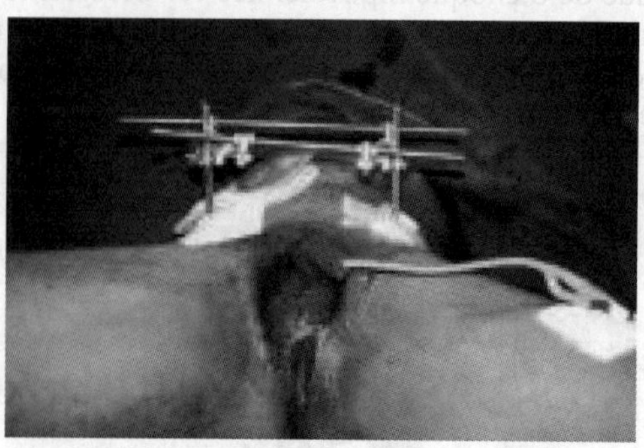

Figura 90.12 – Lesão exposta do tipo C1.2. A – RX – AP da pelve – fixação percutânea da luxação S-I direita com 2 parafusos + fixação externa anterior; B – Ferimento perineal + colostomia.

LEITURA ADICIONAL

1. Bassam D, Cephas GA, Ferguson KA, Beard LN, Young JS. A protocol for the initial management of unstable pelvic fractures. Am Surg 1998; 64: 862-7.
2. Bircher MD. Indications and techniques of external fixation of the injured pelvis. Injury 1996; 27(Supl): 3-19, 1996.
3. Broos P, Vanderschot P, Craninx L, Rommers P. The operative treatment of unstable pelvic ring fractures. Int Surg 1992; 77: 303-8.
4. Burgess AR, Eastridge BJ, Young JWR, Ellison TS, Ellison S Jr., Poka A, Bathon GH, Brumback RJ. Pelvic ring disruptions: effective classification system and treatment protocols. J Trauma 1990; 30: 848-56.
5. Castaman E. External fixation of fractures and fracture dislocations of the pelvis. Ital J Orthop Traumatol 1989; 15: 315-29.
6. Dujardin FH, Hossenbaccus M, Duparc F, Biga N, Thomine JM. Long-term functional prognosis of posterior injuries in high-energy pelvic disruption. J Orthop Trauma 1998; 12: 145-50.
7. Ganz R, Krushell R, Jakob R, Küffer J. The antishock pelvic clamp. Clin Orthop 1991; 267: 71-8.
8. Ghanayem AJ, Stover MD, Goldstein JA, Bellon E, Wilber JH. Emergent treatment of pelvic fractures. Clin Orthop 1995; 318: 75-80.
9. Gruen GS, Leit ME, Guren RJ, Peitzman AB. The acute management of hemodynamically unstable multiple trauma patients with pelvic ring fractures. J Trauma 1994; 36: 706-13.
10. Gylling SF, Ward RE, Hocroft JW, Bray TJ, Chapman MJ. Imediate external fixation of unstable pelvic fractures. Am J Surg 1985; 150: 721-4.
11. Heini PF, Witt J, Ganz R. The pelvic C-clamp for the emergency treatment of unstable pelvic ring injuries. A report on clinical experience of 30 cases. Injury 1996; 27(Supl): 38-45.
12. Kellam JF. The role of external fixation in pelvic disruptions. Clin Orthop 1989; 241: 66-82.
13. Lindahl J, Hirversalo E, Böstman O, Santavirta S. Failure of reduction with an external fixator in the management of injuries of the pelvic ring. Long-term evaluation of 110 patients. J Bone Joint Surg [Br] 1999; 81: 955-62.
14. Majeed SA. Grading the outcome of pelvic fractures. J Bone Joint Surg [Br] 1989; 71: 304-6.
15. Majeed SA. External fixation of the injured pelvis. The functional outcome. J Bone Joint Surg [Br] 1990; 72: 612-4.
16. Mears DC, Fu F. External fixation in pelvic fractures. Orthop Clin North Am 1980; 11: 465-79.
17. Noordeen MHN, Taylor BA, Briggs TWR, Lavy CBD. Pin placement in pelvic external fixation. Injury 1993; 24: 581-4.
18. Palmer S, Fairbank AC, Bircher M. Surgical complications and implications of external fixation of pelvic fractures. Injury 1997; 28: 649-53.
19. Pennal GF, Sutherland GO. Fractures of the pelvis (motion picture). American Academy of Orthopedic Surgeons Film Library 1961, *apud* Tile M, 1980. p.426.
20. Pennal GF, Tile M, Waddell JP, Garside H. Pelvic disruptions. Clin Orthop 1980; 151: 12-21.
21. Riemer BL, Butterfield SL, Diamond DL, Young JC, Raves JJ, Cottington E, Kislan K. Acute mortality associated with injuries to the pelvic ring: The role of early patient mobilization and external fixation. J Trauma 1993; 35: 671-7.
22. Riska E, Von Bonsdorff H, Hakkinen S, Jaroma H, Kiviluoto O, Paavilainen T. External fixation of unstable pelvic fractures. Int Orthop 1979; 3: 183-8.
23. Slätis P, Karaharju EO. External fixation of the pelvic girdle with trapezoidal compression frame. Injury 1975; 7: 53-6.
24. Slätis P, Karaharju EO. External fixation of unstable pelvic fractures. Experiences in 22 patients treated with a trapezoidal compression frame. Clin Orthop 1980; 151: 73-80.
25. Stewart MC, Little RE, Highland TR. Osteomyelites of the ilium secondary to external pelvic fixation. J Trauma 1986; 26: 284-6.
26. Tile M. Pelvic fractures: operative *versus* non operative treatment. Orthop Clin North Am 1980; 11: 423-64.
27. Tile M. Pelvic ring fractures: Should they be fixed? [Editorial] J Bone Joint Surg [Br] 1988; 70: 1-12.
28. Tile M. Disruption of the pelvic ring: classification. In: Tile M. Fractures of the pelvis and acetabulum. 2. ed. Philadelphia: Williams & Wilkins; 1995. p.66-101.
29. Wild Jr JJ, Hanson GW, Tullos HS. Unstable fractures of the pelvis treated by external fixation. J Bone Joint Surg [Am] 1982; 64 A: 1010-9.

CAPÍTULO

91 Trauma e Gravidez

Debora Steinman
Milton Steinman

TÓPICOS IMPORTANTES

- A população feminina na idade reprodutiva é considerada de elevado risco no que tange à possibilidade de ser vítima de algum traumatismo.
- Outro aspecto relevante diz respeito ao fato de que nem sempre, na sala de emergência, a paciente tem conhecimento de sua gravidez, fato este que adicionalmente pode complicar a atuação da equipe médica. Por esta razão, devemos considerar a possibilidade de gravidez em toda paciente do sexo feminino em idade reprodutiva.
- O trauma na gestante constitui-se na principal causa de óbito materno não relacionado à gravidez, ao passo que a morte materna representa a principal causa de óbito fetal.
- Além disso, a gravidez provoca grandes modificações fisiológicas e anatômicas que afetam praticamente todos os órgãos. Essas alterações podem influenciar a avaliação da gestante traumatizada, alterando os sinais e sintomas, a interpretação dos exames, bem como os padrões de trauma e a gravidade do mesmo.
- O atendimento da gestante traumatizada representa um enorme desafio tanto para o cirurgião como para o obstetra. Isto requer amplo conhecimento das alterações anatômicas e fisiológicas da gestante e o impacto das mesmas sobre o diagnóstico e a conduta a serem adotados tem enorme reflexo no prognóstico materno e fetal. Dentro deste enfoque, merece destaque o correto uso do cinto de segurança como fator reconhecidamente favorável ao prognóstico da gestante.

INTRODUÇÃO E DEFINIÇÕES

O trauma é a principal causa de óbito nas primeiras quatro décadas de vida, superado apenas pelo câncer e pela aterosclerose como a principal causa de óbito em todos os grupos etários. A população feminina na idade reprodutiva é considerada de elevado risco no que tange à possibilidade de ser vítima de algum traumatismo. Infelizmente, a gestante não é exceção pois é suscetível a qualquer mecanismo de trauma. Tais fatos são crescentes em virtude da maior participação da mulher na vida moderna e pelo aumento da violência interpessoal. Estima-se que a gestante possa ser vítima de algum tipo de traumatismo que requeira cuidados médicos em cerca de 6 a 7% das gestações.

Outro aspecto relevante diz respeito ao fato de que nem sempre, na sala de emergência, a paciente tem conhecimento de sua gravidez, fato este que adicionalmente pode complicar a atuação da equipe médica. Por esta razão, devemos considerar a possibilidade de gravidez em toda paciente do sexo feminino em idade reprodutiva.

O trauma na gestante é considerado a principal causa de óbito materno não relacionado à gravidez, ao passo que a morte materna representa a principal causa de óbito fetal.

Além disso, a gravidez provoca grandes modificações fisiológicas e anatômicas que afetam praticamente todos os órgãos. Essas alterações podem influenciar a avaliação da gestante traumatizada, alterando os sinais e sintomas, a interpretação dos exames, bem como os padrões de trauma e a gravidade do mesmo.

Em que pesem as modificações impostas pela gestação, as prioridades no atendimento da gestante traumatizada são as mesmas de uma paciente não grávida, ressaltando-se que a reanimação e a estabilização devem ser modificadas e adequadas às alterações fisiológicas e anatômicas da gravidez. Além disso, devemos ter em mente eventuais efeitos deletérios da exposição de agentes anestésicos, de drogas e de exames radiológicos sobre o feto. O médico que atende esta paciente deve lembrar-se que, na verdade, tratam-se de dois pacientes e que o melhor tratamento para o feto é o bem-estar da mãe. Um cirurgião experiente e um obstetra devem participar desde o início na avaliação desta gestante.

O atendimento da gestante traumatizada deve incluir o reconhecimento de situações que podem levar a graves conseqüências perinatais, como descolamento placentário, lesões fetais, rotura uterina, além do amplo espectro de lesões maternas possíveis. As implicações perinatais podem ser desastrosas, como parto prematuro, paralisia cerebral e até óbito perinatal.

O objetivo deste trabalho é orientar, de maneira sucinta e objetiva, a abordagem da gestante traumatizada, tendo em vista as particularidades do estado gravídico.

Modificações anatômicas e fisiológicas

Alguns aspectos relacionados às alterações anatômicas e fisiológicas devem ser lembrados e conhecidos pelo médico que irá atender a gestante traumatizada e aqui merecem comentário. O feto é relativamente bem protegido durante a fase inicial da gestação pela cobertura óssea da pelve. Após a 20ª semana, o útero atinge a cicatriz umbilical e, por volta do final do terceiro trimestre, encontra-se junto ao rebordo costal. Desta forma, com o decorrer da gestação, aumenta a vulnerabilidade do feto.

Em virtude do crescimento da unidade feto-placentária há um maior consumo de oxigênio, necessidade esta suprida pelo aumento do volume sangüíneo, aumento do débito cardíaco e elevação do volume-minuto. Desta forma, a gestante traumatizada pode tolerar perdas sangüíneas de até 30 a 35%, sem repercussão hemodinâmica evidente. Por outro lado, a hipóxia e a hipovolemia podem acarretar sérias conseqüências para o produto conceptual. A probabilidade de sobrevivência do feto está em íntima relação com a perfusão uterina e a oferta de oxigênio.

Além disso, a gravidez representa um relativo estado de coagulação intravascular (compensada), que traz vantagens e desvantagens para a gestante traumatizada. A elevação dos níveis dos fatores de coagulação pode trazer benefícios à hemostasia; por outro lado, isto pode implicar em aumento do risco de complicações tromboembólicas, principalmente após períodos de imobilização.

A circulação uterina não tem auto-regulação, o que significa que o fluxo sangüíneo uterino está diretamente relacionado à pressão arterial materna. A resposta fisiológica da gestante traumatizada exposta à hipovolemia é expressa através da vasoconstrição, que irá comprometer ainda mais a perfusão uterina, diminuindo a oferta de oxigênio ao feto. Desta forma, o feto pode estar em choque mesmo enquanto a mãe apresentar sinais estáveis. As mensurações de dados hemodinâmicos maternos podem não refletir com acurácia o estado da circulação útero-placentária.

Devemos ressaltar também a hipotensão supina que pode ocorrer em virtude da compressão da veia cava. Embora não seja uma situação muito freqüente, esta condição deve ser evitada, uma vez que pode trazer conseqüências adversas para o feto. A compressão da veia cava leva a redução do retorno venoso para o coração, levando a diminuição do débito cardíaco, fator este que exacerba o choque, especialmente na gestante traumatizada. Para tal, deve-se manter a gestante (acima de 20 semanas de idade gestacional) em decúbito lateral esquerdo, desde que as condições clínicas assim o permitam. Estes aspectos têm importância ímpar durante a avaliação primária da gestante.

Avaliação da gestante traumatizada

De modo geral, as prioridades são as mesmas adotadas para a paciente não grávida, porém sempre ressaltando a necessidade de lembrar que estamos diante de dois pacientes.

Em relação à abordagem e aos cuidados com a via aérea devemos destacar a necessidade de administrar oxigênio suplementar, pois o aumento da saturação de oxigênio materno representa melhora expressiva na oxigenação fetal em virtude da avidez da hemoglobina fetal.

No que tange à intubação devemos ressaltar alguns fatores que podem dificultar a obtenção de uma via aérea definitiva, tais como o aumento de peso, edema da mucosa do trato respiratório, diminuição da capacidade residual funcional e aumento do consumo de oxigênio.

As gestantes apresentam aumento do conteúdo ácido gástrico, com diminuição do pH e relaxamento do esfíncter esofágico. Conseqüentemente, devemos considerar que todas as gestantes têm maior risco de aspiração e a intubação deve sempre ser precedida pela compressão cricóide.

A avaliação secundária deve incluir história e exame obstétrico completos. Os mecanismos de trauma são semelhantes àqueles que ocorrem na população geral, com algumas diferenças a serem observadas. Com o aumento do tamanho do útero há aumento da probabilidade de ocorrer sua lesão em casos de ferimentos penetrantes, enquanto que as outras vísceras ficam relativamente protegidas. Além disso, a densa musculatura uterina, o feto e o líquido amniótico diminuem a transferência de energia proveniente de um projétil, fato este que explica a baixa incidência de lesões associadas e os bons resultados para o lado materno neste tipo de trauma.

Nos traumas fechados, o líquido amniótico também age como protetor fetal. O feto pode ser atingido direta ou indiretamente, como por exemplo através de desaceleração, compressão súbita, contragolpe ou cisalhamento. Os acidentes automobilísticos representam a principal causa de trauma na gestação. O cinto de segurança corretamente aplicado diminui a gravidade do trauma. Entretanto, o tipo de cinto e seu uso inadequado afetam a freqüência de ruptura uterina e de morte fetal. A incidência de traumatismos aumenta em cada trimestre da gravidez: 8% das lesões ocorrem no 1º trimestre, 40% das lesões no segundo e 52% das lesões no terceiro trimestre.

Devemos lembrar que nos traumatismos diretos ou indiretos ao útero pode ocorrer lesão do miométrio e desestabilização dos lisossomas teciduais com liberação de ácido aracdônico, levando a contrações uterinas e podendo levar ao trabalho de parto prematuro.

Quanto à história, merecem destaque os antecedentes de parto pré-termo e descolamento prematuro de membranas pelo risco de recorrência destas condições. Especial ênfase deve ser dada para a monitorização cardiotocográfica, pois, quando a oxigenação fetal está comprometida, há um desequilíbrio da homeostasia fetal que leva à alteração da freqüência cardíaca. O período de observação e monitoração do bem-estar fetal varia de 8 horas (traumas leves) a 24 horas (traumas graves).

Quanto ao uso de exames radiológicos, embora deva ser julgado com ponderação, a sua utilização deve seguir as mesmas indicações da paciente não grávida. Como comentamos no início do capítulo, o risco da exposição é maior dentro do primeiro trimestre. Quando houver necessidade de inúmeros exames radiológicos, deve-se, sempre que possível, utilizar proteção abdominal e eventualmente um dosímetro termoluminescente para servir como guia da radiação recebida.

Quanto à avaliação abdominal da gestante traumatizada, o exame físico pode não ser confiável e os sinais de irritação peritoneal costumam ser mínimos em virtude das alterações gravídicas. O método diagnóstico mais freqüentemente utilizado nos casos de traumatismos fechados é a ultra-sonografia, que pode ser realizada concomitantemente às manobras de reanimação. Além disso, pode visualizar o tórax e abdome e ainda fornecer dados importantes a respeito da gestação.

Mesmo gestantes com traumas menores devem ser cuidadosamente avaliadas, pois pequenos traumas podem levar a complicações como a hemorragia feto-materna. A passagem de sangue fetal para a circulação materna pode ocorrer em 8 a 30% das gestantes e pode levar a isoimunização da mãe Rh-negativa, anemia fetal e morte fetal. O teste de Kleihauer-Betke detecta a presença de sangue fetal na circulação materna, oferecendo excelente evidência de lesão placentária. Até pequenas quantidades de sangue Rh-positivo (0,01 mL) podem sensibilizar 70% das pacientes Rh-negativas; desta forma todas as gestantes traumatizadas Rh-negativas devem receber uma dose profilática de 300 microgramas de imunoglobulina Rh (Rhogam) dentro das primeiras 72 horas pós-trauma.

Outro aspecto relevante no que diz respeito ao teste de Kleihauer-Betke é a possibilidade de predição de parto prematuro. Como mencionamos anteriormente, um dos riscos do traumatismo na gestante é a ocorrência de parto prematuro. Nos traumatismos leves, a monitoração fetal e materna é de cunho empírico, baseado nos sintomas maternos, índices de trauma e intuição clínica. Este exame detecta a possibilidade de injúria placentária com 100% de sensibilidade correlacionando-se muito bem com a presença de contrações uterinas após trauma. Isto tem impacto na monitoração fetal, que pode ser limitada a um curto período de tempo nos casos de testes negativos, estendendo-se por um período de 24 horas nos casos positivos.

Considerações obstétricas

O trauma ao útero gravídico pode ter repercussões maternas e fetais. Embora seja infreqüente, a rotura uterina é uma condição grave, associada a mortalidade materna de 10% e fetal próxima de 100%. O descolamento placentário ocorre em 1 a 5% das lesões menores e em 20 a 50% das lesões graves. Excetuando-se a morte materna, o descolamento placentário é a principal causa de óbito fetal após trauma.

Se a mãe está estável, o estado fetal e a extensão da lesão uterina são os fatores a serem considerados em relação à conduta a ser adotada. Nos casos de trabalho de parto prematuro, se não houver contra-indicações, o uso de tocolíticos deve ser considerado.

O reparo primário das lesões maternas deve ser realizado em todas as gestantes traumatizadas em que há viabilidade fetal, mesmo que seja às custas do bem-estar fetal.

Analisaremos sucintamente alguns aspectos relacionados ao tratamento da gestante vítima de traumatismos fechados, penetrantes e de queimaduras.

De modo geral, o manejo das pacientes com trauma abdominal fechado é semelhante ao de pacientes não grávidas no que diz respeito às indicações cirúrgicas. Vale comentar que a conduta atual em pacientes com lesões de vísceras parenquimatosas e estáveis do ponto de vista hemodinâmico é conservadora, através da monitoração com métodos de imagem e rigoroso controle hemodinâmico. Este protocolo já foi adotado no Serviço de Cirurgia de Emergência do Hospital das Clínicas com resultados muito satisfatórios, sem a necessidade de exploração cirúrgica. Nos casos em que houver indicação cirúrgica, utiliza-se a laparotomia mediana, supra e infra-umbilical. Na presença de lesões extra-uterinas procede-se ao reparo da maneira usual.

As indicações de cesareana nesta eventualidade são específicas e incluem: choque materno em gestantes de termo, risco de vida por exsanguinação, limitação mecânica ocasionada pelo tamanho do útero, impossibilitando o reparo das lesões, lesão uterina irreparável, instabilidade hemodinâmica associada a sofrimento fetal (em feto potencialmente viável) e morte materna.

Quanto aos ferimentos penetrantes, a conduta é a mesma adotada para pacientes não grávidas. Mesmo em ferimentos uterinos transfixantes, desde que não haja comprometimento hemodinâmico e/ou fluido amniótico hemorrágico, deve-se optar por conduta conservadora, com simples reparo das lesões. Os ferimentos que envolvem o útero estão associados à mortalidade materna de 7 a 9% e à mortalidade fetal de 70%.

A viabilidade fetal é considerada nos fetos acima de 24 semanas. Sendo assim, deve-se considerar a estrutura de retaguarda de cuidados intensivos neonatais, visto que a gestante traumatizada tem maior risco de apresentar parto prematuro. Desta forma, devemos aventar a possibilidade de transferência da gestante para um serviço especializado, após a estabilização do seu quadro.

A incidência de gravidez nas pacientes vítimas de queimaduras é de cerca de 6 a 8%. O prognóstico materno e fetal está relacionado a extensão, presença de complicações e idade gestacional. Nas pacientes com 25 a 50% da superfície corporal queimada, a mortalidade materna e fetal é próxima de 60%. A conduta a ser adotada nas grandes queimaduras durante a gravidez deve ser essencialmente a adotada rotineiramente através do controle da via aérea, da oferta de oxigênio, dos cuidados com a ventilação e com a manutenção da estabilidade hemodinâmica. O parto imediato tem sido considerado como o tratamento de escolha nas gestantes de termo ou próximas ao termo com queimaduras extensas. Quanto a agentes locais, o uso da sulfadiazina deve ser criterioso pelo risco de kernicterus associado a absorção da sulfonamida. Em casos de queimaduras elétricas, a mortalidade fetal é extremamente elevada, mesmo em casos de queimaduras de baixa corrente. A monitoração fetal é mandatória em todas as gestantes vítimas de queimaduras elétricas.

De modo geral, admite-se que a gravidade das lesões maternas determina os resultados tanto para a mãe como para o feto. A mortalidade materna nos traumas graves é de cerca de 24% e a fetal atinge 60%. Embora o óbito materno seja a causa mais comum de óbito fetal, outros fatores estão provavelmente implicados na mortalidade fetal. O traumatismo direto sobre a unidade feto-placentária e as lesões uterinas influenciam o prognóstico fetal. Os principais aspectos relacionados a morbidade e mortalidade fetal são: hipóxia, infecção, efeitos de drogas e parto pré-termo. Dentre as inúmeras variáveis mensuráveis relacionadas ao prognóstico fetal, merecem destaque a presença de hipotensão materna e a bradicardia fetal.

O atendimento da gestante traumatizada representa um enorme desafio tanto para o cirurgião como para o obstetra. Isto requer amplo conhecimento das alterações anatômicas e fisiológicas da gestante, e o impacto das mesmas sobre o diagnóstico e a conduta a serem adotadas tem enorme reflexo no prognóstico materno e fetal. Dentro deste enfoque, merece destaque o correto uso do cinto de segurança como fator reconhecidamente favorável ao prognóstico da gestante. Entretanto, faz-se mister mencionar que a prevenção permanece como o ícone ideal a ser perseguido e que deve ser discutido em todas as oportunidades com os pacientes e seus familiares e mesmo nos cursos pré-natais.

Algoritmo 91.1 – Conduta obstétrica na gestante traumatizada

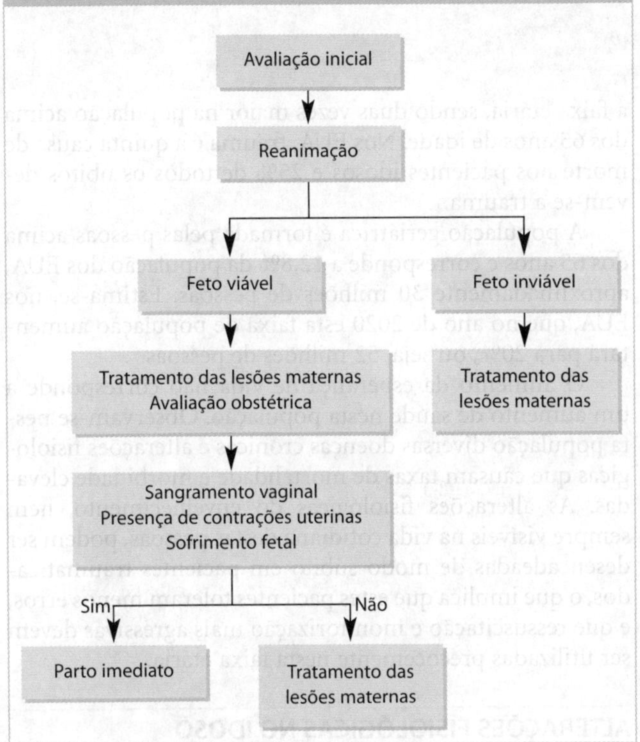

LEITURA ADICIONAL

1. Advanced Trauma Life Support – Chicago. 6. ed. American College of Surgeons; 1998. p.291-300.
2. Baerga-Varela YZ, Scott P, Bannon MP, Harmsen W.S, Ilstrup DM. Trauma in pregnancy. Mayo Clinic Proceedings 2000; 75(12): 1243-8.
3. Clark SL, Cotton DB, Lee W, et al. Central hemodynamic assessment of normal term pregnancy. Am J Obstet Gynecol 1989 Dec; 161: 1439-42.
4. D'Amico, CJ. Trauma in pregnancy. Topics in emergency medicine 2002; 24(4): 26-39.
5. Duncan PG, Pope WD, Cohen MM, Greer N. Fetal risk of anesthesia and surgery during pregnancy. Anesthesiology 1986 Jun; 64(6): 790-4.
6. Esposito TJ. Trauma during pregnancy. Emerg Med Clin North Am 1994 Feb; 12(1): 167-99.
7. Fildes J, Reed L, Jones N, et al. Trauma: the leading cause of maternal death. J Trauma 1992 May; 32(5): 643-5.
8. Goodwin H, Holmes JF, Wisner, DH. Abdominal ultrasound examination in pregnant blunt trauma patients. Journal of Trauma-Injury Infection & Critical Care 2001; 50(4): 689-94.
9. Greiss FC. Uterine vascular response to hemorrhage during pregnancy, with observations on therapy. Obstet Gynecol 1966 Apr; 27(4): 549-54.
10. Kuczkowski, K. Trauma in the pregnant patient. Cur Opin Anaesthesiol 2004; 17(2): 145-50.
11. Kuhlmann RS, Cruikshank DP. Maternal trauma during pregnancy. Clin Obstet Gynecol 1994 Jun; 37(2): 274-93.
12. Muench M, Baschat A, Reddy U, Mighty H, Weiner C, Scalea T, Harman C. Kleihauer-Betke testing is important in all cases of maternal trauma. J. Trauma 2004; 57(5): 1094-8.
13. Pearlman MD, Tintinallli JE, Lorenz RP. A prospective controlled study of outcome after trauma during pregnancy. Am J Obstet Gynecol 1990 Jun; 162(6): 1502-10.
14. Polko E, McMahon MJ. Burns in pregnancy. Obstetrical & Gynecological Survey 1999; 54(11) S:131-137.
15. Rose PG, Strohm PL, Zuspan FP. Fetomaternal hemorrhage following trauma. Am J Obstet Gynecol 1985 Dec 15; 153(8): 844-7.
16. Steinman M, Steinman D, Birolini D, Zugaib M. Non operative management of trauma patient during pregnancy. Is it safe? Anais do VIII Congreso Panamericano de Trauma. Buenos Aires; 1998.
17. Taylor JW, Plunkett GD, McManus WF, Pruitt BA Jr. Thermal injury during pregnancy. Obstet Gynecol 1976 Apr; 47(4): 434-8.
18. Wolf ME, Alexander BH, Rivara FP, et al. A retrospective cohort study of seatbelt use and pregnancy outcome after a motor vehicle crash. J Trauma 1993 Jan; 34(1): 116-9.

CAPÍTULO 92 Trauma no Idoso

Francisco de Salles Collet e Silva

TÓPICOS IMPORTANTES

- Nas últimas décadas observa-se o aumento da vida média da população e, como conseqüência, casos de doenças agudas nesta faixa etária tornaram-se freqüentes nos atendimentos de emergência. As alterações fisiológicas do envelhecimento tornam este grupo de pacientes mais susceptíveis a sofrer traumas; por outro lado, o diagnóstico das lesões, a avaliação de gravidade dos ferimentos e o seu tratamento também são mais difíceis e apresentam algumas peculiaridades.
- Os mecanismos mais freqüentes responsáveis pelos traumas observados nesta faixa etária são:
  1. Diminuição da percepção sensorial (visão – audição), disfunção autonômica, diminuição da força muscular.
  2. Associação com doenças agudas precedendo o trauma.
  3. Doenças crônicas sistêmicas.
  4. Uso de medicações.
- A presença de doenças associadas nos pacientes traumatizados é estimada em 8 a 20%.
- O sistema nervoso central atrofia com o envelhecimento, com uma perda da massa encefálica de 10% entre 30 a 70 anos de idade. Com a redução do volume encefálico, aumenta a distância entre os ossos do crânio e o cérebro, esticando as veias parassagitais e aumentando o espaço intracraniano, o que permite que o cérebro se desloque mais durante um impacto.
- Devido ao aumento do espaço intracraniano decorrente da atrofia cerebral os sintomas destes sangramentos são tardios.
- A diminuição da imunidade celular e hormonal com o avançar da idade facilita infecções em ferimentos de pele.

INTRODUÇÃO

Nas últimas décadas observa-se o aumento da vida média da população e, como conseqüência, casos de doenças agudas nesta faixa etária tornaram-se freqüentes nos atendimentos de emergência. As alterações fisiológicas do envelhecimento tornam este grupo de pacientes mais susceptíveis a sofrer traumas; por outro lado, o diagnóstico das lesões, a avaliação de gravidade dos ferimentos e o seu tratamento também são mais difíceis e apresentam algumas peculiaridades. O trauma é uma causa freqüente de mortalidade e morbidade em todas as faixas etárias. O índice de internação do paciente traumatizado aumenta com a faixa etária, sendo duas vezes maior na população acima dos 65 anos de idade. Nos EUA, trauma é a quinta causa de morte nos pacientes idosos e 25% de todos os óbitos devem-se a trauma.

A população geriátrica é formada pelas pessoas acima dos 65 anos e corresponde a 12,8% da população dos EUA, aproximadamente 30 milhões de pessoas. Estima-se, nos EUA, que no ano de 2020 esta faixa de população aumentará para 20%, ou seja, 52 milhões de pessoas.

O aumento da esperança de vida não corresponde a um aumento de saúde nesta população. Observam-se nesta população diversas doenças crônicas e alterações fisiológicas que causam taxas de mortalidade e morbidade elevadas. As alterações fisiológicas do envelhecimento, nem sempre visíveis na vida cotidiana destas pessoas, podem ser desencadeadas de modo súbito em pacientes traumatizados, o que implica que estes pacientes toleram menos erros, e que ressuscitação e monitorização mais agressivas devem ser utilizadas precocemente nesta faixa etária.

ALTERAÇÕES FISIOLÓGICAS NO IDOSO

O processo de envelhecimento está associado a uma diminuição progressiva da função dos diversos órgãos e sistemas do corpo; assim sendo, a reserva fisiológica diminui com o avanço da idade, definindo a tolerância ao estresse metabólico e facilitando também traumatismos mais freqüentes. Estas alterações ocorrem de modo variado nesta população, não havendo uma idade bem definida em que estas se tornam significantes.

Os mecanismos mais freqüentes responsáveis pelos traumas observados nesta faixa etária são:

1. Diminuição da percepção sensorial (visão – audição), disfunção autonômica, diminuição da força muscular.
2. Associação com doenças agudas precedendo o trauma.
3. Doenças crônicas sistêmicas.
4. Uso de medicações.

Scalea et al., utilizando monitorização hemodinâmica invasiva precoce em pacientes traumatizados, observaram disfunção cardíaca nestes pacientes, verificando que a hipoperfusão associada com trauma severo é difícil de identificar pelos métodos convencionais.

As alterações fisiológicas ocorrem independentemente de doenças crônicas que também aumentam de freqüência no decorrer dos anos e que também irão comprometer a avaliação, ressuscitação e o tratamento do paciente idoso traumatizado.

Doenças associadas

A presença de doenças associadas nos pacientes traumatizados é estimada em 8 a 20%. Observa-se um aumento progressivo destas doenças (comorbidades) com o envelhecimento. Milzaman et al. observaram um aumento progressivo de doenças associadas com o envelhecimento; pacientes na faixa etária de 35 a 45 anos apresentam 17% de comorbidade, de 55 a 65 anos, 44% e pacientes de 65 a 75 anos, 65%. Observa-se também o aumento do número de comorbidades. O índice de mortalidade em pacientes sem comorbidade é de 3,2% de mortalidade aproximadamente; já em pacientes com três ou mais comorbidades este índice sobe para 24,9%.

Alterações cardiovasculares

As alterações cardiovasculares são as mais comuns e a maior causa de mortalidade nos pacientes idosos. Estas alterações fisiológicas têm um desenvolvimento lento, progressivo e assintomático até o momento de um estresse agudo (trauma). Os pacientes freqüentemente desconhecem estas alterações.

As alterações cardíacas decorrentes do envelhecimento resultam de alterações intrínsecas do miocárdio, de condução elétrica e de aterosclerose sistêmica.

As células do miocárdio degeneram-se com a idade, sendo repostas por infiltração gordurosa nas paredes dos ventrículos e septo, e deposição de substância amilóide no espaço intersticial, ocorrendo assim a perda da elasticidade do miocárdio, diminuição do volume sistólico, da freqüência da contração sistólica e do relaxamento diastólico. O desgaste progressivo da bomba cardíaca é estimado em 0,5% por ano; e o débito cardíaco diminui em 50% dos 20 aos 80 anos de idade. Observa-se também incidência de insuficiência cardíaca congestiva de 10% na população com 75 anos.

As alterações observadas no sistema de estimulação e condução do miocárdio são decorrentes da diminuição do número de receptores β-adrenérgicos e da sensibilidade a catecolaminas. A fibrose progressiva, atrofia, calcificação e alterações do colágeno observados no envelhecimento causam alterações na função do sistema condutor e conseqüentemente na sua resposta a estímulos agudos de estresse. A perda da capacidade de aumentar a freqüência cardíaca máxima em resposta ao estresse inicia-se ao redor dos 40 anos de idade.

A aterosclerose sistêmica aumenta de incidência no decorrer da idade, causando graus variados de obstrução arterial. O risco de isquemia aguda do miocárdio aumenta no território de irrigação abaixo de uma lesão obstrutiva, estando compensada no paciente em repouso e podendo se manifestar quando o paciente é exposto a uma situação de estresse agudo onde o miocárdio necessita de um aporte maior de oxigênio.

As calcificações e o endurecimento das válvulas cardíacas no decorrer da idade podem resultar em graus variados de insuficiência.

Decorrente do tratamento de moléstias cardiovasculares, que se tornam freqüentes no envelhecimento, diversos medicamentos e implantes (marcapasso) podem alterar a resposta cardiovascular ao estresse agudo. Os β-bloqueadores, bloqueadores do canal de cálcio e hipotensores sistêmicos são medicamentos freqüentemente utilizados nestes pacientes, alteram a função cardíaca e causam alteração de sua resposta ao trauma.

Alterações respiratórias

O envelhecimento causa alterações gradualmente na mecânica respiratória e no parênquima pulmonar. A diminuição gradual da complacência da parede torácica decorrente do aumento gradual de área morta inicia-se aos 20 anos de idade, a osteoporose inicia-se também a partir dos 30 anos de idade da perda da elasticidade, a calcificação das cartilagens costocondral, e da atrofia da musculatura torácica.

Com o decorrer da idade as alterações graduais da elastina irão causar uma diminuição da permeabilidade do alvéolo e das vias aéreas pequenas. Observa-se também a diminuição do tamanho dos alvéolos sendo sua conseqüência uma maior predisposição a aparecimento de atelectasias. A perda de área alveolar causa uma perda de 4% da área pulmonar total a cada década a partir dos 40 anos de idade.

Alguns mecanismos de defesa pulmonar são alterados com o avanço da idade, como, diminuição do reflexo da tosse e laríngeo, força da tosse, alteração da deglutição, a diminuição da pressão do esfíncter inferior do esôfago e a colonização da árvore reparatória por bactéria Gram-negativa, aumentando assim o risco de aspiração e infecção respiratórias. Observa-se também diminuição do movimento mucociliar e do clearance da árvore respiratória decorrente de atrofia desta mucosa.

Algumas doenças adquiridas com o uso do tabaco geram um declínio mais acentuado da função respiratória nestes pacientes.

Alguns traumas na caixa torácica irão causar dor à movimentação respiratória, como conseqüência da restrição do movimento respiratório pela dor.

Alterações do sistema nervoso central

O sistema nervoso central atrofia com o envelhecimento com uma perda de massa encefálica de 10% entre 30 a 70 anos de idade. Com a redução do volume encefálico, aumenta a distância entre os ossos do crânio e do cérebro, esticando as veias parassagitais e aumentando o espaço intracraniano, o que permite que o cérebro se desloque mais durante um impacto. Traumas de pequenas intensidades nestes pacientes podem causar sangramentos venosos com hematomas subdurais ou subaraquinóideos. Devido ao aumento do espaço intracraniano decorrente da atrofia cerebral os sintomas destes sangramentos são tardios.

Deteriorização das funções cognitivas e da memória também ocorrem nestes pacientes. Os pacientes idosos apresentam déficits visuais e auditivos que acabam interferindo e causando dificuldade de relacionamento e por vezes também facilitam alguns acidentes.

Alterações renais

O número de glomérulos, néfrons e o fluxo sangüíneo renal diminuem com o envelhecimento. Aproximadamente metade da massa renal diminui dos 20 aos 80 anos de idade. Assim sendo, a reserva renal diminui, tornando o rim mais susceptível à hipovolemia e como conseqüência à insuficiência renal. A creatinina sérica não representa a função renal, o seu valor sangüíneo somente começa a se alterar a partir de uma queda maior que 70% da função renal. A diminuição da filtração glomerular e as alterações do sistema de renina-angiotensina fazem com que o paciente idoso traumatizado apresente maior risco de distúrbios hidroeletrolíticos e retenção de líquidos.

Alterações musculoesqueléticas

A osteoporose ocorre na maioria das pessoas idosas, variando de intensidade e facilitando em alguns casos a fratura de ossos em pequenos traumas. A atrofia e perda de força muscular observada no envelhecimento dificultam a movimentação destes pacientes. A perda da elasticidade e conectividade dos tecidos musculares determina um risco de sangramento maior nestes pacientes, pois a contenção do sangramento torna-se menor do que nos pacientes jovens.

A diminuição da imunidade celular e hormonal com o avançar da idade facilita infecções em ferimentos de pele. Nesta população tem sido observado um aumento de casos de tétano, preconizando-se maior rigor na profilaxia e tratamento de ferimentos nesta faixa etária.

Alterações abdominais

Dentre os pacientes vítimas de múltiplas lesões, um terço apresenta lesões abdominais, com uma mortalidade quatro vezes maior que nos pacientes na faixa de adulto jovem. Observa-se nesta faixa etária uma dificuldade maior na avaliação abdominal. Os sinais de irritação peritoneal e tensão abdominal diminuem de intensidade, sendo difíceis de detectar. A musculatura das alças intestinais torna-se mais fina, bem como a elasticidade e conectividade tornam-se mais susceptíveis a ruptura. Vários graus de aterosclerose afetam as alças intestinais, sendo que pequenas desvacularizações decorrentes de traumatismos determinam isquemias segmentares com o risco de ruptura tardia. A diminuição da massa muscular abdominal e maior flacidez dificultam a resposta de aumento de tensão da parede abdominal observado nos jovens em resposta a ruptura de uma alça intestinal (peritonite). Alterações sensoriais decorrentes da senilidade dificultam a avaliação da dor abdominal à palpação e percussão.

TIPOS FREQÜENTES DE TRAUMAS

Os pacientes idosos, além de sofrem traumatismos pelos mesmos mecanismos que os jovens, sofrem alguns mecanismos diferentes de traumas decorrentes das alterações observadas no envelhecimento. A queda tem sido apontada como a principal causa de traumatismo que faz esta população procurar o atendimento médico de emergência. Torna-se importante além do atendimento destes pacientes a divulgação de medidas profiláticas que evitariam este tipo de traumatismo.

Quedas

As quedas são freqüentes em pacientes acima dos 65 anos de idade. Observa-se que 70% da mortalidade decorrente de quedas ocorrem nos pacientes idosos. Muitas destas são quedas da própria altura. As alterações fisiológicas do envelhecimento e comorbidades são as principais causas das quedas observadas nesta faixa etária. A estabilidade postural resulta da soma de diversos fatores como: visão, audição, sensibilidade proprioceptiva e estímulos vestibulares que estão comprometidos nas pessoas desta faixa etária. Doenças sistêmicas também contribuem para esta instabilidade e quedas, bem como a utilização de medicações analgésicas e sedantes cronicamente nestas pessoas diminui a sensibilidade proprioceptiva, facilitando as quedas.

Uma queda em paciente idoso não deve ser considerada um simples acidente, e sim um evento mais complexo no qual o trauma é decorrente da soma de alterações observadas no envelhecimento e/ou por manifestação de moléstia sistêmica aguda ou moléstia crônica oculta.

As causas de perda de consciência em pessoas idosas são:

- Cardíacas:

- Arritmias (bradiarritmias, taquicardias e falha de marcapasso).
- Doenças estruturais (estenose aórtica, embolia pulmonar, infarto do miocárdio, tamponamento cardíaco, dissecção aórtica).
- Disfunção do tono vasomotor (síncope vagal).
- Hipotensão ortostática (medicação, perda de volume: desidratação).

- Não-cardíacas:

- Doenças cerebrovasculares (acidente vascular isquêmico, convulsão).
- Alteração de consciência (metabólico, intoxicação, álcool, sedativos e hipnóticos, hiperglicemia).
- Anemia (anemia crônica, sangramento digestivo).
- Infecção (urinária e/ou pulmonar).
- Aneurisma de aorta.
- Psicogenético.
- Idiopático.

Assim sendo, uma avaliação adequada rigorosa destes pacientes deve ser tomada.

Acidentes automobilísticos

A segunda causa de traumas na população geriátrica são os acidentes automobilísticos. Os pacientes idosos freqüentemente dirigem pequenas distâncias, mas em número de acidentes, ficam em segundo lugar, perdendo somente para motoristas com idade inferior a 25 anos.

As causas dos acidentes de veículos são atribuídas às alterações psicológicas e motoras associadas ao envelhecimento. Doenças crônicas assintomáticas de manifestação aguda também são causas de acidentes, com acidente vascular cerebral, infarto do miocárdio, descompensação diabética/hiperglicemia etc. Não deve ser esquecida a associação com bebidas alcoólicas, apesar de que o nível alcoólico de risco (maior que 0,1%) em motoristas acima dos 65 anos é de 6,6% em comparação com os de idade, da ordem de 23% menor.

Atropelamentos

Os atropelamentos observados nesta faixa etária determinam uma mortalidade de 20%. Estes acidentes são decorrentes diretamente da diminuição da visão, audição, memória, julgamento.

Queimaduras

As pessoas idosas apresentam uma mortalidade maior por queimaduras. A população idosa apresenta um risco de mortalidade maior para queimaduras domésticas, causadas por: cozinha, aquecimento, cigarro e eletricidade.

A perda de sensibilidade cutânea e latência maior de tempo para a retirada do estímulo, decorrentes das alterações cerebrais e musculoesqueléticas observadas no envelhecimento, determinam lesões mais graves.

Assaltos e abuso

A população de pacientes idosos apresenta maior suscetibilidade a assaltos. Ferimentos por arma de fogo e branca apresentam uma mortalidade maior nos pacientes desta faixa etária. Observa-se a mortalidade, nos pacientes acima dos 65 anos, de ferimentos por arma branca de 17,3% contra 4,7% e de 52,1% contra 19,5% em pacientes jovens.

Abuso e maus tratos em pacientes idosos ocorrem assim como em crianças, mas são difíceis de serem diagnosticados. Estes abusos e agressões observados nesta população apresentam várias formas, como agressões psicológicas, negligência, agressão física, e até exploração econômica.

AVALIAÇÃO E RESSUSCITAÇÃO

Os pacientes idosos apresentam uma resposta metabólica menos adequada ao trauma, sendo indicadas uma ressuscitação e monitorização rigorosa.

Avaliação primária:

- Via aérea

Todos os cuidados com a permeabilização e manutenção de via aérea devem ser observados nestes pacientes. Algumas peculiaridades devem ser observadas, dentre elas a inspeção da cavidade oral para a pesquisa do corpo estranho (dentadura), que pode ter sido deslocada durante o trauma e/ou durante o atendimento e obstruir a via aérea.

Devido ao risco de lesão de coluna cervical por traumas pequenos, os cuidados durante a permeabilização de vias aéreas devem ser rigorosamente seguidos.

- Ventilação

Os pacientes idosos são mais susceptíveis a hipóxia. As complicações respiratórias são as causas mais freqüentes de complicações dos pacientes nesta faixa etária, assim, todas as medidas devem ser realizadas para minimizá-las. Recomenda-se o aporte suplementar de oxigênio.

- Circulação

Decorrente de alterações fisiológicas do envelhecimento, doenças crônicas assintomáticas e uso de medicações (β-bloqueadores, bloqueadores de canais de cálcio) que fazem com que a resposta cardíaca a hipovolemia e/ao trauma não seja a esperada, taquicardia. Pacientes idosos apresentam a pressão sistólica em geral mais alta que os adultos jovens, sendo que pressões sistólicas de 110-120 mmHg são normais no jovem, mas no idoso podem significar hipovolemia. Devido a alterações observadas morfológicas (arteriosclerose) e funcionais (diminuição da resposta adrenérgica, vasoconstrição) nas artérias/arteríola há uma maior dificuldade de aumentar a resistência periférica.

A diminuição da reserva cardíaca ocorre com o avançar da idade, muitas vezes estas alterações são observadas a partir do momento de um estresse agudo. Assim sendo, esta população apresenta um risco aumentado de manipulação aguda de grandes quantidades de volume, habitualmente realizada na ressuscitação de pacientes traumatizados.

Nestes pacientes está indicada uma monitorização rigorosa, muitas vezes invasiva e em ambiente de unidade de terapia intensiva.

- Nível de consciência

A avaliação do estado de consciência do paciente idoso é difícil e deve ser cuidadosa, pois estes pacientes podem apresentar alterações mentais decorrentes do envelhecimento e/ou de seqüelas de doenças anteriores (acidente vascular, demência senil, Alzheimer etc.). A história clínica, antecedentes pessoais nestes pacientes são importantes na avaliação do nível de consciência. A suscetibilidade a medicações hipnóticas e analgésicas também deve ser observada.

É importante lembrar que lesões expansivas (hematoma subdural) nestes pacientes também podem ser assintomáticas na avaliação inicial, ocorrendo uma latência maior que nos pacientes jovens para desencadear sintomas e sinais clínicos. Nesta faixa etária está indicado o uso de métodos de imagem mais liberalizados e precoces.

- Exposição e cuidado com a hipotermia

O paciente idoso apresenta maior dificuldade de manter sua temperatura corporal, decorrente especialmente da atrofia da pele. Todos os esforços devem ser realizados para evitar esta perda de calor.

De um modo geral, o paciente idoso requer ressuscitação rápida, respeitando as alterações fisiológicas e doenças crônicas decorrentes do envelhecimento. Os cuidados intensivos precoces são capazes de diminuir a mortalidade neste grupo de pacientes. O conhecimento das alterações fisiológicas e das reservas funcionais dos pacientes nesta faixa etária contribui para que durante o atendimento e durante a fase de tratamento e convalescença alguns cuidados realizados precocemente colaborem para uma menor mortalidade e morbidade nestes pacientes.

LEITURA ADICIONAL

1. Krause N, Shaw BA, Cairney J. A descriptive epidemiology of life trauma and the physical health status of older adults. Psycolog Aging 2004; 19: 637.
2. Rubenstein LA, Robbins AS, Josephson KR, et al. The value of assessing falls in an elderly population: a randomized clinical trial. Ann Intern Med 1990; 15: 113.
3. Milzman DP, Boulanger BR, Rodrigues A, et al. Pre-existing disease in trauma patients: a predictor of fate independent of age and ISS. J Trauma 1996; 32: 236.
4. Smith DP, Enderson BL, Maull KI. Trauma in the elderly: determinants of outcome. South Med J 1990; 83: 171.
5. Morris JA Jr, MacKenzie RJ, Edelstein SL. The effect of preexisting conditions on mortality in trauma patients. JAMA 1990; 263: 1942.
6. Schwab CW, Shapiro MB, Kauder DR. Geriatric trauma: patterns, care, and outcomes. In: Moore EE, Feliciano DV, Matox KL. Trauma. 4. ed. McGraw Hill; 2000. p.1099-114.
7. Tockman MS. Aging of the respiratory system. In: Hazzard WR, et al, editores. Principles of geriatric medicine and gerontology. New York: McGraw-Hill; 1994. p.555.
8. Schwab CW, Kauder DR. Geriatric trauma. In: Moore EE, Ducker TB, Edlich FR, et al, editores Early care in the injured patient. Toronto: BC Decker; 1990. p.328-34.
9. Osler T, Hales K, Baack B, et al. Trauma in the elderly. Am J Surg 1998; 156: 537.
10. Pennings JL, Bachulis BL, Simons CT, Slazinski T. Survival after severe brain injury in the aged. Arch Surg 1993; 128: 787.
11. Cagetti B, Cossu M, Pau A, et al. The outcome from acute subdural and epidural intracranial hematomas in very elderly patients. Br J Neurosurg 1992; 6: 227.
12. Mandavia D, Newton KI. Geriatric trauma. Emerg Med Clin North Am 1998, 16: 257.
13. Schwab CW, Kauder DR. Trauma in the geriatric patient. Arch Surg 1992; 127: 701.
14. Viano DC, Culver CC, Evans L, et al. Involvement of older drivers in multivehicle side-impact crashes. Accid Ann Prev 1990; 22: 177.
15. Schiller WR, Knox R, Chleborad W. A five-year experience with severe injuries in elderly patients. Accid Ann Prev 1995; 27: 167.
16. McMahon DJ, Shapiro MB, Kauder DR. The injured elderly in the trauma intensive care unit. Surg Clin North Am 2000; 80: 1005.
17. Jacobs DG. Special considerations in geriatric injury. Curr Opin Crit Care 2003; 9: 535.
18. Smith DP, Enerson BL, Maull KI. Trauma in the elderly: determinants of outcome. South Med J 1990; 83: 171.
19. Van der Sluis CK, Klasen HJ, Eisma WH, et al. Major trauma in young and old: what is the difference? J Trauma 1996; 40: 78.
20. Zietlow SP, Capizzi PJ, Bannon MP, et al. Multisystem geriatric trauma. J Trauma 1994; 37: 985.
21. Lonner J, Koval K. Polytrauma in the elderly. Clin Orthoped 1995; 318: 136.
22. Tornetta PH, Riina J, et al. Morbidity and mortality in elderly trauma patients. J Trauma 1999; 46: 702.
23. Ferrera PC, Bartfield JM, D'Andrea CC. Geriatric trauma: outcomes of elderly patients discharged from the ED. J Emerg Med 1999; 17: 629.
24. Shapiro MB, Dechert RE, Colwell C, et al. Geriatric trauma: aggressive intensive care unit management is justified. Am Surg 1994; 60: 695.
25. McKevitt EC, Calvert E, Ng A, et al. Geriatric trauma: resource use and patient outcomes. Can J Surg 2003; 46: 211.

SEÇÃO

V

Emergências Clínicas

Coordenadores

Herlon Saraiva Martins
Antonio Alci Barone
Carlos Vicente Serrano
Luís Fernando Pracchia
Alfredo Nicodemos da Cruz Santana
Maurício Henrique Claro dos Santos
Andréa Remígio de Oliveira
Maria Cecília de Toledo Damasceno

Asma Aguda em Adultos

CAPÍTULO

93

Alfredo Nicodemos da Cruz Santana
Marcelo Jorge Jacó Rocha
Rafael Stelmach

TÓPICOS IMPORTANTES

- O atendimento dos asmáticos em serviços de emergência deve seguir sempre um protocolo bem estabelecido, baseando-se preferencialmente em medidas objetivas de PFE ou VEF1.
- Essa conduta identifica precocemente os pacientes mais graves, com risco de apresentar uma evolução desfavorável, diminuindo o número de internações, o número de retornos nas primeiras 48 horas e, conseqüentemente, o custo.
- Deve-se, pelos achados clínicos, investigar as causas de descompensação da asma (quadro gripal, má aderência ao tratamento ambulatorial, sinusite, pneumonia, pneumotórax).
- A radiografia de tórax estará indicada apenas quando houver suspeita de pneumonia, pneumotórax ou na ausência de melhora após 6 horas de tratamento.
- Corticóide via oral (prednisona 40 mg/dia por 5 a 7 dias) e broncodilatador inalatório (4 x/dia por 2 a 3 dias) devem constar sempre na prescrição de alta desses pacientes
- O uso de antibióticos deve ser restrito aos pacientes com sinusite, pneumonia ou outra infecção bacteriana associada.
- O uso rotineiro de metilxantina na crise de asma deve ser abolido dos protocolos de atendimento de asma em PS.
- O aumento da dose das medicações de manutenção (corticóide inalatório e β_2-agonista de longa duração), quando indicado precocemente, parece ter efeito benéfico nas exacerbações, diminuindo os atendimentos em PS e o uso de corticóide sistêmico.

INTRODUÇÃO E DEFINIÇÕES

A asma é uma doença inflamatória crônica das vias aéreas que se caracteriza por limitação reversível ao fluxo aéreo, aumento da reatividade brônquica a uma variedade de estímulos (hiperresponsividade brônquica) e episódios recorrentes de dispnéia, sibilância, tosse e aperto no peito. É a doença pulmonar crônica mais comum tanto nos países desenvolvidos, como subdesenvolvidos, com aumento progressivo de sua prevalência nos últimos 20 anos.

Todos os pacientes com asma podem apresentar exacerbações agudas caracterizadas por aumento progressivo da dispnéia, tosse, sibilância e piora da obstrução ao fluxo aéreo. Tal exacerbação é uma urgência médica comumente atendida em prontos-socorros (PS), sendo a 11ª causa de atendimento em serviços de emergência nos EUA. Em outros países do primeiro mundo, sua freqüência varia de 1 a 12% de todas as consultas em PS. Cerca de 20 a 30% desses pacientes necessitam de internação hospitalar, sendo 7% em unidades de terapia intensiva. Os gastos estimados no tratamento e acompanhamento dos asmáticos são da ordem de seis bilhões de dólares por ano, a metade devido a internações e atendimentos de emergência. No Brasil, excluindo-se as internações por parto ou puerpério, a asma foi responsável por 2,3% das admissões hospitalares, constituindo no ano de 1996 a quarta causa de internação em todo o país e a primeira na faixa etária entre 20 e 29 anos. No mesmo ano, foram gastos 76 milhões de reais com as internações por asma, representando o terceiro maior valor gasto pelo SUS com uma doença.

ETIOLOGIA E FISIOPATOLOGIA

A exacerbação aguda da asma pode ser precipitada por vários desencadeantes. Tais fatores podem ser: exposição a alérgenos, poluição atmosférica, infecção respiratória, exercício físico, mudanças climáticas, uso de drogas (β-bloqueadores), rinite, sinusite e refluxo gastroesofágico. Vários são os mecanismos de limitação ao fluxo aéreo, variando de acordo com o estímulo:

1. Broncoconstrição aguda: é a contração aguda da musculatura lisa brônquica que pode ser secundária à liberação de mediadores por mastócitos (IgE dependente – exposição a alérgenos, p.ex.), por outras células inflamatórias ou ainda por estimulação neural direta (IgE independente – exercício, poluentes drogas etc).
2. Edema / inflamação das vias aéreas: conseqüente ao aumento da permeabilidade capilar e da exsudação, causando espessamento e edema da mucosa brônquica.

A contração da musculatura lisa peribrônquica, o processo inflamatório (edema e exsudação), a formação de rolhas de muco (*plugs* mucosos) e o remodelamento das vias aéreas (deposição de colágeno na membrana basal) levam à obstrução ao fluxo aéreo, distúrbio fisiológico mais importante na asma aguda. O aumento da resistência nas vias aéreas impede o esvaziamento completo dos pulmões com conseqüente hiperinsuflação dinâmica e surgimento de auto-PEEP (pressão expiratória final positiva). Isso se caracteriza pelo aumento do volume residual (até 400% do predito) e da capacidade residual funcional. Como conseqüência, existe inicialmente aumento do trabalho resistivo (devido à obstrução brônquica) e posteriormente do trabalho elástico (a hiperinsuflação dinâmica faz com que o indivíduo respire em uma porção menos complacente do sistema respiratório, com aumento do trabalho elástico).

A presença de pressão alveolar positiva no final da expiração (auto-PEEP) e a hiperinsuflação pulmonar acarretam alterações diretas e indiretas no sistema cardiovascular. No lado direito, pode haver aumento de pressão da artéria pulmonar com elevação da pós-carga do ventrículo direito. A inspiração forçada secundária ao broncoespasmo agudo aumenta a negatividade pleural e conseqüentemente o retorno venoso, com elevação do enchimento ventricular direito e desvio do septo intraventricular em direção ao ventrículo esquerdo (VE), dificultando seu enchimento (disfunção diastólica). Além disso, uma pressão pleural mais negativa causa aumento direto da pós-carga do VE e a própria hiperinsuflação pulmonar pode comprimir diretamente o coração e as coronárias causando isquemia e piora da função miocárdica.

Em cerca de 50% dos casos de exacerbação aguda da asma, um fator desencadeante não é identificado. O grupo do Dr. Noe Zamel demonstrou que a perda do recolhimento elástico e a hiperinsuflação na CPT (capacidade pulmonar total) são fatores de risco para asma aguda quase fatal (necessidade de ventilação mecânica invasiva). Esses indivíduos são mais idosos, apresentam uma doença de maior duração e maior gravidade (valores mais baixos de VEF_1). E qual seria a causa dessa diminuição da pressão de recolhimento elástico? Mauad e colaboradores demonstraram uma redução nas pontes alveolares e na quantidade de fibras elásticas nas pequenas vias aéreas em pacientes vítimas de asma fatal. Semelhante ao que ocorre no enfisema pulmonar, a perda dessa ligação entre os bronquíolos e o parênquima alveolar levaria a um fechamento precoce das pequenas vias aéreas na expiração, o que poderia aumentar a freqüência de exacerbações agudas.

Os achados gasométricos mais freqüentemente encontrados em pacientes com asma aguda são hipocapnia e alcalose respiratória. Hipoxemia grave ($PaO_2 < 50$ mmHg) ocorre em apenas 8% dos indivíduos e retenção de CO_2 em 10%. O encontro de normocapnia, presente em cerca de 15% dos casos é um sinal de falência respiratória incipiente, ocorrendo geralmente com valores de $VEF_1 < 25\%$ do predito. O surgimento de acidose metabólica é mais raro e secundário à produção de lactato pela musculatura respiratória.

Essas alterações na troca gasosa são secundárias a um distúrbio na relação ventilação-perfusão (V/Q) pulmonar. Estudos utilizando a técnica de eliminação de múltiplos gases inertes em pacientes com asma aguda demonstraram uma distribuição bimodal com predomínio de áreas com baixa relação V/Q (perfusão de regiões pouco ventiladas). A pequena percentagem de áreas com *shunt* verdadeiro (V/Q = 0) é atribuída à existência de ventilação colateral, à ausência de obstrução brônquica total (impedindo uma ventilação = 0) e à presença de vasoconstrição hipóxica, que desvia o sangue (perfusão) das áreas menos ventiladas para regiões mais bem aeradas.

ACHADOS CLÍNICOS

Uma história breve e direcionada deve ser realizada em todos os pacientes, procurando-se determinar o início e a gravidade dos sintomas, os fatores desencadeantes, as medicações em uso, as características das exacerbações anteriores (gravidade das crises, internações prévias em UTI, necessidade de ventilação mecânica invasiva etc.) e a presença de doenças concomitantes. Algumas características clínicas são consideradas fatores de risco para morte, exigindo uma maior atenção da equipe médica (Tabela 93.I). Deve-se sempre estar atento a outras doenças que podem mimetizar uma crise aguda de asma: insuficiência cardíaca, estenose mitral (asma cardíaca), DPOC (doença pulmonar obstrutiva crônica), obstrução de traquéia e embolia pulmonar.

EXAMES COMPLEMENTARES

Os principais exames na avaliação da crise de asma no PS são: função pulmonar (VEF_1 ou PFE), oximetria de pulso, gasometria arterial e radiografia de tórax.

Primeiramente, os sinais e sintomas clínicos não possuem uma boa acurácia para estabelecer a gravidade da asma aguda. As medidas de função pulmonar (VEF_1 e PFE) permitem uma avaliação mais objetiva da obstrução ao fluxo aéreo, caracterizando melhor o evento agudo. Entretanto, o principal indicador de gravidade não é o valor inicial do VEF_1 (volume expiratório forçado no 1º segundo) ou do PFE (pico de fluxo expiratório), mas sim sua evolução com o tratamento (VEF_1 ou PFE < 45% do predito após terapia broncodilatadora). Embora o VEF_1 seja considerado "padrão-ouro" como medida de obstrução ao fluxo aéreo, os aparelhos que medem o PFE são mais baratos, mais fáceis de manipular e mais disponíveis nos serviços de emergência. Além disso, a literatura tem demonstrado uma boa correlação entre as duas medidas, apesar de uma tendência da última de subestimar o grau de obstrução. A maioria dos indivíduos com asma que procura o PS (55%) tem valores de VEF_1 e PFE < 40% do predito e cerca de 20% apresentam valores variando entre 40 e 60% (Tabela 93.II).

Em relação à oximetria de pulso, esta deverá ser realizada em todos os pacientes. Ela tem os objetivos de identificar os pacientes mais graves (saturação < 90%), bem como de orientar o tratamento (ofertar oxigênio o suficiente para manter seus valores acima de 92%).

Já a coleta de gasometria arterial é raramente necessária, sendo indicada apenas nos casos de hipoxemia mais impor-

Tabela 93.I – Marcadores clínicos de gravidade e mortalidade

Marcadores de mortalidade	Sinais de gravidade
Internações freqüentes	FR > 30 rpm
Necessidade de UTI previamente	FC > 120 bpm
Doença psiquiátrica concomitante	Pulso paradoxal > 25 mmHg
Uso de drogas ilícitas	Uso de musculatura acessória
Uso de corticóide oral	
Uso freqüente de β_2 inalatório	

Tabela 93.II – Gravidade da crise de asma com base nos dados clínicos e funcionais

	Leve	Moderada	Grave
Dispnéia	Quando anda	Quando fala	No repouso
Fala	Sentenças	Frases	Palavras
FR	Aumentada	Aumentada	> 30 rpm
Musculatura acessória	ø	Sim	Sim
Sibilos	Moderados (expiratórios)	Intensos	Intensos (inspiratórios e expiratórios)
FC	< 100 bpm	100-120 bpm	> 120 bpm
Pulso paradoxal	< 10 mmHg	10-25 mmHg	> 25 mmHg
PFE ou VEF_1	> 80%	60-80%	< 60%
Sat O_2	> 95%	91-95%	< 90%

– A presença de vários fatores, mas não necessariamente todos, caracteriza a gravidade da exacerbação.
– As medidas objetivas do fluxo aéreo são as que melhor caracterizam a exacerbação, mesmo na ausência de sinais e sintomas clínicos.

tante (Sat O_2 < 90%). A presença de pneumonia ou pneumotórax espontâneo deve sempre ser descartada nessas ocasiões. Da mesma forma, a radiografia de tórax estará indicada apenas quando houver suspeita de pneumonia, pneumotórax ou na ausência de melhora após 6 horas de tratamento.

Não devemos esquecer de outros exames complementares. O hemograma pode ser necessário em doentes com pneumonia. Os eletrólitos são indicados em doentes com necessidade de internação, em especial naqueles com uso constante de ß2-agonistas e altas doses de corticosteróides. O eletrocardiograma é importante em doentes com doença cardíaca ou suspeita de isquemia aguda.

DIAGNÓSTICO DIFERENCIAL

Deve-se sempre estar atento a outras doenças que podem mimetizar uma crise aguda de asma (Tabela 93.III).

TRATAMENTO

Manutenção de oxigenação adequada, melhora da obstrução ao fluxo aéreo, controle da inflamação nas vias aéreas e prevenção de recaídas futuras devem ser os objetivos do tratamento de todos os pacientes com exacerbação aguda da asma.

β_2-agonistas

Os β_2-agonistas de curta ação são as drogas de escolha no tratamento do broncoespasmo agudo devido ao seu rápido início de ação e poucos efeitos colaterais. A via inalatória deve ser sempre a preferida, pois é mais efetiva, tem início de ação mais rápido e menor incidência de complicações. A via endovenosa deve ser reservada apenas para os casos em que não for possível a utilização da medicação inalatória (pacientes moribundos ou com tosse excessiva).

A dose da medicação deve ser individualizada para cada caso, usando-se sempre medidas objetivas (VEF_1 e PFE) como guia terapêutico. O uso de nebulímetros pressurizados com espaçador, quando comparado à nebulização com O_2, mostrou ter início de ação mais rápido e maior efeito broncodilatador, sendo preferido nos casos graves. A posologia dessa medicação (fenoterol ou salbutamol) é 2,5-5,0 mg/h (4 a 8 jatos a cada 10 minutos) ou inalação (10 gotas) de 20 em 20 minutos. Seus principais efeitos colaterais são taquicardia, tremor de extremidade, hipocalemia e até mesmo piora do distúrbio V/Q.

Tabela 93.III – Diagnóstico diferencial de crise aguda de asma

Insuficiência cardíaca
Estenose mitral (asma cardíaca)
DPOC
Obstrução de traquéia
Embolia pulmonar

Anticolinérgico

O efeito broncodilatador do brometo de ipratrópio é menor do que o alcançado com o uso dos β_2-agonistas. Entretanto, sua utilização em conjunto com β_2-agonista inalatório demonstrou um efeito sinérgico, com melhora da função pulmonar e diminuição de internações. O anticolinérgico parece ter papel ainda mais importante nos pacientes com condições associadas, como uso concomitante de IMAO ou de β-bloqueador, ou com componente "dpocítico" associado. Sua posologia pode ser vista na Tabela 93.IV.

Corticóide

O corticóide sistêmico deve ser utilizado em todos os pacientes com exacerbação aguda da asma, excetuando-se apenas os casos de broncoespasmo leve (PFE >70% após as três inalações iniciais). O CS não tem efeito broncodilatador, mas é a única droga efetiva no tratamento da inflamação. Seu início de ação é lento (6 a 24 h), não havendo diferença entre a administração oral ou endovenosa.

Tabela 93.IV – Medicações usadas no manuseio da asma aguda

Medicação	Posologia
Fenoterol	4-8 jatos ou inalação (10-20 gotas) 20-20 minutos
Ipratrópio	4-6 jatos ou inalação (40 gotas) 20-20 minutos
Prednisona	40-60 mg/dia por 7-14 dias
Hidrocortisona	300-800 mg/dia
Metilprednisolona EV	40-160 mg/dia
Metilprednisolona IM*	160 mg (dose única)
Sulfato de Mg	1-2 g EV em 20 minutos

* Metilprednisolona IM de ação prolongada: opção para paciente com história de má aderência a tratamentos prévios.
Atenção: terbutalina na dose 0,25 mg SC pode ser dada a cada 20 minutos (máximo de 3 doses) em casos de crises graves refratárias ao tratamento padrão.

Recentemente, alguns trabalhos têm avaliado o uso de corticóide inalatório (CI) em doses elevadas na asma aguda. Eles parecem ter um efeito local, potencializando a ação broncodilatadora dos β_2-agonistas, além de um início de ação mais precoce (< 3 h). Rodrigo e colaboradores demonstraram que o uso de fluticasona inalatória (3.000 mg/h) em pacientes com asma aguda (VEF_1 < 50% do predito) foi mais efetivo que a terapia com hidrocortisona endovenosa (500 mg) em termos de melhora clínica e funcional. Vale ressaltar que esse efeito foi mais evidente nos pacientes mais graves (VEF_1 < 1 L). Entretanto, deve-se esperar por mais trabalhos nesse campo, para que o CI venha a substituir o CS no manejo da asma aguda. A posologia do CS pode ser vista na Tabela 93.IV.

Teofilina

Não se recomenda o uso desse medicamento na crise aguda de asma, pois, além de possuir pouca ação broncodilatadora, ele aumenta muito a incidência de complicações.

Sulfato de magnésio

O primeiro relato do uso de magnésio no tratamento da asma data de 1936. Seu mecanismo de ação consiste em inibir os canais de cálcio da musculatura lisa brônquica, bloqueando sua contração. Sua utilização no tratamento da exacerbação aguda da asma parece ter benefício apenas quando utilizado no subgrupo de pacientes mais graves (PFE < 30%), que não apresentem melhora com as inalações iniciais. Sua posologia é 1-2 g EV em 20 minutos (Tabela 93.IV).

Heliox

O fluxo aéreo turbulento gerado pela obstrução brônquica causa aumento da resistência das vias aéreas e piora da hiperinsuflação pulmonar, além de dificultar a chegada de partículas aerosolizadas nas vias aéreas mais distais. A utilização de uma mistura gasosa (70% de hélio e 30% de oxigênio) com densidade menor do que o ar atmosférico proporcionaria uma diminuição do fluxo turbulento e conseqüentemente melhora na resistência das vias aéreas e na hiperinsuflação alveolar. Alguns estudos têm mostrado que a utilização dessa mistura gasosa em pacientes com asma aguda leva a diminuição da resistência inspiratória e expiratória das vias aéreas, melhora do pulso paradoxal e aumento do PFE. Entretanto, não foi demonstrado efeito clínico significativo quando utilizado em conjunto com a terapia-padrão (broncodilatadores e corticóide). Todavia, existe uma tendência a melhorar a função pulmonar quando a mistura é utilizada na nebulização das drogas β_2-agonistas.

Outras terapias

A maioria das exacerbações da asma é devida a infecções virais, não havendo indicação de tratamento antibiótico de rotina. Sua utilização deve ser reservada para os casos com pneumonia e sinusite associadas ou na presença de febre e secreção pulmonar com predomínio de polimorfonucleares.

O uso de antileucotrienos no tratamento da asma aguda não está bem estabelecido apesar de haver relatos de melhora na função pulmonar e no escore de dispnéia.

O uso da ventilação não-invasiva (VNI) no tratamento da descompensação aguda da DPOC já está bem estabelecido. Entretanto, sua utilização na exacerbação da asma ainda é controversa. Alguns trabalhos têm demonstrado diminuição no número de internações e melhora na função pulmonar quando usada em associação à terapia-padrão. Dessa forma, se houver experiência do serviço de emergência no manuseio desses equipamentos, esses poderão ser utilizados na abordagem inicial do asmático, desde que não dificultem a administração da terapia broncodilatadora e antiinflamatória.

A indicação de intubação orotraqueal (IOT) baseia-se principalmente no julgamento clínico. A presença de hipercapnia e hipoxemia refratárias, instabilidade hemodinâmica, rebaixamento do nível de consciência, exaustão e fadiga da musculatura respiratória são algumas das indicações de ventilação mecânica invasiva. Devido ao freqüente surgimento de hipotensão arterial durante a IOT, alguns autores preconizam a utilização de drogas sedativas com menor efeito vasoplégico (p.ex., cetamina, Tabelas 93.V, 93.VI e 93.VII).

Tabela 93.V – Drogas sedativas usadas na asma aguda

	Dose	Efeitos colaterais
Cetamina	1-2 mg/kg EV (infusão de 0,5 mg/kg/min)	Hipertensão, ↑PIC
Midazolam	1 mg EV lento de 2/2 min (até sedação)	Hipotensão
Propofol	60-80 mg/min (até a dose de 2 mg/kg)	Hipotensão

Tabela 93.VI – Parâmetros ventilatórios

Modo ventilatório	Pressão controlada
Freqüência respiratória	6-12 rpm
Volume corrente	6 mL/kg
Pressão de platô	< 35 cmH_2O
Relação I:E	> 1:3
FiO_2	Manter SO_2 > 90%

Tabela 93.VII – Indicações de UTI

Asma grave sem melhora com o tratamento inicial
Alteração do nível de consciência
Sat O_2 < 90%
$PaCO_2$ > 45 mmHg

Algoritmo 93.1 – Tratamento da crise de asma

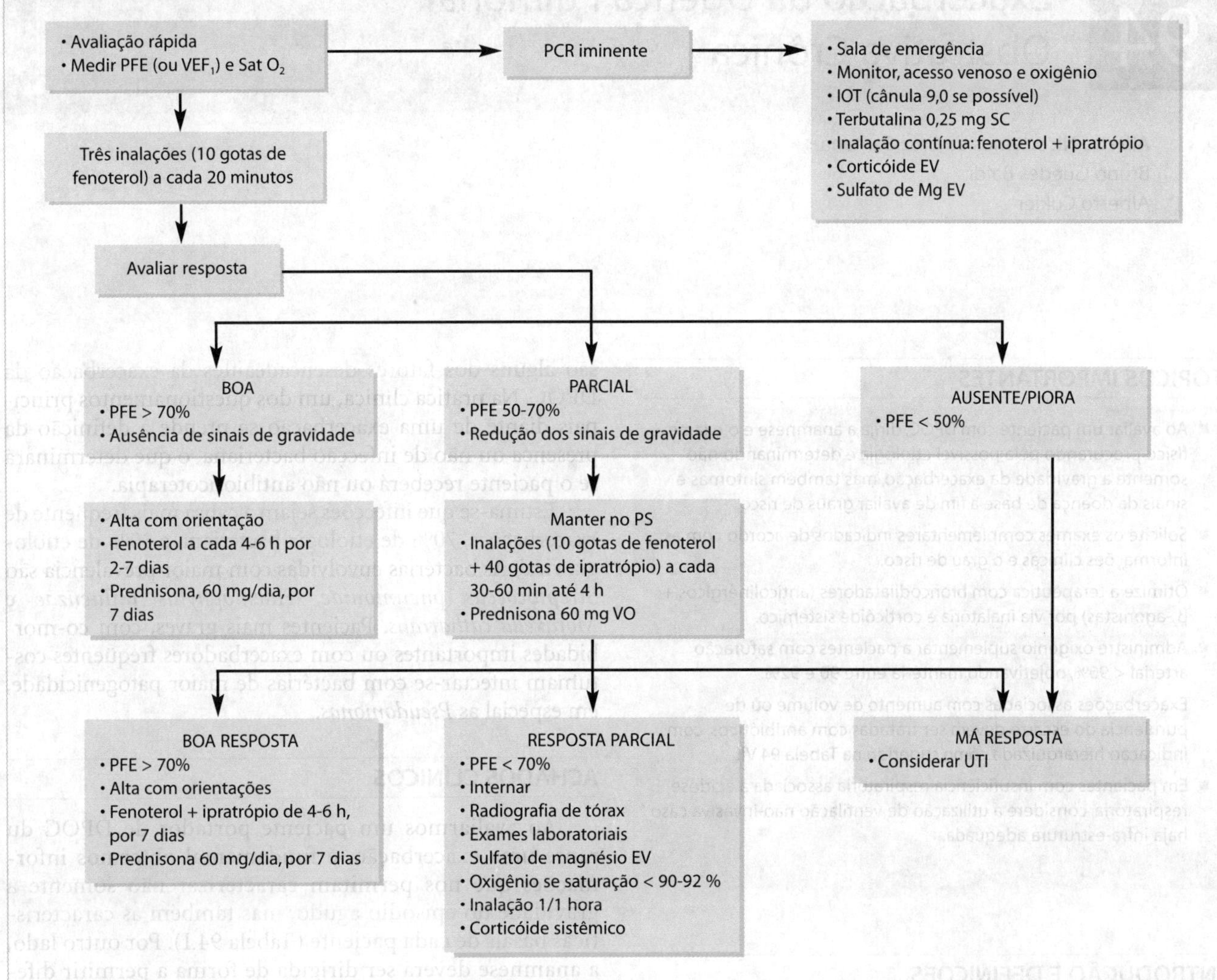

LEITURA ADICIONAL

1. IV diretrizes brasileiras para o manejo da asma. J Bras Pneumol 2006; 32(supl 7): S1-S28.
2. Global Initiative for Asthma (GINA). Update 2006.Disponível em: www.ginasthma.com.
3. Carroll W, Lenney W. Drug therapy in the management of acute asthma. Arch Dis Child Educ Pract Ed 2007; 92: ep82-6.
4. McFadden Jr ER. Acute severe asthma. Am J Respir Crit Care Med 2003; 168: 740-59.
5. Gelb AF, Schein A, Zamel N, et al. Risk factors for near-fatal asthma. Chest 2004; 126: 1138-46.
6. Mauad T, Silva LFF, Dolhnikoff M, et al. Abnormal alveolar attachments with decreased elastic fiber in distal lung in fatal asthma. Am J Respir Crit Care Med 2005; 170: 857-62.
7. Rodriguez-Roisin R, Ballester E, Torres A, et al. Mechanisms of abnormal gas exchange in patients with status astmaticus needing mechanical ventilation. Am Rev Respir Dis 1988; 137 :1055-61.
8. Fischl MA, Pitchenik A, Gardner LB. An index predicting relapse and need for hospitalization in patients with acute bronchial asthma. N Engl J Med 1981; 310: 783-9.
9. Rodrigo G, Rodrigo C. Assessment of the patients with acute asthma in the emergency department: a factor analytic study. Chest 1993; 104: 1325-8.
10. Cydulka RK, McFadden ER, Sarver JA, et al. Comparison of single 7,5 mg dose treatment vs sequencial multidose 2,5 mg treatments with nebulized albuterol in the treatment of acute asthma. Chest 2002; 122: 1982-7.
11. Rodrigo G, Rodrigo C. The role of anticholinergics in acute asthma treatment: an evidence-based evaluation. Chest 2002; 121: 1977-87.
12. Rodrigo GJ. Comparison of inhaled fluticasone with intravenous hydrocortisone in the treatment of adult acute asthma. Am J Respir Crit Care Med 2005; 171:1231-6.
13. O'Byrne PM, Bisgaard H, Bateman ED, et al. Budesonide/formoterol combination therapy as both maintenance and reliever medication in asthma. Am J Respir Crit Care Med 2005; 171: 129-36.
14. Lahn M, Bijur P, Gallagher EJ. Randomized clinical trial of intramuscular vs oral methylprednisolone in the treatment of asthma exacerbations following discharge from an emergency department. Chest 2004; 126: 362-8.

CAPÍTULO

94 Exacerbação da Doença Pulmonar Obstrutiva Crônica

Alfredo Nicodemos da Cruz Santana
Bruno Guedes Baldi
Alberto Cukier

TÓPICOS IMPORTANTES

- Ao avaliar um paciente com DPOC, dirija a anamnese e o exame físico procurando pela possível etiologia e determinando não somente a gravidade da exacerbação, mas também sintomas e sinais da doença de base a fim de avaliar graus de risco.
- Solicite os exames complementares indicados de acordo com as informações clínicas e o grau de risco.
- Otimize a terapêutica com broncodilatadores (anticolinérgicos + β_2-agonistas) por via inalatória e corticóide sistêmico.
- Administre oxigênio suplementar a pacientes com saturação arterial < 90%, objetivando mantê-la entre 90 e 92%.
- Exacerbações associadas com aumento de volume ou de purulência do escarro devem ser tratadas com antibióticos, com indicação hierarquizada como sugerido na Tabela 94.VII.
- Em pacientes com insuficiência respiratória associada à acidose respiratória, considere a utilização de ventilação não-invasiva caso haja infra-estrutura adequada.

INTRODUÇÃO E DEFINIÇÕES

A doença pulmonar obstrutiva crônica (DPOC) é uma moléstia de alto impacto que atinge aproximadamente 6% da população brasileira acima de 40 anos e que corresponde à quinta causa de internação hospitalar. Por outro lado, dados internacionais sugerem que a DPOC seja a sétima causa de mortalidade na idade adulta.

Tipicamente, o portador de DPOC é um fumante ou ex-fumante com uma história progressiva de tosse, expectoração e/ou dispnéia, e com padrão obstrutivo à espirometria ($VEF_1/CVF < 70\%$). A maior parte dos pacientes apresenta, na evolução, episódios de piora sintomática ou exacerbações, que são o tema deste capítulo em que discutiremos os dados clínicos que utilizamos para a suspeição da etiologia da exacerbação, os exames complementares indicados, o tratamento e os critérios de internação.

ETIOLOGIA E FISIOPATOLOGIA

Infecções, mudanças climáticas, poluição atmosférica, má aderência ao tratamento e aumento da carga tabágica são alguns dos fatores desencadeantes da exacerbação da DPOC. Na prática clínica, um dos questionamentos principais diante de uma exacerbação se prende à definição da presença ou não de infecção bacteriana, o que determinará se o paciente receberá ou não antibioticoterapia.

Estima-se que infecções sejam a causa mais freqüente de exacerbações, 70% de etiologia bacteriana e 30% de etiologia viral. As bactérias envolvidas com maior prevalência são *Streptococcus pneumoniae*, *Haemophylus influenzae* e *Moraxella catharralis*. Pacientes mais graves, com co-morbidades importantes ou com exacerbadores freqüentes costumam infectar-se com bactérias de maior patogenicidade, em especial as *Pseudomonas*.

ACHADOS CLÍNICOS

Ao avaliarmos um paciente portador de DPOC durante uma exacerbação, é fundamental obtermos informações que nos permitam caracterizar não somente a gravidade do episódio agudo, mas também as características basais de cada paciente (Tabela 94.I). Por outro lado, a anamnese deverá ser dirigida de forma a permitir diferenciar uma exacerbação da doença de outros fatores desencadeantes, como tromboembolismo pulmonar, insuficiência cardíaca, arritmias ou pneumotórax.

Na Tabela 94.II, estão apresentados os dados de exame físico fundamentais para a avaliação da gravidade da exacerbação.

Tabela 94.I – Dados de história fundamentais para a avaliação de pacientes com DPOC exacerbada

Sintomatologia habitual (crônica) relacionada à DPOC
• Volume e características da expectoração
• Duração e progressão dos sintomas
• Intensidade da dispnéia
• Grau de limitação das atividades
Piora da sintomatologia habitual ou surgimento de novas queixas
Sintomatologia associada a co-morbidades agudas ou crônicas
Medicação habitual

Tabela 94.II – Critérios de gravidade da exacerbação da DPOC avaliados no exame físico

Sinais de *cor pulmonale*
Sinais de insuficiência respiratória grave (uso de musculatura acessória, cianose, FR > 30 ipm, Sat O_2 < 88-90% aa*)
Sinais compatíveis com pneumonia
Instabilidade hemodinâmica (FC > 130 bpm, hipotensão, arritmia de início recente)
Alterações do nível de consciência

*aa: em ar ambiente.

Tabela 94.III – Principais indicações de exames complementares em exacerbações de DPOC

Radiografia de tórax
• Exacerbações graves
• Saturação de oxigênio < 95% em ar ambiente
• Freqüência respiratória > 24 ipm
• Suspeita de pneumonia, tromboembolismo, pneumotórax e/ou ICC descompensada)
Eletrocardiograma
• Pulso arrítmico ou discrepância entre a freqüência cardíaca medida pela ausculta cardíaca e pela palpação do pulso
• Dor precordial, palpitação ou síncope
• História e/ou exame físico sugestivos de congestão pulmonar
Oximetria de pulso
• Sempre, se disponível
Gasometria arterial
• Se saturação de oxigênio na oximetria de pulso < 90%
• Alterações do estado de consciência
Outros exames (indicados caso a caso)
• Hemograma*
• Função renal* e eletrólitos*
• Glicemia*
• Troponina e CK-MB massa (se suspeita de SCA)
• D-dímero, tomografia computadorizada de tórax (se suspeita de TEP)
• Dosagem de teofilinemia (se arritmia em paciente com uso de xantinas)

* Sugere-se solicitá-los para todos os pacientes com exacerbação grave que necessitem de internação hospitalar.
SCA: síndrome coronariana aguda.
TEP: tromboembolismo pulmonar.

EXAMES COMPLEMENTARES

A indicação de exames complementares na avaliação de pacientes em exacerbação de DPOC varia de acordo com a apresentação clínica e gravidade. Na Tabela 94.III, estão descritos os exames habitualmente solicitados e suas indicações.

DIAGNÓSTICO DIFERENCIAL

Inúmeros são os diagnósticos diferenciais da DPOC exacerbada (Tabela 94.IV).

Tabela 94.IV – Principais diagnósticos diferenciais com exacerbações de DPOC

Doenças	Características
Asma	Crises de chiado/tosse/dispnéia desde a infância, sem tabagismo, doenças alérgicas associadas, obstrução reversível de vias aéreas
Insuficiência cardíaca	História prévia de hipertensão arterial sistêmica, diabetes, infarto agudo do miocárdio, crepitações em bases pulmonares, radiografia de tórax com aumento de área cardíaca e/ou congestão pulmonar
Arritmias	Freqüência cardíaca < 60 ou > 100 bpm, pulso arrítmico, eletrocardiograma característico
Pneumotórax	Dispnéia e dor torácica súbita, radiografia de tórax compatível
Derrame pleural	Dor torácica, piora da dispnéia, exame físico sugestivo, radiografia de tórax compatível
Tromboembolismo pulmonar	Dispnéia súbita, dor torácica, hemoptise, trombofilia associada, exames complementares compatíveis
Pneumonia	Febre, toxemia, propedêutica compatível com condensação pulmonar, radiografia de tórax compatível

TRATAMENTO

Discutiremos o tratamento partindo da premissa de que a presença de qualquer das etiologias descritas no diagnóstico diferencial ou de outros desencadeantes tenha sido equacionada e afastada. Dessa forma, nos restringiremos a abordar o tratamento da exacerbação de DPOC propriamente dita.

O objetivo do tratamento é o de proporcionar alívio sintomático, o que inclui redução do trabalho respiratório, controle de eventual infecção, melhora do processo inflamatório e controle de hipoxemia.

Broncodilatadores

Os broncodilatadores trazem melhora significativa da dispnéia e do broncoespasmo (Tabela 94.V). Recomenda-se a associação β_2-agonistas e anticolinérgicos via inalatória, tendo em vista o importante papel do "tônus colinérgico" na DPOC e o pouco efeito colateral do ipratrópio. As associações de metilxantinas, tão utilizadas em nosso meio, devem ser restritas a casos refratários, em especial naqueles que já usavam essas medicações ambulatorialmente. Recomenda-se atenção especial para a sua toxicidade, mais comum em cardiopatas ou hepatopatas, e para a interação com outros fármacos comumente utilizados nessa população, como os antibióticos.

Corticosteróides

Os corticosteróides sistêmicos (CS) estão indicados em exacerbações de DPOC atendidas em serviços de emergência. Tal medida está associada a uma melhora

Tabela 94.V – Broncodilatadores no tratamento da DPOC exacerbada

Droga	Prescrição
Salbutamol ou fenoterol	10 gotas (2,5 mg) em 3 mL de soro fisiológico: realizar três inalações a cada 20 minutos. Depois, aumentar o intervalo entre as doses conforme melhora do paciente
Brometo de ipratrópio	Adicionar 40 gotas ao β_2-adrenérgico em cada inalação
Aminofilina	Dose de ataque: 5 mg/kg em 20-30 min Manutenção: 0,2-0,6 mg/kg/h Fazer nível serico (faixa terapêutica 10-20 μg/mL)

Nota: O uso endovenoso e/ou subcutâneo de β_2-agonistas é reservado para situações em que a via inalatória não pode ser utilizada.

Tabela 94.VI – Doses de corticosteróides recomendadas na exacerbação de DPOC

Medicação	Prescrição
Prednisona	20-60 mg/dia, durante 7 a 14 dias (após alta do PS)
Metilprednisolona	60 mg/dia até 1 mg/kg de 6/6 h (altas doses somente em casos com broncoespasmo acentuado associado), com redução gradual da dose (máximo: 14 dias)
Hidrocortisona	300 mg/dia, durante 7 a 14 dias

sintomática e funcional mais rápida, diminuindo o número de dias de internação e as recidivas precoces após a exacerbação (Tabela 94.VI). Quanto ao corticóide inalatório (CI), não há recomendação para o uso na exacerbação da DPOC. Porém, já no manejo crônico do paciente com esta patologia, o CI diminui o risco de exacerbação, especialmente naqueles com > 2 exacerbações/ano e/ou com $VEF_1 < 50\%$.

Antibióticos

Antibióticos são usados em exacerbações de DPOC quando há aumento da purulência e/ou do volume da expectoração. Isso se associa com redução de mortalidade e de falha de tratamento. Porém, há controvérsia a respeito de qual classe de antibióticos se deve indicar para tal finalidade. Tradicionalmente, antibióticos de primeira geração (ampicilina, tetraciclina, sulfametoxasol/trimetoprim) eram os antibióticos mais freqüentemente utilizados. O desenvolvimento de resistência a esses agentes, a possibilidade de patógenos mais virulentos em pacientes mais graves e a introdução de novos antibióticos no mercado mudaram este quadro, acompanhado do crescimento exagerado da prescrição de antibióticos de última geração. A Tabela 94.VII apresenta uma proposta de hierarquização de indicação de antibioticoterapia, baseada na gravidade clínica. Vale ainda mencionar que o Gram e cultura do escarro não devem ser pedidos de rotina para o manejo desses pacientes.

Tabela 94.VII – Sugestão de antibioticoterapia segundo o grau de risco clínico em exacerbações de DPOC

Grupo	Situação clínica basal	Sintomas e fatores de risco	Patógenos prováveis	Primeira escolha	Alternativa em caso de falha terapêutica
0	Traqueobronquite aguda sem DPOC	Tosse e expectoração	Geralmente vírus	Nenhum, salvo se sintomas > 10 dias (amoxacilina)	Macrolídeos
I	DPOC sem fatores de risco (simples)	Aumento da tosse, aumento do volume e/ou purulência do escarro, aumento da dispnéia	*Haemophilus influenzae*, *Haemophilus* spp, *Moraxella catarrhalis*, *Streptococcus pneumoniae*	Macrolídeos de 2ª geração, cefalosporinas de 2ª ou 3ª geração, amoxacilina	Fluoroquinolonas, β-lactâmicos/inibidores de β-lactamases
II	DPOC com fatores de risco (complicada)	Igual ao grupo I e pelo menos um dos seguintes: VEF_1 < 50% do predito > 4 exacerbações/ano Cardiopatia associada Oxigenodependentes Corticóide-dependentes Uso de antibióticos nos últimos 3 meses	Igual ao grupo I, mais: • *Klebsiella* spp e outros Gram-negativos • Maior probabilidade de resistência a β-lactâmicos	Fluoroquinolonas, β-lactâmicos/inibidores de β-lactamases	Eventual necessidade de antibiótico parenteral
III	DPOC com expectoração crônica	Igual ao grupo II com expectoração purulenta constante; VEF_1 geralmente < 35% do predito, ou múltiplos fatores (p. ex., exacerbações freqüentes e VEF_1 < 35% do predito)	Igual ao grupo II, mais: *Pseudomonas aeruginosa* e *Enterobacteriaceae* multirresistente	Cobertura para bactérias citadas (Fluoroquinolona, ciprofloxacin, medicação parenteral)	

VEF_1: volume expiratório forçado no primeiro segundo.

Tabela 94.VIII – Indicações e contra-indicações do uso da ventilação não-invasiva no tratamento da DPOC exacerbada

Indicação	FR > 30 e pH < 7,30 (ou pH <7,35) e pCO_2 > 45
Contra-indicações	Parada respiratória e/ou cardíaca Instabilidade hemodinâmica (hipotensão, infarto do miocárdio e arritmias graves) Incapacidade de proteger as vias aéreas: vômitos, rebaixamento do nível de consciência, agitação psicomotora Secreção excessiva de vias aéreas Queimadura/lesões de pele em face e tumores craniofaciais Cirurgia recente otorrinolaringológica, esofágica, gástrica

Tabela 94.IX – Indicações para admissão hospitalar em exacerbações de DPOC

Dispnéia intensa (FR > 30 irpm)
Alteração do nível de consciência
Hipoxemia refratária (saturação < 88% ao ambiente), hipercapnia com acidose (pH <7,35; se possível, comparar com gasometrias prévias)
Cianose/*cor pulmonale* de início recente
Ausência de resposta adequada ao tratamento no pronto-socorro
Co-morbidades graves e não controladas
Arritmias de início recente
Suporte domiciliar inadequado
Idade mais avançada

Tabela 94.X – Indicações para admissão em unidade de tratamento intensivo em exacerbações de DPOC

Necessidade de ventilação mecânica não-invasiva ou invasiva
Parada cardíaca/respiratória
Rebaixamento do nível de consciência
Arritmia grave
Hipotensão

Oxigênio

A administração de oxigênio está recomendada quando a saturação de oxigênio for inferior a 90%. Recomenda-se manter a saturação entre 90-92%, reduzindo assim o risco de retenção de gás carbônico (CO_2) e conseqüentes acidose respiratória, narcose e rebaixamento de nível de consciência. Recomenda-se colher uma gasometria arterial após 20-30 minutos do início da suplementação de oxigênio para avaliar a retenção de CO_2, os níveis de pH e de bicarbonato (valores altos sugerem que o paciente seja um retentor crônico de CO_2, considerado um indicador de gravidade da DPOC). Logo após o uso do oxigênio, deve-se estar atento para possível alteração do nível de consciência (narcose). Vale ressaltar que pH < 7,35 ou < 7,30 (com pCO_2 > 45 mmHg e FR > 25 irpm) é indicação de suporte ventilatório (não-invasivo ou invasivo).

Além disso, vale ressaltar que quando é necessário alto fluxo de oxigênio (> 5 L/min) para alcançar saturação de 90% é preciso lembrar de outras condições mórbidas. Estas são embolia pulmonar, pneumonia, SARA (SDRA) ou congestão pulmonar, as quais podem ser a causa ou estarem associadas, complicando a exacerbação da DPOC. A hipótese de embolia pulmonar também deve ser lembrada em casos de piora respiratória em paciente com DPOC que paradoxalmente apresenta pCO_2 mais baixa do que o seu valor habitual.

Ventilação não-invasiva

Atualmente, a ventilação não-invasiva (VNI) representa uma importante ferramenta no tratamento de DPOC agudizada com acidose respiratória (Tabela 94.VIII). A VNI deve ser usada precocemente nesse grupo de pacientes, idealmente iniciada ainda no PS (caso se tenha infra-estrutura para tal). Dessa forma, consegue-se reduzir a mortalidade, a taxa de intubação orotraqueal e o tempo de internação hospitalar.

A VNI pode ser realizada com um BiPAP ou com ventilador mecânico que detenha esse modo de ventilação. Conecta-se o aparelho ao paciente por meio de uma máscara facial. Dessa forma, o doente recebe um suporte respiratório mecânico na inspiração (IPAP), mantendo-se uma pressão durante a expiração (EPAP) (geralmente deixa-se um EPAP de 5 cmH_2O e um IPAP suficiente para gerar um volume de 5-6 mL/kg).

A falência à VNI apresenta alguns critérios: FR > 30-35 irpm ou pH < 7,25 após 2 horas de VNI, ou ainda piora progressiva do nível de consciência ou necessidade de FiO_2 > 60%.

Ventilação mecânica invasiva

A ventilação mecânica invasiva (VM) deve ser instituída nos casos de DPOC agudizada que não responderam ou que apresentavam contra-indicação ao uso de VNI. Caso decidido pela intubação, este procedimento deve ser realizado de maneira rápida e segura, tendo-se disponíveis materiais necessários para uma eventual parada cardíaca.

Após a intubação, inicia-se um novo desafio, a VM em pacientes obstruídos. Deve-se ajustar o respirador em volume controlado ou pressão controlada, de tal forma que se tenha volume corrente de 5 mL/kg, freqüência respiratória de 6-12/minuto, e tempo expiratório suficiente para zerar o fluxo expiratório. Outra medida importante é a hipercapnia permissiva (tolera-se pressões parciais de CO_2 altas desde que o pH permaneça > 7,10).

Modalidades terapêuticas sem eficácia comprovada

Mucolíticos: o uso desses fármacos na exacerbação da DPOC não é indicado.

Critérios de internação

Não há critérios absolutos que definam quando um paciente em exacerbação deva ser internado. Na Tabela 94.IX, estão listados os motivos principais que indicam admissão hospitalar e, na Tabela 94.X, os critérios de admissão em unidade de tratamento intensivo.

Algoritmo 94.1 – Abordagem da exacerbação de DPOC

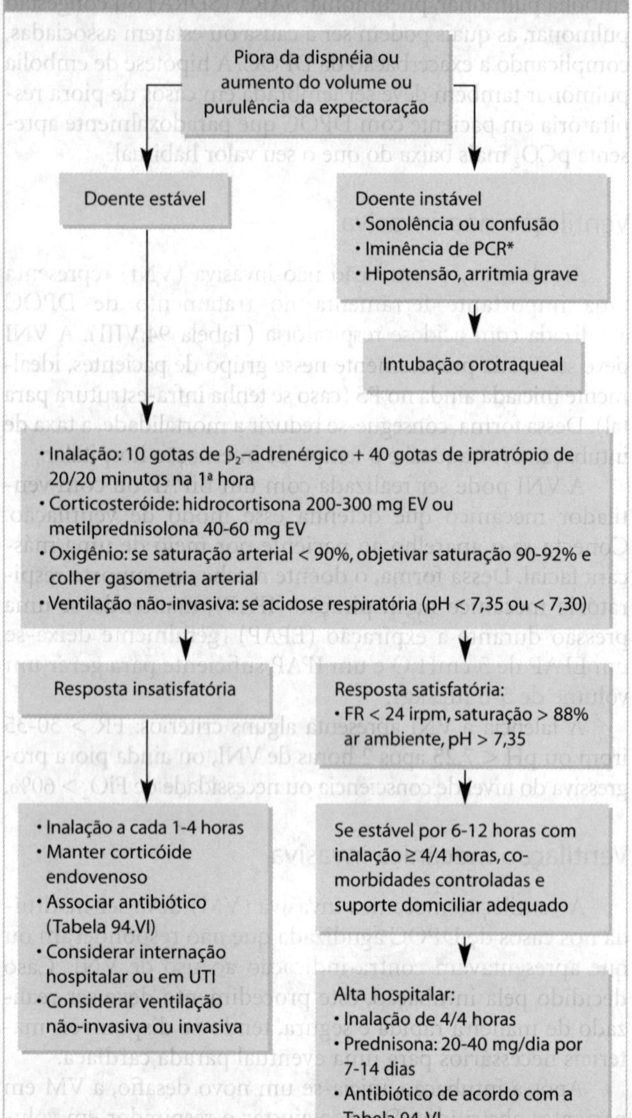

*Parada cardiorrespiratória.

LEITURA ADICIONAL

1. Global initiative for chronic obstructive lung disease (GOLD) guidelines. GOLD executive summary updated; 2006. Disponível em: URL: www.goldcopd.com.
2. II Consenso brasileiro sobre doença pulmonar obstrutiva crônica – DPOC. J Bras Pneumol 2004; 30 Suppl 5: 1S-41S.
3. Menezes AM, Perez-Padilla R, Jardim JR, et al. Chronic obstructive pulmonary disease in five Latin American cities (the PLATINO study): a prevalence study. Lancet 200; 366(9500):1875-81.
4. Canadian guidelines for the management of acute exacerbations of chronic bronchitis. Can Respir J 2003; 10(suppl B): 3B-32B.
5. Reilly Jr. JJ, Silverman EK, Shapiro SD. Chronic obstructive pulmonary disease. In: Kasper, Braunwald, Fauci, et al. Harrison's principles of internal medicine. 16. ed. McGraw-Hill; 2005. p.1547-54.
6. McCrory DC, Brown CD. Anticholinergic bronchodilators versus beta2-sympathomimetic agents for acute exacerbations of chronic obstructive pulmonary disease (Cochrane Review). In: The Cochrane library. Oxford: Update Software Issue 2; 2004.
7. Rodrigo G, Pollack C, Rodrigo C, Rowe B, Walters EH. Heliox for treatment of exacerbations of chronic obstructive pulmonary disease (Cochrane Review). In: The Cochrane library. Oxford: Update Software, Issue 2; 2004.
8. Barr RG, Rowe BH, Camargo CA Jr. Methylxanthines for exacerbations of chronic obstructive pulmonary disease (Cochrane Review). In: The Cochrane library. Oxford: Update Software, Issue 2; 2004.
9. Wood-Baker R, Walters EH, Gibson P. Oral corticosteroids for acute exacerbations of chronic obstructive pulmonary disease (Cochrane Review). In: The Cochrane library. Oxford: Update Software, Issue 2; 2004.
10. Ram FSF, Picot J, Lightowler J, Wedzicha JA. Non-invasive positive pressure ventilation for treatment of respiratory failure due to exacerbations of chronic obstructive pulmonary disease (Cochrane Review). In: The Cochrane library. Oxford: Update Software, Issue 2; 2004.
11. Sethi S; Evans N, Grant BJB, Murphy TF. New strains of bacteria and exacerbations of chronic obstructive pulmonary disease. NEJM 2002; 347(7): 465-71.
12. Stoller JK. Acute exacerbations of chronic obstructive pulmonary disease. NEJM 2002; 346(13): 988-94.
13. Singh JM, Palda VA,; Stanbrook MB, Chapman KR. Corticosteroid therapy for patients with acute exacerbations of chronic obstructive pulmonary disease; a systematic review. Arch Intern Med 2002; 162: 2527-36.
14. Aaron SD, Vandemheen KL, Hebert P, Dales R, Stiell IG, Dicknson G, et al. Outpatient oral prednisone after emergency treatment of chronic obstructive pulmonary disease. NEJM 2003; 348(26); 2618-25.
15. Lightowler JV, Wedzicha JA, Elliott MW, Ram FSF. Non invasive positive pressure ventilation to treat respiratory failure resulting from exacerbations of obstructive pulmonary disease: meta-analysis. BMJ 2003; 326: 185.
16. Gartlehner G; Hansen RA; Carson SS; et al. Efficacy and safety of inhaled corticosteroids in patients with COPD: a systematic review and meta-analysis of health outcomes. Ann Fam Med. 2006; 4(3):253-62.

Pneumonia Adquirida na Comunidade

CAPÍTULO 95

Alfredo Nicodemos da Cruz Santana
Herlon Saraiva Martins
Carlos Roberto Ribeiro de Carvalho

TÓPICOS IMPORTANTES

- A classificação clínico-radiológica das PACs em típica *versus* atípica não deve ser utilizada, pois não se consegue predizer o tratamento adequado dessa forma.
- O tratamento correto pode ser predito pelo escore PORT (índice de gravidade da pneumonia) e pelos fatores de risco associados.
- Em pacientes com história e exame físico muito sugestivos de PAC, uma radiografia de tórax normal não exclui essa patologia.
- O uso de antibiótico antes de 4 horas da chegada ao PS diminui a mortalidade em pacientes com PAC.
- Todo derrame pleural parapneumônico "puncionável" deve ser abordado.
- Os pacientes que pioram ou não melhoram após 48-72 horas de antibiótico devem ser reavaliados com o intuito de confirmar ou descartar o diagnóstico inicial de infecção pulmonar.
- Caso se acredite no diagnóstico de infecção pulmonar, deve-se:
  - Ampliar o esquema antibiótico e coletar novamente material (lavado broncoalveolar, sangue, urina, líquido pleural) para culturas.
  - Considerar complicações infecciosas (empiema; pneumonia necrotizante; abscesso pulmonar, hepático, esplênico ou renal), bactérias não cobertas (pseudomona, estafilococo e anaeróbia) ou outros agentes infecciosos (vírus, micobactérias e fungos).

INTRODUÇÃO E DEFINIÇÕES

A pneumonia adquirida na comunidade (PAC) é definida como uma infecção do trato respiratório inferior (corroborada pelo achado de infiltrado pulmonar novo na radiografia de tórax) que acomete o indivíduo fora do ambiente hospitalar ou que surge nas primeiras 48 horas de internação. A incidência anual estimada de PAC gira em torno de 12:1.000 habitantes; sendo, no Brasil, a quinta causa de mortalidade entre adultos (em 2001, excluindo-se causas externas) e a segunda causa de internação (em 2003). Outra importante definição é a de pneumonia × pneumonite aspirativa, que será abordada em outro capítulo.

Uma atenção especial deve ser dada aos idosos e imunocomprometidos. Nessa população, os achados clássicos de tosse, expectoração e febre podem estar ausentes, dificultando o diagnóstico precoce. Nos idosos, em especial, a PAC pode manifestar-se apenas como confusão, alteração de comportamento e descompensação de doenças prévias (diabetes, ICC).

ETIOLOGIA E FISIOPATOLOGIA

Antigamente, dividiam-se as PAC em "típicas" e "atípicas" (*M. pneumoniae, C. pneumoniae, Legionella*) baseadas em achados clínicos e radiológicos. Entretanto, já se tem evidência de que essa classificação não deve ser feita, pois acarreta uma maior falha na escolha de antibióticos e, conseqüentemente, no sucesso terapêutico.

Dessa forma, passa-se a valorizar a etiologia microbiológica do referido processo infeccioso. Entretanto, em até 50-80% das PACs, não se consegue definir qual o germe responsável pela pneumonia. Em estudos publicados recentemente, envolvendo PACs tratadas ambulatorialmente, os principais microrganismos envolvidos são apresentados na Tabela 95.I.

Tabela 95.I – Microrganismos em PACs tratadas ambulatorialmente

Agente	Freqüência
S. pneumoniae (pneumococo)	22%
M. pneumoniae	18%
C. pneumoniae	16%
Vírus	10%
H. influenzae	4%

Resultados semelhantes também são obtidos em PACs tratadas durante internação hospitalar. Assim, deve-se sempre escolher um antibiótico que, no mínimo, atue bem sobre o pneumococo e as bactérias "atípicas".

Outras bactérias, como bacilos Gram-negativos e *Pseudomonas*, raramente são causadoras de PAC. Entretanto, deve-se ter em mente situações especiais, nas quais o tratamento empírico para esses germes deve ser realizado (Tabela 95.II).

Outros germes que merecem análise separadamente são os anaeróbios e os pneumococos resistentes à penicilina. Os fatores de risco para anaeróbios são problemas dentários, alcoolismo, escarro pútrido, pneumonia necrotizan-

Tabela 95.II – Situações de risco para PAC por BGN e *Pseudomonas*

BGN	Gravidade (PORT III, IV, V); Aspiração de material contaminado; Corticóide (uso crônico); Residentes em casa de repouso; Co-morbidades.
Pseudomonas	Internação prévia (< 14 dias); Pneumopatia associada (bronquiectasia, fibrose cística); Neutropenia e imunossupressão; Antibiótico de amplo espectro no último mês.

te e abscesso pulmonar. Em relação aos pneumococos resistentes à penicilina, ocorre mais em idosos (> 65a), uso de β-lactâmico nos últimos três meses, alcoolismo, co-morbidades, doenças imunossupressoras e/ou pacientes neutropênicos. Entretanto, para PAC, só está indicada uma mudança de conduta de antibiótico frente aos pneumococos de alta resistência, ou seja, MIC > 2 μg/mL. Felizmente, situação rara em nosso meio (< 5% dos germes isolados). Nessa condição, deve-se prescrever: quinolona respiratória, vancomicina, quinuprustina/dalfoprustina ou linezolida (Tabela 95.III).

Tabela 95.III – Padrão de resistência do pneumococo no Brasil

Antibiótico	Freqüência
Resistência à amoxicilina	1,2%
Alta resistência à penicilina	4,6%
Resistência a macrolídeos	~10%
Resistência à quinolona respiratória	Zero
Resistência a cotrimoxazol	~50%

ACHADOS CLÍNICOS

A PAC geralmente se manifesta com tosse (82%), febre (78%), dispnéia (~50%) e achados de exame físico de consolidação (30%) (Tabela 95.IV). Entretanto, não existe nenhuma associação de dados de história e exame físico que confirme ou afaste o diagnóstico de PAC; em especial nos pacientes idosos ou imunocomprometidos, cuja manifestação inicial pode ser apenas taquicardia, confusão mental e descompensação de co-morbidades (ICC, DM etc.). Dessa forma, o índice de suspeição dessa afecção deve ser alto e a radiografia de tórax (PA e perfil) deve ser realizada para avaliação.

Entretanto, os dados de história e exame físico são essenciais para classificação de gravidade da PAC.

EXAMES COMPLEMENTARES

O primeiro exame a ser realizado em pacientes com suspeita de PAC é a radiografia de tórax (Figura 95.1). Ela é útil em demonstrar opacidades alveolar/intersticial e em

Tabela 95.IV – Achados de história e exame físico na PAC

Achados	Freqüência
Tosse	~80%
Febre	~70%
Dispnéia/taquipnéia	~50%
Crepitação/macicez à percussão	~30%
Dor torácica	~30%

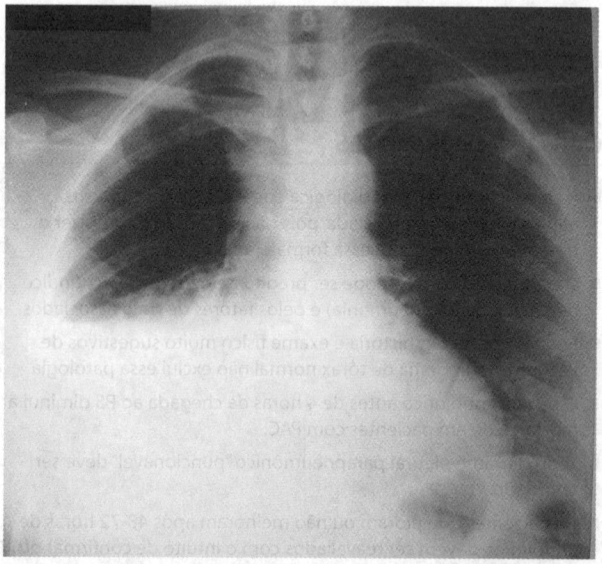

Figura 95.1 – Radiografia mostra opacidade alveolar nos lobos médio e inferior direito (perda do contorno do coração e do diafragma direito, respectivamente).

fornecer informações adicionais, do tipo acometimento multilobar, complicação com pneumonia necrotizante ou abscesso, obstrução brônquica e derrame pleural. Ainda tem a função de monitorar a resposta aos antibióticos, em especial aqueles sem melhora clínica após 48-72 horas de tratamento. Entretanto, em algumas situações, mesmo com a radiografia de tórax normal, deve-se repetir este exame em 24 horas ou até realizar uma TC de tórax (Figura 95.2) (Tabela 95.V).

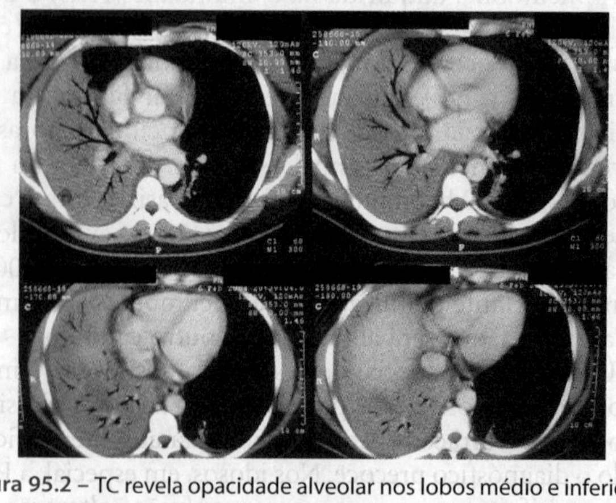

Figura 95.2 – TC revela opacidade alveolar nos lobos médio e inferior direito, mostrando broncogramas.

Tabela 95.V – Condições indicativas de realização de nova radiografia ou de TC de tórax

Queixas respiratórias com radiografia inicial normal na presença de: Neutropenia ou Imunossupressão ou Desidratação importante ou Exame físico muito sugestivo de infecção pulmonar
Pesquisa de febre de origem indeterminada em paciente com SIDA ou imunossuprimidos (realizar TC tórax)
Avaliação de derrame pleural loculado (realizar TC tórax)
Suspeita de neoplasia, abscesso, infecções fúngicas, corpo estranho, obstrução brônquica (realizar TC tórax)

Vale ressaltar que a classificação das PACs em lobar (típica) ou intersticial (atípica) pela radiografia de tórax não deve ser levada em conta para definição de tratamento. Entretanto, alguns achados na radiografia/TC podem sugerir uma atenção adicional para certos agentes infecciosos ou situações clínicas:

- Cavitação: anaeróbio, tuberculose, estafilococo, Klebsiella (raro: neoplasia, vasculite, embolia).
- Cisto: pneumocistose (se HIV positivo), estafilococo.
- Pneumotórax: pneumocistose (se HIV positivo).
- Lesões "em ponta de vaso": estafilococo, endocardite, embolia séptica, vasculite.

Ainda em relação à evolução da alteração radiológica com o tratamento da PAC, três aspectos são essenciais. Primeiro, a progressão radiológica, nos primeiros 2-3 dias de tratamento, não deve ser considerada como falha terapêutica se o paciente apresenta melhora do quadro clínico. Depois, a resolução radiológica ocorre, em média, após 30 dias do tratamento; entretanto, isso pode demorar até três meses em pacientes com idade avançada (> 65 anos), pneumopatia associada, imunossupressão, alcoolismo, diabetes. Por último, uma radiografia de tórax de controle pós-tratamento deve ser realizada, pelo menos, nos pacientes fumantes com idade > 50 anos ou nos com persistência de sintomas e/ou de achados físicos anormais.

Os outros exames complementares só devem ser realizados em pacientes selecionados e com o diagnóstico clínico-radiológico de PAC. Nesse sentido, não se necessita de exames complementares:

- Idade < 50 anos; e
- Ausência de co-morbidades (ICC, câncer, doença hepática, insuficiência renal, doença cerebrovascular, imunossupressão); e
- Ausência de alterações marcantes no exame físico (Algoritmo 95.1).

Caso esteja presente algum desses fatores, deve-se realizar pelo menos uma "rotina básica" (Tabela 95.VI).

Tabela 95.VI – Exames complementares em paciente com PAC

"Rotina básica"	Hemograma, uréia, creatinina, sódio, potássio e glicemia Oximetria de pulso (gasometria se saturação < 90%)
"Rotina adicional"	Bacterioscopia: coloração do escarro pelo Gram Dois pares de hemoculturas de sítios diferentes (positividade 6-20%) Antígenos urinários de legionela (sensibilidade 69-100%) e pneumococo (sensibilidade 74–89%)
Sorologia para HIV	Se fator de risco ou PAC com necessidade de internação hospitalar (desde que o paciente autorize)

Entretanto, em todas as PACs mais graves (PORT III, IV ou V), deve-se realizar uma 'rotina adicional' (Tabela 95.VI). Vale ressaltar que colher cultivos de sangue em tais doentes está associado à redução de mortalidade. Além disso, alguns outros exames são solicitados em situações específicas, como:

- Broncoscopia com lavado broncoalveolar: só em PORT III, IV ou V que não responderam à terapêutica empírica inicial ou naqueles pacientes que inicialmente já necessitaram de ventilação mecânica.
- PCR (reação em cadeia da polimerase) e imunofluorescência direta do escarro: não são recomendados de rotina.
- Pesquisa e cultivo de micobactérias: indicados em pacientes com suspeita de TB.
- Pesquisa e cultura de fungos: indicados em pacientes com suspeita de infecção fúngica, sobretudo se neutropênicos.
- Pesquisa de *Pneumocystis jiroveci*: indicado em pacientes com suspeita de pneumocistose.
- Toracocentese diagnóstica: em todas as PACs com derrame pleural "puncionável". Deve-se solicitar desidrogenase lática, proteínas totais e frações, glicose, celularidade total e diferencial, bacterioscopia, cultivo geral e pH. Caso haja suspeita de:
  - Tuberculose: acrescentar pesquisa e cultura de micobactérias, e dosagem da adenosina deaminase (ADA).
  - Complicação pancreática ou esofágica: acrescentar amilase.
  - Derrame quiloso: acrescentar triglicerídeos.

Estratificação de risco da PAC

Os doentes com PAC devem ser avaliados e classificados com os escores PORT (Tabela 95.VII). Após somar os pontos, deve-se checar na Tabela 95.VIII o risco do doente.

DIAGNÓSTICO DIFERENCIAL

O diagnóstico diferencial da PAC é bastante amplo e depende de o paciente ser ou não imunossuprimido (Tabela 95.IX).

Tabela 95.VII – Escores de prognóstico (escores PORT) para PAC

CARACTERÍSTICAS	PONTOS
Fatores demográficos	
Idade homem	Nº anos
Idade mulher	Nº anos – 10
Residente em casa de repouso	Nº anos + 10
Co-morbidades	
Câncer V*	+ 30
Doença hepática∪	+ 20
Insuficiência cardíaca congestiva	+ 10
Doença cerebrovascular§**	+ 10
Insuficiência renal*	+ 10
Exame físico	
Estado mental alterado#	+ 20
Freqüência respiratória > 30/minuto	+ 20
PA sistólica < 90 mmHg	+ 20
Temperatura < 35ºC ou > 40ºC	+ 15
Pulso > 125/minuto	+ 10
Laboratório e radiografia	
pH < 7,35	+ 30
Uréia > 30 mg/dL²	+ 20
Sódio < 130 mEq/L	+ 20
Glicemia > 250 mg/dL	+ 10
Hematócrito < 30%	+ 10
PAO_2 < 60 mmHg ou saturação O_2 < 90%	+ 10
Derrame pleural	+ 10

*§ *Câncer ativo ou diagnosticado no último ano (exceto câncer basocelular ou escamoso de pele).*

∪ *Quadro clínico, laboratorial ou histológico de cirrose ou hepatite crônica ativa.*

**¶ *Diagnóstico clínico, radiográfico, ecocardiográfico ou ventriculografia.*

§ *Diagnóstico clínico (tanto de AIT quanto AVC) ou por exames de imagem (TC ou RMN).*

* *Insuficiência renal prévia.*

\# *Confusão ou coma que se iniciou após a pneumonia.*

TRATAMENTO

O tratamento da PAC depende do escore PORT (Tabela 95.VII). Dessa forma, por meio de tal ferramenta, tem-se a orientação se o tratamento deve ser ambulatorial/hospitalar e com qual tipo de antibiótico (Tabela 95.VIII). Entretanto, alguns dados isoladamente também podem ser indicação de internação hospitalar, tais como:

- Co-morbidades (em especial se descompensadas): DPOC, diabetes, ICC, insuficiência renal, cirrose, doença neuromuscular.
- Alterações graves: freqüência respiratória > 30 ipm, pressão arterial sistólica < 90 mmHg, freqüência cardíaca > 120 bpm, alteração do nível de consciência, hipotermia ou temperatura > 40ºC.
- Alterações laboratoriais graves: leucócitos < 4.000/mm³ ou > 30.000/mm³, PAO_2 < 60 mmHg, hematócrito < 30%, coagulopatia, acidose metabólica, radiografia com acometimento de vários lobos, derrame pleural ou com cavitação.
- Problemas sociais: moradores de rua, usuários de drogas ilícitas, alcoolistas.

Outra importante decisão é a indicação precoce e precisa de internação em UTI nos pacientes com critérios de má evolução. Estes foram classificados por *Ewig*, sendo divididos em critérios maiores e menores. Dessa forma, a indicação de UTI ocorre nas PACs com um critério maior ou dois critérios menores (Tabela 95.X).

Voltando na escolha de antibioticoterapia, deve-se ter atenção para situações especiais nas contempladas pelo escore PORT. Essas situações são baseadas em achados clínicos e/ou radiológicos, nos quais se deve considerar cobertura 'extra' de antibiótico, independente do PORT (Tabela 95.XI). Quanto à duração da antibioticoterapia, esta deve ser de 7 dias no paciente ambulatorial e internado; entre-

Tabela 95.VIII – Escores PORT e tratamento (consultar Tabela 95. XI)

PORT	Pontos	Tratamento	Antibiótico*	
I	Sem preditores	Ambulatorial	Macrolídeo ou amoxicilina	Alternativa¶: quinolona respiratóriaᴖ
II	< 71	Ambulatorial	Macrolídeo	Alternativa: quinolona respiratória
III	71-90	Internação ± 48h**	Ceftriaxona + macrolídeo Quinolona respiratória	Alternativa: quinolona respiratória
IV	91-130	Internação	Ceftriaxona + macrolídeo Quinolona respiratória	Alternativa: quinolona respiratória
V	> 130	Internação ou UTI	Ceftriaxona + macrolídeo Quinolona respiratória	Alternativa: quinolona respiratóriaδ

* *Existem algumas exceções que podem tornar essas recomendações inválidas.*

** *A depender da evolução clínica e da compensação das co-morbidades (se presentes).*

¶ *Doentes alérgicos ou intolerantes aos antibióticos de 1ª escolha.*

ᴖ *Quinolona respiratória: gemtifloxacino, levofloxacino ou moxifloxacino.*

δ *Segundo os Britânicos (2004), em doentes PORT V, caso seja necessário usar uma quinolona, esta deve ser associada à penicilina.*

Tabela 95.IX – Diagnóstico diferencial de PAC

Imunocompetentes	Traqueobronquite, sinusite, bronquiectasias, tromboembolismo pulmonar, edema pulmonar cardiogênico, tuberculose, CA bronquioloalveolar, síndrome torácica aguda
Imunodeprimidos (especialmente HIV positivo)	Pneumocistose, microbacterioses, histoplasmose, criptococose, citomegalovirose
Quadros mais raros	Vasculite, linfangite carcinomatosa, BOOP, pneumonia eosinofílica, pneumonia lipídica, linfoma, hemorragia alveolar (hantavirose e leptospirose), sarcoidose

Tabela 95.X – Critérios maiores e menores de indicação de UTI

Maiores	Choque séptico; necessidade de ventilação mecânica.
Menores	Envolvimento de dois ou mais lobos; pressão arterial sistólica < 90 mmHg; PAO_2/FiO_2 < 250.

Tabela 95.XI – Situação especial com necessidade de cobertura de certos patógenos, independente do escore PORT

Achado	Patógeno
Cavitação/BCP necrotizante	BGN + anaeróbio
Cisto/pneumatocele	Pneumocistose (se HIV+) Estafilococo
Pneumotórax	Pneumocistose (se HIV+)
Lesões "em ponta de vasos" na TC tórax	Estafilococo
Aspiração de material contaminado*	BGN
Corticosteróide (uso crônico)	BGN
Residentes em casa de repouso	BGN
Co-morbidades (exceto pneumopatia)	BGN
Antibiótico nos últimos três meses	BGN e/ou *Pseudomonas*
Pneumopatia (DPOC grave, bronquiectasia, fibrose cística)	*Pseudomonas*
Internação prévia (< 30 dias)	*Pseudomonas*
Neutropenia e imunossupressão	*Pseudomonas*

**Associar cobertura para anaeróbio se: alcoolismo, problemas dentários, escarro pútrido.*

tanto, é necessário de 14-21 dias nos casos com Legionella, Pseudomonas, *Burkholderia pseudomallei* e/ou estafilo.

A troca da antibioticoterapia EV para VO deve ser sempre pensada. Tal mudança é realizada quando o paciente está afebril, PA/FC/FR normais, sem confusão mental e apto para o uso de medicação VO. Logo que ocorra essa troca, o paciente está apto para alta hospitalar, desde que não haja indicação de tratamento hospitalar por outra patologia associada. Enfatizamos que não há necessidade de pernoite no hospital para simples observação de 24 horas do paciente sob antibioticoterapia VO.

Entretanto, alguns pacientes pioram ou não apresentam melhora nas primeiras 48-72 horas. Assim, deve-se suspeitar de:

- Diagnóstico incorreto: ICC, TEP, vasculite, hemorragia alveolar etc. (Tabela 95.IX).
- Bactérias não devidamente cobertas: em especial pneumococo de alta resistência, *Pseudomonas* e estafilococo. Em alguns casos, anaeróbios (corpo estranho, obstrução brônquica).
- Outros agentes infecciosos: vírus, micobactéria, fungo.
- Complicações: empiema, abscesso pulmonar, pneumonia necrotizante, abscesso hepático/esplênico/renal, pioartrite.

Nessa etapa, também é fundamental solicitar a sorologia para HIV (desde que o paciente permita). Entretanto, caso persista a hipótese de infecção pulmonar, muda-se o esquema antibiótico, colhem-se várias espécimes para cultivos (sangue, urina, líquido pleural – se já colhidas previamente, coletar novamente), realiza-se broncoscopia com lavado broncoalveolar e pesquisam-se focos infecciosos metastáticos (TC de tórax e abdome).

Tabela 95.XII – Preditor de pneumonia no paciente com tosse aguda*

Febre ou hipotermia
Taquicardia
Hipotensao
Taquipnéia
Hipoxemia
Crepitação na ausculta pulmonar
Confusão mental
Tosse >5-7 dias

*Na presença de um desses fatores de risco, sugere-se solicitar radiografia de tórax.

Algoritmo 95.1 – Abordagem de doentes com PAC

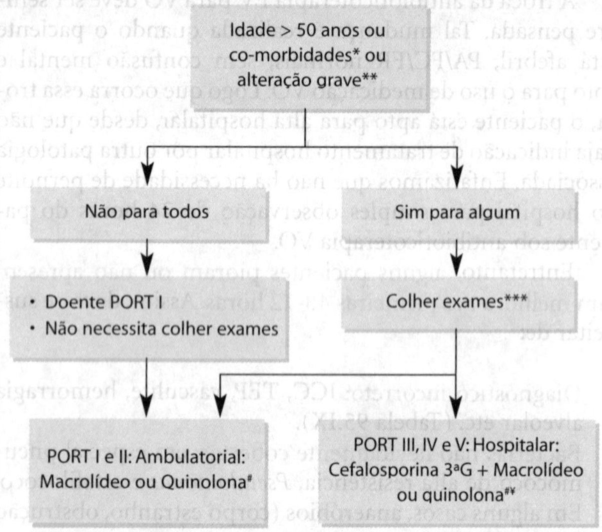

* Câncer, insuficiência cardíaca, doença cerebrovascular, doença renal, doença hepática

** Confusão mental, FC > 120/ bpm, FR > 30/ irpm, PAS < 90 mmHg ou PAD < 60mmHg, temperatura > 40ºC ou < 35ºC (sugerimos que independente do PORT, a presença de uma dessas alterações graves já justifica tratamento hospitalar).

*** Se PORT II – "rotina básica" (Tabela 95.VI); se PORT III, IV ou V – "rotina básica" + "adicional" (Tabela 95.VI).

\# Usar quinolona respiratória se uso prévio de antibiótico nos últimos 3 meses, hospitalização nos últimos 30 dias, tratamento imunossupressor, alcoolismo.

¥ Tratamento ambulatorial é possível na ausência de alterações importantes nos exames físico e laboratorial; ou seja, FC < 100/ bpm, FR < 24/irpm, PAS > 90 mmHg, PAD > 60mmHg, temperatura < 40ºC e > 36ºC, saturação > 90% em ar ambiente, plaquetas normais, função renal mantida e ausência de confusão mental.

Situações específicas com necessidade de ajuste de antibiótico: ver texto (Tabela 95.XI). Em paciente neutropênico, sugerimos cefepime + macrolídeo.

LEITURA ADICIONAL

1. Nolt BR, Gonzales R, Maselli J, Aagaard E, Camargo CA Jr, Metlay JP. Vital-sign abnormalities as predictors of pneumonia in adults with acute cough illness. Am J Emerg Med. 2007;25:631-6.
2. Mandell LA, Wunderink RG, Anzueto A, Bartlett JG, Campbell GD, Dean NC, et al. Infectious diseases society of America/american thoracic society consensus guidelines on the management of community-acquired pneumonia in adults. Clin Infect Dis. 2007; 44(Suppl 2):S27-72.
3. Ministério da Saúde: Sistema Único de Saúde do Brasil. Disponível em: URL: http://www.datasus.gov.br.
4. Diretriz para pneumonias adquiridas na comunidade (PAC) em adultos imunocompetentes. Jornal Brasileiro de Pneumologia 2004; 30(Suppl 4): S1-S24.
5. SENTRY Antimicrobial Surveillance Program Report: latin american and brazilian results for 1997 through 2001. The Brazilian Journal of Infectious Diseases 2004; 8: 25-79.
6. Moffa Jr. DA, Emerman CL. Pneumonia and pleural empyema. In: Tintinalli JE, Kelen GD, Stapczynski. Emergency medicine: American College of Emergency Physicians. 6. ed. McGraw Hill; 2004. p.445-53.
7. Marrie TJ, Campbell GD, Walker DH, Low DE. Cap. 239. In: Kasper, Braunwald, Fauci, et al. Harrison's principles of internal medicine. 16. ed. McGraw-Hill; 2005. 1528-38.
8. File Jr, TM. Community acquired pneumonia. Lancet 2003; 362: 1991-2001.
9. Houck PM, Bratzler DW, Bartlett JG, et al. Timing of antibiotic administration and outcomes for medicare patients hospitalized with community-acquired pneumonia. Arch Intern Med 2004; 164: 637-44.
10. Fernandez-Sabe N, Carratala J, Roson B, et al. Community-acquired pneumonia in very elderly patients: causative organisms, clinical characteristics, and outcomes. Medicine (Baltimore) 2003; 82: 159-69.
11. Roson B, Fernandez-Sabe N, Carratala J, et al. Contribution of a urinary antigen assay (Binax NOW) to the early diagnosis of pneumococcal pneumonia. Clin Infect Dis 2004 Jan 15; 38(2): 222-6.
12. García-Vázquez E, Marcos MA, Mensa J, et al. Assessment of the usefulness of sputum culture for diagnosis of community-acquired pneumonia using the PORT predictive scoring system. Arch Intern Med 2004; 164: 1807-11.

Síndromes Aspirativas e Abscesso Pulmonar

CAPÍTULO 96

Alfredo Nicodemos da Cruz Santana
Ronaldo Adib Kairalla

TÓPICOS IMPORTANTES

- As principais síndromes aspirativas são pneumonite aspirativa, pneumonia aspirativa e abscesso pulmonar, e possuem tratamentos diferenciados.
- A pneumonite aspirativa (síndrome de Mendelson) é uma lesão química decorrente da aspiração do conteúdo gástrico (ácido), promovendo uma lesão da mucosa traqueal/brônquica e do parênquima pulmonar, e não necessariamente associada a infecções bacterianas.
- As pneumonias aspirativas geralmente acometem pacientes com doença neurológica ou com alteração do nível de consciência e se associam com sinais/sintomas sugestivos de infecção.
- Na pneumonia aspirativa, o uso de antibiótico especifico para bactérias anaeróbias só é necessária em caos com periodontite, alcoolismo, expectoração pútrida/halitose ou abscesso/necrose pulmonar.
- Abscessos pulmonares necessitam de antibioticoterapia dupla, como quinolona respiratória ou ceftriaxone mais clindamicina.
- Avaliação por cirurgião torácico/pneumologista faz-se essencial em casos com hemoptise importante, na resposta a antibioticoterapia ou suspeita de malignidade.
- Abscesso pulmonar com estafilococo, pseudomonas, diâmetro > 5-6 cm e/ou desnutrição confere uma maior mortalidade aos pacientes.

INTRODUÇÃO E DEFINIÇÕES

A pneumonia (BCP) aspirativa refere-se a um processo infeccioso resultante de entrada anormal de fluido, partículas ou secreção endógena nas vias aéreas inferiores. Isso geralmente decorre de alterações nos mecanismos de defesa (fechamento da glote, deglutição, reflexo de tosse, *clearance* mucociliar, refluxo gastroesofágico, sonda nasogástrica, endoscopia/broncoscopia, extubação recente) e/ou de aspiração de grande quantidade de bactérias (rebaixamento do nível de consciência).

A aspiração também pode gerar outras síndromes pulmonares. Primeiro, a pneumonite aspirativa (síndrome de Mendelson) é uma lesão química decorrente da aspiração do conteúdo gástrico (ácido), promovendo uma lesão da mucosa traqueal/brônquica e do parênquima pulmonar, e não necessariamente associada a infecções bacterianas. Segundo, a pneumonia lipoídica está relacionada a aspiração de material gorduroso. Terceiro, a obstrução de vias aéreas é causada por aspiração de fuidos ou material particulado, podendo causar asfixia. Por ultimo, os abscessos pulmonares representam uma lesão necrótica do parênquima pulmonar, manifestando-se radiologicamente como nódulo/massa ou cavidade (forma mais clássica).

ETIOLOGIA E FISIOPATOLOGIA

As pneumonites aspirativas ocorrem classicamente em pacientes com alterações nos mecanismos de defesa (fechamento da glote, deglutição, reflexo de tosse, *clearance* mucociliar, refluxo gastroesofágico, sonda nasogástrica, endoscopia/broncoscopia) e/ou de aspiração de grande quantidade de bactérias (rebaixamento do nível de consciência) (Tabela 96.I). Após 2-6 horas da aspiração, o processo inflamatório mediado por neutrófilos atinge o seu máximo, piorando a troca gasosa e o quadro clínico do paciente. Entretanto, uma importante melhora clínica geralmente acontece em 24-36 horas, com resolução radiográfica em 5-7 dias. Caso após uma melhora inicial aconteça uma deterioração da clínica/radiologia do paciente, isso sugere desenvolvimento de pneumonia aspirativa.

Tabela 96.I – Fatores relacionados a aspiração pulmonar
Alteração da fisiologia da glote (tumor, ressecção, paralisia de corda vocal, traqueostomia)
Alteração de deglutição (AVC, polimiosite, miastenia, polineuropatia)
Rebaixamento do nível de consciência
Reflexo de tosse ineficaz
Alteração do *clearance* mucociliar (tumor endobrônquico, fibrose cística, bronquiectasia)
DRGE
Sonda nasoenteral/nasogástrica
Realização de endoscopia/broncoscopia
Obstrução intestinal
Vômitos incoercíveis

Pacientes usuários de bloqueadores de bomba de prótons ou de anti-histamínicos H2, usuários de sonda nasoenteral, gastrostomia ou obstruções anatômicas ou funcionais do trato digestivo têm maior risco de pneumonia aspirativa devido à contaminação do conteúdo gástrico por enterobactérias. Nesses casos, o limiar para uso de antibióticos é baixo. Entretanto, as pneumonias aspirativas geralmente não decorrem de grandes aspirações, e sim de microaspirações de material colonizado da orofaringe não presenciados.

As principais bactérias identificadas nas pneumonias aspirativas são *Streptococcus pneumoniae* e *Haemophilus influenzae*. As bactérias anaeróbias raramente são identificadas, uma pela dificuldade de cultivo, outra pela sua baixa prevalência em pneumonias aspirativas em geral. Já os abscessos pulmonares são classicamente associados à presença de anaeróbios, e mais raramente a *Nocardia* sp., *Rhodococcus* sp., *Pseudomonas* sp., *Staphylococcus aureus, Stenotrophomonas maltophilia*, complexo *M. avium* e *Cândida* sp.

ACHADOS CLÍNICOS

A história de pacientes com quadro de pneumonite aspirativa apresenta como fator predisponente rebaixamento do nível de consciência de várias etiologias. Além disso, pode haver um episódio presenciado de aspiração. Quanto aos sinais/sintomas, estes podem variar de uma simples tosse seca até franca insuficiência respiratória e choque séptico. Já a história do abscesso pulmonar apresenta febre, expectoração pútrida, hemoptise e/ou perda de peso que persistem por semanas.

EXAMES COMPLEMENTARES

O exame fundamental para avaliação da síndrome aspirativa com sintomas é a radiografia de tórax em PA e perfil (Figura 96.1). Esta caracteriza a extensão da injúria pulmonar desencadeada pela aspiração, bem como a presença

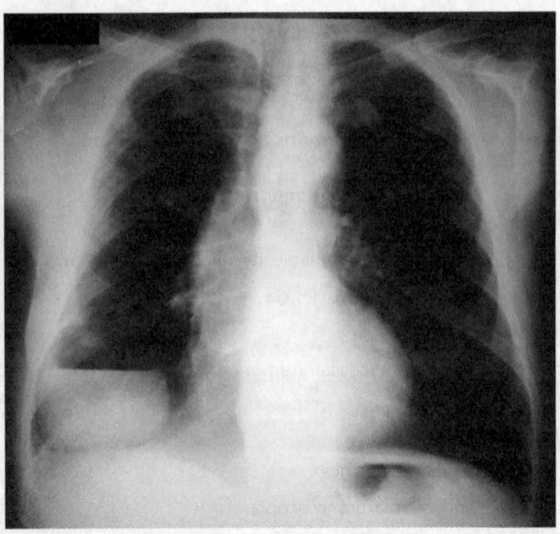

Figura 96.1 – Radiografia revela abscesso pulmonar de paredes finas no campo pulmonar inferior direito.

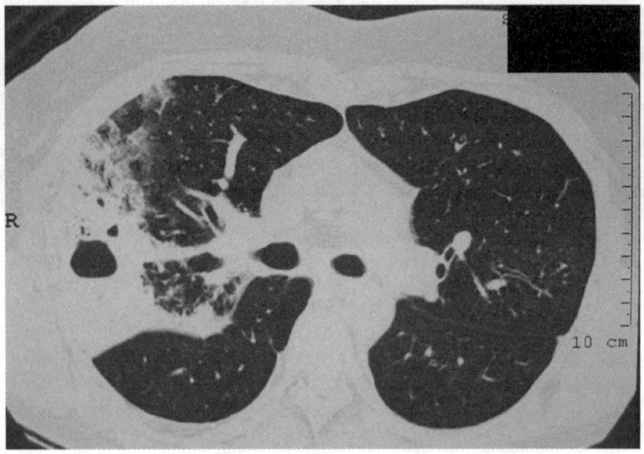

Figura 96.2 – TC de alta resolução mostrando pneumonia necrotizante, evoluindo com abscedação.

concomitante de abscesso pulmonar, derrame pleural e outras doenças pulmonares/cardíacas associadas. As alterações radiológicas geralmente acometem as regiões gravidade-dependentes no momento da aspiração. Assim, se o paciente estava em posição ortostática ou semi-supina, geralmente são acometidos os segmentos basais dos lobos inferiores. A tomografia de tórax deve ser solicitada somente em situações especiais (Figura 96.2). Estas são má evolução/falha terapêutica do antibiótico ou necessidade de abordagem cirúrgica (ver seção de tratamento).

Quanto à necessidade de coleta de exames sangüíneos, estes se fazem necessários em casos com comorbidades ou alteração importante do exame físico (confusão mental, FC > 120, FR > 30, hipotensão ou hipoxemia). Nos pacientes com necessidade de internação, é importante coletar hemoculturas; caso esteja intubado, realizar também lavado broncoalveolar. A broncoscopia é ainda indicada se há suspeita de lesão endobrônquica/tumoral.

DIAGNÓSTICO DIFERENCIAL

Os principais diagnósticos diferenciais das pneumonias aspirativas são embolia pulmonar, câncer de pulmão, tuberculose, congestão pulmonar e linfoma pulmonar. Já para os abscessos pulmonares, os principais diagnósticos diferenciais são tuberculose, histoplasmose, criptococose, aspergilose, nocardiose, rodococose, câncer de pulmão, bronquiectasias, seqüestro pulmonar e granulomatose de Wegener.

TRATAMENTO

Pneumonite aspirativa

Os principais passos no tratamento são os seguintes. Primeiro, realizar aspiração imediata da via aérea superior se presenciada a aspiração. Segundo, realizar intubação endotraqueal para pacientes incapazes de proteger a via aérea (como Glasgow < 8). Terceiro, usar CPAP e/ou VNI para manter uma saturação arterial de oxigênio superior a 90%. Por último, instituir antibioticoterapia quando: a pneumonite aspirativa não melhora clinicamente em 48 horas; ou o paciente apresenta febre, leucocitose e/ou tosse purulenta; ou houver a aspiração de conteúdo gástrico potencialmente contaminado (bloqueadores de bomba de prótons ou de anti-histamínicos H2, usuários de sonda nasoenteral, gastrostomia ou obstruções anatômicas ou funcionais do trato digestivo).

Pneumonia aspirativa

O tratamento antibiótico é fundamental. O esquema básico é o uso de ceftriaxone ou quinolona respiratória. A cobertura para bactérias anaeróbias (clindamicina) so é necessária em situação especial, como doença periodontal grave, expectoração pútrida/halitose, alcoolismo ou presença radiológica de penumonia necrotizante/abscesso.

Vale ressaltar medidas preventivas para a pneumonia aspirativa. A mais clássica e simples é o decúbito a 30 graus. Já o uso de gastrostomia *versus* sonda nasoenteral não se mostrou superior na prevenção.

Abscessos pulmonares

Os abscessos pulmonares necessitam de tratamento antibiótico para bactérias aeróbias e anaeróbias. Sugerimos quinolona respiratória ou ceftriaxone (uso endovenoso) por 14 dias mais clindamicina por 28 dias (Tabela 96.II).

Em alguns casos de abscessos, é necessário o uso de abordagem cirúrgica. A avaliação por pneumologista/cirurgião torácico para tal fim é especialmente importante em casos de abscessos > 5-6 cm, presença de hemoptise importante, suspeita de malignidade ou má resposta ao tratamento antibiótico. Caso haja persistência de febre após 5 dias de antibiótico, é também importante pesquisa de outros focos infecciosos com TC de abdome/pelve e ecocardiograma.

Em relação às medidas para a prevenção de abscessos, estas são o tratamento dentário adequado e a mudança de hábitos de vida, com interrupção do hábito etílico.

LEITURA ADICIONAL

1. Baldi BG, Santana ANC, Takagaki TY. Pulmonary and cutaneous nocardiosis in a patient treated with corticosteroids. J Bras Pneumol. 2006; 32(6): 592-5
2. Moreira JS, Camargo JJ, Felicetti JC, Goldenfun PR, Moreira AL, Porto NS. Lung abscess: analysis of 252 consecutive cases diagnosed between 1968 and 2004. J Bras Pneumol. 2006; 32(2): 136-43.
3. Sociedade Brasileira de Pneumologia e Pneumologia. Pneumonias adquiridas na comunidade (PAC) em adultos imunocompetentes. J Bras Pneumol 2004; 30 supl 4 S1-24.
4. Marik P. Aspiration pneumonitis and aspiration pneumonia. N Eng J Med 2001; 344: 665-71.
5. Mansharamani NG, Koziel H. Chronic lung sepsis: lung abscess, bronchiectasis and empyema. Curr Opin Pulm Med 2003; 9: 181-5.
6. Mwandumba HC, Beeching NJ. Pyogenic lung infections: factors for predicting clinical outcome of lung abscess and thoracic empyema. Curr Opin Pulm Med 2000; 6: 234-9.
7. Kikawada M; Iwamoto T, Takasaki M. Aspiration and infection in the elderly. Epidemiology, diagnosis and management. Drugs Aging 2005; 22: 115-30.
8. Mason CM. Pulmonary host defenses: implications for therapy. Clin Chest Med 1999; 20: 475
9. Mabie M, Wunderink RG. Use and limitations of clinical and radiologic diagnosis of pneumonia. Semin Respir Infect 2003; 18: 72-9
10. Fein AM, Feinsilver SH, Niederman MS. Atypical manifestations of pneumonia in the elderly. Clin Chest Med 1991; 12: 319-36.
11. Wiedemann HP, Rice TW. Lung abscess and empyema. Semin Thorac Cardiovasc Surg 1995; 7: 119-28.

Tabela 96.II – Tratamento das principais síndromes aspirativas

Pneumonite aspirativa	1. Aspiração imediata da via aérea superior 2. CPAP/VNI em pacientes com insuficiência respiratória (FR > 30 ou saturação < 90%) 3. Antibioticoterapia se: pneumonite aspirativa que não melhora clinicamente em 48 horas, ou sinal de infecção (febre, leucocitose, tosse purulenta), ou aspiração de conteúdo gástrico potencialmente contaminado*
Pneumonia aspirativa	1. Quinolona respiratória ou ceftriaxone 2. Associar clindamicina se: doença periodontal, expectoração pútrida/halitose, alcoolismo ou pneumonia necrotizante/abscesso
Abscesso pulmonar	1. Quinolona respiratória ou ceftriaxone (endovenosa) por 14 dias mais clindamicina (endovenosa ou oral) por 28 dias

*Bloqueadores de bomba de prótons ou de anti-histamínicos H2, usuários de sonda nasoenteral, gastrostomia ou obstruções anatômicas ou funcionais do trato digestivo.

Algoritmo 96.1 – Abordagem das síndromes aspirativas

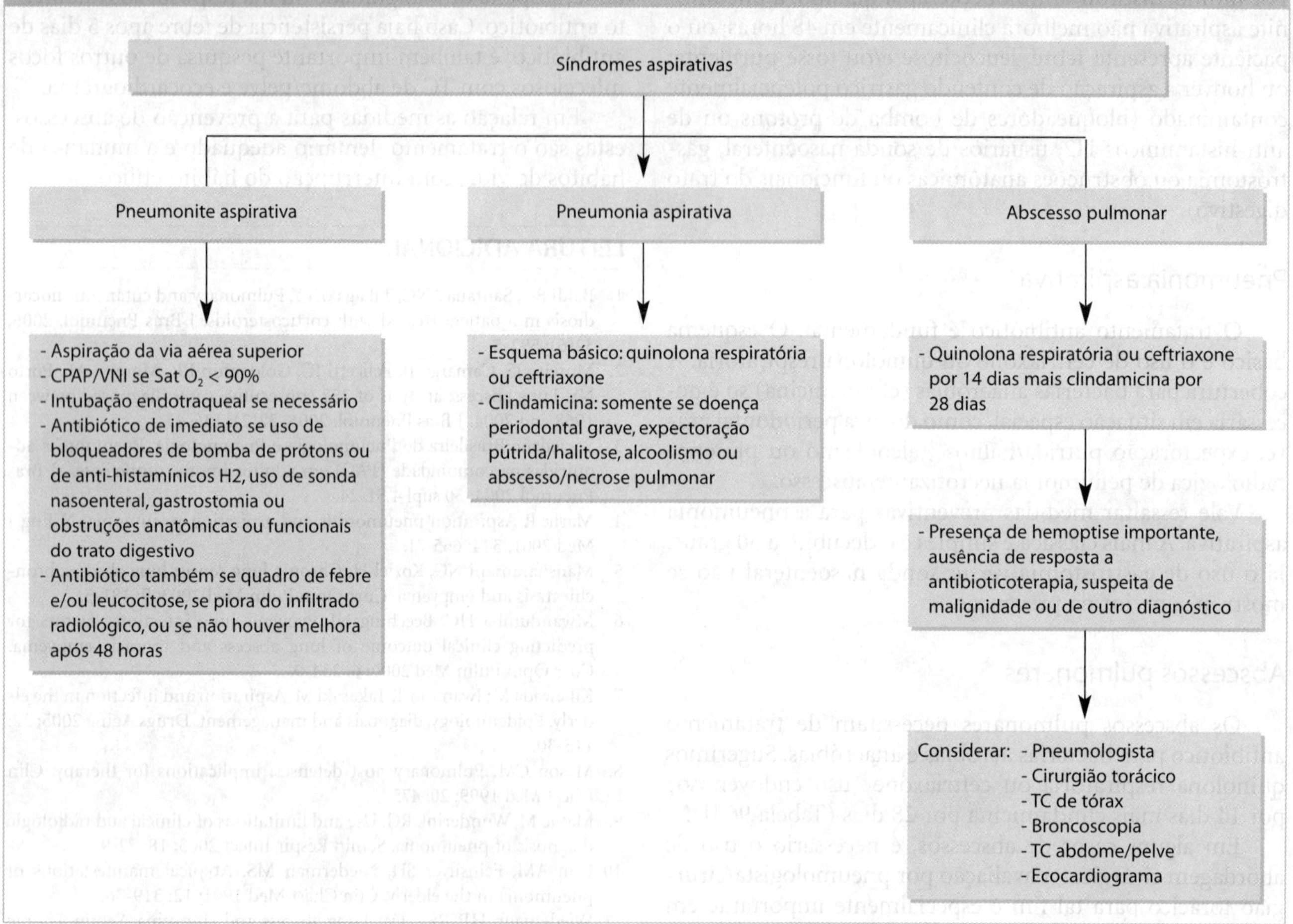

Tromboembolia Pulmonar

CAPÍTULO 97

José Eduardo Afonso Júnior
Mario Terra Filho

TÓPICOS IMPORTANTES

Diagnóstico

- Todos os pacientes com possibilidade de tromboembolia pulmonar (TEP) devem ter sua probabilidade clínica avaliada e documentada.
- Radiografias de tórax e eletrocardiograma devem ser utilizados na avaliação inicial para aumentar ou reduzir a probabilidade clínica da TEP.
- O D-dímero, principalmente o realizado pelo método Elisa, pode ser realizado para exclusão do diagnóstico em pacientes com baixa ou intermediária probabilidade de embolia pulmonar (ou TEP improvável).
- O D-dímero não deve ser solicitado para pacientes com alta probabilidade clínica de TEP.
- A TC helicoidal já pode ser considerada como método de imagem inicial para diagnosticar embolia.
- A arteriografia pulmonar fica reservada a casos com alta probabilidade clínica, em que a cintilografia não foi diagnóstica e a tomografia helicoidal está indisponível.

Tratamento

- A heparina deve ser utilizada em pacientes com provável TEP, mesmo antes da realização dos exames de imagem.
- Em pacientes estáveis hemodinamicamente, sem insuficiência renal e sem grandes variações de peso, a heparina de baixo peso pode ser considerada como primeira opção, pela igual eficácia e segurança, com maior facilidade de administração, quando comparada à heparina não fracionada.
- O uso de trombolíticos está bem estabelecido apenas para pacientes com instabilidade hemodinâmica (embolia maciça).
- A heparina poderá ser interrompida quando a anticoagulação oral atingir os níveis de INR entre 2,0 e 3,0, estando os mesmos estáveis.
- O tempo de anticoagulação deverá ser de no mínimo 3 meses quando o fator de risco for temporário; mínimo de 6 meses para fator de risco idiopático e indefinido para casos de trombofilia.

INTRODUÇÃO E DEFINIÇÕES

A embolia pulmonar (TEP) é uma situação clínica em que há deslocamento de um trombo formado no sistema venoso profundo, que atravessa as câmaras direitas do coração e impacta na circulação pulmonar, causando uma obstrução de conseqüências variáveis. Conseqüentemente, ela se apresenta agudamente de diversas formas, e seu diagnóstico é muitas vezes difícil até para médicos experientes. Diversas abordagens diagnósticas e algoritmos já foram criados e a seqüência ideal de passos para um diagnóstico preciso pode ser diferente de um centro para outro, já que alguns métodos mais caros e sofisticados não estão disponíveis em qualquer lugar.

Anualmente são diagnosticados mais de 500.000 casos de TEP nos EUA, que resultam em, aproximadamente, 200.000 mortes. Entretanto, estima-se ainda que mais da metade dos eventos de embolia pulmonar não são diagnosticados. Sem tratamento, TEP é associada a uma taxa de mortalidade de aproximadamente 30%, principalmente em decorrência da recorrência da embolia. O tratamento efetivo reduz essa mortalidade para 2 a 8%.

ETIOLOGIA E FISIOPATOLOGIA

O trombo causador da embolia pulmonar geralmente origina-se do sistema venoso profundo das extremidades inferiores. Entretanto, o trombo pode se formar nas veias pélvicas, renais, membros superiores e câmaras direitas do coração. Estudos de autópsia revelam que 65 a 90% dos êmbolos pulmonares originam-se das extremidades inferiores, sendo que do sistema íleo-femoral originam-se 30 a 50% deles. Quanto à impactação do trombo, esta pode ocorrer desde o tronco da artéria pulmonar até o nível arteriolar.

Existem diversos fatores de risco para formação de trombos, podendo ser divididos em primários e secundários, conforme apresentado nas Tabelas 97.I e 97.II:

- Diversos estudos demonstram que há aumento do risco para TEP de acordo com a elevação da faixa etária. Um deles identificou que 89% dos pacientes com embolia pulmonar apresentam idade superior a 40 anos.
- O tabagismo também confere risco para embolia, sendo o risco relativo de 1,9 para quem fuma de 25 a 34 cigarros ao dia e 3,3 para mais de 35 cigarros ao dia.
- A manifestação clínica da doença tromboembólica pode ocorrer após a alta hospitalar em até 25% dos doentes que foram submetidos à cirurgia.

Tabela 97.I – Fatores de risco primários para TVP/TEP (trombofilias mais comuns)

- Hiper-homocisteinemia
- Fator V de *Leiden*
- Deficiência de proteína S
- Deficiência de proteína C
- Síndrome do anticorpo antifosfolípide
- Gene mutante da protrombina
- Deficiência de antitrombina
- Desordens do plasminogênio e desfibrinogenemias
- Aumento dos fatores VII e VIII

Tabela 97.II – Fatores de risco secundários para TVP/TEP (menor e maior risco)

RISCO RELATIVO = 5-20	RISCO RELATIVO = 2-4
• Cirurgia de quadril	• Insuficiência cardíaca
• Cirurgia de joelho	• Doenças mieloproliferativas
• Traumatismo de membros inferiores	• Cardiopatia congênita
• Cirurgia abdominal de grande porte	• DPOC
• Câncer abdominal, pélvico ou metastático	• Doença neurológica com desabilidade
• Pós-operatório em UTI	• Estados de hiperviscosidade
• Restrição ao leito	• Anticoncepcional oral ou reposição hormonal
• Puerpério	• Obesidade
• Cesária	• Cateter venoso central
• Gravidez tardia	• Síndrome nefrótica e diálise crônica
• TVP prévia	• Doença inflamatória intestinal

* Adaptado de British Thoracic Society Guidelines for Management of Suspected Acute Pulmonary Embolism: Thorax 2003.

Tabela 97.III – Sintomas e sinais de embolia pulmonar

SINTOMAS	%	SINAIS	%
Dispnéia	73	Taquipnéia	70-100
Dor pleurítica	66	Estertores	51
Tosse	37	Taquicardia	30
Edema em membro inferior	28	Quarta bulha	24
Dor na perna	26	P2 hiperfonética	23
Hemoptise	13	TVP	11
Palpitações	10	Diaforese	11
Sibilância	9	Temperatura > 38,5°C	7
Dor precordial	4	Sibilos	5

ACHADOS CLÍNICOS

A embolia pulmonar geralmente apresenta-se de forma inespecífica, o que dificulta o diagnóstico. Tal apresentação depende da localização e do tamanho do trombo, além do estado cardiorrespiratório prévio do paciente. Os sinais e sintomas podem variar desde um colapso circulatório até um quadro de dispnéia não explicada e dor torácica tipo pleurítica.

Em pacientes estáveis clinicamente, a dispnéia e dor torácica são os sintomas mais freqüentes. Em um dos maiores estudos já realizados em relação à TEP, o Pioped (*Prospective Investigators of Pulmonary Embolism Diagnosis*), a dispnéia esteve presente em 73%, a dor torácica tipo pleurítica em 66% dos pacientes e 97% dos pacientes tiveram dispnéia, taquipnéia ou dor torácica.

A Tabela 97.III apresenta os principais sinais e sintomas relacionados à TEP.

Apesar de a maioria dos êmbolos pulmonares se originarem de veias dos membros inferiores, no Pioped, menos de 30% dos pacientes apresentavam sintomas de trombose venosa profunda (TVP) em membros inferiores. Baseando-se ainda nos achados clínicos, a Task Force on Pulmonary Embolism, da Sociedade Européia de Cardiologia, classificou a TEP em três grupos:

- Embolia pulmonar maciça: quadro de choque ou hipotensão arterial por mais de 15 minutos, não sendo causada por arritmia, hipovolemia ou sepse.
- Embolia pulmonar submaciça: presença de disfunção ventricular direita pelo ecocardiograma, mas sem choque ou hipotensão.
- Embolia pulmonar não maciça: TEP sem os sinais acima.

O infarto pulmonar pode ocorrer em qualquer uma das três situações acima e ocorre em apenas 10% dos casos de embolia pulmonar, graças à circulação dupla (brônquica e pulmonar) que irriga o órgão. Pacientes mais propensos a desenvolver infarto pulmonar incluem aqueles com cardiopatias e pneumopatias crônicas, por sua reserva hemodinâmica mais limitada.

EXAMES COMPLEMENTARES

Exames complementares são necessários sempre que há suspeita de TEP. São tantos os exames possíveis e tantas as informações possíveis de serem obtidas que se faz quase obrigatório o uso de algum algoritmo para uma seqüência lógica e integração dos diversos métodos no diagnóstico da TEP. No fim deste capítulo, apresentamos nosso algoritmo sugerido, baseado nos diversos fluxogramas já publicados no mundo e na nossa realidade. A Tabela 97.IV mostra os principais exames complementares, divididos entre os úteis para avaliação de probabilidade clínica e os úteis para o diagnóstico de TEP.

Cálculo da probabilidade pré-teste

O primeiro passo para obtenção de segurança na avaliação diagnóstica da embolia pulmonar é o estabelecimento de uma probabilidade pré-teste. O escore mais utilizado em todo o mundo é o escore de Wells, que divide a probabilidade para TEP em baixa, moderada e alta. Em 2006, houve uma modificação nos critérios originais, classifican-

Tabela 97.IV – Principais exames complementares

EXAMES PARA HIPÓTESE	EXAMES PARA DIAGNÓSTICO
Radiografia de tórax	Cintilografia pulmonar
Eletrocardiograma	Tomografia helicoidal de tórax
Ecocardiograma	Ressonância magnética
D-dímero	Arteriografia pulmonar

do a probabilidade clínica para TEP em provável ou improvável. As Tabelas 97.V e 97.VI ilustram o escore de Wells clássico e o modificado.

Radiografia de tórax

Apesar de os achados nas radiografias de tórax serem inespecíficos, apenas 12% delas são normais na embolia pulmonar. Atelectasias e alterações parenquimatosas são os achados mais comuns, estando presentes em 69% dos pacientes com TEP. As alterações parenquimatosas podem ser consolidações e áreas de hipoperfusão pulmonar (sinal de Westermark – sinal mais específico).

Derrames pleurais são encontrados em até 47% das radiografias dos pacientes com embolia. Podemos encontrar ainda elevação diafragmática, imagens cuneiformes (sinal de Hamptom), aumento da área cardíaca e aumento do tronco da artéria pulmonar e seus ramos (sinais indiretos de hipertensão pulmonar – sinal de Palla).

Tabela 97.V – Pontuação para escore de probabilidade pré-teste de Wells

Escore de Wells	
Critérios	**Pontos**
Suspeita de TVP	3,0 pontos
Diagnóstico alternativo menos provável que TEP	3,0 pontos
Freqüência cardíaca > 100 bpm	1,5 ponto
Imobilização ou cirurgia nas 4 semanas anteriores	1,5 ponto
Trombose venosa ou embolia prévia	1,5 ponto
Malignidade	1,0 ponto
Hemoptise	1,0 ponto

Tabela 97.VI – Probabilidade pré-teste – escore de Wells modificado

Escore	Probabilidade de TEP %	Interpretação do risco
0-2 pontos	3,6	Baixo
3-6 pontos	20,5	Intermediário
> 6 pontos	66,7	Alto
Escore	**Nova interpretação***	
> 4 pontos	TEP provável	
≤ 4 pontos	TEP improvável	

* Aplicada a partir de 2006.

Eletrocardiograma

As principais alterações eletrocardiográficas na embolia pulmonar são:

- Bloqueio de ramo direito.
- Desvio do eixo elétrico para direito: sobrecarga de ventrículo direito.
- Padrão S1Q3T3.
- Inversão de onda T nas derivações pré-cordiais de V1 a V4: alteração mais comum, chega a ocorrer em até 68% dos casos.

Gasometria arterial

A gasometria arterial é de baixa especificidade e moderada sensibilidade para o diagnóstico de TEP. A presença de hipoxemia e da hipocapnia possui valor preditivo negativo entre 65 e 68%, ou seja, insuficiente para afastar o diagnóstico de TEP.

Ecocardiograma

Mais de 80% dos pacientes com TEP documentada têm anormalidades no ecocardiograma. Estas podem ser: disfunção ou aumento do ventrículo direito, insuficiência tricúspide, alterações de mobilidade da parede miocárdica e visualização de trombos intracavitários. Apesar de sua baixa sensibilidade para diagnosticar embolia pulmonar, o exame é muito útil para afastar diagnósticos diferenciais que incluem dispnéia, dor torácica e colapso cardiovascular, tais como infarto agudo do miocárdio, endocardite, pericardite, tamponamento e dissecção aguda de aorta. É também importante nos casos de embolia maciça, em que o diagnóstico presuntivo rápido se faz necessário para justificar o uso de terapia trombolítica.

D-dímero

A utilidade clínica do D-dímero é limitada pela baixa especificidade de um resultado positivo, estando sujeito à interferência de situações como inflamação, trauma e cirurgia. Apesar da baixa especificidade, a relevância clínica do D-dímero se consagra por sua alta sensibilidade e baixa razão de probabilidade negativa, ou seja, seu poder de afastar a doença tromboembólica (TVP ou TEP) frente a um resultado negativo, desde que o método utilizado seja Elisa (sensibilidade de 97%, especificidade de 42% e valor preditivo negativo de 99,6%), ou Elisa rápido quantitativo. Isso já realça a relevância de se saber qual método de análise de D-dímero é realizado em cada serviço.

Os ensaios em látex semiquantitativo (sensibilidade de 70% e especificidade de 76%), quando combinados a uma baixa probabilidade clínica de TVP ou TEP, também proporcionam uma segurança razoável de se descartar esses diagnósticos, reduzindo a necessidade de exames complementares. Porém, tal método não deve ser utilizado isoladamente, quando houver moderada probabilidade clínica de tais fenômenos, sendo nesses casos prudente prosseguir a investigação com outros métodos como ultra-sonografia com Doppler para TVP e/ou angiotomografia pulmonar, arteriografia ou estudo, e inalação/perfusão cintilográfico para TEP.

Outros marcadores laboratoriais:

- Troponina: Pode estar elevada em 30 a 50% dos pacientes com TEP moderada a grande. Apesar de não ser útil para o diagnóstico, a troponina elevada está correlacionada a pior prognóstico nos casos de choque e maior probabilidade de morte.
- Peptídeo natriurético cerebral (BNP – *brain natriuretic peptide*): também não tem valor no diagnóstico, mas está relacionado ao prognóstico (risco de morte) e à gravidade da falência ventricular direita. Quando o BNP não aumenta, ele é um marcador de evolução favorável dos pacientes.

Doppler de membros inferiores

O diagnóstico de TVP pode evitar a realização de exames para identificar trombo na circulação pulmonar, já que a conduta terapêutica é semelhante à TEP. Um Doppler de membros inferiores positivo para TVP, em um paciente com probabilidade pré-teste para embolia pulmonar moderada ou alta, conclui o diagnóstico, não sendo necessários mais exames para investigação, na maioria dos casos.

Cintilografia pulmonar

A cintilografia de inalação/perfusão é provavelmente o teste mais freqüentemente usado e estudado para o diagnóstico de TEP no mundo. O exame consiste na avaliação perfusional pulmonar por meio da injeção endovenosa de albumina marcada com tecnécio-99, em conjunto com a inalação de partículas marcadas com o mesmo material radioativo utilizado no estudo da perfusão. O diagnóstico da embolia pulmonar é baseado na presença de falhas perfusionais e avaliação inalatória normal.

Os resultados da cintilografia pulmonar podem ser:

- Alta probabilidade: resultado que já basta para indicação de anticoagulação, não acarretando a necessidade de mais exames. Tem valor preditivo positivo de 88%.
- Inespecífico ou não-diagnóstico (baixa ou intermediária probabilidade): resultados que representam um estudo cintilográfico alterado, mas não suficientes para que sejam considerados de alta probabilidade para TEP. Estudos que realizaram arteriografia pulmonar frente a esses resultados revelaram embolia em 25% dos pacientes. Nessas situações, é mandatória a utilização de exames adicionais.
- Normal: junto a uma baixa probabilidade clínica de TEP, este resultado praticamente descarta o diagnóstico. Se for associado a alta probabilidade clínica, outros exames deverão ser realizados.

Maior utilidade desse método é alcançada ao cruzarmos os resultados obtidos com a probabilidade clínica pré-teste, conforme demonstrado na Tabela 97.VII.

Tabela 97.VII – Probabilidade de embolia pulmonar baseada no resultado da cintilografia e na probabilidade clínica no estudo Pioped

Resultado da cintilografia	Probabilidade clínica		
	Alta	Intermediária	Baixa
Alta	95	86	56
Intermediária	66	28	15
Baixa	40	15	4
Normal	0	6	2

No mesmo estudo Pioped, 73% dos exames foram não-diagnósticos, 14% foram normais e 13% foram de alta probabilidade para TEP.

As maiores desvantagens do método são:

- Limitações em relação a pacientes com pneumopatias parenquimatosas prévias e/ou doenças cardiopulmonares difusas.
- Perda de sensibilidade para êmbolos menores.
- Indisponibilidade em vários centros.
- Ausência de cobertura fora de horário comercial em alguns hospitais.
- Perda de sensibilidade na presença de infarto pulmonar ou atelectasia.

Tomografia computadorizada (TC) helicoidal – angiotomografia pulmonar

A TC helicoidal com injeção de contraste intravenoso revolucionou o manejo diagnóstico e é um método cada vez mais utilizado em pacientes com suspeita clínica de TEP. O exame apresenta boa acurácia, custo relativamente baixo (se comparado à arteriografia pulmonar), e ainda possibilita investigação de outros diagnósticos diferenciais. Sua morbidade está relacionada apenas à infusão do contraste (Figura 97.1).

As primeiras publicações sugeriam que 98% dos casos em que havia TEP eram detectados pela angiotomografia pulmonar. Porém, estudos subseqüentes revelaram valores inferiores, de 53 a 87%. A variabilidade possivelmente se

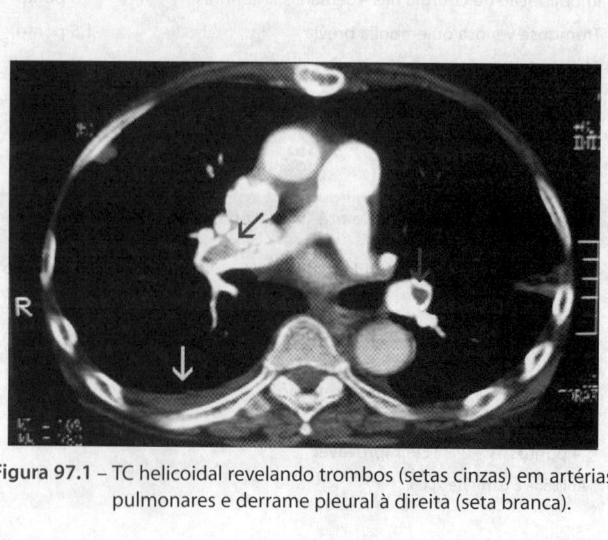

Figura 97.1 – TC helicoidal revelando trombos (setas cinzas) em artérias pulmonares e derrame pleural à direita (seta branca).

deve à diferença da experiência na interpretação dos exames e à diferença na qualidade técnica dos mesmos. O valor preditivo negativo é mais consistente entre os estudos, variando em torno de 90%.

Em 2006, foi publicado o maior estudo (824 pacientes) avaliando a acurácia do método. Neste estudo a sensibilidade foi de 83% (subindo a 90% quando adicionada fase venosa às imagens) e a especificidade, de 96%. Utilizando-se probabilidade clínica pré-teste (escore de Wells), observou-se que, para probabilidades alta, intermediária e baixa, o valor preditivo positivo era de 96, 92 e 56%, e o valor preditivo negativo era de 60, 89 e 96%, respectivamente. A conclusão do estudo foi que, associado à avaliação da probabilidade clínica pré-teste, a angiotomografia era altamente eficaz na confirmação ou exclusão do tromboembolismo pulmonar.

O impacto deste exame é tão relevante que o consenso britânico para tromboembolismo já recomenda a TC helicoidal como primeiro exame de imagem após uma avaliação de probabilidade pré-teste e dosagem de D-dímero.

A maior crítica ao método é a perda de sensibilidade para trombos subsegmentares, embora se questione o real significado clínico destes trombos menores. Atualmente, a angiotomografia com multidetectores promove uma sensibilidade ainda maior para os centros que possuem tal tecnologia.

Ressonância nuclear magnética (RNM)

A RNM apresenta sensibilidade de 46 a 70% e especificidade de 90%. Sua grande vantagem é a não-utilização de contraste ou radiação. Sua principal desvantagem consiste em ser um método mais demorado que a TC helicoidal em uma situação em que geralmente o paciente apresenta dor torácica e dispnéia, sendo difícil a realização do exame com o paciente parado, mesmo com as desenvolvidas técnicas de *gating* respiratório.

Arteriografia pulmonar

Ainda é o exame considerado padrão-ouro no diagnóstico da embolia pulmonar, possibilitando a visibilização da circulação pulmonar, após a injeção de contraste iodado. Apresenta mais de 95% de sensibilidade e especificidade. Permite também realização de manometria da artéria pulmonar. Porém, é um exame invasivo com taxas de complicações em torno de 4%; e cerca de 10 a 20% dos pacientes não conseguem realizá-lo devido a fatores como: plaquetopenia, alergia ao contraste, insuficiência renal, insuficiência cardíaca grave ou mau estado geral. Sua mortalidade gira na faixa de 0,2%.

Geralmente considerada ao final dos fluxogramas, **está reservada aos pacientes com alta probabilidade clínica e que não tenham o diagnóstico confirmado em nenhum outro método menos invasivo.** A tendência é utilizá-la cada vez menos em uma estratégia que incorpore vários métodos diagnósticos.

DIAGNÓSTICO DIFERENCIAL

São incluídas com diagnóstico diferencial para TEP as entidades clínicas que podem apresentar-se com dispnéia, taquipnéia e dor torácica, conforme mostra a Tabela 97.VIII.

Tabela 97.VIII – Diagnósticos diferenciais de embolia pulmonar
• Pneumonia ou traqueobronquite
• Asma
• Exacerbação da DPOC
• Infarto agudo do miocárdio
• Edema agudo de pulmão
• Ansiedade
• Dissecção de aorta
• Tamponamento pericárdico
• Câncer de pulmão
• Hipertensão pulmonar idiopática
• Fratura de costela
• Pneumotórax
• Costocondrite
• Dor osteomuscular

TRATAMENTO

Medidas gerais

As medidas iniciais que devem ser adotadas diante de um diagnóstico de embolia pulmonar variam conforme a situação clínica vigente. Em casos com estabilidade clínica, devemos nos preocupar com o início do tratamento específico, que se dá basicamente com anticoagulação dos pacientes. Analgesia e suplementação de oxigênio muitas vezes são necessárias.

Nos casos de embolia maciça, **a conduta terapêutica inicial tem por objetivo a estabilidade hemodinâmica**, oferecendo (se necessário) suporte farmacológico com agentes vasoconstritores e inotrópicos. Nos pacientes hipotensos, a administração de cristalóides é a conduta inicial, podendo-se abrir mão das aminas vasopressoras nos casos refratários à reposição volêmica. Por vezes, a estabilização só se dá após o tratamento com trombolíticos. O suporte ventilatório requer o cuidado de usar os menores níveis pressóricos necessários para oxigenação, pois a pressurização diminui o retorno venoso, diminuindo a pré-carga do ventrículo direito, possibilitando a piora do choque.

Anticoagulação

Por ser um tratamento longo, caro, complicado e que envolve riscos, é importante a certeza diagnóstica da embolia pulmonar. Entretanto, **enquanto se aguarda os resultados dos exames empregados deve-se iniciar a anticoagulação em todos os pacientes com TEP provável.**

a Heparina não fracionada (HNF):

Deve ser administrada em infusão contínua, pois já são comprovadas na literatura a menor ocorrência de sangramentos e a maior estabilidade dos níveis séricos quando comparada à administração intermitente. A estratégia recomendada é uma dose de ataque de 80 U/kg, seguida de dose de manutenção de 18 U/kg/h, ajustando-se o ritmo de infusão de acordo com o TTPa, que deve ser mantido com o R entre 1,5 e 2,5. Recomenda-se repetição do TTPa a cada 6 horas até estabilização deste em 3 medidas. O tempo de tratamento deve ser, no mínimo, de 5 dias e interrompido quando o controle do tratamento com anticoagulante oral estiver estável por pelo menos 2 dias (INR entre 2 e 3).

b Heparina de baixo peso molecular (HBPM):

Em muitos centros, vem sendo o tratamento de escolha em pacientes estáveis com TEP. Os estudos mostram resultados semelhantes aos da HNF, tanto em relação à eficácia de tratamento, quanto em relação ao risco de sangramento. Sua grande vantagem é não necessitar de bomba de infusão e de controle de coagulograma, salvo em situações de insuficiência renal ou obesidade, em que se deve dosar a atividade anti-fator-Xa como monitorização. Sem este controle, nessas situações, é contra-indicada a anticoagulação com HBPM. Em casos de choque e instabilidade hemodinâmica, pela perfusão periférica instável, esta classe de droga também não é recomendada por ser administrada por via subcutânea e com absorção errática.

As principais drogas dessa classe são a enoxaparina, que pode ser administrada a 1 mg/kg, a cada 12 horas, ou uma vez ao dia, na dose de 1,5 mg/kg; a dalteparina, que pode ser administrada a 200 U/kg uma vez ao dia; e a nadroparina a 171 U/kg de peso, uma vez ao dia. Todas por via subcutânea.

O tempo de tratamento assemelha-se ao da HNF.

c Fondaparinux:

É um inibidor do fator-Xa. Os estudos até a presente data mostram que ele é, ao menos, tão efetivo quanto a HNF para o tratamento da embolia pulmonar em pacientes hemodinamicamente estáveis, podendo ser considerado uma opção terapêutica. O FDA ainda não liberou a droga como terapêutica inicial para TEP.

d Varfarina:

É um anticoagulante oral que age inibindo fatores dependentes de vitamina K (II, VII, IX e X) e das proteínas C e S. O pico de ação não ocorre antes de 36 a 72 horas após a administração da droga, sendo que o ajuste da dose se dá em média, em cinco dias. Por essa razão, a heparina (HNF ou HBPM) deve ser mantida até estabilização do controle da anticoagulação com a varfarina, que se dá quando o INR no tempo de protrombina se mantiver entre 2,0 e 3,0.

Tabela 97.X – Tempo de anticoagulação oral

TEP com causa reversível	Pós-operatório	Mínimo de 3 meses
TEP idiopática		Mínimo de 6 a 12 meses
TEP e TVP recorrentes	Trombofilias ou após segundo episódio	Tempo indefinido

A dose inicial pode ser de 5 mg ao dia e deve ser iniciada no primeiro dia de tratamento com heparina. A duração do tratamento com a varfarina depende dos fatores de risco e da possibilidade de serem eliminados. As Tabelas 97.IX e 97.X mostram o tempo de tratamento sugerido para as diversas situações.

e Ximelagatrana:

É um antitrombínico administrado por via oral que foi avaliado em comparação à varfarina e se mostrou igualmente seguro em relação a sangramento, sendo superior em relação à anticoagulação. Será uma possibilidade para anticoagulação a longo prazo desde que mais estudos suportem sua eficácia.

Trombolíticos

O respaldo da literatura para utilização de agentes trombolíticos é para a embolia pulmonar maciça, ou seja, embolia pulmonar com instabilidade hemodinâmica. Uma metanálise constatou que a trombólise reduziu os desfechos primários (recorrência de TEP e/ou morte) em 45% (IC 95%: 4-67) com NNT = 14 (Tabelas 97.XI e 97.XII).

Na embolia submaciça (disfunção de VD sem instabilidade), não há estudos que mostrem a superioridade da terapia trombolítica em relação à convencional com heparina em relação à mortalidade.

Embolectomia cirúrgica

- Uma conduta possível seria a tentativa cirúrgica de retirada dos trombos em casos seletos:
  - Quando houver TEP maciça e contra-indicação absoluta para trombólise; ou
  - Para aqueles pacientes com TEP maciça que não responderam à terapia trombolítica, mantendo-se instáveis.

Tabela 97.IX – Anticoagulação para embolia pulmonar (principais drogas)

DROGA	DOSE INICIAL	DOSE DE MANUTENÇÃO	MONITORIZAÇÃO	TEMPO DE TRATAMENTO
Heparina não fracionada (endovenosa)	80 U/kg	18 U/kg/h – com ajuste baseado no TTPa	TTPa – manter R entre 1,5 e 2,5	Até estabilizar o INR entre 2 e 3 por dois dias com a varfarina
Heparina de baixo peso (subcutânea)	Enoxaparina: 1 mg/kg 12/12h ou 1,5 mg/kg 1×/dia Dalteparina: 200 U/kg 1×/dia	Enoxaparina: 1 mg/kg 12/12h ou 1,5 mg/kg 1x/dia Dalteparina: 200 U/kg 1x/dia	Fator-Xa – em casos de insuficiência renal, obesidade ou caquexia	Até estabilizar o INR entre 2 e 3 por dois dias com a varfarina
Varfarina	5 mg/dia – iniciar junto com a heparina	Ajustar conforme o INR	Tempo de protrombina – manter INR entre 2,0 e 3,0	Depende do fator de risco – ver Tabela 97.X

Tabela 97.XI – Trombolíticos para tratamento da embolia pulmonar maciça disponíveis no Brasil

AGENTE	MECANISMO DE AÇÃO	FORMA DE ADMINISTRAÇÃO
Estreptoquinase	Indireto: formação de complexo com plasminogênio para geração de plasmina	Dose inicial: 250.000 U EV em 30 minutos Manutenção: 100.000 U/h EV contínuo por 24 horas ou 1.500.000 U em 2 horas
Rt-PA	Direto: clivagem do plasminogênio	100 mg EV em 2 horas

Os melhores resultados são observados em casos de obstrução quase total do tronco da artéria pulmonar ou de seus ramos principais. A mortalidade é elevada, o que leva alguns centros a não realizar tal procedimento.

Filtro de veia cava

A passagem de filtro de veia cava deve ser indicada nas seguintes situações:

- Pacientes com TEP ou TVP agudas e contra-indicação absoluta à terapia anticoagulante (ex., cirurgia recente, acidente vascular cerebral hemorrágico, sangramento recente e significativo).
- Para pacientes com eventos tromboembólicos recorrentes a despeito de terapêutica anticoagulante adequada.
- Para alguns pacientes que sobreviveram à TEP maciça, aos quais um novo evento pode ser fatal.
- Para interrupção da anticoagulação por sangramento (AVC hemorrágico durante o tratamento) ou para cirurgia vital ao paciente.

Tabela 97.XII – Contra-indicações para o uso de trombolíticos na embolia pulmonar

ABSOLUTAS	RELATIVAS
Acidente vascular cerebral hemorrágico	Hipertensão arterial não controlada (PAS > 180 ou PAD > 110)
Neoplasia do sistema nervoso central	
Trauma ou cirurgia SNC há menos de 2 meses	Acidente vascular cerebral isquêmico há menos de 2 meses
Sangramento interno ativo ou há menos de 6 meses	Cirurgia, biópsia ou punção de vasos não compressíveis há menos de 10 dias
Uso prévio de estreptoquinase (para reutilização da droga)	Sangramento gastrintestinal há menos de 10 dias
	Plaquetas < 100.000/mm^3

LEITURA ADICIONAL

1. Stein PD, Fowler SE, Goodman LR, et al. Multidetector computed tomography for acute pulmonary embolism. N Engl J Med 2006; 354: 2317-23.
2. Van Belle A, Büller HR, Huisman MV, Huisman PM, Kaasjager K, et al. Effectiveness of managing suspected pulmonary embolism using an algorithm combining clinical probability, D-dimer testing, and computed tomography. JAMA 2006 Jan 11; 295(2): 172-9.
3. The PIOPED investigators. Value of ventilation/perfusion scan in acute pulmonary embolism: results of the Prospective Investigation of Pulmonary Embolism Diagnosis (PIOPED). JAMA 1990; 263: 2753-9.
4. British Society guidelines for the management of suspected pulmonary embolism. Thorax 2003; 58: 470-83.
5. Stein PD, Hull RD, Patel KC, Olson RE, Ghall WA, Brant R, et al. D-dimer for the exclusion of acute venous thrombosis and pulmonary embolism. Ann Intern Med 2004; 140(8): 589-602.
6. Afonso Junior JE, Jardim CV, Souza R. D-dímero para exclusão de trombose venosa profunda e tromboembolismo pulmonar. Rev Assoc Med Bras 2004: 50(3): 232-3.
7. Goldhaber SZ. Pulmonary thromboembolism. NEJM 1998; 339: 93-104.
8. Wells PS, Anderson DR, Rodger M, Ginsgerg JS, Kearon C, Gent M, et al. Derivation of a simple clinical model to categorize patients probability of pulmonary embolism: increasing the models utility with the simplyRED D-dimer. Thromb Haemost 2000; 83(3): 416-20.
9. Perrier A, Roy PM, Sonchez O, Le Gal G, Meyer G, Gourdier AL, Furber A, Revel MP, Howarth N, Davido A, Bounameaux H. Multidetector-row computed tomography in suspected pulmonary embolism. NEJM 2005; 352: 1760-8.
10. The committee for scientific and clinical initiatives and the board of the european society of cardiology. Guidelines on diagnosis and management of acute pulmonary embolism. Eur Heart J 2000; 21: 1301-36.
11. Diretriz de embolia pulmonar da Sociedade Brasileira de Cardiologia. Arquivos Brasileiros de Cardiologia 2004; 83(Suppl 1): 1-9.
12. Quinlan DJ, McQuillan A, Eikelboom JW. Low-molecular-weight heparin compared with intravenous unfractionated heparin for treatment of pulmonary embolism: a meta-analysis of randomized, controlled trials. Ann Intern Med 2004 Feb 3; 140(3): 175-83.
13. Arcasoy SM, Kreit JW. Thrombolytic therapy of pulmonary embolism: a comprehensive review of current evidence. Chest 1999 Jun; 115(6): 1695-707.

Algoritmo 97.1 – Manejo diagnóstico da embolia pulmonar

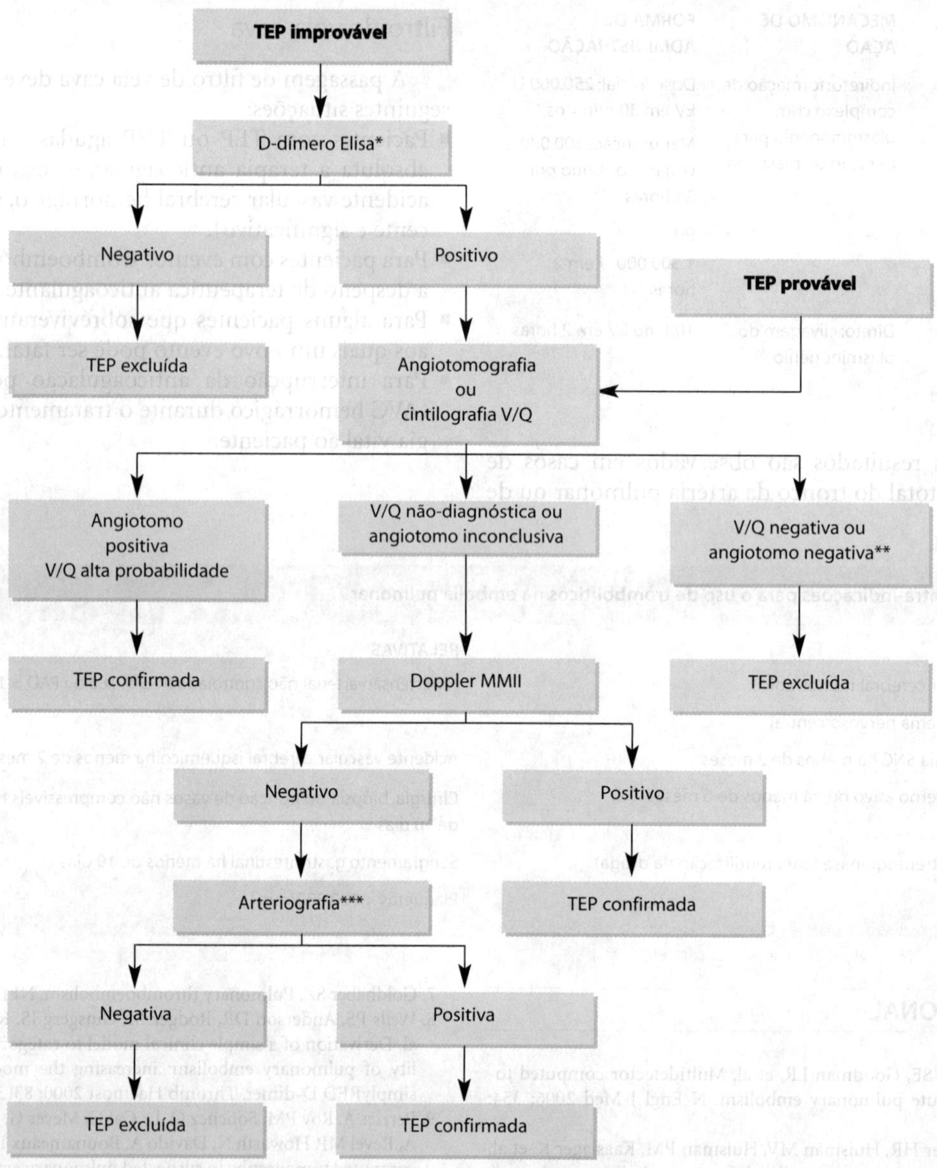

* D-dímero látex: usado apenas em baixa probabilidade; D-dímero Elisa: exclui TEP quando negativo em casos de baixa e intermediária probabilidade.

** AngioTC multislice, radiologista experiente.

*** Realizada apenas em casos de alta probabilidade (escore de Wells > 6).

Síndrome Coronária Aguda sem Supradesnivelamento de Segmento ST

CAPÍTULO 98

Gilson Soares Feitosa Filho
Antônio Eduardo Pereira Pesaro
Marcos Rienzo
Carlos Vicente Serrano

TÓPICOS IMPORTANTES

- No Hospital das Clínicas da Universidade de São Paulo, sempre que possível, os doentes com angina instável de alto risco e IAM sem supra ST são submetidos a CATE precoce. Esses grupos de maior risco, em resumo, apresentam pelo menos um dos seguintes:
  - Aumento de troponinas.
  - Alterações dinâmicas no segmento ST.
  - ICC, B3, edema pulmonar, novo sopro ou piora de insuficiência mitral.
  - Instabilidade hemodinâmica.
  - Taquicardia ventricular sustentada.
  - Dor recorrente mesmo com terapia antiisquêmica.
  - Fração de ejeção menor que 40%.
- Em centros não-intervencionistas, em algumas situações, deve-se ao máximo tentar conseguir transferência para um centro com disponibilidade de hemodinâmica; as principais condições são:
  - Isquemia ou sintomas recorrentes.
  - Evolução para insuficiência cardíaca.
  - Graves arritmias.

INTRODUÇÃO E DEFINIÇÕES

Síndrome coronária aguda (SCA) refere-se a uma constelação de sintomas clínicos que são compatíveis com isquemia aguda do miocárdio, englobando, por isso, angina instável (AI) e infarto agudo do miocárdio (IAM). É uma doença com alta prevalência (1.400.000 casos por ano nos Estados Unidos).

Os dados nacionais são (Datasus):

- Ano de 2001/número de óbitos
  – Com o diagnóstico de IAM: 60.080 mortes.
  – Com o diagnóstico de "outras doenças isquêmicas do coração": 19.295 mortes.
- Ano de 2003/número de internações
  – Com o diagnóstico de IAM: quase 55 mil internações.
  – Com o diagnóstico de "outras doenças isquêmicas do coração": quase 140 mil internações.

A SCA é dividida inicialmente em dois grandes grupos:

- SCA SEM elevação do segmento ST (SCASSST):

  1- Angina instável: dor ou desconforto torácico (ou equivalente):
  • ocorre em repouso ou aos mínimos esforços e dura mais de 10 minutos; OU
  • é severa e de início recente (quatro a seis semanas); OU
  • modelo em "crescendo": mais intensa, mais freqüente e prolongada do que anteriormente.

  2- IAM sem elevação do segmento ST:
  • dor ou desconforto torácico (ou equivalente) ou alterações eletrocardiográficas compatíveis MAIS
  • elevação dos marcadores de necrose miocárdica.

- SCA COM elevação do segmento ST (detalhado no próximo capítulo).

ETIOLOGIA E FISIOPATOLOGIA

Pode-se dizer que é multifatorial; entretanto, a principal causa é uma doença aterosclerótica. Os principais fatores de risco estão descritos na Tabela 98.I.

Globalmente, quatro processos fisiopatológicos estão envolvidos na gênese da SCA sem elevação do segmento ST:

- A placa aterosclerótica sofre uma ruptura ou erosão, formando trombo não-oclusivo: é o fator mais freqüente e importante. Como conseqüência, pode haver uma microembolização de agregados plaquetários oriundos da placa aterosclerótica lesada e exposta. Acredita-se que essa microembolização plaquetária seja responsável pela destruição do miocárdio, o que pode causar uma elevação enzimática.
- Obstrução dinâmica (espasmo coronariano ou vasoconstrição): denominada angina vasoespástica; tem como causa espasmo do músculo liso do vaso, geralmente associado a disfunção endotelial.
- Obstrução mecânica progressiva: estreitamento progressivo, sem espasmo ou trombo.
- Secundária: anemia, hipertiroidismo, estenose aórtica, febre, taquicardia, hipotensão, hipoxemia.

Tabela 98.I – Fatores de risco

Alto risco	• Idade maior que 75 anos. • Dor prolongada maior que 20 min que não cede com repouso. • Angina com B3 ou estertores. • Edema pulmonar mais provavelmente relacionado à isquemia. • Alterações dinâmicas do segmento ST > 1 mm com angina em repouso. • Hipotensão com angina.
Risco intermediário	• Idade entre 70 e 75 anos. • Angina prolongada (> 20 min), mas ausente no momento da avaliação. • Angina noturna. • Angina ao repouso com duração de 20 min; melhora com nitroglicerina. • Angina de início recente < 2 semanas. • Diabetes melito. • Não há instabilidade hemodinâmica. • Alterações dinâmicas na onda T com dor ou ondas Q patológicas ou depressão do segmento ST < 1 mm em múltiplas derivações regionais (anterior, inferior etc.).
Baixo risco	• Angina: aumento na freqüência, na gravidade ou na duração; sem episódios em repouso ou prolongados. • Limite de atividade física mais baixo antes da angina. • Angina de início recente, de 2 semanas a 2 meses. • ECG normal ou sem alterações.

Modificado de Braunwald et al. Diagnosing and managing unstable angina. Circulation, 1994, 90:613-22.

ACHADOS CLÍNICOS

A anamnese bem feita é fundamental para o diagnóstico e a estratificação das síndromes coronárias. A adequada e pormenorizada descrição da dor é, indubitavelmente, o passo mais importante para a realização deste diagnóstico.

A dor típica é descrita como em aperto, opressiva, com irradiação para membros superiores (principalmente o esquerdo), mandíbula ou epigástrio, acompanhada de sudorese fria, dispnéia, náuseas e vômitos. Muitas vezes o paciente com isquemia miocárdica se apresenta com características atípicas de dor torácica. A descrição inicial de Heberden de angina pectoris, como sensação de sufocamento e ansiedade, é a que se observa até hoje, embora relatos de "constrição", "queimação", "peso" e "aperto" sejam muito freqüentes. Em alguns casos o paciente não consegue caracterizar a dor, mas coloca sua palma da mão contra o centro do tórax (sinal de Levine). Os pacientes com história de doença arterial coronária (DAC) prévia tendem a repetir as mesmas características de dor em eventos isquêmicos recorrentes.

O local mais comum do desconforto é o retroesternal de localização difusa. Dor localizada em uma pequena área e reproduzida à movimentação e palpação geralmente exclui isquemia miocárdica. Na dor torácica típica é possível irradiação da dor para a superfície ulnar do antebraço esquerdo, membro superior direito, dorso, pescoço e, raramente, acima da mandíbula. Dor epigástrica isolada ou em associação com desconforto torácico é comum. Os mecanismos e as vias dolorosas envolvidas nos episódios de dor são pouco entendidos ainda hoje. É impossível caracterizar a parede miocárdica acometida baseando-se exclusivamente na localização da dor e sua irradiação. Com alguma freqüência, no entanto, a dor epigástrica se correlaciona um pouco mais com isquemia na parede inferior.

O início da dor isquêmica é geralmente gradual, com aumento da intensidade com o tempo. Sua duração entre 10 e 20 minutos aponta para uma maior probabilidade de AI, enquanto uma dor mais prolongada sugere IAM. A intensidade da dor torácica não guarda relação com o diagnóstico de SCA, sendo extremamente comum nos depararmos com pacientes com sensação de opressão sem tanta dor que na realidade estão na vigência de um IAM. Estima-se que até 1/3 dos pacientes infartam silenciosamente. Desse modo, recomendamos valorizar muito mais as características da dor e seus sintomas relacionados do que a sua intensidade. O valor preditivo positivo para doença coronária é muito maior quando um senhor com sensação de opressão no peito, ainda que sem dor propriamente dita, se apresenta ao pronto-socorro com sudorese fria e dispnéia do que um outro com intensa dor torácica que chega à emergência com manifestações de ansiedade, chorando e gritando.

Os principais sintomas associados são dispnéia, palpitações, sudorese, naúseas, tosse e síncope, que podem compor o quadro clínico associados a dor torácica. Principalmente em pacientes idosos, diabéticos, negros e mulheres o evento isquêmico pode ocorrer com pouca ou nenhuma sensação de desconforto precordial, configurando o conjunto dos demais sintomas presentes como equivalente isquêmico. Ainda assim, vale a ressalva de que o evento isquêmico nessas subpopulações mais freqüentemente apresenta-se com dor torácica típica e não apenas os equivalentes isquêmicos isoladamente.

Os principais fatores de risco para coronariopatia ateroslerótica que devem ser indagados são idade, dislipidemias, sexo masculino, hipertensão arterial, hipertrofia ventricular esquerda, história de DAC precoce na família (< 55 anos em homens e < 65 anos em mulheres), tabagismo, diabetes melito ou resistência insulínica (muitas vezes os pacientes chamam de pré-diabetes), obesidade, sedentarismo, doença vascular periférica. Embora a hipertrofia ventricular esquerda e hipertensão sejam fatores associados e que tendem a estar presentes concomitantemente, a hipertrofia ventricular esquerda parece relacionar-se de modo mais forte com a doença coronária do que a própria hipertensão arterial.

O exame físico é freqüentemente normal nos pacientes com angina, não sendo de grande utilidade no diagnóstico de DAC, mas pode ter achados de grande valor prognóstico e auxiliar no diagnóstico diferencial da dor torácica. Ele deve ser realizado simultaneamente à adoção das primeiras medidas para tratamento das SCA.

A quarta bulha é resultante do choque do sangue ejetado pelo átrio em um ventrículo que não relaxa adequadamente, na última fase diastólica ventricular. Como o ventrículo isquêmico, devido à má perfusão, não forma ATP suficiente para desfazer as pontes de actina e miosina, ele fica em sua diástole num estado menos relaxado que o usual, necessitando de uma maior contribuição atrial para obtenção de um volume diastólico final adequado. O resultado do choque do sangue atrial ejetado mais vigorosamente contra o sangue presente no ventrículo ao final do enchimento lento gera a quarta bulha. Assim, sinais de disfunção ventricular esquerda, como quarta bulha, podem sugerir miocardiopatia isquêmica, embora outras patologias cardíacas, como miocardiopatia valvar, hipertensiva ou idiopática possam gerar esse sinal. Em pacientes com angina devida a outras causas que não obstrução coronária por ateromatose, sinais específicos do fator causal podem eventualmente ser identificados, como sopro sistólico aórtico ejetivo em portadores de estenose aórtica, mucosas descoradas na anemia, sinais de tireotoxicose no hipertiroidismo.

Durante um episódio de dor anginosa podem ser flagrados estertores crepitantes pulmonares e terceira bulha, sinais de disfunção ventricular esquerda transitória, bem como sopro sistólico transitório de regurgitação mitral, resultado da isquemia dos músculos papilares; estes achados, quando positivos, indicam maior gravidade e pior prognóstico. O achado de quarta bulha está presente em mais de 90% dos casos na vigência de isquemia aguda, embora não guarde qualquer relação com prognóstico.

EXAMES COMPLEMENTARES

Eletrocardiograma (ECG)

Uma vez tendo entrado no pronto-socorro, o paciente com dor torácica deve realizar um ECG em, no máximo, 10 minutos. O ECG é o exame central que classificará esta SCA em SCA com supra ST ou SCASSST. Neste exame, buscamos principalmente três alterações: 1) alterações no segmento ST, em que a ausência de supra já guia o médico para um tratamento comum das SCASSST, sem trombólise. A presença de infradesnivelamento dinâmico de ST com mais de 0,5 mm em duas ou mais derivações contíguas é altamente sugestiva de isquemia e já denota alto risco pela classificação de Braunwald. 2) Ondas T invertidas em duas ou mais derivações contíguas, também sugerindo isquemia aguda. Quando estas ondas T forem invertidas com mais de 2 mm, denotam risco intermediário pela mesma classificação supracitada. 3) A presença de ondas Q patológicas informa a existência prévia de um infarto transmural, mesmo que o paciente não tenha história de IAM (provavelmente se tratou de IAM silencioso). As ondas Q não sugerem isquemia aguda, mas já classificam o paciente pelo menos como de risco intermediário.

É particularmente importante realizar o eletrocardiograma durante a presença de sintomas. A existência de um ECG prévio para comparação é bastante útil em algumas situações, principalmente nos casos de pseudonormalização do segmento ST e nos casos em que já existia alteração de repolarização no ECG basal.

Marcadores de necrose miocárdica

Também neste primeiro instante em que se atende um paciente com dor torácica sugestiva de SCA faz-se necessária a coleta de amostra sangüínea para realizar mensuração de marcadores de necrose miocárdica. Estes marcadores distinguem AI de IAMSSST e podem quantificar tecido miocárdico que sofreu necrose, além de estimar prognóstico. Existem dezenas de tipos e subtipos de marcadores de necrose miocárdica. Os mais importantes são CK-MB, troponinas e mioglobina. Preferencialmente, CK-MB e troponina devem ser coletados com um mínimo de 6 horas de dor.

CK-MB

É o marcador mais amplamente disponível. Pode ser medida a atividade da CK-MB ou, o que seria melhor, a massa de CK-MB. Quando testada a atividade de CK-MB, é sugerido mensurar também a CPK total. A CK-MB é menos específica para necrose miocárdica que as troponinas, uma vez que pode estar discretamente elevada em alguns indivíduos sadios e pode se elevar em casos de lesões musculares esqueléticas, útero, cérebro etc. A CK-MB massa tem maior acurácia, com sensibilidade em torno de 97% e especificidade de 90%. A mensuração das isoformas CK-MB aumentaria a sensibilidade do exame e a precocidade da sua identificação, porém, é de difícil execução técnica.

Troponinas

São testadas troponina I e troponina T cárdio-específicas. Nenhuma das duas geralmente é detectada em indivíduos sadios. As troponinas parecem ser mais precisas que a CK-MB atividade, apresentando sensibilidade em torno de 90% e especificidade em torno de 97%, sendo possível um paciente apresentar pequena necrose miocárdica com CK-MB normal e troponina elevada. A troponina tem sido tão útil na estratificação do risco de pacientes com SCASSST que a simples detecção de troponina abaixo dos valores diagnósticos de IAM é suficiente para estratificar o paciente como de risco intermediário. Vários especialistas sugerem o uso exclusivo de troponina como marcador de necrose miocárdica durante o diagnóstico de pacientes com SCA.

Mioglobina

A mioglobina é um marcador pouco específico mas muito sensível para diagnóstico de IAM. Deve ser usada exclusivamente para excluir IAM e tem particular importância nas primeiras 4 a 6 horas de dor, em que nenhum dos outros marcadores teve tempo ainda de se elevar e ela, graças à sua propriedade de ser o mais precoce marcador a se elevar, pode antecipar a informação se o paciente realmente não está tendo um IAM. A mioglobina pode ser detectada tão precocemente quanto 2 horas após o início dos sintomas. Ela fica elevada durante pouco tempo, menos de 24 horas.

A partir do exame clínico, de ECG e marcadores enzimáticos, é possível estabelecer o risco de eventos combinados para o paciente com SCASSST. Existem várias classificações e escores. A mais usada é a de Braunwald, conforme mostrado na Tabela 98.I. Nela, a presença de um único fator de alto risco caracteriza o paciente neste grupo de risco,

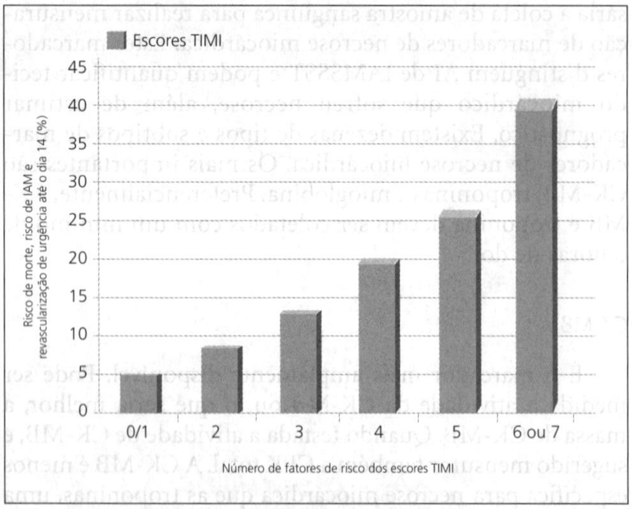

Figura 98.1 – Escores TIMI e prognóstico em quatorze dias.

mesmo que vários outros dados característicos de risco intermediário estejam presentes. O paciente somente será de risco intermediário na ausência de qualquer das características de alto risco e presença de pelo menos uma característica de risco intermediário.

Estratégia invasiva *versus* conservadora

Além do tratamento farmacológico, pacientes com SCASSST devem ser submetidos à estratificação de risco com exames subsidiários.

A estratégia conservadora precoce consiste na realização de teste de isquemia não-invasivo após a estabilização do quadro clínico. Pacientes de baixo risco podem submeter-se à prova de isquemia após 12 a 24 horas livres de sintomas isquêmicos. Pacientes de risco intermediário podem submeter-se à prova de isquemia após 48 a 72 horas de tratamento farmacológico, desde que haja evolução estável sem qualquer sinal de alto risco. Nessa estratégia, a angiografia é reservada para os pacientes que evoluírem com recorrência de isquemia (angina de repouso ou aos mínimos esforços e/ou alterações dinâmicas do segmento ST) ou teste não-invasivo fortemente positivo, apesar de tratamento antiisquêmico otimizado.

A estratégia invasiva precoce consiste na realização de cineangiocoronariografia nas primeiras 24 a 48 horas após a admissão. O benefício dessa estratégia foi comprovado em pacientes de risco intermediário a alto (escore de risco TIMI maior que três pontos ou alto risco na classificação da American Heart Association), com redução significativa de desfechos combinados, sobretudo quando havia elevação de marcadores bioquímicos de necrose miocárdica (troponina T ou troponina I). O estudo TACTICS-TIMI 18 comparou as duas estratégias em pacientes tratados com tirofibam, AAS e HNF e mostrou redução no desfecho combinado de morte, infarto não-fatal ou reinternação por novo quadro agudo coronário de 19,4% para 15,9% (redução de risco relativo de 22%, com $p = 0,025$), resultado semelhante ao encontrado no estudo FRISC-II.

Tabela 98.II – **Escores TIMI e probabilidade de eventos adversos***

Critérios para escores TIMI	Nº de critérios escores TIMI	% eventos adversos	% doentes com SCA
• Idade ≥ 65 anos			
• ≥ três fatores de risco tradicionais	0/1	4,7%	4,3%
• CATE com estenose ≥ 50%	2	8,3%	17,3%
• Desvio do segmento ST ≥ 0,5 mm	3	13,2%	32%
• ≥ dois episódios anginosos em 24 horas	4	19,9%	29,3%
• Uso de AAS na última semana	5	26,2%	13%
• Aumento de enzimas cardíacas	6/7	40,9%	3,4%

* Risco de morte, de IAM ou de revascularização em duas semanas.

A estratégia invasiva precoce é recomendável a todos os pacientes com SCASSST que sejam classificados como de risco alto. Os pacientes em risco intermediário devem preferencialmente fazer estratégia invasiva, embora não seja incorreto preferir a não-invasiva em centros que não disponham de hemodinâmica ou em algumas condições especiais, como nefropatas, por exemplo. Os pacientes classificados como de baixo risco, após adequada observação no pronto-socorro com eletrocardiogramas seriados, podem fazer qualquer estratificação não-invasiva ou mesmo ter alta com seguimento ambulatorial precoce, caso não tenham fatores de risco para doença coronariana. A estratégia invasiva imediata só é hoje formalmente recomendada para pacientes que apresentam dor refratária, instabilidade hemodinâmica ou instabilidade elétrica.

Tabela 98.III – **Recomendações para estratégia invasiva em SCA**

- Angina recorrente, refratária ou aos mínimos esforços com terapêutica antiisquêmica otimizada.
- Aumento de troponinas.
- Alterações dinâmicas do segmento ST.
- Angina acompanhada de sinais ou sintomas de ICC ou regurgitação mitral.
- Fração de ejeção < 0,40.
- Taquicardia ventricular sustentada.
- Angioplastia < seis meses ou revascularização cirúrgica prévia.
- Hipotensão arterial.

TRATAMENTO

Medidas gerais

Pacientes com SCASSST devem permanecer em repouso em decúbito horizontal e ser submetidos à monitoração precoce com ECG contínuo. A monitorização permite a identificação de arritmias, além de observação contínua do segmento ST e de suas possíveis alterações dinâmicas para detecção imediata de isquemia reentrante. A presença de arritmias ventriculares malignas é a principal causa de morte súbita na fase aguda das síndromes coronárias agudas. A detecção rápida dos distúrbios do ritmo cardíaco permite o tratamento imediato. Além disso, a titulação do uso de β-bloqueadores para controle da freqüência cardíaca e de nitroglicerina para controle de hipertensão ou angina é facilitada pela monitorização contínua.

É recomendada uma sedação leve para todos os pacientes com SCASSST se não houver contra-indicações, preferencialmente com benzodiazepínicos em dose baixa (por exemplo, diazepam 5 mg a cada 8 horas).

Tratamento anti-isquêmico

Nitratos

A utilização de nitratos permite a redução da pré-carga, da tensão na parede do ventrículo esquerdo e do consumo de oxigênio pelo miocárdio, em função da dilatação venosa promovida por este grupo de fármacos. Além disso, promove vasodilatação coronariana tanto nas artérias sadias quanto nas doentes e reduz a ocorrência de espasmo. Estudos prévios não demonstraram redução de mortalidade com o uso de nitratos, porém os estudos realizados são da era pré-fibrinolítica e não possuíam poder estatístico para demonstrar tal benefício. No entanto, eles são altamente eficazes e constituem o grupo de escolha para o controle inicial da dor isquêmica, hipertensão e congestão pulmonar nas SCASSST.

Dinitrato de isossorbida pode ser administrado inicialmente por via sublingual (doses de 5 mg, até três vezes seguidas). Em seguida, nitroglicerina em solução para infusão endovenosa deve ser iniciada nos pacientes com sintomas persistentes (10 a 20 μg/min com incrementos de 5 a 10 μg a cada 5 minutos até alívio da dor, pressão sistólica menor do que 90 mmHg ou diminuição de 30% na pressão sistólica inicial). Após 24 a 48 h, o tratamento endovenoso pode ser convertido em fármacos orais, com administração assimétrica ao longo do dia, no sentido de evitar tolerância (por exemplo, às 8, 14 e 20 horas). Nitratos podem causar cefaléia e hipotensão.

Deve-se lembrar que nitratos não devem ser usados em pacientes que utilizaram inibidores da fosfodiesterase (sildenafil, tadalafil ou vardenafil) para tratamento de disfunção erétil nas últimas 24 horas, já que esta associação pode levar à hipotensão prolongada e grave, com risco de hipofluxo coronariano, piora da angina e infarto.

Morfina

Trata-se de um potente analgésico, com potencial ação vasodilatadora, sobretudo no leito venoso. Pode ser utilizada quando há persistência de dor após o uso de nitrato sublingual e β-bloqueadores. O fármaco promove redução de pressão arterial e da pré-carga, do consumo miocárdico de oxigênio e dos sintomas congestivos, sendo, portanto, de grande valor nos casos em que houver congestão pulmonar associada. Há ainda o desejado efeito ansiolítico, fundamental no cenário das SCASSST.

Doses entre 1 e 5 mg por via endovenosa podem ser usadas, com *bolus* adicionais de 2 mg se necessário. Não deve ser utilizada em pacientes hipotensos ou bradicárdicos. Os principais efeitos colaterais são depressão respiratória, rebaixamento do nível de consciência, hipotensão e bradicardia. Seu antagonista é o naloxone (dose de 0,4 a 2,0 mg).

Oxigênio

Todos os pacientes sintomáticos devem receber oxigênio durante a fase inicial do tratamento, para se obter uma saturação arterial acima de 90%. Nos casos em que haja comprometimento respiratório importante ou colapso hemodinâmico, deve-se optar por ventilação mecânica não-invasiva através de máscara de CPAP (*continuous positive airway pressure*) ou através de tubo orotraqueal.

ß-bloqueadores

Os ß-bloqueadores aumentam o período diastólico e a perfusão coronariana, diminuem o consumo miocárdico e os sintomas isquêmicos, além de facilitar o controle da hipertensão e das taquiarritmias associadas à isquemia aguda do miocárdio. A ação em receptores β-1 reduz o influxo adrenérgico, levando aos efeitos inotrópico e cronotrópico negativos. Estudos prévios demonstraram redução do risco de infarto em pacientes com angina instável submetidos ao tratamento com β-bloqueadores.

Em pacientes com sintomas isquêmicos presentes na admissão, o tratamento deve ser endovenoso, com fármacos de curta duração (por exemplo, esmolol endovenoso contínuo na dose de 50 a 300 μg/kg/min ou metoprolol em *bolus* de 5 mg, seguido de doses suplementares a cada 5 minutos, até o máximo de 15 mg se necessário, para reduzir a freqüência cardíaca). Em pacientes assintomáticos na admissão ou de risco intermediário, a medicação pode ser administrada via oral (por exemplo, propanolol por via oral na dose de 20 a 80 mg a cada 8 horas). Deve-se sempre preferir a utilização daqueles com propriedades favoráveis, a saber: cardiosseletivos e sem atividade simpatomimética intrínseca.

Os β-bloqueadores não devem ser administrados a pacientes com broncoespasmo, bradicardia (freqüência cardíaca menor que 60 bpm), congestão pulmonar ou choque, bloqueio atrioventricular de segundo ou terceiro graus (ou de primeiro grau com PR maior que 240 ms), pressão arterial sistólica menor que 90 mmHg ou redução de 30 mmHg em relação à pressão basal. Em pacientes com doença arterial periférica sintomática, sobretudo dos membros inferiores, pode haver piora da claudicação intermitente em função da vasoconstrição periférica causada pelos β-bloqueadores, sobretudo os não-cardiosseletivos.

Bloqueadores do canal de cálcio

Devem ser utilizados quando houver contra-indicação aos β-bloqueadores por broncoespasmo ou isquemia refra-

Tabela 98.IV – Medidas para síndrome coronariana aguda
1º Medidas gerais: repouso, monitorização contínua, oxigênio e acesso venoso.
2º Terapia antiisquemia
• Nitratos
• Morfina
• β-bloqueadores (se contra-indicados, usar o diltiazen ou verapamil)
3º Terapia antiplaquetária
• AAS
• Clopidogrel
• Inibidores do receptor IIb-IIIa
4º Terapia anticoagulante
• Heparina não-fracionada
• Heparina fracionada (baixo peso molecular)
• Inibidores da trombina
5º Outras medicações (quando indicadas)
• Inibidores da enzima conversora de angiotensina
• Inibidores da HMG-coenzima A – redutase (estatinas)

tária. Além disso, podem ser úteis como adjuvantes no controle pressórico. Esses fármacos inibem o influxo celular de cálcio, reduzindo o inotropismo cardíaco e promovendo relaxamento do músculo liso vascular. Dessa forma, há redução de consumo miocárdico, além de vasodilatação periférica e coronariana. Entre eles, os não-diidropiridínicos (diltiazem na dose de 60 a 180 mg ao dia em duas ou três tomadas e verapamil na dose de 80 a 240 mg ao dia em duas tomadas) também agem inibindo o cronotropismo cardíaco e por isso são priorizados nas SCASSST. Estudos prévios demonstraram redução do risco de reinfarto e angina pós-infarto com diltiazem. A escolha de medicação oral ou endovenosa depende da intensidade dos sintomas.

Verapamil e diltiazem devem ser evitados em pacientes com bradicardia ou bloqueio atrioventricular avançado. Os diidropiridínicos de liberação rápida (por exemplo, nifedipina) também devem ser evitados ou utilizados exclusivamente em associação com β-bloqueadores, pelo risco de taquicardia e piora da isquemia. Se houver disfunção sistólica do ventrículo esquerdo, amlodipina na dose de 5 a 10 mg ao dia é a opção mais segura. Nenhum bloqueador do canal de cálcio deve ser utilizado em pacientes hipotensos.

Tratamento antiplaquetário

Nas SCASSST, as terapêuticas antiplaquetária e anticoagulante são fundamentais nas primeiras 24 a 48 horas, antes que procedimentos invasivos sejam necessários. Previamente, demonstrou-se que o benefício do bloqueio da agregação plaquetária e da cascata de coagulação é aditivo, com redução acentuada de desfechos combinados (morte, infarto, angina recorrente e re-hospitalização).

Para decidir o tipo de tratamento e de estratificação (estratégia invasiva ou não-invasiva) mais adequado para cada paciente, utilizam-se os dados obtidos na estratificação precoce de risco, realizada na admissão e logo após os resultados dos marcadores bioquímicos de necrose miocárdica (creatinofosfoquinase, fração MB e troponina T). Os pacientes de risco mais elevado devem ser tratados de maneira mais agressiva e precoce.

Ácido acetilsalicílico

O ácido acetilsalicílico (AAS) exerce sua ação antiagregante plaquetária através da inibição da ciclooxigenase-1 (COX-1), reduzindo a síntese de tromboxane A2 (TbxA2). A redução do TbxA2 desfavorece a ativação, degranulação e agregação plaquetárias. A ação do AAS nas SCASSST foi avaliada em quatro grandes estudos randomizados. Em todos eles, AAS foi capaz de reduzir o risco relativo de morte ou infarto após SCASSST em até 60%. Assim, AAS deve ser introduzido imediatamente nos casos suspeitos, mesmo antes do diagnóstico, na dose inicial de ataque de 162 a 325 mg mastigados para absorção bucal, seguido de manutenção diária de 75 a 160 mg por via oral em dose única, mantido indefinidamente. Deve ser evitado em pacientes com antecedente de alergia aos salicilatos, úlcera gastrintestinal com hemorragia ou outros sangramentos ativos. Em casos de alergia deve ser substituído por clopidrogel (300 mg de ataque e 75 mg ao dia a partir do segundo dia) ou ticlopidina (500 mg ao dia, fracionados em duas doses).

Clopidogrel

O clopidogrel exerce seu efeito antiplaquetário através da inibição do receptor de ADP, o que reduz a ativação e agregação plaquetárias. É uma medicação segura e apresenta menor risco de efeitos colaterais (púrpura trombocitopênica trombótica e neutropenia grave) em relação à ticlopidina. O estudo CURE analisou o efeito do clopidogrel associado ao AAS nas SCASSST, durante um período de 3 a 12 meses. A associação dos dois fármacos reduziu em cerca de 20% o risco combinado de eventos cardiovasculares maiores (infarto, morte cardiovascular e acidente vascular cerebral), sobretudo graças à redução do risco relativo de infarto da ordem de 23%. A redução de risco relativo chegou a 30% nos pacientes submetidos à angioplastia com implante de *stent*. O benefício ocorreu em pacientes de baixo, médio e alto risco. Não houve redução da mortalidade cardiovascular.

Clopidogrel é administrado com ataque de 300 mg via oral e manutenção subseqüente com 75 mg ao dia por um a nove meses. Devido ao risco maior de sangramento (de pequeno porte) no grupo tratado com clopidogrel observado no CURE, deve ser associado a doses de 100 mg ou menos de AAS quando a associação for mantida por longo prazo. Pacientes tratados com *stents* farmacológicos devem utilizar a medicação por no mínimo 3 a 6 meses, sendo que pode haver benefício em até 12 meses. O fármaco deve ser interrompido entre 5 a 7 dias antes de procedimentos cirúrgicos de grande porte, como, por exemplo, cirurgia de revascularização miocárdica. Aparentemente não há risco excessivo de sangramentos maiores com clopidogrel associado a anticoagulantes ou mesmo a outros antiagregantes como os inibidores da glicoproteína IIb-IIIa. Idealmente deve ser introduzido precocemente em pacientes com SCASSST, porém, naqueles pacientes que possam ter indicação de revascularização cirúrgica do miocárdio e que serão submetidos à estratificação invasiva precoce (primeiras 48 horas), é possível adiar a introdução de clopidogrel até o momento da intervenção.

Inibidores da glicoproteína IIbIIIa (iGPIIbIIIa)

Os iGPIIbIIIa (abciximab, tirofiban, eptifibatide e lamifiban) bloqueiam a glicoproteína IIbIIIa da superfície plaquetária, inibindo o processo de agregação. Sendo esta a via final da formação do trombo plaquetário, sua inibição constitui o mecanismo antiplaquetário disponível mais potente. Em diversos estudos com mais de 40.000 pacientes, os iGPIIbIIIa foram capazes de reduzir o risco relativo do desfecho combinado de morte ou infarto nos pacientes com SCASSST de alto risco (tanto pela classificação de risco da American Heart Association quanto pelo escore de risco TIMI).

O maior benefício ocorre nos pacientes submetidos à estratificação invasiva precoce, nos quais há cerca de 42% de redução no risco relativo de infarto e revascularização de urgência. Abciximab deve ser utilizado exclusivamente em pacientes submetidos à estratégia invasiva precoce, preferencialmente quando a cineangiocoronariografia for realizada dentro das quatro primeiras horas da apresentação.

Dois estudos foram fundamentais para comprovar a eficiência dos iGPIIbIIIa:

- o estudo PURSUIT avaliou eptifibatide em 10.948 pacientes com SCASSST e alterações do segmento ST ou elevação de CK-MB. Houve redução do risco combinado de morte ou infarto não-fatal em 30 dias de 15,7% para 14,2% (redução do risco relativo de 10%, p=0,04). Apenas 13% dos pacientes foram submetidos à revascularização percutânea. O benefício se manteve por até 6 meses após o evento índice;
- o estudo PRISM-PLUS avaliou tirofiban associado à heparina e AAS em 1.915 pacientes com SCASSST e alterações do segmento ST ou elevação de CK-MB. Houve redução de 43% no desfecho combinado de morte ou infarto não fatal em 7 dias, em relação ao grupo que não utilizou o iGPIIbIIIa. O benefício persistiu por 30 dias e até 6 meses, com redução de risco em torno de 30 e 22%, respectivamente. A análise das angiografias realizadas 48 h após a utilização de tirofiban evidenciou redução da carga de trombos e melhor fluxo coronariano em relação aos pacientes que não utilizaram o fármaco. Cerca de 30,5% dos pacientes foram submetidos à revascularização percutânea. O benefício do uso de tirofiban esteve presente tanto nos pacientes que foram submetidos à estratégia de estratificação invasiva precoce, como naqueles tratados de modo conservador. No entanto, nesses últimos, a redução de risco estatisticamente significante limitou-se ao grupo de alto risco. No subgrupo dos diabéticos que foram submetidos a angioplastia durante a internação índice, a redução do risco relativo de morte cardiovascular foi da ordem de 70% nos primeiros 30 dias.

Uma análise compreendendo vários estudos com mais de 14.000 pacientes submetidos a angioplastia (ou seja, pacientes em que optou-se pela estratégia invasiva precoce) mostrou que o tratamento com iGPIIbIIIa foi associado a uma redução do risco relativo de 42% na taxa de infarto ou revascularização de urgência em 30 dias. Todos os fármacos testados obtiveram benefício semelhante (abciximab, tirofiban e eptifibatide). O benefício quando se avalia os pacientes submetidos à estratégia conservadora precoce não se mostrou tão robusto, com redução de 9% no risco relativo de morte ou infarto em 30 dias.

É importante salientar que os iGPIIbIIIa devem ser associados ao AAS e à heparina. Apesar da associação de fármacos elevar o risco de sangramentos maiores (2,4% contra 1,4% no grupo placebo, $p < 0,0001$), os eventos hemorrágicos são geralmente mucocutâneos e relacionados aos sítios de punção arterial, sem haver incremento no risco de sangramentos intracranianos ou maiores. Nos pacientes que têm indicação de revascularização cirúrgica do miocárdio, a droga pode ser suspensa até 4 horas antes do procedimento no caso de eptifibatide ou tirofiban, porém abciximab possui meia-vida mais longa, estendendo-se de 24 a 48 horas.

Portanto, a utilização dos iGPIIbIIIa deve ser priorizada em pacientes de alto risco, nos quais planeja-se estratificação invasiva precoce com intuito de se realizar angioplastia da lesão culpada pela instabilização. Nesses casos, a medicação pode ser associada ao AAS e ao clopidogrel, apesar de não haver estudos específicos que comprovem a eficácia deste tipo de associação (AAS, clopidogrel, iGPIIbIIIa e heparina), a despeito de ser aparentemente segura. Conclui-se que o risco elevado do paciente demanda a associação de múltiplos fármacos antiagregantes, além do tratamento invasivo.

Tratamento anticoagulante

Heparina não-fracionada (HNF)

A HNF age como anticoagulante através da aceleração da ação da antitrombina circulante, uma enzima proteolítica que inativa os fatores IIa (trombina), IXa e Xa. Sua ação principal é a de evitar a propagação do trombo, porém, não é capaz de dissolver trombos pré-formados.

Para garantir a efetividade da HNF, é fundamental a monitorização do tempo de tromboplastina parcial ativado (TTPa) periodicamente e ajuste da dose de acordo com a relação dos tempos. Isso ocorre pelas suas características heterogêneas e sua ligação com proteínas, células sangüíneas e endotélio, o que gera ação variável em cada paciente.

Quando utilizada isoladamente, a HNF reduz o risco de angina recorrente ou infarto agudo do miocárdio. Porém, quando associada ao AAS, há incremento de seu benefício. A análise dos principais estudos com HNF sugere que possa haver redução de eventos combinados (morte ou infarto) de 33 a 56% quando associada ao AAS, em seguimento de curto prazo (cinco dias).

A administração de HNF deve iniciar-se com *bolus* de 60 U/kg/h (máximo de 4.000 U) seguido de 12 U/kg/h (máximo 1.000 U/h), titulada para alcançar uma relação de TTPa entre 1,5 e 2,5. O TTPa deve ser monitorizado em 3,

6 e 12 horas após o início da infusão, 6 h após qualquer alteração da infusão e a partir de uma dose estável a cada 12 horas. Deve-se manter a heparinização por 2 a 5 dias ou até o momento da revascularização (percutânea ou cirúrgica).

Durante o tratamento com HNF, a contagem de plaquetas deve ser monitorada. Plaquetopenia discreta pode ocorrer em 10 a 20% dos pacientes precocemente. Apenas 1 a 2% dos pacientes apresenta quadros graves, geralmente em 4 a 14 dias do início do tratamento.

Heparinas de baixo peso molecular (HBPM)

A HBPM tem comportamento mais homogêneo, melhor biodisponibilidade e meia-vida mais longa, quando comparada à HNF. Isso ocorre pelo menor peso de suas moléculas, o que permite a inibição predominante do fator Xa, além de menor afinidade por proteínas, células sangüíneas e endotélio. Seu efeito anticoagulante é previsível e reprodutível, não sendo necessário o controle dos tempos de coagulação rotineiramente. Excepcionalmente, em pacientes com insuficiência renal, obesos (acima de 100 kg) e idosos, pode ser necessária a medida da atividade anti-Xa, para adequar a dose da medicação.

Estudos com HBPM evidenciaram resultados distintos entre suas diversas formas em comparação com HNF, ambas associadas ao AAS. Dalteparina e nadroparina têm algum benefício nas SCASSST, mas apenas enoxaparina foi superior à HNF nos estudos ESSENCE (redução de risco relativo de 16,2% no desfecho composto de morte, infarto e angina recorrente até 14 dias) e TIMI-11B (redução de risco relativo de 12% no desfecho combinado de morte, infarto ou necessidade de revascularização de urgência até 43 dias). Nos estudos citados, HBPM foi associada a discreta elevação de sangramentos menores, sem qualquer interferência no risco de sangramentos maiores.

Portanto, enoxaparina deve ser a HBPM de primeira escolha nas SCASSST, administrada em duas doses diárias de 1 mg/kg por via subcutânea, durante 2 a 5 dias, ou até o procedimento de intervenção, quando pode ser utilizada por via endovenosa no momento da angioplastia em pacientes que receberam a última dose subcutânea há mais de 8 horas. Antes de procedimentos cirúrgicos de grande porte, como revascularização do miocárdio, deve ser suspensa com antecedência mínima de 12 horas. Recentemente, Fondaparinux, fármaco que age inibindo o fator Xa da cascata da coagulação, foi avaliado em um estudo com pacientes com SCASSST, revelando resultados promissores. No estudo, a medicação obteve eficácia semelhante à da enoxaparina, com reduzido risco de sangramentos.

Associação de heparinas e iGPIIbIIIa

Dois estudos recentes (A to Z e SYNERGY) comprovaram que HNF e enoxaparina reduzem os desfechos combinados (morte, infarto ou isquemia persistente) de maneira semelhante, quando associadas a iGPIIbIIIa e AAS. O grupo que utilizou enoxaparina apresentou maior risco de sangramentos maiores, porém sem diferenças no risco de sangramento intracraniano. A análise do estudo SYNERGY permitiu a conclusão de que o risco de sangramento elevado predominou naqueles pacientes que trocaram de heparina durante o estudo, em função da randomização (independente do tipo de heparina inicial), e não naqueles que mantiveram a mesma heparina ao longo de toda a internação. No estudo, o grupo randomizado para enoxaparina manteve a medicação mesmo no laboratório de hemodinâmica (onde administrou-se *bolus* endovenoso no momento da angioplastia para os pacientes que receberam a última dose de enoxaparina subcutânea há mais de 8 horas) ou na véspera de revascularização cirúrgica do miocárdio (enoxaparina foi suspensa pelo menos 8 horas antes dos procedimentos).

Portanto, pacientes submetidos ao uso de iGPIIbIIIa devem receber associadamente HNF ou HBPM, mas, após a escolha de uma delas, recomenda-se a manutenção da mesma medicação até o final do tratamento.

Tratamento adjuvante

Inibidores da enzima de conversão da angiotensina (IECA) são recomendados em pacientes portadores de disfunção sistólica do ventrículo esquerdo, hipertensão, diabetes ou doença vascular periférica (cerebrovascular ou de membros inferiores). Nessa população, os IECA são capazes de reduzir a incidência de infarto, acidente vascular cerebral e mortalidade, portanto devem ser introduzidos precocemente. Na presença de intolerância aos IECA (tosse persistente ou angioedema), bloqueadores do receptor de angiotensina-II são a opção de escolha.

A maior parte dos pacientes com SCASSST deve ser tratada com algumas estatinas, no sentido de alcançar baixos níveis de LDL-colesterol. O estudo PROVE-IT evidenciou o benefício da introdução de estatinas em altas doses após o evento agudo (atorvastatina 80 mg comparada com pravastatina 40 mg), com 16% de redução do risco combinado de morte, infarto, angina instável, revascularização e acidente vascular cerebral ($p < 0,005$). O grupo que mais se beneficiou alcançou níveis de LDL-colesterol ao redor de 70 mg/dL. As recomendações da American Heart Association de 2004 para o tratamento da dislipidemia consideram os portadores de doença arterial oclusiva associada a múltiplos fatores de risco, diabetes ou síndrome metabólica como pacientes de muito alto risco cardiovascular, e portanto as metas de LDL-colesterol nesse grupo caíram para 70 mg/dL. Pacientes que não alcançarem esta meta com doses elevadas de estatinas podem beneficiar-se da associação de estatina com ezetimiba, droga de ação no trato gastrintestinal que reduz a absorção do colesterol.

Adicionalmente, é fundamental o controle da hipertensão arterial, sendo a meta um nível menor que 130 por 85 mmHg; controle rigoroso do diabetes (taxa de hemoglobina glicada inferior a 7%); atividade física regular, de preferência sob orientação de equipe de reabilitação cardiovascular; cessação do tabagismo, inclusive em programas formais com reposição de nicotina e antidepressivos se necessário; e adoção de dieta saudável, rica em proteínas, carboidratos complexos, grãos, frutas e vegetais e pobre em gorduras saturadas, colesterol e sal.

Tabela 98.V – Principais medicações antiagregantes e anticoagulantes utilizadas nas SCASSST e estratégia de estratificação, baseadas no risco do paciente

Risco*	Baixo	Médio	Alto
Medicações	AAS Clopidogrel (opcional)	AAS Clopidogrel HBPM	AAS Clopidogrel iIIbIIIa HNF ou HBPM
Estratégia de estratificação	Não invasiva**	Invasiva ou não invasiva**	Invasiva***

*Estratificação precoce de risco da American Heart Association (AHA/ACC).
** Teste ergométrico, cintilografia do miocárdio com fármaco ou exercício, e ecocardiograma com dobutamina.
*** Cineangiocoronariografia precocemente nas primeiras 24-48 horas após SCASSST.
HBPM: Heparina de baixo peso molecular. AAS: ácido acetilsalicílico.
iIIbIIIa: Inibidores da glicoproteína IIbIIIa.

Algoritmo 98.1 – Dor isquêmica

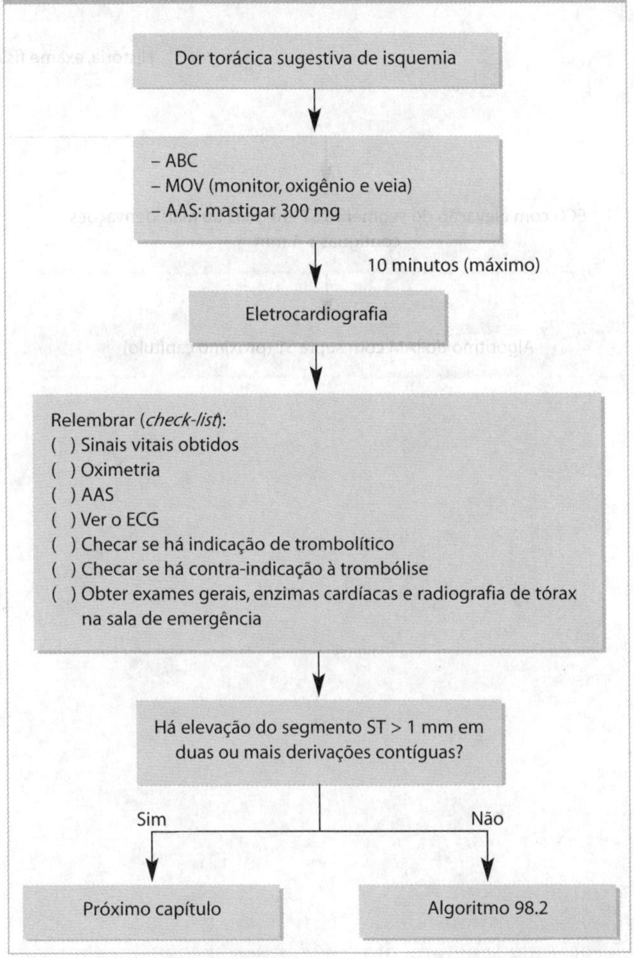

Algoritmo 98.2 – Abordagem geral da dor torácica no pronto-socorro

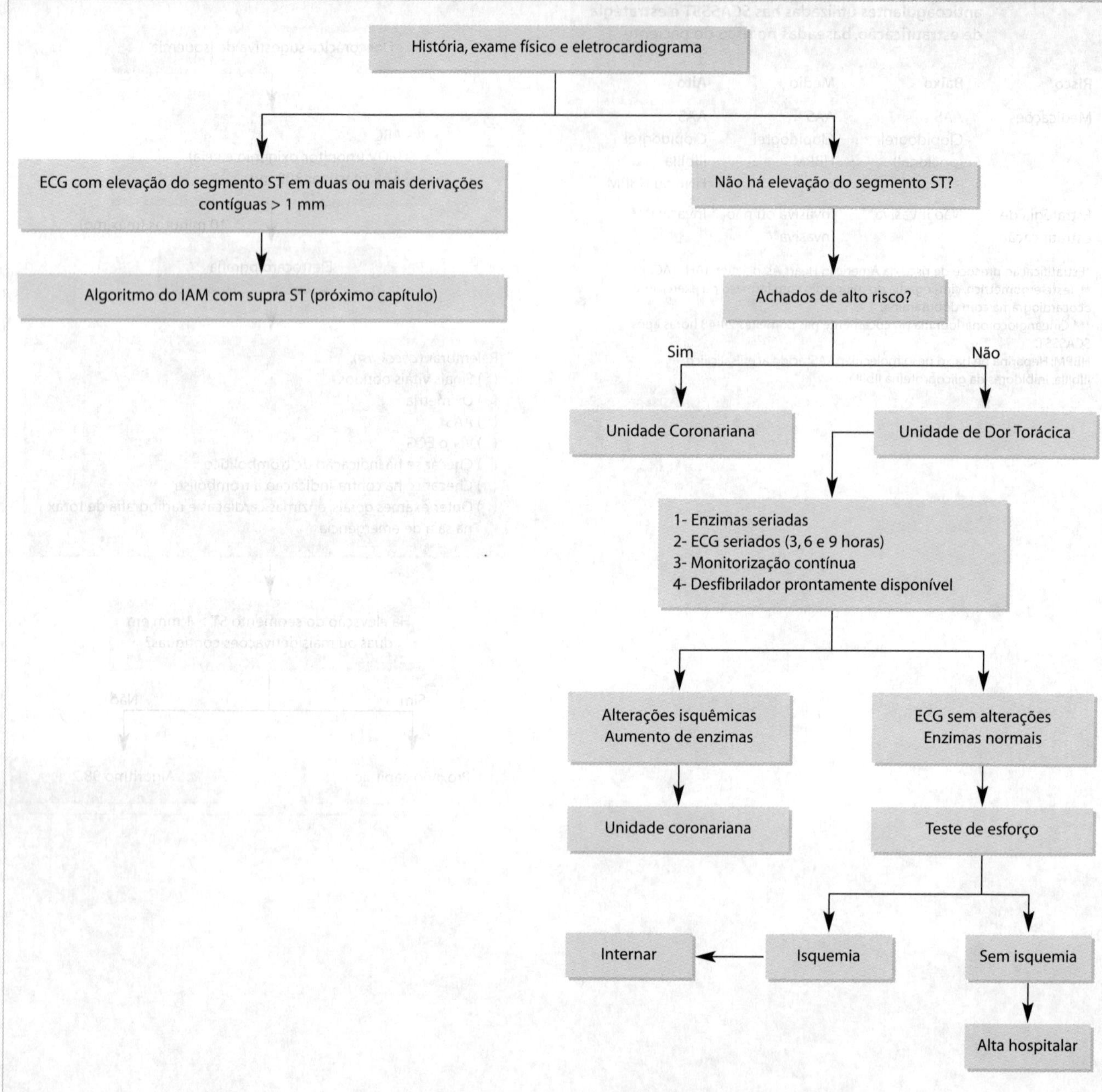

Algoritmo 98.3 – Tratamento do IAM sem elevação do segmento ST e da angina instável de alto risco

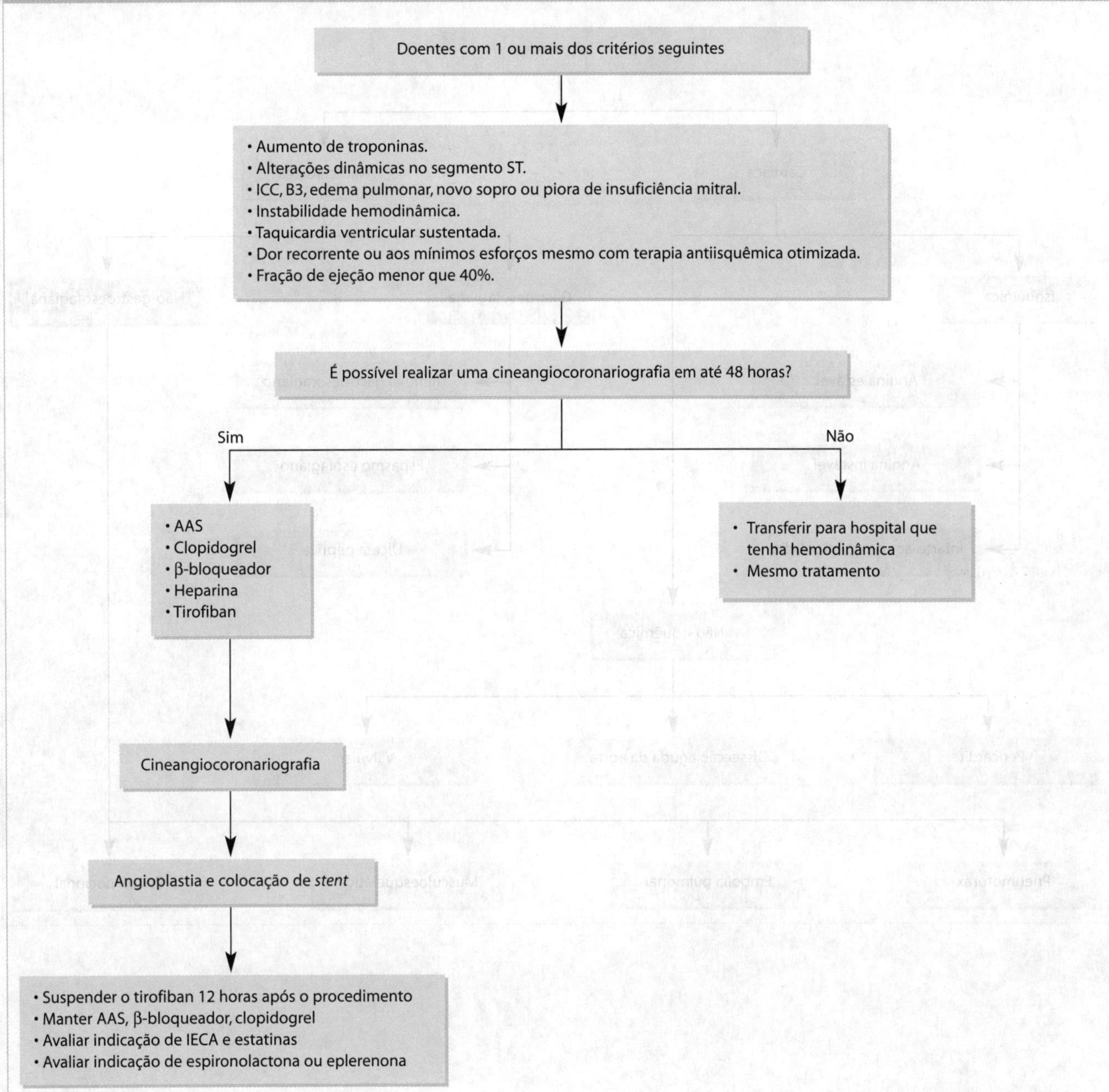

Algoritmo 98.4 – Principais diagnósticos diferenciais da dor torácica na sala de emergência – Diretriz Brasileira de Dor Torácica

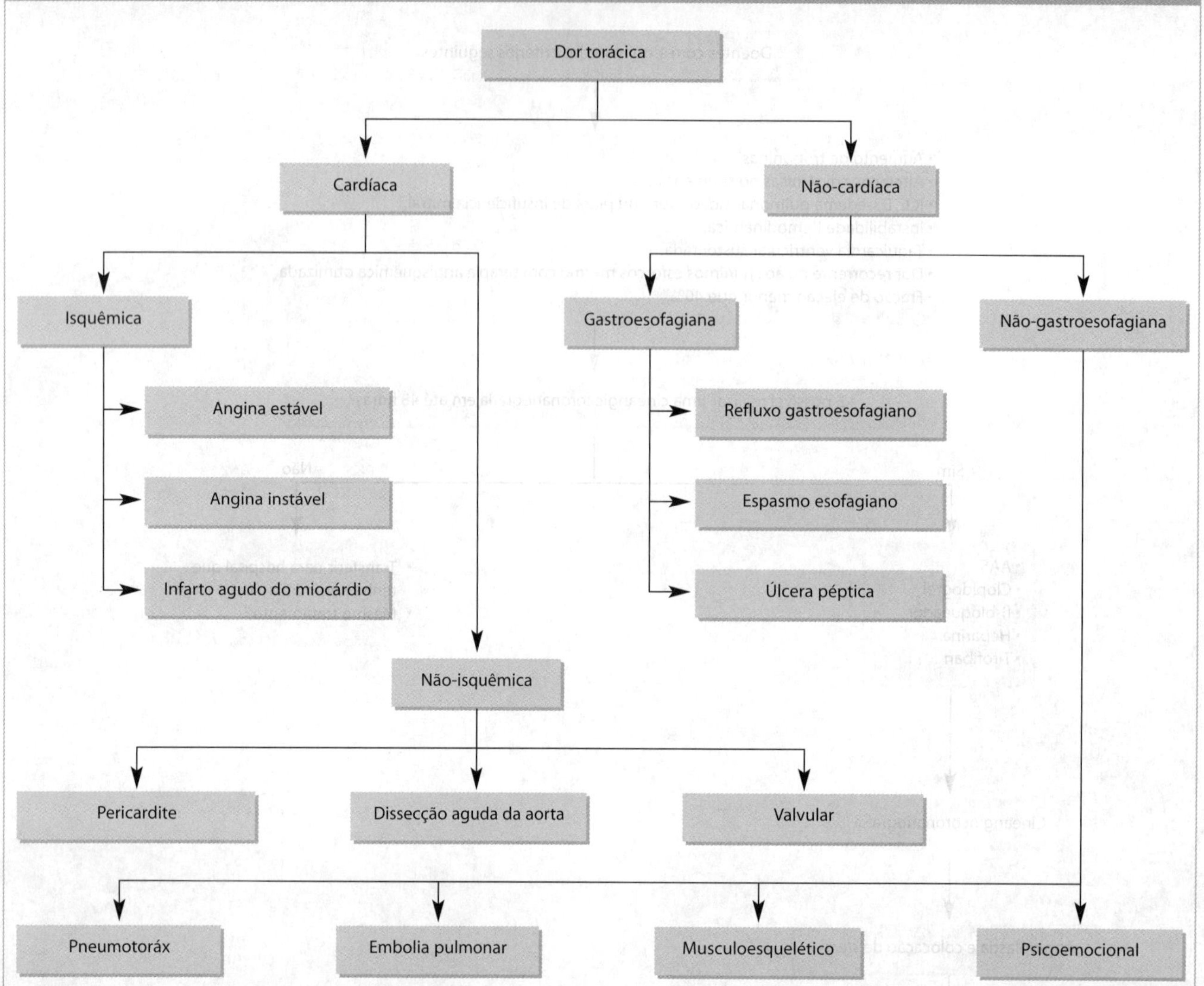

LEITURA ADICIONAL

1. Advanced Life Support – American Heart Association. Stabilization of the patient with acute coronary syndromes. Circulation 2005; 112: IV-89-IV-110.
2. Timerman A, Feitosa GS. Síndromes coronárias agudas. Editora Atheneu; 2004.
3. Braunwald's heart disease: a textbook of cardiovascular medicine. 7. ed. Editora McGraw-Hill; 2005.
4. I Diretriz de dor torácica na sala de emergência. Arq Bras Cardiol 2002; 79(Supl II).
5. Diretrizes da Sociedade Brasileira de Cardiologia sobre angina instável e infarto agudo do miocárdio sem supradesnível do segmento ST. Arq Bras Cardiol 2001; 77(Supl II).
6. Gluckman TJ, Sachdev M, Schulman SP, Blumenthal RS. A simplified approach to the management of non-ST-segment elevation acute coronary syndromes. JAMA 2005; 293: 349-57.
7. Braunwald E, Antman EM, Beasley JW, Califf RM. American College of Cardiology; American Heart Association. Committee on the management of patients with unstable angina. ACC/AHA 2002 guideline update for the management of patients with unstable angina and non-ST-segment elevation myocardial infarction – summary article: a report of the American College of Cardiology/American Heart Association task force on practice guidelines. J Am Coll Cardiol 2002; 40: 1366-74.
8. Bertrand ME, Simoons ML, Fox KAA, Wallentin LC. Management of acute coronary syndromes in patients presenting without persistent ST-segment elevation. The Task Force on the Management of Acute Coronary Syndromes of the European Society of Cardiology. Eur Heart J 2002; 23: 1809-40.
9. Yusuf S, Zhao F, Mehta SR, Chrolavicius S, Tognoni G, Fox KK. Clopidogrel in Unstable Angina to Prevent Recurrent Events Trial Investigators. Effects of clopidogrel in addition to aspirin in patients with acute coronary syndromes without ST-segment elevation. N Engl J Med 2001; 345: 494-502.
10. Mehta SR, Yusuf S, Peters RJ, Bertrand ME, Lewis BS, Fox KA. Clopidogrel in Unstable angina to prevent Recurrent Events trial (CURE) Investigators. Effects of pretreatment with clopidogrel and aspirin followed by long-term therapy in patients undergoing percutaneous coronary intervention: the PCI-CURE study. Lancet 2001; 358: 527-33.
11. Cannon CP, Weintraub WS, Demopoulos LA, Vicari R, Frey MJ, Braunwald E. TACTICS (Treat Angina with Aggrastat and Determine Cost of Therapy with an Invasive or Conservative Strategy) Thrombolysis in Myocardial Infarction-18 Investigators. Comparison of early invasive and conservative strategies in patients with unstable coronary syndromes treated with the glycoprotein IIb/IIIa inhibitor tirofiban. N Engl J Med 2001; 344: 1879-87.
12. Inhibition of platelet glycoprotein IIb/IIIa with eptifibatide in patients with acute coronary syndromes. The PURSUIT Trial Investigators. Platelet glycoprotein IIb/IIIa in unstable angina: receptor suppression using integrilin therapy. N Engl J Med 1998; 339: 436-43.
13. Inhibition of the platelet glycoprotein IIb/IIIa receptor with tirofiban in unstable angina and non-Q-wave myocardial infarction. Platelet Receptor Inhibition in Ischemic Syndrome Management in Patients Limited by Unstable Signs and Symptoms (PRISM-PLUS) Study Investigator. N Engl J Med 1998; 338: 1488-97.
14. Blazing MA, de Lemos JA, White HD, Fox KA, Verheugt FW, Califf RM; A to Z Investigators. Safety and efficacy of enoxaparin vs. unfractionated heparin in patients with non-ST-segment elevation acute coronary syndromes who receive tirofiban and aspirin: a randomized controlled trial. JAMA 2004; 292: 55-64.
15. Ferguson JJ, Califf RM, Antman EM, Cohen M, Grines CL, White H; SYNERGY Trial Investigators. Enoxaparin vs. unfractionated heparin in high-risk patients with non ST-segment elevation acute coronary syndromes managed with an intended early invasive strategy: primary results of the SYNERGY randomized trial. JAMA 2004; 292: 45-54.
16. Cannon CP, McCabe CH, Belder R, Breen J, Braunwald E, for the Pravastatin or Atorvastatin Evaluation and Infection Therapy-Trombolysis in Miocardial Infarction 22 Investigators. Intensive versus moderate lipid lowering with statins after acute coronary syndromes. N Engl J Med 2004; 350: 1495-504.
17. Grundy SM, Cleeman JI, Merz CN, Brewer HB Jr, Clark LT, Hunninghake DB, Pasternak RC, Smith SC Jr, Stone NJ; Coordinating Committee of the National Cholesterol Education Program. Implications of recent clinical trials for the National Cholesterol Education Program Adult Treatment Panel III Guidelines. J Am Coll Cardiol 2004; 44: 720-32.

CAPÍTULO

99 Infarto Agudo do Miocárdio com Elevação do Segmento ST

José Carlos Nicolau
Luciano Moreira Baracioli

TÓPICOS IMPORTANTES

- Apesar dos importantes avanços no tratamento de pacientes com IAM com elevação do segmento ST nos últimos 30 anos, esta entidade ainda permanece como uma das maiores causas de óbito em todo o mundo ocidental.
- O diagnóstico precoce, a partir do início dos sintomas, é fundamental, uma vez que as terapêuticas de recanalização (fibrinolíticos e angioplastia primária) são tanto mais eficientes quanto mais precocemente forem instituídas.
- O ácido acetilsalicílico, juntamente com as terapêuticas de recanalização, diminuem significativamente a mortalidade nos pacientes com IAM com elevação do segmento ST.
- Diversas outras terapêuticas adjuvantes são úteis no IAM com elevação do segmento ST, sendo tanto mais eficazes quanto maior a gravidade do mesmo.

INTRODUÇÃO E DEFINIÇÕES

O principal mecanismo patogenético de instabilização da placa aterosclerótica, nas síndromes isquêmicas miocárdicas instáveis, é a ocorrência da rotura/erosão da placa aterosclerótica, levando a ativação inflamatória, aumento da agregação plaquetária, vasoconstrição e trombose intraluminal da artéria coronária. A oclusão coronária por tempo prolongado, promovendo completa interrupção no fornecimento de nutrientes para uma determinada região do miocárdio, constitui o substrato anatômico para o desenvolvimento do infarto agudo do miocárdio com elevação do segmento ST (IAM).

O IAM passou a ser uma entidade clinicamente reconhecida no início do século XX e permanece, até os dias de hoje, como um importante problema de saúde pública nos países desenvolvidos e em desenvolvimento, sendo uma das maiores causas de óbito em todo o mundo ocidental. Nos Estados Unidos ocorrem cerca de 500.000 novos casos/ano, enquanto no Brasil estimam-se cerca de 350.000 casos/ano.

O diagnóstico de IAM, até recentemente, era feito com base na recomendação da Organização Mundial da Saúde, segundo a qual a presença de pelo menos dois dos três critérios a seguir descritos estabeleceria o diagnóstico: a) história clínica de desconforto precordial sugestivo de isquemia; b) alterações compatíveis em traçados seriados de ECG; e c) aumento enzimático de pelo menos duas vezes em relação ao valor normal. Atualmente, o diagnóstico de infarto agudo do miocárdio com ou sem elevação do segmento ST é realizado sempre que ocorre curva típica (aumento e diminuição) nos marcadores bioquímicos de necrose miocárdica, preferencialmente troponina e CKMB massa, acompanhada por pelo menos um dos seguintes critérios: a) sintomas compatíveis com isquemia; b) desenvolvimento de ondas Q patológicas no ECG; c) alterações no ECG indicativas de sofrimento miocárdico, sendo que a presença da elevação do segmento ST faz o diagnóstico do IAM, foco deste capítulo.

Em virtude dos progressos obtidos no tratamento do IAM, a mortalidade hospitalar nessa entidade vem sofrendo progressiva queda desde a década de 1960, inicialmente por conta da implementação das Unidades Coronárias, que propiciou melhor controle das arritmias potencialmente fatais e, mais tarde, com o desenvolvimento dos métodos terapêuticos de recanalização/reperfusão coronária, fundamentalmente ácido acetilsalicílico, terapia fibrinolítica e intervenção coronária percutânea (ICP) primária (Tabela 99.I).

ETIOLOGIA E FISIOPATOLOGIA

A doença arterial coronária, embora seja uma doença multifatorial, em uma visão fisiopatológica mais atual, baseia-se no processo inflamatório, presente em todas as fases da aterogênese, desde a formação da placa até sua instabilização.

Processos patológicos como tabagismo, diabetes, hipertensão arterial e dislipidemia, entre outros, podem lesar o endotélio, levando à disfunção deste e promovendo alterações de suas propriedades homeostáticas normais. Surge, então, um endotélio propício para o recrutamento de células inflamatórias circulantes, aprisionamento de LDL no espaço subendotelial e formação de trombos, o que reduz importantemente a produção de substâncias vasodilatadoras

Tabela 99.I – Mortalidade hospitalar no IAM

Pré-unidade coronária	Unidade coronária	Recanalização química ou mecânica
20% – 30%	15%	6% – 10%

(especialmente óxido nítrico) e aumenta também, de modo marcante, a produção de substâncias vasoconstritoras.

A placa aterosclerótica em sua fase mais tardia apresenta, além de células, dois componentes estruturais distintos: um núcleo lipídico pouco denso e altamente trombogênico, e uma capa fibrosa (componente fibroso) que, quanto mais espessa, menos propensa para rotura. Além das características clássicas de vulnerabilidade da placa (Tabela 99.II), variáveis anatômicas e hemodinâmicas, assim como a localização do ateroma e a força de cisalhamento, participam da instabilização dela. Após a rotura da capa fibrosa, mecanismo responsável pelo aparecimento de dois terços dos IAM, ocorre exposição e contato do material intraplaca com a corrente sangüínea. Conseqüentemente ocorre trombose arterial. Já na ocorrência de erosão da placa ocorre apenas denudação endotelial, isto é, o desenvolvimento do trombo se dá pelo contato dos elementos sangüíneos com a superfície dela.

Tabela 99.II – Composição histopatológica da placa vulnerável

• Núcleo lipídico grande	• Densidade de células musculares lisas reduzidas
• Capa fibrosa fina	• Aumento da atividade e densidade de macrófagos
• Neovascularização aumentada	• Aumento da atividade e densidade de linfócitos T
• Conteúdo de colágeno reduzido	• Aumento da atividade e número de mastócitos

A intensidade da resposta trombótica à rotura/erosão depende da extensão da rotura, do conteúdo do material intraplaca, do grau de estenose e do grau de irregularidade da superfície da placa, e balanço dos fatores trombogênicos *vs.* trombolíticos no momento da instabilização. Por outro lado, o tipo de síndrome isquêmica miocárdica instável desenvolvida pelo paciente (com ou sem elevação do segmento ST) dependerá da velocidade de ocorrência e duração da trombose arterial, do grau de obstrução gerado (total ou parcial) e da presença ou não de circulação colateral.

ACHADOS CLÍNICOS

Classicamente recomenda-se incluir a possibilidade de IAM no diagnóstico diferencial de todos os pacientes que apresentam dor acima do umbigo, principalmente se de forte intensidade. As características clássicas de dor torácica, no IAM, são as seguintes:

- Tipo: em aperto, opressiva, queimação, esmagadora e asfixiante.
- Localização: retroesternal, epigástrica ou torácica difusa (à direita e/ou à esquerda).
- Irradiação: membro superior esquerdo (aspecto ulnar) ou ambos os membros superiores, ombros, pescoço, mandíbula, região interescapular ou epigástrio.
- Fatores concomitantes: náusea, vômitos, sudorese, dispnéia.
- Fatores desencadeantes: estresse emocional, esforço físico moderado ou intenso. Não é incomum a ocorrência em repouso.

Concomitantemente ou não com o quadro álgico, outros sinais/sintomas podem se desenvolver, sendo os mais comuns dispnéia, tontura, estado confusional, desconforto gastrintestinal, síncope e sinais e/ou sintomas de acidente vascular encefálico. O aparecimento desses chamados equivalentes isquêmicos e outros sintomas atípicos é mais comum em idosos, diabéticos, mulheres e portadores de insuficiência cardíaca.

Os achados do exame físico geralmente são inespecíficos para o diagnóstico de IAM, porém podem fornecer dados prognósticos e direcionar o examinador para possíveis diagnósticos diferenciais. Os principais focos de atenção no exame físico inicial do paciente com IAM são:

1. Vias aéreas, respiração e circulação.
2. Sinais vitais.
3. Presença de estase jugular.
4. Presença de estertores crepitantes.
5. Presença de terceira bulha.
6. Presença de bradicardia/taquicardia.
7. Piora ou surgimento de sopro mitral.
8. Assimetria ou ausência de pulsos.
9. Sinais de choque.
10. Sinais sugestivos de acidente vascular encefálico.

Classificações clínicas no momento da chegada do paciente ao hospital mostram clara correlação entre gravidade da disfunção cardíaca e prognóstico a curto e longo prazos (Tabela 99.III e Figura 99.1).

Do ponto de vista de escore de risco, o proposto pelo grupo TIMI é provavelmente o mais utilizado, demonstrando-se clara relação entre o número de pontos e a mortalidade precoce, como nota-se na Tabela 99.IV e na Figura 99.2.

Tabela 99.III – Classificações clínicas de gravidade da disfunção cardíaca

Killip & Kimball	Forrester Modificada
I Sem congestão pulmonar e sem B3	I Perfusão periférica normal e sem congestão pulmonar
II Raros estertores crepitantes (< 50% do campo pulmonar) com B3 audível	IIa Perfusão periférica normal e congestão pulmonar presente com ausência de dispnéia
	IIb Perfusão periférica normal e presença de congestão pulmonar com dispnéia
III Edema pulmonar	III Perfusão periférica diminuída sem congestão pulmonar*
IV Choque cardiogênico	IV Perfusão periférica diminuída e presença de congestão pulmonar

* Representa fundamentalmente o paciente com comprometimento de ventrículo direito.

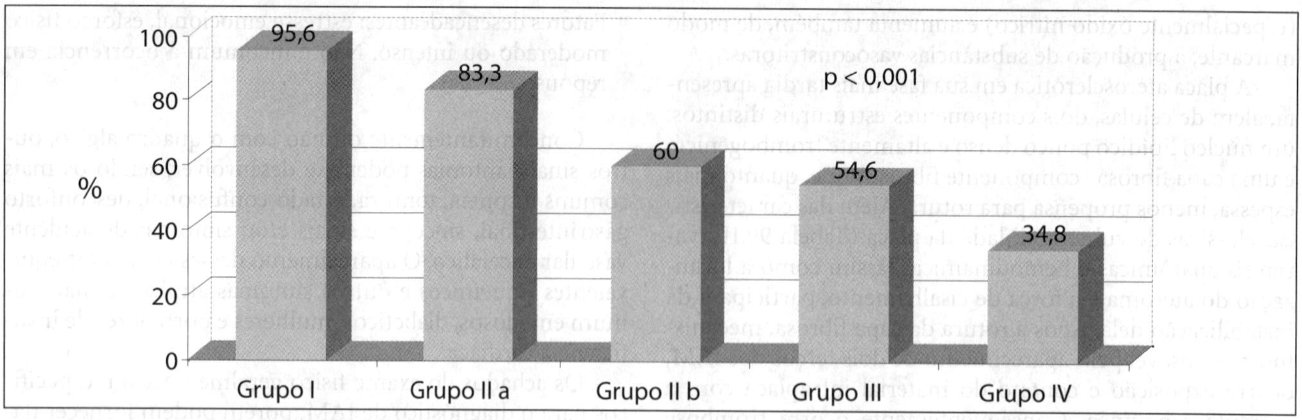

Figura 99.1 – Correlação entre a classificação de Forrester modificada à chegada do paciente ao hospital e sobrevida a curto prazo pós-fibrinolítico.

Tabela 99.IV – Fatores preditivos de óbito aos 30 dias pós-IAM com elevação de ST

Fatores	Pontos
• Idade entre 65-74	2
• Idade ≥ 75 anos	3
• PA sistólica < 100 mmHg	3
• FC > 100 bpm	2
• Killip & Kimball II-IV	2
• Supra de ST anterior ou BCRE	1
• História de angina, HAS ou DM	1
• Peso < 67 kg	1
• Início de tratamento > 4 horas	1

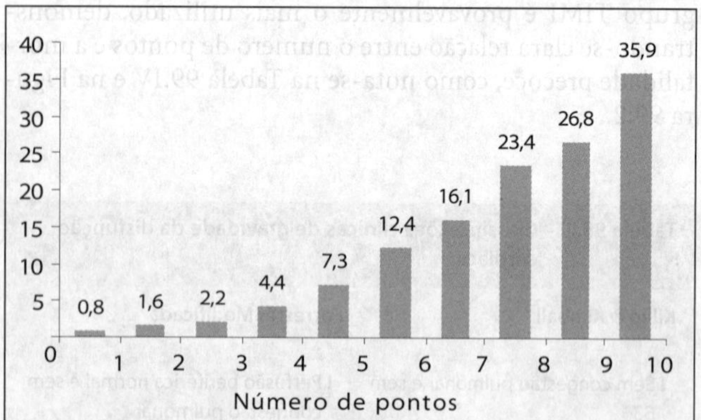

Figura 99.2 – Mortalidade aos 30 dias pós-IAM com elevação do segmento ST de acordo com o TIMI *risk score*.

EXAMES COMPLEMENTARES

- ECG: exame simples e de baixo custo, deve ser realizado idealmente em até 10 minutos após a chegada do paciente à emergência. Fornece informações diagnósticas, prognósticas e de conduta. No caso presente, a presença de supradesnível do segmento ST ou bloqueio do ramo esquerdo novo ou supostamente novo, em pacientes com até 12 horas de evolução do quadro clínico, indica o uso imediato de terapêuticas de recanalização (fibrinolítico/angioplastia primária), desde que não exista contra-indicação. Em pacientes com sintomas sugestivos, a elevação do segmento ST no primeiro traçado tem especificidade de 91% e sensibilidade de 46% para diagnóstico de IAM; esses percentuais aumentam importantemente com traçados adicionais. O ECG deve ser realizado antes e após qualquer método de recanalização, de 12/12 horas nas primeiras 24 horas e, a partir daí, uma vez ao dia durante o período de internação. Traçados adicionais devem ser feitos sempre que necessários.
- Marcadores bioquímicos de necrose miocárdica: a CKMB massa é o marcador de eleição no acompanhamento dos pacientes com infarto agudo do miocárdio com elevação de ST; é detectada no sangue periférico a partir da terceira ou quarta hora de evolução, devendo ser coletada no momento da chegada do paciente, de 8/8 horas até o pico e, a partir daí, de 12/12 horas até normalização. Novas dosagens devem ser solicitadas sempre que houver suspeita de novo quadro isquêmico.
- Eletrólitos, glicemia, uréia, creatinina, hemograma, coagulograma e perfil lipídico devem ser dosados logo após a chegada do paciente ao hospital. Com exceção do perfil lipídico, dosado apenas uma vez, os outros exames serão repetidos de acordo com a evolução do paciente.
- Raio X de tórax e ecocardiograma (preferencialmente transesofágico) devem ser solicitados de forma emergencial, caso haja suspeita de dissecção aguda da aorta. Ecocardiograma transtorácico deve ser realizado rotineiramente pelo menos nas primeiras 24 horas para análise da área comprometida e função ventricular, e a qualquer momento no caso de instabilização súbita do quadro clínico ou no aparecimento de novos sopros cardíacos.
- Estudo hemodinâmico (pacientes não submetidos à ICP primária): é indicado rotineiramente nos pacientes com disfunção ventricular e/ou com isquemia residual espontânea ou detectada após testes provocadores e/ou com complicações mecânicas, sendo opcional em pacientes de baixo risco. Se a indicação for eletiva, sugere-se realizá-lo entre 48 e 72 horas, a partir do início dos sintomas.
- Ergometria convencional, cintilografia miocárdica ou ecocardiograma com estresse farmacológico: em pacien-

tes de baixo risco, estáveis, em que se opta por estratificação não-invasiva. Qualquer dos testes listados, principalmente os de estresse farmacológico, pode ser realizado a partir do 3º-4º dia de evolução.

DIAGNÓSTICO DIFERENCIAL

Diversas doenças cardíacas e não-cardíacas podem causar dor precordial (Tabela 99.V), sendo a doença arterial coronária (nas suas diversas apresentações), de longe, a mais freqüente causa cardíaca desse sintoma. Como cursa com alta morbidade e mortalidade, deve ser confirmada ou afastada o mais rapidamente possível. O diagnóstico diferencial mais importante a ser feito em pacientes com suspeita de IAM é a dissecção aguda da aorta, pois quando não detectada e tratada adequadamente apresenta mortalidade de 1% a 2% por hora, nas primeiras 24 horas a partir do surgimento dos sintomas.

Tabela 99.V – Diagnóstico diferencial na dor torácica

Cardiovasculares	Não-cardiovasculares
• Angina instável	• Pneumonia com pleurisia
• IAM sem elevação de ST	• Pneumotórax
• IAM com elevação de ST	• Distúrbios musculoesqueléticos
• Dissecção aguda de aorta	• Herpes zoster
• Pericardite	• Refluxo/espasmo esofágico
• Embolia pulmonar	• Úlcera péptica
• Miocardite	• Doença da vesícula biliar
• Estenose aórtica	• Transtornos psiquiátricos

- Sempre, ao se detectar um paciente com quadro clínico compatível com isquemia aguda e eletrocardiograma normal, deve-se afastar o diagnóstico de dissecção aguda da aorta, por meio de ecocardiograma, tomografia computadorizada ou ressonância magnética.

TRATAMENTO

Já desde o final da década de 1970 e início de 1980 sabe-se que, quanto mais tempo se passa para a recanalização, a partir do início dos sintomas, menos evidentes são os benefícios dela. Daí, o conceito de que "tempo é músculo", e, portanto, a terapia de recanalização, quando indicada, deve ser iniciada o mais precocemente possível.

- Medidas gerais: repouso no leito; oxigênio nasal por até 3 horas, ou por tempo maior caso a saturação esteja < 90%; acesso venoso; analgesia com morfina (2 a 4 mg diluídos a cada 5 minutos até, no máximo, 25 mg); monitorização eletrocardiográfica contínua.
- AAS: 200 mg (macerado) o mais precocemente possível (até mesmo antes do ECG em pacientes com sintomas sugestivos de coronariopatia aguda), seguido de 200 mg/dia via oral durante a internação e de 100 mg diários indefinidamente.
- Terapias de recanalização (Tabela 99.VI):
  - ICP primária é o método de recanalização ideal no IAM com elevação de ST, e deve ser realizada, ideal-

Tabela 99.VI – Critérios para indicação de recanalização coronária

- **Clínico**: dor sugestiva de isquemia miocárdica aguda com até 12 horas de evolução, não-responsiva ao uso de nitrato. Não é obrigatória a presença de dor no momento da avaliação.
- **Eletrocardiográfico**: supradesnível do segmento ST > 1 mm em pelo menos duas derivações de mesma parede ou bloqueio de ramo esquerdo (BRE) novo ou presumivelmente novo.

Tabela 99.VII – Terapia fibrinolítica

Tipos e modos de utilização

- **EQ**: 1.500.000 unidades em soro fisiológico (SF) 0,9%, 100 mL EV em 30 a 60 minutos.
- **r-tPA**: 15 mg em bolo EV, seguido de 0,75 mg/kg (máximo de 50 mg) em 30 minutos e 0,50 mg/kg (máximo de 35 mg) em 60 minutos (não exceder 100 mg).
- **TNK-tPA**: dose em bolo único EV: 30 mg se < 60 kg; 35 mg se entre 60 e < 70 kg; 40 mg se entre 70 e < 80 kg; 45 mg se entre 80 mg e < 90 kg; 50 mg se > 90 kg.

Tabela 99.VIII – Terapia fibrinolítica

Contra-indicações absolutas

- Qualquer hemorragia cerebral prévia
- Lesão vascular cerebral conhecida
- Neoplasia intracraniana (primária ou metastática)
- AVC isquêmico < 3 meses (exceto < 3 horas)
- Traumatismo craniano ou facial significativo < 3 meses
- Sangramento interno ativo (exceto menstruação)
- Suspeita de dissecção de aorta
- Doenças da coagulação
- Redução da expectativa de vida (coma, sepse, neoplasia)

Tabela 99.IX – Terapia fibrinolítica

Contra-indicações relativas

- História de HAS crônica grave e não controlada
- PAS > 180 / PAD > 110 mmHg, apesar do alívio da dor
- AVC isquêmico > 3 meses e outras doenças cerebrais não citadas na Tabela 99.VIII
- Uso de anticoagulantes dicumarínicos
- Trauma recente ou cirurgia de grande porte nas últimas 3 semanas
- Ressuscitação cardiopulmonar traumática ou prolongada (> 10 minutos)
- Punção vascular não-compressível
- Sangramento interno recente (2 a 4 semanas)
- Úlcera péptica ativa
- Para estreptoquinase (EQ) – uso prévio de EQ (> 5 dias) ou reação alérgica prévia
- Gravidez

mente, em até 90 minutos após a chegada do paciente ao hospital.

- Terapia fibrinolítica (Tabelas 99.VII, 99.VIII e 99.IX) deve ser implementada nos centros que não dispõem de hemodinâmica, principalmente nos infartos com até 3 horas de evolução, ou se ocorrer demora maior que 90 minutos para início da ICP primária. Dentre os fibrinolíticos disponíveis em nosso meio, em termos de eficácia o t-PA e o TNK-PA são similares, e ambos são superiores à estreptoquinase.
- Alguns subgrupos em que se espera maior benefício da fibrinólise ou da ICP primária estão listados na Tabela 99.X.

▪ Heparinas: heparina não fracionada é utilizada rotineiramente na sala de hemodinâmica quando da realização de angioplastia primária. Nos pacientes com IAM submetidos à terapia fibrinolítica, o uso rotineiro das heparinas deve ser instituído por ao menos 48 horas. No caso de heparina não fracionada, a dose recomendada é de 60 U/kg/h EV em *bolus*, máximo de 4.000 U e infusão contínua inicial de 12 U/kg/h, com objetivo de manter TTPa entre 1,5 e 2,0 basal (50-70"). Em relação às heparinas o estudo EXTRACT-TIMI 26 demonstrou superioridade evidente da enoxaparina (diminuição de 36% na incidência de eventos) em relação à HNF, quando utilizada como adjuvante a fibrinolíticos (estreptoquinase, r-TPA, r-PA ou TNK-tPA foram utilizados a critério do investigador). Nesta situação, a enoxaparina deve ser utilizada preferencialmente durante o tempo de internação (ou até o oitavo dia) respeitando as seguintes regras: pacientes < 75 anos, 30 mg EV em *bolus* seguido de 1 mg/kg SC a cada 12 horas; pacientes > 75 anos, não deve ser utilizado o *bolus*, e a dose de manutenção deve ser rebaixada para 0,75 mg/kg SC a cada 12 horas; pacientes com *clearance* de creatinina < 30 mL/min, independentemente da idade, a dose deve ser de 1,0 mg/kg SC a cada 24 horas.

▪ Inibidor da glicoproteína IIb/IIIa (abciximab ou tirofiban): não tem indicação como adjuvante ao fibrinolítico; no caso da ICP primária, seu uso deve ser individualizado, tendo indicação clara em pacientes com grande quantidade de trombo intracoronário.

Tabela 99.X – Formas de recanalização: ICP X trombólise

Critérios A favor de fibrinolítico	Critérios A favor de ICP
• Impossibilidade de realizar ICP: – Laboratório de hemodinâmica não-disponível/ocupado – Dificuldade de acesso vascular • Atraso para realizar ICP: – Tempo porta-balão > 90 minutos – Tempo (porta-agulha) – (porta-balão) > 60 minutos – Tempo para transferência > 2 horas	• Início dos sintomas > 3 horas • Possibilidade de realizar ICP: – Hemodinâmica disponível – Sem dificuldade de acesso venoso • Sem atraso para realizar ICP: – **Tempo porta-balão < 90 minutos** – Tempo (porta-agulha) – (porta-balão) > 60 minutos; tempo para transferência > 2 horas • Alto risco de eventos: – Classe de Killip ≥ 3 – Choque cardiogênico – Contra-indicação para fibrinolítico – Dúvidas no diagnóstico do IAM

*Nas primeiras 3 horas de evolução, os resultados com o uso de fibrinolítico ou ICP primária são similares.

Tabela 99.XI – Contra-indicações mais importantes dos medicamentos discutidos no capítulo

• **AAS:** úlcera péptica ativa; intolerância comprovada ao medicamento; sangramento digestivo recente.	• **Diltiazem:** bloqueio AV de 2º e 3º graus; bradicardia < 55 bpm; não usar cronicamente na disfunção ventricular.
• **β-bloqueador:** DPOC e asma; bradicardias com FC < 60 bpm, principalmente no IAM inferior; subgrupo IV e IIb de Forrester modificado; BAV 2º e 3º graus; PAS < 90 mmHg.	• **Nitrato:** hipotensão (PAS < 90 mmHg ou queda > 30 mmHg em relação ao nível basal; comprometimento de ventrículo direito.
• **Inibidor de ECA/bloqueador de AT1:** gravidez; hipotensão (PAS < 90 mmHg ou queda >30 mmHg em relação ao nível basal).	

▪ Outros medicamentos coadjuvantes: (contra-indicações na Tabela 99.XI)

- Nitratos: sublingual, com objetivo de afastar-se eventual espasmo coronário, avaliado por melhora dos sintomas e da elevação do segmento ST. Nitrato EV é indicado no caso de isquemia persistente ou para controle de congestão pulmonar ou hipertensão arterial, podendo ser utilizado de forma rotineira em todo paciente com IAM nas primeiras 24-48 horas de evolução, desde que não haja contra-indicação.
- β-bloqueadores: seu uso endovenoso é recomendado rotineiramente em pacientes não submetidos a recanalização, e nos recanalizados que apresentam taquicardia sinusal (não relacionada com descompensação cardíaca), hipertensão arterial sistêmica ou isquemia persistente. Em ambas as situações recomenda-se a introdução na seqüência da formulação oral, que deve ser mantida indefinidamente. A formulação oral pode ainda ser utilizada sem o uso prévio do medicamento endovenoso. Após os resultados do estudo COMMIT, no qual testou-se o uso endovenoso do β-bloqueador seguido do oral e demonstrou-se um aumento de 29% na incidência de choque cardiogênico, recomenda-se atenção quando a introdução do medicamento for realizada de forma precoce (dia 1-2), especialmente em pacientes com sinais de falência cardíaca ou com risco aumentado para choque cardiogênico (idade > 70 anos, pressão arterial sistólica < 120 mmHg, freqüência cardíaca > 110 bpm e tempo prolongado na apresentação do IAM).
- Inibidor da ECA: deve ser iniciado nas primeiras 24 horas de evolução em pacientes com infarto de parede anterior e/ou fração de ejeção ventricular esquerda < 40% e/ou congestão pulmonar; pode ser substituído por bloqueador do receptor de angiotensina II (AT1) em pacientes com intolerância. Os pacientes sem contra-indicação, principalmente os de maior risco, devem utilizar um inibidor da ECA por tempo indefinido após a alta hospitalar.
- Bloqueador da aldosterona: recomenda-se em todo paciente com IAM sem disfunção renal ou hipercalemia,

desde que apresentem fração de ejeção ≤ 0,40 e sintomas de insuficiência cardíaca e/ou diabetes.

• Antagonista do cálcio: o diltiazem é o agente de escolha para pacientes com contra-indicação para o uso de β-bloqueadores ou que apresentem isquemia persistente/recorrente ou freqüência cardíaca elevada. Caso haja indicação para o uso de antagonista do cálcio e o paciente apresente disfunção ventricular esquerda, o diltiazem deverá ser substituído por anlodipino, principalmente como terapêutica de longo prazo.

- Clopidogrel: indicado de forma rotineira em pacientes submetidos a intervenções coronárias percutâneas, primária ou secundária. Após a divulgação dos resultados dos estudos CLARITY e COMMIT, indica-se sua utilização rotineira em todo paciente com IAM (submetidos ou não à terapia fibrinolítica) com até 24 horas de evolução, reservando a dose de ataque aos pacientes com idade menor que 75 anos.
- Hipolipemiante: os pacientes que apresentarem LDL colesterol >100 mg/dL devem iniciar terapêutica hipolipemiante (estatina, caso não haja contra-indicação) ainda durante a internação, aproveitando que nesse período há maior motivação e aderência. Pacientes em uso de estatina previamente à internação não devem descontinuar o tratamento durante a hospitalização.
- Antiinflamatórios não-hormonais: os AINH (seletivos ou não) não devem ser administrados durante a hospitalização do paciente com IAM por aumentarem o risco de mortalidade, reinfarto, hipertensão arterial, insuficiência cardíaca e ruptura miocárdica.

Algoritmo 99.1 – Manejo do paciente com dor torácica à chegada ao hospital

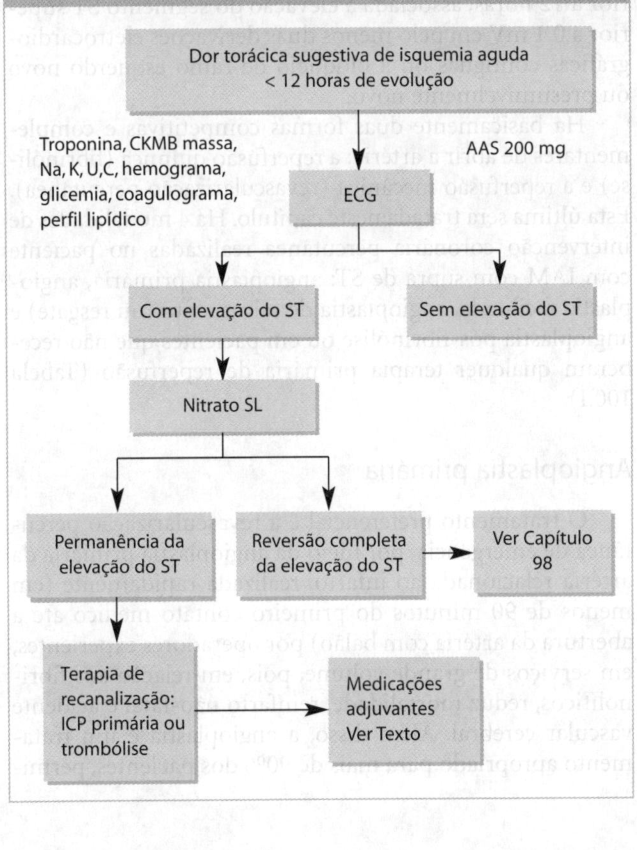

LEITURA ADICIONAL

1. Nicolau JC, Marin-Neto JA (editores). Síndromes isquêmicas miocárdicas instáveis. São Paulo: Editora Atheneu; 2001.
2. Nicolau JC, Maia LN. Terapia medicamentosa do infarto agudo do miocárdio. In: Nobre F, Serrano CV Jr. Tratado de cardiologia SOCESP. Barueri: Editora Manole; 2005. p.662-74.
3. Stefanini E, Ramos RF. Infarto agudo do miocárdio com supradesnivelamento do segmento ST: avaliação clínica e laboratorial. In: Nobre F, Serrano CV. Tratado de cardiologia SOCESP. Barueri: Editora Manole; 2005. p.650-61.
4. Antman EM, Braunwald E. Acute myocardial infarction. In: Braunwald E, Zipes DP, Libby P. Heart disease: a textbook of cardiovascular medicine. W.B. Saunders Company. p.1114-233.
5. Antman EM, Anbe DT, Armstrong PW, Bates ER, Green LA, Hand M, et al. ACC/AHA guidelines for the management of patients with ST-elevation myocardial infarction: a report of the American College of Cardiology/American Heart Association Task Force on Practice Guidelines; 2004. Disponível em: www.acc.org.
6. Antman EM, Hand M, Armstrong PW, Bates ER, Green LA, et al. 2007 Writing group to review new evidence and update the ACC/AHA guidelines for the management of patients with ST-elevation myocardial infarction, writing on behalf of the 2004 Writing Committee. J Am Coll Cardiol 2008; 51: 210-47.
7. King III SB, Smith SC, Hirschfeld JW, Jacobs AK, et al. 2007 Writing group to review new evidence and update the ACC/AHA/SCAI 2005 guideline update for percutaneous coronary intervention, writing on behalf of the 2005 Writing Committee. J Am Coll Cardiol 2008; 51: 172-209.
8. Piegas LS, Timerman A, Nicolau JC, Matos LA, Rossi JM, Feitosa GS. III diretriz sobre tratamento do infarto agudo do miocárdio. Sociedade Brasileira de Cardiologia. Disponível em: www.cardiol.br.
9. Nicolau JC, Serrano CV, Garzon SAC, Ramires JAF. Prognosis of acute myocardial infarction at the thrombolytic era: medical evaluation is still valuable. Eur J Heart Fail 2001; 3: 569-76.
10. Pitt B, White H, Nicolau JC, Martinez F, Gheorghiade M, Aschermann M, et al., on behalf of the EPHESUS Steering Committee. Eplerenone reduces mortality 30 days post-randomization following acute myocardial infarction in patients with left ventricular systolic dysfunction and heart failure. J Am Coll Cardiol 2005; 46: 425-31.
11. Menon V, Harrington RA, Hochman JS, Cannon CP, Goodman SD, Wilcox RC, Schunemann HJ, Ohman EM. Thrombolysis and adjunctive therapy in acute myocardial infarction. The Seventh ACCP Conference on Antithrombotic and Thrombolytic Therapy. Chest 2004; 126: 549S-575S.
12. Keeley EC, Boura JA, Grines CL. Primary angioplasty versus intravenous thrombolytic therapy for acute myocardial infarction: a quantitative review of 23 randomized trials. Lancet 2003; 361: 13-20.
13. Dalby M, Bouzamondo A, Lechat P, Montalescot G. Transfer for primary angioplasty versus immediate thrombolysis in acute myocardial infarction – a meta-analysis. Circulation 2003; 108: 1809-14.
14. Antman EM, Van de Werf F. Pharmacoinvasive therapy – the future of treatment for ST-elevation myocardial infarction. Circulation 2004; 109: 2480-6.
15. Sabatine MS, Cannon CP, Gibson CM, Lopez-Sendon JL, Montalescot G, Theroux P, Claeys MJ, Cools F, Hill KA, Skene AM, McCabe CH, Braunwald E. Addition of clopidogrel to aspirin and fibrinolytic therapy for myocardial infarction with ST-segment elevation. N Engl J Med 2005; 352: 1189.
16. Chen ZM, Jiang LX, Chen YP, Xie JX, Pan HC, Peto R, Collins R, Liu LS. Addition of clopidogrel to aspirin in 45,852 patients with acute myocardial infarction: randomized placebo-controlled trial. Lancet 2005; 366: 1607-21.
17. Chen ZM, Pan HC, Chen YP, Peto R, Collins R, Jiang LX, Xie JX, Liu LS. Early intravenous then oral metoprolol in 45,852 patients with acute myocardial infarction: randomized placebo-controlled trial. Lancet 2005; 366: 1622-32.
18. Antman EM, Morrow DA, McCabe CH, Murphy SA, Ruda M, Sadowski Z, Budaj A, Lopez-Sendon JL, Guneri S, Jiang F, White HD, Fox KA, Braunwald E. Enoxaparin versus unfractionated heparin with fibrinolysis for ST-elevation myocardial infarction. N Engl J Med 2006; 354: 1477-88.
19. www.acc.org.
20. www.americanheart.org.
21. www.escardio.org.
22. www.cardiol.br.

CAPÍTULO 100 Cardiologia Intervencionista em Emergências Cardiovasculares

Breno A. A. Falcão
Expedito E. Ribeiro
Pedro A. Lemos

TÓPICOS IMPORTANTES

- Para pacientes com infarto agudo do miocárdio com supradesnivelamento do segmento ST, a reperfusão mecânica realizada em centro equipado para realizar o procedimento em tempo adequado, com operadores treinados, é atualmente a melhor alternativa para restabelecer o fluxo coronário. Os *stents* coronários otimizam os resultados da angioplastia primária, pois reduzem o risco de reoclusão e de reestenose. Os bloqueadores da glicoproteína IIb/IIIa são drogas importantes, visto que podem agir sinergisticamente com os *stents*, aumentando o sucesso do tratamento.
- Pacientes admitidos com síndrome coronariana aguda sem supradesnivelamento do segmento ST e com perfil de risco elevado devem ser encaminhados ao tratamento invasivo sem demora, utilizando inibidores da glicoproteína IIb/IIIa administrados previamente à intervenção coronária percutânea.

INTRODUÇÃO E DEFINIÇÕES

A angioplastia coronária, introduzida na prática clínica no final da década de 1970, foi inicialmente proposta para indivíduos estáveis, com perfil de risco relativamente baixo. No entanto, já na década de 1980, surgiram os primeiros estudos indicando o potencial da angioplastia coronária para o tratamento de pacientes com coronariopatia aguda, tanto angina instável e angina pós-infarto refratária, quanto infarto agudo do miocárdio. Esses estudos iniciais, realizados há menos de 25 anos, inauguraram uma nova frente de possibilidades terapêuticas que viria a modificar drasticamente o tratamento de pacientes com síndromes coronarianas agudas. O desenvolvimento de técnicas de intervenção avançadas e de terapias medicamentosas adjuvantes eficazes minimizou bastante o risco do procedimento nessa população. Atualmente, a intervenção percutânea coronária é utilizada como o método terapêutico de escolha em boa parte dos pacientes admitidos com síndromes coronarianas agudas com ou sem elevação do segmento ST.

SÍNDROME CORONARIANA AGUDA COM SUPRADESNIVELAMENTO DE ST

O infarto agudo do miocárdio com supradesnivelamento do segmento ST (IAM com supra de ST) habitualmente decorre da oclusão aguda de uma artéria coronária devido a ruptura ou erosão de placa aterosclerótica com formação de trombo local, acompanhada por vasoespasmo e embolização distal. As apresentações clínica e eletrocardiográfica do paciente variam conforme a localização da lesão, a importância da artéria comprometida, a presença de outras lesões obstrutivas coronarianas, a existência de circulação colateral e pré-condicionamento isquêmico, além da função ventricular e das comorbidades clínicas.

O ponto central do tratamento dos pacientes com IAM com supra de ST é a abertura rápida da artéria relacionada ao infarto com restabelecimento do fluxo coronariano anterógrado e da perfusão miocárdica, reduzindo o tamanho do infarto, minimizando o dano miocárdico, preservando a função ventricular e principalmente reduzindo morbidade e mortalidade. Dessa forma, a terapia de reperfusão está indicada para os pacientes com precordialgia consistente com infarto agudo do miocárdio com uma duração inferior a 12 horas, associada à elevação do segmento ST superior a 0,1 mV em pelo menos duas derivações eletrocardiográficas contíguas ou a bloqueio de ramo esquerdo novo ou presumivelmente novo.

Há basicamente duas formas competitivas e complementares de abrir a artéria: a reperfusão química (fibrinólise) e a reperfusão mecânica (revascularização percutânea). Esta última será tratada neste capítulo. Há 4 modalidades de intervenção coronária percutânea realizadas no paciente com IAM com supra de ST: angioplastia primária, angioplastia facilitada, angioplastia de salvamento (ou resgate) e angioplastia pós-fibrinólise ou em pacientes que não receberam qualquer terapia primária de reperfusão (Tabela 100.I).

Angioplastia primária

O tratamento preferencial é a revascularização percutânea de emergência, por meio da angioplastia primária da artéria relacionada ao infarto, realizada rapidamente (em menos de 90 minutos do primeiro contato médico até a abertura da artéria com balão) por operadores experientes, em serviços de grande volume, pois, em relação aos fibrinolíticos, reduz mortalidade, reinfarto não-fatal e acidente vascular cerebral. Além disso, a angioplastia é um tratamento apropriado para mais de 90% dos pacientes, permi-

Tabela 100.I – Modalidades de angioplastia coronária percutânea no IAM com supra de ST

Angioplastia primária	Intervenção mecânica imediata (emergência) para reperfusão miocárdica em tempo hábil
Angioplastia facilitada	Intervenção mecânica de emergência, após administração de drogas (fibrinolíticos e/ou inibidores da glicoproteína IIb/IIIa) na tentativa de antecipar a reperfusão miocárdica (quimicamente), enquanto o paciente aguarda a angioplastia de emergência
Angioplastia de salvamento	Intervenção mecânica de emergência em pacientes selecionados inicialmente para terapia de reperfusão com fibrinolíticos e que evoluíram com critérios de falha na reperfusão, diagnosticados precocemente
Angioplastia pós-fibrinolítico ou em pacientes sem terapia de reperfusão primária	Intervenção mecânica de emergência ou programada em pacientes submetidos inicialmente a terapia de reperfusão com fibrinolíticos ou naqueles que não receberam qualquer terapia primária de reperfusão. Essa estratégia é realizada fora do contexto da angioplastia de salvamento e é habitualmente motivada por choque cardiogênico, instabilidade clínica, isquemia recorrente ou para estratificação invasiva de risco precocemente após o infarto

te a obtenção de fluxo coronariano TIMI 3 em 70% a 90% dos casos, praticamente elimina o risco de hemorragia intracraniana e representa o tratamento de escolha para pacientes de alto risco, como aqueles em choque cardiogênico, insuficiência cardíaca congestiva grave, instabilidade hemodinâmica e elétrica.

Uma grande metanálise envolvendo 23 estudos randomizados e 7.739 pacientes comparou a angioplastia primária com a terapia fibrinolítica (entre estes, a maioria recebeu agentes fibrino-específicos, como o t-PA). Esse estudo demonstrou que a angioplastia primária foi superior ao fibrinolítico em relação à diminuição de morte (7% *vs.* 9%; p = 0,0002), de reinfarto não-fatal (3% *vs.* 7%; p < 0,0001), de acidente vascular cerebral (1% *vs.* 2%) e do desfecho combinado composto por óbito, reinfarto não-fatal e acidente vascular cerebral (8% *vs.* 14%; p < 0,0001).

Em relação à angioplastia primária com balão isolado, o implante de *stents* reduziu a taxa de oclusão aguda do vaso e as complicações tardias relacionadas à ocorrência de reestenose. Vários estudos demonstraram a segurança e a eficácia dos *stents* coronarianos na angioplastia primária. Em estudo com aproximadamente 4.000 pacientes incluídos em 9 ensaios clínicos, o uso de *stents* reduziu em 48% a incidência de eventos combinados (óbito, reinfarto ou nova revascularização) ao final de 6 a 12 meses (13,3% *vs.* 22,5%; OR 0,52 [IC 95% 0,44-0,62]; p < 0,001), principalmente às custas de diminuição significativa do índice de reintervenção coronariana no período (9,2% *vs.* 18,75%; p < 0,001). Dessa forma, o implante de *stents* representa a estratégia preferencial no tratamento do infarto. Entretanto, em algumas situações, o balão isolado pode ser utilizado, como nos pacientes com contra-indicação ao clopidogrel (devido à trombocitopenia grave ou à presença de lesão importante no tronco da coronária que requeira cirurgia de revascularização de urgência) ou com artéria relacionada ao infarto de calibre muito fino para o implante de *stent*.

Os *stents* farmacológicos, comparados aos *stents* convencionais, mostraram-se capazes de reduzir as taxas de reestenose e suas complicações, em vários cenários clínicos. Dessa forma, motivou-se avaliar o implante desses *stents* também no tratamento do infarto agudo. No estudo RESEARCH, os *stents* revestidos com sirolimo (rapamicina) mostraram-se seguros, não se observando trombose nos primeiros 30 dias após o procedimento em qualquer dos pacientes, e efetivos, com incidência zero de reestenose. Os *stents* com sirolimo reduziram a taxa de eventos adversos em 300 dias em comparação aos *stents* convencionais (9,4% *vs.* 17%, p = 0,02). Apesar dos resultados favoráveis desse registro, dúvidas quanto à segurança da utilização dos *stents* farmacológicos no infarto foram levantadas, devido a problemas relacionados ao risco de suspensão precoce da terapia antiplaquetária dupla com AAS e clopidogrel (dificuldade em julgar a adesão do paciente ao tratamento e eventuais motivos clínicos que requeiram suspensão dessa terapia) e ao risco de mal posição tardia do *stent* farmacológico com suas possíveis implicações. Nesse contexto, três estudos randomizados confirmaram a eficácia dos *stents* farmacológicos (revestidos com sirolimo ou com paclitaxel) na redução da taxa de reestenose e da necessidade de reintervenção, em relação aos *stents* convencionais, sem diferença quanto ao risco de trombose. Recentemente, uma metanálise incluindo 8 estudos randomizados e 2.786 pacientes com infarto agudo do miocárdio, todos com seguimento médio de 12 a 24 meses, comparando *stents* farmacológicos com *stents* convencionais, demonstrou redução significativa no risco de reintervenção coronariana (HR 0,38 – CI 95%, 0,29-0,50), favorável aos *stents* farmacológicos, sem diferença significativa em relação a qualquer dos desfechos de segurança definidos como trombose de *stent*, óbito e novo infarto do miocárdio. Informações relativas ao seguimento mais tardio dos pacientes ainda são aguardadas.

Intervenções farmacológicas têm sido testadas com o intuito de otimizar a reperfusão durante a angioplastia. A utilização de inibidores da glicoproteína plaquetária IIb/IIIa como terapia adjuvante, principalmente quando iniciados na sala de emergência, tem valor bem definido. Uma metanálise compilou os resultados combinados de todos os 8 estudos randomizados realizados até o momento que avaliaram o impacto do inibidor da GP IIb/IIIa abciximabe para pacientes com infarto agudo tratados com angioplastia. Quando comparado ao grupo placebo, o abciximabe associou-se a uma redução significativa da mortalidade aos 30 dias (2,4% *vs.* 3,4%, p = 0,047) e após 6 a 12 meses (4,4% *vs.* 6,2%, p = 0,01), assim como reduziu significativamente a incidência de reinfarto em 30 dias (1% *vs.* 1,9%, p = 0,03). Além disso, o abciximabe não elevou o risco de complicações hemorrágicas (4,7% *vs.* 4,1%, p = 0,4). Recentemente, um pequeno estudo testou a infusão de dose baixa de estreptoquinase intracoronária (250 U) após a angioplastia primária, demonstrando benefício precoce (após 2 dias) em vários parâmetros de função microvascular, entretanto sem impacto clínico na função ventricular após 6 meses, sugerindo a necessidade de maiores estudos.

Apesar dos dados acima ressaltando a eficácia da angioplastia primária no infarto e as possibilidades de melhorar ainda mais os resultados da intervenção, há poucos hospitais equipados com serviços de cardiologia intervencionista habilitados a oferecer esse tratamento em tempo adequado. Dados americanos sugerem que 60% a 70% dos pacientes com IAM com supra de ST são admitidos em hospitais sem serviços de hemodinâmica capacitados 24 horas por dia e 7 dias por semana. No Brasil, essa taxa deve ser ainda superior. Para esse grande número de pacientes, há a possibilidade de fibrinólise, transferência imediata para centros capazes de realizar angioplastia primária (considerando o atraso relacionado ao transporte) ou, mais recentemente, transferência imediata com proposta de realizar angioplastia facilitada (Algoritmo 100.1).

Vários estudos compararam as estratégias de fibrinólise *versus* a transferência imediata para centros capazes de realizar angioplastia primária. Esses estudos demonstraram que a melhor estratégia depende, entre outros fatores, do tempo decorrido do início dos sintomas até o momento da tomada de decisão em relação ao método de reperfusão. Nas primeiras 3 horas, quando o fibrinolítico é mais efetivo, não se observa benefício em mortalidade com a transferência para angioplastia primária, enquanto para pacientes com mais de 3 horas de evolução, a estratégia de transferência reduz a mortalidade. Outros fatores importantes nessa decisão são a gravidade do infarto e o risco de sangramento (se elevados, favorecem o tratamento percutâneo), além do tempo de atraso estimado para realização da angioplastia em relação à fibrinólise (se maior que 60 minutos, favorece a fibrinólise).

Para os pacientes inicialmente selecionados para a terapia de reperfusão com fibrinolíticos, a intervenção percutânea ainda pode ser realizada na forma de angioplastia facilitada (fibrinolítico como facilitador), angioplastia de salvamento ou angioplastia pós-fibrinolítico. No caso dos pacientes não submetidos a qualquer terapia primária de reperfusão, também se pode realizar angioplastia, em casos selecionados, como no contexto da estratificação invasiva do risco após o infarto.

Angioplastia facilitada

A angioplastia facilitada surgiu da idéia de combinar a disponibilidade e a rapidez da reperfusão química com a eficiência da reperfusão mecânica, a fim de maximizar os resultados do tratamento. Precocemente, administra-se um agente farmacológico (fibrinolítico, inibidor da glicoproteína IIb/IIIa ou ambos) na tentativa de restaurar rapidamente o fluxo coronariano e a perfusão miocárdica, enquanto o paciente aguarda a realização de emergência da cineangiocoronariografia com provável angioplastia da artéria relacionada ao infarto (lesão culpada).

Vários estudos avaliaram o papel de angioplastia facilitada, com resultados controversos. Uma metanálise recente demonstrou maior taxa de patência da artéria relacionada ao infarto com a angioplastia facilitada, em comparação com a angioplastia primária, entretanto também demonstrou piores desfechos clínicos com a facilitação. O resultado dessa metanálise foi bastante influenciado pelo maior dos estudos (sujeito a várias críticas), o ASSENT 4, que testou a estratégia de angioplastia imediata de rotina após facilitação com tenecteplase em dose plena *versus* angioplastia primária (no contexto de disponibilidade rápida para angioplastia primária) e foi precocemente interrompido devido a maiores taxas de oclusão aguda do vaso, reinfarto e mortalidade no grupo que recebeu facilitação, possivelmente decorrente do estado pró-trombótico após a fibrinólise. Neste estudo, os pacientes receberam heparina em dose baixa e observou-se tempo porta-balão apenas discretamente superior ao limite recomendado. Desse modo, angioplastia facilitada com fibrinolítico em dose plena não deve ser realizada, especialmente se houver disponibilidade de angioplastia primária em tempo e condições ideais. O papel da angioplastia facilitada, utilizando fibrinolítico em doses menores e/ou inibidor da glicoproteína IIb/IIIa precocemente, *versus* fibrinólise isolada (com ou sem inibidor da glicoproteína IIb/IIIa) ou angioplastia primária em situações onde estima-se um tempo porta-balão muito prolongado, precisa ser melhor avaliado.

Um estudo recente comparou a estratégia de fibrinólise pré-hospitalar isolada (metade da dose de reteplase + abciximabe) *versus* fibrinólise pré-hospitalar seguida de angioplastia facilitada imediata (metade da dose de reteplase + abciximabe), demonstrando que a estratégia de angioplastia facilitada foi associada a redução da área de infarto e maior taxa de resolução completa do supradesnivelamento do segmento ST. Outro estudo sugeriu que a administração pré-hospitalar de abciximabe no contexto do infarto reduziu a mortalidade, sendo esse dado posteriormente fortalecido pelo resultado de uma metanálise que confirmou esse benefício em pacientes submetidos à angioplastia primária.

Até que outros estudos maiores e bem desenhados estejam concluídos, a angioplastia facilitada, utilizando fibrinolítico e/ou inibidores da glicoproteína IIb/IIIa, deve ficar reservada para situações individualizadas, em que o paciente apresente baixo risco de sangramento, opte-se pelo tratamento percutâneo (em geral devido a infarto de elevada gravidade) e estime-se um retardo para realização da angioplastia superior ao limite de tempo preconizado.

Angioplastia de salvamento

A angioplastia de salvamento para o infarto com supra de ST pode ser conceituada como a reperfusão mecânica após falência primária da terapia fibrinolítica. A eficácia da angioplastia de resgate sempre foi debatida. A despeito do alto índice de sucesso técnico do procedimento e do impacto positivo sobre a função ventricular, dados conflitantes a respeito do seu efeito sobre a mortalidade, além dos riscos relacionados a sangramento, reoclusão do vaso tratado e elevada mortalidade diante de insucesso no procedimento, limitaram o emprego amplo dessa modalidade de angioplastia na era inicial da intervenção coronariana.

Entretanto, as controvérsias em torno do benefício da angioplastia de salvamento podem ser facilmente justificadas pelo pequeno número de estudos randomizados avaliando essa terapia, caracterizados por marcantes diferenças metodológicas. Nesses estudos, não há consenso em relação à definição de falha da fibrinólise e não há padronização quanto ao momento em que essa possível falha deve ser diagnosticada. Recentemente, no contexto do tratamento percutâneo atual com *stents* e inibidores da GP IIb/IIIa, um estudo grande randomizado especificamente desenhado para avaliar o papel da angioplastia de resgate utilizou critérios clínicos e eletrocardiográficos práticos para definição precoce da falência da fibrinólise, a partir da qual os pacientes foram randomizados para cineangiocoronariografia de emergência com provável angioplastia de resgate (se lesão culpada com obstrução > 50%, com fluxo TIMI < 3), nova fibrinólise ou tratamento conservador. Nesse estudo, o objetivo primário definido pelo desfecho composto por mortalidade por todas as causas, reinfarto, acidente vascular cerebral e insuficiência cardíaca após 6 meses do tratamento foi significativamente reduzido pela angioplastia de resgate, principalmente às custas de menor recorrência de infarto do miocárdio. Além disso, após 6 meses observou-se uma tendência para redução da mortalidade no grupo tratado com angioplastia de resgate. Recentemente, uma metanálise incluiu 3 estudos randomizados, totalizando 700 pacientes, que compararam angioplastia de resgate com o tratamento conservador, demonstrando redução de 28% (RR 0,72; IC 95%, 0,59-0,88; p = 0,001) no desfecho composto por mortalidade por todas as causas, reinfarto e insuficiência cardíaca.

Como recomendação prática, em relação aos pacientes selecionados inicialmente para terapia de reperfusão com fibrinolíticos, deve-se acompanhar atentamente a evolução com vistas a identificar precocemente, sinais de falha da reperfusão. Condições como choque cardiogênico (em candidatos a reperfusão), edema agudo de pulmão e arritmia ventricular devem desencadear rapidamente a angioplastia de resgate. Para pacientes sem essas condições, o eletrocardiograma realizado após 60 minutos do início da fibrinólise, demonstrando resolução inferior a 50% do supradesnível de ST na derivação com maior grau de supradesnível, indica risco elevado de falência do fibrinolítico aos 90 minutos e deve motivar alerta ao serviço de hemodinâmica para a possibilidade de angioplastia de resgate. Após 90 minutos da fibrinólise, dados clínicos como persistência ou recorrência da angina e sinais de deterioração hemodinâmica, bem como o parâmetro eletrocardiográfico de resolução inferior a 50% do supradesnível do segmento ST na derivação com maior grau de supradesnível, devem ser utilizados para diagnosticar a falha do tratamento. Nesse momento, a decisão quanto à indicação de cineangiocoronariografia de emergência com provável angioplastia de salvamento deve ser individualizada. Da mesma forma que na angioplastia primária, fatores como o tempo decorrido do início dos sintomas até a identificação da falência da fibrinólise, a estimativa da gravidade do infarto e do risco de sangramento, bem como a estimativa do tempo necessário para a restauração mecânica do fluxo coronariano são muito importantes. Uma vez decidido pela realização da angioplastia de salvamento, deve-se objetivar a abertura mecânica da artéria o mais rapidamente possível (tempo de detecção de falha do fibrinolítico até dilatação com balão), com o mesmo empenho utilizado para angioplastia primária. Além disso, recomenda-se implantar *stents* como estratégia preferencial, considerar a utilização de inibidores da GP IIb/IIIa e dar preferência para heparina não fracionada em relação à heparina de baixo peso molecular, a fim de ajustar com segurança o nível de anticoagulação (TCA inferior a 250 s). Atenção especial deve ser dirigida para o ajuste minucioso das doses de antiplaquetários e anticoagulantes para minimizar o risco de sangramento.

Angioplastia pós-fibrinólise ou para pacientes que não receberam qualquer terapia primária de reperfusão

Essa modalidade de angioplastia agrega várias situações clínicas bastante freqüentes: pacientes submetidos a angioplastia após fibrinólise com sucesso (imediatamente ou após horas a dias da fibrinólise); pacientes submetidos à angioplastia após fibrinólise sem sucesso (após horas a dias da fibrinólise, fora do contexto da angioplastia de resgate); e pacientes submetidos à angioplastia que não receberam qualquer terapia de reperfusão em tempo hábil.

No caso específico dos pacientes submetidos a angioplastia imediatamente após fibrinólise com sucesso, de forma sistemática e não selecionada, não se observou qualquer benefício em relação a salvamento de miocárdio ou prevenção de reinfarto e morte. Pelo contrário, observou-se maior incidência de eventos adversos como sangramento, isquemia recorrente, necessidade de cirurgia de revascularização de emergência e óbito. Embora esses dados não tenham sido repetidos na fase moderna e atual da intervenção coronária, até o momento, os pacientes trombolisados com critérios de reperfusão e estabilidade clínica não devem ser encaminhados de emergência para cateterismo com provável angioplastia.

Os demais cenários discutidos neste tópico devem ser compreendidos no contexto da estratificação invasiva do risco após o infarto e referem-se ao potencial benefício da abertura tardia da artéria relacionada ao infarto. De forma prática, pacientes tratados inicialmente de forma clínica com ou sem terapia de reperfusão, que na evolução apresentem reinfarto, isquemia moderada a grave (espontânea ou induzida), choque ou instabilidade hemodinâmica, são candidatos a cineangiocoronariografia para estratificação do risco, com provável angioplastia da lesão culpada, se a anatomia for favorável. Por outro lado, em pacientes com baixo perfil de risco e boa evolução clínica, a despeito da presença de artéria ocluída após 24 horas do infarto, o benefício teórico da angioplastia tardia para melhora da função ventricular, estabilidade elétrica e possível via de circulação colateral para outros vasos no futuro não foi confirmado. O estudo OAT incluiu pacientes estáveis, 3 a 28 dias após o infarto, com evidência angiográfica de artéria coronária ocluída (TIMI 0 ou TIMI 1), que foram randomizados para tratamento clínico isolado ou para tratamento clínico associado a angioplastia da lesão culpada. Foram excluídos pacientes com insuficiência cardíaca grave (NYHA CF 3 ou 4), com grande área de isquemia documentada, triarteriais, pacientes com instabilidade clínica e os portadores de insuficiência renal (Cr > 2,5 mg/dL). Após 4 anos de seguimento, não houve diferença entre os grupos para o desfecho combinado composto por óbito, reinfarto e insuficiência cardíaca NYHA CF 4. A Tabela 100.2 sumariza a estratégia para seleção do tratamento de reperfusão em pacientes com infarto com supradesnivelamento de ST.

SÍNDROMES CORONÁRIAS AGUDAS SEM SUPRADESNIVELAMENTO DO SEGMENTO ST

Pacientes com síndromes isquêmicas agudas sem supradesnivelamento do segmento ST apresentam habitualmente obstruções coronarianas graves decorrentes de instabilização de placa aterosclerótica (ruptura ou erosão) acompanhada pela formação de trombo intracoronário, comumente suboclusivo, com conseqüente redução do fluxo coronariano. Nesse contexto, a angioplastia coronária poderia ser benéfica ao proporcionar resolução imediata da estenose luminal e estabilização local do processo trombo-oclusivo. Apesar das vantagens potenciais do tratamento invasivo, essa estratégia também está associada a eventuais complicações. O impacto da estratégia invasiva (cineangiocoronariografia seguida por revascularização miocárdica, geralmente percutânea) em comparação com uma estratégia conservadora, na qual somente pacientes refratários ao tratamento clínico e com evidência de isquemia miocárdica são tratados invasivamente, tem sido alvo de diversos estudos randomizados nos últimos anos.

Até o momento, 5 estudos foram realizados na "era" pós-*stent* utilizando-se inibidores IIb/IIIa ou antiplaquetários tienopiridínicos. Uma metanálise recente analisou os resultados combinados de vários estudos e demonstrou que os pacientes tratados de maneira invasiva apresentaram uma forte tendência na redução da mortalidade de 6 a 12 meses da ordem de 20% (risco relativo [RR] 0,80; intervalo de confiança [IC] 95%: 0,63-1,03). Além disso, o tratamento invasivo associou-se a uma redução significativa do risco de ocorrência de reinfarto ou óbito aos 30 dias (RR 0,61; IC de 95%: 0,45-0,84), aos 6 meses (RR 0,75; IC 95%: 0,63-0,89) e aos 12 meses (RR 0,78; IC 95%: 0,65-0,92). Curiosamente, mesmo quando o resultado dos estudos da "era" pré-*stent* são analisados em conjunto com os dados de estudos mais recentes, ainda é evidente o benefício do tratamento invasivo precoce para pacientes com coronariopatia aguda sem supradesnivelamento do segmento ST. Os resultados combinados de todos os estudos randomizados realizados até o momento demonstram que, em comparação com o tratamento conservador, a estratégia invasiva está associada a uma redução significativa de 12% do risco de óbito ou reinfarto em 1 ano (RR 0,88; IC 95%: 0,78-0,99).

Diversos estudos têm demonstrado que o benefício do tratamento invasivo precoce é proporcional ao risco basal do paciente com síndrome coronariana aguda. Os dados combinados dos estudos realizados na "era" pós-*stent* demonstraram que o tratamento invasivo reduz significativamente o risco de óbito ou reinfarto em 6 a 12 meses em pa-

Tabela 100.II – Seleção da estratégia de reperfusão no IAM com supra de ST

Características importantes no processo de seleção da melhor estratégia	
• Tempo do início dos sintomas • Gravidade do infarto • Risco de sangramento • Tempo estimado até abertura mecânica da artéria	
Favorecem fibrinólise	**Favorecem estratégia invasiva**

• Estratégia invasiva não é possível
  • Dificuldade para obter acesso vascular
• Apresentação precoce
  • Menos de 3 h do início dos sintomas sem angioplastia disponível em tempo ideal
• Atraso para estratégia invasiva
  • Transporte prolongado
  • Tempo para abertura da artéria prolongado (> 90 min) ou atraso estimado > 60 min entre a fibrinólise e a abertura mecânica da artéria
• Baixo risco de sangramento
	• Disponibilidade para angioplastia em tempo ideal com operador experiente e retaguarda de cirurgia cardíaca
	• Infarto do miocárdio de alto risco
	  • Choque cardiogênico
	  • Congestão pulmonar
	  • IAM anterior extenso
	  • IAM ínfero-dorsal com infarto de VD
	• Contra-indicações para fibrinólise
	  • Alto risco de sangramento
	  • Risco de hemorragia intracraniana
	• Apresentação tardia
	  • Mais de 3h do início dos sintomas
	• Dúvida quanto ao diagnóstico de IAM

cientes com troponina positiva (RR 0,74; IC 95%: 0,59-0,94), porém não modifica o risco de eventos combinados em pacientes com troponina negativa (RR 0,82; IC 95%: 0,59-1,14). Em uma subanálise do estudo FRISC-II, os pacientes foram divididos com relação ao padrão eletrocardiográfico à admissão. Observou-se que o benefício do tratamento invasivo concentrava-se primordialmente no subgrupo de pacientes com depressão do segmento ST, sem um efeito terapêutico claro em pacientes sem alteração eletrocardiográfica ou somente com inversão de onda T. Recomendações para a seleção de pacientes com síndrome coronariana aguda sem supradesnivelamento do segmento ST para tratamento invasivo precoce direcionam essa estratégia para pacientes com perfil de risco elevado, avaliado por meio de antecedentes clínicos, apresentação clínica, alterações eletrocardiográficas, alterações de marcadores de necrose miocárdica, resultados de testes não-invasivos e escores de risco validados.

O melhor momento para a realização do cateterismo e da intervenção tem sido alvo de intensa investigação clínica. A realização da intervenção o mais cedo possível pode potencialmente evitar o aparecimento de complicações durante o tempo de espera até o início do tratamento. No entanto, pacientes com coronariopatia aguda freqüentemente apresentam-se com alta carga trombótica, instabilidade metabólica, pressórica e elétrica, entre outras. Nesse contexto, o uso de agentes antiplaquetários e antitrombóticos, além do controle clínico do paciente, poderia potencializar os efeitos da intervenção coronária. A presença de trombo intracoronário foi identificada como uma das mais importantes características morfológicas preditoras de complicações durante e após a realização da angioplastia coronária. O estudo ISAR-COOL foi conduzido com o objetivo de avaliar o benefício do tratamento medicamentoso antes da realização da intervenção em pacientes com angina instável com infradesnivelamento do segmento ST (65% dos casos) e/ou elevação de troponina (67% dos casos). Os 410 pacientes incluídos foram randomizados para duas estratégias distintas: 1) tratamento antitrombótico por 3 a 5 dias antes da intervenção, ou 2) realização da intervenção logo após a admissão (antes de 6 horas). Em ambos os grupos, os pacientes recebiam heparina não-fracionada, ácido acetilsalicílico, clopidogrel e tirofibam. No grupo de pacientes tratados com medicação potencializadora, 64,3% receberam tratamento percutâneo e 7,7%, cirúrgico. Dentre esses pacientes tratados precocemente, 70,4% foram submetidos à angioplastia coronária e 7,9% à cirurgia de revascularização. A taxa de óbito ou infarto aos 30 dias foi significativamente maior em pacientes randomizados para o pré-tratamento antitrombótico quando comparados aos 5,9% dos pacientes tratados precocemente (11,6% *vs.* 5,9%; RR 1,96 [IC 95%: 1,01-3,82]; p = 0,04). Curiosamente, a diferença observada entre os dois grupos deveu-se à ocorrência de eventos antes da realização do cateterismo, durante o chamado período de espera. Após o cateterismo cardíaco, a incidência de eventos foi semelhante em ambas estratégias (p = 0,9). Os autores concluem que, em pacientes com coronariopatia aguda de alto risco, o pré-tratamento com medicações adjuvantes não melhora o prognóstico quando

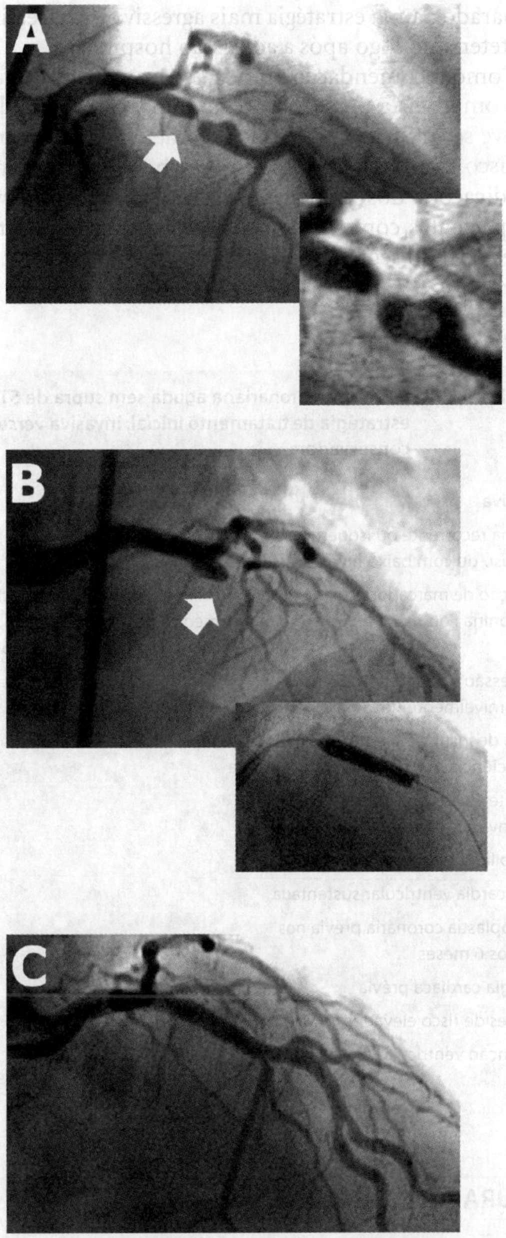

Figura 100.1 – Caso ilustrativo da evolução de paciente com síndrome coronariana aguda sem supradesnivelamento do segmento ST não tratado com intervenção percutânea precoce. O paciente foi admitido com dor anginosa progressiva sem elevação de marcadores de injúria miocárdica. Realizou cinecoronariografia, que revelou estenose acentuada na artéria descendente anterior (painel A, seta) com trombo intracoronário (note a imagem negativa intraluminal no detalhe acima). Após o cateterismo, foi encaminhado à unidade de origem para a realização de angioplastia coronária em segundo tempo. Não foram administradas medicações antitrombóticas por via parenteral (p.ex., heparina ou inibidores da glicoproteína IIb/IIIa). Após algumas horas, o paciente evoluiu com dor precordial intensa, em repouso, associada a supradesnível do segmento ST. A coronariografia neste momento revelou oclusão completa da artéria (painel B, seta), tratada com implante de *stent* no segmento com lesão (detalhe no centro). O painel C abaixo mostra o resultado final após a dilatação da artéria.

comparado a uma estratégia mais agressiva, com realização de cateterismo logo após a admissão hospitalar.

Como recomendação prática, a estratégia invasiva precoce com vistas a revascularização miocárdica, sem demora, deve ser utilizada para todos os pacientes com perfil de alto risco clínico (Figura 100.1). A Tabela 100.III sumariza as indicações dos tratamentos invasivo ou conservador para pacientes com síndrome coronariana aguda sem supradesnível do segmento ST.

Tabela 100.III – Síndrome coronariana aguda sem supra de ST – estratégia de tratamento inicial: invasiva *versus* conservadora

Invasiva	Conservadora
Angina recorrente ou isquemia ao repouso ou com baixo nível de esforço	Escores de risco baixos (TIMI ou Grace)
Elevação de marcadores de necrose (troponina I ou T)	Preferência do paciente e do médico na ausência de características de alto risco
Depressão do segmento ST nova ou presumivelmente nova	
Sinais de insuficiência cardíaca ou insuficiência mitral aguda ou agudizada	
Características de alto risco em testes não-invasivos	
Instabilidade hemodinâmica	
Taquicardia ventricular sustentada	
Angioplastia coronária prévia nos últimos 6 meses	
Cirurgia cardíaca prévia	
Escores de risco elevados (TIMI ou Grace)	
Disfunção ventricular (Feve < 40)	

LEITURA ADICIONAL

1. Anderson JL, Adams CD, Antman EM, Bridges CR, Califf RM, Casey Jr. DE, et al. ACC/AHA 2007 guidelines for the management of patients with unstable angina/non-ST-elevation myocardial infarction. J Am Coll Cardiol 2007; 50: 652-726.
2. Antman EM, Hand M, Armstrong PW, Bates ER, Green LA, Halasyamani LK, et al. 2007 focused update of the ACC/AHA 2004 guidelines for the management of patients with ST-elevation myocardial infarction. J Am Coll Cardiol 2008; 51: 210-47.
3. Armstrong PW. A comparison of pharmacologic therapy with/without timely coronary intervention vs. primary percutaneous intervention early after ST-elevation myocardial infarction: the WEST study. Eur Heart J 2006; 207: 1530-8.
4. Assessment of the safety and efficacy of a new treatment strategy with percutaneous coronary intervention (ASSENT-4 PCI) Investigators. Primary versus tenecteplase-facilitated percutaneous coronary intervention in patients with ST-segment elevation acute myocardial infarction (ASSENT-4 PCI): randomized trial. Lancet 2006; 367: 569-78.
5. Bavry AA, Kumbhani DJ, Quiroz R, Ramchandani SR, Kenchaiah S, Antman EM. Invasive therapy along with glycoprotein IIb/IIIa inhibitors and intracoronary stents improves survival in non-ST-segment elevation acute coronary syndromes: a meta-analysis and review of the literature. Am J Cardiol 2004; 93: 830-5.
6. Boden WE, Eagle K, Granger CB. Reperfusion strategies in acute ST-elevation myocardial infartion – A comprehensive review of contemporary management options. J Am Coll Cardiol 2007; 50: 917-29.
7. Boden WE. "Routine invasive" versus "selective invasive" approaches to non-ST-segment elevation acute coronary syndromes management in the post-stent/platelet inhibition era. J Am Coll Cardiol 2003; 41: 113S-122S.
8. Cannon CP, Weintraub WS, Demopoulos LA, Vicari R, Frey MJ, Lakkis N, et al. Comparison of early invasive and conservative strategies in patients with unstable coronary syndromes treated with the glycoprotein IIb/IIIa inhibitor tirofiban. N Engl J Med 2001; 344: 1879-87.
9. Dalby M, Bouzamondo A, Lechat P, Montalescot G. Transfer for primary angioplasty versus immediate thrombolysis in acute myocardial infarction: a meta-analysis. Circulation 2003; 108: 1809-14.
10. De Luca G, Suryapranata H, Stone GW, Antoniucci D, Tcheng JE, Neumann FJ, et al. Abciximab as adjunctive therapy to reperfusion in acute ST-segment elevation myocardial infarction: a meta-analysis of randomized trials. JAMA 2005; 293: 1759-65.
11. Gerschlick AH, Stephens-Lloyd A, Hughes S, et al. Rescue angioplasty after failed thrombolytic therapy for acute myocardial infartion. N Engl J Med 2005; 353: 2758-68.
12. Hochman JS, Lamas GA, Buller CE, et al. Coronary intervention for persistent occlusion after myocardial infarction. N Engl J Med 2006; 355: 2395-407.
13. Kastrati A, Dibra A, Spaulding C, Laarman GJ, Menichelli M, Valgimigli M, et al. Meta-analysis of randomized trials on drug-eluting stents vs. bare-metal stents in patients with acute myocardial infarction. Eur Heart J 2007; 28: 2706-13.
14. Kastrati A, Mehilli J, Schlotterbeck K, Dotzer F, Dirschinger J, Schmitt C, et al. Early administration of reteplase plus abciximab vs abciximab alone in patients with acute myocardial infarction referred for percutaneous coronary intervention: a randomized controlled trial. JAMA 2004; 291: 947-54.
15. Keeley EC, Boura JA, Grines CL. Comparison of primary and facilitated percutaneous coronary intervention for ST-elevation myocardial infarction: quantitative review of randomized trials. Lancet 2006; 367: 579-88.
16. Keeley EC, Boura JA, Grines CL. Primary angioplasty versus intravenous thrombolytic therapy for acute myocardial infarction: a quantitative review of 23 randomised trials. Lancet 2003; 361: 13-20.
17. Keeley EC, Hillis LD. Primary PCI for myocardial infartion with ST-segment elevation. N Engl J Med 2007; 356: 47-54.
18. Lemos PA, Saia F, Hofma SH, Daemen J, Ong AT, Arampatzis CA, et al. Short and long-term clinical benefit of sirolimus-eluting stents compared to conventional bare stents for patients with acute myocardial infarction. J Am Coll Cardiol 2004; 43: 704-8.
19. Montalescot G, Barragan P, Wittenberg O, et al. Platelet glycoprotein IIb/IIIa inhibition with coronary stenting for acute myocardial infarction. N Engl J Med 2001; 344: 1895-903.
20. Nallamothu BK, Bradley EH, Krumholz HM. Time to treatment in primary percutaneous coronary intervention. N Engl J Med 2007; 357: 1631-8.
21. Saia F, Lemos PA, Lee CH, Arampatzis CA, Hoye A, Degertekin M, et al. Sirolimus-eluting stent implantation in ST-elevation acute myocardial infarction: a clinical and angiographic study. Circulation 2003; 108: 1927-9.
22. Schomig A, Ndrepepa G, Mehilli J, Dirschinger J, Nekolla SG, Schmitt C, et al. A randomized trial of coronary stenting versus balloon angioplasty as a rescue intervention after failed thrombolysis in patients with acute myocardial infarction. J Am Coll Cardiol 2004; 44: 2073-9.
23. Sutton AG, Campbell PG, Graham R, Price DJ, Gray JC, Grech ED, et al. A randomized trial of rescue angioplasty versus a conservative approach for failed fibrinolysis in ST-segment elevation myocardial infarction: the Middlesbrough Early Revascularization to Limit INfarction (MERLIN) trial. J Am Coll Cardiol 2004; 44: 287-96.
24. Thiele H, Engelmann L, Elsner K, et al. Comparison of pre-hospital combination-fibrinolysis plus convencional care with pre-hospital combination-fibrinolysis plus facilitated percutaneous coronary intervention in acute myocardial infarction. Eur Heart J 2005; 26: 1956-63.
25. van der Hoeven BL, Liem SS, Jukema JW, Suraphakdee N, Putter H, Dijkstra, et al. Sirolimus-eluting stents vs. bare-metal stents in patients with ST-segment elevation myocardial infartion: 9-month angiographic

and intravascular ultrasound results and 12-month clinical outcome. J Am Coll Cardiol 2008; 51: 618-23.

26. Widimsky P, Budesinsky T, Vorac D, Groch L, Zelizko M, Aschermann M, et al. Long distance transport for primary angioplasty vs immediate thrombolysis in acute myocardial infarction. Final results of the randomized national multicentre trial PRAGUE-2. Eur Heart J 2003; 24: 94-104.
27. Wijeysundera HC, Vijayaraghavan R, Nallamothu BK, et al. Rescue angioplasty or repeat fibrinolysis after failed fibrinolytic therapy for ST-segment myocardial infarction: a meta-analysis of randomized trials. J Am Coll Cardiol 2007; 49: 422-30.
28. Zhu MM, Feit A, Chadow H, Alam M, Kwan T, Clark LT. Primary stent implantation compared with primary balloon angioplasty for acute myocardial infarction: a meta-analysis of randomized clinical trials. Am J Cardiol 2001; 88: 297-301.

Algoritmo 100.1 – Intervenção coronária percutânea no IAM com supra de ST

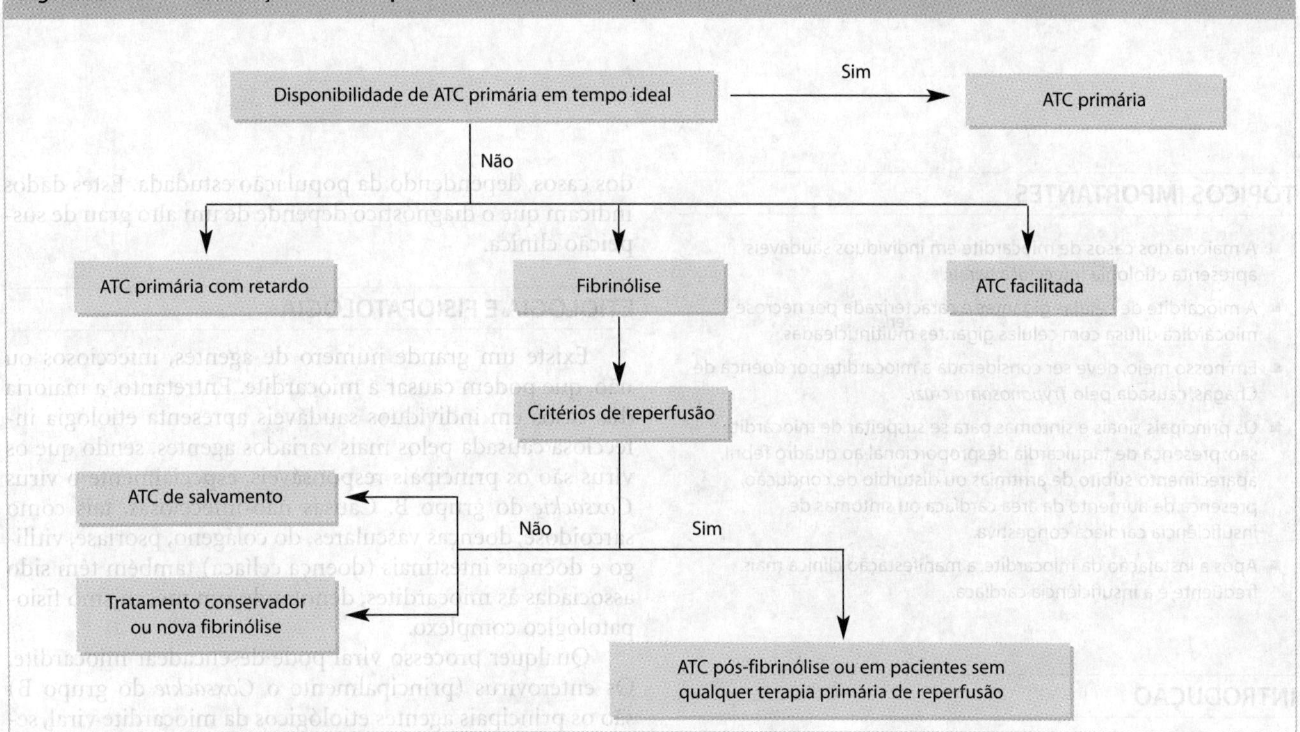

CAPÍTULO

101 Miocardite

Felix José Alvarez Ramires
Walace de Souza Pimentel
Fábio Fernandes

TÓPICOS IMPORTANTES

- A maioria dos casos de miocardite em indivíduos saudáveis apresenta etiologia infecciosa (viral).
- A miocardite de células gigantes é caracterizada por necrose miocárdica difusa com células gigantes multinucleadas.
- Em nosso meio, deve ser considerada a miocardite por doença de Chagas, causada pelo *Trypanosoma cruzi*.
- Os principais sinais e sintomas para se suspeitar de miocardite são: presença de taquicardia desproporcional ao quadro febril, aparecimento súbito de arritmias ou distúrbio de condução, presença de aumento da área cardíaca ou sintomas de insuficiência cardíaca congestiva.
- Após a instalação da miocardite, a manifestação clínica mais freqüente é a insuficiência cardíaca.

INTRODUÇÃO

Miocardite é o termo utilizado para descrever a inflamação do músculo cardíaco secundária a agentes infecciosos, auto-imunes ou tóxicos. É um processo histopatológico caracterizado por infiltrado inflamatório do miocárdio com necrose ou degeneração de miócitos na ausência de isquemia. Pode ser dignosticada por critérios histológicos, imunológicos e imunoistoquímicos já estabelecidos.

Esta é uma doença descrita há quase dois séculos por Corvisart, que em 1812 fez seu primeiro relato clínico. Nas últimas décadas tem despertado interesse crescente em virtude de avanços no diagnóstico com a introdução da biópsia endomiocárdica. A padronização dos critérios histológicos para o diagnóstico (critérios de Dallas), o uso de técnicas de biologia molecular e de imunoistoquímica abriram novas perspectivas no conhecimento em mecanismos fisiopatológicos, tendo importante aplicação na proposta de tratamento. Além disso, esses avanços possibilitaram especular uma possível relação entre miocardite e a miocardiopatia dilatada de etiologia não determinada.

A miocardite é observada em 0,11 a 5,5% da população geral. Durante epidemias virais, 5% dos pacientes podem apresentar sintomas de cardite. A biópsia endomiocárdica do ventrículo direito apresenta grande variabilidade de resultados, sendo descrito o achado de miocardite em 0 a 80% dos casos, dependendo da população estudada. Estes dados indicam que o diagnóstico depende de um alto grau de suspeição clínica.

ETIOLOGIA E FISIOPATOLOGIA

Existe um grande número de agentes, infecciosos ou não, que podem causar a miocardite. Entretanto, a maioria dos casos em indivíduos saudáveis apresenta etiologia infecciosa causada pelos mais variados agentes, sendo que os vírus são os principais responsáveis, especialmente o vírus *Coxsackie* do grupo B. Causas não-infecciosas, tais como sarcoidose, doenças vasculares, do colágeno, psoríase, vitiligo e doenças intestinais (doença celíaca) também têm sido associadas às miocardites, denotando um mecanismo fisiopatológico complexo.

Qualquer processo viral pode desencadear miocardite. Os enterovírus (principalmente o *Coxsackie* do grupo B) são os principais agentes etiológicos da miocardite viral, seguidos do adenovírus e herpes vírus. Os enterovírus apresentam transmissão fecal-oral e a sua incidência é maior no início do verão ou outono. Após sua multiplicação na faringe, ocorre viremia, seguida de infecção secundária em órgãos-alvo como o coração, sistema nervoso central, fígado, pâncreas, supra-renais e pele. O vírus da imunodeficiência humana também é causa de miocardite observada em necrópsias, mas raramente é diagnosticado em vida. A presença de genoma viral é descrita em 10 a 34% dos pacientes com miocardiopatia dilatada idiopática, o que leva à idéia de que parte dessas miocardiopatias tenha em sua origem a miocardite.

A miocardite de células gigantes é caracterizada por necrose miocárdica difusa com células gigantes multinucleadas. Em humanos é uma patologia rara, geralmente associada a doenças auto-imunes como a artrite reumatóide, lúpus eritematoso sistêmico, doença de Crohn e granulomatose de Wegener. É uma doença de progressão rápida, com evolução para instabilidade hemodinâmica, arritmias e insuficiência cardíaca congestiva. Estes pacientes não são bons candidatos a transplante cardíaco em razão da alta incidência de recorrência da doença no coração transplantado.

A miocardite eosinofílica também é rara e pode desenvolver-se pelo uso de certas drogas, em virtude da toxicidade dose-dependente ou a reação alérgica (hipersensibilidade). Os pacientes freqüentemente apresentam *rash*, febre e eosinofilia no sangue periférico. A histologia mostra infiltrado perivascular com predomínio de eosinófilos, linfócitos e histiócitos.

Em nosso meio, uma etiologia que deve ser considerada é a miocardite por doença de Chagas, causada pelo *Trypanosoma cruzi*, principalmente em áreas endêmicas da doença. Apenas 10% dos casos agudos apresentam sintomatologia, dificultando o diagnóstico. Geralmente atinge pessoas jovens, apresentando severidade do quadro inversamente proporcional à idade, e cursa com alteração do sistema nervoso autônomo, distúrbio de condução e insuficiência cardíaca.

A miocardite fulminante é outra forma de apresentação dessa doença. O padrão histológico descrito em uma série de 39 pacientes foi infiltrado linfocítico em 64% dos casos, misto em 33% e infiltrado granulomatoso em 3%. Em 49% dos casos, o infiltrado inflamatório estava localizado em ambos os ventrículos e no septo interventricular.

Fisiopatologia

A evolução temporal da miocardite pode ser dividida nas fases aguda, subaguda e crônica. A importância do conhecimento destas fases cronológicas facilita a compreensão do diagnóstico, bem como das possibilidades terapêuticas.

A fase aguda caracteriza-se pela presença de viremia. Nesta fase, cuja duração é de 4 dias, existe necrose de miócitos ocasionada pelo efeito citotóxico direto do vírus. Após invasão viral existe ativação do sistema imune, representado pelas células *natural killer*, macrófagos e produção de citocinas (interleucina 1 e 2, interferona e fator de necrose tumoral). Não se observam anticorpos neutralizantes virais até o 4º dia, quando os títulos virais são mais elevados. Estes anticorpos atingem seus níveis mais elevados no 14º dia, estando relacionados com a eliminação do vírus no coração (10º dia). A fase subaguda inicia-se a partir do 4º dia da inoculação e estende-se até o 14º dia. Infiltrado de linfócitos T seguem-se na invasão do miocárdio, atingindo o seu pico em 7 a 14 dias após a inoculação viral. Nesta fase ocorre maior dano celular miocárdico. A resposta inflamatória acaba por lesar o miocárdio. Existe também infiltração de linfócitos B, sendo que esta proporção aumenta gradativamente no decorrer do 1º ao 3º mês. A resposta imune humoral tem importante papel na agressão e disfunção miocárdica, isso porque alguns anticorpos apresentam reação cruzada com as proteínas virais. O soro de pacientes com miocardite apresenta múltiplos padrões imunoistoquímicos, que podem reagir com a membrana dos miócitos, receptores β, miosina e proteína carreadora ADP-ATP. A terceira fase inicia-se do 15º ao 90º dia após inoculação viral e caracteriza-se pela seqüela fibrótica, dilatação e insuficiência cardíaca.

Outros mecanismos fisiopatológicos como isquemia, disfunção endotelial e apoptose também têm importância na agressão miocárdica.

Na miocardite de células gigantes, são encontrados freqüentemente auto-anticorpos circulantes contra miosina, estando a fisiopatologia relacionada a mecanismos auto-imunes.

ACHADOS CLÍNICOS

A apresentação clínica da miocardite virótica é variável, podendo ocorrer desde casos assintomáticos e subclínicos, até casos com clínica exuberante e progressiva. Em casos extremos pode ocorrer morte súbita como única manifestação.

Os sintomas prodrômicos podem incluir febre com presença de infecções não-específicas do trato respiratório ou gastrintestinal.

O clínico deve pensar na possibilidade de miocardite quando estiver diante de um paciente com alterações cardíacas e história de afecção virótica prévia. Deve-se sempre questionar a possibilidade de associação com patologias auto-imunes e o uso de drogas e outras substâncias que tenham potencial de agressão ao miocárdio. Herskowitz et al. encontraram, em 57% dos pacientes com miocardite, quadro clínico sugestivo de infecção das vias aéreas superiores nos 3 meses que precederam o comprometimento cardíaco e somente em 41% no último mês.

Os principais sinais e sintomas para se suspeitar de miocardite são: presença de taquicardia desproporcional ao quadro febril, aparecimento súbito de arritmias ou distúrbio de condução, presença de aumento da área cardíaca ou sintomas de insuficiência cardíaca congestiva sem causa aparente e dor torácica e insuficiência cardíaca em pacientes jovens. Este quadro surge em pacientes que notadamente não apresentavam lesões cardíacas prévias.

Os pacientes com miocardite viral são de faixa etária mais baixa, em relação aos com miocardiopatia dilatada idiopática. Tal fato é concordante com a predisposição das pessoas nesta faixa etária para adquirir infecção por enterovírus. Fato semelhante ocorre em pacientes portadores de miocardite por doença de Chagas. Entretanto, a incidência da miocardite viral vem aumentando na adolescência e no início da idade adulta.

Na miocardite por doença de Chagas, após a inoculação, há um período de incubação de 7 a 10 dias, aparecendo na pele ou mucosa onde ocorreu a entrada do parasita uma lesão típica conhecida como "chagoma". Deve-se ter em mente a possibilidade de reagudização da doença em pacientes imunossuprimidos.

Após a instalação da miocardite, a manifestação clínica mais freqüente é a insuficiência cardíaca. Entretanto, as arritmias podem ser as únicas manifestações de miocardite, com ou sem dilatação das câmaras cardíacas. Em certo número de pacientes com taquicardia ventricular, sem causa aparente, quando submetidos à biópsia endomiocárdica, demonstra-se a presença de processo inflamatório. A miocardite deve ser vista como causa potencial de morte súbita.

Os pacientes com quadro clínico de pericardite aguda, que inclui dor precordial, atrito pericárdico e segmento ST supradesnivelado, habitualmente recebem o diagnóstico de pericardite viral e são tratados com antiinflamatórios. Muitos desses pacientes, na verdade, são portadores de perimiocardite e deve-se ficar atento para a possibilidade de evoluir para dilatação cardíaca e insuficiência cardíaca congestiva.

Como foi exposto anteriormente, a apresentação clínica da miocardite é heterogênea, devendo haver sempre alto grau de suspeição em diferentes condições clínicas.

EXAMES COMPLEMENTARES

Eletrocardiograma

As alterações eletrocardiográficas descritas são: alterações da repolarização ventricular (100%), sobrecarga ventricular esquerda (89,9%), sobrecarga atrial esquerda (83,3%), sobrecarga ventricular direita (13,9%), sobrecarga atrial direita (19,4%), bloqueio atrioventricular (11,1%), bloqueio do ramo esquerdo (11,1%), bloqueio do ramo direito (2,8%), bloqueios divisionais (11,1%), taquicardia ventricular (5,6%), taquicardia paroxística supraventricular (5,6%), fibrilação atrial (11,1%). O eletrocardiograma normal ocorre na minoria dos pacientes (2,8%).

Radiografia do tórax

Na radiografia do tórax a silhueta cardíaca apresenta-se normal ou aumentada, em conseqüência de dilatação das câmaras cardíacas. Podem estar presentes congestão pulmonar e derrames pleurais.

Marcadores séricos

Marcadores cardíacos alterados sugerem necrose miocárdica e geralmente apresentam-se associados a leucocitose e velocidade de hemossedimentação elevada nos quadros de miocardites. Pacientes jovens com insuficiência cardíaca sem causa aparente e elevações de troponina sugerem a hipótese de injúria miocárdica e possibilidade de miocardite. Troponina I elevada foi encontrada em 34% de pacientes com evidência de miocardite, contra 6% de elevação de CKMB no mesmo grupo de pacientes. O grau de elevação da troponina I guarda relação com a intensidade da miocardite, sendo maior em doenças difusas quando comparadas com miocardite focal. A troponina pode ser detectada até 14 dias após a agressão miocárdica. Outro estudo mostrou que o aumento de enzima CKMB esteve relacionado apenas a elevações do segmento ST durante o curso de miocardite.

Testes sorológicos

Na suspeita de miocardite por doença de Chagas, os testes sorológicos para infecção por *T. cruzi* habitualmente são negativos nas primeiras semanas após inoculação, mas os parasitas circulantes permitem detecção por xenodiagnóstico.

Ecocardiograma

Pode detectar disfunção sistólica com diminuição da fração de ejeção do ventrículo esquerdo, dilatação de câmaras ventriculares e atriais, insuficiência mitral e tricúspide secundárias e, eventualmente, disfunção diastólica. Outros achados são hipertrofia miocárdica, acinesia, discinesia, derrame pericárdico e trombose intracardíaca.

Cintilografia miocárdica

Vários radiofármacos são utilizados no diagnóstico de inflamação do miocárdio, entre eles o gálio-67 e o estudo cintilográfico com anticorpo monoclonal antimiosina marcado com In-111 ou TC-99 (Figura 101.1).

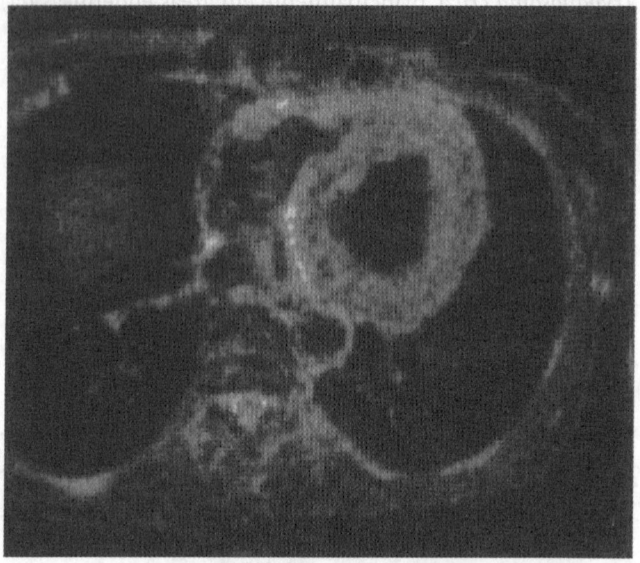

Figura 101.1 – Ressonância magnética de coração em corte axial com injeção de gadolíneo, demonstrando realce tardio, comprometendo difusamente o miocárdio.

Ressonância magnética

A análise pela RM cardíaca traz informações precisas sobre a função global e segmentar de ambos os ventrículos e sobre a caracterização tecidual do miocárdio.

Uma técnica desenvolvida para a visualização do infarto miocárdico, chamada de realce tardio, pode detectar áreas de lesão miocárdica irreversível, mesmo que muito pequenas em extensão. Em pacientes jovens com quadro de dor torácica, alterações do segmento ST no ECG, aumento de marcadores miocárdicos (CKMB e troponina) e com coronárias normais à cineangiocoronariografia tem sido descrita presença de áreas de lesão no miocárdio, de pequena extensão, vistas na RM, não envolvendo subendocárdio e não respeitando qualquer território coronário. Este padrão atípico de realce tardio tem se correlacionado com o diagnóstico clínico de miocardite aguda, na sua maioria viral (Figura 101.2).

Esta técnica pode ser utilizada no início do processo inflamatório, assim como no seguimento dos pacientes com miocardite, uma vez que as áreas de realce representam lesão miocárdica irreversível, necrose (aguda) e/ou fibrose (crônica) e são marcas indeléveis no miocárdio.

Biópsia

Até há pouco tempo, o padrão-ouro no diagnóstico de miocardite era o aspecto histológico da biópsia endomio-

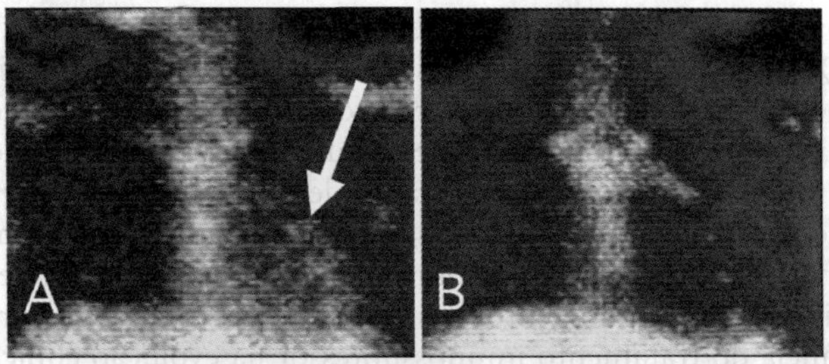

Figura 101.2 – A: Cintilografia com gálio 67 evidenciando presença de captação anormal em projeção cardíaca (seta) em grau moderado denotando processo inflamatório ativo. B: Cintilografia cardíaca com gálio 67 sem evidência de captação anormal do radiofármaco.

cárdica de ventrículo direito. Na miocardite intensa não há controvérsia entre os patologistas (Figura 101.3). O problema continua nos casos com processo inflamatório discreto. Também sabemos que a biópsia endomiocárdica confirma o diagnóstico histológico de miocardite apenas numa pequena porcentagem dos casos, apesar do alto grau de suspeição clínica.

Técnicas de biologia molecular, tais como *Polymerase Chain Reaction* (PCR) e hibridização *in situ* permitem detectar nos fragmentos miocárdicos a presença de genoma viral. Utilizando essas técnicas de biologia molecular, Calabrese et al. analisaram 59 biópsias endomiocárdicas de 48 pacientes consecutivos (< 18 anos) com diagnóstico clínico e histológico de miocardite, empregando *primers* para amplificar seqüências de vírus DNA e RNA. O genoma viral foi encontrado em 20 pacientes (49%), sendo 12/26 (46%) com miocardite e 6/13 (46%) pacientes com miocardiopatia dilatada. Os enterovírus foram os agentes mais comumente encontrados na miocardiopatia dilatada (72%) e os adenovírus e enterovírus foram os mais prevalentes na miocardite (36%). Também observaram que nos casos em que havia presença do genoma viral existia também infiltrado inflamatório, lesão miocárdica, assim como

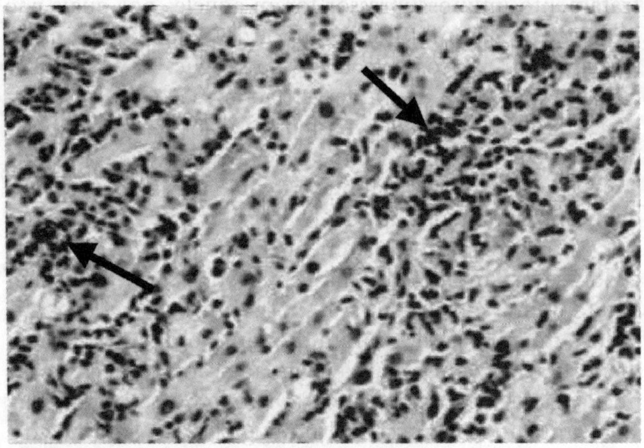

Figura 101.3 – Fotomicrografia do miocárdio mostrando miocardite caracterizada pela presença de denso infiltrado (seta) a mononucleares com lesões de células miocárdicas. Coloração pela hematoxilina e eosina.

pior função ventricular. Outro estudo demonstrou que a persistência do genoma viral no miocárdio de pacientes com miocardiopatia dilatada também esteve associada a pior prognóstico.

Por outro lado, as técnicas de imunoistoquímica permitem caracterizar o diagnóstico de inflamação. Em condições fisiológicas, o miocárdio normal não expressa antígenos de histocompatibilidade, passando a fazê-lo na vigência de processo inflamatório, sendo, portanto, um critério mais homogêneo de inflamação. Tal alteração pode ser observada mesmo nos fragmentos miocárdicos em que não se evidencia miocardite pelos critérios de Dallas.

Desta forma, a biópsia endomiocárdica ressurge como importante método complementar na caracterização de inflamação cardíaca.

DIAGNÓSTICO DIFERENCIAL

Doente jovem, masculino, com alterações cardiovasculares como ICC de início recente e/ou alterações de ritmo (arritmias, bloqueios) sem substrato anatômico aparente (miocardiopatia valvar ou isquêmica) é candidato a diagnóstico de miocardite, principalmente se com história prévia (últimos três meses) de infecção de vias aéreas superiores e/ou gastroenterite.

Algumas particularidades não podem ser esquecidas:

- HIV: o vírus pode causar miocardite por si só ou, em razão da imunossupressão, pode predispor a germes e neoplasia e causar miocardite (tuberculose, micobactérias não-tuberculosas, citomegalovírus, toxoplasmose, histoplasmose, Kaposi, linfoma, entre outros). Portanto, o HIV deve entrar no diagnóstico diferencial de todos esses doentes.
- Miocardite bacteriana: causa incomum, mas quando ocorre geralmente se deve a complicação de endocardite, causando abscessos no miocárdio.
- Difteria: até 25% dos doentes com difteria podem evoluir com miocardite; deve-se à toxina produzida pelo clostrídio, que inibe a síntese protéica no miocárdio. Habitualmente, ICC e arritmias desenvolvem-se na primeira semana da doença e, se não tratadas (globulina antidiftérica), podem levar a óbito.
- Doença de Chagas: o *Trypanosoma cruzi* pode causar uma doença aguda (rara) ou pode levar a insuficiência cardíaca grave. Sugerem Chagas:
  - Doentes de zonas endêmicas.
  - Bloqueio de ramo direito e bloqueio da divisão ântero-superior (inespecífico).
  - Aneurisma no ápex.
- Miocardite de células gigantes: causa rara, etiologia desconhecida, pode levar a arritmias graves e ICC rapidamente, fatal em indivíduos jovens e de meia-idade. Pode ocorrer junto com algumas doenças: lúpus, timoma, tireotoxicose. Histologicamente, há infiltrado inflamatório extenso com células gigantes. Pode haver alguma resposta a imunossupressão, embora o transplante seja o tratamento de escolha.
- Doença de Lyme: rara no Brasil, a doença é causada pela *Borrelia burgdorferi*, transmitida pela picada de carrapa-

to. O quadro clínico inicial consiste em lesões próximas à picada: mácula ou pápula eritematosa, que progressivamente aumenta de tamanho (*eritema migrans*). Em dias a semanas, os doentes podem manifestar sintomas da disseminação sistêmica:

- Febre, calafrios, artralgias, mialgia, fadiga e profunda fraqueza.
- Hepatoesplenomegalia, linfadenopatia, tosse, conjuntivite e irite podem surgir.
- SNC: meningite, encefalite leve, paralisia de nervos cranianos, ataxia, mielite, radiculopatias sensitivas ou motoras ou mononeurite multiplex.
- Após algumas semanas, podem surgir manifestações cardíacas (8% dos doentes): BAV variável e flutuante, miocardite ou pericardite. Nessa fase é comum os doentes manifestarem artralgias, dor em tendões e bursas de caráter migratório.
- O diagnóstico é confirmado por sorologia e o tratamento, quando acometido o coração, é com ceftriaxona ou penicilina IV.

TRATAMENTO

As conseqüências fisiopatológicas da miocardite, como insuficiência cardíaca, arritmias e tromboembolismo devem ser tratadas de acordo com os critérios estabelecidos para cada uma destas condições. O tratamento deve incluir repouso, restrição de água e sal, digitálicos, inibidores da enzima de conversão da angiotensina ou antagonistas do receptor AT1 da angiotensina, β-bloqueadores, diuréticos e antiarrítmicos; todos usados de acordo com suas indicações para insuficiência cardíaca.

Estudo experimental realizado por Yuan et al. mostrou maior benefício do uso do carvedilol, quando comparado a outros β-bloqueadores, em relação à miocardite auto-imune experimental. Esta maior proteção talvez seja em razão da supressão de citoquinas inflamatórias associada a propriedades antioxidantes e modificações hemodinâmicas.

Na fase aguda da doença de Chagas, independente do mecanismo de transmissão, o tratamento etiológico deve ser administrado com objetivo de controlar os sintomas de miocardite e encefalite, e prevenir danos ao organismo na fase crônica. As drogas benzonidazol e nifurtimox apresentam eficácia semelhante e alta incidência de efeitos colaterais. O benzonidazol deve ser administrado na dose de 5 a 7 mg/kg/dia, dividido em duas tomadas, durante 30 a 60 dias. O nifurtimox deve ser administrado na dose de 10 mg/kg/dia, dividido em três tomadas diárias, por 30 a 60 dias. Os efeitos colaterais mais comuns são reações cutâneas, distúrbios gastrintestinais, parestesias e cefaléias.

Em 1995, Mason et al., estudando miocardite linfocitária com a finalidade de avaliar o tratamento imunossupressor, realizaram estudo multicêntrico com prednisona associada à azatioprina ou ciclosporina. A conclusão foi que a imunossupressão não trouxe melhora na função ventricular e não aumentou a sobrevida dos pacientes. Este estudo desestimulou, por bastante tempo, o tratamento imunossupressor nas miocardites. Entretanto, neste estudo apenas 78 pacientes de um total de 111 foram seguidos por 12 meses, ou seja, 30% dos pacientes se perderam durante o estudo. Quando foi realizada uma revisão das lâminas por um painel de patologistas houve 39% de desacordo quanto ao diagnóstico de miocardite. Se os autores tivessem utilizado um critério de melhora na fração de ejeção de 5%, em vez de 10%, os pacientes tratados com imunossupressão teriam maior número de casos com melhora neste ponto. Posteriormente, estudos europeus tentaram ressaltar a importância do tratamento imunossupressor na evolução clínica de pacientes com miocardite.

Wojnicz et al., baseando-se no diagnóstico imunoistológico da inflamação (*upregulation* do HLA), em vez de diagnóstico clínico ou histológico, randomizaram 84 pacientes para tratamento imunossupressor, realizado com azatioprina e prednisona contra placebo durante três meses. Os objetivos primários foram morte, transplante cardíaco ou readmissão hospitalar; e os secundários, a melhora da fração de ejeção e dos diâmetros e volumes ventriculares. O resultado deste estudo não mostrou melhora na sobrevida com tratamento imunossupressor quando comparada à da terapia convencional. Quando se compara o objetivo secundário, 71,4% dos pacientes do grupo imunossupressor e 30,8% do placebo tiveram melhora. Uma crítica a este trabalho é que apenas 8% destes pacientes tinham diagnóstico de miocardite pelos critérios de Dallas, quando se observa a biópsia endomiocárdica. Estes autores, a partir deste estudo, recomendam o tratamento imunossupressor baseado no diagnóstico imunoistológico e não somente no diagnóstico histopatológico ou clínico.

Frustaci et al. avaliaram retrospectivamente o perfil virológico e imunológico em 41 pacientes com miocardite e que haviam recebido tratamento imunossupressor. Os pacientes foram divididos de acordo com a melhora da classe funcional e da fração de ejeção em responsivo e não-responsivo. Cerca de 85% dos não-responsivos apresentavam genoma viral no miocárdio e nenhum auto-anticorpo cardíaco. Ao contrário, os pacientes responsivos apresentavam 14% de genoma viral no miocárdio, sendo todos vírus da hepatite C e 90% auto-anticorpos cardíacos. As conclusões deste estudo foram que os pacientes que se beneficiaram do tratamento imunossupressor foram aqueles nos quais não se detectava genoma viral no miocárdio e que tinham auto-anticorpos cardíacos detectáveis no sangue. Novas evidências apontam para uma intervenção farmacológica na presença de infecção viral persistente. Quando há evidências de envolvimento auto-imune na etiologia da miocardite, como, por exemplo, em lúpus eritematoso sistêmico, o uso de imunossupressor pode ser benéfico.

Outras formas de tratamento foram utilizadas, destacando-se as imunoglobulinas endovenosas que possuem ação antiviral e modulam a resposta imune. Estudos realizados em animais mostraram diminuição da mortalidade, menor evidência histológica de inflamação e de necrose em miocardites por *Coxsackievirus*. Quando o vírus foi inoculado simultaneamente com a imunoglobulina, a ocorrência de miocardite foi completamente suprimida. Entretanto, o estudo IMAC (Intervention in Myocarditis and Acute Cardiomyopathy) não demonstrou benefício das imunoglobulinas com relação ao grupo placebo em humanos, apesar de ambos apresentarem melhora da fração de ejeção. As interleucinas foram testadas em animais e apresentaram resultados conflitantes, necessitando de novos trabalhos no futuro. O interferon – e o anticorpo monoclonal anti-fator de necrose tumoral – encontram-se em estágios semelhantes aos da interleucina, necessitando de novos estudos, e ainda não são usados na prática clínica.

É importante ressaltar que não há indicação de antiinflamatório não-hormonal, incluindo ácido acetilsalicílico, indometacina e ibuprofeno, nos casos de miocardite, pois estudos experimentais mostraram exacerbação da inflamação e necrose miocárdica, podendo contribuir para pior evolução do quadro.

Acreditamos que alguns grupos de pacientes poderiam beneficiar-se do tratamento imunossupressor, notadamente aqueles com etiologia auto-imune ou sem evidência de genoma viral. Por isso, achamos que o tratamento imunossupressor não deve ser abandonado totalmente, mas necessita de outros ensaios adequadamente planejados para elucidar tais dúvidas.

LEITURA ADICIONAL

1. Desmond B, Benson L. Diagnosis and management of pediatric myocarditis. Pediatric Drugs 2002; 4(3): 171-81.
2. Feldman AM, McNamara D. Myocarditis. N Engl J Med 2000; 343: 1388-98.
3. Frustaci A, Cuoco L, Chimenti C, Pieroni M, Fioravanti G, Gentiloni N, Maseri A, Gasbarrini G. Celiac disease associated with autoimmune myocarditis. Circulation 2002; 105(22): 2611-8.
4. Frishman WH, O'Brien M, Naseer N, et al. Innovative drug treatment for viral and autoimmune myocarditis. Heart Disease 2002; 4: 171-83.
5. Marin-Neto JA, Simões MV, Sarabanda AVL. Chagas' heart disease. Arq Bras Cardiol 1999; 72: 264-76.
6. Kawai C. From myocarditis to cardiomyopathy: mechanisms of inflammation and cell death: learning from the past for the future. Circulation 1999; 99(8): 1091-100.
7. Mason JW. Myocarditis. Adv Intern Med 1999; 44: 293-310.
8. Mady C, Moffa PJ, Barretto ACP, Ianni BM, Vianna CB, Fernandez EA, et al. O eletrocardiograma em pacientes portadores de miocardite linfocitária ativa. Arq Bras Cardiol 1988; 50: 43-6.
9. Friederich MG, Strohm O, Schulz-Menger J. Contrast media-enhanced magnetic ressonance imaging visualizes myocardial changes in the course of viral myocarditis. Circulation 1998; 97: 1802-9.
10. Pauschinger M, Chandrasekharan K, Noutsias M, Kuhl U, Schwimmbeck LP, Schultheiss HP. Viral heart disease: molecular diagnosis, clinical prognosis, and treatment strategies. Med Microbiol Immunol (Berl) 2004; 193(2-3): 65-9.
11. Calabrese F, Rigo E, Milanesi O, Boffa G, Angelini A, Valente M, et al. Molecular diagnosis of myocarditis and dilated cardiomyopathy in children: clinicopathologic features and prognostic implications. Diagnostic Molecular Pathology 2002; 11(4): 212-21.
12. Wojnicz R, Kozielska EW, Wojciechowska C, Glnowska G, Wilczewski P, Niklewski T, et al. Randomized, placebo-controlled study for immunosuppressive treatment of inflammatory dilated cardiomyopathy. Two-year follow-up results. Circulation 2001; 104: 39-45.
13. Mason JW, O'Connell JB, Herskowitz A, Rose NR, MacManus BM, Billingham ME, et al: A clinical trial of immunosuppessive therapy for myocarditis. N Engl J Med 1995; 333: 269-333.
14. Frustaci A, Chimenti C, Calabrese F, Pieroni M, Thiene G, Maseri A. Immunosuppressive therapy for active lymphocytic myocarditis. Virological and immunologic profile of responders versus nonresponder. Circulation 2003; 107: 857-63.
15. McNamara DM, Holubkov R, Starlind RC, William D, Loh E, Torre-Amione G, et al. Controlled trial of intravenous immune globulin in recent-onset dilated cardiomyopathy. Circulation 2001; 103: 2254-8.

CAPÍTULO

102 Pericardite Aguda e Tamponamento Pericárdico

Simone Alves Dantas
Barbara Maria Ianni
Fábio Fernandes

TÓPICOS IMPORTANTES

- Pericardite aguda é a inflamação do pericárdio com ou sem derrame.
- As etiologias mais comuns são idiopática, viral, bacteriana, tuberculosa, pós-infarto do miocárdio, urêmica, neoplásica e traumática.
- Derrame pericárdico é o acúmulo de líquido no espaço pericárdico.
- Tamponamento cardíaco é o derrame que resulta em aumento da pressão intrapericárdica, causando limitação ao enchimento diastólico ventricular com redução do débito cardíaco.
- O diagnóstico baseia-se na história clínica de dor característica, ausculta do atrito pericárdico e alterações específicas eletrocardiográficas.
- A pericardite aguda consiste em dor em região esternal inferior, que piora com a inspiração profunda e decúbito dorsal e melhora com a posição sentada e tronco fletido para frente.
- ECG: supradesnivelamento do segmento ST difuso (côncavo) com onda T positiva e segmento PR descendente.
- Tratamento medicamentoso com AINH.
- Pericardiocentese quando se suspeita de etiologia bacteriana e para alívio de tamponamento cardíaco.

INTRODUÇÃO E DEFINIÇÕES

O pericárdio é o tecido que envolve o coração, formado por duas camadas, uma externa fibrosa e uma interna serosa composta por células mesoteliais. A camada interna está em contato direto com o coração, formando o pericárdio visceral, e se reflete para a camada fibrosa externa, formando o pericárdio parietal. O espaço formado entre as duas camadas é delgado e contém uma quantidade fisiológica de líquido pericárdico (cerca de 30-50 mL) com propriedades lubrificantes e características compatíveis a um ultrafiltrado de fosfolípides e plasma.

As síndromes pericárdicas incluem as pericardites aguda e crônica. A pericardite aguda pode ser seca, fibrinosa ou efusiva e a pericardite crônica inclui as formas efusivas, adesivas e constritivas com duração maior que três meses.

Pericardite aguda é a inflamação do pericárdio, que pode se apresentar com ou sem derrame. Este é o acúmulo de líquido no espaço livre entre as membranas e pode variar em quantidade e em qualidade conforme a sua etiologia. Quando este acúmulo de líquido leva ao aumento da pressão intrapericárdica, resultando em limitação ao enchimento diastólico ventricular, com conseqüente redução do débito cardíaco, define-se a situação chamada tamponamento cardíaco.

ETIOLOGIA E FISIOPATOLOGIA

Quanto à etiologia, as pericardiopatias são classificadas em formas infecciosas e não-infecciosas (Tabela 102.I). Na pericardite não-infecciosa, as formas neoplásicas, doenças auto-imunes e desordens do metabolismo estão relacionadas. Entretanto, do ponto de vista etiológico, a grande maioria dos casos continua sem um diagnóstico específico, sendo considerada idiopática.

Tabela 102.I – Etiologias das pericardites agudas
1 – Idiopática
2 – Infecção viral: vírus coxsackie A e B, echovírus, adenovírus, caxumba, mononucleose, varicela, hepatite B, HIV
3 – Infecção bacteriana: pneumococo, estafilococo, estreptococo, Gram-negativos, *Neisseria gonorrhoeae*, tuberculose
4 – Infecção fúngica: histoplasmose, coccidioidomicose, cândida, blastomicose
5 – Uremia*
6 – Doenças inflamatórias ou auto-imunes*: doença reumatóide, febre reumática aguda, lúpus eritematoso sistêmico, esclerodermia, sarcoidose, amiloidose
7 – Radiação (radioterapia)
8 – Síndromes tardias pós-lesões miocárdicas: síndrome de Dressler (pós-infarto agudo do miocárdio) e pós-pericardiotomia* (pós-cirurgia cardíaca)
9 – Drogas: hidralazina, procainamida, fenitoína, doxorrubicina, penicilina
10 – Neoplasias*: câncer de pulmão e de mama, leucemia, linfoma
11 – Traumática*: trauma aberto ou fechado de tórax
12 – IAM e uso de anticoagulantes/trombolíticos*

* Causas mais freqüentes de tamponameto pericárdico.

A quantidade de líquido necessária para levar ao tamponamento depende do tempo decorrente do acúmulo de líquido. Desta forma, 100 a 200 mL de líquido podem causar tamponamento se ocorrer da forma rápida, sem tempo suficiente para o pericárdio se distender. Entretanto, um derrame de 1 a 2 litros pode não precipitar tamponamento se o acúmulo for lento. Além disso, a condição de volume intravascular do paciente pode influenciar a quantidade de líquido pericárdico que é necessária para induzir tamponamento. Dessa forma, menos líquido no pericárdio causaria tamponamento mais provavelmente no paciente hipovolêmico do que no euvolêmico ou hipervolêmico, evidenciando que os determinantes do comprometimento cardíaco secundários ao derrame são: volume total, taxa de acúmulo de líquido e distensibilidade pericárdica.

ACHADOS CLÍNICOS

A principal queixa é a dor torácica, e sua caracterização é fundamental para o diagnóstico. Localiza-se freqüentemente nas regiões retroesternal e precordial, podendo ser irradiada para região cervical ou referida em região escapular. Caracteristicamente, piora pelo decúbito dorsal, tosse, inspiração profunda e deglutição, e alivia com a posição sentada e inclinada para frente.

Sintomas sistêmicos podem auxiliar na investigação etiológica. Pródomo de febre, mialgia e indisposição sugerem causa infecciosa bacteriana ou viral. Emagrecimento e caquexia devem ser suspeitas de neoplasias ou tuberculose. Edemas, alteração do nível de consciência e diminuição do volume urinário são sugestivos de uremia. Deve-se ficar atento para os sintomas de baixo débito, como tonturas, lipotímia, náuseas e fraqueza que sugerem tamponamento cardíaco.

No exame físico, o achado patognomônico de pericardite aguda é o atrito pericárdico, que é melhor auscultado na borda esternal esquerda baixa com o paciente sentado e inclinado para baixo. O som é agudo, parece raspar e acompanha o ritmo cardíaco. Classicamente, é dividido em três componentes: sístole atrial, sístole ventricular (mais audível) e diástole ventricular; e quando há a presença derrame pericárdico, o sopro pode estar diminuído e associa-se a hipofonese de bulhas.

Tamponamento pericárdico

Pacientes com tamponamento geralmente apresentam sintomas atribuídos à redução do débito cardíaco, em virtude da inabilidade de enchimento das câmaras cardíacas na diástole, aumento da pressão intracardíaca e redução do débito cardíaco: dispnéia, tonturas, fadiga, dor torácica, ortopnéia e dispnéia paroxística noturna não são comuns, exceto na presença de congestão pulmonar.

Na presença de grandes derrames, pode ocorrer tosse, disfagia e rouquidão, atribuídas ao aumento do saco pericárdico nas estruturas intratorácicas (brônquio, esôfago, nervo vago ou laríngeo recorrente).

No exame físico o paciente geralmente se encontra cansado, pálido, ansioso e com:

- Hipotensão arterial com presença de pulso paradoxal, que é a diminuição maior que 10-15 mm da PAS com a inspiração. Não é especifico para tamponamento, podendo ocorrer no DPOC, ICC, TEP ou choque. Tamponamento pericárdico pode ocorrer sem pulso paradoxal em pacientes com IAo, CIA, hipertrofia importante do ventrículo direito ou naqueles que já apresentavam elevação da pressão diastólica prévia.
- Aumento na pressão venosa com a inspiração (sinal de Kussmaul) e distensão venosa jugular podem estar presentes. No tamponamento pode-se evidenciar a "tríade de Beck": distensão venosa jugular, hipotensão e abafamento das bulhas.

EXAMES COMPLEMENTARES

Eletrocardiograma

É de extrema importância para confirmação diagnóstica (Figura 102.1). Apresenta quatro estágios na evolução eletrocardiográfica.

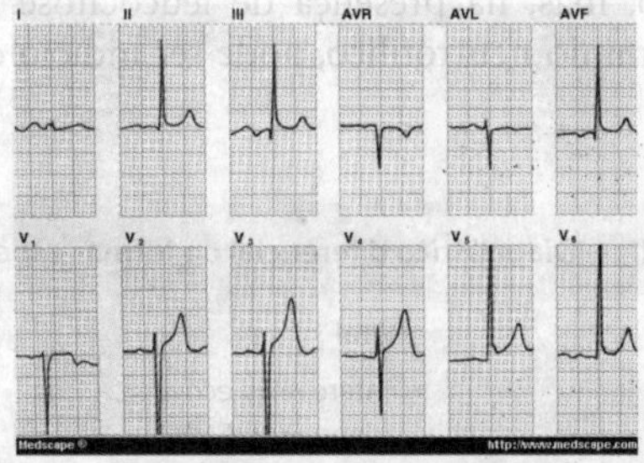

Figura 102.1 – Pericardite aguda. ECG apresenta elevação difusa do segmento ST, com formato côncavo, com onda T positiva, exceto em aVR e V1.

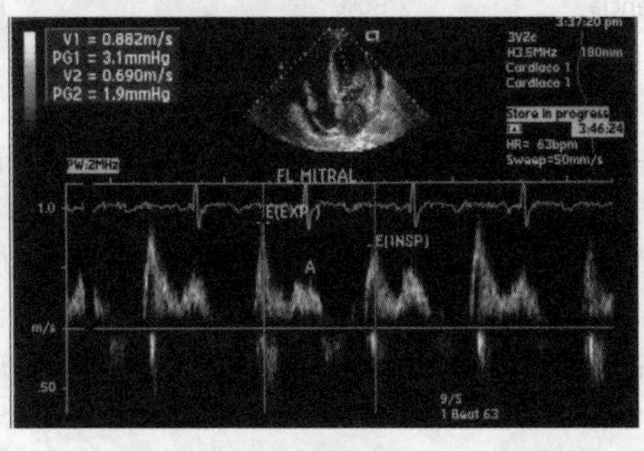

Figura 102.2 – Tamponamento pericárdico. No Doppler pulsado com amostra posicionada no nível das bordas dos folhetos da valva mitral, observa-se padrão restritivo do fluxo diastólico mitral. Nota-se também variação da velocidade da onda E mitral com a respiração de 28%.

- Estágio 1: é o mais útil no diagnóstico, apresenta elevação difusa do segmento ST, com formato côncavo, onda T positiva, exceto em aVR e V1, e depressão do segmento PR.
- Estágio 2: ocorre após dias, apresenta resolução do segmento ST e onda T achatada ou isoelétrica.
- Estágio 3: apresenta inversão da onda T.
- Estágio 4: representa a reversão das anormalidades da onda T, pode ocorrer em semanas ou até meses.

No tamponamento cardíaco, a alternância elétrica é patognômica, sendo caracterizada pela alternância na voltagem do ECG da onda P, QRS complexo e ondas T, resultante do balanço do coração dentro de uma efusão grande; porém, é vista em um pequeno número de pacientes.

Radiografia de tórax

É de pouco valor no diagnóstico de pericardite aguda não complicada, mas, na presença de derrame pericárdico importante, observa-se aumento da silhueta cardíaca e pode até auxiliar no diagnóstico etiológico, caso apresente imagem sugestiva de tuberculose ou neoplasia de pulmão. Na presença de derrame pleural, deve-se pensar em doença inflamatória sistêmica ou congestão sistêmica que pode ocorrer em síndromes com insuficiência cardíaca direita ou insuficiência renal.

Laboratorial

O hemograma pode indicar processo inflamatório inespecífico, mas, na presença de leucocitose importante com predomínio neutrofílico, pode ser indício de etiologia piogênica. A velocidade de hemossedimentação pode estar aumentada, porém é inespecífica.

Ecocardiografia

É o método que possibilita a quantificação do derrame pericárdico e a determinação de sinais de tamponamento cardíaco. Conforme a gravidade, visualiza-se colapso diastólico atrial direito, colapso diastólico inicial ventricular direito e colapso atrial esquerdo.

Tomografia computadorizada de tórax

A tomografia computadorizada de tórax permite o estudo principalmente das estruturas pulmonares e linfonodos mediastinais, sendo útil na investigação de neoplasia de pulmão, de linfomas e de tuberculose.

Cateterismo cardíaco e manometria de câmara cardíaca

O cateterismo cardíaco e a manometria de câmara cardíaca permitem a confirmação do diagnóstico de tampona-

Tabela 102.II – Diagnóstico diferencial de formas específicas de pericardite

-	Viral	Bacteriana	Tuberculose	Auto-imune
Agentes	Enterovírus, ecovírus, adenovírus, CMV, EBV, vírus herpes, influenza, vírus da hepatite A, B, C, HIV, parvovírus	Pneumococo, estreptococo, estafilococo, legionela, *Neisseria*, bacilos Gram-negativos	*M. tuberculosis*	Processo auto-imune, na ausência de infecção, neoplasia, outra doença sistêmica (uremia, mixedema)
Incidência	30%	Rara	Rara em países desenvolvidos; relativamente freqüente no Brasil	20 a 30%
Taxa homem/mulher	3:1	1:1	1:1	1:1
Predisposição	Não conhecida	Alcoolismo	Alcoolismo, imunossupressão, HIV	Doenças auto-imunes e reações medicamentosas
Quantidade de derrame	Pequena a moderada	Moderada a grande	Moderada a grande	Variável
Tamponamento pericárdico	Raro	80%	Freqüente	Raro
Remissão espontânea	Maioria	Não ocorre	Não ocorre	Rara
Aspecto do derrame	Seroso ou serossanguinolento	Purulento	Serossangui-nolento	Seroso
Outros exames	Sorologias virais e análises por PCR	Pesquisa Gram e culturas	ADA, interferon e PCR	Perfil de auto-imunidade
Mortalidade, se não tratada	Rara	100%	85%	Depende da causa
Evolução para constrição	Rara	Freqüente	30 a 50%	Rara
Tratamento	Antiinflamatórios	Antibióticos e drenagem	Drogas anti-tuberculosas com prednisona	Antiinflamatórios, corticóides, colchicina ou imunossupressores

mento, a quantificação do comprometimento hemodinâmico e do débito cardíaco, e também o seguimento da melhora hemodinâmica. Os achados revelam equalização da pressão arterial direita, pressão capilar pulmonar, pressão diastólica da artéria pulmonar e pressão diastólica média do ventrículo direito que geralmente estão aumentadas entre 10-30 mmHg.

DIAGNÓSTICO DIFERENCIAL

As síndromes clínicas, que se manifestam por dor torácica, são os principais diagnósticos diferenciais de pericardite. As síndromes coronárias agudas, que incluem infarto agudo do miocárdio com supradesnivelamento do segmento ST, apresentam dor torácica mais intensa, que não se altera com a posição do tórax ou movimentos ventilatórios. As alterações eletrocardiográficas são localizadas e apresentam infra ou supradesnivelamento do segmento ST de característica retificada. É importante salientar que uma adequada história clínica, ausculta de atrito e características eletrocardiográficas permitem estabelecer o diagnóstico de pericardite aguda com precisão, inclusive de suas complicações (Tabelas 102.II e 102.III).

Na vigência de um quadro clínico de pericardite aguda, deve-se sempre avaliar a presença de comprometimento miocárdico concomitante que ocorre devido à extensão da inflamação e das alterações estruturais ao miocárdio adjacente. Esta perimiocardite caracteriza-se por disfunção miocárdica, aumento de marcadores séricos (troponinas e CKMB), presença de terceira bulha e arritmias.

Tabela 102.III – Diagnóstico de tamponamento pericárdico

Quadro clínico	• Hipotensão, taquicardia, dispnéia, ortopnéia, taquipnéia com pulmões "limpos", pulso paradoxal e turgência jugular
Causas mais freqüentes	• Medicamentos (trombolíticos, anticoagulação), cirurgia cardíaca recente, trauma torácico, uremia, doenças auto-imunes e metástase ou invasão tumoral (pulmão, mama e linfoma)
Eletrocardiograma	• Pode ser normal ou apresentar alterações sutis (alterações de segmento ST e T difusos), baixa amplitude ou alternância elétrica de QRS (QRS de amplitudes variáveis)
RX de tórax	• Aumento da área cardíaca, com pulmão sem congestão
Ecocardiograma	• Derrame pericárdico com colapso diastólico de câmaras cardíacas • Aumento do fluxo tricúspide à inspiração e diminuição do fluxo mitral à inspiração
Hemodinâmica	• Pressão de átrio direito (AD) elevada • Pressão intrapericárdica virtualmente igual à do AD • Pressão diastólica de VD igual à do AD • Pressão capilar pulmonar (*wedge*) aumentada e semelhante à pressão de AD, VD e intrapericárdica
Prova terapêutica	• Aspiração do líquido pericárdico é seguida da normalização hemodinâmica

TRATAMENTO

Tratamento clínico

Na maioria dos casos, a pericardite é autolimitada e não apresenta complicações, respondendo bem à terapia medicamentosa.

1. Antiinflamatórios não-hormonais (primeira escolha):
   - Ibuprofeno: 600 a 800 mg VO 3×/dia por 3 semanas.
   - Indometacina: 25 a 50 mg VO 3×/dia por 3 semanas.
2. Corticosteróides (nos casos refratários ou recorrentes a AINH e naqueles secundários a doenças reumatológicas):
   - Prednisona: 40 a 60 mg VO 1×/dia por 3 semanas.
3. Pericardite aguda bacteriana: na suspeita de etiologia bacteriana, deve-se realizar:
   - Drenagem pericárdica cirúrgica, análise laboratorial e cultura do líquido.
   - Antibioticoterapia específica ao agente etiológico.
4. Pericardite tuberculosa:
   - Esquema tríplice para tuberculose: rifampicina, isoniazida com piridoxina e estreptomicina ou etambutol.
5. Pericardite pós-infarto do miocárdio:
   - AAS está indicado nos casos em que a dor é importante, mas deve-se evitar elevadas doses de AINH, pois ocasionam vasoconstrição coronariana e piora da isquemia.
6. Pericardite urêmica:
   - É indicação de terapia dialítica de urgência.

Pericardiocentese

A pericardiocentese diagnóstica é indicada na suspeita de etiologia bacteriana, neoplásica ou tuberculosa.

Por outro lado, no tamponamento, a pericardiocentese também é terapêutica. Pacientes instáveis requerem tratamento imediato com pericardiocentese, que consiste numa drenagem cirúrgica ou na punção do pericárdio com uma agulha longa para extrair o líquido e aliviar a pressão intrapericárdica. A remoção de pequenas quantidades de 30 a 50 mL de líquido pode produzir importante melhora hemodinâmica.

Para a punção, a técnica mais segura é a abordagem via subxifóide, que, se possível, deve ser guiada com auxílio ecocardiográfico.

Deve-se realizar:

1. Monitorização cardíaca. Se, durante a introdução da agulha, visualizar-se extra-sístoles ventriculares ou elevação do segmento ST, suspeita-se de perfuração do endocárdio.
2. Assepsia da região esternal inferior.
3. Anestesia local.
4. Introdução cuidadosa de seringa de 10 mL com lidocaína 2% acoplada a um gelco nº 18, com ângulo de 30° no espaço entre o processo xifóide e a margem costal esquerda, sempre aspirando e injetando pequenas quantidades de anestésico. Quando conseguir aspirar o fluido, introduzir a bainha do gelco e retirar a agulha. Geralmente, consegue-se remover cerca de 50 a 100 mL, e este líquido deverá ser encaminhado para análise laboratorial (Tabela 102.IV).

Tabela 102.IV – Análise do líquido pericárdico

Celularidade total e diferencial	• Muito aumentada em inflamações agudas, tanto infecciosas quanto auto-imunes. Bactérias e colagenoses podem ter como célula predominante o neutrófilo • Baixa celularidade é vista no mixedema • Predomínio de monócitos é visto em neoplasias e hipotireoidismo
Transudato *versus* exsudato	• Sugerem exsudato: proteínas totais > 3 g/dL, proteína derrame/proteína sérica > 0,5, DHL líquido/DHL sérico > 0,6
Tuberculose	• Pesquisa de BAAR, cultura de BAAR, pesquisa do *M. tuberculosis* por PCR e dosagem de adenosina-deaminase e de interferon-gama • Diagnóstico: (1) PCR positivo (2) ADA > 40 U/L (3) Interferon-gama > 200 pg/L (4) Pesquisa direta ou cultura positiva
Neoplasia	• Citologia oncótica; eventualmente imunoistoquímica • Dependendo do contexto clínico e da suspeita: pedir marcadores (exemplos: CEA, CA125, CD-30, CD-25 etc.); há dezenas deles
Piogênico	• Pesquisa direta (Gram) e um mínimo de três pares de culturas (aeróbico e anaeróbico) + culturas de sangue periférico • Pesquisa direta e cultura: para fungos, micobactérias não-tuberculosas, protozoários
Outras infecções	• Vírus: podem ser pedidas culturas (baixo rendimento), pesquisa de antígenos, ou uma reação em cadeia da polimerase (PCR)

LEITURA ADICIONAL

1. Maisch B, Ristic AD. Practical aspects of the management of pericardial disease. Heart 2003; 89: 1096-103.
2. Fernandes F, Ianni BM, Arteaga E, et al. Valor da biópsia pericárdica no diagnóstico etiológico das pericardiopatias. Arq Bras Cardiol 1998; 70(6): 393-5.
3. Maisch B. Pericardial diseases, with a focus on etiology, pathogenesis, pathophysiology, new diagnostic imaging methods, and treatment. Current opinion in cardiology 1994; 9: 379-88.
4. Maisch B, Seferovic PM, Ristic AD, et al. Guidelines on the diagnosis and management of pericardial diseases executive summary; the Task Force on the diagnosis and management of pericardial diseases of the European Society of Cardiology. Eur Heart J 2004 Apr; 25(7): 587-610.
5. Topol EJ, Griffin BP, Marso SP. Manual of cardiovascular medicine. 1. ed. Lippincott Williams &Wilkins; 2000.
6. Hillis LD, Lange RA, Winniford MD, Page RL. Manual of clinical problems in cardiology. 5. ed. Little, Brown and Company.
7. Braunwald. Tratado de medicina cardiovascular. 5. ed. W.B. Saunders Company; 1997.

Algoritmo 102.1 – Manejo geral da pericardite aguda

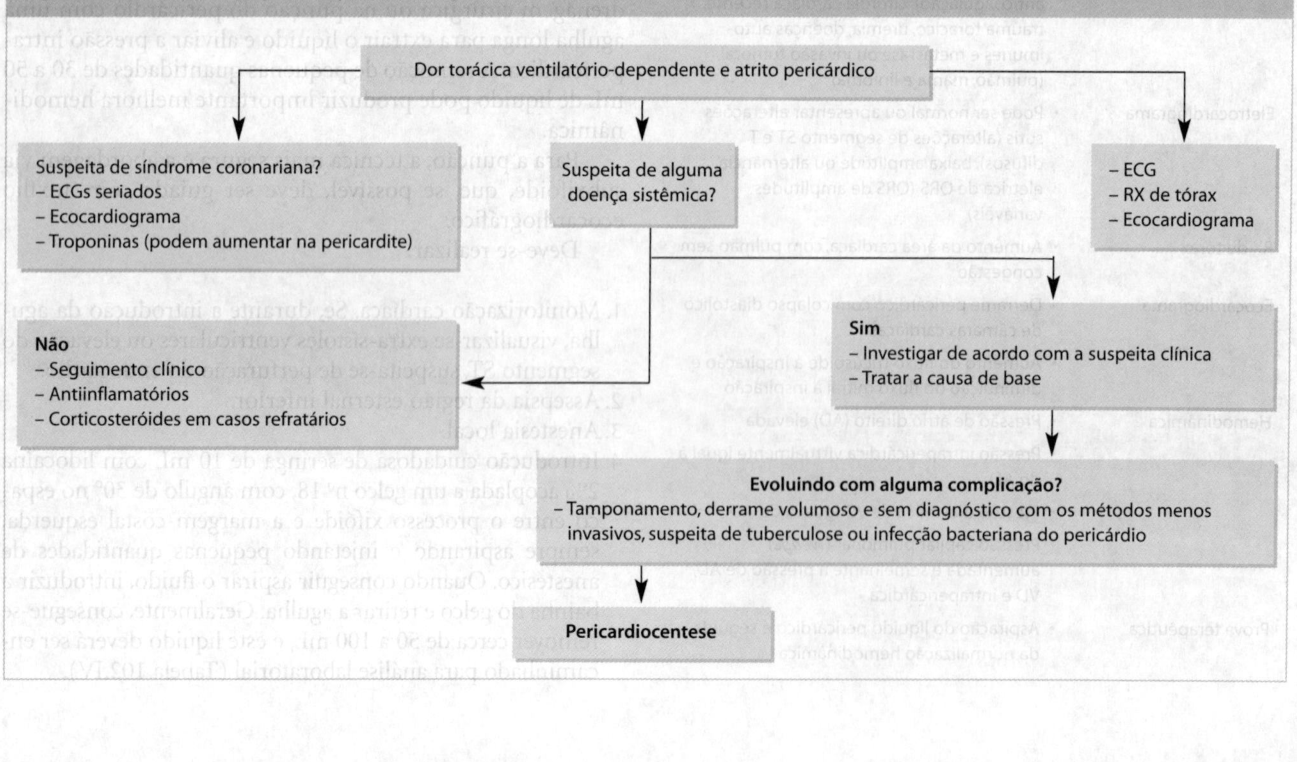

Emergências em Valvopatias

CAPÍTULO 103

Luiz Francisco Cardoso
Flávio Tarasoutchi
Guilherme Sobreira Spina

TÓPICOS IMPORTANTES

- As alterações agudas da função valvar podem ser causadas por infecção, isquemia, degeneração, traumatismo, inflamação ou iatrogenia.
- Na insuficiência mitral isquêmica, há comprometimento do músculo papilar tanto por quadro isquêmico transitório como por infarto agudo do miocárdio. Pode levar a choque cardiogênico ou edema agudo de pulmão.
- A IM isquêmica é mais freqüente no infarto inferior com isquemia do músculo papilar posterior e está associada à oclusão da artéria coronária direita dominante. O acometimento do músculo papilar anterior é menos freqüente, pois o mesmo pode ter irrigação de ambas as artérias do sistema esquerdo (artéria descendente anterior e artéria circunflexa).
- Na insuficiência aórtica aguda ou subitamente agravada não há tempo suficiente para desenvolvimento da hipertrofia ventricular excêntrica. Esta situação ocorre, em geral, na endocardite infecciosa, dissecção ou trauma da aorta e é acompanhada de súbito aumento da pressão diastólica final do ventrículo esquerdo despreparado para acomodar um maior volume de sangue.
- A febre reumática em atividade pode apresentar quadro inflamatório importante no nível valvar e desenvolver IM aguda e, por isso, pode necessitar de abordagem cirúrgica de emergência com troca da valva mitral.
- A cardite reumática é a mais grave das manifestações da febre reumática por deixar seqüelas (cardiopatia reumática crônica). O principal sintoma da cardite grave é a insuficiência cardíaca. Pode ocorrer já no primeiro surto de FR, mas é mais comum nas recorrências desta.
- Com o desenvolvimento de novas terapias, como a valvoplastia por cateter-balão, o potencial iatrogênico aumentou. Em procedimentos como estes, o paciente pode desenvolver abruptamente complicações que exijam intervenção cirúrgica imediata. Outras complicações também freqüentes são as hemorragias decorrentes da punção (7%) e o tamponamento cardíaco (2%).
- O diagnóstico da disfunção de prótese mecânica apresenta dificuldades quando comparado ao da valva natural, pois o comportamento hemodinâmico, como o gradiente da prótese, é de interpretação diferente do da valva natural.
- Entre as dramáticas complicações, está a obstrução por trombo nas próteses mecânicas, que geralmente apresentam-se com quadro de choque cardiogênico de início abrupto ou até morte súbita.
- A forma mais comum de disfunção de prótese corresponde à bioprótese, que pode apresentar quadro clínico de edema agudo de pulmão ou insuficiência cardíaca progressiva. Algumas próteses apresentam anemia hemolítica como quadro inicial de disfunção.

INTRODUÇÃO E DEFINIÇÕES

A emergência perante doença valvar é um desafio na medida em que inclui terapêutica habitualmente agressiva e prognóstico dramático, mas que freqüentemente apresenta resultados extremamente gratificantes.

Valvopatias crônicas podem desenvolver descompensação clínica abrupta como edema agudo de pulmão em presença de estenose mitral e fibrilação atrial aguda; todavia, este capítulo enfoca somente emergências desencadeadas por alterações intrínsecas nas valvas cardíacas, em seus aspectos etiológicos, diagnósticos e terapêuticos.

As alterações agudas da função valvar podem ser causadas por (Tabela 103.I):

- Infecção.
- Isquemia.
- Degeneração.
- Traumatismo.
- Inflamação.

Tabela 103.I – Causas de emergência em valvopatias

Doença infecciosa
• Endocardite infecciosa aguda (EI)
• Abscesso de anel valvar
Doença isquêmica
• Isquemia de músculo papilar
• Rotura de músculo papilar
Doença degenerativa
• Prolapso da valva mitral
• Síndrome de Marfan
• Dissecção da aorta com insuficiência
• Hipertensão arterial
Traumatismo torácico
• Fechado
• Penetrante
Doença inflamatória
• Febre reumática
Emergências em próteses
• Biológica: rotura, calcificação
• Metálica: trombose, obstrução, fratura de disco
Iatrogênica
• Valvoplastia mitral
• Valvoplastia aórtica

- Iatrogenia.
- Emergências em próteses.

DOENÇA VALVAR ISQUÊMICA

A doença valvar mais freqüentemente envolvida é a mitral, raramente a tricúspide. Apresenta-se como uma insuficiência mitral (IM) aguda com um quadro hemodinâmico diferente da IM crônica.

A IM isquêmica apresenta comprometimento do músculo papilar e está associada a quadro isquêmico transitório ou a infarto agudo do miocárdio.

A IM não é uma complicação infreqüente na doença arterial coronariana, entretanto a IM significativa é rara. Em estudo recente, 11.848 pacientes com significante doença coronária submetidos ao cateterismo, 19% apresentavam IM, porém apenas 3% apresentavam IM moderada para importante.

A IM isquêmica pode desenvolver-se após o IAM; estes pacientes requerem diagnóstico e terapia de imediato, caso contrário podem desenvolver choque cardiogênico ou edema agudo de pulmão. Perante IAM de pequena extensão com deterioração clínica importante, há a possibilidade do diagnóstico de IM isquêmica importante associada; deve-se à ruptura do músculo papilar. Como conseqüência, há aumento da pressão do átrio esquerdo (AE) e ventrículo esquerdo (VE), por estarem pouco complacentes, apresentando uma proeminente onda "V" na hemodinâmica.

A IM isquêmica é mais freqüente no infarto inferior com isquemia do músculo papilar posterior. Está associada à oclusão da artéria coronária direita dominante ou ocasionalmente artéria circunflexa em paciente com sistema esquerdo dominante. O acometimento do músculo papilar anterior é menos freqüente, pois o mesmo pode ter irrigação de ambas as artérias do sistema esquerdo (artéria descedente anterior e artéria circunflexa).

Achados clínicos

O paciente com ruptura de músculo papilar desenvolve sintomas após 2-7 dias do IAM. O curso clínico é caracterizado pela evolução rápida para edema agudo, hipotensão ou choque. O paciente habitualmente se apresenta com novo sopro sistólico, muitas vezes minimizado em decorrência da equalização das pressões de AE e VE, dificultando ausculta, principalmente na presença de baixo débito.

Exames complementares

O diagnóstico pode ser confirmado pelo ecodopplercardiograma, que apresenta boa sensibilidade para o diagnóstico, com a visibilização das cordas, quantificação do refluxo e movimentação segmentar das câmaras cardíacas. Em particular, a ecocardiografia com o uso do transesofágico permite uma melhor quantificação do refluxo.

O cateterismo cardíaco confirma o diagnóstico de IM aguda através da identificação de refluxo VE-AE e com a caracterização da onda "V" proeminente em capilar pulmonar, além de avaliar o grau de comprometimento das coronárias.

Tratamento

A abordagem inicial mais importante deve procurar minimizar o grau de isquemia cardíaca com medicação vasodilatadora venosa, tipo nitroglicerina; entretanto, se o quadro isquêmico (até 6 horas) persistir e evoluir para IAM, o uso de trombolítico ou até de reperfusão mecânica através do cateterismo pode ser benéfico. Conforme estudo retrospectivo, esta estratégia de abordagem precoce foi a melhor nos casos de IM de causa isquêmica.

Na persistência do quadro isquêmico e/ou evolução para choque cardiogênico, a revascularização do miocárdio e o tratamento da insuficiência da valva mitral (plástica ou prótese) devem ser efetuados. A mortalidade cirúrgica é de 15-20% e pode ser maior em certos subgrupos, atingindo 46%. Complicação pouco freqüente, mas que deve ser considerada na cirurgia precoce de IAM e valva mitral isquêmica é a rotura do VE. Esta complicação ocorre mais comumente no IAM posterior.

DOENÇA ATEROSCLERÓTICA E DEGENERATIVA

A doença aterosclerótica mais comum da valva aórtica é a calcificação da valva aórtica com estenose. Porém esta patologia não se apresenta de forma aguda.

Assim, a expressão aguda de doença degenerativas mais freqüentes é a dissecção da aorta secundária à síndrome de Marfan ou hipertensão arterial sistêmica (HAS); inclusive, a HAS é a causa em 75% dos casos, sendo que ambas podem acometer a valva aórtica resultando em uma IAo aguda.

A dissecção de aorta ocorre em 65% dos casos na aorta ascendente, 10% no arco e 25% na aorta descendente. O sangue entra pela falsa luz que é adjacente ao lúmen da aorta. Na insuficiência aórtica aguda ou subitamente agravada, não há tempo suficiente para desenvolvimento da hipertrofia ventricular excêntrica. Esta situação ocorre, em geral, na endocardite infecciosa, dissecção ou trauma da aorta e é acompanhada de súbito aumento da pressão diastólica final do ventrículo esquerdo despreparado para acomodar um maior volume de sangue. Nestes casos, o aumento da pressão já é evidente no início da diástole e pode provocar fechamento precoce da valva mitral, impedindo, inclusive a transmissão retrógrada do regime hipertensivo para o átrio esquerdo; entretanto, isso não evita a hipertensão venocapilar pulmonar, porque, no momento da contração atrial, a pressão diastólica do ventrículo esquerdo (pouco complacente) é máxima.

Na valva mitral, o prolapso por degeneração mixomatosa é a doença degenerativa mais prevalente. A rotura de corda e a EI são as complicações mais temíveis podendo levar à súbita hipertensão venocapilar pulmonar grave.

Achados clínicos

Pacientes com dissecção da aorta freqüentemente apresentam sintomas de dor torácica anterior com irradiação para a região posterior, descrita como "rasgadura" no peito. Pode complicar com IAo e IAM principalmente em área inferior (compromete a artéria coronária direita) e, caso comprometa as carótidas, pode apresentar como sintomas iniciais quadros neurológicos, como acidente vascular cerebral.

Exame físico

Em pacientes com dissecção da aorta e doença de Marfan, observam-se aspectos físicos característicos: alto, magro, envergadura maior que altura, aracnodactilia, palato em ogiva, hiperflexibilidade das articulações e deformidades do esterno e da coluna vertebral. No exame cardiovascular, em decorrência da IAo aguda, podemos observar pulsos amplos e de ascenso rápido que podem apresentar assimetria, dependendo do comprometimento da dissecção. A ausculta pode ser com sopro diastólico aspirativo, que muitas vezes pode estar minimizado, pela taquicardia e pelo aumento da pressão diastólica final do VE, dificultando assim a ausculta do sopro de IAo.

Exames complementares

Podemos utilizar a tomografia computadorizada e a ressonância magnética de tórax, que usualmente necessitam de remoção da sala de emergência. O ecocardiograma transesofágico tem uma boa acurácia para o diagnóstico e pode ser realizado no leito. Entretanto, em alguns pacientes, principalmente os hipertensos, é necessário o estudo da anatomia das coronárias.

Tratamento

Com envolvimento da aorta torácica e da valva aórtica, o tratamento é habitualmente cirúrgico.

Apesar da gravidade e do risco cirúrgico, a morbidade e mortalidade cirúrgica diminuíram com a técnica de Bentall. O procedimento resseca a aorta ascendente e implanta um tubo de Dacron valvulado (prótese mecânica) associado ao reimplante das artérias coronárias.

DOENÇA DEGENERATIVA DA VALVA MITRAL

Esta patologia fica exclusivamente com a degeneração mixomatosa da valva mitral, pois a calcificação do anel mitral não leva a alterações anatômicas agudas.

O prolapso da valva mitral (PVM) é a causa mais comum de IM pura, estima-se uma prevalência entre 38 a 64% em diferentes estudos.

Etiologia

A degeneração da valva mitral pode ocorrer em decorrência de alterações primárias da própria valva ou de comprometimento secundário à síndrome.

Achados clínicos e tratamento

No exame físico, podem-se observar deformidades esqueléticas como: *pectus escavatum* e escoliose em até 60% dos casos. A ausculta clássica é *click* mesossistólico seguido de um sopro em regurgitação. Em vigência de um quadro de emergência, com PVM e rotura de cordas, pode ser auscultado um sopro sistólico de timbre agudo, muitas vezes com irradiação para dorso, denotando rotura do folheto anterior da valva mitral. O ecodopplercardiograma é exame útil para complementar o diagnóstico.

O paciente com PVM pode apresentar sintomas e sinais de dor torácica simulando quadro anginoso, palpitações, principalmente quando associado ao ataque de pânico. Sintomas como acidente vascular cerebral, EI e progressão gradativa da IM requerem uma abordagem cuidadosa.

Estudo de Devereux et al. demonstraram que o mecanismo de IM importante no PVM foi a rotura de corda em 76% dos pacientes que foram para cirurgia. Este tipo de complicação determina IM aguda ou agudizada e, portanto, sinais de hipertensão venocapilar esquerda à semelhança da IM isquêmica.

Tratamento

O tratamento cirúrgico é necessário nos pacientes que desenvolvem sintomas e a evolução satisfatória principalmente se comparada com a IM isquêmica. A terapêutica preferencial é a plástica da valva quando houver condições, o que ocorre mais comumente na rotura de corda posterior. A longo prazo (5 anos), 89% dos pacientes que submeteram-se a troca da valva mitral e 92% dos pacientes que submeteram-se à plástica da valva mitral apresentavam uma boa qualidade de vida.

LESÕES TRAUMÁTICAS

Traumatismo fechado – o tipo mais freqüente é o que ocorre durante acidente automobilístico, que leva ao rompimento da valva aórtica por rápida desaceleração do automóvel, condição que é, no entanto, rara. Interessante ressaltar que a valva tricúspide é a valva atrioventricular mais comumente lesada durante o trauma fechado. O diagnóstico é feito tardiamente, e se caracteriza através de sinais e sintomas que podem levar semanas para se desenvolverem, e, geralmente, manifesta-se com insuficiência cardíaca sistêmica.

Traumatismo penetrante – geralmente está associado ao tamponamento cardíaco e impõe-se tratamento cirúrgico de imediato. Com o tratamento emergencial, há alívio do tamponamento e controle da hemorragia. Na seqüência, são feitos a avaliação do comprometimento das artérias coronárias e o controle hemodinâmico do paciente. Geralmente, não há abertura das câmaras cardíacas e, assim, as lesões valvulares não são visibilizadas. As mesmas não são diagnosticadas de imediato e tardiamente o paciente apresenta sinais e sintomas de insuficiência cardíaca e acaba necessitando de uma nova abordagem cirúrgica para correção da valvopatia.

DOENÇA INFLAMATÓRIA

A febre reumática (FR) em atividade pode apresentar quadro inflamatório importante em nível valvar e pode desenvolver IM aguda, necessitando de abordagem cirúrgica de emergência com troca da valva mitral. Em uma série de 170 pacientes submetidos ao procedimento de emergência valvar, 25% foram operados na fase aguda da doença reumática. A indicação, mesmo difícil, depende exclusivamente do grau de instabilidade hemodinâmica apesar do processo inflamatório vigente. A regurgitação mitral pode ser conseqüência do acometimento inflamatório do miocárdio, do músculo papilar ou da própria valva mitral.

Cardite reumática

É a mais grave das manifestações da FR por deixar seqüelas (cardiopatia reumática crônica). Em nosso meio, cada vez mais pacientes têm quadros de cardite assintomáticos ou oligossintomáticos, tornando cada vez mais difícil o diagnóstico da cardite aguda. A cardite, por ser uma manifestação predominantemente celular, faz com que possam não haver outros sintomas como artrite e/ou coréia, que são manifestações predominantemente humorais, dificultando assim o reconhecimento da doença. Outras manifestações celulares, como os nódulos subcutâneos, podem acompanhar a cardite, e por isso são classicamente marcadores de cardite grave. O uso precoce de antiinflamatórios não-hormonais também pode dificultar o reconhecimento da cardite reumática, impedindo seu reconhecimento e tratamento adequados.

Freqüentemente a cardite aguda reumática é assintomática, e nem por isso é menos grave. Muitos pacientes apresentam-se tardiamente com sintomas decorrentes de seqüelas valvares reumáticas, não sabendo relatar sintomatologia compatível com surto agudo reumático. Como o uso de antiinflamatórios hormonais e, principalmente, a instituição precoce da profilaxia secundária podem mudar radicalmente o prognóstico destes pacientes, o diagnóstico do surto de cardite aguda se faz de extrema importância.

Hoje podemos dizer que há dois tipos de cardite grave:

1. A cardite considerada grave por ter sintomas de insuficiência cardíaca e miocardite na fase aguda.
2. A cardite silente na fase aguda, mas que determina importantes seqüelas valvares, que tornam-se clinicamente aparentes décadas após o surto agudo.

Ela pode ser didaticamente dividida em:

- Cardite leve – paciente com quadro de taquicardia desproporcional à febre, abafamento da primeira bulha, sopros sistólicos regurgitativos discretos em área mitral, aumento do intervalo PR no eletrocardiograma (ECG) com área cardíaca normal à radiografia. Na quase totalidade dos casos é assintomática.
- Cardite moderada – compreende os sintomas da cardite leve acrescidos de pericardite (dor precordial que melhora com a posição genopeitoral, e piora com o decúbito e com a inspiração, acrescida de atrito pericárdico à ausculta). Os sopros, em geral, são mais intensos e há aumento discreto a moderado da área cardíaca, podendo haver imagem cardíaca sugestiva de derrame pericárdico. O ECG pode revelar prolongamento do intervalo QT, complexos QRS de baixa voltagem e sobrecarga de câmaras esquerdas. A maioria dos pacientes que não apresenta pericardite é assintomática.
- Cardite grave – o principal sintoma da cardite grave é a insuficiência cardíaca. Pode ocorrer já no primeiro surto de FR, mas é mais comum nas recorrências desta. Pode se iniciar de forma inespecífica, com anorexia, astenia, palidez, taquipnéia, principalmente em crianças. Tais sintomas logo são superajuntados àqueles da insuficiência cardíaca, como edema de membros inferiores, ortopnéia, dispnéia paroxística noturna e hepatomegalia dolorosa.

Achados clínicos

O exame físico na cardite grave, em geral, revela taquicardia, sendo característicos os sopros mitrais. Um aumento do volume de sangue proveniente do átrio esquerdo pode também gerar um sopro diastólico, especialmente quando os folhetos mitrais estão espessados, como acontece na doença reumática. Na fase ativa desta doença, observamos hipofonese de B1 associada a sopro sistólico regurgitativo e sopro diastólico em ruflar sem reforço pré-sistólico (sopro de Carey-Coombs). A valvulite aguda leva a uma insuficiência mitral aguda, que determina um aumento do volume em átrio esquerdo e aumento do fluxo sangüíneo na diástole atrial, que faz vibrar a valva espessada pelo processo inflamatório agudo. Pelos motivos descritos, este sopro é indicativo de valvulite reumática ativa. Diferenciamos este sopro da dupla disfunção mitral estabelecida por não haver hiperfonese de B1, estalido de abertura de mitral ou reforço pré-sistólico no sopro diastólico, além do quadro clínico, que é bastante diferente nas duas patologias. O sopro mais comum na cardite reumática é o sopro sistólico regurgitativo mitral.

Exames complementares

O eletrocardiograma pode revelar sobrecarga de câmaras esquerdas e, por vezes, arritmias atriais. Um sinal importante neste exame é a presença de bloqueio atrioventricular do primeiro grau, que inclusive é critério menos de Jones para o diagnóstico. A radiografia de tórax, em geral, apresenta grande aumento da área cardíaca e congestão pulmonar. O ecocardiograma, especialmente o transesofágico, além do espessamento valvar e das insuficiências valvares, pode mostrar as pequenas verrucosidades reumáticas na borda das valvas características de atividade reumática. Outro exame de imagem que pode ser útil nesta fase é a cintilografia cardíaca com Gálio-67, que tem boa especificidade para a miocardite reumática.

Tratamento

As medidas gerais são muito importantes, como restrição hidrossalina e repouso absoluto, por quatro a seis semanas no caso da cardite leve e moderada e até o controle da insuficiência cardíaca no caso da cardite grave, com retorno gradual às atividades após este período. Embora alguns grupos tenham utilizado antiinflamatórios não-hormonais no tratamento da cardite, entendemos que, como mais grave manifestação da doença reumática, a cardite deve ser tratada necessariamente com antiinflamatórios hormonais. Também destacamos que, atualmente, como a maioria (mais de 80%) dos casos de cardite reumática aguda são assintomáticos, a identificação de cardite reumática, mesmo que subclínica, demonstra que há grande inflamação miocárdica, que deve ser tratada vigorosamente por sua gravidade. Desta forma, não aconselhamos o uso de antiinflamatórios não-hormonais para o tratamento da cardite.

O antiinflamatório de escolha é a prednisona, na dose de 1 mg/kg para os casos leves e 2 mg/kg em casos graves, máximo de 60 mg/dia, com uma dose por dia pela manhã. Em pacientes com insuficiência cardíaca de difícil controle, está indicada a pulsoterapia com metilprednisolona, na dose de 1 g por três dias consecutivos (diluído em soro e administrado lentamente), podendo ser repetida até quatro vezes. Em crianças, a dose é de 10 a 40 mg/kg de metilprednisolona, e, após a pulsoterapia, os pacientes devem continuar com corticoterapia oral. Os corticóides devem ser mantidos por três a quatro semanas em dose máxima, quando então deve ser feita a retirada gradual, em média de 20% por semana, não sendo necessária, em nossa experiência, associação de AAS na retirada do corticóide. A duração da corticoterapia pode ser guiada por parâmetros clínicos, como a taquicardia (o mais sensível marcador clínico de atividade reumática) ou o grau de insuficiência cardíaca. Parâmetros laboratoriais, como mucoproteínas, α-1 glicoproteína ácida e fração α-2 da eletroforese de proteínas, também devem ser usados para acompanhamento da terapêutica.

O acometimento inflamatório da valva aórtica levando à instabilidade aguda é raro. Normalmente está associado a patologias como aortite de Takayasu, síndrome de Behçet e espondilite anquilosante. Esta pode desenvolver insuficiência aórtica e dilatação, mas não de forma aguda.

IATROGÊNICA

O desenvolvimento de novos tipos de terapias, como a valvoplastia por cateter balão, aumentou o potencial iatrogênico. Em procedimentos como estes o paciente pode desenvolver abruptamente complicações que necessitem de intervenção cirúrgica imediata.

A valvoplastia da valva aórtica apresenta resultados diferentes em relação a mitral. A primeira deve ser utilizada somente em casos em que a cirurgia cardíaca apresenta um risco proibitivo imediato para sua indicação, pois o procedimento como valvoplastia apresenta morbidade e mortalidade nas primeiras 24 horas de até 30%, podendo ocorrer embolia cálcica, rotura da valva, lesão vascular, infarto agudo do miocárdio ou perfuração do ventrículo.

Por outro lado, a valvoplastia da valva mitral é um procedimento terapêutico habitual nos dias de hoje e, quando bem indicada, apresenta resultados semelhantes aos da cirurgia. A complicação mais freqüente é a IM que pode ocorrer em até 20% dos casos, porém somente 5% destes podem necessitar de intervenção cirúrgica. A troca valvar mitral pode ocorrer em 3% dos pacientes. Outras complicações também freqüentes são as hemorragias decorrentes da punção (7%) e o tamponamento cardíaco (2%).

EMERGÊNCIAS EM PRÓTESE VALVAR

As intercorrências nas próteses valvares têm sido uma preocupação freqüente para os cardiologistas, principalmente o diagnóstico e tratamento. Geralmente, o diagnóstico da disfunção de prótese apresenta dificuldades quando comparado ao da valva natural, pois o comportamento hemodinâmico como o gradiente da prótese é de interpretação diferente ao da valva natural.

Dentro das dramáticas complicações, está a obstrução por trombo nas próteses mecânicas, que geralmente apresentam-se com quadro de choque cardiogênico de início abrupto ou até morte súbita. Assim sendo, a implantação de uma prótese mecânica deve se polarizar nas possibilidades de o paciente ter acesso assistencial freqüente para melhor anticoagulação. A preocupação do médico deve ser, inicialmente, em mantê-lo anticoagulado, evitando além das obstruções agudas das próteses, embolias centrais e periféricas, que podem deixar seqüelas catastróficas.

Ainda em relação às próteses mecânicas, outra complicação menos dramática é a infiltração da bola, no caso das próteses do modelo Starr-Edwards, com lipídio e fibrina dificultando sua adequada movimentação na gaiola, causando estenoses e insuficiências graduais. Outro problema encontrado foi a fratura da estrutura dos discos. Como ocorreu anos atrás com uma série da próteses de disco Bjork-Shiley, alguns pacientes apresentaram morte súbita e outros foram alertados e submeteram-se a reoperação profilática.

A forma mais comum de disfunção de prótese corresponde à bioprótese, que pode apresentar quadro clínico de edema agudo de pulmão, insuficiência cardíaca progressiva ou até manter-se assintomática. Geralmente, o diagnóstico pode ser feito em consultas de rotina. Algumas próteses apresentam anemia hemolítica como quadro inicial de disfunção.

Outra disfunção a considerar é a calcificação das próteses biológicas, dependendo do grau de acometimento valvar, devemos indicar cirurgia tão logo for possível, principalmente quando presente em crianças e adolescentes. Pacientes portadores de próteses biológicas calcificadas representam uma emergência em potencial e podem evoluir com insuficiência cardíaca de instalação súbita. Freqüentemente podem se apresentar com quadro clínico de edema agudo de pulmão refratário, evoluindo para choque cardiogênico. Este choque, em geral, é pouco responsivo à drogas vasoativas por se tratar de problema mecânico grave da prótese, que muitas vezes pode, devido à calcificação, ficar imobilizada na posição fechada, impedindo assim o ciclo cardíaco normal. O único tratamento possível nestes casos é a cirurgia cardíaca de emergência.

Entretanto, a evolução mais freqüente da disfunção da prótese biológica geralmente é gradual e é menos dramática que as mecânicas. A freqüência de avaliação clínica e de exames de cardio-imagem depende de cada caso. Na rotura importante com quadro de edema agudo de pulmão, além do início do tratamento clínico, deve-se encaminhar o paciente imediatamente para reoperação.

Entretanto, como citamos anteriormente, a trombose da prótese é a mais dramática das complicações, principalmente nas próteses mecânicas. Em geral, os pacientes apresentam sintomas de dispnéia em repouso e fraqueza pelo menos um mês antes do quadro de choque cardiogênico. Trabalhos mostram que 56% apresentaram esta sintomatologia antes da trombose. O método de diagnóstico mais comum em 68% foi através da fluoroscopia e em 21% a ausculta durante a evolução. Embora o ecodopplercardiograma confirme o diagnóstico, 90% do diagnóstico de trombose de prótese mecânica foram feitos através do quadro clínico, exame físico e fluoroscopia.

Em alguns casos de trombose, a opção terapêutica pode ser clínica, com a utilização de trombolítico. Apesar de não termos experiência, trabalhos que utilizaram uroquinase em *bolus* 4.400 U/kg em 10 minutos e infusão de 4.400 U/kg/hora em 24 a 48 horas se mostraram efetivos e evitaram a reoperação. A monitorização pode ser feita através da fluoroscopia. O sucesso pode ser considerado quando o ângulo de abertura é de 50 a 60° a mais que a apresentação inicial. Entretanto, a opção cirúrgica continua sendo a mais utilizada no momento.

LEITURA ADICIONAL

1. Braunwald E. Valvular heart disease. In: Braunwald E, Zipes DP, Libby P. Heart disease: a textbook of cardiovascular medicine. Philadelphia: WB Saunders Co; 2001. p.1653-65.
2. Cohn LH, Rizzo RJ, Adams DH, et al. The effect of pathophysiology on the surgical treatment pf ischemic mitral regurgitation: operative and late risks of repair versus replacement. Eur . Cardiothorac Surg 1995; 9: 568-74.
3. Bachet JE, Termignon JL, Dreyfus G, et al. Aortic dissection: prevalence, cause, and results of late reoperations. J Thorac Cardiovasc Surg 1994; 108: 199-206.
4. Cabrol C, Pavie A, Gandjbalheh I, et al. Complete replacement of the ascending aorta with reimplantation of the coronary arteries. J Thorac Cardiovasc Surg 1981; 80: 309-15.
5. Freed LA, Levy D, Levine RA, et al. Prevalence and clinical outcome of mitral valve prolapse. N Engl J. Med 1999; 341: 1-7.
6. Fukuda N, Oki T, Iuchi A, et al. Predisposing factors for severe mitral regurgitation in idiophatic mitral valve prolapse. Am J Cardiol 1995; 76: 503-7.
7. Devereux RB, Krame-Fox R, Kligfield P, et al. Mitral valve prolapse: causes, clinical, manifestations and management. Ann Intern Med 1989; 111: 305-17.
8. Kirklin JW, Barrat-Boyes BG (editores). Cardiac trauma. In: Cardiac surgery. New York: John Wiley; 1986. p.1387-92.
9. Stollerman GH. Rheumatic fever. Lancet 1997; 349: 935-42.
10. Dajani AS, Ayoub EM, Bierman FZ, et al. Guidelines for the diagnosis of rheumatic fever. Jones Criteria, updated. JAMA 1992; 268: 2069-73.
11. Cardoso LF, Rati MAN, Grinberg M, et al. Valvoplastia mitral por cateter balão, resultados imediatos e seguimento de 1 ano. Arq Bras Cardiol 1992; 58: 445-51.
12. Carpentier A, Lemaigre G, Robert L, et al. Biological factors affecting long-term results of valvular heterografts. J Thorac Cardiovasc Surg 1969; 58: 467.
13. Czer LS, Matloff JM, Chaux A, et al. The St. Jude valve: analysis of thromboembolism, warfarin related hemorrhage and survival. Am Heart J 1987; 114-389.
14. Deviri E, Sareli P, Wisenbaugh T, et al. Obstruction of mechanical heart prostheses. Clinical aspects and surgical management. J Am Acoll Cardiol 1991; 17: 646.
15. Cipriano PR, Billinghan ME, Oyer PE, et al. Calcification of porcine prosthetic heart valves: a radiographic and light microscopy study. Circulation 1982; 66: 1100.
16. Witchitz S, Veyrat C, Moisson P. Fibrinolytic treatment of thrombus on prosthetic heart valves. Br Heart J 1980; 44: 545-54.

Algoritmo 103.1 – Estenose mitral moderada/importante fibrilação atrial aguda

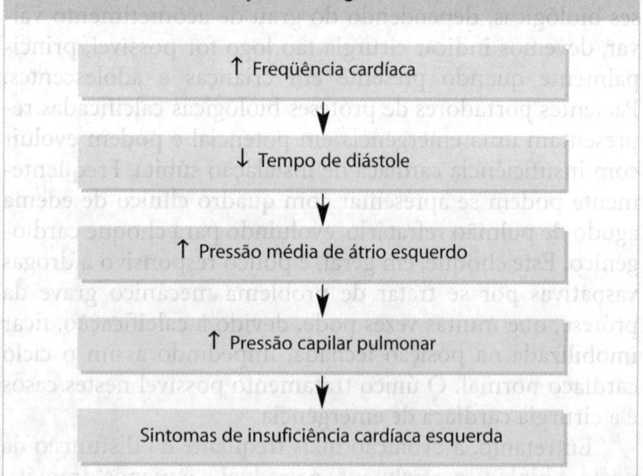

Algoritmo 103.2 – Insuficiência aórtica aguda importante – dissecção da aorta

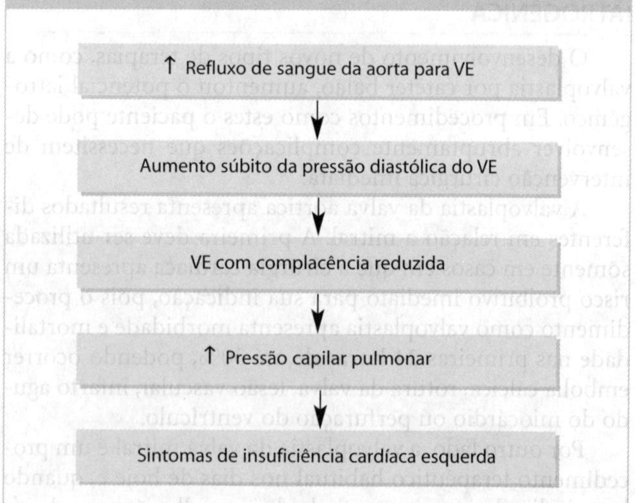

Endocardite Infecciosa

CAPÍTULO 104

Flávio Tarasoutchi
Marcelo Katz
Guilherme Sobreira Spina

TÓPICOS IMPORTANTES

- A EI é a infecção do endocárdio, com predileção pelo acometimento valvar.
- A endocardite permanece como um desafio diagnóstico. Médicos emergencistas devem ter um baixo limiar para pensar em endocardite e proceder com os exames complementares, sobretudo culturas e ecocardiograma.
- A EI está aumentando a sua incidência, sobretudo em grupos especiais de doentes: infecções nosocomiais, cateter central (hemodiálise, quimioterapia, agentes vasoativos, UTI), idosos e doentes com valvas protéticas, aumento do uso de drogas injetáveis etc.
- Consiste em grande erro iniciar antibioticoterapia antes de proceder várias coletas de hemoculturas. Cerca de 90 a 95% das hemoculturas terão resultados positivos, o que é de extrema importância no manejo dessa doença. As causas de doentes com culturas persistentemente negativas podem ser:
  - Uso prévio de antibióticos: causa mais freqüente de cultura negativa; se for possível, deixar o doente em observação e aguardar três a cinco dias; logo após colher vários pares de hemoculturas (mínimo de três pares).
  - Germes fastidiosos: grupo HACEK; comunicar ao laboratório a suspeita, pois são germes que precisam de meios especiais.
  - Germes que raramente crescem e precisam de meios sofisticados: *Brucella spp, C. burnetti, Bartonella spp, Chlamydia spp, Mycoplasma spp, Legionella spp*. Esses germes necessitam de métodos alternativos para diagnóstico: sorológico ou imunoistologia ou PCR.
- A gravidade da manifestação clínica depende da virulência do agente etiológico, das co-morbidades presentes no paciente e da instituição precoce da terapia.
- A terapêutica baseia-se em antibioticoterapia direcionada e abordagem cirúrgica em casos selecionados.

INTRODUÇÃO E DEFINIÇÕES

A endocardite infecciosa (EI) é caracterizada pela infecção da superfície endotelial do coração, ou endocárdio. A definição ainda engloba *shunts* arteriovenosos como a persistência do canal arterial e defeitos da aorta como a coarctação. Pode ser visualizada macroscopicamente como massas amorfas, de tamanho variável, que contêm plaquetas, fibrina, células inflamatórias e microrganismos em seu interior, e que são denominadas *vegetações*. As valvas cardíacas são locais preferenciais de acometimento, embora a infecção possa ocorrer em defeitos do septo, em cordas tendíneas ou endocárdio mural. O dano valvar apresenta grande letalidade quando não é diagnosticado apropriadamente. A mortalidade varia entre 10 a 30%, podendo ser maior quando o diagnóstico é tardio.

Nos EUA são estimados 15.000 casos novos por ano. A incidência vem aumentando principalmente em idosos e usuários de drogas injetáveis. Este fato reflete a mudança no padrão epidemiológico da doença, principalmente em países desenvolvidos. Nestes países, a febre reumática, como etiologia de doença valvar, é muito pouco prevalente. Por outro lado, destacam-se as valvopatias relacionadas ao envelhecimento. O resultado é uma mudança na faixa etária acometida, que tradicionalmente inclui uma população de 30 a 40 anos, sendo nestes países de 47 a 69 anos. O mesmo não ocorre no Brasil. Embora os dados brasileiros sobre a real incidência desta condição sejam inconsistentes, sabe-se que a febre reumática ainda é muito freqüente. Acometendo pacientes jovens, aumenta a susceptibilidade à infecção nesta população.

ETIOLOGIA E FISIOPATOLOGIA

Os mecanismos fisiopatológicos presentes na EI se relacionam e o resultado final é a infecção endocárdica. Os principais componentes na fisiopatologia desta infecção são as características do microrganismo, anormalidades cardíacas pré-existentes, fatores hemostáticos, sistema imune do hospedeiro e evento que culmine em bacteremia. Uma vez que exista circulação sangüínea de patógenos e estes apresentem capacidade adesiva, sendo o paciente portador de alguma alteração anatômica cardíaca, principalmente defeitos de septo e doenças valvares, criam-se condições para a infecção do endotélio cardíaco, facilitada por mecanismos hemostáticos (que aumentam a adesividade do microrganismo). Um *status* imune debilitado, como o que ocorre em idosos, é mais um fator que colabora para a perpetuação da infecção. As principais fontes de bacteremia são infecções de pele, manipulações cirúrgicas e, no dia-a-dia, os procedimentos odontológicos.

Os agentes relacionados à EI são diversos e variam de acordo com o tipo de população avaliada. De modo geral, os principais agentes etiológicos são: *Streptococcus viridans, Streptococcus bovis, Staphylococcus aureus, Staphylococcus* coagulase negativo, enterococo, bactérias do grupo HACEK, bactérias Gram-negativo, anaeróbios e fungos. Os principais grupos de risco são usuários de droga endovenosa, portadores de doenças valvares com valvas nativas, portadores de prótese valvar com implante precoce (tempo menor que dois meses) ou implante tardio (tempo maior que dois meses). A Tabela 104.I resume as principais etiologias nestes grupos.

Tabela 104.I – Etiologia da EI de acordo com grupos de risco

Patógeno	Valva nativa (%)	Drogas EV (%)	Prótese precoce	Prótese tardia
Streptococcus	60-80	15-20	5	35
Enterococo	5-18	< 5	< 5	6
S. aureus	23	50	20	10
E. coagulase neg.	< 5	< 5	30	20
Gram-negativos	< 5	5	20	10
Fungos	< 5	5	10	5
Culturas neg.	5-10	< 5	< 5	< 5

ACHADOS CLÍNICOS

As manifestações clínicas da EI são variáveis e dependem do grau de acometimento do coração, da virulência do microrganismo relacionado à infecção e das co-morbidades presentes no paciente. De modo geral, a infecção pode se apresentar com sintomas inespecíficos como febre, fadiga, astenia, emagrecimento, com evolução lenta e gradual, tornando o diagnóstico, em muitos casos, um desafio. Em outras situações, em que ocorre grande destruição valvar, o paciente apresenta sinais de franca insuficiência cardíaca.

A evolução lenta da infecção caracteriza o quadro da EI subaguda, tendo o *Streptococcus* como principal agente. A evolução fulminante caracteriza a EI aguda, tendo o *Staphylococcus* como principal patógeno envolvido. Entretanto, o *Streptococcus* também pode causar quadros fulminantes, assim como o *Staphylococcus* pode ter uma evolução mais insidiosa, principalmente se o paciente estiver em curso de antibioticoterapia.

Febre e sopro são encontrados em 85% dos pacientes. O acometimento neurológico inclui a embolização séptica, aneurismas micóticos, meningites e abscessos. Outros achados secundários à embolização periférica da vegetação, ou deposição de imunocomplexos, são petéquias em mucosa, nódulos de Osler, lesões de Janeway e manchas de Roth na retina (Figuras 104.1 e 104.2).

Os achados de anamnese, exame físico e exame complementar formam a base para o estabelecimento de critérios diagnósticos da EI. São os critérios de Duke modificados, que são apresentados nas Tabelas 104.II e 104.III. Através desses critérios, as possibilidades diagnósticas são diagnóstico definitivo, possível e rejeitado. Para o diagnóstico definitivo, é preciso que se preencha o critério patológico ou clínico, conforme a Tabela 104.II.

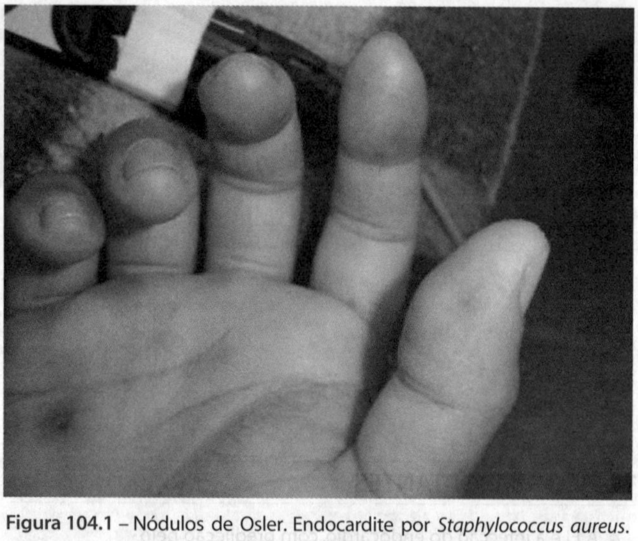

Figura 104.1 – Nódulos de Osler. Endocardite por *Staphylococcus aureus*. Cortesia da Unidade Clínica de Valvopatia InCor – HCFMUSP.

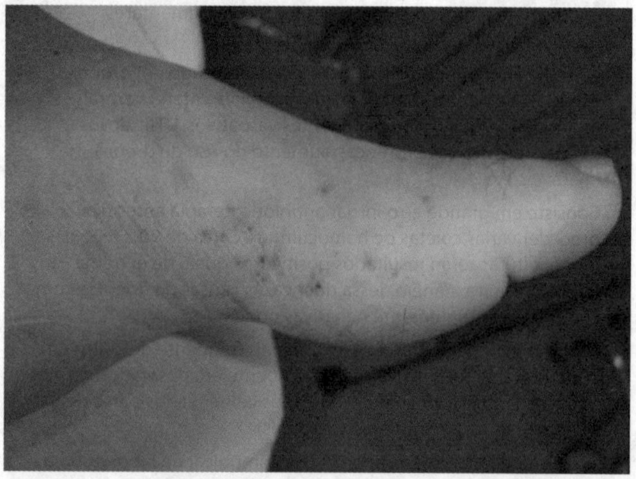

Figura 104.2 – Petéquias em membro inferior. Endocardite por *Staphylococcus aureus*. Cortesia da Unidade Clínica de Valvopatia InCor – HCFMUSP.

EXAMES COMPLEMENTARES

O diagnóstico de EI baseia-se em dados de anamnese, exame físico e exames complementares. Esta avaliação complementar tem como objetivo, além de auxiliar na confirmação diagnóstica, estratificar a doença, definindo eventuais complicações. Os principais exames solicitados na avaliação do paciente com suspeita de EI são apresentados na Tabela 104.IV.

Dentre os exames solicitados, merece destaque a hemocultura e o ecocardiograma, apresentados como critérios maiores de Duke. Em relação ao ecocardiograma, a Tabela 104.V apresenta uma rotina de solicitação deste exame, no contexto de EI, de acordo com a Sociedade Americana de Cardiologia (AHA).

Tabela 104.II – Critérios modificados da Duke University para o diagnóstico de endocardite infecciosa (2000)

DEFINITIVO
Critério patológico
Microrganismos demonstrados por cultura ou por análise histológica de vegetação, êmbolo séptico ou abscesso cardíaco ou lesões patológicas: vegetação ou abscesso cardíaco confirmado por análise histológica demonstrando endocardite ativa
Critério clínico
Usando definições específicas:
– dois critérios maiores; ou
– um critério maior e três menores; ou
– cinco critérios menores
POSSÍVEL
Usando definições específicas:
– um critério maior e um menor; ou
– três critérios menores
REJEITADO
Diagnóstico alternativo sólido
Resolução do quadro com quatro dias ou menos de antibioticoterapia
Nenhuma evidência de endocardite infecciosa na cirurgia ou necropsia com antibioticoterapia por quatro dias ou menos
Não preenche critérios para EI possível

DIAGNÓSTICO DIFERENCIAL

Os sintomas de EI costumam ser inespecíficos, com febre e prostração. Quando localizados, resultam de alguma complicação como a embolização sistêmica. O diagnóstico diferencial da EI, quando a apresentação é inespecífica, tem como ponto de partida a febre. Síndromes infecciosas devem ser pesquisadas. A EI deve ser fortemente suspeitada nos casos em que houver febre associada a: lesões cardíacas prévias, comportamento de risco como utilização de drogas injetáveis, bacteremia, fenômenos embólicos e evidência de processo endocárdico ativo. Excluindo-se estas condições, o diagnóstico de EI é menos provável e outras causas de febre devem ser pesquisadas. Além disso, algumas doenças podem mimetizar EI, destacando-se lúpus eritematoso sistêmico, febre reumática aguda, endocardite trombótica não infecciosa, mixoma atrial (cuja apresentação ecocardiográfica pode lembrar vegetação), anemia falciforme.

TRATAMENTO

Clínico

O tratamento da EI depende do microrganismo, do ambiente e das complicações de cada paciente. Inclui antibiótico em altas doses e uso prolongado. O início da terapêutica em pacientes suspeitos de endocardite deverá sempre ser baseado na coleta da hemocultura, identificação do germe e antibiograma. A maioria dos casos de hemocultura negativa deve-se ao uso prévio de antibiótico, dificultando a terapêutica específica. Na presença de pacientes graves, toxemiados, com doença em estado avançado, após a coleta de pelo menos três pares de hemoculturas, pode-se iniciar antibioticoterapia baseada na epidemiologia. As drogas

Tabela 104.III – Definição dos critérios da Duke University para o diagnóstico de endocardite infecciosa (2000)

CRITÉRIOS MAIORES
Hemocultura positiva
– Microrganismos típicos para endocardite infecciosa (*Streptococcus viridans, Streptococcus bovis*, grupo HACEK, *Staphylococcus aureus* ou enterococo comunitário) em duas amostras separadas, em ausência de foco primário; ou
– Hemocultura persistentemente positiva, definida como microrganismo compatível com endocardite, isolado a partir de duas amostras sangüíneas colhidas com intervalos de doze horas ou todas de três, ou a maioria de quatro ou mais amostras, separadas com intervalos de pelo menos uma hora entre a primeira e a última
Evidência de envolvimento endocárdico
– Ecocardiograma positivo para endocardite infecciosa: massa cardíaca oscilante em valva, estruturas de suporte, trajeto de jato regurgitante, ou em material implantado (na ausência de explicação anatômica alternativa), abscesso ou nova deiscência de prótese
– Nova regurgitação valvar (aumento ou modificação de sopro pré-existente não-expressivo)
CRITÉRIOS MENORES
– Predisposição: condição cardíaca ou usuário de droga endovenosa
– Febre: $\geq 38^oC$
– Fenômeno vascular: embolia em grande artéria, infarto pulmonar séptico, aneurisma micótico, hemorragia intracraniana, hemorragia conjuntival, lesão de Janeway
– Fenômeno imunitário: glomerulonefrite, nódulo de Osler, manchas de Roth, fator reumatóide
– Evidência microbiológica: hemocultura positiva, mas sem preencher os critérios maiores ou evidência sorológica de infecção ativa com microrganismo compatível com endocardite infecciosa
– Ecocardiograma compatível com endocardite infecciosa, mas sem preencher os critérios maiores

Tabela 104.IV – Principais exames subsidiários

• Radiografia de tórax: quando a EI acomete câmaras direitas, pode revelar infiltrado pulmonar correspondente à embolização séptica
• Eletrocardiograma: inespecífico, pode apresentar bloqueio atrioventricular relacionado à presença de abscessos
• Ecocardiograma: fundamental no diagnóstico de EI, fornece dados anatômicos e funcionais. A modalidade transesofágica apresenta sensibilidade maior na detecção de vegetações, principalmente na presença de prótese valvar
• Exames laboratoriais: hemograma, hemocultura, provas de atividade inflamatória (VHS, PCR), fator reumatóide, urina I (avaliação do sedimento urinário, pesquisa de hematúria)
• Fundoscopia: o exame fundoscópico deve ser rotina. Permite avaliar sinais periféricos da EI (manchas de Roth)
• Tomografia de crânio: realizada quando existe comprometimento neurológico por embolização
• Angiografia cerebral: indicada na pesquisa de aneurismas micóticos

Tabela 104.V – Rotina de solicitação de ecocardiograma no diagnóstico e tratamento da EI

Precoce:

- Ecocardiograma em menos de 12 horas da avaliação inicial
- ETE inicial , obter também ETT para comparações subseqüentes
- ETT inicial quando o ETE não estiver disponível
- ETT pode ser suficiente em crianças

Repetir ecocardiograma:

- ETE após ETT positivo em pacientes com alto risco para complicações
- ETE em 7 a 10 dias após ETE inicial em casos de suspeita de EI sem diagnóstico, ou em casos de tratamento com evolução desfavorável

Ecocardiograma intra-operatório

- Antes da circulação extracorpórea
- Após circulação extracorpórea

Controle de tratamento:

- ETT pode ser suficiente
- Tem o objetivo de estabelecer seqüelas decorrentes da infecção

ETT = ecocardiograma transtorácico; ETE = ecocardiograma transesofágico

Adaptado do Consenso de Endocardite Infecciosa, AHA, Circulation 2005.

Tabela 104.VI – Esquemas terapêuticos baseados nas principais etiologias da EI

- *Streptococcus viridans* e *bovis*: penicilina G cristalina, 12 a 18 milhões U/24 horas, dividida em 4 a 6 doses ou ceftriaxona 2 g/24 horas EV ou IM, por 4 semanas, em associação à gentamicina 3 mg/kg/24 horas EV ou IM por 2 semanas. Vancomicina 30 mg/kg/24 horas, dividida em 2 doses para alérgicos à penicilina
- *Streptococcus viridans* e *bovis* em prótese valvar: penicilina G cristalina, 24 milhões U/24 horas, dividida em 4 a 6 doses ou ceftriaxona 2 g/24 horas EV ou IM, por 6 semanas, em associação à gentamicina 3 mg/kg/24 horas EV ou IM por 2 semanas
- *Staphylococcus* oxacilina-susceptível em valva nativa: oxacilina 12 g/24 horas EV, em 4 a 6 doses, por 6 semanas, em associação opcional com gentamicina 3 mg/kg/24 horas EV ou IM por 3 a 5 dias
- *Staphylococcus* oxacilina-resistente em valva nativa: vancomicina 30 mg/kg/24 horas, dividida em 2 doses, por 6 semanas
- *Staphylococcus* oxacilina-susceptível em prótese valvar: oxacilina 12 g/24 horas EV, em 4 a 6 doses, associada a rifampicina 900 mg/24 horas por tempo superior a 6 semanas, em associação com gentamicina 3 mg/kg/24 horas EV ou IM por 2 semanas
- *Staphylococcus* oxacilina-resistente em prótese valvar: vancomicina 30 mg/kg/24 horas, dividida em 2 doses, por tempo superior a 6 semanas, associada a rifampicina 900 mg/24 horas por tempo superior a 6 semanas, em associação com gentamicina 3 mg/kg/24 horas EV ou IM por 2 semanas
- Enterococo em valva nativa: ampicilina 12 g/24 horas EV ou penicilina G cristalina 18 a 30 milhões U/24 horas EV por 4 a 6 semanas, em associação com gentamicina 3 mg/kg/24 horas EV ou IM por 4 a 6 semanas. Resistência ou alergia a penicilina: vancomicina 30 mg/kg/24 horas, dividida em 2 doses, em associação com gentamicina 3 mg /kg/24 horas EV ou IM por 6 semanas
- Enterococo em valva nativa ou prótese, resistente a vancomicina, penicilina e aminoglicosídeo: *S. faecium*: linezolida 1.200 mg/24 horas em duas doses EV/VO por tempo superior a 8 semanas. *S. faecalis*: ampicilina 12 g/24 horas EV em associação com ceftriaxona 2 g/24 horas EV ou IM por tempo superior a 8 semanas
- Grupo HACEK e Gram-negativo: ceftriaxona 2 g/24 horas EV ou IM em associação com gentamicina 3 mg/kg/24 horas EV ou IM por 4-6 semanas
- *Pseudomonas sp*: ceftazidima 6 g/dia EV em associação com gentamicina 3 mg/kg/24 horas EV ou IM por 4-6 semanas

de escolha são penicilina G cristalina e oxacilina por 4 a 6 semanas associadas à gentamicina nos primeiros 14 dias. Após a identificação do microrganismo, o antibiótico será mantido ou não, de acordo com o antibiograma. A Tabela 104.VI apresenta os principais esquemas de tratamento de acordo com a etiologia da EI.

A endocardite comunitária representa a maior parte dos casos de endocardite, e os agentes mais prevalentes são os estreptococos. O tratamento inclui penicilina G cristalina associada à gentamicina. Em pacientes alérgicos à penicilina prefere-se a vancomicina.

Os *Staphylococcus* constituem o segundo grupo mais prevalente em casos de endocardite comunitária, predominando em usuários de drogas injetáveis. A droga de escolha é a oxacilina por seis semanas, associada a aminoglicosídeo por 14 dias. Como opção, pode-se utilizar as cefalosporinas de primeira geração ou a vancomicina quando houver infecção por germes oxacilina-resistentes. A endocardite por *S. aureus* é de pior prognóstico em razão de maior virulência, freqüência aumentada de embolia e formação de abscessos, determinando necessidade de tratamento combinado (clínico e cirúrgico) em muitos casos. Quando a valva tricúspide é atingida, este risco de embolia é menor, exceto para pulmão, e a resposta terapêutica é mais eficaz.

Os enterococos são germes de baixa sensibilidade à penicilina G cristalina (concentração inibitória mínima maior ou igual a 2 µg/mL) e eventualmente aos aminoglicosídeos, o que prejudica o sinergismo entre os antibióticos. Da mesma forma, têm sido descritas cepas resistentes à vancomicina, tornando mais difícil o tratamento. Apesar disto, se factível, utiliza-se penicilina G cristalina ou ampicilina em dose elevada ou máxima, associada à gentamicina por 6 semanas. A penicilina G ultimamente tem sido pouco administrada nesta situação, preferindo-se a ampicilina ou outra droga de acordo com o antibiograma. Em cerca de 50% dos casos surge a necessidade de tratamento combinado, ou seja, troca valvar e antibioticoterapia prolongada por até 12 semanas, especialmente quando ocorrer resistência ao tratamento clínico (febre persistente) ou presença de prótese valvar.

A endocardite por bacilo Gram-negativo usualmente aparece em indivíduos susceptíveis, incluindo hospitalizados, imunodeprimidos, portadores de doenças malignas, de cateteres, próteses, e usuários de drogas. A antibioticoterapia depende do agente e sensibilidade, incluindo uso de penicilina semi-sintética como ampicilina e aminoglicosídeo (*Escherichia coli, Proteus sp*), cefalosporina de terceira geração, como ceftriaxona, associada à amicacina ou à gentamicina (*Klebsiella sp, Serratia sp, Enterobacter sp*). Na presença de *Pseudomonas sp* a opção inicial se faz pela ceftazidima associada a aminoglicosídeo. Infecções por bacilos Gram-negativos são quase sempre graves, com pior prognóstico, principalmente se o paciente apresentar co-morbidades associadas. Fatores que melhoram este prognóstico são: diagnóstico precoce, resposta adequada aos antibióticos, retirada de cateteres contaminados e com freqüência a troca de valva nativa ou prótese.

A endocardite em prótese valvar é de evolução grave, com mortalidade em torno de 30 a 70%, com prognóstico pior nos casos de endocardite precoce, ou seja, até 60 dias após a cirurgia. Freqüentemente causada por contaminação intra-operatória, em cerca de 50% dos casos por *Staphylococcus* coagulase-negativos (*S. epidermidis*) ou germes como *S. aureus*, bacilo Gram-negativo, fungo e *Streptococcus*. Febre persistente e bacteremia no pós-operatório são comuns; alguns casos têm evolução catastrófica, com insuficiência cardíaca franca, episódios embólicos e formação de abscessos periprotéticos. O prognóstico depende de diagnóstico e terapêutica precoce guiada pelo antibiograma. Uma alternativa é a administração inicial empírica de vancomicina e aminoglicosídeo até o isolamento do germe, além de, invariavelmente, substituição da prótese contaminada. Em alguns casos, a associação de rifampicina pode ser benéfica. Nos portadores de prótese valvar de implante tardio os *Staphylococcus* persistem como agentes mais comuns, ainda que ocorra um nítido aumento na incidência dos *Streptococcus* (Tabela 104.I). Nestes casos, o prognóstico é melhor, e em algumas situações, particularmente em infecção por *Streptococcus viridans*, se houver boa resposta à terapêutica antibiótica, o tratamento cirúrgico pode ser postergado.

O grupo HACEK engloba bactérias de crescimento lento, necessitando longo período de incubação, sendo identificadas em pacientes sob tratamento de endocardite com cultura supostamente negativa. Ampicilina foi antibiótico de escolha no tratamento de endocardite do grupo HACEK, embora algumas cepas tenham adquirido resistência e atualmente prefira-se a associação com aminoglicosídeo ou a administração de ceftriaxona ou cefotaxima. Outros agentes podem ser utilizados de acordo com a sensibilidade antibiótica.

Os anaeróbios raramente são agentes de endocardite infecciosa, sendo encontrados quase que exclusivamente em pacientes hospitalizados. Habitualmente são sensíveis à penicilina G cristalina associada a aminoglicosídeo por 4 a 6 semanas. No isolamento de *Bacteroides fragilis*, utiliza-se metronizadol.

A endocardite por fungos é pouco comum, relacionada a pacientes imunocomprometidos, portadores de cateteres, usuários de drogas e próteses valvares. Os mais prevalentes são *Candida sp* e *Aspergillus sp*, caracterizando-se por grandes vegetações, episódios embólicos e hemoculturas negativas. A única terapêutica comprovadamente eficaz é a anfotericina B até a dose em torno de 1,2 a 1,5 g, de acordo com a evolução clínica. Todos os cateteres sob suspeita de contaminação devem ser retirados e a troca valvar é invariavelmente necessária.

Cirúrgico

O tratamento cirúrgico na EI, quando aplicado, deve estar associado à antibioticoterapia. As principais indicações de tratamento cirúrgico são apresentadas na Tabela 104.VII.

Tabela 104.VII – Indicação cirúrgica em EI
• Endocardite em prótese valvar precoce (< 2 meses do implante)
• Insuficiência cardíaca atribuída à disfunção de prótese valvar pela EI
• Endocardite fúngica
• Endocardite estafilocócica sem resposta à antibioticoterapia
• Evidência de ruptura valvar, perfuração, abscesso, aneurisma, fístula ou bloqueio atrioventricular novo
• Endocardite por Gram-negativo, com resposta inadequada à antibioticoterapia
• Bacteremia persistente após 7 a 10 dias de antibioticoterapia adequada, sem outras infecções que justifiquem o quadro
• Embolia periférica recorrente, apesar da antibioticoterapia adequada
• Endocardite em prótese valvar tardia (> 2 meses do implante), com evolução clínica desfavorável

Complicações

As complicações da EI podem ser cardíacas e extracardíacas. O acometimento valvar pode determinar dano mecânico, como ruptura e perfuração, com importante repercussão hemodinâmica. A apresentação clínica de franca insuficiência cardíaca é grave, muitas vezes exige o tratamento cirúrgico de emergência e é fator de pior prognóstico. Outra complicação possível é a formação de abscessos, cuja apresentação pode ser de bloqueio atrioventricular em graus variáveis (Figura 104.3), sendo também neste caso, o tratamento cirúrgico considerado. Em relação às complicações extracardíacas, a embolização é fenômeno comum, sendo muitas vezes assintomática. Diversos órgãos podem ser acometidos neste caso, merecendo destaque o sistema nervoso central (Figura 104.4). Algumas vezes, a embolia pode atingir os *vasa vasorum*, com infecção local, reação inflamatória e enfraquecimento da parede do vaso, resultando em fenômeno conhecido como aneurisma micótico, de alto risco na endocardite infecciosa, sobretudo se atingir ar-

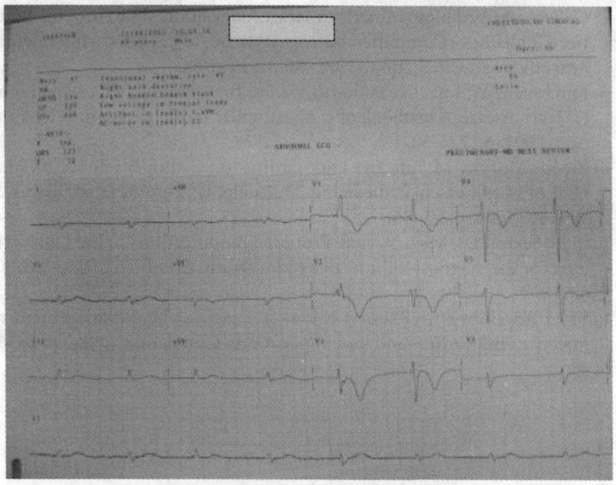

Figura 104.3 – Bloqueio atrioventricular total e fibrilação atrial em endocardite por *Straphylococcus aureus*. Cortesia da Unidade Clínica de Valvopatia InCor – HCFMUSP.

térias do sistema nervoso central e houver ruptura. A instituição da terapêutica é benéfica para regressão do aneurisma, embora a ruptura possa ocorrer meses após o término do tratamento. O acompanhamento é realizado em conjunto com equipe de neurocirurgia, com arteriografia cerebral ou angiorressonância magnética seriada.

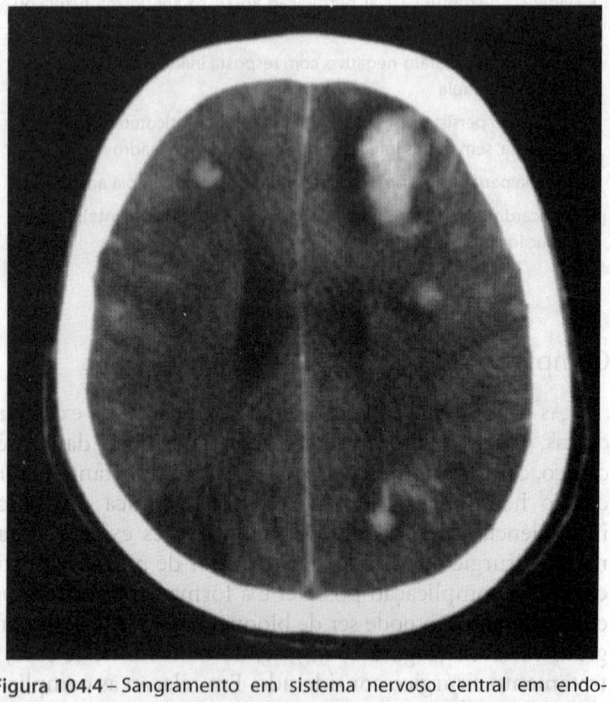

Figura 104.4 – Sangramento em sistema nervoso central em endocardite por *Staphylococcus aureus*. Cortesia da Unidade Clínica de Valvopatia InCor – HCFMUSP.

Algoritmo 104.1 – Manejo da endocardite

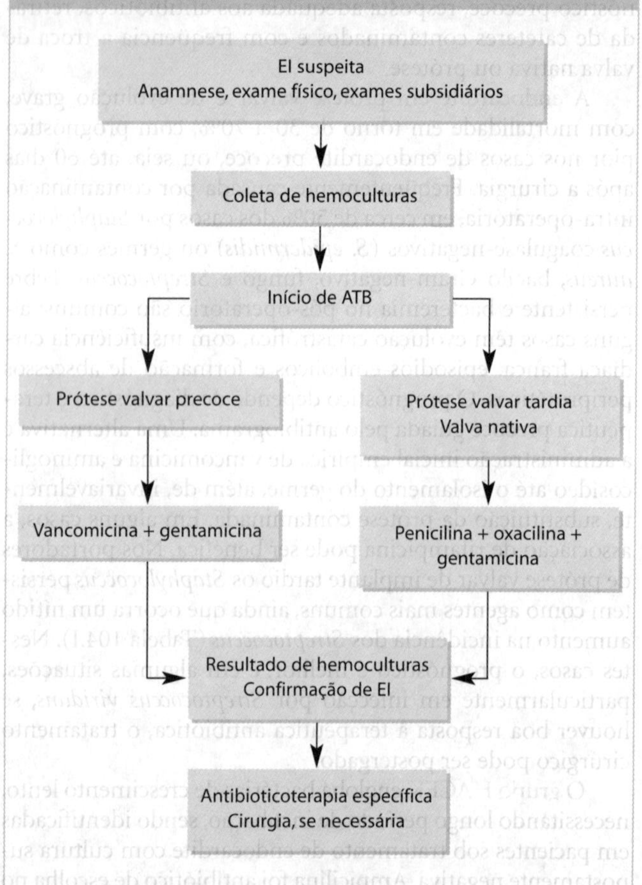

HMC = hemocultura; ATB = antibioticoterapia; EI = endocardite infecciosa.

LEITURA ADICIONAL

1. Baddour LM, Wilson WR, Bayer AS, et al. Infective endocarditis. Diagnosis, antimicrobial therapy and management of complications. American Heart Association (AHA). Circulation 2005; 111: e394-e433.
2. Bonow RO, Carabello B, de Leon AC Jr, et al. Guidelines for the management of patients with valvular heart disease: a report of the American College of Cardiology/American Heart Association Task Force on Practice Guidelines (Committee on management of patients with valvular heart disease). Circulation 1998; 98(18): 1949-84.
3. Karchmer AW. Infective endocarditis. In: Braunwald E, Zipes DP, Libby P. Heart disease. A textbook of cardiovascular medicine. 6. ed. WB Saunders; 2001. p.1723-50.
4. Xu XF, Murphy M. Infective endocarditis. In: Griffin BP, Topol EJ. Manual of xardiovascular medicine. Philadelphia: Lippincott Williams & Wilkins; 2004. p.249-66.
5. Li JS, Sexton DJ, Mick N, et al. Proposed modifications to the Duke criteria for the diagnosis of infective endocarditis. Clin Infect Dis 2000; 30: 633-8.
6. Bayer AS, Bolger AF, Taubert KA, et al. Diagnosis and management of infective endocarditis and its complications. Circulation 1998; 98: 2936-48.
7. Delay D, Pellerin M, Carrier M, et al. Immediate and long-term results of valve replacement for native and prosthetic valve endocarditis. Ann Thorac Surg 2000; 70(4): 1219.
8. Grinberg M, Décourt LV. Princípios de Osler, critérios de Jones e métodos propedêuticos modernos no diagnóstico da endocardite infecciosa. Rev Soc Cardiol Estado de São Paulo 1995; 5: 389-97.
9. Ramos MC. Patogênese das endocardites bacterianas. Rev Soc Cardiol Estado de São Paulo 1995; 5: 371-5.
10. Durack DT, Lukes AS, Bright DK, The Duke Endocarditis Service. New criteria for the diagnosis of infective endocarditis: utilization of specific echocardiographic findings. Am J Med 1994; 96: 200-9.
11. Wilson WR, Karchmer AW, Dajani AS, et al. Antibiotic treatment of adults with infective endocarditis due to streptococci, enterococci, staphylococci, and HACEK microoorganisms: American Heart Association. JMA 1995; 274: 1706-13.
12. Bonow RO, Carabello BA, Kanu C, et al. ACC/AHA 2006 guidelines for the management of patients with valvular heart disease: a report of the American College of Cardiology/American Heart Association Task Force on Practice Guidelines (writing committee to revise the 1998 Guidelines for the Management of Patients With Valvular Heart Disease): developed in collaboration with the Society of Cardiovascular Anesthesiologists: endorsed by the Society for Cardiovascular Angiography and Interventions and the Society of Thoracic Surgeons. Circulation 2006; 1: 114(5): e84-231.

Peritonite Bacteriana Espontânea

CAPÍTULO 105

Leandro Utino Taniguchi
Herlon Saraiva Martins

TÓPICOS IMPORTANTES

- A peritonite bacteriana espontânea (PBE) é uma das infecções mais comuns em cirróticos e implica elevada morbidade e mortalidade.
- Os germes mais freqüentes são as bactérias aeróbias Gram-negativas (*E. coli e K. pneumoniae*), e, eventualmente, cocos Gram-positivos.
- Os fatores predisponentes mais comuns são: doença hepática avançada, proteínas totais no líquido ascítico < 1g/dL, sangramento gastrintestinal, infecção urinária, procedimentos invasivos e episódio prévio de PBE.
- O grau de suspeita clínica deve ser alto, pois o quadro clínico é pouco específico (10% dos casos são assintomáticos). Em determinados casos, a paracentese diagnóstica deve ser realizada mesmo na ausência de sintomas.
- O diagnóstico é feito com contagem de polimorfonucleares (PMN) maior ou igual a 250/mm^3.
- O tratamento de escolha é com cefalosporina de terceira geração (ceftriaxona ou cefotaxima) associada a albumina.
- Profilaxia com norfloxacina durante sete dias deve ser instituída após episódios de sangramento digestivo.

INTRODUÇÃO E DEFINIÇÕES

A peritonite bacteriana espontânea (PBE) constitui infecção bacteriana de líquido ascítico previamente estéril, na ausência de foco intra-abdominal de infecção. Apresenta-se como uma das infecções mais comuns nos pacientes cirróticos com ascite, causando grande morbidade e mortalidade. Estima-se uma prevalência de 10 a 30% em pacientes cirróticos com ascite internados no hospital, e uma mortalidade por episódio de 20 a 40%. Dos casos internados nos hospitais, metade provém da comunidade, e o restante desenvolve PBE durante a internação.

A ascite dos pacientes cirróticos e de crianças com síndrome nefrótica é particularmente vulnerável a PBE, enquanto as decorrentes de carcinomatose peritoneal ou de insuficiência cardíaca raramente se infectam espontaneamente. Já foi demonstrado que baixas concentrações de proteínas no líquido ascítico são um fator decisivo para o desenvolvimento de PBE, pois se correlacionam diretamente com a concentração de moléculas de opsoninas. Dessa maneira, uma baixa concentração de proteínas (especialmente abaixo de 1,0 g/dL) aumenta o risco de PBE.

ETIOLOGIA E FISIOPATOLOGIA

A ascite se desenvolve por alterações circulatórias e renais associadas a cirrose, configurando-se um marcador de gravidade (pacientes cirróticos com ascite apresentam sobrevida em dois anos de apenas 50%). A principal alteração é a vasodilatação esplâncnica, em razão da hipertensão portal e da produção local de vasodilatadores (especialmente óxido nítrico). Nas fases iniciais da cirrose, a vasodilatação esplâncnica é moderada, levando a pouca alteração nos volumes sangüíneo total e arterial efetivo. À medida que a doença progride, a vasodilatação se agrava, há redução do volume arterial efetivo e da pressão arterial com ativação de fatores vasoconstritores e antinatriuréticos, retenção de sódio e líquidos. A combinação da hipertensão portal e da vasodilatação arterial esplâncnica leva a acúmulo de fluidos na cavidade peritoneal (ascite).

A PBE resulta da colonização do líquido ascítico (com baixas concentrações protéicas) como resultado de bacteremias espontâneas. Tais bacteremias são comuns nos pacientes com doença hepática aguda grave ou crônica (no momento da infecção do líquido, 54% dos pacientes apresentam hemocultura positiva). Apesar de a migração transmural de bactérias do intestino ser uma possível rota, aparentemente só é importante na presença de lesão da mucosa ou após irritação química do peritônio.

Bactérias aeróbicas Gram-negativas (*Escherichia coli e Klebsiella pneumoniae*) e *Streptococcus pneumoniae* são os microorganismos mais freqüentemente isolados. Acredita-se que tais bactérias entéricas atravessam a mucosa intestinal até os linfonodos mesentéricos e caem na circulação diretamente ou via ducto torácico, promovendo bacteremias transitórias que levam à infecção da ascite (Tabela 105.I).

ACHADOS CLÍNICOS

O quadro clínico costuma ser frusto e inespecífico. Cerca de 10% a 30% dos casos são assintomáticos no momento do diagnóstico. Freqüentemente, a PBE apresenta-se não pelos sintomas abdominais, mas mediante piora da função renal ou do início de encefalopatia hepática. Sendo assim, em razão da inespecificidade do quadro clínico, a paracentese diagnóstica é recomendada sempre que houver deterioração clínica de um cirrótico com ascite.

Tabela 105.I – Etiologia da PBE*

Bactérias aeróbicas Gram-negativas (60%)
Escherichia coli
Klebsiella pneumoniae
Cocos Gram-positivos da flora intestinal (25%)
Streptococcus spp.

* Enterococos, anaeróbicos e fungos são raros. A presença de flora polimicrobiana sugere peritonite secundária.

Quando presentes, os sintomas mais comuns são febre (69%) e dor abdominal (59%). Sinais clássicos de peritonite, como rigidez abdominal, são incomuns pela própria presença da ascite. Outros sintomas e sinais comuns são: encefalopatia hepática (54%), diarréia (32%), íleo paralítico (30%), choque (21%) e hipotermia (17%).

Fatores predisponentes

A presença de doença hepática avançada é um dos principais fatores de risco para PBE. A presença de bilirrubina total maior que 2,5 mg/dL também é um fator de risco isolado para PBE, o que demonstra o estadiamento avançado da doença (Tabela 105.II).

Tabela 105.II – Fatores predisponentes para o desenvolvimento de PBE

1. Doença hepática avançada: Child-Pugh C
2. Proteínas totais no líquido ascítico < 1g/dL
3. Sangramento gastrintestinal agudo
4. Infecção urinária
5. Procedimentos invasivos (sondas urinárias ou cateteres intravasculares)
6. Episódio prévio de PBE

Existe uma correlação direta entre a concentração de proteínas do líquido ascítico e de opsoninas como C3. Pacientes com concentração de proteínas < 1g/dL têm maior risco de PBE.

Cirróticos com episódio agudo de sangramento gastrintestinal têm 20% de chance de apresentar PBE à entrada e cerca de 3% a 40% podem desenvolvê-la durante a hospitalização.

Infecção urinária e procedimentos invasivos facilitam episódios de bacteremia e aumentam a chance de PBE.

Finalmente, entre os pacientes que desenvolvem PBE, a taxa de recorrência é alta: 43% em seis meses, 69% em um ano e 74% em dois anos.

EXAMES COMPLEMENTARES

O diagnóstico de PBE é feito mediante análise do líquido ascítico. O procedimento é seguro, mesmo na presença de coagulopatia, com taxas de complicações muito baixas (< 1% de hematoma de parede abdominal, 0,01% de hemoperitôneo e 0,01% de perfuração de vísceras).

A paracentese deve ser indicada nas seguintes situações (Tabela 105.III):

1. Cirróticos com ascite internados no hospital por qualquer razão.
2. Chegada ao pronto-socorro com encefalopatia hepática ou piora da função renal.
3. Pacientes com ascite que desenvolvem durante a hospitalização um dos seguintes sintomas:
   a. Sintomas e sinais locais sugestivos de peritonite.
   b. Sepse.
   c. Encefalopatia hepática ou piora progressiva da função renal sem um fator predisponente claro.
4. Todos os pacientes com ascite que apresentem sangramento gastrintestinal antes de se administrar antibióticos profiláticos.

Tabela 105.III – Paracentese para diagnóstico de PBE

• No momento da internação hospitalar
• Quando houver deterioração clínica do paciente ou piora laboratorial evidente
• Quando o paciente desenvolver complicações associadas, como encefalopatia hepática ou sangramento gastrintestinal

Critérios diagnósticos de PBE

A infecção do líquido ascítico promove uma intensa reação inflamatória local, com aumento dramático da concentração de polimorfonucleares (PMN) e citocinas inflamatórias na ascite. Apesar disso, a concentração de bactérias é muito baixa, e cerca de 10% a 30% dos pacientes apresentam culturas negativas do líquido ascítico. É importante lembrar que se deve inocular 20 mL de líquido ascítico em frascos de hemoculturas (10 mL em aeróbio e 10 mL em anaeróbio) à beira do leito, o que aumenta significativamente a positividade da cultura (pode chegar a 90%). Da mesma forma, deve-se colher hemoculturas em sangue periférico.

O melhor critério diagnóstico de PBE, no entanto, é a presença de contagem de PMN $\geq 250/mm^3$ e com PMN representando o tipo celular predominante. Na presença de líquido hemorrágico (ascite hemorrágica ou acidente de punção), sugere-se diminuir um PMN para cada 250 hemácias.

Com base no resultado das culturas e da contagem de PMN, a infecção do líquido ascítico pode ser dividida em algumas variantes (Tabela 105.IV):

- PBE clássica: é responsável por aproximadamente dois terços das infecções do líquido ascítico. É caracterizada por contagem de PMN $\geq 250/mm^3$ e cultura positiva do líquido ascítico positivo para um único agente.
- Ascite neutrocítica cultura-negativa: caracterizada por contagem de PMN $\geq 250/mm^3$ e cultura negativa do líquido ascítico (a negatividade resulta da baixa sensibili-

Tabela 105.IV – Análise do líquido ascítico e recomendações*

Classificação	Achados	Recomendações
PBE clássica	PMN ≥ 250/mm³ e cultura do líquido ascítico positivo para um único germe	Tratar com antibiótico e albumina
Ascite neutrocítica cultura-negativa	PMN ≥ 250/mm³ e cultura negativa do líquido ascítico	Tratar com antibiótico e albumina
Bacteriascite não-neutrocítica monobacteriana	PMN < 250/mm³ e cultura positiva do líquido ascítico para um único germe	Repetir a paracentese. Tratar com antibiótico se a nova contagem de PMN for ≥ 250/mm³
Sugere peritonite bacteriana secundária	PMN ≥ 250/mm³ e cultura positiva do líquido ascítico para vários germes ou anaeróbios	Tratar como peritonite secundária, investigar e tratar a causa básica (perfuração de vísceras etc.)

* PBE: peritonite bacteriana espontânea; PMN: polimorfonucleares; ATB: antibioticoterapia; TB: tuberculose.

dade dos métodos de cultura do líquido ascítico, da baixa contagem de bactérias ou da utilização prévia de antibióticos). Deve ser tratada como PBE clássica porque a literatura demonstra que os pacientes apresentam evolução e prognóstico semelhantes.

- Bacteriascite não-neutrocítica monobacteriana: representa uma colonização do líquido ascítico por bactérias na ausência de reação inflamatória do fluido peritoneal. Caracterizada por contagem de PMN < 250/mm³ e cultura positiva do líquido ascítico positivo para um único agente. Recomenda-se realizar uma nova paracentese, haja vista que até 40% desses pacientes evoluem com PBE.

Peritonite bacteriana secundária (PBS)

Peritonite bacteriana secundária ocorre por perfuração ou inflamação aguda de órgãos intra-abdominais. Sua diferenciação deve ser feita em razão da rápida deterioração clínica, mesmo com antibioticoterapia, sem a necessária abordagem cirúrgica. Deve-se suspeitar de peritonite secundária sempre que a cultura identificar mais de um germe (especialmente anaeróbios e fungos) ou houver uma resposta inadequada a antibióticos em pacientes inicialmente classificados como PBE.

A presença de dois ou mais dos seguintes achados no líquido ascítico sugere PBS:

- Coloração pelo Gram com flora mista.
- Glicose < 50 mg/dL.
- Concentração de proteínas > 1 g/dL.
- DHL > limite superior de normalidade do sérico.

Nesses casos, o paciente deve ser avaliado pela equipe cirúrgica e ter ampliada a cobertura antibiótica para anaeróbicos.

Outros exames complementares

- Colher hemoculturas de sangue periférico.
- Hematológico: colher hemograma e exames de coagulação.
- Bioquímica: é essencial, pois até 40% dos pacientes podem evoluir com insuficiência renal (síndrome hepatorrenal). Colher sódio, potássio, uréia e creatinina.
- Suspeita clínica de condições associadas: guiar pela história e exame físico (urina tipo 1, radiografia de tórax, amilase, lipase, enzimas hepáticas etc.).
- Imagem de abdome: na suspeita de PBS (ultra-som, tomografia, laparoscopia etc.).

DIAGNÓSTICO DIFERENCIAL

Os quadros de PBE são geralmente oligossintomáticos e pouco específicos. Sendo assim, deve-se proceder sempre à sua diferenciação de outros quadros infecciosos que podem ocorrer no hepatopata. Nesses casos, a paracentese diagnóstica é de suma importância.

Um cuidado adicional é que a PBE pode descompensar os pacientes cirróticos, levando a hipotensão, piora da função renal e/ou encefalopatia. Assim, sempre se deve suspeitar do diagnóstico na presença de piora do quadro clínico, pois o tratamento inadequado pode agravar ainda mais a descompensação, além de atrasar a instituição de terapia adequada.

Outro cuidado importante é procurar diferenciar a peritonite bacteriana espontânea de PBS, neoplasias abdominais (carcinomatose peritoneal, hepatocarcinoma), ascite pancreática (alcoolistas), tuberculose peritoneal ou ascite causada por fungos.

TRATAMENTO

Seguindo-se o diagnóstico de PBE pela contagem de polimorfonucleares na ascite, deve-se instituir antibioticoterapia empírica (Tabela 105.V):

- Cefalosporinas: cefotaxima é a medicação mais estudada para tratamento de PBE. O tratamento é feito por cinco dias, exceto se o paciente não evoluir bem. Da mesma forma, ceftriaxona é útil, com a vantagem de ter menor custo, com posologia uma vez ao dia (1 a 2 g/dia).
- Amoxacilina-clavulonato: pode ser iniciada por via endovenosa e trocada pela via oral se houver melhora clínica. É importante lembrar que a troca para terapia oral não compromete a eficácia.
- Quinolonas: apesar de o tratamento inicial de eleição para PBE ser o endovenoso, alguns estudos em popula-

Tabela 105.V – Antibioticoterapia para PBE

Antibiótico	Administração	Dose	Duração
Ceftriaxona	Endovenosa	1 a 2 g uma vez ao dia	Cinco dias
Cefotaxima	Endovenosa	2 g de 8/8 horas	Cinco dias
Amoxacilina-clavulonato	Endovenosa (seguida da via oral, se possível)	1,2 g EV três vezes/dia (dois dias) seguido por 625 mg via oral três vezes/dia por seis a doze dias	Oito a quatorze dias
Ofloxacina	Oral	400 mg 12/12 horas	Oito dias
Ciprofloxacina	Endovenosa (seguida da via oral, se possível)	200 mg EV duas vezes/dia (dois dias) seguido por 500 mg oral duas vezes/dia por cinco dias	Sete dias

ções selecionadas demonstraram eficácia semelhante da via oral. Ofloxacina é uma quinolona de boa absorção intestinal. Em um estudo em pacientes cirróticos com PBE sem complicações (sem choque, hemorragia gastrintestinal, íleo, grau II-IV de encefalopatia hepática ou creatinina > 3mg/dL) e sem profilaxia prévia com quinolonas, o tratamento via oral foi tão efetivo quanto o cefotaxima endovenoso. Outro estudo comparou um esquema de ciprofloxacina via oral por cinco dias após dois dias de tratamento endovenoso, com uma semana de terapia endovenosa exclusiva. Ambos foram efetivos. Elas não devem ser usadas empiricamente nos pacientes que fazem profilaxia de PBE com norfloxacina ou ciprofloxacina.

Albumina

A disfunção renal ocorre em aproximadamente um terço dos pacientes com PBE. Aparentemente, ela se desenvolve em razão de maior redução do volume arterial efetivo desencadeado pela infecção, com aumento da ativação do sistema renina-angiotensina-aldosterona.

Um estudo multicêntrico comparou pacientes cirróticos com PBE submetidos a tratamento com cefotaxima (2 g de 6/6 horas) sem albumina *versus* cefotaxima com albumina. A albumina foi administrada na dose de 1,5 g/kg nas primeiras seis horas do diagnóstico seguido de uma infusão de 1 g/kg no terceiro dia de tratamento. A utilização da albumina reduziu a incidência de disfunção renal e da mortalidade intra-hospitalar, aliás uma grande redução de mortalidade.

Apesar dos resultados, alguns pontos deste estudo são relevantes e merecem consideração:

- O estudo não foi cegado (o que possibilita viés).
- A albumina humana é de alto custo.
- Não se sabe se doses menores são tão eficazes e se outros expansores podem ser usados.
- Mesmo assim, a melhor evidência que temos é deste estudo, e usamos como rotina no pronto-socorro do Hospital das Clínicas da FMUSP.

Resposta ao tratamento

A resolução da PBE é obtida em aproximadamente 90% dos casos com suporte clínico, antibioticoterapia e albumina. A resolução da infecção se acompanha de melhora rápida e progressiva das condições gerais do paciente, com desaparecimento de sintomas e sinais sistêmicos de infecção.

Conforme descrito, o tratamento atual tem duração de cinco dias e não há necessidade de paracentese de controle após 48 horas, conforme era preconizado antigamente, exceto em algumas circunstâncias específicas, como pacientes que não melhoram com o tratamento ou que pioram apesar do tratamento. Nesses casos, uma paracentese deve ser feita após 48 horas de tratamento, e uma queda da contagem de PMN do líquido ascítico maior que 25% sugere terapia apropriada.

Profilaxia de PBE

Os pacientes cirróticos com uma PBE prévia devem receber profilaxia por tempo indeterminado. As opções de escolha são: norfloxacina (400 mg uma vez/dia) ou ciprofloxacina (750 mg uma vez/semana).

Pacientes com cirrose avançada, com ascite e que dão entrada no PS com hemorragia digestiva devem ser submetidos a paracentese. Se houver PBE, tratar conforme descrito. Se não houver PBE, deve ser instituída profilaxia, pois até 50% desses pacientes podem evoluir com PBE (Tabela 105.VI). A escolha é norfloxacina oral (400 mg de doze em doze horas durante sete dias), embora possa ser necessária terapia endovenosa em pacientes incapazes de ingestão oral. Nesse caso, pode ser prescrita a ciprofloxacina endovenosa (200 mg de 12/12 horas por sete dias) ou ceftriaxona (1 a 2 g uma vez/dia). É importante lembrar que, se não houver líquido ascítico "puncionável", deve também ser prescrita profilaxia para PBE.

A presença de ascite com menos de 1 g/dL de proteínas totais é um fator de risco isolado para o desenvolvimento de PBE. Porém, nessa população, os resultados da profilaxia com norfloxacina são mais controversos, e geralmente não indicados.

Tabela 105.VI – Profilaxia de PBE

Indicações
• Sangramento agudo gastrintestinal (com ou sem ascite; se houver ascite, tentar puncionar, pois entre 10 e 27% dos pacientes terão PBE à chegada)
• Após episódio de PBE: norfloxacina 400 mg/dia via oral indefinidamente
Antibioticoterapia oral – opções
• Norfloxacina: 400 mg uma vez ao dia para pacientes com PBE prévia (uso até o transplante)
• Ciprofloxacina: 750 mg uma vez por semana para pacientes com PBE prévia (uso até o transplante)
• Norfloxacina: 400 mg de 12/12 horas durante sete dias (episódio de hemorragia digestiva)
Antibioticoterapia endovenosa – opções*
• Ciprofloxacina: 200 mg de 12/12 horas por sete dias
• Ceftriaxona: 1 a 2 g uma vez ao dia por sete dias

* Apenas para sangramento agudo gastrintestinal; passar para a via oral assim que for possível.

LEITURA ADICIONAL

1. Wong CL, et al. Does this patient have bacterial peritonitis or portal hypertension? How do I perform a paracentesis and analyse the results? JAMA 2008; 299(10): 1166-78.
2. Kuiper JJ, et al. Ascitis in cirrhosis: a review of management and complications. Neth J Med 2007; 65(8): 283-8.
3. Kuiper JJ, et al. Management of ascitis and associated complications in patients with cirrosis. Aliment Pharmacol Ther 2007; 26(suppl:2): 183-93.
4. Guss DA. Liver and biliary tract. In: Med-challenger emergency medicine /Rosen's® emergency medicine, 2005. Copyright Challenger Corporation and Mosby: <http://www.chall.com>.
5. Cline DM. Hepatic failure and cirrhosis. In: Harwood-Nuss: clinical practice of emergency medicine. 4. ed. Philadelphia: Lippincott Williams and Wilkins; 2005. p.373-6.
6. Broder JS, Evans R. Hepatic disorders and hepatic failure. In: Tintinalli JE, Kelen GD, Stapczynski JS. Emergency medicine: American College of Emergency Physicians. 6. ed. McGraw Hill; 2004. p.566-73.
7. Olmos RD, Martins HS. Ascite no pronto-socorro. In: Martins HS, Neto RAB, Velasco IT. Emergências clínicas – abordagem prática. 3. ed. Barueri: Manole; 2007. p.835-44.
8. Olmos RD. Abordagem da ascite no departamento de emergência. In: Martins HS, Neto AS, Velasco IT. Emergências clínicas baseadas em evidências. 1. ed. São Paulo: Atheneu; 2005. p.359-72.
9. Santos MSC, Martins HS. Emergências relacionadas à cirrose. In: Martins HS, Neto AS, Velasco IT. Emergências clínicas baseadas em evidências. 1. ed. São Paulo: Atheneu; 2005. p.393-409.
10. Lopes RA. Gastroenterologia e hepatologia. In: Martins HS, Cavalcanti EFA, Velasco IT. Atualizações em medicina interna – Updates. 1. ed. Barueri: Manole; 2005. p.118-53.
11. Chung RT, Podolsky DK. Cirrhosis and its complications. In: Kasper, Braunwald, Fauci, et al. Harrison's principles of internal medicine. 16.ed. McGraw-Hill; 2005. p.1858-69.
12. Soares-Weiser K, Brezis M, Tur-Kaspa R, et al. Antibiotic prophylaxis for cirrhotic patients with gastrointestinal bleeding (Cochrane Review). In: Cochrane Library, Oxford, 2005. Update Software: http://cochrane.bireme.br.
13. Gines P, Cárdenas A, Arroyo V, et al. Management of cirrhosis and ascites. N Engl J Med 2004; 350: 1646-54.
14. Saadeh S, Davis GL. Management of ascites in patients with end-stage liver disease. Reviews in Gastroenterological Disorders 2004; 4(4): 175-85.
15. Kramer L, Drumi W. Ascites and intraabdominal infection. Current Opinion in Critical Care 2004; 10: 146-51.
16. Sort P, Navasa M, Arroyo V, et al. Effect of intravenous albumin on renal impairment and mortality in patients with cirrhosis and spontaneous bacterial peritonitis. N Engl J Med 1999; 341: 403-9.

Algoritmo 105.1 – Peritonite bacteriana espontânea*

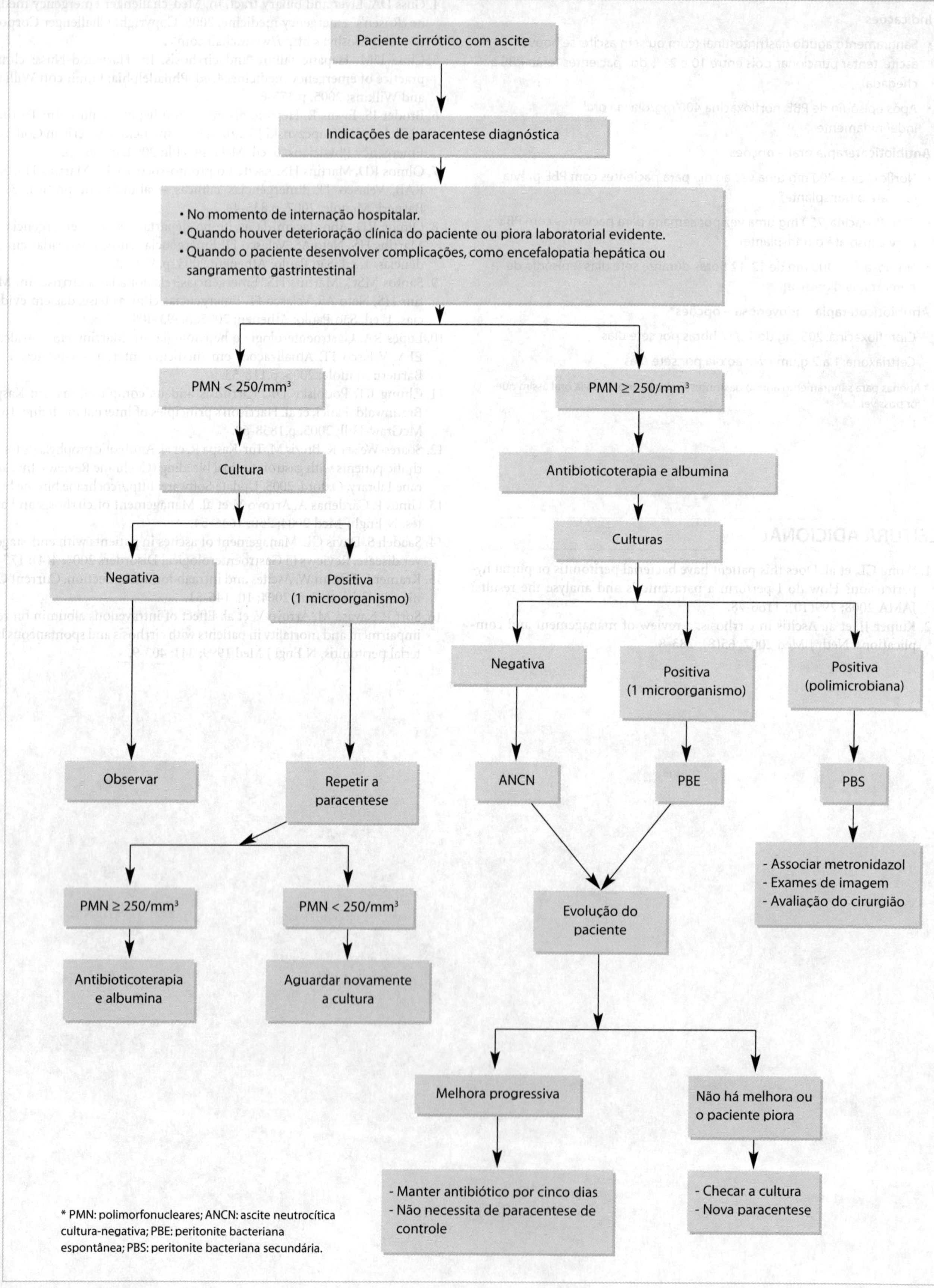

* PMN: polimorfonucleares; ANCN: ascite neutrocítica cultura-negativa; PBE: peritonite bacteriana espontânea; PBS: peritonite bacteriana secundária.

Síndrome Hepatorrenal

CAPÍTULO 106

Herlon Saraiva Martins
Fábio Poianas Giannini
Andréa Remígio de Oliveira

TÓPICOS IMPORTANTES

- A fisiopatologia envolve uma grande vasoconstrição renal associada à intensa vasodilatação esplâncnica.
- Deve ser suspeitada quando houver piora da função renal ou início de oligúria.
- É importante realizar uma prova de volume (1,5 L de soro fisiológico) antes de firmar o diagnóstico.
- Os rins estão morfologicamente normais e podem recuperar capacidade de depuração, entretanto, há uma alteração funcional (vasoconstrição intensa).
- Não há nenhum exame específico. Deve-se descartar sepse, uso de drogas nefrotóxicas e causas pré-renais (diarréia, vômitos, hemorragia etc.).
- O tratamento de escolha é o transplante hepático.
- O tratamento farmacológico de escolha é com terlipressina + albumina, podendo prolongar a sobrevida até a obtenção do transplante. O tratamento deve ser mantido por 5 a 15 dias ou até que a creatinina esteja menor que 1,5 mg/dL.
- O prognóstico da SHR tipo 1 é muito ruim sem transplante.
- A prevenção da SHR é importante e pode ser feita com a associação de albumina no tratamento da PBE e com a reposição de albumina quando forem retirados mais de 5 L de líquido ascítico.

INTRODUÇÃO E DEFINIÇÕES

A síndrome hepatorrenal (SHR) é o desenvolvimento de insuficiência renal funcional em pacientes com insuficiência hepática aguda ou crônica, que apresentam hipertensão portal e ascite.

Por ser uma síndrome de difícil reprodução experimental, a literatura a ela relacionada não é vasta, no entanto, houve nas duas últimas décadas, progresso no entendimento da fisiopatologia e intervenções positivas no tratamento que possibilitaram aumentar a chance de transplante hepático, tratamento definitivo da SHR.

Estima-se que até 40% dos pacientes com cirrose e ascite desenvolverão SHR durante o curso de sua doença. Ela está presente em 17% dos pacientes com ascite admitidos no hospital e em mais de 50% dos doentes com insuficiência hepática avançada. Um importante fator de risco para a SHR é a peritonite bacteriana espontânea (PBE), maior responsável pela falência renal em cirróticos (30%).

A SHR é dividida em dois tipos, com evolução temporal diferente:

- Tipo 1: caracterizada por rápida progressão da falência renal, evolução em menos de 2 semanas e nível de creatinina sérica superior a 2,5 mg/dL ou um *clearance* de creatinina inferior a 20 mL/minuto. O prognóstico é extremamente ruim e a média de sobrevida é de aproximadamente 2 semanas sem tratamento.
- Tipo 2: caracterizada por falência renal de instalação mais lenta e creatinina sérica superior a 1,5 mg/dL ou o *clearance* de creatinina menor que 40 mL/minuto; apresenta melhor prognóstico (Figura 106.1).

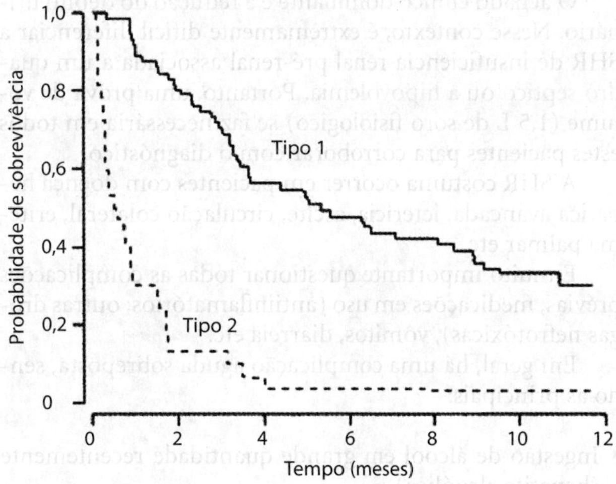

Figura 106.1 – Sobrevida da síndrome hepatorrenal.

ETIOLOGIA E FISIOPATOLOGIA

A vasoconstrição renal reversível e a hipotensão arterial leve são as marcas registradas da SHR. É importante lembrar que os rins são histologicamente normais e sua função tubular ainda está preservada no momento do diagnóstico, com ávida retenção de sódio e oligúria.

Enquanto o paciente cirrótico está compensado do ponto de vista hemodinâmico, há um balanço entre a vasodilatação esplâncnica (mediada principalmente pela liberação de óxido nítrico) e a vasoconstrição sistêmica. Com a progressão da doença, a capacidade renal de fluxo plasmático regular através de estímulos vasodilatadores é perdida por diminuição da atividade das prostaglandinas. O rim passa a ser cada vez mais dependente da pressão de perfusão sistêmica, que diminui progressivamente.

Esse distúrbio hemodinâmico gera intensa ativação neuro-humoral, sobretudo do sistema nervoso simpático e do sistema renina-angiotensina-aldosterona, levando a um aumento da resistência vascular renal e aumento adicional da secreção de hormônio antidiurético (Tabela 106.I).

Tabela 106.I – Etiologia e fisiopatologia da SHR
• Distúrbios da função circulatória e mecanismos intra-renais de vasoconstrição intensa.
• Intensa venodilatação esplâncnica, provavelmente relacionada à hiperprodução local de óxido nítrico.
• Sistemas vasoconstritores estão envolvidos: sistema renina-angiotensina-aldosterona, catecolaminas, vasopressina e endotelina. Como resultado, há intensa redução da taxa de filtração glomerular.
• Ocorre em pacientes com cirrose e hipertensão portal avançados, podendo estar associada a fatores de descompensação, como: hemorragia digestiva, peritonite bacteriana espontânea, infecções, distúrbios cardiovasculares, drogas nefrotóxicas, contraste etc.

ACHADOS CLÍNICOS

O achado clínico dominante é a redução do débito urinário. Nesse contexto, é extremamente difícil diferenciar a SHR de insuficiência renal pré-renal associada a um quadro séptico ou à hipovolemia. Portanto, uma prova de volume (1,5 L de soro fisiológico) se faz necessária em todos estes pacientes para corroborar com o diagnóstico.

A SHR costuma ocorrer em pacientes com doença hepática avançada, icterícia, ascite, circulação colateral, eritema palmar etc.

É muito importante questionar todas as complicações prévias, medicações em uso (antiinflamatórios, outras drogas nefrotóxicas), vômitos, diarréia etc.

Em geral, há uma complicação aguda sobreposta, sendo as principais:

- Ingestão de álcool em grande quantidade recentemente (hepatite alcoólica).
- Dor abdominal, febre, vômitos (a síndrome ocorre em até 30% dos doentes com PBE).
- Melena ou hematêmese (a síndrome ocorre em 10% dos doentes com HDA).
- Infecções não relacionadas diretamente com doença hepática, principalmente pulmonar e do trato urinário (tosse, febre, expectoração, dispnéia, disúria, polaciúria).
- Retirada de grande volume de líquido ascítico recentemente (em geral, acima de 5 L sem reposição de albumina).

EXAMES COMPLEMENTARES

Nenhum exame laboratorial confirma o diagnóstico com certeza. As alterações laboratoriais são características da insuficiência hepática crônica descompensada associada à insuficiência renal de padrão pré-renal. Em virtude da baixa reserva funcional, esses pacientes podem apresentar rápida deterioração clínica com graves distúrbios hidroeletrolíticos e ácido-básicos, indicando pior prognóstico e menor resposta à terapêutica. Os principais critérios para o diagnóstico da SHR estão descritos na Tabela 106.II.

Tabela 106.II – Critérios diagnósticos maiores e menores da SHR*
Critérios maiores
• Insuficiência hepática aguda ou doença hepática crônica avançada e hipertensão portal.
• Ausência de melhora sustentada da função renal após expansão volêmica (1,5 L de salina isotônica).
• Proteinúria inferior a 0,5 g/dia e ultra-sonografia mostrando rins normais.
• Ausência de choque, infecção bacteriana ou tratamento recente (inferior a duas semanas) ou atual com drogas nefrotóxicas, hemorragia digestiva maciça ou grande perda de volume.
• Creatinina sérica superior a 1,5 mg/dL e *clearance* de creatinina inferior a 40 mL/minuto.
Critérios menores
• Volume urinário < 500 mL/dia.
• Sódio urinário < 10 mEq/L.
• Osmolalidade urinária maior que a osmolalidade sérica.
• Número de hemácias na urina tipo 1 < 50/campo.
• Sódio sérico < 130 mEq/L.

*Todos os critérios maiores devem estar presentes. Os critérios menores em geral estão presentes, mas não são obrigatórios.

As alterações mais freqüentes são:

- Hiponatremia.
- Aumento de uréia e creatinina.
- Hipercalemia e acidose metabólica.
- Sódio urinário < 10 mEq/L e fração de excreção de sódio muito menor que 1%.
- Ultra-sonografia mostrando rins normais e ausência de distúrbios pós-renais (hidronefrose).
- Marcadores de insuficiência hepática: albumina sérica baixa, fator V baixo e tempo de protrombina muito alargado.

DIAGNÓSTICO DIFERENCIAL

É importante excluir outras causas de insuficiência renal aguda (IRA), especialmente a necrose tubular aguda. Deve-se sempre descartar causas pré-renais (hipovolemia, baixo débito cardíaco) e pós-renais (uropatia obstrutiva).

TRATAMENTO

O tratamento de escolha é o transplante hepático (Tabelas 106.III e 106.IV). Todo o restante do tratamento de suporte deve ser orientado na tentativa de minimizar a disfunção de órgãos em preparação para o transplante.

Tabela 106.III – Tratamento da SHR tipo 1

- Considere possibilidade de transplante hepático.
- Prescrever terlipressina (0,5 a 2 mg de 4/4 horas) + albumina (20 g/dia) por, no mínimo, 5 dias.
- Considere TIPS se não houver resposta aos vasoconstritores.
- Indicar diálise se necessário: edema pulmonar, hipercalemia grave, acidose grave etc.
- Outras medidas: restrição hídrica, restrição de sódio, suporte clínico, tratamento de complicações.

Tabela 106.IV – Tratamento da SHR tipo 2

- Considere possibilidade de transplante hepático.
- Paracentese de grande volume com reposição de albumina deve ser usada se houver ascite com desconforto ou insuficiência respiratória.
- Restrição hídrica se sódio < 120-125 mEq/L.
- Restrição de sal para 40 a 80 mEq ao dia.
- Considere prescrever terlipressina + albumina antes do transplante.

Estudos têm demonstrado uma resposta favorável a vasoconstritores arteriolares associados à albumina. Inicialmente foi utilizada a ornipressina (análogo da vasopressina), abandonada pelo alto índice de isquemia mesentérica.

Vários estudos randomizados com número reduzido de pacientes demonstraram que, até o momento, a droga com a melhor performance hemodinâmica e segurança é a terlipressina, outro análogo da vasopressina, responsável por aumento do débito urinário, da pressão arterial média, do *clearance* de creatinina e diminuição dos níveis séricos de creatinina, associada à albumina (Tabela 106.V). O uso de cristalóides ou colóides que não a albumina, como expansores volêmicos, associados a vasoconstritores esplâncnicos, não foi devidamente testado nos protocolos de tratamento da SHR e, portanto, não pode ser recomendado com base na evidência disponível.

Dentre os diferentes protocolos utilizados, o tempo mínimo de tratamento foi de 5 dias e o máximo de 15 dias. Uma abordagem prática com bom custo-benefício é manter o tratamento até atingir um nível de creatinina de 1,5 mg/dL ou até melhora de pelo menos 50% no *clearance* de creatinina.

É fundamental lembrar dos custos associados não só ao tratamento, mas também à maior incidência de complicações e tempo de internação em terapia intensiva pós-transplante hepático nos pacientes com SHR. A abordagem precoce pode permitir o tempo necessário para atingir o transplante, mas os riscos e benefícios devem ser pesados individualmente.

Métodos dialíticos não têm evidência de impacto na sobrevida deste grupo de pacientes e só devem ser usados como suporte ao candidato a transplante. Raciocínio análogo se aplica aos *shunts* portocavais realizados por técnicas minimamente invasivas (TIPS). Nas principais casuísticas européias a presença de SHR diminui em 25% a probabilidade de sucesso do transplante hepático.

Tabela 106.V – Tratamento farmacológico da síndrome hepatorrenal

Terlipressina	• 0,5 a 2,0 mg, endovenosa, de 4 em 4 horas. • Terlipressina com albumina é muito melhor que terlipressina isoladamente. • Terapêutica de escolha no pronto-socorro do HC-FMUSP.
Norepinefrina	• 8 a 50 µg/minuto, endovenosa. Deve-se associar com albumina.
Albumina	• Usar associada a um dos agentes vasopressores, especialmente com a terlipressina; a dose é de: 1 g/kg de peso no primeiro dia, seguido de 20 a 40 g ao dia.
Midodrina + octreotídeo + albumina	• Pouca disponibilidade na maioria dos hospitais. O melhor estudo com octreotídeo usou albumina concomitante. • Midodrina (7,5 mg via oral de 8/8 horas; aumentar até 12,5 mg de 8/8 horas); octreotídeo (100 µg, subcutâneo, de 8/8 horas; aumentar até 200 µg de 8/8 horas).

Complicações

A prevenção e vigilância das complicações da doença hepática avançada são fundamentais, pois apresentam elevada incidência e gravidade, principalmente quando associadas a SHR; a apresentação clínica é geralmente devastadora. As principais complicações encontradas em pacientes com SHR são:

- Infecções bacterianas graves, peritonite bacteriana secundária, pneumonia.
- Complicações da IRA: hipercalemia grave, acidose metabólica grave, hipervolemia e edema agudo de pulmão.
- Hiponatremia levando à disfunção neurológica.
- Hemorragia digestiva.
- Encefalopatia hepática.

Prevenção da SHR

Considerando a elevada incidência da SHR após episódio de peritonite bacteriana espontânea, é importante lembrar da evidência para o uso de albumina associada a antibiótico no tratamento da PBE, conforme esquema a seguir:

- Primeiro dia (D1): 1,5 g/kg de peso, endovenosa, em 6 horas.
- Após 48 horas de tratamento (D3): 1,0 g/kg de peso, endovenosa, em 4 a 6 horas.

A albumina também deve ser utilizada como expansor plasmático após paracentese com retirada de mais de 5 litros de líquido ascítico, sendo a dose indicada de 8 a 10 g de albumina para cada litro retirado.

Outra modalidade promissora para evitar a SHR é com o uso de pentoxifilina no tratamento de hepatite alcoólica aguda grave (índice discriminante de Maddrey ≥ 32), embora deva-se aguardar melhores estudos.

LEITURA ADICIONAL

1. Arroyo V, et al. Pathogenesis and treatment of hepatorenal syndrome. Semin Liver Dis 2008; 28(1): 81-95.
2. Baccaro ME, et al. Hepatorenal syndrome. Gastroenterol Hepatol 2007; 30(9): 548-54.
3. Guss DA. In: Med-challenger emergency medicine/Rosen's® emergency medicine – concepts and clinical practice. Copyright Challenger Corporation and Mosby 2006: www.chall.com.
4. Rose BD, Runyon BA. Diagnosis and treatment of hepatorenal syndrome. ©2008 UpToDate®: Software 16.1. www.uptodate.com.
5. Cline DM. Hepatic failure and cirrhosis. In: Harwood-Nuss: clinical practice of emergency medicine. 4. ed. Philadelphia: Lippincott Williams and Wilkins; 2005. p.373-6.
6. Chung RT, Podolsky DK. Cirrhosis and its complications. In: Kasper, Braunwald, Fauci, et al. Harrison's principles of internal medicine. 16. ed. McGraw-Hill; 2005: p.1858-69.
7. Santos MSC, Martins HS. Síndrome hepatorrenal. In: Martins HS, Neto RAB, Velasco IT. Emergências clínicas – abordagem prática. 3. ed. Barueri: Editora Manole; 2007. p.835-44.
8. Santos MSC, Martins HS. Emergências relacionadas à cirrose. In: Martins HS, Neto AS, Velasco IT. Emergências clínicas baseadas em evidências. 1. ed. São Paulo: Editora Atheneu; 2005. p.393-409.
9. Lopes RA. Gastroenterologia e hepatologia. In: Martins HS, Cavalcanti EFA, Velasco IT. Atualizações em medicina interna – Updates. 1. ed. Barueri: Editora Manole; 2005. p.118-53.
10. Moller S, Bendtsen F, Henriksen JH. Pathophysiological basis of pharmacotherapy in the hepatorenal syndrome. Scand J Gastroent 2005; 40(5): 491-500.
11. Broder JS, Evans R. Hepatic disorders and hepatic failure. In: Tintinalli JE, Kelen GD, Stapczynski JS. Emergency medicine – American College of Emergency Physicians. 6. ed. McGraw Hill; 2004. p.566-73.
12. Barada K. Hepatorenal syndrome: pathogenesis and novel pharmacological targets. Curr Opin Pharmacol Apr 2004; 4(2): 189-97.
13. Restuccia T, Ortega R, Guevara M, et al. Effects of treatment of hepatorenal syndrome before transplantation on posttransplantation outcome. A case-control study. J Hepatol 2004; 40(1): 140-6.
14. Gines P, Guevara M, Arroyo V, et al. Hepatorenal syndrome. Lancet 2003; 362: 1819-27.
15. Ortega R, Gines P, Uriz J, et al. Terlipressin therapy with and without albumin for patients with hepatorenal syndrome: results of a prospective, nonrandomized study. Hepatology 2002; 36: 941-8.
16. Arroyo V, Colmenero J. Ascites and hepatorenal syndrome in cirrhosis: pathophysiological basis of therapy and current management. J Hepatol 2003; 38(Suppl 1): S69-89.
17. Solanki P, Chawla A, Garg R, et al. Beneficial effects of terlipressin in hepatorenal syndrome: a prospective, randomized placebo-controlled clinical trial. J Gastroenterol Hepatol 2003; 18(2): 152-6.
18. Cardenas A, Arroyo V. Hepatorenal syndrome. Ann Hepatol 2003; 2(1): 23-9.
19. Arroyo V. Hepatorenal syndrome in cirrhosis: pathogenesis and treatment. Gastroenterology 2002; 122: 1658–76.

Algoritmo 106.1 – Patogênese e intervenção terapêutica

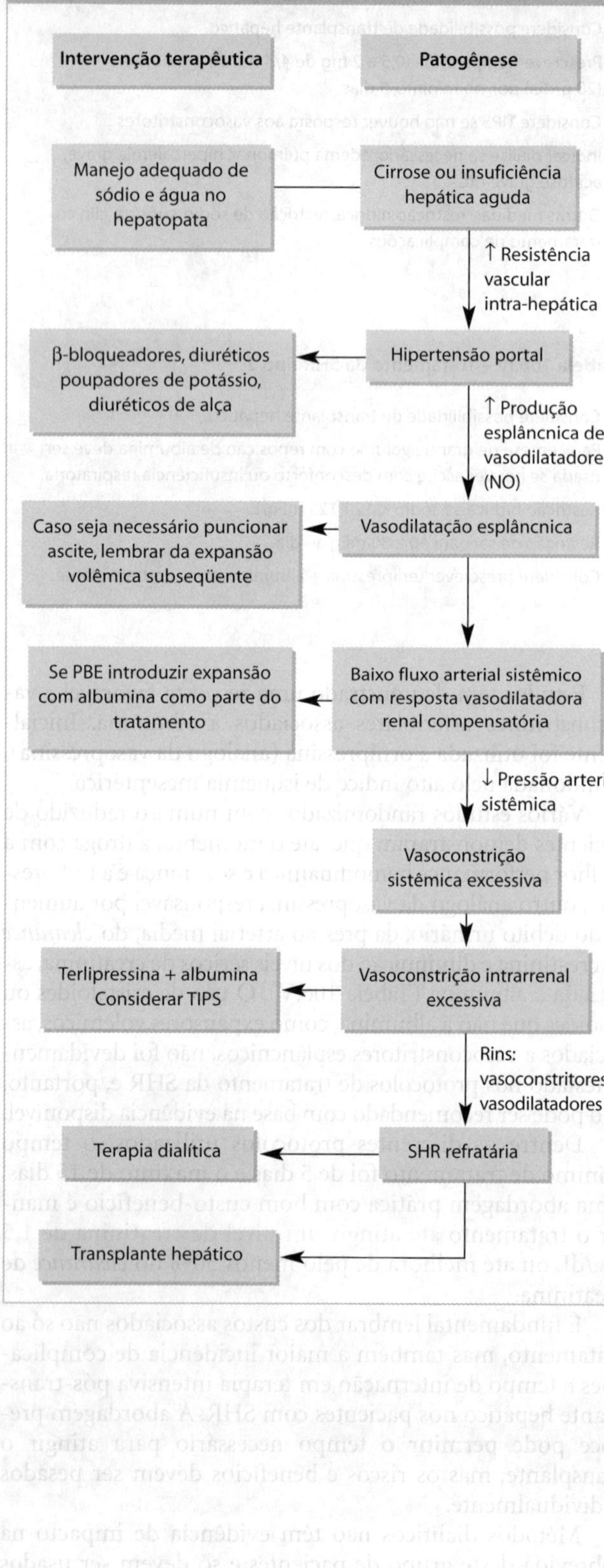

Algoritmo 106.2 – Manejo diagnóstico da síndrome hepatorrenal

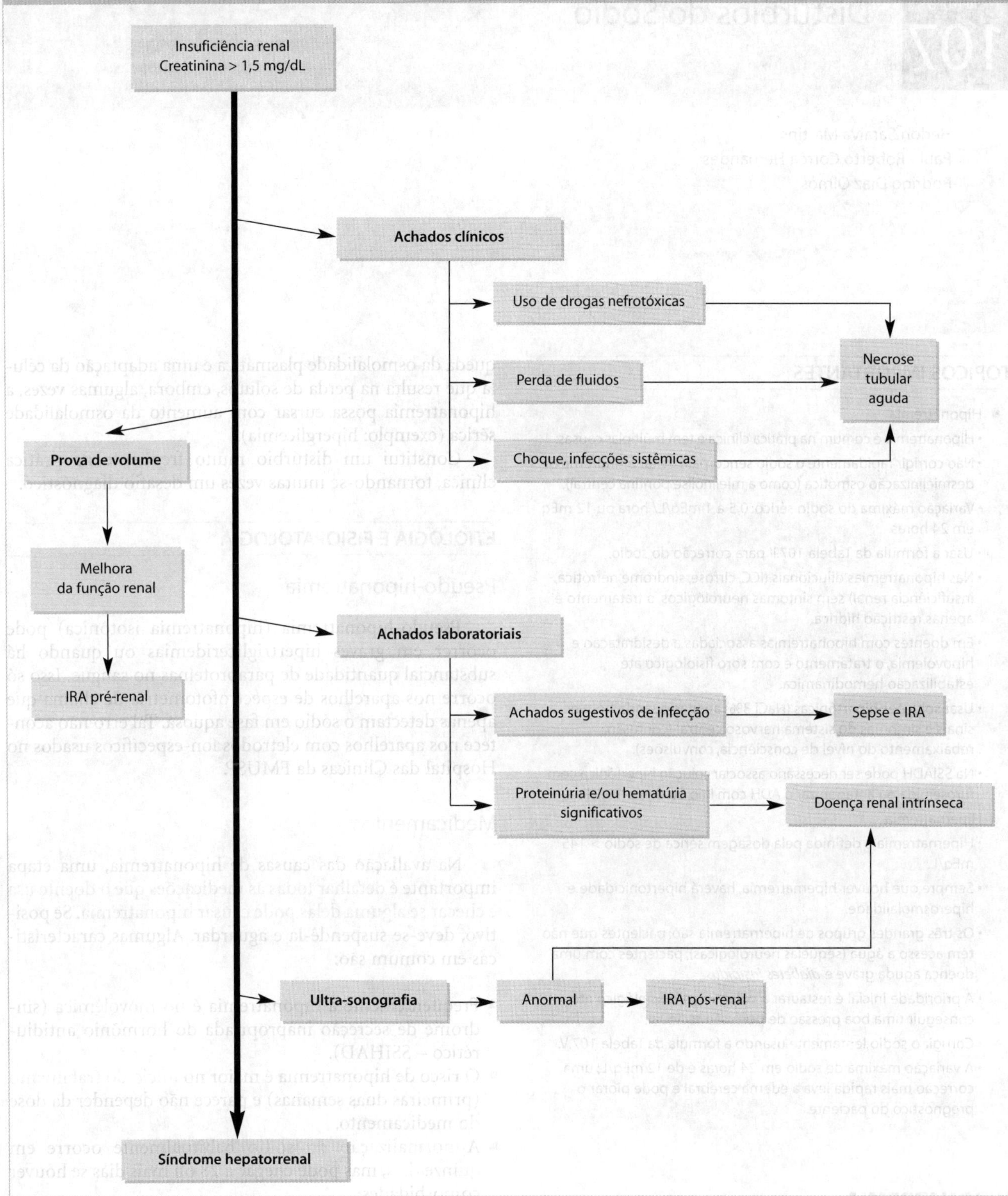

CAPÍTULO 107

Distúrbios do Sódio

Herlon Saraiva Martins
Paulo Roberto Corrêa Hernandes
Rodrigo Díaz Olmos

TÓPICOS IMPORTANTES

- Hiponatremia
  - Hiponatremia é comum na prática clínica e tem múltiplas causas.
  - Não corrigir rapidamente o sódio sérico, para evitar a síndrome de desmielinização osmótica (como a mielinólise pontina central).
  - Variação máxima do sódio sérico: 0,5 a 1 mEq/L/ hora ou 12 mEq em 24 horas.
  - Usar a fórmula da Tabela 107.II para correção do sódio.
  - Nas hiponatremias dilucionais (ICC, cirrose, síndrome nefrótica, insuficiência renal) sem sintomas neurológicos, o tratamento é apenas restrição hídrica.
  - Em doentes com hiponatremias associadas a desidratação e hipovolemia, o tratamento é com soro fisiológico até estabilização hemodinâmica.
  - Usar soluções hipertônicas (NaCl 3%) apenas quando houver sinais e sintomas do sistema nervoso central (confusão, rebaixamento do nível de consciência, convulsões).
  - Na SSIADH pode ser necessário associar solução hipertônica com furosemida ou antagonizar o ADH com lítio ou demeclociclina.
- Hipernatremia
  - Hipernatremia é definida pela dosagem sérica de sódio > 145 mEq/L.
  - Sempre que houver hipernatremia, haverá hipertonicidade e hiperosmolalidade.
  - Os três grandes grupos de hipernatremia são: pacientes que não têm acesso a água (seqüelas neurológicas), pacientes com uma doença aguda grave e *diabetes insipidus.*
  - A prioridade inicial é restaurar a volemia: soro fisiológico até conseguir uma boa pressão de perfusão tecidual.
  - Corrigir o sódio lentamente usando a fórmula da Tabela 107.V.
  - A variação máxima de sódio em 24 horas é de 12 mEq/L; uma correção mais rápida leva a edema cerebral e pode piorar o prognóstico do paciente.

HIPONATREMIA

INTRODUÇÃO E DEFINIÇÕES

A hiponatremia é definida como sódio sérico menor que 135 mEq/L. Geralmente, uma queda no sódio sérico implica queda da osmolalidade plasmática e uma adaptação da célula que resulta na perda de solutos, embora, algumas vezes, a hiponatremia possa cursar com aumento da osmolalidade sérica (exemplo: hiperglicemia).

Constitui um distúrbio muito freqüente na prática clínica, tornando-se muitas vezes um desafio diagnóstico.

ETIOLOGIA E FISIOPATOLOGIA

Pseudo-hiponatremia

Pseudo-hiponatremia (hiponatremia isotônica) pode ocorrer em graves hipertrigliceridemias ou quando há substancial quantidade de paraproteínas no sangue. Isso só ocorre nos aparelhos de espectrofotometria de chama que apenas detectam o sódio em fase aquosa. Tal erro não acontece nos aparelhos com eletrodos íon-específicos usados no Hospital das Clínicas da FMUSP.

Medicamentos

Na avaliação das causas de hiponatremia, uma etapa importante é detalhar todas as medicações que o doente usa e checar se alguma delas pode causar hiponatremia. Se positivo, deve-se suspendê-la e aguardar. Algumas características em comum são:

- Freqüentemente a hiponatremia é normovolêmica (síndrome de secreção inapropriada do hormônio antidiurético – SSIHAD).
- O risco de hiponatremia é maior no início do tratamento (primeiras duas semanas) e parece não depender da dose do medicamento.
- A normalização do sódio habitualmente ocorre em quinze dias, mas pode chegar a 28 ou mais dias se houver comorbidades.
- Fatores que aumentam o risco de hiponatremia são: idade avançada (> 75 anos), sexo feminino, uso de vários medicamentos, insuficiência renal e presença de comorbidades.

Os principais medicamentos que podem causar hiponatremia são:

- Diuréticos tiazídicos.
- Antipsicóticos (clássicos e atípicos).
- Antidepressivos tricíclicos, tetracíclicos e atípicos.
- Inibidores da recaptação de serotonina.
- Estabilizadores do humor e anticonvulsivantes: lítio, carbamazepina, ácido valpróico, gabapentina e lamotrigina.
- Benzodiazepínicos: lorazepam, alprazolam, clonazepam e outros.
- Opióides.
- Clorpropramida.
- Clofibrato.
- Ciclofosfamida.
- Vincristina.

Estados edematosos

Devem-se buscar sinais de aumento do volume do espaço extracelular, isto é, se o doente apresenta algum estado edematoso (ascite, edema de membros inferiores). Se positivo, estaremos diante das hiponatremias hipotônicas hipervolêmicas cujas principais causas são: insuficiência cardíaca, insuficiência hepática, insuficiência renal e síndrome nefrótica. É importante lembrar que, nesses casos, quanto menor o sódio, pior o prognóstico do doente, e a hiponatremia está apenas refletindo uma doença avançada.

Desidratação

Se o doente tiver sinais ou sintomas de desidratação ou de hipovolemia, o quadro provavelmente é de hiponatremia hipotônica hipovolêmica. Nesse caso, deve-se avaliar por onde o doente está perdendo sódio.

- Rins: O sódio urinário é maior que 20 mEq/L. Exemplos: diuréticos, hiperglicemia com diurese osmótica, insuficiência adrenal, nefropatia perdedora de sal ou acidose tubular renal.
- Perdas extra-renais: O sódio urinário é menor que 10 mEq/L. Exemplos: diarréia, vômitos, hemorragia, perda de fluidos para terceiro espaço (pancreatite, obstrução intestinal, peritonite), esmagamento muscular ou queimaduras.

Hiperglicemia

Há um outro soluto no sangue, causando aumento da osmolalidade (exemplo: glicose); ocasiona uma perda de sódio pela diurese osmótica junto com uma translocação de água do intra para o extracelular na tentativa de diminuir a osmolalidade plasmática. Por isso, em hiperglicemias graves há um componente translocacional para hiponatremia. Pode-se corrigir o sódio, por hiperglicemia, com a seguinte fórmula:

- Na^+ corrigido: Na^+ medido + variação da glicemia.
- Variação da glicemia: 1,6 para cada 100 mg/dL de glicemia maior que 100 mg/dL.

Dessa forma, um paciente que tenha uma glicemia de 1.100 mg/dL e sódio medido de 126 mEq/L terá 1.000 mg/dL de glicemia maior que 100 mg/dL (1.100 – 100 = 1.000 mg/dL). Para cada 100 mg de glicemia maior que 100 devemos somar 1,6; portanto, a variação da glicemia será 10 x 1,6 = 16 ⇒ Na^+ corrigido = 126 + 16 = 142 mEq/L.

Volemia normal

Quando o doente está com volemia normal (nenhum estado edematoso, nem desidratado ou hipovolêmico), temos uma hiponatremia hipotônica euvolêmica. Nesse caso, algumas perguntas são importantes:

- Pode ser um hipotiroidismo? Se sim, deve-se pedir um TSH.
- Pode ser insuficiência adrenal? Deve-se suspeitar em doentes com quaisquer das seguintes manifestações: dor abdominal, hipotensão, vômitos, escurecimento da pele, hiponatremia acompanhada de hipercalemia. Se positivo, internar e investigar.
- Pode ser transtorno psiquiátrico? Nesse caso, chama-se polidipsia primária; o doente ingere muitos litros de água compulsivamente, "lavando" a medula renal, impedindo o mecanismo fisiológico de concentração urinária.

Se esses passos não chegaram a um diagnóstico, a maior possibilidade é de uma síndrome de secreção inapropriada do hormônio antidiurético (SSIADH). Os passos importantes para o diagnóstico da etiologia da hiponatremia estão resumidos na Tabela 107.I.

Tabela 107.I – Investigação da causa da hiponatremia
1. Pode ser uma pseudo-hiponatremia?
2. Quais medicamentos o doente usa? Ele(s) pode(m) causar hiponatremia?
3. Há sinais de aumento do volume extracelular?
4. Há sinais de desidratação ou hipovolemia? Se positivo, avaliar o sódio urinário; pode ser renal ou extra-renal.
5. Há hiperglicemia?
6. Pode ser transtorno psiquiátrico?
7. Sempre pensar em hipotiroidismo e insuficiência adrenal.
8. HIV? Uso de tiazídico?
9. Tudo acima negativo? Pode ser uma SSIADH. Avaliar pulmão, sistema nervoso central ou câncer.

As principais características da SSIADH são:

- Hiponatremia euvolêmica.
- Uréia e creatinina normais.
- Concentração sérica de ácido úrico baixa.
- Urina concentrada e hipertônica (sódio urinário > 20 mEq/L).

Nesse caso, além de medicamentos, as maiores possibilidades são:

1. Doença do sistema nervoso central:
   - AVCI, AVCH, hemorragia, lesões com efeito de massa, trauma, doenças inflamatórias.
2. Doença pulmonar:
   - Insuficiência respiratória aguda, ventilação mecânica, tuberculose, abscesso pulmonar.
3. Câncer:
   - Pulmão, mediastino, rins, outros.
4. Pós-operatório: especialmente associado a vômitos e dor, aumenta o risco de SSIADH e hiponatremia.

ACHADOS CLÍNICOS

A hiponatremia, por si só, pode se manifestar com:

- Sintomas sistêmicos: Fraqueza, adinamia, anorexia, fadiga, vômitos, mal-estar.
- Manifestações neurológicas: Costumam ser progressivas e dependem do valor do sódio sérico e da velocidade de instalação. Incluem: sonolência, confusão, convulsões e coma.

Conforme já citado, outros sinais e sintomas podem surgir de acordo com a etiologia da hiponatremia; alguns exemplos são:

- Insuficiência cardíaca: Dispnéia, edema de membros inferiores, hepatomegalia dolorosa, turgência jugular, B3, crepitações pulmonares etc.
- Insuficiência hepática: Ascite, edema de membros inferiores, telangiectasias, eritema palmar, ginecomastia, circulação colateral etc.
- Diarréia aguda: desidratação, hipotensão, taquicardia.

EXAMES LABORATORIAIS

Além do sódio sérico, sódio urinário e glicemia, outros exames poderão ser necessários para o diagnóstico da causa da hiponatremia.

- Medida direta da osmolalidade plasmática: nesse caso há três situações:
  - Hiponatremia com osmolalidade elevada: A mais comum é diabete melito.
  - Hiponatremia com osmolalidade normal: É a pseudo-hiponatremia. As duas mais freqüentes são: hiperlipidemias e hiperproteinemias (paraproteínas).
  - Hiponatremia com osmolalidade baixa.
- É importante lembrar que hiponatremia associada à baixa osmolalidade pode ocorrer nas seguintes situações:
  - Estados edematosos: ICC, cirrose e doenças renais.
  - Normovolemia: Medicamentos, SSIADH, hipotiroidismo, HIV, insuficiência adrenal.
  - Hipovolemia: Avaliar o sódio urinário.
  - Medida direta da osmolalidade urinária: Hiponatremia com urina bem diluída deve apontar para polidipsia psicogênica ou primária.
- Concentração urinária de sódio:
  - Menor que 10 mEq/L: Perda de sódio extra-renal (pele, trato gastrintestinal).
  - Maior que 20 mEq/L: Perda de sódio pelos rins. Nesse caso, as principais causas são: diuréticos, insuficiência adrenal, nefropatias perdedoras de sal, acidose tubular renal com bicarbonatúria.
- Outros exames: devem ser solicitados de acordo com a hipótese clínica. Alguns exemplos são:
  - Dosagem de TSH.
  - Cortisol sérico basal e pós-estimulação com cortrosina (ACTH).
  - Radiografia ou tomografia de tórax: Avaliar doenças pulmonares.
  - Tomografia de crânio: Doenças neurológicas.

DIAGNÓSTICO DIFERENCIAL

Pode ser dividido em dois grandes grupos:

- Etiologia da hiponatremia: Muitas vezes o diagnóstico pode ser fácil (insuficiência cardíaca, hepatopatia, diarréia com desidratação); outras vezes, o diagnóstico pode não ser tão óbvio (doença psiquiátrica, hipotiroidismo, insuficiência adrenal etc.).
- Doenças que podem simular hiponatremia (embora a medida do sódio sérico seja normal): Intoxicações exógenas agudas, hipoglicemia, hipóxia, hematoma subdural crônico, epilepsia, tumores do sistema nervoso central, acidente vascular cerebral, sepse, hipercalcemia etc.).

TRATAMENTO DA HIPONATREMIA

Os princípios do tratamento da hiponatremia são:

- Suporte clínico: corrigir distúrbios hemodinâmicos, hipoxemia, infecções etc.
- Tratar a causa de base.
- Aumento do sódio sérico com muita cautela mediante fórmula de correção do sódio (Tabela 107.II).

Tabela 107.II – Fórmula para correção segura do sódio sérico

Preparação	Quantidade de sódio
Soro 3% (soro hipertônico)	513 mEq/L
Água corporal total por sexo e idade	
Sexo e idade	Água corporal total
Homem jovem*	Peso (kg) × 0,6
Homem idoso**	Peso (kg) × 0,5
Mulher jovem*	Peso (kg) × 0,5
Mulher idosa**	Peso (kg) × 0,45
Variação esperada no sódio sérico com 1 litro de qualquer solução (apenas sódio)	
$\Delta Na^+ \text{ estimada (1 litro da solução)} = \frac{Na^+ \text{ infusão} - Na^+ \text{ doente}}{\text{Água corporal total} + 1}$	
Variação esperada no sódio sérico com 1 litro de qualquer solução (com sódio e potássio)	
$\Delta Na^+ \text{ estimada (1 litro da solução)} = \frac{(Na^+ + K^+) \text{ infusão} - Na^+ \text{ doente}}{\text{Água corporal total} + 1}$	

* < 65 anos (embora, no Brasil, idoso seja > 60 anos).
** ≥ 65 anos (embora, no Brasil, idoso seja > 60 anos).

Alguns pontos do tratamento são importantes:

- Estados edematosos: Quando o doente está assintomático do ponto de vista neurológico, o tratamento consiste em restrição de água para 800 a 1.000 mL em 24 horas. Se necessário, pode-se associar furosemida, pois a diurese induzida é hipo-osmolar (perde-se mais água do que sódio). A restrição hídrica isoladamente leva à correção lenta do sódio (< 1,5 mEq/L/dia).
- Em doentes com hiponatremia associada a perda de volume (desidratação), a prioridade é soro fisiológico, até restaurar boa perfusão periférica e renal. Habitualmente, nesse caso, a hiponatremia resulta de secreção máxima de ADH induzida pela hipovolemia. Por isso, a restauração da volemia suprime o mecanismo básico da hiponatremia, corrigindo a hiponatremia.
- SSIADH: O rim tem uma enorme capacidade de excretar sódio. Assim, por exemplo, em 1 litro de urina, há capacidade de excreção de mais de 1.000 mEq de sódio. Em uma secreção inapropriada de ADH, se forem infundidos 1.000 mL de soro a 3% (513 mEq de sódio), facilmente o rim excreta essa carga de sódio, e acaba piorando a hiponatremia, devido à retenção do litro de água. Por isso, na secreção inapropriada de ADH grave, além de soro hipertônico, pode ser necessário associar furosemida, para aumentar a excreção de água livre.

COMPLICAÇÕES

A mais temível é a desmielinização osmótica do SNC. As células de doentes com hiponatremia tentam eliminar osmóis para o extracelular, na tentativa de diminuir a osmolalidade intracelular, para se assemelhar àquela sérica. O aumento rápido iatrogênico do sódio sérico pode levar a conseqüências graves, especialmente no sistema nervoso central. Isso pode resultar em perda de água da célula com o aumento do risco de mielinólise pontina central. Isso é ocasionado por variação rápida na osmolalidade celular no SNC e desmielinização de neurônios no tronco cerebral, principalmente na ponte. Os doentes de maior risco são:

- Mulheres jovens: A excreção de osmóis é dificultada pela presença de estrógeno.
- Hipóxia concomitante.
- Pós-operatório.
- Alcoolismo.
- Doença neurológica estrutural prévia.

Com o advento da ressonância magnética observou-se que pode haver desmielinização em outros locais do sistema nervoso central, e esses quadros de mielinólise pontina e extrapontina constituem o que se denominam síndromes de desmielinização osmótica. As principais características dessa entidade são:

- Quadro clínico: Tetraparesia espástica, paralisia pseudobulbar (mutismo, disartria, disfagia), labilidade emocional, agitação, paranóia, depressão, coma, alterações pupilares, ataxia, parkinsonismo, incontinência urinária.
- Curso clínico: Geralmente bifásico. Com a correção rápida do sódio sérico pode haver melhora neurológica transitória, e em dois a seis dias surgem os sinais de mielinólise. Eventualmente o curso é monofásico. As seqüelas mais comuns são espasticidade, disartria e déficit de memória.
- Métodos de imagens: Não há correlação entre o tamanho das lesões e a gravidade da doença. A ressonância magnética tem melhor sensibilidade que a tomografia computadorizada e as primeiras imagens podem levar mais de sete dias para surgir.
- Líquor: Pode haver aumento de proteínas.
- Eletroencefalograma: Lentificação generalizada.
- Causa: Correção rápida da hiponatremia.
- Tratamento: Apenas de suporte.

HIPERNATREMIA

INTRODUÇÃO

Hipernatremia é definida como uma concentração sérica de sódio maior que 145 mEq/L. O sódio é o principal determinante da osmolalidade sérica e é o mais importante cátion do extracelular. Em condições normais, há um equilíbrio entre a osmolalidade por meio das membranas (entre o extra e o intracelular).

ETIOLOGIA E FISIOPATOLOGIA

A principal conseqüência fisiopatológica da hipernatremia é a hiperosmolaridade, com desidratação celular. Isso proporciona um mecanismo de adaptação, que acontece durante dias, no qual as células acumulam solutos (osmóis idiogênicos), na tentativa de evitar a perda de água para o extracelular. Por isso, a correção rápida da hipernatremia pode ocasionar entrada de água nas células e levar a edema celular, com conseqüências potencialmente fatais, sobretudo no sistema nervoso central (rebaixamento do nível de consciência, convulsões e morte).

As principais etiologias da hipernatremia estão descritas na Tabela 107.III.

Tabela 107.III – Principais causas de hipernatremia
• Medicamentos: diuréticos de alça, lítio, anfotericina B, foscarnet e demeclociclina.
• Alterações eletrolíticas: hipercalcemia ou hipocalemia (causando *diabetes insipidus* nefrogênico adquirido).
• Hiperglicemia com diurese osmótica e perda de água.
• Doença renal intrínseca (perda de água livre).
• Fase poliúrica de necrose tubular aguda (inclui pós-alívio de obstrução de vias urinárias).
• Perdas pelo trato gastrintestinal (vômitos, diarréia, fístulas, sonda nasogástrica).
• Perdas pela pele (queimadura ou sudorese excessiva).
• *Diabetes insipidus* (central e nefrogênico).

Dentre as causas de hipernatremia, deve-se estar atento ao *diabetes insipidus*. A principal característica é a perda de água livre pelos rins, pela falta absoluta de vasopressina (ADH) ou pela resistência tubular ao ADH. O doente desidrata se não ingerir água. Isso ocasiona um aumento do sódio plasmático e uma inapropriada urina hipotônica (perda da capacidade de concentração urinária). Isso explica a característica do *diabetes insipidus*: hipernatremia com urina hipotônica.

As etiologias do *diabetes insipidus* (DI) são:

- Central: Trauma cranioencefálico, tumores do SNC, cistos, histiocitose, tuberculose, sarcoidose, aneurismas, meningite, encefalite, Guillain-Barré e idiopático.
- Nefrogênico: Congênito e adquirido (hipercalcemia, hipocalemia, doença cística medular, lítio, demeclociclina, foscarnet e anfotericina).

ACHADOS CLÍNICOS

O achado dominante costuma ser uma profunda desidratação com mucosas ressecadas. A hipernatremia ocasiona sede intensa, fraqueza muscular, confusão, déficit neurológico focal, convulsões e coma. Entretanto, muito cuidado ao atribuir déficits neurológicos localizatórios à hipernatremia. Nessa situação, uma tomografia de crânio é mandatória. Muitas vezes, a própria sintomatologia da hipernatremia se confunde com a doença desencadeante (exemplo: acidente vascular cerebral).

As alterações osmóticas desencadeadas pela hipernatremia no sistema nervoso central podem ocasionar ruptura vascular, sangramento cerebral, hemorragia subaracnóidea e seqüela neurológica permanente. Na prática clínica encontramos um doente muito desidratado com quadro neurológico proporcional à osmolaridade:

- Maior que 320 mOsm/L: há confusão mental.
- Maior que 340 mOsm/L: doente em coma.
- Maior que 360 mOsm/L: já é nível para levar a apnéia.

EXAMES COMPLEMENTARES

O diagnóstico é feito pela dosagem sérica do sódio (> 145 mEq/L). Outros exames deverão ser solicitados de acordo com a hipótese clínica (Tabela 107.III); alguns exemplos:

- Osmolalidade sérica, urinária e sódio sérico: avaliar *diabetes insipidus* – a resposta esperada do rim à hipernatremia é concentrar a urina e reter água; urina com osmolalidade muito alta (> 500 mosmol/kg) e volume < 500 mL/dia. No *diabetes insipidus*, em razão da incapacidade de concentrar a urina, existe hipernatremia, urina hipotônica (< 250 mosmol/kg) e débito urinário adequado (> 1.000 mL/dia, podendo chegar a vários litros).
- Glicemia: diabete melito.
- Potássio e cálcio séricos: podem ocasionar *diabetes insipidus*.
- Tomografia de crânio: avaliar tumores, traumas, AVC.

DIAGNÓSTICO DIFERENCIAL

A hipernatremia costuma ocorrer em indivíduos que não têm ou não conseguem ter acesso à água, seja por uma doença neurológica prévia (demência, tumor, seqüela de acidente vascular cerebral, seqüela de trauma cranioencefálico ou de infecções do sistema nervoso central) seja porque o quadro atual é uma doença grave (sepse, pneumonia, hipercalcemia, hiperglicemia) ou uma doença neurológica ativa (AVC, encefalite etc.).

Em relação ao *diabetes insipidus*, o diagnóstico diferencial inclui:

- Central: Infecções (toxoplasmose, neurossífilis, meningite crônica, encefalite), trauma cranioencefálico, tumores primários e metastáticos do SNC, doenças granulomatosas (sarcoidose, histiocitose, tuberculose), linfoma, lúpus, esclerodermia, granulomatose de Wegener, encefalopatia anóxica, aneurismas do SNC e idiopática.
- Nefrogênica: Medicamentosa (lítio, anfotericina, foscarnet, aminoglicosídeos, demeclociclina, cisplatina, rifampicina), hipocalemia, hipercalcemia, obstrução crônica baixa de vias urinárias com hidronefrose, necrose tubular aguda, anemia falciforme, sarcoidose, amiloidose e idiopática.

TRATAMENTO

O tratamento da hipernatremia tem três objetivos (Tabela 107.IV):

Tabela 107.IV – Princípios do tratamento da hipernatremia

• Doente hipovolêmico: a prioridade é soro fisiológico, até conseguir estabilização hemodinâmica (pressão arterial e pulso adequados).
• Após a estabilização hemodinâmica, deve-se trocar a reposição volêmica para soro hipotônico (0,45% ou 0,22%).
• Taxa máxima de redução do sódio sérico para evitar edema cerebral iatrogênico:
1. Máximo de 0,5 a 1 mEq/L por hora OU
2. Máximo de 12 mEq em 24 horas.
• Deve-se sempre calcular a variação estimada do sódio com 1 litro de qualquer solução a ser infundida.

1. Hidratação do paciente; manter a volemia e corrigir instabilidade hemodinâmica é a mais importante etapa no manejo inicial da hipernatremia.
2. Não permitir a redução rápida e brusca do sódio para evitar lesões adicionais em SNC.
3. Tratar a causa de base (doença desencadeante).

O uso de fórmulas para correção do sódio (Tabela 107.V) simplifica o manejo do doente, já que permite o cálculo da variação esperada do sódio com 1 litro de qualquer solução. Isso tem grande implicação, pois a taxa de queda do sódio sérico é um dos parâmetros mais importantes no manejo dos doentes, já que uma queda muito rápida no sódio pode ser mais grave que a própria hipernatremia.

Tabela 107.V – Fórmulas importantes no manejo do sódio

Soro glicosado	Zero
Soro 0,9% (fisiológico)	154 mEq/L
Soro 0,45% (soro ao meio)	77 mEq/L
Soro 3% (soro hipertônico)	513 mEq/L
Água corporal total por sexo e idade	
Sexo e idade	**Água corporal total**
Homem jovem*	Peso (kg) x 0,6
Homem idoso**	Peso (kg) x 0,5
Mulher jovem*	Peso (kg) x 0,5
Mulher idosa**	Peso (kg) x 0,45

$$\Delta Na^+ \text{ estimada (1 litro da solução)} = \frac{Na^+ \text{ infusão} - Na^+ \text{ doente}}{\text{Água corporal total} + 1}$$

$$\Delta Na^+ \text{ estimada (1 litro da solução)} = \frac{(Na^+ + K^+) \text{ infusão} - Na^+ \text{ doente}}{\text{Água corporal total} + 1}$$

* < 65 anos (embora, no Brasil, idoso seja > 60 anos).
** ≥ 65 anos (embora, no Brasil, idoso seja > 60 anos).

COMPLICAÇÕES

As principais complicações são decorrentes:

- Da própria hipernatremia: Em razão da desidratação do SNC, pode haver ruptura de vasos, levando a hemorragia do SNC, convulsões e seqüelas permanentes.
- Da correção rápida do sódio: Leva a edema cerebral, convulsões e coma. Por isso, corrigir o sódio com cautela, usando a fórmula da Tabela 107.V.
- Da excessiva quantidade de volume: Edema agudo de pulmão.
- Da doença de base do paciente (exemplo: acidente vascular cerebral com pneumonia aspirativa).

Algoritmo 107.1 – Diagnóstico etiológico da hiponatremia

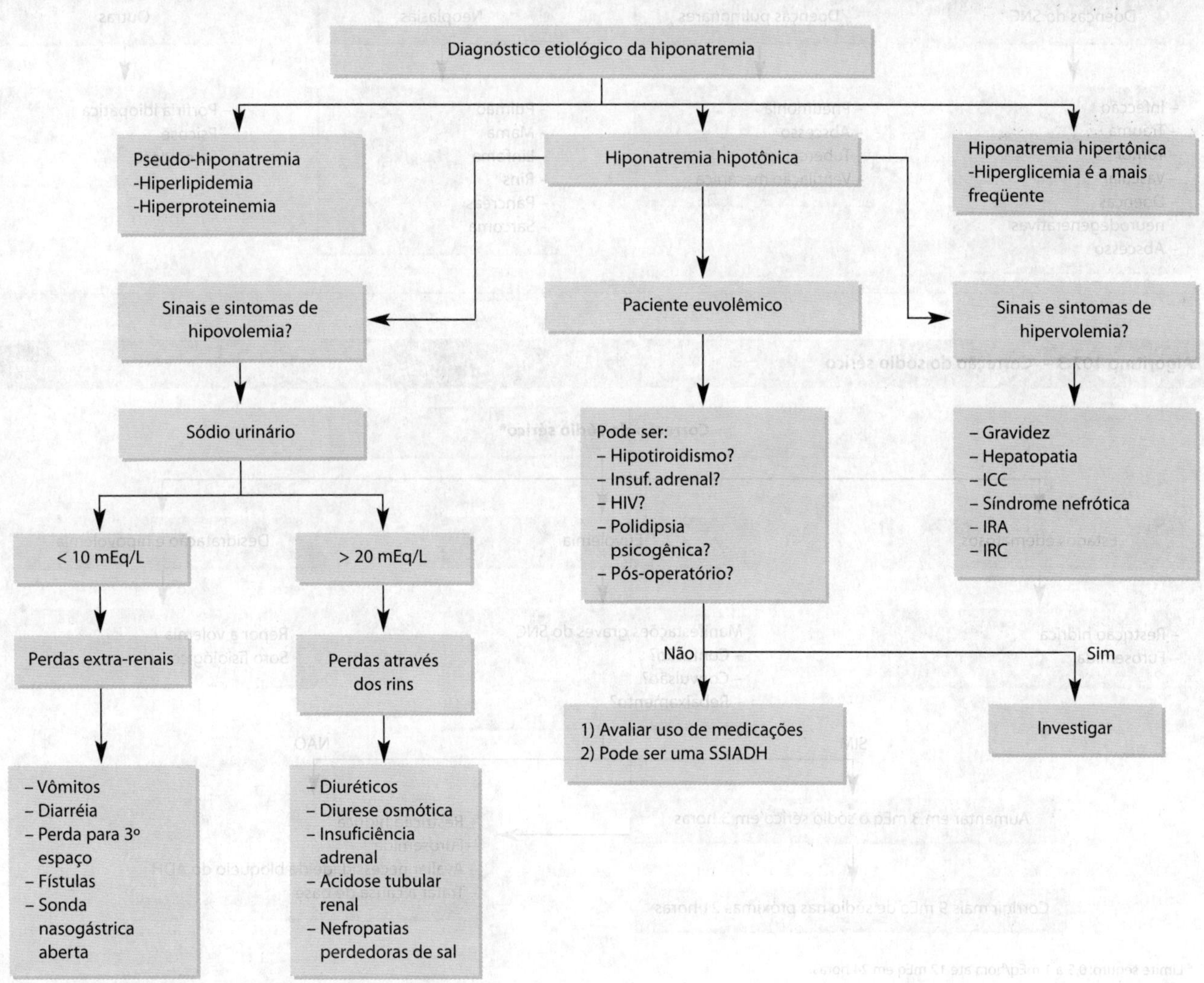

Algoritmo 107.2 – Hiponatremia e euvolemia

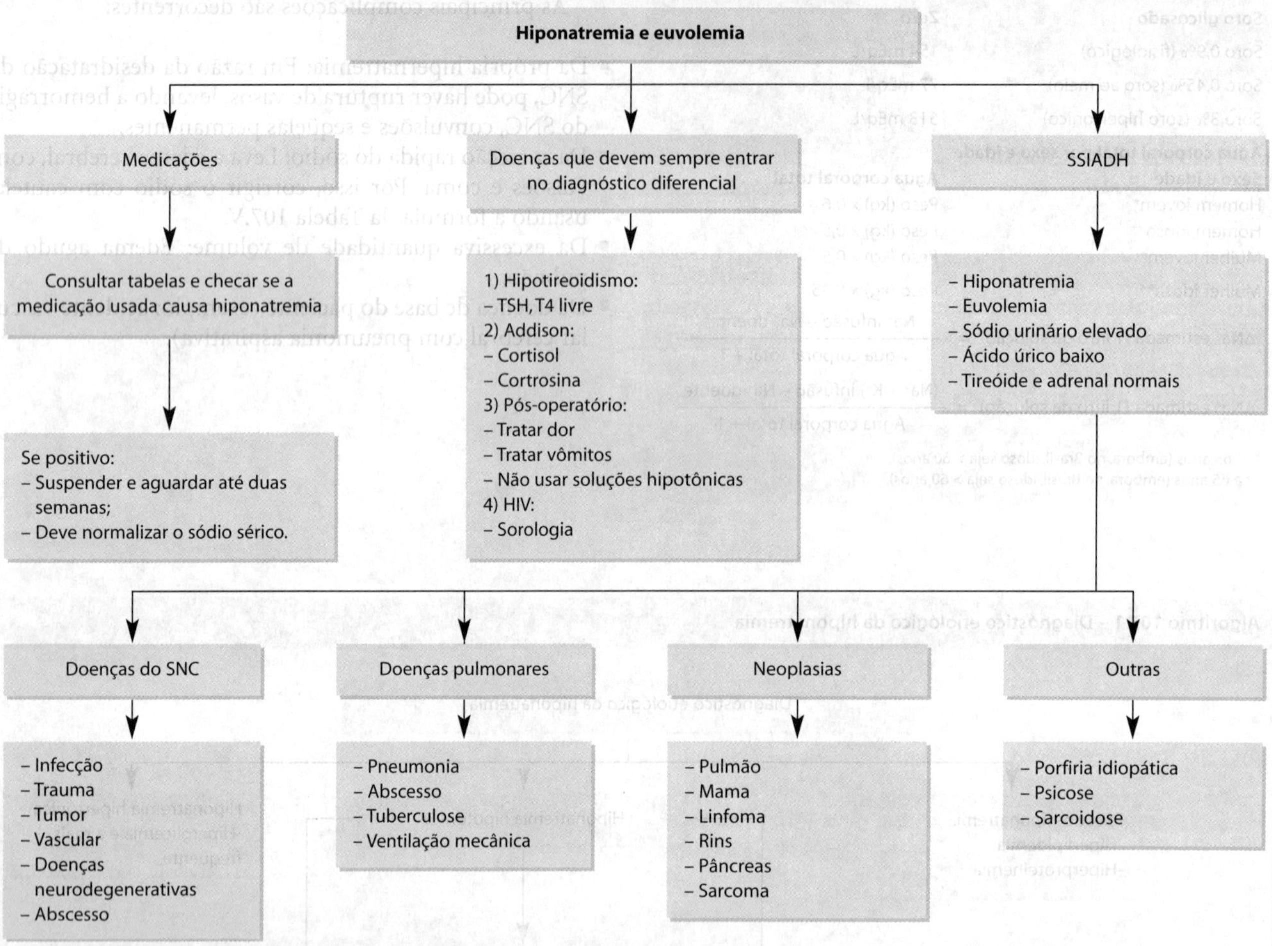

Algoritmo 107.3 – Correção do sódio sérico

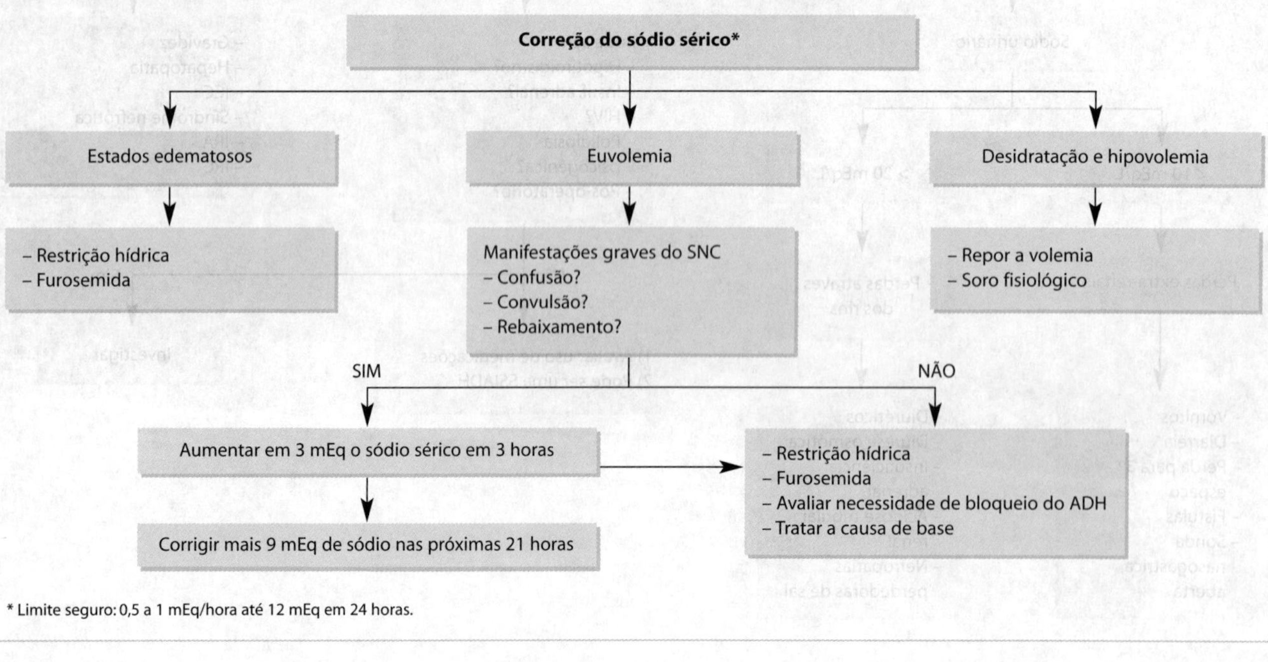

* Limite seguro: 0,5 a 1 mEq/hora até 12 mEq em 24 horas.

Algoritmo 107.4 – Hipernatremia

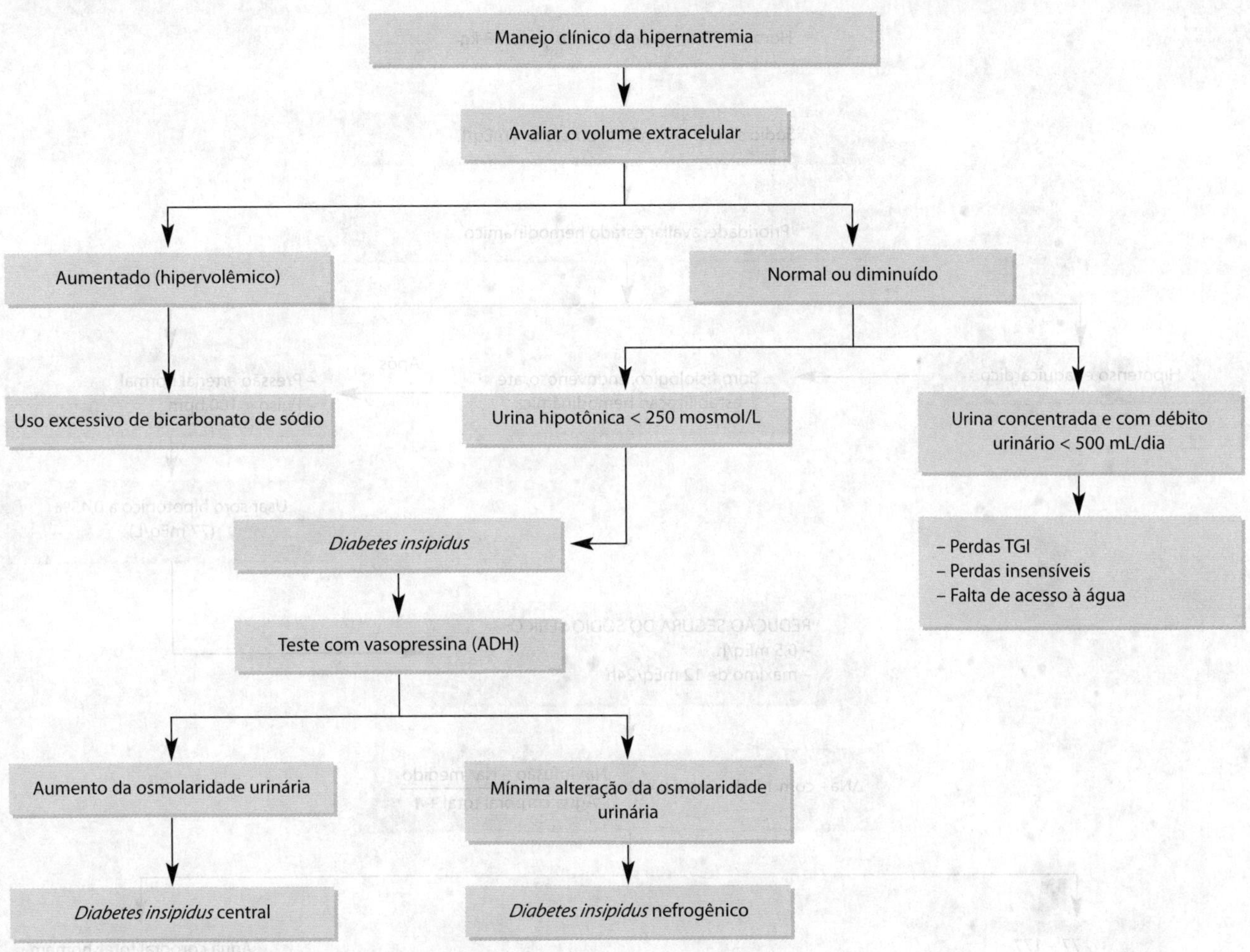

Algoritmo 107.5 – Hipernatremia (tratamento)

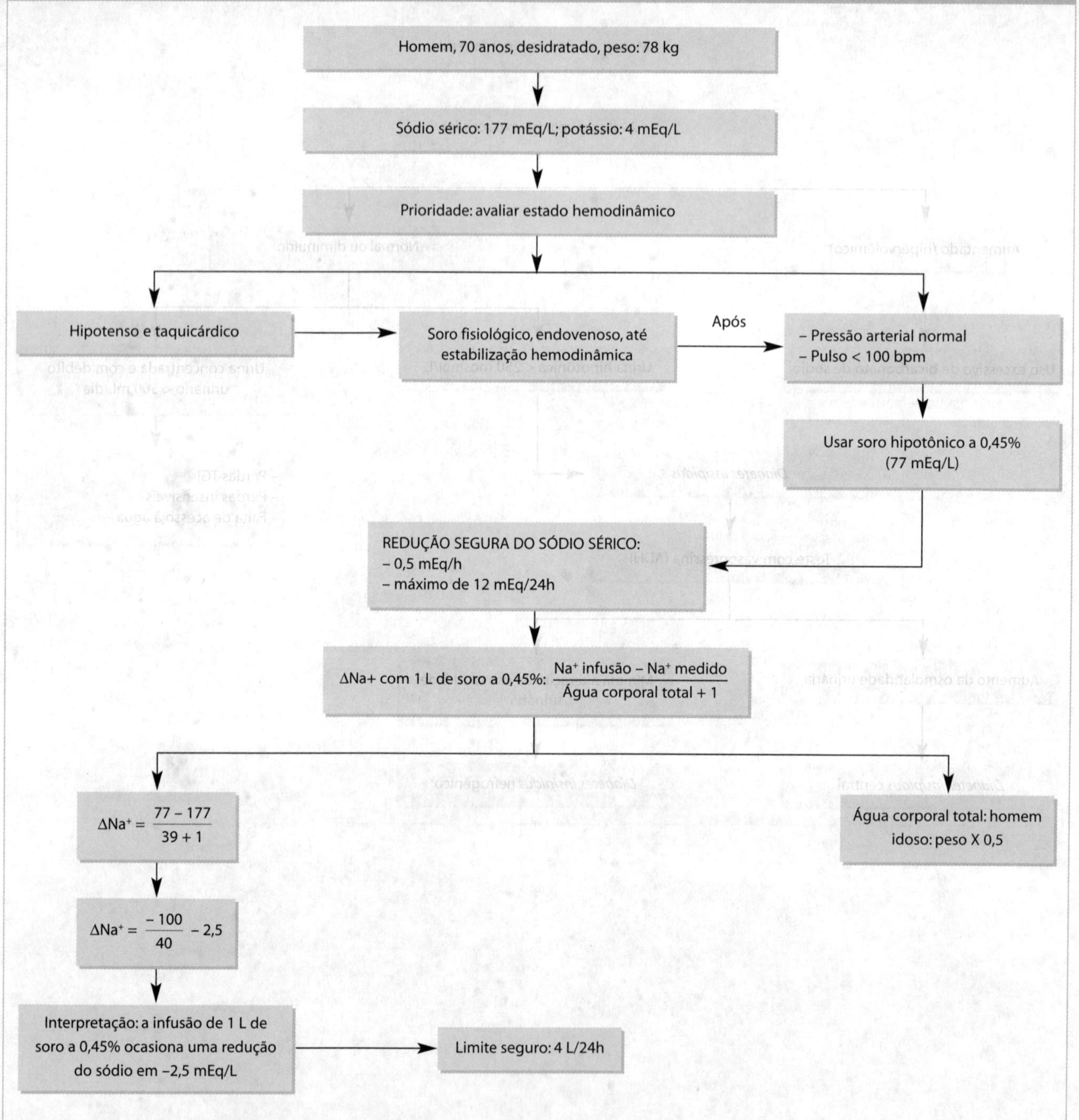

LEITURA ADICIONAL

1. Singer GG, Brenner BM. Fluid and electrolyte disturbances. In: Harrison's principles of internal medicine. 16. ed. McGraw-Hill; 2005. p.252-63.
2. Craig SA. Disorders of sodium and water metabolism. In: Harwood-Nuss. Clinical practice of emergency medicine. 4. ed. Philadelphia: Lippincott Williams and Wilkins; 2005. p.868-74.
3. Londner M, Hammer D, Kelen GD. Fluid and electrolyte problems. In: Tintinalli JE, Kelen GD, Stapczynski JS. Emergency medicine – American College of Emergency Physicians. 6. ed. McGraw-Hill; 2004. p.167-79.
4. Martins HS, Hernandes PRC. Distúrbios eletrolíticos na emergência. In: Martins HS, Neto AS, Velasco IT. Emergências clínicas baseadas em evidências. 1. ed. São Paulo: Atheneu; 2005. p.641-52.
5. Rose BD. Causes, diagnosis and treatment of hyponatremia. ©2008 UpToDate®: http://www.uptodate.com: Software 16.1; 2008.
6. Gibbs MA, Wolfson AB, Tayal VS. Electrolyte disturbances. In: MedChallenger-Rosen's® emergency medicine. Copyright Challenger Corporation and Mosby: www.chall.com; 2006.
7. Adrogué HJ, Madias NE. Hyponatremia. N Eng J Med 2000; 342(20): 1581-9.
8. Oelkers W. Adrenal insufficiency. N Eng J Med 1996; 335(16): 1206-12.
9. Madhusoodanan S, Bogunovic OJ, Moise D, et al. Hyponatremia associated with psychotropic medications. Adv Drug R Toxicol Rev 2002; 21: 17-29.

Distúrbios do Potássio

CAPÍTULO 108

Herlon Saraiva Martins
Paulo Roberto Corrêa Hernandes
Rodrigo Díaz Olmos

TÓPICOS IMPORTANTES

- Hipocalemia
  - Hipocalemia pode causar alterações na excitabilidade nervosa e muscular.
  - As causas de hipocalemia são variadas e incluem: uso excessivo de diuréticos, diarréia, vômitos, hiperaldosteronismo, estenose de artéria renal etc.
  - O tratamento da hipocalemia deve ser feito, de preferência, por via oral.
  - Ao repor potássio intravenoso, evite soluções muito concentradas e infusão rápida.
  - A reposição de potássio deve durar algumas semanas, com o intuito de se repor o potássio intracelular, exceto quando a causa da hipocalemia for translocacional.
- Hipercalemia
  - Hipercalemia é freqüente e pode causar graves conseqüências (parada cardiorrespiratória).
  - As causas mais freqüentes são: acidose, hipoaldosteronismo, insuficiência renal e medicamentos.
  - O diagnóstico é feito pela dosagem sérica, embora alterações de ECG possam sugerir hipercalemia e indicar início de tratamento antes do resultado do exame.
  - Cálcio intravenoso é indicado para estabilizar eletricamente o miocárdio, quando houver alterações de ECG sugestivas de hipercalemia.
  - O tratamento da hipercalemia inclui medidas que translocam o potássio do extracelular para o intracelular, e medidas que reduzem o *pool* corporal de potássio (resinas e diálise).

HIPOCALEMIA

INTRODUÇÃO E DEFINIÇÕES

Hipocalemia é definida como uma concentração sérica de potássio menor que 3,5 mEq/L. Dos distúrbios eletrolíticos encontrados em emergências, alterações no potássio sérico são as mais graves e potencialmente fatais.

ETIOLOGIA E FISIOPATOLOGIA

Existe uma enorme diferença entre o potássio intracelular (140 mEq/L) e o extracelular (3,5 a 5,0 mEq/L). Esse gradiente é responsável pela excitabilidade nervosa e muscular que inclui o miocárdio. Pequenas alterações no potássio sérico podem implicar uma profunda alteração na condução e excitabilidade do coração, podendo alterar a função e o ritmo cardíacos e causar uma PCR (parada cardiorrespiratória).

As causas de hipocalemia são (Tabela 108.I):

- Diminuição da ingestão: Isoladamente é causa rara.
- Translocação do extracelular para o intracelular: Pode ocorrer em alcalose metabólica, uso de medicações (insulina, β-adrenérgicos, teofilina, cafeína, vitamina B12), paralisia periódica hipocalêmica, tireotoxicose. Muito cuidado no início da terapêutica de anemia megaloblástica, em que a síntese celular maciça pode causar hipocalemia grave.
- Perdas pelo trato gastrintestinal: Diarréia (infecciosa, laxativos, preparo de colonoscopia, pólipos secretores, VIPomas) e vômitos (podem causar hipovolemia e alcalose com hiperaldosteronismo secundário que, associado a bicarbonatúria, pode ocasionar grande perda urinária de potássio).

Tabela 108.I – Causas de hipocalemia

• Alcalose metabólica.
• Anfotericina B e altas doses de penicilina.
• β-agonistas (inalatório ou parenteral).
• Diarréia (infecciosa, adenomas secretores, VIPomas, laxantes, preparo de colonoscopia).
• Diminuição de ingestão.
• Diuréticos: de alça e tiazídicos.
• Insulinoterapia.
• Nefropatias perdedoras de sal.
• Paralisia periódica hipocalêmica e tireotoxicose.
• Reposição de vitamina B12 e/ou folato na anemia megaloblástica.
• Síndrome de excesso de mineralocorticóides (hiperaldosteronismo primário e secundário, estenose de artéria renal, hipertensão maligna, síndrome de Cushing).
• Síndrome de Liddle e síndrome de Bartter.
• Sudorese excessiva.
• Vômitos (com hipovolemia, hiperaldosteronismo e bicarbonatúria).

- Perdas renais: Explicam a maioria dos casos de hipocalemia crônica. Podem estar associadas a medicamentos (diuréticos de alça, tiazídicos), estados associados a hiperaldosteronismo e hipertensão (hiperaldosteronismo primário, estenose de artéria renal, hipertensão maligna, síndrome de Cushing, hiperfunção do néfron distal ou síndrome de Liddle, deficiência congênita da enzima 11β hidroxiesteróide desidrogenase), hiperaldosteronismo sem hipertensão (síndrome de Bartter, estados com hipovolemia absoluta ou relativa).

ACHADOS CLÍNICOS

As manifestações clínicas dependem de:

- Gravidade da hipocalemia: Raramente há alguma manifestação com potássio maior que 3 mEq/L.
- Velocidade de instalação da hipocalemia: Na paralisia periódica hipocalêmica há manifestações mais graves para uma mesma concentração sérica de potássio.
- Doença de base: Cardiopatia prévia, principalmente isquêmica, idade avançada e uso de digital aumentam o risco de complicações da hipocalemia.

Nas hipocalemias mais graves (< 2,5 mEq/L) podem surgir:

- Fraqueza generalizada (até tetraplegia flácida).
- Rabdomiólise (pode levar a mioglobinúria e insuficiência renal).
- Íleo paralítico.
- Poliúria (decorrente de tubulopatia).
- Distúrbios do ritmo cardíaco (extra-sístoles ou taquiarritmias).

EXAMES COMPLEMENTARES

As alterações eletrocardiográficas podem ser sutis, e incluem:

- Ondas U (concavidade para baixo ao final da onda T).
- Achatamento da onda T.
- Depressão do segmento ST.
- Arritmias (principalmente em cardiopatias e em usuários de digitálicos).
- Atividade elétrica sem pulso ou assistolia.

Espera-se que o rim excrete menos de 15 mEq/dia de potássio, em ambiente de hipocalemia, justificando a perda de potássio por via extra-renal (sudorese, vômitos, diarréia). Entretanto, excreção renal de potássio maior que 15 mEq/dia indica perda renal de potássio, seja por alteração tubular, seja por estados de hiperaldosteronismo. Nessas situações, a medida do gradiente transtubular de potássio pode ser útil, especialmente quando associada a gasometria.

Gradiente transtubular de potássio (TTKG):

- $\dfrac{K^+ \text{ urinário} \div \text{osmolalidade urinária/osmolalidade sérica}}{K^+ \text{ sérico}}$

Deve-se solicitar magnésio sérico. Outros exames deverão ser solicitados de acordo com a suspeita clínica. Alguns exemplos são:

- Aldosterona sérica e atividade de renina plasmática: Pode ser útil no hiperaldosteronismo primário, estenose de artéria renal, síndrome de Liddle.
- Doppler de artérias renais: Suspeita de estenose de artéria renal.
- Dosagem de TSH e T4 livre: Tireotoxicose.

DIAGNÓSTICO DIFERENCIAL

Pode ser dividido em dois grandes tópicos:

- Diagnóstico das condições que podem levar a hipocalemia: hiperaldosteronismo primário, secundário, estenose de artéria renal, síndromes mais raras (Bartter, Liddle), translocação de potássio etc.
- Condições que podem simular hipocalemia, embora o potássio sérico seja normal: neuropatias, miopatias, cardiopatias etc.

TRATAMENTO

O tratamento da hipocalemia pode ser dividido em:

- Suporte clínico: Tratar desidratação, vômitos, estabilização hemodinâmica e respiratória.
- Tratamento da doença de base.
- Reposição do potássio (Tabela 108.II).

Tabela 108.II – Tratamento da hipocalemia
• A via oral é a prioridade, pois é mais segura.
• Evite usar potássio intravenoso quando a concentração sérica estiver acima de 3 mEq/L.
• Soluções de potássio muito concentradas devem ser evitadas, pois podem causar flebite.
• Concentração máxima em veia periférica = 40 mEq/L.
• Concentração máxima em veia central = 60 mEq/L.
• Velocidade ideal para reposição de potássio = 5 a 10 mEq/hora.
• Velocidade máxima para reposição de potássio = 20 a 30 mEq/hora.
• Em situações de hipocalemia, evite repor potássio em soluções com glicose (glicose estimula liberação de insulina, funcionando como polarizante, o que pode paradoxalmente piorar a hipocalemia).
• Após normalização do potássio, deve-se continuar a reposição via oral por vários dias a semanas, já que o déficit corporal é grande.

O grau de depleção de potássio corporal é variável, mas, regra geral, para cada 1 mEq/L de redução na concentração sérica há um déficit corporal total de 150 a 400 mEq. Isso tem uma implicação prática: após a correção da concentração sérica do potássio, é necessária a manutenção da reposição durante vários dias a várias semanas.

Preparações de potássio mais usadas:

- KCl xarope 6%: 15 mL têm 12 mEq de potássio; dose usual de 10 a 20 mL após as refeições, três a quatro vezes ao dia.
- KCl comprimido: 1 comprimido tem 6 mEq de potássio; dose usual: 1 a 2 comprimidos após as refeições, três a quatro vezes ao dia.
- KCl 19,1% (EV): cada 1 mL tem 2,5 mEq de potássio; ampolas disponíveis de 10 mL.

COMPLICAÇÕES

Associadas à própria reposição de potássio:

- Hipercalemia iatrogênica.
- Sobrecarga de volume.
- Edema pulmonar.
- Flebite.

Associadas ao baixo nível sérico de potássio:

- Hipoventilação.
- Rabdomiólise: Pode levar a mioglobinúria e insuficiência renal.
- Tetraparesia flácida.
- Arritmias e parada cardiorrespiratória.

HIPERCALEMIA

INTRODUÇÃO E DEFINIÇÕES

Alterações eletrolíticas são freqüentes em doentes graves, e podem ser causa ou conseqüência de emergências encontradas em prontos-socorros. Essas emergências incluem algumas potencialmente letais.

O diagnóstico mais usado é o laboratorial (hiper ou hipo), mas, algumas vezes, o tratamento dessas anormalidades pode ser iniciado antes de se conhecer o resultado do exame.

Hipercalemia é definida pela concentração sérica de potássio > 5 mEq/L, especialmente, acima de 5,5 mEq/L.

ETIOLOGIA E FISIOPATOLOGIA

Existe uma enorme diferença entre o potássio intracelular (140 mEq/L) e o extracelular (3,5-5,0 mEq/L). Esse gradiente é responsável pela excitabilidade nervosa e muscular, que inclui o miocárdio. Pequenas alterações no potássio sérico podem implicar uma profunda alteração na condução e excitabilidade do coração, podendo alterar a função e o ritmo cardíacos e causar uma PCR (parada cardiorrespiratória).

A hipercalemia tem várias etiologias, embora as mais importantes sejam aquelas que envolvam a liberação de potássio das células ou a prejudicada excreção através dos rins (Tabela 108.III).

Tabela 108.III – Causas de hipercalemia

• Acidose metabólica.
• Dieta (raramente causa hipercalemia isoladamente).
• Medicamentos: antiinflamatórios não-esteroidais, antagonistas dos receptores da angiotensina II, β-bloqueadores, diuréticos poupadores de potássio, inibidores da enzima conversora de angiotensinogênio, suplementos de potássio, intoxicação digitálica, succinilcolina, heparina, trimetoprim, ciclosporina, pentamidina.
• Hemólise.
• Hipoaldosteronismo hiporeninêmico (acidose tubular renal tipo IV).
• Iatrogenia: doentes internados com potássio endovenoso.
• Insuficiência adrenal (doença de Addison).
• Insuficiência renal: aguda ou crônica avançada (com *clearance* de creatinina < 15 mL/min).
• Paralisia periódica hipercalêmica.
• Rabdomiólise.
• Síndrome de lise tumoral.

Deve-se sempre estar atento à possibilidade de uma pseudo-hipercalemia (falso aumento sérico do potássio):

- Coleta inadequada (*scalp* fino, garroteamento firme, vácuo do tubo e um longo tempo entre a coleta e o processamento do exame). Se houver suspeita, deve ser colhida uma nova amostra com técnica rigorosa.
- Estados associados com aumento do número de células hematológicas (leucocitose, poliglobulia ou trombocitose). A dosagem deve ser repetida usando-se amostra de sangue fresco heparinizado colhido cuidadosamente para evitar hemólise.

Acidose metabólica promove um deslocamento do potássio intracelular para o extracelular em troca de íons hidrogênio, como fenômeno tampão do sistema ácido-básico do organismo. Em geral, o potássio volta ao normal com a normalização do pH. Entretanto, se o potássio é normal em relação a um doente com acidose, espera-se que ele diminua à medida que se corrija a acidose. Portanto, deve-se planejar a reposição do potássio mais precocemente. Dieta isolada raramente causa hipercalemia, mas pode ter um papel importante se associada a insuficiência renal ou uso de agentes que retenham potássio.

Uma minuciosa história sobre todos os medicamentos é importante e não deve ser esquecida. Os medicamentos mais freqüentemente associados à hipercalemia são:

- Antiinflamatórios não-esteroidais.
- Antagonistas dos receptores da angiotensina II (losartan, valsartan, irbesartan, candesartan).
- β-bloqueadores.
- Diuréticos poupadores de potássio (amilorida, espironolactona e triantereno).
- Inibidores da enzima conversora de angiotensinogênio (captopril, enalapril, lisinopril, fosinopril, ramipril).
- Suplementos com potássio.
- Intoxicação digitálica.
- Succinilcolina.

- Heparina.
- Trimetoprim (em alta dosagem como no tratamento de pneumocistose).
- Ciclosporina.
- Pentamidina.

Algumas situações estão associadas a quebra ou lise celular, tais como rabdomiólise, quadros hemolíticos ou lise tumoral (espontânea ou associada ao início de quimioterapia). Outras vezes podem estar associadas a excreção prejudicada de potássio, como ocorre na insuficiência renal ou nos estados de hipoaldosteronismo. Nessa última situação pode haver uma destruição da mácula em túbulo renal distal, com conseqüente hiporeninemia (exemplo: diabete melito, nefropatias intersticiais ou uso de antiinflamatórios) ou associada a destruição da supra-renal (auto-imune, tuberculose, fungos, vírus, necrose, iatrogênica).

ACHADOS CLÍNICOS

As manifestações clínicas são inespecíficas e podem se confundir com a própria doença de base: fraqueza, adinamia, insuficiência respiratória, paralisia ascendente e arritmias cardíacas, inclusive fibrilação ventricular e assistolia.

Manifestações específicas de cada doença podem estar sobrepostas.

EXAMES COMPLEMENTARES

O eletrocardiograma pode ser muito útil. As principais alterações estão delineadas na Tabela 108.IV. Onda T apiculada é um achado proeminente e, se não tratada, pode levar a progressiva alteração elétrica do miocárdio com conseqüentes arritmias letais.

Tabela 108.IV – Alterações progressivas do ECG na hipercalemia
• Onda T apiculada ("em tenda").
• Achatamento da onda P.
• Prolongamento do intervalo PR.
• Alargamento do intervalo QRS.
• Ritmo idioventricular.
• Formação de onda sinusoidal.
• Fibrilação ventricular ou assistolia.

Outros exames deverão ser solicitados de acordo com a suspeita clínica. Alguns exemplos:

- Função renal, gasometria e urina tipo I: Podem sugerir uma causa renal para hipercalemia.
- Glicemia, cetonúria: Descompensação diabética.
- Creatinafosfoquinase: Quando muito aumentada, sugere rabdomiólise.
- Exames de função adrenal: Suspeita de Addison.

DIAGNÓSTICO DIFERENCIAL

Pode ser dividido em dois grandes tópicos:

- Diagnóstico das condições que podem levar a hipercalemia: Iatrogenia, insuficiência renal aguda ou crônica, hipoaldosteronismo hiporreninêmico, medicamentos etc.
- Condições que podem simular hipercalemia, embora o potássio sérico seja normal: Neuropatias, miopatias, cardiopatias, hemólise, hipercelularidade etc.

TRATAMENTO

O tratamento depende da severidade da hipercalemia e da condição clínica do doente, e pode incluir as seguintes medidas (Tabela 108.V):

1. Promover uma translocação do potássio do extracelular para o intracelular, como β_2-agonista inalatório, bicarbonato de sódio e solução polarizante (glicose e insulina).
2. Promover uma diminuição do *pool* corporal de potássio pelo aumento da excreção: Diurético de alça (furosemida), resinas trocadoras de íons como a sulfona poliestireno de cálcio (sorcal) e os métodos dialíticos (peritoneal ou hemodiálise).
3. Medidas que não alteram o potássio sérico mas promovem uma estabilização elétrica do miocárdio. Isso pode evitar progressão para arritmias mais graves (cálcio).

Tabela 108.V – Tratamento da hipercalemia[1]

	Leve 5 a 6 mEq/L	Moderada 6,1 a 7 mEq/L	Grave > 7 mEq/L
• Dissecção diuréticos: Furosemida 1mg/kg EV até de 4/4 horas.	Possível	Possível	Possível
• Resina: Sorcal: 30 g diluído em 100 mL de manitol a 10 ou 20% (8/8 a 4/4 horas); pode-se dobrar a dose, se necessário.	Sim	Sim	Sim
• Inalação com β_2: Fenoterol ou salbutamol – 10 gotas até de 4/4 horas.	Em geral, não há necessidade.	Sim	Sim
• Polarizante: Insulina regular: 10 unidades EV + 50 g de glicose (SG10%: 500 mL) até 4/4 h; cuidado com hipoglicemia.	Em geral, não há necessidade, mas pode ser prescrita.	Sim	Sim
• Bicarbonato de sódio: 1 mEq/kg de peso EV lento até 4/4 horas.	Em geral, não é indicado.[2]	Em geral, não é indicado.[2]	Em geral, não é indicado.[2]
• Diálise (hemodiálise eficaz).	Em geral, não é indicada.	Pode ser indicada.	Pode ser indicada.

[1] Cuidado com elevações muito rápidas no potássio sérico; isso pode ser mais importante que um valor absoluto e isolado do potássio.
[2] O bicarbonato é pouco útil na insuficiência renal por causa do risco de sobrecarga de volume; pode ser mais útil na rabdomiólise.

Algumas observações devem ser ressaltadas:

- A resina (poliestireno sulfonato de cálcio) não é absorvida e costuma causar constipação. Recomenda-se que seja diluída com um laxante (manitol ou sorbitol). A via preferencial é oral, pois tem maior eficácia, mas se houver vômitos, pode-se fazer via retal como enema de retenção (nesse caso, dobra-se a dose).
- O bicarbonato de sódio tem menor eficácia quando há insuficiência renal crônica, e pode causar sobrecarga de volume, já que para cada 1 mEq de bicarbonato há 1 mEq de sódio. Muito cuidado se houver hipertensão arterial. Ambas as situações podem levar a edema agudo de pulmão.

Cálcio

Gluconato de cálcio a 10% é indicado quando houver qualquer alteração eletrocardiográfica compatível com hipercalemia, independentemente do nível sérico do potássio. Entretanto, ele não deve ser prescrito "profilaticamente":

- Dilui-se 10 a 20 mL do gluconato de cálcio em 100 mL de cloreto de sódio 0,9% ou em soro glicosado e infunde-se em dois a cinco minutos.
- Repetir o ECG após a infusão.
- Se persistirem as alterações no eletrocardiograma, pode-se repetir o gluconato de cálcio.

Ele tem duração de trinta a sessenta minutos e protege o miocárdio de arritmias mais graves, embora não cause alteração na concentração sérica do potássio.

COMPLICAÇÕES

Associadas ao tratamento da hipercalemia:

- Hipoglicemia ou hiperglicemia.
- Sobrecarga de volume e edema agudo de pulmão (bicarbonato de sódio).
- Diarréia (sorcal).

Associadas ao alto nível sérico de potássio:

- Hipoventilação e fraqueza muscular.
- Arritmias.
- Parada cardiorrespiratória.

Algoritmo 108.1 – Exames complementares e hipocalemia

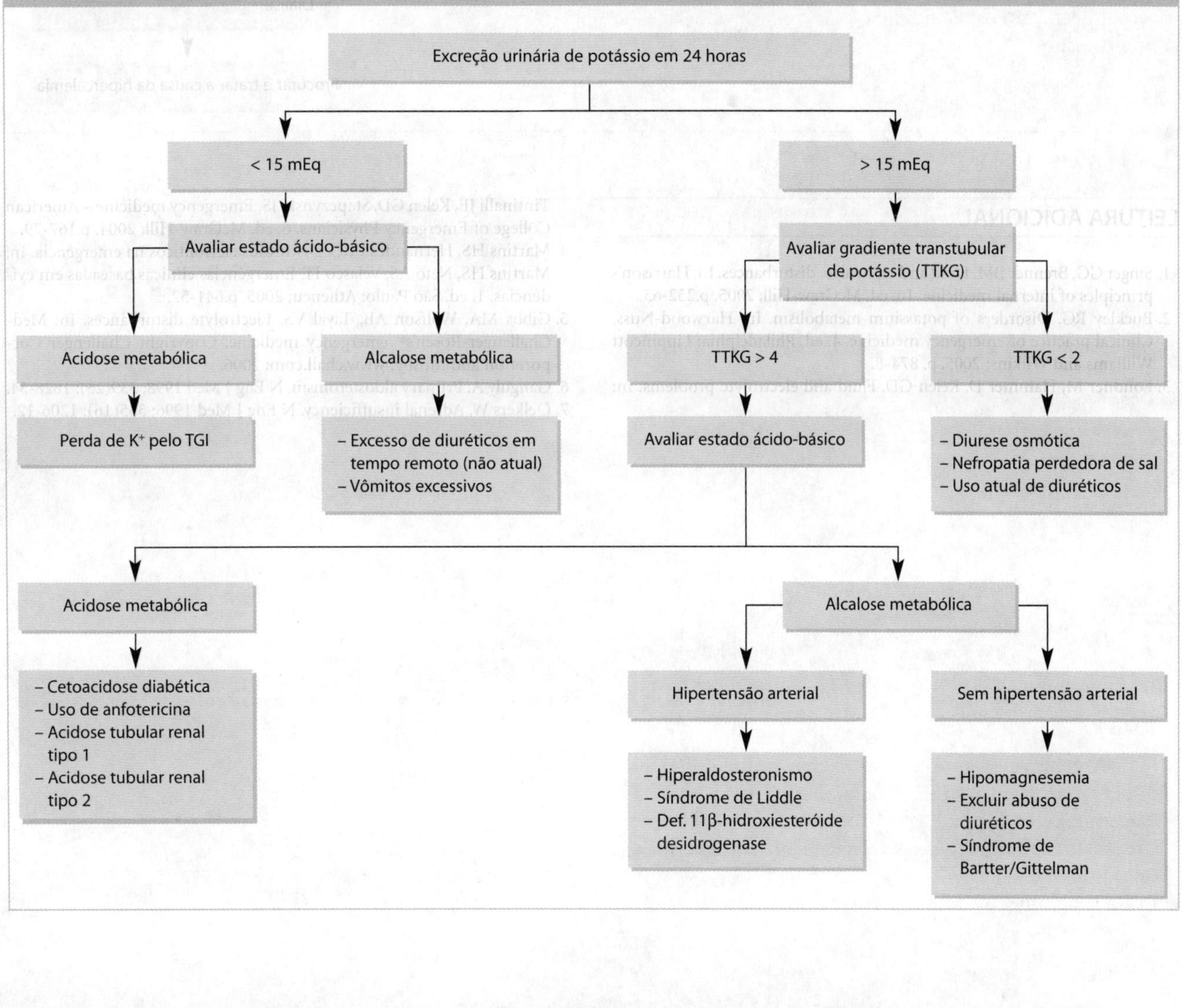

Algoritmo 108.2 – Hipercalemia

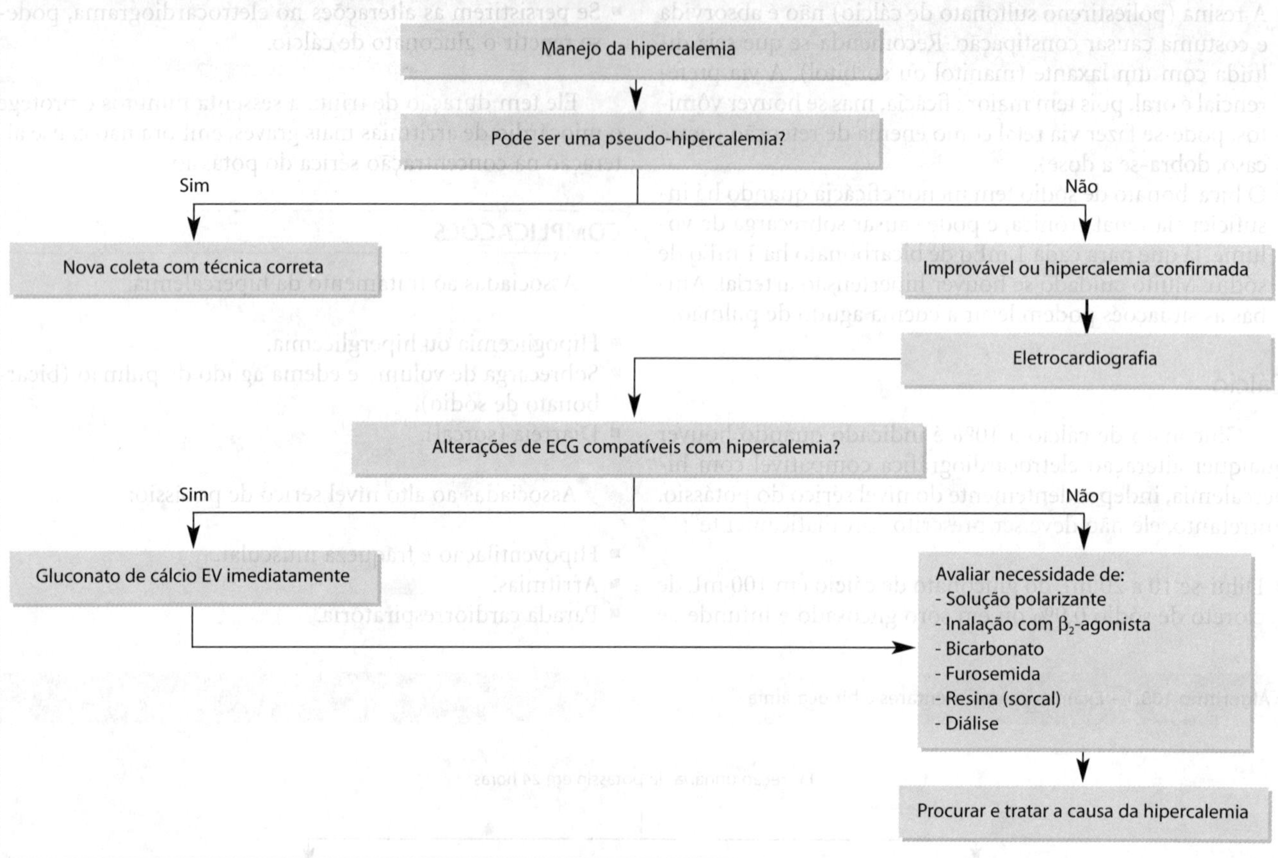

LEITURA ADICIONAL

1. Singer GG, Brenner BM. Fluid and electrolyte disturbances. In: Harrison's principles of internal medicine. 16. ed. McGraw-Hill; 2005. p.252-63.
2. Buckley RG. Disorders of potassium metabolism. In: Harwood-Nuss. Clinical practice of emergency medicine. 4. ed. Philadelphia: Lippincott Williams and Wilkins; 2005. p. 874-8.
3. Londner M, Hammer D, Kelen GD. Fluid and electrolyte problems. In: Tintinalli JE, Kelen GD, Stapczynski JS. Emergency medicine – American College of Emergency Physicians. 6. ed. McGraw-Hill; 2004. p.167-79.
4. Martins HS, Hernandes PRC. Distúrbios eletrolíticos na emergência. In: Martins HS, Neto AS, Velasco IT. Emergências clínicas baseadas em evidências. 1. ed. São Paulo: Atheneu; 2005. p.641-52.
5. Gibbs MA, Wolfson AB, Tayal VS. Electrolyte disturbances. In: Med-Challenger-Rosen's® emergency medicine. Copyright Challenger Corporation and Mosby: www.chall.com; 2006.
6. Ganguly A. Primary aldosteronism. N Eng J Med 1998; 339(25): 1828-34.
7. Oelkers W. Adrenal insufficiency. N Eng J Med 1996; 335(16): 1206-12.

Distúrbios do Magnésio

CAPÍTULO 109

Júlia Maria de Campos Coelho
Andréa Remígio de Oliveira

TÓPICOS IMPORTANTES

- O magnésio é de primeira escolha no tratamento da pré-eclâmpsia e na taquicardia ventricular polimórfica tipo *torsade de pointes*.
- Possui evidência clara como medicação de segunda linha no manejo de crise aguda de asma.
- Pacientes com insuficiência cardíaca congestiva que apresentem arritmias malignas devem ter a hipomagnesemia investigada.
- Não há evidências para o uso rotineiro de terapia com Mg^{++} nos casos de infarto agudo do miocárdio.
- Deve-se monitorar o desenvolvimento de toxicidade durante infusões de magnésio com a avaliação do reflexo patelar.
- Pacientes com hipermagnesemia devem sempre ser investigados quanto a causas renais e iatrogênicas.

INTRODUÇÃO E DEFINIÇÕES

O magnésio (Mg^{++}) é o 4º cátion mais abundante do organismo e o 2º mais prevalente no meio intracelular, depois do potássio.

O nível sérico normal é de 1,58 a 2,55 mg/dL (método colorimétrico automatizado usado no laboratório do HC), com variações dependendo da técnica laboratorial usada (1,1 a 2,1 mEq/L; 0,6 a 1,0 mmol/L). A dosagem sérica do Mg^{++} se correlaciona pouco com o Mg^{++} ionizado (biologicamente ativo), mas acredita-se que, em indivíduos normais, cerca de 50 a 60% do Mg^{++} circulante está sob a forma ionizada.

ETIOLOGIA E FISIOPATOLOGIA

O magnésio corporal total é de aproximadamente 1 mol, estando 50 a 60% depositados nos ossos e apenas 1% no meio extracelular, onde pode ser encontrado sob três formas: ligado a proteínas, ligado a complexos como citrato, fosfato e bicarbonato ou na forma ionizável.

A concentração de magnésio depende da absorção gastrintestinal e da excreção renal. Sua distribuição corporal flui entre os depósitos ósseos e musculares e o fluido extracelular.

A ingestão diária recomendada de magnésio é de 300 a 350 mg. A absorção intestinal ocorre no jejunoíleo por meio de dois mecanismos: difusão facilitada pela saturação do sistema de transporte (processo ativo) e difusão passiva, gerada pela diferença de potencial causada pelo transporte de sódio.

O rim é o principal órgão envolvido na regulação do magnésio. Cerca de 100 mg são excretados diariamente pela urina. A maior parte da reabsorção tubular ocorre na porção espessa da alça de Henle (75%). Em situações de déficit de Mg^{++}, os rins diminuem a fração de excreção para menos de 0,5% (12 mg/dia). Da mesma forma, os rins aumentam a excreção durante a ingesta ou administração excessivas. Na insuficiência renal, a fração de excreção aumenta progressivamente, e o Mg^{++} sérico se mantém até os estágios mais avançados da doença, quando a hipermagnesemia sobrevém.

A homeostase do Mg^{++} envolve intestinos, rins e ossos. No déficit agudo, ocorre aumento da reabsorção tubular com diminuição da perda urinária e aumento da absorção intestinal. Caso o balanço negativo for persistente, inicia-se a troca com o Mg^{++} depositado nos ossos, porém o equilíbrio com os estoques ósseos pode demorar semanas. Outros fatores que interferem na regulação são a hipercalcemia e a taxa de cloreto de sódio reabsorvido, já que o transporte de Mg^{++} segue passivamente o de sódio.

O Mg^{++} é fundamental para o metabolismo energético celular (armazenamento, transferência e utilização de energia). É essencial para a função de importantes enzimas, incluindo a adenilciclase e a ATPase, para estabilização da membrana, síntese de ácidos nucléicos, condução nervosa, transporte de íons e atividade dos canais de cálcio. Modula funções imunológicas e está relacionado com aumento de interleucina-1, fator de necrose tumoral e interferona alfa.

O Mg^{++} intracelular afeta profundamente o metabolismo do cálcio (Ca^{++}) e potássio (K^{+}). Ele compete com o Ca^{++} intracelular, de modo a modular o Ca^{++} que é liberado ou não do retículo sarcoplasmático. Dessa forma, o Mg^{++} consegue manter níveis baixos de Ca^{++} intracelular e assim regula o tônus muscular. O metabolismo do Ca^{++} também é controlado pelo hormônio paratiróide (PTH). Assim, a secreção inapropriada de PTH associada à hipomagnesemia resulta em hipocalcemia. Isso é atribuído à redução da ativação da adenilciclase dependente de Mg^{++} no tecido da paratiróide.

A hipocalcemia está relacionada com a gravidade de depleção do Mg^{++}. Usualmente a hipocalcemia associada a hipomagnesemia cursa com baixa concentração de hormônio paratiroidiano (PTH), sugerindo que há síntese ou secreção de PTH inadequada.

Tem sido demonstrado experimentalmente, que na hipomagnesemia ocorre perda intracelular de potássio e aumento da secreção desse íon na alça de Henle. No metabolismo do K^+, o Mg^{++} funciona como um co-fator na via Na^+/K^+ ATPase para manter as concentrações fisiológicas desses cátions. Por isso, a correção do déficit de potássio sem a reposição simultânea de Mg^{++} não tem êxito.

Durante a depleção de Mg^{++}, ocorre aumento intracelular de sódio e cálcio, enquanto o potássio diminui.

Hipomagnesemia

A hipomagnesemia é um distúrbio freqüente em pacientes internados, principalmente em unidade de terapia intensiva, estando relacionado a maior mortalidade e a piores resultados clínicos, em até 65% dos pacientes. As principais causas são as perdas gastrintestinais e urinárias (Tabela 109.I).

Tabela 109.I – Causas de hipomagnesemia

Perdas gastrintestinais	Perdas renais
• Drenagem por sonda nasogástrica prolongada	• Administração de fluidoterapia prolongada
• Vômitos	• Hipervolemia
• Diarréia aguda e crônica	• Hipercalcemia e hipercalciúria
• Síndromes de má absorção	• Depleção de fósforo
• Esteatorréia	• Correção de acidose metabólica crônica (desnutrição, alcoolismo)
• Ressecção intestinal extensa	• Diurese osmótica (diabetes, uréia, manitol)
• Fístula intestinal	• Medicações: • Diuréticos (tiazídicos e de alça) • Aminoglicosídeos • Cisplatina • Anfotericina B • Ciclosporina A • Foscarneto e pentamidina
• Hipomagnesemia intestinal primária	• Nefropatia intersticial
• Fístula intestinal	• Diurese pós-obstrutiva
• Hipomagnesemia intestinal primária	• Insuficiência renal aguda em fase poliúrica
• Pancreatite aguda	• Transplante renal
• Desnutrição grave	• Hipomagnesemia renal primária
• Síndrome de realimentação	
Causas endócrinas	**Causas relacionadas à redistribuição**
• Hiperparatiroidismo	• Uso de epinefrina
• Hipertiroidismo	• Síndrome da "fome óssea"
• Síndrome de secreção inapropriada do hormônio antidiurético	• Transfusão sangüínea excessiva
• Cetoacidose diabética	• Alcalose respiratória aguda
Outras	
• Revascularização do miocárdio	
• Grandes queimados	
• Alcoolismo	

Hipermagnesemia

A hipermagnesemia foi primeiramente notada quando o sulfato de magnésio era muito usado como anticonvulsivante ou anestésico. Atualmente, ocorre quase exclusivamente em pacientes com insuficiência renal, em particular quando tratados com sais de magnésio, antiácidos ou laxantes. A causa iatrogênica deve ser sempre lembrada, principalmente em pacientes hospitalizados.

A hipermagnesemia produz hipoexcitabilidade neuromuscular e pode levar até ao bloqueio da transmissão neuromuscular de maneira semelhante ao curare (inibição pré-sináptica da liberação de acetilcolina). Tal efeito é antagonizado pelo cálcio.

São pacientes de risco para hipermagnesemia os idosos, os portadores de insuficiência renal e de alterações intestinais (Tabela 109.II).

Tabela 109.II – Causas de hipermagnesemia

Mecanismos de hipermagnesemia	Causas
Diminuição do filtrado glomerular	Insuficiência renal
Sobrecarga exógena de magnésio	Antiácidos, laxantes (enema de sulfato de magnésio), tratamento da eclâmpsia e hemodiálise
Sobrecarga endógena de magnésio	Estados de hipercatabolismo celular
Diminuição da excreção renal	Hipotiroidismo, deficiência de mineralocorticóide, hiperparatiroidismo e hipercalcemia hipocalciúrica familiar

ACHADOS CLÍNICOS

Hipomagnesemia

A maioria dos sinais e sintomas da hipomagnesemia moderada e grave são inespecíficos e normalmente estão associados a outros distúrbios eletrolíticos, tais como hipocalcemia, hipocalemia e alcalose metabólica (Tabela 109.III).

A sintomatologia da hipomagnesemia costuma aparecer com concentrações séricas inferiores a 1 mg/dL, porém muitos pacientes são assintomáticos mesmo com níveis tão baixos.

Neuromuscular

O Mg^{++} estabiliza o axônio e influencia os neurotransmissores, tais como a glutamina, inibindo competitivamente a entrada de cálcio. Assim, a depleção de Mg^{++} permite grande influxo de cálcio na fenda pré-sináptica, resultando em hiper-responsividade neuromuscular.

Essa hiperexcitabilidade está, às vezes, acompanhada de distúrbios do comportamento. A tetania possui apresen-

Tabela 109.III – Achados clínicos da hipomagnesemia

Sistema nervoso central	Confusão, irritabilidade, delírio, alucinações, psicose, rebaixamento do nível de consciência.
Neuromuscular	Tetania (sinal de Chvostek, sinal de Trousseau, espasmo carpopodal, crises epilépticas (generalizadas ou focais), hiper-reflexia e clônus, fasciculação muscular, tremores, fraqueza muscular, dificuldade nos movimentos finos, insônia, nistagmo, ataxia, vertigem, disartria, movimentos musculares involuntários atetóides ou coreiformes de extremidades.
Cardíacos	Taquicardia sinusal ou nodal, extra-sístoles ventriculares ou atriais, precipitação de arritmias principalmente na presença de digitálico. Eletrocardiograma: depressão do segmento ST e achatamento ou inversão de onda T.
Gastrintestinais	Anorexia, vômitos, íleo paralítico, má absorção.
Eletrolítico	Hipopotassemia, hipocalcemia.
Outros	Incontinência urinária, púrpura.

tação clinicamente indistinguível da causada pela hipocalcemia, exceto por só reverter com a administração de magnésio. É freqüente o aparecimento de crises epilépticas (generalizadas ou focais), ataxia, vertigem, fraqueza muscular, tremores, depressão, irritabilidade e comportamento psicótico. Todos esses distúrbios são revertidos com a administração do Mg^{++}.

A deficiência isolada de magnésio não causa tetania, havendo, neste caso, outros fatores associados como hipocalcemia, hipocalemia ou alcalose.

Arritmias

Arritmias cardíacas podem ocorrer secundariamente à hipomagnesemia. Experimentalmente, a depleção de Mg^{++}, resulta em alteração de velocidade de condução e da automaticidade do estímulo cardíaco. Assim, a hipomagnesemia deixa o coração mais suscetível a arritmias.

A depleção de magnésio aumenta a perda renal de potássio e diminui a atividade da enzima Na^+/K^+ ATPase, também inibida pelos digitálicos. Assim, hipomagnesemia e digitálicos possuem efeitos aditivos, provocando a perda de potássio do músculo cardíaco e, como resultado, podem precipitar arritmias cardíacas. Essas arritmias caracterizam-se pela refratariedade parcial ou total ao tratamento usual, respondendo, entretanto, à administração de magnésio.

As alterações eletrocardiográficas presentes na hipomagnesemia (depressão do segmento ST com achatamento ou inversão da onda T) também são reversíveis com a administração do cátion.

Torsade de pointes é uma forma de arritmia ventricular polimórfica que pode degenerar para fibrilação ventricular. Neste caso, a terapia com Mg^{++} é preconizada como uma intervenção simples e segura, apesar de faltarem estudos na literatura que avaliem sua eficácia.

A hipomagnesemia é comum nos pacientes com insuficiência cardíaca congestiva e arritmias cardíacas. Entretanto, não há evidência que justifique o uso rotineiro de Mg^{++} nos pacientes com insuficiência cardíaca que apresentem arritmias malignas, a não ser que eles tenham hipomagnesemia comprovada.

Na intoxicação digitálica o Mg^{++} age como antagonista indireto da digoxina, agindo na bomba Na^+/K^+ e com isso diminui a incidência de arritmias associadas à toxicidade digitálica. Entretanto, o padrão-ouro para o tratamento da intoxicação digitálica são os anticorpos Fab.

A correção de hipomagnesemia no intra-operatório parece diminuir a incidência de taquiarritmia atrial e ventricular no pós-operatório. Entretanto, efeitos colaterais importantes devem ser considerados: hipotensão, insuficiência respiratória, necessidade de alta energia para desfibrilação e parada cardiorrespiratória após altas doses.

Infarto agudo do miocárdio (IAM)

Estudos randomizados e controlados não mostraram nenhum benefício do uso rotineiro de Mg^{++} em pacientes com IAM.

Asma

O efeito broncodilatador do magnésio é provavelmente secundário ao bloqueio dos canais de cálcio, ocasionando um relaxamento da musculatura brônquica. Mecanismos adicionais de ação incluem a diminuição da liberação de acetilcolina na junção neuromuscular, inibição da degranulação dos mastócitos e também potencialização dos efeitos dos agonistas α_2-adrenérgicos.

A utilização de sulfato de magnésio EV possui eficácia controversa e deve ser considerada apenas em um subgrupo de pacientes.

Revisão sistemática com 665 pacientes só demonstrou diferenças clínicas significativas, em favor do uso da medicação no subgrupo de pacientes com apresentação mais grave da doença, considerando o desfecho, diminuição na necessidade de admissão hospitalar (RR: 0,10; 0,04-0,27; IC95).

Eclâmpsia

Sulfato de magnésio reduz em mais de 50% o risco de eclâmpsia e provavelmente reduz o risco de mortalidade materna. Entretanto, tal prática parece não melhorar o prognóstico do recém-nascido a curto prazo e cerca de 25% das pacientes apresentam efeitos colaterais, particularmente rubor.

O sulfato de magnésio é substancialmente mais efetivo que o diazepam, a nimodipina e a fenitoína para o tratamento da eclâmpsia.

Hipermagnesemia

Os sinais e os sintomas da hipermagnesemia variam de acordo com a concentração sérica (Tabela 109.IV).

Tabela 109.IV – Achados clínicos da hipermagnesemia

Dosagens	Manifestações
3,0 a 6 mg/dL	Tendência a hipotensão arterial, vasodilatação periférica, rubor facial, sensação de calor, sede, náuseas e vômitos.
6,0 a 12 mg/dL	Sonolência, letargia, disartria, sedação, hiporreflexia profunda, fraqueza muscular, paralisia de músculo esquelético (exceto o diafragma), paralisia do músculo adutor da corda vocal, paralisia de alguns músculos faciais, paralisia de músculo liso com dificuldade de micção. Confusão, pupilas dilatadas com reação pobre à luz. Eletrocardiograma: prolongamento do intervalo PR, alargamento do QRS e aumento da altura da onda T.
12 a 18 mg/dL	Depressão do centro respiratório com períodos de apnéia cada vez mais longos, paralisia muscular, coma e hipotensão refratária. Eletrocardiograma: prolongamento do intervalo PR e QT, distúrbio de condução intraventricular, bradicardia sinusal, bloqueio AV parcial ou completo, aumento da sensibilidade a estímulo vagal.
> 18 mg/dL	Coma, apnéia, parada cardíaca.

EXAMES COMPLEMENTARES

O diagnóstico usualmente é feito com dados da história clínica e é confirmado com a dosagem sérica do magnésio. A avaliação da concentração corporal total de Mg^{++} é difícil, pois não existe técnica laboratorial capaz de realizar tal medida.

A hipomagnesemia é definida como diminuição do Mg^{++} sérico < 1,58 mg/dL e hipermagnesemia > 2,55 mg/dL, embora raramente seja de relevância clínica quando o magnésio sérico é > 1 mg/dL ou < 3 mg/dL. Nos pacientes sem causa aparente, a distinção entre perdas gastrintestinais e renais pode ser medida da excreção urinária de magnésio em urina 24h.

Alguns distúrbios hidroeletrolíticos estão associados a hipomagnesemia, como observado em 40% dos hipocalcêmicos, 30% dos hipofosfatêmicos, 20% dos hiponatrêmicos e 20% dos hipocalêmicos, devendo ser investigados e corrigidos em todos os pacientes com déficit de Mg^{++}.

Além de íons, outros exames poderão ser solicitados de acordo com a hipótese (p.ex., uréia, creatinina).

TRATAMENTO

Hipomagnesemia

Devem ser tratados todos os pacientes que apresentem manifestações clínicas de hipomagnesemia ou que apresentem complicações possivelmente decorrentes do déficit do Mg^{++}, mesmo que o nível sérico não esteja baixo, já que nem sempre o nível sérico reflete Mg^{++} corporal total.

Todos os pacientes devem ser investigados quanto à causa do distúrbio eletrolítico, e o tratamento deve enfatizar sua correção sempre que possível.

Reposição via oral é a via preferencial, principalmente em pacientes assintomáticos, já que a infusão aguda de Mg^{++} pode diminuir a reabsorção renal na alça de Henle. A apresentação oral contém 1,5 g de pidolato de magnésio (equivalente a 10 mEq de elemento magnésio). Não utilizar com preparações à base de fosfatos; em casos de tratamento com tetraciclinas ou preparações à base de cálcio via oral, administrar com um intervalo de pelo menos 3 horas entre os medicamentos. Eventualmente, pode ocasionar diarréia. Posologia: de 2 a 4 flaconetes/dia.

Hipomagnesemia moderada e grave sintomática devem ser tratadas com administração parenteral, com objetivo de manter nível sérico, no mínimo, acima de 1 mg/dL. Se houver hipocalcemia associada, a reposição de Mg^{++} deve ser mantida por 3 a 5 dias.

Apresentações do magnésio EV:

- Ampola a 10%: possui 10 mL e contém 1 g de sulfato de magnésio (8,1 mEq);
- Ampola a 20%: possui 10 mL e contém 2 g de sulfato de magnésio (16,2 mEq);
- Ampola a 50%: possui 10 mL e contém 5 g de sulfato de magnésio (40,5 mEq).

Em doses terapêuticas, o Mg^{++} causa mínimos efeitos colaterais, tais como calor e rubor facial e hipotensão transitória durante infusões rápidas. Níveis tóxicos: nível sérico > 12 mg/dL causa alteração de condução cardíaca, fraqueza muscular, abolição dos reflexos e insuficiência respiratória. Entretanto, é importante ressaltar que antes da depressão respiratória, ocorre perda dos reflexos tendinosos, portanto uma forma simples, fácil e rápida de monitorar o desenvolvimento de toxicidade é avaliar o reflexo patelar.

Tetania

Crise epiléptica generalizada e síndromes relacionadas podem ser tratadas por via endovenosa com 20 mL de sulfato de magnésio a 10%, a uma velocidade de 2 mL/min. Em situações menos urgentes, pode-se utilizar 0,5 mEq/kg/24 h e, subseqüentemente, 0,2 a 0,3 mEq/kg/dia, dependendo da resposta clínica.

Em geral, deve-se prescrever gluconato de cálcio concomitante à reposição de magnésio, nos pacientes com sintomas neurológicos graves de hipomagnesemia.

Fibrilação ventricular refratária à desfibrilação ou à amiodarona (Classe IIb)

Sulfato de magnésio a 10%: 1 a 2 g EV em *bolus*, diluído em 10 mL SG 5%. Esse agente é igualmente útil em desnutridos e etilistas graves, pela alta incidência de hipomagnesemia.

Torsade de pointes (Classe I)

Sulfato de magnésio a 10%: 1 a 2 g EV em 5 a 60 minutos. A dose de manutenção é 0,5 a 1 g/h EV, ajustada conforme os níveis séricos.

Hipomagnesemia por perda intestinal ou renal

Pode necessitar de 30-40 mEq/dia para se obter resultado terapêutico.

Nutrição parenteral

A adição de magnésio na dose de 0,04 mEq/kg/24h já é suficiente para manter os níveis séricos do cátion.

Eclâmpsia

O sulfato de magnésio endovenoso é empregado no tratamento para controlar as crises epilépticas, conseguindo-se um ótimo efeito sedativo com concentrações séricas de 5 a 8 mg/dL. A injeção endovenosa de 2 g do sulfato (20 mL da solução a 10%) eleva os níveis séricos do normal até 4,8 mg/dL em minutos, caindo para 1,2 mg/dL após 1 a 2h na ausência de insuficiência renal.

Asma

O sulfato de magnésio é indicado em pacientes com crise aguda grave de asma ou que não respondam ao tratamento inicial. O efeito clínico costuma surgir em uma a duas horas após infusão. As doses recomendadas variam de 1,2 a 2 g diluídos em 100 a 200 mL de soro e infundido em 30 a 60 minutos. A dose inalatória é de 1,5 mL de sulfato de magnésio 10%; três inalações com intervalos de 20 minutos.

Hipermagnesemia

- Tratamento de urgência (Mg^{++} > 8 mg/dL): suporte hemodinâmico e ventilatório para pacientes com rebaixamento do nível de consciência, hipotensão ou depressão respiratória. As arritmias cardíacas devem ser monitoradas continuamente para detecção e tratamento precoce. Deve-se administrar gluconato de cálcio 1 g em 3 minutos.
- Restringir administração de Mg^{++}: os antiácidos e outros agentes contendo Mg^{++} devem ser identificados e descontinuados. Fluidos EV, principalmente a nutrição parenteral, devem ter o sulfato de Mg^{++} removido.
- Aumento da excreção de Mg^{++}: em pacientes com função renal normal, uma grande quantidade de Mg^{++} será excretada pelos rins sem outra intervenção. Na presença de filtração glomerular diminuída, os diuréticos de alça podem ser utilizados para inibir a reabsorção de Mg^{++} na alça de Henle. Indivíduos que toleram expansão volêmica devem receber solução salina para facilitar excreção do Mg^{++}.
- Diagnóstico e correção de distúrbios hidroeletrolíticos associados: pesquisar principalmente distúrbios do cálcio, fósforo, potássio e sódio.
- Hemodiálise: é uma opção de tratamento principalmente em paciente com quadros graves e insuficiência renal.

Pacientes com função renal preservada usualmente respondem com a descontinuidade de qualquer forma (endovenosa, oral ou retal) de suplementação de magnésio, sem necessitar de outras intervenções farmacológicas.

É conveniente lembrar que não existe perigo imediato se os reflexos tendinosos profundos ainda estão presentes. Na insuficiência respiratória severa e distúrbios de condução do coração, o tratamento consiste no suporte ventilatório e na administração endovenosa de 1 g de gluconato de cálcio (antagonista farmacológico do magnésio) diluído em 50 a 100 mL de solução salina, podendo-se repetir a dose de acordo com a evolução do doente e com a monitoração da calcemia.

Algoritmo 109.1 – Hipomagnesemia

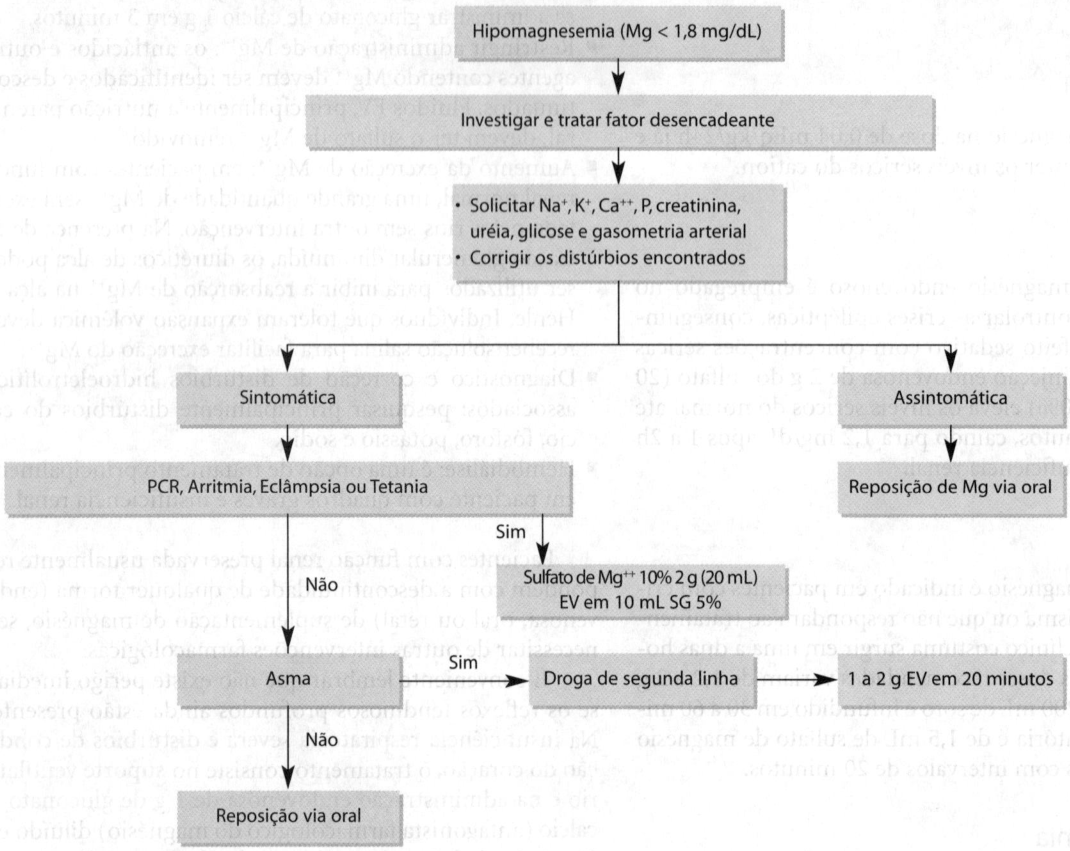

Na^+ = sódio, K^+ = potássio, Ca^{++} = cálcio, P = fósforo, Mg^{++} = magnésio, PCR = parada cardiorrespiratória, EV = via endovenosa, VO = via oral, SG 5% = solução glicosada a 5%.

Algoritmo 109.2 – Hipermagnesemia

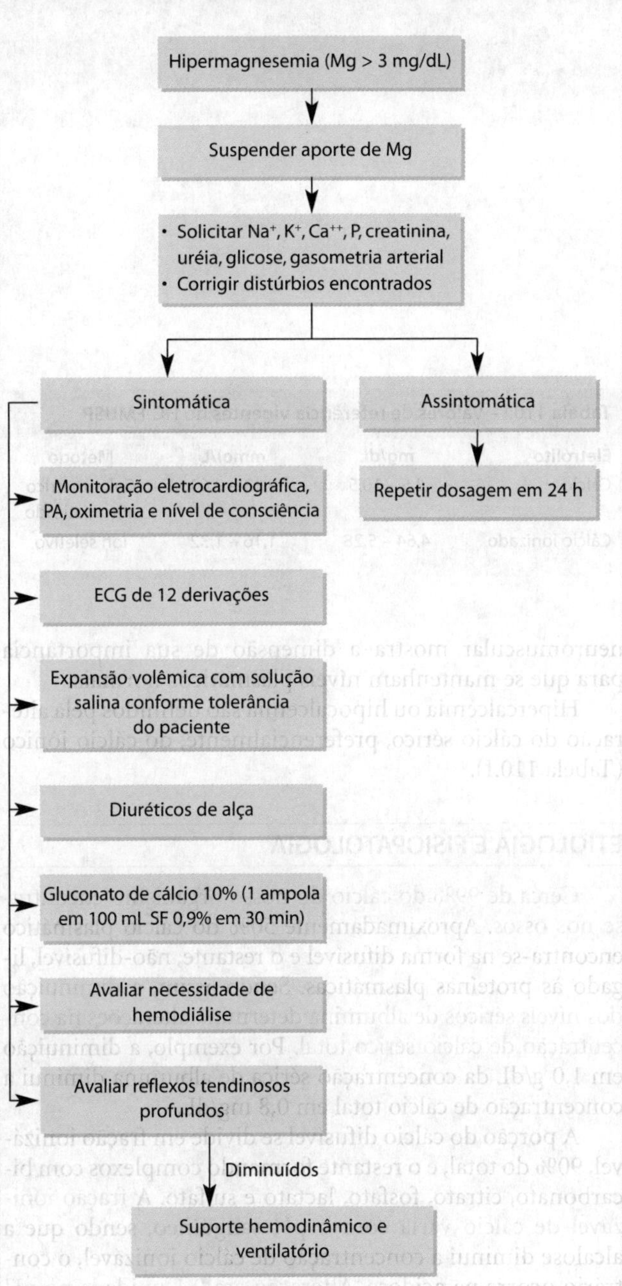

Na^+ = sódio, K^+ = potássio, Ca^{++} = cálcio, P = fósforo, Mg = magnésio, ECG = eletrocardiograma, SF 0,9% = solução fisiológica a 0,9%.

LEITURA ADICIONAL

1. Weisinger JR, Bellorín-Font E. Magnesium and phosphorus. Lancet 1998; 352: 391-6.
2. Tong GM, Rude RK. Magnesium deficiency in critical illness. Journal of Intensive Care Medicine 2005; 20(1).
3. Ramee SR, White CJ, Svinarich JT, Watson TD, Fox RF. Torsade de pointes and magnesium deficiency. Am Heart J 1985; 109: 164-7.
4. Tzivoni D, Keren A, Cohen AM, et al. Magnesium therapy for torsade de pointes. Am J Cardiol 1984; 53: 528-30.
5. Ceremuzynski L, Gebalska J, Wolk R, Makowska E. Hypomagnesemia in heart failure with ventricular arrhythmias: beneficial effects of magnesium supplementation. J Intern Med 2000; 247: 78-86.
6. Maslow AD, Regan MM, Heindle S, Panzica P, Cohn WE, Johnson RG. Postoperative atrial tachyarrhythmias in patients undergoing coronary artery bypass graft surgery without cardiopulmonary bypass: a role for intraoperative magnesium supplementation. J Cardiothorac Vasc Anesth 2000; 14: 524-30.
7. Wilkes NJ, Mallett SV, Peachey T, Di Salvo C, Walesby R. Correction of ionized plasma magnesium during cardiopulmonary bypass reduces the risk of postoperative cardiac arrhythmia. Anesth Analg 2002; 95: 828-34.
8. Shechter M, Merz CN, Rude RK, et al. Low intracellular magnesium levels promote platelet-dependent thrombosis in patients with coronary artery disease. Am Heart J 2000; 140: 212-8.
9. Antman E, Cooper H, Domanski M, et al. Early administration of intravenous magnesium to high-risk patients with acute myocardial infarction in the Magnesium in Coronaries (MAGIC) trial: a randomized controlled trial. Lancet 2002; 360: 1189-96.
10. Miller S, Crystal E, Garfinkle M, et al. Effects of magnesium on atrial fibrillation after cardiac surgery: a meta-analysis. Heart 2005; 91: 618-623.
11. Davey MJ. Magnesium sulfate enhances AF treatment. Ann Emerg Med 2005; 45: 347-53.
12. Blitz M. Aerosolized magnesium sulfate for acute asthma: a systematic review. Chest 2005; 128: 337-44.

CAPÍTULO 110 Distúrbios do Cálcio

Felipe Henning Gaia Duarte

TÓPICOS IMPORTANTES

Hipercalcemia

- A hipercalcemia é um distúrbio eletrolítico comum, porém freqüentemente subdiagnosticado e sub-valorizado.
- As principais causas são o hiperparatiroidismo primário e as neoplasias.
- Os sinais e sintomas são inespecíficos e o diagnóstico é facilmente realizado com a dosagem de cálcio ionizado.
- Deve ser dada atenção aos pacientes oncológicos com mau estado geral no pronto-socorro e ao diagnóstico diferencial dos pacientes com poliúria a esclarecer.
- O tratamento deve ser dirigido à doença de base, só devem ser instituídas medidas terapêuticas específicas nos pacientes com sintomas e níveis de cálcio elevados.
- O tratamento da hipercalcemia prioriza a hidratação, o estímulo da diurese e a correção de distúrbios associados. Bifosfonatos e calcitonina devem ser reservados para os quadros mais graves.

Hipocalcemia

- A hipocalcemia é um distúrbio freqüente em pacientes hospitalizados.
- No paciente grave, ocorre uma diminuição fisiológica da calcemia que parece ser um mecanismo protetor contra apoptose celular, não devendo ser corrigida a menos que haja uma queda maior que 20% ou surjam sintomas.
- No paciente crítico o exame de eleição para o diagnóstico é o cálcio ionizado, no entanto deve-se estar atento para situações de erro na coleta e análise.
- A clínica depende da velocidade da queda da calcemia e não do valor absoluto encontrado.
- Deve-se corrigir os demais eletrólitos alterados, em especial o magnésio.
- Quadros agudos devem ser tratados como uma emergência clínica pela possibilidade de complicações neurológicas e cardiovasculares.

INTRODUÇÃO E DEFINIÇÕES

A manutenção da homeostase do cálcio é de fundamental importância para o equilíbrio fisiológico, metabólico e estrutural do organismo. Sua participação na cascata da coagulação, nas reações enzimáticas e na transmissão neuromuscular mostra a dimensão de sua importância para que se mantenham níveis plasmáticos normais.

Tabela 110.I – Valores de referência vigentes no HC-FMUSP

Eletrólito	mg/dL	mmol/L	Método
Cálcio	8,5 – 10,5	2,13 – 2,63	Colorimétrico automatizado
Cálcio ionizado	4,64 – 5,28	1,16 – 1,32	Íon seletivo

Hipercalcemia ou hipocalcemia são definidos pela alteração do cálcio sérico, preferencialmente, do cálcio iônico (Tabela 110.I).

ETIOLOGIA E FISIOPATOLOGIA

Cerca de 99% do cálcio do nosso organismo encontra-se nos ossos. Aproximadamente 50% do cálcio plasmático encontra-se na forma difusível e o restante, não-difusível, ligado às proteínas plasmáticas. Sendo assim, a diminuição dos níveis séricos de albumina determina alterações na concentração de cálcio sérico total. Por exemplo, a diminuição em 1,0 g/dL da concentração sérica de albumina diminui a concentração de cálcio total em 0,8 mg/dL.

A porção do cálcio difusível se divide em fração ionizável, 90% do total, e o restante formando complexos com bicarbonato, citrato, fosfato, lactato e sulfato. A fração ionizável de cálcio varia com o pH sangüíneo, sendo que a alcalose diminui a concentração de cálcio ionizável, o contrário ocorre na acidose. Alteração em 0,1 unidade no pH sérico modifica a ligação proteína-cálcio em 0,12 mg/dL.

O transporte de cálcio é realizado tanto de forma ativa quanto passiva. O transporte ativo se dá principalmente pela ação do calcitriol e o passivo ocorre quando a concentração de cálcio no lúmen intestinal é alta (13 mg/dL).

A reabsorção tubular do cálcio acontece principalmente no túbulo contornado proximal, ramo ascendente espesso da alça de Henle e no túbulo contornado distal.

No túbulo contornado proximal, o cálcio é reabsorvido conjuntamente com o sódio, e em estados de depleção de volume extracelular a sua reabsorção é aumentada. Em situações de expansão do espaço extracelular, porém, ocorre o inverso. Cerca de 60% do cálcio filtrado é reabsorvido no túbulo contornado proximal.

No ramo espesso ascendente da alça de Henle, outros 20 a 25% do cálcio filtrado são reabsorvidos, e drogas que atuam neste segmento específico do néfron, como a furosemida, aumentam a excreção de cálcio.

O metabolismo de cálcio é regulado pela vitamina D e pelo paratormônio (PTH). O calcitriol aumenta o transporte de cálcio no intestino, age no néfron distal, aumentando a reabsorção de cálcio e aumenta a mobilização de cálcio nos ossos.

O PTH em situações de hipocalcemia tem sua síntese aumentada e age nos ossos, aumentando a atividade dos osteoclastos. Nos rins, no túbulo distal, aumenta a reabsorção de cálcio e estimula a síntese de calcitriol. A normocalcemia e o aumento do calcitriol agem como inibidores da secreção de PTH.

Em situações de hipercalcemia, ocorre a inibição da produção de PTH e o estímulo à liberação de calcitonina pela tiróide, ocasionando uma diminuição na produção de calcitriol e a normalização dos níveis de cálcio.

Hipercalcemia

A causa mais comum de hipercalcemia ambulatorial é o hiperparatiroidismo primário (HPP), enquanto no ambiente hospitalar é a hipercalcemia humoral maligna (HHM). Essas duas causas correspondem a cerca de 90% dos episódios de hipercalcemia.

No hiperparatiroidismo primário ocorre produção autônoma de PTH, que age nos órgãos-alvo, promovendo a elevação do cálcio.

As neoplasias podem causar hipercalcemia por meio de dois mecanismos principais:

1. Produção de um peptídeo chamado de PTHrp (*PTH related peptide*), que tem homologia estrutural e funcional com o PTH da paratiróide, e geralmente é encontrado em tumores de células escamosas (pulmão, laringe, esôfago, rim, pele, ovário e bexiga). Esta é a hipercalcemia humoral maligna (HHM).
2. Produção de fatores osteolíticos locais como o fator de necrose tumoral α (TNFα) e as interleucinas 1 e 6 (IL-1 e IL-6), principalmente no câncer de mama e no mieloma múltiplo.

Mais raramente, alguns tipos de linfomas podem secretar vitamina D_3 ativa e outros tumores podem secretar PTH, causando um hiperparatiroidismo ectópico.

Outras causas de hipercalcemia são: imobilização no leito, intoxicação por ingestão de vitamina D durante reposição em doses inadequadas, uso de diuréticos tiazídicos, tireotoxicose e tuberculose (Tabela 110.II). Outra causa incomum é a sarcoidose, ocorrendo em virtude da expressão da enzima 1-α hidroxilase (enzima que promove a conversão da 25 OH vitamina D em sua forma mais ativa que é a 1,25 OH vitamina D).

Hipocalcemia

A diminuição do nível sérico de cálcio estimula o receptor sensor do cálcio nas glândulas paratiróides e aumenta a secreção do PTH. Este hormônio age nos rins, estimulando a formação de vitamina D_3 ativa; e nos ossos, ativando osteoblastos e osteoclastos. A vitamina D_3 ativa atua nos enterócitos, aumentando a absorção de cálcio e fósforo, elevando estes íons no plasma. A ativação das células ósseas pelo PTH estimula a desmineralização e aumenta a liberação de Ca^{++} e P para o plasma, atuando de modo sinérgico a vitamina D. O PTH também diminui a reabsorção de P e estimula a reabsorção de Ca^{++} nos rins.

Quando a normocalcemia é atingida, diminui a secreção de PTH, e este efeito de retroalimentação negativo é exercido e estimulado pelo aumento do calcitriol e pela normalização dos níveis de cálcio.

A hipocalcemia é comum no meio hospitalar, encontrada em 50 a 65% dos pacientes internados em UTI. Dentre as principais causas de hipocalcemia destacam-se (Tabela 110.III):

- Alterações no pH: na alcalose, o cálcio tem uma afinidade maior pela albumina, levando à hipocalcemia ionizada. O oposto ocorre na acidose.
- Sepse pode levar à hipocalcemia, porém a causa ainda é desconhecida.

Tabela 110.II – Causas de hipercalcemia

Causas endócrinas	Doenças granulomatosas
Hiperparatiroidismo primário e secundário	Sarcoidose
Hipertiroidismo	Histoplasmose
Acromegalia	Tuberculose
Insuficiência adrenal	Beriliose
Feocromocitoma	
Induzida por drogas	**Outras causas**
Intoxicação por vitamina A e D	Imobilização
Diuréticos tiazídicos	SIDA
Uso de suplementos de cálcio	Intoxicação por alumínio
Lítio	Insuficiência renal crônica
	Doença hepática crônica
Neoplasias	
Adenocarcinoma de mama.	
Carcinomas escamosos (pele, língua, esôfago, pulmão, rim, ovário e bexiga).	
Hematológicos (linfoma, mieloma, leucemia).	

Tabela 110.III – Principais causas de hipocalcemia

Ambiente hospitalar		Ambiente ambulatorial
Alcalose	Pancreatite	Hipoparatiroidismo pós-cirúrgico
Sepse	IRC	Hipoparatiroidismo primário
Depleção de magnésio	Transfusões	Pseudo-hipoparatiroidismo
Hiperfosfatemia	Queimaduras	Raquitismo
Síndrome da fome óssea	Rabdomiólise	Uso de fluoreto
Fármacos: heparina, aminoglicosídeos, rifampicina, cetoconazol, cisplatina.		Metástases osteoblásticas Hipovitaminose D

- Hipoparatiroidismo:
  Idiopático: ligado a defeitos na embriogênese ou sendo parte de síndromes poliglandulares (PGA) (insuficiência supra-renal, hipogonadismo primário, diabete melito, hepatite crônica ativa, má absorção, anemia perniciosa).
  Pós-cirúrgico ou pós-irradiação: a forma mais comum de hipoparatiroidismo é a cirurgia na região cervical (doença de Graves, das paratiróides, câncer de tiróide). Esses pacientes podem desenvolver hipocalcemia grave com 24 horas de pós-operatório. A hipofosfatemia e a hipomagnesemia acompanham o quadro clínico.
  Pseudo-hipoparatiroidismo: há uma resistência periférica (rins e esqueleto) à ação do PTH. A osteodistrofia hereditária de Albright (pseudo-hipoparatiroidismo do tipo 1), possui alterações somáticas características: face arredondada, pescoço grosso, retardo mental, encurtamento de falange, tórax em barril.
- Hipomagnesemia: acomete pacientes etilistas, que concomitantemente apresentam má absorção intestinal e déficit de vitamina D. Níveis séricos menores que 0,8 mEq/L de magnésio atuam sobre as paratiróides, diminuindo a liberação e a ação do PTH; nos ossos, reduzindo a mobilização de cálcio e inibindo sua ação diretamente no túbulo renal. A hipocalcemia nessa situação só será corrigida com reposição de magnésio.
- Hiperfosfatemia: causa diminuição na produção de calcitriol, diminuindo a absorção intestinal e óssea de cálcio.
- Drogas anticonvulsivantes: 20% dos pacientes epilépticos, recebendo drogas anticonvulsivantes, apresentam hipocalcemia e osteomalácia.
- Relacionadas à vitamina D:
  Má absorção: encontrada em etilistas, idosos e pacientes com esteatorréia (lipossolubilidade da vitamina D), que apresentam absorção diminuída de vitamina D.
  Drogas: rifampicina, isoniazida e cetoconazol podem diminuir a síntese de calcitriol e calcidiol. A gentamicina pode causar hipocalcemia por mecanismo indireto por causa da perda de magnésio pela urina.
  Baixa formação: hipovitaminose D por baixa exposição à luz solar, especialmente em pacientes institucionalizados.
- Doença hepática crônica: ocorre deficiência na hidroxilação e na absorção intestinal da vitamina D.
- Raquitismo dependente de vitamina D: os pacientes desenvolvem hipofosfatemia grave, por diminuição da absorção intestinal de fósforo, e fosfatúria devida ao hiperparatiroidismo secundário, com deformidades ósseas significativas.
- Síndrome nefrótica: suspeita-se que a proteína ligante de vitamina D seja eliminada na urina.
- Disfunções tubulares: as disfunções tubulares distais e proximais podem causar hipocalcemia e raquitismo.
- Insuficiência renal crônica: a hipocalcemia aparece decorrente da retenção de fósforo e da diminuição da produção de calcitriol, com conseqüente hiperparatiroidismo secundário.
- Doenças malignas: câncer de próstata, mama, ou leucemia aguda podem causar hipocalcemia (não decorrente da hipoalbuminemia) em conseqüência de lesões osteoblásticas no esqueleto que captam cálcio.
- Fármacos: ligam-se ao cálcio e podem diminuir a calcemia ionizada (heparina e aminoglicosídeos). Bifosfonatos utilizados sem reposição de cálcio podem causar hipocalcemia importante. Inibidores da bomba de prótons levam à diminuição da absorção intestinal.
- Pancreatite: fisiopatologia ainda desconhecida, a hipótese relacionada à saponificação dos ácidos graxos não foi confirmada em modelos animais.

ACHADOS CLÍNICOS

Hipercalcemia

Os sintomas da hipercalcemia são inespecíficos e podem inexistir ou se confundir com os sintomas de outras patologias. O quadro clínico se torna mais acentuado quando o nível de cálcio ultrapassa 12 mg/dL. Elevações acima de 13,5-14 mg/dL estão associadas a quadro neurológico mais proeminente. Os principais achados podem ser vistos na Tabela 110.IV.

Hipocalcemia

A hipocalcemia afeta praticamente todos os órgãos, porém os sintomas são mais proeminentes nos sistemas neuromuscular e cardiovascular (Tabela 110.V). O início dos sintomas está mais relacionado com a velocidade da queda da concentração do cálcio do que com os níveis de cálcio observados.

Tabela 110.IV – Achados clínicos da hipercalcemia

Sistema acometido	Achados clínicos
Gastrintestinal	Mal-estar geral, náusea, vômito, constipação e pancreatite. Dor abdominal e úlcera gástrica podem estar presentes.
Cardiovascular	Aumento da resistência vascular, alteração na contratilidade cardíaca com surgimento de arritmias, encurtamento do intervalo QT ao eletrocardiograma (sinal inespecífico de hipercalcemia) e predisposição a intoxicação digitálica.
Renal	Poliúria por ativação do receptor sensor do cálcio com diminuição da reabsorção deste eletrólito, polidipsia, desidratação e hipovolemia. A excreção aumentada do cálcio também predispõe a litíase renal.
Neurológico	Confusão e rebaixamento de consciência até o coma.

Tabela 110.V – Sinais e sintomas da hipocalcemia

Sistema	Sintomas
Neuromuscular	Cãibras, hiper-reflexia, parestesias, tetania, convulsão, laringo e broncoespasmo, pele seca, alopecia, alterações dentárias, calcificação dos núcleos da base, sinal de Chevostek e Trousseau.
Cardiovascular	Hipotensão refratária, bradicardia, BAVT, arritmias, diminuição da contratilidade cardíaca com sintomas de ICC e alargamento do intervalo QT.

O tecido neuromuscular é hiperexcitado com surgimento de cãibras, hiper-reflexia, parestesias principalmente periorais, tetania e até convulsão. Pode ocorrer laringo e broncoespasmo graves necessitando de tratamento emergencial. Alterações crônicas dos níveis de Ca^{++} apresentam-se de forma mais branda, com pele seca, alopecia, alterações dentárias e calcificação dos núcleos da base com sintomas extrapiramidais.

Dois sinais clínicos devem ser pesquisados em pacientes com hipocalcemia: o sinal de Chevostek, que consiste na percussão do nervo facial, em seu trajeto a cerca de 2 cm do lobo da orelha, resultando em contrações dos músculos perilabiais ipsilaterais, entretanto 10-30% da população normal apresenta este sinal; e o sinal de Trousseau, que é obtido insuflando o esfigmomanômetro 20 mmHg acima da pressão sistólica por 3 minutos. O resultado consiste na contração do músculo adutor do polegar seguido da flexão metacarpofalangeana, da extensão da interfalangeana e flexão do punho, caracterizando a mão de parteiro. Este sinal está presente em 4% da população.

No tecido cardiovascular podem ocorrer: hipotensão refratária, bradicardia (inclusive BAVT), surgimento de atividade ventricular ectópica, gerando arritmias e até fibrilação ventricular e diminuição da contratilidade cardíaca com baixo débito e sintomas de insuficiência cardíaca (ICC). O ECG pode apresentar alargamento do intervalo QT, porém esse achado não é específico.

EXAMES COMPLEMENTARES

Hipercalcemia

Na avaliação inicial da hipercalcemia deve-se dosar o cálcio iônico. Se esse não for disponível, o cálcio total deve ser avaliado junto com a albumina, pois 50% do cálcio circula no plasma ligado a proteínas, sendo a albumina responsável por 90% deste carreamento (Ca^{++} corrigido = Ca^{++} total + 0,8 × (4-albumina em mg/dL). O restante circula no plasma na forma livre ou ionizada, constituindo a fração realmente ativa no âmbito celular.

Tabela 110.VI – Seqüência de exames a serem pedidos na avaliação da hipercalcemia na urgência

1. Inicialmente	Cálcio ionizado
2. Na impossibilidade de dosar Ca^{++} ionizado	Cálcio total e albumina
3. Na urgência associada ao cálcio	K^+, Na^+, Mg^{++}, P, glicemia, uréia e creatinina
4. Exames relacionados à etiologia	Na investigação diagnóstica da patologia de base pode-se seguir a seqüência: ■ Dosar PTH: para investigar hiperparatiroidismo primário; ■ Fração de excreção de cálcio; ■ Investigar neoplasias associadas; ■ Dosar vitamina D e metabólitos ativos; ■ Investigar outras causas (mieloma, tirotoxicose, imobilização, doença de Paget, toxicose por vitamina A, ingestão excessiva de cálcio etc.).

O cálcio iônico reflete diretamente o nível de cálcio livre circulante. Essa dosagem apresenta variações de acordo com a técnica utilizada para coleta do sangue, deve-se evitar o garroteamento excessivo do membro, levando à acidose local, à permanência de bolhas de ar no frasco de coleta e ao uso de tubos com anticoagulantes como EDTA e heparina.

A dosagem alterada do cálcio deve sempre ser repetida para confirmar o diagnóstico e excluir os erros de análise laboratorial ou de coleta.

No atendimento de urgência deve-se dosar também: potássio (K^+), sódio (Na^+), magnésio (Mg^{++}), fósforo (P), glicemia, uréia e creatinina. Deve-se solicitar um eletrocardiograma (ECG) e outros exames de acordo com as hipóteses diagnósticas formuladas.

Confirmada a presença da hipercalcemia, deve-se identificar sua causa. Essa investigação pode ser realizada tanto ambulatorialmente ou durante a internação, a depender do quadro clínico e estado geral do paciente. Deve-se dosar o PTH, que elevado sugere o diagnóstico de hiperparatiroidismo primário (HPP). Valores normais de PTH indicam a necessidade de se pesquisar eventuais neoplasias ou outras afecções que cursam com hipercalcemia.

A história, o exame físico, radiografia de tórax (neoplasias ou doenças granulomatosas), PTH, vitamina D, fosfato e fração de excreção de cálcio apresentam acurácia diagnóstica de 99%.

Hipocalcemia

Na fase aguda deve-se proceder da mesma forma que na hipercalcemia, solicitando os exames direcionados para a suspeita clínica.

DIAGNÓSTICO DIFERENCIAL

Hipercalcemia

O caráter inespecífico dos sinais e sintomas possibilitam grande número de diagnósticos diferenciais. Atenção para a avaliação de dois tipos de pacientes:

- Pacientes idosos ou sabidamente portadores de neoplasia com regular a mau estado geral, com desidratação, diminuição progressiva do estado de consciência e constipação. Nestes, o diagnóstico da hipercalcemia pode passar despercebido caso seu estado seja imputado a outras causas. É comum também nesses pacientes a existência de secreção inapropriada do hormônio antidiurético (SIADH) com hiponatremia importante, confundindo o diagnóstico e dificultando o tratamento da hipercalcemia.
- Pacientes que se apresentem com poliúria e polidipsia e que estejam sendo investigados para diabete melito ou diabetes insipidus devem ter hipercalcemia excluída.

Hipocalcemia

O diagnóstico de hipocalcemia deve levar em conta a fração ionizável, que se detecta por medida direta, ou o cálcio sérico total, considerando as correções quanto à medida de albumina sérica e pH.

O comportamento dos níveis séricos de fósforo pode auxiliar na descoberta da etiologia da hipocalcemia. A hiperfosfatemia sugere hipoparatiroidismo, pseudo-hipoparatiroidismo e insuficiência renal, enquanto a hipofosfatemia é comumente observada nos casos de hiperparatiroidismo secundário (diminuição na produção renal de calcitriol) e em outros distúrbios da vitamina D.

Medidas séricas do PTH podem distinguir os pacientes com hipoparatiroidismo primário de pacientes com pseudo-hipoparatiroidismo.

A avaliação da hipocalcemia deve sempre ser realizada em pacientes ambulatoriais com antecedente de tiroidectomia total em razão da possibilidade de lesão das glândulas paratiróides no ato cirúrgico, em crianças com alterações dentárias, deformidades ósseas e alopecia pela possibilidade de raquitismo e em pacientes com história de câibras, parestesias, bradicardia e hipotensão sem etiologia aparente.

Nos pacientes em UTI deve ser realizada a rotina de dosagem da calcemia em conseqüência da freqüência desse distúrbio e da variedade de situações desencadeantes. Dificuldades técnico-laboratoriais na realização do exame devem sempre ser consideradas.

TRATAMENTO

Hipercalcemia

O tratamento da hipercalcemia consiste na terapêutica específica da doença de base e na correção da calcemia no serviço de emergência. Didaticamente ela pode ser dividida em três níveis:

- Hipercalcemia leve: quando o cálcio encontra-se entre o limite superior da normalidade e 12 mg/dL. Geralmente, os pacientes são assintomáticos e o tratamento deve ser direcionado à doença de base.
- Hipercalcemia moderada: níveis séricos de cálcio entre 12 e 14 mg/dL. Os pacientes já apresentam sintomas e deve ser instituída terapêutica específica.
- Hipercalcemia grave: níveis de cálcio acima de 14 mg/dL. Nestes, os sintomas são mais pronunciados e deve ser instituído o tratamento de urgência.

A terapêutica na urgência deve seguir a seguinte seqüência (Tabela 110.VII):

1. Medidas gerais. Quando possível, deve-se retirar os fármacos que elevam a calcemia (diuréticos tiazídicos, lítio, vitaminas D e A). Deve-se restringir a suplementação de cálcio tanto endovenoso (EV) quanto oral (VO) e, se possível, mobilizar o paciente.
2. Restauração volêmica. Visa corrigir a desidratação e restaurar a diurese. Deve-se utilizar soluções salinas isotônicas até a restauração da volemia e a partir daí avaliar a osmolaridade e os distúrbios eletrolíticos associados para escolher a solução a ser infundida. Pode-se começar a infusão com 200 a 300 mL/h, monitorando a presença de sinais de sobrecarga hídrica.
3. Diuréticos. Após a expansão volêmica pode-se estimular a diurese com furosemida EV a cada 2-4 h, visando manter o débito urinário em torno de 100 a 150 mL/h para espoliar o cálcio.
4. Bifosfonatos. Diminuem a liberação de cálcio pelos ossos, estimulada pelo PTH (ou PTHrp) ou por fatores osteolíticos locais.
   - Pamidronato: 60 a 90 mg (1,0 a 1,5 mg/kg); as ampolas podem conter 30 ou 60 mg); diluir em 250 a 500 mL de solução glicosada ou salina fisiológica e infundir em 2 a 4 horas. A sua ação é mais pronunciada cerca de 48 horas após a administração, pode ser repetida a cada 21 dias se necessária e não deve ser utilizada em intervalos menores que 7 dias.
   - Zoledronato (ácido zoledrônico): altamente potente e baixa o cálcio muito mais rapidamente que o pamidronato. Posologia: 1 ampola 4 mg/5 mL destina-se exclusi-

Tabela 110.VII – Tratamento medicamentoso de hipercalcemia na urgência

Conduta	Agente	Posologia	Observação
1. Hidratação	Inicialmente solução salina fisiológica	Depende do nível de desidratação e estado cardiovascular	Alvo: diurese de 100-200 mL/h
2. Diuréticos	Furosemida	20 a 40 mg EV a cada 2 a 4 h	Só utilizar após completar a hidratação; promove diurese e espolia Ca^{++}
3. Bifosfonato	Pamidronato	60 a 90 mg (1 a 1,5 mg/kg) EV	Diluir em 250 mL de solução isotônica e administrar em 4 horas
	Zolendronato	4 mg EV	Diluir em 100 mL de solução isotônica e administrar em 15 minutos
4. Calcitonina	Calcitonina de salmão	4 a 8 U/kg SC 12/12 h	Administrar por até 72 h em pacientes com hipercalcemia grave
5. Corticosteróide	Hidrocortisona	100 a 200 mg EV 8/8 h	Na intoxicação por vitamina D, doenças granulomatosas ou doenças responsivas a corticóide

vamente à administração EV por, pelo menos, 15 minutos. Antes da administração, deve ser diluído em 100 mL de uma solução para infusão livre de cálcio (solução de cloreto de sódio 0,9% ou solução de glicose 5%).

5. Calcitonina. Pode ser empregada nos casos graves sintomáticos por causa do seu pico de ação precoce, em torno de 6 horas após a administração. Sua eficácia é limitada a um período de 48 a 72 horas pelo surgimento de taquifilaxia. É encontrada, em nosso meio, sob a forma de calcitonina de salmão, a dose é de 4-8 U/kg intramuscular (IM) ou subcutâneo (SC) e pode ser administrada a cada 8-12 horas.
6. Corticosteróides. Quando a causa da hipercalcemia é intoxicação por vitamina D, doença granulomatosa (sarcoidose) ou responsiva a esteróides (linfoma, mieloma e alguns casos de câncer de mama metastático) pode-se utilizar a hidrocortisona EV dose de 100-200 mg EV a cada 8-12 h ou a prednisona VO na dose de 40-100 mg dia. Seu uso associado à calcitonina retarda o desenvolvimento de taquifilaxia.
7. Agente calcimimético – Cinacalcet. Nova opção para o tratamento das hipercalcemias mediadas pelo excesso de PTH, como o carcinoma de paratiróide. Esse agente liga-se ao receptor sensor do cálcio no nível das paratireóides, reduzindo a secreção do PTH. Posologia: um comprimido de 30 mg VO inicialmente. Titular em regime ambulatorial a cada 2-4 semanas se necessário para 30 mg 2 vezes ao dia, até dose máxima de 180 mg/dia.
8. Outras medidas. A plicamicina, um agente antineoplásico, o nitrato de gálio e o fosfato inorgânico, de pouco uso atualmente em razão dos efeitos colaterais em comparação com os citados. A diálise raramente é necessária com a utilização das medidas citadas anteriormente.

Hipocalcemia

Hipocalcemia sintomática deve ser tratada com urgência em virtude da possibilidade de tetania, convulsões, arritmias e laringo ou broncoespasmo.

Para fins didáticos, a hipocalcemia pode ser considerada leve quando ocorrer uma queda menor que 20% do cálcio ionizado sem a presença de sintomas; ou grave, quando ocorrer uma queda maior que 20%. Caso a queda seja menor que 20% na vigência de sintomas, a hipocalcemia deve ser considerada grave. Rotineiramente não é recomendado o tratamento dos casos leves sem sintomas em pacientes críticos (em UTI).

Tem sido descrito em modelos animais que em situações de estresse biológico ocorre uma diminuição fisiológica da calcemia, possivelmente mediada por interleucinas, promovendo um efeito protetor contra a apoptose celular. Os demais eletrólitos devem ser avaliados em conjunto e corrigidos inicialmente, em especial no caso do magnésio e do potássio.

A melhor via para reposição aguda do cálcio é a endovenosa (Tabelas 110.VIII e 110.IX). O gluconato de cálcio a 10% é o mais facilmente disponível. Prescrever uma dose de ataque seguida de infusão venosa contínua (pela curta meia-vida; 1 a 3 h). Deve-se monitorar a calcemia a cada 6 horas. Após a normalização dos níveis de cálcio, a reposição via oral deve ser iniciada de modo semelhante à terapia crônica e a infusão de cálcio deve ser reduzida progressivamente.

Tabela 110.VIII – Apresentação de cálcio no HC-FMUSP

Solução EV	Concentração	Apresentação
Gluconato de cálcio a 10%	9,3 mg/mL	Ampolas com 10 mL = 93 mg
Cloreto de cálcio a 10%	27 mg/mL	Ampolas com 10 mL = 270 mg
Comprimidos	**Concentração**	
Carbonato de cálcio	500 mg (cálcio elementar)	

Tabela 110.IX – Tratamento da hipocalcemia aguda grave

1. Ataque	Cálcio elementar 100 a 200 mg EV em 10 minutos.	1. Gluconato de cálcio 10% (1 a 2 ampolas) + solução isotônica (salina ou glicosada) EV em 10 minutos.	A dose de ataque começa a declinar cerca de 30 minutos depois e a meia-vida dura cerca de 1-3 h.
2. Manutenção	Cálcio elementar 0,5 a 1,5 mg/kg/h.	2. Gluconato de cálcio a 10%: 50 mL + solução isotônica (salina ou glicosada) 415 mL EV em B.I.C. (velocidade = peso/2 = 0,5 mg/kg/h) mL/h.	Aumentar a velocidade de infusão de acordo com a monitorização da calcemia.
3. Transição para via oral	Cálcio elementar 1 a 4 g dia e calcitriol 0,25 a 1 mg/dia.	Carbonato de cálcio 500 mg, 1 comprimido VO após as refeições + calcitriol 0,25 mg VO 1x/dia.	Após calcemia, normalizar com a infusão EV, iniciar reposição via oral.

B.I.C. = bomba de infusão contínua. EV = endovenoso. VO = via oral. Na terapêutica via oral, ajustar a dose pela calcemia e pela calciúria de 24 h.

Algoritmo 110.1 – Manejo da hipercalcemia

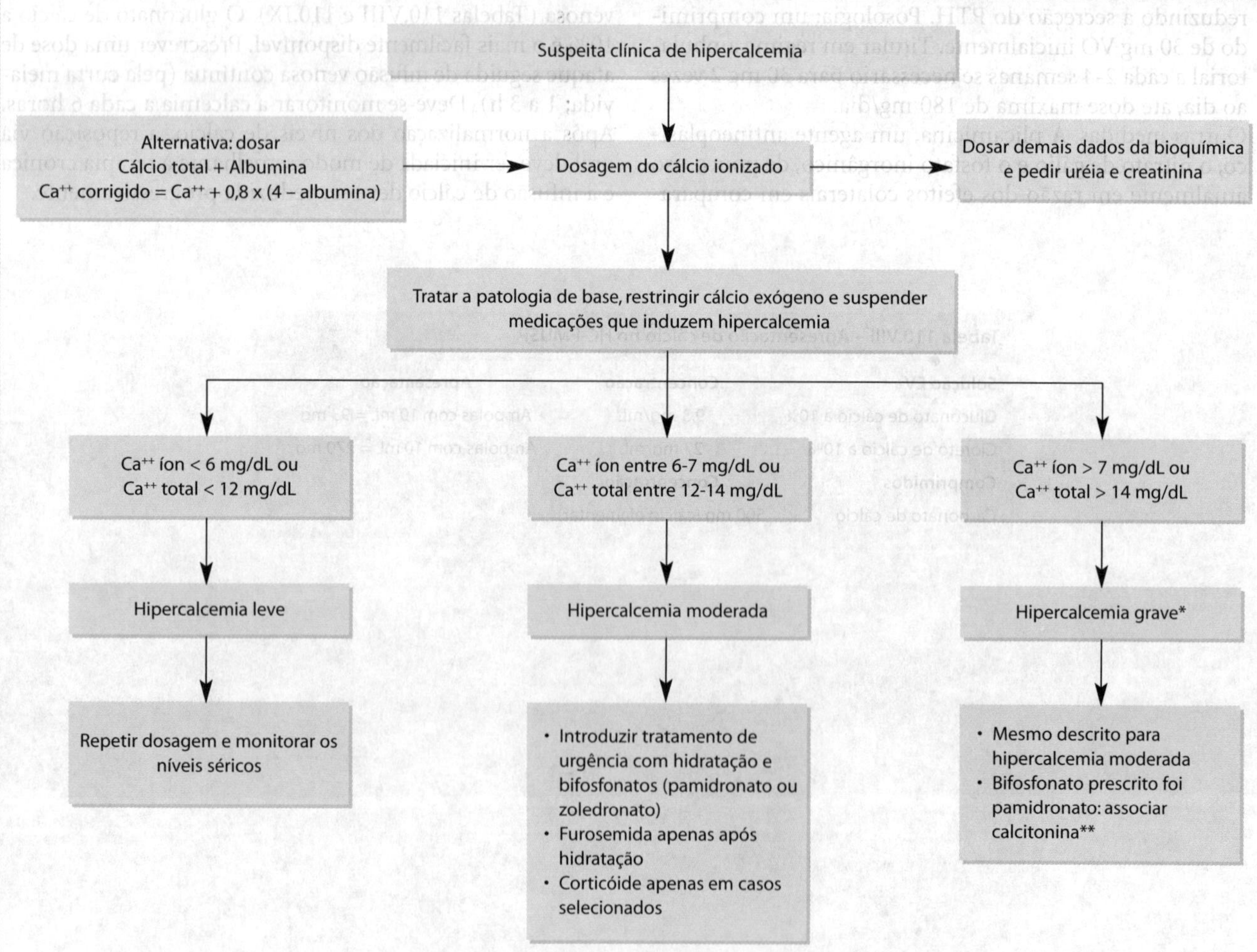

* A calcitonina, em geral, não é necessária quando se usa o zoledronato, pois o efeito hipocalcemiante é imediato deste último.

** Sobretudo, se houver sintomas marcantes do SNC.

Algoritmo 110.2 – Condução da hipocalcemia

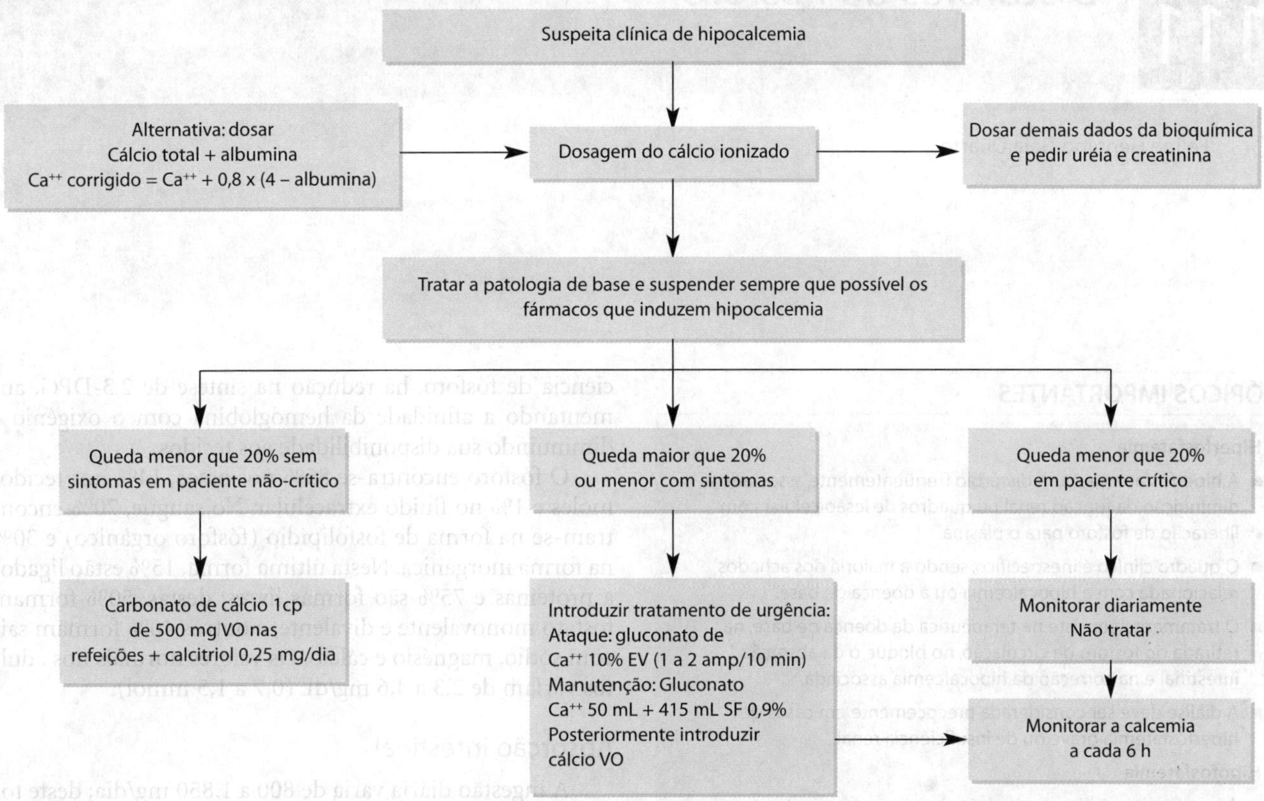

Ca^{++} = cálcio, amp = ampola, SF 0,9% = solução fisiológica a 0,9%, min = minutos, VO = via oral, EV = via endovenosa.

LEITURA ADICIONAL

1. Shoemaker WC, Holbrook PR, Ayres SM. Textbook of critical care. In: Zaloga PG, Roberts PR. Calcium, magnesium and phosphorus disorders. 4. ed. W.B. Sauders Company; 2000. p.862-74.
2. Marino PL. Cálcio e fósforo. In: Compêndio de UTI. 2. ed. Artmed Editora; 1999. p.539-52.
3. Larsen PR, Kronenberg HM, Melmed S, Polonsky KS. Willian's textbook of endocrinology. In: Bringhurst R, Demay MB, Kronenberg HM. Hormones and disorders of mineral metabolism. 10. ed. Saunders; 2003. p.1303-72.
4. Stewart AF. Hypercalcemia associated with cancer. N Engl J Med 2005; 352(4): 373-9.
5. Slomp J, van der Voort PHJ, Gerritsen RT, Berk JA, Bakker AJ. Albumin-adjusted calcium is not suitable for diagnosis of hyper- and hypocalcemia in the critically ill. Crit Care Med 2003; 31(5): 1389-93.
6. Hauache OM. Diagnóstico laboratorial do hiperparatiroidismo primário. Arq Bras Endocrin e Metab 2002; 46(1).
7. Marx SJ. Hyperparathyroid and hypoparathyroid disorders. N Engl J Med 2000; 343: 1863-75.
8. Nascimento MM, Riella MC, Vieira MA. Metabolismo do cálcio, fósforo e magnésio. In: Princípios de nefrologia e distúrbios hidroeletrolíticos. 4. ed. Guanabara Koogan; 2003. p.213-37.
9. Bushinsky DA, Monk RD. Calcium. Lancet 1998; 352: 305-11.
10. Body JJ, Bouillon R. Emergencies of calcium homeostasis. Rev Endo Metab Dis 2003; 4: 167-75.
11. Subramanian R, Romesh K. Severe hypophosphatemia: pathophysiologic implications, clinical presentations, and treatment. Medicine 2000; 79(1): 1-8.
12. Ziegler R. Hypercalcemic crisis. J Am Soc Nephrol 2001; 12: S3-S9.
13. Deftos LJ. Hypercalcemia in malignant and inflammatory diseases. Endocrinol Metab Clin N Am 2002; 31: 141-58.
14. Ariyan CE, Sosa JA. Assessment and management of patients with abnormal calcium. Crit Care Med. Apr 2004; 32(4 Suppl):S146-54.
15. Hemphill RR. Hypercalcemia. E-medicine, last updated Dec 19, 2007. http://www.emedicine.com/emerg/topic260.htm

CAPÍTULO

111 Distúrbios do Fósforo

Felipe Henning Gaia Duarte

TÓPICOS IMPORTANTES

Hiperfosfatemia

- A hiperfosfatemia é um distúrbio freqüentemente associado à diminuição da função renal ou quadros de lesão celular com liberação de fósforo para o plasma.
- O quadro clínico é inespecífico, sendo a maioria dos achados relacionada com a hipocalcemia ou a doença de base.
- O tratamento consiste na terapêutica da doença de base, na retirada do fósforo da circulação, no bloqueio da absorção intestinal e na correção da hipocalcemia associada.
- A diálise deve ser considerada precocemente em casos de hiperfosfatemia grave ou de insuficiência renal.

Hipofosfatemia

- A hipofosfatemia é uma situação comum em pacientes graves, especialmente durante suporte nutricional parenteral.
- Possui sinais e sintomas poucos específicos, devendo ser suspeitada em casos graves com hipotensão, na insuficiência respiratória refratária às medidas convencionais e nos casos de cetoacidose diabética.
- Sua terapêutica consiste, quando possível, no tratamento da causa de base.
- A reposição na urgência deve ser instituída em caso de níveis críticos de fósforo < 1mg/dL ou níveis maiores com sintomas atribuíveis à hipofosfatemia.

INTRODUÇÃO E DEFINIÇÕES

Embora o fósforo não seja o principal ânion em nosso organismo (é o sexto mais abundante), seu papel é de fundamental importância na manutenção do metabolismo celular e sua homeostase é dependente da interação entre os sistemas digestivo, ósseo e dos rins, cabendo ao paratormônio (PTH) e à vitamina D a sua regulação.

Nos ossos, o fósforo tem papel fundamental na mineralização óssea, pois ele é depositado na forma de cristais de hidroxiapatita, na matriz orgânica do osso. A sua deficiência pode ocasionar osteomalácia e raquitismo. Nos tecidos moles é componente das membranas celulares, material genético (DNA e RNA) e fator intermediário no metabolismo celular. Os fosfolipídios são os constituintes essenciais das membranas celulares e das organelas intracelulares. No eritrócito, o 2,3-difosfoglicerato (2,3-DPG) exerce influência direta na disponibilidade de oxigênio aos tecidos. Na deficiência de fósforo, há redução na síntese de 2,3-DPG, aumentando a afinidade da hemoglobina com o oxigênio e diminuindo sua disponibilidade aos tecidos.

O fósforo encontra-se 85% nos ossos, 14% nos tecidos moles e 1% no fluido extracelular. No sangue, 70% encontram-se na forma de fosfolipídio (fósforo orgânico) e 30% na forma inorgânica. Nesta última forma, 15% estão ligados a proteínas e 75% são formas livres; destas, 50% formam fosfato monovalente e divalente, e outros 40% formam sais com sódio, magnésio e cálcio. Os valores normais nos adultos variam de 2,3 a 4,6 mg/dL (0,7 a 1,5 mmol).

Absorção intestinal

A ingestão diária varia de 800 a 1.850 mg/dia; deste total, 65% são absorvidos principalmente no duodeno e jejuno por transporte ativo, intimamente relacionado e estimulado pela presença de vitamina D (cujo mecanismo é independente da absorção de cálcio), e pela concentração de sódio no lúmen intestinal. O PTH age indiretamente na absorção intestinal de fosfato por aumentar os níveis de calcitriol, e diretamente na excreção de fosfato pelos rins, diminuindo sua reabsorção tubular.

O cálcio e o magnésio em altas concentrações no lúmen digestivo se ligam ao fósforo, diminuindo sua absorção. O alumínio também forma complexos insolúveis no trato digestivo com o fósforo, sendo esta uma terapia utilizada na hiperfosfatemia da insuficiência renal crônica, por tempo limitado.

O fósforo participa direta e indiretamente no processo de mineralização óssea. Indiretamente, por meio da ação do PTH e da vitamina D. A hipofosfatemia leva a defeitos da mineralização óssea, além de aumento da atividade absortiva do osso por aumento dos níveis de vitamina D.

Em um adulto normal, 80 a 97% do fósforo inorgânico (Pi) filtrado diariamente são reabsorvidos no túbulo contornado proximal (TCP) e distal, quase não há reabsorção na alça de Henle.

FISIOLOGIA DO FÓSFORO

Fatores que regulam a excreção de fósforo

Gradiente de sódio e pH

Estes fatores fazem a regulação renal em curto prazo. Quando a concentração de sódio luminal está aumentada, ocorre uma maior absorção de fósforo. A atividade de cotransporte de sódio e fósforo é reduzida pelo aumento da concentração luminal de íons hidrogênio, sendo o efeito luminal da acidose maior quando a concentração de sódio no lúmen tubular diminui; isso pode ser explicado por um efeito inibitório da acidose no transporte de sódio.

PTH

Tem efeito fosfatúrico, inibe a reabsorção tubular do fósforo por meio da inibição do cotransportador Na-P.

Vitamina D

O calcitriol estimula a absorção ativa de fósforo no trato digestivo.

Calcitonina

Tem efeito fosfatúrico leve pela diminuição do cálcio ionizado plasmático, diminuindo assim a reabsorção de fósforo no túbulo proximal.

Insulina, glicose e glucagon

A insulina tem um efeito independente, aumentando a entrada de fósforo no interior da célula e levando à hipofosfatemia. A inibição da gliconeogênese diminui a concentração do fósforo citosólico e aumenta a reabsorção tubular de fósforo.

Cálcio

A hipercalcemia provoca saída de fósforo do interior da célula e conseqüente formação de complexos com o cálcio.

Corticóides

O corticóide diminui a reabsorção tubular de fósforo, agindo diretamente no túbulo proximal, como acontece na síndrome de Cushing.

HIPERFOSFATEMIA

ETIOLOGIA E FISIOPATOLOGIA

A causa mais comum de hiperfosfatemia no ambiente hospitalar é a insuficiência renal. Os níveis de fósforo na insuficiência renal aguda (IRA) podem se elevar antes que haja uma alteração da creatinina e uréia. Em pacientes com insuficiência renal crônica (IRC), a excreção do fósforo permanece satisfatória até que a taxa de filtração glomerular atinja valores menores que 25 mL/min.

O hipoparatiroidismo é uma outra causa importante, a ausência do tônus inibitório do PTH aumenta a reabsorção do fósforo até níveis de 6-8 mg/dL.

Um maior aporte de fósforo plasmático pode ocorrer em danos celulares e estados catabólicos como na síndrome de lise tumoral (em quimioterapia), em esmagamentos ou na hipertermia maligna.

Situações nas quais ocorrem trocas entre o compartimento celular e o extracelular (acidoses respiratórias e metabólicas) também devem ser lembradas.

Outras causas são descritas na Tabela 111.I.

ACHADOS CLÍNICOS

O quadro clínico agudo deve-se basicamente ao efeito exercido pelo fósforo sobre a calcemia, levando à queda deste íon e ao surgimento de sintomas secundários à hipocalcemia. Assim, podemos encontrar desde mialgias, fraqueza muscular e anorexia, até convulsões, tetania e arritmias nos casos mais graves. Cronicamente, ocorre a precipitação de cálcio e fósforo nos tecidos moles com resposta inflamatória, dano celular e insuficiência dos órgãos afetados, principalmente os rins. Este processo de deposição é visto quando o produto cálcio e fósforo ultrapassa o valor de 70 (normal de 40), e a calcificação se dá nos vasos sangüíneos, pulmão, córnea, rins, pele e mucosas.

A hiperfosfatemia pode levar ao hiperparatiroidismo secundário e à osteodistrofia renal.

A síndrome do olho vermelho, devida à calcificação da córnea, e a deposição periarticular, atingindo articulações dos dedos, costelas e ombros, são outros achados.

EXAMES COMPLEMENTARES

Deve-se solicitar a dosagem do fósforo sérico e de outros eletrólitos citados na avaliação dos distúrbios do cálcio, função renal e uma gasometria arterial, visando detectar distúrbios ácido-básicos. Deve-se pesquisar causas medicamentosas e solicitar exames específicos com base na suspeita clínica.

DIAGNÓSTICO DIFERENCIAL

Este íon deve sempre ser pesquisado em pacientes com relato de tetania, convulsões, parestesias, câibras, coma, alteração da função renal, terapia de nutrição parenteral, uso de quimioterápicos para tratamento de neoplasias e politraumatizados, vítimas de esmagamentos ou queimaduras.

TRATAMENTO

Inicialmente deve-se avaliar e tratar a doença de base. É importante tentar suspender tanto quanto possível o aporte de fósforo para a circulação (desligar soluções parenterais que contenham este elemento).

Deve-se realizar uma expansão volêmica com solução fisiológica, observando a tolerância do paciente a volume, e estimular a diurese, visando aumentar a taxa de filtração glomerular e promover a espoliação do fósforo. A expansão volêmica, entretanto, pode piorar a hipocalcemia, devendo-se realizá-la com cautela. Pode-se tentar o uso de solução polarizante (glicose + insulina) nos casos muito sintomáticos enquanto se aguarda a diálise. Correção de outros distúrbios eletrolíticos deve também ser realizada.

Tabela 111.I – Causas de hiperfosfatemia

Aumento do aporte de fósforo	Liberação celular	Excreção renal diminuída
Hipervitaminose D	Rabdomiólise	Insuficiência renal aguda e crônica
Enemas contendo fosfato	Hemólise, lise tumoral	Hipoparatiroidismo e pseudo-hipoparatiroidismo
Uso crônico de antiácidos com fosfato	Acidoses	Acromegalia
Suplementação excessiva em complexos vitamínicos contendo fosfato	Hipertermia maligna	Deficiência de magnésio
Nutrição parenteral total	Infarto intestinal	Terapia com bifosfonatos
	Hepatite fulminante	

Na hiperfosfatemia grave, a diálise deve ser considerada precocemente.

No tratamento crônico deve-se orientar uma dieta pobre em fósforo e administrar quelantes do fósforo como o hidróxido de alumínio, quando não houver insuficiência renal ou o próprio carbonato de cálcio. Mais recentemente novos quelantes de fósforo têm sido introduzidos na prática médica. O sevelamer, um quelante específico do fósforo, normaliza os níveis deste íon de modo tão efetivo quanto o carbonato de cálcio sem, no entanto, induzir hipercalcemia ou aumentar os níveis de alumínio. Posologia: 800 a 1.600 mg via oral 3 vezes ao dia, junto com as refeições. Outro quelante, também introduzido recentemente, é o carbonato de lantânio, que consiste em um quelante de fósforo que também não se liga ao cálcio nem ao alumínio, impedindo assim a absorção intestinal do fósforo da dieta. O seu uso ainda é reduzido devido à dificuldade de acesso nos principais serviços. A seqüência terapêutica para a condução da hiperfosfatemia pode ser vista na Tabela 111.II.

Tabela 111.II – Tratamento da hiperfosfatemia

1. Retirar o aporte exógeno de fósforo (dietas enterais ou parenterais, laxantes).
2. Retirar o fósforo da circulação.
   - Expansão volêmica e uso de diuréticos em pacientes com função renal preservada.
   - Considerar diálise precoce se hiperfosfatemia grave e/ou na insuficiência renal.
   - Tratar a acidose, visando deslocar o fósforo para o meio intracelular.
   - Administrar solução polarizada (glicose + insulina) na hiperfosfatemia grave.
3. Usar quelantes do fósforo VO quando necessário.
   - Hidróxido de alumínio 30-60 mL de 6/6 horas (não usar em insuficiência renal), carbonato de cálcio 1-2 g de 6/6 h, sucralfate ou sevelamer (dose inicial de 800 a 1.600 mg/3 vezes ao dia, ajustada de acordo com a fosfatemia, objetivando a redução para 6,0 mg/dL ou menos).
4. Tratar a hipocalcemia associada.
   - Administrar cálcio inicialmente EV e depois VO (recomenda-se não fazer a administração EV se o fósforo estiver acima de 7-8 mg/dL em virtude do risco de precipitação no sangue e tecidos).

HIPOFOSFATEMIA

INTRODUÇÃO E DEFINIÇÕES

Em situações de depleção de fósforo, observa-se uma diminuição na contratilidade miocárdica com diminuição do débito cardíaco. Pode ocorrer anemia hemolítica decorrente de menor deformidade da hemácia, pela baixa produção de fosfatos de alta energia (ATP) e, ainda, uma diminuição na dissociação do oxigênio da hemoglobina para os tecidos, por redução da 2,3-DPG. Deste modo, além da própria diminuição da concentração de fósforo nos tecidos, ocorre também uma deficiência no aporte de oxigênio e nutrientes, culminando com a diminuição global na produção de energia. Ambulatorialmente observa-se a mineralização óssea, por depósitos de fósforo e cálcio neste tecido.

ETIOLOGIA E FISIOPATOLOGIA

Em geral, resulta de 3 alterações primárias: redistribuição do fósforo entre os compartimentos intra e extracelular, perda de fósforo pelos rins ou diminuição da absorção de fósforo pelo tubo digestivo (Tabela 111.III). No ambiente hospitalar, uma série de situações pode provocar hipofosfatemia:

Administração de glicose

Durante a terapia de nutrição (parenteral ou enteral) ou mesmo na administração de glicose venosa, o fósforo pode ser carreado para o ambiente intracelular, levando à hipofosfatemia, como na síndrome de realimentação.

Cetoacidose diabética

Nesta situação, a hipofosfatemia ocorre por dois motivos: primeiramente, durante a acidose, o fósforo é deslocado para o meio extracelular e excretado pelos rins durante a glicosúria. Em seguida, durante o tratamento, com a administração de glicose e insulina, ocorre o mecanismo reverso com o carreamento do fósforo para o meio intra-

Tabela 111.III – Causas de hipofosfatemia

Perdas renais	Diminuição na absorção intestinal	Mudança de compartimento celular	Drogas
Hipocalemia	Diarréia crônica, esteatorréia	Alcalose	Diuréticos
Hipomagnesemia	Aspiração nasogástrica	Administração de glicose	β-agonistas (epinefrina, dopamina, fenoterol)
Defeito tubular renal	Má absorção, intestino curto	Síndrome de realimentação	Antiácidos
Deficiência de vitamina D	Antiácidos e quelantes	Uso de glicose venosa	Anabolizantes
Diurese osmótica (diabetes) e expansão volêmica	Deficiência ou resistência à vitamina D	Tratamento com insulina	Glicorticóides
Alcoolismo	Restrição dietética severa de fosfato	Síndrome da fome óssea	Calcitonina
Hipertiroidismo		Sepse	Salicilatos
Raquitismo hipofosfatêmico		Tratamento de queimaduras	Insulina
Osteomalácia oncogênica		Hipotermia	Álcool
Hipercalcemia humoral (iPTHrP)			
Hiperparatiroidismo			

celular. Somados os mecanismos, temos a depleção do fósforo.

Alcalose

Tanto a respiratória quanto a metabólica levam ao deslocamento do fósforo para o meio intracelular, diminuindo a concentração plasmática. Além disso, nessa situação ocorre um estímulo à glicólise celular, levando a um maior consumo de fósforo no processo.

Tratamento com β-agonistas

Estimula o deslocamento do fósforo para o meio intracelular.

Sepse

Tem sido relacionada como fator causal possivelmente pelo aumento das catecolaminas endógenas.

Ligantes

O uso de hidróxido de alumínio e de sucralfate (que também contém alumínio) quelam o fósforo, impedindo a sua absorção pelo trato gastrintestinal (TGI).

No ambiente clínico, outras situações menos comuns podem levar à hipofosfatemia, como: o uso de diuréticos, o hiperparatiroidismo, e a anemia de fanconi, em crianças com raquitismo.

ACHADOS CLÍNICOS

Os sintomas da hipofosfatemia ocorrem na vigência de depleção severa, com valores inferiores a 1 mg/dL e estão relacionados com o déficit de produção energética. Podem ser representados por fraqueza muscular, insuficiência respiratória ou insucesso no desmame de ventilação mecânica, tremores, parestesias, letargia, disfunção renal e hepática, hipotensão, insuficiência cardíaca e rabdomiólise com evidência bioquímica de ruptura muscular.

Disfunção hematológica

Hemácias

A diminuição intracelular do ATP leva a uma maior rigidez do eritrócito, promovendo a hemólise quando as concentrações de fósforo são inferiores a 0,5 mg/dL.

Leucócitos

Também a diminuição do ATP intracelular leva a defeitos na fagocitose e quimiotaxia.

Plaquetas

Trombocitopenia com defeitos na retração do coágulo é observada.

Sistema nervoso central

Um quadro de encefalopatia metabólica pode ocorrer, levando a sintomas de irritabilidade, confusão mental, estupor e até mesmo coma, por provável mecanismo de hipóxia.

Sistema musculoesquelético

A hipofosfatemia crônica leva a um acúmulo de água, sódio e cloro no interior da célula. O quadro clínico pode apresentar-se como uma miopatia proximal ou disfagia.

A rabdomiólise pode ocorrer quando a hipofosfatemia aguda acontece em um paciente que já apresenta depleção prévia de fósforo, como no alcoolismo crônico e em pacientes recebendo hiperalimentação sem suplemento de fósforo.

Sistema ósseo

Ocorre o aumento do calcitriol com uma maior reabsorção óssea, e hipercalciúria por liberação de cálcio do osso. A hipofosfatemia prolongada leva ao raquitismo na infância e à osteomalácia no adulto, por defeitos na mineralização óssea.

Sistema cardiopulmonar

A depleção de ATP prejudica a contratilidade miocárdica, levando à insuficiência cardíaca de baixo débito, e pode levar à falência miocárdica franca quando os níveis de fósforo atingem limites inferiores a 1,0 mg/dL. O acometimento da musculatura diafragmática e insuficiência respiratória acontecem em casos graves.

EXAMES COMPLEMENTARES

Para a avaliação da hipofosfatemia, além do fósforo, a glicemia, os demais eletrólitos e a gasometria arterial devem ser solicitados. Após avaliação inicial, outros exames devem ser solicitados, visando o esclarecimento etiológico como, por exemplo, a fosfatúria de 24 h (hiperparatiroidismo, raquitismo hipofosfatêmico, doença de fanconi) e o PTH.

DIAGNÓSTICO DIFERENCIAL

No ambiente hospitalar, deve-se investigar a hipofosfatemia principalmente em pacientes recebendo suporte nutricional, tratamento de cetoacidose diabética, com quadros graves, instáveis, sépticos, em uso de drogas vasoativas, com insuficiência respiratória, especialmente em uso de β_2-agonistas, com dificuldades no desmame ventilatório e em uso de quelantes do fósforo. Nos pacientes ambulatoriais, deve-se lembrar dos que apresentam alterações ósseas sugestivas de raquitismo ou hiperparatiroidismo.

TRATAMENTO

Os sintomas de hipofosfatemia iniciam-se com níveis séricos de fósforo inferiores a 1,5 mg/dL. A maioria dos pacientes hipofosfatêmicos é assintomática, de maneira que o tratamento da causa subjacente é o principal objetivo.

Deve-se corrigir distúrbios eletrolíticos associados, especialmente a hipomagnesemia e, em seguida, administrar suplementos de fósforo via parenteral na urgência, ou via oral nos déficits crônicos.

Em pacientes com valores séricos menores que 1 mg/dL ou entre 1 e 2 mg/dL, com sintomas atribuíveis à hipofosfatemia, deve-se administrar o fósforo na dose de 0,6 mg/kg/hora (Tabela 111.IV). Deve-se manter a infusão até a concentração sérica de 2 mg/dL.

Em situações de hipercalcemia, a administração venosa deve ser feita com muita cautela em virtude da possibilidade de ocorrer precipitação nos tecidos e diminuição da calcemia sintomática.

Tabela 111.IV – Tratamento da hipofosfatemia

Fósforo EV	Fosfato de potássio (93 mg/mL de fósforo e 4 mEq/mL de potássio) 0,6 mg/kg/hora
	Glicerofosfato de sódio 10-20 mmol/dia – 10-20 mL/dia
Fósforo VO	1.000 a 1.200 mg, 1 a 3 vezes por dia

Em pacientes com alteração da função renal, diminuir a dose de infusão, e nos crônicos a dose de 0,9 mg/kg/hora pode ser utilizada. A administração endovenosa não deve ultrapassar 2,5 mg (0,08 mmol/L)/kg a cada 6 horas, com monitorização dos níveis de fósforo, cálcio, potássio e magnésio a cada 6 horas.

Na manutenção, a administração pode ser via oral, na dose de 1.000 a 1.200 mg/dia, em 1 a 3 vezes por dia (Tabela 111.IV).

A suplementação de fósforo pode ser prejudicial, uma vez que pode induzir a precipitação do cálcio, hipocalcemia, insuficiência renal e arritmias graves.

LEITURA ADICIONAL

1. Shoemaker WC, Holbrook PR, Ayres SM. Calcium, magnesium and phosphorus disorders. In: Zaloga PG, Roberts PR. Textbook of critical care. 4. ed. W.B. Saunders Company; 2000; p.862-74.
2. Marino PL. Compêndio de UTI. 2. ed. Artmed Editora; 1999. p.539-52.
3. Larsen PR, Kronenberg HM, Melmed S, Polonsky KS. Hormones and disorders of mineral metabolism. Willian's textbook of endocrinology. In: Bringhurst R, Demay MB, Kronenberg HM. 10. ed. Saunders; 2003. p.1303-72.
4. Friedman EA. An introduction to phosphate binders for the treatment of hyperphosphatemia in patients with chronic kidney disease. Kidney Int 2005; 68 (Suppl.96): S2-S6.
5. Nolan CR, Qunibi WY. Treatment of hyperphosphatemia in patients with chronic kidney disease on maintenance hemodialysis. Kidney Int 2005; 67(Suppl.95): S13-S20.
6. Nascimento MM, Riella MC,Vieira MA. Metabolismo do cálcio, fósforo e magnésio. In: Princípios de nefrologia e distúrbios hidroeletrolíticos. 4. ed. Guanabara Koogan; 2003. p.213-37.
7. Weisinger JR, Bellorin-Font E. Magnesium and phosphorus. Lancet 1998; 352: 391-6.
8. Bushinsky DA, Monk,+ RD. Calcium. Lancet 1998; 352: 305-11.
9. Subramanian R, Romesh K. Severe hypophosphatemia: pathophysiologic implications, clinical presentations, and treatment. Medicine 2000; 79(1): 1-8.
10. Shiber JR, Mattu A. Serum phosphate abnormalities in the emergency department. J Emerg Med 2002; 23(4): 395-400.
11. Patterson LA, DeBlieux PMC. Hyperphosphatemia. E-medicine. Last updated Jan 31, 2008. http://www.emedicine.com/emerg/topic266.htm
12. Mailhot T, Richard AJ. Hypophosphatemia. E-medicine. Last updated May 24, 2006. http://www.emedicine.com/emerg/topic278.htm

Algoritmo 111.1 – Manejo da hiperfosfatemia

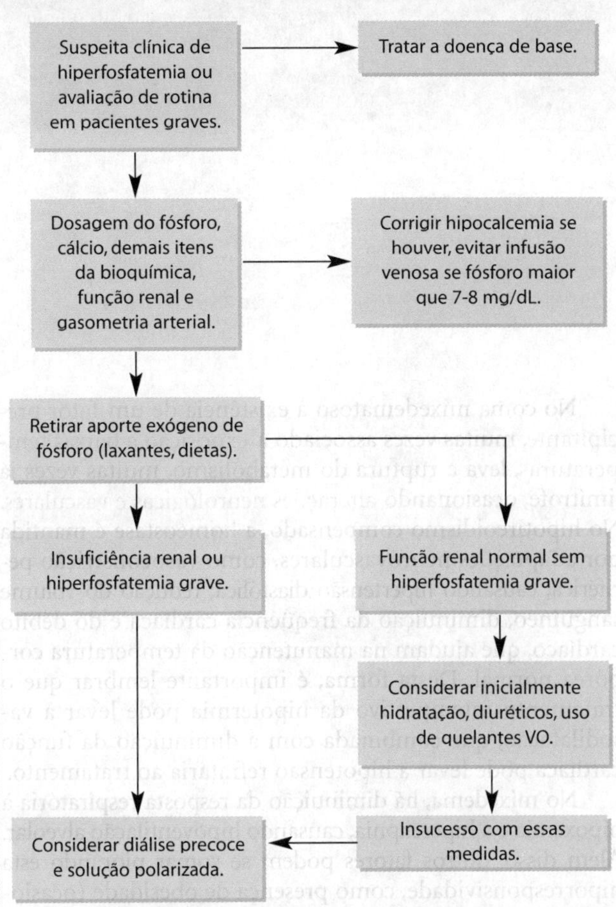

Algoritmo 111.2 – Manejo da hipofosfatemia

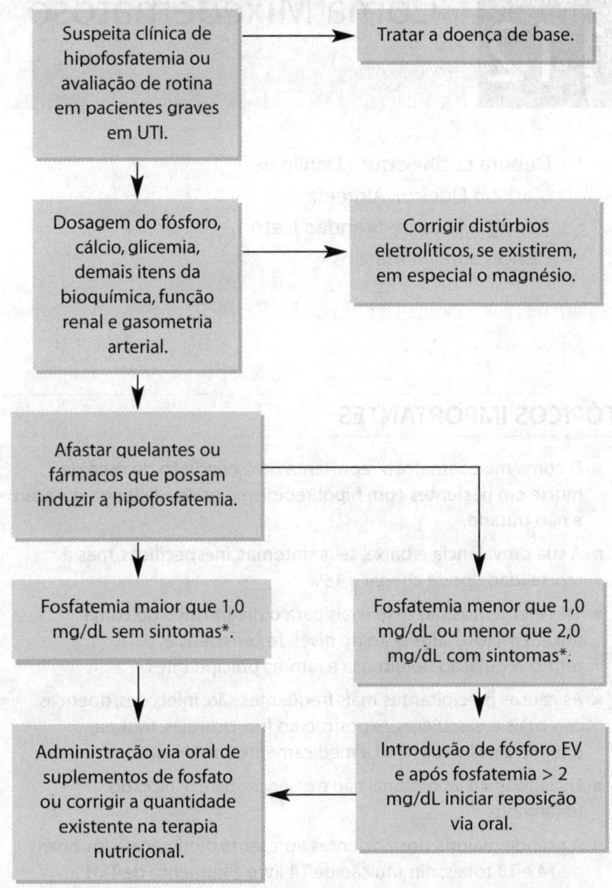

* Fraqueza muscular, insuficiência respiratória ou insucesso no desmame da ventilação mecânica, tremores, parestesias, letargia, disfunção renal e hepática, hipotensão, insuficiência cardíaca e rabdomiólise.

CAPÍTULO

112 Coma Mixedematoso

Debora Lucia Seguro Danilovic
Madson Queiroz Almeida
Rodrigo Antonio Brandão Neto
Herlon Saraiva Martins

TÓPICOS IMPORTANTES

- O coma mixedematoso representa uma condição de risco de morte em pacientes com hipotireoidismo grave, de longa duração e não tratado.
- A sua prevalência é baixa, seus sintomas, inespecíficos, mas a mortalidade pode chegar a 15%.
- Três elementos são essenciais para o diagnóstico do coma mixedematoso: alteração do nível de consciência, termorregulação defeituosa e fatores precipitantes.
- As causas precipitantes mais freqüentes são: infecções, doenças cerebrais e vasculares, exposição ao frio, cirurgias, trauma, queimaduras, exposição a medicamentos ou drogas.
- O diagnóstico laboratorial não é essencial para o início do tratamento.
- A grande maioria dos pacientes apresenta diminuição dos níveis de T4 e T3 totais, diminuição de T4 livre e aumento de TSH.
- O diagnóstico diferencial deve ser feito com a síndrome do eutireoidiano doente.
- O tratamento de reposição de escolha é com T4 endovenoso; se não disponível, fornecer por via oral.
- Considerar sempre a associação de glicocorticóide no tratamento até excluir insuficiência adrenal por exames laboratoriais.
- O tratamento de suporte e a identificação e o tratamento dos fatores precipitantes são imprescindíveis.

INTRODUÇÃO E DEFINIÇÕES

O coma mixedematoso representa uma forma grave e potencialmente fatal do hipotireoidismo, geralmente de longa duração, não tratado, em que os mecanismos adaptativos para manter a homeostase são rompidos. É um termo inapropriado, pois a maioria dos pacientes não está em coma. O seu reconhecimento pode ser difícil, considerando-se a baixa prevalência e os sintomas não específicos. No passado, a mortalidade atingia 60 a 70%; com o reconhecimento precoce, cuidados intensivos e reposição hormonal, houve diminuição da mortalidade para 15% ou menos.

ETIOLOGIA E FISIOPATOLOGIA

O coma mixedematoso é mais freqüente em mulheres (80% dos casos), especialmente acima dos 60 anos; cerca de 90% dos casos ocorrem nos meses de inverno.

No coma mixedematoso a existência de um fator precipitante, muitas vezes associado à exposição a baixas temperaturas, leva à ruptura do metabolismo, muitas vezes já limítrofe, ocasionando alterações neurológicas e vasculares. No hipotireoidismo compensado, a homeostase é mantida por adaptações neurovasculares, como vasoconstrição periférica, causando hipertensão diastólica, redução do volume sangüíneo, diminuição da freqüência cardíaca e do débito cardíaco, que ajudam na manutenção da temperatura corpórea normal. Desta forma, é importante lembrar que o tratamento intempestivo da hipotermia pode levar à vasodilatação, que combinada com a diminuição da função cardíaca pode levar a hipotensão refratária ao tratamento.

No mixedema, há diminuição da resposta respiratória à hipoxemia e à hipercapnia, causando hipoventilação alveolar. Além disso, outros fatores podem se somar piorando esta hiporresponsividade, como presença de obesidade (ocasionando apnéia do sono), macroglossia, edema de submucosa das vias aéreas, fraqueza da musculatura respiratória (miopatia ocasionada pelo próprio hipotireoidismo), pneumonia e derrames cavitários (pleural, pericárdico ou peritoneal). Ocorre ainda redução do ritmo de filtração glomerular e desenvolvimento de hiponatremia pela inabilidade de excreção renal de água livre e secreção excessiva de hormônio antidiurético (síndrome de secreção inapropriada de ADH).

Certas condições podem romper o equilíbrio no hipotireoidismo grave, levando ao coma mixedematoso, como infecções, redução de volume sangüíneo (sangramentos gastrintestinais, uso de diuréticos), insuficiência respiratória comprometendo o *drive* respiratório (pneumonia), comprometimento da função do sistema nervoso central (uso de sedativos, acidente vascular cerebral, progressão da hiponatremia), entre outros (Tabela 112.I).

ACHADOS CLÍNICOS

Na maioria das vezes, os pacientes com coma mixedematoso já têm história prévia de hipotireoidismo com os achados clássicos da doença (pele seca, edema periorbitário, edema de mãos e pés, macroglossia e reflexos tendinosos diminuídos). Na presença de fatores precipitantes, os pacientes podem chegar ao pronto-socorro com bradicardia e hipotensão por redução de volume sangüíneo. Sintomas gastrintestinais podem estar presentes, como atonia

Tabela 112.I – Fatores precipitantes

• Infecção/sepse
• Exposição ao frio (hipotermia)
• Drogas e medicamentos (anestésicos, sedativos, tranqüilizantes, fenotiazinas, narcóticos, diuréticos, amiodarona)
• Doença pulmonar
• Acidente vascular cerebral (AVC)
• Insuficiência cardíaca
• Sangramento gastrintestinal
• Cirurgia
• Queimaduras
• Trauma
• Não-aderência à reposição de hormônios tireoidianos ou hipotireoidismo não tratado.

gástrica e diminuição da motilidade intestinal, causando íleo paralítico e megacólon.

Os três elementos essenciais para o diagnóstico do coma mixedematoso são: alteração do nível de consciência, termorregulação defeituosa e presença de fatores precipitantes.

O diagnóstico clínico não é difícil se a possibilidade é considerada (Tabela 112.II). Os achados marcantes são:

- Hipotermia: mesmo na presença de infecção, não ocorre febre. O paciente com mixedema grave é essencialmente poiquilotérmico. Assim como as alterações do nível de consciência, as alterações do controle de temperatura corpórea parecem estar relacionadas com defeitos da função hipotalâmica pelo hipotireoidismo.
- Cardiovascular: bradicardia é freqüente e costuma se associar à diminuição do *drive* ventilatório, resultando em insuficiência respiratória do tipo 2 (com hipercapnia e hipoxemia). Derrame pericárdico ocorre em 3 a 6% da população com hipotireoidismo sintomático e é mais freqüente no coma mixedematoso.

Tabela 112.II – Achados da história e exame físico

• Antecedente de hipotireoidismo conhecido (tratamento prévio, radioiodoterapia para hipertireoidismo, cicatriz de tireoidectomia)
• Hipotermia
• Alteração do nível de consciência, psicose, convulsão ou coma
• Face: edema de face ou periorbitário e macroglossia
• Edema de mãos e pés
• Reflexos tendinosos diminuídos
• Dermatológico: pele seca, fria, pêlos ralos e finos
• Bradicardia ou sinais de insuficiência cardíaca congestiva
• Hipotensão
• Hipoventilação
• Náusea, vômitos ou distensão abdominal (decorrente de estase gástrica, íleo paralítico ou megacólon)
• Fraqueza muscular
• Propedêutica de derrame pleural, pericárdico e/ou ascite

- Distúrbios miopáticos: atrofia e perda de massa muscular podem ocorrer nestes doentes; alterações de enzimas musculares, particularmente da creatinofosfoquinase (CPK) com níveis freqüentemente maiores que 500 U/L.
- Gastrintestinal: a motilidade do trato gastrintestinal é prejudicada com diminuição do esvaziamento gástrico. Pode haver dor abdominal, pseudo-obstrução e distensão abdominal. O megacólon mixedematoso representa uma condição potencialmente grave, porém tardia na evolução.
- Sistema nervoso central: desorientação, letargia, confusão, eventualmente psicose, convulsões e coma. O coma ocorre pela concomitância de diversos fatores: deficiência tireoidiana, redução do débito cardíaco, do fluxo sangüíneo cerebral, hipóxia, hiponatremia, hipoglicemia, hipotermia, efeito de medicamentos e infecções. Os reflexos tendíneos estão de diminuídos a ausentes.

EXAMES COMPLEMENTARES

Diante de um paciente com achados sugestivos de mixedema, com história de hipotireoidismo e com a presença de eventos precipitantes, deve-se solicitar exames complementares, embora o tratamento deva ser iniciado imediatamente (antes do resultado do perfil hormonal). Devem ser colhidos dois pares de hemoculturas, urina tipo 1 e urocultura; se houver suspeita de outros focos, deve-se colher material (exemplos: toracocentese, punção lombar).

As alterações laboratoriais mais freqüentes são (Tabela 112.III):

- Renal/eletrolítico: hiponatremia é comum e deve-se à diminuição do fluxo renal e da filtração glomerular, sendo que alguns destes pacientes podem ter uma secreção inapropriada de vasopressina (SSIADH). Hipocloremia e aumento de creatinina podem ocorrer;
- Gasometria: hipoxemia e hipercapnia;

Tabela 112.III – Exames complementares

• Radiografia de tórax: pode mostrar derrame pleural, aumento da área cardíaca e, eventualmente, infiltrado pulmonar (precipitante)
• ECG: baixa voltagem difusa
• Pesquisa de infecção: colher dois pares de hemoculturas, urina tipo I e urocultura; se houver suspeita de outros focos, deve-se colher material (exemplos: toracocentese, punção lombar etc.)
• Anemia
• Hiponatremia, hipocloremia e aumento de creatinina
• Hipoxemia e hipercapnia
• Elevação de enzimas musculares
• Hipercolesterolemia
• Hipoglicemia
• Diminuição de T4 e T3 totais e T4 livre
• TSH aumentado (hipotireoidismo primário), normal ou diminuído (hipotireoidismo secundário ou síndrome do eutireoidiano doente)
• Hipocortisolismo
• Outros exames: de acordo com a suspeita clínica; exemplos: tomografia de crânio, ecocardiografia, troponinas etc.

- Hematológico: anemia leve e normocrômica; pode ser normocítica ou macrocítica (pelo próprio hipotireoidismo ou por deficiência de vitamina B12; nesta última, devido à coexistência de anemia perniciosa ou má-absorção); leucocitose pode indicar infecção precipitante;
- Enzimas musculares: costumam elevar-se (aumento de creatinofosfoquinase);
- Metabolismo: hipercolesterolemia e hipoglicemia;
- Hormonal: a grande maioria dos pacientes apresenta diminuição dos níveis de T4 e T3 totais, diminuição de T4 livre e aumento de TSH, exceto no hipotireoidismo central ou na co-existência da síndrome do eutireoidiano doente, em que o TSH pode estar baixo ou nos limites inferiores da normalidade. A presença de outros déficits pode ocorrer, como o hipocortisolismo (por concomitância de insuficiência adrenal primária, na síndrome poliglandular, ou secundária, no hipopituitarismo) e deficiências de outros hormônios hipofisários no mixedema de origem hipofisária.

DIAGNÓSTICO DIFERENCIAL

Não há critérios rígidos para o diagnóstico de coma mixedematoso. A suspeita deve ser realizada em doentes com alteração do estado de consciência, com uma ou mais manifestações da tríade de hipotermia, hiponatremia e hipercapnia. A história prévia de hipotireoidismo é quase que invariavelmente presente e a descontinuação do uso de levotiroxina é comum. O diagnóstico deve ser confirmado com a dosagem dos hormônios tireoidianos, embora o tratamento deva ser iniciado antes da confirmação hormonal, considerando a alta taxa de mortalidade associada.

Pode ser confundido com: intoxicação exógena, hipoglicemia, hipercalcemia, acidente vascular cerebral, hematoma subdural, hiponatremia.

A redução dos níveis dos hormônios tireoidianos exige a diferenciação entre o coma mixedematoso e a síndrome do eutireoidiano doente, que pode inclusive coexistir com o mixedema.

A síndrome do eutireoidiano doente ocorre por alterações no eixo hipotálamo-hipófise-tireóide no contexto de uma doença não relacionada à tireóide. Ocorre diminuição de T3, aumento de T3 reverso (rT3), TSH normal ou diminuído e, na maioria dos casos, níveis normais de T4 livre, exceto em situações mais graves, quando também se encontra diminuído. O exame mais útil para a diferenciação do coma mixedematoso da síndrome do eutireoidiano doente é a dosagem do TSH. Altos níveis de TSH sugerem o diagnóstico de coma mixedematoso, mas níveis diminuídos podem ocorrer por concomitância da síndrome de eutireoidiano doente, especialmente quando forem utilizadas altas doses de corticosteróides ou dopamina. O achado de aumento da razão T3/T4, diminuição da razão de hormônio tireoidiano ligado e baixos níveis de rT3 favorecem o diagnóstico de coma mixedematoso, já que alterações opostas ocorrem na síndrome do eutireoidiano doente. Entretanto, a acurácia diagnóstica destes achados é baixa e a presença de história, exame físico e auto-anticorpos tireoidianos pode auxiliar, além da repetição da avaliação hormonal tireoidiana após melhora da doença não tireoidiana.

TRATAMENTO

O prognóstico depende do diagnóstico precoce, de medidas de suporte adequadas e da rápida reposição hormonal, que deve ser iniciada mesmo antes dos resultados laboratoriais.

No coma mixedematoso, existe diminuição da absorção gastrintestinal de drogas, além de risco de aspiração em pacientes com diminuição do nível de consciência; portanto, a melhor via para reposição é a endovenosa, grandemente limitada devido à baixa disponibilidade desta preparação no Brasil. Em geral, só há disponibilidade de preparações orais.

Não se sabe com precisão qual seria a melhor forma de reposição dos hormônios tireoidianos, levotiroxina (T4) isolada, liotironina isolada (T3) ou os dois associados, e qual seria a dose inicial de reposição em qualquer destas formas. Se por um lado o T3 é o principal hormônio biologicamente ativo, atravessa mais facilmente a barreira hematoencefálica, e no coma mixedematoso existe a diminuição da atividade da 5´-deiodinase tipo 1, que permite a conversão de T4 para T3 nos tecidos periféricos. Por outro lado, a reposição de T3, com efeitos terapêuticos mais rápidos, pode conferir maior risco de complicações cardíacas, especialmente em pacientes idosos, com provável doença coronariana ou predisposição a arritmias cardíacas. O aumento de mortalidade com uso de T3 parece estar relacionado com uso de doses mais elevadas de reposição, excedendo 75 µg ao dia. A maioria dos autores preconiza o uso isolado de T4. As doses estão descritas na Tabela 112.IV. Uma dose de ataque de T4 é importante em razão da marcante depleção de T4 e do grande número de sítios de ligação livres nas globulinas transportadoras, permitindo rápida restauração dos níveis circulantes de T4 para aproximadamente 50% dos níveis eutireoidianos.

A reposição de T3 isolada pode ser feita com administração inicial endovenosa de 10 a 20 µg, seguida de 10 µg a cada 4 horas por 24 horas e 10 µg a cada 6 horas por mais 24 a 48 horas, finalmente convertida para reposição de T4 oral quando houver estabilidade hemodinâmica e início da ingestão de outras drogas por via oral.

O uso combinado de T4 e T3 pode ser feito com uma dose inicial de T4 endovenosa de 200 a 300 µg, seguida de 50 a 100 µg/dia (endovenoso ou oral, dependendo das condições do paciente), e T3 inicialmente 10 µg endovenoso seguido de 10 µg a cada 8 a 12 horas até ser possível o início de T4 oral.

Como mencionado previamente, existe a possibilidade da coexistência de hipocortisolismo associado ao hipotireoidismo; além disso, diante do hipotireoidismo grave, a produção de cortisol pode se encontrar reduzida, sem repercussões antes do tratamento do mixedema; mas com rápida restauração da taxa metabólica, anteriormente reduzida, após o início da reposição hormonal pode ocorrer a precipitação de um quadro de insuficiência adrenal transitória. Os pacientes, após coleta de níveis basais de cortisol sérico e, se possível, realização de teste de cortrosina para avaliação da reserva adrenal, devem iniciar reposição de hidrocortisona endovenosa (dose de 100 mg a cada 6 a

Tabela 112.IV – Reposição de hormônios tireoidianos no coma mixedematoso

	Levotiroxina (T4)	Liotironina (T3)	Associados (T4 + T3)
Ataque EV[1]	300 a 500 μg	10 a 20 μg	T4: 200 a 300 μg T3: 10 μg
Ataque via oral[2]	500 μg	–	–
Manutenção EV[1]	50 a 100 μg/dia[3]	10 μg de 4/4 horas por 24 horas; em seguida, 10 mg de 6/6 ou 8/8 horas[3]	T4: 50 a 100 μg/dia[3] T3: 10 μg de 8/8 a 12/12 horas[3]
Manutenção via oral[2]	100 a 175 μg/dia	–	T4: 50 a 100 μg/dia

[1] A via endovenosa é a de primeira escolha.
[2] Se não disponível preparação endovenosa, fornecer por via oral ou por sonda.
[3] A manutenção endovenosa deve ser mantida até que o paciente possa ingerir o T4 via oral.

8 horas) até a melhora clínica ou exclusão da insuficiência adrenal pelos níveis de cortisol basal (> 34 μg/dL) ou após o teste da cortrosina (elevação ≥ 9 μg/dL) normal, com redução progressiva posteriormente.

Medidas de suporte devem ser adotadas e incluem:

- Aquecimento central: deve ser realizado evitando-se, entretanto, medidas de aquecimento periférico que podem levar a vasodilatação e choque; caso não ocorra aumento de temperatura corpórea dentro de 48 horas de tratamento, deve ser considerado o tratamento mais agressivo, com uso de T3 naqueles que ainda não o fazem; a terapia com hormônio tireoidiano contribui para a reversão da hipotermia.
- Ventilação mecânica: pode ser necessária em pacientes com hipoxemia ou hipercapnia.
- Hiponatremia: caso a hiponatremia seja discreta, com sódio sérico maior que 120 mEq/L, a simples reposição de hormônio tireoidiano constitui tratamento apropriado. A reposição de sódio deve ser realizada com cuidados para evitar sobrecarga de volume e conforme as recomendações para o tratamento da hiponatremia em outras situações; casos mais graves podem necessitar do uso de soluções hipertônicas.
- Controle glicêmico e reposição de glicose.
- Volume e drogas vasoativas: hipovolemia deve ser prontamente corrigida; soro fisiológico deve ser reposto e, ocasionalmente, pode ser necessário indicar vasopressores.

É importante evitar o uso de doses excessivas de narcóticos, sedativos ou hipnóticos. A procura de um foco infeccioso precipitante é essencial e alguns autores sugerem o uso de antibioticoterapia profilática até a exclusão de infecções, presentes em até 35% dos casos de coma mixedematoso (Tabela 112.V).

Tabela 112.V – Tratamento do coma mixedematoso

• Hipotireoidismo	Reposição de T4 isolado, T3 isolado ou associação de T4 e T3.
• Hipocortisolismo	Reposição de hidrocortisona.
• Hipotermia	Cobertores, sem aquecimento periférico ativo.
• Hipoventilação	Intubação precoce e ventilação mecânica.
• Hiponatremia	Restrição de água livre; solução hipertônica, se necessário.
• Hipoglicemia	Administração de glicose.
• Hipotensão	Expansão volêmica cuidadosa e vasopressores.
• Evento precipitante	Identificação e tratamento específico (considerar antibioticoterapia empírica).

Algoritmo 112.1 – Abordagem e tratamento do coma mixedematoso

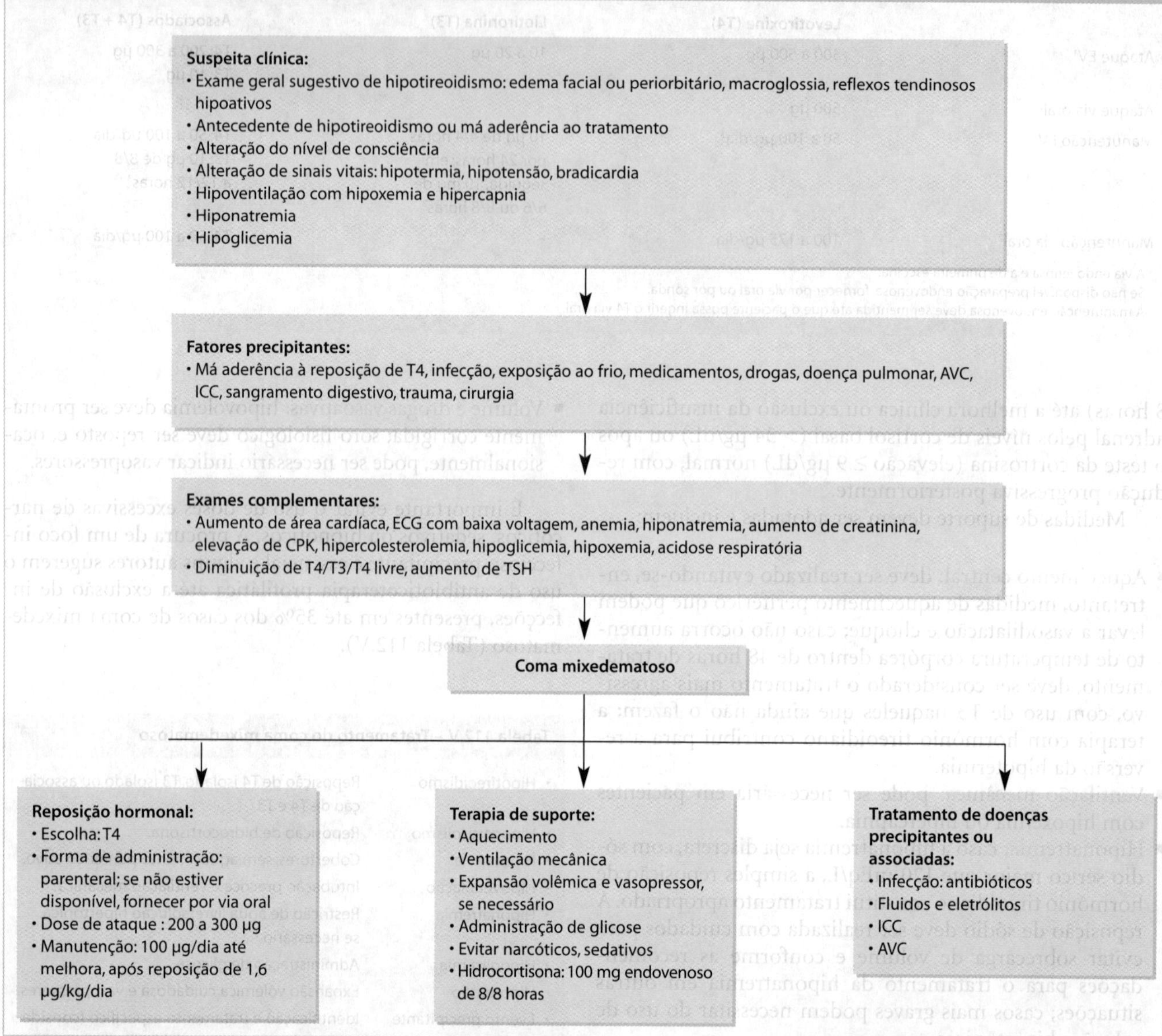

LEITURA ADICIONAL

1. Wogan JM. Selected endocrine disorders. In: Med-challenger/Rosen's emergency medicine. Copyright Challenger Corporation and Mosby; 2006. Disponível em: http://www.challengercme.com.
2. Sherman SC. Thyroid emergencies. In: Harwood-Nuss: clinical practice of emergency medicine, 4. ed. Philadelphia: Lippincott Williams and Wilkins; 2005. p.854-63.
3. Liang HK. Hypothyroidism and myxedema coma. In: Tintinalli JE, Kelen GD, Stapczynski JS. Emergency medicine: American College of Emergency Physicians. 6. ed. McGraw Hill; 2004. p.1313-5.
4. Neto RAB, Martins HS. Coma mixedematoso. In: Martins HS, Neto RAB, Velasco IT. Emergências clínicas – abordagem prática. 1. ed. Barueri: Editora Manole; 2006. p.690-6.
5. Neto RAB, Brauer L. Emergências relacionadas à tireóide. In: Martins HS, Neto AS, Velasco IT. Emergências clínicas baseadas em evidências. 1. ed. São Paulo: Editora Atheneu; 2005. p.599-607.
6. Jameson JL, Weetman AP. Diseases of the thyroid gland. In: Kasper, Braunwald, Fauci, et al. Harrison's principles of internal medicine. 16. ed. McGraw-Hill; 2005. p.2104-26.
7. Ross DS. Myxedema coma. ©2006 UpToDate®: Software 14.1. http://www.uptodate.com.
8. Larsen PR, Davies TF. Hypothyroidism and thyroiditis. In: Larsen PR, Kronenberg H, Melmed S, et al. William's textbook of endocrinology. 10. ed. Philadelphia: Elsevier; 2003. p.423-56.
9. Sarlis NJ, Gourgiotis L. Thyroid emergencies. Rev Endoc Metab Dis 2003; 4: 129-36.
10. Fliers E, Wiersinga WM. Myxedema coma. Rev Endoc Metab Dis 2003; 4: 137-41.
11. Ringel MD. Management of hypothyroidism and hyperthyroidism in the intensive care unit. Crit Care Clin 2001; 17: 59-73.
12. Kwaku MP, Burman KD. Myxedema coma. J Intensive Care 2007; 22: 224-31.

Crise Tireotóxica

CAPÍTULO 113

Debora Lucia Seguro Danilovic
Madson Queiroz Almeida
Rodrigo Antonio Brandão Neto
Herlon Saraiva Martins

TÓPICOS IMPORTANTES

- A crise tireotóxica é uma exacerbação súbita das manifestações clínicas do hipertireoidismo, com descompensação de múltiplos sistemas e risco de morte.
- É uma complicação rara, geralmente resultado da tireotoxicose não tratada ou inadequadamente tratada.
- A mortalidade permanece elevada se o tratamento precoce e adequado não for empregado, podendo chegar a 30%.
- Doença de Graves está tipicamente associada à crise tireotóxica, mas ela pode ocorrer por outras causas de hipertireoidismo.
- Fatores envolvidos na emergência da crise tireotóxica: aumento rápido e agudo dos níveis de hormônios tireoidianos, níveis maiores de T4 livre circulantes durante a crise, hiperatividade do sistema nervoso simpático, aumento de sensibilidade a catecolaminas e exacerbação da resposta celular aos hormônios tireoidianos.
- Infecção é o fator precipitante mais comum da crise tireotóxica.
- A apresentação clínica envolve sinais e sintomas de hipertireoidismo exacerbados com quatro características principais: febre, taquicardia, disfunção de SNC e sintomas gastrintestinais.
- O diagnóstico pode ser orientado pelo uso do sistema de pontuação de Burch e Wartofsky.
- O diagnóstico de crise tireotóxica é essencialmente clínico.
- Considerar a apresentação atípica de crise apatética, especialmente em idosos.
- Alterações de exames complementares identificadas: hiperglicemia, hipercalcemia, anormalidades de enzimas hepáticas e elevação de bilirrubinas.
- A avaliação hormonal revela aumento de T4 total, T3 total e T4 livre e níveis de TSH indetectáveis.
- O diagnóstico diferencial deve ser feito com situações de hiperatividade adrenérgica ou hipertermia.
- O tratamento é direcionado para redução da produção e secreção dos hormônios tireoidianos, antagonização da ação periférica dos hormônios, correção de distúrbios sistêmicos e identificação e tratamento dos eventos precipitantes.

INTRODUÇÃO E DEFINIÇÕES

O termo tireotoxicose refere-se às manifestações bioquímicas e fisiológicas das quantidades excessivas de hormônios tireoidianos. Crise tireotóxica (também denominada tempestade tireoidiana, hipertireoidismo acelerado ou síndrome do hipertireoidismo descompensado) representa a manifestação extrema e acentuada da tireotoxicose. Apesar de incomum, é de suma importância o reconhecimento da síndrome devido ao fato de seu aparecimento ser relativamente súbito e ameaçador à vida.

A crise tireotóxica corresponde a uma situação de exacerbação súbita das manifestações clínicas do hipertireoidismo, com descompensação de múltiplos sistemas e risco de morte. Nos últimos anos, tornou-se uma complicação rara, correspondendo a menos de 1 a 2% das admissões hospitalares por tireotoxicose, em virtude do diagnóstico precoce do hipertireoidismo, da melhora do tratamento pré e pós-operatório e, possivelmente, da melhora nutricional dos pacientes. Anteriormente, estava freqüentemente relacionada ao pós-operatório; atualmente, em geral, resulta de complicação da tireotoxicoce não tratada ou inadequadamente tratada. Sua mortalidade, entretanto, permanece elevada se não diagnosticada e abordada adequadamente, variando de 20 a 30%.

ETIOLOGIA E FISIOPATOLOGIA

A doença de Graves é a causa mais freqüente de crise tireotóxica, embora também possa ocorrer no adenoma tóxico ou no bócio multinodular tóxico. Pós-operatório de tireoidectomia, apesar de ser infreqüente quando controlado com drogas antitireoidianas no pré-operatório, também pode ser um fator precipitante de crise tireotóxica. Eventualmente, pode ocorrer em cirurgias não relacionadas à tireóide, se o hipertireoidismo for grave, e, raramente, após tratamento com I131.

Os mecanismos específicos que levam à crise tireotóxica permanecem incertos. É interessante observar que a tempestade tireoidiana raramente ocorre em doentes com concentrações séricas extremamente elevadas de hormônios tireoidianos após ingestão acidental de tiroxina exógena. Assim, apesar dos níveis de T4 e T3 serem usualmente maiores que na tireotoxicose não complicada, concentrações séricas isoladamente não permitem diagnosticar uma crise tireotóxica. Por outro lado, níveis séricos de hormônios livres parecem ser mais importantes que os níveis totais.

A concentração de T4 livre está relacionada diretamente com a capacidade de ligação com proteínas ligadoras (proteína ligadora da tiroxina, albumina, pré-albumina e transtiretina), e condições que interfiram com a ligação hormonal podem aumentar níveis de hormônios tireoidianos livres, tais como: doenças infecciosas agudas, hipoxemia, acidemia ou procedimentos cirúrgicos.

A crise tireotóxica aparece mais freqüentemente na vigência de quadros infecciosos, induzindo ao escape no controle do hipertireoidismo (Tabela 113.I). O aumento rápido e agudo dos níveis de hormônios tireoidianos pode ser mais importante do que os níveis absolutos deles e pode ser a explicação principal para os casos relacionados com cirurgia tireoidiana, tratamento com I131, sobrecarga de iodo, interrupção indevida de tratamento com antitireoidianos ou uso de carbonato de lítio.

Apesar de não haver alterações nos níveis séricos de catecolaminas, o excesso de hormônios tireoidianos aumenta a sensibilidade dos tecidos à sua ação (maior expressão de receptores ou modificações pós-receptor na transdução de sinal).

Tabela 113.I – Fatores precipitantes
• Infecção
• Cirurgia (tireoidiana ou não-tireoidiana)
• Tratamento com iodo radioativo (I131)
• Oferta excessiva de iodo (contraste iodado ou ingestão de sobrecarga de iodo)
• Interrupção de antitireoidianos
• Uso de amiodarona
• Excesso de hormônios tireoidianos exógenos
• Condições clínicas: cetoacidose diabética, insuficiência cardíaca congestiva, embolia pulmonar, acidente vascular cerebral, isquemia mesentérica, transtorno bipolar, transtornos psicóticos
• Toxemia gravídica
• Parto
• Trauma

ACHADOS CLÍNICOS

Doentes com tireotoxicose apresentam manifestações em vários sistemas e órgãos, em particular no sistema cardiovascular e sistema nervoso simpático (Tabela 113.II). Achados sugestivos são: tremor, sudorese, taquicardia, alargamento da pressão de pulso (sistólica elevada e diastólica diminuída), exoftalmia e tireóide aumentada. Esses achados, entretanto, podem ser atípicos em alguns subgrupos de doentes. Idosos, por exemplo, podem apresentar-se com apatia, perda de peso, bócio pequeno, fibrilação atrial, fraqueza, eventualmente confusão sem manifestar agitação e febre intensa. Nestes doentes, a presença de freqüência cardíaca inapropriadamente aumentada é provavelmente o melhor sinal diagnóstico.

O exame clínico revela sinais de hipertireoidismo, como bócio, oftalmopatia (nos casos de doença de Graves), tremores de extremidades, hiperreflexia, pele úmida e quente, hipertensão sistólica e sinais do evento precipitante.

A apresentação clínica da crise tireotóxica corresponde a um estado de hipermetabolismo intenso e resposta adrenérgica excessiva. Quatro características principais predominam:

- Febre: associada com sudorese excessiva, é o sinal mais característico. Pode resultar em quadro de desidratação e insuficiência renal pré-renal;
- Taquicardia: geralmente sinusal, mas pode apresentar outras taquicardias supraventriculares, como a fibrilação atrial. Pode se associar a manifestações de insuficiência cardíaca;
- Disfunção do sistema nervoso central: agitação, *delirium*, labilidade emocional, confusão, psicose e coma;
- Sinais e sintomas gastrintestinais: náuseas, vômitos, diarréia, obstrução intestinal e, eventualmente, quadro sugestivo de abdome agudo. Lesão hepática e icterícia podem ocorrer em função da insuficiência cardíaca, da ação direta dos hormônios tireoidianos no fígado ou de desnutrição.

Tabela 113.II – Achados clínicos da tireotoxicose

Sintomas	(%)	Sinais	(%)
• Nervosismo	99	• Taquicardia	100
• Sudorese	91	• Bócio	97-100
• Hipersensibilidade ao calor	89	• Alterações cutâneas	97
• Palpitações	89	• Tremores	97
• Fadiga	88	• Sopro na tireóide	77
• Perda de peso	85	• Alterações oftalmológicas	71
• Dispnéia	75	• Ritmo cardíaco irregular	10
• Fraqueza	70	• Esplenomegalia	10
• Aumento de apetite	65	• Ginecomastia	10
• Queixas oculares	54	• Eritema palmar	8
• Edema de membros inferiores	35		
• Hiperdefecação	33		
• Diarréia	23		
• Anorexia	9		

O diagnóstico de crise tireotóxica é basicamente clínico (Tabela 113.III); os achados hormonais não permitem diferenciar tireotoxicose simples de uma tempestade tireoidiana.

EXAMES COMPLEMENTARES

O diagnóstico da crise tireotóxica é essencialmente clínico, e os resultados das alterações laboratoriais podem não diferir do hipertireoidismo não complicado.

Devido à gravidade e ao potencial de letalidade (pode chegar a 30%), deve-se colher hemograma, função renal, enzimas hepáticas, albumina, eletrólitos, glicemia, exames de coagulação, perfil tireoidiano, eletrocardiograma e radiografia de tórax. Outros exames deverão ser solicitados de acordo com os achados clínicos; isso inclui a pesquisa de fatores precipitantes (hemoculturas, urina tipo I, urocultura etc.).

As alterações mais importantes são:

- Aumento de cálcio e fosfatase alcalina (aumento de atividade osteoclástica).
- Hiperglicemia ocorre em 30 a 55% dos doentes.
- Leucocitose (mesmo sem evidência de infecção).
- Hipocalemia (hiperatividade simpática) pode estar presente.
- Aumento de aspartato aminotransferase (TGO), alanina aminotransferase (TGP) e de bilirrubinas.
- Eletrocardiografia: taquicardia sinusal e taquiarritmias (especialmente fibrilação atrial).

Tabela 113.III – Critérios de Burch e Wartofsky[1] para o diagnóstico de crise tireotóxica

Variáveis	Pontos[2]
Termorregulação	
• 37,2-37,7°C	5
• 37,8-38,2°C	10
• 38,3-38,8°C	15
• 38,9-39,3°C	20
• 39,4-39,9°C	25
• 40°C	30
Efeitos no SNC	
• Ausente	0
• Leve: agitação	10
• Moderado: *delirium*, psicose, letargia intensa	20
• Grave: convulsão, coma	30
Disfunção do TGI	
• Ausente	0
• Moderada: diarréia, náusea, vômitos, dor abdominal	10
• Grave: icterícia inexplicável	20
Freqüência cardíaca	
• 99-109 bpm	5
• 110-119 bpm	10
• 120-129 bpm	15
• 130-139 bpm	20
• ≥ 140 bpm	25
Insuficiência cardíaca	
• Ausente	0
• Leve: edema de membros inferiores	5
• Moderada: crepitações bibasais	10
• Grave: edema pulmonar	15
Fibrilação atrial	
• Ausente	0
• Presente	10
Evento precipitante	
• Ausente	0
• Presente	10

[1] Burch HB, Wartofsky L. Life-threatening thyrotoxicosis: thyroid storm. Endocrinol Metab Clin North Am 1993; 22: 263-77.
[2] Classificação de acordo com o número de pontos:
- < 25: crise tireotóxica improvável;
- 25-44: crise tireotóxica sugestiva ou iminente;
- ≥ 45: altamente sugestivo de crise tireotóxica.

- Tireóide: TSH indetectável e aumento de T3, T4 e T4 livre.
- Cintilografia da tireóide (raramente útil): pode sugerir causas de tireotoxicose sem hipertireoidismo (factícia, tireoidite).

DIAGNÓSTICO DIFERENCIAL

O diagnóstico diferencial da crise tireotóxica deve ser feito com situações de hiperatividade adrenérgica ou hipertermia (Tabela 113.IV).

Deve-se ter um cuidado especial no diagnóstico de tireotoxicose sem os clássicos sintomas de hiperatividade (Tabela 113.V). Os sinais e sintomas podem ser sutis, embora o doente possa evoluir para disfunção de órgãos e coma.

Amiodarona

Existem 2 tipos de tireotoxicose associada ao uso da amiodarona:

- Tipo 1: ocorre em doente com patologia tireoidiana prévia (doença de Graves ou bócio multinodular tóxico) e é devido à sobrecarga de iodo oferecida à glândula.
- Tipo 2: há uma tireoidite destrutiva da glândula com liberação de hormônios para a circulação sistêmica.

A diferenciação entre os dois tipos de tireotoxicose induzida por amiodarona é difícil; os doentes com a tireotoxicose do tipo 1 apresentam alterações secundárias à doença tireoidiana como exoftalmia, embora pequenos bócios possam ser encontrados na tireotoxicose do tipo 2. A única maneira fidedigna de diferenciar os dois tipos de tireotoxicose é através da ultra-sonografia de tireóide com doppler, sendo a vascularização aumentada no tipo 1 e 0 e diminuída no tipo 2.

Tabela 113.IV – Causas de hiperatividade adrenérgica e/ou hipertermia

• Complicações pós-operatórias em paciente com hipertireoidismo: infecção, reações transfusionais ou medicamentosas
• Sepse
• Síndrome de abstinência alcoólica
• Feocromocitoma
• Intoxicação exógena: catecolaminérgicas (cocaína, efedrina) ou anticolinérgicas
• Hipertermia maligna
• Síndrome neuroléptica maligna

Tabela 113.V – Diferenciação da tireotoxicose clássica da apática

Parâmetros	Clássica (ativa)	Apática
• Idade	4ª década	7ª década
• Duração dos sintomas	8 meses	26 meses
• Perda de peso	–	Mais intensamente
• Peso da tireóide	70 g	40 g
• Achados oculares	Freqüentes	Raros
• ICC	Comum	Comum
• Fibrilação atrial	Cerca de 30%	Cerca de 75%
• Depressão – apatia	Incomum	Comum

TRATAMENTO

Os princípios do tratamento são:

- Correção da tireotoxicose (diminuição da produção e secreção de hormônios pela glândula tireóide; bloqueio dos efeitos periféricos dos hormônios).
- Correção de alterações clínicas.
- Tratamento da causa precipitante.

Inibição da síntese e secreção de hormônios tireoidianos

As medicações antitireoidianas bloqueiam a organificação do iodo e, como conseqüência, a produção hormonal. O propiltiouracil (PTU) em altas doses pode ser preferível ao metimazol (MMI) por sua ação adicional no bloqueio da conversão periférica de T4 para T3 (apenas em bases teóricas). As doses recomendadas são (via oral ou retal):

- Propiltiouracil: dose de ataque de 600 a 1.000 mg, seguido de 200 a 300 mg de 6/6 a 4/4 horas (1.200 a 1.500 mg/dia).
- Metimazol: 20 mg de 4/4 a 6/6 horas (80 a 120 mg/dia).

Apesar do PTU (também MMI) inibir a formação de hormônio tireoidiano, ele não impede a secreção de hormônio tireoidiano pré-formado, o que exige outras formas de tratamento. Isso pode ser conseguido com a sobrecarga de iodo. Em altas doses, o iodo pode inibir a liberação hormonal tireoidiana, em função do efeito de Wolff-Chaikoff. Além disso, em maiores doses, o iodo pode diminuir a taxa de síntese hormonal. Para evitar o aumento inicial de síntese e secreção de hormônios tireoidianos, o iodo só deve ser prescrito após 1 hora da introdução de antitireoidiano.

A quantidade de iodo nas várias apresentações está descrita na Tabela 113.VI. As doses recomendadas são:

- Solução saturada de iodeto de potássio: 5 gotas a cada 6/6 horas (via oral ou retal).
- Solução de Lugol: 8 a 10 gotas a cada 6/6 horas (via oral ou retal).

Tabela 113.VI – Quantidade de iodo de acordo com a apresentação

Apresentação	Quantidade de iodo
• Solução saturada de iodeto de potássio	38 mg/gota
• Solução de Lugol	6 mg/gota
• Ácido iopanóico ou ipodato de sódio	375-500 mg/comprimido ou cápsula
• Contraste iodado endovenoso (iônico)	200-320 mg/mL
• Contraste iodado endovenoso (não-iônico)	150-350 mg/mL

Agentes de contraste radiográfico têm a vantagem de adicionalmente bloquearem a conversão periférica de T4 para T3 e a ligação de T3 ao seu receptor; pode-se utilizar ácido iopanóico ou ipodato de sódio na dose de 0,5-1,5 g a cada 12 horas, via oral.

Em pacientes com contra-indicações ao uso de antitireoidianos (reação alérgica grave ou agranulocitose) ou alérgicos ao iodo, o carbonato de lítio é uma alternativa terapêutica. Ele é capaz de bloquear a liberação de hormônios tireoidianos, sem "escape", na dose oral de 300 mg a cada 6 horas, com necessidade de controle de seus níveis séricos para evitar intoxicação.

Bloqueio hormonal periférico

O bloqueio β-adrenérgico ajuda no controle de sudorese, ansiedade, taquicardia, arritmias, pressão arterial e tremor. O propranolol, em altas doses, pode inibir a conversão periférica de T4 para T3, apesar deste efeito ser lento, geralmente em uma semana. Evitar o uso ou usar com muita cautela em situações de insuficiência cardíaca descompensada. As doses são:

- Endovenoso: propranolol (dose de 1 mg), atenolol (dose de 5 mg) ou metoprolol (dose de 5 mg); infundir em 5 minutos; doses adicionais poderão ser fornecidas de acordo com a resposta individual.
- Oral: propranolol (40 a 80 mg de 6/6 horas); metoprolol (50 a 100 mg de 12/12 horas); atenolol (50 a 100 mg de 12/12 horas).

Na presença de contra-indicação ao uso de β-bloqueador (broncoespasmo ou alergia prévia), considerar uso de verapamil ou diltiazem.

Além de ajudar na inibição da conversão de T4 para T3, os corticosteróides ajudam na inibição da liberação hormonal da tireóide. Acredita-se que eles também possam ser úteis em ambiente de hipocortisolismo "relativo". As doses endovenosas são:

- Hidrocortisona: dose de ataque de 300 mg seguida de 100 mg de 6/6 a 8/8 horas.
- Dexametasona: 2-4 mg de 6/6 horas.

Tratamento de suporte

O suporte clínico é extremamente importante. Estes doentes encontram-se em estado hipermetabólico, febris, diaforéticos, muitas vezes com vômitos e diarréia. A reposição volêmica deve ser feita, exceto em pacientes com congestão pulmonar. Pacientes hipotensos devem ser tratados conforme outras situações, inclusive com drogas vasoativas. Deve-se ficar atento à glicemia capilar com controle periódico (pacientes podem apresentar hipoglicemia ou hiperglicemia, tanto à entrada quanto durante à evolução). Alguns doentes apresentam hipercalcemia na apresentação, mas facilmente corrigível com a hidratação parenteral. Outros pontos importantes são:

- Hipertermia: resfriamento passivo e uso de antitérmicos; apesar de não ser citada na literatura americana ou européia, a medicação de escolha é dipirona (1 a 2 g endovenosa de 6/6 horas). Aspirina não deve ser utilizada por ser capaz de inibir a ligação dos hormônios tireoidianos às suas proteínas carreadoras, aumentando os níveis de hormônios livres.
- Controle da insuficiência cardíaca (IC) e arritmias; uso de diuréticos (furosemida) e digitálicos; caso seja resultado direto da crise tireotóxica e não haja uma grave IC, a redução de freqüência cardíaca com β-bloqueador pode ser suficiente. Em casos de falência cardíaca refratária ou hipotensão pode ser necessário o emprego de agentes vasoativos. Deve-se considerar o tratamento específico de arritmias supraventriculares e, em casos de fibrilação atrial, iniciar anticoagulação pelo risco de fenômenos tromboembólicos sugeridos por algumas revisões.
- Correção de distúrbios eletrolíticos.

Tratamento de fatores precipitantes

Deve-se procurar ativamente e tratar fatores precipitantes, mas não há evidências para a indicação de antibioticoterapia empírica na crise tireotóxica. Entretanto, se houver qualquer suspeita infecciosa, deve-se colher culturas e iniciar imediatamente antibiótico parenteral, conforme a suspeita.

LEITURA ADICIONAL

1. Wogan JM. Selected endocrine disorders. In: Med-Challenger/Rosen's emergency medicine. 2006; Copyright Challenger Corporation and Mosby. Disponível em: http://www.challengercme.com.
2. Sherman SC. Thyroid emergencies. In: Harwood-Nuss. Clinical practice of emergency medicine. 4. ed. Philadelphia: Lippincott Williams and Wilkins; 2005. p.854-63.
3. Liang HK. Hyperthyroidism and thyroid storm. In: Tintinalli JE, Kelen GD, Stapczynski JS. Emergency medicine: American College of Emergency Physicians. 6. ed. McGraw-Hill; 2004. p.1311-3.
4. Neto RAB, Martins HS. Crise tireotóxica. In: Martins HS, Neto RAB, Velasco IT. Emergências clínicas – abordagem prática. 1. ed. Barueri: Manole; 2006. p.680-9.
5. Neto RAB, Brauer L. Emergências relacionadas à tireóide. In: Martins HS, Neto AS, Velasco IT. Emergências clínicas baseadas em evidências. 1. ed. São Paulo: Atheneu; 2005. p.599-607.
6. Jameson JL, Weetman AP. Diseases of the thyroid gland. In: Kasper, Braunwald, Fauci, et al. Harrison's principles of internal medicine. 16. ed. McGraw-Hill; 2005. p.2104-26.
7. Ross DS. Treatment of thyroid storm. Disponível em: http://www.uptodate.com.
8. Davies TF, Larsen PR. Thyrotoxicosis. In: Larsen PR, Kronenberg H, Melmed S, et al. William's textbook of endocrinology. 10. ed. Philadelphia: Elsevier; 2003. p.374-422.
9. Sarlis NJ, Gourgiotis L. Thyroid emergencies. Rev Endoc Metab Dis 2003; 4: 129-36.
10. Ringel MD. Management of hypothyroidism and hyperthyroidism in the intensive care unit. Crit Care Clin 2001; 17: 59-73.
11. Cooper DS. Antythyroid drugs. N Engl J Med 2005; 352: 905-17.

Algoritmo 113.1 – Diagnóstico e tratamento da crise tireotóxica

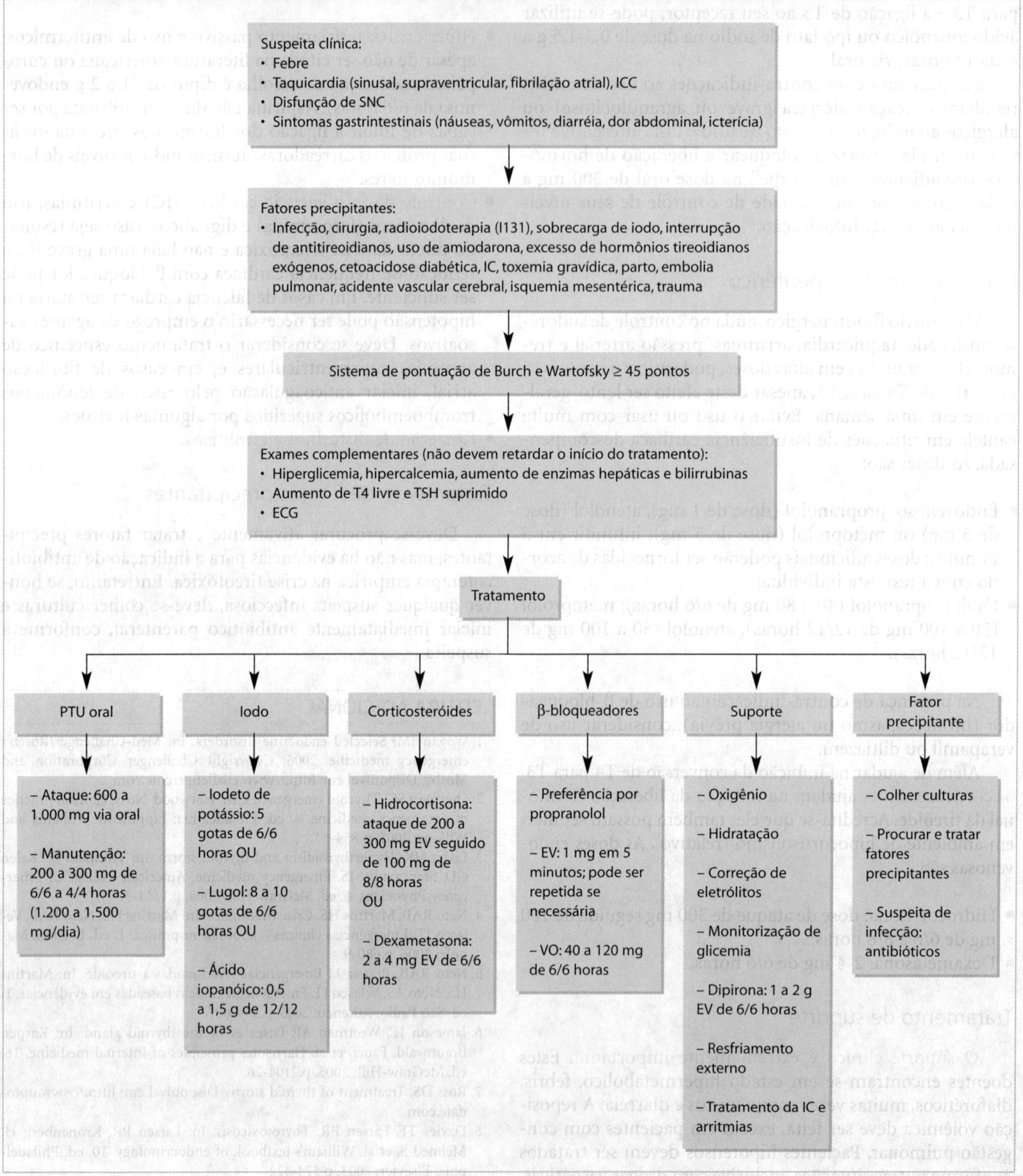

Insuficiência Adrenal

CAPÍTULO 114

Madson Queiroz Almeida
Debora Lucia Seguro Danilovic

TÓPICOS IMPORTANTES

- Insuficiência adrenal (IA) pode se apresentar de forma crítica com risco de morte para o paciente.
- Tuberculose era a causa mais comum de IA primária, entretanto adrenalite auto-imune responde, atualmente, por aproximadamente 65 a 90% dos casos.
- A maioria dos sintomas da deficiência de cortisol é inespecífica e usualmente ocorre insidiosamente.
- O sinal mais específico da IA primária é a hiperpigmentação de pele e mucosas.
- Considerar a possibilidade de IA adrenal é de fundamental importância em pacientes criticamente doentes.
- Em procedimentos cirúrgicos e intercorrências clínicas, deve ser realizada reposição suplementar de glicocorticóide.

INTRODUÇÃO E DEFINIÇÕES

A integridade do eixo hipotálamo-hipófise-adrenal tem um importante papel na resposta do organismo a situações de estresse como infecção, hipotensão e cirurgia. A deficiência funcional da glândula supra-renal é caracterizada pela redução acentuada ou ausência da secreção de glicocorticóides, produzindo alterações metabólicas importantes, que podem se manifestar clinicamente de forma crítica com risco de morte para o paciente. A insuficiência adrenal (IA) primária decorre da destruição do córtex adrenal, geralmente acima de 90% da glândula. A IA secundária é causada por doença hipofisária ou hipotalâmica, com conseqüente déficit de ACTH. A deficiência de ACTH ocasiona redução da produção de glicocorticóides pela ausência de estímulo adrenal, no entanto a funcionalidade do sistema renina-angiotensina-aldosterona é mantida, uma vez que a zona glomerulosa é regulada primordialmente pela angiotensina II.

ETIOLOGIA E FISIOPATOLOGIA

A IA primária crônica (doença de Addison) é relativamente rara, com prevalência entre 0,45 a 11,7 casos por 100.000 habitantes. No entanto, atualmente, a prevalência é três vezes maior que a observada na década de 1970. Ainda não se sabe se essa maior prevalência é conseqüência da maior acurácia diagnóstica ou se reflete uma maior freqüência da IA primária clínica. A idade média ao diagnóstico é 40 anos (17 a 72 anos), sendo mais freqüente em mulheres, na proporção de 2,6:1. Tuberculose era a causa mais comum de IA primária, entretanto adrenalite auto-imune responde, atualmente, por aproximadamente 65 a 90% dos casos, freqüentemente associados a doença da tireóide ou outras deficiências hormonais auto-imunes (síndrome poliglandular auto-imune) (Tabela 114.I).

Várias evidências indicam um papel da auto-imunidade na patogênese da doença de Addison (DA), entre elas, a presença de adrenalite no exame histopatológico, a associação com outras doenças auto-imunes e a presença de autoanticorpos circulantes. Cerca de 40% dos pacientes com DA apresentam outras doenças auto-imunes associadas:

- Síndrome poliglandular auto-imune tipo I: hipoparatiroidismo 90%, candidíase mucocutânea crônica 75%, DA 60%, falência gonadal 45%, anemia perniciosa 16%, hipotiroidismo 12%.
- Síndrome poliglandular auto-imune tipo II: DA 100%, tiroidopatia auto-imune 70%, doença de Graves (50%), diabetes melito tipo 1 (50%), falência gonadal (5-50%).

A tuberculose causa insuficiência adrenal por destruir o córtex adrenal com formação de granulomas caseosos. Em regiões brasileiras onde a paracoccidiodomicose é endêmica (Sul, Sudeste e Centro-Oeste), vem crescendo, de forma significativa, o número de casos relatados sobre o envolvimento das adrenais pelo *Paracoccidioides brasiliensis.* Na síndrome da imunodeficiência adquirida (SIDA), as adrenais são as glândulas endócrinas mais afetadas, comprometimento que pode ser secundário a infecções oportunistas (tuberculose, citomegalovírus, micobactérias atípicas, micoses etc.), drogas (rifampicina, cetoconazol etc.) e lesões metastáticas (sarcoma de Kaposi, linfoma). Medicações que inibem a esteroidogênese adrenal (cetoconazol, mitotano, metirapona e aminoglutetimida) ou aumentam o *clearance* metabólico dos esteróides adrenais (rifampicina, fenitoína, fenobarbital etc.) podem, também, causar IA.

Metástases adrenais são, principalmente, achados de necrópsia, e a insuficiência adrenal resultante dessa invasão é incomum. As principais neoplasias metastáticas para as adrenais são pulmão e mama.

Tabela 114.I – Causas de IA primária e secundária

IA primária	IA secundária
Quadro crônico	
Adrenalite auto-imune	Tumor de hipófise ou metastático
Tuberculose	Craniofaringioma
Adrenoleucodistrofia	Radiação
Infecções fúngicas sistêmicas (histoplasmose, criptococose, blastomicose)	Hipofisite linfocítica
	Sarcoidose
	Histiocitose
SIDA (infecções por citomegalovírus, sarcoma de Karposi)	Aracnoidocele (sela vazia)
	Tumor hipotalâmico
	Terapia crônica com glicocorticóide
Carcinoma metastático (pulmão, mama, rim) e linfoma	
Deficiência isolada de glicocorticóide	
Quadro agudo	
Hemorragia adrenal, necrose ou trombose em meningococcemia, sepse ou distúrbios de coagulação	Necrose hipofisária pós-parto (síndrome de Sheehan)
	Apoplexia hipofisária
	Lesões traumáticas de haste hipofisária
	Pós-operatório de doença de Cushing

Aproximadamente 25% dos pacientes com IA primária apresentam-se, na ocasião do diagnóstico, com uma crise adrenal estabelecida ou iminente. Crise addisoniana pode ser observada em pacientes expostos ao estresse de infecções, cirurgia ou desidratação. A crise adrenal de pior prognóstico é resultante de hemorragia adrenal bilateral. Hemorragia adrenal pode resultar de meningococcemia (síndrome de Waterhouse-Friderichsen), septicemia por outras bactérias (principalmente *Pseudomonas aeruginosa*), uso de anticoagulantes, complicação de coagulopatias (síndrome do anticorpo antifosfolípide), trauma ou cirurgia abdominal. Trombose de veia adrenal após trauma constitui uma causa bastante rara de crise adrenal.

A IA secundária pode ser conseqüente a traumatismo craniano, necrose hipofisária pós-parto, apoplexia hipofisária ou qualquer patologia tumoral que envolva a hipófise ou hipotálamo. Nesses casos, a deficiência de ACTH está geralmente associada a outros déficits hormonais. Deficiência isolada de ACTH pode também ocorrer e, na maioria dos casos, está associada a hipofisite linfocítica. A causa mais comum de IA secundária é a terapia crônica com glicocorticóide, que inibe a secreção de CRH e ACTH.

Insuficiência adrenal no paciente crítico

Durante doenças graves, diversos fatores podem alterar a síntese de cortisol: 1) anestésicos, como etomidato, ou agentes antifúngicos inibem a atividade de enzimas envolvidas na esteroidogênese adrenal; 2) hemorragia adrenal pode ocorrer, especialmente em pacientes com septicemia e coagulopatias; 3) elevação dos níveis de citocinas inflamatórias pode ocasionar resistência periférica aos glicocorticóides, comprometendo desta maneira a ação hormonal e ocasionando supressão do eixo hipotálamo-hipófise-adrenal. Produção subnormal de corticóide em pacientes críticos tem sido denominada "insuficiência adrenal relativa", refletindo a noção que o hipoadrenalismo pode aparecer sem um defeito estrutural óbvio no eixo hormonal.

ACHADOS CLÍNICOS

A maioria dos sintomas da deficiência de cortisol – fadiga, fraqueza, hipotensão ortostática, perda de peso e anorexia – é inespecífica e usualmente ocorre insidiosamente. Alguns pacientes apresentam inicialmente sintomas gastrintestinais (92%) como dor abdominal, náusea, vômitos e diarréia, ou são erroneamente diagnosticados como tendo depresão ou anorexia nervosa. Redução da libido ou amenorréia (20-25%) podem ocorrer na IA primária ou secundária e são relacionadas à redução da produção adrenal de andrógenos (Tabela 114.II).

Embora hipotensão ortostática (88-94%) seja mais marcante na IA primária em decorrência da deficiência mineralocorticóide e hipovolemia, ela pode ocorrer na IA secundária como resultado da diminuição da expressão de receptores vasculares de catecolaminas, principalmente em casos de IA secundária de instalação aguda.

O sinal mais específico da IA primária é a hiperpigmentação de pele e mucosas (92 a 94%), resultante da redução do *feedback* negativo pela deficiência de cortisol, que estimula a síntese de pró-opiomelanocortina (POMC). A clivagem da POMC aumenta os níveis séricos de ACTH e MSH, que estimulam a síntese de melanina. A hiperpigmentação é generalizada, porém é mais óbvia em áreas expostas ao sol, como face, pescoço e dorso das mãos, bem como cicatrizes e locais mais propensos a traumatismos. Mulheres pós-menopausadas com DA podem também apresentar rarefação da pilificação em áreas andrógeno-dependentes.

As manifestações da IA secundária diferem principalmente em dois aspectos principais observados na DA: não há hiperpigmentação, uma vez que os níveis de ACTH e peptídeos derivados da POMC são normais ou baixos; e estão ausentes a depleção de volume e a desidratação, decorrentes da preservação da secreção de mineralocorticóides.

Tabela 114.II – Manifestações clínicas e laboratoriais da insuficiência adrenal

IA primária e secundária
Fraqueza, depressão, anorexia, perda de peso
Tontura, hipotensão ortostática, náusea, vômitos, diarréia
Hiponatremia, hipoglicemia, anemia normocrômica e normocítica, eosinofilia
IA primária e desordens associadas
Hiperpigmentação
Hipercalemia
Vitiligo, doença tiroidiana auto-imune
Sintomas relacionados ao sistema nervoso central (adrenoleucodistrofia)
IA secundária e desordens associadas
Palidez cutânea, amenorréia, redução da libido, rarefação da pilificação
Hipotiroidismo secundário
Déficit puberal e de crescimento
Diabetes insipidus, cefaléia, sintomas visuais

Considerar a possibilidade de IA é de fundamental importância em pacientes criticamente doentes. IA deve ser suspeitada na presença de hipotensão inexplicável resistente a catecolaminas, principalmente se o paciente apresenta outras manifestações e estigmas de IA. Hemorragia adrenal aguda e trombose da veia adrenal devem ser consideradas em pacientes com dor abdominal, rigidez abdominal, vômitos, confusão e hipotensão arterial. A hiponatremia que ocorre em indivíduos com IA secundária pode ser grave, evoluindo com delírio, coma e convulsão.

EXAMES COMPLEMENTARES

Avaliação laboratorial

Hiponatremia (88%) e hipercalemia (64%) são alterações laboratoriais sugestivas da deficiência de mineralocorticóide. A hiponatremia em pacientes com IA secundária resulta de um quadro de secreção inapropriada do hormônio antidiurético (SIHAD), em virtude da ausência de modulação negativa da secreção de ADH pelo cortisol. Manifestações hematológicas incluem anemia normocrômica e normocítica (40%), neutropenia, eosinofilia (17%) e linfocitose relativa. Azotemia (55%), em razão da depleção de volume e desidratação, pode ocorrer na IA primária. Hipercalcemia (6%) leve ou moderada ocorre em aproximadamente 6% dos pacientes. Hipoglicemia é mais comum na IA secundária.

Avaliação hormonal

Determinação do cortisol plasmático basal, colhido entre 8 h e 9 h, deve ser inicialmente realizada. Níveis séricos ≤ 3 µg/dL são diagnósticos de IA, enquanto concentrações séricas ≥ 18 µg/dL excluem o diagnóstico. Pacientes com níveis de cortisol intermediários têm indicação de realizar teste de estímulo com cortrosina (ACTH sintético), 250 µg para avaliação de IA primária e 1 µg para IA secundária (Algoritmo 114.1). Em pacientes com IA primária, concentrações plasmáticas de ACTH invariavelmente excedem 100 pg/mL. Concentrações normais ou baixas de ACTH excluem o diagnóstico de IA primária.

A determinação de auto-anticorpos adrenais pode ser usada na prática clínica, quando disponível, para o diagnóstico de adrenalite auto-imune. O anticorpo anti-21-hidroxilase apresenta uma sensibilidade de 70% e alta especificidade para discriminação de etiologia auto-imune na IA primária.

Avaliação radiológica

Tomografia computadorizada (TC) de adrenal está indicada nos casos de IA primária para avaliar a presença de atrofia (sugestiva de etiologia auto-imune), calcificação (50% dos casos de tuberculose), aumento e simetria da supra-renal, assim como a presença de hemorragia. Ressonância magnética (RM) de hipófise está indicada nos casos de IA secundária em virtude da associação com lesões tumorais hipofisárias.

Insuficiência adrenal no paciente crítico

Os *cut-offs* dos níveis séricos de cortisol utilizados para o diagnóstico de IA no paciente crítico são mais elevados em virtude da hiperativação do eixo hipotálamo-hipófise-adrenal decorrentes do estresse. Nos casos com suspeita de IA e impossibilidade de realizar o teste de estímulo com cortrosina, a terapêutica deve ser iniciada e a decisão da manutenção da terapia de reposição avaliada após a resolução da condição crítica (Algoritmo 114.2).

DIAGNÓSTICO DIFERENCIAL

Como fraqueza, fadiga e anorexia são sintomas comuns, habitualmente, insuficiência adrenal é confundida com muitas outras doenças. Entretanto, a combinação de sintomas gastrintestinais inespecíficos, perda de peso, anorexia e hiperpigmentação devem apontar para IA primária. Pacientes com hemorragia adrenal podem não apresentar hiperpigmentação, em virtude da destruição rápida do córtex adrenal.

TRATAMENTO

Reposição de glicocorticóide

A ação dos glicocorticóides é iniciada pela entrada dos esteróides na célula e ligação com os receptores de glicocorticóides no citossol. Após a ligação, os complexos hormônio-receptores ativados entram no núcleo e interagem com sítios aceptores do DNA, estimulando a ativação de genes-alvo, relacionados aos efeitos fisiológicos dos corticóides. Em doses elevadas, glicocorticóides como a cortisona e corticosterona ligam-se a receptores de mineralocorticóides com afinidade semelhante a aldosterona.

O uso de hidrocortisona (cortisol) constitui a reposição de glicocorticóide mais fisiológica em pacientes com IA primária e secundária. A dose tradicional de acetato de hidrocortisona de 30 mg (20 mg de manhã e 10 mg à tarde) foi associada a níveis de cortisol sérico baixos às 12 h e aumento do risco de osteoporose. A dose de reposição de hidrocortisona mais apropriada é 20 mg, fracionada em três doses (10 mg de manhã, 5 mg às 12 h e 5 mg às 17 h). No Brasil, o acetato de cortisona ou hidrocortisona está disponível somente em farmácias de manipulação. Em virtude da disponibilidade e maior facilidade posológica, a prednisona é o composto mais utilizado, na dose de 5 mg pela manhã (Tabela 114.III).

Tabela 114.III – Equivalência dos glicocorticóides e tempo de ação

	Dose (mg)	Ação
Hidrocortisona	20	Curta
Cortisona	25	Curta
Prednisona	5	Intermediária
Prednisolona	5	Intermediária
Metilprednisolona	4	Intermediária
Triancinolona	4	Intermediária
Dexametasona	0,75	Longa
Betametasona	0,6	Longa

Pacientes que usaram prednisona em dose superior a 20 mg ou equivalente por um período maior que 3 semanas, ou dose de 7,5 mg por, no mínimo, 30 dias, provavelmente apresentam supressão do eixo. A duração da supressão do eixo é discutível, mas pode se prolongar por até 1 ano após a suspensão do glicocorticóide. Portanto, em procedimentos cirúrgicos e intercorrências clínicas, deve ser realizada reposição suplementar de glicocorticóide (Tabela 114.IV). Caso o procedimento seja simples ou com anestesia local, pode-se usar apenas a dose usual de reposição de glicocorticóide.

A resposta clínica é o melhor parâmetro para avaliação da eficácia da terapia de reposição com glicocorticóide. Até o momento, não se conseguiu demonstrar a adequação dos níveis de cortisol urinário para monitorização da dose de acetato de cortisona ou hidrocortisona. Nos pacientes em reposição com prednisona, não existe parâmetro laboratorial para ajuste da dose.

Tabela 114.IV – Terapia de suplementação da reposição de glicocorticóide

Intercorrência	Dosagem
Doença febril leve Gastrenterite Colonoscopia	Hidrocortisona 25 mg
Colecistectomia Hemicolectomia Doença febril importante Pneumonia	Hidrocortisona 50-75 mg
Cirurgia cardíaca Ressecção hepática ou Whipple Pancreatite Sepse	Hidrocortisona 50 mg a cada 6 h

Reposição de mineralocorticóide

Os mineralocorticóides ligam-se a receptores intracelulares, formando complexos que interagem com seqüências de nucleotídeos do DNA. A aldosterona tem grande afinidade pelos receptores de glicocorticóides, contudo, como os níveis plasmáticos de aldosterona são menores que os de cortisol, estes esteróides não têm efeitos glicocorticóides fisiológicos importantes.

A reposição é feita com fludrocortisona na dose de 50 a 200 µg pela manhã (dose inicial de 100 µg). O uso de mineralocorticóide está indicado somente nos pacientes com IA primária, já que a função da zona glomerulosa está preservada na IA secundária. Cerca de 10 a 20% dos pacientes com IA primária mantêm função mineralocorticóide somente com uso de glicocorticóide.

A monitorização da dose deve ser realizada pela pressão arterial, potássio sérico e atividade plasmática de renina (APR). Hipotensão ortostática, hiperpotassemia persistente e APR maior que 5 ng/mL/h indicam necessidade de aumento da dose. Hipertensão e hipopotassemia são evidências de reposição suprafisiológica.

Algoritmo 114.1 – Investigação hormonal de pacientes com suspeita de IA

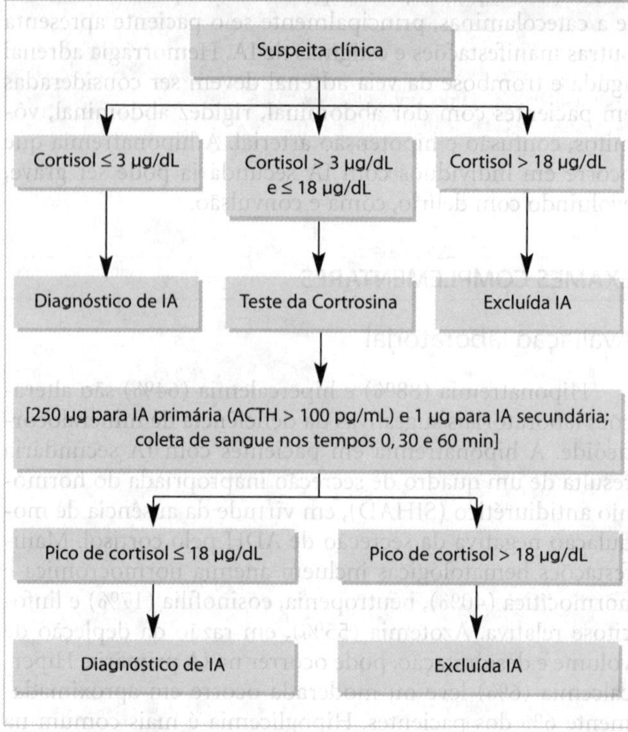

Algoritmo 114.2 – Avaliação da função adrenocortical em pacientes com doença crítica

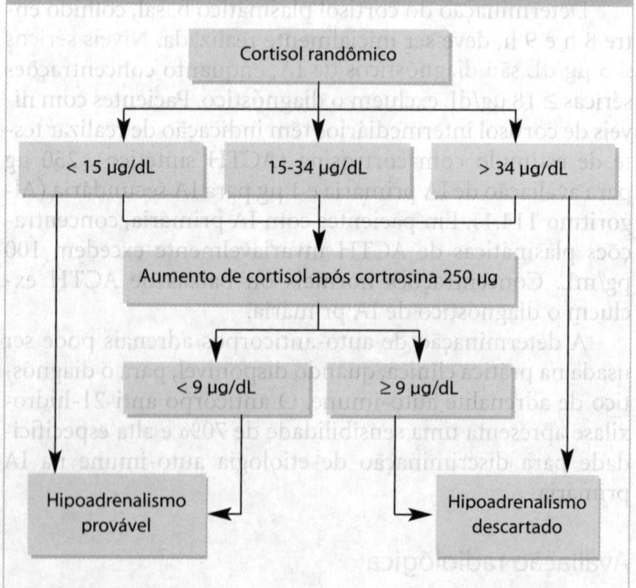

LEITURA ADICIONAL

1. Aron DC, Findling, JW, Tyrrell JB. Glucocorticoids & adrenal androgens. In: Greenspan FS, Gardner DG, editors. Basic & clinical endocrinology. 6. ed. McGraw Hill; 2001 p.334-76.

2. Coursin DB, Wood KE. Corticosteroid supplementation for adrenal insufficiency. JAMA 2002; 287: 236-40.
3. Howlett TA. An assessment of optimal hydrocortisone replacement therapy. Clin Endocrinol 1997; 46: 263-8.
4. Oelkers W. Adrenal insufficiency. NEJM 1996; 335: 1206-12.
5. Peacey SR, Guo CY, Robinson AM, Price A, Giles MA, Eastell R, et al. Glucocorticoid replacement therapy: are patients over treated and does it matter? Clin Endocrinol 1997; 46: 255-61.
6. Stewart PM. The adrenal cortex. In: Larsen PR, Kronenberg HM, Melmed S, Polonsky KS, editors. Williams textbook of endocrinology. 10. ed. Saunders; 2003. p.491-551.
7. Vilar L, Freitas MC. Insuficiência adrenal – diagnóstico e tratamento. Vilar L, Castellar E, Moura E, Leal E, Machado AC, Teixeira L, Campos R, editors. Endocrinologia clínica. 2. ed. Medsi; 2001. p.331-46.
8. Silva RG, Castro M, Kater CE, Cunha AA, Moraes AM, Alvarenga DB, Moreira AC, Elias LLK. Insuficiência adrenal primária no adulto: 150 anos depois de Addison. Arq Bras Endocrinol Metab 2004; 48: 724-38.
9. Cooper MS, Stewart PM. Corticosteroid insufficiency in acute ill patients. N Engl J Med 2003; 348: 727-34.
10. Ten S, New M, Maclaren N. Addisons' disease 2001. J Clin Endocrinol Metab 2001; 86: 2909-22.

CAPÍTULO

115 Feocromocitoma

Madson Queiroz Almeida
Debora Lucia Seguro Danilovic

TÓPICOS IMPORTANTES

- A determinação de catecolaminas plasmáticas e metanefrinas urinárias constituem métodos de grande utilidade com elevada sensibilidade e especificidade para o diagnóstico de feocromocitoma.
- Ressonância magnética (RMN) é o método mais sensível na identificação topográfica do tumor.
- Nos pacientes com feocromocitoma, é indispensável que seja realizado o rastreamento clínico para as síndromes hereditárias que se acompanham de feocromocitoma.
- O tratamento clínico com α-bloqueadores (fenoxibenzamina ou prazosina) é de fundamental importância para o preparo pré-operatório adequado dos pacientes.
- O uso de β-bloqueador está indicado somente após terapia adequada com α-bloqueador.
- O tratamento definitivo do feocromocitoma é cirúrgico.
- Os pacientes com feocromocitoma esporádico, principalmente os tumores maiores que 4 cm ou que secretam dopamina, devem ser acompanhados por um tempo prolongado em virtude do risco de malignidade.

INTRODUÇÃO E DEFINIÇÕES

Feocromocitoma é um tumor raro, originário das células cromafins da medula adrenal ou de gânglios simpáticos (paraganglioma secretor de catecolaminas ou feocromocitoma extra-adrenal), sendo sua manifestação clínica mais comum a elevação da pressão arterial. Estimava-se que 1 em cada 1.000 hipertensos fosse portador de feocromocitoma, mas estudos de autópsia e de pacientes portadores de incidentaloma adrenal têm demonstrado uma prevalência maior dessa patologia.

ETIOLOGIA E FISIOPATOLOGIA

Feocromocitoma ocorre em qualquer idade, com um pico de incidência entre as terceira e quarta décadas, apresentando igual freqüência em ambos os sexos. Cerca de 90% dos tumores localizam-se na adrenal, enquanto aproximadamente 10% podem se apresentar em localizações extra-adrenais, desde a base do crânio até a pelve. Aproximadamente 10% dos feocromocitomas são malignos. Na maior parte dos casos, o feocromocitoma é um tumor esporádico. Entretanto, pode apresentar-se como uma patologia genética, com herança autossômica dominante, ocorrendo isoladamente ou associado a outras patologias. As causas genéticas de feocromocitoma incluem as neoplasias endócrinas múltiplas tipo 2 (NEM2), doença de von Hippel-Lindau (VHL), neurofibromatose tipo 1 (NF1), feocromocitoma isolado e síndrome de paraganglioma familiar (Tabela 115.I). Lesões bilaterais são mais freqüentes nos feocromocitomas familiares (50 a 70%).

A etapa limitante da síntese de catecolaminas envolve a conversão de tirosina em diidroxifenilalanina (DOPA) pela ação da enzima tirosina hidroxilase. A DOPA é convertida em dopamina e, posteriormente, em norepinefrina pela ação da dopamina-β-hidroxilase. A norepinefrina (NE) pode ser convertida em epinefrina (E) pela enzima feniletanolamina N-metiltransferase, que se localiza predominantemente na medula adrenal. A norepinefrina e epinefrina são metabolizadas pela catecol-O-metiltransferase (COMT) em normetanefrina (NM) e metanefrina (MN), metabólitos de fundamental importância para o diagnóstico bioquímico de feocromocitoma. A metabolização subseqüente das cate-

Tabela 115.I – Síndromes hereditárias associadas ao feocromocitoma

Síndrome	Clínica	Risco de FEO
NEM2A	Hiperparatiroidismo Carcinoma medular de tireóide Feocromocitoma	50%
NEM2B	Carcinoma medular de tireóide Feocromocitoma Ganglioneuromatose de mucosa e intestino, hábito marfanóide	50%
VHL	Angiomas de retina Carcinoma e cistos renais Cistos e tumores pancreáticos	10 a 30%
Paraganglioma familiar	Paragangliomas cervicais	20%
NF1	Neurofibroma de nervos periféricos e manchas café-com-leite	1 a 5%

colaminas pela monoaminoxidase (MAO) produz ácido vanilmandélico (VMA).

A ação das catecolaminas circulantes nos receptores adrenérgicos era considerada a única causa da hipertensão nos pacientes com feocromocitoma, contudo, a maior produção tumoral de catecolaminas ocasiona um armazenamento excessivo de NE nas vesículas simpáticas terminais e uma conseqüente hiperatividade simpática mantida. Como as vesículas sinápticas estão repletas de NE, estímulos diretos ou reflexos mediados pelo sistema nervoso simpático podem liberar quantidades excessivas de NE na fenda e precipitar crises adrenérgicas.

ACHADOS CLÍNICOS

A maioria dos sintomas e sinais encontrados em pacientes portadores de feocromocitoma é conseqüência direta dos efeitos cardiovasculares, metabólicos e viscerais das catecolaminas, embora nem sempre seja possível correlacionar o quadro clínico com os níveis de aminas.

Hipertensão arterial (HAS) é a manifestação clínica mais freqüente da doença, estando presente em pelo menos 90% dos casos. A HAS pode ser esporádica ou intermitente, porém mostra-se constante ou persistente em cerca de 60% dos casos (Tabela 115.II). Hipotensão ortostática é observada em até 40% dos pacientes, e pode ser secundária à diminuição da volemia decorrente da vasoconstrição mantida, dessensibilização adrenérgica (*down regulation* dos receptores) ou produção de substâncias vasodilatadoras pelo feocromocitoma.

Os paroxismos têm como tríade clássica: cefaléia intensa, sudorese e palpitações de aparecimento súbito, que se acompanham freqüentemente de HAS, tremor, palidez, dor torácica ou abdominal e, menos comumente, rubor facial (relacionado à liberação de histamina pelo feocromocitoma). Os principais sintomas durante a crise são cefaléia (80%), sudorese (71%) e palpitação (64%) (Tabela 115.III).

Tabela 115.II – Freqüência de HAS e paroxismos em pacientes com feocromocitoma

Manifestação	Freqüência (%)
Hipertensão mantida	60
Com crises	27
Sem crises	33
Hipertensão paroxística	26
Ausência de hipertensão	10
Paroxismos	56

Tabela 115.III – Apresentação clínica dos pacientes com feocromocitoma

Sintoma (%)	Sintoma (%)
Cefaléia (80)	Turvação visual (11)
Sudorese (71)	Parestesia (11)
Palpitações (64)	Tontura (8)
Tremor (31)	Convulsão (5)
Ansiedade (22)	Síncope (1)
Dor torácica (19)	Febre (1)

Portanto, a ocorrência de paroxismos de HAS associados à sudorese, cefaléia ou palpitação é um dado bastante sugestivo de feocromocitoma. Os paroxismos acometem aproximadamente 60% dos pacientes, com freqüência e duração bastante variáveis (75% dos pacientes apresentam um ou mais ataques semanais, com duração de 10 a 60 minutos).

As crises adrenérgicas podem ser desencadeadas por inúmeros fatores como palpação abdominal, aumento de pressão abdominal durante evacuação, micção (nos feocromocitomas vesicais), uso de drogas (β-bloqueadores, metoclopramida, quimioterápicos, glucagon) e problemas emocionais.

Intolerância aos carboidratos é observada em cerca de 50% dos casos, com diabetes melito ocorrendo em 10 a 20%, secundários à diminuição da secreção de insulina e ao aumento da gliconeogênese. Os feocromocitomas podem produzir outros peptídeos e aminas, incluindo ACTH, calcitonina, vasopressina, histamina, serotonina, dentre outros. Embora a produção dessas substâncias, na maioria das vezes, não tenha relevância clínica, revelando-se somente em estudos de imunohistoquímica, a liberação desses peptídeos ou aminas podem ocasionar um quadro clínico não-usual (síndrome de Cushing, reação urticariforme, hipercalcemia).

EXAMES COMPLEMENTARES

Diagnóstico bioquímico

O objetivo da avaliação laboratorial em pacientes com feocromocitoma é demonstrar a produção excessiva de catecolaminas, principalmente norepinefrina e epinefrina. Na grande maioria das situações, isso é possível pela determinação das catecolaminas e dos seus metabólitos no sangue e na urina (Algoritmo 115.1).

Em condições basais, a E representa 80 a 85% das catecolaminas produzidas pela glândula. Contudo, no feocromocitoma, a produção de NE é geralmente superior à de E. Como a conversão de NE em E é realizada pela PNMT, enzima localizada na medula adrenal, a produção exclusiva de adrenalina está relacionada a tumores localizados na adrenal e, raramente, extra-adrenais. Alguns dados devem ser lembrados quando fazemos a avaliação laboratorial do feocromocitoma:

- Os tumores são heterogêneos e têm padrões qualitativos variáveis de secreção. Alguns tumores não secretam o hormônio ativo, mas apenas metanefrinas, derivadas do metabolismo intratumoral de catecolaminas, portanto, sendo importante a determinação de, pelo menos, um metabólito e uma catecolamina.
- Os tumores apresentam variações temporais na sua secreção. Assim, a determinação de catecolaminas em um período de normotensão e ausência de sintomas pode não detectar a hiperprodução de catecolaminas. Entretanto, a maioria dos tumores produz quantidades excessivas de catecolaminas mesmo nos intervalos assintomáticos, e a utilização de amostras de urinas coletadas em 24 h e a determinação de catecolaminas plasmáticas em intervalos

assintomáticos ou de normotensão não aumentam de maneira considerável os resultados falso-negativos.

- Medicações podem interferir nos níveis plasmáticos e urinários das catecolaminas e de metanefrinas. Os principais medicamentos que atuam aumentando os níveis de catecolaminas são os antidepressivos tricíclicos e outros agentes psicoativos, como anfetamina, buspirona (aumenta metanefrinas urinárias) e benzodiazepínicos. Esses medicamentos devem ser interrompidos pelo menos 2 semanas antes da avaliação.
- Aumento da secreção de dopamina está relacionado a feocromocitomas malignos.
- Mais recentemente, têm sido realizadas determinações de metanefrinas plasmáticas, constituindo o método mais sensível de diagnóstico de feocromocitoma.
- Níveis normais de catecolaminas na vigência de sintomas sugestivos ou HAS excluem o diagnóstico de feocromocitoma.

A determinação de NE e E plasmáticas têm uma sensibilidade de 86 e 51% respectivamente. Metanefrinas urinárias apresentam uma sensibilidade de 86%. A associação da dosagem de catecolaminas plasmáticas e metanefrinas urinárias tem uma sensibilidade de 90% e especificidade de 98%. A dosagem de metanefrinas plasmáticas constitui o método mais sensível de diagnóstico (98%), com especificidade de 85%, mas não é disponível no Brasil.

O teste da clonidina tem a finalidade de avaliar produção autônoma, tumoral de catecolaminas. Está indicado em pacientes hipertensos, com catecolaminas pouco elevadas e com diagnóstico duvidoso; neste teste, determinamos as catecolaminas plasmáticas antes, 1 h e 2 h após a administração oral de clonidina 0,3 mg (agonista α_2-adrenérgico que atua bloqueando o tônus simpático). No indivíduo sem feocromocitoma, observamos diminuição das catecolaminas plasmáticas para níveis inferiores a 500 pg/mL. Outro teste, ocasionalmente utilizado, é o estímulo com glucagon, que estimula a produção tumoral de catecolaminas. Este teste deve ser realizado em pacientes com pressão arterial normal, níveis não-diagnósticos de catecolaminas, mas com quadro clínico muito sugestivo. Neste teste, determina-se as catecolaminas plasmáticas antes e após 1, 2 e 3 min da administração de 1 mg de glucagon. Nos pacientes com feocromocitoma, observamos elevação dos níveis de catecolaminas para valores acima de 2.000 pg/mL.

Diagnóstico topográfico

Os métodos mais freqüentemente utilizados na identificação topográfica do feocromocitoma são tomografia computadorizada (TC), ressonância magnética (RM) e mapeamento de corpo inteiro com ^{131}I-meta-iodo-benzil-guanidina (MIBG). A CT e RM apresentam sensibilidade de 98 e 100% respectivamente, mas a RM é superior na localização dos extra-adrenais e permite a visualização do hipersinal em T_2, característico do feocromocitoma. MIBG apresenta uma sensibilidade de 78% e especificidade de 100%, já que fornece uma informação de funcionalidade do tumor (Algoritmo 115.2). Dados preliminares demonstram que a tomografia com emissão de pósitrons (PET) com fluordopamina ou flúor-deoxiglicose apresenta uma especificidade comparável ao MIBG para o diagnóstico de feocromocitoma.

DIAGNÓSTICO DIFERENCIAL

Muitas situações de estresse (insuficiência cardíaca, infarto do miocárdio, hipoglicemia, hipotensão, hipertensão craniana, hipóxia, acidose etc.) podem elevar as catecolaminas séricas para níveis semelhantes àqueles observados no feocromocitoma. Condições relacionadas a sintomas paroxísticos também entram no diagnóstico diferencial de feocromocitoma: ansiedade, uso de cocaína e anfetamina, hipertensão essencial, tireotoxicose, síndrome carcinóide, hipoglicemia, suspensão brusca de clonidina, disfunção barorreflexa etc. (Tabela 115.IV).

Tabela 115.IV – Diagnóstico diferencial de feocromocitoma

Endócrino	**Psiquiátrico**
Tireotoxicose	Ansiedade e crises de pânico
Hipoglicemia	Hiperventilação
Carcinoma Medular de Tiróide	
Cardiovascular	**Farmacológico**
Hipertensão essencial	Ingestão de simpaticomiméticos
Edema Pulmonar	Cocaína, álcool
Síncope, hipotensão ortostática	Retirada de inibidores adrenérgicos
Disfunção barorreflexa	
Arritmia cardíaca paroxística	Tratamento com inibidores da MAO
Doença renovascular	
	Outros
	Epilepsia diencefálica
	Mastocitose, síndrome carcinóide

TRATAMENTO

O preparo pré-operatório dos pacientes com feocromocitoma é realizado com os objetivos de tratar a hipertensão arterial, evitar a ocorrência de paroxismos e de corrigir uma eventual hipovolemia. Caso não seja realizado um preparo adequado, os pacientes correm o risco de desenvolver hipotensão importante e mesmo choque hipovolêmico após a retirada do tumor e conseqüente desaparecimento da vasoconstrição. A vasodilatação ocasionada pelo tratamento clínico, durante um período mínimo de 15 dias antes da cirurgia, é suficiente para corrigir a volemia.

A droga tradicionalmente recomendada na literatura é a fenoxibenzamina (dose inicial de 10 mg 2x/dia, com aumento progressivo até 60-80 mg/dia), bloqueador α-adrenérgico não específico de ação prolongada. Mais recentemente, tem sido utilizada prazosina (dose inicial de 1 mg 2x/dia, com aumento progressivo até uma dose média de 8 mg/dia, podendo chegar até 20 mg), ou doxazosina (1-16 mg/dia), que são bloqueadores α_1-específicos e apresentam menor tempo de ação. Em relação à fenoxibenzamina, a prazosina produz menos taquicardia reflexa, permite reajuste mais rápido da dose e é associada com menor freqüência à hipotensão no pós-operatório imediato. Para se reduzir o problema de hipotensão arterial após a retirada do tumor decorrente do efeito residual da droga, a fenoxibenzamina deve ser suspensa 48 h antes do ato cirúrgico e a prazosina 8 h.

A administração de β-bloqueador é contra-indicada como terapêutica inicial da hipertensão em pacientes portadores de feocromocitoma. As indicações para o uso de β-bloqueadores são: persistência ou aparecimento de taquicardia ou arritmias em pacientes já adequadamente tratados com α-bloqueadores.

Atualmente, antagonistas de canais de cálcio e inibidores da enzima de conversão têm se mostrado igualmente eficazes no controle pressórico de pacientes com feocromocitoma, podendo ser associados aos α-bloqueadores em casos de hipertensão arterial de difícil controle.

Pacientes em crises hipertensivas devem ser tratados com fentolamina, 5 mg endovenoso em *bolus*, que pode ser repetido a cada 2 min, ou infusão contínua (100 mg de fentolamina em 500 mL de SG 5%). O nitroprussiato de sódio (dose inicial de 0,25-0,5 μg/kg/min; dose máxima 8-10 μg/kg/min), em virtude da maior disponibilidade, é a medicação utilizada com maior freqüência nos casos de crise hipertensiva (Algoritmo 115.2).

O tratamento cirúrgico, com retirada total de todos os focos de tecido tumoral, constitui o único tratamento definitivo do feocromocitoma. A partir da década de 1980, houve uma redução importante da mortalidade pré-operatória, em virtude do preparo adequado dos pacientes para cirurgia e do controle hemodinâmico rigoroso no intra-operatório.

Algoritmo 115.1 – Investigação do feocromocitoma

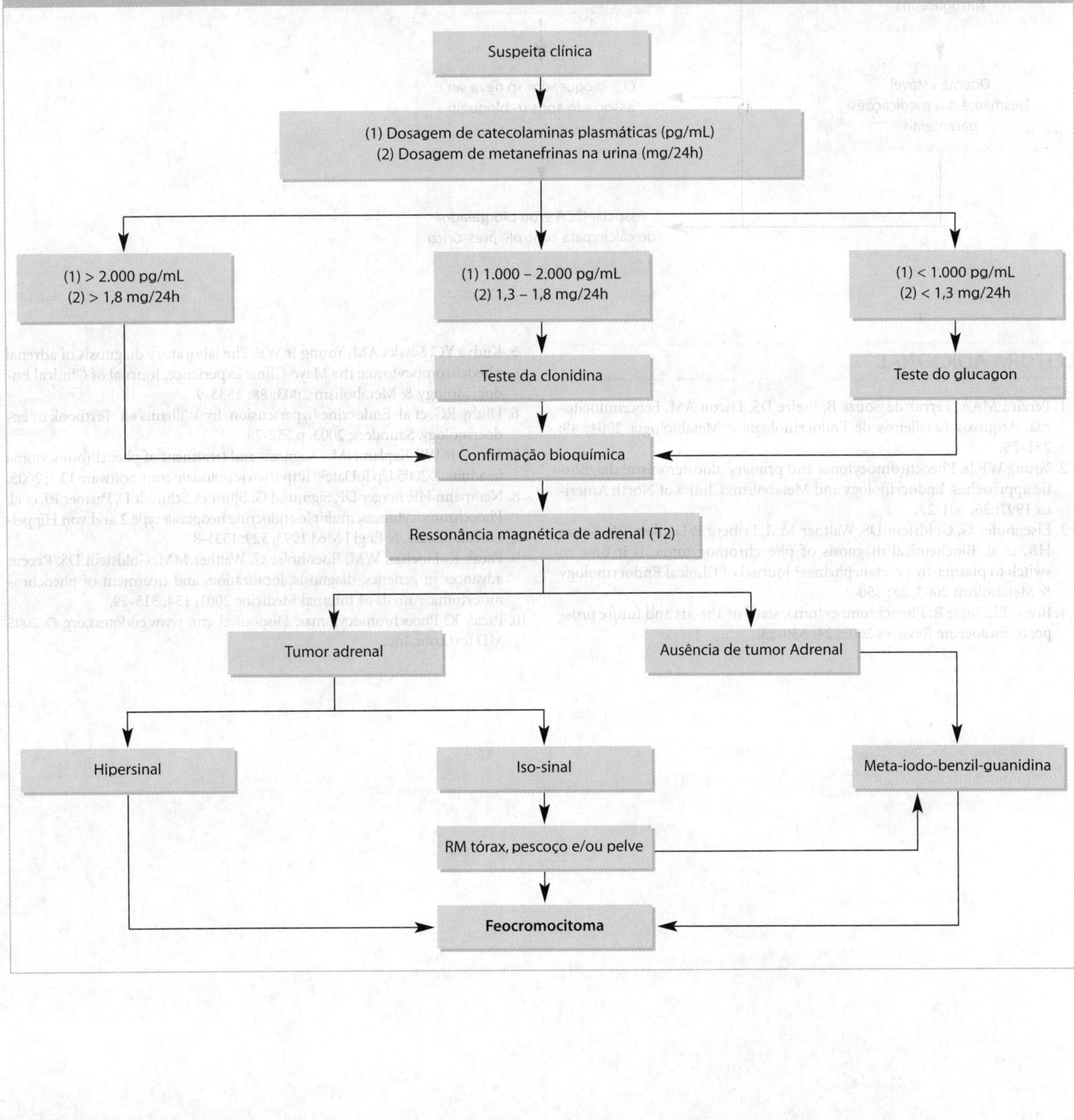

Algoritmo 115.2 – Tratamento da HAS associada ao feocromocitoma

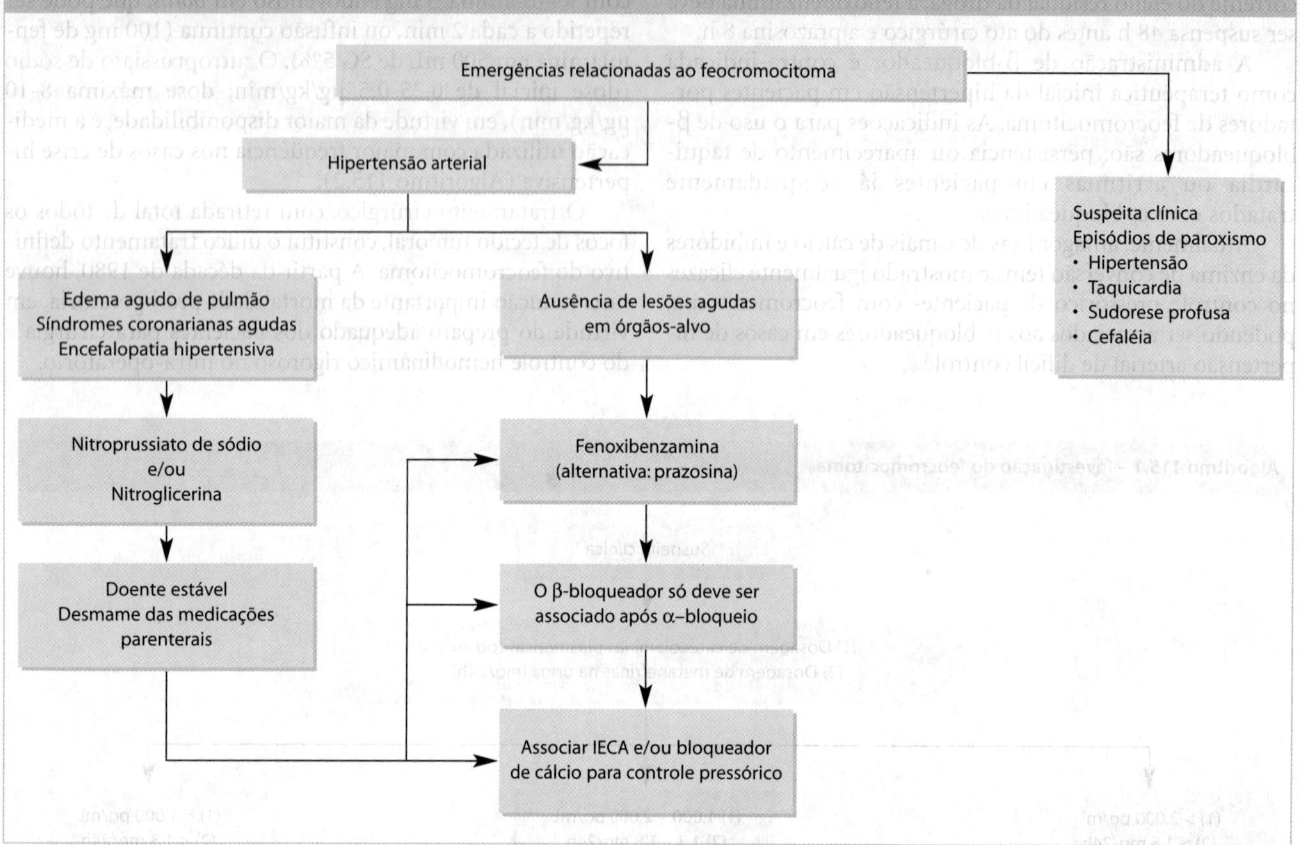

LEITURA ADICIONAL

1. Pereira MAA, Ferraz de Souza B, Freire DS, Lucon AM. Feocromocitoma. Arquivos Brasileiros de Endocrinologia e Metabiologia 2004; 48: 751-75.
2. Young WF Jr. Pheochromocytoma and primary aldosteronism: diagnostic approaches. Endocrinology and Metabolism Clinics of North America 1997; 26: 801-27.
3. Eisenhofer G, Goldstein DS, Walther MM, Friberg P, Lenders JW, Keiser HR, et al. Biochemical diagnosis of pheochromocytoma: is it time to switch to plasma-free metanephrines? Journal of Clinical Endocrinology & Metabolism 2003; 88: 550-2.
4. Bravo EL, Tagle R. Pheochromocytoma: state-of-the-art and future prospects. Endocrine Reviews 2003; 24: 539-53.
5. Kudva YC, Sawka AM, Young Jr WF. The laboratory diagnosis of adrenal pheochromocytoma: the Mayo Clinic experience. Journal of Clinical Endocrinology & Metabolism 2003; 88: 4533-9.
6. Dluhy RG, et al. Endocrine hypertension. In: Williams ed. Textbook of endocrinology. Saunders; 2003. p.552-78.
7. Young Jr WF, Kaplan NM. Diagnosis and treatment of pheochromocytoma in adults. ©2005 UpToDate®: http://www.uptodate.com. Software 13.1; 2005.
8. Neumann HP, Berger DP, Sigmund G, Blum U, Schmidt D, Parmer RJ, et al. Pheochromocytomas, multiple endocrine neoplasia type 2 and von Hippel-Lindau disease. N Engl J Med 1993; 329: 1531-8.
9. Pacak K, Linehan WM, Eisenhofer G, Walther MM, Goldstein DS. Recent advances in genetics, diagnosis, localization, and treatment of pheochromocytoma. Annals of Internal Medicine 2001; 134: 315-29.
10. Pacak K. Pheochromocytomas. Disponível em: www.endotext.org © 2005 MDText.com, Inc.

Rabdomiólise

CAPÍTULO 116

Maurício Henrique Claro dos Santos
Rodrigo Antonio Brandão Neto
Herlon Saraiva Martins

TÓPICOS IMPORTANTES

- Rabdomiólise ocorre em razão da destruição muscular e pode levar à IRA.
- As causas são variadas e incluem condições traumáticas e clínicas.
- O diagnóstico é sugerido pelo aumento marcante de CPK, urina avermelhada, reagente para sangue, mas sem hematúria.
- Pacientes com acidose e alteração dos níveis de creatinina na admissão possivelmente apresentam maior risco para o desenvolvimento de insuficiência renal aguda e necessidade de terapia de substituição renal.
- O início precoce de hidratação agressiva e terapia dialítica, quando necessário, melhora significativamente o prognóstico dos pacientes.

INTRODUÇÃO E DEFINIÇÕES

A associação entre rabdomiólise e insuficiência renal aguda foi primeiramente estabelecida durante a 2ª Guerra Mundial em Londres, por Bywaters e Beall, por meio da observação de pacientes vítimas dos bombardeios alemães. Desde então, vários casos de rabdomiólise por causas não-traumáticas e vítimas de catástrofes foram descritos. Curiosamente, nos atentados terroristas em Nova York, em 11 de setembro de 2001, apesar da ocorrência de mais de 3.000 mortes, houve apenas um relato de insuficiência renal aguda secundária à rabdomiólise, refletindo a fatalidade do evento.

Rabdomiólise significa destruição muscular com liberação de seus componentes celulares na circulação; estes, ao serem filtrados no glomérulo podem levar à disfunção renal, representando patologia com potencial letal. Por isso, é importante reconhecer precocemente, pois o tratamento permite a recuperação completa do doente e previne as complicações.

Atualmente, rabdomiólise é uma importante causa de insuficiência renal aguda (IRA), sendo responsável por cerca de 5 a 7% dos casos de IRA não-traumática, e 25% de todos os casos de necrose tubular aguda. Por outro lado, a incidência de IRA em doentes com rabdomiólise está entre 16,5 e 33%.

ETIOLOGIA E FISIOPATOLOGIA

As causas de rabdomiólise são subdivididas em 4 grandes grupos (Tabela 116.I):

Tabela 116.I – Causas de rabdomiólise

Causas físicas	• Trauma e compressão: acidentes de carro, desastres, imobilização. • Oclusão de vasos musculares ou hipoperfusão muscular: trombose, embolia, choque. • Atividade muscular excessiva: exercício físico extenuante, convulsões, tétano. • Lesão por corrente elétrica. • Hipertermia: síndrome neuroléptica maligna, hipertermia maligna.
Causas não-traumáticas	• Miopatias metabólicas: doença de McArdle, deficiências das enzimas da cadeia respiratória mitocondrial, deficiência de carnitina. • Medicações e toxinas: álcool, anfetaminas (incluindo o *ecstasy*), antimaláricos, antifúngicos (azoles), ciclosporina, cocaína, corticosteróides, estatinas, fibratos, opióides, inibidores seletivos da recaptação de serotonina, macrolídeos, inibidores de protease (anti-HIV), acidentes ofídicos, picadas de insetos. • Infecções: estafilococo, estreptococo, clostrídeo, malária, várias doenças virais (incluindo o vírus HIV), leptospirose, sepse. • Distúrbios endócrino-metabólicos: hipotiroidismo, cetoacidose diabética, estado hiperosmolar, hipocalemia, hipofosfatemia, hiponatremia, hipernatremia. • Doenças imunológicas: dermatomiosite, polimiosite.

- trauma ou injúria direta: usualmente tem apresentação dramática em doente com membro esmagado, evoluindo para mioglobinúria e insuficiência renal de rápida evolução; dentro deste grupo, ainda deve-se relembrar as injúrias causadas por choques elétricos e queimaduras;
- excesso de atividade muscular: relacionada à intensidade do esforço físico, especialmente após maratonas e em treinamento militar. É importante salientar que insuficiência renal aguda não ocorre usualmente em doentes com rabdomiólise secundária a atividade física, exceto quando o doente apresenta concomitantemente depleção de volume ou insuficiência renal aguda prévia;

- defeitos enzimáticos hereditários:
  - doença de McArdle: consiste em deficiência da miofosforilase levando à produção defeituosa de ATP e causando rabdomiólise;
  - deficiência de carnitina palmitil transferase: defeito na via aeróbica de produção de energia, podendo levar à rabdomiólise;
- outras causas clínicas:
  - medicações e toxinas:
    - etanol: consiste na causa mais comum dentre as medicações e toxinas a causar rabdomiólise. O etanol inibe o acúmulo de cálcio no retículo sarcoplasmático dos músculos, agride as membranas celulares dos músculos e inibe a bomba Na^+-K^+-ATPase que mantém a integridade celular; além disso, os efeitos tóxicos são aumentados pelo jejum;
    - estatinas: também é uma causa importante de rabdomiólise. Elevações de CPK menores que cinco vezes o limite superior do método são consideradas benignas e não necessitam de maiores cuidados. Miopatia significativa é usualmente definida por valores de CPK maiores que 10 – o limite superior do método – embora esta definição varie entre os diversos estudos. Miopatia significativa ocorre em cerca de 0,1% dos doentes em uso de estatinas quando em monoterapia;
    - fibratos: especialmente, se associado a estatinas.
  - hipóxia muscular: qualquer condição médica que implique períodos prolongados de inconsciência e imobilização pode resultar em injúria muscular e representa causa de rabdomiólise;
  - doenças endócrinas: hipotiroidismo, hipertiroidismo, feocromocitoma, cetoacidose diabética;
  - doenças metabólicas: hipofosfatemia e hipocalemia.
  - alterações de temperatura: hipertermia maligna e síndrome neuroléptica maligna podem causar rabdomiólise; essas síndromes, com a combinação de febre, hiperatividade muscular e desidratação são motivos suficientes para que a rabdomiólise ocorra. A hipertermia maligna com o defeito nos canais de cálcio ainda apresenta motivo adicional para que ocorra a rabdomiólise;
  - infecções virais e bacterianas: invasão direta ou por geração de toxinas; exemplos: influenza A e B são as causas mais comuns seguidas de HIV e vírus *Coxsackie.*

Existem três mecanismos descritos como causa de IRA pela rabdomiólise:

- efeito tóxico direto da mioglobina: por meio de sua porção heme, leva à disfunção e à necrose tubular aguda;
- isquemia renal: em razão do desequilíbrio entre mediadores vasoconstritores e vasodilatadores, com efeito final de vasoconstrição (sobretudo pelo efeito scavenger de óxido nítrico);
- obstrução tubular: devido aos cilindros formados pelo pigmento de mioglobina.

ACHADOS CLÍNICOS

O diagnóstico de rabdomiólise baseia-se em um alto grau de suspeição frente ao quadro clínico das diversas etiologias citadas. A maior parte dos achados clínicos são inespecíficos e a evolução do doente é dependente do fator precipitante.

Freqüentemente, a primeira pista diagnóstica é a mudança de coloração da urina; a presença de heme na urina é sugestiva do diagnóstico, principalmente se o exame de urina I não mostra hematúria.

Os sintomas podem ser locais como dores musculares, hipersensibilidade local, edema e fraqueza muscular. O edema muscular que ocorre pode raramente levar à síndrome compartimental.

O doente pode ainda apresentar sintomas sistêmicos como febre e mal-estar; outros sintomas como agitação psicomotora e confusão são dependentes dos fatores precipitantes.

EXAMES COMPLEMENTARES

A elevação dos níveis de mioglobina sérica e/ou a presença de mioglobinúria são indicativas de injúria da musculatura esquelética ou cardíaca. Entretanto, a dosagem da mioglobina no sangue ou na urina não é um método sensível para o diagnóstico de rabdomiólise em virtude da sua rápida eliminação (meia-vida sérica de 1 a 3 horas) pelo metabolismo hepático e pelo *clearance* renal; de tal maneira que a sua concentração pode estar normal no momento da admissão do paciente. A mioglobina passa a ser excretada na urina quando a sua concentração sérica excede 1,5 mg/dL, porém só se torna visível quando a sua concentração urinária atinge 100 mg/dL. Clinicamente, a urina apresenta-se avermelhada ou marrom. No exame de urina a fita reagente é positiva para sangue, entretanto, no exame microscópico não há a presença de eritrócitos. Deve ficar claro que o teste de ortotolidina na urina para a detecção de heme não distingue a presença de hemoglobinúria (presente nos casos de hemólise) ou mioglobinúria, sendo reagente para os dois pigmentos (Algoritmo 116.2). Por outro lado, a ausência de heme na urina não descarta o diagnóstico de rabdomiólise, já que a presença de mioglobinúria vai depender da concentração sérica de mioglobina, que possui uma meia-vida curta, conforme exposto acima.

A enzima creatinofosfoquinase (CPK) está difusamente presente na musculatura estriada. Quando a célula muscular é lesada, grandes quantidades de CPK são liberadas na circulação. Como sua degradação é mais lenta, a concentração de CPK permanece elevada por mais tempo e de maneira mais consistente que a de mioglobina. Conseqüentemente, a determinação de CPK é melhor que a de mioglobina na avaliação da rabdomiólise. A grande maioria dos estudos sobre evolução clínica de pacientes com rabdomiólise determinou como critério de inclusão um nível de CPK maior que 1.000 U/L, considerado como o grau de elevação de CPK associado à rabdomiólise com manifestações clínicas significativas.

O dano muscular causa liberação de potássio e de fósforo na corrente sangüínea, a hiperfosfatemia resultante pode alterar o duplo produto cálcio e fósforo e o doente pode apresentar calcificações patológicas; hipocalcemia eventualmente ocorre, mas usualmente assintomática e sem necessidade de tratamento.

A apresentação de insuficiência renal desses doentes é usualmente dramática; a creatinina costuma estar em níveis desproporcionalmente elevados em relação à uréia em virtude da sua liberação pela lesão muscular; posteriormente ocorre elevação desproporcional da uréia decorrente do catabolismo das proteínas musculares.

Doentes com necrose tubular aguda costumam apresentar aumentos de creatinina entre 0,4-1,0 mg/dL ao dia; elevações acima de 2,0 mg/dL sugerem o diagnóstico de rabdomiólise, embora possam ocorrer em outros tipos de necrose tubular aguda.

Hipoalbuminemia pode ocorrer por extravasamento de proteínas do plasma, representando fator de péssimo prognóstico.

Infelizmente, não há na literatura estudos prospectivos sobre dados clínicos ou laboratoriais preditores do desenvolvimento de insuficiência renal aguda ou necessidade de terapia de substituição renal nos pacientes com rabdomiólise, com o intuito de identificar pacientes de alto risco e que mereceriam um suporte terapêutico mais agressivo. Estudos recentes avaliaram a questão retrospectivamente. Baseado nesses estudos, os principais determinantes de uma evolução clínica desfavorável seriam creatinina inicial maior ou igual a 1,5 mg/dL, e déficit de base inicial menor ou igual a -4. Pacientes sem nenhum desses fatores raramente desenvolveriam insuficiência renal; sendo que pacientes com a presença de acidose, porém com função renal normal apresentariam um risco intermediário. Valores extremamente elevados de CPK de pico também estariam associados a maior necessidade de suporte dialítico e até a maior chance de desenvolvimento de lesão renal persistente.

DIAGNÓSTICO DIFERENCIAL

O diagnóstico diferencial inclui:

- hemoglobinúria: estados hemolíticos;
- doenças com hematúria: trauma, tumores, litíase;
- porfiria intermitente aguda;
- doença hepática com colúria;
- infecções graves.

TRATAMENTO

O objetivo primário é a prevenção de fatores que potencializam a IRA, isto é, depleção de volume, obstrução tubular, acidúria e liberação de radicais livres.

- Hidratação vigorosa: mais importante tópico do tratamento, devendo ser iniciada o mais precocemente possível, idealmente durante as primeiras seis horas nos casos de pacientes com síndrome de esmagamento. A reposição inicial de fluido é geralmente feita com salina isotônica, com o objetivo de obter um fluxo urinário de 200 a 300 mL/hora. O seqüestro de líquidos pelo músculo lesado pode resultar em hipovolemia e deve ser prevenido; o volume de fluidos necessário pode ser maior que 10 L ao dia.
- Alcalinização da urina: recomenda-se manter o pH urinário acima de 6,5. Isso ajuda a corrigir a acidose, prevenir a precipitação de mioglobina nos túbulos e reduzir o risco de hipercalemia.
  - Prescrever 140 mEq de bicarbonato de sódio em 1 L de soro glicosado ou água destilada (hidrata e alcaliniza ao mesmo tempo).
  - Velocidade da hidratação: 1,5 L por hora, inicialmente, até a obtenção de fluxo urinário adequado: considerado como no mínimo 20 mL/hora e idealmente 300 mL/hora.
  - *Bolus* de 100 mEq de bicarbonato a 8,4% podem ser adicionados com intuito de otimizar o pH urinário.
- Manitol: após a obtenção de fluxo urinário adequado, pode ser adicionado ao regime de administração de fluidos, embora não exista nenhum estudo prospectivo controlado validando o seu uso. O manitol aumenta o fluxo sangüíneo renal e a taxa de filtração glomerular; é um agente osmótico que ajuda na mobilização de líquidos do compartimento intersticial, desta forma, diminuindo o edema muscular. Manitol é um diurético osmótico que previne a obstrução tubular por mioglobina e funciona como scavenger de radicais livres.
  - Manitol a 10%: velocidade de infusão de 15-45 mL/h (média de 2-5 g de manitol/hora; máximo de 120 g/dia).

  A terapia com reposição de fluidos e diurese alcalina forçada com bicarbonato e manitol deve ser mantida até a diminuição dos níveis de CPK a menos de 5.000 a 10.000 U/L ou se sintomas de sobrecarga hídrica aparecerem.
- Diálise: apesar do tratamento, muitos doentes evoluem com insuficiência renal grave. Nesses casos, hemodiálise ou hemofiltração são as modalidades de escolha. Acredita-se que haja recuperação da função renal na maioria dos doentes.

COMPLICAÇÕES

Hipercalemia é comum e pode necessitar de tratamento agressivo. A hipocalcemia que ocorre no início do tratamento raramente necessita de reposição, exceto se o doente apresentar sintomas relacionados. Durante a fase de recuperação da insuficiência renal, pode ocorrer o desenvolvimento de hipercalcemia em 20 a 30% dos pacientes. Isso ocorre em parte devido à mobilização de cálcio depositado nos músculos lesados. Esta complicação pode ser minimizada evitando-se a administração de cálcio nos pacientes com insuficiência renal, a não ser nos casos de hipocalcemia sintomática ou hipercalemia grave. A síndrome compartimental, presente principalmente nos pacientes politraumatizados, refere-se às manifestações locais de isquemia neuromuscular por causa do aumento de pressão nos compartimentos osteofasciais, levando a edema, dor à extensão passiva, diminuição da sensibilidade, fraqueza ou paralisia da extremidade afetada e diminuição de pulsos distais. Nos casos suspeitos, idealmente deve ser monitorizada a pressão compartimental (Tabela 116.II).

Tabela 116.II – Complicações da rabdomiólise

• Coagulação intravascular disseminada
• Hipocalcemia
• Hiperfosfatemia (hipofosfatemia pode ocorrer tardiamente)
• Hipercalemia
• Hiperuricemia
• Neuropatia periférica
• Síndrome compartimental

Algoritmo 116.1 – Abordagem do paciente com suspeita clínica de rabdomiólise

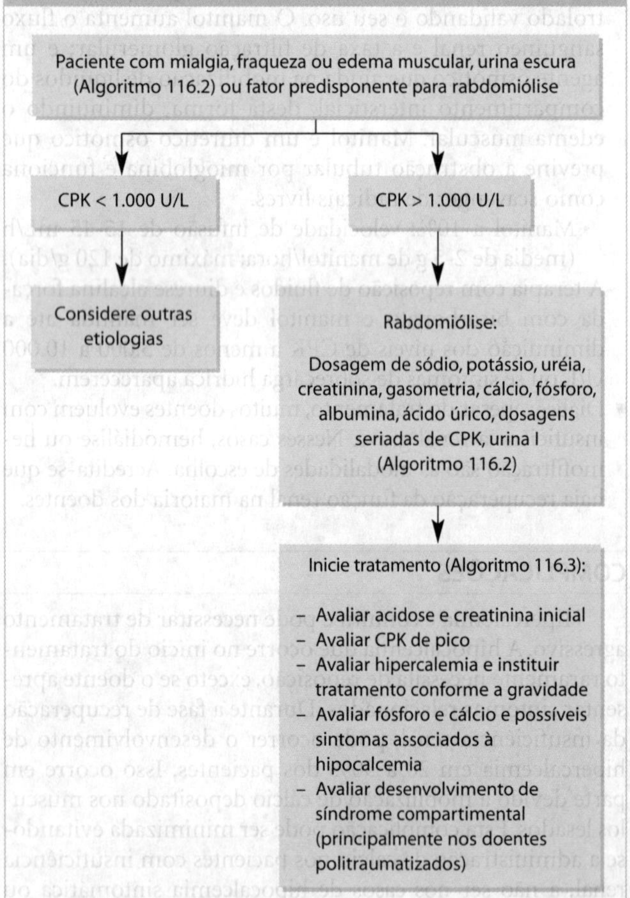

Algoritmo 116.2 – Abordagem do doente com urina escura

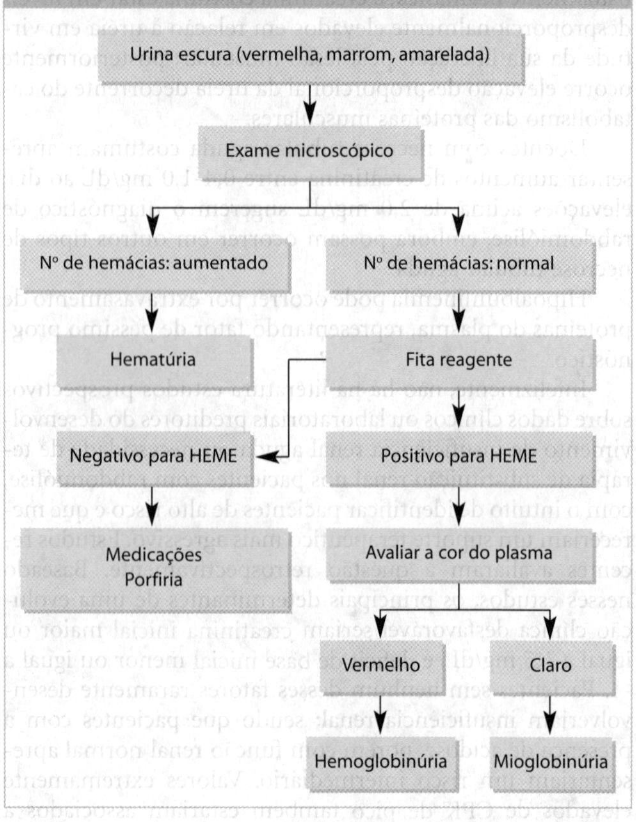

Algoritmo 116.3 – Tratamento da rabdomiólise

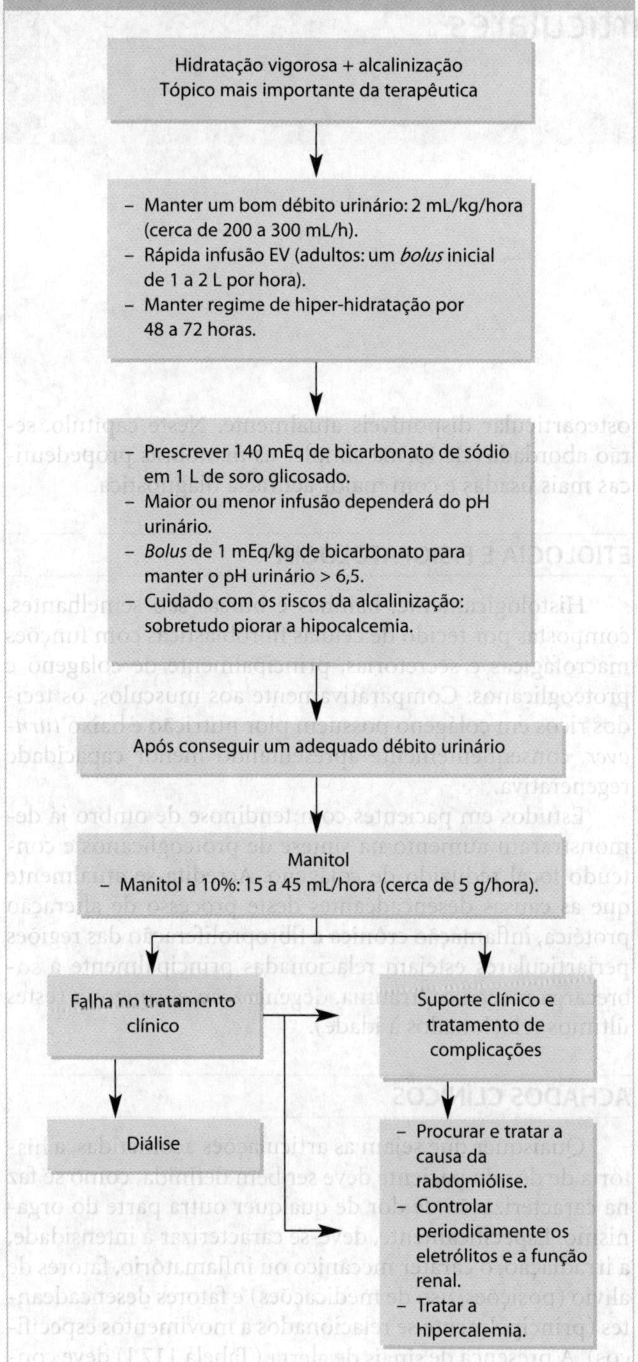

LEITURA ADICIONAL

1. Goldfarb DS, Chung S. The absence of rhabdomyolysis-induced renal failure following the world trade center collapse. Am J Med 2002; 113: 260.
2. Bontempo LJ. Rhabdomyolysis. In: Marx JA, Hockberger RS, Walls RM, Stack LB. Med-challenger emergency medicine/Rosen's® emergency medicine – concepts and clinical practice. Copyright Challenger Corporation and Mosby; 2005. Disponível em: www.chall.com.
3. Counselman FL. Rhabdomyolysis. In: Tintinalli JE, Kelen GD, Stapczynski. Emergency medicine: American College of Emergency Physicians. 6. ed. McGraw Hill; 2004. p.1749-52.
4. Miller ML. Rhabdomyolysis. ©2007 UpToDate®: http://www.uptodate.com: Software 15.3: 2007.
5. Miller ML. Drug-induced myopathies. ©2005 UpToDate®: http://www.uptodate.com: Software 13.1: 2005.
6. Rose BD. Clinical features and treatment of heme pigment-induced acute tubular necrosis. ©2007 UpToDate®: http://www.uptodate.com: Software 15.3: 2007.
7. Sinert R, Kohl L et al. Exercise induced rhabdomyolysis. Ann Emerg Med 1994; 23: 1301-6.
8. Allison RC, Bedsole L. The other medical causes of rabdhomyolysis. Am J Med Sci 2003; 326(2): 79-88.
9. Sauret JM. Rhabdomyolysis. American Fam Physic; 65(2): 2002.
10. Vaholder R, Sever MS, Erek E, Lameire N. Rhabdomyolysis. J Am Soc Nephrol 2000; 11: 1553-61.
11. Fernandez WG, Oliver H, Bruno R, Galea S, Chiang WK. Factors predictive of acute renal failure and need for hemodialysis among ED patients with rhabdomyolysis. American Journal of Emergency Medicine 2005; 23: 1-7.
12. Sharp LS, Rozycki GS, Feliciano DV. Rhabdomyolysis and secondary renal failure in critically ill surgical patients. The American Journal of Surgery; 188(2004): 801-6.
13. Slater LS, Mullins RJ. Rhabdomyolysis and myoglobinuric renal failure in trauma and surgical patients: a review. J Am Coll Surg 1998 Jun; 186, No. 6.
14. Server MS, Vanholder R, Lameire N. Management of crush-related injuries after disasters. N Engl J Med 2006; 35: 1052-63.

CAPÍTULO 117 Afecções Dolorosas Periarticulares

Sonia Cristina de Magalhães Souza Fialho
Danieli Castro Oliveira de Andrade
Aleksander Snioka Prokopowitsch

TÓPICOS IMPORTANTES

- Reumatismos de partes moles são freqüentes e causam grande prejuízo social e econômico à população.
- A fisiopatologia dessas lesões ainda não está bem definida, mas parece estar relacionada com sobrecarga mecânica, trauma, isquemia e degenerações relacionadas à idade.
- O diagnóstico das afecções periarticulares é essencialmente clínico.
- O conhecimento das principais manobras de exame físico é fundamental, pois sua validade diagnóstica algumas vezes pode superar, por exemplo, a da ressonância nuclear magnética.
- Punções diagnósticas e exames laboratoriais como hemograma, provas de atividade inflamatória e culturas são necessários apenas na suspeita de infecção.
- Observar os sinais de alerta é muito importante para o diagnóstico diferencial.
- Radiografias articulares devem ser solicitadas, pois ajudam a excluir doenças ósseas metabólicas, infecciosas e fraturas.
- Ultra-sonografia deve ser solicitada sempre que houver dúvida entre acometimento articular, periarticular e celulite.
- O tratamento consiste em repouso, terapia antiinflamatória e fisioterapia.

INTRODUÇÃO E DEFINIÇÕES

Os reumatismos de partes moles representam um grupo de afecções que cursam com dor e rigidez musculoesquelética em que não ocorre acometimento articular. São na maioria das vezes causados por trauma ou por sobrecarga biomecânica. Consistem em importantes causas de morbidade e falta ao trabalho, com conseqüente prejuízo social e econômico. Pesquisas de base populacional indicam prevalência de 20% de dores em membros superiores. Na Inglaterra, em 1995, aproximadamente 3,8 milhões de faltas ao trabalho foram registradas em decorrência de tais acometimentos.

No entanto, apesar da alta prevalência desses distúrbios musculoesqueléticos em todas as áreas da prática clínica, ainda se observa certa negligência para com o exame físico musculoesquelético, dado fundamental e muitas vezes com validade diagnóstica igual ou superior à ultra-sonografia ou ressonância nuclear magnética. Isto se deve em parte à enorme gama de testes complementares ao exame osteoarticular disponíveis atualmente. Neste capítulo, serão abordadas de forma simples as manobras propedêuticas mais usadas e com maior acurácia diagnóstica.

ETIOLOGIA E FISIOPATOLOGIA

Histologicamente, bainhas e bursas são semelhantes, compostas por tecido de células fibroblásticas com funções macrofágicas e secretórias, principalmente de colágeno e proteoglicanos. Comparativamente aos músculos, os tecidos ricos em colágeno possuem pior nutrição e baixo *turnover*, conseqüentemente apresentando menor capacidade regenerativa.

Estudos em pacientes com tendinose de ombro já demonstraram aumento na síntese de proteoglicanos e conteúdo local reduzido de colágeno. Acredita-se atualmente que as causas desencadeantes deste processo de alteração protéica, inflamação crônica e fibroproliferação das regiões periarticulares estejam relacionadas principalmente a sobrecarga mecânica, trauma, degeneração e isquemia (estes últimos relacionados à idade).

ACHADOS CLÍNICOS

Quaisquer que sejam as articulações acometidas, a história de dor do paciente deve ser bem definida, como se faz na caracterização de dor de qualquer outra parte do organismo. Especificamente, deve-se caracterizar a intensidade, a irradiação, o caráter mecânico ou inflamatório, fatores de alívio (posições, uso de medicações) e fatores desencadeantes (principalmente se relacionados a movimentos específicos). A presença de sinais de alerta (Tabela 117.I) deve conduzir a uma investigação mais cuidadosa, através de exames laboratoriais e radiológicos específicos.

Afecções em ombros

Tendinopatia de ombro

O paciente que apresenta algia em ombro deve ser amplamente examinado, já que muitas doenças articulares, não-articulares e ósseas podem acometer essa região. O exame físico do ombro se inicia na observação da postura do paciente enquanto retira a camisa e na facilidade com

Tabela 117.I – Sinais de alerta relacionados à história de dor periarticular

- Dor de caráter não mecânico progressiva e constante
- História prévia de uso de drogas, HIV ou câncer
- Perda de peso
- História de trauma
- Presença de sintomas ou sinais de acometimento neurológico
- Presença de massa visível ao exame físico

que realiza o movimento. Deve-se observar se há atrofia muscular ou assimetria (sempre comparando-se os dois lados). Pode-se solicitar ao paciente que coloque as mãos atrás da cabeça e em seguida junte as mãos atrás nas costas. Com esses movimentos, o examinador já estará verificando flexão, abdução, rotação externa, extensão, adução, e rotação interna, respectivamente. Caso o paciente consiga realizar estes movimentos sem dor ou limitação de amplitude articular, é necessário avaliar se a dor não é irradiada da coluna cervical, trapézio superior, outras áreas do tórax, vesícula biliar ou diafragma. Havendo dor à movimentação ativa dos membros superiores, deve-se experimentar a movimentação passiva dos mesmos. Patologias articulares cursam com dor à movimentação tanto ativa como passiva, enquanto patologias tendinosas ou entesopatias costumam piorar muito à movimentação ativa ou contra resistência, com pouca ou nenhuma dor à movimentação passiva. Dor passiva à abdução acima de 120º sugere acometimento de articulação acromioclavicular.

Se o paciente mantém dor somente à movimentação ativa, algumas manobras contra resistência devem ser realizadas para se comprovar patologia tendinosa. São quatro os tendões mais freqüentemente envolvidos nas tendinopatias de ombro: supra-espinhal, subescapular, bicipital e infra-espinhal. No teste de Jobe, para avaliação do tendão do músculo supra-espinhal, solicita-se que o paciente coloque o membro estendido em posição de rotação interna e faça força de abdução contrária à resistência do examinador. O paciente sentirá dor e fraqueza ao movimento caso haja lesão deste tendão. O tendão do músculo subescapular pode ser avaliado pelo teste de Gerber: o paciente, com o membro em rotação interna, coloca o dorso da mão em contato com sua região lombar e faz força para trás contra a palma da mão do examinador. A avaliação do tendão bicipital se faz através do teste de Speed: com o membro superior em extensão e supinação, o paciente realiza força de elevação contra a força de abaixamento exercida pelo examinador. Por fim, a avaliação do tendão do músculo infra-espinhal se faz através do teste de Patte: com o braço abduzido e com o cotovelo fletido a 90º, ocorre dor à rotação externa contra resistência se houver lesão deste tendão.

As tendinopatias de ombro muitas vezes são acompanhadas por bursites; nesses casos, o paciente terá dor à movimentação em todos os planos e com piora em todas as manobras. Além disso, haverá dor intensa à palpação subacromial. Uma injeção na bursa de 2 mL de lidocaína a 1% sem vasoconstritor (teste de Neer) elimina a dor da bursa e torna mais fácil a avaliação das outras estruturas (Tabela 117.II).

Afecções em cotovelos

Epicondilite medial

Pacientes com epicondilite medial ("cotovelo do golfista") queixam-se de dor na face medial do antebraço, próximo ao cotovelo, principalmente após atividades intensas de flexão e pronação do antebraço, além de algumas vezes apresentarem tumefação com eritema local. Ao exame, o paciente apresenta dor intensa à palpação do epicôndilo medial e piora do quadro doloroso à flexão resistida do punho, ou pronação resistida do antebraço.

Epicondilite lateral

A epicondilite lateral ("cotovelo do tenista") é mais comum que a medial. Caracteristicamente, os pacientes queixam-se de dor na face lateral do antebraço, próximo ao cotovelo, na região do epicôndilo lateral, com piora em atividades como um aperto de mão ou carregar uma sacola. O diagnóstico pode ser confirmado pela exacerbação dolorosa à extensão resistida dos punhos e dedos, bem como à supinação resistida do antebraço.

Bursite olecraniana

Na bursite olecraniana, a bursa que se localiza na região posterior do cotovelo encontra-se caracteristicamente edemaciada e em geral pouco dolorosa. Muito freqüentemente, não há limitação da movimentação do cotovelo, o que a diferencia das artrites dessa articulação. Geralmente é secundária a traumas agudos ou crônicos, ou a doenças inflamatórias como gota, pseudogota ou artrite reumatóide, mas causas infecciosas devem ser afastadas. Na bursite séptica, observam-se sinais inflamatórios locais mais intensos, a dor costuma ser bem mais

Tabela 117.II – Exame físico do ombro

	Dor à mov. passiva	Dor à mov. ativa	Jobe	Speed	Patte	Gerber	Neer
Patologia articular	+	+	–	–	–	–	–
Tendinopatia	–	+	+ (supra-espinhal)	+ (bicipital)	+ (infra-espinhal)	+ (subescapular)	+
Bursite	+	++	+	+	+	+	–

importante e comumente ocorre febre. O diagnóstico é confirmado pela aspiração local com citologia, Gram e cultura do líquido. O *Staphylococcus aureus* responde por cerca de 80% dos casos de infecção da bursa olecraniana.

AFECÇÕES EM MÃOS

Tendinite de De Quervain

A tenossinovite do extensor curto e abdutor longo do polegar é bastante comum na prática clínica e se caracteriza inicialmente por dores difusas no punho e antebraço. Com o aumento do processo inflamatório, a dor se torna mais localizada na região do processo estilóide do rádio, na face lateral do punho. A dor piora com a movimentação do polegar e pode haver sinais inflamatórios locais. Na manobra de Finkelstein (desvio ulnar do punho realizado com o polegar dobrado sobre a face palmar da mão com os demais dedos fletidos sobre o mesmo), o paciente refere piora importante da dor.

Tendinite de flexores e extensores do punho

Além dos tendões envolvidos na tendinite de De Quervain, quaisquer tendões associados à flexão e à extensão do punho podem inflamar em decorrência, na maioria das vezes, do uso repetitivo ou de trauma local. Achados clínicos consistem em dor localizada nos tendões em questão, edema localizado ocasional, além de piora importante da dor às manobras de força resistida.

AFECÇÕES NOS QUADRIS

Bursite trocantérica

A bursite trocantérica predomina em pacientes do sexo feminino, de média idade e com sobrepeso. A paciente geralmente refere dor na região do trocanter maior do fêmur e na face lateral da coxa, que piora ao caminhar, deitar sobre o lado afetado e subir escadas. A clínica pode ser aguda, mas geralmente apresenta curso crônico, sendo que em inúmeras vezes o diagnóstico é tardio. O diagnóstico se faz através da palpação da região trocantérica, e a dor costuma piorar quando a paciente realiza manobras de rotação externa e abdução do quadril contra resistência. A bursite trocantérica parece estar relacionada a condições que proporcionam sobrecarga à articulação do quadril, tais como osteoartrose, escoliose e discrepâncias no comprimento dos membros inferiores. Em pacientes mais jovens, pode estar relacionada a supertreinamento ou a traumas mecânicos. O tratamento consiste na infiltração da bursa para alívio imediato dos sintomas e na correção da causa mecânica de base para evitar recorrência do quadro (tratamento da artrose do quadril, fisioterapia, perda de peso).

Bursite de iliopsoas

A bursa do iliopsoas é a maior bursa do corpo humano e está localizada entre o músculo iliopsoas e a cápsula anterior da articulação da bacia, podendo apresentar comunicação direta com a articulação em 14% dos casos. O aumento na bursa pode ocasionar dor na região inguinal e efeito de massa com ou sem compressão nas estruturas neurovasculares adjacentes (vasos e nervos femorais). Dependendo do quadro clínico, pode-se optar por uma conduta mais conservadora (infiltração direta na bursa) ou, posteriormente, intervencionista (ressecção cirúrgica da bursa). Deve-se excluir a presença de doenças inflamatórias associadas (artrite reumatóide) e doenças degenerativas (osteoartrose), assim como sobrepeso. Caso alguma dessas condições esteja presente, deve-se tratar a doença de base para evitar recorrência dos sintomas.

Bursite isquioglútea

A bursa isquiática em geral se inflama secundariamente a traumas, inclusive por permanência prolongada na posição sentada. O quadro clínico é de dor à palpação no local da bursa, podendo haver irradiação para a porção posterior da coxa. O tratamento consiste em medidas conservadoras, tais como uso de coxins sintéticos para promover amortecimento nas proeminências ósseas e, se necessário, infiltração local com corticosteróides para melhora dos sintomas de forma mais rápida.

Síndrome do piriforme

Apesar de não ser uma entidade totalmente compreendida, a síndrome do piriforme prevalece em mulheres que sofrem trauma nas proximidades do músculo. As pacientes apresentam piora com a rotação interna do quadril contra resistência e dor à palpação no trajeto do músculo piriforme. Outra condição comum nesses casos é a presença de ciatalgia, já que o nervo ciático passa entre as fibras do músculo piriforme. O manejo é baseado em medidas conservadoras como alongamento da cadeia muscular posterior e abdutora, bem como infiltração com lidocaína para tratamento de quadros miofasciais.

Meralgia parestésica

Acomete predominantemente mulheres com sobrepeso: grávidas, diabéticas e obesas. O quadro se deve à compressão do nervo cutâneo femoral (L2-L3) por efeito de massa, trauma direto ou secundariamente à discrepância no comprimento dos membros inferiores. As manifestações clínicas compreendem dor do tipo queimação com hipoestesia associada na porção ântero-lateral da coxa, que podem piorar com manobras de extensão e abdução da coxa, ortostase ou caminhadas prolongadas. O manejo inclui medidas conservadoras como perda de peso, correção na diferença de comprimento dos membros inferiores (geralmente quando maior ou igual a 2 cm) e fisioterapia para fortalecimento e alongamento das cadeias musculares envolvidas.

Sinfisite púbica

Trata-se de uma condição inflamatória de causa desconhecida que afeta a sínfise púbica e estruturas periarticulares vizinhas. Predomina em atletas, e por esse motivo muitas vezes é diagnosticada tardiamente. Os pacientes podem referir dor na sínfise púbica, assim como nas estruturas periarticulares adjacentes (virilha, porção medial da coxa, quadris, região inferior do abdome e bacia). O manejo dessa condição inclui fisioterapia e uso de antiinflamatórios.

AFECÇÕES NOS JOELHOS E ESTRUTURAS PERIARTICULARES

Bursites pré-patelar e infra-patelar

Geralmente, a bursa pré-patelar cobre anteriormente a patela e porções do tendão patelar, e em situações de esforço repetitivo pode sofrer trauma e inflamar, aumentando de volume. Essa situação é bastante freqüente em donas-de-casa que têm por hábito ajoelhar-se para fazer os serviços domésticos. Os pacientes apresentam dor ao flexionar os joelhos, caminhar ou correr, e ao exame físico referem dor à palpação direta da bursa. Durante a avaliação, deve-se excluir a possibilidade de infecção na bursa através da presença de sinais flogísticos. Se necessário, deve-se proceder à coleta do material da bursa e à análise do líquido para exclusão de infecção. Quanto à bursite infra-patelar, a única diferença em relação à bursite pré-patelar consiste na localização da bursa, a qual, nesse caso, encontra-se mais inferiormente entre o ligamento patelar e a tíbia, sendo a avaliação clínica, propedêutica e conduta as mesmas adotadas na condição anterior.

Bursite anserina

A bursa anserina encontra-se na porção medial do joelho, entre o tendão da "pata de ganso" e o ligamento colateral tibial (aproximadamente 5 cm abaixo da linha articular do joelho). A "pata de ganso" compreende a junção dos tendões de três músculos: sartório, grácil e semitendinoso. A bursite anserina ocorre mais comumente em mulheres obesas, de meia-idade e com osteoartrose (OA) de joelhos. A clínica consiste em dor ao subir escadas e principalmente dor à palpação no território da bursa. Muitas vezes, os pacientes são diagnosticados como portadores de OA de joelhos e a ocorrência de bursite anserina não é afastada, o que pode ser o motivo de agudização da dor na presença de OA de joelhos. Além do manejo convencional em bursites, a bursite anserina requer repouso e alongamento da musculatura adutora e do quadríceps.

Bursite do trato iliotibial

Ocorre na inserção da banda muscular iliotibial, junto ao côndilo femoral lateral. No exame físico, observa-se dor na porção lateral da articulação do joelho com retesamento da banda iliotibial, observada principalmente à mobilização lateral do côndilo femoral, quando se pode ouvir um clique. Geralmente desenvolve-se após esforços excessivos em atletas, tais como corrida, bicicleta ou outra atividade que propicie sobrecarga. O manejo do quadro inclui alongamento da banda iliotibial e uso de antiinflamatórios não-hormonais para melhora do quadro álgico.

Cistos poplíteos

Conhecidos também como cistos de Baker, os cistos poplíteos são comuns e formam-se devido à efusão do tecido sinovial em processos inflamatórios como osteoartrose, artrite reumatóide e alterações estruturais internas dos joelhos. O mecanismo fisiopatológico se baseia no efeito de válvula, no qual ocorre extravasamento da sinóvia do joelho inflamado (área de maior pressão) para a porção posterior do mesmo, na região do cavo poplíteo (área de menor pressão). Os cistos são mais bem observados quando o paciente encontra-se em ortostase e o joelho é examinado pela região posterior. Eventualmente, esses cistos podem romper-se ou dissecar em direção à panturrilha e mimetizar um quadro de tromboflebite ou trombose venosa profunda (TVP). Nesses casos, o paciente pode apresentar artrite de joelhos, edema de panturrilha, eritema e edema nos calcanhares. O manejo dessa condição inclui uso de antiinflamatórios não-hormonais e, eventualmente, infiltração articular com corticosteróides. Deve-se sempre afastar a possibilidade de TVP com propedêutica adequada (*doppler* de membros inferiores) e investigar a causa de base do problema (doença inflamatória e/ou degenerativa) para evitar recidivas do quadro.

Plica medial

As plicas são estruturas remanescentes do desenvolvimento embrionário dos joelhos, as quais, quando hipertrofiadas devido a condições de sobrecarga, podem ser causa de dor na porção anterior ou medial dos joelhos. A plica que geralmente cursa com complicações é a plica medial. O paciente apresenta dor patelar medial ou ínfero-medial e pode relatar que "trava o joelho ao caminhar". No exame físico, observa-se dor à palpação da porção medial para-patelar e no coxim de gordura localizado na região medial do joelho. A existência dessa entidade como causa de dor é questionada por muitos especialistas (ortopedistas, radiologistas e reumatologistas), entretanto muitos pacientes melhoram após a ressecção da plica por artroscopia. O manejo conservador consiste em alongamento e fortalecimento isométrico da musculatura do quadríceps.

Tendinite patelar

Conhecida também como "joelho do saltador", predomina em atletas submetidos a esforços repetitivos, como corrida ou atividades que envolvam saltos. O paciente apresenta dor à palpação do tendão patelar e o manejo segue a regra de tratamento de tendinites: fisioterapia e antiinflamatórios na fase aguda, se necessário.

Síndrome de Pellegrini-Stieda

Corresponde à calcificação do ligamento colateral medial após traumas repetitivos. Predomina em homens e atletas, e seu curso é geralmente intermitente e autolimitado. Os pacientes inicialmente apresentam dor à palpação na porção medial do joelho, que pode evoluir com restrição da sua amplitude de movimento.

Síndrome patelofemoral

Conhecida também como condromalácia de patela, é uma condição bastante prevalente em pacientes jovens do sexo feminino. A queixa de dor costuma ser bilateral e piora com movimentos que envolvem a flexão dos joelhos, como, por exemplo, subir escadas. Os sintomas usualmente obedecem a um padrão inflamatório, ou seja, há melhora da dor quando o paciente encontra-se em atividade e piora da dor quando em repouso, exceto ao subir escadas, que costuma ser um dos mais comuns fatores de piora. No exame físico, deve-se avaliar o trofismo da musculatura do quadríceps, a altura das patelas, a presença de dor para-patelar, a ocorrência de crepitação subpatelar à extensão ou flexão dos joelhos e a presença de dor à compressão vigorosa da patela contra resistência (sinal da apreensão da patela). Achados de derrame articular ou periarticular são incomuns. O manejo usualmente é conservador, e inclui analgesia, uso de antiinflamatórios e fisioterapia.

AFECÇÕES NOS PÉS E ESTRUTURAS PERIARTICULARES

Tendinite aquileana

A tendinite de Aquiles acontece principalmente em atletas que não possuem alongamento adequado da musculatura da panturrilha e que, durante a atividade física, apresentam tendência à pronação dos pés. Ela pode ainda ocorrer secundariamente a traumas e ao uso de calçados inadequados (com contraforte muito rígido). Subdivide-se em insercional (ocorre na inserção do tendão de Aquiles no terço médio do calcâneo) e não-insercional (4 a 5 cm acima da inserção do tendão no calcâneo).

Sempre quando se avalia uma tendinopatia de Aquiles, deve-se descartar a possibilidade de doenças inflamatórias como artropatias soronegativas ou reativas, que freqüentemente cursam com entesites calcâneas. O quadro clínico consiste em edema e dor à palpação do tendão com piora à dorsiflexão do pé, podendo-se observar crepitação à mobilização do calcanhar. Quando necessário, o diagnóstico pode ser confirmado com radiografia de retropé com incidência lateral e axial de calcâneo, bem como através de ultra-sonografia. No manejo terapêutico, além das condutas habituais adotadas para tendinites, deve-se atentar para a correção do calçado (promovendo elevação do calcanhar), além do uso de órteses para correção de pronação e para imobilização dos pés. Em caso de refratariedade ao tratamento clínico, deve ser considerada a intervenção cirúrgica, com alongamento e/ou debridamento cirúrgico pelo ortopedista.

Deve-se ressaltar que a infiltração no tendão de Aquiles com corticosteróides é contra-indicada, em função do aumento de chance de sua ruptura.

Tendinite tibial posterior

Predomina em mulheres entre 45 e 60 anos, obesas, que apresentem deformidades como pés planos congênitos ou adquiridos, osteoartrose degenerativa em mediopé e desabamento do arco longitudinal dos pés, que favorecem a pronação dos pés durante a marcha. Os pacientes geralmente apresentam dor na porção medial do tornozelo no trajeto do tendão tibial posterior e sensação de fadiga nos pés. Ao exame físico, deve-se testar o "sinal dos muitos dedos": ao se observar o paciente pelas costas, consegue-se visualizar maior número de dedos dos pés que o esperado, visto que os pacientes hiperabduzem o antepé por insuficiência da musculatura tibial posterior. O tratamento fisioterápico com alongamento e fortalecimento dos tibiais posteriores deve ser associado ao uso de palmilhas para alinhamento dos retropés. Em casos de refratariedade ao tratamento clínico, pode-se avaliar o benefício de intervenção cirúrgica com alongamento e reparo do tendão tibial posterior.

Fasciíte plantar

É a causa mais comum de calcaneodínea. Acomete principalmente adultos de meia-idade, que apresentam dor na porção medial do calcâneo, geralmente durante as primeiras pisadas da manhã. Deformidades nos pés (pés planos ou cavos), obesidade, tendinite de Aquiles, trauma e uso inapropriado de calçados predispõem ao aparecimento dessa condição, que pode ainda ser idiopática. O diagnóstico é feito por anamnese e exame físico, evidenciando-se dor à palpação profunda da porção plantar medial do calcanhar, na região de inserção da fáscia plantar. No tratamento, deve-se considerar o uso de antiinflamatórios não-hormonais, infiltração na região de inserção da fáscia plantar, alongamento da região plantar dos pés, uso de órteses noturnas para manter a fáscia estendida e, em casos refratários, intervenção cirúrgica.

Bursite retrocalcânea

É a inflamação da bursa localizada entre o tendão de Aquiles e o calcâneo, geralmente ocorrendo em pacientes mais velhos e sedentários. Os sintomas incluem dor no calcanhar e no tendão de Aquiles à dorsiflexão plantar, edema e calor na região acometida. Deve-se sempre descartar condições inflamatórias de base, tais como artrite reumatóide, espondilite anquilosante, artrite reativa, gota e traumas. O tratamento é o convencional adotado para o manejo de bursites.

Ruptura do tendão de Aquiles

A ruptura do tendão de Aquiles é mais freqüente em pacientes que já apresentaram tendinopatia prévia ou crônica no local. Ela pode ocorrer de forma espontânea, com desencadeamento de dor de forte intensidade após atividades que exijam dorsiflexão dos pés, por exemplo. O paciente pode evoluir em seguida com incapacidade de caminhar e apoiar-se nos dedos dos pés. Ao exame físico, observam-se alterações inflamatórias (dor e calor) locais, e a manobra de Thompson é positiva: realiza-se estimulação da musculatura da panturrilha com o paciente apoiado sobre uma cadeira e com o joelho do lado a ser examinado fletido, não ocorrendo a esperada flexão plantar do pé. O paciente deve ser encaminhado ao ortopedista para que seja feita imobilização adequada, seguida ou não de cirurgia.

Ruptura do tendão do tibial posterior

É uma causa bem estabelecida de pés planos adquiridos. Geralmente ocorre secundariamente a doença inflamatória, trauma ou degeneração crônica do tendão. Ao exame físico, observa-se dor no trajeto do tendão distalmente ao maléolo medial, com edema e deformidade unilateral do retropé. O paciente não consegue ficar na ponta do pé onde ocorreu a ruptura do tendão. O paciente deve ser encaminhado ao ortopedista para avaliação da necessidade de tratamento cirúrgico.

Síndrome do túnel do tarso

Ocorre secundariamente à compressão do nervo tibial posterior próximo ao retináculo flexor, que se localiza póstero-inferiormente ao maléolo medial. Essa compressão pode ser favorecida por trauma nos pés (especialmente fraturas), lesões que promovam compressão local, deformidade em valgo dos tornozelos, hipermobilidade e fatores ocupacionais. Predomina em mulheres, e os sintomas mais prevalentes são dor em queimação e parestesias dos dedos e solas dos pés, com irradiação para a região do maléolo medial. Ao exame físico, o teste de Tinel pode ser positivo: desencadeamento do quadro doloroso pela percussão no território do retináculo dos flexores. Pode-se observar prejuízo da sensibilidade superficial da área envolvida. Quanto à propedêutica adicional, a eletroneuromiografia pode ser útil na fase precoce dessa condição clínica, e a ressonância nuclear magnética pode auxiliar na avaliação de massas com compressão local. O tratamento consiste na adaptação das atividades físicas que promovam trauma, avaliação da necessidade de correção da marcha, uso de antiinflamatórios e, se necessário, o paciente deverá ser avaliado pelo ortopedista, que julgará a necessidade de descompressão cirúrgica do nervo tibial posterior.

Neuroma de Morton

Trata-se de compressão do nervo interdigital, usualmente entre o terceiro e quarto espaços interdigitais dos pés, que predomina em mulheres de meia-idade. As manifestações clínicas mais comuns são parestesias e dores em queimação no quarto pododáctilo, que pioram ao caminhar em terrenos de superfície dura, uso de calçados apertados e com salto alto. No tratamento, deve ser considerado o uso de palmilhas com barras metatarseanas para diminuir a carga de peso sobre o antepé, infiltração com corticosteróides e, excepcionalmente, cirurgia.

Metatarsalgia

É uma condição em que o paciente apresenta dor no território das articulações metatarso-falangeanas. Ao exame físico, freqüentemente observam-se calosidades sob as cabeças metatarseanas. Essa condição é muito comum e pode ser secundária ao uso de saltos altos, presença de pés evertidos, traumas, sesamoidites, hálux valgo, pés com desabamento de arco longitudinal e fraqueza da musculatura intrínseca dos pés. As medidas terapêuticas incluem elevação da porção média do arco transverso com o auxílio de órteses, fortalecimento da musculatura intrínseca dos pés, perda de peso e uso de palmilhas com barras metatarseanas para reduzir a carga de peso sobre os antepés.

Hálux valgo

O hálux valgo é uma situação bastante freqüente em mulheres e consiste em desvio lateral do primeiro pododáctilo com desvio medial da primeira articulação metatarso-falangeana. Pode apresentar caráter hereditário ou ser secundário a situações corriqueiras, como osteoartrose, doenças de caráter inflamatório e uso de calçados inapropriados. A bursa situada medialmente à cabeça da primeira articulação metatarso-falangeana pode se inflamar, causando dor intensa, situação que deve ser diferenciada de crises agudas de podagra. O manejo consiste em adequar o tipo de calçado, uso de órteses, infiltração na bursa inflamada e, em casos refratários, cirurgia para correção do desvio do hálux.

EXAMES COMPLEMENTARES

Em geral, não existem testes laboratoriais específicos para a avaliação complementar de patologias periarticulares. Em casos de tenossinovites ou bursites sépticas, pode haver alterações de hemograma e provas de atividade inflamatória. Se há suspeita de bursite séptica, o líquido deve ser puncionado e enviado para cultura e citometria. Líquidos sépticos, em geral, apresentam celularidade superior a 40.000 leucócitos/mm^3, com predomínio de polimorfonucleares, além de coloração de Gram e cultura positivas.

Deve-se suspeitar de tenossinovites sépticas de etiologia gonocócica se as mesmas ocorrerem em múltiplas localizações, se houver artrite associada ou se houver lesões de pele eritemato-vesiculosas, além de quadro febril e acometimento do estado geral. Nesses casos, a positividade da cultura do líquido sinovial (quando presente para análise) ou do sangue costuma ser baixa, e as culturas de sítios extra-articulares (genitourinários, reto ou orofaringe) podem ajudar na confirmação diagnóstica.

A realização de radiografias simples das regiões acometidas são sempre aconselhadas, principalmente para exclusão de patologias ósseas (tumores, doenças ósseas metabólicas ou infecciosas), além da possibilidade de melhor observação de patologias articulares associadas.

A ultra-sonografia tem sido amplamente utilizada para o diagnóstico dessas afecções, e tem especificidade de até 98% para localizações como o ombro, mas sua realização não é mandatória. Se a história e o exame físico forem muito sugestivos e a radiografia articular for normal, o uso desta ferramenta pode ser dispensado.

Já a ressonância nuclear magnética eventualmente pode ser útil no diagnóstico diferencial de condições articulares que simulam manifestações extra-articulares (degenerações de meniscos, lesões ligamentares, processos inflamatórios articulares com sinovites), mas sua utilização no contexto de emergências é geralmente limitada.

DIAGNÓSTICO DIFERENCIAL

Muitas vezes, a diferenciação entre afecções periarticulares e celulites ou artrites pode ser muito difícil. Nas artrites, em geral, o edema e eritema são mais difusos, com limitação importante à movimentação articular passiva. Celulites que acometem zonas articulares podem ser de diagnóstico diferencial ainda mais difícil, devido à limitação aos movimentos passivos que podem causar pela dor local, sendo muitas vezes necessária a utilização de ultra-sonografia para a distinção entre as duas patologias.

A ocorrência de tumores, doenças ósseas metabólicas ou infecciosas e fraturas sempre deve ser considerada, principalmente na presença de sinais de alerta (vide Quadro 117.1).

Os diagnósticos diferenciais de localização articular específica mais comuns são mostrados nos quadros a seguir.

TRATAMENTO

Antiinflamatórios não-hormonais (AINH), injeção local de corticóides e repouso articular constituem a base do tratamento geral dessas afecções. No entanto, a injeção de corticóides localmente pode ocasionar atrofia de pele e subcutâneo, além de ruptura de tendões, ligamentos ou ênteses. Portanto, não é aconselhável que seja realizada por não-especialistas ou por mãos inexperientes.

A escolha do AINH fica a critério do médico, contanto que idade e outros fatores de risco para sangramento gastrintestinal sejam observados no momento da prescrição. Pacientes portadores de insuficiência cardíaca congestiva ou hipertensão mal controladas, ou portadores de insuficiência renal crônica, deverão preferencialmente ser encaminhados ao especialista para injeção local de corticosteróides, no intuito de evitar os efeitos colaterais graves que podem ocorrer com o uso dos AINH.

O encaminhamento à fisioterapia é essencial tanto para o tratamento analgésico através dos meios físicos (ultra-som, eletroestimulação transcutânea etc.), quanto para reeducação de possíveis posturas e atitudes que atuem como desencadeantes da inflamação através de microtraumas locais. Posteriormente, a cinesioterapia poderá fortalecer e alongar grupos musculares que poderão ajudar a evitar sobrecargas nas áreas acometidas.

Em casos refratários ao manejo clínico, deve-se considerar o encaminhamento ao ortopedista para avaliação do benefício do tratamento cirúrgico.

Quadro 117.I – Diagnóstico diferencial de afecções periarticulares de ombro
• Patologia cervical (herniação, artrose)
• Síndrome miofascial cervical ou de dorso
• Artrite glenoumeral
• Artrose glenoumeral ou acromioclavicular
• Capsulite adesiva
• Síndrome do desfiladeiro torácico
• Instabilidade glenoumeral
• Paralisia do nervo torácico longo
• Plexopatia braquial
• Neuropatia supra-escapular
• Dor articular inespecífica

Quadro 117.II – Diagnóstico diferencial das afecções periarticulares no cotovelo
• Artrite de cotovelo
• Compressão do nervo ulnar
• Tendinite da inserção bicipital

Quadro 117.III – Diagnóstico diferencial de afecções periarticulares de mãos
• Cisto sinovial
• Paralisia do nervo radial
• Neuropatia radial superficial
• Síndrome do túnel do carpo
• Compressão do nervo ulnar
• Contratura de Dupuytren
• Artrose da primeira articulação carpometacarpiana (rizartose)

Quadro 117.IV – Diagnóstico diferencial de afecções periarticulares dos quadris
• Dor irradiada (ovário, intestino, testículo, epidídimo, próstata)
• Litíase renal
• Hérnia inguinal
• Linfadenopatia inguinal
• Doença inflamatória pélvica
• Artrite séptica ou inflamatória
• Necrose asséptica da cabeça do fêmur
• Fraturas
• Lesões do *labrum* acetabular
• Aneurisma de aorta abdominal
• Epifisiólise (em adolescentes)
• Doença de Paget
• Neoplasias

Quadro 117.V – Diagnóstico diferencial de bursite trocantérica
• Lombociatalgia
• Meralgia parestésica
• Osteoartrose de quadris
• Espondiloartrose de coluna lombar

Quadro 117.VI – Diagnóstico diferencial de bursite de iliopsoas
• Linfadenopatias
• Tumores
• Hérnias
• Malformações vasculares

Quadro 117.VII – Diagnóstico diferencial de algias na porção anterior dos joelhos
• Osteoartrose de joelhos
• Doenças inflamatórias (artrite reumatóide, artrites soronegativas)
• Doenças metabólicas (doença de Paget, condrocalcinose, gota)
• Artrites sépticas
• Fratura osteocondral
• Doença de Osgood-Schlatter
• Doença de Larsen-Johansson
• Meniscopatia
• Lesão ligamentar
• Tumores (sinovite vilonodular)
• Osteonecrose de joelhos
• Compressão do nervo safeno no canal dos adutores (Hunter)

Quadro 117.VIII – Diagnóstico diferencial de lesões de partes moles em pés
• Osteoartrose
• Doenças inflamatórias (artrite reumatóide, artrites soronegativas)
• Gota
• Artrites sépticas
• Fraturas
• Osteonecrose
• Tumores

Algoritmo 117.1 – Diagnóstico e tratamento das afecções periarticulares

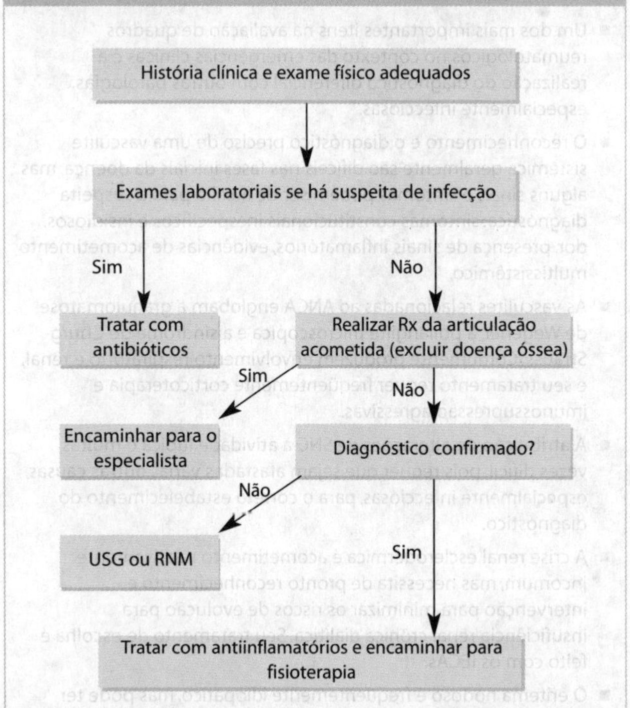

LEITURA ADICIONAL

1. Biundo JJ. Regional rheumatic pain syndromes. In: Primer on the rheumatic diseases. 11. ed. 1997. p.136-48.
2. Most D, Deune EG. The patient with hand, wrist or elbow pain. In: Current rheumatology diagnosis and treatment. 1. ed. 2004. p.43-50.
3. Jenkin WM. Approach to the patient with ankle and foot pain. In: Current rheumatology diagnosis and treatment. 1. ed. 2004. p.51-65.
4. West RV, Rodosky MW. Approach to the painful shoulder. In: Current rheumatology diagnosis and treatment. 1. ed. 2004. p.66-76.
5. Gurkan I, Wenz JF. The patient with hip pain. In: Current rheumatology diagnosis and treatment. 1. ed. 2004. p.94-105.
6. Johnson CA. Approach to the patient with knee pain. In: Current rheumatology diagnosis and treatment. 1. ed. 2004. p.110-8.
7. Dillingham MF, Barry NN, Lannin JV. Hip and knee pain. In: Kelley's textbook of rheumatology. 6. ed. 2001. p.530-43.
8. Martin TL. Ankle and foot pain. In: Kelley's textbook of rheumatology. 6. ed. 2001. p.550-5.
9. Bálint GP, Korda J, Hanody L, Bálint PV. Foot and ankle disorders. Best Pract Res Clin Rheum 2003; 17(1): 87-111.
10. Jarvinen M, et al. Current concepts review: Achilles tendinopathy. JBJS 2002; 84-A(11): 2062-76.
11. Trevino SG, Bentley G, Angel J, Singh D. Fortnightly review plantar fasciitis. BMJ 1997; 317: 172-5.
12. Zacher J, Gurshe A. Hip pain. Best Pract Res Clin Rheum 2003; 17(1): 71-85.
13. Wilkinson M, Taunton JE. Diagnosis and management of anterior knee pain. CMAJ 2001; 11(164): 1595-601.

CAPÍTULO 118

Emergências Reumatológicas Sistêmicas e Síndromes de Vasculites no Pronto-Socorro

Aleksander Snioka Prokopowitsch
Kátia Akemi Miyazato Kuruma
Eduardo Ferreira Borba Neto

TÓPICOS IMPORTANTES

- Um dos mais importantes itens na avaliação de quadros reumatológicos no contexto das emergências clínicas é a realização do diagnóstico diferencial com outras patologias, especialmente infecciosas.
- O reconhecimento e o diagnóstico preciso de uma vasculite sistêmica geralmente são difíceis nas fases iniciais da doença, mas alguns sinais e sintomas podem ser de auxílio para a suspeita diagnóstica: sintomas constitucionais inespecíficos e insidiosos, dor, presença de sinais inflamatórios, evidências de acometimento multissistêmico.
- As vasculites relacionadas ao ANCA englobam a granulomatose de Wegener, a poliangiíte microscópica e a síndrome de Churg-Strauss. Comumente produzem envolvimento respiratório e renal, e seu tratamento requer freqüentemente corticoterapia e imunossupressão agressivas.
- A atribuição de alterações de SNC à atividade lúpica é muitas vezes difícil, pois requer que sejam afastadas várias outras causas, especialmente infecciosas, para o correto estabelecimento do diagnóstico.
- A crise renal esclerodérmica é acometimento relativamente incomum, mas necessita de pronto reconhecimento e intervenção para minimizar os riscos de evolução para insuficiência renal crônica dialítica. Seu tratamento de escolha é feito com os IECAs.
- O eritema nodoso é freqüentemente idiopático, mas pode ter várias causas primárias, que devem ser pesquisadas para o correto tratamento do quadro.

INTRODUÇÃO

Neste capítulo, serão abordadas objetivamente algumas das emergências clínicas mais relevantes que podem ocorrer no contexto de doenças reumatológicas sistêmicas. Para fins didáticos, esta abordagem será feita inicialmente pelas vasculites mais importantes no pronto-socorro, sendo que a seguir serão contemplados os mais relevantes acometimentos reumatológicos do sistema nervoso central (SNC), rins e pele dentro do universo das emergências clínicas.

Cabe ressaltar que um dos mais importantes itens no estudo de cada um desses acometimentos é a realização do diagnóstico diferencial com outras patologias, especialmente com quadros infecciosos, já que a terapêutica para atividade de doença com uso de altas doses de corticóide e imunossupressores pode colocar o paciente em risco ao debilitar a defesa do organismo contra infecções em geral. Além disso, a atribuição de uma causa reumatológica autoimune a um determinado quadro clínico quase sempre é de exclusão, requerendo que sejam afastadas outras etiologias para o estabelecimento correto do diagnóstico.

VASCULITES

O termo *vasculites* refere-se a um grupo heterogêneo de doenças caracterizadas pela inflamação da parede de vasos sangüíneos, geralmente produzindo sua ruptura ou oclusão, com o conseqüente prejuízo da irrigação dos tecidos e/ou órgãos por eles nutridos.

De modo geral, as vasculites podem ser classificadas em primárias (de origem indeterminada) ou secundárias (a uma determinada condição infecciosa, por exemplo). Uma outra possibilidade é classificá-las segundo o tamanho dos vasos mais usualmente acometidos. Dessa forma, as vasculites sistêmicas podem ser classificadas em:

- Vasculites de grandes artérias: arterite de Takayasu e arterite de células gigantes;
- Vasculites de médios vasos: poliarterite nodosa e vasculite primária de sistema nervoso central, por exemplo;
- Vasculites de pequenos vasos: vasculites associadas ao ANCA (granulomatose de Wegener, poliangiíte microscópica e síndrome de Churg-Strauss) e vasculites de hipersensibilidade, por exemplo.

Convém ressaltar que tal classificação é, de certo modo, arbitrária, uma vez que algumas vasculites sistêmicas podem afetar vasos de tamanhos diferentes ao mesmo tempo. Como exemplo, pode-se citar a poliarterite nodosa, que pode afetar também pequenos vasos, apesar de ser classificada como uma vasculite de médios vasos.

A apresentação clínica de uma vasculite sistêmica pode ser muito variável, dependendo da distribuição e do tamanho dos vasos acometidos, bem como da gravidade do processo inflamatório. Portanto, seu reconhecimento preciso pode ser difícil nas fases iniciais da doença. Contudo, alguns sinais e sintomas clínicos podem ser sugestivos da ocorrência de uma vasculite sistêmica, e o médico deve estar atento a eles, de modo a suspeitar do quadro e iniciar investigação adequada.

Os principais sinais e sintomas que devem alertar para a presença de uma vasculite sistêmica são:

- Início insidioso dos sintomas: a maioria das formas de vasculites sistêmicas desenvolve-se de maneira subaguda, durante semanas ou meses;
- Presença de sintomas constitucionais inespecíficos: podem ocorrer, por exemplo, febre, fadiga, inapetência e perda de peso;
- Ocorrência de dor: pode haver mialgias, artrites ou dores decorrentes do infarto de alguma extremidade ou órgão (testículos, trato digestivo etc.);
- Presença de sinais e sintomas inflamatórios: pode haver elevação da velocidade de hemossedimentação (VHS), ocorrência de anemia de doença crônica, febre, pericardite etc.;
- Evidência de doença multissistêmica: as vasculites muitas vezes acometem mais de um órgão ou sistema ao mesmo tempo, como pele, sistema nervoso central ou periférico, rins, pulmões, articulações e trato gastrintestinal.

Neste capítulo, serão abordadas de forma sucinta as formas mais freqüentes e relevantes de vasculite no contexto de emergências clínicas: vasculites relacionadas ao ANCA (com ênfase nos quadros de hemorragia alveolar) e vasculites de hipersensibilidade.

Vasculites associadas ao ANCA (anticorpo anticitoplasma de neutrófilos)

As vasculites associadas ao ANCA, conforme citado anteriormente, são vasculites de pequenos vasos e incluem três principais doenças: a granulomatose de Wegener, a poliangiíte microscópica e a síndrome de Churg-Strauss. Elas acometem principalmente vênulas, capilares e arteríolas, mas podem afetar também artérias e veias de maior calibre. O diagnóstico de vasculite de pequenos vasos é importante devido ao rápido envolvimento de órgãos vitais, havendo aumento importante da mortalidade destes pacientes se o diagnóstico e a terapêutica forem retardados.

A granulomatose de Wegener é uma vasculite granulomatosa caracterizada principalmente pelo acometimento de vias aéreas superiores e inferiores, bem como dos rins. Nas vias aéreas superiores, os primeiros sintomas são comumente interpretados como inflamações ou infecções recorrentes, com má resposta ao uso de antibióticos. Pode ocorrer sinusite com secreção purulenta, ulceração de mucosa nasal (causando epistaxe) e otite média. Quando mais grave, a doença pode causar necrose do septo nasal, evolução para nariz em sela, lesão do nervo facial pela otite e paralisia facial, além de estenose de traquéia subglótica. O acometimento de vias aéreas inferiores é decorrente de inflamação granulomatosa necrotizante pulmonar, que freqüentemente produz lesões nodulares ou cavitárias, muitas vezes inicialmente diagnosticadas como tumores ou infecções. Pode também ocorrer capilarite pulmonar com hemorragia alveolar, uma das manifestações de maior gravidade nas vasculites associadas ao ANCA. Outro sítio importante de acometimento são os rins, com glomerulonefrite rapidamente progressiva, pauci-imune (pobre em depósitos de imunocomplexos), caracterizada por necrose segmentar com ou sem crescentes. O acometimento ocular também é freqüente, podendo haver pseudotumor orbitário, esclerites, ceratites e uveítes anteriores. Aproximadamente 70% dos pacientes são ANCA-positivos, sendo que o padrão clássico é o citoplasmático (c-ANCA), dado por anticorpos anti-proteinase 3.

A poliangiíte microscópica é a causa mais comum de síndrome pulmão-rim. Freqüentemente produz hemorragia alveolar por capilarite pulmonar, com hemoptise e dispnéia, bem como glomerulonefrite. Outros achados comuns são mononeurite multiplex sensitivo-motora (em cerca de 60% dos casos), púrpura palpável e artralgias ou artrites. Diferentemente da granulomatose de Wegener, não causa formação de granulomas e produz acometimento renal mais comumente. Cerca de 75% dos pacientes são ANCA-positivos, sendo que, neste caso, o padrão clássico é o perinuclear (p-ANCA), geralmente devido à presença de anticorpos anti-mieloperoxidase.

Já a síndrome de Churg-Strauss muitas vezes evolui em três fases: rinite e asma alérgica, doença eosinofílica infiltrativa com pneumonia ou gastroenterite eosinofílica, e vasculite sistêmica de pequenos vasos com inflamação granulomatosa. Cursa freqüentemente com rinite alérgica ou polipose nasal, doença obstrutiva de vias aéreas, eosinofilia periférica (que pode chegar a 60% do total de leucócitos), infiltrações pulmonares com hemorragia alveolar, glomerulonefrite e neuropatia periférica. Menos comum que as duas primeiras e com lesão renal mais branda, pode apresentar, por sua vez, arterite coronariana e miocardite, que são as principais causas de morte nestes pacientes. Aproximadamente 50% dos pacientes são ANCA-positivos; da mesma forma que na poliangiíte microscópica, o padrão clássico é o perinuclear (p-ANCA), geralmente devido à presença de anticorpos anti-mieloperoxidase.

O tratamento de tais vasculites deve ser agressivo e inclui a combinação de corticosteróides e imunossupressão com ciclofosfamida, esta última geralmente por via oral, na dose de 2 mg/kg/dia. Em quadros mais graves, pode-se indicar pulsoterapia com metilprednisolona (usualmente 1 g/dia por 3 dias consecutivos), seguida da manutenção da corticoterapia oral com prednisona na dose inicial de 1 mg/kg/dia. Em casos desesperadores, pode-se tentar gamaglobulina endovenosa ou plasmaférese, embora não haja evidência de sua real eficácia.

Vasculites de hipersensibilidade

São vasculites de pequenos vasos secundárias a uma resposta imunológica deflagrada por substâncias exógenas, especialmente uso de medicações, embora algumas vezes o nexo causal entre ambas as circunstâncias seja difícil de ser determinado.

Para finalidades de classificação das vasculites de hipersensibilidade, o Colégio Americano de Reumatologia propôs, em 1990, os critérios a seguir, dos quais pelo menos três devem estar presentes:

- Idade maior que 16 anos;
- Uso de alguma droga ou medicação temporalmente relacionada com os sintomas;
- Presença de púrpura palpável;
- Presença de rash cutâneo maculopapular;
- Biópsia cutânea demonstrando granulócitos peri e/ou extravasculares.

Do ponto de vista clínico, as vasculites de hipersensibilidade se apresentam como lesões cutâneas que podem variar entre púrpura palpável (especialmente em membros inferiores), petéquias e rash maculopapular, iniciando-se em média sete a dez dias após a exposição antigênica. Concomitantemente, é comum a ocorrência de febre, urticária, artralgias, linfadenomegalias, hipocomplementemia e elevação de VHS. O envolvimento visceral é infreqüente, podendo haver acometimento de rins, fígado, pulmões, coração e sistema nervoso central. Quando presente, o envolvimento visceral deve levantar a suspeita de uma vasculite sistêmica, cuja ocorrência deve ser afastada.

Histologicamente, as lesões cutâneas são caracterizadas por vasculite leucocitoclástica de arteríolas e vênulas pós-capilares (que absolutamente não é específica da vasculite de hipersensibilidade).

Os principais diagnósticos diferenciais das vasculites de hipersensibilidade, que devem ser pesquisados para um correto estabelecimento do diagnóstico, são:

- Doenças infecciosas (endocardite bacteriana, hepatites virais, infecção pelo HIV etc.);
- Síndromes paraneoplásicas (especialmente secundárias a leucoses e linfoproliferações);
- Vasculites sistêmicas (púrpura de Henoch-Schöenlein, crioglobulinemia, granulomatose de Wegener, poliangiíte microscópica, síndrome de Churg-Strauss);
- Doenças do tecido conectivo (principalmente LES e síndrome de Sjögren);
- Quadros hematológicos (plaquetopenias e distúrbios de coagulação).

Portanto, o diagnóstico de vasculite de hipersensibilidade é eminentemente clínico, mas requer cuidadosa abordagem no sentido de se afastar outras possíveis causas para o quadro. Assim, além de história e exame físico detalhados, a biópsia de pele pode eventualmente ser útil para exame anatomopatológico e imunofluorescência. Outros exames que podem ser importantes na avaliação do quadro, conforme a suspeita clínica, são: hemograma, exames de coagulação, radiografia de tórax, urina tipo I (para avaliar possível hematúria ou proteinúria), sorologias virais para hepatite e HIV, provas de atividade inflamatória, dosagem de complemento sérico, pesquisa de crioglobulinas, pesquisa de FAN e auto-anticorpos.

O tratamento das vasculites de hipersensibilidade (uma vez afastadas outras causas) requer a descontinuação da droga suspeita de deflagrar o quadro. Eventualmente, em casos mais severos, pode estar indicado o uso de corticóides em doses baixas a moderadas. Há relatos de emprego de outras drogas, como colchicina, anti-histamínicos, dapsona e pentoxifilina, com algum sucesso. Entretanto, quando se trata de um quadro de vasculite de hipersensibilidade a medicações, o uso de outras drogas no seu tratamento deve ser avaliado com cautela.

Doença de Behçet

A doença de Behçet é uma vasculite sistêmica que cursa com ataques recorrentes de ulcerações orais, associadas a ulcerações genitais, inflamações oculares (especialmente uveítes e vasculites retinianas) e lesões cutâneas (eritema nodoso, pseudofoliculites e nódulos acneiformes). Acomete mais comumente adultos jovens na faixa dos 25 aos 35 anos de idade. Esta doença é citada neste capítulo no sentido de lembrar que algumas de suas maiores complicações estão relacionadas a vasculites de grandes vasos. Tais vasculites podem acometer a circulação arterial pulmonar (produzindo tromboses, rupturas e aneurismas) e mesentérica (causando isquemias intestinais), bem como o sistema nervoso central, levando a acidentes vasculares cerebrais isquêmicos ou hemorrágicos, entre outras complicações.

SISTEMA NERVOSO CENTRAL (SNC)

Nesta parte do capítulo, serão abordados os mais importantes acometimentos do sistema nervoso central relacionados ao lúpus eritematoso sistêmico (LES) dentro das emergências clínicas: síndromes isquêmicas agudas, convulsões, psicose lúpica, meningite asséptica e mielite transversa.

De forma geral, sintomas neuropsiquiátricos podem ocorrer em 10 a 80% dos pacientes portadores de LES. Todavia, apenas numa minoria das vezes a causa do quadro pode ser atribuída somente à atividade lúpica, pois freqüentemente há causas secundárias que podem justificar os sintomas, as quais devem ser obrigatoriamente afastadas. As mais importantes causas secundárias desses quadros nestes pacientes são:

- Infecções de SNC (facilitadas pela doença em si ou associadas à terapêutica imunossupressora);
- Alterações metabólicas (uremia, distúrbios hidroeletrolíticos, hipoglicemia);
- Intoxicações exógenas;
- Efeitos colaterais de medicações (lembrando que corticosteróides podem causar quadros psicóticos);
- Distúrbios mentais orgânicos (*delirium*);
- Distúrbios de coagulação (coagulação intravascular disseminada, deficiência de fatores de coagulação, deficiência de proteína C e S);
- Hipertensão e aterosclerose (que podem associar-se à corticoterapia crônica);
- Quadros isquêmicos de SNC, hemorragias intraparenquimatosas ou subaracnóideas;
- Vasculites primárias de SNC (que podem manifestar-se com quadro clínico inespecífico, como febre, cefaléia, convulsões, confusão mental e rebaixamento do nível de consciência);
- Neoplasias intracranianas e malformações vasculares;
- Privação de sono;
- Doenças psiquiátricas primárias (especialmente transtorno afetivo bipolar e esquizofrenia);
- Psicoses reativas a estresse ou quadros conversivos.

Síndromes isquêmicas agudas de SNC no LES e síndrome antifosfolípide

As síndromes isquêmicas agudas de SNC, sejam acidentes vasculares cerebrais isquêmicos ou ataques isquêmicos transitórios, podem ocorrer em até 15% dos pacientes com LES. Embora a vasculite lúpica possa levar a múltiplos quadros isquêmicos de SNC, estes muito freqüentemente associam-se à presença de anticorpos antifosfolípides, que podem ser responsáveis por eventos trombóticos também em outros sítios. A presença de anticorpos antifosfolípides (anticardiolipina e/ou anticoagulante lúpico), associada à ocorrência de eventos trombóticos e/ou perdas gestacionais (mortes fetais, abortamentos espontâneos ou partos prematuros), caracteriza a síndrome antifosfolípide (SAF), que pode se apresentar isoladamente (SAF primária) principalmente em indivíduos jovens, ou ocorrer em pacientes com qualquer doença reumatológica estabelecida, particularmente no LES, sendo então denominada SAF secundária.

O diagnóstico definitivo de SAF necessita de pelo menos um critério clínico e um critério laboratorial, dentre os citados a seguir:

Critérios clínicos:

- Tromboses vasculares: ocorrência de pelo menos um episódio trombótico arterial, venoso ou de pequenos vasos em qualquer tecido ou órgão, que deve ser confirmado por exame de imagem, doppler ou histopatológico; e/ou
- Morbidades gestacionais caracterizadas por ocorrências dentre as seguintes:

1. Uma ou mais mortes de feto morfologicamente normal após a 10ª semana de gestação;
2. Um ou mais partos prematuros de neonato morfologicamente normal após a 34ª semana de gestação;
3. Três ou mais abortamentos espontâneos antes da 10ª semana de gestação, sem outras causas aparentes.

Critérios laboratoriais:

- Presença de anticorpos anticardiolipina IgG ou IgM em médio ou alto título no plasma do paciente, em pelo menos duas ocasiões separadas por no mínimo seis semanas; e/ou
- Presença de anticoagulante lúpico em pelo menos duas ocasiões separadas por no mínimo seis semanas.

Deve-se lembrar sempre das demais condições que, além da SAF, precisam ser consideradas no diagnóstico diferencial das síndromes isquêmicas agudas de SNC em pacientes com LES, conforme orientação inicial.

Portanto, na avaliação de pacientes lúpicos com quadros isquêmicos de SNC devem ser empregados métodos que permitam afastar outras etiologias. Assim, além de história e exame físico completos, os exames que podem ser úteis são a tomografia computadorizada (TC) ou ressonância nuclear magnética (RNM) de encéfalo, pesquisa de anticorpos antifosfolípides (anticardiolipina e anticoagulante lúpico), análise do líquido cefalorraquidiano (LCR), doppler de carótidas, eletrocardiograma e ecocardiograma.

O tratamento das síndromes isquêmicas de SNC no LES, em geral, é idêntico ao dos AVCs e AITs em pacientes não-lúpicos. Todavia, vale lembrar que, se houver confirmação do diagnóstico de SAF, estará indicada a anticoagulação oral a longo prazo com warfarínicos, tendo como meta manter o nível de INR entre 3 e 4, embora haja algumas evidências sugerindo que a manutenção de INR entre 2 e 3 poderia apresentar eficácia similar na prevenção de fenômenos trombóticos recorrentes.

Quando houver a confirmação de vasculite lúpica de SNC, estará indicada a utilização de corticóides, geralmente na forma de pulsoterapia (metilprednisolona 750 a 1.000 mg/dia durante três dias consecutivos), com manutenção de prednisona na dose inicial de 1 mg/kg/dia. Conforme a gravidade do quadro, poderá ser indicada a utilização de imunossupressores como a ciclofosfamida (0,75 a 1 g/m^2 de superfície corpórea em forma de pulsoterapia mensal).

Convulsões lúpicas

Quadros convulsivos podem ocorrer em até 20% dos pacientes com LES, e podem caracterizar-se por crises generalizadas ou parciais, tanto simples como complexas.

É freqüentemente difícil atribuir a causa de um quadro convulsivo em paciente lúpico exclusivamente à atividade da doença, pois são várias as causas que podem produzir convulsões nestes pacientes, as quais sempre devem ser avaliadas e devidamente afastadas.

Vale lembrar que existem algumas ocorrências que aumentam a probabilidade de que o quadro convulsivo seja secundário ao LES, como: presença de evidência de atividade de doença em outro órgão ou sistema, consumo de complemento sérico e presença do anticorpo anti P no soro dos pacientes (tal anticorpo é praticamente específico do LES e está associado a quadros de convulsão e psicose).

Dessa forma, além da história e do exame físico completos, os exames complementares mais importantes na avaliação de um quadro de convulsão em paciente com LES podem incluir: hemograma, dosagem sérica de eletrólitos, avaliação da função renal, TC ou RNM de encéfalo, punção liquórica, eletroencefalograma (EEG), dosagem sérica de complemento e pesquisa do anticorpo anti-P no soro, além de outros exames que sejam necessários para avaliar outros possíveis focos de atividade lúpica.

O tratamento das convulsões lúpicas, além do uso de anticonvulsivantes (fenitoína, fenobarbital, carbamazepina, ácido valpróico etc.), é semelhante ao tratamento da vasculite lúpica, sendo necessário o uso de corticosteróides em altas doses, usualmente a prednisona na dose inicial de 1 mg/kg/dia. Em casos mais graves, pode-se realizar pulso de corticóide. Pode ser necessária ainda a associação de imunossupressores; neste caso, os mais úteis são a azatioprina ou a ciclofosfamida.

Psicose lúpica

A psicose lúpica caracteriza-se por importantes alterações na percepção da realidade, principalmente sob a forma de delírios e alucinações, produzindo importantes prejuízos na condição social e ocupacional do paciente. Alguns pacientes podem apresentar estados flutuantes de *delirium*, déficits de atenção, agitação psicomotora ou agressividade. Tais manifestações podem ocorrer em até 5% dos pacientes com LES, mais freqüentemente nos dois primeiros anos de doença.

Conforme dito anteriormente, há uma importante associação entre a ocorrência de psicose lúpica e a presença do anticorpo anti-P no soro dos pacientes. Assim, este anticorpo pode ser importante no diagnóstico dos casos de psicose lúpica, além de ser de grande auxílio no seu acompanhamento, uma vez que raramente é detectado quando há melhora ou na ausência destes quadros.

Assim, de forma semelhante aos casos de convulsões lúpicas, os exames complementares podem incluir bioquímica geral (hemograma, eletrólitos, função renal), TC ou RNM de encéfalo, EEG, análise do LCR, dosagem sérica de complemento e pesquisa de anticorpos anti-P no soro dos pacientes.

O tratamento da psicose lúpica também inclui o uso de corticosteróides (usualmente prednisona 1 mg/kg/dia ou pulso de metilprednisolona em casos mais graves) e imunossupressores, geralmente ciclofosfamida endovenosa (na dose de 0,75 a 1 g/m² de superfície corpórea em pulsoterapia mensal) ou azatioprina na dose de 1 a 3 mg/kg/dia. Há alguns relatos na literatura do uso de metotrexato intratecal nos casos mais graves ou na impossibilidade do uso de imunossupressores sistêmicos.

Meningite asséptica

A meningite asséptica é um acometimento mais incomum em pacientes com LES, porém, deve ser lembrado devido ao contexto emergencial em que pode sobrevir.

A meningite asséptica no LES clinicamente é muito semelhante a quadros de meningite infecciosa, caracterizando-se por febre, cefaléia e sinais de irritação meníngea. Portanto, é fundamental o diagnóstico diferencial com quadros infecciosos, especialmente ao se levar em conta que os pacientes com LES freqüentemente são imunossuprimidos pela própria doença ou pela sua terapêutica.

Este diagnóstico diferencial é feito pela análise do LCR, que, nos casos de meningite asséptica, mostra pleocitose e hiperproteinorraquia, mas com todas as culturas e pesquisas microbiológicas negativas.

É importante ressaltar que, além de infecções, outras condições também podem produzir quadros clínicos semelhantes, como hemorragia subaracnóidea, doenças granulomatosas meníngeas (como sarcoidose), neoplasias (leucemias, linfomas e carcinomas) e uso de medicações (azatioprina, antiinflamatórios não-esteroidais e gamaglobulina endovenosa).

Mielite transversa

A mielite transversa é outra manifestação incomum do LES, acometendo 1 a 2% dos pacientes com a doença, mas tem início abrupto e requer terapia imediata e agressiva. Usualmente ocorre nos primeiros cinco anos de doença, podendo até mesmo ser a sua manifestação clínica inicial.

Caracteriza-se pela instalação abrupta de paraparesia crural ou tetraparesia com nível sensitivo, freqüentemente associados à perda de controle esfincteriano. Geralmente ocorre em conjunto com sinais de atividade lúpica à distância.

Especula-se que esta síndrome seja provocada por vasculite da medula espinhal. Alguns estudos encontraram relação entre a ocorrência de mielite transversa e a presença de anticorpos antifosfolípides (em 43 a 64% dos casos). A associação de mielite transversa lúpica e neurite óptica também é freqüente, ocorrendo em cerca de 50% dos casos.

Na suspeita clínica de mielite transversa, além de anamnese cuidadosa e exame físico, poderá estar indicada a realização de exames de imagem da coluna vertebral para descartar a ocorrência de outros quadros (síndromes compressivas medulares, oclusões vasculares, doenças desmielinizantes, abscessos epidurais). A RNM é o método de escolha para a confirmação diagnóstica, e o LCR pode demonstrar pleocitose e hiperproteinorraquia.

O tratamento deve ser agressivo e iniciado o mais prontamente possível. Em geral, é feito através de pulsoterapia com metilprednisolona 750 a 1.000 mg/dia por três dias consecutivos, seguida de manutenção de prednisona via oral, inicialmente na dose de 1 mg/kg/dia. A associação de terapia imunossupressora (pulsos mensais de ciclofosfamida na dose de 0,75 a 1 g/m² de superfície corpórea) parece melhorar o prognóstico da doença. Mesmo com o uso de terapia precoce e adequada, estima-se que a recuperação neurológica completa ocorra em apenas 50% dos pacientes.

CRISE RENAL ESCLERODÉRMICA

A esclerodermia (ou esclerose sistêmica) é caracterizada pela deposição excessiva de colágeno em vários órgãos e tecidos. Além do envolvimento cutâneo e visceral, a doença pode também acometer a vasculatura, produzindo espessamento mucóide da parede vascular e conseqüente estreitamento da luz do vaso. Tais alterações, ao afetarem as artérias arqueadas e interlobulares dos rins, podem causar diminuição do fluxo sangüíneo renal e aumento da resistência vascular intra-renal com a conseqüente hiperativação do sistema renina-angiotensina, o que pode desencadear a chamada crise renal esclerodérmica.

A crise renal esclerodérmica pode acometer 10 a 15% dos pacientes com esclerodermia e aproximadamente 80% dos casos ocorrem nos primeiros cinco anos de doença. Os principais fatores de risco para o desenvolvimento da crise renal esclerodérmica são: envolvimento cutâneo difuso, raça negra e uso de altas doses de corticóides, além da presença de anticorpos anti-RNA polimerase III. Em termos de evolução da função renal, os fatores relacionados a pior prognóstico são: sexo masculino, idade avançada e níveis séricos de creatinina maiores que 3,0 mg/dL.

A crise renal esclerodérmica é caracterizada por:

- Instalação abrupta de insuficiência renal, de rápida progressão;
- Início agudo de hipertensão arterial moderada a grave, muitas vezes associada a retinopatia hipertensiva;
- Presença de sedimento urinário normal ou com leve proteinúria e/ou hematúria.

Podem ocorrer também edema pulmonar, anemia hemolítica microangiopática, cefaléia, borramento visual, encefalopatia hipertensiva e convulsões. Quando não adequadamente tratada, a crise renal esclerodérmica pode progredir para insuficiência renal crônica dialítica num período relativamente breve, de até dois a três meses.

Eventualmente, a crise renal esclerodérmica pode sobrevir em indivíduos sem as alterações cutâneas típicas da doença. Nesse caso, deve-se atentar para achados extracutâneos também presentes na esclerodermia, tais como fenômeno de Raynaud, alterações de motilidade esofágica, fibrose pulmonar, presença de auto-anticorpos típicos da doença (anti-Scl70 e anticentrômero), que podem ser importantes na determinação correta do diagnóstico. Vale ressaltar que a crise pode ocorrer, embora raramente, sem elevação importante (ou até mesmo sem elevação) dos níveis de pressão arterial.

O tratamento da crise renal esclerodérmica visa em primeiro lugar ao controle da pressão arterial, devendo ser iniciado o mais precocemente possível, no sentido de evitar que ocorram lesões vasculares e renais irreversíveis, o que poderia levar a lesões tubulares agudas superpostas às lesões esclerodérmicas.

Os agentes de escolha são os inibidores de enzima de conversão da angiotensina (IECAs), dentre os quais o mais estudado até o momento é o captopril. Quando comparados a outros anti-hipertensivos no tratamento da crise renal esclerodérmica, os IECAs apresentam maior eficácia anti-hipertensiva e estão associados a maior sobrevida geral (80% contra 15% em um ano) e a uma melhor preservação da função renal. Aproximadamente 50% dos pacientes que necessitam de diálise e que recebem captopril apresentam recuperação da função renal de maneira a poderem descontinuar a terapia dialítica após seis a dezoito meses. Apesar do tratamento com IECAs, uma grande parte dos pacientes (de um quarto a um terço) ainda evolui para insuficiência renal crônica.

Caso não haja resposta adequada ao tratamento com captopril, outras drogas podem ser associadas ao tratamento, especialmente bloqueadores de canais de cálcio. Existe ainda a possibilidade do uso de prostaciclina endovenosa nesta situação, uma vez que já foi demonstrada sua efetividade em alguns relatos isolados, tornando promissora a sua utilização.

ERITEMA NODOSO

O eritema nodoso (EN) é uma condição inflamatória do tecido subcutâneo caracterizada por nódulos avermelhados ou violáceos que acometem principalmente a região pré-tibial. É três vezes mais comum em mulheres, com pico de incidência na terceira década de vida.

A fisiopatogenia do EN é obscura, mas presume-se que represente uma reação de hipersensibilidade tardia a uma variedade de antígenos. Histologicamente, o EN é caracterizado por uma paniculite septal, ou seja, uma inflamação do tecido gorduroso subcutâneo acometendo os septos interlobulares, eventualmente acompanhada de achados compatíveis com vasculite.

Clinicamente, o EN caracteriza-se por nódulos eritematosos e muitas vezes dolorosos, que tipicamente surgem na face anterior das pernas, mas que podem acometer também outras regiões (coxas, tronco e membros superiores). Tais lesões são de evolução auto-limitada e se resolvem geralmente em até oito semanas sem deixar cicatrizes. As lesões podem ser acompanhadas de artralgias, febre e astenia, com elevação freqüente da velocidade de hemossedimentação (VHS).

Algumas doenças podem ter apresentações clínicas semelhantes às do EN, devendo ser afastadas para a confirmação diagnóstica. São elas:

- Outras formas de paniculites, como o eritema indurado de Bazin (associado à tuberculose), a paniculite de Weber-Christian e a paniculite pancreática (estas duas últimas causando paniculite lobular, diferentemente do EN);
- Infecções subcutâneas bacterianas ou fúngicas;
- Tromboflebites superficiais;
- Vasculites cutâneas.

O EN pode ser causado por uma grande variedade de condições clínicas, mas, na grande maioria das vezes (em até 72% dos casos), é idiopático. É importante ressaltar que o diagnóstico de EN idiopático é de exclusão, requerendo que sejam afastadas outras causas possíveis para o quadro.

O diagnóstico diferencial do EN inclui:

- Doenças infecciosas: doenças estreptocócicas (especialmente faringites), tuberculose, hanseníase, infecções fúngicas (coccidioidomicose, histoplasmose, blastomicose, dermatofitoses), infecções bacterianas gastrintestinais (por *Salmonella*, *Shigella*, *Campylobacter* e *Yersinia*), infecções por *Chlamydia*, infecções virais (HIV e EBV), sífilis, leptospirose;
- Doenças inflamatórias sistêmicas: doença de Behçet, lúpus eritematoso sistêmico, vasculites sistêmicas (raramente);
- Doenças linfoproliferativas: linfomas e leucemias;
- Sarcoidose: a ocorrência de EN no contexto da chamada síndrome de Lofgren (associação de EN com adenopatia hilar e poliartrite) é sugestiva de sarcoidose;
- Doenças inflamatórias intestinais: doença de Crohn e retocolite ulcerativa inespecífica;
- Uso de medicações: contraceptivos orais e antibióticos (especialmente sulfas);
- Gravidez.

Assim, a avaliação de um caso de EN, além de história e exame físico acurados, pode exigir a realização de alguns exames complementares. A biópsia de pele pode ser útil para confirmar o diagnóstico de EN, afastando outras formas de paniculites, vasculites ou infecções. Além disso, outros exames que podem ser úteis são: hemograma completo, radiografia de tórax, culturas de tecidos ou secreções para bactérias (especialmente estreptococos) e fungos, sorologias para fungos e vírus (HIV e EBV), ASLO, PPD, FAN e pesquisa de auto-anticorpos, conforme a suspeita clínica.

O tratamento do EN é o da causa de base, quando esta for identificada. Para alívio sintomático, podem ser usados antiinflamatórios não-hormonais e, eventualmente, corticosteróides.

LEITURA ADICIONAL

1. Sercombe CT. Systemic lupus erythematosus and the vasculitides. In: Medchallenger/Rosen's emergency medicine, Copyright Challenger Corporation and Mosby; 2006. Disponível em: http://www.challengercme.com.
2. Benzer TI. Multisystem autoimmune disease. In: Harwood-Nuss. Clinical practice of emergency medicine. 4. ed. Philadelphia: Lippincott Williams and Wilkins; 2005. p.698-703.
3. Chandler RC, Wasko MCM. Emergencies in systemic rheumatic diseases. In: Tintinalli JE, Kelen GD, Stapczynski JS. Emergency medicine: American College of Emergency Physicians. 6. ed. McGraw Hill; 2004. p.1786-89.
4. Prokopowitsch AS, Borba Neto EF, Martins HS. Emergências relacionadas a doenças reumatológicas sistêmicas. In: Martins HS, Scalabrini Neto A, Velasco IT. Emergências clínicas baseadas em evidências. 1. ed. São Paulo: Atheneu; 2005. p.683-92.
5. Hahn BH. Systemic lupus erythematosus. In: Kasper, Braunwald, Fauci, et al. Harrison's principles of internal medicine. 16. ed. McGraw-Hill; 2005. p.1960-8.
6. Sneller MC, Langford CA, Fauci AS. The vasculitis syndromes. In: Kasper, Braunwald, Fauci, et al. Harrison's principles of internal medicine. 16. ed. McGraw-Hill; 2005. p.2002-14.
7. The American College of Rheumatology nomenclature and case definitions for neuropsychiatric lupus syndromes. Arthritis Rheum 1999; 42(4): 599-608.
8. Davidson A, Diamond B. Autoimmune diseases. N Engl J Med 2001; 345(5): 340-50.
9. Kovacs B, Lafferty TL, Brent LH, DeHoratius RJ. Transverse myelopathy in systemic lupus erythematosus: an analysis of 14 cases and review of the literature. Ann Rheum Dis 2000; 59(2): 120-4.
10. Wilson WA, Gharavi AE, Koike T, Lockshin MD, Branch DW, Piette JC, Brey R, Derksen R, Harris EN, Hughes GRV, Triplett DA, Khamashta MA. International consensus statement on preliminary classification criteria for definite antiphospholipid syndrome: report of an International Workshop. Arthritis Rheum 1999; 42(7): 1309-11.
11. Levine JS, Branch DW, Rauch J. The antiphospholipid syndrome. N Engl J Med 2002; 346(10): 752-63.
12. Nadeau SE. Neurologic manifestations of connective tissue diseases. Neurol Clin 2001; 20(1): 151-78.
13. Ruiz-Irastorza G, Khamashta MA, Castellino G, Hughes GR. Systemic lupus erythematosus. Lancet 2001; 357(9261): 1027-32.
14. Jenette JC, Falk RJ. Medical progress: small-vessel vasculitis. N Engl J Med 1997; 337(20): 1512-23.
15. Steen VD. Scleroderma renal crisis. Rheum Dis Clin North Am 2003; 29(2): 315-33.

CAPÍTULO 119

Emergências em Anemia Falciforme

Sandra Fátima Menosi Gualandro
Guilherme Henrique Hencklain Fonseca

TÓPICOS IMPORTANTES

- A anemia falciforme apresenta como manifestações cardinais hemólise crônica e crises vasooclusivas.
- As crises vasooclusivas são dependentes de fatores como nível de Hb, oxigenação, PH e temperatura.
- A síndrome torácica aguda apresenta critérios diagnósticos específicos e depende do raio X para confirmação.
- Hidratação e analgesia adequadas são fundamentais para o manejo de todas as complicações agudas da anemia falciforme.
- O uso de opióides é mandatório nas crises álgicas, principalmente nas graves, e não se deve limitar essa prescrição por medo dos efeitos colaterais.
- Pacientes devem ser mantidos com Hb > 8 e HbS < 30% do total da Hb, para evitar recorrência de AVC.
- A pesquisa de foco infeccioso é fundamental nesses pacientes, e antibioticoterapia empírica deve ser iniciada imediatamente.
- A sepse por pneumococo é a principal causa de morte em crianças.

INTRODUÇÃO E DEFINIÇÕES

A anemia falciforme (AF) é uma doença autossômica recessiva causada pela substituição do aminoácido valina por ácido glutâmico na posição seis da cadeia de β-globina. Essa hemoglobina anormal ($\alpha_2\beta^s_2$) forma polímeros em pressões baixas de oxigênio, o que lesa a membrana dos eritrócitos levando a um aspecto em foice e conseqüente anemia hemolítica crônica. A freqüência na população brasileira varia de 2-6%, e entre a população negra entre 6-10%. O traço falciforme, por sua vez, apresenta prevalência em nossa população de 1,9%.

Em junho de 2001, uma portaria do Ministério da Saúde definiu a realização em todo o país do teste de triagem para anemia falciforme. Nos Estados Unidos da América, por exemplo, o programa de triagem neonatal identifica duas mil crianças/ano com anemia falciforme.

O prognóstico da AF tem melhorado muito nos últimos trinta anos e vários estudos demonstram que a mediana de sobrevida no homem está em torno de 42 anos, e na mulher 48 anos; essa sobrevida, entretanto, é dependente do haplotipo herdado.

Hemólise crônica e crises vasooclusivas são as características marcantes dessa doença, e ocorrem nos pacientes com doença falciforme com homozigosidade para o gene HbS. As manifestações são mais brandas nos pacientes com hemoglobinopatia SC.

Os pacientes com traço falciforme apresentam genótipo heterozigoto e não apresentam crises vasooclusivas, possuem ainda expectativa de vida normal. A medula renal pode sofrer infartos microscópicos, que levam à incapacidade de concentrar a urina (hipostenúria) e a episódios de hematúria macroscópica. Esses pacientes com traço falciforme não apresentam risco cirúrgico ou anestésico adicional em relação à população normal.

As emergências relacionadas à anemia falciforme incluem crises álgicas, síndrome torácica aguda, complicações infecciosas, como a osteomielite, e diferentes manifestações de crises vasooclusivas, que serão comentadas a seguir. As repercussões crônicas da doença, bem como sua influência no desenvolvimento pondoestatural, não serão objeto de discussão.

ETIOLOGIA E FISIOPATOLOGIA

A anemia falciforme é a hemoglobinopatia mais freqüente em nosso meio, sendo responsável pela maioria dos atendimentos de urgência motivados pelas anemias hereditárias. Esta doença é causada por uma mutação no gene da β-globina que leva à produção de cadeias globínicas com valina em vez de ácido glutâmico na posição 6 da cadeia β da hemoglobina, o que caracteriza a hemoglobina S (HbS, referente ao termo em inglês – *sickle*). O termo doença falciforme inclui o estado homozigótico para HbS, que é a anemia falciforme propriamente dita, e as duplas heterozigoses como as misturas de HbS e HbC (hemoglobinopatia SC) ou HbS e β-talassemia (Sβ-talassemia). A HbS no estado desoxigenado tem a propriedade de se polimerizar, formando cristais tactóides, que ao atingirem tamanho suficiente deformam a célula fazendo com que ela assuma a forma de foice ao invés do habitual formato em disco bicôncavo. A polimerização da HbS leva ao encurtamento da vida média dos glóbulos vermelhos, com conseqüente anemia hemolítica, e a fenômenos vasooclusivos. Além da polimerização da HbS, são fatores adicionais críticos para a fi-

Tabela 119.I – Fatores modulares da falcização

Concentração de HbS na hemácia	• Existe correlação direta entre esta concentração e a falcização. • Pacientes com traço falciforme são assintomáticos e possuem HbS até 50%.
Concentração de outras hemoglobinas na hemácia	• Influência variável a Hb fetal e A2 diminui a falcização. • A HbC e HbD polimerizam com HbS, porém com menor repercussão clínica. • O aumento de Hb fetal é associado à melhora clínica em estudos.
Desoxigenação	• Representa o mais importante determinante da falcização. • Processos infecciosos, insuficiência cardíaca, ventilação artificial e anestesia geral contribuem para diminuição de entrega de O_2 ao leito vascular. A diminuição da liberação tecidual de oxigênio começa com hematócrito < 30% a 35%
Estase vascular	• A viscosidade de hemácias com HbS desoxigenada é dez vezes maior do que aquela encontrada na circulação com hemácias normais; em sinusóides esplênicos, por exemplo, levam a estase vascular importante.
Temperatura	• Baixas temperaturas retardam a polimerização, porém ocasionam vasoconstrição. Sua influência clínica, contudo, é limitada.
Acidose	• A diminuição do PH diminui a afinidade ao oxigênio via efeito Bohr, aumentando a desoxiemoglobina e a polimerização.
Concentração de hemoglobina	• Meio extracelular hiperosmolar aumenta a desidratação celular e polimerização.
Infecções	• A infecção é associada a desidratação, hipóxia, desoxigenação e estase vascular. O aumento de efeitos inflamatórios e pró-coagulantes endoteliais também pode ocorrer.
Baixo fluxo na microvasculatura	• Alterações reológicas e na força de cisalhamento predispõem a polimerização.
Número de polimorfonucleares (PMN)	• Estão diretamente relacionados aos fenômenos de isquemia tecidual. • Há uma relação direta entre o número de PMN e a mortalidade, assim como a síndrome torácica aguda e o infarto hemorrágico.

siopatologia do fenômeno vasooclusivo: as anormalidades da hemostasia, os leucócitos, o endotélio vascular e a lesão da membrana dos eritrócitos. A interação destes fatores resulta em células vermelhas com deformidade diminuída, que aderem facilmente ao endotélio vascular, causando redução do fluxo sangüíneo e obstrução vascular. Adicionalmente, o nível de hemoglobina fetal modula a gravidade da doença, pois quanto maior a quantidade desta hemoglobina, menor a polimerização da HbS e portanto menor a falcização. Os fenômenos vasooclusivos são os responsáveis pelos episódios de crises dolorosas e pelas lesões orgânicas crônicas que caracterizam e conferem um elevado grau de morbidade à doença.

Os eventos agudos que são responsáveis pela admissão de pacientes com doença falciforme nos serviços de emergência são: crises dolorosas, síndrome torácica aguda, acidente vascular cerebral, episódios de anemia aguda (crise aplástica, seqüestro esplênico) e priapismo.

ACHADOS CLÍNICOS

Crises dolorosas

O episódio doloroso é a característica clínica mais importante da anemia falciforme. Além do episódio doloroso agudo, os pacientes com doença falciforme enfrentam outras condições dolorosas, tanto agudas quanto crônicas (Tabela 119.II).

Tabela 119.II – Causas de crises álgicas em pacientes com anemia falciforme

Síndromes dolorosas agudas	Síndromes dolorosas crônicas
Dor torácica aguda	Artrite
Colecistite	Artropatia
Síndrome mão-pé	Necrose asséptica avascular
Crises álgicas	Úlceras nos membros
Priapismo	Colapso do corpo vertebral
Síndrome do quadrante superior direito	
Seqüestro esplênico	

O episódio doloroso é a causa mais comum de admissão hospitalar, decorrente da falcização com oclusão vascular na medula óssea, infartos ósseos e dor. A crise dolorosa pode ocorrer em qualquer dos fenótipos da doença falciforme, tendo uma incidência anual de 0,8 a 1,0 crise por paciente nos fenótipos SS e S-beta falciforme e 0,4 crise por ano em pacientes com hemoglobinopatia SC. Uma das manifestações mais precoces da doença é a dactilite ou síndrome mão-pé, que consiste no edema doloroso das mãos e/ou pés em crianças pequenas. As crises dolorosas têm etiologia complexa e pouco compreendida e são autolimitadas, durando de poucas horas a 1-2 semanas. O diagnóstico é subjetivo. A dor pode ser intensa e é, freqüentemente, imprevisível. É importante afastar causas desencadeantes, principalmente infecções, visto que estes pacientes, devido à falcização no baço, têm perda da função esplênica, estando mais sujeitos a infecções. As infecções mais freqüentes são as do trato respiratório. A anamnese e o exame físico são importantes para orientar os exames complementares necessários e o tratamento de eventuais fatores desencadeantes. No exame físico é importante a presença de taquicardia, que não é comumente encontrada nesta população de pacientes altamente adaptada à anemia, podendo ser indício de complicações mais graves. Alguns pacientes apresentam áreas localizadas de edema subcutâneo e muscular em regiões subjacentes a prováveis focos de osteonecrose. É importante cuidadosa avaliação para excluir osteomielite.

Síndrome torácica aguda (STA)

As complicações pulmonares são a 2ª causa de admissão em hospital e a mais comum causa de morte. O pulmão é um dos principais órgãos-alvo para complicações agudas ou crônicas das doenças falciformes.

A síndrome torácica aguda caracteriza-se por febre, sintomas respiratórios como tosse, dispnéia, dor torácica e um novo infiltrado à radiografia de tórax. O aparecimento de alterações radiológicas pode ser tardio, dificultando o reconhecimento imediato da síndrome. Ela é mais freqüente nos casos de anemia falciforme (HbSS) que nos demais genótipos. É a principal complicação de cirurgia e anestesia. É mais freqüente em crianças do que em adultos, com mortalidade maior entre os adultos. A incidência é maior em pacientes com hemoglobina fetal mais baixa e hemoglobina e leucócitos mais elevados.

A recorrência é comum. As causas incluem infecção bacteriana ou viral, sendo comuns as infecções por *Chlamydia pneumonia e Mycoplasma pneumoniae;* embolia gordurosa secundária à necrose de medula óssea; hipoventilação secundária à dor torácica ou à sedação excessiva e hiper-hidratação. Todos estes fatores favorecem a hipóxia e, conseqüentemente, a falcização na circulação pulmonar. Os sintomas de apresentação são variados: 50% dos pacientes são admitidos por outro diagnóstico; adultos geralmente por conta de crise dolorosa e crianças geralmente doença febril, ocorrendo em um padrão sazonal coincidente com as infecções mais comuns no inverno. O quadro de STA do adulto ocorre em média 2,5 dias após a admissão por crise dolorosa. Os sintomas mais comuns são: febre e tosse em crianças e dor torácica, dispnéia e hemoptise em adultos. Ao exame físico, podem haver estertores e submacicez à percussão; a presença de sibilos é mais comum em crianças. O 2º achado mais freqüente é a ausculta pulmonar normal (35% dos pacientes).

Manifestações neurológicas

As manifestações neurológicas são variadas e incluem: acidente vascular isquêmico (AVCI), hemorrágico (AVCH) e alterações cognitivas e comportamentais.

Os quadros de AVC apresentam início abrupto e muitas vezes são associados à crise vasooclusiva ou síndrome torácica aguda. A forma mais freqüente é o AVCI, e acomete 10% dos doentes com doença falciforme antes dos vinte anos de idade. Ocorre por oclusão ou estreitamento de grandes vasos do SNC. A recorrência é grande e em 36 meses pode chegar a 67%, e cumulativamente até 90%. Os fatores de risco mais associados com o AVCI são episódios isquêmicos transitórios, hemoglobina basal baixa, hipertensão arterial e síndrome torácica aguda recente.

Os AVC hemorrágicos ocorrem principalmente em adultos (50% dos AVC nessa fase). Os doentes com doença falciforme têm maior incidência de aneurismas e de hemorragia subaracnóidea. Valores baixos de hemoglobina e leucocitose são fatores de risco importantes.

Priapismo

Priapismo, definido como a ereção peniana dolorosa, sustentada e não relacionada ao desejo sexual, é uma complicação freqüente em pacientes com anemia falciforme. A maioria dos pacientes adultos já teve um ou mais episódios. É decorrente de vasooclusão, que causa obstrução da drenagem venosa do pênis, o chamado priapismo de baixo fluxo, em contraste com a condição de alto fluxo, geralmente associada à lesão arterial pós-traumática e que tipicamente não cursa com dor, pois não leva a estase venosa e diminuição do pH local. Priapismo prolongado, que dura mais do que 3 horas, é uma emergência que requer consulta urológica. Até o momento não existe um tratamento padrão definido para esta complicação. De modo geral, quando um paciente com priapismo é avaliado, é importante documentar o tempo de início do episódio e a existência de fatores que poderiam desencadeá-lo, como traumas, infecções ou uso de drogas como cocaína, álcool, agentes psicotrópicos, sildenafil, testosterona.

EXAMES COMPLEMENTARES

O paciente pode apresentar diversas alterações laboratoriais, como as descritas a seguir:

- Hemograma: A hemoglobina geralmente tem valores entre 6 a 9 g/dL. Ocorre ainda a presença de hemácias em forma de foice (drepanócitos), reticulocitose, eritrócitos nucleados (eritroblastos) e presença de corpúsculo de Howell-Jolly e hemácias em alvo por causa de hipoesplenismo no adulto. Trombocitose e discreta leucocitose podem ocorrer.
- Bioquímica: Ocorre aumento da bilirrubina indireta e LDH secundários à hemólise.
- Eletroforese de hemoglobina: No homozigoto HbSS, 85-98% da hemoglobina total é de HbS, ocorre o aumento da HbF (fetal) e ausência de HbA. No traço falciforme HbAS, 30-45% da hemoglobina total é HbS e não há anemia.

Síndrome torácica aguda

As alterações radiológicas predominam nos lobos superiores e médio em crianças, progredindo geralmente para envolvimento multilobar. O derrame pleural é freqüente. A hemoglobina cai 1 a 2g/dL, os leucócitos sobem e as plaquetas podem diminuir ou aumentar. A saturação de oxigênio tende a diminuir após a admissão, à medida que o quadro se instala.

AVC

Pacientes com doença falciforme apresentando sinais neurológicos agudos devem ser avaliados com urgência com tomografia computadorizada sem contraste, para determinar se o AVC é isquêmico ou hemorrágico, a fim de definir a conduta neurológica.

DIAGNÓSTICO DIFERENCIAL

Seqüestro esplênico agudo

Exacerbação aguda da anemia é causa significante de morbidade e mortalidade em pacientes com doença falciforme. A causa mais comum desta complicação é o seqüestro esplênico agudo. É causado por seqüestro intraesplênico de eritrócitos com queda abrupta da hemoglobina e choque por hipóxia. Predomina em crianças entre 3 meses e 5 anos de idade, embora possa ocorrer eventualmente em adultos com hemoglobinopatia SC ou Sβ–talassemia. A taxa de recorrência em crianças é alta. As manifestações clínicas habituais nas crianças são fraqueza súbita, palidez, taquicardia, taquipnéia e aumento abdominal. Existe queda de pelo menos 2 g/dL na concentração de hemoglobina habitual do paciente, reticulocitose intensa e aumento agudo do baço. O tratamento imediato do seqüestro esplênico agudo é dirigido no sentido de corrigir a hipovolemia com transfusão de glóbulos vermelhos de urgência. Após a administração de transfusão, os glóbulos vermelhos seqüestrados no baço são mobilizados, a esplenomegalia regride e os níveis de hemoglobina sobem, freqüentemente a níveis mais altos que os de base do paciente. Por isto, o procedimento transfusional deve visar apenas a retirada do paciente do estado de emergência causado pela hipovolemia e não a correção da anemia, já que as células retidas no baço não serão destruídas e voltarão para a circulação.

Crise aplástica

Além do seqüestro esplênico, nas doenças falciformes, assim como nas demais anemias hemolíticas com encurtamento muito grande da vida média dos glóbulos vermelhos, pode ocorrer supressão transitória da eritropoiese, resultando em anemia grave. A principal causa é a infecção por parvovírus B19. O paciente apresenta grande agravamento do quadro de anemia, sem aumento da icterícia. Laboratorialmente chama a atenção a redução nos níveis de base da hemoglobina associada à ausência de reticulocitose. Em pacientes que normalmente apresentavam eritroblastos (hemácias nucleadas circulantes) em sangue periférico, há desaparecimento destas células. O mielograma mostra hipoplasia acentuada da série vermelha. O diagnóstico de parvovírus B19 é reforçado pelo encontro de pró-eritroblastos gigantes na medula óssea, sorologia IgM e PCR positivo para este vírus. A recuperação acontece em torno de 2 semanas, sendo marcada por grandes reticulocitoses. Freqüentemente é necessário o tratamento com transfusões de concentrado de hemácias e não há necessidade de administração de imunoglobulinas como em pacientes imunossuprimidos com persistência prolongada do parvovírus. Há uma associação entre esta infecção e a incidência de AVC nos primeiros meses após a recuperação do quadro.

TRATAMENTO

Tratamento da crise álgica

O tratamento da crise dolorosa baseia-se em hidratação com soluções hipotônicas (SG 5% em 1/4 de salina) e analgesia, que deve visar a eliminação da dor utilizando doses e intervalos apropriados (Tabela 119.III). A escolha de soluções hipotônicas é baseada em observações experimentais e estudos clínicos demonstrando que um pequeno grau de hemodiluição e hiponatremia é marginalmente significante no controle da dor.

O episódio doloroso deve ser tratado tão logo chegue ao hospital, com o objetivo da equipe estabelecido em procurar controlar a dor em até 30 minutos. É recomendado seguir as diretrizes da OMS (Organização Mundial de Saúde) na escolha da analgesia, porém a droga de escolha para dor grave é a morfina, associada ou não a antiinflamatórios não-esteroidais (AINE) e medicações adjuvantes. A preferência do paciente não deve ser ignorada nem taxada de dependência, pois a natureza recorrente da dor freqüentemente permite ao paciente experimentar múltiplas opções de tratamento e aprender qual regime fornece provável alívio. É importante procurar obter do paciente descrições da dor e da intensidade, que podem ser graduadas por meio de escalas analógicas ou visuais (Figura 119.1), minimizando o caráter subjetivo da avaliação e ajudando a nortear o tratamento.

Embora a morfina seja a droga de escolha, meperidina é o opióide mais comumente utilizado nestes pacientes em hospitais. O uso de meperidina deveria ser evitado pela to-

Tabela 119.III – Analgesia e cuidados no episódio doloroso
Dipirona 2 mL EV ou paracetamol 500-750 mg VO 4/4 – 6/6 horas – atenção no uso de paracetamol em pacientes com disfunção hepática
Morfina 0,1 mg/kg ou 5 mg/dose EV ou SC a cada 20 minutos até controle da dor Avaliar a associação de laxativos (lactulose), anti-histamínicos e antieméticos.
Monitorar sedação e eficácia da analgesia a cada 2 horas
Considerar uso de AINH – naproxeno 250 mg VO 8/8 horas, não usar por período superior a 3 dias
Após controle da dor – manutenção com 1/4 a 1/2 da dose necessária para o alívio de 4/4 horas ou de 6/6 horas – em caso de alta hospitalar, doses equivalentes de codeína, oxicodona ou morfina
Considerar analgesia controlada pelo paciente (PCA) para doses de manutenção no caso de internação
Caso ocorra reincidência da dor – administrar 50% da dose de manutenção a cada 30 minutos até a estabilização
Considerar internação: complicações infecciosas, presença de dor intensa apesar de doses adequadas de analgésicos, presença de complicações devidas ao tratamento – sedação excessiva ou sobrecarga volêmica
Profilaxia antitrombótica em pacientes com mais de 16 horas de repouso no leito ou quando já é prevista internação
Fisioterapia respiratória e deambulação precoce são altamente recomendáveis
Gestantes devem seguir as mesmas recomendações – considerar avaliação de equipe de obstetrícia

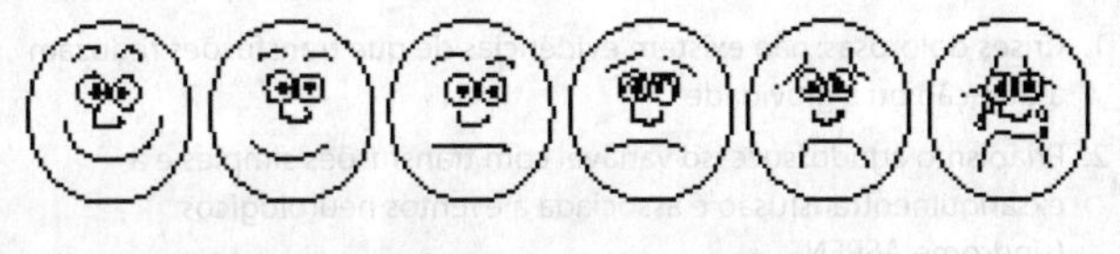

0	1	2	3	4	5
SEM DOR	POUCA DOR	DOR UM POUCO MAIOR	MUITA DOR	DOR ACENTUADA	PIOR DOR

Figura 119.1 – Escala de dor de Wong-Baker (adaptado de *The management of sickle cell disease* – NIH).

xicidade neurológica de seu metabólito, a normeperidina, que tem meia-vida longa e é irritante do sistema nervoso central, causando desde alterações de humor até convulsões. Estes efeitos adversos não são de fácil controle, não sendo revertidos pelo uso de naloxone. O uso da meperidina deveria ser reservado a tratamentos curtos em pacientes que têm alergias ou não toleram outros opióides. É contra-indicada em pacientes com insuficiência renal ou que estejam usando inibidores de monoaminoxidase. A utilização de antiinflamatórios não-hormonais deve ser evitada em pacientes com comprometimento da função renal, úlcera péptica, gastrite e coagulopatias.

Uma das complicações que devem ser evitadas na tentativa de controle da dor é a sedação excessiva que pode causar depressão respiratória com diminuição da ventilação alveolar e áreas de atelectasia, levando a um círculo vicioso de hipoxemia e acentuação dos fenômenos vasooclusivos. Nestes casos e naqueles com sintomas compatíveis com insuficiência cardíaca, deve ser evitada também a sobrecarga de volume decorrente de hiper-hidratação. Apesar da hidratação ser sempre preconizada, ela não deveria, especialmente nos pacientes que mantêm ingesta oral, ultrapassar em 1,5 vez a manutenção.

Freqüentemente estes pacientes têm acesso venoso precário, sendo desestimulada a punção em sítios de membros inferiores por conta da limitação da deambulação, aumento na taxa de tromboses e risco de infecção, principalmente no contexto de pacientes que podem evoluir com ulcerações de membros inferiores. A colocação de cateteres centrais é associada com altas taxas de complicações trombóticas, sendo indicada somente em condições extremas. Administração intramuscular (IM) de analgésicos opióides é desaconselhada pela absorção errática e imprevisível. O uso IM da meperidina, em especial, é associado com lesões graves fibrosantes do músculo.

Antibióticos e transfusões de sangue não estão indicados de rotina. A suplementação de oxigênio só deve ser efetuada se o paciente encontra-se dispnéico ou há documentação de hipóxia. Pacientes com anemia falciforme freqüentemente têm hipoxemia à oximetria digital, que não é confirmada com a gasometria arterial. Se não há registro prévio do valor da oximetria, é preconizada suplementação de oxigênio quando a saturação de O_2 estiver abaixo de 95%. Tratamento local da dor com compressas ou bolsas de água quente, apesar de surtir efeito em alguns casos, deve ser cuidadosamente assistido, para evitar queimaduras em algum eventual paciente sedado.

Os pacientes com febre sem foco aparente devem ser avaliados e tratados no contexto de asplenia funcional. Isto significa avaliação rápida e intensiva com hemograma, culturas de sangue, urina e orofaringe, radiografia de tórax e medida da saturação de O_2, considerando-se o tratamento empírico principalmente em crianças, enquanto se aguarda o resultado dos exames. Pacientes com sinais pulmonares devem receber antibioticoterapia pelo risco de evolução para STA (é preconizado o uso de macrolídeos). Se o paciente estiver em uso de quelantes de ferro (deferoxamina, deferiprone), deve-se suspender sua administração e proceder a investigação para a presença de infecções por *Yersinia* (especialmente se houver sinais ou sintomas abdominais).

Síndrome torácica aguda

Como a STA pode ser uma complicação de crise dolorosa, particularmente em pacientes com dor torácica, o tratamento inicial destes casos deve evitar condições que favoreçam tal evolução. O tratamento da STA instalada baseia-se em combater a hipóxia, cobrir os agentes infecciosos mais freqüentes, evitar a sedação excessiva e a hiper-hidratação (Tabela 119.IV).

Tabela 119.IV – Tratamento da síndrome torácica aguda

1. Tratamento da crise dolorosa (prevenir a STA)
   - Analgesia adequada da dor e hidratação cuidadosa
   - Considerar como fase prodrômica de STA
   - Fisioterapia respiratória ativa para prevenir hipóxia
   - Monitorização diária para doença pulmonar
2. Tratamento da STA (propriamente dita)
   - Antibióticos de amplo espectro (empírico) incluindo macrolídeos
   - Oxigênio para corrigir a hipóxia (monitorizar a saturação de O_2)
   - Hidratação cuidadosa
   - Analgesia se necessário (evitar sedação excessiva)
   - Fisioterapia respiratória ativa (2/2 hs enquanto acordado)
   - Transfusão de concentrado de hemácias para reverter a hipóxia
   - Ventilação assistida nos casos mais graves
   - Mucolíticos (N-acetilcisteína) podem ser utilizados
   - Broncodilatadores podem ser benéficos (cuidado em adultos)

A presença de complicações é mais freqüente nos mais velhos. Plaquetopenia e história de doença cardiopulmonar são associadas a maior risco de insuficiência respiratória. Eventos neurológicos ocorrem em 25% dos pacientes adultos com STA e são associados com pior prognóstico.

AVC

Em crianças com AVC isquêmico deve ser realizada, de preferência, exsangüineotransfusão parcial (eritrocitaférese quando possível), para reduzir rapidamente os níveis de HbS para abaixo de 30%, seguida por regime de transfusão crônica. Em pacientes com concentração de hemoglobina acima de 10 g/dL, este procedimento é obrigatório, porque não é possível diluir a hemoglobina S, nestes casos, com transfusão simples, sem aumentar a viscosidade sangüínea. Os efeitos das transfusões sobre o curso e a evolução dos eventos hemorrágicos não são conhecidos, entretanto, a redução de HbS para menos que 30% é recomendada. Se forem necessários procedimentos com utilização de contrastes iônicos, também é recomendada a diluição da HbS.

Priapismo

A meta do tratamento é alívio da dor, regressão da ereção e preservação da função erétil. As medidas gerais consistem em tratamento semelhante ao da crise dolorosa com hidratação e analgesia parenteral. Se não houver regressão do quadro, geralmente o urologista realiza punção aspirativa do sangue do corpo cavernoso, seguida por irrigação com solução de epinefrina 1:1.000.000 em salina. É recomendado que o procedimento seja realizado dentro de 4 a 6 horas do início do quadro. A maioria dos pacientes melhora após este procedimento. O uso concomitante de exsangüineotransfusão automatizada para reduzir os níveis de HbS abaixo dos 30% tem sido considerado, especialmente quando falha a irrigação. A resposta clínica à exsangüineotransfusão é variável, com efeitos colaterais neurológicos que podem ser graves. À associação de doença falciforme, priapismo, exsangüineotransfusão e eventos neurológicos tem sido dado o acrônimo de síndrome ASPEN (*Association of Sickle Cell Disease, Priapism, Exchange Transfusion and Neurologic events*). Se o paciente não responde à aspiração e instilação de drogas vasoativas, pode ser considerada, a critério do urologista, a realização de um *shunt* que permita o esvaziamento do corpo cavernoso. As complicações do priapismo e do tratamento incluem sangramento nos locais dos procedimentos de punção ou de *shunting*, infecções, necrose de pele, lesão da uretra, fístulas e impotência.

Indicações para transfusão de sangue

As indicações de transfusões de concentrado de hemácias em pacientes com doenças falciformes têm dois propósitos principais: melhorar a anemia e reduzir ou prevenir complicações (Tabelas 119.V e 119.VI).

Tabela 119.V – Indicações de transfusão episódica de concentrado de hemácias

1. Seqüestro esplênico ou hepático agudo
2. "Crise aplástica"
3. Anemia sintomática aguda
4. Síndrome torácica aguda
5. Sepse e meningite
6. Evento neurológico agudo
7. Insuficiência aguda de múltiplos órgãos
8. Preparação para cirurgias maiores (Hb = 10 g/dL)

Tabela 119.VI – Uso controverso de transfusões episódicas*

1. Crises dolorosas: não existem evidências de que transfusões reduzam a duração ou a gravidade
2. Priapismo agudo: sucesso variável com transfusões simples e a exsangüíneotransfusão é associada a eventos neurológicos (síndrome ASPEN)

* São as situações sem eficácia clínica comprovada ou indicações sem dados de suporte ou com base teórica fraca.

Toda transfusão no paciente com anemia falciforme deve ser realizada com componente leucodepletado e fenotipado para antígenos eritrocitários Rh (C, D, E) e Kell. Sempre informe ao banco de sangue o diagnóstico do paciente.

Tratamento de infecções

Infecções são comuns nesses pacientes, e a principal causa de óbito em crianças é sepse por *Streptococcus pneumoniae*. A Tabela 119.VII descreve as principais causas de infecção nesses pacientes.

Tabela 119.VII – Quadros infecciosos em anemia falciforme

Quadro clínico	Prováveis patógenos
Febre sem foco	*Streptococcus pneumoniae* *H. influenzae*
Meningite	*Streptococcus pneumoniae* *H. influenzae*
Síndrome torácica	*Streptococcus pneumoniae* *Mycoplasma pneumoniae* *C. pneumoniae*
Osteomielite/artrite séptica	*Salmonella* *Staphylococcus aureus* *Streptococcus pneumoniae*

LEITURA ADICIONAL

1. Rees DC, Olujohungbe AD, Parker NE, Stephens AD, Telfer P, Wright J. Haematology General Haematology Task Force by the Sickle Cell Working Party Guidelines for the management of the acute painful crisis in sickle cell disease. British Journal of Haematology 2003; 120: 744-52.
2. Claster S, Vichinsky EP. Managing sickle cell disease. BMJ 2003; 327: 1151-5.
3. Rosse WF, Gallagher D, Kinney TR, Castro O, Dosik H, Moohr J, Wang W. Transfusion and alloimmunization in sickle cell disease. Paul S. Levy, and the Cooperative Study of Sickle Cell Disease. Blood; 1990 Oct 1; 76(7): 1431-7.
4. Maitre B, Habibi A, Roudot-Thoraval F, Bachir D, Belghiti DD, Galacteros F, Godeau B. Acute chest syndrome in adults with sickle cell disease: therapeutic approach, outcome, and results of BAL in a monocentric series of 107 episodes. Chest 2000; 117: 1386-92.
5. Vichinsky EP, et al. Causes and outcomes of the acute chest syndrome in sickle cell disease. NEJM 2000; 342(25): 1855-90.
6. Pain. In: The management of sickle cell disease. National institutes of health. National heart, lung, and blood institute. Division of blood diseases and resources. p.54-74.

Algoritmo 119.1 – Manejo da crise álgica

Crise álgica

↓

O manejo do paciente com crise álgica inclui os seguintes passos:

↓

1) História: Avaliar o início (agudo ou crônico), a intensidade (escala de 0 a 10), a duração, a localização e a freqüência da dor. Investigar fatores desencadeantes, tratamento utilizado no domicílio, data da última crise e hospitalização prévia.

↓

2) Exame físico: Sinais vitais (PA, pulso, freqüência respiratória, temperatura e oximetria de pulso). Avaliar local da dor, edema e mobilidade articular. Icterícia por hemólise.

↓

3) Exames complementares: Raio X de tórax, hemograma com reticulócitos, hemocultura, função renal e eletrólitos, a critério médico (acm).

↓

4) Hidratação: Juntamente com a analgesia representa o principal foco do tratamento.

- Aporte de aproximadamente 50 mL/kg/24 horas com solução de SF (0,9%) 500 mL + SG (5%) 500 mL.
- Hidratação oral e infusão intravenosa de soro.
- Aumentar o aporte de sódio somente com hiponatremia comprovada.

↓

5) Analgesia.

Algoritmo 119.3 – Manejo do priapismo

Priapismo

↓

As recomendações principais para o manejo desses pacientes são as seguintes:

↓

1) Hidratação e analgesia conforme recomendações prévias.

↓

2) Avaliação laboratorial inclui hemograma, eletrólitos, análise urinária e radiológica somente se houver suspeita de infecção.

↓

3) Se não houver resposta após duas horas de hidratação e analgesia rigorosas, recomenda-se transfusão de hemácias ou exsangüíneotransfusão parcial de troca.

↓

4) Após doze horas de exsangüíneotransfusão parcial, recomenda-se a utilização de agonistas α-adrenérgicos: etilefrina: injeções intracavernosas de 10 mg (uma a duas injeções). A dose oral de 50-100 mg/dia apresenta uma melhora clínica significativa, porém seu uso está recomendado principalmente para doentes com priapismo recorrente.

↓

5) Após mais doze horas, se o priapismo ainda não resolveu, deve-se indicar cirurgia. O procedimento indicado é a drenagem e fistulização do corpo cavernoso.

Algoritmo 119.2 – Síndrome torácica aguda

Síndrome torácica aguda

↓

1) Hidratação e analgesia conforme recomendações prévias: Reavaliações constantes devem ser feitas, pois esses pacientes apresentam quadros de congestão pulmonar freqüentes.

↓

2) Monitorização dos sinais vitais e da saturação de oxigênio.

↓

3) Se houver sibilos ou redução do VEF1, prescrever broncodilatadores inalatórios a cada 4/4 ou 6/6 horas.

↓

4) Antibioticoterapia empírica. Sugerimos o uso de cefalosporinas de terceira geração + macrolídeos:

- Ceftriaxone (2 g EV 1 x dia) associado a macrolídeo (claritromicina: 500 mg EV de 12/12 horas ou azitromicina: 500 mg EV uma vez ao dia).

↓

5) Suporte ventilatório conforme deterioração do quadro clínico.

↓

6) Transfusão no caso de hipoxemia (PaO_2 < 65 mmHg).

CAPÍTULO

120 Emergências Oncológicas: Abordagem Inicial e Diagnóstico Diferencial

Herlon Saraiva Martins
Valéria de Paula Richinho

TÓPICOS IMPORTANTES

- Complicações clínicas e infecções são as principais causas de procura ao pronto-socorro em pacientes oncológicos e estão associadas a significativa morbidade e mortalidade.
- Alguns tópicos são discutidos em capítulos específicos do livro.
- Dor representa um problema bastante freqüente e ocorre em 25 a 50% dos pacientes no diagnóstico inicial e em até 75% dos pacientes conforme progressão da doença.
- Lesões de pele em pacientes com câncer são comuns e sua aparência pode sugerir infecções bacterianas, fúngicas, virais ou idiopáticas. A confirmação deve ser realizada com biópsia e estudos microbiológicos. Usualmente, essas pequenas lesões podem preceder infecções graves, de rápida evolução.
- Muitas paraneoplasias ocorrem devido à produção pelo tumor de substâncias que mimetizam a ação de substâncias endógenas (exemplo: hormônios) ou que interferem com proteínas circulantes. Já outras ocorrem devido a um mecanismo imune-mediado, seja pela produção de auto-anticorpos, seja pela ativação da imunidade celular.
- Hipercalcemia associada a câncer é a mais comum manifestação paraneoplásica, ocorre em 10 a 20% dos pacientes com câncer avançado e representa 38% de todos os casos de hipercalcemia.
- A causa mais freqüente de hiponatremia associada a câncer é a secreção inapropriada de ADH. O principal tumor produtor de arginina vasopressina é o câncer de pulmão de pequenas células.
- As síndromes neurológicas paraneoplásicas (SNPN) podem afetar qualquer porção do sistema nervoso. Elas podem ser localizadas (exemplo: encefalite límbica ou apenas fibras de Purkinje vistas na degeneração cerebelar) ou podem ser difusas (exemplo: encefalomielorradiculite).
- A pesquisa de anticorpos específicos no sangue, no líquor e a ressonância fornecem os mais importantes subsídios diagnósticos.

INTRODUÇÃO E DEFINIÇÕES

Complicações clínicas e infecções são as principais causas de procura ao pronto-socorro em pacientes oncológicos e estão associadas a significativa morbidade e mortalidade. O suporte correto dessas complicações está associado a um melhor prognóstico. Por outro lado, em pacientes com doença avançada, uma adequada analgesia, hidratação e conforto são direitos que os pacientes têm e que nós, médicos, temos a obrigação e a ética de fornecer.

Os pacientes oncológicos que procuram o pronto-socorro poderão ser divididos em cinco grandes grupos, que não são mutuamente exclusivos:

- Complicação da neoplasia de base: Exemplos: dor, síndrome da veia cava superior, síndrome da compressão medular, síndromes de hiperviscosidade etc.
- Complicações paraneoplásicas: Exemplos: secreção inapropriada de ADH, hipercalcemia, encefalite límbica, trombose venosa profunda etc.
- Complicação do tratamento: Exemplos: vômitos, síndrome de lise tumoral, pneumonite química ou por radiação.
- Complicação infecciosa: Exemplos: neutropenia febril, pneumonia, meningite etc.
- Câncer avançado, que não tem mais possibilidade de cura, mas que podemos em muito aliviar o sofrimento e melhorar a qualidade de vida. Mesmo se a vida não pode mais ser prolongada, o médico deve fornecer uma adequada terapêutica que dê um conforto apropriado ao paciente.

O leitor deverá complementar a leitura com capítulos em outras partes do livro:

- Cuidados no PS com o Paciente no Fim da Vida.
- Manejo da Dor na Emergência.
- Náusea e Vômito.
- Emergências Relacionadas às Leucemias e Síndrome de Hiperviscosidade.
- Síndrome de Lise Tumoral e de Cava Superior.
- Neutropenia Febril.

SUPORTE CLÍNICO E INFECÇÕES

DOR

Representa um problema bastante freqüente e ocorre em 25 a 50% dos pacientes no diagnóstico inicial e em até 75% dos pacientes conforme progressão da doença. De uma maneira geral, as causas de dor podem ser divididas em três grupos:

- Dor causada pelo tumor corresponde a 70% dos casos; pode ser devida a invasão de ossos, nervos, vasos ou obstrução de órgãos ou ductos.

- Dor como conseqüência de procedimentos cirúrgicos ou invasivos corresponde a 20% dos casos; ocorre após cirurgias, biópsias, lesão por radiação, conseqüência da quimioterapia (mucosite, flebite ou neuropatia) ou do uso de corticóides (necrose da cabeça do fêmur).
- Dor não causada pelo tumor nem pelas conseqüências da terapêutica é responsável por 10% dos casos; outras comorbidades podem causar a dor, como *diabetes mellitus*, osteoartrose, depressão ou fibromialgia, por exemplo.

Por isso, uma avaliação detalhada deve ser feita antes de instituir a terapêutica. Assim, é importante obter uma anamnese e exame físico detalhados. Em algumas situações, o tratamento poderá ser radioterapia da lesão, uma descompressão cirúrgica, tratamento com radioisótopos (estrôncio-89 ou samário-153) ou mesmo o início imediato de quimioterapia. Regra geral, o tratamento inicial é medicamentoso e pode ser prescrito imediatamente enquanto se aguarda uma avaliação do especialista. As recomendações de analgesia no pronto-socorro estão descritas na Tabela 120.I.

VÔMITO

Causa freqüente de procura ao pronto-socorro, habitualmente é conseqüência da quimioterapia, mas eventualmente pode ser conseqüência de uma complicação, como: obstrução do trato gastrintestinal, uremia, hipercalcemia, hiponatremia, infecção, insuficiência hepática ou hipertensão intracraniana.

Tabela 120.I – Analgesia no PS em pacientes oncológicos

DOR LEVE A MODERADA
Pode iniciar medicação via oral; opióide + não opióide
Opióide – Codeína 30 mg via oral de 6 em 6 horas ou de 4 em 4 horas ou – Tramadol 50 a 100 mg via oral de 6 em 6 horas ou – Oxicodona 10 a 20 mg via oral de 12 em 12 horas. **Não opióide** – Paracetamol: 750 mg via oral de 6 em 6 horas ou – Dipirona: 1000 mg via oral de 6 em 6 horas ou – Antiinflamatório não hormonal* (exemplo: naproxeno 500 mg via oral de 12 em 12 horas; diclofenaco 50 mg via oral de 8 em 8 horas; ibuprofeno 600 mg via oral de 6 em 6 horas).
DOR MODERADA A INTENSA: PREFERÊNCIA POR VIA PARENTERAL
(1) Pacientes que não usam opióides: não opióide + opióide
Não opióide – Cetoprofeno: 100 mg EV de 12 em 12 horas e/ou – Dipirona: 1 a 2 g de 6/6 horas **Opióide** – Tramadol: 50 a 100 mg EV de 6 em 6 horas ou – Nalbufina: 10 a 20 mg EV, IM ou SC de 6 em 6 horas.
(2) Pacientes que usam opióides: não opióide + morfina
Morfina: Pode ser usada por via SC, IM ou EV. – Em pacientes que ficarão internados, a preferência é por analgesia em bomba regulada pelo paciente (PCA). – Em pacientes que não têm intercorrências (exceto a dor), prescrever a morfina: 2 a 10 mg de 6 em 6 horas a 2 em 2 horas, conforme reavaliação periódica da dor. – É muito importante não ter medo de prescrever morfina.

* Evite usar em idosos, pacientes com cardiopatia, nefropatia, hepatopatia ou de risco para IRA.

Quando o vômito é conseqüência da quimioterapia, há habitualmente dois padrões:

- Êmese aguda: forma mais freqüente e ocorre dentro de 24 horas da quimioterapia. As drogas que mais causam êmese são cisplatina, mostarda, dacarbazina e estreptozocina.
- Êmese retardada: forma menos comum, ocorre entre 1 a 7 dias da quimioterapia e geralmente é devida a cisplatina.

Para êmese aguda, a melhor terapia é com antagonistas do receptor da serotonina (ondansetron, granisetron ou dolasetron), entretanto, o custo dessas medicações é muito alto. As principais opções são:

- Metoclopramida: 10 mg EV (até de 6/6 horas).
- Dexametasona: 10 a 20 mg EV (até de 6/6 horas – evitar o uso de doses múltiplas para essa indicação).
- Prometazina: 25 mg EV ou IM de 6/6 horas.
- Ondansetron: 4 a 8 mg EV (até de 6/6 horas).
- Granisetron: 1 a 2 mg EV uma vez ao dia.
- Dolasetron: 100 a 200 mg EV uma vez ao dia.

DERRAME PLEURAL

É uma complicação bastante freqüente no pronto-socorro e ocorre mais freqüentemente com câncer de pulmão, mama e linfoma. Obviamente, um paciente com câncer e derrame pleural no pronto-socorro deve ser avaliado para descartar derrame parapneumônico, embolia pulmonar ou mesmo tuberculose (ver capítulo específico de derrame pleural). Uma vez diagnosticado um derrame neoplásico, provavelmente o paciente necessitará de alguma intervenção (pleurodese com bleomicina, doxiciclina ou mesmo com talco) se o prognóstico for maior que 6 meses. Se não, o paciente provavelmente necessitará de toracocenteses de repetição.

INFECÇÕES

Estudos de autópsia mostraram que a maioria dos óbitos de leucemia aguda e metade dos óbitos de linfoma foram ocasionados por infecção. Vários fatores estão associados à predisposição à infecção e estão representados na Tabela 120.II. As anormalidades em sistemas de defesa que predispõem à infecção são variadas e dependem do paciente, do tipo de câncer e da terapia instituída:

- Diminuição da produção de anticorpos predispõe à infecção por germes capsulados.
- Diminuição de granulócitos aumenta a chance de sepse por germes Gram-negativos e fungos (aspergilose e espécies de cândida).
- Uso de corticóide em altas doses e neoplasia de células T aumentam a chance de pneumocistose e de infecções por germes intracelulares.

Tabela 120.II – Tipo de câncer, fator predisponente e risco de infecção

Câncer	Fator predisponente	Germes envolvidos	Infecção associada
Cabeça e pescoço, câncer de pele	Ruptura de barreira física na pele	Estafilococo e estreptococo. Eventualmente, bacilos Gram-negativos	Celulite e infecção extensa de pele
Rins, ovários, vias biliares e metástases de vários cânceres	Obstrução e compressão de vísceras e orifícios	Bacilos Gram-negativos	Bacteremia, abscessos, infecção urinária e colangite
Câncer de mama	Ressecção extensa de gânglios	Estafilococo e estreptococo	Celulite
Leucemia linfóide crônica e mieloma múltiplo	Redução de imunoglobulinas	Pneumococo, hemófilos e meningococo	Bacteremia, sinusite, pneumonia, meningite
Doença de Hodgkin e leucemia/linfoma de células T	Deficiência de linfócitos T	Micobactérias, fungos, listeria, herpes vírus e parasitas intracelulares	Infecções sistêmicas variadas de acordo com o germe

INFECÇÕES DE PELE E CATETER

Lesões de pele em pacientes com câncer são comuns e sua aparência pode sugerir infecções bacterianas, fúngicas, virais ou idiopáticas. A confirmação pode ser realizada com biópsia e estudos microbiológicos. Usualmente, essas pequenas lesões podem preceder infecções graves, de rápida evolução. As mais comuns são:

- Celulite: infecção devido a *Staphylococcus* ou *Streptococcus*, costuma responder à oxacilina ou cefalosporina de primeira geração (cefazolina). Em indivíduos alérgicos pode ser usada a clindamicina. Observação cuidadosa é indicada em indivíduos neutropênicos, pois freqüentemente evolui com sepse e necrose, usualmente devido a *Pseudomonas*. Quase sempre uma biópsia da pele com pesquisa direta de germes (bactérias, fungos, vírus, micobactérias) e culturas serão necessárias.
- Ectima gangrenoso: mais freqüente em neutropênicos, ela costuma localizar-se em áreas sem pressão (diferente de úlceras devido a diminuição de fluxo sangüíneo) e é caracterizada por lesões indolores, circulares e necróticas. Elas costumam ter um halo eritematoso e região central preta ou cinza escura. O tratamento inicial é com cefepime (com ou sem ciprofloxacina), pois o germe mais freqüente é *Pseudomonas*.
- *Rash* máculo-papular: Além das causas habituais (infecções virais, reação medicamentosa), pode ser ocasionado por espécies de *Candida*. Um *swab* das lesões com pesquisa de fungos e cultura podem ser necessários. O tratamento de escolha é com fluconazol via oral.
- Dermatose neutrofílica febril (síndrome de Sweet): Caracterizada por infiltração com leucócitos da derme. Curiosamente, essa síndrome é associada com neutropenia, comumente uma leucemia aguda. Ela se apresenta com pápulas ou nódulos que podem coalescer formando placas e são mais freqüentes no rosto, pescoço e braços. Costumam ser lesões vermelhas ou roxas, e por isso, quando acometem os membros inferiores, podem ser confundidas com eritema nodoso. Uma característica da síndrome de Sweet é a concomitância do quadro cutâneo com febre alta e uma elevada velocidade de hemossedimentação. O diagnóstico é confirmado com biópsia da pele e o tratamento é com prednisona 60 mg ao dia, com doses decrescentes por 3 semanas.
- Infecção por herpes: Acomete mucosas e em indivíduos imunocomprometidos pode causar infecção disseminada. A manifestação oral primária (gengivoestomatite herpética) ou genital pode se disseminar, causando febre, prostração, pneumonite, miocardite, meningite ou encefalite. O tratamento precoce é muito importante e deve-se prescrever aciclovir. A rota de administração vai depender da gravidade e do estado geral do paciente; via oral: 200 a 400 mg 5 vezes ao dia; endovenosa: 5 mg/kg de peso de 8 em 8 horas. A duração é de 7 a 10 dias.
- Infecção relacionada a cateter e endocardite: Problema freqüente em pacientes com câncer, já que grande parte dos esquemas quimioterápicos é realizada em acesso central. Nesses pacientes, usualmente, o cateter tem um trajeto no subcutâneo. Infecções do trajeto necessitam da retirada imediata do cateter. Outro problema é o surgimento de infecção dos folhetos valvares. Freqüentemente os pacientes apresentam febre e o diagnóstico é feito através dos critérios de Duke (ver capítulo sobre endocardite).

INFECÇÕES DE TRATO GASTRINTESTINAL

Infecções de boca e esôfago

São freqüentes em pacientes com câncer. Lesões orais freqüentemente são causadas por *Streptococcus viridans* e podem cursar com febre. Por outro lado, em neoplasias de cabeça e pescoço ou em indivíduos com pobre higiene oral, infecções são ocasionadas por anaeróbios e podem levar a necrose extensa. Já a esofagite é suspeitada pelo surgimento de dor retroesternal e disfagia, o diagnóstico é confirmado por endoscopia e os germes mais freqüentes são *Candida* e herpes vírus.

Candidíase disseminada crônica

Ocorre em indivíduos que estão se recuperando de uma neutropenia e os pacientes costumam apresentar febre, sem foco aparente. O diagnóstico é sugerido por uma persistente elevação de fosfatase alcalina. Eventualmente, podem surgir náusea, vômitos e dor abdominal. O diagnóstico de certeza é feito pela biópsia hepática mostrando leveduras e hepatite granulomatosa, embora um diagnóstico presuntivo possa ser feito com o achado de lesões em forma de "olho de boi" por tomografia ou ultra-som abdominal. O tratamento é com anfotericina B inicialmente, seguido de fluconazol após melhora do quadro clínico.

Tiflite

Também conhecida como colite necrotizante, colite neutropênica e outros termos, todos referindo-se a uma síndrome clínica de febre e dor abdominal no quadrante inferior direito em um paciente imunocomprometido. Pode ocorrer diarréia, muitas vezes sanguinolenta, é mais freqüente em crianças e em leucemias agudas. O diagnóstico é sugerido por um espessamento de ceco na tomografia de abdome. O tratamento, de início, é clínico com antibiótico de amplo espectro (bacilos Gram-negativos e anaeróbios), mas pode evoluir com perfuração de ceco e necessitar de cirurgia.

Diarréia

Diarréia induzida por *C. difficile* deve sempre ser o diagnóstico diferencial de pacientes no pronto-socorro. O diagnóstico é feito pela pesquisa da toxina da bactéria nas fezes e o tratamento é por via oral, com metronidazol ou vancomicina. Curiosamente, pacientes com câncer submetidos à quimioterapia podem ter diarréia induzida pelo *Clostridium*, mesmo sem ter usado qualquer antibiótico.

INFECÇÕES DE SISTEMA NERVOSO CENTRAL

Meningite

Além dos germes usuais (pneumococo e meningococo), os pacientes com câncer podem ter meningite por outros germes, especialmente *Cryptococcus* e *Listeria*. Isso é mais provável em pacientes submetidos a transplante de medula óssea, com linfoma e em tumores sólidos (especialmente quando se usa corticóide em altas doses). O quadro pode ser frustro, e deve-se suspeitar em todos os pacientes com febre e cefaléia. Se não houver lesões localizatórias, sinais de hipertensão intracraniana ou papiledema, deve-se realizar imediatamente uma punção lombar. Se o líquor vier turvo, deve-se prescrever imediatamente ceftriaxone e aguardar o resultado do líquor.

Encefalite

Além dos vírus usuais, especialmente o herpes vírus, outros germes podem causar encefalite, tais como vírus varicela-zoster e vírus JC. O diagnóstico é sugerido por febre, cefaléia, confusão e sinais localizatórios (convulsão, alterações sensitivo-motoras) e confirmado por ressonância magnética nuclear e líquor. Na forte suspeita, deve-se prescrever imediatamente aciclovir EV (10 mg/kg de 8/8 horas).

Abscesso cerebral

O diagnóstico diferencial inclui *Nocardia*, *Aspergillus*, *Cryptococcus* e por invasão direta, na mucormicose. O diagnóstico é feito pela tomografia ou ressonância de crânio, e o germe é confirmado por biópsia estereotáxica, quando possível.

INFECÇÕES PULMONARES

O surgimento de alguma anormalidade pulmonar em um paciente submetido à quimioterapia pode significar um difícil manejo. As causas são amplas e podem ser infecciosas ou não (Tabela 120.III). Além disso, os métodos habituais de diagnóstico dependem do número de neutrófilos, o que pode tornar o diagnóstico mais difícil. Assim, pacientes em quimioterapia podem não apresentar escarro, ou mesmo nem apresentar tosse, e o quadro radiológico pode ser frustro. Por isso, em todos esses pacientes, a presença apenas de febre deve indicar uma investigação de pneumonia. Sempre que possível, é muito importante obter o máximo de culturas possíveis, inclusive lavado broncoalveolar. Pode ser necessária uma toracoscopia com biópsia.

Tabela 120.III – Diagnóstico diferencial de infiltrados radiológicos em pacientes imunocomprometidos

Tipo de infiltrado	Causas
Localizado	Além das bactérias usuais (pneumococo, bacilos Gram-negativos, micoplasma, *Chlamydophilia* e legionela), pode ser também: micobactérias e criptococo. Entretanto, pode ser uma embolia, causada pelo tumor e hemorragia local
Nodular	Deve-se aumentar a suspeita de fungos, especialmente *Aspergillus*, mucormicose e *Nocardia*. Recidiva tumoral é sempre o diferencial
Difuso	Pode ser causado por vírus (citomegalovírus, influenza, parainfluenza e vírus sincicial), bactérias, *P. jiroveci*, micobactérias e protozoários. Além disso, causas não-infecciosas podem causar um infiltrado intersticial (insuficiência cardíaca, pneumonite devido a radiação, toxicidade por drogas e hemorragia alveolar)

Aspergillus fumigatus e *Aspergillus flavus* podem colonizar a pele e o trato respiratório e evoluir para infecção grave e fatal. Embora eles possam causar infecção em cavidade pulmonar preexistente e aspergilose pulmonar alérgica, nos pacientes neutropênicos, eles podem causar invasão de tecidos com necrose e trombose, a aspergilose invasiva. O paciente costuma manifestar febre, dor torácica e, eventualmente, tosse. Hemoptise é um achado ominoso. O diagnóstico é sugerido por infiltrados nodulares no pulmão. A tomografia de tórax pode mostrar um achado bem sugestivo: infiltrado nodular com um halo de baixa atenuação. O tratamento é feito com altas doses de anfotericina B. O risco de aspergilose invasiva é proporcional à duração e à gravidade da neutropenia.

Em pacientes transplantados, que são soropositivos para o citomegalovírus (CMV), um PCR e culturas positivas para o vírus são especialmente importantes. Ele pode causar infecção disseminada, inclusive infiltrado pulmonar intersticial. A doença é grave e é tratada com ganciclovir ou foscarnet.

Manejo inicial

Em pacientes febris, uma radiografia de tórax é indicada. Um infiltrado radiológico difuso deve indicar coleta imediata de todas as culturas possíveis, coleta de espécimes para pesquisa de antígenos e reação da cadeia da polimerase e tratamento empírico com uma quinolona respiratória. Em pacientes de risco para pneumocistose, associar trimetoprim-sulfametoxazol (corticóide se $P_aO_2 < 70$ mmHg). Imediatamente, deve-se solicitar uma tomografia de tórax e lavado broncoalveolar. Dependendo dos achados, do tipo de tumor e número de neutrófilos, pode ser necessária ampliação do esquema antimicrobiano. Hoje, há uma tendência em buscar invasivamente um diagnóstico em vez de ficar usando múltiplas terapias.

SÍNDROMES PARANEOPLÁSICAS E METABÓLICAS NO PS

INTRODUÇÃO

O termo síndrome paraneoplásica refere-se a sinais ou sintomas resultantes da destruição de órgãos e tecidos distantes do local primário do tumor ou de suas metástases.

Muitas paraneoplasias ocorrem devido à produção pelo tumor de substâncias que mimetizam a ação de substâncias endógenas (exemplo: hormônios) ou que interferem com proteínas circulantes. Já outras ocorrem devido a um mecanismo imunemediado, seja pela produção de auto-anticorpos, seja pela ativação da imunidade celular.

Por outro lado, quando um paciente desenvolve uma síndrome clínica paraneoplásica, o tumor poderá estar em fase indolente e assintomática ou já estar clinicamente manifesto.

Descreveremos as principais paraneoplasias encontradas em departamentos de emergências.

HIPERCALCEMIA

Hipercalcemia associada a câncer é a mais comum manifestação paraneoplásica, ocorre em 10 a 20% dos pacientes com câncer avançado e representa 38% de todos os casos de hipercalcemia. De uma forma geral, há duas grandes causas para a hipercalcemia:

- Secreção de peptídeo relacionado ao PTH (PTHrp); representa 80% dos casos. Nesse caso, o tumor produz um peptídeo com ação semelhante ao hormônio da paratiróide. Ele se liga aos receptores do PTH nos rins e ossos, causando um aumento da reabsorção óssea, diminuição da osteogênese, aumento da reabsorção tubular de cálcio e aumento da excreção de fósforo. Hoje, através do radioimunoensaio, é possível dosar especificamente essa proteína, e estudos estão avaliando se a dosagem do PTHrp tem utilidade em doentes com câncer e normocalcemia.
- Hipercalcemia osteolítica local: representa 20% dos casos. A hipercalcemia ocorre devido a produção parácrina dentro do osso de fatores com atividade estimuladora da reabsorção óssea.

Manifestações clínicas

A hipercalcemia é uma rara manifestação inicial da neoplasia de base (< 1%), mas torna-se cada vez mais comum, à medida que o tumor cresce, e pode chegar a 10 a 20% em câncer disseminado. Os tumores mais freqüentemente associados à hipercalcemia são: espinocelular de pulmão, mama, mieloma, linfoma, rim, cabeça/pescoço e bexiga.

O quadro clínico é variável, inespecífico e inclui: fraqueza, fadiga, poliúria, anorexia, dor óssea, constipação, náusea, vômitos e desidratação. Sinais neurológicos surgem em hipercalcemia grave (cálcio total > 14 mg/dL), tais como confusão, coma e óbito. Eventualmente, o diagnóstico pode ser sugerido por um intervalo QT curto no eletrocardiograma.

Diagnóstico e tratamento

A hipercalcemia indica um prognóstico ruim com uma sobrevida média de 1 a 3 meses, exceto em linfoma, mieloma, câncer de mama e de próstata. Um aumento no cálcio sérico em um paciente com câncer pode ocorrer nas seguintes situações:

- Produção tumoral do PTHrp (peptídeo relacionado ao PTH): nesse caso, há uma redução da concentração sérica do iPTH (PTH intacto endógeno), redução do fósforo sérico.
- Hipercalcemia osteolítica local: o iPTH costuma estar normal, assim como o fósforo.
- A hipercalcemia não é causada pelo tumor: nesse caso, pode ser devida a hipertiroidismo, hiperparatiroidismo ou outras causas de hipercalcemia. A principal causa, nesse grupo, é hiperparatiroidismo primário. Laboratorialmente, há aumento do iPTH e redução do fósforo.

O tratamento da hipercalcemia é descrito na Tabela 120.IV. Uma nova droga, já comercializada, mas ainda não disponível em hospitais públicos, deverá substituir o pamidronato. O medicamento, ácido zoledrônico, é o mais potente bifosfonado disponível no momento, de uso endovenoso e com efeito imediato. O ácido zoledrônico consegue uma normalização do cálcio, em menos de 3 dias, em 80 a 100% dos pacientes. A dose é de 4 mg, infundida em 15 minutos, e pode ser repetida outras vezes, até normalização do cálcio. Os principais efeitos colaterais são: mialgia, febre e flebite. Ela deverá se tornar a droga de escolha para hipercalcemia leve, moderada e grave. A calcitonina não deve ser usada isoladamente para tratamento da hipercalcemia, devido à taquifilaxia induzida pelo medicamento. Por outro lado, ela é útil quando associada ao pamidronato em hipercalcemia grave, pois consegue um efeito hipocalcêmico mais rápido.

HIPONATREMIA

A causa mais freqüente de hiponatremia associada a câncer é a secreção inapropriada de ADH. O principal tumor produtor de arginina vasopressina é o câncer de pul-

Tabela 120.IV – Tratamento da hipercalcemia associada a câncer

Hipercalcemia leve a moderada: cálcio sérico < 14 mg/dL ou iônico < 7 mg/dL (método realizado no HCFMUSP)
1– Hidratação vigorosa com soro fisiológico: fornecer 4 a 6 litros em 24 horas. A hidratação isoladamente já causa uma queda significativa da concentração sérica de cálcio, pois a natriurese inibe a reabsorção de cálcio e a desidratação faz o inverso.
2– Pamidronato*: 60 a 90 mg EV, durante 4 a 6 horas. Potente inibidor da reabsorção óssea causada por osteoclastos. O uso de hidratação, furosemida e pamidronato consegue uma normalização do cálcio em 90% dos pacientes.
3– Furosemida: 20 a 40 mg EV de 12/12 horas até de 6/6 horas. Promove uma diurese rica em cálcio, entretanto, só deve ser usada APÓS conseguir uma adequada reidratação e boa diurese. É um erro prescrever furosemida antes do paciente estar bem hidratado.
4– Corticosteróide: 1 mg/kg de peso de prednisona. Só deve ser prescrito em linfoma e mieloma. Eventualmente, câncer de mama pode responder (em até 50% dos casos, o câncer de mama promove a hipercalcemia devido à ação parácrina local das metástases e pode responder a corticóide). Regra geral, o corticóide não tem papel nas demais situações.
Hipercalcemia grave: cálcio > 14 mg/dL ou iônico > 7 mg/dL (método realizado no HC-FMUSP)
1– Hidratação, pamidronato* e furosemida (conforme descrito).
2– Calcitonina: 4 a 8 U/kg de peso IM ou SC de 12 em 12 horas. A calcitonina tem um efeito hipocalcêmico em menos de 24 horas.

* O zoledronato é a primeira opção de FOR disponível.

mão de pequenas células. O hormônio age nos túbulos coletores causando uma reabsorção de água. Raramente, o tumor produz o peptídeo atrial natriurético, que age inibindo a reabsorção proximal de sódio e a secreção de renina e aldosterona.

O paciente pode apresentar confusão, fadiga, sonolência, coma e convulsões. O diagnóstico é confirmado pela dosagem sérica de sódio, concomitante com uma urina hipertônica (osmolalidade > 300 mOsm/kg), em um paciente euvolêmico, sem uso de diuréticos e com função adrenal e tiroidiana normais.

Os principais tumores associados à hiponatremia são: pequenas células de pulmão (hiponatremia em 15% dos pacientes no tempo do diagnóstico e em até 38% durante a evolução), câncer de cabeça e pescoço, tumor do sistema nervoso central (SNC), bexiga, próstata, mama, ginecológico, melanoma, sarcoma, trato gastrintestinal e neoplasias hematológicas.

Alguns medicamentos usados em pacientes com câncer podem causar hiponatremia, tais como: melfalan, vincristina, vimblastina, cisplatina, ciclofosfamida, opióides, tricíclicos, fenotiazinas, serotoninérgicos e carbamazepina.

Deve-se prescrever restrição hídrica em hiponatremias assintomáticas e, eventualmente, deixar com furosemida via oral (38 a 80 mg ao dia). Em hiponatremias com sintomas do SNC, deve-se prescrever cloreto de sódio a 3% e aumentar o sódio sérico em 3 mEq/L em 3 horas. Após isso, aumentar o sódio em 0,5 a 1 mEq/L por hora, ao máximo de 12 mEq/L em 24 horas. Provavelmente, deve-se associar furosemida EV 20 a 38 mg de 6 em 6 horas a 8 em 8 horas.

Duas drogas orais podem ser associadas, pois inibem a ação da arginina vasopressina no rim: demeclociclina (900 a 1.200 mg de 12 em 12 horas) ou carbonato de lítio (300 mg de 8 em 8 horas). Os detalhes do tratamento são descritos no capítulo específico.

HIPOGLICEMIA

Além do insulinoma, outros tumores podem causar hipoglicemia. Isso pode ocorrer com grandes tumores mesenquimais ou hepatocarcinoma. Os tumores mesenquimais freqüentemente estão localizados no retroperitôneo ou tórax. O mecanismo da hipoglicemia é a produção tumoral maciça de fator de crescimento insulina-*like*, que tem 1% da potência da insulina. Outro mecanismo é o desenvolvimento de insuficiência hepática, tanto do hepatocarcinoma, quanto de metástase hepática.

Por isso, é recomendada uma glicemia capilar em todo paciente que procura o pronto-socorro confuso, com um déficit neurológico ou em coma. O tratamento é feito com glicose a 50% EV 100 mL associado à tiamina 100 mg EV ou IM. Em pacientes sem acesso fácil, pode-se prescrever glucagon 1 mg IM.

INSUFICIÊNCIA ADRENAL

Diagnóstico difícil, pois pacientes com câncer freqüentemente apresentam fraqueza, náusea, vômitos, desidratação e hipotensão postural. Metástases adrenais bilaterais podem cursar com insuficiência adrenal e a principal causa é o câncer de pulmão. Outros tumores menos comuns são: mama, cólon, rim e linfoma. Uma causa que deve sempre ser questionada é o uso prévio de corticóides, chamada de insuficiência adrenal iatrogênica. Raramente, necrose adrenal bilateral causada por sepse ou anticoagulação podem causar insuficiência adrenal.

O diagnóstico é suspeitado em pacientes com fraqueza, adinamia, vômitos, dor abdominal, hiponatremia, hipoglicemia e hipercalemia. Raramente, a insuficiência adrenal é a apresentação inicial do tumor. Muito mais freqüente é o aparecimento de insuficiência adrenal em pacientes com câncer conhecido. Na suspeita diagnóstica, deve-se iniciar corticóide EV e proceder à investigação (Capítulo 114).

TROMBOSE VENOSA

Representa a principal manifestação trombótica em pacientes com câncer. A trombose pode ocorrer antes, durante ou depois do diagnóstico de um tumor. Os tumores mais freqüentemente associados à TVP/TEP são pulmão, pâncreas, trato gastrintestinal, mama, ovário, genital, linfoma e tumores primários do SNC. Uma forma rara de manifestação paraneoplásica é chamada de síndrome de *Trousseau*, que é uma tromboflebite superficial migratória associada a câncer de pâncreas. Por isso, todo paciente com dx de neoplasia deve receber profilaxia para TVP com heparina durante as internações hospitalares.

O mecanismo da trombose é pouco conhecido e multifatorial: pode ser por invasão de vasos, por produção de substâncias pró-coagulantes ou citocinas, entre outros.

O diagnóstico e tratamento são semelhantes aos descritos no capítulo específico.

ALTERAÇÕES DE HEMOGRAMA

Normalmente, essas alterações são assintomáticas e a conduta é apenas observação. Entretanto, como a procura ao pronto-socorro por pacientes com um câncer é bastante freqüente, é importante que o médico saiba quais alterações podem ser decorrentes do tumor. O achado de trombocitose, leucocitose, eosinofilia e basofilia em neoplasias mieloproliferativas não é ocasionado por paraneoplasia; de fato, fazem parte da doença (Tabela 120.V).

PARANEOPLASIAS NEUROLÓGICAS

As síndromes neurológicas paraneoplásicas (SNPN) podem afetar qualquer porção do sistema nervoso. Elas podem ser localizadas (exemplo: encefalite límbica ou apenas fibras de Purkinje vistas na degeneração cerebelar) ou podem ser difusas (exemplo: encefalomielorradiculite).

Em grande parte delas, a pesquisa de anticorpos específicos no sangue e no líquor fornece o mais importante subsídio diagnóstico junto com a ressonância magnética nuclear. Existe grande evidência mostrando que as SNPN têm mecanismo auto-imune (ver Tabelas 120.VI e 120.VII):

Tabela 120.V – Alterações paraneoplásicas mais comuns no hemograma em pacientes com câncer, causas e interpretação

Alteração	Causa	Tumores (%)	Comentários
Eritrocitose	Produção de eritropoietina	Hipernefroma (3%) Hepatocarcinoma (10%) Hemangioblastoma cerebelar (15%)	A dosagem de eritropoietina elevada com a ausência de hipoxemia confirma a paraneoplasia.
Granulocitose	G- CSF GM-CSF IL-6	Pulmão (38%) Gastrintestinal (38%) Ovário (30%) Mama (20%)	Granulócitos > 8.000/mm³ ocorrem em 30% dos tumores (não apresentam desvio à esquerda).
Trombocitose	IL- 6 Trombopoietina	Pulmão (38%) Gastrintestinal (38%) Mama (20%) Ovário (20%) Linfoma (10%)	Em 35% dos casos de trombocitose, um tumor é a causa. Geralmente indica doença avançada e pior prognóstico.
Eosinofilia	IL- 5	Linfoma (10%) Leucemia Pulmão	Raramente sintomático, mas quando > 5.000/mm³, pode causar dispnéia, infiltrado intersticial e necessitar de corticóide.

Tabela 120.VI – Anticorpos associados com paraneoplasias, síndromes clínicas e neoplasias associadas

Anticorpo	Localização	Síndrome neurológica paraneoplásica	Neoplasias
Anti-Hu	Núcleo dos neurônios	Encefalomielite, neuronopatia sensorial subaguda, degeneração cerebelar e disfunção autonômica	Pulmão de pequenas células, próstata e neuroblastoma.
Anti-Yo	Citoplasma das células de Purkinje	Degeneração cerebelar	Ovário, mama, útero e pulmão.
Anti-VGCC	Junção pré-sináptica da placa mioneural	Síndrome miastênica de *Eaton-Lambert*	Pulmão tipo pequenas células.
Anti-AchR	Receptor da acetilcolina da placa mioneural	*Miastenia gravis*	Timoma.
Anti-*amphiphysin*	Vesículas pré-sinápticas das terminações	Síndrome da pessoa rígida Encefalomielite	Mama e pulmão tipo pequenas células.
Anti-MAG	Glicoproteína associada à mielina	Neuropatia sensitivo-motora desmielinizante	Macroglobulinemia de Waldenström e gamopatias monoclonais.
Anti-mGluR1	Receptor do glutamato	Degeneração cerebelar	Doença de Hodgkin.
Anti-Tr	Citoplasma das células de Purkinje	Degeneração cerebelar	Doença de Hodgkin.
Anti-Ma1	Neurônio (subnúcleo)	Encefalite de tronco cerebral Degeneração cerebelar	Mama, cólon, pulmão e parótida.
Anti-Ma2	Neurônio (subnúcleo)	Encefalite límbica Encefalite de tronco cerebral	Testículo.

- Antígenos neurais estão presentes em tumores.
- Infiltrado inflamatório imune costuma estar presente.
- Anticorpos reagem com o sistema nervoso central.
- Há síntese intratecal de anticorpos.
- Pode haver depósito de anticorpos intraneurais.
- Células T antígeno-específicas estão presentes no líquor.

No geral, as SNPN são raras, e as mais freqüentes são:

- *Miastenia gravis:* ocorre em até 30% dos timomas.
- Síndrome miastênica de Eaton-Lambert: ocorre em até 3% dos pacientes com câncer pulmonar de pequenas células.

Por outro lado, os tumores mais freqüentemente relacionados às SNPN são: pulmão, estômago, mama, ovário, cólon e doenças linfoproliferativas.

Algumas SNPN são totalmente reversíveis, sem seqüelas, como ocorre na *miastenia gravis*, ou podem causar lesões ir-

Tabela 120.VII – Principais achados das paraneoplasias neurológicas

Complicação	Tumor	Quadro clínico	Diagnóstico
Encefalite límbica	Pequenas células de pulmão Testículo Linfoma de Hodgkin Mama Cólon Bexiga	Confusão Convulsão parcial complexa Sintomas psiquiátricos Alteração de memória Vertigem, ataxia, nistagmo, parestesia, fraqueza	RMN: hipersinal de lobos temporais em T2 EEG: alterações focais (75% dos casos) LCR: ↑ linfomononuclear, ↑ proteína, ↑ IgG local Anti-Hu no LCR e sérico: pequenas células de pulmão
Encefalite de tronco cerebral		Náusea, vômito, nistagmo, vertigem, ataxia, disfagia e disartria (ponte) Alteração do movimento ocular e diplopia (mesencéfalo) Rigidez (substância negra)	RMN
Degeneração cerebelar paraneoplásica	Pequenas células de pulmão Linfoma de Hodgkin Mama Ovário	Quadro subagudo Nistagmo, ataxia oculomotora, disartria, ataxia de tronco e membros Letargia, anormalidades cognitivas, fraqueza, alterações sensoriais	Anti-Yo: degeneração cerebelar RNM: atrofia cerebelar LCR: normal ou levemente alterado Anti-Yo, anti-Tr e Anti-mGluR,
Mielopatia paraneoplásica	Linfoma Leucemia Pulmão	Choque medular e paraparesia flácida Distúrbios esfincterianos Nível sensorial	LCR: ↑ células, ↑ proteínas RMN: edema de medula, acometimento da substância cinzenta e branca
Síndrome da pessoa rígida	Mama Timoma Pequenas células de pulmão Cólon Linfoma de Hodgkin	Rigidez, espasmos musculares dolorosos, hiperlordose lombar	Anti-amphiphysin
Neuropatia sensorial subaguda	Pequenas células de pulmão	Quadro progressivo Dor e alterações sensitivas Reflexos diminuídos ou ausentes Outros: nistagmo, encefalopatia	ENMG: diminuição sensorial, função motora normal LCR: ↑ células, ↑ proteínas Anti-Hu
Neuropatias periféricas	Mieloma múltiplo Linfoma Leucemia Timoma Pequenas células de pulmão	Extremidades distais Padrão axonal, desmielinizante ou ambos Neuropatia sensitivo-motora axonal Vasculite de nervos periféricos Síndrome de Guillain-Barré Neuropatia autonômica entérica	ENMG alterada Anti-Hu, Anti-MAG

reversíveis como na degeneração cerebelar. Geralmente, as SNPN ocorrem meses a anos antes de uma neoplasia ser diagnosticada, podem ser altamente debilitantes e podem levar ao óbito. As síndromes que mais provavelmente poderão chegar no pronto-socorro serão descritas.

Encefalite límbica

A encefalite límbica pode ocorrer isoladamente ou associada com outras manifestações do sistema nervoso. Os pacientes podem apresentar convulsões, confusão, sintomas psiquiátricos (agitação, alucinação, ansiedade, depressão e transtorno de personalidade) ou graves alterações de memória. As convulsões costumam ser do tipo parcial-complexa com ou sem generalização. Podem ser acompanhadas de outros sintomas: vertigem, ataxia, nistagmo, parestesias e fraqueza simétrica ou assimétrica.

Os tumores mais freqüentes são: pulmão tipo pequenas células, testículo, doença de Hodgkin, mama, cólon e bexiga.

O diagnóstico pode ser confirmado com ressonância, que mostra um aumento de sinal em T2 em lobos temporais. Alterações focais do eletroencefalograma (EEG) ocorrem em 75% dos pacientes e o líquor pode mostrar um pequeno aumento de células (linfomononuclear), aumento de proteínas, bandas oligoclonais ou aumento local da síntese de IgG. Os achados neuropatológicos mais freqüentes são: perda neuronal do hipocampo, giro do cíngulo, lobo frontal orbital e mesmo tronco cerebral.

Anticorpos anti-Hu (sérico e líquor) são detectados no sangue e líquor na maioria dos pacientes e sugerem fortemente tumor de pulmão tipo pequenas células.

Encefalite de tronco cerebral

A encefalite de tronco cerebral costuma vir associada com lesão de outros locais do sistema nervoso. Os sintomas mais freqüentes são: náusea, vômitos, nistagmo, vertigem e ataxia; disfagia e disartria acompanham o envolvimento de ponte. Acometimento mesencefálico pode implicar em alteração do movimento ocular e diplopia. O envolvimento da substância negra pode causar rigidez.

A causa dos sintomas deve-se a intenso processo inflamatório, degeneração e perda neuronal do tronco cerebral. O diagnóstico é sugerido pela ressonância.

Degeneração cerebelar paraneoplásica

Os pacientes costumam apresentar início subagudo de acometimento pancerebelar, como: nistagmo, ataxia oculomotora, disartria e ataxia de tronco e de membros. Esses achados podem ocorrer isoladamente ou associados a outras manifestações, como: letargia, anormalidades cognitivas, fraqueza e alterações sensoriais. A presença de anticorpos anti-Yo se associa fortemente com degeneração cerebelar isoladamente. Os sintomas se correlacionam com perda seletiva das fibras de Purkinje.

O diagnóstico é sugerido pela ressonância, que mostra uma atrofia importante de cerebelo. O líquor pode ser normal ou levemente alterado (aumento discreto de proteínas, pleocitose mononuclear, banda oligoclonal e aumento de IgG). Os anticorpos mais freqüentes são: anti-Yo, anti-Tr e anti-mGluR1.

Os tumores mais freqüentemente relacionados são: pulmão tipo pequenas células, linfoma de Hodgkin, mama e ovário.

Mielopatia paraneoplásica

Início agudo e rapidamente progressivo de choque espinhal com paraparesia flácida, distúrbios esfincterianos e nível sensorial. O prognóstico é ruim e costuma associar-se a linfoma, leucemia ou câncer de pulmão. O líquor mostra um aumento de células e aumento de proteínas. A ressonância mostra edema importante da medula e envolvimento de substância cinza e branca.

Síndrome da pessoa rígida

Caracterizada por rigidez e espasmos musculares dolorosos, especialmente em musculatura axial e proximal, o que pode levar à hiperlordose lombar. A causa é uma hiperexcitabilidade dos neurônios motores, e o fenômeno pode ser disparado por estímulo sensorial, distensão e emoção. A síndrome associa-se mais freqüentemente com tumor de mama, timoma, pulmão tipo pequenas células, cólon e doença de Hodgkin. O anticorpo mais freqüente é o *anti-amphiphysin*. O tratamento é feito com corticóides e tratamento do tumor, quando possível. Podem propiciar um alívio sintomático: diazepam, clonazepam, baclofen ou ácido valpróico.

Neuronopatia sensorial subaguda

É ocasionada pela destruição seletiva do corpo do neurônio e tipicamente produz alterações assimétricas, tanto proximais quanto distais. Os pacientes apresentam um quadro progressivo de 1 a 8 semanas de dor e alterações sensitivas. O exame neurológico pode mostrar alterações de todas as modalidades sensitivas, assimétricas, em face, tronco e membros, tanto proximais quanto distais. Pode evoluir com grave ataxia sensorial e pseudoatetose por deaferentação. A força é normal, os reflexos são globalmente diminuição ou ausentes. O achado característico é um infiltrado inflamatório perivascular com perda neuronal dos gânglios da raiz dorsal. A eletroneuromiografia mostra uma diminuição ou ausência das modalidades sensoriais com preservação dos estudos motores. O líquor pode mostrar pequeno aumento de células com aumento de proteínas.

A neuronopatia sensorial subaguda costuma acompanhar outros achados do sistema nervoso, desde nistagmo até grave encefalopatia. O diagnóstico pode ser confirmado pela positividade dos anticorpos anti-Hu e o tumor mais associado é o de pulmão de pequenas células. O diagnóstico diferencial é com a síndrome de Sjögren e toxicidade por cisplatina ou piridoxina.

Neuropatias periféricas

São síndromes variadas e costumam afetar extremidades distais. Elas podem ser axonais, desmielinizantes ou ambas. O diagnóstico de neuropatia é feito pela eletromioneurografia e a etiologia paraneoplásica pode ser confirmada por paraproteínas séricas ou anticorpos relacionados. Os anticorpos mais freqüentes são: anti-Hu e anti-MAG (glicoproteína associada à mielina). As neoplasias associadas são: mieloma múltiplo, gamopatia monoclonal de significado indeterminado, macroglobulinemia de Waldenström, linfoma, leucemia, timoma e câncer de pulmão tipo pequenas células. As formas mais freqüentes são:

- Associadas a paraproteínas.
- Neuropatia sensitivo-motora axonal: esta forma é comum em neoplasias avançadas, perda de peso significativa (> 15% do peso) e caracteriza-se por uma perda sensorial e parestesias distais e simétricas, geralmente dolorosas, com fraqueza distal. As neoplasias mais freqüentes são: pulmão, mama, estômago e linfoma.
- Vasculite de nervos periféricos: pode levar à mononeurite *multiplex* ou polineuropatias sensitivo-motoras assimétricas. Associa-se com linfomas e carcinomas de pulmão, estômago, rim e próstata.
- A síndrome de Guillain-Barré pode estar associada à doença de Hodgkin.
- Neuropatia autonômica entérica: pode se apresentar com pseudo-obstrução intestinal. Associa-se com o câncer de pulmão tipo pequenas células e positividade do anticorpo anti-Hu.

Tratamento

Três modalidades de tratamento são disponíveis:

- Imunossupressão.
- Tratamento do tumor de base.
- Tratamento adjuvante em algumas paraneoplasias.

O tratamento adjuvante refere-se a terapias medicamentosas, como analgesia para dor, reabilitação, suporte, fisioterapia, entre outras. Em algumas síndromes, esse tratamento adjuvante poderá ser útil, como na síndrome da pessoa rígida (clonazepam, diazepam, baclofen ou ácido valpróico) ou na síndrome miastênica (piridostigmina).

Entretanto, em muitas SNPN a imunossupressão é a terapia mais importante. As opções são: imunoglobulina, plasmaférese, corticosteróide, ciclofosfamida, tacrolimus etc.

Especialmente quando há grave comprometimento neurológico, a terapia recomendada é a associação de:

- Plasmaféreses seriadas até melhora importante dos sintomas.
- Pulso com metilprednisolona: 1.000 mg EV uma vez ao dia, três a cinco dias seguidos.
- Pulso com ciclofosfamida: 600 mg/m^2 EV, no quarto dia de tratamento.

Uma alternativa em relação à plasmaférese é prescrever imunoglobulina. O esquema é de 0,5 g/kg de peso por dia, durante cinco dias seguidos.

Se houver uma resposta significativa ou estabilidade do quadro clínico, o tratamento é repetido a cada 3 semanas, num total de 3 ciclos consecutivos. Após isso, mensalmente, durante seis meses consecutivos, indica-se imunoglobulina (0,5 g/kg de peso), metilprednisolona (1.000 mg) e ciclofosfamida (600 mg/m^2). Tacrolimus pode ser usado no lugar da ciclofosfamida, mas a experiência é menor.

Infelizmente, o prognóstico para as síndromes mais graves é ruim, e muitos não respondem à imunossupressão. Parte disso refere-se ao fato de que o neurônio possui pequena capacidade de recuperação.

Algumas doenças, como a *miastenia gravis* e a síndrome miastênica de Eaton-Lambert, respondem muito bem ao tratamento, inclusive com cura, especialmente com o timoma.

LEITURA ADICIONAL

1. Longo DL. Approach to the patient with cancer. In: Harrison's principles of internal medicine. 16. ed. 2005. p.435-41.
2. Finberg R. Infections in patients with cancer. In: Harrison's principles of internal medicine. 16. ed. 2005. p.489-97.
3. Gucalp R, Dutcher J. Oncologic emergencies. In: Harrison's principles of internal medicine. 16. ed. 2005. p.575-83.
4. Blackburn P. Emergency complications of malignancy: emergency medicine – American College of Emergency Physicians. 6. ed. 2004. p.1363-8.
5. Darnell RB, Posner JB. Paraneoplastic syndromes involving the nervous system. NEJM 2003; 349(16): 1543–54.
6. Jameson JL, Johnson BE. Paraneoplastic syndromes: endocrinologic/hematologic. In: Harrison's principles of internal medicine. 16. ed. 2005. p.566-70.
7. Dalmau J, Rosenfeld MR. Paraneoplastic neurologic syndromes: In: Harrison's principles of internal medicine. 16. ed. 2005. p.571-5.
8. Body JJ. Current use of bisphosphonates in oncology. International Bone and Cancer Study Group. J Clin Oncol 1998; 16: 3890.
9. Johnson BE. A prospective study of patients with lung cancer and hyponatremia of malignancy. Am J Respir Crit Care Med 1997; 156: 1669.
10. Dropcho EJ. Neurological paraneoplastic syndromes. J Neurol Sci 1998; 153: 264.
11. Giometto B. Autoimmunity in neurological paraneoplastic syndromes. Brain Pathol 1999; 9: 261.
12. Grisold W, Drlicek M. Paraneoplastic neuropathy. Curr Opin Neurol 1999; 12: 617.
13. Levin M. Paraneoplastic necrotizing myopathy: clinical and pathological features. Neurology 1998; 50: 764.
14. Rees J. Paraneoplastic syndromes. Curr Opin Neurol 1998; 11: 633.
15. Scaravilli F. The neuropathology of paraneoplastic syndromes. Brain Pathol 1999; 9: 251.

Algoritmo 120.1 – Avaliação da hipercalcemia no contexto de um câncer

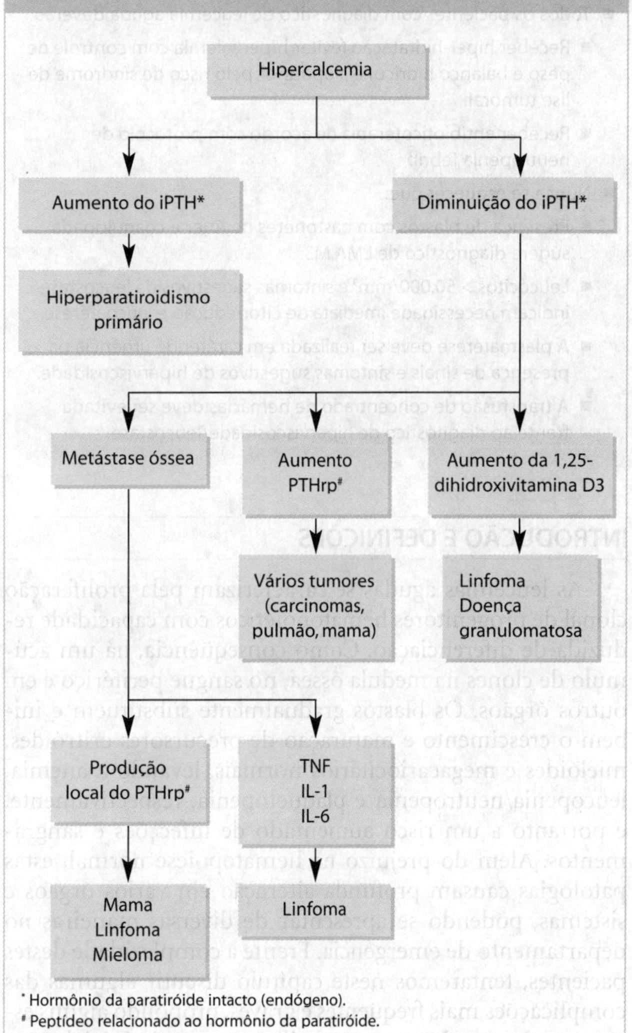

* Hormônio da paratiróide intacto (endógeno).
\# Peptídeo relacionado ao hormônio da paratiróide.

CAPÍTULO 121

Emergências Relacionadas às Leucemias e Síndrome de Hiperviscosidade

Audrey Krüse Zeinad
Pedro Enrique Dorlhiac Llacer

TÓPICOS IMPORTANTES

- Todos os pacientes com diagnóstico de leucemia aguda deverão:
  - Receber hiper-hidratação (evitar hipervolemia com controle de peso e balanço hídrico) e alopurinol, pelo risco de síndrome de lise tumoral.
  - Receber antibioticoterapia de acordo com protocolo de neutropenia febril.
- Nunca se esquecer que:
  - Presença de blastos com bastonetes de Auer e coagulopatia sugere diagnóstico de LMA M3.
  - Leucócitos > 50.000/mm³ e sintomas sugestivos de leucostase indicam necessidade imediata de citorredução e leucoaférese.
  - A plasmaférese deve ser realizada em caráter de urgência na presença de sinais e sintomas sugestivos de hiperviscosidade.
  - A transfusão de concentrado de hemácias deve ser evitada frente ao diagnóstico de hiperviscosidade/leucostase.

INTRODUÇÃO E DEFINIÇÕES

As leucemias agudas se caracterizam pela proliferação clonal de progenitores hematopoiéticos com capacidade reduzida de diferenciação. Como conseqüência, há um acúmulo de clones na medula óssea, no sangue periférico e em outros órgãos. Os blastos gradualmente substituem e inibem o crescimento e maturação de precursores eritróides, mielóides e megacariocitários normais, levando à anemia, leucopenia/neutropenia e plaquetopenia, respectivamente, e portanto a um risco aumentado de infecções e sangramentos. Além do prejuízo na hematopoiese normal, estas patologias causam profunda alteração em vários órgãos e sistemas, podendo se apresentar de diversas maneiras no departamento de emergência. Frente à complexidade destes pacientes, tentaremos neste capítulo discutir algumas das complicações mais freqüentes e graves, propondo alguns esquemas de abordagem para facilitar o manejo inicial nesta fase crítica de apresentação da doença, com elevado índice de morbimortalidade.

A leucostase está entre as maiores urgências hematológicas. Se não reconhecida precocemente, pode levar a mortalidade de até 40% dos pacientes acometidos. Para o diagnóstico é necessário um alto índice de suspeita clínica, já que os sinais e sintomas são inespecíficos. É mais incidente nas leucemias mielóides agudas (LMA), principalmente nos subtipos com componente monocítico – LMA M5 e M4 (Tabela 121.I), seguida pela leucemia mielóide crônica (LMC) em crise blástica, LMA M3 variante hipogranular, leucemia linfóide aguda (LLA) e leucemia linfóide crônica (LLC) em raros casos (geralmente com leucocitose > 300.000). Ocorre em 5 a 13% dos pacientes com LMA e hiperleucocitose (5 a 30% das LMA). Já a incidência de hiperleucocitose (nº blastos > 100.000) em LLA é de 10% a 30%, com 2% a 6% destes casos apresentando manifestações clínicas de leucostase. Nas LLA o fenótipo T parece ser o mais envolvido.

A LMA tem uma incidência ao redor de 1/100.000 habitantes e é responsável por 1,2% de todas as mortes por câncer nos Estados Unidos e por aproximadamente 90% das leucemias em adultos, com idade média ao diagnóstico de 63 anos. A LLA é responsável por menos de 1% de todas as neoplasias em adultos, e por menos de 20% das leucemias agudas nesta faixa etária, com pico de incidência aos 65 anos.

A síndrome de hiperviscosidade, também fatal se não diagnosticada precocemente, é mais incidente em pacientes com macroglobulinemia de Waldenström – MW (10 a 30%), devido ao alto peso molecular e à natureza pentamérica da IgM, e menos freqüente em pacientes com mieloma múltiplo (MM), presente em 2 a 6% dos casos. Devido à maior tendência da IgA de formar polímeros, pacientes com MM IgA têm maior incidência de síndrome de hiperviscosidade em relação ao MM IgG. O MM é responsável por 10% de todas as neoplasias hematológicas e ocorre em 3 a 4/100.000 habitantes. Já a MW é responsável por cerca de 2% das neoplasias hematológicas e, portanto, é possível

Tabela 121.I – Diagnósticos associados à leucostase

Diagnósticos associados à leucostase em ordem decrescente
• LMA M5 e M4
• LMC em crise blástica
• LMA M3 variante hipogranular
• LLA
• LLC

que mais pacientes com diagnóstico de MM com síndrome de hiperviscosidade se apresentem no departamento de emergência. A hiperviscosidade também pode ser manifestação clínica de pacientes com LMA e policitemia vera.

ETIOLOGIA E FISIOPATOLOGIA

A grande maioria dos casos de leucemias agudas é esporádica, representada pela aquisição de mutações somáticas em progenitores hematopoiéticos, que conferem uma vantagem proliferativa e/ou de sobrevivência, dificultando a proliferação hematopoiética normal. Acredita-se que a leucemogênese seja um processo que ocorre em várias etapas, que requer a susceptibilidade de um progenitor hematopoiético a agentes indutores, resultando em bloqueio de diferenciação, proliferação aumentada e inibição de apoptose através de descontrole genético.

Alguns fatores ambientais associados à leucemogênese são a radiação ionizante, exposição prévia a agentes alquilantes (ciclofosfamida, cisplatina), a inibidores de topoisomerase II (etoposide, daunorubicina), solventes orgânicos (benzeno) e cloranfenicol, entre outros. Doenças hematológicas prévias, como as síndromes mielodisplásicas e as doenças mieloproliferativas e algumas síndromes congênitas, como a síndrome de Down e síndromes com instabilidade cromossômica (anemia de Fanconi), também representam maior risco de desenvolvimento de leucemias agudas. No entanto, na grande maioria dos casos não é possível a identificação de um fator causal.

A leucostase tradicionalmente é atribuída ao aumento progressivo na contagem de blastos com a formação de "plugs" de células com deformabilidade reduzida e conseqüente redução do fluxo sangüíneo na microcirculação. No entanto, existem evidências atuais de que a leucostase seria secundária à interação de moléculas de adesão entre os blastos e o endotélio, intermediada por citocinas, com lesão endotelial secundária e migração subseqüente de células doentes no espaço perivascular. Talvez este mecanismo seja mais importante do que a contagem celular elevada em causar a síndrome. Esta situação pode ser complicada pela transfusão de concentrados de hemácias, que resulta em um rápido aumento na viscosidade sangüínea, agravando ainda mais o quadro.

A hiperviscosidade pode ser secundária à elevação da viscosidade plasmática, à redução da deformabilidade celular ou ao aumento no número de leucócitos ou de hemácias. As razões do aumento da viscosidade sangüínea são o grande tamanho, polimerização e forma anormal das moléculas de imunoglobulina e quantidades elevadas desta proteína, encontradas mais freqüentemente em pacientes com macroglobulinemia de Waldenström e mieloma múltiplo (Tabela 121.IV). Nas leucemias com componente monocítico, como já descrito previamente, a presença de leucocitose acima de 100.000 mm^3 pode elevar a viscosidade sangüínea. Pequenos vasos pulmonares, cerebrais e menos comumente de outros órgãos podem ser obstruídos por níveis elevados de leucócitos imaturos.

A hiperviscosidade tem um papel importante na patogênese da trombose na policitemia vera, complicação mais temida nos pacientes com este diagnóstico. Indivíduos com hematócrito elevado têm aumento da viscosidade sangüínea e redução do fluxo sangüíneo na microcirculação. Podem evoluir com AVC, IAM, oclusão arterial periférica, TVP/TEP e síndrome de Budd-Chiari.

ACHADOS CLÍNICOS

Os sinais e sintomas associados às leucemias agudas não são específicos e habitualmente estão relacionados à diminuição da produção dos progenitores hematopoiéticos normais, à invasão de outros órgãos pelas células leucêmicas e esporadicamente ao elevado número de blastos circulantes. Habitualmente o quadro clínico inicial é associado a sintomas relacionados à pancitopenia – anemia, plaquetopenia e neutropenia. As queixas mais freqüentes são astenia e dispnéia aos esforços, sangramentos de intensidade variável – epistaxe, gengivorragia, metrorragia, petéquias, hematomas com trauma mínimo ou ausente, e infecções de gravidade variável.

Eventualmente os pacientes podem apresentar dor óssea, mais freqüente em crianças, principalmente em membros inferiores, secundária à expansão de blastos na medula óssea. Alguns casos, no diagnóstico, têm manifestações de proliferação extramedular da leucemia – como os sarcomas granulocíticos, cloromas e hiperplasia gengival, sendo mais comumente encontrados nas LMA M5 e M4.

Palidez cutânea é quase universal. A associação de taquicardia e alargamento da pressão de pulso correlaciona-se à anemia sintomática, de instalação rápida. As leucemias agudas induzem à anemia principalmente através da substituição da medula óssea normal pelas células doentes, além da citotoxicidade medular induzida pela quimioterapia. No entanto, alguns outros mecanismos também são possíveis, podendo se apresentar durante a anamnese e exame físico: anemia por perdas – secundária à plaquetopenia e/ou coagulopatia – anemia hemolítica auto-imune – secundária à produção de auto-anticorpos contra antígenos eritrocitários, classicamente presente na leucemia linfóide crônica (LLC) – anemias hemolíticas microangiopáticas secundárias à CIVD e a anemia hemolítica secundária à produção de aloanticorpos em pacientes politransfundidos.

Não é incomum a presença de petéquias – principalmente em membros inferiores – e história de epistaxe, gengivorragia ou metrorragia, indicando plaquetopenia subjacente. Freqüentemente relacionada à invasão medular e à quimioterapia, a plaquetopenia também pode ser secundária a infecções, uso de drogas concomitantes, mecanismos auto-imunes e CIVD.

A presença de hematomas, que podem estar associados a coagulopatias e/ou CIVD, levanta a suspeita de leucemia promielocítica aguda (LMA M3). Ela é a leucemia com melhor prognóstico se tratada precocemente, mas potencialmente grave pelo risco de sangramento fatal na fase inicial. Mesmo com a terapêutica eficaz disponível nos dias atuais, a coagulopatia encontrada ao diagnóstico em 80% dos casos de LMA M3 representa a maior causa de mortalidade precoce neste subtipo de leucemia, podendo ser exacerbada na fase inicial do tratamento quimioterápico (através da lise maciça dos promielócitos circulantes, amplificando a ativação de coagulação já presente, com liberação de grande quantidade de fator tecidual e/ou promovendo ativação da fibrinólise primária). A CIVD também pode ser diagnosticada em outros subtipos de leucemias agudas, porém com incidência reduzida. A LMA M3 é uma das principais urgências hematológicas.

A presença de febre indica a necessidade de cobertura antibiótica ampla imediata de acordo com protocolo de neutropenia febril. O exame físico deve ser criterioso, à procura de algum possível foco infeccioso – a pele e região periungueal, orofaringe, pulmão, TGI, região perianal e locais de inserção de cateteres são os locais mais freqüentemente relacionados à infecção em neutropênicos (Tabela 121.II). É importante ressaltar que estes pacientes não apresentam os sinais e sintomas clássicos associados à infecção, por redução da atividade fagocitária e portanto da resposta inflamatória habitual. A neutropenia, quase que universal nos pacientes com leucemias agudas, geralmente é secundária à infiltração da medula óssea e ao tratamento poliquimioterápico. O número de neutrófilos e o tempo de neutropenia têm relação com o risco de infecções. A incidência de infecções graves aumenta significativamente quando o número de neutrófilos é inferior a 500 mm^3, e até 20% dos pacientes com neutrófilos inferiores a 100 mm^3 apresentam bacteremia espontânea. É importante ressaltar que pacientes que não estão em remissão completa devem ser abordados como neutropênicos (neutropênico funcional).

A presença de hepatoesplenomegalia e linfadenomegalias sugere diagnóstico de LLA. A hepatomegalia na LMA de maneira geral se associa a LMA M4 ou M5. Hiperplasia gengival sugere diagnóstico de LMA com componente monocítico.

As alterações cutâneas são freqüentes em pacientes com diagnóstico de leucemia. Podem ser hemorrágicas, infecciosas, paraneoplásicas, secundárias a drogas ou à infiltração por blastos. A síndrome de Sweet é uma manifestação paraneoplásica, em especial das LMA, com acometimento cutâneo. É uma vasculite na derme, caracterizada por um curso febril, com nódulos e placas eritematosas brilhantes e dolorosas que acometem região de extremidades, face e pescoço de maneira assimétrica, com invasão maciça de neutrófilos. A leucemia cutis, infiltração cutânea por blastos, pode se manifestar na forma de pápulas, nódulos, placas e máculas, com apresentação típica em associação com LMA M5.

O acometimento de SNC ocorre principalmente nas LLA e mais raramente nas LMA. O paciente pode apresentar sinais de irritação meníngea e acometimento de III e/ou VI pares cranianos, mais freqüentemente. O rebaixamento do nível de consciência associado à contagem de blastos > 50.000 mm^3 leva à suspeita de leucostase (Tabela 121.III). Clinicamente a leucostase é de difícil confirmação. Os sintomas são inespecíficos e incluem cefaléia, zumbido, embaçamento visual, confusão mental e rebaixamento do nível de consciência, podendo evoluir para sangramento de SNC e morte. A dispnéia, taquipnéia e hipoxemia são os sintomas respiratórios mais freqüentes.

As complicações pulmonares são muito freqüentes. As mais comuns são as complicações infecciosas, mas a dispnéia e a alteração de ausculta pulmonar podem ter inúmeras outras causas: a hemorragia alveolar, o edema pulmonar por hipervolemia e/ou cardiopatia, além da leucostase já discutida previamente. O alargamento de mediastino ao RX de tórax associado a blastos em sangue periférico sugere o diagnóstico de LLA.

A hiperviscosidade (Tabela 121.IV) pode se manifestar com quadro de cefaléia, tontura, redução de acuidade audi-

Tabela 121.II – Sítios de infecção habitual em neutropênicos febris
• Orofaringe
• Pulmões
• Pele e região periungueal
• Ânus e região perianal
• TGI
• Sítios de inserção de cateteres

Tabela 121.III – Leucostase: achados clínicos e laboratoriais
Sinais e sintomas de leucostase
• Cefaléia, zumbido
• Embaçamento visual
• Confusão
• Rebaixamento do nível de consciência
• Sangramento de SNC
• Dispnéia, taquipnéia, hipoxemia
Achados laboratoriais
• Leucócitos > 100.000/mm^3
• Infiltrados intersticiais ao RX de tórax
Diagnóstico
• Aspecto "em forma de salsicha" ao fundo de olho (*sausage-like*)

Tabela 121.IV – Síndrome de hiperviscosidade
Etiologias
• Macroglobulinemia de Waldenström
• Mieloma múltiplo IgA
• Mieloma múltiplo IgG
Achados clínicos
• Cefaléia, tontura
• Diplopia, turvação visual, nistagmo
• Redução da acuidade auditiva
• Sangramento mucoso
• ICC
• Confusão
• Sangramento de SNC
Diagnóstico
• Fundo de olho com aspecto "em forma de salsicha" (*sausage-like*)
• Elevação da viscosidade sangüínea

tiva, sangramento mucoso, ICC, diplopia, turvação visual, nistagmo, confusão mental e sangramento de SNC. As complicações retinianas incluem hemorragia retiniana e, em casos extremos, oclusão de veia retiniana.

A cardiotoxicidade secundária à quimioterapia de indução, principalmente os antracíclicos, configura a alteração cardiológica mais freqüente relacionada às leucemias agudas. A síndrome de hiperviscosidade pode se manifestar através de ICC por elevação do volume plasmático, e a endocardite é outra complicação possível, porém menos freqüente.

Os principais mecanismos de lesão renal estão relacionados às drogas nefrotóxicas e à síndrome de lise tumoral – discutida em capítulo específico. Os testículos podem estar acometidos em alguns casos de LLA – o diagnóstico é importante, já que o risco de recidiva local é elevado, pois a quimioterapia penetra de maneira insatisfatória nesta região.

A tiflite, ou colite neutropênica, é uma complicação potencialmente fatal, com tendência a um aumento de incidência atual pela intensificação dos protocolos quimioterápicos. Classicamente se inicia no nadir da neutropenia pós-QT, com dor abdominal em FID e febre. Outras infecções (como a esofagite por *Candida* sp.) e a mucosite secundária à quimioterapia são as complicações do TGI mais freqüentes.

Além dos já citados anteriormente, dados de história que são de particular interesse para os pacientes com diagnóstico de leucemias agudas, visando reduzir complicações durante o tratamento e manejo inicial, são:

- Antecedente de cardiopatia e/ou ICC, já que durante o tratamento é necessária grande quantidade de volume EV (expansão com soro fisiológico, antibióticos, transfusão, quimioterapia).
- História transfusional prévia/número de gestações – possibilidade de aloimunização com reações transfusionais e dificuldades no manejo (refratariedade plaquetária, aloimunização).
- Antecedente de patologias hematológicas ou uso prévio de quimio/radioterapia – possibilidade de leucemia secundária com pior prognóstico e/ou complicações transfusionais.

EXAMES COMPLEMENTARES

Frente à suspeita clínica de leucemia aguda, alguns exames devem ser solicitados, visando diagnóstico acurado, profilaxia e tratamento de eventuais complicações e para seguimento posterior durante o tratamento quimioterápico:

Avaliação inicial (Tabela 121.V)

Hemograma com reticulócitos e lâmina de sangue periférico: para avaliar citopenias, necessidade transfusional, número de blastos e sua morfologia. A presença de bastonetes de Auer define o diagnóstico de leucemia mielóide aguda.

Sódio (Na), potássio (K), uréia (U), creatina (Cr), cálcio iônico (Cai), fósforo (P), magnésio (Mg), ácido úrico, desidrogenase lática (DHL), glicemia: com o intuito de diagnosticar complicações metabólicas, comuns em pacientes com leucemias agudas, que podem ser conseqüência de: síndrome de lise tumoral, espontânea em alguns casos, que se caracteriza por hipercalemia, hipocalcemia, hiperfosfatemia, hiperuricemia e insuficiência renal; vômitos, diarréia, medicações parenterais (diuréticos, anfotericina), entre outros. A hipocalemia não é infreqüente, e está associada tanto à patologia de base – como nas leucemias monocíticas, com liberação de lisozima que induz a lesão tubular e conseqüente perda renal de potássio – quanto ao uso de medicações. A hipercalcemia pode ser a causa da vinda dos pacientes ao PS, como em alguns casos de MM e ATLL.

Aspartato aminotransferase (TGO), alanina aminotransferase (TGP), fosfatase alcalina (FA), bilirrubinas totais e frações: para cálculo e correções de dose de quimioterapia/antibióticos e diagnóstico eventual de infiltração hepática.

Tempo de protrombina, tempo de trombina e de tromboplastina parcial ativada: se suspeita de coagulopatia associada, em alguns casos indicando provável LMA M3, associando maior urgência ao caso.

RX de tórax: para comparações futuras e diagnóstico: infecções, hemorragia alveolar, alargamento de mediastino nas LLA, leucostase com acometimento pulmonar (pode ser normal ou apresentar graus variados de infiltrados intersticiais difusos ou alveolares).

Tabela 121.V – Exames iniciais nas leucemias agudas

1º passo – Avaliação inicial
• Hemograma com reticulócitos
• Lâmina de sangue periférico
• Bioquímica com ácido úrico e DHL
• Coagulograma
• RX de tórax

Diagnóstico de complicações potencialmente fatais (Tabela 121.VI)

- Fundo de olho – se suspeita de leucostase/síndrome de hiperviscosidade. A presença de ingurgitamento venoso (aspecto "*sausage-like*" das veias retinianas) confirma o diagnóstico.
- Viscosidade sangüínea – se suspeita de síndrome de hiperviscosidade. A viscosidade normal do plasma em relação à da água é de 1,8. Níveis entre 5 e 8 se correlacionam com pacientes sintomáticos na maior parte das vezes, e virtualmente todos os pacientes são sintomáticos com níveis superiores a 8. A síndrome de hiperviscosidade não se correlaciona necessariamente com a concentração sérica do pico monoclonal ou com a viscosidade sérica. Alguns pacientes não apresentam sintomas com valores elevados de viscosidade sangüínea, enquanto outros apresentam sintomas significativos em níveis similares. Uma vez que o nível de proteína é determinado com o paciente sintomático, ele pode ser utilizado como referencial para episódios futuros.

Tabela 121.VI – Complicações potencialmente fatais

Diagnóstico de complicações potencialmente fatais
• Fundo de olho se suspeita de leucostase/hiperviscosidade
• Viscosidade sangüínea se suspeita de hiperviscosidade
• Fibrinogênio e d-dímero se suspeita de CIVD

- Fibrinogênio e d-dímero – se suspeita de CIVD.
- CT de crânio e punção liquórica – se suspeita de infiltração de SNC, de acordo com indicação do hematologista (sempre com contagem plaquetária > 50.000 mm³ e na ausência de coagulopatia).

Diagnóstico definitivo (Tabela 121.VII)

- Mielograma e citoquímica – para diagnóstico e classificação da leucemia, para programação terapêutica.
- Imunofenotipagem de medula óssea – para diagnóstico em casos controversos ao mielograma + citoquímica e para seguimento e decisão terapêutica após quimioterapia (avaliação de doença residual mínima).
- Citogenética – para estratificação em grupos prognósticos e programação de transplante de medula óssea alogênico, se necessário.
- Tipagem HLA do paciente e familiares – antecipando o encontro de possíveis doadores de medula óssea se houver necessidade de realização de transplante de medula óssea alogênico.

Tabela 121.VII – Diagnóstico definitivo

Exames para o diagnóstico definitivo
• Mielograma e citoquímica
• Imunofenotipagem de medula óssea
• Citogenética

Após o diagnóstico definitivo (Tabela 121.VIII)

- Sorologias HIV, hepatites B e C, doença de Chagas, sífilis, HTLV, CMV – a maioria dos pacientes será politransfundida, sendo necessária sorologia prévia. A positividade para HTLV associada a linfocitose pode corresponder a ATLL (leucemia/linfoma de células T do adulto).
- Avaliação de função cardíaca – se cardiopatia ou suspeita, para correção de dose dos antracíclicos.
- Avaliação odontológica – para diagnóstico e tratamento de possíveis focos infecciosos, prevenindo o desenvolvimento de infecções disseminadas.
- βHCG – se mulher em idade fértil, para decisão de quimioterapia.

Precauções

A hiperleucocitose pode levar a alterações laboratoriais espúrias que merecem algumas considerações – a hipoxemia e a hipoglicemia podem estar presentes pela elevada atividade metabólica dos blastos *in vitro*. O envio imediato da amostra ao laboratório acondicionada em gelo ou a oximetria de pulso podem solucionar tais problemas. A pseudo-hipercalemia – secundária à liberação de potássio pelos blastos durante o processo de coagulação – pode ser diagnosticada através da coleta de sangue em tubo com heparina.

Tabela 121.VIII – Exames complementares após diagnóstico definitivo

• Sorologias: HIV, HBV, HCV, HTLV,CMV, doença de Chagas, sífilis
• PPF
• Avaliação odontológica
• βHCG se mulher em idade fértil
• ECO se suspeita de ICC

DIAGNÓSTICO DIFERENCIAL

Hemograma com pancitopenia

- Infecção/sepse – na maioria dos casos correspondem a pacientes com infecções graves, internados em UTI, apresentando neutrófilos com granulações tóxicas e infecções por BGN.
- Hiperesplenismo – geralmente com citopenias proporcionais em pacientes com hipertensão portal ou esplenomegalia por outras causas.
- Doenças auto-imunes – história clínica característica com provas de auto-imunidade positivas.
- Infiltração da medula óssea por agentes infecciosos ou metástases de tumores sólidos – é freqüente a associação com reação leucoeritroblástica no hemograma com hemácias em lágrima e história clínica característica.
- Anemia megaloblástica – citopenias com macrocitose e DHL bastante elevado, neutrófilos hipersegmentados com níveis reduzidos de B12 ou folato.
- Anemia aplástica – citopenias e macrocitose em pacientes jovens ou idosos com número reduzido de reticulócitos e medula óssea hipocelular.
- Síndrome mielodisplásica – citopenias com macrocitose em pacientes idosos com medula óssea hipercelular, após exclusão de outras causas de displasia (álcool, doenças auto-imunes, doenças infecciosas – HIV, HCV...).
- Infiltração da medula óssea por outras neoplasias hematológicas – os linfomas tipicamente associam-se a linfonodomegalias, hepatoesplenomegalia e sintomas B. O MM em geral acomete pacientes idosos com queixa de dores ósseas.
- Leucemias agudas – após exclusão de outras causas e com mielograma característico.

Hemograma com leucocitose

- Reação leucemóide – infecções graves, doenças auto-imunes e fosfatase alcalina leucocitária aumentada.
- LMC – desvio à esquerda no hemograma, até promielócitos e eventualmente blastos, com esplenomegalia e

eventualmente febre, com fosfatase alcalina leucocitária próxima de zero.

- LLC – leucocitose com predomínio de linfocitose e sombras de Gumprecht no esfregaço de sangue periférico em pacientes idosos.
- Mielofibrose – reação leucoeritroblástica no hemograma com hemácias em lágrima e esplenomegalia.
- Leucemias agudas – hemograma com blastos e mielograma característico.

TRATAMENTO

Todos os pacientes com diagnóstico de leucemia aguda devem receber (Tabela 121.IX):

- Hiperidratação com SF 3L/m², com controle de peso para evitar hipervolemia e associação de diuréticos se necessário.
- Alopurinol 300 mg/m² como profilaxia para síndrome de lise tumoral.
- Correção de eventuais distúrbios hidroeletrolíticos.
- Anti-helmínticos para prevenção de estrongiloidíase disseminada.
- Antibioticoterapia de amplo espectro, se presença de febre, conforme protocolo de neutropenia febril.
- Transfusão de concentrado de hemácias se anemia sintomática. Na suspeita de hiperleucocitose/hiperviscosidade, as transfusões de concentrados de hemácias devem ser evitadas, e quando necessárias, infundidas muito lentamente e em pequenas alíquotas. Idealmente deve-se aguardar a redução na contagem de blastos para início de transfusão, e, na síndrome de hiperviscosidade, redução de viscosidade sangüínea e resolução do quadro clínico.
- Transfusão de concentrado de plaquetas se plaquetas inferiores a 10.000; se infecção/febre/instabilidade hemodinâmica e plaquetas < 20.000; se sangramento e plaquetas < 50.000; se sangramento SNC e plaquetas < 100.000; se leucostase/hiperviscosidade e plaquetas < 50.000, pelo risco elevado de sangramento (disfunção plaquetária).
- Transfusão de plasma fresco congelado e/ou crioprecipitado se presença de coagulopatia/CIVD e sangramento, conforme indicação clínica.
- Optar por transfusão de hemocomponentes irradiados se disponíveis. Se houver história de reação febril não-hemolítica na presença de pré-medicação com dipirona ou paracetamol, transfusão de hemocomponentes filtrados. Se antecedente de reação urticariforme em transfusões prévias, após pré-medicação com difenidramina 50 mg EV, solicitar concentrado de hemácias lavadas (Tabela 121.X).

Tabela 121.IX – Tratamento inicial para todos os pacientes com leucemia aguda
• Hiperidratação
• Alopurinol
• Antibioticoterapia para neutropênico febril
• Anti-helmínticos
• Transfusão de hemácias se anemia sintomática na ausência de leucostase/hiperviscosidade
• Transfusão de plaquetas se:
– Plaq < 10.000/mm³
– Plaq < 20.000/mm³ e febre/infecção/instabilidade
– Plaq < 50.000/mm³ e sangramento/hiperviscosidade/leucostase
– Plaq < 100.000/mm³ e sangramento SNC

Tabela 121.X – Indicações especiais de hemocomponentes em leucemias agudas*
• Hemocomponentes irradiados sempre que possível
• CH e CP filtrados se RFNH prévia refratária a dipirona
• CH lavadas se reação urticariforme refratária a difenidramina
• PFC/crioprecipitado se CIVD/coagulopatia e sangramento

* CH – Concentrado de hemácias; CP – concentrado de plaquetas; RFNH – reação febril não-hemolítica; PFC – plasma fresco congelado.

Considerações especiais

- Introdução precoce de ácido transretinóico (ATRA) para LMA M3, conforme indicação hematológica.
- Leucoaférese imediata em pacientes com leucócitos > 100.000/mm³ e leucostase, e tratamento adjuvante com agente citorredutor/quimioterapia de indução. Os pacientes com hiperleucocitose devem ser tratados com citorredução ou quimioterapia o mais precocemente possível. O maior benefício da leucoaférese seria para os pacientes que não podem ser submetidos à quimioterapia imediatamente, já que não existem estudos que comprovem a redução de mortalidade ou de aumento de sobrevida global com o procedimento; é razoável implementá-lo nos pacientes sintomáticos, como tratamento adjuvante à quimio. A leucoaférese reduz efetivamente (mas temporariamente) a contagem celular em pacientes com hiperleucocitose. No entanto, o procedimento pode não prevenir a morte de maneira mais efetiva do que a hiperidratação, citorredução e instituição imediata de quimioterapia de indução da remissão.
- Na síndrome de hiperviscosidade com alteração neurológica, a plasmaférese deve ser instituída o mais precocemente possível, em caráter de emergência, com tratamento quimioterápico adjuvante. A hiperviscosidade pode se apresentar de maneira semelhante ao edema agudo de pulmão, e o uso de diuréticos pode agravar o quadro.
- Pacientes com policitemia vera e hematócrito > 60%, sintomáticos, devem ser submetidos à sangria de urgência.

Algoritmo 121.1 – Abordagem da leucemia aguda no pronto-socorro

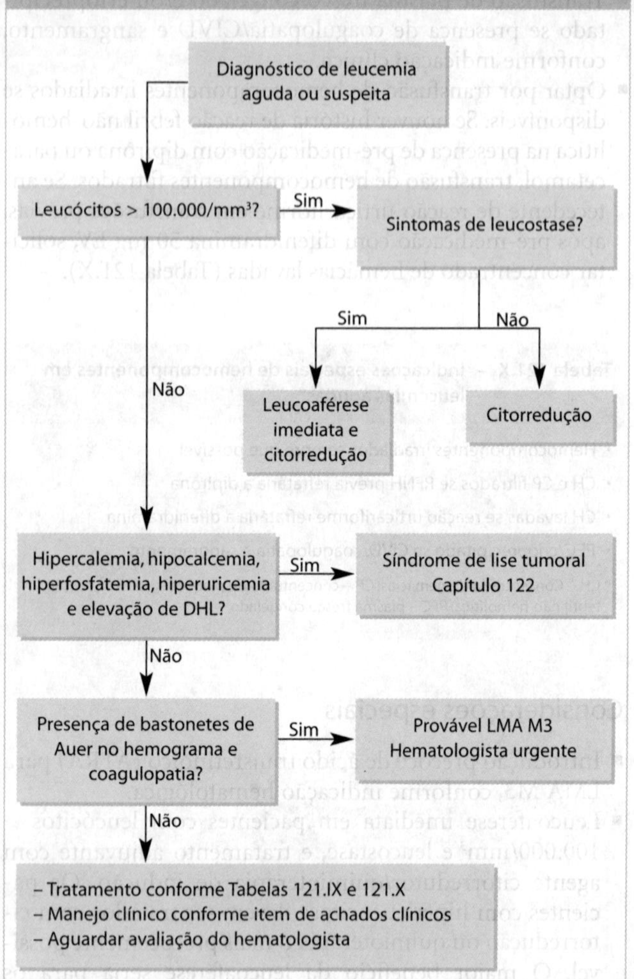

LEITURA ADICIONAL

1. Hoffman R, Benz EJ, Shattil SJ, Furie B, Cohen HJ, Silberstein LE, McGlave P. Hematology: basic principles and pratice. 4. ed. 2005. Caps. 60, 63, 64, 66.
2. Greer JP, Foerster J, Lukens JN, Rodgers GM, Paraskevas F, Glader B. Wintrobe's clinical hematology. 11. ed. 2004. Caps. 72, 75, 77,78, 79, 98 e 100.
3. Schiffer CA. Clinical features, diagnois, and prognosis of acute myeloid leukemia. UpToDate: http://www.uptodate.com: Software 16.1; 2008.
4. Schiffer CA. Complications of acute myeloid leukemia. UpToDate: http://www.uptodate.com: Software 16.1; 2008.
5. Larson RA. Treatment of acute lymphoblastic leukemia in adults. UpToDate: http://www.uptodate.com: Software 16.1; 2008.
6. Kaplan AA. Plasma exchange in the hyperviscosity syndrome due to immunoglobulins. UpToDate: http://www.uptodate.com: Software 16.1; 2008.
7. Porcu P, Farag S, Marcucci G, Cataland SR, Kennedy MS, Bissel M. Leukocytoreduction for acute leukemia therapy. Vol 6, n. 1; 2002.
8. Majhail NS, Lichtin AE. Acute leukemia with a very high leukocyte count: confronting a medical emergency. Cleveland Clinic Journal of Medicine 2004 Aug; 71(8).
9. Mehta J, Singail S. Hyperviscosity syndrome in plasma cell dyscrasias. Seminars in Thrombosis and Hemostasis 2006; 29(5).
10. Rampling M. Hyperviscosity as a complication in a variety of disorders. Seminars in Thrombosis and Hemostasis 2003; 29(5).
11. Zarkovic M, Kwaan HC. Correction of hyperviscosity by apheresis. Seminars in Thrombosis and Hemostasis 2003; 29(5).

Síndrome de Veia Cava Superior e Síndrome de Lise Tumoral

CAPÍTULO 122

João Evangelista Bezerra Neto
Luís Fernando Pracchia
Valeria Buccheri

TÓPICOS IMPORTANTES

Síndrome de veia cava superior

- A SVCS tem como principal etiologia a compressão da veia cava por neoplasias.
- A SVCS sem compressão simultânea de vias aéreas não é uma emergência clínica.
- Exames de imagem, como radiografia, tomografia computadorizada e ressonância nuclear magnética de tórax, devem ser utilizados para confirmar o diagnóstico de SVCS e auxiliar na programação diagnóstica e terapêutica.
- O diagnóstico do tipo de neoplasia é fundamental para a tomada de decisões terapêuticas, podendo ser efetuado por biópsia de linfonodo, broncoscopia, toracocentese, punção-biópsia por agulha fina, mediastinoscopia ou toracotomia.
- Em portadores de neoplasias hematológicas, o tratamento tem intuito curativo e deve ser realizado com esquemas quimioterápicos adequados para o tipo histológico do tumor.
- Em portadores de tumores sólidos, o tratamento, na maior parte das vezes de intuito paliativo, pode ser realizado com irradiação, quimioterapia ou colocação de endopróteses vasculares.
- Na presença de trombose, agentes trombolíticos podem ser utilizados.

Síndrome de lise tumoral

- A síndrome de lise tumoral é comumente associada com neoplasias hematológicas como leucemia linfóide aguda e linfoma não-Hodgkin de crescimento rápido.
- A SLT é resultado da liberação rápida de íons intracelulares e metabólicos das células neoplásicas, resultando em alterações metabólicas características como hiperuricemia, hiperfosfatemia, hipercalemia, hipocalcemia e uremia.
- Pacientes com tumores com alta taxa de proliferação, alta sensibilidade a quimioterápico, grandes cargas tumorais e nível sérico elevado de DHL apresentam maior risco de desenvolver SLT.
- O reconhecimento dos pacientes com maior risco é um dos pontos mais importantes do manejo clínico.
- A obtenção de acesso venoso seguro e a administração de alopurinol devem ser iniciados antes do tratamento quimioterápico.
- Alcalinização urinária com o uso de bicarbonato de sódio é controversa.
- O início rápido de diálise pode ser necessário para reverter complicações graves associadas a SLT.

SÍNDROME DE VEIA CAVA SUPERIOR

INTRODUÇÃO E DEFINIÇÕES

A veia cava superior é o principal vaso de drenagem da cabeça, pescoço, membros superiores e porção superior do tórax, estando localizada no mediastino médio e circundada por linfonodos peri-hilares, paratraqueais e por estruturas rígidas como o esterno e a aorta. Deste modo, qualquer lesão expansiva mediastinal pode deslocar a complacente e delgada parede da veia cava e levá-la a compressão e obstrução completa ou parcial, ocasionando o aparecimento da síndrome de veia cava superior (SVCS).

A SVCS é uma síndrome clínica pouco comum, com aproximadamente 15.000 casos diagnosticados anualmente nos Estados Unidos da América.

ETIOLOGIA E FISIOPATOLOGIA

Aproximadamente 90% dos casos de SVCS ocorrem por compressão extrínseca ou invasão da parede venosa por neoplasias. Das doenças oncológicas que mais comumente levam à obstrução do fluxo da cava, destaca-se o câncer de pulmão, que é responsável por cerca de 75% dos casos, seguido pelos linfomas envolvendo o mediastino, em particular os linfomas não-Hodgkin agressivos. Outras neoplasias mediastinais primárias que podem provocar SVCS são os timomas e os tumores de células germinativas e, dentre os tumores metastáticos, o câncer de mama.

Considerando as neoplasias pulmonares, os carcinomas de pequenas células são mais freqüentes que os de não-pequenas células na maioria das séries estudadas e, dentre os linfomas, a maior porcentagem de ocorrência é encontrada nos linfomas não-Hodgkin esclerosantes primários do mediastino, no linfoma difuso de células grandes, no linfoma linfoblástico de fenótipo T e em menor freqüência no linfoma de Hodgkin.

Atualmente, a implantação de *shunts* venosos definitivos para infusão de quimioterapia tem aumentado e está contribuindo para o desenvolvimento de SVCS em pacientes oncológicos. Nesses casos, o mecanismo da obstrução é geralmente por trombose da veia cava.

ACHADOS CLÍNICOS

Os sinais e sintomas da SVCS dependem da velocidade de instalação da obstrução. Na maioria das vezes o processo é insidioso e, em virtude do aparecimento de circulação colateral, principalmente pelo sistema venoso ázigos, as manifestações clínicas características ocorrem tardiamente. Por outro lado, neoplasias mais agressivas e com alta taxa de replicação celular podem levar à instalação rápida de SVCS sintomática, bem como de obstrução das vias aéreas, complicação esta com alta taxa de mortalidade e que deve ser tratada como uma emergência médica.

Os principais sinais e sintomas da SVCS são: dispnéia, edema facial, sensação de peso no segmento cefálico, tosse, edema de membros superiores, dor torácica, aparecimento de extensa circulação venosa colateral no pescoço e parede do tórax, pletora e cianose, os quais normalmente tendem a piorar com o decúbito ou a inclinação anterior do tronco. Outras queixas, ainda que relacionadas mais à própria doença de base (câncer de pulmão), podem também ser encontradas, como síndrome de Horner, paralisia das cordas vocais e paralisia do nervo frênico.

A SVCS sem obstrução das vias aéreas não apresenta altas taxas de mortalidade, portanto, um correto diagnóstico etiológico deve ser feito antes que se inicie o tratamento, salvo naqueles pacientes com rápida progressão dos sintomas ou naqueles em que as várias tentativas de elucidação diagnóstica falharam.

EXAMES COMPLEMENTARES

Embora o diagnóstico de SVCS possa ser feito tão somente pelos achados clínicos, exames complementares são sempre necessários, tanto para confirmação diagnóstica quanto para orientar a escolha do melhor método para estabelecer a etiologia do processo. Exames de imagem como radiografia, tomografia computadorizada (TC), ressonância nuclear magnética (RNM) e venografia podem auxiliar na determinação da localização anatômica de lesões mediastinais, bem como avaliar o acometimento de outros sítios intratorácicos. A radiografia de tórax, exame complementar de fácil acesso, pode evidenciar a ocorrência de massas torácicas e alargamento mediastinal, os achados mais freqüentes em casos de SVCS. A TC do tórax pode auxiliar na avaliação detalhada de massas pulmonares, linfonodomegalias mediastinais e, embora com limitações, pode fornecer informações sobre a complacência da veia cava. A RNM também pode ser empregada, tanto para a determinação mais precisa das lesões intratorácicas quanto para a avaliação do fluxo da veia cava (angiorressonância). A venografia da cava contrastada fornece informações da extensão da obstrução e da eventual presença de trombo, podendo ser útil para o planejamento de terapias invasivas adicionais, como cirurgias de *bypass*, angioplastia com endoprótese vascular (*stent*) e trombólise.

O diagnóstico etiológico pode ser obtido por vários métodos, a depender da localização da massa tumoral e da presença de outros sítios envolvidos. Devem ser realizados inicialmente procedimentos com baixo índice de complicações, como biópsia de linfonodos cervicais ou supraclaviculares, se presentes, toracocentese diagnóstica, se houver derrame pleural, e avaliação citológica de escarro. Nesta última, pode ser necessária a realização de broncoscopia com lavado para obtenção de material diagnóstico e/ou biópsia transbrônquica. A avaliação da medula óssea, por biópsia ou aspirado medular é também útil quando há suspeita de infiltração medular por linfoma ou neoplasia sólida. Na ausência de outros sítios envolvidos e nos casos em que esses métodos foram insuficientes para o diagnóstico, outros procedimentos são necessários. Dentre esses, a biópsia percutânea transtorácica por agulha fina guiada por TC ou RNM é útil para firmar a etiologia da SVCS, apresentando como vantagem a possibilidade de diagnóstico rápido e ambulatorial. Também, a mediastinoscopia com biópsia, que atualmente apresenta taxa de complicações por volta de 5% e baixa taxa de mortalidade, é um importante método diagnóstico da etiologia da SVCS. Se todas essas modalidades forem insuficientes para a elucidação do diagnóstico, a toracotomia, que raramente necessita ser realizada, é a intervenção de escolha.

DIAGNÓSTICO DIFERENCIAL

Tabela 122.I – Distribuição dos casos de síndrome de veia cava superior

Causas	Freqüência
Neoplásicas	**90%**
Câncer broncogênico de pulmão	75%
Linfomas não-Hodgkin e linfoma de Hodgkin	10%
Outros (tumores de células germinativas, timomas, tumores de mama metastáticos etc.)	5%
Não-neoplásicas	**10%**
Trombose (cateter venoso central)	
Causas benignas – bócio mergulhante, teratoma benigno, higroma cístico, cisto dermóide	
Infecciosas – histoplasmose, tuberculose, sífilis	
Outras – silicose, sarcoidose, idiopática	

TRATAMENTO

Em pacientes estáveis e sem compressão de vias aéreas, é fundamental para uma decisão terapêutica adequada o correto diagnóstico etiológico da doença de base.

Medidas gerais de suporte podem melhorar o conforto do paciente por abrandar os sintomas da SVCS enquanto se processa o diagnóstico: repouso no leito com cabeceira elevada, administração de oxigênio (podem diminuir o débito cardíaco e a pressão venosa) e o uso de dieta pobre em sódio (pode auxiliar na diminuição do edema). O uso de diuréticos é uma prática controversa por teoricamente poder aumentar o risco de trombose e desidratação.

O tratamento definitivo da SVCS depende de seu diagnóstico etiológico. As modalidades de tratamento disponíveis nos casos de neoplasias estão descritas abaixo, o tratamento das condições não-neoplásicas está disponível em outros capítulos deste livro.

Na SVCS induzida pela implantação de cateteres venosos centrais, além da retirada do cateter, devem ser utilizadas terapêuticas que provoquem a lise do trombo, previnam a sua progressão e eventual embolização, como estreptoquinase, uroquinase, ativador tecidual do plasminogênio (TPA), heparina e anticoagulantes orais.

Tratamento da SVCS em pacientes portadores de neoplasias não-hematológicas

O desenvolvimento da SVCS em pacientes portadores de tumores sólidos, na maioria dos casos, está relacionado com a presença de doença localmente avançada ou metastática. A sobrevida média desses pacientes com SVCS é de aproximadamente oito meses e não difere muito daquela de pacientes com neoplasias, no mesmo estágio, mas sem a presença de SVCS. Deste modo, a terapia da SVCS tem intuito paliativo à exclusão de alguns tipos de tumores, como o câncer de pulmão de células pequenas e os tumores de células germinativas primários do mediastino.

Várias modalidades terapêuticas podem ser utilizadas, isoladas ou em associação: radioterapia, quimioterapia, intervenção endovascular por angioplastia com colocação de endoprótese vascular (*stent*) e derivações venosas cirúrgicas. A escolha da terapia pode variar e depender do tipo de tumor, da gravidade dos sintomas, das terapias previamente utilizadas e do tempo esperado para o início da resposta.

A radioterapia com quimioterapia concomitante, semanal ou diária, é o tratamento preferencial nos casos de câncer de pulmão, particularmente nos casos de carcinoma de células pequenas. Essa associação, como tratamento inicial, é efetiva no controle dos sintomas da SVCS. É também usualmente indicada para pacientes gravemente sintomáticos ou com sinais de compressão de vias aéreas. Utilizada em doses de 35 a 66 Gy leva a melhora dos sintomas em uma ou duas semanas, com taxa de recorrência de aproximadamente 20%. Quimioterapia exclusiva é preferencialmente utilizada em casos de carcinoma de mama metastático e tumores de células germinativas. Pode induzir resposta em aproximadamente 60% dos pacientes de uma a três semanas após sua administração.

A taxa de recorrência de SVCS após o tratamento inicial depende da responsividade do tumor em questão ao esquema terapêutico empregado.

Procedimentos vasculares com colocação de endopróteses podem ser utilizados em pacientes refratários a radio e quimioterapia, ou em pacientes com rápida progressão dos sintomas, tendo em vista a melhora imediata destes com esta modalidade terapêutica. O *stent* também pode ser utilizado como terapia de primeira linha em casos selecionados, para contornar os sintomas de forma rápida enquanto se aguarda o efeito da radio ou da quimioterapia. Embora apresente resultados de início imediato e alta taxa de sucesso (acima de 60%), a colocação de *stents* não é isenta de complicações, como edema pulmonar de rebote, trombose local (é necessária a anticoagulação do paciente) e recorrência da SVCS (ocorre em até 50% dos casos nos primeiros meses após o procedimento). A derivação venosa cirúrgica pode ser utilizada em pacientes refratários a outras terapias menos invasivas, mas em razão da grande morbidade relacionada a este procedimento, ele é raramente indicado nos dias atuais.

Tratamento da SVCS em pacientes onco-hematológicos

Em pacientes onco-hematológicos estáveis, com diagnóstico firmado, o tratamento pode ser realizado com poliquimioterapia direcionada ao tipo histológico do tumor, seguida de radioterapia nos sítios acometidos (terapia combinada). São mandatárias medidas de prevenção da síndrome de lise tumoral antes do início da terapia. Este tratamento é eficaz na maioria dos casos e leva à melhora dos sintomas em torno de duas semanas.

No caso de pacientes onco-hematológicos gravemente sintomáticos ou com obstrução de vias aéreas, é necessária uma resolução mais rápida que pode ser obtida com o uso de corticosteróide em altas doses, no intuito de produzir uma rápida citólise, visto que a maioria das neoplasias hematológicas é corticossensível. Um dos esquemas que podem ser utilizados é a administração de dexametasona endovenosa em doses de 20-40 mg por dia, durante 5 a 7 dias, seguida do início de tratamento específico no momento em que se obtiver o diagnóstico etiológico.

Nos pacientes refratários ao tratamento específico do tumor primário, um bom controle paliativo da SVCS pode ser obtido com o uso de radioterapia mediastinal com extensão para linfonodos supraclaviculares e hilares em doses que variam de 24 a 50 Gy. Outras terapias paliativas foram apresentadas anteriormente.

SÍNDROME DE LISE TUMORAL

INTRODUÇÃO E DEFINIÇÕES

Síndrome de lise tumoral (SLT) é o termo aplicado a um grupo de alterações metabólicas que ocorrem em associação a uma neoplasia. A síndrome é o resultado da destruição rápida de células neoplásicas com liberação de seu conteúdo intracelular no espaço extracelular. A liberação rápida de íons intracelulares, ácidos nucléicos, proteínas e seus metabólitos acaba por suplantar os mecanismos de controle da homeostase corporal, levando a alterações metabólicas como: hiperuricemia, hiperfosfatemia, hipercalemia, hipocalcemia e uremia. A SLT pode variar desde alterações laboratoriais sem significado clínico a quadros fatais.

A SLT é freqüentemente relacionada a neoplasias hematológicas com altas taxas de proliferação e alta sensibilidade a agentes quimioterápicos, como a leucemia linfóide aguda e linfomas agressivos, particularmente o linfoma de Burkitt. Entretanto, outras neoplasias hematológicas e tumores sólidos foram associados a esse quadro. Classicamente relacionadas ao início do tratamento quimioterápico, alterações laboratoriais severas podem ocorrer antes de qualquer intervenção. Além disso, a ocorrência da SLT não está limitada ao uso de quimioterapia, tendo sido descrita com radioterapia, uso de corticóides, agentes hormonais, anticorpos monoclonais, e inibidores de tirosinoquinase.

A incidência exata da síndrome de lise tumoral não é determinada, em grande parte, em razão dos diferentes critérios utilizados para diagnóstico. Em um levantamento de pacientes com linfoma não-Hodgkin recebendo tratamento quimioterápico agressivo, a incidência de SLT detectada laboratorialmente foi de 42%, com apenas 6% de casos com repercussão clínica.

ETIOLOGIA E FISIOPATOLOGIA

Hiperuricemia é a complicação mais comumente encontrada, sendo resultado da liberação rápida e catabolismo de ácidos nucléicos intracelulares. Os ácidos nucléicos são catabolizados pela enzima xantina-oxidase com formação de hipoxantina, xantina e finalmente ácido úrico, excretado pelos rins. O ácido úrico é relativamente pouco solúvel em água, e em situações fisiológicas sua quase totalidade se encontra na forma ionizada. Altas concentrações de ácido úrico levam à precipitação de cristais de urato nos túbulos distais, contribuindo para o desenvolvimento de insuficiência renal.

Hiperfosfatemia decorre da rápida liberação do fosfato intracelular contido nas células neoplásicas. A elevação do fosfato é muitas vezes exacerbada pela insuficiência renal ocasionada pela hiperuricemia. Além disso, a hiperfosfatemia pode levar à falência renal em virtude da precipitação de cristais de fosfato de cálcio nos túbulos renais.

Hipocalcemia é uma das alterações clinicamente mais importantes da síndrome de lise tumoral. Ocorre pela precipitação de fosfato de cálcio em razão da rápida elevação dos níveis de fosfato. Quando o produto dos níveis de cálcio e fosfato séricos excede 60, há um risco muito aumentado de precipitação de cristais de fosfato de cálcio nos rins e outros tecidos, levando ao rápido desenvolvimento de hipocalcemia e piora da função renal.

Hipercalemia é a alteração metabólica mais rapidamente fatal. Resultado inicial da liberação do potássio intracelular das células neoplásicas, a hipercalemia é muitas vezes exacerbada pela associação de insuficiência renal e, ocasionalmente, pela administração iatrogênica de potássio durante o tratamento.

Uremia é conseqüência da falência renal. Causada principalmente pela deposição de urato e cristais de fosfato de cálcio nos túbulos renais, outros mecanismos, como infiltração tumoral, obstrução mecânica pelo tumor, nefropatia por drogas (p. ex., aminoglicosídeos), e/ou sepse, podem contribuir para agravar o quadro.

ACHADOS CLÍNICOS

Os sinais e sintomas clínicos são relacionados às alterações metabólicas encontradas. Podem ocorrer náuseas, vômitos, diarréia, letargia, cãimbras musculares, tetania, abstipação intestinal, arritmias cardíacas, convulsão e morte súbita. Em situações de nefropatia por urato severa, pode haver o desenvolvimento de oligúria rapidamente progressiva, sobrecarga de volume, edema e sinais de insuficiência cardíaca, raramente acompanhados de dor em flanco e hematúria (Tabela 122.II).

Tabela 122.II – Sinais e sintomas da SLT

Alteração metabólica	Sinais e sintomas
Hipercalemia	Fraqueza muscular, distensão abdominal, diarréia, arritmias cardíacas
Hiperfosfatemia	Náuseas, vômitos, diarréia, letargia e convulsões, insuficiência renal
Hipocalcemia	Câimbras musculares, tetania e arritmias cardíacas
Hiperuricemia	Insuficiência renal por uropatia obstrutiva, oligúria, edema, congestão, azotemia, dor em flancos, hematúria
Uremia	Fadiga, prurido, edema, congestão, hipertensão, pericardite, mioclonia, neuropatia periférica

EXAMES COMPLEMENTARES

Os exames complementares no pronto-socorro visam, de início, avaliar alterações metabólicas preexistentes e, posteriormente, classificar os pacientes quanto ao risco de complicações graves (Tabela 122.III).

Tabela 122.III – Avaliação inicial de pacientes com risco de síndrome de lise tumoral

- Hemograma
- Determinação basal dos níveis de sódio, potássio, fosfato, cálcio, uréia e creatinina
- Determinação do DHL
- Urina I
- Radiografia de tórax
- Eletrocardiograma e/ou monitorização cardíaca

O hemograma, além de auxiliar no diagnóstico de leucemias, ajuda a estimar a carga tumoral. Pacientes com contagens leucocitárias elevadas (> 50.000/mm^3) apresentam maior risco de desenvolver alterações metabólicas graves. A desidrogenase láctica (DHL) é um excelente marcador de proliferação celular, sendo indicador, quando elevada, de maior risco de SLT. O DHL também é útil para acompanhar a resposta ao tratamento quimioterápico, com a redução dos níveis se relacionando com a diminuição da carga tumoral. Cristais de urato podem ser encontrados na urina, mas sua ausência não exclui o diagnóstico de nefropatia por ácido úrico. Radiografia de tórax pode revelar massas mediastinais ou derrame pleural, assim como avaliar sinais de congestão ou cardiopatia dilatada. O eletrocardiograma auxilia no diagnóstico de cardiopatias além de informar sobre a repercussão clínica das alterações metabólicas encontradas. Ultra-sonografia abdominal pode ser necessária para excluir hidronefrose por abstrução ureteral em casos de suspeita clínica. O uso de contraste venoso para realização de urografia excretora ou tomografias deve ser evitado pelo risco de piora da função renal.

A dosagem dos níveis de ácido úrico, sódio, potássio, cálcio e fosfato deve ser sempre realizada na chegada do paciente ao pronto-socorro. Isso permite o tratamento precoce das alterações eletrolíticas e determina grupos com maior risco de complicações clínicas graves. O desenvolvimento de insuficiência renal é muito freqüente quando níveis de ácido úrico se encontram acima de 15 mg/dL e de fosfato acima de 8 mg/dL. Embora a SLT possa se iniciar antes de qualquer terapia específica, alterações metabólicas são observadas usualmente dentro de 12 a 72 horas após o tratamento quimioterápico.

Não há critérios definidos na literatura para o diagnóstico de SLT. A utilização isolada do ácido úrico plasmático apresenta pouca relação com as complicações clínicas. Alterações nos níveis de creatinina sérica representam muito mais uma complicação clínica relacionada a SLT que um fator necessário ao diagnóstico. A alteração de dois ou mais eletrólitos relacionados à síndrome, com ou sem a presença de complicações clínicas, parece ser uma maneira confiável e com significado clínico prático (Tabela 122.IV).

Tabela 122.IV – Diagnóstico de síndrome de lise tumoral

Ácido úrico	≥ 7,0 mg/dL ou aumento > 25% do basal
Potássio	≥ 6,0 mg/dL ou aumento > 25% do basal
Fosfato	≥ 4,6 mg/dL ou aumento > 25% do basal
Cálcio	≤ 7,0 mg/dL ou queda > 25% do basal

*Alteração de pelo menos dois eletrólitos

DIAGNÓSTICO DIFERENCIAL

O principal diagnóstico diferencial da SLT são outras causas de insuficiência renal freqüentes em pacientes com neoplasias. Desidratação, uso de medicações nefrotóxicas e quadros infecciosos graves podem levar à falência renal com alterações metabólicas secundárias. Além disso, a presença de grandes massas abdominais com compressão renal ou a infiltração direta do parênquima renal pelo tumor pode levar à insuficiência renal. Rabdomiólise pode ocasionar alterações laboratoriais semelhantes à SLT, sendo diferenciadas pelos altos níveis de creatinoquinase presentes na primeira.

TRATAMENTO

Em virtude da gravidade do quadro relacionado à síndrome de lise tumoral, a identificação de pacientes em risco com a instituição rápida de medidas preventivas constitui a parte mais importante do tratamento. O objetivo é evitar repercussões clínicas graves, como insuficiência renal, arritmias cardíacas, convulsão e morte. Os principais fatores de risco estão listados na Tabela 122.V.

Em pacientes de alto risco, a quimioterapia deve ser adiada até a realização das medidas profiláticas necessárias (Tabela 122.VI). Essa conduta muitas vezes não é possível em todos os casos, em razão da natureza agressiva da neoplasia de base. Nessas situações, é importante avaliar o risco de retardar o início do tratamento ou do desenvolvimento ou agravamento da SLT, com suas complicações.

Tabela 122.V – Risco aumentado de síndrome de lise tumoral

- Tumores com alta taxa de proliferação (ex. leucemia linfóide aguda e linfomas não-Hodgkin agressivos)
- Tumores com sensibilidade elevada a agentes quimioterápicos
- Altas cargas tumorais (hiperleucocitoses e/ou grandes massas)
- Níveis elevados de DHL e ácido úrico
- Doença renal preexistente
- Desidratação

Tabela 122.VI – Manejo dos pacientes com risco de SLT

1. Identificar pacientes em risco
2. Estabelecer acesso venoso adequado
3. Retardar o início da terapia antineoplásica, se possível
4. Realizar bioquímica basal e pelo menos a cada 12 h
5. Hidratação venosa com solução salina 3 L/m²
6. Manter fluxo urinário em 100 mL/h, com uso de furosemida se necessário
7. Alopurinol, 300 a 400 mg/m²/d (máx. 600 mg/d), em doses divididas
8. Alcalinização urinária com bicarbonato de sódio, 50 a 100 mEq/L de soro (opcional)
9. Corrigir distúrbios eletrolíticos quando indicado (com diálise, se necessário)

A dosagem dos níveis séricos de uréia, creatinina, sódio, potássio, cálcio, fosfato e ácido úrico deve ser realizada antes e pelo menos duas vezes ao dia nas primeiras 48 a 72 horas após o início da quimioterapia. Em casos mais severos, o acompanhamento com exames laboratoriais mais freqüentes pode ser necessário.

Hidratação venosa com solução salina, 3L/m²/dia, deve ser iniciada 24 a 48 horas antes e continuada pelo menos por 48 a 72 horas após o fim da terapia citotóxica. A quantidade de fluido oferecido pode variar, a depender da função cardiovascular do paciente. Alcançada a normovolemia, deve-se garantir uma boa diurese, cerca de 100mL/m²/h, podendo ser necessário o uso de furosemida, 20 a 80 mg, ou manitol, 200 a 500 mg/kg. O registro dos sinais vitais, peso do paciente, volume da diurese e volume de líquido oferecido deve ser checado três vezes ao dia.

Agentes hipouricêmicos devem ser iniciados antes de qualquer terapia citotóxica. O alopurinol é um potente inibidor da xantina-oxidase, impedindo o metabolismo de xantina e hipoxantina em ácido úrico. O alopurinol é capaz de reduzir a formação de ácido úrico e diminuir a incidência de uropatia obstrutiva nos pacientes em tratamento quimioterápico. Porém, além de não apresentar ação sobre o ácido úrico já formado, aumenta a concentração sérica de seus precursores, menos solúveis na urina quando comparados ao ácido úrico. Por ser excretado pelo rim, a dose do alopurinol deve ser ajustada na vigência de insuficiência renal.

A rasburicase é uma enzima que promove o catabolismo do ácido úrico em alantoína, cinco a dez vezes mais solúvel na urina. Seu uso tanto profilático como terapêutico se provou efetivo no controle dos níveis de ácido úrico. A rasburicase deve ser evitada em pacientes com deficiência de glicose-6-fosfato-desidrogenase. Uma parcela pequena dos pacientes pode apresentar broncoespasmo. Essa droga ainda não é disponível no Brasil.

A alcalinização urinária com uso de bicarbonato de sódio é controversa. A manutenção do pH urinário em torno de 7,0 aumenta a solubilidade urinária do ácido úrico, prevenindo a deposição de cristais de urato. A elevação do pH, entretanto, diminui a solubilidade da xantina, levando à formação de cristais de xantina, além de aumentar a formação de cristais de fosfato de cálcio, com diminuição dos níveis séricos de cálcio iônico. Além disso, a hidratação vigorosa parece ter o mesmo efeito na prevenção de nefropatia por urato quando usada profilaticamente em pacientes sob risco de SLT. Quando utilizada, a infusão de bicarbonato de sódio deve ser interrompida após o controle dos níveis de ácido úrico (< 10 mg/dL).

Os distúrbios eletrolíticos devem ser acompanhados de perto e tratados quando necessário. É prudente o início de qualquer reposição apenas após o resultado da avaliação basal dos eletrólitos, para se evitar iatrogenias. O tratamento da hipercalemia consiste de hiper-hidratação e diurese forçada por meio de furosemida ou com uso de resinas de troca, associado ou não a manitol. Em casos mais graves, utiliza-se a alcalinização com bicarbonato de sódio ou a associação de insulina de ação rápida com glicose, medidas capazes de diminuir os níveis séricos de potássio mais rapidamente. Hidróxido de alumínio, por via oral ou sonda nasogástrica, na dose de 15mL, quatro a seis vezes ao dia, deve ser usado para controle da hiperfosfatemia, apesar da resposta ser errática. A hipocalcemia deve ser abordada cautelosamente. A infusão de cálcio pode exacerbar a precipitação de cristais de fosfato de cálcio nos rins, não sendo recomendado o tratamento da hipocalcemia assintomática (Tabela 122.VII).

O uso de diálise precoce pode ser necessário para a correção de distúrbios eletrolíticos importantes. A rápida correção da função renal em um paciente oligoanúrico depende da normalização dos níveis séricos de fosfato e ácido úrico. Retardar o início da diálise pode transformar uma situação reversível em uma condição potencialmente fatal.

Tabela 122.VII – Manejo dos distúrbios eletrolíticos associados com SLT

Hipercalemia
• Moderada
– Hiperdiurese com uso de furosemida
– Resina de troca VO, com ou sem manitol
• Grave
– Insulina regular (0,1 U/kg) com glicose 50 g EV
– Bicarbonato de sódio 0,5-3 mEq/kg/dia
– Gliconato de cálcio (10%) 10-20 mL EV
– Diálise
Hiperfosfatemia
• Moderada
– Hidróxido de alumínio 15 mL VO a cada 6 horas
• Grave
– Diálise
Hipocalcemia
• Assintomática
– Não tratar
• Sintomática
– Gliconato de cálcio (10%): 10-20 mL EV

LEITURA ADICIONAL

1. Ostler PJ et al. Superior vena cava obstruction: a modern management strategy. Clin Oncol 1997; 9: 83-9.
2. Gauden SJ. Superior vena cava syndrome induced by bronchogenic carcinoma: is this an oncologic emergency? Austral Radiol 1993; 37: 363-6.
3. Rowell NP, Gleeson FV. Steroids, radiotherapy, chemotherapy and stents for superior vana caval obstrutction in carcinoma of the bronchus. Cochrane Database Syst Rev 2001; 4p.
4. Krimsky WS, Behrens RJ, Kerkvliet GJ. Oncologic emergencies for the internist. Cleve? Clin J Med 2002 Mar; 69(3): 209-22.
5. Abner A. Approach to the patient who presents with superior vena cava obstruction. Chest 1993; 103(suppl 4): 394S-397S.
6. Parish JM, Marschke RF, Dines DE, Lee RE. Etiologic considerations in superior vena cava syndrome. Mayo Clin Proc 1981; 56: 407-13.
7. Perez-Soler R, McLaughlin P, Velasquez WS. Clinical features and results of management of superior vena cava syndrome secondary to lymphoma. J Clin Oncol 1984; 2: 260-6.
8. Yellin A, Rosen A, Reichert N, Lieberman Y. Superior vena cava syndrome. The myth – the facts. Am Rev Respir Dis 1990; 141: 1114-8.
9. Cosmo L, Haponik EF, Dariak JJ, Summer WR. Neoplastic superior vena caval obstruction: diagnosis with percutaneous needle aspiration. Am J Med Sci 1987; 293: 99-102.
10. Jahangiri M, Goldstraw P. The role of mediastinoscopy in superior vena caval obstruction. Ann Thorac Surg 1995; 59: 453-5.
11. Schindler N, Vogelzang RL. Superior vena cava syndrome. Experience with endovascular stents and surgical therapy. Surg Clin North Am 1999; 79: 683-94.
12. Chen JC, Bongard F, Klein SR. A contemporary perspective on superior vena cava syndrome. Am J Surg 1990; 160: 207-11.
13. Bishop MR, Cairo MS, Coccia PF. Tumor lysis syndrome. In: Abeloff MD, Niederhuber JE, Armitage JO (editores). Clinical oncology. Churchill Livingstone; 2000. p. 750-4.
14. Warrel RP. Cancer principle and practice of oncology. In: Devita, Hellman, Rosenberg. Metabolic emergencies. 6. ed. Lippincott-Raven; 2002. p.2486-97.
15. Morris JC, Holland JF. Oncologic emergencies, In: Holland, Frei, Bast, et al. (editores). Cancer medicine. 4. ed. Lippincott Williams & Wilkins; 1997. p.3337-70.
16. Flobaum CD. Metabolic emergencies in cancer patient. Semin Oncol 2000; 27: 322-34.
17. Jeha S. Tumor lysis syndrome. Semin Hematol 2001; 38(suppl 10): 4-8.
18. Cairo MS, Bishop M. Tumor lysis syndrome: new therapeutic strategies and classification. Br J Haematol 2004; 127: 3-11.
19. Sewani HH, Rabatin JT. Acute tumor lysis syndrome in a patient with mixed small cell and non-small cell tumor. Mayo Clin Proc 2002; 77: 722-8.
20. Patte C, Sakiroglu O, Sommelet D. European experience in the treatment of hyperuricemia. Semin Hematol 2001; 38(suppl 10): 9-11.
21. Pui CH. Urate oxidase in the prophylaxis or treatment of hyperuricemia: the United States experience. Semin Hematol 2001; 38(suppl 10): 13-21.
22. Cohen LF, Blow JE, Magrath IT, Poplack DG, Ziegler JL. Acute tumor lysis syndrome: a review of 37 patients with Burkitt's lymphoma. Am J Med 1980; 68: 486-91.

Algoritmo 122.1 – Manejo da síndrome de veia cava superior

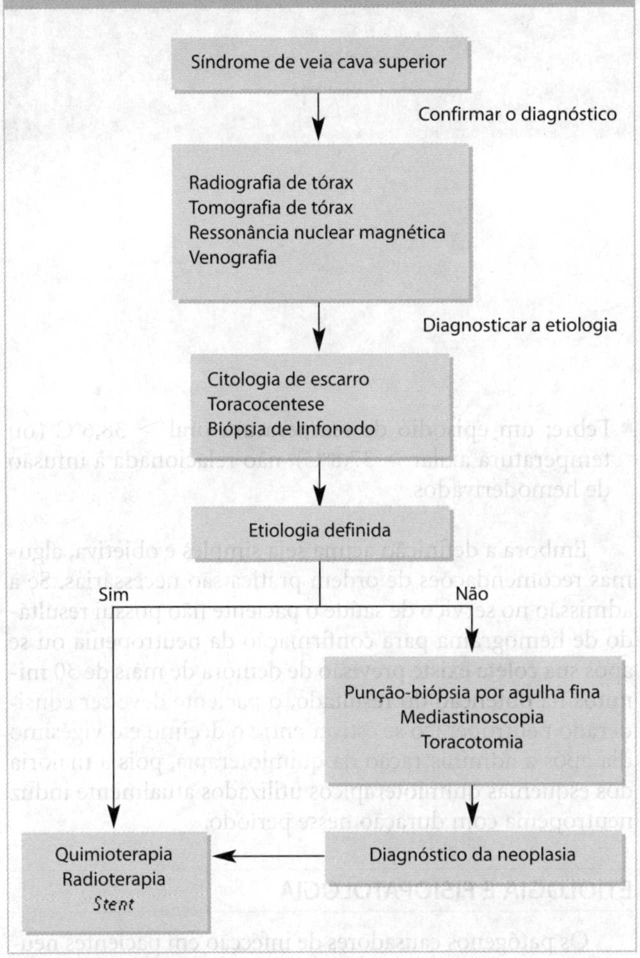

Algoritmo 122.2 – Manejo do paciente de alto risco de lise tumoral

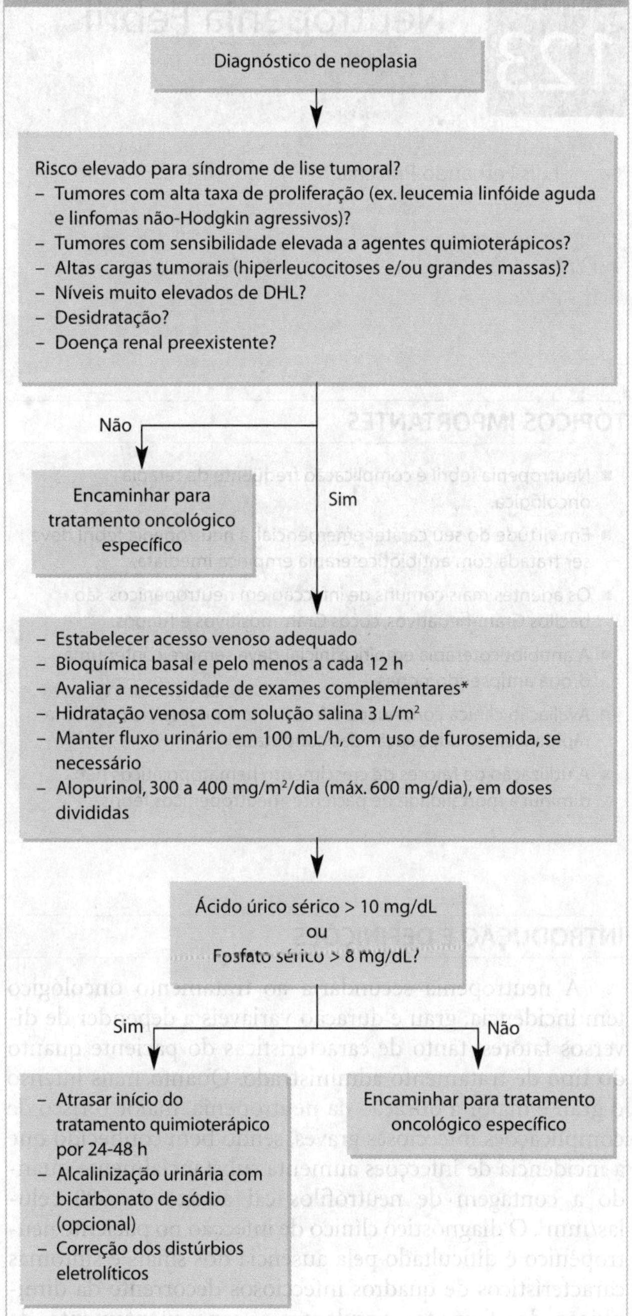

* Exames complementares:
Hemograma
Sódio, potássio, fosfato, cálcio, uréia, creatinina e DHL
Urina I
Radiografia de tórax
Eletrocardiograma

CAPÍTULO

123 Neutropenia Febril

Luís Fernando Pracchia

TÓPICOS IMPORTANTES

- Neutropenia febril é complicação freqüente da terapia oncológica.
- Em virtude do seu caráter emergencial, a neutropenia febril deve ser tratada com antibioticoterapia empírica imediata.
- Os agentes mais comuns de infecção em neutropênicos são bacilos Gram-negativos, cocos Gram-positivos e fungos.
- A antibioticoterapia empírica inicial deve sempre conter uma droga antipseudomonas.
- Avaliação clínica continuada e freqüente é necessária para uma rápida e eficaz adequação das condutas.
- A utilização de fatores de crescimento hematopoiéticos não diminui a mortalidade de pacientes neutropênicos febris.

INTRODUÇÃO E DEFINIÇÕES

A neutropenia secundária ao tratamento oncológico tem incidência, grau e duração variáveis a depender de diversos fatores, tanto de características do paciente quanto do tipo de tratamento administrado. Quanto mais intenso o grau e maior a duração da neutropenia, maior o risco de complicações infecciosas graves, sendo bem conhecido que a incidência de infecções aumenta substancialmente quando a contagem de neutrófilos cai abaixo de 500 células/mm^3. O diagnóstico clínico de infecção no paciente neutropênico é dificultado pela ausência dos sinais e sintomas característicos de quadros infecciosos decorrente da diminuição dos fagócitos circulantes e, conseqüentemente, da redução da capacidade inflamatória. Em razão da ausência de preditores clínicos de certeza para infecção, inexistência de exames laboratoriais suficientemente rápidos e precisos para seu diagnóstico e da rápida e elevada mortalidade neste grupo de pacientes, a presença de febre deve ser sempre considerada como um sinal de infecção ativa.

De acordo com a Infectious Diseases Society of America (IDSA), a neutropenia febril é definida pela presença dos dois critérios abaixo:

- Neutropenia: número de neutrófilos $< 500/mm^3$ ou entre $500\text{-}1.000/mm^3$ com tendência à queda.
- Febre: um episódio de temperatura oral $> 38,6°C$ (ou temperatura axilar $> 37,8°C$), não relacionada à infusão de hemoderivados.

Embora a definição acima seja simples e objetiva, algumas recomendações de ordem prática são necessárias. Se à admissão no serviço de saúde o paciente não possui resultado de hemograma para confirmação da neutropenia ou se após sua coleta existe previsão de demora de mais de 30 minutos na obtenção do resultado, o paciente deve ser considerado neutropênico se estiver entre o décimo e o vigésimo dia após a administração da quimioterapia, pois a maioria dos esquemas quimioterápicos utilizados atualmente induz neutropenia com duração nesse período.

ETIOLOGIA E FISIOPATOLOGIA

Os patógenos causadores de infecção em pacientes neutropênicos podem variar a depender de fatores do hospedeiro, do meio ambiente e do tipo de tratamento utilizado. Vários estudos demonstraram que os agentes mais comumente relacionados a infecções em neutropênicos febris são bacilos Gram-negativos entéricos e *Pseudomonas* sp. Alguns pacientes apresentam um maior risco de infecção por Gram-positivos, em decorrência da administração de antibioticoterapia profilática, tratamento com protocolos quimioterápicos com altas taxas de mucosite grave e uso de cateteres de longa permanência. Em pacientes com neutropenia prolongada (duração maior que 5 dias), aumenta a incidência de infecções fúngicas causadas principalmente por *Candida* sp. e *Aspergillus* sp. Infecções causadas por agentes anaeróbicos, vírus, parasitas e fungos filamentosos não-aspergilos são raras e podem estar associadas com manifestações clínicas específicas (vide tópico abaixo).

ACHADOS CLÍNICOS

Deve-se lembrar que sinais clínicos usuais de infecção são raros em pacientes neutropênicos. Aterações sutis, como eritema e dor, devem ser sempre valorizadas. O exame clínico tem como objetivos a busca por focos de infecção e a avaliação de fatores de risco para complicações e óbito. Exame físico completo deve ser realizado, com particular atenção aos sítios mais comuns de infecção: cavidade oral, faringe, trato gastrintestinal, pulmão, períneo, região perianal, pele e sítios de inserção de cateteres. Alguns achados clínicos podem estar relacionados com agentes patológicos não freqüentes: presença de abscesso perianal, foco dentário, infecção gengival ou sinais de irritação peritoneal são indicativos de infecção por anaeróbios; sinusite com secreção negra, lesões cutâneas eritematosas com necrose e hemorragia alveolar são quadros sugestivos de infecção por fungos filamentosos.

EXAMES COMPLEMENTARES

A realização de exames complementares tem como objetivos a identificação de agente patogênico ou foco infeccioso, o planejamento das medidas de suporte necessárias e a monitorização de toxicidades do tratamento.

Exames complementares iniciais

Hemograma, eletrólitos, função renal, transaminases, um par de hemoculturas (periférica e de todas as vias do cateter, se presente) colhidas antes da administração de antibióticos, radiografia de tórax na presença de sintomas respiratórios e cultura de qualquer outro material de sítio suspeito. Tomografias de cortes finos de pulmão e de seios da face devem ser realizadas na investigação de febre no paciente neutropênico grave (neutrófilos < 100 células/mm^3, por período maior que 7 dias).

Controles

Hemograma diário, um par de hemoculturas periféricas se febre (máximo 1x ao dia), função renal com eletrólitos e transaminases a cada três dias.

A menor freqüência de repetição dos exames de controle, bem como a realização de outros exames complementares, podem ser necessárias a depender da situação clínica do paciente e sua evolução.

DIAGNÓSTICO DIFERENCIAL

Sabe-se que somente 48 a 60% dos pacientes neutropênicos com febre apresentam infecção, mas como a taxa de complicações e óbitos nestes casos é alta, a IDSA recomenda tratamento para todos os pacientes febris ou com evidência de infecção, mas sem febre. Outras possíveis causas de febre nesta população são febre relacionada ao tumor, efeitos adversos de medicamentos e reações transfusionais.

TRATAMENTO

Em virtude da alta mortalidade dos pacientes neutropênicos febris, a antibioticoterapia empírica iniciada imediatamente após o primeiro pico febril é indicada para o tratamento destes pacientes desde a década de 1970. A redução da mortalidade dos neutropênicos febris com seu uso foi demonstrada em vários estudos prospectivos, sendo assim a terapia-padrão neste grupo de pacientes. Qualquer demora na realização do diagnóstico ou no início do tratamento deve ser evitada e a IDSA recomenda que o intervalo máximo entre a admissão do paciente e o início da antibioticoterapia empírica seja de trinta minutos. No caso de dúvidas quanto à presença de neutropenia ou febre, a administração imediata de terapia antibioticoterápica empírica é a conduta com menor risco de complicação e maior benefício para o paciente, devendo ser mantida até que a adequada observação clínica e os resultados de exames laboratoriais esclareçam o diagnóstico.

A terapia empírica inicial deve conter um antibiótico ou combinação de antibióticos com boa atividade contra pseudomonas, preferencialmente dentre aqueles já validados por estudos multicêntricos, como a ceftazidima, cefepima, piperacilina/tazobactam ou os carbapenêmicos. A maioria das séries publicadas não demonstra diferença no que diz respeito a impacto na sobrevida e na resistência bacteriana quando comparadas terapias com antibiótico único ou com associação de dois antibióticos (duoterapia), entretanto, efeitos adversos graves estão mais associados com duoterapia. Estudos prospectivos com adequado número de pacientes demonstraram que o tempo para defervescência dos pacientes neutropênicos febris tratados varia de 2 a 7 dias (mediana de 5 dias), portanto deve-se aguardar no mínimo 72 horas antes de associar novos antibióticos ao esquema inicial, a não ser que haja evidente deterioração clínica, identificação de agente não sensível à droga utilizada ou presença de fatores de risco para infecção por agentes Gram-positivos (Tabela 123.I). Em cerca de 20 a 40% dos pacientes a terapia inicial apresenta falha, definida na maioria dos estudos como persistência da febre. Nestes casos, a depender das condições clínicas do paciente, da duração da neutropenia e do resultado das culturas obtidas, outros antibióticos podem ser necessários e sua escolha deve ser sempre baseada na freqüência dos agentes encontrados localmente e no seu perfil de sensibilidade aos antimicrobianos. Se o paciente permanecer febril e sem sinais de melhora após 5-7 dias de terapia antimicrobiana de amplo espectro, a instituição de terapia antifúngica empírica está indicada. Para adequada cobertura de leveduras e fungos filamentosos devem ser utilizados antifúngicos de amplo espectro de ação validados em estudos prospectivos multicêntricos, tais como anfotericina B (tanto a apresentação deoxicolato quanto as apresentações lipídicas), caspofungina ou voriconazol.

A chance de complicação grave ou óbito não é a mesma para todos os neutropênicos febris e, de maneira geral,

Tabela 123.I – Fatores de risco para infecção por Gram-positivo
Mucosite grave
Evidente infecção relacionada a cateter venoso central
Antibioticoterapia profilática com quinolona
Colonização por *S. aureus* oxacilina-resistente ou *S. pneumoniae* penicilina-resistente
Instabilidade hemodinâmica

a duração da neutropenia é o fator prognóstico mais importante. Como a duração total de um episódio de neutropenia é um dado que só pode ser avaliado retrospectivamente, alguns autores buscaram outros parâmetros que pudessem ser identificados à admissão dos pacientes e que permitissem a separação destes em grupos de diferentes prognósticos. Dentre os vários sistemas de risco existentes na literatura, o escore de risco MASCC (Multinational Association for Supportive Care in Cancer) é o mais utilizado na prática clínica por apresentar alto valor preditivo positivo na identificação de pacientes de baixo risco (Tabelas 123.I e 123.II). A separação dos pacientes em diferentes grupos de risco é fundamental para a tomada de decisões terapêuticas quanto à intensidade do tratamento e da necessidade de terapia hospitalar. Em pacientes neutropênicos febris de baixo risco existem evidências que a terapia inicial com antibióticos via oral ou a terapia seqüencial endovenosa-oral apresentam resultados satisfatórios, mas não existe validação destas condutas para pacientes ambulatoriais nem dados sobre a segurança destas condutas em nosso país. Deste modo, acreditamos que a melhor opção é iniciar terapia oral apenas nos neutropênicos de baixo risco assintomáticos após 72 horas de antibioticoterapia endovenosa hospitalar, com neutrófilos acima de 500/mm^3 e que não apresentem contra-indicações a este tratamento (náuseas, vômitos ou mucosite). É também fundamental que o paciente possua acesso rápido a serviço médico para eventual intercorrência ou complicação e tenha bom nível sociocultural, garantindo assim segurança e aderência ao tratamento. Uma modalidade que cresce bastante é o tratamento parenteral em sistema de hospital-dia. As vantagens para o paciente são notórias e há redução de custos para o hospital, mas deve-se aguardar estudos mais adequados para definir o seu papel.

Não existem evidências definitivas que orientem o término do tratamento antibioticoterápico, portanto recomendamos que as seguintes orientações, baseadas nas recomendações da IDSA, sejam observadas:

- Se o paciente evoluir assintomático, afebril há mais de 48 horas e com neutrófilos acima de 500/mm^3 por dois dias consecutivos e não houver identificação de agente ou foco, os antibióticos podem ser suspensos com segurança após completar-se um mínimo de sete dias de terapia.

Tabela 123.II – Escore de risco MASCC em neutropenia febril

Característica	Pontos
Intensidade dos sintomas	*
Ausência de hipotensão	5
Ausência de doença pulmonar obstrutiva crônica	4
Portador de tumor sólido ou ausência de infecção fúngica	4
Ausência de desidratação	3
Não hospitalizado no aparecimento da febre	3
Idade menor que 60 anos	2

O risco é definido pela somatória dos pontos: ≥ 21 = baixo risco; < 21 = alto risco.
* Sem sintomas ou sintomas leves = 5 pontos; sintomas moderados a graves = 3 pontos.

- Se o paciente evoluir assintomático, afebril há mais de 48 horas e com neutrófilos acima de 500/mm^3 por dois dias consecutivos e houver identificação de agente ou foco, a antibioticoterapia deve ser reajustada de acordo com o antibiograma do agente identificado e durar o tempo recomendado para o sítio em questão. A Tabela 123.III apresenta algumas sugestões de tratamento e sua duração.
- Se o paciente continua neutropênico, porém afebril e clinicamente estável, é possível que em alguns casos selecionados os antibióticos sejam suspensos após 14 dias de tratamento total. Nestes casos, se um agente ou foco infeccioso for identificado, deve-se ajustar a terapia, mas mantendo sempre um amplo espectro de cobertura. Sugerimos avaliação conjunta com profissional experiente no tratamento de infecções em neutropênicos, se disponível.
- Se o paciente continua neutropênico e febril após uma semana de tratamento de amplo espectro (incluindo terapia antifúngica), deve-se considerar pesquisa não-invasiva de focos profundos (tomografia de tórax, abdome e seios da face) bem como diagnósticos diferenciais para o estado febril. A investigação de agentes virais, patógenos oportunistas ou bactérias com padrão de multirresistência a múltiplos antibióticos irá depender de características do paciente, da doença de base, de dados epidemiológicos locais e do tratamento oncológico administrado (transplante de medula óssea, por exemplo). Sugerimos avaliação conjunta com profissional experiente no tratamento de infecções em neutropênicos, se disponível.

As sugestões para o tratamento aqui apresentadas prevêem a antibioticoterapia inicial na primeira semana de neutropenia febril com reavaliações periódicas para ajuste das condutas. Os pacientes foram separados em dois grupos a depender do risco de complicações segundo os critérios da Tabela 123.II. Deve-se ressaltar que durante todo o tratamento a pesquisa de focos infecciosos e de causas não-bacterianas ou não-infecciosas da febre deve ser mantida.

Tratamento para pacientes neutropênicos febris de baixo risco

Antibioticoterapia inicial

- Ceftazidima 2,0 g endovenoso de 8 em 8 horas. Associar vancomicina se fatores de risco para Gram-positivos estiverem presentes (Tabela 123.I).

Primeira reavaliação em 72 horas (3º dia)

- Se o paciente estiver assintomático, afebril há mais de 48 horas, com neutrófilos acima de 500/mm^3 por dois dias consecutivos e não houver identificação de agente ou foco, deve-se considerar alta hospitalar para completar um total de sete dias de antibioticoterapia. Pode-se prescrever a levofloxacina (500 mg via oral, uma vez ao dia) ou ciprofloxacina (500 mg via oral de 8 em 8 horas) associada à amoxicilina-clavulonato (500 mg via oral de 8 em 8 horas).
- Se o paciente estiver assintomático, afebril há mais de 48 horas, com neutrófilos acima de 500/mm^3 por dois dias consecutivos e houver identificação de agente ou foco, deve-se seguir as sugestões da Tabela 123.III.

Tabela 123.III – Sugestões de tratamento para pacientes com agentes ou foco identificado

Situação	Tratamento	Duração
Agente isolado em hemocultura sem foco aparente	Adequar terapia de acordo com antibiograma	Manter antibiótico por 5 dias após negativação da hemocultura
Foco aparente e sem agente isolado em hemocultura	Adequar terapia para o agente mais freqüente causador do foco	Manter antibioticoterapia pelo tempo convencional de tratamento para o foco
Staphylococcus aureus em hemocultura sem complicação sistêmica ou com foco superficial (pele e tecido subcutâneo)	Oxacilina 2,0 g 6 x ao dia Se oxacilina resistente = vancomicina 15 mg/kg/dose 2 x ao dia	Tratar por 14 dias
Staphylococcus aureus em hemocultura com complicação sistêmica (endocardite, miosite, osteomielite etc.)	Oxacilina 2,0 g 6 x ao dia Se oxacilina resistente = vancomicina 15 mg/kg/dose 2 x ao dia	Tratar por 4-8 semanas até resolução do quadro
Candida sp. isolada em hemocultura sem foco profundo	Anfotericina B 0,5-0,7 mg/kg/dia Fluconazol 400 mg ao dia*	Continuar tratamento por 14 dias após última cultura negativa
Candida sp. isolada em hemocultura com foco profundo (candidíase visceral, endoftalmite, endocardite)	Anfotericina B 0,5-0,7 mg/kg/dia Fluconazol 400 mg ao dia*	Continuar tratamento até resolução total da infecção
Outros fungos: *Rhodotorula rubra*, *Fusarium*, *Aspergillus* etc.	Anfotericina B 1,0-1,5 mg/kg/dia	Tratamento por 14 dias após última cultura negativa na ausência de foco profundo; se foco profundo, tratar até resolução total da infecção

* Considerar o uso como terapia de manutenção após controle da infecção com anfotericina B.

- Se o paciente estiver assintomático, afebril há mais de 48 horas e com neutrófilos abaixo de 500/mm³, deve-se manter os antibióticos parenterais até que a contagem de neutrófilos aumente (para mais de 500/mm³, durante 2 dias consecutivos). Após isso, mantê-lo por mais 3 a 5 dias por via endovenosa.
- Se paciente continuar febril, deve-se prescrever imipenem-cilastatina, 500 mg endovenoso, de 6 em 6 horas. Considerar associação com vancomicina se fatores de risco para Gram-positivos estiverem presentes (Tabela 123.I).

Segunda reavaliação em 96 horas (4º dia)

- Se o paciente estiver assintomático, afebril há mais de 48 horas, com neutrófilos acima de 500/mm³ por dois dias consecutivos e não houver identificação de agente ou foco, deve-se considerar alta hospitalar para completar um total de sete dias de antibioticoterapia. Pode-se prescrever a levofloxacina (500 mg via oral, uma vez ao dia) ou ciprofloxacina (500 mg via oral de 8 em 8 horas) associada à amoxicilina-clavulonato (500 mg via oral de 8 em 8 horas).
- Se o paciente estiver assintomático, afebril há mais de 48 horas, com neutrófilos acima de 500/mm³ por dois dias consecutivos e houver identificação de agente ou foco, deve-se seguir as sugestões da Tabela 123.III.
- Se o paciente estiver assintomático, afebril há mais de 48 horas e com neutrófilos abaixo de 500/mm³, deve-se manter os antibióticos parenterais até que a contagem de neutrófilos esteja acima de > 500/mm³ por 2 dias consecutivos. Depois, manter os antibióticos parenterais por mais 3 a 5 dias.
- Se o paciente estiver febril, deve-se associar vancomicina 15 mg/kg de peso/dose endovenosa de 12 em 12 horas.

Terceira reavaliação em 120 horas (5º dia)

- Se o paciente estiver assintomático, afebril há mais de 48 horas, com neutrófilos acima de 500/mm³ por dois dias consecutivos e não houver identificação de agente ou foco, deve-se considerar alta hospitalar para completar um total de sete dias de antibioticoterapia. Pode-se prescrever a levofloxacina (500 mg via oral, uma vez ao dia) ou ciprofloxacina (500 mg via oral de 8 em 8 horas) associada à amoxicilina-clavulonato (500 mg via oral de 8 em 8 horas).
- Se o paciente estiver assintomático, afebril há mais de 48 horas, com neutrófilos acima de 500/mm³ por dois dias consecutivos e houver identificação de agente ou foco, deve-se seguir as sugestões da Tabela 123.III.
- Se o paciente estiver assintomático, afebril há mais de 48 horas e com neutrófilos abaixo de 500/mm³, deve-se manter os antibióticos parenterais até que a contagem de

neutrófilos aumente (para mais de 500/mm³, durante 2 dias consecutivos). Após isso, mantê-lo por mais 3 a 5 dias (por via endovenosa).

- Se o paciente continuar febril, deve-se associar anfotericina B (0,5 a 0,7 mg/kg de peso/dia, endovenoso, uma vez ao dia).

Quarta reavaliação em 168 horas (7º dia)

- Se o paciente estiver assintomático, afebril há mais de 48 h, com neutrófilos acima de 500/mm³ por dois dias consecutivos e não houver identificação de agente ou foco, deve-se continuar terapia parenteral endovenosa por mais 3 a 5 dias.
- Se o paciente estiver assintomático, afebril há mais de 48 horas, com neutrófilos acima de 500/mm³ por dois dias consecutivos e houver identificação de agente ou foco, deve-se continuar terapia endovenosa segundo as sugestões da Tabela 123.III por mais 3 a 5 dias.
- Para todos os outros casos, deve-se solicitar avaliação conjunta com profissional experiente no tratamento de infecções em neutropênicos, se disponível.

Tratamento para pacientes neutropênicos febris de alto risco

Antibioticoterapia inicial

- Cefepime 2 g, endovenoso, de 12 em 12 horas. Considere associar vancomicina se fatores de risco para Gram-positivos estiverem presentes (Tabela 123.I).

Primeira reavaliação em 72 horas (3º dia)

- Se o paciente estiver assintomático, afebril há mais de 48 horas e não houver identificação de agente ou foco, deve-se manter o cefepime até que a contagem de neutrófilos esteja acima de 500/mm³ por 2 dias consecutivos. Após isso, mantê-lo por mais 5 dias.
- Se paciente assintomático, afebril há mais de 48 horas e houver identificação de agente ou foco, deve-se reajustar a terapia conforme as sugestões da Tabela 123.III, mantendo amplo espectro de cobertura contra pseudomonas.
- Se o paciente estiver febril, deve-se prescrever imipenem-cilastatina (endovenoso, 500 mg de 6 em 6 horas). Considere associar vancomicina se fatores de risco para Gram-positivos estiverem presentes (Tabela 123.I).

Segunda reavaliação em 96 horas (4º dia)

- Se o paciente estiver assintomático, afebril há mais de 48 horas e não houver identificação de agente ou foco, deve-se manter a antibioticoterapia até que a contagem de neutrófilos esteja acima de 500/mm³ por 2 dias consecutivos. Após isso, mantê-lo por mais 5 dias.
- Se paciente assintomático, afebril há mais de 48 horas e houver identificação de agente ou foco, deve-se reajustar a terapia conforme as sugestões da Tabela 123.III, mantendo amplo espectro de cobertura contra pseudomonas.
- Se o paciente estiver febril, associar vancomicina 15 mg/kg de peso/dose, endovenoso, de 12 em 12 horas.

Terceira reavaliação em 120 horas (5º dia)

- Se o paciente estiver assintomático, afebril há mais de 48 horas e não houver identificação de agente ou foco, deve-se manter a o cefepime até que a contagem de neutrófilos esteja acima de 500/mm³ por 2 dias consecutivos. Após isso, mantê-lo por mais 5 dias.
- Se paciente assintomático, afebril há mais de 48 horas e houver identificação de agente ou foco, deve-se manter o amplo espectro e reajustar a terapia conforme as sugestões da Tabela 123.III.
- Se o paciente estiver febril, deve-se associar anfotericina B 0,5 a 0,7 mg/kg de peso/dia, endovenoso, uma vez ao dia.

Quarta reavaliação em 168 horas (7º dia)

- Se o paciente estiver assintomático, afebril há mais de 48 horas e não houver identificação de agente ou foco, deve-se manter os antibióticos parenterais até que a contagem de neutrófilos esteja acima de > 500/mm³ por 2 dias consecutivos. Após isso, mantê-los por mais 5 dias.
- Se paciente assintomático, afebril há mais de 48 horas e houver identificação de agente ou foco, deve-se manter o amplo espectro e reajustar a terapia conforme as sugestões da Tabela 123.III.
- Para todos os outros casos, deve-se solicitar avaliação conjunta com profissional experiente no tratamento de infecções em neutropênicos, se disponível.

Fatores de crescimento hematopoiético

O uso de fatores de crescimento hematopoiético durante episódios de neutropenia febril pode promover a diminuição do tempo de neutropenia e do tempo de internação hospitalar, mas não está relacionado à diminuição da mortalidade destes pacientes. Excetuando-se algumas situações clínicas particulares, como nos casos de infecção grave não controlada em pacientes com retardo na recuperação medular, os fatores de crescimento não devem ser utilizados rotineiramente como parte do tratamento da neutropenia febril não complicada.

Algoritmo 123.1 – Tratamento da neutropenia febril de baixo risco

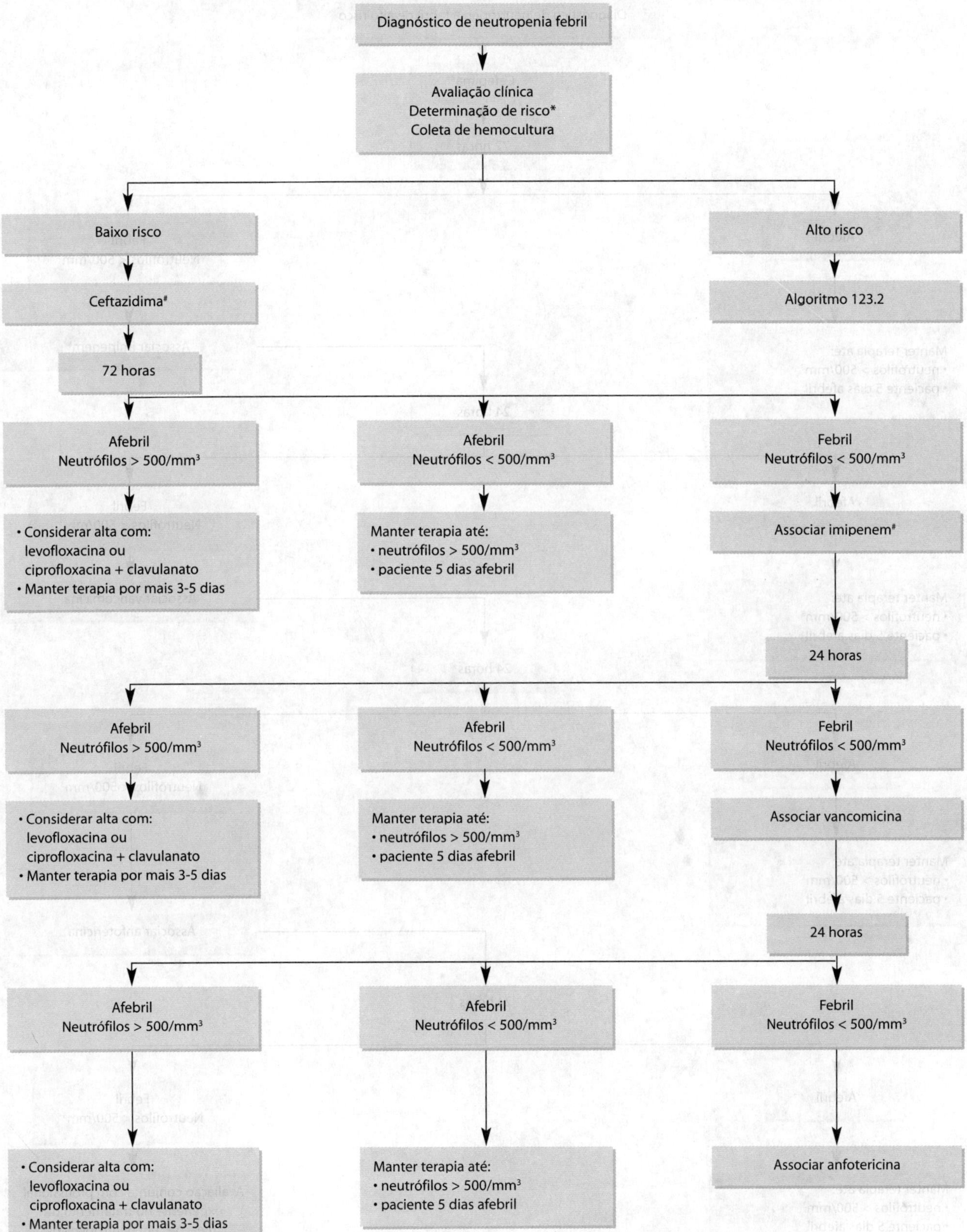

* MASCC.
\# Associar vancomicina se fatores de risco presentes para cocos Gram-positivos.

Algoritmo 123.2 – Tratamento da neutropenia febril de alto risco

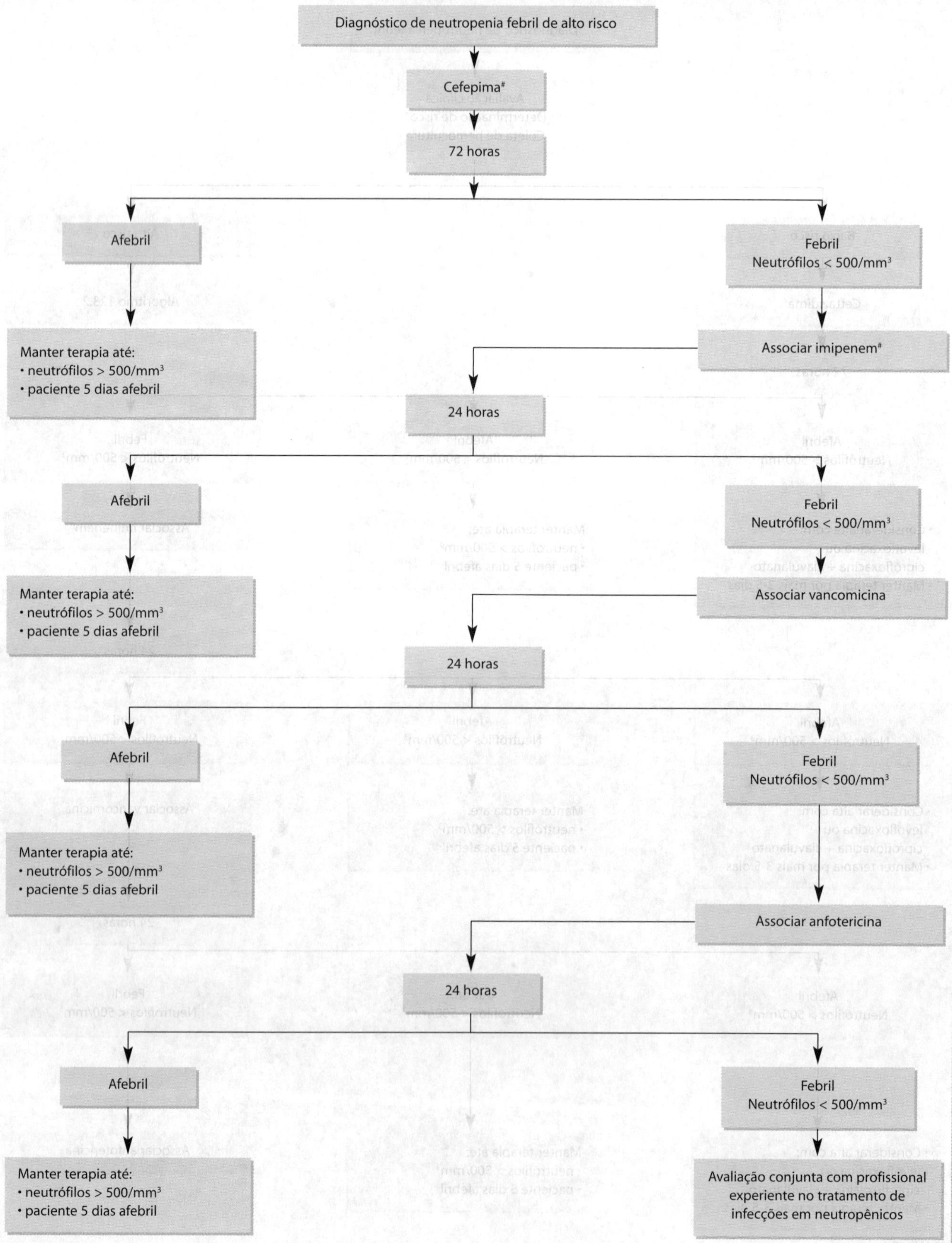

[#] Associar vancomicina se fatores de risco presentes para cocos Gram-positivos.

LEITURA ADICIONAL

1. Hughes WT, Armstrong D, Bodey GP, Bow EJ, Brown AE, Calandra T, et al. Infectious Diseases Society of America (IDSA) fever and neutropenia guidelines panel. 2002 guidelines for the use of antimicrobial agents in neutropenic patients with cancer. CID 2002; 34: 730-51.
2. Rolston KVI, Tarrand JJ. Pseudomonas aeruginosa – still a frequent pathogen in patients with cancer: 11-year experience at a comprehensive cancer center. Clin Infect Dis 1999; 29: 463-4.
3. Pizzo PA, Hathorn JW, Hiemenz J, Browne M, Commers J, Cotton D, et al. A randomized trial comparing ceftazidime alone with combination antibiotic therapy in cancer patients with fever and neutropenia. N Engl J Med 1986; 315: 552-8.
4. Winston DJ, Ho WG, Bruckner DA, Champlin RE. Beta-lactam antibiotic therapy in febrile granulocytopenic patients: a randomized trial comparing cefoperazone plus piperacillin, ceftazidime plus piperacillin, and imipenem alone. Ann Intern Med 1991; 115: 849-59.
5. EORTC International Antimicrobial Therapy Cooperative Group. Gram-positive bacteremia in granulocytopenic cancer patient: results of a prospective, randomized therapeutic trial. Eur J Cancer Clin Oncol 1990; 26: 569-74.
6. Feld R. Vancomycin as part of initial empirical antibiotic therapy for febrile neutropenia in patients with cancer: pros and cons. Clin Infect Dis 1999; 29: 503-7.
7. EORTC International Antimicrobial Therapy Cooperative Project Group. Empiric antifungal therapy in febrile granulocytopenic patients. Am J Med 1989; 86: 668-72.
8. Klastersky J, Paesmans M, Rubenstein EB, Boyer M, Elting L, Feld R, et al. The multinational association for supportive care in cancer risk index: a multinational scoring system for identify low-risk febrile neutropenic cancer patients. J Clin Oncol 2000; 18: 3038-51.
9. Freifeld A, Marchigiani D, Walsh T, Chanock S, Lewis L, Hiemenz J, et al. A double-blind comparison of empirical oral and intravenous antibiotic therapy for low-risk febrile patients with neutropenia during cancer chemotherapy. N Engl J Med 1999; 341: 305-11.
10. Kern WV, Cometta A, DeBock R, Langenaeken J, Paesmans M, Gaya H. Oral versus intravenous empirical antimicrobial therapy for fever in patients with granulocytopenia who are receiving cancer chemotherapy. N Engl J Med 1999; 341: 312-8.
11. Vidal L, Paul M, Ben-Dor I, Pokroy E, Soares-Weiser K, Leibovici L. Oral versus intravenous antibiotic treatment for febrile neutropenia in cancer patients. Cochrane Database Syst Rev 2004 18; (4): CD003992.
12. Rex JH, Walsh TJ, Sobel JD, Filler SG, Pappas PG, Dismukes WE, et al. Practice guidelines for the treatment of candidiasis. Clin Infect Dis 2000; 30: 662-78.
13. Stevens DA, Kan VL, Judson MA, Morrison VA, Dummer S, Denning DW, et al. Practice guidelines for diseases caused by Aspergillus. Clin Infect Dis 2000; 30: 696-709.
14. Ozer H, Armitage JO, Bennett CL, Crawford J, Demetri GD, Pizzo PA, et al for the American Society of Clinical Oncology Growth Factors Expert Panel. 2000 update of recommendations for the use of hematopoietic colony-stimulating factors: evidence-based, clinical practice guidelines. J Clin Oncol 2000; 18: 3558-85.

CAPÍTULO

124 Transplante e Emergências Infecciosas em Doentes Transplantados

Edson Abdala

TÓPICOS IMPORTANTES

- As infecções são uma das principais causas de morbimortalidade em doentes transplantados.
- A epidemiologia e o quadro clínico das infecções variam conforme o órgão transplantado.
- Nos transplantes de órgãos sólidos, as principais infecções no 1º mês são as relacionadas à assistência à saúde, e entre o 2º e o 6º mês ocorre a maioria das infecções oportunistas.
- No transplante de células-tronco hematopoiéticas, as infecções da 1ª fase (até 30 dias) são principalmente bacterianas e fúngicas, associadas a neutropenia. Na 2ª fase (até 100 dias), são predominantemente virais e fúngicas.
- Acentuação da imunossupressão, por rejeição ou doença do enxerto contra o hospedeiro, e adoção de profilaxias específicas podem alterar a história natural dessas infecções.
- As infecções em transplantados, de maneira geral, têm início mais insidioso e evolução mais abrupta do que em imunocompetentes.
- Intervenções diagnósticas invasivas e disponibilidade de métodos de biologia molecular são usualmente necessários para o diagnóstico precoce das infecções em transplantados.
- Instituição precoce do tratamento é essencial para melhorar o prognóstico dos quadros infecciosos estabelecidos.

INTRODUÇÃO E DEFINIÇÕES

Os primeiros transplantes (Tx) de órgãos e tecidos ocorreram na década de 1960, inicialmente com resultados muito insatisfatórios, apresentando alta mortalidade por problemas técnicos, rejeição e infecção. Nos anos de 1970 e início dos anos de 1980, houve progressivo aprimoramento técnico e controle dos episódios de rejeição, entretanto à custa de esquemas imunossupressores extremamente agressivos e com alta incidência de efeitos colaterais, tornando a complicação infecciosa a mais freqüente após tais procedimentos. Com o advento da ciclosporina, na década de 1980, a imunossupressão passou a ser mais seletiva, tornando-se um marco na sobrevida pós-Tx. Na década seguinte, a história natural das infecções pós-Tx foi sendo determinada, conhecendo-se os quadros e agentes infecciosos conforme os fatores de risco e, principalmente, o tempo pós-Tx. Nos últimos anos, baseando-se neste conhecimento, muitas medidas preventivas têm sido adotadas, alterando esta história natural; no entanto, esta divisão didática ainda é uma base importante para a adoção de medidas profiláticas e terapêuticas.

A despeito da melhoria na sobrevida dos pacientes transplantados, verificada nas últimas décadas, as infecções mantêm-se como uma das principais causas de morbimortalidade. Conhecer os quadros infecciosos mais freqüentes e estabelecer medidas diagnósticas e terapêuticas precocemente são essenciais para prolongar a sobrevida destes pacientes. De maneira geral, o aparecimento de sinais e sintomas de processos infecciosos segue uma cronologia diferente em pacientes imunodeprimidos, quando comparados a imunocompetentes, com início menos sintomático e mais insidioso, porém com piora abrupta (Figura 124.1). Por este motivo, como regra geral, a abordagem diagnóstica deve ser imediata e invasiva. Adicionalmente, deve-se sempre considerar a possibilidade de mais de um processo concomitante, pois muitos fatores de risco são comuns para infecções virais, bacterianas e fúngicas, e há aspectos imunomodulatórios, relacionados a alguns agentes, que propiciam a ocorrência de infecções por outros.

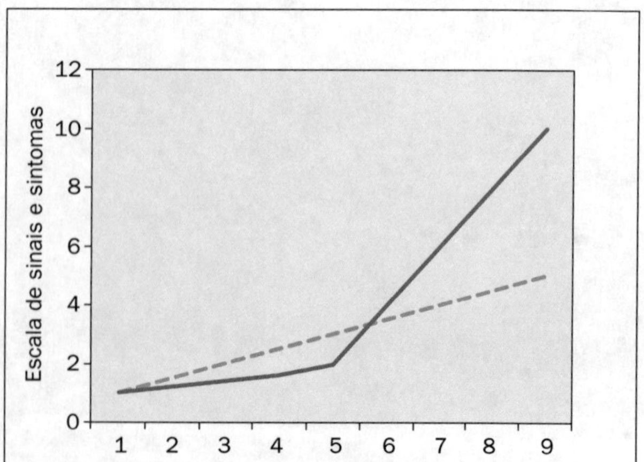

Figura 124.1 – Sinais e sintomas de infecções em pacientes imunocompetentes e em imunodeprimidos.

Entre os pacientes imunodeprimidos, há peculiaridades nos quadros infecciosos quanto a aspectos epidemiológicos e clínicos, conforme o tipo de imunodepressão. Como exemplo, o comportamento das infecções em transplantados não é exatamente igual ao dos portadores do HIV. Entre os transplantados, há particularidades em cada tipo de órgão ou tecido. De maneira didática, é útil a divisão, pelo menos, entre os transplantes de órgãos sólidos (TOS) e o transplante de medula óssea ou células-tronco hematopoiéticas (TCTH).

Neste capítulo, serão descritas as principais infecções que podem ocorrer após TOS e TCTH, sempre considerando o tempo após o transplante como partida para os algoritmos diagnósticos e terapêuticos. Como se trata de população com características muito especiais, requerendo, na maioria das vezes, a atuação de especialistas para a condução dos casos, apenas as medidas iniciais serão abordadas.

TRANSPLANTE DE ÓRGÃOS SÓLIDOS (TOS)

Fatores de risco

Os fatores associados ao risco de infecção após o transplante podem ser divididos em: fatores relacionados ao hospedeiro, fatores relacionados ao procedimento cirúrgico, fatores relacionados ao doador e ao enxerto e fatores relacionados à imunossupressão (Tabela 124.I). Portanto, não só a imunossupressão, mas as condições do paciente desde antes do transplante, as complicações técnicas, a ocorrência de rejeição e isquemia do enxerto, entre outros, aumentam o risco de infecção. A imunossupressão medicamentosa é, entretanto, o fator mais óbvio e, provavelmente, o mais importante para determinar o risco de infecção em médio prazo.

As drogas imunossupressoras utilizadas são principalmente: inibidores de calcineurina (ciclosporina ou tacrolimo), corticosteróide, inibidores da síntese celular (azatioprina ou micofenolato) e anticorpos mono ou policlonais. Os esquemas são duplos (inibidor de calcineurina e corticosteróide) ou triplos (associa-se inibidor de síntese). Usualmente, o esquema utilizado é o triplo, exceto no transplante de fígado, com doses e/ou níveis sangüíneos inicialmente altos, e diminuição progressiva até o 6º mês. Após 6 meses, para a maioria dos pacientes, a imunossupressão é mantida em doses mais baixas, indefinidamente. Anticorpos são utilizados na indução por alguns grupos. Episódios de rejeição são tratados com pulsos de corticosteróide ou anticorpos em doses altas, situação na qual há um expressivo aumento no risco de infecções oportunistas. O risco de doença por citomegalovírus (CMV), por exemplo, aumenta em 3 vezes com o uso de anticorpo anti-CD3 (OKT3) para o tratamento de rejeição aguda.

De maneira geral, as infecções relacionadas à assistência à saúde são mais freqüentes nos pacientes transplantados de fígado e de pulmão, pelas características operatórias e de colonização. Algumas infecções mais tardias, como reativação de tuberculose latente, são, aparentemente, mais freqüentes em transplantados de rim, pela manutenção de

Tabela 124.I – Fatores que aumentam o risco de infecções após o transplante

Transplante de órgãos sólidos	Transplante de células-tronco hematopoiéticas
Relacionados ao hospedeiro: • Alterações nutricionais • Associação com doenças crônicas • Uso prévio de imunossupressores • Uso prévio de antimicrobianos	Pré-transplante: • Quimioterapia • Neutropenia prolongada • Uso de antimicrobianos • Regime de condicionamento (mielo-ablação) • Infecções prévias
Relacionados ao ato cirúrgico: • Tempo prolongado de cirurgia • Reoperação • Volume de sangue administrado • Complicação técnica e/ou vascular	Transplante: • Transplante alogênico Pós-transplante: • Imunossupressão • DECH • Tratamento DECH[3]
Relacionados ao enxerto e ao doador: • Infecção no doador • Tempo de isquemia prolongado • Disfunção do enxerto • Rejeição	
Imunossupressão: • Esquemas triplos[1] • Altos níveis de inibidor de calcineurina[2] • Pulsos de corticosteróide para tratamento de rejeição • Uso de anticorpos (ATG, OKT3 etc.)	

[1]Incluem, além de inibidor de calcineurina e corticosteróide, azatioprina ou micofenolato. [2]Ciclosporina ou tacrolimo. [3]Geralmente tempo prolongado de inibidor de calcineurina e corticosteróide.
DECH = doença do enxerto contra o hospedeiro.

esquema imunossupressor mais potente por período mais longo. A incidência de alguns agentes, conforme o tipo de transplante, está descrita na Tabela 124.II.

Infecção X tempo pós-transplante

A descrição dos agentes mais freqüentes conforme o período pós-TOS encontra-se na Figura 124.2.

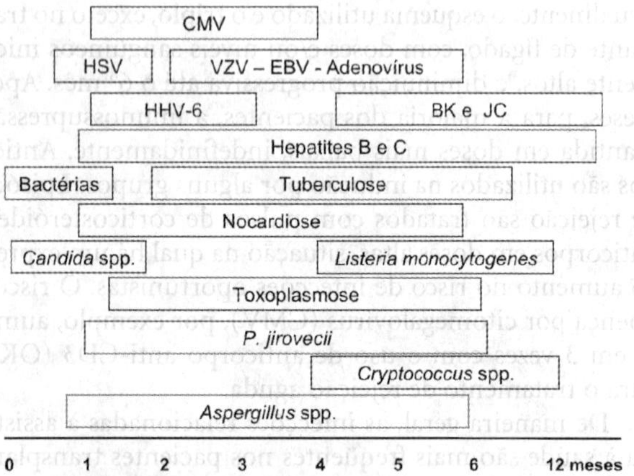

Figura 124.2 – Infecções conforme o tempo após transplante de órgãos sólidos.

Primeiro mês

Neste período, predominam as infecções relacionadas aos fatores de risco perioperatórios, incluindo ato operatório e procedimentos invasivos durante a internação. Mais de 90% dos casos são, portanto, infecções bacterianas ou por espécies de *Candida*. O perfil de sensibilidade segue o padrão da instituição onde o Tx foi realizado. *Staphylococcus aureus* e *Pseudomonas aeruginosa* são agentes freqüentes na maioria dos TOS. Os sítios mais comuns são: sítio cirúrgico, corrente sangüínea, pulmões e trato urinário. Infecções pelo vírus herpes simples já ocorrem nesse período.

Segundo ao 6º mês

Neste período, predominam as infecções oportunistas relacionadas à imunossupressão. Detecta-se, nesta fase, a maioria das reativações de infecções latentes, como a tuberculose e outras doenças regionais. Algumas destas infecções são diagnosticadas predominantemente entre 60 e 90 dias, e outras mais tardiamente. Tais diferenças podem ser reflexo de peculiaridades nos mecanismos de reativação ou da necessidade de exposição ambiental para alguns agentes, como o *Cryptococcus* spp.

Após 6 meses

Nesta fase, a maioria dos pacientes evolui bem, com imunossupressão bastante reduzida. Apresentam, assim, as mesmas infecções da comunidade, em sua maioria respiratórias. Alguns pacientes, entretanto, evoluem com lesões crônicas do enxerto, por progressão de infecção crônica (EBV, VHB, VHC) ou por processos de rejeição. Neste último caso, habitualmente a imunossupressão mantém-se acentuada como no segundo período, e a investigação diagnóstica deve continuar considerando a possibilidade das mesmas infecções oportunistas daquele período.

Nos casos de retransplante, infecções características de todos os períodos podem ocorrer simultaneamente. O retransplante encerra uma situação com vários fatores de risco para infecção, como lesão do enxerto e uso de antimicrobianos e é, por si, um importante fator para a ocorrência de infecção.

Síndromes infecciosas

Avaliações prospectivas demonstram que entre 70 e 80% dos episódios febris em transplantados de órgãos sólidos são por infecção. Infecções bacterianas correspondem a 60% destes episódios, e rejeição a apenas 4%. Pneumonia responde por 30 a 80% das infecções e pela maioria dos quadros febris. A incidência de pneumonia é maior em transplantados de fígado, coração e pulmão.

Infecção do sítio cirúrgico também deve ser sempre considerada, especialmente no 1º mês após o transplante. Transplantados de rim e de pâncreas podem desenvolver

Tabela 124.II – Incidência de algumas infecções em pacientes transplantados

Agente	Incidência por tipo de transplante (%)					
	Fígado	Rim	Coração	Pulmão	Pâncreas	TCTH
Bactérias	33 a 68	47	21 a 30	35 a 66	35	50 a 80
CMV	22 a 29	8 a 32	9 a 35	53 a 75	50	30 a 40
HSV	3 a 14	53	1 a 42	10 a 18	6	30 a 80
VZV	5 a 10	4 a 12	1 a 12	8 a 15	9	15 a 40
Candida spp.	1 a 26	2	1 a 5	10 a 16	32	4 a 11
Fungos filamentosos	2 a 4	1 a 2	3 a 6	3 a 19	3	4 a 15

CMV = citomegalovírus; HSV = vírus herpes simples; VZV = vírus varicela zoster; TCTH = transplante de células-tronco hematopoiéticas.
Incidências sem profilaxias específicas.

hematomas perienxerto e fístula urinária. Transplantados de fígado estão sob risco de trombose vascular, podendo evoluir com abscesso hepático e lesões biliares. Transplantados de coração estão sob risco de mediastinite e infecção na sutura aórtica. Transplantados de pulmão têm risco de lesões e rupturas na anastomose brônquica. Estas diferenças devem ser consideradas na determinação do método de suporte diagnóstico a ser indicado.

Infecção do trato urinário é a forma mais comum de infecção bacteriana após o transplante de rim. Muitas vezes, evolui sem febre.

Citomegalovírus e *Clostridium difficile* são os agentes causais mais comuns de diarréia em transplantados de órgãos sólidos. O CMV pode acometer qualquer parte do trato gastrintestinal, e os sintomas variam de náuseas a diarréia.

Manifestações neurológicas em TOS devem sempre levar à suspeita de infecção. As mais freqüentes são infecções pelo vírus herpes simples, seguidas por *Listeria monocytogenes*, *Cryptococcus neoformans* e *Toxoplasma gondii*. As causas não-infecciosas de febre estão descritas na Tabela 124.III.

TRANSPLANTE DE CÉLULAS-TRONCO HEMATOPOIÉTICAS

Fatores de risco

O TCTH tem a peculiaridade de ser realizado em pacientes geralmente com história de quimioterapia e infecções pré-Tx, submetidos a uso extensivo de antimicrobianos. Os três fatores gerais determinantes do risco de infecção pós-Tx são:

- O regime de condicionamento e o tempo de neutropenia.
- O tipo de transplante realizado (autólogo ou alogênico) e a imunossupressão necessária.
- A ocorrência de doença do enxerto contra o hospedeiro (DECH) e conseqüente prolongamento no tempo de uso de corticosteróide (ver Tabela 124.I).

Todos estes fatores estão, de alguma forma, associados à diminuição da resposta imune do hospedeiro.

O TCTH pode ser autólogo ou alogênico, sendo a imunossupressão e, conseqüentemente, o risco de infecções, maiores neste último. Para os pacientes com doença hematológica maligna, vários esquemas de condicionamento têm sido utilizados. Após o Tx, os imunossupressores, geralmente incluindo inibidor de calcineurina e inibidor da síntese celular, são mantidos por vários meses para evitar a DECH. O uso de corticosteróide na profilaxia da DECH é rotina em alguns serviços, porém tal estratégia aumenta muito o risco de infecções. A utilização destas drogas é prolongada, como forma de tratamento, na DECH estabelecida.

A diminuição na freqüência de infecções após o TCTH está diretamente relacionada à reconstituição da resposta imune.

Infecção X fases pós-transplante

Sob o ponto de vista das doenças infecciosas, o curso pós-TCTH pode ser dividido em três fases, que correspondem ao padrão de reconstituição imune. As infecções mais freqüentes em cada fase estão descritas na Figura 124.3. A despeito desta divisão, deve-se considerar que o curso destas infecções apresenta características individuais, e alta suspeição de todas deve ser mantida a qualquer momento.

Fase I – Período entre condicionamento e enxertia

Período de granulocitopenia que dura, para a maioria dos pacientes, de 10 a 30 dias. Fase marcada por episódios freqüentes de febre e alta incidência de infecções bacterianas e fúngicas. Atualmente há uma semelhança na proporção entre bactérias Gram-negativas e Gram-positivas, geral-

Tabela 124.III – Causas não-infecciosas de febre em doentes transplantados

Transplante de órgãos sólidos	Transplante de células-tronco hematopoiéticas
Rejeição	Neutropenia
Doença maligna	Toxicidade do esquema de condicionamento
Insuficiência supra-renal	Drogas
Drogas	DECH
Tromboembolismo	Reação transfusional
Reabsorção de hematomas	Recidiva da doença de base
Infarto tecidual	
Derrame pericárdico	
Síndrome hemolítico-urêmica	
Reação transfusional	
Feocromocitoma	
Hipertireoidismo	
Tireoidite	

DECH = doença do enxerto contra o hospedeiro.

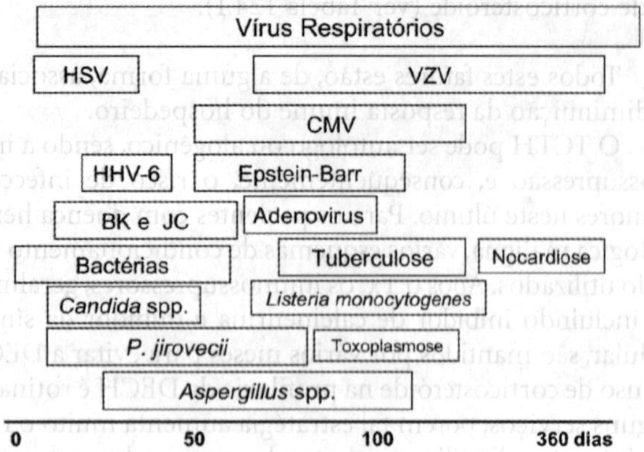

Figura 124.3 – Infecções conforme a fase após transplante de células-tronco hematopoiéticas.

mente com alta freqüência de agentes multirresistentes. As causas não-infecciosas de febre incluem toxicidade do esquema de condicionamento e DECH (ver Tabela 124.III). Atualmente, a maioria dos grupos utiliza profilaxia antifúngica com drogas com espectro para *Candida*, diminuindo drasticamente o índice de infecções por este agente.

Fase II – Período entre enxertia e dia 100

Fase de recuperação de granulócitos circulantes. As infecções mais importantes são as virais (CMV, vírus respiratórios) e fúngicas (infecções invasivas por fungos filamentosos, principalmente *Aspergillus* spp.), usualmente com quadro clínico de pneumonia. O risco de infecções bacterianas é geralmente reduzido, exceto em pacientes que mantêm neutropenia por falência do enxerto, e naqueles com imunossupressão prolongada decorrente de DECH.

Fase III – Após 100 dias

De maneira geral, após 100 dias do TCTH, a incidência de infecção diminui. Os quadros que ocorrem são, em parte, decorrentes da imunodeficiência residual, encontrada em todos os pacientes, e em parte pela imunossupressão adicional associada à DECH em alguns pacientes. Infecções características deste período são quadros de infecção pelo VZV e infecção pneumocócica. Em função da difusão de profilaxia universal, infecções por CMV e por fungos filamentosos também têm sido diagnosticadas nesta fase.

LEITURA ADICIONAL

1. Bouza E, Loeches E, Munoz P. Fever of unknown origin in solid organ transplant recipients. Infect Dis Clin N Am 2007; 1033-54.
2. Cordonnier C, Martino R, Trabasso P. Mycobacterial infection: a difficult and late diagnosis in stem cell transplant recipients. Clin Infect Dis 2004; 1229-36.
3. Immunocompromised host society consensus conference on epidemiology, prevention, diagnosis, and management of infections in solid-organ transplant patients. Clin Infect Dis 2001; S1-S58.
4. Kim YJ, Boeckh M, Englund JA. Community respiratory virus infections in immunocompromised patients: hematopoietic stem cell and solid organ transplant recipients, and individuals with human immunodeficiency virus infection. Semin Respir Crit Care Med 2007; 222-42.
5. Lee I, Barton TD. Viral respiratory tract infections in transplant patients: epidemiology, recognition and management. Drugs 2007; 1411-27.
6. Multiply antibiotic-resistant Gram-negative bacteria. Am J Transplant 2004; 21-4.
7. Multiply resistant Gram-positive bacteria. Am J Transplant 2004; 31-6.
8. Nichols WG. Management of infectious complications in the hematopoietic stem cell transplant recipient. J Intensive Care Med 2003; 295-312.
9. Oliveira AL, Souza M, Carvalho-Dias VMH, Ruiz MA, Silla L, Yurie Tanaka P, et al. Epidemiology of bacteremia and factors associated with multi-drug-resistant gram-negative bacteremia in hematopoietic stem cell transplant recipients. Bone Marrow Transplant 2007; 775-81.
10. Rubin RH, Young LS. Clinical approach to infection in the compromised host. 4. ed. New York: Cluwer Academic/Plenum Publishers; 2002.
11. Singh N, Paterson DL. Mycobacterium tuberculosis infection in solid-organ transplant recipients: impact and implications for management. Clin Infect Dis 1998; 1266-77.
12. Sullivan KM, Dykewicz CA, Longworth DL, et al. Preventing opportunistic infections after hematopoietic stem cell transplantation: the Centers for Disease Control and Prevention, Infectious Diseases Society of America, and American Society for Blood and Marrow Transplantation Practice Guidelines and Beyond. Hematology 2001; 392-421.

Algoritmo 124.1 – Abordagem inicial de transplantados de órgãos sólidos com suspeita de infecção

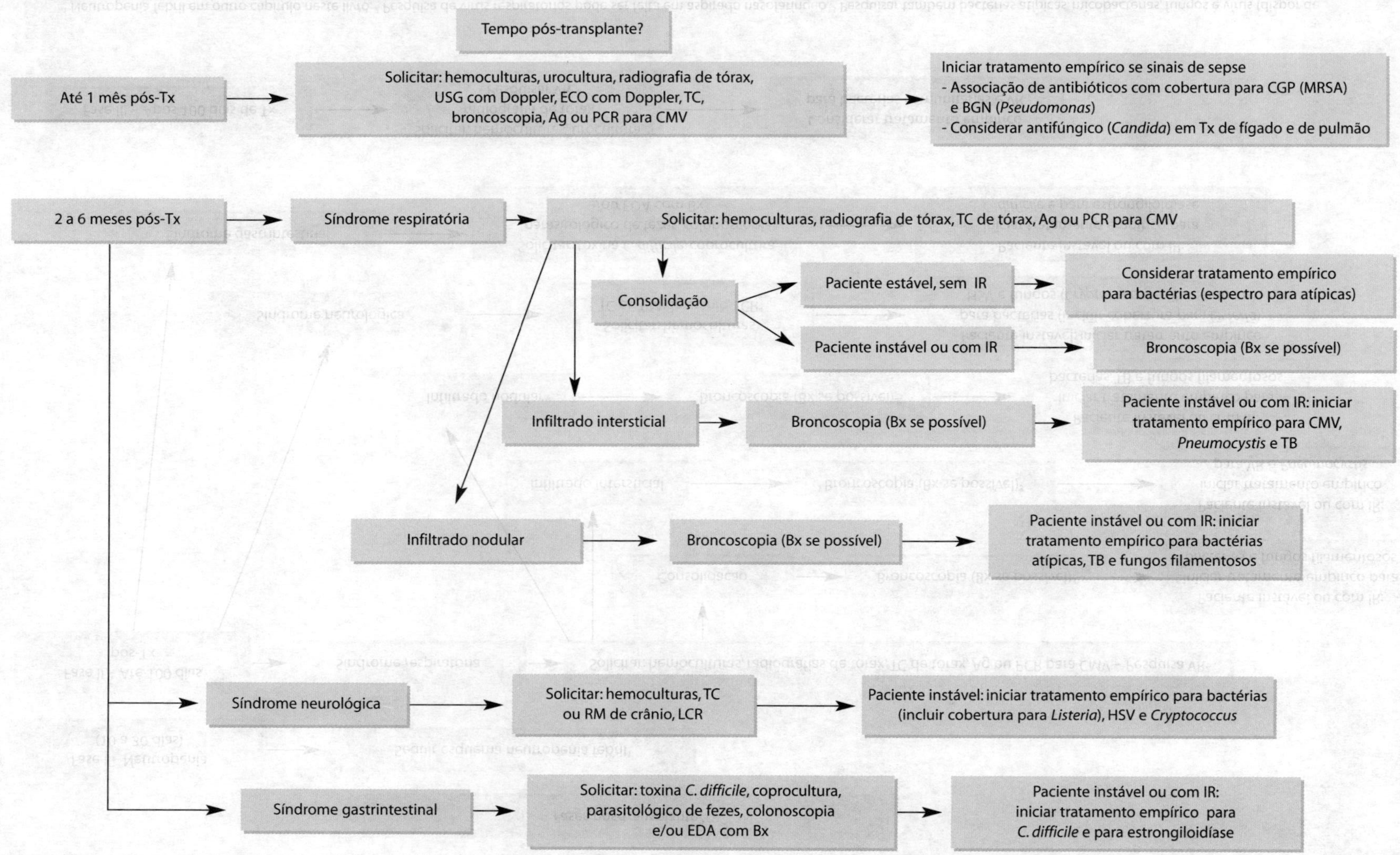

Algoritmo 124.2 – Abordagem inicial de transplantados de células-tronco hematopoiéticas

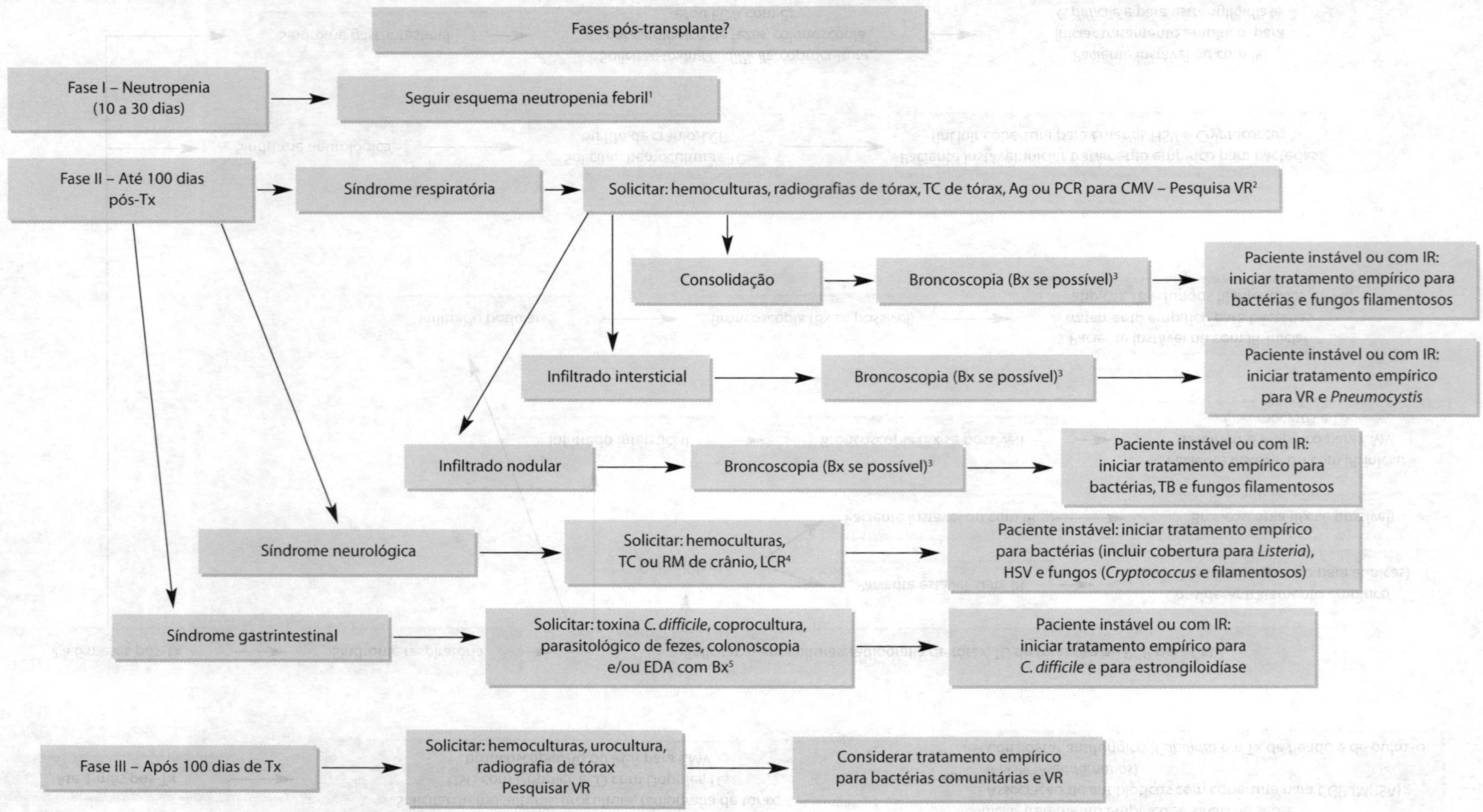

[1] Neutropenia febril em outro capítulo neste livro. [2] Pesquisa de vírus respiratórios pode ser feita em aspirado nasofaríngeo. [3] Pesquisar também bactérias atípicas, micobactérias, fungos e vírus (dispor de métodos de biologia molecular). [4] Pesquisar também micobactérias, fungos e vírus (dispor de métodos de biologia molecular). [5] Conforme sintoma gastrintestinal alto ou baixo.

Tx = transplante; TC = tomografia computadorizada; Ag = antigenemia; PCR = reação da polimerase em cadeia; CMV = citomegalovírus; VR = vírus respiratórios; IR = insuficiência respiratória; Bx = biópsia; TB = tuberculose; RM = ressonância magnética; HSV = vírus herpes simples; EDA = endoscopia digestiva alta; LCR = líquido cefalorraquidiano.

Apesar da divisão em fases, existem variações individuais conforme a intensidade da imunossupressão; o algoritmo sindrômico pode ser seguido em qualquer momento após o transplante.

Distúrbios Plaquetários e Doença de von Willebrand

CAPÍTULO 125

Elbio Antonio D'Amico
Paula Ribeiro Villaça

TÓPICOS IMPORTANTES

Distúrbios plaquetários

- Os distúrbios plaquetários englobam alterações numéricas (plaquetopenias e plaquetoses) e alterações funcionais (plaquetopatias).
- De acordo com os mecanismos fisiopatológicos, as plaquetopenias podem ser decorrentes de menor produção, seqüestro esplênico e aumento da destruição das plaquetas. Deve-se sempre excluir a condição de pseudoplaquetopenia.
- A história clínica é de importância fundamental para o diagnóstico das plaquetopenias.
- Quanto às plaquetopatias, mais comumente são decorrentes de condições adquiridas.
- Sangramento cutâneo e/ou mucoso é característico dos distúrbios plaquetários.
- O tratamento das manifestações hemorrágicas das plaquetopatias congênitas baseia-se na transfusão de concentrados de plaquetas, estando também indicados o fator VIIa recombinante e os antifibrinolíticos.
- As manifestações hemorrágicas da púrpura trombocitopênica imunológica podem ser abordadas com corticosteróides, gama globulina em altas doses e transfusão de concentrados de plaquetas.

Doença de von Willebrand

- É a doença hemorrágica congênita mais comum.
- De acordo com a alteração demonstrada no fator von Willebrand, a doença de von Willebrand é classificada em defeito quantitativo e defeitos qualitativos ou funcionais.
- A DVW tipo 1 é a mais freqüente (defeito quantitativo).
- O diagnóstico laboratorial da DVW baseia-se na quantificação do fator VIII, antígeno e atividade de co-fator de ristocetina do fator von Willebrand.
- Excluindo-se os pacientes com DVW tipo 2B e DVW tipo 3, todos os outros devem fazer um teste com DDAVP a fim de se avaliar se apresentam resposta terapêutica.
- O tratamento das manifestações hemorrágicas da DVW irá variar de acordo com o tipo da doença e com a resposta ao DDAVP.

DISTÚRBIOS PLAQUETÁRIOS

INTRODUÇÃO E DEFINIÇÕES

As plaquetas são fragmentos discóides derivados do citoplasma dos megacariócitos, que normalmente circulam em número que oscila entre 150 e 450.000/mm^3 e têm importante papel na hemostasia primária, desempenhando as funções de adesão, agregação, secreção e atividade pró-coagulante.

Emprega-se o termo distúrbio plaquetário para as situações em que se encontra alteração numérica das plaquetas (plaquetopenia ou trombocitopenia, quando a contagem é inferior a 150.000/mm^3, e plaquetose ou trombocitose, quando a contagem é superior a 450.000/mm^3) ou quando há anormalidade de uma das funções plaquetárias, que pode ou não se associar à redução do número das plaquetas presentes na circulação.

ETIOLOGIA E FISIOPATOLOGIA

As plaquetas são produzidas predominantemente pelos megacariócitos da medula óssea, como resultado da fragmentação citoplasmática. Uma vez liberadas da medula óssea, as plaquetas jovens permanecem no baço por aproximadamente 36 horas, antes de entrarem na circulação, onde permanecerão por um período variável entre 7 e 10 dias, sendo então destruídas pelo sistema macrofágico do sistema reticuloendotelial. Menos de 1/4 das plaquetas circulantes é suficiente para a manutenção das funções das células endoteliais e para a promoção da resposta à lesão vascular localizada. O grande número de plaquetas circulantes constitui um reforço adequado caso o tampão plaquetário local falhe ao estancar um sangramento. Embora anucleadas, as plaquetas contêm organelas citoplasmáticas, componentes do citoesqueleto e grânulos específicos.

Normalmente, circulam em uma forma não ativada, porém sofrem um processo de ativação explosiva quando há dano da parede vascular, levando à rápida formação de um tampão hemostático que irá ocluir a região lesada. Quando há alteração da integridade da parede do vaso, componentes da matriz subendotelial (colágeno, fator von Willebrand – FVW, fibronectina e laminina) são expostos, fazendo com que as plaquetas desencadeiem um conjunto de respostas funcionais altamente reguladas, incluindo adesão, espraiamento, reações de secreção, agregação, indução da atividade pró-coagulante, formação de micropartículas e retração do coágulo.

Em condições de estresse de cisalhamento elevado, como na circulação arterial, a interação inicial das plaquetas com o colágeno é mediada exclusivamente pelo FVW, que faz uma ponte entre o colágeno e a glicoproteína (Gp) Ib/IX/V presente na membrana plaquetária. Isso facilitará a adesão inicial, permitindo que as plaquetas reduzam a velocidade de circulação e rolem sobre a área lesada da parede vascular. A ativação subseqüente e adesão firme será mediada por outras ligações entre receptores plaquetários e ligantes, como, por exemplo, Gp Ia/IIa e colágeno. Contudo, quando o estresse de cisalhamento é menor, como na circulação venosa, a adesão inicial sofre participação do colágeno e fibrinogênio. Em qualquer condição de cisalhamento, a adesão é reforçada pela ativação de integrinas presentes na membrana plaquetária, como Gp Ia/IIa e Gp IIb/IIIa, causando aumento da afinidade pelos seus ligantes e adesão estática. A adesão também resulta na ativação plaquetária através de várias vias de transdução de sinal e elevação das concentrações do cálcio citoplasmático. Esses eventos promovem alterações no citoesqueleto plaquetário, resultando em mudança de forma, formação de pseudópodes e espraiamento das plaquetas. Simultaneamente, há liberação ou secreção do conteúdo granular (serotonina, ADP, FVW, cálcio, PF4) e do tromboxano A_2, resultando em subseqüente recrutamento, ativação e agregação de outras plaquetas, presentes próximas ao tampão hemostático em formação. A agregação pode ser mediada pelo fibrinogênio e/ou FVW (quando estresse de cisalhamento elevado), que fazem pontes entre receptores Gp IIb/IIIa ativados de plaquetas adjacentes. A ativação plaquetária também promove a translocação de fosfolípides carregados negativamente da face interna para a face externa da membrana plaquetária, fornecendo sítios de ligação para vários complexos de fatores da coagulação. Isso causará geração local de trombina, com ativação e recrutamento de mais plaquetas, além da conversão do fibrinogênio em fibrina, estabilizando o tampão hemostático formado.

Quando há uma anormalidade em uma ou mais dessas funções e/ou na contagem plaquetária, freqüentemente a hemostasia torna-se prejudicada e há um maior risco de hemorragia.

As plaquetopenias podem ocorrer por quatro mecanismos: a) artefato, b) distribuição anormal ou seqüestro, c) menor produção e d) destruição aumentada (Tabela 125.I).

A pseudoplaquetopenia ocorre *ex vivo*, e pode decorrer da presença de plaquetas gigantes, satelitismo plaquetário (plaquetas ligadas a leucócitos) ou agrupamento plaquetário, sendo este último a causa mais comum de pseudoplaquetopenia. A pseudoplaquetopenia deve ser aventada nos pacientes plaquetopênicos com ausência de petéquias ou equimoses. A plaquetopenia decorrente de distribuição anormal ou seqüestro é encontrada em várias doenças associadas à esplenomegalia. Nessa situação, a massa plaquetária total é normal, a produção plaquetária é normal ou mesmo aumentada, mas a maioria das plaquetas encontra-se seqüestrada no *pool* esplênico extravascular aumentado. Plaquetopenia também pode ser secundária à diluição, quando há transfusões sangüíneas maciças decorrentes de hemorragias intensas. As deficiências de produção plaquetária podem resultar de vários mecanismos, sendo os mais comuns os que causam redução das *stem cells* ou do compartimento megacariocitário, como nos tratamentos quimioterápicos, e a aplasia da medula. A menor produção

Tabela 125.I – Etiologia dos distúrbios da hemostasia primária

Medicamentos	• Ácido acetilsalicílico, ticlopidina, clopidogrel, trimetoprima-sulfametoxazol, quinina, quinidina, heparina, fenitoína, rifampicina, inibidores do receptor IIb-IIIa (tirofibana, eptifibatida, abciximabe)
Pseudoplaquetopenia	• Artefato laboratorial. Há aglutinação devida ao anticoagulante usado na coleta do hemograma. Na realidade, o número de plaquetas é normal (basta fazer um esfregaço do sangue periférico ou colher o hemograma no frasco com citrato)
Distúrbios da função plaquetária	• Trombastenia de Glanzmann (ausência congênita do receptor IIb-IIIa)
Plaquetopenias hereditárias (com ou sem distúrbio da função)	• Síndrome de Bernard-Soulier (ausência do receptor Ib) • Anomalia de May-Hegglin • Doença de Wiskott-Aldrich
Doenças hereditárias dos vasos	• Pseudoxantoma elástico • Síndrome de Ehlers-Danlos • Osteogênese imperfeita • Telangiectasia hereditária
Plaquetopenia no doente por outro lado sadio	• Púrpura trombocitopênica imunológica – PTI
Plaquetopenia e anemia microangiopática	• Síndrome hemolítico-urêmica – púrpura trombocitopênica trombótica – SHU-PTT • Coagulação intravascular disseminada – CIVD • Prótese metálica cardíaca
Plaquetopenia e doença auto-imune sistêmica	• Lúpus, vasculites, esclerodermia • Síndrome do anticorpo antifosfolípide (SAAF)
Plaquetopenia e doenças hematológicas	• Linfomas • Leucemias agudas e crônicas • Outras doenças mieloproliferativas (aplasia de medula, mielodisplasia, hemoglobinúria paroxística noturna, metaplasia mielóide, mielofibrose)
Plaquetopenia e doenças infecciosas	• Vírus: HIV, citomegalovírus, Epstein-Barr, hantavírus, coxsakie, parvovírus, rubéola, dengue, sarampo, varicela e vírus da hepatite C • Associados a esplenomegalia ou pancitopenia: calazar, esquistossomose, tuberculose, malária, brucelose e endocardite infecciosa • Miscelânea: sífilis, micoplasma e rickettsiae
Alterações numéricas ou funcionais do FVW	• Doença de von Willebrand
Outras	• Síndrome mielotísica, hiperesplenismo, anemia megaloblástica, pós-transfusional, pós-hemodiálise, radioterapia, circulação extracorpórea, hipertiroidismo, gravidez e uremia

também pode ser decorrente de proliferação anormal, como na eritropoese ineficaz, ou ainda nas anormalidades dos processos que normalmente regulam a trombocitopoese (deficiência de trombopoetina e trombocitopenia cíclica). O aumento da destruição plaquetária é a causa mais comum de plaquetopenia. Pode resultar de defeitos intracorpusculares (síndrome de Wiskott-Aldrich) ou defeitos extracorpusculares, como na plaquetopenia imunológica primária ou secundária. Existem ainda as destruições plaquetárias não-imunológicas, quando as plaquetas são consumidas em trombos intravasculares ou em superfícies endoteliais lesadas, como na coagulação intravascular disseminada, púrpura trombocitopênica trombótica e outros processos microangiopáticos.

As plaquetopatias podem ser adquiridas e congênitas. As primeiras são mais comuns na prática médica, sendo secundárias ao uso de drogas, como ácido acetilsalicílico, antiinflamatórios não-hormonais, e antibióticos β-lactâmicos. As plaquetopatias congênitas são pouco freqüentes e são classificadas como anormalidades da adesão (síndrome de Bernard-Soulier), agregação (trombastenia de Glazmann), secreção (doença dos grânulos δ e/ou α) ou atividade pró-coagulante.

ACHADOS CLÍNICOS

Nas anormalidades plaquetárias, como em toda a prática médica, a anamnese é de grande importância para evidenciar o tempo de instalação das manifestações hemorrágicas ou de reconhecimento de plaquetopenia laboratorial; presença de história familiar de plaquetopenia, surdez, nefropatia ou manifestações hemorrágicas; uso de medicamentos que podem estar implicados na redução da contagem plaquetária ou na alteração da sua função; transfusão recente de sangue; presença de sintomas relacionados com o aumento do volume esplênico ou que possam indicar para doenças do colágeno ou outras condições que podem se associar à plaquetopenia imunológica. Deve-se enfatizar que, atualmente, a púrpura trombocitopênica imunológica é considerada como um diagnóstico de exclusão.

As manifestações hemorrágicas dos distúrbios plaquetários caracterizam-se por acometer principalmente a pele e as mucosas, embora possam se exteriorizar através do tubo gastrintestinal e trato geniturinário. As plaquetopenias correspondem à principal causa de petéquias, que podem surgir em surtos, de acordo com a variação da contagem plaquetária. Se o número de plaquetas melhora, as petéquias podem desaparecer em 2-3 dias. A presença de petéquias em mucosa oral é sinal de plaquetopenia grave. Nas plaquetopenias/plaquetopatias também podem aparecer equimoses, que são lesões maiores, em razão do extravasamento irregular de sangue e que comumente surgem em áreas expostas. Os sangramentos mucosos nos distúrbios plaquetários podem se exteriorizar como epistaxe, hemoptise, gengivorragia, hematúria e menometrorragia.

EXAMES COMPLEMENTARES

Inicialmente, deve-se estudar o esfregaço de sangue periférico, que pode fornecer importantes informações, tais como a presença de agregados plaquetários ou satelitismo, a morfologia das plaquetas e eventuais alterações eritrocitárias (esquizócitos), que possam sinalizar para uma situação de microangiopatia. Além disso, visando-se afastar a pseudoplaquetopenia, a contagem plaquetária deve ser realizada não só em amostras colhidas com EDTA, mas também com citrato de sódio como anticoagulante. A seguir, exames de imagem podem ser necessários para confirmação/investigação de esplenomegalia. São recomendados ainda os testes sorológicos para hepatite B, hepatite C, HIV, anticorpos antinucleares e anticorpos antifosfolípides. Conforme os resultados dos exames, pode ser indicada a realização do mielograma e da biópsia de medula óssea.

Quanto às plaquetopatias, a avaliação do esfregaço de sangue periférico não somente poderá confirmar a presença associada de plaquetopenia, como dará informações sobre o volume e outras características plaquetárias, permitindo ainda a pesquisa de inclusões leucocitárias. Desde que a contagem plaquetária seja adequada, pode ser mensurado o tempo de sangramento (sempre levando em consideração que este teste é dependente do técnico que o realizou) e também o estudo da agregação plaquetária, que mostrará curvas características para cada plaquetopatia congênita.

DIAGNÓSTICO DIFERENCIAL

Diferenças entre distúrbios da hemostasia primária e secundária

As plaquetopenias devem ser diferenciadas quanto aos diferentes mecanismos fisiopatológicos, o que irá direcionar o tratamento. Quanto às plaquetopatias, inicialmente deve-se fazer a distinção entre adquiridas ou congênitas, com posterior diagnóstico das formas primárias (congênitas).

Um passo importante é diferenciar se as alterações devem-se a distúrbios da hemostasia primária ou secundária (Tabela 125.II).

Tabela 125.II – Diagnóstico diferencial dos distúrbios de sangramento

Alteração predominante	Apresentação clínica
Hemostasia primária • Número de plaquetas • Função das plaquetas • Fator von Willebrand	• Petéquias, púrpuras, equimoses e hematomas fáceis • Sangramento de mucosas (epistaxe, gengivorragia, conjuntivas, trato digestivo e vias urinárias) • Hipermenorragia, metrorragia • Pode ocorrer sangramento leve após cirurgia ou extração dentária • Sangramento em sistema nervoso central: embora raro, é o mais temível
Distúrbios da hemostasia secundária (coagulação)	• Não costumam ter petéquias, púrpuras ou sangramento de mucosa • Podem se apresentar com graves sangramentos cavitários: pleural, articular (hemartrose), peritoneal ou retroperitoneal e em grandes músculos

Com os dados da história, exame físico e exames complementares, o emergencista deve buscar a etiologia dos distúrbios plaquetários (Tabela 125.II), seguindo um raciocínio lógico e por etapas (Tabela 125.III).

Tabela 125.III – Diagnóstico diferencial dos distúrbios da hemostasia primária

1. O doente está usando algum medicamento que possa causar alteração na hemostasia primária?
   - Suspendê-lo(s): habitualmente, em 4 a 8 dias, há normalização do quadro clínico e laboratorial
   - Avaliar se houve uso recente de heparina por um período acima de 5 dias nos últimos 30 dias
2. A etiologia pode ser hereditária?
   - Causa muito rara, mas importante de ser lembrada, por poupar o doente de tratamentos potencialmente tóxicos
   - História familiar positiva e manifestações na infância
   - Esfregaço do sangue periférico pode mostrar plaquetas verdadeiramente gigantes (plaquetas com diâmetro próximo ao de uma hemácia)
3. Pode ser uma pseudoplaquetopenia?
   - Pode poupar o doente de tratamentos tóxicos
   - Fazer um esfregaço do sangue periférico em todo doente com contagem de plaquetas abaixo de 100.000/mm³. Uma em cada 1.000 pessoas pode ter aglutinação das plaquetas com EDTA (anticoagulante usado na coleta do hemograma)
   - Se for pseudoplaquetopenia (esfregaço mostrando aglutinação, ou, alternativamente, o hemograma é normal quando colhido com outro anticoagulante, como o citrato), não há anormalidade: é um artefato laboratorial
4. Descartadas as hipóteses acima, a plaquetopenia ocorre em um doente aparentemente sadio?
   - O quadro clínico e o exame físico mostram apenas alterações relacionadas à plaquetopenia
   - Não há doença hepática, linfoproliferativa, hiperesplenismo, doença auto-imune (lúpus, artrite reumatóide) ou infecção
   - Não há outras citopenias (exceto anemia ferropriva)
   - Se mulher, não há gravidez
   - Deve ser uma púrpura trombocitopênica imunológica (idiopática)
5. Há indícios de uma microangiopatia?
   - Anemia hemolítica associada
   - Insuficiência renal aguda
   - Deve ser uma síndrome hemolítica-urêmica/púrpura trombocitopênica trombótica (SHU-PTT)
6. Há indícios de uma doença sistêmica?
   - Pode ser doença linfoproliferativa (exemplo: linfoma), mielodisplasia, aplasia de medula, uma doença auto-imune (exemplo: lúpus), doença hepática, hiperesplenismo, relacionado à infecção (exemplo: vírus HIV, vírus da hepatite C), uremia, deficiência de vitamina C, vasculite sistêmica
7. Pode ser uma coagulação intravascular disseminada (CIVD)?
   - Plaquetopenia, hemólise, esquizócitos, prolongamento do tempo de protrombina (TP), do tempo de tromboplastina parcial ativado (TTPA) e do tempo de trombina (TT), ↑D-dímeros, associado a doenças graves (sepse, queimaduras, pancreatite aguda)

Meningococcemia

A meningococcemia deve sempre entrar no diagnóstico diferencial de pacientes com a suspeita de distúrbios da hemostasia primária.

As formas mais graves da doença meningocócica são: bacteremia sem sepse, meningite meningocócica e meningococcemia (púrpura fulminante e síndrome de Waterhouse-Friederichsen).

A meningococcemia ocorre em 5 a 20% dos pacientes, com ou sem meningite. É comum o surgimento abrupto de febre e um *rash* petequial ou purpúrico, que pode progredir para púrpura fulminante, com instalação rápida de hipotensão e hemorragia adrenal (síndrome de Waterhouse-Friederichsen).

Na suspeita, colher hemoculturas, puncionar o líquor (se não houver contra-indicações) e iniciar imediatamente antibioticoterapia (penicilina cristalina: 4.000.000 U EV de 4/4 horas).

Dengue

O vírus do dengue é um arbovírus do gênero *Flavivirus* e da família *Flaviviridae*. Existem quatro sorotipos: DEN-1, DEN-2, DEN-3, DEN-4. Estes possuem semelhanças estruturais que resultam em reações sorológicas cruzadas. Entretanto, a infecção por um sorotipo confere imunidade por toda a vida a este sorotipo, mas não aos outros.

A transmissão da doença ocorre através da picada da fêmea do mosquito *Aedes* sp, sendo que, nas Américas, o *Aedes aegypti* é a espécie mais importante. O mosquito tem hábitos diurnos e é intensamente antropofílico, alimentando-se quase que exclusivamente no ser humano. Assim, torna-se infectante em aproximadamente oito dias após picar uma pessoa com viremia.

A febre do dengue pode acometer pessoas de qualquer idade. Entretanto, quadros graves são freqüentes em criança.

Achados clínicos

O dengue clássico caracteriza-se pelo início súbito de febre alta, mialgia, dor retroocular, astenia, náuseas, vômitos, que surgem após período de incubação que varia de 3 a 10 dias. Diarréia, sintomas respiratórios e icterícia são infreqüentes. Já linfadedomegalia é comum, e exantema ocorre em aproximadamente 50% dos pacientes. Pode haver *rash* facial coincidente com início da febre, com duração de 1 a 2 dias ou mais tardiamente (entre o segundo e o sexto dia de doença), que se inicia em tronco e se espalha para face e extremidades. Manifestações hemorrágicas como epistaxe, gengivorragia, petéquias e prova do laço positiva podem ocorrer. Os sintomas duram de 3 a 7 dias, mas a fase de convalescença pode durar semanas.

O dengue hemorrágico caracteriza-se pelo aumento da permeabilidade vascular, sem lesão endotelial, com extravasamento de plasma para o interstício. Ocorre, então, hemoconcentração e plaquetopenia. A presença de sangramento espontâneo e a evolução para a síndrome do choque do dengue podem ou não ocorrer. No dengue hemorrágico os sintomas iniciais são semelhantes ao dengue clássico. Entretanto, 2 a 7 dias após o início do quadro pode ocorrer defervescência da febre, seguida pelo aparecimento de sinais de falência circulatória e manifestações hemorrágicas. O choque em geral é de curta duração e pode levar ao óbito em 12 a 24 horas ou à recuperação rápida após terapia apropriada. A persistência do choque leva a acidose metabólica e CIVD, deflagrando quadros hemorrágicos, principalmente em trato gastrintestinal.

Ao atender um paciente com suspeita de dengue deve-se atentar aos sinais de alerta, que podem indicar uma provável evolução para síndrome do choque do dengue (Tabela 125.IV).

Tabela 125.IV – Síndrome do choque do dengue – sinais de alerta
• Dor abdominal intensa e contínua
• Vômitos persistentes
• Hepatomegalia dolorosa
• Derrames cavitários
• Sangramentos importantes
• Hipotensão arterial, hipotensão postural ou taquicardia
• Diminuição da diurese, diminuição da temperatura corpórea e sudorese profusa
• Letargia/agitação
• Extremidades frias/cianose
• Aumento repentino de hematócrito

Exames complementares

O hemograma pode mostrar plaquetopenia e hemoconcentração (aumento do hematócrito em 20% do valor basal ou valores superiores a 38% em crianças, 40% em mulheres, 45% em homens).

As sorologias tornam-se reagentes ao término das manifestações clínicas, em geral no sexto dia após o início dos sintomas. Não determinam o sorotipo infectante.

É um método fácil, barato, mas que pode resultar em falso-positivo pela reação cruzada com outros flavivírus. A detecção de IgM por anticorpos de captura (MAC-Elisa) é a mais utilizada.

Tratamento

O dengue não tem tratamento específico. Prescrevem-se sintomáticos como analgésicos e antieméticos. Estão contra-indicados os antiinflamatórios.

Nas formas graves com hemorragia ou hipotensão, o paciente deve ser hospitalizado e receber hidratação vigorosa.

O reconhecimento dos sinais de alerta, associado ao diagnóstico precoce de dengue hemorrágico e terapia de suporte adequada, leva a diminuição da mortalidade pela doença para menos de 1%.

Medicamentos e disfunção plaquetária

É importante questionar o doente e a família sobre todas as medicações em uso ou de que fez uso recentemente, pois alterações da hemostasia primária relacionadas às drogas são muito freqüentes, e, quando positivo, evita-se uma extensa investigação desnecessária (Tabela 125.V).

Ticlopidina e clopidogrel

Podem levar à plaquetopenia assintomática ou oligossintomática (algumas petéquias, sangramento mucocutâneo discreto). Entretanto, podem causar um quadro indiferenciável da forma idiopática da PTT, e que pode levar o doente a óbito.

Tabela 125.V – Medicamentos que podem alterar a hemostasia primária
• **Antiinflamatórios:** ácido acetilsalicílico, naproxeno, ibupropeno, piroxicam, indometacina
• **Antibióticos:** penicilinas, cefalosporinas, nitrofurantoína
• **Antagonistas do ADP:** ticlopidina e clopidogrel
• **Antagonistas do receptor IIb-IIIa:** tirofibana, eptifibatida e abciximabe
• **Heparina:** heparina não fracionada e heparina de baixo peso molecular
• **Cardiovascular:** quinidina, bloqueadores dos canais de cálcio, nitroprussiato e nitratos
• **Expansores de volume:** dextrana
• **Oncológicas:** daunorrubicina, mostarda nitrogenada
• **Outros:** etanol, contrastes radiográficos, halotano, antidepressivos tricíclicos, fenotiazinas, anti-histamínicos

Heparina

A forma mais comum é a plaquetopenia detectada através da monitorização laboratorial, alguns dias após início de uso de heparina. Geralmente, sem maiores conseqüências, suspende-se a heparina e as plaquetas voltam ao normal. Nesse caso, deve-se evitar o uso de heparina futuramente.

A forma mais grave cursa com acentuada plaquetopenia e pode se associar à trombose paradoxal. A heparina (que tem carga negativa) liga-se ao fator plaquetário 4 (que tem carga positiva) e isso pode estimular a síntese de anticorpos contra esse complexo. Uma vez ligado, o anticorpo ativa a plaqueta e pode causar trombose. O tratamento é feito com anticoagulantes como hirudina ou pentassacarídeo e visa evitar as manifestações trombóticas desta patologia, induzidas pela liberação de fator plaquetário 4 (PF4).

Doenças sistêmicas

Distúrbio plaquetário (com ou sem plaquetopenia) pode ocorrer em muitas doenças sistêmicas. Normalmente, o diagnóstico da doença de base é evidente. Pode haver febre, perda de peso e anorexia. Podem surgir achados no exame físico: linfadenopatia, hepatomegalia e esplenomegalia. Costuma estar associado a outros distúrbios da linhagem hematológica, como anemia, leucopenia ou leucocitose (Tabela 125.VI).

Tabela 125.VI – Distúrbios plaquetários em doenças sistêmicas
• **Doenças que afetam a medula óssea:** aplasia de medula, mieloma múltiplo, síndromes de invasão medular (mielotísicas), síndromes mielodisplásicas, mielofibrose
• **Esplenomegalia:** trombose de veia esplênica, hipertensão portal, leucemia mielóide crônica (LMC), leucemia linfóide crônica (LLC), linfoma esplênico e leucemia de células pilosas
• **Misto:** doenças infecciosas (sepse, calazar, esquistossomose, tuberculose disseminada, malária, vírus Epstein-Barr, HIV, toxoplasmose, citomegalovírus), doenças reumatológicas (lúpus, vasculites) e uremia

Púrpura trombocitopênica trombótica (PTT) e síndrome hemolítico-urêmica (SHU)

A PTT parece resultar de alterações de uma enzima específica que degrada os multímeros do fator de von Willebrand (FVW). Essa enzima, denominada ADAMTS 13, liga-se ao domínio extracelular das células endoteliais, cliva o FVW gigante, tornando-o monomérico. A liberação dos multímeros do FVW na circulação culmina com graves alterações sistêmicas vistas na PTT (Tabelas 125.VII, 125.VIII, 125.IX).

A SHU ocorre após diarréia sanguinolenta, sobretudo por *Escherichia coli* O157: H7, mas também por outros sorotipos de *E. coli* e mesmo por *Shigella dysenterae*. Essas bactérias são capazes de produzir uma exotoxina chamada Shiga (70 KD). Uma vez na circulação, essa toxina é transportada por monócitos/macrófagos e chega aos rins, onde é capaz de se ligar ao endotélio glomerular, mesângio e células epiteliais (tanto do glomérulo quanto dos túbulos). Isso estimula uma reação inflamatória intensa, com produção de TNF-α, IL-1 e IL-6. Uma cascata se desenvolve e culmina com ativação e agregação plaquetária, além de liberação de multímeros do FVW. Normalmente, a atividade da metaloprotease (ADAMTS 13) na SHU é normal. O resultado final é insuficiência renal grave, plaquetopenia e anemia hemolítica, na ausência de sintomas sistêmicos (febre e alterações em SNC).

Tabela 125.VII – Classificação clínica da PTT-SHU

SHU da infância: após diarréia sanguinolenta (bactérias produtoras da toxina Shiga). Mais freqüentemente, após infecção por *E. coli* O157:H7
Síndromes no adulto: PTT-SHU • Idiopática • Associada à diarréia sanguinolenta • Induzida por drogas (ticlopidina, quinino, clopidogrel, quimioterápicos) • Associada a doenças auto-imunes: esclerodermia, antifosfolípide (SAF) e lúpus • Após transplante alogênico de medula óssea • Associada à gravidez

Tabela 125.VIII – Principais aspectos da SHU-PTT

• **Incidência:** é rara. A PTT acomete mais mulheres do que homens (3:2), com idade média de 35 anos (pode variar da infância até 90 anos). A SHU freqüentemente ocorre após diarréia sanguinolenta e é mais freqüente na infância
• **Patologia:** doença microvascular, acomete arteríolas e capilares e poupa veias. Na PTT, praticamente nenhum órgão é poupado e há agregação plaquetária em todo o corpo. Na síndrome hemolítico-urêmica, essa deposição ocorre predominantemente nos rins. Há deposição de plaquetas com lesão e proliferação endotelial, o que ocasiona prejuízo ao fluxo sangüíneo e resulta em destruição de hemácias e formação de esquizócitos. Uma enzima da classe das metaloproteases (Adamts 13), responsável pela clivagem dos multímeros do fator de von Willebrand, apresenta-se deficiente nos doentes com PTT/SHU. Essa deficiência pode ser hereditária ou adquirida de forma auto-imune (anticorpos anti-Adamts 13)
• **Quadro clínico:** na PTT, há uma pêntade clássica: plaquetopenia, anemia hemolítica microangiopática, febre, manifestações em SNC e insuficiência renal leve. Na SHU, habitualmente, há uma plaquetopenia com sinais de hemólise (esquizócitos), mas o que predomina é a insuficiência renal grave
• **Tratamento:** na PTT há necessidade de plasmaférese. Na SHU o tratamento é de suporte. A plasmaférese retira os multímeros do fator de von Willebrand e os auto-anticorpos contra as metaloproteases (Adamts 13), ao mesmo tempo que repõe plasma, restaurando a atividade normal dessas enzimas (que, habitualmente, estão ausentes ou extremamente diminuídas)

Tabela 125.IX – Manifestações da PTT

• **Febre:** comum, pode estar associada a sintomas sistêmicos (fraqueza, adinamia, sintomas semelhantes a quadro viral). Pode haver artralgias e mialgias
• **Sistema nervoso central (SNC):** tipicamente, os sintomas são flutuantes. Cefaléia, confusão, alteração do nível de consciência, déficits focais motores ou sensoriais, convulsões e mesmo coma. Pode haver queixas visuais decorrentes de hemorragias
• **Rins:** alterações presentes em até 88% dos doentes. Pode haver: proteinúria, hematúria (até mesmo macroscópica) e insuficiência renal (habitualmente leve)
• **Plaquetopenia:** mais comum apresentação, geralmente menor que 20.000/mm³. Apesar de grave plaquetopenia, notavelmente, a PTT não costuma manifestar-se com sangramento, em virtude da natureza trombótica da doença
• **Hemácias:** anemia com características de hemólise: ↑ DHL, ↑ bilirrubina indireta, ↑ reticulócitos, ↓ haptoglobina, hemoglobinemia e Coombs negativo. A hemólise se associa à microangiopatia (hemácias fragmentadas e esquizócitos)
• **Coagulação:** coagulograma normal (diferencial com CIVD, que costuma estar com coagulação bastante alterada)
• **Outras:** miocardite, pancreatite

TRATAMENTO

Nos casos das anormalidades plaquetárias secundárias ao uso de medicamentos, o primeiro passo é a sua suspensão. Quando da plaquetopenia induzida pela heparina, esta droga deve ser suspensa e a terapia anticoagulante realizada com medicação que não tenha reação cruzada com os anticorpos anti-heparina (hirudina, danaparóide, argatrobana, bivalirudina, fondaparinux).

As manifestações hemorrágicas associadas com as plaquetopatias são tratadas usualmente com transfusão de concentrados de plaquetas, visando alcançar o número de 30.000-60.000 plaquetas funcionantes/mm³ (aproximadamente 6 unidades de concentrado de plaquetas de doador único). Alguns pacientes podem apresentar aloimunização após a transfusão plaquetária, o que poderá limitar este tratamento posteriormente. O fator VII ativado recombinante pode ser uma alternativa terapêutica nas plaquetopatias congênitas, sendo seu emprego registrado para os pacientes com trombastenia de Glazmann, na dose de 80 a 120 μg/kg de peso, a cada 2 horas, por três vezes. O DDAVP é outra opção terapêutica para os sangramentos dos pacientes com trombocitopatia, mas nem sempre com resposta consistente. As hemorragias podem ainda ser abordadas, quando possível, com compressão local, aplicação de agentes tópicos (adesivo fibrínico) e antifibrinolíticos (ácido tranexâmico – 10 mg/kg a cada 8 horas, via endovenosa e 20 mg/kg a cada 6-8 horas, via oral – ou ácido épsilon-aminocapróico – 50-60 mg/kg a cada 4 horas, via endovenosa, seguidas da mesma dosagem via oral).

Os pacientes com púrpura trombocitopênica imunológica, apresentando sangramento interno ou sangramento cutâneo e mucoso difuso ou, ainda, que necessitam de tratamento cirúrgico de urgência, devem receber tratamento agressivo. Em regime de internação hospitalar deverão ser instituídas medidas para reduzir o risco hemorrágico, como controle da pressão arterial, não-administração de drogas via intramuscular, uso de drogas analgésicas/antiinflamatórias que não bloqueiam a função plaquetária, tratamento dos processos infecciosos etc.

Embora não existam trabalhos sistemáticos comparando a eficácia de diferentes regimes terapêuticos, há consenso geral que uma das seguintes medidas deve ser aplicada:

a) Gamaglobulina em altas doses via endovenosa (IgEV): 1 g/kg/dia, por 2 dias.
b) Metilprednisolona via endovenosa: 1g/dia, por 3 dias (Tabela 125.XI); ou dexametasona oral (Tabela 125.XII).
c) Transfusões de concentrados plaquetários: 5 U a cada 4-6 horas. Embora se admita que nos pacientes com púrpura trombocitopênica imunológica ocorra destruição plaquetária acelerada, as plaquetas transfundidas podem dar suporte hemostático crítico temporário. Quando dadas em associação com a IgEV, devem ser administradas após a infusão da gamaglobulina. As drogas antifibrinolíticas podem ser efetivas quando os corticóides e as transfusões plaquetárias não mostraram resultados. Pode-se considerar a esplenectomia de emergência nos casos não responsivos às medidas mencionadas e que necessitam de tratamento adicional.

Tabela 125.X – Imunoglobulina no tratamento da PTI

Variáveis	Resultados
Imunoglobulina endovenosa	• Dose: 1g/kg de peso • Dois a três dias consecutivos. • Infundir lentamente: 0,2 g/kg/hora • Riscos imediatos: anafilaxia, hipotensão, reações de hipersensibilidade, febre e cefaléia
Evite usar	• Doentes com deficiência de Ig-A ou hipersensibilidade conhecida à imunoglobulina • Doentes com insuficiência renal
Vantagens	• Efetiva • Perfil de efeitos colaterais diferente dos corticóides
Desvantagens	• Difícil disponibilidade • Altíssimo custo

Tabela 125.XI – Pulso de corticóide endovenoso

Variáveis	Resultados
Corticóide endovenoso	• Metilprednisolona: 15 mg/kg de peso, no máximo 1.000 mg ao dia • Dois a três dias consecutivos • Diluir em 500 mL de SG 5% e infundir em 2 a 3 horas • Riscos durante a infusão: arritmias e aumento da pressão arterial • Riscos a curto prazo: hipocalemia, psicose, sangramento gastroduodenal, infecção sistêmica, reativação do zóster, hiperglicemia • Não esquecer de fazer profilaxia para estrongiloidíase
Evite usar	• Doentes com uso de antiarrítmicos e cardiopatias graves • Diabetes descompensado • Transtorno bipolar, esquizofrenia • Infecção grave ou potencialmente grave em atividade • Úlcera péptica com sangramento atual • Hipertensão arterial descontrolada
Vantagens	• Disponível • Relativamente barato • Efetivo e relativamente seguro

Tabela 125.XII – Pulso de corticóide oral para PTI

- 125 pacientes com PTI grave (prospectivo, não-randomizado) foram tratados com 40 mg/dia de dexametasona via oral, durante 4 dias consecutivos
- Inclusão: doentes com menos de 20.000 plaquetas/mm^3 ou com mais de 50.000/mm^3 + sangramento de mucosas
- Resultados: 106 doentes tiveram uma boa resposta (85%) e; no 7º dia de tratamento a contagem de plaquetas aumentou, em média, para 101.400/mm^3
- Segurança: o estudo não teve nenhuma complicação
- Excelente opção ao pulso de metilprednisolona

DOENÇA DE VON WILLEBRAND

INTRODUÇÃO E DEFINIÇÕES

A doença de von Willebrand (DVW) é uma doença hemorrágica que decorre da redução da atividade funcional do fator von Willebrand (FVW). Vários estudos epidemiológicos indicam que a DVW é a doença hemorrágica hereditária mais comum, acometendo de 0,8 a 2,0% da população. Os dados da Agência Nacional de Vigilância Sanitária (Anvisa) indicam que, em 2002, no Brasil, 866 pacientes estavam registrados com o diagnóstico de DVW. Contudo, esses números refletem a dificuldade do seu diagnóstico e a subnotificação.

Conforme o tipo de anormalidade evidenciada no FVW, a DVW é classificada como decorrente de defeitos quantitativos (DVW tipos 1 e 3) ou qualitativos (DVW tipo 2). Na doença de von Willebrand tipo 1 o FVW produzido é funcionalmente normal, porém está presente em concentrações plasmáticas reduzidas. Já na DVW tipo 3 há deficiência virtualmente completa de um FVW funcionalmente normal. Na doença de von Willebrand tipo 2 são descritas 4 alterações funcionais, que originam os seguintes subtipos: a) Subtipo 2A – existe interação anormal entre o FVW e as plaquetas, em razão da deficiência dos multímeros de peso molecular elevado e intermediário; b) Subtipo 2B – o FVW tem maior afinidade pelo receptor plaquetário GPIb; c) Subtipo 2M – a interação entre as plaquetas e o FVW é anormal, porém em decorrência de alteração no domínio do FVW que faz a mediação da sua ligação com a GPIb, e d) Subtipo 2N – existe alteração na região do FVW que se liga ao FVIII, o que resulta em baixas concentrações plasmáticas do fator VIII.

ETIOLOGIA E FISIOPATOLOGIA

A DVW é uma doença congênita com padrão de transmissão variável: no tipo 1 é autossômico incompletamente dominante, com penetrância variável; nos subtipos 2A, 2B e 2M a transmissão é autossômica dominante, e no subtipo 2N e no tipo 3 a transmissão é autossômica recessiva.

O FVW é uma proteína multimérica que tem duas funções: a) mediar a adesão das plaquetas às superfícies trombogênicas e agregação plaquetária em condições de alto estresse de cisalhamento, e b) transportar o fator VIII, protegendo-o da depuração rápida. Dessa maneira, a diminuição funcional do FVW resulta em tendência hemorrágica, enquanto nas artérias com lesões arterioscleróticas o FVW pode contribuir para a ocorrência de evento trombótico agudo. O FVW é produzido pelas células endoteliais e pelos megacariócitos, sendo que a maioria do conhecimento sobre sua biossíntese advém da cultura de células endoteliais *in vitro*. Contudo, nem todas as células endoteliais produzem o FVW *in vivo*, uma vez que a taxa de síntese, estocagem e polaridade da secreção são provavelmente influenciadas pela localização anatômica da célula endotelial. O FVW é formado inicialmente no retículo endoplasmático como pré-moléculas, que, ao se ligarem por meio da porção carboxiterminal, formam os dímeros de pró-FVW, que representam a espécie protomérica e posteriormente se organizarão, formando os grandes multímeros do FVW. Os dímeros são transportados ao aparelho de Golgi, onde, por meio de pontes sulfidrílicas na região aminoterminal, serão formados os grandes multímeros, com clivagem do pró-peptídeo. Nas células endoteliais e nas plaquetas, os multímeros do FVW serão estocados nos corpos de Weibel-Palade e nos grânulos alfa, respectivamente, sendo secretados quando houver uma estimulação adequada. Cada multímero contém um número variável de subunidades maduras, resultando num peso molecular que irá variar de 500 a 10.000 KD. Como cada subunidade ou molécula tem vários sítios funcionais que fazem a mediação da interação do FVW com outras moléculas, e são independentes da organização multimérica, isso explica o potencial para contatos multivalentes do FVW, que são importantes para o seu papel na formação do trombo plaquetário.

ACHADOS CLÍNICOS

As manifestações clínicas da DVW são heterogêneas, mas compatíveis com os importantes papéis do FVW na hemostasia. Dessa maneira, nas formas leves, a sintomatologia que predomina é o sangramento cutâneo (equimoses aos menores traumatismos) e mucoso (epistaxe, sangramento pós-exodontia, sangramento menstrual abundante), enquanto nas formas graves, observam-se os hematomas intramusculares, hemartroses e hemorragias pós-traumáticas e pós-cirúrgicas. A gravidade dos sintomas pode diminuir com o aumento da idade. No tipo 1, a sintomatologia pode se tornar mais leve com a gestação e com a terapia estrogênica.

EXAMES COMPLEMENTARES

É difícil o diagnóstico laboratorial da DVW do tipo 1. Existe um grande número de testes laboratoriais disponíveis, o que reflete a amplitude da função do FVW, e nenhum deles é suficientemente sensível ou específico para diagnosticar todos os pacientes. Deve-se ainda levar em consideração que o FVIII e o FVW são reagentes de fase aguda e, por isso, vários fatores podem interferir nos seus resultados, como fatores genéticos, tipo sangüíneo, grupo étnico, idade, estresse, exercícios físicos, estado da tiróide, presença de processo inflamatório e de neoplasia. Um conjunto de exames deve ser considerado para a avaliação conclusiva para DVW. Os testes de triagem, como tempo de sangramento e TTPA, devem ser suplementados com testes específicos, como quantificação do antígeno e da atividade funcional do FVW, e concentração plasmática do FVIII. A correlação entre esses testes ou com outros, como agregação plaquetária induzida pela ristocetina e avaliação do padrão multimérico do FVW, é fundamental para o diagnóstico adequado, com tipos e subtipos, da DVW (Tabela 125.I).

DIAGNÓSTICO DIFERENCIAL

A DVW deve sempre fazer diagnóstico diferencial com a hemofilia A. Porém, enquanto esta última afeta praticamente somente indivíduos do sexo masculino, a DVW, por ser autossômica, acomete os dois sexos. A doença de von Willebrand subtipo 2B deve fazer diagnóstico diferencial com a DVW do tipo plaquetário ou pseudo-DVW. Na DVW adquirida, a história hemorrágica em geral acontece em um indivíduo de idade mais avançada, sem história prévia de sangramentos. O diagnóstico, muitas vezes difícil, baseia-se na demonstração de um auto-anticorpo contra o FVW.

TRATAMENTO

O tratamento da DVW baseia-se na reposição da proteína deficiente nos episódios de hemorragia espontânea e antes da realização de procedimentos invasivos. Isso pode ser realizado com o emprego da desmopressina (1-deamino-8-D-arginina vasopressina – DDAVP) e de concentrados plasmáticos contendo FVW (Tabelas 125.XIV 125.XV e

Tabela 125.XIII – Diagnóstico laboratorial da doença de von Willebrand

DVW	FVIII	FVW:Ag	FVW:RCo	RIPA	Padrão multimérico
Tipo 1	↓	↓	↓	Nl ou ↓	Presença de todos os multímeros
Tipo 2A	Nl ou ↓	Nl ou ↓	↓	↓	Ausência dos multímeros de peso molecular alto e intermediário
Tipo 2B	Nl ou ↓	Nl ou ↓	↓	↑	Ausência dos multímeros de peso molecular alto e intermediário
Tipo 2M	Nl ou ↓	Nl ou ↓	↓	↓	Presença de todos os multímeros
Tipo 2N	↓↓	Nl	Nl	Nl	Normal
Tipo 3	↓	↓↓	↓↓	↓↓	Ausência de todos os multímeros

* FVIII = fator VIII; FVW:Ag = antígeno do fator von Willebrand; FVW:RCo = atividade de co-fator de ristocetina do fator von Willebrand; RIPA = agregação/aglutinação plaquetária induzida pela ristocetina; Nl = normal; ↓ = diminuído; ↑ = aumentado.

125.XVI). As drogas antifibrinolíticas, concentrados de plaquetas e preparados com estrógenos e progestágenos são terapias adjuvantes. A desmopressina é um derivado sintético do hormônio antidiurético, que é administrado na dose de 0,3 µg/kg, por infusão de 30 a 45 minutos, elevando as concentrações plasmáticas do FVIII e do FVW, após 30 a 60 minutos. Geralmente, a resposta de cada paciente ao DDAVP é consistente e por isso uma dose-teste deve ser administrada no momento do diagnóstico ou antes de um tratamento eletivo, com a finalidade de ser estabelecido o padrão de resposta individual e a eficácia clínica. Seus efeitos colaterais incluem taquicardia, cefaléia e rubor facial. A ocorrência de hiponatremia é rara, mas em crianças pequenas (abaixo de 2 anos) pode ser responsável por episódios de crise convulsiva. A droga é contra-indicada em pacientes com doença coronariana em virtude do risco de infarto agudo do miocárdio.

Os concentrados plasmáticos contendo FVIII e FVW são indicados para os pacientes que não apresentam resposta ao DDAVP ou quando ele é inadequado para a ocasião em questão. Na tabela estão as doses recomendadas desses concentrados para o controle ou prevenção hemorrágica em diferentes ocasiões.

Tabela 125.XIV – Modalidades terapêuticas que podem ser empregadas nos pacientes com doença de von Willebrand

Tipo de DVW	Tratamento de escolha	Tratamento alternativo ou associado
Tipo 1	DDAVP*	Antifibrinolíticos, estrógenos
Tipo 2A	Concentrado FVIII-FVW	Antifibrinolíticos, estrógenos
Tipo 2B	Concentrado FVIII-FVW	Antifibrinolíticos, estrógenos
Tipo 2M	DDAVP*	Concentrado FVIII-FVW, antifibrinolíticos, estrógenos
Tipo 2N	DDAVP*	Concentrado FVIII-FVW, antifibrinolíticos, estrógenos
Tipo 3	Concentrado FVIII-FVW	DDAVP, antifibrinolíticos, estrógenos
Tipo 3 com aloanticorpos	FVIII recombinante	Antifibrinolíticos, estrógenos

DVW= doença de von Willebrand; FVIII = fator VIII.
* Com evidências de resposta ao teste terapêutico no paciente a ser tratado ou em um familiar acometido também testado.

Tabela 125.XV – Doses recomendadas de concentrado de fator VIII – fator von Willebrand de acordo com a situação clínica

Situação clínica	Dose de FVIII (U/kg)	Administração	Objetivo
Cirurgia de grande porte	50	Diária ou dias alternados	FVIII > 50 U/dL no mínimo por 7 dias
Cirurgia de pequeno porte	30	Diária ou dias alternados	FVIII > 30 U/dL no mínimo por 5-7 dias
Sangramento espontâneo ou pós-trauma	20-40	Única	
Exodontia	20-40	Única + medicação antifibrinolítica	FVIII > 30 U/dL por 6 horas

FVIII = fator VIII.

Tabela 125.XVI – Modalidades terapêuticas que podem ser empregadas nos pacientes com doença de von Willebrand de acordo com a intensidade da manifestação hemorrágica

Tipo de DVW	Sangramento	Tratamento
Tipo 1	Menor	DDAVP
	Maior	Concentrado FVIII-FVW/ DDAVP
Tipo 2	Menor	DDAVP/Concentrado FVIII-FVW
	Maior	Concentrado FVIII-FVW
Tipo 3	Menor/maior	Concentrado FVIII-FVW

DVW = doença de von Willebrand; FVIII = fator VIII; FVW = fator von Willebrand.

Algoritmo 125.1 – Abordagem da plaquetopenia

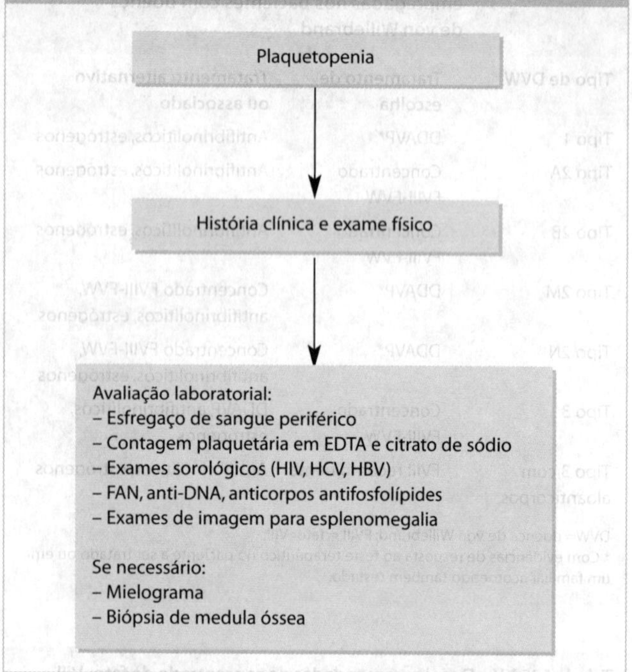

Algoritmo 125.2 – Diagnóstico laboratorial da doença de von Willebrand*

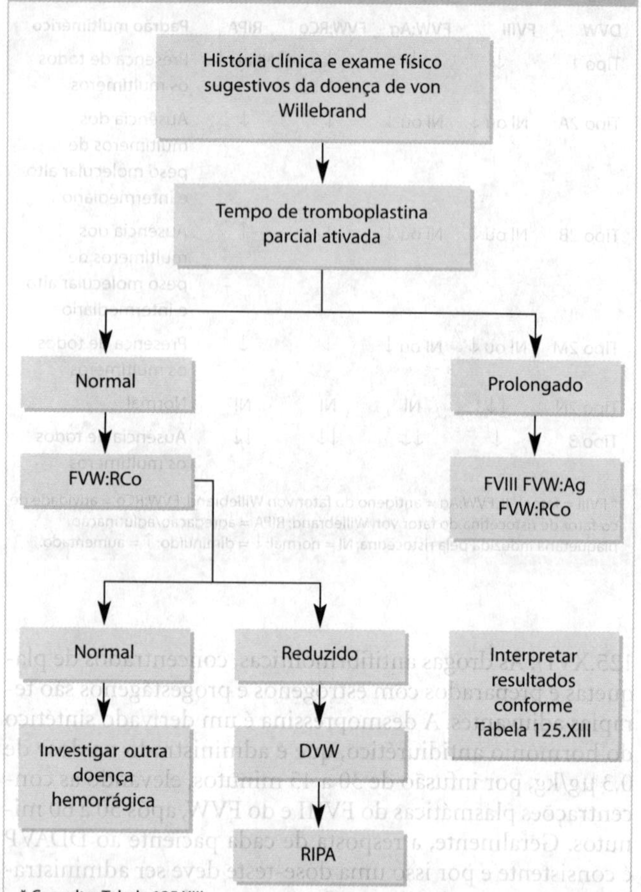

* Consultar Tabela 125.XIII.

LEITURA ADICIONAL

1. Budde U, Drewke E, Mainusch K, Scheppenheim R. Laboratory diagnosis of congenital von Willebrand disease. Semin Thromb Hemost 2002; 28: 173-90.
2. Cardigan R, Turner C, Harrison P. Current methods of assessing platelet function: relevance to transfusion medicine. Vox Sang 2005; 88: 153-63.
3. Federici AB, Mannucci PM. Diagnosis and management of von Willebrand disease. Haemophilia 1999; 5(Suppl 2): 28-37.
4. D'Amico EA, Villaça PR. Doença de von Willebrand. In: Zago MA, Falcão RP, Pasquini R. Hematologia – fundamentos e prática. Edição revista e atualizada. Atheneu; 2004. p.819-32.
5. Ginsburg D. The molecular biology of von Willebrand disease. Haemophilia 1999; 5(Suppl 2): 19-27.
6. Girolami A, Luzzatto G, Varvarikis C, Pellati D, Sartori R, Girolami B. Main clinical manifestations of a bleeding diathesis: an often disregarded aspect of medical and surgical history taking. Haemophilia 2005; 11: 193-202.
7. Kroll MH. Qualitative platelet disorders. In: Kroll MH. Manual of coagulation disorders. Blackwell Science; 2001. p.176-87.
8. Levine SP. Thrombocytopenia: pathophysiology and classification. In: Gree J, Foerster J, Lukens JN, Rodgers GM, Paraskevas F, Glader B. Wintrobe's clinical hematology. 11. ed. Lippincott; 2004. p.1529-32.
9. Liesner RJ, Machin SJ. ABC of clinical haematology: platelet disorders. BMJ 1997; 314: 809-814.
10. Montgomery RR. Structure and function of von Willebrand factor. In: Colman RW, Hirsh J, Marder VJ, Clowes AW, George JN. Hemostasis & thrombosis. Basic principles & clinical practice. 4. ed. Lippincott; 2001. p.249-77.
11. Poon M-C, Demers C, Jobin F, Wu JWY. Recombinant factor VIIa is effective for bleeding and surgery in patients with Glanzmann Thrombasthenia. Blood 1999; 94: 3951-3.
12. Poon M-C, D'Oiron R, Von Depka M, Khair K, Négrier C, Karafoulidou A, Huth-Kuehne A, Morfini M. Prophylactic and therapeutic recombinant factor VIIa administration to patients with Glanzmann's thrombasthenia: results of an international survey. J Thromb Haemost 2004; 2: 1096-103.
13. Rodeghiero F, Castaman G. Treatment of von Willebrand disease. Semin Hematol 2005; 42: 29-35.
14. Sadler JE, Blinder M. Von Willebrand disease: diagnosis, classification, and treatment. In: Colman RW, Hirsh J, Marder VJ, Clowes AW, George JN. Hemostasis & thrombosis. Basic principles & clinical practice. 4. ed. Lippincott; 2001. p.825-38.
15. Schulman S. Haemostatic and replacement therapy in von Willebrand disease. Haemophilia 1999; 5(Suppl 2): 57-9.
16. Tefferi A, Hanson CA, Inwards DJ. How to interpret and pursue an abnormal complete blood cell count in adults. Mayo Clin Proc 2005; 80: 923-36.

CAPÍTULO 126

Abordagem Inicial das Anemias Hemolíticas no PS

Rodrigo Dolphini Velasques
Juliana S. M. Duarte

TÓPICOS IMPORTANTES

- Destruição aumentada de eritrócitos, não compensada pela medula óssea.
- A maior parte dos casos é de anemia normocítica normocrômica, podendo apresentar macrocitose quando há produção significativa de reticulócitos.
- DHL elevado, haptoglobina reduzida ou ausente e hiperbilirrubinemia indireta têm alta especificidade para o diagnóstico.
- Pode ocorrer de forma intravascular, com conseqüente hemoglobinemia e hemoglobinúria, ou extravascular, por meio do sistema reticuloendotelial.
- Podem ser desencadeadas por inúmeros processos, hematológicos ou não, desde infecções até malignidades.
- As causas mais comuns de anemia hemolítica são secundárias a hemoglobinopatias, destacando-se a anemia falciforme e as talassemias.
- A anamnese e o exame físico são cruciais na identificação do processo primário desencadeante.
- O tratamento deve basear-se, inicialmente, na terapia de suporte e, posteriormente, na causa de base.

INTRODUÇÃO E DEFINIÇÕES

Anemia hemolítica é o processo em que a queda da hemoglobina estabelece-se devido à diminuição da sobrevida média das hemácias circulantes. A vida de uma hemácia normal é de cerca de 120 dias. A medula óssea, por sua vez, em condições normais, é capaz de aumentar a produção de eritrócitos em até 8 vezes, em resposta a uma diminuição da sobrevida deles. Entretanto, em uma situação de hemólise, ocorre uma redução dessa sobrevida para menos de 100 dias. Nessa situação, a capacidade de adaptação da medula óssea é ultrapassada e a anemia surge, assim como os sintomas decorrentes dela.

A anemia, ou diminuição na concentração de hemoglobina, em comparação a indivíduos normais do mesmo sexo, raça e idade, é determinada por valores de referência estabelecidos pela Organização Mundial da Saúde (OMS).

As anemias hemolíticas podem decorrer de processos crônicos ou agudos. Quanto à origem, podem decorrer de defeitos intrínsecos (congênitos) de algum dos componentes das hemácias – membrana, sistemas enzimáticos ou hemoglobina – ou extrínsecos (adquiridos) – processos auto-imunes, drogas, infecções ou por próteses valvares, entre outras.

Tabela 126.I – Valores de referência para anemia

Adultos	Hemoglobina (em g/dL)
Homens	< 13
Mulheres	< 12
Gestantes	< 11

Devido às dificuldades de diagnóstico e à ampla gama de doenças causadoras de anemia hemolítica, há uma dificuldade de obtenção e provável carência de dados sobre a sua incidência, que ficam restritos apenas a algumas prevalências das causas de origem propriamente ditas.

Contudo, a incidência da anemia hemolítica, na literatura, é estimada em 1:100.000 e 0,2:100.000 para adultos e crianças, respectivamente.

ETIOLOGIA E FISIOPATOLOGIA

Causas congênitas de anemia hemolítica geralmente levam a distúrbios presentes já na infância (p.ex., β-talassemia, anemia falciforme), ou podem permanecer silentes durante grande parte da vida do indivíduo, desencadeando a crise hemolítica na presença de um agente agressor (p.ex., deficiência de glicose-6-fosfato-desidrogenase). Formas mais brandas de anemias congênitas podem, entretanto, gerar poucos sintomas durante as fases iniciais da vida (p.ex., esferocitose hereditária) ou, a depender do grau de alteração genética, podem até mesmo não se manifestar (p.ex., eliptocitose hereditária).

Entretanto, de maneira geral, as doenças hematológicas intrínsecas (genéticas) possuem um amplo espectro de sintomatologias, no qual é quase impossível estabelecer, por meio de exames laboratoriais, a severidade da sintomatologia. Uma mesma doença, em indivíduos diferentes, pode assumir faces completamente distintas.

Formas adquiridas podem surgir em qualquer momento da vida, como a hemoglobinúria paroxística noturna (distúrbio da célula-tronco hematopoiética), a anemia hemolítica auto-imune e a anemia hemolítica microangio-

Tabela 126.II – Etiologias de anemia hemolítica

Intrínsecas	Defeitos de membrana	Esferocitose hereditária Eliptocitose hereditária
	Enzimopatias	Deficiência de piruvato-quinase Deficiência de G6PD
	Hemoglobinopatias	Anemia falciforme Talassemias
Extrínsecas	Imunes	Auto-imune Doenças linfoproliferativas Toxicidade por drogas
	Clonais	Hemoglobinúria paroxística noturna
	Microangiopáticas	Púrpura trombocitopênica trombótica Síndrome hemolítico-urêmica Coagulação intravascular disseminada Adenocarcinoma metastático Vasculites Hemólise valvar Circulação extracorpórea
	Infecções	*Plasmodium* *Clostridium* *Bartonella*
	Hiperesplenismo	Hipertensão portal Leishmaniose visceral
	Iatrogênicas	Transfusão de hemocomponentes incompatíveis
	Queimaduras	

pática (destruição mecânica do eritrócito), e, em muitos casos, podem ser decorrentes de processos não identificados ou mesmo não compreendidos.

ACHADOS CLÍNICOS

O perfil sintomatológico e os sinais apresentados por um paciente com anemia hemolítica não diferem, de modo geral, daquele paciente com uma anemia de outras causas. Embora os achados clínicos possam permitir, tanto pela anamnese como pelo exame físico, a identificação de um quadro de anemia, os diagnósticos diferenciais tornam-se um pouco mais custosos sem a ajuda de exames laboratoriais.

A anamnese deve consistir, principalmente, do tempo de instalação dos sinais e sintomas apresentados e, sobretudo, de história familiar detalhada do paciente. Isso pode servir como importante ferramenta no momento de se utilizar os exames laboratoriais e na identificação de possíveis causas congênitas de anemia hemolítica que, normalmente, portam-se de forma crônica e repetida dentro de uma família, como parentes com anemia ou traço falciforme, talassemias ou esferocitose. O histórico de quadros hemolíticos prévios também é importante, podendo identificar enzimopatias. O passado transfusional também é relevante, sobretudo se nova transfusão foi recentemente realizada.

Posteriormente, atenção deve ser dada também aos antecedentes pessoais do paciente, principalmente quanto ao uso de medicações regulares ou previamente (cerca de 1 semana antes dos sintomas) e a existência de doenças preexistentes, sobretudo doenças que possam levar à hipertensão portal, ou doenças cardíacas, com possível presença de próteses mecânicas.

De maneira geral, o paciente com anemia hemolítica queixa-se de fraqueza e dispnéia aos esforços de graus variados, dependendo do grau de hemólise e tempo de instalação da anemia. Sinais como febre podem identificar uma causa infecciosa, principalmente se associada a viagens recentes para áreas de risco de malária. Diarréia recente pode denotar possível causa infecciosa com progressão para síndrome hemolítico-urêmica.

Febre, com ou sem sintomas constitucionais, como perda de peso e emagrecimento, pode identificar possível causa neoplásica, como linfomas (principalmente não-Hodgkin) ou leucemias (em especial, leucemia linfóide crônica) e, até mesmo, metástases de tumores sólidos.

EXAMES COMPLEMENTARES

Hemograma e contagem de reticulócitos

Associada à morte natural das hemácias (senescência), ocorre, na anemia hemolítica, uma destruição independente do seu tempo de vida, denominada hemólise "randômica". Esse é o processo que se encontra aumentado em estados hemolíticos, especialmente quando o baço aumentado responde por parte da hemólise. Quando ocorre a hemólise, o grau de anemia tende a ser minimizado pelo aumento na produção de eritropoietina (EPO), manifestado, clinicamente, pelo aumento dos reticulócitos. Dessa maneira, a contagem reticulocitária é um aspecto importante na identificação da anemia hemolítica.

Tabela 126.III – Correlação entre achados clínicos e etiologia das anemias hemolíticas

Etiologia possível	Achados clínicos e anamnese
Defeitos de membrana	História familiar presente em casos de esferocitose, eliptocitose ou defeitos em bombas de Na/K, responsáveis pela xerocitose. Esplenomegalia pode estar presente.
Anemia falciforme	Geralmente pacientes afrodescendentes, com história pessoal prévia de crises álgicas desde o 1º ano de vida, síndrome torácica aguda ou fenômenos vaso-oclusivos. Episódios prévios de infecção por bactérias encapsuladas (pneumonias, meningite). A história familiar pode identificar familiares portadores de anemia ou traço falciforme. O paciente pode apresentar sinais condizentes com proteinúria, como edema/anasarca, insuficiência cardíaca, crises de seqüestro esplênico ou necrose avascular de cabeça de fêmur. Ao exame físico, icterícia pode estar presente.
Talassemias	Ascendência mediterrânea (italianos, gregos, portugueses, espanhóis), com familiares portadores de anemia ou apenas microcitose e hipocromia; casos mais graves podem demonstrar icterícia.
Enzimopatias	Histórico de crises hemolíticas de curta duração após uso de medicamentos como primaquina ou derivados de sulfa.
Hemoglobinúria paroxística noturna	O paciente pode apresentar queixa de colúria ao final da noite ou início da manhã, embora não seja uma constante. Histórico de tromboses prévias. Não segue padrão familiar.
Púrpura trombocitopênica trombótica	Sangramentos e tromboses devem ser questionados. Pode haver alteração neurológica concomitante. Sintomatologia de curto período de instalação.
Síndrome hemolítico-urêmica	História recente de diarréia infecciosa, associada a febre, prostração e presença de muco ou sangue nas fezes, sugerindo etiologia bacteriana.
Coagulação intravascular disseminada	Sangramentos difusos sem causa local evidente. Geralmente associada à história de infecções graves.
Malária	Viagens a locais endêmicos. Icterícia pode estar presente.
Leishmaniose visceral	Esplenomegalia importante em pacientes moradores de áreas endêmicas (nordeste do Brasil, oeste paulista e norte paranaense).
Hipertensão portal	Histórico de alcoolismo ou infecções prévias por hepatites virais do tipo B ou C (estes, em pacientes com comportamentos de risco: uso de drogas injetáveis, múltiplos parceiros sexuais). Atentar para pacientes que tenham recebido transfusão sangüínea antes do início da década de 1990, quando não havia sorologia específica para o vírus da hepatite C. Observar história de HDA, varizes esofágicas, telangiectasias em tronco e esplenomegalia, além de outros sinais de estigmas hepáticos.
Vasculites	Fenômeno de Raynaud, *rash* malar, artrites ou artralgias, serosites.
Hemólise valvar	Doença valvar prévia (p.ex., febre reumática); questionar presença de próteses metálicas, o que pode ser facilmente identificado, no exame físico, pela ausculta cardíaca.
Doenças linfoproliferativas	Sintomas constitucionais, como febre, emagrecimento, surgimento de hepatoesplenomegalia ou linfadenomegalias.
Adenocarcinoma metastático	Sintomas constitucionais ou por meio da investigação sobre os diversos sistemas.

O hemograma auxilia a identificação da anemia por meio da queda da hemoglobina. A presença dos reticulócitos, em algumas situações, pode ser suspeitada pelo volume corpuscular médio (VCM) das hemácias, pois os reticulócitos (RT), por possuírem um volume maior do que a hemácia normal, tendem a desviar a curva do VCM para a direita, ou seja, à macrocitose.

A interpretação da contagem reticulocitária deve ser sempre realizada por meio de sua correção pelo hematócrito do paciente, ou seja, o índice reticulocitário (IR):

$$\text{RT\% (corrigido)} = \frac{\text{RT\% x Ht (do paciente)}}{\text{Ht normal}}$$

Ht normal: mulheres = 42%; homens = 47%.

Para se obter o índice reticulocitário, o resultado deve, então, ser dividido pelo número estimado de dias de duração dos reticulócitos, o que pode ser visualizado na Tabela 126.IV.

Tabela 126.IV – Duração dos reticulócitos

Ht do paciente	Dias estimados de duração dos reticulócitos
Maior que 40%	1 dia
Entre 30 e 40%	1,5 dia
Entre 20 e 30%	2 dias
Menor que 20%	2,5 dias

O índice reticulocitário normal é igual a 1. Considera-se índice aumentado valores acima de 2. Assim, quando o índice é menor que 2, sugere-se que haja uma compensação ineficaz da medula óssea na produção dos reticulócitos. Por outro lado, um aumento maior que 4 demonstra grandes perdas de sangue, com compensação medular presente. Vale lembrar que a contagem reticulocitária pode estar normal ou baixa em situações de hemólise, nas quais a medula óssea está comprometida (infiltração, pós-quimioterapia, doenças medulares primárias ou carência de ferro, B12 ou folato).

Uma abordagem adequada perante um paciente com anemia hemolítica inicia-se novamente por meio de história e exame físico acurados. Não há sintomas nem sinais específicos para o diagnóstico de anemia hemolítica, mas reconhecer a hemólise não é difícil, na maior parte dos casos. A hipótese deve ser realizada pelo clínico a partir de alguns aspectos básicos, geralmente suficientes para se chegar ao diagnóstico (Tabela 126.V).

Tabela 126.V – Achados clínicos e laboratoriais da anemia hemolítica
Fraqueza e anemia de curta instalação
Icterícia com predomínio de hiperbilirrubinemia indireta
Litíase vesicular
Esplenomegalia
Presença de esferócitos circulantes
Aumento de DHL sérico
Haptoglobina reduzida ou ausente
Teste de antiglobulina direto (TAD ou Coombs direto) positivo
Índice reticulocitário elevado, indicando resposta medular à anemia

Uma vez realizado o diagnóstico inicial, deve-se buscar o auxílio de um hematologista para todo caso novo de anemia hemolítica. A hemólise é apenas o sinal inicial de uma doença subjacente que deve ser investigada e tratada.

Esfregaço de sangue periférico

A descrição complementar do hemograma nunca deve substituir a avaliação médica por meio do esfregaço de sangue periférico. Sinais de presença de hemólise são listados na Tabela 126.VI.

Tabela 126.VI – Sinais de presença de hemólise
Esferócitos, microesferócitos e eliptócitos
Hemácias fragmentadas (esquizócitos): indicam a presença de microangiopatia
Acantócitos: em pacientes com doença hepática
Hemácias com inclusões: malária, babesiose e bartonelose
Hemácias em lágrima, com presença de eritrócitos ortocirculantes (precursores eritróides nucleados – EOC): envolvimento medular, como na mielofibrose, ou infiltração tumoral

DHL sérico e haptoglobina

O DHL (sobretudo as isoformas DHL1 e DHL2) e a haptoglobina – proteína que se liga à hemoglobina livre – são dois testes muito importantes na identificação da hemólise. Com um soro contendo < 25 mg/dL de haptoglobina, a sensibilidade e a especificidade para anemia hemolítica são de 83 e 96%, respectivamente. Valores um pouco maiores de haptoglobina podem significar hemólise incipiente, assim como inflamação concomitante, pois esta também é uma proteína de fase aguda.

A combinação de um DHL elevado com uma haptoglobina reduzida é 90% específica para o diagnóstico de hemólise, enquanto a combinação de um DHL normal com uma haptoglobina maior que 25 mg/dL tem 92% de sensibilidade para se excluir hemólise.

Outros testes podem auxiliar na identificação ou exclusão de hemólise, como mostra a Tabela 126.VII.

Tabela 126.VII – Achados laboratoriais úteis na inclusão ou exclusão de hemólise	
Bilirrubina indireta	Seu aumento está relacionado com o catabolismo da hemoglobina heme
Concentração de hemoglobina corpuscular média (CHCM)	Seu aumento indica a presença de esferócitos
Teste de antiglobulina direto (TAD/Coombs direto)	Positivo nas anemias hemolíticas
Teste para detecção de crioaglutininas (Donath-Landsteiner)	Se sintomas estiverem relacionados à exposição ao frio
Detecção de corpúsculo de Heinz	Sua presença indica partículas de globina no sangue
Hemoglobina livre plasmática	Sua detecção no plasma indica hemólise intravascular
Hemossiderina urinária	Sua detecção, após 7 dias do início do quadro, indica hemólise intravascular

A anemia hemolítica pode se apresentar de formas atípicas que, por sua vez, podem, erroneamente, levar o clínico a afastá-la como hipótese diagnóstica:

- Hemólise sem anemia: pode ocorrer quando a taxa de destruição dos eritrócitos está abaixo da capacidade compensatória da medula óssea. Apesar da ausência de anemia, a hemólise ainda pode ser detectada pela elevação dos reticulócitos e de DHL e pela redução da haptoglobina.
- Hemólise sem reticulocitose: a anemia hemolítica pode cursar sem o aumento devido de reticulócitos, pois, em alguns indivíduos, ocorre um atraso na compensação da medula óssea após o estresse hemolítico. Além disso, como já foi comentado, a medula óssea não responde adequadamente se estiver suprimida ou comprometida. Esse é o caso de pacientes com anemias hemolíticas hereditárias, como anemia falciforme ou esferocitose hereditária, durante crises aplásticas causadas pela infecção por parvovírus B19. A medula óssea também pode estar suprimida em conseqüência de quimioterapia, por exemplo, em pacientes com anemia hemolítica secundária à leucemia linfóide crônica em tratamento com agentes quimioterápicos.

O diagnóstico dirigido às causas mais específicas de anemias hemolíticas será discutido a seguir.

DIAGNÓSTICO DIFERENCIAL

Conforme demonstrado na Tabela 126.II, os diagnósticos diferenciais de anemia hemolítica devem ser divididos, de maneira simplificada, entre causas intrínsecas e extrínsecas.

Causas intrínsecas

Defeitos de membrana

Esferocitose hereditária

Doença genética autossômica dominante de espectro clínico variável, que inclui desde formas assintomáticas até casos severos de anemia hemolítica, os quais podem já se apresentar na infância.

A prevalência no mundo ocidental é de cerca de 1:5.000 pessoas, com provável subdiagnóstico, já que casos mais leves podem ser assintomáticos.

Caracteriza-se pela presença de esferócitos no esfregaço de sangue periférico, fragilidade osmolar aumentada das hemácias e uma resposta clínica favorável após esplenectomia.

Dois fatores primordiais respondem pela doença: um defeito intrínseco das hemácias e o seqüestro das mesmas pelo baço, levando a um processo acelerado de destruição. A base fisiopatológica é heterogênea e reside em deficiências isoladas ou combinadas na ligação de proteínas responsáveis pela sustentação da membrana celular, como a espectrina e a anquirina, entre outras. A conseqüente desestabilização da camada lipídica leva à liberação de lipídios da membrana celular, seguida de uma deficiência na área de superfície, com a formação de esferócitos pouco deformáveis que, num baço intacto, acabam por serem retidas e destruídas.

A anemia é de gravidade variável e o hematócrito pode ser normal. Contudo, a reticulocitose é uma constante. O diagnóstico pode ser realizado pela análise do esfregaço de sangue periférico, no qual há a presença de esferócitos – hemácias cujo formato não é o discóide usual, não apresentando a típica palidez central. A esferocitose hereditária é marcada por ser o único distúrbio hereditário importante em que o CHCM é maior que 36 g/dL. Pode haver aumento de bilirrubina indireta e o teste de antiglobulina direta (TAD) é negativo.

Os esferócitos são anormalmente vulneráveis ao meio hipotônico, devido à perda de sua superfície em relação ao seu conteúdo, demonstrado por meio de teste de fragilidade osmótica positivo.

Eliptocitose hereditária

Grupo de distúrbios clínica, bioquímica e geneticamente heterogêneos e hereditários, cujo aspecto comum é a presença de hemácias em forma de elipse.

Nos Estados Unidos, a prevalência de casos é de 3 a 5:10.000 habitantes, também subdiagnosticados devido a essa heterogeneidade da condição, sendo que a maior parte dos casos é assintomática, sem a presença de anemia. A fisiopatologia também reside na mutação de proteínas de sustentação da membrana eritrocitária, cujo grau confere à doença um espectro variado de sintomas, podendo ser dividido em: eliptocitose leve/portador assintomático, eliptocitose com hemólise esporádica ou eliptocitose com hemólise crônica. Os defeitos mais comuns são os presentes na junção da α e β-espectrina à membrana eritrocitária. O defeito da proteína 4.1 é mais comum em árabes do norte da África. Defeitos na glicoforina C também podem estar presentes.

Na eliptocitose, geralmente há uma dupla população de eritrócitos, uma normocítica e outra microcítica, sendo que esta última tem origem nos fragmentos gerados a partir de hemácias afetadas. O diagnóstico também pode ser realizado pela identificação, no esfregaço de sangue periférico, de hemácias em elipse.

Enzimopatias

Deficiência de piruvato-quinase (PK)

Defeito enzimático congênito mais comum dos eritrócitos, responsável por um estado crônico de anemia hemolítica. Embora bem mais incomum que a deficiência de G6PD, esta última raramente gera episódios hemolíticos agudos ou estados crônicos de hemólise, ao contrário da deficiência de piruvato-quinase (PK), cuja penetrância é alta. A PK não é deflagrada por estresses oxidativos e sua fisiopatologia não é bem compreendida.

Simplificadamente, a PK, produzida, em suas várias isoformas, a partir de tecido hepático, cerebral e muscular, e a partir de componentes do sangue – plaquetas, leucócitos e progenitores eritróides –, é responsável pela geração de ATP por meio da conversão de fosfenol piruvato a lactato, na via glicolítica. Dessa maneira, a deficiência desta enzima diminui a produção de ATP, o que, de certo modo, leva ao processo de hemólise, embora condições em que a geração de ATP seja ainda menor não levem à hemólise significativa.

A severidade da hemólise gerada pela deficiência de PK é altamente variável, desde anemias hemolíticas severas dependentes de transfusão logo ao nascimento até formas leves com anemia compensada. Geralmente, o grau de severidade é semelhante em indivíduos da mesma família.

A enzimopatia está presente no mundo inteiro, principalmente em chineses e descendentes de países do norte da Europa, populações em que a heterozigosidade gira em torno de 1%. Pacientes com hemólise severa podem ser cronicamente ictéricos, desenvolvendo as complicações comuns de estados hemolíticos crônicos, como colecistite crônica calculosa, anemia aplástica transiente (devido à infecção por parvovírus), deficiência de folato e úlceras de pele. Esplenomegalia pode ser encontrada.

Deficiência de glicose-6-fosfato-desidrogenase (G6PD)

Trata-se de uma das mais prevalentes doenças resultantes de mutações, afetando centenas de milhões de pessoas no mundo inteiro. Nos Estados Unidos, é encontrada em cerca de 10% dos indivíduos masculinos afrodescendentes. Há uma variedade mediterrânea comum na parte sul da Itália, Grécia, Espanha, e entre judeus e árabes. A hemoglobina é mantida em altas concentrações em uma solução no citoplasma da hemácia. Estresses oxidativos causam reações específicas que diminuem a solubilidade da hemoglobina nesta solução, causando sua precipitação (o que pode ser identificado morfologicamente pela presença dos corpúsculos de Heinz). A reação de redução da glutationa é o principal mecanismo de defesa contra a lesão oxidativa da hemoglobina, preservando sua estabilidade. A G6PD, por sua vez, é uma enzima essencial na geração de NADPH a partir do NADP, necessária para a redução da glutationa. Dessa maneira, na deficiência de G6PD, esse processo está variavelmente comprometido, a depender do tipo de mutação presente. Em indivíduos com a variante G6PD-deficiente hemolítica aguda, não há aspectos clínicos ou laboratoriais que evidenciem hemólise, até que estes sejam submetidos a certas situações clínicas. Na rara variante crônica, a gravidade da hemólise pode variar de leve até uma situação transfusão-dependente. As crises hemolíticas podem ser desencadeadas principalmente por drogas – sobretudo as derivadas de sulfa – ou ingestão de favas, manifestando-se 2 a 3 dias após a agressão. Invariavelmente, à suspensão da droga causadora ou persistência da infecção, a crise hemolítica é de curta duração, provavelmente devido à eliminação da subpopulação de hemácias com atividade mais baixa de G6PD, o que ocorre em geral após 5 ou 6 dias. As hemácias mais jovens e os reticulócitos, cuja atividade de G6PD é maior, são poupados. O gene da G6PD está localizado no cromossomo X e, assim, somente o homem ou a mulher homozigota para a mutação exibe a expressão completa da deficiência. A mulher heterozigota apresenta quadro clínico variável, pelo fato de o gene homólogo não afetado compensar a atividade.

Quando o paciente não se encontra em crises, o sangue geralmente encontra-se normal. Durante os episódios hemolíticos, ocorrem reticulocitose e hiperbilirrubinemia indireta. Ensaios específicos para a detecção de G6PD podem revelar níveis baixos, embora possam ser falseados, se obtidos muito próximos ao episódio de hemólise. Recomenda-se sua mensuração em repetidas semanas após o último episódio. Em casos graves de deficiência, o nível sempre é baixo.

Hemoglobinopatias

Doença falciforme

Conjunto de doenças genéticas cujo resultado determina a formação de hemoglobinas anormais, associadas à formação de um subtipo em especial, a hemoglobina S (HbS). As características predominantes da doença falciforme incluem: anemia hemolítica, episódios álgicos, deterioração crônica de órgãos-alvo e várias complicações agudas. A anemia falciforme é forma mais comum entre estas, sendo importante presença na prática clínica dentro dos prontos-socorros. Resulta da alteração de uma única base no códon 6 do gene da globina B, resultando na substituição de um resíduo ácido glutâmico por valina, no cromossomo 11. Sua presença em apenas um dos cromossomos resulta no traço falciforme, clinicamente irrelevante. A homozigosidade, por sua vez, resulta na anemia falciforme (HbSS).

A hemoglobina S, quando desoxigenada, torna-se insolúvel, gerando a formação de grandes polímeros. Esse processo de polimerização faz com que a hemácia adquira a forma típica de foice, cuja deformabilidade é bastante diminuída, comprometendo a sua adaptação aos vasos de pequeno calibre (capilares). O processo de falcização favorece a adesão das hemácias ao endotélio e a ativação plaquetária e leucocitária, gerando um processo inflamatório local que propicia a desoxigenação e a falcização de novas hemácias, em um ciclo contínuo conhecido como fenômeno de vaso-oclusão.

A doença falciforme também é marcada por um processo crônico de hemólise, que ocorre principalmente, mas não completamente, no território extravascular, pois a membrana eritrocitária deficiente permite a adesão de anticorpos da classe IgG e, dessa maneira, a fagocitose pelas células mononucleares. Assim, o perfil clínico da doença é marcado sobretudo pelos fenômenos vaso-oclusivos e pela hemólise crônica. Devido à presença de grande quantidade de hemoglobina fetal – o que impede a polimerização da HbS –, as primeiras manifestações da doença ocorrem na segunda metade do primeiro ano de vida. A hemoglobina S, associada a outras hemoglobinopatias, gera uma miríade de síndromes, com características e evolução diferentes.

Tabela 126.VIII – Substâncias a serem evitadas em indivíduos com deficiência de G6PD

Substância
Adriamicina (quimioterápico)
Azul de metileno
Naftaleno
Nitrofurantoína
Fenazopiridina (pirídio)
Fenil-hidrazina
Primaquina
Sulfametoxazol
Sulfanilamida
Sulfapiridina

Tabela 126.IX – Doenças falciformes e sua representação pela eletroforese de hemoglobina

Doença	HbA	HbA2	HbS	HbF	HbC
Anemia falciforme	0%	Normal	86 a 98%	5 a 15%	0%
Traço falciforme	60%	Normal	40%	< 1%	0%
Hemoglobinopatia SC	0%	0%	60%	5 a 15%	40%
SB0-talassemia	0%	Elevada	70 a 80%	10 a 20%	0%
SB+-talassemia	5 a 30%	Elevada	60 a 75%	10 a 20%	0%
HbS-Persistência de hemoglobina fetal	0%	Normal	< 80%	> 20%	0%
Normal	97 a 99%	2,5 a 3,5%	0%	< 1%	0%

Fonte: Linardi CCG, 2006.

A anemia falciforme demonstra um quadro hemolítico crônico. O hematócrito geralmente permanece em torno de 20 a 30%, com um esfregaço de sangue periférico sempre anormal, demonstrando hemácias em forma de foice em variados graus. Outros achados são: reticulocitose, eritroblastos ortocirculantes (precursores nucleados das hemácias) e aspectos decorrentes do hipoesplenismo, como corpúsculos de Howell-Jolly e células em alvo. O hemograma demonstra ainda reticulocitose moderada (12.000 a 15.000 leucócitos/μL) e plaquetose.

A presença de hemácias em forma de foice no esfregaço de sangue periférico geralmente é suficiente para o estabelecimento do diagnóstico, contudo, deve-se realizar a eletroforese de hemoglobinas para confirmá-lo.

Talassemias

As síndromes talassêmicas compõem um grupo bastante heterogêneo de hemoglobinopatias geradas por defeitos na síntese nas cadeias globinas, decorrentes de alterações genéticas. A parte protéica da hemoglobina é composta de 4 cadeias globinas. Defeitos em genes de uma ou mais cadeias dão origem a síndromes cuja sintomatologia pode ser desde ausente até casos graves de anemia, podendo ser fatal se não for tratada. Trata-se do defeito genético mais comum encontrado no mundo e, em algumas partes dele, principalmente em países da região do Mar Mediterrâneo, constitui um problema de saúde pública.

A classificação das talassemias é baseada na cadeia de globina cuja produção é afetada. Normalmente, a hemoglobinas são constituídas de um par de globinas α associadas com um par não-α. Em um indivíduo adulto normal, as hemácias são compostas principalmente de HbA, formada por um par de cadeias de globina α e um par de cadeias de globinas β, correspondendo a 97 a 99% da hemoglobina existente. Cerca de 2,5 a 3,5% das hemoglobinas são compostas de duas cadeias α e duas cadeias δ, chamadas de HbA2. No período fetal e em crianças, ocorre uma pequena presença da chamada hemoglobina fetal (HbF), composta de duas cadeias α e duas cadeias γ. Assim, se a alteração genética leva à diminuição da produção de algumas dessas cadeias em particular, tem-se dois problemas principais: o acúmulo das cadeias que estão sendo produzidas normalmente e que não poderão ser pareadas, e a ausência de hemoglobina para produzir uma hemácia viável. O acúmulo das cadeias de globinas leva ao primeiro item do quadro clínico das síndromes talassêmicas: a formação de agregados que se depositam na membrana dos eritrócitos, levando-os a uma morte precoce, antes de serem liberados da medula óssea, fenômeno chamado de eritropoiese ineficaz. As células remanescentes são retiradas pelo sistema reticuloendotelial e pelo baço, gerando o quadro de hemólise. A destruição pelo sistema reticuloendotelial leva a outro problema clínico de difícil resolução: o acúmulo anormal de ferro nos órgãos e tecidos (fígado, coração e pâncreas), levando à insuficiência inexorável dos mesmos. Por outro lado, a diminuição da síntese de hemoglobina leva a um quadro de microcitose e hipocromia.

Os dois tipos mais comuns de talassemias são a α-talassemia e a β-talassemia e a gravidade clínica delas é determinada, em algum grau – já que a heterogeneidade da síndrome é complexa e não inteiramente compreendida –, pelo número de mutações nos genes responsáveis pelas cadeias globinas, sendo que há 4 genes responsáveis pelas cadeias α (cromossomo 16) e 2 genes responsáveis pelas cadeias β (cromossomo 11). Portanto, quanto à severidade do quadro, as talassemias podem ser divididas em:

1. Portador silencioso: deleção de um gene – nenhuma anormalidade clínica ou hematológica.
2. *Minor*: deleção de dois genes – anemia leve ou ausente (geralmente Hb > 10 g/dL).
3. *Intermedia*: deleção de três genes – anemia hemolítica crônica.
4. *Major*: não há produção de HbA, níveis muito baixos de Hb, microcitose e hipocromia importante, com expansão medular e alterações ósseas importantes. No feto, pode ocasionar hidropisia fetal.

A eletroforese de hemoglobina auxilia apenas no diagnóstico e na classificação das talassemias, não demonstrando seu grau de severidade que, na ausência de métodos laboratoriais complexos para determinar o número de deleções genéticas, recai primordialmente sobre a sintomatologia clínica.

Tabela 126.X – Proporção de cadeias de globinas no indivíduo adulto normal

HbA	97 a 99%
HbA2	2,5 a 3,5%
HbF	< 1%

Causas extrínsecas

Imunes

Auto-imune

Uma das causas mais comuns de anemia hemolítica adquirida é a destruição imunológica das hemácias por anticorpos dirigidos contra antígenos da membrana eritrocitária. As manifestações clínicas desse grupo de doenças, chamado de anemias hemolíticas auto-imunes (AHAI) dependem sobretudo do tipo de anticorpo produzido pela reação imune anômala.

De maneira geral, pode-se classificar os tipos de anticorpos em:

- Anticorpos quentes: são anemias hemolíticas geradas por auto-anticorpos da classe IgG, que reagem à temperatura do corpo (por isso a origem do nome), ou seja, a 37°C, contra antígenos presentes na membrana eritrocitária, sobretudo os pertencentes ao sistema Rh. Raramente, auto-anticorpos da classe IgM reagem a essa temperatura.

- Anticorpos frios: são anemias hemolíticas geradas por auto-anticorpos da classe IgM, que geralmente reagem contra antígenos polissacárides presentes na membrana eritrocitária, a 4 a 16°C (abaixo da temperatura corpórea). Da mesma maneira, anticorpos da classe IgG estão menos ligados a essa classificação. Estes anticorpos podem estar presentes em títulos baixos em indivíduos normais. A anemia hemolítica associada a anticorpos frios pode, ainda, ser subdividida em duas doenças:
  - Síndrome hemolítica por crioaglutininas: a mais comum delas, em que as crioaglutininas estão presentes em títulos elevados, reagindo à temperatura corpórea, ligando-se à superfície das hemácias, quando estas circulam pelas áreas mais frias do organismo, como nas extremidades. Ativam o sistema do complemento para depois se desligarem das hemácias, ao atingirem temperaturas maiores na circulação central. Após ativá-lo, as células opsonizadas são destruídas por lise direta (por meio do complexo de ataque à membrana) – hemólise intravascular – e retiradas da circulação pelo sistema reticuloendotelial – hemólise extravascular. A doença caracteriza-se por um quadro hemolítico crônico com exacerbações durante épocas mais frias. Pode estar associada à presença de doenças linfoproliferativas crônicas, vasculites ou de forma idiopática.
  - Hemoglobinúria paroxística a frio: rara doença causada por auto-anticorpos frios policlonais da classe IgG, que reagem contra antígenos eritrocitários, mesmo em títulos baixos, quando o paciente é exposto ao frio. Pode estar associada a infecções virais ou à sífilis terciária.

A anemia hemolítica pode ser severa e, muitas vezes, fatal, se não tratada logo. Pode ser marcada por hematócritos muito baixos (< 10%), reticulocitose importante e pela presença de esferócitos no sangue periférico. Quando o grau de estresse medular é alto, podem-se identificar células vermelhas nucleadas na periferia. Como em outras anemias hemolíticas, a bilirrubina indireta encontra-se elevada. Aproximadamente 10% dos pacientes com anemia hemolítica auto-imune podem ter trombocitopenia imune concomitante (síndrome de Evans).

O TAD é positivo e a pesquisa de antígenos irregulares (PAI ou Coombs indireto) pode ou não ser positiva. Sua positividade está relacionada à presença de grandes quantidades de anticorpos nas membranas eritrocitárias.

Na doença por crioaglutininas, o TAD é positivo apenas para o complemento.

Doenças linfoproliferativas

A anemia hemolítica auto-imune é mais comumente associada às doenças linfoproliferativas, sobretudo à leucemia linfóide crônica (LLC), que pode estar presente em até 25% dos casos, sendo menos comum em outras linfoproliferações, como nos linfomas (Hodgkin e não-Hodgkin) e no mieloma múltiplo. Além disso, algumas drogas utilizadas no tratamento da LLC podem estar implicadas no surgimento da AHAI, sobretudo a fludarabina. Em casos de pacientes portadores de LLC com AHAI associada, deve-se inclusive evitar a utilização dessa droga.

Embora a presença de AHAI por anticorpos quentes seja mais comum na vigência de linfoproliferações, pode haver também associação com a doença por crioaglutininas.

A anemia pode estar representada como conseqüência de um processo microangiopático decorrente de CIVD (entidade muito comum na leucemia promielocítica aguda – M3).

No caso da LLC, há indicação precisa e bem estabelecida pela literatura quanto ao início do tratamento para a doença de base, desde que esteja associado um processo hemolítico auto-imune. Inclusive, em alguns casos diagnosticados de LLC, assim como de outras linfoproliferações, o único quadro presente, ao diagnóstico, foi o da anemia hemolítica auto-imune. Dessa maneira, torna-se obrigatória a investigação dessas doenças em pacientes que adentram o serviço de saúde tendo como único achado clínico-laboratorial a anemia hemolítica.

A investigação de doenças linfoproliferativas inicia-se pela análise do hemograma em busca de leucocitose, sobretudo à custa de uma linfocitose mantida por, no mínimo, 6 meses, ou então em franca progressão. Se a linfoproliferação ocorre em sangue periférico, a imunofenotipagem deste pode auxiliar na identificação das células neoplásicas. Entretanto, em muitas situações, a identificação de um processo linfoproliferativo é uma tarefa difícil. Em muitos casos, a pesquisa por exames de imagem faz-se necessária na identificação de tumores (p.ex., tomografia computadorizada de região cervical, torácica, abdominal e pélvica) e, em raros casos, pela biópsia de medula óssea. Marcadores séricos tumorais são inespecíficos, mas geralmente podem demonstrar aumento de DHL, β-2-microglobulina, clonalidade na eletroforese de proteínas e ácido úrico.

Toxicidade por drogas

Várias substâncias têm sido associadas com o aumento da destruição dos eritrócitos. Em muitos casos, o mecanismo fisiopatológico não é bem compreendido, enquanto, em outros, a ação oxidativa tem seu papel bem estabelecido, sobretudo em pacientes portadores de deficiência de G6PD. A correlação de algumas substâncias e toxinas com anemia hemolítica está descrita a seguir.

1. Arsênico: a inalação do gás arsênico, presente em vários processos industriais, está bem correlacionada com a deflagração do processo de anemia hemolítica. A exposição a quantidades suficientes desse gás pode levar a um quadro de anemia, icterícia e hemoglobinúria. O mecanismo fisiopatológico é ainda incerto.
2. Chumbo: embora o aspecto mais importante da intoxicação por chumbo não seja a anemia, a maior parte dos pacientes apresentam-na. A anemia da intoxicação por chumbo não é primariamente por hemólise, contudo, ela pode estar presente.
3. Cobre: a patogênese da anemia hemolítica pode estar correlacionada ao processo de oxidação, associado à inibição da enzima G6PD, induzida pelo cobre. Pode ocorrer em pacientes com doença de Wilson, quando os ní-

veis plasmáticos de cobre encontram-se elevados, assim como em pacientes em hemodiálise, quando os circuitos estão contaminados com essa substância.

4. Oxigênio: oxigenação hiperbárica tem sido associada com hemólise aguda. Acredita-se que ocorra uma peroxidação anormal nos lípides da membrana dos eritrócitos. Astronautas expostos a ambientes a 100% de oxigênio estão sujeitos à anemia hemolítica.
5. Venenos de insetos: picadas de abelhas e de vespas estão associadas a crises hemolíticas graves. Picadas de aranhas, sobretudo as da espécie *Loxosceles*, e de escorpiões podem desencadear anemia hemolítica com hemoglobinúria. O mecanismo não é inteiramente conhecido.

A anemia hemolítica auto-imune associada a drogas pode ocorrer a partir de 3 principais processos:

- Adsorção da droga ao eritrócito, com formação de anticorpos contra a mesma: exemplo mais comum é o da penicilina.
- Adsorção de imunocomplexos: anticorpos reagem diretamente contra a droga, formando imunocomplexos e ativando o complemento – quinidina, cefalosporinas de 3ª geração.
- Auto-imunidade: estímulo à produção de anticorpos IgG – α-metildopa.

Defeitos clonais

Hemoglobinúria paroxística noturna

Comumente considerada uma forma de anemia hemolítica, a hemoglobinúria paroxística noturna (HPN) trata-se, na verdade, de um distúrbio clonal da célula-tronco hematopoiética. A HPN é um distúrbio adquirido e, sendo clonal, provavelmente surge como uma neoplasia, a partir de uma medula óssea danificada. Muitos indivíduos com HPN têm história prévia de aplasia medular, tanto idiopática como induzida por drogas. Células-tronco hematopoiéticas clonais passam a gerar eritrócitos, plaquetas e granulócitos anormais, substituindo, por uma vantagem proliferativa, células-tronco normais.

A fisiopatologia da doença baseia-se em um defeito intrínseco da âncora glicosil-fosfatidil-inositol (PGI), responsável pela sustentação de proteínas específicas na membrana dos eritrócitos – assim como nas plaquetas e granulócitos – particularmente CD55 (também conhecida como inibidor de lise reativa da membrana) e a CD59 (fator de aceleração do decaimento), que as protegem da ação indiscriminada do sistema do complemento. A base dessa patologia reside na mutação do gene PIG-A, que resulta na ausência ou diminuição, em graus variados, da proteína ancoradora e, portanto, desses dois fatores de proteção. Dessa forma, a característica dos eritrócitos descendentes da célula-tronco HPN é sua suscetibilidade à lise mediada pelo complemento. Como o nome sugere, a variação cíclica da hemoglobinúria é um importante aspecto desse distúrbio. Contudo, em muitos pacientes, ele pode ser irregular ou mesmo oculto. Acreditava-se que a hemoglobinúria era decorrente de um processo mais intenso de hemólise durante o período noturno, em que o pH sangüíneo sofre discreta queda. Hoje, associa-se a presença de hemólise àqueles indivíduos com maior proporção de hemácias HPN-positivas. Na maior parte dos pacientes, a hemoglobinúria ocorre irregularmente.

Crises hemolíticas podem ser deflagradas por processos infecciosos, cirurgias e exercícios extenuantes. Injeção de meios de contraste pode precipitar hemólise por ativação do complemento. As manifestações da HPN são principalmente relacionadas às anormalidades na função hematopoiética, sobretudo a anemia hemolítica, um estado hipercoagulante e hematopoiese diminuída. A hemólise crônica leva a um quadro persistente de fraqueza, dispnéia aos esforços e palidez. A deficiência de ferro é outra conseqüência da perda urinária crônica de hemossiderina e hemoglobina. A plaquetopenia pode ser severa, com complicações hemorrágicas, assim como fenômenos trombóticos pela ativação plaquetária desencadeada pelo complemento. Alteração clonal, por sua vez, pode gerar progressão a outras doenças medulares, como a própria aplasia de medula, mielodisplasia e leucemia aguda.

A anemia pode ser de intensidade variável e os achados de sangue periférico, inespecíficos, às vezes com a presença de macro-ovalócitos. Uma vez que a hemólise ocorre em âmbito intravascular, a pesquisa de hemossiderina na urina pode ser útil. O DHL sérico é elevado e o perfil de ferro condizente com ferropenia pode coexistir, devido à perda crônica de ferro pela hemoglobinúria.

Testes de triagem, como Ham (teste de hemácias em meio ácido, onde há ativação do complemento) e da sacarose, podem identificar a presença de células suscetíveis ao sistema imune, provavelmente células clonais HPN-positivas. O teste confirmatório é pela citometria de fluxo, em que pode-se identificar a ausência de CD55 e CD59 em hemácias e granulócitos, em graus variados.

Microangiopáticas

As anemias microangiopáticas correspondem a um grupo de distúrbios de etiologias variadas, em que ocorre a fragmentação dos eritrócitos quando estes passam através de vasos previamente danificados pela doença de base e, portanto, em que ocorre a ativação da cascata de coagulação, com a posterior formação de redes de fibrina. As hemácias, ao entrarem em contato com trechos danificados da microvasculatura, entram em contato com as redes de fibrina e, pela força gerada pelo fluxo sangüíneo, acabam por ter sua arquitetura destruída. Assim, sofrem processo de hemólise intravascular e adquirem, no esfregaço de sangue periférico, formas bizarras, sendo os esquizócitos as mais conhecidas. Entre as causas mais comuns de anemias hemolíticas microangiopáticas, encontram-se as colagenoses – doenças em que o fator inicial é a lesão vascular imunomediada –, a endocardite, a ação de venenos de animais peçonhentos, a carcinomatose sistêmica, e outros processos menos comuns, como a púrpura trombocitopênica trombótica e a síndrome hemolítico-urêmica. A anemia hemolítica microangiopática também pode estar associada a complicações gestacionais relacionadas ao 3º trimestre, como a pré-eclâmpsia, eclâmpsia, síndrome HELLP e o descolamento prematuro de placenta.

Púrpura trombocitopênica trombótica (PTT)

Doença caracterizada por quadro de anemia hemolítica associada a plaquetopenia, com pesquisa de auto-anticorpos negativa e em que, nos estágios iniciais, não há alterações nas provas de coagulação. Trata-se de uma entidade rara, com maior incidência entre indivíduos do sexo feminino (2 mulheres:1 homem), em indivíduos entre a 4ª e 5ª décadas de vida e que, sem tratamento, apresenta mortalidade próxima a 90%. A base fisiopatológica é a deficiência de uma enzima metaloprotease ADAMTS-13, responsável pela clivagem dos multímeros de fator de von Willebrand e, portanto, pelo controle na ativação de adesão e agregação plaquetárias na microcirculação.

Clinicamente, pode ser caracterizada pela pêntade anemia hemolítica, trombocitopenia, alterações de sistema nervoso central, esquizócitos no esfregaço de sangue periférico e coagulograma normal.

Quanto à origem, pode ser tanto idiopática como desencadeada por drogas, sendo as mais comuns anticoncepcionais orais, ticlopidina, clopidogrel, ciclosporinas, tacrolimo e interferon, além de gestação e puerpério, doença do enxerto-contra-hospedeiro e após transplante de medula óssea.

A anemia é universal e severa, acompanhada de reticulocitose e eritrócitos ortocirculantes. O esfregaço de sangue periférico é essencial e identifica a presença variada de esquizócitos. A trombocitopenia está presente podendo ser, assim como a anemia, severa. O leucograma pode identificar leucocitose discreta com desvio à esquerda. A hemólise demonstra-se pelo aumento de bilirrubina direta, hemoglobinemia e hemoglobinúria, com DHL intensamente elevado. Testes de coagulação (tempo de protrombina, tempo de tromboplastina parcial e fibrinogênio) são normais no início do quadro. Contudo, se houver CIVD concomitante à lesão vascular, a produção de trombina pode levar ao consumo dos fatores de coagulação, com prolongamento dos tempos e consumo de fibrinogênio. Pode haver, então, aumento dos produtos de degradação de fibrina. O TAD (Coombs direto) é negativo. A urina 1 pode estar anormal, sobretudo se houver insuficiência renal concomitante. Comercialmente, ainda não há testes disponíveis para a mensuração da enzima ADAMTS-13.

Síndrome hemolítico-urêmica (SHU)

A síndrome hemolítico-urêmica ocorre em 9 a 30% das crianças infectadas, cerca de 1 semana após episódio de diarréia sanguinolenta causada pela bactéria *E. coli* 0157:H7, embora possa ocorrer após a infecção por outros sorotipos da mesma bactéria. A *E. coli* 0157:H7, durante o processo infeccioso, adere às células da mucosa epitelial do cólon, invadindo e destruindo-as, assim como o tecido adjacente e a vasculatura local. A *Shiga toxin* estimula o endotélio local a secretar multímeros de von Willebrand anormalmente grandes. Ao mesmo tempo, a lesão endotelial deflagra a adesão e a agregação de plaquetas que, associadas a esses multímeros, promovem um processo de trombose disseminada na microvasculatura, com conseqüente destruição mecânica dos eritrócitos.

Os achados para o diagnóstico são semelhantes aos descritos para a PTT.

Coagulação intravascular disseminada (CIVD)

A patogênese central da CIVD é a produção excessiva e descontrolada de trombina, levando a um consumo de plaquetas e dos fatores de coagulação. A trombina liga-se a receptores presentes nas plaquetas e células endoteliais, funcionando como um potente agonista da ativação e da agregação plaquetárias, além do estímulo à liberação, pelas células endoteliais, do ativador de plasminogênio tecidual (t-PA), desencadeando uma fibrinólise importante. Assim, a CIVD é marcada pela hiperexpressão de trombina, resultando em trombose de grandes vasos e deposição de fibrina na microvasculatura, levando à disfunção de múltiplos órgãos por necrose isquêmica. Por outro lado, a geração exagerada de trombina acarreta o consumo de plaquetas e fatores de coagulação e, portanto, o sangramento.

O início da CIVD envolve dois mecanismos principais: lesão tecidual ou endotelial, com exposição do fator tecidual e ativação da inflamação por meio da ativação de monócitos e macrófagos e, conseqüentemente, da cascata de coagulação. Várias condições levam ao desencadeamento da CIVD:

- Infecções:
  - Bactérias Gram-negativas.
  - Bactérias Gram-positivas encapsuladas.
  - Vírus.
- Causas obstétricas:
  - Descolamento de placenta.
  - Embolia por fluido amniótico.
- Hepatopatia avançada.
- Hemangiomas.
- Tumores sólidos.
- Leucemias.
- Linfomas.
- Queimaduras.
- Sepse.
- Lesão tecidual extensa.
- Aneurisma de aorta.

Por tratar-se de um complexo mecanismo em que há a ativação anormal do sistema de coagulação e fibrinólise, a CIVD gera uma variedade de alterações laboratoriais que podem auxiliar o clínico a estabelecer o diagnóstico correto. Além da anemia, muitas vezes macrocítica, devido à reticulocitose e da plaquetopenia, a CIVD pode ser demonstrada por hipofibrinogenemia, elevação dos produtos de degradação da fibrina – onde o mais sensível é o D-dímero – e outros testes mais inespecíficos. Como o fígado é o responsável pelo clareamento desses produtos, pode ocorrer um grau de disfunção hepática.

Outras anormalidades em testes laboratoriais podem estar presentes, como o prolongamento dos tempos de coagulação (TP, TTPA e TT), diminuição nos níveis de antitrombina, plasminogênio e α-2-antiplasmina.

Adenocarcinomas metastáticos

Vários mecanismos podem levar a um aumento na destruição dos eritrócitos em pacientes com câncer, podendo assumir aspectos de anemia hemolítica auto-imune ou anemia hemolítica microangiopática, os quais podem, por sua vez, estar relacionados a processos de coagulação intravascular disseminada ou também ser atribuídos às drogas utilizadas no tratamento oncológico.

Vasculites

As colagenoses, principalmente o lúpus eritematoso sistêmico (LES) e a artrite reumatóide, são causas freqüentes de anemia hemolítica auto-imune microangiopática, pois seguem o mesmo padrão de lesão endotelial – por mecanismo auto-imune –, levando a um processo de microangiopatia, com ativação da cascata da coagulação, com formação local da rede de fibrina, onde ocorre a lesão mecânica eritrocitária, num mecanismo de hemólise intravascular. Entretanto, nesses casos, pode haver a formação de auto-anticorpos contra os próprios elementos do sangue, inclusive as hemácias. A ligação de anticorpos com a posterior ativação do complemento leva também à hemólise intravascular.

Cabe ao clínico identificar, seja pelos antecedentes pessoais ou familiares do paciente, assim como pelo exame físico detalhado, uma possível associação da anemia hemolítica com colagenoses.

Hemólise valvar (lesão mecânica)

Está bem estabelecida a correlação de um estado de hemólise crônica com a presença de próteses valvares, sobretudo as mecânicas. Da mesma maneira, observa-se o mesmo padrão em alguns pacientes com estenose de valva aórtica grave. O mecanismo é a fragmentação dos eritrócitos ao entrarem em contato com a valva protética, ou a partir do turbilhonamento do fluxo sangüíneo devido ao bombeamento do sangue por meio da estenose.

Infecções

Plasmodium

A malária é a causa mais comum de anemia hemolítica conhecida, no mundo inteiro, transmitida pela inoculação de esporozoítos do *Plasmodium* por meio da picada do mosquito *Anopheles* infectado. Ao invadirem o fígado e outros órgãos, merozoítos emergem e invadem os eritrócitos, onde se desenvolvem. Os eritrócitos invadidos sofrem alterações na sua permeabilidade osmótica e nos lípides de sua membrana. A destruição das hemácias parasitadas ocorre, em maior parte, no baço e, portanto, a esplenomegalia é um achado freqüente na doença. A febre associada à malária é cíclica, e sua periodicidade depende do subtipo de *Plasmodium* envolvido. As crises hemolíticas podem acompanhar o ciclo do parasita e, na maior parte dos casos, os pacientes desenvolvem icterícia.

Clostridium

A sepse por *Clostridium perfringens* ocorre mais comumente após abortos e episódios de colecistite aguda. O *Clostridium perfringens* libera α-toxina, uma lecitinase, que reage com os lípides de membranas celulares, liberando lisolecitinas, potencialmente hemolíticas. Pacientes com septicemia pela bactéria podem apresentar crises hemolíticas graves e, muitas vezes, fatais. Podem ocorrer hemoglobinemia e hemoglobinúria, leucocitose com desvio à esquerda e trombocitopenia, com posterior desenvolvimento de insuficiência hepática e renal. A mortalidade gira em torno de 50%.

Bartonella

A bartonelose, infecção causada pela bactéria *Bartonella bacilliformis*, é carreada pela mosca da areia. As hemácias são imediatamente infectadas pela bactéria que, aparentemente, não as invade e, sim, permanece aderida à sua superfície exterior. A hemólise ocorre, portanto, a partir da eliminação das hemácias infectadas pelo sistema reticuloendotelial e pelo baço.

Babesia

Protozoário intra-eritrocitário, a *Babesia* é transmitida por carrapatos, que podem estar presentes tanto em animais selvagens como domésticos. Pode ser transmitida por hemocomponentes contaminados. A doença tem um caráter insidioso, evoluindo com fraqueza e anorexia, seguidas de febre, artralgias e mialgias, sendo mais severa em pacientes esplenectomizados.

Tabela 126.XI – Outros microrganismos causadores de anemia hemolítica

Aspergillus	*Mycoplasma pneumoniae*
Coxsackie vírus	*Neisseria meningococci*
Citomegalovírus	Vírus da rubéola
Epstein-Barr vírus	*Salmonella*
Escherichia coli	*Shigella*
Haemophilus influenzae	*Streptococcus*
Herpes simples vírus	*Toxoplasma*
HIV	*Varicella* vírus
Influenza A vírus	*Vibrio cholerae*
Leishmania donovani	*Yersinia enterocolitica*
Mycobacterium tuberculosis	

Hiperesplenismo

O baço, em um indivíduo normal, é um importante componente do sistema mononuclear fagocítico. Por meio de sua polpa branca, ele atua na produção de anticorpos, enquanto suas funções principais, a filtração e a vigilância imunológica dos elementos sangüíneos, ocorrem em sua polpa vermelha. O fluxo sangüíneo pelo baço permite um contato íntimo de células e microrganismos, além de hemácias pouco deformáveis – elementos que ficam retidos pelos sinusóides esplênicos – com uma rede composta por macrófagos. Contudo, a filtração de elementos senescentes ou defeituosos devido a anormalidades hereditárias torna-se elevada, mesmo que funcionalmente intacta, gerando citopenias no sangue periférico. Assim, o baço sofre hipertrofia devido ao trabalho excessivo e, associada à destruição de células anormais, passa a destruir hemácias normais, processo chamado de hiperesplenismo. O hiperesplenismo ocorre quando suas funções estão fisiologicamente aumentadas (p.ex., na esferocitose hereditária e na púrpura trombocitopênica imunológica) ou anormalmente elevadas (como na hipertensão portal).

A esplenomegalia pode ocorrer devido a vários processos, sendo que poucas doenças levam a um aumento expressivo do baço. Entretanto, o aumento do seu leito de filtração é mais pronunciado quando a esplenomegalia é decorrente de congestão, como na hipertensão portal, quando comparado a outras situações, como por infiltração celular (leucemias, talassemias ou amiloidose). As plaquetas e os leucócitos são seqüestrados em grande quantidade pelo baço aumentado. Contudo, essas células podem permanecer funcionalmente viáveis. Os eritrócitos, com seu metabolismo pouco adaptativo, acabam sendo destruídos pela polpa vermelha.

O fluxo sangüíneo aumentado pelo baço tende a sobrecarregar a vasculatura esplâncnica, aumentando a hipertensão portal e gerando um ciclo vicioso.

Um aumento leve a moderado do baço geralmente é assintomático, sendo identificado apenas em exames físicos ou radiológicos de rotina. Esplenomegalias intensas, embora geralmente bem toleradas, podem causar desconforto abdominal, saciedade precoce e problemas para o paciente dormir de um lado ou outro. Um baço palpável significa esplenomegalia, e ela pode ser quantificada a partir de sua extensão desde a última costela inferior.

Hipertensão portal

Em nosso meio, a hipertensão é uma das causas mais comuns de hiperesplenismo, ao se investigar citopenias. A hipertensão portal pode decorrer de inúmeros processos, sendo o mais comum a cirrose hepática avançada, seja decorrente de infecções por vírus de hepatite B ou C, ou por etiologia etílica. A hipertensão portal é acompanhada de outros achados na anamnese e no exame clínico, como varizes esofágicas, circulação abdominal colateral ou telangiectasias. A hipertensão portal causa esplenomegalia congestiva que, por sua vez, gera um fluxo sangüíneo maior, agravando a hipertensão. Nesses casos, a esplenomegalia não alivia as citopenias; contudo, associada à implantação de *shunts*, pode aliviar as complicações da hipertensão portal.

Iatrogênicas

Transfusão de hemocomponentes

Reações hemolíticas transfusionais são causadas pela lise imunomediada, a partir do seu tempo de instalação após a transfusão realizada e o local onde ocorre. A hemólise imunomediada pode ser dividida em 4 categorias:

Tabela 126.XII – Causas mais comuns de esplenomegalia e hiperesplenismo

Esplenomegalia com hiperesplenismo apropriado	Esplenomegalia com hiperesplenismo inapropriado
Anemias hemolíticas hereditárias	Congestão
Esferocitose hereditária	Cirrose hepática
Eliptocitose hereditária	Trombose de veia porta
Talassemia	Trombose de veia esplênica
Anemia falciforme	Síndrome de Budd-Chiari
Citopenias auto-imunes	Insuficiência cardíaca congestiva
Púrpura trombocitopênica imune	Doenças infiltrativas
Anemia hemolítica adquirida	Leucemias (crônicas e agudas)
Infecções e inflamações	Linfomas
Mononucleose infecciosa	Policitemia vera
Endocardite bacteriana subaguda	Metaplasia mielóide agnogênica
Tuberculose miliar	Doença de Gaucher
Síndrome de Felty	Doença de Niemann-Pick
LES	Doenças de armazenamento de glicogênio
Sarcoidose	Amiloidose
Brucelose	Tumores e cistos
Leishmaniose	Idiopática
Esquistossomose	
Malária	

1. Intravascular aguda: ocorre quando hemácias incompatíveis das células transfundidas são transfundidas em um indivíduo que já possui o anticorpo correspondente, com a reação acontecendo minutos após o procedimento. É o caso de transfusões com incompatibilidade ABO, em que o indivíduo já possui anticorpos da classe IgM que reagem contra antígenos dessa classe. O grau de lise depende dos títulos de anticorpos e, como são anticorpos inatos, ativam o sistema do complemento. A fixação do complexo de ataque à membrana cria poros nas membranas eritrocitárias e estas perdem seu gradiente osmótico, sofrendo lise com conseqüente liberação de hemoglobina livre no plasma e, portanto, hemoglobinúria. Apenas 30 mL de sangue ABO incompatível pode gerar a reação, cuja morbimortalidade é muito elevada, sendo que, quanto maior o volume transfundido, maior a gravidade do quadro. A reação aguda intravascular por incompatibilidade ABO pode manifestar-se por febre, calafrios, dor torácica ou lombar, ansiedade, dispnéia e taquicardia, evoluindo com hipotensão e choque. A hemoglobinemia resultante pode levar à insuficiência renal aguda e à coagulação intravascular disseminada.
2. Extravascular aguda: reação em que ocorre a fixação de imunoglobulinas da classe IgG, podendo haver a participação ou não do complemento, na fração C3, nas células do doador, por um mecanismo de aloimunização. As hemácias são, então, destruídas no sistema reticuloendotelial. Essa situação é comum em pacientes politransfundidos. A clínica é frustra e pode passar despercebida, gerando leve aumento de bilirrubina indireta, aumento de DHL, ligeira queda de hematócrito e, geralmente, não necessita de tratamento.
3. Intravascular tardia: a fisiopatologia das reações intravasculares tardias é semelhante à das intravasculares agudas. Contudo, o paciente somente desenvolve anticorpos contra os antígenos das hemácias do doador cerca de 5 a 10 dias após a transfusão. A clínica é mais branda em relação à primeira, com leve icterícia, hemoglobinemia e hemoglobinúria, não consistindo em uma emergência.
4. Extravascular tardia: pode ocorrer quando há incompatibilidade do sistema Rh, a partir de anticorpos da classe IgG, com pouca ou nenhuma participação do complemento.

Queimaduras

Eritrócitos, quando submetidos a temperaturas acima de 47°C, sofrem mudanças morfológicas, com aumento da sua fragilidade osmótica e mecânica e, portanto, hemólise. O esfregaço de sangue periférico em indivíduos que sofreram queimaduras extensas apresenta esferócitos e fragmentação, posteriormente desenvolvendo hemoglobinemia importante.

TRATAMENTO

O tratamento da anemia hemolítica deve ser determinado de acordo com a gravidade dos sintomas da anemia e a etiologia. Deve-se sempre ter como alvo o tratamento da doença de base e o suporte transfusional, se necessário.

Nos pacientes com AHAI por anticorpos (Ac) quentes, o objetivo do tratamento é primeiramente controlar a produção de anticorpos pelas células B secretoras desses autoAc, e, posteriormente, tratar a doença de base, seja ela uma doença auto-imune ou uma linfoproliferação, por exemplo. Pacientes com sintomas de anemia com descompensação cardíaca ou de outros órgãos devem ser transfundidos sem demora. Muitas vezes, porém, não são encontradas bolsas completamente compatíveis num curto espaço de tempo e, por isso, devem ser usadas bolsas o menos incompatíveis possível. Cerca de 30% dos pacientes com AHAI apresentam aloAc e, por isso, deve-se redobrar a atenção nos casos com história de transfusão prévia ou gestação. O tratamento de primeira linha deve ser o corticosteróide (prednisona 1 a 2 mg/kg/dia), iniciado o mais precocemente possível. O efeito mais imediato da droga é a interferência no receptor Fc dos macrófagos, determinando, com isso, a inibição da destruição das hemácias cobertas por IgG ou complemento pelos mesmos. Seu efeito mais tardio é a inibição da produção de Ac, que ocorre dentro de alguns dias. Deve ser mantido até estabilização da hemoglobina ao redor de 10 g/dL, e então ser gradualmente reduzido. A imunoglobulina, apesar de efeito pouco duradouro por ter rápida resposta, pode ser indicada em casos graves, enquanto se aguarda o efeito do corticosteróide. Age saturando os receptores Fc dos macrófagos e, com isso, leva a uma maior meia-vida das hemácias cobertas por Ac ou complemento. Deve ser usada na dose de 1 g/kg/dia por 2 dias ou 400 mg/kg/dia por 5 dias. Outras abordagens terapêuticas incluem a esplenectomia, o uso de outros agentes imunossupressores como a azatioprina, a ciclosporina, a ciclofosfamida e o micofenolato mofetil, além do uso de anticorpos monoclonais como o rituximab (antiCD20).

Nas AHAI por anticorpos frios, a anemia em geral é leve, e medidas para evitar exposição ao frio devem ser adotadas, a fim de evitar exacerbações. A resposta desse tipo de AHAI à imunossupressão com corticosteróide e à esplenectomia não é tão boa como nas AHAI por Ac quentes. A fludarabina (análogo de purina) tem sido usada com algum sucesso nesses casos.

O tratamento da PTT requer o início precoce de plasmaférese, assim que possível, visando reduzir a mortalidade dessa doença tão grave. Quando o procedimento é demorado, a transfusão de plasma fresco congelado (10 a 15 mL/kg a cada 8 horas) deve ser iniciada enquanto aguarda-se o mesmo. Nos casos em que há dúvida sobre o diagnóstico da anemia microangiopática (entre PTT, SHU ou anemia secundária a vasculite por doença auto-imune), deve ser iniciada a plasmaférese e depois suspensa, se for o caso. Os casos de CIVD requerem tratamento da doença de base e suporte transfusional, nos casos de sangramento.

As enzimopatias devem tratadas com suspensão da droga ou toxina a que o paciente esteja sendo exposto e suporte, assim como as anemias secundárias a drogas. Revisão cuidadosa das medicações em uso e da dieta deve ser feita.

As hemoglobinopatias e os defeitos de membrana devem ser tratados com suporte transfusional, se necessário, e acompanhamento específico.

Infecções devem ser tratadas especificamente, de acordo com a etiologia.

Algoritmo 126.1 – Investigação das anemias hemolíticas

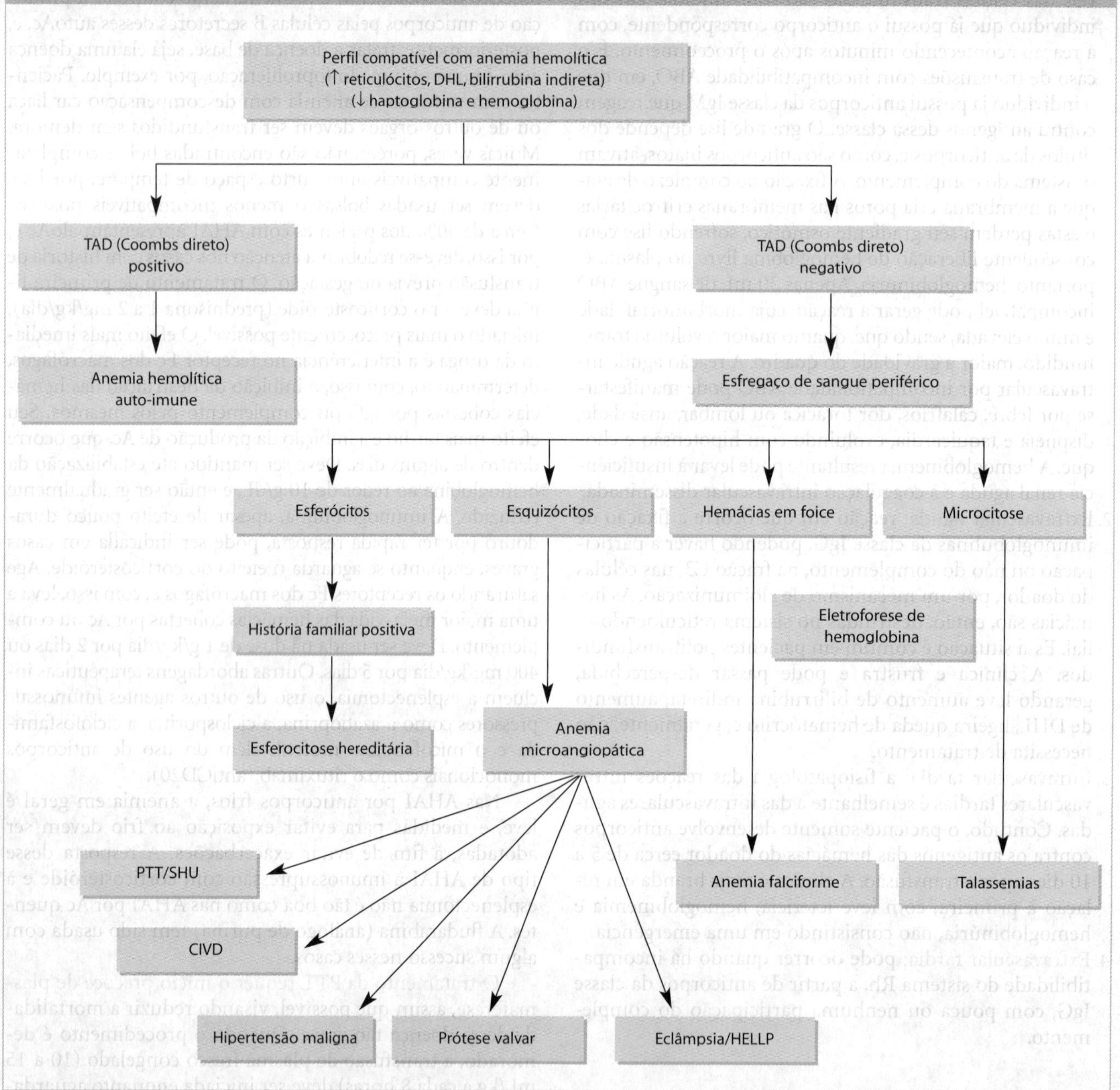

LEITURA ADICIONAL

1. Benz EJ. Hemoglobin variants associated with hemolytic anemia, altered oxygen affinity, and methemoglobinemias. In: Hoffman R, editor. Hematology, basic principles and practice. 4. ed. New York: Churchill Livingstone; 2005. p.645-52.
2. Beutler E. Glucose-6-phosphate dehydrogenase deficiency. In: Williams WJ, Beutler E, Erslev AJ, Lichtman MA, editors. Williams' hematology. 4. ed. New York: McGraw Hill; 1990. p.591-601.
3. Beutler E. Hemolytic anemia due to chemical and physical agents. In: Williams WJ, Beutler E, Erslev AJ, Lichtman MA, editors. Williams' hematology. 4. ed. New York: McGraw Hill; 1990. p.660-662.
4. Beutler E. Hemolytic anemia due to infections with microorganisms. In: Williams WJ, Beutler E, Erslev AJ, Lichtman MA, editors. Williams' hematology. 4. ed. New York: McGraw Hill; 1990. p.663-5.
5. Beutler E. Paroxysmal nocturnal hemoglobinuria. In: Williams WJ, Beutler E, Erslev AJ, Lichtman MA, editors. Williams' hematology. 4. ed. New York: McGraw Hill; 1990. p.188-91.
6. Beutler E. The sickle cell diseases and related disorders. In: Williams WJ, Beutler E, Erslev AJ, Lichtman MA, editors. Williams' hematology. 4. ed. New York: McGraw Hill; 1990. p.613-39.
7. Cunnicham MJ, Silberstein LE. Autoimmune hemolytic anemia. In: Hoffman R, editor. Hematology, basic principles and practice. 4. ed. New York: Churchill Livingstone; 2005. p.693-707.
8. Erslev AJ. Hyperesplenism and hypoesplenism. In: Williams WJ, Beutler E, Erslev AJ, Lichtman MA, editors. Williams' hematology. 4. ed. New York: McGraw Hill; 1990. p.694-8.
9. Forget BG, Cohen AR. Thalassemia syndromes. In: Hoffman R, editor. Hematology, basic principles and practice. 4. ed. New York: Churchill Livingstone, 2005; p.557-77.

10. Gallagher PG, Jarolim P. Red blood cell membrane disorders. In: Hoffman R, editor. Hematology, basic principles and practice. 4. ed. New York: Churchill Livingstone; 2005. p.669-91.
11. Greer JP, Foerster J, Rodgers GM, Lukens TN. Wintrobe's clinical hematology. 11. ed. Philadelphia: Lippincott Williams & Wilkins; 2003.
12. Gregg XT, Prchal JT. Red blood cell enzymopathies. In: Hoffman R, editor. Hematology, basic principles and practice. 4. ed. New York: Churchill Livingstone; 2005. p.653-67.
13. Hebbel RP. Pathobiology of sickle cell disease. In: Hoffman R, editor. Hematology, basic principles and practice. 4. ed. New York: Churchill Livingstone; 2005. p.591-644.
14. Hoffman R, Benz Jr. EJ, Shattil SJ, Furie B, Cohen HJ, Silberstein LE, et al. In: Hoffman R, editor. Hematology, basic principles and practice. 4. ed. New York: Churchill Livingstone; 2005.
15. King KE, Ness, PM. Treatment of autoimmune hemolytic anemia. Seminars in Hematology 2005; 131-6.
16. Lichtman M, Beutler E, Kauskansky K, Kipps TJ, Seligsohn U, Prchal J. Williams' hematology. 7. ed. New York: McGraw Hill; 2005.
17. Liebman H, Weitz IC. Disseminated intravascular coagulation. In: Hoffman R, editor. Hematology, basic principles and practice. 4. ed. New York: Churchill Livingstone; 2005. p.2160-2171.
18. Linardi CCG. Anemia. In: Cavalcante EFA, Martins HS, editores. In: Clínica médica, dos sinais e sintomas ao diagnóstico e tratamento. Barueri: Manole; 2007. p.737-48.
19. Linker CA. Blood. In: Tierney Jr. LM, McPhee SJ, Papadakis MA, editors. Current medical diagnosis and treatment. 40. ed. New York: McGraw Hill; 2001. p.505-58.
20. Moake JL. Thrombotic microangiopathies. N Engl J Med 2002; (347)8: 589-97.
21. Palek J. Erythrocyte disorders: anemias due to increased destruction of erythrocytes with abnormal shape and membrane defects. In: Williams WJ, Beutler E, Erslev AJ, Lichtman MA, editors. Williams' hematology. 4. ed. New York: McGraw Hill; 1990. p.558-68.
22. Palek J. Hereditary elliptocytosis and related disorders. In: Williams WJ, Beutler E, Erslev AJ, Lichtman MA, editors. Williams' hematology. 4. ed. New York: McGraw Hill; 1990. p.569-79.
23. Rodgers GP, Young NS. Handbook of clinical hematology. Philadelphia: Lippincott Williams & Wilkins; 2005.
24. Rosse WF, Narla M, Petz LD, Steinberg MH. New views of sickle cell disease pathophysiology and treatment. American Society of Hematology; 2000.
25. Rosse WF, Schrier SL. Treatment of autoimmune hemolytic anemia: warm agglutinins. Up To Date 2005. Disponível em: www.uptodate.com.
26. Rosse WF, Schrier SL. Clinical features and diagnosis of autoimmune hemolytic anemia: warm agglutinins. Up To Date 2005. Disponível em: www.uptodate.com. Acessado em: 23/6/2005.
27. Rosse WF. Diagnosis and treatment of paroxysmal nocturnal hemoglobinuria. Up To Date 2005. Disponível em: www.uptodate.com. Acessado em: 19/10/2006.
28. Schrier SL, Reid EG. Extrinsic nonimmune hemolyitic anemias. In: Hoffman R, editor. Hematology, basic principles and practice. 4. ed. New York: Churchill Livingstone; 2005. p.709-18.
29. Schrier SL. Approach to the adult patient with hemolytic anemia. Up To Date 2005. Disponível em: www.uptodate.com. Acessado em: agosto/2007.

CAPÍTULO 127

Distúrbios da Coagulação e CIVD

Paula Ribeiro Villaça
Elbio Antonio D'Amico

TÓPICOS IMPORTANTES

- Quatro dos fatores da coagulação (fatores II, VII, IX e X) e dois inibidores da coagulação (proteínas C e S) necessitam da vitamina K para expressar suas atividades funcionais.
- A hemofilia A (hemofilia clássica) e a hemofilia B (doença de Christmas) são doenças hemorrágicas hereditárias, decorrentes de anormalidades quantitativas ou funcionais dos fatores VIII e IX, respectivamente.
- As anormalidades adquiridas da coagulação são mais freqüentes do que as congênitas.
- As manifestações hemorrágicas dos pacientes hemofílicos devem ser tratadas com a infusão do fator deficiente. Contudo, o uso do DDAVP pode tornar desnecessária esta modalidade terapêutica nos pacientes com hemofilia A leve ou moderada.
- Por conter todos os fatores e inibidores da coagulação presentes no sangue, o plasma fresco congelado (PFC) teoricamente é o agente ideal para a correção da maioria das anormalidades hemostáticas presentes no paciente hepatopata.
- O crioprecipitado é indicado quando há manifestações hemorrágicas associadas a níveis plasmáticos de fibrinogênio inferiores a 100 mg/dL.
- Sangramento maior é a complicação mais importante do tratamento com heparina.
- A trombocitopenia induzida pela heparina é uma síndrome imunomediada, que ocorre em aproximadamente 3% dos pacientes que recebem heparina por um período igual ou superior a 5 dias, podendo resultar em trombose venosa ou arterial.
- Não existe um teste laboratorial único ou combinação de testes que seja suficientemente específica ou sensível para permitir o diagnóstico definitivo de CIVD.
- Na abordagem terapêutica da CIVD, é fundamental o tratamento da doença de base.

DISTÚRBIOS DA COAGULAÇÃO

INTRODUÇÃO E DEFINIÇÕES

A coagulação sangüínea corresponde a uma seqüência de reações enzimáticas que culmina com produção de monômeros de fibrina. Estes se organizam em polímeros sobre o "tampão plaquetário" formado em resposta a uma lesão da parede vascular. Dessa maneira, esse tampão hemostático será mais resistente e duradouro, permitindo a reparação tecidual adequada. Contrapondo-se a esse mecanismo de coagulação, existe o sistema inibitório, que visa circunscrever a formação do coágulo ao local necessário, evitando sua expansão inadequada. Por fim, embora o coágulo sangüíneo tenha seus aspectos favoráveis, sua presença dentro do vaso provoca anormalidades reológicas locais. Por esse motivo, após realizar sua função, o tampão hemostático deverá ser lisado, atividade que é desempenhada pelo sistema fibrinolítico.

Anormalidades desses mecanismos são denominadas *distúrbios da coagulação*, que podem ser congênitos ou adquiridos, expressando-se clinicamente como manifestações hemorrágicas e/ou trombóticas.

ETIOLOGIA E FISIOPATOLOGIA

A maioria dos fatores envolvidos na coagulação, no sistema inibitório e no sistema fibrinolítico é produzida pelo fígado. Quatro dos fatores da coagulação (os fatores II, VII, IX e X) e dois inibidores da coagulação (as proteínas C e S) necessitam da vitamina K para expressar suas atividades funcionais. Dessa maneira, as hepatopatias e as deficiências da vitamina K correspondem às causas mais comuns dos distúrbios da coagulação, expressando-se por meio de tendências ou manifestações hemorrágicas. Os distúrbios hemostáticos congênitos são pouco freqüentes, sendo os mais comuns: doença de von Willebrand (descrita no Capítulo sobre Distúrbios Plaquetários e Doença de von Willebrand), hemofilia A e hemofilia B.

No modelo clássico, o sistema de coagulação é constituído por dez pró-enzimas/enzimas, também chamadas de *fatores da coagulação*. Atualmente, aceita-se que três destas enzimas, o sistema de contato (fator XII, pré-calicreína e cininogênio de alto peso molecular), não tenham participação efetiva nos mecanismos de coagulação, porém suas presenças auxiliam na interpretação dos testes laboratoriais que avaliam a coagulação. Ainda de acordo com o modelo clássico, os mecanismos de coagulação podem ser divididos nas vias extrínseca e intrínseca, que se encontram na via final comum.

Atualmente, admite-se que os mecanismos de coagulação são sempre iniciados quando há exposição do fator tecidual (FT), que, ao se ligar ao fator VII ativado (FVIIa), forma um complexo (complexo FT-FVIIa) capaz de ativar o fator X

Tabela 127.I – Avaliação da cascata da coagulação

Testes	Significado
Tempo de protrombina (TP)	Avalia a via extrínseca, alterando-se nas deficiências dos fatores VII, X, V, II ou fibrinogênio, ou quando da presença de inibidores
Tempo de tromboplastina parcial ativado (TTPA)	Avalia a via intrínseca, alterando-se nas deficiências do sistema de contato dos fatores XI, IX, VIII, X, V, II ou fibrinogênio, ou quando da presença de inibidores. Sensível à presença de heparina
Tempo de trombina (TT)	Prolongado nas deficiências de fibrinogênio e na presença dos produtos de degradação do fibrinogênio/fibrina. Muito sensível à presença de heparina
Fibrinogênio	Fornece quantificação dos níveis plasmáticos do fibrinogênio
Produtos de degradação da fibrina/fibrinogênio (PDF)	Avalia a presença de fibrinólise e/ou fibrinogenólise
Dímero-D	Avalia a ocorrência de lise da fibrina estabilizada

Tabela 127.II – Principais inibidores fisiológicos da coagulação

Inibidores fisiológicos	Propriedades
Antitrombina	Glicoproteína plasmática que inibe a ação dos fatores XIa, Xa, IXa e IIa (trombina). Sua ação é amplificada milhares de vezes pelo sulfato de heparan endógeno ou de seus derivados sintéticos (heparina)
Proteínas C e S	A proteína C é ativada pela trombina ligada a um receptor de membrana (a trombomodulina). Uma vez ativada, a proteína C (APC) atua em associação com a proteína S, promovendo a proteólise dos fatores Va e VIIIa
Inibidor via fator tecidual (TFPI)	Liga-se ao fator Xa e bloqueia o complexo fator tecidual/fator VIIa

(FXa). Este último, tendo o fator V ativado (FVa) como cofator, transforma a protrombina (FII) em trombina (FIIa), que, por sua vez, irá separar o complexo fator VIII – fator von Willebrand (com ativação do fator VIII ou FVIIIa), transformará maior quantidade de FV em FVa, ativará o fator XI (FXIa) e, ainda, ativará as plaquetas presentes na região lesada. O complexo FT-FVIIa também é capaz de ativar o fator IX (FIXa), que ao se ligar ao FVIIIa, ativará o fator X (FXa), que ao se unir ao FVa, causará geração de grandes quantidades de trombina, resultando na produção dos monômeros de fibrina, que se organizam nos polímeros de fibrina.

A via extrínseca é a seqüência de reações que envolvem os fatores VII, X, V, II e fibrinogênio (fator I). A via intrínseca corresponde à seqüência de reações enzimáticas envolvendo os fatores XI, IX, VIII, X, V, II e I. Como os fatores X, V, II e fibrinogênio participam das duas vias da coagulação, estando na intersecção das vias intrínseca e extrínseca, eles são reunidos na assim denominada via final comum. Laboratorialmente, a via extrínseca é avaliada pelo tempo de protrombina (TP), enquanto que o tempo de tromboplastina parcial ativado (TTPA) estuda a via intrínseca. O tempo de trombina (TT) avalia a transformação do fibrinogênio em fibrina (Tabela 127.I).

Por outro lado, temos vários "anticoagulantes endógenos", sendo os principais descritos na Tabela 127.II.

ACHADOS CLÍNICOS

Coagulopatias congênitas

A hemofilia A (hemofilia clássica) e a hemofilia B (doença de Christmas) são doenças hemorrágicas hereditárias, decorrentes de anormalidades quantitativas ou funcionais (moleculares) dos fatores VIII e IX, respectivamente. A hemofilia A corresponde a 80% dos casos e sua prevalência varia de 1/20.000 a 1/10.000 indivíduos, enquanto para a hemofilia B é de 1/30.000 a 1/50.000.

As hemofilias caracterizam-se clinicamente pelo aparecimento de manifestações hemorrágicas, que ocorrem após traumatismos de intensidade mínima. Contudo, muitos sangramentos peculiares das hemofilias, como as hemartroses e os sangramentos musculares, acontecem comumente sem associação com traumatismos evidentes. A freqüência e a gravidade do quadro hemorrágico geralmente são proporcionais à intensidade da deficiência do fator VIII ou IX. Assim, as hemofilias A e B são classificadas:

- Graves: quando os níveis plasmáticos do fator VIII ou IX são inferiores a 1%;
- Moderadas: quando estes valores encontram-se entre 1 e 5%;
- Leves: quando entre 5 e 30%.

Os pacientes com deficiências graves apresentam manifestações hemorrágicas de repetição (2 a 4 por mês) e hemartroses graves, além de estarem sujeitos a sangramentos importantes, que podem comprometer órgãos vitais. Na hemofilia moderada, os hematomas e hemartroses nem sempre estão associados a traumatismos evidentes. Nas formas leves de hemofilia, os sangramentos somente ocorrem após traumas ou cirurgias, porém podem ocorrer hemartroses espontâneas, especialmente em articulações em que previamente ocorreu hemorragia pós-traumática não tratada corretamente. Muitas vezes, essa forma de hemofilia é diagnosticada somente na idade adulta. Quando o nível plasmático do fator deficiente é superior a 40% não há manifestações hemorrágicas.

A expressão clínica do defeito genético da hemofilia A varia de família para família, porém numa mesma família, a gravidade das manifestações clínicas e das alterações laboratoriais são relativamente constantes. O aparecimento de manifestações clínicas mais graves, dentro da mesma família, faz pensar no desenvolvimento de inibidor ou de lesão anatômica que predispõe a sangramentos freqüentes ou graves.

As hemartroses constituem as manifestações hemorrágicas mais comuns dos hemofílicos, principalmente na forma grave. As articulações mais acometidas são os joelhos, cotovelos, tornozelos, ombros, coxo-femorais e punhos. As hemartroses são, geralmente, espontâneas ou sem traumatismo evidente. A fase inicial da hemartrose é marcada pela presença de aura, que dura, aproximadamente, 2 horas, e que consiste na sensação de calor e formigamento articulares, associados à ansiedade e inquietação. A seguir, há leve desconforto e discreta limitação da movimentação articular, seguidos, após 1 ou mais horas, de dor, aumento do volume, da temperatura e limitação da movimentação da articulação acometida. Os pacientes mais velhos, com articulação previamente lesada e membrana sinovial fibrosada, quando apresentam hemartroses, podem apresentar um aumento pequeno do volume articular, porém a dor pode ser intensa. Após 8-12 horas do tratamento adequado, o paciente observa a melhora da dor e da sensação de pressão intra-articular. Nas crianças muito pequenas, a hemartrose se expressa por irritabilidade, defesa e falta de movimentação articular, o que pode dificultar o diagnóstico e o tratamento precoce. A persistência da dor e do aumento do volume articular, mesmo com o tratamento adequado, num paciente com febre e queda do estado geral, faz com que a hipótese diagnóstica de pioartrite deva ser investigada, através de hemoculturas e da punção, aspiração e exames laboratoriais específicos do líquido articular.

Os hematomas musculares constituem a segunda causa mais comum de sangramento em pacientes hemofílicos graves, podendo ocorrer espontaneamente ou após pequenos traumatismos. Quando pequenos e superficiais, os hematomas são autolimitados e não apresentam maior significado clínico, exceto o desconforto local. Contudo, em pacientes com hemofilia grave eles podem aumentar progressivamente e dissecar em todas as direções, acarretando conseqüências muito sérias, devido à compressão de estruturas nobres. Os grandes hematomas podem produzir febre, leucocitose, dor intensa e hiperbilirrubinemia indireta. Se não tratados adequadamente, podem resultar em organização fibrosa, com contratura muscular. Sangramentos espontâneos ou pós-traumáticos da língua, da musculatura ou de partes moles do pescoço ou da garganta podem levar à rápida obstrução das vias aéreas superiores, o que exige tratamento rápido e adequado. Hematomas de faringe e de retrofaringe podem ser secundários a faringites virais. Nas extremidades, os hematomas musculares, por ordem de freqüência, acontecem mais na panturrilha, coxa, glúteos e grupo flexor do antebraço. Hematomas musculares no antebraço podem causar paralisia dos nervos mediano ou ulnar ou a contratura isquêmica da mão (síndrome de Volkmann). Sangramentos na panturrilha podem levar à paralisia do nervo fibular, ou outros nervos, ou a deformidade fixa em eqüinovaro do tornozelo.

Um hematoma particularmente importante é o que ocorre no músculo iliopsoas, o qual se delimita com a pelve, na face posterior, e com a forte fáscia muscular, na face anterior, local por onde passa o nervo femoral. Desse modo, mesmo hematomas de pequeno volume causam dor, de intensidade variável, no quadrante inferior do abdome, acompanhada de flexão da coxa. Quando este quadro acontece do lado direito, pode simular apendicite aguda. O comprometimento do nervo femoral causa dor na face anterior da coxa e, com o aumento da pressão sobre o nervo, parestesia, hiperestesia, diminuição da força muscular do quadríceps e, eventualmente, paralisia dos músculos flexores da coxa. Hemorragias retroperitoneais e intraperitoneais também são comuns.

A hematúria é uma manifestação comum, ocorrendo em 2/3 dos hemofílicos, em geral após os 12 anos de idade. Sua intensidade é variável, desde leve alteração da coloração urinária à hematúria franca, com eliminação de coágulos. Na maioria das vezes a hematúria é indolor, mas pode haver discreto dolorimento no flanco. Contudo, na presença de coágulos na pelve renal ou no ureter, pode haver dor lombar e abdominal, tipo cólica renal. Em geral, a hematúria não se associa a alterações do sistema geniturinário, mas se é persistente e, principalmente, pós-traumática, deve ser investigada. Usualmente a hematúria é autolimitada, podendo persistir por dias a semanas, independente do tratamento de substituição com concentrado de fator, porém a perda sangüínea raramente é suficiente para levar à anemia.

A presença de sangramento gastrintestinal, na forma de hematêmese e/ou melena, não é incomum, porém é menos freqüente que a hematúria. Na maioria dos casos em que o sangramento é persistente, ou recorrente, existe uma lesão anatômica, mais comumente gastrite ou úlcera péptica, que é cinco vezes mais freqüente na população hemofílica, porém, devido às hepatites crônicas secundárias ao vírus C, a presença de varizes de esôfago deve ser investigada.

O sangramento intracraniano é o evento hemorrágico mais perigoso para o paciente hemofílico, havendo correlação entre a probabilidade da sua ocorrência e a gravidade da hemofilia. O sangramento pode ser subdural, epidural, subaracnóideo ou intracerebral, ocorrendo após traumatismos ou espontaneamente. Hipertensão arterial pode ser um fator contribuinte para o risco hemorrágico, na ausência de trauma. Os sintomas comumente surgem logo após o evento traumático, mas às vezes podem aparecer depois de dias ou semanas, principalmente nos hematomas subdurais. Todo hemofílico com cefaléia não habitual, especialmente se intensa ou com duração prolongada, deve ser investigado quanto à presença de sangramento intracraniano. Hemorragias no canal espinal são raras, porém podem causar paraplegia. Embora possa ocorrer sangramento intramedular, mais comumente há sangramento epidural, com compressão medular.

Epistaxe é comum nos hemofílicos graves, sendo que nos hemofílicos leves, geralmente, se associa à lesão local. Infecções das vias respiratórias altas, com congestão nasal, parecem predispor à ocorrência de epistaxe, que pode ser grave e de difícil controle.

Sangramentos da mucosa oral são manifestações precoces da hemofilia, devido a ferimentos cortantes da língua, secundários à mordedura e lesão do frênulo. As hemorragias no interior da língua são menos comuns, porém potencialmente perigosas, uma vez que podem causar dificuldade respiratória. Hemorragias no assoalho da boca, com obstrução respiratória, podem ocorrer quando é feito bloqueio de nervo, para tratamento dentário, sem adequada reposição de fator.

Ferimentos superficiais, geralmente, não apresentam sangramento anormal. Os ferimentos mais extensos e profundos podem, inicialmente, não sangrar, visto que a hemostasia primária é normal. Porém, tendem a apresentar sangramento tardio, se não há tratamento de reposição adequado.

As punções venosas, feitas cuidadosamente, não apresentam perigo; quando traumáticas, pode-se evitar complicações posteriores exercendo-se pressão no local puncionado. Injeções intramusculares devem ser evitadas.

Coagulopatias adquiridas

As anormalidades adquiridas da coagulação são mais freqüentes do que as congênitas. Como o fígado desempenha papel central e complexo no processo hemostático, as hepatopatias podem cursar com comprometimento variável da hemostasia, que poderá ser decorrente de vários mecanismos:

- Defeitos plaquetários quantitativos e qualitativos;
- Redução da produção dos fatores e dos inibidores da coagulação;
- Deficiência de vitamina K;
- Produção de fatores da coagulação com defeitos funcionais;
- Redução da depuração de fatores ativados da coagulação;
- Hiperfibrinólise;
- Coagulação intravascular disseminada.

As manifestações hemorrágicas podem ocorrer devido à presença isolada ou combinada dessas anormalidades.

Considerando-se que a grande maioria dos fatores da coagulação é produzida no fígado, nas hepatopatias agudas, a extensão das anormalidades da coagulação terá correlação com a gravidade da lesão hepática, com a tendência hemorrágica e com o prognóstico da doença. Geralmente, nas hepatites agudas não complicadas não ocorrem anormalidades da coagulação. Contudo, na insuficiência hepática aguda há redução da produção dos fatores da coagulação e da depuração das suas formas ativadas. Nesses casos, o tempo de protrombina e a quantificação do fator V são comumente empregados como marcador prognóstico e da indicação de necessidade de transplante hepático.

Na cirrose hepática, a produção dos fatores e dos inibidores da coagulação está diminuída. Na forma compensada de cirrose, o tempo de protrombina é normal ou pouco prolongado; porém, com a progressão da doença observam-se prolongamentos do tempo de protrombina e do tempo de tromboplastina parcial ativado.

A deficiência de vitamina K está freqüentemente associada às hepatopatias. Por ser lipossolúvel, necessitando dos sais biliares para a sua absorção adequada, está deficiente quando há colestase intra e extra-hepática, nas fístulas biliares, nos estados de má nutrição, no uso de colestiramina e de antibióticos orais, especialmente cefalosporinas.

A presença de disfibrinogenemia é a anormalidade qualitativa mais freqüentemente encontrada nas doenças hepáticas agudas e crônicas e nos hepatomas. Nesta situação observa-se tempo de protrombina e tempo de tromboplastina parcial ativado normais, com prolongamento do tempo de trombina, devido à polimerização anormal dos monômeros de fibrina.

Fibrinólise aumentada é um achado comum nas hepatites agudas com falência hepática e nas fases avançadas das hepatopatias, expressando-se através de encurtamento do tempo de lise de euglobulinas e níveis elevados de PDF e dímero-D. Esse quadro pode ser decorrente de maiores taxas plasmáticas do ativador tecidual do plasminogênio (t-PA) e dos baixos níveis do inibidor da fibrinólise ativado pela trombina (TAFI) e da α_2-antiplasmina, ambos de síntese hepática. A hiperfibrinólise é encontrada nas hepatopatias crônicas, principalmente quando da presença de ascite, mostrando correlação com a gravidade da doença. A presença de hiperfibrinólise pode ser um indicador de sangramento mucoso/gastrintestinal e de prognóstico ruim, particularmente por complicações hemorrágicas fatais.

Embora exista o debate se na doença hepática descompensada há CIVD de baixo grau ou se a coagulopatia presente na hepatopatia tenha um padrão de CIVD, estudos recentes mostram que CIVD e fibrinólise estão presentes em aproximadamente 30% dos pacientes com cirrose hepática em fase avançada.

Trombofilias hereditárias

Trombofilia é a tendência aumentada para trombose em decorrência de um estímulo trombogênico constante ou de um defeito nos mecanismos anticoagulante ou fibrinolítico naturais. A trombofilia pode ser causada por fatores genéticos e fatores adquiridos. Os primeiros, tipicamente causam síndromes familiares de tromboses recorrentes e/ou tromboses recorrentes que se apresentam em indivíduos jovens (idade < 45 anos). Em muitos casos, há uma condição adquirida (desencadeante) que se superpõe a uma predisposição genética. Deve-se enfatizar que o pronto reconhecimento e, se possível, remoção deste fator desencadeante é de fundamental importância para a redução do estado de hipercoagulabilidade em que se encontra o paciente no momento do episódio trombótico.

Várias são as causas de trombofilia hereditária, porém as mais freqüentes são (Tabela 127.III):

- Mutação R506Q no gene do fator V (fator V Leiden);
- Mutação G20210A no gene da protrombina;

Tabela 127.III – Prevalência estimada das trombofilias congênitas (%)

	Pacientes (%)			
	População normal (%)	Não selecionados	Selecionados	RR* 1º evento TVP/TEP
Fator V Leiden	4-4,8	14,1-21	28-40	4
Hiper-homocisteinemia	2-6	10-25	13,1-26,7	Variável
Mutação G20210A da protrombina	2-2,7	5-6,2	16-18	2,5
Def. antitrombina	0,02-0,04	0,9-2,8	3-7,5	25
Def. proteína C	0,2-0,4	2,5-5	3,3-5,6	10
Def. proteína S	~ 0,3	1,3-4,1	2,8-5	10

* RR: risco relativo

- Hiperhomocisteinemia;
- Deficiência da antitrombina;
- Deficiência da proteína C;
- Deficiência da proteína S.

Essas condições, em geral, podem causar eventos vaso-oclusivos que acometem o território venoso, porém níveis plasmáticos elevados de homocisteína também podem causar trombose arterial. Também são descritos eventos de infarto agudo do miocárdio em mulheres tabagistas portadoras do fator V Leiden e eventos trombóticos arteriais em portadores da mutação G20210A no gene da protrombina.

EXAMES COMPLEMENTARES

Coagulopatias congênitas

O diagnóstico da hemofilia baseia-se na história clínica, no exame físico e nos exames laboratoriais. O hemograma, em geral, é normal no paciente hemofílico. A presença ou não de anemia irá depender da freqüência e da intensidade dos sangramentos, e da presença de outras condições associadas. Após hemorragia intensa pode haver neutrofilia. A presença de plaquetose pode ser reflexo de hemorragia aguda ou crônica, porém, em alguns casos não se associa à presença de sangramento.

Como os fatores VIII e IX fazem parte do mecanismo intrínseco da coagulação, os testes que avaliam esta via estarão anormais (tempo de tromboplastina parcial ativado – TTPA), havendo normalidade da contagem plaquetária, do tempo de sangramento e do tempo de protrombina. O diagnóstico definitivo de hemofilia é feito através da dosagem do fator VIII e do fator IX.

Coagulopatias adquiridas

Os achados são de hepatopatia aguda ou crônica descritos em capítulos específicos do livro.

Trombofilias congênitas

Na fase aguda não se deve fazer a investigação diagnóstica quanto ao tipo de trombofilia, visto que nesse momento podem ocorrer alterações nos níveis plasmáticos da antitrombina, da proteína S e da proteína C. Trabalhos recentes também mostram alterações nos níveis plasmáticos da homocisteína na fase aguda do quadro trombótico. Dessa maneira, a avaliação laboratorial para trombofilia hereditária deve ser realizada 3 meses após o evento vaso-oclusivo, sempre levando-se em consideração o efeito da heparina sobre a quantificação da antitrombina e dos anticoagulantes orais sobre as proteínas C e S.

TRATAMENTO

Coagulopatias congênitas

As manifestações hemorrágicas dos pacientes hemofílicos devem ser tratadas com a infusão do fator deficiente. Contudo, o uso do DDAVP (1-deamino 8-D-arginina vasopressina) pode tornar desnecessária esta modalidade terapêutica nos pacientes com hemofilia A leve ou moderada.

Diferentes concentrados comerciais de fator VIII são disponíveis, sendo obtidos a partir de plasma humano e submetidos a processos físicos e químicos (pasteurização, calor seco, calor úmido, solvente/detergente, nanofiltração) que visam inativar os vírus com e sem envelope lipídico. O fator VIII obtido por tecnologia recombinante é atualmente disponível, apresentando segurança e eficácia. O fator VII ativado recombinante é outra possibilidade terapêutica, que é empregada nos pacientes com inibidor.

Deve-se salientar que portaria do Ministério da Saúde determina que o tratamento de substituição do paciente hemofílico deve ser sempre realizado com concentrados comerciais de fator VIII ou fator IX, estando reservado o uso do crioprecipitado e do plasma quando não há disponibilidade dos concentrados comerciais.

Ao se planejar o tratamento de um paciente hemofílico A com concentrado de fator VIII deve-se considerar o nível hemostático do fator VIII que deve ser alcançado, o qual varia com o tipo e o local do sangramento ou com o procedimento que será realizado (Tabela 127.IV). Além disso, salienta-se que a meia-vida do fator VIII é de aproximadamente 12-15 horas e que, devido às suas características moleculares, cada unidade/kg de peso corpóreo de fator VIII que é infundida produz elevação plasmática de 2 U/dL ou 2%.

O cálculo da dose necessária de fator para se obter o nível hemostático desejado baseia-se na fórmula:

- Dose do fator VIII (U) = peso X aumento desejado do FVIII (U/dL) / 2

Por exemplo, para um paciente hemofílico A grave (fator VIII < 1%) com 60 kg, para se atingir o nível plasmáti-

Tabela 127.IV – Níveis hemostáticos de fator VIII e fator IX para diferentes condições hemorrágicas em pacientes hemofílicos

Local da hemorragia	Nível de fator (U/dL)	Dose inicial (U/kg) FVIII	Dose inicial (U/kg) FIX	Freqüência das doses (horas)	Duração (dias)
Hemartrose	30-50	15-25	30-50	24	1-2
Hematoma muscular	30-50	15-25	30-50	24	1-2
Epistaxe	30-50	15-25	30-50	24	Até resolução
Hemorragia digestiva	50-80	25-40	50-80	12-24	Até resolução
Língua/ retrofaringe	80-100	40-50	80-100	12	7-10
Hemorragia do SNC	80-100	40-50	80-100	12	7-10
Hematúria	30-50	15-25	30-50	24	Até resolução
Pequenas hemorragias	20-30	10-15	20-30	24	Até resolução

co de 40 U/dL (40%) de fator VIII, portanto um incremento de 40%, a dose a ser infundida será de 1.200 unidades internacionais (40 U/dL x 60 / 2 = 1.200 unidades internacionais de concentrado de fator VIII).

Para o tratamento de um paciente hemofílico B com concentrado de fator IX, devem ser feitas considerações semelhantes à hemofilia A, porém com as seguintes diferenças: a) a meia-vida do fator IX é de 24 horas, e b) a infusão de 1 U fator IX/kg de peso resulta num incremento plasmático de 1 U/dL ou 1%. O cálculo da dose necessária para se obter o nível hemostático desejado do fator IX deverá ser baseado na fórmula:

- Dose de fator IX (U) = peso X aumento desejado no nível plasmático do fator IX (U/dL)

Desse modo, num paciente com 60 kg de peso, com nível plasmático de fator IX inferior a 1 U/dL (1%), no qual se deseja atingir a concentração plasmática de 40% (40 U/dL), a dose de fator IX a ser administrada deverá ser de 2.400 unidades internacionais de concentrado de fator IX (60 kg x 40 U/dL = 2.400 U).

DDAVP

O DDAVP é uma droga que produz um aumento transitório do fator VIII e do fator von Willebrand em pessoas normais, em alguns indivíduos com hemofilia A leve ou moderada, e em alguns pacientes com doença de von Willebrand. Após uma dose de 0,3 mg/kg de peso, em hemofílicos A, leves e moderados, as concentrações plasmáticas do fator VIII coagulante e do fator von Willebrand podem aumentar 3 a 5 vezes em relação a seus níveis basais, ocorrendo o pico de ação 15 a 30 minutos após o término da infusão. O grau de resposta individual deve ser determinado antes dos episódios hemorrágicos. Pacientes com hemofilia A grave não apresentam resposta ao DDAVP.

Antifibrinolíticos

As drogas antifibrinolíticas têm sido usadas como terapia adjuvante nos sangramentos mucosos. Usualmente, a dose do ácido tranexâmico é de 10 mg/kg/dose, por via endovenosa, e 20 mg/kg/dose, por via oral, três vezes ao dia. O ácido épsilon aminocapróico é usado na dose inicial de 50 a 60 mg/kg, cada 4 horas por via endovenosa, seguida da mesma dosagem por via oral. As drogas antifibrinolíticas estão contra-indicadas na presença de hematúria.

Coagulopatias adquiridas

Vários fatores e mecanismos contribuem para a diátese hemorrágica do paciente hepatopata, sendo que muitas vezes é difícil determinar qual a causa principal. Dessa maneira, a abordagem terapêutica deve ser ajustada para o local, natureza e extensão do sangramento. Além disso, as medidas aplicadas visando à correção do defeito hemostático devem estar intimamente ligadas com outras, como a compressão mecânica ou escleroterapia das varizes de esôfago, o uso de drogas para reduzir ou neutralizar o pH gástrico, ou o emprego de medicamentos ou procedimentos cirúrgicos para reduzir a pressão portal.

Manifestações hemorrágicas espontâneas não são comuns nos pacientes em fase avançada de hepatopatia. A correção das anormalidades hemostáticas é indicada quando há sangramento ativo e persistente, antes de procedimentos invasivos, antes de cirurgias e nos casos de falência hepática aguda.

Por conter todos os fatores e inibidores da coagulação presentes no sangue, o plasma fresco congelado (PFC) teoricamente é o agente ideal para a correção da maioria das anormalidades hemostáticas presentes no paciente hepatopata. A administração de 10 a 20 mL/kg de peso corpóreo de PFC pode reduzir o tempo de protrombina prolongado para menos de 3 segundos acima do controle normal, porém com duração de 12 a 24 horas. Contudo, para muitos pacientes esta abordagem não é possível, uma vez que, por apresentarem expansão do volume plasmático, podem não tolerar a administração de grandes volumes de PFC (1.200-1.600 mL), com necessidade de infusões adicionais cada 6 a 12 horas.

O crioprecipitado é indicado quando há manifestações hemorrágicas associadas a níveis plasmáticos de fibrinogênio inferiores a 100 mg/dL. A infusão de 1 unidade de crioprecipitado para cada 10 kg de peso corpóreo aumenta as taxas de fibrinogênio em aproximadamente 50 mg/dL.

Os concentrados de complexo protrombínico (CCP) são produtos que contêm elevadas concentrações do fator IX, mas quantidades variáveis dos fatores X, VII e II, podendo, dessa maneira, corrigir as deficiências dos fatores vitamina K-dependentes. Porém, como os CCP também apresentam quantidades variáveis das formas ativadas dos fatores X, IX, VII e II, que podem não ser adequadamente depuradas nos pacientes hepatopatas, seu emprego pode se associar a eventos tromboembólicos, como trombose venosa profunda, embolia pulmonar e CIVD.

A heparina tem sido indicada em pacientes com doenças hepáticas agudas e crônicas, associadas a sinais laboratoriais de CIVD. Porém, se não houver a concomitante reposição dos fatores deficientes, o uso da heparina pode se associar a complicações hemorrágicas.

O fator VIIa recombinante (rFVIIa) é um agente terapêutico que vem sendo utilizado em pacientes com falência hepática e distúrbios hemostáticos. Trabalhos recentes relatam a normalização do tempo de protrombina por mais de 12 horas em pacientes com cirrose hepática classe B e C após a infusão do rFVIIa.

Nos pacientes com contagem plaquetária inferior a 50.000/mm^3 e manifestações hemorrágicas, indica-se a transfusão de concentrados de plaquetas, visando contagem plaquetária de 100.000/mm^3. O uso profilático das transfusões plaquetárias é indicado em pacientes com contagem plaquetária < 60.000/mm^3 e que necessitam ser submetidos a procedimentos invasivos ou cirúrgicos. Deve-se considerar que uma unidade de concentrado de plaquetas aumenta a contagem das plaquetas em aproximadamente 10.000/mm^3 e que a dose terapêutica é de 1 unidade para cada 10 kg de peso corpóreo.

O DDAVP pode ser considerado nos hepatopatas com tempo de sangramento prolongado e que serão submetidos a procedimentos invasivos.

Os antifibrinolíticos (aprotinina, ácido tranexâmico e ácido épsilon-aminocapróico) podem ser úteis visando à redução das perdas hemorrágicas e necessidades transfusionais durante cirurgias e transplante hepático, porém devendo-se considerar o risco trombótico nos pacientes com CIVD. A deficiência da vitamina K não é comum nos pacientes com doenças hepáticas, porém, como muitos deles encontram-se em mal estado de nutrição, é aconselhável a administração de 10 mg de vitamina K_1 (endovenosa).

Trombofilias congênitas

Os episódios agudos de tromboembolismo venoso nos portadores de trombofilia hereditária são tratados da mesma maneira que os pacientes sem esses defeitos.

DISTÚRBIOS DA COAGULAÇÃO RELACIONADOS AO USO DE ANTICOAGULANTES

A heparina e seus derivados e os anticoagulantes orais cumarínicos exercem seu efeitos anticoagulantes e antitrombóticos por inibir a formação e/ou ação da trombina. Por esse motivo são empregados para impedir a extensão de um trombo, o desenvolvimento de novos trombos e a recorrência aguda da trombose.

HEPARINAS

As heparinas são glicosaminoglicanos que exercem sua atividade anticoagulante por meio de uma seqüência pentassacarídea, que tem grande afinidade de ligação com a antitrombina. Essa ligação faz com que a antitrombina sofra uma alteração da sua configuração espacial, resultando na catalização da inativação dos fatores IIa (trombina), Xa, IXa e XIa.

A heparina não fracionada consiste em uma mistura heterogênea de polissacarídeos com peso molecular aproximado de 15.000 Da. As heparinas de baixo peso são preparações derivadas da heparina, obtidas após despolimerização química ou enzimática, produzindo fragmentos com aproximadamente 1/3 do tamanho da heparina (peso molecular de 4.000 a 6.000 Da). As heparinas de baixo peso molecular inibem o fator Xa na mesma extensão que a heparina clássica ou não fracionada, porém com a capacidade muito menor de inibição da trombina (fator IIa).

Os efeitos adversos das heparinas são hemorragia, osteoporose, alopecia, trombocitopenia e hipersensibilidade.

Sangramento

Sangramento maior é a complicação mais importante do tratamento com heparina. Os estudos mostram que com o uso de heparina clássica por 5 a 10 dias, em infusão contínua, com controle terapêutico realizado adequadamente através do tempo de tromboplastina parcial ativado (TTPA), a freqüência de sangramento maior é de 2-4%. A dose empregada, o método e o tempo de administração e a presença de outro fator de risco hemorrágico (plaquetopenia, uso concomitante de trombolíticos ou drogas antiplaquetárias, presença de diátese hemorrágica, fator local) são condições associadas ao risco hemorrágico.

Embora tenha sido difícil de comprovar, através de grandes estudos, a hipótese inicial de que as complicações hemorrágicas são mais comuns com o uso da heparina não fracionada não se comprovaram; metanálises sugerem que pacientes com trombose venosa profunda apresentam menor taxa de sangramentos quando tratados com heparina de baixo peso molecular, embora não haja significância estatística.

O tratamento da hemorragia associada ao uso da heparina irá variar com a gravidade e o local do sangramento. Na maioria dos casos, o tratamento consiste na interrupção da heparina e na abordagem do local da hemorragia, porque o sangramento pode persistir mesmo com a ausência do efeito anticoagulante.

Devido às suas características físico-químicas, o sulfato de protamina liga-se com a heparina, neutralizando seu efeito anticoagulante. Seu uso deve ser feito com cuidado nos indivíduos alérgicos a iodo, peixe e insulina protamínica. A dose de sulfato de protamina a ser infundida (1 mg de protamina neutraliza 100 U de heparina) irá variar com a concentração estimada da heparina circulante, considerando-se que a meia-vida da heparina não fracionada é de 1 hora. Dessa maneira, num paciente com manifestações hemorrágicas na segunda hora de infusão de heparina 1.000 U por hora, após receber 5.000 unidades em *bolus*, a dose de protamina a ser administrada é de 27,5 mg. O efeito da protamina é imediato, mas como sua meia-vida é menor do que a da heparina, pode ocorrer um efeito rebote de anticoagulação, com necessidade de administrações adicionais do sulfato de protamina.

Quando a manifestação hemorrágica é secundária ao uso de heparina de baixo molecular, a neutralização da ação heparínica pelo sulfato de protamina é mais problemática. Isto porque a protamina neutraliza todo o efeito anti-IIa da heparina, mas somente 75% do efeito anti-Xa. Desse modo, doses seqüenciais de protamina podem ser necessárias. Raramente, pode ser necessária a administração de plasma fresco congelado.

Trombocitopenia induzida pela heparina

A trombocitopenia induzida pela heparina é uma síndrome imunomediada, que ocorre em aproximadamente 3% dos pacientes que recebem heparina por um período igual ou superior a 5 dias, podendo resultar em trombose venosa ou arterial. Nessa condição, entre o 5º e o 15º dia de tratamento, há redução da contagem plaquetária (≥ 50% do valor inicial); porém, o início da plaquetopenia pode ser mais precoce nos indivíduos expostos à heparina nos últimos 3 meses. Na plaquetopenia induzida pela heparina, o alvo antigênico é o complexo molecular fator plaquetário 4 (FP4) ligado à heparina. Os complexos imunes interagem com o receptor FcgII das plaquetas, levando à ativação plaquetária, formação de micropartículas protrombóticas e geração de trombina. Esses anticorpos podem ainda interagir com os complexos FP4-heparan nas células endoteliais, resultando na expressão de uma superfície protrombótica.

O diagnóstico da plaquetopenia induzida pela heparina é clínico-patológico. Deve-se fazer a suspeita clínica em qualquer paciente que, recebendo heparina por no mínimo 5 dias, apresenta plaquetopenia não justificada.

Dois tipos de exames laboratoriais podem ser empregados para o diagnóstico:

- Testes funcionais: quantificação da secreção de ^{14}C-serotonina, testes de agregação plaquetária e citometria de fluxo;
- Testes imunológicos: demonstram a ligação de anticorpos a complexos FP4-heparina imobilizados.

Uma vez feita a suspeita clínica de plaquetopenia induzida pela heparina, duas medidas devem ser tomadas:

- Remoção do estímulo imune: interrupção da administração da heparina;
- Inibição da trombina: diretamente ou bloqueando a sua geração.

Embora a suspensão da heparina seja fundamental, isto não significa a eficácia da prevenção da trombose no paciente apresentando plaquetopenia isolada, uma vez que foram descritos eventos tromboembólicos durante os primeiros 30 dias após a interrupção da heparina. Desse modo, os pacientes com plaquetopenia induzida pela heparina devem receber um tratamento anticoagulante alternativo, pelo menos enquanto não há resolução da plaquetopenia. Existem alguns medicamentos que podem ser empregados em pacientes com plaquetopenia induzida pela heparina, os principais são descritos na Tabela 127.V.

Outros cuidados importantes no paciente com plaquetopenia induzida pela heparina são:

- Não usar varfarina nos pacientes na fase aguda da síndrome, exceto se sob tratamento com um dos outros anticoagulantes anteriormente descritos, uma vez que o uso isolado da varfarina pode se associar a eventos trombóticos de extrema gravidade;
- A incidência de plaquetopenia induzida pela heparina é menor para as heparinas de baixo peso molecular, mas elas estão contra-indicadas quando a síndrome já está estabelecida.

Tabela 127.V – Tratamentos parenterais alternativos para pacientes com plaquetopenia induzida pela heparina

Agente	Dose	Controle	Excreção	Meia-vida
Lepirudina	0,4 mg/kg *bolus* 0,1-0,15 mg/kg/h	TTPA	Renal	1,5 hora
Argatroban	2 µg/kg/h	TTPA	Hepática	40 minutos
Danaparóide	2.250 U *bolus* 400 U/h x 4 h 300 U/h x 4 h 200 U/h após	Anti-Xa	Renal	19 horas
Bivalirudina	1 mg/kg *bolus* 2,5 mg/kg/h x 4 h 0,2 mg/kg/h até 20 h	TTPA	Renal	25 minutos

COAGULAÇÃO INTRAVASCULAR DISSEMINADA

INTRODUÇÃO E DEFINIÇÕES

A coagulação intravascular disseminada (CIVD) é uma anormalidade caracterizada por ativação generalizada do sistema de coagulação, que leva, simultaneamente, à formação de (micro) trombos intravasculares, comprometendo o suprimento sangüíneo de vários órgãos, e hemorragias, decorrentes do consumo dos fatores da coagulação e das plaquetas.

ETIOLOGIA E FISIOPATOLOGIA

A CIVD é secundária a uma doença de base, estando as mais freqüentes listadas na Tabela 127.VI. Independentemente da doença de base, na CIVD há formação sistêmica de fibrina, que é decorrente da geração aumentada de trombina, supressão do sistema inibitório da coagulação e redução da atividade do sistema fibrinolítico. Todas essas alterações são mediadas por várias citoquinas proinflamatórias,

Tabela 127.VI – Condições clínicas mais freqüentemente associadas à CIVD

Sepse
Trauma • Lesão tecidual grave • Traumatismo de crânio • Embolia gordurosa
Câncer • Doenças mieloproliferativas • Tumores sólidos
Complicações obstétricas • Embolia de líquido amniótico • Placenta prévia
Doenças vasculares • Hemangioma gigante • Aneurisma de aorta
Reações a toxinas (veneno de cobra, drogas)
Anormalidades imunológicas • Reação alérgica grave • Reação transfusional hemolítica • Rejeição de transplante

sendo a principal delas a interleucina-6 (IL-6). O fator de necrose tecidual (TNF-α) também participa ativamente desses processos, já que não só é mediador das anormalidades dos sistemas inibitório da coagulação e fibrinolítico, bem como, devido aos seu efeitos sobre a IL-6, influencia na ativação da coagulação.

Já está bem demonstrado em modelos animais que a geração sistêmica de trombina ocorre através da formação do complexo fator tecidual-fator VII ativado. O fator tecidual pode ser expresso por ação das citoquinas proinflamatórias. Na CIVD todos os inibidores fisiológicos da coagulação estão comprometidos. A antitrombina mostra redução das suas concentrações plasmáticas como resultado da ativação da coagulação, degradação pela elastase e redução da síntese hepática. A atividade da proteína C encontra-se diminuída em decorrência da diminuição da sua produção, menor atividade da trombomodulina endotelial e redução das taxas de proteína S livre. O sistema fibrinolítico encontra-se inibido, já que há um aumento do inibidor do ativador do plasminogênio do tipo 1 (PAI-1).

ACHADOS CLÍNICOS

Em geral, os achados são predominantemente aqueles da doença de base. A CIVD deve ser suspeitada na presença de trombose, sangramento ou de anormalidades laboratoriais.

EXAMES COMPLEMENTARES

Não existe um teste laboratorial único ou combinação de testes que seja suficientemente específica ou sensível para permitir o diagnóstico definitivo de CIVD. Geralmente, o diagnóstico é feito considerando-se a doença de base e uma combinação de testes laboratoriais. A maior parte dos casos de CIVD apresenta um estado protrombótico acentuado, com ativação secundária e insuficiente da fibrinólise. Quando da presença de hiperfibrinólise intensa há redução dos níveis da α_2-antiplasmina e do plasminogênio, que se transforma em plasmina. Esta, por sua vez, pode produzir níveis muito baixos de fibrinogênio, com conseqüente prolongamento do TP, TTPA e TT, além de diminuição das taxas plasmáticas dos fatores V e VIII, e elevação dos PDF.

Deve ser salientado que geralmente testes de coagulação seriados são mais úteis para o diagnóstico de CIVD do que um exame laboratorial realizado isoladamente. Vários testes, com maior ou menor sofisticação, podem ser empregados para o diagnóstico da CIVD, sempre levando-se em consideração que embora apresentem alta sensibilidade, são pouco específicos.

O Subcomitê de Coagulação Intravascular Disseminada da Sociedade Internacional de Hemostasia e Trombose propôs um sistema de algoritmo, já validado, para o diagnóstico de CIVD (Tabela 127.VII), empregando-se testes laboratoriais simples possíveis de serem realizados em quase todas as unidades de emergência.

Uma reduzida contagem plaquetária e, particularmente, sua redução progressiva são sinais sensíveis, porém não específicos de CIVD, indicando que as plaquetas estão sendo ativadas pela trombina e utilizadas. O prolongamento dos testes de coagulação pode refletir o consumo dos fatores da coagulação. Como o fibrinogênio é uma proteína de fase aguda, seus níveis plasmáticos podem permanecer dentro da normalidade mesmo com a ativação da coagulação. A quantificação dos PDF ou dos dímeros-D pode auxiliar na diferenciação de outras condições que também cursam com plaquetopenia ou prolongamento dos testes de coagulação.

TRATAMENTO

Na abordagem terapêutica da CIVD, o fundamental é o tratamento da doença de base, porém, muitas vezes a CIVD persiste mesmo após o emprego das medidas adequadas. As medidas de suporte podem ser necessárias, porém não há consenso quanto ao tratamento ideal. Deve-se ainda considerar que existem diferenças quanto ao tratamento de suporte entre os pacientes que apresentam manifestações hemorrágicas difusas e aqueles com quadros vaso-oclusivos e falência múltipla de órgãos.

Até o momento não foi comprovada a eficácia do tratamento com plasma e concentrado de plaquetas, contudo esta é uma opção quando o paciente tem sangramento ativo ou apresenta risco hemorrágico, ou, ainda, necessita de procedimento invasivo. O uso de heparina provavelmente é útil em pacientes com CIVD, particularmente naqueles com deposição extensa de fibrina ou com evento de tromboembolismo. Contudo, trabalhos clínicos controlados não

Tabela 127.VII – Diagnóstico de CIVD

1º	Avaliação do risco: o paciente tem uma doença de base sabidamente associada com CIVD? Se sim, prosseguir; se não, não usar esta tabela.	
2º	Solicitar exames gerais de hemostasia: contagem plaquetária, TP, fibrinogênio e monômeros solúveis de fibrina.	
3º	Pontuação dos testes de hemostasia:	Pontos
	• Contagem plaquetária: > 100.000 = 0; < 100.000 = 1, < 50.000 = 2	( )
	• Prolongamento do TP: < 3 seg = 0; > 3 e < 6 seg = 1; > 6 seg = 2	( )
	• Fibrinogênio: > 100 mg/dL = 0; < 100 mg/dL = 1	( )
	• Marcadores de formação de fibrina: sem aumento = 0; aumento moderado = 2; aumento acentuado = 3	( )
4º	Cálculo da pontuação total	( )
5º	Se ≥ 5, compatível com CIVD; repetir a pontuação diariamente. Se < 5, sugestivo, mas não afirmativo de CIVD; repetir a pontuação nos próximos 1-2 dias.	

mostram efeitos benéficos na evolução de eventos clinicamente importantes. Ainda é motivo de debates se o uso de heparina se associa com manifestações hemorrágicas. As drogas antifibrinolíticas estão indicadas somente em pacientes com aumento da atividade fibrinolítica, como na leucemia aguda promielocítica e em alguns pacientes com CIVD associada à neoplasia.

Mais recentemente, os bons resultados obtidos com o emprego da proteína C ativada recombinante humana (rhAPC) em pacientes em sepse grave, com redução da mortalidade, faz com que esta seja uma opção terapêutica a ser considerada nos pacientes com CIVD relacionada a processo séptico.

LEITURA ADICIONAL

1. D'Amico EA, Villaça PR. Distúrbios da coagulação no departamento de emergência. In: Martins HS, Scalabrini Neto A, Velasco IT. Emergências clínicas baseadas em evidências. 1. ed. São Paulo: Editora Atheneu; 2005. p.421-30.
2. Janz TG, Hamilton GC. Disorders of hemostasis. In: Rosen's emergency medicine. 6. ed. Philadelphia: Elsevier; 2006. p.1892-906.
3. Suchard JR. Hemostatic disorders. In: Aghababian RV, Allison Jr. EJ, Boyer EW, et al. Essentials of emergency medicine. Boston: Jones and Bartlett Publishers; 2006. p.257-64.
4. Hubbell KC. Bleeding disorders. In: Harwood-Nuss: clinical practice of emergency medicine. 4. ed. Philadelphia: Lippincott Williams and Wilkins; 2005. p.788-95.
5. Handin RI. Bleeding and thrombosis. In: Kasper, Braunwald, Fauci, et al. Harrison's principles of internal medicine. 16. ed. McGraw-Hill; 2005. p.337-43.
6. Toh CH, Dennis M. Disseminated intravascular coagulation: old disease, new hope. BMJ 2003; 327: 974-7.
7. Greinacher A, Warkentin TE. Recognition, treatment, and prevention of heparin-induced thrombocytopenia: review and update. Thromb Res 2006; 118: 165-76.
8. Levi M. Disseminated intravascular coagulation. Crit Care Med 2007; 35: 2191-5.
9. Tripodi A, Mannucci PM. Abnormalities of hemostasis in chronic liver disease: reappraisal of their clinical significance and need for clinical and laboratory research. J Hepatol 2007; 46: 727-33.

CAPÍTULO 128

Reversão de Anticoagulação Oral no Pronto-socorro

Erica Okazaki
Audrey Krüse Zeinad
Paula Ribeiro Villaça,
Elbio Antonio D'Amico

TÓPICOS IMPORTANTES

- O controle de anticoagulação oral com antagonistas da vitamina K é um desafio na prática clínica.
- A varfarina é o anticoagulante oral mais usado mundialmente.
- Os antagonistas da vitamina K interferem na síntese de fatores da coagulação dependentes de vitamina K: protrombina, fator VII, fator IX e fator X, e dos anticoagulantes naturais: proteína C e proteína S.
- A principal complicação do uso de varfarina é o sangramento, sendo seu risco influenciado pela intensidade da terapia anticoagulante oral.
- O sangramento pode ser classificado de acordo com sua intensidade: fatal, maior, menor ou insignificante.
- A monitorização da terapia com antagonistas da vitamina K é realizada pelo tempo de protrombina (TP).
- O manejo do paciente sob terapia anticoagulante oral, com valores elevados da relação normatizada internacional (RNI) ou com manifestações hemorrágicas, dependerá da intensidade do sangramento e do aumento da RNI.

INTRODUÇÃO E DEFINIÇÕES

O controle da anticoagulação oral com antagonistas da vitamina K (AVK) pode ser considerado um grande desafio na prática clínica. A varfarina é a principal representante dessa classe de medicamentos e apenas essa substância será abordada neste capítulo. Está associada a poucos efeitos colaterais, no entanto pode levar a sangramentos graves. As dificuldades no controle do uso de AVK estão relacionadas a:

- Estreita janela terapêutica.
- Variabilidade de resposta à dose inter e intra-individual, ou seja, cada paciente apresenta sua dose, e esta ainda pode ser alterada em função de outras variáveis.
- Inúmeras interações medicamentosas.
- Influência da dieta.
- Dependência de controle laboratorial, por vezes de difícil padronização.

ETIOLOGIA E FISIOPATOLOGIA

A varfarina é um antagonista da vitamina K e foi inicialmente desenvolvida como um raticida. Produz um efeito anticoagulante por interferir na síntese de fatores de coagulação dependentes de vitamina K. Tais fatores incluem: protrombina, fator VII, fator IX e fator X. Ainda interfere na produção dos anticoagulantantes naturais que são dependentes de vitamina K: proteína S e proteína C.

Os fatores de coagulação dependentes de vitamina K possuem resíduos de ácido glutâmico em sua porção N-terminal. Uma modificação no γ-carbono desse resíduo, com a adição de um grupo carboxil, promove a γ-carboxilação, processo imprescindível para que os fatores expressem sua atividade procoagulante. Esse processo é catalisado pela carboxilase vitamina K-dependente, cujo cofator é a vitamina K hidroquinona, um produto da redução de vitamina K da dieta pela enzima vitamina K-redutase (vide Figura 128.1).

Durante a γ-carboxilação, a vitamina K é oxidada em vitamina K epóxido, que, por sua vez, é convertida em vitamina K pela vitamina K epóxido-redutase.

A varfarina age, portanto, no bloqueio dessas duas enzimas: vitamina K-redutase e vitamina K epóxido-redutase. A ação dos AVKs é maior sobre a vitamina K epóxido-redutase, o que explica a superação do efeito anticoagulante com baixas doses de vitamina K.

A varfarina é rápida e quase completamente absorvida pelo trato gastrintestinal. Níveis de varfarina sérica atingem

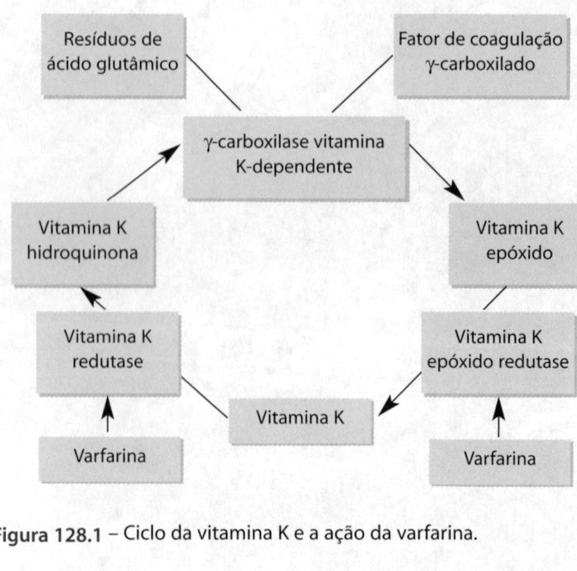

Figura 128.1 – Ciclo da vitamina K e a ação da varfarina.

pico de 90 minutos após administração da droga. Tem meia-vida plasmática de 36 a 42 horas, e mais de 97% da varfarina circulante está ligada à albumina. Somente a pequena fração de varfarina não ligada é biologicamente ativa.

ACHADOS CLÍNICOS

Em geral, os pacientes que chegam ao serviço de emergência com complicações do uso de AVK apresentam sangramentos. A intensidade ou a gravidade podem variar desde uma simples equimose a sangramentos graves, com instabilidade hemodinâmica e necessidade de transfusão.

Os sangramentos podem ser classificados como: fatal, maior, menor ou insignificante (Tabela 128.II).

Na anamnese, é importante avaliar os fatores que levaram ao descontrole do uso da varfarina, como:

- Alteração na dose prescrita.
- Uso de novos medicamentos.
- Modificação na dose de medicamentos já utilizados.
- Alteração na dieta.
- Comorbidades.

No exame físico, deve-se atentar para procura de sinais que indiquem sangramento, uma vez que, em alguns casos, a apresentação inicial pode ser outro sintoma que não a exteriorização do sangramento, mas com queixas que podem sugerir quadro hemorrágico.

Sangramento intracraniano

A hemorragia intracraniana é provavelmente a complicação mais ameaçadora para os pacientes em uso de AVK. A incidência nesse grupo de pacientes pode chegar a 1%.

Tabela 128.I – Classificação da gravidade dos eventos hemorrágicos

Tipo de sangramento	Descrição do evento
Fatal	Quando a morte decorre de sangramento por uso do anticoagulante oral
Maior	1. Qualquer sangramento ocorrendo nos seguintes locais, independentemente da intensidade: • Intracraniano (confirmado por exame de imagem) • Ocular (causando redução da visão) • Articular (grandes articulações) • Retroperitoneal • Muscular com síndrome compartimental 2. Qualquer sangramento com necessidade de cirurgia ou procedimento invasivo 3. Qualquer sangramento levando à redução da hemoglobina > 2 g/dL ou necessitando de transfusão de 2 ou mais unidades de sangue
Menor ou insignificante	Qualquer sangramento que não se enquadre nas categorias acima*

*Equimoses pequenas (1 a 2 cm) ou em número inferior a 5, epistaxe ocasional que cede espontaneamente, e sangramento hemorroidário leve não devem ser considerados como sangramentos significantes.

Sabe-se que pacientes acima de 50 anos de idade apresentam risco 10 vezes maior de sangramento em sistema nervoso central (SNC), em relação aos pacientes que não são anticoagulados.

Alguns fatores de risco estão relacionados à hemorragia intracraniana em pacientes que fazem uso de AVK:

- Idade maior que 65 anos.
- Doença cerebrovascular.
- Anticoagulação de início recente.
- Hipertensão arterial sistêmica.

O prolongamento do TP (RNI) acima do valor terapêutico também se correlaciona com aumento do risco, entretanto o sangramento em SNC pode ocorrer mesmo em pacientes com RNI terapêutica.

EXAMES COMPLEMENTARES

A monitorização da terapia com AVK é feita pelo tempo de protrombina (TP). O prolongamento do TP pelo AVK resulta da redução de 3 dos 4 fatores vitamina K-dependentes: protrombina, fator VII e fator X. Durante os primeiros dias de uso de varfarina, o TP reflete sobretudo a redução do fator VII, cuja meia-vida é a mais curta (aproximadamente 6 horas). Posteriormente, a redução da protrombina e do fator X, que parecem ser mais trombogênicos, contribui para o prolongamento do TP.

A dose de varfarina é ajustada para alcançar uma determinada razão TP do paciente/média do TP normal, expressa como relação normatizada internacional (RNI). A RNI é um método para normatizar resultados quando se usa diferentes fontes comerciais de fator tecidual (ou tromboplastina). A sensibilidade de cada tromboplastina à varfarina é expressa pelo ISI (índice de sensibilidade internacional). Assim, a RNI é calculada:

$$\text{RNI} = (\text{TP do paciente/ média do TP normal})^{\text{ISI}}$$

A RNI reflete o resultado da relação de TP obtido, se o teste fosse realizado com a tromboplastina de referência. Reduz, portanto, as variações das relações de TP interlaboratoriais e permite uma monitorização da anticoagulação oral mais confiável.

É recomendável que os laboratórios usem tromboplastina com ISI próximo a 1,0 para o controle de anticoagulação oral.

Além do TP, é adequado avaliar o nível de hemoglobina do paciente, e, de acordo com a sintomatologia, são necessários exames de imagem para localizar e dimensionar o sangramento (ultra-sonografia, tomografia ou ressonância nuclear magnética).

TRATAMENTO

O manejo do paciente sob terapia anticoagulante oral, com valores elevados da RNI ou com manifestações hemorrágicas, dependerá da intensidade do sangramento e do aumento da RNI.

Estudos demonstram que o risco de sangramento eleva-se significativamente quando a RNI ultrapassa valores acima de 5. Há diversas opções para a reversão de anticoagulação oral na prática clínica, não existindo uma conduta universal, uma vez que faltam ensaios clínicos randomizados que comparem as diferentes estratégias.

De modo geral, os principais protocolos para a reversão de anticoagulação com varfarina apresentam opções muito próximas. (Tabelas 128.II, 128.III e 128.IV), que incluem redução/omissão de dose de varfarina, uso de vitamina K1, plasma fresco congelado e concentrado de complexo protrombínico.

A seguir, abordamos a estratégia de conduta no Serviço de Hematologia do HCFMUSP:

Tabela 128.II – Protocolo para a reversão de anticoagulação oral com varfarina do British Committee for Standards in Haematology

Situação clínica	RNI	Conduta
Sangramento maior	Qualquer valor acima do terapêutico	Parar varfarina Vitamina K1 (5 mg EV ou VO) PFC (15 mL/kg) ou CCP (50 U/kg)
Sangramento menor ou ausente	Até 8	Pular dose de varfarina
	> 8	Pular dose de varfarina
	> 8 com fator de risco para sangramento	Pular dose de varfarina e vitamina K1 (0,5 a 2,5 mg EV ou VO)

PFC: plasma fresco congelado; CCP: concentrado de complexo protrombínico; RNI: relação normatizada internacional; EV: endovenoso; VO: via oral.

Tabela 128.III – Protocolo para a reversão de anticoagulação oral com varfarina do American College of Chest Physicians

RNI	Manifestação hemorrágica	Conduta
> terapêutico e < 5	Ausente	Reduzir ou pular dose de varfarina
Entre 5 e 9	Ausente	Pular dose de varfarina Monitoração mais freqüente
	Alto risco de sangramento	Pular dose de varfarina Vitamina K1 1 a 2,5 mg VO e 2 a 4 mg VO, se necessário redução urgente
> 9	Ausente	Pular dose de varfarina Vitamina K1 3 a 5 mg VO
> 20	Sangramento grave	Suspender varfarina Vitamina K1 10 mg EV PFC ou CCP
Qualquer	Sangramento com risco de vida	Suspender varfarina Vitamina K1 10 mg EV CCP

PFC: plasma fresco congelado; CCP: concentrado de complexo protrombínico; RNI: relação normatizada internacional; EV: endovenoso; VO: via oral.

- Se a RNI encontra-se superior ao valor terapêutico, mas inferior a 5, e o paciente não apresenta manifestações hemorrágicas significantes ou necessidade de reversão da anticoagulação para realização de procedimentos cirúrgicos: a dose de anticoagulante oral pode ser reduzida ou a sua próxima dose pode ser omitida, sendo a varfarina reiniciada numa dosagem menor quando a RNI se encontrar na faixa desejada.
- Se a RNI for superior a 5, mas inferior a 9, e o paciente não tiver manifestações hemorrágicas significantes ou não apresentar fatores adicionais de risco hemorrágico: as próximas 1 ou 2 doses de varfarina podem ser suspensas e reintroduzidas quando a RNI estiver dentro da faixa terapêutica. Outra possibilidade é a suspensão da dose seguinte e a administração de vitamina K1 na dose de 1 a 2,5 mg por via oral.
- Quando há necessidade de reversão rápida do efeito anticoagulante, mas o paciente não apresenta manifestações hemorrágicas (p. ex., procedimento cirúrgico, exodontia etc.): a dose da vitamina K1 oral deve ser de 2 a 4 mg, com observação se há redução da RNI em 24 horas; caso não ocorra, nova dose de vitamina K1 (1 a 2 mg) pode ser administrada por via oral.
- Se a RNI encontra-se superior a 9 e o paciente não apresenta sangramento significante: uma dose maior de vitamina K1 (3 a 5 mg) deve ser dada por via oral, aguardando-se de 24 a 48 horas. O controle da RNI deve ser rigoroso e nova administração de vitamina K1 pode ser realizada, caso seja necessário.

Tabela 128.IV – Guideline para a reversão de anticoagulação oral com varfarina do The Italian Federation of Anticoagulation Clinics (FCSA)

Manifestação hemorrágica	RNI	Conduta
Sangramento menor ou ausente	> terapêutico e < 5	Reduzir ou pular dose de varfarina
	Entre 5 e 8	Pular dose de varfarina e reiniciar quando RNI terapêutico Se RNI > 7 com risco de sangramento, associar vitamina K1 2 mg VO
	> 8	Parar varfarina (2 doses) Vitamina K1 (3 a 5 mg VO) Checar RNI em 48 horas, se necessário repetir vitamina K
Sangramento maior	Qualquer valor acima do terapêutico	Parar varfarina Vitamina K1 5 mg EV, se necessário repetir em 12 horas PFC (15 mL/kg) ou CCP (35 a 50 U/kg)*

PFC: plasma fresco congelado; CCP: concentrado de complexo protrombínico; RNI: relação normatizada internacional; EV: endovenoso; VO: via oral.
* Se sangramento intracraniano, preferir CCP + fator VII ao PFC.

- Se há necessidade de reversão rápida do efeito anticoagulante oral devido a sangramento maior ou grande elevação da RNI (> 20): a vitamina K1 na dose de 10 mg deve ser administrada por via parenteral, associada à infusão de plasma fresco congelado ou concentrado de complexo protrombínico (quando disponível), de acordo com a urgência da situação. Caso necessário, novas infusões de vitamina K1 podem ser realizadas a cada 12 horas;
- Sangramento com risco de morte ou em grande superdosagem da varfarina: indica-se o tratamento com plasma fresco congelado ou, se disponível, concentrado de complexo protrombínico e vitamina K1 na dose de 10 mg parenteral.

Na reversão da anticoagulação oral, não se deve esquecer de que o paciente em questão também apresenta risco trombótico. Se o tratamento com varfarina é indicado após a administração de altas doses de vitamina K, a terapia com heparina deve ser realizada até que os efeitos da vitamina K tenham sido revertidos e o paciente volte a responder à varfarina.

LEITURA ADICIONAL

1. Ansel J, Hirsh J, Poller L, Bussey H, Jacobson A, Hylek E. The seventh ACCP conference on antithrombotic and thrombolytic therapy. Chest 2004; 204s-33s.
2. Baglin TP, Keeling DM, Watson HG. Guidelines on oral anticoagulation (warfarin): third edition 2005 update. British Society for Haematology 2005; 277-85.
3. Deitcher SR, Rodgers GM. Thrombosis and antithrombotic therapy. In: Greer JP, Foerster J, Lukens JN, Rodgers GM, Paraskevas F, Glader B, editors. Wintrobe's clinical hematology. 11. ed. Philadelphia: Lippincott Willians & Wilkins; 2004. p.1713-58.
4. Furie BC, Furie B. Vitamin K: metabolism and disorders. In: Hoffman R, Benz Jr. EJ, Hoffman R, Benz Jr. EJ, Shatill SJ, Furie B, et al., editors. Hematology: basic principles and practice. 4. ed. Pennsylvania: Elsevier; 2005. p.2137-41.
5. Hanley JP. Warfarin reversal. J Clin Pathol 2004; 1132-9.
6. Leissinger CA, Blatt PM, Hoots WK, Ewenstein B. Role of prothrombin complex concentrates in reversing warfarin anticoagulation: a review of the literature.Am J Hematol 2007; [Epub ahead of print].
7. Sconce EA, Kamali F. Appraisal of current vitamin K dosing algorithms for the reversal of overanticoagulation with warfarin: the need for a more tailored dosing regimen. Eur J Haematol 2006; 457-62.
8. The Italian Federation of Anticoagulation Clinics (FCSA). A guide to oral anticoagulant treatment. Haematologica 2003; suppl 2.
9. Villaça PR, D'Amico EA. Distúrbios da coagulação e CIVD. In: Pronto-socorro: condutas do HCFMUSP. Barueri: Manole; 2006. p.1247-57.
10. Watson HG, Baglin T, Laidlaw SL, Makris M, Preston E. A comparison of the efficacy and rate of response to oral and intravenous vitamin K in reversal of over-anticoagulation with warfarin. Br J Haematol 2001; 145-9.
11. Weitz JI. Anticoagulant and fibrinolytic drugs. In: Hoffman R, Benz Jr. EJ, Shatill SJ, Furie B, et al., editores. Hematology: basic principles and practice. 4. ed. Pennsylvania: Elsevier, 2005; p.2249-67.

Algoritmo 128.1 – Reversão de anticoagulação oral com varfarina no pronto-socorro

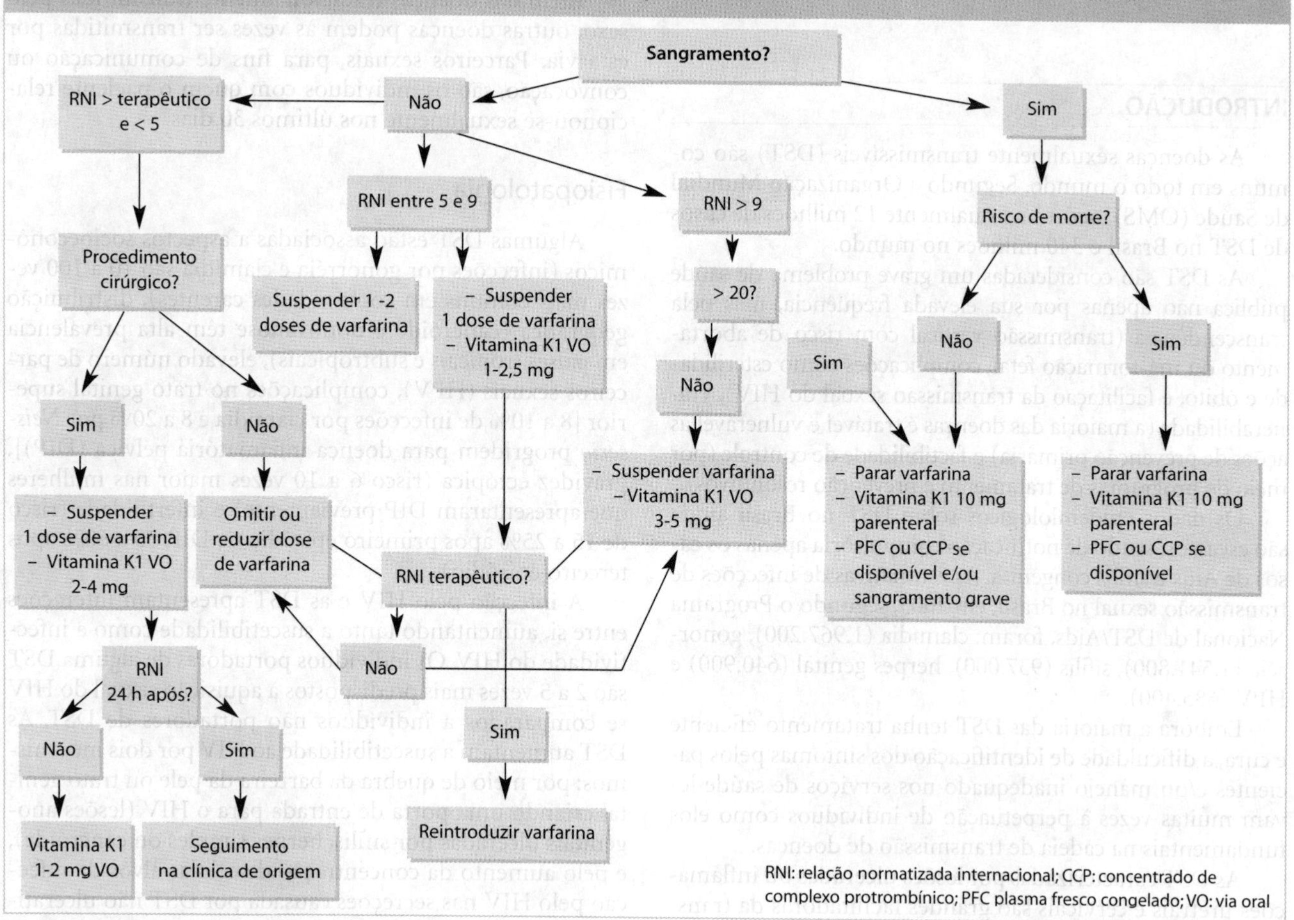

RNI: relação normatizada internacional; CCP: concentrado de complexo protrombínico; PFC plasma fresco congelado; VO: via oral

CAPÍTULO

129 Abordagem de DST no Pronto-Socorro

Angela Naomi Atomiya
Renata Caricol Dell Agnollo

TÓPICOS IMPORTANTES

- As DST são consideradas um grave problema de saúde pública.
- As DST caracterizadas por lesões ulceradas ou inflamações. uretrais e cervicais são grandes facilitadoras da transmissão do HIV.
- As DST podem apresentar-se na forma de úlceras, corrimento (uretral, cervical, vaginal), lesões vegetantes ou doença inflamatória pélvica.
- O médico deverá tratar o diagnóstico mais provável de acordo com a apresentação clínica e epidemiologia.
- Além do tratamento medicamentoso, o aconselhamento adequado é uma importante estratégia para evitar complicações, recorrências e para redução de riscos.

INTRODUÇÃO

As doenças sexualmente transmissíveis (DST) são comuns em todo o mundo. Segundo a Organização Mundial de Saúde (OMS), ocorrem anualmente 12 milhões de casos de DST no Brasil e 340 milhões no mundo.

As DST são consideradas um grave problema de saúde pública não apenas por sua elevada freqüência, mas pela transcendência (transmissão vertical com risco de abortamento ou má-formação fetal, complicações como esterilidade e óbito, e facilitação da transmissão sexual do HIV), vulnerabilidade (a maioria das doenças é tratável e vulnerável às ações de prevenção primária) e factibilidade de controle (por meio de programas de tratamento e prevenção resolutivos).

Os dados epidemiológicos sobre DST no Brasil ainda são escassos, sendo de notificação compulsória apenas os casos de Aids e sífilis congênita. As estimativas de infecções de transmissão sexual no Brasil, em 2003, segundo o Programa Nacional de DST/Aids, foram: clamídia (1.967.200), gonorréia (1.541.800), sífilis (937.000), herpes genital (640.900) e HPV (685.400).

Embora a maioria das DST tenha tratamento eficiente e cura, a dificuldade de identificação dos sintomas pelos pacientes e/ou manejo inadequado nos serviços de saúde levam muitas vezes à perpetuação de indivíduos como elos fundamentais na cadeia de transmissão de doenças.

As DST caracterizadas por lesões ulceradas ou inflamações uretrais e cervicais são grandes facilitadoras da transmissão do HIV. Desta forma, o reconhecimento e tratamento imediato destas é fundamental.

ETIOLOGIA E FISIOPATOLOGIA

DST são doenças infecciosas que podem ser disseminadas pelo contato sexual (seja relação vaginal, anal ou oral).

Diversos agentes etiológicos estão implicados nas DST (Tabela 129.I). Neste capítulo, serão abordadas as infecções mais conhecidas (sífilis, herpes simples, cancro mole, donovanose, linfogranuloma venéreo, gonorréia, infecção por clamídia, tricomoníase e condiloma). Doenças como HIV e hepatites virais são descritas em capítulos à parte.

Além das doenças tradicionalmente transmitidas pelo sexo, outras doenças podem às vezes ser transmitidas por esta via. Parceiros sexuais, para fins de comunicação ou convocação, são os indivíduos com quem o paciente relacionou-se sexualmente nos últimos 30 dias.

Fisiopatologia

Algumas DST estão associadas a aspectos socioeconômicos (infecções por gonorréia e clamídia são 10 a 100 vezes mais comuns em comunidades carentes), distribuição geográfica (cancróide e donovanose têm alta prevalência em países tropicais e subtropicais), elevado número de parceiros sexuais (HPV), complicações no trato genital superior [8 a 10% de infecções por clamídia e 8 a 20% por *Neisseria* progridem para doença inflamatória pélvica (DIP)], gravidez ectópica (risco 6 a 10 vezes maior nas mulheres que apresentaram DIP previamente) e infertilidade (risco de 15 a 25% após primeiro episódio de DIP, 50 a 60% após terceiro episódio).

A infecção pelo HIV e as DST apresentam interações entre si, aumentando tanto a suscetibilidade como a infectividade do HIV. Os indivíduos portadores de alguma DST são 2 a 5 vezes mais predispostos à aquisição sexual do HIV se comparados a indivíduos não portadores de DST. As DST aumentam a suscetibilidade ao HIV por dois mecanismos: por meio de quebra da barreira da pele ou trato genital criando uma porta de entrada para o HIV (lesões anogenitais ulceradas por sífilis, herpes simples ou cancróide), e pelo aumento da concentração de células alvos da infecção pelo HIV nas secreções causada por DST não ulcerativas. Além disso, a infectividade do HIV na presença de DST aumenta por haver uma maior eliminação do HIV nas secreções genitais. A presença de DST não ulcerativa aumenta o risco da transmissão do HIV em 3 a 10 vezes e este risco chega a 18 vezes se houver lesão ulcerativa.

ACHADOS CLÍNICOS

As DST podem apresentar-se na forma de úlceras, corrimento (uretral, cervical, vaginal), lesões vegetantes ou doença inflamatória pélvica. Seu agrupamento em síndromes clínicas auxilia na tomada de decisões.

O médico de pronto-socorro, ainda que não seja especialista, deve reconhecer a doença entre as principais síndromes clínicas e estabelecer um diagnóstico de presunção das DST.

A seguir são citadas as principais síndromes clínicas (Tabela 129.II) e os diagnósticos diferenciais de lesões ulceradas (Tabela 129.III), corrimento (Tabela 129.IV), lesão vegetante em DST (Tabela 129.V) e dor pélvica (Tabela 129.VI).

EXAMES COMPLEMENTARES

Os exames complementares para o diagnóstico das DST variam de acordo com a apresentação clínica, entretanto a sua disponibilidade ou não no serviço de pronto-socorro não deve acarretar em retardo na decisão de tratamento do paciente.

A coleta de exames deve ser realizada sempre que disponível, antes do tratamento, com reavaliação posterior dos resultados no ambulatório. Dentre os exames complementares para o diagnóstico de DST são importantes os seguintes:

Na presença de corrimentos uretral, cervical ou retal:

- Coloração de Gram da secreção.
- Cultura para *Neisseria gonorrhoeae* (meio de Thayer Martin) e *Chlamydia trachomatis* da secreção.
- Urina 1 para avaliar piúria, se houver impossibilidade de colher *swab* uretral.
- Pesquisa de *Chlamydia trachomatis* de secreções (uretral/cervical/retal) por IFD.

Na presença de corrimento vaginal:

- Microscopia para pesquisa de fungos, *clue cells* e tricomonas.
- Teste do pH.
- Teste das aminas.

Diante de lesão vegetante o diagnóstico é clínico, não sendo necessário realizar biópsia de rotina.

Na presença de lesão ulcerada:

- Raspado da lesão e microscopia de campo escuro ou imunofluorescência direta para *Treponema pallidum*.
- Sorologia para sífilis.
- Cultura ou antígeno para HSV.
- Cultura para *Haemophilus ducreyi*.

O médico deverá tratar o diagnóstico mais provável de acordo com a apresentação clínica e epidemiologia. Mesmo após avaliação diagnóstica completa, pelo menos 25% dos pacientes com lesão genital ulcerada não têm diagnóstico confirmado laboratorialmente.

Na suspeita de uma DST, sempre aconselhar e oferecer sorologia para HIV, sífilis e hepatite B e C.

DIAGNÓSTICO DIFERENCIAL

Os diagnósticos diferenciais entre as DST foram agrupados em tabelas (Tabelas 129.III, IV, V e VI) por apresentação sindrômica.

TRATAMENTO

O atendimento de um paciente portador de doença sexualmente transmissível possui algumas particularidades. É fundamental que uma DST tenha um atendimento adequado mesmo no pronto-socorro, pois o acesso ao serviço de saúde é difícil e o agendamento da consulta para outra data pode acarretar em desaparecimento da lesão, fazendo com que o paciente não procure mais o atendimento médico.

A correta identificação e abordagem da DST nos serviços de pronto-socorro é de suma importância, pois, além da cessação de sinais e sintomas do paciente, interrompe a cadeia de transmissão da doença.

Além do tratamento medicamentoso, o aconselhamento adequado é uma importante estratégia para evitar complicações, recorrências e para redução de riscos. No atendimento inicial de pronto-socorro é possível adotar medidas de prevenção de forma simples e objetiva (notificação e tratamento de parceiros, aconselhamento para teste de outras DST – a associação de doenças é comum –, prevenção pelo uso de preservativos e agendamento de retorno).

É importante lembrar que o uso de preservativo confere melhor proteção em doenças transmitidas por fluidos mucosos (gonorréia, clamídia, tricomonas e HIV) que naquelas adquiridas por contato direto de pele ou mucosa (sífilis, herpes, HPV e cancróide). Neste caso, estará protegida apenas a região coberta pelo preservativo.

Para um pronto atendimento eficiente de uma DST será abordado o tratamento sindrômico dessas infecções de acordo com estratégias ou algoritmos do Ministério da Saúde (Algoritmos 129.1 a 129.5) e seus tratamentos recomendados na literatura (Tabelas 129.VII a 129.XI).

Tabela 129.I – Etiologia das doenças sexualmente transmissíveis

Essencialmente ou freqüentemente transmitidas pelo sexo		Eventualmente transmitidas pelo sexo
*Gonorréia[1] (*Neisseria gonorrhoeae*)	***Aids[2] (HIV)	Molusco contagioso[2] (*Poxvirus*)
*Sífilis[1] (*Treponema pallidum*)	**Herpes genital[2] (vírus herpes simples)	Pediculose pubiana[5] (*Phthirus pubis*)
*Cancro mole[1] (*Haemophilus ducreyi*)	*Tricomonas genitais[4] (*Trichomonas vaginalis*)	Escabiose[5] (*Sarcoptes scabiei*)
**Linfogranuloma venéreo[1] (*Chlamydia trachomatis* sorotipos L1, L2, L3)	***Hepatite C[2] (Vírus da hepatite C)	Shigelose[1] (*Shigella sp.*)
**Granulona inguinal (Donovanose)[1] (*Calymmatobacterium granulomatis*)	***Condiloma acuminado[2] (HPV - Papilomavírus humano, Papovavírus)	Amebíase[4]
*Uretrites não-gonocócicas[1] (*Chlamydia trachomatis* é o agente mais comum)	***HTLV 1/II (Human-T-lymphotrophic vírus)	Giardíase[4] (*Giardia lamblia*)
***Hepatite B[2] (Vírus da hepatite B, DNA vírus)		Hepatite A[2] (Vírus da hepatite A, RNA vírus)
		**Candidíase genital[3] (*Candida sp.*, 80-90% *albicans*)
		Citomegalovírus[2] (CMV)

* Os parceiros com sintomas ou não devem ser tratados juntamente com o paciente.
** Tratar os parceiros, se sintomáticos.
***Aconselhar e avaliar os parceiros.
1. bactérias; 2. vírus; 3. fungos; 4. parasitas; 5. ectoparasitas.

Tabela 129.II – Principais síndromes em doenças sexualmente transmissíveis

Síndrome	Sintomas mais comuns	Sinais mais comuns	Doença/etiologia
Corrimento vaginal	Corrimento vaginal Prurido Dor à micção Dor durante relação sexual Odor fétido	Edema/hiperemia vulva Corrimento vaginal ou cervical	Vulvovaginite infecciosa: - Tricomoníase - Vaginose bacteriana - Candidíase Cervicite: - Gonorréia - Clamídia
Corrimento uretral	Corrimento uretral Prurido Estrangúria Polaciúria Odor fétido	Corrimento uretral	- Gonorréia - Clamídia - Tricomoníase - Micoplasma - Ureaplasma
Úlcera genital	Úlcera genital	Úlcera genital Aumento de linfonodos	- Sífilis - Cancro mole - Herpes genital - Donovanose
Desconforto ou dor pélvica na mulher	Dor/desconforto pélvico Dor na relação sexual	Corrimento cervical Dor abdominal à palpação Dor à mobilização do colo Temperatura > 37,8ºC	- Gonorréia - Clamídia - Infecção por anaeróbios

Tabela 129.III – Diagnóstico diferencial das lesões ulceradas em DST

		Lesão ulcerada genital/perianal	
Apresentação	**Período de incubação**	**Característica clínica**	**Diagnóstico/observação**
Sífilis primária		**Agente etiológico: *Treponema pallidum***	
Doença de transmissão predominantemente sexual ou materno-fetal. A lesão primária se caracteriza por úlcera também conhecida por cancro duro	10-90 dias, média de 21 dias após contato sexual infectante	Úlcera, geralmente única, indolor ou pouco dolorosa, com base endurecida, de fundo liso, brilhante e secreção serosa escassa. Podem ocorrer lesões de inoculação em áreas não genitais. Cicatrizam-se mesmo sem tratamento específico após 2 a 8 semanas	O diagnóstico é feito pelo raspado da lesão e pesquisa de *T. pallidum* em microscopia de campo escuro. As sorologias para sífilis positivam a partir da segunda semana do aparecimento do cancro. Testes não-treponêmicos RPR (*rapid plasm reagin*) e VDRL (*veneral disease research laboratory*) são qualitativos e quantitativos, inespecíficos e correlacionam-se com a atividade da infecção. Úteis no seguimento pós-terapêutico. Os testes treponêmicos TPHA (microhemaglutinação para *Treponema pallidum*), FTA-ABS (*fluorescent treponema antigen absorvent*) e ELISA (*enzyme-linked immunosorbent assay*) são testes qualitativos, específicos e confirmam a doença, permanecendo positivos mesmo após o tratamento. Os parceiros sexuais com contato até 90 dias do início da lesão devem ser avaliados e tratados presuntivamente mesmo com sorologia negativa. Os parceiros com contato há mais de 90 dias também serão tratados se a sorologia não for disponível ou na impossibilidade de seguimento.
Sífilis secundária			
Em geral compromete pele e mucosas	Após 6-8 semanas do aparecimento do cancro	*Rash* eritematoso morbiliforme (roséolas): Pápulas eritêmato-acastanhadas que evoluem com descamação. A localização palmo-plantar é bastante sugestiva de sífilis (sifilides papulosas) Alopécia Lesões pápulo-hipertróficas em regiões de dobra/atrito (condiloma plano) Febrícula, cefaléia, adinamia, artralgias, micropoliadenopatia generalizada Comprometimento ocular e hepático mais raramente	A pesquisa direta do *T. pallidum* nas lesões pode ser realizada em microscopia de campo escuro. Os testes sorológicos são fortemente positivos nesta fase. Os títulos do VDRL tendem à redução a partir do primeiro ano de evolução da doença. Após a terapia adequada geralmente negativam entre 9 e 12 meses. Alguns indivíduos mantêm títulos de VDRL baixos, menores ou iguais a 1/8, indicando memória sorológica. Os parceiros sexuais devem ser tratados presuntivamente mesmo com sorologia negativa. Os parceiros com contato há mais de 90 dias também serão tratados se a sorologia não estiver disponível ou na impossibilidade de seguimento.
Sífilis latente recente			
Assintomático	Até 1 (CDC) ou 2 anos após a infecção primária (OMS)	Ausência de sinais e sintomas clínicos	O diagnóstico se dá por achados sorológicos positivos (testes treponêmicos e não-treponêmicos). Os parceiros sexuais devem ser avaliados e tratados presuntivamente mesmo com sorologia negativa ou se a sorologia não estiver disponível, ou ainda, na impossibilidade de seguimento. Para fins de notificação de parceiros e tratamento presuntivo dos parceiros expostos, os pacientes com sífilis de duração desconhecida com altos títulos sorológicos (>1:32) podem ser considerados como sífilis recente.
Sífilis latente tardia			
Assintomático	Após 1 (CDC) ou 2 anos após a infecção primária (OMS)	Ausência de sinais e sintomas clínicos	O diagnóstico se dá por achados sorológicos positivos (testes treponêmicos e não-treponêmicos). A transmissão sexual do *Treponema pallidum* ocorre apenas durante a presença de lesões mucocutâneas e, assim, a transmissão após o primeiro ano de infecção é rara. Os parceiros sexuais fixos devem ser avaliados clínica e sorologicamente e tratados de acordo com os resultados.

(*continua*)

Tabela 129.III – Diagnóstico diferencial das lesões ulceradas em DST *(cont.)*

Lesão ulcerada genital/perianal			
Apresentação	**Período de incubação**	**Característica clínica**	**Diagnóstico/observação**
Neurossífilis			
Sintomas neurológicos (disfunção cognitiva, déficits sensoriais ou motores, sintomas auditivos ou oftálmicos, paralisia de pares cranianos, sinais ou sintomas de meningite) devem sempre ser investigados com LCR	Envolvimento do SNC pode ocorrer em qualquer estágio da sífilis	Neurossífilis precoce - Forma assintomática - Forma meningovascular e meningite Neurossífilis tardia - Meninge, parênquima, medula espinhal	O diagnóstico de neurossífilis é baseado nas características do líquor e reações imunológicas. O VDRL no líquor é altamente específico mas pouco sensível para o diagnóstico de neurossífilis. Assim, o VDRL positivo no líquor confirma o diagnóstico, enquanto que o exame negativo não o exclui. FTA-ABS no líquor é menos específico mas um pouco mais sensível que o VDRL, sendo que o FTA-ABS negativo pode afastar o diagnóstico de neurossífilis segundo alguns especialistas. O líquor deve ser realizado à cada 6 meses até normalização da celularidade. Os parceiros sexuais fixos devem ser avaliados clinicamente e sorologicamente e tratados de acordo com os resultados.
Sífilis terciária			
Manifestações cutâneas, neurológicas, cardiovasculares e articulares	Os sinais e sintomas ocorrem 3 a 12 anos após infecção	Tubérculos ou gomas na pele, *tabes dorsalis*, demência, aneurisma aórtico, artropatia de Charcot	A transmissão sexual do *Treponema pallidum* ocorre apenas durante a presença de lesões mucocutâneas e, assim, a transmissão após o primeiro ano de infecção é rara. Os parceiros sexuais fixos devem ser avaliados clinicamente e sorologicamente e tratados de acordo com os resultados
Sífilis congênita			
Disseminação hematogênica do *Treponema pallidum* da gestante infectada para o concepto	Transmissão materna pode ocorrer em qualquer fase gestacional. As taxas de transmissão vertical variam de 70 a 100% nas fases primária e secundária e 30% nas fases latente e terciária. Ocorre morte perinatal em 40% das crianças infectadas	Natimorto sifilítico: todo feto morto após 22 semanas de gestação ou peso > 500 g cuja mãe portadora de sífilis não foi tratada adequadamente Sífilis congênita precoce: sinais e sintomas surgem até os 2 anos de vida: baixo peso, prematuridade, hidropsia, anemia, edema, rinite sanguinolenta, icterícia, alterações ósseas, respiratórias, hepatoesplenomegalia, osteocondrite, pseudoparalisia dos membros, fissura peribucal, condiloma plano, pênfigo palmo-plantar e outras lesões cutâneas Sífilis congênita tardia: sinais e sintomas surgem após os 2 anos de vida. Tíbia em sabre, fronte olímpica, nariz em sela, dentes de Hutchinson, mandíbula curta, arco palatino elevado, ceratite, surdez neurológica, dificuldade no aprendizado	Os exames sorológicos FTA-ABS e VDRL podem ser positivos mesmo em recém-nascidos não infectados por passagem de anticorpos maternos até os 6 meses de vida. Assim, o diagnóstico da sífilis congênita exige a realização de um elenco de exames que permitam a classificação clínica do caso, e incluem radiografia de ossos longos e líquor.
Cancróide	Agente etiológico: *Haemophilus ducreyi*		
Transmissão exclusivamente sexual, freqüente nas regiões tropicais. Muito mais freqüente no sexo masculino. A lesão é conhecida como cancro mole ou cancróide.	3 a 5 dias, podendo-se estender por até 2 semanas	Úlceras dolorosas, múltiplas, causadas por auto-inoculação, contornos eritemato-edematosos, fundo irregular recoberto por exsudato necrótico amarelado, que quando removido apresenta tecido de granulação com sangramento fácil. Em 30-50% casos há aumento de linfonodos inguinocrurais (bubão), 2/3 unilaterais, quase que exclusivamente no homem pelas características anatômicas de drenagem linfática. Em 50% há liquefação e fistulização por orifício único	Exame direto (bacilos Gram-negativos intracelulares) e cultura de secreção da base da úlcera ou aspiração do bubão. A biópsia não é recomendada, pois fornece apenas diagnósticos presuntivos. O(a) parceiro(a) deve ser tratado(a). Pode haver portador assintomático, principalmente entre mulheres.

(continua)

Tabela 129.III – Diagnóstico diferencial das lesões ulceradas em DST *(cont.)*

		Lesão ulcerada genital/perianal	
Apresentação	**Período de incubação**	**Característica clínica**	**Diagnóstico/observação**
Herpes simples	Agente etiológico: vírus herpes simples 1 e 2		
Transmitida pelo contato sexual (inclusive orogenital), contato direto com lesões ou objetos contaminados. Há predomínio de HSV-2 nas lesões genitais e HSV-1 nas lesões periorais	3 a 14 dias	Pápulas eritematosas evoluem para vesículas agrupadas com conteúdo citrino a úlceras à cicatrização formando crostas. Após a infecção genital primária por HSV-2 ou HSV-1, 90 e 60% dos pacientes respectivamente apresentam recorrência que pode ser precedida de pródromo (aumento da sensibilidade local, prurido, queimação, mialgias etc.) na região anogenital	O diagnóstico é fundamentalmente clínico (a evolução de vesículas para úlceras é bastante sugestiva). As técnicas laboratoriais não são realizadas na rotina e incluem: - Citodiagnóstico de Tzanck: a utilização da coloração pelo Papanicolaou permite a observação de inclusões virais. A positivação é refletida pela multinucleação e balonização celulares. - Biópsia: permite a observação de corpúsculos de inclusão. - Isolamento do vírus em cultura de tecido.
Donovanose (granuloma inguinal) Agente etiológico: *Klebsiella (Calymmatobacterium) granulomatis*			
Freqüente em climas tropicais e subtropicais (Índia, Papua Nova Guiné, região central da Austrália e sudoeste da África). Acomete pele e mucosa de regiões genitais, perianais e inguinais	30 dias a 6 meses	Úlcera de borda plana, indolor, bem delimitada, de fundo granuloso, com aspecto vermelho vivo e de sangramento fácil. Pode haver variações, como lesões necróticas, escleróticas ou hipertróficas. Geralmente não há adenite, embora possa haver pseudobubões unilaterais (granulações subcutâneas). Quando há predomínio de fenômenos obstrutivos linfáticos pode haver a forma elefantiásica na mulher. A localização extragenital é rara	Demonstração de corpúsculos de Donovan em esfregaço de material da lesão, com coloração de Giemsa, Leishman ou Wright.
Linfogranuloma venéreo Agente etiológico: *Chlamydia trachomatis* Sorotipos L1, L2, L3			
Doença de transmissão exclusivamente sexual, conhecida como "mula"	3 a 30 dias	A doença evolui em 3 fases: 1) Lesão de inoculação: pápula, vesícula, pústula ou exulceração indolor que desaparece espontaneamente. 2) Disseminação linfática regional: adenomegalia unilateral, firme, pouco dolorosa. Desenvolve-se de 1 a 6 semanas após lesão inicial. Evolui para supuração e fistulização com múltiplos orifícios. 3) Seqüelas: obstrução linfática crônica levando a elefantíase genital e hipertrofia vulvar, fístulas retais, vaginais, vesicais e estenose retal	Na maioria dos casos o diagnóstico é clínico. Sorologias: - Teste de imunofluorescência, com a presença de IgM. - Teste de fixação de complemento: positiva-se após 4 semanas da infecção (em 80-90% dos casos LGV). A elevação de 4 vezes nos títulos de anticorpos tem valor diagnóstico. Os títulos altos acima de 1/64 são sugestivos de doença atual. O teste é grupo-específico contra todas as espécies de clamídia, com reação cruzada com uretrite, cervicite, conjuntivite, tracoma e psitacose. Cultura de clamídia a partir de aspirado de linfonodo, material cervical ou uretral tem positividade baixa. Exame histopatológico de linfonodos ou material de biópsia retal pode ser sugestivo, mas não específico.

Tabela 129.IV – Diagnóstico diferencial de corrimentos em DST

Apresentação	Período de incubação	Característica clínica	Diagnóstico/observação
Corrimento/secreção uretral no homem			
Apresentação	**Período de incubação**	**Característica clínica**	**Diagnóstico/observação**
Uretrite gonocócica	Agente etiológico: *Neisseria gonorrhoeae*		
Uretrite essencialmente transmitida pelo contato sexual	2-5 dias	Secreção uretral geralmente purulenta, disúria	Bacterioscopia diplococos Gram-negativos intracelulares e positividade da cultura em meio específico Thayer Martin. O(a) parceiro(a) deve ser tratado(a).
Uretrite não-gonocócica	Agente etiológico: *Chlamydia trachomatis*		
Uretrite essencialmente transmitida pelo contato sexual	14-21 dias	Secreção uretral discreta, mucóide, pode haver disúria leve e intermitente. Pode evoluir para prostatite, epididimite, balanites, conjuntivites por auto-inoculação e síndrome de Fiessinger-Leroy-Reiter (uretrite, conjuntivite, artrite)	Esfregaço de secreção uretral corado por Gram com 5 piócitos ou mais por campo, ou 10 ou mais piócitos por campo em sedimento do primeiro jato urinário, somando-se à ausência de gonococo. São técnicas simples, mas não confirmatórias. O diagnóstico definitivo é feito por cultura celular, por imunofluorescência direta, ELISA, PCR (*polimerase chain reaction*) ou LCR (*ligase chain reaction*). Há uma associação freqüente com uretrite gonocócica, sendo recomendado tratamento para ambas. O(a) parceiro(a) deve ser tratado(a).
Secreção cervical/vaginal na mulher			
Apresentação	**Período de incubação**	**Característica clínica**	**Diagnóstico/observação**
Cervicite gonocócica	Agente etiológico: *Neisseria gonorrhoeae*		
Secreção cervical	Entre 2-5 dias	Maioria assintomática. Pode haver sintomas leves como disúria, dispareunia, corrimento vaginal. O colo uterino pode apresentar edema, sangramento fácil ao toque da espátula. Muco ou pus no orifício externo do colo. O ducto de Bartholin pode ser acometido com formação de abscesso	Na ausência de tratamento o processo pode estender-se ao endométrio e trompas causando doença inflamatória pélvica. O diagnóstico é realizado pela cultura para gonococo em meio seletivo de amostras endocervicais, visto que na mulher a coloração de Gram tem sensibilidade de apenas 30%, não sendo indicada para o diagnóstico. O PCR é o padrão-ouro, mas não é realizado na prática clínica. O(a) parceiro(a) deve ser tratado(a).
Cervicite não-gonocócica	Agente etiológico: *Chlamydia trachomatis*		
Secreção cervical	14-21 dias	Semelhante à cervicite gonocócica. Secreção cervical mucóide	O diagnóstico é realizado por imunofluorescência direta com material coletado do colo uterino. O diagnóstico definitivo pela cultura é caro e não realizado na prática clínica. O(a) parceiro(a) deve ser tratado(a).
Tricomoníase genital	Agente etiológico: *Trichomonas vaginalis*		
Pode acometer vulva, vagina e cérvix uterina	10 a 30 dias	Corrimento abundante, amarelo-esverdeado, bolhoso, prurido ou irritação vulvar, disúria, polaciúria, hiperemia de mucosa com placas avermelhadas (colpite). Dor pélvica. A infecção pode alterar a classe da citologia oncótica e deve ser repetido após o tratamento	Teste de Schiller positivo (iodo negativo ou padrão tigróide). Teste do pH vaginal > 4,5 sugere tricomoníase. O exame direto do parasita flagelado no conteúdo vaginal tem 60-70% de sensibilidade. Esfregaço e coloração de Gram, giemsa ou Papanicolaou do conteúdo vaginal. A cultura é difícil de ser realizada, requer meio de Diamond e condições de anaerobiose. O(a) parceiro(a) deve ser tratado(a).

(continua)

Tabela 129.IV – Diagnóstico diferencial de corrimentos em DST *(cont.)*

Corrimento/secreção uretral no homem			
Apresentação	**Período de incubação**	**Característica clínica**	**Diagnóstico/observação**
Vaginose bacteriana	Agente etiológico: *Gardnerella vaginalis*, *Bacteróides* sp., *Mobiluncus* sp., *Mycoplasma*, *Peptoestreptococcus*		
Vulvovaginite decorrente de desequilíbrio da flora bacteriana normal, com aumento de bactérias anaeróbias e diminuição de lactobacilos acidófilos. Não é uma DST	2 a 21 dias	Corrimento fluido ou cremoso, às vezes bolhoso, acinzentado e fétido. Pode haver dor à relação sexual (pouco freqüente). O corrimento torna-se mais acentuado depois do coito e no período menstrual. Embora o sintoma mais freqüente seja o corrimento, 50% das mulheres com vaginose bacteriana são assintomáticas	Critérios diagnósticos: a vaginose bacteriana é confirmada na presença de três dos seguintes critérios, ou apenas os dois últimos. 1) Corrimento homogêneo, acinzentado e de quantidade variável. 2) O pH da secreção vaginal é sempre maior que 4,5. 3) Exame a fresco do conteúdo vaginal mostra a presença de *clue cells* (células-chave), que são células epiteliais recobertas por bactérias aderidas à sua superfície. 4) Teste das aminas: o conteúdo vaginal é misturado com 1 ou 2 gotas de KOH 10% liberando aminas com odor fétido (semelhante peixe podre). Parceiros não precisam ser tratados. Alguns autores recomendam tratamento de parceiros apenas para os casos recidivantes.
Candidíase vulvovaginal	Agente etiológico: *Candida albicans* (80-90%) *Cândida não-albicans* (*C tropicalis, glabrata, krusei, parapsilosis* 10-20%)		
A relação sexual não é considerada a forma de transmissão principal, pois os organismos fazem parte da flora endógena em até 50% das mulheres assintomáticas	Variável	O quadro clínico depende do grau de infecção e da localização e incluem: prurido vulvovaginal (principal sintoma), ardor ou dor na micção, corrimento branco grumoso, inodoro e com aspecto caseoso (leite coalhado), hiperemia e edema vulvar, fissuras e macerações da vulva, dispareunia, presença de placas brancas ou branco-acinzentadas aderidas à mucosa	Exame direto do conteúdo vaginal com KOH a 10% revela micélios (hifas) ou esporos birrefringentes. Teste do pH vaginal mais comum: valores menores que 4,5. Cultura em meio Sabourad se for caso recorrente para identificação de espécies. O achado de Cândida na citologia oncótica de paciente assintomática não justifica o tratamento. Parceiros não precisam ser tratados, exceto os sintomáticos.

Tabela 129.V – Diagnóstico diferencial de lesão vegetante em DST

Condiloma acuminado			
Condiloma acuminado	Agente etiológico: HPV		
Apresentação	**Período de incubação**	**Característica clínica**	**Diagnóstico/observação**
Doença de transmissão freqüentemente sexual, também conhecida como verruga genital e "crista de galo". Dentre mais de 100 tipos de HPV conhecidos, mais de 30 podem infectar o trato genital	O vírus pode permanecer latente por muitos anos e depois originar novas lesões	A maioria das infecções é assintomática, não reconhecida ou subclínica. Apresentam-se como lesão vegetante, verrucosa, podendo ser única ou múltipla, localizada ou difusa e de tamanho variável. Classificação das infecções por HPV: – Baixo risco – Está associado às infecções benignas do trato genital como o condiloma acuminado e neoplasias intraepiteliais de baixo grau: 6, 11, 42, 43 e 44. – Alto risco – Possui uma alta correlação com as neoplasias intraepiteliais de alto grau ecarcinomas do colo uterino, da vulva, do ânus e do pênis (raro): 16,18, 31, 33, 35, 39, 45, 46, 51, 52 , 56, 58 , 59 e 68	O diagnóstico da lesão genital é basicamente clínico. A biópsia pode ser realizada se o paciente for imunodeficiente, na dúvida diagnóstica, suspeita de neoplasia ou resposta inadequada ao tratamento. O diagnóstico definitivo é baseado na detecção de ácido nucleico viral (DNA viral) por meio de testes de hibridização molecular (captura híbrida, PCR, hibridização *in situ*). Na gestante, as lesões condilomatosas poderão atingir grandes proporções, pelo aumento da vascularização, alterações hormonais e imunológicas desse período. Os tipos 6 e 11 podem causar papilomatose laringeal em recém-nascidos e crianças, e ainda é incerto se a via de transmissão é transplacentária, perinatal ou pós-natal. Portanto, não está indicada cesariana para prevenção da transmissão do HPV para o recém-nascido, exceto se houver obstrução do canal de parto

Tabela 129.VI – Dor pélvica

Doença inflamatória pélvica

Agente etiológico: *Neisseria gonorrhoeae* e *Chlamydia trachomatis* são os agentes mais comuns, seguindo-se *Mycoplasma hominis, Ureaplasma urealyticum, Streptococcus* β-hemolítico grupo A, anaeróbios e outros aeróbios. São freqüentemente infecções polimicrobianas com envolvimento de bactérias anaeróbias facultativas.

Apresentação	Característica clínica e diagnóstico
A maioria (90%) dos casos tem por origem uma DST prévia e o restante, outras origens. É uma síndrome atribuída à ascensão de microrganismos do trato genital inferior espontânea ou decorrente de manipulação (inserção de DIU, biópsia de endométrio, curetagem etc.), comprometendo o endométrio, trompas, anexos uterinos e/ou estruturas contíguas (salpingite, miometrite, ooforite, parametrite, pelviperitonite)	Para o diagnóstico clínico são necessários três critérios maiores + um critério menor ou um critério específico: 1) Critérios maiores: dor no abdome inferior; dor à palpação de anexos; dor à mobilização do colo uterino. 2) Critérios menores: temperatura axilar maior que 37,8ºC; secreção vaginal ou cervical anormal; ou massa pélvica; ou mais de 5 leucócitos por campo de imersão em secreção de endocérvix; ou leucocitose; ou proteína C reativa ou VHS aumentados; ou comprovação laboratorial de infecção cervical pelo gonococo, clamídia ou micoplasma. 3) Critérios específicos: evidência histopatológica de endometrite [presença de abscesso tubo-ovariano ou de fundo de saco de Douglas em estudo de imagem (USG) ou laparoscopia com evidência de DIP].

Tabela 129.VII – Tratamento das úlceras genitais

Tratamento das úlceras genitais

Doença	Escolha	Alternativa	Observação
Sífilis recente primária (cancro duro)	Penicilina benzatina 2.400.000 U IM dose única	Doxiciclina 100 mg VO de 12/12h por 14 dias Tetraciclina 500 mg VO de 6/6h por 14 dias Eritromicina 500 mg VO de 6/6h por 14 dias	No paciente com HIV a história natural da sífilis pode ser modificada, com desenvolvimento de neurossífilis mais precoce. É indicada a punção liquórica para definir esquema terapêutico mais adequado (afastar envolvimento do SNC).
Sífilis recente secundária ou latente precoce (< 1 ou 2 anos)	Penicilina benzatina 2.400.000 U IM dose única (CDC) Repetir dose em 1 semana	Doxiciclina 100 mg VO de 12/12h por 14 dias Tetraciclina 500 mg VO de 6/6h por 14 dias Eritromicina 500 mg VO de 6/6h por 14dias	Paciente gestante: tratar com penicilina benzatina ou eritromicina na forma de estearato; não usar estolato.
Sífilis latente tardia ou indeterminada	Penicilina benzatina 2.400.000 U IM de 7/7 dias por 3 semanas	Doxiciclina 100 mg VO de 12/12h Tetraciclina 500 mg VO de 6/6h Eritromicina 500 mg VO de 6/6h Tempo de tratamento: 30 dias	Os parceiros sexuais devem ser tratados presuntivamente mesmo com sorologia negativa. Os parceiros com contato há mais de 90 dias também serão tratados se a sorologia não estiver disponível ou houver impossibilidade de seguimento.
Neurossífilis	Penicilina G cristalina 3-4 milhões U 4/4h por 10-14 dias	Penicilina procaína 2.4 milhões U IM 1xd + probenecide 500 mg VO 6/6h por 10-14 dias Ceftriaxona 2g IM ou EV 1x/d por 14 dias	
Sífilis congênita	Tratamento no período neonatal de RN de mães com sífilis não tratada ou inadequadamente tratada: – Se alterações clínicas e/ou radiológicas e/ou sorológicas no RN: penicilina G cristalina 100.000-150.000 U/kg/dia a cada 12/12h nos primeiros 7 dias de vida e, após, a cada 8/8h até 10º dia ou penicilina G procaína 50.000 U/kg IM por 10 dias – Se alteração liquórica no RN: penicilina G cristalina 150.000 U/kg/dia a cada 12/12h nos primeiros 7 dias de vida e após cada 8/8h até 14º dia – Se não houver alterações clínicas, radiológicas e/ou liquóricas e a sorologia for negativa no RN: penicilina benzatina 50.000 U/kg IM dose única. Seguimento obrigatório com VDRL com 1 e 3 meses Tratamento no período neonatal de RN de mães adequadamente tratadas: – Se título VDRL maior que o materno e alterações radiológicas, penicilina G cristalina 100.000 U/kg/dia a cada 12/12h nos primeiros 7 dias de vida e após a cada 8/8h até 10º dia ou penicilina G procaína 50.000 U/kg IM por 10 dias – Se título VDRL maior que o materno e alterações liquóricas penicilina G cristalina 150.000 U/kg/dia a cada 12/12h nos primeiros 7 dias de vida e após a cada 8/8h até 14º dia – Se RN com título VDRL menor que o materno ou não reagente, assintomático e com radiografia de ossos longos sem alterações, fazer apenas o seguimento ambulatorial – No período pós-neonatal (após 28º dia de vida), crianças com quadro clínico sugestivo de sífilis congênita devem ser investigadas e tratadas com rotinas acima descritas com penicilina G cristalina a cada 4/4h ou penicilina G procaína a cada 12/12h		Seguimento ambulatorial mensal no primeiro ano de vida. Recomenda-se acompanhamento oftalmológico e audiológico semestral. Realizar VDRL com 1, 3, 6, 12 e 18 meses, até sua negativação. Se houver elevação dos títulos ou não negativação aos 18 meses reinvestigar o paciente. Nos pacientes com alteração liquórica, proceder exame LCR cada 6 meses até normalização.

(continua)

Tabela 129.VII – Tratamento das úlceras genitais *(cont.)*

Tratamento das úlceras genitais			
Doença	**Escolha**	**Alternativa**	**Observação**
Cancro mole	Azitromicina 1 g VO dose única Ciprofloxacina 500 mg 12/12h 3 dias Eritromicina 500 mg VO 6/6h 7 a 10 dias Tetraciclina 500 mg VO 6/6h 7 a 10 dias Doxiciclina 100 mg VO 12/12h 7 a 10 dias Ceftriaxona 250 mg IM dose única	Gestante: tratar com eritromicina ou ceftriaxone	Reavaliação em 3-7 dias após o início da terapia. A lesão melhora subjetivamente dentro de 3 dias e objetivamente em 7 dias. Lesões extensas podem levar mais de 2 semanas até cura completa. Caso não haja resolução, considerar outra co-infecção, como HIV, e outros diagnósticos. As lesões com mais de 4 semanas devem ser biopsiadas para investigação e tratamento de donovanose deve ser iniciado. Parceiros sexuais com contato até 10 dias antes do início da lesão devem ser tratados, independentemente de sintomas.
Donovanose (granuloma inguinal)	Doxiciclina 100 mg VO 12/12h por 3 semanas ou até cura	Azitromicina 1 g VO 1x/sem Ciprofloxacina 750 mg VO 12/12h Eritromicina 500 mg VO 6/6h SMX+TMP 800/160 mg VO 12/12h Tetraciclina 500 mg VO 6/6h Tempo de tratamento: 2 a 4 semanas	Os parceiros sexuais com contato até 60 dias antes do início da lesão devem ser examinados e ter o tratamento oferecido. Entretanto, o valor da terapia empírica na ausência de sinais e sintomas clínicos não foi estabelecido.
Linfogranuloma venéreo	Doxiciclina 100 mg VO 12/12h; tetraciclina 500 mg VO 6/6h	Eritromicina 500 mg VO 6/6h Azitromicina 1 g/sem VO	1ª escolha: 21 dias Alternativas: 21 dias Azitromicina dose única: repetir com 10 dias. Os parceiros sexuais com contato até 60 dias antes do início da lesão devem ser examinados e testados para infecção uretral ou cervical e tratados.
Herpes genital	**Primeiro episódio**	**Recorrências**	**Esquema de supressão**
	Aciclovir 400 mg VO 8/8h por 7-10 dias Aciclovir 200 mg VO 5x/dia por 7-10 dias Famciclovir 250 mg VO 8/8h por 7-10 dias Valaciclovir 1g VO 12/12h 7-10 dias Em gestantes, tratar o primeiro episódio em qualquer trimestre da gestação	Aciclovir 400 mg VO 8/8h 5 dias Aciclovir 800 mg VO 12/12h 5 dias Aciclovir 800 mg VO 8/8h 2 dias Famciclovir 125 mg VO 12/12h 5 dias Famciclovir 1000 mg VO 12/12h 1dia Valaciclovir 500 mg VO 12/12h 3dias Valaciclovir 500 mg VO 12/12h 5dias Valaciclovir 1 g VO 1x/dia 5 dias **No paciente HIV:** – Aciclovir 400 mg VO 3x/dia 5-10 dias – Famciclovir 500 mg VO 2x/dia 5-10 dias – Valaciclovir 1 g VO 2x/dia 5-10 dias	Casos recidivantes (6 ou mais episódios ao ano): Aciclovir 400 mg VO 12/12h por até 6 anos Famciclovir 250 mg VO 12/12h por até 1 ano Valaciclovir 500 mg VO 1x/d por até 1 ano Valaciclovir 1 g VO 1x/d **No paciente HIV:** Aciclovir 400-800 mg VO 2-3x/dia Famciclovir 500 mg VO 2x/dia Valaciclovir 500 mg VO 2x/dia Os parceiros sexuais devem ser aconselhados e se sintomáticos receberão o mesmo tratamento do paciente.

Tabela 129.VIII – Drogas para o tratamento de corrimento uretral no homem

Tratamento de corrimento uretral no homem			
	Escolha	**Alternativa**	**Observação**
Gonorréia	Ceftriaxona 250 mg IM Cefixima 400 mg VO	Espectinomicina 2 g IM dose única Ceftizoxime 500 mg IM dose única Cefoxitina 2 g IM + Probenecide 1g VO Cefotaxima 500 mg IM dose única Cefpodoxima 400 mg VO dose única Cefuroxima 1 g VO dose única	O uso de quinolonas ciprofloxacina 500 mg VO dose única ou ofloxacina 400 mg VO dose única não tem mais sido recomendadopor causa da emergência de cepas resistentes. Não há diretriz brasileira quanto à resistência de gonococos à quinolona posterior à publicação do CDC. Deve-se considerar a existência de infecções associadas por *C. trachomatis* ou *T. vaginalis* com tratamento específico em conjunto.
Uretrite não-gonocócica	Azitromicina 1 g VO dose única Doxiciclina 100 mg VO 12/12h 7 dias	Eritromicina 500 mg VO 6/6h 7 dias Tetraciclina 500 mg VO 6/6h 7 dias Ofloxacina 400 mg VO 12/12h 7 dias	

Tabela 129.IX – Drogas para o tratamento de corrimento vaginal e cervicite na mulher

Corrimento vaginal e cervicite na mulher			
	Escolha	**Alternativa**	**Observação**
Gonorréia	Ciprofloxacina 500 mg VO ou Ceftriaxona 250 mg IM dose única	Cefixima 400 mg VO dose única ou Ofloxacina 400 mg VO dose única ou Espectinomicina 2 g IM dose única	Todos dose única Em gestantes é contra-indicado o uso de ciprofloxacina e ofloxacina.
Clamídia	Azitromicina 1 g VO dose única ou Doxiciclina 100 mg VO 12/12h 7 dias	Eritromicina 500 mg VO 6/6h 7 dias ou Tetraciclina 500 mg VO 6/6h 7 dias ou Ofloxacina 400 mg VO 12/12h 7 dias	Em gestantes é contra-indicado o uso de ofloxacina. Utilizar azitromicina ou eritromicina.
Tricomoníase	Metronidazol 2 g VO dose única Metronidazol 400-500 mg VO 12/12h 7 dias	Secnidazol 2 g VO dose única ou Tinidazol 2 g VO dose única	Em gestantes e na lactação utilizar esquemas com metronidazol. Os parceiros sexuais devem ser tratados.
Vaginose bacteriana	Metronidazol 400-500 mg VO 12/12h 7 dias	Metronidazol 2 g VO dose única Metronidazol creme 0,75% 12/12h 5 dias Clindamicina 300 mg 12/12h 7 dias Clindamicina creme 2% 1x noite 7 dias	Gestantes > 1 trimestre e lactação: metronidazol 250 mg VO 8/8h 7 dias; clindamicina 300 mg 12/12h 7 dias. Parceiros não precisam ser tratados.
Candidíase vaginal	Tratamentos tópicos com cremes vaginais Tioconazol 6,5% creme ou óvulo 300 mg 1x por 1 dia Clotrimazol óvulo 100 mg 1x por 7 dias Clotrimazol creme 1% 1x por 6-12 dias Miconazol 2% 1x por 7 dias Nistatina 100.000 U 1x por 14 dias	Tratamento sistêmico deve ser feito somente nos casos recorrentes ou de difícil controle. Deve-se investigar causas sistêmicas predisponentes. Fluconazol 150 mg VO em dose única ou Itraconazol 200 mg VO 12/12 h duas doses ou Cetoconazol 400 mg VO/dia por 5 dias	Em gestantes e na lactação usar somente tratamento tópico. Parceiros não precisam ser tratados, exceto os sintomáticos.

Tabela 129.X – Drogas para o tratamento de doença inflamatória pélvica

Doença inflamatória pélvica		
	Esquemas recomendados	**Observação**
Estágio I (leve) Salpingite aguda sem irritação peritoneal Tratamento ambulatorial	1. Ceftriaxona 250 mg IM dose única + doxiciclina 100 mg VO 12/12h 14 dias 2. Cefoxitina 2 g IM dose única + probenecida 1 g VO dose única + doxiciclina 100 mg VO 12/12h 14 dias 3. Ofloxacina 400 mg VO 12/12h 14 dias + metronidazol 500 mg VO 12/12h 14 dias 4. Ofloxacina 400 mg VO 12/12h 14 dias + doxiciclina 12/12h 14 dias + metronidazol 500 mg VO 12/12h 14 dias 5. Ampicilina 3,5 g VO dose única + probenecida 1g VO meia hora antes dose única + doxiciclina 100 mg VO 12/12h 14 dias + metronidazol 500 mg VO 12/12h 14 dias	A associação de mais de uma DST é muito freqüente. Aconselhar e oferecer sorologia para hepatites B e C, sífilis e HIV. Encorajar o paciente a comunicar a doença aos parceiros do último mês.
Estágio II (moderada sem abscesso) Salpingite aguda com irritação peritoneal (pelviperitonite) Tratamento hospitalar	Gentamicina 60-80 mg EV 8/8h + penicilina cristalina 5 milhões 4/4h ou Gentamicina 60-80 mg EV 8/8h + clindamicina 600-900 mg EV 8/8h ou Gentamicina 60-80 mg EV 8/8h + metronidazol 500 mg EV 8/8h	Manter dose EV até 48 h depois do último pico febril e/ou melhora importante do quadro clínico. Seguir com terapia VO por, no mínimo, 10 dias e 14 dias para abscesso. Após a fase aguda, iniciar tratamento ambulatorial com doxiciclina 100 mg VO 12/12h por 10 dias.
Estágio III (moderada com abscesso) Salpingite aguda com oclusão tubária ou abscesso tubo-ovariano ou abscesso pélvico Tratamento hospitalar	1. Gentamicina 60-80 mg EV 8/8h + clindamicina 600-900 mg EV 8/8h + penicilina cristalina 5 milhões 4/4h 2. Gentamicina 60-80 mg EV 8/8h + metronidazol 500 mg EV 8/8h + penicilina cristalina 5 milhões 4/4h 3. Gentamicina 60-80 mg EV 8/8h + tianfenicol 750 mg EV 8/8h + penicilina cristalina 5 milhões 4/4h	Manter dose EV até 48h depois do último pico febril e/ou melhora importante do quadro clínico. Seguir com terapia VO por, no mínimo, 10 dias e por 14 dias para abscesso. Após a fase aguda, iniciar tratamento ambulatorial com ofloxacina 400 mg VO de 12/12h por 10 dias.
Estágio IV (grave) Abscesso tubo-ovariano roto ou sinais de choque séptico Tratamento hospitalar	Esquema triplo de antibióticos igual ao estágio III mais a cirurgia. Indicações do tratamento cirúrgico: • Falha do tratamento clínico • Presença de massa pélvica que persiste ou aumenta, apesar do tratamento clínico • Suspeita de rotura de abscesso tubo-ovariano • Hemoperitôneo • Abscesso de fundo de saco de Douglas	Nos casos graves ou de resposta inadequada avaliar necessidade de associar outro antibiótico. Tratar todos os parceiros com azitromicina 1 g VO dose única mais ofloxacina 400 mg VO dose única.

Tabela 129.XI – Tratamento de lesão vegetante

Lesão vegetante – HPV		
Localização	**Tratamento**	**Observações**
Lesão oral	- Exérese cirúrgica	- Exérese cirúrgica com cureta ou bisturi. É utilizada para casos com poucas lesões ou necessidade do anátomo-patológico.
Lesões anais	- ATA 80-90% - Exérese cirúrgica - Crioterapia	- Eletrocauterização: usada em lesões de pele isoladas. Não se aplica nas lesões vaginais, cervicais e anais, pois o controle da profundidade do efeito é difícil. - Crioterapia com nitrogênio líquido: para lesões queratinizadas em pequeno número.
Lesões no meato uretral	- ATA 80-90% - Podofilina 10-25% - Crioterapia	- Imiquimod 5% (creme) estimula a produção local de intéferon-α. Aplicação à noite, 3x/semana por 16 semanas no máximo. A área de tratamento deve ser lavada com sabão neutro e água, 6 a 10 horas depois da aplicação. Não é recomendado na gestação.
Lesões vaginais	- ATA 80-90% - Podofilina 10-25%	- Interferon: pode ser usado de forma sistêmica (EV, IM, SC) ou intralesional ou tópica. Não é recomendado na gestação ou lactação.
Lesões no colo uterino	- Excluir neoplasia intra-epitelial antes do tratamento - Colposcopia para diagnóstico diferencial e tratamento	- ATA 80-90% em solução alcóolica: aplicar somente nas lesões, deixando secar antes do contato da área tratada com a mucosa normal. Nas lesões vaginais secar antes de retirar o espéculo vaginal. Não aplicar sobre área extensa em uma única sessão para evitar estenose vaginal. Pode ser aplicado semanalmente, se necessário. Para remoção do ácido colocado em excesso utilizar bicarbonato de sódio ou talco. A conduta frente a lesões em mucosa anal deve ser decidida por um especialista.
Lesões na genitália externa	- Podofilina 10-25% em solução alcoólica ou tintura de Benjoim - ATA 80-90% em solução alcoólica - Eletrocauterização - Crioterapia - Exérese cirúrgica	- Podofilina 10-25% em solução alcóolica ou tintura de Benjoim. Secar antes do contato da área tratada com a mucosa normal. Na genitália externa pode-se utilizar até 0,5 mL em cada aplicação ou limitar a área tratada a 10 cm² por sessão. Outros sugerem que a solução seja retirada por lavagem em 1-4 horas depois da aplicação. Não é recomendada na gestação. Nas lesões vaginais tratar no máximo 2 cm² por sessão. Alguns especialistas contra-indicam uso em lesão vaginal pelos efeitos tóxicos e capacidade aumentada de absorção vaginal. - Podofilotoxina 0,15% creme: uso em auto-aplicação, com mecanismo de ação semelhante ao da podofilina. O efeito máximo ocorre após 3 e 5 dias. Aplicar sobre as lesões duas vezes ao dia, somente por 3 dias. Se necessário, o ciclo poderá ser repetido por não mais que 4 vezes, com intervalos de 4 dias de repouso. Não ultrapassar volume de aplicação de 0,5 mL por dia. Não é recomendado na gestação e em crianças.
As lesões intra-epiteliais de alto grau (*high grade squamous intraepithelial lesion* – HSIL) ou displasias moderada ou acentuada, ou carcinoma *in situ* NIC II ou NIC III devem ser referidos a serviço especializado para confirmação diagnóstica, para afastar possibilidade de carcinoma invasivo e permitir realização de tratamento especializado. O tratamento efetivo reduz significativamente o risco de as lesões progredirem para carcinoma invasivo.		
Seguimento de HPV		
Não é necessário controle após o desaparecimento dos condilomas. Os pacientes devem ser orientados quanto às possibilidades de recorrência (freqüentemente nos três primeiros meses). As mulheres tratadas por lesões cervicais devem ser seguidas com exame ginecológico e citologia oncótica a cada 3 meses por 6 meses e, após, a cada 6 meses por 12 meses e anualmente após este período.		
Conduta para os parceiros sexuais – HPV		
Buscar parceiros sexuais de pacientes com condilomas para exame clínico e avaliação da presença de condilomas não suspeitados ou outras DST e NIC.		
O tratamento do condiloma não elimina o HPV, e pacientes e seus parceiros devem ser orientados de que podem ser infectantes, mesmo na ausência de lesões visíveis. Não se recomenda a triagem de lesões por HPV nos homens quando as parceiras forem diagnosticadas apenas por lesões citológicas ou subclínicas.		

LEITURA ADICIONAL

1. Brasil. Ministério da Saúde. Secretaria de Políticas de Saúde. Coordenação Nacional de Doenças Sexualmente Transmissíveis e Aids. Manual de controle das doenças sexualmente transmissíveis. 3. ed. Brasília: Ministério da Saúde; 1999. Série manuais. Disponível em: http://www.aids.gov.br/assistencia/manualcontroledst.pdf.
2. Brasil. Ministério da Saúde. Secretaria de Vigilância em Saúde. Programa Nacional de DST e Aids. Manual de bolso controle das doenças sexualmente transmissíveis (DST). 2. ed. 2006. Série manuais. Disponível em: http://www.aids.gov.br.
3. Brasil. Ministério da Saúde. Secretaria de Vigilância em Saúde. Programa Nacional de DST e Aids. DST em números. Disponível em: http://www.aids.gov.br.
4. Centers for Disease Control and Prevention (CDC). Sexually transmitted diseases treatment guidelines 2006. MMWR 2006; 55(RR-11): 1-94.
5. Centers for Disease Control and Prevention (CDC). Update to CDC's Sexually Transmitted Diseases Treatment Guidelines 2006: Fluoroquinolones no longer recommended for treatment of gonococcal infections. MMWR 2007; 56(14): 332-6.
6. Centers for Disease Control and Prevention (CDC). The role of STD detection and treatment. CDC Fact Sheet 2000. Disponível em: http://www.cdc.gov/std/hiv.
7. Cohen MS. Perspective HIV and sexually transmitted diseases: lethal synergy. Topics in HIV Med 2004; 12(4): 104-7.
8. Dunne EF, Markowitz LE. Genital human papillomavirus infection. Clinical Infectious Diseases 2006; 43: 624-9.
9. Golden MR, Marra CM, Holmes KK. Update on syphilis: resurgence of an old problem. JAMA 2003; 290(11): 1510-4.
10. Kimberlin DW, Rouse DJ. Genital herpes. N Engl J Med 2004; 350: 1970-7.
11. Mandell, Douglas, Bennett's principles & practice of infectious diseases, 6. ed., Philadelphia: Elsevier; 2005.
12. World Health Organization – Sexually transmitted and other reproductive tract infections. A guide to essential practice 2005.

Algoritmo 129.1 – Úlcera genital

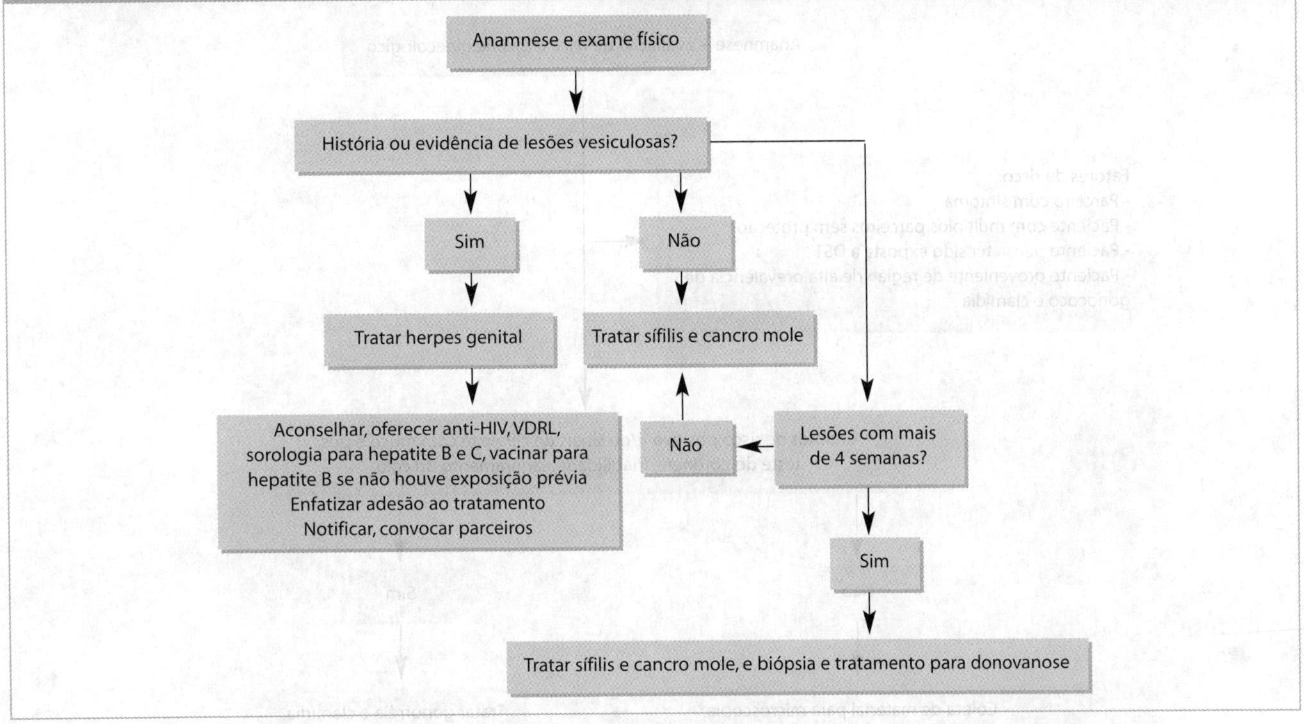

Algoritmo 129.2 – Corrimento uretral no homem

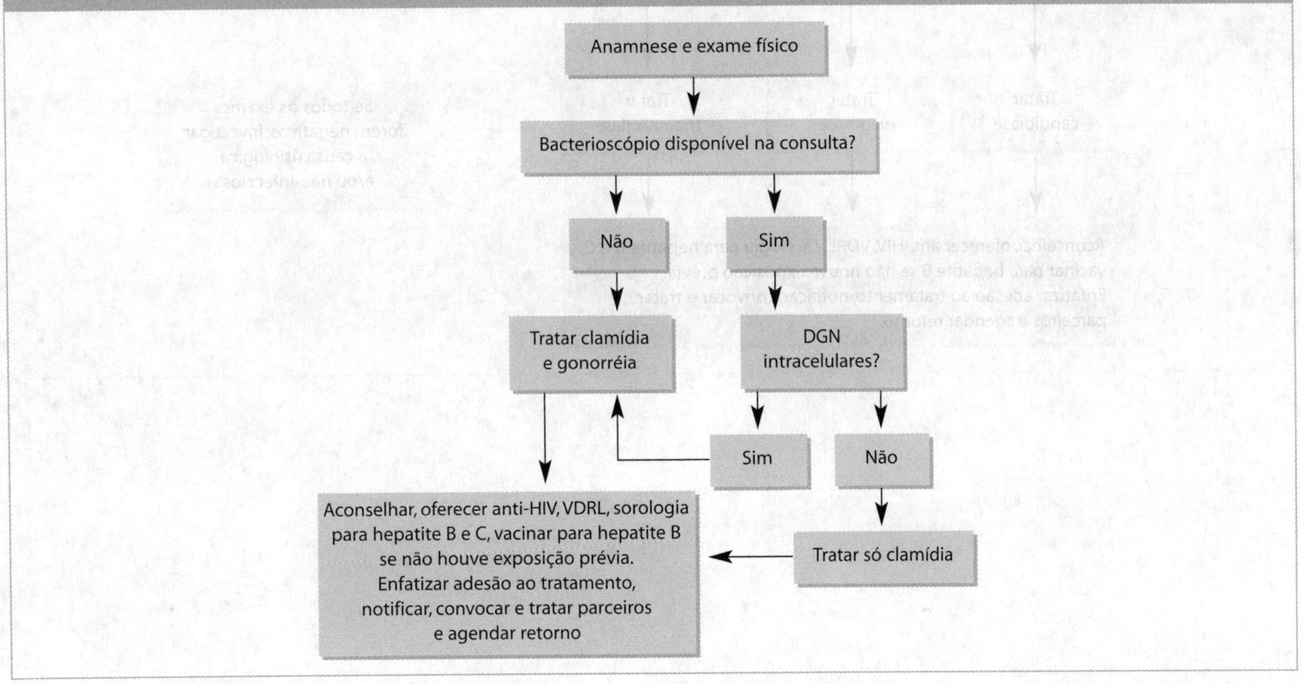

Algoritmo 129.3 – Corrimento vaginal com disponibilidade de microscopia

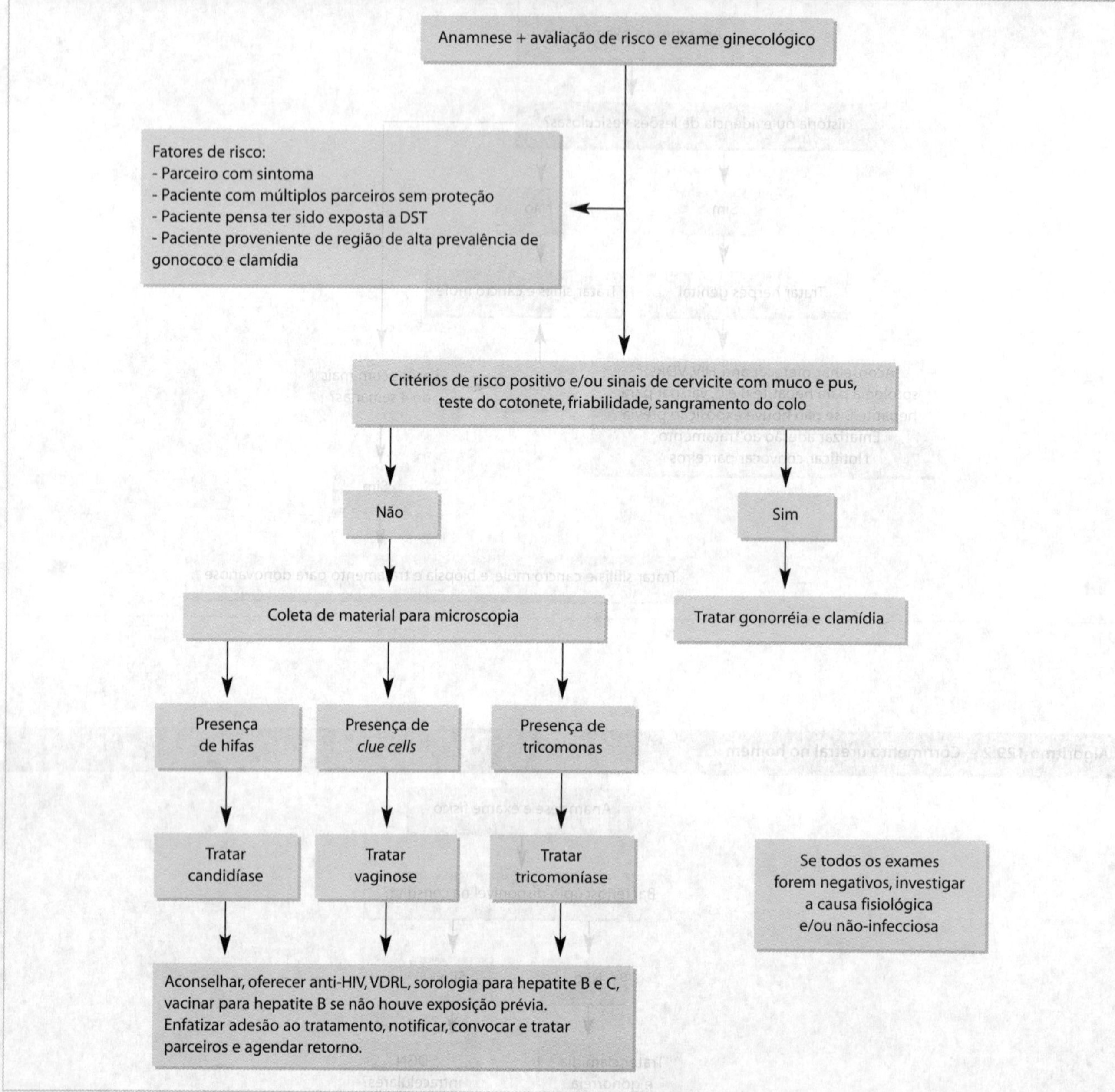

Algoritmo 129.4 – Corrimento vaginal sem disponibilidade de microscopia

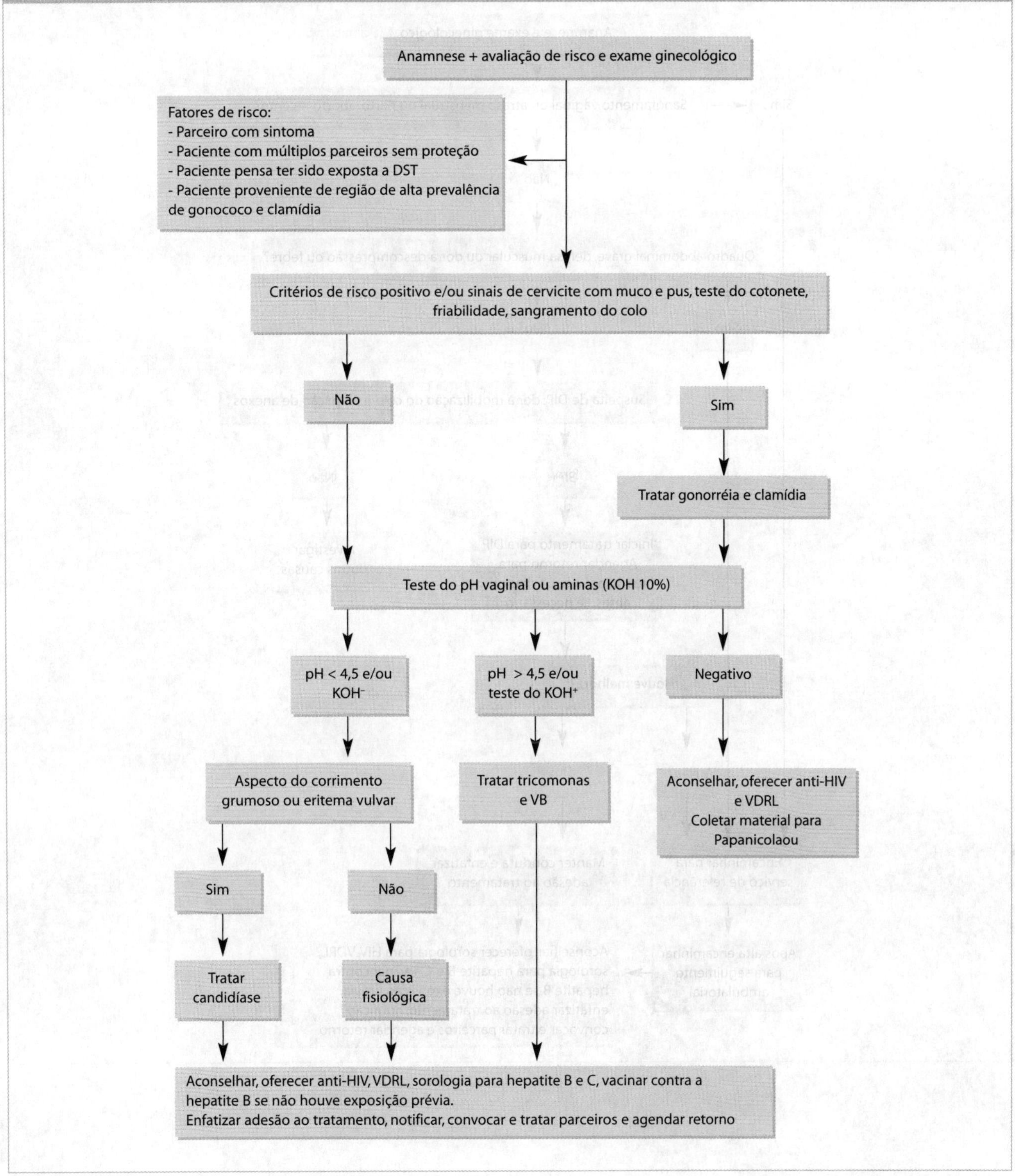

Algoritmo 129.5 – Dor pélvica

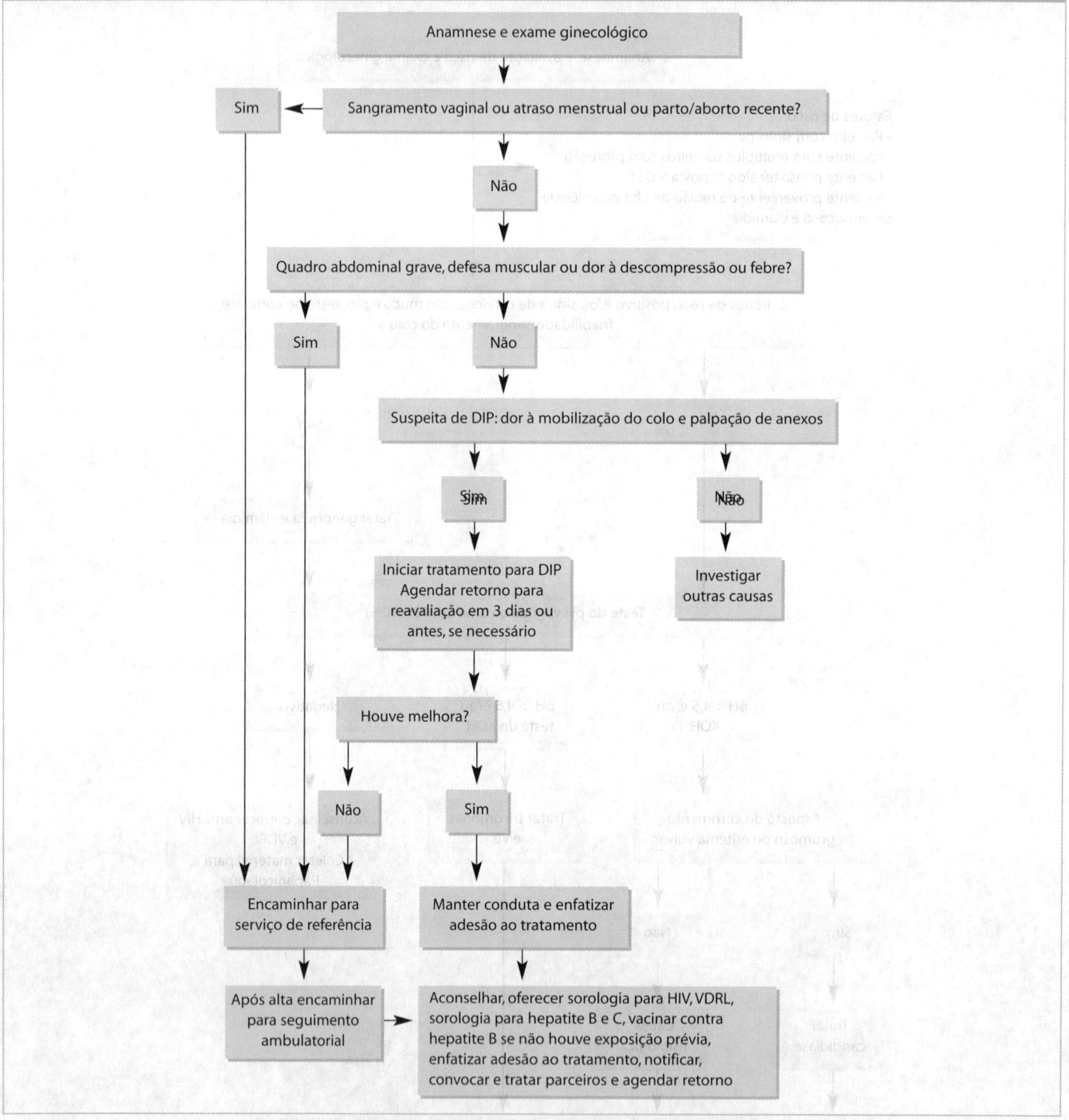

Infecções Urinárias

CAPÍTULO

130

Miguel Srougi

Marcos Dall'Oglio

TÓPICOS IMPORTANTES

- As infecções urinárias surgem por colonização bacteriana ascendente do trato urinário, a partir do intróito uretral.
- *Escherichia coli* representa o agente mais comum em infecções comunitárias, enquanto que a prevalência de infecções por outros agentes Gram-negativos aumenta significativamente em infecções nosocomiais.
- Os quadros de cistite não produzem manifestações sistêmicas; o aparecimento de febre está sempre implicado com infecção do trato urinário superior.
- Leucocitúria e bacteriúria representam as alterações características das infecções urinárias, mas podem inexistir em pacientes ou situações especiais.
- Os estudos de imagem em pacientes com infecção urinária estão justificados nos quadros febris, em recém-nascidos, quando existe persistência bacteriana, nos pacientes com hematúria e nos casos com antecedentes de litíase, tuberculose e cirurgias urológicas prévias.
- Os quadros de infecção urinária baixa podem ser tratados com antibióticos ou quimioterápicos em dose única ou por curto período.
- Os quadros de infecção urinária alta, ou que atingem crianças, mulheres idosas e homens com envolvimento prostático, devem ser tratados por longos períodos, por meio de erradicação bacteriana (7 a 14 dias) e prevenção de recorrências (1 a 6 meses).

INTRODUÇÃO E DEFINIÇÕES

As infecções do trato urinário (ITU) são responsáveis por cerca de 7 milhões de consultas ambulatoriais e 1 milhão de atendimentos de emergência por ano nos Estados Unidos, consumindo, nesse país, cerca de 2 bilhões de dólares anuais dos recursos destinados à saúde pública. Esses números refletem a relevância desse problema e justificam a disseminação de conhecimentos sobre as ITU.

Em recém-nascidos masculinos, os quadros de ITU costumam se estabelecer por via hematogênica, porém, nos demais casos, as infecções urinárias se instalam por via ascendente. Estudos clássicos em mulheres demonstraram que as ITU são precedidas de colonização do períneo, intróito vaginal e porções iniciais da uretra, por microrganismos da flora intestinal, com acometimento progressivo e seqüencial da uretra, bexiga e rins. Quadros de carbúnculo renal, ou seja, abscessos corticais causados por estafilococos, eram relativamente comuns no passado e decorriam de envolvimento hematogênico do trato urinário por essas bactérias. Esses quadros são raros na atualidade e, quando surgem, quase sempre estão implicados com infecção ascendente por bactérias Gram-negativas.

As infecções do trato urinário manifestam-se em qualquer idade, havendo, contudo, uma maior prevalência desse problema em três grupos etários:

- Crianças com até 6 anos de idade.
- Mulheres jovens com vida sexual ativa.
- Adultos idosos com mais de 60 anos de idade (Figura 130.1).

Em recém-nascidos, cerca de 75% das ITU ocorrem em crianças do sexo masculino e instalam-se por via hematogênica. Em crianças com mais de 3 meses de idade, cerca de 90% das ITU manifestam-se no sexo feminino e podem causar cicatrizes renais quando associadas a refluxo vesicoureteral. Convém salientar que 1% a 1,5% das meninas em idade escolar apresentam bacteriúria assintomática que não danifica os rins, mas que torna esse grupo particularmente suscetível a ITUs na idade adulta.

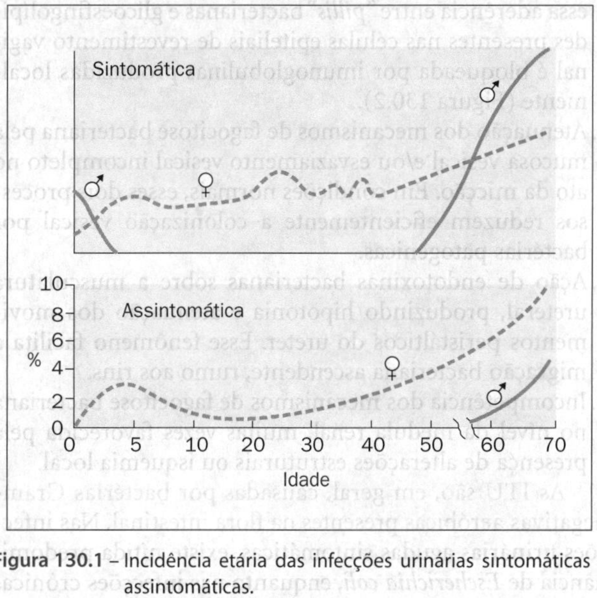

Figura 130.1 – Incidência etária das infecções urinárias sintomáticas e assintomáticas.

Em mulheres adultas jovens, existe um aumento da incidência de infecções urinárias sintomáticas, que está implicado com o início da vida sexual. Nesse grupo, quadros de infecção urinária sob forma de cistite atingem 10% das mulheres a cada ano, e se manifestarão em 35% a 50% delas, se acompanhadas até o final da vida. Paralelamente, a incidência de bacteriúria assintomática aumenta com o passar dos anos, elevando-se de 3% na infância para 20% a 30% em mulheres adultas idosas. Nestas últimas, a maior prevalência de ITU parece depender de disfunções hormonais e neurológicas e é agravada por quadros de demência e imobilização, que acarretam uma dificuldade de esvaziamento vesical.

Em homens adultos jovens, as ITU são muito raras e, quando ocorrem, estão quase sempre implicadas com anomalias urinárias estruturais. Por outro lado, na faixa etária acima dos 60 anos, existe um aumento gradual de incidência de infecções urinárias, que chega a atingir entre 3% e 4% dos homens e que se relaciona com quadros de obstrução ou colonização prostática.

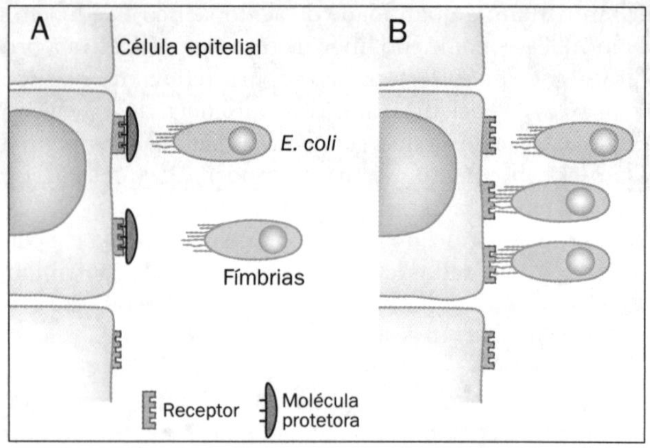

Figura 130.2 – Etiopatogenia das infecções urinárias. A colonização bacteriana por enterobactérias patogênicas ocorre quando os receptores epiteliais expostos (glicoesfingolípedes) ligam-se às fímbrias bacterianas (moléculas de manose).

ETIOLOGIA E FISIOPATOLOGIA

As infecções do trato urinário instalam-se quase sempre pela ascensão de bactérias a partir do intróito vaginal nas mulheres e do meato uretral ou próstata em homens. A maior colonização bacteriana local e o menor comprimento da uretra explicam a maior freqüência de ITU no sexo feminino e, apesar dessa desvantagem biológica, existem mulheres que nunca desenvolvem esse tipo de infecção. Como a ocorrência de ITU resulta de um balanço que envolve a presença de bactérias patogênicas junto ao meato uretral e os mecanismos naturais de defesa do trato urinário, é certo que a maior propensão a ITU evidenciada por algumas mulheres resulta da falência desses mecanismos protetores. Nesses casos, coexistem, de forma isolada ou combinada, várias alterações deletérias:

1. Maior aderência de enterobactérias ao epitélio vaginal, que aumenta a colonização local. Em situação normal, essa aderência entre "*pillis*" bacterianas e glicoesfingolípides presentes nas células epiteliais de revestimento vaginal é bloqueada por imunoglobulinas produzidas localmente (Figura 130.2).
2. Atenuação dos mecanismos de fagocitose bacteriana pela mucosa vesical e/ou esvaziamento vesical incompleto no ato da micção. Em condições normais, esses dois processos reduzem eficientemente a colonização vesical por bactérias patogênicas.
3. Ação de endotoxinas bacterianas sobre a musculatura ureteral, produzindo hipotonia e atenuação dos movimentos peristálticos do ureter. Esse fenômeno facilita a migração bacteriana ascendente, rumo aos rins.
4. Incompetência dos mecanismos de fagocitose bacteriana no nível da medula renal, muitas vezes favorecida pela presença de alterações estruturais ou isquemia local.

As ITU são, em geral, causadas por bactérias Gram-negativas aeróbicas presentes na flora intestinal. Nas infecções urinárias agudas sintomáticas, existe nítida predominância de *Escherichia coli*, enquanto nas infecções crônicas adquiridas em ambiente hospitalar ou relacionadas com anomalias estruturais do trato urinário, existe uma incidência de infecções causadas por *Klebsiella* sp., *Proteus* sp., *Pseudomonas* sp., *Enterobacter* sp. e por Gram-positivos, como *Staphylococcus saprophyticus* e *Enterococcus* sp.

Em cerca de 15% a 20% das mulheres jovens com vida sexual ativa, infecções do trato urinário inferior são causadas pelo *Staphylococcus saprophyticus*. Estes quadros são particularmente prevalentes nas pacientes que fazem contracepção com agentes tópicos espermicidas ou diafragmas, que são reconhecidos fatores de risco para cistites agudas.

As ITU em idosos revestem-se de características especiais. De forma semelhante à de indivíduos jovens, nas infecções diagnosticadas em pacientes ambulatoriais e sem doenças associadas, o agente mais comumente isolado é a *Escherichia coli*. Por outro lado, nas infecções identificadas em pacientes institucionalizados, observa-se uma distribuição mais equitativa das diferentes enterobactérias, com grande incidência de infecções causadas por *Klebsiella* sp., *Proteus* sp., *Enterobacter* sp., *Citrobacter freundii* e *Providencia* sp. *Pseudomonas aeruginosa* e *Providencia stuartii* são ocasionalmente identificadas em pacientes submetidos a manipulações do trato urinário ou portando sondas vesicais de forma contínua e representam quadros de difícil abordagem terapêutica, pois, além do elevado índice de resistência às drogas antimicrobianas, esses agentes tendem a se fixar no trato urinário, de onde raramente são erradicados mesmo após tratamento antimicrobiano apropriado.

A grande prevalência de ITU em idosos é, quase sempre, de natureza multifatorial. Nesse grupo, a presença de doenças associadas, como diabete, cistocele, obstrução prostática ou afecções neurológicas, além de reduzir a resistência imunológica, pode prejudicar o esvaziamento vesical e favorecer a colonização do trato urinário.

Além dos fatores mencionados, alterações hormonais no nível da vagina parecem exercer um papel importante na gênese das ITU que ocorrem em idosas. Sabe-se que em mulheres jovens, a presença de estrógenos facilita a colonização vaginal por lactobacilos, que, ao degradarem glicogênio, aumentam a quantidade de ácido láctico e reduzem o pH local. Esse fenômeno inibe de forma significativa a proliferação de enterobactérias na vagina, reduzindo os riscos de ITU. Nas pacientes idosas, a ausência de estrógenos acompanha-se de desaparecimento de lactobacilos vaginais e, conseqüentemente, de maior propensão à colonização local por enterobactérias patogênicas.

Em homens idosos, o crescimento da próstata e a conseqüente dificuldade de esvaziamento vesical contribuem para o aumento da prevalência de ITU. Ademais, esse grupo é submetido, com certa freqüência, a instrumentação do trato urinário, o que pode contribuir para a sua contaminação. O envolvimento da próstata pela infecção cria um foco crônico de colonização bacteriana, já que essa glândula é pouco acessível aos agentes antimicrobianos.

ACHADOS CLÍNICOS

Cerca de 85% das ITU agudas sintomáticas prevalecem em crianças e mulheres jovens. Esses quadros manifestam-se sob forma de envolvimento do trato urinário superior, referido como pielonefrite aguda, ou sob forma de infecção que atinge o trato urinário inferior, referida como cistite.

Clinicamente, os quadros de cistite acompanham-se de disúria, polaciúria ou urgência miccional e, ocasionalmente, hematúria terminal. Por outro lado, nos pacientes com pielonefrite aguda, prevalecem dor lombar, febre, calafrios, astenia, náuseas e vômitos, ou seja, manifestações de caráter sistêmico. Na verdade, cerca de 30% das pielonefrites agudas não apresentam manifestações típicas, de modo que a análise do quadro clínico não deve ser utilizada como único parâmetro para o diagnóstico diferencial entre pielonefrites e cistites.

Infecção urinária assintomática

Essa forma de infecção ocorre em 1% a 5% das meninas e em cerca de 20% das mulheres idosas. É causada por cepas de enterobactérias menos virulentas e, em geral, não se acompanha de implicações clínicas mais sérias ou de repercussões estruturais sobre o trato urinário, exceto em duas situações específicas:

1. Quando incide em mulheres grávidas, nas quais aumenta os riscos de pielonefrite e, conseqüentemente, as chances de parto prematuro.
2. Em crianças com menos de 1 ano de idade, nas quais pode favorecer o aparecimento de cicatrizes renais.

Infecção urinária recorrente

As infecções urinárias recorrentes resultam de dois mecanismos básicos e diferentes: reinfecção bacteriana e persistência bacteriana (Tabela 130.I). A reinfecção bacteriana, responsável por cerca de 90% dos quadros recorrentes, traduz uma nova infecção causada por agente diferente do microrganismo inicial. Por outro lado, a persistência bacteriana define infecções causadas pelo mesmo agente inicial, que não é erradicado com o tratamento. Estes quadros são responsáveis por 10% das infecções urinárias recorrentes.

Sob o ponto de vista etiopatogênico, as reinfecções bacterianas resultam de reexposição do paciente a um fator predisponente externo como, por exemplo, atividade sexual em mulheres propensas à ITU. Por outro lado, os quadros de persistência bacteriana relacionam-se com diferentes fatores:

- Tratamento medicamentoso incorreto, por dose ou duração inadequadas, por resistência bacteriana ao agente escolhido ou por má adesão do paciente ao tratamento.
- Casos com anomalias estruturais ou funcionais do trato urinário, como obstruções, refluxo vesicoureteral, bexiga neurogênica etc.
- Quando o paciente apresenta corpos estranhos, como cálculos e sondas renais ou vesicais.
- Quando existem focos crônicos de infecção renal ou prostática, locais em que a erradicação do agente bacteriano é feita com mais dificuldade.

Algumas mulheres com cistites recorrentes apresentam anomalias estruturais do nível da uretra ou do intróito vaginal. Incluem-se aqui os quadros de hipospádia, estenose do meato uretral ou sinéquia himenouretral. Esta última situação caracteriza-se pela formação de aderências do hímen ao meato uretral, de modo que, durante a relação sexual, tais aderências tracionam e abrem o meato, favorecendo a ascensão de bactérias pela uretra.

Infecção urinária nos idosos

Os quadros de bacteriúria assintomática crônica do idoso não se acompanham habitualmente de conseqüências mais significativas para os seus portadores. Na ausência de anormalidades estruturais do trato urinário, elas não acarretam comprometimento ou deterioração da função renal.

As infecções sintomáticas dos idosos manifestam-se tanto por quadros irritativos vesicais como de pielonefrite.

Tabela 130.I – Classificação das infecções urinárias recorrentes

Tipo	Definição	Causas
Reinfecção	Infecção causada por novo agente	Reexposição a novos agentes bacterianos Alterações anatômicas ou funcionais no nível do intróito vaginal
Persistência	Infecção causada pelo mesmo agente	Tratamento incorreto Presença de anomalias urinárias estruturais Presença de corpos estranhos, incluindo sonda vesical Foco crônico de infecção renal ou prostático

Esses pacientes podem apresentar surtos de bacteremia, que são comuns em pacientes institucionalizados, nos quais o trato urinário constitui o foco primário mais freqüente dessa complicação. Ademais, quadros de bacteremia são bastante comuns em homens com ITU, por envolvimento prostático e subseqüente disseminação sistêmica da infecção. O acometimento freqüente da próstata também explica a elevada incidência de epididimites em homens idosos.

Conquanto incontinência urinária secundária a disfunções ou distopias vesicais seja comum em mulheres idosas, o aparecimento abrupto dessa manifestação clínica pode indicar a presença de ITU. Com certa freqüência, essas mulheres não apresentam sintomas irritativos vesicais, que poderiam sugerir a existência de infecção.

Disúria-polaciúria abacteriana

Quadros de disúria e polaciúria, acompanhados de cultura de urina negativa, ocorrem com certa freqüência em mulheres e costumam representar situação de difícil abordagem (Tabela 130.II). Quando essas manifestações instalam-se de forma abrupta, são rotuladas de síndrome uretral aguda e podem resultar de:

- Infecções por número reduzido de bactérias Gram-negativas (< 10.000 colônias/mL) ou infecções por *Staphylococcus saprophyticus*, que não é identificado por meios de cultura de urina habituais.
- Infecção uretral por *Chlamydia trachomatis*.
- Infecção uretral pela *Neisseria gonorrhoeae*.
- Vaginites agudas por *Herpesvirus* ou *Candida albicans*.

Manifestações irritativas vesicais de duração crônica, com culturas de urina negativas, podem surgir em pacientes de ambos os sexos e relacionam-se com diferentes doenças. Alguns desses casos associam-se a doenças de maior significado, de modo que pacientes com tais queixas não devem deixar de ser convenientemente estudados (Tabela 130.II).

EXAMES COMPLEMENTARES

A possibilidade de existir infecção urinária deve ser cogitada quando testes químicos ou análise microscópica da urina apresentam-se alterados (Algoritmo 130.1). O diagnóstico definitivo, contudo, só deve ser firmado por meio de estudos bacteriológicos, com cultivo da urina em meios específicos.

Sedimento urinário

O aumento do número de leucócitos na urina representa indício objetivo de infecção urinária. Contudo, cerca de 20% dos pacientes com infecção comprovada podem apresentar contagem normal de leucócitos, que ocorre, principalmente, em pacientes com bacteriúria assintomática. Da mesma forma, leucocitúria significativa pode surgir na ausência de ITU. Esse fenômeno é comum em pacientes com tuberculose urogenital, litíase urinária, nefropatia por abuso de analgésicos e em casos de candidíase urinária.

Cultura de urina

A cultura de urina representa o método mais preciso para definir a presença de infecção urinária, e o resultado do estudo deve ser considerado positivo quando são isolados mais de 100.000 germes por mL de urina colhida do jato médio. A punção suprapúbica representa outra forma de se obter urina para cultura, e o crescimento de qualquer número de microrganismos na urina colhida por este método caracteriza a existência de ITU.

Estudo realizado em 1977 na Universidade de Stanford, com 145 mulheres que apresentavam cultura de urina suprapúbica positiva para enterobactérias, demonstrou que 21% delas evidenciavam menos de 100.000 colônias de bactérias por mL de urina colhida por jato médio. Como decorrência, toda mulher que se apresente com sintomas de ITU e leucocitúria significativa deve ser considerada portadora de infecção urinária se a urina do jato médio revelar mais de 1.000 colônias por mL de urina.

Resultados falso-positivos podem ocorrer quando a urina é contaminada, no momento da colheita, por fluido vaginal ou secreção uretral. Nesses casos, costumam ser isolados germes saprófitas, como *Corinebacterium*, bacilos difteróides etc., ou, então, são cultivados mais de um agente bacteriano. Por outro lado, resultados falso-negativos são observados quando o paciente fez uso recente de antimicrobianos, quando existem focos infecciosos renais fechados, como pionefrose associada a cálculos obstrutivos de ureter, nos casos de prostatite aguda ou quando o paciente apre-

Tabela 130.II – Etiologia dos quadros de disúria-polaciúria em pacientes com cultura de urina negativa

Infecciosas	**Neoplásicas**
Uretrites (*Neisseria, Chlamydia, Trichomonas, Herpes*)	Tumores vesicais infiltrativos
Prostatites	Carcinoma *in situ* vesical
Glândulas periuretrais	Tuberculose vesical
Inflamatórias	**Outros**
Cistite intersticial	Hipoestrogenismo
Endometriose	Ciclofosfamida
Pericistite (anexite, diverticulite)	Vaginismo
Litíase vesical e ureteral	
Radioterapia	

senta infecção causada por *Staphylococcus saprophyticus*, que exige, para seu crescimento, meios especiais de cultura.

Estudos de imagem

Mais de 90% dos pacientes com ITU costumam apresentar o trato urinário normal e, em menos de 10%, são encontradas anomalias estruturais. Por esse motivo, a exploração por imagem do trato urinário só está indicada em situações específicas (Algoritmo 130.2):

- Pacientes com persistência bacteriana e não com reinfecção urinária. Nos casos de persistência bacteriana, ou seja, presença da mesma bactéria causando infecções de repetição, a possibilidade de se encontrar anomalias estruturais é bastante elevada, da ordem de 30% a 40%.
- Em crianças com ITU, os estudos de imagem devem ser indicados em todos os recém-nascidos, independentemente do sexo, e em todos os meninos, independentemente da idade. Em meninas com mais de 2 anos de idade, quadros de ITU podem ocorrer na ausência de qualquer anomalia estrutural, de modo que a investigação do trato urinário só se justifica após 2 ou mais surtos comprovados de infecção.
- Pacientes com pielonefrite aguda ou com ITU associada à hematúria persistente. Em ambas as situações podem estar presentes processos obstrutivos do trato urinário ou litíase urinária.
- Pacientes com antecedentes de doença urológica, como litíase urinária, bexiga neurogênica ou tuberculose urogenital, e pacientes com cirurgias prévias sobre o trato urinário ou que fizeram uso prolongado de sonda vesical.

Em crianças, o estudo por imagem do trato urinário é inicialmente realizado por ultra-sonografia associada a uretrocistografia miccional. A alta disponibilidade, o baixo custo e a ausência de efeitos colaterais ou desconforto físico tornaram esse tipo de estudo mais liberal, inclusive em pacientes com ITU mais branda e com menor chance de evidenciar anomalias estruturais. O estudo radiológico mais apurado, por meio de tomografia computadorizada de abdome, deve ser realizado em adultos com anormalidades ultra-sonográficas e nos pacientes com infecção urinária complicada e/ou febril.

Na vigência de ITU aguda, o trato urinário pode apresentar alterações morfológicas transitórias, como edema renal e dilatação dos ureteres, sendo este último fenômeno particularmente comum em crianças. Ademais, pode surgir refluxo vesicoureteral transitório, inexistente em situação normal, sendo esse evento também mais comum em crianças. Por esses motivos, a uretrocistografia não deve ser realizada na vigência de quadros agudos de infecção urinária, devendo ser postergada por pelo menos 4 semanas após a cura do quadro infeccioso.

TRATAMENTO

O tratamento das ITU deve ser feito com drogas que atinjam níveis terapêuticos adequados tanto no sangue quanto na urina, e que sejam ativas contra os germes Gram-negativos. Nesse sentido, vale frisar que agentes antimicrobianos como a ampicilina, as cefalosporinas de 1ª geração e associação sulfametoxazol-trimetoprim, bastante utilizados e eficientes até há alguns anos, acompanham-se, no momento, de elevada freqüência de resistência bacteriana quando testadas *in vitro* contra os germes causadores de ITU (Tabela 130.III). Por isso, devem ser evitados nas infecções cujo tratamento está sendo instituído empiricamente, sem auxílio de antibiograma.

Tratamento das pielonefrites

Nos casos de pielonefrites (Algoritmo 130.3) , que se caracterizam por invasão bacteriana tecidual, o tratamento deve ser realizado com agentes mais potentes, que alcancem níveis teciduais bactericidas. Incluem-se aqui os aminoglicosídeos (gentamicina: 80 mg, IM ou EV, a cada 6 ou 8 horas em adultos e 5 mg/kg/dia em crianças; amicacina: 500 mg, IM ou EV, a cada 12 horas em adultos e 15 mg/kg/dia em crianças; ou tobramicina: 75 mg, IM ou EV, a cada 6 ou 8 horas em adultos e 4 mg/kg/dia em crianças) e as cefalosporinas de 3ª geração (ceftriaxona: 1 g, IM ou EV, a cada 12 ou 24 horas em adultos). O advento de novas gerações de quinolonas com elevada concentração tecidual, como o ciprofloxacino, o levofloxacino e o gatifloxacino, permite que os casos menos graves de pielonefrite possam ser tratados por via oral com esses agentes (ciprofloxacino: 500 mg VO, a cada 12 horas ou 200 a 400 mg EV a cada 12 horas; levofloxacino 500 mg VO, a cada 12 ou 24 horas; gatifloxacino 400 mg VO, a cada 24 horas).

Tabela 130.III – Sensibilidade das bactérias causadoras de infecção urinária aos diversos agentes antimicrobianos

Agente	Ác. nal (%)	Ác. pip (%)	Amica (%)	Amp (%)	Cefal (%)	Genta (%)	Nitro (%)	Norflo (%)	Sulfa-tmp (%)
E. coli	90	90	83	31	58	90	81	93	48
Enterobacter sp.	87	87	73	3	21	62	42	90	42
Klebsiella sp.	80	60	60	10	25	55	35	80	30
Proteus sp.	75	85	85	35	45	80	10	90	50
Pseudomonas sp.	18	9	27	0	0	9	0	100	0
Staphylococcus aureus	37	50	50	37	50	25	62	87	25

Ác. nal = ácido nalidíxico; Ác. pip = ácido pipemídico; Amica = amicacina; Amp = ampicilina; Cefal = cefalosporinas de 1ª geração; Genta = gentamicina; Nitro = nitrofurantoína; Norflo = norfloxacino; Sulfa-tmp = sulfametoxazol-trimetoprim.

Recentemente foi introduzida a idéia de se tratar quadros de pielonefrite com dose elevada e única diária em *bolus* de aminoglicosídeos (amicacina 1 g, IM ou EV; gentamicina 240 a 360 mg, IM ou EV) por 3 a 5 dias, seguida da mudança (*switch terapy*) para uma fluoroquinolona oral (ciprofloxacino 500 mg, VO a cada 12 horas; levofloxacino 500 mg, VO a cada 12 ou 24 horas; gatifloxacino 400 mg, VO a cada 24 horas) administrada por 10 a 15 dias. Os resultados finais com esta abordagem assemelham-se aos obtidos com o tratamento clássico das pielonefrites.

Quanto ao tempo de tratamento, os quadros de pielonefrite devem ser tratados em duas fases. A primeira delas (erradicação) é feita com agentes mais potentes fornecidos por 7 a 14 dias, e a segunda (profilaxia ou supressão) é administrada por 1 a 6 meses, com o objetivo de eliminar bactérias remanescentes, freqüentemente presentes no tecido renal ou prostático. De uma maneira geral, a erradicação é feita com antibióticos ou quimioterápicos mais potentes, utilizados em dose plena, e a supressão é realizada com quimioterápicos orais, fornecendo-se 1/3 ou 1/4 da dose normal em uma tomada diária (sulfametoxazol-trimetoprim: 1 cp/dia em adultos e sulfa: 10 mg/kg/dia em crianças; nitrofurantoína: 100 mg/dia em adultos e 2 mg/kg/dia em crianças; ou cefalexina: 250 mg/dia em adultos e 10 mg/kg/dia em crianças).

Tratamento das cistites

As cistites agudas, que não se acompanham de invasão tissular bacteriana, podem ser tratadas com agentes orais, preferencialmente aqueles de eliminação ativa na urina (Algoritmo 130.3). Na ausência de testes de sensibilidade, as drogas antimicrobianas mais recomendadas nesse sentido são o norfloxacino (400 mg, VO, a cada 12 horas) ou o ácido pipemídico (400 mg, VO, a cada 12 horas), que, entre outras vantagens, são: bastante ativas contra as enterobactérias, eliminadas ativamente na urina, de fácil administração e desprovidas de efeitos colaterais significativos.

O tratamento das cistites agudas na mulher era feito, no passado, por 7 a 10 dias, mas vários estudos demonstraram que, em casos não-complicados, os índices de cura mantêm-se quando o tratamento é realizado com dose única. A administração da medicação em doses plenas por apenas 2 ou 3 dias, preferida por alguns, preserva as vantagens da terapêutica de curta duração (menor custo, melhor aceitação, menos efeitos colaterais), parece ser um pouco mais eficiente que o tratamento em dose única e reduz eventual desconfiança na eficácia do tratamento, já que, em alguns casos, as manifestações clínicas perduram por 24 ou 48 horas.

Na ausência de testes de sensibilidade, o tratamento em dose única pode ser feito com 1.600 mg de sulfametoxazol associado a trimetoprim, 1.200 mg de norfloxacino, 1.200 mg de ácido pipemídico ou 3 g de fosfomicina-trometamol. Este último agente tem a vantagem de poder ser empregado na gravidez, sem riscos para o feto. Por outro lado, o tratamento por 2 ou 3 dias deve ser realizado com doses habituais dos agentes antimicrobianos. Vale a pena frisar que a terapêutica em dose única ou de curta duração é pouco eficiente e deve ser evitada em pacientes com pielonefrite, em mulheres idosas menopausadas, em gestantes, em crianças e nos casos com alterações estruturais do trato urinário.

Recentemente surgiu uma nova concepção para se tratar mulheres com cistite de repetição, definida como automedicação vigilante. Levando em conta o caráter benigno e autolimitante das cistites agudas e a sua fácil erradicação com doses limitadas de antimicrobianos, surgiram propostas de se orientar mulheres atingidas por estes quadros para ingerirem agentes antibacterianos por iniciativa própria ou após orientação telefônica. Além de sua simplicidade, esta estratégia tem vantagens perceptíveis, como redução do número de exames laboratoriais e de consultas médicas, com implicações econômicas óbvias.

Algumas mulheres apresentam quadros repetidos de cistite aguda, apesar de tratamento adequado inicial. Quando reinfecções surgem com maior freqüência (3 ou mais crises por ano), deve-se instituir tratamento profilático prolongado, após a cura do quadro agudo. O tratamento supressivo ou profilático é realizado com administração de doses baixas de sulfametoxazol-trimetoprim (200 mg de sulfametoxazol), nitrofurantoína (100 mg), cefalexina (250 mg), ácido pipemídico (200 mg) ou norfloxacino (200 mg), fornecidos 1 vez/dia, de preferência à noite, por 6 a 12 meses. Nos casos em que as crises surgem após atividade sexual, o agente preventivo deve ser ingerido após a relação.

O tratamento das cistites agudas na mulher idosa (Algoritmo 130.3) deve ser feito por 7 a 14 dias. Vários estudos recentes demonstraram que, em pacientes jovens com cistite não-complicada, os índices de cura se mantêm quando o tratamento é feito com dose única de antibacterianos. Infelizmente, quando esse esquema foi testado em mulheres menopausadas idosas, mostrou-se menos eficiente que o tratamento de longa duração e, por isso, a terapêutica em dose única ou de curta duração deve ser evitada nesse grupo de mulheres.

O emprego de estrógenos, tópico ou por via oral, tem sido recomendado para prevenir a recorrência de ITU em mulheres idosas. Estudo randomizado utilizando 0,5 mg de estriol sob forma de creme vaginal, 2 vezes/semana, por 9 meses, demonstrou que a freqüência de episódios de infecção urinária foi significativamente menor no grupo de mulheres tratadas do que no grupo-controle, respectivamente 0,5 *versus* 5,9 episódios por paciente/ano. Cerca de 60% das mulheres que receberam estriol voltaram a apresentar colonização vaginal por lactobacilos, o pH local diminuiu significativamente e o número de pacientes com enterobactérias uropatogênicas em vagina foi bem inferior ao do grupo tratado com placebo. De acordo com esses dados, justifica-se o emprego rotineiro e prolongado de estrógeno tópico vaginal em mulheres idosas com ITU de repetição. Ademais, a pequena absorção dessa dose de hormônio e a conseqüente ausência de manifestações colaterais sistêmicas, tornam segura a sua utilização clínica.

Finalmente, e independentemente da orientação dada ao caso, é importante que as pacientes idosas com ITU de repetição sejam alertadas para a natureza rebelde dessas infecções e de sua tendência à recorrência. Isso certamente evitará desapontamentos e desconfiança do paciente em relação ao médico ou à orientação clínica adotada.

Infecções urinárias no homem

Homens adultos com ITU sintomática febril e ausência de anomalias urinárias apresentam freqüentemente focos prostáticos, responsáveis pelo quadro. Nesses pacientes, torna-se necessária a erradicação da infecção prostática, o que é quase sempre difícil em virtude da baixa penetração dos agentes antibacterianos nessa glândula. Sob o ponto de vista clínico, apenas a associação sulfametoxazol-trimetoprim, o ciprofloxacino e o levofloxacino atingem concentrações terapêuticas razoáveis na próstata e, por isso, devem ser escolhidos para o tratamento das infecções locais menos graves. Nos casos agudos e sintomáticos, com bacteremia e manifestações urinárias proeminentes, a inflamação prostática facilita a penetração de outros antibióticos e, por isso, deve-se administrar ceftriaxona ou amicacina inicialmente, em dose única ou habitual, por 3 a 7 dias. Por existir invasão bacteriana tecidual de difícil erradicação, os pacientes com prostatite bacteriana devem ser tratados, após a fase aguda, de forma continuada por 4 a 12 semanas com agentes orais, e, mesmo assim, em cerca de 30% a 40% dos casos a infecção tende a recorrer.

Infecções assintomáticas

O tratamento das ITU assintomáticas é sempre difícil, já que a bacteriúria raramente é erradicada de forma permanente. Estudos realizados em mulheres idosas vivendo em asilos demonstram que bacteriúria assintomática existe em 20% dos casos e, depois de 6 meses, cerca de 50% das mulheres tratadas e igual número das não-tratadas evidenciam bacteriúria significativa. Por isso, existe, no momento, tendência de não se tratar tais casos rotineiramente.

Bacteriúria assintomática em meninas com menos de 5 anos e em mulheres grávidas apresenta implicações mais relevantes, já que pode se acompanhar, respectivamente, de dano renal e quadros de pielonefrite aguda. Portanto, nesses casos, considerados de maior risco, a bacteriúria deve ser tratada de maneira vigorosa.

Infecções urinárias na gravidez

As ITU na gestação não exercem efeitos nefastos diretos sobre o feto, mas aumentam as chances de parto prematuro quando se manifestam sob forma de pielonefrite aguda.

Como mostra a Tabela 130.IV, penicilinas, cefalosporinas e a associação fosfomicina-trometamol podem ser utilizadas com segurança durante a gestação e representam os agentes de primeira escolha nessa circunstância. Ampicilina (500 mg, VO, a cada 6 ou 8 horas, por 7 a 14 dias), cefalexina (500 mg, VO, a cada 6 ou 8 horas, por 7 a 14 dias) ou cefazolina (1 a 2 g, EV, a cada 6 horas, por 7 a 10 dias) constituem as drogas mais empregadas. Fosfomicina-trometamol, na dose única de 3 g, VO, é particularmente indicada em mulheres grávidas com cistite aguda, por ser bastante atuante contra a maioria dos Gram-negativos e administrada de forma cômoda. Nos casos de infecções mais graves ou resistentes a esses agentes, pode-se recorrer ao emprego de aminoglicosídeos (gentamicina ou tobramicina, 3 a 4 mg/kg/dia, IM, em 3 vezes) e da ceftriaxona (1 g EV cada 12 horas). Quando esses antibióticos são administrados por menos de 8 dias, os riscos de ototoxicidade ou efeitos colaterais para o feto são desprezíveis.

Nas gestantes com ITU recorrente, a prevenção das infecções pode ser feita com cefalexina (250 mg, VO, a cada 12 horas) ou com nitrofurantoína (100 mg, a cada 12 horas). Esses dois agentes podem ser fornecidos continuamente desde o início da gravidez, mas a nitrofurantoína deve ser suspensa nas 4 últimas semanas de gestação, de modo a se evitar quadros de hemólise e icterícia pós-natal no recém-nascido.

Tabela 130.IV – Seleção dos agentes antimicrobianos utilizados no tratamento das infecções urinárias da gravidez

	Toxidade potencial	
Antimicrobiano	**Fetal**	**Materna**
Uso seguro		
Penicilinas	-	Alergia
Cefalosporinas	-	Alergia
Eritromicina base	-	Alergia
Uso cuidadoso		
Nitrofurantoína	Hemólise	Pneumonia intersticial
Aminoglicosídeos	Ototoxicidade (VII par)	Ototoxicidade, nefrotoxicidade
Sulfonamidas	*Kernicterus*, hemólise	Alergia
Uso contra-indicado		
Cloranfenicol	Síndrome cinzenta	Mielotoxicidade
Sulfametoxazol-trimetoprim	Anomalias congênitas	Vasculite
Tetraciclinas	Inibição do crescimento ósseo, descoloração dos dentes	Hepatotoxicidade, nefrotoxicidade
Estolato de eritromicina	-	Hepatotoxicidade

LEITURA ADICIONAL

1. Anderson RU. Management of lower urinary tract infections and cystitis. Urol Clin North Am 1999; 26: 729-36.
2. Connolly A, Thorp Jr. JM. Urinary tract infections in pregnancy. Urol Clin North Am 1999; 26: 779-87.
3. Fihn SD. Acute uncomplicated urinary tract infection in women. N Engl J Med 2003; 349: 259-66.
4. Foxman B. Epidemiology of urinary tract infections: incidence, morbidity and economic costs. Am J Med 2002; 113(suppl 1 A): 5-13.
5. Gupta K, Hooton TM, Roberts PL, Stamm WE. Patient-initiated treatment of uncomplicated recurrent urinary tract infection in young women. Ann Med 2001; 135: 9-16.
6. Krieger JN. Urinary tract infections: What's new? J Urol 2002; 168: 2351-8.
7. Kunin CM. Urinary tract infections. 5. ed. Baltimore: Williams & Wilkins; 1997.
8. Lindert KA, Shorlife LMD. Evaluation and management of pediatric urinary tract infections. Urol Clin North Am 1999; 26: 719-28.
9. Neal Jr. DE. Host defense mechanism in urinary tract infections. Urol Clin North Am 1999; 26: 677-86.
10. Raz R, Stamm WE. A controlled trial of intravaginal estriol in postmenopausal women with recurrent urinary tract infections. N Engl J Med 1993; 329: 753-6.
11. Ronald A. The etiology of urinary tract infection: traditional and emerging pathogens. Am J Med 2002; 113(suppl 1ª): 14-9.
12. Srougi M. Infecção urinária. In: Schor N, Srougi M. Nefrologia e urologia clínica. São Paulo: Sarvier; 1998. p.492-6.
13. Stamm WE. Scientific and clinical challenges in the management of urinary tract infection. Am J Med 2002; 113(suppl): 1-4.
14. Yoshikawa TT, Niccolle LE, Norman DC. Management of complicated urinary tract infection in older patients. J Am Geriatr 1996; 44: 1235-41.

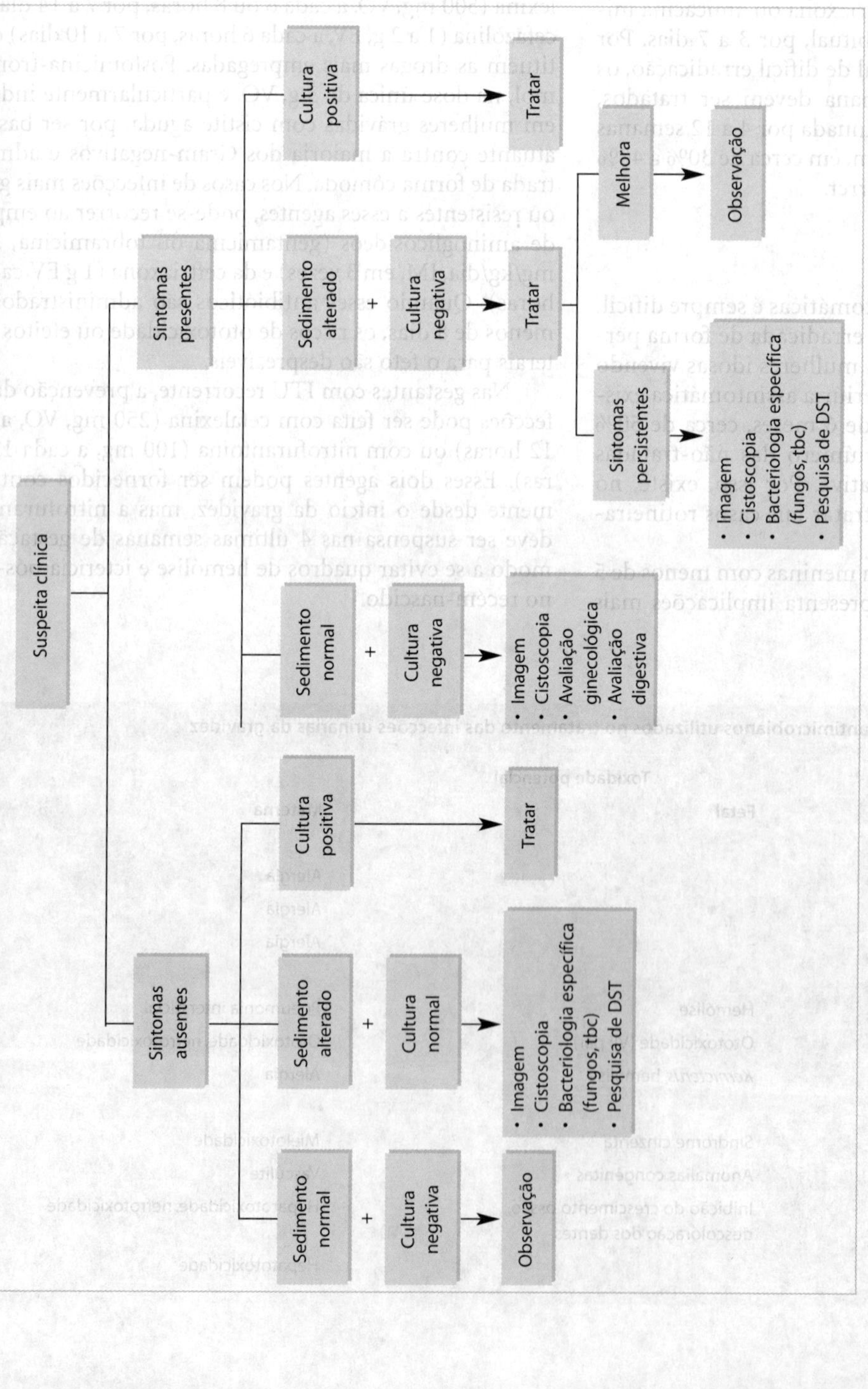

Algoritmo 130.1 – Diagnóstico das infecções urinárias

Algoritmo 130.2 – Indicações e métodos de estudo por imagem em casos de infecção do trato urinário

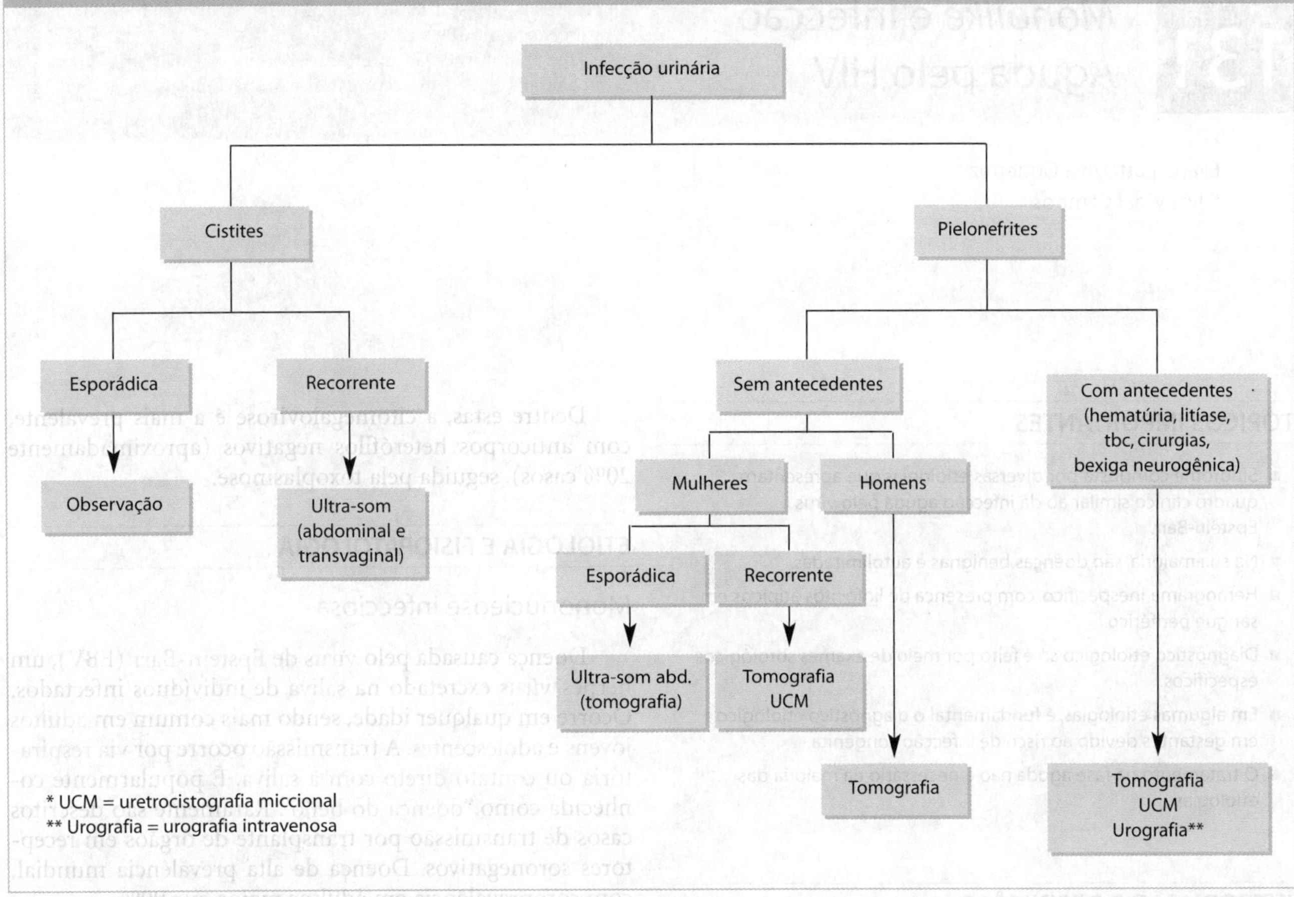

Algoritmo 130.3 – Tratamento empírico das infecções urinárias (na ausência de cultura e testes de sensibilidade)

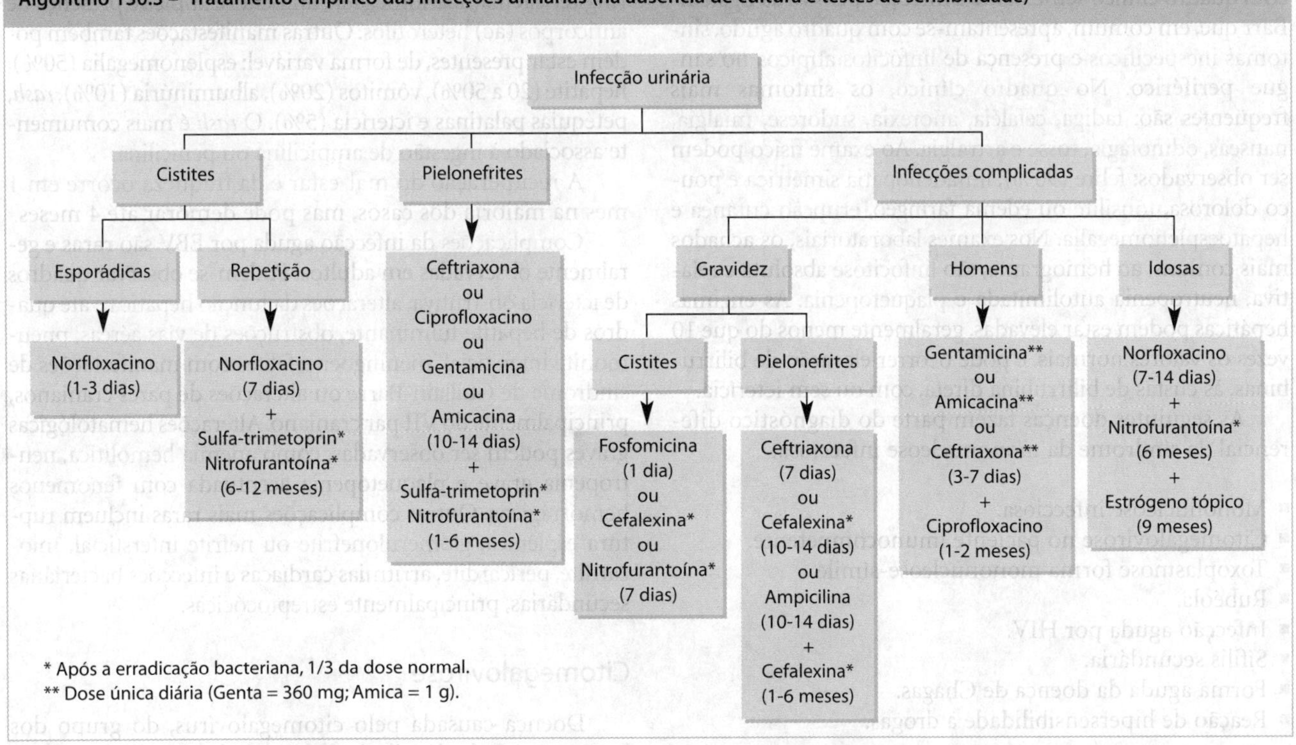

CAPÍTULO 131
Monolike e Infecção Aguda pelo HIV

Eliana Battaggia Gutierrez
Silvia Vidal Campos

TÓPICOS IMPORTANTES

- Síndrome composta por diversas etiologias que apresentam quadro clínico similar ao da infecção aguda pelo vírus Epstein-Barr.
- Na sua maioria, são doenças benignas e autolimitadas.
- Hemograma inespecífico, com presença de linfócitos atípicos em sangue periférico.
- Diagnóstico etiológico só é feito por meio de exames sorológicos específicos.
- Em algumas etiologias, é fundamental o diagnóstico etiológico em gestantes devido ao risco de infecção congênita.
- O tratamento na fase aguda não é necessário na maioria das etiologias.

INTRODUÇÃO E DEFINIÇÕES

A síndrome da mononucleose é composta por doenças com quadro clínico semelhante à infecção pelo vírus Epstein-Barr que, em comum, apresentam-se com quadro agudo, sintomas inespecíficos e presença de linfócitos atípicos no sangue periférico. No quadro clínico, os sintomas mais freqüentes são: fadiga, cefaléia, anorexia, sudorese, mialgia, náuseas, odinofagia, tosse e artralgia. Ao exame físico podem ser observados: febre (90%), linfadenopatia simétrica e pouco dolorosa, tonsilite ou edema faríngeo, erupção cutânea e hepatoesplenomegalia. Nos exames laboratoriais, os achados mais comuns, ao hemograma, são linfocitose absoluta e relativa, neutropenia autolimitada e plaquetopenia. As enzimas hepáticas podem estar elevadas, geralmente menos do que 10 vezes os valores normais, e pode ocorrer elevação de bilirrubinas, às custas de bilirrubina direta, com ou sem icterícia.

As seguintes doenças fazem parte do diagnóstico diferencial da síndrome da mononucleose infecciosa:

- Mononucleose infecciosa.
- Citomegalovirose no paciente imunocompetente.
- Toxoplasmose forma mononucleose-símile.
- Rubéola.
- Infecção aguda por HIV.
- Sífilis secundária.
- Forma aguda da doença de Chagas.
- Reação de hipersensibilidade à drogas.

Dentre estas, a citomegalovirose é a mais prevalente, com anticorpos heterófilos negativos (aproximadamente 20% casos), seguida pela toxoplasmose.

ETIOLOGIA E FISIOPATOLOGIA

Mononucleose infecciosa

Doença causada pelo vírus de Epstein-Barr (EBV), um herpes-vírus excretado na saliva de indivíduos infectados. Ocorre em qualquer idade, sendo mais comum em adultos jovens e adolescentes. A transmissão ocorre por via respiratória ou contato direto com a saliva. É popularmente conhecida como "doença do beijo". Raramente são descritos casos de transmissão por transplante de órgãos em receptores soronegativos. Doença de alta prevalência mundial, com soroprevalência em adultos maior que 90%.

Após período de incubação de 4 a 7 semanas, manifesta-se com febre elevada, por uma semana ou mais, mal-estar, faringite, astenia, adenomegalia, linfocitose atípica e presença de anticorpos (ac) heterófilos. Outras manifestações também podem estar presentes, de forma variável: esplenomegalia (50%), hepatite (20 a 50%), vômitos (20%), albuminúria (10%), *rash*, petéquias palatinas e icterícia (5%). O *rash* é mais comumente associado à ingestão de ampicilina ou penicilina.

A recuperação do mal-estar e da fraqueza ocorre em 1 mês na maioria dos casos, mas pode demorar até 4 meses.

Complicações da infecção aguda por EBV são raras e geralmente observadas em adultos. Podem-se observar quadros de icterícia obstrutiva, alterações da função hepática e até quadros de hepatite fulminante, obstruções de vias aéreas, pneumonite intersticial, meningoencefalites com manifestações de síndrome de Guillain-Barré ou alterações de pares cranianos, principalmente do VII par craniano. Alterações hematológicas graves podem ser observadas, como anemia hemolítica, neutropenia grave e plaquetopenia acentuada com fenômenos hemorrágicos. Outras complicações mais raras incluem ruptura esplênica, glomerulonefrite ou nefrite intersticial, miocardite, pericardite, arritmias cardíacas e infecções bacterianas secundárias, principalmente estreptocócicas.

Citomegalovirose

Doença causada pelo citomegalovírus, do grupo dos herpes-vírus, de distribuição universal com alta prevalência mundial. Os quadros clínicos a ele associados variam de acordo com a idade e o estado imunológico do paciente.

A manifestação mais comum, após o período neonatal, é como doença da síndrome da mononucleose infecciosa. Atinge principalmente adultos jovens e sexualmente ativos. A transmissão ocorre principalmente pelo contato direto com fluidos corpóreos contaminados, porém, eventualmente pode estar associada à transfusão de sangue. O período de incubação varia de 14 a 60 dias. Manifesta-se mais freqüentemente com febre elevada, calafrios, cansaço, mal-estar, mialgia, cefaléia, com ou sem hepatoesplenomegalia. Pode ocorrer exantema maculopapular, geralmente associado à ingestão de penicilinas semi-sintéticas. Outras manifestações graves, como pneumonite intersticial, pneumonia, pleurite, miocardite, hepatite, atrite, encefalite, polirradiculoneurite e púrpura trombocitopênica são menos freqüentes. Adenomegalia cervical e comprometimento de orofaringe, ao contrário da mononucleose infecciosa, não são muito freqüentes.

O maior problema no imunocompetente é relacionado à ocorrência da doença durante a gestação ou no período de aleitamento materno. Nestes casos, deve-se informar à paciente que a citomegalovirose congênita, associada à infecção primária na gestante, é assintomática em até 95% dos casos. Entretanto, parcela significativa dos indivíduos assintomáticos ao nascimento desenvolve alterações auditivas, oculares, odontológicas e/ou psicomotoras ao longo dos anos. Nos pacientes sintomáticos ao nascimento, o quadro varia de gravidade. Icterícia, hepatoesplenomegalia e petéquias são as manifestações mais freqüentes, ocorrendo em até 80% dos casos; microcefalia com ou sem calcificações, retardo de crescimento uterino e prematuridade, em até 50%. A citomegalovirose perinatal, adquirida no canal de parto e por até 90% das crianças que recebem aleitamento materno por mais de 30 dias de mães soropositivas para o CMV, normalmente é assintomática, podendo, no entanto, ser associada a pneumonite intersticial.

O CMV pode ser excretado em saliva, urina e secreções genitais por muito tempo. Não se preconiza o tratamento do indivíduo imunocompetente.

Toxoplasmose

Trata-se de uma zoonose de distribuição universal, causada por um protozoário intracelular obrigatório, o *Toxoplasma gondii*, que atinge mamíferos e aves. O hospedeiro definitivo é o gato, no qual ocorre o ciclo sexuado. No homem e em outros animais além do gato, a infecção ocorre por ingestão de oocistos, presentes em solo, vegetais e água não tratada, ou de cistos na carne de animais. Raramente pode ser transmitida por transplante de órgãos e transfusão sangüínea.

Na infecção congênita, vale lembrar que a freqüência da transmissão é crescente com a progressão da gestação, isto é, a transmissão no 3º é maior do que no 2º, que é maior do que no 1º trimestre e que a gravidade das manifestações congênitas é decrescente em relação à idade gestacional em que a infecção foi contraída ou, mais raramente, reativada.

O quadro clínico da infecção adquirida geralmente é benigno, autolimitado e assintomático em até 90% dos casos. Após período de incubação de 10 a 24 dias, os sintomas mais freqüentes são linfadenopatia generalizada, hepatoesplenomegalia e exantema eventual. Raramente pode ocasionar comprometimento cardíaco e ocular, com coriorretinite. A duração é de até 2 meses.

A infecção congênita ocorre quando a primoinfecção materna se dá durante a gestação. O quadro clínico é variado, sendo freqüentemente encontradas febre, hepatoesplenomegalia, púrpura e alterações do sistema nervoso central, tais como coriorretinite, calcificações, surdez e hidrocefalia.

A coriorretinite pode ser decorrente da infecção congênita ou adquirida. Manifesta-se com necrose focal, sendo geralmente bilateral na infecção congênita e unilateral na adquirida.

O paciente imunocomprometido pode apresentar primoinfecção ou manifestações clínicas relacionadas à reativação da doença, que ocorrem devido ao desencistamento dos oocistos teciduais.

Rubéola

O vírus da rubéola é um RNA vírus da família dos *Togaviridae*. O homem é o único hospedeiro natural e a transmissão viral se dá pelas secreções respiratórias de pessoas infectadas, mesmo as assintomáticas. O período de transmissibilidade varia de 5 a 7 dias antes do surgimento do exantema e perdura até o 5º ou 7º dia após. Os recém-nascidos com rubéola congênita são altamente contagiosos e podem eliminar o vírus por secreções nasofaríngeas, sangue, urina e fezes, durante longos períodos.

Geralmente, a rubéola é doença oligossintomática. O exantema pode ser precedido por pródromo caracterizado por mal-estar, febre baixa, coriza e dor de garganta, sendo mais comum em adultos. O exantema caracteriza-se pelo aspecto maculopapular róseo, não-pruriginoso e não-descamativo. Inicia-se na face e progride para tronco e membro em 24 horas. Geralmente tem duração de 3 dias, desaparecendo espontaneamente. Também podem ocorrer poliartralgia, poliartrite, conjuntivite e tosse. Ao exame físico, pode-se encontrar adenomegalia generalizada, com presença de gânglios retroauriculares, esplenomegalia e petéquias no palato (sinal de Forchheimer).

Complicações decorrentes da rubéola são raras, sendo descritos casos de púrpura trombocitopênica e quadros de encefalites que ocorrem 2 a 4 dias após o surgimento do exantema.

A síndrome da rubéola congênita (SRC) é geralmente grave e pode acometer de 40 a 60% dos recém-nascidos cujas mães foram infectadas durante os dois primeiros meses da gestação; de 30 a 35% dos recém-nascidos cuja infecção ocorreu no 3º mês de gestação; e 10% com infecção no 4º mês de gestação, sendo raro o acometimento após a 20ª semana. As manifestações da infecção intra-uterina são: aborto espontâneo e malformação congênita de grandes órgãos e sistemas (microftalmia, glaucoma, catarata, persistência do ducto arterial, estenose de artéria pulmonar, defeitos interatriais ou interventriculares, meningoencefalites, déficit auditivo ou no desenvolvimento neurológico).

A vacina é a única forma de prevenir a ocorrência da rubéola na população, sendo sua principal medida de controle.

O esquema básico de vacinação é uma dose da vacina tríplice viral (sarampo, caxumba e rubéola) aos 12 meses de idade. Em situações de alto risco de infecção, a vacinação de bloqueio deve ser realizada em indivíduos de 6 meses a 39 anos de idade, seletivamente (exceto gestantes e imunodeprimidos).

Infecção aguda por HIV

Doença causada pelo vírus da imunodeficiência humana tipo 1 (HIV-1), um retrovírus com tropismo a várias células do sistema imune, particularmente os linfócitos T CD4. A síndrome da infecção aguda por HIV, descrita em 1985 como uma das doenças da síndrome da mononucleose, não é diagnosticada na maioria dos pacientes que a apresentam, seja porque os sintomas se resolvem espontaneamente ou porque os profissionais de saúde não suspeitam do diagnóstico. Diagnosticar infecção por HIV é importante na medida em que há indicações consistentes na literatura especializada de que pacientes que conhecem sua condição de soropositivos para o HIV adotam práticas que reduzem o risco de transmissão do vírus.

A transmissão por ocorrer por compartilhamento de agulhas e seringas, transfusão de hemoderivados contaminados, via sexual ou materno-fetal (intra-uterino, perinatal, aleitamento materno), ou acidente com material biológico contaminado.

Duas a três semanas após a infecção por HIV podem ocorrer os sintomas de síndrome da infecção aguda por HIV, presentes em 40 a 90% dos pacientes. O quadro clínico, com duração de até 2 semanas na maioria dos casos, caracteriza-se por febre, adenopatia, faringite e *rash* cutâneo. Menos freqüentemente há manifestações neurológicas como cefaléia, meningite asséptica, síndrome de Guillain-Barré e alterações comportamentais. Geralmente o paciente se mantém em bom estado geral. Embora seja raro, manifestações associadas à intensa imunodepressão, como candidíase esofágica, podem ocorrer nesta fase.

A partir da apresentação do paciente com os sintomas descritos, ele deve ser inquirido sobre a possibilidade de exposição ao HIV nas semanas anteriores.

Sífilis secundária

A sífilis secundária é a manifestação da disseminação hematogênica do *Treponema pallidum* a partir da lesão inicial do cancro primário. A manifestação de sífilis secundária geralmente aparece em 3 a 6 meses após lesão primária. Inicialmente, há surgimento de máculas discretas e eritematosas (roséolas sifilíticas), que se intensificam e evoluem para pápulas com aspecto polimórfico (lenticular, liquenóide, pustulosa, acneiforme ou psoriasiforme) (Figura 131.1) e geralmente são pruriginosas. Na mucosa oral ou vaginal, há presença de pápulas hiperceratóticas e esbranquiçadas. As regiões palmoplantares também são acometidas e freqüentemente há alopecia do couro cabeludo ou sobrancelhas. Manifestações sistêmicas como febre baixa, astenia, cefaléia e dor abdominal podem ser encontradas, precedendo o quadro cutâneo. As complicações são: irites, uveítes anteriores, artrite, glomerulonefrite ou síndrome nefrótica. Quando não tratada, a sífilis secundária tem resolução espontânea após 2 a 3 semanas.

Forma aguda da doença de Chagas

Em razão do continuado controle de triatomíneos em peridomicílio, da seleção rigorosa de doadores de sangue e da modernização de zonas rurais, a incidência da doença de Chagas é cada vez menos expressiva no Brasil. Espera-se que a detecção da forma aguda da doença de Chagas se restrinja a eventuais casos de transmissão congênita e a esporádicas situações de transmissão vetorial ou oral em áreas sob vigilância em ambientes silvestres, inclusive na Amazônia.

A doença de Chagas aguda (DCA) corresponde ao período inicial da infecção pelo *Trypanosoma cruzi* no homem e em vários mamíferos. Define-se pela alta parasitemia, detectável por exames parasitológicos diretos do sangue (creme leucocitário ou QBC – *quantitative buffy coat*), tendo duração de 3 a 8 semanas e podendo ser letal em crianças de baixa idade e indivíduos imunocomprometidos; pode também evoluir para uma forma crônica de longa duração que se caracteriza por baixíssima parasitemia e um elevado e consistente teor de anticorpos da classe IgG.

Via de regra, a DCA é oligossintomática, mas pode apresentar febre, taquicardia persistente, adinamia, hiporexia, sinais de porta de entrada ou chagomas de inoculação nas transmissões vetoriais, micropoliadenopatia, náuseas, vômitos, diarréia, cefaléia, edema generalizado, hepatoesplenomegalia e sinais/sintomas de miocardiopatia aguda. Quando presentes, os sintomas podem ter duração de 15 a 30 dias. Cada caso novo da DCA pressupõe transmissão ativa e pode significar ocorrência de outros casos agudos no mesmo período e lugar, em circunstâncias semelhantes, o que pode ser detectado e contornado mediante ações objetivas de vigilância epidemiológica. Quando adequadamente tratada, a DCA pode ser curável em 30 a 90% dos casos. Observações brasi-

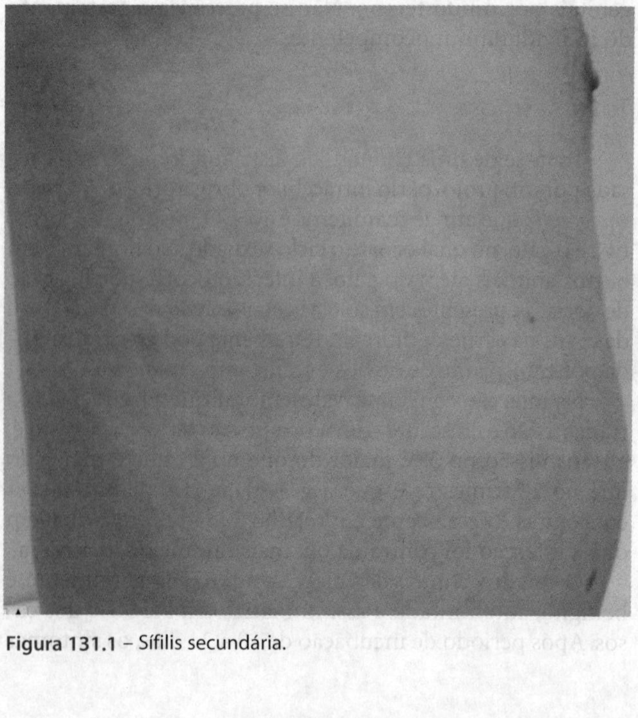

Figura 131.1 – Sífilis secundária.

leiras e argentinas de longo prazo não evidenciaram manifestações tardias com comprometimento visceral (coração, esôfago e cólon) quando há cura na fase aguda da doença.

Resta mencionar que, em casos de reativação da doença de Chagas em indivíduos imunodeprimidos, são freqüentes os achados de eritema nodoso em lesões dermatológicas, miocardite e meningoencefalite.

Reação de hipersensibilidade a drogas

As erupções cutâneas por drogas podem ter diversas manifestações e a história clínica é fundamental para o diagnóstico, tendo em vista a ausência de provas laboratoriais para tanto. Dentre as principais síndromes cutâneas produzidas por drogas, o exantema agudo do tipo morbiliforme ou escarlatiniforme (Figura 131.2) faz diagnóstico diferencial com as doenças *monolike*. Sintomas gerais como febre, artralgia e cefaléia podem acompanhar o quadro. Nem sempre a reação à droga ocorre em sua primeira utilização, sendo relativamente comuns as situações de reações a drogas que se desenvolvem após longos períodos de uso.

As drogas mais freqüentemente associadas a este quadro são: sulfonamidas, diuréticos, hipoglicemiantes orais, penicilina, amoxicilina, estreptomicina, tiabendazol, ácido nalidíxico, anticonvulsivantes como a carbamazepina e a fenitoína, antipiréticos e antiinflamatórios. O quadro é súbito e pode ocorrer cerca de 8 dias após o uso da droga ou até 2 semanas após sua suspensão.

A principal conduta para o tratamento é a identificação e a interrupção do uso da droga suspeita. Em casos mais graves, pode-se utilizar corticosteróides sistêmicos e/ou anti-histamínicos para controlar a reação cutânea.

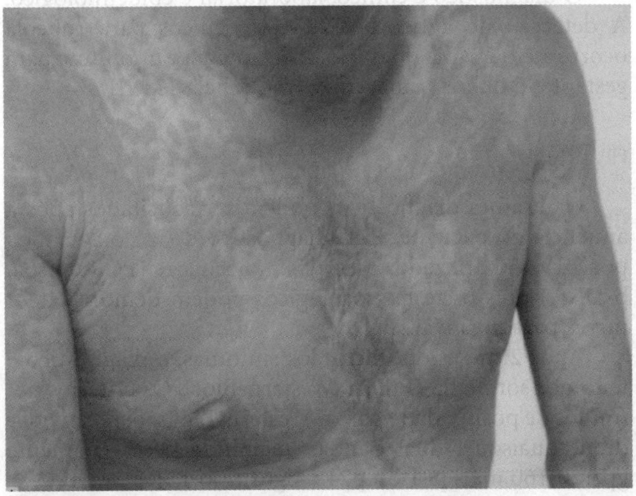
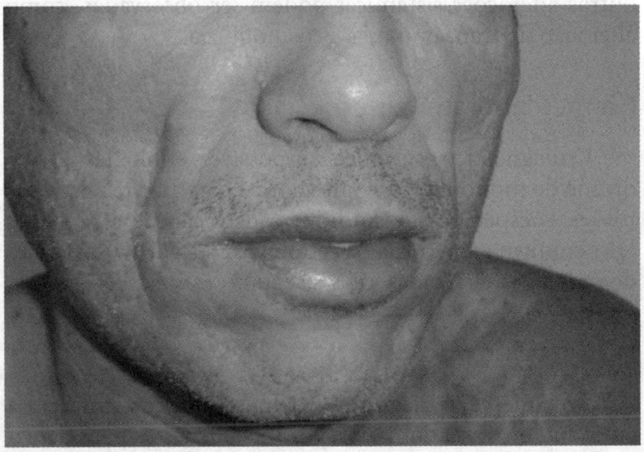

Figura 131.2 – Farmacodermia.

Tabela 131.I – Quadro das doenças que constituem a síndrome *monolike* e os aspectos relevantes da história e do exame físico

Doença/agente etiológico	Dados da anamnese	Exantema	Linfonodomegalia	Hepatoesplenomegalia
Citomegalovirose (CMV)	Contato íntimo com saliva e secreções genitais; transfusão sangüínea	Maculopapular ou petequial	Cervicais	Discreta
Rubéola (vírus da rubéola)	Crianças e adultos jovens	Maculopapular não-confluente (inicia-se na face e desce para tronco e membros)	Generalizada (mais os retroauriculares e suboccipitais)	Discreta
HIV	Exposição sexual; contato percutâneo com sangue	Maculopapular ou urticariforme em tronco	Cervicais, occipitais e axilares	Discreta (14%)
Mononucleose infecciosa (vírus de Epstein-Barr)	Transfusão sangüínea	Maculopapular ou petequial	Cervical posterior	Discreta hepato (10%) e esplenomegalia (50%)
Sífilis (*Treponema pallidum*)	Exposição sexual	Macular ou polimórfico (acomete regiões palmoplantares)	Generalizada	Discreta
Doença de Chagas (*Trypanosoma cruzi*)	Crianças ou procedentes de região endêmica, transfusão sangüínea ou ingesta de caldo-de-cana ou açaí	Maculopapular ou petequial	Pré-auricular (satélite à porta de entrada)	Discreta (20 a 40%)
Toxoplasmose (*Toxoplasma gondii*)	Carne mal-cozida, transfusão sangüínea	Maculopapular ou petequial	Cervicais, retroperitoniais e mesentéricos	Discreta (10%)
Drogas	Uso de medicações	Maculopapular ou petequial	Generalizada	Discreta

Os profissionais de saúde devem sempre informar ao paciente o nome da substância que causou a reação e as apresentações que contêm a droga em questão.

EXAMES COMPLEMENTARES

Exames laboratoriais inespecíficos

Os exames laboratoriais inespecíficos são semelhantes para todas as etiologias diferenciais da síndrome de mononucleose infecciosa.

O hemograma típico mostra linfocitose, geralmente com atipia linfocitária, de intensidade variável entre as doenças, sendo mais exuberante na infecção por EBV; a contagem de leucócitos é variável. Pode-se observar elevação das transaminases e bilirrubinas, e fosfatase alcalina pouco alterada.

Na reação de hipersensibilidade a drogas, eventualmente pode-se observar presença de eosinofilia ao hemograma. Dependendo do mecanismo da hipersensibilidade, outras alterações sistêmicas podem ser observadas, como alteração de transaminases e eosinofilúria.

Exames laboratoriais específicos

O diagnóstico específico das possíveis etiologias da síndrome de mononucleose infecciosa é feito por técnicas sorológicas específicas, sendo que a detecção de anticorpos IgM confirma a maioria das etiologias. As particularidades de cada doença são descritas a seguir.

Mononucleose infecciosa

Atualmente, o diagnóstico de mononucleose infecciosa é feito, na maioria dos casos, por meio de testes para detecção de anticorpos específicos ao antivírus de Epstein-Barr. O teste mais sensível para detecção de anticorpos IgM anticápside viral (antiVCA) é o ELISA, positivo em até 99% dos casos, mas transitório, permanecendo positivo, em média, por 3 meses. Outros testes disponíveis, porém menos utilizados, são o EA (*early antigen*) e o EBNA (antiantígeno nuclear).

O diagnóstico também pode ser realizado pela pesquisa positiva de anticorpos heterófilos, que aglutinam hemácias de outras espécies que não a do soro testado. Trata-se de anticorpo da classe IgM, detectado pela reação de Paul-Bunnel-Davidson, com aglutinação de hemácias de carneiro e/ou cavalo. Na mononucleose, encontram-se títulos de 1/56 ou mais, que permanecem positivos por vários meses. A positividade do teste, que pode alcançar até 90% na infância, diminui significativamente com a idade.

A Tabela 131.II apresenta o comportamento esperado dos testes de anticorpos heterófilos em diferentes situações.

Toxoplasmose

O diagnóstico de infecção aguda por *Toxoplasma gondii* se faz pela detecção de IgM, porém é importante ressaltar que o IgM pode persistir positivo até 12 meses após a infecção inicial. Em gestantes, devido ao risco de infecção congênita, é importante a confirmação da infecção recente. Pode-se realizar o teste de avidez para avaliar o tempo de infecção, sendo que quando menor a avidez, mais recente a infecção.

Rubéola

O diagnóstico é clínico, laboratorial e epidemiológico. A detecção de anticorpos IgM-específicos para rubéola ocorre até o 28º dia do início do exantema e a conduta para gestantes é diferenciada, conforme Tabela 131.III.

HIV agudo

Os exames diagnósticos podem ser solicitados após a anuência do paciente. Para diagnóstico de infecção aguda por HIV, são utilizados métodos moleculares (PCR, Nasba, b-DNA) pois os testes sorológicos podem demorar até 2 meses para positivar.

Após 2 meses do início dos sintomas, o diagnóstico é feito por sorologia (ELISA, Western-Blot). Os critérios definidos de positividade para o Western-Blot são: positividade de quaisquer duas bandas, incluindo necessariamente gp 120/160 mais p41 ou p24 (Algoritmo 131.1).

Sífilis secundária

O diagnóstico é clínico e laboratorial. O teste de escolha é a reação não-treponêmica de microaglutinação com cardiolipina, o VDRL (*Veneral Disease Research Laboratorial*). As reações treponêmicas detectam anticorpos antitreponêmicos e são permanentes: FTA-abs, TPHA e ELISA. O controle do tratamento é feito pelo acompanhamento da redução dos títulos de anticorpos, com o VDRL, com 1, 3, 6, 12, 18 e 24 meses, interrompendo quando houver negativação do teste. Diante das elevações de títulos sorológicos ou da não-negativação, reiniciar a investigação do paciente.

Tabela 131.II – Reações dos anticorpos heterófilos após aglutinação com hemácias de carneiro ou de cavalo e sua posterior absorção em rim de cobaias ou em hemácias de boi

Anticorpos heterófilos após aglutinação de hemácias de carneiro ou cavalo	Sem absorção:	Com absorção posterior em:	
		Rim de cobaia	Hemácias de boi
Mononucleose infecciosa	++++	+++	0
Doença do soro	+++	0	0
Soro normal (anticorpos de Forssman)	+	0	+

Tabela 131.III – Diagnóstico de rubéola em gestante sintomática

Coleta da amostra	Resultado	Classificação do caso
Do 1º ao 4º dia após início dos sintomas	IgM positivo	Confirma o caso
	IgM negativo	Realizar pesquisa de IgG
	IgG positivo	Descartar o caso
	IgG negativo	Colher 2ª amostra após 7 a 21 dias
Do 5º ao 28º dia após início dos sintomas	IgM positivo	Confirma o caso – acompanhar recém-nascido com suspeita de SRC
	IgM negativo	Descartar o caso
A partir do 28º dia após início dos sintomas	IgM positivo	Confirma o caso
	IgM negativo	Realizar IgG para confirmar se houve infecção
	IgG positivo	Confirma o caso – acompanhar recém-nascido com suspeita de SRC
	IgG negativo	Descartar o caso

Fonte: Doenças infecciosas e parasitárias – guia de bolso, 6. edição revisada. Brasília-DF; 2006.

TRATAMENTO

O tratamento do quadro das etiologias virais que compõe a síndrome de mononucleose não é necessário na maioria das ocasiões. Na presença de complicações, medidas clínicas de suporte tornam-se importantes. Em quadros exuberantes da infecção por EBV, com complicações respiratórias importantes, o uso de corticosteróides tem evidenciado algum grau de benefício.

Na toxoplasmose aguda, a indicação de tratamento restringe-se às gestantes e na presença de coriorretinite. Em doença de Chagas aguda, sempre que possível, é indicado o tratamento, uma vez que há fortes evidências de que pode ser curável em 30 a 90% dos casos, quando adequadamente tratada. Observações brasileiras e argentinas de longo prazo não evidenciaram manifestações tardias com comprometimento visceral (coração, esôfago e cólon) quando há cura na fase aguda da doença.

Na presença de fortes indícios epidemiológicos e clínicos de sífilis secundária, o tratamento deve ser instituído antes mesmo da confirmação laboratorial, pois a interrupção da cadeia de transmissão é fundamental para redução dessa DST.

Não há consenso sobre benefício de tratamento da infecção aguda pelo HIV, não sendo indicado até o momento pelo Programa Nacional de DST e AIDS do Ministério da Saúde do Brasil.

As principais indicações e opções de tratamento de síndrome de mononucleose encontram-se na Tabela 131.IV.

Tabela 131.IV – Quadro de condutas em relação às doenças da síndrome *monolike*

Doença/agente etiológico	Tratamento	Orientações
Citomegalovirose	Sintomático	Se a paciente for gestante, encaminhar a serviço especializado para avaliação fetal.
Rubéola	Sintomático	Informar à Secretaria da Saúde a ocorrência do caso, para que seja avaliada a pertinência de realizar vacinação de bloqueio (exceto em gestantes e imunodeprimidos). Os demais pacientes devem ser orientados a evitar contato com gestantes não-imunes. As gestantes com rubéola devem ser orientadas a procurar avaliação do recém-nascido.
HIV agudo	Pouco eficaz*	Encaminhar paciente a serviço especializado e identificar parceiros sexuais.
Mononucleose infecciosa	Sintomático	Evitar esportes extenuantes.
Sífilis secundária	Penicilina G benzatina 2.400.000 U IM, 1 vez/semana por 2 semanas	Identificar parceiros sexuais e promover uso de preservativos em todas as relações sexuais. A sífilis deve ser considerada evento-sentinela para busca de outras DST e a possibilidade de associação com infecção pelo HIV.
Doença de Chagas aguda	Benzonidazol 10 mg/kg/dia para crianças e 5 mg/kg/dia para adultos, máximo de 300 mg/dia, por até 60 dias	Contra-indicações do uso de benzonidazol: insuficiência renal e hepática, leucopenia e gestantes.
Toxoplasmose	Apenas para gestantes: pirimetamina 75 a 100 mg/dia por 3 dias, seguido de 25 a 50 mg/dia, associado a sulfadiazina, 500 mg a 1 g, 2 a 4 vezes/dia e ácido folínico 5 a 10 mg/dia por 4 a 6 semanas	Se a paciente for gestante, encaminhar a serviço especializado para avaliação fetal.
Reação de hipersensibilidade a drogas	Suspensão da droga, uso de corticosteróides ou anti-histamínicos	Evitar contato direto com sol.

*Alguns trabalhos na literatura são favoráveis ao uso de terapia anti-retroviral para o tratamento da síndrome de HIV agudo, tendo em vista a possibilidade de suprimir a carga viral e aumentar o número de linfócitos TCD4+ e TCD8+. Entretanto, o tratamento anti-retroviral precoce não parece prevenir os reservatórios de infecção latente do HIV e não apresenta benefícios a longo prazo.

LEITURA ADICIONAL

1. Chetham MM, Roberts KB. Infectious mononucleosis in adolescents. Pediatr Ann 1991; 20(4): 206-13.
2. Cilla G, Perez Trallero E, Furundarena JR, Cuadrado E, Iribarren JA, Neira F. Esophageal candidiasis and immunodeficiency associated with acute HIV infection. AIDS 1988; 2: 399-400.
3. Department of Health and Human Services. Guideline for the use of antiretroviral agents in HIV-1-infected adults and adolescents. 2006, October 10.
4. Dias JCPD. Doença de Chagas aguda. Manual Prático de Subsídio à Notificação Obrigatória no SINAN. Secretaria Nacional de Vigilância em Saúde/Ministério da Saúde do Brasil; 2004.
5. Gandhi MK, Khanna R. Human cytomegalovirus: clinical aspects, immune regulation, and emerging treatments. Lancet Infect Dis 2004; 4(12): 725-38.
6. Mandell GL, Bennett JE, Dolin R, editors. Mandell, Douglas, and Bennett's principles and practice of infectious diseases. 6. ed. Philadelphia, Pennsylvania: Elsevier Churchill Livingstone; 2005.
7. McCabe RE, Brooks RG, Dorfman RF, Remington JS. Clinical spectrum in 107 cases of toxoplasmic lymphadenopathy. Rev Infect Dis 1987; 9(4): 754-74.
8. Ministério da Saúde, Secretaria de Vigilância em Saúde. Doenças infecciosas e parasitárias: guia de bolso. 6. ed. rev. Brasília: Ministério da Saúde; 2006. 320p. (Série B. Textos básicos de Saúde).
9. Sampaio SAP, Rivitti EA, editores. Dermatologia. São Paulo: Artes Médicas; 2000.
10. Sinicco A, Fora R, Sciandra M, Lucchini A, Caramello P, Gioannini P. Risk of developing AIDS after primary acute HIV-1 infection. J Acquir Immune Defic Syndr 1993; 6: 575-81.
11. Veronesi R, Focaccia R, editores. Tratado de infectologia. São Paulo: Atheneu; 1997.
12. www.aids.gov.br. Acessado em: 27/9/2007.
13. Yamamoto AY, Mussi-Pinhata MM, de Deus Wagatsuma VM, Marin LJ, Duarte G, Figueiredo LT. Human cytomegalovirus glycoprotein B genotypes in Brazilian mothers and their congenitally infected infants. J Med Virol 2007; 79(8): 1164-8.

Algoritmo 131.1 – Diagnóstico sorológico da infecção pelo HIV

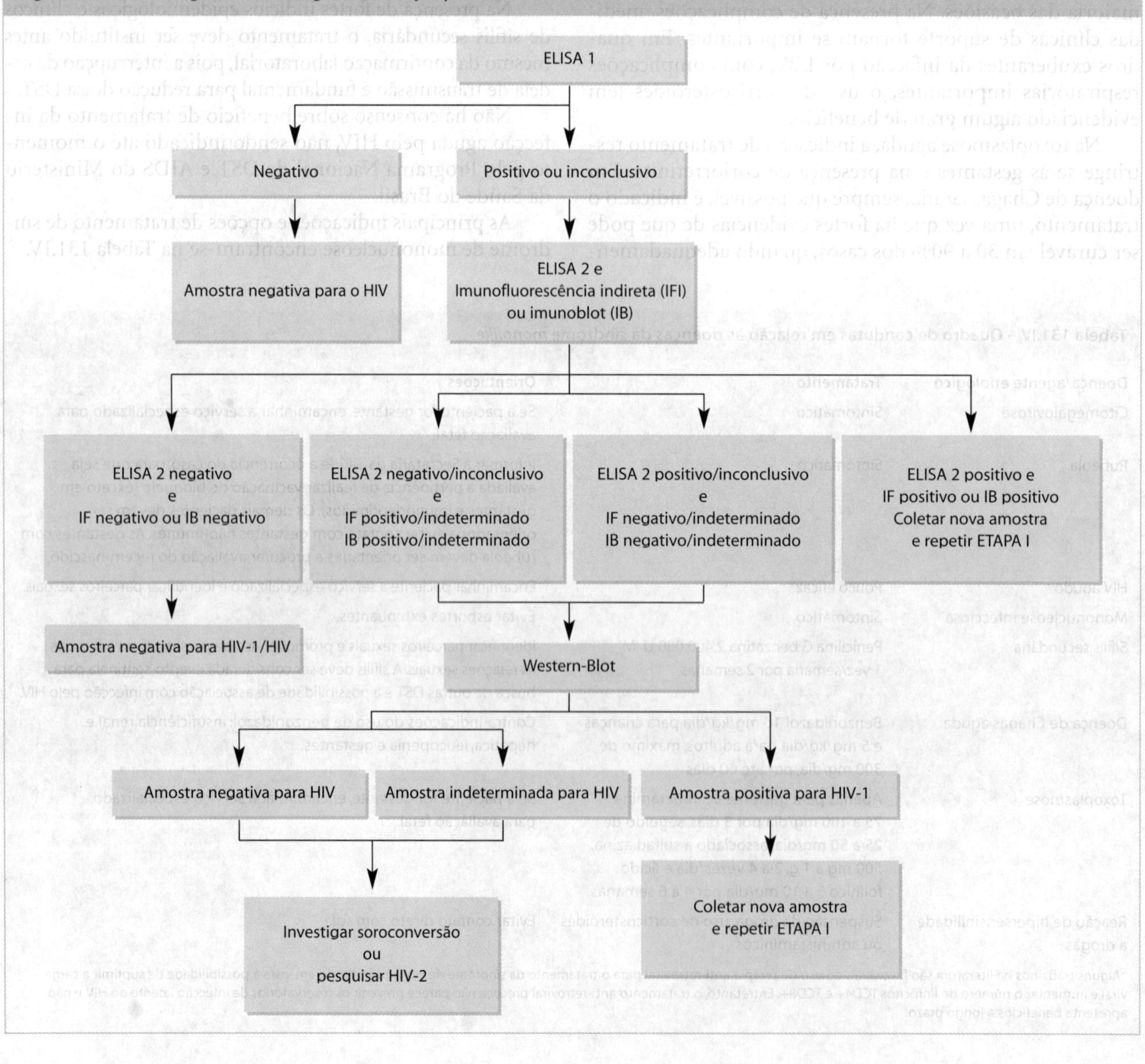

CAPÍTULO 132

Emergências Relacionadas à Infecção pelo HIV

Sigrid de Sousa dos Santos
Ho Yeh Li

TÓPICOS IMPORTANTES

- Todo paciente com adenomegalia febril aguda ou com meningite linfomonocitária deve ser investigado quanto à possibilidade de doença aguda pelo HIV.
- Na doença aguda pelo HIV, a sorologia (ELISA) é caracteristicamente negativa, sendo necessárias pelo menos 3 semanas para soroconversão.
- Pacientes com Aids e insuficiência respiratória aguda devem empiricamente ser tratados para pneumocistose pulmonar até o diagnóstico definitivo.
- Pacientes com Aids e doença pulmonar devem ser mantidos em isolamento respiratório quando em ambiente hospitalar até que seja excluída a possibilidade de tuberculose.
- Sempre solicitar amostra de escarro para investigação de tuberculose em pacientes com Aids e sintomas respiratórios.
- As manifestações neurológicas são causa importante de atendimento de pacientes com Aids em unidades de emergência (ver capítulo Manifestações Neurológicas Associadas à Infecção pelo HIV).
- Paciente com Aids e odinofagia persistente após tratamento de candidíase esofágica deve ser submetido a nova endoscopia digestiva alta pela possibilidade de outra afecção esofágica.
- Doenças oculares na infecção pelo HIV/Aids podem causar perda parcial ou completa do campo visual. Na presença de sintomas, a avaliação por oftalmologista deve ser realizada com urgência.

INTRODUÇÃO E DEFINIÇÕES

A síndrome da imunodeficiência adquirida (Aids) foi inicialmente descrita em homossexuais masculinos, usuários de drogas endovenosas e receptores de hemoderivados. No entanto, disseminou-se pela sociedade, acometendo a população heterossexual, particularmente mulheres. Com os testes compulsórios para HIV nos bancos de sangue, a infecção transfusional foi controlada.

O advento da terapêutica anti-retroviral de alta potência (HAART) melhorou significativamente a sobrevida dos pacientes com infecção pelo HIV/Aids. Mesmo assim, a Aids ainda é a 2ª causa básica de óbito em adultos jovens no nosso meio.

As situações de emergência podem ocorrer em qualquer fase da infecção pelo HIV. Geralmente são decorrentes da doença aguda pelo HIV, de doenças oportunistas, de toxicidade a HAART ou mesmo de complicações associadas a outras infecções crônicas. No entanto, deve-se lembrar que o paciente com infecção pelo HIV/Aids pode apresentar as emergências clínicas e/ou cirúrgicas habitualmente encontradas na população geral.

ACHADOS CLÍNICOS

Infecção aguda pelo HIV

A manifestação de infecção aguda pelo HIV está presente em 40 a 90% dos pacientes e ocorre em 1 a 6 semanas após o contato com o vírus. A principal apresentação é de uma síndrome "mononucleose-*like*". Os sinais e sintomas mais comuns na fase aguda estão descritos na Tabela 132.I.

Os sintomas têm duração média de 2 semanas, mas podem se prolongar principalmente na presença de manifestações neurológicas. O *rash* cutâneo geralmente é eritematoso e morbiliforme, podendo também ser petequial, pustular, urticariforme ou eczematoso. Acomete especialmente face, tronco e pescoço. Exulcerações podem ser evidenciadas em mucosas oral, genital e esofágica.

Tabela 132.I – Sinais e sintomas da doença aguda pelo HIV

Sinais e sintomas	Freqüência
Febre	96%
Adenopatia	74%
Faringite	70%
Rash cutâneo	70%
Mialgia	54%
Cefaléia	32%
Diarréia	32%
Náuseas e vômitos	27%
Hepatoesplenomegalia	14%
Perda de peso	13%
Candidíase oral	12%
Sintomas neurológicos	12%
Diarréia	3%

As manifestações neurológicas mais freqüentes são meningite asséptica e meningoencefalite de evolução geralmente benigna e autolimitada. Outras manifestações são neuropatia periférica, paralisia facial (paralisia de Bell), síndrome de Guillain-Barré e psicose.

Raramente doenças oportunistas como a pneumocistose e a candidíase oroesofágica podem ser observadas nessa fase em que há queda transitória da contagem de linfócitos T CD4+.

Na maioria das vezes, a infecção aguda passa despercebida ou é confundida com outras infecções virais benignas.

Diagnóstico diferencial

A infecção aguda pelo HIV deve ser investigada em pacientes com doenças febris prolongadas, meningites e meningoencefalites assépticas, e síndromes mononucleose-*like*.

Diagnóstico laboratorial

Alterações laboratoriais são inespecíficas e transitórias: linfopenia ou linfocitose, presença de linfócitos atípicos, plaquetopenia e elevação de enzimas hepáticas. Nessa fase, há viremia elevada e queda na contagem de linfócitos T CD4+.

O diagnóstico é realizado pela pesquisa do RNA do HIV-1 por técnicas de amplificação molecular (PCR, Nasba, bDNA). O diagnóstico sorológico por ensaio imunoenzimático (ELISA) também deve ser utilizado, mas é necessário aguardar de 3 a 8 semanas para a realização do teste, a depender da janela imunológica determinada pelo teste disponível. Testes de ELISA de 4ª geração, que incluem a proteína p24, permitem o diagnóstico da infecção em até 3 semanas após o contato com o HIV. O diagnóstico definitivo de infecção pelo HIV deve seguir fluxograma apresentado no Algoritmo 132.1.

Após alguns anos da infecção aguda pelo HIV, tanto sintomas constitucionais como doenças oportunistas podem levar o paciente com infecção pelo HIV/Aids ao serviço de emergência. As complicações clínicas e os agentes etiológicos envolvidos estão intimamente relacionados ao grau de comprometimento imune pela doença, avaliado pela quantificação dos linfócitos T CD4+ (Tabela 132.II).

Afecções respiratórias

A insuficiência respiratória é a principal emergência apresentada por pacientes com infecção pelo HIV/Aids, respondendo por 22 a 54% das admissões em unidades de te-

Tabela 132.II – Sintomas constitucionais e doenças oportunistas* em pacientes com infecção pelo HIV/Aids de acordo com a contagem de linfócitos T CD4+

CD4 entre 200 e 500 células/mm³	
Pneumonia bacteriana recorrente*	Herpes zóster
Candidíase orofaríngea	Criptosporidíase autolimitada
Sarcoma de Kaposi*	Leucoplasia pilosa oral
Sepse por *Salmonella* spp.*	Neoplasia cervical intra-epitelial
Câncer cervical invasivo*	Linfoma de células B*
Mononeuropatia múltipla	Anemia
Púrpura trombocitopênica idiopática	Linfoma de Hodgkin
Pneumonia intersticial linfóide	
CD4 < 200 células/mm³	
Pneumocistose*	Histoplasmose*
Outras micoses sistêmicas*	Tuberculose disseminada e extrapulmonar*
Leucoencefalopatia multifocal progressiva*	Reativação de doença de Chagas*
Caquexia do HIV*	Neuropatia periférica
Demência associada ao HIV*	Cardiomiopatia
Mielopatia vascular	Polirradiculoneuropatia progressiva
Linfoma não-Hodgkin*	
CD4 < 100 células/mm³	
Herpes simples disseminado*	Neurotoxoplasmose*
Criptococose*	Criptosporidíase crônica*
Microsporidiose*	Esofagite por cândida*
Isosporíase*	
CD4 < 50 células/mm³	
Citomegalovirose*	Linfoma de sistema nervoso central*
Micobacteriose não-tuberculosa*	

rapia intensiva e sendo responsável por 71% dos óbitos dessa população em nosso meio.

Dentre as pneumopatias com etiologia definida, a pneumocistose é a principal causa de internação de pacientes com Aids, seguida pelas pneumonias bacterianas. A tuberculose ainda responde por 20% das causas associadas de óbito de pacientes com Aids no nosso meio, sendo prudente que todo paciente com Aids e doença pulmonar seja colocado em isolamento respiratório durante sua internação até que se exclua esse diagnóstico.

Outros agentes infecciosos podem também acometer o pulmão levando a quadros de insuficiência respiratória. Em pacientes com imunossupressão avançada, a histoplasmose pulmonar deve ser lembrada, principalmente em caso de padrão miliar à radiografia de tórax.

A co-infecção pulmonar por *P. jiroveci* e citomegalovírus tem sido descrita e deve ser lembrada quando o paciente apresenta piora do quadro pulmonar após melhora inicial com tratamento de pneumocistose.

A infecção pulmonar por complexo *Micobacterium avium* é rara, mesmo sendo agente colonizante de vias aéreas. Outras micobactérias, como *M. kansasii*, podem causar infecção pulmonar.

Os pacientes com infecção pelo HIV/Aids podem desenvolver afecções pulmonares de origem não-infecciosa, como sarcoma de Kaposi, linfoma não-Hodgkin, pneumonia intersticial linfocítica, além de exacerbação de doença pulmonar obstrutiva crônica.

Apenas 30 a 61% das doenças pulmonares que ocorrem em pacientes com infecção pelo HIV/Aids têm sua etiologia definida, podendo haver infecção simultânea por múltiplos organismos em 14 a 23% dos pacientes.

Pneumonia por *Pneumocystis jiroveci*

A infecção pelo fungo *P. jiroveci* geralmente ocorre em pacientes com contagem de CD4 menor que 200 células/mm^3, porém eventualmente a doença pode manifestar-se em indivíduos com CD4 acima de 200 células/mm^3.

O quadro tem início insidioso, de dispnéia, tosse seca, acompanhada ou não de febre irregular e dor torácica. As manifestações inicialmente discretas podem evoluir para insuficiência respiratória grave em dias a semanas.

O paciente pode apresentar-se taquipnéico, com sinais de esforço respiratório (tiragem de fúrcula e intercostais). No entanto, a ausculta pulmonar geralmente é pobre, podendo eventualmente ser evidenciados sibilos, crepitações e subcrepitações. O acometimento pleural é raro, porém, pneumotórax é uma das possíveis complicações.

A gasometria arterial e a desidrogenase láctica (DHL) são exames fundamentais para diagnóstico presuntivo de pneumocistose, onde se observa geralmente uma hipoxemia moderada a severa, com alargamento de gradiente alvéolo-arterial e elevação importante de DHL.

A apresentação radiológica clássica na pneumocistose é a presença de infiltrado intersticial ou interstício alveolar difuso (Figura 132.2). Porém, o exame radiológico pode ser completamente normal em até 10% dos pacientes. Outras alterações podem ser encontradas, como lesão nodular,

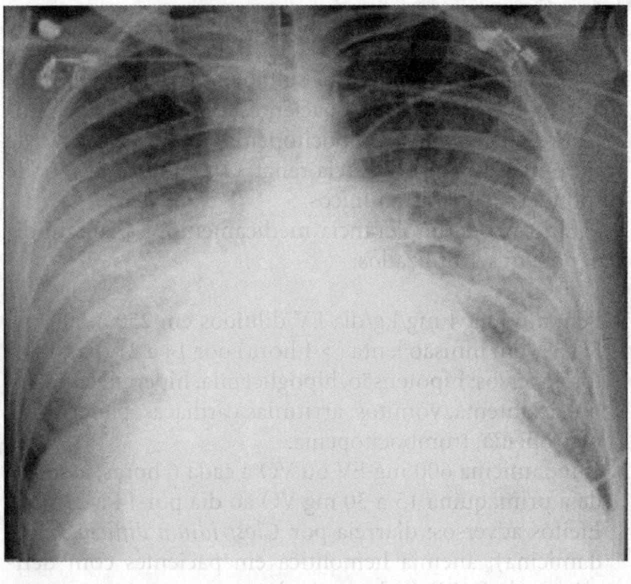

Figura 132.2 – Aspecto radiológico da pneumocistose pulmonar em paciente com Aids.

consolidação, pneumotórax ou mesmo cistos e derrame pleural. A tomografia computadorizada de tórax tem maior acurácia para detectar as alterações da pneumocistose, sendo freqüentemente observadas opacidades em vidro fosco.

O diagnóstico definitivo de pneumocistose depende da evidência do agente. A pesquisa direta de *P. jiroveci* no escarro possui sensibilidade de 55 a 77% quando realizada antes do início do tratamento. A sensibilidade é aumentada com o uso de escarro induzido com NaCl de 3 a 5%, reduzindo a necessidade de broncoscopia. O valor preditivo negativo do teste varia de 39 a 64%. Devido ao valor preditivo negativo relativamente baixo, em caso de forte suspeita clínica com pesquisa direta negativa no escarro, deve-se submeter o paciente à broncoscopia com lavado broncoalveolar (LBA), no qual se alcança a sensibilidade de 86 a 97%. Se associado à biópsia transbrônquica, a positividade alcança 100%. A reação em cadeia de polimerase (PCR) auxilia no diagnóstico de pneumocistose pulmonar quando a pesquisa direta no escarro ou no LBA resulta negativa. No entanto, a PCR permanece positiva em pacientes convalescentes de pneumocistose pulmonar.

O uso de ventilação mecânica não-invasiva está relacionado à melhor evolução clínica de pacientes com Aids e insuficiência respiratória por pneumocistose pulmonar, reduzindo a taxa de entubação orotraqueal e de pneumotórax, e melhorando a sobrevida.

Na impossibilidade de uso de ventilação não-invasiva, a entubação orotraqueal torna-se inevitável. Os pacientes se beneficiam com pressão expiratória positiva (PEEP) elevada para manutenção de oxigenação, porém, deve-se atentar para os riscos de barotrauma, que está associado a altas taxas de mortalidade.

O tratamento de escolha para a pneumocistose consiste na associação sulfametoxazol-trimetoprim (75 a 100 mg/kg/dia da sulfa, a cada 6 ou 8 horas) por via endovenosa ou oral durante 14 a 21 dias, dependendo da gravidade da doença.

Os efeitos adversos ao sulfametoxazol-trimetoprim ocorrem em 25 a 50% dos pacientes: exantema pruriginoso, febre, leucopenia, trombocitopenia, anemia, elevação de transaminases e insuficiência renal. O exantema leve pode responder a anti-histamínicos.

Em caso de intolerância medicamentosa a sulfamídicos, podem ser utilizados:

- Pentamidina 4 mg/kg/dia EV diluídos em 250 a 500 mL SG 5% em infusão lenta (> 1 hora) por 14 a 21 dias. Efeitos adversos: hipotensão, hipoglicemia, hiperglicemia, febre, exantema, vômitos, arritmias cardíacas, pancreatite, neuropenia, trombocitopenia.
- Clindamicina 600 mg EV ou VO a cada 6 horas, associada a primaquina 15 a 30 mg VO ao dia por 14 a 21 dias. Efeitos adversos: diarréia por *Clostridium difficile* (clindamicina), anemia hemolítica em pacientes com deficiência de G6PD (primaquina).

Em caso de insuficiência respiratória importante, com pressão parcial de oxigênio em sangue arterial (PaO_2) menor que 70% em ar ambiente ou gradiente alvéolo-arterial maior que 35 mmHg, o uso de corticosteróide está recomendado. Os seguintes esquemas podem ser utilizados:

- Prednisona 40 mg VO a cada 12 horas nos primeiros 5 dias, seguida de 40 mg VO 1 vez/dia por 5 dias e 20 mg VO ao dia por 11 dias. Esta deve ser administrada até 72 horas após o início de tratamento de *P. jiroveci* com objetivo de evitar uma exacerbação do quadro após o início de terapia.
- Corticosteróides por via endovenosa podem ser utilizados nos primeiros dias de tratamento da pneumocistose, particularmente em pacientes gravemente enfermos. As doses preconizadas são hidrocortisona 100 mg EV a cada 8 horas ou metilprednisolona 30 mg EV a cada 12 horas, com redução para 50% da dose após os primeiros 5 dias de tratamento e término do tratamento com medicação oral.

Após o tratamento, manter quimioprofilaxia para pneumocistose pulmonar, que também está indicada em qualquer paciente com diagnóstico de doença oportunista e/ou contagem de linfócitos T CD4+ menor que 200 células/mm^3. Esquemas profiláticos preconizados:

- Sulfametoxazol-trimetoprim 960 ou 480 mg/dia VO.
- Pentamidina inalatória 300 mg diluídos em 6 mL de água destilada mensalmente no aparelho Respirgard II®.
- Dapsona 50 a 100 mg/dia VO + pirimetamina 50 mg/semana VO + ácido folínico 25 mg/semana VO.

Pneumonia bacteriana

As pneumonias bacterianas podem ocorrer em qualquer fase da infecção pelo HIV. *Streptococcus pneumoniae, Haemophilus influenzae* e *Staphylococcus aureus* são os agentes bacterianos mais implicados. Em populações de usuários de drogas endovenosas, *Staphylococcus aureus* e *Pseudomonas aeruginosa* passam a ser os microrganismos mais importantes.

O quadro clínico é semelhante ao encontrado em pacientes não infectados pelo HIV: doença febril de evolução aguda caracterizada por calafrios, tosse produtiva e dor torácica pleurítica. Ao exame físico, evidenciam-se estertores crepitantes, subcrepitantes e roncos, além de outros sinais sugestivos de consolidação. Esses achados podem ser acompanhados de sinais de esforço respiratório (tiragem intercostal e de fúrcula) e de resposta inflamatória sistêmica (febre/hipotermia, taquipnéia, taquicardia).

Os padrões radiológicos mais freqüentemente encontrados são áreas de consolidação focal ou multifocal, associadas ou não a derrame pleural (Figura 132.3). Padrões atípicos nodulares ou reticulonodulares podem ser observados.

Laboratorialmente encontra-se alteração da contagem de leucócitos (leucocitose, leucopenia e/ou desvio à esquerda), elevação de proteína C reativa e pouca elevação da DHL. A gasometria arterial evidencia o grau de comprometimento da função pulmonar, variando desde leve alcalose respiratória, com ou sem hipoxemia, até acidose mista e hipoxemia franca.

Deve-se pesquisar etiologia bacteriana não só em pacientes com doença aguda, mas também com exacerbação aguda de doença pulmonar crônica. A propedêutica inclui bacterioscopia, cultura quantitativa e citologia do escarro ou do lavado broncoalveolar, hemocultura, antigenemia para *S. pneumoniae* e *Legionella pneumophila* no soro ou na urina, sorologias para *L. pneumophila, Chlamydia pneumoniae* e *Mycoplasma pneumoniae*, e PCR para *C. pneumoniae* e *M. pneumoniae*.

A escolha do tratamento empírico inicial de pneumonia bacteriana em paciente com infecção pelo HIV/Aids depende da gravidade da infecção e da presença de comorbidades (insuficiências cardíaca, renal e hepática, diabetes, doença pulmonar crônica etc.).

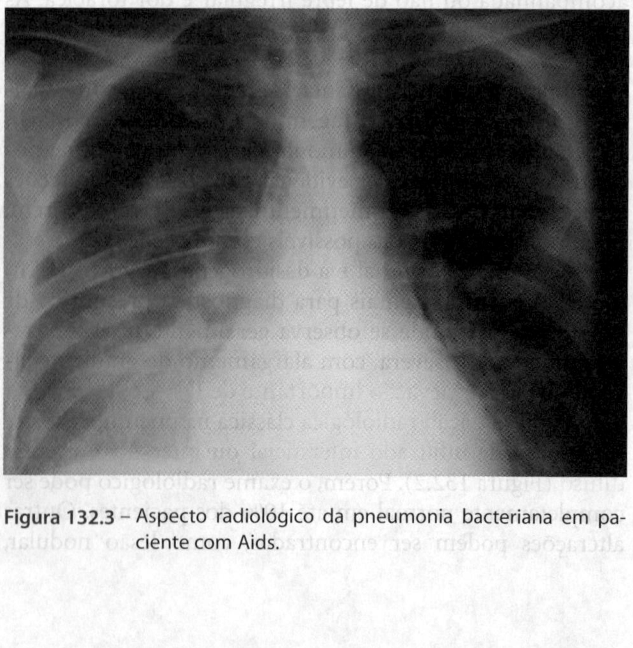

Figura 132.3 – Aspecto radiológico da pneumonia bacteriana em paciente com Aids.

Pacientes clinicamente estáveis com pneumonia leve podem ser tratados com amoxicilina ou macrolídeos. Em casos de doença mais extensa em paciente estável, pode-se utilizar amoxicilina-clavulanato ou fluoroquinolonas respiratórias. Pneumonias graves devem ser tratadas por via endovenosa com cefalosporinas de 3ª geração associadas a macrolídeos ou com fluoroquinolonas respiratórias.

Tuberculose pulmonar

A tuberculose pulmonar pode acometer pacientes com qualquer contagem de linfócitos T CD4+, sendo que a gravidade da imunodeficiência influencia sua apresentação clínica e radiológica.

O quadro respiratório tem evolução insidiosa, caracterizada por tosse produtiva, dispnéia progressiva associada à perda de peso e febre. Pacientes com menor comprometimento imune (linfócitos T CD4+ acima de 350 células/mm^3) geralmente apresentam doença pulmonar localizada oligossintomática e febre vespertina intermitente. Ausculta pulmonar pode ser normal ou haver a presença de estertores ou sopro tubário no ápice pulmonar. Em pacientes gravemente imunodeprimidos, o envolvimento pulmonar geralmente é mais extenso e associado à doença disseminada.

Em indivíduos com nível de imunidade preservada, pode-se evidenciar lesão radiológica clássica de cavitação pulmonar semelhante à indivíduos não infectados pelo HIV, mas em pacientes com CD4 abaixo de 200 células/mm^3, o padrão radiológico mais comumente encontrado é de consolidação pulmonar com adenomegalia mediastinal ipsilateral e/ou infiltrado micronodular (miliar) (Figura 132.4). Em 6 a 14% dos casos, não se observa nenhuma alteração na radiografia simples de tórax, sendo evidenciado infiltrado micronodular difuso apenas na tomografia computadorizada de alta resolução.

A pesquisa de bacilo álcool-ácido resistente e a cultura para micobactérias devem sempre ser realizadas nos espécimes clínicos de pacientes com infecção pelo HIV/Aids e sintomatologia pulmonar independente da alteração radiológica. A investigação pode ser feita em escarro, secreção traqueal, lavado broncoalveolar e biópsia pulmonar.

Em caso de suspeita clínica em paciente com baciloscopia negativa, a detecção do *M. tuberculosis* por técnicas moleculares (PCR, LCR) possibilita diagnóstico rápido em relação à cultura.

À biópsia pulmonar, o encontro de granuloma com ou sem necrose caseosa sugere fortemente o diagnóstico, confirmado pela detecção do agente. A etiologia pode também ser pesquisada por meio de reação imuno-histoquímica (BCG).

Em caso de derrame pleural, deve-se proceder à punção-biópsia de pleura. A citologia pode evidenciar padrão hemorrágico, havendo geralmente infiltrado linfomononuclear, com glicose baixa (< 30 mg/dL), além de proteína e DHL altos. A dosagem de adenosina-deaminase maior que 45 U/L sugere fortemente o diagnóstico de tuberculose pleural. O diagnóstico definitivo depende do isolamento da micobactéria (cultura) ou da avaliação anatomopatológica.

A terapêutica da tuberculose não difere entre pacientes infectados e não infectados pelo HIV. O uso de rifampicina no tratamento da tuberculose apresenta taxa de sucesso de 90 a 95%, devendo ser utilizada sempre que possível. No entanto, os anti-retrovirais inibidores de protease possuem importante interação com a rifampicina. Pacientes em uso de rifampicina devem utilizar esquema anti-retroviral com dois análogos de nucleosídeos associados a efavirenz. Pacientes que requerem tratamento anti-retroviral com inibidores da protease devem utilizar esquema alternativo de tratamento da tuberculose, sem rifampicina.

As principais opções de tratamento são:

- Rifampicina (10 mg/kg/dia, dose máxima de 600 mg/dia, por 6 meses), isoniazida (5 a 10 mg/kg/dia, dose máxima 400 mg/dia por 6 meses) e pirazinamida (25 a 35 mg/kg/dia, dose máxima 2.000 mg/dia, os primeiros 2 meses).
- Isoniazida (5 a 10 mg/kg/dia, dose máxima de 400 mg/dia por 12 meses), etambutol (25 mg/kg/dia, dose máxima 1.200 mg/dia por 12 meses), pirazinamida (25 a 35 mg/kg/dia, dose máxima de 2.000 mg/dia nos primeiros 2

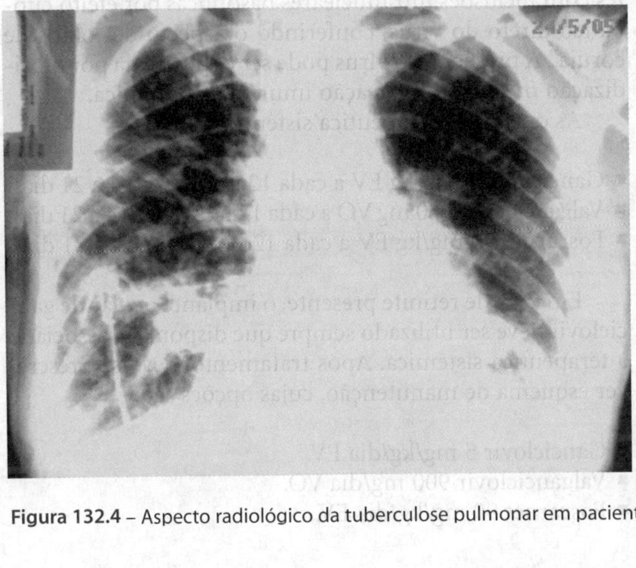

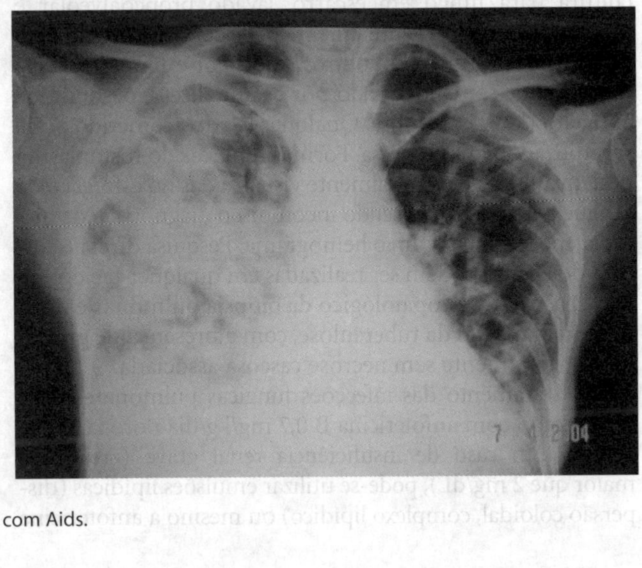

Figura 132.4 – Aspecto radiológico da tuberculose pulmonar em paciente com Aids.

meses) e estreptomicina (20 mg/kg/dia IM, dose máxima de 1.000 mg/dia nos primeiros 2 meses).

Os pacientes com infecção pelo HIV/Aids são particularmente suscetíveis à neuropatia periférica induzida pela isoniazida, devendo sempre receber vitamina B6 (piridoxina) 50 a 100 mg/dia VO.

Outras infecções fúngicas

O *Cryptococcus neoformans* é o segundo fungo responsável por infecção pulmonar em pacientes com Aids. Geralmente, a lesão pulmonar está associada à doença disseminada, sendo comum o acometimento de meninges, medula óssea e pele. Ocorre preferencialmente em pacientes com CD4 menor que 50 células/mm^3, com discreta manifestação pulmonar caracterizada por tosse, dispnéia, dor pleurítica, astenia e febre. Eventualmente pode ser um achado radiológico em paciente com acometimento de outro órgão.

A histoplasmose geralmente se apresenta como doença disseminada, envolvendo sobretudo fígado, baço, medula óssea, pele e pulmão. Deve ser lembrada como diagnóstico diferencial de tuberculose miliar. O paciente geralmente apresenta febre, fadiga, perda de peso, tosse, dor torácica e dispnéia de evolução subaguda. Caso não tratada a tempo, evolui para sepse grave, choque séptico, insuficiência de múltiplos órgãos, coagulação intravascular disseminada, doença pulmonar grave com síndrome de angústia respiratória do adulto e hemorragia alveolar.

Na infecção fúngica disseminada, pode-se observar pancitopenia e elevação de enzimas hepáticas, principalmente as canaliculares. Embora a pneumocistose seja caracterizada por aumento de DHL, níveis extremamente elevados (maiores que 1.000 U/L) sugerem o diagnóstico de histoplasmose.

As infecções fúngicas geralmente apresentam padrão radiológico de infiltrado intersticial reticular, reticulonodular ou nodular, embora possam também mostrar infiltrado intersticioalveolar. Adenomegalia mediastinal e acometimento pleural são freqüentes.

O diagnóstico das pneumopatias fúngicas deve ser realizado por meio de pesquisa do agente (micológico direto) e cultura para fungo em escarro, lavado broncoalveolar e biópsia pulmonar. Eventualmente pode ser confirmado pelo isolamento do fungo em outros sítios. Por exemplo, o criptococo pode ser evidenciado por exame direto, pesquisa de antígeno (látex) e cultura. Qualquer tecido acometido pode ser utilizado para pesquisa. Formas fúngicas do histoplasma podem ainda ser eventualmente visualizadas no esfregaço de sangue periférico, não sendo incomum o diagnóstico de histoplasmose apenas com o hemograma. Pesquisa direta e cultura do agente podem ser realizadas em qualquer tecido.

O aspecto histopatológico da biópsia pulmonar é muito semelhante ao da tuberculose, com a presença de granulomas, geralmente sem necrose caseosa associada.

O tratamento das infecções fúngicas pulmonares deve ser iniciado com anfotericina B 0,7 mg/kg/dia por via endovenosa. Em caso de insuficiência renal grave (creatinina maior que 2 mg/dL), pode-se utilizar emulsões lipídicas (dispersão coloidal, complexo lipídico) ou mesmo a anfotericina B lipossomal (3 a 5 mg/kg/dia). Na presença de meningite criptococócica, deve-se associar 5-fluorocitosina 25 mg/kg/dia VO divididos a cada 6 horas nos primeiros 14 dias.

Outras opções de tratamento são:

- Criptococose: fluconazol 400 a 800 mg/dia e fluorocitosina (25 mg/kg/dia a cada 6 horas).
- Histoplasmose: itraconazol (400 mg/dia EV).

Após o término de tratamento, deve-se realizar terapia de manutenção:

- Criptococose: fluconazol 200 a 400 mg/dia.
- Histoplasmose: itraconazol (200 a 400 mg/dia VO).

Outras causas

Citomegalovírus

O citomegalovírus (CMV) raramente causa doença pulmonar isolada em pacientes com Aids. O agente causa doença disseminada acometendo principalmente retina e trato gastrintestinal. Apresenta evolução mais insidiosa que em outras condições de imunossupressão (transplante de medula óssea, transplante renal etc.). A reativação de infecção por citomegalovírus geralmente ocorre em pacientes com imunodepressão avançada (CD4 menor que 100 células/mm^3). O diagnóstico de pneumonite deve ser suspeito em caso de presença de doença em outro órgão e manifestação pulmonar na ausência de outro agente etiológico. Também é causa conhecida de piora da função pulmonar em pacientes convalescentes de pneumocistose pulmonar.

O padrão radiológico mais característico de citomegalovirose pulmonar é o infiltrado intersticial. O diagnóstico definitivo de citomegalovirose pulmonar requer biópsia pulmonar transbrônquica ou a céu aberto. No entanto, o citomegalovírus pode ser encontrado no tecido pulmonar mesmo sem causar doença. Assim, a detecção do agente por meio de cultura viral, técnicas imunológicas e moleculares não tem significado patológico. O diagnóstico da doença é histopatológico, com a presença de células gigantes com inclusões intranucleares basofílicas por efeito citopático direto do vírus, conferindo o aspecto de "olhos de coruja". A presença do vírus pode ser confirmada por hibridização *in situ* ou por reação imuno-histoquímica.

As opções de terapêutica sistêmica são:

- Ganciclovir 5 mg/kg EV a cada 12 horas por 14 a 21 dias.
- Valganciclovir 900 mg VO a cada 12 horas por 14 a 21 dias.
- Foscarnet 90 mg/kg EV a cada 12 horas por 14 a 21 dias.

Em caso de retinite presente, o implante ocular de ganciclovir deve ser utilizado sempre que disponível, associado à terapêutica sistêmica. Após tratamento, deve-se prescrever esquema de manutenção, cujas opções são:

- Ganciclovir 5 mg/kg/dia EV.
- Valganciclovir 900 mg/dia VO.
- Foscarnet 90 mg/kg/dia EV.

Micobactérias não-tuberculosas

O *Mycobacterium avium* raramente é causa de doença pulmonar em pacientes com Aids. Geralmente causa doença disseminada, acometendo órgãos do sistema retículo-endotelial (medula óssea, fígado, baço, gânglios, placas de Peyer).

O diagnóstico é realizado por cultura de sangue ou medula para micobactérias em meio líquido (Bactec®).

As opções de tratamento são:

- Claritromicina (500 mg 2 vezes/dia) e etambutol (15 a 25 mg/kg/dia) (AI) por pelo menos 12 meses.
- Azitromicina 500 mg/dia e etambutol (15 a 25 mg/kg/dia) (AII) por pelo menos 12 meses.

Sarcoma de Kaposi

O sarcoma de Kaposi pulmonar é responsável por 21 a 40% dos sintomas respiratórios de pacientes com o tumor diagnosticado em outro órgão, como pele, cavidade oral e trato digestivo. Suas principais manifestações são dispnéia, tosse seca e febre, associadas ou não a hemoptise e dor pleurítica. Lesões de vias aéreas podem causar disfonia, broncoespasmo e estritores.

Em geral, a radiografia apresenta infiltrado intersticial, interstício-nodular, sendo comuns adenomegalia mediastinal e derrame pleural, o qual pode ser hemorrágico. Lesões características em árvore brônquica podem ser visualizadas à broncoscopia. O diagnóstico definitivo é histopatológico.

O tratamento do sarcoma de Kaposi baseia-se no uso de HAART e de quimioterapia. Embora vários agentes quimioterápicos possam ser utilizados (bleomicina, vimblastina, vincristina, etoposídeo), melhores respostas são obtidas com o uso de antraciclinas lipossomais (doxorrubicina lipossomal e daunorrubicina lipossomal) e taxanos (paclitaxel).

Linfoma não-Hodgkin

O linfoma não-Hodgkin é o segundo câncer mais comum em pacientes com Aids. No entanto, o envolvimento torácico é raro (6 a 10%) e geralmente extranodal. Os sintomas mais comuns são tosse, dispnéia e dor torácica de caráter pleurítico. Os principais achados radiológicos são múltiplos nódulos pulmonares bem delimitados, áreas de consolidação e derrame pleural. Também podem ser observadas massas, opacidades reticulares e opacidades em vidro fosco ao redor dos nódulos. Metade dos pacientes apresenta adenomegalia mediastinal e hilar à tomografia computadorizada de tórax (Figura 132.5). O diagnóstico é histopatológico com complementação por imuno-histoquímica para determinar o tipo de linfoma. O tratamento baseia-se na quimioterapia combinada, sendo geralmente utilizado o esquema CHOP (ciclofosfamida, doxorrubicina, vincristina e prednisona). O rituximab (anticorpo monoclonal anti-CD20) parece não ter efeitos benéficos em pacientes com Aids e LNH.

Investigação complementar

A definição do diagnóstico etiológico de afecções respiratórias em pacientes com infecção pelo HIV/Aids está associada a uma melhor sobrevida. Assim, muitas vezes são necessários procedimentos invasivos, além de propedêutica laboratorial minuciosa. A pesquisa etiológica deve ser realizada, sempre que possível, antes da introdução de terapêutica específica.

A broncoscopia auxilia no diagnóstico das doenças pulmonares por visualização direta da árvore brônquica e investigação etiológica por meio do lavado broncoalveolar e da biópsia transbrônquica. A pesquisa do agente na biópsia é feita pela coloração de hematoxilina-eosina, colorações específicas ou imuno-histoquímica. Em pacientes com grave comprometimento pulmonar, sem condições clínicas de realizar a broncoscopia, o diagnóstico pode ser realizado por biópsia pulmonar a céu aberto. Essas técnicas são particularmente importantes no diagnóstico da citomegalovirose pulmonar, do sarcoma de Kaposi, do linfoma e da pneumonite intersticial linfóide.

Os principais exames laboratoriais que auxiliam a investigação de afecções pulmonares associadas à infecção pelo HIV estão listados na Tabela 132.III.

Afecções neurológicas

Vide capítulo Manifestações Neurológicas Associadas à Infecção pelo HIV.

Complicações do trato gastrintestinal

Mesmo após o advento da terapêutica anti-retroviral de alta potência, as complicações associadas ao trato gastrintestinal são responsáveis, juntamente com as complicações respiratórias, por mais de 70% das admissões hospitalares de pacientes com infecção pelo HIV/Aids. Dentre as complicações digestivas, destacam-se as lesões orais e esofágicas, as gastrites medicamentosas, os quadros diarréicos, as hepatites tóxicas e/ou infecciosas e as pancreatites.

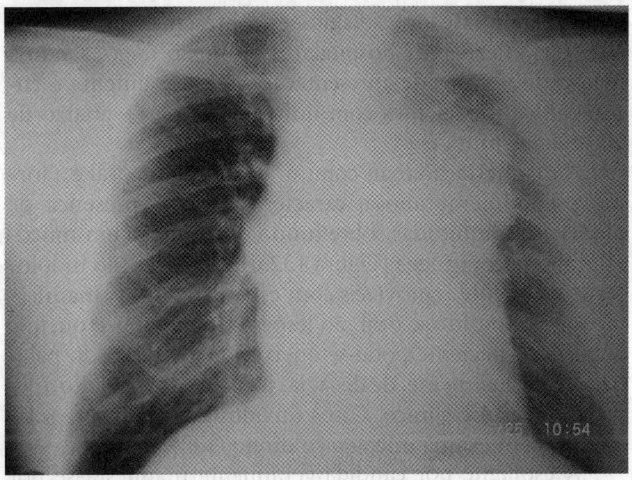

Figura 132.5 – Aspecto radiológico de linfoma mediastinal em paciente com Aids.

Tabela 132.III – Exames laboratoriais auxiliares no diagnóstico das pneumopatias associadas à Aids

Sangue
Hemograma
Gasometria arterial
Imunofenotipagem de linfócitos
Desidrogenase lática (DHL)
Hemocultura, cultura para micobactérias e fungos
Sorologias para *Legionella*, *Chlamydia* e *Mycoplasma*
Sorologias para vírus respiratórios
Pesquisa de antígeno de pneumococo e de criptococo
Secreções respiratórias (escarro, secreção traqueal, lavado broncoalveolar)
Gram, cultura geral
Pesquisa para *P. jiroveci* (azul de toluidina ou imunofluorescência)
Micológico direto, cultura para fungo
Pesquisa e cultura para micobactérias
PCR: *P. jiroveci*, *M. tuberculosis*, *Legionella* sp., *Chlamydia* sp., *Mycoplasma* sp., adenovírus
Citologia, pesquisa de células neoplásicas
Derrame pleural
Citologia, pesquisa de células neoplásicas
Glicose
Proteína
Desidrogenase lática (DHL)
Adenosina deaminase (ADA)
Gram, cultura geral, micológico direto, cultura para fungos, pesquisa e cultura para micobactérias
PCR: *M. tuberculosis*
Urina
Pesquisa de antígenos: pneumococo, *Cryptococcus* sp., *Legionella pneumophila*
Exame anatomopatológico de biópsia pulmonar
HE
Colorações específicas para fungos e micobactérias
Imuno-histoquímica
Reação em cadeia de polimerase *in situ* para agentes específicos

Lesões orais e esofágicas

A candidíase oroesofágica está presente em mais de 30% das internações hospitalares no nosso meio, sendo a maioria dos casos de apresentação oral. Geralmente é encontrada em pacientes com linfócitos T CD4+ abaixo de 200 células/mm³.

A manifestação mais comum da moniliase oral é a forma pseudomembranosa, caracterizada pela presença de placas esbranquiçadas sobre fundo eritematoso em mucosa oral ou orofaríngea (Figura 132.6). As placas são indolores e facilmente removíveis com espátula. Outras manifestações da candidíase oral são lesões eritematosas e queilite angular. O paciente pode-se queixar de alteração do paladar e, eventualmente, de disfagia. O diagnóstico é feito apenas com exame clínico. Casos duvidosos podem ser esclarecidos com exame micológico direto (KOH).

A esofagite por cândida geralmente manifesta-se por disfagia, odinofagia e queimação retroesternal. Pode haver febre associada. O diagnóstico é feito pelo aspecto das lesões à endoscopia digestiva alta (Figura 132.7). A cultura para fungo só está indicada em casos refratários ao tratamento para identificação da espécie e testes de sensibilidade. Recomenda-se endoscopia de controle em caso de persistência dos sintomas, devido à possibilidade de outro agente estar causando a lesão esofágica inicialmente encoberta pela candidíase.

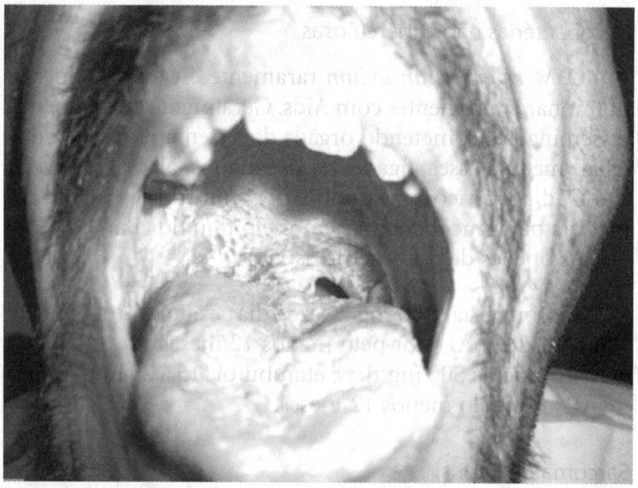

Figura 132.6 – Aspecto clínico de candidíase oral em paciente com Aids.

O tratamento oral indicado é:

- Nistatina: bochecho de 4 a 6 mL a cada 6 horas por 7 a 14 dias.
- Fluconazol 100 mg VO por 7 a 10 dias.
- Itraconazol 200 mg/dia VO por 7 a 10 dias.

Já tratamento esofágico indicado é:

- Fluconazol 100 a 400 mg VO ou EV por 14 a 21 dias.
- Itraconazol 200 mg/dia VO por 14 a 21 dias.

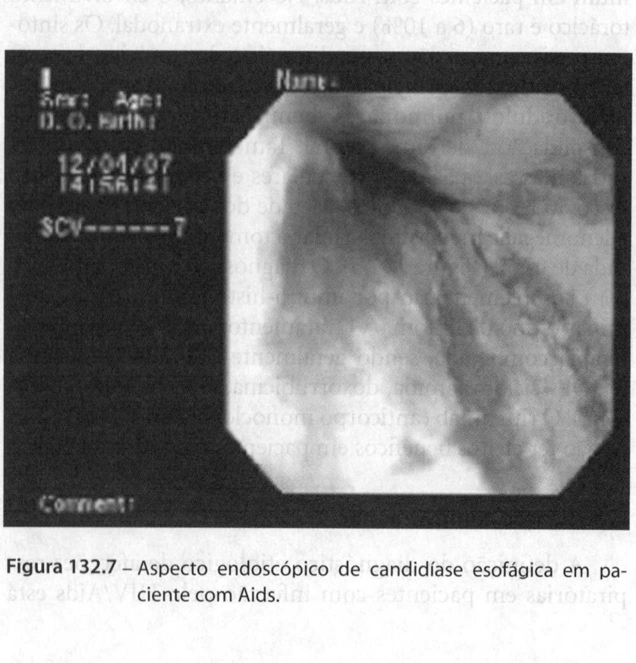

Figura 132.7 – Aspecto endoscópico de candidíase esofágica em paciente com Aids.

- Anfotericina B 0,3 a 0,7 mg/kg/dia EV por 14 a 21 dias (casos refratários).

A esofagite por citomegalovírus ocorre em geral em pacientes com Aids e contagem de linfócitos T CD4+ menor que 50 células/mm³. Pode ou não estar associada ao acometimento de outros órgãos (retinite, colite, doença neurológica). Manifesta-se por odinofagia, febre, náuseas, desconforto retroesternal e/ou epigástrico. Não costuma haver lesões orais associadas. A endoscopia mostra enantema da mucosa associado a erosões ou ulcerações únicas ou múltiplas, na maioria das vezes distais. Essas ulcerações podem eventualmente sangrar e causar hemorragia digestiva alta. Pode haver gastrite e/ou duodenite associadas. O diagnóstico definitivo é histopatológico, com a detecção do efeito citopático do vírus caracterizado por células gigantes multinucleadas com inclusões intranucleares, conferindo aspecto em "olhos de coruja". A presença do agente pode ser confirmada por imuno-histoquímica.

A presença de ulcerações esofágicas autoriza o tratamento empírico de citomegalovírus até o resultado do exame anatomopatológico. São esquemas preconizados:

- Ganciclovir 5 mg/kg EV a cada 12 horas por 14 a 21 dias.
- Valganciclovir 900 mg VO a cada 12 horas por 14 a 21 dias.
- Foscarnet 90 mg/kg EV a cada 12 horas por 14 a 21 dias.

O herpes simples labial é comum em pacientes com infecção pelo HIV/Aids. Manifesta-se sob forma de pródromo sensorial, seguido de evolução para micropápulas, vesículas, exulcerações e crostas labiais, com duração de 7 a 10 dias. Em pacientes gravemente imunodeprimidos, com contagem de linfócitos T CD4+ abaixo de 100 células/mm³, pode haver desenvolvimento de lesões esofágicas, que se manifestam por disfagia e odinofagia. Apresentam-se como exulcerações pequenas e coalescentes distribuídas predominantemente em esôfago proximal.

O diagnóstico definitivo da esofagite por herpes depende da detecção de efeito citopático viral caracterizado por células gigantes multinucleadas com inclusões citoplasmáticas. A confirmação da etiologia pode ser feita por imuno-histoquímica.

O tratamento indicado é:

- Aciclovir 400 mg VO a cada 8 horas por 7 a 14 dias.
- Fanciclovir 500 mg VO a cada 12 horas por 7 a 14 dias.
- Valaciclovir 1.000 mg VO a cada 12 horas por 7 a 14 dias.
- Para formas graves, indica-se aciclovir 5 mg/kg EV a cada 8 horas por 5 a 10 dias.

Úlceras idiopáticas gigantes são ulcerações esofágicas grandes encontradas em pacientes com infecção pelo HIV/Aids, nas quais não há a detecção de agente etiológico específico ao exame anatomopatológico.

O tratamento é:

- Prednisona 40 mg VO por 7 a 10 dias, reduzindo-se 10 mg/semana até a retirada.
- Talidomida 200 mg/dia por 7 a 10 dias.

Pacientes com ulceração oral sempre devem ser investigados quanto à possibilidade de doença sexualmente transmissível, particularmente o cancro duro da sífilis primária (vide capítulo sobre doenças sexualmente transmissíveis).

Embora menos comuns, outras etiologias devem ser investigadas em caso de doença oral e/ou esofágica sem etiologia definida, como medicamentos (AZT e ddC), tuberculose (fístulas do esôfago com a árvore respiratória), outras micobacterioses, histoplasmose, sarcoma de Kaposi e linfoma.

Afecções gástricas

Embora queixas de náuseas, vômitos, dor e pirose epigástrica sejam comuns em pacientes com HIV/Aids que procuram serviço de emergência, infecções e parasitoses gástricas são raras. A maior causa de sintomatologia gástrica em pacientes com infecção pelo HIV/Aids é a intolerância medicamentosa, sendo os anti-retrovirais inibidores da protease as medicações mais implicadas, seguidas da zidovudina (AZT) e da didanosina convencional (ddI).

Deve-se evitar intervenção direta na terapêutica anti-retroviral no contexto de atendimento de emergência. Assim, é preferível o uso de bloqueadores dos receptores H2 e de inibidores de bomba de prótons. É importante lembrar que o uso de inibidores de bomba de prótons reduz a concentração plasmática e o efeito terapêutico do atazanavir (Reyataz®), sendo proscrito em pacientes que fazem uso dessa medicação.

O *Helicobacter pylori*, importante causa de gastrite crônica em pacientes imunocompetentes, mantém sua importância em pacientes com infecção pelo HIV e contagem de linfócitos T CD4+ maior que 300 células/mm³. No entanto, em pacientes mais imunodeprimidos, sua prevalência está substancialmente reduzida.

A inflamação e a ulceração gástricas em pacientes gravemente imunodeprimidos pela infecção por HIV/Aids estão mais freqüentemente associadas à infecção pelo citomegalovírus e à infestação por *Cryptosporidium parvum*.

A infecção pelo CMV está normalmente associada a acometimentos de outros órgãos, como esôfago, retina e cólon. O diagnóstico depende da detecção de efeito citopático direto na biópsia gástrica feita por endoscopia. O tratamento é igual ao utilizado para esofagite pelo agente (ver item Esofagite por citomegalovírus).

A criptosporidiose afeta predominantemente o intestino delgado, sendo comum quadro diarréico grave associado. O diagnóstico é feito por endoscopia digestiva alta com biópsia e visualização direta do agente ao exame anatomopatológico. O tratamento da criptosporidiose depende basicamente da reconstituição imune com a terapêutica anti-retroviral. Alguns medicamentos podem auxiliar no tratamento (Tabela 132.IV, mais adiante).

As neoplasias gástricas, como o sarcoma de Kaposi e o linfoma não-Hodgkin, podem envolver estômago e manifestar-se por dispepsia. O diagnóstico depende da visualização da lesão e de biópsia gástrica. O tratamento é basicamente quimioterapia.

Afecções diarréicas

Diarréia é o sintoma digestivo mais encontrado em pacientes com infecção pelo HIV/Aids, com prevalência de 0,9 a 14% em pacientes ambulatoriais. O paciente pode procurar serviço de urgência tanto por diarréia aguda como por exacerbação aguda de diarréia crônica.

A diarréia aguda caracteriza-se pelo aumento da freqüência e/ou diminuição da consistência das evacuações com duração menor que 30 dias (geralmente entre 3 e 10 dias). Pode estar associada a náuseas, vômitos e desconforto abdominal. A etiologia e a evolução da diarréia aguda são semelhantes àquelas dos pacientes imunocompetentes. Muitas vezes, a epidemiologia permite suspeita de contaminação alimentar. Em populações homossexuais, é descrita contaminação por relação sexual oroanal.

Dentre os vírus, os principais agentes de gastroenterites agudas são adenovírus entérico, rotavírus, astrovírus e calicivírus. Dentre as bactérias, são *Staphylococcus aureus, Campylobacter jejuni, Clostridium difficile, Escherichia coli, Salmonella* spp., *Shigella* spp., *Yersinia enterocolitica* e *Vibrio cholerae.* Dentre os protozoários, são *Entamoeba histolytica, Cryptosporidium* spp., *Ciclospora cayetanensis, Giardia lamblia* e *Isospora beli.* Eventualmente, agentes de diarréia crônica podem causar sintomatologia aguda no paciente gravemente imunocomprometido.

A investigação de urgência está indicada em caso de diarréia volumosa, presença de complicações sistêmicas como sepse (febre/hipotermia, taquipnéia, taquicardia, leucocitose/leucopenia/desvio à esquerda), hipotensão por hipovolemia, ou de evolução mais prolongada (duração maior que 5 dias). Os principais métodos diagnósticos empregados estão descritos na Tabela 132.IV, mais adiante.

Em caso de desidratação ou perda de eletrólitos por vômitos ou diarréia copiosos, indica-se monitoração renal (uréia, creatinina, gasometria) e dosagem de eletrólitos (Na^+/K^+), além de hidratação endovenosa vigorosa. Em geral, não está indicado tratamento antimicrobiano e sim orientações quanto a hidratação oral e medidas de higiene íntima e alimentar.

Em pacientes com sintomatologia mais grave (diarréia volumosa, sepse, desidratação), está justificada antibioticoterapia empírica, sendo os esquemas mais comumente empregados:

- Ciprofloxacina 500 mg VO a cada 12 horas por 3 a 7 dias.
- Azitromicina 500 mg/dia VO por 3 a 6 dias.

Em pacientes em uso de antimicrobianos, com forte suspeita de colite pseudomembranosa, está indicado metronidazol 250 mg a cada 6 horas ou 500 mg a cada 8 horas VO por 10 a 14 dias. O tratamento antimicrobiano deve ser revisto após o diagnóstico etiológico definitivo (Tabela 132.IV, mais adiante).

A diarréia também é complicação freqüente do tratamento anti-retroviral. Dentre as medicações habitualmente prescritas, os inibidores de protease estão mais associados ao desenvolvimento de diarréia, particularmente o lopinavir/ritonavir (Kaletra®), o nelfinavir (Viracept®), o ritonavir (Norvir®), o amprenavir (Agenerase®), o fosamprenavir (Lexiva®) e o tipranavir (Aptivus®, no mercado internacional), embora outros anti-retrovirais possam estar implicados (ddI, tenofovir). Intervenções terapêuticas simples, como restrição lática na dieta e uso de carbonato de cálcio, loperamida, probióticos, fibras solúveis e/ou glutamina, resolvem a maioria dos casos, não sendo geralmente necessária suspensão ou modificação do tratamento anti-retroviral.

A diarréia crônica (duração maior que 30 dias) no paciente imunodeprimido está associada especialmente a alguns agentes: vírus (citomegalovírus), bactérias (enterobactérias, micobactérias, *Clostridium difficile, Listeria monocitogenes*), protozoários (*Cryptosporidium parvum, Cyclospora cayetanensis, Entamoeba histolytica, Giardia lamblia* e microsporídio) e helmintos (*Strongyloides stercoralis*). Outras doenças não-infecciosas também podem ser causa de diarréia crônica (doença de Crohn, retocolite ulcerativa, pancreatite crônica, síndrome de má absorção, intolerância à lactose e ao glúten etc.).

O citomegalovírus é causa importante de colite em pacientes com Aids e imunodepressão grave. Manifesta-se por diarréia crônica intermitente com distensão abdominal e febre. Pode complicar com hemorragia e perfuração. À colonoscopia, pode-se visualizar desde aspecto de mucosa normal até lesões ulceradas. O diagnóstico definitivo depende da visualização do efeito citopático característico ao exame anatomopatológico.

As enterobactérias são causa freqüente de diarréia recorrente em pacientes com Aids, particularmente as espécies de *Salmonella* não-*typhi*, *Shigella* sp. e *Campylobacter* sp. Caracteristicamente, o quadro diarréico é acompanhado de episódios de bacteriemia com ou sem focos secundários. O diagnóstico depende do isolamento do agente por coprocultura ou hemocultura.

O *Clostridium difficile* é importante agente causador de diarréia crônica associada ao uso de antimicrobianos em pacientes com infecção pelo HIV/Aids. O quadro clínico varia desde diarréia leve a moderada até colite pseudomembranosa, que se caracteriza por diarréia acompanhada de febre, prostração, letargia e dor abdominal. O diagnóstico depende da detecção de suas toxinas nas fezes.

As micobactérias são causa importante de diarréia, febre, emagrecimento, hepatoesplenomegalia, linfadenopatia e pancitopenia em pacientes com Aids. A infecção pelo complexo *Mycobacterium avium-intracellulare* geralmente poupa pulmões e ocorre em pacientes com contagem de linfócitos T CD4+ menor que 50 células/mm^3. O *Mycobacterium tuberculosis* não costuma acometer isoladamente o trato digestivo, causando mais freqüentemente doença grave e disseminada de sistema nervoso central e gânglios periféricos, com envolvimento pulmonar. A tuberculose é infecção altamente prevalente em nosso meio, podendo atingir pacientes com imunidade menos depletada.

Cryptosporidium parvum e *Cyclospora cayetanensis* causam enterites crônicas graves em pacientes com Aids e contagem de linfócitos T CD4+ menor que 100 células/mm^3. Caracterizam-se por diarréia aquosa, dor abdominal, mal-estar, anorexia, náuseas, vômitos, febre, desnutrição e desidratação. Podem acometer também o trato biliar. O *Cryptosporidium parvum* também pode causar lesões pulmonares e doença disseminada.

Enquanto a *Isospora belli* está associada a diarréia autolimitada no paciente imunocompetente, no paciente com Aids causa diarréia profusa, aquosa, eventualmente com muco e gordura, além de cólicas abdominais, vômitos, mal-estar, anorexia, perda de peso e febrícula.

Dentre os microsporídios, o *Enterocytozoon bieneusi* é o principal agente envolvido em diarréia crônica e emagrecimento de pacientes com Aids, podendo acometer outros tecidos, como olhos, sistema nervoso central, pulmões e seios da face.

A *Entamoeba histolytica* causa diarréia leve ou moderada com muco e sangue, além de dor abdominal de intensidade variada.

A *Giardia lamblia* está associada a diarréia aquosa recorrente, má absorção, cólicas abdominais, anorexia, náuseas e flatulência. É mais freqüente na população homossexual.

Strongyloides stercoralis causa diarréia profusa, dor abdominal e vômitos, podendo complicar com ulceração intestinal. O uso de corticosteróides predispõe ao desenvolvimento de doença disseminada com acometimento pulmonar e sepse freqüentes.

O diagnóstico etiológico e o tratamento específico para cada etiologia estão descritos na Tabela 132.IV, mais adiante.

Complicações hepáticas e biliares

O paciente com infecção pelo HIV/Aids que chega ao serviço de urgência com hepatopatia aguda ou crônica tem que ser avaliado quanto às possibilidades de co-infecção pelos vírus da hepatite B e da hepatite C, doenças oportunistas ou toxicidade por medicações anti-retrovirais, álcool c drogas.

Cerca de 30 a 40% dos pacientes infectados pelo HIV apresentam marcadores de infecção pelo vírus da hepatite B, sendo que 10% têm hepatite B crônica. A hepatite C crônica acomete 30% dos pacientes com infecção pelo HIV/Aids. Os pacientes com infecção pelo HIV/Aids e hepatite crônica viral freqüentemente apresentam complicações tanto da insuficiência hepática como da hipertensão portal, sendo também mais propensos à toxicidade pela medicação anti-retroviral.

Algumas doenças oportunistas apresentam tropismo especial pelo sistema retículo-endotelial, sendo causa freqüente de aumento do fígado e elevação de transaminases, geralmente associados a acometimento de medula óssea, baço e linfonodos (Figura 132.8). As doenças oportunistas mais comuns são: tuberculose, micobacterioses não-tuberculosas, histoplasmose, citomegalovirose, linfoma e sarcoma de Kaposi (Figura 132.9). O diagnóstico da afecção não raramente é determinado pelo isolamento do agente ou pela detecção da neoplasia em outro sítio. No entanto, muitas vezes somente a biópsia hepática percutânea permite o diagnóstico. Além da avaliação histológica por hematoxilina-eosina, é importante solicitar colorações especiais para micobactérias e fungos. Na dúvida diagnóstica, pode-se complementar a investigação com imuno-histoquímica específica. O tratamento segue a recomendação para doença pulmonar, já mencionada anteriormente.

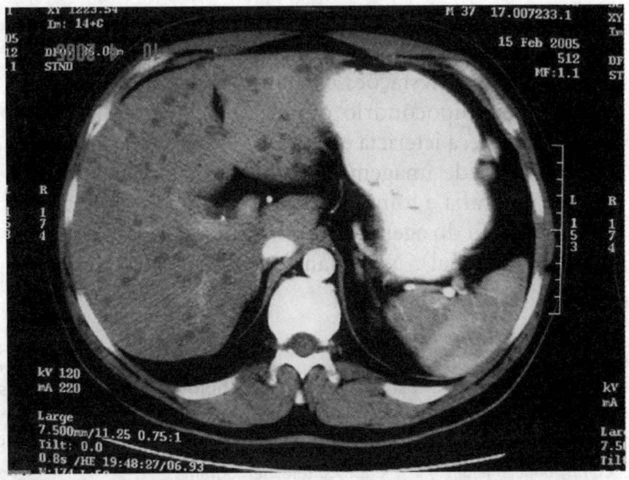

Figura 132.8 – Tomografia de abdome de paciente com Aids e histoplasmose disseminada.

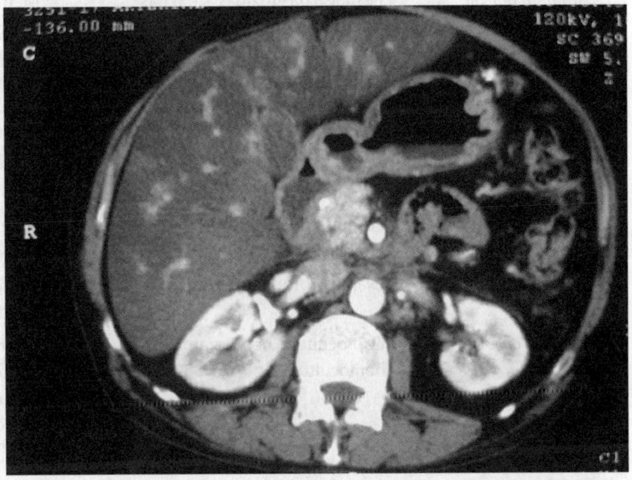

Figura 132.9 – Tomografia de abdome de paciente com Aids e sarcoma de Kaposi disseminado.

A toxicidade hepática secundária à terapêutica anti-retroviral varia desde elevação assintomática de transaminases até hepatite aguda fatal. A toxicidade grave ocorre em 3 a 15% dos pacientes, sendo mais associada aos inibidores da transcriptase reversa não-análogos de nucleosídeo, particularmente à nevirapina. Em relação aos análogos de nucleosídeo, a hepatotoxicidade está associada à ocorrência de esteatose hepática, toxicidade mitocondrial e acidose lática, sendo mais freqüentemente observada com o uso de d4T, AZT e ddI. As drogas inibidoras da protease causam toxicidade hepática em 3 a 10% dos pacientes, particularmente em pacientes em uso de altas doses de ritonavir ou com tipranavir.

Alguns patógenos oportunistas possuem a capacidade de acometer o trato biliar, com alterações biliares que incluem estenose de papila, colangite esclerosante, estenose do ducto biliar extra-hepático ou a combinação dessas patologias. Os agentes mais implicados são *Cryptosporidium parvum*, microsporídio, citomegalovírus e *Cyclospora cayetanensis*. As manifestações características são dor em epigástrio e em hipocôndrio direito associada a diarréia e, eventualmente, a icterícia e febre. O diagnóstico presuntivo requer exame de imagem com dilatação das vias biliares (ultra-sonografia e tomografia computadorizada de abdome) e detecção do agente em outro sítio (fezes, biópsia hepática e duodenal). No entanto, o diagnóstico definitivo depende da pesquisa do agente em bile (criptosporídio, microsporídio e ciclospora) ou em biópsia do trato biliar (criptosporídio, microsporídio e citomegalovírus). O tratamento deve ser feito conforme a etiologia, como pode ser conferido na Tabela 132.IV.

A icterícia com hiperbilirrubinemia indireta grave pode ser encontrada em 3 a 5% dos pacientes em uso de indinavir (IDV) ou atazanavir (ATV), sendo desaconselhada a associação dessas duas drogas.

Tabela 132.IV – Diagnóstico e tratamento etiológico das diarréias associadas à infecção pelo HIV/Aids

Agente	Diagnóstico	Terapêutica preferencial	Terapêutica alternativa
Campylobacter jejuni	Coprocultura, hemograma e hemocultura	Ciprofloxacino 500 mg VO a cada 12 horas por 3 dias	Azitromicina 500 mg/dia VO por 3 dias
Citomegalovírus	Colonoscopia com biópsia identificando-se efeito citopático viral	Ganciclovir 5 mg/kg EV ou valganciclovir 900 mg VO a cada 12 horas por 14 a 21 dias	Foscarnet 60 mg/kg a cada 8 horas ou 90 mg/kg a cada 12 horas EV por 14 a 21 dias
Clostridium difficile	Pesquisa das toxinas A e B nas fezes (ELISA)	Metronidazol 250 mg a cada 6 horas ou 500 mg a cada 8 horas VO por 10 a 14 dias	Vancomicina 125 mg VO a cada 6 horas por 10 a 14 dias
Cryptosporidium parvum	Pesquisa do agente (Ziehl-Nielsen modificada, imunofluorescência direta) ou de antígeno (ELISA)	Tratamento anti-retroviral de alta potência Antidiarréicos	Nitazoxamida 500 mg VO a cada 12 horas OU Paromomicina 500 mg a cada 6 horas ou 1 g a cada 12 horas VO por 14 a 28 dias, então 500 mg a cada 12 horas
Cyclospora cayetanensis	Pesquisa do agente (Ziehl-Nielsen modificada)	Sulfametoxazol/trimetoprim 800/160 mg VO a cada 12 horas por 3 dias	
Entamoeba histolytica	Exame protoparasitológico de fezes	Metronidazol 500 a 750 mg VO a cada 8 horas por 10 dias	Tinidazol 2 g/dia VO por 3 dias
Escherichia coli	Coprocultura, hemograma e hemocultura	Raramente indicado. Contra-indicado se *E. coli* O157-H7, por risco de síndrome hemolítico-urêmica	Se sintomas sistêmicos graves: azitromicina 1 g VO em dose única, levofloxacino 500 mg VO em dose única ou ciprofloxacino 500 mg a cada 12 horas por 3 dias
Giardia lamblia	Exame protoparasitológico e detecção de antígeno nas fezes (ELISA e imunofluorescência direta)	Tinidazol 2 g VO em dose única	Metronidazol 250 mg VO a cada 8 horas por 5 a 10 dias OU Nitazoxamida 500 mg VO a cada 12 horas por 3 dias
Isospora belli	Pesquisa do agente (Ziehl-Nielsen modificada)	Sulfametoxazol/trimetoprim 800/160 mg VO a cada 6 horas por 10 dias, depois a cada 12 horas por 3 semanas	Pirimetamina 75 mg/dia VO e ácido folínico 15 mg/dia por 10 dias OU Ciprofloxacino 50 mg a cada 12 horas por 10 dias
Microsporidíase	Pesquisa do agente (Ziehl-Nielsen modificada)	Albendazol 400 mg VO a cada 12 horas por 3 semanas	
Mycobacterium avium-intracelulare	Hemocultura ou mielocultura em frasco Bactec® 12B ou 13A	Claritromicina 500 mg VO a cada 12 horas + etambutol 15 a 25 mg/kg/dia VO por pelo menos 12 meses	Azitromicina 500 mg/dia VO + etambutol 15 a 25 mg/kg/dia VO por pelo menos 12 meses
Rotavírus	Pesquisa de antígeno (ELISA) nas fezes	Sintomáticos	
Salmonella spp.	Coprocultura, hemograma e hemocultura	Ciprofloxacino 500 a 750 mg VO a cada 12 horas por 7 a 14 dias	Azitromicina 1 g/dia, seguida de 500 mg/dia VO por 6 dias
Shiguella spp.	Coprocultura, hemograma e hemocultura	Ciprofloxacino 500 mg VO a cada 12 horas por 3 dias OU Levofloxacino 500 mg/dia VO por 3 dias	Azitromicina 500 g/dia, seguida de 250 mg/dia VO por 4 dias
Strongyloides stercoralis	Exame protoparasitológico de fezes	Tiabendazol 25 mg/kg a cada 12 horas em dose única Doença disseminada: tiabendazol 25 mg/kg a cada 12 horas por 5 a 7 dias	Ivermectina 200 μg/kg/dia em dose única Doença disseminada: ivermectina 200 μg/kg/dia por 2 dias

Complicações pancreáticas

A pancreatite não é uma complicação comum de pacientes com infecção pelo HIV/Aids. Sua ocorrência está associada a diversos fatores: etilismo crônico, uso de drogas pancreatotóxicas (ddI, d4T, hidroxiuréia, pentamidina, antimoniais pentavalentes, sulfonamidas), hipertrigliceridemia, infecções oportunistas ou o próprio HIV. As infecções mais freqüentemente associadas à pancreatite em pacientes com Aids são citomegalovirose, criptosporidiose, tuberculose e micobacteriose não-tuberculosa.

O diagnóstico depende da detecção de níveis de amilase 3 vezes acima do limite superior da normalidade, confirmado por um de 3 critérios: aumento de lipase, desconforto abdominal ou imagem compatível com lesão pancreática. O diagnóstico etiológico é presuntivo pela presença do agente em outro sítio ou pela resposta à terapêutica empírica. O tratamento é de suporte, associado à suspensão de drogas potencialmente pancreatotóxicas.

Complicações renais e de trato urinário

As principais emergências nefrológicas e urológicas do paciente com infecção pelo HIV/Aids são as complicações clínicas da insuficiência renal aguda, da insuficiência renal crônica e da urolitíase.

As principais causas de insuficiência renal aguda são semelhantes entre pacientes infectados e não infectados pelo HIV. São fatores predisponentes: hipertensão arterial, *diabetes mellitus*, raça negra e hepatite C crônica.

Insuficiência pré-renal pode ser observada em casos de hipovolemia por diarréia, vômitos, hemorragias ou por hipoperfusão devido a sepse. Insuficiência renal por necrose tubular aguda está associada a estados de hipoperfusão mais graves e/ou prolongados e ao uso de medicações nefrotóxicas para diagnóstico e tratamento. As drogas mais implicadas são: pentamidina, foscarnet, anfotericina B, aminoglicosídeos e contraste iodado. Outros agentes estão associados à nefrite intersticial: sulfametoxazol-trimetoprim, rifampicina, antibióticos β-lactâmicos e fenitoína.

Em relação às medicações anti-retrovirais, os inibidores de protease indinavir e atazanavir estão associados ao desenvolvimento de cálculo renal e de nefropatia. A cristalúria é relativamente freqüente e pode evoluir com cólica nefrética e insuficiência renal. Albuminúria, leucocitúria e hematúria podem ser detectadas. Outras medicações associadas à cristalúria são o aciclovir e os sulfamídicos.

O tenofovir também é potencialmente nefrotóxico, podendo causar proteinúria e insuficiência renal associada ou não à síndrome de Fanconi (tubulopatia proximal com acidose metabólica hipocalêmica, hipofosfatemia e glicosúria), particularmente quando em associação com o ritonavir.

Pacientes com insuficiência renal de origem medicamentosa devem ser submetidos a hidratação vigorosa, correção dos distúrbios hidreletrolíticos e suspensão ou troca da droga potencialmente indutora de toxicidade. Em caso de cólica nefrética, além da hidratação, associar antiespasmódicos, analgésicos e antieméticos.

A infecção pelo HIV pode causar diretamente insuficiência renal crônica por 3 principais mecanismos de lesão: nefropatia associada ao HIV por glomeruloesclerose segmentar focal, glomerulonefrite por deposição de imunocomplexos e doença renal microangiopática.

A nefropatia associada ao HIV é definida pela presença de proteinúria nefrótica, azotemia, rins normais ou aumentados ao exame de imagem, pressão arterial normal e glomeruloesclerose segmentar focal à biópsia renal. Se não tratada, evolui rapidamente para insuficiência renal dialítica. É mais freqüente na população masculina, negra e com contagem de linfócitos T CD4 menor que 200 células/mm^3.

O tratamento consiste em terapia anti-retroviral de alta potência corrigida para função renal. Outras intervenções possivelmente benéficas são: prednisona 1 mg/kg/dia por 2 meses e redução em 2 a 4 meses; inibidores da enzima conversora da angiotensina (ECA) (captopril até 25 mg VO a cada 8/horas), se creatinina menor que 2 mg/dL.

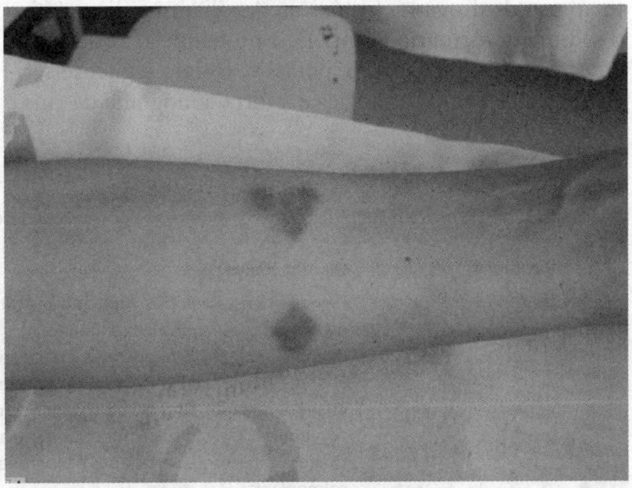

Figura 132.10 – Lesões cutâneas de sarcoma de Kaposi em paciente com Aids.

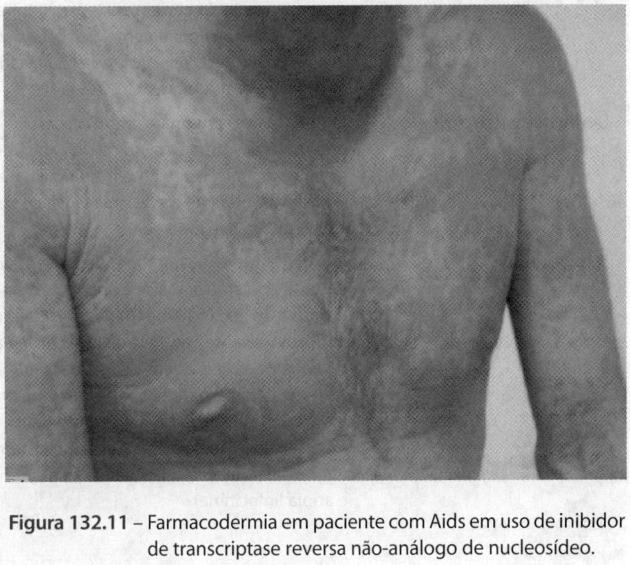

Figura 132.11 – Farmacodermia em paciente com Aids em uso de inibidor de transcriptase reversa não-análogo de nucleosídeo.

As glomerulonefrites por deposição de imunocomplexos podem ser classificadas em glomerulonefrite mediada por imunocomplexos, nefrite por IgA, doença mista esclerótica/inflamatória e síndrome lúpus-*like*. Ocorrem com mais freqüência na população caucasiana. Em relação ao tratamento, parece haver benefício do uso de inibidores de ECA, corticosteróides e terapêutica anti-retroviral de alta potência.

Doença microangiopática ou microangiopatia trombótica é uma conseqüência renal de ativação endotelial induzida pela proteína p24 do HIV. A expressão clínica dessa ativação endotelial é a púrpura trombocitopênica trombótica – síndrome hemolítico-urêmica. As principais manifestações clínicas são anemia hemolítica, trombocitopenia e insuficiência renal, além de febre e manifestações neurológicas. O tratamento é feito com sessões de plasmaférese (7 a 16). Pode haver benefício da associação de prednisona 60 mg/dia VO.

O paciente infectado pelo HIV que chega ao serviço de emergência com insuficiência renal deve ser investigado quanto a condições clínicas que predisponham a essa complicação (diabetes, hipertensão arterial), assim como quanto ao uso de drogas nefrotóxicas. Auxiliam no diagnóstico o sedimento urinário (urina I), a proteinúria, as dosagens de uréia, creatinina, sódio, potássio, fosfato e glicose séricos, a avaliação hematológica e a ultra-sonografia de rins e de vias urinárias.

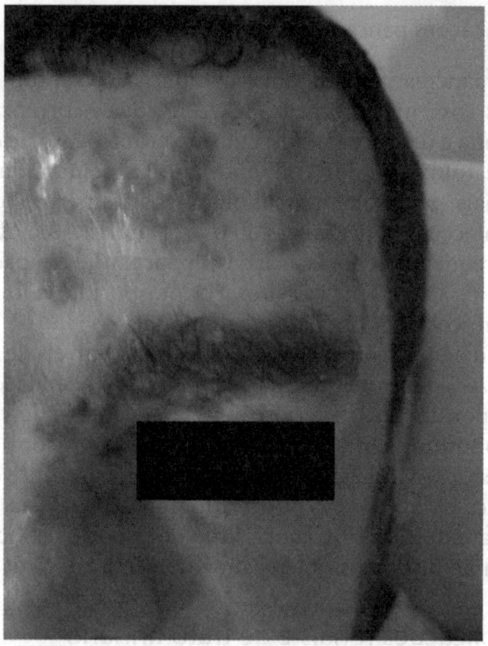

Figura 132.12 – Herpes zóster oftálmico em paciente com Aids.

Tabela 132.V – Principais manifestações cutâneas no contexto da infecção pelo HIV/Aids

Afecção cutânea	Quadro clínico	Tratamento	Prevalência
Escabiose	Prurido intenso. Múltiplas pápulas e vesículas escarificadas e alguns túneis cutâneos. Distribuição: interdígitos, punhos, axilas, virilha, mamas, abdome, nádegas e pênis. Pacientes gravemente imunodeprimidos podem cursar com a sarna norueguesa, caracterizada por eritrodermia e lesões crostosas altamente parasitadas e hiperqueratose palmoplantar.	Benzoato de benzila 33% tópico 1 vez/dia por 3 dias, repetir em 1 semana Ivermectina 200 µg/kg VO em dose única Permetrina creme 5% por 8 a 10 horas, repetir aplicação em 1 semana	1 a 20%
Herpes simples	Parestesias seguidas de lesões agrupadas com rápida evolução pápula→vesícula→exulceração→crosta, de localização orolabial ou genital. Em pacientes gravemente imunodeprimidos, as lesões podem ser disseminadas pelo corpo, resistentes a tratamento e recidivantes. Eventualmente as lesões podem evoluir com ulcerações profundas ou mesmo lesões pseudotumorais.	Aciclovir 400 mg VO a cada 8 horas por 7 a 14 dias Fanciclovir 500 mg VO a cada 12 horas por 7 a 14 dias Valaciclovir 1.000 mg VO a cada 12 horas por 7 a 14 dias Aciclovir 5 mg/kg EV a cada 8 horas por 5 a 10 dias (formas graves)	12 a 17%
Dermatite seborréica	Eritema, placas eritematosas ou placas eritêmato-descamativas em couro cabeludo, glabela, sulco nasogeniano, região retroauricular e axilar. Pode haver blefarite e eczema associados em conduto auditivo externo.	Xampu de sulfeto de selênio, zinco ou de cetoconazol Corticosteróides tópicos	10 a 13%
Farmacodermia	Exantema, urticária, síndrome de Stevens-Jonhson, necrose epidérmica tóxica e anafilaxia. Principais drogas associadas: sulfonamidas, β-lactâmicos, anticonvulsivantes, anti-retrovirais, particularmente não-análogos de nucleosídeo e abacavir. As lesões exantemáticas por abacavir, nevirapina e efavirenz são associadas à síndrome de hipersensibilidade de acometimento sistêmico (febre, hepatite, artralgia, linfadenopatia, eosinofilia e atipia linfocitária)	Suspensão do fármaco Anti-histamínicos Não usar corticosteróides (restrito a reações anafiláticas)	10 a 13%

(continua)

Tabela 132.V – Principais manifestações cutâneas no contexto da infecção pelo HIV/Aids *(cont.)*

Afecção cutânea	Quadro clínico	Tratamento	Prevalência
Condiloma acuminado	Lesão papular ou vegetante, única ou múltipla, hiperqueratótica, áspera e indolor, localizada principalmente em regiões genitais e perianais.	Auto-aplicação: – Podofilina 0,5% solução ou gel – Imiquimod 5% creme – Aplicação especializada: – Ácido tricloroacético (ATA) 80 a 90% em solução alcoólica – Podofilina 10 a 25% em solução alcoólica ou em tintura de Bejoim – Eletrocauterização, eletrocoagulação, criocauterização	3 a 12%
Asteatose/xerodermia	Prurido associada a pele ressecada e ocasionais placas eritêmato-descamativas e crostas focais. Eventualmente, podem ocorrer fissuras.	Banhos frios Hidratação Anti-histamínicos	10%
Foliculite eosinofílica	Pápulas ou pústulas eritematosas, pruriginosas e foliculares em cabeça, pescoço e regiões proximais de tronco e membros.	Corticosteróide tópico Fototerapia Anti-histamínicos Casos refratários devem ser encaminhados para especialista	9%
Herpes zóster	Parestesia ou dor em pontada, seguida de lesões em 48 a 72 horas, acometendo um ou mais dermátomos. Lesões papulomaculares e eritematosas, que evoluem para vesícula, pústula e crostas. Em pacientes intensamente deprimidos, as lesões podem ser disseminadas e visceralizadas.	Aciclovir 800 mg VO 5 vezes/dia por 7-10 dias Fanciclovir 500 mg VO a cada 8 horas por 7 a 10 dias Valaciclovir 1 g a cada 8 horas por 7 a 10 dias Doença grave ou disseminada: aciclovir 10 mg/kg a cada 8 horas por 14 a 21 dias	5 a 7%
Prurigo	Nódulos ou pápulas pruriginosas de tamanhos variáveis, hiperpigmentadas ou purpúricas, firmes. Localização preferencial em superfícies extensoras de membros. Os nódulos podem evoluir para aspecto folicular e escarificação.	Anti-histamínicos Corticosteróides tópicos Creme hidratante hipoalergênico	3 a 8%
Dermatofitoses	*Tinea pedis*, onicomicose, *tinea cruris* e *tinea corporis* são acometimentos dermatológicos muito mais freqüentes na infecção pelo HIV/Aids.	Onicomicose: – Fluconazol 100 a 200 mg/semana VO por 3 a 12 meses – Itraconazol 200 mg a cada 12 horas por 1 semana/mês durante 2 meses. Tinhas: – Fluconazol 100 a 200 mg/semana por 2 a 6 semanas – Cetoconazol creme 2% diariamente	2 a 8%
Sífilis	Manifestações primárias (cancro) e secundárias (*rash*, mucosite e linfadenopatia) são queixas comuns em serviços de emergência (detalhes no capítulo sobre DST)	Penicilina G benzatina 2.400.000 U em dose única ou dose semanal por 3 semanas	3 a 5%
Molusco contagioso	Pequenas pápulas perláceas umbilicadas, principalmente em face e região anogenital	Crioterapia Eletrocauterização Curetagem	5%
Pediculose púbica	Prurido intenso em região de púbis, abdome inferior e raiz das coxas. Pode haver eritema e manchas no local. Difícil encontro do agente.	Ivermectina 200 µg/kg VO em dose única	3%
Sarcoma de Kaposi	Máculas, pápulas, placas ou nódulos violáceos ou castanho-enegrecidos indolores e não-pruriginosos Pode haver lesão única ou múltipla. Em casos graves, pode estar associado a linfedema e acometimento visceral.	Não há urgência de iniciar o tratamento, devendo-se encaminhar o paciente para serviço especializado O tratamento baseia-se no uso de HAART Quimioterapia está indicada para lesões extensas ou quando há associação de lesão visceral	1 a 4%

Complicações cutâneas

Cerca de 10% dos pacientes com infecção pelo HIV/Aids procuram serviço de emergência devido a complicações cutâneas. As manifestações dermatológicas que afetam essa população podem ser decorrentes da própria infecção pelo HIV, de infecções por outros patógenos, de doenças neoplásicas (Figura 132.10) ou de hipersensibilidade a medicações (Figura 132.11). Embora haja uma ampla gama de manifestações cutâneas nessa população, as urgências são relacionadas a manifestações agudas com sintomas exuberantes. O diagnóstico da maioria dessas situações é clínico e o tratamento, empírico (Tabela 132.V). A investigação etiológica deve ser feita por especialista em casos refratários.

Infecções sistêmicas também podem ter manifestações dermatológicas, como a histoplasmose, a criptococose e as micobacterioses. A histoplasmose e a criptococose podem causar lesões cutâneas localizadas nodulares ou ulceradas, ou quadros sistêmicos com visceralização, nos quais a manifestação cutânea é de pápulas, nódulos e lesões crostosas disseminadas. As micobactérias tuberculosas e não-tuberculosas podem causar doença generalizada, com placas acneiformes, pustulares ou verrucosas, e nódulos ulcerados disseminados. O diagnóstico dessas condições requer biópsia cutânea com evidência histopatológica e/ou microbiológica.

Complicações oculares

Além das doenças oculares, a infecção pelo HIV/Aids costuma acometer os anexos oculares (pálpebras, conjuntivas, sistema de drenagem lacrimal) geralmente por doenças dermatológicas como herpes zóster oftálmico (Figura 132.12), sarcoma de Kaposi, molusco contagioso.

Doenças oculares na infecção pelo HIV/Aids podem causar desde diminuição da acuidade visual até perda parcial ou completa do campo visual. Na presença de sintomas oculares, a avaliação por oftalmologista deve ser realizada o mais breve possível, dadas a gravidade e as seqüelas potenciais.

As lesões no segmento anterior (córnea, câmara anterior e íris) manifestam-se por xeroftalmia, ceratite e iridociclite, podendo ser causadas por ampla gama de etiologias. Dentre essas, as mais comuns são a ceratite pelo vírus da varicela zóster e pelo vírus herpes simples. Os sintomas mais comuns incluem irritação, dor, fotofobia e diminuição da visão.

A ceratite pelo vírus da varicela zóster geralmente está associada a herpes zóster oftálmico com dermatite vesiculobolhosa acometendo dermátomo da primeira divisão do nervo trigeminal. O tratamento indicado é:

- Aciclovir 10 mg/kg/dia EV a cada 8 horas até que todas as lesões estejam no estado de crosta.
- Foscarnet 40 mg/kg EV a cada 8 horas ou 60 mg/kg EV a cada 12 horas por 14 a 26 dias em caso de resistência ao aciclovir.

A ceratite pelo vírus herpes simples tem evolução mais benigna. Beneficia-se de tratamento tópico (colírios de vidarabina, trifluridina ou aciclovir) e/ou sistêmico:

- Aciclovir 400 mg VO 5 vezes/dia por 7 dias.
- Valaciclovir 100 mg VO a cada 8 horas por 7 dias.
- Fanciclovir 500 mg VO a cada 8 horas por 7 dias.

As lesões no segmento posterior (retina, coróide e nervo óptico) podem ser detectadas em até 50% dos pacientes infectados pelo HIV/Aids. Manifestam-se por "moscas volantes", fosfenas, defeitos do campo visual e diminuição da acuidade visual. As principais etiologias são citomegalovírus, *T. gondii*, vírus do herpes simples e vírus da varicela zóster.

A retinite por citomegalovírus (CMV) pode ser inicialmente assintomática, evoluindo com queixas de borramento visual, "moscas volantes" e escotomas até perda parcial ou completa do campo visual. O diagnóstico é feito pelo exame de fundo de olho, onde se evidencia infiltrados perivasculares amarelo-esbranquiçados, associados ou não a hemorragia intra-retiniana. A doença geralmente ocorre em paciente com contagem de linfócitos T CD4+ menor que 50 células/mm^3. Outras manifestações são vitreíte, uveíte e papilite. Sempre pesquisar retinopatia em pacientes com doença citomegálica diagnosticada em outro órgão.

O tratamento é implante ocular de ganciclovir associado à seguinte terapêutica sistêmica:

- Ganciclovir 5 mg/kg EV a cada 12 horas por 14 a 21 dias.
- Valganciclovir 900 mg/dia VO por 14 a 21 dias.
- Foscarnet 60 mg/kg EV a cada 8 horas ou 90 mg/kg EV a cada 12 horas por 14 a 21 dias.

Após tratamento, deve-se prescrever o seguinte esquema de manutenção:

- Ganciclovir 5 mg/kg/dia EV.
- Valganciclovir 900 mg/dia VO.
- Foscarnet 90 mg/kg/dia EV.

A toxoplasmose ocular manifesta-se por coriorretinite caracterizada por lesão retiniana exsudativa focal com acometimento secundário da coróide e do segmento anterior. A lesão pode ser uni ou bilateral, com acometimento retiniano extenso. Pode haver vitreíte associada. Os esquemas de tratamento são:

- Sulfadiazina 100 mg/kg/dia VO a cada 6 horas + pirimetamina 75 mg, seguida de 25 mg/dia VO + ácido folínico 15 mg/dia por pelo menos 6 semanas.
- Clindamicina 600 mg a cada 6 horas pode substituir a sulfadiazina.
- Pode ser necessária terapêutica local, com fotocoagulação, crioterapia e vitrectomia.

Complicações hematológicas

As manifestações hematológicas raramente são queixa primária de pacientes com infecção pelo HIV/Aids em serviços de emergência. Geralmente estão associadas à infiltração da medula por infecção (micobactérias não-tuberculosas, tuberculose, histoplasmose, criptococose, citomegalovirose) ou por neoplasias (linfoma, sarcoma de Kaposi). Nesse caso, geralmente há pancitopenia associada a febre e acometimento de outros órgãos, como fígado, baço, pulmões, sistema nervoso central e pele. No entanto, algumas condições específicas estão associadas a acometimento hematológico grave (Tabela 132.VI).

Tabela 132.VI – Manifestações hematológicas graves no contexto da infecção pelo HIV/Aids

Causa	Manifestações	Diagnóstico	Tratamento
HIV	Anemia	Anemia normocítica e normocrômica ↓ reticulócitos ↓ eritropoietina	HAART
	Neutropenia	Neutrófilos < 500 a 1.000 células/mm^3	HAART
	Púrpura trombocitopênica idiopática	Plaquetopenia < 100.000/mm^3	HAART Prednisona 0,5 a 1 mg/kg/dia Imunoglobulina EV 400 mg/kg/dia por 5 dias Esplenectomia
Mielossupressão por drogas: Anfotericina AZT 5-fluorocitosina Ganciclovir Interferon convencional ou peguilado Pirimetamina Ribavirina Sulfonamidas Trimetoprim	Anemia grave Neutropenia com ou sem complicações bacterianas secundárias	Anemia normocítica e normocrômica ↓ reticulócitos Anemia macrocítica (AZT) Neutropenia < 500 células/mm^3 ou menor que 1.000 células/mm^3, sem possibilidade de suspensão da droga responsável	Suspensão do fármaco Eritropoietina 4.000 U SC 3 vezes/semana Suspensão do fármaco G-CSF (filgastrina) 150 μcg/dia SC 1 a 7 vezes/semana
Parvovírus B19	Anemia grave (Ht < 24%) em paciente com CD4< 100 células/mm^3. Pode haver neutropenia e pápulas purpúricas em bota e luva	Anemia normocítica e normocrômica ↓ reticulócitos IgG e IgM+ específicos *Dot blot* ou PCR para o agente	HAART Imunoglobulina EV 400 mg/kg/dia por 5 dias
Reações auto-imunes a drogas: Anemia hemolítica (dapsona, primaquina, ribavirina)	Anemia hemolítica principalmente em pacientes com deficiência de G6PD	Anemia normocítica e normocrômica, esferócitos e hemácias fragmentadas ↑ reticulócitos, ↑ DHL, ↓ haptoglobina, ↑ bilirrubina indireta	Suspensão do agente Oxigenoterapia Azul de metileno 1 mg/kg EV
Púrpura trombocitopênica (quimioterápicos, heparina, interferon, rifampicina, sulfonamidas e β-lactâmicos)	Equimoses e petéquias	Plaquetas < 100.000/mm^3 Megacariócitos normais ou aumentados na medula óssea	Suspensão do agente Transfusão de aférese de plaqueta (na presença de fenômenos hemorrágicos)
Sangramento de trato gastrintestinal (ver complicações do trato gastrintestinal)	Anemia associada à hemorragia digestiva alta ou baixa	Anemia normo/microcítica hipocrômica, ↓ ferro, ↓ ferritina Endoscopia digestiva alta ou baixa demonstrando lesão e biópsia para diagnóstico etiológico	Transfusão Tratamento da doença de base

Acidose lática

Pacientes com infecção pelo HIV/Aids em uso de inibidores da transcriptase reversa análogos de nucleosídeo, particularmente estavudina (d4T), didanosina (ddI) ou zidovudina (AZT), podem desenvolver acidose lática grave. Geralmente os sintomas iniciam-se meses após a introdução da medicação, manifestando-se por náuseas, vômitos, fadiga, dispnéia, mialgia e perda de peso, associados ou não a distensão abdominal e diarréia. Pode haver pancreatite e esteato-hepatite. O diagnóstico é confirmado pela detecção de acidose metabólica grave à gasometria arterial ou venosa central (interpretar com muita cautela gasometrias venosas periféricas), associadas a aumento de lactato. Outras alterações laboratoriais são: aumento de transaminases, amilase, desidrogenase lática (DHL) e creatinofosfoquinase (CPK). O tratamento requer suspensão imediata dos anti-retrovirais e, eventualmente, suporte avançado de vida em unidade de terapia intensiva.

Algoritmo 132.1 – Detecção de anticorpos contra HIV em indivíduos com idade acima de 2 anos

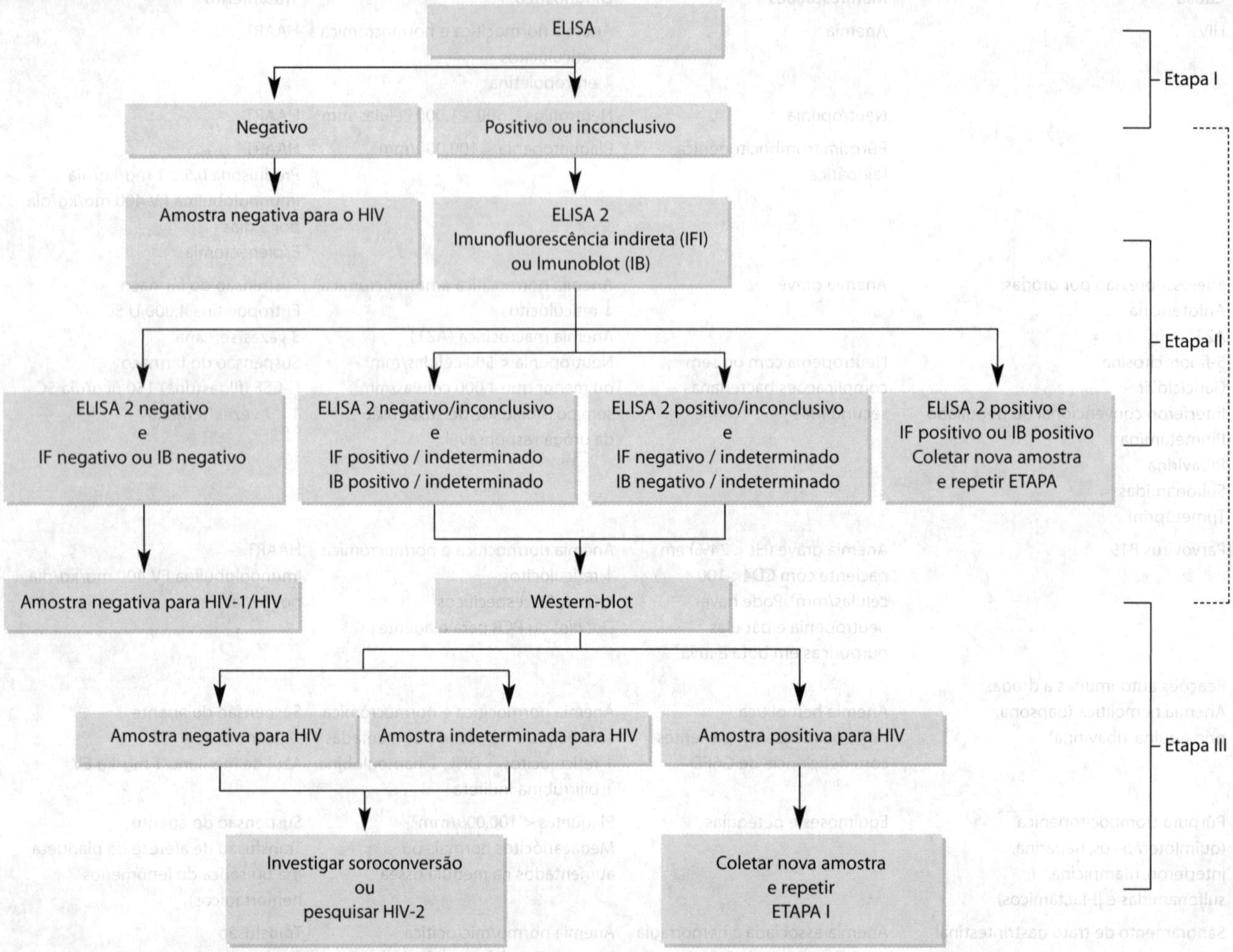

Notas:

1- Para interpretação do teste Western-blot devem ser observados os seguintes critérios:
- Amostra reagente: presença de no mínimo 2 bandas dentre gp 160/120, gp 41 e p24.
- Amostra não-reagente : ausência de bandas.
- Amostra indeterminada: qualquer outro padrão de bandas diferente dos descritos anteriormente.

2- Na suspeita de soroconversão recente, recomenda-se coletar uma segunda amostra 30 dias após a emissão do resultado da primeira amostra e repetir o conjunto de procedimentos seqüenciados descritos ou utilizar outros testes baseados na detecção de antígenos ou de ácido nucléico.

3- Em amostras com resultado indeterminado após a realização de todas as etapas obrigatórias para a detecção de anticorpos anti-HIV-1 recomenda-se realizar a investigação de infecção pelo HIV-2.

Fonte: Brasil, 2003.

LEITURA ADICIONAL

1. Aviram G, Fishman JE, Boiselle PM. Thoracic manifestations of Aids. Appl Radiol 2003; 32(8): 11-21.
2. Bartlett JG, Gallant JE. Medical management of HIV infection. Baltimore, Maryland: Johns Hopkins Medicine, Healths Publishing Business Groups; 2005.
3. Centers for Disease Control and Prevention. Guidelines for the use of antiretroviral agents in HIV-1-infected adults and adolescents (Oct 10, 2006). Disponível em: http://Aidsinfo.nih.gov/Guidelines.
4. Centers for Disease Control and Prevention. Treating opportunistic infections among HIV-infected adults and adolescents. MMWR 2004; 53(RR15): 1-112.
5. Di Lorenzo G, Konstantinopoulos PA, Pantanowitz L, Di Trolio R, De Placido S, Dezube BJ. Management of AIDS-related Kaposi's sarcoma. Lancet Oncol 2007; 8: 167-76.
6. Ministério da Saúde. II Consenso brasileiro de tuberculose. Diretrizes brasileiras para tuberculose 2004. J Bras Pneum 2004; 30(S1): S1-S56.
7. Ministério da Saúde, Secretaria de Vigilância em Saúde, Programa Nacional de DST e Aids. Recomendações para terapia anti-retroviral em adultos e adolescentes infectados pelo HIV 2007/2008. Disponível em: www.Aids.gov.br. Acessado em: 28/11/2006.
8. Röling J, Schmid H, Fischereder M, Draenert R, Goebel FD. HIV-associated renal diseases and highly active antiretroviral therapy-induced nephropathy. Clin Infect Dis 2006; 42: 488-95.
9. Sande MA, Eliopoulos GM, Moellering RC, Gilbert DN. The Sanford guide to HIV/AIDS therapy 2008. 16. ed. 2007.
10. Soriano V, Puoti M, Sulkowski M, Cargnel A, Benhamou Y, Peters M, et al. Care of patients coinfected with HIV and hepatitis C virus: 2007 updated recommendations from the HCV-HIV International Panel. AIDS 2007; 21: 1073-89.

Osteomielites

CAPÍTULO 133

Ana Lúcia Lei Munhoz Lima
Arnaldo Valdir Zumiotti
Priscila Rosalba Domingos Oliveira

TÓPICOS IMPORTANTES

- O termo osteomielite é mundialmente aceito para descrever uma infecção que envolva osso.
- As osteomielites têm sido classificadas de várias formas, levando-se em consideração alguns critérios como a localização do processo, a extensão do acometimento ósseo, o estado imunológico do hospedeiro, as comorbidades e o tipo de agente etiológico causador.
- A classificação de Waldvogel tem sido a mais utilizada, subdividindo as osteomielites em hematogênicas, sistêmicas e secundárias a foco infeccioso ou por contigüidade, com ou sem insuficiência vascular.
- O *Staphylococcus aureus* é o patógeno responsável pelo maior número de casos de osteomielite hematogênica aguda.
- A osteomielite hematogênica aguda é uma doença fundamentalmente de crianças e, embora possa ocorrer em qualquer fase da vida e atingir qualquer osso do corpo, as metáfises de crescimento de ossos longos (tíbia e fêmur) são as mais envolvidas. Os outros tipos são: osteomielite por contigüidade, pós-traumática, vertebral, crônica.
- As osteomielites crônicas representam um grande problema de saúde, decorrentes de importante morbidade, embora apresentem baixa mortalidade.

INTRODUÇÃO E DEFINIÇÕES

O termo osteomielite é mundialmente aceito para descrever uma infecção que envolva osso. Surgiu na literatura francesa no início do século XIX e aplica-se ao envolvimento do trabéculo e da medula óssea.

As particularidades do tecido ósseo, a aderência bacteriana e a resistência bacteriana aos antimicrobianos dificultam a erradicação dessa infecção que se tornou tão temida.

As osteomielites têm sido classificadas de várias formas, levando-se em consideração alguns critérios como a localização do processo, a extensão do acometimento ósseo, o estado imunológico do hospedeiro, as comorbidades e o tipo de agente etiológico causador.

A classificação de Waldvogel tem sido a mais utilizada, subdividindo as osteomielites em hematogênicas, sistêmicas e secundárias a foco infeccioso ou por contigüidade, com ou sem insuficiência vascular.

A proposição de Cierny e Mader leva em conta o hospedeiro, a natureza anatômica da doença e fatores referentes ao tratamento e prognóstico. Este sistema combina 4 formas de alterações anatômicas e 3 categorias fisiológicas do hospedeiro para definir 12 estágios clínicos de doença.

A finalidade dessas classificações é o diagnóstico preciso do processo para nortear o tratamento clínico e cirúrgico.

A seguir, com base na classificação de Waldvogel, serão descritos os principais tipos de osteomielites, individualizando as osteomielites da coluna vertebral e as pós-traumáticas, por apresentarem aspectos muito particulares.

ACHADOS CLÍNICOS E EXAMES COMPLEMENTARES

Osteomielite hematogênica aguda

A osteomielite hematogênica aguda é uma doença fundamentalmente de crianças e, embora possa ocorrer em qualquer fase da vida e atingir qualquer osso do corpo, as metáfises de crescimento de ossos longos (tíbia e fêmur) são as mais envolvidas.

O *Staphylococcus aureus* é o patógeno responsável pelo maior número de casos. A maioria dos pacientes com bacteriemia estafilocócica confirmada, excluídos os hospedeiros imunodeprimidos, apresenta infecções ósseas ou articulares. Vários focos infecciosos iniciais são relatados, incluindo cateterização venosa, onfalites, infecções de pele, tonsilites e otites médias. No entanto, em quase metade dos pacientes com diagnóstico de osteomielite hematogênica não se identifica a porta de entrada do processo, presumindo-se que portadores nasais de *S. aureus* apresentem uma incidência maior de infecção óssea e articular. Esta bactéria adere ao osso por meio de proteínas do hospedeiro, como a fibronectina, o fibrinogênio e o colágeno. As adesinas responsáveis por estas ligações têm sido demonstradas e denominadas MSRAMM (*microbial surface components recognizing adhesive matrix molecules*). Sabe-se também que determinadas cepas do *Staphylococcus aureus* produtoras de tipos especiais de adesinas codificadas geneticamente têm maior potencial de aderência ao osso e a cartilagens articulares, contribuindo para a gravidade de evolução do caso.

Outras bactérias identificadas são *Streptococcus agalactiae, Escherichia coli, Streptococcus pyogenes* e *Haemophilus influenzae*, cuja maior ou menor incidência depende da faixa etária envolvida.

O quadro clínico em neonatais é caracterizado por sintomas e sinais pouco exuberantes, incluindo dor, febre de início abrupto, irritabilidade, letargia e sinais locais de inflamação. A efusão articular adjacente à infecção óssea está presente em 60% dos casos.

Crianças maiores geralmente apresentam partes moles normais próximas à área óssea infectada e são capazes de eficiente resposta metabólica, grande reabsorção do seqüestro e significante resposta periosteal.

Adultos referem sintomas vagos, como dor não-característica e poucos sintomas constitucionais, podendo ocorrer febre, calafrios, edema e eritema local.

Os abscessos iniciais na metáfise podem permanecer contidos pelos mecanismos de defesa do hospedeiro, mas eventualmente persistem nas formas subaguda e crônica, estendendo-se, em alguns casos, a estruturas adjacentes. Estes achados parecem confirmar que o grau e a duração da resposta inflamatória determinam a magnitude da destruição óssea. A rota de disseminação do processo infeccioso é controversa, podendo ocorrer da medula metafiseal ao espaço subperiosteal via canais de Volkmann's.

O diagnóstico pode ser realizado pela história e exame clínico, a despeito da sofisticação atual dos métodos por imagem.

Muitas vezes, nas formas mais importantes da doença, a presença de edema e eritema em partes moles pode dificultar o diagnóstico diferencial entre osteomielite e celulite. Se não há confirmação, na presença de características clínicas sugestivas de osteomielite hematogênica, o aspirado ósseo deve ser realizado, guiado por ultra-sonografia ou tomografia computadorizada. A lavagem do local com 5 mL de solução salina pode ser útil, em especial se não houver secreção suficiente na fase inicial. O agente pode ser isolado por meio da aspiração em mais de 70% dos pacientes. Técnicas modernas de identificação de fragmentos de antígenos bacterianos aumentam a utilidade desta técnica. As culturas de sangue e a dosagem da proteína C reativa auxiliam no diagnóstico. Na fase aguda da doença, a contagem global de leucócitos, a velocidade de hemossedimentação e a dosagem da α-glicoproteína ácida estão aumentadas.

O estudo radiológico convencional na fase inicial da doença não apresenta alterações, embora seja necessário para excluir outras hipóteses diagnósticas, como tumor de Ewing ou leucemia, e para estabelecer a base da interpretação das alterações subseqüentes.

As alterações radiológicas das periostites e da destruição óssea tornam-se aparentes entre o 10º e o 14º dia do início da doença. Estas alterações surgem mais rapidamente em neonatos.

A tomografia computadorizada e a ressonância magnética identificam as alterações que se seguem ao desenvolvimento da lesão inflamatória. A tomografia demonstra abscessos subperiosteais, enquanto a ressonância magnética pode ser útil na detecção precoce de alterações, como microabscessos intra-ósseos.

Embora os exames com substâncias radioativas, incluindo os leucócitos marcados, possam ser positivos na fase inicial da osteomielite hematogênica, o objetivo principal é identificar o agente infeccioso e determinar o esquema antimicrobiano mais apropriado, reiterando a indicação da aspiração com coleta de material.

Osteomielite por contigüidade

Sem insuficiência vascular generalizada

A classificação de Waldvogel, baseada na via pela qual o microrganismo atinge o osso, tenta distinguir a osteomielite pós-traumática da originada por contigüidade das partes moles infectadas.

O microrganismo pode ser diretamente inoculado ao osso no momento do trauma e de procedimentos peri ou intra-operatórios ou ser disseminado a partir de uma infecção de tecidos moles adjacentes.

Vários fatores predisponentes podem estar envolvidos, como a redução cirúrgica, a fixação interna de fraturas, próteses, fraturas expostas e infecções crônicas de tecido mole.

Diferentemente da osteomielite hematogênica, nessa situação vários microrganismos são isolados do tecido ósseo infectado. A despeito de *Staphylococcus aureus* ainda ser o agente mais isolado, os bacilos Gram-negativos e os anaeróbios são cada vez mais identificados.

A infecção, em geral, ocorre num período de 1 mês após a inoculação, seja pós-trauma, pós-cirúrgico ou por contigüidade a partir dos tecidos moles.

O paciente apresenta-se com febre baixa, dor, eritema e, muitas vezes, drenagem por fístulas, perda de estabilidade, necrose óssea e alteração do tecido mole.

Com insuficiência vascular generalizada

A grande maioria dos pacientes incluídos nesta situação tem diabetes melito. Os ossos dos pés são os mais envolvidos, em decorrência das alterações motoras e sensitivas que geram má distribuição de carga e úlceras de pressão. A infecção ocorre a partir dessas soluções de continuidade, agravada por perfusão vascular inadequada. O trauma local é outro importante fator clínico predisponente, pela incidência de casos em diabéticos com alterações de sensibilidade. Várias bactérias podem estar envolvidas, destacando-se *Staphylococcus* coagulase-positivo e negativo, *Streptococcus* spp., *Enterococcus* spp., bacilos Gram-negativos e bactérias anaeróbias.

O exame clínico demonstra febre baixa, diminuição dos pulsos pedioso, dorsal e tibial posterior, e alteração da percepção da dor pela neuropatia periférica. Úlceras perfurantes do pé e celulites são achados constantes.

As infecções recorrentes são habituais, apesar da adequação do tratamento, sendo, muitas vezes, necessária a ressecção da área infectada. O objetivo principal da terapêutica é preservar a integridade funcional do membro envolvido.

Osteomielites pós-traumáticas

A implantação de microrganismos no tecido ósseo pode ocorrer por via hematogênica, por via direta no momento de um trauma espontâneo ou cirúrgico, como nas fraturas expostas, ou por contigüidade a partir de infecções das partes moles adjacentes.

As osteomielites pós-traumáticas são devidas, na maioria das vezes, à implantação de bactérias por via direta no osso e classicamente representadas pela infecção na evolução das fraturas expostas ou pelas osteomielites pós-operatórias.

Quanto às fraturas expostas, muitas vezes observa-se a contaminação por agentes intra-hospitalares resultantes da manipulação peri ou pós-operatória. A classificação de Gustillo hierarquiza as fraturas expostas levando em consideração a gravidade do ferimento e sugerindo o potencial de infecção para cada um dos graus de fratura, conforme mostrado na Tabela 133.I.

Tabela 133.I – Risco de infecção em fraturas expostas

Tipo de fratura	Risco de infecção
Tipo I	Até 2%
Tipo II	2 a 7%
Tipo IIIa	7%
Tipo IIIb	10 a 50%
Tipo IIIc	25 a 50%

Um estudo multicêntrico americano demonstrou a importância de fatores predisponentes de infecção nas fraturas expostas. Os 3 principais fatores relacionados à infecção pós-fraturas expostas foram: fraturas tipos IIIb e IIIc, fraturas abaixo do joelho e o volume de sangue transfundido no atendimento inicial dos pacientes. Com menor importância, foram observados fatores anteriormente consagrados, como idade e intervalo entre o ferimento e o início da antibioticoterapia e/ou cirurgia.

Em estudo prospectivo realizado com 134 pacientes portadores de fraturas expostas dos tipos II, IIIa, IIIb e IIIc dos membros inferiores, atendidos no Instituto de Ortopedia e Traumatologia do Hospital das Clínicas da Faculdade de Medicina da Universidade de São Paulo (IOT), nos anos de 2000 e 2001, foram observados os seguintes fatores predisponentes de osteomielites na evolução do tratamento das fraturas expostas: gravidade do paciente (classificação clínica de ASA), fraturas do fêmur e de ossos associados, ferida mantida aberta após o desbridamento inicial e fixação interna imediata.

Os agentes etiológicos que predominam nas infecções pós-fraturas expostas são *Staphylococcus aureus* e uma diversidade de bacilos Gram-negativos que variam conforme a microbiota hospitalar local. Em estudo de revisão realizado pela Comissão de Controle de Infecção Hospitalar do IOT/HC-FMUSP, foram analisados os casos de infecção óssea pós-fraturas expostas dos tipos II e III, e os agentes etiológicos isolados com mais freqüência foram *Staphylococcus aureus* (24% dos casos), *Acinetobacter baumanii* (22%) e *Enterococcus faecalis* (14%). A associação de agentes etiológicos em um mesmo paciente não é rara.

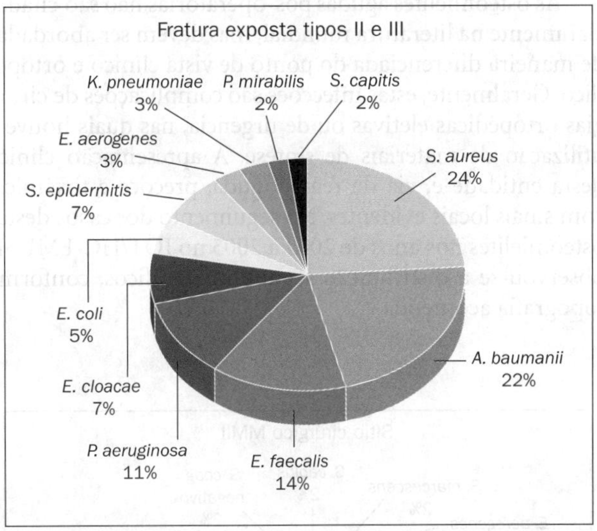

Figura 133.1 – Distribuição dos agentes etiológicos nas infecções de fraturas expostas dos tipos II e III.

Na maioria das vezes, os pacientes apresentam febre, sinais inflamatórios locais e drenagem de secreção purulenta pela ferida cirúrgica ou ferimento ainda exposto. A exemplo das outras apresentações clínicas das osteomielites, é necessário isolar os agentes etiológicos para realizar antibioticoterapia adequada. Sempre ao lado da antibioticoterapia correta, o desbridamento cirúrgico de todo o tecido mole e ósseo desvitalizado e a avaliação da retirada de materiais de síntese são de fundamental importância para o controle da infecção. Também quanto mais rapidamente for restabelecida a cobertura cutânea destes ferimentos por meio de retalhos convencionais ou microcirúrgicos, melhor o prognóstico em relação às infecções ósseas crônicas.

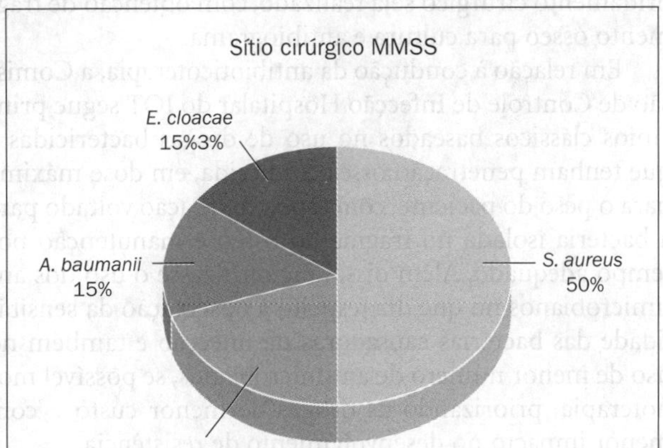

Figura 133.2 – Distribuição dos agentes etiológicos nas infecções pós-operatórias de membros superiores.

As osteomielites agudas pós-operatórias não são citadas claramente na literatura mundial, mas devem ser abordadas de maneira diferenciada do ponto de vista clínico e ortopédico. Geralmente, estas infecções são complicações de cirurgias ortopédicas eletivas ou de urgência, nas quais houve a utilização de materiais de síntese. A apresentação clínica desta entidade é, via de regra, aguda, precoce e toxêmica, com sinais locais evidentes. No seguimento dos casos destas osteomielites nos anos de 2002 a 2005 no IOT/HC-FMUSP, observou-se a distribuição segundo os gráficos, conforme topografia acometida.

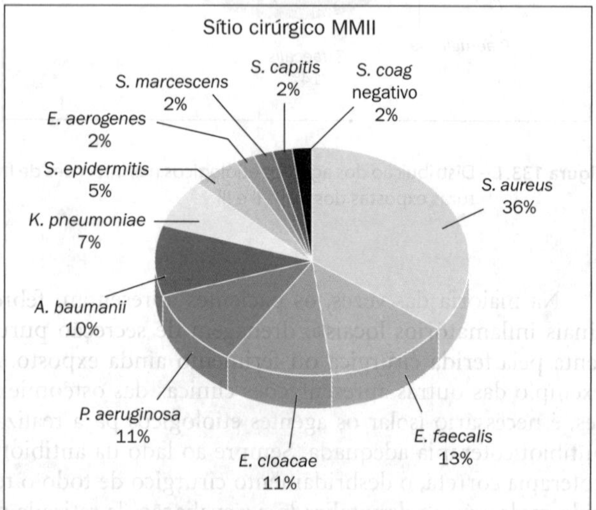

Figura 133.3 – Distribuição dos agentes etiológicos nas infecções pós-operatórias de membros inferiores.

A partir da análise da sensibilidade das bactérias descritas aos antimicrobianos, baseou-se a escolha empírica da antibioticoterapia imediata a ser instituída até que o desbridamento cirúrgico seja realizado, com obtenção de fragmento ósseo para cultura e antibiograma.

Em relação à condução da antibioticoterapia, a Comissão de Controle de Infecção Hospitalar do IOT segue princípios clássicos baseados no uso de drogas bactericidas e que tenham penetração óssea conhecida, em dose máxima para o peso do paciente, com espectro de ação voltado para a bactéria isolada no fragmento ósseo e manutenção por tempo adequado. Além disso, racionaliza-se o uso dos antimicrobianos no que diz respeito à observação da sensibilidade das bactérias causadoras da infecção e também no uso de menor número de antimicrobianos, se possível monoterapia, priorizando as drogas de menor custo e com menor impacto no desenvolvimento de resistência.

Além deste posicionamento, vale lembrar que a antibioticoterapia não substitui nem exclui a necessidade dos desbridamentos cirúrgicos extensos, retirada dos materiais de sínteses em algumas situações e das reparações ósseas e do revestimento cutâneo, para a obtenção do controle da infecção.

Osteomielite vertebral

A coluna espinhal é o local mais comum de osteomielite em adultos. A apresentação clínica é, muitas vezes, indefinida, e o diagnóstico pode ser demorado.

É, em geral, de origem hematogênica, sendo que a rota arterial prevalece ao plexo venoso de Batson. A doença pode envolver duas vértebras próximas e um disco intervertebral.

Os fatores de risco incluem o diabetes melito, a instrumentação do trato urinário e o uso de drogas ilícitas por via venosa. Outras situações menos freqüentes abordadas pela literatura são: laminectomia prévia, inoculação direta após ferimentos por armas de fogo ou armas brancas, e ainda por processo iatrogênico, durante punção lombar, mielograma e aortografias.

Em hospedeiros imunocompetentes, o S. aureus é a bactéria mais identificada, enquanto que, em usuários de drogas, a *Pseudomonas aeruginosa* é a mais isolada. Pacientes em hemodiálise aparentemente apresentam risco maior de infecção, tanto por bactérias Gram-positivas como Gram-negativas.

A apresentação clínica mais comum em adultos caracteriza-se por dor lombar, enquanto que crianças apresentam dificuldade para andar, sentar ou permanecer em pé. Dor abdominal pode ocorrer pelo envolvimento dos segmentos nervosos do cordão espinhal (torácico e lombar) ou até por extensão do processo infeccioso, levando à inflamação do retroperitônio.

Sinais meníngeos podem ser detectados, embora o fluido espinhal seja normal. O envolvimento da região cervical ou torácica pode culminar em disfagia, dor de garganta e torácica.

A dor pode ser insidiosa, progredindo durante semanas ou até meses. A febre e a leucocitose estão presentes em 50% dos casos, e a velocidade de hemossedimentação é geralmente elevada, podendo ser utilizada como guia prognóstico.

A complicação mais diagnosticada é o abscesso, que pode localizar-se nas regiões epidural, subdural, meníngea, retrofaríngea, mediastinal, subfrênica e retroperitoneal.

O diagnóstico de osteomielite vertebral pode ser dificultado pela ausência de febre no início da evolução clínica em até 50% dos casos. A velocidade de hemossedimentação é a alteração laboratorial mais consistente pela sua extrema sensibilidade, embora tenha baixa especificidade.

Em pacientes com osteoporose que apresentam fraturas compressivas vertebrais e febre inexplicada, dor severa e constante ou bacteremia sem um foco de infecção evidente, deve-se aventar a possibilidade do diagnóstico de osteomielite vertebral.

A freqüência de radiografia rotineira positiva na osteomielite vertebral é variável. A tomografia computadorizada, por sua vez, atinge índices de eficiência entre 80 e 95%. A ressonância magnética é, na verdade, o melhor exame para esse tipo de afecção, pois permite estabelecer o diagnóstico precoce, além de ser extremamente sensível na detecção e melhor caracterização da infecção. Dentre as limitações da ressonância magnética destacam-se a dificuldade em auxiliar a realização de biópsia dirigida e a baixa especificidade para distinguir a mielite granulomatosa da neoplasia intramedular.

As técnicas de mapeamento são úteis, mas limitadas no diagnóstico, pois, embora extremamente sensíveis, não são tão específicas, podendo confundir processos infecciosos com doenças neoplásicas e degenerativas.

É fundamental identificar o agente etiológico para que se utilize o esquema antimicrobiano adequado. As hemoculturas e culturas dos materiais obtidos em biópsias de ossos são métodos utilizados na confirmação do agente causal.

Os objetivos do tratamento na osteomielite vertebral são a eliminação da infecção e a fusão dos corpos vertebrais envolvidos. As indicações de cirurgia limitam-se a abscessos não-drenáveis por procedimentos percutâneos e presença de grande destruição óssea, causando deformidade e instabilidade.

A imobilização por períodos prolongados foi amplamente indicada no passado. No momento, embora não haja estudos controlados, a maioria dos autores recomenda limitação ditada pela dor, atividade restrita após o período de repouso e antibioticoterapia utilizada por pelo menos 4 semanas nas infecções agudas, e 6 meses nas crônicas.

O prognóstico é bom, com mortalidade inferior a 5%, e seqüelas neurológicas em aproximadamente 6% dos pacientes.

Osteomielite crônica

As osteomielites crônicas representam um grande problema de saúde, decorrentes da importante morbidade, embora apresentem baixa mortalidade. Esta infecção ocorre em aproximadamente 5 a 50% das fraturas expostas, menos de 1% das fraturas fechadas com osteossíntese e em 5% dos casos de doença hematogênica aguda. O principal problema da infecção crônica de osso é a persistência prolongada de microrganismos patogênicos.

O *Staphylococcus aureus* é o agente mais isolado, mas outros organismos, em particular os Gram-negativos e anaeróbios, são cada vez mais relatados. Em 1/3 dos casos, há mais de um agente envolvido.

Pacientes com osteomielite crônica apresentam insuficiência da imunidade mediada por célula, da fagocitose neutrofílica e da capacidade de morte microbiana.

A desnutrição crônica, o diabetes descompensado e a presença de outras comorbidades são freqüentemente associadas ao processo infeccioso crônico.

Alguns fatores locais, como alterações da pele e do tecido mole, presença de escaras e de ulcerações crônicas e falta de irrigação e de oxigenação dos tecidos favorecem a cronicidade do processo.

A maioria das alterações ósseas, como osteólise, periostite e seqüestros, pode ser identificada em estudo radiológico simples, mas a extensão da doença, detalhes, particularmente com respeito ao seqüestro e alterações ósseas, devem ser obtidos pela tomografia computadorizada ou ressonância magnética.

A importância da cintilografia no diagnóstico da osteomielite crônica ainda é discutível. Utilizando ^{99m}TC-MOP, com 3 a 4 fases de estudos, obtém-se alta sensibilidade, mas baixa especificidade; gálio é amplamente usado, mas tem demonstrado resultados não-específicos. Os resultados obtidos com a utilização de leucócitos marcados com TC ou índio111 parecem ser mais favoráveis. As técnicas cintilográficas com imunoglobulinas e antibióticos marcados encontram-se ainda em investigação.

A despeito de alguns relatos otimistas, a experiência clínica e trabalhos experimentais têm confirmado que antimicrobianos empregados sem critérios preestabelecidos não produzem resultados definitivos. A antibioticoterapia empírica deve ser utilizada em condições especiais, quando, por exemplo, o paciente está gravemente doente ou imunocomprometido.

A indicação concomitante de cirurgia objetiva a cura; se isto não é possível, há de se discutir alternativas de tratamento. Os princípios de terapêutica operatória incluem extenso desbridamento do osso desvitalizado, bem como de todas as partes moles comprometidas e pouco vascularizadas, obliteração do espaço morto, seguida por reparo de revestimento cutâneo, restauração óssea e funcional do segmento afetado. A amputação deve ser indicada em condições especiais, devendo trazer benefícios que superem as restrições da osteomielite crônica, ou quando for detectada degeneração neoplásica nas bordas das fístulas.

TRATAMENTO

Além do desbridamento cirúrgico agressivo e da antibioticoterapia dirigida, alguns adjuvantes podem ser utilizados, como curativos especiais, incorporação de antibiótico no cimento ortopédico e oxigenoterapia hiperbárica.

Em relação aos curativos especiais, o uso de lâminas de carvão ativado, biofibras impregnadas com prata e principalmente a terapia de fechamento de feridas com vácuo (VAC) têm sido de grande utilidade na condução dos casos. A terapia a vácuo permite a remoção contínua das secreções, mantendo a ferida limpa e estimulando diretamente a granulação. Com o auxílio dessa terapia, ocorre a redução do número de desbridamentos cirúrgicos para contenção da infecção e também redução das áreas a serem reparadas por retalhos e/ou enxertos de pele.

As cavidades ósseas geradas pelos desbridamentos podem ser preenchidas por cimento ortopédico impregnado com antibiótico. O mecanismo de ação do antibiótico ocorre por difusão, garantindo concentrações locais por até 14 dias. Além do polimetilmetacrilato, estão também indicados os cimentos reabsorvíveis, como o sulfato de cálcio. Vale ressaltar que a adição de antibióticos no cimento deve ser criteriosa, pois existem drogas que não permanecem estáveis nessa condição. O uso de antibiótico no cimento não substitui a antibioticoterapia sistêmica.

A terapia com oxigênio hiperbárico pode ser utilizada como adjuvante de tratamento, tendo resultados controversos. Os resultados conseguidos com a terapêutica cirúrgica agressiva, associada a antibioticoterapia correta e prolongada, atingem índices favoráveis de até 85 a 96%.

Tabela 133.II – Antibioticoterapia empírica inicial sugerida para as osteomielites

Tipo	Esquema endovenoso	Tempo	Observações
Hematogênica aguda	Oxacilina (8 a 12 g/dia) + gentamicina (240 mg/dia)	4 a 6 semanas	Reavaliar após resultados de culturas Considerar terapêutica oral após 2 semanas Avaliar cuidadosamente a função renal
Crônica	Clindamicina (2,4 g/dia) + ciprofloxacino (800 mg/dia)	6 meses	Reavaliar com culturas Considerar terapêutica oral após 2 semanas
Aguda pós-operatória	Conforme microbiota hospitalar local	4 a 6 semanas	Reavaliar após resultados de culturas Considerar terapêutica oral após 2 semanas

Algoritmo 133.1 – Tratamento da osteomielite

Suspeita

↓

Raio X ósseo
Aspirado ósseo
TC
USG
RNM
Cintilografia

↓

Desbridamento cirúrgico
Antibioticoterapia
Oxigenoterapia hiperbárica
Cimento ortopédico
Curativos especiais:
– Lâminas de carvão ativado
– Biofibras impregnadas com prata
– Terapia de fechamento de feridas com vácuo

LEITURA ADICIONAL

1. Abbey DM, Hosea SW. Diagnosis of vertebral osteomyelitis in a community hospital by using computed tomography. Arch Intern Med 1989; 149: 2029-35.
2. Adatepe MH, Darnell OM, Isaacs GH, et al. Hematogenous pyogenic vertebral osteomyelitis: diagnostic value of radionuclide bone imaging. J Nucl Med 1986; 27: 1680-5.
3. Berry DJ, Chandler HP, Reilly DT. The use of bone allografts in two-stage reconstruction after failure of hip replacements due to infection. J Bone Joint Surg 1991; 73: 1460-8.
4. Ciemy G, Mader JT. Adult chronic osteomyelitis. An overview. In: D'Ambrosia RD, Marier RL. editors. Orthopaedic infections. Thorofare, NJ: Slack; 1989. p.31-48.
7. Cotty PH, Fouquet B, Pleskof L. Vertebral osteomyelitis: value of percutaneous biopsy. J Neuroradiol 1988; 15: 13-21.
8. Court Brown CM, Keating JF, McQueen MM. Infection after intramedullary nailing of the tibia. Incidence and protocol for management. J Bone Joint Surg (Br) 1992; 74: 770-4.
9. Elarsri MO, Thomas JR, Skinner RA, Blevins JS. Staphylococcus aureus collagen adhesin contributes to the pathogenesis of osteomyelites. Bone 2002; 30 (1): 275-80.
10. Frommelt L. Principles of systemic antimicrobial therapy in foreign material associated infection in bone tissue, with special focus on periprosthetic infection. Injury 2006; 37: S87-S94.
11. Gandsman EJ, McCullough RW. Dynamic bone imaging in the differential diagnosis of skeletal lesions. Int J Radiol Appl Instrum 1990; 17: 533-41.
12. Gillespie WJ, Haywood Farmer M, Fong R, Hardine SM. Some aspects of the microbe-host relation ship in Staphylococcal haematogenous osteomyelitis. Orthopedics 1987; 10: 475-80.
13. Health Protection Agency. Mandatory surveillance of surgical site infection in orthopaedic surgery: April 2004 to March 2005. London: Health Protection Agency; 2005.
14. Ho EKW, Leong JCY. Spinal osteomyelitis. In: Fincleay G, Owen R, editors. Surgery of the spine. Oxford: Blackwell Scientific; 1992. p.603-19.
15. Hughes RA, Rowe IF, Shanson D, Keat ACS. Septic bone, joint and muscle lesions associated with human immunodeficiency virus infection. Br J Rheumatol 1992; 31: 381-8.
16. Johansson A, Flock J, Sevensson O. Collagen and fibronectin binding in experimental Staphylococcal osteomyelites. Clin Orthop Rel Res 2001; 382: 241-6.
17. Lerner RK, Esterhai ILJ, Polomond RC, et al. Psychosocial, functional and quality of life assessment of patients with posttraumatic fracture monumion, chronic refractory osteomyelitis, and lower extremity amputation. Arch Phys Med Rehabil 1991; 72: 122-6.
18. Lima ALLM, Zumiotti AV. Aspectos atuais do diagnóstico e tratamento das osteomielites. Acta Ortop Bras 1999; 7(3): 135-41.
21. Norden C, Gillespie WJ, Nade S. Clinical syndromes. In: Norden C, editor. Infections in bone and joints. Pennsylvania; 1994. p.137-387.
22. Oyen WJ, Van Horn JR, Claessens RA, et al. Diagnosis of bone, joint, and prosthesis infection with In-111-labeled nonspecific human immunoglobulin G scintigraphy. Radiology 1992; 182: 195-9.
23. Patzakis MJ, Wilkins J. Factors influencing infection rate in open fracture wounds. Clin Orthop 1989; 243: 36-40.
24. Perry CR, Pearson RL, Miller GA. Accuracy of cultures of material from swabbing of the superficial aspect of the wound and needle biopsy in the preoperative assessment of osteomyelitis. J Bone Joint Surg [Am] 1991; 73: 745-9.
25. Polk H. Factors influencing the risk of infection after trauma. Am J Surg 1993; 165 (2-A suppl): 2-7.
26. Ryden C, Yacoub A, Kvamstrom A. Detection of Staphylococcus aureus infection by enzyme-linked immunoabsorbent assay and immunoblotting, using high molecular weight staphylococcal proteins. FEMS Microbial Immunol 1990; 2: 65-73.
27. Schluter B, Bergmann V, Josten C, et al. Impairment of specific host defense mechanisms in patients with chronic post-traumatic osteomyelitis. J Trauma 1991; 31: 68-73.
32. Zumiotti AV, Ohno PE, Guarnieri M. Tratamento das fraturas expostas da tíbia grau III com emprego de retalhos microcirúrgicos. Acta Ortop Bras 1994; 2(1): 13-8.

Estafilococcias e Estreptococcias

CAPÍTULO

134

Olavo Henrique Munhoz Leite
Angela Carvalho Freitas
Priscila Rosalba Domingos de Oliveira
Sílvia Vidal Campos
Anna Sara Shafferman Levin
Silvia Figueiredo Costa

TÓPICOS IMPORTANTES

- Infecções por cocos Gram-positivos são as mais freqüentes entre as doenças infecciosas agudas no homem e podem levar a quadros clínicos com manifestações sistêmicas graves e debilitantes.
- As espécies mais freqüentemente isoladas em amostras clínicas são o *Staphylococcus aureus* e o *Staphylococcus epidermidis*.
- Os enterococos têm ampla distribuição no meio ambiente e não são intrinsecamente virulentos, portanto o seu isolamento em espécimes biológicos deve ser interpretado com cautela.
- Infecções por *Streptococcus* são variadas e incluem infecções de partes moles, mucosas, bacteremia e endocardite.
- O tratamento, em geral, depende do sítio de infecção, gravidade e padrão de resistência local.

INTRODUÇÃO E DEFINIÇÕES

As infecções por germes classificados como cocos Gram-positivos são as mais freqüentes entre as doenças infecciosas agudas no homem e podem levar a quadros clínicos com manifestações sistêmicas graves e debilitantes. Incluem as infecções causadas pelas bactérias dos gêneros estafilococo e estreptococo. O espectro das doenças causadas por essas bactérias pode variar de infecções respiratórias e de pele de baixa gravidade até sepse grave com alta letalidade.

Neste capítulo são apresentadas as principais manifestações clínicas determinadas por bactérias dos gêneros estafilococo e estreptococo com especial atenção ao paciente na unidade de emergência.

ETIOLOGIA E FISIOPATOLOGIA

Estafilococos

Os microrganismos pertencentes ao gênero *Staphylococcus* são bactérias Gram-positivas, catalase-positivas, de forma esférica, encontradas em materiais biológicos de formas: isoladas, aos pares, em pequenas filas ou em conglomerados irregulares com aspecto de "cachos de uva". São não capsuladas ou possuem cápsulas malformadas. São em sua maioria anaeróbios facultativos.

O gênero *Staphylococcus* possui 32 espécies, 16 são encontradas em humanos, e são classificadas como coagulase-positiva ou coagulase-negativa (Tabela 134.I). O *Staphylococcus aureus* é coagulase-positivo e o único com importância médica nesse grupo. Poucas espécies de *Staphylococcus* coagulase-negativas são patogênicas na ausência de fatores predisponentes como imunossupressão e presença de corpo estranho. Colonizam com freqüência a pele e mucosa dos seres humanos e o isolamento em materiais biológicos deve ser interpretado com cautela, podendo representar apenas um contaminante da amostra coletada.

As espécies mais freqüentemente isoladas em amostras clínicas são o *Staphylococcus aureus* e o *Staphylococcus epidermidis*.

O tempo de crescimento no meio de cultura ágar-sangue varia de 18 a 24 horas, são necessárias ainda 12 horas de incubação para identificação preliminar das colônias de *Staphylococcus* coagulase-negativas e mais 2 a 3 dias para a sua confirmação. O material biológico deve ser encaminhado o mais rapidamente possível para o laboratório de referência com identificação clara do local onde foi coletado. Não existem precauções ou métodos especiais de coleta.

Tabela 134.I – Classificação das espécies de estafilococos de importância clínica

Hospedeiro	Espécies de importância clínica
Homem e outros primatas	*S. aureus*
	S. lugdunensis
	S. epidermidis
	S. saprophyticus
	S. haemolyticus
	S. capitis
	S. hominis
	S. caprae
	S. auricularis
	S. saccharolyticus
	S. pasteuri

Estreptococos e enterococos

Os microorganismos pertencentes aos gêneros *Streptococcus* e *Enterococos* são bactérias Gram-positivas, catalase-negativas, de formas esféricas ou ovóides, menores de 2 mm de diâmetro. São anaeróbias facultativas. Até 1937 os estreptococos eram classificados baseados nos critérios fenotípicos tradicionais de hemólise e grupos sorológicos de Lancefield. Em 1937 Sherman reclassificou fenotipicamente os estreptococos em 4 grupos: piogênicos, *viridans*, enterococos e lácticos. Estudos moleculares posteriores atualizaram esta divisão e a partir de 1980 as bactérias do gênero *Streptococcus* foram classificadas em 3 gêneros: *Streptococcus*, *Enterococcus* (antigos estreptococos do grupo D de Lancefield) e *Lactococcus* (antigos estreptococos do grupo N de Lancefield).

A diferenciação entre os estreptococos e os enterococos foi realizada através da análise de seqüências genômicas, análise de proteínas e testes fenotípicos convencionais. Atualmente utilizam-se todos os critérios fenotípicos descritos para classificação das espécies dos estreptococos (Tabela 134.II).

ACHADOS CLÍNICOS

Infecções por *Staphylococcus aureus*

Habitualmente, a colonização de mucosas, particularmente as narinas, permite o desenvolvimento de doença pelo *S. aureus*, quando há quebra das barreiras teciduais permitindo a interação do *S. aureus* com seu hospedeiro, de maneira direta ou indireta através de toxinas. Uma vez invadida a pele ou mucosa, há chance de disseminação do agente pela corrente sangüínea e a evolução para acometimento sistêmico.

Cepas de *S. aureus* resistentes à oxacilina, antibiótico de escolha para a maioria das infecções graves de comunidade causadas por este agente, ocorrem com freqüência variável e representam um grande problema para o tratamento. São particularmente suscetíveis ao desenvolvimento de infecções por esses germes os idosos moradores de instituições e pacientes com história de hospitalização prolongada, uso prévio de antibióticos, uso de sonda vesical de demora ou sonda nasogástrica e/ou cirurgia recente.

Tabela 134.II – Classificação dos estreptococos isolados comumente em humanos

Espécies	Antígeno de Lancefield e espécies atuais	Hemólise	Grupos de Sherman
S. pyogenes	A	β	Piogênico
S. agalactie	B	β, γ	Piogênico
S. dysgalactie subespécie *equisimilis*	C, G	β	Piogênico
S. pneumoniae	Sem antígeno detectável	α	Não classificado
Grupo anginoso *S. Milleri*	A, C, F, G ou antígeno não-detectável Espécies: *S. anginosus*, *S. constellatus* e *S. intermedius*	α, β, γ	*Viridans*
Grupo *Bovis*	D conhecido como "grupo D não-enterococo" Espécies: *S. gallolyticus (S. bovis I)*, *S. pasteurianus (S. bovis II/2)*, *S. infantarius (S. bovis II/1)* e *S. lutetinensis*	α, γ	*Viridans*
Grupo *Mutans*	Não utilizado Espécies: *S. mutans* e *S. sobrinus*	α, γ e raramente β	*Viridans*
Grupo *Salivaris*	Não utilizado Espécies: *S. salivarius* e *S. vestibularis*	α, γ	*Viridans*
Grupo *Mitis*	Não utilizado Espécies: *S. mitis*, *S. oralis*, *S. sanguis* e *S. gordoni*	α	*Viridans*

Os enterococos têm ampla distribuição no meio ambiente e não são intrinsecamente virulentos, portanto o seu isolamento em espécimes biológicos deve ser interpretado com cautela. São encontrados freqüentemente no trato gastrintestinal, raramente no trato geniturinário e na cavidade oral (Tabela 134.III).

Todos os materiais biológicos devem ser encaminhados para o laboratório o mais rápido possível. Após a semedura, é feita a primeira leitura entre 18-24 horas e após 24 horas de incubação é feita a identificação. O meio especial STGG pode ser útil no transporte de secreção nasofaríngea para o isolamento de pneumococo.

Tabela 134.III – Principais espécies de enterococos de importância clínica

Espécies de importância clínica	Porcentagem de isolamento em espécimes biológicos humanos
E. faecalis	80 a 90%
E. faecium	5 a 10%
E. casseliflavus	< 5%
E. raffinosus	< 5%

Síndrome da pele escaldada estafilocócica

Acometimento superficial da pele, com lesões que variam de bolhas localizadas a exfoliação generalizada da pele. Acomete principalmente crianças menores de 1 ano e é rara em adultos. Não há envolvimento de mucosas, o que é importante para o diagnóstico diferencial com a síndrome de Lyell, relacionada à reação a drogas.

O tratamento consiste em reposição volêmica, em razão das perdas de fluidos nas áreas de pele lesada, cuidados locais com curativos e antibioticoterapia. Em casos de surtos em berçários, deve-se investigar a presença de portadores nasais do *S. aureus* e realizar a sua descontaminação.

Síndrome do choque tóxico

A maioria dos casos ocorre em mulheres durante o período menstrual, geralmente relacionada ao uso de absorventes internos por período prolongado. Sintomas e sinais incluem febre alta, hipotensão, edema e a presença de exantema morbiliforme, geralmente seguido de descamação, após alguns dias. Hipoalbuminemia é um achado laboratorial comum (Tabela 134.IV) e as hemoculturas costumam ser negativas. Raramente pode ocorrer associada à colonização de dispositivos, pele, mucosa ou feridas cirúrgicas pela bactéria produtora de toxinas mesmo na ausência de sinais de infecção local. São relatados casos em portadores de cateter para diálise peritoneal e em usuárias de diafragma como método anticoncepcional. O tratamento consiste em medidas de suporte, com reposição volêmica e drogas vasoativas, se necessário, antibioticoterapia e drenagem dos tecidos acometidos.

Tabela 134.IV – Critérios diagnósticos para síndrome do choque tóxico por *S. aureus*

Febre
Hipotensão
Exantema macular difuso seguido de descamação
Disfunção de pelo menos três dos seguintes órgãos/sistemas:
1. Hepático;
2. Sangüíneo;
3. Renal;
4. Mucosas;
5. Gastrintestinal;
6. Muscular;
7. Nervoso.
Sorologias negativas para leptospirose e rubéola
Culturas de sangue e LCR negativas para outros agentes.

Gastroenterocolite relacionada ao *S. aureus*

Caracterizada por mal-estar geral associado a náuseas, vômitos, dor abdominal e diarréia, com início após 2 a 6 horas da ingestão de alimento contaminado por enterotoxinas. Geralmente não há febre e os sintomas melhoram espontaneamente após 6 a 12 horas, exceto nos casos em que há desidratação grave (mais comum em crianças e idosos). A enterotoxina estafilocócica é termoestável, portanto o cozimento não evita a ocorrência da doença.

Impetigo

Infecção superficial de áreas expostas da pele que acomete principalmente crianças. O *S.aureus* e o *Streptococcus pyogenes* são os agentes mais freqüentes. Embora de pouca gravidade, na maioria dos casos, a doença é muito contagiosa e o paciente deve permanecer isolado até melhora. Lesões localizadas podem ser tratadas com antibióticos tópicos, como a mupirocina. Lesões extensas devem receber tratamento sistêmico.

Foliculite

Infecção do folículo piloso, as lesões são eritematosas, dolorosas, de base indurada nas regiões dos folículos. O tratamento geralmente consiste em uso de medidas antissépticas locais.

Furunculose (abscessos) e carbunculose

Representa uma extensão do processo infeccioso que acomete o folículo piloso, por isso geralmente localiza-se nas áreas do corpo com pêlos, com predileção pela face, região cervical, axilas e nádegas. A lesão costuma, inicialmente, ser um nódulo eritematoso e doloroso que evolui rapidamente para uma lesão indurada de cerca de 1 a 2 cm de diâmetro, com ponto de flutuação. A ruptura espontânea ou provocada costuma levar à saída de secreção purulenta. Na grande maioria dos casos, o tratamento consiste apenas na drenagem do material purulento. No caso de lesões localizadas próximas às narinas ou ao lábio superior, deve-se também associar o uso de antibióticos parenterais, em virtude do risco de tromboflebite séptica de seio cavernoso. A carbunculose caracteriza-se como uma infecção mais profunda, resultando da coalescência de diversos folículos pilosos acometidos e aprofundamento da lesão pelo tecido subcutâneo. Freqüentemente, essas lesões acometem a base da região cervical e podem formar uma cavidade com tecido necrótico, com febre e outros sintomas de infecção generalizada. O risco elevado de bacteremia exige o uso de antibioticoterapia sistêmica.

Hidrosadenite supurativa

Infecção das glândulas sudoríparas apócrinas, comumente acometendo axilas, regiões genitais e perineais. São lesões semelhantes às da furunculose, geralmente com drenagem espontânea de secreção purulenta e cicatrização hipertrófica da pele. O tratamento geralmente consiste em cuidados locais. Antibióticos sistêmicos, só em caso de sintomas generalizados.

Mastite

O quadro clínico pode variar de um nódulo eritematoso doloroso a um abscesso canalicular franco, ocorrendo, geralmente, durante a segunda ou terceira semanas do puerpério. Requer, além dos cuidados locais, uso de antibióticos sistêmicos e nos abscessos, drenagem.

Infecção de ferida cirúrgica

O *S. aureus* é o principal agente e o quadro caracteriza-se por edema, hiperemia e dor na região da incisão, que podem se acompanhados por sinais sistêmicos de infecção. Se não houver acometimento de estruturas profundas, o tratamento envolve retirada dos pontos, limpeza local e antibioticoterapia por 7 a 10 dias. Se a infecção envolver estruturas profundas ou corpos estranhos, como próteses, é necessária antibioticoterapia parenteral prolongada, com retirada do corpo estranho quando indicado.

Erisipelas e celulites

O *S. aureus* e o *Streptococcus pyogenes* são os agentes mais importantes nesses quadros. Febre alta, dor importante no local da lesão e outras manifestações de infecção sistêmica podem estar presentes. A erisipela costuma aparecer como uma área de hiperemia bem delimitada na pele, com edema ao redor, podendo haver presença de bolhas. São importantes para o diagnóstico a aspiração de material das bolhas para cultura e a coleta de hemoculturas. O tratamento deve ser iniciado rapidamente, com drogas que cubram os dois principais agentes. No caso da celulite, há envolvimento de tecido subcutâneo sem delimitação nítida; o tratamento também deve ser imediato, visando cobrir *S. aureus* e *S. pyogenes*, e pode ser acompanhado de exames de imagem para avaliar a profundidade da lesão e a existência de possíveis coleções fechadas.

Fasciítes necrotizantes

São condições geralmente bastante graves que, paradoxalmente, apresentam menos lesões à inspeção da pele no início do quadro do que ocorre nas celulites e erisipelas. A dor costuma ser muito grande e desproporcional às manifestações iniciais. O agente mais comumente envolvido é *S. pyogenes*, mas o *S. aureus* deve sempre ser levado em consideração, assim como a *P. aeruginosa* em pacientes imunocomprometidos. É necessário tratamento cirúrgico imediato, com debridamento e drenagem das coleções infectadas. A evolução é geralmente fulminante, e a espera de algumas horas pode resultar em perda de membros ou morte. A antibioticoterapia deve, também, ter início imediato e ser de amplo espectro.

Infecções de corrente sangüínea

As bacteremias por *S. aureus* têm aumentado substancialmente nas últimas décadas. Dividem-se em 2 grupos: as infecções adquiridas na comunidade e as adquiridas em ambiente hospitalar, causadas geralmente por cepas multirresistentes, cujas hemoculturas são positivas após, pelo menos, 48 horas de internação.

Pacientes institucionalizados, com doenças de base e, principalmente, portadores de cateteres de longa duração ou próteses são considerados grupos de risco para ocorrência de infecção de corrente sangüínea por *S. aureus*, mesmo na ausência de foco aparente de infecção. Nesses casos também há grande chance de ocorrência de cepa multirresistente, como nas infecções hospitalares, o que deve ser levado em conta para a escolha do tratamento. Pacientes sem fatores de risco geralmente têm foco aparente de infecção, desencadeando a bacteremia por esse agente.

O quadro é bastante grave e requer introdução imediata de tratamento parenteral e pesquisa de focos metastáticos de infecção, especialmente de endocardite. A coleta de hemoculturas é de fundamental importância. As infecções em ambiente hospitalar costumam relacionar-se a contaminação de feridas cirúrgicas e procedimentos invasivos, especialmente cateteres venosos e urinários.

Infecção de cateteres venosos

Os cateteres são importantes fontes de infecção da corrente sangüínea por *S. aureus*. Frente à suspeita deste tipo de infecção, deve-se avaliar se o cateter é de curta ou longa permanência. Para aqueles de curta permanência, na investigação de febre, deve-se trocar o cateter por fio guia, com envio da ponta para cultura e coleta de hemocultura periférica concomitante. Após o procedimento, o paciente estável deve ser observado por 48 a 72 horas antes da introdução de antibióticos, pois a simples retirada do cateter pode cessar a febre. Nos casos em que a infecção do dispositivo for evidente (por exemplo, com hiperemia importante ou saída de secreção purulenta no orifício de entrada), este deve ser retirado, com nova punção em outro sítio. A decisão sobre a introdução de tratamento segue o que foi dito acima. No caso dos cateteres de longa permanência, implantáveis ou semi-implantáveis, pode-se tentar o tratamento da infecção sem sua retirada, com antibióticos infundidos por todos os lúmens, desde que não haja sinais de infecção do túnel ou da bolsa subcutânea, pois estes casos requerem a retirada do cateter e antibioticoterapia parenteral. Deve sempre ser evitada a coleta de hemoculturas pelos cateteres, pois seu valor diagnóstico e interpretativo é duvidoso.

Endocardite

É uma das complicações mais graves da bacteremia por *S. aureus*. A doença tem evolução rápida e pode ocorrer a formação de múltiplos êmbolos sépticos, destruição valvar, miocardite e choque de componentes séptico e cardiogênico. Os principais grupos de risco são os portadores de febre reumática, usuários de drogas endovenosas, próteses intravasculares (especialmente próteses valvares) e pacientes em hemodiálise. Os principais sintomas são febre, taquicardia e hipotensão. Dispnéia pode estar presente, tanto por insuficiência cardíaca quanto pela presença de êmbolos pulmonares, assim como artralgia, mialgia, dor lombar e dor pleurítica. A formação de êmbolos sistêmicos pode causar petéquias e manchas de Janeway. Há alterações neurológicas em cerca de um terço dos pacientes. No exame físico também se nota a presença de sopro cardíaco relacionado à válvula acometida. As hemoculturas desempenham papel importante no diagnóstico. O tratamento empírico deve ser precoce, podendo ser posteriormente alterado conforme os resultados das culturas.

Pneumonia

O *S. aureus* não é um agente comum em pneumonias comunitárias, mas pode estar presente em até 30% dos casos hospitalares. Idade avançada, diabetes e história de alcoolismo são fatores de risco. O quadro clínico inicial é semelhante ao das pneumonias causadas por agentes usuais, mas diferencia-se pela evolução rápida e pela maior ocorrência de derrame pleural, empiema e cavitações. Fístulas broncopleurais e pneumatoceles também podem ser encontradas. Na última década houve o surgimento de pneumonias necrotizantes graves com alta letalidade na comunidade. Estas infecções ocorrem em paciente jovens e previamente saudáveis. Outra característica destas infecções é a resistência de S. aureus a oxacilina, o que é comum nas infecções hospitalares, mas não nas comunitárias. Acredita-se que a agressividade destas infecções se devem à produção de toxinas, em especial à leucocidina de Panton Valentine (PVL). Os casos sem complicações costumam responder após 10 a 15 dias de tratamento. Nos empiemas pode ser necessário ampliar o tempo de tratamento enquanto persistir a drenagem de secreção infectada.

Osteomielite

Cerca de metade dos casos tem como agente o *S. aureus*. É considerada aguda quando os sintomas têm duração menor que 6 semanas, ocorrendo mais comumente em crianças e idosos. Os sintomas mais freqüentes são dor e edema locais e febre alta, com prostração. As hemoculturas são positivas em 50% dos casos, sendo importantes para o diagnóstico. O tratamento deve durar de 4 a 6 semanas, preferindo-se via parenteral por todo o período. Osteomielites sintomáticas por mais de 6 semanas e quadros recorrentes são definidos como crônicos, geralmente caracterizados por evolução indolente que pode ser acompanhada de necrose, seqüestro ósseo e fístulas. Nesses casos, a cultura óssea tem importante valor para o diagnóstico etiológico.

Artrite séptica

A infecção articular pode ser hematogênica, ocorrer após trauma local ou procedimentos invasivos. Em adultos, *S. aureus* é um agente importante, juntamente com *Neisseria gonorrhoeae.* Os sintomas mais freqüentes são o edema e a dor articular; pode haver febre. Após poucos dias de infecção já pode haver destruição da articulação, por isso devem ser precoces o diagnóstico e tratamento. A punção articular deve ser realizada com envio de líquido para culturas. O tratamento é semelhante ao da osteomielite aguda.

Piomiosite

Também chamada de piomiosite tropical, é de ocorrência rara. O músculo iliopsoas e os músculos do quadríceps são os mais acometidos. O quadro inicia-se com dor muscular e febre baixa. Após cerca de 1 a 2 semanas, há a formação de abscessos com piora da dor e edema muscular. A infecção se não tratada leva à destruição do tecido muscular; pode ocorrer acometimento ósseo e/ou generalização da infecção, com sepse. O diagnóstico envolve exames de imagem do local acometido, coleta de hemoculturas e do material do abscesso muscular. O tratamento requer drenagem cirúrgica e antibioticoterapia.

Infecções por *Staphylococcus* coagulase-negativos

Nesse grupo os agentes mais freqüentemente isolados são *Staphylococcus epidermidis* e *Staphylococcus saprophyticus.* O primeiro geralmente é relacionado a infecções hospitalares, particularmente em pacientes usuários de dispositivos invasivos. *S. saprophyticus,* por sua vez, é causador freqüente de infecções urinárias de comunidade.

O tratamento das infecções associadas a *S. epidermidis* geralmente segue o tempo preconizado para infecções por *S. aureus,* entretanto deve-se lembrar que cerca de 80% das cepas isoladas são resistentes a oxacilina.

Infecções por enterococos

A resistência intrínseca às diversas classes de antimicrobianos permite sua sobrevivência e proliferação, crescendo sua importância nas infecções hospitalares.

Infecção do trato urinário

Apresentação freqüente pelos enterococos. Podem ser quadros não complicados, como cistite e pielonefrite ou complicados, como prostatite e abcessos perirrenais. A maioria destas infecções é hospitalar, associadas à sondagem vesical de demora e/ou instrumentação local (segunda causa de ITU hospitalar nos EUA). Raramente é causa de bacteremia. O diagnóstico é realizado através de exame pareado de urina tipo I alterada e urocultura com isolamento do enterococo.

Bacteremia e endocardite

A endocardite por enterococos é comumente associada à bacteremia por infecções adquiridas na comunidade. Entre 5 e 15% das endocardites infecciosas são causadas por enterococos, particularmente o *Enterococo faecalis.* É mais comum nos homens e idosos, em pacientes com doença valvar prévia ou com valva protética. Afeta principalmente as valvas esquerdas, com predileção pela valva mitral. O curso é subagudo, podendo retardar o diagnóstico e o tratamento.

O trato gastrintestinal serve como porta de entrada para a infecção, no entanto a associação entre doença neoplásica gastrintestinal e bacteremia por enterococos não é tão forte quanto a bacteremia por *Streptococos bovis.*

O diagnóstico de endocardite por este agente é realizado com a presença do quadro clínico compatível e o isolamento do agente em hemocultura, cultura de material de biópsia de válvula cardíaca ou sítios de embolização.

É um agente incomum de bacteremia e seu diagnóstico é realizado através do isolamento em hemocultura. A porta de entrada para bacteremias hospitalares costuma ser, por ordem descendente: ITU, abscessos abdominais, abscessos pélvicos, queimaduras térmicas, úlceras de decúbito, pé diabético infectado, cateteres venosos e arteriais ou colangite.

Infecções pélvicas e abdominais

Os enterococos são freqüentemente isolados como parte da flora mista aeróbica e anaeróbica em infecções pélvicas e abdominais. Seu papel patogênico nessas situações é questionável, particularmente por determinar com menor freqüência bacteremia que a *Escherichia coli* e o *Bacteroides fragilis*. Entretanto, são agentes importantes de peritonite em pacientes com síndrome nefrótica ou cirrose hepática, assim como em pacientes em diálise peritoneal crônica. Eventualmente são agentes de peritonite secundária a cirurgias abdominais ou trauma. O diagnóstico é feito através do isolamento do agente a partir de líquidos e secreções estéreis.

Infecções de feridas e tecidos

Raramente os enterococos são causa de celulite ou outras infecções de tecidos e partes moles. São freqüentemente isolados como parte da flora bacteriana de feridas operatórias infectadas, úlceras de decúbito e infecções em pés diabéticos, no entanto com papel patogênico questionável. Raramente causam osteomielite, e quando são encontrados em cultura de osso é por provável superinfecção, e não como causa primária da osteomielite.

Meningite

Agente raro de meningite em adultos saudáveis, a maioria dos casos ocorre em pacientes com defeitos anatômicos do SNC, com neurocirurgia prévia ou pós-trauma craniencefálico. Raramente é complicação de bacteremia secundária à endocardite, mas isso pode ser observado em pacientes HIV-positivos, oncológicos ou na sepse neonatal. O diagnóstico de meningite por enterococos se faz através do isolamento do agente no líquor coletado de forma asséptica. Normalmente a celularidade é baixa (< 200 cel/mm^3).

Infecção do trato respiratório

O uso de antimicrobianos de amplo espectro – especialmente as cefalosporinas – associados à nutrição enteral em pacientes gravemente enfermos pode determinar raramente quadros de pneumonia.

Sepse neonatal

Usualmente é vista em recém-nascidos de termo, no entanto epidemias foram descritas em recém-nascidos prematuros ou de baixo peso ao nascer, com uso de sondas e cateteres. O quadro clínico inclui: febre, letargia, insuficiência respiratória e bacteremia e/ou meningite por enterococo.

Infecções por estreptococos

Infecções por *Streptococcus pyogenes* (grupo A)

Esses germes são causa freqüente de infecções e podem determinar quadros de: faringite, escarlatina, pioderma, impetigo, erisipela, celulite, fascíte necrotizante, miosite e síndrome do choque tóxico. A bacteremia é rara, entretanto, progride rapidamente e apresenta taxas elevadas de mortalidade (30%).

A faringite estreptocócica acomete, principalmente, crianças e adolescentes. Febre, hipertrofia de amídalas com exsudatos, linfadenite dolorosa e leucocitose são característicos. O diagnóstico é definitivo com cultura de orofaringe positiva e/ou pesquisa positiva para antígenos de *Streptococcus* do grupo A.

As complicações mais freqüentes são: abscessos retrofaríngeo e amidaliano, mastoidite, sinusite e otite média. Febre reumática e glomerulonefrite pós-estreptocócica são seqüelas não-supurativas.

Nas infecções de pele e partes moles, o diagnóstico é clínico e a pesquisa do agente (Gram e cultura) nos diferentes materiais deve ser feita para que o resultado seja interpretado com cautela. Complicações freqüentes são gangrena de membros ou síndrome compartimental. Infecções por cepas nefrogênicas dos estreptococos do grupo A são fator de risco para o desenvolvimento de glomerulonefrite pós-estreptocócica.

Síndrome do Choque Tóxico Estreptocóccica

A síndrome do choque tóxico estreptocócico (STSS) instala-se na vigência de infecção por essa bactéria na pele ou partes moles, como: impetigo, celulite, faringite, peritonite, infecção puerperal e outras. Caracteriza-se por reações de superantígenos com ativação de mais de 10% de linfócitos CD4+ e liberação de grande quantidade de citocinas. A exotocina pirogênica parece constituir o principal fator na patogênese da STSS, apresentando semelhanças estruturais com as enterotocinas estafilocócicas. A STSS acomete todas as idades, porém é mais freqüente em pessoas previamente saudáveis, entre 15 e 50 anos. Na maioria dos casos, refere-se na história a ocorrência de trauma muscular, a que se segue 24 a 72 horas depois, o aparecimento de dor, edema e eritema locais. A febre é o achado mais comum, embora algumas vezes o paciente possa encontrar-se em choque e, portanto, hipotérmico. A taxa de mortalidade da STSS varia de 30 a 70%, a despeito das modernas técnicas de tratamento. O *Streptococcus pyogenes* pode ser recuperado em hemocultura na maioria dos casos, fato esse incomum na síndrome do choque tóxico estafilocócica. Culturas de outros espécimes biológicos também podem evidenciar o patógenos, como a de secreção colhida por aspiração profunda da área lesada ou do fragmento de tecido obtido por biópsia.

Infecções por *Streptococcus agalactiae* (grupo B)

O *Streptococcus agalactiae* é o agente mais freqüente das infecções neonatais precoces ou tardias. As infecções precoces, em recém-nascidos pré-termo com menos de 12 horas de vida, relacionam-se com infecção obstétrica materna em mais da metade dos casos e suas manifestações – bacteremia, pneumonia e meningite – apresentam evolução mais grave. As infecções tardias (7-89 dias) manifestam-se como meningite, osteomielites e artrites, mas em geral são menos graves.

Tabela 134.IV – Definição de Síndrome Choque Tóxico causada por S. pyogenes (The Working Group , 1993 *)

I. Isolamento de S. pyogenes
A) Do sangue ou outro sítio estéril (LCR, líquido pleural, peritoneal, tecido de biópsia etc)
B) De sítio não estéril (faringe, escarro, vagina, lesões cutâneas)
II. Sinais clínicos de gravidade
A) Hipotensão (pressão sistólica < 90 mmHg
B) Duas ou mais das seguintes alterações:
1. Insuficiência renal
2. Coagulopatia (plaquetas < 10.000, ou coagulação intravascular disseminada, CIVD)
3. Envolvimento hepático (transaminases ou bilirrubinas aumentadas 2 vezes o limite superior)
4. Síndrome da angústia respiratória aguda (infiltrado pulmonar de instalação súbita, associado à hipoxemia, na ausência de insuficiência cardíaca, edema cardiogênico, derrame pleural)
5. Exantema macular eritematoso difusom que pode descamar
6. Necrose de partes moles (fasciíte, miosite ou gangrena)

* Caso bem definido: quando a doença preenche os itens IA e II (A e B).

**Caso provável: quando esses critérios não são preenchidos, mas nehuma outra etiologia é encontrada para a doença.

Em adultos, infecções por este estreptococo estão relacionadas a condições de base como: idade maior de 65 anos, diabetes, cirrose, neoplasias, infecção pelo HIV, alterações neurológicas (AVC, demência, tetraplegia e bexiga neurogênica) ou mulheres colonizadas no pós-parto.

Bacteremia e infecção genital feminina são as duas entidades mais importantes e graves relacionadas a este agente. A primeira apresenta incidência entre 20 e 40% com mortalidade de 50% dos casos. A segunda, causa endometrite e infecção de ferida cirúrgica em mulheres colonizadas (ex.: bacteriúria assintomática) e submetidas a parto cesáreo.

Pneumonia, endocardite, meningite, infecções de partes moles, artrite e osteomielite também podem ocorrer com gravidade naquela população de adultos. O diagnóstico é sempre realizado por culturas de sangue, líquor, osso, pele e líquido sinovial.

Infecções por *Streptococcus pneumoniae*

É um agente freqüente das pneumonias de comunidade, sinusites, otites e meningites. Pode ser cultivado a partir de amostras de cada sítio anatômico comprometido, mas o diagnóstico clínico e epidemiológico é suficiente. Hemocultura é positiva em menos de 25% dos casos de pneumonia por pneumococo. Na suspeita de meningite, o diagnóstico só é definitivo após punção liquórica e cultura positiva. O tratamento das infecções por peneumococo baseia-se na terapia antibiótica precoce adequada e drenagem de focos fechados. Avaliar a sensibilidade do agente é fundamental para definir antibioticoterapia.

Infecções por estreptococos do grupo *Bovis* (grupo D)

O *Streptococcus bovis* está associado a bacteremia. Em 25 a 50% dos casos há endocardite, a partir de procedimentos dentários, da árvore biliar, do trato urinário e, principalmente, do trato gastrintestinal. A colonoscopia deve ser realizada em pacientes com endocardite por este agente em virtude da alta probabilidade de carcinoma de cólon. Ele também pode causar sepse neonatal e infecção do trato urinário.

Infecções por *Streptococcus viridans*

Grupos C e G

As infecções por espécies deste grupo podem ser endógenas ou exógenas (alimentos animais). Fatores de risco são: extremos de idade, usuários de drogas endovenosas, alcoolismo, diabetes ou uso de fármacos imunossupressores. A faringite é a entidade mais freqüente e assemelha-se àquela causada pelo *S. pyogenes*. Também podem apresentar complicações não-supurativas como a glomerulonefrite pós-estreptocócica e artrite reacional, mas não estabelecem relação com a febre reumática aguda. Infecções de partes moles, pneumonias, endocardites, artrites e osteomielites podem ocorrer, mas são raras.

Grupo *Anginosus*

Constituído pelas espécies *Streptococcus intermedius*, *Streptococcus constellatus* e *Streptococcus anginosus*. Estão presentes na cavidade oral e no trato gastrintestinal. Freqüentemente associadas às infecções de cabeça e pescoço, como: sinusites, fasciítes em face, abscessos dentários e, por contigüidade, meningite, abscessos cerebrais ou empiema subdural. Bacteremia e endocardite (3 a 15% endocardites estreptocócicas) ocorrem a partir de foco abdominal. Em pacientes neutropênicos oncológicos, causam bacteremias nosocomiais que podem evoluir para síndrome do desconforto respiratório agudo ou síndrome do choque tóxico. No sistema nervoso central, são encontrados como agentes etiológicos de 50 a 80% dos casos de abscessos cerebrais. Fatores de risco são: cardiopatias congênitas, sinusites e otite média, hepatopatia e trauma craniencefálico. Mais freqüentemente causam infecções abdominais, como: abscessos hepáticos, pélvicos e subfrênicos, peritonite, apendicite, colangite e infecção de sítio cirúrgico. Nos pulmões, por aspiração, ocasionam abscessos parenquimatosos e empiema pleural. A antibioticoterapia só é eficaz associada a abordagem cirúrgica para drenagem dos abscessos nos diversos sítios citados.

TRATAMENTO

Em muitas situações clínicas, o tratamento das infecções estreptocócicas e estafilocócicas é feito de maneira empírica em virtude tanto da gravidade quanto da dificuldade em se estabelecer o agente etiológico preciso. Preferencialmente, a antibioticoterapia dever ser orientada pelo agente mais provável para o sítio de infecção e com interpretação adequada do antibiograma.

Os Algoritmos 134.1, 134.2 e 134.3 resumem o tratamento das infecções estafilocócicas e estreptocócicas.

LEITURA ADICIONAL

1. Bannerman TL. Staphyloccocus, micrococcus, and other catalase-positive cocci that grow aerobically. In: Murray, PR, Baron, E Jo. Manual of clinical microbiology. 7. ed. Washington: ASMPress; 1999. p.384-404.
2. Martin BJ. Bacterial diseases. In: Mandell: principles and practices of infectious diseases. 6. ed. Philadelphia: Elsevier Churchill Livingstone; 2004. p.2319-21.
3. Bisno AL, Ruoff KL. Classification of Streptoccoci. In: Mandell: principles and practices of infectious diseases. 6. ed. Philadelphia: Elsevier Churchill Livingstone; 2004. p.2360-2.
4. Bisno AL, Stevens DL. Streptococcus pyogenes. In: Mandell: principles and practices of infectious diseases. 6. ed. Philadelphia: Elsevier Churchill Livingstone; 2004. p.2362-79.
5. Edwards MS, Baker CJ. Streptococcus agalactiae (group B Streptococcus). In: Mandell: principles and practices of infectious diseases. 6. ed. Philadelphia: Elsevier Churchill Livingstone; 2004. p.2423-34.
6. Levin AS, Dias MBS, Oliveira MS. Guia de utilização de anti-infecciosos e recomendações para a prevenção de infecções hospitalares 2005/2006. 2.ed. São Paulo: Hospital das Clínicas FMUSP; 2005.
7. Johnson CC, Tunkel AR. Viridans Streptococci, groups C, and Gemella morbillorum. In: Mandell: principles and practices of infectious diseases. 6. ed. Philadelphia: Elsevier Churchill Livingstone; 2004. p.2434-51.
8. Menichetti F. Current and emerging serious Gram-positive infections. Clin Microbiol Infect; 11(suppl. 3): 22-8.
9. Mirzanejad Y, Stratton CW. Streptoccocus anginosus group. In: Mandell: principles and practices of infectious diseases. 6. ed. Philadelphia: Elsevier Churchill Livingstone; 2004. p.2451-7.
10. Moellering Jr RC. Enteroccocus species, Streptococcus bovis, and Leuconostoc species. In: Mandell: principles and practices of infectious diseases. 6. ed. Philadelphia: Elsevier Churchill Livingstone; 2004. p.2411-21.
11. Moreillon P, Que Yok-Ai, Glauser MP. Staphylococcus aureus (including Staphyloccocal toxic shock). In: Mandell: principles and practices of infectious diseases. 6. ed. Philadelphia: Elsevier Churchill Livingstone; 2004. p.2321-51.
12. Ruoff KL, Whilley RA, Beighton D. Streptoccocus. In: Murray PR, Baron E Jo. Manual of clinical microbiology. 7. ed. Washington: ASMPress; 1999. p.405-20.
13. Teixeira LM, Facklam RR. Enterococcus. In: Murray PR, Baron E Jo. Manual of clinical microbiology. 7. ed. Washington: ASMPress; 1999. p. 422-33.
14. Zetola N, Francis JS, Nuemberger EL, Bishai WR. Community-acquired meticillin-resistant Staphylococcus aureus: an emerging threat. Lancet 2005; (5): 275-86.
15. Factor SH. Invasive group A streptococcal disease: risk factors for adults.Emerg Infect Dis 2003;9:970.
16. Vlaminckx B et al. Epidemiological features of invasive and non-invasive group A streptococcal disease in the Netherlands, 1992-1996. Eur Clin Microbiol Infect Dis 2004;23:434.

Algoritmo 134.1 – Tratamento de infecções estafilocócicas comunitárias

Manifestações	Drogas de escolha – Internado	Drogas de escolha – Ambulatorial	Duração	Observação
Impetigo	Cefalexina 1 g VO 6/6 h	Cefalexina 1 g VO 6/6 h	7 dias	Pode ser aplicada mupirocina tópica
Erisipela	Penicilina cristalina 2 milhões U EV 4/4 h	Penicilina procaína 400.000 U IM 12/12 h	7 dias	Observar evolução Avaliar necessidade de desbridamento cirúrgico
Celulite	Oxacilina 2 g EV 4/4 h	Cefalexina 1 g VO 6/6 h	7 dias	Observar evolução
Mastite	Oxacilina 2 g EV 4/4 h + Metronidazol 500 mg EV 8/8 h	Cefalexina 1 g VO 6/6 h	7-10 dias	Observar evolução Avaliar necessidade de drenagem cirúrgica
Fasciíte necrotizante	Clindamicina 900 mg EV 8/8 h + Penicilina cristalina 3-4 milhões U EV 4/4 h		Conforme evolução	Obrigatório desbridamento cirúrgico
Endocardite	Penicilina cristalina 4 milhões U EV 4/4 h + Oxacilina 2 g EV 4/4 h + Gentamicina EV (3-5 mg/kg/dia)		28 dias	Em caso de prótese valvar, cobrir flora hospitalar
Osteomielite aguda e artrite séptica	Oxacilina 2 g EV 4/4 h + Gentamicina (3-5 mg/kg/dia em dose única diária)		14 dias	Completar com mais 14 dias de tratamento VO guiado por resultados de culturas
Piomiosite	Oxacilina 2g EV 4/4 h		Conforme evolução	Obrigatório desbridamento cirúrgico

Algoritmo 134.2 – Tratamento das infecções por estreptococos

Espécie	Manifestação clínica	Antibioticoterapia	Alternativa terapêutica
S. pyogenes Grupo A	Impetigo, erisipela e celulite	Cefalosporinas de 1ª geração (cefalexina 1 g VO 6/6 h por 7 dias)	Clindamicina
	Fascíte necrotizante	Clindamicina 900 mg EV 8/8 h + penicilina cristalina 3-4 milhões U EV 4/4 h	Clindamicina + gentamicina
	Faringite	Penicilina benzatina 1.200.000 U IM dose única ou amoxicilina 500 mg VO 8/8 h por 10 dias	Claritromicina, eritromicina ou azitromicina
S. agalactia Grupo B	Bacteremia, meningite, endocardite e osteomielite	Neonatos: ampicilina 150 mg/kg/dia + aminoglicosídeo e, após, penicilina G cristalina 200.00 U/kg/dia Adultos: penicilina G cristalina 10-30 milhões U/dia	Vancomicina
	Infecção puerperal	Ampicilina 1-2 g EV 4/4 h ou penicilina cristalina 3 milhões U EV 4/4 h + gentamicina 3-5 mg/kg em dose única diária (associar também metronidazol 500 mg EV 8/8 h)	Clindamicina + gentamicina
S. pneumoniae	Meningite	Adultos: ceftriaxona 1-2 g 12/12 h Crianças: penicilina G cristalina 250-400.000 U/kg/dia por 10-14 dias*	Cloranfenicol
	Pneumonia	Amoxicilina 500 mg 8/8 h ou amoxicilina + clavulanato 500 mg 8/8 h ou macrolídeo (ex: azitromicina 500 mg/d) ou fluorquinolona respiratória (ex: levofloxacino 500 mg/d) ou ceftriaxona 1 g 12/12 h**	
Grupo *Bovis*	Bacteremia	Penicilina G cristalina 2-3 milhões U EV 4/4 h + gentamicina 3-5 mg/kg/dia	Vancomicina
Grupo *Viridans*	Infecções abdominais	Cefoxitina 1 g EV 6/6 h ou ceftriaxona 1g EV 12/12 h	Cloranfenicol ou metronidazol + gentamicina

* Se cepa pneumococo apresentar sensibilidade intermediária (MIC 0,12-1 μg/mL), usar ceftriaxona ou vancomicina; se cepa resistente (MIC $\geq$ 2 μg/mL), usar associação ceftriaxona + vancomicina.

** A depender da gravidade do caso (classificação conforme Sociedade Americana do Tórax – ATS).

Algoritmo 134.3 – Tratamento das infecções por enterococos

Manifestação clínica	Antibioticoterapia	Tempo de terapêutica	Observações
Infecção do trato urinário	Ampicilina 500 mg VO* 6/6 h Ciprofloxacino 500 mg VO 12/12 h Nitrofurantoína 400 mg VO 6/6 h Ampicilina 2 g EV** 6/6 h	Cistite em mulher – 3 dias Cistite em homem ou gestante – 7 dias Pielonefrite – 10 a 14 dias	Não requer tratamento bactericida. Adequar antimicrobiano de acordo com o antibiograma
Bacteremia	Ampicilina 2 g EV 6/6 h	7 a 14 dias	Adequar antimicrobiano de acordo com o antibiograma
Endocardite	Ampicilina 2 g EV 6/6 h ou Vancomicina 40 a 60 mg/kg/dia 12/12 h + Gentamicina 5 mg/kg 1 vez ao dia	4 a 6 semanas 15 dias	A linezolida deve ser utilizada com cautela, pois é bacteriostática. Adequar antimicrobiano de acordo com o antibiograma
Infecções pélvicas	Ampicilina 2 g EV 6/6 h	Mínimo de 7 dias. Reavaliar com exame de imagem e evolução clínica	É necessária a drenagem de coleções. Deve-se cobrir também agentes Gram-negativos e anaeróbios. Adequar antimicrobiano de acordo com o antibiograma
Infecções abdominais	Ampicilina 2 g EV 6/6 h	Mínimo de 7 dias. Reavaliar com exame de imagem e evolução clínica	É necessária a drenagem de coleções. Deve-se cobrir também agentes Gram-negativos e anaeróbios. Adequar antimicrobiano de acordo com o antibiograma
Peritonite	Ampicilina 2 g EV 6/6 h	Mais de 5 dias e 72 horas afebril, com leucograma normalizado	Não requer tratamento bactericida. Adequar antimicrobiano de acordo com o antibiograma
Infecções de feridas cirúrgicas	Ampicilina 2 g EV 6/6 h	Ajustar de acordo com a evolução do quadro infeccioso	Não requer tratamento bactericida. Adequar antimicrobiano de acordo com o antibiograma
Meningite	Ampicilina 2 g EV 6/6 h	14 a 21 dias	Adequar antimicrobiano de acordo com o antibiograma
Sepse neonatal	Ampicilina 50 mg EV 12/12 h	7 a 14 dias	Geralmente há boa evolução. Adequar antimicrobiano de acordo com o antibiograma

* VO: via oral.
**EV: via endovenosa.

CAPÍTULO

135 Síndrome do Choque Tóxico

Maura Salaroli de Oliveira

TÓPICOS IMPORTANTES

- A síndrome do choque tóxico (SCT) é uma doença aguda, grave, caracterizada por febre, hipotensão e envolvimento sistêmico. Pode ser causada por *Staphylococcus aureus* ou *Streptococcus pyogenes*.
- A SCT é uma doença mediada por superantígenos.
- O diagnóstico precoce é importante, pois o desfecho clínico depende da instituição imediata de terapia.
- Os principais diagnósticos diferenciais da SCT incluem: meningococcemia, leptospirose, dengue hemorrágica, febre tifóide, rubéola e sepse causada por bacilos Gram-negativos.
- O tratamento envolve suporte clínico, busca por focos infecciosos, realização de desbridamento cirúrgico amplo e antibioticoterapia; considerar o uso de imunoglobulina intravenosa.

INTRODUÇÃO E DEFINIÇÕES

A síndrome do choque tóxico (SCT) é uma doença aguda, grave, mediada por toxinas e caracterizada por febre, exantema, hipotensão e envolvimento sistêmico. Pode ser causada por *Staphylococcus aureus* ou *Streptococcus pyogenes.*

A SCT por *Staphylococcus aureus* foi descrita pela primeira vez em 1978, em 7 crianças com idade entre 8 e 17 anos. Os achados clínicos observados foram febre alta, cefaléia, confusão, hiperemia de conjuntiva, exantema escarlatiniforme, edema subcutâneo, vômitos, diarréia, insuficiência renal, anormalidades da função hepática, coagulação intravascular disseminada e choque.

Em 1980, notou-se aumento expressivo no número de ocorrências desta doença nos Estados Unidos, com relato de cerca de 700 casos que aconteciam sobretudo em mulheres jovens que utilizavam absorventes internos. Em 1981, após a retirada do mercado de algumas marcas e das variedades "superabsorventes", a incidência da síndrome do choque tóxico foi reduzida drasticamente. Atualmente, os casos menstruais e não-menstruais ocorrem com a mesma incidência nos Estados Unidos. No Brasil, a doença não é de notificação compulsória.

As infecções mais freqüentemente causadas por *Streptococcus pyogenes* são faringite e infecções superficiais de pele, como impetigo e erisipela. Mais raramente, este microrganismo causa doença invasiva grave, que pode ser complicada pela SCT. Os fatores de risco associados com infecções invasivas causadas por *Streptococcus pyogenes* são: pequenos traumas, lesões com hematoma, procedimentos cirúrgicos, infecções virais (varicela, influenza) e uso de antiinflamatórios não-esteroidais.

ETIOLOGIA E FISIOPATOLOGIA

A SCT é uma doença mediada por superantígenos, que são peptídeos imunogênicos capazes de gerar uma resposta proliferativa em linfócitos T de grande intensidade, por ativarem o sistema imune evadindo alguns passos da seqüência da resposta imune habitual. Diferem dos demais antígenos por sua intensa seletividade e capacidade de estimular linfócitos T mediante mecanismos independentes do processamento antigênico intracelular por células apresentadoras de antígenos. Em vez disso, eles ligam-se às regiões conservadas do complexo de histocompatibilidade (MHC) classe II da célula do hospedeiro, com ativação maciça de células T. Isso resulta na liberação rápida e incontrolada de mediadores pró-inflamatórios, como citocinas, COX-2 e óxido nítrico-sintase. A capacidade de citocinas como TNF-α e IL-1β de induzir febre, choque e falência de múltiplos órgãos é bem estabelecida e tem papel essencial na patogênese da SCT.

A toxina 1 da síndrome do choque tóxico (TSST-1) e as enterotoxinas estafilocócicas (SEs) A, B, C, D e H, produzidas por *S. aureus*, são uma família de superantígenos e são as principais toxinas associadas à SCT estafilocócica. A TSST-1 é responsável por 75% dos casos, a SE B por 23%, e a SE C por aproximadamente 2% dos pacientes com SCT estafilocócica.

As exotonias pirogênicas A, B, C, F-fator mitogênico, G, H, J e superantígeno estreptocócico são as toxinas freqüentemente associadas com a SCT estreptocócica.

ACHADOS CLÍNICOS

SCT estafilocócica

A SCT pode ocorrer em mulheres jovens durante a menstruação e relaciona-se ao uso de absorventes internos. Os casos não-menstruais são relacionados a infecções estafilocócicas de feridas cirúrgicas ou traumáticas, osteomielite ou pneumonia.

As manifestações clínicas dos casos menstruais e não-menstruais são similares. A mediana do intervalo entre o início da menstruação e o início dos sintomas da SCT é de 2 a 3 dias nos casos menstruais, e de 2 dias após o procedimento nos casos cirúrgicos.

Os pacientes geralmente apresentam início súbito de febre, hipotensão e manifestações cutâneas. A hipotensão (definida por valor de pressão sistólica menor ou igual a 90 mmHg para adultos e ≤ ao percentil 5 para crianças com menos de 16 anos) é causada por diminuição da resistência vascular periférica, além de extravasamento do líquido intravascular, ambos decorrentes da liberação de citocinas induzidas pelas toxinas.

Diversas manifestações cutâneas são descritas na SCT estafilocócica. Inicialmente, há erupção eritêmato-maculosa generalizada, difusa, com acometimento de palmas das mãos e plantas dos pés. Há envolvimento das mucosas da conjuntiva, da vagina e da orofaringe. Nos casos mais graves, petéquias, vesículas e bolhas podem se desenvolver. Nos casos pós-cirúrgicos, o exantema pode ser mais intenso ao redor da ferida operatória. A descamação de palmas e plantas é característica e inicia-se de 1 a 3 semanas após o início da doença.

Outros sintomas freqüentes incluem: calafrios, cefaléia, fadiga, vômitos, diarréia, dor abdominal e síncope. A SCT pode acometer qualquer órgão. Muitos pacientes queixam-se de mialgia difusa e fraqueza.

Sintomas gastrintestinais também são freqüentes, em especial diarréia aquosa. Insuficiência renal pode ocorrer, geralmente acompanhada de distúrbios metabólicos como hiponatremia, hipocalemia e hipoalbuminemia. Alterações neurológicas como sonolência, confusão, irritabilidade, agitação, alucinações e até mesmo convulsões podem ocorrer, secundárias a isquemia e edema cerebral.

SCT estreptocócica

A dor é o sintoma inicial mais comum, de início súbito e forte intensidade. Envolve tipicamente as extremidades, mas também pode mimetizar peritonite, doença inflamatória pélvica, pneumonia, infarto agudo do miocárdio, colecistite ou pericardite.

Os sinais de infecção dos tecidos moles iniciam-se com uma mancha eritematosa, dolorosa e localizada, que aumenta em horas ou dias, associada a edema tecidual importante. Em seguida, em cerca de 70% dos casos há progressão para fasciite necrotizante ou miosite. A fasciite necrotizante é conhecida coloquialmente como doença da "bactéria devoradora de carne", do inglês "*flesh eating bacteria*". Trata-se de uma infecção profunda e dramática, que se espalha pelas fáscias dos músculos esqueléticos.

A maioria dos pacientes apresenta febre. Observa-se também mialgia, mal-estar, calafrios, náuseas e vômitos. Confusão mental é observada em cerca de 55% dos casos. Ao contrário da SCT estafilocócica, a maioria dos pacientes desenvolve bacteriemia. O choque, como na SCT estafilocócica, decorre de extravasamento e vasodilatação.

A mortalidade desta doença é alta, relatada em 30 a 80% dos casos em adultos.

ACHADOS LABORATORIAIS

As alterações em exames laboratoriais refletem a insuficiência de órgãos ou sistemas provocada pelo choque. Assim, uréia, creatinina, eletrólitos, enzimas hepáticas, coagulograma e creatinofosfoquinase estão freqüentemente alterados.

O hemograma pode revelar leucocitose, neutrofilia e desvio à esquerda. Anemia e plaquetopenia são habituais nos primeiros dias de doença.

Hemoculturas devem ser solicitadas, apesar de evidenciarem crescimento de *S. aureus* em apenas 5% dos casos. Nos casos de SCT estreptocócica, a bacteremia é mais freqüente e ocorre em até 60% dos casos.

DIAGNÓSTICO

SCT estafilocócica

O diagnóstico é baseado na suspeita clínica, utilizando os critérios definidos pelo Centro de Controle de Doenças dos EUA (CDC), propostos inicialmente em 1981 e revistos em 1997 (Tabela 135.I).

O caso é classificado como provável quando preenche o critério laboratorial e 4 de 5 dos critérios clínicos, e como confirmado quando preenche o critério laboratorial e 5 dos critérios clínicos, a menos que o paciente evolua para óbito antes de ocorrer descamação.

É importante ressaltar que os critérios do CDC foram estabelecidos para vigilância epidemiológica e não devem ser utilizados para conduzir um caso com alta suspeita clínica.

Tabela 135.I – Critérios diagnósticos da SCT estafilocócica
1. Febre: temperatura axilar > 38,9°C
2. Hipotensão: pressão arterial sistólica ≤ 90 mmHg
3. Exantema macular difuso
4. Descamação: início de 1 a 2 semanas após o início da doença, particularmente nas palmas das mãos e plantas dos pés
5. Disfunção de pelo menos 3 dos seguintes órgãos/sistemas: – Hepático: valor de bilirrubina total ou alanina-aminotransferase ou aspartato aminotransferase pelo menos 2 vezes o valor normal – Hematológico: trombocitopenia (menos que 100.000 plaquetas/mm^3) – Renal: valor de uréia e creatinina séricas no mínimo 2 vezes acima do valor normal – Gastrintestinal: vômitos ou diarréia – Muscular: mialgia intensa ou elevação de 5 vezes da creatinofosfoquinase – Membranas mucosas (vagina, conjuntiva e faringe) com enantema – Nervoso: desorientação ou alteração do nível de consciência sem sinais neurológicos focais
6. Critérios laboratoriais (se colhidos): – Sorologias para leptospirose e rubéola negativas – Culturas de sangue, orofaringe, LCR negativas para outros agentes

O isolamento de *S. aureus* não é necessário para fazer diagnóstico, e hemoculturas são positivas em menos de 5% dos casos.

SCT estreptocócica

A SCT estreptocócica deve ser sempre considerada em pacientes que relatam dor e apresentam-se em choque. História de dor e trauma recentes ou febre favorecem este diagnóstico.

O Grupo de Trabalho em Infecções Estreptocócicas Graves estabeleceu, em 1993, critérios para o diagnóstico desta patologia, demonstrados na Tabela 135.II.

Tabela 135.II – Critérios diagnósticos da SCT estreptocócica

1. Isolamento de *Streptococcus* do grupo A de sítio usualmente estéril somado a:
   - Hipotensão
2. Somado a pelo menos 2 dos seguintes:
   - Insuficiência renal
   - Plaquetopenia (≤ 1.000.000/μL)
   - Aumento de transaminases ou bilirrubina (aumento de 2 vezes o valor normal)
   - Insuficiência respiratória
   - Exantema macular, com ou sem descamação
   - Necrose de partes moles

Se *Streptococcus* do grupo A for isolado de sítio não-estéril, como faringe, vagina e lesões de pele, e o paciente preencher todos os outros critérios, o caso é definido como provável.

DIAGNÓSTICO DIFERENCIAL

Os principais diagnósticos diferenciais da SCT estão listados na Tabela 135.III.

Tabela 135.III – Principais diagnósticos diferenciais da SCT

- Meningococcemia
- Leptospirose
- Dengue hemorrágica
- Febre tifóide
- Rubéola
- Sepse causada por bacilos Gram-negativos

TRATAMENTO

O principal tratamento é o suporte clínico. Grandes quantidades de reposição de fluidos podem ser necessárias durante as primeiras 24 horas, para manutenção da pressão arterial.

É mandatório procurar focos de infecções estafilocócicas. Deve-se realizar exame colposcópico, procurando por corpos estranhos (como absorventes internos ou esponjas anticonceptivas) para removê-los. Realizar exploração cirúrgica das feridas de casos de SCT pós-operatória, mesmo quando não há sinais evidentes de infecção local. É fundamental drenar todos os focos infecciosos identificados.

Na SCT estreptocócica, o desbridamento cirúrgico imediato (poucas horas após o início da antibioticoterapia) é imprescindível e uma emergência médica. A infecção espalha-se rapidamente e, com freqüência, é muito mais extensa do que mostra o exame da superfície da pele. Essa habitual dissociação entre a aparência da infecção na superfície da pele e a real extensão da infecção não deve atrasar o desbridamento cirúrgico. Pode ser necessário realizar incisões longitudinais que se estendem até a fáscia profunda. Em geral, vários procedimentos são realizados e o enxerto de pele é quase sempre necessário. A realização apenas de incisão e drenagem é uma estratégia cirúrgica inadequada para tais infecções.

Ainda não é bem estabelecido se a antibioticoterapia altera o curso da SCT, mas ela é recomendada com o objetivo de erradicar a bactéria e prevenir recorrências. Não há estudos controlados e randomizados para avaliar opções de antibióticos, sendo as drogas mais utilizadas para a SCT estafilocócica a oxacilina ou cefalosporinas de 1ª geração (cefazolina ou cefalotina). Os estreptococos do grupo A mantêm boa sensibilidade à penicilina, sendo este o antibiótico de escolha.

Há estudos laboratoriais e em modelo animal que sugerem potencial papel benéfico da adição de clindamicina a β-lactâmico no tratamento da SCT tanto estafilocócica como estreptocócica. Nesses estudos, a clindamicina mostrou-se capaz de aumentar a capacidade de opsonização bacteriana, facilitando a fagocitose. Outro fator que favorece a clindamicina é sua propriedade de exibir efeito pós-antibiótico mais longo que o de β-lactâmicos. Além disso, a habilidade da clindamicina em suprimir a produção de toxinas também já foi investigada e comprovada em cepas de *S. aureus* causadoras de SCT.

Assim, a adição de clindamicina a um antibiótico β-lactâmico, apesar de ainda não ter sido avaliada em estudos clínicos, parece ser benéfica no tratamento do choque tóxico e é recomendada por alguns especialistas.

No Guia de Utilização de Antiinfecciosos do Hospital das Clínicas da FMUSP, recomenda-se o uso da associação de clindamicina e penicilina para o tratamento da SCT estreptocócica.

Pacientes com alergia a β-lactâmicos devem ser tratados com vancomicina. O tempo de tratamento é de 10 a 14 dias.

A imunoglobulina endovenosa (IVIG) contém anticorpos que neutralizam as exotoxinas estreptócicas e parece ser útil no tratamento destes casos. Inúmeros relatos de casos e um estudo comparativo envolvendo 53 pacientes (21 que receberam IVIG e 32 que não receberam) demonstraram redução significativa de mortalidade para o grupo que utilizou IVIG no tratamento da SCT estreptocócica. Um ensaio clínico randomizado europeu, envolvendo 11 pacientes que receberam IVIG e 10 pacientes que receberam placebo, também demonstrou redução da mortalidade em 28 dias: o óbito ocorreu em 36% dos pacientes do grupo placebo comparado a 10% no grupo que recebeu IVIG. Entretanto, este resultado não apresentou significância estatística.

O uso de corticosteróides não é recomendado.

Tabela 135.IV – Sumário das recomendações para o tratamento da SCT
– Procurar focos infecciosos e realizar desbridamento cirúrgico amplo
– Antibioticoterapia endovenosa
– Tratamento da hipotensão: reposição de fluidos e uso de vasopressores
– Considerar o uso de imunoglobulina intravenosa
– Não é recomendado o uso de corticosteróides

LEITURA ADICIONAL

1. Andrews MM, Parent EM, Barry M, Parsonnet J. Recurrent nonmenstrual toxic shock syndrome: clinical manifestations, diagnosis, and treatment. Clin Infect Dis 2001; 32: 1470.
2. Annane D, Clair B, Salomon J. Managing toxic shock syndrome with antibiotics. Expert Opin Pharmacother 2004; 5: 1701-10.
3. Baxter F, McChesney J. Severe group A streptococcal infection and streptococcal toxic shock syndrome. Can J Anaesth 2000; 47: 1129-40.
4. Centers for Disease Control and Prevention. Case definitions for infectious conditions under public health surveillance. MMWR Recomm Rep 1997; 46(RR-10): 1.
5. Chesney PJ, Davis JP, Purdy WK, et al. Clinical manifestations of toxic shock syndrome. JAMA 1981; 246: 741.
6. Chesney PJ. Clinical aspects and spectrum of illness of toxic shock syndrome: overview. Rev Infect Dis 1989; 11 Suppl 1: S1.
7. Darenberg J, Ihendyane N, Sjölin J, Aufwerber E, Haidl S, Follin P, et al. Intravenous immunoglobulin G therapy in streptococcal toxic shock syndrome: a European randomized, double-blind, placebo-controlled trial. Clin Infect Dis 2003; 37: 333-40.
8. Davis JP, Chesney PJ, Want PJ, et al. Toxic-shock syndrome. N Engl J Med 1980; 303: 1429.
9. Levin ASS, Dias MBS, Oliveira MS, Lobo RD. Guia de utilização de antiinfecciosos e recomendações para a prevenção de infecções hospitalares. 3. ed. São Paulo: Hospital das Clínicas da FMUSP; 2007-2008. 184p.
10. Kain KC, Schulzer M, Chow AW. Clinical spectrum of nonmenstrual toxic shock syndrome (TSS): comparison with menstrual TSS by multivariate discriminant analyses. Clin Infect Dis 1993; 16: 100.
11. Norrby-Teglund A, Ihendyane N, Darenberg J. Intravenous immunoglobulin adjunctive therapy in sepsis, with special emphasis on severe invasive group A streptococcal infections. Scand J Infect Dis 2003; 35(9): 683-9.
12. Norrby-Teglund A, Muller MP, McGeer A, Gan BS, Guru V, Bohnen J, et al. Successful management of severe group A streptococcal soft tissue infections using an aggressive medical regimen including intravenous polyspecific immunoglobulin together with a conservative surgical approach. Scand J Infect Dis 2005; 37: 166-72.
13. Russell NE, Pachorek RE. Clindamycin in the treatment of streptococcal and staphylococcal toxic shock syndromes. Ann Pharmacother 2000; 34(7-8): 936-9.
14. The Working Group on Severe Streptococcal Infections. Defining the group A streptococcal toxic shock syndrome: rationale and consensus definition. JAMA 1993; 269: 390.

CAPÍTULO 136 Hantavirose

Ho Yeh Li

TÓPICOS IMPORTANTES

- Doença de notificação compulsória.
- Aumento de notificação de casos no país.
- Presente em todas as regiões do Brasil, exceto região Nordeste.
- Transmissão por inalação de aerossóis de secreções e excretas dos roedores.
- Cepas virais são distintas entre formas clínicas.
- Forma clínica predominante no continente americano é a síndrome cardiopulmonar por hantavírus.
- Hemograma com elevação de hematócrito, leucocitose com desvio à esquerda associada à presença de linfócitos atípicos e plaquetopenia.
- Não existe tratamento antiviral específico.
- Alta letalidade.
- Medidas de suporte ventilatório e hemodinâmico são fundamentais.

INTRODUÇÃO E DEFINIÇÕES

Doença de notificação compulsória, a hantavirose é uma antropozoonose viral aguda cujo reservatório são os roedores silvestres. A infecção em roedores não é fatal, e eles podem permanecer como portadores por longo período. A transmissão em humanos ocorre principalmente por inalação de aerossóis originados de secreções e excretas dos reservatórios. Outras formas de transmissão são: ingestão de água e alimentos contaminados, escoriações cutâneas ou mordeduras de roedores e contato das mãos contaminadas por excretas dos roedores com mucosas. Raramente são descritos casos de transmissão inter-humana.

A infecção em humanos pode causar quadros subclínicos oligossintomáticos ou duas apresentações graves: síndrome cardiopulmonar por hantavírus (SCPH) e febre hemorrágica com síndrome renal (FHSR).

Epidemiologia

A febre hemorrágica com síndrome renal é a manifestação mais freqüente na Ásia e na Europa, sendo endêmica na China e na Coréia, nos países escandinavos, na Eslovênia, na Croácia, na França, na Alemanha e na Grécia. Nas Américas, predomina a síndrome cardiopulmonar, sendo descrita desde o Canadá até o Uruguai.

No Brasil, os primeiros casos foram descritos em novembro de 1993 durante um surto em Juquitiba, Estado de São Paulo. No Brasil, até junho de 2007 foram registrados 910 casos, com taxa de letalidade próxima de 40% (Figura 136.1). Nos últimos anos, tem-se observado um aumento progressivo de casos notificados. Só no ano de 2005, foram confirmados 166 casos, representando cerca de 25% do total de casos reportados desde 1993, e no ano de 2006, outros 187 casos foram notificados. Em todas as regiões brasileiras houve casos confirmados, exceto na região Nordeste, sendo a região Sul a maior responsável pelos casos detectados (44,6%). A doença ocorre principalmente em pacientes do sexo masculino, na faixa etária de 20 a 49 anos, sendo que a maioria exerce profissão ligada à agropecuária. Outras situações de maior risco são: acesso de roedores às habitações, limpeza de imóvel fechado há longo tempo, desmatamento, aragem, plantio e colheita, transporte e/ou moagem de grãos, ecoturismo ou atividades de lazer, como pesca e caça.

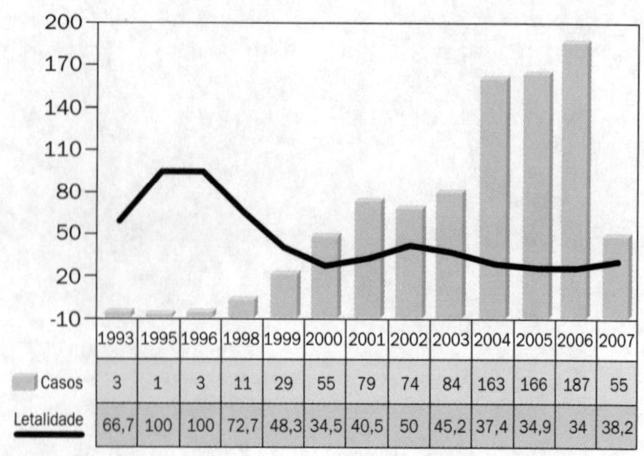

	1993	1995	1996	1998	1999	2000	2001	2002	2003	2004	2005	2006	2007
Casos	3	1	3	11	29	55	79	74	84	163	166	187	55
Letalidade	66,7	100	100	72,7	48,3	34,5	40,5	50	45,2	37,4	34,9	34	38,2

Figura 141.1 – Número de casos e taxa de letalidade de hantavirose no Brasil, 1993 a 2005. Fonte: SVS, MS.

No Estado de São Paulo, desde 1993 foram notificados 110 casos até setembro de 2007, com concentração dos casos nos últimos 10 anos e taxa de letalidade global em torno de 58%. Não houve ainda casos confirmados descritos no capital paulista.

ETIOLOGIA E FISIOPATOLOGIA

Hantavírus é um vírus RNA da família *Bunyaviridae*, gênero *Hantavirus*. Possui como reservatório natural os roedores silvestres das subfamílias *Murinae, Arvicolinae* e *Sigmodontinae*. Até recentemente, acreditava-se que cada tipo de vírus possuiria tropismo específico por um tipo de roedor, porém, dados recentes indicam que vários roedores podem ser hospedados pelo mesmo tipo de vírus, e o mesmo tipo viral pode infectar vários tipos de roedores. Há dados indicando que hantavírus também pode infectar outras espécies de animais além dos roedores, como gado, cães e gatos, porém, se essa infecção é acidental ou se são novos reservatórios, ainda permanece em dúvida.

A análise filogenética evidencia 3 linhagens virais, sendo que a linhagem causadora de FHSR é mais restrita à Europa, enquanto a SCPH está associada a linhagens virais da América e relacionada aos roedores da subfamília *Sigmodontinae*. Pelo menos 13 espécies de hantavírus foram identificadas exclusivamente nas Américas e 6 destas são causadoras de SCPH. Elas possuem reatividade anticórpica cruzada entre si, porém possuem grande variação antigênica quando comparadas às espécies européias.

A patogênese da FHSR e da SCPH ainda não está completamente esclarecida. Estudos imuno-histoquímicos evidenciam presença de antígeno viral no endotélio capilar de múltiplos tecidos dos pacientes com SCPH. Eles também estão presentes em grande quantidade na microvasculatura pulmonar e em células dendríticas dos folículos linfóides e dos linfonodos. A análise de microscopia eletrônica evidencia presença viral em células endoteliais e macrófagos do pulmão e do miocárdio dos pacientes com SCPH. O aumento da permeabilidade do endotélio microvascular parece ser ponto fundamental na evolução da doença, com importante papel das células endoteliais no desenvolvimento dessas síndromes. No entanto, o mecanismo exato que leva a essa alteração de permeabilidade ainda é desconhecido. Em tecidos pós-*mortem*, não foi observado dano endotelial secundário à replicação viral, assim como não foi evidenciado efeito citopático *in vitro* do hantavírus e, em estudos laboratoriais, não se corrobora essa alteração de permeabilidade do filme celular endotelial.

Esses dados sugerem patogênese multifatorial dessas síndromes, com participação tanto de células endoteliais quanto de células do sistema imune, citocinas e quimioquimas.

ACHADOS CLÍNICOS

Freqüentemente não é possível determinar com exatidão o momento de transmissão do vírus. Estima-se que o período de incubação varia de 5 a 42 dias, com média de 2 semanas. O quadro clínico pode variar desde forma oligossintomática até formas graves de SCPH ou FHSR (Tabela 136.I).

Tabela 136.I – Principais achados clínicos de hantavirose

Forma oligossintomática
Sintomas sempre presentes: febre, cefaléia, astenia, calafrio, mialgia
Sintomas eventualmente presentes: dor abdominal, náusea, vômito, dor lombar
Sintomas raramente presentes: dispnéia, artralgia, tonturas, exantema
Síndrome cardiopulmonar por hantavírus (SCPH)
1. Pródromo (1 a 5 dias)
Sintomas inespecíficos: febre, cefaléia, astenia, mialgia
Sintomas gastrintestinais: náusea, vômito, diarréia ou dor abdominal
Achados de exame físico: petéquias, hemorragia conjuntival e mucosas, edema periorbitário
2. Fase cardiopulmonar
Sintomas respiratórios: tosse, dispnéia, taquipnéia, hipoxemia gradual, sintomas de edema agudo dos pulmões
Outros sintomas: hipotensão, depressão do miocárdio, choque hemodinâmico, sinais de alteração de perfusão, como confusão mental, oligúria
3. Fase de convalescença
Desaparecimento da febre, restauração da diurese, estabilidade hemodinâmica, recuperação da função pulmonar
Febre hemorrágica com síndrome renal (FHSR)
1. Pródromo (3 a 4 dias)
Febre alta, cefaléia, lombalgia, dor abdominal, calafrios, mialgia, astenia e bradicardia
Enantema, rubor facial, lesões petequiais inicialmente no palato, hemorragia conjuntival com alteração visual
2. Fase hemodinâmica e renal
Hipotensão a choque hemodinâmico
Redução da diurese e piora gradual da função renal
Fenômenos hemorrágicos (gastrintestinais e mucosas)
3. Complicações
Alteração visual, convulsões, miocardite, alterações tireoidianas, hepatite, pancreatite, comprometimento pulmonar (menor intensidade que SCPH)
4. Fase de diurese (3 dias após fase anterior)
Restauração gradual da diurese com lenta recuperação da função renal
Desaparecimento gradual de outros sintomas
5. Fase de convalescença
Recuperação lenta e gradual dos órgãos comprometidos
Seqüelas: insuficiência renal crônica, hipertensão

A forma oligossintomática caracteriza-se pelo aparecimento de febre, cefaléia, dores musculares, dor abdominal, vômito e tosse seca autolimitada, cujo diagnóstico só é suspeitado na investigação epidemiológica.

A síndrome cardiopulmonar por hantavírus (SCPH) pode ser dividida em 3 fases:

1. Pródromo: caracterizado pelos sintomas inespecíficos de febre, cefaléia, astenia e mialgia, com duração de 1 a 5 dias. Manifestações gastrintestinais como náusea, vômito, diarréia ou dor abdominal podem estar presentes. Nessa

fase, não há manifestações de sintomas respiratórios superiores. Ao exame físico, eventualmente podem ser encontrados edema periorbitário, petéquias, hemorragia conjuntival e de mucosas.

2. Fase cardiopulmonar: o aparecimento de tosse e dispnéia marca o início da fase cardiopulmonar, com rápida progressão de edema pulmonar não-cardiogênico e hipotensão. A presença de taquipnéia (freqüência respiratória acima de 24 ipm) pode indicar o início dessa fase. A hipotensão resultante da alteração de permeabilidade endotelial no nível pulmonar pode evoluir para choque, com alteração de perfusão do sistema nervoso central e dos rins, levando a quadros de *delirium* e oligúria. No entanto, eventualmente pode ocorrer também depressão do miocárdio, contribuindo para a instabilidade hemodinâmica. Diferentemente de choque séptico, na SCPH, a monitoração hemodinâmica invasiva revela resistência vascular periférica normal ou aumentada.
3. Fase de convalescença: caracterizada por recuperação espontânea da diurese, resultante de reabsorção do fluido do interstício pulmonar, estabilidade hemodinâmica e desaparecimento da febre. Essa fase pode durar de 2 semanas a 2 meses.

A manifestação clínica de febre hemorrágica com síndrome renal (FHSR) pode ser subdividida em 5 fases:

1. Fase febril: tem duração de 3 a 4 dias; é caracterizada por início súbito de febre alta, cefaléia, lombalgia, dor abdominal, calafrios, mialgia, astenia e bradicardia. Enantema, rubor facial e *rash* petequial podem ser observados nessa fase. As lesões petequiais surgem primeiramente no palato, entre o 3º e o 5º dia da doença. Simultaneamente, pode aparecer hemorragia conjuntival com alteração visual.
2. Fase de hipotensão: alteração hemodinâmica que se instala contribuindo para a alteração renal que se segue.
3. Fase oligúrica: inicia-se aproximadamente 8 dias após início do quadro, com redução da diurese, e pode ocorrer piora das manifestações hemorrágicas. Manifestações extra-renais podem estar presentes, como alteração visual, convulsões, miocardite, hemorragia digestiva, alterações tireoidianas, hepatite e pancreatite. Eventualmente, o pulmão também pode ser acometido na FHSR, porém, geralmente em intensidade bem menor que na SCPH.
4. Fase de diurese: ocorre aproximadamente 3 dias após a fase oligúrica, com restauração progressiva da diurese e desaparecimento progressivo das manifestações clínicas.
5. Fase de convalescença: recuperação gradual de todas as alterações, podendo estender-se por 3 semanas a 6 meses. As seqüelas renais (insuficiência renal crônica) e hemodinâmicas (hipertensão) são raras, mas podem ocorrer.

EXAMES COMPLEMENTARES

Os exames laboratoriais inespecíficos auxiliam na suspeita, assim como na avaliação da gravidade da doença. Alguns exames têm resultados distintos entre SCPH e FHSR (Tabela 136.II).

Tabela 136.II – Principais alterações laboratoriais em hantavirose

Hemograma
Pródromo: plaquetopenia
Fase cardiopulmonar da SCPH: aumento de hematócrito, leucocitose com desvio à esquerda, linfócitos atípicos, plaquetopenia acentuada
FHSR: leucocitose com desvio à esquerda e plaquetopenia
Gasometria arterial
SCPH: hipoxemia e acidose metabólica; elevação de lactato
FHSR: acidose metabólica e elevação de lactato. Alteração de bicarbonato em conseqüência à alteração renal
Função renal
Alteração mais significativa na FHSR
Urina I
SCPH: proteinúria leve
FHSR: hematúria e acentuada proteinúria
Outros
SCPH: hipoalbuminemia, discreto aumento de TGO/TGP, de CPK e de amilase e elevação moderada de DHL
FHSR: coagulograma com alteração importante de TP e TTPA

Exames inespecíficos

Na fase prodrômica, o hemograma pode revelar plaquetopenia de intensidade variável. Na ausência de plaquetopenia com forte suspeita de hantavirose, o hemograma deve ser repetido em até 24 horas.

No início da fase cardiopulmonar da SCPH, podem ser observadas, além da acentuação da plaquetopenia, elevação de hematócrito, leucocitose com neutrofilia e presença de formas jovens no sangue periférico. Os linfócitos atípicos também podem ser encontrados, principalmente no início da fase de edema pulmonar. Gasometria arterial revela hipoxemia de intensidade variável com acidose metabólica e elevação de lactato. Outras alterações laboratoriais podem ser observadas, como hipoalbuminemia, proteinúria leve, discreta elevação de transaminases, creatinofosfoquinase (CPK) e amilase, e elevação moderada de desidrogenase láctica (DHL).

Radiografia de tórax pode evidenciar infiltrado intersticial bilateral com presença de linha B de Kerley, área cardíaca geralmente normal, e pode, eventualmente, apresentar derrame pleural bilateral. Em casos graves, alterações radiológicas podem evoluir rapidamente com tradução de dano epitelioalveolar semelhante a pulmão de síndrome de angústia respiratória do adulto.

Na FHSR, observa-se também leucocitose com desvio à esquerda e plaquetopenia. Os exames da função renal evidenciam aumento importante de uréia e creatinina, associado a uma variedade de condições renais como nefrite túbulo-intersticial, glomerulonefrite necrotizante e nefropatia por IgA. Hematúria e proteinúria geralmente estão presentes. Diferentemente de SCPH, o coagulograma em geral apresenta alterações severas, sugerindo quadro de coagulação intravascular disseminada.

Exames específicos

O diagnóstico específico de hantavirose pode ser sorológico ou virológico. Porém, até a disponibilidade da confirmação laboratorial, pode-se utilizar critérios clínicos para notificação dos casos (Tabela 136.III).

Tabela 136.III – Recomendações de definição de casos de síndrome cardiopulmonar por hantavírus

Critérios clínicos
Quadro febril agudo (T > 38,3ºC) e mialgia
Presença de um dos seguintes sintomas: dor lombar, dor abdominal, cefaléia, sintomas gastrintestinais, taquicardia, sintomas respiratórios (dispnéia, taquipnéia, tosse seca) que requeiram oxigenoterapia, hipotensão, edema pulmonar não-cardiogênico na 1ª semana da doença
Adoecimento súbito e inexplicável resultando em óbito e necrópsia evidenciando edema pulmonar não-cardiogênico sem outra etiologia específica identificada
Histórias de doença febril e com exposição à mesma fonte de infecção de um ou mais casos de SCPH confirmados laboratorialmente
Critérios clínico-epidemiológicos
Ter freqüentado áreas conhecidas de transmissão de hantavírus, ou exposição à mesma situação de risco de pacientes com confirmação laboratorial
Radiografia de tórax demonstrando infiltrado intersticial bilateral, com ou sem derrame pleural
Hematócrito > 45% e plaquetas < 150.000/mm³
Critérios laboratoriais
Presença de anticorpo IgM-específico contra hantavírus ou aumento de 4 vezes no título de IgG
Reação em cadeia da polimerase com transcriptase reversa (RT-PCR) positiva para hantavírus
Reação imuno-histoquímica positiva para antígeno contra hantavírus
Classificação dos casos
Suspeito: presença de critérios clínicos compatíveis
Confirmado: caso suspeito com confirmação laboratorial

Os testes sorológicos são baseados no encontro de anticorpos específicos IgM ou na elevação de 4 vezes dos títulos de IgG. Os testes disponíveis incluem ensaio imunoenzimático (ELISA), Western-blot, imunofluorescência indireta e fixação de complemento. O teste mais utilizado é o de ELISA, com captura de anticorpo IgM, que apresenta alta sensibilidade. Ainda na fase aguda da doença, 95% dos pacientes já apresentam níveis detectáveis de anticorpo, possibilitando o diagnóstico precoce.

O teste virológico atualmente empregado é o de reação em cadeia da polimerase com transcriptase reversa (RT-PCR), que permite a caracterização genética do vírus.

É importante salientar que, para manter boa sensibilidade dos testes, as amostras para testes sorológicos precisam ser armazenadas a 4ºC até a realização do exame, ou preferencialmente estocados entre -20ºC e -60ºC, caso haja demora na execução. Para realização de testes de biologia molecular, a amostra deve ser congelada a -60ºC até a execução do teste.

Outros testes disponíveis para confirmação diagnóstica são provas imuno-histoquímicas, que permitem detecção do antígeno viral específico em tecidos de biópsia ou necrópsia.

DIAGNÓSTICO DIFERENCIAL

O diagnóstico diferencial de hantavirose depende da forma de apresentação clínica.

Na fase prodrômica da doença, o quadro é indistinguível de outras infecções virais. Portanto, é fundamental avaliar fatores epidemiológicos e realizar hemograma. Na presença de leucocitose e neutrofilia com desvio à esquerda associada a linfócitos atípicos, deve atentar para o diagnóstico de hantavirose.

Na forma SCPH, o principal diagnóstico diferencial é de pneumonia de comunidade, legionelose, infecções pulmonares fúngicas (histoplasmose e pneumocistose) e sepse com outras etiologias. Outras doenças hemorrágicas também devem ser diferenciadas, como febre amarela, dengue hemorrágica, leptospirose, febre maculosa e meningococcemia. Na presença de sintomas abdominais intensos ou lombalgia intensa, infecções abdominais e pielonefrite devem ser aventadas.

TRATAMENTO

Não existe tratamento específico para hantavirose. Alguns antivirais foram testados contra hantavírus, porém, apesar de a ribavirina administrada na fase precoce da doença ter demonstrado redução da mortalidade relacionada a FHSR, outros estudos abertos não evidenciaram benefício no seu uso. Novos estudos estão sendo conduzidos nos Estados Unidos.

No momento, as medidas de suporte têm sido fundamentais na redução da morbimortalidade desses pacientes. O manejo cuidadoso de reposição volêmica, monitoração hemodinâmica adequada e suporte ventilatório são fundamentais no tratamento destes pacientes.

No controle da dor e da febre, deve-se evitar o uso de ácido acetilsalicílico, pois pode agravar sintomas hemorrágicos.

Na reposição volêmica na SCPH, é fundamental ter em mente a fisiopatogenia da doença, lembrando da alteração de permeabilidade vascular no nível pulmonar e da possível associação à depressão da função cardíaca.

O uso de ventilação mecânica invasiva pode ser necessário para manter a oxigenação tecidual adequada. O manejo de parâmetros ventilatórios na SCPH assemelha-se ao da SARA, com necessidade de pressão expiratória final positiva e boa oferta de oxigênio.

Na presença de alteração renal, a hemodiálise pode ser necessária e, na fase poliúrica, a reposição hidroeletrolítica deve ser monitorada adequadamente.

É recomendado o isolamento do paciente em condições de proteção com barreiras e uso de máscara dotada de filtro N95.

Não existe ainda uma vacina contra hantavírus. Assim, as medidas de controle contra a disseminação do vetor continuam sendo fundamentais para a prevenção da doença.

LEITURA ADICIONAL

1. Secretaria de Vigilância em Saúde, Ministério da Saúde. Departamento de Vigilância Epidemiológica. Situação epidemiológica da hantavirose em 2007.
2. Secretaria de Vigilância em Saúde, Ministério da Saúde. Epidemiologia da hantavirose e da síndrome cardiopulmonar por hantavírus no Brasil no ano de 2005. Boletim eletrônico epidemiológico.
3. Khaiboullina SF, Morzunov SP, St Jeor SC. Hantaviruses: molecular biology, evolution and pathogenesis. Curr Mol Med 2005; 773-90.
4. Borges AA, Campos GM, Moreli ML, Souza RLM, Aquino VH, Saggioro FP, et al. Hantavirus cardiopulmonary syndrome: immune response and pathogenesis. Microb Infect 2006; 2324-30.
5. Pini N. Hantavirus pulmonary syndrome in Latin America. Curr Opin Infect Dis 2004; 427-31.
6. Muranyi W, Bahr U, Zeier M, van der Woude FJ. Hantavirus infection. J Am Soc Nephrol 2005; 3669-79.
7. Chang B, Crowley M, Campen M, Koster F. Hantavirus cardiopulmonary syndrome. Sem Resp Crit Care Med 2007; 193-200.
8. Mertza GJ, Hjellec B, Crowleyb M, Iwamotoa G, Tomicice V, Viald PA. Diagnosis and treatment of new world hantavirus infections. Curr Opin Infect Dis 2006; 437-42.
9. Hantavirus in the Americas. Guidelines for diagnosis, treatment, prevention, and control. Pan American Health Organization; 1999.

Algoritmo 136.1 – Manejo da hantavirose

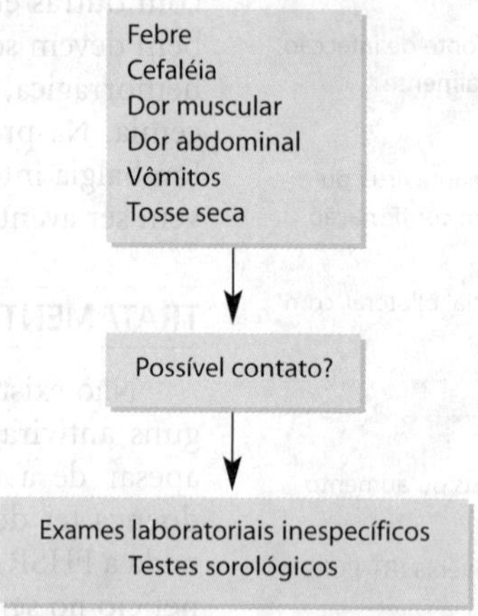

Dengue

CAPÍTULO 137

Evaldo Stanislau Affonso de Araújo

TÓPICOS IMPORTANTES

- A dengue tem grande variedade de manifestações clínicas, com os pacientes podendo estar assintomáticos, com doença febril leve ou até com síndrome hemorrágica com choque e grave risco de morte.
- A dengue clássica caracteriza-se pelo início súbito de febre alta, mialgia, dor retro-ocular, astenia, náuseas e vômitos, que surgem após um período de incubação que varia de 3 a 10 dias.
- A dengue hemorrágica é caracterizada por quatro manifestações: febre, plaquetopenia, hemoconcentração e tendência hemorrágica.
- Pacientes com aumento de hematócrito maior que 10% ou plaquetas menores que 100.000 cels/mm³ apresentam indicação de internação.
- Os salicilatos devem ser evitados nos pacientes com dengue.
- As sorologias devem ser colhidas a partir do sexto dia das manifestações. Isolamento viral e PCR podem ser realizados antes.
- Leucopenia é uma manifestação precoce e comum, porém pouco específica para o diagnóstico de dengue.
- Pacientes com hipotensão e hemorragia devem receber hidratação parenteral vigorosa.
- Se houver choque refratário ou o hematócrito continuar aumentando, administração de colóide está indicada.

INTRODUÇÃO E DEFINIÇÕES

Febres hemorrágicas virais (FHV) são doenças caracterizadas por uma síndrome multissistêmica com dano aos vasos sangüíneos e aos mecanismos de auto-regulação corpórea. Podem se exteriorizar por manifestações desde brandas até letais. São causadas por RNA-vírus envelopados que dependem de reservatórios animais para sobreviver, restringindo-se, assim, as áreas geográficas de seus hospedeiros – sendo o homem um hospedeiro acidental. Quatro famílias principais desencadeiam as FHV: arenavírus, filovírus, bunyavírus e flavivírus. Com poucas exceções, não existem terapias específicas para as FHV.

ETIOLOGIA E FISIOPATOLOGIA

A família *Flaviviridae* é composta de três gêneros, *Flavivirus, Pestivirus* e *Hepacivirus. Flavivirus* deriva do latim *flavus*, que significa amarelo, uma referência à icterícia associada à febre amarela. O gênero não só é o maior como contém patógenos de grande relevância médica, entre eles os vírus da dengue e febre amarela. São pequenos vírus constituídos de uma fita única de RNA. Necessitam de um vetor, sendo transmitidos por artrópodes (o termo arbovirose deriva de "arthropod borne virus") e os sintomas de suas doenças variam dos mais brandos aos mais letais – como as encefalites e as formas hemorrágicas. O vírus da dengue é o maior causador de letalidade entre os componentes do gênero *Flavivirus*. A OMS estima que anualmente ocorram mais de 50 milhões de casos de dengue, sendo aproximadamente 500 mil da forma hemorrágica, e 200 mil casos de febre amarela, com aproximadamente 30 mil mortes.

A dengue e a FHD em vários aspectos se assemelham à febre amarela. Compartilharam as mesmas rotas de disseminação a partir da África, quando o mosquito *Aedes* se difundiu acompanhando as rotas de comércio e a colonização, no século XVII. Embora a origem do vírus seja menos clara, é provável que tenha ocorrido na Ásia e, posteriormente, migrado para a África. Quanto aos ciclos de transmissão, apesar de existir um ciclo silvestre da dengue, diferentemente da febre amarela isto não interfere na perpetuação da doença, pois o vírus da dengue encontrou no meio urbano, junto ao homem, as condições ideais para sua manutenção em grandes cidades tropicais.

Epidemiologia da dengue

As primeiras epidemias de dengue descritas nas Américas remontam ao ano de 1635. Apesar de terem atingido milhares de pessoas, as epidemias caracterizavam-se por episódios de dengue clássica, autolimitada e com o desaparecimento do vírus após alguns meses. Casos graves ou mortes eram raros. Esse aspecto se devia ao predomínio de apenas um sorotipo viral, ou seja, após o período de doença, estabelecida a imunidade contra o sorotipo prevalente, a doença desaparecia por falta de hospedeiros suceptíveis. A partir do século XX, com a descoberta de que a febre amarela era transmitida pelo *Aedes*, iniciaram-se campanhas de combate ao mosquito. Por conseguinte, houve uma sensível redução e, até mesmo, o desaparecimento das epidemias de dengue.

O cenário de relativo equilíbrio e calmaria se alterou a partir de 1970. As causas para o ressurgimento da dengue não são completamente conhecidas. Certamente a explosão demográfica e a ocupação desordenada dos centros urbanos em países tropicais contribuíram para isso. As facilidades de transporte global também foram decisivas para que um mosquito altamente domesticado, disseminado nos países tropicais e um vírus que causa elevada e duradoura viremia pudessem se difundir pelos diversos continentes, como mostram as Figuras 137.1 e 137.2. Fato é que a doença tem atingido novas regiões e distintos sorotipos virais têm se alastrado, incrementando o risco de FHD. Nos anos 2000 a dengue e a FHD constituem uma das principais ameaças aos países tropicais e em desenvolvimento. Estima-se que 50 a 100 milhões de novas infecções ocorram a cada ano com 500 mil casos de FHD, responsáveis por 1 a 5% de óbitos, a depender da *expertise* dos médicos e das condições de assistência.

No Brasil, a situação tem se revelado igualmente preocupante, especialmente nos anos de 2007 e 2008 (Figura 137.3). Desde a década de 1980, o país contribui com cerca de 70% dos casos de dengue nas Américas. Observa-se um padrão de início epidêmico e localizado, entre 1986 e 1993, seguido de padrão epidêmico e endêmico, a partir de 1994. Atualmente circulam em nosso meio os sorotipos virais 1, 2 e 3 – com relatos isolados do sorotipo 4. Tais fatos são relevantes não só para o incremento dos casos, mas também para maior mortalidade por dengue em anos recentes, como demonstram as Figuras 137.4 e 137.5 do Ministério da Saúde brasileiro. Além disso, a Figura 137.6 demonstra o papel da introdução de novos sorotipos na ocorrência da FHD e a conseqüente necessidade de hospitalização.

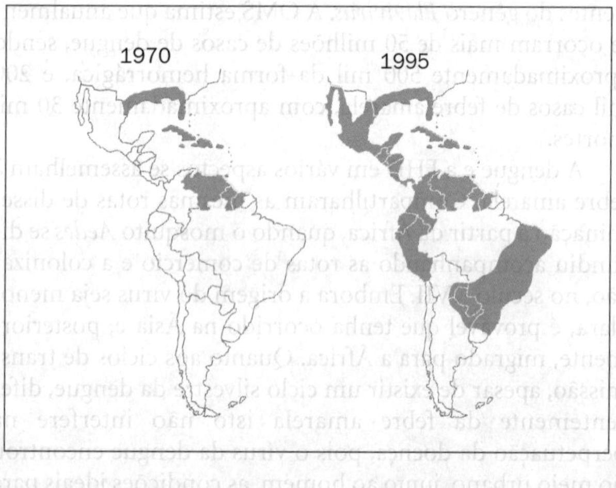

Figura 137.1 – Distribuição do *Aedes aegypti* nas Américas em 1970 e 1995.

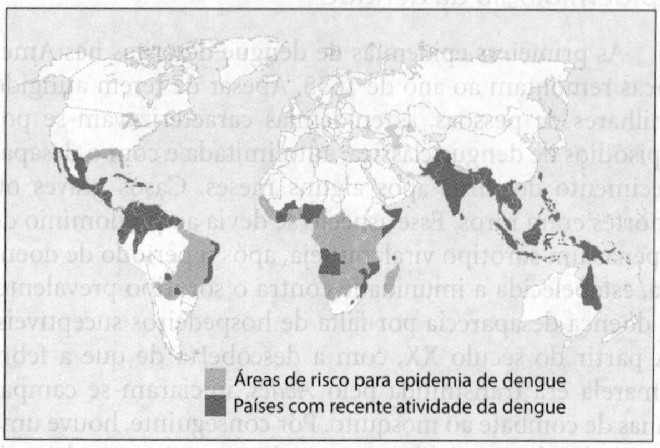

Figura 137.2 – Distribuição global do vírus da dengue e do *Aedes aegypti*.

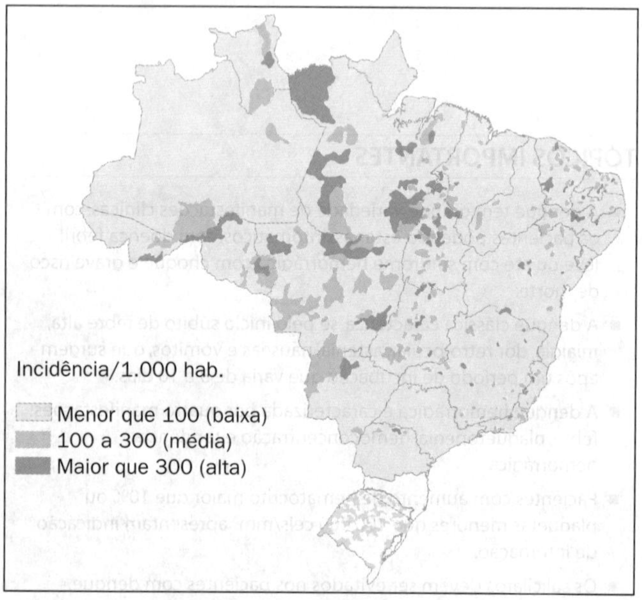

Figura 137.3 – Incidência de dengue por município de residência, Brasil, 2008.

Só nos três primeiros meses de 2008, a Secretaria de Vigilância em Saúde do Ministério da Saúde (SVS/MS) registrou 120.570 casos notificados de dengue, sendo 647 casos confirmados de febre hemorrágica da dengue (FHD) e 48 óbitos por FHD. Também foram notificados 80 casos de dengue com complicações, com 26 óbitos. Houve aumento no número de casos nos Estados do Amazonas (992%), Rondônia (484%), Sergipe (617%), Bahia (241%), Rio Grande do Norte (275%), Rio de Janeiro (211%) e Pará (147%). Só o Estado do Rio de Janeiro notificou 43.523 casos de dengue em 2008, o que corresponde a 36% do total de casos notificados no país.

O principal vetor da dengue, como já mencionado, é o *Aedes aegypti*, um mosquito de hábitos urbanos e peculiares que faz um ciclo mosquito-homem-mosquito. Ou seja, o mosquito infectado transmite o vírus da dengue ao homem que, por sua vez, infecta novos mosquitos e, assim, sucessivamente. O pequeno mosquito branco e negro (Figura 137.7) possui hábitos domésticos e coloca seus ovos em água limpa. Os ovos possuem grande resistência à erradicação, pois podem perdurar por até um ano e resistem ao ressecamento ambiental. Embora tenham sido relatados vôos de longo alcance dos mosquitos adultos, habitualmente o alcance de vôo do *Aedes* é pequeno, em torno de 100 metros. Assim, em grandes distâncias, a disseminação do mos-

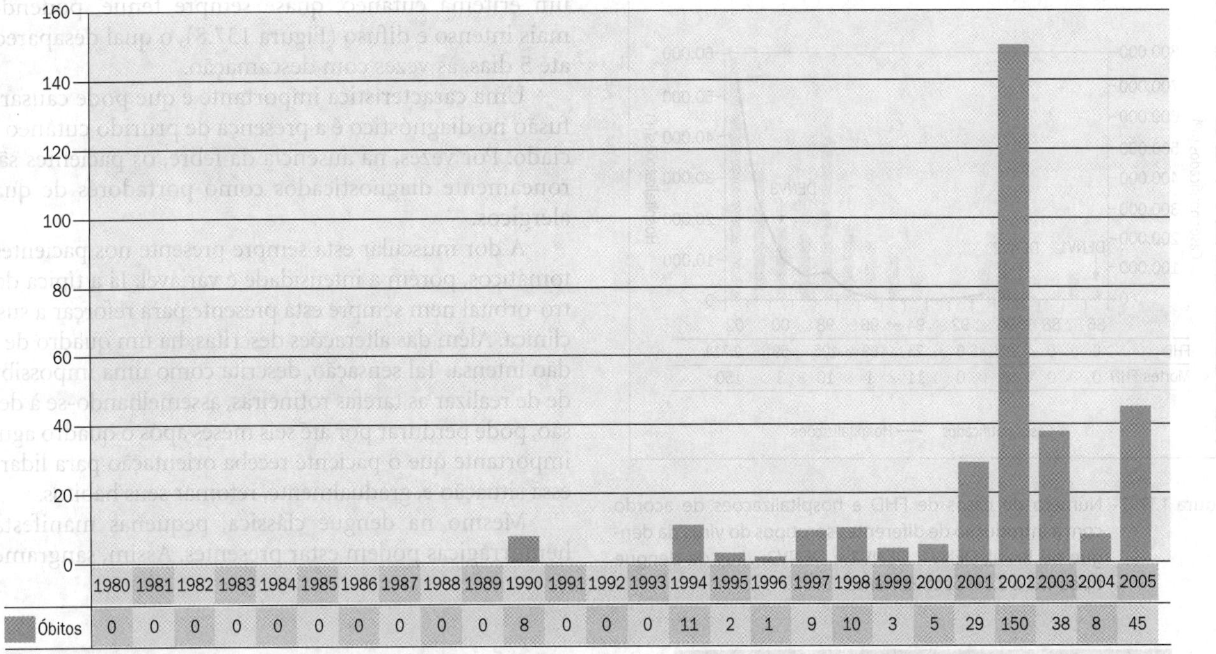

Figura 137.4 – Fluxo clínico para casos suspeitos de dengue: evolução dos óbitos por dengue no Brasil entre 1980 e 2005 (SVS, Ministério da Saúde).

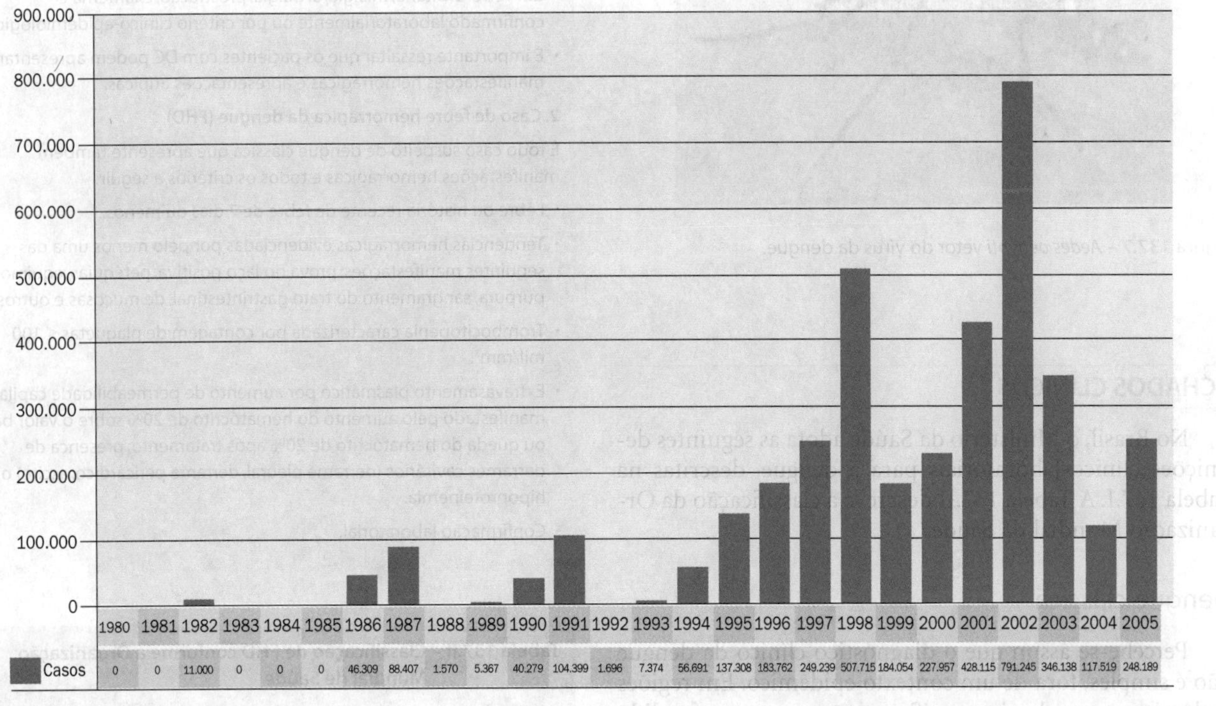

Figura 137.5 – Número de casos de dengue no Brasil entre 1980 e 2005 (SVS, Ministério da Saúde). Fonte: SVS/SES. Dados até SE 10, sujeitos a alteração.

quito se dá por meio de ovos e larvas transportados por *containers* e outros meios de transporte de cargas.

O mosquito adulto habita o interior das residências e se alimenta de dia, principalmente ao nascer do dia e logo após o entardecer. A fêmea é ávida pelo sangue do hospedeiro, podendo, em uma mesma refeição, picar várias pessoas em um domicílio, o que facilita a concomitância de casos em uma família. Além disso, uma simples picada, sem que ocorra a sucção de sangue, já é passível de transmissão. Dessa forma, a eficiência do vetor é extremamente elevada.

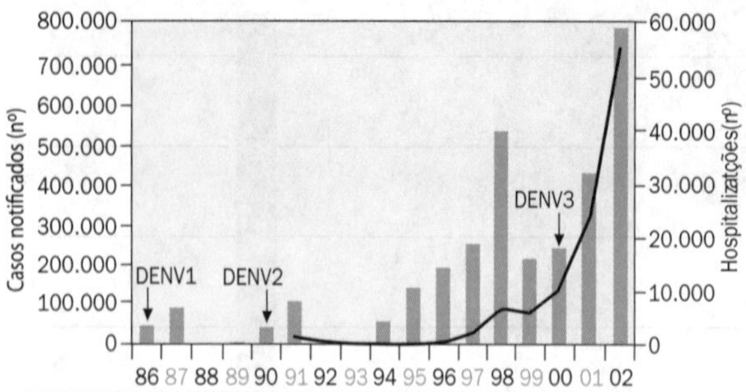

	86	87	88	89	90	91	92	93	94	95	96	97	98	99	00	01	02
FHD	0	0	0	0	266	188	0	0	25	114	69	46	105	72	59	682	2.714
Mortes FHD	0	0	0	0	8	0	0	0	11	2	1	9	10	3	3	29	150

Figura 137.6 – Número de casos de FHD e hospitalizações de acordo com a introdução de diferentes sorotipos do vírus da dengue no Brasil. DENV1, DENV2 e DENV3: vírus da dengue tipos 1, 2 e 3, respectivamente.

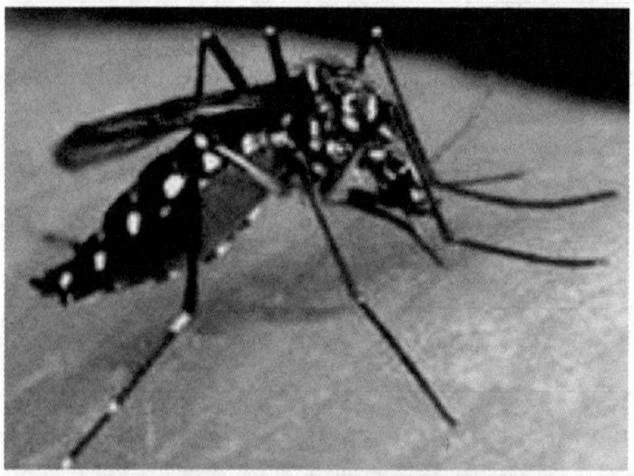

Figura 137.7 – *Aedes aegypti* vetor do vírus da dengue.

ACHADOS CLÍNICOS

No Brasil, o Ministério da Saúde adota as seguintes definições clínico-laboratoriais para a dengue, descritas na Tabela 137.I. A Tabela 137.II descreve a classificação da Organização Mundial da Saúde.

Dengue clássica

Percebe-se assim que o diagnóstico clínico da dengue não é simples, fora de um contexto epidêmico. Em regiões endêmicas o quadro inespecífico costuma ser confundido com outras doenças virais. Porém, fora de áreas endêmicas e, havendo retorno de uma área endêmica ou de epidemia, em um paciente com início súbito de doença exantemática febril, mialgia intensa e dor retro-orbital, esta possibilidade diagnóstica deve ser lembrada.

A febre é elevada, pode apresentar melhora discreta e recidivar após um dia, mas, em geral, persiste por até 7 dias. Concomitantemente, até 50% dos pacientes apresentam um eritema cutâneo, quase sempre tênue, podendo ser mais intenso e difuso (Figura 137.8), o qual desaparece em até 5 dias, às vezes com descamação.

Uma característica importante e que pode causar confusão no diagnóstico é a presença de prurido cutâneo associado. Por vezes, na ausência da febre, os pacientes são erroneamente diagnosticados como portadores de quadros alérgicos.

A dor muscular está sempre presente nos pacientes sintomáticos, porém a intensidade é variável. Já a típica dor retro-orbital nem sempre está presente para reforçar a suspeita clínica. Além das alterações descritas, há um quadro de lassidão intensa. Tal sensação, descrita como uma impossibilidade de realizar as tarefas rotineiras, assemelhando-se à depressão, pode perdurar por até seis meses após o quadro agudo. É importante que o paciente receba orientação para lidar com essa situação e, gradualmente, retomar seus hábitos.

Mesmo na dengue clássica, pequenas manifestações hemorrágicas podem estar presentes. Assim, sangramentos

Tabela 137.I – Classificação de dengue pelo MS – Brasil

1. Caso de dengue clássica (DC)

- Paciente que tenha doença febril aguda com duração máxima de 7 dias, acompanhada de pelo menos 2 dos seguintes sintomas: cefaléia, dor retro-orbitária, mialgia, artralgia, prostração, exantema e confirmado laboratorialmente ou por critério clínico-epidemiológico.
- É importante ressaltar que os pacientes com DC podem apresentar manifestações hemorrágicas e apresentações atípicas.

2. Caso de febre hemorrágica da dengue (FHD)

É todo caso suspeito de dengue clássica que apresente também manifestações hemorrágicas e todos os critérios a seguir:

- Febre ou história recente de febre de 7 dias ou menos.
- Tendências hemorrágicas evidenciadas por pelo menos uma das seguintes manifestações: prova do laço positiva, petéquias, equimoses, púrpura, sangramento do trato gastrintestinal, de mucosas e outros.
- Trombocitopenia caracterizada por contagem de plaquetas ≤ 100 mil/mm³.
- Extravasamento plasmático por aumento de permeabilidade capilar manifestado pelo aumento do hematócrito de 20% sobre o valor basal ou queda do hematócrito de 20% após tratamento; presença de derrames cavitários (derrame pleural, derrame pericárdico, ascite) ou hipoproteinemia.
- Confirmação laboratorial.

Tabela 137.II – Classificação de FHD conforme a Organização Mundial de Saúde

Grau I – Febre acompanhada de sintomas inespecíficos em que a única manifestação hemorrágica é a prova do laço positiva.

Grau II – Além das manifestações do grau I, hemorragias espontâneas leves (sangramento de pele, epistaxe, gengivorragia e outros).

Grau III – Colapso circulatório com pulso rápido e fraco, estreitamento da pressão arterial ou hipotensão, pele pegajosa, fria e inquietação.

Grau IV ou síndrome do choque da dengue (SCD) – Choque profundo com ausência de pressão arterial e pressão de pulso imperceptível.

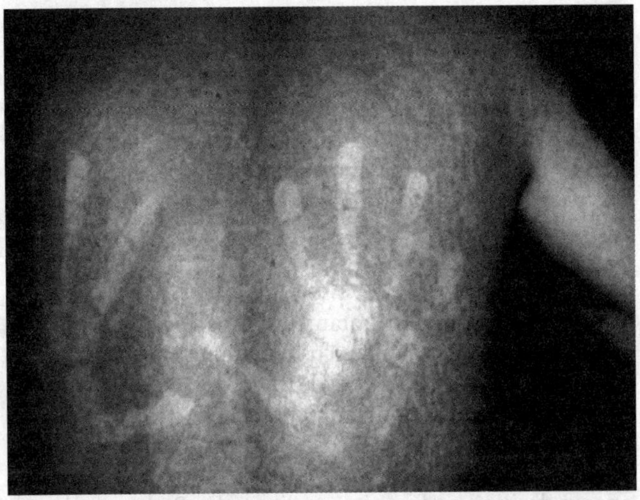

Figura 137.8 – Aspecto do exantema da dengue após dígito-pressão.

gengivais, epistaxe, metrorragia e petéquias ou equimoses podem ser encontrados. O monitoramento clínico e da contagem de plaquetas assegura ao médico assistente as condições para diferenciar as formas mais graves e tranqüilizar o paciente.

Febre hemorrágica da dengue

O advento de novos sorotipos do vírus da dengue aliado a um enorme contingente de já expostos em uma determinada região criou as condições para o aparecimento de FHD e da SCD, como já discutido anteriormente. Isso se explica pela teoria seqüencial, ou seja, a memória imune de uma infecção prévia (ou aquisição transplacentária de IgG) amplifica a resposta a um novo sorotipo, desencadeando a liberação de citocinas inflamatórias responsáveis pela vasodilatação intensa e perda protéica. Essa teoria, entretanto, não é consensual, uma vez que existem casos de FHD/SCD em primoinfecções. Clinicamente, esse quadro se traduz por sintomas semelhantes ao da dengue clássica que, em poucas horas, evoluem para manifestações hemorrágicas mais graves – petéquias e equimoses difusas, hemorragia digestiva, hematúria – e choque, caracterizando a vasoplegia e o extravasamento proteíco (sinais de alerta – Tabela 137.IV). O paciente se apresentará com as extremidades frias e a pele congesta e manchada, em particular na mucosa oral, axilas e face. Um grande mal-estar antecede em horas ou poucos dias essas alterações mais graves. A prova do laço positiva auxilia no diagnóstico de fragilidade capilar e pode ser útil na tomada de decisões e no diagnóstico precoce.

A FHD é mais comum em crianças ou idosos, mas pode ocorrer em qualquer idade.

EXAMES COMPLEMENTARES

Dengue clássica

O laboratório é bastante útil no manuseio. A presença de linfócitos atípicos é comum, bem como uma elevação transitória dos níveis de transaminases, que podem chegar a valores de até 1.000 U/L. Contagens de plaquetas baixa, menores que 100.000/mm³ também são bastante freqüentes.

Na prática, um paciente agudamente enfermo, com febre, mialgia e astenia intensas e que apresente linfocitose atípica e plaquetopenia – ou contagem no limite inferior

Tabela 137.III – Exames complementares

Exames inespecíficos	**Dengue clássica** • Hemograma: normalmente cursa com leucopenia e neutropenia. Entretanto, linfocitose com atipia linfocitária pode ocorrer. Plaquetopenia é observada. • Transaminases: em geral podem ocorrer até acima de 5 vezes o valor da normalidade. Em alguns casos aumentos de até 15 vezes o limite superior da normalidade podem ocorrer.	**Dengue hemorrágica** • Transaminases pouco aumentadas e diminuição da albumina sérica. • Coagulograma: aumento do TP, TTPA e TT. • Hemograma: leucograma semelhante ao da dengue clássica. Trombocitopenia severa (abaixo de 100.000/mm³). Hemoconcentração, com aumento do hematócrito em 20% do valor basal ou valores superiores a 38% em crianças, 40% em mulheres, 45% em homens. • Prova do laço: insufla-se o manguito até o ponto médio entre as pressões sistólica e diastólica e mantém-se insuflado por 5 minutos; no local de maior concentração do aparecimento de petéquias marcar com um círculo de 1,78 cm de diâmetro, isto é, pouco menor que uma moedinha de 1 centavo, e contar o número de petéquias; se maior que 20, a prova é positiva.
Exames específicos	• Isolamento viral: meio mais específico de diagnóstico; permite a identificação do sorotipo. A coleta deve ser realizada durante a fase virêmica, em geral até o quinto dia do início dos sintomas. • Reação em cadeia da polimerase (PCR): permite identificar o sorotipo. • Sorologias: tornam-se reagentes no término das manifestações clínicas, em geral no sexto dia após o início dos sintomas. Não determinam o sorotipo infectante. Método fácil, barato, mas que pode resultar em falso-positivo pela reação cruzada com outros Flavivírus. A detecção de IgM por anticorpos de captura (MAC-ELISA) é a mais utilizada.	

Tabela 137.IV – Sinais de alerta para FHD

Dor abdominal intensa e contínua
Vômitos persistentes
Hepatomegalia dolorosa
Derrames cavitários
Sangramentos importantes
Hipotensão arterial
Hipotensão postural
Diminuição da diurese
Letargia/agitação
Pulso rápido e fraco
Extremidades frias/cianose
Lipotimia
Diminuição da temperatura corporal e sudorese profusa
Aumento repentino de hematócrito

do normal – deve ser considerado suspeito de dengue. Se outros sintomas clássicos estiverem presentes, o diagnóstico clínico em um contexto epidemiológico condizente com a doença se torna simples. A dengue clássica é autolimitada e benigna e grande parte dos infectados nem chega a desenvolver sintomas.

Febre hemorrágica da dengue

Do ponto de vista laboratorial as alterações são semelhantes às da dengue clássica, porém há uma contagem de plaquetas menor – abaixo de 100.000/mm³ – e sinais de hemoconcentração, com elevação do hematócrito. A terapia dos casos mais graves exige hospitalização com reposição de volume, combate ao choque e reposição de fatores de coagulação, além do suporte clínico. Na dengue clássica a terapia deve ser feita com medicação sintomática e repouso. O uso de salicilatos é contra-indicado pelos riscos de potencialização da hemorragia e do aparecimento da síndrome de Reye. O uso de paracetamol ou dipirona, além de outros sintomáticos, é suficiente para o controle das dores e da febre.

Confirmação etiológica

Em um contexto epidêmico a necessidade de confirmação etiológica dos quadros clínicos típicos torna-se secundária. Para a confirmação do diagnóstico recorre-se à identificação de anticorpos específicos ou ao isolamento viral – ou de seu RNA. O teste MAC-ELISA tem sido o mais utilizado nos últimos anos para identificar anticorpos contra a dengue. Após 5 dias de sintomas há possibilidade de identificar os anticorpos IgM, que podem perdurar por até 90 dias. Em uma segunda infecção, os títulos de IgM costumam ser mais modestos que na primeira exposição. A identificação de anticorpos IgG é mais tardia. Além disso, esse anticorpo é também mais inespecífico, havendo a possibilidade de múltiplas reações cruzadas. Em regiões de alta prevalência de infecção, será difícil diagnosticar uma nova exposição por outro sorotipo na ausência de IgM e já com IgG presente por exposições prévias. Para situações como essa, a partir do soro de pacientes expostos a uma grande epidemia na cidade de Santos, tivemos a oportunidade de avaliar um teste de avidez de IgG para dengue, demonstrando que houve uma enorme precisão na diferenciação dos pacientes com primoinfecção ou reinfecção pelo vírus.

TRATAMENTO

A dengue não tem tratamento específico. Prescreve-se sintomáticos como analgésicos e antieméticos nos pacientes do grupo A. Estão contra-indicados os salicilatos na suspeita de dengue, por aumentarem o risco de sangramento. O uso de antieméticos e medicações antipruriginosas pode ser realizado, embora o prurido nestes pacientes, apesar de incômodo, seja autolimitado. Pode-se orientar hidratação oral principalmente se diarréia ou vômitos proeminentes estiverem associados. Os pacientes com prova do laço positiva, mas sem sinais de alerta e plaquetas acima de 100.000 cels/mm³ e aumento de hematócrito menor que 10% do basal, podem ser manejados ambulatorialmente, a exemplo dos pacientes do grupo A, mas recomenda-se repetir os exames em 24-48 horas. Os pacientes com aumento de hematócrito significativo ou com menos de 100.000 plaquetas/mm³ devem ser internados e mantidos em observação, com hidratação via oral ou parenteral se necessário. Em caso de melhora clínica e laboratorial o paciente pode ser liberado em 24-48 horas.

Nas formas graves com hemorragia ou hipotensão o paciente deve ser hospitalizado e receber hidratação vigorosa com Ringer lactato ou soro fisiológico 0,9%. Um estudo publicado em 2005 mostrou a segurança em particular da solução com Ringer lactato; por este motivo alguns autores consideram esta a solução cristalóide de escolha nestes pacientes. O estudo não comparou, entretanto, a solução com o soro fisiológico 0,9%. Se houver choque refratário ou o hematócrito continuar aumentando, administração de colóide está indicada. O uso de plasma fresco congelado, plaquetas ou crioprecipitado pode ser necessário para o controle de manifestações hemorrágicas. No início da monitorização em pacientes em choque o hematócrito deve ser verificado a cada 2 horas e depois a cada 4-6 horas nas primeiras 12 horas de tratamento. A dosagem de plaquetas deve ser realizada a cada 12 horas.

O reconhecimento dos sinais de alerta, associado ao diagnóstico precoce de dengue hemorrágica e terapia de suporte adequada levam à diminuição da mortalidade pela doença a menos de 1%.

Complicações

Os pacientes com dengue podem apresentar manifestações hemorrágicas como as comentadas e choque. Casos de alteração de função hepática, embora raros, são documentados durante a evolução da doença; também manifestações neurológicas com encefalopatia e letargia são descritos, assim como casos de neuropatias periféricas e até mesmo mielite transversa secundária ao vírus da dengue.

Prevenção

Doença de notificação compulsória, a dengue é hoje um grande problema de saúde pública no Brasil. O principal meio de controle é através do combate às formas larvárias do mosquito, já que não há vacinas e os inseticidas são pouco eficazes. Entretanto, isso só pode ser alcançado pela conscientização da população, que deve reduzir ao máximo as condições para oviposição da fêmea.

Em relação à prevenção, infelizmente ainda não existe uma vacina que confira imunidade contra todos os sorotipos virais de forma simultânea. Portanto, o controle ambiental e o combate ao vetor são as medidas mais eficazes a serem adotadas.

O Ministério da Saúde disponibiliza em seu *site* fluxogramas e roteiros atualizados para o estabelecimento de rotinas assistenciais e organização de serviço para assistência nas epidemias. O acesso é recomendável para o detalhamento e atualização sobre o tema.

Algoritmo 137.1 – Resumo para manejo clínico da DC e FHD

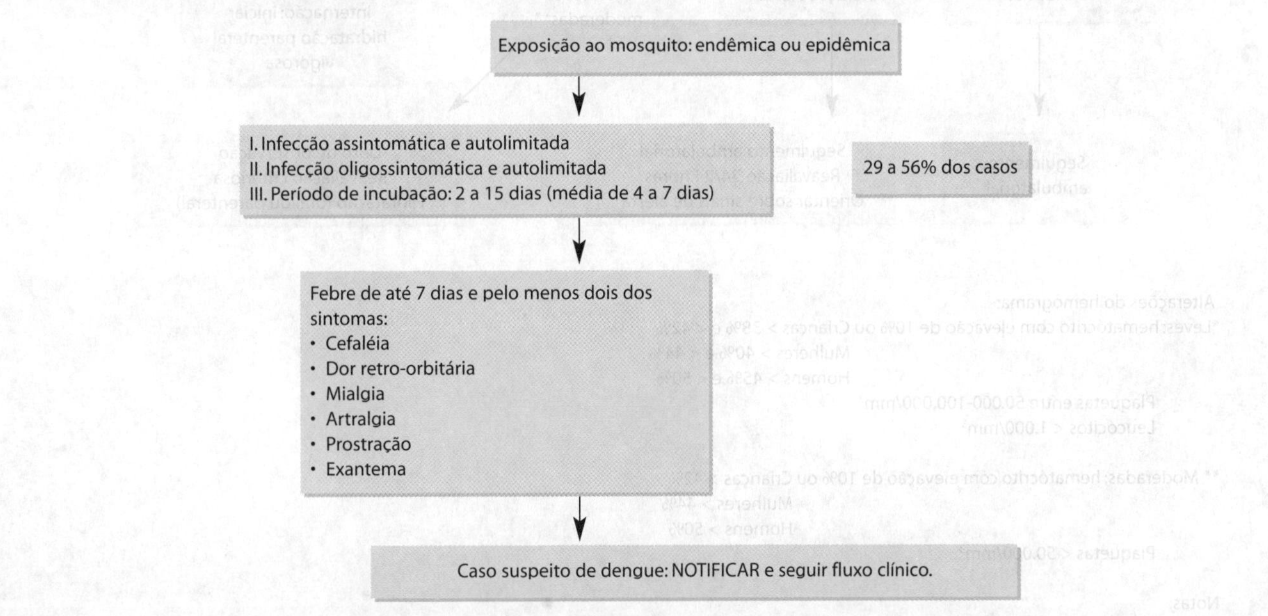

Algoritmo 137.2 – Fluxo clínico para casos suspeitos de dengue

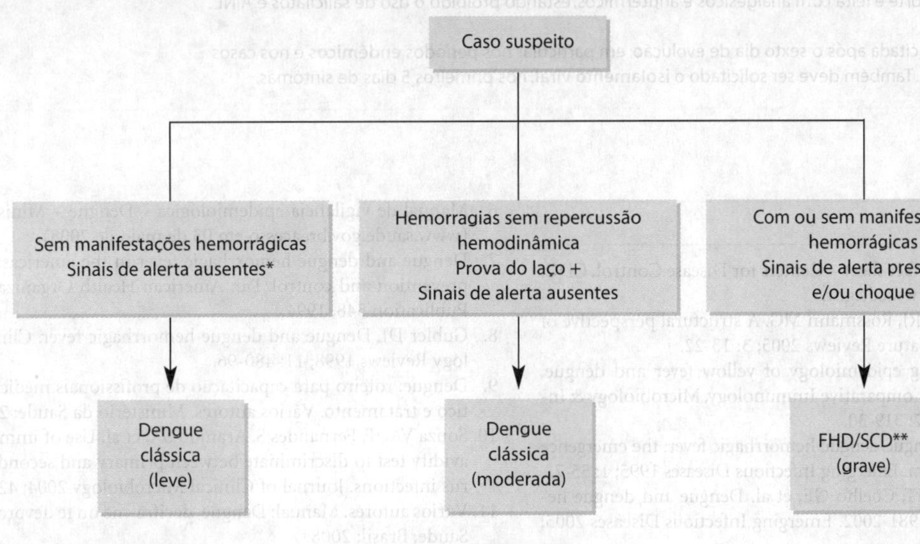

*Sinais de alerta: dor abdominal intensa e contínua, vômitos persistentes, hepatomegalia dolorosa, desconforto respiratório, hipotensão, PA convergente, hipotermia e sudorese, FC > 100 bpm em repouso, lipotimia e cianose.
**SCD: síndrome do choque da dengue.

Algoritmo 137.3 – Tratamento inicial da dengue

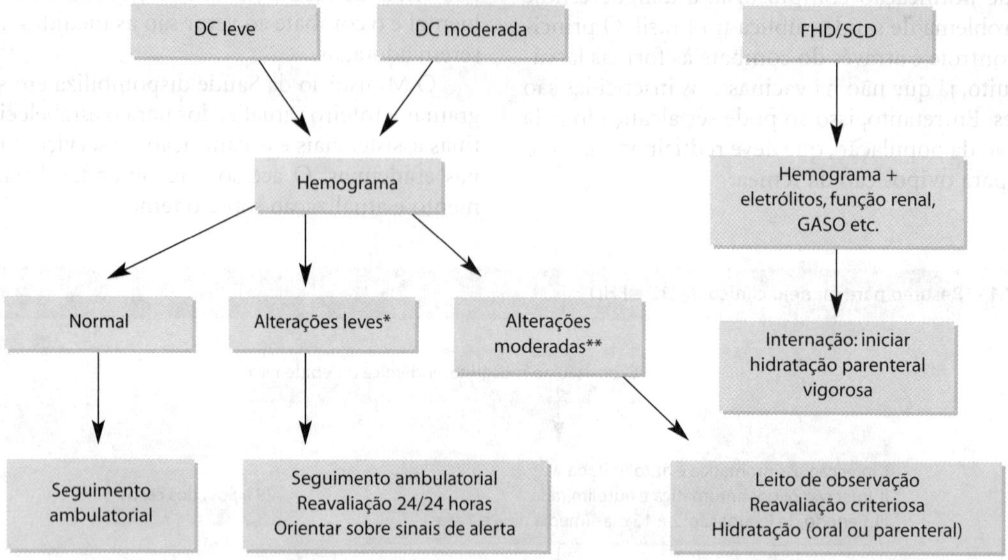

Alterações do hemograma:

*Leves: hematócrito com elevação de 10% ou Crianças > 38% e < 42%
Mulheres > 40% e < 44%
Homens > 45% e < 50%
Plaquetas entre 50.000-100.000/mm^3
Leucócitos < 1.000/mm^3

** Moderadas: hematócrito com elevação de 10% ou Crianças > 42%
Mulheres > 44%
Homens > 50%
Plaquetas < 50.000/mm^3

Notas:

1. Em vigência de hemorragia visceral importante (sobretudo no SNC) com plaquetopenia < 50.000/mm^3 deve ser considerada a transfusão de plaquetas.
2. Plaquetopenia < 20.000/mm^3 sem a presença de hemorragias deve ser reavaliada a cada 12 horas.
3. Os casos podem evoluir entre as diferentes formas clínicas.
4. A medicação de suporte é feita com analgésicos e antitérmicos, estando proibido o uso de salicilatos e AINE.

Sorologia: deve ser solicitada após o sexto dia de evolução, em particular nos períodos **endêmicos** e nos casos suspeitos de **FHD/SCD**. Também deve ser solicitado o **isolamento viral**, nos primeiros 5 dias de sintomas.

LEITURA ADICIONAL

1. Viral hemorrhagic fevers fact sheet – Centers for Disease Control, CDC. Acesso em: 03.05.2008, www.cdc.gov.
2. Mukhopadhyay S, Kuhn RJ, Rossmann MG. A structural perspective of the flavivirus life cycle. Nature Reviews 2005; 3: 13-22.
3. Gubler DJ. The changing epidemiology of yellow fever and dengue, 1990 to 2003: full circle? Comparative Immunology, Microbiology & Infectious Diseases 2004; 27: 319-30.
4. Gluber DJ, Clark GG. Dengue/dengue hemorrhagic fever: the emergence of a Global health problem. Emerging Infectious Diseases 1995; 1: 55-7.
5. Siqueira JB, Martelli CMT, Coelho GE, et al. Dengue and dengue hemorrhagic fever, Brazil, 1981-2002. Emerging Infectious Diseases 2005; 11: 48-53.
6. Manual de vigilância epidemiológica – Dengue – Ministério da Saúde (www.saude.gov.br, acesso em 03 de maio de 2008).
7. Dengue and dengue hemorrhagic fever in the americas: guidelines for prevention and control. Pan American Health Organization, Scientific Publication 548, 1994.
8. Gubler DJ. Dengue and dengue hemorrhagic fever. Clinical Microbiology Reviews 1998; 11: 480-96.
9. Dengue: roteiro para capacitação de profissionais médicos no diagnóstico e tratamento. Vários autores. Ministério da Saúde; 2005.
10. Souza VAUF, Fernandes S, Araújo ESA, et al. Use of immunoglobulin G avidity test to discriminate between primary and secondary dengue virus infections. Journal of Clinical Microbiology 2004; 42: 1782-4.
11. Vários autores. Manual: Dengue, decifra-me ou te devoro. Ministério da Saúde, Brasil; 2008.

Meningococcemia

CAPÍTULO 138

Felipe Francisco Tuon
Alan de Brito Neves

TÓPICOS IMPORTANTES

- A meningococcemia é uma doença pouco freqüente, mas de alta mortalidade e morbidade.
- O reconhecimento rápido da meningococcemia pode prevenir seqüelas e diminuir a letalidade.
- Os principais sorogrupos de *Neisseria meningitidis* no Brasil são o B e C.
- A meningococcemia desenvolve um quadro de choque com CIVD, SARA e disfunções orgânicas de causa multifatorial.
- O diagnóstico definitivo é baseado na hemocultura com crescimento de *N. meningitidis*.
- O tratamento de suporte fundamental é baseado no quadro séptico.
- O tratamento específico é iniciado empiricamente com cefalosporina de 3ª geração, podendo adequar o espectro após identificação do agente.

INTRODUÇÃO E DEFINIÇÕES

A meningococcemia é uma infecção bacteriana aguda causada pela presença de *Neisseria meningitidis* na corrente sangüínea. A incidência desta doença não mudou nas últimas décadas, além de continuar como uma doença de alta letalidade e morbidade. A doença meningocócica pode se apresentar como meningococcemia, meningococcemia com meningite e apenas meningite, sendo a mortalidade mais elevada nos casos de meningococcemia isolada.

Devido à gravidade, é fundamental o reconhecimento da meningococcemia no pronto-socorro, instituindo medidas terapêuticas específicas e inespecíficas, assim como os cuidados relacionados aos contactantes e os cuidados com a própria equipe médica. A mortalidade, assim como a morbidade, também está relacionada com a demora no início das medidas terapêuticas, seja pela demora do paciente em chegar ao pronto-socorro ou pela demora no reconhecimento do quadro pelo médico.

Além de ser uma doença infecciosa tratável, também pode ser prevenida, na maioria dos sorogrupos, por vacina.

EPIDEMIOLOGIA

A doença meningocócica, incluindo a meningococcemia, ocorre esporadicamente em todo o mundo. A incidência é de 0,5 a 5 casos por 100.000 habitantes em período de endemia. Existem períodos de pico da doença (epidemia), principalmente no período de inverno e início da primavera, assim como países que apresentam incidência mais elevada. Existe uma região do continente africano denominada "cinturão da meningite", onde mais de 250.000 casos já foram descritos em um ano.

No Brasil, a incidência da doença meningocócica é de 3,28/100.000 habitantes e a letalidade, no período entre 1994 e 2005, foi de 19,4%, segundo dados do Ministério da Saúde.

A doença meningocócica no Estado de São Paulo apresenta uma incidência mais elevada que a média do país, em torno de 4,59/100.000 habitantes nos últimos 10 anos. A letalidade é semelhante à média do país.

N. meningitidis é transmitido por meio de fômites contendo ao menos 10^3 a 10^4 bactérias, uma vez que o homem é o único reservatório conhecido. A partir deste ponto, a pessoa que adquire o meningococo pode desenvolver a doença meningocócica, tornar-se um portador ou eliminá-lo. No caso de portadores, o *N. meningitidis* coloniza a orofaringe. Apenas uma parcela muito pequena destes portadores desenvolve a doença mais tarde. Em torno de 8 a 20% da população pode ser portadora assintomática de *N. meningitidis*. Destes, 1/3 são portadores por meses, 1/3 por dias e o restante são portadores transitórios, isto é, por algumas horas. Quanto maior o tempo de portador, mais agressiva é a cepa de *N. meningitidis*, porém, de menor transmissibilidade.

ETIOLOGIA E FISIOPATOLOGIA

Neisseria meningitidis é um diplococo Gram-negativo que pode causar desde doença localizada em um órgão até infecção disseminada levando a choque séptico com disfunções orgânicas, como ocorre na meningococcemia. Esta bactéria é classificada em **sorogrupos** de acordo com a reatividade imunológica dos polissacarídeos presentes na cápsula. Os principais são os sorogrupos A, B, C, Y e W-135, sendo os sorogrupos B e C os principais no Brasil.

A virulência de *N. meningitidis* está diretamente relacionada com o padrão de endotoxinas produzidas pela bactéria. O grau de liberação dessas endotoxinas também se correlaciona com a gravidade da meningococcemia. Sabe-se que a meningite por *N. meningitidis* via hematogênica ocorre em 50% dos pacientes, sendo que o agente é isolado em 3/4 dos casos e apenas 5% desenvolvem o quadro clínico de meningococcemia.

Pacientes esplenectomizados, com deficiência de complemento, infecção pelo HIV, hipoalbuminemia, síndrome nefrótica e outras imunossupressões específicas têm maior risco de contrair meningococcemia.

A fisiopatogenia da menigococcemia é explicada pela invasão inicial da mucosa da nasofaringe pelo meningococo. Este alcança a corrente sangüínea, onde ocorre a disseminação da bactéria, a qual, por sua vez, invade determinados tecidos, o que se explica por diversos mecanismos de interação hospedeiro-bactéria. As lesões cutâneas petequiais características são causadas principalmente pela invasão da pele por *N. meningitidis*, apesar de o mecanismo ser multifatorial e estar relacionado com inflamação local, alterações da coagulação, lesão endotelial e hipoxemia tecidual pelo choque, gerando isquemia e progressão para necrose da pele. Esta necrose pode progredir em horas e atingir os membros, sendo necessária, às vezes, a amputação.

Devido à lesão endotelial, também ocorre edema pulmonar fechando critérios para SARA. A meningococcemia gera ativação da cascata de coagulação que culmina com um quadro de coagulação intravascular disseminada. Ocorre hemorragia supra-renal e conseqüente lesão maciça com insuficiência supra-renal (síndrome de Waterhouse-Friederichsen). A insuficiência supra-renal não é a principal causa do choque, mas pode ser mais um fator complicador.

Em resumo, ocorre intensa resposta inflamatória sistêmica com CIVD, choque por vasodilatação intensa e disfunções orgânicas múltiplas rapidamente progressivas.

ACHADOS CLÍNICOS

Baseando-se nos eventos fisiopatogênicos, a meningococcemia pode se apresentar como: bacteremia sem choque, bacteremia com choque sem meningite e bacteremia com choque e meningite. O meningococo pode causar apenas meningite, assim como outros quadros clínicos isolados, como pneumonia, pericardite e artrite.

É possível que, em alguns pacientes, a bactéria entre na corrente sangüínea e o sistema imune consiga eliminá-la rapidamente, traduzindo-se num quadro clínico muito frustro caracterizado por febre baixa, mal-estar e cansaço autolimitado. Tanto isso é verdade que existe uma forma de **meningococcemia crônica** que ocorre em 1% dos pacientes. É uma meningococcemia benigna que desenvolve febre recorrente, artralgia, exantema difuso recorrente e outros sintomas inespecíficos. O mecanismo dessa meningococcemia crônica é desconhecido.

A forma mais comum de meningococcemia, que ocorre em 99% dos casos, é uma síndrome de choque séptico e coagulação intravascular disseminada com disfunções orgânicas rapidamente progressivas, associadas ou não a meningite. O quadro inicia-se com febre, mal-estar, cefaléia e rigidez de nuca. Em uma série de pacientes, os sinais de rigidez nucal podem estar ausentes no início, inclusive nem aparecer. Outros sinais comuns são mialgia, náusea e vômitos no início do quadro. O quadro meníngeo ocorre em 50% dos casos.

O exantema petequial é característico da meningococcemia aguda, embora ocorra em apenas 80% dos casos, podendo ser súbito e progredir em minutos para equimoses extensas e necrose. Por outro lado, nos casos graves pode ocorrer o óbito em algumas horas, não havendo tempo hábil para a formação das petéquias.

A morte dos pacientes com meningococcemia grave ocorre devido à insuficiência vascular fulminante secundária à intensa vasodilatação que leva a um quadro de choque, péssima perfusão periférica e disfunção cardíaca, representando um padrão de choque misto refratário.

Devido à lesão endotelial, também ocorre edema pulmonar expresso por taquipnéia e dispnéia. Nestes casos, os pacientes fecham critérios para SARA. A meningococcemia gera ativação da cascata de coagulação que culmina com um quadro de coagulação intravascular disseminada. Estes dois eventos somados geram má perfusão orgânica e disfunção de múltiplos órgãos. Pode haver sangramento espontâneo pelas mucosas, assim como pelas lesões cutâneas já em necrose. Ocorre também hemorragia supra-renal e conseqüente lesão maciça do órgão, gerando a insuficiência supra-renal.

Pode ocorrer a invasão do meningococo em diversos órgãos, gerando quadros localizatórios associados, como pericardite, artrite, pneumonia, otite, epiglotite e, principalmente, meningite.

Tabela 138.I – Achados clínicos da meningococcemia com e sem meningite

Meningococcemia	Febre Náuseas e vômitos Tontura Exantema, geralmente petequial, podendo ser maculopapular Hipotensão com taquicardia, pulsos fracos e cianose de extremidades Taquipnéia ou dispnéia com crepitantes Oligúria Sinais de sangramento espontâneo (epistaxe, hematúria, gengivorragia, sangramento pelas lesões cutâneas) Necrose de extremidades Alteração neurológica inespecífica (convulsão, alucinações e sonolência) Coma
Meningococcemia com meningite	Sintomas acima associados com: Cefaléia Fotofobia Rigidez nucal

Tabela 138.II – Definições clínicas e laboratoriais para o diagnóstico de doença meningocócica

Caso confirmado de doença meningocócica	Isolamento de *N. meningitidis* no sangue, líquido cefalorraquidiano ou outro fluido corpóreo considerado previamente estéril.
Caso presuntivo de doença meningocócica	Identificação de diplococos Gram-negativos em fluidos corpóreos considerados previamente estéreis.
Caso provável de doença meningocócica	Quadro clínico sugestivo de doença meningocócica com resultado positivo de testes de antígenos para meningococo.
Meningococcemia	Isolamento de *N. meningitidis* no sangue.

EXAMES COMPLEMENTARES

A confirmação laboratorial da doença meningocócica depende de isolamento do agente por meio de culturas ou demonstração de diplococos Gram-negativos pela bacterioscopia. No caso da meningococcemia, **hemocultura** é o exame mais utilizado, com sensibilidade em torno de 50%, mas **culturas das lesões de pele**, além dos líquidos sinovial, pleural ou pericárdico, também podem ser utilizados. Em dois estudos, coloração de Gram e cultura de lesões da pele resultaram em sensibilidade de 62% para aspirado e 56% para biópsia. As culturas devem ser coletadas idealmente antes do uso de antimicrobianos, entretanto, o tratamento não deve ser atrasado para a coleta de amostras. Antibióticos podem ser administrados antes da chegada ao hospital, o que torna os resultados das culturas ainda menos sensíveis. Nestes casos, a coleta de sangue para detecção de DNA da *N. meningitidis* pela técnica da PCR ou detecção de polissacáride capsular pela aglutinação por látex pode ser útil, uma vez que não depende da presença de bactérias viáveis. Em relação aos exames inespecíficos, eles podem variar de normal, no caso da meningococcemia leve, a diversas anormalidades como neutropenia, plaquetopenia, acidose metabólica e baixo nível de proteína C e de fibrinogênio, no caso da meningococcemia grave.

DIAGNÓSTICO DIFERENCIAL

A meningococcemia, em especial a doença fulminante com choque séptico, pode ser fatal em algumas horas. Assim, o diagnóstico precoce e preciso, afastando possibilidade de outras doenças, e a instituição de terapia antimicrobiana e de suporte são fundamentais. Entretanto, o diagnóstico precoce da meningoccemia é difícil e depende de um alto grau de suspeição pelo clínico.

As manifestações clínicas iniciais são inespecíficas e o exantema cutâneo inicial lembra um exantema viral. Somente após algum tempo é que as lesões cutâneas hemorrágicas tornam-se aparentes, sendo mais fácil reconhecer a doença, embora a lesão cutânea possa estar ausente em até 20% dos casos. Na meningococcemia fulminante, essas lesões de pele aparecem dentro de 6 a 18 horas após o início dos sintomas, o que difere da maioria das doenças virais, nas quais o exantema aparece mais tardiamente. Além disso, outros sinais e sintomas podem ser considerados típicos nas crianças: início abrupto, queda do estado geral e dor muscular grave com recusa a andar.

Toda a discussão deste capítulo se deu em torno da meningococcemia aguda. Existe uma entidade clínica denominada meningococcemia crônica. Nesta forma da doença meningocóccica, como o próprio nome diz, apresenta uma quadro mais arrastado de lesões cutâneas, associada com quadro articular de difícil diferenciação com uma gonococcemia crônica, febre baixa, estando relacionada à deficiência em frações do complemento.

TRATAMENTO

Terapia antimicrobiana

Mesmo com administração precoce de antibióticos, a mortalidade da meningococcemia é de 10%. Ainda assim, a antibioticoterapia é o objetivo primário no tratamento da doença meningocócica e deve ser administrada o mais rápido possível. Terapia antimicrobiana efetiva imediatamente aborta a proliferação da *Neisseria meningitidis*. Além disso, a preocupação de que o uso de antibióticos possa induzir liberação de endotoxinas ou aumentar resposta inflamatória (reação de Jarisch-Herxheimer) não foi confirmada clinicamente.

Benzilpenicilina, cloranfenicol, ceftriaxona e cefotaxima são antibióticos eficazes para o tratamento da doença meningocócica (Tabela 138.III). Embora haja relato de resistência do meningococo à penicilina, alto nível de resistência ainda é raro. Cloranfenicol é bactericida para *N. meningitidis*, possui maior penetração na barreira hematoencefálica do que os ß-lactâmicos e é uma alternativa barata para países em desenvolvimento. Uma vantagem da ceftriaxona sobre a penicilina é que ela elimina o estado de carreador, reduzindo a transmissão do meningococo. Muitos centros optam por terapia inicial com cefalosporinas, já que possui cobertura contra outras bactérias causadoras de sepse e meningite. Entretanto, uma vez isolado *N. meningitiis*, mudança para benzilpenicilina é adequada. Tradicionalmente, pacientes têm sido tratados por 5 a 7 dias. Pacientes tratados com cefalosporinas não necessitam de terapia adicional; já os tratados com penicilina necessitam de rifampicina por via oral para eliminar o estado de portador.

Terapia de suporte

O reconhecimento dos diferentes processos fisiopatológicos associados com a meningococcemia, que leva a morte devido a hiperpermeabilidade capilar, extravasa-

Tabela 138.III – Antibióticos utilizados no tratamento da doença meningocócica

Antibiótico	Dose
Benzilpenicilina	65.000 U/kg (até 4 milhões de unidade) a cada 4 horas
Cloranfenicol	25 mg/kg (até 1 g) a cada 6 horas
Cefotaxima	50 mg/kg (até 2 g) a cada 12 horas
Ceftriaxona	50 mg/kg (até 2 g) a cada 12 horas

mento de líquidos, vasodilatação e disfunção miocárdica resultando em colapso circulatório e disfunção de múltiplos órgãos, levou ao desenvolvimento de melhores estratégias para o manejo destes pacientes. Manejo do choque por meio de expansão volêmica, monitoração hemodinâmica, uso de inotrópicos e correção de distúrbios metabólicos são fundamentais para redução de mortalidade. É importante que cada centro implemente protocolos no atendimento do paciente com meningococcemia com o objetivo de reduzir o tempo desde a chegada ao serviço médico até o início da terapia de suporte. Dentre estes protocolos estabelecidos, encontra-se o mais conhecido, que é o *Early goal*. Este protocolo, desenvolvido para o atendimento da sepse, também pode ser perfeitamente empregado no manejo de pacientes com meningococcemia.

O objetivo primário da terapia de suporte é a restauração da volemia por meio de expansão volêmica agressiva. Soluções de cristalóide e colóides podem ser utilizadas. O volume da solução infundida parece ser mais importante do que o tipo de fluido utilizado. Crianças devem receber inicialmente 20 mL/kg de fluido endovenoso em 5 a 10 minutos. Volume adicional é infundido de acordo com a necessidade, e a velocidade de infusão é então gradualmente reduzida. Alguns pacientes necessitam de volume final de fluidos em 24 horas, de 2 a 3 vezes o valor da sua volemia. Adultos devem ser manejados com 1 L de fluido infundido em 15 a 20 minutos. O volume final de fluido necessário em 24 horas varia de acordo com a resposta ao tratamento. Alguns pacientes necessitam de até 100 a 200 mL/kg em 24 horas.

Como para choque séptico de qualquer outra etiologia, corticosteróide em baixa dose deve ser administrado para pacientes com insuficiência supra-renal relativa. Embora o benefício não esteja estabelecido para criança, muitos especialistas utilizam corticosteróides para o choque séptico por *N. meningitidis*. Ainda como parte de terapia de suporte, drogas vasoativas (incluindo dobutamina) e terapia de substituição renal devem ser empregadas conforme necessidade de cada paciente e de acordo com protocolos já estabelecidos para manejo de sepse grave/choque séptico (*Sepsis Surviving Campaign*). Terapia anticoagulante com proteína C ativada pode ser oferecida ao paciente com meningococcemia e coagulação intravascular disseminada, mas ainda não tem benefício comprovado.

LEITURA ADICIONAL

1. Brandtzaeg P, van Deuren M. Meningococcal infections at the start of the 21st century. Adv Pediatr. 2005; 52: 129-62.
2. Dhainaut JF, Yan SB, Cariou A, Mira JP. Soluble thrombomodulin, plasma-derived unactivated protein C, and recombinant human activated protein C in sepsis. Crit Care Med 2002; 30: S318-24.
3. Linksvan Deuren M, Brandtzaeg P, van der Meer JW. Update on meningococcal disease with emphasis on pathogenesis and clinical management. Clin Microbiol Rev 2000; 13: 144-66.
4. Milonovich LM. Meningococcemia: epidemiology, pathophysiology, and management. J Pediatr Health Care 2007; 21: 75-80.
5. Nadel S, Kroll JS. Diagnosis and management of meningococcal disease: the need for centralized care. FEMS Microbiol Rev 2007; 31: 71-83.
6. Pathan N, Faust SN, Levin M. Pathophysiology of meningococcal meningitis and septicaemia. Arch Dis Child 2003; 88: 601-7.
7. Ramos-e-Silva M, Pereira AL. Life-threatening eruptions due to infectious agents. Clin Dermatol 2005; 23: 148-56.
8. Stephens DS, Greenwood B, Brandtzaeg P. Epidemic meningitis, meningococcaemia, and Neisseria meningitidis. Lancet 2007; 369: 2196-210.
9. Zenz W, Zoehrer B, Levin M, Fanconi S, Hatzis TD, Knight G, Müllner M, Faust SN; International Paediatric Meningococcal Thrombolysis Study Group, et al. Use of recombinant tissue plasminogen activator in children with meningococcal purpura fulminans: a retrospective study. Crit Care Med 2004; 32: 1777-80.

Algoritmo 138.1 – Meningococcemia

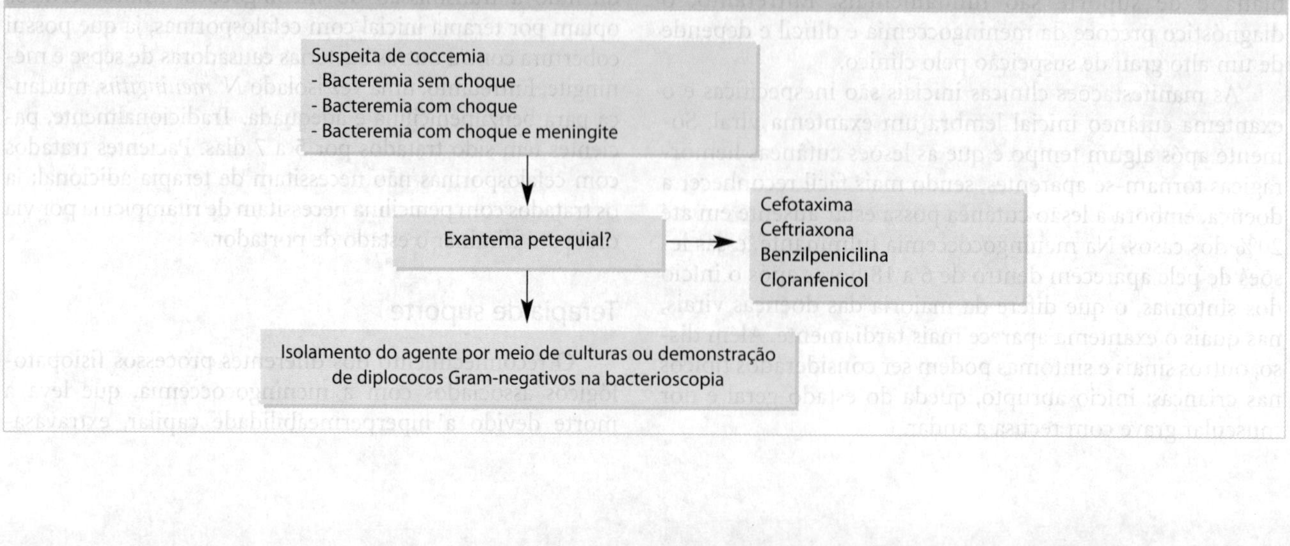

Riquetsioses

CAPÍTULO 139

Felipe Francisco Tuon

TÓPICOS IMPORTANTES

- Febre maculosa brasileira (FMB) é a riquetsiose mais importante no Brasil, causada pela *R. rickettsii*.
- As riquetsioses são transmitidas por picadas de pulga, piolho, ácaro e, principalmente, carrapato.
- Exantema que se inicia em punhos e tornozelos, associado a febre, cefaléia e mialgia.
- Imunofluorescência, PCR e cultura são exames que comprovam o diagnóstico.
- O tratamento deve ser precoce com o uso de doxiciclina ou cloranfenicol.

INTRODUÇÃO E DEFINIÇÕES

As riquetsioses são doenças infecciosas agudas de gravidade variável, causadas por diversas espécies de bactérias Gram-negativas intracelulares obrigatórias da família *Rickettsiaceae*. Existem mais de 20 quadros clínicos causados por riquétsias em todo o mundo, porém, os mais descritos e com quadros mais graves estão associados com rápida evolução de exantema e febre para o choque com disfunções orgânicas. No Brasil, a *Rickettsia rickettsii* é a principal espécie causadora de riquetsiose em humanos, a qual é chamada de febre maculosa brasileira (FMB). O agente da FMB é o mesmo que causa a febre maculosa das Montanhas Rochosas nos Estados Unidos. Outras riquetsioses descritas no Brasil, além da FMB, são o tifo endêmico e, recentemente, em Minas Gerais, foi descrita a riquetsiose felis (Tabela 139.I).

Tabela 139.I – Principais espécies de riquétsias que causam doença ao homem, assim como os respectivos vetores de transmissão

Grupo do tifo		
Espécie	**Doença**	**Vetor**
Rickettsia prowazekii	Tifo epidêmico	Piolho
Rickettsia typhi	Tifo endêmico	Pulga de rato
Grupo da febre maculosa		
Rickettsia rickettsii	Febre maculosa	Carrapato
Rickettsia conorii	Febre botonosa	Carrapato
Rickettsia akari	Riquetsiose vesiculosa	Ácaro de rato
Rickettsia felis	Riquetsiose felis	Pulga

EPIDEMIOLOGIA

Os primeiros casos de FMB foram descritos no Estado de São Paulo, o qual detém as maiores incidências, embora não ultrapassem 0,2 casos/100.000 habitantes. Casos também são descritos nos Estados do Rio de Janeiro, Bahia, Rio Grande do Sul e Paraná. Curiosamente, Santa Catarina vem apresentando alta incidência em relação ao restante do país.

No Estado de São Paulo, a maioria dos casos foi descrita na região metropolitana da capital e na região de Campinas. A incidência da FMB no Estado de São Paulo está descrita na Figura 139.1. Como o diagnóstico da FMB é difícil, o tratamento é iniciado tardiamente e a letalidade pode alcançar até 50%. É uma doença de notificação compulsória em todo o território brasileiro. Até 2006, São Paulo apresentava a maioria dos casos notificados e confirmados do Brasil.

O tifo endêmico é raramente descrito no Brasil, sendo apenas apresentado como relatos de casos. A riquetsiose felis foi recentemente descrita no Brasil. É possível que existam outras riquetsioses ainda não notificadas em nosso país. O tifo epidêmico, a riquetsiose vesiculosa (presente na Europa) ou a febre botonosa, também chamada de botão do Oriente, não são descritos no Brasil.

ETIOLOGIA E FISIOPATOLOGIA

O principal vetor da *R. rickettsii* é um carrapato da espécie *Amblyomma cajennense* (carrapato estrela), encontrado principalmente em bovinos e eqüinos, embora possa acometer diversos mamíferos na fase inicial de larva ou ninfa. O ciclo de sobrevivência da *Rickettsia* independe destes mamíferos, pois é transmitida de forma transovariana entre os carrapatos. O ciclo de vida dos carrapatos consiste em três fases bem definidas com 4 meses cada, sendo maior a transmissão pela formas de larva e ninfa, que ocorrem entre março e novembro.

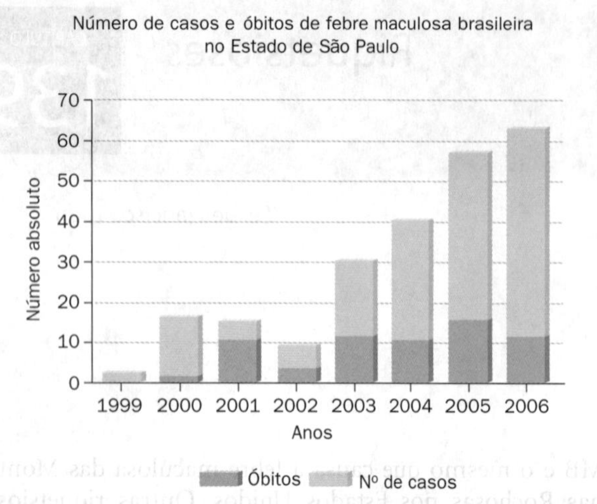

Figura 139.1 – Número de casos de febre maculosa brasileira no Estado de São Paulo de 1999 até 2006. Fonte: Divisão de Zoonoses/CVE-SP.

A transmissão da *R. rickettsii* ocorre pela picada do carrapato infectado, em geral após 6 horas de sucção, uma vez que só a partir deste momento ocorre a passagem de um número suficiente de riquétsias para causar doença no homem. A picada do carrapato adulto é dolorosa, o que não ocorre com o estágio larval ou de ninfa, favorecendo a transmissão por estas formas. A doença não é transmissível entre humanos, dispensando isolamento.

Após a picada do carrapato, a *Rickettsia rickettsi* cai na corrente sangüínea e se dissemina para diversos órgãos, além de apresentar um tropismo importante pelas células endoteliais. Nestas células, a *Rickettsia* leva à destruição do endotélio, culminando com extravasamento de líquidos para o interstício, assim como a formação de trombos nestes locais, causando uma coagulação intravascular localizada. Outros mecanismos também estão envolvidos na fisiopatologia da FMB. O período de incubação das riquetsioses é de 7 dias, podendo variar entre 3 e 14 dias.

A transmissão das outras riquetsioses está descrita na Tabela 139.I e está associada com péssimas condições de habitação e vida (tifo endêmico e epidêmico). Os mecanismos de doença da riquetsiose felis não estão muito bem esclarecidos. Todas estas riquetsioses apresentam mecanismos fisiopatológicos parecidos, sendo as do grupo do tifo mais brandas e com menores complicações/mortalidade que as do grupo da febre maculosa.

ACHADOS CLÍNICOS

A doença pode ser assintomática, oligossintomática ou até mesmo um quadro grave de disfunções orgânicas. No quadro sintomático clássico da FMB, inicia-se uma febre alta de início rápido associada com mialgia e cefaléia intensa. Este quadro dura de 14 a 21 dias.

Com o início da febre, aparecem sintomas inespecíficos como náusea, vômitos, diarréia e dor abdominal difusa. Em torno do 4º dia de doença, aparece o exantema característico que é composto por lesões maculares e eritematosas com até 5 mm de diâmetro. Estas lesões iniciam-se nos punhos e tornozelos e se disseminam para o resto do corpo, incluindo palmas e plantas dos pés, que ajudam na caracterização da FMB (Figura 139.2). Nesta fase de disseminação, as lesões tendem a se tornar purpúricas. As lesões então progridem com confluência seguidas de hemorragia e até gangrena da pele. O exantema está ausente em menos de 10% dos casos.

Mesmo antes do aparecimento das lesões cutâneas sugestivas, pode ocorrer evolução para um quadro de síndrome inflamatória sistêmica (taquicardia, taquipnéia e febre) com congestão conjuntival. Com 1 semana de febre, a doença já progride para disfunções orgânicas, acometendo pulmões, rins e cérebro. Com isto, aparecem sintomas e sinais de insuficiência respiratória, insuficiência renal, além de sinais neurológicos não-focais, como convulsões e confusão mental, que podem evoluir para o coma.

Outros órgãos também podem ser acometidos, gerando sinais e sintomas específicos. Quando não tratada, a

Tabela 139.II – Definições clínicas e laboratoriais para o diagnóstico de febre maculosa brasileira

Definição de caso suspeito	Definição de caso confirmado	Definição de caso compatível
• Febre moderada a alta, cefaléia, mialgia e história de picada de carrapatos ou ter freqüentado área sabidamente de transmissão da FMB nos últimos 15 dias; ou • Febre súbita, mialgia e cefaléia, seguidas de aparecimento de exantema macular 2 a 5 dias após início dos sintomas e manifestações hemorrágicas, excluídas outras patologias.	• Critério laboratorial: isolamento do agente etiológico em cultura ou 2 amostras de sorologia, colhidas com intervalo médio de 15 dias; mostrar aumento de 4 vezes do título; ou imuno-histoquímica positiva para antígenos de *Rickettsia* em pele. • Critério clínico-epidemiológico: paciente evoluindo a óbito com quadro compatível de FMB, antecedente epidemiológico de ter freqüentado área de transmissão de FMB, e vínculo recente com casos confirmados laboratorialmente, com ou sem história de picada de carrapatos.	• Indivíduo com clínica sugestiva de FMB que apresente reação de imunofluorescência indireta com título ≥ 1/64 ou; • Indivíduo com clínica sugestiva de FMB que apresente 2 amostras positivas e colhidas com intervalo de 2 semanas sem que se confirme aumento de título superior a 4 vezes.

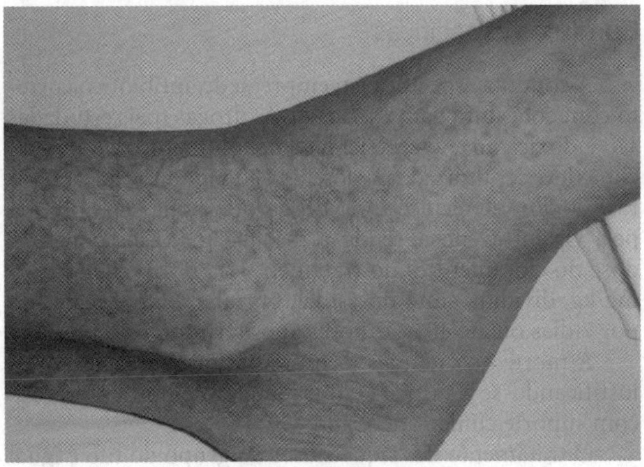

Figura 139.2 – Exantema petequial da febre maculosa brasileira.

morte ocorre nesta fase, em média 48 horas após a chegada no pronto-socorro, devido à procura do serviço médico já na fase de disfunções orgânicas.

O tifo endêmico pode apresentar-se como um quadro febril inespecífico, associado com exantema, mialgia, astenia, hiporexia, mal-estar, náusea, vômitos e dor abdominal. O quadro clínico e as más condições de vida podem sugerir esta doença. A riquetsiose felis pode se associar com alterações neurológicas inespecíficas e mesmo sinais neurológicos localizados e menor probabilidade de associação com exantema.

EXAMES COMPLEMENTARES

Os exames colhidos podem ser inespecíficos ou específicos para a FMB. Embora os exames específicos possam demorar, eles são importantes para confirmar a doença, ajudando no controle epidemiológico de um eventual surto (Tabela 139.II).

Exames inespecíficos

Os exames inespecíficos não dão o diagnóstico, mas corroboram para aumentar a suspeita clínica. Exames laboratoriais fundamentais para as riquetsioses são:

- Hemograma, leucograma e contagem de plaquetas.
- Sódio, potássio, uréia, creatinina, bilirrubinas, ALT, AST, CPK, LDH.
- Tempo de protrombina, tempo de tromboplastina parcial ativada e fibrinogênio.
- Hemocultura e urocultura.
- Líquido cefalorraquidiano (se quadro neurológico) (Tabela 139.III).

O leucograma é variável, mas a maioria dos casos apresenta desvio à esquerda e leucocitose. Na fase inicial, pode ocorrer leucopenia, embora seja raramente vista em nossos serviços. A anemia e a trombocitopenia ocorrem em metade dos casos. CPK e DHL estão aumentados em mais de 3/4 dos casos. Em metade dos casos, ALT e AST estão aumentadas, sendo que 50% dos pacientes apresentam hiponatremia. Aumento de creatinina e uréia com hipercalemia pode ser encontrado nos casos de insuficiência renal, assim como acidose metabólica.

Nos pacientes com quadro de encefalopatia, o exame de líquido cefalorraquidiano pode apresentar aumento da celularidade até 100 células com predomínio neutrofílico, com proteinorraquia elevada e glicorraquia normal.

Exames específicos

Os exames específicos para a FMB disponíveis no Brasil são a imunofluorescência indireta (IFI), a reação em cadeia de polimerase (PCR) e a cultura. A IFI é o exame mais utilizado, porém, só será positivo após 7 dias do início do quadro clínico, o que pode ser tarde demais. A sensibilidade deste teste colhido após 7 dias do início do quadro clínico é de 94 a 100%. Outras sorologias também devem ser colhidas, como para leptospirose, hantavirose e outras disponíveis no local de atendimento, para colaborar com o diagnóstico diferencial. Se disponível localmente, a hemocultura pode chegar a até 75% de positividade e a técnica da PCR a até 100%. Estes dois testes podem fazer o diagnóstico precoce da FMB, ainda na fase de bacteriemia. Uma outra forma de diagnóstico é por meio de reação imuno-histoquímica na biópsia de lesão cutânea, embora possa demorar entre 3 e 5 dias para se obter o resultado (Tabela 139.III).

Tabela 139.III – Exames laboratoriais para o diagnóstico das riquetsioses

Exames inespecíficos	Exames específicos
Hemograma	Reação em cadeia da polimerase (PCR)
	Imunofluorescência indireta (IFI)
Na, K, uréia, creatinina, bilirrubinas, ALT, AST, CPK, DHL, gasometria	Imuno-histoquímica
Tempo de protrombina	Cultura
Tempo de tromboplastina parcial ativada	Weil-Felix (↓ Sensibilidade)
Fibrinogênio	
Hemocultura e urocultura (descartar outras causas de febre e exantema)	
Líquido cefalorraquidiano (se quadro neurológico)	

Na ausência destes testes específicos, o teste sorológico de Weil-Felix pode ajudar no diagnóstico, embora seja pouco específico e apresente baixa sensibilidade (20%).

Os achados laboratoriais nas riquetsioses do grupo do tifo podem apresentar semelhanças com a FMB, embora de menor gravidade. Assim, leucopenia seguida de leucocitose, com anemia, plaquetopenia e distúrbios hidroeletrolíticos são comuns. Pode haver aumento de CPK, DHL e aminotransferases, sendo raros o comprometimento do sistema nervoso e a alteração de função renal. A sorologia utilizada na FMB também pode ser utilizada para o tifo endêmico, pois existe reação cruzada, embora a positividade seja menor. Devido a estes fatores, na maioria dos casos é importante a suspeita clínica associada a fatores epidemiológicos para iniciar um tratamento empírico.

DIAGNÓSTICO DIFERENCIAL

O diagnóstico de FMB depende de um alto grau de suspeição pelo médico no pronto-socorro. Algumas características devem despertar a atenção do clínico para tal diagnóstico: exantema macular que se inicia em punhos e tornozelos, e quadro febril em um paciente proveniente de região endêmica e/ou com picada de carrapato (região metropolitana de São Paulo, Campinas, Minas Gerais, Rio de Janeiro e Santa Catarina). A associação destes sinais e sintomas apresenta uma alta probabilidade pré-teste.

Diversas síndromes febris hemorrágicas podem fazer diagnóstico diferencial com a FMB. Entre elas destacam-se: leptospirose, menigococcemia, dengue, febre purpúrica brasileira, septicemia por bactérias Gram-negativas (incluindo febre tifóide), síndrome do choque tóxico, arboviroses, hantavirose e reação adversa a medicamentos.

TRATAMENTO

O manejo da FMB consiste em condutas inespecíficas e específicas.

Condutas inespecíficas

O clínico atento para um diagnóstico de exantema febril em paciente proveniente de área endêmica deve solicitar exames inespecíficos (ver Tabela 139.III) e sorologias para FMB, hantavirose e leptospirose. Sorologia para dengue pode ser solicitada conforme a época, e hemocultura é importante para o descarte de septicemia bacteriana ou mesmo febre tifóide. O tratamento inespecífico é a terapia de suporte semelhante aos quadros sépticos, consistindo em adequada hidratação e controle de pressão arterial, emprego de drogas vasoativas conforme indicado, controle de diurese e SvO_2, início precoce de antibióticos e outras medidas conforme o *early goal*. Obviamente não existem "horas de ouro" para as riquetsioses, mas o início do suporte deve ser imediato.

Quando ocorre suspeita de FMB e não existem exames rápidos para o seu diagnóstico, o paciente deve ser tratado empiricamente.

Condutas específicas

A conduta específica é o emprego de antibiótico correto com cobertura para *Rickettsia*. As drogas mais estudadas são a doxiciclina, a tetraciclina e o cloranfenicol. A doxiciclina deve ser utilizada na dose de 100 mg VO a cada 12 horas. O cloranfenicol é uma droga que pode ser utilizada pela via intravenosa, sendo a escolha nos casos graves. A dose do cloranfenicol no tratamento da FMB é de 50 a 75 mg/kg, dividida em 4 doses/dia. O tratamento é realizado por 7 dias ou até 48 a 72 horas após término da febre.

A morte ocorre quase sempre nas primeiras 48 horas, justificando-se a suspeita e o tratamento empírico precoce com suporte clínico adequado.

O tratamento das riquetsioses do grupo do tifo é igual ao da febre maculosa, sendo muito rara a necessidade de se utilizar o cloranfenicol, podendo ser uma escolha na falta de doxiciclina.

Quando ainda existem carrapatos aderidos na pele do paciente, é importante retirá-los mediante cuidadosa manobra. Deve-se evitar movimento brusco e esmagamento, pois isso facilita a inoculação das bactérias. O ideal é a retirada com uma pinça fina, pela base e rente à pele, de forma cuidadosa e devagar. Não girar a pinça e não fazer movimentos bruscos.

As riquetsioses são doenças zoonóticas associadas com um fator epidemiológico forte. Uma vez pensada a possibilidade destas doenças, deve se considerar o risco e o benefício de um tratamento empírico, sabendo-se da mortalidade destas doenças, principalmente a FMB.

LEITURA ADICIONAL

1. Bratton RL, Corey R. Tick-borne disease. Am Fam Physician 2005; 2323-30.
2. Browne BJ, Edwards B, Rogers RL. Dermatologic emergencies. Prim Care 2006; 685-95.
3. Estrada DA, Schumaker TT, Souza CE, Rodrigues Neto EJ, Linhares AX. Rickettsiae detection in Amblyomma ticks (Acari: Ixodidae) collected in the urban area of Campinas City, SP. Rev Soc Bras Med Trop 2006; 68-71.
4. Gehrke FS, Mendes do Nascimento EM, Rodrigues de Souza E, Colombo S, Jacintho da Silva L, Schumaker TT. Detection of Rickettsia rickettsii and Rickettsia sp. in blood clots in 24 patients from different municipalities of the State of Sao Paulo, Brazil. Ann N Y Acad Sci 2006; 260-2.
5. Gonçalves da Costa PS, Brigatte ME, Pereira de Almeida E, de Carvalho Valle LM. Atypical fulminant Rickettsia rickettsii infection (Brazilian spotted fever) presenting as septic shock and adult respiratory distress syndrome. Braz J Infect Dis 2002; 91-6.
6. Nascimento EM, Gehrke FS, Maldonado RA, Colombo S, Silva LJ, Schumaker TT. Detection of Brazilian spotted fever infection by polymerase chain reaction in a patient from the state of Sao Paulo. Mem Inst Oswaldo Cruz 2005; 277-9.
7. Rozental T, Eremeeva ME, Paddock CD, Zaki SR, Dasch GA, Lemos ER. Fatal case of Brazilian spotted fever confirmed by immunohistochemical staining and sequencing methods on fixed tissues. Ann N Y Acad Sci 2006; 257-9.
8. Superintendência de Controles de Endemias. Informe Técnico sobre Febre Maculosa. São Paulo; 2002. Disponível em: www.sucen.sp.gov.br.
9. Tiriba AC. Doenças causadas por Rickettsias. In: Veronesi R, Focaccia R. Tratado de infectologia. São Paulo: Atheneu; 1999.

Algoritmo 139.1 – Manejo da febre maculosa brasileira

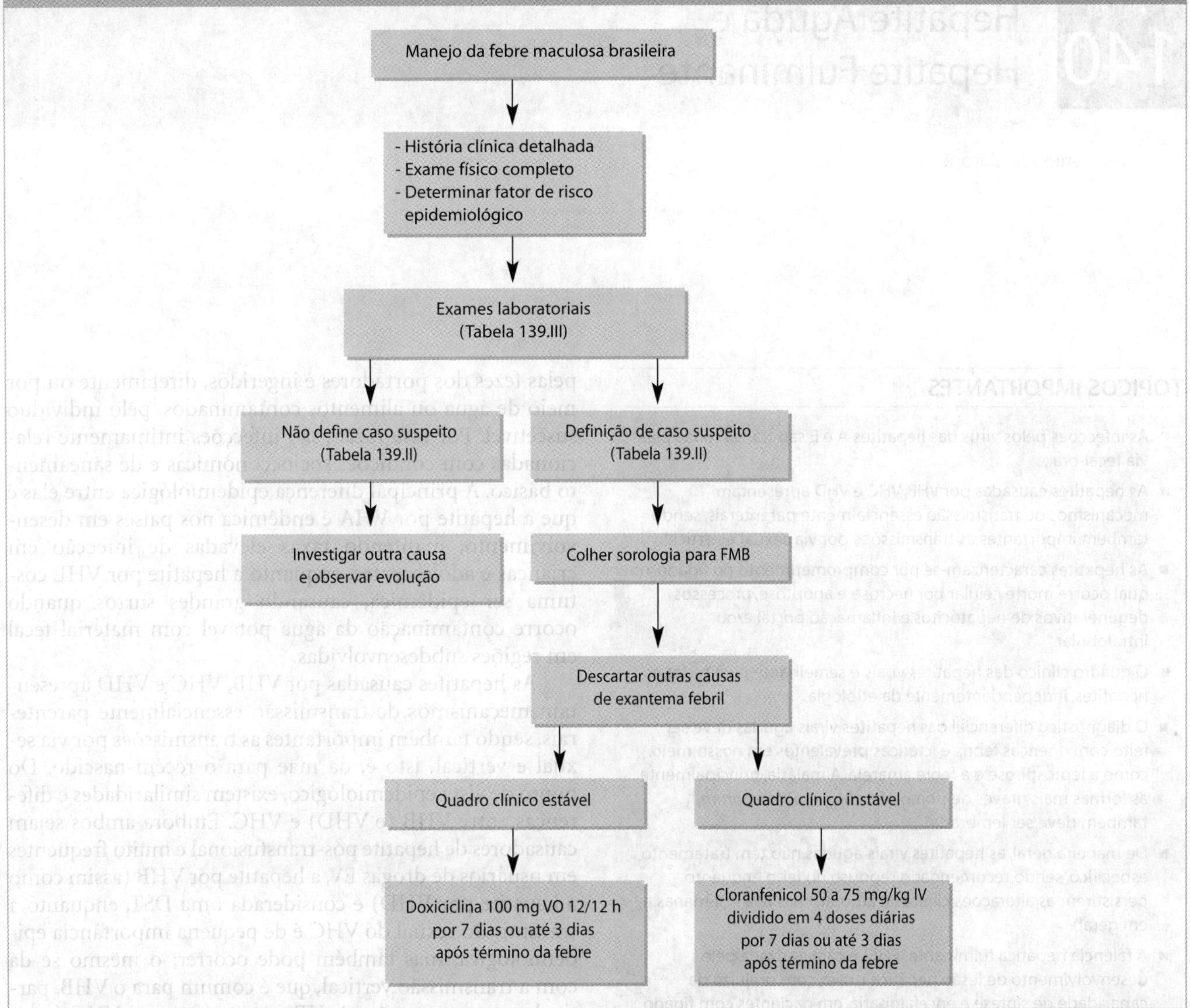

CAPÍTULO

140 Hepatite Aguda e Hepatite Fulminante

Antonio Alci Barone

TÓPICOS IMPORTANTES

- As infecções pelos vírus das hepatites A e E são transmitidas pela via fecal-oral.
- As hepatites causadas por VHB, VHC e VHD apresentam mecanismos de transmissão essencialmente parenterais, sendo também importantes as transmissões por via sexual e vertical.
- As hepatites caracterizam-se por comprometimento do fígado, no qual ocorre morte celular por necrose e apoptose, processos degenerativos de hepatócitos e inflamação portal e/ou intralobular.
- O quadro clínico das hepatites virais é semelhante para todas as hepatites, independentemente da etiologia.
- O diagnóstico diferencial das hepatites virais agudas deve ser feito com doenças febris e ictéricas prevalentes em nosso meio, como a leptospirose e a febre amarela. A malária, principalmente as formas mais graves de primoinfecção por *P. falciparum*, também deve ser lembrada.
- De maneira geral, as hepatites virais agudas não têm tratamento específico, sendo recomendado repouso no leito enquanto persistirem as alterações clínicas e laboratoriais (2 a 4 semanas, em geral).
- A falência hepática fulminante (FHF) é caracterizada pelo desenvolvimento de lesão hepática grave, com prejuízo da capacidade de síntese e encefalopatia, em pacientes com fígado previamente normal ou, pelo menos, doença hepática bem compensada.
- A definição de falência hepática aguda baseia-se na redução dos parâmetros de síntese do fígado, usualmente pela atividade da protrombina com INR ≥ 1,5 e redução da capacidade de detoxicação resultando em qualquer grau de encefalopatia.

INTRODUÇÃO E DEFINIÇÕES

As hepatites virais são infecções extremamente importantes em todo o mundo, não só pela sua elevada prevalência e pela altíssima morbidade a elas associada, podendo causar doenças crônicas do fígado, cirrose hepática e carcinoma hepatocelular, mas também pela mortalidade que determinam. Hoje, dispõe-se de agentes imunizantes eficientes contra o VHB e o VHA, o que possibilita controlar essas doenças a médio e longo prazos.

As infecções pelos vírus das hepatites A e E são transmitidas pela via fecal-oral, isto é, os vírus são excretados pelas fezes dos portadores e ingeridos, diretamente ou por meio de água ou alimentos contaminados, pelo indivíduo suscetível. Por essa razão, são infecções intimamente relacionadas com condições socioeconômicas e de saneamento básico. A principal diferença epidemiológica entre elas é que a hepatite por VHA é endêmica nos países em desenvolvimento, mantendo taxas elevadas de infecção em crianças e adolescentes, enquanto a hepatite por VHE costuma ser epidêmica, causando grandes surtos quando ocorre contaminação da água potável com material fecal em regiões subdesenvolvidas.

As hepatites causadas por VHB, VHC e VHD apresentam mecanismos de transmissão essencialmente parenterais, sendo também importantes as transmissões por via sexual e vertical, isto é, da mãe para o recém-nascido. Do ponto de vista epidemiológico, existem similaridades e diferenças entre VHB (e VHD) e VHC. Embora ambos sejam causadores de hepatite pós-transfusional e muito freqüentes em usuários de drogas EV, a hepatite por VHB (assim como a hepatite por VHD) é considerada uma DST, enquanto a transmissão sexual do VHC é de pequena importância epidemiológica, mas também pode ocorrer; o mesmo se dá com a transmissão vertical, que é comum para o VHB, particularmente em mães AgHBe+, e rara para o VHC (mais comum quando associada ao HIV). Quando se controlam os modos mais comuns de transmissão, criam-se outros mecanismos, como a transmissão horizontal não-sexual, que ocorre em contactantes domiciliares, já bem conhecida para o VHB e, possivelmente, muito importante na forma esporádica (não-parenteral) da infecção pelo VHC. Em profissionais da área da saúde, o VHB parece ser mais freqüente do que o VHC. A importância da transmissão nosocomial desses agentes ainda não é totalmente conhecida. A disseminação intrafamiliar de ambos os vírus é observada em diferentes partes do mundo; em relação ao VHB, estudos realizados no Japão têm mostrado a ocorrência de até 77,7% de AgHBs em familiares de portadores do vírus. Esses indivíduos apresentavam um único tipo do antígeno, o ***adr***, comprovando a origem única do VHB nas famílias estudadas, e mostravam elevada ocorrência de formas graves. Em nosso meio, pesquisa realizada em famílias de pacientes de origem oriental com um caso-índice de AgHBs+ mostrou 71,43% de AgHBs+ e 92,06% considerando a doença; a ausência de marcadores do VHD afastou a possibilidade de superinfecção por esse agente. Estudo realizado pela determinação do haplótipo HLA não permitiu concluir sobre a participação de fatores genéticos na menor capacidade de eliminar o VHB, bem como na maior tendência de evolução para formas graves de hepatite.

ETIOLOGIA E FISIOPATOLOGIA

Vírus da hepatite A

O VHA é um vírus RNA e é o principal causador de hepatites pelo mundo. Este vírus, que pertence à família dos Picornavírus, apresenta uma configuração icosaédrica com 27 nm de diâmetro e com um genoma de fita simples e linear contendo 7,5 kb de RNA. Não é um vírus envelopado, possuindo um capsídeo com 32 subunidades de 4 polipeptídeos cada uma. Este capsídeo envolve a região central que contém o RNA viral com sua respectiva região estrutural. Embora 4 diferentes genótipos tenham sido descritos como causadores de infecção humana, sua baixa variabilidade antigênica faz com que a infecção por um dado genótipo confira imunidade cruzada para os demais. Apenas um sorotipo foi identificado.

Vírus da hepatite B

O VHB é um *Hepadnaviridae*, apresentando-se na forma de partículas de 42 nm de diâmetro (partículas de Dane), envelopadas, cujo genoma é constituído de dupla hélice incompleta de DNA, com cerca de 3.200 nucleotídeos. A partícula de Dane, que representa o vírion completo do VHB, é composta de um envelope lipoprotéico (AgHBs) e de uma estrutura central, o *core*, que contém as proteínas AgHBc, AgHBe, a DNA-polimerase e o genoma do vírus. Além do vírion completo, outras partículas circulam no sangue das pessoas infectadas. Entre estas, estão duas proteínas do antígeno de superfície (AgHBs), que foram produzidas em excesso pelo hepatócito infectado, mesmo na ausência do core do vírion. Uma tem a forma de esferas de 17 a 25 nm de diâmetro e a outra tem o aspecto de filamentos longos. Estas partículas não são infecciosas e são produzidas em grande quantidade durante a infecção pelo VHB. Existem 3 diferentes proteínas de superfície: *large* (L), *middle* (M) e *small* (S), sendo esta o componente principal de todas as partículas (p24 ou gp27). M é um componente menor (gp33 ou gp36) e L existe no vírion e nas partículas filamentosas, raramente nas esféricas (p39 ou gp42). Estas proteínas têm em comum um domínio S, sendo diferenciadas pela presença dos domínios pre-S1 (apenas na L) e pre-S2 (nas L e M). Estas partículas têm importância fundamental na fixação e na penetração do VHB no hepatócito do hospedeiro e explicam a necessidade da sua presença para a infecção pelo VHD ou delta, que é um vírus defeituoso ou um viróide.

Vírus da hepatite C

O VHC está relacionado à família *Flaviviridae*, que inclui os gêneros Flavivírus (febre amarela, dengue), Pestivírus (diarréia bovina, cólera suína) e os vírus das hepatites C e G. O VHC foi o primeiro vírus a ser descoberto por técnicas exclusivamente moleculares; ainda não foi diretamente visualizado, mas é menor que 60 nm, provavelmente envelopado e possui genoma linear de RNA de aproximadamente 10.000 nucleotídeos.

Vírus da hepatite D ou delta

O vírus da hepatite delta (VHD) é um vírus defectivo (viróide) que se apresenta com um genoma de 1,7 kb constituído por uma fita simples de RNA e com o antígeno da hepatite delta (HDAg) em sua região central. Estes são envolvidos por um envelope constituído pelas mesmas proteínas do envelope do vírus da hepatite B (Ag HBs). A partícula do VHD tem apenas 36 nm de diâmetro e este vírus possui o menor genoma entre os vírus conhecidos que infectam o homem. Análises genéticas de cepas do VHD, provenientes de várias regiões do mundo, permitiram reconhecer pelo menos 3 genótipos distintos do VHD. O genótipo I predomina na Europa, no norte da África e no Japão; o genótipo II predomina em Taiwan e no Japão e o genótipo III, na América do Sul. As infecções mais graves associam-se ao genótipo III. A infecção pelo VHD associa-se com a infecção pelo VHB ocorrendo como co-infecção ou superinfecção. Embora o VHD possa se replicar de maneira autônoma, a presença concomitante do VHB é fundamental para que ocorra a produção do vírion delta completo e sua conseqüente secreção pelo hepatócito infectado. Portanto, o paciente com hepatite delta sempre se apresentará co-infectado pelo VHB e VHD.

Tabela 140.I – Características etiológicas e epidemiológicas das hepatites virais

Hepatite/vírus	A - VHA	B - VHB	C - VHC	D - VHD	E - VHE
Família	Picornav	Hepadnav	Flavivírus	Viróide	Calicivírus
Tamanho	27 nm	42 nm	30 a 60 nm	40 nm	32 nm
Genoma	ssRNA	dsDNA	ssRNA	ssRNA	ssRNA
Transmissão	Fecal/oral	Parenteral	Parenteral Sexual Vertical	Parenteral Sexual? Vertical?	Fecal/oral Sexual Vertical?
Cronicidade	Não	10%	> 85%	2 a 70%	Não

Vírus da hepatite E

O VHE é um vírus esférico, com 32 nm de diâmetro e que não possui envelope. O genoma deste vírus é constituído por uma fita simples de RNA com aproximadamente 7,5 kb de comprimento, organizada dentro de uma região 5' não-codificadora (5'NC) de 27 a 35 nucleotídeos, possuindo três ORFs (*open reading frames*) e uma região 3'NC com 65 a 74 nucleotídeos. O VHE inicialmente foi classificado dentro da família *Caliciviridae*, que inclui alguns vírus causadores de gastroenterites e outros vírus de origem animal. Embora sua organização genômica seja similar à dos calicivírus, geneticamente ele está mais próximo dos togavírus (vírus da rubéola) e de outros vírus de vegetais. Por isso, atualmente o VHE foi removido da família *Caliciviridae* e permanece a classificação. Já estão isolados 4 genótipos, encontrados na Ásia e na África (genótipo 1), no México e na Nigéria (genótipo 2), nos Estados Unidos (genótipo 3) e na China e em Taiwan (genótipo 4). Como todas estas cepas possuem no mínimo um mesmo epítopo imunológico reativo, sugere-se que na HVE ocorra imunidade cruzada entre os 4 genótipos.

Mecanismos da doença

As hepatites caracterizam-se por comprometimento do fígado, no qual ocorre morte celular por necrose e apoptose, processos degenerativos de hepatócitos e inflamação portal e/ou intralobular.

Em geral, as hepatites agudas exibem fenômenos degenerativos difusos dos hepatócitos, como degeneração hidrópica (balonização) e/ou esteatose.

De acordo com o tipo de necrose dos hepatócitos, as hepatites agudas são divididas em:

1. Hepatite aguda clássica: exibe necrose multifocal em lise dos hepatócitos (*spotty necrosis*), os quais podem ser circundados por infiltrado inflamatório mononuclear (satelitose). Observa-se ainda apoptose de hepatócitos com formação de corpúsculos de Councilman (hepatócitos com núcleos picnóticos, contraídos ou fragmentados, citoplasma densamente eosinofílico e organelas aproximadas e condensadas. Os corpúsculos de Councilman permanecem nas traves ou destacam-se das mesmas e localizam-se nos sinusóides. Identificam-se também aspectos regenerativos dos hepatócitos (binucleação, dupla placa, regeneração acinar). Os espaços porta estão ampliados por infiltrado inflamatório mononuclear com linfócitos, macrófagos e, por vezes, plasmócitos. Em geral, o infiltrado inflamatório respeita a placa limitante lobular. Pode ocorrer extravasamento do infiltrado para o parênquima adjacente. Ocasionalmente notam-se focos de necrose em "saca-bocado", constituindo atividade periportal (hepatite da interface). A presença desse achado eventualmente indica a possibilidade de evolução para a cronicidade.
2. Hepatite aguda com necrose em ponte: como diz o nome, estabelecem-se pontes de necrose dos hepatócitos que unem estruturas vasculares entre si (pontes porta-centro ou porta-porta) e cujos mecanismo e significado não estão elucidados. Em geral, a trama reticulínica de sustentação mantém-se preservada, formando-se assim os septos passivos. Os mesmos podem ser posteriormente reexpandidos, com regeneração dos hepatócitos que sofreram necrose por meio de restituição da arquitetura habitual do órgão, sem seqüelas. A inflamação portal tem características semelhantes às descritas.
3. Hepatite aguda com necrose maciça (hepatite fulminante): caracteriza-se por necrose confluente dos hepatócitos, pan-acinar ou panlobular, de tipo liquefativa. Freqüentemente há preservação do arcabouço de reticulina, o que possibilita a regeneração ordenada dos hepatócitos e a restituição posterior do parênquima normal. Em meio à necrose, há exsudação de neutrófilos reativos à necrose. Os hepatócitos periportais remanescentes são os mais preservados e exibem numerosos fenômenos degenerativos e de regeneração (multinucleação, dupla ou tripla placa, regeneração acinar), além de aspectos de colestase. Nos casos em que a trama de reticulina é destruída, a regeneração dos hepatócitos se faz de maneira desordenada, com formação de nódulos regenerativos, alteração da arquitetura habitual do fígado e desenvolvimento de cirrose pós-hepatite. A inflamação portal assemelha-se às acima descritas.

As hepatites crônicas: caracterizam-se por inflamação portal e necrose e/ou apoptose periportal e/ou intralobular. A inflamação acomete todos os espaços portais, ocorrendo neles uma variação de intensidade. Nas hepatites crônicas, é imprescindível avaliar a atividade necroinflamatória periportal, que deve ser graduada, e também o estadiamento do processo, mensurado pela fibrose portal e sua extensão ao parênquima, levando ou não a distorções da arquitetura do órgão.

O infiltrado inflamatório portal é do tipo mononuclear com linfócitos, macrófagos e, eventualmente, plasmócitos. Pode haver agregação do infiltrado inflamatório com formação de folículos linfóides (especialmente na hepatite crônica pelo vírus C). O infiltrado fica restrito ao espaço porta ou então pode agredir a placa limitante lobular e estender-se ao parênquima adjacente.

A necrose periportal (necrose em "saca-bocado" ou hepatite da interface) é um dos elementos mais significativos do processo e tem íntima correlação com a progressão da doença. A graduação de sua atividade, juntamente com o infiltrado inflamatório, definem a atividade da hepatite e têm importantes implicações prognósticas e de definição do tratamento. A atividade necroinflamatória intralobular também precisa ser graduada. É observada como focos de necrose em lise dos hepatócitos, que são circundados ou não por infiltrado inflamatório mononuclear, conferindo um aspecto de satelitose. Quando há predomínio dos fenômenos de necrose intralobular sobre os periportais, a hepatite é denominada hepatite crônica lobular. Observa-se ainda morte celular dos hepatócitos por apoptose. Estes assumem a aparência de corpos redondos intensamente eosinofílicos (corpúsculos de Councilman). Os sinusóides exibem células de Kupffer que podem estar hipertrofiadas e hiperplasiadas, focal ou difusamente. Aspectos de linfocitose sinusoidal são encontrados especialmente em pacientes com hepatite pelo vírus C. O estadiamento do processo é avaliado pelo grau de fibrose portal, que leva à ampliação dos mesmos e emissão de septos para o parênquima adjacente. Tais septos podem ser curtos ou extensos, provocando a união de estruturas vasculares (porta-centro ou porta-porta). A fibrose subverte a arquitetura do fígado e determina a formação de nódulos. Quando o estadiamento atinge seu grau mais acentuado, tem-se a cirrose hepática com transformação nodular difusa do parênquima.

A atividade necroinflamatória nem sempre guarda um paralelismo com o estadiamento, podendo haver casos de cirrose (grau máximo da fibrose) sem atividade necroinflamatória atual expressiva.

Deve-se considerar ainda as alterações regenerativas dos hepatócitos, à semelhança das descritas nas hepatites agudas.

Outras alterações dos hepatócitos ocorrem em concomitância com as acima descritas. Assim, podem ser evidenciados aspectos de colestase com ou sem trombos biliares, e aspectos degenerativos variados dos hepatócitos, como edema intracelular, esteatose, hemossiderose, entre outros.

A análise do comprometimento do fígado na hepatite crônica pelos diferentes tipos de vírus deve ser feita no contexto de uma íntima correlação anátomo-clínico-laboratorial. O fígado deve ser estudado utilizando-se a coloração básica de hematoxilina-eosina, e as colorações para evidenciar a fibrose, como os pigmentos férrico, bilirrubina ou outros. A etiologia de alguns vírus pode ser pesquisada por meio de reações imuno-histoquímicas ou por técnicas de hibridização no fragmento da biópsia ou na peça cirúrgica, os quais evidenciam antígenos específicos ou seqüências genômicas dos vírus.

O exame histopatológico da biópsia é fundamental para se caracterizar o diagnóstico de hepatite crônica e para avaliar a eficácia da terapêutica utilizada.

Deve-se ainda ressaltar que o exame microscópico da biópsia não define com segurança o tipo de vírus que está determinando as alterações. Todavia, existem algumas características que são indicativas da etiologia viral, como o encontro de folículos linfóides nos espaços portais, a agressão de ductos pela inflamação, a esteatose de hepatócitos e a linfocitose sinusoidal, que são tidos como marcadores histológicos da hepatite.

ACHADOS CLÍNICOS

O quadro clínico das hepatites virais é semelhante para todas as hepatites, independentemente da etiologia. Do ponto de vista didático, pode-se classificá-lo em:

- Hepatite aguda benigna ictérica.
- Hepatite aguda benigna anictérica.
- Hepatite aguda grave.
- Hepatite aguda prolongada.
- Hepatite aguda colestática.

Após um período de incubação variável, que depende do agente etiológico, a hepatite aguda benigna ictérica manifesta-se por um período prodrômico insidioso, de duração variável, com manifestações gerais e inespecíficas. Febre, quando presente, geralmente é de baixa intensidade, a não ser em alguns casos de hepatite aguda por VHA. Ocorre cansaço, astenia, anorexia e dor em hipocôndrio direito, até o aparecimento da colúria, que marca o início do período de estado. Neste, a icterícia é o sinal predominante, caracterizado pela cor amarelada da pele e das mucosas, bem visível nas conjuntivas. A urina fica muito escura e as fezes podem ficar descoradas, amareladas ou esbranquiçadas, como massa de vidraceiro. A anorexia acentua-se e aparecem náuseas e vômitos. Pode haver prurido na pele de todo o corpo. O fígado passa a ser palpado, com uma borda mole e dolorosa em 70% dos pacientes. O baço é palpável em 20% dos casos. Um adulto emagrece, em média, 4 quilos. Podem aparecer algumas aranhas vasculares, transitoriamente. Após alguns dias (1 a 2 semanas), começa a convalescença, com retorno do apetite, desaparecimento de náuseas e vômitos e dos demais sintomas, com diminuição lenta e progressiva da icterícia e da colúria. Geralmente, tudo volta ao normal em 4 a 6 semanas,.

Na forma anictérica, os sintomas são mais atenuados e não ocorre o aparecimento da icterícia franca, podendo haver discreta colúria.

As formas agudas graves podem evoluir para o óbito do paciente dentro de 8 semanas depois do início do quadro (fulminante) ou para insuficiência hepática em mais de 8 semanas (subfulminante). Indícios de gravidade são representados por distúrbios de comportamento (agitação, prostração, sonolência e coma), por fenômenos hemorrágicos (epistaxe, gengivorragia, hemorragias digestivas, equimoses e hematomas de partes moles) e por edemas em membros inferiores e na cavidade abdominal (ascite).

As formas prolongadas são as que evoluem por períodos longos, até 6 meses, sem, contudo, apresentar características de cronificação.

Tabela 140.II – Diferenças entre as várias hepatites virais quanto a período de incubação (PI), evolução clínica para formas graves e cronificação

Agente etiológico	PI	Formas agudas graves	Cronificação
VHA	2 semanas a 2 meses	0,1 a 0,2%	Não ocorre
VHB	2 a 6 meses	1 a 2%	10%
VHC	2 semanas a 6 meses	Raríssimas	> 85%
VHD	Co-infecção = VHB Superinfecção = ?	1 a 2% 1 a 5%	2 a 7% 70 a 90%
VHE	3 a 6 semanas	10 a 20% (gestantes)	Não ocorre

A forma colestática apresenta acentuados fenômenos de colestase, com icterícia mais intensa, prurido acentuado, colúria persistente e acolia fecal, evoluindo por períodos mais prolongados do que o habitual.

Focando-se nos aspectos clínico-evolutivos, nota-se que, na hepatite por VHA na infância, as formas anictéricas são amplamente predominantes, na proporção de 14:1, passando, muitas vezes, sem diagnóstico específico, sendo confundidas com quadros gripais ou quadros diarréicos autolimitados. Já nos casos de hepatite por VHB, mais ou menos 2/3 (65%) dos suscetíveis apresentam infecção subclínica ou assintomática, tornando-se naturalmente protegidos. Cerca de 1/4 (25%) apresentam hepatite aguda com ou sem icterícia, sendo que de 1 a 2% podem ter formas agudas graves. Em média, 10% evoluem para a infecção crônica, sem eliminar o vírus. Em relação ao VHC, menos de 20% dos infectados apresentam manifestações clínicas de hepatite aguda. Entretanto, mais de 85% evoluem para a infecção crônica.

O grande problema das hepatites virais pelo VHB, VHC e VHD são as formas de infecção crônica, capazes de evoluir para hepatites crônicas e, a partir delas, para a cirrose hepática e para o hepatocarcinoma.

Em decorrência do grande número de infectados cronicamente pelo VHC, este é um dos maiores problemas de saúde pública em todo o mundo. Hoje, a infecção crônica pelo VHC é a maior causa de morte por hepatopatia e a maior causa de indicação de transplante de fígado.

EXAMES COMPLEMENTARES

Baseiam-se na demonstração de anticorpos desenvolvidos pelo hospedeiro na presença do vírus ou na detecção de partículas virais ou de seus ácidos nucléicos.

A hepatite por VHA é diagnosticada pela presença, no soro do paciente, de anticorpos antiVHA. Os anticorpos totais e da classe IgG permanecem, em geral, por toda a vida. Os da classe IgM persistem apenas na fase aguda da doença ou alguns meses após a infecção. São, portanto, usados para diagnóstico de infecção atual ou recente.

Na hepatite por VHB existem vários marcadores séricos: o antígeno de superfície AgHBs, o antígeno do core AgHBc e o antígeno AgHBe (forma solúvel do c) e seus respectivos anticorpos antiHBs, antiHBc, antiHBe. A presença do AgHBs representa infecção aguda ou crônica, diferenciadas pelo antiHBc IgM, existente apenas na fase aguda. O AgHBe é um marcador de replicação viral e de infectividade. O antiHBs significa imunidade natural ou induzida por vacina. Pode-se ainda determinar a presença do DNA-VHB por meio da reação em cadeia de polimerase (PCR), que comprova a presença e a atividade do vírus. A quantificação do DNA-VHB é importante na indicação de tratamento.

Em relação à hepatite por VHC, a presença de anticorpos denuncia apenas a ocorrência de infecção atual ou pregressa. É necessária a pesquisa do RNA-VHC por PCR para caracterizar doença em atividade, além de sua quantificação para indicar e acompanhar o tratamento.

A infecção pelo vírus D, também chamado delta, que acontece sempre com a presença do AgHBs, pode ser decorrente de co-infecção e superinfecção. Em ambos os casos, o diagnóstico se faz pela demonstração do antígeno delta AgHD no tecido hepático e pela presença de anticorpos antiVHD no soro dos pacientes.

A infecção pelo VHE é responsável por casos episódicos ou grande surtos de hepatite viral em países em desenvolvimento, em virtude de sua transmissão entérica (fecal-oral). O diagnóstico é feito pela pesquisa de anticorpos antiVHE, IgG e IgM, usando proteínas recombinantes expressas pelo vírus clonado. Pode-se fazer o PCR para detectar o RNA do VHE.

DIAGNÓSTICO DIFERENCIAL

O diagnóstico diferencial das hepatites virais agudas deve ser feito com doenças febris e ictéricas prevalentes em nosso meio, como a leptospirose e a febre amarela. A malária, principalmente as formas mais graves de primoinfecção por *P. falciparum*, também deve ser lembrada. Os quadros sépticos, especialmente por bactérias Gram-negativas e doenças não-infecciosas, como as hepatites auto-imunes e as lesões hepatocelulares por drogas hepatotóxicas, são diagnósticos diferenciais importantes das hepatites virais agudas, às vezes de difícil realização, antes dos resultados dos testes sorológicos.

TRATAMENTO

De maneira geral, as hepatites virais agudas não têm tratamento específico, sendo recomendado repouso no leito enquanto persistirem as alterações clínicas e laboratoriais (2 a 4 semanas, em geral). Sugere-se uma dieta em que frituras e gorduras são evitadas e o aporte calórico é reforçado com doces e hidratos de carbono. A ingestão de bebidas alcoólicas é proibida durante 1 ano.

Nas hepatites agudas graves, formas fulminante ou subfulminante, pode haver indicação de transplante de fígado (ver item Falência hepática fulminante, mais adiante).

Nas hepatites crônicas por VHB, VHC e VHD, o tratamento visa a eliminar o vírus e interromper ou mesmo regredir o processo inflamatório e a fibrose, impedindo a evolução para cirrose hepática e para o hepatocarcinoma. Várias drogas têm sido utilizadas: o interferon-alfa, com ação antiviral e imunomoduladora é usado em esquemas prolongados de 6 meses a 1 ano, isoladamente nos casos de hepatite B ou delta e associado à ribavirina, na hepatite C. A lamivudina e outros antivirais, como adefovir, entecavir, telbivudina e tenofovir, têm sido usados em casos selecionados de hepatite crônica por VHB. Até o momento, tem-se obtido resultados satisfatórios em apenas cerca de 1/3 dos pacientes que mantêm resposta sustentada. Entretanto, do ponto de vista anatomopatológico, uma parcela apreciável dos pacientes beneficia-se do tratamento.

Prevenção

A prevenção é o grande objetivo quando se fala de doenças infecciosas. No que diz respeito à hepatite por VHB, há um agente imunizante de alta eficiência e praticamente isento de efeitos colaterais, que protege contra a hepatite B e D e, de certa forma, contra o hepatocarcinoma. Com seu uso disseminado, pode-se pensar em controle e mesmo erradicação dessa infecção. Recomenda-se atualmente a imunização universal, iniciando-se já nos recém-nascidos, em esquemas de 3 doses (tipo 0-1-6 meses). Para a imunização passiva, existe ainda a gamaglobulina hiperimune contra o VHB, a HBIG, que deve ser usada nos casos pós-exposição e nos recém-nascidos de mães AgHBs+, junto com a primeira dose da vacina.

Em relação ao VHC, a despeito do grande número de pesquisadores trabalhando nessa área, ainda não se dispõe de um agente imunizante útil para uso clínico, nem mesmo de uma imunoglobulina para a imunização passiva. Neste caso, as medidas de prevenção são dirigidas à minimização do risco de contágio, evitando exposição ao vírus.

A imunização ativa (vacina) contra o vírus da hepatite A está indicada particularmente em profissionais de saúde, imunodeprimidos, indivíduos com doença hepática crônica e para quem pretende viajar para áreas de elevada prevalência. Reações adversas são pouco freqüentes. Contra-indicações e precauções incluem hipersensibilidade a qualquer dos componentes. A posologia para adultos é dose única de 1.440 unidades (1 mL de suspensão) e, para crianças com menos de 18 anos, dose única de 720 unidades (0,5 mL de suspensão). Nas crianças pequenas, a vacina deve ser administrada na região ântero-lateral da coxa. Nas crianças maiores e nos adultos, a administração deve ser feita na região deltóide. Se houver necessidade de administração de outras vacinas ou imunoglobulinas, deve-se utilizar seringas separadas e injetar em locais diferentes. Nos hemodialisados e nos indivíduos imunocomprometidos, pode haver necessidade de doses adicionais.

FALÊNCIA HEPÁTICA FULMINANTE (FHF)

A falência hepática fulminante (FHF) é caracterizada pelo desenvolvimento de lesão hepática grave, com prejuízo da capacidade de síntese e encefalopatia, em pacientes com fígado previamente normal ou, pelo menos, doença hepática bem compensada. O intervalo entre o início dos sintomas e o aparecimento da encefalopatia pode originar diversas definições, como forma hiperaguda, fulminante, subfulminante e com manifestações clínicas diferentes, como edema cerebral, hipertensão portal e falência renal. A FHF não só é uma das principais indicações de transplante ortotópico do fígado, como também é a única opção terapêutica com eficácia comprovada para pacientes nessa situação. Antes, as taxas de sobrevivência eram baixas, ao redor de 15%; na última década, atingiram níveis de 60 a 80% em alguns centros. Atualmente, em todo o mundo, cerca de 5 a 10% dos transplantes de fígado realizados em um ano são devidos à FHF.

A definição de falência hepática aguda baseia-se na redução dos parâmetros de síntese do fígado, usualmente pela atividade da protrombina com INR $\geq$ 1,5 e redução da capacidade de detoxicação resultando em qualquer grau de encefalopatia. Deve-se excluir a presença prévia de cirrose e a duração da doença deve ser de menos de 26 semanas. Nos casos de doença de Wilson, hepatite auto-imune e hepatite por VHB adquirida pela transmissão vertical, a preexistência de cirrose pode ser ignorada se a duração da doença aguda for menor do que 26 semanas.

As causas são variadas, porém os agentes virais e a hepatite induzida por toxinas ou drogas são as mais comuns (Tabela 140.III).

Opções de tratamento

O manuseio de pacientes com FHF requer equipe e infra-estrutura capazes de abordar complicações que podem ocorrer, como insuficiência renal, disfunção circulatória, coagulopatia, hemorragia gastrintestinal, edema cerebral, encefalopatia e distúrbios metabólicos como acidose e hipoglicemia. Os pacientes devem estar em uma unidade de terapia intensiva e em um centro com um programa de transplante hepático. Esse tipo de transplante é a opção mais promissora, entretanto, dependendo da etiologia, outras medidas específicas pode ser usadas, por exemplo:

- N-acetilcisteína em pacientes com intoxicação por paracetamol.
- Diurese forçada e carvão ativado em intoxicação por *Amanita phalloides*.
- Antivirais específicos na hepatite por VHB e por HSV.
- *Stents* intra-hepáticos porto-sistêmicos por via transjugular na síndrome de Budd-Chiari aguda.

Tabela 140.III – Etiologia da falência hepática fulminante

Viral	Hepatites A, B, C, D, E, CMV, HSV, EBV, VZV, HHV6, febre amarela e outros.
Idiossincrásica	Halogenados, cumarínicos, metildopa, fenitoína, carbamazepina, ácido valpróico, rifampicina, penicilina, sulfonamidas, quinolonas.
Tóxica (dose-dependente)	Paracetamol, isoniazida, tetraciclinas, metotrexato, tetracloreto de carbono, anfetaminas, toxina de *Amanita phalloides*.
Tóxica (sinergística)	Etanol + paracetamol, barbitúricos + paracetamol, isoniazida + rifampicina.
Metabólica	Doença de Wilson, deficiência de α-1-antitripsina, NASH, galactosemia, tirosinemia, síndrome de Reye.
Associada com gestação	Doença gordurosa aguda da gravidez, síndrome HELLP.
Vascular	Síndrome de Budd-Chiari, doença veno-oclusiva, choque, falência cardíaca.
Miscelânea	Hepatite auto-imune, infiltração maligna, hipertermia, sepse.

Escores prognósticos e indicação para transplante hepático

A decisão de transplantar pacientes com FHF depende da probabilidade de recuperação hepática espontânea, o que nem sempre pode ser previsto. Os fatores preditivos mais importantes de sobrevida em FHF são o grau de encefalopatia, a idade do paciente e a causa da FHF.

LEITURA ADICIONAL

1. Hoofnagle JH. Acute viral hepatitis. In: Goldman L, Ausiello D. Cecil medicine. 23. ed. Philadelphia: Elsevier; 2008. p.1101-8.
2. Keeffe EB. Hepatic failure and liver transplantation. In: Goldman L, Ausiello D. Cecil medicine. 23. ed. Philadelphia: Elsevier; 2008. p.1147-52.
3. Carithers RL Jr, Murray KF. AASLD, practice guidelines: evaluation of the patient for liver transplantation. Hepatology 2005; 41: 1407-32.
4. Guss DA. Liver and biliary tract. In: Marx JA, et al. Rosen's emergency medicine. 6. ed. Philadelphia: Elsevier; 2006. p.1402-25.
5. Schiff ER. Viral hepatitis. In: Schiff's diseases of the liver. 10. ed. Philadelphia: Lippincott Williams & Wilkins; 2007. p.709-864.

Tabela 140.IV – Critérios utilizados no King's College Hospital para indicação do transplante hepático em FHF

Doença induzida por paracetamol	pH arterial < 7,3 (independentemente do grau de encefalopatia) OU Encefalopatia grau III ou IV e Tempo de protrombina > 100 segundos e Creatinina sérica > 3,4 mg/dL
Todas as outras causas de FHF	Tempo de protrombina > 100 segundos (independentemente do grau de encefalopatia) OU Quaisquer 3 das seguintes variáveis (independentemente do grau de encefalopatia): • Idade < 10 anos ou > 40 anos • Etiologia: hepatite não-A, não-B, hepatite por halotano, reações idiossincrásicas a drogas • Duração de icterícia antes do início da encefalopatia > 7 dias • Tempo de protrombina > 50 segundos • Bilirrubina sérica > 18 mg/dL

Leptospirose

CAPÍTULO 141

Felipe Francisco Tuon
Antonio Carlos Nicodemo
Elisabeth Nicodemo

TÓPICOS IMPORTANTES

- A leptospirose é uma infecção bacteriana causada por sorotipos patogênicos de *Leptospira*.
- A transmissão está associada ao contato de pele não-íntegra ou mucosas intactas com água ou solo contaminado com urina de animais infectados com a bactéria.
- Cefaléia, febre e mialgia são os principais sintomas na forma anictérica.
- A forma ictérica (síndrome de Weil) associa-se com insuficiência renal e respiratória com distúrbios hemorrágicos.
- Leucocitose com plaquetopenia e aumento de CPK são alterações freqüentes.
- O diagnóstico é confirmado tardiamente por sorologia.
- A leptospirose pode ser tratada com penicilina ou ceftriaxona.

INTRODUÇÃO E DEFINIÇÕES

A leptospirose é uma doença infecciosa aguda de gravidade variável, causada por uma bactéria (espiroqueta) do gênero *Leptospira*. É uma antropozoonose transmitida pelo contato humano com água ou solo contaminados com urina de ratos infectados.

É uma doença cosmopolita reemergente com letalidade elevada, principalmente quando associada à síndrome de Weil, que é a forma ictero-hemorrágica desta infecção. A leptospirose pode apresentar formas oligossintomáticas e geralmente tais pacientes não procuram auxílio médico ou, quando procuram, são formas leves nas quais dificilmente se realiza o diagnóstico. Por outro lado, a forma grave da doença, a leptospirose ictero-hemorrágica ou síndrome de Weil, pode causar sangramentos importantes, principalmente pulmonar, necessitando de entubação e ventilação mecânica precoces. Além do quadro pulmonar, esta forma grave da doença cursa com insuficiência renal hipocalêmica, que também pode necessitar de hemodiálise. Por este motivo, os pacientes com leptospirose ictero-hemorrágica necessitam de reconhecimento precoce da infecção e medidas de suporte adequadas para diminuir a letalidade desta doença infecciosa que acomete pacientes jovens e apresenta baixa morbidade quando adequadamente tratada.

Epidemiologia

Os ratos são os principais reservatórios da *Leptospira*, e apresentam um estado de portadores assintomáticos crônicos, eliminando a leptospira pela urina por meses ou anos sem adoecer. O homem adquire a bactéria mediante o contato com água ou solo contaminados com urina dos animais infectados. A leptospira penetra na pele ou mesmo em mucosas íntegras por meio de soluções de continuidade. É por este motivo que existe aumento da taxa de incidência em períodos de chuvas ou enchentes nos países em desenvolvimento, ao passo que, em países desenvolvidos, a doença correlaciona-se com atividades recreacionais ou esportivas em rios, lagos e represas.

A faixa etária mais acometida é a de adultos jovens, compreendidos entre 20 e 40 anos. O sexo masculino é mais acometido, embora trabalhos diversos tenham mostrado equivalência na freqüência por gênero. Trabalhos epidemiológicos também demonstram que a leptospirose acomete a população mais pobre e residente nos aglomerados populacionais, como as favelas, onde o saneamento básico é comprometido e o recolhimento de lixo é irregular, facilitando a proliferação de ratos e, desta forma, a disseminação da leptospira.

A incidência varia conforme o ano estudado, mas situa-se entre 0,5 a 4 casos por 100.000 habitantes, conforme dados de notificação. Por este motivo, é possível que o coeficiente seja maior. A letalidade da doença no Brasil situa-se entre 10 e 20%, conforme o período avaliado. Em São Paulo, existem dados notificados desde 1986. É interessante relatar que nesta década não houve mudança significativa na incidência e nem na letalidade da leptospirose. Isto demonstra que a doença continua sendo um grande desafio para a saúde pública, considerada por alguns especialistas como doença reemergente cosmopolita. A Figura 141.1 mostra o número de casos e óbitos na última década no Estado de São Paulo. A Grande São Paulo é responsável por mais de 60% dos casos notificados de leptospirose.

ETIOLOGIA E FISIOPATOLOGIA

A *Leptospira* é um agente aeróbio e compartilha características de bactérias Gram-negativas e Gram-positivas, tendo a forma helicoidal (espiral), como é descrito no

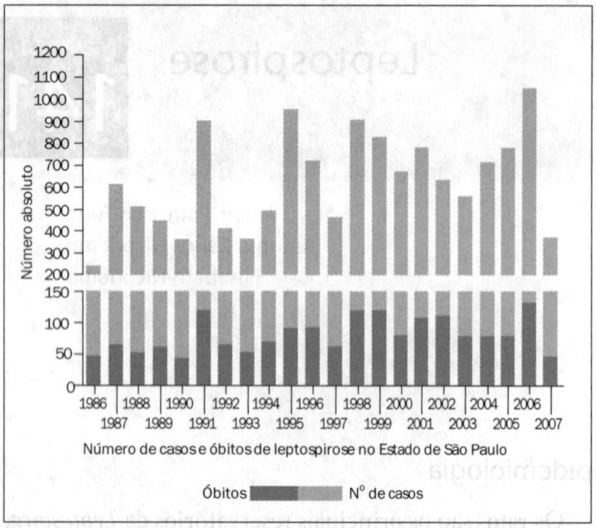

Figura 141.1 – Número de casos de leptospirose e óbitos no Estado de São Paulo de 1986 até 2007. Fonte: Divisão de Zoonoses/CVE-SP.

agente etiológico da sífilis. Existem diversas espécies patogênicas, separadas ainda por sorotipos e sorogrupos. Em nosso meio, a *L. interrogans*, soro variante *copenhageni*, pertencente ao sorogrupo *icterohaemorrhagiae*, é uma das leptospiras mais comuns.

A infecção pela *Leptospira* produz uma doença de amplo espectro, podendo ser assintomática e até mesmo com formas potencialmente letais.

Quarenta e oito horas após a entrada da bactéria no organismo, já é possível isolá-la em todos os órgãos, principalmente rins, pulmão, fígado e inclusive no sistema nervoso central. É possível que a *Leptospira* cause lesão direta nestes órgãos, assim como pelo processo inflamatório, gerando uma resposta imune compartimentada nos diversos órgãos. Devido às lesões nos diversos órgãos, que são causadas tanto por efeito direto da bactéria como por produtos tóxicos ou pela própria resposta inflamatória desencadeada pelo sistema imune, é possível explicar:

- A hemorragia pulmonar pelo dano alveolar difuso.
- A icterícia e o aumento de transaminases pela lesão hepática.
- A disfunção renal pela nefrite intersticial e necrose tubular aguda.
- O quadro de disfunção ventricular pela miocardite intersticial.
- Diversas outras alterações orgânicas em musculatura estriada (mialgia), meningite (cefaléia) e dor abdominal (pancreatite).

A plaquetopenia na leptospirose é explicada por agregação de plaquetas ao endotélio estimulado, e não por coagulação intravascular disseminada, como é comumente atribuída.

ACHADOS CLÍNICOS

Mais de 80% dos casos de leptospirose são assintomáticos ou oligossintomáticos, sugerindo a forma anictérica da leptospirose. Porém, em 5 a 15% das leptospiroses, pode desenvolver-se uma forma grave da doença, denominada ictero-hemorrágica ou síndrome de Weil. Na forma anictérica, o diagnóstico etiológico é raramente feito, pois o quadro clínico é frustro e o clínico não associa os sintomas com um possível diagnóstico de leptospirose. Já na síndrome de Weil, o quadro clínico é mais exuberante, com sinais e sintomas característicos que devem ser prontamente reconhecidos pelo médico do pronto-socorro como possível diagnóstico de leptospirose.

O período de incubação desta entidade é variável, mas não é difícil para o clínico associar um evento meteorológico (chuvas gerando enchentes) com o início dos sintomas. O período de incubação é geralmente de 1 a 2 semanas, podendo variar de 3 a 21 dias. Nas formas menos graves da leptospirose, pode ocorrer uma apresentação bifásica da doença, sendo a primeira fase correspondente a leptospiremia e a segunda fase denominada imune, ocorrendo recrudescência da febre após um período de defervescência. Nas formas graves da doença, este modelo bifásico quase não ocorre.

Forma anictérica da leptospirose (90%)

A forma anictérica da doença é clinicamente expressa por sintomas inespecíficos. Inicia-se com uma febre repentina, elevada, sem intervalos específicos, com calafrios e não caracterizando um acesso palúdico, sendo a sudorese muito discreta. Horas ou poucos dias após a febre, pode se associar a mialgia, que é clinicamente mais significativa nos músculos dos membros inferiores, principalmente nas panturrilhas. Esta dor em panturrilhas é um sinal sugestivo da leptospirose. Astenia, fraqueza e dores articulares comumente associam-se ao quadro, podendo se acompanhar de outros sintomas inespecíficos, como náuseas e vômitos, além de diarréia, odinofagia e exantema inespecífico.

Entre os sinais, pode ser evidenciada a mialgia, principalmente pela palpação dos grupos musculares da panturrilha. Hiperemia conjuntival é outro sinal sugestivo da leptospirose, mesmo na forma anictérica. O exantema da leptospirose pode ser maculopapular, petequial, urticariforme e até mesmo hemorrágico.

A forma anictérica da leptospirose pode causar doença em diversos órgãos de forma associada ou isolada, ocasionando sinais e sintomas inespecíficos, dificultando o diagnóstico, como rigidez nucal (meningite asséptica), linfonodomegalia cervical, dor no ângulo da mandíbula, sialorréia (parotidite), dor testicular (orquite, epididimite) e alterações urinárias (prostatite).

Na forma bifásica da doença, ocorre uma defervescência da febre após 7 a 10 dias, que dura de 1 a 2 dias. Após este curto intervalo afebril, a hipertermia retorna de forma menos intensa, dando início à fase imune da leptospirose. Nesta fase, são detectados os anticorpos específicos, gerando inclusive síndrome imunes da doença, como uveítes, quadros neurológicos diversos (meningites assépticas, neuropatias, radiculites) e quadros pulmonares ou renais sem comprometimento sistêmico, como ocorre na forma grave da doença.

Forma ictero-hemorrágica da leptospirose (10%)

A forma ictérica ou ictero-hemorrágica da leptospirose é caracterizada pelo quadro clínico descrito na primeira fase da forma anictérica (febre, cefaléia e mialgia) associada com icterícia. A icterícia inicia-se geralmente de 3 a 5 dias após o início da febre e tem a característica de se somar a um exantema, tornando a icterícia amarelo-avermelhada, recebendo a denominação de icterícia rubínica. Associam-se com a icterícia outros sinais e sintomas de colestase, como colúria; embora a acolia seja incomum. A urina mais escura nesta fase também pode ser representação da disfunção do rim, já que a urina fica mais concentrada, podendo ocorrer oligúria. O paciente apresenta freqüentemente uma conjuntivite bilateral.

Devido ao dano alveolar difuso, os pacientes com leptospirose ictérica podem desenvolver dispnéia, taquipnéia e mesmo tosse. A tosse pode ser seca ou produtiva e, neste caso, pode ocorrer eliminação de sangue, seja por escarro hemoptóico ou por hemoptise leve a franca. Comumente, estes pacientes evoluem para insuficiência respiratória e há necessidade de ventilação mecânica.

Fenômenos hemorrágicos são freqüentes e acometem mais de 50% dos casos de forma ictero-hemorrágica. Os sangramentos de mucosas (gengivorragia, epistaxe) ou cutâneos são os mais freqüentes, além de hematúria e fenômenos hemorrágicos de vias aéreas descritos anteriormente. Podem ocorrer hemorragias de sistema nervoso central, gerando quadros súbitos de coma.

Os quadros graves evoluem com choque, necessitando de intervenção imediata antes de evolução para óbito, que ocorre em até 50% segundo a literatura. Outros sinais comuns são a hepatomegalia e a linfadenopatia generalizada discreta.

EXAMES COMPLEMENTARES

Os exames laboratoriais rotineiros podem ser inespecíficos, principalmente na forma anictérica da doença, indicativos apenas de uma infecção bacteriana na maioria das vezes. Os exames inespecíficos demonstram alterações de exames de sangue, urina e líquido cefalorraquidiano. Na forma ictérica, os exames inespecíficos podem contribuir para a suspeita da leptospirose e colaborar no manejo destes pacientes. Os exames específicos são diversos e ajudam no diagnóstico definitivo da leptospirose, embora a maioria deles dependa da fase imune da doença, ou seja, demorando vários dias para a definição diagnóstica (Tabela 141.I).

Exames inespecíficos

O leucograma revela leucocitose com a presença de formas imaturas de neutrófilos na corrente sangüínea, lembrando uma infecção bacteriana. Em alguns casos, também

Tabela 141.I – Exames laboratoriais para o diagnóstico de leptospirose

Exames inespecíficos	Exames específicos
Hemograma	Reação em cadeia da polimerase (PCR)
Na, K, uréia, creatinina, bilirrubinas, ALT, AST, CPK, gasometria arterial	ELISA
Tempo de protrombina, tempo de tromboplastina parcial ativada, fibrinogênio	Microaglutinação
Amilase	Culturas de urina, sangue e líquor
Líquor e urina	
Radiografia de tórax e eletrocardiograma	

pode haver tendência a leucopenia. O hemograma pode apresentar níveis normais ou diminuídos de hemoglobina, secundariamente aos fenômenos hemorrágicos. Um nível de hemoglobina normal ou discretamente elevado num paciente com síndrome de Weil pode sugerir desidratação. A trombocitopenia é muito comum e pode chegar a níveis bastante reduzidos (< 20.000/mm^3) sem ter relação com coagulação intravascular disseminada.

Aumento de transaminases é comum, habitualmente não ultrapassando 5 vezes o valor superior da normalidade. Na forma ictérica, ocorre aumento de bilirrubinas, principalmente da fração direta, podendo chegar a níveis bastante elevados (> 50 mg/dL) uma semana após o início dos fenômenos hemorrágicos. O aumento de fosfatase alcalina e da gamaglutamil-transferase acompanha a elevação das transaminases.

Nos pacientes com disfunção renal, ocorre aumento de creatinina para níveis superiores a 2 mg/dL até 10 mg/dL com aumento importante de uréia acompanhado de hipocalemia significativa.

Os níveis de CPK ultrapassam 1.000 U/L e podem estar relacionados com a mialgia. Nos pacientes com pancreatite, pode haver aumento de amilase, lembrando que este exame pode estar alterado devido à insuficiência renal e não ter relação com alteração pancreática.

A gasometria arterial é importante para demonstrar o grau de acidose metabólica induzida pela insuficiência renal, assim como a hipoxemia induzida pela hemorragia alveolar.

O coagulograma deve ser solicitado e usado para o acompanhamento dos pacientes com fenômenos hemorrágicos.

O eletrocardiograma pode revelar algumas arritmias e a radiografia de tórax é fundamental, mesmo em pacientes sem sintomas respiratórios, pois o dano alveolar pode estar representado por um infiltrado interstício-alveolar difuso, e o clínico deve estar atento ao risco de insuficiência respiratória súbita nestes pacientes.

O exame de urina revela proteinúria leve e piúria, podendo ocorrer hematúria e cilindros hialinos ou granulares. No exame de líquido cefalorraquidiano há um aumento na celularidade, em geral inferior a 500 células/mm^3 com predomínio linfocitário. A concentração de proteína está aumentada, geralmente inferior a 100 mg/dL e a glicose é normal.

Exames específicos

O diagnóstico de leptospirose é baseado em:

- Identificação da *Leptospira* por meios de cultura; ou
- Aumento de 4 vezes o título inicial ou título único superior ou igual a 1:800 pela reação de soroaglutinação microscópica; ou
- Presença de IgM pelo teste de ELISA.

Na primeira semana de doença, a leptospira pode ser isolada no sangue e no líquido cefalorraquidiano por meio de coleta e inoculação diretamente no meio específico. Após a primeira semana, a leptospira pode ser isolada na urina. Porém, estes exames apresentam baixa sensibilidade, precisam ser processados dentro da primeira hora após coleta e não estão disponíveis em todos os laboratórios (meio semi-sólido de Fletcher ou líquido de Stuart).

Os principais exames específicos para o diagnóstico de leptospirose são os exames sorológicos. A detecção de anticorpos da classe IgM pelo teste de ELISA pode ser positiva após 5 a 7 dias do início dos sintomas. A microaglutinação é outro teste sorológico realizado para o diagnóstico de leptospirose, considerado o exame padrão (*gold standard*). Estes exames apresentam boa sensibilidade, embora seja necessário colhê-los após 1 semana da doença, tornando-os exames apenas para confirmação do diagnóstico na maioria das vezes, pois as medidas terapêuticas já deverão ter sido tomadas.

O exame da PCR apresenta a vantagem da rapidez no resultado, mas depende da presença de um laboratório de biologia molecular com recursos para este teste.

DIAGNÓSTICO DIFERENCIAL

O diagnóstico diferencial da síndrome de Weil deve ser feito entre outras síndromes de icterícia febril, como colangites, colecistite aguda complicada, septicemia por bactérias Gram-negativas e hepatites virais, alcoólicas, autoimunes ou medicamentosas. Febre amarela e dengue também são diagnósticos importantes que devem ser feitos. A hemorragia alveolar pode lembrar hantavirose, síndrome de Goodpasture ou granulomatose de Wegener. Na forma anictérica da leptospirose, o diagnóstico diferencial é amplo, como as diversas infecções virais febris autolimitadas. Dengue clássica é outro diagnóstico diferencial desta forma. No quadro meníngeo mais evidente, é importante descartar meningites bacterianas parcialmente tratadas, embora o LCR seja mais sugestivo de meningite asséptica.

TRATAMENTO

Na forma anictérica, o tratamento é poucas vezes empregado devido à dificuldade diagnóstica. Quando diagnosticada a leptospirose anictérica, deve ser utilizado o tratamento sintomático (analgésicos e antitérmicos), além de hidratação e antibioticoterapia específica.

Condutas inespecíficas

O tratamento da insuficiência respiratória da leptospirose na síndrome de Weil constitui o aspecto de maior impacto na redução da letalidade. O emprego precoce de ventilação invasiva deve ser instituído quando indicado, devido ao risco de hemorragia alveolar maciça. Pressão parcial de oxigênio deve ser mantida acima de 80 mmHg com uma relação de PaO_2/FiO_2 superior a 200, mantendo-se PEEP elevada com baixo volume corrente, como no tratamento de um paciente com SARA, embora a fisiopatogenia seja completamente diferente. A hidratação nestes doentes deve ser cautelosa, evitando-se assim agravar a insuficiência respiratória devido à anúria e à disfunção miocárdica.

A diálise também é outra medida de suporte que deve ser empregada precocemente, demonstrando que o atraso desta medida pode aumentar a letalidade de forma importante. Trabalhos recentes mostraram que a hemodiálise diária é superior a diálise em dias alternados.

Condutas específicas

A conduta específica é o emprego precoce (inferior a 3 dias) de antibiótico correto com cobertura para *Leptospira*. Entre as drogas estudadas estão a doxiciclina, a penicilina e a ceftriaxona. A doxiciclina deve ser utilizada na dose de 100 mg VO a cada 12 horas, sendo prescrita em pacientes estáveis ou na forma anictérica para esquema de tratamento domiciliar, num prazo de 7 dias. A penicilina foi uma droga bem estudada, sendo utilizada na dose de 6.000.000 U/dia dividida em 4 a 6 vezes por 7 dias. A ceftriaxona mostrou-se equivalente à penicilina, sendo a droga mais prescrita atualmente pela facilidade posológica de 1 g/dia em dose única IV.

Algoritmo 141.1 – Leptospirose

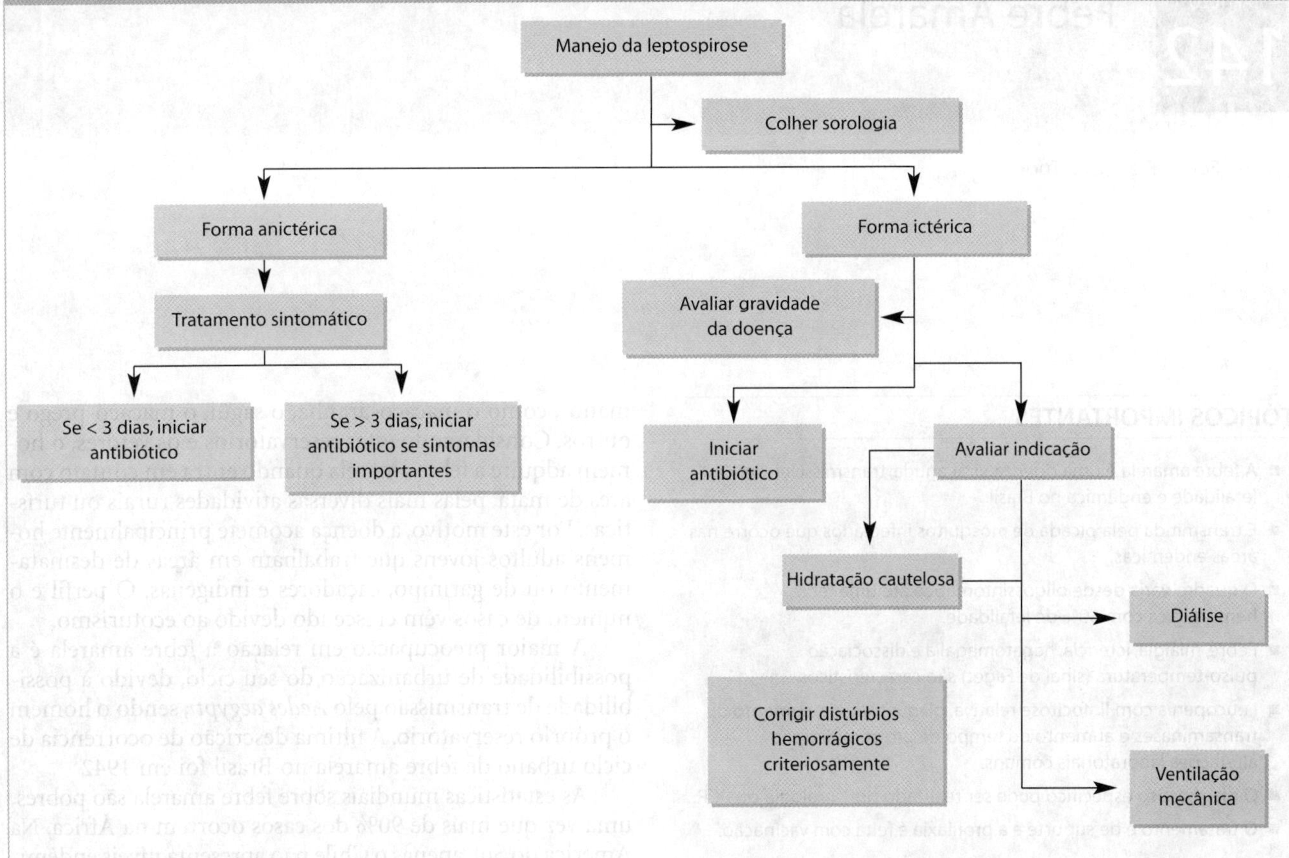

LEITURA ADICIONAL

1. Superintendência de Controles de Endemias. Informe Técnico sobre Febre Maculosa. São Paulo; 2002. (www.sucen.sp.gov.br)
2. Tiriba AC. Doenças causadas por Rickettsias. In: Veronesi R, Focaccia R. Tratado de Infectologia. São Paulo: Atheneu; 1999.
3. Gehrke FS, Mendes do Nascimento EM, Rodrigues de Souza E, Colombo S, Jacintho da Silva L, Schumaker TT. Detection of Rickettsia rickettsii and Rickettsia sp. in blood clots in 24 patients from different municipalities of the State of Sao Paulo, Brazil. Ann N Y Acad Sci 2006; 260-2.
4. Rozental T, Eremeeva ME, Paddock CD, Zaki SR, Dasch GA, Lemos ER. Fatal case of Brazilian spotted fever confirmed by immunohistochemical staining and sequencing methods on fixed tissues. Ann N Y Acad Sci 2006; 257-9.
5. Estrada DA, Schumaker TT, Souza CE, Rodrigues Neto EJ, Linhares AX. Rickettsiae detection in Amblyomma ticks (Acari: Ixodidae) collected in the urban area of Campinas City, SP. Rev Soc Bras Med Trop 2006; 68-71.
6. Nascimento EM, Gehrke FDES, Maldonado RA, Colombo S, Silva LJ, Schumaker TT. Detection of Brazilian spotted fever infection by polymerase chain reaction in a patient from the state of Sao Paulo. Mem Inst Oswaldo Cruz 2005; 277-9.
7. Gonçalves da Costa PS, Brigatte ME, Pereira de Almeida E, de Carvalho Valle LM. Atypical fulminant Rickettsia rickettsii infection (Brazilian spotted fever) presenting as septic shock and adult respiratory distress syndrome. Braz J Infect Dis 2002; 91-6.
8. Browne BJ, Edwards B, Rogers RL. Dermatologic emergencies. Prim Care 2006; 685-95.
9. Bratton RL, Corey R. Tick-borne disease. Am Fam Physician 2005; 2323-30.

CAPÍTULO 142

Febre Amarela

Felipe Francisco Tuon

TÓPICOS IMPORTANTES

- A febre amarela é uma doença viral aguda, transmissível, de alta letalidade e endêmica no Brasil.
- É transmitida pela picada de mosquitos infectados que ocorre nas áreas endêmicas.
- O quadro varia desde oligossintomático até uma febre hemorrágica com 50% de letalidade.
- Febre, mialgia, icterícia, hepatomegalia e dissociação pulso-temperatura (sinal de Faget) são característicos.
- Leucopenia com linfocitose relativa, plaquetopenia, aumento de transaminases e aumento do tempo de protrombina são alterações laboratoriais comuns.
- O diagnóstico específico pode ser realizado por sorologia ou PCR.
- O tratamento é de suporte e a profilaxia é feita com vacinação.

INTRODUÇÃO E DEFINIÇÕES

A febre amarela é uma doença aguda transmissível, não-contagiosa e de gravidade variável, causada por um vírus. O vírus da febre amarela pertence ao gênero *Flavivirus* e à família *Flaviviridae*, apresentando apenas um sorotipo.

Está encaixada entre as febres hemorrágicas que ocorrem apenas na África e na América do Sul, embora historicamente tenha ocorrido também na Europa e na América do Norte. Apresenta letalidade elevada se considerados os casos mais sintomáticos e é uma doença que pode ser prevenida por uma vacina que apresenta proteção de até 99%.

O conhecimento desta doença é importante para o atendimento de emergência, pois faz diagnóstico diferencial com outras febres hemorrágicas. O conhecimento sobre a epidemiologia desta entidade é fundamental para o diagnóstico. É doença de notificação compulsória e seu reconhecimento pode ser importante para a vigilância epidemiológica com o objetivo de evitar uma das catástrofes desta doença: o ciclo urbano da febre amarela.

Epidemiologia

A febre amarela é transmitida por mosquitos de diversas espécies, sendo o mais importante o do gênero *Haemagogus*, presente nas áreas florestais. Desta forma, a transmissão por tal vetor é conhecida como ciclo silvestre da febre amarela, cujos reservatórios são diversos primatas não-humanos, como o macaco-aranha, o sagüi, o macaco-prego e outros. Considerando estes reservatórios e os vetores, o homem adquire a febre amarela quando entra em contato com ares de mata, pelas mais diversas atividades rurais ou turísticas. Por este motivo, a doença acomete principalmente homens adultos jovens que trabalham em áreas de desmatamento ou de garimpo, caçadores e indígenas. O perfil e o número de casos vêm crescendo devido ao ecoturismo.

A maior preocupação em relação à febre amarela é a possibilidade de urbanização do seu ciclo, devido à possibilidade de transmissão pelo *Aedes aegypti*, sendo o homem o próprio reservatório. A última descrição de ocorrência de ciclo urbano de febre amarela no Brasil foi em 1942.

As estatísticas mundiais sobre febre amarela são pobres, uma vez que mais de 90% dos casos ocorrem na África. Na América do Sul, apenas o Chile não apresenta níveis endêmicos da febre amarela. Na última década, o Brasil apresentou mais de 300 casos, sendo que a maioria deles ocorreu entre 1999 e 2003, quando medidas profiláticas mais severas foram necessárias para o controle da endemia (Figura 142.1).

O Brasil apresenta áreas que classificam o risco de transmissão da febre amarela, ajudando o médico no diagnóstico epidemiológico. Estas áreas estão descritas na Figura 142.2.

No Estado de São Paulo, os casos de febre amarela ocorreram até a década de 1950. Em 2000, foram notificados

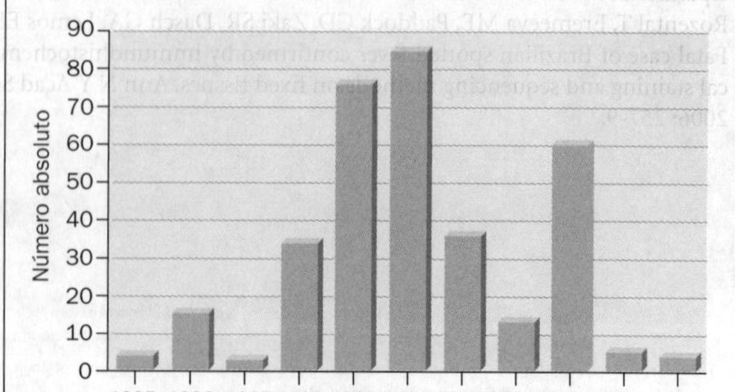

Figura 142.1 – Número de casos de febre amarela no Brasil de 1995 a 2005.

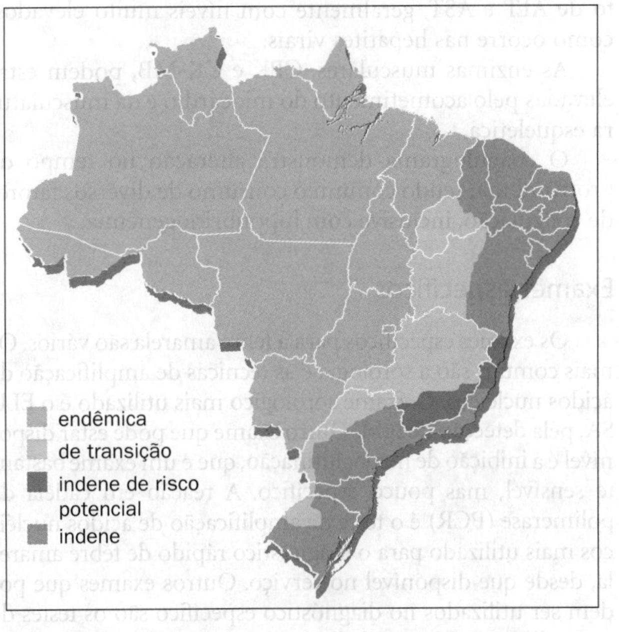

Figura 142.2 – Descrição das áreas de risco para febre amarela no Brasil.
Área endêmica: apresenta circulação viral, seja pela ocorrência de epizootias ou pela ocorrência de casos humanos.
Área de transição: circulação viral esporádica em período mais recente (ocorrendo entre vetores, em epizootias ou podendo haver casos humanos em forma de surtos esporádicos).
Área indene de risco potencial: áreas contíguas às áreas de transição, locais de maior probabilidade para ocorrência de epizootias e/ou casos humanos.
Área indene: sem evidências de circulação viral; não apresenta contigüidade com os locais de ocorrência de circulação viral da área de transição.

dois casos na região de São José do Rio Preto, além de casos em outros municípios. No início de 2003, houve a informação da morte de um macaco na região de Franca. As mortes em macacos podem significar a ocorrência de surtos de febre amarela entre estes primatas. Estes dados reforçam a possibilidade de expansão das áreas de risco de febre amarela, o que justifica a intensificação da vacinação de viajantes para tais áreas no Estado de São Paulo, a busca ativa de casos com quadro clínico de febre, icterícia e hemorragia e a intensificação das ações de combate ao *Aedes aegypti* para afastar a possibilidade de reurbanização da doença.

ETIOLOGIA E FISIOPATOLOGIA

A febre amarela é causada por um vírus da família *Flaviviridae*. Esta família comporta outros vírus causadores de doenças conhecidas, como dengue, encefalite de St. Louis e West Nile.

Após a inoculação do vírus pela picada do mosquito, ocorre uma fase de viremia que dura até 120 horas, quando passa a ser rara a presença do vírus na corrente sangüínea. O vírus apresenta um viscerotropismo importante, principalmente no fígado e no baço. Outros órgãos também são acometidos, como coração, músculo esquelético e sistema nervoso central. No fígado, ocorre uma necrose mais importante, na região entre o espaço porta e a veia centrolobular, sendo, por isso, chamada de necrose médio-zonal. A intensidade deste evento é um dos determinantes do quadro clínico e prognóstico da doença, chegando a provocar disfunção orgânica com fenômenos hemorrágicos. Alterações inflamatórias e necrose com apoptose também são descritas no miocárdio, no músculo esquelético e no rim, determinando as alterações patológicas e a apresentação clínica pela lesão nestes órgãos ou tecidos, como a insuficiência renal com proteinúria.

ACHADOS CLÍNICOS

O período de incubação é de 3 a 7 dias. Por este motivo, a história de viagem para regiões endêmicas é recente, o que ajuda no diferencial com outras doenças endêmicas nestas mesmas regiões, cujo período de incubação é mais prolongado, como a malária.

A doença pode ser assintomática, oligossintomática, moderada (autolimitada) ou até mesmo um quadro grave e fulminante com disfunções orgânicas (Figura 142.3).

A forma leve ou oligossintomática da febre amarela apresenta-se como uma febre associada com outros sintomas inespecíficos, como fraqueza, mialgia leve e cefaléia.

A forma moderada da doença apresenta-se como uma síndrome febril ictérica. A febre e a icterícia apresentam início súbito e estão associadas a outros sintomas inespecíficos, como astenia, mialgia importante com artralgia, náuseas e vômitos. Nesta forma da doença, podem ocorrer alguns sintomas e sinais de disfunção da coagulação, como epistaxe e vômitos com sangue. No exame físico, há hepatomegalia e icterícia.

Em 10% dos casos de febre amarela ocorre a forma grave da doença. Os sintomas são semelhantes aos da forma moderada, porém mais intensos, além de outros sinais e sintomas característicos desta forma. Entre eles estão dores abdominais, dissociação pulso-temperatura (sinal de Faget) e hiperemia conjuntival com icterícia mais intensa. A doença

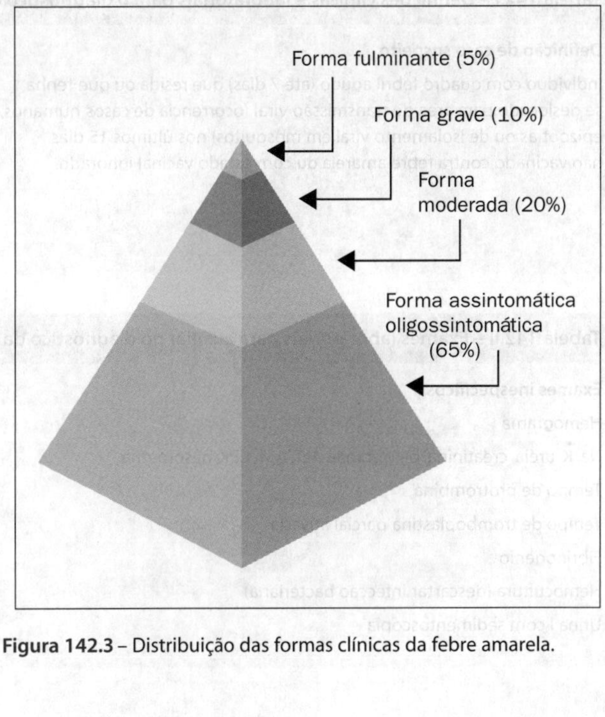

Figura 142.3 – Distribuição das formas clínicas da febre amarela.

evolui com piora clínica e manifestações hemorrágicas, como epistaxe, gengivorragia, melena, hematêmese, equimoses e petéquias. Anúria é outro achado importante nesta forma. A encefalopatia é um sinal tardio, gerando sonolência ou agitação psicomotora, confusão mental e até coma.

EXAMES COMPLEMENTARES

Os exames colhidos podem ser inespecíficos ou específicos para a febre amarela. Os exames específicos são importantes para a confirmação da doença, ajudando no controle epidemiológico para evitar a urbanização da doença e para promover a profilaxia dos habitantes em risco (Tabelas 142.I e 142.II).

Exames inespecíficos

Os exames inespecíficos não dão o diagnóstico, mas corroboram o aumento da suspeita clínica e afastam outros agentes que possam causar uma síndrome febril ictérica. O hemograma é um exame que está alterado apenas nas formas graves, demonstrando queda dos níveis de hemoglobina e de hematócrito devido a sangramento importante, sendo um sinal de alerta para a gravidade. O leucograma geralmente apresenta leucopenia com linfocitose relativa. Na maioria dos casos, ocorre plaquetopenia, sendo uma das alterações hematológicas de recuperação mais lenta.

Os eletrólitos e os exames de função renal são importantes para descartar a possibilidade de insuficiência renal, sendo importante também a gasometria para avaliar o grau de acidose metabólica. O exame de urina pode ajudar no diagnóstico quando demonstra proteinúria.

O aumento de bilirrubinas é característico, principalmente às custas de bilirrubina direta, assim como o aumento de ALT e AST, geralmente com níveis muito elevados, como ocorre nas hepatites virais.

As enzimas musculares, CPK e CK-MB, podem estar elevadas pelo acometimento do miocárdio e da musculatura esquelética.

O coagulograma demonstra alteração no tempo de protrombina, sendo comum o consumo de diversos fatores de coagulação, inclusive com hipofibrinogenemia.

Exames específicos

Os exames específicos para a febre amarela são vários. Os mais comuns são a sorologia e as técnicas de amplificação de ácidos nucléicos. O exame sorológico mais utilizado é o ELISA, pela detecção de IgM. Outro exame que pode estar disponível é a inibição de hemaglutinação, que é um exame bastante sensível, mas pouco específico. A reação em cadeia da polimerase (PCR) é o teste de amplificação de ácidos nucléicos mais utilizado para o diagnóstico rápido de febre amarela, desde que disponível no serviço. Outros exames que podem ser utilizados no diagnóstico específico são os testes de neutralização, cultura e imuno-histoquímica em tecidos.

Nos casos de óbito, é importante realizar necrópsia ou mesmo uma retirada de fragmento hepático para o diagnóstico de febre amarela nos casos suspeitos, devido à necessidade de confirmação do caso para uma adequada vigilância epidemiológica, além da necessidade de controle de surtos.

DIAGNÓSTICO DIFERENCIAL

O diagnóstico diferencial da febre amarela se faz com outras febres hemorrágicas, como dengue, hantavirose, febre purpúrica brasileira, febre maculosa brasileira e arboviroses. Estas febres hemorrágicas geralmente não cursam

Tabela 142.I – Definições clínicas e laboratoriais para o diagnóstico de febre amarela conforme a vigilância epidemiológica

Definição de caso suspeito	Definição de caso confirmado
Indivíduo com quadro febril agudo (até 7 dias) que resida ou que tenha se deslocado para área de transmissão viral (ocorrência de casos humanos, epizootias ou de isolamento viral em mosquitos) nos últimos 15 dias, não vacinado contra febre amarela ou com estado vacinal ignorado.	Paciente com quadro clínico compatível que apresente diagnóstico laboratorial confirmado por meio de: – Isolamento de vírus a partir de amostras de sangue ou tecido hepático; ou – Detecção de IgM pela técnica de ELISA em indivíduos não-vacinados; ou – Demonstração de aumento de 4 vezes ou mais de IgG por inibição da hemaglutinação; ou – Detecção do genoma viral por imuno-histoquímica ou PCR.

Tabela 142.II – Exames laboratoriais para auxiliar no diagnóstico da febre amarela

Exames inespecíficos	Exames específicos
Hemograma	Reação em cadeia da polimerase (PCR)
Na, K, uréia, creatinina, bilirrubinas, ALT, AST, CPK, gasometria	Sorologia (MAC-ELISA e inibição da hemaglutinação)
Tempo de protrombina	Imuno-histoquímica (em biópsias ou necrópsia)
Tempo de tromboplastina parcial ativada	Isolamento viral em cultivo celular
Fibrinogênio	
Hemocultura (descartar infecção bacteriana)	
Urina I com sedimentoscopia	

com icterícia, o que pode ajudar no diferencial. A leptospirose é uma doença de diagnóstico diferencial difícil com a febre amarela, pelo fato de aumentar CPK, apresentar icterícia e insuficiência renal oligúrica. Neste caso, a leptospirose cursa com hipocalemia, o que pode ajudar no diagnóstico diferencial, embora não seja uma constante. Outro fator importante que auxilia na distinção com leptospirose é a pouca alteração de transaminases. Infecções bacterianas graves que geram disfunção hepática ou icterícia obstrutiva também são diagnósticos diferenciais, motivo de se fazer hemoculturas, hemograma e avaliação clínica.

Hepatites virais também cursam com aumento significativo de ALT e AST, além de aumentar bilirrubinas. Na febre amarela, pode ocorrer um aumento de AST superior ao de ALT pelo fato do acometimento muscular e cardíaco, porém não é um achado constante. É importante a coleta de sorologias para hepatites virais para ajudar no diagnóstico diferencial.

A malária é um importante diagnóstico diferencial com a febre amarela. Nestes casos, deve-se determinar o tempo de incubação conforme a data de exposição na área de risco, assim como realizar gota espessa.

TRATAMENTO

O tratamento da febre amarela consiste em medidas inespecíficas, uma vez que não existe tratamento específico.

São empregadas medicações sintomáticas, como analgésicos e antitérmicos, evitando-se o uso de antiinflamatórios. É recomendado o uso de ranitidina 300 mg/dia para redução de sangramento gastrintestinal, embora faltem estudos para validar esta conduta, assim como o benefício de inibidores de bomba de prótons. Nos casos moderados a graves, é recomendada a observação em unidades de terapia intensiva para controle adequado de parâmetros hemodinâmicos, assim como pelo risco de disfunções orgânicas. A hidratação deve ser cuidadosa, uma vez que o quadro fisiopatológico é diferente daquele da dengue. Devido à disfunção hepática, devem ser cuidadosas a avaliação da coagulação, hipoglicemia e encefalopatia. Nos casos de insuficiência renal, considerar hemodiálise precoce.

A profilaxia da febre amarela é realizada com vacina que apresenta alta eficácia, sendo utilizada nos casos de viagens para áreas de risco e para moradores nas áreas endêmicas, conforme recomendação do Ministério da Saúde.

LEITURA ADICIONAL

1. Centro de Vigilância Epidemiológica. Informe Técnico sobre Febre Amarela. São Paulo; 2007. (www.cve.saude.sp.gov.br)
2. Monath TP. Yellow fever: an update. Lancet Infect Dis 2001; 11-20.
3. Vasconcelos PF. Yellow fever. Rev Soc Bras Med Trop 2003; 275-93.
4. Barnett ED. Yellow fever: epidemiology and prevention. Clin Infect Dis 2007; 850-6.
5. Barrett AD, Higgs S. Yellow fever: a disease that has yet to be conquered. Annu Rev Entomol 2007; 209-29.
6. Carneiro SC, Cestari T, Allen SH, Ramos-Silva M. Viral exanthems in the tropics. Clin Dermatol 2007; 212-20.

Algoritmo 142.1 – Manejo da febre amarela

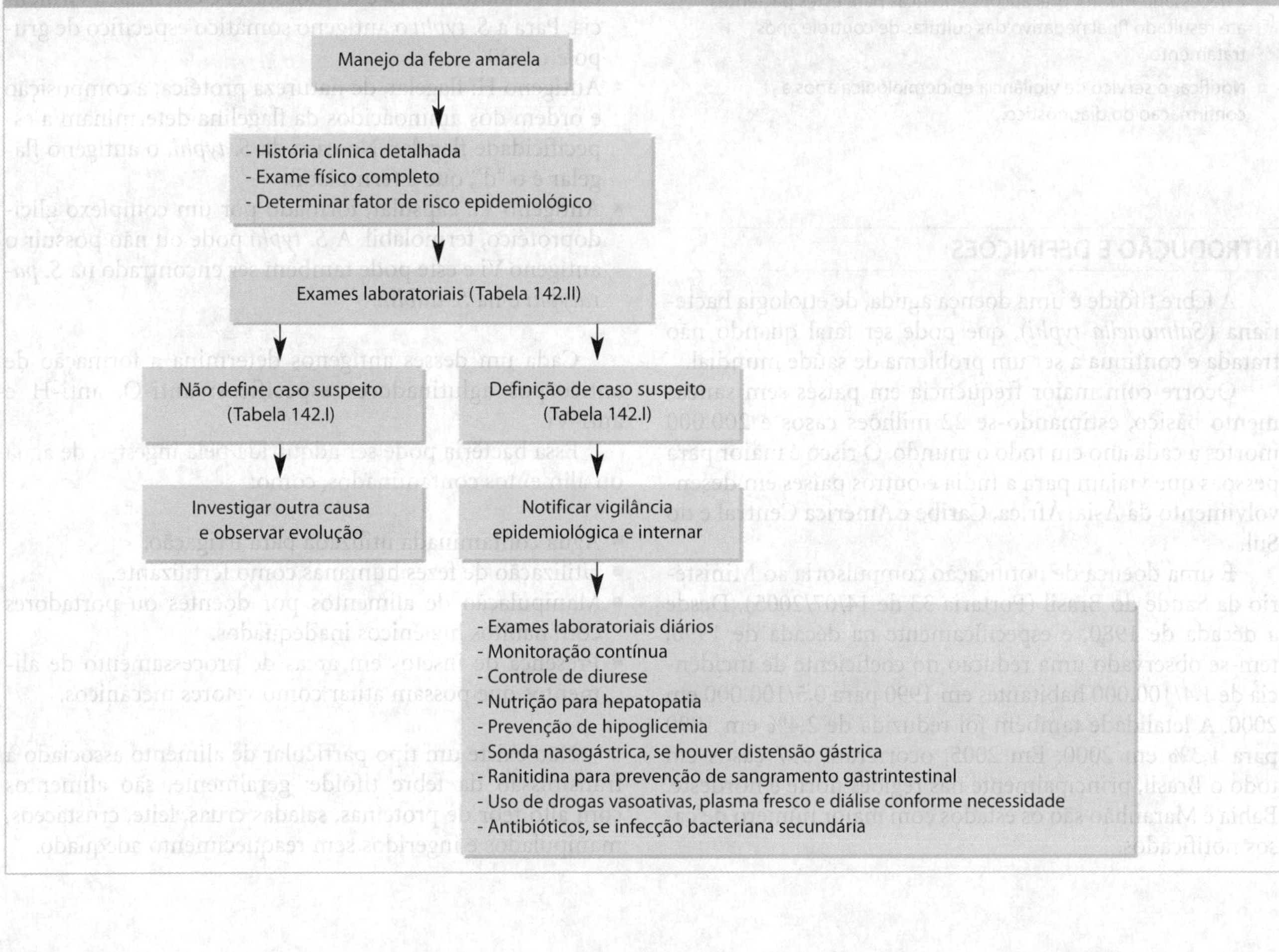

CAPÍTULO 143

Febre Tifóide

Tânia Mara Varejão Strabelli

TÓPICOS IMPORTANTES

- Deve-se suspeitar de febre tifóide em todo paciente com febre, cefaléia, alterações gastrintestinais, esplenomegalia, erupções cutâneas, astenia, prostração e torpor.
- Investigar antecedentes de ingestão de água ou alimentos suspeitos de contaminação e/ou viagem para áreas com más condições sanitárias.
- Paciente febril com batimentos cardíacos normais (dissociação pulso-temperatura) e mesmos sintomas anteriores reforçam a suspeita de febre tifóide.
- Solicitar hemograma e coleta de hemocultura e coprocultura para este paciente antes de iniciar antibioticoterapia.
- Pacientes com prostração, desidratação e suspeita de complicação da doença (pneumonia, hemorragia digestiva, perfuração intestinal) devem ser tratados em ambiente hospitalar. É necessário manter precauções entéricas para estes pacientes até resultado final negativo das culturas de controle após tratamento.
- Notificar o serviço de vigilância epidemiológica após a confirmação do diagnóstico.

INTRODUÇÃO E DEFINIÇÕES

A febre tifóide é uma doença aguda, de etiologia bacteriana (*Salmonella typhi*), que pode ser fatal quando não tratada e continua a ser um problema de saúde mundial.

Ocorre com maior freqüência em países sem saneamento básico, estimando-se 22 milhões casos e 200.000 mortes a cada ano em todo o mundo. O risco é maior para pessoas que viajam para a Índia e outros países em desenvolvimento da Ásia, África, Caribe e América Central e do Sul.

É uma doença de notificação compulsória ao Ministério da Saúde do Brasil (Portaria 33 de 14/07/2005). Desde a década de 1980, e especificamente na década de 1990, tem-se observado uma redução no coeficiente de incidência de 1,4/100.000 habitantes em 1990 para 0,5/100.000 em 2000. A letalidade também foi reduzida de 2,4% em 1990 para 1,3% em 2000. Em 2005, ocorreram 397 casos em todo o Brasil, principalmente nas regiões norte e nordeste. Bahia e Maranhão são os estados com maior número de casos notificados.

ETIOLOGIA E FISIOPATOLOGIA

É causada pela *Salmonella typhi*, um patógeno especificamente humano, com morfologia de bacilo Gram-negativo, móvel, pertencente à família *Enterobacteriaceae*. Possui alta infectividade, baixa patogenicidade e alta virulência, o que explica a existência de portadores (fontes de infecção não-doentes) que desempenham importante papel na manutenção e disseminação da doença na população. Distingue-se das outras salmonelas por sua estrutura antigênica, possuindo três tipos de antígenos de interesse para o diagnóstico:

- Antígeno O: somático, presente em todas as espécies de *Salmonella*, de natureza glicidolipídica, identificando-se com a endotoxina O, é termoestável e essencial à virulência. Para a *S. typhi* o antígeno somático específico de grupo é o "O9".
- Antígeno H: flagelar, de natureza protéica; a composição e ordem dos aminoácidos da flagelina determinam a especificidade flagelar. No caso da *S. typhi*, o antígeno flagelar é o "d", que é termolábil.
- Antígeno Vi: capsular, formado por um complexo glicidoprotéico, termolábil. A *S. typhi* pode ou não possuir o antígeno Vi e este pode também ser encontrado na *S. paratyphi* e na *S. dublin*.

Cada um desses antígenos determina a formação de anticorpos aglutinadores específicos: anti-O, anti-H e anti-Vi.

Essa bactéria pode ser adquirida pela ingestão de água ou alimentos contaminados, como:

- Água contaminada utilizada para irrigação.
- Utilização de fezes humanas como fertilizante.
- Manipulação de alimentos por doentes ou portadores com hábitos higiênicos inadequados.
- Presença de insetos em áreas de processamento de alimentos que possam atuar como vetores mecânicos.

Não existe um tipo particular de alimento associado à transmissão da febre tifóide; geralmente, são alimentos com alto teor de proteínas, saladas cruas, leite, crustáceos, manipulados e ingeridos sem reaquecimento adequado.

Os indivíduos portadores crônicos assintomáticos têm geralmente mais de 50 anos, são do sexo feminino e freqüentemente têm cálculos biliares. A *S. typhi* permanece na bile (até mesmo dentro de um cálculo), atingindo o lúmen do intestino de modo intermitente e sendo eliminada nas fezes, contaminando água e/ou alimentos. Entre doentes curados, o número de portadores temporários é de 5 a 10%, e os de portadores crônicos, de 2 a 3%. A transmissibilidade dura enquanto existirem bacilos sendo eliminados nas fezes ou na urina, o que geralmente acontece desde a primeira semana de doença até a convalescença.

Geralmente, na transmissão por água contaminada, há ingestão de poucos microrganismos, resultando num período de incubação mais longo do que na ingestão de alimentos contaminados.

A transmissão direta (pessoa-pessoa) é rara, mas já foi demonstrada a transmissão anal-oral da *S. typhi*. Pode ocorrer ainda a transmissão por acidentes em laboratório e de pacientes para profissionais da saúde, quando a higienização das mãos destes últimos é inadequada.

A infecção é iniciada pela ingestão oral da bactéria, que deve ultrapassar a barreira ácida do estômago para se estabelecer. A partir daí, passa para o íleo distal e o cólon, onde penetra na membrana mucosa.

A invasão bacteriana leva a uma bacteremia transitória assintomática, pois os microrganismos são rapidamente ingeridos pelos fagócitos mononucleares, onde eles sobrevivem e se multiplicam.

ACHADOS CLÍNICOS

O período de incubação da doença é em geral de 10 dias, podendo variar entre 3 e 60 dias, dependendo do tamanho do inóculo e da imunidade do hospedeiro.

Didaticamente podemos caracterizar o curso clínico da febre tifóide em 4 períodos, conforme detalhado na Tabela 143.I.

A febre tifóide tem um início insidioso caracterizado por febre, cefaléia frontal, fraqueza, obstipação intestinal, calafrios e mialgia, que dura entre seis e oito dias.

Quando o tratamento não é instituído, a temperatura aumenta lentamente durante dois a três dias, permanecendo entre 39 e 40ºC durante 10 a 14 dias. Ela começa a diminuir gradativamente no final da terceira semana e atinge níveis normais na quarta semana. Esta febre é acompanhada freqüentemente de redução da freqüência cardíaca (dissociação pulso-temperatura) e por um cansaço extremo.

Tabela 143.I – Caracterização clínica e microbiológica da febre tifóide

Período	Duração	Diagnóstico
Incubação	10 dias (3-60)	
Inicial	1ª semana	Hemocultura
Estado	2ª e 3ª semanas	Reação de Widal/coprocultura
Defervescência	4ª semana	

A partir da segunda semana de doença, pode aparecer diarréia aquosa e esplenomegalia dolorosa, que constituem os sintomas e sinais marcantes deste período de estado. A prostração fica mais intensa, podendo evoluir para delírio, estupor e coma. No exame físico, o abdome encontra-se doloroso à palpação.

Em cerca de 10% dos casos, surgem máculas róseas no tórax e abdome durante a segunda semana de doença e permanecem por dois a cinco dias. Algumas vezes podem surgir sintomas semelhantes à pneumonia ou à infecção do trato urinário.

Complicações

Embora a maioria dos indivíduos apresente uma recuperação completa, podem ocorrer complicações, sobretudo naqueles que não foram tratados ou cujo tratamento foi retardado. Em 3 a 20% dos casos, os pacientes podem apresentar recaída, que parece estar associada à antibioticoterapia inadequada, caracterizada por reaparecimento da febre e hemocultura positiva para *S. typhi*.

As complicações mais graves são a hemorragia intestinal (5-10%) e a perfuração intestinal (2-4%), que ocorrem a partir da terceira semana de doença. A localização mais comum da perfuração intestinal é na parte terminal do íleo, sendo que o paciente apresenta início súbito de dor abdominal intensa com hipotensão arterial, hipotermia, taquicardia e sinais de inflamação peritonial. O hemograma mostra leucocitose e a presença de pneumoperitônio na radiografia de abdome confirma o diagnóstico.

Pode ocorrer pneumonia durante a segunda ou terceira semana, sendo causada pela própria salmonela ou por pneumococo. Pode haver ainda acometimento de qualquer órgão, já que ocorre bacteremia no início da doença: colecistite, estomatite, parotidite, abscesso esplênico, pancreatite, miocardite, flebite e arterite.

A letalidade atual da doença em países desenvolvidos é menor que 1%, no entanto, algumas regiões continuam apresentando índices tão altos quanto 10%, relacionados à demora no diagnóstico e na instituição de tratamento adequado.

EXAMES COMPLEMENTARES

O hemograma classicamente apresenta leucopenia, com anaeosinofilia e neutrofilia relativa com desvio à esquerda, principalmente a partir da segunda semana da doença. As enzimas hepáticas podem apresentar elevação discreta (duas a três vezes o valor normal das transaminases) e velocidade de hemossedimentação (VHS) elevada.

Para confirmação laboratorial da febre tifóide, devem ser seguidos os procedimentos descritos a seguir.

Hemocultura

É o principal exame para o diagnóstico da febre tifóide. Em adulto não tratado, os percentuais de positividade da hemocultura são de 90% durante a primeira semana, 75%

durante a segunda semana, 40% durante a terceira semana e 10% durante a quarta semana. As coletas devem ser efetuadas, de preferência, no momento em que a curva térmica apresenta ascensão e a primeira amostra, se possível, antes da administração de antibióticos. Coletar três amostras, com intervalo de 30 minutos entre cada uma, sendo a quantidade de sangue de 10 a 20 mL para o adulto e 3 a 5 mL para a criança. Os frascos semeados devem ser mantidos em estufa, 35 a 37ºC, até o momento de encaminhá-los ao laboratório.

Coprocultura

Deve ser coletada mais de uma amostra de fezes, entre a segunda e quarta semanas da doença, com intervalo semanal, para aumentar a positividade do exame. As fezes devem ser coletadas e encaminhadas ao laboratório em até duas horas, se forem mantidas em ar ambiente, ou até cinco horas, se mantidas sob refrigeração.

Cultura de outros materiais

Pode-se isolar a *Salmonella* da medula óssea, da urina e da bile.

Método indireto

Reação de Widal: consiste na pesquisa qualitativa e quantitativa de anticorpos específicos (os anticorpos O, H e Vi) no soro dos pacientes, através de testes de aglutinação de suspensões antigênicas preparadas com *S. typhi*. Os resultados são expressos pela diluição máxima do soro capaz de promover aglutinação. As coletas de sangue deverão ser realizadas no mínimo duas vezes (na fase inicial e outra na quarta semana da doença) para que se possa detectar ascensão de anticorpos. Os resultados do sorodiagnóstico devem ser interpretados em função da curva das aglutininas. Classicamente no curso da febre tifóide, os anticorpos O aparecem perto do 8º dia, atingindo um título médio de 1/400 e desaparecendo rapidamente após a cura clínica. Os anticorpos H aparecem um pouco mais tarde, em torno do 10-12º dia, atingindo rapidamente um título mais elevado, de 1/800 a 1/1.600; esse título cai nas semanas que se seguem à cura clínica, mas se mantém em título baixo, de 1/100 a 1/200, durante meses e até anos após a cura. As aglutininas Vi aparecem no soro a partir da convalescença, não sendo útil para o diagnóstico dos casos agudos. Os títulos significativos oscilam entre 1:10 e 1:20; de um modo geral, título > 1:5 impõe a realização de coprocultura.

Os resultados do sorodiagnóstico devem ser interpretados com cuidado e podem apenas orientar o diagnóstico etiológico. É preciso também observar que as respostas dos anticorpos variam de um indivíduo para outro e não são sempre típicas. Além disso, a terapêutica pode interferir sobre a produção de anticorpos. Como em toda reação sorológica, a curva do título das aglutininas de dois exames sucessivos tem muito mais valor do que um resultado isolado.

DIAGNÓSTICO DIFERENCIAL

As seguintes doenças agudas febris podem ser confundidas com a febre tifóide:

- Endocardite infecciosa – febre, sopro cardíaco, esplenomegalia.
- Esquistossomose mansônica em forma sistêmica: antecedente epidemiológico, hepatoesplenomegalia.
- Malária: febre com calafrios, anemia, esplenomegalia, antecedente epidemiológico.
- Mononucleose infecciosa: febre, linfonodomegalia cervical anterior e posterior, dor de garganta, hepatite leve.
- Hepatite aguda por vírus: mal-estar geral, anorexia seguida por hepatomegalia dolorosa, icterícia, colúria e acolia fecal.
- Colecistite aguda: febre, dor abdominal em hipocôndrio direito, obstipação intestinal.
- Influenza: febre, calafrios, mialgia, mal-estar geral. Após 2 a 3 dias, surgem sintomas respiratórios. Doença geralmente autolimitada.
- Brucelose aguda: febre prolongada, antecedente de contato com bovinos e/ou suínos.
- Pneumonia aguda bacteriana: febre, dispnéia, tosse produtiva, dor torácica.

TRATAMENTO

Medidas gerais

O paciente deve ser mantido em condições tais que garantam o isolamento entérico até o final do tratamento, quando se pesquisa a condição de portador. Para tanto, devem-se realizar três coproculturas em dias consecutivos, 30 dias após o início dos sintomas e pelo menos sete dias após a suspensão do uso do antibiótico.

Os comunicantes do paciente devem ser mantidos sob vigilância, avaliando-se o surgimento de manifestações clínicas durante o período de incubação da doença (até três semanas da possível contaminação).

É muito importante manter repouso, hidratação adequada e controle rigoroso de eletrólitos. A internação hospitalar está indicada na maioria dos pacientes que procuram atendimento de urgência.

O tratamento da perfuração intestinal é cirúrgico e emergencial, na maioria das vezes.

Tratamento específico

O antibiótico deve ser iniciado imediatamente após a coleta de material para cultura. As possibilidades terapêuticas estão descritas na Tabela 143.II.

Tratamento do portador

Os esquemas propostos atualmente para os portadores crônicos são ciprofloxacino, 500 mg, duas vezes por dia, durante quatro semanas ou amoxacilina, 6 g por dia, por seis semanas.

Tabela 143.II – Antibioticoterapia na febre tifóide

Antibiótico	Dose	Duração do tratamento	Comentários
Cloranfenicol	50 mg/kg/dia dividida em 4 doses (máximo = 3 g), via oral	15 dias após o paciente ficar sem febre	Droga de escolha para cepas sensíveis.
Amoxacilina/ampicilina	100 mg/kg/dia em 4 doses (máximo = 4 g para amoxacilina), via oral	10 a 15 dias	Cepas resistentes a cloranfenicol. Melhor em crianças. Menor recidiva que cloranfenicol.
Ciprofloxacino	500 mg via oral, 12/12 h em adultos	10 a 14 dias	Eficaz para cepas resistentes a cloranfenicol. Menor incidência de portadores após tratamento.
Sulfametoxazol-trimetoprima	800 mg de sulfametoxazol a cada 12 horas, via oral	10 a 14 dias	Eficácia comparável a amoxacilina; alternativa para cepas resistentes a cloranfenicol e ampicilina.

A colecistectomia está indicada no paciente com litíase ou anomalia biliar que não responder à terapia antimicrobiana convencional. O ciprofloxacino se mostrou mais eficaz em pacientes com litíase.

Profilaxia

Como medidas gerais, recomenda-se ingerir água tratada ou ferver, filtrar ou clorar a água utilizada na alimentação. O leite deve ser fervido ou pasteurizado. É importante a pesquisa de portadores assintomáticos de *Salmonella* em trabalhadores que manipulam alimentos.

A vacinação de rotina contra a febre tifóide é indicada apenas a grupos populacionais de risco elevado para a doença, em função de suas atividades profissionais, ou a indivíduos que, por motivo de viagem, ingressem em áreas de alta endemicidade. No estado de São Paulo, a vacina contra a febre tifóide vem sendo usada sistematicamente em trabalhadores de companhias de saneamento que entram em contato com esgoto. Não existe indicação de vacinação na ocorrência de catástrofes ou calamidades públicas, como enchentes ou terremotos.

Algoritmo 143.1 – Suspeita diagnóstica de febre tifóide

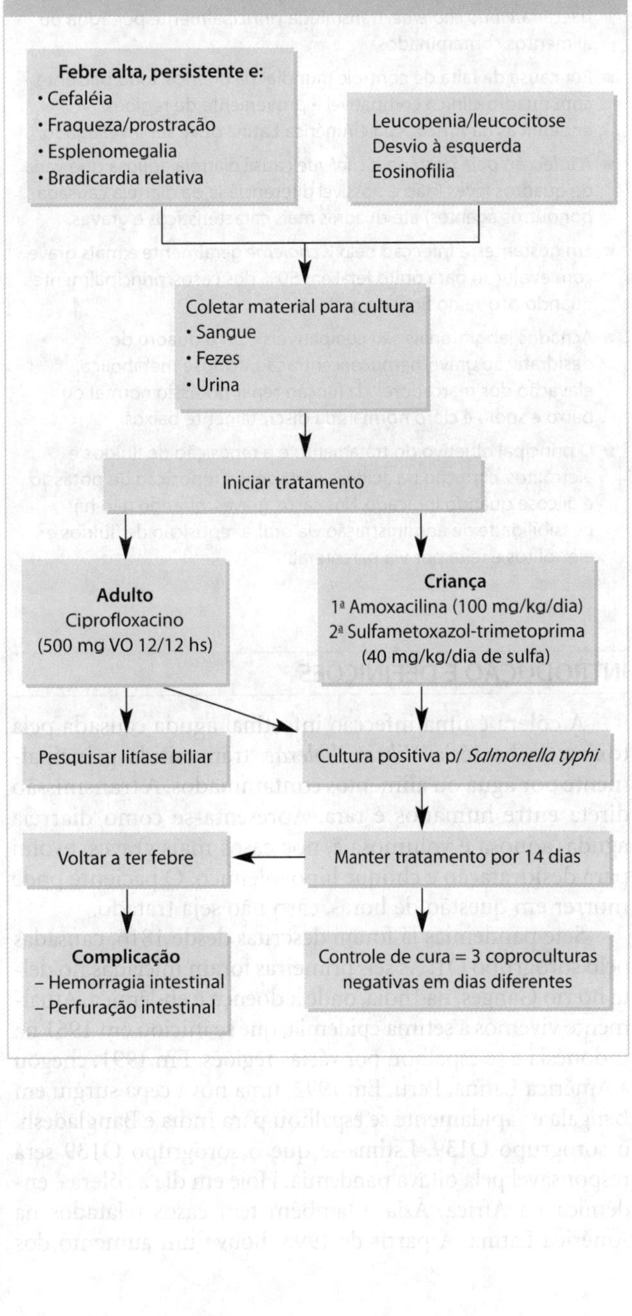

LEITURA ADICIONAL

1. Miller S, Pegues, DA, Saravía-Gomes J, Focaccia R, Lima VP de. Febre tifóide e paratifóide. In: Veronesi R, Focaccia R. Tratado de infectologia. São Paulo: Ed. Atheneu; 1996. Vol.1. p.697-709.
2. *Salmonella* Species, including *Salmonella typhi.* In: Mandell, Douglas and Bennett's principles and practice of infectious diseases. Churchill Livingstone Inc.; 2000.
3. Taunay AE, Fernandes SA, Tavechio AT, Neves BC, Dias AMG, Irino I. The role of public health laboratory in the problem of salmonellosis in São Paulo, Brazil. Rev Inst Med Trop São Paulo 1996; 38: 119-27.
4. Health topics A-Z: typhoid fever. Disponível em: www.cdc.gov.
5. Febre tifóide. Disponível em: http://www.cdc.gov/travel/diseases/-typhoid.htm.
6. Volaard AM, Ali S, Widjaja S, et al. Identification of typhoid fever and paratyphoid fever cases at presentation in outpatient clinics in Jakarta, Indonesia. Trans R Soc Trop Med Hyg 2005 Jun; 99(6): 440-50.
7. Rowe B, Ward LR, Threlfall EJ. Multidrug-resistant Salmonella typhi: a worldwide epidemic. Clin Infect Dis 1997; 24(Suppl 1): S106-9.
8. www.cve.saude.sp.gov.br _ Doenças transmitidas por água e alimentos _ Bactérias _ *Salmonella typhi* / febre tifóide.
9. http://portal.saude.gov.br/portal/arquivos/pdf/ftifoide_2006.pdf.

CAPÍTULO 144

Cólera

Maria Cláudia Stockler

TÓPICOS IMPORTANTES

- A cólera é uma infecção intestinal aguda causada pela toxina da bactéria *Vibrio cholerae*, transmitida principalmente por água ou alimentos contaminados.
- Por causa da falta de controle mundial da doença, todo paciente com quadro clínico compatível e proveniente de regiões endêmicas da África, Ásia e América Latina deve ser investigado.
- A infecção pela bactéria *V. cholerae* causa diarréia aquosa que varia de quadros leves (não é possível diferenciá-la da diarréia causada por outros agentes) até quadros mais característicos e graves.
- Em gestantes, a infecção pelo *V. cholerae* geralmente é mais grave, com evolução para óbito fetal em 50% dos casos, principalmente quando ocorre no final da gestação.
- Achados laboratoriais são compatíveis com o quadro de desidratação grave, hemoconcentração, acidose metabólica, elevação dos marcadores da função renal, potássio normal ou baixo e sódio e cloro normais ou discretamente baixos.
- O principal objetivo do tratamento é a reposição de fluidos e eletrólitos, correção da acidose metabólica, reposição de potássio e glicose quando indicado. Nos casos graves, quando não há possibilidade de administração via oral, a reposição de fluidos e eletrólitos é feita por via parenteral.

INTRODUÇÃO E DEFINIÇÕES

A cólera é uma infecção intestinal aguda causada pela toxina da bactéria *Vibrio cholerae*, transmitida principalmente por água ou alimentos contaminados. A transmissão direta entre humanos é rara. Apresenta-se como diarréia aguda, aquosa e volumosa e, nos casos mais graves, evolui para desidratação e choque hipovolêmico. O paciente pode morrer em questão de horas, caso não seja tratado.

Sete pandemias já foram descritas desde 1816, causadas pelo sorogrupo O1. As seis primeiras foram iniciadas no delta no rio Ganges, na Índia, onde a doença é endêmica. Atualmente vivemos a sétima epidemia, que se iniciou em 1961 na Indonésia e se espalhou por várias regiões. Em 1991, chegou a América Latina, Peru. Em 1992, uma nova cepa surgiu em Bengala e rapidamente se espalhou para Índia e Bangladesh, o sorogrupo O139. Estima-se que o sorogrupo O139 será responsável pela oitava pandemia. Hoje em dia a cólera é endêmica na África, Ásia e também tem casos relatados na América Latina. A partir de 1998, houve um aumento dos casos de cólera na região nordeste do Brasil. Tal situação persistiu com registro de cerca de 700 casos no ano 2000 oriundos de alguns estados como Pernambuco, Alagoas, Sergipe e Bahia. Em São Paulo, o último caso diagnosticado ocorreu em 1999, importado da Bahia. Desde 2002, não há casos de cólera diagnosticados no Brasil. Por causa da falta de controle mundial da doença, todo paciente com quadro clínico compatível e proveniente de regiões endêmicas da África, Ásia e América Latina, deve ser investigado.

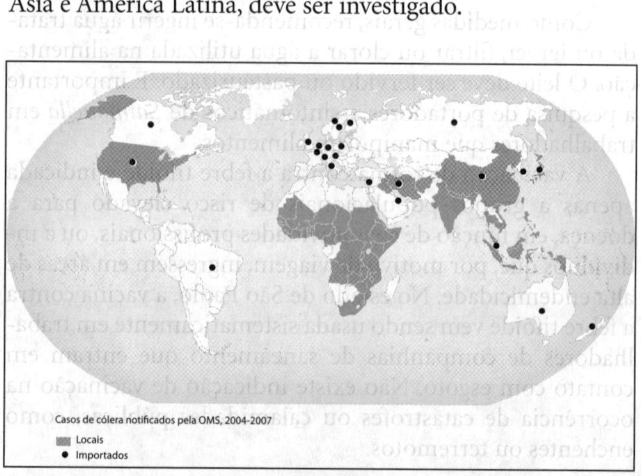

Figura 144.1 – Casos de cólera notificados pela OMS.

ETIOLOGIA E FISIOPATOLOGIA

A doença é causada pela toxina do *V. cholerae* sorogrupos O1 e O139, que possui duas subunidades. A subunidade B liga-se ao receptor celular e a subunidade A ativa a adenilciclase da célula resultando em aumento no AMP cíclico. Esse aumento impede a absorção de eletrólitos pela microvilosidade da célula e promove a secreção de água e eletrólitos pelas criptas. A presença da toxina resulta em uma diarréia aquosa com concentração de eletrólitos semelhante à do plasma.

ACHADOS CLÍNICOS

A infecção pela bactéria *V. cholerae* causa diarréia aquosa que varia de quadros leves (não é possível diferenciá-la da diarréia causada por outros agentes) até quadros mais característicos e graves. Nos casos mais graves, o início é súbito com diarréia volumosa e aquosa, fezes com aspecto de água de arroz, sem sangue ou muco, vômitos e cólicas abdominais. A evolução para desidratação grave pode ocorrer em questão de horas. O paciente apresenta-se inquieto e ansioso, com sede intensa e anúria. Ao exame físico, são observados sinais de desidratação como taquicardia, pulso fino, mucosa ressecada, turgor da pele diminuído e olhos encovados. Raramente há febre. Os ruídos hidroaéreos estão aumentados. Muito raramente, pode não ocorrer diarréia e sim distensão abdominal.

Em gestantes, a infecção pelo *V. cholerae* geralmente é mais grave, com evolução para óbito fetal em 50% dos casos, principalmente quando ocorre no final da gestação. Na faixa etária mais elevada, também ocorrem mais complicações, como insuficiência renal aguda, acidose metabólica grave e edema pulmonar.

EXAMES COMPLEMENTARES

Achados laboratoriais são compatíveis com o quadro de desidratação grave, hemoconcentração, acidose metabólica, elevação dos marcadores da função renal, potássio normal ou baixo e sódio e cloro normais ou discretamente baixos.

Período de incubação: 2 a 3 horas, até 5 dias
Período de contágio: 5 dias a vários meses
Persistência do *V. cholerae* na água contaminada: até 60 dias

Cálcio e magnésio apresentam-se elevados em decorrência da hemoconcentração. Leucocitose ocorre apenas em casos muito graves. A principal complicação é a insuficiência renal aguda. Pode ser observada hiperglicemia em decorrência da resposta adrenérgica, porém na fase de choque circulatório ocorre hipoglicemia.

- Fezes: Devem ser coletadas antes da administração de antibióticos, pois uma hora após sua administração já ocorre diminuição da carga bacteriana nas fezes.
- Coleta: Serviços distantes dos laboratórios de referência devem coletar as fezes com *swab* e utilizar como meio de transporte o *Cary Blair* ou água peptonada alcalina com pH 8,4-8,6. Não utilizar outras soluções normalmente recomendadas para a preservação de patógenos distintos.
- Transporte: O material deve ser transportado na temperatura ambiente para o laboratório de referência onde é realizado o exame a fresco, com a pesquisa direta do *V. cholerae* em microscopia de campo escuro e cultura em meios específicos.

TRATAMENTO

O principal objetivo do tratamento é a reposição de fluidos e eletrólitos, correção da acidose metabólica, reposição de potássio e glicose quando indicado. Nos casos graves, quando não há possibilidade de administração via oral, a reposição de fluidos e eletrólitos é feita por via parenteral. Na fase de reidratação, o paciente deve apresentar melhora até as primeiras 4 horas de tratamento. Após, dá-se a fase de manutenção com reposição de fluidos e eletrólitos das perdas subseqüentes.

O uso de antibiótico diminui o volume e a duração da diarréia, porém não está associado a menor mortalidade. Sempre deve ser indicado em conjunto com a terapia de reidratação.

Tabela 144.I – Tratamento da cólera
Tetraciclina 500 mg 6/6h por 3 dias
Doxiciclina 300 mg VO dose única
Furazolidona 100 mg VO 6/6h por 3 dias
Eritromicina 300 mg VO 6/6h por 3 dias
Sulfametoxazol 400/trimetoprim 80 mg VO 12/12h por 3 dias

Recentemente estudos demonstraram que azitromicina em crianças dose única (20 mg/kg) tem a mesma eficácia que o tratamento de três dias com eritromicina. Em adultos, a azitromicina e a ciprofloxacina mostraram-se eficazes. Gestantes devem usar apenas eritromicina ou furazolidona.

Antiespasmódicos, antidiarréicos e corticosteróides não devem ser utilizados.

PREVENÇÃO

A prevenção da cólera é feita por meio de melhorias das condições sanitárias e com disponibilização de água potável. Nas regiões onde há risco de infecção, são necessários todos os cuidados com água e alimentos. A água para beber, fazer gelo, preparar alimentos e até a água para realizar a higiene pessoal deve ser potável. É preciso garantir o preparo adequado dos alimentos com higienização das mãos de quem os prepara. Além disso, deve-se realizar fervura dos alimentos. Água de uso recreacional (piscina, lagoas) também pode ser uma fonte de transmissão.

Existem dois tipos de vacina oral contra cólera, a CVD 103-HgR *V. cholera* O1 (Orochol – Swiss Serum Institute, Mutachol – Berna), utilizada em dose única, em pessoas com mais de 2 anos de idade, com eficácia de 60 a 100% e *booster* recomendado a cada 6 meses, e a Dukoral (Powderject; Aventis Pasteur), utilizada em duas doses com intervalo de 7 a 42 dias, em pessoas com mais de 6 anos de idade, com eficácia de 85 a 90% e *booster* recomendado a 2 anos.

DOENÇA DE NOTIFICAÇÃO COMPULSÓRIA

A cólera é uma doença de notificação compulsória e deve ser reportada às autoridades sanitárias locais após confirmação do diagnóstico. Todos os paises reportam à Organização Munidal de Saúde a ocorrência dos casos de cólera.

LEITURA ADICIONAL

1. Centro de Vigilância Epidemiológica. Manual de vigilância epidemiológica - Cólera, normas e instruções. Secretaria de Estado da Saúde de São Paulo; 2002.
2. Ministério da Saúde. Secretaria de Vigilância em Saúde. Guia de vigilância epidemiológica/Ministério da Saúde, Secretaria de Vigilância em Saúde. 6. ed. Brasília: Ministério da Saúde; 2005.
3. CDC. Health Information for the International Travelers 2008. Chapter 4. Prevention of specific infectious diseases. Cholera.
4. WHO. International Travel Health 2008. Chapter 5. Infectious diseases of potential risk for travelers.
5. Sánchez JL, Taylor DN. Lancet 1997; 349: 1825-30.
6. Sack DA, Sack RB, Nair GB, Siddique AK. Cholera. Lancet 2004; 363: 223-33.
7. Khan WA, Saha D, Rahman A, Salam MA, Bogaerts J, Bennish ML. Comparison of single-dose azithromycin and 12-dose, 3-day erythromycin for childhood cholera: a randomised, double-blind trial. Lancet 2002; 360: 1722-7.
8. Saha D, Khan WA, Karim MM, Chowdhury HR, Salam MA, Bennish ML. Single-dose ciprofloxacin versus 12-dose erythromycin for childhood cholera: a randomised controlled trial. Lancet 2005; 366: 1085-93.
9. Cholera vaccines: a new public health tool? Report of WHO meeting, Dec 10–11, 2002. WHO/CDS/CPE/ZFK/2004.5. Geneva: World Health Organization Global Task Force on Cholera Control; 2004.

Estrongiloidíase Disseminada

CAPÍTULO 145

Ronaldo Cesar Borges Gryschek

TÓPICOS IMPORTANTES

- O diagnóstico de hiperinfecção implica, em geral, no reconhecimento de sinais e sintomas decorrentes de migração larvária acentuada. Nessas situações, o número de parasitas (larvas e fêmeas adultas) aumenta por causa da aceleração do ciclo de auto-infecção.
- Na hiperinfecção, as manifestações pulmonares são comuns e podem variar desde tosse, sibilância, graus variados de dispnéia, dor torácica (inclusive de natureza pleurítica) até hemoptise, algumas vezes volumosa.
- Quando são observadas larvas em locais que não fazem parte do seu ciclo habitual parasita, isto é, pele, tubo digestivo e pulmões, caracteriza-se estrongiloidíase disseminada.
- É importante assinalar que as formas disseminadas de estrongiloidíase são freqüentemente fatais, dada sua rápida evolução e dificuldade diagnóstica. Apenas um elevado grau de suspeição e pronta instituição de terapêutica específica propiciam um prognóstico mais favorável.

INTRODUÇÃO E DEFINIÇÕES

S. stercoralis é um parasita intestinal que infecta preferencialmente o intestino delgado, sobretudo suas porções iniciais (duodeno e jejuno proximal). Por apresentar em seu ciclo biológico a capacidade de promover auto-infecção, essa helmintíase é a única que consegue manter-se indefinidamente no hospedeiro e, mesmo sem reinfecção no meio ambiente, aumenta o número de parasitas em situações especiais, como imunodepressão, uso de corticosteróides e alterações anatômicas do tubo digestivo que resultem em "alça cega". Nessas condições, estabelece-se uma hiperinfecção que pode resultar em quadros disseminados da parasitose (Tabela 145.I).

Tabela 145.I – Definições

Estrongiloidíase hiperinfecção: aumento excessivo no número de parasitas, nas formas adultas ou larvárias, em órgãos nos quais ocorre o ciclo biológico normal (tubo digestivo e pulmões)
Estrongiloidíase disseminada: presença de formas larvárias do helminto em sítios que não fazem parte do seu ciclo biológico

DIAGNÓSTICO

O diagnóstico de hiperinfecção implica, em geral, no reconhecimento de sinais e sintomas decorrentes de migração larvária acentuada. Nessas situações, o número de parasitas (larvas e fêmeas adultas) aumenta por causa da aceleração do ciclo de auto-infecção. Ocorre, então, acentuação do quadro digestivo, com diarréia mais intensa e freqüente. Podem surgir características disenteriformes quando houver parasitismo em íleo e intestino grosso, bem como náuseas e vômitos se o processo parasitário envolver o estômago e o esôfago. Quadros obstrutivos e hemorragia com repercussão hemodinâmica também podem ser observados nessas condições. O estabelecimento de enteropatia perdedora de proteína pode levar a hipoalbuminemia. Em radiografias pode-se observar distensão de alças de intestino delgado com nível hidroaéreo e edema de mucosa. Exames ultra-sonográficos ou tomográficos do abdome podem revelar a presença de linfadenomegalia. Nesta fase, a confusão diagnóstica com doença inflamatória intestinal pode agravar sobremaneira o quadro clínico pela prescrição inadvertida de corticosteróides.

Na hiperinfecção, as manifestações pulmonares são comuns e podem variar desde tosse, sibilância, graus variados de dispnéia, dor torácica (inclusive de natureza pleurítica) até hemoptise, algumas vezes volumosa. Alcalose respiratória e manifestações cardíacas como palpitações e fibrilação atrial são vistas com alguma freqüência. Nessa situação, é comum a observação de larvas no exame a fresco do escarro.

A participação de enterobactérias pode condicionar o aparecimento de condensação alveolar, caracterizando broncopneumonia. Abscessos pulmonares podem, eventualmente, complicar esse quadro. Foram descritos casos de hemorragia maciça com desfecho fatal após tratamento específico, sugerindo a possível ocorrência de dano vascular mediado pelo processo imunológico em resposta à liberação de antígenos dos parasitas mortos.

Quando são observadas larvas em locais que não fazem parte do seu ciclo habitual parasita, isto é, pele, tubo digestivo e pulmões, caracteriza-se estrongiloidíase disseminada. Nessa situação podem ser encontradas larvas filarióides em quaisquer orgãos, com manifestações clínicas decorrentes desse fato, além do risco do estabelecimento de infecção por enterobactérias. É comum o comprometimento do sistema nervoso central manifestado como meningite com graus variados de encefalite. A repercussão liquórica é aquela de meningite asséptica, com pleocitose, hiperproteinorraquia e glicorraquia normal. Mais comumente, há a participação de enterobactérias, estabelecendo-se uma meningite polimicrobiana com a manifestação liquórica correspondente. Há ainda relatos de abscessos cerebrais ou cerebelares, em cujo conteúdo são encontradas formas larvárias do parasita. Outros órgãos para os quais pode haver disseminação de larvas incluem linfonodos mesentéricos, coração, pâncreas, rins, ovários e musculatura esquelética.

É importante assinalar que as formas disseminadas de estrongilodíase são freqüentemente fatais, dada sua rápida evolução e dificuldade diagnóstica. Apenas um elevado grau de suspeição e pronta instituição de terapêutica específica propiciam um prognóstico mais favorável. Dessa forma, sugere-se o Algoritmo 145.1, a partir da suspeita clínica inicial.

LEITURA ADICIONAL

1. Gryschek RCB, Siciliano RF. Estrongiloidíase. In: Focaccia R, editor. Veronesi. Tratado de infectologia. 3. ed. São Paulo: Atheneu; 2005. p. 1721-27.
2. Genta RM. Strongyloides stercoralis. In: Blaser MJ, Smith PH, Ravdin JI, Greenberg HB, Guerrant RL. Infections of the pastrointestinal tract. New York: Raven Press; 1995. p.1197-207.
3. Keiser PB, Nutman TB. Strongyloides stercoralis in the immunocompromised population. Clin Microbiol Rev 2004; 17: 208-17.
4. Vadlamudi RS, Chi DS, Krishnaswamy G. Intestinal strongyloidiasis and hyperinfection syndrome. Clinical and Molecular Allergy 2006; 4: 8. Disponível em: http://www.clinicalmolecilarallergy.com/content/4/1/8.
5. Siddiqui AA, Berk SL. Diagnosis of strongyloides stercoralis infection. Clin Infect Dis 2001; 33: 1040-7.
6. Fardet L, Généreau J, Cabane J. Severe strongyloidiasis in corticosteroid-treated patients. Clin Microbiol Infect 2006; 12: 945-7.
7. Keiser PB, Nutman TB. Strongyloides stercoralis in the immunocompromised population. Clin Microbiol Rev 2004; 17: 208-17.
8. http://www.dpd.cdc.gov/dpdx/HTML/Strongyloidiasis.htm. Acessado em 03 de março de 2008.

Algoritmo 145.1 – Manejo da estrongiloidíase

- Procedente de área endêmica[1]
- Uso crônico de corticosteróides, mesmo em doses baixas
- Uso de corticosteróides em doses imunossupressoras
- Diabetes melito tipo I, descompensada
- Neoplasias hematológicas
- Presença de "alça cega" no tubo digestivo[2]
- Condições que resultem em hipocloridria ou acloridria
- Infecção conhecida por HTLV-1[3]

↓

- Quadro pulmonar agudo simulando broncopneumonia
- Infecção sistêmica por enterobactérias
- Meningite com padrão liquórico variável[4]
- Sepse, sepse grave ou choque séptico sem causa evidente

↓

- Pesquisa de larvas nas fezes[5]
- Pesquisa de larvas no escarro
- Hemoculturas
- Pesquisa de larvas no líquor

↓

Ivermectina por via oral ou SNG[6]
200 µg/kg em dose única diária, 2 dias consecutivos

1. Áreas endêmicas: regiões tropicais e subtropicais, especialmente América do Sul, incluindo o Brasil, África subsaariana, Ásia, subcontinente indiano. Nos Estados Unidos, a infecção é endêmica na região dos Apalaches e nos estados do Sul.
2. "Alça cega": qualquer segmento do tubo digestivo excluído do trânsito intestinal, resultante de procedimento cirúrgico ou da presença de divertículos de intestino delgado.
3. A infecção por HIV, com ou sem Aids, não é fator de risco para estrongiloidíase grave, embora existam casos descritos nesse contexto.
4. A meningite larvária caracteriza-se, do ponto de vista liquórico, por pleocitose mista, hiperproteinorraquia e níveis de glicose normais. Se houver coinfecção no espaço meníngeo envolvendo enterobactérias, o padrão liquórico é aquele das meningites bacterianas.
5. A pesquisa de larvas de *S. stercoralis* através de métodos apropriados como Baermann-Moraes ou Rugai não tem sensibilidade elevada, em exame único, mesmo nas formas com hiperinfecção. Isto faz com que a eliminação de larvas seja intermitente. Dessa forma, quando o índice de suspeição for elevado levando-se em conta o quadro clínico e epidemiológico, deve-se tratar o paciente imediatamente, mesmo sem resultado parasitológico positivo.
6. Não existe droga antiparasitária, para administração por via parenteral, no tratamento de estrongiloidíase.

Tétano

CAPÍTULO

146

Ricardo Tapajós Martins Coelho Pereira

TÓPICOS IMPORTANTES

- O tétano é doença incidente e grave, de alta letalidade. Deve ser prontamente reconhecida pelo pronto-socorrista, para que este possa tomar as providências devidas.
- Na fase extra-hospitalar e de pronto-socorro, a letalidade do tétano deve-se à instalação de insuficiência respiratória aguda, durante os espasmos tetânicos.
- O tratamento imediato se faz com relaxantes musculares e sedativos, visando restaurar as condições ventilatórias do paciente, seja a ventilação espontânea, seja a ventilação invasiva.
- A intubação orotraqueal é freqüentemente necessária.
- Após a estabilização inicial, o paciente com tétano deve ser sempre internado em UTI, jamais em enfermaria ou referenciado para tratamento ambulatorial.
- Há UTI especializadas ou centros de referência para tétano.
- O transporte do paciente tetânico deve ser sempre feito em ambulância UTI com médico e condições de assistência ventilatória.
- A profilaxia pós-exposição não se faz com antibiótico, mas com vacinas e soroterapia, conforme o caso.

INTRODUÇÃO E DEFINIÇÕES

Tétano é uma doença infecciosa causada pela tetanospasmina, uma exotoxina do *Clostridium tetani.* Cursa com hipertonias musculares e espasmos musculares, que, num ambiente extra-hospitalar ou numa unidade de pronto-socorro, podem levar à insuficiência respiratória e óbito. É doença de notificação compulsória e há duas formas epidemiológicas, definidas conforme a faixa etária de incidência e a natureza do foco tetânico: o tétano neonatal (no recém-nascido, com foco umbilical) e o tétano acidental (nas outras faixas etárias, com foco não umbilical). Do ponto de vista clínico, pode ser doença localizada ou generalizada, sendo mais grave neste último caso. O tétano acidental é incidente no Brasil em todas as regiões e estados, predominando na faixa etária entre os 40 e 59 anos, seguida pelas faixas entre 20 e 39 e mais de 60, nessa ordem. Os casos de tétano neonatal notificados são poucos e concentrados nas regiões Norte e nordeste. De maneira geral, os tétanos têm alta letalidade. No tétano acidental do adulto, a letalidade média é de 40%.

ETIOLOGIA E FISIOPATOLOGIA

O *Clostridium tetani* é um bacilo Gram-positivo anaeróbico estrito. Em condições adversas, forma um esporo, que é uma forma de resistência, capaz de persistir no meio ambiente sob condições extremas. O esporo é ubíquo na natureza. Pode ser encontrado em quaisquer localizações da zona rural ou urbana: no solo, na grama e vegetais, nos vasos domésticos, no carpete, nas construções, enfim, em qualquer localização.

Para que haja doença tetânica, os esporos precisam ser inoculados no corpo do hospedeiro. Essa inoculação é, via de regra, acidental e ocorre como um ferimento, que passa a se chamar foco tetânico. Qualquer ferimento, por mais inocente que seja, pode ser foco tetânico. No foco, se as condições de anaerobiose forem boas, o esporo pode "germinar" e produzir bacilos. Assim, um ferimento terá tanto mais poder tetanogênico quanto mais houver condições de anaerobiose presentes, como infecção, corpos estranhos, tecidos desvitalizados ou mal perfundidos. Há ferimentos que são altamente tetanogênicos por natureza, como as queimaduras, as fraturas expostas, as mordeduras de animais e os abortos provocados em condições precárias, entre outros. Entenda-se, então, que há ferimentos de maior ou menor poder tetanogênico.

O bacilo prolifera-se no foco e fica aí localizado. Ele não invade mais o hospedeiro, nem produz bacteremia. Alguns desses clostrídios são plasmidiados e produtores de exotoxinas. Esses causarão o tétano. As toxinas produzidas são a tetanolisina e a tetanospasmina (TS), esta última sendo a responsável pela intoxicação tetânica. A TS é uma das exotoxinas bacterianas mais potentes e altamente letais. É produzida no foco, impregna as partes moles locais e é absorvida na junção neuromuscular (JNM) pelas terminações axonais dos neurônios motores alfa. A partir daí caminha até o sistema nervoso central (SNC) por via neuronal. Chega ao corpo do neurônio motor inferior (NMI), localizado no corno anterior da medula espinal. Cruza a sinapse e é absorvida, ainda dentro no neuro-eixo, pelos neurônios internunciais glicinérgicos ou

GABA-érgicos, onde terá sua ação primordial. Esses neurônios são inibidores, ou seja, modulam negativamente as atividades nervosas do e sobre o NMI. A ação da toxina nesses neurônios inibidores evita a liberação de neuromediador (GABA ou glicina). A TS age, assim, inibindo os neurônios inibidores. Dessa maneira, o NMI passa a não estar sujeito a modulações negativas normais e através de sua ação desinibida, produz a hipertonia dos músculos correspondentes.

A TS pode, também, cair na circulação e ter disseminação hematogênica. Ela não penetra a barreira hematoliquórica, portanto, não chega ao SNC pela via hematogênica. Entretanto, embebe todas as outras massas musculares do paciente, e a partir das JNM, é absorvida pelos respectivos neurônios motores alfa, caminhando assim, para o neuro-eixo e aí chegando em lugares diferentes daqueles correspondentes à inervação motora do foco tetânico original. Assim, a manifestação clínica do tétano será a hipertonia generalizada. Em determinado momento, por haver muita toxina no SNC, pode haver tanta desinibição motora que estímulos como dor ou tato podem elicitar uma exacerbação paroxística das hipertonias musculares, a que se chama espasmo tetânico. São estas, portanto, as duas manifestações clínicas que precisam ser controladas no tétano generalizado: as hipertonias e os espasmos.

ACHADOS CLÍNICOS

Foco tetânico

Deve-se sempre procurar o foco tetânico. Qualquer ferimento pode ser o foco. Geralmente ele é óbvio, mas pode ser caprichoso, como um abscesso odontogênico ou uma otite média crônica. Há casos infreqüentes, mas possíveis, em que o foco não é detectado. Focos mais clássicos (como mordeduras, fraturas expostas e queimaduras) ou mais profundos (com envolvimento dos planos musculares) costumam anunciar tétanos mais graves.

Período de incubação (PI)

O PI é definido como o período que vai do foco ao primeiro sinal ou sintoma do tétano, qualquer que seja ele. Pode ser bem variado, mas costuma durar entre 7 e 10 dias. Um PI curto (menor que 7 dias) anuncia um tétano mais grave, enquanto um PI mais longo (maior que 10 dias) costuma vir associado a tétanos mais amenos.

Hipertonias

A marca do tétano generalizado não é somente a presença das hipertonias, mas a evolução de sua instalação e seu padrão. A hipertonia do masseter (trismo) é geralmente a primeira a aparecer, fechando o PI, como primeiro sinal do tétano. Seguem-se a hipertonia da musculatura da mímica (fácies dolorosa e riso sardônico, com o lábio superior não arqueado para cima, mas retificado); da musculatura da deglutição (dificuldade gradual de engolir alimentos sólidos, líquidos e a própria saliva, com engasgos); da musculatura cervical (rigidez de nuca); da musculatura paravertebral (encurvamento para trás, ou opistótono); da musculatura abdominal (abdome em tábua). Somente a seguir instala-se a rigidez apendicular, braços em adução/flexão e pernas em hiperextensão.

Assim, a instalação típica das hipertonias é seqüencial e descendente, com a rigidez axial precedendo a apendicular. O padrão final das hipertonias é antigravitacional: ficam mais hipertônicos os músculos responsáveis pela manutenção da postura ereta, daí ao opistótono, a rigidez de nuca e a hiperextensão das pernas.

Período de progressão (PP)

O PP é, por definição, aquele que vai do primeiro sintoma (geralmente o trismo) ao primeiro espasmo. Costuma ser por volta de 48 horas. Um PP menor que 48 horas anuncia um tétano mais grave, enquanto um PP mais prolongado (superior a 48 horas) prenuncia tétanos mais tranqüilos.

Espasmos

Os espasmos são a exacerbação paroxística das contraturas. Contraem-se as musculaturas agonistas e antagonistas ao mesmo tempo, com quatro conseqüências danosas:

- Lesões ortopédicas: os espasmos trincam, lascam ou quebram ossos e traumatizam os tendões e ligamentos.
- Lesões da língua: a língua fica presa entre os dentes no trismo, durante o espasmo, e pode se lacerar gravemente.
- Dor: os espasmos são dolorosos, como câibras.
- Insuficiência respiratória (IR) aguda: durante os espasmos, o paciente não respira. A musculatura respiratória fica rígida (IR restritiva), bem como a musculatura da deglutição (IR obstrutiva). Assim, se o espasmo se prolonga ou é reentrante, o paciente morre de IR aguda.

Os espasmos são elicitados por estímulos diversos. Os sonoros e visuais são baixamente espasmogênicos, justificando a colocação desses pacientes em ambientes especialmente escuros ou silenciosos. Os estímulos mais poderosamente espasmogênicos são os dolorosos e os táteis. Assim, os pacientes com tétano devem ser minimamente manipulados e deve-se evitar que sintam dor. Atente-se ao fato de que a dor produz espasmos e os espasmos por sua vez produzem dor, o ciclo fechando-se em espasmos reentrantes de difícil controle.

Nível de consciência

O tétano jamais abala o nível de consciência do paciente, que se encontra preservado sempre. Este é o pilar do diagnóstico diferencial entre o tétano e outras afecções neurológicas espásticas.

Disautonomia tetânica

Alguns tétanos evoluem com exacerbação do sistema nervoso autônomo. Em 5% dos casos em que há disautonomia, predominam as manifestações parassimpatomiméticas, enquanto nos outros 95% predomina a hiperatividade simpática. Estes pacientes cursarão com hipertensão, hipertermia, taquicardia, taquiarritmias, e hipersudorese. As manifestações disautonômicas são bastante graves e pioram o prognóstico do paciente. Entretanto, dificilmente serão parte da apresentação do quadro no ambiente do pronto-socorro: incidem mais tardiamente na evolução da doença, na segunda semana, geralmente em ambiente de terapia intensiva, onde o paciente já deverá estar internado (Tabela 146.I).

Tabela 146.I – Achados clínicos mais importantes no tétano generalizado

Período de incubação	7 a 10 dias
Período de progressão	48 horas
Hipertonia	Seqüencial e descendente
	Axial precedendo a apendicular
	Padrão antigravitacional
	Trismo
	Riso sardônico
	Rigidez de nuca
	Opistótono
Espasmos	Dolorosos, paroxísticos e generalizados
	Insuficiência respiratória aguda
	Lesões ortopédicas
	Lesões de língua
Preservação do nível de consciência	
Disautonomia tetânica	
Pares cranianos (tétano cefálico)	

Outras formas clínicas de tétano

- Tétano localizado: não houve disseminação hematogênica da toxina. Assim, a hipertonia não é generalizada, restringindo-se à musculatura da região do foco.
- Tétano cefálico: definido, independentemente de sua clínica, quando o foco está em segmento cefálico. Costuma ser grave e suscita mais atenção do médico. Nos tétanos cefálicos pode haver paresias de pares cranianos. O achado mais freqüente é a presença de um sétimo par periférico ipsilateral ao foco. Pode haver também comprometimento periférico dos nervos responsáveis pela motricidade ocular extrínseca (terceiro, quarto e sexto pares).

EXAMES COMPLEMENTARES

O diagnóstico do tétano é clínico e não há a necessidade de exames complementares. Assim, nenhum exame deve ser sistematicamente pedido. Os exames de imagem (CT e RNM), bem como o líquor (LCR), são normais no tétano e não devem ser pedidos, a menos que se necessite afastar alguma hipótese diagnóstica diferencial em SNC. A calcemia também é normal no tétano. A creatinofosfoquinase (CPK) pode e costuma estar elevada.

DIAGNÓSTICO DIFERENCIAL

O diagnóstico do tétano é clínico e os achados que fundamentam este diagnóstico clínico são a presença do foco, as hipertonias seqüenciais e descendentes, o padrão antigravitacional e a preservação do nível de consciência. Algumas doenças que podem fazer diagnóstico diferencial com o tétano estão na Tabela 146.II.

Tabela 146.II – Diagnóstico diferencial do tétano

Afecções com trismo	Abscesso odontogênico, disfunção de ATM, luxação de ATM
Afecções com rigidez de nuca	Meningites, meningoencefalites, hemorragia meníngea
Afecções com hipertonia sistêmica	Transtornos psiquiátricos conversivos ou catatônicos, hipercalcemia, paratiroidopatias, intoxicação exógena por estricnina, distonias medicamentosas (metoclopramida), neuropatias espásticas, AVC
Afecções com rigidez abdominal	Abdome agudo

TRATAMENTO

O médico emergencista deverá:

- Reconhecer e fazer a suspeita diagnóstica de tétano prontamente. Muitos dos sintomas do tétano são subvalorizados pelos médicos ou tidos como manifestações de transtornos psiquiátricos.
- Tomar medidas imediatas para reverter a insuficiência respiratória (IR) aguda, quando o paciente estiver espasmando.
- Estabilizar o paciente para diminuir a freqüência, intensidade e conseqüências danosas dos espasmos.
- Assim que estabilizado, encaminhar o paciente para internação imediata em UTI. Não se interna paciente tetânico em enfermaria, nem se dá alta para seguimento ambulatorial sob nenhuma circunstância. O paciente, a princípio, pode parecer bem, mas ele inexoravelmente evoluirá, com risco de ter espasmos e insuficiência respiratória.
- Qualquer UTI poderá receber este paciente, mas há unidades especiais em várias regiões do país especializadas no atendimento destes pacientes, como a unidade de terapia intensiva da Divisão de Clínica de Moléstias Infecciosas e Parasitárias do Hospital das Clínicas da FMUSP (11-3069-6045), referência estadual para tétano.
- Se houver necessidade de transporte do paciente para esses centros, ele deve ser necessariamente feito em am-

bulância UTI, com o paciente estabilizado, médico acompanhante e material de assistência a parada respiratória prontamente disponível. Sugere-se, quando é o caso, o transporte do paciente já sedado e sob assistência ventilatória invasiva.

Tratamento não-etiológico do tétano

Relaxamento

Visa manter as condições de vida do paciente e evitar-lhe as complicações dos espasmos. Baseia-se na manutenção da ventilação do paciente, seja facilitando-lhe a ventilação espontânea, seja instalando uma assistência ventilatória invasiva em momento oportuno. Para o resgate da ventilação deste paciente hipertônico e com espasmos, usa-se o relaxamento muscular através de drogas miorrelaxantes. Usam-se drogas para indução do miorrelaxamento, num primeiro momento, e, depois, para a sua manutenção. O objetivo do miorrelaxamento não é conseguir deixar o paciente completamente relaxado, mas sim achar aquela quantidade de relaxamento muscular que lhe proporcionará a melhor ventilação, seja espontânea, seja invasiva. Há situações em que a indução de relaxamento e/ou a sua manutenção forçarão o médico a estabelecer ventilação invasiva.

A indução de relaxamento pode ser feita com benzodiazepínico (BZD) endovenoso ou com curare despolarizante. Usa-se diazepam endovenoso, em *bolus* de 10 mg, repetidamente até o efeito desejado (cessação dos espasmos e retomada da ventilação espontânea) ou até que seja necessária, por não resposta ou depressão respiratória, a instalação de tubo endotraqueal. O midazolam endovenoso é alternativa viável como substituto de diazepam. Se não se consegue indução adequada com benzodiazepínico, indica-se a curarização com curare despolarizante, não competitivo, de ação rápida, como a succinilcolina. Neste caso é obrigatória a intubação orotraqueal.

Depois de conseguida a indução do relaxamento na medida desejada (aquela que permite a ventilação do paciente), há que se manter o paciente relaxado o suficiente para continuar ventilando e sem espasmos. Para a manutenção do relaxamento, usam-se também BZD ou curares. O BZD pode ser o próprio diazepam, agora dissolvido em soro fisiológico e gotejado continuamente na veia do paciente, em dose suficiente para manter o relaxamento. Essa dose deve ser titulada individualmente e pode chegar até a 10 mg/kg/dia. A biodisponibilidade do diazepam endovenoso é errática e deve ser retitulada dia após dia conforme a resposta clínica. O uso endovenoso de grandes quantidades de diazepam costuma gerar acidose metabólica de *ânion gap* aumentado, que deve ser monitorizada. O uso de midazolam no lugar de diazepam é bastante aceitável. Se não se consegue manter o paciente livre de espasmos ou bem ventilado com doses altas de BZD, indica-se, então a curarização do paciente, com curare competitivo tipo pancurônio, vecurônio ou atracúrio. Mantém-se este paciente curarizado com a infusão continuada, gota a gota do curare, com doses habituais. Para ao pancurônio, pode-se usar de 0,04 a 0,08 mg/kg/hora. No caso de curarização, o paciente deve necessariamente estar sob assistência ventilatória invasiva. Atenção deve ser dada para a capacidade disautonomizante dos curares.

Ventilação

Pode ser necessária, como se viu anteriormente, a assistência ventilatória invasiva. A intubação orotraqueal é complicada pela presença do trismo, mas pode ser feita com o uso de curares despolarizantes (succinilcolina). A presença do tubo orotraqueal é fator espasmogênico, razão pela qual esse paciente será precocemente traqueostomizado na UTI. Entretanto, não se recomenda fazer a traqueostomia diretamente no pronto-socorro, já que não se trata de procedimento emergencial, mas sim eletivamente em ambiente protegido. Dada a dificuldade de deglutição do paciente com tétano, a chance de aspirações é grande nesses pacientes. Nunca se passa sonda naso ou orogástrica no paciente tetânico em sua fase inicial, já que o procedimento pode precipitar espasmos sistêmicos ou localizados na musculatura da deglutição e glote.

Sedação

Como já se viu, o tétano não abole o nível de consciência. O paciente, então, está cônscio de sua dor e de seu desconforto respiratório. Deverá ser sedado, inclusive para que se controlem melhor os espasmos. O BZD é hipnótico, além de relaxante muscular, mas não é analgésico, nem anestésico, de modo que sempre se faz necessário o acréscimo de sedação. O curare não afeta de maneira nenhuma o nível de consciência, sendo imprescindível o acréscimo de sedação no caso de curarização. No pronto-socorro, pode-se usar fentanila, propofol ou morfina, ou mesmo qualquer outro sedativo. Na UTI, geralmente estes sedativos não seguram o paciente sem espasmos, sendo freqüentemente necessária a indução de coma barbitúrico.

Tratamento etiológico do tétano

O tratamento etiológico, ou específico, do tétano não precisa ser feito no pronto-socorro. Pode ser feito na UTI que acolher este paciente. Consta de três passos importantes:

Soroterapia

O tétano é uma intoxicação que deve ser tratada com antídoto. Os anticorpos antitoxina tetânica existem em duas formas: o soro antitetânico ou SAT (heterólogo, produzido em cavalos) e a imunoglobulina antitetânica ou TIG (produzido a partir de anticorpos humanos). Qualquer uma das duas formulações pode ser usada, mas se houver possibilidade de escolha, usa-se a TIG, já que o SAT pode cursar com complicações inerentes aos soros heterólogos (anafilaxia). A dose do SAT é de 20.000 unidades IM em dose única. O TIG deve ser usado na dose de 5.000 unidades IM, em dose única. Há trabalhos relatando o sucesso do uso de apenas 500 unidades de TIG.

Desbridamento do foco

Deve ser feito o mais rapidamente possível, mas somente após 1 hora da aplicação da soroterapia, para que haja antídoto circulante suficiente caso haja mobilização da toxina durante o procedimento de abordar o foco. O desbridamento visa aniquilar as condições de anaerobiose locais, retirando corpos estranhos, tecido necrótico ou focos infecciosos.

Antibioticoterapia

Com metronidazol 500 mg EV 8/8 horas ou penicilina cristalina 6 milhões de unidades EV por dia (1 milhão de 4/4 horas). Em trabalhos *in vitro* a penicilina parece ser agonista da toxina tetânica, razão pela qual alguns autores não recomendam seu uso, apesar de clássico, nos casos de tétano.

Tabela 146.III – Tratamento do tétano no pronto-socorro

Reconhecer prontamente	
Induzir relaxamento muscular para controle dos espasmos	Benzodiazepínico • Diazepam 10 mg EV em *bolus* até resultado desejado Curare • Succinilcolina 0,5 a 1 ampola EV
Manter relaxamento muscular para controle dos espasmos	Benzodiazepínico • Diazepam até 10 mg/kg/dia EV contínuo, em soro Curare • Pancurônio 0,04 a 0,08 mg/kg/hora EV contínuo, em soro
Ventilação	Espontânea ou ventilação invasiva Intubação orotraqueal
Sedação	Propofol, fentanila ou morfina
Encaminhar a UTI	Após estabilização, cuidado com transporte, considerar encaminhamento para UTI especializada (centro de referência)

Profilaxia

A profilaxia antitetânica faz-se em duas situações: profilaxia pré-exposição e profilaxia pós-exposição.

Profilaxia pré-exposição

Feita em todos, antes de haver um ferimento, mediante vacina antitetânica (VAT ou toxóide tetânico). São necessárias uma série básica (três doses, na infância, aos 2, 4 e 6 meses de idade, mais um reforço) e reforços a cada dez anos. Assim, os adultos precisam renovar a VAT a cada 10 anos, para estarem adequadamente imunizados. A VAT tem várias apresentações, sendo oferecida isoladamente, ou em associação com a tríplice infantil (difteria, pertussis e tétano ou DPT), a dupla infantil (difteria e tétano ou DT) ou a dupla adulta (difteria e tétano ou DT).

Profilaxia pós-exposição

Esta forma de profilaxia é o dia-a-dia do pronto-socorrista. Trata do que deve ser prescrito a um paciente que chega ao pronto-socorro com um ferimento, para que este ferimento não se transforme num foco tetanogênico.

Há muitas variações sobre esta forma de profilaxia (ver bibliografia citada). Um jeito aproximado, mas bem fácil de memorizar é o seguinte (Tabela 146.IV, Algoritmo 146.1).

1. Frente a um paciente com um ferimento, pesquise se ele é adequadamente vacinado (vacinação básica e reforços a cada 10 anos).
2. Se for, trata-se o ferimento, mas não há necessidade de profilaxia antitetânica.
3. Se não for, trata-se o ferimento, vacina-se e avalia-se se o ferimento tem alto ou baixo poder tetanogênico;
4. Se tiver baixo poder, encerra-se o caso.
5. Se tiver alto poder, prescreve-se soro (SAT 5.000 unidades IM ou preferencialmente TIG 250 unidades IM).

Existem variações sobre esse tema. Costuma-se, por exemplo, antecipar o reforço de 10 anos de um paciente adequadamente imunizado que apresenta um ferimento de alto poder tetanogênico, mas que se vacinou pela última vez há mais de cinco anos.

Note-se que na profilaxia antitetânica **não** há indicação de antibioticoterapia. Assim, antibiótico não faz profilaxia de tétano, sob nenhuma circunstância.

Tabela 146.IV – Profilaxia pós-exposição (simplificada)

	Ferimento de alto poder tetanogênico	Ferimento de baixo poder tetanogênico
Paciente adequadamente imunizado	Tratar ferimento	Tratar ferimento
Paciente não adequadamente imunizado	Tratar ferimento Vacinar Soroterapia	Tratar ferimento Vacinar

Algoritmo 146.1 – Profilaxia pós-exposição

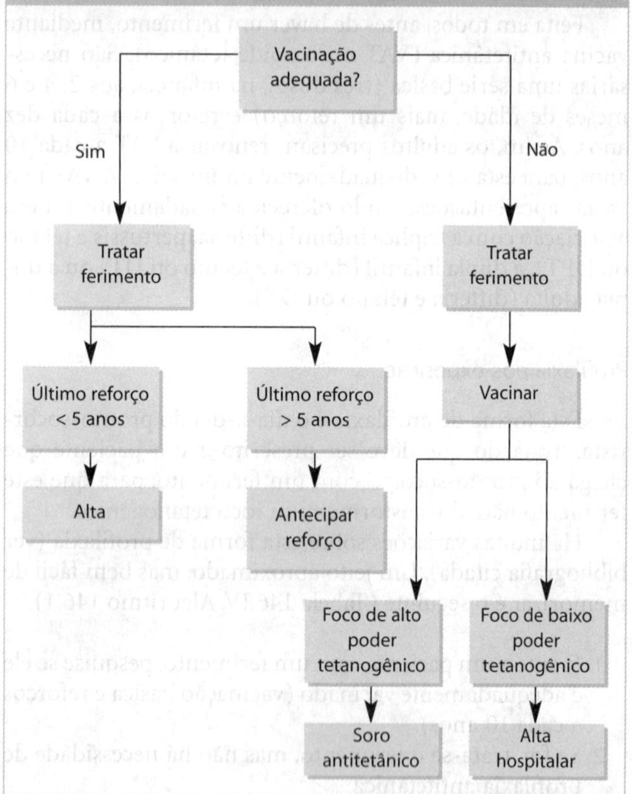

Algoritmo 146.2 – Manejo inicial do tétano no pronto-socorro

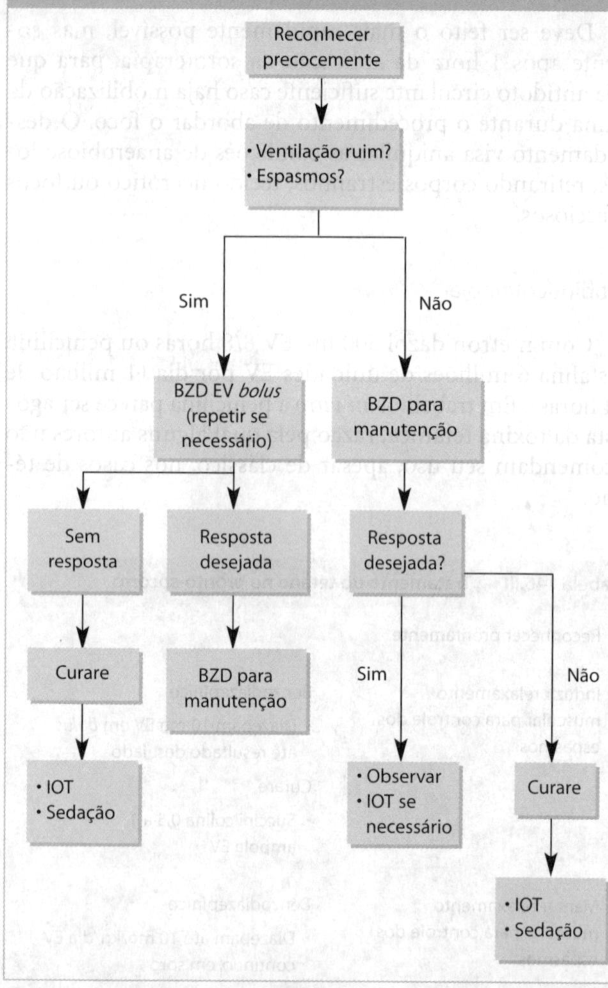

LEITURA ADICIONAL

1. Hsu SS, Groleau G. Tetanus in the emergency department: a current review. The Journal of Emergency Medicine 20(4):357-65, 2001.
2. Cook TM, Protheroe RT, Handel JM. Tetanus: a review of the literature. British Journal of Anaesthesia 87(3): 477: 87, 2001.
3. Rhee P, Nunley MK, Demetriades D, Velmahos G, Doucet JJ. Tetanus and trauma: a review and recommendations. Journal of Trauma 58(5): 1082: 8, 2005.
4. Saltoglu NN, Tasova Y, Midikli D, Burgut R, Dündar IH. Prognostic factors affecting deaths from adult tetanus. Clinical Microbiology and Infection 10(3): 229-33, 2004.
5. Amato-Neto V, Tapajos R, Silva EA, Stavale MLS, Borges LHB. Um flanco desguarnecido na prevenção imunitária do tétano (editorial). Revista do Hospital das Clínicas da Faculdade de Medicina de São Paulo. 50(6): 297-8, 1995.
6. Tapajós R. Tétano In: Rea-Neto A, Tesser AL, Silva-Sobrinho EX, eds. Medicina de emergência e medicina intensiva (livro-texto em multimídia). Knowmed Editoração e Sistemas Ltda., Curitiba, 1996.
7. Bleck TP. Tetanus In: Scheld WM, Whitky RJ, Durack DT, eds. Infections of the central nervous system New York, Raven Press Ltd., p. 603-24, 1991.

Raiva Humana

CAPÍTULO 147

Neide Yumie Takaoka

TÓPICOS IMPORTANTES

- Deve-se suspeitar de raiva humana, principalmente, nos casos de:
  a) Encefalite de evolução rápida.
  b) Fobias consideradas clássicas da raiva (hidrofobia e aerofobia).
  c) Sinais e sintomas de parestesia, paresia e paralisia.
  d) Síndrome de Guillain-Barré.
- A raiva pode ser transmitida por qualquer mamífero: animais domésticos de estimação (cães e gatos), outros domésticos de interesse econômico ou produção (bovinos, eqüinos, caprinos, ovinos, suínos etc.), silvestres terrestres (macacos, raposas, cachorros-do-mato, quatis, gambás, guaxinins etc.) e morcegos de qualquer espécie (hematófagos e não-hematófagos). Portanto, deve-se indagar sobre histórico de qualquer tipo de agravo (agressão ou acidente) com mamíferos de um modo geral, e não apenas cão e gato.
- Profilaxia da raiva humana:
  - Atender aos pacientes que tiveram qualquer tipo de agravo (agressão ou acidente) com mamífero.
  - A avaliação deve levar em conta vários fatores, dentre eles a natureza da exposição, o tipo de animal envolvido, a circunstância e a possibilidade de observação do animal, quando cão, gato ou outros.
- Tipos de contato:
  a) Indireto – mexer no animal com pele íntegra, na pelagem ou em fômites.
  b) Leve – mordedura e arranhadura, assim como lambedura de pele já lesada, sendo os ferimentos únicos, superficiais e pouco extensos em tronco, membros inferiores ou superiores, exceto mãos e pés.
  c) Grave – mordedura e arranhadura pelo animal, assim como lambedura de mucosa mesmo íntegra ou de pele anteriormente lesada, sendo os ferimentos múltiplos, profundos e extensos em qualquer parte do corpo ou qualquer tipo de ferimento em cabeça, pescoço, mãos e pés.
- Avaliar de forma criteriosa cada caso para adotar a conduta adequada:
  a) Não tratar – contato indireto com fômites ou em pele íntegra.
  b) Observação do animal – válida apenas para o agravo provocado pelo cão ou gato sadio, que pode ser observado durante 10 dias, do momento do agravo, sem sintomatologia suspeita de raiva, quando a natureza da exposição for leve. Em alguns locais, até em lesões graves.
  c) Início da vacinação e observação do animal – lesões leves pelo cão ou gato clinicamente suspeito de raiva no momento do agravo. Essa conduta deve ser tomada geralmente em locais em que não há comprovação se a raiva (variante canina do vírus rábico) está controlada.
  d) Vacinação – esquema completo com 5 doses de vacina de cultivo celular (células Vero), nos dias 0, 3, 7, 14 e 28. Ferimentos leves por cão ou gato que não pode ser observado, e qualquer mamífero, como o doméstico de interesse econômico ou silvestre terrestre (exceto morcegos).
  e) Sorovacinação – 5 doses de vacina e soro anti-rábico homólogo ou heterólogo. Ferimentos graves por qualquer tipo de mamífero e agravo por morcego (ou se dormindo, embriagado, drogado, deficiente mental, criança ou senil). Se o acidente for grave, cão ou gato observáveis, dar início ao tratamento enquanto se observa o animal. O soro anti-rábico pode ser usado até o 7º dia.
  f) Reexposição – 2 doses de vacina nos dias 0 e 3, quando anteriormente fez tratamento com algum tipo de vacina. Não há necessidade de aplicação do soro anti-rábico, exceto em casos de dúvida no tratamento anterior e nos imunocomprometidos – nestes últimos, colher sorologia 10 a 14 dias após a última dose.
- Profilaxia da raiva humana em esquema de pós-exposição, quando indicada:
  a) Deve ter início de imediato, mesmo quando a procura pelo atendimento for tardia (na prática, até 1 ano).
  b) O paciente deve receber as doses indicadas, nas datas corretas (dose independe de idade e peso).
  c) Não há contra-indicações na utilização da vacina (patologias, tratamentos, gravidez etc.).
- Realizar os demais procedimentos quando necessários (antitetânica, antimicrobianos, antiinflamatórios, analgésicos e sutura).
- Se o animal morrer ou for submetido à eutanásia, enviar fragmentos do SNC para diagnóstico laboratorial da raiva. Não aguardar o resultado laboratorial para o tratamento, quando o agravo for provocado por mamífero silvestre, inclusive morcego e eqüídeo (o resultado é fornecido após a prova biológica) ou se o resultado laboratorial não for fornecido em 48 horas (pode não ter sido dada entrada do material no laboratório).

INTRODUÇÃO E DEFINIÇÕES

A raiva é uma doença infecciosa aguda, causada pelo vírus rábico, que compromete o sistema nervoso central (SNC), em geral caracterizada por quadro de encefalite aguda ou de parestesia, paresia e paralisia de evolução rápida. Pode acometer todos os mamíferos, incluindo o homem, sendo o seu prognóstico fatal em praticamente todos os casos. É uma antropozoonose com hospedeiros e/ou reservatórios animais que, dependendo da situação, transmitem a doença aos seres humanos.

A raiva é ainda um problema de saúde pública, em função dos casos em humanos e em animais, também em função do número de pessoas que sofrem algum agravo (agressão ou acidente) por mamífero, seja pelo cão e gato, outro animal doméstico (bovino, eqüino, caprino, ovino, suíno etc.), silvestre terrestre (macaco, raposa, cachorro-do-mato, gambá etc.) ou silvestre aéreo (morcego de qualquer espécie), assim como roedores e lagomorfos urbanos e de criação (camundongo, rato, ratazana, hamster, coelho etc.).

O Brasil, nos últimos 7 anos, tem sido o país com mais casos de raiva humana no continente (25% em 2002 e 80% em 2005). A Organização Pan-Americana da Saúde (OPAS) pretendia que, até 2000, na América Latina não ocorressem mais casos de raiva humana pelo vírus de origem canina. Tal meta foi estendida para 2005, mas no Brasil (Ministério da Saúde) acredita-se que isso será possível em 2007. Em 2004 e 2005, a maioria dos casos de raiva humana no país foi pela agressão do morcego hematófago, na região amazônica.

Os profissionais que atuam em prontos-socorros devem ser alertados para dois temas:

1. Sintomatologia de raiva humana (típica ou atípica) – os profissionais de saúde devem lembrar de aventar a hipótese de raiva, frente aos casos com sintomatologia suspeita (a ser abordada posteriormente). Solicita-se a notificação ao Instituto Pasteur (investigação epidemiológica e coleta de amostras).
   A notificação é importante, pois após investigação epidemiológica são desencadeadas as ações necessárias, voltadas aos humanos e aos animais, de acordo com cada caso. Se estabelecido o diagnóstico *ante mortem*, se possível, deve ser tentado o tratamento (caso de recuperação, outubro de 2004, nos EUA) ou que o paciente tenha condições de uma morte digna, sem grande sofrimento. Não será especificado o tratamento proposto nos EUA, pois poderá sofrer alterações. O Instituto Pasteur encontra-se em contato constante com o Ministério da Saúde e com o CDC/Atlanta/EUA, para tentativa de terapêutica (sedação e medicação).
2. Agravo (agressão ou acidente) por qualquer mamífero – avaliar sobre a necessidade de profilaxia da raiva humana, frente ao agravo pelo cão ou gato, por outro animal doméstico (bovino, eqüino, caprino, ovino, suíno etc.), silvestre terrestre (macaco, quati, raposa, cachorro-do-mato, gambá etc.), silvestre aéreo (morcego hematófago ou não) e roedor ou lagomorfo (urbano e de criação).

No Estado de São Paulo são atendidas de 110 a 120 mil pessoas/ano (80 a 85% por cão, 7 a 10% por gato, 2,5 a 5% por herbívoro doméstico e 0,4 a 0,5% por morcego). Em cerca de 35% foi indicado tratamento pós-exposição. Cada paciente deve ser avaliado quanto ao agravo e à adequada conduta estabelecida sobre o risco de raiva (algoritmo e outros aspectos serão abordados posteriormente). Os demais procedimentos também devem ser estabelecidos, pois muitas vezes o paciente fica com problema funcional e/ou estético, pois não foi realizada a sutura, por receio de aprofundar o vírus rábico, quando por vezes não havia risco da doença.

Formas de transmissão

1. Pelo ferimento em pele ou mucosa mesmo íntegra – a forma mais comum é pela penetração do vírus, que se encontra na saliva do animal, por mordedura, arranhadura provocando ferimento ou lambedura em pele já lesada ou mucosa, mesmo íntegra.
2. Pela inalação de aerossóis – apenas quatro casos em que o vírus deve ter penetrado pela mucosa das vias aéreas superiores (VAS), sendo dois em cavernas densamente povoadas por morcegos infectados (EUA) e dois em laboratório, de pessoas que trabalhavam com o vírus rábico sem a devida proteção.
3. Por zoofilia (bestialismo) – relação sexual com animal (penetração do vírus pela pele ou mucosa).
4. Pelas vias transplacentária e transmamária – são possíveis, em tese, e foram descritas em diferentes animais. Não há casos em humanos, mas quando uma gestante ou uma puérpera amamentando morre de raiva, o recém-nascido deve ser submetido à profilaxia da raiva humana.
5. Inter-humana por contato íntimo – é possível, mas não há casos descritos. Frente a um caso humano são prescritos tratamentos profiláticos nas pessoas que tiveram contato direto com o paciente (familiares, amigos, técnicos e profissionais de saúde), com suas secreções ou seu organismo após a morte.
6. Por transplantes de córnea e de órgãos – de córnea há o registro de oito casos. Pelo transplante de órgãos, em 2004, nos EUA, quatro casos (fígado, rim E, rim D e artéria ilíaca – único doador) e em 2005, na Alemanha, três casos (único doador). Os dois doadores se infectaram na Ásia. Todos os doadores não eram suspeitos de raiva.

Tabela 147.I – Casos de raiva humana na América e no Brasil, de 1991 a 2006

Ano	91	92	93	94	95	96	97	98	99	00	01	02	03	04	05	06
América	215	227	216	150	154	183	118	89	73	65	61	39	39	79	77	38*
Brasil	70	60	50	22	31	25	25	20	20	26	21	10	17	30	44	09
% **	32,5	26,4	23,1	14,7	20,1	13,7	21,2	22,5	27,4	40,0	34,4	25,6	43,6	38,0	57,1	23,7

Fonte: OPAS e MS/Brasil.
* Dados provisórios.
** Percentual de casos do Brasil no continente americano
Observação: no Brasil, os casos de raiva humana pela variante canina representaram 6 casos em 2002 (60%), 14 casos em 2003 (82%), 6 casos em 2004 (20%) e 1 caso em 2005 (2%).

A preocupação da ocorrência de casos de raiva por transplante é grande, mas sem desestímulo à doação de órgãos, pois o número de pacientes que necessitam de transplante é grande e o número de doadores, menor.

7. Pela ingestão de produtos *in natura* – teoricamente pode ocasionar a doença, apesar da possibilidade ser remota, somente com lesão em mucosa digestiva alta (orofaringe), em razão de pouca acidez (o suco gástrico inativa o vírus), aliada a uma carga viral elevada. Não há registro dessa forma de transmissão.

Mas não devem ser consumidos leite, carne ou órgão de animal suspeito ou raivoso, sem preparo. O criador, respeitando seu semelhante, não deve comercializar carne e outros produtos desse animal.

Cadeia epidemiológica de transmissão

Considerava-se, até a década de 1980, que a raiva possuía três ciclos: urbano, rural e silvestre. Atualmente, inclui-se o ciclo aéreo, em que a infecção rábica é mantida entre os morcegos.

Apesar de se levar em conta o entrelaçamento dos ciclos, apenas com modernas técnicas de laboratório (tipificação antigênica e o seqüenciamento genético), isso foi comprovado cientificamente.

1. Ciclo urbano – transmissão entre cães e gatos, geralmente por variantes caninas do vírus rábico. É ainda problema de saúde pública (países emergentes), com casos de raiva humana com essas variantes.
   Nos países ou regiões onde a raiva canina foi controlada, têm ocorrido casos de raiva em cães e gatos com variantes de morcego, pois esses animais caçam morcegos, em geral não hematófagos em áreas urbanas.
   Há registro de casos de raiva humana, cuja transmissão se deu pela agressão de cão ou gato, que se infectou por ter capturado anteriormente um morcego. O primeiro caso que ocorreu no mundo dessa maneira foi no Estado de São Paulo, em 2001 (mulher agredida por sua gata, que havia caçado morcego com raiva).

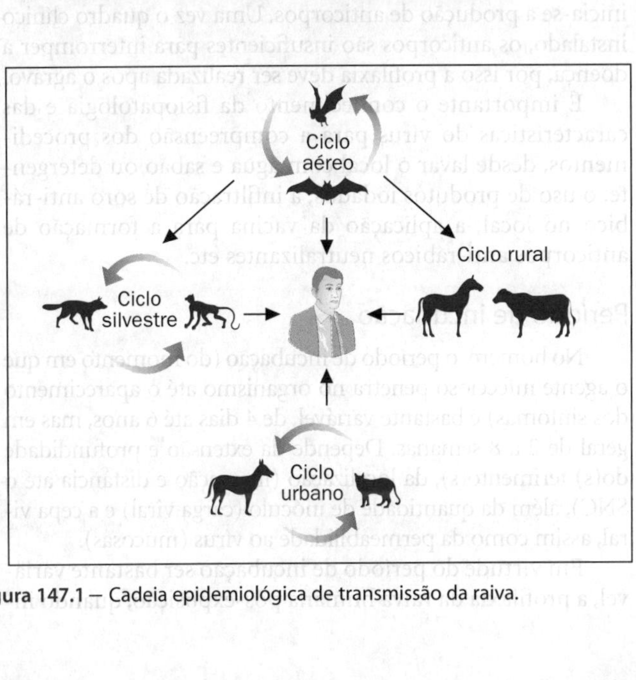

Figura 147.1 – Cadeia epidemiológica de transmissão da raiva.

2. Ciclo rural – o morcego hematófago (*Desmodus rotundus*) é o principal transmissor da doença aos herbívoros domésticos, agredindo-os como fonte alimentar. Esse morcego, encontrado do México até metade da Argentina, exceto Andes, tem causado epidemia de raiva principalmente em bovinos.
   Os herbívoros também se infectam pela agressão de cães e de gatos, quando existe epidemia de raiva em animais de estimação. Porém, a transmissão de um herbívoro a outro não ocorre. O ser humano pode se infectar ao entrar em contato principalmente com a saliva do herbívoro, sem a devida proteção (luvas).
3. Ciclo aéreo – os morcegos ou quirópteros podem manter o vírus rábico, transmitindo a doença de um a outro, hematófagos ou não, sendo todas as espécies susceptíveis à raiva. Transmitem a doença, apresentam sintomatologia e evoluem para a morte, não se constituindo em "portadores sãos".
   Há casos de raiva humana pela agressão do morcego hematófago aos seres humanos, geralmente pela ausência de outras fontes alimentares. Nos países onde não há raiva canina, nem morcegos hematófagos, como nos EUA, a maioria dos casos de raiva humana tem como transmissor algum morcego não-hematófago.
4. Ciclo silvestre (terrestre) – a transmissão da raiva pode ocorrer entre diferentes espécies. Esses animais podem ser fontes alimentares do morcego hematófago e infectados por este. Silvestres carnívoros podem ser infectados por caçarem qualquer tipo de morcego. Na Região Nordeste tem ocorrido casos de raiva em pequenos cachorros-do-mato ("raposinhas"), que vivem nas periferias das cidades, infectados pelos cães.
   O ser humano pode se infectar também pelo agravo direto de um mamífero silvestre terrestre.

ETIOLOGIA E FISIOPATOLOGIA

O vírus da raiva é RNA, polaridade negativa, fita única, não segmentada, tem 180 nm de comprimento e 70 nm de diâmetro, duas partes (interna – RNP e envelope viral) e é composto por 5 proteínas (N, P, L, M e G).

Pertence à ordem *Mononegavirales*, família *Rhabdoviridae* e gênero *Lyssavirus*. O genótipo 1 é o vírus da raiva e os genótipos 2 a 7 são os vírus "aparentados" ou "relacionados" (6 dos 7 *Lyssavirus* foram isolados de morcegos). Mais 4 vírus estão em estudo, mas ainda não classificados como novos genótipos.

Até a década de 1980 o vírus rábico era considerado uma unidade, mas atualmente sabe-se que existem variantes. Foi determinado um painel para tipificação antigênica (CDC/Atlanta – USA), com uso de anticorpos monoclonais (Mabs), com o qual é possível identificar 12 padrões de variantes (1 vírus fixo – de laboratório) do continente americano, além de fornecer informações da origem do vírus (espécie animal e região/país).

Após esse exame, deve ser realizado o seqüenciamento genético, e com essa técnica se proceder a adequada interpretação. Na América já foram encontradas outras variantes, além das definidas pelo painel de monoclonais, mas as amostras estudadas até o momento pertencem ao genótipo 1 (vírus da raiva clássico).

Tabela 147.II – Proteínas do vírus da raiva e suas características

Estrutura	Proteína	Tipo	Aminoácido	Peso da molécula	Nº de moléculas	Características
Ribonúcleo	N (Nucleoprotein)	Nucleoproteína	450	50.500	1.750	Anticorpos demonstráveis
Capsídeo		Polipeptídeo				Ajuda na proteção imunológica
	P (M_1 ou NS – Phosphoprotein)	Polipeptídeo fosforilado	297	33.000	950	Replicação viral
	L (maior – Large protein)	RNA polimerase	2.114	244.200	20-150	Replicação viral atividades enzimáticas
Envelope viral	M (M_2 – *Matrix protein*)	Matriz protéica	202	23.000	1.650	Replicação viral e ligação entre o envelope e o complexo RNP
	G (Glycoprotein – a mais importante)	Glicoproteína	524	58.500	1.800	Indução da formação de anticorpos neutralizantes (imunidade humoral) Estimulação das células T (imunidade celular) Adsorção vírus-célula

Para o entendimento da doença e dos procedimentos para a profilaxia após um agravo com mamífero, é importante saber a constituição química e as propriedades físico-químicas do vírus rábico.

A fisiopatogenia da raiva é de extrema importância para se compreender que a profilaxia dessa doença é um tratamento, envolvendo o profissional médico e não uma mera aplicação de imunobiológicos (Figura 147.2).

Inicialmente, o vírus se multiplica nas células musculares das imediações do local de introdução, por tempo variável. Após essa replicação no músculo estriado, atinge as terminações nervosas periféricas. O trajeto do vírus rábico, diferente de outros agentes etiológicos, é sempre pelos nervos, não havendo por isso demonstração de viremia inicial (não se dissemina via sangüínea). O trajeto do vírus obedece dois movimentos (Tabelas 166.II e 166.III).

1. Movimento centrípeto rumo ao SNC – ocorre pela propagação do vírus de forma passiva pelos nervos (predomínio – axonal retrógrado), existindo maior multiplicação nos gânglios nervosos e, ao atingir o SNC, se espalha pelo cérebro, medula espinhal, bulbo, cerebelo e outras estruturas. A velocidade em que o vírus caminha pelos nervos até alcançar o SNC determina o período de incubação. Há experimentos que referem ser de milímetros (4 a 15 mm) a centímetros (4 a 10 cm) por dia, provavelmente dependendo da quantidade do inóculo (carga viral) e da localização (proximidade com o SNC ou maior quantidade de terminações nervosas).
2. Movimento centrífugo saindo do SNC – inicia-se enquanto ocorre replicação viral nas estruturas cerebrais. O vírus se dissemina pelo organismo (glândula salivar, córnea, glândula sudorípara, órgãos etc.). A presença do vírus rábico na saliva é importante na transmissão, e isso pode ocorrer sem que o animal apresente sintomas de raiva ou estes estão se iniciando, passando desapercebidos. A importância da presença do vírus em vários locais do organismo é também em função dos transplantes.

O vírus durante todo o trajeto rumo ao SNC permanece protegido pela bainha dos nervos, não estimulando a resposta imune. Somente quando atinge uma concentração suficiente para estimular as células de defesa, após atingir o SNC, inicia-se a produção de anticorpos. Uma vez o quadro clínico instalado, os anticorpos são insuficientes para interromper a doença, por isso a profilaxia deve ser realizada após o agravo.

É importante o conhecimento da fisiopatologia e das características do vírus para a compreensão dos procedimentos, desde lavar o local com água e sabão ou detergente, o uso de produtos iodados, a infiltração de soro anti-rábico no local, a aplicação da vacina para a formação de anticorpos anti-rábicos neutralizantes etc.

Período de incubação

No homem, o período de incubação (do momento em que o agente infeccioso penetra no organismo até o aparecimento dos sintomas) é bastante variável, de 4 dias até 6 anos, mas em geral de 2 a 8 semanas. Depende da extensão e profundidade do(s) ferimento(s), da localização (inervação e distância até o SNC), além da quantidade de inóculo (carga viral) e a cepa viral, assim como da permeabilidade ao vírus (mucosas).

Em virtude do período de incubação ser bastante variável, a profilaxia da raiva humana pós-exposição, quando indicada, deve ser iniciada de imediato, mesmo se a procura for tardia (até um ano) (Figura 147.3).

Período de transmissibilidade

É o período em que existe a possibilidade de transmissão do agente infeccioso de um organismo a outro, que varia conforme a espécie, mas em todos os animais, inclusive nos humanos, precede ao aparecimento da sintomatologia e perdura durante o quadro clínico até a morte. O vírus da raiva continua viável após a morte, portanto a manipulação do corpo e das secreções sem cuidados requer tratamento pós-exposição.

Esse período foi bastante estudado em cães e gatos; o vírus rábico canino, por exemplo, na maioria das vezes é transmitido cerca de 2 a 5 dias antes do aparecimento dos sintomas, até a morte, que via de regra, ocorre em 5 dias. As normas internacionais ainda recomendam, mesmo em casos em que esses animais estejam infectados por outras variantes do vírus da raiva, a observação de 10 dias em cães e gatos.

QUADRO CLÍNICO

O quadro clínico é composto por várias fases: a) prodrômica, b) neurológica aguda, c) coma e d) óbito.

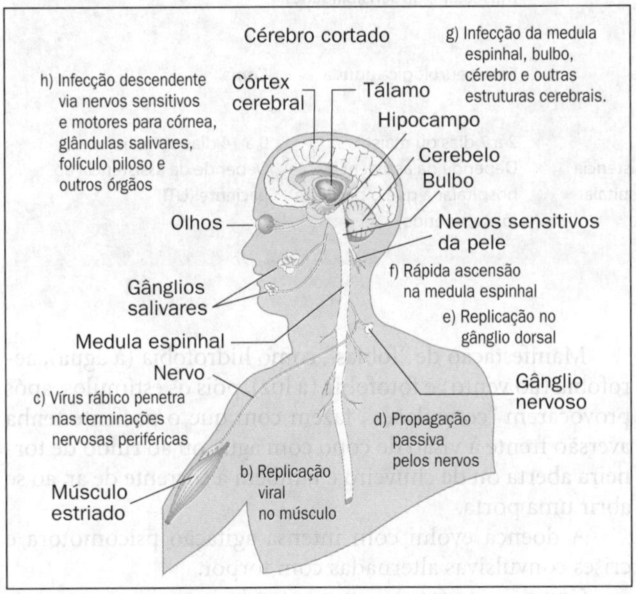

Figura 147.2 – Fisiopatogenia da raiva humana.

Tabela 147.III – Constituição química e propriedades físico-químicas do vírus rábico

Constituição química			
Ácido ribonucléico (RNA)	Carboidratos ou glicídeos	Lipídeos	Proteínas
1 a 3%	Cerca de 3%	22 a 26%	67 a 74%

Propriedades físico-químicas		
	Sensível	
Agentes físicos	**Agentes químicos**	
Radiação ultravioleta Raios X Calor Luz solar Outras formas de dessecação Pasteurização	Detergente e sabão Éter sulfúrico Clorofórmio Acetona Etanol Álcool etílico Compostos iodados Formol	Enzimas proteolíticas (tripsina) Hipoclorito Bicloreto de mercúrio Cloreto de benzalcônio Bases de amônia quaternária β-propiolactona pH < 3 (ex. ácido nítrico) pH > 11 (ex. hidróxido de sódio)
Estável	**Resistente**	**Sem interferência**
pH entre 5-7	Fenol (dependendo da concentração)	Anestésico local
Sobrevive:	Antibióticos e outros antimicrobianos	Anti-histamínico
5 minutos a 60ºC	Quimioterápicos	Cloridrato de difedramina
4 horas a 40ºC	Medicamentos imunossupressores	Cloridrato de clorpromazina
	Congelamento e descongelamento	Tranqüilizantes (benzodiazepínicos)

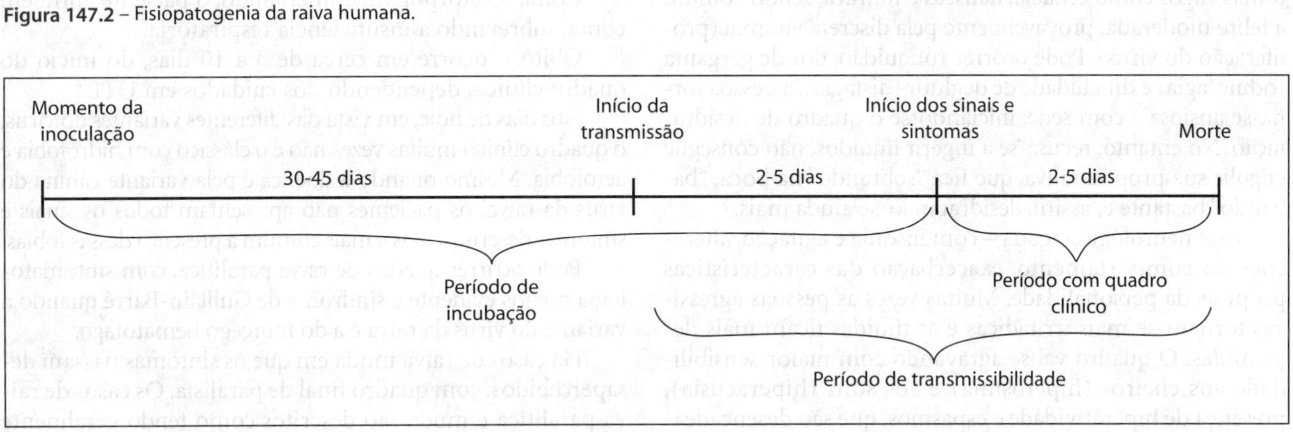

Figura 147.3 – Cronograma dos períodos de incubação, transmissibilidade e com quadro clínico para cães e gatos.

Tabela 147.IV – Períodos e manifestações clínicas em casos de raiva humana

	Exposição	Sintomas inespecíficos	Sinais neurológicos	Coma
Principais manifestações clínicas em paciente com raiva (todas as manifestações clínicas não precisam estar presentes em cada caso)	Nenhuma	Febre; cefaléia (dor de cabeça difusa); sensação de mal-estar geral com dores pelo corpo; prurido e/ou parestesia (coceira com formigamento ou sensação de arrepio, queimação ou de pinicar) ao redor do local da agressão; anorexia; náusea; vômito; incontinência urinária; disfagia e/ou odinofagia (dificuldade e/ou dor à deglutição); dor de garganta e/ou rouquidão; dor abdominal e diarréia e/ou disenteria ou fezes sanguinolentas Obs: alguns desses sinais e sintomas podem perdurar durante a fase neurológica aguda	Ansiedade; agitação e depressão; hiperventilação; hipersensibilização; hipóxia; afasia; incoordenação; rigidez na nuca; espasmos e/ou convulsões locais ou generalizadas; hidrofobia, fotofobia, aerofobia (aversão pela água, luz e vento); hiperacusia, hiperosmia (sons e odores parecem exacerbados); espasmos faríngeos; confusão; delírio; alucinações; hiperatividade evidente. Algumas vezes, há uma evolução da parestesia para paresia (dormência ou fraqueza em membro, pela perda incompleta do tono muscular) e depois para a paralisia (perda ou incapacidade da função muscular e da sensibilidade)	Hipoventilação, apnéia, pneumotórax, trombose intramuscular, infecções secundárias, hipotensão, arritmia cardíaca e parada cardíaca
Estágio clínico	Período de incubação	Fase prodrômica	Fase neurológica aguda	Coma
Duração usual	20 a 90 dias em geral Média: 25 a 45 dias	2 a 10 dias Depende da assistência médica e/ou hospitalar	2 a 7 dias ou mais Depende da assistência hospitalar a que o paciente for submetido	0 a 14 dias ou mais Depende da assistência ao paciente (UTI)

A raiva ocorre em 32 a 61% das pessoas expostas ao vírus, que não receberam o tratamento profilático, pois depende da espécie agressora, da gravidade da exposição, do local da lesão, da carga viral, além da presença de roupa, da espessura do tecido, da lavagem dos ferimentos com água e sabão etc. (Tabela 147.IV).

Fase prodrômica – alterações de sensibilidade, prurido, dor ou parestesia (formigamento) no local da agressão, sintomas vagos como cefaléia, náuseas e tontura, sendo comum a febre moderada, provavelmente pela discreta viremia (proliferação do vírus). Pode ocorrer rouquidão, dor de garganta (odinofagia) e dificuldade de deglutir (disfagia), a pessoa torna-se ansiosa e com sede, iniciando-se o quadro de desidratação. No entanto, recusa-se a ingerir líquidos, não consegue engolir sua própria saliva, que fica "sobrando" na boca, "babando" bastante e, assim, desidratando-se ainda mais.

Fase neurológica aguda – com insônia e agitação, alterações do comportamento, exacerbação das características próprias da personalidade. Muitas vezes as pessoas agressivas tornam-se mais irritadiças e as tímidas ficam mais deprimidas. O quadro vai se agravando com maior sensibilidade aos cheiros (hiperosmia) e aos sons (hiperacusia), presença de hiperatividade e espasmos, que são desencadeados por estímulos.

Manifestação de "fobias", como hidrofobia (à água), aerofobia (ao vento) e fotofobia (à luz), pois os estímulos, após provocarem "convulsões", fazem com que o paciente tenha aversão frente à visão de copo com água ou ao ruído de torneira aberta ou de chuveiro e também à corrente de ar, ao se abrir uma porta.

A doença evolui com intensa agitação psicomotora e crises convulsivas alternadas com torpor.

Coma – o torpor vai aumentando, o paciente entra em coma, sobrevindo a insuficiência respiratória.

Óbito – ocorre em cerca de 3 a 10 dias, do início do quadro clínico, dependendo dos cuidados em UTI.

Nos dias de hoje, em vista das diferentes variantes do vírus, o quadro clínico muitas vezes não é o clássico com hidrofobia e aerofobia. Mesmo quando a doença é pela variante canina do vírus da raiva, os pacientes não apresentam todos os sinais e sintomas descritos, mas é mais comum a presença dessas fobias.

Pode ocorrer quadro de raiva paralítica, com sintomatologia menos evidente e síndrome de Guillain-Barré quando a variante do vírus da raiva é a do morcego hematófago.

Há casos de raiva muda em que os sintomas passam desapercebidos, com quadro final de paralisia. Os casos de raiva paralítica e muda são descritos como tendo geralmente período de incubação mais longo.

Tabela 147.V – Conceitos de caso suspeito e caso confirmado de raiva humana

Caso suspeito	Caso confirmado
Todo doente que apresente quadro clínico sugestivo (sinais e sintomas) de encefalite rábica ou com qualquer quadro neurológico agudo; principalmente com parestesia, paresia e/ou paralisia; com antecedentes ou não de exposição à infecção pelo vírus da raiva. Mesmo que não tenha histórico de acidente ou agravo (agressão, manuseio ou contato) com qualquer tipo de mamífero, vivo ou morto	Todo caso comprovado laboratorialmente por exames *ante mortem* ou *post mortem* (confirmação laboratorial) ou com quadro clínico compatível associado a antecedentes de exposição a uma provável fonte de infecção pelo vírus da raiva, em geral animal suspeito (associação epidemiológica) com evolução para óbito. Lembrar que todos os mamíferos são suscetíveis ao vírus da raiva

Os casos de recuperação, em décadas passadas, carecem da adequada comprovação científica. Em outubro de 2004, uma adolescente (15 anos) nos EUA foi diagnosticada com raiva, tratada com sorologia (sem receber vacina) e sobreviveu (induzido coma e terapêutica geral específica), sem seqüelas graves aparentes. Por isso, frente a uma suspeita de raiva humana, pode-se tentar a terapêutica (contatar o Instituto Pasteur).

Maior sobrevida ocorre quando o paciente permanece sob cuidados em terapia intensiva e utilização de antivirais. O paciente deve permanecer sedado, em isolamento escuro e silencioso, sem provocar estímulos. Caso necessite remoção, assegurar condições adequadas, sem luz e vento.

Atenção para o caso que se inicia com prurido local, seguido por sensações parestésicas (formigamento/queimação local, sensação de pinicar a pele); depois paresia (fraqueza, dormência ou cansaço, iniciada no local da agressão), que evolui para paralisia (em que ficam comprometidas as funções motora e de sensibilidade) iniciada no local (membro) afetado, que difunde rapidamente para outros membros.

A notificação do caso de raiva paralítica em 2001, no Estado de São Paulo (mulher agredida por sua gata que havia capturado anteriormente um morcego) foi de reação adversa neurológica à vacina contra a raiva (síndrome de Guillain-Barré), pois o médico que a atendeu desconhecia que não se utilizava mais vacina contra a raiva humana do tipo Fuenzalida & Palácios modificada.

Tabela 147.VI – Confirmação de um caso de raiva

Confirmação diagnóstica – laboratório de raiva	Confirmação diagnóstica – associação epidemiológica
Pode ser pela demonstração do antígeno pela técnica de imunofluorescência direta e/ou isolamento do vírus por meio de prova biológica (camundongo ou cultura de células), pela detecção de anticorpos específicos pela técnica de soroneutralização (cultivo celular ou camundongo) em pacientes sem antecedentes de vacinação contra a raiva, ou também atualmente pela extração do DNA e/ou seqüenciamento genético	Paciente com quadro clínico compatível de encefalite rábica ou sintomas neurológicos, sem possibilidade de diagnóstico laboratorial, mas com antecedentes de exposição a provável fonte de infecção pelo vírus da raiva, por acidente ou agravo (agressão, manuseio ou contato) com qualquer mamífero, seu organismo (órgãos e vísceras) ou suas secreções, que tenha apresentado alteração de comportamento

Tabela 147.VII – Métodos diagnósticos laboratoriais da raiva

Rotina		Adicionais	Caracterização do vírus
Detecção (direto, *Imprint*): demonstração do antígeno – Imunofluorescência direta* – Prova de Sellers (histopatológico)	Isolamento do vírus. Prova biológica*: – Inoculação em cérebro de camundongos – Isolamento viral em cultura de células (N2A neuroblastoma murino)	– Soroneutralização em cultivo celular** – Histopatológico – Imunoenzimático (Elisa)	– Tipificação antigênica. Técnica de anticorpos monoclonais (Mabs) – Reação de polimerase em cadeia (PCR) – Tipificação genética pelo seqüenciamento genético

* A OPAS/OMS recomenda a realização de duas provas, a imunofluorescência direta e uma prova biológica para isolamento do vírus, em cultivo celular (neuroblastoma murino) ou em cérebro de camundongos.
** Soroneutralização positiva (soro reagente) nos casos sem antecedentes de vacinação contra a raiva.

NOTIFICAÇÃO DE CASOS DE RAIVA HUMANA

Todo caso suspeito de raiva é de notificação imediata pela forma mais rápida no Instituto Pasteur no Estado de São Paulo. As doenças de notificação compulsória são a simples suspeita de um caso (Tabelas 166.V e 166.VI).

Deve-se indagar sobre qualquer tipo de agravo (agressão ou acidente) com mamífero, sobre viagens nacionais e internacionais, sobre a presença de morcego em local onde tenha dormido etc.

Pela diversidade de sinais e sintomas, já houve casos de raiva em que o paciente foi encaminhado para especialistas em ortopedia, psiquiatria, gastroenterologia, cardiologia etc. Um caso de raiva humana, nos EUA, em 2003 foi diagnosticado após 6 meses: o material foi encaminhado ao CDC para pesquisa de herpes e internamente enviado ao laboratório de raiva, identificando-se vírus da raiva de silvestre terrestre.

Os familiares devem ser convencidos da necessidade da necrópsia (avaliação dos comunicantes, investigação epidemiológica e desencadeamento das ações). Deve-se utilizar o poder de autoridade sanitária, até para exumação, pois a raiva é de notificação compulsória. Evitar a confirmação pela associação epidemiológica.

No entanto, se ocorrem vários casos com os mesmos sintomas (agressão por morcegos hematófagos), conseguindo-se o diagnóstico laboratorial de poucos; os demais devem ser considerados como de raiva.

Essa questão é importante nos países da Amazônia, pois nos surtos de raiva humana pela agressão de morcegos hematófagos, quando as autoridades de saúde são notificadas, há muitas vítimas já sepultadas (Tabela 147.VI).

EXAMES COMPLEMENTARES (DIAGNÓSTICO LABORATORIAL)

Na raiva, o diagnóstico diferencial se faz apenas com os exames específicos. Os demais exames complementares não são conclusivos para se considerar o caso como sendo de raiva.

As técnicas recomendadas de diagnóstico são: a imunofluorescência direta – "corpúsculos de Negri" (antígeno viral) e a prova biológica (camundongos ou cultura de células), pelo isolamento do vírus. A pesquisa positiva de AC (anticorpos) em pacientes sem vacinação também é considerada prova confirmatória (Tabela 147.VII).

Sendo a amostra positiva, deve ser realizada a tipificação antigênica (origem do vírus: cão, morcego hematófago ou insetívoro etc.) e realizadas técnicas de biologia molecular (PCR e seqüenciamento genético).

O Instituto Pasteur (MS) é o laboratório de referência nacional e realiza todas essas técnicas.

Para a colheita de material em seres humanos, deve-se entrar em contato com essa instituição e enviar os materiais devidamente identificados, o mais rápido possível.

Devem ser tomados cuidados na coleta do material, evitando dor (analgesia ou sedação) e contaminação de quem colhe as amostras (uso de técnicas de proteção individual – avental, gorro, máscara, luva e óculos de proteção), realizando os procedimentos com materiais adequados e esterilizados e as coletas de biópsias e de fragmentos do SNC com bisturi descartável para cada amostra, por profissionais habilitados.

O material não deve ser colocado em formol, no entanto, se fragmentos do SNC foram colocados nessa substância, retirar o mais rápido possível, pois a fixação ocorre em 7 dias (Tabela 147.VIII).

Tabela 147.VIII – Materiais biológicos e provas laboratoriais para a raiva humana

Material	Técnica de coleta	Conservação e transporte	Tipo de exame
Sangue	Colher 10 mL sem anticoagulante. Deixar em temperatura ambiente até a retração do coágulo ou centrifugar. Colocar o soro em frasco estéril	Acondicionar para transporte em temperatura entre 4° e 8°C. Se não for possível o envio imediato, manter refrigerado a 4°C	– Pesquisa de AC por soroneutralização
Saliva	Colher com seringa junto à língua. Transferir 0,5 a 1,0 mL para frasco estéril. Pode ser colhido com chumaço de algodão (SF-3 mL)	Acondicionar para transporte em temperatura entre 4° e 8°C. Se não for possível o envio imediato, manter refrigerado a 4°C	– Prova biológica – PCR – Imunofluorescência direta excepcional
Líquor	Colher por punção na medula espinhal pelo menos 3 mL de LCR em um frasco estéril e fechar hermeticamente	Acondicionar para transporte em temperatura entre 4° e 8°C. Se não for possível o envio imediato, manter refrigerado a 4°C	– Prova biológica – PCR – Pesquisa de AC por soroneutralização
Córnea	Com lâmina de microscópio limpa, tocar a córnea do globo ocular, com uma leve pressão. Só colher quando houver condições adequadas	Deixar a lâmina secar ao ar e à temperatura ambiente. Enviar bem acondicionada e de forma a evitar que o material seja danificado	– Imunofluorescência direta
Folículo piloso	Biópsia de pele – transição de couro cabeludo e região da nuca, com folículos pilosos (5 a 6 mm de diâmetro) e profundo (conter nervos cutâneos). Enviar fragmento também para PCR	NÃO COLOCAR EM FORMOL Cortes (plano inclinado) por método de congelação. Enviar bem acondicionado e de forma a evitar que o material seja danificado	– Imunofluorescência direta – PCR
Tecido nervoso	NECRÓPSIA IMEDIATA Extrair fragmentos de 1 cm de vários locais do SNC (cérebro, cerebelo, bulbo, ponte, medula etc.). Colocar em frascos estéreis em separado, com identificação das partes	NÃO COLOCAR EM FORMOL Acondicionar para transporte em temperatura entre 4° e 8°C. Se o laboratório for distante, enviar congelado ou em solução de glicerina neutra 50%	– Imunofluorescência direta – Prova biológica

Quando não for possível a realização da necrópsia, ou como auxílio no diagnóstico definitivo, podem ser coletados humor vítreo pela punção ocular e tecido nervoso via intranasal.

Atualmente é possível contar com a técnica da reação em cadeia pela polimerase (PCR) para detecção do RNA viral em

Tabela 147.IX – Diagnósticos diferenciais de patologias infecciosas da raiva humana

Patologia	Quadro clínico	Características
Tétano	Espasmos generalizados, trismo, opistótomo	História pregressa de ferimento em geral sujo
Poliomielite	Paralisia flácida sem alteração sensorial	Isolamento: vírus de sangue e fezes
Encefalite herpética	Febre, cefaléia, sinais de irritação meníngea, sonolência	Infecção primária por herpes, leucocitose, AC, isolamento ou PCR
Encefalite por HIV	Distúrbio de comportamento, sintomas de infecção por HIV	Sorologia específica, demais alterações laboratoriais HIV/AIDS
Outras encefalites virais	Quadro neurológico, evidências de outros vírus	Líquor linfomonocitário, cultura para vírus, sorologias específicas
Encefalite bacteriana	Febre alta, sinais de encefalite ou meningoencefalite	Líquor alterado, hemograma com desvio à E
Encefalite por parasitas	Parasitose como estrongiloidíase e esquistossomose	Presença do parasita em outros locais, eosinofilia
Encefalites de outras etiologias	Quadro de encefalite ou encefalomielite	Líquor alterado, presença do agente etiológico
Malária cerebral	Febre, agitação, confusão mental, torpor e coma	Presença de *Plasmodium falciparum* em sangue
Febre tifóide	Tremores, febre, confusão mental e delírio	Hemocultura, coprocultura com *Salmonela typhi*
Botulismo	Polineurite de caráter motor puro, sialorréia e boca seca	Ingestão de alimento contaminado há poucas horas
Bócio tireotóxico por vírus	Bócio visível, agitação e confusão mental	Hormônios tireoideanos aumentados
Infecção por *Campilobacter*	Diarréia, fraqueza nas pernas, dificuldade na deambulação	Cultura de fezes e/ou sorologia positiva para essa bactéria

Tabela 147.X – Diagnósticos diferenciais de patologias não-infecciosas da raiva humana

Patologia	Quadro clínico	Características
Intoxicação por atropina	Taquicardia, mucosas secas, agitação	História de contato com plantas ou drogas (atropina, escopolamina, etc.)
Intoxicação por estricnina	Espasmos musculares, insuficiência respiratória	História de envenenamento
Síndrome de Guillain-Barré	Paralisia ascendente simétrica, sem sinais de encefalite	Aumento de proteína no líquor. Desmielinização
Reação à vacina contra a raiva	Mielite, neurite e polirradiculoneurite	Vacinação prévia (vacina de tecido cerebral), eletromiografia alterada
Acidente vascular cerebral isquêmico	Cefaléia, paralisias, hemiplegia, coma	Hipertensão arterial, tomografia de crânio e angiografia com alterações
Acidente vascular cerebral hemorrágico	Estado comatoso abrupto, muitas vezes precedido de cefaléia	Hipertensão arterial, tomografia de crânio e angiografia com alterações
Aneurisma cerebral	Estado comatoso abrupto, confusão mental	História familiar, hipertensão arterial, tomografia e angiografia alteradas
Traumatismo craniano	Agitação, confusão mental e torpor, coma	História de queda, acidente, espancamento etc.
Acidente de trânsito	Agitação, confusão mental, torpor e coma	História envolvendo acidente com veículo automotivo
Delirium tremens	Confusão mental com alucinações, tremores	História de ingestão alcoólica por tempo prolongado – etilismo
Uso de drogas ou abstinência	Comportamento alterado, confusão mental	História de uso de drogas (maconha, haxixe, *crack*, cocaína, heroína etc.)
Quadros psiquiátricos	Ausência de aerofobia e hidrofobia, sintomas variados	Inespecífico, líquor normal. Comportamento psíquico alterado
Síndrome neuroléptica maligna	Hipertonia generalizada, fasciculações e sialorréia	Uso de neuroléptico(s) em grande quantidade, paciente psiquiátrico

amostras coletadas antes da morte. É uma técnica sensível, mas requer cuidados para evitar contaminação do material.

DIAGNÓSTICO DIFERENCIAL

Pela diversidade de sintomas que atualmente os casos de raiva têm apresentado, várias patologias devem ser lembradas como diagnósticos diferenciais da raiva, podendo ser divididas em infecciosas e não-infecciosas, conforme estão listadas a seguir (Tabelas 147.IX e 147.X)

Foi dado destaque a algumas patologias, que poderiam estar agrupadas em outras, como a encefalite herpética, entre outras encefalites virais, pois, nos Estados Unidos, houve um caso em que o diagnóstico laboratorial de raiva foi estabelecido após meses, estando o material coletado como suspeito de herpes-vírus.

Entre as patologias que causam síndrome de Guillain-Barré, foram destacadas a infecção por *Campilobacter*, que atualmente é o diagnóstico mais freqüente dessa síndrome, e a reação adversa à vacina contra a raiva de SNC de animais, do tipo Fuenzalida & Palácios modificada, utilizada até recentemente no país.

O acidente de trânsito também foi colocado à parte dos traumatismos cranianos, pois a maioria dos casos de raiva por transplantes de córnea ocorreu em doadores envolvidos em colisões de automóvel.

Foi incluída a síndrome neuroléptica maligna, pois recente caso suspeito de raiva no Estado de São Paulo (2006) deve-se provavelmente a este agravo.

Muitas destas patologias diferenciais encontram-se detalhadas em outros capítulos.

Deve-se perguntar aos pacientes sobre viagens a países com raiva epidêmica, visto que dois doadores responsáveis por casos de raiva por transplante de órgãos (EUA, 2004, e Alemanha, 2005) haviam viajado para a Ásia e provavelmente sofreram algum agravo para o qual não foi dada importância.

História natural da doença

O suscetível pode ser infectado pelo vírus rábico, mas depois devem ser adotadas as medidas de tratamento (local

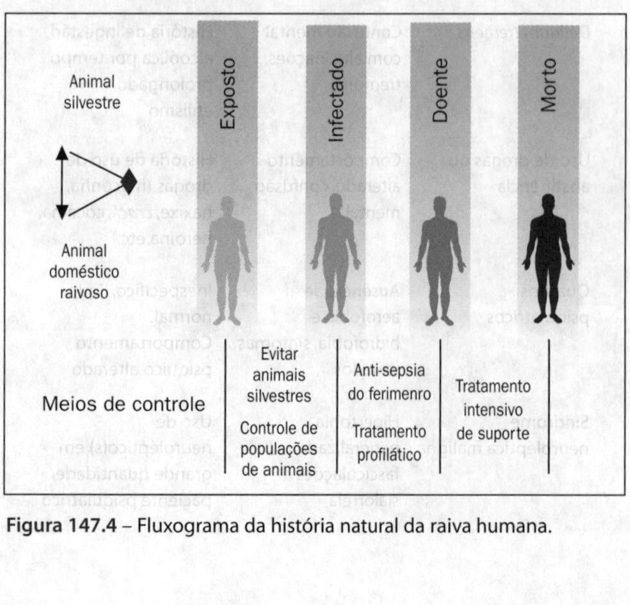

Figura 147.4 – Fluxograma da história natural da raiva humana.

e imunobiológicos) para que não se torne um caso de raiva, evoluindo para o óbito (Figura 147.4).

O entendimento da história natural da raiva é importante para que o tratamento profilático, após um agravo com mamífero, seja realizado de imediato, pois poderá não ser mais oportuno. Se o estabelecimento do tratamento for tardio, o paciente poderá estar no período de incubação ou iniciando o quadro clínico.

TRATAMENTO (PROFILAXIA DA RAIVA HUMANA)

A profilaxia da raiva humana será enfocada principalmente na pós-exposição, pois no esquema de pré-exposição (trabalho, lazer ou terceiro setor), não há procura pelos prontos-socorros para esta finalidade.

Solicita-se que, os que procurarem o PS para pré-exposição, sejam encaminhados ao Instituto Pasteur.

O paciente, que sofreu algum agravo (agressão ou acidente) por mamífero, deve ser avaliado para a indicação de tratamento/profilaxia pós-exposição (PET – *Post Exposure Treatment* ou PEP – *Post Exposure Prophylaxis*). Lembrar que a raiva só pode ser prevenida pela imunização, antes do vírus atingir o SNC.

A profilaxia é a conduta a ser adotada em uma pessoa que teve algum agravo com mamífero, caso haja a possibilidade, mesmo que remota, de risco da infecção pelo vírus da raiva. Não se pode deixar de efetuar o tratamento, sempre que se fizer necessário, mas não deve ser indicada a profilaxia desnecessariamente.

A avaliação do risco na profilaxia da raiva depende de vários fatores, abordados a seguir.

A) Espécie agressora

1. Animais domésticos de estimação (cães e gatos) – responsáveis pela maioria dos agravos (cães – 80 a 85% e gatos – 7 a 10%). No Estado de São Paulo, são considerados de médio risco, pois de 1998 a 2005 ocorreram apenas 33 casos de raiva em cães e gatos (variante de morcego). O conceito de área controlada ou não-controlada (raiva urbana) é baseado na circulação do vírus rábico em cão e gato (variante canina).
2. Animais domésticos de interesse econômico (ADIE) – são os outros animais domésticos, domésticos rurais, herbívoros domésticos ou silvestres: bovídeos (bois e búfalos), eqüídeos (cavalo, asnos e mulas), caprinos, ovinos e suínos (onívoros). No Estado de São Paulo, os agravos com esses animais representam de 2,5 a 5% dos atendimentos. São considerados de médio risco, conforme o local de ocorrência.
3. Silvestres terrestres (macacos, cachorros-do-mato, quatis, raposas, lobos, gambás etc.) – são considerados como de alto risco, mantendo o vírus da raiva quando a raiva urbana entre os animais de estimação se encontra controlada. Não deve ser estimulado o hábito de cativeiro (crime ecológico e inafiançável) e são freqüentes as agressões por macacos de pequeno porte como sagüis.
4. Morcegos (hematófagos e não-hematófagos) – são considerados de alto risco. Existem várias espécies de morcegos na América, de hábitos noturnos, suscetíveis ao vírus rábi-

co (ficam doentes com sintomatologia, podendo transmitir a doença). O hematófago agride humanos quando não encontra outra fonte alimentar disponível. Já os morcegos não-hematófagos provocam mordeduras quando são manipulados com a mão ou ao serem pisoteados, tanto intencionalmente como por acidente.

5. Roedores e lagomorfos urbanos e de criação (camundongos, ratos, ratazanas, hamsters, coelhos etc.) – são considerados de baixo risco, pois apesar de suscetíveis, seu comportamento, quando doentes, não é de atacar as pessoas, tendendo a permanecer em seus *habitats*. Mesmo quando há epizootia de raiva em cães e gatos, não são encontrados diagnósticos laboratoriais positivos para raiva nessas espécies.

B) Natureza da lesão

1. Contato indireto – fômites ou pelagem do animal.
2. Acidentes leves – ferimentos superficiais ou de pequena extensão, geralmente únicos, localizados em tronco, membros superiores (exceto mãos) e membros inferiores (exceto pés). Pode ser por mordeduras ou arranhaduras e também lambedura de pele com lesão(ões) superficial(ais) prévias.
3. Acidentes graves:
   a. Ferimento(s) de qualquer extensão ou profundidade no pólo cefálico (cabeça e face) e pescoço – pela proximidade com o SNC.
   b. Ferimento(s) na(s) mão(s) e pé(s) – pela maior quantidade de terminações nervosas (há documentos que citam apenas as polpas digitais e excluem os pés).
   c. Ferimentos profundos, múltiplos ou extensos, em qualquer região do corpo – pela possibilidade de maior inoculação do vírus rábico.
   d. Lambedura de mucosas (mesmo íntegras) – pois as mucosas são mais friáveis (face e região genital/ânus) e a lambedura em geral é extensa.
   e. Lambedura de pele com lesão(ões) grave(s) prévias – pela maior possibilidade de penetrar o vírus da raiva pela extensão.
   f. Ferimento profundo causado por unha de gato – pois os gatos têm o hábito de se lamber e o ferimento profundo, puntiforme, introduz o vírus e dificulta a assepsia.

C) Condição do animal e circunstância do agravo

A condição do animal está relacionada à sintomatologia. Como a raiva afeta o SNC, os suspeitos têm alteração nos hábitos e comportamento, que varia conforme a espécie e variante do vírus rábico.

A circunstância do agravo é importante, quando por cão ou gato, pois é comum por reação instintiva, como defesa da cria ou de território, maus tratos, se perturbados (dormir, comer ou beber), até carinho. Há cães adestrados para o ataque ou de índole mais agressiva. Por isso, quando o animal tem alguém que se responsabilize por ele, pela avaliação do estado sanitário, clínico e hábitos de vida, mesmo no agravo intenso, se o cão ou gato só sair acompanhado, pode-se optar apenas pela observação do animal.

No agravo por herbívoro, as pessoas costumam manipular o animal "engasgado" (pensam que o animal engoliu corpo estranho ou planta tóxica) ou "atolado" (pela paralisia das patas traseiras). Em função de um animal, cerca de 20 a 30 pessoas procuram atendimento, mas 5 a 6 pessoas são submetidas à profilaxia. No caso de agravo por mamíferos silvestres terrestres, por serem de alto risco e como existem muitas espécies de comportamentos desconhecidos, a circunstância não deve ser determinante na conduta.

A agressão por morcego hematófago no Estado de São Paulo se constitui raridade. A maioria dos agravos é com morcegos não-hematófagos que se encontram caídos, pois se chocaram contra muros ou paredes (perdem a capacidade de se desviarem de barreiras – ecossonorização) ou voaram durante o dia, que são sinais de alteração dos hábitos e comportamento. Se um adulto entrar em contato, sem proteção, com qualquer tipo de morcego, indica-se vacina e soro. Essa conduta deve ser a adotada, ao se encontrar morcego no ambiente onde há pessoas dormindo, embriagadas, drogadas, crianças e deficientes mentais.

No agravo por roedores e lagomorfos, na maioria das vezes não se indica a profilaxia da raiva, pois são roedores urbanos que agridem crianças sujas com restos alimentares ou adultos que tentam matá-los, assim como animais de criação quando importunados. Verificar se roedor urbano, animal silvestre (filhote de gambá ou furão) ou morcego, pois tais espécies são confundidas pela população. Para os roedores silvestres (preá, esquilo e outros), a conduta deve ser a mesma adotada para qualquer outro tipo de animal silvestre.

D) Área geográfica em que ocorreu o agravo

A situação da circulação do vírus da raiva na área geográfica é fator importante na conduta a ser adotada; e em muitos locais, por ausência ou deficiência na vigilância epidemiológica, a avaliação é difícil.

Área de raiva controlada – quando, de forma rotineira (distribuição no tempo e espaço) e por anos, são enviados materiais para diagnóstico laboratorial da raiva de cães e gatos (parâmetros qualitativos e quantitativos), não ocorrendo casos da doença. Desenvolve-se um bom programa de controle da raiva, com atividades de controle animal, execução de ações de vigilância epidemiológica, com percentual de pelo menos 80% de cães e gatos vacinados (estimativas adequadas das populações canina e felina), bloqueio de foco, apreensão de animais soltos, integração entre as áreas de controle animal e assistência médica etc.

Área de raiva não controlada – quando existe caso positivo em cão ou gato (área produtiva), ou quando a situação epidemiológica da circulação do vírus é desconhecida (área silenciosa). Nessas duas circunstâncias, o programa de controle da raiva limita-se, geralmente, à realização da campanha anual de vacinação contra a raiva e a vigilância epidemiológica requer implementação.

Essa classificação em áreas geográficas de raiva controlada e não-controlada (raiva urbana) está sendo revista e é baseada apenas na circulação do vírus da raiva em cães e gatos. Atualmente, o Estado de São Paulo encontra-se desde 1998 sem o registro de casos de raiva pela variante canina do vírus.

E) Observação do animal (cão ou gato)

Apenas no agravo (agressão ou acidente) pelo cão ou gato, o animal pode ser observado durante 10 dias, em virtude de se conhecer o período de transmissibilidade da raiva nestes. Em 70 a 80% dos agravos, é possível se realizar essa observação no animal, quando há uma pessoa que se responsabilize pelo cão ou gato.

F) Diagnóstico laboratorial

Sempre que for possível, deve ser encaminhado material (fragmentos do SNC) ao laboratório de diagnóstico de raiva. No entanto, não deve ser esperado o resultado de exame para se iniciar a profilaxia pós-exposição, em agravos com morcegos, eqüídeos, silvestres terrestres, qualquer animal com sintomatologia suspeita ou quando o resultado da imunofluorescência direta demorar mais de 48 horas.

G) História anterior de aplicação de vacina contra a raiva

Se o paciente anteriormente já tiver sido submetido à profilaxia da raiva humana, devem ser analisados todos os tópicos referidos anteriormente para se decidir sobre a necessidade de doses de vacina. A cada agravo que a pessoa for submetida, deve procurar por serviço de saúde e ser avaliada criteriosamente.

Condutas frente ao agravo por mamífero

1. Dispensa da profilaxia da raiva – não há necessidade da profilaxia da raiva humana, quando o contato for com fômites ou outra forma de contato indireto, pela ausência de risco. Podem ser dispensados de tratamento pós-exposição os pacientes que sofreram agravo por roedor ou lagomorfo urbano ou de criação.
2. Observação do cão ou gato – durante 10 dias, quando o animal não apresenta sintoma suspeito no momento da agressão, e se o acidente for leve (em geral provocado) a situação epidemiológica é de controle da variante canina do vírus rábico (em alguns casos, mesmo quando a lesão é grave). Se o animal permanecer sadio, encerra-se o caso. Se o cão ou gato desaparecer, tornar-se raivoso ou morrer, faz-se o tratamento completo.
3. Observação do cão ou gato e início da aplicação da vacina – iniciar a vacinação durante a observação animal de 10 dias (do momento do agravo). Se o paciente procurar de imediato o serviço, até o 10º dia terá recebido 3 doses de vacina (dias 0, 3 e 7). O número de doses aplicadas depende do momento da procura por atendimento (MS – 2 doses). Nos casos graves, na observação animal, inicia-se a sorovacinação.
4. Vacinação – esquema completo de 5 doses (dias 0, 3, 7, 14 e 28). Esse esquema apenas com a vacina é adotado, em geral, quando a natureza da exposição é leve (exceto morcego), mesmo por animal com sintomatologia suspeita de raiva, e quando o agravo é por cão ou gato que não pode ser observado (raivoso, desaparecido ou morto), por silvestre (inclusive domiciliado) ou por outro animal doméstico (rural).
5. Sorovacinação – esquema completo de cinco doses (dias 0, 3, 7, 14 e 28) + soro anti-rábico (heterólogo ou homólogo). Esse esquema de vacina + soro é adotado quando a exposição é grave, por cão ou gato que não pode ser observado (raivoso, desaparecido ou morto), por outro animal doméstico ou por silvestre (inclusive domiciliado), e também para todo agravo, mesmo leve, com morcego de qualquer espécie e quando não se sabe a circunstância (pessoa dormindo, embriagada, drogada, criança, deficiente mental e senil).
6. Reexposição – reforços de vacina em duas doses (dias 0 e 3), desde que anteriormente tenha recebido pré-exposição ou pós-exposição, com vacina tipo Fuenzalida & Palácios modificada (pelo menos 3 doses em dias alternados ou 5 em dias consecutivos) ou com vacina de cultura de células (pelo menos 3 doses). Não há necessidade de aplicação do soro anti-rábico, exceto imunocomprometidos e dúvida do tratamento anterior (Tabelas 147.XI, 147.XII, 147.XIII, 147.XIV, 147.XV, 147.XVI, 147.XVII, 147.XVIII, 147.XIX e 147.XX).

Tabela 147.XI – Imunobiológicos utilizados na profilaxia da raiva humana

Imunobiológico	Vacina contra a raiva	Soro anti-rábico
Característica	Antígeno rábico (vírus inativado)	Anticorpo anti-rábico (imunoglobulina)
Atuação	Estimula a produção de anticorpos anti-rábicos no organismo	São anticorpos anti-rábicos produzidos em outro organismo
Imunidade	Ativa	Passiva
Tipos	a) Produzida em tecido de SNC de animal – Fuenzalida & Palácios modificada b) Produzida em cultivo celular ou similar – HDCV, Vero, PDEV e embrião de pato	a) Produzido em animais (eqüídeos) – Soro anti-rábico heterólogo (SAR) b) Produzido em seres humanos – Imunoglobulina anti-rábica humana – HRIG

Tabela 147.XII – Características gerais de todas as vacinas contra a raiva humana

A vacina sempre deve ser com vírus inativado por raios ultra-violeta ou β-propiolactona
A dose de vacina independe da idade ou do peso do paciente
A via de administração deve ser intramuscular (IM), na pós-exposição (Brasil)
Local de aplicação: no músculo deltóide e em menores de 2 anos no vasto lateral da coxa
Não utilizar a região glútea, pois a resposta imune fica prejudicada pelo tecido adiposo

Tabela 147.XIII – Observações gerais para todos os tipos de vacina contra a raiva
Agitar o frasco/ampola antes de colocar na seringa para aplicação. Para as vacinas liofilizadas, após reconstituição, agitar o frasco antes de colocar na seringa
Conservação sob refrigeração, entre 2º e 8ºC, pois são vírus inativados (mortos). É a mesma recomendação dada às vacinas bacterianas (5ºC ± 3ºC)
As vacinas contra a raiva nunca devem ser congeladas, sejam na apresentação líquida ou liofilizada. O congelamento altera o produto, pode formar grumos e também diminuir a potência
Todas as etapas de transporte e armazenamento da rede de frio, desde sua fabricação até sua aplicação, devem estar devidamente controladas quanto à temperatura das vacinas
Nunca utilizar o mesmo local, seringa ou agulha para a aplicação da vacina contra a raiva e do soro anti-rábico, quando este for indicado
Toda vacina contra a raiva deve estar registrada no país, nas instituições competentes. Sua produção deve seguir critérios internacionais e também nacionais, quanto à potência, à inocuidade e à esterilidade
O laboratório produtor deve realizar controles internos em cada lote. Além dos controles internos, a vacina deve passar por análises externas, em instituição apta para a liberação de cada lote de vacina

Tabela 147.XIV – Características gerais das vacinas de cultivo celular
Infecção com vírus rábico fixo, diferente, dependendo do laboratório produtor e do tipo de cultivo celular
Potência mínima de 2,5 UI/dose, verificada pelo teste NIH
No caso da vacina de células Vero, há parâmetros da quantidade de DNA residual
O aspecto em geral é opalescente (após reconstituição ou quando líquida), e algumas têm cor rósea
Apresentação em geral sob a forma liofilizada, frasco de dose (produto liofilizado e ampola com diluente)
Dose de 0,5 ou 1 mL, dependendo do tipo de vacina e do laboratório produtor
Via de aplicação IM (intramuscular), constando nas bulas apenas esta via
A OMS recomenda esquemas (pré e pós-exposição) pela via ID (mais econômica), com menor volume
Nos esquemas econômicos (ID), além dos deltóides são utilizadas outras regiões anatômicas para aplicação
Não se aumenta o número de doses de vacina de cultivo celular quando é aplicado o soro anti-rábico

Tabela 147.XV – Orientações gerais quanto ao soro anti-rábico homólogo ou heterólogo
A utilização do soro anti-rábico é sempre na profilaxia da raiva humana pós-exposição. Sempre que é utilizado, deve ser concomitante à vacina contra a raiva e se esta é de CC, não há aumento no número de doses
Deve ser administrado até o 7º dia de tratamento (3ª dose de vacina de cultivo celular). Após, não há mais necessidade, a produção de anticorpos anti-rábicos próprios é suficiente
Não há indicação quando anteriormente a pessoa recebeu esquema de pré ou pós-exposição, com qualquer tipo de vacina. Exceto quando há dúvida no tratamento anterior ou em imunocomprometidos
Deve ser infiltrado na(s) lesão(ões) a maior quantidade possível que a região anatômica o permita. Se a quantidade for insuficiente, o produto deve ser diluído com soro fisiológico, para obter maior volume
O restante do produto deve ser aplicado pela via IM, podendo, conforme o volume, ser dividido em vários locais, como por exemplo, ambos glúteos, região mais alta, com menos tecido adiposo
Quando há necessidade de sutura e está indicado o soro anti-rábico, a infiltração do produto deve anteceder em pelo menos 1 hora, com pontos de aproximação
A aplicação do SAR ou HRIG nunca deve ser no mesmo local, mesma seringa ou mesma agulha que a vacina, pois os anticorpos anti-rábicos podem neutralizar parcialmente a atuação do antígeno (vacina)

Tabela 147.XVI – Características gerais do soro anti-rábico heterólogo
Por ser heterólogo, é produzido em outra espécie (não-humana), contém proteínas do animal (eqüídeos) estranhas ao homem e pode causar eventos adversos, tanto imediatos quanto tardios
A quantidade é de 40 U/kg de peso. Em geral, ampola com 5 mL (1 mL = 200 U), portanto uma ampola contém 1.000 U. Não existe dosagem máxima em U de SAR, apesar de algumas bulas referirem 3.000 U
Quantidade: peso x 40 U = total em U, dividido por 200 U = quantidade em 1 mL, dividido por 5 mL = nº de ampolas (Ex: 75 kg x 40 U = 3.000 U : 200 U = 15 mL : 5 mL = 3 ampolas). Cálculo prático: peso x 2 e dividir por 10 = quantidade em mL (Ex: 75 x 2:10 =15 mL) ou dividir o peso por 5 (75:5 = 15 mL)
O SAR deve ser mantido refrigerado (2 a 8º C) e não deve ser congelado. Quando existe sobra, deve ser colocado em seringa, pois o produto vem em ampola e, se não utilizado, desprezado ao final do dia
Atualmente esse soro é bem purificado, e não se deve deixar de utilizar o produto, quando indicado, por se temer as reações imediatas tipo edema de Glote (raras), mas sim aplicar o SAR com as devidas precauções
O teste de sensibilidade (muitos não recomendam mais), tem baixo valor preditivo (estudos e experiência), não é adequado para prever reações tipo anafiláticas e o próprio teste pode desencadear reações

Tipos de imunobiológicos

Na profilaxia da raiva humana podem ser utilizados dois tipos de imunobiológicos:

A) Vacina contra a raiva

Desde 1885 (quando Pasteur desenvolveu a vacina) até a década de 1960, as vacinas contra a raiva eram de tecido nervoso animal e depois vieram as de cultura de células e similares. Atualmente, estão sendo pesquisadas as obtidas pela engenharia genética.

A OMS recomenda a substituição das vacinas elaboradas em tecido nervoso animal pelas de cultura de células. O Estado de São Paulo em 2000 adotou essa diretriz, passando a utilizar vacinas de cultura de células Vero; e o Ministério da Saúde de setembro/2002 a março/2003 agiu da mesma forma para todo o país.

Tabela 147.XVII – Precauções na utilização do soro anti-rábico heterólogo

A aplicação do SAR deve ser em serviço de saúde que tenha condições de proceder os primeiros atendimentos para os casos de choque anafilático
Assegurar acesso venoso e condições para o pronto-atendimento: a) Assistência ventilatória. b) Medicamento – epinefrina (adrenalina 1:1000). c) Outros medicamentos (corticosteróides, broncodilatadores etc.).
Histórico do paciente sobre antecedentes de: a) Quadros anteriores de hipersensibilidade graves. b) Utilização de outros soros heterólogos (antitetânico, antiofídico, antiescorpiônico, antiaracnídeo etc.). c) Contato freqüente com eqüídeos, seja pela profissão ou por lazer.

Tabela 147.XVIII – Reações alérgicas ao uso de soro anti-rábico heterólogo (origem animal)

Tipo de reação	Tempo para aparecimento	Manifestações clínicas	Tratamento
Anafilática, pela presença de proteína estranha	Imediatamente ou em até 2 h	Dispnéia, cianose, edema de glote, urticária etc.	Adrenalina SC ou IM anti-histamínico corticosteróide
Outras alergias, início do complexo antígeno-anticorpo	1 a 7 dias	Urticária generalizada em local diferente da administração do soro, podendo ser acompanhada de linfoadenopatia e febre	Anti-histamínico corticosteróide (se necessário)
Doença do soro, depósito do complexo antígeno-anticorpo à proteína do cavalo	Após 7 dias	Vasculites e outras sufusões hemorrágicas Freqüente linfoadenopatia Dor, edema e hiperemia articular Alterações renais (glomerulares) com proteinúria e/ou hematúria	Antiinflamatório não-hormonal (AINH) Anti-histamínico Corticosteróide (se necessário)

Tabela 147.XIX – Pré-medicação via parenteral para a aplicação do SAR

	Crianças	Adultos
Antagonistas dos receptores H_1 da histamina:		
Maleato de dextroclorfeniramina	0,08 mg/kg	5 mg
Prometazina	0,5 mg/kg	50 mg
Antagonistas dos receptores H_2 da histamina:		
Cimetidina	10 mg/kg	300 mg
Ranitidina	1,5 mg/kg	50 mg
Corticosteróide:		
Hidrocorlisona	10 mg/kg	500 mg

Atenção: a aplicação do SAR 20 a 30 minutos deve ser feita após a aplicação da pré-medicação.

Tabela 147.XX – Características gerais do soro anti-rábico homólogo (HRIG)

Por ser um produto homólogo, ou seja, produzido em espécie humana, depende de doadores voluntários, cuja quantidade de plasma é menor; portanto, tem custo elevado
A quantidade necessária é de 20 U por kg de peso do paciente. A apresentação do produto depende do laboratório produtor, mas em geral são frascos com 2 mL e cada 1 mL contém 150 U
Cálculo HRIG: peso x 20 U = U total, dividindo por 150 U (1 mL) = quantidade em mL, dividindo por 2 mL (frasco) = quantidade de frascos (Ex: 75 kg x 20 U = 1.500 U: 150 U = 10 mL : 2 mL = 5 frascos)
Como os cálculos são complexos, pode ser disponibilizada uma tabela, com a quantidade de HRIG a ser aplicada, em mL, conforme o peso da pessoa
A HRIG deve ser conservada sob refrigeração (2º a 8ºC) e não deve ser congelada. Se existir sobra, como o produto encontra-se em frascos, com precauções de higiene, poderá ser conservado até a data de validade
Atualmente a imunoglobulina anti-rábica humana é produzida apenas por laboratórios multinacionais do setor privado, não existindo produção nacional em países latino-americanos

As vacinas de cultura de células são mais imunogênicas e menos reatogênicas. Os tipos de cultivos celulares são classificados como de células primárias (rim de hamster, rim de cão ou fibroblastos de embrião de galinha), de linhagens celulares diplóides (humanas ou de macaco *rhesus*) e de linhagens celulares contínuas (células Vero). A opção pela vacina de cultura de células Vero foi por ter registro no país e pelo preço.

Os eventos adversos são raros: com a HDCV (células diplóides humanas), há possibilidade de ocorrer uma hipersensibilidade ao fibroblasto humano, que pode se manifestar com miosite; com a PCEC (células de embrião de galinha) podem ocorrer manifestações alérgicas em pessoas que tenham alergia ao ovo de galinha; e com a utilização da vacina de células Vero (40.000 tratamentos/ano), conforme experiência no Estado de São Paulo (2000 a 2005), houve alguns casos com dor, sonolência e sintomas amenos, e também raros casos de doença do soro símile, provavelmente pela albumina utilizada no processo de liofilização.

B) Soro anti-rábico ou imunoglobulina anti-rábica

Soro anti-rábico heterólogo (SAR)

Na Tabela 147.XVIII encontram-se condensados os tipos, as manifestações e as condutas nas reações ao SAR.

O teste de sensibilidade, de preditivo baixo, se positivo, pode indicar maior probabilidade de reação.

No tratamento da reação precoce, interromper o SAR e administrar adrenalina aquosa 1:1.000 (SC ou IM), dose de 0,3 a 0,5 mL no adulto e 0,01 mL/kg em criança, podendo ser repetida a cada 5 ou 10 minutos.

Na crise asmatiforme, utilizar broncodilatadores inalatórios ou aminofilina por via parenteral.

Os corticosteróides (excepcional) e os anti-histamínicos não têm papel importante, mas podem ser utilizados. Retornar a aplicação do SAR após a remissão do quadro.

Pode ser utilizada pré-medicação, na tentativa de prevenir ou de atenuar reações imediatas, utilizando-se bloqueadores de receptores H_1 e H_2 da histamina e até corticosteróide (dose antiinflamatória).

Atenção: aplicar o SAR 20 a 30 minutos após a aplicação da pré-medicação.

Verificar a dosagem disponível e o tempo de atuação de cada medicação. Na Tabela 147.XIX, foi colocado o esquema via parenteral, pois há maior experiência clínica. Há outros bloqueadores H_1 (2ª geração, tipo loratadina, VO) mais potentes e que causam menos reações adversas.

Na área de moléstias infecciosas do HC-FMUSP, há um Centro de Referência de Imunobiológicos Especiais (CRIE), onde costuma-se ter disponível a imunoglobulina anti-rábica humana.

Caso não se disponha de HRIG ou medicação prévia, pode ser realizada a dessensibilização, com aplicação de SAR cada vez menos diluído. Como a dessensibilização é lenta, fica inviável na prática.

O paciente deve ser orientado a retornar, caso ocorra alguma manifestação tardia, pois a incidência de doença do soro não é desprezível. Favor contactar o Instituto Pasteur.

Soro anti-rábico homólogo (HRIG)

Um dos erros mais comuns em prontos-socorros é não realizar a sutura de ferimentos que poderão deixar repercussões estéticas e/ou funcionais, pelo fato de a sutura aprofundar o vírus. Mas em muitos desses casos não está indicada nem mesmo a vacina (animal observável em área controlada) ou quando esta é indicada, por tratar-se de ferimento grave, é possível a infiltração do SAR ou HRIG, antes da referida sutura.

Optou-se por colocar algumas tabelas com as principais informações gerais sobre o tratamento, quanto ao feri-

Tabela 147.XXI – Principais informações gerais sobre o tratamento

Conduta	Justificativa
1. Início da profilaxia o mais precoce possível	Para que o organismo possa produzir o mais rápido possível seus próprios anticorpos anti-rábicos
2. Tratar o paciente a qualquer tempo, quando houver indicação	Mesmo quando a procura for tardia, o tratamento deve ser feito (na prática, até 1 ano), pois há caso com período de incubação longo
3. Cão e gato vacinados não dispensam a profilaxia pós-exposição	O animal pode ter uma resposta imune insatisfatória, por problemas de conservação da vacina utilizada ou do próprio animal
4. Aplicação da vacina no braço, na região do músculo deltóide	A resposta imune é melhor. Em menores de 2 anos usar o vasto lateral (coxa). Não utilizar o glúteo por causa do tecido adiposo (pior resposta imune)
5. Soro anti-rábico sistêmico	Aplicar o restante do soro, após infiltração local, em região anatômica diferente da vacina para não causar interferência
6. Não indicar soro anti-rábico quando o paciente recebeu tratamento prévio	A resposta aos reforços da vacina é adequada, se o sistema imune foi ativado anteriormente. Não é contra-indicado, mas não é necessário
7. O soro pode ser aplicado em caso de dúvida de tratamento anterior	Quando o paciente não sabe se recebeu vacina contra a raiva e o caso requer uso de soro, deve ser utilizado
8. Utilizar o soro anti-rábico até o 7º dia de tratamento	Depois desta data (terceira dose da vacina de CC), não há mais necessidade, pois os próprios anticorpos são suficientes
9. Utilização de corticosteróides	Quando a dosagem for elevada, diminuir temporariamente ou tratar como imunodeprimido (soro anti-rábico e coleta de sorologia)
10. Pacientes com imunodeficiência por alguma patologia e/ou terapêutica	Como a resposta imune pode estar comprometida, pode-se utilizar soro anti-rábico, mesmo com tratamento prévio e coleta de sorologia
11. Presença de patologia e/ou alergia e/ou uso de medicamento	Não existe nenhuma contra-indicação para o estabelecimento da profilaxia da raiva em esquema de pós-exposição
12. Pacientes faltosos	Proceder à rápida convocação e reagendar as datas, de forma a não prejudicar a resposta imune (fichas organizadas por data)
13. Na interrupção, completar as doses prescritas	Não há necessidade de se iniciar nova série, se houver interrupção do tratamento. Na dúvida da resposta imune, colher sorologia
14. Tratamento completo	O tratamento não deve ser interrompido, pois a aplicação de todas as doses da vacina assegura a resposta imune adequada

mento e quanto ao animal responsável pelo agravo, no sentido de organizar os pontos mais importantes, mesmo que muitos deles já tenham sido referidos anteriormente.

Lembrar que a situação epidemiológica da raiva no Estado de São Paulo está sob controle, no que diz respeito ao vírus da raiva de variante canina (o último caso humano desta variante foi em 1997).

Tabela 147.XXII – Principais orientações quanto ao ferimento

Conduta	Justificativa
1. Lavagem com água e sabão	Rompe o envelope do vírus, destruindo o ácido nucléico
2. Desinfecção com álcool ou iodo	Rompe o envelope do vírus, destruindo o ácido nucléico
3. A mucosa deve ser lavada com água corrente ou soro fisiológico	Como não se pode usar sabão ou detergente na mucosa, a lavagem é para tentar eliminar o vírus
4. Apenas lavar o local com água e sabão em lambedura de pele íntegra	Remove o vírus (rompe o envelope viral) e como não existe porta de entrada, não há necessidade de tratamento
5. Apenas lavar o local de contato com utensílios contaminados	O vírus é sensível ao calor e luz solar, portanto não sobrevive no meio ambiente e se estiver viável, com a lavagem é removido
6. Infiltração do soro anti-rábico no(s) local(is) na maior quantidade possível	Tenta bloquear a proliferação e progressão do vírus da raiva no(s) local(is) onde foi inoculado (pode ser diluído se insuficiente)
7. A sutura não é recomendada e deve ser evitada	Aprofunda o vírus, mas deve ser realizada quando há possibilidade de comprometimento estético e/ou funcional
8. Sutura com pontos de aproximação não muito profundos	Se indicado o soro anti-rábico (homólogo ou heterólogo), infiltrar 1 hora antes de proceder a sutura, para neutralizar o vírus no local
9. Profilaxia anti-tetânica	Independentemente da conduta para a raiva, avaliar o ferimento e a situação vacinal contra o tétano, indicando profilaxia se necessário
10. Utilização de antimicrobianos	Avaliar extensão, localização da(s) lesão(ões) e características do paciente para verificar a necessidade de antimicrobianos
11. Utilização de antiinflamatórios e/ou analgésicos	Avaliar extensão, localização da(s) lesão(ões) e características do paciente para verificar a necessidade desses medicamentos

No entanto, cães e gatos continuarão a provocar agravos e os profissionais devem estar atentos para a correta avaliação de cada caso e para a necessidade de profilaxia da raiva humana pós-exposição.

Frente a um ferimento provocado por mamífero, além da raiva deve ser vista a possibilidade de tétano e infecções bacterianas secundárias. No nosso meio, não há estudos sobre os principais germes encontrados nesse tipo de ferimento, mas estudos em outros países referem que os principais são os citados na Tabela 147.XXIII.

Alguns fatores são considerados como de risco para a infecção desses ferimentos como: a) pacientes com mais de 50 anos; b) ferimentos puntiformes, pela dificuldade de limpeza; c) ferimentos em face, cabeça, pescoço e extremidades, pelo risco de atingir estruturas como tendões e ossos; d) demora em mais de 12 horas na procura por serviço de saúde; e e) pacientes imunodeprimidos ou com doenças crônicas (diabetes).

Conforme as circunstâncias, pode ser necessária a hospitalização para a administração de antibióticos por via parenteral. Verificar também as condições de vida e higiene, podendo, conforme o caso, encaminhar o paciente para retorno ao ambulatório do Instituto Pasteur, para curativo (Tabelas 147.XXIV e 147.XXII).

Abandono de tratamento e pacientes faltosos

Os serviços de saúde que fazem o atendimento aos pacientes que tiveram algum agravo com mamífero devem contar com profissionais treinados e vacina contra a raiva,

Tabela 147.XXIII – Bactérias encontradas em ferimentos por animais

Bactérias aeróbicas e facultativas	Bactérias anaeróbicas
Streptococcus alfa hemolítico – *Proteus mirabilis*	*Bacteroides* sp.
Streptococcus beta hemolítico – *Enterobacter cloacae*	*Bacteroides melaninogenicus*
Streptococcus gama hemolítico – *Pseudomonas fluorescens group*	*Bacteroides asaccharolyticus*
Staphylococcus aureus – *Acinobacillus actinomycetencomitas*	*Fusobacterium nucleatum*
Staphylococcus epidermidis – *Haemophilus aphrophilus*	*Leptotrichia buccalis*
Micrococcus luteus – *Chromobacterium* sp.	*Peptococcus prevotii*
Moraxella sp. – *Chromobacterium* M-5	*Peptococcus magnus*
Corynebacterium sp. – *Chromobacterium* EF-4	*Peptoestreptococcus* sp.
Bacillus sp. – *Chromobacterium* DF-2	*Veillonella parvula*
Pasteurella multocida	*Propionibacterium acnes* *Propiobacterium granulosum* *Eubacterium* sp.

Tabela 147.XXIV – Principais orientações quanto ao animal responsável pelo agravo

Conduta	Justificativa
1. Observação do animal durante 10 dias (válida apenas para cão e gato)	O período de transmissibilidade é em geral ao redor de 10 dias e antecede o aparecimento de sinais e sintomas suspeitos da raiva
2. Cão ou gato é suspeito se apresentar alteração brusca no comportamento	O animal não precisa ficar furioso, pode ficar até mais quieto, sentir dor, dificuldade para engolir e paralisia das patas traseiras
3. Avaliar cada caso de agravo por herbívoro e tratar, se necessário	Ao manipular o animal que se encontra engasgado ou atolado, a pessoa pode se infectar nos procedimentos sem proteção
4. Tratamento por agravo com mamíferos silvestres	Sempre deve ser indicado, mesmo se o animal é "domesticado" ou domiciliado, pois são espécies com aspectos científicos desconhecidos
5. Em agravo por morcego, sempre indicar soro + vacina (sorovacinação)	Independe do tipo de morcego, tempo decorrido e gravidade da lesão. Também se não ocorre em vigília, crianças e deficientes mentais
6. Não indicar tratamento em agravo por roedor/lagomorfo urbano/criação	Agravo por ratazana de esgoto, rato de telhado, camundongo ou porquinho-da-índia, hamster, coelhos etc. não necessita de profilaxia

devidamente conservada. O soro anti-rábico heterólogo deve ser aplicado em serviço que tenha condições de atender emergências.

O paciente deve ser conscientizado da importância de receber as 5 doses de vacina nos dias corretos (0, 3, 7, 14 e 28). O abandono é prejudicial para a coletividade e para o paciente, o qual poderá comentar sobre a desnecessidade de todas as doses. Organizar o fichário por data de retorno para rápida convocação (Tabela 147.XXV).

Para as doses subseqüentes, o paciente poderá ser encaminhado ao Instituto Pasteur (funciona todos os dias, inclusive final de semana e feriado/ponto facultativo, das 8 às 20 horas) ou ao CRIE do HC.

Não existem estudos ou recomendações internacionais para adaptação do esquema de vacinação, mas tendo como base a curva de anticorpos anti-rábicos pode ser recomendada a remarcação das datas.

Tabela 147.XXV – Orientação para o reagendamento das datas para aplicação da vacina de cultivo celular

As cinco doses de vacina devem ser administradas, preferencialmente, no período de 28 dias do dia 0
Nenhum esquema alternativo deve ser utilizado visando antecipar a aplicação das doses da vacina
As três primeiras doses ativam o sistema imunológico e devem ser aplicadas nos primeiros sete dias
Se o comparecimento for após a data agendada para a 2ª dose, agendar a 3ª dose com, no mínimo, 48 horas
A 4ª dose é aplicada quando a curva de anticorpos anti-rábicos encontra-se em ascensão
Deve ser respeitado um intervalo mínimo de quatro dias entre a 3ª e a 4ª doses
A 5ª dose desencadeia resposta tipo *booster* e deve ser administrada após 14 dias da 4ª dose

LEITURA ADICIONAL

1. American Academy of Pediatrics. Commitee on Infectous Diseases. 1997 red book: report of the Commitee on Infectious Diseases. 24. ed. Elk Grove Village; 1997. p.435-42.
2. Bolzan VL, Cunha RS. Vacinação anti-rábica. Pediatr Mod 1997; 33(8): 567-87.
3. Carrieri ML. Raiva humana: estudo documental a partir de dados do Instituto Pasteur de São Paulo 1970-1997. Tese de Mestrado – F.S.P./USP. São Paulo; 1998.
4. Costa WA. Aspectos práticos na presença da raiva humana. J Pediatr 1999; 75(supl. 1): S135-48.
5. Dietzschold B, et al. Rabdoviruses. In: Fields BN, et al. (editores). Fields virology. Philadelphia: Lipincott-Raven; 1996. v.1. p.1137-59.
6. Instituto Pasteur/Secretaria de Estado da Saúde. Profilaxia da raiva humana. 2. ed. rev. atual. São Paulo; 2000. (Manual Técnico 4)
7. Jackson AC, Wunner WH (editores). Rabies. San Diego Academic Press; 2002.
8. Kotait I. Raiva em morcegos em áreas urbanas no Estado de São Paulo. São Paulo: Boletim Epidemiológico Paulista – BEPA 2005 Ago; 2(20): 7-9.
9. Ministério da Saúde. Secretaria de Vigilância em Saúde. Guia de vigilância epidemiológica. Brasília: FUNASA; 2002. v.2. p.673-704.
10. Organización Panamericana de La Salud. Instituto Panamericano de Protección de Alimentos y Zoonosis. Guia para el tratamiento de la rabia en el hombre. Buenos Ayres; 1994. (Publicación Técnica, n.2.)
11. Organización Panamericana de La Salud. El control de las enfermedades transmisibles. 17. ed. Washington: OPS/OMS; 2001. p.527-39. (Publicación Cientifica y Técnica, 581.)
12. Plotkin SA, Rupprecht CE, Koprowski H. Rabies vaccine. In: Plotkin SA, Orenstein WA (editores). Vaccines. 3. ed. Philadelphia: WB Saunders Company; 1999. p.743-66.
13. Takaoka NY. Raiva. In: Marcondes E, Vaz FAC, Ramos JLA, Okay Y (coordenadores). Pediatria básica: pediatria clínica geral. 9. ed. v.2. São Paulo: Sarvier; 2003. p.167-77.
14. World Health Organization. Expert Committee on Rabies; eighth report. Geneva; 1992. (WHO Technical Report Series, n. 824.)
15. World Health Organization. Expert Consultation on Rabies; first report. Geneva, 2004. (WHO Technical Report Series, n. 931.)

Algoritmo 147.1 – Avaliação e conduta pós-exposição por agravo com mamífero

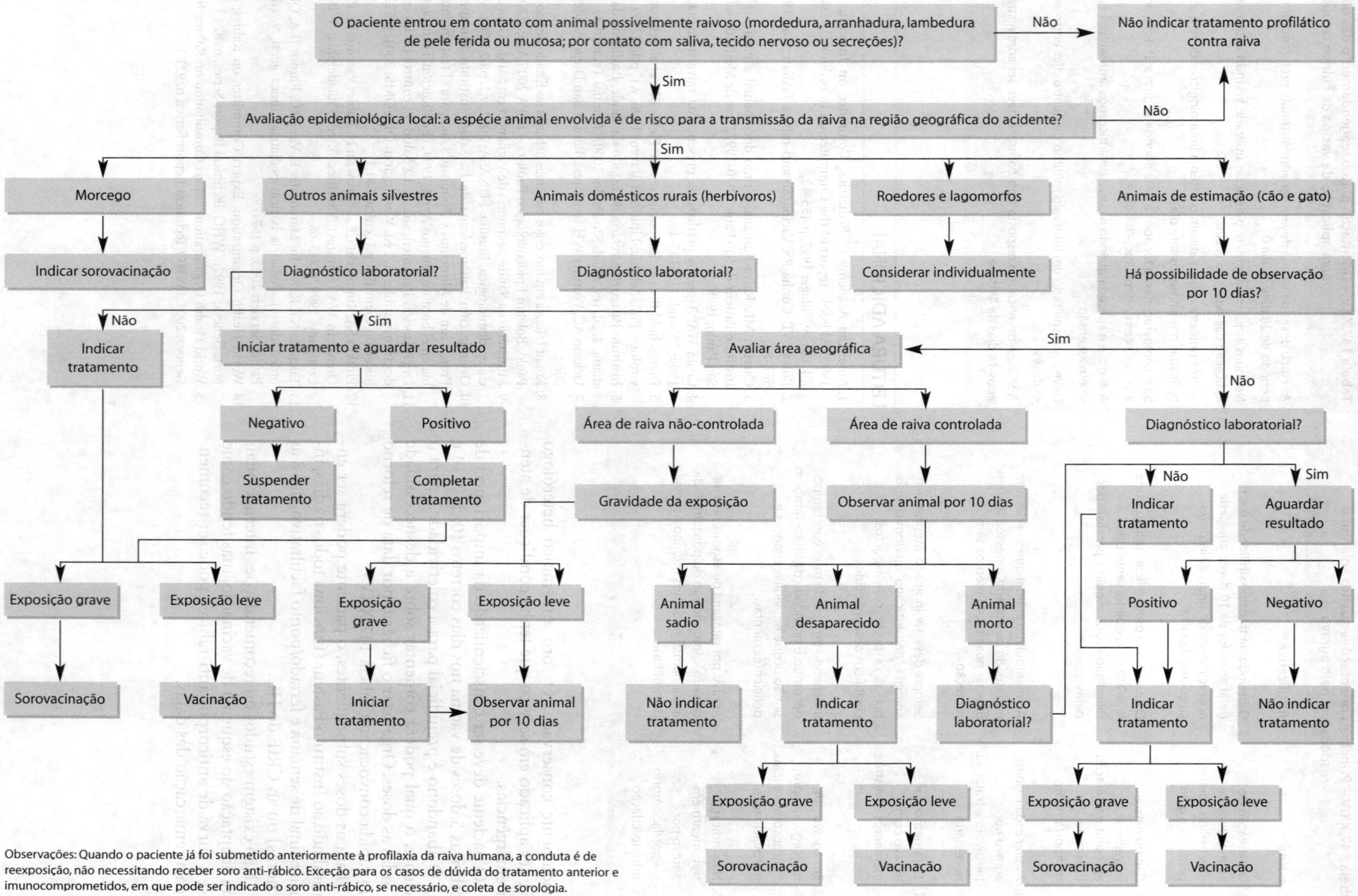

Observações: Quando o paciente já foi submetido anteriormente à profilaxia da raiva humana, a conduta é de reexposição, não necessitando receber soro anti-rábico. Exceção para os casos de dúvida do tratamento anterior e imunocomprometidos, em que pode ser indicado o soro anti-rábico, se necessário, e coleta de sorologia.

Doenças Transmitidas pela Mordedura ou Arranhadura de Cães e Gatos

CAPÍTULO 148

Maristela Freire

TÓPICOS IMPORTANTES

- Os acidentes com mordidas de cães e gatos são freqüentes, porém de pouca gravidade.
- Os cães são responsáveis pela maioria dos acidentes com mordida (de 80 a 90%), porém as mordidas de gatos infectam com mais freqüência (de 30 a 50%).
- Os agentes de infecções após mordedura de cães e gatos são bactérias da flora da cavidade oral do animal agressor e da pele da vítima; em geral, são infecções polimicrobianas.
- A bactéria mais encontrada em feridas infectadas é *P. multocida*; outros agentes freqüentemente são identificados como espécies de *Staphylococcus* e *Streptococcus*. Bactérias anaeróbias estão presentes em mais da metade dos casos de infecção.
- Os fatores de risco mais relevantes para infecção da ferida são: ferimento puntiforme, mordedura por gato, acometimento de osso ou articulação, lesão por esmagamento, acidente em mão ou pé, insuficiência linfática ou vascular local e paciente com algum tipo de imunodepressão.
- Nos casos de alto risco de infecção, pode ser instituída terapia profilática por 5 a 7 dias.
- Nos casos de infecção, o tratamento deve ser de 7 a 14 dias; nos casos de artrite séptica ou osteomielite, de 3 a 6 semanas.
- O antibiótico de escolha, tanto para profilaxia como para tratamento, é penicilina com inibidor de ß-lactamase ou cefalosporina de 2ª geração.
- O fechamento primário da mordida é desaconselhável, exceto em caso de prejuízo estético importante ou lesão com menos de 8 horas do acidente.
- O paciente deve ser avaliado segundo o risco de tétano e raiva, e deve ser instituída profilaxia adequada para as duas doenças.

INTRODUÇÃO E DEFINIÇÕES

Os acidentes relacionados à mordedura de cães e gatos correspondem a aproximadamente 2% dos atendimentos em unidade de emergência. Estima-se que mais de 80% dos casos são de pequena gravidade e não necessitam de atendimento médico, enquanto 4% necessitam de hospitalização.

Os dados relacionados a infecções por mordedura de animal são obtidos, em sua maioria, a partir de séries de casos. Com isso, um viés importante é criado, pois tanto a procura por assistência à saúde como os relatos de literatura são de casos mais graves, com maior risco de infecção ou infecção presente.

A gravidade dos casos pode variar de uma simples arranhadura a uma avulsão. A laceração é definida como uma dilaceração na carne, produzindo uma ferida de bordas irregulares. Uma avulsão é a retirada forçada da pele do tecido subjacente e/ou osso. A ferida puntiforme ocorre quando um objeto afiado penetra profundamente na pele, podendo, subseqüentemente, evoluir com um abscesso.

Na grande maioria dos casos (de 80 a 90%), o cachorro é o agente da mordedura e a vítima é uma criança do sexo masculino, com idade entre 5 a 9 anos. Entre as raças de cães, as três mais freqüentes são pastor alemão (50 a 60% dos casos), pit bull e rottweiler.

Os acidentes com cães são mais comuns em extremidades (mãos e pés). As lesões de face e pescoço são mais freqüentes em crianças pequenas. Os acidentes têm maior incidência no verão, principalmente no final da tarde e início da noite.

A taxa de infecção relacionada à mordedura de cachorro é de 4 a 25%, com vários fatores que aumentam seu risco (Tabela 148.I).

Os gatos são o segundo animal com mais acidentes relacionados e atingem uma população diferente quando comparados aos cachorros: mais mulheres de meia-idade, sendo metade das vítimas com mais de 20 anos.

A maioria dos acidentes com gatos é leve e ocorre em membro superior, com predomínio de arranhadura. Entretanto, a taxa de infecção relacionada é mais alta, em torno de 30 a 50%. Isso ocorre porque, apesar da mordida ser

Tabela 148.I – Fatores de risco para infecção da ferida

Fatores relacionados à ferida	Fatores relacionados ao paciente
Ferida em mão, pé, face e escalpe	Idade > 50 anos
Acometimento de osso e articulações	Imunodepressão
Ferida puntiforme	Alcoolismo
Lesão com esmagamento	DM
Mordida de gato	Insuficiência renal crônica
	Doença vascular ou do sistema linfático no local da ferida

mais fraca quando comparada à do cachorro, os dentes do gato são mais afiados, provocando ferimentos profundos que podem atingir osso e articulação e evoluir com artrite e osteomielite.

ETIOLOGIA E FISIOPATOLOGIA

As infecções pós-mordedura de cães e gatos são normalmente polimicrobianas, com 3 a 5 bactérias isoladas e presença freqüente de bactérias anaeróbias (56%).

Os microrganismos que causam infecção são provenientes da cavidade oral de cães e gatos e da flora da pele do paciente (Tabelas 148.II e 148.III). A *Pasteurella* é o agente mais freqüentemente isolado em infecções decorrentes de mordida de cães e gatos. Os outros agentes comumente isolados são *Staphylococcus, Streptococcus, Moraxella, Corynebacterium* e *Neisseria* spp. *S. aureus* e *S. mitis* são os mais freqüentes isolados dos respectivos gêneros.

Apesar de freqüentes, as bactérias anaeróbias raramente são as únicas isoladas. As bactérias mais comuns são *Fusobacterium, Bacterioides, Porphyromonas* e *Prevotella.*

Infecções bacterianas específicas relacionadas à mordedura

Pasteurella multitocida

A *P. multitocida* é uma bactéria aeróbia facultativa, cocobacilo Gram-negativo. É o agente mais encontrado em infecções pós-mordedura de gato (50%), mas também é isolada em feridas por mordedura de cachorro (20 a 50%). Essa diferença de incidência deve-se tanto a maior taxa de colonização do gato (cerca de 80 a 90%) como ao tipo de lesão produzida pela mordida (em gato, a mais comum é puntiforme) e também às subespécies que colonizam a cavidade oral do gato, que é mais virulenta. Um agente usualmente associado às infecções por *Pasteurella* é o *S. aureus*. As infecções costumam evoluir mais rapidamente que por outros agentes, com início em até 3 horas do acidente em 47% dos episódios.

Os locais mais comuns de infecção são pele e tecido subcutâneo. Os sintomas iniciam-se com inflamação, edema e calor local. A linfadenopatia periférica pode ocorrer em 30 a 40% dos casos. A secreção da ferida ocorre em 20 a 40% dos casos e pode ser serossanguinolenta ou purulenta. Febre pode estar presente em 20% dos casos. As complica-

Tabela 148.II – Bactérias isoladas de feridas por mordedura de cachorro

Aeróbias		Anaeróbias
Aeromonas hydrophilic	*Klebisiella* sp.	*Actinomyces* sp.
Acinetobacter sp.	*Micrococcus* sp.	*Bacterioides* sp.
Actinobacillus sp.	*Moxarella* sp.	*Eubacterium* sp.
Bacillis sp.	*Neisseria* sp.	*Fusobacterium* sp.
Brucella canis	*Pasteurella multocida*	*Leptotrichia bacillus*
Capnocytophaga canimorsus	*Proteus mirabilis*	*Peptococcus* sp.
Chromobacterium sp.	*Pseudomonas* sp.	*Porphyromonas*
Corynebacterium sp.	*Staphylococcus aureus*	*Prevotella* sp.
Eikenella corrodens	*Staphylococcus epidermidis*	*Propionibacterium*
Enterobacter cloacae	*Staphylococcus* sp.	*Veillonella*
Enterococcus sp.	*Streptococcus* α*-hemolitico*	
Escherichia coli	*Streptococcus* β*-hemolitico*	
Haemophilus aphrophillus		

Tabela 148.III – Bactérias isoladas de feridas por mordedura de gato

Aeróbias ou facultativas	Anaeróbias	Patógenos raros
Acinetobacter sp.	*Bacterioides* sp.	*Afipia felis*
Capnocytophaga canimorsus	*Fusobacterium nucleatum*	*Blastomicose*
Corynebacterium sp.	*Porphyromonas* sp.	*Francisella tularensis*
Enterobacter cloacae	*Prevotella* sp.	Praga
Neisseria sp.	*Propionibacterium* sp.	Raiva
Pasteurella multocida		*Sporotrichia* sp.
Staphylococcus aureus		
Staphylococcus epidermidis		
Streptococcus sp.		

ções mais freqüentes são abscessos e tenossinovites e, menos comumente, osteomielite e artrite séptica.

A subespécie mais freqüentemente isolada após mordedura de cachorro é a *P. canis* e, em gatos, a *P. multocida* ou *septicum*.

Outros locais de infecção são: sistema nervoso central (meningite é mais comum), septicemia, endocardite, infecções de trato respiratório, infecções intra-abdominais e do trato geniturinário.

Quando o paciente apresenta bacteriemia, a mortalidade pode chegar a 30% e normalmente está associada a pacientes com doenças de base, como cirrose, *diabetes melitus* (DM), artrite reumatóide, neoplasia ou uso de drogas imunossupressoras.

Bartonella henselae (doença da arranhadura do gato – DAG)

A infecção causada por *B. henselae* pode ocorrer depois de mordida ou arranhadura por gato, cachorro ou macaco. Outros agentes já foram descritos como causadores de DAG, como *Afilia felis* e *B. clarridgeiae*.

A relação epidemiológica mais importante é com o gato. Os eritrócitos desse animal são reservatórios de espécies de *Bartonella*, e a *B. henselae* é comumente encontrada no sangue de gatos e outros felinos. As pulgas (*C. felis*) são os vetores na transmissão da infecção entre felinos, mas seu papel na transmissão para humanos ainda é incerto.

A DAG é uma zoonose relativamente comum e 10% dos casos necessitam de internação. Esta é uma doença de ocorrência mundial, acometendo principalmente a faixa etária inferior a 21 anos.

A apresentação clássica da doença ocorre em 90% dos casos e é caracterizada por uma linfadenite subaguda regional freqüentemente precedida por uma lesão primária no local da inoculação. O período de incubação é de 3 a 10 dias, com a linfadenite ocorrendo de 1 a 7 semanas.

Em 1/3 dos casos, o paciente apresenta sintomas sistêmicos como febre, mal-estar, fadiga, sudorese noturna, *rash* transitório, cefaléia e dor de garganta. Leucocitose discreta e aumento da velocidade de hemossedimentação podem ocorrer.

Mais da metade dos casos tem somente um linfonodo acometido, 20% têm múltiplos linfonodos da mesma cadeia e 1/3 tem o acometimento de várias cadeias.

O quadro clínico se resolve espontaneamente em 2 a 4 meses, e a antibioticoterapia tem um papel questionável.

Aproximadamente 10% dos pacientes desenvolvem manifestações extranodais, denominadas formas atípicas da doença, que incluem: síndrome oculoglandular de Parinaud, encefalite, neurorretinite, endocardite, eritema nodoso, hepatite, nódulos pulmonares, abscessos hepático e esplênico, artrite e osteomielite.

A síndrome oculoglandular de Parinaud é uma conjuntivite granulomatosa autolimitada, usualmente com linfadenite ipsilateral pré-auricular.

A encefalite ocorre em 2 a 4% dos casos, com predomínio em adolescentes. Apresenta déficits neurológicos transitórios e tem resolução em semanas ou meses. O líquido cefalorraquidiano apresenta elevação de proteína e leucócitos com predomínio de linfócitos.

A neurorretinite manifesta-se pela perda da acuidade visual, geralmente unilateral, algumas vezes precedida por um quadro influenza-*like* e/ou linfadenopatia unilateral. O principal achado no exame físico é edema de papila com exsudato macular em forma de estrela. O edema do disco óptico é o segundo achado mais comum. A acuidade visual pós-infecção é semelhante entre casos tratados e não-tratados.

A endocardite e infecções associadas à bacteremia são mais freqüentes em pacientes imunocomprometidos. O período de incubação pode variar de 3 a 38 dias, com aparecimento súbito de febre e calafrio; no entanto, uma proporção dos pacientes (17%) pode apresentar um quadro subagudo sem febre. Os fenômenos embólicos ocorrem em 43% dos casos e 57% dos pacientes possuem doença valvar prévia.

Sintomas inespecíficos, como cefaléia, vertigem, dor retro-ocular, conjuntivite, artralgia, hepatoesplenomegalia e mialgia, podem acompanhar a doença.

O tratamento de escolha para DAG é cloranfenicol 2 g/dia por pelo menos 7 dias. Outras opções terapêuticas são ciprofloxacino, doxaciclina, eritromicina, ampicilina ou sulfametoxazol-trimetoprim.

Capnocytophaga canimorsus

Esta bactéria é parte da flora normal da cavidade oral do cachorro e pode ser agente de infecção após mordedura. É um bacilo Gram-negativo, fastidioso, de crescimento lento (mais de 1 semana), pertencente ao grupo DF2 dos *Capnocytophagas* spp.

Em pacientes asplênicos, alcoólatras ou outros tipos de imunocomprometidos, um quadro de meningite rapidamente progressiva, associada ou não a sepse, bacteremia, púrpura e coagulação intravascular disseminada, pode ocorrer.

A meningite é clinicamente indistinguível das outras meningites bacterianas, e a média de apresentação após a mordedura é de 7 dias (variando de 2 a 14 dias).

A colonização não-usual da flora da cavidade oral do cachorro (8 a 25%) pode explicar em parte a raridade da infecção. Além disso, esta é uma bactéria de difícil isolamento e sensível à maioria dos antibióticos usados para tratamento de meningite bacteriana, como penicilinas e cefalosporinas.

A mortalidade associada à meningite por este agente é baixa, em torno de 5%.

Streptobacillus moniliformis (febre da mordedura do rato)

Esta zoonose é normalmente transmitida para o homem por ratos e, menos freqüentemente, por animais predadores de ratos que se tornam transitoriamente colonizados.

O *S. moniliformis* é um Gram-negativo altamente pleomórfico, fastidioso e de difícil isolamento. O período de incubação pode ser de 3 dias a 3 meses, sendo mais comum por menos de 7 dias. Muitos pacientes apresentam inicialmente um quadro sintomático de vias aéreas superiores.

A doença sistêmica é caracterizada por febre intermitente, *rash* migratório, cefaléia, náuseas, vômitos e mialgia severa. A poliartralgia progressiva tanto de pequenas como grandes articulações ocorre em 50% dos casos e a persistência do microrganismo no espaço articular pode ser de até 3 meses, mesmo após seu clareamento sistêmico.

O *rash* pode ser petequial, purpúrico ou maculopapular. O mais característico são vesículas hemorrágicas dolorosas e quentes à palpação, predominantemente nas extremidades (mãos e pés).

Quando não tratada, a mortalidade da doença é de 13%. A droga de escolha para tratamento é a penicilina. Outros antimicrobianos com atividade contra *S. moniliformis* são cefalosporinas, carbapenêmicos, aztreonam, clindamicina, eritromicina e vancomicina.

ACHADOS CLÍNICOS

A apresentação clínica pode ser dividida em dois grupos de pacientes: aqueles que procuram atendimento médico após 8 a 12 horas do acidente, com a preocupação de contrair raiva ou outras doenças infecciosas, pela gravidade da lesão ou pela ferida não apresentar sinais evidentes de infecção, e aqueles que procuram atendimento após 12 horas do acidente, apresentando sinais e sintomas evidentes de infecção.

Os quadros de infecção tendem a ocorrer entre 24 e 36 horas do acidente, e apresentam-se com dor local, celulite, drenagem de secreção purulenta e/ou com odor fétido e, menos comumente, com adenopatia e febre.

EXAMES COMPLEMENTARES

Os principais exames complementares nos casos de infecção por mordedura de cães e gatos são: avaliação radiológica na suspeita de acometimento ósseo ou articular e coleta de culturas na suspeita de infecção.

As culturas devem ser colhidas da porção mais profunda da lesão antes da manipulação, mas depois da descontaminação tópica, realizada com irrigação abundante de soro fisiológico e limpeza com solução degermante.

Nos casos de suspeita de infecção por *Bartonella* spp. (DAG), a confirmação do diagnóstico clínico pode ser por teste sorológico ou PCR do tecido ou linfonodo acometido.

A *Bartonella* é uma bactéria fastidiosa e o diagnóstico é normalmente realizado por sorologia, mais comumente por detecção de anticorpo por imunofluorescência indireta.

Apesar da reação cruzada entre as espécies, com uma história compatível, um título de IgG ≥ 1:50 é sugestivo de doença aguda e ≥ 1:800, de endocardite. O teste de Western-blot pode ser utilizado para o diagnóstico diferencial entre as duas principais espécies: *B. henselae* e *B. quintana*.

Vários estudos de soroprevalência identificam uma positividade de 3 a 6% entre indivíduos saudáveis, sugerindo que a doença primária pode ser assintomática. Portanto, a positividade de apenas uma sorologia deve ser avaliada com cuidado. O PCR também pode ter problemas de sensibilidade e especificidade.

O diagnóstico histológico é feito pelos achados de infiltrado inflamatório não-específico com granuloma e necrose estrelada. O bacilo é demonstrado pelas colorações de Dieterle, Warthin-Starry ou Steiner.

DIAGNÓSTICO DIFERENCIAL

O diagnóstico diferencial mais importante é necessário para as doenças específicas relacionadas à mordedura de cães e gatos, em especial a DAG.

As doenças que podem ter uma apresentação semelhante à DAG são: infecção por micobactéria não-tuberculosa, tularemia, praga, brucelose, sífilis, esporotricose, histoplasmose, toxoplasmose, síndrome da mononucleose, linfoma ou outras neoplasias.

TRATAMENTO

Manejo da ferida

Devem fazer parte da anamnese: características da vítima em relação a fatores de risco para imunossupressão, como DM, uso crônico de álcool, imunossupressores, transplantes e doenças do tecido conectivo, além de insuficiência vascular e linfática; antecedente de alergias; sinais e sintomas desenvolvidos após o acidente; *status* de imunização para tétano e raiva; circunstâncias do acidente; tempo entre o atendimento e o acidente; características do animal, como saúde e origem.

No exame físico, avalia-se: extensão da lesão, tecidos acometidos, envolvimento de articulações ou ossos, necessidade de sutura por razões estéticas e características da lesão que aumentem o risco de infecção, como lesões puntiformes, com esmagamento ou grande grau de sujidade (ver Tabela 148.I).

As feridas abertas devem ser limpas com volumosa quantidade de solução salina. Lesões em crânio com fratura de calota têm mais risco de infecção de sistema nervoso central e formação de abscesso.

Em casos de acometimento de mãos e pés ou traumas graves com acometimento de tendões, articulação ou osso, solicitar avaliação do ortopedista. Em casos de lesão em face, solicitar avaliação do cirurgião plástico. Em casos de edema, elevar o membro para facilitar a drenagem.

Colher cultura da ferida, se houver suspeita de infecção. Avaliar o risco de infecção pelo vírus da raiva levando em consideração a gravidade do acidente e as características do animal agressor. Avaliar o risco de tétano segundo o *status* vacinal da vítima e as características da lesão.

Uma reavaliação em 24 horas geralmente é necessária para os casos de moderada gravidade ou lesões puntiformes. A hospitalização geralmente é necessária em casos de acometimento de mão, face, lesões graves, celulite extensa ou acometimento de articulações ou osso.

Avaliação cirúrgica

Todas as lesões devem sofrer desbridamento para retirada de material necrótico ou tecido desvitalizado.

As lesões com mais de 8 horas do acidente, lesões em mãos ou lesões infectadas não devem ser fechadas. Lesões em face com mais de 24 horas devem ser avaliadas e deve-se considerar o risco/benefício da sutura primária. Quando a opção for pelo fechamento da ferida, deve ser deixado um pertuito para drenagem.

As lesões puntiformes profundas devem ser abertas cirurgicamente e o fechamento deve ser por segunda intenção sempre que possível.

Antibioticoprofilaxia

A antibioticoprofilaxia é justificada pelo conceito de que a mordida não pode ser considerada um trauma limpo; portanto, mais que profilaxia, sugere-se o tratamento preemptivo dos casos com alto risco de infecção.

A eficácia da antibioticoprofilaxia está diretamente relacionada à precocidade com que o antibiótico alcança a concentração tecidual adequada na ferida, idealmente até 3 horas do acidente. Portanto, sugere-se que a dose inicial seja aplicada via parenteral.

A maioria dos estudos desenhados para provar a eficácia do antibiótico profilático após mordedura de animais teve um número pequeno de casos e falhou em identificar proteção. Mesmo nos casos das metanálises, não existe comprovação em literatura que justifique o uso profilático, nem quando avaliados apenas grupos de maior risco, como mordeduras por gato, feridas puntiformes ou lesões em mãos. Um estudo que comparou oxacilina e placebo para mordedura de gato identificou um efeito protetor do antibiótico (67% infecção *versus* 0% – $p < 0,05$). No entanto, o número de pacientes que completou o estudo foi pequeno (11 pacientes) e 75% dos casos de infecção foram por *Pasteurella multocida.*

Portanto, o antibiótico profilático pode ter algum benefício apenas nos casos de maior risco de infecção, considerando o animal agressor e as características da lesão. Os casos com maior benefício são de pacientes imunocomprometidos, esplenectomizados, etilistas, cirróticos ou diabéticos ou em lesões que acometam mãos, pés, cartilagem, osso, articulação ou lesões profundas. Quando indicado, deve ser realizado por 5 a 7 dias, com seguimento rigoroso dos pacientes e avaliação clínica precoce.

Como a maioria das infecções evolui nas primeiras 24 horas, o antibiótico é contra-indicado para pacientes que procuram o serviço de saúde após este período e não apresentam sinais de infecção na ferida.

Antibioticoterapia empírica

A antibioticoterapia empírica deve ser direcionada para microrganismos presentes na cavidade oral do animal agressor ou na pele da vítima. Portanto, para mordeduras de gatos e cachorros, deve-se direcionar a cobertura antimicrobiana para *S. aureus*, *Streptococcus* sp., *P. multocida* e anaeróbios.

Na maioria dos casos, a antibioticoterapia pode ser via oral, preferindo-se que a dose inicial seja parenteral. O tempo de tratamento deve ser de 7 a 14 dias e de 3 a 6 semanas nos casos de osteomielite ou artrite séptica.

As indicações para hospitalização são: sepse, febre, edema ou tecido desvitalizado em moderada quantidade, aumento da área de celulite durante tratamento, envolvimento de osso, tendão, articulação ou nervo, falência de tratamento ambulatorial e paciente imunodeprimido.

O antibiótico recomendado é a associação amoxicilina/clavulanato. Regimes alternativos para pacientes alérgicos à penicilina são clindamicina com ciprofloxacino, sulfametoxazol/trimetoprim, tetraciclinas, cefalosporinas de 2ª e 3ª geração. A monoterapia com eritromicina, clindamicina e cefalosporinas de 1ª geração é desaconselhável, dada a pouca atividade contra *P. multocida.*

LEITURA ADICIONAL

1. Morgan M, Palmer J. Dog bites. BMJ 2007; 413-7.
2. Taplitz RA. Managing bite wounds. Postgrad Med 2004; 116(2).
3. Goldstein EJC. Bites. In: Mandell GL, Bennett JE, Dolin R. Principles and practice of infectious diseases. 6. ed. Philadelphia: Elsevier Churchil Livingstone; 2005. p.3552-6.
4. Westtling K, Farra A, Cars B, Ekblom AG, Sandstedt K, Settergren B, et al. Cat bite wound infections: a prospective clinical and microbiological study at three emergency wards in Stockholm, Sweden. J Infect 2006; 403-7.
5. Elliott SP. Rat bite fever and Streptobacillus moniliforms. Clin Microbiol Rev 2007; 13-22.
6. Boer MGJ, Lambregts PCLA, Van Dam AP, Wout JW. Meningitis caused by Capnocytophaga canimorsus: when to expect the unexpected. Clin Neurol Neurosurg 2007; 393-8.
7. Gouriet F, Lepidi H, Habib G, Collart F, Raoult D. From cat scratch disease to endocarditis, the possible natural history of Bartonella henselae infection. BMC Infect Dis 2007; 7: 30.
8. Slater LN, Welch DF. Bartonella, including cat-scratch disease. In: Mandell GL, Bennett JE, Dolin R. Principles and practice of infectious diseases. 6. ed. Philadelphia: Elsevier Churchil Livingstone; 2005. p.2733-48.
9. Nakamura Y, Daya M. Use of appropriate antimicrobials in wound management. Emerg Med Clin N Am 2007; 159-76.
10. Medeiros I, Saconato H. Antibiotic prophylaxis for mammalian bites (review). Cochrane Database of Syst Rev 2001; CD001738.

Algoritmo 148.1 – Mordedura de cães e gatos

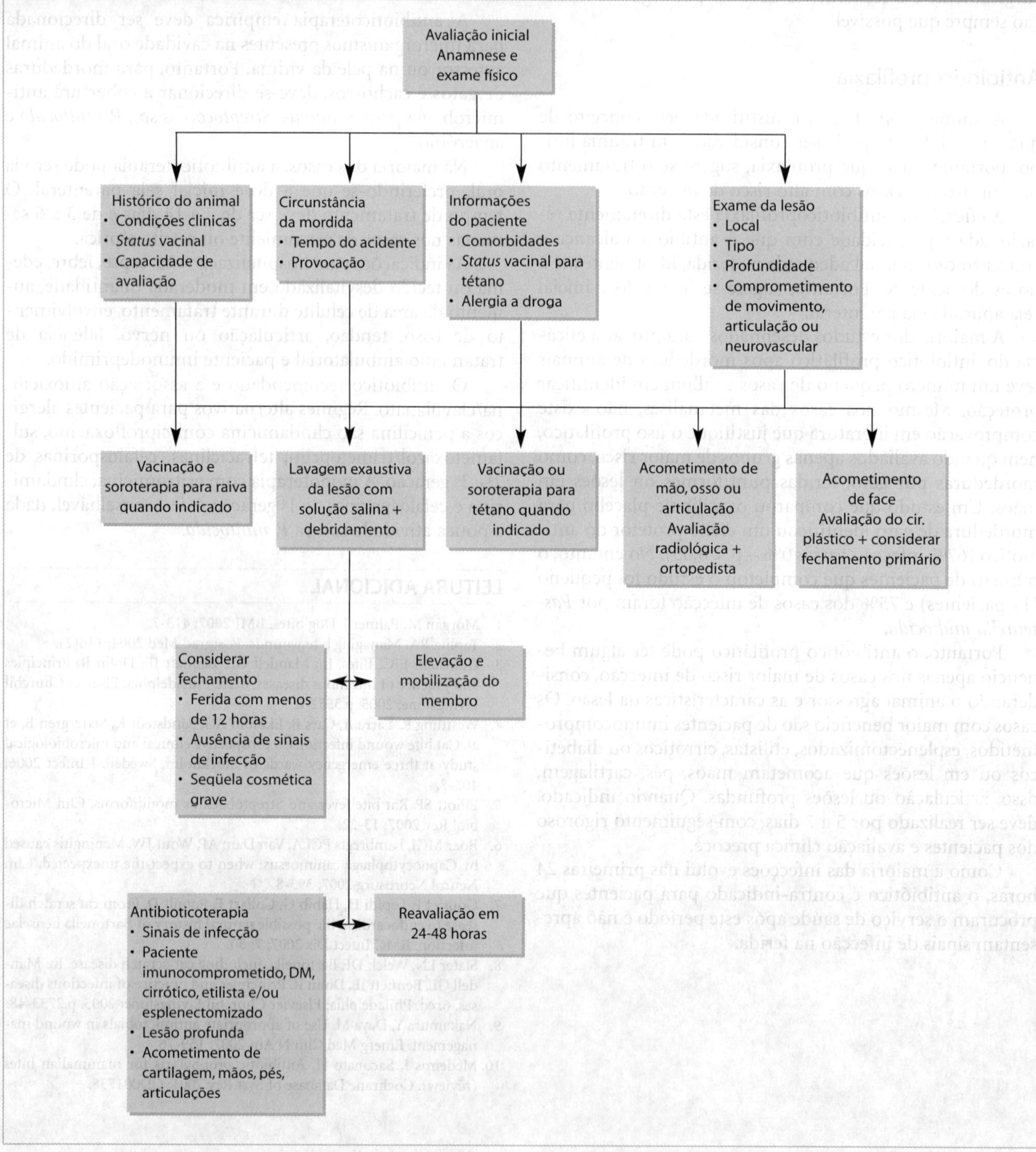

SEÇÃO

VI

Emergências Cirúrgicas Não Relacionadas ao Trauma

Coordenadores
Miguel Srougi
Eduardo Mazzucchi
Renato Sérgio Poggetti
Ricardo Aun

Complicações da Cirurgia Bariátrica

CAPÍTULO 149

Rafael Melillo Laurino Neto

TÓPICOS IMPORTANTES

- A obesidade vem aumentando em incidência no mundo.
- Cirurgia é o tratamento mais efetivo para a obesidade em graus avançados.
- Todas as modalidades cirúrgicas podem desenvolver complicações.
- Apesar da profilaxia, existe risco alto para a ocorrência de TVP/TEP em toda cirurgia bariátrica.
- As deiscências das linhas de grampeamento ou anastomoses são as complicações cirúrgicas mais temidas e apresentam alta mortalidade.
- A causa mais comum de obstrução intestinal no indivíduo operado são as hérnias internas.
- As impactações alimentares, apesar de comuns, são pouco graves e podem ser resolvidas por endoscopia.
- Os problemas com as incisões são freqüentes e passíveis, na maioria dos casos, de tratamento conservador.
- O aparecimento de cálculos biliares e as suas complicações são comuns durante o emagrecimento.
- Todas as operações podem levar a desnutrição protéica se o indivíduo operado não for bem orientado quanto às suas necessidades alimentares.
- Metade dos indivíduos operados desenvolvem deficiência nos estoques de ferro a longo prazo no pós-operatório.

INTRODUÇÃO E DEFINIÇÕES

Dados da OMS revelam que em 2003 havia 300 milhões de indivíduos adultos obesos no mundo. Segundo o IBGE, em sua Pesquisa de Orçamentos Familiares, no período de 2002 a 2003 a prevalência de obesos na população brasileira com idade superior a 20 anos atingia 8,9% dos homens e 13,1% das mulheres.

Utilizando como parâmetro o índice de massa corpórea (IMC), consideram-se obesos os indivíduos com IMC > 30 kg/m^2 e obesos mórbidos aqueles com IMC > 40 kg/m^2.

A cirurgia é considerada atualmente o melhor tratamento para indivíduos obesos com IMC > 40 kg/m^2 ou com > 35 kg/m^2 e que apresentem formas graves de doenças associadas, porém reversíveis, ou mais facilmente controláveis com a perda de peso, como diabetes, hipertensão arterial e artrites, por um tempo superior a dois anos, já tendo sido submetidos a tratamento medicamentoso orientado por médico.

As operações bariátricas dividem-se em três categorias:

- Restritivas.
- Disabsortivas.
- Mistas.

As operações restritivas são representadas pela banda gástrica ajustável e pelas gastroplastias verticais do tipo "Mason" e suas variantes.

As operações disabsortivas puras representadas pelas derivações jejunoileais e jejunocólicas, muito usadas no passado, caíram em desuso atualmente.

As operações mistas são as mais realizadas atualmente. Podem explorar mais a restrição, como as de Fobi, Capella, Wittgrove-Clark e similares ou podem explorar mais a disabsorção, como a derivação biliopancreática de Scopinaro e a derivação biliopancreática com desvio duodenal de Marceau-Hess.

A Sociedade Americana de Cirurgia Bariátrica estima que entre 1999 e 2004 tenha havido um aumento no número de cirurgias naquele país de 30 mil/ano para 140 mil/ano. Estima-se que atualmente sejam realizadas 200 mil cirurgias/ano nos EUA e 25 mil cirurgias/ano no Brasil. Dado o número crescente de cirurgias, se observa cada vez mais complicações relacionadas aos procedimentos, razão pela qual todo médico afeito ao tratamento de emergências deve estar apto a diagnosticá-las e tratá-las de maneira apropriada.

TVP E TEP

A causa mais provável de morte súbita em pacientes obesos mórbidos operados é a embolia pulmonar. Tal fato pode ocorrer em qualquer momento no pós-operatório recente, desde o transoperatório até um mês após a cirurgia, com incidência estimada em 2% neste período. Todos os pacientes apresentam como fatores de risco, além da própria obesidade, a imobilização ao leito, a cirurgia abdominal de grande porte e uma hiperviscosidade sangüínea secundária à restrição ventilatória crônica que a doença de base desencadeia. Medidas profiláticas como o uso de dispositivos de compressão intermitente das panturrilhas no intra e pós-operatório imediatos, assim como o uso de heparina de baixo peso molecular desde o pré-operatório, são rotineiras em todos os indivíduos obesos mórbidos que se submetem a qualquer tipo de tratamento cirúrgico.

Quando o quadro clínico sugerir, os protocolos de diagnóstico e tratamento do TEP descritos em outro capítulo deste livro devem ser aplicados.

DEISCÊNCIA

É a mais temida entre as complicações cirúrgicas propriamente ditas, sendo sua ocorrência relatada em até 3% dos indivíduos operados. Apresenta mortalidade elevada, podendo ocorrer na linha de grampos ou nas anastomoses. Sua ocorrência é própria das cirurgias que seccionam o estômago para confecção de reservatórios, exclusão ou ressecção.

A sobrevida do paciente com deiscência é diretamente relacionada com a precocidade do diagnóstico da complicação e a instituição de tratamento adequado. O quadro clínico, inicialmente pouco exuberante, é caracterizado por ansiedade, agitação, desconforto respiratório, taquicardia, febre e dor abdominal. O sinal clínico mais freqüente é sem dúvida a taquicardia, em especial quando associada a dor abdominal, que se caracteriza por ser súbita, de forte intensidade e com irradiação para o ombro esquerdo.

Os exames laboratoriais pouco ajudam na fase inicial das deiscências, por serem incaracterísticos e pouco se alterarem. O raio X do tórax costuma evidenciar velamento do seio costofrênico à esquerda. O exame radiológico que mais informações traz neste momento, sem dúvida, é o raio X de abdome com contraste hidrossolúvel, já que, por dificuldades técnicas advindas da obesidade, tanto o ultra-som quanto a tomografia de abdome têm suas realizações comprometidas.

Feito o diagnóstico de deiscência da anastomose, exceção feita a casos em que clínica e radiologicamente houver indícios de se tratar de processo bloqueado e circunscrito e/ou já esteja adequadamente drenado, indica-se cirurgia o mais precocemente possível visando a lavagem, debridamento e drenagem da área deiscente, retirada de anel ou banda nos procedimentos que usam tais artefatos, confecção de gastrostomia, inicialmente com fins descompressivos e após como via de alimentação.

A evolução desta complicação é imprevisível, sujeita a reintervenções, com alterações secundárias em múltiplos órgãos que necessitam de sólido suporte de terapia intensiva para tratamento adequado.

ESTENOSES

As estenoses são complicações relacionadas à confecção inadequada do tubo gástrico em cirurgias que utilizam o calibre da anastomose como fator de restrição à ingesta alimentar. Acontecem, na maioria das vezes, nas anastomoses e no local de fixação dos anéis ou bandas. O relato de estenose precoce da anastomose gastrojejunal varia entre 4,7% e 20%.

A principal queixa dos pacientes que apresentam tal complicação é a dificuldade para a ingestão de alimentos pastosos e sólidos nas primeiras semanas de pós-operatório. A comprovação diagnóstica se faz pela endoscopia, assim como o tratamento para a maioria dos casos com dilatação por este mesmo método, sendo necessárias em alguns casos múltiplas sessões para a resolução do problema. Raramente nova intervenção cirúrgica para resolução desta complicação se faz necessária.

A estenose tardia nas gastroplastias com anel e *bypass* pode ser causada por úlceras anastomóticas, deslizamento do anel sobre a anastomose, ou por reação inflamatória sobre a área do anel de contenção. A redução acentuada da luz causa vômitos freqüentes e leva à dilatação do reservatório e do esôfago, podendo causar a extrusão do anel.

HEMORRAGIA

Complicação pouco comum, pode ser intra ou extraluminal. Quando intraluminal, no período pós-operatório inicial, pode se originar das linhas de sutura ou ser conseqüência de doença péptica não diagnosticada e tratada no pré-operatório. Em momento mais tardio do pós-operatório, decorre de úlcera péptica ou extrusão para dentro da luz visceral de um anel ou fita extraluminal. Em qualquer momento a endoscopia digestiva alta é o exame diagnóstico de escolha, assim como a via por onde se realiza a hemostasia. Posteriormente se realiza a manutenção de tal tratamento de fase aguda com o uso de inibidores de bomba protônica.

A hemorragia intraperitoneal acontece na maioria das vezes por lesão intra-operatória do baço não diagnosticada ou não tratada de maneira apropriada, ou ainda devido à soltura de alguma ligadura vascular cirúrgica. O diagnóstico se faz através da observação de parâmetros clínicos de anemia rapidamente progressivos em um período precoce do pós-operatório, corroborados pela constatação de líquido livre na cavidade peritoneal pelo ultra-som ou pela tomografia de abdome, levando na maioria dos casos, após melhora da condição hemodinâmica do paciente, à indicação de reoperação.

OBSTRUÇÕES INTESTINAIS

A causa mais comum de obstruções intestinais no período pós-operatório das cirurgias bariátricas são as hérnias internas e podem acontecer em orifícios internos criados pelo cirurgião (na brecha mesocólica, no espaço de Petersen, na brecha mesenterial). A forma de evitá-las consiste no cuidadoso fechamento destes orifícios durante a cirurgia. São mais freqüentes quando a cirurgia é realizada por laparoscopia.

É uma complicação pouco comum, de difícil diagnóstico e grave. Podem acontecer em qualquer fase do pós-operatório. A presença de dor abdominal em cólicas, persistente, nem sempre acompanhada de vômitos, exige uma investigação mais apurada, uma vez que a radiografia simples do abdome nem sempre traz as informações necessárias para um diagnóstico definitivo. O exame contrastado auxilia nas obstruções que comprometem o canal alimentar. O canal biliopancreático é mais difícil de ser avaliado.

A tomografia computadorizada mostrando alças dilatadas por líquido, sem gás no seu interior, muito contribui para o diagnóstico. Pode ocorrer acolia ou hipocolia fecal. A persistência de queixas digestivas, com cólicas abdominais, em geral motiva a indicação de reexploração cirúrgica. As obstruções do segmento biliopancreático, sobretudo nas hérnias de Petersen, causam distensão aguda ou crônica, do duodeno e do estômago ocluído, podendo causar rotura das vísceras. Laboratorialmente as enzimas pancreáticas se elevam, com ou sem pancreatite, assim como as bilirrubinas e a fosfatase alcalina. Nas operações de derivação biliopancreática, a obstrução do canal biliopancreático é particularmente difícil de ser diagnosticada.

Obstruções intestinais por aderências acontecem em uma freqüência menor que as hérnias, podendo ser acompanhadas de volvos e isquemias, por vezes com evoluções catastróficas. As formas agudas são particularmente perigosas nas operações com alças exclusas, como gastroplastias com *bypass* e gastrectomias com derivações biliopancreáticas distais.

IMPACTAÇÕES ALIMENTARES

Trata-se de complicação freqüente e de pouca gravidade, ocorrendo nas operações com componente restritivo. Decorre, via de regra, da mastigação inadequada ou da ingestão de alimentos não recomendados. O paciente relata dificuldade aguda na ingestão de alimentos, salivação intensa e sintomas vasomotores. A tentativa de desobstruir bebendo líquidos freqüentemente não é bem-sucedida. Já o esforço do vômito consegue por vezes eliminar o corpo estranho. Os alimentos que mais causam obstrução são pedaços de carne dura, bagaços ou pedaços grandes de frutas e vegetais fibrosos mal mastigados. Quando o paciente não consegue fazer passar ou vomitar o objeto deglutido, deve ser submetido a endoscopia digestiva alta, a qual soluciona o problema e causa alívio imediato dos sintomas. O retardo nesta providência pode desencadear graus variados de distúrbio hidroeletrolítico.

COMPLICAÇÕES DOS ANÉIS E BANDAS

O deslizamento do anel é a mais freqüente das complicações da banda gástrica ajustável. Pode ser precoce ou tardio e ocorrer na direção cranial ou caudal. O deslizamento proximal cria um obstáculo na junção esofagogástrica que determina disfagia ou odinofagia sem perda da fome. O deslizamento caudal acontece na maioria das vezes pela face anterior do estômago, fazendo com que o reservatório a montante cresça e se dilate, levando à recuperação do peso. Necrose gástrica, como conseqüência desta complicação, já foi relatada.

O diagnóstico é radiológico, com a radiografia simples mostrando a horizontalização da banda; já o estudo contrastado confirma tal complicação e adiciona pormenores anatômicos.

Quanto ao tratamento, a providência inicial deve ser desinsuflar a banda. Caso o paciente permaneça sintomático, o anel deve ser reposicionado ou eventualmente retirado cirurgicamente.

O anel fino de silicone aplicado nas gastroplastias, como sugere Fobi, pode também deslizar no sentido caudal, causando dificuldades no esvaziamento do reservatório, o que leva ao aparecimento de vômitos precoces, que motivam reoperações para sua retirada.

A extrusão ou entrada do anel na luz do estômago é uma complicação pouco freqüente e tardia das gastroplastias, podendo evoluir assintomaticamente, sendo diagnosticada em endoscopia de rotina ou manifestando-se com sintomas de obstrução, recuperação do peso, dor epigástrica, anemia ou hemorragia digestiva alta ou baixa. O tratamento inicial deve ser conservador com drogas anti-secretórias e orientação dietética. Caso as queixas clínicas persistam ou surjam complicações, deve ser tentada a retirada endoscópica, reservando-se as reoperações para retirada do anel àqueles casos em que a terapia endoscópica não for efetiva.

A banda gástrica inflável apresenta freqüências de erosão com extrusão parcial ou total bastante variáveis na literatura (1% a 15%), e quando acontecem acarretam maiores preocupações, sendo causadas por fixação muito apertada do artefato, insuflação excessiva, infecção da banda ou do portal ou simples rejeição de corpo estranho. A infecção pode ser conseqüência e não causa da extrusão. As manifestações clínicas vão desde formas assintomáticas até outras mais graves com formação de abscessos, hemorragias e obstruções do trato digestivo alto. O tratamento deve ser sempre a retirada da banda por via endoscópica ou laparoscópica.

INCISIONAIS

O "seroma" é a complicação mais freqüente. Desenvolve-se habitualmente na primeira semana de pós-operatório e está relacionado com a espessura do subcutâneo. Manifesta-se através da saída de secreção sero-hemática, habitualmente pelo terço caudal da incisão. A drenagem profilática da incisão com drenos em sistema aberto ou fechado não diminui a freqüência de aparecimento destas coleções, as quais podem na maioria das vezes serem tratadas com punção ou drenagem através de pequenas incisões ou de aberturas ao longo da incisão.

Os "seromas" infectados requerem maior atenção, sendo necessária sua drenagem por meio de drenos tubulares, o que possibilita a lavagem constante da loja formada com solução salina. A coleta de material para cultura e antibiograma orienta a antibioticoterapia, que deve sempre ser instituída. Procura-se evitar a abertura de toda a extensão da incisão, pois isso implica em longo tempo de cicatrização por segunda intenção.

A evisceração e a eventração precoces normalmente estão associadas com complicações intra-abdominais ou respiratórias, contribuindo também para estas complicações erros técnicos ou uso de material inadequado no fechamento da parede abdominal.

Já as hérnias incisionais são complicações que costumam ser diagnosticadas após pelo menos um mês das operações, sendo freqüentes nas cirurgias realizadas por via aberta e raras naquelas realizadas por laparoscopia. Independem do tamanho da incisão e têm relação com infecção da ferida operatória, com a realização de reoperações, com o índice de massa corpórea, com complicações respiratórias no pós-operatório e com aumento súbito da pressão intra-abdominal (tosse, esforço evacuatório). A sintomatologia se caracteriza por desconforto abdominal e dor do tipo cólica. Geralmente apresentam anel herniário largo, o que diminui a possibilidade de ocorrência de encarceramento. Requerem correção cirúrgica, a qual deve ser realizada após o emagrecimento esperado com a cirurgia inicial.

COLELITÍASE

A litíase das vias biliares ocorre com freqüência elevada no pós-operatório das operações do tipo Fobi-Capella ou Wittgrove-Clark e na quase totalidade das derivações biliopancreáticas do tipo Scopinaro ou Hess-Marceau. A incidência chega a ser tão alta nas derivações biliopancreáticas que a colecistectomia faz parte do procedimento bariátrico inicial. Nas derivações gástricas em Y de Roux não é rotina a retirada da vesícula biliar.

Acredita-se que, durante a perda de peso, as pessoas obesas tenham um maior risco de formação de cálculos em decorrência da mobilização do colesterol do tecido adiposo, pois, com a estabilização do peso, o *pool* de sais biliares aumenta, enquanto a secreção do colesterol e sua saturação diminuem.

O uso do ácido ursodesoxicólico no pós-operatório tem sido uma opção profilática no período do emagrecimento para substituir a colecistectomia.

O diagnóstico da doença biliar pós-operatória deve ser feito através da ultra-sonografia e tomografia de abdome e, salvo na ocorrência de complicações como cólicas biliares repetidas, colecistite aguda, migrações de cálculos com ou sem obstrução, deve-se postergar a realização da colecistectomia para um momento em que já tenha ocorrido todo o emagrecimento almejado com a cirurgia bariátrica.

DESNUTRIÇÃO E DEFICIÊNCIA PROTÉICA

As operações restritivas e as operações mistas, desde que não sejam devidamente monitorizadas quanto à nutrição, acabam por levar o paciente a deficiências de micro e macronutrientes.

Os pacientes submetidos a operações que exploram a restrição têm dificuldade de ingestão de carne vermelha, passando por isso a evitá-la, substituindo esta fonte protéica por alimentos pastosos, para não sentirem o desconforto da restrição, desenvolvendo progressivamente quadro de desnutrição protéica.

Já nas operações puramente restritivas, como a banda gástrica ajustável, as melhores perdas de peso são observadas naqueles pacientes que mais desnutrem, necessitando de seguimento próximo de equipe multidisciplinar a fim de obter um bom resultado com a cirurgia e sair ileso das conseqüências da desnutrição protéica.

As operações mistas que mais exploram a disabsorção, como as derivações biliopancreáticas, também cursam com complicações nutricionais. Abusos na ingesta de gorduras, a despeito da diarréia freqüente, não intimidam o obeso mórbido operado, que junto com a perda fecal de gorduras também perde o pouco de proteínas que ingere, além de outros nutrientes.

A abordagem inicial de todo paciente que desenvolve quadros de desnutrição no pós-operatório de qualquer cirurgia bariátrica se faz através de seguimento detido com nutricionistas, que devem prestar orientação para que o indivíduo operado faça uso de alimentos que ofereçam uma carga protéica adequada ou avaliem a necessidade de suplementação com produtos industrializados para atingir tal objetivo.

Alguns casos mais graves podem exigir reoperações para diminuição da restrição promovida pelos anéis ou bandas, assim como para revisão da altura das enteroanastomoses das derivações biliopancreáticas.

ANEMIA, DEFICIÊNCIA DE VITAMINAS E MINERAIS

As anemias ferropriva, perniciosa e megaloblástica podem ocorrer após as cirurgias bariátricas, tanto na derivação biliopancreática quanto nas gastroplastias com derivação em Y de Roux. A diminuição na absorção intestinal pode gerar carências de cálcio, ferro, zinco, ácido fólico, cobalamina e demais vitaminas do complexo B, além das vitaminas lipossolúveis. As reposições nutricionais através de suplementos com vitaminas e oligoelementos por via oral devem ser iniciadas a partir da segunda semana de pós-operatório e mantidas pelo resto da vida do indivíduo operado.

As causas de anemia são a deficiência de ferro (63%), vitamina B12 (33%) e folato (4%). O desvio do trânsito alimentar do duodeno promovido por algumas cirurgias bariátricas exclui a mais importante área de absorção de ferro do organismo, sendo uma das causas do surgimento de anemia ferropriva no pós-operatório destas operações. Devem ser citadas também a ingesta deficiente de carnes vermelhas e perdas sangüíneas menstruais exuberantes como fatores importantes para o surgimento desta afecção presente em aproximadamente 50% dos indivíduos operados ao longo do tempo.

A anemia megaloblástica é mais rara, mesmo com a constatação mais freqüente de alterações nas dosagens laboratoriais da vitamina B12.

Deficiências de vitaminas do complexo B, especialmente da tiamina, em poucas semanas ou meses após derivação em Y de Roux podem produzir severos sintomas neurológicos, incluindo encefalopatia, confusão mental, ataxia ou coma, perda visual aguda e neuropatia periférica. Tal quadro costuma vir associado com a rápida perda de peso (30 a 40 kg), vômito excessivo e reposição deficiente de vitaminas. O tratamento de tal deficiência vitamínica deve ser feito inicialmente com a recomendação de alimentos ricos em tiamina, como fígado, vísceras, legumes, grãos integrais, germe de trigo e batatas. Em quadros agudos é indicada dose de ataque de 100 mg de tiamina por via parenteral e posterior manutenção com 2 a 3 mg/dia da vitamina.

Deficiências de zinco, de algumas vitaminas e de ácidos graxos essenciais associadas à desnutrição protéica podem levar a alopecia, que se manifesta em intensidades variadas, entre o segundo e sexto meses de pós-operatório.

LEITURA ADICIONAL

1. Grace DM. Metabolic complications following gastric restrictive procedures. In: Deitel M (editor). Surgery for morbidly patient. Philadelphia: Lea & Febiger; 1989. p.339-50.
2. Barroso FL, Alonso AS, Leite MA. Complicações cirúrgicas intra-operatórias e do pós-operatório recente. In: Garrido Jr AB, et al. (editores). Cirurgia da obesidade. São Paulo: Atheneu; 2003. p.215-25.
3. Marchesini JB, Marchesini JCD. Insucesso terapêutico, complicações tardias e reoperações. In: Garrido Jr AB, et al. (editores). Cirurgia da obesidade. São Paulo: Atheneu; 2003. p.227-44.
4. Byrne KT. Complications of surgery for obesity. Surg Clin N Amer 2001; 81: 1181-93.
5. Derzie AJ, et al. Wound closure technique and acute wound complications in gastric surgery for morbid obesity: a prospective randomized trial. J Am Coll Surg 2000; 191: 238-43.
6. Jones KB, et al. Open versus laparoscopic roux-en-y gastric bypass: a comparative study of over 25000 open cases and the major laparoscopic bariatric reported series. Obes Surg 2006: 16: 721-7.
7. Podnos YD, et al. Complications after laparoscopic gastric bypass. Arch Surg 2003: 138: 957-61.
8. Abu-Abeid S, Szold A. Results and complications of laparoscopic adjustable gastric banding: an early and intermediate experience. Obes Surg 1999; 9: 188-90.
9. Goldfeder LB, Ren CJ, Gill Jr. Fatal complications of bariatric surgery. Obes Surg 2006; 16: 1050-6.
10. Faintuch J, et al. Severe protein-calorie malnutrition after bariatric procedures. Obes Surg 2004; 14: 175-81.
11. Loh Y, et al. Acute Wernicke's encephalopathy following bariatric surgery: clinical course and MRI correlation. Obes Surg 2004; 14: 129-32.
12. Sapalla JA, et al. Fatal pulmonary embolism after bariatric operations for morbid obesity: a 24-year retrospective analysis. Obes Surg 2003; 13: 819-25.
13. Skroubis G, et al. Comparasion of nutritional deficiencies after roux-en-y gastric bypass and after biliopancreatic diversion with roux-en-y gastric bypass. Obes Surg 2002; 12: 551-8.
14. Mason EE, Renquist KE. Gallbladder management in obesity surgery. Obes Surg 2002; 12: 222-9.
15. Fobi M, et al. Band erosion: incidence, etiology, management and outcome after banded vertical gastric bypass. Obes Surg 2001; 11: 699-707.

CAPÍTULO 150 Disfagia e Corpo Estranho

Leonardo Toledo Mota

TÓPICOS IMPORTANTES

- A ingestão de CE é ocorrência comum, principalmente em crianças, idosos, alcoólatras, doentes com transtornos psiquiátricos e déficits cognitivos.
- Todos devem ser submetidos à endoscopia digestiva alta.
- Durante a abordagem do paciente todos os esforços devem ser empregados para se avaliar a ocorrência de perfuração do esôfago.
- O tamanho da perfuração, o atraso no diagnóstico e as condições clínicas do paciente influenciam o prognóstico.

INTRODUÇÃO E DEFINIÇÕES

A ingestão de corpo estranho (CE) seja intencional ou acidental, é uma das principais causas de disfagia de manifestação aguda, que leva adultos e crianças aos serviços de emergência. O espectro clínico deste problema é amplo, desde a ingestão de CE não complicada até a ocorrência temerosa de perfuração do esôfago com a conseqüente formação de abscessos periesofágicos e mediastinite.

Entre os pacientes que ingerem CE, cerca de 80 a 90% o eliminarão espontaneamente, sem nenhuma intervenção. Em 10 a 20% será necessária abordagem endoscópica para a sua retirada, e em somente 1% dos pacientes o tratamento cirúrgico será realizado, após falha da retirada endoscópica ou diagnóstico de perfuração de esôfago. Nos Estados Unidos, a ingestão de CE é responsável por aproximadamente 1.500 mortes por ano.

O grupo etário mais acometido são as crianças, sendo a ingestão de moedas e brinquedos o acontecimento mais comum. Em adultos, a ingestão de CE ocorre comumente em pacientes com distúrbios psiquiátricos, déficits cognitivos, pacientes alcoólatras, portadores de transtornos convulsivos, idosos e usuários de próteses dentárias. Ex-obesos que foram submetidos a tratamento cirúrgico da obesidade e que não seguem adequadamente as novas orientações dietéticas têm comumente obstruções baixas no estômago operado por fragmentos de alimentos.

ETIOLOGIA E FISIOPATOLOGIA

Anatomicamente, o esôfago apresenta quatro regiões onde seu diâmetro tem um estreitamento fisiológico ou constrição, propiciando que algum objeto ingerido impacte nestes locais (Tabela 150.I). A ausência de serosa torna o esôfago mais propício à perfuração. O órgão é envolvido na região cervical e torácica por um tecido conjuntivo frouxo, o que facilita a progressão de uma infecção quando ocorre perfuração. O tamanho, a forma e a consistência do material ingerido influenciam diretamente no tipo de lesão que poderá ocorrer. Objetos puntiformes estão mais relacionados à perfuração do órgão, que pode acontecer imediatamente ou alguns dias após a impactação, sendo secundária a um processo inflamatório. A ingestão de baterias leva a perfuração do esôfago através da liberação de substâncias corrosivas. O tipo de CE mais comumente ingerido depende das características dietéticas de cada população. No ocidente, fragmentos de carne são muito comuns.

Outro fator relacionado à impactação de CE é a presença de patologia esofágica associada. Conforme dados do Serviço de Endoscopia Digestiva do HC-FMUSP entre 1995 e 1997 cerca de 23% dos pacientes submetidos a EDA por ingestão de CE eram portadores de alguma patologia esofágica associada, sendo a estenose – péptica ou não – a mais comum.

A perfuração do esôfago torácico leva saliva, conteúdo gástrico e bile para o mediastino, ocasionando contaminação bacteriana. Isso desencadeia uma intensa reação inflamatória e ativação de citocinas, resultando em mediastinite. A proximidade do esôfago médio com a pleura parietal direita e do esôfago distal com a pleura parietal esquerda facilita a disseminação de um processo infeccioso para ambas cavidades

Tabela 150.I – Locais de estreitamento fisiológico do esôfago
• Músculo cricofaríngeo
• Arco aórtico
• Brônquio fonte esquerdo
• Esfíncter inferior

Tabela 150.II – Tipos de CE mais comumente encontrados no nosso meio em adultos
• Fragmento de carne 65%
• Osso 15%
• Outros 20%

Tabela 150.III – Flora microbiana encontrada

Gram-positivo	Gram-negativo	Anaeróbio
• *S. viridans*	• *Klebsiella sp*	• Bacteróides
• *S. pyogenes*		• Peptoestreptococos
• *S. aureus* ß-lactamase +		

pleurais. Horas após a perfuração uma flora polimicrobiana pode ser encontrada; *Staphylococcus, Pseudomonas, Streptococcus*, e bacteróides são patógenos comuns. A pressão intratorácica negativa auxilia na disseminação de um processo infeccioso, podendo levar a pericardite e/ou tamponamento cardíaco. A mediastinite geralmente é um processo infeccioso de grande gravidade, com choque séptico e falência orgânica associada. O mesmo processo quando isolado na região cervical tende a ser menos grave formando abscessos retrofaríngeos ou cervicais.

O diagnóstico precoce de perfuração do esôfago é fundamental para que se iniciem as medidas terapêuticas adequadamente. A demora do diagnóstico em mais de 48 horas está relacionada a um pior prognóstico.

ACHADOS CLÍNICOS

O quadro clínico vai depender da região onde o CE impactou, se houve ou não perfuração do esôfago e do tempo decorrido entre a perfuração e o atendimento inicial. A maioria dos pacientes chega ao pronto-socorro com queixas que se iniciam logo após a ingestão. Os sintomas mais comuns são disfagia, odinofagia, dor torácica, sensação de corpo estranho e sialorréia. No exame físico, oroscopia e laringoscopia podem evidenciar o CE fixado na amígdala e valécula, comumente espinhas de peixe. Os sinais e sintomas de perfuração de esôfago podem ser vagos e inespecíficos, assim deve-se ter uma alta suspeita clínica. Enfisema de subcutâneo pode ser palpado em até 30% dos pacientes com perfuração em esôfago torácico e em 60% dos pacientes com perfuração do esôfago cervical. Abaulamento da faringe na laringoscopia indireta sugere abscesso retrofaríngeo. Com o quadro de mediastinite instalado os pacientes podem apresentar queda do estado geral, febre, taquipnéia, taquicardia, enfisema de subcutâneo e/ou mediastinal, vômitos e disfagia. Quando o coração se movimenta contra tecidos cheios de ar ou líquidos, um ruído mediastinal característico – sinal de Hamman – pode ser ouvido. Em quadros mais avançados o paciente apresenta choque séptico.

EXAMES COMPLEMENTARES

Exames radiológicos da região cervical, torácica e abdominal são realizados em primeiro lugar e objetivam confirmar a presença do corpo estranho, saber o nível de impactação e demonstrar sinais de perfuração. Os CEs radiopacos são facilmente visíveis. Deve-se tomar cuidado para não confundir o osso hióide e eventuais calcificações como CE. A presença de ar no espaço retrofaríngeo e pneumomediastino são os achados mais comuns que indicam perfuração. No RX cervical de perfil o aumento do espaço retrofaríngeo, que normalmente tem um diâmetro menor que o diâmetro da vértebra correspondente, sugere processo infeccioso em formação. O RX de tórax pode mostrar sinais de perfuração em até 90% dos pacientes, porém a presença de sinais específicos é dependente do tempo de evolução. O emprego de exames contrastados auxilia na identificação de perfurações e também de CEs radiotransparentes. Vale lembrar que RX normal não exclui presença de CE.

A endoscopia digestiva alta deve ser realizada após identificação radiológica do CE. Se os exames radiológicos são normais, mas o paciente apresenta quadro clínico sugestivo, também deve ser realizada. Além de propedêutica, permite a retirada da maioria dos CEs e a avaliação de lesões na mucosa e da parede do órgão.

Na suspeita de perfuração de esôfago deve-se proceder a um estudo tomográfico contrastado de pescoço e tórax para confirmação da lesão e para avaliar a presença de complicações, como mediastinite e abscessos.

DIAGNÓSTICO DIFERENCIAL

Os sintomas de ingestão de CE podem ser erroneamente atribuídos a episódios de crises asmáticas, principalmente em crianças que não conseguem especificar suas queixas. Os quadros de mediastinite em idosos podem evoluir com manifestações clínicas pouco exuberantes, atrasando o diagnóstico. O abscesso retrofaríngeo pode ter como diagnósticos diferenciais laringotraqueobronquite, epiglotite, abscesso peritonsilar, meningite e doença de Kawasaki.

TRATAMENTO

O tratamento consiste na retirada do CE e na correção das complicações mais comuns como perfurações de esôfago e abscessos. O tratamento vai variar conforme a apresentação clínica do paciente como veremos a seguir:

Ingestão de CE não complicada

Atualmente o uso de aparelhos de endoscopia flexíveis permite uma boa avaliação e retirada do CE. Para a retirada é utilizada uma série de instrumentais, como pinças de bióp-

Tabela 150.IV – Quadro clínico secundário ao local de impactação

Esôfago	Cervical	Torácico	Abdominal
Dor	• Cervical • Rigidez de nuca • Torácica	• Torácica • Precordial* • Epigástrica	• Epigástrica • Irradiada para ombro • Simula abdome agudo
Disfagia	++	+	+
Enfisema cervical	++	+	+
Febre (tardia)	+	+	+
Desconforto respiratório	-	++	+
Sinal de Hamman	-	+	++
Hematêmese	-	+	+

- Ausente ou pouco freqüente; + freqüente; ++ muito freqüente.
* Em casos de impactação de corpo estranho no estreitamento aórtico, ter em mente a possibilidade de ocorrência de fístula aortoesofágica.

Tabela 150.V – Principais achados radiológicos

Região Cervical	Tórax	Abdome
1. Enfisema retrofaríngeo	1. Enfisema de mediastino	1. Pneumoperitôneo
2. Alargamento do espaço retrofaríngeo	2. Alargamento de mediastino	2. Extravasamento de contraste
3. Extravasamento de contraste	3. Derrame pleural	
4. Retificação da coluna cervical	4. Pneumotórax	
5. Nível hidroaéreo	5. Extravasamento de contraste	
	6. Infiltrado pulmonar	

Tabela 150.VI – Achados tomográficos de pescoço e tórax

1. Enfisema cervical e mediastinal
2. Espessamento do esôfago
3. Extravasamento de contraste
4. Densificação de planos gordurosos
5. Presença de coleções mediastinais
6. Nível hidroaéreo
7. Derrame pleural
8. Pneumotórax

sias, alças e baskets. Durante a retirada é avaliado se há lesões na mucosa, como edemas e ulcerações. Os pacientes em que o esôfago está normal podem ser realimentados e receber alta.

Insucesso na retirada

A endoscopia flexível pode não conseguir retirar com segurança alguns CEs, principalmente aqueles localizados no esôfago superior e de tipo complexo como as próteses dentárias. Nestes casos pode ser tentada uma endoscopia rígida por um endoscopista experiente. A falta de segurança para uma retirada endoscópica, ou a falha na retirada são indicações de tratamento cirúrgico.

Retirada com suspeita de perfuração ou com perfuração confirmada

Em alguns casos após a retirada do CE a endoscopia evidencia sinais de lesões do esôfago como edema, hiperemia, ulcerações e sangramentos. Estes sinais podem representar apenas lesões da mucosa ou uma perfuração tamponada. Estes pacientes devem ser submetidos a um exame contrastado do esôfago ou tomografia para demonstrar se existem sinais de perfuração. A vantagem do estudo tomográfico é que ele avalia as condições do mediastino. Se a tomografia mostrar sinais de perfuração sem maiores complicações, como espessamento do órgão e pneumomediastino, porém com ausência de extravasamento de contraste e ausência de coleções ou abscessos, os pacientes podem ser submetidos a tratamento conservador ou não operatório. Este consiste em jejum, higiene oral, hidratação venosa, antibioticoterapia de largo espectro, alimentação enteral ou parenteral e observação clínica hospitalar (ver tabela e algoritmos). A realização de exames tomográficos seriados é parte importante do tratamento. Se surgirem sinais de infecção como febre e leucocitose, o paciente deve ser reavaliado. Pacientes com perfurações na hipofaringe podem seguramente ser tratados com observação clínica. O tratamento conservador ou não operatório é reservado para pacientes estáveis, com perfuração tamponada, sem contaminação importante do mediastino e sem sinais de sepse grave.

O tratamento cirúrgico está indicado em pacientes com perfurações não tamponadas (com extravasamento de contraste em exame de imagem), em situações de maior gravidade, como na mediastinite e nas perfurações do esôfago abdominal. Tem como princípios eliminar o foco séptico, desbridamento de tecidos desvitalizados, drenagem ampla e prover cobertura antibiótica adequada e suporte nutricional. O tipo de incisão será ditado pelo local da lesão. Lesões no esôfago cervical são facilmente abordadas por cervicotomia esquerda (anteriormente ao músculo esternocleidomastóideo) ou cervicotomia em colar. No esôfago torácico é necessária uma toracotomia póstero-lateral direita se a lesão ocorre no terço médio ou póstero lateral esquerda nas lesões do terço inferior. O órgão deve ser abordado, desbridado e submetido à sutura. Devido ao grande potencial de fístulas a área deve ser bem drenada. A ocorrência de mediastinite necessita de drenagem cirúrgica ampla. Estes doentes devem ser tratados depois em centros de terapia intensiva e devem ser submetidos a exames de imagem de controle para se avaliar a eficácia do tratamento. Condutas como exclusão cirúrgica do esôfago e esofagectomia são de exceção, e são realizadas quando o órgão tem patologias prévias, como megaesôfago, estenoses ou neoplasias.

Existem relatos crescentes do uso de videotoracoscopia, e tratamentos exclusivos por endoscopia, com endopróteses e clipes metálicos para tratar perfurações. Estas são ainda condutas de exceção e devem ser utilizadas em pacientes bem selecionados.

Complicações

Relacionadas a perfurações e abscessos. A própria tentativa de retirada endoscópica pode perfurar o esôfago. Podem surgir fístulas esofágicas de difícil tratamento. Perfurações com espinhas de peixe e ossos no esôfago médio podem lesar a parede da aorta com o desenvolvimento de fístula aortoeso-

Tabela 150.VII – Opções terapêuticas

Ingestão de CE não complicada	Insucesso na retirada	Perfuração tamponada	Perfuração não tamponada
• Retirada por EDA flexível • Realimentação e alta	• Tentativa de retirada com EDA rígida • Retirada cirúrgica	• Realizar tomografia para avaliar presença de infecção • Tratamento conservador em doentes estáveis	• Realizar CT para avaliar presença de mediastinite e escolha de via de acesso • Tratamento cirúrgico

Tabela 150.VIII – Opções anitimicrobianas

Opção 1	Opção 2	Opção 3
Clindamicina + Ceftriaxona ou Clindamicina + Aminoglicosídeo	Penicilina penicilinase resistente + Ceftriaxone + Metronidazol	Penicilina penicilinase resistente + Aminoglicosídeo + Metronidazol ou cloranfenicol

fágica com hemorragias graves. A mortalidade geral de pacientes com perfuração esofágica é de 12 a 22%. Se complicada por mediastinite a mortalidade pode chegar em 40 a 50%.

LEITURA ADICIONAL

1. Wu JT, Mattox KL, Wall Jr MJ. Esophageal perforation: new perspectives and treatment paradigms. Journal of Trauma 2007; 63(5): 1173-84.
2. Lin HH, Lee SC, Chu HC, Chang WK, Chao YC, Hsieh TY. Emergency endoscopic management of dietary foreign bodies in the esophagus. American Journal of Emergency Medicine 2007; 25: 662-5.
3. Vogel SB, Rout WR, Martin TD, Abbit PL. Esophageal perforation in adults: aggressive, conservative treatments, lowers morbidity and mortality. Annals of Surgery 2005; 241(6): 1016-23.
4. Chaves DM, Ishioka S, D'Antonio S. Corpos estranhos do esôfago. In: Tratado de endoscopia digestiva diagnóstica e terapêutica – esôfago. 2. ed. São Paulo: Editora Atheneu; 2005. Cap.24.
5. Chiba EK, Sakai P, Batista H. Abscesso retrofaríngeo. In: Tratado de endoscopia digestiva diagnóstica e terapêutica – esôfago. 2. ed. São Paulo: Editora Atheneu; 2005. Cap.25.
6. Steinman M, Steinman E, Poggetti RS, Birolini D. Perfuração de esôfago. In: Condutas em cirurgia de urgência. 1. ed. São Paulo: Editora Atheneu; 2003. p.35-44.
7. Lai ATY, Chow TL, Lee DTY, Kwok SPY. Risk factors predicting the development of complications after foreign body ingestion. British Journal of Surgery 2003; 90: 1531-5.
8. Ciriza CMD, Garcia LMD, Suarez PMD, Jimenez CMD, Romero MJMD, Urquiza OMD, Dajil SMD. What predictive parameters best indicate the need for emergent gastrointestinal endoscopy after foreign body ingestion? Journal of Clinical Gastroenterology July 2000; 31(1): 23-8.
9. Ginsberg G. Management of ingested foreign objects and food bolus impactions. Gastrointest Endosc 1994; 41: 33-8.
10. American Society for Gastrointestinal Endoscopy. Guideline for the management of ingested foreign bodies. Gastrointest Endosc 1995; 42: 622-5.
11. Katsetos MC, Tagbo AC, Lindberg MP, Rosson RS. Esophageal perforation and mediastinitis from fish bone ingestion. Southern Medical Journal May 2003; 96(5).
12. Duranceau A. Perforation of the esophagus. In: Sabiston DC Jr, Lyerly HK (editores). Textbook of surgery: the biological basis of modern surgical practice. 15. ed. Philadelphia: W. B. Saunders Co.; 1997. p.267.
13. Bulut M, Balcı V, Akkose S. Fatal descending necrotising mediastinitis. Emerg Med J 2004; 21: 119-20.

Algoritmo 150.1 – Avaliação inicial de doentes com ingestão de CE

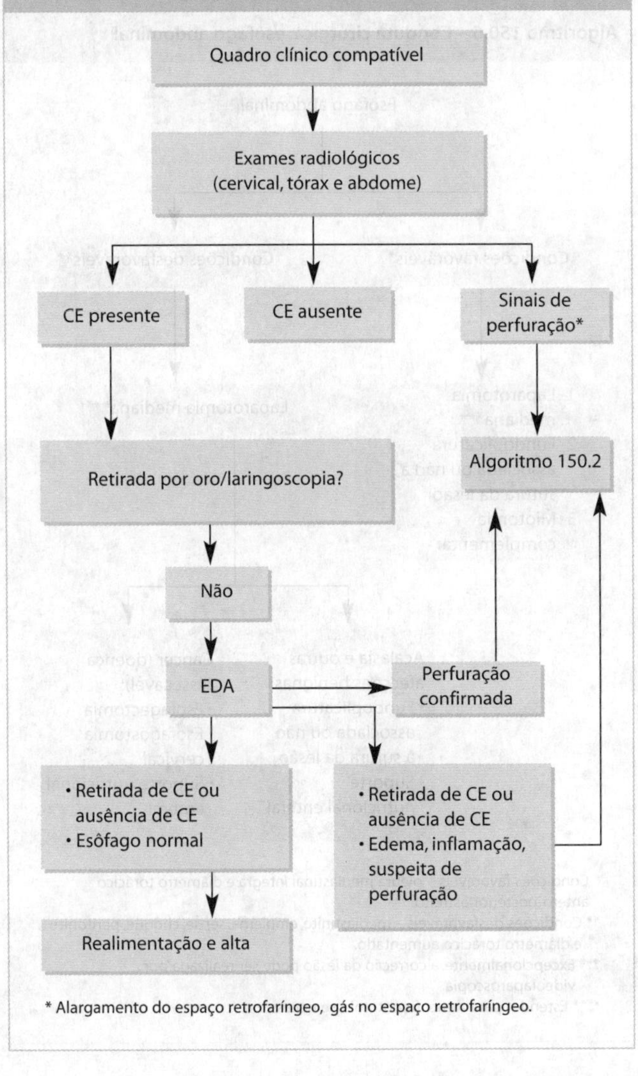

* Alargamento do espaço retrofaríngeo, gás no espaço retrofaríngeo.

Algoritmo 150.2 – Conduta diagnóstica na perfuração

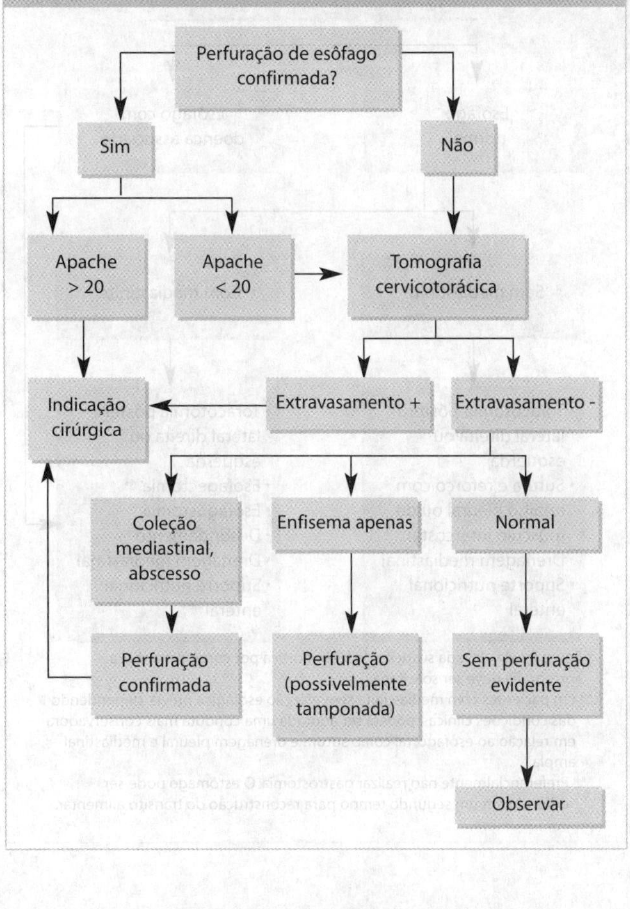

Algoritmo 150.3 – Conduta terapêutica inicial

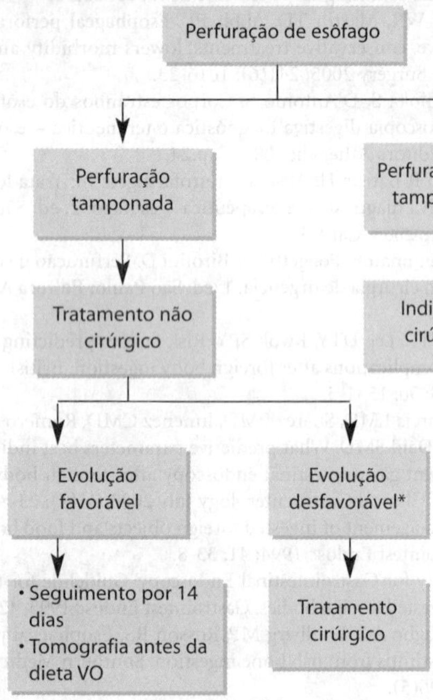

* Evolução desfavorável: sinais de infecção progressiva sem melhora em 24-48 horas. Reconsiderar nova tomografia.

Algoritmo 150.4 – Conduta cirúrgica: esôfago cervical

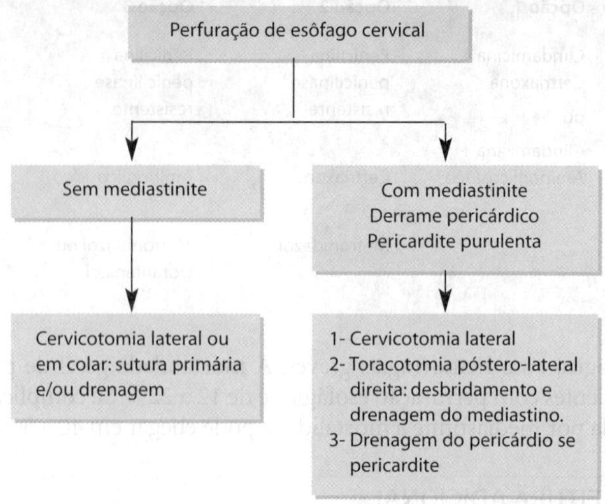

Algoritmo 150.5 – Conduta cirúrgica: esôfago torácico

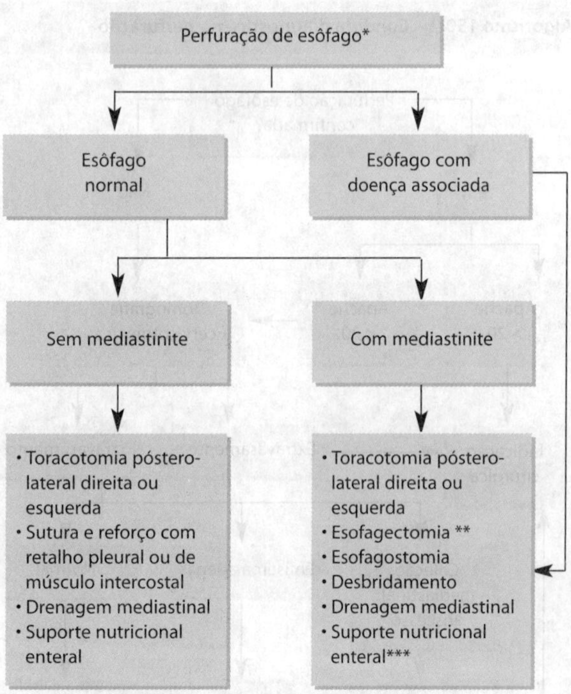

* Em casos de elevada suspeita de lesão aórtica por corpo estranho, a aortografia deve ser solicitada.
** Em pacientes com mediastinite sem afecção esofágica prévia, dependendo das condições clínicas, poderá ser adotada uma conduta mais conservadora em relação ao esôfago, tal como sutura e drenagem pleural e mediastinal ampla.
*** Preferencialmente não realizar gastrostomia. O estômago pode ser utilizado em um segundo tempo para reconstrução do trânsito alimentar.

Algoritmo 150.6 – Conduta cirúrgica: esôfago abdominal

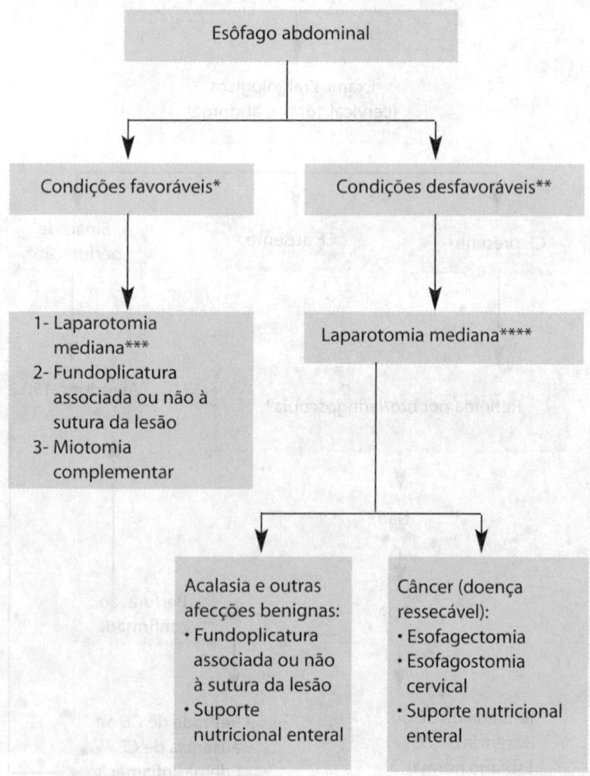

* Condições favoráveis – pleura mediastinal íntegra e diâmetro torácico ântero-posterior estreito.
** Condições desfavoráveis – mediastinite, empiema, sepse, choque, peritonite e diâmetro torácico aumentado.
*** Excepcionalmente, a correção da lesão pode ser realizada por videolaparoscopia.
**** Estender para toracofrenotomia, se necessário.

Pneumotórax Espontâneo

CAPÍTULO 151

Celso de Oliveira Bernini

TÓPICOS IMPORTANTES

- O pneumotórax espontâneo é doença freqüente nas salas de emergência, sendo mais comum o PTX primário nos indivíduos jovens (< 40 anos).
- O diagnóstico clínico deve estar apoiado na realização de radiografia de tórax (ortostática). Exceção se faz no PTX hipertensivo, quando está contra-indicado o diagnóstico radiológico e indicada a descompressão pleural imediata.
- PTX pequenos (< 20%) podem ser tratados conservadoramente, desde que sem dispnéia ou alteração cardiocirculatória. Repete-se a radiografia após 6 horas de observação com alta se o PTX não aumentar de volume. Retorno para controle em 12-24 horas.
- PTX maiores do que 20% ou pacientes com doença pulmonar de base devem ter o espaço pleural drenado.
- A fístula aérea que não se fecha até 5 dias após a drenagem com aspiração contínua tem indicação de tratamento cirúrgico.
- Deve-se cogitar no tratamento cirúrgico em pacientes com 1ª recidiva de PTX homolateral, 1º episódio de PTX em pneumopatas crônicos e em indivíduos com atividades de risco (aeronautas e mergulhadores).

INTRODUÇÃO E DEFINIÇÕES

Em condições normais, as pleuras visceral e parietal estão em íntimo contato, existindo somente uma pequena película de líquido seroso lubrificando as duas superfícies. Ou seja, o espaço pleural é virtual. O espaço torna-se real quando existe acúmulo de ar ou líquido no seu interior. Dá-se o nome de pneumotórax (PTX) à presença de ar no espaço pleural. Denomina-se de pneumotórax espontâneo quando a causa não se dá por traumatismo ou iatrogenia.

ETIOLOGIA E FISIOPATOLOGIA

Segundo a etiologia do pneumotórax espontâneo, podemos classificá-lo como primário quando não existe doença pulmonar desencadeante e secundário quando é decorrente de doença pulmonar.

A presença de ar no espaço pleural na dependência de seu volume leva a alterações da ventilação e da perfusão pulmonar. Ocorre redução da capacidade vital, capacidade residual funcional e capacidade pulmonar total com o colapso do pulmão ipsilateral. A hipoxemia aguda decorrente da falta de ventilação em parênquima perfundido pode se instalar (*shunting*). A vasoconstrição no parênquima afetado tende a diminuir o defeito da hematose. O PTX hipertensivo forma-se quando o acúmulo de ar se dá em sistema de válvula unidirecional. Ou seja, o ar escapa do parênquima, mas não tem por onde sair do espaço pleural. Forma-se um regime de pressão positiva que comprime o pulmão contralateral e posterior colapso das veias cavas com prejuízo ao retorno venoso, quando a pressão intrapleural alcança 15-20 mmHg. Este evento é raro no PTX espontâneo, sendo mais encontrado no traumático e no paciente com ventilação mecânica (barotrauma).

Pneumotórax espontâneo primário

Ocorre na freqüência de 20 casos para 100.000 habitantes, sendo na sua maioria (75%) em homens jovens, sadios e longilíneos. Têm sido relatados o hábito de fumar e a tendência familiar como fatores predisponentes. Prolapso de válvula mitral e síndrome de Marfan estão associados com o PTX espontâneo sem doença pulmonar subjacente. Não existem evidências claras que correlacionam o esforço físico com o PTX espontâneo.

A ruptura de bolha subpleural (*bleb*) habitualmente localizada no lobo superior geralmente é a causa em quase todos pacientes que são submetidos a tratamento cirúrgico para PTX. A tomografia computadorizada de tórax identifica até 90% dos casos. A etiologia destas bolhas que variam de poucos milímetros até 2-3 cm é incerta.

Pneumotórax espontâneo secundário

Sua incidência é menor em relação ao primário (1/3 dos PTX espontâneos): 8 casos por ano por 100.000 habitantes, respeitando ainda a mesma proporção entre homens e mulheres (3:1). Pacientes com doença pulmonar obstrutiva crônica (DPOC) e com exposição crônica ao fumo podem desenvolver bolhas enfisematosas de parede adelgaçada com risco de se romperem. Algumas doenças infecciosas como a pneumonia por estafilococo, Klebsiela e *Pneumocystis carinii* enfraquecem a barreira alvéolo-capilar com a formação de bolhas e "cistos". Alguns centros têm demonstrado incidência de 2% de PTX espontâneo secundário à Síndrome de Imunodeficiência Adquirida (SIDA). A

Tabela 151.I enumera causas descritas de pneumotórax espontâneo secundário.

Tabela 151.I – Causas de pneumotórax espontâneo secundário
Doenças das vias aéreas
• Asma
• Doença pulmonar obstrutiva crônica (DPOC)
• Fibrose cística
Infecções
• Pneumonia necrotizante
• Abscesso pulmonar
• Pneumonite por *Pneumocystis jiroveci*
• Tuberculose
Doença pulmonar intersticial
• Sarcoidose
• Linfangioleiomiomatose
• Esclerose tuberosa
• Pneumoconioses
Neoplasias
• Tumor pulmonar primário
• Metástases pleuropulmonares
Outras
• Colagenoses
• Infarto pulmonar
• Catamenial/endometriose

ACHADOS CLÍNICOS

O paciente com pneumotórax espontâneo geralmente procura o serviço médico em regime de urgência em razão de desconforto torácico e respiração curta. Pode manifestar-se com dor aguda torácica em pontada que se exacerba com inspiração profunda, característica de dor pleurítica. A presença da dispnéia vai estar na dependência da existência ou não de doença pulmonar. Nesta condição, mesmo em PTX pequenos, a dispnéia estará quase sempre presente na DPOC e em outras doenças em que exista baixa reserva pulmonar.

Os achados de exame físico correlacionam-se de modo geral diretamente com o grau dos sintomas e com o volume do PTX. O murmúrio vesicular diminuído ou ausente, timpanismo acentuado à percussão do tórax e expansibilidade torácica diminuída são evidências da presença do pneumotórax embora também possam estar presentes em outras doenças pulmonares. Os achados anteriormente mencionados mais o desconforto respiratório acentuado, estase jugular, desvio da traquéia na fúrcula esternal para o hemitórax contralateral, choque e cianose (fase tardia) levam-nos a pensar em pneumotórax hipertensivo.

EXAMES COMPLEMENTARES

A mais leve suspeita de estarmos frente a PTX exige confirmação com radiografia simples de tórax de frente. Exceção se faz quando existe suspeita clínica de PTX hipertensivo. O risco que se impõe desnecessária e perigosamente na demora do tratamento descompressivo faz com que o diagnóstico do PTX hipertensivo seja eminentemente clínico. O achado de uma tênue linha de pleura visceral paralela ao gradeado costal, separados por área de hipertransparência e sem trama vasobrônquica é característico de pneumotórax ao exame radiológico do tórax. A dúvida em certos casos de pneumotórax de pequeno volume pode ser resolvida ao se comparar as radiografias em inspiração e expiração. O pulmão expirado acentua a linha do pneumotórax. Pode ser encontrado também nível hidroaéreo no espaço pleural com o paciente em posição ortostática. Este achado radiológico deve-se ao acúmulo de líquido seroso em pneumotórax de vários dias de evolução (hidropneumotórax) ou ainda é devido ao sangue proveniente do rompimento de aderências pleurais (hemopneumotórax).

A interpretação da radiografia torácica pode se tornar mais difícil quando o paciente não pode fazer o exame em posição ortostática e se suspeita da presença de pneumotórax. Nessas circunstâncias deve-se colocar o paciente em decúbito lateral com o hemitórax suspeito para cima e realizar a radiografia com raios horizontais. Esta incidência permite melhor visualização da linha pleural afastada da parede torácica lateral.

A quantificação do volume do PTX pode ser feita rapidamente e com certo grau de confiabilidade, avaliando-se a radiografia simples do tórax (frente e perfil). Segundo Rhea et al., tomando-se como critério a média das distâncias interpleurais, pode-se chegar ao volume aproximado do PTX usando-se a escala como demonstrado na Figura 151.1.

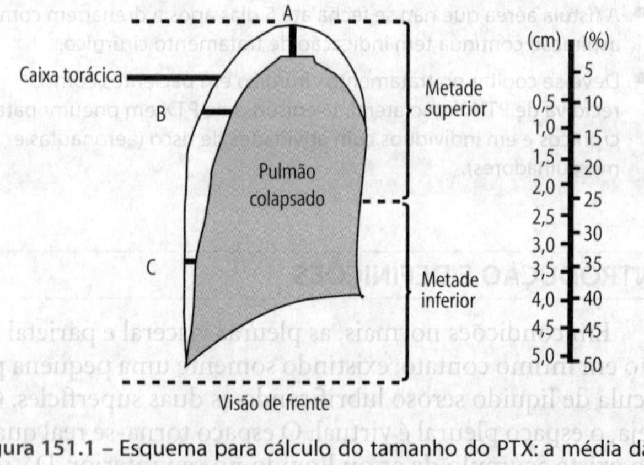

Figura 151.1 – Esquema para cálculo do tamanho do PTX: a média das distâncias A + B + C deve ser pareada na escala ao lado. (Adaptado de Rhea et al., 1982.)

DIAGNÓSTICO DIFERENCIAL

O diagnóstico diferencial de pneumotórax deve ser feito com DPOC em pacientes que radiologicamente mostrem bolhas gigantes enfisematosas. De modo geral, a radiografia do tórax mostra a bolha como linha não paralela à parede torácica e com aparência mais côncava. Persistindo a dúvida, pode-se fazer radiografias em decúbitos diferentes ou solicitar tomografia computadorizada (TC).

Teoricamente, qualquer doença torácica manifestada agudamente com dor pleurítica e sintomas respiratórios deve ter seu diagnóstico diferencial com o PTX. A ampla disponibilidade do raio X facilita o diagnóstico diferencial. Os achados de imagem geralmente nos orientam ao diagnóstico de cada uma delas (ex.: embolia pulmonar, pneumonia, tumor). O PTX pode levar a alterações do eletrocardiograma, mas que devem ser analisadas frente aos achados de exame físico e exame radiológico. Mais raro é o diagnóstico diferencial com pneumomediastino espontâneo que geralmente ocorre em situações de rompimento alveolar provocado por crise de broncoespasmo. O ar disseca a trama vasobrônquica sem romper a pleura visceral, chegando ao mediastino e ocasionalmente à região cervical (enfisema cervical). Outra causa de pneumomediastino é a ruptura espontânea do esôfago – síndrome de Boerhaave, doença de grave evolução se não diagnosticada rapidamente. O seu diagnóstico deve ser lembrado nos pacientes com história de vômitos persistentes associados a grande esforço abdominal e seguidos por forte dor epigástrica e dorsal. A ausculta do precórdio nesses pacientes pode detectar um ruído áspero e crepitante síncrono com o batimento cardíaco (sinal de Hamman).

TRATAMENTO

A decisão do tratamento se baseará no quadro clínico, no volume do PTX e na presença de doença pulmonar associada. Pacientes que apresentam dispnéia intensa e sinais sugestivos de PTX hipertensivo devem ter rapidamente o espaço pleural aliviado por toracocentese com agulha ou cateter venoso periférico de calibre 14-16 G inseridos no 2º espaço intercostal na linha hemiclavicular do lado comprometido. Na seqüência, a drenagem pleural deve ser realizada (Figura 151.2).

O tratamento do pneumotórax espontâneo tem dois objetivos: reexpandir o pulmão com a evacuação do ar do espaço pleural e prevenir a recidiva.

A reexpansão pulmonar pode ser obtida pelos seguintes métodos:

1) Observação com tratamento conservador.
2) Dispositivo para drenagem pleural com cateter (10-14 F) disponível comercialmente.
3) Drenagem pleural com dreno tubular.

A conduta a ser adotada dependerá ainda das condições clínicas do paciente e do volume do PTX. Estabilidade clínica entende-se como o indivíduo sem sintomas clínicos sugestivos de insuficiência respiratória ou alteração hemodinâmica.

O diagnóstico radiológico de hidro ou hemopneumotórax implica a drenagem pleural com dreno de grosso calibre (> 28 F) para reexpansão pulmonar, evacuação do sangue pleural e tamponamento do sangramento.

PTX < 20% em pacientes clinicamente estáveis

Esses pacientes devem ser observados no serviço de emergência por 6 horas (regra das 6 h) realizando-se então nova radiografia. Excluem-se dessa conduta os pacientes com PTX secundário que exigem internação e drenagem pleural. A administração de oxigênio a 100% acelera em 4 vezes a absorção do ar no espaço pleural. Isso ocorre devido à diminuição da pressão parcial do nitrogênio alveolar, o que facilita a difusão do ar pela membrana pleuroalveolar. Em condições normais, a absorção do ar no espaço pleural se faz numa taxa de 1 a 1,5% por dia, vale dizer que, em média, um PTX de 20% pode levar até 20 dias para ser reabsorvido. A inserção de cateter ou dreno pleural não deve ser indicada logo de início, a não ser que o PTX aumente de volume. Por segurança, é essencial que o paciente que não tenha sido drenado tenha rápido acesso ao serviço de emergência e retorne após 24 horas da alta para novo controle. Pacientes nos quais não se possa confiar o seguimento ambulatorial não são candidatos para este tipo de abordagem. Recomenda-se ao paciente que neste período não sejam feitas viagens aéreas e atividades de mergulho em virtude do risco da descompressão do espaço pleural.

PTX > 20% em pacientes clinicamente estáveis

Pacientes que se apresentam clinicamente estáveis e com PTX > 20% de modo geral são indivíduos jovens sem doença pulmonar associada (Figura 151.2A e B). Nesta condição, pode ser utilizado um dispositivo de drenagem pleural por cateter *pigtail* 14 F conectado à válvula de Heimlich (Figura 151.3) ou dreno tubular 26-28 F com selo d'água. A drenagem deve permanecer até que o pulmão expanda totalmente e não se tenha manifestação de fístula aérea por 48 a 72 h. Pacientes sem fístula aérea, com expansão total do pulmão e sem outras doenças que indiquem internação, se concordarem podem receber alta com cateter pleural conectado à válvula de Heimlich. Se persistir borbulhamento no selo d'água e o pulmão não re-expandir rapidamente após a drenagem, devem ser internados no hospital com dreno tubular. Instala-se aspiração contínua com pressão de -20 cm H_2O no frasco de drenagem através de aspirador elétrico pós-operatório tipo Emerson® ou aspirador de parede a vácuo com sistema de pressão controlada. Confirmadas a expansão total do pulmão e a parada do borbulhamento no frasco de drenagem, pode-se retirar o dreno pleural após 72 h. Não vemos benefício e necessidade em se clampear o dreno antes da retirada do mesmo, apesar de seu uso difundido.

PTX > 20% em pacientes clinicamente instáveis

Neste grupo geralmente estão os pacientes que apresentam PTX espontâneo secundário. A drenagem sob selo d'água deve ser usada preferencialmente com dreno tubular multiperfurado de calibre 26 a 28 F, mantendo-se o paciente internado. Este dreno deve ser preferido em virtude do maior risco de evolução destes pacientes com fístula aérea e da possibilidade de assistência ventilatória mecânica. Se o controle radiológico após a drenagem mostrar ausência de reexpansão pulmonar deve-se instalar aspiração contínua. Uma vez constatado o fechamento da fístula aérea tanto clínica como radiologicamente, repete-se a radiografia de tórax em 12-24 h.

As complicações da drenagem pleural mais comuns são: dreno locado abaixo da musculatura torácica, dreno

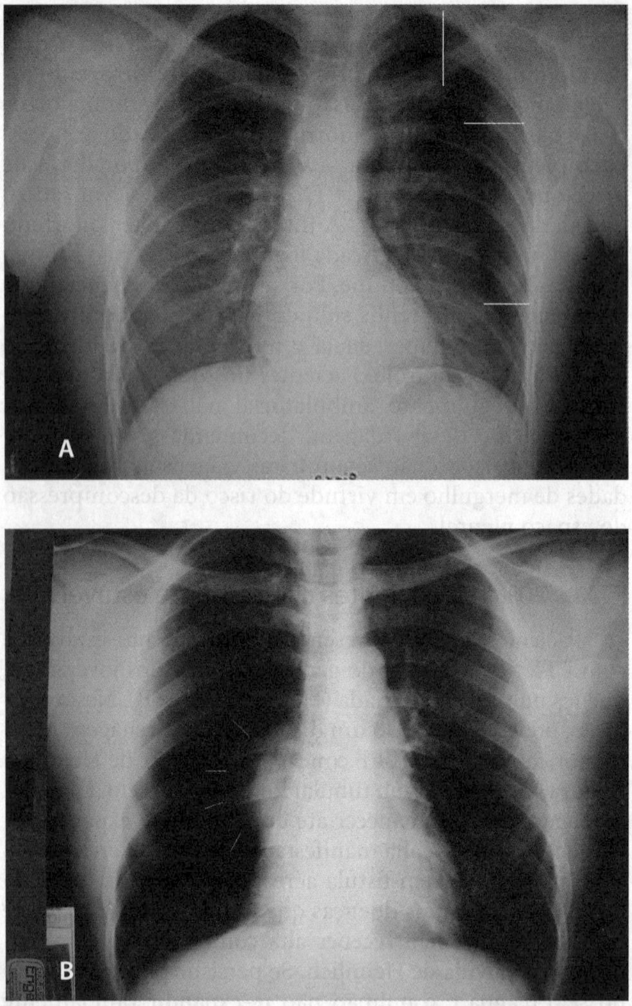

Figura 151.2 – RX tórax (frente): A. Pneumotórax espontâneo de 40% à esquerda demarcado pelas linhas. B. Pneumotórax espontâneo total à direita com o pulmão colapsado delimitado pelas linhas perpendiculares.

dobrado no espaço pleural, orifício do dreno fora da parede torácica, infecção pleural, dor persistente de origem intercostal, edema pulmonar de reexpansão.

Evolução e prognóstico

As recidivas do PTX espontâneo são comuns. Depois do 1º episódio de PTX primário a chance de recidiva varia de 16 a 50%. A recidiva dos episódios de PTX diminui substancialmente a taxa de resolução da fístula somente com a drenagem pleural, caindo de 91% no 1º episódio para 52% e 15%, respectivamente, na 1ª e 2ª recidivas.

A incidência de recidiva contralateral após tratamento cirúrgico varia de 18 a 50%. Fatores preditivos do aparecimento de PTX contralateral parecem ser a presença de bolhas identificadas bilateralmente na TC em indivíduos com índice de massa corpórea (IMC) menor que 18,5 kg/m^2.

A reexpansão pulmonar justapõe novamente as pleuras visceral e parietal, o que faz com que grande parte dos PTX com fístula aérea se resolva dentro dos primeiros 5 dias após a drenagem. Situações em que a fístula aérea não se fecha neste prazo de tempo, deve-se pensar na sua resolução por intervenção cirúrgica. A persistência da fístula aérea denuncia a presença de bolhas subpleurais (*blebs*) que estão localizadas com maior freqüência no ápice pulmonar.

Outra situação em que a fístula aérea é de alto débito e persistente é a que ocorre nos PTX secundários. O parênquima pulmonar no paciente com DPOC e bolhas enfisematosas apresenta alterações inflamatórias crônicas que dificultam o fechamento da fístula aérea. Em virtude do risco que corre o paciente com doença pulmonar de ter novo episódio de PTX espontâneo, deve-se cogitar a realização de pleurodese para prevenir recidivas, se as condições clínicas permitirem. Existem situações em que a atividade profissional do paciente por si só indica a pleurodese já no 1º episódio de PTX: são os aeronautas e mergulhadores.

Como orientação geral, no PTX espontâneo que se apresenta como 1ª recidiva do mesmo lado, indica-se a realização de TC de tórax para diagnóstico de possível bolha subpleural e orientação do tratamento cirúrgico para ressecção da bolha e pleurodese. Como via de acesso ao espaço pleural, preconiza-se preferencialmente a cirurgia minimamente invasiva por videotoracoscopia. Pode-se ter a alternativa de toracotomia axilar sem secção dos músculos grande dorsal e denteado. Realiza-se então a bulectomia com sutura manual ou mecânica e o acolamento das pleuras por pleurectomia da região apical do espaço pleural, pleurodese por abrasão – raspagem da pleura parietal com gaze – ou por talcagem, esta última menos indicada. Nos indivíduos com bolhas bilateralmente, pode ser proposta a pleurodese dos dois espaços pleurais em um único ato operatório.

Técnica de drenagem e controle do dreno pleural

1. Deve-se adotar técnica asséptica desde a paramentação adequada do cirurgião até os cuidados do ambiente, sendo este último, de preferência, a sala de procedimento cirúrgico.

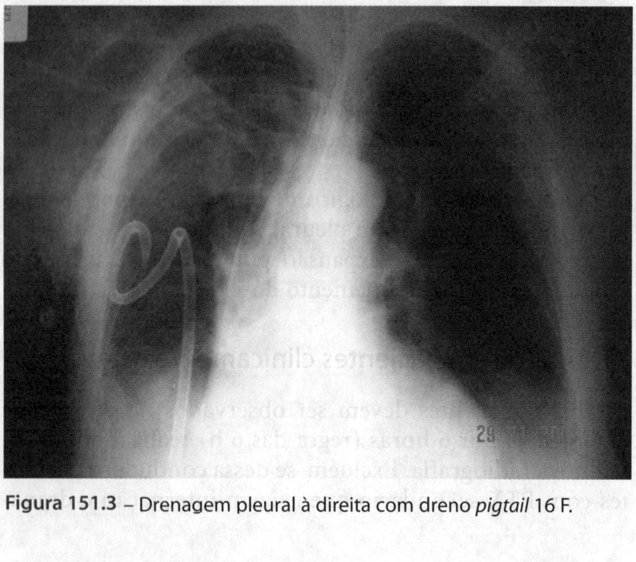

Figura 151.3 – Drenagem pleural à direita com dreno *pigtail* 16 F.

2. Local de inserção do dreno: linha axilar média logo acima do mamilo (homem) ou 4°-5° espaço intercostal. A escolha deste local deve-se ao risco de lesão diafragmática nos espaços mais inferiores.
3. Anestesia local com lidocaína a 1-2% sem vasoconstritor. Infiltram-se os planos subcutâneo, muscular, periósteo e subpleural. A aspiração da seringa sempre deve ser feita para evitar a injeção do anestésico endovenosamente e também para localizar a região subpleural e anestesiar a pleura parietal (retrai-se a agulha levemente quando se aspira ar do espaço pleural). Pode-se realizar o procedimento com sedação se as condições do paciente permitirem e se dispor de anestesiologista.
4. Incisão de 3 cm imediatamente sobre e paralela à costela inferior do espaço intercostal determinado. Divulsão romba com pinça hemostática curva até se atingir a pleura parietal quando se ouve a saída de ar pleural. Exploração do espaço intercostal com o dedo para ampliar a toracostomia e detectar possível aderência pulmonar no local escolhido.
5. Introdução do dreno tubular multiperfurado com o auxílio de pinça hemostática apreendendo a ponta do dreno escolhido (26-28 F ou 36 F). Introduz-se o dreno, orientando sua ponta para o ápice pleural, quando se libera a pinça segurando-se o dreno. Não se deve forçar a entrada do dreno se encontrarmos resistência. Puxá-lo parcialmente e introduzi-lo novamente. Certifique-se de que todos os orifícios do dreno estejam dentro do espaço pleural e o último a 6 cm da pele. Conecte o dreno ao equipo de drenagem com o frasco contendo solução NaCl 0,9% até cobrir 2 cm do tubo do selo d'água. Fixe o dreno à pele com mononylon 3-0. Curativo simples com uma gaze seca ao redor da entrada do dreno na pele e fita adesiva sobre o dreno acolado à face lateral do tórax.
6. Peça ao paciente para respirar fundo e tossir para promover a expansão pulmonar. O borbulhamento persistente no frasco de drenagem durante a expiração ou tosse é indicativo de fístula aérea.
7. Não há necessidade de antibiótico profilático.
8. Analgesia pós-operatória com dipirona ou paracetamol e se necessário intercalar opiáceo via oral ou endovenoso.
9. Radiografia de tórax (frente e perfil) após a drenagem.
10. Fisioterapia respiratória.
11. Remover o dreno com o paciente deitado em inspiração profunda ou expiração forçada com manobra de Valsalva. Manter o orifício na pele ocluído, aproximando as bordas do orifício com os dedos da outra mão até colocar curativo hermético com gaze e esparadrapo impermeável.
12. Radiografia de tórax (frente) de controle.

LEITURA ADICIONAL

1. Melton LJ, Hepper NGG, Offord KP. Incidence of spontaneous pneumothorax in Olmstead County, Minnesota: 1950-1974. Am Rev Respir Dis 1979; 120: 1379.
2. Sassoon CS. The etiology and treatment of spontaneous pneumothorax. Curr Opin Pulm Med 1995; 1: 331-8.
3. Sahn SA, Heffner JE. Spontaneous pneumothorax. N Engl J Med 2000; 342: 868-74.
4. Carter EJ, Ettensohn DB. Catamenial pneumothorax. Chest 1990; 98: 713-6.
5. Ingram RJ et al. Management and outcome of pneumothoraces in patients infected with human immunodeficiency virus. Clin Infect Dis 1996; 23: 624-7.
6. Mitlehner W, Friedrich M, Dissmann W. Value of computer tomography in the detection of bullae and blebs in patients with primary spontaneous pneumothorax. Respiration 1992; 59: 221-7.
7. Seow A et al. Comparison of upright inspiratory and expiratory chest radiographs for detecting pneumothoraces. AJR 1996; 166: 313-6.
8. Rhea JT, Deluca SA, Greene RE. Determining the size of pneumothorax in the upright patient. Radiology 1982; 144: 733.
9. Martin T, et al. Use of pleural catheter for the management of simple pneumothorax. Chest 1996; 110: 1169-72.
10. Chee CB, et al. Persistent air-leak in spontaneous pneumothorax: clinical course and outcome. Respir Med 1998; 92: 757-61.
11. Jain SK, Al-Kattan KM, Hamdy MG. Spontaneous pneumothorax: determinants of surgical intervention. J Cardiovasc Surg (Torino) 1998; 39: 107-11.
12. Massard G, Thomas P, Wihlm JM. Minimally invasive management for first and recurrent pneumothorax. Ann Thorac Surg 1998; 66: 592-9.
13. Kim KH, Kim HK, Han JY, et al. Transaxillary minithoracotomy versus video-assisted thoracic surgery for spontaneous pneumothorax. Ann Thorac Surg 1996; 61: 1510-2.
14. Baumann MH, Strange C, Heffner JE, et al. Management of spontaneous pneumothorax – an American College of Chest Physicians Delphi consensus statement. Chest 2001; 119(2): 590-602, 2001.
15. Huang TW, Lee SC, Cheng YL, et al. Contralateral recurrence of primary spontaneous pneumothorax. Chest 2007; 132(4): 1146-50.

Algoritmo 151.1 – Avaliação dos quadros de pneumotórax espontâneo

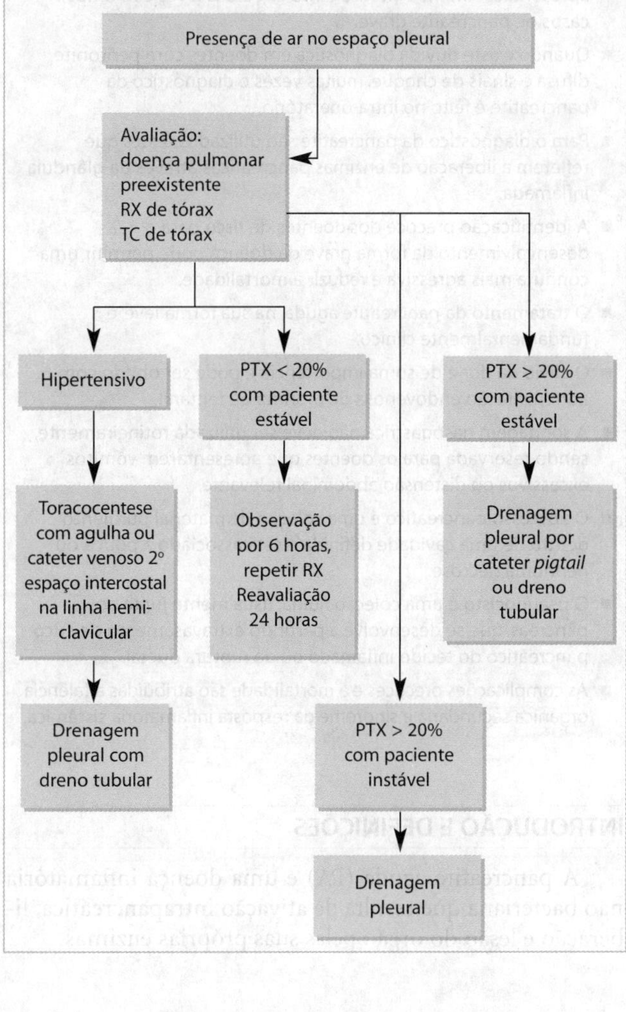

CAPÍTULO 152 Pancreatite Aguda

Milton Steinman
Celso de Oliveira Bernini
Mario Luis Quintas

TÓPICOS IMPORTANTES

- Os cálculos biliares e o álcool explicam 80% dos casos de pancreatite aguda.
- A possibilidade de tumores pancreáticos deve ser considerada no diagnóstico diferencial, principalmente em pacientes idosos.
- Pode ocorrer necrose do parênquima e do tecido peripancreático – pancreatite necrotizante (quadro grave).
- As manifestações clínicas são bastante diversas e estão na dependência da gravidade da doença.
- A dor abdominal tem intensidade variável e não tem relação direta com a gravidade da doença, ou seja, pode ter uma apresentação menos intensa tanto em casos leves como nos casos de pancreatite grave.
- Quando existe dúvida diagnóstica em doentes com peritonite difusa e sinais de choque, muitas vezes o diagnóstico da pancreatite é feito no intra-operatório.
- Para o diagnóstico da pancreatite são utilizados testes que refletem a liberação de enzimas pancreáticas através da glândula inflamada.
- A identificação precoce dos doentes de risco para o desenvolvimento da forma grave da doença pode permitir uma conduta mais agressiva e reduzir a mortalidade.
- O tratamento da pancreatite aguda, na sua forma leve, é fundamentalmente clínico.
- O alívio da dor é de suma importância e pode ser obtido com administração endovenosa de morfina ou fentanil.
- A sondagem nasogástrica não deve ser utilizada rotineiramente, sendo reservada para os doentes que apresentarem vômitos excessivos ou distensão abdominal relevante.
- O abscesso pancreático é uma coleção de material purulento dentro de uma cavidade definida e está associado a pouca ou nenhuma necrose.
- O pseudocisto é uma coleção fluida, usualmente junto ao pâncreas, que se desenvolve a partir do extravasamento de suco pancreático do tecido inflamado ou da ruptura ductal.
- As complicações precoces e a mortalidade são atribuídas a falência orgânica secundária e síndrome da resposta inflamatória sistêmica.

INTRODUÇÃO E DEFINIÇÕES

A pancreatite aguda (PA) é uma doença inflamatória não bacteriana que resulta de ativação intrapancreática, liberação e lesão do órgão pelas suas próprias enzimas.

Embora a maioria dos casos possa ter uma evolução favorável, cerca de 10% dos pacientes podem apresentar a forma grave da doença, associada a complicações sistêmicas, falência orgânica múltipla e óbito.

Uma das características da doença é sua apresentação diversa e resultados distintos. Isso pode ser explicado pelo fato de tratar-se de afecção de etiologias diferentes, quadro clínico variado e evolução muitas vezes imprevisível. Disto resulta a enorme gama de condutas e publicações, muitas vezes divergentes.

ETIOLOGIA E FISIOPATOLOGIA

O início do processo inflamatório do pâncreas é desencadeado por vários mecanismos. Os cálculos biliares e o álcool explicam 80% dos casos de pancreatite aguda nos países ocidentais (Tabela 152.I). A impactação transitória de pequenos cálculos na ampola de Vater é explicada como causa da pancreatite biliar. A obstrução provocada pelo cálculo ou pelo edema da papila duodenal resulta em elevação da pressão intraductal, o que desencadeia o processo inflamatório. A pancreatite biliar pode ser precedida por cólica biliar, confirmada pelo achado ultra-sonográfico de colelitíase, podendo-se ou não ter evidências de cálculo com dilatação em vias biliares. Removendo-se a causa da pancreatite biliar, não ocorre recidiva de crises após a colecistectomia e a retirada dos cálculos das vias biliares.

O álcool é a segunda causa de pancreatite aguda. Quando ocorrem episódios recorrentes de pancreatite, o alcoolismo pode dar continuidade a surtos de pancreatite crônica. A teoria tóxica metabólica da pancreatite alcoólica preconiza que o álcool é diretamente tóxico para a célula acinar através de alterações do metabolismo intracelular. Este efeito metabólico produz acúmulo de lípides no tecido pancreático, degeneração gordurosa e necrose celular. A persistência desta agressão induziria a formação de fibrose, desencadeando o processo de cronicidade. Esta teoria recebe a denominação de teoria necrose-fibrose com evidências deste fenômeno na pancreatite hereditária. O defeito genético da pancreatite hereditária produziria pancreatite aguda recorrente desde a infância, levando quase que invariavelmente a um processo crônico na idade de adulto jovem.

Quando não se tem aparente a causa biliar ou alcoólica como responsável pela PA, a investigação da etiologia

Tabela 152.I – Causas de pancreatite aguda

- Litíase biliar: 45%
- Álcool: 35%
- Outras: 10%
- Medicamentos:
  - Derivados da sulfa
  - Azatioprina, 6-mercaptopurina
  - Ácido valpróico
  - Tetraciclina, eritromicina, metronidazol
  - Diuréticos (furosemida, tiazidas)
  - Salicilatos
- Hipercalcemia
- Hipertrigliceridemia
- Obstrução ductal: pâncreas divisum, anular
- Pós-colangiopancreatografia endoscópica retrógrada
- Hereditária
- Trauma
- Viral
- Vascular/isquemia
- Circulação extracorpórea (exposição a níveis elevados de Ca^{++})
- Idiopática: 10%

deve voltar-se ao uso de medicamentos (como os diuréticos tiazídicos e a furosemida), à hipertrigliceridemia, à hipercalcemia, à causa viral e ao trauma. Níveis acima de 1000 mg/dL de amilase podem ser encontrados em distúrbios do metabolismo de lípides (tipo Frederickson I, II, V) em diabéticos e alcoólatras. A hipercalcemia (níveis de cálcio total acima de 10,5 mg/dL) pode ser decorrente de hiperparatireoidismo primário e secundário, malignidades e doenças do metabolismo ósseo. A ativação do tripsinogênio parece decorrer de altas concentrações de Ca^{++} intracelular evidentes na hipercalcemia e durante a circulação extracorpórea.

Não é incomum a doença tumoral intracanalicular manifestar-se inicialmente como pancreatite aguda. Portanto, a possibilidade de tumores pancreáticos deve ser considerada no diagnóstico diferencial, principalmente em pacientes idosos. O pâncreas divisum e o anular são anormalidades congênitas que podem produzir também a PA obstrutiva, mesmo na idade adulta.

Nos últimos anos, várias mutações genéticas têm sido associadas às pancreatites aguda e crônica com início dos surtos na infância. Estas mutações estariam relacionadas com o gene do tripsinogênio catiônico, o gene inibidor da secreção de tripsina pancreática (PSTI) e o gene regulador transmembrana da fibrose cística (CFTR).

Apesar de várias causas agirem no aparecimento da PA, a via final comum é a ativação prematura de proteases digestivas no interior das células acinares. Comumente a ativação das proenzimas se faz na sua liberação no duodeno. Estudos experimentais recentes sugerem que a exposição do tripsinogênio a enzimas lisossomais, como a catepsina B, promove a ativação precoce da tripsina. Ocorrendo a destruição da célula acinar, dá-se início à amplificação dos fenômenos digestivos, levando a um círculo vicioso de necrose e inflamação (Figura 152.1). O processo pode ficar restrito ao parênquima pancreático, ocasionando somente a pancreatite intersticial (quadro clínico leve a moderado), bem como pode ocorrer necrose do parênquima e do tecido peripancreático – pancreatite necrotizante (quadro grave).

ACHADOS CLÍNICOS

As manifestações clínicas são bastante diversas e estão na dependência da gravidade da doença. O quadro clássico de apresentação é a dor abdominal de início súbito, de forte intensidade, em faixa, principalmente em epigastro com irradiação para o dorso, freqüentemente associada a náuseas e vômitos. As manifestações são similares, independentemente da causa da afecção, mesmo em episódios agudos em pacientes com pancreatite crônica.

A dor abdominal tem intensidade variável e não tem relação direta com a gravidade da doença, ou seja, pode ter uma apresentação menos intensa tanto em casos leves como nos casos de pancreatite grave.

O exame físico abdominal pode revelar sinais de irritação peritoneal, mais evidentes na região epigástrica. Por vezes, o doente pode apresentar-se com sinais evidentes de peritonite com abdome em tábua, o que pode levar o cirurgião a precipitar a indicação cirúrgica. É comum o achado de distensão abdominal associada a diminuição ou ausência de ruídos hidroaéreos, tendo em vista o íleo paralítico associado. A presença de massa abdominal é raramente observada e, quando presente, deve-se suspeitar de edema pancreático ou complicação local, como pseudocisto ou abscesso pancreático. A presença de febre é incomum nos casos leves. Observa-se com relativa freqüência evidências de efusão pleural, especialmente no hemitórax esquerdo.

Nas formas graves da doença, o paciente pode exibir sinais sistêmicos já na apresentação inicial, caracterizados

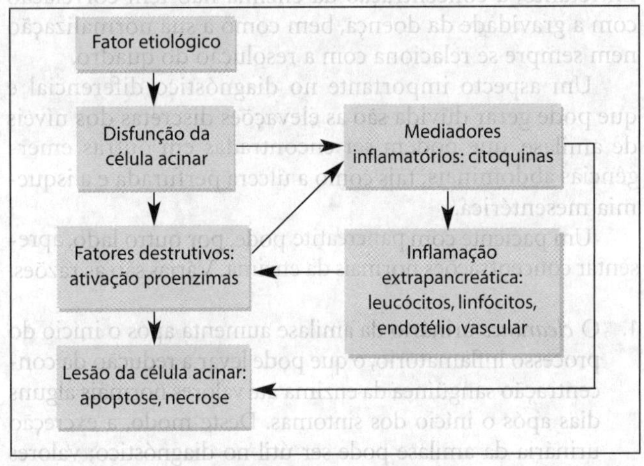

Figura 152.1 – Eventos intra e extrapancreáticos iniciais da pancreatite aguda: as setas pequenas indicam processos que ocorrem dentro da célula acinar, que por sua vez desencadeiam resposta inflamatória local e sistêmica (setas grandes). Dependendo do grau de agressão e resposta da célula acinar, os processos interagem provocando progressão da doença (adaptado de Halangk W, Lerch MM, 2005).

por expressiva perda volêmica secundária ao seqüestro líquido no espaço retroperitoneal ou mesmo na cavidade peritoneal e, por vezes, a hemorragias peripancreáticas. Nestas eventualidades, taquicardia e hipotensão podem estar presentes. Raramente observamos a presença de equimose periumbilical (sinal de Cullen) ou nos flancos (sinal de Grey Turner), caracterizando a presença de sangue dissecando tais áreas, próximas ao retroperitônio ou junto à glândula.

Tendo em vista a diversidade de apresentações, é importante ter em mente alguns diagnósticos diferenciais, que podem ter manifestações semelhantes, especialmente a colecistite aguda, o abdome agudo perfurativo secundário a úlcera perfurada e também a isquemia mesentérica. Como já comentamos, quando existe dúvida diagnóstica em doentes com peritonite difusa e sinais de choque, muitas vezes o diagnóstico da pancreatite é feito no intra-operatório.

EXAMES COMPLEMENTARES

Da mesma forma que comentamos em relação à apresentação clínica, os achados laboratoriais podem ou não estar presentes de acordo com a gravidade da doença. Existem dois aspectos importantes na interpretação dos resultados: o primeiro é o diagnóstico da doença e o segundo diz respeito à gravidade da mesma.

Para o diagnóstico da pancreatite, são utilizados testes que refletem a liberação de enzimas pancreáticas através da glândula inflamada. O teste mais utilizado é a dosagem da amilase sérica, cuja concentração alcança 2,5 vezes o valor normal após 6 horas do início dos sintomas agudos e permanece elevada durante alguns dias. Valores muito elevados, geralmente acima de 1.000 U/dL, são característicos (porém não diagnósticos) de pancreatite de causa biliar, enquanto valores inferiores estão mais comumente associados a etiologia alcoólica.

A sensibilidade da amilase no diagnóstico da pancreatite varia de 55 a 80%. Dos pacientes com dor abdominal e hiperamilasemia, 70% apresentam quadro de pancreatite. Entretanto, a concentração da enzima não tem correlação com a gravidade da doença, bem como a sua normalização nem sempre se relaciona com a resolução do quadro.

Um aspecto importante no diagnóstico diferencial e que pode gerar dúvida são as elevações discretas dos níveis de amilase, que podem ser encontradas em outras emergências abdominais, tais como a úlcera perfurada e a isquemia mesentérica.

Um paciente com pancreatite pode, por outro lado, apresentar concentrações normais da enzima. Várias são as razões:

1. O *clearance* urinário da amilase aumenta após o início do processo inflamatório, o que pode levar a redução da concentração sangüínea da enzima até valores normais alguns dias após o início dos sintomas. Deste modo, a excreção urinária da amilase pode ser útil no diagnóstico; valores acima de 5.000 U/24 h são considerados anormais.
2. Em pacientes com hiperlipidemia e pancreatite, a determinação química da amilase sofre interferência dos lípides. Por esta razão, os valores séricos da amilase, nesta eventualidade, podem estar falsamente negativos. Também nestas circunstâncias, a amilase urinária estará elevada.
3. Em pacientes com pancreatite crônica com significativa destruição do parênquima pancreático, não há liberação suficiente de enzima para aumentar a concentração sérica, mesmo na vigência de episódio agudo.

Na presença de PA, uma elevação dos níveis séricos de enzimas hepáticas, especialmente a alanina aminotransferase, acima de 3 vezes o valor normal, sugere uma causa biliar. História de elevação dos níveis de triglicérides ou persistência de níveis elevados após a resolução da PA sugere esta etiologia para a doença. Os métodos usuais de laboratório identificam ambas as isoenzimas da amilase, tanto de origem pancreática (tipo p) como salivar (tipo s).

Métodos de imagem

O ultra-som de abdome é um excelente método diagnóstico para a detecção da etiologia biliar, embora sua identificação possa representar alguma dificuldade nos doentes com "íleo paralítico". A tomografia computadorizada é bastante útil para o diagnóstico diferencial da PA de outras condições abdominais de urgência. Também é extremamente útil na identificação de complicações locais associadas com a forma grave da doença. A necrose pancreática ou peripancreática pode ser diagnosticada quando uma parte ou toda a glândula ou as áreas adjacentes não são contrastadas. Para determinar a presença de necrose infectada, a tomografia pode ser útil, através da punção com agulha fina, guiada pelo método. O material colhido pode ser enviado para pesquisa bacteriológica.

A ressonância magnética é útil na distinção entre o pseudocisto não complicado e um que contém debris e necrose na identificação de causa biliar da PA.

INDICADORES DE GRAVIDADE

A identificação precoce dos doentes de risco para o desenvolvimento da forma grave da doença pode permitir uma conduta mais agressiva e reduzir a mortalidade. Existem três diferentes métodos com esta finalidade.

O primeiro, mais utilizado em âmbito experimental, é a tentativa de identificação de marcadores bioquímicos para discriminar a forma leve da pancreatite necrotizante. Neste sentido, a dosagem sérica da proteína C-reativa, uma proteína não específica de fase aguda, tem se mostrado útil, apresentando-se elevada nos casos de pancreatite grave. Do mesmo modo, a dosagem de interleucina 6 e 8 pode ser utilizada como fator preditor de gravidade.

Múltiplas mensurações bioquímicas e fisiológicas têm sido utilizadas com o intuito de identificar os doentes de risco. Entre elas, destacam-se os critérios descritos por Ranson, que desenvolveu uma série de 11 diferentes medidas para estimar a gravidade da pancreatite aguda (Tabela 152.II). Outro índice bastante utilizado é o Apache II, sistema de escore que utiliza variáveis fisiológicas em ambiente de terapia intensiva.

Outro método que tem sido muito utilizado é o que se baseia no achado objetivo do grau de comprometimento pancreático, expresso através da tomografia, conhecido como critérios de Balthazar (Tabela 152.III). O método permite a visualização da glândula, a determinação da extensão do processo inflamatório, o grau de necrose pancreática, a presença de coleções e também a presença de infecção, fatores estes que interferem no diagnóstico, na terapêutica e na evolução. Devem ser considerados graves os doentes com índice de gravidade da tomografia (Balthazar) ≥ 7.

Entretanto, tendo em vista seu custo e a necessidade de contraste para sua realização, não é recomendável sua utilização rotineira e mandatória, devendo ser utilizado criteriosamente. Um aspecto importante a ser considerado é que as complicações sistêmicas da doença dependem do "bombardeamento enzimático" que ocorre após o início do processo inflamatório e tem início relativamente precoce. Estas complicações são detectadas clinicamente e através dos exames laboratoriais. Já as complicações locais, como a formação de coleções ou necrose e a infecção superveniente, ocorrem dias após o início do quadro, razão pela qual recomenda-se que a tomografia seja utilizada quando se visa detectar tais complicações.

Tabela 152.II – Critérios de gravidade – critério clínico-laboratorial – critérios de Ranson

1. Admissão
• Idade > 55 anos
• Glóbulos brancos > 16.000/mm^3
• Glicemia > 200 mg/dL
• DHL > 350 U/L
• TGO > 250 U/L
2. Dentro das 48 horas iniciais
• Queda do hematócrito > 10%
• Aumento da uréia (5 mg/dL)
• Cálcio sérico < 8 mg/dL
• PaO_2 < 60 mmHg
• *Base excess* > 12 mmol/L
• Seqüestro líquido > 6 L (em 24 horas)

Tabela 152.III – Critério tomográfico – critério de Balthazar (Balthazar-Robinson)

Achado tomográfico	Pontos
• Normal (A)	0
• Aumento difuso ou local do pâncreas (B)	1
• Inflamação peripancreática (C)	2
• Coleção em 1 espaço (D)	3
• Coleção em 2 ou mais espaços (E) e/ou presença de gás	4
Necrose	
• Nenhuma	0
• < 33%	2
• 33-50%	4
• > 50%	6
Total	(0-10)

CLASSIFICAÇÃO DA PANCREATITE AGUDA

Uma classificação bastante utilizada para a PA é a de Atlanta, que divide a afecção nas suas formas moderada (não grave) e grave. A PA sem a presença de necrose no parênquima é referida como intersticial ou edematosa e geralmente apresenta-se na forma moderada (não grave).

Os pacientes com PA grave apresentam ao menos um dos seguintes critérios:

1. Falência orgânica, caracterizada por um ou mais dos seguintes achados:
   - Choque (pressão arterial sistólica < 90 mmHg);
   - Insuficiência respiratória ($PaO_2 \leq 60$ mmHg);
   - Insuficiência renal (creatinina sérica > 2 mg/dL após a reposição volêmica);
   - Hemorragia digestiva (> 500 mL nas 24 horas).
2. Complicações locais, como:
   - Necrose;
   - Pseudocisto;
   - Abscesso.
3. Ao menos 3 critérios de Ranson.
4. Acute Physiology and Chronic Health Evaluation II (Apache II) > 8.

Além destes citados, devem ser considerados graves os doentes com índice de massa corpórea acima de 30 e os doentes acima de 70 anos. Da mesma forma, os doentes que não apresentarem resolução dentro de 48 a 72 horas ou que apresentarem uma evolução desfavorável ou desenvolverem complicações, a despeito da normalidade dos critérios citados, devem ser considerados graves.

Outros métodos têm sido estudados com o intuito de predizer a gravidade e podem apresentar resultados promissores, embora ainda não tenham ampla utilização na prática clínica. Dentre estes, destacam-se a elevação dos níveis de proteína C-reativa (> 150 mg/L) dentro das primeiras 48 horas, níveis séricos de peptídeo ativador de tripsinogênio, elastase polimorfonuclear, peptídeo ativador da carboxipeptidase, interleucina 6 (IL-6), IL-8 e procalcitonina.

TRATAMENTO

De modo geral, existem três aspectos que devem ser o foco de atenção do médico ao propor o tratamento da pancreatite. O primeiro deles é direcionado à identificação da etiologia do processo inflamatório, para evitar a recorrência da doença, o que pode implicar na aplicação de medidas terapêuticas ainda na fase aguda. O segundo diz respeito ao tratamento sistêmico do paciente, e por último o tratamento local do pâncreas.

Pancreatite aguda não grave

O tratamento da pancreatite aguda na sua forma leve é fundamentalmente clínico e direcionado à restauração do equilíbrio hidroeletrolítico e à redução do estímulo da secreção pancreática. Dentro deste aspecto, o jejum oral deve ser instituído até a melhora da dor ou a resolução do íleo paralítico associado. O alívio da dor é de suma importância e pode ser obtido com administração endovenosa de morfina ou fentanil. A sondagem nasogástrica não deve ser utilizada rotineiramente, sendo reservada para os doentes que apresentarem vômitos excessivos ou distensão abdominal relevante.

Ocasionalmente, pode haver recorrência dos sintomas após a reintrodução da dieta e, quando isto ocorre, um novo período de jejum deve ser indicado.

Via de regra, nas formas leves, a maioria dos casos apresenta uma evolução bastante favorável e o quadro tem resolução dentro de poucos dias.

Pancreatite aguda grave

Cerca de 50% dos pacientes com a forma grave da doença podem apresentar falência orgânica e requerem para o seu tratamento apoio multidisciplinar, composto por gastroenterologista, cirurgião, endoscopista, intensivistas e radiologia intervencionista. Diversos aspectos devem ser discutidos no que tange ao tratamento da forma grave da pancreatite.

Terapia medicamentosa

Uma enorme variedade de drogas tem sido alvo de controvérsia e de discussão na literatura médica no que diz respeito ao tratamento da pancreatite aguda. Dentre elas, destacam-se os agentes anticolinérgicos, os inibores de secreção ácida, o glucagon, a somatostatina e os inibidores de enzimas proteolíticas. Não há, entretanto, até o presente momento, evidências de melhora do curso da pancreatite quando do emprego destas drogas. As pesquisas caminham no sentido de identificar antagonistas de resposta inflamatória e de citoquinas, porém sua utilização na prática clínica ainda não se mostrou benéfica.

Suporte nutricional

No passado, os pacientes com PA grave eram mantidos em suporte nutricional com o intuito de evitar estímulo do pâncreas. Mais recentemente, estudos revelaram que a nutrição enteral previne a atrofia intestinal e melhora a função de barreira da mucosa intestinal. Alguns estudos randomizados demonstraram não somente a segurança, o menor custo e a viabilidade do método, como também uma menor incidência de complicações infecciosas. O suporte enteral deve ser utilizado, sempre que possível, como primeira escolha, através da passagem de sonda nasoenteral, localizada após o ligamento de Treitz. Na impossibilidade de sua utilização dentro de 48 a 96 horas, empregar nutrição parenteral total ou, quando possível, associação de ambas.

Prevenção da infecção

A infecção pancreática ou peripancreática pode ocorrer em 40 a 70% dos pacientes com necrose pancreática e é a principal causa de morbidade e mortalidade em pacientes com PA grave.

A infecção usualmente ocorre após 10 dias do início do quadro. Existem 2 formas para prevenir ou reduzir a incidência de infecção, que incluem a descontaminação intestinal seletiva e a antibioticoterapia profilática.

A descontaminação seletiva visa a redução da flora patogênica intestinal, provável fonte da contaminação. Entretanto, sua efetividade não foi comprovada.

Vários estudos recentes têm apoiado o uso da antibioticoterapia profilática em pacientes com PA grave. Uma metanálise de 8 estudos randomizados identificou redução de mortalidade em pacientes com PA grave, que receberam antibióticos com ampla penetração em tecido pancreático. Infecções fúngicas supervenientes também têm sido relatadas nos pacientes em uso de antibioticoterapia.

A antibioticoterapia deve ser empregada, de forma preemptiva, nos casos de pancreatite grave em que houver 2 ou mais coleções peripancreáticas ou necrose > 33% (índice de Balthazar > 5).

De forma terapêutica, deve ser utilizada nos casos em que a punção com agulha fina for positiva (necrose infectada) ou na presença de gás peripancreático. Recomenda-se como primeira escolha o emprego de imipenem ou a associação de ciprofloxacina e metronidazol (2ª escolha).

Lavagem peritoneal

A lavagem peritoneal tem sido utilizada em pacientes com PA grave e fluido intraperitoneal com o objetivo de remover toxinas e vários metabólitos da cavidade peritoneal e minimizar a absorção sistêmica. Embora os resultados com o método sejam controversos, há evidências de benefícios cardiopulmonares, o que justifica sua utilização por alguns serviços.

Intervenção endoscópica

Uma metanálise de quatro estudos randomizados a respeito da papilotomia endoscópica em pacientes com pancreatite aguda biliar na sua forma grave, revelou que o procedimento reduz as complicações e a mortalidade em pacientes com obstrução biliar ou colangite. O papel da colangipancreatografia endoscópica em pacientes sem obstrução biliar não está claro, provavelmente não apresenta benefício e pode estar associada a complicações.

TRATAMENTO CIRÚRGICO

Do ponto de vista cirúrgico, o benefício da intervenção pode ser no sentido de evitar a recorrência ou para o tratamento de complicações. Neste sentido, faz-se mister a distinção dos doentes portadores de pancreatite de causa biliar dos demais doentes de etiologias diversas, pois o tratamento neste primeiro grupo, nas formas graves, visa à desobstrução do ducto biliar.

O tratamento cirúrgico clássico ou através de técnicas menos invasivas deve ser indicado na presença de coleção, necrose infectada ou abscesso pancreático, o que geralmente ocorre dias ou semanas após o início do quadro. A tendência atual é de postergar o tratamento cirúrgico até que a necrose esteja organizada, o que ocorre em até 4 semanas após o início do quadro. Esta organização facilita a identificação do tecido a ser removido, evitando desta forma a ressecção de tecido viável.

Nos doentes submetidos a tratamento cirúrgico em virtude de necrose infectada, em que esta identificação não é claramente factível, no Serviço de Cirurgia de Emergência do Hospital das Clínicas, temos optado pela relaparotomia, 48 horas após o procedimento inicial.

Necrose pancreática estéril

Os pacientes com necrose estéril devem ser tratados, a princípio, de forma conservadora em terapia intensiva. A evolução, entretanto, pode ser desfavorável e o paciente apresentar deterioração clínica. Nestes pacientes, deve-se tentar identificar eventual presença de infecção através de método de imagem ou ainda considerar tratamento cirúrgico. A oportunidade de indicar o tratamento cirúrgico neste grupo de doentes é motivo de controvérsia. Em geral, o tratamento conservador deve ser mantido por no mínimo 3 a 4 semanas. Deve-se, portanto, considerar eventual indicação cirúrgica naqueles casos que não apresentem melhora clínica a despeito do suporte intensivo implementado.

Tática cirúrgica

Existem várias alternativas para a remoção do tecido necrótico. Um método muito utilizado é a necrosectomia associada à colocação de drenos com o intuito de manter irrigação no pós-operatório. Bons resultados podem ser obtidos com técnicas menos invasivas, como a drenagem percutânea. O acesso através de técnicas minimamente invasivas pode ser realizado por tomografia, endoscopicamente (através do estômago ou duodeno), ou ainda através de incisões lombares limitadas.

Com o intuito de evitar a recorrência, nos pacientes com pancreatite biliar, recomenda-se a colecistectomia durante a internação inicial ou após a resolução do quadro inflamatório.

Evolução pós-operatória

Os pacientes tratados com reoperação programada podem requerer várias intervenções até sua completa recuperação. Dos pacientes tratados por métodos não-invasivos, cerca de 20% podem necessitar de procedimento para drenar coleções recorrentes. A tomografia realizada semanalmente pode auxiliar na identificação de terapia ulterior a ser instituída e documentar a evolução pós-operatória.

COMPLICAÇÕES

Abscesso pancreático

O abscesso pancreático é uma coleção de material purulento dentro de uma cavidade definida e está associado a pouca ou nenhuma necrose. Trata-se de uma complicação diferente da necrose infectada ou do pseudocisto infectado. O abscesso pancreático é mais bem definido 3 a 4 semanas após o início do quadro. O diagnóstico deve ser considerado em pacientes com quadro séptico, e pode ser confirmado por tomografia e aspiração percutânea com agulha fina demonstrando a presença de pus. O método pode ser utilizado para drenagem percutânea. Entretanto, se não houver melhora rapidamente, 24 a 48 horas após o procedimento, o tratamento cirúrgico convencional deve ser instituído. A antibioticoterapia deve ser administrada conjuntamente.

Pseudocisto de pâncreas

O pseudocisto é uma coleção fluida, usualmente junto ao pâncreas, que se desenvolve a partir do extravasamento de suco pancreático do tecido inflamado ou da ruptura ductal. A parede do pseudocisto é formada por tecido fibroso não epitelizado. Ocasionalmente, o pseudocisto pode se desenvolver a alguma distância do pâncreas, como no tórax ou na região inguinal, através da progressão dos fluidos pelos tecidos frouxos.

Cerca de 30% dos pacientes com PA podem desenvolver coleções por ocasião da crise inicial. A maioria destas coleções regride espontaneamente e não necessita de tratamento.

Menos de 5% podem desenvolver pseudocistos, caracterizados pelo formato ovóide ou esférico e com paredes bem constituídas. Em virtude da sua história natural, os doentes com coleções "agudas" devem ser apenas observados. Quando há a formação do pseudocisto, estes podem vir a necessitar de tratamento. A conduta depende do tamanho do pseudocisto e da presença de sintomas associados. Os doentes assintomáticos com pseudocistos de até 5 a 6 cm de diâmetro devem ser observados e acompanhado com métodos de imagem. Nos demais pacientes, o tratamento definitivo deve ser considerado. O pseudocisto pode manifestar-se com dor abdominal ou sintomas obstrutivos pela proximidade com o estômago ou o duodeno.

Complicações mais sérias podem ocorrer, porém são raras; estas incluem: a hemorragia para dentro do cisto, a perfuração do pseudocisto ou ainda a infecção do mesmo. A hemorragia é causada pela erosão da artéria esplênica ou gastroduodenal ou de outros vasos adjacentes ao cisto e, geralmente, está confinada ao interior da cavidade. O diagnóstico deve ser considerado na presença de sinais de anemia e choque e queda de hematócrito. O tratamento pode ser obtido por arteriografia e embolização. Quando não houver disponibilidade ou o exame não for resolutivo, o tratamento cirúrgico se impõe.

A perfuração do pseudocisto é caracterizada por dor abdominal aguda e súbita e sinais de peritonite. O seu tratamento cirúrgico é realizado para limpeza da cavidade e drenagem externa.

Nos casos de infecção do pseudocisto, sinais de sepse podem sugerir o diagnóstico. O tratamento pode ser realizado com punção e drenagem percutânea.

Na ausência de complicações, a cirurgia deve ser eletiva e postergada até que a parede do cisto esteja madura, geralmente 4 a 6 semanas após o surto agudo.

O tratamento pode ser realizado através de cirurgia, endoscopia ou drenagem percutânea.

PROGNÓSTICO

Aproximadamente 50% dos óbitos em pacientes com PA grave ocorrem nas primeiras 2 semanas após o início da doença. As complicações precoces e a mortalidade são atribuídas à falência orgânica secundária à síndrome da resposta inflamatória sistêmica. Nos demais casos com evolução desfavorável, as mortes estão relacionadas ao desenvolvimento de complicações ou de necrose infectada. Pode ocorrer insuficiência endócrina ou exócrina entre os sobreviventes da forma grave, especialmente se houve uma perda considerável de tecido após a cirurgia ou pelo processo inflamatório.

LEITURA ADICIONAL

1. Al-Onram M, Groof A, Wilke D. Enteral versus parenteral nutrition for acute pancreatitis. The Cochrane Library, Issue 12; 2001.
2. Balthazar EJ, Freeny PC, Van Sonnenberg E. Imaging and intervention in acute pancreatitis. Radiology 1994; 193: 297-306.
3. Baron TH, Morgan DE. Acute necrotizing pancreatitis. N Engl J Med 1999; 340(18): 1212-7.
4. Bradley EL III. A clinically based classification system for acute pancreatitis: summary of the International Symposium on Acute Pancreatitis, Atlanta, Ga, September 11-13, 1992. Arch Surg 1993; 128: 586-90.
5. Dejong CH, Greve JW, Soeters PB. Nutrition in patients with acute pancreatitis. Curr Opinion Crit Care 2001; 7: 251-6.
6. Dervenis C, Johnson CD, Bassi C, et al. Diagnosis, objective assessment of severity, and management of acute pancreatitis. Int J Pancreatol 1999; 25: 195-210.
7. Hartwig W, Maksan SM, Foitzik T, Schmidt J, Herfarth C, Klar E. Reduction in mortality with delayed surgical therapy of severe pancreatitis. J Gastroint Surg 2002; 6(3): 1281-7.
8. Isenmann R, Runzi M, Kron M, et al. Prophylatic antibiotic treatment in patients with predicted severe acute pancreatitis. Gastroenterology 2004; 126: 997-1004.
9. Yousaf M, McCallion K, Diamond T. Management of severe acute pancreatitis. Br J Surg 2003; 90: 407-20.
10. Sharma VK, Howden CW. Meta-analysis of randomized controlled trials of endoscopic retrograde cholangiography and endoscopic sphincterotomy for the treatment of acute biliary pancreatitis. Am J Gastroenterol 1999; 94: 3211-4.
11. Swaroop VS, Chari ST, Clain JE. Severe acute pancreatitis. JAMA 2004; 291(23): 2865-8.
12. Toouli J, Brooke-Smith M, Bassi C, et al. Guidelines for the management of acute pancreatitis. J Gastroenterol Hepatol 2002; 17(suppl): S15-S39.
13. Uhl W, Warshaw A, Imrie C, et al. IAP guidelines for the surgical management of acute pancreatitis. Pancreatology 2002; 2: 565-73.
14. Whitcomb DC. Hereditary and childhood disorders of the pancreas, including cystic fibrosis. In: Feldman: Sleisenger & Fordtran's gastrointestinal and liver disease. 7. ed. Saunders; 2002. p.898-902.

Algoritmo 152.1 – Definição de gravidade

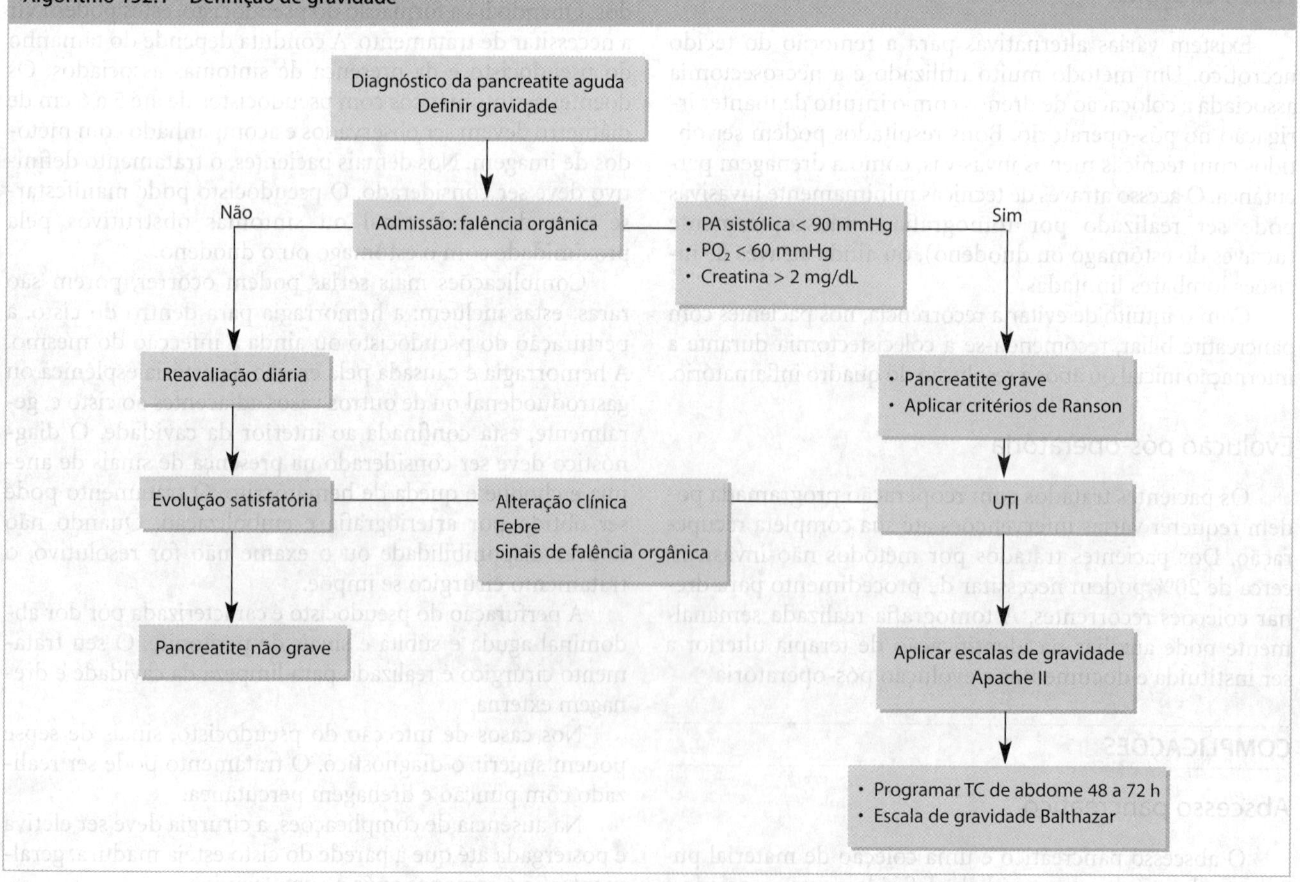

Algoritmo 152.2 – Tratamento da pancreatite aguda biliar

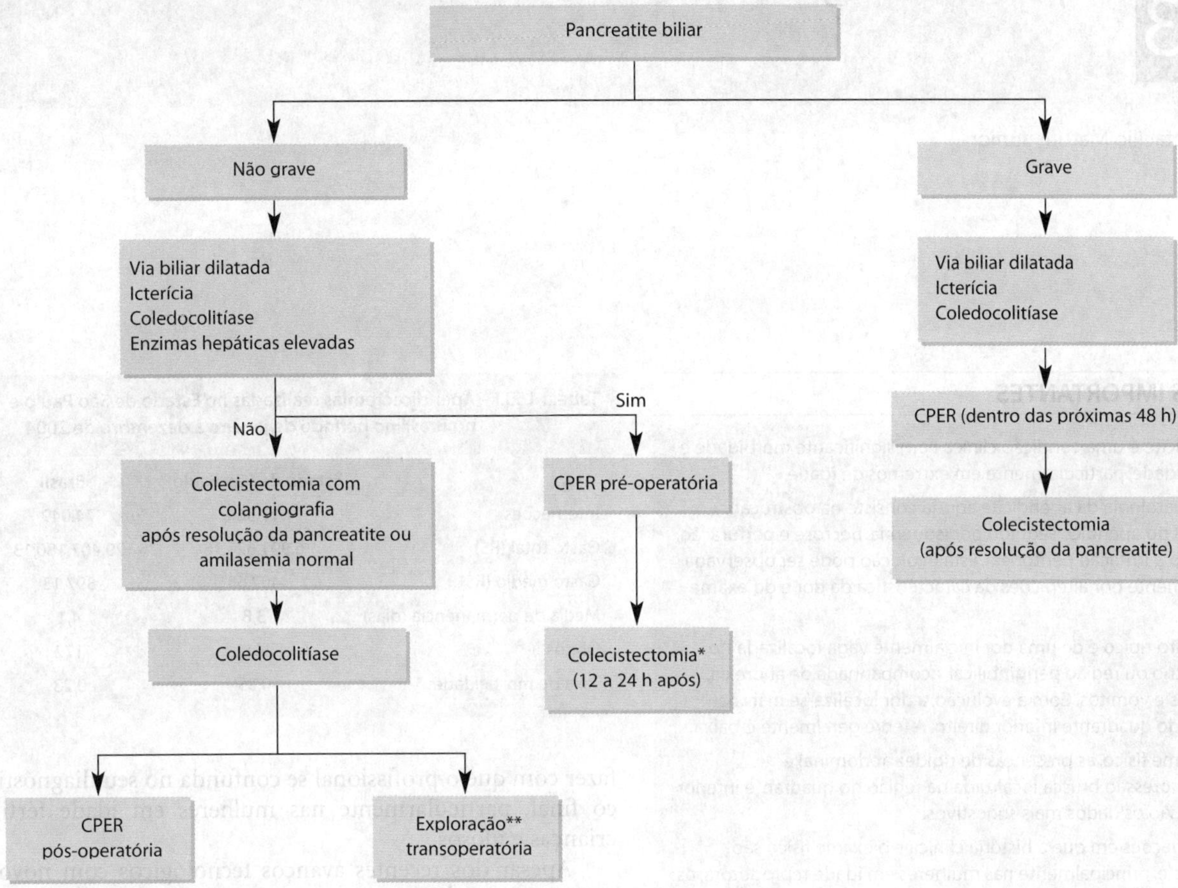

* Preferencialmente por via laparoscópica.
** Pode ser realizada por via convencional ou laparoscópica.

CAPÍTULO

153 Apendicite Aguda

Octacílio Martins Júnior

TÓPICOS IMPORTANTES

- Apendicite é uma condição clínica com significante morbidade e mortalidade, particularmente em extremos de idade.
- A fisiopatologia da apendicite aguda consiste na obstrução luminal do apêndice seguido por isquemia, necrose e perfuração, levando à irritação peritoneal. Esta evolução pode ser observada clinicamente por alterações da característica da dor e do exame físico.
- O quadro típico é de uma dor inicialmente vaga localizada no epigástrio ou região periumbilical, acompanhada de anorexia, náuseas e vômitos. Com a evolução, a dor localiza-se mais na região do quadrante inferior direito. A febre geralmente é baixa.
- No exame físico, as presenças de rigidez abdominal e descompressão brusca localizada na região do quadrante inferior direito são os dados mais sugestivos.
- Nas situações em que a história clínica e o exame físico são atípicos e, principalmente nas mulheres em idade reprodutora, os exames complementares (laboratoriais e de imagem) devem ser solicitados.
- Atualmente a TC tem se mostrado superior à US nos casos de dúvida diagnóstica.
- O tratamento é cirúrgico com pouca diferença entre a apendicectomia clássica aberta e a videolaparoscópica. Esta última tem tido preferência para pacientes do sexo feminino e obesos (homens ou mulheres).

INTRODUÇÃO E DEFINIÇÕES

Apendicite é uma das causas mais comuns de abdome agudo em pacientes que procuram o pronto-socorro. Aproximadamente 7% da população mundial terão apendicite no transcorrer de sua vida, com pico de incidência ocorrendo entre 10 e 30 anos de idade e com pequena preferência para o sexo masculino.

A Tabela 153.I mostra os dados estatísticos referentes às apendicectomias realizadas no período de janeiro a dezembro de 2004, segundo dados do Datasus.

Esse tipo de afecção do apêndice pode se manifestar através de uma enorme gama de sintomas e sinais que podem variar de acordo com o sexo e a idade do paciente, o que torna seu diagnóstico mais difícil. Várias outras patologias abdominais podem levar à má interpretação clínica e fazer com que o profissional se confunda no seu diagnóstico final, particularmente nas mulheres em idade fértil, crianças e idosos.

Tabela 153.I – Apendicectomias realizadas no Estado de São Paulo e no Brasil no período de janeiro a dezembro de 2004

	Estado de São Paulo	Brasil
Internações	17.364	74.049
Gasto total (R$)	6.991.621,18	29.407.180,13
Gasto médio (R$)	402,65	397,13
Média de permanência (dias)	3,8	4,1
Óbitos	61	172
Taxa de mortalidade	0,35	0,23

Apesar dos recentes avanços tecnológicos com novos métodos de imagem, o diagnóstico da apendicite aguda depende ainda de uma boa história clínica juntamente com um exame físico apurado, principalmente nos extremos de idade (pacientes muito jovens e muito idosos).

O diagnóstico rápido é essencial para diminuir a possibilidade de perfuração do órgão, minimizando a morbidade e a mortalidade nessa situação. A morbidade aumenta com a ruptura do apêndice, de 3% nos casos de apendicite não perfurada para 47% nos casos de apendicite perfurada. A mortalidade em apendicites agudas não perfuradas é menor que 1%, mas sobe para mais de 5% em pacientes muito jovens (crianças menores de 2 anos) ou muito idosos, nos quais o retardo no diagnóstico geralmente leva à perfuração do órgão.

ETIOLOGIA E FISIOPATOLOGIA

O apêndice é um longo divertículo que mede em torno de 10 cm de extensão e estende-se da parede póstero-medial do ceco a aproximadamente 3 cm abaixo da válvula ileocecal. Apesar da sua relação com o ceco ser geralmente constante, sua ponta geralmente é livre, podendo localizar-se em diferentes posições, o que tem importância na apresentação clínica quando de sua inflamação. Em virtude dessa característica, pode localizar-se em várias regiões da cavidade abdominal como a pélvica, retrocecal, subcecal, retroileal, pré-ileal, retrocólica, retroperitoneal e até sub-hepática.

Diminuição na ingestão de fibras e carboidratos refinados constitui importante fator de risco para o desenvolvimento da apendicite. Sociedades que ingerem grandes quantidades de fibras, como os povos da Ásia, Índia e África, têm menos de um décimo da incidência de apendicite quando comparadas com populações onde a ingestão de fibras é baixa como na Europa e Estados Unidos. Imigrantes africanos que foram para os Estados Unidos e adotaram dietas americanas tiveram um correspondente aumento no risco de desenvolverem apendicite. Uma dieta rica em fibras aumenta a velocidade do trânsito fecal no interior do cólon, reduzindo a viscosidade fecal e inibindo a formação de fecalitos e, teoricamente, diminuindo o potencial de obstrução luminal.

A obstrução intraluminal é o evento inicial na grande maioria dos quadros de apendicite e pode ser causada por fecalito, hiperplasia linfóide (doenças virais incluindo infecções do trato respiratório superior, mononucleose, gastroenterites), corpos estranhos, parasitas, doença de Crohn, tumores primários (carcinóide, adenocarcinoma, sarcoma de Kaposi e linfomas) ou metastáticos (cólon e mama).

O fecalito, decorrente do espessamento do material fecal, é a causa mais comum de obstrução e está presente em 11 a 52% dos pacientes com apendicite aguda. A hiperplasia linfóide é mais comum em crianças e adultos jovens, contribuindo para o aumento da incidência de apendicite nesses pacientes.

Após ocorrer a obstrução mecânica, a produção de muco pelas células do epitélio apendicular continua, o que leva a um aumento da pressão intraluminal e distensão do órgão. Essa distensão estimula fibras viscerais aferentes que entram na medula espinal no nível torácico (T8 até T10), causando dor epigástrica e periumbilical referida. Esta dor visceral geralmente é leve, mal localizada, e com duração média de 4 a 6 horas. O aumento da pressão intraluminal excede a pressão de perfusão capilar, levando à estase venosa local, prejuízo da circulação arterial e isquemia. A barreira constituída pela mucosa epitelial é alterada ocorrendo multiplicação e invasão de bactérias para a parede apendicular, levando à inflamação transmural. Persistindo a isquemia, ocorrerão infarto e perfuração do órgão, estendendo-se a inflamação para o peritônio e estruturas e órgãos vizinhos. Nesse momento, a dor é somática e passa a localizar-se no quadrante inferior direito, tendo intensidade maior que a visceral. A clássica migração da dor para a região da fossa ilíaca direita pode não ocorrer e o ponto de maior dor pode localizar-se em outra região que será dependente da localização anatômica atípica do apêndice.

ACHADOS CLÍNICOS

O diagnóstico clínico da apendicite aguda é baseado primariamente na história clínica do paciente e no exame físico detalhado.

Na sua apresentação clássica, um paciente com suspeita de apendicite aguda apresenta uma seqüência típica de sintomas que permitem, juntamente com o exame físico, a confirmação diagnóstica. Porém, em alguns pacientes, particularmente nas mulheres jovens em idade reprodutiva e nos pacientes idosos de ambos os sexos, os dados de história e exame físico não são suficientes para um diagnóstico final preciso e os diagnósticos diferenciais devem ser obrigatoriamente lembrados e pesquisados (ver Diagnóstico Diferencial a seguir).

Tabela 153.II – Sintomas e sinais mais freqüentes na apendicite aguda

Sintomas mais comuns	Freqüência (%)
Dor abdominal	~100
Anorexia	~100
Náuseas	90
Vômitos	75
Dor migratória	50
Seqüência clássica de sintomas: dor periumbilical vaga associada a anorexia, náuseas e vômitos, com migração da dor para o quadrante inferior direito.	50

Nos jovens do sexo masculino, geralmente os dados de história e exame físico são suficientes para a confirmação do diagnóstico de apendicite aguda.

Nas crianças com menos de 2 anos de idade, mulheres em idade reprodutiva e pacientes idosos de ambos os sexos, freqüentemente necessitamos do auxílio de exames laboratoriais subsidiários, assim como métodos diagnósticos de imagem (ultra-sonografia e tomografia computadorizada) para uma conclusão diagnóstica.

Classicamente, a apendicite aguda inicia-se por um quadro de dor abdominal vagamente localizada na região do epigástrio ou periumbilical, seguida de anorexia, náuseas e vômitos. Na evolução do processo, a dor migra para a região do quadrante inferior direito, mais precisamente na fossa ilíaca direita em um ponto denominado ponto de Mc Burney. Este ponto localiza-se na união do terço medial com o terço distal de uma linha imaginária que vai da espinha ilíaca ântero-superior direita até a cicatriz umbilical. Deve ser lembrado que essa apresentação clássica está presente apenas em 50% dos casos. Naqueles casos onde o apêndice encontra-se localizado em situação anômala, o diagnóstico será ainda mais difícil.

O exame físico abdominal é de fundamental importância para o diagnóstico. Deve ser iniciado pela inspeção abdominal seguida da ausculta e palpação. A palpação deve ser iniciada longe do local da dor para que o paciente coopere com o exame na sua totalidade. Se iniciarmos diretamente no local da dor, o paciente passará a não cooperar mais e o exame clínico abdominal ficará prejudicado. A dor localizada na região do quadrante inferior direito é o sinal mais importante e deve chamar a atenção do médico (Tabela 153.III).

Alguns sinais que indicam irritação peritoneal inespecífica podem ser encontrados:

- Defesa abdominal: contração muscular voluntária na região do quadrante inferior direito do paciente por causa da dor.
- Rigidez abdominal involuntária: contração muscular involuntária devida a espasmo da musculatura da parede abdominal na mesma região descrita anteriormente.

Tabela 153.III – Sinais clínicos comuns na apendicite aguda

Sinais clínicos comuns na apendicite aguda
Dor no quadrante inferior direito do abdome (sinal clínico mais importante)
Febre baixa (37,8 a 38°C) ou ausência de febre ou febre alta (complicação, perfuração do apêndice)
Sinais peritoneais:
– Defesa abdominal (defesa muscular abdominal voluntária) – Rigidez abdominal (contração muscular abdominal involuntária) – Descompressão brusca (sinal de Blumberg)
Outros sinais peritoneais (ausência destes sinais não exclui apendicite) – Sinal do psoas – Sinal do obturador – Sinal de Rovsing – Sinal de Dunphy – Flexão mantida da coxa direita sobre o quadril (posição antálgica)

- Descompressão brusca: palpação do local doloroso suavemente, até que o peritônio seja comprimido para baixo e o paciente consiga suportar o desconforto localizado; após alguns segundos e, se possível, com o doente distraído, retira-se abruptamente a mão; em caso positivo, o paciente sentirá forte dor indicando comprometimento peritoneal localizado (sinal de Blumberg positivo).

Outros sinais também podem ser encontrados e, assim como os anteriores, não são patognomônicos de apendicite aguda:

- Sinal do psoas: dor à extensão da coxa direita (nos casos de apendicite retroperitoneal retrocecal).
- Sinal do obturador: dor à rotação interna da coxa (apendicite pélvica).
- Sinal de Rovsing: dor no quadrante inferior direito quando se palpa o quadrante inferior esquerdo.
- Sinal de Dunphy: aumento da dor quando o paciente tosse;
- Manutenção da flexão do joelho contra o quadril para melhorar a dor.

Em uma metanálise realizada de estudos que avaliaram sintomas e sinais encontrados em casos de apendicite aguda, a presença de dor abdominal localizada no quadrante inferior direito, rigidez abdominal e dor abdominal periumbilical que depois migrava para o quadrante inferior direito foram os sintomas mais diretamente relacionados com apendicite aguda.

A acurácia global para o diagnóstico de apendicite aguda é de aproximadamente 80%, o que corresponde a uma média de 20% de apendicectomias não-terapêuticas (apendicectomias "brancas"). A acurácia diagnóstica varia de acordo com o sexo, com 78-92% para os homens e 58-85% para as mulheres. Essa acurácia inferior para as mulheres reflete a dificuldade no diagnóstico da apendicite aguda nas mulheres jovens e em idade reprodutiva, por causa das patologias ginecológicas agudas, como a doença inflamatória pélvica, e aumenta o número de apendicectomias não-terapêuticas para 47% das mulheres na faixa etária dos 10 aos 39 anos.

A apresentação clínica da apendicite aguda nas várias faixas etárias e em algumas situações especiais apresenta diferenças e características muitas vezes específicas e que podem confundir o examinador e retardar o diagnóstico. O amplo conhecimento dessas características pode facilitar o reconhecimento precoce da apendicite aguda, evitando suas complicações (Tabela 153.IV).

Tabela 153.IV – Situações especiais no diagnóstico da apendicite

Tipo de situação	Particularidades
Apêndice retrocecal	Dor lombar/lateral, história "arrastada"
Apêndice pélvico	Disúria, sintomas ginecológicos, tenesmo
Gravidez	Apêndice deslocado para cima e para o lado
Grande obeso	Palpação difícil, US pouco conclusivo
Idoso	Pouca dor, febre baixa, leucocitose pequena, patologias concomitantes
Criança	Contato difícil / diagnóstico diferencial com adenite mesentérica
Doente imunodeprimido	Diagnóstico diferencial com SIDA, tuberculose, citomegalovírus, adenite mesentérica e gastroenterocolite
Pós-operatório de cirurgias abdominais	"Pensar" na possibilidade de apendicite aguda
Abdome operado	Possibilidade de aderências
Situs inversus totalis	Exame físico "invertido"
Apendicite hiperplástica	Tumoração no quadrante inferior direito com pouca repercussão clínica que pode ser tratada clinicamente na fase inicial

Essas situações especiais costumam gerar dúvidas na avaliação clínica e, geralmente, indicam a necessidade da realização de exames subsidiários para elucidação diagnóstica.

Neonatos (do nascimento até 30 dias de vida): são casos extremamente difíceis de serem diagnosticados e a literatura disponível relata apenas 120 casos até o ano de 2000. A maioria desses casos ocorre em prematuros e a principal causa é a inflamação apendicular. A obstrução intraluminal da luz apendicular por fecalito não foi relatada neste grupo de pacientes. As patologias encontradas foram doença de Hirchsprung, hérnias internas, anormalidades cardíacas (levando à embolia), infarto mesentérico semelhante ao encontrado em enterocolite necrotizante. As manifestações clínicas foram inespecíficas, como irritabilidade ou letargia (22%), distensão abdominal (60-90%), vômitos (59%), hipotensão, hipotermia e insuficiência respiratória. Ao exame físico, massa palpável (20-40%) e celulite da parede abdominal (12-16%) foram os achados mais encontrados. A mortalidade supera 80% e a maioria dos casos foi diagnosticada apenas na autópsia.

Infantes (2 anos ou menos): em razão de o apêndice ser em forma de funil com óstio relativamente grande, o tecido linfóide ser menos desenvolvido e a dieta utilizada mais amolecida, a apendicite aguda é incomum nessa faixa etária. Os sintomas e sinais mais encontrados são vômitos (85-90%), dor (35-70%), diarréia (18-46%) e febre (40-60%). Dor abdominal difusa (55-92%), mas apenas 50% apresentam dor na região do quadrante inferior direito, distensão abdominal (30-52%), rigidez abdominal (23%) e massa abdominal ou retal (30%) são os dados de exame físico mais encontrados. Letargia (40%), irritabilidade (35-40%), grunhidos respiratórios (8-23%), tosse ou rinite (40%) e dor no quadril à direita (3-23%) também são descritos. Em razão da inespecificidade do exame físico, a média de tempo para o diagnóstico é de 4 dias, o que contribui para a alta incidência de apendicites perfuradas (82-92%) e obstrução intestinal (82%).

Pré-escolares (2 a 5 anos): nessa faixa etária, a criança começa a se comunicar, o que permite ao examinador informações melhores quanto à história clínica. Apendicite aguda ainda é rara nessa fase, totalizando em torno de 5% de todos os casos de apendicite aguda. Geralmente, os sintomas são de dois dias ou mais do aparecimento e, em torno de 17% dos casos, prolongam-se por 6 dias ou mais antes do diagnóstico. Os principais achados são dor abdominal (89-100%), vômitos (66-100%), febre (80-87%) e anorexia (53-60%). Diferentemente do que ocorre com crianças de 2 anos ou menos, a dor localizada no quadrante inferior direito é mais comum (58-85%) do que a dor difusa (19-28%). Contrariamente do que ocorre com adultos jovens, o vômito é freqüentemente o primeiro sintoma notado pelos pais e geralmente precede a dor abdominal. Estudo interessante mostrou que crianças pré-escolares com apendicite aguda apresentaram mais freqüentemente rigidez abdominal involuntária (85% *versus* 32%), descompressão brusca (50% *versus* 20%) e temperatura maior que 37,5°C (82% *versus* 52%) quando comparadas com crianças com dor abdominal aguda não decorrente de apendicite aguda.

Idade escolar (6 a 12 anos): na idade escolar, a incidência de apendicite aguda aumenta e as informações da história clínica e exame físico tornam-se mais confiáveis. A seqüência típica de dor abdominal que posteriormente se localiza na fossa ilíaca direita aparece apenas em dois terços dos casos. Os sintomas mais encontrados são: dor que piora com a movimentação (41-75%), dor recorrente ou constante (52-57%) e cólica (11-35%). Há piora da dor na região do quadrante inferior direito com tosse (sinal da tosse ou de Dunphy) em 95% dos casos ou piora com o balanço do carro (sinal do olho do gato) em 80%. Há piora da dor quando a criança pisa o chão com os calcanhares (sinal do abaixamento do calcanhar) em 93% dos casos. Em 10 a 36% dos casos, a criança pode relatar quadro abdominal semelhante sugerindo quadro de resolução espontânea anterior. Os vômitos apareceram em 68-95% e náusea em 36-90%, e em 18% das vezes precederam ou concorreram com a dor abdominal. Anorexia (47-75%), diarréia (9-16%), constipação (5-28%) e disúria (4-20%) podem aparecer e dificultar o diagnóstico.

A rigidez abdominal difusa aparece em 15% das crianças com apendicite aguda não complicada, mas este número sobe para 83% no caso de apendicites agudas perfuradas. Defesa abdominal (51-91%) e descompressão brusca (41-83%) ocorrem mais freqüentemente nos casos de perfuração apendicular. Os ruídos hidroaéreos abdominais geralmente encontram-se normais ou hiperativos (93%) ou hipoativos em apenas 7%.

Nenhum estudo demonstrou adequadamente sensibilidade e especificidade dos sinais do psoas, obturador ou Rovsing no diagnóstico da apendicite aguda.

O exame de toque retal na avaliação da criança com suspeita de apendicite aguda é controverso. Atualmente considera-se que o exame de toque retal é inespecífico e insensível para o diagnóstico de apendicite aguda e não deve ser rotina na avaliação clínica dos pacientes com suspeita de apendicite aguda.

Crianças com apendicite aguda perfurada quando comparadas com crianças com apendicite aguda não perfurada são mais jovens, apresentam maior duração dos sintomas, têm maiores temperaturas, vômitos, dor abdominal difusa, sinais de irritação peritoneal presentes e visitam o médico mais vezes antes de seu correto diagnóstico. A perfuração geralmente ocorre 36 a 48 horas após o início dos sintomas. A prevalência da perfuração é de 7% quando os sintomas estão presentes a menos de 24 horas, 38% quando estão presentes a menos de 48 horas e 98% quando estão presentes por mais de 48 horas. Logicamente, as infecções de parede, abscessos intracavitários e tempo prolongado de hospitalização são mais freqüentes nos casos de perfuração.

Adolescentes (13 anos ou mais) e adultos jovens: a história clínica e o exame físico são muito mais confiáveis nessa faixa etária, principalmente nos homens. Nas mulheres, é importante se afastar a gravidez, e muitas vezes o médico necessita conversar com a adolescente em particular a fim de questioná-la a respeito dessa possibilidade. Deve ser lembrado que nas adolescentes com vida sexual ativa, a diferenciação com patologias inflamatórias pélvicas é de fundamental importância (ver Diagnóstico Diferencial a seguir).

Adultos acima de 50 anos: algumas diferenças importantes podem ser vistas neste grupo de pacientes quando comparado com pacientes adultos jovens com apendicite aguda. Nesta faixa etária acima dos 50 anos, os pacientes referem dor mais severa e às vezes alteração do hábito intestinal (constipação). O exame físico mostra mais distensão abdominal e alteração dos ruídos hidroaéreos abdominais, quando comparado com os pacientes adultos jovens. As complicações geralmente são maiores (20% *versus* 8%) e a mortalidade em média é 12 vezes maior (2,9% *versus* 0,2%). Quase metade dos pacientes demora mais de 24 horas para procurar atendimento médico o que, associado a comorbidades, contribui para essa taxa maior de complicações. A perfuração apendicular logicamente também é maior (35% *versus* 13%).

Idosos (acima de 65 anos): a apendicite aguda sempre deve ser pensada como diagnóstico diferencial das patologias agudas abdominais no paciente idoso. Ela se apresenta geralmente sem os sinais prodrômicos comentados acima e evolui rapidamente para necrose e perfuração do apêndice. Apenas 20% dos pacientes idosos apresentam os sintomas clássicos e, no momento do atendimento inicial, apenas 51% são diagnosticados como apendicite aguda e mais de 70% apresentam perfuração no momento da cirurgia. Isso se deve ao estreitamento da luz do apêndice devido ao processo de envelhecimento do órgão e ao achado freqüente de esclerose nas artérias apendiculares. A morbidade varia de 35 a 65% e a mortalidade no idoso é de 12 a 15 vezes maior que a do jovem. As principais causas dessa alta taxa de morbimortalidade são o atraso no diagnóstico devido à demora na procura de tratamento especializado, presença de doenças associadas, diminuição da resposta febril, pequenas alterações encontradas nos exames laboratoriais como a contagem de leucócitos que, juntamente com a rápida evolução para perfuração, contribuem para esse aumento.

Apendicite aguda na gravidez: ocorre em 1:2.000 gestações. Em virtude do crescimento uterino, as vísceras abdominais e, portanto, o cólon direito passam a ter uma posição mais lateral e mais alta que a normal, o que faz com que o apêndice tenha localização diferente da habitual. O apêndice cecal tem sua posição alterada com a gravidez a partir do 4º mês de gestação. Além disso, o diagnóstico pode ser dificultado em razão de que alguns sintomas naturais da gravidez também aparecem na apendicite. A mortalidade materna em casos de apendicite é baixa, porém a do feto varia de 2 a 8,5%, podendo atingir até 35% em casos de perfuração com peritonite.

EXAMES COMPLEMENTARES

Como foi dito anteriormente, o diagnóstico da apendicite aguda é primeiramente clínico, particularmente nos pacientes do sexo masculino. Naquelas situações em que a história clínica e o exame físico não foram suficientes para elucidar o diagnóstico, duas condutas podem ser seguidas: a observação clínica com o paciente internado e a solicitação de exames complementares.

A observação clínica, por alguns autores denominada observação clínica ativa, deve ser feita em períodos curtos de tempo (por exemplo, 4 a 6 horas), de preferência pelo mesmo médico que fez a avaliação inicial e deve fazer a correspondência clínica com o exame anterior e com os exames complementares solicitados. O paciente deverá permanecer em jejum, com hidratação endovenosa e, se possível, apenas com sintomáticos. O controle de parâmetros clínicos, principalmente a medida de temperatura corporal, é desejável. Deve ser evitado o uso de analgésicos potentes que possam prejudicar o exame clínico abdominal subseqüente.

Particularmente nas mulheres em idade sexualmente ativa, existem vários diagnósticos diferenciais de patologias pélvicas que devem ser excluídos para que a paciente não seja submetida desnecessariamente a uma cirurgia. É nesses pacientes que os exames complementares – laboratoriais, radiológicos e de imagem – serão importantes no auxílio diagnóstico (Tabela 153.V).

Exames laboratoriais

- Contagem de glóbulos brancos: em torno de 80% dos pacientes adultos com apendicite aguda, encontramos leucocitose > 10.000 células/mm³ de sangue; porém, em mais de

Tabela 153.V – Exames complementares que podem auxiliar no diagnóstico

Exames	
1) Exames laboratoriais	– Leucograma com diferencial – Proteína C-reativa – Urina tipo I – Teste de gravidez (ßHCG)
2) Exames radiológicos	Raios X simples de abdome 3 posições (em pé, deitado e com cúpulas)
3) Métodos de imagem	– US de abdome – Tomografia computadorizada
4) Laparoscopia diagnóstica	

70% dos casos de dor de outras causas no quadrante inferior direito, esse fato também ocorre, o que torna essa contagem de pequeno valor preditivo para apendicite aguda.

Nas crianças, algo semelhante também ocorre e a leucocitose tem uma sensibilidade variável de 51 a 91% quando se utiliza como parâmetro leucocitose de 10.000 a 12.000 células/mm³ de sangue, e de 41 a 68% quando esse parâmetro vai de 14.000 a 15.000 células/mm³ de sangue. Alguns estudos em crianças mostram que a neutrofilia é mais sensível do que a leucocitose (95% *versus* 18%) se os sintomas estiverem presentes a menos de 24 horas.

Portanto, leucocitose é inespecífica, como valor isolado, para o diagnóstico de apendicite aguda, uma vez que em várias outras situações ela se encontra elevada. Também é inespecífica para se diferenciar pacientes com perfuração ou não.

- Proteína C-reativa: é um marcador inespecífico de inflamação e possui uma sensibilidade de 43 a 92% e especificidade de 33 a 95% para apendicite aguda em crianças. Medidas seqüenciais desta proteína em adultos mostraram que o uso desta estratégia aumenta a sensibilidade do diagnóstico de apendicite aguda de 60% na admissão do paciente para 86% em uma segunda medida (4 horas mais tarde), 95% para uma terceira medida (8 horas mais tarde), e 100% para uma quarta medida (12 horas mais tarde). A especificidade (55 a 67%) não alterou durante essa avaliação seqüencial.

Proteína C-reativa elevada, em conjunto com leucocitose e neutrofilia, é descrita como altamente sensível (97 a 100%). Se todos esses três dados não forem encontrados, a chance de ser apendicite aguda é baixa.

- Exame de urina tipo I: pode estar alterado com leve piúria, proteinúria e até hematúria, porém esses dados servem mais para se afastar uma infecção do trato urinário ou litíase como diagnósticos diferenciais do que servirem para diagnóstico de apendicite aguda. Lembrar que, em casos de apendicite aguda com a ponta do apêndice inflamada e próxima à bexiga, pode ocorrer leucocitúria.
- Teste de gravidez (ßHCG): importante naquelas mulheres com vida sexual ativa em que a possibilidade de gravidez, particularmente nos casos de complicação como gravidez ectópica, deve ser afastada.

De maneira geral, se os sintomas clínicos aparecerem a menos de 24 horas, esses exames laboratoriais pouco acrescentarão ao diagnóstico, porém, se os sintomas clínicos estiverem presentes a mais de 36 a 48 horas, esses exames, juntamente com a história clínica e o apurado exame físico, poderão ajudar.

Nenhum exame laboratorial isoladamente ou em conjunto com outros é suficientemente exato para diagnosticar apendicite. Não existe, até o presente momento, nenhum exame laboratorial patognomônico para diagnóstico de apendicite aguda.

Radiografia simples de abdome

Muito utilizadas no passado, as radiografias simples de abdome são pouco usadas atualmente em razão do aparecimento de métodos de imagem mais precisos e que nos fornecem mais informações a respeito da cavidade abdominal como a ultra-sonografia e a tomografia computadorizada.

Vários sinais radiológicos que podem auxiliar no diagnóstico foram descritos, sem serem específicos de apendicite aguda como: escoliose dextrocôncava da coluna, borramento da gordura do peritônio parietal, alça intestinal "sentinela" no quadrante inferior direito, presença de fecalito no quadrante inferior direito, borramento do músculo psoas direito, sinais de obstrução intestinal, "massa" em quadrante inferior direito, deformidade da sombra gasosa cecal, apêndice visível com gás e pneumoperitôneo. Um dos sinais radiológicos mais específicos é a presença de fecalito encontrado em 13 a 22% dos pacientes com apendicite aguda e em apenas 1 a 2% dos pacientes sem apendicite. Esse apendicolito é encontrado em 45 a 100% das vezes nos casos onde ocorre perfuração.

Deve ser lembrado que, em mais de 70% dos casos de apendicite aguda em crianças, a radiografia simples de abdome é normal.

Em razão do fato de os achados radiológicos em apendicite aguda não complicada em crianças serem muito pouco sensíveis e não específicos, as radiografias simples de abdome devem ser solicitadas apenas nas situações suspeitas de pneumoperitôneo, obstrução intestinal, suspeita de massa abdominal ou história pregressa de cálculo renal ou colelitíase.

Ultra-sonografia

A ultra-sonografia de abdome (US) constitui-se atualmente em um exame quase que de rotina na avaliação dos pacientes com suspeita clínica de apendicite aguda em que a história clínica e o exame físico não foram suficientes para o diagnóstico final.

Constitui-se em exame de fácil realização, barato e com boa margem de acerto. Porém uma de suas grandes limitações é o fato de ser operador dependente.

Em mulheres com vida sexual ativa e na fase reprodutora, a US é de fundamental importância, uma vez que consegue identificar alterações em órgãos pélvicos como ruptura de cistos de ovário, torção de ovário, gravidez ectópica rota ou não, abscessos tubovarianos e outras patologias ginecológicas que podem confundir o diagnóstico de apendicite aguda (ver Diagnóstico Diferencial a seguir).

Diagnósticos ultra-sonográficos de apendicite aguda incluem: 1) apêndice com mais de 6 mm de espessura (encontrado em 82 a 100% dos casos de apendicite aguda); 2) sinal "em alvo" com cinco camadas concêntricas (52%); 3) distensão ou obstrução do lúmen apendicular que torna o apêndice não ou pouco compressível (47%); 4) aumento de ecogenicidade da parede do apêndice (13 a 54%); 5) presença de apendicolito (18 a 29%); 6) líquido pericecal ou perivesical (0 a 5%); 7) espessura da parede apendicular maior que 2 mm e 8) ausência de peristaltismo. A não-visualização do apêndice tem sido relatada com um índice de 98% de falso-negativo, lembrando-se que o apêndice normal não é visualizado em 33 a 51% dos casos e em 10% dos casos de apendicite aguda.

O aparecimento da US com Doppler colorido vem auxiliando na avaliação da inflamação do trato intestinal. A atividade da inflamação é proporcional à intensidade do sinal colorido detectado dentro da parede do intestino pelo Doppler.

Em mãos experientes, a literatura mostra sensibilidade variando de 75 a 90%, especificidade (86 a 100%), acurácia (87 a 96%), valor preditivo positivo (91 a 94%) e negativo (89 a 97%) para o diagnóstico de apendicite aguda. Algumas séries em crianças mostraram uma sensibilidade de 88 a 92%.

Uma metanálise utilizando a US como exame diagnóstico entre 17 trabalhos envolvendo 3.358 pacientes, dos quais 1.247 com apendicite aguda, mostrou que a US naqueles pacientes com sinais clássicos de apendicite deve ser evitada em razão do alto índice de falso-negativos. Nos pacientes com baixa probabilidade de apendicite aguda, a US deve ser evitada como exame de rotina devido ao alto índice de falso-positivo.

A ultra-sonografia vem modificando a avaliação dos pacientes com dor abdominal na última década e isso também vale para aqueles casos duvidosos de apendicite e nas pacientes do sexo feminino e em idade reprodutora quando é preciso excluir patologias ginecológicas. Também naqueles pacientes muito jovens ou muito idosos em que existe certa dificuldade de diagnóstico, a US vem se tornando arma importante no arsenal diagnóstico atual.

Tomografia computadorizada

A tomografia computadorizada (TC) quando comparada à US apresenta algumas vantagens como: ser operador independente, relativamente fácil de ser realizada e cujos resultados são fáceis de serem interpretados. Por outro lado, é um exame mais caro que a US, expõe o paciente à radiação e, quando é feita com contraste via retal, torna-se um exame invasivo (Tabela 153.VI).

Com o advento da TC helicoidal as imagens ficaram mais nítidas e o exame mais rápido e preciso, particularmente a técnica da "tomografia apendicular", em que o exame é feito após a infusão retal de contraste com cortes de 5 mm, iniciando-se 3 cm acima do ceco e estendendo-se 12 a 15 cm distalmente. Esta técnica tem mostrado resultados de sensibilidade variando de 97 a 100% e de especificidade de 94 a 98%.

Os sinais tomográficos descritos na literatura são: 1) borramento da gordura periapendicular (100%); 2) apêndice distendido maior que 6 mm de diâmetro (93%); 3) espessamento focal apical do ceco (69%); 4) apendicolito; 5) adenopatia regional; 6) abscesso; 7) líquido pericecal.

Tabela 153.VI – Comparação entre US e TC na avaliação de suspeita de apendicite aguda

	US	TC
Sensibilidade	85%	90 a 100%
Especificidade	92%	95 a 97%
Vantagens	– Seguro – Relativamente barato – Pode excluir patologias pélvicas (mulheres) – Melhor para crianças	– Mais preciso – Melhor para identificar abscessos e flegmões – Melhor para identificar apêndice normal
Desvantagens	– Operador dependente – Avaliação prejudicada por gases e distensão abdominal – Dor durante o exame	– Custo – Radiação – Necessidade de ingestão/infusão de contraste

Alguns estudos já mostram o impacto do uso da TC de abdome em crianças com suspeita de apendicite aguda como diminuição do número de apendicectomias não-terapêuticas, diminuição do número de perfurações e diminuição do tempo de observação naquelas crianças candidatas à observação clínica antes da cirurgia.

Particularmente em idosos, quando os sintomas clínicos podem ser mascarados por outras patologias, o uso liberal da TC tem sido indicado com o intuito de serem diminuídas as taxas de perfuração e formação de abscessos em casos de apendicite aguda complicada.

Laparoscopia diagnóstica

Atualmente, a laparoscopia diagnóstica em casos de suspeita de apendicite aguda tem sido reservada para aqueles casos em que existe dúvida diagnóstica e principalmente para pacientes do sexo feminino em idade reprodutora, quando além de diagnóstica a laparoscopia poderá ser terapêutica, particularmente em se tratando de patologias ginecológicas.

Dúvida persiste ainda em relação à remoção ou não do apêndice normal nessa situação. A maioria dos estudos sugere a remoção do apêndice normal apenas se outra causa não for encontrada durante a laparoscopia.

Deve ser lembrado que a laparoscopia diagnóstica é um método de investigação altamente invasivo, necessitando de anestesia geral com possibilidades de complicações inerentes ao ato anestésico além do ato cirúrgico em si.

DIAGNÓSTICO DIFERENCIAL

O diagnóstico diferencial de apendicite aguda deve ser feito com uma série de patologias intra-abdominais que poderá ser excluída por uma boa história clínica e um apurado e detalhado exame físico. Geralmente, em pacientes do sexo masculino, a diferenciação diagnóstica é mais fácil. Porém, em mulheres, principalmente em idade reprodutora, patologias ginecológicas poderão mimetizar um quadro de apendicite aguda e, nessa situação, o exame ginecológico deve ser etapa obrigatória. Em algumas situações, apesar de um exame clínico rigoroso, essas patologias ginecológicas apenas serão afastadas quando da realização de exames complementares e métodos de imagem, como foi comentado anteriormente.

A Tabela 153.VII mostra os principais diagnósticos diferenciais que devem ser pensados na diferenciação com apendicite aguda.

Tabela 153.VII – Principais diagnósticos diferenciais com apendicite aguda

Gastrintestinal	Ginecológico	Pulmonar
Dor abdominal de causa desconhecida Colecistite Doença de Crohn Diverticulite Úlcera péptica gastroduodenal Úlcera péptica perfurada Gastroenterocolite Obstrução intestinal Intussuscepção Diverticulite de Meckel Linfadenite mesentérica Enterocolite necrotizante Neoplasias Apendagite Pancreatite Volvo	Gravidez ectópica Torção de cisto de ovário/trompa Ruptura de cisto de ovário Doença inflamatória pélvica Abscesso tubovariano Salpingite "Dor do meio" (*Mittelschmerz*) Endometriose **Urológico** Cólica renal direita Infecção urinária Pielonefrite Prostatite Torção testicular Orquite/Epididimite	Pleurite Pneumonia basilar Infarto pulmonar **Sistêmico** Cetoacidose diabética Porfiria Púrpura de Henoch-Shönlein **Outros** Psoíte direita Hematoma de m. reto abdominal Parasitose intestinal Hérnia inguinal direita

TRATAMENTO

O tratamento da apendicite aguda é a remoção do apêndice (apendicectomia). Em razão de o rápido tratamento ser importante para se evitar complicações mais graves e a cirurgia de certa forma fácil, admite-se uma margem de erro que varia estatisticamente entre 15 e 20% de apendicectomias não-terapêuticas.

A videolaparoscopia vem sendo cada vez mais utilizada na remoção do apêndice e vários estudos mostram vantagens e desvantagens do método quando comparado com a apendicectomia clássica. Importante revisão realizada pela biblioteca Cochrane em 2002 mostrou que a apendicectomia videolaparoscópica apresentou uma taxa menor de infecção de parede, menor dor no pós-operatório, retorno mais rápido ao trabalho e aos esportes, menor período de íleo. Em contrapartida, o uso de videolaparoscopia aumentou em três vezes o aparecimento de abscessos intra-abdominais, maior tempo cirúrgico e, portanto, maior tempo de anestesia e maior custo total. No caso de mulheres e pacientes obesos de ambos os sexos, a laparoscopia parece ser o método de escolha segundo a literatura atual.

Existe um tipo peculiar de apendicite, denominado apendicite hiperplástica, que ocorre em torno de 7% das apendicites, no qual o apêndice torna-se intensamente bloqueado por epíploon, alças de delgado próximas e peritônio parietal formando uma massa tumoral. Clinicamente, o tempo de história é mais longo (5 a 10 dias), o ritmo intestinal está mantido e os sinais de irritação peritoneal são bem localizados e pouco intensos. O que chama atenção é a massa palpável que ocupa a fossa ilíaca direita. O tratamento geralmente é expectante com jejum, hidratação e antibioticoterapia até que o processo inflamatório regrida. Alguns autores recomendam a realização de apendicectomia clássica de rotina após 3 a 8 semanas em razão da recorrência que pode existir (20% dos pacientes apresentam recorrência do quadro), enquanto outros apenas indicam a cirurgia se o paciente persistir sintomático, sem regressão da tumoração ou se houver qualquer dúvida em relação ao diagnóstico diferencial com neoplasia.

A literatura ainda mostra casos de resolução espontânea de apendicite aguda (1 para 13 casos de apendicite aguda) com taxa de recorrência de 38% no primeiro ano pós-tratamento. O tratamento não-operatório de apendicite aguda, apenas com antibioticoterapia, mostra uma taxa de 40% de falha neste tipo de procedimento, o que torna essa conduta proibitiva.

O algoritmo final mostra a conduta nos casos de suspeita de apendicite aguda.

As bactérias mais comumente isoladas nos casos de apendicite aguda são a *Escherichia coli*, *Enterococcus* sp, *Bacteroides fragilis*, *Peptostreptococcus*, *Pseudomonas aeroginosa*, *Fusobacterium* sp e *Streptococcus* grupo D.

O esquema antibiótico dependerá do estágio da doença:

a) Apendicite aguda não complicada:

- Cefazolina ou
- Cefalotina 2,0 g EV ou
- Cloranfenicol ou
- Cefoxitina.

Administrar a primeira dose após a indicação cirúrgica, antes da cirugia, e repetir mais 3 doses ou completar 24 horas.

b) Apendicite aguda complicada (perfurada/gangrenada): Vários esquemas podem ser utilizados:

- Ceftriaxona + Metronidazol ou
- Cloranfenicol + Metronidazol ou
- Ciprofloxacino + Metronidazol ou
- Gentamicina + Metronidazol
- Manter antibioticoterapia por 5-7 dias.
- Em peritonites graves, guiar-se pela cultura e antibiograma para a mudança do esquema antibiótico. Se o Gram mostrar cocos Gram +, acrescentar Ampicilina.

LEITURA ADICIONAL

1. Hardin Jr DM. Acute appendicitis: review and update. Am Fam Physician 1999; 60: 2027-34.
2. Ministério da Saúde: Sistema Único de Saúde do Brasil. Disponível em: http://www.datasus.gov.br.
3. Bugliosi TF, Meloy TD, Vukov LF. Acute abdominal pain in the elderly. Ann Emerg Med 1990; 19: 1383-6.
4. Rothrock SG, Pagane J. Acute appendicitis in children: emergency department diagnosis and management. Ann Emerg Med 2000; 36(1): 39-51.
5. Birnbaum BA, Wilson SR. Appendicitis at the millennium. Radiology 2000; 215: 337-48.
6. Wagner J, McKinney W, Paul W, Carpenter JL. Does this patient have appendicitis? JAMA 1996; 276(19): 1589-94.
7. Martins Jr OM. Apendicite aguda. In: Steinman M, Steinman E, Poggetti RS, Birolini D. Condutas em cirurgia de urgência. Editora Atheneu; 2003. p.95-102.
8. Kraemer M, Franke C, Ohmann C, et al. Acute appendicitis in late adulthood: incidence, presentation, and outcome. Results of a prospective milticenter acute abdominal pain study and a review of the literature. Langenbeck's Arch Surg 2000; 385: 470-81.
9. Horattas MC, Guyton DP, Wu D. A reappraisal of appendicitis in the elderly. Am J Surg 1990 Sep; 160(3): 291-3.
10. Kozar AZ, Roslyn JJ. The appendix. In: Schwartz SI. Principles of surgery. 7. ed. McGraw-Hill Companies. 1999. Cap.27.
11. Jones PF. Suspected acute appendicitis: trends in management over 30 years. Brit J Surg 2001; 88(12): 1570-7.
12. Sivit CJ, Siegel MF, Kimberly E, et al. When appendicitis is suspected in children. RadioGraphics 2001; 21: 247-62.
13. Wilcox RT, Traverso W. Have the evaluation and treatment os acute appendicitis changed with new technology? Surg Clin North Am 1997; 77(6): 1355-70.
14. Sauerland S, Lefering R, Neugebauer EAM. Laparoscopic versus open surgery for suspected appendicitis (Cochrane Review). In: The Cochrane Library, Issue 2. Oxford: Update Software; 2002.
15. Solomkin JS, Mazuski JE, Baron EJ, et al. Guidelines for the selection of anti-infective agents for complicated intra-abdominal infections. Clin Infect Dis 2003; 37: 997-1005.

Algoritmo 153.1 – Suspeita de apendicite aguda

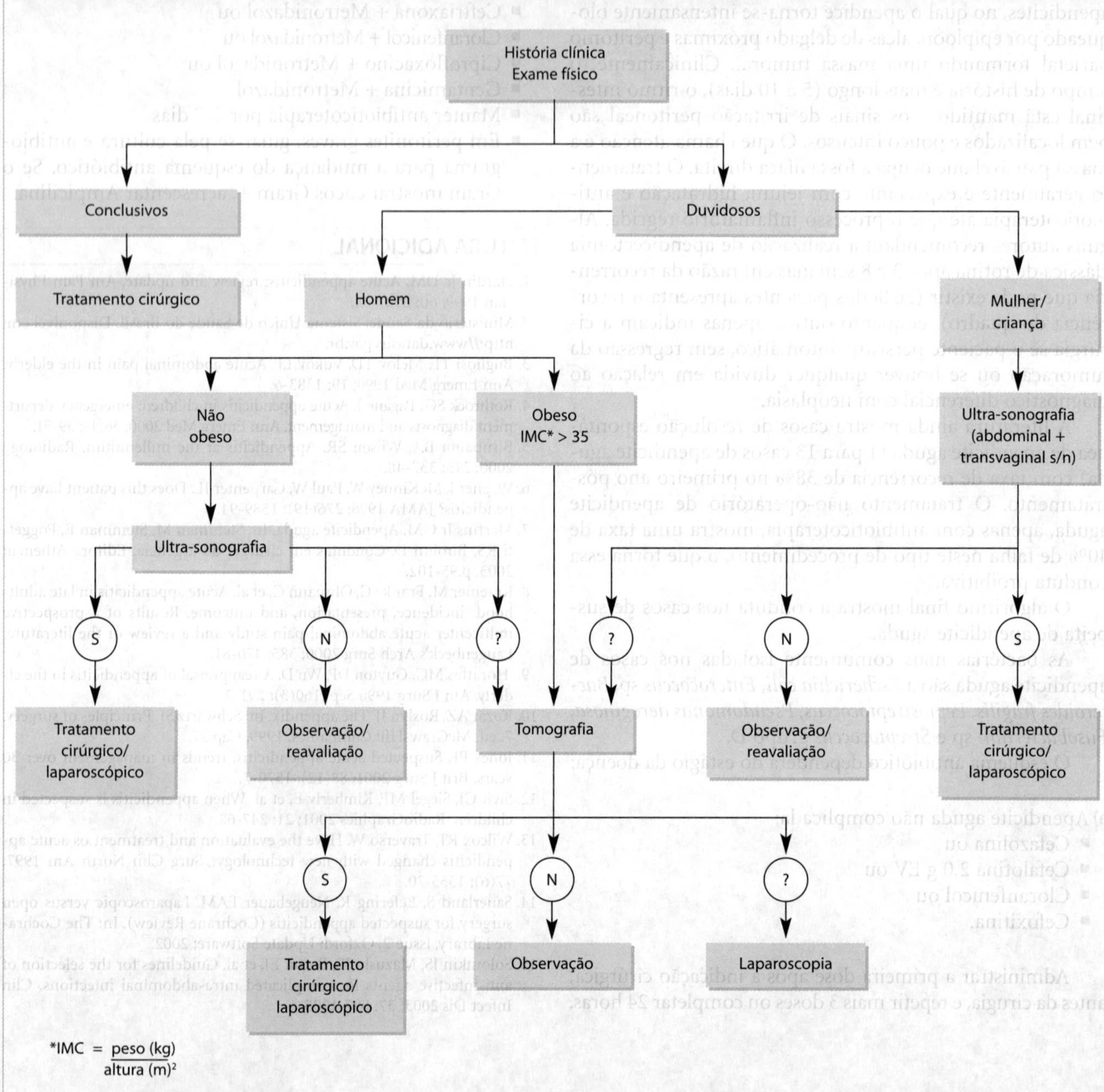

Colecistite Aguda

CAPÍTULO
154

Luis Fernando Corrêa Zantut
Gustavo Stocchero
Fábio Luis de Arruda Zantut

TÓPICOS IMPORTANTES

- Colecistite aguda é complicação freqüente da colecistolitíase.
- Nenhum exame clínico ou laboratorial pode ser considerado patognomônico em seu diagnóstico, sendo os principais achados clínicos: dor em hipocôndrio direito e febre.
- A elucidação e confirmação diagnóstica deve ser feita por ultrassonografia.
- Colecistectomia é o tratamento definitivo.
- Pacientes com formas complicadas de colecistite devem ser estabilizados e operados em caráter de urgência.
- Para pacientes sem complicação, a cirurgia deve ser realizada nas primeiras 96 horas, por via laparoscópica.
- Colecistostomia é opção terapêutica em pacientes graves.

INTRODUÇÃO E DEFINIÇÕES

Aproximadamente 10% da população adulta apresenta cálculos na vesícula biliar. Os cálculos da vesícula biliar são, em 85% dos casos, formados predominantemente por colesterol, sendo os outros 15% formados por pigmentos, como nas doenças hemolíticas. Cerca de 10% dos cálculos têm cálcio suficiente em sua composição para permitir a visualização em radiografias simples de abdome.

A maioria dos portadores de cálculos permanecerá assintomática por toda a vida. Cerca de 2% dessa população, a cada ano, desenvolverão sintomas de cólica biliar. Desses pacientes, 3 a 5% por ano desenvolverão complicações da doença. As complicações incluem colecistite aguda, coledocolitíase, pancreatite, íleo biliar e colangite.

ETIOLOGIA E FISIOPATOLOGIA

Noventa e cinco por cento dos casos de colecistite aguda resultam da obstrução do ducto cístico por um ou mais cálculos. Essa obstrução acarreta aumento da pressão intraluminal, distensão da vesícula, edema subseroso, congestão venosa e linfática e isquemia de mucosa, levando à resposta inflamatória aguda, pelo estímulo à produção de prostaglandinas I_2 e E_2.

Aproximadamente 50% dos pacientes com colecistite aguda apresentam cultura da bile positiva, com microorganismos entéricos (*E. coli*, *Klebsiella*, *Streptococcus faecalis*). É comum a presença de enterococos, como bactérias oportunistas, sem necessidade de tratamento específico.

ACHADOS CLÍNICOS

O principal sintoma clínico da colecistite aguda é a dor persistente, similar à cólica biliar, porém de duração mais prolongada. Deve-se sempre pesquisar a ocorrência prévia de dores semelhantes, com menor tempo de duração, sugerindo cólica biliar e que podem ter resolvido com tratamento clínico.

A cólica biliar é acompanhada por dor de forte intensidade, que pode evoluir para dor constante, localizada em hipocôndrio direito ou epigástrio, que pode ter sido desencadeada por alimentação rica em gorduras. A dor pode ainda ser referida próxima da 10ª à 12ª costelas, ou ainda na região infra-escapular.

O paciente pode ainda apresentar náuseas e vômitos, hiporexia, peritonite localizada ou difusa. A infecção sobreposta ao quadro inflamatório inicial pode levar, na evolução, a um quadro de toxemia e febre, sugerindo empiema da vesícula biliar.

A presença de icterícia é rara, devendo levantar a suspeita de outras complicações, como coledocolitíase e síndrome de Mirizzi (impactação de cálculo no infundíbulo da vesícula, levando a compressão ou perfuração e fistulização para a via biliar comum).

O sinal mais associado à colecistite aguda é a dor à palpação do hipocôndrio direito, podendo ocorrer o sinal de Murphy (pausa da inspiração profunda durante a palpação do hipocôndrio direito).

Tabela 154.I – Complicações da colecistite aguda

Complicação	Comentário
Gangrena da vesícula	Risco maior em homens acima de 50 anos, com doença cardiovascular e leucocitose > 17 mm³
Perfuração da vesícula	Apesar da perfuração mais comumente estar bloqueada, perfuração livre, com coliperitônio generalizado, tem taxa de mortalidade de 30%
Fístulas colecistoentéricas	São mais comuns com o duodeno e a flexura hepática do cólon
Íleo biliar	Obstrução intestinal por cálculo que migrou através de uma fístula bilio-entérica, com radiografia de abdome mostrando aerobilia e distensão de alças. Há necessidade da presença de cálculo grande, ocorrendo obstrução com maior freqüência no nível da válvula ileocecal

EXAMES COMPLEMENTARES

A suspeita clínica de colecistite aguda deve ser seguida da coleta de sangue para exames laboratoriais e da solicitação de ultra-sonografia de abdome.

Nenhum exame laboratorial é suficientemente preciso para diagnosticar ou excluir colecistite aguda, porém ajuda em sua identificação e no estado geral do doente. Ajuda ainda a definir presença ou não de complicações associadas (empiema, coledocolitíase, pancreatite). Devem fazer parte dos exames complementares:

- Leucograma.
- Amilasemia.
- Bilirrubinas totais e frações.
- Enzimas canaliculares.
- Função renal.
- Glicemia.

A leucocitose é geralmente moderada, com leucócitos entre 10 e $15/mm^3$. Bilirrubinemia acima de 3 mg/dL é rara, e valores acima devem levantar a hipótese de coledocolitíase, com freqüente aumento das enzimas canaliculares.

Desidratação pode estar associada, tanto por conta do quadro infeccioso quanto pelos vômitos.

O exame complementar de escolha para o diagnóstico de colecistite aguda é a ultra-sonografia, que tem sensibilidade de 88% e especificidade de 80%.

Os achados ultra-sonográficos sugestivos da doença incluem:

- Vesícula distendida.
- Espessamento da parede da vesícula (acima de 4 mm).
- Líquido perivesicular.
- Cálculo impactado no infundíbulo.

O ultra-som pode ainda mostrar a presença de outras complicações, como pancreatite, dilatação das vias biliares com coledocolitíase ou abscessos hepáticos.

A tomografia, apesar de muito usada durante a avaliação de quadros de abdome agudo, tem sensibilidade menor para a detecção de cálculos na vesícula, sendo útil apenas nos diagnósticos de perfuração de vesícula e coleção intraperitoneal.

Na persistência de dúvida diagnóstica, pode-se lançar mão do DISIDA, cintilografia específica para vias biliares, exame com grande sensibilidade e especificidade para o diagnóstico, porém com as desvantagens da incoveniência, custo, exposição à radiação e impossibilidade da avaliação de outras patologias abdominais.

DIAGNÓSTICO DIFERENCIAL

Os principais diagnósticos diferenciais da colecistite aguda são:

- Síndromes dispépticas.
- Pancreatite aguda.
- Colangite.
- Urolitíase.
- Pielonefrite.
- Cólica biliar simples.
- Apendicite aguda.
- Úlcera perfurada e tamponada.

Tabela 154.II – Exames diagnósticos

Diagnóstico diferencial	Teste diagnóstico
Pancreatite aguda	Amilase, US
Colangite	Bilirrubinas, US
Urolitíase	US
Pielonefrite	A critério clínico, urinálise
Cólica biliar simples	Leucograma, US
Apendicite aguda	US
Úlcera perfurada e tamponada	Radiografia simples de abdome, TC

TRATAMENTO

No momento do diagnóstico, devem ser tomadas as seguintes medidas clínicas:

- Jejum.
- Hidratação endovenosa.
- Antibioticoterapia.
- Analgesia.

A antibioticoterapia de escolha no HCFMUSP tem sido a combinação de ceftriaxona 1 g 12/12 horas com metronidazol 500 mg 8/8 horas. Pode-se também optar por monoterapia com cefalosporinas de 4ª geração ou ainda pela combinação aminoglicosídeo + metronidazol.

O tratamento definitivo da colecistite aguda é a colecistectomia. Os pacientes com complicações como empiema ou perfuração da vesícula devem ser operados com urgência, enquanto os pacientes com colecistite aguda não complicada devem ser operados o mais breve possível, porém sem caráter emergencial.

Durante muito tempo, houve discussão sobre o melhor momento para o procedimento cirúrgico. A conduta atual é a colecistectomia já no início dos sintomas. A via de acesso preferencial é a videolaparoscopia, levando-se em conta a maior possibilidade de conversão à cirurgia aberta neste grupo de pacientes.

Pacientes submetidos à colecistectomia videoparoscópica precoce, ou seja, antes de completadas 96 horas do início dos sintomas, têm taxas de complicação e taxas de conversão para cirurgia aberta menores que os pacientes operados após esse prazo. Pacientes submetidos à colecistectomia por via aberta também apresentam maiores taxas de morbidade quando operados após 96 horas do início dos sintomas.

A taxa de conversão da colecistectomia videolaparoscópica em fase aguda ainda é maior do que na fase crônica, e fatores preditores da conversão incluem sexo masculino, leucocitose acima de 18 mil, obesidade, maior risco anestésico (ASA) e temperatura maior do que 38ºC.

Colecistite alitiásica

A colecistite alitiásica, patologia rara, é encontrada em pacientes com doenças de base graves. Fatores de risco incluem traumas graves, queimaduras, cirurgias de grande porte, jejum prolongado, nutrição parenteral, sepse, diabetes, aterosclerose, vasculite e insuficiência renal aguda.

O tratamento de escolha é a colecistectomia. Quando o paciente apresentar estado clínico que o impeça de ser submetido a uma colecistectomia, a descompressão da vesícula pode ser feita por colecistostomia, guiada por ultra-som ou não, que pode ser realizada à beira do leito, após anestesia local. Após a resolução da fase aguda, com melhora das condições clínicas, o paciente deverá ser submetido a colecistectomia.

LEITURA ADICIONAL

1. Hopson LR, Hash SD. Diseases of the gallbladder and biliary tract. In In: Aghababian RV, Allison Jr EJ, Boyer EW, et al. Essentials of emergency medicine. 1. ed. Massachusetts: Jones and Bartlett Publishers; 2006. p.66-70.
2. Guss DA. Liver and biliary tract. In: Rosen's emergency medicine. 6. ed. Philadelphia: Elsevier; 2006. p.1402-26.
3. Wilson LD. Acute diseases of the biliary diseases. In: Harwood-Nuss: clinical practice of emergency medicine. 4. ed. Philadelphia: Lippincott Williams and Wilkins; 2005. p.361-5.
4. Brady WJ, Aufderheide TP, Tintinalli JE. Cholecystitis and biliary colic. In: Tintinalli JE, Kelen GD, Stapczynski JS. Emergency medicine: American College of Emergency Physicians. 6. ed. McGraw-Hill; 2004. p.561–5.

Algoritmo 154.1 – Investigação e tratamento da colecistite aguda

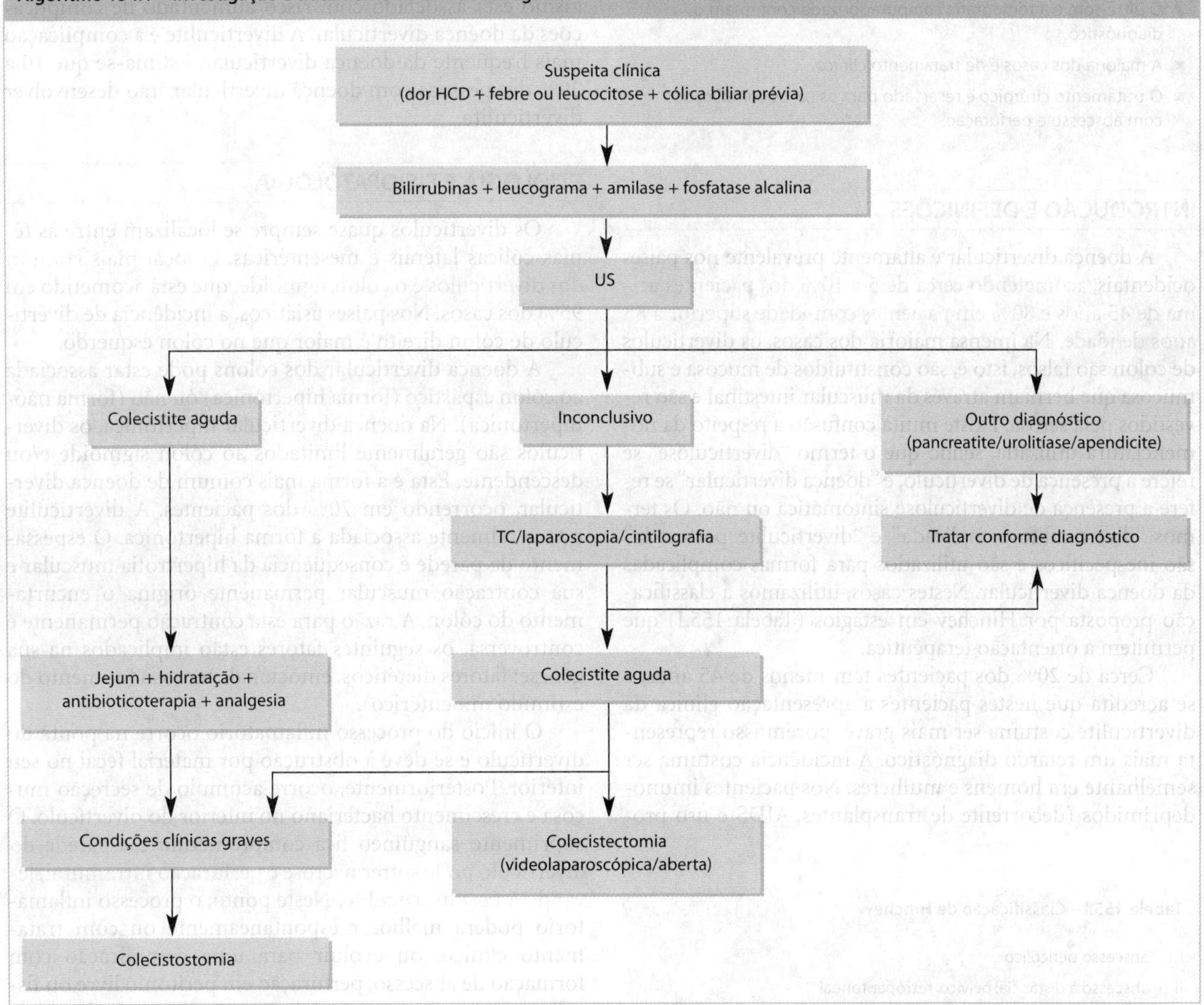

CAPÍTULO

155

Diverticulite Aguda

Eliana Steinman

TÓPICOS IMPORTANTES

- A diverticulite é doença de alta prevalência.
- Na grande maioria dos casos, o diagnóstico é feito pelo quadro clínico e exame físico.
- O ultra-som e a tomografia computadorizada confirmam o diagnóstico.
- A maioria dos casos é de tratamento clínico.
- O tratamento cirúrgico é reservado para os casos complicados com abscesso e perfuração.

INTRODUÇÃO E DEFINIÇÕES

A doença diverticular é altamente prevalente nos países ocidentais, acometendo cerca de 5 a 10% dos pacientes acima de 45 anos e 80% em pacientes com idade superior a 85 anos de idade. Na imensa maioria dos casos, os divertículos de cólon são falsos, isto é, são constituídos de mucosa e submucosa que herniam através da muscular intestinal e são revestidos pela serosa. Existe muita confusão a respeito da nomenclatura utilizada, sendo que o termo "diverticulose" se refere a presença de divertículo, e "doença diverticular" se refere a presença de diverticulose sintomática ou não. Os termos "diverticulite complicada" e "diverticulite perfurada" são inespecíficos e são utilizados para formas complicadas da doença diverticular. Nestes casos, utilizamos a classificação proposta por Hinchey em estágios (Tabela 155.I) que permitem a orientação terapêutica.

Cerca de 20% dos pacientes tem menos de 45 anos, e se acredita que nestes pacientes a apresentação clínica da diverticulite costuma ser mais grave, porém isso representa mais um retardo diagnóstico. A incidência costuma ser semelhante em homens e mulheres. Nos pacientes imunodeprimidos (decorrente de transplantes, AIDS e uso prolongado de corticóide), a diverticulite costuma ser mais grave, e responde de maneira menos eficiente à terapêutica clínica. Estudos epidemiológicos sugerem uma relação entre o uso de antiinflamatórios não-hormonais com o aumento da incidência de hemorragia e perfuração. O tabagismo está associado com risco aumentado de complicações da doença diverticular. A diverticulite é a complicação mais freqüente da doença diverticular. Estima-se que 10 a 20% das pessoas com doença diverticular irão desenvolver diverticulite.

Tabela 155.I – Classificação de Hinchey

I	– abscesso pericólico
II	– abscesso à distância: pélvico, retroperitoneal
III	– peritonite purulenta
IV	– peritonite fecal

ETIOLOGIA E FISIOPATOLOGIA

Os divertículos quase sempre se localizam entre as tênias cólicas laterais e mesentéricas. O local mais comum dos divertículos é o cólon sigmóide, que está acometido em 95% dos casos. Nos países asiáticos, a incidência de divertículo de cólon direito é maior que no cólon esquerdo.

A doença diverticular dos cólons pode estar associada ao cólon espástico (forma hipertônica) ou não (forma não-hipertônica). Na doença diverticular hipertônica, os divertículos são geralmente limitados ao cólon sigmóide e/ou descendente. Esta é a forma mais comum de doença diverticular, ocorrendo em 70% dos pacientes. A diverticulite está geralmente associada à forma hipertônica. O espessamento da parede é conseqüência da hipertrofia muscular e sua contração muscular permanente origina o encurtamento do cólon. A razão para esta contração permanente é controversa, os seguintes fatores estão implicados na sua gênese: fatores dietéticos, emocional, nervoso (aumento do estímulo mioentérico).

O início do processo inflamatório ocorre na ponta do divertículo e se deve à obstrução por material fecal no seu interior. Posteriormente, ocorre acúmulo de secreção mucosa e crescimento bacteriano no interior do divertículo. O suprimento sangüíneo fica comprometido e a parede do divertículo pode sofrer necrose e perfuração intramural, levando à peridiverticulite. Neste ponto, o processo inflamatório poderá melhorar espontaneamente ou com tratamento clínico, ou evoluir para uma complicação com formação de abscesso, perfuração em peritônio livre ou fistulizar para outros órgãos. A diverticulite poderá evoluir para uma forma pseudotumoral, ocasionando obstrução intestinal.

ACHADOS CLÍNICOS

História clínica

O sintoma mais freqüente é a dor abdominal. A dor é constante e costuma estar localizada no quadrante inferior esquerdo (QIE). A dor pode irradiar para as costas, para o flanco esquerdo, região inguinal ou para todo o abdome (em casos de peritonite generalizada). A duração e a gravidade dos sintomas depende se o paciente apresenta um processo inflamatório difuso ou localizado. Se o cólon sigmóide for redundante, a dor pode se localizar na região hipogástrica. A febre é um sintoma freqüente e pode ser elevada na presença de abscesso pélvico ou retroperitoneal e na peritonite difusa. Costuma ocorrer parada de eliminação de gases e fezes, embora em alguns casos possa ocorrer diarréia (Algoritmo 155.1).

São freqüentes as queixas urinárias como disúria, urgência miccional e noctúria, que é atribuída ao envolvimento da parede vesical. A ocorrência de fecalúria, nesta situação, faz o diagnóstico de fístula colovesical.

Exame físico

O exame físico depende da gravidade da diverticulite. No estádio I (abscesso pericólico), a dor é localizada na fossa ilíaca esquerda, podendo haver um plastrão palpável, com descompressão positiva e localizada. No estádio II, o plastrão costuma ser maior e a dor também ser localizada em região hipogástrica. No estádio III e IV, a dor abdominal é difusa, com sinais clínicos de peritonite generalizada. Os ruídos hidroaéreos costumam estar diminuídos ou ausentes. O toque retal ou vaginal pode evidenciar uma massa pélvica.

EXAMES COMPLEMENTARES

O hemograma mostra leucocitose mais ou menos acentuada, dependendo do estádio da doença. A urinálise poderá mostrar leucocitúria e hematúria, pela proximidade do processo inflamatório à parede vesical. Em casos de fístula colovesical, existe a presença de fecalúria.

A radiografia simples de abdome pode mostrar pneumoperitônio e/ou pneumoretroperitônio, e enfisema de retroperitônio nos casos de perfuração do cólon e sinais de bloqueio de alça de delgado na fossa ilíaca esquerda.

Não estão indicados a colonoscopia e o enema opaco na fase aguda pelo risco de transformar um processo bloqueado numa perfuração em peritônio livre.

A ultra-sonografia é um excelente exame no diagnóstico de diverticulite, apresentando uma acurácia de 88 a 98% dos pacientes, e sua grande vantagem é que permite o acompanhamento do tratamento. Deve ser o primeiro exame a ser empregado para avaliação de uma suspeita de diverticulite. Os sinais sugestivos de diverticulite incluem dor à compressão durante a visualização de um segmento colônico, o qual apresenta espessamento hipoecogênico da parede, estreitamento ou obstrução completa da luz, região de hiperecogenicidade envolvendo o processo inflamatório (gordura pericólica e/ou omento), diminuição da motilidade intestinal, hipertrofia da musculatura lisa, aparência de "alvo" no colo transverso, abscesso e sinais de compressão do ureter (hidronefrose unilateral). Poderá haver presença de abscesso localizado e/ou pélvico.

A tomografia computadorizada abdominal com triplo contraste é um exame considerado padrão-ouro no diagnóstico da diverticulite. Apresenta sensibilidade e especificidade superior a 90%. Não existe necessidade de indicar tomografia para todos os pacientes. Suas principais indicações são: 1) dúvida diagnóstica; 2) suspeita de complicação, como abscesso ou fístula; 3) falta de resposta ao tratamento clínico; 4) pacientes imunodeprimidos. A tomografia permite o diagnóstico, o estadiamento da doença e pode orientar a drenagem percutânea de abscessos pélvicos ou retroperitoniais.Os principais sinais tomográficos de diverticulite são:

- Diverticulite não complicada: espessamento da parede colônica e inflamação da gordura pericólica.
- Fístula: presença de contraste na vagina e contraste e/ou ar na bexiga ou cavidade abdominal.
- Abscesso: presença de massa com sinais inflamatórios ao redor, que pode conter gás.
- Peritonite: íleo paralítico, alterações inflamatórias difusas, líquido livre na cavidade e extravasamento de contraste.
- Obstrução colônica: distensão de cólon e eventualmente de delgado.
- Compressão do ureter.
- Trombose séptica da veia porta.

DIAGNÓSTICO DIFERENCIAL

Na fase aguda, o diagnóstico de diverticulite aguda não costuma trazer maiores dificuldades. Algumas vezes, quando o cólon sigmóide é redundante, a dor pode se localizar na fossa ilíaca direita ou no hipogástrio, devendo ser feito diagnóstico diferencial com apendicite aguda. Na presença de obstrução intestinal baixa, a forma pseudotumoral deve ser diferenciada do carcinoma obstrutivo de cólon sigmóide, embora, muitas vezes, esta diferenciação só é feita após a remoção e abertura da peça cirúrgica. A fecalúria indica fístula vesicocolônica e outras etiologias devem ser aventadas, como doenças inflamatórias, colite por radiação e carcinoma. Os principais diagnósticos diferencias são descritos na Tabela 155.II.

Tabela 155.II – Diagnóstico diferencial
Obstrução intestinal por câncer de cólon
Doença de Crohn
Colite ulcerativa
Apendicite aguda
Colite isquêmica
Doença inflamatória pélvica
Nefrolítiase
Pielonefrite

TRATAMENTO

O tratamento preconizado depende do estádio da doença, de acordo com a classificação de Hinchey.

Conduta no estádio I

O paciente deverá ser internado e mantido em jejum, com hidratação e antibioticoterapia ampliada para cobrir bactérias Gram negativas e anerióbias. Este tratamento deverá ser mantido por 48 a 72 horas. A reavaliação deverá ser freqüente e em casos de piora clínica deverá ser considerada indicação cirúrgica. Após 24 h, se o paciente estiver bem, deverá ser reiniciada uma dieta pobre em resíduos. Em casos selecionados, o tratamento poderá ser feito por via ambulatorial.

Não está indicada sonda nasogástrica, a não ser que exista obstrução intestinal e o paciente esteja vomitando.

Conduta no estádio II

Nos casos em que há abscesso localizado, na região retroperitoneal ou pélvica, a tomografia pode orientar a drenagem percutânea. Se esta for bem sucedida, o paciente poderá permanecer em tratamento clínico como no estádio I. O tratamento cirúrgico será feito após a resolução do quadro infeccioso.

Quando não for possível a drenagem percutânea ou se o paciente não melhorar clinicamente com esta, a cirurgia estará indicada. A cirurgia preconizada é a ressecção do segmento colônico comprometido e a drenagem do abscesso. Em casos selecionados, poderá ser feita a anastomose primária com preparo intra-operatório de cólon com ou sem colostomia de proteção, dependendo do quadro clínico do paciente e experiência do cirurgião.

Conduta nos estádios III e IV

Após a compensação clínica do paciente, o paciente é submetido a laparotomia com ressecção do cólon comprometido, colostomia proximal e sepultamento do coto distal (Hartman) ou exteriorização do coto distal do cólon (fístula mucosa).

Considerações

- Quando tratada clinicamente, a diverticulite é recidiva em um terço dos casos, sendo que 90% das recidivas ocorrem em 5 anos. Em 75% dos casos, a diverticulite se apresenta de uma forma leve (Hinchey I).
- É geralmente recomendada, a cirurgia eletiva para ressecção do cólon comprometido após dois ataques de diverticulite (embora esta indicação venha sendo questionada), pois surtos recorrentes costumam ser mais graves e responder menos ao tratamento medicamentoso e apresentam um risco de 60% de complicações. Porém, a dieta rica em fibras reduz de maneira considerável a possibilidade de novas crises. A indicação cirúrgica eletiva deverá ser mais precoce nos pacientes imunodeprimidos.
- No tratamento cirúrgico, na fase aguda, alguns aspectos técnicos devem ser observados: a sigmoidectomia é o procedimento mínimo, deve ser ressecado todo o cólon doente (não necessariamente todos os divertículos), a anastomose primária pode ser realizada em casos selecionados, com ou sem colostomia de proteção (caso seja a opção, a anastomose deve ser colorretal), a anastomose não deve ser feita em caso de obstrução.
- Nos casos de obstrução, o diagnóstico poderá ser supeitado pelos exames de imagem, porém o diagnóstico de certeza será no intra-operatório.
- Nos casos de fístulas colovesical, colovaginal, ureterocólica, não existe necessidade de cirurgia de emergência e o cólon poderá ser preparado e a cirurgia programada para a resolução da fístula e da diverticulite.
- A mortalidade da diverticulite complicada é de 6 a 17%.
- Na diverticulite do cólon direito, o diagnóstico diferencial é com a apendicite aguda, e a cirurgia preconizada é a ressecção do cólon envolvido com a diverticulite (habitualmente colectomia direita).

Algoritmo 155.1 – Quadro clínico da diverticulite aguda

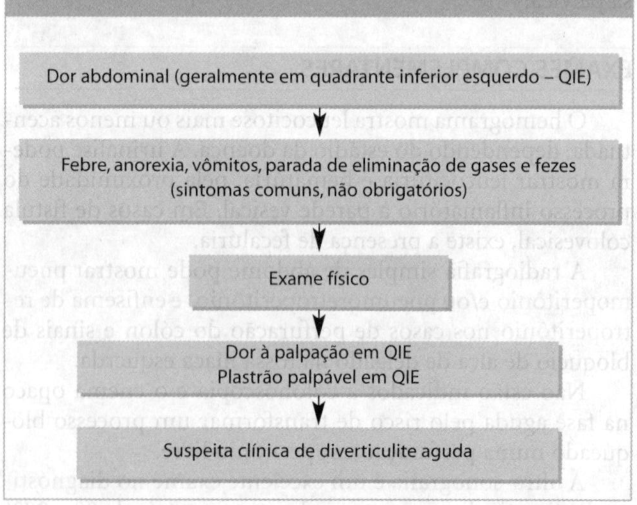

Algoritmo 155.2 – Diagnóstico da diverticulite aguda

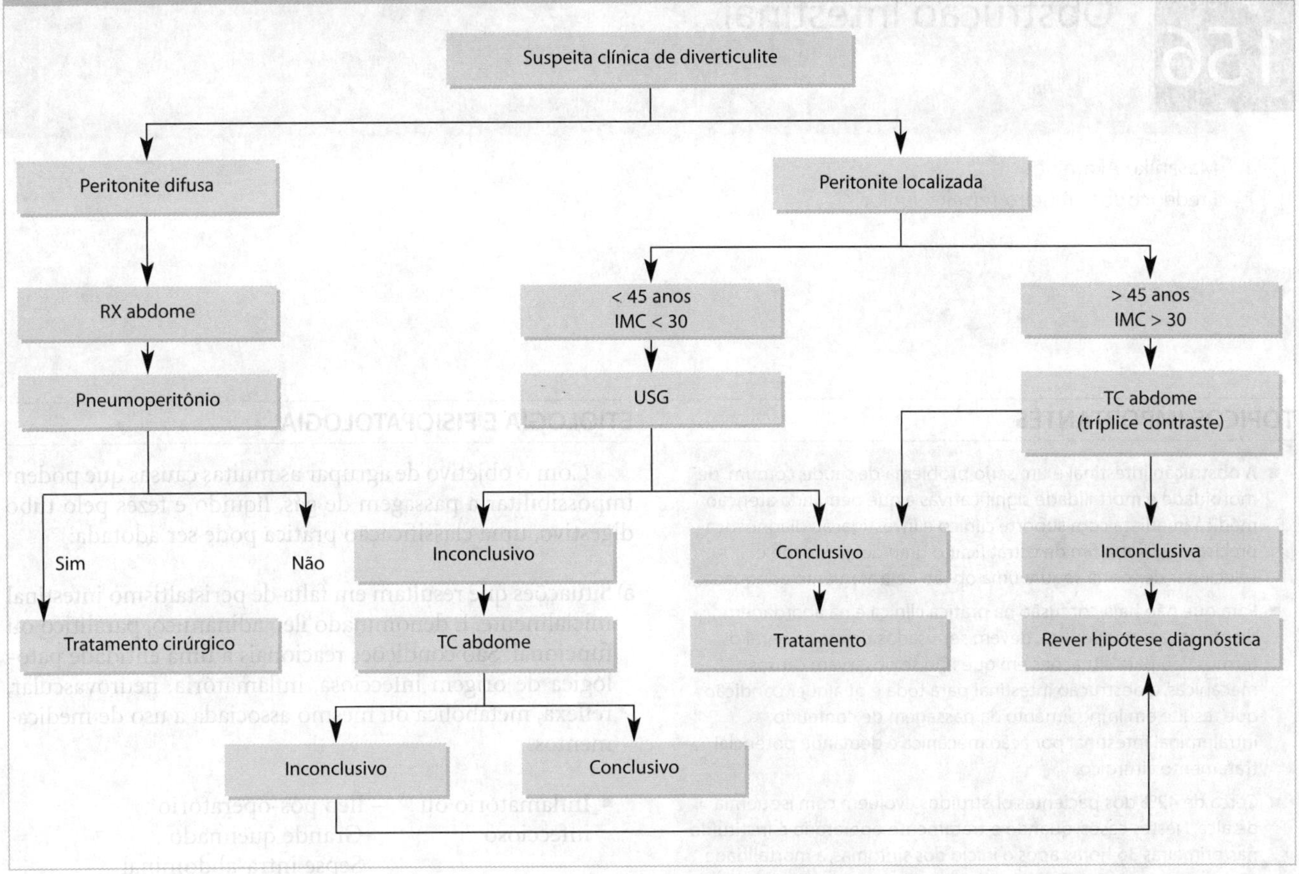

LEITURA ADICIONAL

1. Berry AR, Turner WH, et al. Emergency surgery for complicated diverticular disease: a five year experience. Dis Colon Rectum 1989; 32: 849-54.
2. Chautems RC, Ambrosetti P, et al. Long-term follow-up after first acute episode of sigmoid diverticulitis: is surgery mandatory? Dis Colon Rectum 2002; 45: 962-6.
3. Corman ML, Allison SI, Kuehne JP. Handbook of colon & rectal surgery. Lippincott Wiliams & Wilkins; 2002.
4. Janes S, Meagher A, Frizelle FA. Elective surgery after acute diverticulitis. Br J Surg 2005; 92: 133-42.
5. Nylamo E. Diverticulitis of the colon: role of surgery in preventing complications. Ann Chirurgiae et Gynaecologiae 1990; 79: 139-42.
6. Roberts P, Abel M, Rosen L, et al. Practice parameters for sigmoid diverticulitis – supporting documentation. Dis Colon Rectum 1995; 38: 126-32.
7. Schwesinger WH, Page CP, et al. Operative management of diverticular emergencies: strategies and outcomes. Arch Surg 2000; 135: 558-62.
8. Steinman M, Steinman E, Pogetti R, Birolini D. Condutas em cirurgia de emergência. São Paulo: Ed. Atheneu; 2003.
9. Wedell J, Banzhaf G, et al. Surgical management of complicated colonic diverticulitis. Br J Surg 1997; 84: 380-3.
10. Wong WD, Wexner SD, et al. Practice parameters for the treatment of sigmoid diverticulitis – supporting documentation. Dis Colon Rectum 2000; 43: 289-97.

CAPÍTULO 156

Obstrução Intestinal

Masahiko Akamine
Frederico José Ribeiro Teixeira Júnior

TÓPICOS IMPORTANTES

- A obstrução intestinal é um sério problema de saúde, comum, de morbidade e mortalidade significativas e que demanda atenção médica imediata com suporte clínico e investigação diagnóstica precisa e rápida, a fim de estratificar o grau de gravidade e selecionar de forma segura uma opção de tratamento adequada.
- Para que não haja confusão na prática clínica e na abordagem diagnóstica e terapêutica, devem ser usados de modo geral os termos íleo para situações em que não se observam causas mecânicas, e obstrução intestinal para toda e qualquer condição que resulte em impedimento da passagem de conteúdo intraluminal intestinal por ação mecânica e demande potencial tratamento cirúrgico.
- Cerca de 42% dos pacientes obstruídos evoluem com isquemia de alça. Nestes casos, quando o tratamento operatório é instituído nas primeiras 36 horas após o início dos sintomas, a mortalidade está em torno de 8%. Quando a indicação da operação é após 36 horas de evolução, a mortalidade sobe para 25%.
- O tratamento não-operatório inicial costuma ser destinado aos pacientes com obstrução intestinal do tipo parcial.
- Para os pacientes com obstrução total do intestino, os riscos de isquemia e perfuração de alça reforçam a indicação de tratamento operatório.

INTRODUÇÃO E DEFINIÇÕES

A obstrução intestinal é um sério problema de saúde, comum, de morbidade e mortalidade significativas e que demanda atenção médica imediata com suporte clínico e investigação diagnóstica precisa e rápida, a fim de estratificar o grau de gravidade e selecionar de forma segura uma opção de tratamento adequada.

Os termos íleo e obstrução intestinal podem ser interpretados como tendo o mesmo significado do ponto de vista clínico, uma vez que íleo representa a resposta a uma entidade patológica que resulta em sintomas de dor e distensão abdominal, náuseas e vômitos por impedimento da progressão do conteúdo intraluminal intestinal. Entretanto, íleo é um termo genérico que traduz o conjunto de sintomas decorrentes de uma gama variada de causas funcionais ou mecânicas.

ETIOLOGIA E FISIOPATOLOGIA

Com o objetivo de agrupar as muitas causas que podem impossibilitar a passagem de gás, líquido e fezes pelo tubo digestivo, uma classificação prática pode ser adotada:

a) Situações que resultam em falta de peristaltismo intestinal inicialmente. É denominado íleo adinâmico, paralítico ou funcional. São condições reacionais a uma entidade patológica de origem infecciosa, inflamatória, neurovascular, reflexa, metabólica ou mesmo associada a uso de medicamentos.

- Inflamatório ou infeccioso – Íleo pós-operatório
  Grande queimado
  Sepse intra-abdominal
  Íleo regional da pancreatite aguda
- Reflexo – Trauma abdominal
  Litíase ureteral
  Hematoma retroperitoneal
  Doenças agudas pleuropulmonares
- Metabólico – Uremia
- Farmacológico – Opióides
  Quimioterapia intraperitoneal
- Neurovascular – Isquemia mesentérica não-oclusiva

b) Quando há condições que favorecem um disperistaltismo, que são contrações por espasticidade da musculatura lisa intestinal, sendo eventos incomuns. É denominado íleo espástico. Exemplo: espasmo intestinal tônico que ocorre nas intoxicações plúmbicas.

c) Quando há uma causa mecânica, levando à obstrução de luz intestinal seja intraluminal, da parede intestinal ou por compressão extrínseca. É denominado íleo mecânico ou obstrução intestinal propriamente dita. As diversas condições mecânicas que causam impedimento do conteúdo intestinal podem ser classificadas em: obstrução, torção, invaginação, estenose e encarceramento.

- Obstrução – Corpos estranhos intraluminais
  Íleo biliar
  Bezoar (fito, trico ou fármaco bezoar)
  Parasitos (áscaris)
  Fecaloma
  Pólipos

- Torção (vólvulos) – Estômago
  Sigmóide
  Ceco
  Tranverso
  Flexura esplênica
- Invaginação (intussuscepção) – Íleoileal
  Ileocecal
  Ileocolônica
  Ileocecocolônica
  Ileoileocecocolônica
  Colocolônica
- Estenoses – Tumores intestinais primários
  Implantes tumorais
  Tuberculose intestinal
  Diverticulite pseudotumoral
  Peritonite hiperplástica
  Massas abdominais e retroperitonais
- Encarceramento – Hérnias externas de parede abdominal
  Hérnias internas
  Bridas
  Aderências intestinais
  Bandas

Para que não haja confusão na prática clínica e na abordagem diagnóstica e terapêutica, devem ser usados de modo geral os termos íleo para situações em que não se observam causas mecânicas, e obstrução intestinal para toda e qualquer condição que resulte em impedimento da passagem de conteúdo intraluminal intestinal por ação mecânica e demande potencial tratamento cirúrgico.

As obstruções intestinais, por sua vez, podem ser incompletas (parciais) quando permitem a passagem de parte do conteúdo entérico, e totais quando há oclusão absoluta da passagem além do sítio da obstrução. A obstrução total pode ainda ser do tipo em alça fechada, onde um segmento do tubo digestivo encontra-se fechado em dois pontos distintos, caracterizando uma emergência cirúrgica.

O grau de comprometimento da perfusão do segmento de tubo digestivo envolvido em uma obstrução pode causar isquemia progressiva e necrose, adicionando mais gravidade ao quadro do doente. As obstruções que resultam em comprometimento do suprimento sangüíneo dos segmentos envolvidos são chamadas de obstruções com estrangulamento de alça intestinal (Figura 156.1).

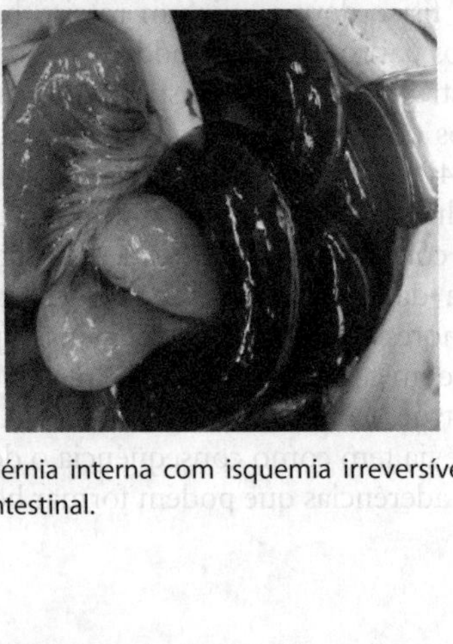

Figura 156.1 – Hérnia interna com isquemia irreversível do segmento intestinal.

Quanto ao nível do segmento do tubo digestivo em que há a obstrução, ocorre diferença na apresentação clínica. Pode então se classificar em obstrução alta (duodeno ou jejuno proximal) e baixa (jejuno distal, íleo, cólon, reto ou ânus).

ACHADOS CLÍNICOS E DIAGNÓSTICO DIFERENCIAL

É de vital importância diferenciar um paciente em íleo paralítico de um paciente com obstrução intestinal, uma vez que a ação terapêutica é distinta. O sintoma primordial do íleo paralítico é a distensão abdominal, enquanto para pacientes com obstrução intestinal sempre estará presente a associação entre dor e distensão abdominal (Figura 156.2). A distensão é do tipo gasosa e líquida para ambos os casos e reconhecida pelo timpanismo produzido pela percussão devida ao acúmulo de gases. Em condições basais, a pressão intraluminal das alças intestinais é de 8 a 9 cm H_2O. A distensão gasosa das alças intestinais pode aumentar a pressão a valores extremos, comprometendo o retorno venoso e linfático, reduzindo a perfusão da alça intestinal. O acúmulo de gases será maior nas obstruções intestinais, em virtude da fermentação bacteriana sobre açúcares e celulose e deglutição de ar, cujo principal componente é o nitrogênio (70% do volume), que é pouco absorvido pelo intestino.

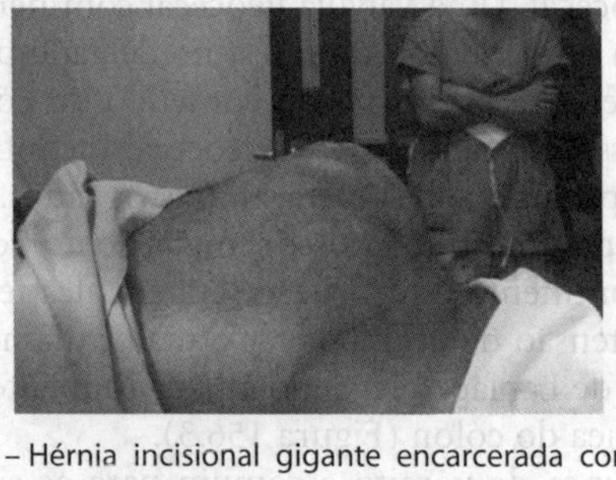

Figura 156.2 – Hérnia incisional gigante encarcerada com acentuada distensão.

Nos pacientes em íleo paralítico, a ausência de ruídos hidroaéreos se faz presente, ao passo que nos casos de obstrução intestinal mudanças no timbre e ritmo são comuns. Ruídos metálicos e aumentados definem a ausculta característica da obstrução intestinal. A dor típica é uma cólica intestinal difusa que pode melhorar depois de iniciadas medidas como sondagem nasogástrica e uso de antiespasmódicos. As queixas de dor podem ser pouco referidas nos pacientes idosos ou com algum grau de demência. Em ambos os casos são comuns os eventos de obstrução intestinal por diversas causas que cronicamente acompanham o doente. Hérnias cronicamente habitadas em funículos inguinais, umbilicais ou em cicatrizes cirúrgicas prévias são relativamente comuns em pacientes idosos, e eventos agudos podem ser oligossintomáticos para esses pacientes. Em doentes com déficit cognitivo é comum a associação com constipação crônica e a evolução para eventos agudos como vólvulos e impactação fecal, levando à obstrução completa, que também pode ser diagnosticada tardiamente.

A dor em cólica é de curta duração, intermitente, faz o doente se contorcer, levar as mãos ao abdome, e causa sudorese e palidez. Quando questionado sobre a característica da dor, o enfermo informa que há uma típica "torção" do intestino.

Às vezes, em doentes magros, é possível observar as contrações que o intestino faz, a fim de vencer o obstáculo imposto pela causa da obstrução. Neste momento de peristaltismo visível é possível palpar o abaulamento do abdome, coincidindo com o paroxismo doloroso e deflagrando um espasmo na alça intestinal.

Nas obstruções altas, a distensão abdominal quando presente de uma forma nítida é essencialmente epigástrica, os vômitos são precoces e persistentes, levando a desidratação rápida e desequilíbrio hidroeletrolítico por acidose metabólica e perda de cloro.

Na obstrução baixa, os vômitos mais tardios, a distensão abdominal mais pronunciada, o timpanismo global, as mudanças no ritmo intestinal com parada da eliminação de fezes e *flatus* e a presença de ruídos hidroaéreos metálicos e aumentados representam um conjunto de sinais e sintomas típicos. Por vezes, na obstrução baixa, a dor pode ser mais aguda e localizada no quadrante abdominal inferior direito por causa da intensa distensão imposta ao ceco. Nesta circunstância é importante estabelecer se há continência da válvula ileocecal. Uma válvula ileocecal continente permite a passagem do conteúdo do intestino delgado para o ceco, mas não permite o retorno do conteúdo do cólon para o íleo, ao passo que uma válvula ileocecal incontinente permite uma passagem livre para ambos os lados. Se houver obstrução do intestino grosso em paciente com válvula ileocecal continente, a obstrução será em alça fechada com intensa distensão do ceco por ter o maior diâmetro do intestino (lei de Laplace), levando a risco iminente de ruptura espontânea do cólon (Figura 156.3).

A presença de vômito é comum para as situações de íleo paralítico e obstrução intestinal. O aparelho digestório secreta diariamente cerca de 6 a 9 litros de líquido rico em eletrólitos e enzimas por dia (Tabela 156.I). Além de estímulos neurais e hormonais, o aumento do peristaltismo e a distensão de alças intestinais também estimulam a produção das secreções digestivas. Além das secreções produzidas, são ingeridos habitualmente cerca de 1 a 2 litros de líquidos em 24 horas. A maioria deste volume passa pelo intestino

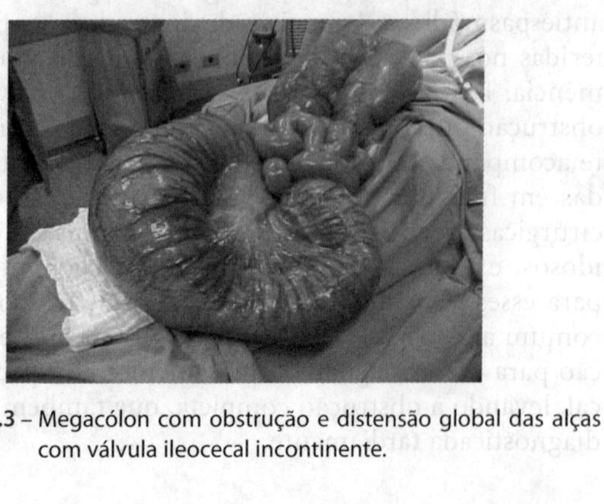

Figura 156.3 – Megacólon com obstrução e distensão global das alças com válvula ileocecal incontinente.

Tabela 156.I – Balanço diário de líquidos (mL) no sistema digestório

Entrada	mL	Absorção	mL
Ingestão	2.000	Jejunal	5.500
Saliva	1.500	Ileal	2.000
Gástrica	2.500	Colônica	1.300
Bile	500	Total	8.800
Pancreática	1.500		
Intestinal	1.000		
Total	9.000		

delgado e é absorvido, deixando cerca de 200 mL a meio litro para o cólon. Num paciente com íleo paralítico, o vômito é reflexo, o volume e a freqüência tendem a diminuir à medida que o tempo passa, além de possuírem evolução mais tardia. Nas obstruções intestinais, os vômitos são cada vez mais freqüentes e abundantes quanto mais proximal e precoce for a obstrução. O conteúdo da secreção gástrica é tipicamente claro e o refluxo em obstruções logo abaixo do duodeno ou no jejuno proximal é de aspecto bilioso. Nestas obstruções altas, os vômitos vão gradualmente aumentando, são súbitos, em jato, com quantidade copiosa e com odor repugnante. O paciente vomita no leito e no solo, sem dar tempo de qualquer precaução higiênica e costuma referir um alívio logo após. Nas obstruções baixas, o vômito tem aspecto fecalóide, é menos freqüente quando comparado aos vômitos da obstrução alta e reflete um estado evolutivo avançado da obstrução, uma vez que é precedido de um quadro de distensão e dor persistentes. Não se deve esperar pelo surgimento de vômitos fecalóides para definir o diagnóstico clínico de obstrução intestinal baixa pelo potencial evolutivo de isquemia do intestino obstruído. A sua presença é indício de gravidade e eminente deterioração fisiológica do paciente, demandando suporte clínico imediato e intervenção cirúrgica precoce.

A desidratação conseqüente a uma obstrução intestinal torna-se evidente pela boca seca e sede, redução de volume urinário, escurecimento da urina e mudanças no turgor da pele. Além dos vômitos, a seqüestração de água corpórea e eletrólitos causam hipovolemia e distúrbio ácido-básico, podendo resultar em choque e insuficiência renal aguda. A estase de conteúdo rico em bactérias na luz intestinal pode levar a translocação bacteriana com repercussões sistêmicas de resposta inflamatória e comprometimento hemodinâmico resultando em sepse grave e choque séptico.

O exame físico deve seguir um roteiro habitual, valorizando aspectos particulares que podem ser identificados nos pacientes obstruídos, como a inspeção de cicatriz prévia e possíveis sítios de herniação da parede abdominal (Figuras 156.4A e 156.4B). Em especial, deve ser dada atenção ao exame de indivíduos obesos com abdome em avental e pacientes acamados com distúrbio sensório. A região femoral, a linha arqueada da musculatura abdominal ântero-lateral e cicatrizes menores como as produzidas nas operações laparoscópicas podem conter segmento de intestino aprisionado, levando à obstrução intestinal (Figuras 156.5A e 156.5B). Laparotomia prévia tem como conseqüência o desenvolvimento de bridas e aderências que podem formar hérnias internas

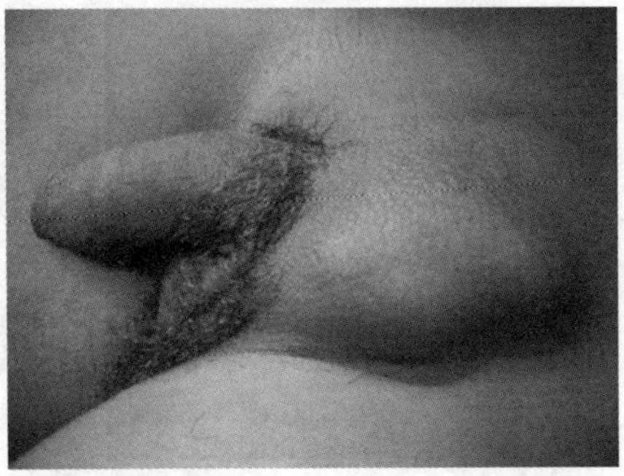

Figura 156.4A – Hérnia inguinal encarcerada.

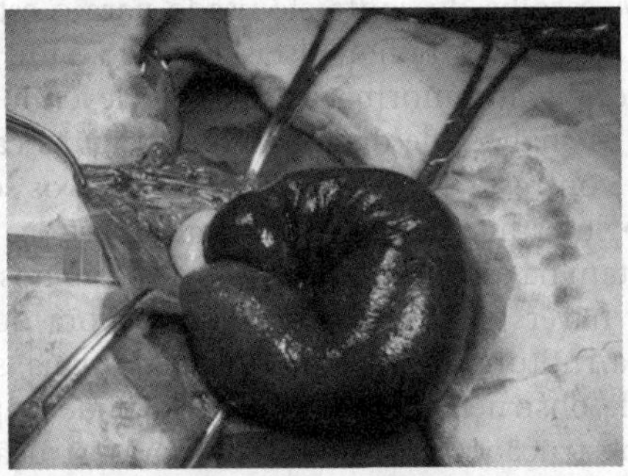

Figura 156.4B – Hérnia inguinal estrangulada com isquemia do intestino delgado.

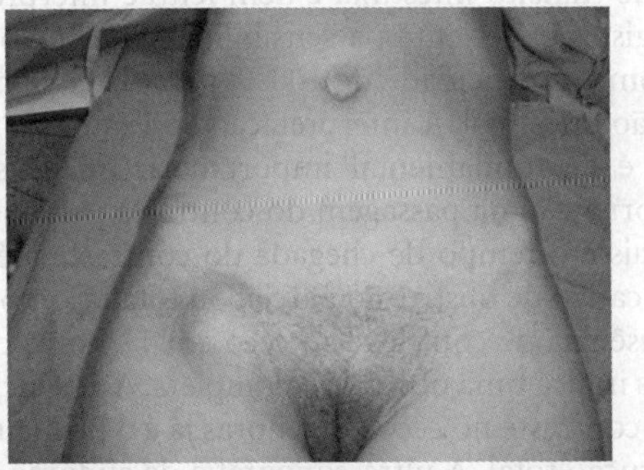

Figura 156.5A – Hérnia encarcerada.

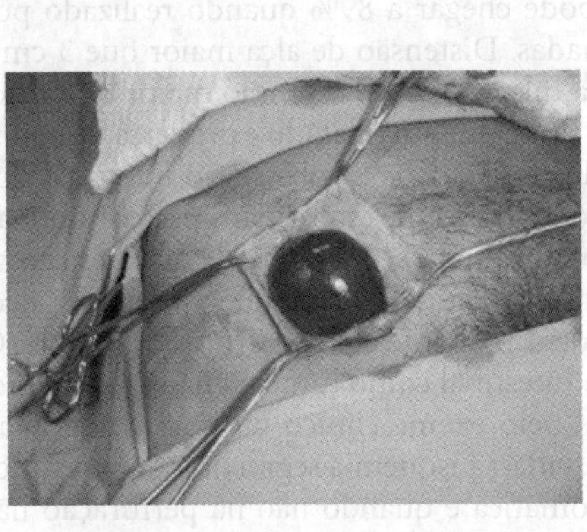

Figura 156.5B – Hérnia femoral estrangulada com isquemia do intestino delgado.

ou bandas que obstruem o intestino. Em pacientes emagrecidos, a distensão por um vólvulo é capaz de desenhar um formato de alça obstruída. O toque retal é um exame obrigatório em pacientes com suspeita de obstrução, a ausência de fezes na ampola retal pode indicar obstrução, corpos estranhos e fecaloma ou tumores podem ser tocados. Nos tumores pélvicos avançados, a infiltração tumoral na parede do reto e a compressão extrínsica da luz retal podem ser identificadas. O toque vaginal também pode fornecer informações nos casos de tumores ginecológicos avançados levando à obstrução do cólon.

Em um estudo com 1.300 pacientes, a sensibilidade do exame clínico para confirmar obstrução intestinal foi de 75% com uma especificidade de 99%.

EXAMES COMPLEMENTARES

Não existe um teste laboratorial que confirme o diagnóstico de obstrução intestinal. O leucograma pode ser normal ou levemente aumentado nos casos de obstrução intestinal não complicada com estrangulamento de alça, entretanto contagens de leucócitos acima de 15,0 X 10^9/L ou abaixo de 4,0 X 10^9/L devem ser suspeitas e alertar o clínico para possibilidade de isquemia. Nos pacientes desidratados, há aumento de hematócrito e uréia. As obstruções parciais causam alcalose metabólica com hipocalemia e hipocloremia pela perda de secreções ricas em cloro e potássio. Aumento leve da amilase pode ocorrer, entretanto, hiperamilasemia é muito sugestiva de pancreatite, que pode ser confundida por distensão abdominal, íleo regional reflexo e vômitos. Aumento de fosfatase alcalina, TGO e CK podem indicar complicação isquêmica da obstrução, porém valores normais não afastam esta complicação.

Os exames radiológicos são de maior importância para diagnóstico de obstruçao intestinal, de eventos complicadores associados a obstrução, do tipo de obstrução e de sua causa e também auxiliam na tomada de decisão terapêutica.

As radiografias simples de abdome em pé, deitado e de tórax podem fornecer várias informações confirmando o diagnóstico de obstrução e dando algumas informações sobre eventos complicadores como a presença de pneumoperitônio, corpos estranhos, distensão acentuada do ceco, indicando uma eminência de ruptura (Figura 156.6). Um ceco maior que 10 cm na radiografia de abdome deve traduzir para o clínico uma emergência cirúrgica (Figura 156.7). De um modo geral, as informações contidas em uma radiografia simples de abdome e tórax não concluem qual a causa e o nível exato da obstrução e nem mesmo predizem a chance de sucesso de um tratamento conservador, por exemplo.

A radiografia simples de tórax deve sempre ser avaliada em rotina, uma vez que além de identificar um evento complicador que demanda tratamento cirúrgico, como o pneumoperitônio, pode também excluir afecções pleuropulmonares que simulam abdome agudo e podem cursar com íleo reflexo como uma broncopneumonia basal.

A radiografia simples de abdome deve ser executada em ortostase e deve-se procurar a presença ou ausência de gás na ampola retal e níveis hidroaéreos nas alças de cólon e delgado. O desenho das alças com obstrução têm uma forma de

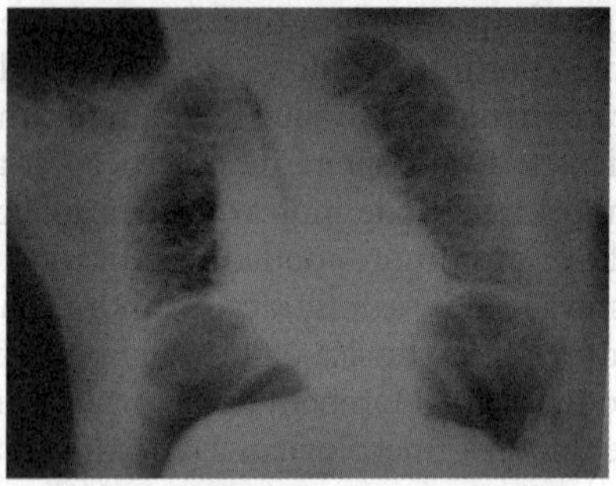

Figura 156.6 – Pneumoperitônio visto ao RX de tórax.

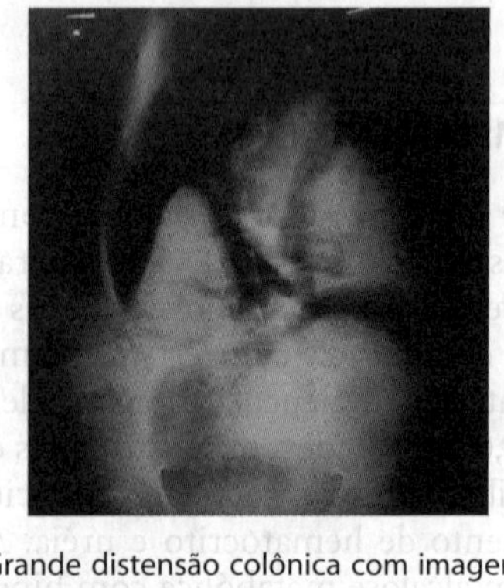

Figura 156.7 – Grande distensão colônica com imagem de impactação fecal.

arco, "J" ou "U" invertido pela presença de uma coluna líquida em contraste com o gás acumulado na alça (Figura 156.8). As alças de intestino delgado nas obstruções distais podem agrupar-se centralmente no abdome, tornando-se distendidas e preenchidas por gás, assumindo uma disposição transversal semelhante a degraus de uma escada (Figura 156.9). As válvulas coniventes estriadas das alças podem ser distendidas por gás, conferindo a um segmento do intestino o aspecto de empilhamento de moeda. A radiografia simples é diagnóstica para obstrução intestinal em 46 a 80% dos casos.

Estudos com contraste são importantes para diferenciar uma obstrução intestinal parcial ou total e fornecem informações sobre a possibilidade de sucesso do tratamento não-operatório. O trânsito intestinal é de fundamental

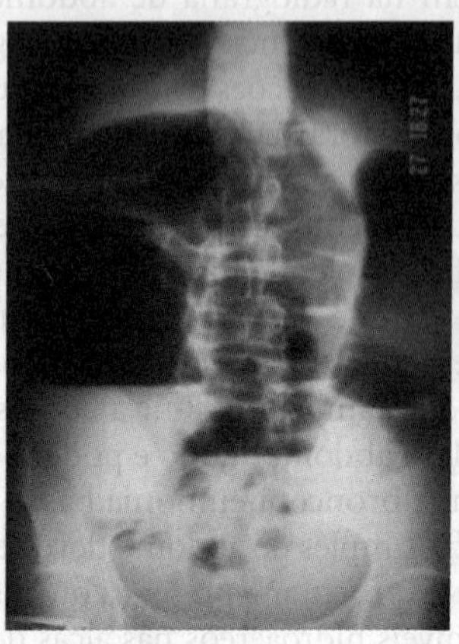

Figura 156.8 – Imagem em "J" invertido da obstrução intestinal.

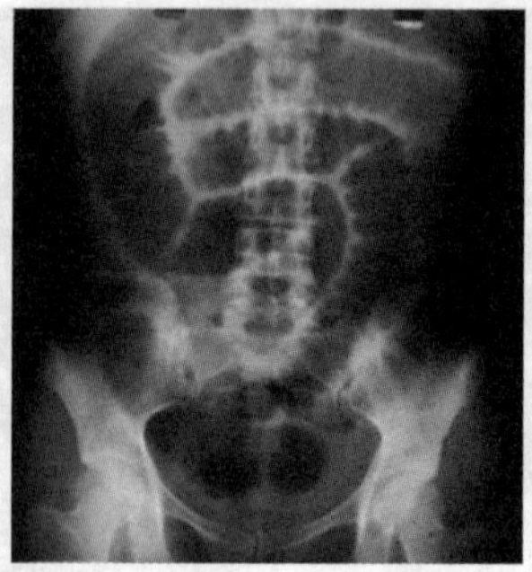

Figura 156.9 – Radiografia simples de abdome com distensão de alças de delgado.

importância para muitos casos de obstrução do intestino delgado. A escolha do contraste usado para o estudo deve ser discutida com os radiologistas. O bário é um contraste que fornece melhor informação sobre o relevo mucoso, melhorando as chances de diagnóstico em alguns casos, uma vez que o contraste hidrossolúvel passa para os segmentos distais do intestino delgado. Em contrapartida, os cirurgiões hesitam na escolha do contraste de bário nos casos em que pode haver peritonite por possível piora do quadro, caso exista ruptura do intestino. Além do mais, se houver suspeita de obstrução colônica, o bário pode impactar na zona de obstrução, transformando uma obstrução parcial em total.

Entretanto, pelo efeito catártico do contraste hidrossolúvel e sua passagem rápida do intestino delgado para o cólon, pode-se excluir obstrução parcial ou total. Quando um exame de trânsito intestinal é bem feito e interpretado por radiologistas experientes, a sensibilidade do método atinge 98%, com especificidade de 100%, para dizer se há ou não obstrução intestinal. A interpretação do exame de forma dinâmica é de fundamental importância. Imagens seriadas dão informação da passagem do contraste pelos segmentos intestinais e o tempo de chegada do contraste até o ceco é um indicativo de obstrução parcial ou total. Como regra geral, a ausência de contraste ao ceco em 12 horas ou em até 24 horas indica uma obstrução completa. A ausência de chegada de contraste no ceco em 5 horas já é o primeiro indício de obstrução total. A ultra-sonografia de abdome pode, em algumas situações, fornecer informações que indicam obstrução intestinal. O correto diagnóstico de obstrução por ultra-som pode chegar a 89% quando realizado por pessoas bem treinadas. Distensão de alça maior que 3 cm, segmentos de alça dilatados com extensão maior que 10 cm, peristalse ativa do segmento dilatado e presença de cólon murcho são achados indicativos de obstrução intestinal do delgado. Entretanto, estes exames informam pouco sobre a causa da obstrução intestinal e se há isquemia do intestino obstruído. São justamente esses aspectos que podem ser decisivos na evolução de um doente com obstrução intestinal. Causas de obstrução intestinal como tumores não são facilmente diagnosticadas pelo exame clínico ou por radiografias simples ou contrastadas; a isquemia segmentar do intestino pode ser oligossintomática e quando não há perfuração não é facilmente identificada pelas radiografias. A maior morbidade associada a obstrução intestinal está na presença e no tratamento tardio dos casos que evoluem com isquemia do intestino obstruído. Cerca de 42% dos pacientes obstruídos evoluem com isquemia de alça. Nestes casos quando o tratamento operatório é instituído nas primeiras 36 horas após o início dos sintomas, a mortalidade está em torno de 8%. Quando a indicação da operação é após 36 horas de evolução, a mortalidade sobe para 25%. O estrangulamento com isquemia de um segmento do intestino costuma ocorrer quando há alça fechada, que é justamente a situação em que a radiografia simples de abdome é menos específica, uma vez que não é incomum a alça fechada estar repleta de líquido, o que não evidencia a distensão gasosa.

A tomografia computadorizada de abdome (CT) é um método diagnóstico que tem uma sensibilidade de 96%, uma especificidade de 96% com acurácia de 95%. O achado de uma alça proximal distendida e outra murcha fecha o diagnóstico. Uma alça com diâmetro de 2,5 cm ou maior é considerada como dilatada. Alças com menos de 1 cm de diâmetro são consideradas murchas. O sinal mais real é justamente a identificação da transição das alças distendidas com as alças murchas, porém esta zona de transição não é fácil de ser identificada. Imagens de fezes no intestino delgado também indicam obstrução intestinal. A reconstrução tridimensional pode ajudar a indentificar o ponto de obstrução. A obstrução parcial costuma ser identificada quando o contraste oral ingerido chega ao cólon em um prazo de 6 horas ou quando se encontra uma moderada quantidade de gás no cólon, indicando a passagem de conteúdo. O diagnóstico de uma obstrução em alça fechada se faz quando se observa a distribuição radial de vasos mesentéricos, convergindo para um ponto que é o ponto de torção, ou quando uma alça entra em um funículo herniário. As alças assumem a forma de grão de café ou alça em "C" ou em "V" pela distensão. Quando há isquemia pode ser observado espessamento focal da alça, pneumatose intestinal ou gás na veia porta.

TRATAMENTO

Pacientes com obstrução intestinal estão comumente com desidratação e hipovolemia por causa da redução aguda da ingestão oral de líquidos, vômitos e seqüestração de líquidos do intravascular para a parede intestinal e sua luz. É necessária reposição rápida de volume com solução isotônica salina como Ringer lactato. A avaliação da função renal com dosagem de uréia e creatinina, investigação dos níveis séricos de eletrólitos como Na^+, K^+, Cl^-, dosagem de bicarbonato e hemograma completo são fundamentais. A monitorização do débito urinário e avaliação indireta da pré-carga com pressão venosa central são úteis para avaliar a resposta à reposição de volume. A cateterização de bexiga urinária e a obtenção de um acesso venoso central são procedimentos que devem ser realizados na sala de emergência durante os momentos iniciais do atendimento. Antibióticos serão usados como profiláticos, uma vez indicada a operação, ou como terapêuticos nos pacientes em SIRS com suspeita de perfuração intestinal ou translocação bacteriana.

A sondagem nasogástrica é uma medida importante, causa alívio quase que imediato dos sintomas de náuseas, vômitos e pode reduzir a dor abdominal. Também é uma via para administrar contraste para investigação diagnóstica, além de descomprimir o estômago antes da intubação, reduzindo o risco de aspiração. Durante a operação, a ordenha das alças intestinais distendidas no sentido retrógrado é facilitada pela aspiração da sonda a fim de descomprimir o intestino e facilitar o ato aperatório.

O tratamento não-operatório inicial costuma ser destinado aos pacientes com obstrução intestinal do tipo parcial. Cerca de 60 a 85% dos pacientes com obstrução parcial tratados sem operação receberão alta. Dos que serão operados, observa-se um melhor estado clínico, uma vez que foram melhor reanimados e preparados para operação. O tratamento não-operatório é feito por cerca de 12 a 48 horas. Para a maioria dos pacientes em 24 horas já existe evidência suficiente para definir se há ou não indicação de tratamento cirúrgico.

Para os pacientes com obstrução total do intestino, os risco de isquemia e perfuração de alça reforçam a indicação de tratamento operatório. O risco de se retardar uma operação em pacientes com obstrução é de cerca de 30% quando se considera o achado intra-operatório de isquemia irreversível de um segmento de alça (Figuras 156.10 e 156.11).

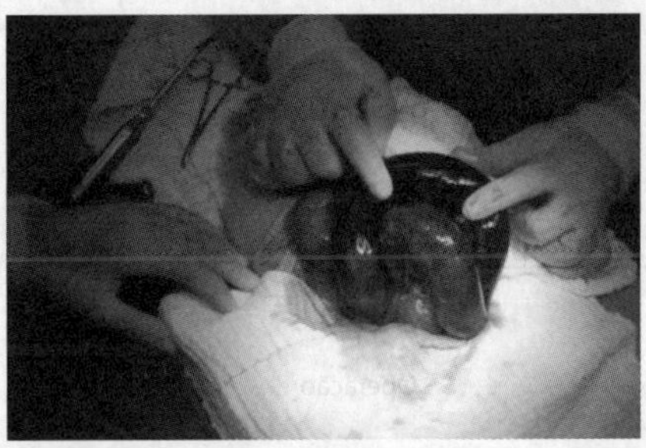

Figura 156.10 – Hérnia interna com necrose de alça.

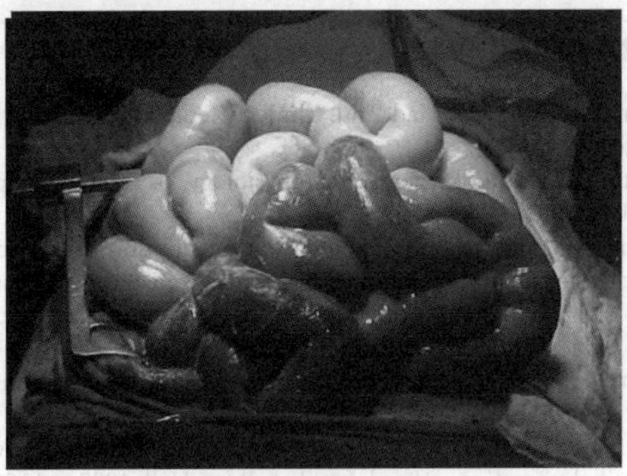

Figura 156.11 – Achado intra-operatório de obstrução intestinal com distensão de delgado.

Algoritmo 156.1 – Evolução da obstrução intestinal

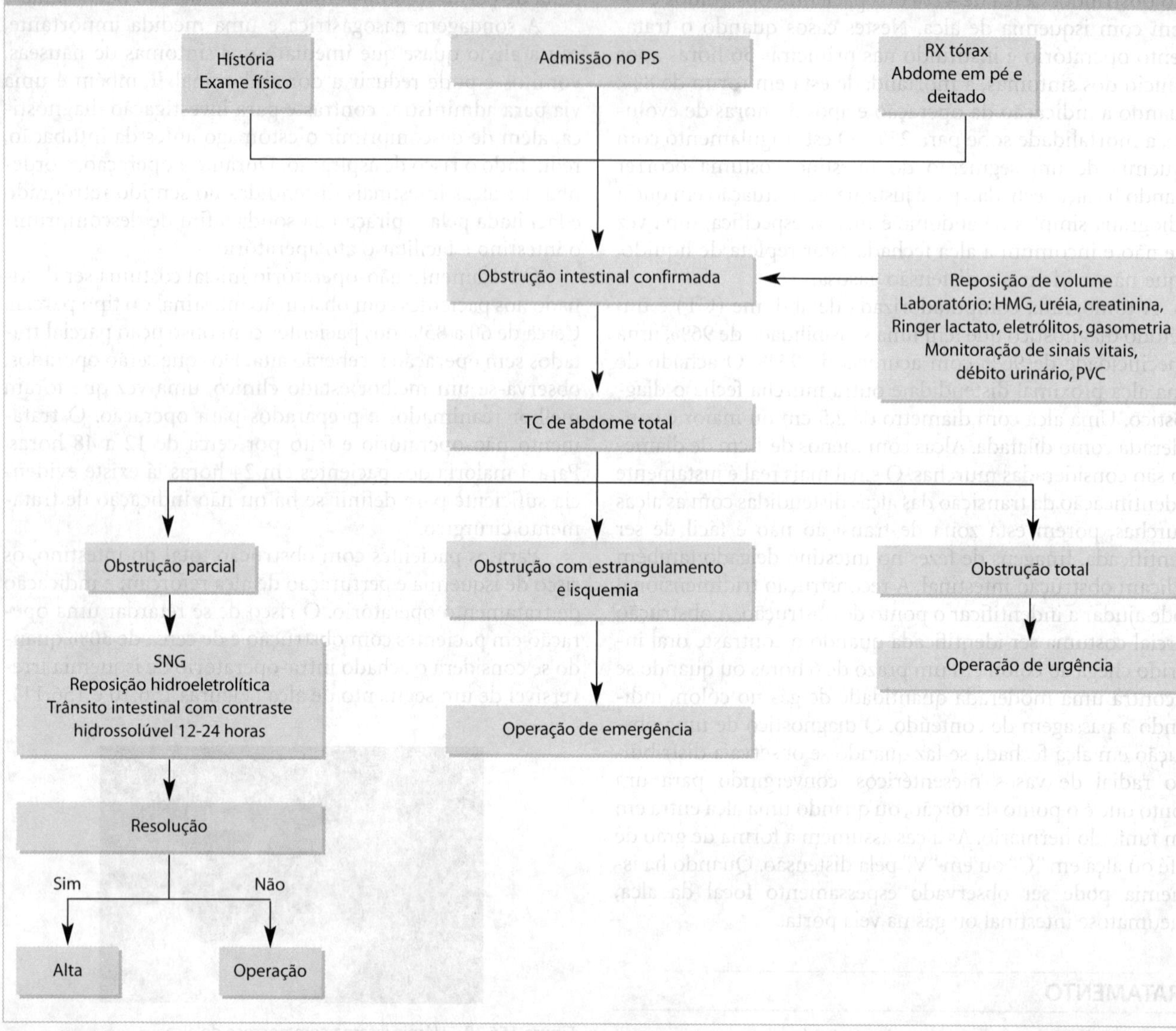

LEITURA ADICIONAL

1. Giuliano A, Mirizzi P, Madden J. Clínica y terapéutica quirúrgica. 3. ed. "El Ateneo"; 1976.
2. Guynton P. Textbook of medical physiology. 6. ed. Philadelphia: WB Saunders; 1981.
3. Eskelinem M, Ikonem J, Lipponem P. Contribution of history taking, physical examination, computer assistance to diagnosis of acute small bowel obstruction. Prospective study of 1.333 patients with acut abdominal pain. Scand J Gastroenterol 1994; 29: 715-21.
4. Wilson M, Ellis H, Menzies D, et al. A review of the management of small bowel obstruction. Ann R Coll Engl 1999; 81: 320-8.
5. Pickleman J. Small bowel obstruction. In: Zinner MJ (editor). Maingot´s abdominal operations. 10. ed. London: Prine Hall; 1997. p.1159-72.
6. Frager D. Intestinal obstruction. Role of CT. Gastroenterol Clin N Am. 2002; 31: 777-99.
7. Mucha P. Small bowel obstruction. Surg Clin N A 1987; 67: 597-620.
8. Chen S, Lin F, Lee P, et al. Water soluble contrast study predicts the need for early surgery in adhesive small bowel obstruction. Br J Surg 1998; 85: 1692-4.
9. Sarr M, Bulkley G, Zuidema G. Preoperative recognition of intestinal strangulation: prospective evaluation of diagnostic capability. Am J Surg 1983; 145: 176-82.
10. Schrock T. Small intestine. In: Way L. Current surgical diagnosis and treatment. Norwalk, CT: Appleton Lange; 1988. p.561-85.
11. Megibow A, Balthazar E, Cho K, et al. Boewl obstruction: evaluation with CT. Radiology 1991; 180: 313-8.
12. Balthazar E, Birbaum B, Megibow A, et al. Closed loop and strangulation intestinal obstruction: CT signs. 1992; 185: 769-75.
13. Bass K, Jones B, Bukley G. Current management of samall bowel obstruction. Adv Surg 1998; 31: 1-33.

Perfuração de Vísceras

CAPÍTULO 157

Elias Aissar Sallum   Fernando Lorenzi

TÓPICOS IMPORTANTES

- Abdome agudo perfurativo é situação potencialmente grave e representa causa não-rara de intervenção cirúrgica abdominal de urgência não-traumática. O paciente com quadro clínico sugestivo deve ser investigado de maneira metódica e rápida, com o objetivo de diagnóstico precoce e pronto tratamento, permitindo assim redução da morbidade e da mortalidade, cujas taxas associadas a essa condição são consideráveis.
- A partir da colonização peritoneal inicial, com o passar das horas, ocorre significativa proliferação bacteriana. A peritonite torna-se purulenta, com grande exsudação intracavitária, seqüestrando líquido para o terceiro espaço. A evolução natural é para choque misto – hipovolêmico e séptico.
- A reversão do quadro é muito dependente do tratamento, já que dificilmente ocorre bloqueio espontâneo da perfuração, principalmente se essa for de grande tamanho e em peritônio livre.
- A história e o exame físico são habitualmente típicos, principalmente quanto às características da dor abdominal, que normalmente é muito intensa e de início súbito. O abdome em geral está muito tenso. Esse quadro se deve ao extravasamento do conteúdo intraluminal e à conseqüente peritonite química, que é especialmente intensa na perfuração na região gastroduodenal.
- O quadro clínico em relação aos sinais de peritonite é bem menos exuberante, ao menos inicialmente, em perfurações bloqueadas e em perfurações intestinais, principalmente nas de intestino delgado, que têm melhor prognóstico. Perigosamente, apesar de com freqüência chamarem pouco a atenção de início, as perfurações de intestino grosso evoluem muito mais rapidamente para sepse, em razão da maior carga bacteriana extravasada, associada a resíduos fecais.
- O quadro clínico pode ser muito atípico em situações especiais, como idosos, desnutridos e imunossuprimidos.
- É essencial manter alto índice de suspeita de perfuração de víscera em pacientes de risco, especialmente naqueles em que é esperado quadro clínico atípico ou cujo exame físico esteja prejudicado, como os intubados, sedados e inconscientes.
- O diagnóstico diferencial faz-se principalmente com as outras formas de abdome agudo, em especial aqueles que se iniciam com dor intensa, como aneurisma roto de aorta, isquemia intestinal, pancreatite, prenhez ectópica rota e cisto roto de ovário, mas também, eventualmente, com apendicite, colecistite e abdome agudo obstrutivo. Outras moléstias de tratamento clínico que podem simular abdome agudo devem também ser lembradas, como cólica nefrética, infarto agudo do miocárdio, porfiria e saturnismo.
- A demora no diagnóstico e, portanto, no tratamento de perfuração de víscera pode acarretar conseqüências graves, inclusive morte. Sempre que possível, a avaliação dos doentes com dor abdominal aguda deve ser realizada por cirurgião.
- No grupo de pacientes cuja reserva fisiológica é limítrofe e que apresenta o mais alto índice de mortalidade, geralmente o diagnóstico é mais difícil, por apresentarem em geral quadro clínico atípico. E são justamente esses os pacientes que mais dependem de tratamento precoce e certeiro para bom resultado final. Eles representam, portanto, um grande desafio ao médico e à equipe que os atende.
- O tratamento é basicamente cirúrgico de urgência, exceto em seletos casos de perfuração bloqueada, ou com pequenos abscessos que podem eventualmente ser tratados clinicamente ou com auxílio de punções guiadas por ultra-sonografia ou tomografia, situações essas mais comumente encontradas em diverticulite de cólon. De modo geral, esses pacientes devem também ser operados *a posteriori*.
- Atualmente, a conduta mais utilizada para úlcera péptica perfurada é a sutura da perfuração, reservando-se a gastrectomia para úlceras crônicas que tiveram comprovadamente difícil controle com tratamento clínico e também para situações de dificuldade técnica para ráfia, como em úlceras gigantes.
- Perfurações intestinais são tratadas de modo geral com ressecção intestinal segmentar, e quando a perfuração é de delgado, a anastomose é praticada de modo geral no ato operatório, e excepcionalmente pratica-se estomia de imediato e anastomose tardiamente numa segunda cirurgia algumas semanas depois. Inversamente, no tratamento da perfuração de cólon, a colostomia é prática rotineira e reserva-se a anastomose primária apenas para situações bastante favoráveis.
- Parte importante do tratamento é o suporte clínico perioperatório, incluindo antibioticoterapia e, freqüentemente, tratamento clínico pós-operatório da doença de base que levou à perfuração, como doença ulcerosa péptica perfurada submetida a ráfia.

*Agradecimento especial ao Dr. Frederico José Ribeiro Teixeira Júnior pela ajuda na elaboração deste texto.

INTRODUÇÃO E DEFINIÇÕES

Situação potencialmente grave e letal, a perfuração de víscera oca é definida como erosão ou descontinuidade de toda espessura de sua parede, levando à comunicação da sua luz com o espaço à sua volta (perfuração livre), ou com a parede de outro órgão adjacente (perfuração bloqueada). A partir do instante em que a perfuração ocorre, principalmente se não for bloqueada, caracteriza-se situação de emergência pelas graves conseqüências que podem resultar do extravasamento do conteúdo da luz da víscera.

As perfurações de vísceras podem ocorrer em decorrência de trauma, iatrogenia, (procedimentos diagnósticos e terapêuticos), infecção, inflamação, isquemia, neoplasia e corpo estranho. Representam mortalidade elevada podendo atingir até 10%. Nas perfurações intestinais com diagnóstico tardio, observa-se sepse em mais de 70% dos casos e taxa de mortalidade próxima de 30%; daí a importância do diagnóstico precoce e do tratamento adequado dessas lesões.

ETIOLOGIA E FISIOPATOLOGIA

As principais causas de perfuração de víscera oca são: trauma, inflamação (incluindo infecção), ruptura por distensão, neoplasia, isquemia, corpo estranho ingerido e iatrogenia.

Por razões didáticas, abordaremos a etiologia de acordo com o órgão acometido (Tabela 157.I).

Tabela 157.I – Causas de perfuração de víscera segundo o órgão acometido

Esôfago	Perfuração iatrogênica (endoscopia, dilatação, biópsia, passagem de sonda e prótese), perfuração espontânea (síndrome de Boerhaave), neoplasia, perfuração por ingestão de corpo estranho
Estômago	Perfuração iatrogênica (endoscopia, biópsia e/ou ressecção endoscópica, passagem de sonda), úlcera gástrica, neoplasia
Duodeno	Perfuração iatrogênica (endoscopia: alcoolização, papilotomia), úlcera duodenal perfurada
Intestino delgado	Infecciosa (tuberculose, febre tifóide), inflamatória (doença de Crohn), sistêmica (lúpus eritematoso sistêmico, poliarterite nodosa, espondilite anquilosante, granulomatose de Wegener), procedimento (diálise peritoneal, colonoscopia, videolaparoscopia), imunodepressão (SIDA), parasitária, neoplásica, perfuração por ingestão de corpo estranho, divertículo de Meckel
Intestino grosso	Iatrogênica (enema opaco, lavagem intestinal, retossigmoidoscopia, colonoscopia, exérese de pólipo e biópsia, cirurgia ginecológica e urológica, laparoscopia), diverticulose colônica, neoplasia (ulcerada, obstrução em alça fechada), perfuração por corpo estranho, inflamatória (retocolite ulcerativa inespecífica), síndrome de Ogilvie
Vesícula biliar	Colecistite aguda com necrose de parede, neoplasia

Esôfago

Iatrogênica

- Na realização de exame endoscópico com ou sem biópsia e nas dilatações por estenose cáustica e/ou esofagite. É mais comum quando existe inflamação prévia por esofagite de refluxo ou redução do calibre nas estenoses cáusticas.
- Durante a passagem de sonda gástrica (mais freqüente) ou enteral, para descompressão ou nutrição.
- Passagem de próteses, especialmente, nos tumores avançados.

Espontânea

- Síndrome de Boerhaave: a ruptura compromete todas as camadas do esôfago, sendo mais freqüente na parede póstero-lateral esquerda do esôfago inferior, em virtude da grande elevação da pressão sobre o órgão por vômitos e eructações.

Neoplasia

- Ocorre em situação mais rara, geralmente nos tumores avançados com infiltração da via respiratória (traquéia e/ou brônquios) e/ou grandes vasos (aorta).

Corpo estranho

- Pode ocorrer por palito, fragmento ósseo, espinha de peixe que acometem, em geral, a parede posterior, associando-se raramente a fístulas aortoesofágicas de grave evolução.

Estômago

Iatrogênica

- Durante a endoscopia com ou sem a realização de biópsia e/ou ressecção endoscópica como a exérese de pólipo.
- Durante a passagem de sonda gástrica (mais rara).

Úlcera gástrica/Neoplasia

- Nas neoplasias ulceradas e lesões ulceradas gástricas benignas.

Duodeno

Iatrogênica

- Na realização de endoscopia para: alcoolização de úlcera hemorrágica e papilotomia, inclusive com passagem de prótese para via biliar.

Úlcera duodenal

- Geralmente ocorre na parede anterior do bulbo duodenal (92%). As perfurações são bem mais freqüentes nas úlceras duodenais em relação às gástricas (14:1). Associadas com freqüência ao uso de antiinflamatórios não-hormonais (AINH) e ácido acetilsalicílico (AAS).

Intestino delgado

Infecciosa

- Tuberculose (TBC): a infecção intestinal primária faz-se pelo *Mycobacterium tuberculosis*, sendo mais freqüente entre a 2ª e 4ª décadas de vida. A mucosa é a via de transmissão preferencial através da ingestão dos bacilos de Koch. Observa-se uma elevação da freqüência na população mundial em virtude da manifestação epidêmica da síndrome da imunodeficiência adquirida (SIDA). As perfurações são muito raras, podem ser únicas ou múltiplas, predominando no íleo, a cerca de 1 metro da válvula ileocecal.
- Febre tifóide: é causada pela *Salmonella typhi* e eventualmente por outros tipos de *Salmonella* spp. A transmissão preferencial é indireta, por contaminação fecal da água e dos alimentos. A perfuração tem incidência variável, podendo chegar até próximo de 80%, sendo mais freqüente no sexo masculino (3:1).

Inflamatória

- Doença de Crohn: a perfuração ocorre em função de processo obstrutivo crônico associado à estenose do íleo terminal, em geral, nos 45 cm do íleo distal.

Sistêmica

- Lúpus eritematoso sistêmico, poliarterite nodosa, espondilite anquilosante, granulomatose de Wegener: observa-se acometimento da musculatura lisa levando a atrofia, fibrose e deposição de colágeno. No segmento intestinal pode ocorrer pseudo-obstrução e mais raramente perfuração.

Procedimentos

- Diálise peritoneal: pode ocorrer peritonite por contaminação do líquido infundido. A perfuração intestinal é inferior a 1% por lesão sobre a alça intestinal.
- Colonoscopia: diagnóstico de perfuração eventual em íleo terminal nos pacientes com doença de Crohn.
- Videolaparoscopia: observa-se perfuração produzida por agulha de Veress, trocarte, lesões térmicas e por instrumentos cortantes. Risco maior é observado nos pacientes com cirurgia abdominal prévia.

Imunossupressão

- SIDA: relacionada à imunodeficiência em virtude de infecção oportunista, em especial, o citomegalovírus (CMV), que pode levar a vasculite, necrose e perfuração.
- Transplante de órgãos: relação com laparotomias anteriores e imunodeficiência com infecção oportunista, em geral, pelo CMV.

Parasitária

- Raramente produzem perfuração. Quando presente associa-se ao *Ascaris lumbricoides*.

Neoplásica

- Nos pacientes portadores de linfoma não Hodgkin pode haver perfuração, em especial, no íleo terminal. Esta situação, no entanto, é rara.

Perfuração por ingestão de corpo estranho

- Acidental ou intencional, por palito, fragmento ósseo, espinha de peixe. Pode ocorrer em vários locais do tubo digestivo, sendo o íleo terminal, o segmento mais acometido do intestino delgado. Cerca de 1% dos objetos ingeridos causa perfuração, sendo mais freqüente os palitos.

Divertículo de Meckel

- O divertículo de Meckel caracteriza-se por anomalia no desenvolvimento do íleo em até 2% da população. Pode produzir perfuração, sendo que 60% das complicações ocorre até os 10 anos de idade.

Intestino grosso

Iatrogênica

- Ocorre na maioria das vezes em virtude de manobras diagnósticas ou terapêuticas que envolvem: estudo contrastado (enema opaco), lavagem intestinal, retossigmoidoscopia, colonoscopia, exérese de pólipo colônico e biópsia, cirurgia ginecológica e urológica, laparoscopia.

Doença diverticular

- Observa-se em 5% da população e aumenta com a idade acometendo cerca da metade da população com idade superior a 70 anos. A diverticulite é encontrada em 25% dos casos de diverticulose e 38% desses pacientes desenvolvem complicações como perfuração e obstrução.

Neoplasia

- Cerca de 75% são encontradas na região do cólon sigmóide e reto. A perfuração pode ocorrer sendo menos freqüente do que o sangramento e a obstrução. Observa-se geralmente nas obstruções em alça fechada com perfuração de ceco e cólon ascendente e ainda nas lesões ulceradas.

Perfuração por corpo estranho

- As perfurações não-traumáticas são raras. Do trato digestivo os locais mais acometidos são íleo terminal, apêndice e cólon.

Inflamatória

- Retocolite ulcerativa: caracteriza-se por lesões ulceradas dos cólons e reto podendo produzir perfurações bloqueadas ou em peritônio livre ou ainda em decorrência do megacólon tóxico que representa complicação grave.

Síndrome de Ogilvie

- Distensão colônica, sem obstrução mecânica, acomete preferencialmente cólon ascendente e transverso, podendo acarretar, pela dilatação, sofrimento vascular e perfuração, em geral, no ceco.

Vesícula biliar

Inflamatória

- Na colecistite aguda litiásica ou alitiásica, com necrose da vesícula biliar e perfuração da parede.

Neoplasia

- Muito rara, na vigência de perfuração, simula quadro de colecistite aguda.

Fisiopatologia

A víscera oca do trato gastrintestinal, por ter líquido e gás contaminados por microorganismos em sua luz, ao perfurar, ocasiona uma seqüência de eventos resultante inicialmente da ação química do conteúdo extravasado para a cavidade abdominal. Desencadeia-se então uma cascata de eventos que constituem a resposta sistêmica, caracterizada por ação de mediadores inflamatórios, dentre os quais destacam-se as citocinas. A isso convencionou-se chamar de síndrome de resposta inflamatória sistêmica (SIRS). Concomitantemente à lesão química, ocorre contaminação de bactérias provenientes da flora do órgão, cuja proliferação fora da luz adiciona um componente séptico à SIRS, que progride com o passar do tempo. A magnitude da SIRS decorrente da perfuração, e portanto da gravidade da situação, depende basicamente de três fatores:

- Quais eram as condições clínicas do indivíduo no momento da perfuração?
- Em torno do local da perfuração já existia fibrose ou processo inflamatório que possa impedir ou bloquear parcialmente o extravasamento do conteúdo luminar?
- Qual é o órgão afetado? E, portanto, quais são as características do conteúdo que pode extravasar e para qual região do organismo?

Resumidamente, perfuração de que órgão? Bloqueada ou não? Quais são as características clínicas do paciente?

Exemplificando: uma perfuração bloqueada de jejuno, em jovem sem co-morbidades, traz conseqüências muito menos graves que uma perfuração de cólon em peritônio livre em idoso diabético, cardiopata.

Características do conteúdo da víscera

- As características do conteúdo da luz da víscera variam muito conforme o local do trato digestivo. No estômago predominam a acidez da secreção e pequena quantidade de bactérias, explicada pelo pH baixo, que torna o ambiente inóspito à proliferação da maioria dos microorganismos. É interessante notar que o uso crônico de medicação antiulcerosa, que diminui a acidez gástrica, elevando o pH, aumenta o número de bactérias em sua luz. No duodeno, as secreções bileopancreáticas neutralizam a acidez do suco gástrico e, assim, a concentração bacteriana é um pouco maior que no estômago. Essa concentração vai aumentando, quanto mais distal ao piloro for a posição no trato digestivo – jejuno, íleo ou cólon. Compreende-se, assim, por que imediatamente após uma perfuração na região gastroduodenal existe grande irritação química do peritônio pelo ácido. Porém, na síndrome perfurativa desse local, em geral o componente séptico se torna significativo apenas em fase relativamente tardia.
- Diferentemente, perfurações do intestino produzem pouca irritação química, mas levam a sepse mais precocemente. Quanto mais distal, mais significativa é essa diferença. A flora, que é basicamente formada por bactérias Gram-negativas no intestino delgado alto, passa a ser composta em grande parte por anaeróbicas no cólon. A quantidade de ar é habitualmente significativa no estômago, mínima no intestino delgado e variável, mas habitualmente grande, no intestino grosso, onde é mais apropriadamente chamada de gás. As perfurações dos respectivos locais, quando livres, produzem habitualmente quantidade proporcional de pneumoperitônio (gás livre na cavidade peritoneal) e as perfurações bloqueadas produzem gás fora da víscera, restrito porém a algum local, como entre a alça de intestino delgado e o mesentério.

Alterações sistêmicas

- Sistemicamente, ocorre depleção da volemia efetiva, por seqüestro de volume para o terceiro espaço, por causa do processo inflamatório no peritônio e também por perda de líquido para o meio externo (vômitos, sudorese, hiperventilação). O volume depletado é significativo, equivalente em peritonites graves àquele de um queimado de cerca de 30% de superfície de área corpórea. Os mecanismos de defesa abdominal agem tentando bloquear o processo inflamatório, principalmente por meio de formação de fibrina e de migração de epíplon e de alças de delgado para o local. Esses mecanismos em geral não são eficientes em grandes perfurações (normalmente acompanhadas de extravasamento de grande quantidade de conteúdo luminar para a cavidade peritoneal) ou em pacientes com imunidade comprometida. Eles são geralmente eficazes em jovens com micro ou pequenas perfurações. Na perfuração não-bloqueada e não-tratada, a progressão da SIRS/sepse ocorre em velocidade variável, habitualmente com evolução relativamente rápida para superação dos mecanismos de compensação do indivíduo, especialmente se essa ocorreu no trato digestivo distal (cólon e reto).

ACHADOS CLÍNICOS

O quadro clínico típico de perfuração não-traumática de víscera oca do aparelho digestivo abdominal mais conhecido e mais facilmente diagnosticável é aquele que ocorre na perfuração não-bloqueada gástrica ou duodenal. Sua apresentação se faz habitualmente de forma exuberante, que será descrita a seguir. Porém, em qualquer paciente, se existe bloqueio da perfuração, o quadro clínico costuma ser atípico, mais brando. Isso também ocorre, mesmo nas perfurações livres, em um grupo de pacientes em situações especiais que modificam bastante o quadro clínico, principalmente diminuindo os sinais no exame físico (idosos, imunocomprometidos e pacientes com rebaixamento de consciência). A freqüência com a qual esse grupo vem sendo visto na prática médica é progressiva pelo envelhecimento da população, concomitantemente ao grande progresso da medicina, trazendo aumento proporcional de pacientes com doenças crônicas, freqüentemente graves e internados em UTI. Nessas situações, o diagnóstico costuma ser tardio em razão da dificuldade de fazê-lo pela variedade de apresentações clínicas, em geral bastante frustras. E é justamente esse grupo de pacientes, cuja reserva fisiológica é limítrofe, que apresenta o mais alto índice de mortalidade e que mais depende de tratamento precoce e certeiro para bom resultado final. Entende-se assim o desafio que representam ao médico e à equipe que os atende.

Esôfago

Cerca de 75% das perfurações do esôfago ocorrem durante a realização de procedimentos (endoscopia e passagem de sondas) e o quadro clínico irá depender da região atingida (cervical, torácico, abdominal), da extensão, das condições clínicas do paciente e do tempo decorrente entre a perfuração e o tratamento.

Nas perfurações do esôfago cervical pode-se observar dor com a deglutição, febre e sinais de crepitação no pescoço. Com o comprometimento do esôfago torácico, as manifestações clínicas são, em geral, tardias: enfisema subcutâneo, febre, taquicardia e choque séptico muitas vezes associado a mediastinite. As perfurações abdominais podem determinar dor inicialmente epigástrica, por vezes retroesternal, depois dor difusa abdominal e febre.

A história clínica orienta a possível causa da perfuração. Deve-se suspeitar de lesão por instrumento se o paciente associado à sintomatologia tem história de realização de endoscopia, passagem de sonda gástrica ou prótese recentes; por corpo estranho se houver ingestão de palito ou espinha de peixe; e neoplasia na presença de emagrecimento com dificuldade progressiva para ingestão de alimentos.

Perfurações gástricas e duodenais

O quadro clínico clássico, que caracteriza esse tipo de perfuração, é de dor abdominal intensa, de início súbito e rigidez de parede abdominal – abdome "em tábua" – no exame físico. O extravasamento de suco gástrico ou de bile e de suco pancreático produz peritonite química mais intensa que a decorrente de perfuração em qualquer outro local. Isso explica a exuberância do quadro clínico inicial. A característica de início muito repentino por si só já deve levantar suspeita de perfuração visceral, especialmente dessa região. É comum o paciente saber referir o horário exato de início e lembrar-se do que fazia quando a dor se iniciou. Alguns referem até a sensação de que "algo arrebentou por dentro".

A dor habitualmente já se inicia intensa, "em pontada" ou "em facada", geralmente bem localizada em epigástrio, progride em intensidade e espalha-se pelo abdome, tornando-se difusa.

História

Uma história clínica detalhada, incluindo informações sobre doenças de base e uso de medicamentos, deve ser prontamente providenciada para se tentar definir a etiologia da provável perfuração e conhecer melhor a fisiologia do paciente. Na história de úlceras pépticas é comum ocorrer exacerbação dos sintomas dispépticos crônicos nos dias que antecedem a perfuração. É incomum haver vômitos após perfuração da região gastroduodenal. Esses pacientes em geral chegam ao pronto-socorro com dor intensa, que não cessou com analgésicos comuns em casa, e apresentam grande contratura muscular abdominal reflexa. Os achados de exame físico dependem muito do tempo decorrido entre a perfuração e a chegada ao hospital. Descreveremos inicialmente o paciente que se apresenta com tempo de história curto, pois habitualmente a intensidade da dor faz com que procure serviço médico de urgência precocemente.

Exame físico

Inspeção: inicie observando a atitude do paciente. Na presença de peritonite, o paciente procura movimentar-se o menos possível, mesmo sentindo dor intensa; permanece quieto, de preferência em decúbito lateral e com o quadril e os joelhos levemente fletidos, tendendo a assumir posição fetal, a qual diminui a tensão da musculatura abdominal. A movimentação é dolorosa. Essa postura contrasta com a que é vista no paciente com cólica (correspondente a espasmo de víscera oca). Nessa situação, tipicamente vista em cólica nefrética, chamam atenção a inquietação e a movimentação freqüentes, em busca de "posição que alivie a dor" que não consegue encontrar. A expressão facial costuma ser de dor e sofrimento, e sua respiração superficial com freqüência é elevada, pois a excursão do diafragma provoca dor. Pode ter palidez cutânea e sudorese pela descarga adrenérgica.

Pulso: pulso rápido costuma acompanhar a peritonite. É comum que se encontre desidratado, por motivos citados na fisiopatologia da doença. A taquicardia deve-se principalmente à hipovolemia, à dor intensa e também ao estado hiperdinâmico da SIRS que se instala. Cuidado com pacientes que fazem uso de medicação β-bloqueadora, como o propranolol, que impede ou minimiza a taquicardia, podendo dar a falsa impressão de que estão fisiologicamente bem. Na fase inicial, geralmente estão normotensos ou até hipertensos, pela descarga adrenérgica, o que não deve ser motivo para desconsiderá-los em choque, que é definido como perfusão tecidual deficiente.

Ausculta: na presença de irritação peritoneal difusa ocorre paralisia da peristalse intestinal. O mais importante em relação à ausculta abdominal de paciente com suspeita de peritonite aguda é que o achado de peristalse aumentada deve ser interpretado como sinal de alerta para se fazer outras hipóteses diagnósticas (considere a possibilidade de tratar-se, por exemplo, de gastroenterocolite aguda, que pode cursar com sensibilidade abdominal difusa). Para se afirmar total inexistência de ruídos hidroaéreos seria exigível auscultar durante ao menos três minutos, o que na prática raramente é feito.

Percussão e palpação: se a história é sugestiva de perfuração de víscera oca e desenvolvimento de peritonite, exige-se especial cuidado nessa fase do exame físico. Um bom método é, primeiramente, pedir ao paciente para tossir. Na presença de peritonite, a tosse exacerba a dor na área comprometida (difusa ou localizada). A simples presença de dor abdominal ao tossir é um sinal bastante fidedigno de peritonite. O paciente deve ser instruído a apontar com um dedo para o local exato de maior intensidade da dor, o que habitualmente corresponde ao local de maior inflamação. A inervação do peritônio parietal, diferentemente da área visceral, tem características que permitem boa precisão dessa correlação. É também bastante útil testar a "sensibilidade à tosse" para que o examinador possa reservar o local mais sensível para o final da palpação. A mão do examinador não deve estar fria e deve-se palpar suavemente, observando na face do paciente se reage com mímica de dor. Deve-se evitar provocar dor maior que o necessário para se obter as informações desejadas. O clássico teste da descompressão brusca (DB) – súbita retirada da mão do palpador – deve ser evitado, pois causa muita dor e desconforto ao paciente. Na grande maioria dos pacientes que apresentam peritonite é possível detectar sinais de irritação peritoneal sem a realização desse teste. Ele pode ser realizado após explicado ao paciente o que será feito, se não forem encontrados outros sinais mais sutis de peritonite e que causem menos desconforto ao paciente, como a leve percussão do abdome ou o leve chacoalhar do tronco, usando-se as mãos nas laterais da região da bacia. Na verdade, diante de paciente com história como a descrita aqui, o exame abdominal apenas confirma o que é muito provável. Caracteristicamente, encontra-se contratura abdominal reflexa e difusa, também chamada "abdome em tábua". A rigidez unilateral da musculatura pode ser de origem reflexa; é vista algumas vezes na cólica renal aguda, cujo mecanismo não está esclarecido. No caso de grandes pneumoperitônios, podemos encontrar o sinal de Jobert (desaparecimento da macicez hepática na percussão por causa do gás localizado entre a parede abdominal e o fígado). O sinal é valioso quando positivo, porém pode estar ausente quando há grande quantidade de líquido na cavidade peritoneal. Existe também a possibilidade de um segmento intestinal distendido, mais provavelmente o cólon transverso, interpor-se entre o fígado e a parede, trazendo timpanismo local, portanto um Jobert falsamente positivo. Em seguida, faz-se um levantamento da área de sensibilidade abdominal, palpando-se com dois ou três dedos. A palpação com toda a mão pode dar falsa impressão de extensão da sensibilidade, já que não permite localização precisa. Habitualmente, a sensibilidade em perfurações livres é difusa, porém, ocasionalmente, em pequenas perfurações, o conteúdo extravasa lentamente e em tão pouca quantidade que a contaminação da cavidade peritoneal, ao menos inicialmente, é restrita, apenas regional. Assim, é possível encontrar paciente com perfuração da região gastroduodenal com dor apenas em epigástrio e hemiabdome direito, pois o cólon e o epíplon podem atuar como uma barreira e dirigir o líquido extravasado pela goteira parietocólica, que assim escorre para a fossa ilíaca direita. A dor se tornará difusa na medida em que o líquido extravasado se espalhar pela cavidade peritoneal. Se o paciente já tiver sido submetido a cirurgia abdominal, pode haver aderências intraperitoneais que bloqueiam a difusão do líquido, assim a dor pode não se espalhar pelo abdome, ou o fará mais lentamente. Pacientes com ascite têm quadro atípico: o conteúdo extravasado se dilui no líquido peritoneal e assim provoca menos dor. Uma úlcera duodenal de face posterior pode perfurar para o pâncreas ou para os tecidos retroperitoneais. Os achados abdominais podem ser discretos ou semelhantes aos de uma pancreatite aguda. A úlcera perfurada sobre o pâncreas, também chamada de úlcera terebrante, costuma apresentar-se com quadro clínico de dor epigástrica intensa, com irradiação para dorso, semelhante à dor da pancreatite aguda, porém compreensivelmente sem sinais de peritonite, já que em geral não há extravasamento de conteúdo da luz duodenal para a cavidade peritoneal.

Exame retal e vaginal: podem auxiliar a confirmar a presença de processo inflamatório agudo generalizado, uma vez que a compressão do fundo de saco de Douglas será dolorosa. Pode haver sensação de plenitude na palpação do saco de Douglas. Algum achado, como massa tocável, pode auxiliar no diagnóstico da origem da perfuração.

Peritonite avançada: em fase mais tardia após a perfuração (geralmente após seis a doze horas), são habitualmente nítidos os sinais de peritonite generalizada, e principalmente de hipovolemia e sepse mais intensas. Nessa fase, o componente séptico já começa a se sobrepujar. Diferentemente da fase inicial, pode haver febre. Pulso rápido e filiforme costuma acompanhar a peritonite avançada. Pode haver hipotensão arterial, denotando choque não compensado. É importante notar que, à medida que há exsudação peritoneal, pode haver melhora da dor por diluição dos irritantes, o que pode confundir o médico, fazendo-o crer que a situação seja menos grave. A partir de 12 a 24 horas de perfuração, habitualmente a peritonite já é purulenta e a sepse, avançada.

Perfurações de intestino delgado

As perfurações de segmentos de intestino delgado para peritônio livre apresentam de modo geral quadro clínico bem menos exuberante que o da perfuração gastroduodenal. Isso se explica por alguns motivos: não existe irritação química por ácido (como a causada pelo suco gástrico), e a quantidade de líquido e ar extravasados é menor, pois o conteúdo na luz é menor. A perfuração de delgado por corpo estranho, por exemplo, ocorre tipicamente de forma bloqueada, trazendo freqüentemente quadro clínico inflamatório abdominal localizado, como febre, dor e sinais de peritonite localizada, eventualmente com tumor palpável no local, que corresponde a um abscesso bloqueado. As perfurações decorrentes de patologias intrínsecas do delgado freqüentemente ocorrem em região já previamente bloqueada, pois as doenças que as acarretam são geralmente de características subagudas ou crônicas, situações que permitem que a inflamação e a fibrose associadas formem bloqueio na volta da lesão. Eventualmente, esses pacientes já estão em uso de antibióticos, o que pode minimizar ainda mais os sinais e sintomas da perfuração.

Os pacientes que apresentam maior probabilidade de ocorrência de tais perfurações, freqüentemente são portadores de doenças crônicas que por si já cursam com dor abdominal (doenças inflamatórias, por exemplo), podendo fazer crer que um quadro de dor mais intensa seja devido à exacerbação do processo crônico. Em razão desses fatos, dentre as perfurações, a de intestino delgado é a que costuma trazer maior dificuldade para seu diagnóstico, e este tipicamente é feito, portanto, mais tardiamente. Um alto índice de suspeita e uma história clínica detalhada são fundamentais, uma vez que geralmente os exames clínico e complementar são pobres. Em pacientes imunossuprimidos, são comuns debilidade física, alterações do estado mental e pouca ou nenhuma resposta inflamatória como febre e leucocitose, o que torna difícil a diferenciação clínica entre uma catástrofe intra-abdominal que demande intervenção cirúrgica imediata de uma exacerbação de quadro gastrintestinal crônico. Em contrapartida, pela baixa resistência imunológica, a deterioração fisiológica imposta pela peritonite pode ser súbita e catastrófica.

É importante obter-se história dirigida, à procura de sinais e sintomas sugestivos de doenças crônicas, como as inflamatórias intestinais (hábito intestinal, emagrecimento, sintomas extraintestinais), e também de outras doenças, como as de origem infecciosa, neoplásica, auto-imune e associadas a terapias imonussupressoras. São causas de perfuração de delgado os tumores primários ou metastáticos do intestino delgado, os distúrbios da perfusão segmentar do intestino delgado associados a vasculites e infecções por agentes oportunistas em imunossuprimidos e imunodeprimidos. Perfurações por agentes infecciosos ocorrem principalmente em pacientes com síndrome da imunodeficiência adquirida (SIDA), transplantados em terapia imunossupressora e pacientes neutropênicos em conseqüência de quimioterapia. Entre os agentes oportunistas, o citomegalovírus (CMV) é o microorganismo viral mais comumente implicado. A infecção costuma ocorrer em pacientes com contagem de CD4 inferior a 200 células/mm^3, sendo particularmente comum nos pacientes com contagem inferior a 100 células/mm^3. Em pacientes críticos que receberam politransfusão e estão imunodeprimidos, a infecção por CMV pode causar febre persistente, diarréia e sangramento digestivo.

A patogênese da infecção por CMV no intestino delgado envolve inflamação da submucosa com vasculite, trombose, isquemia e ulceração, podendo ocorrer gangrena e perfuração. O diagnóstico pode ser difícil, pois o quadro clínico habitual de perfuração, composto por dor e distensão abdominais, queda do estado geral e febre, nem sempre é nítido. Sangramento digestivo pode estar presente, o que pode confundir ainda mais o diagnóstico. A presença de quadro hiperdinâmico em paciente imunodeprimido que exteriorizou sangramento digestivo e/ou teve diarréia aquosa e agora cursa com sinais de irritação peritoneal, ainda que discretos, deve levantar a suspeita de perfuração intestinal por CMV. Perfurações intestinais por micobactérias são raras. Habitualmente ocorrem manifestações pregressas de febre, diarréia, perda ponderal e dor abdominal. A associação com hepatoesplenomegalia e linfonodomegalia mesentérica e retroperitoneal deve sugerir, em pacientes imunodeprimidos, infecção por micobactéria.

Um tipo particular, o complexo *Mycobacterium avium*, infecta pacientes com SIDA. Os sítios mais envolvidos são o duodeno e o jejuno-íleo. A tuberculose acomete preferencialmente o trato gastrintestinal (TGI) na região ileocecal (em 90% das vezes). As perfurações também são raras e, quando há presença de dor na fossa ilíaca direita com massa palpável, a suspeita se eleva. As jejunites causadas por *Cryptosporidium* ocorrem em imunodeprimidos, trazendo geralmente diarréia, dor abdominal e emagrecimento, e podem eventualmente provocar perfurações.

Em pacientes com SIDA, perfurações intestinais por tumores também podem acontecer, como o sarcoma de Kaposi e o linfoma não-Hodgkin de células B.

Perfurações de intestino grosso

Perfuração não-traumática de intestino grosso ocorre principalmente em idosos, geralmente por diverticulite ou neoplasia. Há mais perfurações em cólon esquerdo e principalmente em sigmóide. Este é sítio comum de adenocarcinoma de cólon e o local preferencial da doença diverticular. Essa forma de abdome agudo perfurativo se manifesta habitualmente com quadro clínico em que os sinais de peritonite são pouco nítidos inicialmente, por isso a procura por cuidados médicos habitualmente é mais tardia, quando os sinais se tornam exuberantes e já predomina o quadro de SIRS/sepse.

No caso de perfuração por diverticulite, se ocorre perfuração com grande e precoce extravasamento fecal, o paciente habitualmente se apresenta já com peritonite difusa e sinais sistêmicos de infecção, sendo assim difícil caracterizar a origem da perfuração. Se o extravasamento e a conseqüente difusão da peritonite ocorre mais lentamente durante a evolução de quadro de diverticulite, até então não complicada, habitualmente consegue-se caracterizar quadro clínico inicial de processo inflamatório localizado, geralmente na fossa ilíaca esquerda. Excepcionalmente, alguns casos de diverticulite complicada, após perfurações bloqueadas pela bexiga urinária, evoluem para fístula colovesical, podendo manifestar-se com fecalúria, pneumatúria e/ou infecções de trato urinário de repetição.

Perfuração neoplásica de intestino grosso

Para que essa situação ocorra, a doença já deve ser suficientemente avançada para que haja, na grande maioria das vezes, história prévia sugestiva de sua existência, como emagrecimento, alteração de hábito intestinal, tenesmo, afilamento das fezes, enterorragia ou hematoquezia. No exame físico, de modo habitual a neoplasia é suficientemente grande, para que haja tumor palpável, ou tocável, se a neoplasia for do reto. A perfuração geralmente não é grande, levando a extravasamento lento do conteúdo do cólon e a seu quadro clínico correspondente.

As perfurações por corpo estranho são geralmente bloqueadas, e por isso normalmente se manifestam com quadro de peritonite localizada, como dor no local da perfuração, que habitualmente é circundada por abscesso de tamanho variável.

Graduação e prognóstico de peritonite

Um método utilizado para prognóstico de peritonite, de modo geral, é o de Mannheim, como descrito na tabela a seguir (Tabela 157.II):

Tabela 157.II – Índice de peritonite de Mannheim*

Variáveis	Pontos
Falência orgânica	7
Peritonite difusa	6
Idade > 50 anos	5
Sexo feminino	5
Peritonite pré-operatória em menos de 24 horas	4
Fonte não-colônica	4
Exsudato claro	0
Exsudato purulento	6
Exsudato fecal	12

* O aumento da gravidade correlaciona-se mais significativamente a IPM > 16; o aumento de mortalidade correlaciona-se mais significativamente com IPM > 20.

Vesícula biliar

A perfuração da vesícula biliar pode produzir dor localizada no hipocôndrio direito em decorrência de bloqueio local de epíplon, cólon e duodeno. Nesta situação pode-se simular cólica biliar no início do quadro. Mais raramente a perfuração ocorre em peritônio livre, determinando quadro de dor abdominal difusa com peritonite. Outra forma de apresentação é aquela em que após a perfuração bloqueada, ocorre necrose da vesícula e perfuração para órgãos vizinhos, associando-se a fístulas em especial da vesícula com o duodeno. A febre acompanha muitas vezes o quadro e a icterícia pode estar associada ao quadro infeccioso.

EXAMES COMPLEMENTARES

O diagnóstico de perfuração de víscera não-traumática do trato gastrintestinal é feito com freqüência pela história clínica associada ao exame físico. No entanto, existem casos em que é difícil detectar inicialmente o quadro, como nas perfurações bloqueadas ou na associação com patologias que possam mascarar os sintomas, observados nas doenças inflamatórias intestinais (doença de Crohn, RCUI), ou ainda nos processos infecciosos intestinais (TBC, febre tifóide). Em outros casos, as manifestações clínicas podem aparecer tardiamente, como nas perfurações de esôfago torácico, em que o diagnóstico, não raro, é feito na vigência de mediastinite e septicemia com prognóstico ruim.

A história clínica (HC) detalhada e o exame físico (EF) minucioso são fundamentais nesses casos para o diagnóstico. Os exames subsidiários somente deverão ser utilizados quando permanecer a dúvida diagnóstica em relação à perfuração e à indicação de um procedimento cirúrgico e/ou tratamento adequado.

Tabela 157.III – Exames complementares que podem auxiliar na suspeita do diagnóstico de perfuração de víscera do trato gastrintestinal

Exames laboratoriais: hemograma
US cervical, US de tórax, US de abdome
TC cervical, TC de tórax, TC de abdome
RX simples: cervical, de tórax, de abdome
RX com contraste hidrossolúvel: esôfago, estômago, duodeno
Endoscopia digestiva alta
Videolaparoscopia

Radiografia de abdome

O principal exame complementar utilizado na suspeita de perfuração de víscera oca é destacadamente o raio X simples de abdome. A intenção primordial é buscar imagem radiotransparente de gás (ou ar) em local fora da luz de víscera oca. Dificilmente o gás será identificado como estando em posição anômala à radiografia simples, se estiver bloqueado; o que se vê habitualmente é o gás livre (que muda conforme a posição do paciente) em cavidade peritoneal, o chamado pneumoperitônio. Como qualquer exame complementar, o raio X simples pode não ser feito se já houver certeza do diagnóstico apenas pelo quadro clínico. Porém, por seu baixo custo, risco quase inexistente e sua rapidez para realização, raramente esse exame é dispensado. Com a impressionante evolução da tecnologia na área de diagnóstico, especialmente por imagem, tais métodos são bastante utilizados hoje em dia, o que traz grandes discussões muito pertinentes em relação às suas indicações. A intenção é de se evitar gasto desnecessário, que pode chegar a ser altíssimo, quando analisado em grande escala. Dentro dessa óptica, o raio X simples de abdome provavelmente é realizado em demasia para outras situações (abdome agudo inflamatório, por exemplo). Porém, no caso específico de suspeita, ainda que remota, de perfuração de víscera oca, é razoável realizá-lo, pois o diagnóstico de pneumoperitônio, salvo raras exceções, é determinante para definir conduta.

É importante a realização de radiografia de cúpulas frênicas, ou de tórax (onde estas são visíveis), com o paciente em posição ortostática (em pé ou sentado), e procurar imagem de ar (radiotransparente) sob as cúpulas diafragmáticas. No raio X com o paciente deitado só é possível diagnosticar pneumoperitônio se este for grande o suficiente para que, por sua causa, sejam muito nitidamente visíveis as paredes das alças – a nitidez se deve ao fato de o ar dentro e fora da luz permitir bom contraste e identificação da parede da víscera oca – consistindo no sinal de Rigler.

Nos pacientes que não ficam ou não devem ficar em pé, nem sentados, deve-se realizar radiografia simples de abdome em decúbito lateral esquerdo, com raios horizontais. Esse método deve ser utilizado também quando não aparece pneumoperitônio no raio X ortostático, pois dessa maneira o método pode revelar volumes tão pequenos quanto 5 a 10 mL de gás intraperitoneal, já que, nessa posição, é mais fácil detectá-lo entre o fígado e a parede abdominal. Outro cuidado pouco recordado é que o ideal é, se possível, manter o paciente durante alguns minutos em posição ortostática, antes de radiografá-lo, pois pneumoperitônios pequenos podem demorar um pouco para se acumular nas regiões mais altas da cavidade peritoneal. O raio X simples de abdome apresenta pneumoperitônio em torno de 80% das úlceras duodenais perfuradas. Em perfurações gástricas e de cólon, a quantidade de gás é geralmente maior, assim, o raio X evidencia ar livre na grande maioria dos pacientes. Quando a quantidade de gás livre na cavidade peritoneal é bem grande, geralmente é possível ver muito nitidamente, mesmo no raio X com o paciente deitado, as paredes das alças intestinais, pelo fato de haver gás (contrastando-as) tanto dentro como fora da luz intestinal – sinal de Rigler.

Habitualmente, as perfurações de intestino delgado cursam com pouco extravasamento de ar e, portanto, raramente levam à formação de pneumoperitônio visível no raio X de abdome. A detecção precoce de ar fora de alça nessa situação geralmente só é possível através de tomografia. O aparecimento de pneumoperitônio ao raio X simples é habitualmente tardio, ocorrendo precocemente apenas em raras situações em que a perfuração de delgado é de grande monta. Corpos estranhos, mesmo os de densidade óssea, como osso de galinha, podem ser de difícil identificação ao raio X de abdome, uma vez que a densidade óssea é menor que a do corpo humano. Já os objetos metálicos são, em geral, facilmente visíveis ao raio X. A tomografia mostra habitualmente com facilidade a presença de corpo estranho de variadas naturezas.

A rara presença de pneumorretroperitônio pode ser percebida habitualmente com alguma dificuldade – principalmente se for de pequena monta – como bolhas de gás, geralmente na região lateral do lado acometido do abdome, podendo formar "halo" gasoso em volta do rim.

Tomografia

Na situação de suspeita de abdome agudo perfurativo, em que não se encontra pneumoperitônio ao raio X, nem com os cuidados descritos, deve-se tomar a decisão de realizar a conduta terapêutica – normalmente cirúrgica – a partir da hipótese diagnóstica feita com base apenas no quadro clínico, ou persistir na busca de pneumoperitônio por outro método. O mais utilizado nessa situação, hoje em dia, é a tomografia computadorizada de abdome. Esse método, especialmente com os aparelhos de geração recente, como os *multi-slice*, possui grande sensibilidade para diagnósticos de diferentes tipos de abdome agudo, e para pneumoperitônio apresentam sensibilidade e especificidade superiores a 98%, podendo diagnosticar até apenas 1 mL de ar intraperitonial e eventualmente identificar (em geral indiretamente) o local da perfuração. Na ausência de tal recurso, é provavelmente mais adequado decidir a conduta, baseado apenas na hipótese clínica. Diferentemente de situações como suspeita de apendicite não-complicada, em que a reavaliação é recurso bastante utilizado, na situação de suspeita de perfuração visceral, pode ser arriscado aguardar e repetir o raio X, pois se houver perfuração, o tempo decorrido pode contribuir significativamente para a piora da peritonite, e portanto do prognóstico.

Exames laboratoriais

Exames laboratoriais geralmente têm pouca importância para o diagnóstico de perfuração de víscera oca, porém podem ser realizados para auxiliar no diagnóstico da situação geral do paciente e para comparação dos resultados na evolução do tratamento. É importante frisar que a situação clínica praticamente invariável de hipovolemia deve ser prontamente diagnosticada e a reposição volêmica iniciada sem retardo.

Os exames que se alteram especificamente em razão da perfuração de víscera oca abdominal são basicamente dois: hemograma, que normalmente mostra leucocitose, em geral de início discreto, que se torna franca com a evolução para quadro séptico, e a amilasemia, que em geral é aumentada em perfurações gastroduodenais ou de delgado proximal, por absorção peritoneal de amilase extravasada da luz. Conforme o grau de diminuição da volemia efetiva e a reserva funcional renal, é comum serem detectadas, relativamente precoce, alterações dos exames de função renal, como uréia e creatinina (U/C). Na fase de peritonite avançada, ou mesmo antes, em pacientes descompensados, deve-se esperar alterações compatíveis com choque séptico, como alcalose respiratória e acidose metabólica.

Videolaparoscopia

A videolaparoscopia tem se mostrado recentemente como método diagnóstico e muitas vezes terapêutico bastante efetivo nas suspeitas de perfuração visceral, visto que, além da identificação do problema, permite em muitas situações a realização de procedimentos que resolvam o caso em definitivo como nas apendicites, úlceras pépticas perfuradas etc.

Endoscopia

A EDA quando realizada pode evidenciar e/ou desbloquear uma perfuração, o que pode ser confirmado com a presença de pneumoperitônio se for repetido o RX simples de abdome. A colonoscopia não deve ser realizada habitualmente nos casos de suspeita de perfuração de cólon, podendo ampliar determinada lesão e aumentar a contaminação da cavidade abdominal por conteúdo intestinal.

DIAGNÓSTICO DIFERENCIAL

Aspecto importante em relação ao diagnóstico diferencial nas patologias perfurativas e outras que possam determinar quadro de abdome agudo é o examinador definir a conduta adequada para o caso. Mais importante do que definir o diagnóstico inicial preciso é definir a conduta correta para o paciente.

O abdome agudo perfurativo pode ser confundido com praticamente todas as formas de abdome agudo, além de outras situações de tratamento clínico. Salientamos aqui as mais freqüentes.

Pancreatite aguda

A dor intensa em epigástrio pode se assemelhar muito à fase inicial da perfuração em região gastroduodenal. Diferentemente da perfuração visceral, costuma haver bastantes vômitos e menor rigidez abdominal. A rigidez não é um sinal inicial proeminente na peritonite associada à pancreatite aguda, uma vez que o processo inflamatório se desenvolve no retroperitônio e o omento protege a parede abdominal anterior do líquido peritoneal extravasado. Cuidado com hiperamilasemia – pode ocorrer em perfuração.

Aneurisma roto de aorta

O invariável choque de característica hemorrágica geralmente permite a diferenciação; além disso, a dor é mais preponderante em região de flanco e lombar. Porém, o início súbito de dor intensa pode lembrar perfuração de região gastroduodenal, que também pode ser acompanhada de síncope.

Apendicite aguda

Se o extravasamento de uma perfuração da região gastroduodenal for de pequena monta e/ou bloqueado, pode ocorrer migração do líquido para a FID, pela goteira parietocólica direita. Uma história de dor no epigástrio que se desloca para o quadrante inferior direito do abdome pode fazer com que o examinador suspeite de apendicite. Os achados físicos na apendicite são predominantemente aqueles de uma lesão inflamatória nessa área. Na perfuração gastroduodenal, a dor mais intensa é normalmente epigástrica.

Abdome agudo vascular

Dor de início súbito, rapidamente progressiva em intensidade, em geral difusa, é habitual em isquemia intestinal aguda. Nesse aspecto, assemelha-se à da perfuração, porém costuma haver desproporção entre a dor referida

Tabela 157.IV – Alguns diagnósticos diferenciais, em determinadas situações, com perfuração de víscera do TGI, segundo o órgão acometido

Órgão	Diagnósticos
Esôfago	Insuficiência coronariana (infarto agudo do miocárdio, angina pectoris), neurite intercostal, esofagite de refluxo, tromboembolismo pulmonar e pneumonia
Estômago e duodeno	Infarto agudo do miocárdio, gastroenterocolite aguda, pancreatite aguda, isquemia e trombose mesentérica
Intestino delgado e intestino grosso	Pancreatite aguda, gastroenterocolite aguda, isquemia e trombose mesentérica, cálculo de vias urinárias, infecção do trato urinário, infecção ginecológica, doenças inflamatórias (doença de Crohn) e infecciosas (TBC, febre tifóide) não-perfurativas, CMV (especialmente em pacientes com SIDA) e anemia falciforme
Vesícula biliar	Cólica biliar, pancreatite aguda, hepatite aguda, apendicite aguda, pneumonia e litíase renal

(intensa) e os sinais de peritonite (poucos) no exame físico, como falta de rigidez de parede e pouca dor à palpação, além de a progressão para deterioração clínica, caso haja necrose, ser bem mais rápida.

Afecções ginecológicas

Torção de cisto ovariano e gravidez ectópica rota.

Doenças clínicas que simulam abdome agudo

Dentre as doenças de tratamento clínico que simulam abdome agudo, as que mais se confundem com perfuração são as que produzem rigidez de parede abdominal, como porfiria intermitente aguda, intoxicação por chumbo e picada por certas espécies de aranha. Outras situações, bastante comuns, que eventualmente se assemelham a perfuração, são o infarto agudo do miocárdio (IAM), cuja dor, habitualmente retroesternal, pode ser exclusivamente epigástrica. A dor intensa da perfuração também pode levar ao estado sincopal, com sudorese intensa, simulando IAM. A cetoacidose diabética pode produzir dor abdominal intensa, mimetizando peritonite (cuidado: pode-se estar diante de abdome agudo, cuja peritonite séptica esteja levando à descompensação diabética).

Deve-se esperar menos rigidez de parede abdominal nos pacientes obesos, por causa da proteção dada por um grande e gorduroso epíplon. A rigidez muscular é menor nos indivíduos idosos ou desnutridos, mesmo na presença de perfuração livre, simplesmente porque o tônus muscular é fraco. Nessas situações especiais, em que há sinais menos intensos que o esperado para uma perfuração de víscera oca, pode-se confundir com gastroenterocolite aguda ou diagnosticar-se apenas dor abdominal inespecífica.

TRATAMENTO

As perfurações não-traumáticas de vísceras do trato gastrintestinal requerem, na maioria das vezes, tratamento cirúrgico por via convencional ou videolaparoscópica. Entretanto, vários aspectos devem ser analisados para a melhor decisão terapêutica para o paciente como: etiologia, órgão acometido, localização no órgão e tempo de evolução entre a perfuração e o atendimento, idade, condição clínica do paciente, doenças associadas, grau de contaminação da cavidade, comprometimento vascular ou não do órgão (Tabela 157.V). Nesse capítulo será feita a análise segundo o órgão acometido (Tabela 157.VI).

Tabela157.V – Fatores importantes que podem interferir no tratamento da perfuração de víscera

Etiologia
Órgão acometido
Localização em relação ao órgão acometido
Tempo de evolução entre a perfuração e o atendimento
Idade
Condição clínica do paciente
Doenças associadas
Grau de contaminação da cavidade
Comprometimento vascular ou não do órgão acometido

Suporte clínico sistêmico

O paciente com quadro clínico compatível com perfuração de víscera oca está invariavelmente desidratado. Antes mesmo de ser encaminhado para exame diagnóstico (caso seja necessário), deve-se iniciar o tratamento, incluindo monitorização de sinais vitais e quantificação de débito urinário mediante sondagem vesical. Deve-se iniciar prontamente e manter hidratação endovenosa com cristalóide, para compensar as perdas e seqüestro. Um bom parâmetro para se aferir o ritmo de infusão é o débito urinário, que deve ser mantido ao redor de 1,5 mL/kg/h, ou seja, em torno de 100 mL/h para adulto de peso médio. O paciente deve ser avisado a se manter em completo jejum, mesmo de água.

O uso de antibióticos é iniciado assim que diagnosticada a perfuração, sendo indicado uso de esquema que cubra flora anaeróbia e bactérias Gram-negativas. É freqüente o uso de metronidazol associado a cefalosporina de terceira geração, como a ceftriaxona, ou aminoglicosídeo, como a amicacina, em jovens em que não haja maior risco de insuficiência renal. Se já estiver indicada cirurgia, pode-se iniciar analgesia.

Em pacientes com indicação, porém com risco cirúrgico inicial proibitivo, é fundamental a melhoria clínica do doente, sempre visando estabilização no menor intervalo de tempo possível (geralmente algumas horas), com o objetivo primordial de que o doente suporte a intervenção cirúrgica necessária, não se perdendo de vista a importância de que essa seja realizada o mais precocemente possível, pois só então haverá condições para melhor controle do quadro inflamatório/séptico. Esse preparo, em grande parte das vezes, é idealmente feito em unidade de terapia intensiva.

Esôfago

Nas situações de perfuração do esôfago por instrumento ou corpo estranho é fundamental o tempo decorrido entre a perfuração e a condição clínica do paciente, bem como o local do esôfago acometido. Nas lesões de localização cervical, opta-se geralmente pela sutura primária do ferimento e drenagem. Nas lesões de esôfago torácico, quando precoces (menos de 24 horas), pode ser realizada a ráfia do ferimento através de abordagem cirúrgica por toracotomia e drenagem ampla para ferimentos puntiformes ou pequenos. Para ferimentos extensos indica-se a esofagectomia com ou sem anastomose primária, dependendo da condição clínica do paciente e do grau de contaminação da cavidade. Nas duas situações anteriores, é recomendada a realimentação inicial por sonda enteral e a realimentação via oral somente após 7 a 10 dias, preferencialmente após estudo contrastado, especialmente nos ferimentos torácicos. Quando as perfurações torácicas são diagnosticadas e tratadas tardiamente o paciente pode ter quadro clínico grave de mediastinite com choque séptico. Nessas ocasiões têm preferência a esofagectomia com drenagem ampla mediastinal e torácica e a realização da gastrostomia ou da jejunostomia para realimentação, com a reconstrução do trânsito programada para uma fase posterior. Em todas as situações anteriores associa-se o uso de antibióticos.

Síndrome de Boerhaave

- A perfuração espontânea (síndrome de Boerhaave) pode ser observada no esôfago inferior, optando-se nesses casos pela sutura, drenagem e válvula anti-refluxo com objetivo de proteção do ferimento, associando-se ao uso de antibióticos, por laparotomia ou por videolaparoscopia. Quando o comprometimento é torácico deve-se considerar as condutas acima descritas para as perfurações torácicas.

Neoplasias

- As perfurações por neoplasia geralmente ocorrem nos estágios avançados da doença. Deve-se considerar para acesso da lesão: local do esôfago acometido, tempo de perfuração, idade e condição clínica do paciente. Sempre que possível opta-se pela ressecção do órgão.

Perfurações gástricas e duodenais

O tratamento é iminentemente cirúrgico e de urgência, por causa da evolução natural de perfuração não-bloqueada para sepse de origem peritoneal, e geralmente morte. Nas perfurações bloqueadas, ou parcialmente bloqueadas, pode ocorrer melhora sem tratamento cirúrgico. Baseado nisso, utilizou-se, no passado, especialmente nos casos em que havia evidências de algum grau de bloqueio, a conduta não-operatória, utilizando-se sonda nasogástrica aberta

Tabela 157.VI – Terapêuticas mais utilizadas nas perfurações de víscera segundo o órgão acometido

Esôfago	Cervical: sutura + drenagem Torácico: sutura + drenagem/esofagectomia com reconstrução tardia + drenagem Abdominal: sutura + válvula anti-refluxo + drenagem
Estômago	Sutura + drenagem/gastrectomia parcial ou total
Duodeno	Sutura + drenagem/gastrectomia parcial
Intestino delgado	Sutura + drenagem/ressecção segmentar com ou sem estomia + drenagem
Intestino grosso	Sutura + drenagem/colostomia (exteriorização da lesão)/colostomia proximal + sutura + drenagem/colectomia segmentar, subtotal ou total com ou sem estomia + drenagem
Vesícula biliar	Colecistectomia com ou sem drenagem

para drenagem contínua de conteúdo gástrico visando diminuir o extravasamento e facilitar o bloqueio e uso de antibióticos, com o intuito de auxiliar no combate à peritonite. Alguns estudos mostraram resultados semelhantes àqueles obtidos com a conduta operatória, quando o paciente era bem selecionado – bom estado e poucos sinais de peritonite. Não se conseguiu, porém, demonstrar vantagem do tratamento clínico, além de haver dificuldade em selecionar bem o paciente candidato.

No presente momento, na grande maioria dos serviços, incluindo o do Hospital das Clínicas da FMUSP, a conduta para a quase totalidade dos pacientes com diagnóstico de perfuração da região gastroduodenal é cirúrgica de urgência.

Raramente pode haver indicação de retardar o procedimento operatório, como, por exemplo, de um paciente que se apresenta ao pronto-socorro com vários dias de perfuração, com evidência de já ter havido bloqueio, sem sinais de sepse, e que necessita de algum tratamento clínico prévio à cirurgia, como a correção de uma arritmia cardíaca mais complexa ou de uma pneumonia. Mesmo nessas raras situações, o intuito é colocar o paciente em condições de ser operado em curto prazo, e a qualquer sinal de piora clínica indica-se a cirurgia. Excepcionalmente, pode acontecer, em semelhante situação clínica, que o paciente, mesmo após ter melhorado de seus distúrbios agudos, seja considerado, por problemas clínicos crônicos não-corrigíveis, de grande risco operatório; porém, ainda assim, dificilmente o risco inerente à cirurgia será maior que a chance de complicação da úlcera perfurada e tamponada. Em resumo, é consenso hoje que o tratamento da úlcera perfurada deva ser cirúrgico e de urgência para a quase totalidade dos pacientes, e eventualmente será necessário e coerente um preparo pré-operatório um pouco mais prolongado.

Para qualquer tipo de tratamento cirúrgico, inclui-se a limpeza mecânica da cavidade peritoneal como parte importante do tratamento da peritonite. Em associação, trata-se da úlcera perfurada. Basicamente pode-se praticá-lo de duas formas: tratamento apenas da perfuração em si ou tratamento definitivo da doença ulcerosa. Era comum, em tempos atrás, a segunda opção, já que quando não realizado, geralmente ocorria a recidiva da doença, com seus riscos inerentes, incluindo nova perfuração. Atualmente, a primeira opção é considerada a mais adequada para a maioria dos pacientes, na maioria dos serviços, já que tratada adequadamente de modo clínico a doença ulcerosa é hoje controlada com altos índices de sucesso.

Assim, a principal conduta operatória para tratamento de úlcera perfurada é, atualmente, a sutura (ou ráfia) da perfuração, à qual em geral se associa epiplonplastia, segundo técnica de Graham (colocação de um *patch* de epíplon na perfuração, fazendo-o com pontos separados). Preserva-se assim o estômago. Essa intervenção é rápida e pouco traumática, de fácil execução, com bons resultados em curto prazo, e é raro ocorrer deiscência da ráfia. Tradicionalmente feita por laparotomia, pode ser realizada por via laparoscópica, também chamada de técnica minimamente invasiva. Essa técnica, já consagrada, usada de rotina e consensualmente de escolha para colecistectomia e tratamento da doença do refluxo gastroesofágico, vem sendo utilizada e estudada em peritonite. Quanto ao receio inicial de que, nessa situação, o pneumoperitônio realizado com gás carbônico (normalmente usado nessa técnica) pudesse provocar aumento da bacteremia, vem se demonstrando que não ocorre, ou, se ocorre, não traz repercussões significativas nessa situação.

Para ráfia de úlcera péptica perfurada existem estudos mostrando algumas vantagens da técnica, e ela vem gradativamente ganhando adeptos nos últimos anos. Porém, no momento não é consenso mundial que deva ser a técnica de escolha nessa situação. Alguns estudos mostram maior custo, mas outros mostram que o maior gasto no intra-operatório com material necessário para laparoscopia seria compensado com alta e retorno a atividades habituais mais precoces. Uma das poucas contra-indicações formais para a laparoscopia é o estado hemodinâmico de choque não-compensado.

O tratamento cirúrgico definitivo da doença ulcerosa é indicado no caso de úlcera com grande deformidade bulbar, com hemorragia associada (muito raro), e naquelas em que já se tentou tratamento clínico e não houve sucesso.

A principal forma de tratamento cirúrgico definitivo da doença ulcerosa crônica com perfuração é classicamente a ressecção, basicamente por meio de gastrectomia parcial (2/3) ou antrectomia associada a vagotomia seletiva. A técnica de tratamento definitivo sem ressecção, que foi utilizada principalmente na década de 1980, representada pela vagotomia superseletiva, também chamada de vagotomia gástrica proximal (VGP), caiu muito em desuso por causa das altas taxas de recidiva de úlcera. Essa técnica, que nunca foi utilizada de modo rotineiro em nosso serviço, é eventualmente utilizada na urgência, associada à ráfia de úlcera (apenas duodenal) perfurada, atualmente em alguns serviços, principalmente nos Estados Unidos. A VGP sabidamente não é técnica adequada para tratamento, nem eletivo de úlcera gástrica.

Existem situações, não raras, em que não há alternativa. Por exemplo, paciente em que seria desejável o tratamento definitivo (em nosso serviço, por meio de ressecção), porém não há condições sistêmicas – geralmente em estado grave por choque com dificuldade de compensação, ou em que por desnutrição e/ou peritonite graves (índice de peritonite de mannheim (IPM) > 16), a chance de deiscência ou de outras complicações, tanto clínicas como cirúrgicas, torna a ressecção proibitiva. Inversamente, em paciente em que seria mais adequada a ráfia, o grande tamanho da úlcera (maior que aproximadamente 3 cm) representa problema técnico, tornando a ráfia impossível de ser realizada ou de alto risco de deiscência, tornando assim obrigatória a ressecção.

As úlceras gástricas são tratadas de maneira semelhante, com o diferencial de que, nessa localização, a ulceração pode ser de origem neoplásica. Portanto, se houver evidência dessa possibilidade, sua borda deve ser biopsiada, enviando o material para exame anatomopatológico de congelação. Em caso positivo, deve ser praticada a ressecção. Mesmo que não seja de aspecto neoplásico, quando se pratica ráfia da úlcera, obrigatoriamente no pós-operatório deve-se realizar biópsia por endoscopia digestiva alta, para se excluir a possibilidade de neoplasia, mesmo que tenha havido boa evolução do paciente, já que até mesmo úlceras de origem neoplásica podem cicatrizar com uso de agentes antiulcerosos (que diminuem a acidez gástrica).

Toda lesão rafiada, gástrica ou duodenal, deve ter acompanhamento ambulatorial rigoroso, com uso de terapia antiulcerosa (bloqueadores de bomba H^+ preferentemente, ou bloqueadores H_2) e deve-se pesquisar a presença de *Helicobacter pylori*, tratá-lo com antibiótico específico, caso o resultado seja positivo, o que faz que, especialmente no caso de úlcera duodenal, o índice de recidiva desse tipo de úlcera diminua significativamente.

Perfurações de intestino delgado

O tratamento é basicamente cirúrgico e, havendo condições clínicas, deve ser imediato. São exceções algumas perfurações bloqueadas ou fistulizadas, como as que se costuma ver na doença de Crohn, que habitualmente também necessitarão de tratamento operatório, porém permitem e em geral demandam primeiramente exames complementares mais complexos, como tomografia ou fistulografia, e algumas vezes demandam também tratamento da agudização da doença.

As lesões em intestino delgado podem assumir apresentações clínicas distintas em razão da grande variedade de etiologias possíveis, sendo difícil uma padronização de conduta. A decisão é geralmente tomada no intra-operatório e diversos fatores devem ser considerados, tais como quantidade de perfurações, localização dessas, presença de lesões associadas, condições locais da cavidade e condição clínica do doente.

As anastomoses de intestino delgado em geral apresentam bons índices de sucesso, com poucas complicações. Por isso, quase sempre que possível, a conduta adotada é a ressecção da lesão com anastomose primária. Algumas situações demandam pesquisa de doenças específicas na peça cirúrgica, como pesquisa de bacilo de Koch (BK) ou de citomegalovírus (CMV).

A conduta de ressecção e exteriorização das bocas de intestino delgado por meio de estomias deve ser utilizada basicamente quando há maior risco de deiscência de anastomose de delgado. Isso ocorre mais freqüentemente quando o delgado remanescente apresenta doença intrínseca, que geralmente é a mesma que causou a perfuração, em natureza e magnitude que colocariam uma anastomose em grau inaceitável de risco de deiscência. O grau de peritonite muito avançado (geralmente decorrente de perfuração diagnosticada tardiamente), principalmente se acompanhada de grande edema de alças, pode também constituir-se localmente de alto risco para uma anastomose. A condição sistêmica, como já comentado para perfurações gastroduodenais, influencia sobremaneira a chance de complicações pós-operatórias e, portanto, a conduta intra-operatória.

Em situação sistêmica desfavorável, representada especialmente por condição cardiovascular, respiratória e/ou nutricional precária, deve-se evitar anastomoses, sendo, portanto, nesses casos, mais adequada a realização de estomias (proximal e distal). Nos casos em que é realizada a exteriorização do delgado, além do tratamento da peritonite e dos habituais cuidados pós-operatórios, antes da segunda cirurgia deve-se tentar proceder o tratamento definitivo da doença que causou a perfuração ou seu controle clínico (por exemplo, tratamento de citomegalovirose com ganciclovir). Não se deve esquecer também que nesse tipo de doença, assim como em outras, que costumam acometer o intestino em áreas extensas, outros segmentos intestinais próximos também podem estar envolvidos e podem evoluir com perfuração, que é especialmente difícil de se diagnosticar em pós-operatório.

No caso de se ter optado por estomia, a reconstrução do trânsito (anastomose) habitualmente é feita de um a três meses após a primeira cirurgia. É importante também o cuidado da recuperação nutricional para o doente enfrentar a segunda cirurgia. Isso geralmente é necessário não só pela espoliação sofrida pelo quadro decorrente da perfuração, como pela natureza das doenças intestinais e suas características clínicas, como diarréia. Essa recuperação ocorrerá com cada vez maior dificuldade quanto mais proximal tiver sido o local da perfuração, e, portanto, da estomia. Em jejuno alto, uma estomia tende a levar a grandes perdas hidreletrolíticas, podendo provocar graves distúrbios dessa natureza; portanto, a localização de perfuração em jejuno proximal pode ser um fator que influencie na decisão por anastomose primária, pois, em algumas situações, o risco de se manter uma estomia nessa posição pode suplantar o risco de uma deiscência de anastomose nesse local.

Muito excepcionalmente pode ser aceitável optar-se por ráfia de perfuração de intestino delgado. Essa exceção talvez possa se aplicar a pequenas perfurações de origem conhecida e com firmes evidências de que não há motivo para persistência de condições locais adversas (como doença inflamatória), e associadamente é obrigatório que haja boas condições sistêmicas – por exemplo, perfuração puntiforme de jejuno por corpo estranho operada precocemente, em um jovem hígido.

Perfurações de intestino grosso

As perfurações baixas (de intestino grosso) não-bloqueadas estão associadas a grandes contaminações e a peritonite fecal. Por isso, nas perfurações livres, o procedimento é a cirurgia e deve incluir a limpeza da cavidade como parte importante do tratamento da peritonite. As perfurações de cólon são habitualmente mais bem tratadas com ressecção; porém, excepcionalmente em alguns casos, quando não há contaminação grosseira, a lesão é pequena, o tratamento é precoce e o paciente não apresenta risco adicional, podendo-se optar pela simples ráfia. Por exemplo: perfurações por corpos estranhos, perfurações iatrogênicas ou por sonda durante procedimento, como lavagem intestinal e principalmente quando o cólon está limpo por preparo prévio, como uma perfuração ocorrida durante colonoscopia.

Pela chance considerável, ou, ao menos, nada desprezível de deiscência de anastomose de cólon na condição desfavorável de peritonite fecal, para a maioria dos doentes, a maior parte dos cirurgiões indica a colostomia. A condição é de risco para anastomose não só pela má condição sistêmica de sepse, como também pelas condições locais de peritonite, edema e inflamação das alças, além de cólon não-preparado (com acúmulo de fezes em sua luz). A cirurgia mais comumente utilizada para perfurações de cólon é a cirurgia de Hartmann, já que a maioria dessas perfurações é decorrente de diverticulite ou de neoplasias localizadas com grande freqüência em cólon esquerdo ou sigmóide. A cirurgia é baseada em sigmoidectomia ou colectomia esquerda, associada a sepultamento (fechamento com sutura ou grampeamento) do coto retal e exteriorização do cólon proximal por meio de colostomia terminal (boca única).

Na diverticulite com abscesso, sem peritonite difusa (Hinchey I e II), considera-se atualmente como conduta padrão inicial a punção percutânea com drenagem do abscesso, associadamente a tratamento clínico com antibióticos. Caso o tratamento proposto tenha sucesso no alívio do quadro clínico agudo, os doentes serão posteriormente encaminhados para tratamento cirúrgico definitivo em caráter semi-eletivo, em melhores condições, quando habitualmente se realiza ressecção e anastomose primária. Se o tratamento inicial, porém, é ineficaz, demonstrado por piora clínica, o paciente deve ser operado. Nessa situação, a conduta clássica é também a cirurgia de Hartmann.

Em algumas situações, porém, como em caso de boa condição sistêmica associada a condição local relativamente favorável, alguns serviços realizam ressecção acompanhada de anastomose primária. Essa conduta é mais adotada para diverticulite nessas condições, mas também eventualmente em perfurações de outra origem, em condições semelhantes. Essa conduta é de exceção no nosso serviço, até porque não é comum encontrarmos pacientes com tais condições tão favoráveis. Quando se considera a realização de anastomose, uma outra conduta que se pode associar é a realização de preparo (limpeza) intra-operatório do cólon. Essa conduta não é utilizada em nosso serviço, pois não tem se mostrado muito vantajosa, já que o cólon mais limpo é sem dúvida desejável, mas é apenas um fator de melhor segurança para anastomose, e infelizmente ainda persistem assim as outras condições adversas, supracitadas, que são provavelmente mais importantes que a flora colônica.

As perfurações de origem neoplásica são em geral associadas a condições sistêmicas menos favoráveis; portanto, nesses casos, invariavelmente segue-se a regra básica de não se realizar anastomose.

Nas perfurações (bem menos comuns) de cólon direito, como por diverticulite de ceco, geralmente se realiza colectomia direita, ileostomia terminal e sepultamento do cólon distal. A anastomose ileocólica está menos associada a complicações do que as anastomoses colocólicas e colorretais, por isso, em condições favoráveis é mais aceita na urgência.

Vesícula biliar

As perfurações da vesícula biliar ocorrem basicamente nas situações de colecistite aguda litiásica ou não e raramente nas neoplasias de vesícula biliar. O tratamento de escolha é cirúrgico. A colecistectomia deve ser realizada e a presença da perfuração freqüentemente está associada a grande processo inflamatório ao redor da vesícula, o que em certos casos dificulta a abordagem por via videolaparoscópica. Nesta situação pode-se realizar a cirurgia convencional. A exploração radiológica das vias biliares deve ser realizada sempre que possível, bem como a drenagem da cavidade, associada ao uso de antibióticos.

Na neoplasia é realizada a colecistectomia e a ressecção hepática em casos selecionados.

LEITURA ADICIONAL

1. Adamek H. Management of esophageal perfurations after therapeutic upper gastrointestinal endoscopy. Scand J Gastroenterol 1997; 32(5): 411-14.
2. Araghizadeh FY; Timmcke AE, Opelka FG, et al. Colonoscopic perfurations. Dis Colon Rectum 2001; 44: 713-6.
3. Barie PS, Hydo LJ, Fisher E. Development of multiple organ dysfunction syndrome in critically ill patients with perforated viscus. Predictive value of APACHE severity scoring. Arch Surg, 131: 37, 1996.
4. Bernini CO. Abordagem diagnóstica e terapêutica no trauma torácico. In: Birolini D. Cirurgia de emergência. 1.ed. São Paulo: Atheneu; 1996. p.191-200.
5. Bufkin BL, Miller JI Jr, Mansour KA. Esophageal perfuration: emphasis on management. Ann Thorac Surg 1996; 61(5): 1447-52.
6. Christou NV, Barie PS, Dellinger EP. Surgical infection society of intraabdominal infection study: a prospective evaluation of management techniques and outcome. Arch Surg 1993; 128: 193.
7. Faggi U, Giovane A. Diagnostic laparoscopy in non traumatic abdominal emergencies. Minerva Chir 2003; 58(1): 9-16.
8. Golash V, Willson PD. Early laparoscopy as a routine procedure in the management of acute abdominal pain: a review of 1320 patients. Surg Endosc 2005; 19(7): 882-5.
9. Lau H. Laparoscopic repair of perforated peptic ulcer: a meta-analysis. Surg Endosc 2004; 18(7): 1013-21.
10. Pellegrini CA. Perfuration of the esophagus. In: Current surgical diagnosis & treatment. 10. ed. East Norwalk: L.W. Way Prentice-Hall Internacional Inc. Appleton & Lange; 1994.
11. Peng WK, Sheikh Z, Nixon SJ, Paterson-Brown S. Role of laparoscopic cholecystectomy in the early management of acute gallbladder disease. Brit J Surg 2005; 92(5): 586-91.
12. Santos Junior JCM. Lesões penetrantes traumáticas e iatrogênicas do intestino grosso. Rev Bras Coloproct 2002; 22(2): 121-32.
13. Schrenk P, Woisetscläger R, Rieger R, Wayand W. Mechanism, management and prevention of laparoscopic bowel injuries. Gastrointest Endosc 1996; 43(6): 572-4.

14. Steinman E. Abordagem diagnóstica e terapêutica da perfuração de víscera oca. In: Birolini D. Cirurgia de emergência. 1.ed. São Paulo: Atheneu; 1996. p.17-321.
15. Taylor R, Weakley FL, Sullivan BH. Non-operative management of colonoscopic perfuration with pneumoperitoneum. Gastrointest Endosc 1978; 24: 124-5.
16. Utiyama EM, Steinman M. Perfurações do intestino delgado. In: Rodrigues JJG. Tratado de clínica cirúrgica do sistema digestório. v.2. 1.ed. São Paulo: Atheneu; 2004. p.1171-8.
17. Waisberg J, Bromberg SH, Franco MIE, de Godoy AC. Spontaneous perfurations of the small intestine. East Norwalk: Int Surg 1997; 82: 420-4.

Algoritmo 157.1 – Investigação e condutas nas perfurações de vísceras do trato gastrintestinal

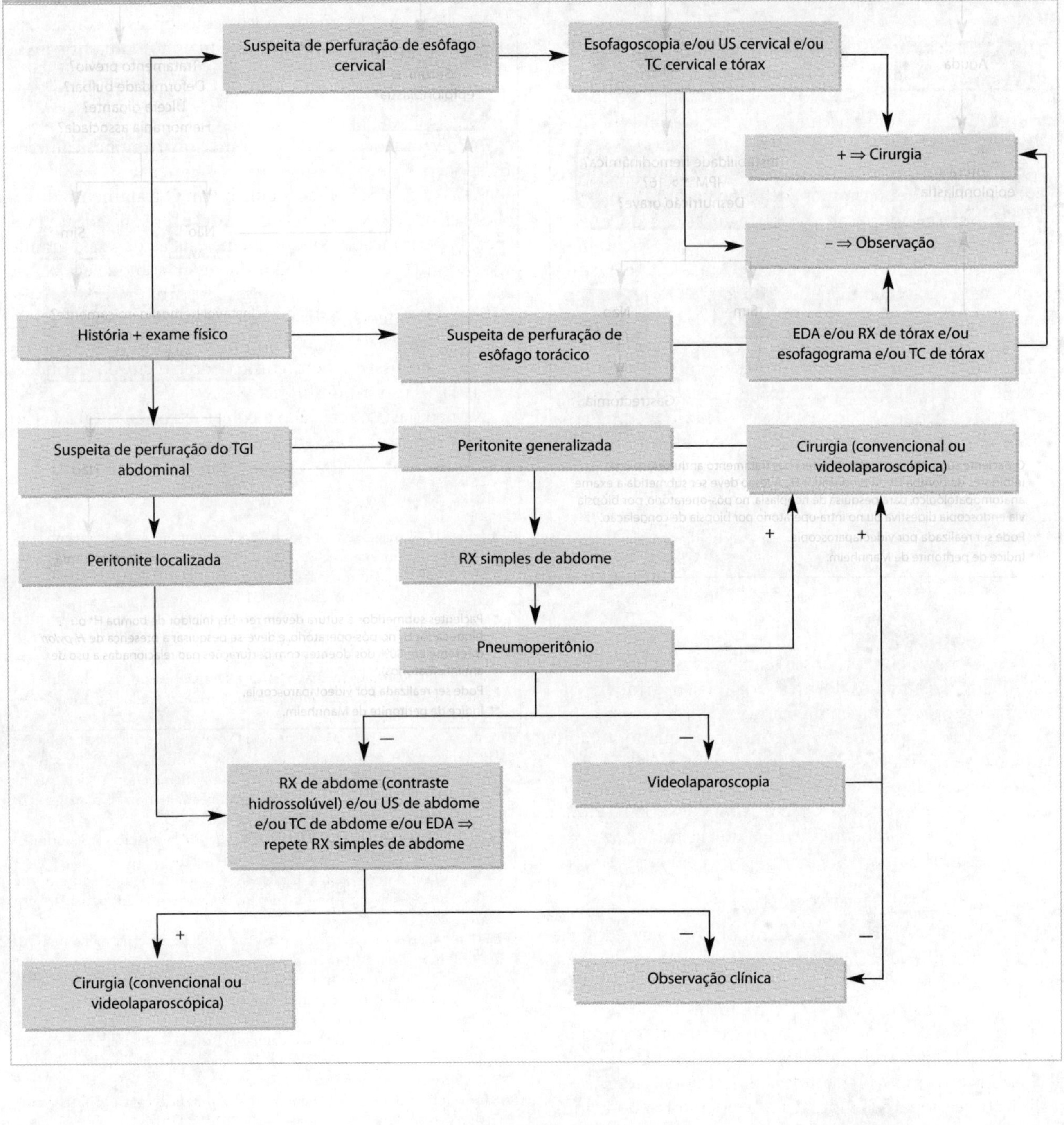

Algoritmo 157.2 – Conduta cirúrgica na úlcera gástrica perfurada

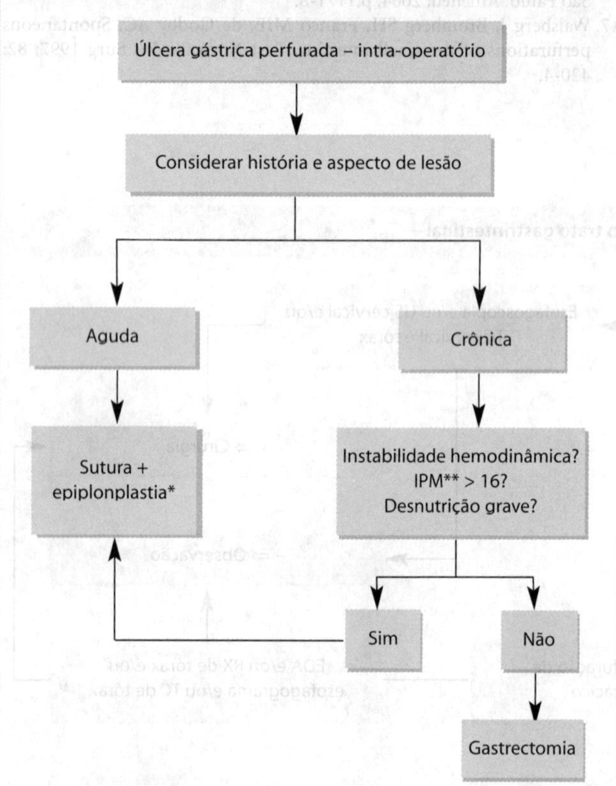

* O paciente submetido a sutura deve receber tratamento antiulceroso com inibidores de bomba H+ ou bloqueador H_2. A lesão deve ser submetida a exame anatomopatológico, para pesquisa de neoplasia, no pós-operatório, por biópsia via endoscopia digestiva ou no intra-operatório por biópsia de congelação.

* Pode ser realizada por videolaparoscopia.

** Índice de peritonite de Mannheim.

Algoritmo 157.3 – Conduta cirúrgica na úlcera duodenal perfurada

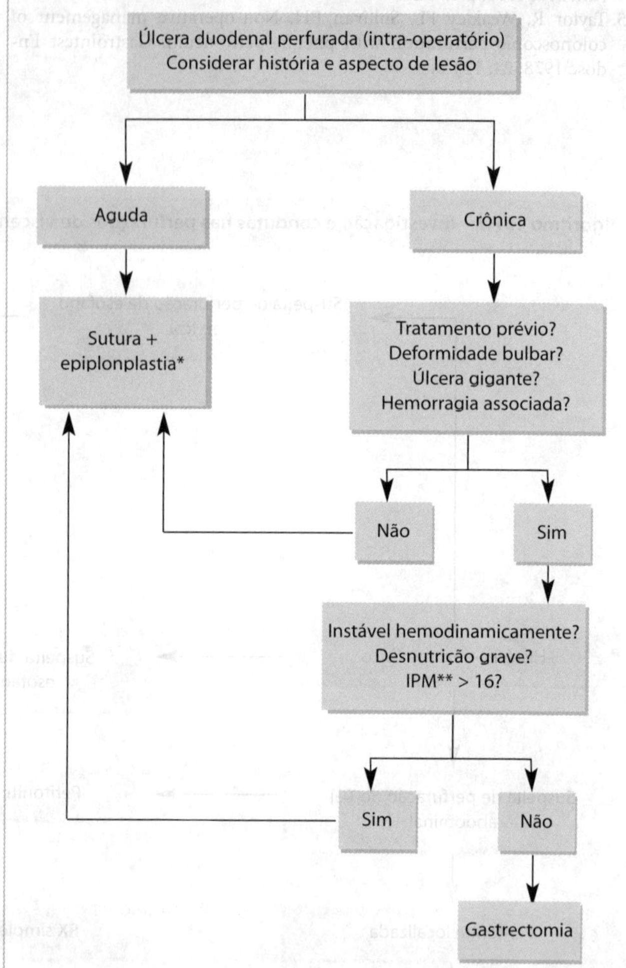

* Pacientes submetidos a sutura devem receber inibidor de bomba H+ ou bloqueador H_2 no pós-operatório, e deve-se pesquisar a presença de *H. pylori* (presente em 80% dos doentes com perfurações não relacionadas a uso de antiinflamatórios).

* Pode ser realizada por videolaparoscopia.

** Índice de peritonite de Mannheim.

Algoritmo 157.4 – Conduta cirúrgica nas perfurações de intestino delgado

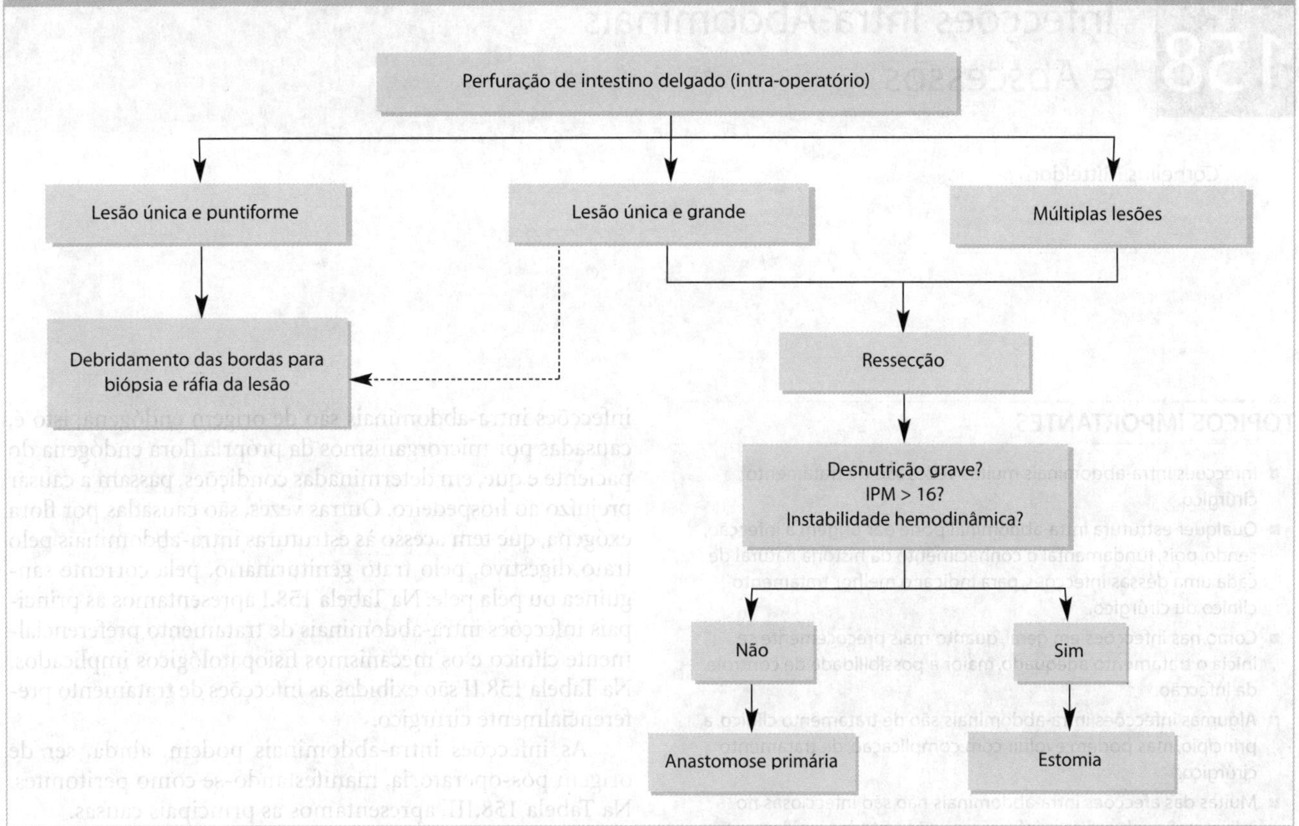

Algoritmo 157.5 – Conduta cirúrgica na perfuração colônica

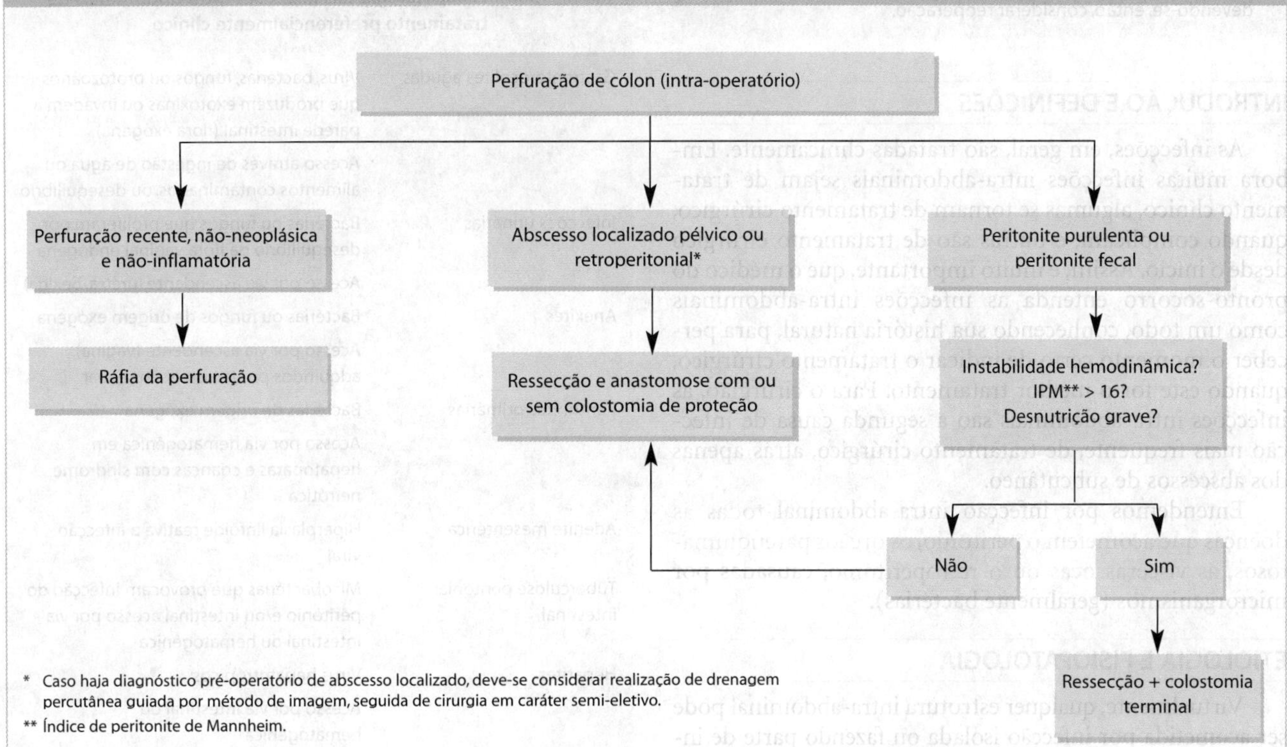

* Caso haja diagnóstico pré-operatório de abscesso localizado, deve-se considerar realização de drenagem percutânea guiada por método de imagem, seguida de cirurgia em caráter semi-eletivo.

** Índice de peritonite de Mannheim.

CAPÍTULO 158

Infecções Intra-Abdominais e Abscessos

Cornelius Mitteldorf

TÓPICOS IMPORTANTES

- Infecções intra-abdominais muitas vezes são de tratamento cirúrgico.
- Qualquer estrutura intra-abdominal pode dar origem a infecção, sendo, pois, fundamental o conhecimento da história natural de cada uma dessas infecções, para indicar o melhor tratamento clínico ou cirúrgico.
- Como nas infecções em geral, quanto mais precocemente se inicia o tratamento adequado, maior a possibilidade de controle da infecção.
- Algumas infecções intra-abdominais são de tratamento clínico, a princípio, mas podem evoluir com complicação, de tratamento cirúrgico.
- Muitas das afecções intra-abdominais não são infecciosas no início, mas evoluem com infecção, se não tratadas rapidamente (por exemplo, apendicite aguda, colecistite aguda).
- A evolução esperada, para infecção intra-abdominal tratada, é a normalização fisiológica do paciente em 48-72 horas. Se não ocorrer melhora evidente, a infecção pode não estar controlada, devendo-se, então, considerar reoperação.

INTRODUÇÃO E DEFINIÇÕES

As infecções, em geral, são tratadas clinicamente. Embora muitas infecções intra-abdominais sejam de tratamento clínico, algumas se tornam de tratamento cirúrgico, quando complicam, e outras são de tratamento cirúrgico desde o início. Assim, é muito importante, que o médico do pronto-socorro entenda as infecções intra-abdominais como um todo, conhecendo sua história natural, para perceber o momento certo de indicar o tratamento cirúrgico, quando este for o melhor tratamento. Para o cirurgião, as infecções intra-abdominais são a segunda causa de infecção mais freqüente, de tratamento cirúrgico, atrás apenas dos abscessos de subcutâneo.

Entendemos por infecção intra-abdominal todas as doenças que acometem o peritônio, os órgãos parenquimatosos, as vísceras ocas ou o retroperitônio, causadas por microrganismos (geralmente bactérias).

ETIOLOGIA E FISIOPATOLOGIA

Virtualmente, qualquer estrutura intra-abdominal pode ser acometida por infecção isolada ou fazendo parte de infecção envolvendo várias estruturas. Na maioria das vezes, as infecções intra-abdominais são de origem endógena, isto é, causadas por microrganismos da própria flora endógena do paciente e que, em determinadas condições, passam a causar prejuízo ao hospedeiro. Outras vezes, são causadas por flora exógena, que tem acesso às estruturas intra-abdominais pelo trato digestivo, pelo trato geniturinário, pela corrente sangüínea ou pela pele. Na Tabela 158.I apresentamos as principais infecções intra-abdominais de tratamento preferencialmente clínico e os mecanismos fisiopatológicos implicados. Na Tabela 158.II são exibidas as infecções de tratamento preferencialmente cirúrgico.

As infecções intra-abdominais podem, ainda, ser de origem pós-operatória, manifestando-se como peritonites. Na Tabela 158.III, apresentamos as principais causas.

Tabela 158.I – Fisiopatologia das infecções intra-abdominais de tratamento preferencialmente clínico

Gastrenterocolites agudas	Vírus, bactérias, fungos ou protozoários que produzem exotoxinas ou invadem a parede intestinal (flora exógena)
	Acesso através de ingestão de água ou alimentos contaminados, ou desequilíbrio
Infecções urinárias	Bactérias ou fungos que proliferam por desequilíbrio da flora vaginal endógena
	Acesso por via ascendente (uretra, bexiga)
Anexites	Bactérias ou fungos de origem exógena
	Acesso por via ascendente (vagina), adquiridos por transmissão sexual
Peritonites primárias	Bactérias de origem exógena
	Acesso por via hematogênica em hepatopatas e crianças com síndrome nefrótica
Adenite mesentérica	Hiperplasia linfóide reativa a infecção viral
Tuberculose peritonial intestinal	Micobactérias que provocam infecção do peritônio e/ou intestinal acesso por via intestinal ou hematogênica
Hepatites	Vírus hepatotrópicos
	Acesso por via intestinal ou hematogênica

Tabela 158.II – Fisiopatologia das infecções intra-abdominais de tratamento preferencialmente cirúrgico

Peritonites secundárias e abscessos periviscerais	Bactérias de origem endógena ou exógena; acesso por perfuração de víscera oca (traumática, neoplásica ou inflamatória), ruptura intraperitonial de abscesso de órgão parenquimatoso, ou ascendente (via vaginal – sexual)
Empiema de vesícula biliar	Bactérias de origem endógena que proliferam devido a obstrução do ducto cístico Acesso por via ascendente (via biliar) ou hematogênica
Colangite	Bactérias de origem endógena ou exógena (via colangiopancreatografia endoscópica) que proliferam devido a obstrução do fluxo biliar Acesso por via ascendente (via biliar) ou hematogênica
Abscessos hepáticos	Bactérias de origem endógena ou exógena que proliferam devido a obstrução do fluxo biliar; têm acesso ao fígado pelo sangue portal, provenientes de infecções de vísceras intra-abdominais ou, ainda, têm acesso por via hematogênica, a partir de infecções à distância
Abscessos esplênicos	Bactérias de origem endógena ou exógena Acesso por via hematogênica, a partir de infecções à distância (endocardite)
Abscessos pancreáticos e/ou peripancreáticos	Bactérias de origem endógena ou exógena que proliferam devido a inflamação grave do pâncreas (pancreatite necro-hemorrágica) Acesso por via hematogênica, geralmente de origem intestinal ou cutânea (cateteres)
Abscessos nefréticos e/ou perinefréticos	Bactérias de origem endógena ou exógena que proliferam devido a obstrução do fluxo urinário, por cálculos, estenose de JUP ou refluxo vesicoureteral
Retroperitonites	Bactérias de origem endógena ou exógena Acesso por perfuração de víscera retroperitonial ou infecção de partes moles

Tabela 158.III – Causas de infecções intra-abdominais pós-operatórias

Deiscência de anastomose intestinal (fístula entérica)
Deiscência de sutura intestinal (fístula entérica)
Deiscência de anastomose pancreatojejunal ou lesão do pâncreas (fístula pancreática)
Deiscência de anastomose bíleo-digestiva ou lesão do colédoco (fístula biliar)
Queda de escara do leito hepático da vesícula ou deiscência do ducto cístico (fístula biliar)
Deiscência de sutura de bexiga, ureter ou rim (fístula urinária)

ACHADOS CLÍNICOS

A queixa mais freqüente do paciente com infecção intra-abdominal é dor persistente por mais de seis horas. Na evolução da doença, outros sinais e sintomas começam a se manifestar, progressivamente mais graves e, não raramente, ainda hoje, pacientes morrem, em decorrência de infecções intra-abdominais. É, pois, fundamental reconhecer o problema rapidamente, uma vez que a maioria dessas infecções pode ser tratada de maneira eficaz, desde que o paciente já não esteja em situação de sepse irreversível.

As infecções intra-abdominais têm início através das várias portas de entrada, apresentadas nas Tabelas 158.I e 158.II. As manifestações clínicas iniciais irão se relacionar, pois, a cada uma delas: infecções de origem do trato digestivo, do trato urogenital, de origem superficial (pele, partes moles) ou hematogênica. Cada uma delas está apresentada em capítulo próprio.

Na Tabela 158.IV apresentamos as manifestações clínicas em comum, locais e sistêmicas. Quanto mais desses sinais o paciente apresentar, maior a gravidade da infecção.

Tabela 158.IV – Manifestações locais e sistêmicas das infecções intra-abdominais

Locais	Sistêmicas
Dor localizada ou difusa	Taquicardia
Massa dolorosa palpável	Febre
Descompressão brusca dolorosa	Oligúria
Distensão abdominal	Taquipnéia
Silêncio abdominal	Agitação psicomotora
Hepato e/ou esplenomegalia	Icterícia
Sinais inflamatórios superficiais	Diminuição da consciência
(partes moles)	Hipotensão arterial

Assim, as infecções intra-abdominais podem se apresentar como infecções leves, com manifestações principalmente locais e sem gravidade; infecções de gravidade moderada, com manifestações locais e sistêmicas; ou, ainda, infecções graves, com manifestações locais exuberantes; e sistêmicas graves, com disfunção de órgão à distância, disfunção de múltiplos órgãos, culminando com sepse e, não raramente, com óbito do paciente, se a infecção não for controlada.

EXAMES COMPLEMENTARES

Também no caso das infecções intra-abdominais, o diagnóstico geralmente é clínico: através da história e do exame físico, na maioria das vezes, consegue-se chegar ao diagnóstico, para se iniciar o tratamento sem demora. Muitas vezes, no entanto, o tratamento é cirúrgico, isto é, implica anestesia geral (ou raquidiana) e laparotomia, ou outro acesso, menos amplo e mais específico, para estrutura intra-abdominal definida (apêndice, rim, vesícula etc). Assim, exames complementares podem ser úteis, tanto para quantificar parâmetros fisiológicos gerais e pré-operatórios, quanto para confirmar o diagnóstico de infecção em estrutura intra-abdominal, localizada ou difusa, para planejamento do acesso cirúrgico. Quando o tratamento, a princípio, é clínico, exames complementares, em geral, não são necessários, uma vez que a observação clínica cuidadosa e compromissada é suficiente para o tratamento adequado.

A partir do momento em que se opta pelo tratamento cirúrgico, exames complementares serão indicados, conforme necessidade, a partir da avaliação clínica do paciente, isto é, conforme seu estado fisiológico e a gravidade da infecção (vide Tabela 158.III). Na Tabela 158.V, sugerimos os exames gerais a serem pedidos, como complementação da avaliação fisiológica pré-anestésica e pré-operatória e que servem, inclusive, como parâmetros para seguimento pós-operatório.

Tabela 158.V – Exames gerais a serem solicitados no pré-operatório, nas infecções intra-abdominais de tratamento cirúrgico

Todos	Nas infecções graves ou nos pacientes com co-morbidades (solicitar também)
Hemograma	Raio X do tórax
Coagulograma	Eletrocardiograma
Glicemia	Sódio e potássio
Uréia e creatinina	Gasimetria arterial

Para confirmação diagnóstica das infecções intra-abdominais de tratamento cirúrgico, quando o exame clínico não é suficiente, isto é, persiste dúvida, alguns exames de imagem podem ser úteis. Na Tabela 158.VI, sugerimos o exame complementar, a partir da suspeita diagnóstica.

Nas peritonites difusas, geralmente, os exames de imagem estarão dispensados, uma vez que o tratamento cirúrgico será realizado através de laparotomia mediana, que permite acesso a todas as estruturas intra-abdominais.

Tabela 158.VI – Exame de imagem a ser solicitado em caso de dúvida na origem da infecção intra-abdominal

Suspeita clínica	Exame de imagem
Abscesso periapendicular	Ultra-som ou tomografia
Empiema de vesícula biliar	Ultra-som
Colangite	Ultra-som
Abscesso hepático	Ultra-som ou tomografia
Abscesso esplênico	Ultra-som ou tomografia
Pancreatite aguda necro-hemorrágica	Tomografia
Abscesso perinefrético	Ultra-som ou tomografia
Abscesso pericólico	Ultra-som ou tomografia
Abscesso tubovariano	Ultra-som transvaginal
Retroperitonite	Tomografia
Partes moles (infecção profunda)	Tomografia

DIAGNÓSTICO DIFERENCIAL

Infecções sistêmicas podem se manifestar também, com dor abdominal, principalmente em crianças, em virtude de adenite mesentérica. Pacientes com pneumonia do lobo inferior ou médio podem apresentar dor nos quadrantes abdominais superiores, além das demais manifestações infecciosas (febre, taquipnéia, toxemia etc). No entanto, na maioria das vezes, a dúvida será, se o paciente com doença abdominal está ou não com infecção, uma vez que grande parte das afecções que evoluem com dor abdominal cursam com inflamação ou isquemia do órgão acometido e, numa fase inicial, sem infecção. Na Tabela 158.VII, apresentamos as doenças inicialmente não-infecciosas e que podem apresentar infecção na evolução, se não tratadas em tempo.

Tabela 158.VII – Doenças intra-abdominais inicialmente não-infecciosas que podem evoluir com infecção

Não-infecciosas no início	Infecção na evolução
Colecistite aguda	Empiema de vesícula
Coledocolitíase	Colangite
Obstrução do colédoco por tumor	Colangite
Peritonite química por úlcera perfurada	Peritonite fibrinopurulenta
Neoplasia de delgado (linfoma)	Perfuração de alça com peritonite
Vasculites (lúpus, poliarterite nodosa)	Perfuração de alça com peritonite
Isquemia mesentérica	Perfuração de alça com peritonite
Apendicite aguda	Gangrena do apêndice com peritonite
Colite isquêmica	Perfuração do cólon com peritonite
Diverticulite	Perfuração do divertículo com peritonite
Hidronefrose	Abscesso nefrético e perinefrético
Pancreatite aguda	Abscesso pancreático e peripancreático
Anexite	Abscesso tuboovariano

TRATAMENTO

O êxito no tratamento das infecções intra-abdominais dependerá, principalmente, da compreensão de qual a causa da infecção e, conseqüentemente, da indicação precoce do tratamento cirúrgico, quando este for o melhor tratamento. Dependerá, ainda, é claro, da gravidade da infecção, se leve, moderada ou grave (Tabela 158.IV), quando do início do tratamento.

Algumas situações serão particularizadas por terem aspectos em comum. Assim, as infecções intra-abdominais podem acometer principalmente o peritônio: são as peritonites localizadas ou difusas. Na maioria das vezes, as peritonites são secundárias, isto é, conseqüentes à infecção de órgão intra-abdominal, com extensão da infecção para o peritônio adjacente (infecção localizada) ou, com o passar das horas, para grande parte da cavidade peritonial (peritonite difusa). Na Tabela 158.VIII apresentamos as fases evolutivas da peritonite.

Tabela 158.VIII – Fases evolutivas da peritonite
• Transudativa
• Exsudativa
• Fibrinopurulenta
• Abscesso

As peritonites secundárias geralmente são de tratamento cirúrgico e o acesso, isto é, a incisão abdominal, será realizado em função do diagnóstico do órgão acometido, se a peritonite for localizada. Quando a peritonite é difusa, o acesso cirúrgico será realizado através de laparotomia mediana. Nestas situações, quando o cirurgião inspeciona o peritônio, ele identificará uma das fases evolutivas da peritonite, apresentadas na Tabela 158.VIII: quanto mais precoce a intervenção cirúrgica, mais rapidamente a peritonite será controlada e menores serão as seqüelas. Assim, se uma apendicite for operada numa fase em que a peritonite é transudativa ou exsudativa, na maioria das vezes o paciente apresentará manifestações de infecção leve, controlada em 24 a 48 horas, quando poderá receber alta hospitalar. Por outro lado, se um paciente com apendicite é operado numa fase fibrinopurulenta ou de abscesso periapendicular, geralmente apresentará sinais de infecção moderada ou grave, a normalização fisiológica no pós-operatório será mais demorada e as aderências (bridas) peritoneais serão mais firmes, podendo causar seqüelas como obstrução intestinal mais freqüentemente.

Para tratamento das peritonites, não recomendamos a utilização de drenos, uma vez que o peritônio é uma membrana muito eficiente em debelar a infecção residual, desde que a causa da peritonite seja removida, as lojas de abscessos sejam desfeitas e a cavidade irrigada com soro fisiológico em abundância. A presença de drenos retarda a cicatrização normal, facilita deiscência de suturas intestinais e aumenta as aderências, com maior possibilidade de bridas e obstrução intestinal.

Outra manifestação de infecção intra-abdominal é o abscesso de órgão parenquimatoso, sem peritonite. Quando o abscesso é hepático, o tratamento poderá ser feito por punção e drenagem percutânea, com auxílio de tomografia ou, de preferência, ultra-som: além de drenar o abscesso e fornecer material para identificação do patógeno, este procedimento abrevia muito o tempo de tratamento com antibióticos (de 3-4 semanas para poucos dias, se a drenagem for eficiente). Na drenagem percutânea do abscesso hepático, é fundamental que não se puncione transpleural, pois não raramente, pode ocorrer fístula biliar ou empiema pleural, como complicações: se o abscesso é de acesso difícil, a laparotomia deve ser preferida. Os abscessos esplênicos, em geral, são mais bem tratados com esplenectomia.

Nos pacientes com retroperitonites, o tratamento, preferencialmente, também é cirúrgico: infecções peripancreáticas, perirrenais, periduodenais, pericólicas, miosites (psoiíte) ou ascendentes pelo funículo espermático ou gordura perirretal, com origem perineal (síndrome de Fournier), devem ser drenadas amplamente e, freqüentemente, demandarão reoperações, uma vez que a gordura retroperitonial, ao contrário do peritônio, se defende muito mal contra infecção. Nestes casos, os drenos são úteis e devem ser utilizados, muitas vezes por períodos prolongados, até que a infecção esteja controlada.

A antibioticoterapia e o tratamento clínico, de cada uma das afecções, que pode cursar com infecção intra-abdominal, são apresentados nos capítulos específicos. Um aspecto em comum é que a evolução esperada, após tratamento cirúrgico dessas infecções, é a normalização fisiológica em 48-72 horas, quando a antibioticoterapia poderá ser suspensa, na maioria das vezes. Nos pacientes em que não ocorre esta melhora evidente, muito provavelmente existe infecção residual, e uma reoperação deverá ser considerada.

LEITURA ADICIONAL

1. Dellinger EP. Surgical infection and choice of antibiotics. In: Townsend CM, Beauchamp, Evers, Mattox. Sabiston textbook of surgery. 16. ed. 2001. p.171-88.
2. Jones RS. Acute abdomen. In: Townsend CM, Beauchamp, Evers, Mattox. Sabiston textbook of surgery. 16. ed. 2001. p.802-15.
3. Casadevall A, Pirofski LA. Host-pathogen interactions: basic concepts of microbial commensalisms, colonization, infection and disease. Infect Immun 2000; 68: 6511-8.
4. Casadevall A, Pirofski LA. Host-pathogen interactions: redefining the basic concepts of virulence and pathogenicity. Infect Immun 1999; 67: 3703-13.
5. Sganga G. From infection to sepsis and organ(s) dysfunction: the surgical point of view. Minerva Anestesiol 2001; 67: 7-21.
6. Raymond DP, Pelletier SJ, Crabtree TD, et al. Surgical infection in the aging population. Am Surg 2001; 67: 827-33.
7. Targarona EM, Balangue C, Knook MM, Trias M. Laparoscopic surgery and surgical infection. Br J Surg 2000; 87: 536-44.
8. Holzheimer RG. Infections in intraabdominal surgery; the EURESI Project. Infection 1998; 26: 323-8.

Algoritmo 158.1 – Abordagem do paciente com infecção intra-abdominal

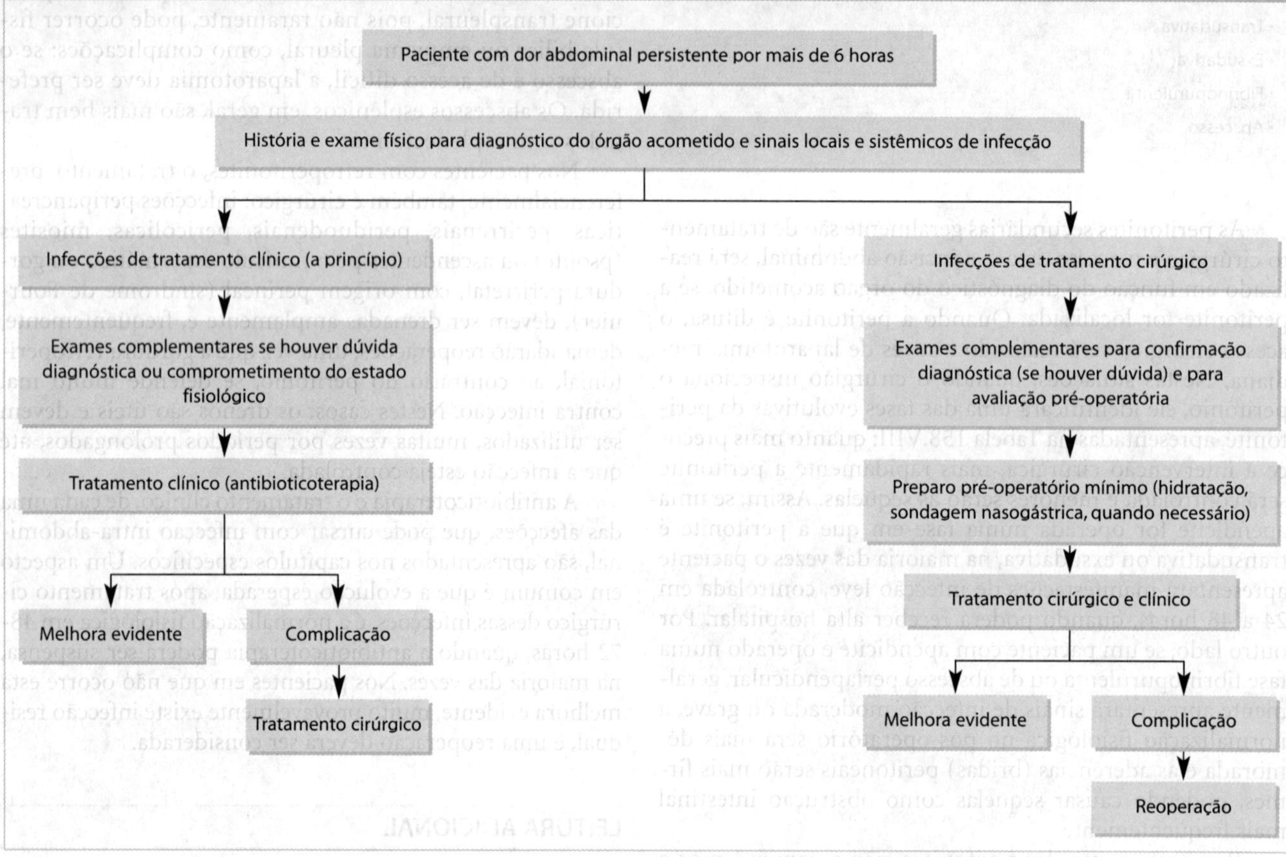

Infecções Necrotizantes Pelvi-Perineais (Síndrome de Fournier)

CAPÍTULO 159

Almerindo Lourenço de Souza Junior

TÓPICOS IMPORTANTES

- As infecções de tecidos moles incluem desde simples infecções superficiais de pele e tecido subcutâneo até lesões necrotizantes profundas.
- A classificação proposta por Warren dos tipos de infecção leva em conta o número de espécies microbianas envolvidas (monomicrobiana, polimicrobiana), aponta a presença de necrose (necrotizante ou não) e especifica o tecido comprometido em celulite (pele, tecido subcutâneo), fasciíte (fáscia, aponeurose) e miosite (músculos).
- Infecções necrosantes pelvi-perineais (INPP) compreendem a maioria das casuísticas de infecções necrotizantes.
- O quadro clínico das INPP na forma clássica inicia-se com dor súbita e intensa, perineal ou escrotal.
- O diagnóstico da INPP baseia-se na história clínica, focalizando os sintomas específicos, os antecedentes e os fatores desencadeantes) no exame físico, nos exames complementares e na determinação da gravidade do quadro.
- Os agentes microbianos mais comuns nas INPP são: anaeróbios – *Bacteroides* sp., *Clostridium* sp., *Peptococus* sp., *Peptostreptococcus* sp. e *Fusobacterium* sp.; aeróbios – *Enterobacteriaceas* sp., principalmente *Pseudomonas aeruginosa*, *Staphylococcus aureus* e *Streptococcus pyogenes*.
- A antibioticoterapia, em dose e espectro adequados à cobertura dos microrganismos provavelmente presentes, deve ser iniciada precocemente e ajustada com base nos resultados da cultura de sangue e materiais como secreção ou fragmentos de tecidos removidos do foco infeccioso.
- O tratamento cirúrgico agressivo e precoce, realizado tão logo se consiga a estabilização do paciente, é considerado o componente primordial na abordagem terapêutica da INPP.

INTRODUÇÃO E DEFINIÇÕES

As infecções de tecidos moles incluem desde simples infecções superficiais da pele e tecido subcutâneo até as necrotizantes profundas. A classificação das infecções de tecidos moles vem evoluindo com o tempo de forma extremamente confusa, com terminologias variadas (gangrena estreptocócica hemolítica aguda, fasciíte necrotizante, miosite estreptocócica, celulite clostridiana, gangrena bacteriana sinérgica progressiva, infecções não-clostrídias com enfisema de tecidos, miosite não-clostridiana, gangrena gasosa, gangrena cutânea por anaeróbios Gram-negativos). No entanto, ultimamente, com a classificação proposta por Warren, tornou-se mais clara. Esta nova designação do tipo de infecção leva em conta: o número de espécies microbianas envolvidas (monomicrobiana, polimicrobiana), aponta a presença de necrose (se é necrotizante ou não) e especifica o tecido comprometido em celulite (pele, tecido subcutâneo), fasciíte (fáscia, aponeurose) e miosite (músculos).

ETIOLOGIA E FISIOPATOLOGIA

As infecções necrotizantes de tecidos moles são infecções agudas, invasivas, graves, caracterizadas pela presença de necrose rapidamente progressiva do tecido celular subcutâneo, particularmente as fáscias, estendendo-se num segundo estágio, ao plano muscular, podendo acometer o períneo, a parede do tronco, o pescoço, os membros, bem como feridas cirúrgicas de localização variada. São geralmente polimicrobianas (aeróbios e anaeróbios, estes acarretando maior gravidade) e apresentam alta mortalidade, atualmente estimada em torno de 30%.

Em 1883, Fournier relatou 5 casos de gangrena inexplicável do pênis e escroto, salientando 3 características: início abrupto, progressão rápida, ausência de agente etiológico. Vários outros estudos abordaram a síndrome de Fournier com a evolução dos conhecimentos da microbiologia, dos fatores determinantes, da localização e das características patológicas. Assim a "síndrome de Fournier" passou a designar as infecções necrotizantes de tecidos moles pelvi-perineais, ou simplesmente infecções necrosantes pelvi-perineais (INPP). A maior parte da casuística das infecções necrotizantes publicadas apresentou as seguintes características:

- Predomínio de pacientes do sexo masculino.
- Fatores predisponentes: diabetes, obesidade, alcoolismo, senilidade.
- Início na região pelvi-perineal, podendo estender-se ao retroperitônio e à parede abdominal.
- Evento desencadeante: abscesso perineal, cirurgias proctológicas, outros traumatismos locais.
- Flora mista.
- Presença de fasciíte necrosante.
- Alta gravidade: sepse, óbito.

ACHADOS CLÍNICOS

O quadro clínico das INPP na forma clássica inicia-se com dor súbita e intensa perineal ou escrotal. Em algumas horas a pele apresenta-se tensa, edemaciada e eritematosa. Segue-se a necrose da pele e do tecido subcutâneo, os quais tornam-se endurecidos e com vesículas cujo rompimento acarreta drenagem de material seroemático fétido. Por vezes ocorre enfisema subcutâneo. Geralmente o paciente apresenta sinais de sepse, podendo o mesmo evoluir com perfusão sangüínea inadequada dos tecidos, levando a um déficit de oxigenação e, portanto, a um distúrbio celular metabólico (choque séptico) e mesmo óbito.

EXAMES COMPLEMENTARES

O diagnóstico na INPP baseia-se na história clínica, focalizando-se os sintomas específicos, os antecedentes e os fatores desencadeantes além do exame físico, dos exames complementares e da determinação da gravidade do quadro. Os exames laboratoriais podem evidenciar leucocitose, hipoalbuminemia, hiperglicemia, acidose e distúrbios hidrossalinos, entre outros.

Os estudos por imagem (raio X simples, ultra-sonografia, tomografia computadorizada, ressonância magnética) da região comprometida e circunjacente podem revelar a extensão e localização da área acometida, a presença de coleções e a presença de gás no tecido subcutâneo. A investigação microbiológica inclui: a) hemocultura a ser colhida antes de iniciar a antibioticoterapia; b) cultura de amostras de coleções e/ou tecidos colhidas durante a cirurgia. O estudo anatomopatológico de amostras pode contribuir para os procedimentos diagnósticos e/ou terapêuticos como uretrografia, proctoscopia e punção vesical suprapúbica, bem como o desbridamento cirúrgico deve ser realizado após iniciada a antibioticoterapia.

A gravidade da INPP é atribuída a um conjunto de fatores relacionados à extensão e à profundidade da lesão, a presença de bacteremia progressiva que usualmente vem acompanhada de toxidade sistêmica severa, levando a um quadro séptico e conseqüentemente evoluindo para o óbito.

Os agentes microbianos mais comuns nas INPP incluem: anaeróbios – *Bacteroides* sp., *Clostridium* sp., *Peptococcus* sp., *Peptostreptococcus* sp. e *Fusobacterium* sp.; aeróbios – *Enterobacteriaceas* sp., principalmente *Pseudomonas aeruginosa, Staphylococcus aureus* e *Streptococcus pyogenes.*

TRATAMENTO

O tratamento da INPP compreende basicamente: ressuscitação, antibioticoterapia, cirurgia, oxigenioterapia hiperbárica e tratamento complementar (cirurgia plástica, proctológica, urológica).

A ressuscitação do paciente com INPP compreende: hidratação, correção dos distúrbios hidroeletrolíticos ácido-básicos e outros distúrbios metabólicos, além de hemotransfusão, se indicada. A presença de choque séptico indica internação em UTI.

A antibioticoterapia, em dose e espectro adequados à cobertura dos microrganismos provavelmente presentes, deve ser iniciada precocemente e ajustada com base nos resultados da cultura de sangue e materiais como secreção ou fragmentos de tecidos removidos do foco infeccioso. Os esquemas antimicrobianos podem abranger as floras aeróbias e anaeróbias, e devem ser administrados de preferência por via parenteral. Aconselha-se a associação de antibióticos potentes, em doses elevadas.

O tratamento cirúrgico agressivo e precoce, realizado tão logo se consiga a estabilização do paciente, é considerado o componente primordial na abordagem terapêutica da INPP. Deve ser realizado em centro cirúrgico, sob anestesia geral, e consta basicamente de drenagem de coleções, amplo desbridamento/ressecção dos tecidos desvitalizados, irriga-

Tabela 159.I – Diagnóstico diferencial das infecções necrotizantes

	Agente	Fatores predisponentes	Quadro clínico
Gangrena estreptocócica de Meleney	*Streptococcus* β-hemolítico	Pós-cirurgia	• Eritema e febre • Trombose venosa • Gangrena em 4 a 5 dias
Celulite por *Clostridium*	*Clostridium perfringens*	Diabetes, insuficiência vascular	• Lesões dolorosas, restritas a pele e subcutâneo • Abundância de gás
Celulite necrotizante não *Clostridium*	Flora mista (anaeróbio + bacilo Gram-negativo)	Diabetes	• Origem na fáscia profunda • Evolução lenta e sinais cutâneos tardios (ex.: síndrome de Foumier)
Gangrena gasosa ou mionecrose por *Clostridium*	*C. perfringens* *C. histolyticum* *C. septicum*	Pós-cirurgia do TGI* e trauma	• Dor intensa, edema e sinais tóxicos • Secreção fétida • Mionecrose • Gangrena e gás são tardios
Fasciíte necrotizante	*Stretococcus* β-hemolítico grupo não A + bacilos Gram-negativos	Diabetes, insuficiência vascular, drogas EV	• Pele pálida e acastanhada • Subcutâneo duro e tenso impedindo palpação muscular
Gangrena bacteriana sinérgica progressiva	Ação sinergética *S. aureus* ou pele pálida e *Streptococcus* não-hemolítico	Incisões cirúrgicas estomias	• Lesão grangrenosa com três arcos: Externo – hiperemia Médio – violáceo Interno – úlcera

*TGI: trato gastrintestinal.

ção da ferida com solução salina e curativo aberto ou fechado. O desbridamento cirúrgico é repetido em intervalos programados segundo os achados, os procedimentos realizados e a evolução do paciente.

Oxigenoterapia hiperbárica

No que diz respeito ao uso da oxigenoterapia hiperbárica, trata-se de medida terapêutica auxiliar no tratamento das INPP. Seu uso não deve retardar a terapêutica cirúrgica. Até o momento, não há evidências conclusivas a respeito da sua eficácia.

Tratamento definitivo

O tratamento definitivo decorrente da infecção e seqüelas deve ser realizado após a estabilização do quadro clínico e o controle da infecção (sistêmico e local). A conduta poderá incluir cirurgias plásticas reconstrutivas e também a reconstrução do trânsito intestinal e urinário.

Algoritmo 159.1 – Quadro clínico e diagnóstico da síndrome de Fournier

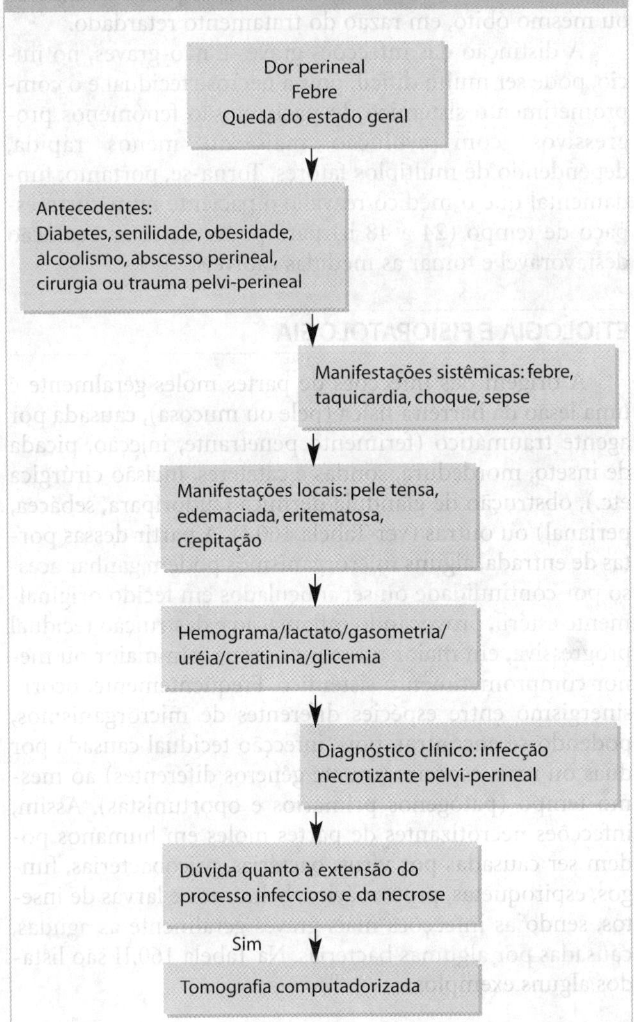

LEITURA ADICIONAL

1. Eke N. Fournier's gangrene: a review of 1726 cases. Brit J Surg 2000; 87(6): 718-28.
2. Elliott DC, Kufera JA, Myers RAM. Necrotizing soft tissue infections. Risk factors for mortality and strategies for management. Ann Surg 1996; 224: 672-83.
3. Green RJ, Dafoe DC, Ruffin TA. Necrotizing fasciitis. Chest 1996; 110: 219-29.
4. Korhonen K, Hirn M, Niinikoski J. Hyperbaric oxygen in the treatment of Fournier's gangrene. Eur J Surg 1998; 164: 251-5.
5. Laucks SS II. Fournier's gangrene. Surg Clin North Am 1994; 74: 1339-52.
6. McHenry CR, Brandt CP, Piotrowski JJ, et al. Idiopathic necrotizing fasciitis: recognition, incidence and outcome of therapy. Am Surg 1994; 60: 490-4.
7. McHenry CR, Piotrowski JJ, Petrinic D, et al. Determinants of mortality for necrotizing soft tissue infections. Ann Surg 1995; 221: 558-65.
8. Schmid MR, Kossman T, Duewell S. Differentiation of necrotizing fasciitis and cellulitis using MR imaging. Am J Roentgenol 1998; 170: 615-20.
9. Shupak A, Shoshani O, Goldenberg I, Barzilai A, Moskuna R, Bursztein S. Necrotizing fasciitis: an indication for hyperbaric oxygenation therapy? Surgery 1995; 118: 873-8.
10. Stephens BJ, Lathrop JC, Rice WT, Gruenberg JC. Fournier's gangrene: historic (1764-1978) versus contemporary (1979-1988) differences in etiology and clinical importance. Am Surg 1993; 59: 149-54.

Algoritmo 159.2 – Conduta na síndrome de Fournier

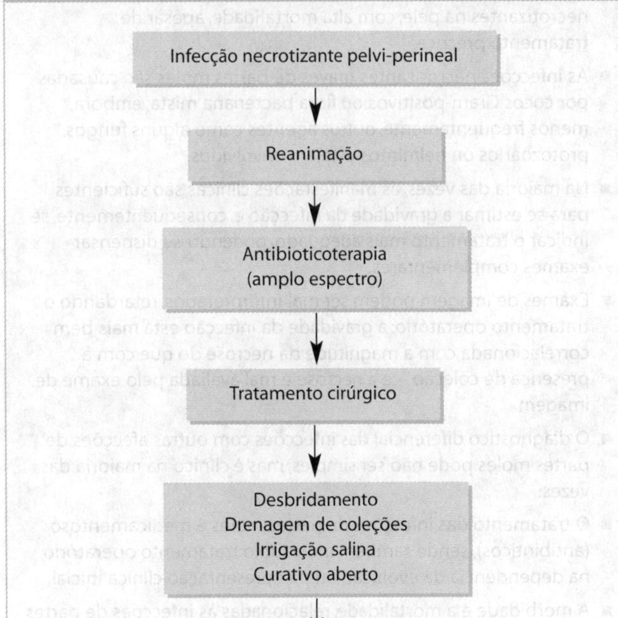

CAPÍTULO

160 Infecções Necrotizantes de Partes Moles

Cornelius Mitteldorf

TÓPICOS IMPORTANTES

- A gravidade das infecções de partes moles é muito diferenciada, sendo fundamental o reconhecimento precoce das diversas situações.
- Infecções de partes moles são fenômenos inflamatórios em que pode haver necrose tecidual, sendo a magnitude dessa necrose diretamente relacionada a seqüelas definitivas e mesmo ao óbito do paciente.
- Quadros sistêmicos graves, de evolução fulminante, podem ser desencadeados por toxinas bacterianas (choque tóxico estreptocócico ou estafilocócico), com manifestações necrotizantes na pele, com alta mortalidade, apesar de tratamento precoce.
- As infecções necrotizantes graves de partes moles são causadas por cocos Gram-positivos ou flora bacteriana mista, embora, menos freqüentemente, outros agentes como alguns fungos, protozoários ou helmintos estejam envolvidos.
- Na maioria das vezes, as manifestações clínicas são suficientes para se estimar a gravidade da infecção e, conseqüentemente, se indicar o tratamento mais adequado, podendo-se dispensar exames complementares.
- Exames de imagem podem ser mal interpretados, retardando o tratamento operatório: a gravidade da infecção está mais bem correlacionada com a magnitude da necrose do que com a presença de coleção – e a necrose é mal avaliada pelo exame de imagem.
- O diagnóstico diferencial das infecções com outras afecções de partes moles pode não ser simples, mas é clínico na maioria das vezes.
- O tratamento das infecções de partes moles é medicamentoso (antibióticos), sendo também indicado o tratamento operatório, na dependência da evolução ou da apresentação clínica inicial.
- A morbidade e a mortalidade, relacionadas às infecções de partes moles, estão diretamente relacionadas ao retardo do tratamento, principalmente do tratamento operatório adequado.

INTRODUÇÃO E DEFINIÇÕES

As infecções de partes moles são as infecções mais freqüentes que o cirurgião atende. No pronto-socorro perdem, em prevalência, apenas para as infecções virais de vias aéreas superiores. Na maioria das vezes, são infecções superficiais, de pequenas proporções, sem repercussão sistêmica, e o paciente acaba sarando com tratamento simples (drenagem e/ou antibioticoterapia via oral). Infelizmente, a manifestação inicial das infecções graves muitas vezes é subavaliada, menosprezada, o paciente demora a procurar atendimento ou, quando o faz, o médico não reconhece a gravidade da infecção e dispensa o paciente sem tratamento adequado. Quando esse paciente volta dias depois, pode apresentar comprometimento grave do estado geral e necrose tecidual extensa, evoluindo com seqüelas definitivas ou mesmo óbito, em razão do tratamento retardado.

A distinção das infecções graves e não-graves, no início, pode ser muito difícil, pois a necrose tecidual e o comprometimento sistêmico do paciente são fenômenos progressivos, com evolução mais ou menos rápida, dependendo de múltiplos fatores. Torna-se, portanto, fundamental que o médico reavalie o paciente num curto espaço de tempo (24 a 48 h) para poder detectar evolução desfavorável e tomar as medidas cabíveis.

ETIOLOGIA E FISIOPATOLOGIA

A origem das infecções de partes moles geralmente é uma lesão da barreira física (pele ou mucosa), causada por agente traumático (ferimento penetrante, injeção, picada de inseto, mordedura, sondas e cateteres, incisão cirúrgica etc.), obstrução de glândula dérmica (sudorípara, sebácea, perianal) ou outras (ver Tabela 160.I). A partir dessas portas de entrada, alguns microrganismos podem ganhar acesso por continuidade ou ser inoculados em tecido originalmente estéril, provocando inflamação e destruição tecidual progressiva, em maior ou menor grau, com maior ou menor comprometimento sistêmico. Freqüentemente, ocorre sinergismo entre espécies diferentes de microrganismos, podendo-se encontrar, pois, infecção tecidual causada por duas ou mais espécies (ou até gêneros diferentes) ao mesmo tempo (patógenos primários e oportunistas). Assim, infecções necrotizantes de partes moles em humanos podem ser causadas por vírus, bactérias, micobactérias, fungos, espiroquetas, protozoários, helmintos e larvas de insetos, sendo as infecções mais graves geralmente as agudas, causadas por algumas bactérias. Na Tabela 160.II são listados alguns exemplos.

Tabela 160.I – Causas das infecções de partes moles que favorecem inoculação e/ou proliferação de microrganismos patogênicos

Lesão traumática da barreira física (pele, mucosa)
Obstrução de glândula (sudorípara, sebácea, salivar, perianal)
Obstrução de folículo piloso
Inflamações ou isquemia de pele ou mucosa
Tumores de pele, subcutâneo, glândulas ou intestino
Infecção dentária, renal, peripancreática

Tabela 160.II – Patógenos envolvidos em infecções de partes moles

Patógeno	Doença
Vírus	Herpes-zóster (bolhas dérmicas)
Bactéria	Fasciite necrotizante
Micobactéria	Úlcera tuberculosa perianal
Fungo	Úlcera por criptococo
Espiroqueta	Úlcera luética
Protozoário	Úlcera por leishmaniose
Helminto	Filariose
Larva de mosca	Miíase

Na Tabela 160.III, apresentamos as bactérias mais prevalentes em infecções necrotizantes de partes moles, uma vez que as infecções bacterianas agudas são mais freqüentes e potencialmente mais graves que as infecções causadas pelos demais agentes.

Tabela 160.III – Patógenos bacterianos e as infecções necrotizantes mais comuns relacionadas

Bactérias	Infecção relacionada
Staphylococcus aureus, Streptococcus pyogenis	Abscessos, fasciite necrotizante tipo II
Clostridium perfringens	Gangrena gasosa
Flora polimicrobiana (aeróbica e anaeróbica)	Fasciite necrotizante tipo I (síndrome de Fournier), pé diabético

A maioria das infecções necrotizantes de partes moles se origina na pele, como descrito amteriormente. Entretanto, é fundamental ter-se em mente que essas infecções podem se originar de sítios profundos, o que pode dificultar o diagnóstico e retardar a conduta. Na Tabela 160.IV há exemplos de infecções necrotizantes de partes moles originárias de sítios profundos.

Tabela 160.IV – Infecções necrotizantes de partes moles originárias de sítios profundos

Infecção	Sítio de origem
Cervicomediastinite	Perfuração de esôfago, angina de Ludwig
Retroperitonite	Infecção de necrose peripancreática, perfuração de neoplasia de colo, apendicite aguda, diverticulite, abscesso perinefrético, perfuração de bexiga
Psoíte	Abscesso de músculo psoas
Abscesso pélvico	Osteomielite de coluna

ACHADOS CLÍNICOS

O paciente com infecção de partes moles se queixa principalmente de dor. Esta dor é bem localizada, de percepção súbita, muitas vezes relacionada a ferimento traumático, picada de inseto, sítio de injeção ou algum dos outros fatores desencadeantes citados na Tabela 160.I. A gravidade das infecções de partes moles está diretamente relacionada à velocidade da evolução e à magnitude dos sinais e sintomas apresentados pelo paciente desde o início. Assim, temos infecções de evolução fulminante (algumas horas), aguda (alguns dias), subaguda (algumas semanas) ou crônica (alguns meses ou anos). Na Tabela 160.V apresentamos os principais sinais e sintomas, locais e sistêmicos, relacionados às infecções de partes moles: quanto mais exuberante o quadro clínico, mais grave a infecção, maior a possibilidade de evoluir com seqüelas definitivas (perda tecidual, perda de membro), disfunção de órgão à distância, sepse e óbito. Em alguns casos, o paciente apresenta quadro sistêmico que se agrava em poucas horas, com manifestações cutâneas que progridem rapidamente do eritema para bolhas e necrose. Este quadro é denominado choque tóxico, podendo ser desencadeado por *Streptococcus pyogenis* ou *Staphylococcus aureus*, e se deve à reação imunológica do hospedeiro contra toxinas dessas bactérias, com reação inflamatória "descontrolada" e que culmina, na maioria das vezes, com o óbito do paciente, apesar do tratamento.

Tabela 160.V – Sinais e sintomas relacionados a infecção de partes moles

Locais	Sistêmicos
Dor	Nenhum
Hiperemia	Febre
Edema	Taquicardia
Bolhas	Agitação psicomotora
Necrose (crepitação) de pele	Torpor, choque
Subcutâneo	DMOS
Fáscia	Sepse
Músculo	Óbito

*DMOS: disfunção de múltiplos órgãos e sistemas.

A evolução da infecção depende da patogenicidade do agente causador e dos mecanismos de defesa do hospedeiro. A patogenicidade *in vivo* do agente causador e o número de microrganismos envolvidos, por enquanto, não podem ser mensurados satisfatoriamente: pode-se obter o isolamento dos agentes, provavelmente não de todos, através de bacterioscopia e/ou cultura. Na Tabela 160.VI listamos os fatores relacionados ao hospedeiro que podem ser avaliados clinicamente. Sem dúvida, o conhecimento de cada um desses fatores permite um diagnóstico mais acurado do problema e, conseqüentemente, um planejamento terapêutico mais eficaz.

Tabela 160.VI – Comprometimento dos mecanismos de defesa que predispõem a infecção

Barreira física	Quanto maior ou mais profunda a lesão
Secreções	Obstrução do fluxo
Reação inflamatória	Comprometimento por doenças crônicas (diabetes, desnutrição, obesidade, alcoolismo, IRC, ICC, hepatopatia, arteriopatias, imunodeficiências, câncer)

O resultado desta interação entre microrganismo patogênico e hospedeiro mais (ou menos) vulnerável é a maior (ou menor) gravidade da infecção, expressa na magnitude dos sinais e sintomas e na velocidade da evolução da doença, conforme exemplificado na Tabela 160.VII.

Tabela 160.VII – Infecções necrotizantes de partes moles e o tempo de evolução

Fulminante	Fasciíte necrotizante (síndrome de Fournier), gangrena gasosa
Aguda	Abscessos em geral (perianal, subcutâneo etc.)
Subaguda	Pé diabético
Crônica	Úlceras dos membros inferiores

Torna-se, portanto, fundamental que o médico que atende um paciente com infecção de partes moles tenha todos esses fatores em mente, pois num momento inicial a localização (perianal, perineal, escrotal, cervical) ou as co-morbidades (diabetes, insuficiência arterial) podem ser tão preocupantes quanto a magnitude das manifestações clínicas iniciais: se o paciente não for reavaliado em poucas horas, pode-se perder a oportunidade de evitar a progressão fulminante da necrose tecidual, o que resultará em seqüelas ou mesmo óbito.

Assim, embora a maioria das infecções de partes moles não seja grave, às vezes é difícil prever sua evolução num momento inicial, tornando-se obrigatório que se reavalie esses pacientes num curto espaço de tempo.

EXAMES COMPLEMENTARES

Exames complementares são realizados para confirmação diagnóstica e/ou para quantificação do comprometimento funcional do paciente frente a uma doença. No caso do paciente com infecção de partes moles, o diagnóstico, na maioria das vezes, é clínico. Quando a origem é profunda (esôfago, pâncreas, rim, bexiga, cólon), uma tomografia computadorizada pode ser útil para o planejamento do tratamento operatório. Entretanto, na maioria das vezes, a origem das infecções de partes moles é superficial (pele, subcutâneo, fáscia, músculo) e o exame de imagem é dispensável, inclusive pelo fato de, por vezes, retardar o tratamento mais adequado; não haver coleção não afasta a possibilidade de haver necrose: exames de imagem avaliam mal a magnitude da necrose. A origem superficial ou profunda da infecção geralmente fica clara para o cirurgião pela história do paciente e pela localização da infecção.

Nos quadros infecciosos graves é muito importante que se identifique o agente causador rapidamente (em minutos), através de exame bacterioscópico (Gram), para que se possa iniciar o tratamento específico. Isso é particularmente importante nos casos de choque tóxico causado por estreptococos ou estafilococos, em que a antibioticoterapia correta precoce pode ser fundamental para o prognóstico do paciente. O material para exames bacterioscópico e de cultura deve ser obtido através de fragmento profundo da lesão de partes moles e/ou através de hemocultura.

História e exame físico do paciente também vão identificar co-morbidades relevantes, sendo, desse modo, úteis exames complementares específicos para que se quantifique a magnitude do comprometimento fisiológico do paciente. Na Tabela 160.VIII estão os exames gerais que se aplicam à maioria das situações.

Outros exames poderão ser solicitados, na dependência de suspeita clínica de comprometimento funcional (por exemplo, hepatopatia ou insuficiência renal crônica).

Tabela 160.VIII – Exames complementares para avaliação fisiológica inicial do paciente com infecção grave de partes moles

Hemograma (com plaquetas)
Coagulograma
Uréia e creatinina
Glicemia
Gasometria e lactato arterial (pacientes em sepse)
Eletrocardiograma (pacientes acima de 60 anos ou com história de cardiopatia, hipertensão arterial, diabetes, obesidade ou tabagismo)
Raio X de tórax

DIAGNÓSTICO DIFERENCIAL

Infecções necrotizantes de partes moles se manifestam através de processo inflamatório, com maior ou menor componente tumoral, e a necrose tecidual pode comprometer pele, subcutâneo, fáscia e/ou músculo, em maior ou menor grau, dependendo da fase de evolução da infecção. Assim, o diagnóstico diferencial com outras afecções de partes moles, numa fase inicial, pode ser difícil, principalmente porque várias dessas afecções podem apresentar infecção na evolução como complicação. Na Tabela 160.IX estão as principais afecções de partes moles que se apresentam de maneira semelhante ou que podem evoluir com infecção.

Tabela 160.IX – Afecções de partes moles que entram no diagnóstico diferencial de infecção ou que podem apresentar infecção na evolução

Inflamatórias	Reações a droga
Vasculares	Isquemia ou necrose de membro Úlceras dos membros inferiores Úlceras de pressão Tromboflebite
Auto-imunes	Lúpus, poliarterite nodosa
Neoplásicas	Sarcomas, linfomas

Como cada uma dessas afecções requer tratamento diferente, pode ser necessária biópsia para o diagnóstico definitivo.

TRATAMENTO

Apesar das várias formas de apresentação das infecções de partes moles, os princípios do tratamento são relativamente simples. Num primeiro momento, dois fatores são fundamentais: o tempo de doença e a manifestação clínica. Assim, infecções necrotizantes de evolução fulminante (poucas horas), com manifestações clínicas exuberantes (dor, crepitação, taquicardia, febre) requerem internação hospitalar, tratamento clínico (antibioticoterapia endovenosa) e operatório (desbridamento e/ou drenagem ampla) o mais rapidamente possível, para que se interrompa o processo de necrose tecidual, sob pena de seqüelas definitivas (amputação de membro, perdas teciduais extensas que demandam enxertos ou retalhos) ou mesmo óbito, se esse tratamento for retardado. Durante esse procedimento, deve-se ter o cuidado de preservar o máximo possível de pele: a drenagem ampla muitas vezes pode ser associada a um desbridamento econômico, para que se preserve a pele, diminuindo o tamanho da ferida. Essas infecções necrotizantes graves podem ser "espontâneas" (síndrome de Fournier), pós-traumáticas (gangrena gasosa) ou pós-operatórias (fasciite necrotizante).

A maioria das infecções necrotizantes e das afecções de partes moles que entram no diagnóstico diferencial, no entanto, são afecções agudas, isto é, evoluem em alguns dias. Essas situações permitem um tratamento clínico inicial (antibióticos etc.) e o tratamento operatório poderá ser retardado ou dispensado, na dependência da evolução. É fundamental, pois, que este paciente seja reavaliado num período de 24 a 48 horas, para que se confirme o diagnóstico e se verifique a eficácia do tratamento clínico em controlar a infecção. Muitas vezes, após esse tratamento inicial, será necessária drenagem cirúrgica ou punção de abscesso, para resolução do processo infeccioso, ou biópsia para confirmação diagnóstica. Quando a infecção tem origem em sítio profundo, a drenagem pode ser o tratamento principal, exceto quando persiste a causa da infecção (corpo estranho, neoplasia, coto de apêndice cecal, cálculo coraliforme em rim infectado etc.), situações que geralmente demandam tratamento operatório definitivo.

Nas infecções necrotizantes como o pé diabético e as úlceras dos membros inferiores, que evoluem de maneira subaguda (semanas) ou crônica (meses), além do tratamento clínico (limpeza local, antibióticos, repouso, controle da glicemia e da hipertensão arterial), pode ser desejável revascularização do membro, pois não raramente esses processos infecciosos são agravados por isquemia e na evolução a infecção associada a isquemia poderá resultar na perda do membro.

Na Tabela 160.X apresentamos sugestão de antibioticoterapia inicial nas infecções necrotizantes de partes moles.

LEITURA ADICIONAL

1. Horn JK. Infecções de partes moles. In: Mitteldorf C, Rasslan S, Birolini D. Infecção & cirurgia. São Paulo: Atheneu; 2007. p.505-35.
2. Mitteldorf C, Dias MBS. Infecções graves de partes moles. In: Prado FC, Ramos J, Valle JR. Atualização terapêutica. 23. ed. São Paulo: Artes Médicas; 2007. p.2053-6.
3. Wienecke H, Lobenhoffer P. Nekrotisierende Weichteilinfektionen. Chirurg 2001; 73: 320-35.
4. Dellinger EP. Necrotizing soft-tissue infections. In: Davis JM, Shires GT. Principles and management of surgical infections. Philadelphia: JB Lippincott; 1991. p.23-39.
5. Bosshardt TL, Henderson VJ, Organ Jr CH. Necrotizing soft-tissue infections. Arch Surg 1996; 131: 846-54.
6. Singh G, Sinha SK, Adhikary S, et al. Necrotizing infections of soft tissues – a clinical profile. Eur J Surg 2002; 168: 366-71.
7. Lille ST, Sato TT, Engrav LH, et al. Necrotizing soft tissue infections: obstacles in diagnosis. J Am Coll Surg 1996; 182: 7-11.

Tabela 160.X – Antibioticoterapia inicial nas infecções necrotizantes de partes moles

	Infecções de tratamento ambulatorial	Infecções que requerem internação
Causadas por cocos Gram-positivos	Cefalexina 4g VO/dia	Oxacilina 12 g EV/dia (estafilococos) ou penicilina G 24 milhões U EV/dia (estreptococos)
Causadas por flora mista	Cipro 1g VO/dia + metronidazol	Clindamicina 2,4 g EV/dia + ceftriaxona 2 g EV/dia 750 mg VO/dia
Causadas por clostrídeos		Penicilina G 24 milhões U EV/dia

Algoritmo 160.1 – Abordagem do paciente com infecção necrotizante de partes moles

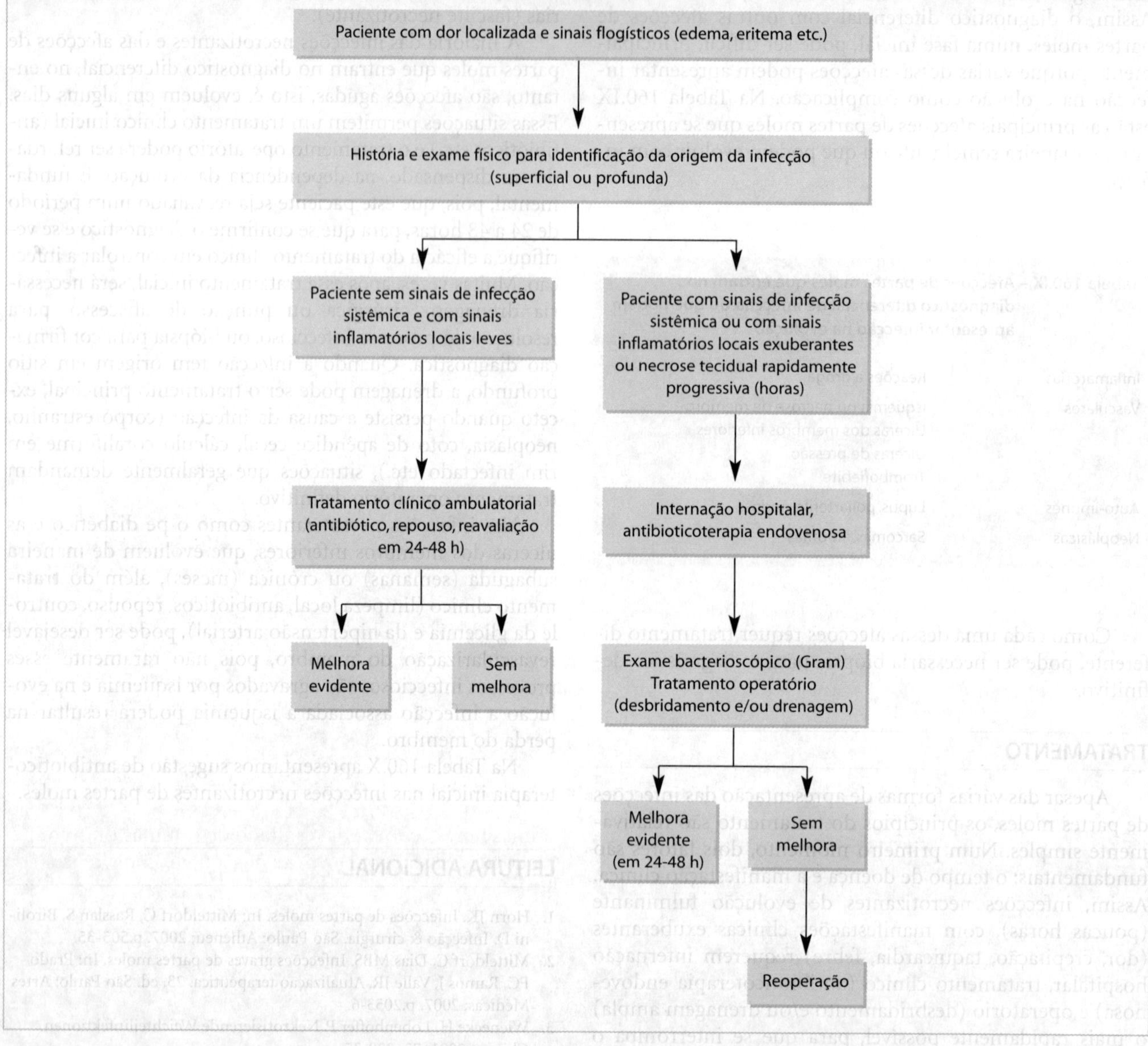

Síndrome Compartimental Abdominal

CAPÍTULO 161

Almerindo Lourenço de Souza Junior
Rina Maria Pereira Porta
Renato Sergio Poggetti

TÓPICOS IMPORTANTES

- A hipertensão intra-abdominal (HIA) tem sido reconhecida como parte de alterações fisiopatológicas evolutivas que terminam em falência orgânica, o que chamamos de síndrome compartimental abdominal (SCA).
- Descritas inicialmente em pacientes traumatizados, a HIA e a SCA agora são reconhecidas em uma ampla variedade de pacientes clínicos ou cirúrgicos e representam uma causa significante de morbidade e mortalidade.
- A prevenção e o manejo da SCA requerem um alto índice de suspeição, uma adequada história clínica, exames físicos seriados e medidas liberais da pressão intra-abdominal.
- A HIA é definida como a pressão sustentada ou repetida maior que 12 mmHg ou uma pressão de perfusão abdominal (PPA) menor que 60 mmHg.
- SCA é definida como má perfusão, disfunção ou falência orgânica devido a HIA. Isso pode ser definido como PIA mantida ou repetida maior que 20 mmHg.
- As causas potenciais de síndrome compartimental abdominal são sangue intraperitoneal, retroperitoneal, distensão intestinal gasosa, massa fecal, edema tecidual, compressas e ascite.

INTRODUÇÃO E DEFINIÇÕES

Reconhecida há 150 anos, por Marey, foi na última década que as alterações fisiopatológicas da hipertensão intra-abdominal foram redescobertas e ganharam destaque na literatura médica. A hipertensão intra-abdominal (HIA) tem sido reconhecida como parte de várias alterações fisiopatológicas evolutivas que terminam em falência orgânica, o que chamamos de síndrome compartimental abdominal (SCA).

Descritas inicialmente em pacientes traumatizados, a HIA e a SCA agora são reconhecidas em uma ampla variedade de pacientes clínicos ou cirúrgicos e representam uma causa significante de morbidade e mortalidade.

A prevenção e o manejo da SCA requerem um alto índice de suspeição, uma adequada história clínica, exames físicos seriados e medidas da pressão intra-abdominal.

ETIOLOGIA E FISIOPATOLOGIA

A pressão intra-abdominal (PIA) é determinada basicamente por três fatores: o volume dos órgãos abdominais, a presença de matérias ou substâncias como sangue, ascite, compressas etc., e a complacência da parede abdominal. A PIA no adulto normal é menor que 5 mmHg, podendo ser normalmente mais elevada no obeso. Em indivíduos com respiração espontânea ela é zero ou levemente negativa. Em pacientes sob ventilação mecânica ela é levemente positiva. Nos pacientes submetidos a laparotomia a PIA pós-operatória costuma ser tipicamente de 10 a 15 mmHg; nos pacientes de terapia intensiva com quadro de choque e quadros de hipoperfusão que foram submetidos a reposição volêmica vigorosa, uma PIA de 15 a 20 mmHg não é incomum. Disfunções orgânicas como as cardíacas, pulmonar, renal, gastrintestinal, hepática, do sistema nervoso central e a perfusão da parede abdominal tipicamente ocorrem com PIA de 10 mmHg que é exacerbada pela presença de hipovolemia ou hemorragia.

De acordo com a duração dos sintomas, a HIA pode ser classificada como aguda, quando desenvolve-se em algumas horas (como por resultado de trauma) ou num período de dias (como ocorre nos quadros de sepse), ou como crônica, quando se desenvolve em períodos de meses ou anos como na obesidade mórbida, ascite crônica ou tumores intra-abdominais, em que a parede abdominal adapta-se cronicamente à elevação da PIA.

A HIA deve sempre ser considerada em qualquer paciente que se apresente com choque prolongado, com lesões traumáticas, em sepse, ruptura de aneurisma abdominal, hemorragia de retroperitônio, pancreatite, queimados, reanimação vigorosa com fluidos (mais que 5 L em 24 horas) etc.

SCA é definida como má perfusão, disfunção ou falência orgânica secundariamente a HIA, sendo definida como PIA mantida ou repetida maior que 20 mmHg e/ou PPA menor que 60 mmHg em associação com uma nova falência orgânica (simples ou múltipla). Diferentemente da HIA, a SCA não deve ser graduada, mas sim considerada como um fenômeno do tipo "tudo ou nada".

A SCA pode ser caracterizada como primária quando condições associadas a lesões ou doenças na região abdominopélvica requerem manejo terapêutico de emergência para correção (ex.: as laparotomias para controle de dano, fraturas pélvicas sangrando, grandes hematomas retroperitoneais), ou após cirurgias abdominais eletivas. A SCA secundária seria aquela desenvolvida como seqüela da reanimação do choque e da formação de edema intersticial, que tipicamente desenvolve-se devido a condições externas ao abdome, como sepse, queimaduras e outras condições que requeiram reposição volêmica maciça.

ACHADOS CLÍNICOS

O exame físico é muito pouco sensível para a detecção de elevações da PIA. Vários métodos de aferição da PIA têm sido descritos, embora tenha se popularizado o uso da medida da pressão intravesical, que pode ser aferida rapidamente, de forma barata, segura, fácil e na maioria das vezes confiável através da sonda vesical padrão (Foley).

A monitorização da PIA pode ser feita, também, através da medida da pressão intra-gástrica e da veia cava superior. A medida da PIA feita de forma seriada pode ser utilizada para detectar o desenvolvimento da HIA, facilitando o tratamento precoce da SCA. Cabe ressaltar que a medida da PIA carece de sensibilidade e especificidade como parâmetro de reanimação hemodinâmica.

A pressão de perfusão abdominal (PPA) calculada como a pressão arterial média menos a PIA tem se mostrado superior na avaliação da reanimação quando comparada à medida da PIA isoladamente no que tange à gravidade da HIA, mas também na adequação da perfusão visceral.

A HIA é definida como a pressão sustentada ou repetida maior que 12 mmHg ou uma pressão de perfusão abdominal (PPA) menor que 60 mmHg. Esta pode ser graduada como grau I, PIA entre 12 e 15 mmHg; grau II, PIA entre 16 e 20 mmHg; grau III, PIA entre 21 e 25 mmHg; grau IV, PIA maior que 25 mmHg.

TRATAMENTO

A identificação precoce da PIA elevada, uma agressiva reanimação visando restaurar a perfusão orgânica e intervenções para reduzir ou abreviar a sua elevação são essenciais para a redução da morbidade e da mortalidade da HIA e da SCA.

O tratamento consiste em uma redução na PIA para que seja restaurada uma adequada PPA e a perfusão visceral. Intervenções não-cirúrgicas como a paracentese, a descompressão gástrica ou colônica, a sedação ou paralisação farmacológica podem auxiliar, embora sejam eficientes principalmente nos casos de HIA secundários. Já as opções terapêuticas para o tratamento da HIA primária, recorrente ou refratária costumam se restringir às laparotomias descompressivas.

A descompressão do abdome pode provocar quadro de hipotensão devido à restauração da perfusão no leito mesentérico que encontrava-se comprimido; esse é tipicamente um fenômeno de isquemia e reperfusão.

A gravidade dos fenômenos devidos à descompressão é diretamente relacionada com o grau e a duração da HIA antes da descompressão.

Muitos cirurgiões vêm adotando uma conduta preventiva, deixando o abdome aberto naqueles casos em que existe grande chance do desenvolvimento de hipertensão intra-abdominal (ex.: cirurgias para controle de dano). Esta conduta tem se mostrado útil, reduzindo a morbidade e a mortalidade de forma significativa.

Após a laparotomia descompressiva, o fechamento abdominal deve ser realizado de forma provisória, de forma que cubra e proteja as vísceras expostas, diminuindo a perda de fluidos, bem como evitando o desenvolvimento de hipotermia.

Várias são as técnicas descritas para esse fechamento provisório. Entre elas podemos destacar a chamada "bolsa de Bogotá" e aquela chamada de "vacuum pack", utilizadas sem vantagens. Fundamental é que a pressão intra-abdominal deve ser continuamente monitorada após a descompressão e a PPA deve ser mantida acima de 60 mmHg.

LEITURA ADICIONAL

1. Schein M, Ivatury R. Intra-abdominal hypertension and the abdominal compartment syndrome. Br J Surg 1998; 85: 1027-8.
2. Meldrum DR, Moore FA, Moore EE, Franciose RJ, Sauaia A, Burch JM. Prospective characterization and selective management of the abdominal compartment syndrome. Am J Surg 1997; 174: 667-73.
3. Saggi BH, Sugerman HJ, Ivatury RR, Bloomfield GL. Abdominal compartment syndrome. J Trauma 1998; 45: 597-609.
4. Cullen DJ, Coyle JP, Teplick R, Long MC. Cardiovascular, pulmonary, and renal effects of massively increased intra-abdominal pressure in critically ill patients. Crit Care Med 1989; 17: 118-21.
5. Cheatham ML, Safcsak K. Intra-abdominal hypertension and abdominal compartment syndrome. New Horizons 1999; 7: 96-115.
6. Ivatury RR, Diebel L, Porter JM, et al. Intra-abdominal hypertension and the abdominal compartment syndrome. Surg Clin North Am 1997; 77: 783-800.
7. Malbrain ML. Abdominal perfusion pressure as prognostic marker in intra-abdominal hypertension. In: Vincent JL (editor). Yearbook of intensive care and emergency medicine. New York: Springer-Verlag. p.792-814.
8. De Souza Jr AL, Poggetti RS, Fontes B, Birolini D. Gut ischemia/reperfusion activates lung macrophages for tumor necrosis factor and hydrogen peroxide production. J Trauma 2000; 49(2): 232-6.
9. Offner PJ, de Souza Jr AL, Moore EE, Biffl WL, Franciose RJ, Burch JM. Avoidance of abdominal compartment syndrome in damage-control laparotomy after trauma. Arch Surg 2001; 136(6): 676-81.
10. Mayberry JC, Goldman RK, Mullins RJ, Brand DM, Trunkey DD. Surveyed opinion of american trauma surgeons on the abdominal compartment syndrome. J Trauma 1999; 47: 509-14.
11. Brock WB, Barker DE, Burns RP. The vacuum pack. Am Surg 1995; 61: 30-5.

Algoritmo 161.1 – Alterações cardiovasculares

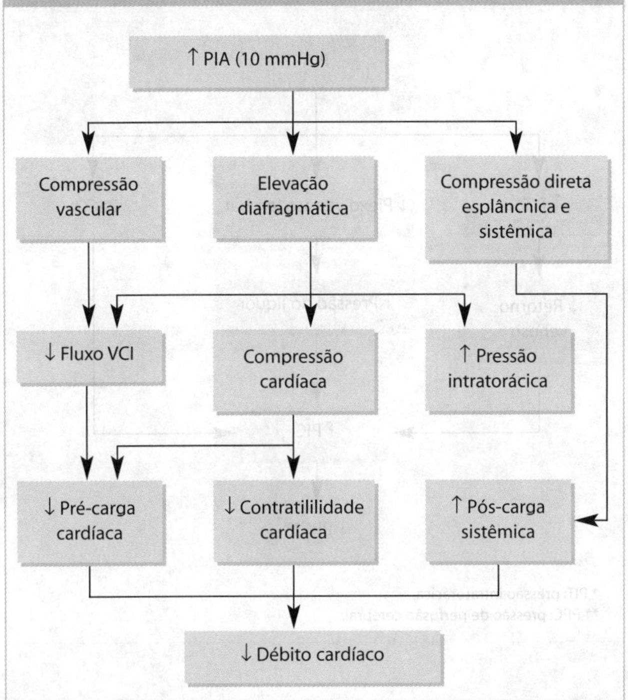

Algoritmo 161.2 – Alterações renais

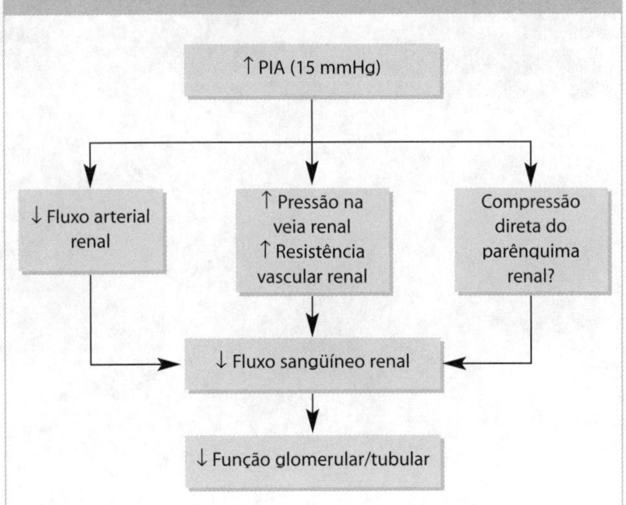

Algoritmo 161.3 – Alterações gastrintestinais

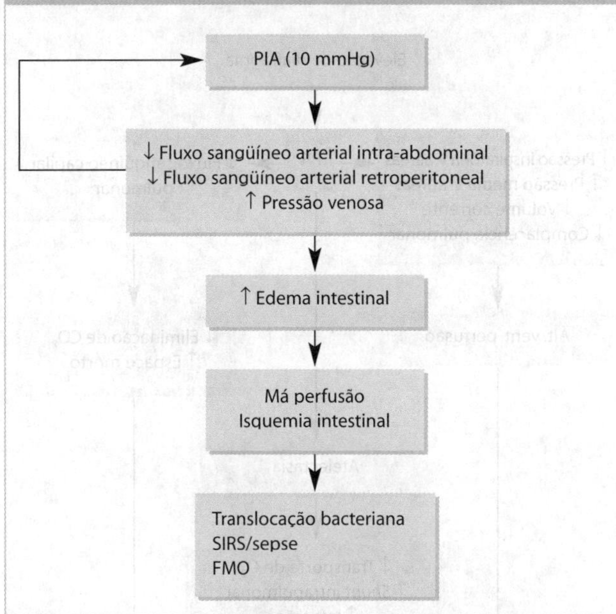

Algoritmo 161.4 – Alterações hepáticas

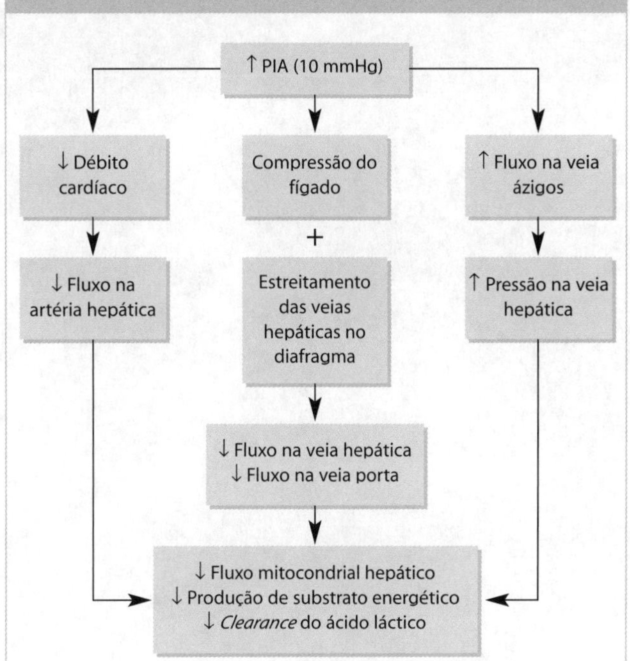

Algoritmo 161.5 – Alterações respiratórias

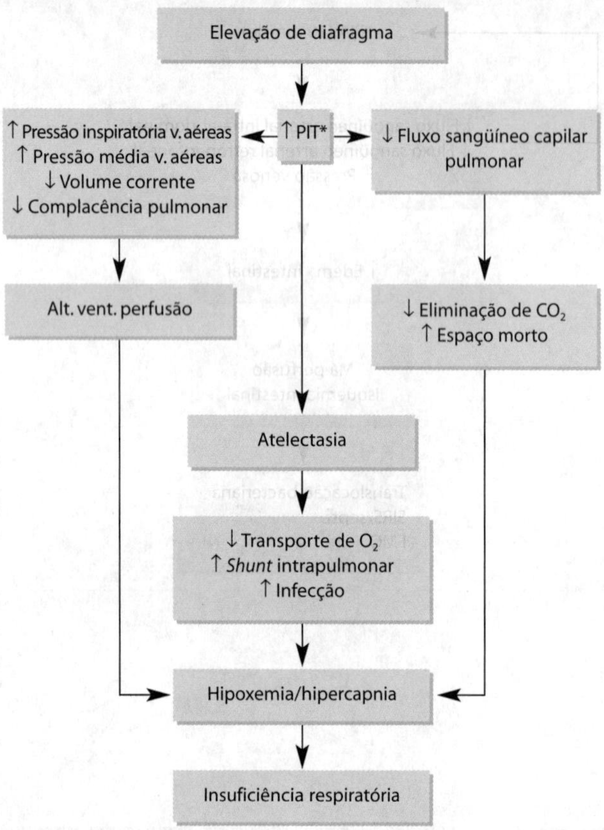

* PIT: pressão intratorácica.

Algoritmo 161.6 – Alterações do sistema nervoso

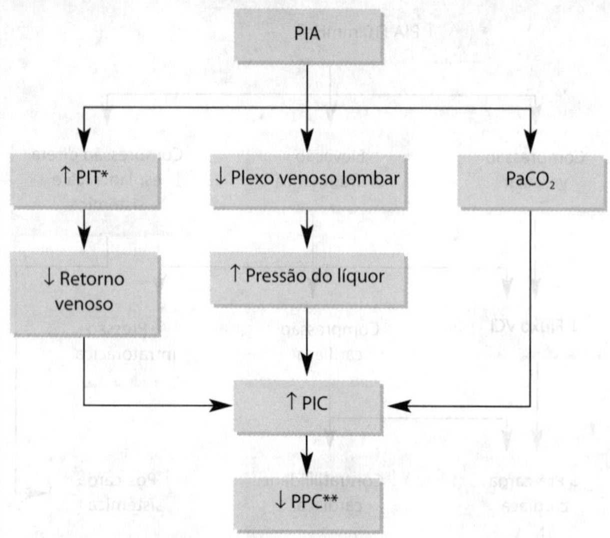

* PIT: pressão intratorácica.
** PPC: pressão de perfusão cerebral.

Hemorragia Digestiva Alta

CAPÍTULO 162

Marcos Túlio Martino Meniconi

TÓPICOS IMPORTANTES

- A HDA é relativamente comum e associada com mortalidade ainda alta.
- A doença ulcerosa péptica é a maior causa de HDA.
- A endoscopia digestiva alta deve ser realizada nas primeiras 24 horas após o evento.
- Pacientes com alto risco de sangramento em úlceras devem, além de terapia endoscópica, fazer uso de bloqueador de bomba de prótons endovenoso (IBP).
- A profilaxia primária de sangramento de varizes esofágicas é indicada em varizes de grosso calibre, médio calibre com *red spots* e pacientes com varizes e classificação Child C.
- O β-bloqueador é o tratamento de escolha para profilaxia primária.
- O tratamento farmacológico da hemorragia varicosa aguda é preferencialmente realizado com terlipressina ou somatostatina.
- A eficácia da ligadura é maior que a escleroterapia para pacientes com hemorragia varicosa aguda.
- O tratamento de escolha para profilaxia secundária de sangramento de varizes de esôfago é a ligadura, embora trabalhos com combinação de β-bloqueador e nitrato apresentem resultados semelhantes.
- Pacientes que apresentam condições clínicas adequadas, sem choque e sem co-morbidades, podem ser tratados conservadoramente com IBP e erradicação do *Helicobacter pylori*, que demonstraram diminuição da taxa de ressangramento e de recorrência da doença ulcerosa péptica.
- Após controle da HDA, com utilização de endoscopia, sugere-se alta hospitalar somente após 48 horas de internação, pois é neste período que mais comumente ocorre o ressangramento.
- Após sangramento por varizes de esôfago, sugere-se alta após 72 h.
- No pronto-socorro do HC-FMUSP, em levantamento não publicado, de janeiro de 1998 a dezembro de 2002, 504 pacientes foram atendidos com hemorragia varicosa de esôfago com mortalidade de 11%. Cinqüenta por cento destes óbitos ocorreram nos primeiros três dias de internação. A mortalidade hospitalar superior a três dias deu-se em conseqüência de insuficiência hepática, secundária ou não a tratamento cirúrgico instituído.
- Pacientes com HDA podem se apresentar com sangramento retal vivo. Isso explica 10% de todas as causas de enterorragia.

DOENÇA ULCEROSA GASTRODUODENAL

INTRODUÇÃO E DEFINIÇÕES

A hemorragia digestiva alta (HDA) ainda hoje é situação clínica de difícil solução na prática médica. Esta síndrome costuma ocorrer em 47,7 pacientes a cada 100.000 internados, e as principais causas estão descritas na Tabela 162.I. A mortalidade associada a HDA é de 14%. A recidiva do sangramento ainda hoje é elevada, cerca de 20%. Estes dados são comparáveis há 10 anos, quando a mortalidade por HDA era de 15% e a taxa de ressangramento de 22%.

Tabela 162.I – Causas de hemorragia aguda gastrintestinal alta

Diagnóstico	Porcentagem (%)
Úlcera péptica	35 a 55
Erosões gastroduodenais	8 a 15
Esofagite	10 a 15
Varizes	5 a 12
Laceração de Mallory-Weiss	10
Neoplasias malignas	1
Malformações vasculares	5
Causas raras	5

ACHADOS CLÍNICOS

Na presença de HDA, a história e o exame físico são muito importantes e não devem ser esquecidos, pois há uma tendência a se indicar a endoscopia, esquecendo-se a propedêutica básica.

Dados colhidos na história como tipo de dor, ritmo da dor, uso de antiinflamatórios e/ou ácido acetilsalicílico, antecedentes ulcerosos, no exame físico a constatação de hipotensão e taquicardia, assim como estigma de hepatopatia crônica, podem sugerir fortemente a causa do sangramento digestivo alto.

TRATAMENTO

Antes de qualquer atitude terapêutica, a ressuscitação do paciente com avaliação adequada da volemia, de preferência em regime de UTI, permite realização segura da endoscopia.

Ressuscitação

A ressuscitação do paciente inclui:

- Decúbito dorsal.
- Dois jelcos 14 para reposição volêmica em veia periférica.
- Intubação orotraqueal, se paciente comatoso.
- Monitorização hemodinâmica e cardiopulmonar.
- Sonda vesical, pois a presença de diurese é o melhor parâmetro de perfusão tecidual.
- Aquecimento do paciente com manta térmica e infusão de soluções aquecidas.

Endoscopia

O diagnóstico definitivo é feito com a endoscopia, que ao mesmo tempo permite ação terapêutica sobre a causa do sangramento. A endoscopia permite classificar as úlceras de acordo com Forrest para úlceras sangrantes. Esta classificação auxilia o posicionamento terapêutico de quem assiste o paciente com HDA (Tabela 162.II).

Segundo consenso de Associação Americana de Gastroenterologia, 2001, as úlceras Forrest I têm 55% de chance de ressangramento, as Forrest II A têm 43% de chance de ressangramento, as II B 22%, as II C 10% e as III 5%.

A mortalidade associada a HDA está relacionada à idade do paciente, à presença de co-morbidades e ao ressangramento.

A endoscopia tem conseguido estabilizar muitos pacientes com HDA. Segundo Barkun et al., a combinação de esclerose e termocoagulação na terapêutica endoscópica dos portadores de HDA tem o melhor índice de remissão de sangramento.

Inibidor da bomba H^+

A utilização de inibidor de bomba de próton (IBP) tem, de fato, reduzido a chance de ressangramento dos pacientes submetidos a tratamento endoscópico como comprovaram Lau et al., utilizando omeprazol 80 mg endovenoso, seguido de 8 mg/hora por 72 h e 20 mg, via oral, por dia, durante 8 semanas. Este esquema terapêutico seguindo a terapêutica endoscópica reduziu inclusive a mortalidade em 30 dias pós-sangramento.

Tabela 162.II – Classificação de Forrest

Forrest I	A) Sangramento em jato
(sangramento ativo)	B) Sangramento em babação
Forrest II	A) Coto visível
(estigmas de sangramento)	B) Coágulo aderido
	C) Manchas de hematina na úlcera
Forrest III	Sem sangramento

Segundo Lopes Vallejos et al., a falha no tratamento endoscópico relaciona-se diretamente à presença de instabilidade hemodinâmica na admissão hospitalar do paciente, e presença de úlcera com tamanho superior a 2,0 cm com sangramento ativo no momento da endoscopia (Forrest I).

Tratamento cirúrgico

A presença de úlcera Forrest I, ou seja, com sangramento ativo no momento da endoscopia obriga tratamento cirúrgico. Mesmo que se consiga o controle do sangramento com tratamento endoscópico, o tratamento cirúrgico deve ser sempre ponderado, pois a recidiva do sangramento é muito comum nesta situação. Na presença de co-morbidades (pneumopatia, cardiopatia etc) e idade superior a 60 anos, o tratamento cirúrgico se impõe, pois a recidiva de sangramento nestas condições tem mortalidade elevada. O tratamento cirúrgico de escolha é a hemigastrectomia com ressecção da úlcera e reconstrução à Bilroth II. A vagotomia, quer seletiva ou troncular, deve ser sempre aventada quando houver suspeita de hipersecreção cloridropéptica, ou seja, úlcera duodenal ou úlcera pré-pilórica hemorrágica.

Outra situação que impõe o tratamento cirúrgico é a presença de coto vascular visível, pois a recidiva de sangramento nesta situação é próxima de 50%. Valem aqui as mesmas ressalvas anteriores quanto à presença de co-morbidades e idade do paciente.

Pacientes que apresentam condições clínicas adequadas, sem choque e sem co-morbidades, podem ser tratados conservadoramente com IBP e erradicação do *Helicobacter pylori*, os quais demonstraram diminuição da taxa de ressangramento e de recorrência da doença ulcerosa péptica.

Risco de ressangramento

Um instrumento para avaliação do risco de ressangramento é o escore de Rockall (Tabela 162.III). Caso seja zero, esse risco é de 5%; em pacientes com escore oito, o ressangramento ocorre em 40% dos pacientes.

Cerca de 80% dos pacientes param de sangrar espontaneamente sem recorrência, e a maior morbidade e mortalidade ocorre nos pacientes que não param de sangrar ou voltam a sangrar. Dessa forma, identificar tais pacientes é um importante objetivo do manejo desses casos. É recomendada a estratificação clínica (não-endoscópica) dos pacientes em categorias de baixo e alto risco para ressangramento e mortalidade.

Preditores clínicos de risco aumentado para ressangramento incluem (Tabela 162.IV):

- Idade superior a 65 anos.
- Choque.
- Estado geral ruim.
- Co-morbidades.
- Valor de hemoglobina inicial baixo (hemoglobina ≤ 10 g/dL ou Ht ≤ 30%).
- Necessidade de transfusão.
- Hematêmese, melena, presença de sangue vermelho vivo no toque retal.
- Achado de sangue no aspirado nasogástrico.

Tabela 162.IIIa – Escore de Rockall antes da endoscopia

Idade	
• < 60 anos	0
• 60 a 79 anos	1
• ≥ 80 anos	2
Choque	
• Não	0
• Pulso > 100 bpm e PAS ≥ 100 mmHg	1
• PAS < 100 mmHg	2
Co-morbidades	
• Nenhuma	0
• ICC ou outra grave co-morbidade	2
• Câncer metastático, insuficiência renal ou hepática	3

Número de pontos*	Mortalidade
0	0,2%
1	2,4%
2	5,6%
3	11%
4	24,6%
5	39,6%
6	48,9%
7	50%

* Soma dos pontos.

Tabela 162.IIIb – Escore de Rockall após endoscopia

Diagnóstico diferencial	
• Mallory-Weiss ou nenhuma lesão e nenhum sinal de sangramento	0
• Outros diagnósticos	1
• Câncer do TGI superior	2
Estigmas de sangramento recente	
• Nenhum ou manchas escuras	0
• Sangue no TGI superior, coágulo aderente, visível ou vaso sangrante	2

Número total de pontos**	Mortalidade
0	0
1	0
2	0,2%
3	2,9%
4	5,3%
5	10,8%
6	17,3%
7	27%
8 ou mais	41,1%

** Soma de todos os pontos, antes e após endoscopia.

Preditores clínicos de risco aumentado de morte incluem (Tabela 162.V):

- Idade superior a sessenta anos.
- Choque.
- Estado geral ruim.
- Co-morbidades.

Tabela 162.IV – Preditores de risco para sangramento persistente ou recorrente

Fatores de risco (nº de vezes que aumenta a recorrência)
Fatores clínicos
Idade > 65 anos (1,30)
Idade > 70 anos (2,30)
Choque (PA sistólica < 100 mmHg) (1,20 a 3,65)
Estado geral (ASA classe 1 *versus* 2 a 5) (1,94 a 7,63)
Co-morbidades (1,60 a 7,63)
Oscilação do estado mental (1,53 a 6,74)
Sangramento em curso (2,40 a 4,12)
Dados laboratoriais
Hemoglobina inicial ≤ 10 g/dL ou hematócrito < 30% (0,80 a 2,99)
Coagulopatia (TTPA prolongado) (1,46 a 2,64)
Apresentação do sangramento
Melena (1,10 a 2,14)
Sangue vermelho vivo no toque retal (2,26 a 6,26)
Sangue no aspirado gástrico ou no estômago (1,10 a 11,5)
Hematêmese (1,20 a 5,70)

- Sangramento contínuo ou ressangramento.
- Presença de sangue vermelho vivo no toque retal, hematêmese ou achado de sangue no aspirado nasogástrico.
- Início de sangramento em paciente hospitalizado por outros motivos.
- Sepse.
- Níveis elevados de uréia, creatinina (> 1,5 mg/dL) e aminotransferases.

Após controle da HDA, com utilização de endoscopia, sugere-se alta hospitalar somente após 48 horas de internação, pois é neste período que mais comumente ocorre o ressangramento.

Tabela 162.V – Preditores de mortalidade

Fatores de risco (nº de vezes que aumenta o risco de morte)
Fatores clínicos
Idade 60-69 anos (1,50 a 4,70)
Idade ≥ 75 anos (4,50 a 12,70)
Idade > 80 anos (2,90 a 10,20)
Choque ou PA baixa (1,18 a 6,40)
Classificação ASA* (2,60 a 9,52)
Co-morbidades (0 X ≥ 1) (1,19 a 12,10)
Sangramento contínuo ou ressangramento (5,29 a 76,23)
Apresentação do sangramento
Sangue no aspirado gástrico (0,43 a 18,9)
Hematêmese (1,10 a 3,50)
Sangue vermelho vivo no toque retal (1,29 a 6,76)
Início de sangramento em paciente internado por outras razões (1,64 a 4,66)
Dados laboratoriais
Uréia elevada (5,50 a 18,0)
Creatinina sérica ≥ 1,5 mg/dL (2,60 a 83,5)
Aminotransferases elevadas (4,20 a 20,2)
Sepse (1,50 a 19,6)

Sociedade Americana de Anestesiologistas.

VARIZES DE ESÔFAGO (VE)

INTRODUÇÃO E DEFINIÇÕES

O sangramento digestivo alto por varizes de esôfago (VE) é capítulo à parte dada a sua fisiopatologia diversa da úlcera péptica, assim como os aspectos típicos de seu tratamento e correlação com a possibilidade de transplante hepático.

Quase que invariavelmente a presença de VE na endoscopia significa hepatopatia crônica com cirrose.

Entretanto, apenas 30% dos pacientes cirróticos desenvolverão HDA no curso de sua doença. Uma vez rotas, o paciente tem 30% de chance de morrer e a mortalidade associada após seis semanas de sangramento aproxima-se também de 30%.

Risco de sangramento

O risco de sangramento está associado ao calibre das varizes, à presença de dilatação aneurismática destas, à classe funcional (Child C) e ao gradiente hepatoportal superior a 12 mmHg. Além destes aspectos, as varizes gástricas sangram menos freqüentemente que as esofágicas, entretanto o seu sangramento é muito mais grave. A gastropatia congestiva identificada endoscopicamente também é causa de sangramento relacionada à hipertensão portal e com freqüência e severidade de sangramento muito menores que as das varizes de esôfago ou gástricas.

TRATAMENTO

O tratamento ideal das varizes esofágicas rotas é a esclerose ou a ligadura endoscópica. Este procedimento consegue controlar a hemorragia digestiva em mais de 80% das vezes. Entretanto, este procedimento deve ser realizado sempre tendo-se em mente a condição clínica do paciente, seu grau de consciência e seu estado hemodinâmico. É fundamental que o paciente esteja monitorizado para avaliação das funções cardiorrespiratórias (monitor cardíaco, oxímetro, monitor de pressão não-invasiva); se torporoso, deve ser entubado e colocado em respiração assistida, com dois acessos venosos calibrosos (jelco 14) e sonda vesical de demora. O ideal é tratar estes pacientes em regime de terapia intensiva. A endoscopia só deve se realizar se o paciente encontrar-se em condições hemodinâmicas e respiratórias o mais próximo possível da ideal. Não sendo possível, deve-se ressuscitar o paciente e lançar mão do uso drogas vasoativas sobre o sistema porta.

Análogos da somatostatina e terlipressina

A administração precoce de terapia farmacológica tem sido descrita como útil na parada temporária de sangramento, em facilitar a execução do exame endoscópico e em reduzir o índice de falha de tratamento.

Esse uso é particularmente importante nos hospitais que não dispõem de endoscopia de emergência, e o benefício nessa situação tem sido descrito com o uso das seguintes medicações:

- Terlipressina.
- Somatostatina.
- Vapreotide.

A evidência da literatura favorece a terlipressina, que em um estudo foi associada à diminuição de mortalidade, o que não ocorreu com as outras medicações. Portanto, a terlipressina é recomendada nos casos em que o exame endoscópico pode demorar a ser realizado. A comparação dessa medicação com octreotide, entretanto, não mostrou superioridade da terlipressina.

A terlipressina é um análogo sintético da vasopressina com menores efeitos colaterais, uma meia-vida maior que a da vasopressina e que pode ser administrado em *bolus* de 4/4 h, na dose de 2 a 4 mg EV seguida de 1 a 2 mg a cada quatro horas. Tem como vantagem sobre os análogos da somatostatina a possibilidade de ser usada de forma intermitente.

A somatostatina tem se mostrado superior à vasopressina e comparável à terlipressina, tamponamento por balão e escleroterapia no controle da hemorragia varicosa aguda.

A somatostatina e seus análogos – octreotide e vapreotide – causam vasoconstrição esplâncnica. Embora se considere que esse efeito seja causado pela inibição de peptídeos vasodilatadores (principalmente glucagon), estudos recentes em humanos sugerem que o octreotide tem um efeito vasoconstritor local.

A somatostatina é bem tolerada e possui poucos efeitos colaterais; pode ser mantida por até cinco dias e é administrada na dose inicial de 250 μg e seguida por uma infusão contínua de 250 a 500 μg/h.

O octreotide, análogo da somatostatina, foi comparado com placebo, glipressina, vasopressina e escleroterapia. Esses estudos mostraram que ele foi mais efetivo que a vasopressina, mas equivalente aos outros tratamentos. É usado em dose de 50 μg em *bolus*, seguidos de 50 μg EV a cada hora em bomba de infusão contínua.

Balão esofágico

O balão de Sengstaken-Blakemore tem ainda grande serventia no tratamento desses pacientes, pois funciona com o dedo do cirurgião que estanca o sangramento varicoso. Uma vez que o paciente esteja em regime de UTI, tenha recebido farmacoterapia e continue sangrando apesar da terapêutica endoscópica, deve-se aplicar o balão de Sengstaken-Blakemore para estancar a hemorragia. Seu uso deve ser restrito, pois não é isento de complicações, principalmente a pneumonia aspirativa e a necrose de asa de nariz. Advoga-se o uso de balão por 6 a 12 horas , com intuito de melhorar as condições hemodinâmicas, respiratórias, favorecer a melhora da função hepática e permitir nova endoscopia para controle do sangramento.

Shunt intra-hepático

A recidiva do sangramento varicoso, apesar da realização da esclerose, significa falha no tratamento endoscópico e obriga postura terapêutica mais agressiva: *shunt* intra-hepático portossistêmico (TIPS), procedimento realizado com radiologia intervencionista, com prótese, comunicando o sistema porta ao sistema veia cava inferior.

Este procedimento, embora pareça resolver a hipertensão portal, tem mortalidade superior a 50% se realizado em paciente hepatopata, Child C em regime de urgência. Como se não bastasse, tem probabilidade de ocorrer sua obstrução em 30% dos casos em seguimento de 6 meses e a encefalopatia pode acompanhar 1/3 dos pacientes ao longo de sua evolução.

O TIPS obriga a presença de radiologista intervencionista, assim como pessoal e material especializados no hospital, fatos estes muitas vezes não possíveis. Quando é impossível a realização do TIPS, impõe-se a realização de *shunt* portossistêmico cirúrgico, sempre em regime semi-eletivo, ou seja, utiliza-se o balão de Sengstaken-Blakemore para estancar sangramento, melhora das condições gerais em UTI e realização de anastomose porto-cava com *shunt* aramado PTFE 10 mm. A mortalidade cirúrgica na urgência é de 70%. A realização deste procedimento de forma semi-eletiva diminui a mortalidade para menos de 30%.

Transplante hepático

A única forma de tratamento definitivo destes pacientes é o transplante de fígado. Se por ocasião da HDA por varizes de esôfago o paciente já se encontrar em lista de espera para transplante de órgãos e a esclerose endoscópica não conseguir controlar o sangramento, o tratamento de escolha deve ser o TIPS, sem dúvida por não macular a cavidade abdominal e permitir a realização de transplante hepático sem aderências e sem hipertensão portal.

A possibilidade de realização do transplante de fígado deve estar sempre no arsenal terapêutico do médico que assiste o portador de sangramento de varizes de esôfago, pois se num primeiro momento não há insuficiência hepática associada a HDA, esta poderá se desenvolver na evolução clínica do caso, resolvendo-se só com a troca do fígado.

Profilaxia de peritonite bacteriana espontânea

Infecções bacterianas complicam a evolução de doentes com sangramento varicoso em 35 a 66% dos casos, em especial na forma de peritonite bacteriana espontânea. A sua profilaxia é recomendada em todos os pacientes.

A norfloxacina 400 mg duas vezes ao dia por sete dias é o antibiótico de escolha. Na impossibilidade da via enteral, considerar o uso parenteral de quinolonas (ciprofloxacina) ou cefalosporinas de terceira geração.

Particularidades da esquistossomose

Em nosso meio, é muito comum a presença de varizes de esôfago secundárias à esquistossomose hepatoesplênica. Esta doença costuma preservar a função hepática acometendo pacientes jovens. O tratamento inicial é semelhante a qualquer outro portador de VE, entretanto, se o seu controle não for possível pela esclerose endoscópica ou pelo balão de Sengstaken, deve-se ponderar o tratamento cirúrgico: desconexão ázigo-portal e esplenectomia. Esta forma de tratamento age sobre o hiperfluxo esplênico, impedindo a comunicação do sistema porta ao sistema veia cava superior pelas varizes de esôfago, propiciando escleroterapia endoscópica das varizes no pós-operatório de forma mais adequada. A erradicação das varizes de esôfago costuma ocorrer após a 8ª sessão de esclerose, em média. Ao nosso ver, o 1º episódio de sangramento de VE na esquistossomose hepatoesplênica indica o tratamento cirúrgico. Desta forma, impede-se novos sangramentos, erradica-se mais facilmente com esclerose pós-operatória as VE e não se deriva o fluxo portal, motivo de cirrotização do fígado e piora da sua função a longo prazo.

Após sangramento por varizes de esôfago, sugere-se alta após 72 h.

No pronto-socorro do HC-FMUSP, em levantamento não publicado, de janeiro de 1998 a dezembro de 2002, 504 pacientes foram atendidos com hemorragia varicosa de esôfago com mortalidade de 11%. Cinqüenta por cento destes óbitos ocorreram nos primeiros três dias de internação. A mortalidade hospitalar superior a três dias deu-se em conseqüência de insuficiência hepática, secundária ou não a tratamento cirúrgico instituído.

Profilaxia secundária da HDA varicosa

A taxa de recorrência de sangramento, em dois anos, chega a 80%, tornando a prevenção do ressangramento indispensável.

Comparada com a escleroterapia, a ligadura elástica apresenta menor taxa de complicações (estenose esofágica), menor taxa de ressangramento e necessidade de um número menor de sessões para promover obliteração da variz; e dessa forma, foi considerada isoladamente o método de escolha para terapia endoscópica na prevenção de ressangramento varicoso.

A combinação de β-bloqueador e ligadura deve ser considerada em doentes que apresentaram sangramento na vigência de um dos métodos isoladamente.

Um estudo comparou a combinação de β-bloqueador e nitrato combinados com a ligadura, com ligeira vantagem para a terapia farmacológica; porém, esse resultado não foi confirmado em um segundo estudo com vantagem para a ligadura e um terceiro sem diferença. O consenso da American Gastroenterology Association não traz opinião definitiva quanto à terapia de escolha entre a combinação farmacológica e ligadura.

O *shunt* cirúrgico e o TIPS devem ser considerados na vigência de ressangramento em doente com terapia combinada. O *shunt* cirúrgico deve ser preferido nos doentes que não são candidatos a transplante hepático, é muito efetivo na prevenção de ressangramento, mas se associa com aumento importante do risco de encefalopatia portossistêmica e não tem efeito na mortalidade. O TIPS é mais efetivo que a terapia endoscópica para a prevenção de ressangramento varicoso, associa-se com maior incidência de encefalopatia hepática e não promove benefício nas taxas de sobrevida. O TIPS deve ser usado com cautela em pacientes com doença hepática avançada e é mais bem utilizado como ponte para o transplante hepático.

LEITURA ADICIONAL

1. Van Leerdam ME, Vreeburg EM, Rauws EA. Acute upper GI bleeding: Did anything change? Time trend analysis of incidence and outcome of acute upper GI bleeding between 1993/1994 and 2000. Am J Gastroenterol 2003; 98: 1494-9.
2. Barkun A, Bardou M, Marshall JK. Consensus recommendations for managing patients with non variceal upper gastrointestinal bleeding. Annals of Internal Med 2003; 139(10): 843-57.
3. Lau JYW, Sung IJY, Lee KKC, et al. Effect of intravenous omeprazole on recurrent bleeding after endoscopic treatment of bleeding peptic ulcer. New Eng J Med 2000; 343(5): 310-6.
4. Haltmann G, Honden CW. Management of peptic ulcer bleeding. The roles of proton grump inibitor and Helicobacter pilorii eradication. Aliment Pharmacol Ther 2004; 19(supl 1): c 6-70.
5. Lopez Vallejos P, Garcia Sanchez MV, Gonzalez Galilea A, et al. Failure of endoscopic therapy in upper gastrointestinal hemorrhage due to duodenal ulcers. Rev Esp Enferm Dig 2003; 95(10): 700-6.
6. Skok P, Krizman I, Skok M. Argon plasma coagulation versus injection sclerotherapy in peptic ulcer hemorrhage – a prospective controlled study. Hepatogastroenterology 2004; 51(55): 165-70.
7. Rosemugy AS, Zervos EE, Bloonston M, Darkin AJ, Clarck WC, Goff S. Post shunt resource consumption fewors small – diameter prosthetic H graft porto caval shunt over TIPS for patients with poor hepatic reserve. Ann Surg 2003; 237(6): 820-5.
8. Maluf Filho F, Sakai P, Ishioka S, Matuguma SE. Endoscopic sclerosis versus cyansoacrylate endoscopic injection for the first episode of variceal bleeding: a perspective, controlled, and randomized study in Child - Pugh class C patients. Endoscopy 2001; 33(5): 421-7.
9. Strauss E, Sakai P, Gayotto LC, Cardoso RA, Forster S, Raia S. Size of gastroesophageal varices: its behavior after surgical treatment of portal hypertension. Rev Hosp Clin Fac Med São Paulo 1999; 54(6): 193-8.
10. Bruha R, Marecek Z, Spicak J, Hulek P, et al. Double-blind randomized, comparative multicenter study of the effect of Terlypressin in the treatment of acute esophageal variceal and or hypertensive gastropathy bleeding. Hepatogastroenterology 2002; 49(46): 1161-6.
11. Vargas H, Rakela J. Liver transplantation for variceal hemorrhage. Gastrointest Endosc Clin N Am 1999; 49(2): 347-53.
12. Burrel M, Llovet JM, Ayuso C, Iglesias C, Sala M, Miguel R, Caralt T, Ayuso JR, Sole M, Sanchez M, Bru C, Bruix J. MRI angiography is superior to helical CT for detection of HCC prior to liver transplantation: an explant correlation. Hepatology 2003; 38(4): 1034-42.
13. Laine L. Gastrointestinal bleeding. In: Harrison's principles of internal medicine. 16. ed. McGraw-Hill; 2005. p.235-8.
14. Erdman C.H, Mensching JJ. Gastrointestinal bleeding. In: Current emergency diagnosis & treatment. Stone CK, Humphries RL (editores). McGraw-Hill; 2004. p.383-95.
15. Overton DT. Gastrointestinal bleeding. In: Tintinalli JE, Kelen GD, Stapczynsji JS. Emergency Medicine – American College of Emergency Physicians. 6. ed. McGraw-Hill; 2004. p.505-8.
16. Green BT, Rockey DC, Portwood G, et al. Urgent colonoscopy for evaluation and management of acute lower gastrointestinal hemorrhage: a randomized controlled trial. Am J Gastroenterol 2005; 100: 2395.

Algoritmo 162.1 – Hemorragia digestiva alta

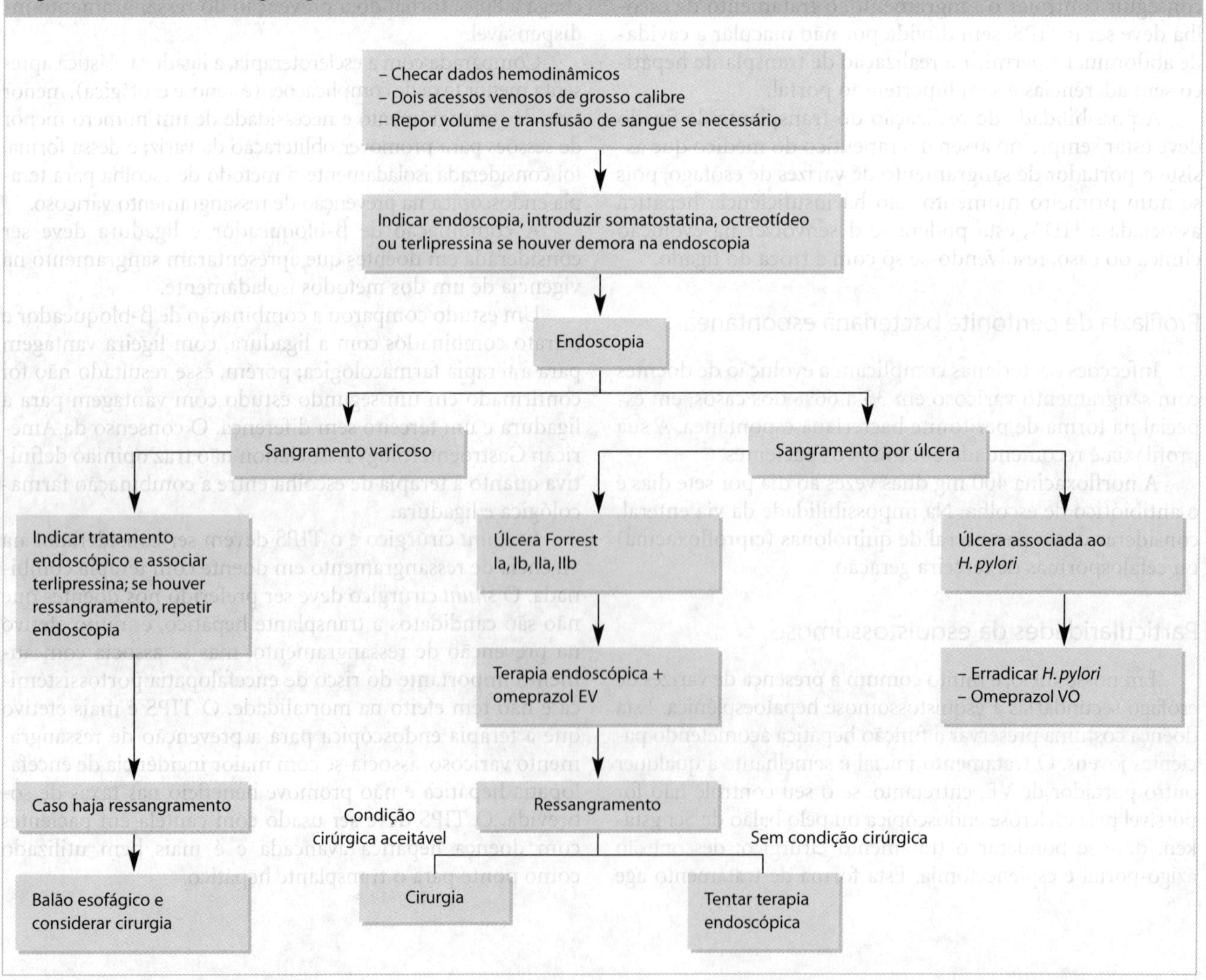

Algoritmo 162.2 – HDA ulcerosa

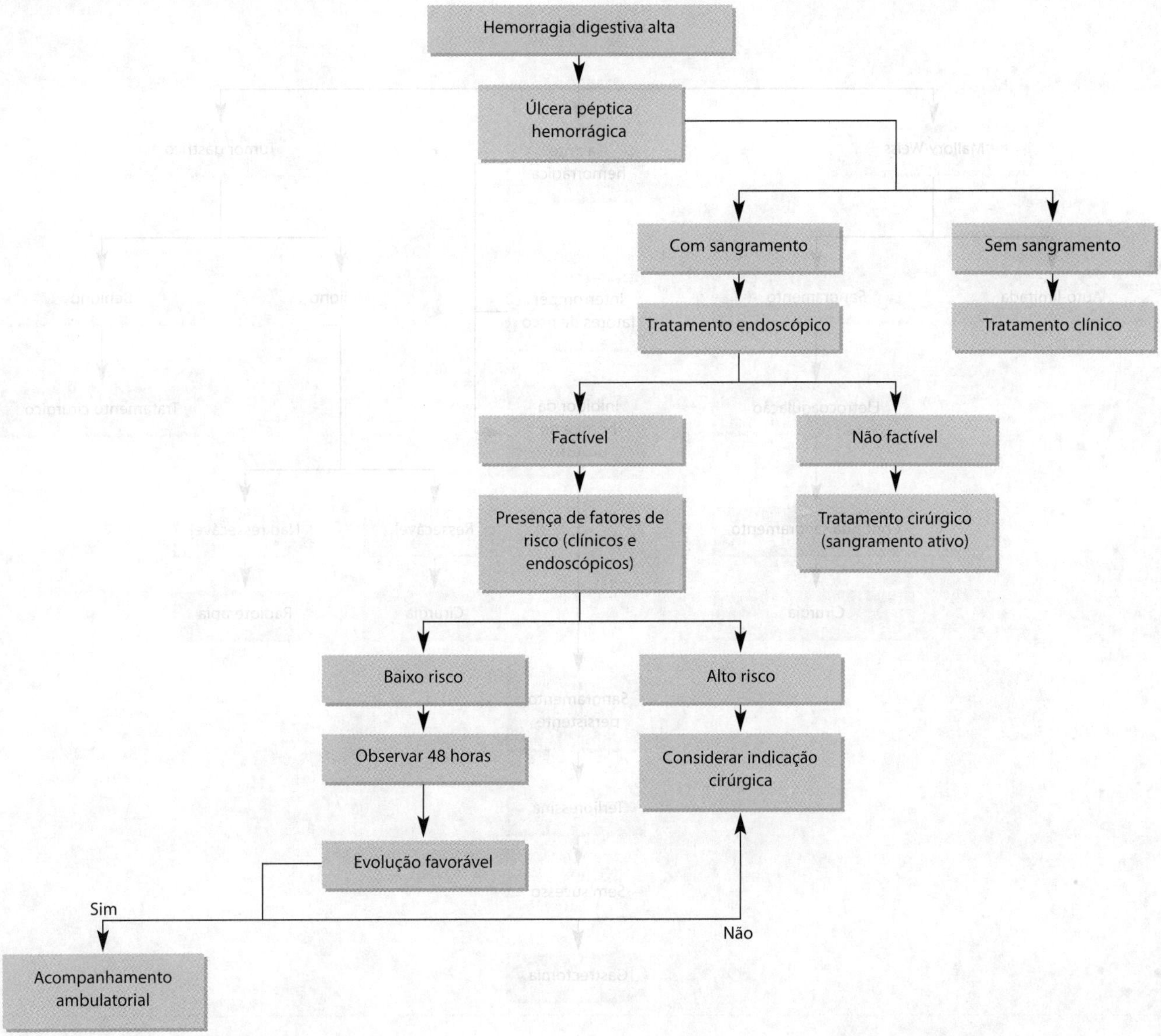

Algoritmo 162.3 – Outras causas da HDA

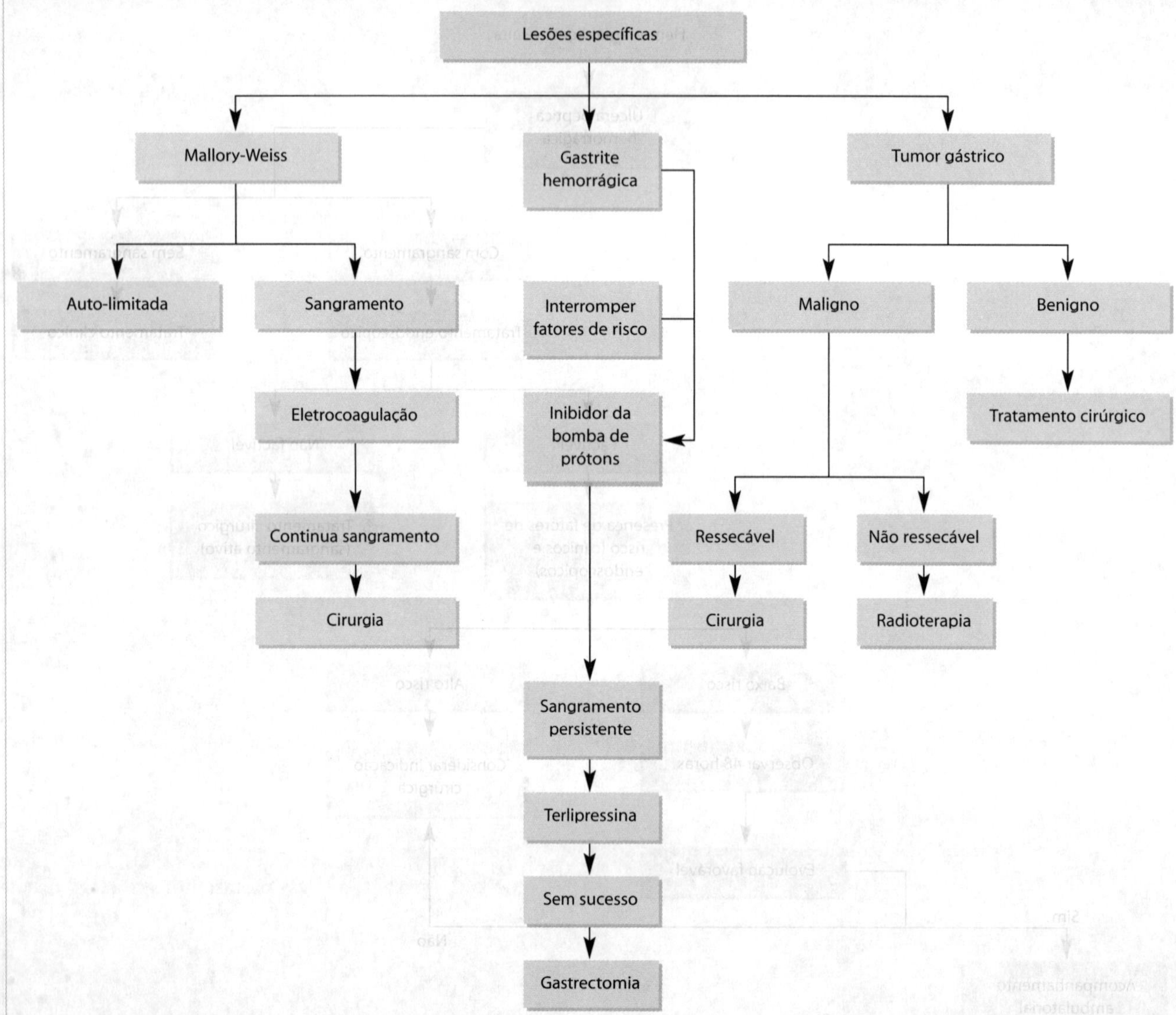

Hemorragia Digestiva Baixa

CAPÍTULO 163

Alberto Bitran
Herlon Saraiva Martins
Ranniere de Almeida Lopes

TÓPICOS IMPORTANTES

- Pacientes com HDA podem se apresentar com sangramento retal vivo. Isso explica 10% de todas as causas de enterorragia.
- As principais causas de HDB variam com a idade, gravidade do sangramento e o sítio anatômico. Em adultos as causas mais freqüentes de HDB volumosas são: doença diverticular, angiodisplasias e neoplasias.
- A história e o exame físico podem sugerir a etiologia da HDB, mas com baixa acurácia.
- A prioridade inicial no PS é a estabilização clínica; dois acessos de grosso calibre, reposição volêmica, coleta de exames gerais e tipagem sangüínea.
- Caso esteja disponível, o melhor método inicial, tanto para diagnóstico quanto para tratamento, é a colonoscopia.
- A cintilografia pode evitar angiografias desnecessárias.
- A angiografia é uma opção à colonoscopia, mas é invasiva e disponível em poucos centros.
- Apesar de todos os recentes avanços que melhoraram o manejo endoscópico, radiológico e cirúrgico nos pacientes com HDB, as decisões diagnósticas e terapêuticas são ainda freqüentemente baseadas na experiência e preferência local. No nosso meio, o principal fator continua sendo a disponibilidade de tais instrumentos.

INTRODUÇÃO E DEFINIÇÕES

A hemorragia digestiva baixa (HDB) é definida como sangramento intraluminal distal ao ligamento de Treitz (ponto onde termina o duodeno e começa o jejuno). A HDB aguda é definida arbitrariamente como sangramento ocorrido nos últimos 3 dias. Apenas a forma aguda apresenta interesse na emergência e, portanto, somente esta forma de HDB será abordada no presente capítulo. A literatura médica apresenta poucas evidências de alta qualidade para guiar o manejo diagnóstico e terapêutico na HDB. Os procedimentos endoscópicos, radiológicos e cirúrgicos geralmente refletem a experiência local e a disponibilidade nos serviços. Os estudos mais recentes sobre colonoscopia demonstram manejo altamente efetivo neste quadro clínico. Os trabalhos com angiografia sugerem este como o adequado manejo inicial, especialmente se for precedido por cintilografia que, por sua vez, demonstrou sangramento ativo. Alguns trabalhos suportam a eficácia da ressecção segmentar no sangramento persistente após localização por angiografia ou colonoscopia e a alta taxa de recorrência de ressecção segmentar às cegas ou baseadas na localização por cintilografia. Com o crescente aumento do acesso à terapêutica endoscópica de urgência no manejo da HDA aguda, a colonoscopia diagnóstica e terapêutica tem demonstrado ter um papel cada vez maior na HDB aguda.

A HDB pode se manifestar de várias formas:

- Sangramento oculto: não há mudança na cor das fezes; detectado pela pesquisa de sangue oculto nas fezes.
- Melena: fezes de coloração preta, pastosas e com odor fétido; resulta de hemorragia digestiva alta ou do intestino delgado, embora possa ocorrer em sangramentos do cólon direito, se a motilidade é lenta.
- Fezes de cor marrom: resultantes da mistura de fezes de coloração normal com fezes pretas; indicam HDB usualmente do cólon direito.
- Enterorragia ou hematoquezia: é definida como a passagem de sangue vermelho-vivo pelo reto, com ou sem fezes. Pode traduzir hemorragia digestiva alta volumosa ou do intestino delgado, com trânsito intestinal rápido. Sangue vermelho-vivo sujando o papel higiênico ou misturado com as fezes ocorre em 2 a 5% dos indivíduos aparentemente saudáveis. Destes, 10% têm um câncer e 30% têm pólipos neoplásicos (adenomas).

Em relação ao volume do sangramento agudo, as apresentações da HDB podem ser:

- Sangramento moderado: HDB aguda sem instabilidade hemodinâmica, usualmente não necessita de transfusão sangüínea. Compreende a maioria dos casos de sangramento agudo, e é caracterizado por parada espontânea ou lento sangramento por período curto. Muitos destes pacientes não chegam a procurar serviços de emergência.
- Sangramento maciço ou intenso: HDB aguda com instabilidade hemodinâmica, com perda usual de mais de 15% da volemia, necessitando de transfusão sangüínea. A grande maioria dos pacientes acaba sendo encaminhada para departamentos de emergência.

ETIOLOGIA E FISIOPATOLOGIA

A taxa de mortalidade da HDB maciça é de 10 a 15%. Tais números refletem a idade avançada destes pacientes, as comorbidades associadas e a dificuldade de manejar o sangramento nestes segmentos do TGI. A idade média varia de 63 a 77 anos, com incidência aumentando em mais de 200 vezes dos 20 aos 80 anos. A incidência de HDB aumenta com a idade devido aos processos degenerativos responsáveis por sangramentos (angiodisplasias, divertículos, neoplasias e colites isquêmicas). O intestino grosso é responsável pela imensa maioria dos casos que chegam aos serviços de emergência. A origem da HDB nos cólons ocorre em torno de 95% dos casos.

As HDA são muito mais freqüentes, sendo responsáveis por 85% dos casos de sangramento digestivo. Nessa situação, o manejo diagnóstico e terapêutico está muito melhor definido que nas HDB. A causa e a localização precisa de HDB são mais difíceis de serem determinadas e tratadas. Acrescenta-se a isto o fato de que o sangramento é freqüentemente intermitente e, em mais de 1/3 dos casos, múltiplas lesões potencialmente hemorrágicas são encontradas. Assim como a HDA, a HDB tende a ceder espontaneamente (80 a 85% dos casos). O sangramento ativo baixo geralmente é menos severo que na HDA. As etiologias de acordo com a faixa etária, com a gravidade e com a localização anatômica estão descritas nas Tabelas 163.I, 163.II e 163.III, respectivamente.

Entre as principais causas de HDB volumosas, e que mais freqüentemente levam os pacientes a procurarem assistência médica imediata, destacam-se: divertículos, anormalidades vasculares (angiodisplasias), neoplasias (benignas e malignas), doença inflamatória intestinal (doença de Crohn e recolite ulcerativa), colite isquêmica e colite infecciosa.

A doença diverticular dos cólons é a causa mais comum de HDB. Em torno de 3 a 5% dos pacientes com tais alterações degenerativas apresentam ruptura dos vasos intramurais, com conseqüente sangramento. Após o primeiro episódio, a taxa de recorrência é de 10% em 1 ano e de 25% em 4 anos. Embora os divertículos sejam mais freqüentes no hemicólon esquerdo, os do lado direito têm maior propensão para sangrar e com maior intensidade. Em torno de 90% dos episódios cessam espontaneamente. Raramente o sangramento ocorre em casos de diverticulite.

As angiodisplasias podem ocorrem em todo o TGI. O local mais afetado é o cólon direito. Em torno de 50% das angiodisplasias situam-se no ceco e no cólon ascendente. Na maioria dos pacientes, mais de uma angiodisplasia está presente. O uso de soluções narcóticas para sedação e analgesia diminui a sensibilidade da colonoscopia para detectar tais lesões, devido à diminuição transitória do fluxo sangüíneo mucoso. A sua incidência aumenta com a idade, indicando ser um processo degenerativo.

Tabela 163.II – Causas de HDB grave

Causas	Incidência e variação entre os estudos
Diverticulose	42 a 47%
Angiodisplasia	3 a 12%
Neoplasia de cólon e reto	9 a 10%
Colite isquêmica	9%
Hemorróidas	3 a 5%
Hemorragia pós-polipectomia	4 a 6%
Retocolite ulcerativa ou doença de Crohn	2 a 4%
Colite actínica	2%
Outras causas	10%
Indeterminadas	17 a 19%

Tabela 163.III – Causas de HDB de acordo com a localização anatômica

Cólon e reto	Intestino delgado
Doença diverticular	Malformações arteriovenosas (70 a 80% dos casos)
Angiodisplasias	Divertículo de Meckel
Neoplasias	Divertículos
Doenças inflamatórias	Neoplasias
Hemorróidas	Enterite regional (doença inflamatória)
Enterites infecciosas	Úlceras
Úlceras	Fístula aortoentérica
Colite actínica e fissuras	

ACHADOS CLÍNICOS

Nos pacientes com HDB maciça, a prioridade inicial deve ser a estabilidade hemodinâmica do paciente: aferir sinais vitais e corrigir imediatamente alterações que possam acarretar risco de morte do paciente. É importante lembrar que pacientes jovens e sem comorbidades graves podem ter sangramentos maciços sem ter repercussões hemodinâmicas mensuráveis clinicamente. Por outro lado, idosos e pacientes com graves patologias de base (pneumopatias, car-

Tabela 163.I – Principais causas de HDB de acordo com a idade

< de 12 anos	Adolescentes	Adultos	> de 60 anos
Divertículo de Meckel	Divertículo de Meckel	Doença diverticular dos cólons	Doença diverticular dos cólons
Pólipos juvenis	Doença inflamatória intestinal	Doença inflamatória intestinal	Angiodisplasias
Doença inflamatória intestinal	Pólipos juvenis	Neoplasias	Neoplasias

diopatias, dentre outras) podem ter alterações hemodinâmicas precoces e intensas, mesmo com volumes relativamente pequenos de perda sangüínea. Felizmente, o sangramento tende a ser menos intenso que na HDA, e a chance de cessar espontaneamente é alta, embora as recorrências sejam mais freqüentes. Tal fato reafirma a necessidade da adequada investigação, que orientará a melhor terapêutica a ser realizada. Na HDB moderada, usualmente não é necessária a hemotransfusão nem a EDA. O manejo ideal é o preparo do cólon e a realização de colonoscopia. O achado de lesão anorretal não afasta a possibilidade de sangramento mais proximal, a não ser que se observe uma fonte com sangramento ativo, como hemorróidas externas, vista durante a inspeção anal. Na maioria das situações, a colonoscopia é necessária.

Além da alteração dos sinais vitais, outros critérios utilizados para definir sangramento maciço são:

- Queda do hematócrito acima de 8 pontos em relação ao nível de base após o volume de ressuscitação.
- Necessidade de transfusão de mais de 2 bolsas de sangue.

Pacientes com HDB lenta, de pequeno volume e que cessa espontaneamente podem ser avaliados eletivamente (ambulatório). Tais manifestações clínicas, assim como o sangue oculto positivo nas fezes, não serão abordadas no presente capítulo. Os casos de HDB grave devem ser hospitalizados para ressuscitação, diagnóstico e tratamento.

Constipação crônica associa-se freqüentemente a hemorróidas e doença diverticular do cólon. A suspeita de HDB por doença diverticular deve sempre ser questionada, uma vez que esta condição é responsável por mais de 40% dos casos de sangramento. Pacientes submetidos previamente a colonoscopias ou enema opaco, com diagnóstico prévio de divertículos, aumentam a suspeita da etiologia. A grande maioria dos casos é autolimitada, mas freqüentemente recorrente. A terapêutica é importante, pois estudos têm demonstrado grande diminuição da taxa de recorrência com tratamento endoscópico.

As angiodisplasias estão associadas com várias doenças sistêmicas, como insuficiência renal crônica, estenose aórtica, doenças vasculares do colágeno, doença de von Willebrand, DPOC e cirrose.

Antecedentes de uso de aspirina, antiinflamatórios não-hormonais ou anticoagulantes devem levantar a suspeita de HDA por doença ulcerosa péptica ou lesões agudas da mucosa gastroduodenal, embora estudos recentes tenham mostrado forte associação dessas drogas com HDB, em particular com sangramento diverticular. Úlceras também podem ocorrer em intestino grosso e delgado devido ao uso de antiinflamatórios não-esteroidais (AINES). O uso recente de antibióticos (principalmente cefalosporinas e clindamicina) sugere colite associada a antibióticos.

As neoplasias colônicas benignas e malignas sempre devem ser lembradas nas faixas etárias mais elevadas, nas quais essas lesões são muito mais comuns. Costumam evoluir com sangramentos intermitentes e menos intensos. Entretanto, a apresentação do adenocarcinoma de cólon mais comum é a forma ulcerada (Borrmann II), a qual pode cursar ocasionalmente com sangramentos volumosos. Mudança do hábito intestinal pode ser decorrente de carcinoma de cólon. Os carcinomas de cólon esquerdo costumam cursar com perda de peso evidente, dor abdominal e massa palpável à direita, alteração do hábito intestinal, com predomínio de aumento do número de evacuações, fezes pastosas, anemia ferropriva e sangramento com sangue marrom ou preto (melena). Quando ocorre no cólon esquerdo, a dor costuma ser mais intensa, a perda de peso mais discreta, a alteração do hábito mais para constipação, as fezes apresentam-se em fita, ocasionalmente intercalada com fezes pastosas. A presença de sangue vermelho-vivo recobrindo as fezes é uma característica das lesões anorretais.

As doenças inflamatórias intestinais acometem principalmente adolescentes e adultos jovens. A RCUI costuma apresentar-se com diarréia, freqüentemente associada a sangramentos que, por vezes, são intensos. O sangramento em pacientes com doença de Crohn é menos freqüente e de menor intensidade, embora esta etiologia não possa ser afastada, mesmo em quadros de hemorragias maciças. Outros quadros inflamatórios infecciosos do TGI também podem cursar com sangramento digestivo.

Um paciente com história de doença vascular ou relação temporal de sangramento retal precedido de instabilidade hemodinâmica deve levantar a possibilidade de colite isquêmica aguda. A colite isquêmica tende a ser contínua, com mucosa friável, lembrando a RCUI, mas poupando o reto. Cardiopatias que cursam com quadros tromboembólicos devem ser investigadas. As vasculites são causas raras, mas podem cursar com lesões ulceradas, erosões, friabilidade e conseqüente sangramento.

Pacientes com uso crônico de álcool, história de hepatite, epidemiologia para esquistossomose, estigmas de insuficiência hepática e hipertensão portal devem levantar suspeita de HDA, mais freqüentemente oriunda de varizes esofagogástricas ou, mais raramente, de HDB por varizes retais ou colopatia esquistossomótica.

Colite actínica deve ser suspeitada em paciente com câncer pélvico submetido à radiação. Esta colite costuma ocorrer em média após 9 a 15 meses da radioterapia, mas pode vir a ocorrer até 4 anos após o tratamento. A terapia de radiação induz a mudanças inflamatórias na parede do intestino que podem resultar em telangiectasias mucosas, as quais podem sangrar.

Antecedente de colonoscopia com polipectomia recente sugere diagnóstico de sangramento pós-polipectomia. Este sangramento pode ser precoce, visto imediatamente após a polipectomia, ou tardio, ocorrendo por volta de 15 dias após o procedimento, devido à queda da escarra no local da polipectomia.

Inspeção anal e toque retal

Podem fornecer importantes informações acerca de patologias anorretais. Sangue vermelho-vivo ao toque indica maior probabilidade de HDB oriunda do retossigmóide ou cólon esquerdo, e sangue coagulado indica origem em intestino delgado ou TGI mais alto (ocasionalmente no cólon direito, se houver trânsito intestinal lento).

O toque palpa aproximadamente 40% dos carcinomas de reto. Cerca de 25% dos carcinomas de intestino grosso são palpáveis ao toque. Lacerações, fissuras ou hemorróidas podem levar ao diagnóstico de HDB quando o sangramento ativo for diretamente visualizado. É importante lembrar que as hemorróidas geralmente não são palpáveis. São causas freqüentes de sangramento, costumam ser de pequeno volume e intermitentes, levando geralmente os pacientes a procurar ambulatórios, sendo bem menos freqüentes em departamentos de emergência.

Tabela 163.IV – História clínica e causa provável da HDB

História clínica	Etiologia provável da HDB
Uso de AINEs ou varfarina	Úlcera gastroduodenal e, raramente, úlcera de cólon
Doença vascular	Colite isquêmica
Enxerto aortofemoral	Fístula aortoentérica
Hepatopatia crônica	HDA por varizes esofagogástricas ou de cólon
Uso de antibióticos	Colite pseudomembranosa
Radioterapia prévia	Colite actínica
Constipação crônica	Doença diverticular, hemorróidas
Perda de peso, suboclusão ou alteração de hábito intestinal	Câncer de cólon
Polipectomia prévia	HDB pós-polipectomia
Fístula perineal	Doença de Crohn, câncer e diverticulite
Dor anal ou retal	Fissura, hemorróida, úlcera retal
Diarréia e febre	Colite infecciosa
Idade avançada	Doença diverticular, angiodisplasia e neoplasias
Crianças	Meckel e pólipos juvenis
Adolescentes	Meckel e doença intestinal inflamatória
Adultos	Doença diverticular, neoplasias e doença inflamatória intestinal
Ausência de dor abdominal	Angiodisplasia, divertículos
Púrpuras, petéquias	Henoch-Schonlein, plaquetopenias, vasculites, leucemias
Aids	Kaposi, citomegalovírus, fungos e micobactérias

EXAMES COMPLEMENTARES

Nas HDB maciças ou na presença de qualquer sinal de alteração hemodinâmica, os pacientes devem ser monitorados por dois acessos venosos calibrosos prontamente disponíveis, coleta imediata de exames complementares (hemograma, plaquetas, coagulação, função renal, hepática, eletrólitos, teste rápido para HIV etc.) e tipagem sangüínea.

O achado de sangue na lavagem gástrica aponta para hemorragia com origem acima do ligamento de Treitz. É importante lembrar que a ausência de sangue não afasta HDA, pois esta pode ser originada do duodeno. Entretanto, se houver líquido bilioso e sem sangue, torna-se muito improvável uma fonte de sangramento ativo alto. O uso de testes para a detecção de sangue oculto no aspirado não tem valor.

Endoscopia digestiva alta deve ser realizada de urgência quando há enterorragia com instabilidade hemodinâmica, melena, se houver sangue no aspirado gástrico ou se a história ou os achados clínicos são sugestivos de HDA. A lavagem gástrica é mais indicada quando a suspeita de HDA é de leve a moderada. Deve-se ter em mente que até 15% dos casos diagnosticados como HDB severa são, na realidade, HDA volumosa. O conceito do uso de solução fria para parar um possível sangramento deve ser abandonado, pois estudos já demonstraram que não há benefício em relação às soluções em temperatura ambiente.

Colonoscopia

Melhor método no pronto-socorro para diagnóstico e tratamento inicial das HDB. A avaliação de 13 estudos de HDB usando a colonoscopia como procedimento inicial mostrou um rendimento diagnóstico de 70 a 90%. A acurácia deste exame é muito influenciada pela perícia e experiência do endoscopista. Os melhores resultados são obtidos com a realização o mais precoce possível e após preparo do cólon. Este último foi um dos principais fatores que tornaram a colonoscopia o método de escolha para avaliação inicial da HDB, entretanto, o paciente deve estar hemodinamicamente estável antes do seu início. Usualmente, pode-se usar uma solução com 500 mL de manitol 20% e 500 mL de água, que devem ser ingeridos VO ou por SNG em 1 a 2 horas ("preparo expresso"). Esta etapa melhora a avaliação endoscópica. O conceito de que o preparo não devia ser realizado pois o sangue já teria um bom efeito catártico é errôneo. Vários estudos têm demonstrado que a colonoscopia precoce reduz o tempo de hospitalização e os custos, com eficácia diagnóstica de até 90% e terapêutica de 69%. O procedimento de urgência é definido como aquele realizado até 12 horas após o evento inicial, embora alguns autores acreditem que um alvo razoável seria até 24 horas.

Os achados positivos da colonoscopia são sangramento ativo, identificação de vaso visível, coágulo aderido a orifício diverticular ou sangue vivo localizado em um determinado segmento colônico.

O diagnóstico de sangramento do intestino delgado pode ser feito quando o sangue fresco é encontrado no íleo terminal ou passando pela válvula ileocecal, após ter sido afastada fonte de HDA.

Outra vantagem da colonoscopia é a possibilidade de tratar a causa do sangramento (Tabela 163.V).

Cintilografia e arteriografia

A cintilografia tem alta sensibilidade para mostrar sangramento ativo (71 a 98%), mesmo com fluxos tão baixos quanto 0,1 a 0,5 mL/min. Entretanto, tal procedimento não tem mostrado benefício na HDB quando usado como único método diagnóstico e tem baixa acurácia na localização precisa do sangramento. O método preferido de cintilografia é

Tabela 163.V – Vantagens e desvantagens da colonoscopia

Vantagens	Desvantagens
Diagnóstico em 70 a 90% das causas de HDB	Precisa estar disponível de urgência (poucos locais)
Possibilita um tratamento definitivo ou pode ajudar a localizar o sítio de ressecção cirúrgica	Endoscopista experiente
Lesões com sangramento maciço, mas intermitente, são mais freqüentemente diagnosticadas pela colonoscopia do que pela angiografia	Pode necessitar de 2 a 3 horas para preparo do cólon
	Risco do procedimento (perfuração) ou da sedação

o que utiliza hemácias marcadas com tecnécio (Tc99m), pois este permanece na corrente sangüínea por cerca de 24 horas, o que permite detectar sangramentos intermitentes. As imagens podem ser obtidas nas primeiras 2 horas, com intervalos de 30 minutos, e, em seguida, a depender do contexto clínico, a cada 4 ou 6 horas. As imagens em 30 minutos são importantes, sobretudo na vigência de sangramentos vultosos, em que a rapidez no diagnóstico de sangramento ativo e tratamento são de suma importância. Outro marcador é o tecnécio sulfúrico coloidal, cujo tempo de circulação na corrente sangüínea é de apenas 10 a 15 minutos. Este método é mais sensível, detectando sangramento ativo de até 0,1 mL/min, mas sua única utilidade é na identificação de sangramento ativo no momento da sua infusão.

As principais vantagens da cintilografia são sua alta sensibilidade para detectar sangramentos ativos ou intermitentes e a capacidade de evitar o procedimento invasivo da angiografia em pacientes cujo sangramento já cessou espontaneamente, o que pode ocorrer em 80% dos casos (Tabela 163.VI). Em quadros de hemorragia maciça, que são as formas mais graves, a cintilografia não tem indicação, pois retarda outros métodos diagnósticos e terapêuticos (colonoscopia, angiografia ou cirurgia). A cintilografia é apropriada para pacientes jovens com suspeita de sangramento por divertículo de Meckel.

A angiografia realizada após uma cintilografia positiva determina com maior precisão o sítio de sangramento e possibilita a realização de embolização ou orienta uma melhor abordagem cirúrgica. A angiografia consegue determinar sangramento ativo se a taxa de sangramento for maior que 0,5 a 1 mL/min. É realizada com a colocação do cateter arterial por via transfemural. Avalia-se primeiro a artéria mesentérica superior, pois esta supre o ceco e o cólon ascendente, onde se localiza a maioria das angiodisplasias e os divertículos com maior propensão para sangrar (50 a 80% dos sangramentos diverticulares originam-se em hemicólon direito). Posteriormente, cateteriza-se a artéria mesentérica inferior. Se nenhum sangramento é identificado, estuda-se o plexo celíaco.

Como é invasiva e não disponível na maioria dos hospitais, a angiografia mesentérica é usualmente reservada para pacientes em que a colonoscopia não foi efetiva para diagnosticar e/ou tratar, que persistem com sangramento ativo ou cuja localização precisa é crucial para o prognóstico do caso. A sensibilidade varia de 40 a 86%, com especificidade de até 100%. A taxa de complicações é de 2 a 9% e as mais freqüentes são: trombose arterial, embolização do cateter e insuficiência renal devido ao contraste (Tabela 163.VII). Dentre as desvantagens, destacam-se a disponibilidade em poucos serviços e a necessidade de transporte e manutenção

Tabela 163.VI – Vantagens e desvantagens da cintilografia

Vantagens	Desvantagens
Alta sensibilidade para sangramento ativo (0,1 a 0,5 mL/min)	Baixa sensibilidade para detectar com segurança o local do sangramento
Potencial para detectar sangramento intermitente (em um período de 24 horas)	Não tem potencial terapêutico
Procedimento seguro e pouco invasivo	Pode retardar o tratamento definitivo
Evita realização de arteriografia desnecessária por detectar pacientes que não estão sangrando ativamente	

Tabela 163.VII – Vantagens e desvantagens da arteriografia

Vantagens	Desvantagens
Localização do sítio de sangramento	Necessita de médico experiente com o procedimento
Sensível para sangramento ativo (> 0,5 mL/min)	Riscos inerentes ao contraste
Potencial terapêutico (embolização, vasopressina)	Complicações em 2% a 5% dos pacientes: trombose vascular, embolização de cateter, hematomas
Método padrão-ouro para detectar angiodisplasias	É um exame invasivo

de um paciente potencialmente instável no setor de arteriografia, onde a monitoração nem sempre é possível.

Outros exames

O enema baritado tem baixo rendimento para diagnóstico e localização de lesões sangrantes, sendo raramente usado na avaliação de HDB aguda. De fato, deve-se evitá-lo, pois o contraste usado pode interferir na realização da colonoscopia ou arteriografia, se indicados.

A enteroscopia também tem papel limitado no PS. Pode-se indicá-la nos raros pacientes que persistem com sangramento ativo após excluir-se a fonte no intestino grosso, no trato digestivo alto e na região anorretal. A enteroscopia pode ser realizada por introdução do aparelho por via oral em paciente sedado ou durante procedimento cirúrgico. Neste último, o cirurgião conduz o enteroscópio ao longo do intestino delgado. Uma das vantagens é que possibilita avaliar todo o intestino delgado. As angiodisplasias são responsáveis por 70 a 80% dos episódios de hemorragia do delgado. Métodos mais recentes para avaliação são a cápsula endoscópica (sensibilidade de 55 a 65%) e a enteroscopia com duplo balão, a qual possibilita a visualização de todo o delgado, com indicação diagnóstica e terapêutica. Estes exames geralmente não são utilizados na emergência, pois o intestino delgado é responsável por apenas 0,7 a 9% dos casos de enterorragias severas e por serem disponíveis em poucos centros hospitalares.

DIAGNÓSTICO DIFERENCIAL

- Substâncias que podem alterar a cor das fezes: sulfato ferroso, bismuto, beterraba etc.
- Hemorragia digestiva alta (HDA): inúmeras causas de HDA podem manifestar-se apenas com sangramento retal e podem ser confundidas com HDB. Cerca de 10 a 15% dos casos de hemorragias digestivas graves, manifestados por sangramento retal, são de fonte alta (Tabela 163.VIII). Entretanto, os pacientes com hemorragia digestiva alta usualmente apresentam sinais (hematêmese, vômitos), sintomas (dor epigástrica) ou história clínica que apontem para a origem acima do ligamento de Treitz.

Tabela 163.VIII – Causas de HDA que podem simular uma HDB
Úlcera péptica gastroduodenal
Varizes de esôfago, estômago ou duodeno
Síndrome de Mallory-Weiss (laceração da junção esofagogástrica)
Gastrite hemorrágica grave
Neoplasias avançadas
Fístula aortoentérica

TRATAMENTO

As medidas de ressuscitação devem ser iniciadas em qualquer paciente com sangramento ativo, sobretudo se o paciente apresenta sinais ou sintomas de instabilidade hemodinâmica.

As medidas em pacientes com instabilidade devem ser rápidas e vigorosas: a inserção de cateteres de grosso calibre em veias periféricas, usualmente as antecubitais, com infusão rápida de solução cristalóide e uma medida prioritária.

Outros critérios utilizados para avaliar a gravidade do sangramento, além da instabilidade hemodinâmica diagnosticada por alterações na FC e PA, são: alteração do nível de consciência, palidez cutaneomucosa, fadiga, taquipnéia, lipotimia, síncope e queda do hematócrito. No entanto, nas hemorragias maciças, a diminuição do hematócrito perde muito seu valor, pois seu nível reflete mais acuradamente o grau de sangramento após 24 horas. Além disso, muitos destes pacientes devem receber transfusão e infusão de cristalóides, impossibilitando a reprodutibilidade deste parâmetro. Seu maior valor é quando a primeira medida já está muito baixa. Deve-se notar que, na vigência de VCM baixo, a anemia pode ser por sangramento crônico. A agressividade da avaliação diagnóstica e das medidas terapêuticas depende do volume do sangramento e da persistência ou não de sangramento ativo (em 80% dos casos, a HDB cessa espontaneamente). As coagulopatias por doenças de base (INR > 1,5) ou pelo uso de anticoagulantes devem ser revertidas por plasma fresco congelado. As plaquetas devem ser transfundidas para manter níveis acima de 50.000/μL. Entretanto, deve-se ressaltar que estas últimas recomendações são baseadas em opinião de especialistas.

A necessidade de transfusões sangüíneas é determinada pela idade do paciente, por estimativas clínicas e laboratoriais da intensidade do sangramento, e pela presença de comorbidades, como a doença arterial coronariana.

Conforme descrito anteriormente, a colonoscopia e a arteriografia podem ser indicadas para diagnóstico da causa da HDB, mas também para tratamento. O tratamento do sangramento diverticular por colonoscopia pode ser feito com injeção de adrenalina diluída, eletrocoagulação bipolar

Tabela 163.IX – Estimativa clínica da intensidade de hemorragia

Intensidade do sangramento	Freqüência cardíaca	Pressão arterial
	Mudança do decúbito para ortostase	
Leve (< 1.000 mL)	↑ 20 bpm*	↓ 10 a 20 mmHg*
Moderado (1.000 a 2.000 mL)	> 100 bpm	< 100 mmHg
Intenso (> 2.000 mL)	> 120 bpm	< 90 mmHg

* Comparado com o repouso.

ou ambos. Um estudo com alto grau de evidência não mostrou nenhuma recorrência de sangramento nos tratados, contra 53% nos não-tratados, ao longo de 30 meses de acompanhamento. As angiodisplasias colônicas podem ser tratadas com *heater probe* ou plasma de argônio. Inúmeros outros tratamentos endoscópicos podem ser realizados, nas mais diversas situações de HDB: eletrocoagulação, soluções esclerosantes, soluções com adrenalina, *laser*, *heater probe*, ligaduras elásticas, clipes metálicos, dentre outros.

A angiografia pode ser usada para tratamento de sangramento ativo por meio da cateterização seletiva para infusão de vasopressina ou terlipressina ou superseletiva para embolização com gelfoam, molas espirais ou partículas de álcool com polivinil. Os métodos de infusão controlam até 91% dos sangramentos, mas a taxa de recorrência é de 50%. Os métodos de embolização superseletiva com molas ou gelfoam cessam o sangramento em 44 a 91% dos casos, sem maiores complicações isquêmicas. São menos efetivas para angiodisplasias, pois o ressangramento afeta 7 a 40% dos pacientes. A embolização proximal ou seletiva não deve ser mais utilizada, devido à alta taxa de infarto intestinal (13 a 33%).

Cirurgia

Apesar de todas as medidas terapêuticas com colonoscopia e/ou arteriografia, a cirurgia de emergência é necessária em 10 a 25% dos pacientes com HDB aguda. A mortalidade global nos pacientes submetidos à cirurgia de emergência é de 10%. As indicações são baseadas em três características básicas:

- Instabilidade hemodinâmica.
- Sangramento persistente ou recorrente.
- Quantidade de concentrados de hemácias necessários.

Tabela 163.X – Indicações de cirurgia em pacientes com HDB
Sangramento persistente por mais de 72 horas
Sangramento recorrente severo com intervalo menor que 1 semana
Persistência da instabilidade hemodinâmica apesar das ressuscitação agressivas
O paciente necessita de mais de 6 concentrados de hemácias

A localização precisa do ponto de sangramento é essencial para ressecções cirúrgicas segmentares. São procedimentos de menor risco, alta taxa de sucesso e baixa taxa de ressangramento.

Se o paciente apresenta-se com os critérios de indicação cirúrgica e não é possível localizar o ponto de sangramento, pode-se tentar identificá-lo no intra-operatório, utilizando-se colonoscopia, endoscopia alta e/ou enteroscopia. Caso o local continue oculto ou encontrem-se fontes colônicas bilaterais e difusas, indica-se colectomia total com ileorretoanastomose ou ileostomia. Estes procedimentos apresentam risco de mortalidade que varia nos estudos de 10 a 27%. O reto e o sigmóide podem ser preservados se os procedimentos de investigação tiverem afastado tais locais como fontes de sangramento. Ressecção segmentar às cegas ou baseadas apenas na cintilografia são associadas a altas taxas de ressangramento (33%) e mortalidade (33 a 57%).

LEITURA ADICIONAL

1. American Society for Gastrointestinal Endoscopy. The role of endoscopy in the patient with lower gastrointestinal bleeding. Gastrointest Endosc 1998; 48: 685-8.
2. Custalow CB. Lower gastrointestinal bleeding. In: Harwood-Nuss. Clinical practice of emergency medicine. 4. ed. Philadelphia: Lippincott Williams and Wilkins, 2005. p.349-52.
3. Eisen GM, et al. An annotated algorithmic approach to acute lower gastrointestinal bleeding: Gastrointestinal Endoscopy 2001; 53(7).
4. Erdman CH, Mensching JJ. Gastrointestinal bleeding. In: Stone CK, Humphries RL, editors. Current emergency diagnosis & treatment. New York: McGraw-Hill; 2004. p.383-95.
5. Farrell JJ, Friedman LS. The management of lower gastrointestinal bleeding. Aliment Pharmacol Ther 2005; 21(11): 1281-98.
6. Friedman LS, Bounds BC. Lower gastrointestinal bleeding. Gastroenterology Clinics. 2004; 32(4).
7. Ghosh S, Watts D, Kinnear M. Management of gastrointestinal haemorrhage. Postgraduate Medical Journal 2002; 78: 4-14.
8. Jensen DM. Current management of severe lower gastrointestinal bleeding. Gastrointest Endosc 1995; 41: 171-3.
9. Jensen DM, Machicado GA, Jutabha R, Kovacs TOG. Urgent colonoscopy for the diagnosis and treatment of severe diverticular hemorrhage. Engl J Med 2000; 342(2): 78-82.
10. Laine L. Gastrointestinal bleeding. In: Harrison's principles of internal medicine. 16. ed. New York: McGraw-Hill; 2005. p.235-8.
11. Lopes RA, Martins HS, Madarás Jr. E. Hemorragia digestiva baixa no departamento de emergência. In: Martins HS, Neto AS, Velasco IT. Emergências clínicas baseadas em evidências. São Paulo: Atheneu; 2005. p.383-92.
12. Overton DT. Gastrointestinal bleeding. In: Tintinalli JE, Kelen GD, Stapczynsji JS. Emergency medicine – American College of Emergency Physicians. 6. ed. New York: McGraw-Hill; 2004. p.505-8.
13. Saab S, Jutabha R. Approach to the adult patient with lower gastrointestinal bleeding. UptoDate. Disponível em: www.uptodate.com, 2008, software 16.1.
14. Savides TJ, Jensen DM. Acute lower gastrointestinal bleeding. In: Friedman SL, McQuaid KR, Grendell JH, editors. Current diagnosis & treatment in gastroenterology. New York: McGraw-Hill; 2003. p.70-82.
15. Zuccaro G. Management of the adult patient with acute lower gastrointestinal bleeding. American College of Gastroenterology. Practice Parameters Committee. Am J Gastroenterol 1998; 93: 1202-10.
16. Zuckerman GR, Prakash C. Acute lower intestinal bleeding: clinical presentation and diagnosis. Gastrointest Endosc 1998; 48: 606-16.

Algoritmo 163.1 – Manejo da HDB

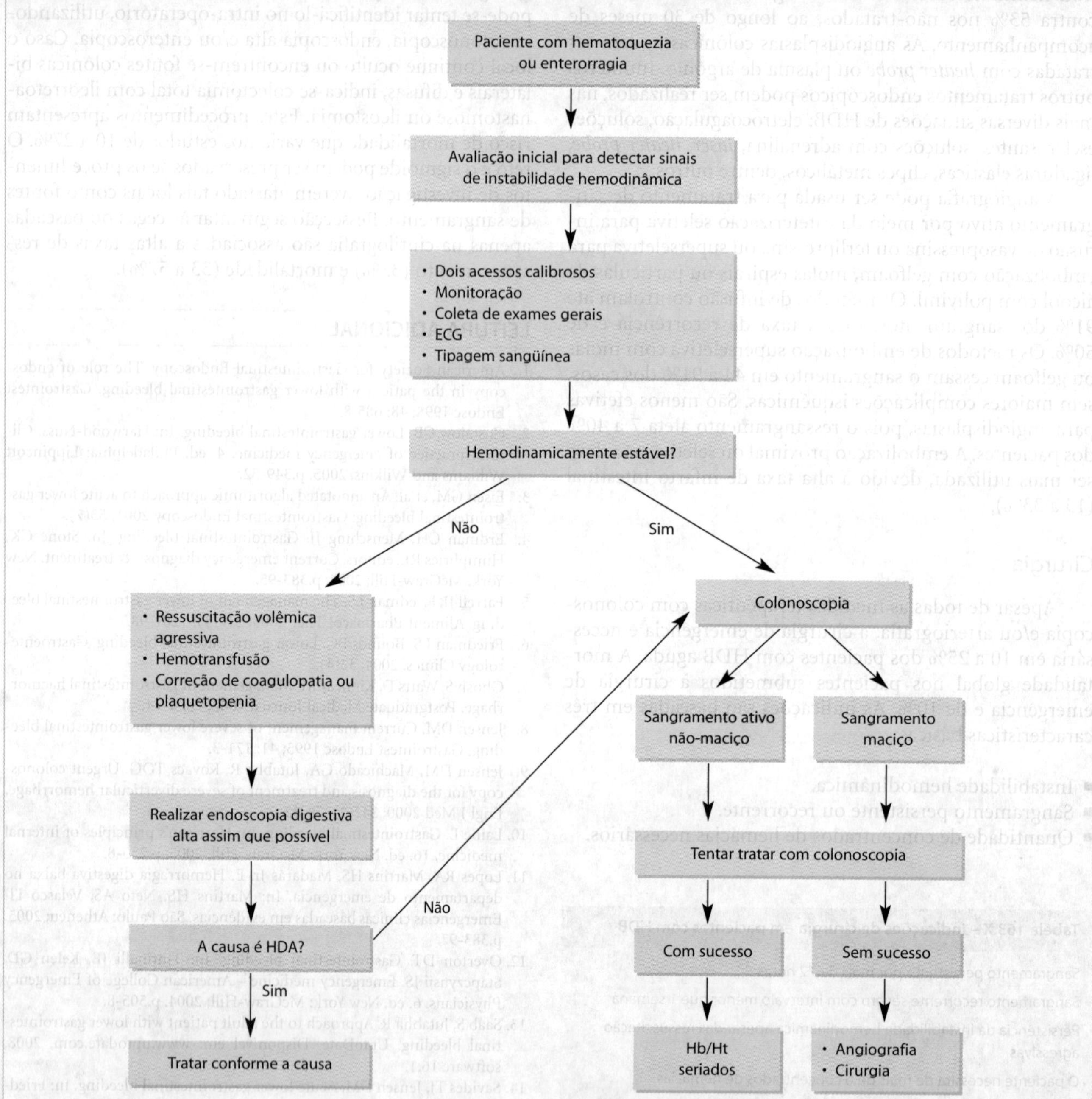

Emergências Anorretais

CAPÍTULO 164

Eliana Steinman

TÓPICOS IMPORTANTES

- As afecções proctológicas agudas são causas freqüentes de admissão no pronto-socorro.
- Na investigação da dor anal aguda, a história e o exame físico freqüentemente permitem o diagnóstico.
- Sempre investigar a possibilidade de abscesso perianal, e o tratamento deve ser o mais precoce possível.

INTRODUÇÃO E DEFINIÇÕES

As emergências anorretais são afecções extremamente freqüentes nos serviços de emergência. As queixas mais freqüentes que levam o paciente ao pronto-socorro são: a dor anal aguda, o sangramento anal, o aparecimento de abaulamento ou tumoração aguda na região anal ou perineal, o empalamento e/ou corpo estranho no reto, o cisto pilonidal infectado e o prolapso e procidência do reto. Iremos discutir separadamente cada uma destas eventualidades.

DOR ANAL AGUDA

Para o diagnóstico da dor anal aguda, o médico poderá se deparar com duas situações clínicas possíveis: ou o diagnóstico é óbvio, baseando-se na história clínica ou no exame físico ou o diagnóstico não é óbvio, porque o exame físico inicial não é conclusivo. No Algoritmo 164.1, poderemos ver o diagnóstico diferencial de pacientes com dor anal aguda.

Passaremos a seguir a descrever o diagnóstico e tratamento das principais causas de dor anal aguda.

Trombose hemorroidária

Alguns pacientes podem apresentar estase sangüínea volumosa nos plexos hemorroidários externo e interno, que pode evoluir para um processo inflamatório endoflebítico, desencadeando a trombose hemorroidária. A trombose hemorroidária pode ser classificada como: externa, interna e pseudo-estrangulamento hemorroidário.

Habitualmente o aparecimento é abrupto, com dor intensa, contínua e latejante, além do edema local. Poderá haver secreção e sangramento perianal, quando o trombo se rompe espontaneamente. Pode haver dificuldade evacuatória e urinária.

O diagnóstico é simples, fácil e realizado pelo exame anal, onde se constata o processo inflamatório agudo dos plexos hemorroidários, caracterizados por graus variados de edema, ulceração e até necrose.

Trombose hemorroidária externa – Caracteriza-se por uma tumoração localizada, bem definida, arroxeada e sem componente interno. O tratamento pode ser feito com o uso de analgésicos, laxativos (se necessário), banhos quentes e repouso. Em casos onde existe tensão local significativa pode-se optar por excisão do trombo com anestesia local. O tratamento cirúrgico é reservado para quadros de tromboses extensas não responsivas às medidas clínicas.

Trombose hemorroidária interna – Caracteriza-se pela presença de trombose hemorroidária que se localiza no canal anal, que se prolapsa pelo intróito anal, com edema local. O tratamento clínico pode ser feito com analgésicos, calor local, tratamento local e drogas flebototrópicas (podem ser utilizadas). O tratamento cirúrgico está indicado nos casos refratários ao tratamento clínico e em quadros recidivados.

Pseudo-estrangulamento hemorroidário – Caracteriza-se pela presença de trombose hemorroidária interna e externa que pode evoluir para a gangrena e supuração. O tratamento consiste de antibioticoterapia parenteral e hemorroidectomia.

Alguns aspectos importantes a serem lembrados:

- O edema intenso é irredutível e qualquer manobra para reduzi-lo, mesmo sob analgesia, costuma ser infrutífero e pode agravar o processo inflamatório.
- A hemorroidectomia, na fase aguda, tem apresentado bons resultados, desde que respeite os princípios técnicos, e a técnica a ser escolhida é aquela em que o cirurgião apresenta maior experiência. Nesta circunstância não está indicada a hemorroidectomia grampeada (anopexia mecânica).

Hematoma perianal

Consiste na ruptura aguda de um vaso perianal, formando um hematoma subcutâneo, que fica confinado ao anoderma, não ultrapassando a linha pectínea.

É muito freqüente, tem aparecimento abrupto, com a presença de um ou mais nódulos endurecidos e arroxeados na borda anal.

Estão associados a esforços evacuatórios (tanto constipação como diarréia), exercícios físicos vigorosos.

- Sintomas: dor de intensidade variável, contínua, que permanece mais intensa nas primeiras 48 horas; o hematoma costuma desaparecer por volta de 7 a 10 dias. Os nódulos maiores podem demorar mais tempo para desaparecer e na sua regressão podem ocasionar o aparecimento de plicoma. Às vezes, pode haver ulceração da pele que recobre o hematoma com eliminação espontânea do coágulo.
- Diagnóstico: é feito pelo exame físico e o exame proctológico completo deverá ser feito após a melhora dos sintomas.
- Tratamento: como na maior parte dos casos existe regressão do hematoma, o tratamento inicial é clínico com banhos de assento morno, tratamento tópico e analgésicos. Nos nódulos maiores, com dor intensa, poderá ser efetuado o tratamento cirúrgico, com incisão elíptica da pele, com exérese integral dos coágulos.

Fissura anal

A fissura anal é uma afecção extremamente freqüente e a procura pelo serviço de emergência se dá em decorrência da dor anal intensa, que se inicia durante o ato evacuatório, acompanhado de sangramento anal.

Caracteriza-se por uma lesão ulcerada no anoderma do canal anal, que raramente ultrapassa a linha pectínea e anocutânea. Sua localização predominante é a região posterior do canal anal (cerca de 85% dos casos).

A dor costuma ser intensa, penetrante e aguda, que pode se estender para a face posterior das coxas e para a região genital. O ato evacuatório costuma causar sangramento de cor vermelha rutilante, nas fezes ou mesmo no vaso sanitário.

O diagnóstico é geralmente feito pelo exame proctológico.

O tratamento na fase aguda consiste em tratamento local à base de pomadas analgésicas, antiinflamatório, calor local, laxantes (se necessário) e dietas. Nos casos onde existe hipertonia esfincteriana pode-se tentar a esfincterotomia química através de pomadas contendo isosorbida, nitroglicerina ou toxina botulínica. O tratamento cirúrgico é realizado em casos refratários ao tratamento clínico ou recidivantes.

Proctalgia fugaz

É uma síndrome dolorosa aguda, intensa, intermitente e de curta duração, de localização retal profunda. É relativamente freqüente, porém os episódios são de curta duração e muitas vezes, quando o paciente chega ao pronto-socorro, a dor já passou e o achado físico é inexpressivo. Não deixa seqüelas e as crises ocorrem em intervalos longos. A etiologia é deconhecida, e parece ocorrer a contratura dos elevadores do ânus.

A dor é, em geral, de aparecimento súbito, sem pródromos, noturna, muitas vezes acordando o paciente, durando de alguns segundos a poucos minutos. A localização é intrarretal, acima do ânus, na maioria das vezes do tipo câimbra, contratura ou tenesmo.

A dor, habitualmente, cessa espontaneamente. Poderá ser feito banho de assento com água morna, uso de analgésicos, massagem sobre os músculos e miorrelaxantes. O diagnóstico é clínico.

PROCESSOS INFECCIOSOS PERIANAIS

A região anorretal é sede freqüente de processos infecciosos de natureza diversa. A grande maioria (80%) é de origem criptoglandular, mas podem também ser decorrentes da doença de Crohn, retocolite ulcerativa, tuberculose intestinal, actinomicose, linfogranuloma venéreo, hidrosadenite supurativa, traumas (osso de galinha, palito de dente, espinha de peixe), carcinomas de vulva e anal.

A gravidade destes processos infecciosos depende da extensão da infecção, do estado geral do paciente e das doenças associadas (diabetes mellitus, SIDA, imunodepressão pós-transplante), uso de quimio e radioterapia.

Como comentado anteriormente, o processo infeccioso mais comum é o de origem criptoglandular. O fator desencadeante é o trauma local (evacuação endurecida, diarréia ou pelo uso do papel higiênico). Este trauma acarreta um processo inflamatório que acaba se contaminando com a flora bacteriana colônica, levando ao processo infeccioso agudo.

Este processo pode acometer as papilas anais, originando as papilites. Quando acometem as criptas anais, podem dar origem às criptites. A partir da criptite, o processo pode atingir os ductos das glândulas anais e formar um abscesso perianal. Havendo ruptura, espontânea ou cirúrgica, deste abscesso poderá advir uma fístula perianal.

Papilites

Na fase aguda do processo inflamatório pode ocorrer aumento do volume das papilas devido ao edema e à congestão. Esta fase poderá se cronificar, dando origem à papila hipertrófica.

O paciente pode apresentar dor e/ou ardor na região anal, que piora com a defecação. Quando a papila é maior, ela poderá se exteriorizar à evacuação.

O diagnóstico é realizado por toque e anuscopia, que mostrará a presença de papila edemaciada e congesta, junto às bordas das criptas anais e nas bordas das colunas de Morgagni.

O tratamento na fase aguda é clínico e consiste em banho de assento com água morna, antiinflamatórios, tratamento local e laxante (se necessário). O tratamento cirúrgico está indicado apenas na fase crônica e consiste na retirada da papila hipertrófica.

Criptites

As criptas anais são muito vulneráveis ao trauma, em virtude de sua forma anatômica e da fragilidade de suas paredes, possibilitando a infecção local.

A criptite leva a dor anal que piora com a evacuação, acompanhada de sensação de peso no canal anal. Poderá haver mucorréia intensa.

O diagnóstico é feito pelo exame proctológico, em que se constata a presença de edema e congestão no nível da linha pectínea e a saída de pus da cripta acometida.

O tratamento é clínico e consiste de antibioticoterapia oral, tratamento local e laxante (quando necessário).

Se não houver resolução com o tratamento cirúrgico poderá ser feita a exploração das criptas com estilete, e as que estiverem pérvias deverão ser ressecadas.

Abscesso perianal

O abscesso perianal se caracteriza por um processo infeccioso agudo purulento cuja principal origem é a criptoglandular.

As glândulas anais localizam-se ao redor do canal anal, no nível da linha pectínea, entre o esfíncter interno e o externo, e seus ductos desembocam nas bases das criptas anais. Pelos ductos é que pode ocorrer a contaminação glandular originária de uma criptite preexistente. A infecção glandular pode se espalhar do espaço interesfincteriano para várias direções. A classificação dos abscessos pode ser visto na Tabela 164.I. O quadro clínico é variado, dependendo da localização, da extensão do abscesso e dos fatores de risco. A dor é uma constante, acompanhada de febre, e se houver drenagem espontânea há eliminação de uma secreção purulenta.

O diagnóstico é realizado pela inspeção, que nos casos superficiais revela os sinais flogísticos habituais, como hiperemia, abaulamento e calor local. Nos abscessos profundos, a palpação costuma revelar abaulamentos dolorosos. O esquema diagnóstico pode ser visto no Algoritmo 164.2.

O tratamento do abscesso é sempre cirúrgico, através da drenagem ampla. A falta de flutuação não é razão para o retardo do tratamento. A conduta pode ser vista no Algoritmo 164.3.

Tabela 164.I – Classificação dos abscessos anorretais

Tipo de abscesso	Características
Perianal	Mais freqüentes, coleção bem localizada geralmente em região póstero-lateral
Isquiorretal	Febre e manifestações sistêmicas Pode propagar-se para o lado oposto
Submucoso	Provoca um abaulamento para o interior da ampola retal
Interesfincteriano	Dor anal intensa que envolve um quadrante anal
Pelvirretal- retrorretal, retrovesical ou retroperitoneal	Localizados acima dos músculos elevadores do ânus e abaixo da reflexão peritoneal, são os mais difíceis de diagnosticar e tratar

Deve-se ter sempre em mente que o abscesso perianal pode causar uma infecção necrotizante grave e óbito. A gangrena gasosa perianal (síndrome de Fournier) pode se desenvolver naqueles casos onde houve retardo do tratamento e nas doenças associadas (exemplo: diabetes, obesidades, síndrome de imunodeficiência, câncer). Nestes casos, o tratamento requer desbridamentos amplos e repetidos, antibioticoterapia, suporte nutricional e geralmente a realização de colostomia derivativa.

Outro aspecto a ser considerado é a presença de abscesso perianal nos pacientes com problemas hematológicos (leucemia, granulocitopenia, linfoma). As afecções perianais se desenvolvem em 8% dos pacientes nestas condições. O paciente se apresenta com dor anal, sepse e retenção urinária. Nestes pacientes, a antibioticoterapia deve ser ampla e o procedimento deve se limitar à drenagem do abscesso.

Herpes anal

A infecção por herpes é adquirida através da inoculação direta durante relação sexual anal receptiva e é muito mais freqüentemente sintomática que outras infecções anorretais, tendo um período de incubação de 4 a 21 dias. A infecção pelo herpes tipo 1 responde por aproximadamente 10% das infecções anais, e a pelo herpes tipo 2, por quase todo o restante.

Na infecção primária há o aparecimento de lesões ulceradas perianais, caracteristicamente acompanhadas de dor constante e severa. A proctite herpética manifesta-se com dor intensa, tenesmo, secreção mucopurulenta e prurido tipicamente por 7 a 10 dias. A dor pode se tornar tão intensa que pode causar retenção urinária ou constipação. Seqüelas neurológicas, especialmente a radiculopatia lombossacral, podem ocorrer em mais de 50% dos pacientes infectados e freqüentemente persistem após infecção clinicamente ativa. Sintomas incluem disfunção urinária, parestesia sacral, impotência e dor na porção inferior do abdome, dorso e das nádegas.

O exame físico revela vesículas e úlceras e o toque pode ser difícil pela dor intensa, devendo ser feito sob narcose. As lesões perianais variam desde pequenas vesículas a grandes vesículas rotas, que se unem formando ulceras aftóides, que adentram o canal anal. O reto costuma estar envolvido na parte distal (10 cm). As ulcerações podem se tornar secundariamente infectadas. A cicatrização ocorre em duas semanas, porém em pacientes com HIV a cicatrização pode ser mais insidiosa. O índice de recorrência é de 40%. As parestesias sacrais e a dor intensa perianal freqüentemente precedem a recorrência das vesículas.

O diagnóstico é confirmado pela presença das vesículas suspeitas, ou pelo raspado das vesículas corado com Giemsa, que pode revelar células gigantes multinucleadas características de herpes. A biópsia direta de uma úlcera pode revelar o mesmo achado. Também poderá ser feita a cultura do vírus e a imunofluorescência direta do líquido vesicular.

A doença herpética é altamente contagiosa desde a primeira aparição das vesículas até a completa reepitelização da pele.

O tratamento dos sintomas da fase aguda se faz com analgesia, banhos de assento e uso de alimentos e laxativos para facilitar a evacuação. O tratamento com aciclovir oral ou endovenoso (nas formas graves) torna mais curto o período doloroso, a transmissibilidade e os sintomas sistêmicos. Terapias alternativas incluem agentes como fanciclovir e valaciclovir.

SANGRAMENTO ANAL

É muito importante diferenciar o sangramento anal da hemorragia digestiva baixa (ver capítulo sobre hemorragia digestiva).

O sangramento anal que acompanha a patologia orificial costuma ser leve, raramente leva a manifestações sistêmicas e ocorre durante o ato evacuatório. As fezes costumam estar normais e o sangramento ocorre durante e após a evacuação ou ao se limpar, costuma ser vermelho rutilante e o paciente habitualmente se queixa de dor anal ou da presença do mamilo hemorroidário exposto.

O exame proctológico completo permite o diagnóstico da etiologia do sangramento. Habitualmente, o sangramento devido à patologia orificial é controlado com medidas clínicas e a cirurgia, quando indicada, é feita em caráter eletivo.

LESÃO DO RETO E CANAL ANAL POR EMPALAMENTO E POR CORPO ESTRANHO

A maioria dos casos é causada por motivação sexual ou violência. Em pacientes idosos e psiquiátricos deve-se suspeitar da possibilidade de ingestão acidental de corpo estranho (prótese dentária, palito de dente e osso de frango).

A apresentação clínica depende do tipo de corpo estranho, do tempo e da extensão da lesão retal e da presença do objeto no canal anal/reto.

Nas lesões anais e do reto baixo e médio o quadro clínico se caracteriza por sangramento (de pequena monta) e dor anal. Nas lesões altas, o paciente pode se apresentar com dor abdominal, sinais de peritonite e sangramento digestivo baixo.

Nos pacientes com ingestão de corpo estranho, o quadro clínico pode se caracterizar por dor anal aguda e sinais e sintomas sugestivos de abscesso perianal, porém, ao toque retal, notamos a presença do corpo estranho perfurando a mucosa do canal anal. O tratamento consiste da retirada do corpo estranho, drenagem do abscesso e antibioticoterapia. O diagnóstico e o tratamento serão discutidos no capítulo de trauma anorretal.

CISTO PILONIDAL INFECTADO

É uma moléstia infecciosa da região sacrococcígea de origem relacionada, em geral, a fatores adquiridos. A lesão manifesta-se clinicamente na adolescência e no início da idade adulta e é mais freqüente no sexo masculino (4:1).

Na fase aguda, o paciente chega ao serviço de emergência se queixando de dor intensa na região sacral acompanhada ou não de febre. Ao exame físico nota-se abaulamento doloroso e hiperemia na região sacrococcígea. Algumas vezes, o abscesso pode drenar espontaneamente.

Nesta fase damos preferência pela drenagem através de uma incisão simples e curetagem do tecido de granulação do subcutâneo.

PROLAPSO E PROCIDÊNCIA DO RETO

O prolapso se caracteriza pela exteriorização da mucosa do reto atarvés do ânus e é denominado prolapso mucoso. A procidência é definida pela protusão de todas as camadas retais através do canal anal.

Embora não seja urgência, é freqüente o aparecimento de pacientes com prolapso ou procidência de reto irredutível e pela manipulação dos tecidos costuma ocorrer ulceração, edema e sangramento da mucosa prolapsada.

Habitualmente, após sedação e colocação do paciente em posição de Trendelemburg, é possível a redução do prolapso retal. Raramente haverá necessidade de cirurgia de urgência, a não ser que ocorra gangrena do segmento exteriorizado.

LEITURA ADICIONAL

1. Corman MV, Allison SI, Kuehne JP. Handbook of colon & rectal surgery. Philadelphia: Lippincott; 2002.
2. Coelho JCU. Aparelho digestivo. Clínica e cirurgia. 3. ed. São Paulo: Ed. Atheneu; 2005.
3. Pereira JJ. Estrangulamento hemorroidário. Rev Bras Coloproctol 2002; 22(2): 115-20.
4. Prado FC, Ramos J, Valle JR. Atualização terapêutica. 22. ed. São Paulo: Ed. Artes Médicas; 2005.
5. Quilici FA, Reis Neto JÁ. Atlas de proctologia do diagnóstico ao tratamento. São Paulo: Lemos Editorial; 2000.
6. Ramanujam OS, Prasda ML, Abcarian H, et al. Perianal abscesses and fistulas: a study of 1023 patients. Dis Colo Rectum 1984; 27: 593-601.
7. Sardinha TC, Corman ML. Hemorrhoids. Surg Clin North America 2002; 82: 1153-67.
8. Souza VCT. Coloproctologia. São Paulo: Medsi Editora; 1999.
9. Steinman M, Steinman E, Pogetti RS, Birolini D. Condutas em cirurgia de urgência. São Paulo: Editora Atheneu; 2003.
10. Silva JH. Pilonidal cyst, cause and treatment. Dis Col Rectum 2000; 48: 1146-56.
11. www.sbcp.org.br.
12. www.proctosite.com.

Algoritmo 164.1 – Diagnóstico diferencial da dor anal aguda

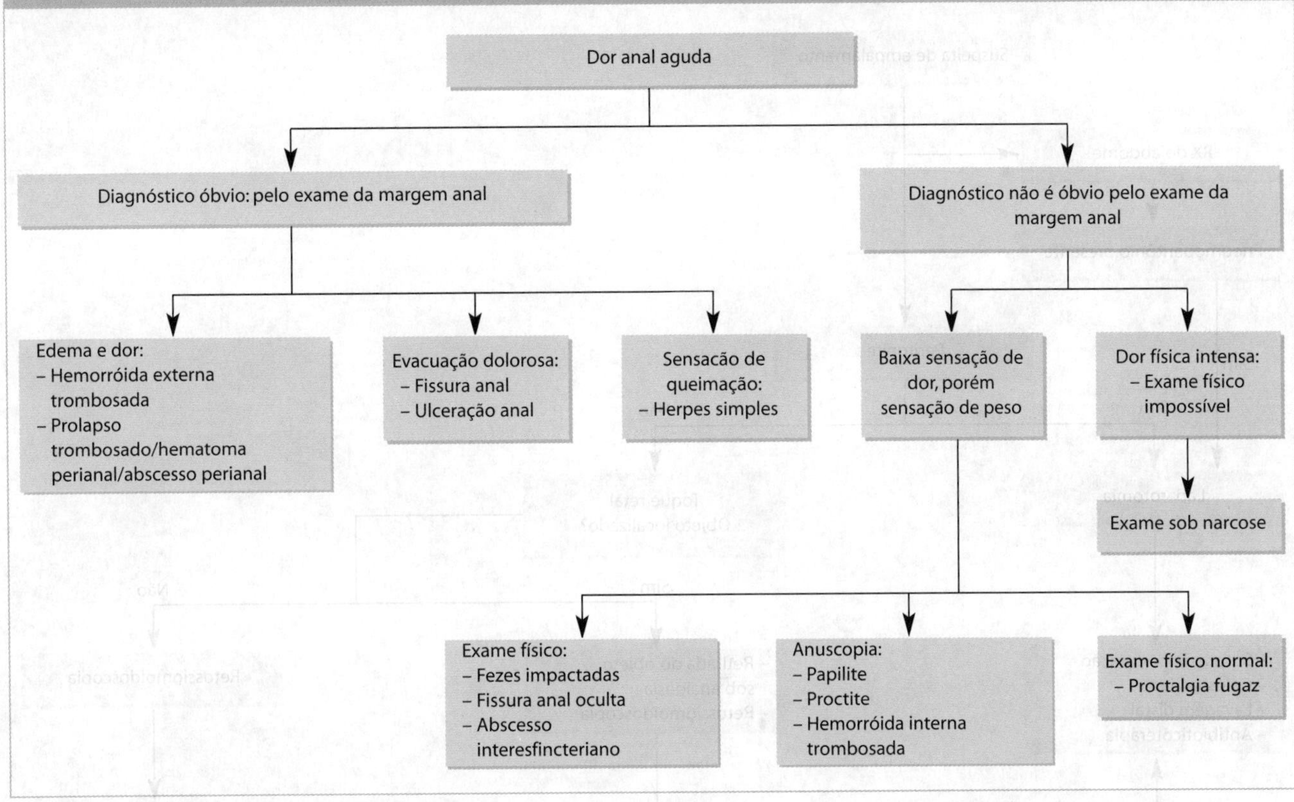

Algoritmo 164.2 – Diagnóstico do abscesso perianal

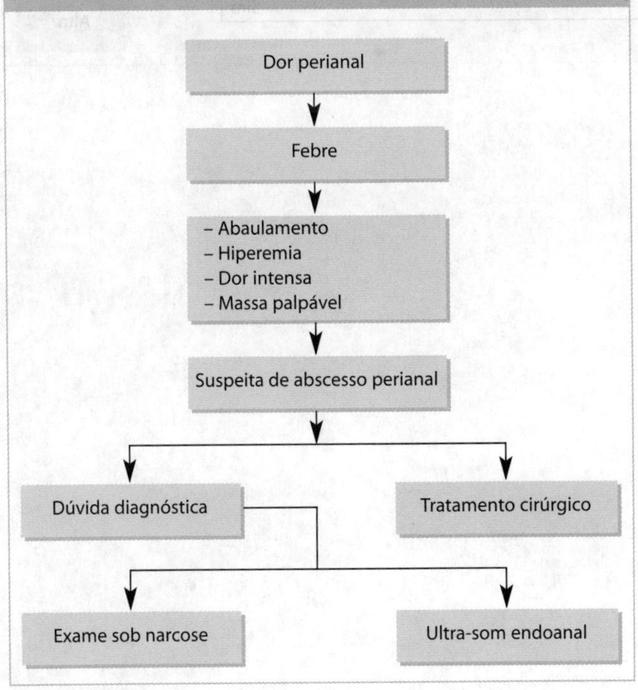

Algoritmo 164.3 – Conduta nos abscessos perianais

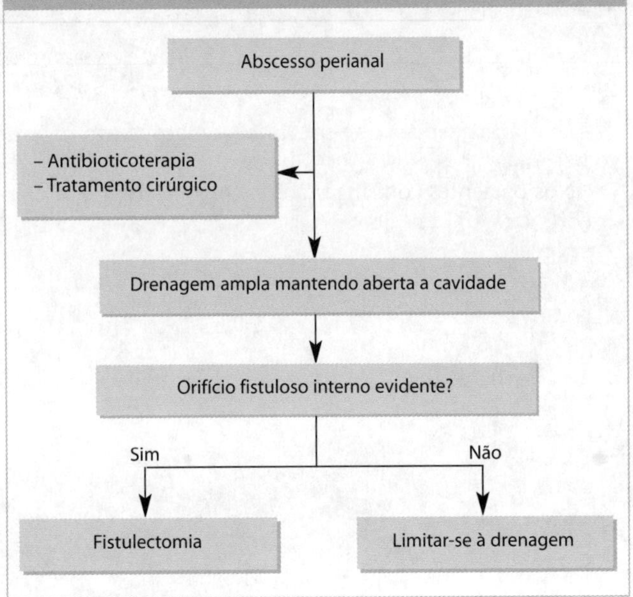

Algoritmo 164.4 – Diagnóstico e conduta no empalamento

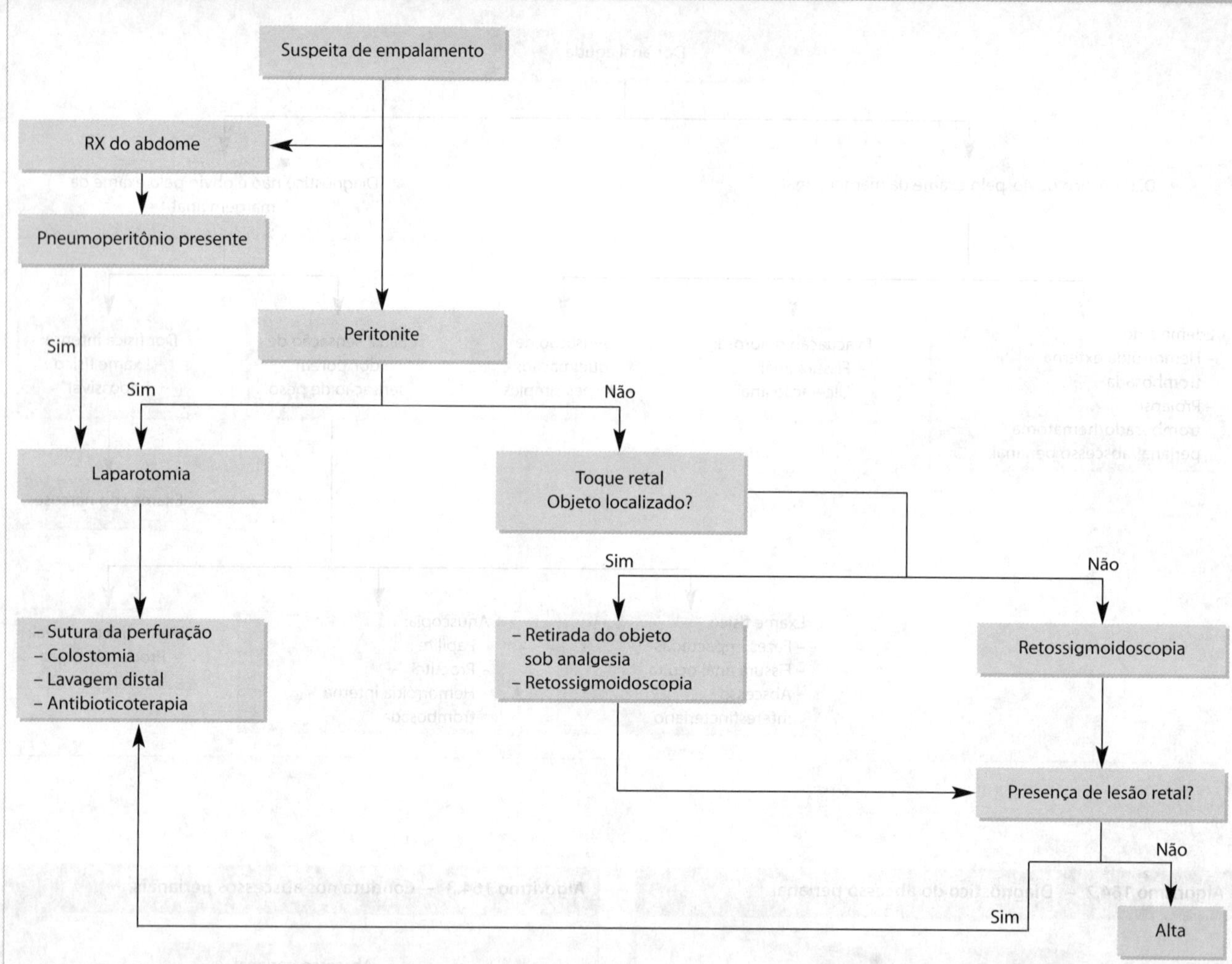

Doença Inflamatória Intestinal

CAPÍTULO

165

Ranniere de Almeida Lopes

TÓPICOS IMPORTANTES

- A doença de Crohn (DC) é uma doença granulomatosa inflamatória que pode acometer qualquer parte do trato gastrintestinal, da boca ao ânus.
- O curso clínico da DC é imprevisível. Dor abdominal, diarréia, perda de peso e anorexia estão presentes na maioria dos casos. Fissuras perianais, fístulas e abscessos ocorrem em até 1/3 dos casos. Outros achados são: febre, obstrução intestinal, constipação, náuseas, vômitos, sangramento retal e doenças perianais.
- A retocolite ulcerativa (RCUI) é uma doença inflamatória crônica do cólon que tem como característica clínica mais importante a diarréia sanguinolenta. Na forma mais agressiva, podem surgir diarréia intensa (mais de 10 evacuações por dia), dores abdominais severas, febre acima de 39,5ºC e hemorragia grave.
- O megacólon tóxico é definido como dilatação aguda do cólon, com diâmetro do cólon transverso maior que 6 cm, com perda de austrações em pacientes com ataque severo da doença inflamatória intestinal (DII).
- Obstrução intestinal resulta de estenose e edema inflamatório da parede das alças. O mais comum é um quadro de suboclusão. Manifesta-se com dor abdominal, distensão e náuseas, podendo evoluir para quadros mais graves.

INTRODUÇÃO E DEFINIÇÕES

A doença inflamatória intestinal (DII) inclui a retocolite ulcerativa (RCU) e a doença de Crohn (DC). São condições inflamatórias crônicas do trato gastrintestinal (TGI) que apresentam características clínicas, histológicas, endoscópicas e radiológicas distintas. Entretanto, em alguns pacientes tais distinções não são claras. Neste caso, dizemos que o paciente tem colite indeterminada. Neste capítulo abordaremos principalmente as situações de emergência secundária a essas duas entidades.

DOENÇA DE CROHN (DC)

ETIOLOGIA E FISIOPATOLOGIA

Doença granulomatosa inflamatória que pode acometer qualquer parte do TGI, da boca ao ânus. Sua causa é desconhecida, mas os fatores imunológicos têm o papel mais importante. Apresenta dois picos de incidência, entre 15 e 22 anos e entre 55 e 60 anos. Mais comum em judeus, brancos e com história familiar positiva. O tabagismo aumenta o risco da DC, ao contrário da RCU, em que o fumo diminui o risco. O mais importante fator patológico da DC é o envolvimento transmural. Tal fato irá determinar várias das suas manifestações clínicas. Aproximadamente 80% dos casos apresentam envolvimento do intestino delgado, mais freqüentemente o íleo distal. Em torno de 50% ocorre ileocolite; 30%, ileíte isolada; e 20%, apenas colite.

ACHADOS CLÍNICOS

O curso da doença é imprevisível. Dor abdominal, diarréia, perda de peso e anorexia estão presentes na maioria dos casos. Fissuras perianais, fístulas e abscessos ocorrem em até 1/3 dos casos. Outros achados são: febre, obstrução intestinal, constipação, náuseas, vômitos, sangramento retal e doenças perianais.

A febre pode ser decorrente do próprio processo inflamatório, mas quadros infecciosos, como abscessos, devem ser excluídos. Em 25 a 30% dos casos ocorrem manifestações extra-intestinais: artrite (19%), uveíte, acometimento cutâneo (eritema nodoso e pioderma gangrenoso), doença hepática (hepatite crônica ativa, esteatose hepática), doença das vias biliares (colangite esclerosante primária), pancreatite e tromboembolia venosa (TVP/TEP) (Tabela 165.II). O acometimento intestinal apenas do cólon ocorre em 20% dos casos, e exclusivamente no delgado em 30%. O mais comum é comprometimento dos intestinos grosso e delgado, que ocorre em 50% dos casos. Mais de 75% dos pacientes necessitarão de cirurgia nos primeiros 20 anos de doença.

Gravidade

A DC pode ser classificada de acordo com a gravidade do caso em:

- Doença leve a moderada: pacientes em acompanhamento ambulatorial, sem manifestações de toxicidade, tolerando medicações orais com perda de peso < 10%, sem dor ou massas abdominais.
- Doença moderada a grave: pacientes com doença moderada a grave, sem resposta ao tratamento ou com sintomas mais graves, febre, perda de peso > 10%, dor abdominal, náuseas e vômitos (sem sinais de obstrução) ou anemia grave.

Tabela 165.I – Características da retocolite e da doença de Crohn

Patologia	Retocolite ulcerativa	Doença de Crohn
Manifestações clínicas		
• Diarréia	Comum	Comum
• Sangramento retal	Comum	Ocasional
• Muco	Comum	Ocasional
• Dor abdominal	Ocasional	Comum
• Lesões de pele	Ocasional	Comum
• Doença perianal	Não	Comum
• Fístulas	Raras	Comuns
• Massa abdominal palpável	Rara	Comum
• Doença extra-intestinal	Comum	Comum
• Megacólon tóxico	Ocasional	Raro
• Recorrência após colectomia	Não	Ocasional
• Malignidade (após 8 anos)	Ocasional	Rara
• Locais que podem ser acometidos	Intestino grosso	Todo o TGI
Achados radiológicos		
• Envolvimento do intestino delgado	Não	Comum
• Envolvimento descontínuo	Não	Comum
• Fístulas	Raras	Comuns
• Abscesso	Não	Ocasional
• Estenoses/obstruções	Raras	Comuns
Achados endoscópicos		
• Poupa o reto	Nunca	Comum (50%)
• Envolvimento descontínuo	Não	Comum
• Envolvimento do intestino delgado	Ileíte de *backwash* (5%)	Comum
• Úlceras aftóides	Não	Comuns
• Úlceras serpiginosas, lineares	Não	Comuns
• Úlceras em íleo terminal	Não	Comuns
• Aspecto calcetado	Raro	Comum
• Pseudopólipos	Comuns	Comuns
Achados histológicos		
• Envolvimento transmural	Raro	Sim
• Granuloma	Raro	Comum
• Fibrose	Ocasional	Comum
• Microabscesso de cripta	Comum	Raro
Achados sorológicos		
• p-ANCA	70%	20%
• Anticorpo anti-*Saccharomyces cerevisiae* (ASCA)	15%	65%

- Doença severa a fulminante: Pacientes com sintomas persistentes apesar do uso de corticóides via oral, ou presença de febre elevada, sinais de obstrução ou abscesso, dor abdominal, caquexia, com toxemia necessitando de internação urgente para tratamento agressivo.

EXAMES COMPLEMENTARES

A colonoscopia com visualização do íleo terminal é o principal exame diagnóstico para estabelecer o diagnóstico da DC e da RCU. A biópsia usualmente corrobora o diagnóstico, mas raramente fornece o diagnóstico etiológico. Além disso, esta não deve ser realizada de rotina em pacientes sem alterações endoscópicas pelo alto índice de falso-positivos de colites inespecíficas. O achado de granulomas aponta para DC, mas deve-se descartar tuberculose, linfoma, doença de Behçet e infecção por *Yersinia*. Os estudos radiológicos podem ser úteis para localização de processo inflamatório no intestino delgado, bem como para mostrar pequenas perfurações e trajetos fistulosos.

TRATAMENTO

A terapêutica depende da localização, da severidade e das complicações da doença. O tratamento compreende a fase da doença aguda (indução da remissão) e de manutenção da remissão. As intervenções médicas serão dirigidas pela resposta sintomática e tolerância do paciente. De forma geral, as intervenções cirúrgicas só deverão ser realizadas com indicações absolutas, sobretudo em virtude da alta taxa de complicações pós-operatórias na DC. As principais indicações de cirurgia são estenoses com obstrução, complicações supurativas e doença clinicamente intratável. Na DC ativa de leve a moderada intensidade, com acometimento ileal, ileocolônico ou colônico aminossalicilatos (sulfassalazina, 3 a 6 g/dia ou mesalamina 3,2 a 4 g/dia) são as drogas de escolha, embora o metronidazol ou o ciprofloxacina sejam opções, sobretudo quando não há boa resposta ou ocorrem efeitos colaterais com os aminossalicilatos. A sulfassalazina deve ser usada nos pacientes com acometimento isolado no intestino grosso. A mesalamina libera o componente ativo em intestino delgado e possibilita a remissão em até 60% dos pacientes. Os corticóides são mais efetivos em induzir remissão, mas são drogas de 2ª ou 3ª escolha, em razão dos efeitos colaterais. Não está definido se a associação entre salicilatos e antibióticos aumenta a eficácia na remissão. O uso de sulfassalazina na DC com acometimento limitado ao intestino delgado não é efetivo, em virtude da sua clivagem ocorrer nos cólons, com liberação do componente ativo (5-ASA), ocorrendo apenas em intestino grosso. Após a remissão da doença deve-se instituir o tratamento de manutenção da remissão, embora uma recente metanálise de 7 estudos realizada pela Cochrane não tenha mostrado efetividade quando os aminossalicilatos são usados. Nos casos de doença com atividade moderada a severa o tratamento deve ser com corticosteróides (prednisona 40 a 60 mg/dia ou budesonida 9 mg/dia).

Mais de 50% dos casos agudos serão esteróide-dependentes ou esteróide-resistentes, sobretudo nos tabagistas. A associação de aminossalicilatos ao corticóide não aumenta a eficácia terapêutica, ao contrário do uso de azatioprina ou 6-mercaptopurina. O metotrexato tem se mostrado efetivo ao longo da descontinuação dos corticóides em pacientes corticodependentes.

O anticorpo monoclonal anti-TNF (infliximabe) é uma alternativa, com alta eficácia, para os casos de DC com atividade moderada a severa e com contra-indicação ou ineficácia dos corticóides e outras terapêuticas. São altamente efetivos em fístulas refratárias ao tratamento padrão. O infliximabe (5 mg/kg EV) induz remissão clínica dentro de 1 semana em 50% dos casos, sendo que 80% mostram melhora clínica. No entanto, o retratamento é freqüentemente necessário em virtude da alta taxa de recorrência.

Os abscessos devem ser tratados com antibióticos ou drenagem. Pacientes com doença severa e fulminante devem ser hospitalizados. Uma vez excluídos ou tratados os abscessos neste subgrupo grave de pacientes, os corticóides EV equivalentes a 40 a 60 mg/dia de prednisona devem ser iniciados. Casos não-responsivos aos corticóides poderão fazer uso de infliximabe, ciclosporina ou tacrolimos. Falência do tratamento clínico indicará tratamento cirúrgico. Este faz-se necessário em até 2/3 dos casos de hemorragia intratável, obstrução persistente ou recorrente, perfuração, abscessos com má drenagem percutânea e doença fulminante não-responsiva a tratamento clínico em 7 a 10 dias. O uso de aminossalicilato e metronidazol reduz a recorrência no pós-operatório. Pacientes que necessitaram de tratamento agudo com corticóides terão alta taxa de recorrência após 1 ano sem drogas de manutenção.

O tratamento de manutenção não deve ser com corticóides. O uso de azatioprina ou 6-mercaptopurina são opções, sobretudo nos casos em que a indução de remissão foi obtida com corticoterapia. Devemos lembrar que o início da ação desses imunossupressores ocorre após 3 meses de uso. Nesta situação, os aminossalicilatos não são efetivos.

RETOCOLITE ULCERATIVA (RCU)

ETIOLOGIA E FISIOPATOLOGIA

A RCU é uma doença inflamatória crônica do cólon que tende a ser progressivamente mais severa do cólon distal para o proximal, tendo como característica marcante a ausência de áreas distais normais com áreas proximais acometidas. Invariavelmente acomete o reto. Ao contrário da DC que acomete toda a parede do intestino, a RCU envolve principalmente a mucosa. As demais camadas geralmente são poupadas. A etiologia é desconhecida.

O pico de incidência é dos 10 aos 30 anos de idade. Os parentes de 1º grau de pacientes com RCU apresentam um risco 15 vezes maior de desenvolver a doença.

ACHADOS CLÍNICOS

A característica clínica mais importante é a diarréia sanguinolenta. O início lento e insidioso é uma característica da RCU. Quando apresenta-se de forma mais aguda pode ser indistinguível de uma gastroenterite infecciosa. O curso usual é de ataques intermitentes de doença aguda intercalados por períodos de completa remissão. As diarréias noturna e pós-prandial são comuns. Pode ocorrer urgência, sensação de evacuação incompleta e incontinência. As fezes costumam vir acompanhadas de grande quantidade de muco, freqüentemente pus. A dor abdominal não é um sintoma proeminente, sobretudo nos casos menos intensos. Alguns pacientes podem queixar-se de dores abdominais vagas ou cólicas em fossa ilíaca esquerda ou periumbilical. As manifestações extra-intestinais são inúmeras (Tabela 165.II).

Gravidade

A RCU pode ser classificada de acordo com a intensidade do quadro clínico em leve, moderada e severa. A extensão do segmento do intestino grosso acometido também contribui na determinação do curso clínico, bem como no tratamento.

- Doença leve: responsável por 60% dos casos. No exame endoscópico a RCU é confinada ao reto em 80% dos casos, sendo que apenas 10 a 15% apresentam-se como pancolite. Freqüentemente ocorre sangramento retal in-

Tabela 165.II – Manifestações extra-intestinais mais comuns da doença inflamatória intestinal

Muscoloesquelética
Artropatia periférica, espondilite anquilosante, sacroileíte, osteoartropatia hipertrófica, osteoporose, polimiosite, necrose asséptica
Pele e boca
Eritema nodoso, pioderma gangrenoso, úlceras aftosas, vasculite necrotizante, fissuras, fístulas, lesões por deficiências nutricionais (glossite, acrodermatite, púrpura e outras) e síndrome de Sweet
Ocular
Uveíte, episclerite, úlceras de córnea
Hepatobiliar
Colangite esclerosante primária, colangiocarcinoma, hepatite crônica ativa auto-imune, pericolangite, esteatose hepática, cálculos biliares
Metabólicas
Retardo do crescimento, disfunção na maturação sexual
Manifestações raras
Anemia hemolítica auto-imune, púrpura trombocitopênica, cálculos urinários, neuropatia periférica, mielopatia, *miastenia gravis*, doença cerebrovascular, fibrose pulmonar, pericardite, miocardite, pancreatite aguda, amiloidose

termitente com muco e diarréia com menos de 4 evacuações por dia. Ocasionalmente, em virtude da inflamação retal, pode apresentar-se com constipação, fezes endurecidas e tenesmo. Outros achados de maior gravidade estão ausentes. Os pacientes estão bem nutridos e não mostram sinais de doença crônica. A resposta terapêutica é boa.

- Doença moderada: apresentação da RCUI em 25% dos casos. Geralmente acomete o intestino até a flexura esplênica. Clinicamente apresenta-se com mais de 4 evacuações diarréicas com sangue e muco, anemia discreta, febre baixa e dor abdominal discreta. A resposta terapêutica costuma ser boa.
- Doença severa a fulminante: ocorre em 15% dos pacientes. Geralmente o exame endoscópico mostra colite extensa ou pancolite, com mucosa intensamente inflamada. Apresentação clínica com mais de 10 evacuações por dia, dores abdominais severas, febre acima de 39,5ºC, sangramento com necessidade de transfusões sangüíneas, desnutrição e inúmeras manifestações extra-intestinais. A severidade dos sintomas correlaciona-se com a extensão do acometimento dos cólons. O processo patológico pode chegar a acometer as camadas musculares do cólon, levando à diminuição da motilidade colônica, à dilatação e até mesmo ao quadro de megacólon tóxico. A extensão do processo até a serosa pode causar perfuração.

Fatores de mau prognóstico são: início após os 60 anos, curto intervalo de remissão entre os ataques, extensão de acometimento colônico e obviamente a gravidade da doença.

EXAMES COMPLEMENTARES

O aspecto endoscópico via de regra tem mais valor para o diagnóstico que a análise histológica. A mucosa pode apresentar-se finamente granular e friável nos casos menos intensos. Nos casos mais severos observa-se mucosa intensamente hiperemiada, com pequenas erosões, sangramento, exsudato purulento ou mesmo grandes ulcerações e pseudopólipos (áreas de crescimento da mucosa por hiperplasia na mucosa inflamada).

TRATAMENTO

As metas para o tratamento são a indução e manutenção da remissão dos sintomas, e a melhora da qualidade de vida. A colonoscopia é importante para determinar o tipo de tratamento por determinar se a colite é distal (até o ângulo esplênico) ou extensa (além deste nível). O quadro ativo distal é manejado com terapia tópica e o ativo extenso com medicação sistêmica. Nos casos em atividade leve a moderada o tratamento ideal é a associação de mesalazina tópica nos casos distais e mesalazina tópica com aminossalicilatos orais (1 a 1,5 gramas, 4 vezes ao dia) nos casos mais extensos. A mesalazina tópica é mais efetiva que os aminossalicilatos orais ou corticóides tópicos. Os aminossalicilatos atuam dentro de 2 a 4 semanas, com efetividade em torno de 40 a 80% dos pacientes. Os pacientes que não respondem a estes esquemas podem necessitar do uso de esteróides orais (prednisona 40-60 mg/dia). Os tratamentos para manutenção da remissão com sulfassalazinas tópicas e orais são mais efetivos que o uso de apenas uma das vias.

Os corticóides tópicos não são efetivos na manutenção da remissão. A azatioprina e a 6-mercaptopurina são drogas que têm se mostrado efetivas, podendo ser efetivas em casos resistentes aos aminossalicilatos ou aos corticóides ou nos pacientes corticodependentes.

As indicações absolutas para cirurgia são as hemorragias severas não-responsivas ao tratamento, perfuração e forte suspeita de carcinoma. Outras indicações cirúrgicas são a RCU severa ou o megacólon tóxico não-responsivo ao tratamento médico endovenoso máximo.

EMERGÊNCIAS NA DOENÇA INFLAMATÓRIA INTESTINAL

FORMA GRAVE DA DOENÇA

Pacientes com doença inflamatória intestinal (DII) refratária a dose máxima de corticosteróides orais, aminossalicilatos e medicações tópicas, ou com sinais de intensa toxicidade devem ser hospitalizados para um curso de corticóides EV e/ou outras modalidades de tratamento (evidência nível C).

Na RCU sem significativa melhora em 7 a 10 dias é clara a indicação de colectomia (evidência C) ou ciclosporina EV (evidência A).

A ciclosporina também é uma opção para os casos de megacólon tóxico, entretanto se não ocorrer melhora em 2 a 3 dias costuma-se encaminhar o paciente para colectomia. A ciclosporina EV apresenta taxa de resposta de até 80% nos casos de RCU fulminante corticorresistente.

A associação de antibióticos como vancomicina via oral, ciprofloxacino ou metronidazol endovenosos, bem como os aminossalicilatos e tratamentos tópicos não têm demonstrado claro benefício em associação ao corticóide parenteral. Entretanto, os protocolos de tratamento em pacientes com toxicidade geralmente os inclui. A taxa de falha do tratamento da RCU severa é em torno de 40%.

HEMORRAGIA DIGESTIVA BAIXA (HDB)

A HDB é manifestação comum na DC e principalmente na RCU. No entanto, o sangramento maciço na DC ocorre em menos de 1% dos pacientes, devendo-se este à ruptura de vaso por ulceração profunda na parede intestinal. Na RCU a perda de sangue costuma ser a mais comum complicação da doença. Devendo-se questionar este diagnóstico se ocorrer diarréia sem sangue. O sangramento no quadro de proctite hemorrágica manifesta-se com passagem de sangue fresco sem fezes ou recobrindo as fezes, sendo freqüentemente confundido com sangramento por hemorróidas. A hemorragia maciça ocorre em mais de 3% dos casos de RCU e, geralmente, em associação com ataques severos da doença. A transfusão combinada com tratamento de ataque usualmente leva a parada do sangramento. Entretanto, se o paciente necessitar de 6 a 8 unidades de sangue dentro de 24 a 48 horas ou se o sangramento persiste apesar do tratamento dirigido para o local do sangramento, após descartar fonte de intestino delgado ou hemorragia alta, a colectomia urgente deve ser indicada.

MEGACÓLON TÓXICO

É definido como dilatação aguda do cólon, com diâmetro do cólon transverso maior que 6 cm, com perda de austrações em pacientes com severa toxicidade sistêmica. O megacólon tóxico é mais comum na RCU. Na DC ocorre em menos de 6% dos pacientes e pode ser associado a hemorragia maciça, sendo que 30% dos casos ocorrem nos 3 primeiros anos da doença e 60%, nos 3 primeiros meses. A complicação mais temida é a perfuração com conseqüente peritonite e septicemia. Na RCU o megacólon tóxico costuma ocorrer nos casos avançados, com início da progressão para todas as camadas da parede intestinal. A camada muscular perde o tônus e o cólon sofre dilatação, com aumento do seu diâmetro. Neste instante a peritonite já é evidente. A radiografia de abdome demonstra aumento do diâmetro do cólon (mais de 6 cm), níveis hidroaéreos, perda das austrações colônicas, refletindo o edema de parede e, no caso de perfuração, ar livre na cavidade peritoneal. Com o aumento da dilatação, a ruptura da parede pode acontecer. Surgem sinais de peritonite franca e de toxicidade. A mortalidade após a perfuração é de 50%, podendo ser reduzida para 10% se pronto-atendimento e rápido procedimento cirúrgico forem realizados antes da perfuração. A diarréia severa, com mais de 10 evacuações por dia pode ocorrer no início do quadro. O paciente com megacólon tóxico apresenta-se severamente doente, toxemiado, com distensão abdominal importante, franco timpanismo e dor à palpação, com descompressão brusca dolorosa. Sinais de hipovolemia, febre e taquicardia fazem parte do quadro clínico. Exames laboratoriais demonstram leucocitose importante, anemia e distúrbios hidroeletrolíticos. O uso crônico de corticóides nestes pacientes pode mascarar os achados do megacólon tóxico. Alto índice de suspeição é necessário nestes pacientes. Fatores suspeitos de precipitar o quadro devem ser pesquisados: agentes antidiarréicos, hipocalemia, narcóticos, catárticos, gravidez, enemas com bário e colonoscopias recentes. As drogas anticolinérgicas e os opiódes devem ser evitados por piorarem a dilatação e a hipotonia do intestino.

O diagnóstico diferencial deve ser feito com megacólon tóxico infeccioso ou isquêmico, outras causas de dilatação colônica como megacólon (congênito ou adquirido), vôlvulos, diverticulite, câncer colônico obstrutivo.

O tratamento clínico deve incluir correção dos distúrbios hidroeletrolíticos, corticóides endovenosos (hidrocortisona 100 mg/dia 3 a 4 vezes ao dia), antibióticos de largo espectro para cobrir anaeróbios e coliformes, e passagem de sonda nasogástrica para reduzir a distensão abdominal. O paciente deve ser internado em UTI, com realização de hemogramas, dosagem de eletrólitos e Rx de abdome a cada 12 horas. As alterações hidroeletrolíticas, principalmente a hipocalemia, devem ser tratadas agressivamente. O tratamento clínico resolve cerca de 50% dos casos de megacólon tóxico que não perfuraram. Se o caso não evoluir com melhora em 48 a 72 horas, a colectomia é o procedimento de eleição. Em casos de perfuração, hemorragia maciça, piora da toxemia e aumento da dilatação abdominal, a cirurgia deve ser realizada. O procedimento de escolha é a ileoanastomose terminal com colectomia parcial. A taxa de mortalidade nos casos conduzidos corretamente é menor que 10%.

OBSTRUÇÃO INTESTINAL

Resulta da estenose e edema inflamatório da parede das alças. O mais comum é um quadro de suboclusão. O intestino delgado é o sítio mais comum de acometimento. Manifesta-se com dor abdominal, distensão e náuseas, podendo evoluir para quadros mais graves. É comum na DC e rara na RCU.

Múltiplas biópsias no caso de obstrução baixa são necessárias para descartar a possibilidade de adenocarcinoma de cólon.

Pacientes com DC e suspeita de obstrução devem ser internados e imediatamente avaliados pela equipe de cirurgia. Nos casos de obstrução, o repouso intestinal e nutrição parenteral são instituídos. A obstrução pode ocorrer devido a processo inflamatório, estenose por fibrose ou processos adesivos. A diferenciação é baseada no curso clínico (presença ou ausência de fatores inflamatórios) e estudos radiológicos prévios. Cirurgias abdominais prévias sugerem processos adesivos. Estes usualmente não apresentam processo inflamatório e respondem à sucção nasogástrica e repouso intestinal. Ocasionalmente, as suboclusões por adesões apresentam estrangulamento de alças. Raramente são necessários procedimentos cirúrgicos, independentemente do mecanismo. Os processos fibróticos costumam melhorar com corticóides, mas tendem a recorrer com a descontinuação destes. A melhora com terapia conservadora ocorre usualmente em 24 a 48 horas. Após este período, a cirurgia deve ser considerada.

TROMBOSE VENOSA PROFUNDA E EMBOLIA PULMONAR

A TVP complicada por TEP é uma urgência médica que tem taxa de mortalidade de 25% nos pacientes com DII. A doença tromboembólica resulta de um estado de hipercoagulabilidade induzida por DC e RCU. A causa do tromboembolismo é multifatorial. É a terceira causa de morte nos pacientes com DII, estando atrás apenas da peritonite e da malignidade. Os pacientes devem ser tratados para esta complicação de modo usual, com heparina, seguido pelo uso de varfarina. A anticoagulação é segura e raramente complica com sangramento colônico crônico.

ABSCESSOS

Ocorrem em 30% dos pacientes com DC. Podem localizar-se dentro do peritônio, no retroperitônio, entre as alças e no mesentério. Podem apresentar-se com febre e massa palpável. Não são observados na RCU. Pacientes com massa abdominal dolorosa devem ser avaliados com ultrasom ou TC para excluir abscesso. Pacientes com microperfurações, massa palpável dolorosa em fossa ilíaca direita e febre apresentam peritonite localizada, sendo comum na DC. A base do tratamento é jejum e antibióticos EV de amplo espectro por 7 a 10 dias, seguido por ciprofloxacina e metronidazol VO por mais 2 a 4 semanas.

O manejo terapêutico depende do quadro clínico, da história de cirurgia prévia e das características do abscesso. Como regra geral, três condutas podem ser tomadas:

- Tratamento clínico com antibióticos e possivelmente esteróides;
- Drenagem percutânea guiada por exames de imagem;
- Drenagem cirúrgica com ressecção dos segmentos intestinais envolvidos.

O tratamento mais aceito é a drenagem percutânea ou tratamento clínico, pois estes, apesar da maior freqüência de recorrência dos abscessos (em torno de 4 vezes em relação à cirurgia), diminuem em quase 50% a necessidade de procedimentos cirúrgicos durante 3 a 4 anos de seguimento.

FÍSTULAS

Resultam de extensão das ulcerações profundas e fissuras intestinais na DC para dentro de estruturas adjacentes. As mais comuns são do íleo para o sigmóide, do ceco para íleo ou na pele. As enterovesicais são raras. Geralmente não representam uma urgência médica, mas os pacientes podem procurar o pronto-socorro por aumento da dor, mudanças dos sintomas e alteração do ritmo intestinal.

As fístulas geralmente originam-se de microperfurações da parede intestinal com penetração em alças adjacentes. Geralmente apresentam-se com quadro indolente. Raramente estas perfurações podem ocorrer em cavidade peritoneal livre. Nestes casos, a apresentação clínica é dramática, muitas vezes associada a peritonite franca, com contratura involuntária da parede abdominal, descompressão brusca dolorosa, febre e toxemia. Fístula é uma manifestação incomum na RCU. O infliximabe apresenta eficácia acima de 50% na resolução das fístulas em DC.

COMPLICAÇÕES PERIANAIS

Acomete um terço dos pacientes com DC. Compreendem principalmente os abscessos perianais, fissuras, fístulas e prolapsos retais.

Processos supurativos e abscessos perianais e perirretais devem ser tratados cirurgicamente. Caso o abscesso seja pequeno, o tratamento com metronidazol ou ciprofloxacino pode ser efetivo apesar da alta taxa de recorrência com a suspensão da droga. Dessa forma, a terapia a longo prazo geralmente é necessária. Fístulas não-supurativas e fissuras perianais respondem a tratamento clínico com antibióticos, imunossupressores ou infliximabe.

NEOPLASIA COLORRETAL

A incidência de neoplasia colorretal é aumentada nos pacientes com DII. Recomenda-se colonoscopia, com biópsias periódicas após 8 a 10 anos do início da doença. O risco para RCU é de 10 a 30 vezes maior que na população geral. Os maiores fatores de risco são a extensão do acometimento e o tempo de evolução da doença. O risco cumulativo em 20 anos de evolução é de 10 a 20% na RCU. O risco para os casos de proctite não é aumentado. No caso de RCU em hemicólon esquerdo, a elevação do risco é pequena, tornando a necessidade de acompanhamento endoscópico nestes pacientes controversa. A obstrução colônica é uma emergência e deve ser caracterizada como secundária a neoplasia na DII até que se prove o contrário.

COMPLICAÇÕES RELACIONADAS ÀS DROGAS

Várias são as complicações relacionadas às drogas utilizadas no tratamento das DII. Dentre as mais usadas destacam-se: sulfassalazina e outros derivados salicílicos, corticosteróides, imunomoduladores, imunossupressores e antibióticos. Dentre as complicações mais freqüentes e graves devemos citar: pancreatite, trombocitopenia, leucopenia, infecção, febre, diarréia profusa, insuficiência renal e hepática.

Os efeitos colaterais dos aminossalicilatos geralmente se devem ao componente sulfapiridina, sendo os mais freqüentes: náuseas, vômitos, anorexia e dispepsia, e cefaléia. Os efeitos mais graves são: reações alérgicas, pancreatite, hepatotoxicidade, supressão da medula óssea, nefrotoxicidade, anemia hemolítica e megalobástica.

MISCELÂNIA

- Lesões orais: são manifestações muito comuns na DC, podendo ocasionalmente dominar o quadro clínico, levando o paciente a procurar o pronto-socorro. Úlceras aftosas são a queixa oral mais comum. Geralmente coexiste com doença intestinal ativa e resolve-se com o tratamento dirigido para o intestino. A terapia tópica sintomática pode ser necessária com hidrocortisona ou sucralfato.

- Estômago e duodeno: a DC em menos de 5% dos casos pode acometer o estômago ou duodeno. Os sintomas mimetizam a doença ulcerosa péptica. Pode apresentar-se com urgência nos casos de obstrução. O uso de bloqueadores da bomba de prótons e sucralfato podem dar alívio sintomático. O uso de corticóide usualmente é necessário nos casos moderados a severos, com resposta boa a excelente em até 90% dos casos.
- Peritonite: localizada na DC geralmente ocorre no quadrante inferior direito do abdome e resulta, com freqüência, de microperfurações. Os pacientes apresentam-se com febre, calafrios, leucocitose e descompressão brusca dolorosa localizada. O tratamento inicial é conservador, baseado no uso de antibióticos. Cefalosporinas de 3ª geração com metronidazol EV por 7 a 10 dias é uma boa opção. Posteriormente, ciprofloxacino com metronidazol VO por 2 a 4 semanas deve ser considerado.
- Nefrolitíase e cólica nefrética: são freqüentes em pacientes com doença de Crohn e acometimento ileal devido ao aumento de absorção de oxalato de cálcio, levando a hiperoxalúria.
- Anemia megaloblática: pode ser secundária a deficiência de ácido fólico em razão das drogas usadas no tratamento ou mais raramente por deficiência de B12 por lesão intensa ou ressecção de íleo terminal em DC.

LEITURA ADICIONAL

1. Kornbluth A, Sachar DB. Ulcerative colitis practice guidelines in adults (update): American College of Gastroenterology, Practice Parameters Committee. Am J Gastroenterol 2004; 99 (7): 1371-8.
2. Hellekson K. ACG releases updated practice guidelines for ulcerative colitis in adults. American Academy of Family Physicians 2005; 71(3).
3. Hanauer SB, Sandborn W. Management of Crohn's disease in adults. Am J Gastroenterol 2001; 96(3): 635-43.
4. Werman HA, Mekhjian, Rund DA. Ileitis, colitis, and divertiulitis. In: Emergency medicine: a comprehensive study guide. 5. ed. McGraw-Hill; 2000. p.530-9.
5. Sands BE. Crohn's disease. In: Feldman. Sleisenger & Fordtran's gastrointestinal and liver disease. 8. ed. W. B. Saunders; 2007. p.2459-98.
6. Su Chinyu, Lichtenstein GR. Ulcerative colitis. In: Feldman. Sleisenger & Fordtran's gastrointestinal and liver disease. 8. ed. W. B. Saunders; 2007. p.2499-2549.
7. Peppercorn MA. Clinical manifestations, diagnosis, and prognosis of ulcerative colitis in adults diagnosis. UpToDate®: http://www.uptodate.com. Software 16.1.
8. Farrell RJ. Pappercorn MA. Medical management of Crohn's disease in adults. UpToDate®: http://www.uptodate.com. Software 16.1.
9. Sheth SG, LaMont JT. Toxic megacólon. UpToDate®: http://www.uptodate.com. Software 16.1.
10. Peppercorn MA. Clinical manifestations and diagnosis of Crohn's disease in adults. UpToDate®: http:/ /www.uptodate.com. Software 16.1.

CAPÍTULO 166

Dissecção Aguda da Aorta

Ricardo Aun
Boulanger Mioto Netto
Herlon Saraiva Martins

TÓPICOS IMPORTANTES

- A dissecção aórtica é caracterizada pela ruptura da túnica íntima da parede aórtica, seguida pela penetração de sangue entre as camadas íntima e média dessa parede, criando dois lúmens (falso e verdadeiro).
- A classificação mais simples e abrangente das dissecções aórticas é a de Stanford: tipo A, que envolve a aorta ascendente, e tipo B, que não envolve a aorta ascendente.
- Trata-se de doença extremamente letal, com mortalidade global de cerca de 27% nos principais centros, apesar dos avanços diagnósticos e terapêuticos das últimas décadas.
- O hematoma intramural e a úlcera penetrante de aorta, apesar de anatomicamente serem patologias mais segmentares, são clínica e radiologicamente semelhantes à dissecção aórtica típica, constituindo a chamada síndrome aórtica aguda.
- A dor torácica de início súbito e intenso em um paciente hipertenso ou com doença aórtica prévia é o quadro clínico típico do paciente com dissecção aórtica. Entretanto, sintomas e sinais de isquemia de órgãos-alvo podem mascarar o diagnóstico e retardar o reconhecimento de um quadro de dissecção. Dessa forma, um alto índice de suspeita e a utilização racional dos exames diagnósticos disponíveis são fundamentais para o diagnóstico precoce.
- A tomografia computadorizada com contraste e o ecocardiograma transesofágico são os métodos diagnósticos utilizados nos pacientes com suspeita de dissecção aórtica.
- De forma geral, o tratamento dos quadros de dissecção aórtica do tipo A é cirúrgico, com substituição da aorta ascendente, enquanto as dissecções tipo B são tratadas clinicamente com β-bloqueadores e vasodilatadores para controle pressórico, sendo o tratamento cirúrgico reservado para complicações (ruptura e síndromes de má perfusão).
- O seguimento dos pacientes que recebem alta hospitalar após um quadro de dissecção aórtica aguda envolve o controle da pressão arterial e a vigilância da aorta, com exames seriados de tomografia computadorizada, buscando ativamente sinais de progressão da dissecção ou degeneração aneurismática.

INTRODUÇÃO E DEFINIÇÕES

A dissecção aguda da aorta está inserida no conceito da síndrome aórtica aguda junto com o hematoma intramural e a úlcera penetrante de aorta, pelas características clínicas e epidemiológicas semelhantes, podendo inclusive representar as fases evolutivas de um mesmo processo patológico.

A dissecção aórtica é caracterizada pela ruptura da túnica íntima da parede aórtica, seguida pela penetração de sangue, tipicamente no sentido anterógrado, clivando longitudinalmente as camadas íntima e média dessa parede por uma distância variável. Esta ruptura cria dois lúmens: o verdadeiro, que é circunferenciado pela camada íntima, e o falso, que é circunferenciado em parte pela íntima e em parte pela camada média. De forma característica, o fluxo é mais lento pelo falso lúmen que pelo verdadeiro.

Via de regra, a delaminação progride até a emergência de algum importante ramo arterial e pode ou não envolvê-lo. Outras regiões da aorta podem ser sede de fraturas da íntima, vindo a ser pontos de comunicação entre as luzes falsa e verdadeira ("reentrada").

Os pontos em que a dissecção geralmente se inicia são:

- Na aorta ascendente, 2 a 3 cm acima dos óstios das artérias coronárias (65% dos casos).
- Na aorta descendente, logo depois da emergência da artéria subclávia esquerda (25% dos casos).
- Em menor proporção, no arco aórtico ou na aorta abdominal (5 a 10% dos casos).

De forma freqüente, a dissecção assume forma espiralada e o falso lúmen geralmente é mais calibroso que o lúmen verdadeiro (Figuras 166.1 e 166.2).

Classificação

As dissecções agudas são aquelas em que o diagnóstico foi estabelecido no período de 2 semanas a partir do início dos sintomas, e as dissecções crônicas são aquelas diagnosticadas após esse período. Apesar de arbitrário, é nesse período que se manifestam as complicações imediatas, que ameaçam a vida do paciente.

São aceitas duas formas de classificação, a de De Bakey e a de Stanford. A classificação de De Bakey diferencia as dissecções aórticas em:

- Tipo I: envolve a aorta ascendente, o arco e a aorta descendente.
- Tipo II: confinada à aorta ascendente.

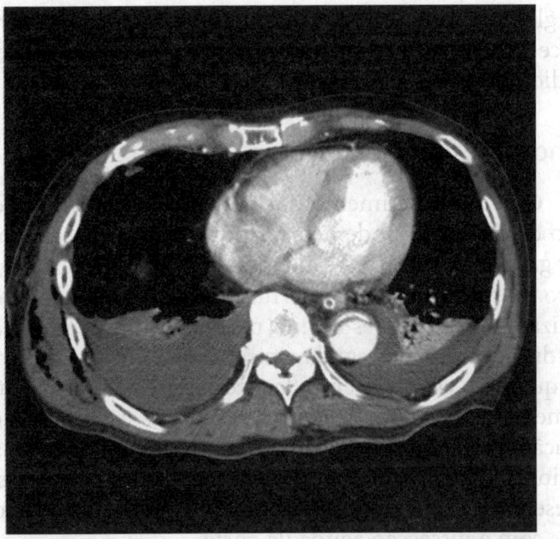

Figura 166.1 – Tomografia computadorizada com dissecção aórtica aguda em corte transversal da aorta descendente.

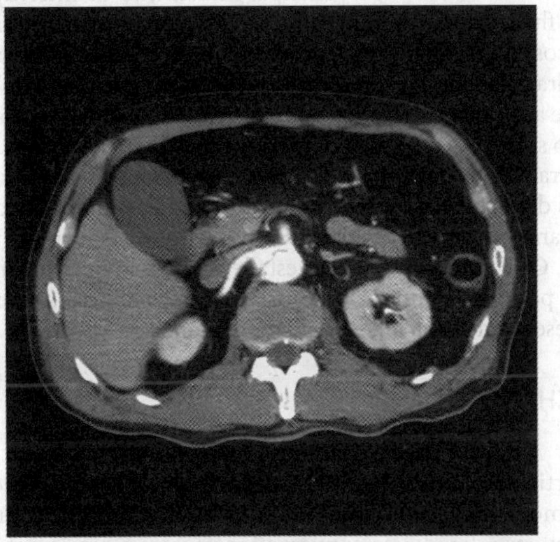

Figura 166.2 – Tomografia computadorizada com dissecção aórtica aguda em corte transversal das artérias viscerais.

- Tipo III: confinada à aorta descendente, distal à emergência da artéria subclávia esquerda.

A classificação de Stanford, mais aceita, mais simples e mais abrangente, divide as dissecções da aorta em dois tipos:

- Tipo A: envolve a aorta ascendente, não importando se se estende além do arco ou não.
- Tipo B: aquelas que não envolvem a aorta ascendente.

Epidemiologia

As dissecções aórticas representam a emergência mais comumente relacionada a este vaso, ocorrendo 2 a 3 vezes mais freqüentemente que a ruptura de um aneurisma da aorta abdominal. A real incidência das dissecções aórticas é difícil de se prever, sobretudo pela alta mortalidade pré-hospitalar. Alguns estudos populacionais estimam a incidência em 0,5 a 3,5 casos novos/100.000 pessoas/ano.

Ocorre de forma mais freqüente nos afrodescendentes que nos europeus, sendo pouco comum em asiáticos. Aproximadamente 75% dos casos ocorrem entre 40 e 70 anos, com pico de incidência para dissecção tipo A entre 50 e 60 anos e para o tipo B entre 60 e 70 anos, sendo 2 a 5 vezes mais freqüente nos homens (que tendem a ser mais jovens, com idade média de 63 anos, contra 69 anos das mulheres). As dissecções do tipo A são mais freqüentes, representando 60% dos casos.

Morbidade e mortalidade

Trata-se de doença extremamente letal, de forma que, em estudos populacionais, 21% dos pacientes com dissecção aórtica morreram antes de serem admitidos em hospitais, e, naqueles mantidos sem tratamento, a mortalidade é de 22,7% nas 6 horas iniciais, 50% nas primeiras 24 horas e 68% ao longo da 1ª semana.

Quando há envolvimento da aorta ascendente, a mortalidade está relacionada com complicações centrais como tamponamento cardíaco, insuficiência aórtica aguda e comprometimento do óstio coronário. Nas dissecções que não envolvem a aorta ascendente, as principais causas de morte são a obstrução de vasos viscerais ou ilíacos e a ruptura aórtica.

Uma perspectiva do resultado da terapêutica atual da dissecção aórtica foi dada pelo estudo IRAD (International Registry of Acute Aortic Dissecction), que, analisando o resultado do tratamento de 464 pacientes em 12 centros de referência entre 1996 e 1998, verificou uma mortalidade global de 27,4%. Os pacientes com dissecções tipo A tratadas cirurgicamente apresentaram mortalidade de 26% contra 58% dos tratados clinicamente, sendo ruptura aórtica a principal causa de morte (41,6%). Em pacientes com dissecção tipo B em que o tratamento clínico foi possível, a mortalidade foi de 10,7%, contra 31,4% de mortalidade dos pacientes com dissecções distais complicadas em que foi necessária uma intervenção cirúrgica.

ETIOLOGIA E FISIOPATOLOGIA

A hipertensão arterial encontra-se presente em 70 a 80% dos casos de dissecção aórtica, sendo o fator de risco mais prevalente.

Algumas doenças aórticas são fatores de risco bem estabelecidos: presença de valva aórtica bicúspide associada à dilatação da raiz dessa artéria (7 a 14% de todas dissecções), coarctação, ectasia no anel aórtico, anormalidades cromossômicas (síndrome de Turner e Noonan), hipoplasia do arco aórtico, arterites e doenças do tecido conectivo (síndrome de Marfan e Ehlers-Danlos). A síndrome de Marfan é responsável pela maioria dos casos de dissecção aórtica em pacientes com menos de 40 anos. Em mulheres com menos de 40 anos, 50% das dissecções aórticas ocorrem durante a gestação, e é quando o diagnóstico de síndrome de Marfan é estabelecido.

O denominador comum das alterações patológicas na parede aórtica parece ser a perda de células da musculatura lisa vascular e o aumento da elastólise da camada média. A clássica degeneração medial cística parece ser fator essencial nas doenças do tecido conectivo que, contudo, representam apenas 10 a 15% das dissecções. Mesmo em indivíduos com dissecção sem qualquer doença sindrômica, a degeneração da camada média tende a ser maior que a esperada para o envelhecimento normal, não estando clara sua ocorrência.

O consumo de cocaína é causa rara de dissecção aórtica.

Tabela 166.I – Fatores de risco para dissecção aórtica aguda
Hipertensão arterial sistêmica: tabagismo, dislipidemia, consumo de cocaína/crack
Doenças do tecido conectivo: síndrome de Marfan, síndrome de Ehlers-Danlos
Doenças vasculares hereditárias: valva aórtica bicúspide, coarctação da aorta
Doenças inflamatórias: arterite de células gigantes, arterite de Takayasu, doença de Behçet, sífilis
Trauma torácico fechado: acidentes automobilísticos, quedas de altura
Iatrogênicos: procedimentos endovasculares diagnósticos e terapêuticos, pós-cirurgia de valvas cardíacas ou da aorta

Hematoma intramural e úlcera penetrante de aorta

A violação da túnica íntima da parede aórtica é a característica comum entre a dissecção aórtica, o hematoma intramural e a úlcera penetrante de aorta, sendo a apresentação clínica semelhante, com dor torácica súbita em pacientes hipertensos. Ambos os processos podem ser precursores de uma dissecção clássica. São comuns alterações ateroscleróticas intensas nos pacientes com essas patologias, de forma que os pacientes com úlcera penetrante de aorta tendem a ser mais idosos (idade média de 77 anos) do que aqueles com dissecção.

O hematoma intramural da aorta torácica caracteriza-se pela ausência de uma ruptura identificável por meios radiográficos e pela coluna de sangue coagulado entre as túnicas íntima e média da parede aórtica, de extensão e comprimento variáveis, porém geralmente mais segmentar que as dissecções aórticas, e não causando oclusão de seus ramos. Postula-se uma ruptura do *vasa vasorum* ou, mais provavelmente, a violação da túnica íntima por uma úlcera de placa aterosclerótica permitindo a entrada de sangue na parede aórtica como causa desses hematomas.

As úlceras penetrantes em uma placa aterosclerótica da aorta podem causar hematomas intramurais, dissecções aórticas ou perfuração. Úlceras ateroscleróticas sintomáticas são mais profundas e envolvem um maior risco de ruptura (até 40% em algumas séries), sendo pior o prognóstico daquelas localizadas na aorta ascendente. A associação de uma úlcera e um hematoma intramural ocorre em 90% dos casos na aorta descendente. Apesar do pior prognóstico global, a indicação cirúrgica nas úlceras de aorta permanece relacionada ao diâmetro aórtico e a sinais clínicos e radiológicos de deterioração.

Síndromes de má perfusão

O comprometimento dos ramos da aorta em um quadro de dissecção pode ocorrer por diversos mecanismos e ter gravidade variável, resultando em isquemia dos órgãos-alvo ou síndrome de má perfusão. Diversos estudos caracterizam as síndromes de má perfusão como complicação da dissecção aórtica aguda em cerca de 25 a 40% dos casos. Enquanto o envolvimento da artéria carótida está freqüentemente associado a acidentes vasculares cerebrais, a obstrução da artéria subclávia ou das artérias em membros inferiores é geralmente bem tolerada. No IRAD, a isquemia mesentérica foi responsável por 15% dos óbitos relacionados com a dissecção aguda da aorta.

A oclusão de um ramo pode ocorrer pela propagação da dissecção para dentro de um ramo arterial, causando trombose ou estenose do mesmo, caracterizada como obstrução estática. Entretanto, o principal mecanismo de interrupção do fluxo arterial em um ramo na dissecção aórtica (80% dos casos) é a chamada obstrução dinâmica, em que a luz verdadeira colabada é incapaz de prover volume adequado de sangue aos órgãos irrigados por ela, ou o flap intimal da dissecção sofre prolapso para o interior do óstio do ramo vascular. Geralmente, os exames diagnósticos de imagem são incapazes de quantificar esse tipo de obstrução, gerando dúvidas e retardo diagnóstico, sobretudo nos casos de isquemia visceral. O diagnóstico deve ser estabelecido pelo quadro clínico do paciente, exames laboratoriais e sinais indiretos, como a presença de uma luz verdadeira em fenda.

ACHADOS CLÍNICOS

A dor torácica é o sintoma mais comum nas dissecções aórticas, seja tipo A ou B. A dor é freqüentemente descrita como "uma facada" que "rasga os tecidos", de início súbito e intenso. Irradia-se com freqüência para a região interescapular, região lombar e até para os membros inferiores.

A dissecção aórtica deve ser suspeitada sempre que ocorrer dor torácica de início súbito e abrupto em sua máxima intensidade. Apenas 10% dos pacientes negam dor no início do quadro.

A localização e a irradiação da dor podem levar à presunção da extensão da dissecção: dor precordial está associada à dissecção da aorta ascendente; dor cervical irradiada para mandíbula se associa à dissecção do arco aórtico; e dor interescápulo-umeral com irradiação lombar se relaciona à dissecção da aorta descendente.

A síncope pode complicar a apresentação clínica da dissecção aórtica em 5 a 10% dos casos, e sua presença pode indicar tamponamento cardíaco ou envolvimento dos vasos braquiocefálicos.

A hipertensão arterial está presente no exame físico inicial em 70% das dissecções tipo B e em 25 a 35% das tipo A, sendo refratária à terapia clínica inicial em até 64% das dissecções da aorta distal.

Déficits nos pulsos periféricos ocorrem em 30 a 50% dos pacientes com envolvimento do arco aórtico, do segmento toracoabdominal ou ambos. O tronco braquiocefálico está envolvido em 14,5% dos pacientes, a artéria carótida esquerda em 6%, a artéria subclávia esquerda em 14,5% e artérias femorais em 13%.

Os sintomas de uma síndrome de má perfusão pela oclusão de ramos da aorta podem ser proeminentes nas dissecções aórticas agudas, levando inclusive a retardo diagnóstico: infarto do miocárdio (oclusão do óstio das artérias coronárias), hemiplegia, paresia ou coma (por envolvimento dos trocos supra-aórticos), isquemia de membros superiores, paraplegia (por oclusão de artérias espinais) e dor abdominal (isquemia mesentérica).

A compressão de nervos periféricos pelo hematoma pode ocorrer raramente, causando síndrome de Horner e disfonia, por paresia de corda vocal esquerda relacionada à compressão do nervo laríngeo recorrente.

A presença de dor torácica de início súbito, alterações nos pulsos e alargamento mediastinal ou da silhueta aórtica aumenta em 66 vezes a razão de probabilidade de dissecção aórtica aguda; entretanto, essa tríade diagnóstica é encontrada em apenas 27% dos pacientes. Diante do polimorfismo dos sintomas, alguns estudos populacionais mostram que em apenas 28,8% dos casos de dissecção aórtica o seu diagnóstico foi suspeito na avaliação inicial. Dessa forma, um alto índice de suspeita e a utilização racional dos exames diagnósticos disponíveis são fundamentais para o diagnóstico precoce da dissecção aórtica.

EXAMES COMPLEMENTARES

A avaliação inicial de um paciente com dor torácica aguda envolve a realização de um eletrocardiograma, que pode apresentar alterações isquêmicas agudas em cerca de 20% das dissecções de aorta ascendente. Os exames laboratoriais são fundamentais na avaliação das síndromes de má perfusão e disfunção dos órgãos associados (isquemia miocárdica, renal, mesentérica e de membros) e da perda sangüínea associada aos casos graves.

O diagnóstico é confirmado pela realização de uma tomografia computadorizada com contraste ou de ecocardiograma transesofágico, dependendo da facilidade de realização de cada exame no setor de emergência.

Radiografia de tórax

A radiografia simples de tórax é um dos exames de imagem de fácil obtenção que pode caracterizar sinais importantes de dissecção aórtica aguda; 60 a 90% dos casos apresentam aumento da silhueta aórtica. Os principais achados são: alargamento de mediastino, sinal do duplo arco aórtico, alargamento difuso da aorta com pouca definição e irregularidade do contorno, deslocamento medial do anel de calcificação aórtico acima de 10 mm, desvio da traquéia para direita, derrame pleural, derrame pericárdico, aumento da área cardíaca e velamento do ápice do pulmão esquerdo.

Tomografia computadorizada

Utilizada há 3 décadas, é o procedimento de imagem mais usado na detecção e avaliação da dissecção aórtica com sensibilidade de 83 a 95% e especificidade de 87 a 100%, com maior limitação diagnóstica na aorta ascendente. Com o advento da tomografia computadorizada helicoidal, o estudo pode ser feito em menor tempo, com grande acurácia e menor quantidade de contraste iodado. Identifica os dois lúmens e o *flap* intimal da dissecção, sendo que a falsa luz é maior que a verdadeira em 90% dos casos. A importância da tomografia computadorizada para o diagnóstico vai além do simples reconhecimento desta entidade: serve para determinar os sítios inicial e final, ramos viscerais comprometidos e eventuais pontos de reentrada da falsa luz para a verdadeira. A tomografia computadorizada ainda evidencia eventuais pontos de ruptura e extravasamento de contraste, quer para a pleura, quer para as vísceras ocas (esôfago, duodeno). A orientação da concavidade do *flap* de dissecção na direção de falsa luz ou a presença de luz verdadeira em fenda sugere presença de déficit pressórico na luz verdadeira e pode se correlacionar à síndrome de má perfusão renal, visceral ou de membros inferiores.

A tomografia computadorizada é o exame que menos depende do operador, garantindo imagens úteis acerca das correlações anatômicas para os procedimentos cirúrgicos e endovasculares, e obtendo informações confiáveis para medições e análises no seguimento do caso.

Ecocardiograma transesofágico

Utilizado preferencialmente em relação ao ecocardiograma transtorácico, pela proximidade anatômica entre o esôfago e aorta. Apresenta sensibilidade de 98% e especificidade de 63 a 96%, com a facilidade de poder ser realizado à beira do leito ou no paciente instável com suspeita diagnóstica. Apresenta limitações na avaliação da parte distal da aorta ascendente e no arco aórtico pela presença da traquéia e do brônquio esquerdo, e da extensão infradiafragmática da dissecção. Apesar dessas limitações, trata-se de exame extremamente útil na avaliação da aorta ascendente, complementando as informações fornecidas pela tomografia computadorizada para o planejamento do tratamento cirúrgico.

Ressonância nuclear magnética

Apesar da boa acurácia (sensibilidade e especificidade de 95 a 100%), apresenta pouca aplicabilidade em relação à tomografia computadorizada pelo maior tempo necessário para a realização do exame e dificuldade de monitoração do paciente crítico durante a realização do exame.

Aortografia

Gradativamente foi substituída pelos exames de imagens helicoidais. Diante da necessidade da rapidez no diagnóstico, sua limitação fica clara por ser exame invasivo, demorado, caro e sem vantagens em termos de sensibilidade e especificidade em relação à tomografia computadorizada e o ecocardiograma transesofágico. Atualmente, não é realizada antes do reparo cirúrgico das dissecções proximais, podendo ser realizada como parte integrante do tratamento endovascular das dissecções distais (Figura 166.3).

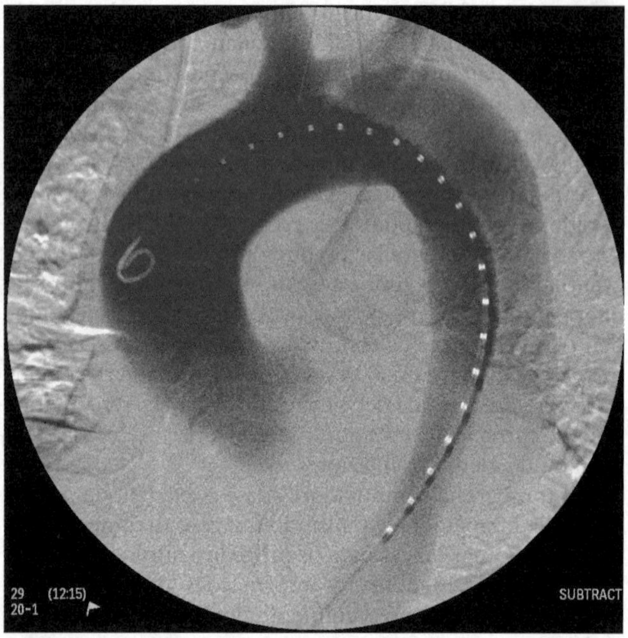

Figura 166.3 – Aortografia com injeção de contraste na aorta ascendente caracterizando os dois lúmens de uma dissecção tipo B.

TRATAMENTO

O sucesso da terapêutica da dissecção aórtica depende de um diagnóstico rápido e da correta avaliação da extensão do processo patológico. O tratamento clínico, buscando a redução da pressão arterial e do dP/dT, é fundamental na terapêutica inicial de todos os pacientes, com objetivo de estabilizar a extensão da dissecção e diminuir o risco de ruptura.

Tratamento clínico

- Monitoração em unidade de terapia intensiva, oxigênio, acesso venoso e coleta de sangue. Avaliar rapidamente a possibilidade de haver tamponamento cardíaco, evitando-se a punção pericárdica em favor do tratamento definitivo.
- β-bloqueador: a meta é deixar a freqüência cardíaca < 60 bpm, se tolerada. Prescrever metoprolol (5 mg) IV em 3 a 5 minutos; no caso de dissecção, a dose máxima será aquela que consegue β-bloquear. A redução da freqüência cardíaca e do inotropismo são essenciais no manejo de dissecção aguda (se houver contra-indicação ao β-bloqueador, pode-se prescrever verapamil ou diltiazem endovenoso).
- Redução da PA: redução ao menor valor tolerado pelo doente; se possível, deixar a PA sistólica próxima de 100 a 110 mmHg: para isso, prescrever o nitroprussiato de sódio; iniciar em 0,3 a 0,5 μg/kg/min, com aumentos de 0,5 μg/kg/minuto a cada 3 a 5 minutos. Os vasodilatadores devem sempre ser usados em associação com β-bloqueadores e nunca em monoterapia, pelo risco de aumentarem o estresse sobre a parede aórtica com aumento da fração de ejeção do ventrículo esquerdo (dP/dT).
- Morfina: doses de 2 a 4 mg IV, até se atingir uma analgesia adequada.

Dissecção tipo A

O risco de ruptura e mortalidade por insuficiência aórtica, tamponamento cardíaco ou obstrução dos óstios coronários e uma mortalidade hospitalar de 60% com tratamento clínico justificam o tratamento cirúrgico em todos os casos de dissecção aórtica do tipo A, que deve ser realizado em caráter de emergência.

Em pacientes com dissecção tipo A complicada por má perfusão, o tratamento clínico associado à fenestração percutânea por método endovascular pode diminuir o risco e criar condições para a conduta operatória definitiva.

O tratamento definitivo consiste na ressecção do segmento dissecado, com interposição de prótese de Dacron. Pode haver necessidade de reimplante dos óstios coronários e correção das lesões de válvula aórtica, com suspensão destas ou implante de prótese valvar. A mortalidade varia de 10 a 35% conforme as comorbidades e as condições associadas, sendo que o estado neurológico no momento da apresentação é o principal fator de mau prognóstico.

Altas taxas de mortalidade cirúrgica em pacientes com má perfusão visceral (50 a 80% em pacientes com isquemia renal e 87% naqueles com isquemia mesentérica) em pacientes submetidos à substituição da aorta ascendente levam alguns autores a propor a fenestração endovascular ou aberta da aorta distal antes que o reparo cirúrgico definitivo da aorta ascendente seja realizado (aumentando a taxa de sobrevivência da intervenção aórtica para 75%, com apenas 15% de mortalidade antes da cirurgia definitiva).

Dissecção tipo B

Se, por um lado, a indicação cirúrgica engloba todos os casos de dissecção aórtica do tipo A, nas dissecções do tipo B prefere-se o tratamento clínico. Reserva-se a cirurgia para as dissecções complicadas por isquemia cerebral, membros superiores ou inferiores, visceral ou medular. São ainda tratados cirurgicamente os portadores de dor persistente, aqueles com aumento progressivo do diâmetro do falso lúmen e os que apresentam hemotórax.

A ruptura evidente ou iminente na região proximal da aorta, que raramente ocorre (6% nas casuísticas mais recentes, resultado da melhoria do manejo clínico), é a única indicação de substituição da aorta descendente por enxerto, estando associada a desafios técnicos significativos pela friabilidade da parede aórtica.

Em relação às síndromes de má perfusão, os pacientes com dissecção aórtica tipo B devem ser submetidos a uma intervenção vascular direcionada para cada complicação. Na presença de isquemia renal ou mesentérica, o paciente deve ser submetido à fenestração da aorta distal por método endovascular ou convencional, sendo que alguns autores advogam que, na suspeita de isquemia intestinal, a fenestração aberta deve ser preferida por permitir a inspeção das alças isquêmicas. Em pacientes com isquemia grave de membro inferior, além da fenestração, revascularizações extra-anatômicas como enxertos fêmoro-femorais ou áxilo-femorais, de menor morbidade, podem ser a terapia de escolha.

Em alguns centros, o tratamento por meio do implante de endopróteses no arco visa a estabilizar a progressão da dissecção por selamento do orifício de entrada, além de favorecer o selamento e trombose do falso lúmen, reduzindo a incidência e a gravidade das síndromes de má perfusão e minimizando o risco de evolução para degeneração aneurismática da falsa luz. Estudos iniciais relatam uma mortalidade de 16% e sucesso técnico com trombose da falsa luz em 79% dos casos. Esta estratégia, considerada útil por alguns autores, encontra resistência naqueles que consideram que os pontos de reentrada permaneceriam abertos, particularmente os localizados próximo às artérias viscerais. Com o objetivo de solucionar esse problema, novos modelos de endopróteses não-revestidas vêm sendo desenvolvidos, para colabar a falsa luz na altura da emergência das artérias viscerais, tornando essa técnica promissora para tratamento das complicações precoces e da prevenção da degeneração aneurismática da aorta de pacientes com dissecção aórtica do tipo B (Figuras 166.4 e 166.5).

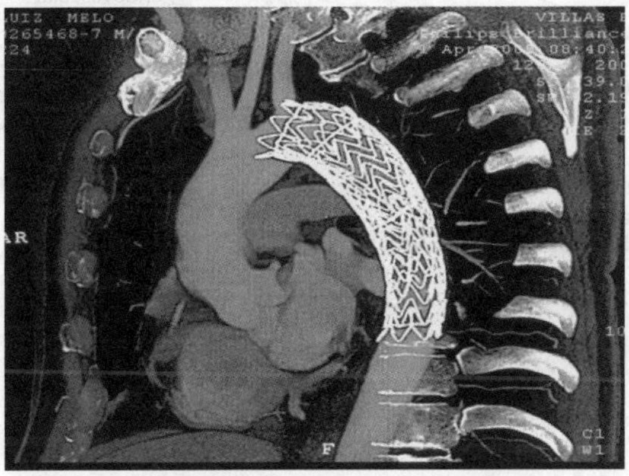

Figura 166.4 – Tomografia computadorizada com endoprótese implantada selando o local de entrada da dissecção.

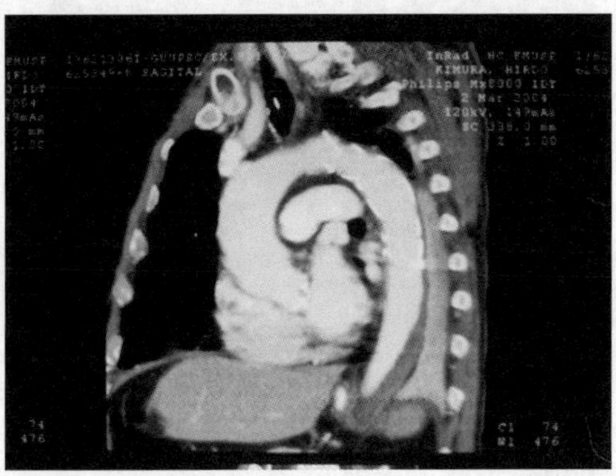

Figura 166.5 – Tomografia computadorizada com detalhe de trombose do falso lúmen após implante endoprótese.

Evolução e acompanhamento

A principal complicação tardia da dissecção da aorta é a dilatação aneurismática da parede externa da falsa luz, que ocorre em 25 a 40% dos pacientes que sobrevivem à dissecção aguda com tratamento clínico. Cerca de 30% apresentam dilatações de 6 cm ou mais, e 10 a 20% sofrem ruptura tardia do aneurisma. Os fatores relacionados à evolução para aneurismas das dissecções incluem a dificuldade no controle da pressão arterial, o diâmetro aórtico de 4 cm ou mais na fase aguda e a manutenção da patência da falsa luz.

Dessa forma, o seguimento clínico de um paciente que sobreviveu a um quadro de dissecção aguda da aorta envolve: a diminuição do estresse sobre a parede aórtica com controle rigoroso da pressão arterial e uso de β-bloqueadores; a reavaliação da aorta com exames de imagem seriados para detectar sinais de progressão da dissecção, redissecção ou degeneração aneurismática (tomografias computadorizadas realizadas após 1, 3, 6, 9 e 12 meses da alta hospitalar, e a cada 6 ou 12 meses a partir de então); e tratamento cirúrgico quando indicado (12 a 30% dos pacientes necessitaram de uma intervenção).

LEITURA ADICIONAL

1. Black III JH, Cambria RP. Dissecção aórtica: perspectivas para o cirurgião vascular/endovascular. In: Rutherford RB. Cirurgia vascular. 6. ed. Di Livros; 2007. p.1512-31.
2. Dake MD, Kato N, Mitchell RS, et al. Endovascular stent-graft placement for the treatment of acute aortic dissection. N Engl J Med 1999; 340: 1546-52.
3. Hagan PG, Nienaber CA, Isselbacher EM, et al. The International Registry of Acute Aortic Dissection (IRAD): new insights into an old disease. JAMA 2000; 283: 897-903.
4. Kahn SL, Dake MD. Stent graft management of stable, uncomplicated type B aortic dissection. Perspectives in Vascular and Endovascular Therapy 2007; 19(2): 162-9.
5. Lauterbach SR, Cambria RP, Brewster DC, et al. Contemporary management of aortic branch compromise resulting from acute aortic dissection. J Vasc Surg 2001; 33: 1185-92.
6. Meszaros I, Morocz J, Szlavi J, et al. Epidemiology and clinicopathology of aortic dissection. Chest 2000; 117: 1271-8.
7. Nienaber CA, Eagle KA, et al. Aortic dissection: new frontiers in diagnosis and management, part I: from etiology to diagnostic strategies. Circulation 2003; 108: 628-35.
8. Suzuki T, Mehta RH, Ince H, et al. Clinical profiles and outcomes of acute type B aortic dissection in the current era: lessons from the International Registry of Aortic Dissection (IRAD). Circulation 2003; 108(suppl II): 312-7.
9. Tsai TT, Nienaber CA, Eagle KA. Acute aortic syndromes. Circulation 2005; 112: 3802-13.

Algoritmo 166.1 – Abordagem das dissecções aórticas agudas

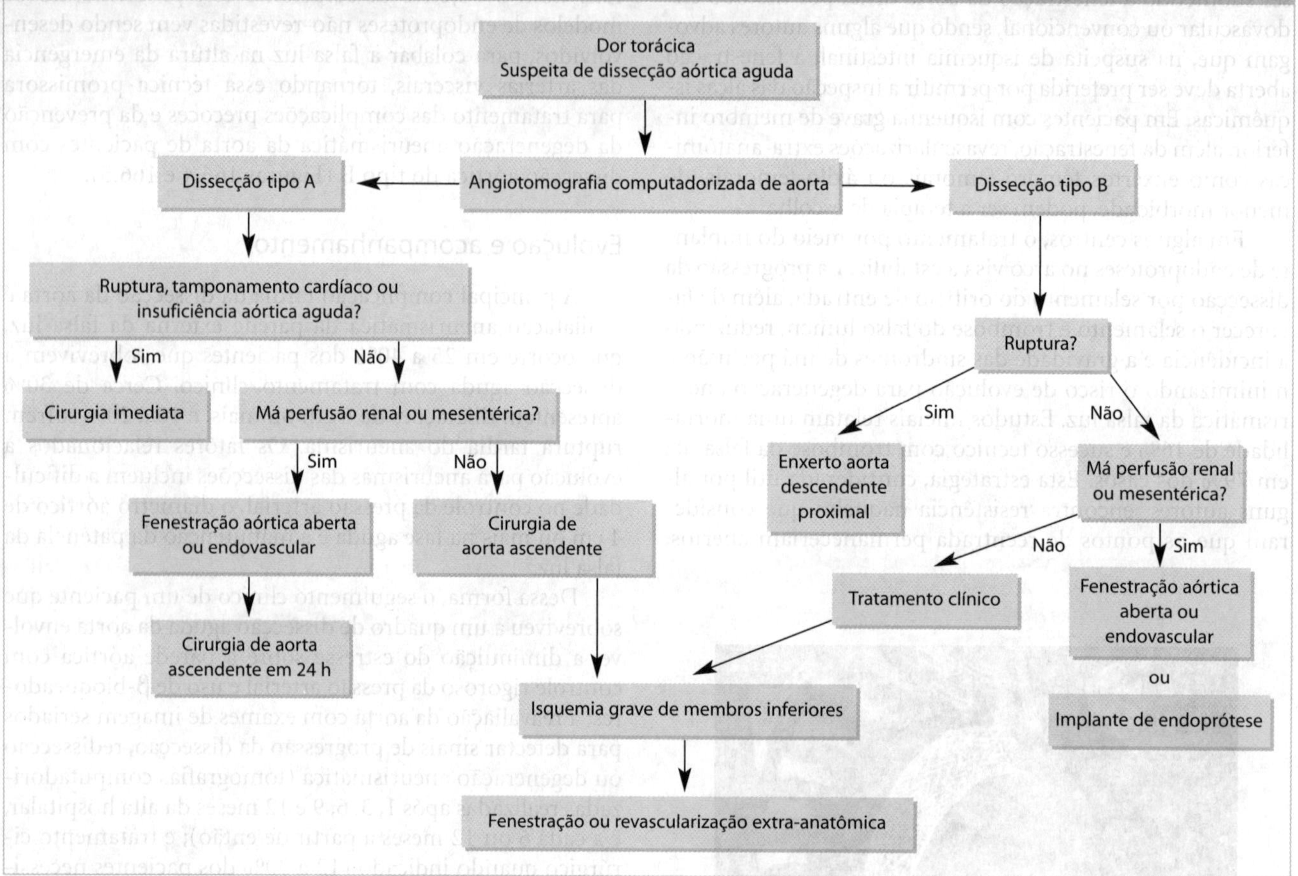

Cirurgia de Urgência no Aneurisma da Aorta Abdominal

CAPÍTULO 167

Ricardo Aun
André Echaime Vallentsits Estenssoro
Alex Lederman
Boulanger Mioto Netto

TÓPICOS IMPORTANTES

- A mortalidade global por aneurisma de aorta abdominal roto é de 85%, reduzindo para 20 a 70% naqueles pacientes que são tratados cirurgicamente.
- O quadro clínico varia desde a dor abdominal ou lombar associada a uma massa abdominal pulsátil até o quadro dramático com choque hemorrágico franco, rebaixamento do nível de consciência e distensão abdominal.
- A ruptura de um aneurisma de aorta abdominal pode mimetizar um quadro de abdome agudo e, até mesmo, uma ciatalgia. De forma que a presença de massa abdominal pulsátil e os antecedentes de doença aneurismática são os principais dados do exame clínico para o diagnóstico.
- A tomografia computadorizada é o exame com maior acurácia para diagnóstico de ruptura de um aneurisma de aorta, além de auxiliar no planejamento cirúrgico e excluir os diagnósticos diferenciais como causa de dor abdominal. Só não deve ser realizada em pacientes instáveis hemodinamicamente, em que a presença de uma massa abdominal pulsátil ou o antecedente de aneurisma de aorta permitam o diagnóstico presumido e a indicação de tratamento cirúrgico imediato.
- O tratamento cirúrgico deve ser indicado assim que estabelecido o diagnóstico de aneurisma de aorta roto. Os melhores resultados são obtidos com o adequado preparo pré-operatório, a reposição de hemoderivados e técnicas de autotransfusão, o rápido controle da hemorragia com pinçamento aórtico e a mínima dissecção para realização do reparo.

INTRODUÇÃO E DEFINIÇÕES

A ruptura de aneurisma de aorta abdominal (AAA) é um evento catastrófico e o tratamento cirúrgico, quando possível, constitui a única conduta que pode permitir a sobrevida. O diagnóstico na fase em que o aneurisma está íntegro, apesar de o paciente não apresentar sintomas, é a melhor oportunidade para se obter os resultados cirúrgicos com o tratamento eletivo.

A mortalidade desse tratamento varia de acordo com as casuísticas, de 20 a 70%, resultando em sobrevida global de 14 a 36%, o que demonstra a gravidade da situação.

A história natural de um caso isolado de aneurisma da aorta abdominal (AAA) é difícil de prever. O AAA pode passar por fases de estabilidade, crescimento lento e crescimento rápido. Em geral recomenda-se que os aneurismas sejam operados quando alcançarem diâmetro de 5 cm ou mais, porém, a possibilidade de se reduzir a taxa de complicações operatórias com a correção endoluminal mostra uma tendência a diminuir o diâmetro máximo para determinadas indicações. Quanto à taxa de crescimento, indica-se precocemente para aqueles que atinjam 0,5 cm ao ano (tendo-se em mente que apenas 20% dos AAA apresentam taxa superior a 0,4 cm ao ano).

O risco de ruptura do AAA é maior nos fumantes, nos portadores de DPOC e nos hipertensos. Relatos de algumas séries sugerem que diabetes melito, marcadores séricos de polipeptídios pró-colageno tipo III e assimetria da forma do aneurisma também são preditores de ruptura. No entanto, a prevalência de diabetes melito nos portadores de AAA é baixa.

Em estudos de necropsia, a incidência de aneurismas da aorta varia de 1,7 a 8,1%, conforme sexo e idade, sendo mais prevalente no sexo masculino e nas idades mais avançadas. Bengtsson et al., em 1992, em estudo realizado em grupo populacional determinado (em situação na qual a necropsia é obrigatória em óbitos extra-hospitalares), verificaram mortalidade crescente de aneurisma roto da aorta, de 0,9 por 100.000 mortes, em 1952, até 6,9 por 100.000, na década de 1980. Na última década, a mortalidade global dos portadores de aneurisma roto de aorta foi de 85%, entre os que tiveram morte imediata e os que foram operados.

Outros estudos semelhantes demonstraram prevalência de ruptura de aneurisma de aorta abdominal de até 21/100.000 óbitos em Londres, em 1986.

ETIOLOGIA E FISIOPATOLOGIA

A mortalidade dos aneurismas rotos da aorta, como já visto, é extremamente elevada. Estima-se que entre metade e 2/3 dos pacientes morrem antes de chegar a um hospital. Entre aqueles que recebem atendimento inicial, estima-se também que 20% dos pacientes falecem antes de receber o tratameno cirúrgico.

Análises multivariadas revelam o efeito do estado clínico do paciente ao ser admitido no centro cirúrgico, conforme descrito na Tabela167.I.

Tabela167.I – Fatores preditores de mortalidade

Fator de risco	Porcentagem de pacientes	Taxa de mortalidade associada	Mortalidade dos pacientes sem o fator de risco
Assistolia	19	81	26
Perda de consciência	26	72	24
P.A.M. < 80 mmHg no intra-operatório	28	62	24

Na mesma série, os óbitos que ocorreram após o segundo dia de pós-operatório tiveram as seguintes variáveis como preditores (Tabela167.II):

Tabela167.II – Fatores preditivos de mortalidade pós-operatória

Fator de risco	Porcentagem de pacientes	Taxa de mortalidade associada	Mortalidade dos pacientes sem o fator de risco
Insuficiência renal	30	75	8
Insuficiência respiratória	28	69	19

Evolução natural

Dados apresentados em necropsias por Darling sugerem que pelo menos 50% dos pacientes podem viver durante seis horas, a partir do início dos sintomas. Cerca de 40% podem sobreviver, sem tratamento, até um dia, e 25%, até uma semana. Estes fatos mostram que não se pode prever o momento do óbito nos pacientes portadores de aneurisma roto da aorta abdominal, porém sabe-se que atrasos desnecessários entre o diagnóstico e o tratamento causam piores resultados.

ACHADOS CLÍNICOS

Os pacientes com quadro agudo decorrente de aneurisma da aorta abdominal podem se apresentar estáveis ou instáveis hemodinamicamente. Quando instáveis, predomina o quadro francamente hemorrágico, com hipotensão, distensão abdominal, sudorese, palidez e oligúria. Geralmente estes pacientes apresentam perda sangüínea importante sem tamponamento do aneurisma, o que provoca a exanguinação do paciente e os óbitos que antecedem ao tratamento cirúrgico.

Alguns pacientes são atendidos com quadro de dor abdominal sem alterações hemodinâmicas. Constata-se a presença do aneurisma e se relaciona a dor à palpação deste, geralmente volumoso. A dor contínua é justificada por alguns como representando rápida distensão do aneurisma ou por delaminação do trombo, sem extravasamento sangüíneo e sem solução de continuidade da parede.

Quando há solução de continuidade na parede do aneurisma, o hematoma pode ficar contido, aparecendo dor contínua com estabilidade hemodinâmica. A dor caracteriza-se pelo início insidioso, geralmente periumbilical e é irradiada para os flancos, mais freqüentemente para o flanco esquerdo. Pode, às vezes, irradiar-se para as nádegas e escroto, mimetizando dor de origem radicular ou cólica nefrética.

Outra causa freqüente de dor em aneurismas da aorta abdominal é a corrosão da face anterior dos corpos vertebrais de L3/L4/L5, sendo que a parede posterior do aneurisma é corroída, expondo o ligamento amarelo da coluna.

Os aneurismas inflamatórios também são causa de dor abdominal, pois decorre de processo inflamatório do retroperitônio, com fibrose e espessamento das paredes do aneurisma. É dor insidiosa, acompanhada ou não de quadro febril. A diferenciação se faz através da tomografia computadorizada de abdome, que mostra espessamento da parede do aneurisma.

Há casos em que ocorre a ruptura da parede, porém a hemorragia é contida pelo trombo parietal, com formação de hematoma envolvendo a parede do aneurisma. Esta situação deve ser suspeitada pela presença de dor, sem outros sinais de hemorragia à ultra-sonografia e à tomografia computadorizada. Confunde-se facilmente com a "expansão do aneurisma". Esta situação pode perdurar horas até que ocorra hemorragia abrupta ou intermitente, e conseqüente instabilidade hemodinâmica. É provável que o quadro descrito anteriormente de dor isolada seja uma fase inicial da fissura da parede do aneurisma.

Quando ocorre ruptura da parede do aneurisma, a perda sangüínea pode ocorrer e se tamponar, pois a hipotensão e a formação de coágulos promovem diminuição do ritmo do sangramento. A integridade do folheto posterior do peritôneo, associada à pressão exercida pelos órgãos intraperitoneais, serve, por vezes, de anteparo à hemorragia. Ocorrendo extravasamento de sangue, pode haver infiltração de tecidos vizinhos, particularmente na raiz do mesentério e na musculatura lombar, o que pode se traduzir pela presença de equimoses nos flancos.

Donaldson, em 1985, descreveu a apresentação clínica de pacientes que sobreviveram ao atendimento inicial e foram operados. Os sintomas mais freqüentes foram: dor abdominal em 58%, dor lombar em 70% e síncope em 30%. Vômitos ocorreram em 22% dos pacientes. Nesta série, os principais achados foram a presença de massa abdominal pulsátil em 91%, dor à palpação em 78% e hipotensão em 42%.

Outros sintomas são:

- Dor irradiada para a região inguinal, simulando cólica nefrética.
- Dor lombar com piora à palpação da coluna, por erosão do corpo vertebral.
- Neuralgia com dor irradiada para a face ântero-medial da coxa.
- Obstrução parcial do duodeno, por compressão.
- Isquemia dos membros inferiores ou de pequenos segmentos (dedos do pé, calcanhar e dorso do pé) por embolização.
- Trombose aguda da aorta, com isquemia grave de ambos membros inferiores.

- Sangramento gastrintestinal por erosão da aorta no tubo digestivo (fístula aortoentérica), sendo mais comum a fístula aortoduodenal.
- Insuficiência cardíaca ocorre quando há ruptura do aneurisma para a veia cava inferior, originando fístula aortocava, que é geralmente de alto débito e ocasiona quadro de insuficiência cardíaca aguda, devido a aumento significativo do retorno venoso. A fístula aortocava não tratada cirurgicamente ocasiona óbito por insuficiência cardíaca em horas ou dias.
- A hematúria ocorre por comunicação dos ureteres com a luz do aneurisma. Isso acontece quando há envolvimento das artérias ilíacas comuns pela íntima relação anatômica entre estas e os ureteres. A ruptura do aneurisma para o ureter constitui evento raro e se manifesta clinicamente por hematúria.

EXAMES COMPLEMENTARES

A urgência em corrigir o AAA roto é dada pelo quadro hemodinâmico; a rigor, há quem proponha a correção imediata sem nenhum método de imagem que possa retardar o pinçamento da aorta e cessação da hemorragia. Atualmente esta atitude somente se justifica nos casos em que a descompensação hemodinâmica seja tão grave que a probabilidade do paciente sobreviver é mínima. Algumas informações são importantes para a decisão da técnica. A realização desses exames é condicionada ao estado clínico do paciente e às condições do hospital que está prestando atendimento.

Radiografia simples de abdome

Os mais freqüentes achados são a presença de calcificação à esquerda da coluna lombar e o apagamento do músculo psoas. O grau de confiança é baixo, assim, se a hipótese é de aneurisma da aorta abdominal, deve ser utilizado outro método de imagem.

Ultra-som de abdome com Doppler

O ultra-som tem a vantagem de poder ser realizado à beira do leito e de forma rápida. Quando o hematoma está encapsulado, nota-se conteúdo anecóico ou hipoecóico para-aórtico. A detecção do ponto de ruptura e extravasamento é difícil; assim, o grau de confiança do ultra-som para detectar ruptura do AAA é relativamente baixo, porém alto para o diagnóstico do AAA. Além deste fato, o ultrassom é limitado pela distensão gasosa das alças intestinais.

Tomografia computadorizada

A tomografia computadorizada fornece informações sobre a parede da aorta, delineia o trombo e define detalhes sobre as estruturas vizinhas da aorta. Mostra a extensão do hematoma (quando há), variações anatômicas, como a veia renal retroaórtica e rim em ferradura, além de permitir o diagnóstico de outras afecções abdominais como causa da dor. Entretanto, sua realização envolve a ida do paciente à suíte radiológica, com alguma demanda de tempo, o que pode ser problemático em pacientes instáveis. Atualmente, os aparelhos de tomografia computadorizada helicoidal de 32 ou 64 canais permitem a aquisição de imagens em poucos minutos e com definições importantes, inclusive para a possibilidade de se tratar o aneurisma com o implante de endopróteses.

A especificidade da tomografia computadorizada é a maior entre os exames de imagem para a identificação da ruptura, com a vantagem de ser mais facilmente realizada que a ressonância magnética e a arteriografia. A presença de contraste no interior do trombo, delaminando-o, e a presença de contraste extraluminal são os maiores indicativos da ruptura. A sensibilidade e a especificidade são próximas de 93%.

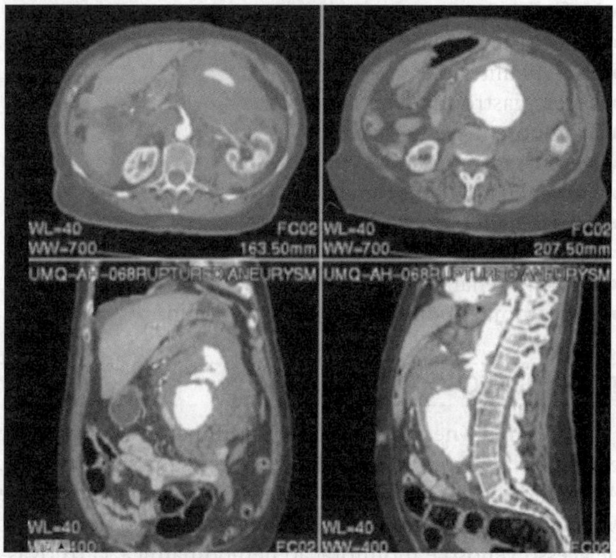

Figura 167.1 – Tomografia computadorizada caracterizando ruptura de aneurisma de aorta abdominal.

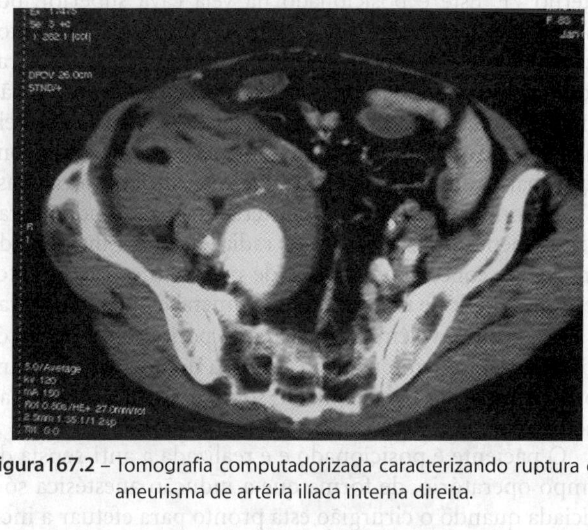

Figura 167.2 – Tomografia computadorizada caracterizando ruptura de aneurisma de artéria ilíaca interna direita.

Arteriografia

Atualmente, quase não há indicações para angiografia diagnóstica nos AAA, particularmente nos rotos, pois a arteriografia, de modo diferente da tomografia computadorizada e da ressonância magnética, só oferece dados do lúmen da aorta e do aneurisma e, além de ser invasivo, demanda tempo. Quando se pondera a correção endoluminal do

AAA, nos pacientes estáveis, com dor relacionada ao aneurisma, que se encontra íntegro ou tamponado, a arteriografia é realizada, não como forma diagnóstica, mas como parte integrante do procedimento.

A especificidade da arteriografia é baixa para determinar a necessidade ou não de intervenções de urgência.

DIAGNÓSTICO DIFERENCIAL

O diagnóstico diferencial do AAA deve ser feito com os quadros de abdome agudo e aqueles que podem mimetizá-lo:

- Nefrolitíase.
- Colecistite aguda.
- Diverticulite.
- Úlcera gastroduodenal perfurada.
- Trombose mesentérica.
- Hemorragia digestiva.
- Lombalgia e lombociatalgia.
- Infarto agudo do miocárdio.
- Pancreatite aguda.
- Ruptura renal.
- Hematoma espontâneo de retroperitônio.

TRATAMENTO

Apesar da necessidade do procedimento cirúrgico de emergência, algumas providências precisam ser tomadas. As medidas pré-operatórias devem ser tomadas na sala de operações, enquanto a equipe anestésica providencia vias de acesso venoso e monitoração hemodinâmica, cardiovascular e urinária.

Em geral, utiliza-se cateter de dupla luz com diâmetro externo 7F. Este é posicionado na veia cava superior, por punção supraclavicular direita, sendo uma via para monitorização de pressão venosa central e a outra para administração de volume. Sempre que possível, porém, a monitoração hemodinâmica deve ser feita com cateter de Swan-Ganz, pela qualidade de informações que este oferece, propiciando condições para oferta adequada de volume e drogas vasoativas.

A monitoração da pressão arterial média é fundamental. Normalmente, utiliza-se a artéria radial, na qual é introduzido um cateter, conectado à coluna de mercúrio ou ao monitor eletrônico. Pode-se utilizar a artéria umeral como alternativa.

A reposição volêmica, iniciada no período pré-operatório, só deverá ser intensificada na sala de operações, quando o cirurgião já tiver controle sobre a aorta proximal ao aneurisma.

O paciente é posicionado e é realizada a anti-sepsia do campo operatório, de forma que a indução anestésica só é iniciada quando o cirurgião está pronto para efetuar a incisão.

Autotransfusão e reposição volêmica intra-operatórias

Além das medidas básicas citadas acima, existem algumas outras providências que podem ser tomadas durante o ato cirúrgico e que melhoram os resultados.

O sangue aspirado do campo cirúrgico pode ser centrifugado para aproveitamento dos glóbulos. Com a autotransfusão diminuem os riscos de coagulopatia, reações imunológicas, transmissão de doenças infecciosas e necessidade de sangue homólogo estocado. Fatores de coagulação são repostos com transfusões de plasma fresco ou crioprecipitado. Plaquetas são administradas na forma de concentrados de plaquetas, fracionados e estocados previamente em banco de sangue. A administração de volume deve levar em conta três aspectos fundamentais:

1. Reposição das perdas hemorrágicas, avaliadas no intraoperatório pelo volume aspirado e por aquele contido nas compressas cirúrgicas, que representa as perdas através da ruptura propriamente dita e as decorrentes do procedimento cirúrgico. Este volume deve ser reposto, predominantemente com sangue e derivados, reaproveitados em campo ou estocados.
2. Alterações hemodinâmicas decorrentes da oclusão e posterior liberação do fluxo pela aorta. Quanto mais alto e mais prolongado for o pinçamento da aorta, mais intensas serão as alterações hemodinâmicas da isquemia induzida e posterior reperfusão. Nesta fase, preconiza-se a administração de soluções sob a forma colóide ou cristalóide.
3. Necessidade de administração generosa de volume, que não cessa ao término da operação. No pós-operatório imediato, ocorre a formação do chamado terceiro espaço, que obriga a reposição de volume, de forma a se manterem os parâmetros vitais estáveis. Além disso, o íleo paralítico que se instala, às vezes por dias, requer suporte hidroeletrolítico e, eventualmente, nutricional.

Vias de acesso

A laparotomia mediana xifopúbica é a via de acesso preferencial em casos de instabilidade hemodinâmica, por oferecer condições para controle mais rápido da aorta. No entanto, pode-se lançar mão da via extraperitoneal, quando o aneurisma ainda se encontra íntegro. Esta apresenta, em relação à via transperitoneal, a vantagem de se poder abordar o segmento supra-renal com facilidade, bem como, quando necessário, poder ser prolongada para o tórax.

Alguns autores citam que pela via de acesso extraperitoneal existe maior facilidade de descolamento dos planos anatômicos, o que seria decorrente da delaminação provocada pelo hematoma. A dificuldade maior no emprego desta via reside na abordagem e revascularização da artéria ilíaca externa direita.

Formas de hemostasia

Na vigência de instabilidade hemodinâmica, a oclusão da aorta deve ser realizada o mais rapidamente possível. Isso pode ser conseguido com seu pinçamento no nível do hiato diafragmático, pois nesta localização a aorta é de fácil acesso e se situa longe da zona de ruptura, o que possibilita melhor visão do procedimento, sem risco de sangramento. Esta manobra se inicia com a abertura do ligamento frenoesofágico, localizado na pequena curvatura do estômago. Segue-se a secção parcial do pilar esquerdo do diafragma e a mobilização do esôfago para a direita, acessando a aorta, que é pinçada sem tentativa de cadarçamento, a fim de se evitar lesões da mesma, da veia esplênica e do pâncreas. Uma vez pinçada a aorta no nível do hiato diafragmático (pinçamento supracelíaco), passa-se à dissecção romba do colo do aneurisma e, assim que é encontrado um local adequado para colocação de outra pinça, retira-se a primeira, liberando-se a circulação para os rins e vísceras abdominais.

O pinçamento da aorta torácica, indicado por alguns cirurgiões, implica em toracotomia prévia, que é realizada em situações excepcionais, como nos aneurismas supra-renais, sendo geralmente associada à realização de uma toracofrenolaparotomia.

Outra maneira de ocluir a aorta abdominal consiste na utilização de instrumento de compressão do vaso, ou mesmo manualmente. Com o auxiliar comprimindo a aorta, no nível do hiato diafragmático, contra a coluna vertebral, o cirurgião procede ao acesso da aorta infra-renal.

Em pacientes que apresentam alterações hemodinâmicas importantes, com choque hipovolêmico, pode-se utilizar o balão de oclusão da aorta a fim de controlar o sangramento proveniente da ruptura. Este balão é introduzido por dissecção da artéria umeral, no nível da prega do cotovelo, e inflado com alta pressão, para mantê-lo fixo ao colo do aneurisma. Pode também ser inserido pelas artérias femorais, ou mesmo pelo saco aneurismático, quando não se consegue compressão ou pinçamento proximal.

O tempo de pinçamento da aorta é fator importante no resultado cirúrgico. Desta forma, na cirurgia de urgência do aneurisma da aorta abdominal, deve-se evitar dissecção extensa do aneurisma e dissecar apenas o suficiente para realização de uma boa anastomose e oclusão proximal. Uma vez realizado o pinçamento, localizam-se as artérias ilíacas digitalmente e incisa-se o folheto peritoneal posterior em extensão apenas o suficiente para permitir a passagem das pinças. Após o pinçamento distal, o saco aneurismático é aberto por incisão em sua face anterior. Por vezes, não há necessidade do pinçamento das artérias ilíacas, pois na abertura do aneurisma identificam-se seus óstios e, com freqüência, nesta situação não há refluxo ou o refluxo é pequeno e o sangue coletado pode ser reinfundido na autotransfusão intra-operatória. Essa manobra evita lesões iatrogênicas das veias ilíacas e dos ureteres.

A melhor forma de reconstrução arterial é aquela que pode ser feita em menor tempo. Desta forma, a colocação da prótese em posição aorto-aórtica, sempre que for possível, deve ser preferida. Além da facilidade técnica da reconstrução aorto-aórtica, esta mantém a irrigação dos órgãos pélvicos pelas artérias ilíacas internas. A derivação aortobifemoral também é, sem dúvida, um procedimento fácil e rápido; no entanto, a região inguinal é o local de maior incidência de infecção e complicações em longo prazo, devendo ser evitado nas situações de emergência, em que o paciente já está debilitado e, portanto, mais sujeito a apresentar estas complicações.

Tratamento endoluminal

O tratamento endovascular é factível quando há algum grau de estabilidade hemodinâmica, que permita ao menos a realização de tomografia computadorizada para definição da localização, dimensões e calibre da aorta. Para emprego da técnica endoluminal, há necessidade de colo infra-renal de pelo menos 1 cm. E se emprega preferencialmente a reconstrução aortomonoilíaca com oclusão da artéria ilíaca comum contralateral e confecção de enxerto fêmoro-femoral cruzado. Não se pode ainda considerar esta a técnica de preferência ou de rotina, já que a maioria dos serviços de emergência ainda não tem disponibilidade de endopróteses para sua generalização.

Complicações intra-operatórias

As lesões venosas são as complicações mais temíveis. As lesões de veias ilíacas e cava são extremamente graves, podendo levar o paciente ao óbito se não forem prontamente corrigidas. Por se tratar de veias com paredes muito delgadas, e pelo fato de o tecido em torno delas estar friável, em razão da infiltração sangüínea ocasionada pela rotura, a sutura no local do sangramento torna-se tarefa difícil e deve ser realizada com manobras delicadas e com adequado controle proximal e distal da veia no sentido de não ampliar a lesão e tornar o sangramento incontrolável.

Outras complicações que podem ocorrer durante o ato operatório são lesão do duodeno e do ureter.

Complicações pós-operatórias

As complicações no pós-operatório estão intimamente ligadas ao estado do paciente no pré-operatório e à operação realizada. Invariavelmente, os pacientes sofrem algum tipo de dano na sua função renal. Boa parte deles evolui com aumento nos níveis séricos de uréia e creatinina, porém mantêm bom fluxo urinário. No entanto, alguns pacientes desenvolvem oligúria e até anúria, necessitando de sessões de hemodiálise até que a função renal se restabeleça. Alguns pacientes evoluem para insuficiência renal dialítica de forma definitiva.

As complicações pulmonares também são freqüentes no pré-operatório. O choque hemorrágico tratado com infusão de grande quantidade de cristalóides, freqüentemente associado a doença pulmonar obstrutiva prévia, torna estes pacientes candidatos a uma série de complicações pulmonares que incluem atelectasias, pneumonias, pneumotórax e síndrome da angústia respiratória do adulto.

Entre as complicações relacionadas ao ato cirúrgico propriamente dito, podemos salientar a isquemia do cólon esquerdo, incomum em procedimentos eletivos, onde dificilmente ocorre necrose e conseqüente perfuração da alça, mas freqüente em pacientes submetidos a cirurgia de urgência, muito provavelmente pelo fato de eles não terem sido submetidos a preparo adequado dos cólons no pré-operatório, pela vasoconstrição visceral que ocorre em função do uso de drogas vasoativas, e do choque hemorrágico de longa duração. A necrose do cólon esquerdo também pode ocorrer quando há ligadura da artéria mesentérica inferior somada à ligadura das artérias ilíacas internas.

Outras complicações como ateroembolia e trombose de ramos da prótese estão ligadas à manipulação inadequada do aneurisma (no primeiro caso) e à escolha inadequada do local da anastomose (no segundo).

Resultados

O tratamento cirúrgico rápido e eficaz obtém sobrevida de 85% nos aneurismas íntegros e 50% nos rotos com instabilidade hemodinâmica. Fatores que implicam em aumento da mortalidade são:

- Pacientes com mais de 80 anos.
- Perda de consciência.
- Choque hemorrágico com sangue em peritônio livre.
- Hipotensão persistente no intra-operatório (PAS < 90 mmHg), apesar da reposição volêmica agressiva.
- Assistolia pré-operatória.
- Hematócrito menor que 25 na admissão.
- Cretinina sérica na admissão > 2 mg/dL.

LEITURA ADICIONAL

1. Becquemin JP, Lapie V, Favre JP, Rousseau H. Mid-term results of a second generation bifurcated endovascular graft for abdominal aortic aneurysm repair: the French Vanguard trial. J Vasc Surg 1999 Aug; 30(2): 209-18.
2. Bengtsson H, Bergqvist D, Sternby NH. Increasing prevalence of abdominal aortic aneurysms. A necropsy study. Eur J Surg 1992 Jan; 158(1): 19-23.
3. Bergan JJ, Thompson JE. The ruptured abdominal aortic aneurysm. In: Bergan JJ, Yao JT, editores. Vascular surgical emergencies. Orlando: Grune & Stratton; 1987. p.285-97.
4. Brown LC, Powell JT. Risk factors for aneurysm rupture in patients kept under ultrasound surveillance. UK Small Aneurysm Trial Participants. Ann Surg 1999 Sep; 230(3): 289-96; discussion 296-7.
5. Cohen JR. Ruptured abdominal aortic aneurysms. In: Rutherford RB. Vascular surgery. 5. ed. W.B. Saunders Company; 2000. p.1296-302.
6. Darling RC, Messina CR, Brewster DC, Ottinger LW. Autopsy study of unoperated abdominal aortic aneurysms. The case for early resection. Circulation 1977 Sep; 56(3 Suppl): II161-4.
7. Donaldson MC, Rosenberg JM, Bucknam CA. Factors affecting survival after ruptured abdominal aortic aneurysm. J Vasc Surg 1985 Jul; 2(4): 564-70.
8. Durham SJ, Steed DL, Moosa HH, et al. Probability of rupture of an abdominal aortic aneurysm after an unrelated operative procedure: a prospective study. J Vasc Surg 1991 Feb; 13(2): 248-51; discussion 251-2.
9. Gloviczki P, Pairolero PC, Mucha P Jr, et al. Ruptured abdominal aortic aneurysms: repair should not be denied. J Vasc Surg 1992 May; 15(5): 851-7; discussion 857-9.
10. Harris LM, Faggioli GL, Fiedler R, et al. Ruptured abdominal aortic aneurysms: factors affecting mortality rates. J Vasc Surg 1991 Dec; 14(6): 812-8; discussion 819-20.
11. Hollier LH, Taylor LM, Ochsner J. Recommended indications for operative treatment of abdominal aortic aneurysms. Report of a subcommittee of the Joint Council of the Society for Vascular Surgery and the North American Chapter of the International Society for Cardiovascular Surgery. J Vasc Surg 1992 Jun; 15(6): 1046-56.
12. Johnston KW. Ruptured abdominal aortic aneurysm: six-year follow-up results of a multicenter prospective study. Canadian Society for Vascular Surgery Aneurysm Study Group. J Vasc Surg 1994 May; 19(5): 888-900.
13. Marston WA, Ahlquist R, Johnson G Jr, Meyer AA. Misdiagnosis of ruptured abdominal aortic aneurysms. J Vasc Surg 1992 Jul; 16(1): 17-22.
14. Ohki T, Veith FJ, Sanchez LA, et al. Endovascular graft repair of ruptured aortoiliac aneurysms. J Am Coll Surg 1999 Jul; 189(1): 102-12; discussion 112-3.
15. Powell JT, Brown LC. The natural history of abdominal aortic aneurysms and their risk of rupture. Acta Chir Belg 2001 Jan-Feb; 101(1): 11-6.

Algoritmo167.1 – Aneurisma de aorta roto

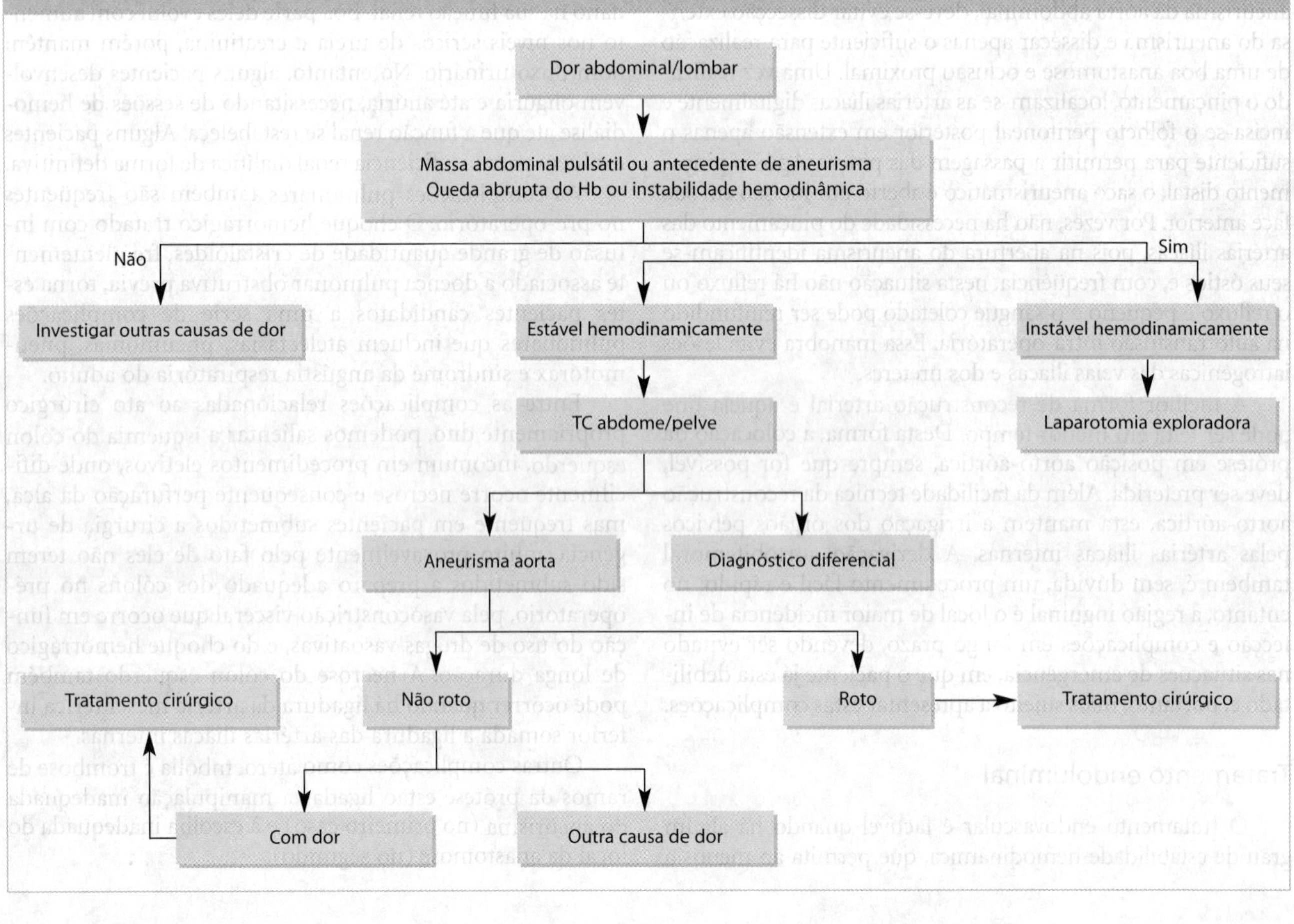

Isquemia Mesentérica Aguda

CAPÍTULO 168

Ricardo Aun
Calógero Presti
Boulanger Mioto Netto

TÓPICOS IMPORTANTES

- A isquemia mesentérica aguda é definida como uma súbita e sintomática redução do fluxo sangüíneo intestinal de suficiente magnitude para causar infarto intestinal. Embora avanços consideráveis tenham sido obtidos no diagnóstico e no tratamento dos quadros de isquemia intestinal, as taxas de mortalidade relacionada ainda são muito elevadas.
- As três principais causas de isquemia intestinal aguda são a oclusão da artéria mesentérica superior por trombose ou por um êmbolo, a trombose da veia mesentérica e a isquemia mesentérica não-oclusiva.
- A "dor desproporcional ao exame clínico do abdome" é a apresentação clínica mais comum, sendo responsável pelo retardo diagnóstico e pela alta mortalidade. O diagnóstico precoce dos quadros de abdome agudo vascular envolve o reconhecimento da população de risco e um alto índice de suspeita clínica, resultando em instalação mais precoce das medidas terapêuticas e aumentando a probabilidade de sobrevida dos pacientes.
- A tomografia computadorizada vem se tornando um método diagnóstico mais aplicável, permitindo o diagnóstico diferencial na maioria dos casos. Entretanto, a angiografia é definitiva para excluir ou confirmar o diagnóstico de doença vascular mesentérica, estabelecendo com grande grau de certeza o diagnóstico da causa de oclusão e permitindo a instalação de medidas terapêuticas (tratamento fibrinolítico e infusão de vasodilatadores).
- O tratamento dos quadros de isquemia mesentérica aguda tem como objetivo: reconstruir o fluxo vascular (revascularização cirúrgica ou tratamento endovascular com fibrinolíticos e vasodilatadores), estabelecer a viabilidade das alças intestinais e ressecar os seguimentos necróticos (laparotomia exploradora), reconstruir o trânsito intestinal e manter o paciente livre de novos episódios.

INTRODUÇÃO E DEFINIÇÕES

A isquemia intestinal sintomática é rara, porém estenoses e oclusões das artérias intestinais por arterosclerose são comuns. Cerca de 6 a 10% de espécimes de necrópsia não selecionados demonstram estenoses de 50% ou mais em pelo menos uma das três principais artérias intestinais. A prevalência de arterosclerose nos troncos viscerais aumenta com a idade e em associação com outras manifestações da arterosclerose periférica. Em estudos em que foram avaliadas aortografias realizadas antes de cirurgias de revascularização de membros, 27% dos pacientes apresentavam estenoses assintomáticas de 50% ou mais do tronco celíaco ou da artéria mesentérica superior. Essas observações ilustram a capacidade da circulação visceral de desenvolver vias de circulação colateral na maioria das circunstâncias.

A isquemia mesentérica aguda é definida como uma súbita e sintomática redução do fluxo sangüíneo intestinal de suficiente magnitude para causar infarto intestinal. Embora avanços consideráveis tenham sido obtidos no diagnóstico e no tratamento dos quadros de isquemia intestinal, as taxas de mortalidade relacionadas ainda são proibitivas, variando de cerca de 30% para os casos causados por trombose venosa até 75-80% para os casos de obstrução arterial. De forma geral, o prognóstico dos quadros de isquemia intestinal pode ser relacionado ao curso clínico da doença, já que, em um momento inicial, os pacientes apresentam dor abdominal que não se associa aos sinais de abdome agudo, que só se manifestam quando o infarto intestinal é extenso e a sobrevida dos pacientes está pouco relacionada ao sucesso do tratamento cirúrgico. Dessa forma, sobretudo nos casos de obstrução arterial, apenas um alto índice de suspeita, baseado no aparecimento dos sintomas e no perfil dos pacientes, pode resultar em um diagnóstico precoce e no conseqüente sucesso das medidas terapêuticas desencadeadas.

ETIOLOGIA E FISIOPATOLOGIA

As três principais causas de isquemia intestinal aguda são: (1) oclusão da artéria mesentérica superior por trombose ou por um êmbolo, (2) trombose da veia mesentérica e (3) isquemia mesentérica não-oclusiva. As características de cada uma delas são sumarizadas na Tabela 168.I.

A isquemia mesentérica aguda causada por obstrução arterial é geralmente causada por embolismo de fragmentos de um trombo organizado para a artéria mesentérica superior ou por trombose de uma placa arterosclerótica em seu óstio. Entretanto, a oclusão embólica do tronco celíaco, oclusão de ramos de segunda e terceira ordem por doença arterial inflamatória, embolia tumoral ou embolia de colesterol durante manipulação cirúrgica também podem ser causa de isquemia intestinal. Em geral, pacientes com embolia apresentam melhor prognóstico, já que a oclusão do fluxo sangüíneo intestinal ocorre mais distalmente do que na trombose (após origem da artéria cólica média), resultando em infartos intestinais menos extensos em que são poupadas as porções proximais do intestino delgado.

Tabela 168.I – Características das principais causas de isquemia mesentérica aguda

	Trombose arterial	Embolia	Isquemia mesentérica não-oclusiva	Trombose venosa
% dos casos de isquemia mesentérica	12-20%	30-45%	20-50%	5-15%
Quadro clínico	Dor abdominal difusa de forte intensidade, inicialmente sem irritação peritoneal no exame físico. Antecedentes de dor crônica e perda de peso	Dor abdominal difusa de forte intensidade, súbita, inicialmente sem irritação peritoneal no exame físico	Paciente crítico evoluindo com distensão abdominal, sangramento digestivo, febre ou leucocitose	Dor e distensão abdominal mais insidiosas. Sangramento intestinal é comum
Áreas acometidas do intestino	Todo o intestino delgado e cólon direito	Geralmente, as porções proximais do intestino delgado são poupadas de forma variável	Segmentos variáveis de intestino delgado e cólon	Áreas do intestino delgado. Cólon é poupado
Doenças associadas	Insuficiência vascular periférica, cirurgia vascular prévia	Fibrilação atrial, cardiomiopatia dilatada, IAM prévio, aneurismas torácicos, após procedimentos endovasculares	ICC grave, paciente crítico em uso de vasoconstritores, uso de *ergot* ou cocaína	Trombofilias, policitemia vera, neoplasias, cirrose hepática, hipertensão portal, pós-operatório de esplenectomia
Tratamento	Revascularização da artéria mesentérica superior nos casos com intestino viável ou fibrinólise; ressecção dos segmentos necróticos e reoperações programadas se necessário	Embolectomia da artéria mesentérica superior ou fibrinólise; ressecção dos segmentos necróticos e reoperações programadas se necessário	Infusão intra-arterial de vasodilatadores (papaverina); ressecção dos segmentos necróticos e reoperações programadas se necessário	Anticoagulção; ressecção dos segmentos necróticos e reoperações programadas se necessário

Tanto as oclusões arteriais por trombose quanto as por embolia são mais freqüentes em mulheres (dois terços dos casos), com idade média de 70 anos. A trombose arterial geralmente ocorre em pacientes com insuficiência arterial sintomática de outros sítios (claudicação intermitente, estenose carotídea etc.) e, comumente, já submetidos a cirurgias vasculares prévias. Cerca de 50% dos pacientes com trombose arterial apresentam sintomas de dor abdominal crônica e perda de peso sugestivas de isquemia intestinal crônica. A embolia ocorre em pacientes com doenças cardíacas prévias como fibrilação atrial e cardiomiopatia dilatada, sendo a artéria mesentérica superior o destino de 5% dos êmbolos de origem cardíaca. Apesar disso, nos últimos anos, a incidência de embolia de fontes arteriais proximais (aneurismas e placas arteroscleróticas da aorta) tem aumentado, assim como aquela relacionada aos procedimentos endovasculares em que placas e trombos podem ser mobilizados durante a manipulação de cateteres e fios-guia.

A isquemia mesentérica não-oclusiva é causada por severo e prolongado vasoespasmo associado ao uso de drogas como *ergot* e cocaína ou, mais comumente, a doença sistêmica grave com choque ou insuficiência cardíaca grave. Em geral, ocorre perda da auto-regulação do fluxo intestinal pela associação de estados de baixo fluxo e uso de drogas vasoconstritoras. A insuficiência cardíaca congestiva, com ou sem choque cardiogênico, é a etiologia isolada mais freqüente. Sepse, desidratação e insuficiência renal ou hepática podem ocasionalmente ser graves o suficiente para causar vasoconstrição esplâncnica, porém a isquemia mesentérica não-oclusiva raramente ocorre na ausência de disfunção cardíaca aparente ou administração de vasoconstritores. A isquemia intestinal não-oclusiva também ocorre após cirurgias para correção de coartação da aorta e de revascularização visceral na isquemia intestinal crônica.

A trombose venosa da veia mesentérica superior é uma causa infreqüente, porém importante de isquemia mesentérica aguda. A obstrução aguda do fluxo venoso mesentérico causa seqüestro de fluido intestinal, hipovolemia e hemoconcentração, ocorrendo vasoconstrição arteriolar e redução da perfusão intestinal, com conseqüente infarto intestinal hemorrágico. A trombose venosa mesentérica pode ser primária, quando em geral é idiopática, ou secundária e se associa a: (1) estados de hipercoagulabilidade como neoplasias, deficiências de proteína C e proteína S, policitemia vera, deficiência de antitrombina III, anticoagulante lúpico; trombocitose e uso de anticoncepcionais; (2) estase venosa como hipertensão portal e insuficiência cardíaca congestiva; e (3) lesão venosa direta como no pós-operatório de esplenectomia, após trauma abdominal e na peritonite (sobretudo apendicite e diverticulite). Muitos casos de trombose venosa mesentérica são diagnosticados incidentalmente em exames de imagem de pacientes assintomáticos, e alguns estudos de autópsia sugerem que cerca de 50% dos pacientes que morrem com trombose venosa mesentérica não apresentam infarto intestinal.

ACHADOS CLÍNICOS

O diagnóstico precoce dos quadros de abdome agudo vascular envolve o reconhecimento da população de risco e um alto índice de suspeita clínica. O quadro clínico raramente permite diferenciar as causas de isquemia mesentérica aguda.

Dor abdominal incaracterística, de início súbito e intensa; presença de arteriopatia obstrutiva em outros territórios; antecedentes de dor abdominal pós-prandial e que melhorou com o jejum podem significar oclusão arterial, bem como a associação com lesões cardíacas produtoras de arritmia ou lesões arteriais proximais.

A dor de início insidioso acompanhada de evacuação com sangue em doente portador de antecedentes de doença trombótica, hematológica ou neoplasia pode significar trombose venosa mesentérica, bem como naqueles que apresentam hipertensão portal ou insuficiência cardíaca.

Em pacientes críticos em uso de vasoconstritores ou com disfunção cardíaca grave, sinais isolados como distensão abdominal, sangramento, leucocitose, febre ou piora clínica inexplicável devem ser valorizados para o diagnóstico de isquemia mesentérica.

Quanto ao exame clínico desses pacientes, o sinal mais comum é a distensão abdominal com claro timpanismo, sendo os sinais de irritação peritoneal ausentes ("dor desproporcional ao exame clínico do abdome"). Há ausência de ruídos hidroaéreos ou presença de tosse inicial, seguida de silêncio abdominal. Ao toque retal, pode-se notar a presença de fezes sanguinolentas, principalmente se a necrose estiver instalada. Nos casos mais graves, com infarto extenso, os pacientes se apresentam com respiração do tipo acidótica, taquicárdicos e desidratados.

EXAMES COMPLEMENTARES

Os marcadores para necrose intestinal estão elevados, particularmente a creatininofosfoquinase e a desidrogenase lática, porém esta elevação, além de discreta, não é específica, muitas vezes elevando-se apenas com necrose intestinal já instalada.

A necrose intestinal, seja qual for a etiologia, leva ao rápido e intenso seqüestro de líquidos nas alças (principalmente na parede), com conseqüente desidratação e aumento do hematócito. Os glóbulos brancos elevam-se rápida e intensamente atingindo contagem expressivamente elevada. Quanto aos eletrólitos, costuma ocorrer elevação do sódio e nítida acidose, com elevação dos níveis de lactato.

Diagnóstico por imagem

A radiografia simples do abdome é útil para identificar outras doenças intra-intestinais, como as obstruções intestinais ou perfurações de órgãos ocos da cavidade abdominal. Geralmente não ocorrem alterações precoces da radiografia do abdome. Os achados sempre presentes nos quadros de obstrução intestinal como alças distendidas, presença de nível líquido e espessamento da parede dos intestinos podem surgir. Outro sinal mais tardio é a presença de bolhas gasosas na circulação venosa mesentérica.

A ultra-sonografia abdominal pode ser reveladora se tiver o modo Doppler. Trata-se de uma forma não-invasiva de avaliar a circulação mesentérica arterial e venosa que pode mostrar pontos de oclusão arterial ou da trombose venosa mesentérica. Entretanto, pode ser limitada nos quadros agudos pela distensão abdominal e interposição das alças.

A tomografia computadorizada utilizando infusão de contraste endovenoso pode mostrar que os vasos mesentéricos encontram-se ocluídos próximos à origem por trombose isolada ou por ateromatose. A isquemia intestinal aguda por embolia arterial apresenta-se sempre como uma falha de enchimento em uma artéria usual. Outros sinais aparentes na tomografia são o edema de parede das alças intestinais e o espessamento do mesentérico com focos hemorrágicos. Situações como a oclusão proximal da artéria mesentérica superior e a presença de ar nas veias mesentéricas podem ser rapidamente diferenciadas com os cortes axiais da tomografia computadorizada com contraste endovenoso, enquanto as reconstruções tridimensionais com os modernos aparelhos *multi-slice* permitem melhor visualização da anatomia vascular. Com a incorporação de novas tecnologias, a sensibilidade da angiotomografia computadorizada encontra-se entre 70 e 90% para o diagnóstico de isquemia mesentérica aguda, podendo ser o exame inicial em pacientes com suspeita de isquemia intestinal, sobretudo nos serviços em que é prontamente disponível (Figura 168.1).

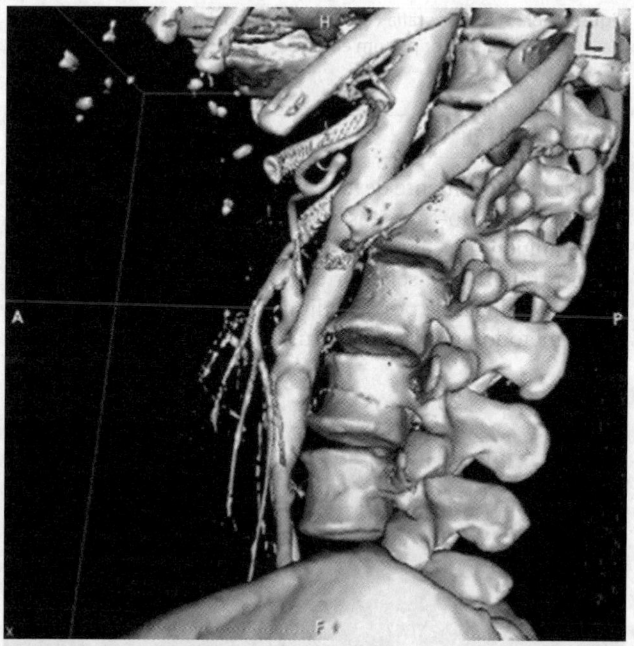

Figura 168.1 – Tomografia computadorizada com oclusão ostial de tronco celíaco e artéria mesentérica superior.

Angiografia

A angiografia é definitiva para excluir ou confirmar o diagnóstico de doença vascular mesentérica. Este método estabelece com grande grau de certeza o diagnóstico da causa de oclusão, particularmente nas doenças arteriais. Em casos de trombose arterial, o trombo situa-se na origem da artéria mesentérica superior. As embolias arteriais localizam-se em alguma bifurcação arterial (Figura 168.2).

A trombose venosa mesentérica pode ser detectada no tempo venoso da arteriografia, detectando-se a falta de enchimento venoso mesentérico. Quando o comprometimento é muito acentuado, há retardo do enchimento arterial.

Nas necroses sem oclusão arterial, a arteriografia identifica um espasmo difuso das arcadas intestinais caracterizado pelo retardo do enchimento, apesar da ausência de pontos de obstrução.

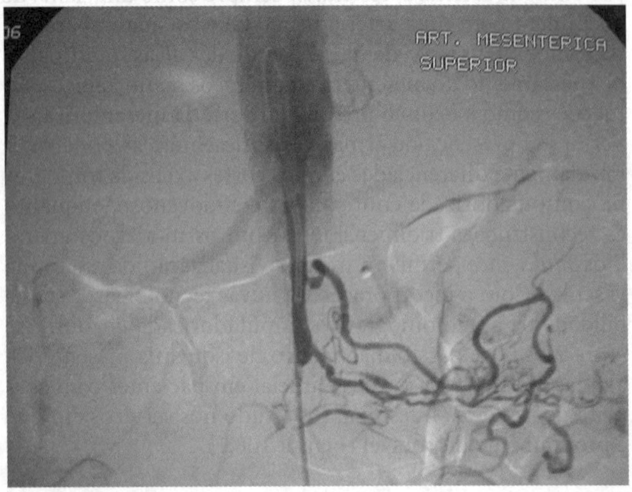

Figura 168.2 – Arteriografia com oclusão arterial de artéria mesentérica superior por um êmbolo.

TRATAMENTO

Preferencialmente deve-se indicar a forma de tratamento, reconhecendo-se a causa precisa da isquemia intestinal.

A angiografia, além de determinar as causas, pode auxiliar no tratamento, seja por correção da lesão arterial propriamente dita, seja por ser adjuntiva ao tratamento cirúrgico. O método endovascular é útil para o tratamento, desde que seja mantido o cateter na origem da artéria mesentérica superior e, por ele, realizada a infusão de fibrinolíticos ou vasodilatadores. Raramente é utilizada nos quadros agudos para uma angioplastia isolada, daí ser quase sempre acompanhada do tratamento cirúrgico (Figura 168.3).

Tratamento cirúrgico

Tão logo o paciente tenha condições mínimas para a operação, esta realiza-se após a administração de volume, correção da acidose e otimização hemodinâmica.

A laparotomia mediana é a via de acesso a ser empregada. O objetivo da operação é:

1. estabelecer a viabilidade das alças intestinais;
2. ressecar os seguimentos necróticos;
3. reconstruir o fluxo vascular;
4. reconstruir o trânsito intestinal;
5. manter o paciente livre de novos episódios.

A ressecção intestinal deve comprometer todo o intestino necrótico. Nos casos em que há viabilidade preservada de um segmento ou de todo o delgado, a revascularização é mandatória nas oclusões arteriais, sempre seguida da reoperação 24 horas depois para a retirada dos segmentos necróticos (Figura 168.4).

Quando se identifica a trombose venosa mesentérica, a anticoagulação plena e contínua é instalada de imediato, associando-se ou não à ressecção intestinal. Esta anticoagulação, inicialmente realizada com heparina endovenosa, é mantida em longo prazo com anticoagulantes orais para profilaxia de novos episódios.

Nas isquemias intestinais não-oclusivas, além de se ressecar o segmento necrótico quando necessário, a utilização de vasodilatadores, como a papaverina intra-arterial, pode resultar em benefício para o paciente, reduzindo-se as áreas de isquemia.

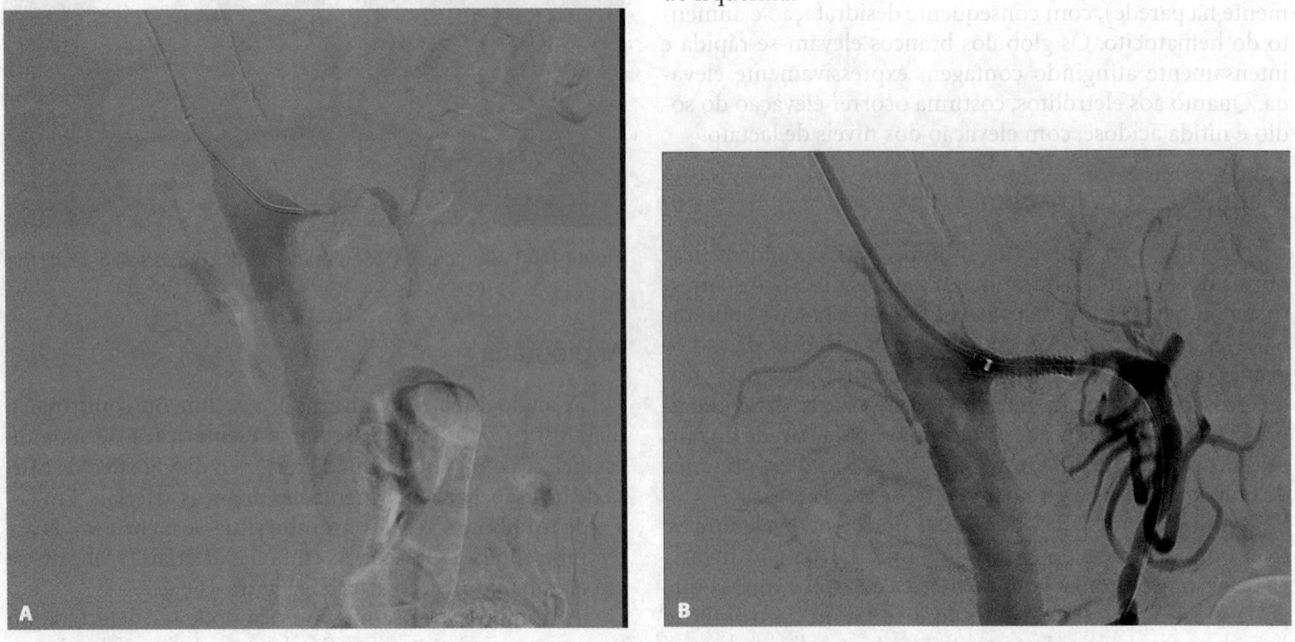

Figura 168.3 – Angioplastia de artéria mesentérica superior. A: Arteriografia seletiva. B: Arteriografia após colocação do stent.

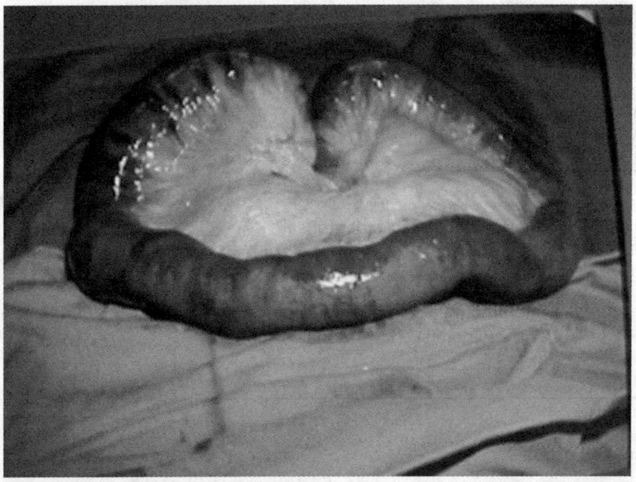

Figura 168.4 – Grande infarto intestinal na laparotomia exploradora.

Reoperações programadas

Em qualquer das circunstâncias do paciente operado, quando há dúvidas sobre a necessidade de determinado segmento intestinal, programa-se, para 18 a 36 horas após a intervenção, uma reoperação para avaliação da viabilidade das alças, anastomoses etc. Esta reoperação comprovadamente melhorou a sobrevida de doentes com abdome agudo vascular e não deve ser postergada mesmo que o estado clínico do paciente esteja bom. Estas reoperações são realizadas a cada 24 ou 48 horas durante o período em que se julgar adequado.

LEITURA ADICIONAL

1. Moneta GL. Diagnosis of intestinal isquemia. In: Rutherford RB. Vascular surgery. 5. ed. W. B. Saunders Company; 2000. p.1501-11.
2. Taylor Jr. LM, Moneta GL, Porter JM. Treatment of acute intestinal isquemia caused by arterial oclusions. In: Rutherford RB. Vascular surgery. 5. ed. W. B. Saunders Company; 2000. p.1512-9.
3. Rivers SP, Veith FJ. Nonocclusive mesenteric ischemia. In: Rutherford RB. Vascular surgery. 5. ed. W. B. Saunders Company; 2000. p.1519-23.
4. Kazmers A. Intestinal isquemia caused by venous thrombosis. In: Rutherford RB. Vascular surgery. 5. ed. W. B. Saunders Company; 2000. p.1524-31.
5. Hansen KJ. Mesenteric ischemia syndromes. Dean RH, Yao JST, Brewster DC. In: Current diagnosis and treatment in vascular surgery. 1. ed. Lange Medical Book; 1995. p.263-74.
6. Oldenburg WA, Lau LL, Rodenberg TJ, Edmonds HJ, Burger CD. Acute mesenteric ischemia: a clinical review. Archives of Internal Medicine 2004; 164(10): 1054-62.
7. Sreenarasimhaiah, J. Diagnosis and management of intestinal ischemic disorders. BMJ 2003; 326(7403): 1372-6.
8. Edwards MS, Cherr GS, Craven TE, et al. Acute occlusive mesenteric ischemia: surgical management and outcomes. Ann Vasc Surg 2003; 17: 72-9.
9. Rivers S. Acute nonocclusive mesenteric ischemia. Semin Vasc Surg 1990; 3: 172.
10. Rhee RY, Gloviczki P. Mesenteric venous thrombosis. Surg Clin North Am 1997; 77(2): 327-38.
11. Kumar S, Saar MG, Kamath PS. Current concepts: mesenteric venous thrombosis. N Engl J Med 2001; 345: 1683-8.
12. Kailidou E, Pikoulis E, Katsiva V, et al. Acute segmental intestinal ischemia: diagnosis with spiral computed tomography. JBR-BTR 2006; 89(2): 72-6.

Algoritmo 168.1 – Abordagem da isquemia mesentérica aguda

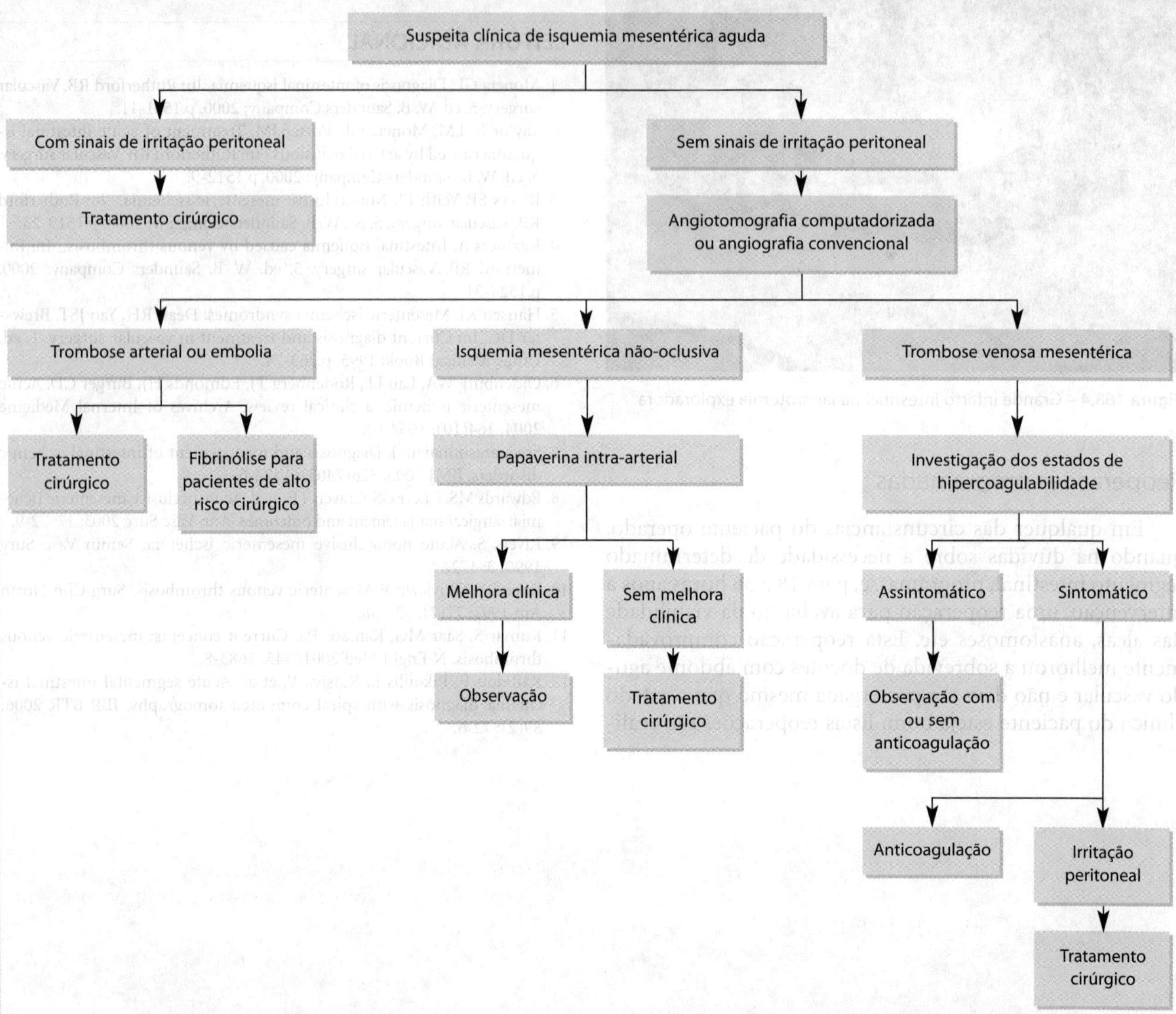

CAPÍTULO 169

Monoartrite

Sandra Gofinet Pasoto
Herlon Saraiva Martins

TÓPICOS IMPORTANTES

- A monoartrite aguda caracteriza-se por envolvimento da articulação com sinais flogísticos, dor intensa à mobilização e derrame articular.
- As principais causas de monoartrite aguda são: bacteriana (artrite séptica) e crise aguda de gota.
- As crises iniciais de gota aguda são freqüentemente monoarticulares: a inflamação da primeira articulação metatarsofalangiana (podagra) constitui a apresentação inicial da gota em 75 a 90% dos pacientes.
- Os principais fatores desencadeantes da crise aguda de gota são: ingesta de álcool, ingesta excessiva de purinas, exercício, trauma, cirurgia, infecção e hemorragia.
- Até prova em contrário, a monoartrite aguda deve ser considerada de origem séptica, já que o retardo no tratamento pode levar à destruição da cartilagem articular em poucos dias.
- A ausência de febre ou leucograma normal não descartam artrite bacteriana.
- As principais bactérias responsáveis pelas artrites não-gonocócicas em adultos são: *Staphylococcus aureus* (até 70%), *Streptococcus* sp. (25%) e bacilos Gram-negativos (11-32%).
- O diagnóstico de artrite séptica é confirmado pela artrocentese e não deve ser retardado.
- A antibioticoterapia empírica deve ser instituída imediatamente após a coleta dos espécimes para cultura, com base nos possíveis microrganismos envolvidos, considerando-se a idade do paciente, condições clínicas subjacentes, fatores de risco e resultados da coloração de Gram.
- O tratamento da artrite gotosa aguda baseia-se em repouso e controle da inflamação articular. Para tanto, podem ser utilizados: drogas antiinflamatórias não-esteroidais (AINE), colchicina e glicocorticóides.

INTRODUÇÃO E DEFINIÇÕES

A artrite é caracterizada pela presença de sinais flogísticos na articulação. Pode ser classificada como: monoarticular, oligoarticular (até 4 articulações envolvidas) e poliarticular (5 articulações). Por sua vez, em cada um destes grupos podemos encontrar quadros de início agudo ou crônico.

A monoartrite aguda evidencia franco envolvimento da articulação propriamente dita, com sinais flogísticos, dor intensa à mobilização e presença de derrame articular.

ETIOLOGIA E FISIOPATOLOGIA

A Tabela 169.I apresenta as principais etiologias das monoartrites agudas. No presente capítulo, abordaremos as etiologias mais freqüentes: artrite séptica e crise aguda de gota.

Artrite associada à infecção

- Artrite séptica: refere-se à invasão do líquido sinovial por microrganismos, freqüentemente de etiologia bacteriana. Os germes mais freqüentes são *S. aureus, N. gonorrhoeae, S. pneumoniae*, outros estreptococos e bacilos Gram-negativos (Tabela 169.II). Os microrganismos atingem a sinóvia por disseminação hematogênica a partir de uma infecção à distância. Pode também ocorrer a disseminação das bactérias através de outras vias: por uma osteomielite adjacente (especialmente em crianças), por via linfática a partir de uma infecção próxima à articulação, infecção iatrogênica decorrente de uma artrocentese ou artroscopia e por trauma penetrante. O acesso de componentes san-

Tabela 169.I – Principais causas de monoartrite aguda

Infecciosas[1]	Doenças por deposição de cristais
– Bacteriana	– Gota (cristais de monourato de sódio)
	– Pseudogota (cristais de pirofosfato de cálcio – CPPD)
Traumáticas	**Outras (menos freqüentes)**
– Fratura	– Osteoartrose[2]
– Hemartrose	– Artrite reumatóide (AR) juvenil[3]
	– Síndrome de Reiter/artrite psoriásica[3]
	– Enteroartropatias[3]
	– Sarcoidose[3]
	– Viral[3]
	– Coagulopatia (hemofilia)
	– Sinovite vilonodular pigmentada/sinovioma
	– Necrose óssea avascular (osteonecrose)

[1] Artrite tuberculosa e fúngica apresentam-se mais comumente como quadros monoarticulares crônicos.
[2] A osteoartrose é uma doença articular degenerativa e crônica, mas eventualmente pode cursar com episódios inflamatórios agudos em decorrência principalmente de sobrecarga articular.
[3] Algumas doenças poliarticulares podem inicialmente se apresentar com comprometimento monoarticular.

Tabela 169.II – Etiologia da artrite séptica em adultos

Etiologias	Freqüência
- *Neisseria gonorrhoeae*	> 50%
- Etiologias não-gonocócicas	< 50%
- *Staphylococcus aureus*[1]	40-70%
- *Streptococcus* sp.[1]	25%
- Bacilos Gram-negativos (*Enterobacter, Pseudomonas, Salmonella*)[1]	11-32%
- *Staphylococcus epidermidis*[1]	5%
- *Haemophilus influenzae*[1]	2%
- Anaeróbios[1]	1%
- Associação de agentes[1]	10%

[1] Porcentagem das etiologias não-gonocócicas.

güíneos ao espaço sinovial é fácil, pois a membrana sinovial é ricamente vascularizada e não possui membrana basal útil como barreira funcional.

- Artrite pós-infecciosa: define-se pela presença de antígenos microbianos na articulação comprometida, como ocorre na artrite pós-meningocócica ou infecção pelo vírus da hepatite B.
- Artrite reativa: verifica-se a presença de um processo inflamatório articular conseqüente a uma infecção à distância, como é o caso da febre reumática e da artrite por enterobactérias.

Artrite gotosa

Hiperuricemia é definida como nível sérico de ácido úrico > 7,0 mg/dL em homens e > 6,0 mg/dL em mulheres. Já gota é a doença decorrente da deposição de cristais de monourato de sódio nos tecidos devido à hiperuricemia (supersaturação dos cristais no líquido extracelular), resultando em uma ou mais das seguintes manifestações: artrite gotosa; tofos (agregados de monourato de sódio nos tecidos moles, cartilagens e ossos); nefropatia gotosa; nefrolitíase por ácido úrico.

Há risco de se desenvolver artrite gotosa quando os níveis séricos de ácido úrico estão aumentados. Contudo, menos de 25% dos pacientes com hiperuricemia são afetados pela gota. Os níveis séricos de ácido úrico dependem da idade e do sexo do indivíduo, aumentando no início da puberdade no sexo masculino e com a menopausa no sexo feminino. A relação entre homens x mulheres é de 2 a 7:1. É rara em homens com menos de 30 anos de idade e em mulheres antes da menopausa. Obesidade, hiperlipidemia, hipertensão arterial e aterosclerose estão associadas com a gota.

O ácido úrico é o produto final do metabolismo das purinas, que são provenientes dos ácidos nucléicos e também da dieta. A enzima xantino oxidase catalisa as duas reações finais desta via metabólica: a conversão da hipoxantina em xantina e a conversão desta última em ácido úrico.

Níveis séricos elevados de ácido úrico levam à supersaturação dos cristais de monourato de sódio no líquido extracelular, os quais se precipitam no espaço sinovial, onde desencadeiam um intenso processo inflamatório. Entre outros mecanismos, estes cristais estimulam a ativação do sistema complemento, a produção de fatores quimiotáticos e induzem a liberação de enzimas lisossômicas.

A maioria (90%) dos pacientes com gota produz quantidades normais de ácido úrico, mas a excreção renal do mesmo está diminuída. Já em 10% dos casos, há produção aumentada de ácido úrico decorrente de várias causas (Tabela 169.III).

ACHADOS CLÍNICOS

A monoartrite aguda deve ser considerada de origem infecciosa até prova em contrário, já que o retardo no diagnóstico e tratamento adequado pode acarretar a evolução com destruição da cartilagem articular e anquilose em poucos dias. Além disso, como a artrite séptica é geralmente resultado de disseminação hematogênica de um foco infeccioso de outro sítio, o reconhecimento precoce do acometimento articular permite o diagnóstico e tratamento oportuno da infecção primária.

A apresentação clássica é de um quadro agudo com edema, calor, rubor, febre e até calafrios (na vigência de bacteremia). Entretanto, em idosos ou imunossuprimidos a ausência de febre não exclui o diagnóstico de artrite bacteriana. A história clínica pode sugerir a etiologia (Tabela 169.IV).

Tabela 169.III – Causas subjacentes de gota

1 – PRODUÇÃO AUMENTADA DE ÁCIDO ÚRICO
Primária (anormalidades enzimáticas): causas raras
Secundária
– Eritropoiese ineficaz, doenças linfoproliferativas e mieloproliferativas
– Psoríase
– Doença de Paget
– Ingestão de alimentos ricos em purinas (anchova, sardinha, salmão, vísceras, bife, legumes)
– Esforço muscular excessivo, rabdomiólise ou convulsões
2 – DIMINUIÇÃO DA EXCREÇÃO DE ÁCIDO ÚRICO
Função renal diminuída
– Insuficiência renal
– Doença renal intersticial
Diminuição da secreção tubular
– Ânions competitivos oriundos da cetoacidose e acidose lática
– Desidratação
– Diuréticos (tiazídicos e de alça)
– Hipotireoidismo
– Hiperparatireoidismo
Drogas e medicamentos
– Álcool
– Etambutol/pirazinamida
– Aspirina em baixas doses
– Ciclosporina
– Chumbo (nefropatia por chumbo, gota saturnina)
3 – AUMENTO DA PRODUÇÃO E DIMINUIÇÃO DA EXCREÇÃO DE ÁCIDO ÚRICO
Álcool
Hipoxemia e hipoperfusão dos tecidos

Tabela 169.IV – Etiologia da artrite de acordo com os achados clínicos

Doenças de base	Bactérias
Diabetes melito	Cocos Gram-positivos e bacilos Gram-negativos
Alcoolismo/cirrose	Cocos Gram-positivos, bacilos Gram-negativos e *S. pneumoniae*
Neoplasias	Cocos Gram-positivos, bacilos Gram-negativos e *Pseudomonas*
Anemia falciforme	Cocos Gram-positivos, *Salmonella*, *S. pneumoniae*
Artrite reumatóide	*Staphylococcus aureus*
Próteses articulares	*Staphylococcus aureus*
Uso de drogas ilícitas	*Staphylococcus aureus, Pseudomonas, Serratia marcescens*
SIDA	*Staphylococcus aureus, Neisseria gonorrhoeae, Salmonella, Pseudomonas*, fungos
Mordedura de cão, gato	*Pasteurella multocida*
Leite não-pasteurizado	*Brucella* sp.

Descarga uretral sugere artrite gonocócica. A presença de sopro cardíaco, febre, esplenomegalia e doença cardíaca de base sugerem endocardite (com artrite reativa ou embolia séptica).

Artrite gonocócica

Os sintomas articulares se desenvolvem de 1 dia a várias semanas após o contato sexual. Contudo, apenas 25% dos pacientes com infecção gonocócica disseminada (IGD) apresentam queixas urogenitais. As mulheres são mais acometidas que os homens, sendo mais propensas a desenvolver infecção gonocócica disseminada próximo à menstruação e durante a gestação.

Os achados mais freqüentes são poliartralgia e poliartrite migratória ou aditiva, sendo os joelhos, tornozelos, punhos e cotovelos as articulações mais acometidas. Outros achados clínicos comuns são a tenossinovite, dermatite e febre. A tenossinovite é mais freqüente no dorso das mãos, dos punhos, dos tornozelos e dos joelhos. A dermatite é usualmente máculo-papular ou vesicular, mas pode ser encontrada na forma de pústulas, bolhas hemorrágicas, eritema multiforme ou vasculite. Tais lesões se localizam no tronco e nas extremidades e necessitam ser cuidadosamente investigadas.

História de esplenectomia ou de deficiências congênitas ou adquiridas do complemento (especialmente de C6 a C8) são fatores que aumentam a chance de gonococcemia e de artrite gonocócica.

Artrite não-gonocócica

A artrite séptica aguda se apresenta em geral como uma monoartrite ou oligoartrite. A articulação do joelho é a mais comumente afetada (48%), a coxofemoral é a segunda em incidência (24%) e as demais variam conforme os trabalhos dos diversos autores.

Fatores que aumentam a chance de artrite não-gonocócica são:

- Diminuição das defesas do hospedeiro: idosos, neoplasias, doenças crônicas graves (por exemplo, diabetes melito, cirrose, doença renal crônica, anemia falciforme), uso de medicamentos imunossupressores (glicocorticóides, quimioterapia, imunossupressão em transplantados).
- História recente de manipulação hematogênica: uso de drogas ilícitas, procedimentos invasivos (cateteres endovenosos), diálise.
- Manipulação articular recente: artrocentese, artroscopia, infiltrações intra-articulares com corticosteróides.
- Doença articular prévia: principalmente a artrite reumatóide, mais raramente, o lúpus eritematoso sistêmico, osteoartrose, gota e artrite traumática.
- Próteses articulares.

Artrite gotosa

Os episódios agudos iniciais são mais freqüentemente monoarticulares. A inflamação da primeira articulação metatarsofalangiana (podagra) constitui a apresentação inicial da gota em 75 a 90% dos pacientes. A articulação torna-se subitamente dolorosa, com edema, calor e rubor. A inflamação pode estender-se aos tecidos periarticulares e à pele, assemelhando-se a um quadro de celulite.

Os episódios de monoartrite aguda podem recorrer e afetar os joelhos, tornozelos, tarso, cotovelos, punhos e até mesmo pequenas articulações das mãos. As juntas dos membros inferiores são mais freqüentemente envolvidas que as dos membros superiores. Raramente, há envolvimento do esqueleto axial.

A artrite (assim como os tofos) acomete preferencialmente os locais mais frios e em extremidades, onde a solubilidade dos cristais de urato pode ser diminuída pelas temperaturas mais baixas.

Pode ocorrer febre baixa.

As primeiras crises geralmente se resolvem espontaneamente em 3 a 10 dias. Pode haver descamação da pele sobre a articulação afetada com a resolução da inflamação. O acometimento poliarticular é precedido por crises recorrentes de monoartrite. Com o tempo, tais crises agudas podem se tornar mais freqüentes (diminuição do período intercrítico) e duradouras, além de envolver um número significativamente maior de articulações, chegando-se até a gota poliarticular crônica.

Fatores desencadeantes da crise aguda de gota são: ingesta de álcool, ingesta excessiva de purinas, exercício, trauma, cirurgia (tipicamente com 3 a 5 dias de pós-operatório), doença aguda (incluindo infecção e hemorragia), drogas, radioterapia.

EXAMES COMPLEMENTARES

Na grande maioria das vezes, o exame essencial é a análise do líquido sinovial (Tabela 169.VI). Outros exames são de valor limitado e devem ser guiados pela história e exame físico. Isso pode incluir: hemograma, velocidade de hemossedimentação etc. Hemocultura deve sempre ser colhida na suspeita de artrite séptica. De fato, cerca de 50% dos pacientes com artrite séptica não-gonocócica apresentam hemoculturas positivas. Culturas de trato geniturinário, faringe e reto podem ser úteis na suspeita de artrite gonocócica. As amostras colhidas nestes ambientes contaminados devem ser semeadas em meio de *Thayer-Martin*.

Muito cuidado com a dosagem sérica de ácido úrico, pois pode estar normal no momento da crise gotosa aguda e ser elevada em uma artrite séptica.

Radiografias têm limitado valor (edema de partes moles); tomografia e ressonância podem ser úteis na avaliação de articulações de quadril. O ultra-som pode ser útil para guiar a artrocentese, embora não seja necessário de rotina.

Artrocentese e análise do líquido sinovial

A punção articular é o procedimento pelo qual se atinge uma cavidade intra-articular, seja para se realizar uma artrocentese (retirada de líquido sinovial), seja para introduzir medicações (como no caso das infiltrações). Deve ser realizada de acordo com o melhor acesso intra-articular previsto na literatura, após marcação da pele e antissepsia rigorosa do local.

O paciente deve se encontrar preferencialmente deitado e o médico deve dispor de materiais adequados para o procedimento: seringas, agulhas de vários calibres, soluções anti-sépticas, gaze, anestésico local, soro fisiológico e recipientes apropriados para culturas.

Tabela 169.V – Indicações, contra-indicações e complicações da artrocentese

Indicações	Diagnóstico: exame mais importante na avaliação de monoartrite aguda
	Alívio: a retirada de líquido pode aliviar a dor, quando intensa
	Drenagem: tanto na artrite séptica quanto na hemartrose
Contra-indicações (relativas)	Diátese sangrante (espontânea ou uso de anticoagulantes)
	Infecção em tecidos periarticulares
Complicações	Infecção: rara, é importante realizar o procedimento em condições de adequada assepsia
	Sangramento: pode levar à hemartrose

Procedimento simples, pouco doloroso e importante na avaliação de monoartrite aguda. Além de diagnóstica, a artrocentese pode ser de alívio, quando houver marcante dor ou limitação à movimentação (Tabela 169.V).

Uma vez aspirado, as características do líquido sinovial devem ser anotadas (cor, aparência), inocular imediatamente em meios de cultura (avisar ao laboratório para semear também em meios para gonococo – agar-chocolate), corar pelo Gram, pesquisar cristais e realizar análise bioquímica e citológica. Culturas para fungos e micobactérias não são recomendadas de rotina, exceto em quadros subagudos ou crônicos (Tabela 169.VI).

Artrite gotosa aguda

O líquido sinovial apresenta um padrão inflamatório, geralmente com 20.000 a 100.000 leucócitos/mm³ com predomínio de neutrófilos, ou seja, semelhante ao da artrite séptica.

O diagnóstico de gota é realizado através da presença de cristais de monourato de sódio em forma de agulha e com birrefringência negativa (amarelos quando paralelos ao compensador vermelho na microscopia de luz polarizada) no interior das células polimorfonucleares presentes no líquido sinovial. A detecção destes cristais em pacientes com artrite aguda tem sensibilidade de 64% e especificidade de 100%. Nas fases crônicas, os cristais geralmente estão localizados no espaço extracelular.

Artrite séptica

A contagem de leucócitos é geralmente maior que 50.000 células/mm³, com predomínio de polimorfonucleares (> 85%). É importante lembrar que apenas 40 a 50% dos pacientes com artrite séptica apresentam contagens de leucócitos maiores que 100.000 células/mm³. Desta forma, a contagem de células no líquido sinovial não é um padrão definitivo para se descartar a presença de infecção.

Os níveis de glicose estão geralmente diminuídos, embora não sejam específicos de infecção, sendo importante comparar com a glicemia.

A artrite séptica é diagnosticada através da coloração pelo Gram (presença de bactéria) ou do crescimento de um

Tabela 169.VI – Interpretação do líquido sinovial

Situações	Aparência	Número de leucócitos	PMN	Glicose[a]	Cristais	Cultura
Normal	Claro	< 200/mm³	< 25%	95-100%	Nenhum	Negativa
Osteoartrite	Claro	< 4 mil/mm³	< 25%	95-100%	Nenhum	Negativa
Trauma	Xantocrômico ou sanguinolento	< 4 mil/mm³	< 25%	95-100%	Nenhum	Negativa
Gota	Turvo	2 mil a 50 mil/mm³	> 75%	80-100%	Presentes[c]	Negativa
Pseudogota	Turvo	2 mil a 50 mil/mm³	> 75%	80-100%	Presentes[c]	Negativa
Séptica	Turvo ou purulento	3 mil a > 100 mil/mm³	> 75%	< 50%	Nenhum	Positiva[d]
Outras[b]	Turvo	2 mil a 50 mil/mm³	50 a 75%	~ 75%	Nenhum	Negativa

[a] Comparação com a glicemia concomitante.
[b] Outras: artrites soronegativas, artrite reumatóide.
[c] Gota: cristais em forma de agulha com birrefringência negativa; pseudogota: cristais rombóides com birrefringência positiva.
[d] Positividade alta para artrite não-gonocócica, embora baixa para gonococo.

germe na cultura. A positividade das culturas é sensivelmente maior nas artrites não-gonocócicas (> 95%) do que na artrite gonocócica (< 25%). Deve ser lembrado que a duração e severidade da doença, bem como a administração prévia de antibióticos podem influenciar as características do fluido sinovial.

Para *Haemophilus influenzae* e *Streptococcus pneumoniae*, podem ser pesquisados antígenos da parede celular por contra-imunoeletroforese ou teste de aglutinação do látex.

DIAGNÓSTICO DIFERENCIAL

O primeiro passo na abordagem do paciente com sintoma monoarticular agudo é definir se há realmente artrite. De fato, vários processos inflamatórios dos tecidos moles periarticulares, comumente dolorosos, podem mimetizar o quadro de artrite, por exemplo: tendinite do manguito rotador, bursite olecraniana, bursite pré-patelar ou celulite periarticular. A distinção entre estes distúrbios e as verdadeiras artrites é realizada por anamnese e exame físico, sendo de grande importância, haja vista que as condutas terapêuticas são bastante diferentes.

O acometimento de quadril pode não ser tão exuberante. Nesse caso, o paciente pode referir dor na coxa, joelho ou região inguinal, sobretudo quando, deitado na maca, há limitação marcante ou dor com a rotação externa e interna do quadril (Figura 169.1).

Em pacientes com artrite reumatóide que apresentam uma articulação com sinais inflamatórios mais exuberantes que as demais, deve-se sempre considerar a hipótese de artrite séptica, já que a incidência desta complicação é cerca de 10 vezes maior do que na população geral. A hemartrose pode causar dor, edema e deve ser considerada em pacientes com história prévia de diátese hemorrágica ou em uso de anticoagulantes. As Tabelas 184.VII e 184.VIII apresentam as principais características diferenciais das monoartrites.

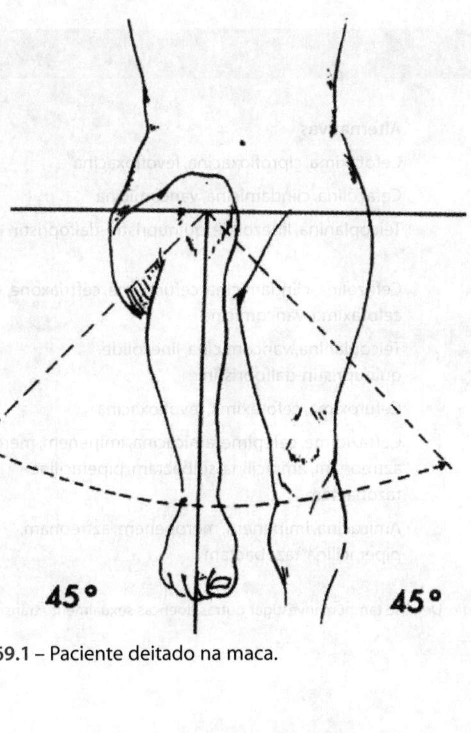

Figura 169.1 – Paciente deitado na maca.

Tabela 169.VII – Diagnóstico diferencial das artrites sépticas

	Gonocócica	Não-gonocócica
Hospedeiro	Jovens, adultos saudáveis com vida sexual ativa	Crianças, idosos, imunossuprimidos, diabéticos, pacientes com artrite reumatóide (AR) ou próteses articulares
Padrão articular	Poliartralgias migratórias (70%)[1] Monoartrite (32%) Poliartrite (10%)	Monoartrite
Tenossinovite	Freqüente (67%)[2]	Rara
Dermatite	Comum[3]	Rara
Culturas (+) do líquido sinovial	< 25%	> 95%
Hemoculturas (+)	Raramente	40 a 50%
Evolução	Boa em > 95%	Problemática em 30 a 50%

[1] A artrite gonocócica é freqüentemente poliarticular e migratória em sua fase inicial, progredindo para um acometimento monoarticular.
[2] A tenossinovite acomete mais freqüentemente as mãos, punhos, tornozelos (tendão-de-aquiles) e joelhos, sendo a dor desproporcional (intensa) aos achados do exame físico. Assim como a dermatite, a tenossinovite tem importância diagnóstica.
[3] As lesões são usualmente máculo-papulares ou vesiculares e se distribuem pelo tronco e extremidades. Podem também ser observadas pústulas, bolhas hemorrágicas, vasculites e eritema multiforme.

TRATAMENTO

Na suspeita de artrite séptica, após coleta de hemoculturas, de cultura do líquido sinovial (e de outros sítios, se houver), deve-se iniciar antibioticoterapia parenteral de acordo com a coloração de Gram e conforme os achados clínicos (descritos na Tabela 169.IV). Em geral, o tratamento deve ser realizado com o paciente hospitalizado; se for isolado um germe, deve-se guiar pelo antibiograma e com o menor espectro possível (Tabela 169.IX).

A antibioticoterapia empírica pode ser resumida em:

- Presença de achados clínicos e/ou paciente grave e coloração de Gram não mostra bactérias; tratar conforme etiologia mais provável como descrito na Tabela 169.IV; em geral, cobertura para Gram-positivo e Gram-negativo até resultado de culturas (oxacilina ou vancomicina + ceftriaxone ou ceftazidime ou cefepime ou ciprofloxacina).
- Cocos Gram-positivos: oxacilina (se suspeita de estafilococo resistente; vancomicina).
- Diplococos Gram-negativos: artrite gonocócica.
- Bacilos Gram-negativos: ceftazidime ou cefepime.
- Artrite pós-procedimento ou suspeita de estafilococo resistente (raro em pacientes comunitários e sem prótese): vancomicina com ou sem cefepime.
- Artrite pós-mordedura de cão, gato ou humana: ampicilina-sulbactam.

Para artrites não-gonocócicas, a duração do tratamento depende da resposta clínica, da bactéria isolada e das comorbidades; em geral, o tratamento varia de 2 a 6 semanas. Para artrite gonocócica, o tratamento deve ser de 7 a 10 dias.

Tabela 169.VIII – Diagnóstico diferencial da monoartrite aguda

Infecção	**Hemorrágica**
• Gonocócica	• Pós-trauma
• Não-gonocócica	• Uso de anticoagulantes ou coagulopatia
Cristais	**Traumática**
• Gota	• Fratura
• Pseudogota	• Lesão ligamentar
Doenças sistêmicas	**Isquêmica**
• Endocardite infecciosa	• Necrose avascular
• Artropatias soronegativas	• Osteonecrose espontânea
• Artrite reumatóide	• Crise vasooclusiva
• Amiloidose, sarcoidose	
• Doença de Behçet	

Drenagem da articulação

Principalmente no caso das artrites não-gonocócicas, deve-se realizar a drenagem da articulação (às vezes várias vezes ao dia) através de artrocentese com agulha. Para se avaliar a eficácia do tratamento, o líquido sinovial deve ser enviado para contagem de leucócitos, Gram e culturas.

Em alguns casos, há indicação de drenagem cirúrgica (aberta ou por artroscopia), por exemplo:

- Articulações anatomicamente difíceis de serem drenadas: quadril, esternoclavicular.
- Osteomielite vertebral com compressão medular.
- Líquido sinovial purulento, espesso ou loculado.
- Ausência de melhora clínica/laboratorial com drenagem por agulha: culturas persistentemente positivas ou manutenção de elevadas contagens de leucócitos no líquido sinovial).
- Próteses articulares ou corpo estranho.

Medidas adjuvantes

- Analgésicos e imobilização: a imobilização deve ser de curta duração (repouso da articulação na fase aguda). Após o 2º dia, podem-se iniciar exercícios passivos. Nos casos de comprometimento de articulação de carga, a deambulação é feita gradual e espontaneamente pelo paciente, de acordo com a melhora progressiva do quadro clínico.
- Fisioterapia: é muito importante para a manutenção da amplitude dos movimentos articulares e para se evitar atrofias musculares. Os exercícios ativos devem ser iniciados quando não houver mais dor. Neste sentido, a analgesia é de fundamental importância.

Tratamento da crise aguda de gota

O tratamento da artrite gotosa aguda baseia-se em repouso e controle da inflamação articular. Para tanto, podem ser utilizados: drogas antiinflamatórias não-hormonais (AINH), colchicina e glicocorticóides.

- Antiinflamatórios não-hormonais: constituem a terapêutica padrão para a artrite gotosa aguda. Contudo, os efeitos colaterais dos mesmos, principalmente gastrintestinais e renais, devem ser considerados. Podem ser utilizados: naproxeno (500 mg via oral de 12 em 12 horas por 3 dias, depois 500-750 mg/dia por 4-7 dias) ou doses equivalentes de outros antiinflamatórios (cetoprofeno, ibuprofeno, nimesulide etc.).
- Colchicina: evitar o uso em pacientes que estejam em uso de colchicina, idosos ou indivíduos com diminuição da função renal ou hepática. Ela funciona primariamente como um agente antiinflamatório, ligando-se irreversivelmente aos dímeros de fibrilina, prevenindo assim a ligação destes em microtúbulos (o que interfere com a quimiotaxia dos neutrófilos). Também interfere com as funções dependentes da membrana dos neutrófilos,

Tabela 169.IX – Tratamento antimicrobiano da artrite séptica

	Primeira escolha[1]	**Alternativas**
Neisseria gonorrhoeae[2]	Ceftriaxone	Cefotaxima, ciprofloxacina, levofloxacina
Staphylococcus aureus	Oxacilina	Cefazolina, clindamicina, vancomicina
Staphylococcus aureus (resistente à oxacilina)	Vancomicina	Teicoplanina, linezolide, quinupristin-dalfopristin
S. pyogenes ou *S. pneumoniae*	Penicilina	Cefazolina, clindamicina, cefuroxima, ceftriaxone, cefotaxima, vancomicina
Enterococcus	Ampicilina + gentamicina	Teicoplanina, vancomicina, linezolide, quinupristin-dalfopristin
Haemophilus influenzae	Ceftriaxone	Cefuroxima, cefotaxima, levofloxacina
Enterobacteriaceae	Ceftriaxone	Ceftazidime, cefepime, amicacina, imipenem, meropenem, aztreonam, ampicilina-sulbactam, piperacilina-tazobactam
Pseudomonas	Ceftazidime ou cefepime	Amicacina, imipenem, meropenem, aztreonam, piperacilina-tazobactam

[1] Sempre ajustar de acordo com o antibiograma, com o menor espectro antimicrobiano.
[2] Os pacientes e seus parceiros sexuais devem receber tratamento empírico para infecção por *Chlamydia*. Deve-se também investigar outras doenças sexualmente transmissíveis (exemplos: sífilis e infecção pelo HIV).

como a fagocitose, e inibe a fosfolipase A_2, diminuindo as concentrações das prostaglandinas inflamatórias e leucotrienos. Na crise aguda, pode ser empregada na dose de 0,5 mg via oral a cada hora, até melhora dos sintomas ou o surgimento de efeitos colaterais significativos (vômitos, diarréia). Depois desta fase de ataque, pode ser mantido 0,5 mg via oral de 6/6 a 8/8 horas (para pacientes com *clearance* de creatinina ≥ 50 mL/min).

- Glicocorticóides: uso principalmente quando houver contra-indicações para o uso da colchicina ou dos AINE. Corticóide oral: prednisona de 30 até 60 mg/dia por 3 dias, depois 10-15 mg/dia por mais 3-7 dias.
- Alopurinol e medicações uricosúricas: não devem ser usados no tratamento da artrite aguda, nem ser descontinuados na vigência de crise aguda em pacientes que já fazem uso dos mesmos. De fato, a diminuição abrupta dos níveis de ácido úrico no soro e no espaço intersticial pode tornar instáveis os depósitos sinoviais de cristais de monourato de sódio, sedimentando-os e desencadeando o processo inflamatório.

LEITURA ADICIONAL

1. Lowery DW. Arthritis. In: Med-challenger/Rosen's emergency medicine. Copyright Challenger Corporation and Mosby; 2006. Disponível em: http://www.challengercme.com.
2. Heffner AC. Monoarticular arthritis. In: Harwood-Nuss. Clinical practice of emergency medicine. 4. ed. Philadelphia: Lippincott Williams and Wilkins; 2005. p.563-8.
3. Burton JH. Acute disorders of the joints and bursae. In: Tintinalli JE, Kelen GD, Stapczynski JS. Emergency medicine: American College of Emergency Physicians. 6. ed. McGraw-Hill; 2004. p.1795-801.
4. Pasoto SG. Artrites no departamento de emergência. In: Martins HS, Neto AS, Velasco IT. Emergências clínicas baseadas em evidências. 1. ed. São Paulo: Editora Atheneu; 2005. p.661-74.
5. Ho Jr. G, Jue SJ, Cook PP. Arthritis caused by bacteria or their components. In: Harris et al. Kelley's textbook of rheumatology. 7. ed. Philadelphia: Elsevier Saunders; 2005. p.1619-34.
6. Cush JJ, Lipsky PE. Approach to articular and musculoskeletal disorders. In: Kasper, Braunwald, Fauci, et al. Harrison's principles of internal medicine. 16. ed. McGraw-Hill; 2005. p.2029-36.
7. Reginato AJ. Gout and other crystal arthropathies. In: Kasper, Braunwald, Fauci, et al. Harrison's principles of internal medicine. 16. ed. McGraw-Hill; 2005. p.2046-50.
8. Madoff LC, Thaler SJ, Maguire JH. Infectious arthritis. In: Kasper, Braunwald, Fauci, et al. Harrison's principles of internal medicine. 16. ed. McGraw-Hill; 2005. p.2050-5.
9. Parrillo SJ, Fisher J. Arthrocentesis. In: Robert JR, Hedges JR, et al. Clinical procedures in emergency medicine. 4. ed. Philadelphia: Saunders; 2004. p.1042-57.
10. American College of Rheumatology. Ad hoc committee on clinical guidelines for the initial evaluation of the adult patient with acute musculoskeletal symptoms. Arthritis Rheum 1996; 39: 1-8.
11. Terkeltaub RA. Gout. N Engl J Med 2003; 349: 1647-55.
12. Baker DG, Schumacher HR Jr. Acute monoarthritis. N Engl J Med 1993; 329: 1013-20.
13. Goldenberg DL. Bacterial arthritis. Curr Opin Rheumatol 1994; 6: 394-400.
14. Bomalaski JS. Acute rheumatologic disorders in the elderly. Emerg Med Clin N Am 1990; 8: 341-59.
15. Scopelitis E, Martinez-Osuma P. Gonococcal arthritis. Rheum Dis Clin North Am 1993; 19: 363-77.
16. Ho G Jr. Bacterial arthritis. Curr Opin Rheumatol 1993; 5: 449-53.
17. Belzunegui J, Gonzalez C, Lopez L, et al. Osteoarticular and muscle infectious lesions in patients with the human immunodeficiency virus. Clin Rheumatol 1997; 16: 450-3.
18. Cimmino MA. Recognition and management of bacterial arthritis. Drugs 1997; 54: 50-60.
19. Margaretten ME, Kohlwes J, Moore D, Bent S. Does this adult patient have septic arthritis? JAMA 2007; 297: 1478-88.
20. Gaffo A, Saag KG. Treatment of acute gout-like arthritis in an emergency setting: prednisolone versus indomethacin. Nat Clin Pract Rheumatol 2007; sep 4 (Epub ahead of print).
21. Winzenberg T, Zochling J. Colchicine – What is its place in the management of acute gout? Aust Fam Physician 2007; 36: 529-30.

Algoritmo 169.1 – Monoartrite aguda no setor de emergência

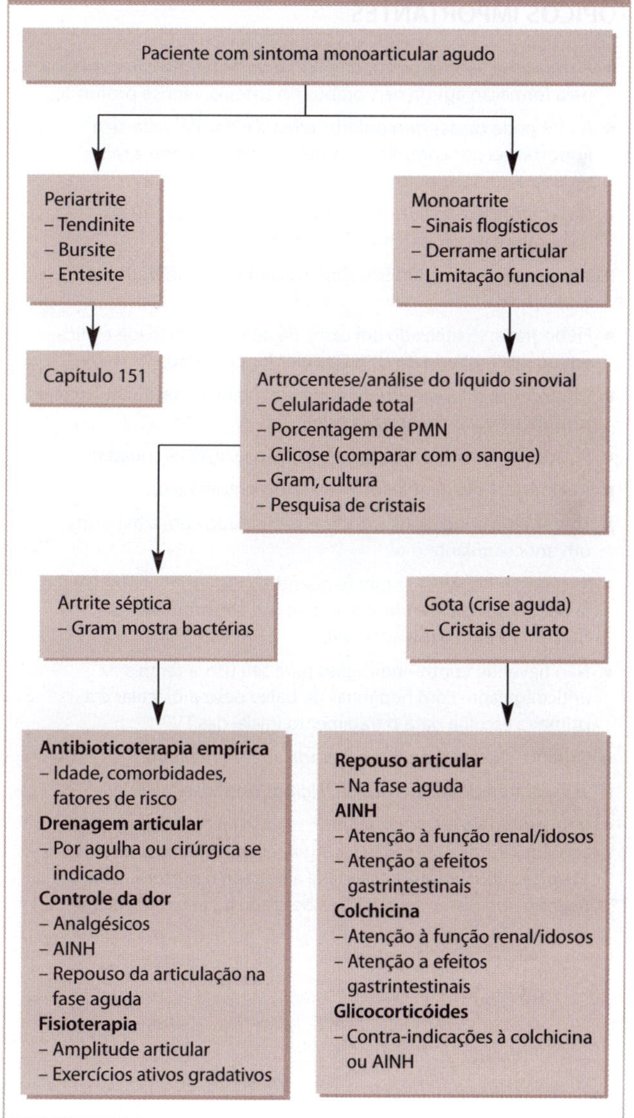

CAPÍTULO

170

Trombose Venosa Profunda

José Eduardo Afonso Júnior
Rodrigo S. N. Ramos
Alfredo Nicodemos da Cruz Santana

TÓPICOS IMPORTANTES

- A trombose venosa profunda (TVP) é uma afecção caracterizada pela formação aguda de trombos no sistema venoso profundo.
- A TVP pode causar desconforto, edema e dor. Ressalta-se a importância das complicações dessa afecção, sendo a mais temida a embolia pulmonar (EP).
- D-dímero: método Elisa: resultado negativo exclui TVP em pacientes com probabilidade clínica baixa.
- Ultra-sonografia modo B/Doppler: exame mais utilizado na avaliação de TVP.
- Flebografia: só utilizado em casos de alta probabilidade clínica, em que o resultado do USG Doppler for duvidoso.
- Diagnóstico diferencial: infecções subcutâneas, ruptura muscular, ruptura de cisto de Baker, miosite.
- Posição de Trendelemburg (até anticoagulação adequada).
- Analgésicos e antiinflamatórios (como sintomático).
- Tratamento anticoagulante: deve ser iniciado com a heparina e um anticoagulante oral.
- Suspender heparina somente quando o RNI estiver entre 2 e 3 e já decorridos (no mínimo) 5 dias de uso concomitante de heparina e anticoagulante oral.
- Não havendo contra-indicações para seu uso, a terapia anticoagulante com heparinas de baixo peso molecular é a primeira escolha para o tratamento inicial das TVP.
- Durante a gestação, deve ser usada apenas heparina.
- Terapia trombolítica: casos de *flegmasia cerúlea dolens*.
- Interrupção da veia cava inferior: casos com contra-indicação absoluta à anticoagulação (cirurgia recente, AVCh, sangramento ativo, trombocitopenia associada à heparina) ou com tromboembolismo recorrente a despeito de anticoagulação adequada.

INTRODUÇÃO E DEFINIÇÕES

A trombose venosa profunda (TVP) é uma afecção caracterizada pela formação aguda de trombos no sistema venoso profundo (SVP). O SVP dos membros inferiores é constituído de veia maleolar medial, tibial anterior, tibial posterior, peroneal, popliteal e femoral (antigamente chamada de femoral superficial). A maioria das TVP ocorre nos membros inferiores (MMII), podendo causar desconforto, edema e dor; porém, a TVP também pode ser assintomática. Dados de revisões sistemáticas apontam para uma incidência de 0,5 por 1.000 pessoas/ano na população geral, sendo de 1,8 nas idades entre 65 e 69 anos e 3,1 para 85 a 89 anos. Outro dado importante é que dois terços dos primeiros episódios de TVP estão relacionados a fatores de risco, incluindo cirurgia, câncer, imobilização ou internações por outros motivos.

A principal complicação da TVP é a embolia pulmonar (EP), que será discutida em outro capítulo deste livro. Outra importante complicação é a insuficiência venosa crônica (IVC), neste contexto denominada síndrome pós-trombótica (SPT). Em nosso meio, estima-se a prevalência de úlcera de estase em torno de 1,5% da população, e 60% dessas afecções são decorrentes de TVP prévias.

Classifica-se a TVP dos membros inferiores em:

- TVP proximal: envolvendo veias poplíteas, femorais e ilíacas.
- TVP distal: envolvendo as veias da perna.

Tal divisão tem relevância clínica, uma vez que um paciente portador de TVP distal tem baixa probabilidade de desenvolver EP grave. Por outro lado, seu diagnóstico e tratamento são fundamentais, tendo em vista que 25% das TVP distais podem evoluir para TVP proximal.

ETIOLOGIA E FISIOPATOLOGIA

Já em 1856, Virchow postulou que, para o desenvolvimento de TVP, eram necessárias:

- estase sangüínea;
- lesão endotelial;
- hipercoagulabilidade.

Essas três situações associadas acabaram se consagrando como a tríade de Virchow. Entretanto, a TVP é considerada uma doença de etiologia multifatorial na qual fatores genéticos interagem entre si e com fatores ambientais que levam ao desencadeamento dessa afecção (Tabelas 170.I e 170.II).

Tabela 170.I – Fatores de risco primários para TVP/EP (trombofilias mais comuns)
Hiperomocisteinemia
Fator V de Leiden
Deficiência de proteína S
Deficiência de proteína C
Síndrome do anticorpo antifosfolípide
Gene mutante da protrombina
Deficiência de antitrombina
Desordens do plasminogênio e desfibrinogenemias
Aumento dos fatores VII e VIII

Tabela 170.II – Fatores de risco secundários para TVP/EP (menor e maior risco)

Risco relativo = 5-20	Risco relativo = 2-4
Cirurgia de quadril	Insuficiência cardíaca
Cirurgia de joelho	Doenças mieloproliferativas
Traumatismo de membros inferiores	Cardiopatia congênita
Cirurgia abdominal de grande porte	DPOC
Câncer abdominal, pélvico ou metastático	Doença neurológica com desabilidade
Pós-operatório em UTI	Estados de hiperviscosidade
Restrição ao leito	Anticoncepcional oral ou reposição hormonal
Puerpério	Obesidade
Cesária	Cateter venoso central
Gravidez tardia	Síndrome nefrótica e diálise crônica
TVP prévia	Doença inflamatória intestinal

Adaptado de British Thoracic Society Guidelines for Management of Suspected Acute Pulmonary Embolism. Thorax 2003.

ACHADOS CLÍNICOS

Quando presente, a dor é o principal sintoma. O edema da extremidade afetada pode estar presente e ser decorrente de obstrução venosa, inflamação dos tecidos perivasculares, obstrução linfática ou edema dos músculos. Ainda podem estar presentes febre, taquicardia e mal-estar, sendo possivelmente os primeiros sinais de TVP; porém, dificilmente são identificados nos pacientes com TVP espontânea. Já nos doentes acamados, é difícil estabelecer se um quadro febril é relacionado à TVP ou a qualquer outra alteração (Tabela 170.III).

Nos antecedentes pessoais, deve-se pesquisar moléstias recentes ou atuais. Dentre elas, destacam-se trombose venosa, embolia pulmonar, tromboflebites, neoplasias, moléstias cardiovasculares, infecções, distúrbios hematológicos, vasculites, repouso prolongado, operações e partos recentes, traumatismos, fraturas, uso de medicamentos (principalmente anticoncepcional oral e reposição hormonal).

Nos antecedentes familiares, é importante investigar quadros de TVP/EP ou trombofilias em outros membros da família (possibilidade de trombofilia familiar).

O exame físico deve ser realizado em todos os pacientes com queixas nos membros inferiores e diariamente em pacientes acamados por qualquer causa, mesmo que assintomáticos (Tabela 170.III). Abaixo estão listados alguns sinais que podem ser encontrados em pacientes com TVP.

- Trajetos venosos superficiais: funcionam como veias colaterais, quando na face anterior da perna e pé; também denominados sinais de Pratt.
- Cianose: intensa nos casos mais graves, tendendo a *flegmasia cerúlea.*
- Palidez: em casos de trombose iliofemoral, ocasionada por vasoespasmo arterial.
- Edema de subcutâneo: testado pela compressão digital ou pela medida diária da circunferência do membro.
- Edema muscular: aumento da consistência da musculatura e menor mobilidade da panturrilha contra o plano ósseo, denominado sinal de Moses.

Tabela 170.III – História e exame físico na TVP

Dor	Presente em 86,7% dos casos, decorrente da distensão da própria veia, inflamação perivascular, aumento da pressão compartimental
Edema subcutâneo	Presente em 86,7% dos casos, podendo aparecer somente quando o paciente senta ou deambula, por aumento da pressão hidrostática
Febre, taquicardia, mal-estar	Pouco específicos, difíceis de caracterizar como decorrência da TVP
Edema muscular	Reconhecido pela menor mobilidade da musculatura da panturrilha quando palpada com o joelho semifletido, encontrado em 86,7% dos casos
Dor à palpação muscular	Encontrada em 69,7% dos casos, com fisiopatologia semelhante à dor espontânea
Dor nos trajetos venosos	Em geral mais tardia e dependente do processo inflamatório venoso, encontrada em 63,3% dos casos
Trajetos venosos superficiais	Veias colaterais, quando na face anterior da perna ou pé, denominadas sinais de Pratt, presentes em 48,5% dos casos
Cianose	Encontrada em 17,3% dos casos, sendo mais intensa quando se tende à *flegmasia cerúlea*

- Dor à palpação de trajetos venosos.
- Dor à dorsiflexão do pé com a perna estendida, conhecida como sinal de Homans, não específico para o diagnóstico de TVP, devendo entretanto ser avaliado juntamente com outros sinais da doença.

Existem dois quadros clínicos que, por sua gravidade, costumam ser descritos à parte:

- *Flegmasia alba dolens*: quadro decorrente de trombose do segmento iliofemoral, caracterizado por dor, edema e palidez (secundária ao vasoespasmo e associada à diminuição dos pulsos) no membro acometido. Nesses casos, faz-se necessária a avaliação por um cirurgião vascular.
- *Flegmasia cerúlea dolens*: quadro decorrente da trombose da totalidade ou quase totalidade das veias do membro inferior, caracterizado por dor excruciante e edema intenso, rapidamente tornando-se cianótico e frio. Os dedos tornam-se quase pretos, com bolhas de conteúdo sero-hemorrágico; e os pulsos distais diminuem, podendo evoluir para gangrena. Nesses casos, faz-se necessária a avaliação por um cirurgião vascular e provavelmente um tratamento com trombolíticos.

Diante desses dados, pode-se classificar a probabilidade de o paciente estar com TVP, conforme sugerido na Tabela 170.IV.

Tabela 170.IV – Probabilidade clínica de TVP

Câncer em atividade	+1
Paralisia, paresia, gesso em membros inferiores, imobilização (> 3 dias) ou cirurgia recente	+1
Aumento da sensibilidade ao longo das veias profundas	+1
Edema de toda a perna	+1
Edema de panturrilha maior que 3 cm com relação à perna normal	+1
Edema com cacifo mais intenso na perna afetada	+1
Veias colaterais superficiais	+1
TVP prévia	+1
Diagnóstico alternativo mais provável que TVP	-2
Probabilidade	**Soma dos pontos acima**
Alta	2 ou mais
Baixa	1 ou menos

EXAMES COMPLEMENTARES

D-dímero

O D-dímero é um exame limitado pela baixa especificidade de um resultado positivo, estando sujeito à interferência de varias situações (Tabela 170.V). Porém, torna-se relevante por sua alta sensibilidade e pelo alto valor preditivo negativo. Assim, se o D-dímero por Elisa for negativo em paciente com probabilidade baixa de TVP, pode-se considerar afastado tal diagnóstico.

Tabela 170.V – Causas de aumento de D-dímero

Doença tromboembólica arterial
Doença tromboembólica venosa (TVP/TEP)
IAM
AVC
Isquemia aguda de MMII
Fibrilação arterial
Trombo intracardíaco
CIVD ou sepse ou SRIS
Gestação normal ou complicada
Insuficiência cardíaca descompensada
Uso de trombolítico
Crise de anemia falciforme
Insuficiência hepática grave
Câncer
IRA e IRC
Síndrome nefrótica
Sangramento agudo

Ultra-sonografia (USG) modo B/Doppler

Vem se firmando como método de escolha para o diagnóstico de TVP. A USG caracteriza-se por ser um equipamento universal, não-invasivo e sem contra-indicações. O diagnóstico é feito pelos achados de:

- Compressibilidade anormal da veia pela ultra-sonografia (USG).
- Fluxo anormal ao Doppler colorido.
- Presença de banda ecogênica.
- Alteração anormal do diâmetro durante a manobra de Valsalva.

Estudos prospectivos demonstraram que a falta de compressibilidade da veia à USG é altamente sensível (> 95%) e específica (> 95%). O mapeamento de fluxo colorido (Doppler) também tem alta acurácia para o diagnóstico de TVP. Em paciente com suspeita de recorrência de TVP ipsilateral, é importante comparar o resultado do Doppler novo com o prévio. Caso o novo Doppler não mostre achados novos ou apresente piora dos achados prévios em relação ao Doppler antigo, pode-se considerar afastada a patologia em questão, ou repetir o exame em 7 dias, ou ainda solicitar avaliação especializada da cirurgia vascular (conforme estudo de Prandoni de 2002).

Pletismografia

A pletismografia por qualquer modalidade empregada (impedância ou a ar) mostra as alterações de volume decorrentes do obstáculo venoso. Consiste na aplicação de um manguito proximal (coxa) e um sensor distal (panturrilha). O primeiro manguito é insuflado para ocluir o retorno venoso, enquanto o manguito distal (sensor) registra as alterações de volume. Após dois minutos, o manguito proximal é esvaziado e o sensor distal registra o tempo que a panturrilha leva para retornar ao volume inicial. Quando ocorre a trombose venosa, o esvaziamento é retardado. Entretanto, este exame é cada vez menos utilizado, pois tem acurácia inferior à USG com Doppler para diagnóstico de TVP distal.

Flebografia ou venografia convencional

Foi considerada por muitas décadas como *gold standard* para diagnóstico de TVP. Agora não é mais recomendada como exame inicial em razão de sua invasibilidade, do uso de contraste nefrotóxico e das complicações inerentes do método. Seu uso está restrito a alguns pacientes com probabilidade alta de TVP, casos em que os demais exames não-invasivos (mencionados anteriormente) deram resultado inconclusivo (ver algoritmo).

Venografia por ressonância magnética (venorressonância)

Este exame possui a mesma acurácia que a venografia convencional. Dessa forma, pode ser uma boa alternativa nos casos que necessitam de venografia convencional, mas que apresentam insuficiência renal ou alergia a contraste iodado.

Venografia por TC (veno-TC)

O principal uso deste exame é nos casos em investigação de TEP. Assim, num mesmo exame de TC, faz-se a avaliação das artérias pulmonares e das veias dos MMII. Se a veno-TC for negativa nos casos suspeitos de TEP, não há necessidade de realizar USG com Doppler de MMII. Entretanto, a veno-TC não é exame de rotina na avaliação de pacientes com suspeita de TVP (ver fluxograma), pois é bem mais cara que a USG com Doppler de MMII.

DIAGNÓSTICO DIFERENCIAL

São diversas as patologias que apresentam os sinais e sintomas sugestivos de TVP, devendo ser pesquisadas, entre elas:

- **Infecções de subcutâneo em fase inicial**

São processos infecciosos da pele e do tecido celular subcutâneo. Apresentam edema, eritema, dor e sinais infecciosos sistêmicos como febre e queda do estado geral. Diferenciam-se da TVP pela característica do edema; este é predominantemente subcutâneo nos processos infecciosos, e muscular nas tromboses. Com a evolução do quadro de erisipela, nos locais do eritema, surgem petéquias e flictenas. Podem ser decorrentes de um ou vários agentes infecciosos, geralmente cocos Gram-positivos. As recidivas podem afetar vasos linfáticos produzindo edema permanente chamado "edema sólido".

- **Ruptura muscular**

A ruptura do músculo da panturrilha ocorre após esforço súbito, sendo conhecida como "síndrome da pedrada". São freqüentes os pacientes que assim descrevem o início do quadro. Ocorre aumento de volume da panturrilha e aumento da tensão à palpação. Após alguns dias, pode ser observado hematoma no local da dor. O diagnóstico diferencial entre TVP e ruptura muscular é importante, uma vez que a administração de anticoagulantes nesta situação pode agravar o hematoma subfascial, podendo até provocar síndrome compartimental.

- **Ruptura de cisto de Baker**

O cisto de Baker é um cisto sinovial localizado na parte posterior da articulação do joelho. Pode mimetizar a TVP por levar à compressão extrínseca da veia poplítea e assim provocar déficit do retorno venoso e ainda em conseqüência do rompimento do cisto, quando então seu conteúdo, o líquido sinovial, disseca os planos musculares provocando dor e edema da panturrilha.

- **Miosite**

A miosite é o processo em que ocorre um evento inflamatório das células musculares, ocasionando alterações bioquímicas que levam o tecido muscular à necrose (rabdomiólise). Ocorre em grupos musculares proximais ou distais, e via de regra é simétrica. Assemelha-se à TVP pelo edema, dor à palpação muscular e aumento da tensão da panturrilha e da coxa. Provoca elevação de enzimas séricas, como CK e aldolase. Podem ocorrer alterações metabólicas como acidose, hiperpotassemia e presença de mioglobinúria. As causas mais freqüentes são as miosites virais, as induzidas por fármacos (como estatinas) ou pelo esforço muscular muito intenso.

- **Outras condições**

Outras condições que podem determinar a confusão diagnóstica com a TVP aguda são as vasculites cutâneas e o linfedema, apesar de apresentarem características clínicas próprias.

TRATAMENTO

O objetivo do tratamento da TVP dos membros inferiores é prevenir a ocorrência de embolia pulmonar e aliviar a estase venosa. A medida terapêutica mais conhecida é a posição de Trendelemburg. Esta promove a diminuição do volume do membro em 3 ou 4 dias, através da estimulação da circulação colateral ou da própria fibrinólise espontânea, que ocorre em até 30% dos casos nas primeiras horas. Analgésicos e antiinflamatórios podem ser ministrados como sintomáticos.

Tão logo se obtenha o alívio da dor e do edema, estimula-se a deambulação do paciente. Isso se baseia no fato de que a contração ativa da musculatura da panturrilha é o principal mecanismo promotor do retorno venoso. Além disso, durante a marcha, deve-se fazer uso de meias elásticas, mantendo seu uso enquanto houver estase venosa. Paralelamente a tais medidas, são administrados anticoagulantes, com o objetivo de impedir a progressão do trombo, diminuir o risco da embolia pulmonar e melhorar o quadro clínico.

Tratamento anticoagulante

Dois tipos de anticoagulantes são mais utilizados: as heparinas e os anticoagulantes orais. As heparinas têm ação imediata após a administração, baseada na inibição da trombina e do fator X ativado, catalizando a reação destes com a antitrombina (AT), enquanto os anticoagulantes orais (varfarina) têm sua ação mais lenta, inibindo a síntese dos fatores dependentes de vitamina K.

O tratamento deve ser iniciado com a heparina e o anticoagulante oral simultaneamente, sempre que possível. A utilização concomitante (heparina + anticoagulante oral) se faz necessária até o momento em que o anticoagulante oral (ACO) atinge seu pleno efeito. A heparina é mantida até que o tempo de protrombina (TP/RNI), alterado pelo ACO, estiver em níveis terapêuticos (relação normatizada internacional – RNI – entre 2 e 3).

As complicações relacionadas ao uso da heparina incluem sangramentos, plaquetopenia e osteoporose (a última quando há uso superior a 3 meses).

Durante a gestação, deve ser usada apenas heparina. Isso ocorre porque a heparina não atravessa a barreira placentária. O mesmo não acontece com os anticoagulantes orais que ultrapassam a placenta e causam malformações fetais.

Heparina não-fracionada (HNF)

Deve-se infundir uma dose inicial EV de 80 U/kg de heparina, devendo ser mantida a infusão contínua EV de 18 U/kg/h. Tal dosagem deve ser corrigida pelo R do TTPA (tempo de tromboplastina parcial ativada), dosado 6 horas após o início do tratamento, devendo ser mantido o R entre 1,5 a 2,3 (faixa ideal). Após 6 horas, uma nova coleta de sangue para avaliar o R do TTPA faz-se necessária. Caso o R esteja entre 1,5 e 2,3 por duas vezes consecutivas, pode-se esparsar a coleta de sangue para cada 24 horas. Caso o R saia da faixa ideal, volta a ser necessária a coleta de TTPA a cada 6 horas, e faz-se o ajuste da infusão EV de heparina baseado na Tabela 170.VI. É ainda necessária a dosagem de plaquetas duas vezes por semana; e atenção para a plaquetopenia induzida por heparina (queda das plaquetas em 50%, ou queda das plaquetas para nível < 100 mil: solicitar avaliação da hematologia). Recomenda-se ainda o uso concomitante de HNF e varfarina por no mínimo 5 dias. A HNF pode ser suspensa só quando o INR estiver entre 2 e 3.

A Tabela 170.VII descreve os principais aspectos da resistência à HNF.

Tabela 170.VI – Manuseio da heparina EV conforme o R do TTPA

R do TTPA	Ajuste da heparina
R < 1,2	80 U/kg novo *bolus* e acrescentar 4 U/kg/h na manutenção
R = 1,2-1,5	40 U/kg novo *bolus* e acrescentar 2 U/kg/h na manutenção
R = 1,5-2,3	Sem alterações
R = 2,3-3,0	Reduzir 2 U/kg/h
R > 3,0	Interromper por 1 hora e reduzir em 3 U/kg/h quando reiniciar

Tabela 170.VII – Resistência a heparina não-fracionada (HNF)

Definição: necessidade de uso de mais 35.000 U de HNF em 24 h	
Nesses casos:	- Ajustar a infusão da HNF pela atividade antifator Xa - Nível "alvo" de atividade antifator Xa: 0,35 a 0,67 U/mL - Se não houver como dosar atividade antifator Xa, pode-se ajustar a infusão da HNF pelo R do TTPA
Considerar investigação de deficiência de antitrombina III	
Solicitar avaliação da hematologia	

Heparina de baixo peso molecular (HBPM)

A HBPM de uso subcutâneo tem sido comparada com a HNF em diversos ensaios clínicos para tratamento de TVP (Tabela 170.VIII). Assim, a HBPM apresentou uma série de vantagens:

- Maior biodisponibilidade pela via subcutânea.
- Resposta anticoagulante (atividade Xa) altamente correlacionada com o peso corpóreo, permitindo doses fixas.
- Monitorização não necessária (exceto em pacientes com peso > 120-150 kg, ou com IRC dialítica ou em gestantes).
- Menor risco de trombocitopenia.

Não havendo contra-indicações para seu uso, a terapia anticoagulante com HBPM é a primeira escolha para tratamento inicial das tromboses venosas profundas. Como com o uso de HNF, é ainda necessária a dosagem de plaquetas duas vezes por semana – atenção para a plaquetopenia induzida por heparina (queda das plaquetas em 50%, ou que-

Tabela 170.VIII – Dosagens das HBPM disponíveis no mercado brasileiro

Droga	Duas doses diárias	Dose única diária	Dose única diária com ClCr < 30*
Nadroparina	85,5 U/kg	171 U/kg	Ajustar dose pelo antifator Xa
Enoxaparina	1 mg/kg	1,5 mg/kg	1 mg/kg
Dalteparina	100 U/kg	200 U/kg	Ajustar dose pelo antifator Xa

*Não usar este esquema em pacientes com IRC dialítica (hemodiálise ou diálise peritoneal).

da das plaquetas para nível < 100 mil: solicitar avaliação da hematologia). Recomenda-se ainda o uso concomitante de HBPM e varfarina por no mínimo 5 dias. A HBPM pode ser suspensa só quando o INR estiver entre 2 e 3.

Outro grande benefício da HBPM é a possibilidade de tratamento ambulatorial na TVP (Tabela 170.IX). Em relação às gestantes, deve-se dosar a cada 4 semanas o antifator Xa, 4 horas após a injeção de HBPM (o nível desejado de antifator Xa é de 1,0 a 2,0 U/mL, se a HBPM estiver sendo utilizada no esquema de uma dose ao dia).

Tabela 170.IX – Requerimentos para o tratamento ambulatorial da TVP com HBPM
Sinais vitais normais
Sem descompensação das comorbidades
Baixo risco de sangramento
Ausência de IRC dialítica
Adequado suporte social/familiar
Capacidade de detecção precoce de sangramento, de TEP e/ou de piora da TVP
Ausência de TVP iliofemoral maciça*
*Nestes casos recomenda-se usar HBPM ou HNF por no mínimo 10 dias, e solicitar avaliação da cirurgia vascular.

Anticoagulantes orais

Os anticoagulantes orais interferem com a produção dos fatores dependentes de vitamina K, agindo como antagonistas competitivos da vitamina K (fatores II, VII, IX e X). Entretanto, os dicumarínicos (varfarina) não agem sobre os fatores já circulantes, mas sobre aqueles que estão sendo sintetizados no fígado. Por esse motivo, o tempo para que se inicie a ação do anticoagulante oral corresponde à meia-vida dos fatores, que são:

- Fator VII: 6 horas.
- Fator IX: 24 horas.
- Fator X: 36 horas.
- Fator II: 60 horas.

Além disso, os dicumarínicos possuem as seguintes características farmacológicas: primeiro, são rapidamente absorvidos após dose oral; depois, apresentam meia-vida de aproximadamente 36 horas. Entretanto, um dos maiores problemas associados a essa terapia é a manutenção do TP/RNI em nível terapêutico. Para tal, deve-se administrar esse medicamento sempre no mesmo horário e nas mesmas condições. Outra particularidade se aplica ao paciente com deficiência de proteína C (Tabela 170.X).

Tabela 170.X – Varfarina na deficiência de proteína C
Iniciar com 2 mg/dia de varfarina nos primeiros 3-5 dias
Após isso, se INR < 2,0: fazer aumentos de dose de 2 mg de varfarina a cada 3-5 dias conforme necessidade
Avaliar necessidade de reposição de proteína C
Solicitar avaliação da hematologia

As complicações do uso de anticoagulantes orais são:

1. Hemorragia: é a complicação mais freqüente e importante no uso de anticoagulantes orais. Felizmente, menos de 1% dos pacientes apresenta hemorragia de grande monta. A reversão do efeito anticoagulante é feita com a administração de vitamina K (10 mg via subcutânea ou oral, ou 5 mg via endovenosa). Vale lembrar que são necessárias 24 a 36 horas para normalizar a coagulação após o uso da vitamina K. Logo, em pacientes com necessidade de correção imediata do TP/RNI, orienta-se a administração de plasma fresco congelado, na dose de 10 a 15 mL/kg (e repetir a cada 6 a 8 horas, se necessário).
2. Necrose hemorrágica de pele e tecido celular subcutâneo: acontece principalmente em mulheres, em regiões do corpo onde há acúmulo de gordura (geralmente em pacientes com deficiência de proteína C).
3. Reação alérgica: complicação bastante rara, conhecida como "síndrome dos dedos roxos".

Se o paciente necessitar de algum procedimento cirúrgico, retirada de dentes, introdução de cateteres ou biópsia, o tratamento deve ser realizado com heparina.

O anticoagulante oral deve ser usado por um período prolongado, que varia de acordo com a causa da TVP (idiopática, pós-imobilização, neoplasia não erradicada, presença de trombofilia), sua extensão (veias de perna, poplíteas, femorais, ilíacas ou EP) e história prévia da doença, confirmada com exame de imagem. O tratamento com anticoagulante oral pode durar de 3 meses (TVP de veias de perna após imobilização, sem história prévia de TVP e sem outros fatores de risco) a, até mesmo, por toda a vida (neoplasia não erradicada, episódio recidivante de TVP ou trombofilia associada).

Tratamento trombolítico

Tal terapia deve ser considerada em pacientes com sintomas exuberantes, como *flegmasia cerúlea dolens* ou trombose iliofemoral maciça. Entretanto, sugere-se solicitar antes da trombólise uma avaliação da cirurgia vascular.

Tratamento com interrupção da veia cava inferior (VCI)

Tal tratamento é geralmente realizado com a inserção de um filtro de VCI. Indica-se esse filtro geralmente em pacientes com:

- Contra-indicação absoluta à anticoagulação (como AVCh, sangramento ativo, trombocitopenia associada à heparina, metástase cerebral de melanoma/coriocarcinoma/tireóide/rim).
- Embolia pulmonar recorrente a despeito de anticoagulação adequada.

- Antecedente de tromboendarterectomia ou embolectomia pulmonar.

Entretanto, o filtro de VCI pode gerar problemas como migração, perfuração de VCI ou trombose do filtro. Estes dois últimos podem causar choque, sendo necessária a avaliação com USG, veno-TC ou até mesmo venografia, para o correto diagnóstico e tratamento do "referido choque".

Meias elásticas

Devem ser utilizadas precocemente na vigência de TVP e usadas por até 2 anos após o episódio trombótico.

LEITURA ADICIONAL

1. Scarvelis D, Wells P. Diagnosis and treatment of deep-vein thrombosis. CMAJ 2006; 175: 1087.
2. Projeto Diretrizes. Tromboembolismo venoso: profilaxia em pacientes clínicos – parte I. Disponível em: http://www.projetodiretrizes.org.br/4_volume/37-tramboembolismo-parteI.pdf.
3. Prandoni P, Lensing AW, Bernardi E, Villalta S, Bagatella P, Girolami A. The diagnostic value of compression ultrasonography in patients with suspected recurrent deep vein thrombosis. Thromb Haemost 2002; 88: 402-6.
4. Fowkes FJI, Price JF, Fowkes FGR. Incidence of diagnosed deep vein thrombosis in the general population: systematic review. Eur J Vasc Endovasc Surg 2003; 25: 1-5.
5. Stein PD, Patel KC, Kalra NK, et al. Deep venous thrombosis in a general hospital. Chest 2002; 122: 960-2.
6. White RH, Zhou H, Romano PS. Incidence of symptomatic venous thromboembolism after different elective or urgent surgical procedures. J Thromb Haemost 2003; 90: 446-55.
7. Prandoni P, Lensing AW, Cogo A, et al. The long-term clinical course of acute deep venous thrombosis. Ann Intern Med 1996; 125: 1-7.
8. Kyrle PA, Eichinger S. Deep vein thrombosis. Lancet 2005; 365: 1163-74.
9. Stein PD, Hull RD, Patel KC, Olson RE, Ghall WA, Brant R, et al. D-Dimer for the exclusion of acute venous thrombosis and pulmonary embolism. Ann Intern Med 2004; 140(8): 589-602.
10. Afonso Junior JE, Jardim CV, Souza R. D-dímero para exclusão de trombose venosa profunda e tromboembolismo pulmonar. Rev Assoc Med Bras 2004: 50(3): 232-3.
11. Kelly J, Hunt BJ. The utility of pretest probability assessment in patients with clinically suspected venous thromboembolism. J Thromb Haemost 2003; 1: 188-96.
12. Kearon C, Ginsberg JS, Hirsh J. The role of venous ultrasonography in the diagnosis of suspected deep venous thrombosis and pulmonary embolism. Ann Int Med 1998; 129: 1044-9.
13. Dolovich LR, Ginsberg JS, Douketis JD, et al. A meta-analysis comparing low-molecular-weight heparins with unfractionated heparin in the treatment of venous thromboembolism. Arch Intern Med 2000; 160: 181-8.

Algoritmo 170.1 – Diagnóstico de trombose venosa profunda

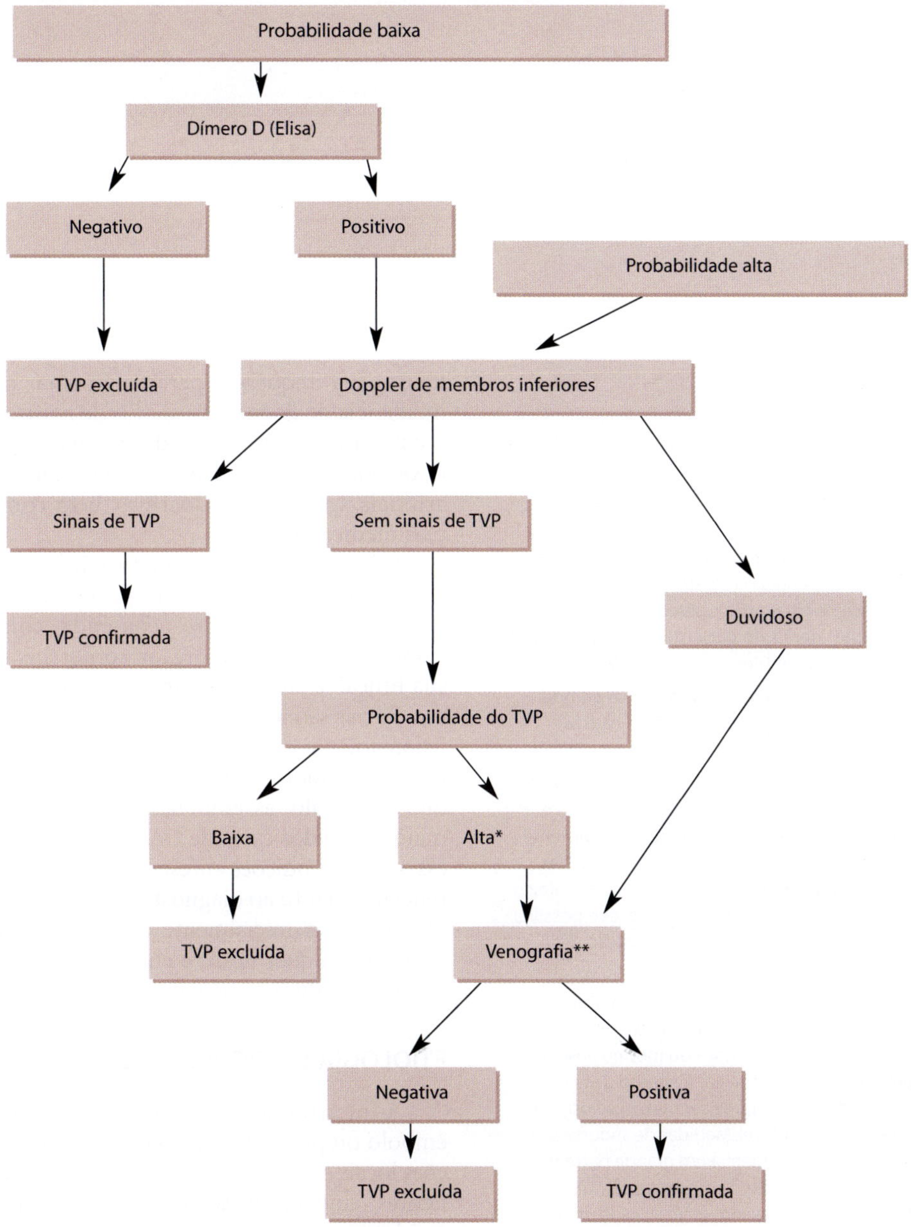

*Neste caso, pode-se optar por repetir Doppler em 7 dias, ao invés de realizar a venografia. Porém, caso o paciente apresente piora importante do membro inferior ou passe a apresentar quadro compatível com TEP, ele deve ser reavaliado o mais precocemente possível e não esperar 7 dias (como inicialmente planejado).

**A flebografia pode ser substituída por venografia por ressonância magnética, especialmente em casos de anatomia difícil ou de alergia a contraste iodado.

CAPÍTULO 171

Oclusões Arteriais Agudas

Ricardo Aun
Celso Ricardo Bregalda Neves
Ronald José Fidelis
Boulanger Mioto Netto

TÓPICOS IMPORTANTES

- A freqüência das obstruções arteriais agudas parece aumentar na razão direta da incidência de doenças cardíacas de natureza aterosclerótica e com o aumento da idade dos pacientes.
- A intensidade da isquemia e a importância clínica do quadro de obstrução arterial aguda variam de acordo com alguns fatores: local da oclusão; trombose secundária (proximal e distal); espasmo arterial; presença de circulação colateral; trombose venosa associada; condições gerais do paciente (hemodinâmicas); resistência dos tecidos à hipóxia; e tempo de isquemia.
- A embolia e a trombose arterial são responsáveis pela grande maioria dos quadros de OAA, quando se excluem as causas traumáticas.
- A embolia se caracteriza clinicamente pela instalação de um quadro de dor súbita associada a palidez, parestesia, paresia e diminuição de temperatura do membro acometido. Geralmente, uma fonte emboligênica pode ser identificada, na maioria das vezes de origem cardíaca. O diagnóstico é essencialmente clínico e o tratamento cirúrgico deve ser realizado o mais breve possível para a reperfusão do membro acometido e minimização das complicações.
- A trombose arterial geralmente ocorre em áreas com doença arterial, de forma que os pacientes podem apresentar sintomas previamente como claudicação intermitente, ou mesmo ausência de pulsos no membro contralateral sem manifestação de isquemia. Clinicamente, a instalação do quadro pode ser mais insidiosa e a manifestação da isquemia mais variável. Medidas de suporte são suficientes para compensação da isquemia em grande parte dos casos. Os exames complementares são de fundamental importância no tratamento definitivo, com realização de uma arteriografia para planejamento da cirurgia de revascularização.
- As principais complicações do tratamento das OAA são a síndrome de revascularização, caracterizada pela acidose metabólica e mioglobinúria, e a síndrome compartimental. Ambas devem ser prontamente tratadas.

INTRODUÇÃO E DEFINIÇÕES

A oclusão súbita do fluxo de uma artéria leva a uma diminuição da perfusão do tecido por ela irrigado, causando uma isquemia de intensidade e repercussões sistêmicas variáveis. Na urgência, a oclusão arterial aguda (OAA) é condição de grande importância, dada sua grande morbidade e mortalidade, devendo ser reconhecida e adequadamente tratada o mais rápido possível. Difícil de estimar precisamente, sua freqüência parece aumentar na razão direta da incidência de doenças cardíacas de natureza aterosclerótica e com o aumento da idade dos pacientes. Além disso, a OAA pode ser a primeira manifestação clínica de doenças arteriais, cardíacas, endócrinas, bem como efeito de terapias medicamentosas.

Falta de agilidade no diagnóstico e no tratamento pode levar a uma série de eventos que podem resultar em danos irreversíveis ao membro acometido, com ameaça da sua viabilidade, lesões de órgãos como rins, com prejuízo da sua função e até, não raramente, óbito do paciente.

Várias são as causas da OAA e importante é conhecer a fisiopatologia do déficit agudo de fluxo arterial nos membros. Excluindo-se trauma vascular, objeto de análise em outro capítulo, as embolias e tromboses respondem pela maior parte dos casos de OAA. De difícil distinção, às vezes, essas duas condições apresentam características que as diferenciam quanto ao diagnóstico, ao tratamento e à evolução. Discutiremos inicialmente aspectos da fisiopatologia comuns a qualquer OAA, e em seguida analisaremos separadamente as duas principais condições: embolia e trombose.

ETIOLOGIA E FISIOPATOLOGIA

A interrupção súbita do fluxo de uma artéria por um êmbolo ou por um trombo dá início a uma série de alterações locais e sistêmicas, de intensidade dependente de alguns fatores, cujo resultado influenciará no quadro clínico, na conduta e no prognóstico. De qualquer forma, a via comum da isquemia tecidual dos membros passa por uma diminuição da oferta de oxigênio aos tecidos, com conseqüente diminuição do metabolismo e depleção das reservas de ATP.

Ocorre então a ativação do metabolismo anaeróbio celular, que resulta na produção de ácido lático e energia insuficiente para manutenção de certos mecanismos vitais, entre eles a bomba Na/K ATPase. Sem o funcionamento adequado desta proteína de membrana, o gradiente iônico transmembranoso normal não é mantido, gerando um alto influxo de íons para a célula, instabilização do meio citoplasmático, edema e morte celular, com liberação pelos miócitos de grande quantidade de mioglobina e enzimas como a creatinofosfoquinase (CPK). Esta última pode ser dosada laboratorialmente, tendo importância prognóstica e no acompanhamento desses doentes. Uma vez iniciado esse processo, mesmo havendo reperfusão do tecido em sofrimento, os derivados do O_2 reagem com ácidos graxos da membrana lesada, formando radicais livres que potencializam a lesão celular.

Como dito anteriormente, a intensidade e a importância clínica desses acontecimentos variam de acordo com alguns fatores, quais sejam:

- Local da oclusão;
- Trombose secundária (proximal e distal);
- Espasmo arterial;
- Presença de circulação colateral;
- Trombose venosa associada;
- Condições gerais do paciente (hemodinâmicas);
- Resistência dos tecidos à hipóxia;
- Tempo de isquemia.

Local da oclusão

Quanto maior a quantidade de tecido submetido à isquemia, maior a intensidade e a repercussão sistêmica das alterações descritas. Assim, é fácil perceber que uma oclusão aguda de artéria braquial tem significado diferente da mesma situação acontecendo na aorta abdominal. Neste último caso, a acidose produzida, somada à quantidade de mioglobina liberada na circulação pelas células musculares mortas nos membros inferiores, pode levar a descompensação miocárdica, hipotensão e até choque. A hiperpotassemia pode ser causa de arritmias graves, inclusive fibrilação ventricular com parada cardíaca. A deposição da mioglobina nos túbulos renais tende a causar disfunções renais importantes, com insuficiência renal aguda ou descompensação de quadros crônicos (IRC).

Clinicamente, o local da oclusão em um membro pode ser caracterizado com base na palpação dos pulsos arteriais.

Trombose secundária

De difícil estimativa e previsão, a chamada trombose de aposição resulta da estase sangüínea e tem grande importância na medida em que diminue a quantidade de colaterais que atenuariam o efeito da oclusão troncular. Essa trombose se dá de maneira mais significativa no sentido distal, podendo acontecer também em sentido proximal. Quando distal, o envolvimento de artérias de médio e pequeno calibres (p.ex., arcos plantar e palmar) influenciam negativamente o prognóstico, levando freqüentemente ao insucesso da revascularização e ao aumento do risco de perda do membro.

Espasmo arterial

De ocorrência e significado bastante controversos, o espasmo arterial distal ao ponto agudamente ocluído pode piorar as condições locais de perfusão. A noção da existência desse espasmo vem do achado intra-operatório de menor calibre das artérias, podendo isto se dever, entretanto, ao menor fluxo e à menor pressão intravascular. Melhora súbita no quadro de OAA tem sido atribuída à reversão espontânea do espasmo. Também discutível é se a presença de espasmo protegeria ou favoreceria a formação do trombo de aposição. De qualquer forma, vê-se que não está muito clara a participação desse fator no episódio agudo.

Circulação colateral

Dos fatores que influenciam a viabilidade dos tecidos, certamente este é o de maior importância, uma vez que a integridade tecidual a jusante da oclusão é diretamente proporcional ao estado funcional das vias arteriais colaterais. Apesar de diferenças individuais no potencial de angiogênese, o tempo é sempre um fator crucial. Assim, percebe-se que a obstrução, mesmo que aguda, mas que ocorre em uma artéria cronicamente doente (p.ex., placa de ateroma), terá uma chance de compensação maior que a OAA em uma artéria previamente normal (p.ex., êmbolo de origem cardíaca).

Trombose venosa associada (TVP)

Estase venosa e lesão isquêmica do endotélio venoso estão freqüentemente presentes na OAA e são fatores predisponentes à ocorrência de TVP. Esta piora o prognóstico do membro por aumento do edema e da isquemia, com risco de embolia pulmonar após revascularização. Infelizmente não conhecemos a real incidência e a real contribuição da TVP na morbidade e na mortalidade da OAA.

Condições gerais do paciente

Como já descrito, a presença de baixo débito cardíaco secundário à insuficiência cardíaca congestiva ou arritmia pode piorar o fluxo arterial através das colaterais. A própria reperfusão pode piorar o quadro pela liberação na circulação de metabólitos ácidos e radicais livres, deteriorando ainda mais a condição hemodinâmica do doente. É necessária, pois, a interrupção desse círculo vicioso mortal antes do ponto de irreversibilidade, com medidas clínicas e cirúrgicas de suporte que serão discutidas posteriormente.

Resistência dos tecidos à hipóxia

Importante é a noção das diferenças naturais na resistência dos diversos tecidos envolvidos à depleção da oferta de oxigênio. Essa dependência é inversamente proporcional à intensidade e à seletividade do metabolismo aeróbio do tecido. Assim sendo, após 20 a 30 minutos, podem aparecer alterações de sensibilidade e motricidade, denotando sofrimento dos nervos periféricos. O endotélio vascular (arterial e venoso) passa a sofrer significativamente com 6 a 8 horas, havendo edema e degeneração da túnica média. De relevante significado é a presença de arteriolonecrose. Esta parece marcar a inviabilidade do tecido, correspondendo ao sinal clínico de cianose fixa. A seguir vem a musculatura esquelética, com perda da contratilidade, iniciando-se com cerca de 4 horas e alterações irreversíveis já sendo detectadas com 12 a 24 horas de isquemia. Pele, tecido subcutâneo, ossos e cartilagem, provavelmente pelo seu relativamente baixo metabolismo, têm grande resistência à isquemia, com alterações reversíveis em até 48 horas de evolução.

Tempo de isquemia

Este fator foi propositalmente deixado por último por ser de importância variável e não representar, quando analisado isoladamente, um critério definidor de conduta ou prognóstico.

ACHADOS CLÍNICOS

Excluindo-se as oclusões arteriais agudas de origem traumática, a embolia e a trombose respondem pela maioria das OAA. Apesar de não dispormos de números definitivos e da dificuldade do diagnóstico diferencial em algumas situações, parece haver uma prevalência dos casos de embolia em relação aos de trombose. Entretanto, em centros terciários, observa-se um aumento no número de casos de obstrução arterial aguda por trombose de revascularizações prévias (enxertos arteriais ou angioplastias), tornando-se mais freqüente que a trombose de artérias nativas.

Embolia

A embolia é a movimentação e posterior impactação à distância do local de origem de qualquer material particulado ou gases que ganhem a circulação arterial, determinando oclusão parcial ou total da artéria envolvida. Geralmente, essa impactação se dá nas bifurcações arteriais, por serem os locais de diminuição abrupta do calibre. Essa característica tem importância no diagnóstico diferencial da embolia. Além disso, em mais da metade dos casos o território acometido é o aorto-ilíaco-fêmoro-poplíteo.

Em cerca de 95% dos casos a fonte formadora de êmbolos é o coração esquerdo, que, por uma série de alterações, pode formar e fragmentar trombos em suas cavidades. Dessas alterações cardíacas, a mais freqüentemente descrita é a fibrilação atrial (até 80% dos êmbolos de origem cardíaca). Entretanto, o infarto do miocárdio, a insuficiência cardíaca congestiva, a endocardite bacteriana, lesões valvulares, próteses sintéticas, mixoma atrial, além de arritmias na vigência de crise tirotóxica também são possíveis alterações cardíacas formadoras potenciais dos trombos. Às vezes, o êmbolo pode se originar de placas ateromatosas, aneurismas, lesões inflamatórias (arterite) ou traumáticas, levando a quadros de ateroembolismo. Uma condição pouco habitual é a chamada embolia paradoxal, em que, na presença de trombose venosa profunda, o trombo desprendido de veia periférica alcançaria o coração direito e, a partir de um defeito no septo (comunicação interatrial, interventricular ou persistência do forame oval), ganharia a rede arterial, causando oclusão.

Trata-se de um quadro de instalação normalmente súbita, de gravidade variável, dependendo da influência dos diversos fatores já analisados. O conjunto de sinais e sintomas é relacionado à isquemia do território acometido. Os mais freqüentes são: palidez, hipotermia, paresia, parestesia, pulsos ausentes e dor.

Trombose arterial

A principal diferença da embolia para a trombose é que nesta há doença na parede arterial, o que desencadeia importantes implicações diagnósticas e terapêuticas. O substrato anatomopatológico, imperativo para o desenvolvimento da trombose arterial, sobretudo nas artérias de médio e pequeno calibres, é a presença de placa de ateroma. Esta pode ser sítio de uma ulceração, bem como de hemorragia intraplaca com aumento da pressão subintimal, levando à isquemia do endotélio e posterior ulceração. Nessas situações, existe exposição do sangue à matriz subendotelial, com conseqüente reatividade plaquetária, predispondo a coagulação e trombose no segmento arterial acometido. Não raramente, situações clínicas que determinam hipofluxo arterial e hipovolemia, seguidas de aumento da viscosidade sangüínea, podem também aumentar as probabilidades de trombose em locais de estenoses.

Conclui-se, pelo exposto acima, que os principais pontos de ocorrência da trombose correspondem aos pontos mais freqüentemente acometidos pela aterosclerose (p. ex., transição femoropoplítea, na passagem da artéria pelo canal dos adutores da coxa).

A trombose aguda de pequenas artérias pode ocorrer em várias entidades clínicas, não necessitando da presença de lesões ateroscleróticas como substrato determinante. Entre estas destacam-se as doenças orgânicas (tromboangeíte obliterante, síndrome de baixo fluxo), vasoespasmo arterial seguindo lesões traumáticas, doenças hematológicas (policitemia vera), doenças do colágeno (lúpus eritematoso sistêmico) e crioglobulinemia.

A apresentação pode ser exatamente superponível à da embolia, entretanto, a presença de claudicação intermitente de membros na história clínica leva à suspeita de degeneração ateromatosa das artérias. Uma forma mais insidiosa, muitas vezes tendendo à compensação, não é incomum na trombose. Isso se explica pelo fato de a estenose arterial progressiva levar à formação também progressiva de rede colateral em um tecido já sofrendo de isquemia crônica.

EXAMES COMPLEMENTARES

Embolia

A história clínica do paciente associada ao exame físico geralmente é suficiente para fazer o diagnóstico da embolia arterial. Entretanto, algumas vezes, a sobreposição dos dados coletados torna pouco evidente a diferenciação do quadro clínico (Tabela 171.I). Nessas situações, desde que não haja prejuízo na evolução clínica do paciente e esteja justificado o risco-benefício, pode-se solicitar métodos diagnósticos auxiliares para elucidação da etiologia da OAA.

Entre os exames, o ultra-som com Doppler pode mostrar o local da interrupção do fluxo arterial, extensão da trombose secundária, bem como diferenciar artérias normais de artérias doentes (placas de ateroma, calcificações, trombos murais).

A arteriografia é o exame que mais oferece dados para a diferenciação etiológica, visto que, na embolia arterial, revela rede de artérias com poucas lesões parietais ateromatosas, pobreza de colaterais e imagem de subtração arteriográfica em "taça invertida", correspondente ao local da impactação do êmbolo.

Exames que forneçam informações sobre doenças cardíacas prestam-se para a elucidação da fonte embolígena, portanto, o eletrocardiograma e o estudo ultra-sonográfico cardíaco (ecocardiograma) podem determinar a presença de arritmias, lesões valvulares, trombos intracavitários e trombos tumorais (Figura 171.1).

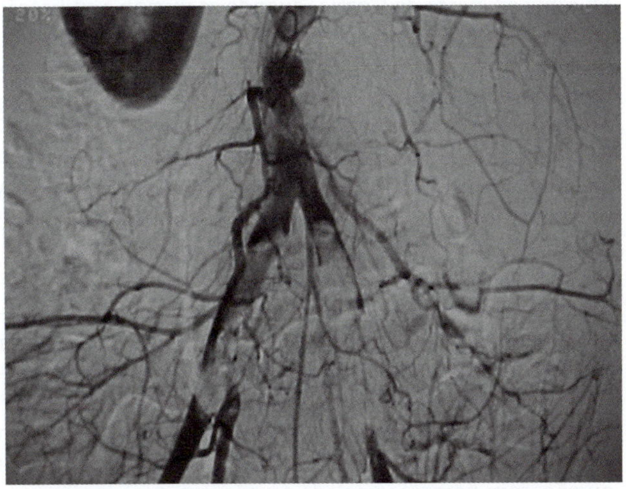

Figura 171.1 – Arteriografia com oclusão embólica de artérias ilíacas.

Trombose arterial

Apenas com o quadro clínico, por vezes, é difícil a caracterização da trombose arterial, pois, como dito, os sinais e os sintomas são semelhantes (Tabela 171.I). Exames não-invasivos podem ser de utilidade, porém, nos casos em que a intervenção cirúrgica é necessária, a arteriografia é fundamental para a decisão terapêutica. Naturalmente, o tempo para realização desse exame não deve prejudicar o prognóstico do paciente. Afora alguns casos de trombose de aorta, cujos pacientes se apresentam clinicamente graves, tromboses de outros territórios permitem melhora inicial com medidas gerais e, com isso, tempo hábil para a investigação angiográfica. Esta revela uma rede arterial com lesões ateroscleróticas múltiplas, com evidências de circulação colateral (Figura 171.2).

Tabela 171.I – Diferenças entre embolia e trombose arterial

	Embolia	Trombose
Dor	Súbita e intensa	Súbita e de intensidade variável
Claudicação prévia	Rara	Freqüente
Doença cardíaca	Freqüente	Ocasional
Exame físico	Pulsos proximais e contralaterais normais	Pulsos contralaterais ausentes
Arteriografia	Oclusão em "taça invertida", múltiplas oclusões, poucas colaterais	Irregularidades na parede arterial por aterosclerose, circulação colateral desenvolvida

TRATAMENTO

Embolia

O tratamento tem como objetivo o restabelecimento do fluxo arterial distal o mais prontamente possível, uma vez que o prognóstico favorável do paciente e do membro acometido é inversamente proporcional ao tempo que os tecidos permanecem em sofrimento isquêmico. Em média, sabemos que os tecidos suportam a isquemia por um período variável de 6 a 8 horas, ficando os resultados de revascularização acima deste tempo com prognóstico reservado.

Inicialmente, pode-se oferecer medidas de suporte com o uso de substâncias vasodilatadoras, aquecimento de extremidades, proclive, analgesia, anticoagulação com o uso de heparina endovenosa, hidratação e monitorização do débito urinário. A heparinização visa minimizar a progressão da trombose secundária, que levaria à oclusão de vias colaterais importantes para a manutenção da viabilidade do membro. A hidratação atenua a toxicidade da mioglobina aos rins, sendo o volume urinário um importante parâmetro de acompanhamento.

O mais importante, no entanto, é a abordagem cirúrgica para revascularização. Esta não deve ser retardada por causa

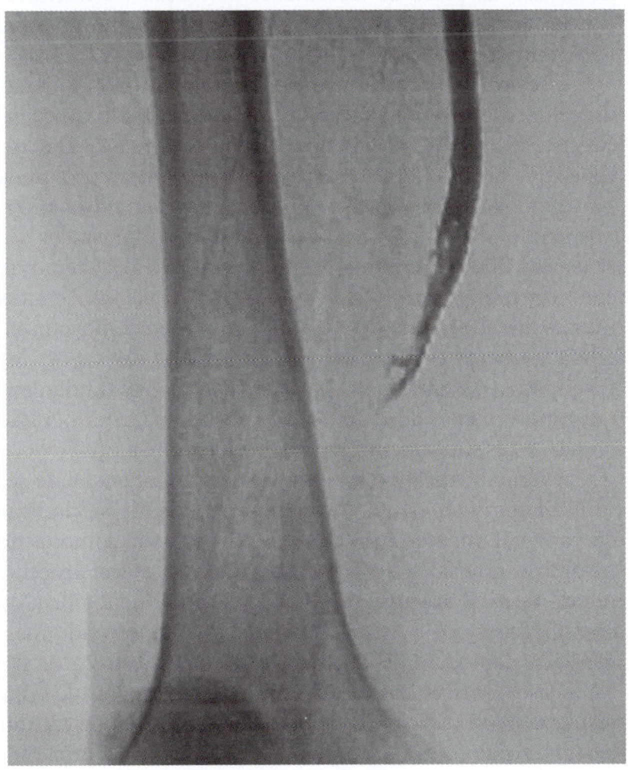

Figura 171.2 – Arteriografia com trombose de artéria femoral superior.

das medidas de suporte. Nos casos de embolia, a manipulação cirúrgica é feita com dissecção arterial proximal à obstrução (onde há pulso) e passagem de um cateter com balão inflável na sua extremidade (Fogarty®). O balão é insuflado distalmente e retirado, trazendo todo o êmbolo e os trombos secundários. Esse procedimento é repetido quantas vezes for necessário até a retirada completa dos coágulos. Após a instilação local de solução diluída de heparina, a artéria é fechada e o fluxo, liberado. Lembrar que o material recuperado durante a embolectomia sempre deve ser encaminhado à cultura para excluir-se a possibilidade de embolia séptica.

É importante observar o desenvolvimento de edema após revascularização. Conseqüente à lesão de reperfusão, tal edema pode determinar empastamento e aumento da pressão subfascial de compartimentos, principalmente da perna e do antebraço. Essa hipertensão subfascial geralmente leva a um prejuízo da perfusão tecidual, impondo-se a necessidade de realização de fasciotomia. Por vezes, este é o tratamento inicial de escolha, tentando-se, com isso, diminuir a incidência de seqüelas neurais e musculares da isquemia.

A anticoagulação sistêmica deve ser mantida desde o período pós-operatório imediato e enquanto perdurar o fator embolígeno, dada a possibilidade de repetição do quadro embólico.

Trombose arterial

Inicialmente, deve-se utilizar as mesmas medidas gerais descritas para o tratamento da embolia arterial, inclusive naqueles pacientes com isquemia crítica, cujo tratamento cirúrgico de urgência é imperativo. **A simples trombectomia não é suficiente**, visto que a trombose é a conseqüência de evento da placa de ateroma. A derivação no território doente deve ser a solução. Esta pode ser feita com material autógeno ou sintético.

Esses pacientes habitualmente apresentam-se com estado geral comprometido, além de descompensação de doenças sistêmicas. Por isso, quando a trombose se dá no território aorto-ilíaco, a derivação anatômica (operação de grande porte) pode não ser a melhor opção, desfavorecendo o prognóstico do paciente. Deve-se ressaltar a importância das derivações extra-anatômicas (fêmoro-femoral, axilo-femoral, axilo-bifemoral) com operações de boa perviedade e altos índices de salvamento de membros, com menor morbimortalidade que os enxertos aortofemorais. Nas derivações infra-inguinais, a escolha da artéria receptora é de fundamental importância e deve ser feita com base na arteriografia. Nestas, o substituto autógeno deve ser sempre a preferência.

A terapia trombolítica intra-arterial também pode ser utilizada para reperfusão do membro, podendo ser indicada para tratamento tanto dos casos de embolia como os de trombose arterial. Como a embolectomia é um procedimento de fácil execução e associada a uma menor taxa de complicações que a terapia fibrinolítica, esta tem sido mais utilizada para tratamento de oclusões de enxertos arteriais e em casos de trombose arterial. Entretanto, apesar de bons resultados iniciais, como o substrato anatômico que causou a oclusão não foi tratato, a fibrinólise se associa a uma menor patência no tratamento dos casos de trombose.

COMPLICAÇÕES (SÍNDROME DA REVASCULARIZAÇÃO)

As complicações metabólicas que se seguem às isquemias musculares extensas (por trauma e por OAA) tratadas por meio de revascularizações foram descritas no final da primeira metade do século. Durante os bombardeios de Londres, no início da década de 1940, nos quais as demolições se seguiam do resgate das vítimas nos escombros com membros esmagados, observava-se que alguns pacientes permaneciam em condições hemodinâmicas estáveis e, logo após a liberação dos membros, apresentavam queda abrupta da pressão arterial, taquicardia e logo evoluíam a óbito. Durante a Guerra da Coréia, quando se iniciou a utilização em larga escala de reconstruções arteriais, o mesmo fato ocorria após a liberação do fluxo para o membro previamente isquêmico.

A partir de 1963, com a introdução do cateter de Fogarty®, aumentou o número de pacientes com OAA, principalmente embólica, tratados por esse método cirúrgico. A mortalidade, porém, continuava alta, decorrente do mesmo quadro clínico descrito anteriormente.

As complicações hemodinâmicas e metabólicas secundárias à revascularização de musculatura isquêmica, necrótica ou esmagada foram então reconhecidas como fator causal comum dessas síndromes. Denomina-se de rabdomiólise a necrose muscular causadora dessas alterações.

Independente da causa da OAA, todas as entidades têm em comum a ocorrência de isquemia muscular reversível ou não, com necrose instalada ou não, em que a essência da fisiopatologia reside nas alterações da permeabilidade da membrana celular e da presença de conteúdo intracelular na corrente sangüínea.

A natureza dos sinais clínicos é de extrema gravidade, tanto local como sistemicamente. Podem ser observadas durante a fase de isquemia aguda e revascularização, variando de natureza e intensidade conforme a fase.

Fase de isquemia

Caracteriza-se por dor intensa, em que a musculatura encontra-se com tensão aumentada e qualquer manipulação exacerba a dor. Palidez entremeada com áreas de coloração acinzentada na pele revelam a gravidade da isquemia tecidual. Nesse momento já há necrose tecidual.

Observa-se, também, colabamento de veias superficiais. A ausência de movimentação da musculatura pode significar, nos casos menos graves, neurite aguda ou, nos casos mais graves, contratura isquêmica, que é altamente sugestiva de necrose muscular com alta probabilidade de desenvolvimento de síndrome metabólica. Agitação e desorientação podem ocorrer em função da dor e das alterações metabólicas. Nessa fase, detecta-se acidose metabólica, hiperpotassemia e elevação de enzimas presentes na musculatura estriada, particularmente a desidrogenase láctica (DHL), transaminase glutâmico-oxalacética (TGO) e creatinofosfoquinase total (CPK). Essas alterações laboratoriais variam em intensidade conforme a quantidade de massa muscular envolvida, o tempo de evolução da isquemia, a capacidade motora da extremidade e a presença de contratura isquêmica. Também são utilizadas como fator prognóstico na síndrome de revascularização.

Fase de revascularização

Após a revascularização, o tecido isquêmico é banhado por sangue oxigenado, que "limpa" o território arteríolo-capilar dos produtos decorrentes do metabolismo anaeróbico. As alterações que ocorrem após o restabelecimento da circulação podem ser transitórias ou prolongadas. A primeira delas é a acidose metabólica, que é a resposta ao acúmulo de radicais ácidos, dependentes da diminuição da oxidação aeróbica (ciclo de Krebs), seguida pela glicólise anaeróbica do ciclo de Ebdem-Meirhoff, resultando na produção de ácido lático e ácido pirúvico. Ambos elevam-se no início, mas o lactato eleva-se a níveis superiores em fases mais tardias, aumentando a relação lactato/piruvato. Com a queda do pH, ocorre consumo do bicarbonato, este necessitando ser reposto em alguns casos. Nos casos de melhor prognóstico, a acidose se reverte em 15 a 30 minutos.

As alterações eletrolíticas ocorrem principalmente nessa fase. A elevação do potássio é fator de mau prognóstico, pois, se combinada com mioglobinúria, oligúria e insuficiência renal, pode ser mecanismo de morte imediata do paciente.

Hiponatremia é decorrente da incapacidade de manter o transporte ativo deste íon através da membrana. Hipocalcemia e hiperfosfatemia também ocorrem e são devidas a rabdomiólise, manifestando-se principalmente na fase poliúrica da insuficiência renal.

Alterações enzimáticas

A CPK é a enzima que apresenta maior sensibilidade em situações de rabdomiólise e representa fator prognóstico. Alguns pontos básicos justificam tal fato: a enzima é de ocorrência intracelular e sua presença na circulação indica perda de integridade da membrana celular; a CPK existe em todos os tecidos, embora predomine no tecido muscular; apesar da baixa especificidade, tem alta sensibilidade, pois pequenas alterações na musculatura elevam significativamente a CPK sérica; há evidências de que os níveis da enzima podem estar elevados quando existe comprometimento grave, porém reversível, do metabolismo energético, mesmo na ausência de lesão estrutural.

A elevação da CPK no pré e pós-operatórios imediatos atinge os níveis mais elevados ao redor do 2º dia após a revascularização e a partir daí declina, desde que não haja insuficiência renal. De grande valor no prognóstico, os níveis séricos elevados parecem estar associados com uma maior mortalidade.

A DHL e a TGO também se elevam na fase de revascularização, porém seu uso clínico é limitado, dada a sua baixa sensibilidade.

Mioglobinúria

Após algumas horas de liberação do fluxo arterial, instala-se oligúria e a urina apresenta-se de coloração acastanhada, em virtude da presença de mioglobina livre no plasma. A presença de mioglobina na urina só pode ser confirmada por meio de testes bioquímicos, espectrofotométricos e imunológicos, que raramente são realizados. Clinicamente, diferencia-se a mioglobinúria da hemoglobinúria levando-se em conta a coloração do plasma: a presença de urina escura com plasma claro ocorre na mioglobinúria; nas hemólises, a coloração do plasma se altera.

A mioglobinúria somada à hipovolemia é responsável pela instalação da insuficiência renal aguda (IRA), que varia em intensidade conforme a extensão da isquemia. Nos casos moderados, a IRA é reversível, porém, como a diurese é o principal mecanismo de compensação das alterações eletrolíticas e metabólicas, sua presença complica sobremaneira a manipulação terapêutica na fase aguda. A diurese pode estar diminuída logo no período de agravamento da isquemia e necrose muscular. A elevação da uréia e creatinina dá-se logo no período da revascularização e geralmente permanece por vários dias, mesmo que o volume urinário volte a ficar adequado (ou aumentado – fase poliúrica). No padrão anatomopatológico, a IRA pós-revascularização mostra depósitos de mioglobina nos túbulos renais e necrose tubular aguda.

Citotoxicidade dos radicais livres

Mecanismos de ativação da necrose muscular após a reperfusão foram descritos recentemente. Evidências sugerem que a reintrodução do oxigênio molecular nas células musculares isquêmicas é fator importante na lesão de reperfusão. A partir desta noção, drogas como alfa-tocoferol, alopurinol, superoxidodismutase e manitol teriam efeito citoprotetor. No entanto, esse fenômeno ainda carece de esclarecimentos, não se justificando de forma alguma retardo no restabelecimento da circulação.

Síndrome compartimental

Tanto a perna quanto o antebraço são compartimentos musculares envoltos por aponeurose que é deformável, porém inelástica. Qualquer aumento de pressão desses compartimentos anatômicos leva ao comprometimento do fluxo venoso e arterial.

Durante a fase de revascularização, as alterações morfofuncionais ocorridas durante a isquemia traduzem-se por edema muscular e extravazamento de hemácias para o intestício. Ambos são decorrentes do aumento da permeabilidade da membrana celular no músculo e da arteriolonecrose. Tal situação leva a um aumento da pressão dentro do compartimento, que, por si, pode perpetuar as lesões muscular e neurológica.

Tratamento da síndrome da revascularização

A principal medida é a rápida intervenção no sentido de revascularizar a extremidade isquêmica. A administração de soluções alcalinizantes deve ser iniciada tão logo a síndrome seja reconhecida, e os principais sinais a serem considerados são rigidez muscular, oligúria, acidose e elevação de enzimas, particularmente a CPK. A alcalinização da urina deve permanecer enquanto houver indícios de mioglobinúria, pois esta precipita-se facilmente em meio ácido.

A adequada hidratação, tendendo levemente à hiperidratação, também deve ter início no pré-operatório, objetivando manter a diurese em 0,5 mL a 1 mL por minuto. O uso de manitol endovenoso mantém o volume urinário, ajudando no tratamento das diversas alterações metabólicas e hidroeletrolíticas. O manitol também reduz o edema do membro, melhorando as condições locais.

Procedimentos dialíticos devem ser utilizados precocemente, a partir do diagnóstico de IRA dialítica, pois a musculatura é fonte de potássio. Métodos adjuvantes, como a utilização de resinas de troca, são de eficácia limitada. A fasciotomia da extremidade deve ser realizada prontamente, em especial nos casos em que há rigidez muscular. A amputação é obviamente indicada se houver evolução para necrose maciça, instalação de infecção refratária às medidas de tratamento clínico ou aos freqüentes procedimentos de curativo e desbridamento cirúrgico.

LEITURA ADICIONAL

1. Greenberg RK, Ouriel K. Arterial thromboembolism. In: Rutherford RB. Vascular surgery. 5. ed. Philadelphia: W.B. Saunders; 2000. p.822-35.
2. Aun R. Causas cardíacas de embolias arteriais. Rev Soc Cardiol Estado de São Paulo 1999; 6: 918-20.
3. Johnston SD, Trounton TG, Wilson C. A review of direct current cardioversion for atrial arrhythmia. Ulster Med J 1998; 67(1): 19-24.
4. De Gennes C, Soulhiem J, et al. Arterial embolism of the limbs in infectious endocarditis of heart valves. Presse Med 1990; 19(25): 1177-81.
5. Daniel WG, Durst UN. Cardiological diagnosis in arterial embolism. Herz 1991; 16(6): 405-18.
6. Montessuit M, Pretre R, Bruschweiler I, Faidutti B. Screening for patent foramen ovale and prevention of paradoxical embolus. Ann Vasc Surg 1997; 11(2): 168-72.
7. Egeblad H, Andersen K, Hartiala J, Lindgren A, Marttila R, Petersen P, et al. Role of echocardiography in systemic arterial embolism. A review with recommendations. Scand Cardiovasc 1998; J 32(6): 323-42.
8. Sobrino JA, Centeno JE, Oliver JM. Left atrial thrombus. Its evolution with anticoagulation. Rev Esp Cardiol 1992; 45(3): 157-61.
9. Beyersdorf F, Matheis G, Kruger S. Avoiding reperfusion injury after limb revascularization: experimental observation and recommendations for clinical application. J Vasc Surg 1989; 9: 757.
10. Klonaris C, Georgopoulos S, Katsargyris A, et al. Changing patterns in the etiology of acute lower limb ischemia. Int Angiol 2007; 26(1): 49-52.

Cólica nefrética

CAPÍTULO 172

Renato Falci Júnior
Miguel Srougi

TÓPICOS IMPORTANTES

- A etiologia mais comum da cólica renal é a litíase.
- O diagnóstico é feito pela anamnese e exame físico.
- O exame de urina tipo I e a radiografia simples de abdome são os primeiros exames que devem ser realizados no primeiro atendimento ao paciente com cólica renal.
- A ultra-sonografia, a urografia excretora e a tomografia computadorizada são exames auxiliares facultativos no primeiro atendimento.
- A tomografia computadorizada é o padrão-ouro para diagnosticar litíase do trato urinário.
- O tratamento da cólica renal é feito com antiespasmódicos, analgésicos e antieméticos ministrados por via parenteral (Algoritmo 172.1).

Tabela 172.I – Principais doenças do trato urinário que podem gerar cólica renal

Etiologia	Importância
Litíase ureteral	Muito freqüente
Litíase piélica	Freqüente
Coágulo	Pouco freqüente
Ligadura inadvertida de ureter	Pouco freqüente
Compressão extrínseca	Pouco freqüente
Tumor renal	Pouco freqüente
Cisto renal	Pouco freqüente
Pielonefrite aguda	Pouco freqüente
Estenose da junção ureteropiélica	Pouco freqüente
Infarto renal	Raro

INTRODUÇÃO E DEFINIÇÃO

Cólica nefrética, néfrica ou renal é o conjunto de sinais e sintomas decorrentes da obstrução aguda do trato urinário superior.

A causa mais comum de obstrução aguda do trato urinário superior, ou seja, ureter é a litíase. Essa doença foi motivo de 1.765 internações notificadas em 2006 no município de São Paulo, segundo o Datasus. Certamente o número de atendimentos no pronto-socorro por cólica renal foi muito maior que o apresentado, visto que raros são os casos de cólica renal que necessitam de internação hospitalar. No Hospital das Clínicas da Faculdade de Medicina da Universidade de São Paulo realiza-se, em média, 10 atendimentos diários motivados por esses sintomas. Estima-se que a probabilidade de um indivíduo desenvolver litíase urinária durante a vida esteja entre 5 e 20%, e o modelo de vida consagrado nas grandes cidades em que o sedentarismo e a alta ingestão protéica são mais prevalentes contribui para o aumento de incidência dessa doença.

ETIOLOGIA E FISIOPATOLOGIA

A cólica renal é decorrente da obstrução aguda do trato urinário superior geralmente ureteral. A causa mais freqüente dessa obstrução é a litíase. Obstrução por coágulos, ligadura inadvertida do ureter, compressão extrínseca, tumor renal, estenose de junção ureteropiélica (JUP), cistos renais e infarto renal são menos comuns (Tabela 172.I).

Em semelhança ao que ocorre em vísceras ocas abdominais, a via excretora, principalmente ureteres e pelve renal, possui receptores em suas paredes que são sensíveis à distensão, gerando dor em cólica quando estimulados.

Tão logo se inicia a obstrução ureteral unilateral – causa mais comum de cólica renal – ocorre aumento da pressão ureteral e de fluxo sangüíneo renal, com duração de, aproximadamente, 1 hora. Segue-se uma fase de diminuição do fluxo sangüíneo renal, porém com manutenção da pressão ureteral, com duração de 5 horas e finalmente, após esse período, ocorre queda da pressão ureteral e queda adicional do fluxo sangüíneo renal. Essa resposta trifásica do trato urinário à obstrução é observada nos casos de obstrução unilateral em indivíduos sadios e com dois rins. O comportamento renal é diferente nas obstruções bilaterais, unilaterais em rim único e em obstruções parciais.

Os metabólitos do ácido araquidônico, como prostaglandinas, prostaciclina, tromboxano e leucotrienos, estão envolvidos na fisiopatologia da cólica renal. Essas substâncias agem na regulação do ritmo de filtração glomerular, *clearance* de água livre, transporte tubular renal e secreção de renina. Também são capazes de sensibilizar receptores de dor para liberar bradicinina e histamina, participando na gênese da cólica renal. Recentemente foi demonstrada a participação do sistema renina-angiotensina, do óxido nítrico, do peptídeo atrial natriurético, da endotelina e do fator ativador de plaquetas na regulação do fluxo sangüíneo renal.

ACHADOS CLÍNICOS

A cólica renal é um sintoma complexo resultante da obstrução do trato urinário. Caracteriza-se por dor em cólica de início abrupto localizada na região lombar ipsilateral à obstrução, em geral de intensidade forte, que se irradia ventralmente no trajeto ureteral, podendo atingir o escroto ou os grandes lábios nas obstruções ureterais distais. A dor é acompanhada de náuseas, de vômitos e de outros sintomas viscerais, como sensação de plenitude gástrica e de distensão abdominal. Sintomas miccionais, como polaciúria e urgência miccional, podem estar presentes nos cálculos ureterais distais (Tabela 172.II).

Tabela 172.II – Características da cólica renal

1 – Início da dor	Abrupto, geralmente à noite ou de madrugada.
2 – Tipo da dor	Cólica.
3 – Local da dor	Lombar, com irradiação ventral em direção ao abdome e podendo chegar até o escroto ou lábios maiores.
4 – Intensidade da dor	Geralmente forte.
5 – Sintomas viscerais	Geralmente náuseas e vômitos.
6 – Hematúria macroscópica	Presente em alguns casos.
7 – Aspecto do paciente	Inquieto.
8 – Febre	Ausente. Se presente, pesquisar infecção.
9 – Estado geral	Bom ou regular.

O exame físico do paciente com cólica renal revela sinais característicos. À inspeção, o paciente apresenta-se inquieto, incapaz de permanecer na mesma posição por alguns minutos. Encontra-se taquicárdico e com leve aumento da pressão arterial, sinais decorrentes da dor. Na avaliação específica do trato urinário, nota-se dor à palpação profunda de loja renal ou do ureter, e essa dor é geralmente mais intensa na região em que se localiza o cálculo. A punho-percussão dolorosa da loja renal ipsilateral à obstrução complementa os principais achados no exame físico. A hematúria relacionada à litíase é freqüentemente microscópica, podendo ocorrer mais raramente a macroscópica. Febre e queda do estado geral não são sinais que acompanham a cólica renal e sua presença deve alertar para a concomitância de infecção que, por sua gravidade, deve ser diagnosticada e tratada em caráter de urgência.

EXAMES COMPLEMENTARES

Os principais recursos para o diagnóstico de cólica renal são a anamnese e o exame físico. No entanto, dois exames de fácil execução e baixo custo devem ser realizados no primeiro atendimento ao paciente que apresenta os sintomas correspondentes à cólica renal: análise bioquímica e citológica da urina (exame de urina tipo I) e radiografia simples de abdome. Hemograma e cultura de urina com teste de sensibilidade para antibióticos *in vitro* são reservados para os casos em que há suspeita de infecção.

Os achados mais comuns na análise da urina são a hematúria microscópica e a leucocitúria e, portanto, tais achados não indicam o uso de antibióticos de rotina. Até 15% dos pacientes com obstrução do trato urinário por litíase podem apresentar sedimento urinário normal. Portanto, um exame de urina tipo I normal não exclui o diagnóstico de cólica renal.

A radiografia simples de abdome pode revelar imagens cálcicas em topografia renal ou ureteral, uma vez que 90% dos cálculos que se formam no trato urinário são radiopacos. Entretanto, obesidade, falta de preparo intestinal e fatores técnicos diminuem a sensibilidade desse exame, permitindo que apenas 70% dos cálculos do trato urinário sejam identificados por esse método na vigência de cólica renal.

Todos os pacientes que apresentam cólica renal têm indicação de realizar ultra-sonografia de vias urinárias, urografia excretora ou tomografia computadorizada após o tratamento da crise álgica. Esses exames são facultativos na urgência e a opção por fazê-los nessa situação pode ser dependente da logística de cada serviço.

A ultra-sonografia é o exame de menor custo e menos invasivo. Tem menor sensibilidade para detecção de cálculos que a tomografia computadorizada, porém pode identificar sinais de obstrução, pela presença de dilatação da via excretora. Avalia bem os rins, ureter proximal e distal, quando a bexiga está cheia. A avaliação do ureter médio é prejudicada pela interposição de alças intestinais. Vasos calibrosos do seio renal podem ser identificados erroneamente como cálculos caliciais pequenos e a sua diferenciação exige aparelho adequado e médico radiologista experiente. Embora menos invasivo e mais barato que a urografia excretora e a tomografia computadorizada, a ultra-sonografia tem, além das limitações descritas, o percalço de ser um exame dinâmico e operador dependente.

A urografia excretora requer a utilização de contraste iodado por via endovenosa e uso de radiação ionizante. Permite o estudo de toda a porção excretora do trato urinário. A técnica adequada de realização desse exame requer preparo intestinal, aparelho de radiografia digital e uso da dose adequada de contraste iodado (1 a 2 mL/kg de peso). Nessas condições, apresenta boa sensibilidade e especificidade para a detecção de litíase e obstrução do trato urinário, porém com custos e morbidade pouco inferiores aos da tomografia computadorizada. Por esses motivos, a urografia vem sendo preterida e a tomografia computadorizada cada vez mais solicitada para a avaliação do trato urinário.

A tomografia computadorizada é o padrão-ouro para o diagnóstico de litíase do trato urinário. Quando realizada sem contraste oral e endovenoso, em tomógrafo com aquisição helicoidal ou com multidetectores, tem 98% de sensibilidade e especificidade para litíase urinária. Tem custo superior aos demais exames apresentados, porém não muito superior à urografia excretora de boa qualidade e, além de avaliar ade-

Tabela 172.III – Principais exames usados para investigar a cólica renal, com suas vantagens e desvantagens

Exame	Vantagens	Desvantagens	Custo
Urina tipo I	Simples e barato	Inespecífico, falso-negativo	Muito baixo
Radiografia de abdome	Simples, pouco invasivo	30% falso-negativo	Muito baixo
Ultra-sonografia	Boa sensibilidade, pouco invasivo	Limitado para ureter médio, operador dependente	Médio
Urografia excretora	Avalia toda a via excretora	Invasivo, contraste iodado, radiação ionizante	Alto
Tomografia computadorizada	Padrão-ouro	Idem à urografia	Alto

quadamente o trato urinário, permite o diagnóstico de outras afecções retroperitoneais e intra-abdominais. Por esses motivos, a tomografia computadorizada vem progressivamente substituindo os demais exames (Tabela 172.III).

DIAGNÓSTICO DIFERENCIAL

A cólica renal entra no diagnóstico diferencial das demais causas de dor abdominal, como cólica biliar, quando à direita, pancreatite aguda, pneumonia lobar, lombalgias de origem osteomuscular, afecções ginecológicas, como doença inflamatória pélvica e cólica de origem uterina, e até apendicite aguda, quando houver manifestação clínica de cólica ureteral direita baixa. Entre as causas de dor lombar originadas no trato urinário além da litíase, que é a mais comum, existem os tumores renais, cistos renais, pielonefrite e malformações do trato urinário, sendo a mais comum a estenose da junção ureteropiélica. O diagnóstico diferencial é fácil quando as doenças citadas se apresentam na sua forma mais comum. No entanto, em algumas situações, o diagnóstico pode ser camuflado quando essas doenças se manifestam de forma atípica. Nesses casos, a atenção à anamnese, ordenação cronológica dos fatos e exame físico minucioso geralmente orientam o diagnóstico correto.

TRATAMENTO

O tratamento da cólica renal tem duas fases, com objetivos distintos. A primeira visa melhorar os sintomas (dor, náuseas e outros) e a segunda, remover a causa dos mesmos.

O tratamento dos sintomas é realizado com antiespasmódicos, analgésicos e antieméticos. Dá-se preferência à via endovenosa por ser rápida e pela concomitância da dor com náuseas e vômitos. Diversos medicamentos podem ser utilizados. A Tabela 172.IV apresenta os medicamentos preferencialmente usados no Pronto-Socorro de Urologia do Hospital das Clínicas da Faculdade de Medicina da Universidade de São Paulo, que são prescritos da forma apresentada na Tabela 172.V.

É importante enfatizar que a hiper-hidratação e o uso de diuréticos estão contra-indicados na vigência de dor, pois além de aumentar a dor, por aumento da pressão do sistema coletor, pode provocar sua ruptura com extravasamento de urina para o retroperitônio.

Quando desaparecidos os sintomas da cólica renal, o paciente deve ser submetido à investigação e ao tratamento da etiologia, que podem ser feitos no Serviço de Pronto Atendimento ou em ambulatório, dependendo da logística da instituição. Recomenda-se o uso de analgésicos e antiespasmódicos via oral por 3 dias após a crise com o objetivo de evitar as crises subintrantes.

Tabela 172.IV – Medicamentos preferencialmente utilizados no tratamento da cólica renal no pronto-socorro do HC-FMUSP

Medicamento	Posologia
Butil-escopolamina (antiespasmódico)	20 mg (1 ampola) por via endovenosa
Dipirona (analgésico)	1-2 g por via endovenosa
Metoclopramida (antiemético)	10 mg por via endovenosa
Meperidina (analgésico)	3 mL da solução decimal por via endovenosa
Diclofenaco/cetoprofeno (antiinflamatório)	75 mg por via intramuscular/ 100 mg por via endovenosa

Tabela 172.V – Exemplo de prescrição médica para cólica renal

Medicamento	Dose	Via de administração
Butil-escopolamina Dipirona Metoclopramina	1 ampola de 20 mg 2-4 mL (1-2 g) 1 ampola (10 mg)	Endovenosa, lentamente
Meperidina Água destilada	2 mL (100 mg ou 1 ampola) 8 mL	3 mL da solução, via endovenosa, lentamente
Diclofenaco 75 mg/ Cetoprofeno 100 mg	1 ampola 1 ampola	Intramuscular profunda, endovenosa, lentamente

Algoritmo 172.1 – Abordagem do paciente com cólica renal

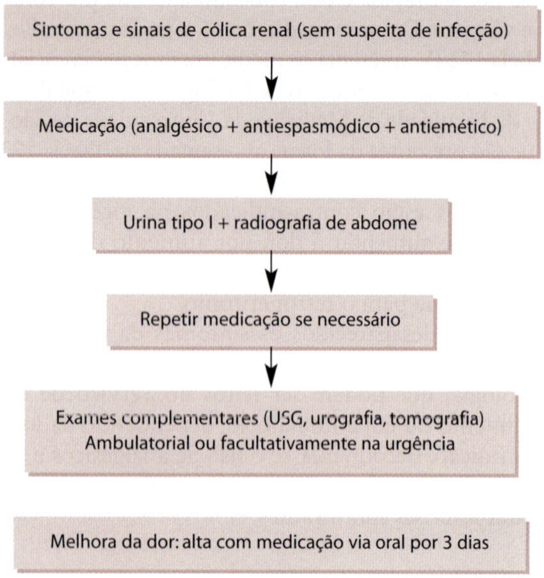

LEITURA ADICIONAL

1. Gulmi FA, Felsen D, Vaughan ED. Pathophysiology of urinary tract obstruction. In: Retik AB, Vaughan ED, Jr., Wein AJ. Campbell's urology. 8. ed. Philadelphia; 2002. p.411-62.
2. Tanagho EA. Urinary obstruction & stasis. In: Tanagho EA, McAninch JW. Smith's general urology. 16. ed. New York; 2004.
3. Holdgate A, Pollock T. Nonsteroidal anti-inflammatory drugs (NSAIDs) versus opioids for acute renal colic. Cochrane Database Syst Rev 2005 Apr 18; (2):CD004137. Review.
4. Edmonds M. Review: nonsteroidal antiinflammatory drugs provide better pain relief than do opioids for acute renal colic. ACP J Club 2005 Mar-Apr; 142(2): 42.
5. Holdgate A, Pollock T. Systematic review of the relative efficacy of nonsteroidal anti-inflammatory drugs and opioids in the treatment of acute renal colic. [Erratum in: BMJ 2004 Oct 30;3 29(7473): 1019.] BMJ 2004 Jun 12; 328(7453): 1401. Epub 2004 Jun 3. Review.
6. Edwards JE, Meseguer F, Faura C, Moore RA, McQuay HJ. Single dose dipyrone for acute renal colic pain. Cochrane Database Syst Rev 2002; (4): CD003867. Review.
7. Wright PJ, English PJ, Hungin AP, Marsden SN. Managing acute renal colic across the primary-secondary care interface: a pathway of care based on evidence and consensus. [Erratum in: BMJ 2003 Jan 4; 326(7379): 18.] BMJ 2002 Dec 14; 325(7377): 1408-12.
8. Boyd R, Terry P. Towards evidence based emergency medicine: best BETs from the Manchester Royal Infirmary. Intramuscular piroxicam or intramuscular diclofenac for renal colic. Emerg Med J 2001 Nov; 18(6): 463.
9. Manthey DE, Teichman J. Nephrolithiasis. Emerg Med Clin North Am 2001 Aug; 19(3): 633-54, viii. Review.
10. Tramer MR, Williams JE, Carroll D, Wiffen PJ, Moore RA, McQuay HJ. Comparing analgesic efficacy of non-steroidal anti-inflammatory drugs given by different routes in acute and chronic pain: a qualitative systematic review. Acta Anaesthesiol Scand 1998 Jan; 42(1): 71-9.
11. Gimondo P, Mastropasqua G, Cremona A, Mucciaccio C. Early and systematic use of ultrasonography in emergency patients with renal colic: analysis of the actual diagnostic efficacy. Radiol Med (Torino) 1996 Oct; 92(4): 421-4.
12. Ducharme J. Emergency pain management: a Canadian Association of Emergency Physicians (CAEP) consensus document. J Emerg Med 1994 Nov-Dec; 12(6): 855-66. Review.
13. Labrecque M, Dostaler LP, Rousselle R, Nguyen T, Poirier S. Efficacy of nonsteroidal anti-inflammatory drugs in the treatment of acute renal colic. A meta-analysis. Arch Intern Med 1994 Jun 27; 154(12): 1381-7.
14. Singh A, Alter HJ, Littlepage A. A systematic review of medical therapy to facilitate passage of ureteral calculi. Ann Emerg Med 2007 Nov; 50(5): 552-63.
15. Altay B, Horasanti K, Sarica K, Tanriverdi O, Kendirci M, Miroglu C. Double-blind, placebo-controlled, randomized clinical trial of sublingual or intramuscular piroxicam in the treatment of renal colic. A comparative study. Urol Int 2007; 79(1): 73-5.
16. Mortelmans LJ, Desruelles D, Baert JA, Hente KR, Tailly GG. Use of tramadol drip in controlling renal colic pain. J Endourol 2006 Dec; 20(12): 1010-5.
17. Lindqvist K, Hellström M, Holmberg G, Peeker R, Grenabo L. Immediate versus deferred radiological investigation after acute renal colic: a prospective randomized study. Scand J Urol Nephrol 2006; 40(2): 119-24.
18. Dellabella M, Milanese G, Muzzonigro G. Randomized trial of the efficacy of tamsulosin, nifedipine and phloroglucinol in medical expulsive therapy for distal ureteral calculi. J Urol 2005 Jul; 174(1): 167-72.

Hematúria Macroscópica

CAPÍTULO 173

Marcos Giannetti Machado
Eduardo Mazzucchi
Miguel Srougi

TÓPICOS IMPORTANTES

- Hematúria macroscópica é um sinal grave e preocupante, devendo sempre ser investigada.
- Deve-se cogitar e afastar discrasia sangüínea no início da investigação.
- Cuidado com anemia aguda e instabilidade hemodinâmica.
- As causas mais freqüentes são infecção, litíase e tumores, cada qual com seu tratamento específico.
- Após os 40 anos de idade é maior a probabilidade de alguma neoplasia estar presente.
- Tomografia computadorizada espiral contrastada é o exame de imagem de maior sensibilidade e especificidade no diagnóstico da causa da hematúria.
- Evacuação de coágulos, irrigação vesical contínua e repouso servem ao tratamento de urgência na maioria dos casos.
- Cistoscopia pode ser útil para o diagnóstico e tratamento em um grande número de casos.
- Várias formas de investigação e tratamento de pacientes portadores de hematúria estão disponíveis.

INTRODUÇÃO E DEFINIÇÕES

Hematúria macroscópica, definida como a presença de sangue na urina visível a olho nu, é sempre um sinal clínico significativo e potencialmente perigoso, estando na grande maioria das vezes relacionada a afecções do trato urinário. No pronto-socorro especializado em urologia são internados semanalmente em média três casos de hematúria macroscópica que necessitam de procedimento de urgência para desobstrução vesical, transfusão sangüínea ou ambos. Isso totaliza cerca de 150 casos por ano que são causados, em sua maioria, por doenças malignas e benignas da próstata ou tumores vesicais.

A causa da hematúria deve sempre ser investigada, mesmo que desapareça espontaneamente, pois em algumas situações potencialmente graves pode ser episódica ou intermitente.

A descrição apropriada e detalhada da hematúria pode sugerir o provável local de sangramento. Pode ser parcial (inicial ou terminal) ou total (durante toda a micção). Hematúria inicial sugere problemas uretrais (uretrite, estenose); hematúria terminal sugere problemas em uretra posterior, próstata ou colo vesical. Hematúria total sugere problemas vesicais ou supravesicais (tumores, cálculos, nefropatias). A presença ou não de coágulos associados também deve ser avaliada.

Tabela 173.I – Principais causas de hematúria macroscópica

Hematológicas	
Coagulopatias/hemoglobinopatias	
Neoplásicas	
Tumores de bexiga ou da via excretora	
Tumores renais benignos e malignos (angiomiolipoma, adenocarcinoma etc.)	
Adenocarcinoma da próstata/hiperplasia prostática benigna	
Carcinoma de uretra	
Infecciosas	
Cistites	Pielonefrites
Uretrites	Prostatites
Tuberculose	Leptospirose
Litíase urinária	
Nefropatias	
Síndrome nefrítica	
Glomerulopatias	
Vasculites	
Embolia da artéria renal/trombose da veia renal	
Medicamentosas	
Anticoagulantes ou antiagregantes plaquetários	
Quimioterapia sistêmica ou tópica vesical	
Drogas imunossupressoras	
Antibióticos	
Malformações do aparelho urinário	
Císticas	
Vasculares	
Outras	
Após esforço físico	
Endometriose	
Falsa (pigmentúria, menstruação)	

A associação ou não a outros sinais e sintomas como dor, polaciúria, febre, hipertensão e emagrecimento deve ser pesquisada, pois podem auxiliar no seu diagnóstico etiológico.

ETIOLOGIA E FISIOPATOLOGIA

A hematúria macroscópica não associada a outros sintomas pode permanecer sem diagnóstico etiológico em 5 a 15% dos casos, mesmo após investigação apropriada, sendo então nomeada essencial ou idiopática. **Genericamente, de todos os pacientes com hematúria macroscópica, 25% apresentam infecção do trato urinário, 20% apresentam litíase urinária e outros 20% apresentam neoplasias, sendo o tumor de bexiga o mais freqüente.** Já a hematúria microscópica assintomática associa-se a doença clinicamente significativa do trato urinário em 13% dos casos.

ACHADOS CLÍNICOS

Os achados clínicos, isoladamente, raramente fornecem o diagnóstico preciso da causa da hematúria, mas são fundamentais para orientar a investigação laboratorial e por imagem.

Inicialmente, **devem-se identificar sinais e sintomas associados: dor intensa, de início súbito, às vezes acompanhada de náuseas e vômitos, sugere litíase urinária.** Contudo, coágulos de origem renal no nível do ureter podem causar o mesmo quadro clínico. **Disúria e polaciúria**, associadas a febre e toxemia, sugerem processo infeccioso do trato urinário. **Dificuldade miccional** sugere processo obstrutivo, principalmente prostático. **Hipertensão ou edema** podem sugerir doenças do parênquima renal, como glomerulopatias. Perda de peso ou quadro consumptivo podem sugerir doenças neoplásicas.

O exame físico costuma ser pobre. Deve-se pesquisar massa abdominal palpável ou pontos dolorosos no abdome e lojas renais. O toque retal é fundamental para avaliação prostática e o toque vaginal, para avaliar afecções ginecológicas. O exame cuidadoso da genitália externa e do meato uretral também faz parte da avaliação inicial do paciente com hematúria.

Deve-se, ainda, buscar antecedentes, sinais ou sintomas de doenças hematológicas ou discrasia sangüínea e questionar uso de anticoagulantes, antiagregantes plaquetários, quimioterápicos ou imunossupressores. Contudo, o uso desses agentes não afasta a possibilidade de existir outra causa básica para a hematúria.

Frente à variedade de causas associadas à hematúria macroscópica, a estratificação dos achados mais comuns nos pacientes por faixa etária e sexo pode ser útil na prática clínica (Tabela 173.II).

Tabela 173.II – Causas mais comuns de hematúria macroscópica, por faixa etária

Infância	
Infecção do trato urinário	
Malformações congênitas	Nefropatias, glomerulopatias
Adulto jovem	
Litíase urinária	Infecção do trato urinário
40 a 60 anos	
Litíase urinária	
Neoplasia renal ou de bexiga	Infecção do trato urinário
Acima de 60 anos	
Masculino	
Afecções prostáticas	
Neoplasias	Infecção do trato urinário
Feminino	
Neoplasias	
Alterações ginecológicas	Infecção do trato urinário

EXAMES COMPLEMENTARES

O exame de urina com avaliação de sedimento urinário é obrigatório, pois confirma a presença de hemácias na urina e a quantifica. Leucocitúria maciça ou cultura positiva indicam infecção do trato urinário.

Coagulograma com contagem de plaquetas está indicado na suspeita de qualquer discrasia sangüínea.

Os níveis séricos de uréia e creatinina são úteis na avaliação da função renal, principalmente antes da indicação de exames radiológicos contrastados.

A citologia urinária é útil na suspeita de carcinoma urotelial ou carcinoma *in situ* da bexiga; entretanto, esse exame apresenta alto índice de falso-negativo.

A tomografia computadorizada (CT) espiral de abdome e pelve realizada sem e com contraste endovenoso em três fases (arterial, venosa e excretora) é o exame de escolha para investigação rápida e eficaz da hematúria macroscópica, combinando avaliação anatômica e funcional do trato urinário. A aquisição sem contraste é o exame de maior sensibilidade e especificidade (94 a 98%) na identificação de litíase urinária. Na fase arterial e venosa avalia a perfusão renal, podendo identificar processos renais isquêmicos, infecciosos e tumorais expansivos ou infiltrativos. Na fase excretora avalia falha de enchimento na via excretora ou na bexiga, que pode corresponder a coágulo ou tumor.

A ultra-sonografia (US) direcionada ao trato urinário é um exame simples, não invasivo e de baixo custo, prestando-se bem à tarefa de screening de lesões do trato urinário. Contudo, limita-se à avaliação morfológica e não funcional dele. É útil na demonstração de doenças obstrutivas, lesões expansivas renais e vesicais, cálculos renais, ureterais distais e vesicais. Cálculos ureterais (sobretudo em ureter médio), pequenas irregularidades calicinais e alterações ureterais não são detectados pelo ultra-som. A complementação com doppler pode ser útil na demonstração de alterações vasculares.

A urografia excretora (UE) é o exame de escolha na falta da tomografia computadorizada, pois também permite avaliação morfofuncional do trato urinário. Entretanto, pequenos tumores renais periféricos ou lesões exofíticas menores que 0,5 cm dificilmente são identificados. Seu uso combinado à ultra-sonografia pode aumentar a sensibilidade diagnóstica. Como na tomografia, deve-se ponderar a existência de contra-indicação ao uso de contraste venoso.

A ressonância nuclear magnética (RNM) fica restrita aos casos em que a CT é duvidosa ou quando o paciente é alérgico a contraste, cursa com insuficiência renal ou, ainda, na gravidez. Também pode ser útil na avaliação de patologias vasculares (angiorressonância), muitas vezes dispensando procedimentos mais intervencionistas como as angiografias.

A arteriografia perdeu importância na investigação da hematúria macroscópica, tendo sido substituída pela angiotomografia e pela angiorressonância, que são menos invasivas e mais baratas. Entretanto, é o padrão-ouro na avaliação da vascularização renal, sobretudo em vasos de menor calibre, e permite a embolização de lesões causadoras do quadro, como, fístulas arteriovenosas, pseudoaneurismas e tumores renais.

A cistoscopia é ferramenta fundamental na investigação da hematúria macroscópica não-traumática devido à grande freqüência de lesões vesicais como causa de hematúria. Esse método tem maior sensibilidade que os exames de imagem para detecção de lesões das paredes vesicais (neoplasia, inflamação ou alteração obstrutiva). Deve ser realizada, preferencialmente, na vigência do sangramento. A observação dos meatos ureterais nesta condição pode permitir a identificação do lado causador do problema no caso de origem supravesical (lateralização da hematúria).

A ureteroscopia rígida e flexível também vem ganhando importância na investigação da hematúria de origem supravesical, principalmente relacionada a processos da luz ureteral, pelve e papilas renais, sobretudo tumores e malformações vasculares.

DIAGNÓSTICO DIFERENCIAL

Na abordagem de paciente com quadro de hematúria macroscópica deve-se excluir trauma como possível causa de hematúria, afastar falsa hematúria ou "pigmentúria" como a gerada por corantes ou alimentos, colúria, urina concentrada, drogas e medicamentos, hemoglobinúria ou mioglobinúria, bem como automutilação ou introdução de corpo estranho transuretral em pacientes psiquiátricos, uso recente de sondas, drenos e cateteres (inclusive duplo J) ou qualquer instrumentação do trato urinário ou biópsia renal. Condições que podem simular hematúria macroscópica, como menstruação, hemorragia uterina disfuncional, abortos, hemangiomas genitais e sangramentos proctológicos devem ser pesquisadas, pois não é incomum os pacientes confundirem estes sinais com hematúria verdadeira.

A hematúria de origem glomerular é freqüentemente associada a proteinúria e cilindros hemáticos; mesmo a hematúria macroscópica de origem não-glomerular não eleva a proteinúria a níveis acima de 300 mg/24 horas. A presença de hemácias dismórficas em mais de 50% da amostra também ocorre em hematúria de origem glomerular. Entretanto, 20% dos pacientes com glomerulonefrite comprovada por biópsia têm apenas hematúria, sem proteinúria ou cilindros hemáticos.

História familiar de hematúria direciona o diagnóstico para litíase ou malformações como doença renal policística ou rim esponja-medular. Nos pacientes portadores de anemia falciforme, nos diabéticos e naqueles que ingerem analgésicos freqüentemente (sobretudo os derivados da fenacetina), deve-se pensar em necrose papilar.

Deve-se ainda verificar a associação direta do sangramento urinário com exercício físico intenso, que pode revelar uma condição conhecida como "hematúria do corredor ou maratonista", que ocorre em corredores de longa distância (> 10 km) e é notada no final do exercício, desaparecendo com o repouso. A origem desta hematúria é controversa; no exame de urina, nota-se a presença de dismorfismo eritrocitário intenso, sugerindo etiologia renal; porém, ao exame cistoscópico nota-se a presença de inúmeros pontos hemorrágicos na bexiga, sugerindo origem vesical. A hematúria do corredor geralmente tem evolução benigna, mas pode ser o primeiro sinal da nefropatia por Ig A (nefropatia de Berger).

TRATAMENTO

Considerando que a hematúria macroscópica não-traumática é um sinal clínico importante que gera alto grau de preocupação ao paciente e representa a manifestação de determinada patologia, seu tratamento segue três princípios:

1. Controlar as complicações decorrentes da hematúria, como anemia aguda ou crônica e risco de instabilidade hemodinâmica.
2. Evitar ou aliviar quadros de obstrução ou retenção urinária por coágulos.
3. Tentar identificar a doença causadora a fim de iniciar seu tratamento.

Na avaliação inicial, pressão arterial, freqüência cardíaca, perfusão periférica e avaliação do risco de instabilidade hemodinâmica ou baixa perfusão tecidual são primordiais. A reposição volêmica deve ser instituída, se necessário, inicialmente utilizando soluções cristalóides. Instalar acesso venoso calibroso com coleta de hematócrito e amostra sangüínea para eventual transfusão.

Nos quadros de obstrução ou retenção urinária por coágulos deve-se proceder a lavagem e evacuação destes com sonda uretral ou, preferencialmente, utilizando o cistoscópio, em centro cirúrgico e sob sedação. A realização da uretrocistoscopia de urgência sob narcose na vigência de sangramento é de grande utilidade, uma vez que proporciona a remoção de todos os coágulos com maior eficiência e conforto para o paciente; permite a eventual realização de biópsias vesicais quando necessário e até mesmo a ressecção ou cauterização de lesões da mucosa da bexiga. Nos casos em que o sangramento não é proveniente da bexiga a cistoscopia permite verificar qual o lado sangrante (lateralização da hematúria).

A irrigação vesical contínua com solução fisiológica por sonda de três vias (sonda de Owens) não deve ser iniciada antes da completa evacuação dos coágulos da bexiga, sob risco de agravamento do quadro. Esta é a terapia de escolha após a completa limpeza da bexiga, associada ao repouso no leito. A utilização de soro fisiológico gelado na irrigação vesical é controversa, uma vez que inicialmente induz vasoconstrição vesical, porém pode ocorrer fenômeno "rebote", com vasodilatação reacional e aumento do sangramento ulteriormente.

Em casos graves, como a cistite hemorrágica causada pela ciclofosfamida, que normalmente não responde ao tratamento endoscópico associado à irrigação contínua, deve-se instituir irrigação vesical com solução de sulfato de alumínio a 1% (alumen) em água destilada, mantida por no mínimo 48 horas, quando o paciente deve ser reavaliado.

Em casos extremos, pode-se considerar a formolização da bexiga com solução de formol a 1 ou 2%, após checar a integridade da mesma e a ausência de refluxo vesicoureteral. Também em casos extremos e com diagnóstico etiológico firmado pode-se utilizar a arteriografia com embolização de áreas sangrantes no nível renal ou vesical. A embolização é eficiente em casos de fístulas arteriovenosas ou pseudoaneurismas e tumores renais; é pouco eficaz em casos de sangramento vesical. A cistectomia de urgência é empregada em casos de sangramento vesical incoercível (cistite induzida por ciclofosfamida, actínica, tumor vesical sangrante) e não responsivo a medidas conservadoras.

Resolvida a urgência, e nos casos em que o paciente apresenta estabilidade hemodinâmica, inicia-se investigação: história, exame físico, exames laboratoriais e de imagem.

Na avaliação inicial deve-se realizar hemograma, coagulograma, uréia/creatinina, urina tipo I e urocultura com antibiograma para confirmar a hematúria e investigar possível infecção, bem como ter uma visão inicial do sistema de coagulação e da repercussão do sangramento. Outros exames podem ser solicitados, conforme os dados de história e exame físico.

O coagulograma com contagem de plaquetas é o melhor exame de rastreamento para identificar discrasias sangüíneas; entre estas, as mais comuns são uso de anticoagulantes, trombocitopenia, hemofilia, coagulação intravascular disseminada e síndromes falcêmicas.

A investigação inicial por imagem deve ser feita preferencialmente com tomografia computadorizada espiral, desde que o paciente não seja alérgico a contraste e a função renal avaliada pela dosagem de uréia e creatinina séricos esteja normal. A ultra-sonografia e/ou a urografia excretora são alternativas na indisponibilidade da TC.

Caso os exames de imagem não definam o diagnóstico e nos casos em que não tenha já sido realizada, a cistoscopia é mandatória. É o melhor exame na identificação de lesões vesicais (tumores, cistite aguda ou actínica) e na lateralização do sangramento se este for supravesical.

A ureteroscopia rígida e a flexível devem ser realizadas nos casos de hematúria macroscópica espoliante em que toda investigação por imagem mostra-se normal. É disponível em poucos centros e deve ser realizada na vigência do sangramento. Permite o diagnóstico de hemangiomas de papila renal ou malformações arteriovenosas dos cálices ou da pelve renal e sua coagulação concomitante, utilizando Holmium laser.

Em raros casos em que a investigação resulta negativa e o paciente continua sangrando pode ser necessária a nefrectomia polar superior do lado afetado, uma vez que as malformações arteriovenosas são mais freqüentes no pólo superior do rim. Nos casos em que é diagnosticado sangramento difuso e incoercível pela ureteroscopia flexível, indica-se a nefrectomia total.

LEITURA ADICIONAL

1. Rosenstein D, McAninch JW. Urologic emergencies. Med Clin North Am 2004; 88(2): 495-518.
2. Sokolosky MC. Hematuria. Emerg Med Clin North Am 2001; 19(3): 621-32.
3. Maher MM, Kalra MD, Rizzo S, Mueller PR, Saini S. Multidetector CT urography in imaging of the urinary tract in patients with hematuria. Kor J Radiol; 2004; 5(1): 1-10.
4. Joffe SA, Servaes S, Okon S, Horowitz M. Multidetector row CT urography in the evaluation of hematuria. Radiographics 2003; 23: 1441-55.
5. Dooley RE, Pietrow PK. Ureteroscopy for benign hematuria. Urol Clin North Am 2004; 31(1): 137-43.
6. Zequi SC, Campos RSM. Hematúria macroscópica. In: Guia prático de urologia. Segmento: 2003. p.79-81.
7. Gerber GS, Brendler CB. Hematuria. In: Campbell's urology. 9. ed. Saunders: 2007. p.97-104.
8. Fracchia JA, Motta J, Miller LS, Armenakas NA, Schumann GB, Greenberg RA. Evaluation of asymptomatic microhematuria. Urology 1995; 46(4): 484-9.

Algoritmo 173.1 – Hematúria macroscópica

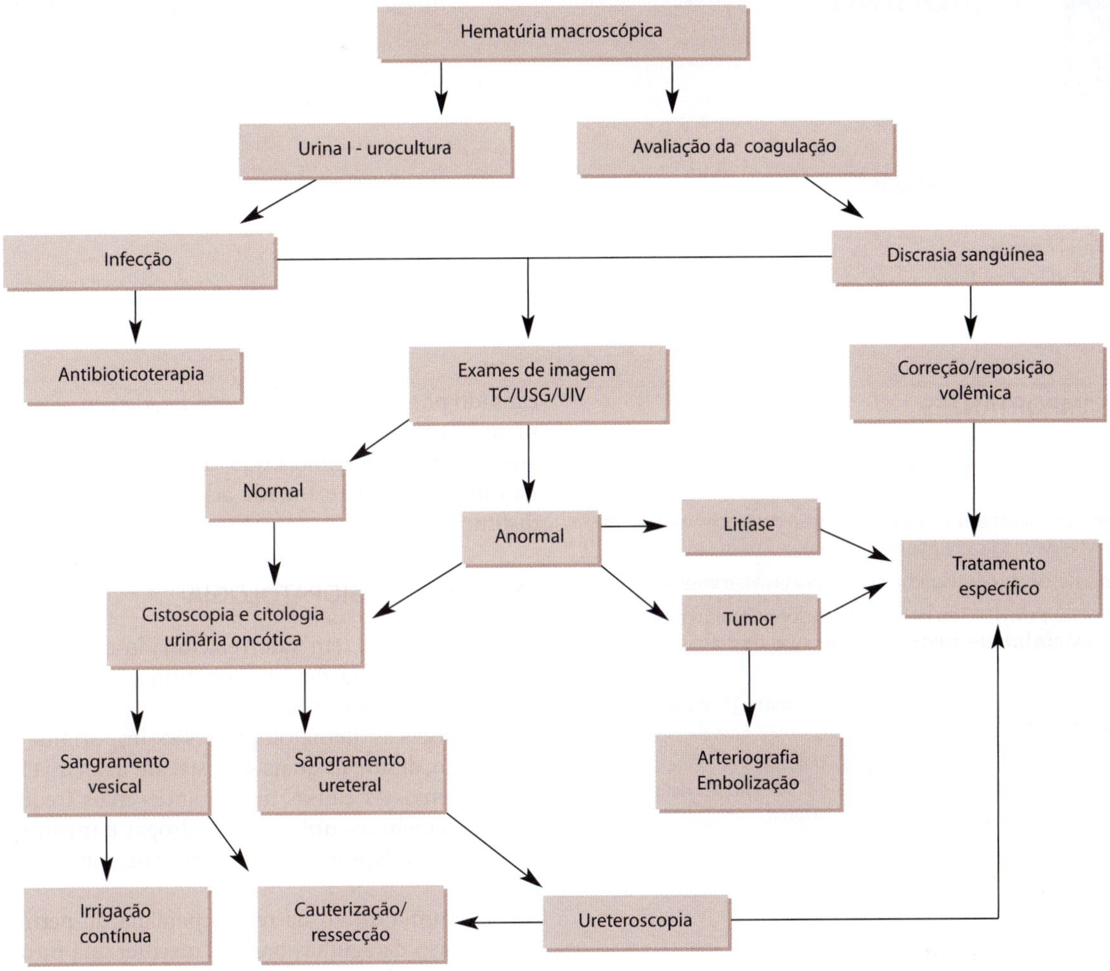

CAPÍTULO

174 Priapismo

Ítalo Valle Cortez
Joaquim de Almeida Claro
José Cury
Miguel Srougi

TÓPICOS IMPORTANTES

- Priapismo é uma ereção prolongada e dolorosa, sem estímulo sexual.
- As principais causas são: uso intracavernoso de drogas vasoativas, doenças hematológicas e trauma perineal.
- O priapismo deve ser classificado em venoclusivo e arterial.
- Venoclusivo, isquêmico ou de baixo fluxo: forma mais comum do priapismo, tem como etiologia principal o uso de drogas vasoativas.
- Arterial, não isquêmico ou de alto fluxo: o trauma perineal é a etiologia principal.
- O tratamento é feito de acordo com a etiologia: a drenagem dos corpos cavernosos deve ser realizada no priapismo venoclusivo, e a embolização, nos casos de priapismo arterial.

INTRODUÇÃO E DEFINIÇÕES

Priapismo é definido como uma ereção persistente e dolorosa, sem estímulo sexual e que se prolonga por mais de 6 horas. A origem do termo priapismo é historicamente atribuída à figura mitológica Priapus, da Grécia Antiga e de Roma, que é a divindade da fertilidade. Priapus era retratado como *Ithyphallic*, devido ao seu órgão genital desproporcionalmente grande em relação ao corpo. As duas diferentes formas desta doença são priapismo de baixo fluxo, com estase e efluxo sangüíneo diminuído dos corpos cavernosos, e priapismo de alto fluxo, com aumento patológico do fluxo sangüíneo para os corpos cavernosos. O priapismo pode ocorrer em todas as idades, porém é mais comum em adultos. Sua incidência costuma ser baixa: 1,5 por 100 mil indivíduos/ano; em homens acima de 40 anos, a incidência aumenta para 2,9 por mil indivíduos/ano. Existem pouco mais de 30 casos de pacientes em idade pré-puberal descritos na literatura, porém, o priapismo pode ocorrer também em recém-nascidos, idosos e até mesmo em pacientes impotentes.

Contudo, desde a introdução da injeção intracavernosa de drogas vasoativas, a incidência do priapismo aumentou muito, passando de uma entidade rara e grave para relativamente freqüente, porém, na maioria das vezes, sem nenhuma gravidade para o paciente, uma vez que o priapismo causado por auto-injeção é considerado um priapismo "benigno". De qualquer forma, devido à forte dor, o priapismo ainda é uma emergência que, de acordo com sua causa, se não diagnosticada e tratada adequadamente, pode levar à disfunção erétil.

ETIOLOGIA E FISIOPATOLOGIA

O priapismo tem sido relacionado com muitas doenças e algumas situações que constituem risco para o desenvolvimento desta condição.

As doenças hematológicas são importante causa de priapismo, dentre as quais se destacam a anemia falciforme e a leucemia. As causas neurológicas mais freqüentes são tumores cerebrais, utilização de drogas e medicações neurolépticas, epilepsia e lesões traumáticas no cérebro e na medula.

O trauma direto na região peniana ou períneo, assim como o uso de agulhas para farmacoterapia intracavernosa, levando à lesão das artérias, podem causar fístulas ou pseudo-aneurismas, responsáveis pela maioria dos priapismos arteriais ou de alto fluxo.

Apesar disso, a maioria dos casos de priapismo ainda é considerada idiopática.

Classificação

De acordo com sua etiologia, o priapismo pode ser classificado em venoclusivo (isquêmico ou baixo fluxo) e arterial (não-isquêmico, alto fluxo) (Tabela 174.I).

Priapismo venoclusivo (baixo fluxo)

É a forma mais freqüente de priapismo, com grande potencial de alterações permanentes na função erétil. Depois da expansão máxima dos corpos cavernosos, a obstrução à saída do fluxo venoso impede a entrada do sangue arterial e, assim, o estado de isquemia se estabelece. A diminuição do fluxo venoso pode ser devida à obstrução extravascular ou intravascular das vênulas.

No priapismo de baixo fluxo, ocorrem isquemia e acidose do sangue cavernoso; o pO_2 pode variar entre 20 e 40 mmHg. Essa hipóxia e a acidose impedem a desativação do mecanismo de venoclusão necessário para a drenagem dos

Tabela 174.I – Comparação dos tipos de priapismos

	Venoclusivo	Arterial
Fluxo	Baixo (isquêmico)	Alto (não-isquêmico)
Causa	Corporo-venoclusão	Fístula arterial
Freqüência	Alta	Baixa
Etiologia	Drogas vasoativas; outras drogas; doenças hematológicas	Traumatismo perineal ou peniano
Tratamento	Urgente	Eletivo
Objetivo	Aumentar a drenagem cavernosa	Diminuir o fluxo arterial
Terapia	Drenagem; vasoconstritores; *shunts*	Embolização

corpos carvenosos. Contudo, já que, em flacidez, o tecido cavernoso é exposto a pO_2 de 35 mmHg, os efeitos da hipóxia não são tão danosos, a menos que se prolongue muito.

O óxido nítrico e a prostaciclina têm efeito antiadesivo plaquetário, porém essas duas substâncias têm sua síntese bloqueada quando o pO_2 cai para menos de 25 mmHg. Por isso, a formação de trombos dentro das vênulas e nos espaços trabeculares só começa a ocorrer tardiamente, com isquemia de cerca de 24 horas. Após esse período, também há morte celular e conseqüente fibrose dos corpos cavernosos.

A principal causa de priapismo de baixo fluxo ou isquêmico é a injeção intracavernosa de drogas vasoativas. Além disso, drogas psicotrópicas, anti-hipertensivos e cocaína podem causar esse tipo de priapismo. Outra causa é a anemia falciforme. A aglutinação de hemoglobina falciforme nas vênulas do corpo cavernoso é considerada a causa de obstrução da drenagem venosa.

Algumas neoplasias hematológicas, principalmente a leucemia e a nutrição parenteral, também podem levar ao priapismo.

Priapismo arterial (alto fluxo)

Ocorre devido à alteração do fluxo arterial para os espaços lacunares, causada por uma fístula arteriolacunar ou pseudoaneurisma. Também pode ocorrer mais raramente na anemia falciforme. O aumento do fluxo e da tensão de oxigênio, com pO_2 entre 80 e 100 mmHg, provoca o aumento da síntese de óxido nítrico, levando à vasodilatação de todo o corpo cavernoso. Devido à hiperoxigenação, as alterações estruturais, nesses casos, são bastante discretas e o priapismo pode ser tratado de forma eletiva. Esse tipo de priapismo está sempre associado com traumatismo perineal ou peniano, com lesão da artéria cavernosa ou de seus ramos (Figura 174.1).

DIAGNÓSTICO E TRATAMENTO

O diagnóstico do priapismo é clínico, porém, o objetivo primário é fazer a distinção entre priapismo arterial e venoclusivo (de alto ou baixo fluxo), já que o tratamento de ambos é completamente diferente. Por isso, a obtenção de uma "gasometria" dos corpos cavernosos é fundamental (Algoritmo 174.1).

Priapismo de baixo fluxo (venoclusivo)

Nos casos decorrentes da aplicação de drogas vasoativas, a drenagem de um dos corpos cavernosos pode ser feita no sulco balanoprepucial com uma agulha calibrosa, *butterfly* 19G. A drenagem deve ser lenta, com a compressão dos corpos cavernosos. A seguir, é feita a lavagem com solução fisiológica e nova drenagem. O *butterfly* é fechado por 10 minutos e, se o pênis permanecer flácido, é feito um curativo. Se houver nova ereção, pode-se utilizar fenilefrina, após adequada monitoração cardíaca e da pressão arterial. Para injeção, é utilizado 1 mg de fenilefrina para cada mL de solução

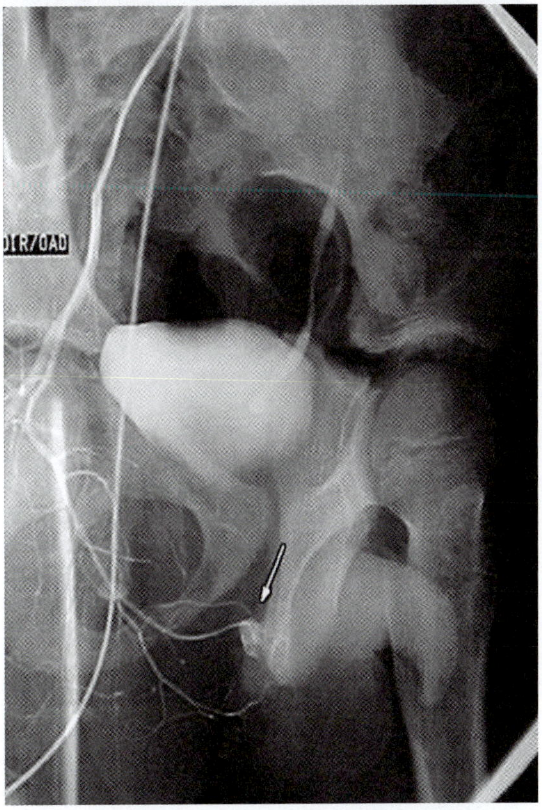

Figura 174.1 – Fístula arteriocavernosa (seta) em um paciente de 6 anos de idade acometido de priapismo pós-trauma.

fisiológica, em doses de 0,2 a 0,5 mL, que podem ser repetidas várias vezes. Para irrigação, utiliza-se 10 mg de fenilefrina em 1.000 mL dessa solução. O metaraminol deve ser evitado, pois foram relatados óbitos relacionados a essa droga.

Se essas formas de tratamento não forem bem-sucedidas, o tratamento cirúrgico deve ser realizado.

O procedimento de Winter é a drenagem mais simples, criando 3 ou 4 fístulas entre a glande e a porção distal do corpo cavernoso. Para isso, utiliza-se uma agulha calibrosa, como de *intracath* ou de True-cut para biopsia da próstata (Figura 174.2).

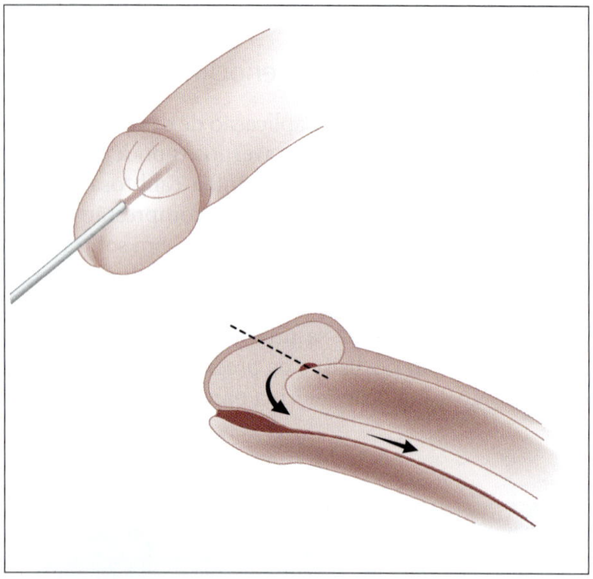

Figura 174.2 – Procedimento de Winter.

O procedimento de Al-Ghorab também cria uma fístula entre a glande e o corpo cavernoso, porém de tamanho maior. Por meio de uma incisão 1 cm distal ao sulco coronal, as extremidades dos corpos cavernosos são dissecadas e uma janela de 0,5 cm é ressecada de cada uma delas (Figura 174.3).

Outro tipo de drenagem que também pode ser realizado é o de Quackels ou *shunt* de Sacher, que consiste em uma criar uma fístula entre os corpos cavernosos e o corpo esponjoso na região perineal (Figura 174.4).

Se as fístulas não conseguem reverter o priapismo, a última opção seria a realização de uma fístula entre o corpo cavernoso e a veia safena.

Priapismo de alto fluxo (arterial)

É sempre relacionado com traumatismo perineal ou peniano, podendo também ocorrer na anemia falciforme. Devido à ausência de isquemia e de comprometimento do músculo cavernoso, o tratamento não é urgente. Por isso, geralmente aguarda-se de 7 a 10 dias pela resolução espontânea do priapismo. Quando isso não ocorre ou quando o paciente não aceita permanecer com priapismo, o que é bastante comum, a embolização seletiva da artéria cavernosa ou de seus ramos comprometidos deve ser realizada. Geralmente, utiliza-se substâncias como o bucrilato, com excelentes resultados. Na imensa maioria dos casos, a função erétil do paciente é preservada.

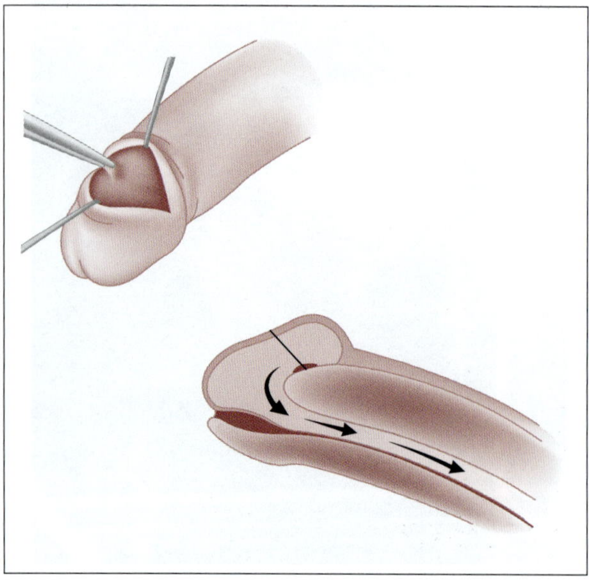

Figura 174.3 – Procedimento de Al-Ghorab.

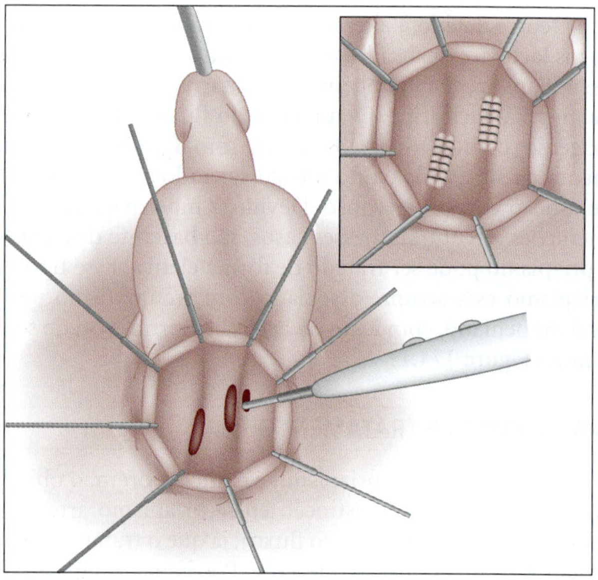

Figura 174.4 – Procedimento de Quackels ou *shunt* de Sacher.

Algoritmo 174.1 – Diagnóstico e tratamento do priapismo

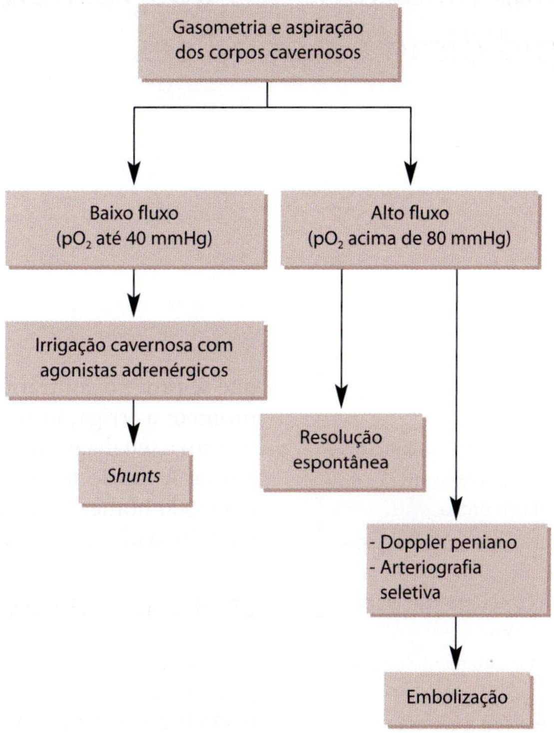

LEITURA ADICIONAL

1. Alan J, Louis R, et al. Campbell-Walsh urology. 9. ed. Vol 1. p.839-49.
2. Andersson KE, Wagner G. Physiology of penile erection. Physiol Rev 1995; 75: 191.
3. Cury J, Nardozza A. Priapismo. In: Guia prático de urologia 2003; 20: 75-6.
4. Eland IA, Van der Lei J, Stricker BH, Sturkenboom MJ. Incidence of priapism in the general population. Urology 2001; 57(5): 970-2.
5. Hauri D, Spycher M, Bruehlmann W. Erection and priapism: a new physiopathological concept. Urol Int 1983; 38: 138.
6. Kulmala RV, Lehtonen TA, Tammela TL. Preservation of potency after treatment for priapism. Scand J Urol Nephrol 1996; 30: 313.
7. Lue TF, Hellstrom WJG, McAninch JW. Priapism: a refined approach to diagnosis and treatment. J Urol 1986; 136: 104-8.
8. Montague DK, Jarow J, Broderick GA, et al. Erectile dysfunction guideline update panel: American Urological Association guideline on the management of priapism. J Urol 2003; 170: 1318-24.
9. Physicians' Desk Reference. 57. ed. Montvale, NJ: Medical Economics; 2003. p.1039-41.
10. Ricardo Munarriz MD, Noel N, Kim MD, Abdul Traish MD, Irwin Goldstein MD. Priapism. Urological Emergencies 2005; 14: 213-24.
11. Volkmer BG, et al. Prepubertal high flow priapism: incidence, diagnosis and treatment. J Urol 2001; 166: 1018-23.

CAPÍTULO

175 Emergências Relacionadas aos Testículos, Escroto, Epidídimo e Apêndices

Eduardo Mazzucchi
José Luiz Borges de Mesquita
Miguel Srougi

TÓPICOS IMPORTANTES

- Escroto agudo é uma afecção freqüente em pronto-socorro geral.
- É uma verdadeira emergência urológica. O atendimento rápido e correto influi diretamente no prognóstico do órgão.
- O principal diagnóstico diferencial inclui a torção de testículo e a orquiepididimite.
- O diagnóstico é fundamentalmente clínico. O ultra-som Doppler e/ou a cintilografia são auxiliares importantes.
- Na suspeita clínica de torção de testículo, o tratamento cirúrgico de urgência é obrigatório.
- O prognóstico do testículo torcido é melhor se a correção cirúrgica for feita até 8 horas após o início do quadro.

INTRODUÇÃO E DEFINIÇÕES

As emergências relacionadas aos testículos, aos epidídimos e a seus apêndices (torção de testículo, orquites e orquiepididimites, torção de hidátide, edema escrotal e abscessos testiculares) representam entre 20 e 30% das emergências atendidas no pronto-socorro especializado em urologia. Cerca de 500 casos de emergências testiculares não-traumáticas são atendidos a cada ano no Hospital das Clínicas de São Paulo. Sua importância reside no fato de que o diagnóstico incorreto e, conseqüentemente, uma conduta errada ou retardada podem levar à perda ou lesão irreversível do órgão em pacientes em idade fértil.

Escroto agudo refere-se à situação clínica caracterizada por dor aguda e aumento abrupto do volume escrotal. Entre as diferentes etiologias responsáveis por esse quadro, destacam-se torção de testículo e cordão espermático, orquites e orquiepididimites, torção de apêndices testiculares e epididimários (hidátides), traumatismos, tumores de testículo, hidrocele e hérnias.

Embora as condições que levam ao aumento escrotal agudo possam incidir em todas as idades, a maior preocupação diagnóstica ocorre em crianças e adultos jovens, nos quais é mais comum a ocorrência de torção do cordão espermático e em quem os dados de história são muitas vezes imprecisos e o exame físico é mais difícil de ser realizado.

Em crianças e adolescentes, o aumento agudo do volume escrotal, especialmente quando acompanhado de dor, representa torção do testículo e do cordão espermático até que se prove o contrário. Uma vez que essa condição compromete a irrigação testicular, o tempo entre o início do quadro e seu diagnóstico e o tratamento tem grande importância. A torção testicular ocorre em, aproximadamente, 1 em 4.000 homens abaixo dos 25 anos, sendo mais comum na puberdade e, em segundo lugar, no recém-nascido.

ETIOLOGIA E FISIOPATOLOGIA

São descritos dois tipos de torção de testículo: a extra vaginal, rara, que ocorre em recém-nascidos ou ainda no período intra-uterino e cuja ocorrência deve-se à fixação frouxa entre a túnica vaginal e o músculo dartos; e a intravaginal. A torção intravaginal é a mais comum e acomete crianças, adolescentes e adultos. O testículo torce em razão da fixação alta da túnica vaginal ao cordão espermático, permitindo que o testículo e o epidídimo fiquem pendurados livremente no escroto, predispondo o testículo à torção. Acredita-se que essa condição seja bilateral em muitos casos.

ACHADOS CLÍNICOS

A torção do recém-nascido manifesta-se de 2 horas a 45 dias após o nascimento e caracteriza-se por dor, aumento de volume e vermelhidão da pele do escroto no lado torcido. O quadro típico da torção testicular do jovem é dor abrupta, intensa e unilateral, que pode irradiar-se para a região inguinal. Na maioria dos casos, inicia-se espontaneamente ou após trauma e freqüentemente inicia-se durante o sono. Pode ser acompanhada de náuseas e vômitos; febre é incomum (Tabela 175.I).

Exame físico

É fundamental no diagnóstico do escroto agudo. É importante observar o estado geral do paciente, sinais sistêmicos de infecção como febre e prostração, *rash* cutâneo, abaulamentos na região inguinal, as características do escroto, testículos e epidídimos. No exame escrotal deve-se primeiro avaliar o lado não envolvido no quadro agudo, que servirá como comparação. O pólo inferior dos testículos deve ser primeiramente examinado, e quando muito doloroso no lado afetado, sugere tratar-se de torção testicular. Nos quadros de torção, nota-se, à inspeção, que o testí-

Tabela 175.I – Torção de testículo: quadro clínico
Aumento súbito de tamanho do testículo
Dor intensa
Edema de pele escrotal
Náuseas ou vômitos
Afebril

culo torcido encontra-se mais elevado na bolsa e, à palpação, o epidídimo freqüentemente anteriorizado; o testículo contralateral pode encontrar-se horizontalizado devido à anomalia de fixação (sinal de Angel). A elevação manual do testículo na bolsa não promove melhora da dor (sinal de Prehn negativo), ao contrário do que ocorre nas orquiepididimites, nas quais a elevação manual do testículo melhora o quadro doloroso (sinal de Prehn positivo). A pesquisa do reflexo cremastérico é muito importante. Esse reflexo é pesquisado riscando-se delicadamente a porção interna da coxa do paciente com algum instrumento, o que geralmente leva o cremaster a contrair-se, elevando o testículo. A sua presença inequívoca praticamente afasta a possibilidade de torção testicular.

Conhecendo as possíveis patologias responsáveis pelo escroto agudo, a freqüência com que ocorrem e as características clínicas, pode-se chegar a um diagnóstico preciso em mais da metade dos casos apenas pelos dados de história e exame físico. Nos casos duvidosos, pode-se lançar mão de exames subsidiários, sempre tendo em mente que o tempo é precioso na abordagem desses pacientes. A Tabela 175.II relaciona os principais aspectos do diagnóstico diferencial entre a torção de testículo e a orquiepididimite.

EXAMES COMPLEMENTARES

O exame de urina tipo I freqüentemente apresenta leucocitúria nas orquiepididimites e é normal nas torções e orquites. A urocultura pode ser negativa em até 90% das orquiepididimites.

Os exames mais importantes no diagnóstico diferencial entre torção testicular, torção de apêndice testicular/epididimário e processos infecciosos do epidídimo e testículo são o ultra-som Doppler e a cintilografia. O ultra-som Doppler escrotal é o método de eleição no diagnóstico diferencial do escroto agudo pela sua fácil realização e disponibilidade. O ultra-sonografista mostra ausência ou grande diminuição de fluxo sangüíneo testicular no lado afetado, quando comparado com o lado normal; nos processos inflamatórios o fluxo sangüíneo está aumentado no lado afetado. Apesar de operador-dependente, esse exame é considerado por muitos como indispensável no manuseio do quadro de escroto agudo e constitui um suporte médico-legal importante nos casos em que se opta por uma conduta não-cirúrgica; entretanto, na suspeita clínica de torção testicular, a exploração cirúrgica é recomendada mesmo quando o ultra-som Doppler é normal. A cintilografia escrotal com o uso de tecnécio radioativo é o outro exame de imagem utilizado no diagnóstico do escroto agudo, permitindo caracterizar a presença ou ausência de fluxo sangüíneo testicular. Entretanto, sua disponibilidade entre nós é mais restrita, sobretudo nos serviços de emergência, e o exame é mais demorado. Em casos duvidosos, esses exames apresentam sensibilidade ao redor de 90% e a especificidade do ultra-som Doppler chega a 98%.

Na suspeita clínica de torção testicular, a exploração cirúrgica é recomendada, mesmo quando o ultra-som Doppler é normal.

DIAGNÓSTICO DIFERENCIAL

Adolescente ou adulto jovem com dor escrotal aguda acompanhada de aumento de volume é portador de torção de cordão espermático até prova em contrário.

Outra causa de escroto agudo é a torção de um apêndice testicular ou epididimários, que ocorre mais comumente entre os 7 e 12 anos de idade. Os apêndices testiculares e epididimários são remanescentes dos ductos de Müller e Wolf respectivamente, e geralmente localizam-se no pólo superior do testículo e na cabeça do epidídimo. As crianças com torção apendicular raramente apresentam sintomas sistêmicos como náuseas e vômitos, a dor é mais leve e tem caráter mais insidioso, e geralmente estão bem mais confortáveis que os pacientes com torção testicular. Quanto mais precoce for o atendimento da criança, mais fácil será o diagnóstico. O testículo (ou a maior parte dele) não é doloroso à palpação, havendo um ponto muito doloroso no nível da transição testículo-epididimária, correspondendo ao apêndice torcido. Em meninos de pele clara, o apêndice torcido pode ser visível como um ponto escuro na porção superior do testículo por meio da transiluminação.

Doenças inflamatórias e infecciosas podem também ser responsáveis por dor e aumento agudo do volume escrotal, sendo que as orquites virais e as orquiepididimites agudas bacterianas constituem a maior causa de escroto agudo em adultos. A via de contaminação mais comum é a canalicular, retrógrada. As orquiepididimites e as orquites são comumente acompanhadas por sintomas sistêmicos, tais como febre, disúria e corrimento uretral; porém, sua ausência não exclui o diagnóstico.

As orquiepididimites são freqüentemente complicações de uretrites, prostatites ou infecções do trato urinário. Estas, por sua vez, podem ser secundárias a uma anomalia urológica congênita ou adquirida (estenose uretral, hiperplasia prostática, válvula de uretra posterior, as quais promovem refluxo secundário de urina para os ductos ejaculadores), ectopia ureteral, má-formação anorretal e outras. Em pacientes com infecção urinária associada, especialmente crianças, a investigação urológica deve ser realizada após o tratamento da condição aguda. Em adultos jovens deve-se pensar em orquiepididimite como complicação de infecção venérea por Clamídia e Micoplasma, e em idosos as bactérias Gram-negativas são as mais comuns, devendo-se mencionar a tuberculose como causa não rara de orquiepididimite em nosso meio.

As orquites geralmente são de causa viral (principalmente caxumba) e ocorrem mais freqüentemente em adolescentes. São acompanhadas de dor intensa, febre e prostração. Em 10% dos casos podem ser bilaterais e levam à atrofia do órgão em 70% dos casos.

O principal diagnóstico diferencial a torção do cordão espermático é a orquiepididimite.

Tabela 175.II – Diagnóstico diferencial da torção de testículo

	Torção de testículo	Orquiepididimite
Início	Abrupto	Insidioso
Idade	Criança, adolescente, adulto jovem	Adulto jovem, adulto idoso
Sintomas sistêmicos	Ausentes	Presentes
Sinal de Prehn	Negativo	Positivo
Reflexo cremastérico	Negativo	Positivo
Sinal de Angel	Positivo	Negativo

Hidrocele, hérnia e varicocele são causas menos freqüentes de escroto agudo. A hidrocele pode aparecer de forma abrupta associada a aumento agudo da pressão abdominal, como ocorre em infecções das vias aéreas superiores e episódios de obstipação. Geralmente, o quadro não é doloroso e o conteúdo escrotal pode ser visto por transiluminação. Hérnias podem apresentar-se da mesma maneira e quando encarceradas ou estranguladas são muito dolorosas. A história clínica e o exame físico geralmente esclarecem o diagnóstico.

Varicocele é causa freqüente de aumento escrotal, acometendo cerca de 15% dos homens e geralmente com início no começo da puberdade. Raramente aparece de forma aguda e acompanhada de dor, e o exame físico permite o diagnóstico por meio da palpação das veias varicosas no nível do pólo superior do testículo, que aumentam com manobra de Valsalva e desaparecem com a posição de Trendelemburg. Além disso, os testículos não são dolorosos à palpação.

Tumores testiculares podem raramente apresentar-se sobre a forma de escroto agudo. Geralmente o testículo está aumentado, mas não é doloroso à palpação. Outras causas raras de aumento escrotal agudo são a vasculite da púrpura de Henoch-Schönlein, na qual a púrpura cutânea associada direciona o diagnóstico e a orquiepididimite associada ao uso de amiodarona. Finalmente convém lembrar o edema escrotal idiopático, que refere-se ao edema da pele e túnicas superficiais do escroto, sem alterações associadas do testículo. Sua causa é desconhecida e o quadro não se acompanha de dor, resolvendo-se espontaneamente em alguns dias.

TRATAMENTO

Após a avaliação do paciente com escroto agudo, pode-se ter uma das três categorias diagnósticas: torção testicular, doença inflamatória ou diagnóstico indeterminado. Nos casos de torção ou diagnóstico indeterminado, a exploração cirúrgica é mandatória. O acesso é escrotal na rafe mediana em adolescentes e por inguinotomia nos recém-nascidos. A torção é uma emergência e não se deve perder tempo aguardando exames. O prognóstico do testículo é melhor quando o restabelecimento do fluxo sangüíneo ocorre em até 8 horas após a torção. A destorção manual pode ser tentada, porém, é de difícil realização pela dor manifestada pelo paciente; caso seja realizada, um novo ultra-som Doppler deve ser realizado para confirmar o restabelecimento da perfusão do órgão. O sucesso da manobra não afasta a necessidade de cirurgia para fixação de ambos os testículos com o objetivo de reduzir a chance de recorrência.

Paciente com escroto agudo e suspeita de torção de testículo deve ser operado com urgência.

A cirurgia consiste na destorção do testículo afetado, ou eventualmente na orquiectomia caso haja comprometimento de sua viabilidade. A fixação do testículo contralateral é obrigatória, pois a chance de torção ulterior do testículo contralateral é de 20 a 30%. Essa fixação, entretanto, não previne torção ulterior em 100% dos casos.

As orquiepididimites são tratadas clinicamente com antibióticos dirigidos contra os agentes envolvidos, quando identificados. As cefalosporinas de terceira geração por 10 dias ou alternativamente ciprofloxacina ou aminoglicosídeos são os antibióticos mais utilizados. Quando há envolvimento de Clamídia ou Micoplasma, utilizamos a vibramicina ou azitromicina. As orquites agudas e as torções de apêndices testiculares são tratadas com repouso e analgesia, podendo-se usar antiinflamatórios não-hormonais ou corticosteróides. Outras condições inflamatórias são tratadas especificamente.

LEITURA ADICIONAL

1. Schneck FX, Bellinger MF. Abnormalities of the testes and scrotum and their surgical management. In: Campbell's urology. 9. ed. Saunders; 2007. p.3761-98.
2. Wroclawski ER, Silva MFR. Escroto agudo. In: Guia prático de urologia. 1. ed. Segmento; 2003. p.67-9.
3. Allen TD, Elder JS. Shortcomings of collor doppler sonography in the diagnosis of testicular torsion. J Urol 1995; 154: 1508-10.
4. Macedo Jr A, Garrone GO, Barroso Jr U. Escroto agudo. 1. ed. Sarvier; 1999. p.1617.
5. Al Salem AH. Intrauterine testicular torsion: a surgical emergency. J Pediatr Surg 2007; 42(11): 1887-91.
6. Pepe P, Panella P, Pennisi M, Aragona F. Does color Doppler sonography improve the clinical assessment of patients with acute scrotum? Eur J Radiol 2006; 60(1): 120-4.
7. Mor Y, Pinthus JH, Nadu A, Raviv G, Golomb J, Winkler H, Ramon J. Testicular fixation following torsion of the spermatic cord – does it guarantee prevention of recurrent torsion events? J Urol 2006; 175(1): 171-3.

Algoritmo 175.1 – Escroto agudo

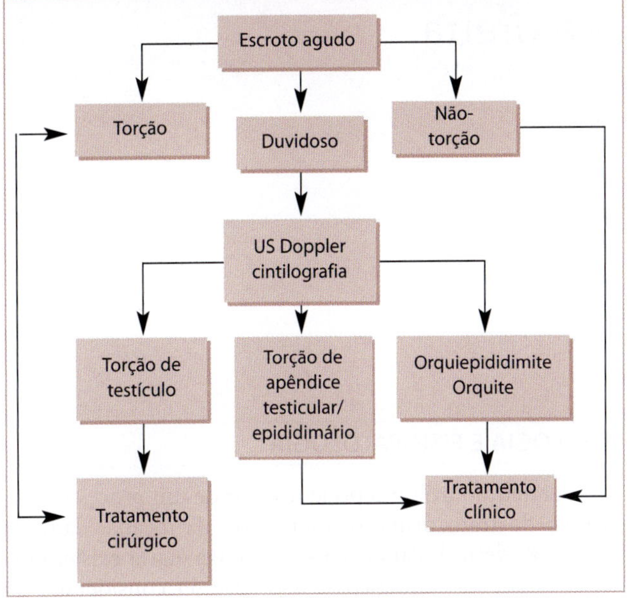

CAPÍTULO 176

Emergências Relacionadas à Uretra

Cristiano Mendes Gomes
José Everton de Castro Filho
Miguel Srougi

TÓPICOS IMPORTANTES

- A retenção urinária aguda é mais freqüente em homens por causa das características anatômicas do trato urinário inferior e das patologias que o acometem.
- Na maior parte dos casos, o diagnóstico da retenção urinária aguda é fácil e baseia-se somente nos dados clínicos e no exame físico.
- Embora a causa da retenção nem sempre possa ser determinada com base nos dados clínicos, o tratamento emergencial da retenção urinária aguda geralmente não depende da causa e pode ser realizado facilmente na maioria dos casos.
- O Algoritmo 176.1 demonstra a abordagem e o tratamento emergencial dos pacientes com retenção urinária aguda.
- Uretrites são doenças sexualmente transmissíveis freqüentes, cujos principais agentes são a *N. gonorrhoeae* e a *C. trachomatis*.
- A presença de secreção uretral é altamente suspeita para o diagnóstico de uretrite, mas exames de microscopia da secreção ou raspado uretral devem ser obtidos para confirmação do diagnóstico sempre que possível.
- Quando o agente infeccioso não é conhecido com certeza, o tratamento deve contemplar tanto a *N. gonorrhoeae* quanto a *C. trachomatis*.
- Todos os pacientes devem ser orientados a informar seus(suas) parceiros(as), que devem ser avaliados e tratados.
- Orientações sobre a importância de fazer sexo seguro também devem ser discutidas.

RETENÇÃO URINÁRIA AGUDA

INTRODUÇÃO E DEFINIÇÕES

Retenção urinária aguda é a condição clínica caracterizada pela incapacidade abrupta de eliminar a urina contida na bexiga. Tal situação pode ocorrer em virtude de um processo obstrutivo do trato urinário inferior e/ou da incapacidade de contração vesical. Muitas vezes, o paciente apresenta sintomas de dificuldade miccional prévios e alguns já tiveram episódios de retenção urinária, necessitando de sondagem. Em razão das características anatômicas do trato urinário inferior do homem (uretra longa, próstata) e das patologias que o acometem (hiperplasia prostática benigna, adenocarcinoma de próstata, estenose uretral), a retenção urinária é muito mais freqüente na população masculina.

ETIOLOGIA E FISIOPATOLOGIA

A retenção urinária pode resultar de um processo obstrutivo do trato urinário inferior ou da incapacidade de contração vesical. Para cada sexo e faixa etária existem diferentes fatores etiológicos e isso deve ser considerado na abordagem dos pacientes (Tabela 176.I). Em homens, as principais causas de retenção urinária aguda são as doenças prostáticas, principalmente a hiperplasia prostática benigna. Nas mulheres, as causas obstrutivas são raras (prolapso genital severo, obstrução uretral após cirurgia para incontinência urinária) e a principal causa de retenção urinária são as infecções urinárias e as doenças neurológicas.

ACHADOS CLÍNICOS

O paciente apresentando retenção urinária aguda em geral procura rapidamente um serviço de emergência em razão dos sintomas de dor e desconforto abdominais. Pacientes com alterações da sensibilidade vesical ou alterações cognitivas são as principais exceções. O quadro é geralmente tão intenso que não permite a espera pelo especialista ou o encaminhamento do paciente para outro serviço. Em virtude do caráter agudo dessa entidade clínica e do fato de geralmente poder ser resolvido de maneira simples, é importante que todo médico envolvido no atendimento de emergência esteja capacitado a tratá-la adequadamente.

O quadro clínico típico de um paciente com retenção urinária aguda inclui dor suprapúbica, agitação, sudorese e desejo miccional intenso. O paciente refere que não consegue urinar há várias horas e eventualmente elimina algumas gotas de urina em virtude do grande enchimento vesical (transbordamento ou incontinência paradoxal). Ao exame físico, pode-se percutir ou palpar o globo vesical e, eventualmente, este pode ser visível, dependendo do volume vesical e da compleição física do paciente (Figura 176.1). Além disso, é importante procurar cicatrizes de cirurgias abdominais ou perineais prévias, certificar-se da perviedade do meato uretral e examinar a próstata, com atenção para o tamanho e a consistência. Em circunstâncias especiais deve-se procurar outros sinais, como uretrorragia e hematoma perineal no traumatismo pélvico/perineal ou alterações motoras e sensitivas, na suspeita de um quadro neurogênico.

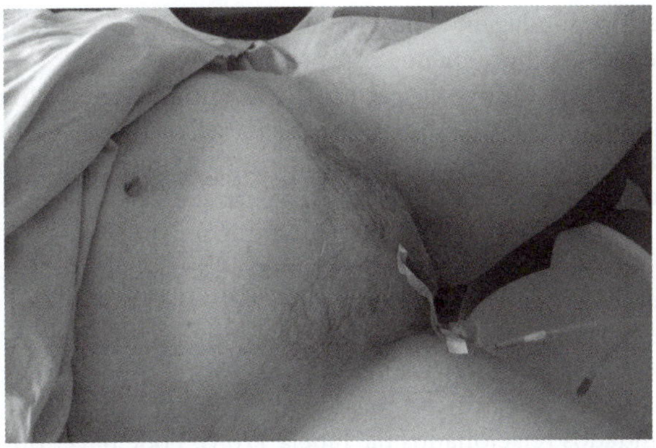

Figura 176.1 – Globo vesical facilmente identificado ao exame físico de paciente do sexo faminino.

Muitos pacientes apresentam algum distúrbio miccional prévio e, na presença de um fator precipitante, desenvolvem retenção urinária aguda. Os fatores precipitantes mais freqüentes são infecção urinária, consumo de bebidas alcoólicas, hiperdistensão vesical e uso de medicamentos inibidores da contração vesical.

É importante tentar obter alguns dados de anamnese que possam ajudar na identificação da causa e conseqüentemente no tratamento do paciente. Entre essas informações destacam-se o padrão miccional do paciente antes desse episódio agudo, antecedente de cirurgias endoscópicas ou outras cirurgias sobre o aparelho urinário, doenças urológicas, como patologias prostáticas, urolitíase, tumores do trato urinário, episódios prévios de retenção, uso de cateteres uretrais, doenças neurológicas, diabetes e outros (Tabela 176.I).

EXAMES COMPLEMENTARES

O diagnóstico de retenção urinária aguda é geralmente feito sem dificuldades diante do quadro clínico referido. O fator causal, entretanto, nem sempre é fácil de se determinar apenas com dados de história e exame físico, podendo requerer exames complementares. Em razão do caráter de urgência, na maioria dos casos promove-se o alívio da retenção e, posteriormente, determina-se a causa do problema.

Assim, no pronto-socorro os exames complementares são solicitados com três objetivos:

- Avaliação geral do paciente: necessária em pacientes com queda do estado geral ou manifestações infecciosas sistêmicas:
  - Creatinina, hemograma, glicemia, eletrólitos, gasometria, hemocultura.
- Avaliação de fatores precipitantes: infecção urinária, descompensação diabética:
  - Urina I, cultura de urina, glicemia.
- Diagnóstico diferencial: em pacientes com alterações cognitivas e/ou da sensibilidade vesical pode ser difícil confirmar o diagnóstico de retenção urinária somente pelos dados clínicos, notadamente naqueles muito obesos ou que apresentem cicatrizes cirúrgicas na região suprapúbica. A instrumentação urológica (passagem de cateter uretral) deve ser especialmente cuidadosa quando não se conhece a causa da obstrução, pois pode agravá-la se não for realizada adequadamente:
  - Ultra-sonografia abdominal: permite identificar a repleção vesical, permitindo o diagnóstico diferencial com quadros de anúria/oligúria. Além disso, pode avaliar o volume prostático, litíase e tumores do trato urinário.

Tabela 176.I – Causas de retenção urinária aguda

Causas	Características clínicas
Obstrutivas	
Estenose de meato	Identificada ao exame físico; associada ao uso de cateter uretral e inflamações.
Estenose uretral	Impossibilidade de sondagem uretral com cateter de diâmetro apropriado devida a estreitamento da uretra; antecedente de cirurgia sobre o trato urinário inferior, trauma perineal, uretrite ou uso de sonda uretral.
Hiperplasia prostática benigna	Pacientes com mais de 50 anos, geralmente com sintomas progressivos de disfunção miccional; próstata aumentada ao toque retal e com características fibroelásticas.
Adenocarcinoma de próstata	Pacientes com mais de 50 anos, com sintomas prévios de dificuldade miccional e próstata aumentada, endurecida e com limites imprecisos.
Tumores vesicais	Geralmente associados com hematúria macroscópica e antecedentes de tumor vesical.
Cálculo uretral	Início abrupto de dificuldade miccional; pode ser palpável no períneo ou uretra peniana; história prévia de litíase.
Trauma uretral	Ver capítulo de trauma urinário.
Outras (raras)	Divertículo uretral, corpo estranho uretral, estenose de colo vesical, cistos da pelve masculina, tumores pélvicos e ureterocele parida.
Disfunção vesical	
Trauma raquimedular	Politraumatismo; quadro associado de choque medular e déficits neurológicos evidentes.
Compressão medular	De origem variada (metástases, tumores vertebrais primários, meningiomas e neurinomas, infecções e parasitoses do SNC (tuberculose, esquistossomose etc.); exame neurológico identifica o nível da lesão; requer exames complementares para identificar o agente.
Infecção do trato urinário	Drogas com efeito inibidor da contração detrusora (anticolinérgicos, narcóticos) ou com ação α-agonista.
Medicamentos	
Pós-operatório	

- Uretrocistografia retrógrada: muito útil para avaliar a perviedade e integridade uretrais (Figura 176.2). Geralmente não é necessária no pronto-socorro (com exceção dos casos de suspeita de trauma uretral).
- Outros exames: de acordo com os dados clínicos, exames específicos podem ser necessários para a investigação da causa da retenção, incluindo tomografia de crânio e exames do líquor.

DIAGNÓSTICO DIFERENCIAL

Embora o quadro de retenção urinária aguda seja geralmente de fácil caracterização clínica, o diagnóstico diferencial pode ser difícil em pacientes com anúria ou oligúria e que apresentem alterações cognitivas e/ou da sensibilidade vesical, notadamente naqueles muito obesos ou que apresentem cicatrizes cirúrgicas na região suprapúbica, dificultando a palpação do globo vesical. Por outro lado, a identificação da causa da retenção pode ser complexa, baseando-se na história clínica e podendo requerer exames complementares para sua elucidação (discutidos anteriormente).

TRATAMENTO

O tratamento da retenção urinária aguda visa a promover o esvaziamento vesical, aliviando os sintomas. Em alguns casos, as medidas tomadas para alcançar esse objetivo podem resolver também o fator causal (cálculo ou corpo estranho impactado na uretra), mas na maior parte dos casos este é resolvido posteriormente, após investigação e já sob a orientação de um especialista. Entre as diferentes alternativas existentes de drenagem vesical, deverá ser escolhida a menos invasiva e tecnicamente mais simples de ser realizada. Também influenciarão na escolha terapêutica os recursos materiais e humanos disponíveis, já que diante de um paciente com estenose uretral o urologista e o médico generalista poderão ter abordagens diferentes de acordo com suas habilidades e disponibilidade de recursos materiais.

Seguindo o princípio de usar o método mais simples e menos invasivo possível, o cateterismo vesical por via uretral é geralmente a primeira alternativa para o alívio da retenção urinária. Procedendo conforme as técnicas preconizadas para cateterismo uretral, essa modalidade é bem-sucedida na maior parte dos pacientes. É importante esclarecer que o termo "sondagem vesical" é mais usado do que "cateterismo vesical", embora menos apropriado.

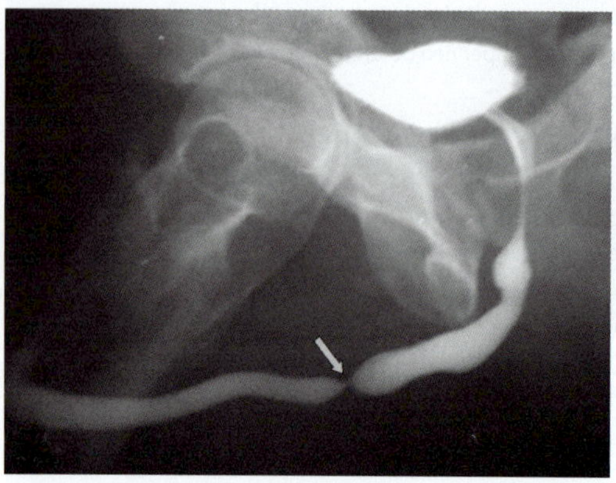

Figura 176.2 – Uretrocistografia retrógrada demonstrando estreitamento uretral no seguimento bulbar (seta).

Em virtude das características anatômicas do trato urinário inferior do homem (uretra longa, próstata), o cateterismo uretral requer mais cuidados. Assim, a técnica para sondagem uretral que recomendamos a seguir refere-se à uretra masculina, já que raramente encontra-se dificuldade para a sondagem da uretra feminina (isso geralmente ocorre por dificuldades de expor o meato uretral – obesidade, limitação de abdução das coxas). Algumas variações na técnica básica de cateterismo poderão favorecer pacientes com patologias específicas, mas de maneira geral sugerimos os cuidados relacionados na Tabela 176.II. Pode haver dúvida quanto ao uso de um cateter de demora (Foley) ou um cateter de alívio (cateter de plástico). A escolha nem sempre é fácil, já que dependendo da causa da retenção, é difícil prever se o paciente recuperará a capacidade de esvaziar a bexiga após cateterismo de alívio. Como regra geral, o uso de cateter de demora deve ser preferido, encaminhando-se o paciente para avaliação especializada a seguir.

Quando não se consegue realizar o cateterismo uretral, na impossibilidade de aguardar um especialista ou encaminhar o paciente a um centro dotado de recursos urológicos, deve-se proceder à cistostomia por punção percutânea. Para a sua realização existem kits de cistostomia com trocarte descartável ou utiliza-se trocarte reesterilizável de metal. As orientações técnicas para a sua realização estão relacionadas na Tabela 176.III. É importante ressaltar que a presença de bexigoma é necessária para a realização do procedimento. Em pacientes obesos ou com alterações da parede abdominal suprapúbica (cicatrizes extensas, hérnias, celulite), o procedimento pode ser contra-indicado ou deverá ser realizado com controle ultra-sonográfico. Em alguns casos, pode ser necessária a realização de cistostomia por meio de cirurgia convencional.

Tabela 176.II – Técnica para cateterismo uretral
Material:
– Gaze, antisséptico, lidocaína gel 2%, seringas para a injeção de lidocaína na uretra e para enchimento do balão, cateter de Foley,* luvas estéreis, sistema coletor fechado de urina.
Técnica:
– Antissepsia da genitália, lubrificação abundante da uretra e/ou do cateter com lidocaína gel (preferimos injetar 10 a 15 mL do gel pelo meato uretral e lubrificar a sonda com 5 mL de gel; esperar por 3 a 5 minutos para promover efeito anestésico);**
– Retificação do pênis mantendo-o perpendicular ao plano do corpo e progressão firme e suave do cateter até o nível da transição bulbomembranosa da uretra, no qual se sente uma pequena resistência correspondendo ao esfíncter externo;
– Mantendo-se o pênis sempre esticado, muda-se o ângulo de inclinação peniana, aproximando-o do escroto, e continua-se a progressão do cateter até que este esteja todo introduzido;
– Antes de insuflar o balão com 5 a 10 mL de água destilada, deve-se confirmar a posição intravesical do cateter por meio do retorno de urina;
– Reduzir o prepúcio nos pacientes não circuncisados para evitar parafimose.

* Em adultos, usar Foley 16 ou 18 ch; cateteres mais finos são necessários em crianças ou na presença de estreitamento uretral.
** A injeção do gel deve ser lenta e delicada, sem forçar, a fim de evitar espasmo do esfíncter.

Tabela 176.III – Técnica para cistostomia por punção

Material:

- Gaze, antisséptico, lidocaína 2% injetável, seringa e agulha para a injeção da lidocaína, trocarte,* cateter de Foley adequado ao diâmetro do trocarte, campo estéril fenestrado, lâmina de bisturi, luvas estéreis, sistema coletor fechado de urina.

Técnica:

- Antissepsia do abdome e da genitália, colocação do campo fenestrado com a abertura logo acima da sínfise púbica (SP); escolha do local da punção (linha média, 1 a 3 cm acima da SP, após certificar-se de que o bexigoma estende-se superiormente a esse nível);
- Infiltração da pele, subcutâneo e plano aponeurótico com lidocaína 2% no local escolhido para a punção;
- Incisão da pele no local da punção, do diâmetro do trocarte a ser utilizado; introdução do trocarte pela incisão com a canaleta voltada para a SP; introdução firme e segura do trocarte em direção perpendicular ao abdome, com controle para não introduzir o aparelho de forma abrupta;
- Após ultrapassar a resistência causada pelo plano aponeurótico progride-se o trocarte por 2 a 3 cm, retira-se o mandril, observando-se saída abundante de urina e rapidamente progride-se o cateter para a bexiga; enchimento do balão e retirada da bainha do trocáter.

*Quando disponíveis, os kits de cistostomia são mais apropriados do que o uso de trocarte reesterilizado.

Especialistas com maior experiência, geralmente urologistas, podem utilizar variações dessa técnica, de acordo com sua habilidade e com o quadro de cada paciente. Entre elas, o uso de cateter mais calibroso nos pacientes com aumento prostático (20 ou 22 ch) para vencer a resistência da próstata; uso de fio-guia e cateteres mais finos e firmes, nos casos de estenose uretral (cateteres uretrais de plástico 8 a 12 ch); uso de mandril metálico ou cateteres especiais com a ponta acotovelada para cima nos pacientes com colo vesical alto. A Tabela 176.IV relaciona as principais causas de retenção urinária e seus tratamentos.

Tabela 176.IV – Tratamento das principais causas de retenção urinária aguda

Causas	Tratamento
Estenose de meato	Meatoplastia, cateter uretral fino ou cistostomia*
Estenose uretral	Cistostomia e posterior tratamento da estenose pelo especialista*
Hiperplasia prostática benigna	Cateterismo vesical
Adenocarcinoma de próstata	Cateterismo vesical
Coágulos vesicais	Evacuação dos coágulos vesicais e cateterismo vesical com cateter de 3 vias para irrigação com soro fisiológico*
Cálculo uretral	Tentativa de sondagem uretral, sem forçar; retirada endoscópica ou cirúrgica do cálculo (pelo urologista); cistostomia*
Trauma uretral	Cistostomia ou realinhamento *
Disfunção vesical	Cateterismo vesical de demora e tratamento da causa de base

* Em todos os casos, a conduta inicial depende das particularidades clínicas de cada paciente, da experiência do médico e dos recursos materiais disponíveis.

URETRITES

INTRODUÇÃO E DEFINIÇÕES

Uretrite é um processo inflamatório da uretra, geralmente causado por um agente infeccioso e caracterizado pela presença de secreção uretral purulenta ou mucopurulenta, disúria ou prurido uretral. Entretanto, corrimento uretral fisiológico pode existir e uretrite pode ocorrer sem a presença de secreção uretral e/ou sintomas uretrais.

A uretrite aumenta o risco de transmissão e contaminação pelo HIV pela relação sexual. Além disso, os organismos causadores das uretrites, em particular *N. gonorrhoeae* e *Chlamydia trachomatis*, são uma causa importante de infertilidade e dor pélvica crônica em mulheres. Um outro importante aspecto é o potencial de complicações das uretrites, como artrites, epididimites e prostatites.

ETIOLOGIA E FISIOPATOLOGIA

Os principais patógenos associados às uretrites são a *N. gonorrhoeae* e a *C. trachomatis*. As uretrites são classificadas em gonocócicas, quando a *Neisseria gonorrhoeae* está presente, ou não-gonocócicas (UNG). Com o advento do exame de clamídia, demonstrou-se que substancial proporção dos casos de UNG é causada por esse organismo. As uretrites causadas por outros agentes são descritas como não-específicas (UNE).

UNG é diagnosticada quando não se observam diplococos Gram-negativos intracelulares na secreção/raspado uretral. Nessas circunstâncias, a *C. trachomatis* é o principal agente envolvido. Entretanto, a prevalência varia com a faixa etária, com menores taxas entre os indivíduos mais idosos. A etiologia da maioria das UNG e não causadas por *Chlamydia* é desconhecida. *Ureaplasma urealyticum* e *Mycoplasma genitalium* estão implicados em alguns casos, mas testes específicos para sua detecção não estão indicados, já que seu diagnóstico é difícil e o tratamento não é afetado.

T. vaginalis e HSV (*herpes simplex virus*) podem causar UNG. Diagnóstico e tratamento para esses organismos são geralmente reservados para os casos de falha terapêutica ou quando há forte suspeita epidemiológica.

ACHADOS CLÍNICOS

Os sintomas mais freqüentes são corrimento uretral, disúria, prurido uretral e irritação peniana. O sinal clínico característico é a presença de secreção uretral (que em alguns casos pode ser evidente somente após massagear a uretra) (Figura 176.3). Alguns pacientes podem apresentar balanopostite, que poderia ser uma causa não-específica de uretrite distal. Além disso, alguns pacientes podem apresentar complicações como orquiepididimite.

Complicações

São mais freqüentes nas uretrites por gonococos e *Chlamydia*. Nas uretrites não-específicas ocorrem raramente. As principais complicações são:

- Orquiepididimite.

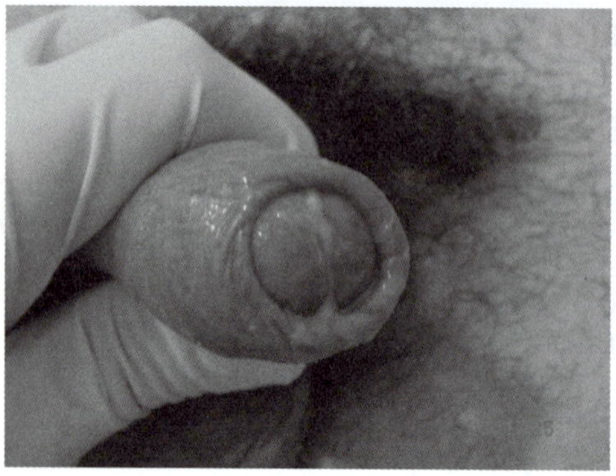

Figura 176.3 – Corrimento uretral profuso e purulento em paciente com uretrite gonocócica.

- Artrite reativa adquirida sexualmente.
- Síndrome de Reiter.

Na infecção gonocócica, a secreção uretral é geralmente mais abundante e purulenta. Entretanto, esse aspecto não permite a distinção entre as uretrites gonocócicas e não-gonocócicas.

EXAMES COMPLEMENTARES

A realização de exames para determinar a etiologia específica da uretrite é geralmente recomendável, porque essa prática pode aumentar a notificação dos parceiros sexuais, além de contribuir para maior aderência dos pacientes ao tratamento. Quando possível, o diagnóstico de uretrite deve ser confirmado pela demonstração de leucócitos polimorfonucleares na secreção uretral ou no jato inicial de urina. Quando isso não é possível, a simples presença de secreção uretral purulenta é suficiente para confirmar o diagnóstico. Os exames mais recomendados e os critérios utilizados são:

- Exame bacterioscópico da secreção uretral demonstrando 5 leucócitos polimorfonucleares por campo de grande aumento (x 1.000).
- Exame bacterioscópico da urina (jato inicial) demonstrando 10 leucócitos polimorfonucleares por campo de grande aumento (x 1.000). A sensibilidade desse exame pode ser afetada pelo tempo que o paciente fica sem urinar, sendo recomendadas pelo menos 4 horas de intervalo.
- Exame bacterioscópico para a procura de diplococos Gram-negativos intracelulares para excluir gonorréia. Esse exame tem sensibilidade > 90% em laboratórios com experiência.

Quando não se dispõe de exames microscópicos, o diagnóstico é baseado em:

- Presença de secreção uretral purulenta.
- Teste positivo de presença de leucócitos na urina do jato inicial (teste da fita, menos sensível que o exame microscópico direto).

Pacientes sintomáticos em que não se confirma a uretrite por meio desses critérios não devem ser tratados empiricamente, a não ser quando têm história clínica altamente suspeita para uretrite ou quando a chance de que irão retornar para acompanhamento é muito baixa.

Outros exames que podem ser úteis na avaliação são:

- Cultura para *N. gonorrhoeae* na secreção/raspado uretral.
- Pesquisa de *C. trachomatis* e *N. gonorrhoeae* por meio de teste de amplificação de ácido nucléico, que é mais sensível e específico do que as culturas tradicionais para *Chlamydia* e constituem o exame de escolha para o diagnóstico desse organismo.
- Considerar cultura para *T. vaginalis.*
- Considerar cultura para *herpes simplex virus* na presença de ulcerações genitais.

DIAGNÓSTICO DIFERENCIAL

Em homens, corrimento uretral é geralmente característico de uretrite. Entretanto, corrimento fisiológico pode existir e uretrite pode ocorrer sem a presença de secreção uretral. Dessa maneira, o diagnóstico de uretrite deve ser confirmado pela demonstração de excesso de leucócitos polimorfonucleares na uretra anterior (no exame da secreção uretral ou jato inicial de urina), mas nem sempre isso é possível.

Condições clínicas que levem à disúria ou prurido uretral podem levar à suspeita de uretrite, entre elas, uso de produtos químicos em contato com a uretra, cálculos ureterais distais e cálculos uretrais. Divertículos uretrais podem ser infectados e causar secreção uretral purulenta. A história clínica é, como sempre, fundamental para a distinção entre as condições clínicas citadas e as uretrites, mas podem ser necessários exames de imagem para a confirmação do diagnóstico.

TRATAMENTO

Quando não é possível determinar o agente etiológico (quando não se dispõe de microscopia), os pacientes devem ser tratados para *N. gonorrhoeae* e *C. trachomatis.* O uso de antibiótico adicional e os custos do tratamento reforçam a necessidade de se obter exames diagnósticos, sempre que possível.

Além do tratamento discutido a seguir, é importante que todos os pacientes sejam orientados a respeito das possíveis implicações da uretrite sobre a saúde do paciente e parceiros. Da mesma forma, é importante informar que todos os parceiros devem ser avaliados e tratados, devendo-se abster de relações sexuais até que ambos estejam curados da doença. Finalmente, orientações sobre a importância de fazer sexo seguro devem ser discutidas.

A não ser que o diagnóstico de gonorréia possa ser completamente excluído por exames laboratoriais, o tratamento dos pacientes com corrimento uretral deve incluir:

- Tratamento para gonorréia não-complicada (Tabela 176.V).
- Tratamento para uretrite não-gonocócica (que deve incluir tratamento para *Chlamydia*) (Tabela 176.VI).
- Tratamento para *T. vaginalis* deve ser considerado.

Tratamento dos parceiros

Todos os parceiros sexuais expostos devem ser avaliados e o tratamento oferecido. O tempo antes do aparecimento da doença é arbitrário, sugerindo-se que parceiros de até 4 semanas antes do início dos sintomas sejam avaliados. O regime de tratamento deve ser o mesmo prescrito para o paciente.

Tratamento recomendado para *T. vaginalis:* metronidazol 2 g via oral, em dose única.

Seguimento

É importante que os pacientes retornem para avaliação cerca de 2 semanas após o início do tratamento. Essa medida visa avaliar a eficácia do tratamento e confirmar a notificação dos parceiros.

Uretrite persistente/recorrente

É importante que infecção persistente por *N. gonorrhoeae* seja identificada e tratada adequadamente. O diagnóstico de uretrite persistente/recorrente tem os mesmos princípios que o da uretrite primária, recomendando-se maior ênfase na obtenção dos exames laboratoriais. Da mesma forma, o tratamento obedece às recomendações iniciais, devendo-se atentar para as possibilidades de resistência, falta de aderência e falta de tratamento dos parceiros (Tabela 176.VII).

Tabela 176.V – Tratamentos recomendados para uretrite gonocócica não-complicada
Ciprofloxacino 500 mg via oral em dose única e tratamento para uretrite não-gonocócica
Ofloxacino 400 mg via oral, dose única
Levofloxacino 250 mg via oral, dose única
Ceftriaxona 250 mg IM
Amoxacilina 3 g VO e probenicida 1 g VO

Tabela 176.VI – Tratamentos recomendados para uretrite não-gonocócica
Doxiciclina 100 mg via oral 2 x/dia, por 7 dias
Azitromicina 1 g via oral, dose única
Ofloxacino* 200 mg VO 2 x/dia ou 400 mg 1 x/dia, por 7 dias
Levofloxacino* 500 mg VO 1 x/dia, por 7 dias
Tetraciclina* 500 mg VO 4 x/dia, por 7 dias

* Tratamentos alternativos.

Tabela 176.VII – Principais causas de uretrite persistente/recorrente
• Falta de aderência ao tratamento
• Reinfecção
• Infecção por cepa resistente de *N. gonorrhoeae* (persistência de infecção por *Chlamydia* é rara, se o paciente e parceiros fizeram tratamento correto)
• Infecção por *T. vaginalis*
• Idiopática

LEITURA ADICIONAL

1. Thomas K, Chow K, Kirby RS. Acute urinary retention: a review of the aetiology and management. Prostate Cancer Prostatic Dis 2004; 7: 32.
2. Curtis LA, Dolan TS, Cespedes RD. Acute urinary retention and urinary incontinence. Emerg Med Clin North Am 2001; 19: 591.
3. Gray M. Urinary retention. Management in the acute care setting. Part. 2. Am J Nurs 2000; 100: 36.
4. Gray M. Urinary retention. Management in the acute care setting. Part 1. Am J Nurs 2000; 100: 40.
5. Boyle P. Some remarks on the epidemiology of acute urinary retention. Arch Ital Urol Androl 1998; 70: 77.
6. From the Centers for Disease Control and Prevention. Evaluation of sexually transmitted disease control practices for male patients with urethritis at a large group practice affiliated with a managed care organization – Massachusetts, 1995-1997. JAMA 2001; 286: 410.
7. Kane BG, Degutis LC, Sayward HK, et al. Compliance with the Centers for Disease Control and Prevention recommendations for the diagnosis and treatment of sexually transmitted diseases. Acad Emerg Med 2004; 11: 371.
8. Horner PJ. European guideline for the management of urethritis. Int J STD AIDS 2001; 12 Suppl 3: 63.
9. Clinical Effectiveness Group (Association of Genitourinary Medicine and the Medical Society for the Study of Venereal Diseases). National guideline for the management of gonorrhoea in adults. Sex Transm Infect 1999; 75 Suppl 1: S13.
10. Clinical Effectiveness Group (Association of Genitourinary Medicine and the Medical Society for the Study of Venereal Diseases). National guideline for the management of non-gonococcal urethritis. Sex Transm Infect 1999; 75 Suppl 1: S9.
11. Diseases characterized by urethritis and cervicitis. Sexually Transmitted Diseases Treatment Guidelines, 2006. Morbidity and Mortality Weekly Report – Centers for Disease Control and Prevention. 55: 35-7.

Algoritmo 176.1 – Abordagem e tratamento emergencial dos pacientes com retenção urinária aguda

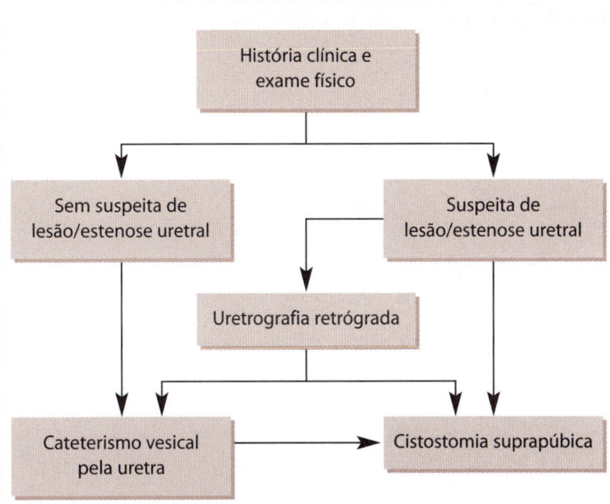

Algoritmo 176.2 – Abordagem inicial e tratamento dos pacientes com uretrite

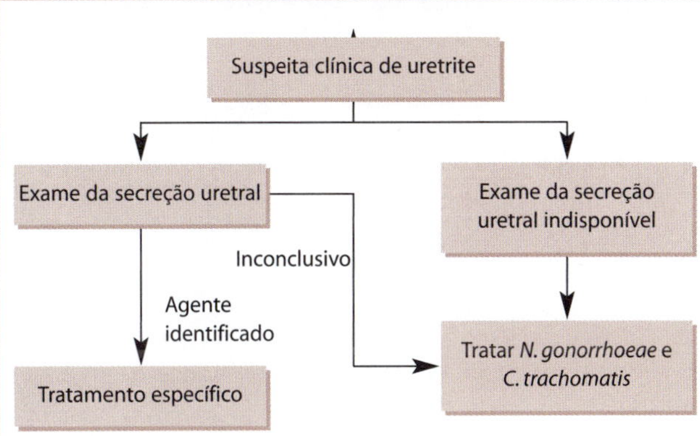

SEÇÃO

VII

Lesões de Pele no Pronto-Socorro

Coordenador

Vitor Manoel Silva dos Reis

Abordagem Inicial de Lesões Dermatológicas no Pronto-Socorro

CAPÍTULO 177

Vitor Manoel Silva dos Reis

TÓPICOS IMPORTANTES

- Doenças dermatológicas são freqüentes em pronto-socorro. O primeiro passo é classificar a lesão (mácula, pápula, placa, nódulo, vesícula, bolha etc.) e consultar as principais etiologias.
- Na grande maioria das vezes, a história e o exame físico permitem o diagnóstico correto.
- Em algumas circunstâncias, exames complementares serão necessários.
- Algumas doenças graves e potencialmente fatais podem se manifestar com lesões cutâneas e devem ser prontamente reconhecidas (exemplos: meningococcemia, urticária com anafilaxia, síndrome do choque tóxico, necrólise epidérmica tóxica etc.).

INTRODUÇÃO E DEFINIÇÕES

Lesões dermatológicas no pronto-socorro são freqüentes e muitas vezes capazes, por si só, de possibilitar o diagnóstico de uma doença ou de fornecer pistas essenciais para doenças sistêmicas.

Algumas definições são importantes e serão utilizadas em todo o livro.

- Mácula: Lesão plana com alteração de cor de qualquer tamanho ou forma. Podem ser divididas em:

a) Hiperpigmentação: Por exemplo, manchas café-com-leite da neurofibromatose; efélides, sardas, máculas da fitofotodermatose etc. Melanodermia, icterícia e carotenemia são variedades de pigmentação.

b) Hipopigmentação: Por exemplo, vitiligo, nevo acrômico, nevo anêmico, hanseníase etc. Leucodermia pode ser acromia ou hipocromia.

c) Alterações vasculares: Por exemplo, hemangiomas planos, telangiectasias etc.

d) Dilatação capilar (eritema): Por exemplo, lesão em asa de borboleta do lúpus cutâneo. Usa-se o termo eritemato-descamativo quando há no eritema pequena descamação; enantemas em mucosas; exantema escarlatiniforme (uniforme); exantema morbiliforme (rendilhado com áreas de pele sã) etc.

e) Extravasamento de sangue (púrpura): Por exemplo, petéquias e equimoses.

- Pápula: Lesão sólida, menor que 1 cm, elevada, que pode ter várias formas e cores. Podem ser acuminadas, planas ou mistas, pedunculadas ou sésseis, arredondadas ou irregulares, eritematosas, pigmentadas, amareladas ou de cor variável.
- Placa: Termo muito utilizado em geral para descrever um grupo de pápulas agrupadas que ocupa uma grande área, ou uma área de grande tamanho de aspecto diferente da pele ao redor.
- Nódulo: É uma lesão sólida e palpável, maior que uma pápula, que pode ser superficial ou profunda.
- Goma: Nódulo que se liquefaz no centro e úlcera com eliminação de material necrótico.
- Verrucosidade: Lesão sólida, elevada e com superfície queratinizada.
- Tumor: Massa tecidual sólida de grande tamanho como um grande nódulo, que pode ser benigno ou maligno.
- Urtica: É uma pápula ou placa eritematosa que desaparece em poucas horas. Caracteristicamente, tem a superfície lisa, sem descamação, provocada por edema da derme.
- Bolha e vesícula: São lesões elevadas de conteúdo líquido; chamadas de vesículas quando menores que 0,5 cm e de bolhas quando maiores que 0,5 cm.
- Fissura: Abertura linear da epiderme aprofundando-se na derme.
- Escoriação: Lesão cutânea que resulta da perda de epiderme.
- Exulceração: Perda da superfície da epiderme, por exemplo, das bolhas ou vesículas.
- Úlcera: Perda da epiderme e de pelo menos parte da derme, formando uma depressão na pele.
- Pústula: Lesão circunscrita, com exsudato purulento de tamanhos variados, que pode ter cor branca, amarela ou esverdeada.
- Furúnculo: É uma forma de foliculite profunda com grande acúmulo de pus.
- Cisto: É uma invaginação saculiforme na pele cujo conteúdo pode ser líquido ou mais ou menos sólido; os mais comuns são os cistos pilares (bainha do pêlo) e os cistos epidérmicos.
- Atrofia: Significa diminuição do tamanho tecidual da pele.

- Cicatriz: Tecido resultante da reepitelização de uma úlcera, por exemplo.
- Esclerose: Endurecimento da pele, podendo ser circunscrita ou difusa.
- Escama: Perda da camada córnea (com pequenas camadas). Pode ser furfurácea, lamelar, ictiosiforme, exfoliativa, folicular etc.
- Crosta: Camada endurecida resultante do dessecamento de exsudatos serosos, purulentos ou hemorrágicos.

ETIOLOGIA E FISIOPATOLOGIA

As causas de lesões dermatológicas são extremamente variadas, serão discutidas ao longo dos próximos capítulos desta seção, e incluem: doenças imunologicamente mediadas (pênfigo, lúpus eritematoso etc.), infecciosas (herpes, varicela, estafilococo, estreptococo, candidíase, dermafitoses etc.), neoplásicas (neoplasias primárias da pele ou metastáticas), reações medicamentosas (praticamente qualquer agente pode causar lesões cutâneas, especialmente quando se associa à exposição solar) etc.

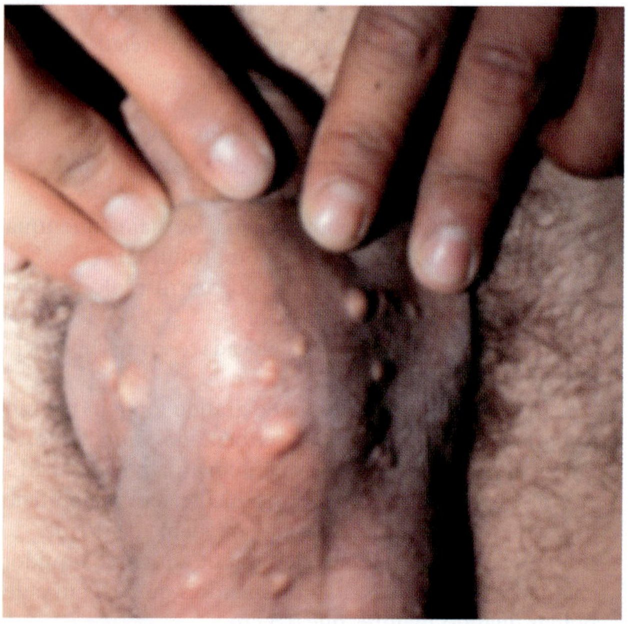

Figura 177.1– Cistos.

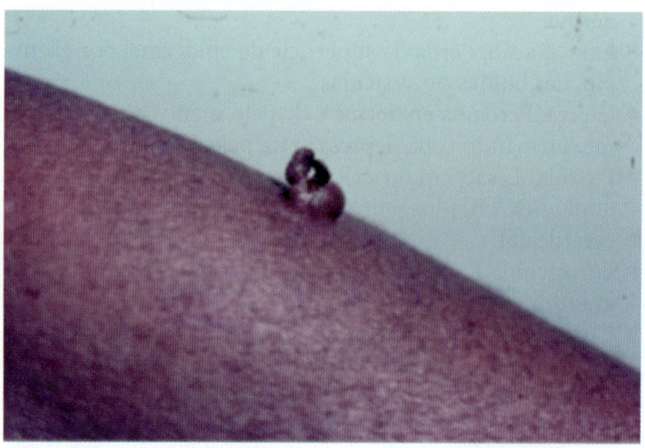

Figura 177.2 – Cono cutâneo.

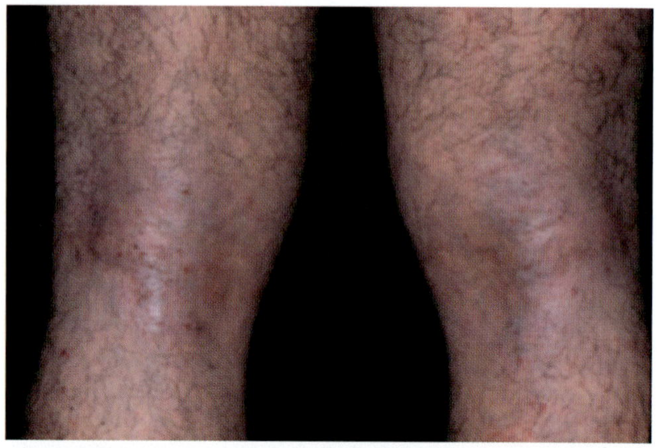

Figura 177.3 – Eczema atópico.

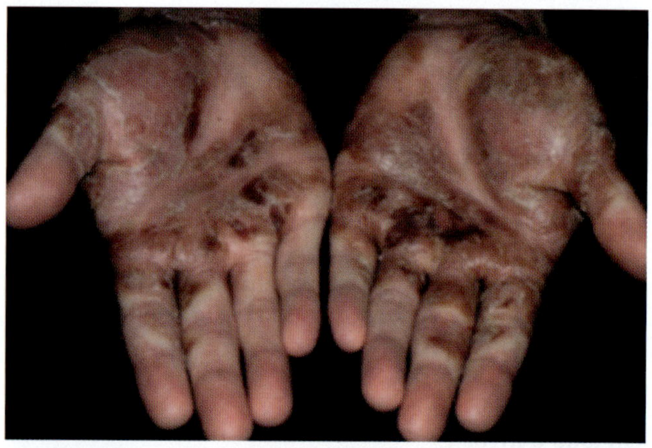

Figura 177.4 – Eczema nas mãos.

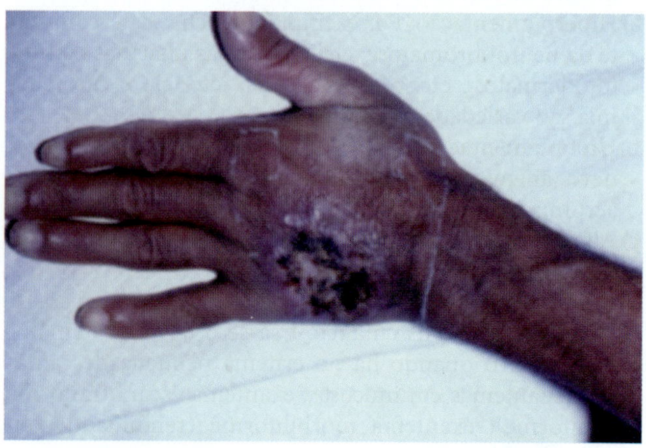

Figura 177.5 – Lesão ulcerocrostosa.

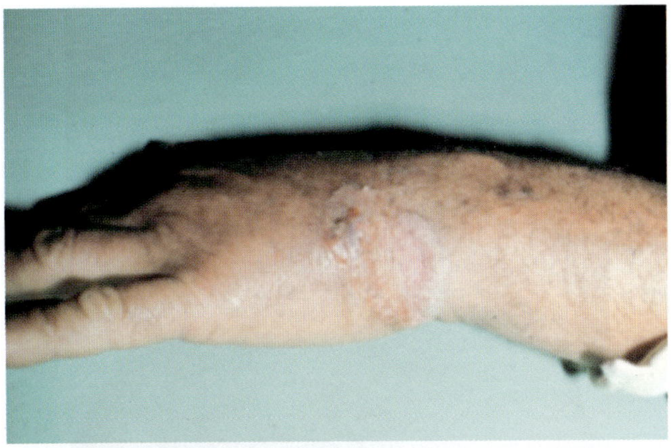

Figura 177.6 – Lesão ulceroverrucosa.

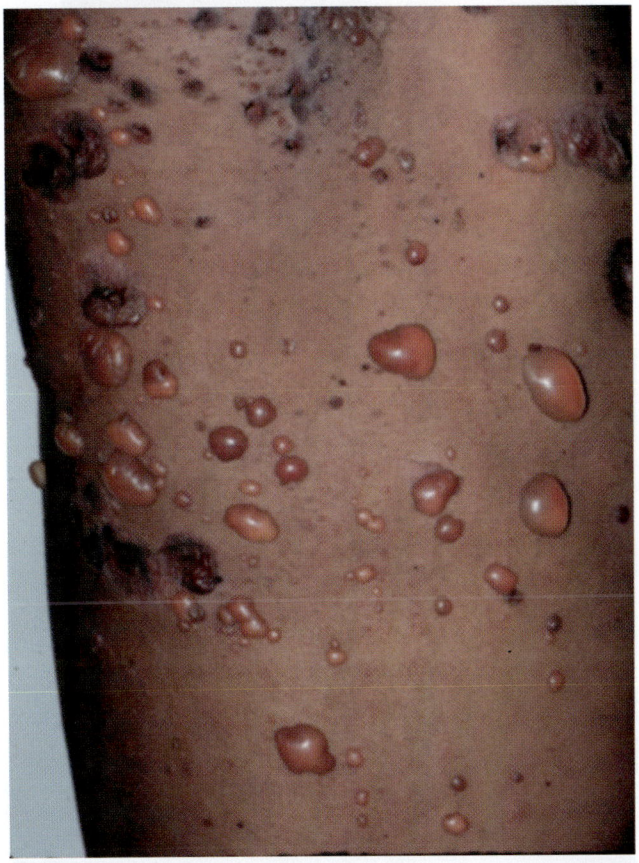

Figura 177.7 – Lesões bolhosas.

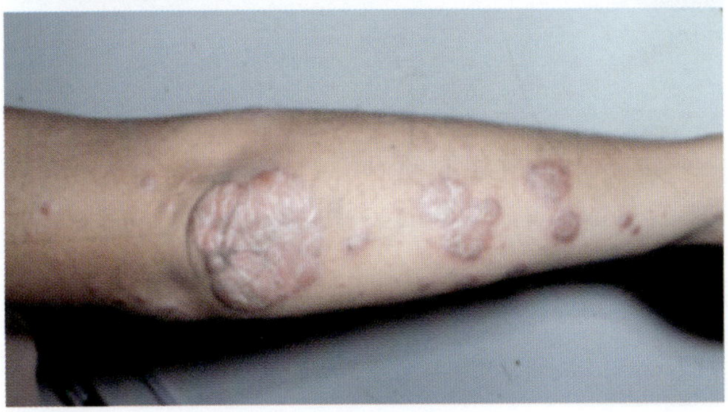

Figura 177.8 – Lesões eritematodescamativas.

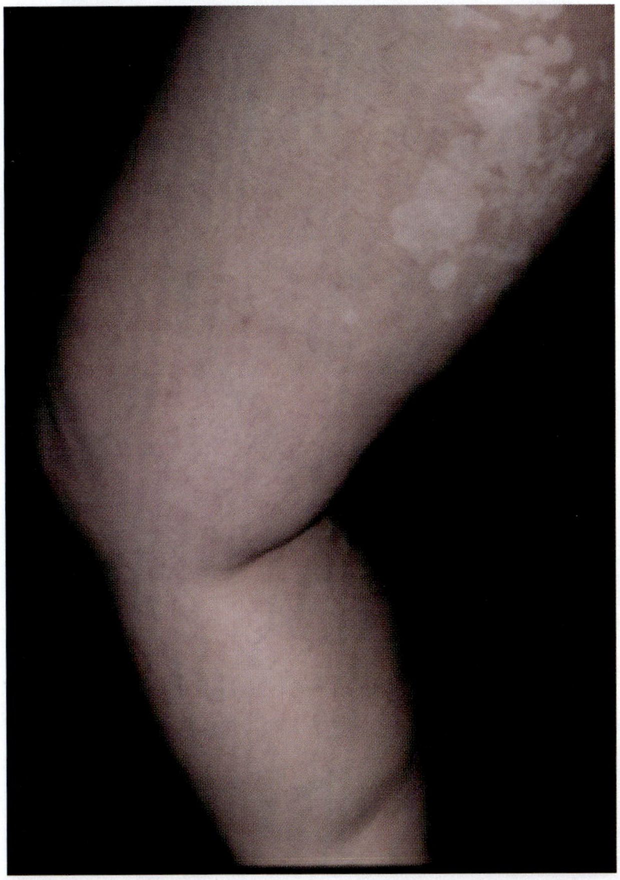

Figura 177.9 – Mácula hipocrômica.

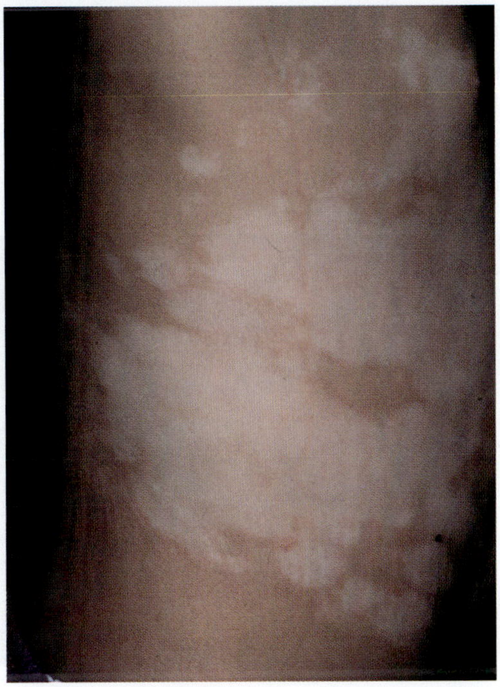

Figura 177.10 – Máculas hipocrômicas.

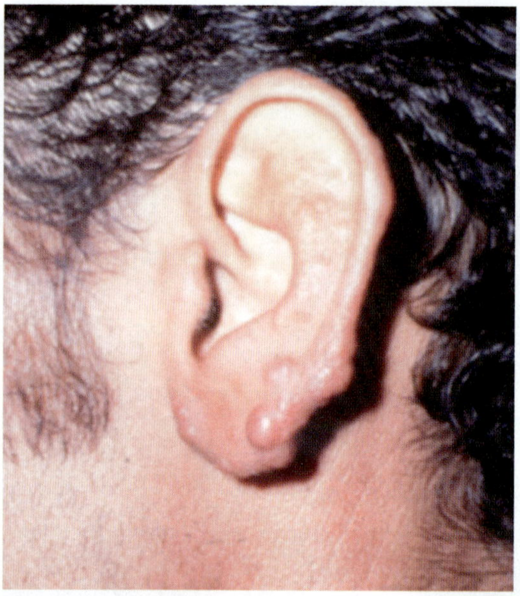

Figura 177.11 – Nódulos.

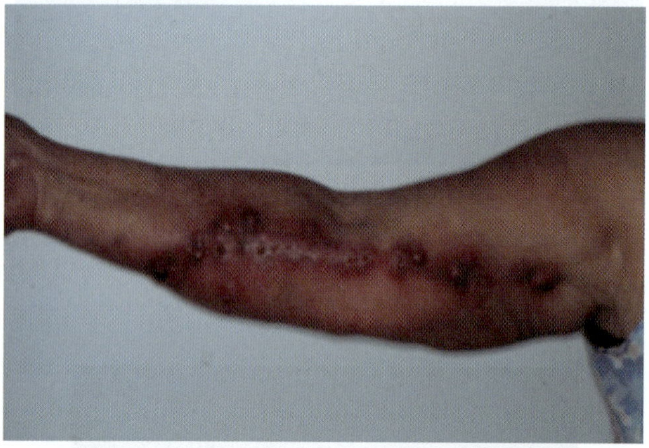

Figura 177.12 – Nódulos de distribuição linear.

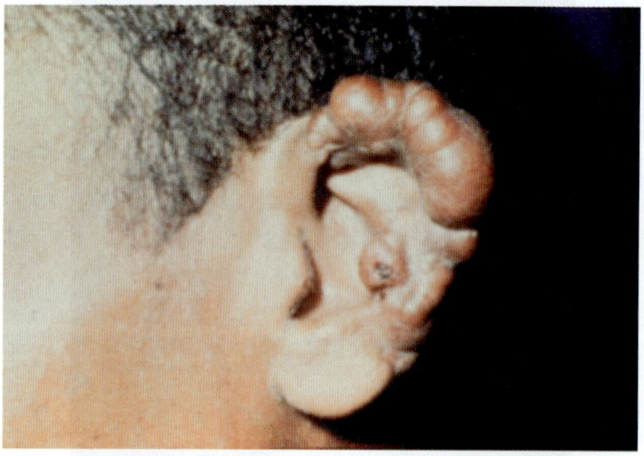

Figura 177.13 – Nódulos: quelóides.

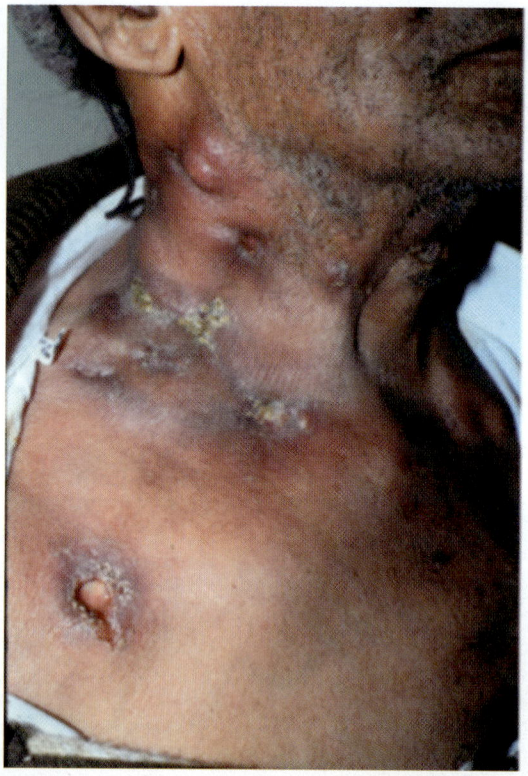

Figura 177.14 – Nódulos e fístulas.

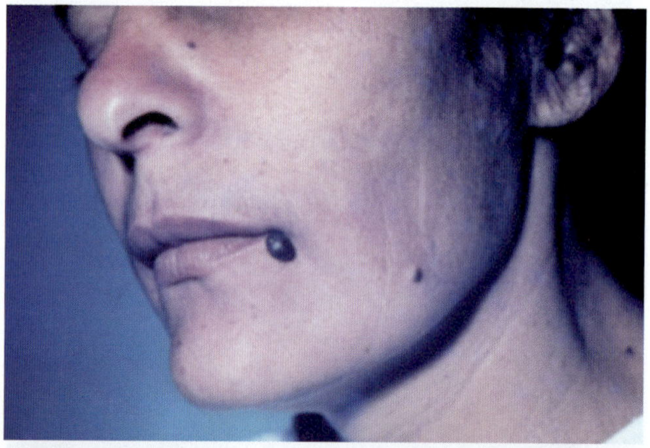

Figura 177.15 – Pápula.

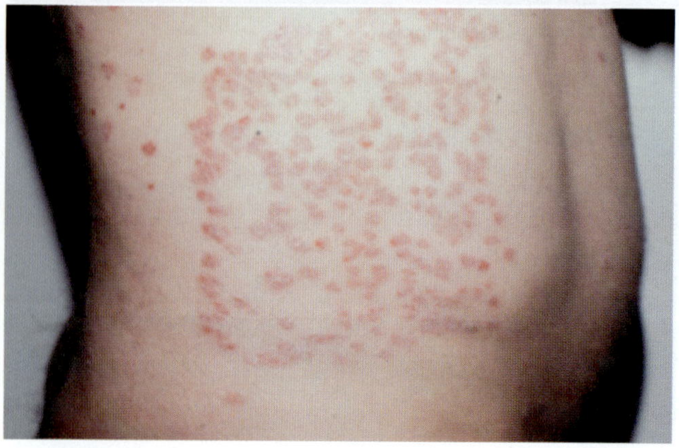

Figura 177.16 – Pápulas.

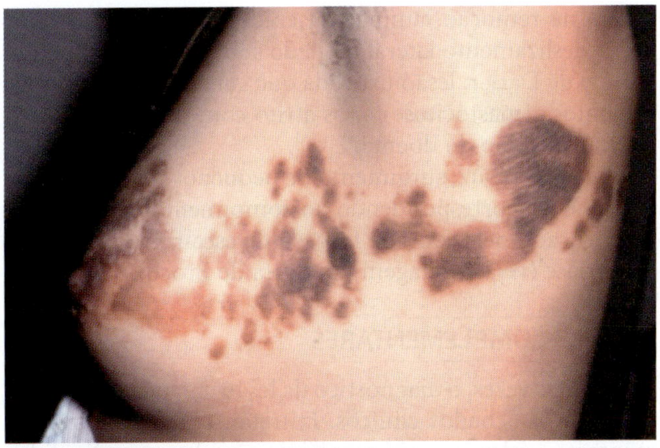

Figura 177.17 – Pápulas agrupadas.

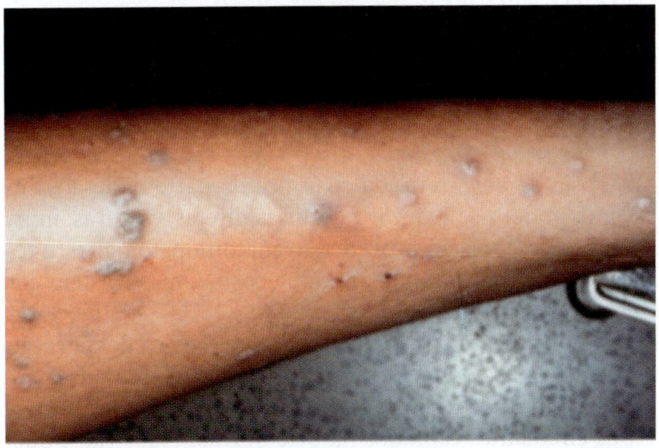

Figura 177.18 – Pápulas queratósicas.

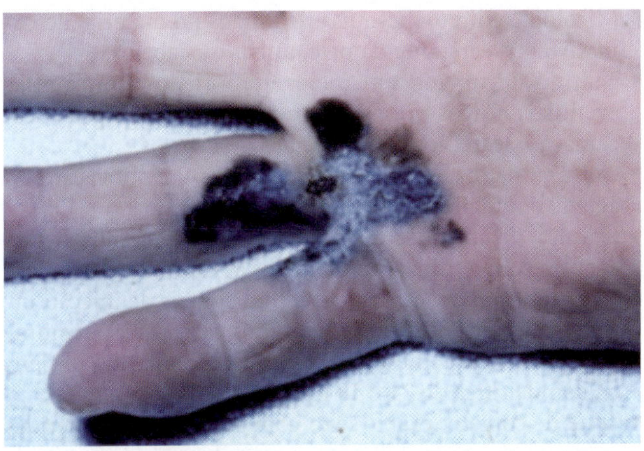

Figura 177.19 – Pigmentação: melanoma.

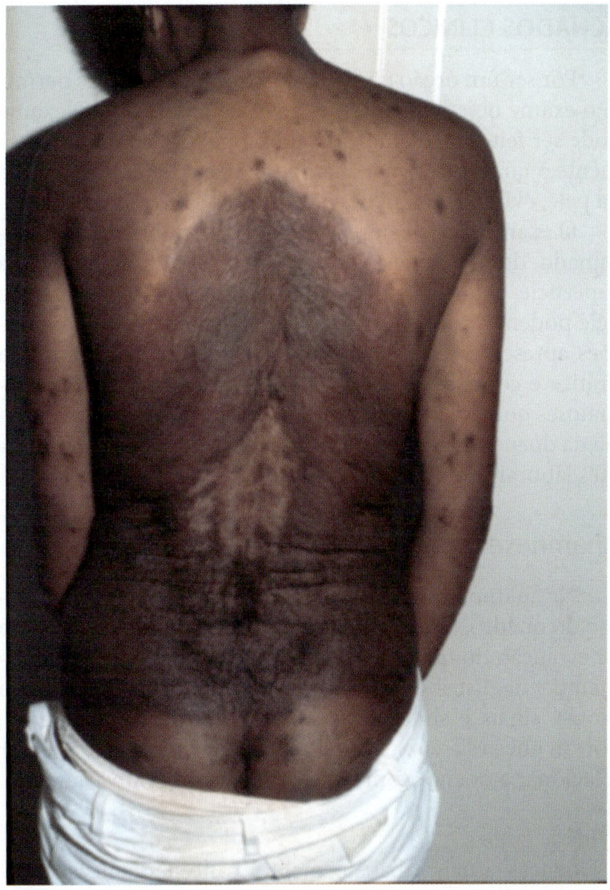

Figura 177.20 – Pigmentação: nevo.

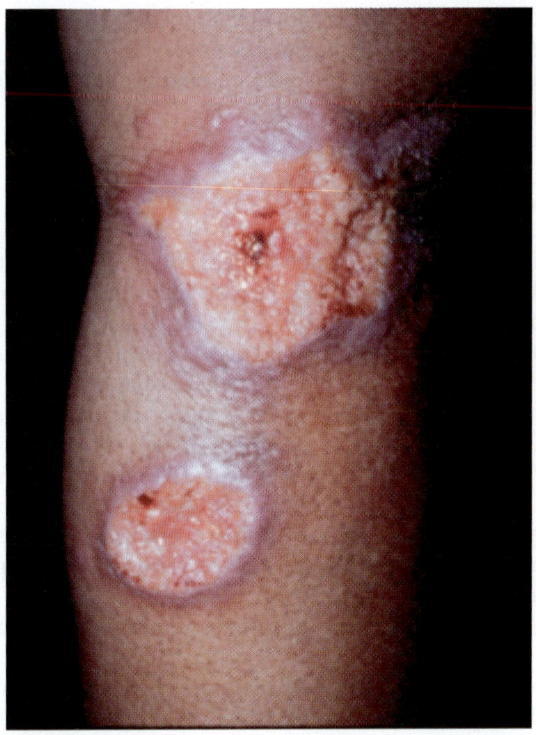

Figura 177.21 – Úlceras.

ACHADOS CLÍNICOS

Por ser um órgão de fácil visualização, a pele nos permite o exame objetivo das lesões antes da anamnese. O exame pode ser feito imediatamente após a queixa, concomitantemente à anamnese, ou a anamnese é feita depois do exame da pele, evitando assim desvios de raciocínio diagnóstico.

O exame da pele deve ser feito num ambiente bem iluminado, de preferência com luz natural, e abranger toda a superfície cutânea, unhas e mucosas. Muitas doenças da pele podem ser diagnosticadas apenas com o exame das lesões apresentadas pelo doente, mas é necessário para isso prática e conhecimento amplo do grande número de dermatoses que existem. Evidentemente, são necessários história da doença, exame físico completo e, eventualmente, exames laboratoriais e análise histológica.

Anamnese dermatológica

Na anamnese dermatológica é importante saber a duração do quadro, a característica das primeiras lesões, o modo de evolução do quadro (local de início, padrão de acometimento e de distribuição, duração e períodos de melhora ou piora), sinais e sintomas associados (prurido, queimação, dor ou anestesia etc.), acometimento de familiares, e tentar relacionar a doença com os seguintes fatores ou variáveis:

- Idade e sexo.
- Doenças atuais (diabete melito, câncer, doenças autoimunes, infecções etc.).
- Doenças prévias, incluindo história de alergia.
- Ocupação principal e outras atividades.
- Medicamentos usados para a dermatose.
- Medicamentos usados para outras doenças.
- Luz solar e variações climáticas.
- Ambiente cotidiano (plantas, animais, produtos usados).
- Alimentos.
- Menstruação e gravidez.

Exame físico

Em geral, um passo importante no pronto-socorro é tentar classificar corretamente o tipo de lesão (mácula, pápula, nódulo etc.). Dessa forma, vários achados poderão ser encontrados de acordo com o tipo de lesão e/ou diagnóstico.

As provas de sensibilidade térmica, dolorosa e tátil são muito úteis e práticas em casos suspeitos de hanseníase. A sensibilidade térmica pode ser testada com algodão embebido em éter que dá a sensação de frio, comparado com algodão seco. Testa-se a sensibilidade dolorosa com a ponta de agulha em comparação com a parte que faz conexão com a agulha; e, finalmente, a tátil pode ser testada se estiver preservada, com o algodão seco.

Apesar de existirem vários sinais, alguns clássicos são:

- Sinal de Zileri: descamação furfurácea por estiramento da pele na pitiríase versicolor.
- Sinal de Nikolsky: sugere o diagnóstico de pênfigo foliáceo, pênfigo vulgar ou necrólise epidérmica tóxica. Consiste na remoção laminar da epiderme (descolamento), por deslizamento lateral do dedo sobre a pele sem bolha.
- Sinal de Darier: lesão urticada que surge na urticária pigmentosa (mastocitose) após atrito com ponta romba sobre uma lesão do doente.
- Sinal de Auspitz: surgimento de pequenos pontos de sangramento correspondendo ao rompimento de capilares, provocado pela retirada forçada de escamas de placas de psoríase (veja curetagem metódica de Brocq).

EXAMES COMPLEMENTARES

Muitas vezes, o diagnóstico da lesão cutânea é feito apenas com os achados clínicos. Entretanto, exames complementares poderão ser necessários, e podem ser divididos em dois grupos:

a) Exames para doenças sistêmicas: por exemplo, hemograma (suspeita de leucemia com infiltração cutânea), fator antinúcleo e auto-anticorpos (lúpus eritematoso sistêmico), sorologias (sífilis, HIV), dosagem de hormônios (ACTH, TSH, T4 livre), vitaminas, oligoelementos, perfil de ferro e ferritina (hemocromatose).
b) Análise da própria lesão cutânea.

Os principais exames complementares das lesões são:

- Biópsia de pele: retirada cirúrgica de parte da lesão. Em geral, podem-se realizar pesquisas diretas, culturas, imunofluorescência ou proceder ao anatomopatológico (o tecido é corado com hematoxilina eosina, mas existem colorações específicas).
- Imunofluorescência direta e indireta: técnica de detecção de anticorpos no tecido com antiglobulina humana marcada com fluoresceína (direta) ou de detecção de anticorpos circulantes captados na pele normal (substrato) que, num segundo passo, tem a si ligada a antiglobulina humana marcada com fluoresceína (indireta). Para procedimentos laboratoriais, como anatomopatológico, culturas, imunofluorescências e outros.
- Citológico de Tzanck: exame microscópico das células da base das vesículas ou bolhas à procura de células gigantes virais (herpes zoster, varicela e herpes simples) ou células acantolíticas (no pênfigo foliáceo).
- Micológico direto: pesquisa de fungos no material descamativo ou secretante da pele, unhas ou cabelos.
- Cultura de fungos: em meios apropriados, cultivam-se eventuais fungos presentes em materiais de biópsia, descamação, secreção da pele, unhas ou cabelos.
- Cultura de bactérias: utiliza-se para identificação do agente etiológico com eventual antibiograma.
- Cultura de micobactérias: pesquisa da presença desses agentes com a utilização de meios apropriados.
- Intradermorreações: métodos tradicionais de injeção intradérmica de antígenos preparados para avaliar a imunidade específica e mesmo a imunidade celular do paciente, com leituras de 24 e 48 horas.
- Teste de contato: exame feito com substâncias conhecidas como possíveis sensibilizantes e causadores de dermatite de contato por alergia (sensibilização). Padronizado com con-

Tabela 177.I – Doenças potencialmente fatais que podem se apresentar com lesões cutâneas

Tipos de lesões	Etiologias
• *Rash* difuso eritematoso	Urticária com anafilaxia, síndrome do choque tóxico, doença de Kawasaki, necrólise epidérmica tóxica, síndrome estafilocócica da pele escaldada, eritrodermia esfoliativa generalizada, psoríase pustular, lúpus eritematoso sistêmico, linfoma cutâneo de células T.
• Discretas ou localizadas	Erisipela, celulite, gonococcemia, ectima gangrenoso, picada de aracnídeos ou animais peçonhentos, doença de Behçet, melanoma, sarcoma de Kaposi.
• Vesiculares ou bolhosas	Pênfigo, penfigóide, síndrome de Stevens-Johnson, necrólise epidérmica tóxica, zoster disseminado, herpes simples disseminado.
• Purpúricas ou hemorrágicas	Meningococcemia, gonococcemia, CIVD, púrpuras palpáveis, doenças hematológicas primárias, infecção por *Rickettsia*.
• Febre e *rash*	Meningococcemia, gonococcemia, síndrome do choque tóxico, sepse por *Pseudomonas*, infecção por *Rickettsia*.

Tabela 177.II – Causas de lesões papuloescamosas

- **Doenças sistêmicas**
  - a) Lúpus eritematoso.
  - b) Linfoma cutâneo de células T.
  - c) Sífilis secundária.
  - d) Síndrome de Reiter.
  - e) Sarcoidose.
- **Medicamentos**
- **Doenças cutâneas primárias**
  - a) Psoríase.
  - b) Tinha.
  - c) Pitiríase rósea.
  - d) Líquen plano.

Tabela 177.III – Causas de eritrodermia

- **Doenças sistêmicas**
  - a) Linfoma cutâneo de células T.
  - b) Linfoma.
- **Medicamentos**
- **Doenças cutâneas primárias**
  - a) Psoríase.
  - b) Dermatite atópica.
  - c) Dermatite de contato.
  - d) Dermatite seborréica.
- **Idiopática**

Tabela 177.IV – Causas de alopecia

Sem atrofia ou cicatriz	Com atrofia ou cicatriz
• **Doenças sistêmicas** a) Lúpus eritematoso. b) Sífilis secundária. c) Hipo ou hipertireoidismo. d) Hipopituitarismo. e) Deficiência de proteínas, ferro ou zinco.	• **Doenças sistêmicas** a) Lúpus eritematoso. b) Sarcoidose. c) Metástases cutâneas.
• **Doenças cutâneas primárias** a) Tinha *capitis*. b) Alopecia areata. c) Alopecia androgenética.	• **Doenças cutâneas primárias** a) Lúpus cutâneo. b) Líquen plano. c) Escleroderma linear.
• **Medicamentos**	

Tabela 177.V – Causas de erupções acneiformes

- **Doenças sistêmicas**
  - a) Criptococose disseminada.
  - b) Síndrome de Cushing.
  - c) Síndrome dos ovários policísticos.
- **Medicamentos:** anabolizantes, corticosteróides, lítio.
- **Doenças cutâneas primárias**
  - a) Acne vulgar.
  - b) Acne rosácea.

Tabela 177.VI – Causas de telangiectasias

• Cirrose.	• Dermatomiosite.
• Telangiectasia hereditária.	• Mastocitose sistêmica.
• Ataxia-telangiectasia.	• Linfoma cutâneo de células T.
• Síndrome carcinóide.	• Gravidez.
• Lúpus eritematoso.	• Idiopática.
• Esclerodermia.	

Tabela 177.VII – Causas de hipopigmentação

Hipopigmentação difusa	Hipopigmentação localizada
• **Doenças sistêmicas** a) Homocistinúria. b) Fenilcetonúria. c) Síndrome de Chédiak-Higashi. d) Albinismo oculocutâneo. e) Síndrome de Hermansky-Pudlak.	• **Doenças sistêmicas** a) Hanseníase. b) Esclerodermia. c) Sarcoidose. d) Linfoma cutâneo de células T. e) Esclerose tuberosa.
• **Doenças cutâneas primárias** a) Vitiligo generalizado.	• **Doenças cutâneas primárias** a) Vitiligo. b) Tinha. c) Pós-inflamatório.

Tabela 177.VIII – Hiperpigmentação por doenças sistêmicas

Pigmentação difusa	Pigmentação localizada
• Doença de Addison. • Hemocromatose. • Pelagra. • Cirrose biliar. • Esclerodermia. • Síndrome POEMS. • Drogas e metais. • Síndrome de Nelson. • Produção ectópica de ACTH (paraneoplasia). • Síndromes com alteração de absorção intestinal. • Porfiria cutânea tarda.	• Acantose *nigricans*. • Xeroderma pigmentoso. • Neurofibromatose (manchas café-com-leite). • Síndrome de Peutz-Jeghers. • Síndrome de McCune-Albright. • Urticária pigmentosa.

Tabela 177.IX – Hiperpigmentação por desordens primárias da pele

- **Alterações da epiderme**
  a) Ceratose actínica pigmentada.
  b) Ceratose seborréica.
- **Proliferação de melanócitos**
  a) Melanoma.
  b) *Nevus*.
  c) Lentigo.
- **Aumentada produção de pigmentos**
  a) Efélides.

Tabela 177.X – Causas de lesões vesiculares e bolhosas

Doenças cutâneas primárias	Doenças sistêmicas e infecções
• Pênfigo. • Penfigóide bolhoso. • Penfigóide gestacional. • Penfigóide cicatricial. • Dermatite herpetiforme. • Dermatite de contato. • Epidermólise bolhosa. • Eritema multiforme. • Necrólise epidérmica tóxica.	• Varicela. • Herpes-vírus simples. • Enterovírus (síndrome mão-pé-boca). • Síndrome da pele escaldada (estafilococo). • Impetigo bolhoso. • Infecções com embolização cutânea. • Associada a isquemia e diabetes. • Dermatose bolhosa da hemodiálise. • Pênfigo paraneoplásico (auto-imune). • Porfiria cutânea tarda. • Porfiria variegata.

Tabela 177.XI – Causas de exantemas

- **Exantema morbiliforme**
  a) Rubéola.
  b) Mononucleose infecciosa.
  c) Eritema infeccioso.
  d) Infecção aguda pelo HIV.
  e) Outros vírus: ecovírus, adenovírus e Coxsackie-vírus.
  f) Fases iniciais: meningococcemia, sífilis secundária e infecção por Rickettsia.
  g) Febre tifóide.
  h) Doença de Kawasaki.
  i) Doença do enxerto *versus* hospedeiro.
- **Exantema escarlatiniforme**
  a) Escarlatina.
  b) Síndrome do choque tóxico.
  c) Doença de Kawasaki.

Tabela 177.XII – Causas de urticária

- Urticária aguda e crônica.
- Urticária física (dermatografismo, solar, associada ao frio).
- Angioedema adquirido ou hereditário.
- Vasculite urticariforme.
- Doença do soro.
- Infecção pelo vírus da hepatite B ou C.

Tabela 177.XIII – Causas de púrpuras

Púrpuras não-palpáveis	Púrpuras palpáveis
• Escorbuto. • Distúrbios plaquetários (quantitativos e qualitativos). • CIVD. • Púrpura trombocitopênica trombótica. • Embolia de gordura ou de colesterol. • Púrpura solar. • Púrpura associada ao uso de esteróides. • Síndrome de Ehlers-Danlos. • Amiloidose. • Crioglobulinemia monoclonal. • Vasculite livedóide. • Capilarite.	• Meningococcemia. • Gonococcemia. • Ectima gangrenoso. • Púrpura de Henoch-Schönlein e vasculites leucocitoclásticas (medicamentos, hepatite C, doenças auto-imunes etc.). • Poliarterite nodosa. • Infecção por Rickettsia.

Tabela 177.XIV – Causas de úlceras cutâneas

• **Doenças sistêmicas com acometimento de mucosa**
a) Doença de Behçet.
b) Eritema multiforme.
c) Doenças bolhosas primárias.
d) Lúpus eritematoso sistêmico.
e) Doença inflamatória intestinal.
• **Doenças com predomínio de membros inferiores**
a) Hemoglobinopatias.
b) Doença vascular periférica arterial ou venosa.
c) Neuropáticas.
d) Vasculites leucocitoclásticas.
e) Síndrome dos anticorpos antifosfolípides.
f) Crioglobinemia.
g) Êmbolo de colesterol.
h) Necrobiose lipoídica.
i) Paniculite.
• **Outras causas**
a) Vasculite livedóide.
b) Carcinoma de células escamosas.
c) Pioderma gangrenoso.
d) Linfoma.

tentores individuais para as várias substâncias, permanece em contato com a pele do dorso do paciente por 48 horas, quando é retirado e, em seguida, faz-se a leitura de 48 horas, e após mais 48 horas procede-se à segunda leitura.

- Fototeste de contato: de modo semelhante aos testes de contato, esse teste é feito com todas as substâncias em duplicata no outro lado do dorso, e quando retiradas nas 48 horas, um lado é coberto e o outro é irradiado com 10 J/m^2. Na leitura de 96 horas avalia-se o lado irradiado em relação ao não-irradiado.
- Prova da histamina: através de pequena escoriação (sem sangramento) na pele sob a gota de histamina 1:1000, podemos observar a tríplice reação de Lewis se não há lesão neural da hanseníase.
- Prova da pilocarpina: prova complementar que avalia a sudorese pela injeção intradérmica de 0,1 mL de pilocarpina (1%), que estimula a sudorese por via neural. Avalia-se por visualização ou não da sudorese, que é detectada por cor azulada resultante da reação do iodo e do talco colocado sobre a pele.

Tabela 177.XV – Causas de lesões papulonodulares

Violáceas*	Sarcoidose, lúpus cutâneo, linfoma.
Purpúricas*	Sarcoma de Kaposi, angiossarcoma, púrpuras palpáveis.
Vermelhas*	Hemangiomas, picadas de artrópodes, esporotricose.
Pápulas vermelhas*	Angioceratomas (doença de Fabry), angiomatose bacilar no paciente com SIDA.
Placas e pápulas vermelhas*	Lúpus cutâneo, infiltração por linfoma ou leucemias.
Nódulos vermelhos*	Eritema nodoso, paniculite, poliarterite nodosa, vasculites sistêmicas.
Vermelho-amarronzadas*	Sarcoidose, síndrome de Sweet, urticária pigmentosa, *erythema elevatum diutinum* (vasculite leucocitoclástica crônica), lúpus.
Amareladas	Xantomas, tofos, necrobiose lipoídica, pseudoxantoma elástico, adenomas sebáceos (síndrome de Torre).
Azuladas*	Malformações venosas, *nevus* azul.
Outras causas	Lipomas, neurofibromas, angiofibromas, neuromas, amiloidose.

* Podem ser mais claras ou mais escuras, dependendo da cor da pele do paciente.

- Curetagem metódica de Brocq: raspagem das escamas. Na psoríase, permite a observação do sinal da vela e, a seguir, o orvalho sangrante (Auspitz).
- Dermatoscopia: microscopia de epiluminiscência; permite a visão da junção dermoepidérmica, sendo útil para diferenciação de lesões pigmentadas.
- Lâmpada de Wood: irradia luz ultravioleta. Usada em sala escura para discromias, tinhas, eritrasma, melasma e pesquisa de porfirinas nas fezes e urina.

DIAGNÓSTICO DIFERENCIAL

O diagnóstico diferencial é muito amplo e está descrito nas Tabelas 177.I a XV.

TRATAMENTO

Os tratamentos deverão seguir as causas de base, e serão descritos nos próximos capítulos da seção de dermatologia.

Algoritmo 177.1 – Abordagem inicial das lesões de pele no PS

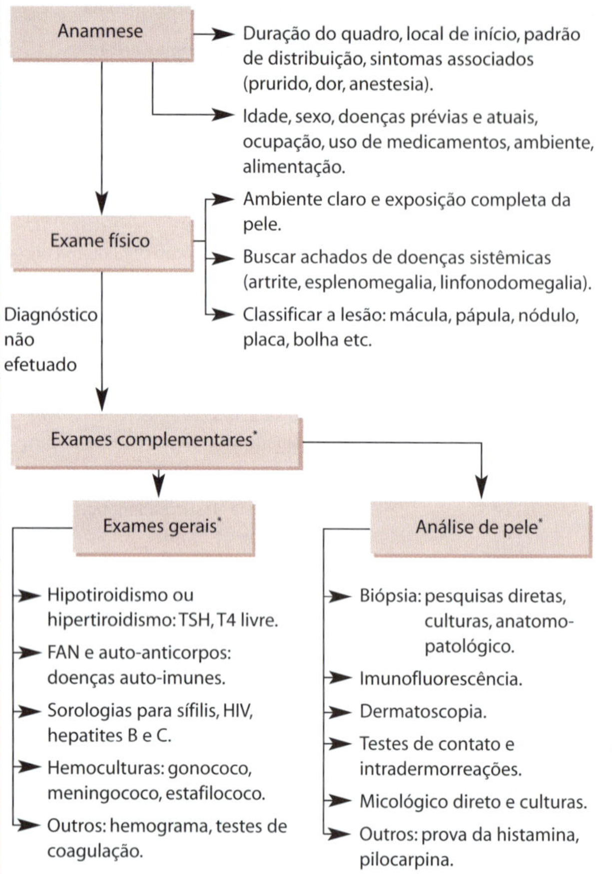

*A seqüência de exames depende da lesão e da hipótese diagnóstica.

LEITURA ADICIONAL

1. Forstater AT, Neuburger KJ. Life threatening dermatoses. In: Harwood-Nuss. Clinical practice of emergency medicine. 4. ed. Philadelphia: Lippincott Williams and Wilkins; 2005. p.656-65.
2. Brady WJ, Perron AD, DeBehnke DJ. Serious generalized skin disorders. In: Tintinalli JE, Kelen GD, Stapczynski JS. Emergency medicine – American College of Emergency Physicians. 6. ed. McGraw-Hill; 2004. p.1513-20.
3. Brady WJ, Perron AD, Martin ML. Approach to the dermatologic patient in the emergency department. In: Tintinalli JE, Kelen GD, Stapczynski JS. Emergency medicine – American College of Emergency Physicians. 6. ed. McGraw-Hill; 2004. p.1507-13.
4. Lawley TJ, Yancey KB. Approach to the patient with a skin disorder. In: Kasper, Braunwald, Fauci, et al. Harrison´s principles of internal medicine. 16. ed. McGraw-Hill; 2005. p.283-8.
5. Bolognia JL, Braverman IM. Skin manifestations of internal diseases. In: Kasper, Braunwald, Fauci, et al. Harrison´s principles of internal medicine. 16. ed. McGraw-Hill; 2005. p.296-311.
6. Sampaio AS, Rivitti EA (editores). Dermatologia. 3. ed. São Paulo: Artes Médicas; 2007.
7. Burns T, Breathnach S, Cox N, et al. (editores). Rook's textbook of dermatology. 7. ed. London: Blackwell; 2004.
8. Freedberg IM, Eisen A, Wolff K, et al. (editores). Fitzpatrick's dermatology in general medicine. 6. ed. McGraw-Hill; 2003.

Reações Cutâneas Adversas às Drogas

CAPÍTULO 178

Celina Wakisaka Maruta
Claudia Giuli Santi
Paulo Ricardo Criado
Vitor Manoel Silva dos Reis

TÓPICOS IMPORTANTES

- Reações medicamentosas podem ser causadas por quaisquer medicamentos.
- Na suspeita de erupções medicamentosas é obrigatória a suspensão ou substituição de todos os medicamentos possivelmente envolvidos.
- A urticária e o angioedema podem preceder a anafilaxia.
- Sinais de anafilaxia indicam imediata terapia com adrenalina intramuscular (0,2 a 0,5 mg no vasto lateral da coxa, de 5 em 5 minutos).
- O exantema pode sinalizar o início de uma reação medicamentosa de maior gravidade.
- A reexposição ao medicamento envolvido pode determinar um quadro de maior gravidade, com risco de morte nas erupções medicamentosas. Testes de provocação não são indicados, particularmente na anafilaxia, no DRESS e no espectro SSJ-NET.
- SSJ-NET são formas graves de reação cutânea a drogas, com alta morbimortalidade, de forma proporcional à porcentagem de pele acometida.
- Atualmente, além de todos os cuidados intensivos (semelhante ao grande queimado), recomenda-se tratar as formas graves de SSJ-NET com altas doses de imunoglobulina endovenosa. Corticosteróides devem ser evitados e parecem aumentar a mortalidade.
- A síndrome da pele escaldada estafilocócica pode ser confundida com a SSJ-NET. O tratamento consiste em antibioticoterapia e o prognóstico é excelente. Na dúvida, proceder a exames cutâneos e solicitar avaliação do especialista.
- Deve-se também diferenciar o eritema multiforme da SSJ-NET. O eritema multiforme tem distribuição cutânea acral, simétrica, forma verdadeiras lesões em alvo e o prognóstico é muito bom.

INTRODUÇÃO E DEFINIÇÕES

Reação medicamentosa é definida como qualquer distúrbio causado por medicamento, diferente do efeito clínico desejado ou esperado. Qualquer medicamento é capaz de desencadear qualquer tipo de reação medicamentosa, podendo ocorrer por mecanismos imunes e não-imunes.

Dentro das reações medicamentosas, as reações dermatológicas são consideradas as mais freqüentes, ocorrendo em 0,1 a 1% dos doentes nos ensaios clínicos randomizados. Dentre os diversos medicamentos, alguns são causas mais freqüentes: penicilinas e cefalosporinas (5 a 7%), sulfonamidas (3 a 4%) e anticonvulsivantes (5 a 10%).

As reações medicamentosas cutâneo-mucosas mais freqüentes são: exantemas, urticária, eritema fixo medicamentoso e fotossensibilidade. Síndrome de hipersensibilidade à droga (SHD) ou DRESS (*drug reaction with eosinophilia and systemic symptoms*), síndrome de Stevens-Johnson e necrólise epidérmica tóxica, causadas por medicamentos, são eventos mais raros, mas assumem importância pelo seu potencial de gravidade e mortalidade.

ETIOLOGIA E FISIOPATOLOGIA

Exantemas

O exantema é definido com a presença de eritema generalizado de início súbito, podendo ser classificado em:

- Morbiliforme: eritema difuso entremeado por áreas de pele sã.
- Escalatiniforme: eritema difuso sem áreas de pele sã.

Representa a forma mais comum de erupção cutânea medicamentosa, variando de 39 a 90%. Na maioria dos casos são erupções benignas e autolimitadas.

A maioria dos medicamentos pode causar exantemas em até 1% dos usuários. Há alguns medicamentos que apresentam maior risco de desencadear exantemas (> 3% dos usuários):

- Alopurinol.
- Penicilinas, cefalosporinas e sulfonamidas.
- Anticonvulsivantes.

Na fisiopatologia dos exantemas, ocorre recrutamento de linfócitos T, particularmente as células T $CD4^+$.

Síndrome de hipersensibilidade a drogas ou DRESS

A síndrome de hipersensibilidade à droga ou DRESS é uma reação idiossincrásica caracterizada pela tríade: febre, erupção cutânea e acometimento multissistêmico (eosinofilia também é comum). A reação surge em média uma a oito semanas após a exposição à droga, sendo que em indivíduos previamente sensibilizados (reexposição) a reação adversa pode ocorrer após um dia de uso da medicação. Estima-se que ocorra em 1 a cada 1.000-10.000 exposições aos anticonvulsivantes aromáticos e sulfonamidas.

A DRESS é uma reação à droga com características particulares em relação a outras reações adversas medicamentosas:

- Há um número razoavelmente limitado de medicamentos relacionados (Tabela 178.I).
- Início tardio em relação à introdução da droga.
- Similaridade clínica com muitas doenças infecciosas.
- Lenta resolução dos sintomas e sinais.

Tabela 178.I – Medicamentos relacionados à hipersensibilidade

• Anticonvulsivantes*	• Alopurinol	• Antiinflamatórios não-hormonais
• Azitromicina	• Bloqueadores dos canais de cálcio	• Captopril
• Claritromicina	• Dapsona	• Dipirona
• Isoniazida	• Metildopa	• Minociclina
• Nevirapina	• Olanzapina (neuroléptico)	• Rifampicina
• Sais de ouro	• Sorbinil	• Sulfonamidas
• Terbinafina	• Zalcitabina	• Zidovudina

* Reações de hipersensibilidade podem ocorrer com os aromáticos (fenobarbital, carbamazepina e fenitoína), embora possam ocorrer também com lamotrigina e ácido valpróico. Ocorre reação cruzada entre esses agentes aromáticos, com exacerbação dos sinais e sintomas em até 75% dos casos, explicando porque alguns sintomas persistem ou recorrem após troca por outro agente aromático.

Os principais achados e teorias fisiopatológicas da DRESS são:

- Teoria metabólica: os anticonvulsivantes aromáticos são metabolizados por reações de oxidação que os transformam em metabólitos hidroxilados atóxicos. Metabólitos areno-óxidos, intermediários destas reações, podem ser os responsáveis por interações tóxicas com o sistema do citocromo P450 (CYP) (Figura 178.1).

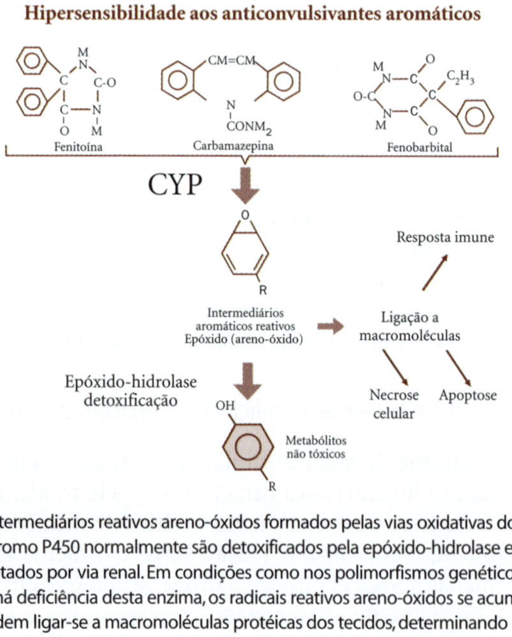

* Os intermediários reativos areno-óxidos formados pelas vias oxidativas do citocromo P450 normalmente são detoxificados pela epóxido-hidrolase e excretados por via renal. Em condições como nos polimorfismos genéticos, em que há deficiência desta enzima, os radicais reativos areno-óxidos se acumulam e podem ligar-se a macromoléculas protéicas dos tecidos, determinando necrose celular tóxica, gerando apoptose e desencadeando respostas imunes mediadas, como a síndrome de hipersensibilidade a anticonvulsivantes.

Figura 178.1 – Estrutura de anticonvulsivantes aromáticos e vias metabólicas que determinam a formação de compostos areno-óxidos.*

- Teoria viral: também se postula que a síndrome de hipersensibilidade à droga seja mediada por vírus, particularmente o herpes vírus humano tipo 6 (HHV-6), de forma semelhante à associação do vírus de Epstein-Barr e ampicilina, ou pela hipersensibilidade à sulfa nos pacientes portadores do vírus da imunodeficiência humana (HIV). Isto pode ser demonstrado pelos seguintes eventos sucessivos no curso da DRESS: exposição à droga causadora e sensibilização imune após 2 a 6 semanas; primeiro pico de sintomas e sinais da DRESS com febre, erupção cutânea e disfunção hepática; segundo pico de manifestações clínicas, representando as manifestações típicas de lenta resolução, simultâneas à elevação de títulos de anticorpos anti-HHV-6 na terceira a quarta semanas. Esse segundo pico é precedido pela detecção de ácido nucléico (DNA) de HHV-6 por reação em cadeia da polimerase (Figura 178.2).

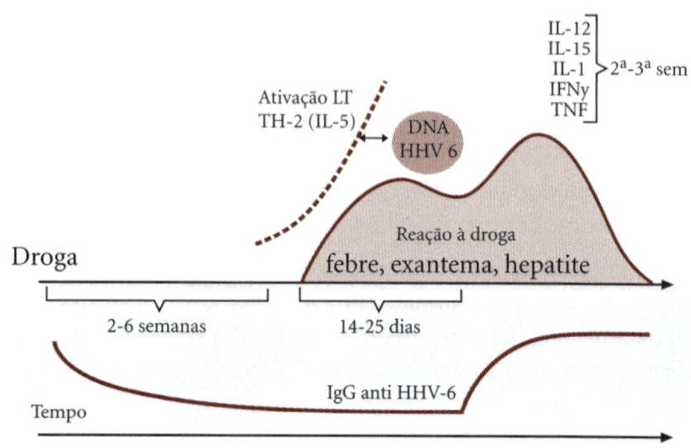

* Adaptado de Hashimoto K et al. Curr Opin Allergy Clin Immunol 2003; 3: 255-60. Sucessão temporal entre a exposição à droga ofensora; progressiva hipogamaglobulinemia induzida pelo anticonvulsivante (linha vermelha contínua); surgimento das manifestações clínicas da reação adversa à droga com ativação intensa dos linfócitos T (LT) e padrão de secreção de citocinas TH-2 com predomínio da interleucina 5 (IL-5); reativação da infecção latente pelo herpes-vírus humano 6 (HHV-6) com indução da secreção de citocinas pró-inflamatórias [IL-1, fator de necrose tumoral alfa (TNF-α) e interferon α (INF-α)]; progressiva indução da resposta TH-1 com secreção de citocinas (IL-12).

Figura 178.2 — Interação entre a reação à droga e infecção viral.*

Urticária

A urticária é definida pela presença de lesões eritêmato-edematosas, as urticas, pruriginosas e pela duração individual efêmera das lesões (até 24 horas). Podem ser causas da urticária:

- Medicamentos (Tabela 178.II).
- Alergia a proteínas alimentares (camarão, crustáceos, ovo, amendoim e outros) e pseudo-alérgenos (corantes, conservantes).
- Agentes físicos.
- Infestações.
- Infecções.
- Auto-imunidade.

Tabela 178.II – Medicamentos causadores de urticária e liberadores de histamina

Causadores de urticária	Liberadores de histamina
• Antimicrobianos: amoxicilina, ampicilina, cefalosporinas, griseofulvina, oxacilina, penicilina, piperacilina, polimixina B, ticarcilina, vancomicina, sulfas • Analgésicos e antitérmicos • Uso neurológico e psiquiátrico: baclofeno, carbamazepina • Cardiovasculares: amiodarona, procainamida • Hipertiroidismo: metimazol, tiouracil • Imunoterápicos e vacinas: vacinas de albumina do ovo, extratos de pólen de alumínio precipitado • Hemoderivados • Agentes diagnósticos: diatrizóico sódico • Outros: aciclovir, etionamida, isoniazida, piperazina, talidomida, tiabendazol	• Ação no sistema nervoso central: morfina, meperidina, atropina, codeína, papaverina • Relaxantes musculares: tubocuranina, succinilcolina • Analgésicos, antitérmicos e anti-inflamatórios • Simpaticomimético: anfetamina • Anti-hipertensivos: captopril, hidralazina • Antimicrobianos: pentamidina, quinina, aminoglicosídeos • Outros: contrastes radiológicos, gelatina

A urticária geralmente decorre de uma reação tipo I (IgE-mediada). Entretanto, outros mecanismos podem estar implicados (reações anafilactóides), com liberação direta ou não-específica da histamina e de outros mediadores inflamatórios (antiinflamatórios não-hormonais, ácido acetilsalicílico, inibidores da enzima conversora da angiotensina, contrastes iodados, β-bloqueadores e outros).

Eritema fixo medicamentoso

Eritema fixo habitualmente é desencadeado pela exposição a medicamentos (Tabela 178.III). Esta denominação decorre de a erupção recorrer nas mesmas localizações após reexposição ao medicamento desencadeante. Os mecanismos envolvidos no eritema fixo medicamentoso não estão bem elucidados. O medicamento poderia ser um hapteno, com ligação a queratinócitos e ativação do sistema imune. Testes de contato positivos para o medicamento indicariam uma resposta mediada por células (tipo IV).

Fotossensibilidade

A fotossensibilidade é uma reação na pele causada pela incidência da luz solar. Pode ocorrer após ingestão de medicamentos e é de suma importância o conhecimento dessa dermatose para modificação da prescrição do enfermo. Existem mais de 300 medicamentos relatados na literatura como causadores de fotossensibilidade. As drogas podem agir por mecanismo de fototoxicidade (FT) e de fotoalergia (FA) (Tabela 178.IV).

Tabela 178.III – Medicamentos que podem causar eritema fixo medicamentoso

Antimicrobianos	Antiinflamatórios e antitérmicos
Sulfonamidas, tetraciclina, doxiciclina, minociclina, antimaláricos, cefalosporinas, clindamicina, sulfonas, penicilinas	Dipirona, paracetamol, ácido acetilsalicílico, ibuprofeno, indometacina, naproxeno, fenacetina, fenilbutazona
Ação no sistema nervoso central	**Outros**
Anticonvulsivantes, barbitúricos, opiáceos, benzodiazepínicos	Alopurinol, dextrometorfano, contraceptivos orais, paclitaxel, fenolftaleína

A luz ultravioleta A (320 a 400 nm) é a principal luz envolvida nas reações tanto de FT como de FA, mas com algumas drogas como as sulfonamidas e vimblastina, o espectro de ação encontra-se na faixa da luz ultravioleta B (280 a 320 nm).

Síndrome de Stevens-Johnson e necrólise epidérmica tóxica (SSJ-NET)

Em 1922, Stevens e Johnson descreveram o relato clínico de duas crianças com febre, estomatite erosiva, acometimento ocular grave e lesões cutâneas disseminadas, descritas com máculas eritematosas, algumas com centro necrótico. Esta dermatose ficou conhecida como síndrome de Stevens-Johnson (SSJ) (Figura 178.3). Em 1956, Lyell descreveu a necrólise epidérmica tóxica (síndrome de Lyell) caracterizada pelo descolamento de pele em grandes retalhos, conferindo ao doente aspecto de grande queimado (Figura 178.4).

A incidência da SSJ-NET é de 2 a 3 casos/1 milhão de habitante por ano na Europa e Estados Unidos. A proporção relativa entre a SSJ, formas de transição e NET é de 3:2:1. A doença é duas vezes mais freqüente em mulheres e ocorre mais nos adultos. A doença não é recorrente, exceto com reexposição ao medicamento, quando o quadro clínico tende a ser mais grave.

A patogênese da SSJ-NET é apenas parcialmente conhecida. Alguns autores sugerem alteração no metabolismo da droga com deficiência nos mecanismos envolvidos na detoxificação.

Além do distúrbio metabólico, mecanismos imunológicos parecem também envolvidos na patogênese da SSJ-NET. Extensa apoptose dos queratinócitos é o achado histológico característico da SSJ-NET. O infiltrado inflamatório é paucicelular e caracterizado pela presença de linfócitos T $CD8^+$ e macrófagos. Depósitos de TNF-α são encontrados na epiderme de doentes com SSJ-NET. Linfócitos T citotóxicos e TNF-α são conhecidos por induzir apoptose nos queratinócitos. Recentemente foi demonstrada a interação do receptor de morte celular Fas (CD95) com seu respectivo ligante FasL na superfície do queratinócito. Esta interação pode levar à morte do queratinócito por apoptose.

Existem controvérsias na literatura quanto à classificação da SSJ e da NET. Estudiosos sugerem que a SSJ e a NET (SSJ-NET) sejam atualmente conceituadas como espectro de gravidade da mesma doença, sendo a NET a forma mais grave. Uma classificação útil é:

Tabela 178.IV – Medicamentos que podem causar fotossensibilidade

Mecanismo	Agentes tópicos	Agentes sistêmicos
Fototóxico	• Rosa bengala (exame oftalmológico) • Furucumarinas: plantas compostas, frutas e vegetais (limão, cenoura, produtos cosméticos e tratamentos dermatológicos tópicos) • Alcatrões (tratamentos tópicos)	• SNC: antidepressivos tricíclicos, ansiolíticos e antipsicóticos • Antimicrobianos: quinolonas, sulfonamidas, tetraciclinas e trimetoprima, griseofulvina • Furucumarinas: psoralenos • Hipoglicemiantes: sulfoniluréias • Analgésicos e antiinflamatórios • Retinóides: acitretina, isotretinoína e etretinato • Cardiovasculares: amiodarona, quinidina, diuréticos • Antimaláricos: cloroquina e quinina • Quimioterápicos: dacarbazina, fluoruracil, metotrexato e vimblastina • Outros: corantes (fluoresceína e azul de metileno), flutamida, piridoxina, ranitidina e hipérico
Fotoalergênico	• Fotoprotetores: PABA e derivados, cinamatos, salicilatos, antranilatos, benzofenonas e dibenzoilmetano • Perfumes • Anti-sépticos: salicilanilidas, hexaclorofeno, triclosano, clorexidina • Outros: clorpromazina, clioquinol, prometazina, quinidina e tiouréia	• Griseofulvina • Piridoxina • Piroxicam • Quinina • Quinidina • Quinolona • Sulfonamidas

- SSJ: apresenta descolamento de até 10% da pele.
- NET: este percentual é maior que 30%.
- Formas de transição: descolamento entre 10 e 30% da pele (Figura 178.5).

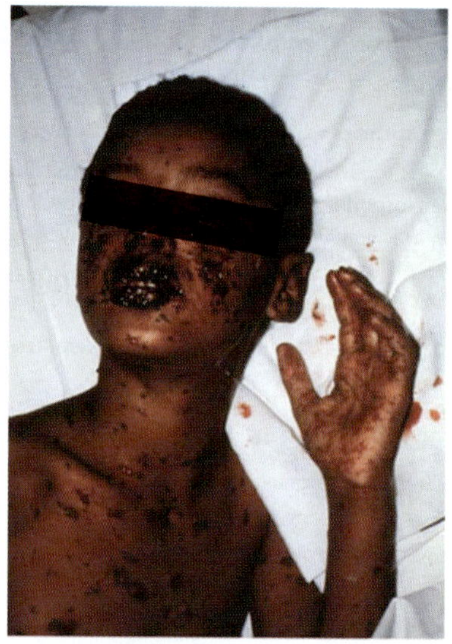

Figura 178.3 – Face característica da síndrome de Stevens-Johnson.

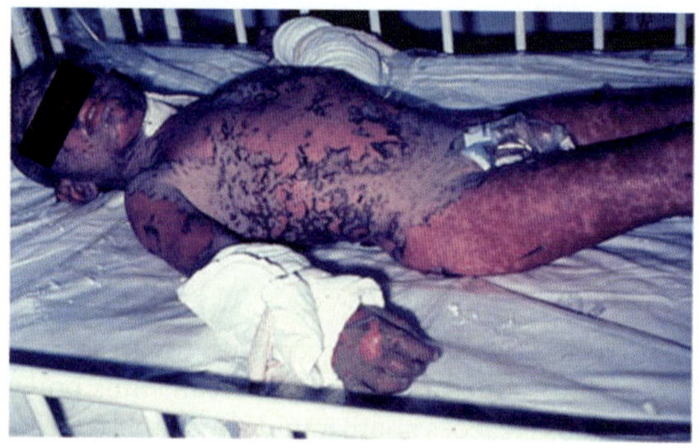

Figura 178.4 – Necrólise epidérmica tóxica ou síndrome de Lyell (NET).

A maioria dos casos de SSJ-NET é de etiologia medicamentosa, com mortalidade de 5% para a SSJ e de 30 a 35% para a NET, configurando forma de erupção medicamentosa grave. As drogas são os principais agentes etiológicos da SSJ (mais de 50% dos casos) e da NET (80 a 95% dos casos) (Tabela 178.V).

ACHADOS CLÍNICOS

Exantemas

Os principais achados clínicos dos exantemas são:

- Início do quadro: geralmente entre 4-14 dias da introdução de medicação ou até 1-2 dias após a sua suspensão. O início pode ser mais precoce nos casos de reexposição.
- Eritema difuso ou máculo-papuloso difuso simétrico, iniciando no tronco e membros superiores, com progressão confluente; mucosas são geralmente poupadas (Figura 178.6).
- Prurido e febre baixa podem acompanhar os exantemas, embora sejam de curta duração.
- Desaparecimento em 7-10 dias após suspensão do medicamento.

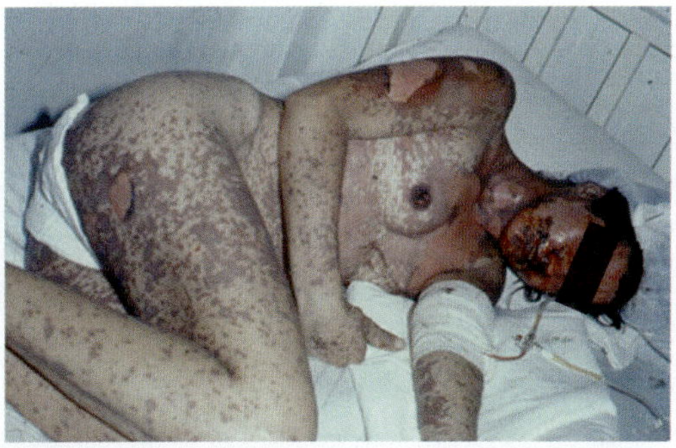

Figura 178.5 – Forma de transição entre SSJ e NET.

Tabela 178.V – Medicamentos associados à SSJ-NET

- Os principais grupos de medicamentos implicados são as sulfonamidas (cotrimoxazol e sulfadiazina), os anticonvulsivantes e os antiinflamatórios não-hormonais (oxicans)
- A carbamazepina é o medicamento mais freqüente entre os anticonvulsivantes. A fenitoína é a causa mais freqüente de NET em crianças. Fenobarbital, ácido valpróico e lamotrigina são etiologias também freqüentes
- O alopurinol é causa importante em países desenvolvidos
- Drogas anti-retrovirais como a neviparina e os inibidores das proteases estão implicadas na SSJ-NET
- Antibióticos com risco relevante: cefalosporinas, tetraciclinas, aminopenicilinas, quinolonas e imidazólicos
- Fatores de risco são: acetiladores lentos, fatores físicos como raio X e radiação ultravioleta, colagenoses, neoplasias e infecção pelo HIV. O risco de reação às sulfonamidas é 10 a 100 vezes maior nos indivíduos HIV positivos que na população geral

DRESS

- Febre e mal-estar são acompanhados por faringite e linfadenopatia cervical, os quais constituem os sintomas iniciais. A febre geralmente é alta, em picos, variando entre 38 a 40°C. A febre pode persistir por várias semanas após o medicamento ter sido suspenso.
- A erupção cutânea ocorre em 90% dos doentes (Figuras 178.7, 178.8 e 178.9). A maioria dos casos inicia-se com máculas eritematosas, que freqüentemente evoluem para uma erupção papulosa, pruriginosa, simétrica, confluente e com eritema profundo (exantema máculo-papular). Pode haver pústulas foliculares e não-foliculares. Distribui-se inicialmente na face e no tronco superior e posteriormente nas extremidades. Freqüentemente há edema facial e periorbitário, que podem ser proeminentes. Há casos em que a não-suspensão da droga culmina com quadro cutâneo superponível ao da necrólise epidérmica tóxica (NET). Devemos enfatizar que a gravidade das manifestações cutâneas não reflete necessariamente a gravidade do acometimento dos órgãos internos, devendo-se assim proceder a uma investigação minuciosa nos casos de DRESS quanto ao envolvimento visceral.
- Envolvimentos de mucosas podem ocorrer, como conjuntivite e ulceração da vagina e da mucosa bucal.

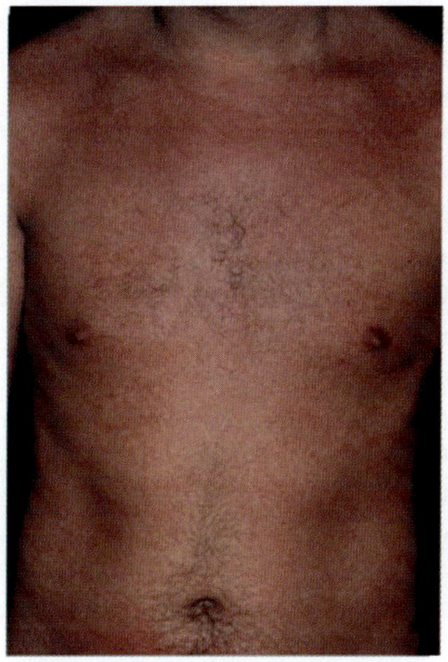

Figura 178.6 – Exantema morbiliforme: eritema generalizado sem áreas de pele não entremeadas (NET).

- Linfadenopatia é provavelmente o achado mais freqüente na DRESS. Nos estágios iniciais da doença, a histopatologia do linfonodo demonstra hiperplasia benigna, porém as alterações histológicas podem progredir e demonstrar células linfóides atípicas.
- O fígado é o órgão interno mais freqüentemente acometido (61%), com hepatomegalia e alterações de enzimas hepáticas de graus variados. Pode inclusive evoluir com hepatite granulomatosa ou mesmo necrose hepática fulminante.
- Acometimento renal pode ocasionar leve hematúria à nefrite com insuficiência renal aguda (nefrite intersticial), mesmo com a retirada da droga.

Outros órgãos e sistemas lesados incluem:

- Hematológico: cerca de 48% dos doentes têm anemia, eosinofilia, leucopenia, leucocitose e trombocitopenia.
- Pulmonar: ocorre em até 14% dos pacientes e inclui atelectasia, consolidação, derrame pleural, dispnéia, hipoxemia, edema pulmonar e pneumonite.
- Artrite ou artralgia.
- Outros menos comuns: pancreatite, náusea, vômitos, diarréia, hiper/hipotiroidismo, miocardite, esplenomegalia, convulsões, confusão e secreção inapropriada de hormônio antidiurético.

É um quadro potencialmente fatal, com letalidade em torno de 10% dos casos. Os critérios diagnósticos estão descritos na Tabela 178.VI.

Urticária

A urticária divide-se em forma aguda (duração até 6 semanas) e crônica (duração maior que 6 semanas). Tanto a forma aguda como a crônica podem ser desencadeadas por medicamentos. A forma aguda é aquela que apresenta relevância no atendimento de pronto-socorro. As

Tabela 178.VI – Critérios diagnósticos da DRESS

DRESS é diagnosticada se houver três ou mais dos seguintes critérios:
• Erupção cutânea à droga
• Anormalidades hematológicas: a. Eosinofilia > 1.500/mm³ ou b. Presença de linfócitos atípicos
• Envolvimento sistêmico: a. Adenopatias (> 2 cm de diâmetro); ou b. Hepatite (aminotransferases > 2 vezes o limite superior da normalidade; ou c. Nefrite intersticial; ou d. Pneumonite intersticial; ou e. Cardite

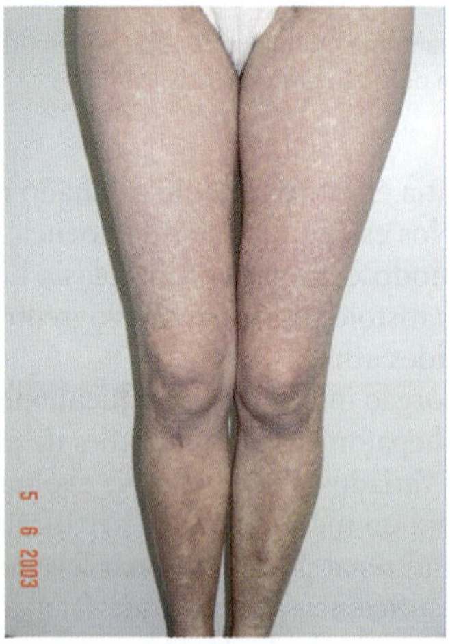

Figura 178.7 – DRESS pela sulfona.

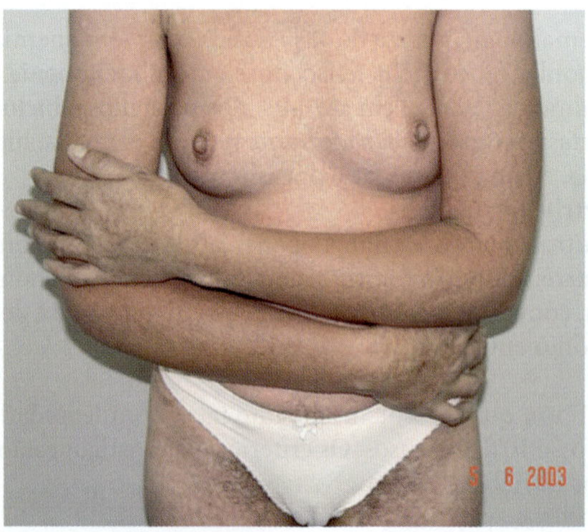

Figura 178.8 – DRESS pela sulfona.

lesões podem surgir minutos, horas ou poucos dias após o uso de medicamentos. Habitualmente, os medicamentos que causam a urticária são aqueles que foram utilizados até 36 horas antes do início do quadro. Medicamentos de

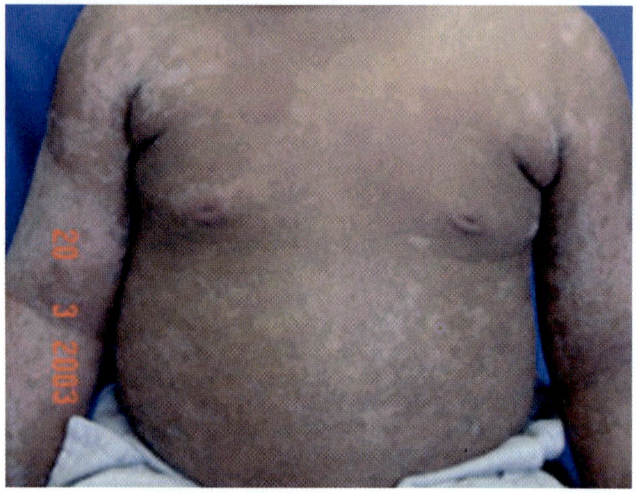

Figura 178.9 – DRESS em criança decorrente do uso de fenobarbital e fenitoína.

uso crônico não estão freqüentemente implicados na urticária aguda.

Os sinais e sintomas característicos da urticária são as urticas, elevações eritêmato-edematosas, pruriginosas, que apresentam duração efêmera; cada lesão individual persistindo por até 24 horas, geralmente 1 a 2 horas. As lesões desaparecem sem manchas residuais. O surto de lesões pode persistir por vários dias, mesmo após a interrupção do medicamento que causou a erupção. Uma das características da urticária é que o doente habitualmente não apresenta escoriações, apesar do prurido intenso, em razão da duração efêmera das lesões (Figuras 178.10 e 178.11).

Nas pálpebras, lábios, extremidades, orelhas, mucosa bucal, língua, laringe e faringe, o edema pode ser mais intenso e profundo, acometendo derme profunda e hipoderme, definido como angioedema. O angioedema pode ter duração maior, persistindo por até 72 horas. As urticas e o angioedema podem ocorrer simultaneamente em até 50% dos doentes (Figuras 178.12 e 178.13).

Manifestações sistêmicas podem ocorrer nas formas agudas e extensas de urticária, com hipotensão, edema de glote, caracterizando o choque anafilático, que pode ser fatal.

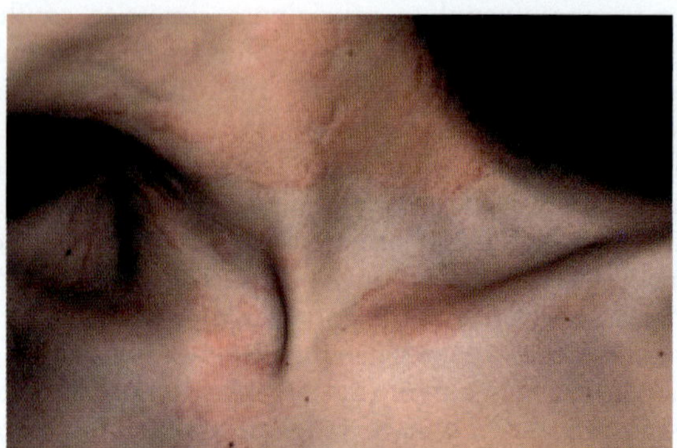

Figura 178.10 – Urticária aguda: lesões eritêmato-edematosas de contorno geográfico, de duração individual efêmera.

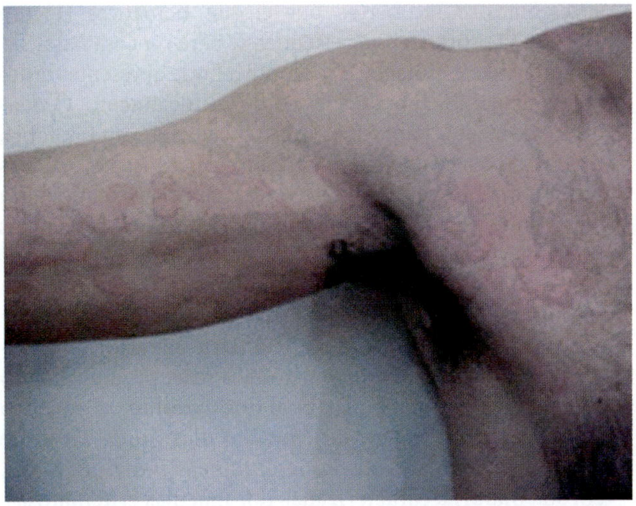

Figura 178.11 – Urticária aguda: causada por antiinflamatório não-hormonal (piroxicam).

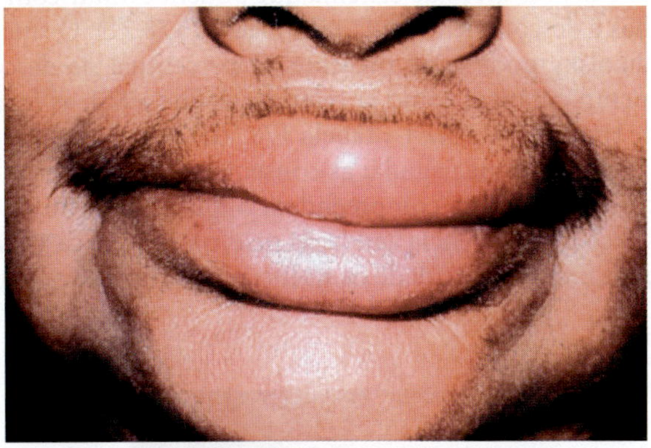

Figura 178.12 – Angioedema de lábios.

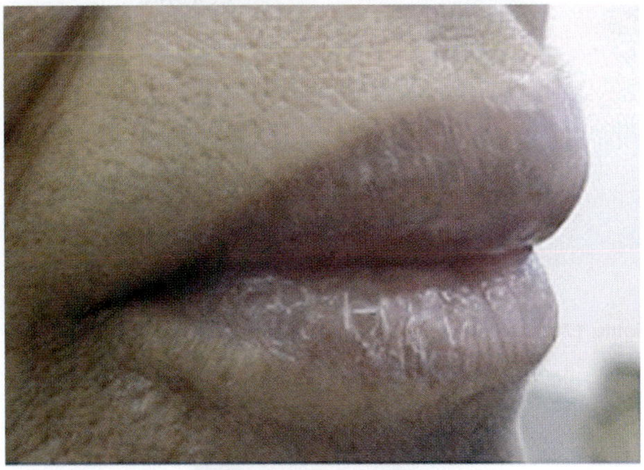

Figura 178.13 – Angioedema do lábio superior pelo captopril. Descamação pós-edema no lábio inferior.

Eritema fixo medicamentoso

Os achados clínicos mais característicos do eritema fixo medicamentoso são a recorrência da erupção na mesma localização quando o doente utiliza novamente a mesma medicação e a presença de hiperpigmentação residual.

As lesões iniciam-se geralmente até 2 dias após a exposição ao medicamento. Elas são manchas eritematosas, eritêmato-edematosas ou eritêmato-purpúricas, ovaladas ou arredondadas, bem delimitadas, com centros violáceos, evoluindo com coloração acastanhada residual (Figuras 178.14 a 178.17). Eventualmente, sinais inflamatórios podem estar ausentes nas lesões.

Ocorrem em qualquer localização, inclusive na mucosa bucal ou genital, embora geralmente existam poucas lesões. Com a repetição dos episódios, pode haver aumento do nú-

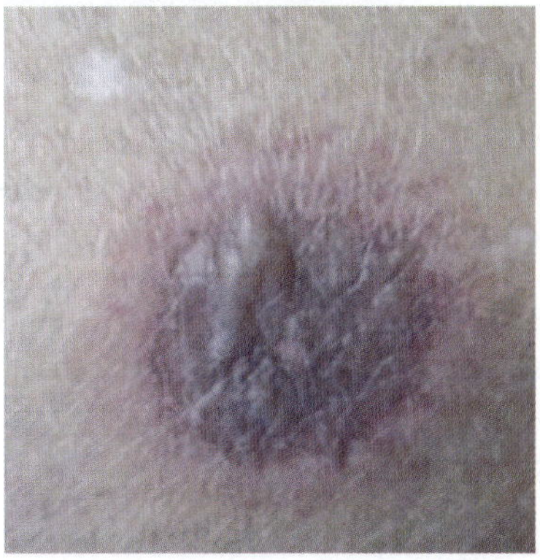

Figura 178.14 – Eritema fixo medicamentoso. Lesão em disco, centro violáceo com edema, formação de vesícula e halo eritematoso.

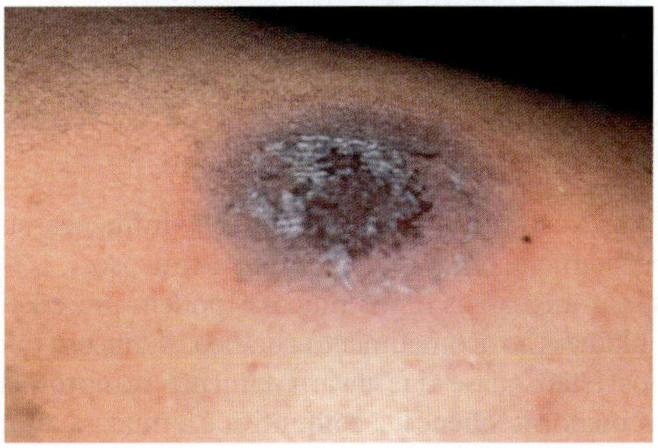

Figura 178.15 – Eritema fixo medicamentoso. Lesão em disco, com base eritematosa, centro violáceo e descamação.

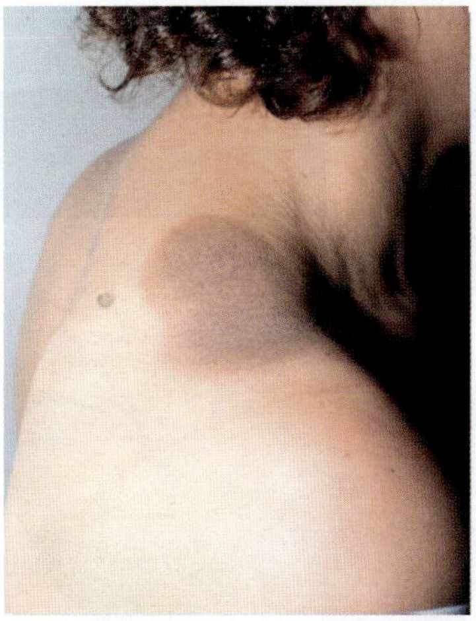

Figura 178.16 – Eritema fixo medicamentoso. Mancha acastanhada e bem delimitada.

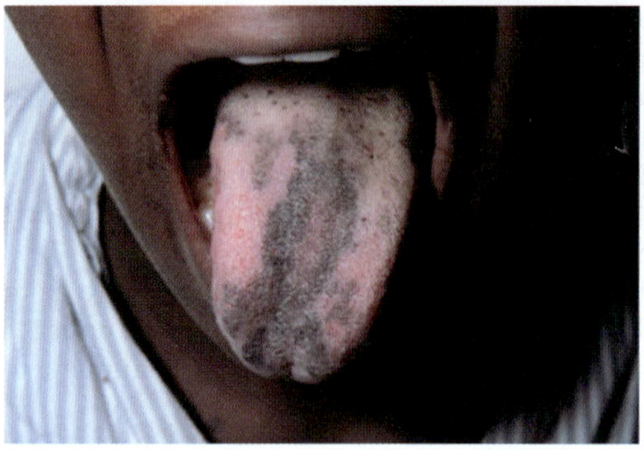

Figura 178.17 – Eritema fixo medicamentoso. Manchas acastanhadas na língua.

mero e tamanho das lesões. As manchas podem apresentar bolhas ao redor ou no seu interior. Raramente as lesões podem ser múltiplas e disseminadas. Nestes casos, as lesões predominam no tronco e extremidades, poupando mucosas ou áreas de transição entre pele e mucosa.

Fotossensibilidade

O quadro de fotossensibilidade é de lesões eczematosas, com edema e vesiculação, como queimadura solar ou de intensidade mais moderada e pode evoluir com hiperpigmentação. É sempre localizado nas áreas expostas ao sol, de suspeita diagnóstica relativamente fácil (Figuras 178.18 e 178.19).

SSJ-NET

- Pródromos: sintomas inespecíficos, influenza-símile e precedem o acometimento cutâneo-mucoso.
- Lesões mucosas: as lesões mucosas podem preceder ou ser simultâneas ao acometimento cutâneo. A mucosa bucal e os lábios estão quase que invariavelmente comprometidos e com menor freqüência à conjuntiva e à mucosa anogenital. Erosões muito dolorosas dificultam a ingestão de líquidos e alimentos e são acompanhadas por hipersalivação. Os lábios apresentam-se recobertos por crostas hemáticas (Figura 178.20). O processo pode estender-se para mucosa nasal, faringe, laringe e esôfago. A conjuntiva pode apresentar eritema, vesiculação e até erosões com lacrimejamento. O quadro pode evoluir para conjuntivite purulenta com fotofobia, úlceras de córnea, uveíte e panoftalmia. As lesões oculares necessitam obrigatoriamente de assistência oftalmológica em virtude do risco de seqüelas graves. Erosões urogenitais podem levar a retenção urinária e parafimose.
- Lesões cutâneas: iniciam-se com sensação de ardor ou mesmo dor, em geral como máculas eritematosas que acometem inicialmente a face e a parte superior do tronco, podendo se estender por toda a pele, predominando no tronco e na região proximal dos membros. O quadro cutâneo geralmente evolui em 2 a 3 dias (pode variar de horas a vários dias). As lesões cutâneas individuais são, em sua maioria, caracterizadas por máculas eritematosas, ou eritêmato-purpúricas de tamanho e forma irregulares (alvos atípicos), que geralmente vão confluindo, formando extensas áreas de eritema que podem evoluir com bolhas e descolamento cutâneo (Figuras 178.21). O sinal de Nikolsky pode estar presente. O percentual de descolamento cutâneo, como já referido, define a SSJ, as formas de transição e a NET (Tabela 178.VII).
- Falência cutânea aguda: as conseqüências da extensa necrose epidérmica compreendem o que atualmente se conhece como falência aguda da pele, o que explica a gravidade e a multiplicidade de falências orgânicas decorrentes

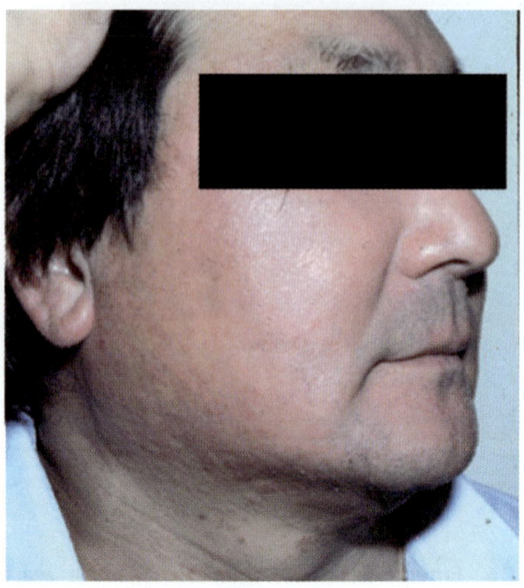

Figura 178.18 – Fotossensibilização.

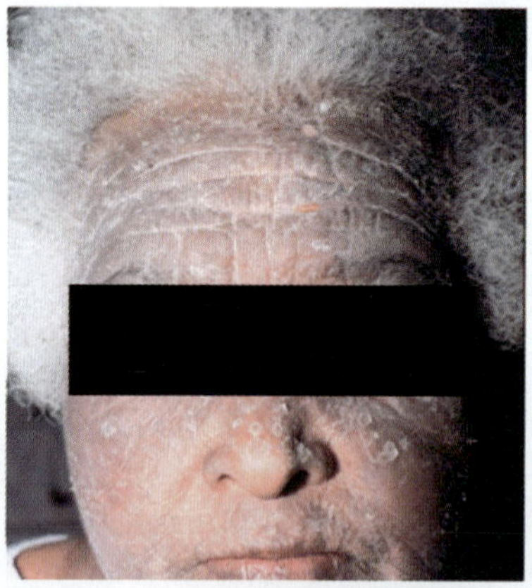

Figura 178.19 – Fotossensibilização com fissuras.

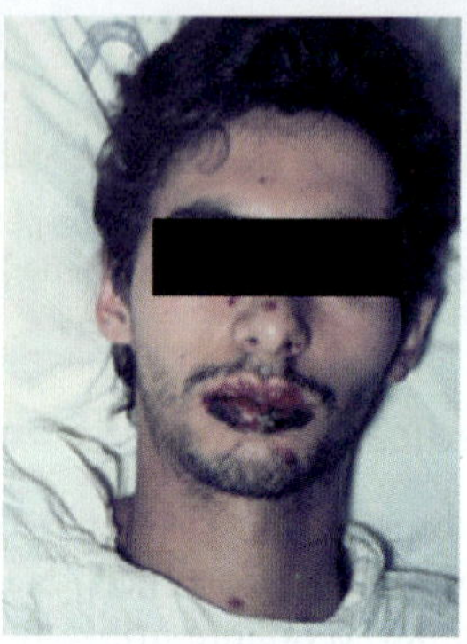

Figura 178.20 – Acometimento mucoso.

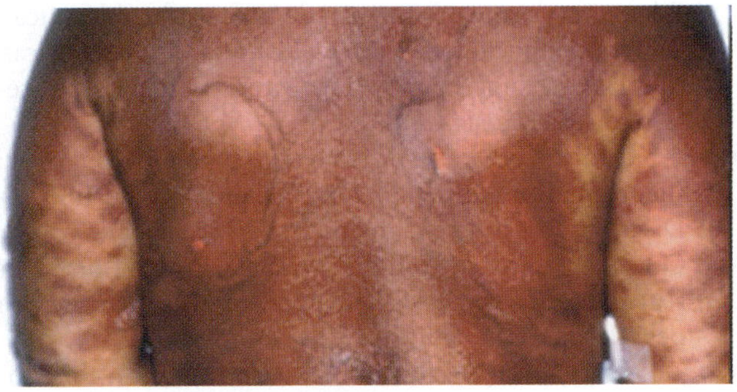

Figura 178.21 – Máculas eritêmato-purpúricas, com áreas de confluência, bolhas e alvos atípicos.

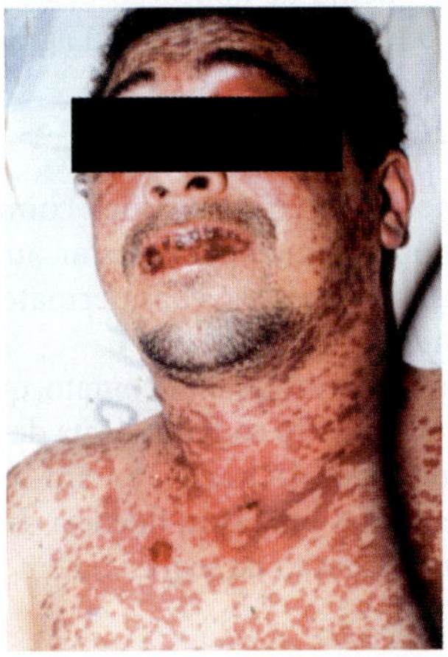

Figura 178.22 – Síndrome de Stevens-Johnson (SSJ).

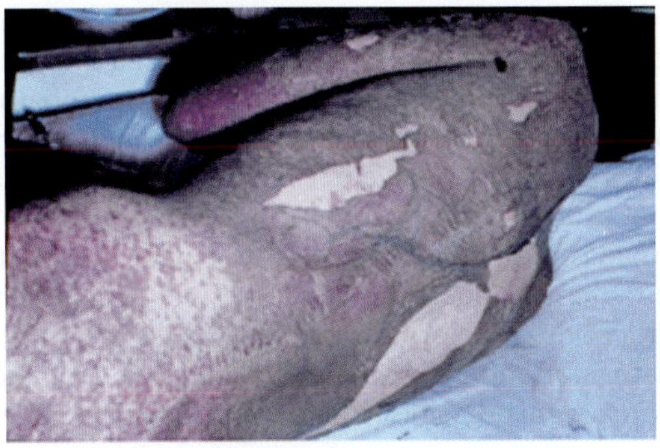

Figura 178.23 – Forma de transição SSI-NET.

da perda do manto cutâneo. Isso resulta na alteração do balanço hidroeletrolítico, com perda de fluido de 3 a 4 litros em doente com mais de 50% da superfície corpórea acometida, levando a graves alterações eletrolíticas, hipovolemia, hipotensão e insuficiência renal. A destruição da barreira mecânica facilita a entrada de germes no sangue (sepse), constituindo-se na principal causa de óbitos nesses doentes. A alteração na termorregulação leva a febre e calafrios, que refletem alto catabolismo muscular. Ocorre também estado hipermetabólico e alterações no sistema imune da pele.

Tabela 178.VII – Achados clínicos na SSJ, formas de transição SSJ-NET e NET

Formas clínicas	Achados
• SSJ (Figura 178.22)	• Distribuição generalizada; • Lesões isoladas, confluentes (+) na face e no tronco, com máculas eritêmato-purpúricas e alvos atípicos; • Presença de bolhas; • Descolamento < 10%; • Lesões mucosas; • Sintomas sistêmicos freqüentes
• Transição SSJ-NET (Figura 178.23)	• Distribuição generalizada; • Lesões isoladas, confluentes (++) na face e no tronco, com máculas eritêmato-purpúricas e alvos atípicos; • Presença de bolhas; • Descolamento da pele entre 10 e 30%; • Lesões mucosas; • Sintomas sistêmicos presentes
• NET (Figura 178.24)	• Distribuição generalizada; • Lesões isoladas são raras, na maioria confluentes (++++) e disseminadas; • As lesões são máculas eritêmato-purpúricas e alvos atípicos; • Presença de bolhas; • Descolamento da pele > 30%; • Lesões mucosas; • Sintomas sistêmicos presentes

- Sintomas gerais como febre alta, mesmo na ausência de infecção, podem ocorrer até o décimo dia de evolução. Intensa dor cutânea e prostração estão presentes, conferindo ao doente uma face de intenso sofrimento.
- Acometimento gastrintestinal: pode levar a erosões esofágicas com disfagia e sangramento. Aproximadamente metade dos casos de SSJ-NET apresenta aumento das aminotransferases de duas a três vezes o normal. A hepatite está presente em 10% dos casos. Alguns casos de pancreatite aguda foram descritos.
- Envolvimento do trato respiratório: erosões traqueais e brônquicas são achadas em vários casos de autópsia. Envolvimento respiratório é freqüente e preocupante. Edema intersticial pode ser de início subclínico, evoluindo para quadro clínico aparente, sendo que 10 a 20% dos doentes necessitam de ventilação artificial.
- Insuficiência renal: muitos dos doentes com SSJ-NET apresentam insuficiência renal pré-renal ou necrose tubular aguda como resultado das alterações hemodinâmicas.
- Hematológicas: alterações hematológicas são freqüentes; anemia, linfopenia com depleção de linfócito T $CD4^+$, neutropenia (que é fator de prognóstico reservado) e trombocitopenia podem ser também encontradas. Coa-

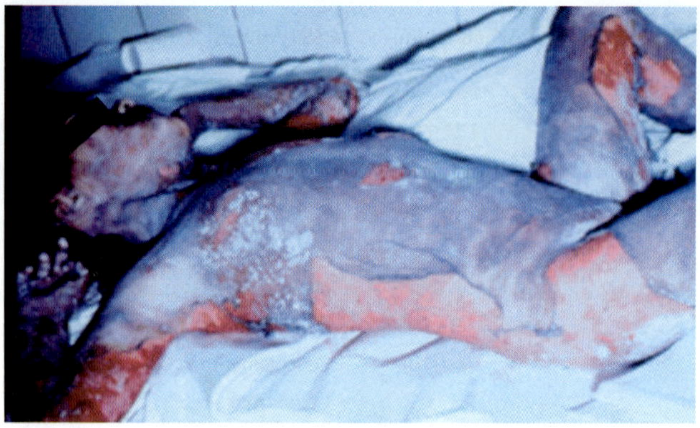

Figura 178.24 – Necrólise epidérmica tóxica (NET).

gulação intravascular disseminada pode ocorrer como complicação evolutiva.

EXAMES COMPLEMENTARES

Exantemas

Em geral, não há necessidade de exames complementares específicos nos exantemas medicamentosos. Algumas vezes, pode ser necessário excluir doenças exantemáticas infecciosas, incluindo infecção pelo vírus Epstein-Barr, citomegalovírus, herpes-vírus tipo 6, parvovírus B19 e outros.

DRESS

Os exames laboratoriais necessários para o diagnóstico de DRESS são:

- Hemograma: evidencia linfocitose com linfócitos atípicos e/ou eosinofilia.
- Elevação de aminotransferases (ALT e AST) e de bilirrubinas.
- Elevação de uréia e creatinina.
- Exames histopatológicos de lesão cutânea e linfonodos não são patognomônicos.

Urticária

Não há nenhum exame laboratorial para o diagnóstico de urticária, que habitualmente é confirmado por meio da anamnese clínica associada ao exame dermatológico cuidadoso. Exames como *prick-test* (utilizado nas urticárias de contato) ou RAST não são utilizados comumente na prática clínica. A reexposição do doente ao medicamento suspeito não deve ser realizada, havendo a possibilidade de reativação do quadro de forma mais grave, eventualmente fatal.

Eritema fixo medicamentoso

- O exame histopatológico da lesão inicial de eritema fixo medicamentoso mostra:
  a. Necrose individual de queratinócitos ou grupos de células disqueratósicas.
  b. Exocitose de células mononucleares.
  c. Edema intercelular na epiderme.
  d. Edema na derme e formação de bolha subepidérmica.
  e. Infiltrado linfocitário ao redor das células disqueratósicas.
  f. Células de Langerhans adjacentes aos linfócitos e às células disqueratósicas.
- O exame histopatológico da lesão hiperpigmentada mostra:
  a. Incontinência pigmentar com melanófagos dérmicos.
  b. Discreto infiltrado inflamatório perivascular.
  c. O teste de contato com a substância suspeita pode ser realizado na pele normal e na pele previamente afetada pela dermatose.
- Testes de provocação com a medicação sistêmica: com doses menores da medicação (10 a 25% da dose habitual) podem induzir a erupção cutânea quando realizados 1 a 2 meses após a melhora da erupção inicial. Não há padronização sobre o esquema de aplicação deste teste e deve-se considerar que o teste pode induzir ou agravar o quadro.

Fotossensibilidade

Não existe necessidade de exames complementares a não ser o anatomopatológico para afastar outras hipóteses, ou outros exames característicos das dermatoses que fazem parte do diagnóstico diferencial.

Pode-se tentar fazer fototeste de contato, que é semelhante ao teste de contato e é feito com duplicata de substâncias no dorso do paciente e, após 48 horas, retiram-se as duas séries iguais e irradia-se apenas uma com fluência de 10 J/cm^2 e cobre-se a outra para avaliação da seqüência em 96 horas.

SSJ-NET

O diagnóstico da SSJ-NET é realizado habitualmente por meio de parâmetros clínicos. Comprometimento do estado geral, febre, intenso ardor cutâneo e grave acometimento mucoso conferem ao doente a face característica da síndrome.

A biópsia da pele lesada com exame anatomopatológico confirma o diagnóstico clínico. Na SSJ-NET a resposta inflamatória na epiderme e derme é pouco expressiva em relação à extensa necrose epidérmica. Necrose eosinofílica das camadas basais e suprabasais da epiderme resulta na clivagem dermoepidérmica. A epiderme completamente necrótica pode descolar-se totalmente da derme. Infiltrado inflamatório mononuclear de intensidade moderada é observado na papila dérmica com exocitose para a epiderme.

DIAGNÓSTICO DIFERENCIAL

DRESS

Os diagnósticos diferenciais da DRESS incluem:

- Outras reações a drogas: pseudolinfoma induzido por drogas, síndrome de Stevens-Johnson, necrose epidérmica tóxica e pustulose exantemática generalizada aguda.
- Reações tipo doença do soro: apesar das características clínicas semelhantes, é uma condição distinta da DRESS e com outra patogênese (Tabela 178.VIII).
- Infecções virais agudas: EBV, vírus das hepatites, vírus da influenza, CMV e o vírus da imunodeficiência humana.

Tabela 178.VIII – Diferenças entre a DRESS e a doença do soro

Sintoma	DRESS	Doença do soro
• Erupção	Exantema (geralmente)	Urticária (geralmente)
• Início dos sintomas	1 a 8 semanas	> 2 semanas
• Febre	Presente	Presente
• Acometimento de órgãos internos	Presente	Possível
• Artralgias	Possível	Presente
• Linfadenopatia	Presente	Presente

- Linfoma e pseudolinfoma.
- Síndrome hipereosinofílica idiopática.
- Linfadenopatia angioimunoblástica.

Urticária

- O diagnóstico diferencial da urticária deve ser feito com:
  a. Estrófulo: as lesões do estrófulo são causadas por picadas de insetos, representando reação de hipersensibilidade. São lesões eritêmato-edematosas, podendo haver vesículas e crostas hemáticas. São pruriginosas e persistem nas mesmas localizações por vários dias, havendo hiperpigmentação residual.
  b. Outras formas de urticária: física (dermografismo, pressão, frio, calor, solar, vibratória), colinérgica, adrenérgica, de contato e aquagênica. As manifestações variam conforme o tipo, com localizações específicas.
  c. Vasculite urticariforme: as lesões são elevadas, eritêmato-edematosas, porém as lesões persistem por mais de 24 horas, são dolorosas e regridem com hiperpigmentação residual.
- O diagnóstico diferencial do angioedema inclui:
  a. Erisipela: febre, mal-estar, astenia, acompanhados de eritema, edema, calor e dor localizados, associados a adenomegalia regional.
  b. Dermatite de contato: eczema agudo, com eritema e edema, associados a vesículas, bolhas e exsudação na área de contato.
  c. Angioedema hereditário: história familiar de angioedema.

Fotossensibilidade

O diagnóstico diferencial deve ser feito com:

- Erupção polimorfa à luz.
- Lúpus eritematoso cutâneo agudo.
- Dermatomiosite.
- Dermatite de contato.
- Pelagra.

SSJ-NET

- Eritema polimorfo (Tabela 178.IX e Figura 178.25).
- Exantemas virais: dificuldades no diagnóstico diferencial da SSJ-NET podem surgir nas erupções exantemáticas, sejam de etiologia viral ou mesmo medicamentosa. O exantema máculo-papular pode ser indistinguível da fase inicial da SSJ-NET. Porém, as lesões não evoluem para áreas purpúricas, bolhosas ou com descolamento epidérmico e o quadro mucoso não é extenso.
- Síndrome da pele escaldada estafilocócica: o principal diagnóstico diferencial que exige medidas laboratoriais mais urgentes é a síndrome da pele escaldada estafilocócica, uma vez que as condutas terapêuticas são diferentes. Ela é causada pela toxina estafilocócica, epidermolisina, que leva à clivagem intra-epidérmica alta (subcórnea). A síndrome da pele escaldada não apresenta acometimento mucoso ou de órgãos internos. Nos casos duvidosos, o diagnóstico pode ser rapidamente feito por exame citológico de raspado de lesão, exame microscópico de fragmento de epiderme descolada ou de bióspia por congelação.
- Outras: erupção medicamentosa máculo-papular, erupção fixa à droga generalizada, infecções por micoplasma, síndrome de Kawasaki, doença enxerto-*versus*-

Tabela 178.IX – Eritema polimorfo *versus* SSJ-NET

• O eritema polimorfo é caracterizado por pápulas eritematosas fixas (não-fugazes), sendo que algumas evoluem para as clássicas lesões em alvo ou íris (3 diferentes zonas concêntricas)
• A distribuição das lesões cutâneas é simétrica e acral
• Lesões nos lábios e mucosa bucal estão presentes em mais da metade dos casos (Figura 178.4)
• O eritema polimorfo difere da SSJ-NET não apenas pelo padrão morfológico e de distribuição das lesões, mas também pela sua menor gravidade (baixa morbidade e ausência de letalidade) e fatores etiológicos
• Dentre as causas de eritema polimorfo, destaca-se a infecção pelo vírus do herpes simples que está relacionada principalmente com os casos recidivantes. Exposição a medicamentos e outros agentes infecciosos são fatores etiológicos também considerados

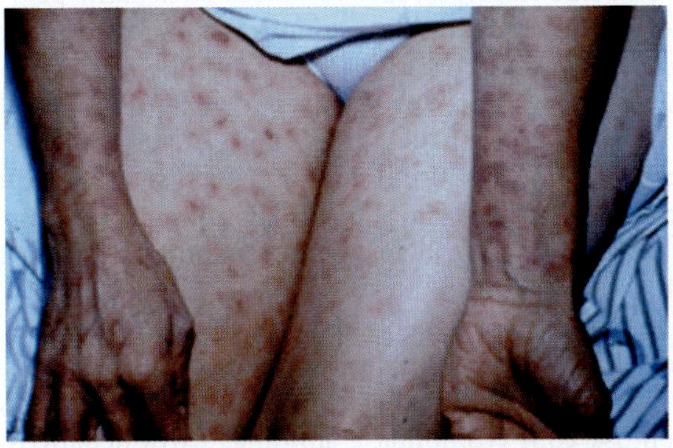

Figura 178.25 – Eritema polimorfo: pápulas eritematosas e lesões em alvo típicas (3 diferentes zonas), com padrão de distribuição simétrica e acral.

hospedeiro, pênfigo vulgar, pênfigo paraneoplásico e queimaduras.

TRATAMENTO

Exantemas

- Suspensão do medicamento.
- Tratamento sintomático para o prurido: anti-histamínicos via oral.
- Corticosteróides sistêmicos, via oral (0,5 a 1 mg/kg/dia de prednisona ou equivalente) nos casos extensos, por tempo limitado (7 a 14 dias).

DRESS

- Suspensão dos medicamentos suspeitos: a retirada imediata da droga responsável é o passo mais importante na terapêutica da DRESS. Os benzodiazepínicos, agudamente, e o ácido valpróico, após resolução da hepatite pelo seu metabolismo hepático, são usados com sucesso no controle das crises convulsivas (pacientes que fazem uso de anticonvulsivantes) em pacientes com DRESS. A gabapentina e o topiramato também têm sido usados com segurança como substitutos aos anticonvulsivantes aromáticos. Há casos descritos de DRESS mesmo com o uso de ácido valpróico, principalmente quando associado aos outros anticonvulsivantes.
- Intervenção medicamentosa: como a doença é autolimitada, em geral não há indicação para a terapia imunossupressora. Entretanto, em doentes com hepatite medicamentosa com eosinofilia e sintomas extra-hepáticos de hipersensibilidade, os corticóides sistêmicos (prednisona oral – 0,5 a 1 mg/kg/dia ou equivalente endovenoso) podem induzir rápida remissão, encurtar permanência hospitalar e prevenir outras complicações.

Urticária

- Suspensão dos medicamentos suspeitos.
- Corticosteróides sistêmicos: prednisona 0,5 a 1 mg/kg/dia durante períodos de 7-14 dias; evitar uso crônico; o uso de corticosteróides fundamenta-se no tratamento da fase tardia da reação IgE-mediada (início de 6-48 horas), portanto não atua diretamente na fase imediata (liberação da histamina).
- Anti-histamínicos no pronto-socorro: prometazina (50 mg IM) ou difenidramina endovenosa (1 a 2 mg/kg para crianças e 25 a 50 mg/dose para adultos).
- Anti-histamínicos para manutenção: via oral; hidroxizina (1 mg/kg/dia, dividido em três doses), dexclorfeniramina (2 mg a cada 6/6 ou 8/8 horas), loratadina (10 mg uma ou duas vezes ao dia), desloratadina (5 mg ao dia).
- Angioedema com sinais de evolução para anafilaxia (edema de laringe, edema de glote, broncoespamo, náuseas, vômitos, hipotensão arterial): adrenalina, solução 1:1.000 (1 mg/mL), aplicar 0,2 a 0,5 mL, intramuscular no vasto lateral (coxa), a cada 5 minutos (máximo de 0,01 mg/kg ou de 0,3 mg em crianças).

Eritema fixo medicamentoso

A medida fundamental é o afastamento do medicamento suspeito, orientando cuidadosamente o doente para evitar reexposição. Uso de corticosteróides tópicos são indicados nas lesões iniciais inflamatórias. A hiperpigmentação residual das lesões pode ser permanente.

Fotossensibilidade

- Suspensão ou troca do agente identificado.
- Tratamento sintomático de preferência com corticóides sistêmicos (0,5 mg/kg/dia, via oral de prednisona ou equivalente), durante 5 dias para os casos mais intensos e corticóides tópicos nos casos mais brandos.
- Proteção solar com roupas, evitando filtros solares.

SSJ-NET

- Diagnóstico e retirada das drogas suspeitas de forma precoce melhoram a sobrevida dos doentes com SSJ-NET.
- O doente deve ser tratado em unidades de terapia intensiva ou unidades de queimados.
- Terapêutica de suporte: é similar aos cuidados administrados para queimaduras extensas:
  a. Manutenção do equilíbrio hidroeletrolítico e suporte calórico. A perda hidroeletrolítica na SSJ-NET é menor que nas queimaduras, uma vez que não há dano vascular com edema e perda de fluido para o interstício vascular. A perda na SSJ-NET é maior por evaporação.
  b. Manipular o doente em ambiente aquecido (30 a 32°C), em condições estéreis e evitar trauma cutâneo (adesivos).
  c. Anticoagulação e prevenção de úlceras de estresse.
  d. Controle da dor e ansiedade.
  e. Cuidados pulmonares.
- Antibioticoterapia sistêmica: infecção (*S. aureus* e *P. aeruginosa*) é sem dúvida a principal complicação e causa de óbito nesses doentes. A pesquisa de bactérias e fungos na pele, mucosas, sangue e cateteres é obrigatória. Não existe consenso na literatura quanto ao uso dos antibióticos. Existem autores que usam esses agentes de forma profilática, enquanto outros só utilizam quando sinais de infecção estão presentes e/ou o agente infeccioso foi isolado.
- Cuidados com as mucosas:
  a. Cuidados oculares são obrigatórios e sempre realizados por oftalmologista.
  b. As mucosas bucal e nasal devem ser higienizadas com solução salina isotônica. No caso de haver crostas, estas devem ser retiradas. Cremes de antibióticos (mupirocina) podem ser utilizados.
  c. As mucosas urogenitais não devem ser descuidadas, pois também podem evoluir com sinéquias.
- Cuidados com a pele:
  a. Não existe consenso em relação aos cuidados com a pele. As abordagens podem ser mais agressivas com debridamento de pele não viável sob anestesia geral. Outros autores preferem tratamento mais conservador sem debridamento.

b. Anti-sépticos tópicos como nitrato de prata a 0,5% podem ser utilizados. Tópicos contendo sulfas devem ser evitados.
c. As áreas descoladas podem ser recobertas com gase do tipo rayon vaselinado ou curativos do tipo hidrogel. Alguns autores recomendam curativos biológicos.

- Terapêutica específica:

a. Também aqui não existe consenso quanto ao uso de medicamentos específicos para SSJ-NET. Muitos médicos utilizam apenas as medidas vistas nos itens anteriores.
b. Corticoterapia sistêmica: os estudos sugerem que a corticoterapia sistêmica prolonga o tempo de cicatrização, aumenta o risco de sepse, aumenta a mortalidade e não tem efeito na progressão da doença. Esses dados são baseados em estudos não randomizados, pois não existem estudos controlados. Existe na literatura uma tendência de abandonar o uso da corticoterapia sistêmica na SSJ-NET já instalada. O uso da corticoterapia ainda é discutível nas fases iniciais com a doença ainda em progressão.
c. Imunoglobulina endovenosa (IVIG): recentemente, o uso da IVIG em altas doses (1 g/kg de peso ao dia, durante 2 a 3 dias) surgiu na literatura como medida terapêutica promissora na progressão da doença. O seu uso baseia-se no fato de que a IVIG pode inibir a interação Fas–Fas ligante, interação esta diretamente envolvida na apoptose dos queratinócitos. O resultado dos estudos não é conclusivo. O grupo de estudiosos franceses não observou efeito na progressão da doença e contraindica seu uso em doentes idosos e doentes com insuficiência renal. O grupo da universidade de Miami observou redução significativa da mortalidade.

Evolução e complicações

As principais causas de mortalidade são: sepse por *S. aureus* e *P. aeruginosa;* edema pulmonar; tromboembolismo pulmonar; sangramento gastrintestinal.

Geralmente, a pele evolui sem cicatriz, porém alterações na pigmentação são quase inevitáveis e podem resultar em hiperpigmentação ou hipopigmentação. Quando ocorre perda ungueal, o novo crescimento pode ser com distrofia ou pode ocorrer anoníquia.

Erosões mucosas podem persistir por meses após a reepitelização da pele e podem deixar cicatrizes atróficas semelhantes às do penfigóide cicatricial.

As seqüelas oculares são as de maior morbidade. Pode ocorrer simbléfaro, entrópio, ectrópio, triquíase, opacidades da córnea e a formação de *pannus,* podendo resultar em cegueira.

As lesões dos lábios e da mucosa bucal geralmente se resolvem sem seqüelas. Fimose nos homens e sinéquia vaginal nas mulheres podem necessitar de cirurgia para correção. Sinéquias esofágicas e brônquicas também podem ocorrer.

Síndrome de Sjögren símile pode resultar do comprometimento das glândulas lacrimais e salivares.

LEITURA ADICIONAL

1. Forstater AT, Neuburger KJ. Life threatening dermatoses. In: Harwood-Nuss: clinical practice of emergency medicine. 4· ed. Philadelphia: Lippincott Williams and Wilkins; 2005. p.656-5.
2. Brady WJ, Perron AD, DeBehnke DJ. Serious generalized skin disorders. In: Tintinalli JE, Kelen GD, Stapczynski JS. Emergency medicine – American College of Emergency Physicians. 6. ed. McGraw-Hill; 2004. p.1513-20.
3. Chosidow OM, Stern RS, Wintroub BU. Cutaneous drug reactions. In: Kasper, Braunwald, Fauci, et al. Harrison´s principles of internal medicine. 16. ed. Mc-Graw-Hill; 2005. p.318-24.
4. Pichler W, Yawalkar N, Schmid S, et al. Pathogenesis of drug-induced exanthems. Allergy 2002; 57(10): 884-93.
5. Roujeau JC. Clinical heterogeneity of drug hypersensitivity. Toxicology 2005; 209: 123-9.
6. Feliciani C, Verrotti A, Coscione G, et al. Skin reactions due to anti-epileptic drugs: several case-reports with long-term follow-up. Int J Immunopathol Pharmacol 2003; 16(1): 89-93.
7. Knowles SR, Shapiro LE, Shear NH. Anticonvulsant hypersensitivity syndrome: incidence, prevention and management. Drug Safety 1999; 21(6): 489-501.
8. Criado PR, Criado RFJ, Vasconcellos C, et al. Drug-induced hypersensitivity syndrome due to anticonvulsants in a two-year-old boy. J Dermatol 2004; 31(12): 1009-13.
9. Criado PR, Criado RFJ, Vasconcellos C, et al. Reações cutâneas graves adversas a drogas – aspectos relevantes ao diagnóstico e ao tratamento – Parte II. An Bras Dermatol 2004; 79(5): 587-601.
10. Kano Y, Inaoka M, Shiohara T. Association between anticonvulsant hypersensitivity syndrome and human herpesvirus 6 reactivation and hipogammaglobulimeia. Arch Dermatol 2004; 140: 183-8.
11. Hashimoto K, Yasukawa M, Tohyama M. Human herpesvirus 6 and drug allergy. Curr Opin Allergy Clin Immunol 2003; 3: 255-60.
12. Grattan C, Powell S, Humphreys F. Management and diagnostic guidelines for urticaria and angio-oedema. Br J Dermatol 2001; 144(4): 708-14.
13. Zuberbier T. Urticaria. Allergy 2003; 58(12): 1224-34.
14. Lieberman P, Kamp SF, Oppenheimer J, et al. The diagnosis and management of anaphylaxis: an updated practice parameter. J Allergy Clin Immunol 2005; 115: S483-523.
15. Lee AY. Fixed drug eruptions: incidence, recognition, and avoidance. Am Journal Clin Dermatol 2000; 1(5): 227-85.
16. Huff JC, Weston LW, Tonnesen GM. Erythema multiforme: a critical review of characteristics, diagnostic criteria, and causes. J Am Acad Dermatol 1983; 8: 763-5.
17. Freedberg IM, Eisen AZ, Wolff K, et al. Erythema multiforme, Stevens-Johnson syndrome and toxic epidermal necrolysis. In: Fitzpatrick´s dermatology in general medicine. 6. ed. McGraw-Hill; 2003. p.543-57.
18. Assier H, Bastuji-Garin S, Revuz J, et al. Erythema multiforme with mucous membrane involvement and Stevens-Johnson syndrome are clinically different disorders with distinct causes. Arch Dermatol 1995; 131: 539-43.
19. SCAR Study Group. Correlation between clinical patterns and causes of erythema multiforme major, Stevens-Johnson syndrome and toxic epidermal necrolysis: results of an international prospective study. Arch Dermatol 2002; 138: 1019-24.
20. Ghislain PD, Roujeau JC. Treatment of severe drug reactions: Stevens-Johnson syndrome, toxic epidermal necrolysis and hypersensitivity syndrome. Disponível em: http://dermatology.cdlib.org/DOJvol8num1/reviews/drugrxn/ghislain.html.

Algoritmo 178.1 – Abordagem inicial das lesões cutâneas relacionadas a drogas

Lesão de pele e uso recente de medicamentos
↓
Achados que aumentam o risco de grave reação medicamentosa

História
- Prévia reação grave
- Infecção pelo vírus HIV
- Uso de medicações mais associadas com lesões cutâneas: sulfas, anticonvulsivantes, AINH, penicilinas, cefalosporinas
- Sintomas respiratórios

Exame físico
- Febre alta
- Artrite
- Hepatomegalia
- Linfonodomegalias
- Hipotensão
- Dispnéia, hipoxemia e sibilos

Propedêutica dermatológica
- Lesões confluentes
- Edema facial
- Dor e queimação na pele
- Púrpura palpável
- Necrose da pele
- Bolhas e descolamento da pele
- Erosões em mucosas
- Edema da língua
- Urticária
- Sinal de Nikolsky positivo

Exames complementares
- Eosinófilos > 1.500 mm^3
- Linfocitose com linfócitos atípicos
- Insuficiência renal
- Aumento de enzimas hepáticas
- Infiltrados pulmonares

Algoritmo 178.2 – Abordagem da SSJ-NET

Uso de medicação suspeita e presença de lesões cutâneas
↓
Lesões difusas, eritêmato-purpúricas, confluentes, bolhosas, com acometimento de mucosas e sintomas sistêmicos

Porcentagem de descolamento da pele
- < 10%: SSJ
- 10 a 30%: transição SSJ-NET
- > 30%: NET

Escores de gravidade e mortalidade para NET
↓
- Idade > 40 anos?
- Neoplasia?
- FC > 120 bpm?
- Descolamento inicial maior que 10%?
- Uréia sérica > 30 mg/dL?
- Glicemia > 250 mg/dL?
- Bicarbonato < 20 mEq/L?

↓
Nº de variáveis presentes
- 0-1: mortalidade 3,2%
- 2: mortalidade 12,1%
- 3: mortalidade 35, 8%
- 4: mortalidade 58,3%
- 5: mortalidade 90%

Abordagem e tratamento
- Colher exames gerais, ECG, RX, monitorizar
- Tentar transferir para unidade de queimados
- Suporte: manter hidratado, corrigir distúrbios eletrolíticos, manter temperatura externa, controle de dor e ansiedade
- Cuidados com a pele e mucosas; solicitar apoio da plástica e oftalmologia
- Tratar prontamente complicações: sepse, pneumonia, HDA, hipoxemia, hipotensão e choque
- Evitar corticosteróides
- Imunoglobulina: 1 g/kg de peso, endovenosa, por 2 a 3 dias

Lesões de Pele de Causa Infecciosa

CAPÍTULO 179

Ricardo Romiti

INFECÇÕES BACTERIANAS

TÓPICOS IMPORTANTES

Impetigo

- O impetigo é uma dermatose infecciosa altamente contagiosa, caracterizada pela presença de placas policíclicas ou circinadas com exsudato purulento e crostas melicéricas.
- Os agentes responsáveis são estafilococos e estreptococos.
- Medidas de higiene local e antibióticos tópicos geralmente são suficientes para o controle da enfermidade.
- Antibióticos sistêmicos somente serão indicados em casos extensos ou na prevenção da glomerulonefrite aguda.

Impetigo bolhoso

- Com topografia semelhante ao impetigo clássico, diferencia-se deste pela presença de vesículas e bolhas e pela sua rápida disseminação pela pele.
- O agente etiológico classicamente implicado é o *Staphylococcus aureus*.
- Quadros localizados podem ser tratados com cuidados locais e pomadas à base de mupirocina, ou ácido fusídico; no entanto, antibióticos sistêmicos à base de penicilina ou eritromicina são a droga de eleição no seu tratamento.

Ectima

- Quadro localizado e crônico da pele, caracterizado por ulceração dolorosa recoberta por crostas que evolui a partir de ferimentos mal cuidados.
- Deve ser diferenciado da leishmaniose, bem como de outras úlceras crônicas.
- Cuidados locais e antibióticos sistêmicos à base de dicloxaciclina ou eritromicina são as principais alternativas de tratamento.

Foliculite – Superficial

- Inflamação superficial dos folículos pilosos, geralmente ocorre após abrasão e inflamação da pele.
- Geralmente causada pelos estafilococos.
- Responde favoravelmente ao tratamento tópico sem deixar seqüelas.

Furúnculo – Carbúnculo

- Caracteriza-se por um nódulo inflamatório agudo que evolui a partir de foliculite da pele. A confluência de vários furúnculos origina o carbúnculo.
- Pode ser manifestação isolada ou evoluir de forma disseminada e recorrente.
- Casos simples são tratados com medidas locais e antibióticos tópicos. Em casos extensos, antibioticoterapia sistêmica e medidas de desinfecção das unhas e roupas estão indicadas. Ambas as lesões podem deixar cicatrizes.

Eritrasma

- Infecção cutânea superficial causada pelo *Corynebacterium minutissimum* morfologicamente e topograficamente semelhante à tinha crural e interdigital, caracteriza-se pela ausência de bordas inflamatórias ativas e pela presença de coloração vermelho-acastanhada.
- Seu sinal característico é a coloração vermelho-coral quando examinado à lâmpada de Wood.
- Apesar de causado por uma bactéria, responde favoravelmente aos antifúngicos tópicos.

Erisipelóide

- A erisipelóide é uma celulite localizada de evolução arrastada.
- Acomete classicamente profissionais que manipulam matérias de animais mortos.
- Responde favoravelmente à penicilina ou eritromicina.

Erisipela – Celulite

- Estreptococos e mais raramente estafilococos são os agentes mais comuns.
- A instalação do processo é rápida, demandando pronta intervenção.
- Geralmente acompanha-se de sinais e sintomas gerais de infecção, como queda do estado geral, febre e linfadenopatia.
- A penicilina é a droga eletiva para o tratamento e pode ser administrada por via oral, injetável ou endovenosa, de acordo com a gravidade do quadro. Repouso absoluto é condição essencial para a pronta melhora do quadro.
- Casos graves ou sujeitos a erisipelas de repetição podem evoluir com elefantíase ou esclerose da região acometida.

INTRODUÇÃO E DEFINIÇÕES

A pele humana é habitualmente colonizada por numerosas bactérias que habitam a superfície cutânea e os seus anexos. Em determinadas situações, o crescimento exagerado destes microrganismos pode causar doenças da pele ou de seus apêndices. Por outro lado, bactérias que não fazem parte integrante da flora cutânea podem colonizar a epiderme e levar a diferentes dermatoses.

As infecções bacterianas da pele podem representar um processo patogênico primário cutâneo ou uma manifestação cutânea secundária à infecção inicial de outro órgão. Classificam-se em infecções supurativas, decorrentes da proliferação de bactérias da pele, e em não-supurativas, decorrentes de manifestações de hipersensibilidade a antígenos bacterianos, como a síndrome da pele escaldada estafilocócica (SSSS) e a síndrome do choque tóxico.

As infecções supurativas da pele que acometem a epiderme são classicamente causadas por *Staphylococus aureus* e *Streptococus pyogenes* e incluem os quadros de impetigo e ectima. Já o eritrasma caracteriza uma infecção superficial da pele causada pelo *Corynebacterium minutis-simum*. Infecções dérmicas englobam o erisipelóide, a erisipela e a celulite; a fasciíte necrotizante acomete a fáscia muscular. Por fim, o folículo pilosebáceo está acometido nas foliculites, furunculoses e carbunculoses.

IMPETIGO

Caracteriza-se por uma infecção cutânea aguda e purulenta, muito superficial, inicialmente vesicular e, posteriormente, deixando características crostas melicéricas.

Etiologia e fisiopatologia

A infecção é devida aos estreptococos β-hemolíticos do grupo A, *Staphylococcus aureus* ou a uma infecção mista.

Com relação ao impetigo estreptocócico, verifica-se a colonização da pele previamente ao quadro cutâneo, cujo aparecimento é favorecido por pequenos traumas locais ou picadas de insetos. Após a penetração destes germes, pode ocorrer disseminação da infecção. Já em relação ao impetigo estafilocócico, ocorre inicialmente colonização da mucosa nasal e, a partir desta, contaminação da pele com o conseqüente surgimento das lesões de pele.

Achados clínicos

- Idade: crianças em idade pré-escolar, escolar e adultos jovens.
- Fatores predisponentes: condições de vida em aglomeração, má higiene e pequenos traumatismos não cuidados. Também ocorre "impetiginização" sobre lesões do eczema, escabiose ou outras dermatoses.
- Duração das lesões: dias a semanas.
- Sintomas cutâneos: geralmente assintomáticos; prurido e ardor podem estar presentes.
- Características das lesões (Tabela 179.I e Figura 179.1).
- Achados físicos: linfadenopatia regional pode estar presente.
- Complicações: glomerulonefrite, associada a determinadas cepas de estreptococos; celulite estreptocócica.

Tabela 179.I – Lesões cutâneas no impetigo

Morfologia	• Vesículas de paredes finas transitórias, depois crostas e erosões que regridem sem deixar seqüelas
Cor	• Crostas amarelo-ouro, melicéricas
Tamanho e formato	• 1,0 a 3,0 cm; arredondada ou oval; cicatrização central
Disposição	• Lesões disseminadas e isoladas, algumas grandes lesões confluentes; lesões-satélite ocorrem por auto-inoculação
Distribuição	• Face, braços, pernas, nádegas

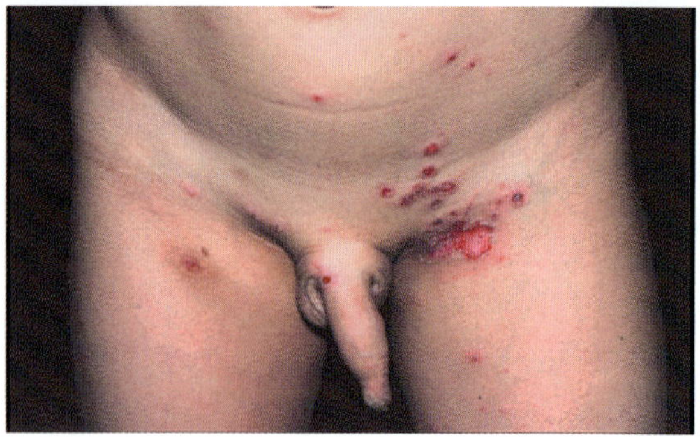

Figura 179.1 – Impetigo não bolhoso.

Exames complementares

- Coloração de Gram das vesículas iniciais: podem estar presentes cocos intracelulares Gram-positivos em cadeias ou cachos.
- Cultura: através do uso de um *swab* de cultura umedecido para dissolver as crostas, a fim de isolar os patógenos presentes na base da crosta. Pode-se ainda friccionar as lesões exsudativas.
- Hemograma: normal ou discreta leucocitose.

Diagnóstico diferencial

- No estádio vesicular inicial: varicela, herpes simples, prurigo-estrófulo.
- No quadro estabelecido: tinha *corporis*, ectima, pênfigo foliáceo.

Tratamento

A remoção das crostas através do uso freqüente de água e sabão, bem como aplicação de vaselina ou pomadas antibióticas, é essencial para o sucesso terapêutico.

Antibióticos tópicos são equivalentes ou mesmo superiores em eficácia se comparados à antibioticoterapia sistêmica. A mupirocina (ácido pseudomônico) a 2% e o ácido fusídico são pomadas antibióticas tópicas altamente eficazes tanto na eliminação dos estreptococos do grupo A quanto do *Staphylococcus aureus*.

Medidas desinfectantes locais como o uso de iodo-povidine e a clorexidina podem ser associadas ao tratamento, porém não parecem alterar a evolução do quadro.

A antibioticoterapia sistêmica é considerada útil para a maioria dos pacientes com impetigo disseminado e é indicação na prevenção da glomerulonefrite aguda pós-estreptocócica, na presença de lesões extensas. Pode também ser útil por aumentar a aderência ao tratamento em populações pouco esclarecidas e diminuir a transmissão entre contactantes. Estão indicados:

1. Penicilina comum ou penicilinas semi-sintéticas penicilase-resistentes, como a oxacilina.
2. Eritromicina (2 g por dia em adultos ou 30 a 50 mg/kg/d nas crianças, divididos em 4 doses), adminis-

trada durante 10 dias. Utilizada para os pacientes que não podem tomar penicilinas e caso o *Staphylococcus aureus* seja sensível à eritromicina.

3. Cefalexina (2 g por dia em adultos ou 25 a 50 mg/kg/dia nas crianças, divididos em 4 doses) também é altamente eficaz para o controle da enfermidade.
4. Dicloxacilina (dose de adulto, 1 a 2 g por dia, divididos em 4 doses, durante 10 dias).

IMPETIGO BOLHOSO

Esta forma de impetigo manifesta-se através de vesículas e bolhas disseminadas de paredes finas, surgindo sobre a pele normal e contendo líquido amarelo-claro ou levemente turvo, sem eritema circundante. Acomete principalmente a face, mas pode acometer qualquer região, incluindo até palmas, plantas e mucosas.

Etiologia e fisiopatologia

Causado por estafilococos que podem produzir uma exotoxina extracelular e que também produzem, raramente, além do impetigo bolhoso, uma doença esfoliativa (síndrome da pele escaldada estafilocócica). Habitualmente, o *S. aureus* pode ser isolado a partir de *swabs* nasais.

Achados clínicos

- Idade: neonatos ou crianças mais velhas; eventualmente adultos.
- Fatores predisponentes: pode ocorrer sob a forma epidêmica em enfermarias de lactentes.
- Características das lesões cutâneas (Tabela 179.II e Figura 179.2).

Exames complementares

- Coloração de Gram das vesículas iniciais: cocos Gram-positivos, extracelulares e no interior dos polimorfonucleares (PMN).
- Cultura: *S. aureus*.

Diagnóstico diferencial

- Varicela bolhosa (que provavelmente representa uma superinfecção de varicela pelos estafilococos).

Tabela 179.II – Lesões cutâneas no impetigo bolhoso

Morfologia	• Vesículas e bolhas: paredes finas, que se rompem facilmente, sem eritema circundante, que contêm um líquido límpido de amarelo-claro a amarelo-escuro; posteriormente, crostas e erosões
Disposição	• Lesões disseminadas, isoladas. Cura central e extensão periférica determinam lesões circinadas
Distribuição	• Tronco, face, regiões intertriginosas

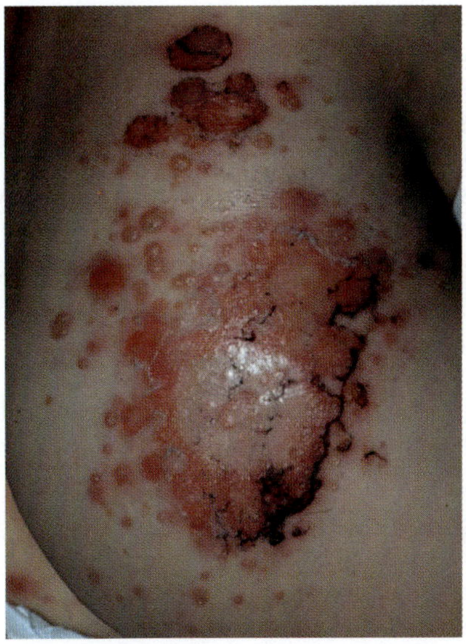

Figura 179.2 – Impetigo bolhoso.

- Candidíase intertriginosa.
- Pênfigo foliáceo.
- Epidermólise bolhosa congênita nos recém-nascidos.

Tratamento

A pomada de mupirocina a 2% é tratamento eficaz para alguns casos de impetigo bolhoso e deve ser aplicada nas lesões, nas narinas e regiões flexurais. Entretanto, o tratamento padrão consiste na administração de antibióticos sistêmicos, que incluem:

- Cefalexina (2 g por dia em adultos ou 25 a 50 mg/kg/d nas crianças, divididos em 4 doses) também é altamente eficaz para o controle da enfermidade.
- Dicloxacilina (dose de adulto, 1 a 2 g por dia, divididos em 4 doses, durante 10 dias).
- Alternativamente, caso o *S. aureus* seja sensível, eritromicina (dose igual à descrita no impetigo).

ECTIMA (IMPETIGO ULCERATIVO)

Esse é um termo controverso que se refere a uma infecção bacteriana ulcerativa, coberta por crostas aderentes, de curso arrastado e doloroso, mais comumente de membros inferiores.

Etiologia

Mais freqüentemente causada pelos estreptococos do grupo A ou pelos estafilococos, ou por ambos.

Achados clínicos

- Idade: crianças, adolescentes, idosos.
- Fatores predisponentes: lesões não cuidadas; desenvolve-se em escoriações, picadas de insetos, escabiose, pequenos

traumatismos em pacientes idosos, soldados, trabalhadores de esgoto, alcoólicos, pessoas desabrigadas.

- Duração das lesões: semanas.
- Características das lesões cutâneas (Tabela 179.III e Figura 179.3).
- Sintomas cutâneos: prurido, mas geralmente a dor local é que predomina.
- Evolução: as lesões geralmente regridem, deixando cicatriz.

Exames complementares

O diagnóstico pode ser confirmado pela coloração de Gram e pela cultura de bactérias.

Diagnóstico diferencial

- Leishmaniose cutânea.
- Úlcera de estase.
- Pioderma gangrenoso.

Tratamento

- Melhoria das condições de higiene é essencial.
- A antibioticoterapia sistêmica está geralmente indicada de modo semelhante ao impetigo bolhoso.

Tabela 179.III – Lesões cutâneas no ectima (impetigo ulcerativo)

Morfologia	• Vesículas ou pústulas sobre base eritematosa de início, evoluindo com úlceras de bordas elevadas e enduradas, violáceas com crostas aderentes centrais
Cor	• Crostas amarelo-acinzentadas escuras
Tamanho e formato	• Arredondada ou oval, 0,5 a 3,0 cm
Palpação	• Endurecida e dolorosa
Disposição	• Disseminadas, isoladas
Distribuição	• Tornozelos, dorsos dos pés, pernas, nádegas

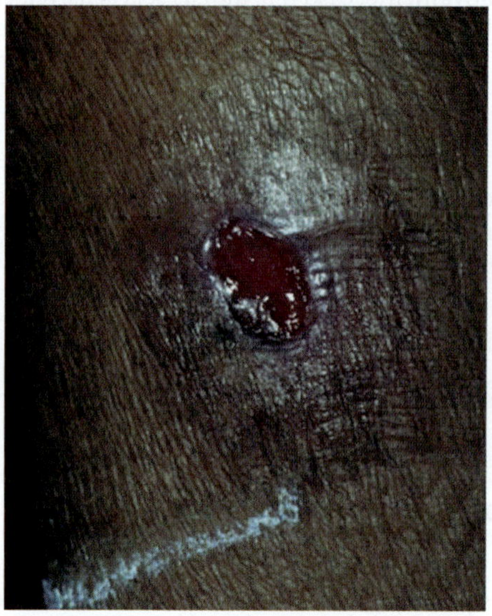

Figura 179.3 – Ectima em membros inferiores.

FOLICULITE SUPERFICIAL

Esta inflamação superficial dos folículos pilosos, geralmente bacteriana, regride sem deixar seqüelas.

Etiologia

O agente classicamente encontrado é o estafilococo coagulase positivo; porém, em condições de debilidade do hospedeiro, bacilos coliformes e estafilococos coagulase negativos, entre outros, podem estar envolvidos.

Achados clínicos

- Fatores predisponentes: agravada pelo barbear, acometendo a área da face e pescoço, axilas, virilhas e pernas. Exposição a óleos minerais, alcatrão, corticóides tópicos, pastas adesivas, curativos oclusivos plásticos desencadeiam ou exacerbam o quadro.
- Duração das lesões: dias.
- Características das lesões cutâneas: Tabela 179.IV.
- Sintomas cutâneos: habitualmente indolor ou levemente dolorosa; pode ser pruriginosa.

Tabela 179.IV – Lesões cutâneas na foliculite superficial

Morfologia	• Pústula restrita ao óstio do folículo piloso
Cor	• Amarelo-escuro ou cinza, com eritema
Disposição	• Disseminadas ou, mais freqüentemente, agrupadas
Distribuição	• Face: foliculite (sicose) da barba decorrente de infecção estafilocócica. As papulopústulas podem fundir-se formando placas profundamente infiltradas, semelhantes à tinha da barba, tipo quérion • Couro cabeludo e pernas: impetigo folicular de Bockhart • Tronco: foliculite por *Pseudomonas aeruginosa* (associada a banheiras e hidromassagens de "banho quente") • Dorso: *Candida albicans* acometendo o dorso de pacientes acamados por tempo prolongado; em bebês persistentemente enfermos, geralmente semelhantes a furúnculos na face ("periporite supurativa")

Exames complementares

- Coloração de Gram: cocos Gram-positivos no interior dos PMN.
- Cultura: *S. aureus, Candida albicans, Pseudomonas aeruginosa.*

Diagnóstico diferencial

- Área da barba: acne, verruga plana, molusco contagioso, tinha da barba, eczema herpético.
- Tronco: tinha do corpo, miliária pustulosa.

Tratamento

Devem ser removidos os agentes irritativos (p. ex., alcatrão, óleos minerais).

A pomada de mupirocina ou ácido fusídico pode ser eficaz para a foliculite por *S. aureus* e é aplicada nas áreas pilosas acometidas e nas narinas.

A antibioticoterapia sistêmica está indicada para a foliculite por *S. aureus* nos casos extensos e resistentes ao tratamento convencional.

FURÚNCULO E CARBÚNCULO

Furúnculo é um nódulo inflamatório agudo, profundamente implantado, eritematoso, quente e muito doloroso. Carbúnculo é um conglomerado de múltiplos furúnculos coalescentes.

Etiologia e fisiopatologia

O quadro evolui a partir de uma foliculite estafilocócica para quadros com necrose e destruição folicular.

Achados clínicos

- Idade: adolescentes e adultos jovens, crianças com dermatite atópica.
- Sexo: mais comum em meninos.
- Fatores predisponentes: estado de portador crônico de estafilococos nas narinas ou no períneo; fricção de colares ou cintos; obesidade; deficiência bactericida (exemplos: doença granulomatosa crônica, deficiência da quimiotaxia, síndrome de hiper-IgE). Pode complicar a escabiose, a pediculose ou as escarificações.
- Duração das lesões: dias, com eventuais recorrências em intervalos variáveis.
- Características das lesões cutâneas: Tabela 179.V.
- Sintomas cutâneos: dor latejante e invariavelmente intensa.
- Sintomas constitucionais: não raramente, febre baixa e mal-estar.

Tabela 179.V – Lesões cutâneas no furúnculo e carbúnculo

Morfologia	• Nódulo endurecido e, posteriormente, abscesso flutuante com tampão necrótico central; na evolução, rompe-se em uma úlcera, com halo eritematoso
Cor	• Vermelho-vivo
Palpação	• Endurecido
Formato	• Arredondado
Disposição	• Lesões únicas isoladas ou algumas lesões múltiplas
Distribuição	• Disseminada, isolada
Local predileto	• Só ocorrem onde há folículos pilosos e em áreas sujeitas à fricção e à transpiração: nariz, pescoço, face, axilas e nádegas

Exames complementares

Hemocultura em casos com febre e/ou sintomas constitucionais antes do início do tratamento.

Incisão e drenagem do abscesso para a coloração de Gram, cultura e testes de sensibilidade aos antibióticos.

Diagnóstico diferencial

- Herpes simples necrótico.
- Hidradenite supurativa (acometendo axila, virilha ou vulva).
- Ectima gangrenoso.

Tratamento

A maioria dos casos regride com incisão, drenagem e antibioticoterapia sistêmica. Nos casos não tratados adequadamente a doença tem evolução imprevisível. A furunculose simples é tratada pela aplicação de calor local. A incisão e a drenagem são comumente necessárias, particularmente para os carbúnculos.

Em geral, não há necessidade de antibiótico sistêmico, exceto nos pacientes sob risco de bacteremia (exemplo: imunossuprimidos), na furunculose com celulite circundante ou com febre. Nestes casos, ela deve ser tratada com antibióticos sistêmicos, tais como a cefalexina ou a eritromicina por 14 dias.

Às vezes, a furunculose é complicada pela bacteremia e a possível semeadura hematogênica das válvulas cardíacas, articulações, coluna vertebral, ossos longos e vísceras (especialmente os rins). Alguns pacientes estão sujeitos à furunculose recorrente. Em outros, ocorre episódio isolado.

A furunculose recorrente é de difícil controle. Isso pode estar relacionado à persistência de estafilococos nas narinas, períneo e pregas corporais. Excluir diabetes ou outras condições subjacentes. Ocasionalmente, o controle pode ser obtido com banhos freqüentes (não de banheira) com sabonete de iodo-povidine e pomadas antibacterianas (mupirocina) aplicadas diretamente no interior das narinas e regiões flexurais e sob as unhas. A antibioticoterapia adequada é mantida até que todas as lesões tenham regredido e, posteriormente, deve ser administrada sob a forma profilática de uma dose diária, durante vários meses. Alternativamente, a rifampicina (600 mg, via oral, durante 7 a 10 dias) é eficaz.

ERITRASMA

Eritrasma (do grego, "mancha vermelha") é uma infecção bacteriana crônica e superficial da pele, afetando áreas intertriginosas dos pés, virilhas e axilas.

Etiologia

Causada pelo *Corynebacterium minutissimum.*

Achados clínicos

- Idade: adultos.
- Raça: incidência mais elevada em negros obesos de meia-idade.
- Fatores predisponentes: diabetes; clima quente-úmido.

- Duração das lesões: meses a anos.
- Características das lesões cutâneas (Tabela 179.VI e Figura 179.4).
- Sintomas cutâneos: ardência ou prurido.

Tabela 179.VI – Lesões cutâneas no eritrasma

Morfologia	• Máculas descamativas (finas), nitidamente marginadas na ausência de bordas inflamatórias
Cor	• Vermelha ou vermelho-amarronzada
Disposição	• Lesões esparsas, separadas, placas confluentes
Locais de predileção	• Virilha, axila, interglúteos, submamário e interdígitos

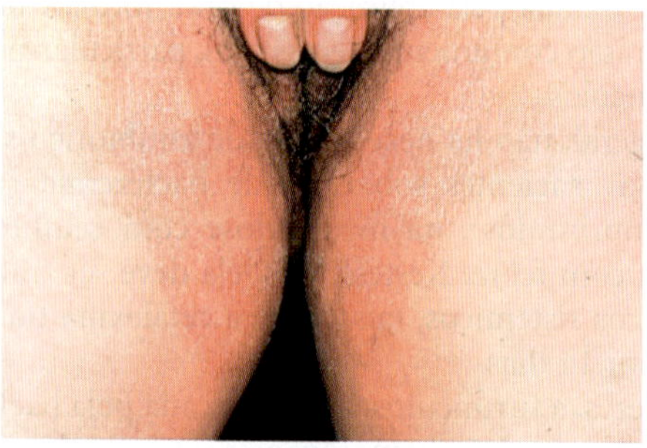

Figura 179.4 – Eritrasma.

Exames complementares

- Exame microscópico direto das escamas com KOH (5%): bastonetes e filamentos.
- Lâmpada de Wood: fluorescência vermelho-coral característica, atribuída à presença da coproporfirina III.

Diagnóstico diferencial

- *Tinha cruris* e *pedis.*
- Dermatite seborreica.
- Psoríase de padrão invertido.
- Dermatite friccional em pacientes obesos.

Tratamento

- Habitualmente, os banhos com sabonete de iodo-povidine são suficientes para os casos mais leves.
- Ocorre resposta favorável aos antifúngicos azóis tópicos como o clotrimazol, miconazol e econazol creme, aplicados duas vezes ao dia até a regressão do quadro.
- Casos extensos terão boa remissão com o uso de eritromicina (250-500 mg, via oral, de 6 em 6 horas, durante 14 dias). Recidivas podem ocorrer.
- Os agentes antibacterianos tópicos são pouco eficazes.

ERISIPELÓIDE

Erisipelóide é uma celulite aguda, de evolução lenta, que ocorre nos locais de inoculação, mais comumente nas mãos, e geralmente é operacional, associada à manipulação de animais mortos ou partes animais, tais como peixes, mariscos, carnes, aves domésticas, couros e ossos.

Etiologia e fisiopatologia

- *Erysipelothrix rhusiopathiae*: bastonete Gram-positivo.
- Escoriação, arranhadura ou ferida puntiforme durante a manipulação de matéria orgânica contendo o microrganismo determinará o quadro infeccioso subseqüente.
- Transmissão: o microrganismo é principalmente saprofítico. As infecções humanas são restritas às pessoas que manipulam matérias de animais mortos, sejam comestíveis (carne, aves, peixe, marisco, crustáceos), sejam não-comestíveis (ossos, conchas). Não há vetores. Não-contagioso.

Achados clínicos

- Idade: adultos.
- Ocupação: pescador, peixeiro, açougueiros, trabalhadores em processamento de carnes, aviários, fazendeiros, veterinários, trabalhadores de abatedouros, empregadas domésticas.
- Distribuição geográfica: em todo o mundo.
- Período de incubação: 1 a 4 dias.
- Características das lesões cutâneas: Tabela 179.VII.
- Sintomas cutâneos: prurido, queimação, incômodo, dor.
- Sintomas sistêmicos: incomuns.
- Linfangite ou linfadenite: podem estar associadas.

Tabela 179.VII – Lesões cutâneas no erisipelóide

Morfologia	• Placa edemaciada e dolorosa, com bordas elevadas, irregulares e nitidamente definidas, ocorrendo no local da inoculação. Progride perifericamente, com regressão central. Vesiculação incomum. Não-supurativa, não deixa cicatriz
Cor	• Inicialmente, coloração vermelho-arroxeada. Acastanhada durante a resolução
Distribuição	• Dedos ou mão, espalhando-se para o punho e para o antebraço, porém não além destas áreas

Exames complementares

- Diagnóstico clínico através da história e da aparência clínica característica.
- Cultura: difícil; mais bem-sucedida a partir das bordas da lesão. Pode-se injetar uma solução salina não-bacteriostática no interior das bordas progressivas da lesão e posteriormente cultivar-se o aspirado.

Diagnóstico diferencial

- Celulite.
- Dermatite alérgica de contato.
- Perniose.

Tratamento

- Medicamento de escolha: penicilina V, 250 a 500 mg por via oral de 6 em 6 horas, durante 10 dias.
- Alternativa: eritromicina, 500 mg, 4 vezes ao dia, durante 7 dias.
- Habitualmente autolimitada, regredindo espontaneamente dentro de aproximadamente 3 semanas.
- Pode ocorrer a recidiva. Raramente, a endocardite ou a artrite séptica podem complicar a bacteremia.

CELULITE, ERISIPELA

A celulite é uma infecção aguda e disseminada da derme e dos tecidos subcutâneos, caracterizada por área edematosa, com calor e rubor local, classicamente acometendo o local de entrada do agente infeccioso. É comum observar-se linfangite associada ao quadro.

A erisipela representa forma de celulite superficial que acomete principalmente os membros inferiores e a face.

Etiologia e fisiopatologia

O agente classicamente encontrado em adultos é o estreptococo β-hemolítico do grupo A. Raramente, o quadro pode ser desencadeado por *Staphylococcus aureus*. Menos freqüentes, pneumococos, estreptococos do grupo B, *E. coli*, *Proteus mirabilis*, *Acinetobacter*, *Enterobacter* e *Pseudomonas aeruginosa* podem estar associados.

É infecção universal que acomete principalmente idosos e indivíduos imunossuprimidos. A penetração do agente na pele ocorre por solução de continuidade. Traumatismos, úlceras de perna e tinhas interdigitais representam freqüentes portas de entrada; no entanto, em muitos casos estas não são evidenciadas. Em crianças, ocorre penetração através da mucosa nasal ou ouvido médio. Após a penetração, ocorre multiplicação bacteriana e conseqüente processo inflamatório local. O número de microrganismos tende a ser pequeno quando comparado à intensidade da resposta inflamatória.

Achados clínicos

- Fatores predisponentes: linfedema crônico (inclusive aquele decorrente de erisipelas de repetição), diabetes, uso de drogas endovenosas e outros estados de imunocomprometimento.
- Período de incubação: poucos dias.
- Pródromo: mal-estar, anorexia, febre e calafrios podem preceder o quadro.
- Características das lesões cutâneas (Tabela 179.VIII e Figuras 179.5 a 179.9).
- Sinais e sintomas associados: habitualmente dolorosa. Linfonodos podem estar regionalmente aumentados e dolorosos.
- Evolução: casos prontamente tratados evoluem bem e sem seqüelas. Alguns casos, principalmente após erisipelas recidivantes, podem evoluir com linfedema ou mesmo elefantíase, favorecendo a instalação de novos surtos de infecção. Em outros casos, o processo inflamatório prolongado e/ou recorrente evolui com endurecimento e esclerose persistentes da derme e tecido subcutâneo, quadro este denominado lipodermatoesclerose.

Tabela 179.VIII – Lesões cutâneas na erisipela e na celulite

Morfologia	• Placa edematosa e sensível à palpação, de tamanho variável, com bordas geralmente mal definidas, irregulares e levemente elevadas
	• Nas erisipelas, o processo tende a ser mais bem delimitado com bordas nítidas. Vesículas e bolhas (erisipela bolhosa), bem como áreas de hemorragia, necrose, erosões e abscessos podem surgir na placa. Linfangite pode estar associada
Cor	• Eritêmato-violácea ou púrpura-azulada nos casos associados ao *H. influenzae* (crianças)
Distribuição	• Adultos: pernas e mais raramente face (região auricular) e membros
	• Crianças: região periorbitária, malar

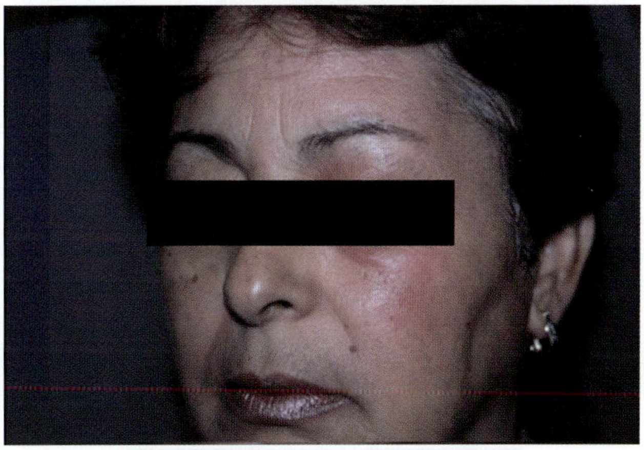

Figura 179.5 – Erisipela de face.

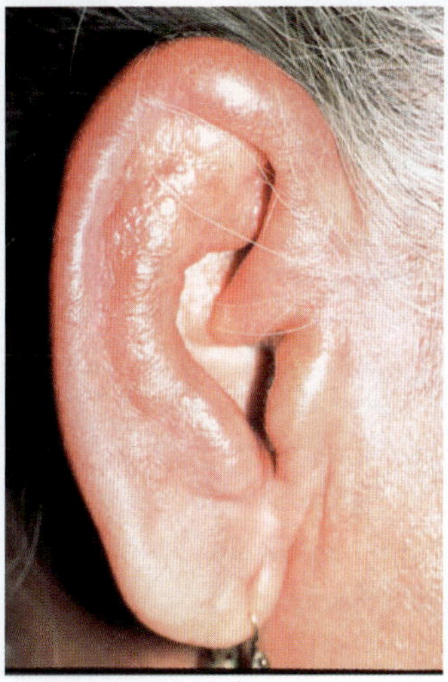

Figura 179.6 – Erisipela de pavilhão auricular.

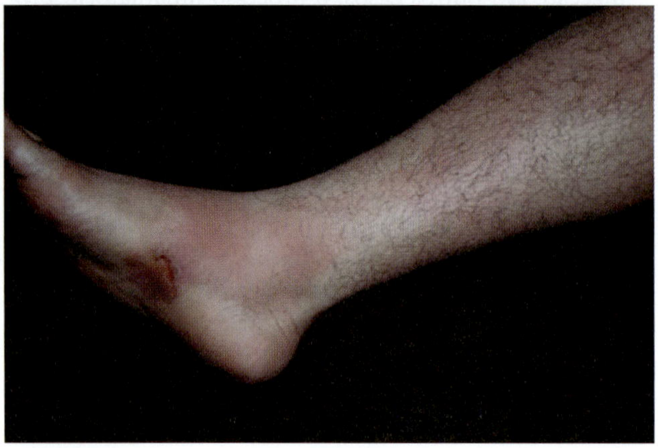

Figura 179.7 – Erisipela secundária à tinha dos pés infectada.

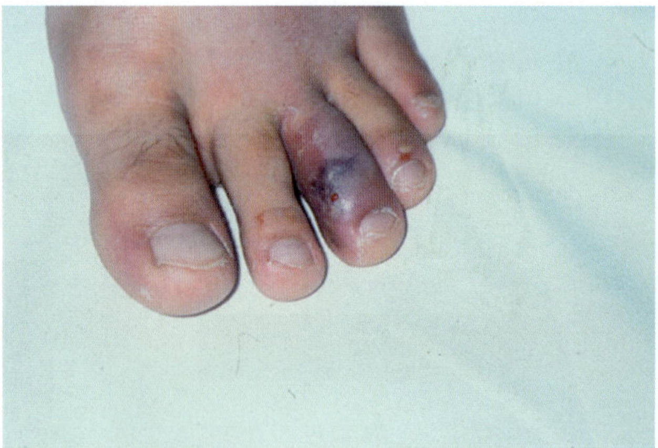

Figura 179.8 – Celulite de membro inferior.

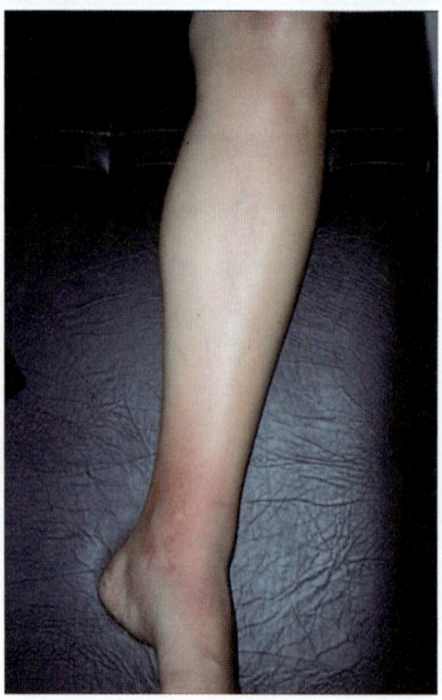

Figura 179.9 – Celulite de membro inferior.

Exames complementares

- O diagnóstico é eminentemente clínico.
- A cultura apresenta positividade em menos de 25% dos casos.

Diagnóstico diferencial

Os principais diagnósticos diferenciais são: trombose venosa profunda, tromboflebite, dermatite de contato, picada de inseto, celulite eosinofílica (síndrome de Wells), urticária gigante, herpes zoster, erupção medicamentosa, carcinoma erisipelóide, fasciíte necrotizante e paniculites.

Tratamento

- Repouso no leito. Em doentes de risco para tromboembolismo, anticoagulantes devem ser associados.
- Cuidados locais à base de pomadas de antibióticos como a mupirocina e neomicina, bem como banhos de permanganato de potássio no caso de lesões abertas, secretantes ou bolhosas. Medidas analgésicas podem ser associadas.
- Penicilina é a droga de escolha para o tratamento da erisipela: penicilina procaína na dose de 400.000 a 800.000 U, duas vezes ao dia, via intramuscular, por 10 a 14 dias ou penicilina V oral na dose de 250 a 500 mg de 6/6 horas durante 14 dias estão indicados. Em casos graves, penicilina cristalina 200.000 U/kg/dia de 4/4 horas, via endovenosa, por 14 dias. A azitromicina e claritromicina são drogas alternativas, sobretudo, em alérgicos.
- Em casos de erisipela de repetição, a profilaxia com penicilina-benzatina, 1.200.000 U, via intramuscular, a cada 28 dias, pode ser necessária.

FASCIÍTE NECROTIZANTE

Infecção aguda e grave da fáscia muscular, geralmente antecedida por trauma de partes moles.

Etiologia e fisiopatologia

Habitualmente causada por estreptococos do grupo A ou por uma associação polimicrobiana, incluindo organismos aeróbios e anaeróbios, como estreptococos do grupo A, enterobactérias, *S. aureus*, *Peptostreptococcus* etc. Ocorre após trauma cirúrgico ou associada a úlceras de decúbito, abscessos ou perfuração intestinal.

Achados clínicos

Ocorre queda do estado geral, febre e toxemia associados à sinais flogísticos locais, seguidos de celulite e necrose.

Tratamento

O desbridamento deve ser o mais precoce possível, com remoção da fáscia e subcutâneo. Antibioticoterapia deve ser associada de acordo com o agente causal.

INFECÇÕES FÚNGICAS

TÓPICOS IMPORTANTES

Tinha do corpo

- Lesões papulares e descamativas ocorrem em disposição anular, com crescimento periférico de bordas ativas e regressão central das lesões no tronco, membro e face.
- Formas localizadas podem ser tratadas com antifúngicos tópicos; a terapêutica sistêmica está indicada em quadros extensos.

Tinha dos pés

- Acomete predominantemente as plantas e os interdígitos, atingindo o dorso do pé apenas por continuidade de lesões plantares.
- Pode ser via de acesso para a infecção estreptocócica, produzindo linfagite ou celulite.
- Em geral, há necessidade de antifúngico sistêmico.

Tinha das mãos e das unhas (oncomicose)

- Dermatofitose crônica das mãos, habitualmente unilateral; os pacientes quase sempre têm tinha dos pés preexistente, geralmente nas plantas e nos espaços interdigitais, e comumente onicomicose das mãos associada.
- O tratamento é feito com antifúngicos sistêmicos e por longo tempo.

Tinha crural

- Dermatofitose aguda, subaguda ou crônica da parte superior e interna das coxas, que acomete, preferencialmente, adultos jovens.
- O tratamento é tópico, embora, se não houver resposta, ou houver irritação devida aos antifúngicos tópicos, administrar terapêutica sistêmica.

Candidíase mucocutânea

- Placas esbranquiçadas, leitosas e removíveis da mucosa oral ou vaginal.
- Sua presença nos indivíduos infectados pelo HIV correlaciona-se com um grau moderado de imunodeficiência.
- As formas clínicas mais freqüentes são: vulvovaginite, balanopostite, candidíase das fraldas, candidíase interdigital e intertriginosa candidíase paroniquial.
- O tratamento pode ser feito com antifúngicos tópicos ou sistêmicos.

INTRODUÇÃO E DEFINIÇÕES

Micoses compreendem grupos de afecções causadas por fungos. Elas podem ser divididas, classicamente, em micoses superficiais e profundas (micoses profundas não serão tópicos deste capítulo).

As micoses superficiais são infecções fúngicas limitadas às camadas queratinizadas ou semiqueratinizadas da pele ou localizadas na sua superfície. Podem acometer a pele, as mucosas e classificam-se em:

- Micoses superficiais cutâneas e cutâneo-mucosas:
  - Dermatofitoses (tinhas);
  - Candidíase;
  - Dermatomicoses (por fungos não dermatófitos e leveduras exógenas).
- Micoses superficiais propriamente ditas:
  - Pitiríase versicolor;
  - Piedra branca;
  - Piedra preta;
  - Tinha negra.

As micoses superficiais mais prevalentes em nosso meio, notadamente, são:

- Dermatofitoses: são micoses superficiais cutâneas, determinadas pela colonização dos tecidos queratinizados (pele, pêlo e unhas) por fungos dermatófitos em sua forma assexuada (gêneros *Microsporum*, *Trichophyton* e *Epidermophyton*). São exclusivos da espécie humana (antropofílicos), próprios de animais domésticos ou silvestres (zoofílicos) ou vivem no solo (geofílicos). As manifestações clínicas das diferentes dermatofitoses são o resultado da destruição da queratina pelo agente infeccioso e da resposta inflamatória do hospedeiro.
- Candidíase mucocutânea: infecção micótica superficial que ocorre nas áreas cutâneas úmidas e mucosas causada pela *Candida albicans.*
- Pititíase versicolor: uma infecção fúngica superficial causada pelo *Pityrosporum orbiculare (ovale).*

TINHA DO CORPO

Lesões papulares e descamativas ocorrem em disposição anular, com crescimento periférico de bordas ativas e regressão central de lesões no tronco, membro e face ("tinha anular").

Etiologia

A infecção é adquirida de uma lesão ativa no animal (*Trichophyton verrucosum*, *Microsporum canis*), pelo contato humano direto (*Trichophyton rubrum*) ou, mais raramente, pelo contato com o solo.

Achados clínicos

- Fatores predisponentes: contato com filhotes de animais, pessoas ou mesmo terra.
- Características das lesões cutâneas (Tabela 179.IX e Figuras 179.10 e 179.11).

Tabela 179.IX – Lesões cutâneas na tinha do corpo

Morfologia	• Placas descamativas nitidamente demarcadas, de dimensões variáveis, com ou sem pústulas ou vesículas
Disposição	• Crescimento periférico e regressão central, produzindo uma configuração anular
Distribuição	• Lesões isoladas e, ocasionalmente, múltiplas e confluentes
Locais prediletos	• Pele exposta dos membros superiores, tronco e pescoço

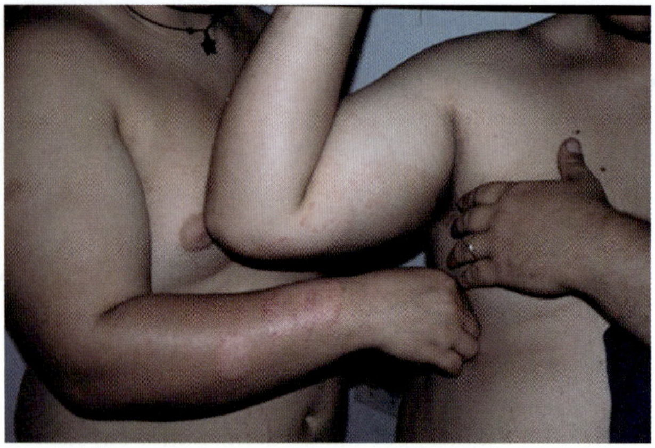

Figura 179.10 – Lesões cutâneas na tinha do corpo.

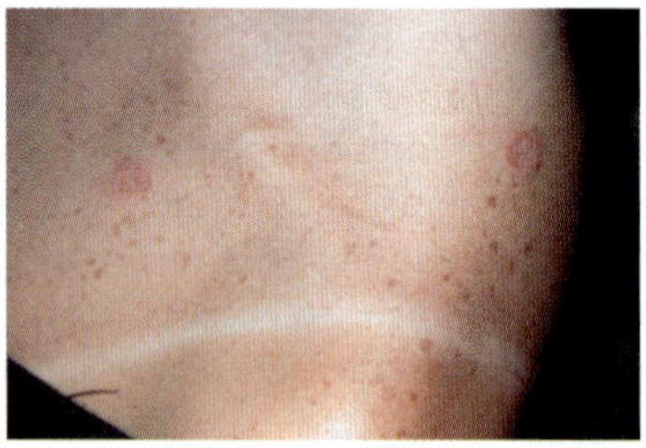

Figura 179.11 – Tinha do corpo.

Exames complementares

Exame microscópico direto e cultura das escamas retiradas da borda da lesão.

Diagnóstico diferencial

Dermatite de contato, psoríase, pitiríase rósea, pitiríase versicolor e eritemas figurados.

Tratamento

As formas localizadas podem ser prontamente tratadas com antifúngicos tópicos, uma a duas vezes ao dia. Incluem-se neste grupo diferentes drogas que devem ser aplicadas em toda a região acometida até a regressão completa do quadro (Tabela 179.X). A terapêutica sistêmica está indicada em quadros extensos, naqueles crônicos, recorrentes ou resistentes ao tratamento tópico, nos pacientes imunossuprimidos ou mesmo naqueles que não aderem ao tratamento tópico. Os principais esquemas terapêuticos sistêmicos estão detalhados na Tabela 179.XI.

Tabela 179.X – Antifúngicos tópicos

Derivados azólicos	• Oxiconazol • Miconazol • Clotrimazol • Econazol • Cetoconazol • Sulconazol
Alilaminas	• Terbinafina • Naftifina
Derivados de benzilina	• Butenafina
Hidroxipiridonas	• Ciclopirox olamina

Tabela 179.XI – Antifúngicos sistêmicos

Terbinafina	• 250 mg/dia por 2 a 4 semanas
Itraconazol	• 100 a 200 mg/dia por 7 dias
Fluconazol	• 150 a 300 mg/dia por 2 a 4 semanas
Cetoconazol*	• 200 mg/dia por 4 a 8 semanas
Griseofulvina**	• 500 mg/dia até cura clínica e micológica

* Risco de hepatotoxicidade (raro).
** Risco de recidiva, devido à rápida eliminação da droga do extrato córneo.

TINHA DO PÉ E INTERDIGITAL

Comumente designada "pé-de-atleta", esta é uma das variantes mais comuns das dermatofitoses, de amplo espectro clínico e tendência às recidivas. Acomete predominantemente as plantas e interdígitos, atingindo o dorso do pé apenas por continuidade de lesões plantares.

Tende a ser crônica, com exacerbação no verão. Pode ser via de acesso para a infecção estreptocócica, produzindo linfagite ou celulite, especialmente nos pacientes cujas veias da perna foram retiradas para cirurgia de revascularização coronariana e que apresentam edemas leve e crônico da perna.

Etiologia

Mais comumente, *Trichophyton rubrum*, *Trichophyton mentagrophytes* e *Epidermophyton floccosum*.

Achados clínicos

- Fatores predisponentes: clima quente e úmido; sapatos fechados.
- Características das lesões cutâneas: Tabela 179.XII.

Tabela 179.XII – Tinha do pé

Morfologia	• Descamação mais maceração e vesículas ou bolhas
Cor	• Vermelha; descamações brancas e opacas
Distribuição	• Geralmente localizada no terceiro e quarto espaços interdigitais e, por último, nas solas, especialmente no arco (na maioria dos casos, *Thichophyton mentagrophytes*); descamação e hiperqueratose das solas, estendendo-se até o pé, na área coberta por uma sapatilha de balé, geralmente causada pela *Trichophyton rubrum* (também conhecida como tinha de mocassim)

Exames complementares

Exame microscópico direto e cultura para fungos.

Tratamento

- Cuidados gerais: manter os pés sempre bem secos e evitar calçados fechados por tempos prolongados, evitar também calçados sem meias. Evitar ambientes onde ocorra exposição direta dos pés a ambientes úmidos.

- Tratamento tópico: eficaz para as formas localizadas e interdigitais. Porém, a acentuada espessura do epitélio plantar dificulta a penetração dos agentes terapêuticos, muitas vezes levando a recorrências e cronificação do quadro, exigindo intervenção sistêmica.
- Estágios vesiculares agudos: banhos com permanganato de potássio (1: 40.000), seguidos de antifúngicos tópicos.
- Subagudo (maceração, descamação): preparações tópicas (derivados azólicos, alilaminas ou hidroxipiridonas) aplicadas 2 x/dia por 4 a 6 semanas.
- Crônico: o mesmo tratamento tópico do estágio subagudo.
- Tratamento sistêmico:
  - Itraconazol, 100 a 200 mg/dia por 30 dias.
  - Terbinafina, 250 a 500 mg/dia por 30 dias.
  - Fluconazol, 50 a 150 mg/semana por até 6 semanas.
  - Griseofulvina, 500 mg/dia, às refeições, até cura clínica e micológica, durante no mínimo 4 semanas. Se as unhas dos pés estiverem envolvidas, o tratamento pode levar 6 meses ou mais. A griseofulvina não é eficaz, isoladamente, para a tinha crônica dos pés, a menos que associada ao tratamento tópico.

Cetoconazol 200 a 400 mg/d, por 1 a 2 meses, é uma alternativa eficaz para a griseofulvina. Há risco de lesão hepática com cetoconazol oral; as enzimas hepáticas devem ser monitorizadas.

TINHA DAS MÃOS

A *tinha manus* é uma dermatofitose crônica das mãos, habitualmente unilateral e, na maioria dos casos, da mão dominante; os pacientes quase sempre têm *tinha pedis* preexistente, geralmente nas plantas e nos espaços interdigitais, e comumente onicomicose das mãos associada.

Etiologia

Mais comumente *Trichophyton rubrum.*

Achados clínicos

Características das lesões cutâneas (Tabela 179.XIII e Figura 179.12).

Exames complementares

Exame microscópico direto e cultura das escamas retiradas da borda em expansão ou região descamativa.

Tabela 179.XIII – Lesões cutâneas na tinha das mãos

Morfologia	• Hiperqueratose, pápulas descamativas e vesículas agrupadas
Cor	• Eritematosa
Disposição	• Anulares, policíclicas, especialmente no dorso da mão
Distribuição	• Hiperqueratose difusa das palmas ou descamação variegada sobre o dorso e lados dos dedos; 50% dos pacientes têm comprometimento unilateral

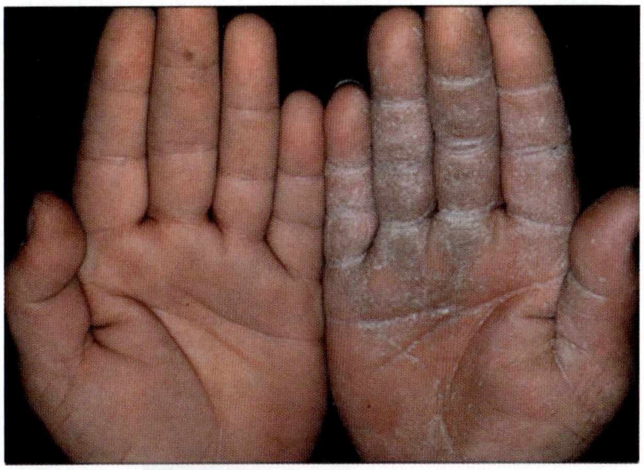

Figura 179.12 – Tinha da mão.

Tratamento

O tratamento local é o mesmo habitualmente prescrito para a tinha dos pés. Casos disseminados atualmente demandam intervenção sistêmica.

Quando estiver associada à onicomicose, a tinha das mãos pode recidivar depois do tratamento, e isso pode ser um problema frustrante, principalmente nos pacientes que utilizam as mãos para atividades delicadas ou que as expõem ao público. Nestes casos, tratamento sistêmico também estará indicado.

TINHA DAS UNHAS (ONICOMICOSE)

Tinha das unhas é a infecção da lâmina ungueal por dermatófitos; onicomicose inclui a infecção das unhas por qualquer fungo, inclusive dermatófitos, leveduras do gênero *Candida*, leveduras exógenas, bem como outros gêneros de fungos existentes na terra ou em ambientes úmidos.

Quadro crônico e recorrente, a dermatofitose das unhas dos pés é muito comum, principalmente com o avançar da idade e em pessoas que têm contato prolongado dos pés com ambientes úmidos ou calçados fechados (domésticas, executivos etc.). Caracteriza-se pela lenta e por vezes dificultosa resposta ao tratamento.

Etiologia

Os agentes etiológicos mais comuns da tinha das unhas são *Trichophyton rubrum* (mais freqüente), *T. mentagrophytes* e *Epidermophyton floccosum*. A onicomicose devida aos fungos não dermatófitos geralmente é causada pelas espécies de *Candida*.

Achados clínicos

- Os fatores predisponentes são: redução no fluxo sangüíneo (como acontece com o aumento da idade) e lesão dos nervos periféricos contribuem para a suscetibilidade da ceratina ungueal às infecções pelos dermatófitos, como acontece com a compressão mecânica pelos sapatos. A *Candida* só invade a lâmina ungueal na candidíase mucocutânea crônica, porém outras espécies de *Candida* e dermatófitos também podem acometer as unhas previamente doentes, como ocorre na psoríase.

As lesões ungueais são:

- Onicomicose subungueal distal: uma mancha branco-castanho-amarelada na borda livre da unha. A hiperceratose subungueal acarreta a separação da lâmina ungueal do seu leito, com acumulação subungueal de resíduos ceratinosos friáveis (Figura 179.13).

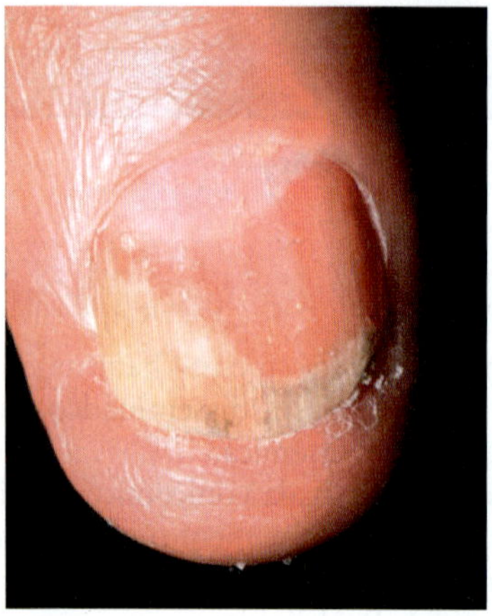

Figura 179.13 – Onicomicose subungueal distal.

- Onicomicose superficial branca: aparece como uma área branca nitidamente demarcada sobre a lâmina ungueal (dos dedos dos pés). A superfície da unha é friável e áspera. Essa apresentação é relativamente comum nos pacientes infectados com HIV, tanto nas unhas das mãos, quanto dos pés.
- Onicomicose subungueal proximal: apresentação rara. Começa com uma área branco-acastanhada na parte proximal da lâmina ungueal. Pode aumentar e envolver toda a unha.
- Infecção por *Candida*: espessamento da lâmina ungueal, que fica áspera, estriada e, finalmente, desintegrada em uma massa hiperceratótica quebradiça, fissurada e calosa.

Exames complementares

Exame microscópico direto dos raspados e cultura.

Diagnóstico diferencial

- Onicodistrofias traumáticas.
- Psoríase ungueal.
- Líquen plano ungueal.
- Traqueoníquia.

Tratamento

A eficácia terapêutica levará em conta o isolamento e a identificação do agente causal. O estado geral do paciente, o uso de medicações concomitantemente ao quadro e a tentativa prévia de diferentes esquemas antifúngicos influenciam a eficácia terapêutica. As diferentes opções terapêuticas são detalhadas a seguir (Tabela 179.XIV).

Tabela 179.XIV – Tratamento da onicomicose

Palmar	• Itraconazol: 200 mg/dia por 6 semanas ou 400 mg/dia durante 1 semana/mês por 2 meses • Terbinafina: 250 mg/dia por 6 semanas • Fluconazol: 150 a 300 mg/semana por 6 a 9 meses • Griseofulvina*: 500 a 1.000 mg/dia até a cura clínica/micológica
Plantar	• Itraconazol: 200 mg/dia por 12 semanas ou 400 mg/dia durante 1 semana/mês por no mínimo 3 meses • Terbinafina: 250 mg/dia por no mínimo 3 meses • Fluconazol: 150 a 300 mg/semana por 12 a 18 meses • Griseofulvina*: 500 a 1.000 mg/dia até a cura clínica/micológica

* A griseofulvina, ao contrário dos outros antifúngicos da tabela, age exclusivamente contra dermatófitos, fato este que, associado à sua reduzida eficácia e à longa duração do tratamento, tem limitado sua utilização.

TINHA CRURAL

Tinha cruris é uma dermatofitose aguda, subaguda ou crônica da parte superior e interna das coxas, que acomete, preferencialmente, adultos jovens.

Etiologia

Geralmente causada pelo *Epidermophyton floccosum* ou *Trichophyton rubrum*.

Achados clínicos

- Fatores predisponentes: ambientes quentes e úmidos, roupas apertadas, obesidade, hiperhidrose.
- Características das lesões cutâneas: Tabela 179.XV.

Exames complementares

- Exame microscópico direto e cultura dos raspados para presença de micélios.

Tabela 179.XV – Lesões cutâneas na tinha crural

Morfologia	• Placas com margens eritêmato-descamativas nítidas e algumas pústulas ocasionais e embranquecimento central
Cor	• Vermelho escuro
Disposição	• Arciforme, policíclica
Distribuição	• Áreas intertriginosas e parte superior da coxa adjacente e nádegas. O escroto raramente é envolvido, ao contrário do que ocorre na candidíase
Sintomas	• Prurido

Diagnóstico diferencial

Os principais são: eritrasma, dermatite de contato, intertrigo simples, dermatite seborréica e psoríase invertida.

Tratamento

Para as tinhas cruris aguda e subaguda localizada, usar preparação tópica. Se não houver resposta, ou houver irritação devida aos antifúngicos tópicos, administrar terapêutica sistêmica. Os esquemas terapêuticos são sobreponíveis àqueles indicados para a tinha do corpo (Tabela 179.XI).

TINHA DO COURO CABELUDO

Tinha capitis é uma tricomicose dermatofítica do couro cabeludo, sendo a infecção aguda caracterizada pela inflamação folicular com nódulos dolorosos macios que drenam pus e acarretam alopecia cicatricial. A infecção subaguda e crônica é caracterizada por placas descamativas e assintomáticas. Acomete essencialmente crianças e, raramente, adultos (Figura 179.14).

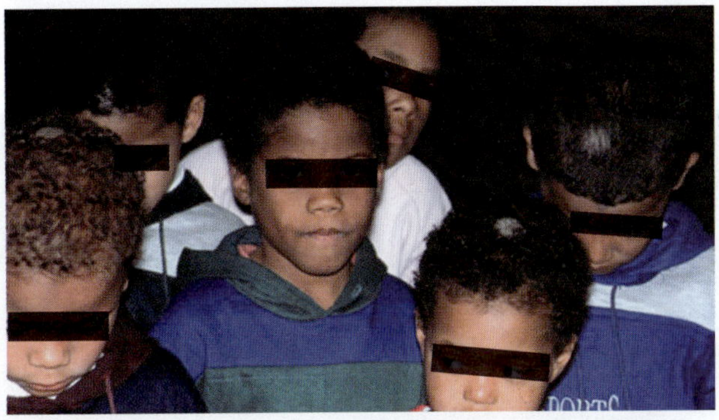

Figura 179.14 – Tinha do couro cabeludo afetando um grupo escolar.

Etiologia

- Lesões não-inflamatórias: invasão da diáfise pilosa pelos dermatófitos, principalmente *Microsporum audouini* (entre crianças, pelo barbeiro, chapéus, assentos de cinema), *M. canis* (filhotes de cão para criança e, depois, entre as crianças), ou *Trichophyton tonsurans* e *T. schönleinii*.
- Lesões inflamatórias: *M. canis*, *T. tonsurans*, *T. verrucosum* e outros.

Achados clínicos

- Tinha tonsurante: os cabelos quebram próximo à superfície apresentando placas de tonsura. Tende a ser difusa e mal circunscrita. Ao exame pela luz de Wood, os dermatófitos do gênero *Microsporum* têm fluorescência esverdeada, enquanto os do gênero *Trichophyton* não fluorescem, exceto o *T. schönleinii*, que tem fluorescência verde-palha.
- Querion (do grego *kerion*, "favo-de-mel"): nódulos inflamados, purulentos, elevados e macios, e placas que são extremamente dolorosas e drenam pus. Os cabelos não se quebram, porém caem e podem ser puxados sem dor. Regride com alopecia cicatricial. Linfadenopatia regional pode estar presente (Figura 179.15).

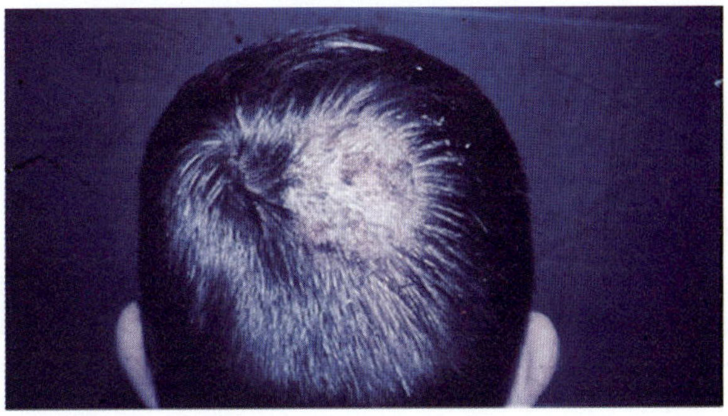

Figura 179.15 – Querion.

- Favus: atrofia cutânea, formação de cicatriz e alopecia cicatricial são típicas do favus, devido à infecção pelo *Thichophyton schoenlenii*. Também conhecido como escutula, isto é, crostas aderentes amareladas presentes no couro cabeludo. Somente nas zonas limítrofes os cabelos ainda crescem normalmente. Atualmente, os favus se tornaram muito raros na Europa ocidental e América do Norte. Em algumas partes do mundo (Oriente Médio, sul da África), contudo, ele ainda é endêmico.

Exames complementares

- Exame da fluorescência com lâmpada de Wood.
- Exame microscópico direto e cultura.

Tratamento

- Não existe lugar para a terapia tópica no manejo da tinha do couro cabeludo.
- A griseofulvina representa a droga tradicionalmente utilizada no seu tratamento.
- O itraconazol e a terbinafina representam novas e eficazes alternativas ao tratamento. Os efeitos adversos em crianças são comparáveis aos da população adulta e tendem a ser leves e temporários (Tabela 179.XVI).
- Relatos de falência hepática em adultos com o uso prolongado da terbinafina foram descritos. A maioria destes casos, no entanto, envolvia pacientes com graves distúrbios sistêmicos associados.
- Interações medicamentosas são mais prevalentes com o uso de itraconazol e englobam extensa lista de drogas, in-

Tabela 179.XVI – Tratamento da tinha do couro cabeludo

Terbinafina (4 semanas)	• 62,5 mg/dia (10 a 20 kg) • 125 mg/dia (20 a 40 kg) • 250 mg/dia (mais de 40 kg)
Itraconazol (2 a 4 semanas)	• 5 mg/kg/dia de solução de 100 mg/10 mL (menos de 10 kg) • 100 mg em dias alternados (10 a 20 kg) • 100 mg/dia (21 a 49 kg) • 200 mg/dia (mais de 49 kg)
Griseofulvina (até cura clínica e micológica)	• 125 mg/dia (10 a 20 kg) • 250 mg/dia (20 a 40 kg) • 500 mg/dia (mais de 40 kg)

cluindo anticonvulsivantes, anti-arrítmicos, anti-histamínicos, principalmente o astemizol e a terfenadina, antibióticos macrolídeos e antimicobacterianos, bloqueadores de canal de cálcio e benzodiazepínicos, entre outros.

CANDIDÍASE MUCOCUTÂNEA

Candidíase mucocutânea é uma infecção micótica superficial que ocorre nas áreas cutâneas úmidas e mucosas causada pela Candida albicans. Muitos pacientes têm fatores predisponentes que alteram a imunidade local, como aumento da umidade no local da infecção, diabetes, tratamento com antibiótico ou alteração na imunidade sistêmica.

Acomete pessoas que mergulham as mãos na água, donas-de-casa, garçons, floristas, lavadeiras e domésticas. Outros fatores predisponentes são: obesidade, hiperidrose, calor, maceração, déficits imunológicos (depressão de função dos linfócitos T), poliendocrinopatias, gestação, anticoncepcionais orais, agentes antibacterianos sistêmicos, corticóides sistêmicos e tópicos, debilidade crônica (carcinoma, leucemia) ou quimioterapia.

A candidíase mucocutânea crônica caracteriza síndrome rara de deficiência seletiva de imunidade celular à cândida caracterizada por quadros crônicos e recorrentes de infecção da pele, mucosas e unhas pela cândida, eventualmente associada a endocrinopatias.

Achados clínicos

A candidíase mucosa é caracterizada, mais freqüentemente, pela presença de placas esbranquiçadas, leitosas e removíveis da mucosa oral ou vaginal; sua presença nos indivíduos infectados pelo HIV correlaciona-se com um grau moderado de imunodeficiência. Definição de caso de SIDA pela Vigilância do CDC. Candidíase do esôfago, traquéia, brônquios ou pulmões é uma condição definidora de SIDA, se o paciente não apresenta outra causa de imunodeficiência e desconhece seu estado de anticorpos anti-HIV. A maioria dos pacientes é assintomática. Algumas vezes podem queixar-se de queimação ou diminuição da sensação gustativa. Preocupação estética acerca de coalhos brancos sobre a língua. Odinofagia pode estar associada.

As características das lesões cutâneo-mucosas são descritas na Tabela 179.XVII e demonstradas nas Figuras 179.16 e 179.17.

As formas clínicas mais freqüentes são:

- Vulvovaginite: prurido; secreção branco-amarelada espessa, semelhante a coágulos; eritema na pela e na mucosa vaginal. Dissemina-se para o períneo e virilha. Pústulas-satélites.
- Balanopostite: erosões, pústulas planas, edema, descamação .
- Candidíase das fraldas: eritema, edema com lesões papulares e pustulares; erosões, exsudação, descamação semelhante a um colarete nas margens das lesões envolvendo as áreas perigenital e perianal, faces internas das coxas e nádegas.
- Candidíase interdigital e intertriginosa: lesões erosivas, eritematosas, policíclicas e nitidamente demarcadas, com descamações semelhantes a um colarete e lesões pustula-

Tabela 179.XVII – Características das lesões na candidíase

Morfologia	• Candidíase pseudomembranosa: placas esbranquiçadas removíveis em qualquer superfície mucosa; varia em tamanho, de 1,0 a 2,0 mm até extensiva e disseminada; a remoção com chumaço de gaze seca evidencia uma superfície mucosa eritematosa ou sangrante • Candidíase atrófica: placas lisas, avermelhadas e atróficas • Candidíase hipertrófica (leucoplasia por cândida): placas esbranquiçadas que não podem ser removidas, mas regridem com terapia prolongada • Quelite angular: eritema, fissuras, intertrigo no ângulo da boca • Intertrigo: axilar, inguinal, perineal, balanopostite
Cor	• Branca e cremosa
Distribuição	• Dorso da língua, mucosa bucal, palato mole/duro, faringe estendendo-se inferiormente para o esôfago e árvore traquiobrônquica • Candidíase atrófica: palato mole/duro, mucosa bucal, superfície dorsal da língua • Leucoplasia: mucosa bucal, língua, palato duro
Unhas	• Paroníquia por cândida

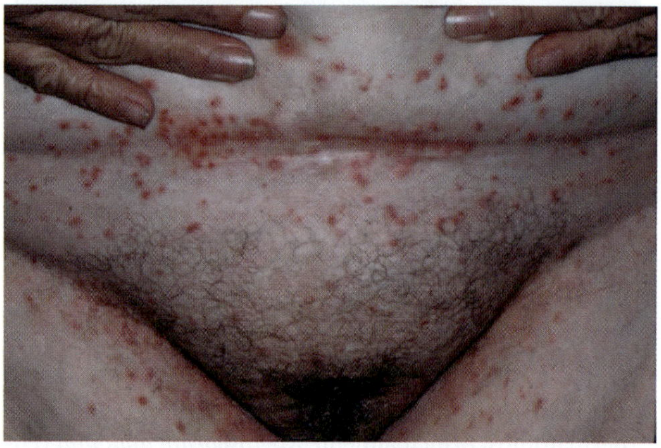

Figura 179.16 – Candidíase em paciente diabética.

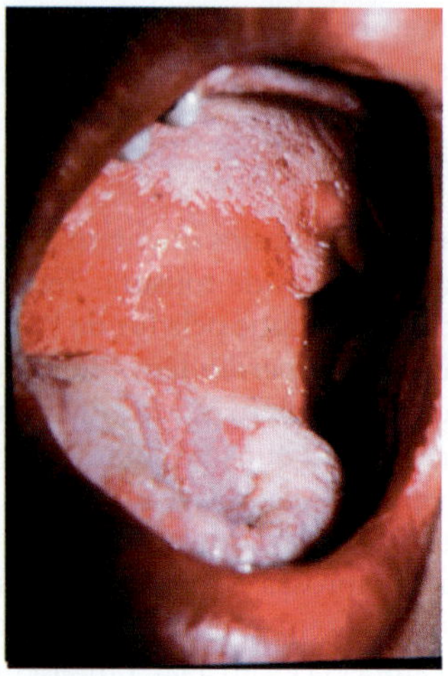

Figura 179.17 – Candidíase oral.

res na periferia. Área interdigital (geralmente entre o terceiro e o quarto dedos), submamária, virilha e escroto.

- Candidíase paroniquial: eritema e edema das pregas ungueais associados à dor. A compressão libera material purulento e cremoso da prega ungueal. As unhas podem apresentar onicólise distal, escurecimento e acavalgamento.

Exames complementares

- Exame microscópico direto da pele ou raspado mucoso, ou do pus, usando corante de Gram ou preparação de KOH a 5%.
- A cultura é essencial para a identificação específica da *C. albicans*.

Diagnóstico diferencial

- Leucoplasia pilosa oral, língua geográfica, língua piliforme, líquen plano oral, lúpus eritematoso, sífilis secundária e irritação por mordedura.

Tratamento

- Vulvovaginite: óvulos ou supositórios vaginais usados uma vez ao dia na hora de deitar (por 3 a 7 dias): clotrimazol, miconazol, outros imidazólicos, alilaminas. Os parceiros masculinos também devem ser tratados para evitar a candidíase conjugal.
- Balanite: creme imidazóico tópico várias vezes ao dia. Manter prepúcio retraído.
- Candidíase das fraldas: pomada de nistatina tópica. Evitar calças de borracha, fraldas plásticas e uso excessivo de produtos de higiene.
- Candidíase interdigital e intertriginosa: para as lesões interdigitais, usar cremes de nistatina, imidazol ou alilamina. Para as lesões intertriginosas, manter as superfícies arejadas a maior parte do tempo; roupas largas; pomada de nistatina tópica depois da aplicação do pó de nistatina ou miconazol. Antifúngicos sistêmicos podem ser usados em casos resistentes e extensos.
- Candidíase paroniquial: aplicação de violeta genciana a 2% em água, profundamente sob a cutícula, uma vez ao dia. Evitar a imersão em água. Antifúngico tópico, duas vezes ao dia. Em certos casos, se a violeta genciana falhar, está indicado um antifúngico sistêmico.

PITIRÍASE VERSICOLOR

Pitiríase versicolor é uma infecção fúngica superficial, assintomática e crônica, caracterizada por máculas descamativas de coloração variável, comumente brancas ou acastanhadas. Caracteriza-se pelo surgimento na adolescência ou idade adulta e forte tendência à recorrência nos meses quente e úmidos (Figura 179.18).

Etiologia e fisiopatologia

- Etiologia: *Pityrosporum orbiculare (ovale)*.

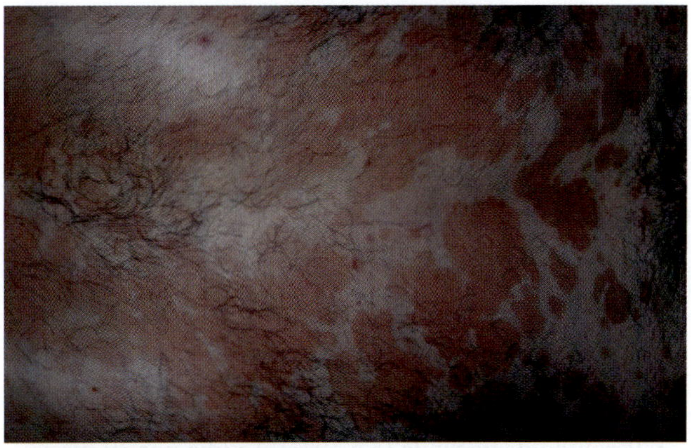

Figura 179.18 – Pitiríase versicolor extensa do dorso.

- Os fatores climáticos parecem ser importantes, já que a doença é muito mais comum nos trópicos e no verão das latitudes temperadas. Os níveis altos de cortisol parecem aumentar a suscetibilidade – tanto na síndrome de *Cushing* quanto com a administração prolongada de corticóides (tópicos ou sistêmicos).

Achados clínicos

- As lesões cutâneas estão descritas na Tabela 179.XVIII.

Tabela 179.XVIII – Lesões cutâneas na pitiríase versicolor

Morfologia	• Máculas nitidamente demarcadas com descamação fina, que é facilmente evidenciada com a borda de uma lâmina de microscópio de vidro ou após estiramento da pele
Cor	• Marrom de várias intensidades e matizes; máculas branco-esmaecidas
Tamanho e formato	• Máculas redondas ou ovais com dimensões variando de 1,0 cm a áreas extensas (> 30 cm)
Distribuição	• Lesões discretas variegadas
Locais prediletos	• Parte superior do tronco, braços, pescoço, abdome e mais raramente na face

Exames complementares

- Exame microscópico direto das descamações: hifas e esporos caracterizando aspecto conhecido como "espaguete e almôndegas".
- Exame sob lâmpada de Wood: fluorescência rósea-dourada.

Diagnóstico diferencial

- Papilomatose reticulada e confluente de Gougerot-Carteaud, pitiríase rósea, sífilis secundária, vitiligo e hipocromias pós-inflamatórias.

Tratamento

O tratamento da pitiríase versicolor pode representar um desafio terapêutico devido às altas taxas de resistência e recidivas pós-tratamento. Os tratamentos tópicos e sistêmicos podem ser associados visando melhorar a eficácia terapêutica. Observar que as manchas hipocrômicas residuais podem persistir após o tratamento adequado e só melhoram com exposição solar.

Os agentes tópicos são:

- Agentes físicos e químicos:
  - Buchas ou esponjas no banho auxiliam a remoção mecânica das lesões;
  - Aplicações de sulfeto de selênio (2,5%) durante 7 dias; lavar em 30 minutos. Depois, repetir o tratamento semanalmente por 6 semanas;
  - Propilenoglicol 50% em água, 2 x/dia por 14 dias;
  - Peróxido de benzoila (5 a 10%), 1 x/dia por 30 dias;
  - Hipossulfito de sódio a 40% à noite por 30 dias;
  - Outros: formulações à base de enxofre, ácido salicílico.
- Antifúngicos:
  - Derivados azoles: esquemas variam de aplicações únicas até tratamentos 2 x/dia por 21 dias;
  - Destacam-se: terbinafina creme ou ciclopirox olamina 2 x/dia por 7 dias.
- Os antifúngicos sistêmicos recomendados são:
  - Cetoconazol: 200 mg via oral, ao dia, durante 5 a 10 dias;
  - Itraconazol: 100 a 200 mg/dia por 7 a 10 dias;
  - Fluconazol: 300 mg/semana por 2 semanas;
  - Observação: a terbinafina, apesar de eficaz topicamente na pitiríase versicolor, não representa boa eficácia quando utilizada sistemicamente.

INFECÇÕES PARASITÁRIAS

TÓPICOS IMPORTANTES

Escabiose

- Doentes com prurido persistente, principalmente noturno, acometendo as áreas cobertas e interdígitos devem ser avaliados para a possibilidade de escabiose.
- O exame clínico geralmente é suficiente para o diagnóstico.
- Sempre examinar e, se necessário, tratar todos os contactantes.
- Repetir o tratamento após uma semana a fim de evitar recidivas.
- Casos resistentes ao tratamento são raros e a falha terapêutica geralmente se deve ou à falta de aderência ao esquema terapêutico ou a reinfecções a partir dos contactantes.

Pediculose e ftiríase

- Doentes, principalmente crianças, com prurido no couro cabeludo ou na nuca sempre devem ser examinados quanto à presença de piolhos e lêndeas.
- Em doentes com higiene adequada, o número de parasitas pode ser mínimo, dificultando o diagnóstico.
- O tratamento é relativamente simples e eficaz se aplicado corretamente.
- Falhas de tratamento geralmente se devem principalmente à reinfecção no ambiente familiar e escolar.

Miíase

- Doentes com miíase cavitária são prontamente diagnosticados e tratados, já casos de miíase furunculóide muitas vezes são submetidos a antibioticoterapias sistêmicas prolongadas e desnecessárias antes do diagnóstico correto.
- Nos casos de miíase furunculóide, histórias de permanência no campo precedendo o quadro auxiliam a suspeita diagnóstica.

Larva migrans cutânea

- A visita a praias ou terrenos arenosos freqüentados por cães e gatos levando à queixa de prurido e escoriação de certas regiões do corpo expostos à areia sugerem o diagnóstico de larva migrans.
- O quadro clínico geralmente é característico e não requer exames laboratoriais complementares.
- A infecção secundária decorrente de escoriações e a eczematização decorrente de terapêuticas intempestivas e inadequadas muitas vezes dificultam e retardam o diagnóstico correto.

Ixodíase

- A estada no campo, principalmente nos meses mais frios do ano, bem como o contato com eqüinos, sugerem o diagnóstico de ixodíase.
- A remoção adequada do carrapato evita complicações secundárias.
- Uma vez feito o diagnóstico acertado, o tratamento é simples e rápido.

Infecções parasitárias são aquelas causadas por organismos que parasitam a pele ou seus anexos durante ao menos um de seus estágios de desenvolvimento. Fazem parte deste grupo as espécies que desenvolvem todo o seu ciclo de vida no hospedeiro humano, como as pediculoses, e também aquelas que vivem apenas parte do seu ciclo de vida como ectoparasitas humanos, como é o caso das infecções por carrapatos. As manifestações cutâneas podem ser restritas às regiões de acometimento pelo parasita ou também desencadear extensas reações inflamatórias e pruriginosas, como na escabiose.

ESCABIOSE

A escabiose é uma doença ectoparasitária de natureza extremamente contagiosa resultante da infestação da pele pelo *Sarcoptes scabiei*.

Etiologia e fisiopatologia

A escabiose é causada por um ácaro, o *Sarcoptes scabiei var hominis*, cuja fêmea fecundada penetra na camada córnea, pondo dois a três ovos por dia, no total de 10 a 25, e depois morre. O macho permanece na superfície da pele e morre logo após fecundar a fêmea. A presença do ácaro e dos produtos de seu metabolismo, o deslocamento da fêmea no sulco intra-epidérmico e o conseqüente depósito de seus ovos têm papel importante no estímulo antigênico da pele e a determinação do prurido, geralmente intenso e de exacerbação noturna.

A afecção tende a ser espécie-específica. Assim, o *Sarcoptes scabiei var hominis* não é encontrado em animais e o *S. scabiei var canis* geralmente não é transmissível aos humanos. O contágio ocorre através do contato pessoal direto e muitas vezes como doença sexualmente transmissível. No meio ambiente, o ácaro raramente sobrevive por mais de meia hora.

Achados clínicos

O ácaro pode infestar qualquer segmento corpóreo. Ele tende a se propagar mais acentuadamente nas regiões cobertas e protegidas do tegumento, poupando as áreas seborréicas, principalmente a face (com exceção das crianças e imunossuprimidos).

A característica papuleritematosa, muitas vezes escoriada, pode ser evidenciada nos interdígitos, punhos, cintura pélvica e região proximal das coxas. O pênis é um local de predileção (Figura 179.19). Nas mulheres, a região das mamas é freqüentemente acometida. Já a face, as palmas e plantas estão acometidas nas crianças. A lesão patognomômica da escabiose nem sempre identificável, é representada por um pequeno túnel eritematoso com vesícula na sua extremidade, contendo a fêmea adulta ou seus ovos. Já o prurido é característica marcante da escabiose variando de brando a inquietante.

Infecções secundárias, eczematizações, escoriações, pústulas e lesões vesiculosas podem acompanhar o quadro. Nódulos pruriginosos (sarna nodular) são característicos da região genital, principalmente da bolsa escrotal, e são extremamente refratários ao tratamento, podendo persistir por meses mesmo quando da eliminação do parasita.

Em pacientes com higiene adequada, as lesões são mais escassas e o diagnóstico pode ser difícil. Por vezes, a única manifestação é o prurido. A sarna crostosa ou norueguesa acomete imunossuprimidos, malnutridos e indivíduos sem acesso a medidas de higiene, na forma de extensas áreas com crostas e fissuras envolvendo palmas, plantas, face e couro cabeludo. O prurido pode ser exacerbado ou mesmo estar ausente. Há um grande número de parasitas nas lesões, determinando alta contagiosidade.

Exames complementares

O quadro clínico geralmente é suficiente para o diagnóstico correto. Em casos dúbios, pode-se proceder:

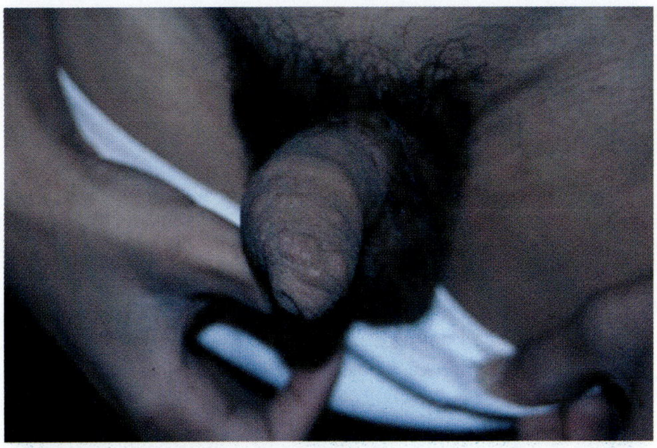

Figura 179.19 – Escabiose afetando o pênis.

- Exame microscópico direto obtido através da raspagem das lesões com cureta e subseqüente visualização do ácaro, seus ovos e excrementos sob imersão em óleo mineral.
- Exame histopatológico, corado através da hematoxilineosina, evidencia processo inflamatório rico em eosinófilos na derme associado a espongiose e paraqueratose epidérmica. O ácaro, seus ovos e fezes podem ser evidenciados em túneis no extrato córneo.

Diagnóstico diferencial

Os principais são: picadas de inseto, prurigo-estrófulo, eczema de contato, dermatite atópica, erupção por drogas e prurido psicogênico.

Tratamento

As opções terapêuticas estão descritas na Tabela 179.XIX. Em todos os casos, é necessário tratar simultaneamente todos os contactantes a fim de evitar novo contágio. Vestuário e roupas de cama devem ser trocados e lavados diariamente durante o tratamento.

Tabela 179.XIX – Tratamento da escabiose

Lindano em creme a 1% hexaclorogamabenzeno)	• Aplicar uniformemente do pescoço aos pés, e deixar à noite por 12 horas, lavando no dia seguinte. Repetir após 24 horas • Repetir o tratamento completo após uma semana • Contra-indicado em crianças com menos de 3 anos, gestantes, lactantes e pacientes com quadro cutâneo eczematizado
Permetrina em creme a 5%	• Aplicar de forma semelhante ao lindano • Pode ser utilizado em gestantes e lactantes
Enxofre precipitado a 5 ou 6% em vaselina ou pasta d'água	• Aplicar por 3 a 5 noites seguidas. • Repetir o tratamento após uma semana • Eficiente e pouco irritante, é indicado eletivamente para o tratamento de crianças
Ivermectina	• Tratamento via oral, na dose de 200 μg/kg, podendo ser repetida em uma semana (1 comprimido para cada 30 kg de peso) • Indicada principalmente no tratamento da sarna norueguesa (sarna crostosa) • Contra-indicada em gestantes e crianças menores de 5 anos

PEDICULOSE E FTIRÍASE

As pediculoses são ectoparasitoses espécie-específicas causadas por insetos pequenos que parasitam o couro cabeludo e o corpo durante todo o seu ciclo de vida. Os piolhos medem entre 2,0 e 3,5 mm, sendo o macho maior que a fêmea. Os do couro cabeludo diferem dos do corpo, porque são ligeiramente maiores. A ftiríase, como a pediculose do couro cabeludo e do corpo, é de distribuição universal. A incidência varia com o grau de promiscuidade e higiene dos indivíduos. Nos últimos anos, tem sido registrado aumento da infestação nas classes socioeconômicas mais baixas.

Etiologia e fisiopatologia

Atualmente, considera-se como agente etiológico uma única espécie, com duas raças biológicas: *Pediculus humanus humanus* (piolho da cabeça) e *Pediculus humanus corporis* (piolho do corpo).

Após a fecundação, a postura tem início em 24 a 36 horas. Os piolhos da cabeça fixam seus ovos na base dos cabelos e os do corpo, nas dobras das vestes em contato com o corpo ou, ocasionalmente, nos pêlos do corpo. O número de piolhos no couro cabeludo geralmente é pequeno, não excedendo 10 insetos, mas pode ultrapassar 100 a 1.000 em casos não tratados e de higiene pobre. Nas roupas, o número de parasitas é, em média, 10.

Os piolhos da região pubiana são do gênero *Phtirus* e causam a ftiríase. O piolho tem o corpo achatado, com o tórax mais largo que o abdome, medindo entre 1 e 1,5 mm.

Achados clínicos

Na pediculose do couro cabeludo, o sintoma mais marcante é o prurido intenso no couro cabeludo e na nuca (Figura 179.20). É freqüente a infecção secundária, seguindo-se à escoriação, ocasionando quadros de foliculite, furúnculo e impetigo. Nas crianças, os linfonodos cervicais podem estar aumentados. Além disso, pode ocorrer dermatite irritativa na região da nuca, conseqüente às lêndeas.

A pediculose do corpo, também chamada doença dos vagabundos, caracteriza-se por prurido variável, além de vergões com eventuais pontos purpúricos centrais, pápulas escoriadas e hipercromia na região interescapular, ombros, axilas e nádegas. É comum a infecção secundária.

Na ftiríase, os piolhos se localizam habitualmente nos pêlos pubianos e perianais, podendo, entretanto, parasitar os cílios, supercílios, sombrancelhas e os pêlos axilares, do tronco e coxas.

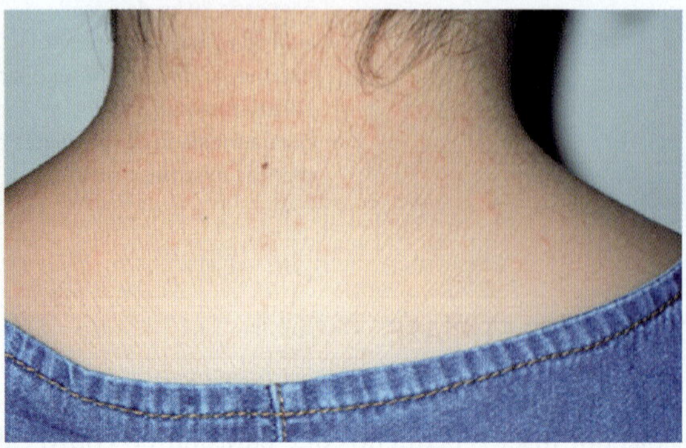

Figura 179.20 – Pediculose de couro cabeludo.

Exames complementares

O diagnóstico da pediculose do couro cabeludo é sugerido pelo intenso prurido. O exame objetivo, pelo encontro das lêndeas que são ovóides, esbranquiçadas e aderentes à haste do cabelo e, mais raramente, dos próprios piolhos, confirma o diagnóstico. A luz de Wood facilita a identificação das lêndeas. Em caso de dúvida, as lêndeas poderão ser mais bem visualizadas à microscopia óptica.

Na pediculose do corpo, o quadro clínico típico e o achado do parasita nas pregas de roupas confirmam o diagnóstico. Exame microscópico direto dos parasitas pode ser realizado.

Na ftiríase, o diagnóstico se faz pelo achado do parasita na pele, muitas vezes com a cabeça parcialmente introduzida no folículo piloso e pelo encontro das lêndeas aderentes às hastes pilosas. Deve-se sempre afastar outras doenças sexualmente transmissíveis associadas.

Diagnóstico diferencial

- Pediculose do couro cabeludo: dermatite seborréica, dermatite de contato, prurido psicogênico;
- Pediculose do corpo: escabiose, piodermites, ftiríase;
- Ftiríase: escabiose, piodermites, pediculose, blefarite, dermatite seborréica, urticária e estrófulo.

Tratamento

Tabela 179.XX – Tratamento da pediculose e da ftiríase

Pediculose do couro cabeludo	• Xampu de lindano (1%), permetrina (1%) ou deltametrina (0,02%) aplicados por 5 a 10 minutos e enxaguar. Repetir após uma semana • Remover as lêndeas com pente fino e passar ácido acético (vinagre) diluído em 50% com água morna • É imprescindível examinar e tratar os contactantes, principalmente no ambiente escolar • Por via oral: ivermectina 200 μg/kg em dose única, podendo ser repetida em uma semana (1 comprimido para cada 30 kg de peso)
Pediculose do corpo	• Higiene e lavagem das roupas são suficientes para a cura. Roupas deverão ser passadas a ferro quente • Na presença de infecção secundária, lavar as áreas acometidas com permanganato de potássio 1:40.000 em água, 2 x ao dia, seguidos de cremes de antibióticos. Antibioticoterapia sistêmica pode ser necessária
Ftiríase	• Loção de lindano (1%), permetrina (1%) ou deltametrina (0,02%) aplicados por 2 a 3 noites seguidas • Remoção das lêndeas ou raspagem dos pêlos • Na ftiríase dos cílios, aplicar vaselina ou ungüento 2 x ao dia por 8 dias, seguido de remoção mecânica das lêndeas remanescentes • Repetir o tratamento após uma semana

MIÍASE

Dermatose zooparasitária resultante da infestação da pele e mucosa normal ou ulcerada e dos orifícios naturais do corpo humano por larvas das moscas. Podem ser primárias (biontrófagas) ou secundárias (necrobiontófagas).

Etiologia e fisiopatologia

Miíase primária, também denominada furunculóide (berne), é causada pela larva da *Dermatobia hominis*. A mosca não deposita os ovos diretamente, mas em outras moscas ou mosquitos. Quando o inseto veicular pousa no homem, a larva da mosca projeta-se para fora e abandona o ovo. Penetrando na pele, ela vai se desenvolver entre 30-70 dias, quando abandona o hospedeiro e cai no solo para transformar-se em pupa. Em 60-80 dias, forma o adulto.

Na miíase secundária ocorrem três formas:

- Miíase cutânea: ocorre pelo depósito de ovos de moscas em ulcerações da pele com o desenvolvimento de larvas. São devidas à mosca varejeira *Cochliomyia macellaria* e por outras espécies de moscas.
- Miíase cavitária: encontrada na cavidade nasal, orelha e órbita ocular. Quando a mosca (*C. hominivorox, C. americana*) deposita seus ovos, ocorrerá eclosão após 12-20 horas, dando origem a dezenas ou centenas de larvas que se alimentam dos tecidos.
- Miíase intestinal: originada pela ingestão de larvas e alimentos contaminados.

Achados clínicos

Acomete principalmente as áreas expostas da pele. O berne provoca um nódulo pouco inflamatório semelhante a um furúnculo que apresenta, na parte central, um orifício que elimina serosidade e flutuações de acordo com a movimentação do berne em seu interior. Atingida a maturidade, o berne dilata a abertura, saindo ativamente e levando à cicatrização dos tecidos.

Na miíase cutânea, visualiza-se as larvas em movimentação ativa nas ulcerações ou cavidades.

Tratamento

Tabela 179.XXI - Tratamento da miíase

Miíase furunculóide	• Obstruir o orifício de respiração com vaselina ou material gorduroso até a exteriorização parcial do parasita e depois remover a larva por forte compressão lateral. Ou ainda, incisão do local com lâmina de bisturi e retirada do parasita com pinça
Miíase cavitária	• Remoção das larvas com pinça após aplicação de éter, nitrogênio líquido ou clorofórmio

LARVA MIGRANS CUTÂNEA

Parasitose freqüente, também denominada bicho geográfico ou dermatite serpiginosa, é decorrente da penetração na pele de larvas oriundas das fezes de cães e gatos na areia.

Etiologia e fisiopatologia

Ovos do *Ancylostoma brasiliensis*, parasita normal do intestino do cão e gato, são eliminados no solo e em uma semana desenvolvem as larvas infectantes.

Achados clínicos

Penetrando na pele, a larva desencadeia uma erupção inflamatória linear e serpiginosa, que apresenta, na extremidade onde se encontra a larva, uma pápula eritematosa (Figura 179.21). O prurido é característica marcante, e geralmente é a razão da consulta médica. Como complicação, pode ocorrer infecção e eczematização, principalmente em casos de infestações maciças. Em casos de contato com numerosos parasitas, o quadro clínico pode apresentar dezenas de lesões eritematopapulosas muito pruriginosas, dificultando o diagnóstico (Figura 179.22).

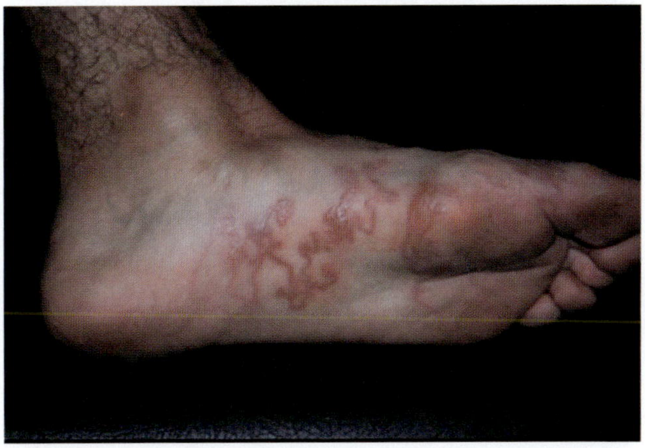

Figura 179.21 – Larva migrans.

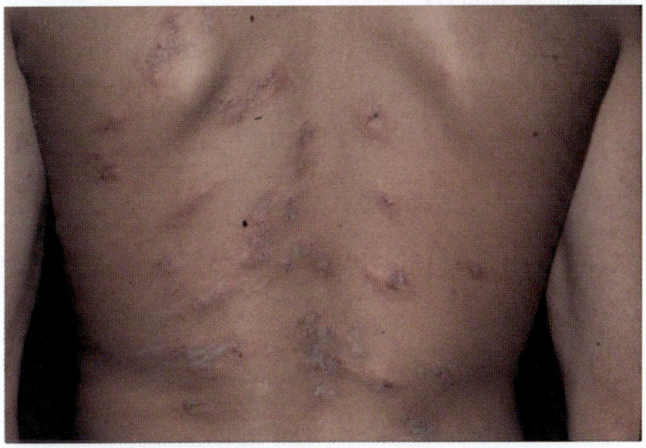

Figura 179.22 – Larva migrans disseminada.

Tratamento

As opções terapêuticas são:

- Albendazol: 400 mg via oral, em dose única;
- Ivermectina: 200 µg/kg em dose única, via oral;
- Tiabendazol: 25 mg/kg/dose (máximo de 1.500 mg por dose), via oral, duas vezes ao dia, por 3 dias;
- Lesões localizadas ou pouco sintomáticas podem ser tratadas com pomada de tiabendazol a 5%, várias vezes ao dia, até resolução do quadro.

IXODÍASE

Os ixodides ou carrapatos são ectoparasitas do homem e dos vertebrados, que se alimentam do sangue e da linfa de seus hospedeiros e são transmissores de inúmeras infecções.

Etiologia e fisiopatologia

Entre os ixodides existentes no Brasil, o mais importante é o *Amblioma cajennense*, também chamado carrapato-estrela ou carrapato do cavalo, que parasita desde animais de sangue frio até mamíferos e o homem. É um dos principais vetores de riquetsiose. As infestações pelas suas ninfas hexápodes (micuim) causam a dermatose (Figura 179.23).

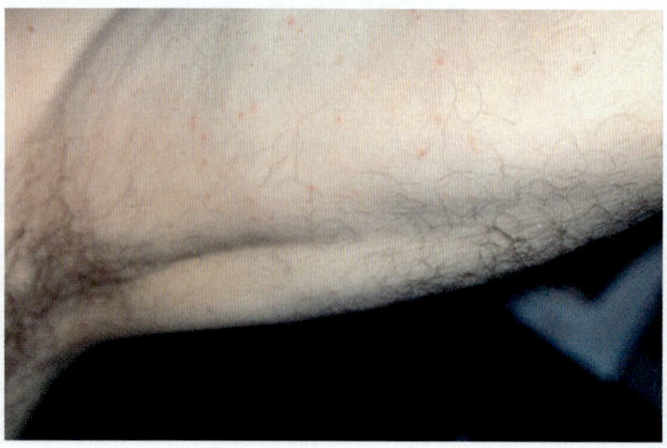

Figura 179.23 – Picada de micuim.

Achados clínicos

Pequenas pápulas localizadas nos membros inferiores e abdome, que se acompanham de intenso prurido. O carrapato adulto, quando não retirado cuidadosamente, pode deixar seu capítulo na pele e provocar reação granulomatosa.

Diagnóstico diferencial

Pediculose do corpo, ftiríase e escabiose.

Tratamento

- Aplicação única de loção de lindano (1%) ou de benzoato de benzila (25%).
- Corticosteróides tópicos e anti-histamínicos orais controlam o prurido.

INFECÇÕES VIRAIS

TÓPICOS IMPORTANTES

Herpes simples

- A incidência do herpes simples continua a crescer mundialmente.
- A associação com a infecção pelo HIV é alta, pois aumenta as chances de contágio deste vírus.
- Característica fundamental do herpes-vírus reside na sua capacidade de se evadir da resposta imune do hospedeiro mesmo em indivíduos imunocompetentes.
- A freqüência das recorrências e a cronicidade do quadro podem ter substancial impacto psicossocial nos doentes acometidos.
- O desenvolvimento de potentes drogas antivirais, como o aciclovir e seus derivados, durante os últimos 25 anos representa o mais importante avanço no controle da infecção, até que as vacinas se tornem uma realidade.

Herpes-zoster

- A infecção pelo herpes-zoster segue os seguintes estágios: prodrômico, agudo e crônico, este último representado pela nevralgia pós-herpética, uma das principais complicações desta virose e importante causa de morbidade nos doentes idosos.
- Pacientes imunossuprimidos são freqüentemente acometidos e podem ter quadros graves e disseminados.
- O uso de antivirais sistêmicos é extremamente eficaz no controle da infecção aguda, principalmente se administrado na fase prodrômica. Porém, sua ação na nevralgia pós-herpética parece limitada.
- Ainda não se conhece o verdadeiro impacto que a vacinação em massa contra a varicela terá na incidência do herpes-zoster.

Molusco contagioso

- O molusco contagioso é uma doença relativamente freqüente, mas às vezes de difícil tratamento, principalmente quando da presença de numerosas lesões.
- Acomete especialmente crianças abaixo dos 10 anos ou adultos como doença sexualmente transmissível.
- Apesar do quadro poder apresentar regressão espontânea após certo período de tempo, o risco de disseminação das lesões e a alta contagiosidade entre crianças demanda pronta intervenção terapêutica.
- O diagnóstico clínico pode ser dificultado em doentes imunossuprimidos, com a presença de lesões disseminadas, por vezes simulando a histoplasmose e a criptococose ou mesmo com lesões do tipo molusco gigante de aspecto tumoral.

Doença mão-pé-boca

- Quadro benigno e auto-limitado.
- Deve ser diferenciado de outras dermatoviroses vesiculares bem como das farmacodermias. Há chances de contágio deste vírus.

HERPES SIMPLES

O herpes simples é infecção pelo vírus herpes simples (VHS), primária ou recorrente, caracterizada clinicamente por vesículas agrupadas, que surgem sobre uma placa eritematosa, acometendo a pele queratinizada ou mucosa (Figuras 179.24 a 179.26).

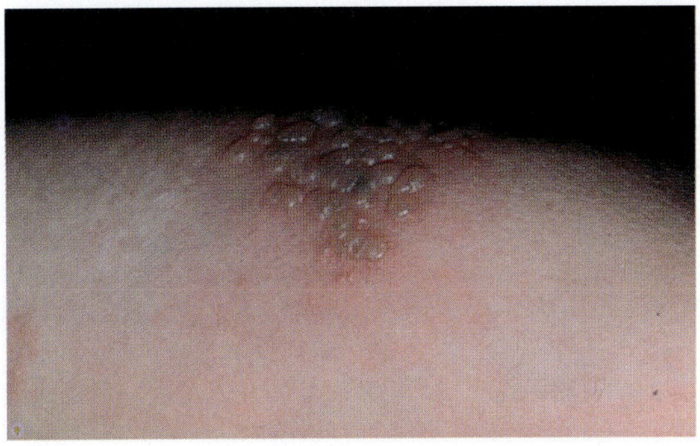

Figura 179.24 – Herpes simples.

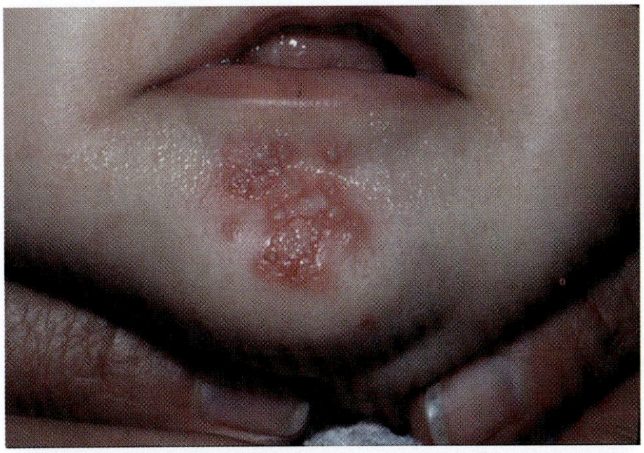

Figura 179.25 – Primoinfecção herpética.

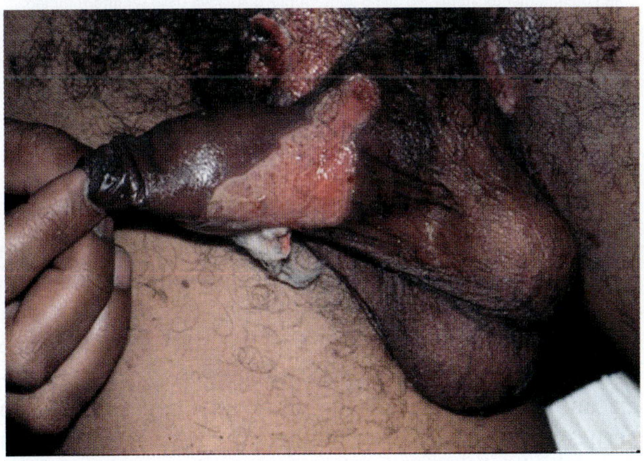

Figura 179.26 – Herpes simples em paciente com SIDA.

Etiologia e fisiopatologia

Herpes simples não-genital: O VHS tipo 1 é muito mais comum do que o tipo 2. O panarício herpético em paciente com mais 20 anos geralmente é causado pelo VHS-1; em menores de 20 anos, em geral pelo VHS-2.

Herpes simples genital: principalmente pelo VHS tipo 2, no entanto, em certos países, a infecção pelo VHS tipo 1 é responsável por até 50% das infecções.

O impacto da infecção pelo herpes simples cresceu nas últimas décadas com a constatação de que a infecção herpética potencializa a transmissão pelo HIV, pois a inflamação local atrai linfócitos T ativados, aumentando a suscetibilidade ao HIV. Mais de 60% dos indivíduos HIV-positivos são soropositivos para o VHS 2 e, ao contrário da população geral, a grande maioria destes é sintomática. Além disso, o herpes simples tem sido considerado um dos principais fatores etiológicos para o desencadeamento do eritema polimorfo. O eczema herpético pode complicar a dermatite atópica, os pênfigos, a queratose folicular (doença de Darier) e queimaduras de segundo e terceiro graus, entre outros.

A transmissão ocorre por contato pele-pele, pele-mucosa ou mucosa-pele. A transmissão e a infecção primária pelo VHS ocorrem pelo contato direto com pessoa que esteja disseminando o vírus em um foco periférico, mucosa ou secreção. O VHS é inativado imediatamente à temperatura ambiente; a disseminação por aerosol ou partículas de saliva é improvável. A infecção ocorre através da inoculação da superfície mucosa suscetível, ou de laceração na pele. Depois da infecção primária no local da inoculação, o VHS ascende pelos nervos sensoriais periféricos e atinge os gânglios radiculares dos nervos sensoriais ou autonômicos, onde se estabelece o período de latência. Esse período pode ocorrer depois das infecções primárias assintomáticas ou sintomáticas. O agravamento pode ser clinicamente sintomático ou assintomático.

Muitos pacientes com a infecção primária pelo VHS são assintomáticos ou têm sintomas triviais. O herpes primário sintomático, que é incomum, é caracterizado por vesículas no ponto de inoculação, associadas a linfadenopatia regional e, às vezes, acompanhadas de febre, cefaléia, mal-estar e mialgia, com intensidade máxima dentro dos primeiros 3 a 4 dias subseqüentes. A gengivoestomatite herpética primária é o complexo sintomatológico que mais comumente acompanha as infecções primárias pelo VHS nas crianças. Essa é uma estomatite ulcerativa dolorosa e grave, com hipersalivação, linfadenopatia e febre.

A infecção recorrente se caracteriza por pródomos de formigamento, prurido ou sensação de ardência, geralmente precedendo as alterações cutâneas em 24 horas. Os sintomas sistêmicos normalmente estão ausentes. As recorrências são classicamente associadas à exposição solar, infecções, estresse, ou estados de imunossupressão.

Achados clínicos

Tabela 179.XXII – Achados clínicos do herpes	
Morfologia	• Herpes primário: inicialmente observa-se uma placa eritematosa seguida de vesículas umbilicadas e agrupadas, que podem evoluir para pústulas. Estas sofrem erosão, à medida que a epiderme sobrejacente descama. As erosões podem crescer e formar ulcerações, que apresentam crostas ou são úmidas. Essas falhas epiteliais cicatrizam em 2 a 4

(continua)

Tabela 179.XXII – Achados clínicos do herpes (*continuação*)

Morfologia	semanas, geralmente com hipo ou hiperpigmentação pós-inflamatória, raramente com formação de cicatrizes. A área envolvida pode ser circunferencial, em torno da boca • Herpes recorrente: lesões semelhantes à infecção primária, porém em menor escala. Habitualmente, uma placa de eritema de 1 a 2 cm, circundada por vesículas. Cicatriza em 1 a 2 semanas • Úlcera herpética: forma ulcerativa lentamente progressiva e dolorosa do herpes nos indivíduos imunossuprimidos, ou pacientes infectados pelo HIV
Disposição	• Herpetiforme, i.e., vesículas agrupadas
Distribuição	• Podem ocorrer em qualquer área mucocutânea. As localizações mais comuns são perioral, maxilar, ponta do nariz, ponta dos dedos (panarício herpético) ou genital. A localização periocular requer um exame da córnea
Mucosas	• A mucosa geralmente só é envolvida na infecção primária pelo VHS e nos imunossuprimidos, com vesículas que se rompem rapidamente e formam erosões em qualquer área da orofaringe, em pequeno número ou em grandes quantidades; gengivite com hiperestesia gengival, edema e cor violácea. A infecção intra-oral recorrente e comprovada pelo VHS é incomum

Diagnóstico diferencial

Infecção intra-oral primária pelo VHS*:* estomatite aftosa, doença mão-pé-boca, herpangina, eritema multiforme.

- Lesão recorrente*:* erupção farmacogênica fixa.
- Herpes orogenital: outras doenças sexualmente transmissíveis.

Exames complementares

- **Esfregaço de Tzanck:** em condições ideais, o líquido obtido de uma vesícula íntegra é espalhado finamente sobre uma lâmina de microscópio seca e corada com corante de Wright ou Giemsa. Resultado positivo se forem detectados acantócitos ou ceratinócitos gigantes multinucleados. Teste positivo em 75% dos casos em fase inicial, sejam primários ou recorrentes.
- **Dermatopatologia:** distensão e degeneração epidêmica reticular, acantose e vesículas intra-epidérmicas; corpos de inclusão intranuclear, queratinócitos gigantes multinucleados.
- **Cultura do vírus:** as culturas são facilmente exeqüíveis e úteis. O VHS pode ser cultivado a partir do líquido das vesículas, ou da raspagem da base da erosão. Detectam a presença do VHS em 1 a 10 dias.
- **Sorologia:** a infecção primária pelo VHS pode ser demonstrada pela conversão sorológica. O herpes recorrente pode ser excluído se a soropatologia for negativa para anticorpos contra o VHS.

Tabela 179.XXIII – Tratamento da infecção herpética

Primeiro episódio clínico de herpes simples	• Aciclovir (purina acíclica sintética), 200 mg VO, 5 vezes ao dia, durante 10 dias • Aciclovir, 400 mg VO, 3 vezes ao dia, durante 10 dias • Valaciclovir*, 1 g VO, 2 vezes ao dia, durante 10 dias • Fanciclovir (forma ativa do penciclovir), 250 mg VO, 3 vezes ao dia, durante 10 dias
Episódios recorrentes**	• Aciclovir, 200 mg VO, 5 vezes ao dia, durante 5 dias • Aciclovir, 800 mg VO, 2 vezes ao dia, durante 5 dias • Valaciclovir, 500 mg VO, 2 vezes ao dia, durante 3 a 5 dias • Fanciclovir, 125 mg VO, 2 vezes ao dia, durante 5 dias
Tratamento hospitalar: para os pacientes com doenças graves ou complicações que necessitem de hospitalização	• Aciclovir, 5 mg/kg de peso corpóreo EV, a cada 8 horas, durante 5 a 7 dias, ou até que haja regressão clínica
Tratamento supressivo diário***	• Aciclovir, 200 mg VO, 2 a 3 vezes ao dia • Aciclovir, 400 mg VO, 2 vezes ao dia • Valaciclovir, 500 mg VO, uma vez ao dia; ou 1 g, uma vez ao dia, quando ocorrerem mais de 10 episódios/ano • Fanciclovir 250 mg VO, 2 vezes ao dia

* Derivado do aciclovir, apresenta maior biodisponibilidade da droga.
** A maioria dos episódios de herpes recorrente não melhora com o tratamento com aciclovir oral. Na doença recorrente grave, os pacientes que iniciarem o tratamento no começo dos pródomos, ou dentro de 2 dias depois do aparecimento das lesões, melhoram com o tratamento.
*** O tratamento diário reduz a freqüência das recorrências em pelo menos 75%, entre pacientes com reativações repetidas (mais de 6 episódios por ano). Após um ano de tratamento supressivo diário ininterrupto, o aciclovir deve ser interrompido, a fim de que seja possível reavaliar a freqüência das recorrências do paciente.

Tratamento

O tratamento da infecção herpética pode ser feito com o aciclovir, valaciclovir ou fanciclovir (Tabela 179.XXIII).

Em pacientes infectados pelo HIV, até o momento, não foi estabelecida conclusivamente a necessidade ou a posologia aumentada adequada do aciclovir. Os pacientes com herpes genital que não responderem à dose recomendada de aciclovir podem necessitar de uma dose oral maior do medicamento, aciclovir EV ou, no caso da infecção por cepa de VHS mais resistente, de foscarnete EV (efeitos colaterais: nefrotoxicidade, ulcerações genitais).

HERPES-ZOSTER

O herpes-zoster é uma infecção aguda localizada caracterizada por dor unilateral e erupção vesicular ou bolhosa limitada e um dermátomo inervado por um gânglio sensorial correspondente.

Etiologia e fisiopatologia

O zoster é ocasionado pela reativação do vírus varicela-zoster (VVZ). A maioria dos casos ocorre nos indivíduos com mais de 50 anos, enquanto pelo menos 10% dos casos afetam pessoas com menos de 20 anos.

Diante da evolução da varicela, o vírus varicela-zoster passa das lesões cutâneas para os nervos sensitivos e vai até os gânglios sensitivos, onde estabelece a infecção latente. Alguns pesquisadores acreditam que as imunidades humoral e celular para o VVZ, estimadas pela infecção primária, persistem em níveis reduzidos; quando essas imunidades declinarem, há replicação viral no interior dos gânglios. A seguir, o vírus desce pelo nervo sensitivo, acarretando dor e lesões cutâneas referidas ao dermátomo envolvido. Na medida em que a neurite precede o envolvimento cutâneo, a dor aparece antes que as lesões cutâneas se tornem sensíveis.

Os fatores desencadeantes são: imunossupressão (doenças linfoproliferativas, quimioterapia) e a idade avançada. A contagiosidade do herpes-zoster é cerca de um terço da varicela e os contatos suscetíveis podem contrair varicela. Os pacientes infectados pelo HIV têm uma incidência 8 vezes maior de zoster.

Achados clínicos

As lesões cutâneas duram de alguns dias a 2-3 semanas (Tabela 179.XXIV). Os sintomas cutâneos são dor, hiperestesia e parestesia (prurido, formigamento, ardência) no dermátomo envolvido, precedendo a erupção em 3 a 5 dias (Figura 179.27). Em geral, a dor persiste durante toda a erupção, porém diminui com o tempo. O envolvimento nervoso pode ocorrer sem zoster cutâneo.

Sintomas constitucionais podem ocorrer: cefaléia, malestar e febre em cerca de 5% dos pacientes. Os gânglios regionais que drenam a área estão comumente hipertrofiados e doloridos. Há alterações nos nervos sensitivos detectáveis no exame neurológico.

Tabela 179.XXIV – Características do herpes-zoster

Morfologia	• Pápulas (24 horas) – vesículas-bolhas (48 horas) – pústulas (96 horas) – crostas (7 a 10 dias). Lesões novas continuam aparecendo por até 1 semana. Algumas vezes, ocorrem lesões necróticas e gangrenosas
Cor	• Base eritematosa edemaciada, com vesículas límpidas superpostas, algumas vezes hemorrágicas
Forma	• A vesícula-bolha é oval ou redonda, algumas vezes umbilicada
Disposição	• Zosteriforme (por dermátomo), com grupos herpetiformes das lesões
Distribuição	• Unilateral
Locais prediletos	• Torácicas (> 50%), trigêmicas (10 a 20%), lombossacras e cervicais (10 a 20%). Nos indivíduos infectados pelo HIV, pode envolver vários dermátomos (adjacentes ou intercalados) e/ou ser recorrente

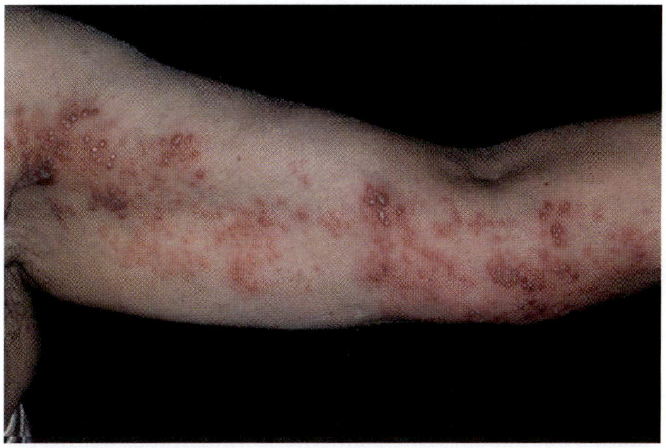

Figura 179.27 – Herpes-zoster.

Zoster envolvendo os nervos facial e auditivo, associado a paralisia facial ipsilateral e vesículas herpéticas no ouvido externo ou na membrana timpânica é denominado de síndrome de Ramsay-Hunt.

Os olhos também podem ser afetados. Neste caso, o ramo nasociliar é comprometido em cerca de um terço dos casos, e esse comprometimento é prenunciado pelas vesículas no lado e na ponta do nariz. Em geral, há conjuntivite associada e, ocasionalmente, ceratite, esclerite ou irite. O oftalmologista sempre deve ser consultado.

O risco de neuralgia pós-herpética oscila em torno de 20-40% nos pacientes com mais de 60 anos. Em um estudo de acompanhamento extenso, a neuralgia pós-herpética estava presente 1 mês depois do aparecimento do exantema em 60% dos casos; após 3 meses, havia alguma dor em 24% dos pacientes e, em torno de 6 meses, 13% tinham ainda dor.

A disseminação do herpes-zoster, apresentando 20 ou mais lesões fora dos dermátomos afetados ou adjacentes, ocorre em até 10% dos pacientes, geralmente nos indivíduos imunossuprimidos (Figura 179.28), especialmente, nos indivíduos infectados pelo HIV; neste caso, o zoster pode envolver vários dermátomos, ser recorrente ou crônico.

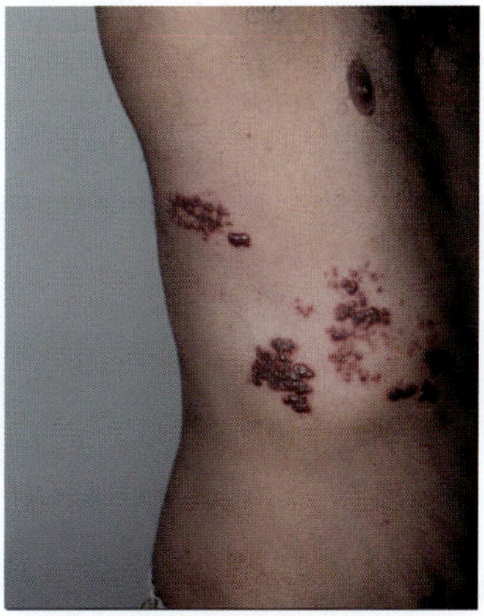

Figura 179.28 – Herpes-zoster em paciente imunossuprimido.

A paralisia motora acomete 5% dos casos, especialmente quando o vírus envolver os pares cranianos.

Tratamento

Apesar de as medicações usadas para o tratamento do zoster serem as mesmas, as dosagens são maiores:

- Aciclovir 800 mg VO, 5 vezes ao dia, durante 7 dias; ou
- Valaciclovir 1 g VO, 3 vezes ao dia, durante 7 dias; ou
- Fanciclovir 500 mg VO, 3 vezes ao dia, durante 7 dias.

Os esquemas propostos apressam a cicatrização e atenuam a dor aguda, principalmente se ministrados dentro das primeiras 48 horas após o aparecimento do exantema. Estudos controlados extensos em pacientes com mais de 60 anos, contudo, não demonstraram nenhum efeito sobre a incidência e a gravidade da neuralgia pós-herpética crônica após o uso do aciclovir oral em altas doses. Um estudo em pacientes com mais de 60 anos demonstrou uma redução na freqüência da dor persistente, quando o aciclovir EV na dose de 10 mg/kg a cada 8 horas, durante 5 dias, foi administrado dentro dos primeiros 4 dias após o início da dor, ou nas primeiras 48 horas depois do aparecimento do exantema. Outro estudo demonstrou a eficácia do fanciclovir VO em reduzir a nevralgia pós-herpética utilizando as doses estabelecidas acima.

Nos pacientes imunossuprimidos, o aciclovir EV (10 mg/kg de peso de 8/8 horas) ou interferon alfa-2a recombinante pode evitar o herpes-zoster disseminado.

Nos pacientes com mais de 50 anos, nos quais a chance de nevralgia pós-herpética é grande, os corticóides sistêmicos têm sido recomendados, começando no início da erupção, se não houver contra-indicações: 60 mg de prednisona ao dia, reduzidos até zero durante um período de 4 semanas. Possivelmente, esse tratamento impede ou minimiza a nevralgia pós-herpética, porém isso não está comprovado.

MOLUSCO CONTAGIOSO

Molusco contagioso representa uma infecção viral benigna que acomete a pele e excepcionalmente as mucosas. Acomete preferencialmente crianças (freqüente nos atópicos), adultos (geralmente transmitido sexualmente) e imunossuprimidos, onde as lesões são mais numerosas e podem ter grandes dimensões (Figuras 179.29 a 179.31).

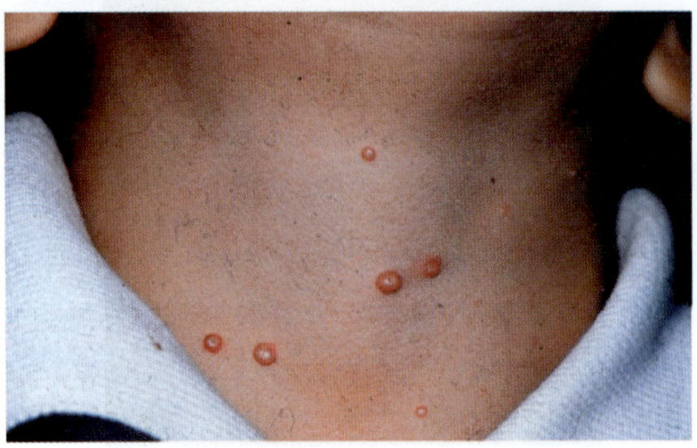

Figura 179.29 – Molusco contagioso.

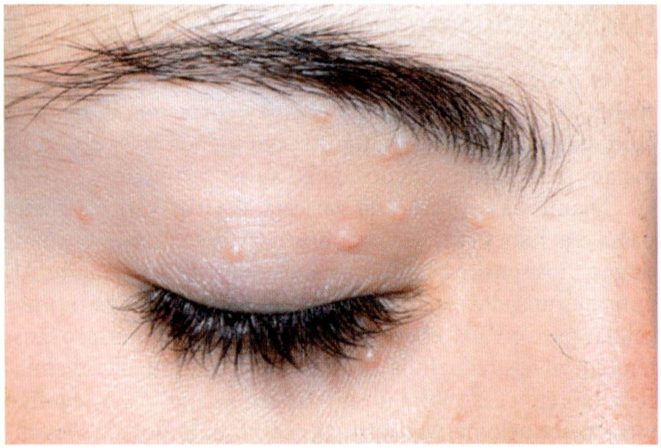

Figura 179.30 – Molusco contagioso em região palpebral.

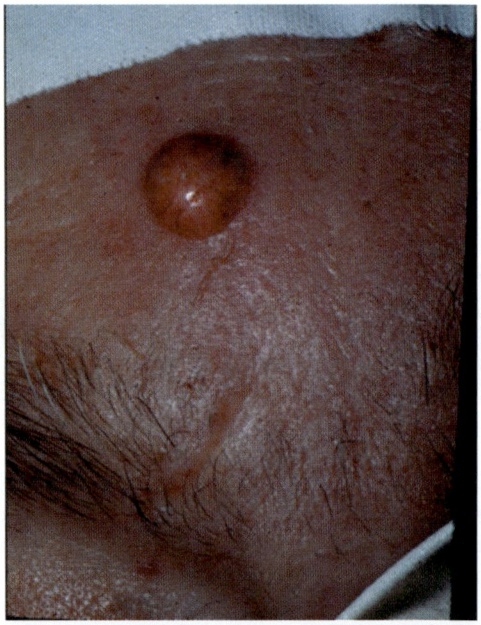

Figura 179.31 – Molusco contagioso gigante em paciente com SIDA.

Em atópicos, pode ser encontrada área de eczematização envolvendo as lesões. O molusco contagioso pode ser transmitido através de contato direto (contato pele com pele, contato sexual) e mais raramente por via indireta, através de objetos de uso comum, como toalhas.

Etiologia e fisiopatologia

- Etiologia: causado por um DNA-vírus da família dos poxvírus – o vírus do molusco contagioso.
- Fisiopatologia: o vírus do molusco sofre replicação no citoplasma das células infectadas e induz à hiperplasia da epiderme. A pobre reação inflamatória provavelmente se deve à síntese de citocinas pelo vírus que inibe o processo inflamatório local.

Achados clínicos

- Duração das lesões: desenvolvem em 2 a 3 meses. O quadro pode regredir espontaneamente, porém em alguns casos as lesões podem se disseminar, como resultado do ato de coçar, especialmente em crianças e indivíduos imunocomprometidos.
- Sintomas cutâneos: nenhum; prurido se houver eczema ou infecção secundária ou na presença de regressão espontânea.
- Características das lesões: pápulas (1 a 2 mm) ou nódulos (5 a 10 mm) (raramente gigantes) semi-esféricas e umbilicadas, cor da pele ou branco-perolada, acometendo qualquer segmento corpóreo, mas principalmente a face, pescoço, tronco, área anogenital e pálpebras. Inúmeros moluscos faciais no adulto sugerem infecção pelo HIV.

Diagnóstico diferencial

- Incluem: verruga viral, milium, foliculites, carcinoma basocelular. Nos pacientes infectados pelo HIV, o *Histoplasma capsulatum* e o *Cryptococcus neoformans* podem evidenciar pápulas faciais semelhantes ao molusco.

Exame laboratorial

Exame microscópico direto do núcleo semi-sólido central corado pelo Giemsa (obtido com bisturi pontiagudo, sem anestesia local) revela "corpúsculos do molusco" (corpos de inclusão).

Tratamento

- Curetagem. O uso de anestesia tópica com lidocaína-prilocaína, aplicada previamente por 1,5-2,0 horas sobre cada lesão, minimiza a dor local.
- Nitrogênio líquido (10 a 15 segundos) sobre cada lesão.
- O uso de substâncias cáusticas como o ácido tricloroacético (ATA) e ácido nítrico deve ser desencorajado em virtude do risco de cicatrizes.
- Imunomoduladores tópicos, como o imiquimode, demonstram resultados variáveis.
- Solução aquosa de hidróxido de potássio a 5%, aplicado topicamente com palito e ponta de algodão em casa, pelo próprio doente ou por seus pais, uma vez ao dia, é bastante eficaz. Uma vez iniciada a resposta inflamatória da lesão com a presença de leve eritema e edema no local da aplicação (após os primeiros dias de tratamento), a terapêutica deve ser interrompida até a regressão da lesão, a fim de evitar irritação local. Lesões que não regridam são então novamente submetidas à aplicação, até a regressão completa do quadro.

DOENÇA MÃO-PÉ-BOCA

Dermatovirose benigna e autolimitada, caracteriza-se pelo surgimento de múltiplas vesículas palmoplantares e orais. Acomete principalmente crianças.

Etiologia

A infecção é devida essencialmente ao Coxsackievirus A16, e mais raramente aos tipos A5 e A10. Relatos esporádicos associados aos tipos A7, A9, B1, B2, B3 e B5 bem como ao enterovírus 71 foram descritos.

Achados clínicos

- Duração das lesões: dias.
- Sintomas cutâneos: geralmente assintomáticos; prurido e ardor podem estar presentes, por vezes dificultando a deglutição.
- Achados físicos: febre baixa pode estar associada.
- Características das lesões cutâneas (Figuras 179.32 e 179.33): pequenas pápulas eritematosas de início, rapidamente evoluindo para vesículas ovais ou lineares com leve halo eritematoedematoso, acometendo as palmas, plantas, cavidade oral e, mais raramente, o dorso das mãos e pés e a região das nádegas. Existem formas monossintomáticas. As lesões regridem sem deixar seqüelas.

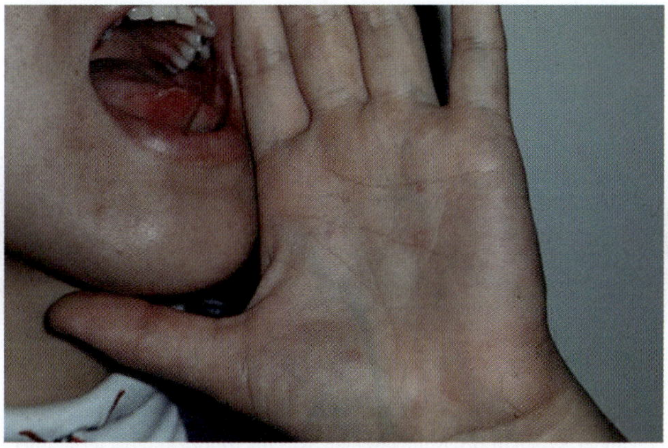

Figura 179.32 – Doença mão-pé-boca.

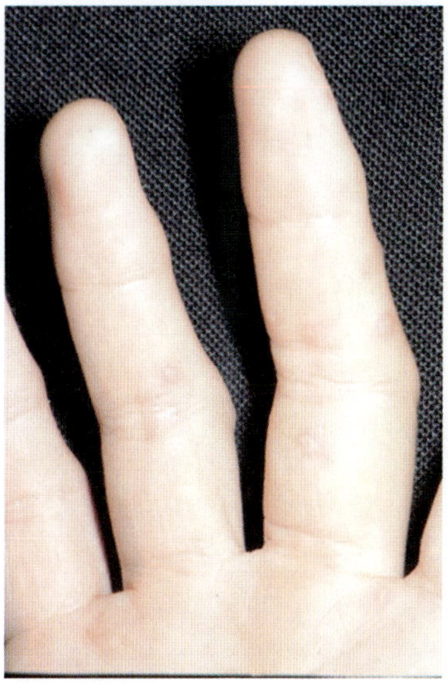

Figura 179.33 – Doença mão-pé-boca.

Diagnóstico diferencial

- Incluem: herpangina, herpes simples e eritema polimorfo.

Exames complementares

Swabs do conteúdo vesicular ou da faringe e reto podem demonstrar a presença do vírus.

Tratamento

- Sintomático.
- Aplicação de xilocaína na mucosa oral antes das refeições minimiza a dor local.

LEITURA ADICIONAL

1. Fitzpatrick TB et al: Bacterial diseases with cutaneous involvement. In: Dermatology in general medicine, 4th ed, McGraw-Hill, 1993: páginas 2297–2410.
2. Fitzpatrick TB et al: Fungal diseases with cutaneous involvement. In: Dermatology in general medicine, 4th ed, McGraw-Hill, 1993: páginas 2421–2498.
3. Fitzpatrick TB et al: Infestations. In: Dermatology in general medicine, 4th ed, McGraw-Hill, 1993: páginas 2769-2788.
4. Fitzpatrick TB et al: Viral diseases. In: Dermatology in general medicine, 4th ed, McGraw-Hill, 1993: páginas 2507–2698.
5. Sampaio APS, Rivitti EA: Piodermites e outras dermatoses por bactérias. Dermatologia: 1ª ed, São Paulo: Artes Médicas, 1998: páginas 435-452.
6. Sampaio APS, Rivitti EA: Micoses superficiais. Dermatologia: 1ª ed, São Paulo: Artes Médicas, 1998: páginas 517-534.
7. Sampaio APS, Rivitti EA: Dermatozooses. Dermatologia: 1ª ed, São Paulo: Artes Médicas, 1998: páginas 571-592.
8. Sampaio APS, Rivitti EA: Dermatoses por vírus. Dermatologia: 1ª ed, São Paulo: Artes Médicas, 1998: páginas 409-430.
9. Fernandez-Obregon AC et al: Current use of anti-infectives in dermatology. Expert Rev Anti Infect Ther 2005: 3(4):557-591.
10. Gabillot-Carré M, Roujeau J. Acute bacterial infections and cellulitis. Curr Opin Infect Dis 2007, 20 :118-123.
11. Chiller K, Selkin BA, Murakawa GJ. Skin microflora and bacterial infections of the skin. J Invest Dermatol 2001, 6(3):170-174.
12. Swartz MN: Clinical Practice. Cellulitis. N Engl J Med 2004, Feb 26;350(9): 904-912.
13. Koning S et al: Interventions for impetigo. Cochrane Database Syst Rev 2004, 2:CD003261.
14. Feingold DS: Staphylococcal and streptococcal pyodermas. Semin Dermatol 1993; 12:331-335.
15. Morris A: Cellulitis and erysipelas. Clin Evid 2004 Dec, (12):2271-2277.
16. Elewski BE, Hay RJ: Novel treatment strategies for superficial mycoses. J Am Acad Dermatol, 1999: 40: number 6, part 2: S1-S42.
17. Aly R. Ecology and epidemiology of dermatophyte infections. J Am Acad Dermatol 1994: 31: S21-S25.
18. Elewski BE: Once-weekly fluconazole in the treatment of onychomycosis. J Am Acad Dermatol, 1998: vol. 38: number 6, part 2: S73-S116.
19. Higgins EM. Guidelines for the management of tinea capitis. Br J Dermatol 2000: 143:53-58.
20. Kyle AA, Dahl MV. Topical therapy for fungal infections. Am J Clin Dermatol 2004; 5(6): 443-451.
21. Huang DB et al. Therapy of common superficial fungal infections. Dermatol Ther 2004; 17 (6): 517-522.
22. Gupta AK et al. The use of terbinafine in the treatment of onychomycosis in adults and special populations: a review of evidence. J Drugs Dermatol 2005: 4(3): 302-308.
23. Tosti A et al. Patients at risk of onychomycosis – risk factor identification and active prevention. J Eur Acad Dermatol Venereol 2005: Suppl 1: p. 13-16.
24. Orion E et al: Ectoparasitic sexually transmitted diseases: scabies and pediculosis. Clin Dermatol 2004: 6: 513-519.
25. Flinders DC, De Schweinitz P: Pediculosis and scabies. Am Fam Physicians 2004: 69(2): 341-348.
26. Caumes E. Treatment of cutaneous larva migrans. Clin Infect Dis 2000: 30(5): 811-814.
27. Anderson JF: The natural history of ticks. Med Clin North Am 2002: 86(2): 205-218.
28. Sacks SL et al: Is viral shedding a surrogate marker for transmission of genital herpes? Antiviral Res 2004: 63, Suppl 1, p. 3-9.
29. Looker KJ, Garnett GP: A systematic review of the epidemiology and interaction of herpes simplex virus types 1 and 2. Sex Trans Infect 2005: 81(2), p. 103-107.
30. Cowan FM et al. Seroepidemiological study of herpes simplex virus type 1 and 2 in Brazil, Estonia, India, Marocco, and Sri Lanca. Sex Trans Infect 2003: 79, p. 286-290.
31. Age-specific prevalence of infection with Herpes Simplex Virus types 2 and 1: a global review. J Infect Dis 2002: 186(1), p. 3-28.
32. Gibbs S et al: Local treatments for cutaneous warts: systematic review. BMJ 2002: 325: 461-475.
33. Romiti R, Ribeiro AP, Romiti N. Treatment of molluscum contagiosum with potassium hydroxide: a clinical approach in 35 children. Pediatr Dermatol 1999: 16(3): 228-231.
34. Romiti R, Ribeiro AP, Romiti N. Evaluation of the effectiveness of 5% KOH in the treatment of molluscum contagiosum. Pediatr Dermatol 2000: 17(6): 495.
35. Garman ME, Tyring SK. The cutaneous manifestations of HIV infection. Dermatol Clin 2002 Apr; 20(2):193-208.

Doenças de Pele Imunologicamente Mediadas

CAPÍTULO 180

Claudia Giuli Santi
Celina Wakisaka Maruta
Vitor Manoel Silva dos Reis

TÓPICOS IMPORTANTES

- As doenças vesico-bolhosas auto-imunes da pele são doenças de evolução crônica com espectro de gravidade variável.
- O pênfigo vulgar extenso é doença grave, sendo uma das principais complicações as infecções, com possível evolução para sepse e óbito; pode ser dividido em mucoso e cutâneo-mucoso. As lesões se caracterizam por bolhas flácidas, que se rompem com facilidade, deixando grandes áreas erodidas, sem tendência à cicatrização.
- O penfigóide bolhoso é doença potencialmente fatal, principalmente nos indivíduos idosos e que apresentam outras doenças associadas. As bolhas são tensas, com 1 a 4 cm de tamanho, de conteúdo seroso; seu rompimento leva à formação de crostas, com rápida tendência à cicatrização das lesões; a distribuição é simétrica; as localizações preferenciais são as áreas flexurais; o acometimento da mucosa bucal ocorre em 10 a 30% dos doentes.
- Lúpus cutâneo agudo pode acometer a face (eritema malar, asa de borboleta), poupando os sulcos nasolabiais; são placas de eritema e edema; pode também causar erupção morbiliforme generalizada.
- Lúpus cutâneo subagudo apresenta-se com placas eritematosas, descamativas ou figuradas, em áreas fotoexpostas; essas lesões involuem, deixando apenas lesões residuais vitiligóides.
- Lúpus cutâneo crônico é o quadro clássico do lúpus discóide; são lesões eritematosas maculares ou papulosas que evoluem com hiperqueratose; leva ao surgimento de despigmentações e atrofia com agrupamento formando placas muito desfigurantes.
- A dermatomiosite pode ocasionar eritema macular violáceo periorbital, o sinal de Gottron, telangiectasias periungueais, entre outras; pode se associar com manifestações sistêmicas (miopatia, fibrose pulmonar, alterações gastrintestinais).
- As manifestações cutâneas da esclerodermia sistêmica são: fenômeno de Raynaud, edema das mãos; telangiectasias na face e periungueais e face inexpressiva com perda das linhas de expressão facial.

INTRODUÇÃO E DEFINIÇÕES

As doenças de pele imunologicamente mediadas podem ser divididas em:

- Doenças bolhosas auto-imunes: são divididas conforme o local de formação das bolhas em:
  a) Intra-epidérmicas: pênfigo foliáceo, pênfigo vulgar, pênfigo vegetante, pênfigo paraneoplásico, pênfigo induzido por medicamentos, pênfigo por IgA.
  b) Subepidérmicas: penfigóide bolhoso, penfigóide das membranas mucosas (penfigóide cicatricial), herpes gestacional, dermatite herpetiforme, dermatose por IgA linear, epidermólise bolhosa adquirida.
- Lúpus eritematoso cutâneo.
- Dermatopoliomiosite.
- Esclerodermia.

Pênfigos são doenças auto-imunes vésico-bolhosas, desencadeadas pela produção de auto-anticorpos da classe IgG contra determinantes antigênicos presentes no desmossomo, resultando em acantólise, que representa a perda de adesão celular nas células epiteliais.

Os pênfigos são classificados em:

- Pênfigo foliáceo.
- Pênfigo vulgar.
- Pênfigo vegetante.
- Pênfigo paraneoplásico.
- Pênfigo induzido por medicamentos.
- Pênfigo por IgA.

Todas as formas de pênfigo são potencialmente graves, com ênfase especial no pênfigo vulgar.

PÊNFIGO VULGAR (PV)

O pênfigo vulgar é uma doença bolhosa auto-imune que acomete a pele e as mucosas de epitélio escamoso estratificado. É caracterizada pela presença de anticorpos da classe IgG, sendo patogênicos os da subclasse IgG4, que são dirigidos contra proteínas desmossomais. Estes auto-anticorpos encontram-se depositados na pele e mucosas e também são detectados no soro dos doentes com PV.

Duas formas de pênfigo vulgar são observadas:

- Pênfigo vulgar mucoso.
- Pênfigo vulgar cutâneo-mucoso.

A forma mucosa apresenta auto-anticorpos contra a proteína desmossomal, desmogleína 3, com peso molecular de 130 kD. Na forma cutâneo-mucosa estes auto-anticorpos são dirigidos contra desmogleína 3 e também contra a desmogleína 1, com peso molecular de 160 kD.

De acordo com modelo animal em camundongo Balb-c, os auto-anticorpos são patogênicos, induzindo a acantólise, com conseqüente formação de vesículas e bolhas.

Achados clínicos

O pênfigo vulgar acomete indivíduos na faixa etária de 40 a 60 anos, sem predileção por sexo. Inicia-se em cerca de 60% dos casos com lesões nas mucosas, sendo freqüente o acometimento da mucosa bucal (Figura 180.1).

Na forma mucosa, as lesões caracterizam-se por erosões dolorosas presentes em qualquer localização da mucosa bucal. Outras mucosas podem também ser acometidas, como a mucosa do nariz, da faringe, da laringe, do esôfago, do ânus e do trato urogenital. Alguns doentes podem evoluir para o acometimento cutâneo, que pode ocorrer em tempo variável, de poucos dias a vários meses.

Na forma cutâneo-mucosa, além das lesões mucosas, ocorrem lesões cutâneas que acometem o couro cabeludo, face e tronco, podendo ser disseminadas (Figura 180.2). Caracterizam-se por bolhas flácidas, que rompem-se com facilidade deixando grandes áreas erodidas, sem tendência à cicatrização (Figura 180.3 e Figura 180.4).

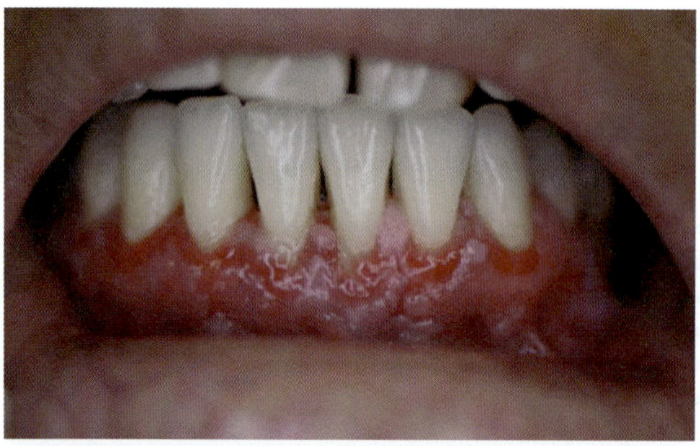

Figura 180.1 – Lesões erodidas na gengiva.

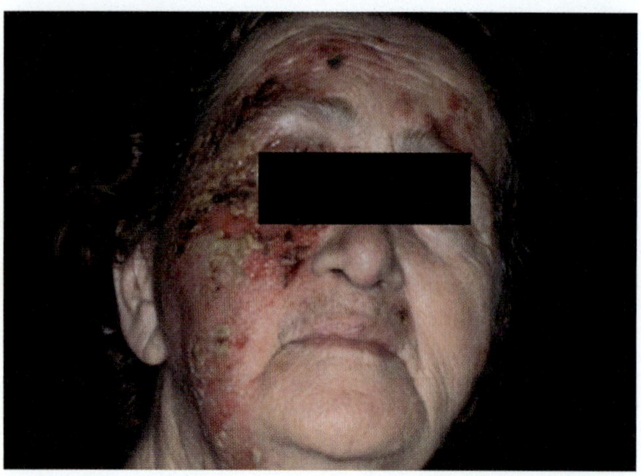

Figura 180.2 – Lesões bolhosas erodidas, com crostas e exsudação no pênfigo vulgar.

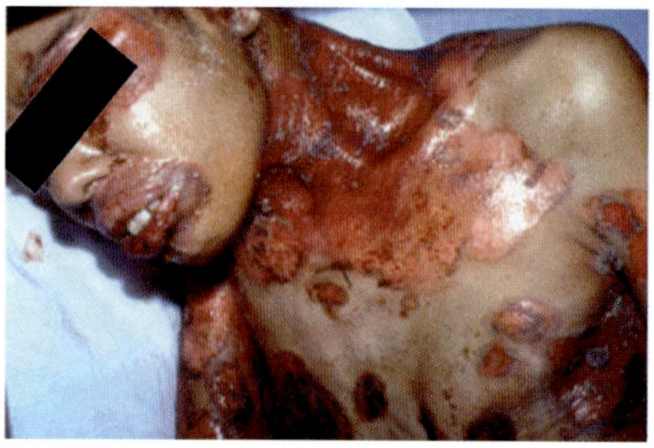

Figura 180.3 – Grandes áreas erodidas sem tendência à cicatrização no pênfigo vulgar.

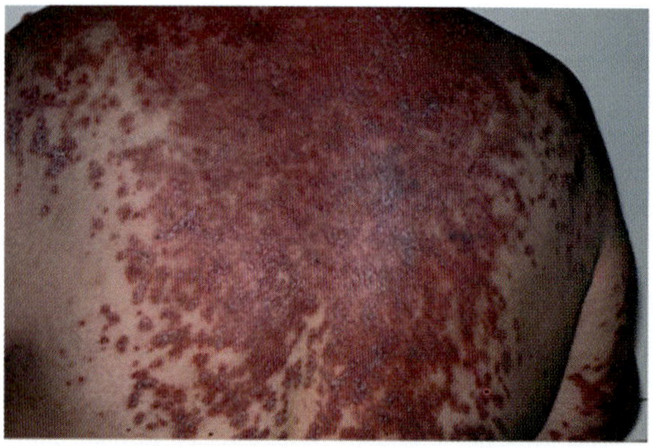

Figura 180.4 – Lesões vesico-bolhosas flácidas, erosões extensas no pênfigo vulgar.

O doente com pênfigo vulgar com forma cutâneo-mucosa extensa apresenta fáscies dolorosa, com comprometimento do estado geral e emagrecimento devido à dificuldade de alimentação. As lesões são sangrantes. A pele apresenta-se frágil, com descolamento à tração tangencial, sendo este sinal conhecido como sinal de Nikolsky.

As complicações são comuns; o acometimento da pele, com grandes áreas de erosão, pode levar à infecção secundária, sendo a sepse a principal causa de óbito. A mortalidade no pênfigo vulgar em 4 a 10 anos é de aproximadamente 10%.

Exames complementares

Os exames laboratoriais diagnósticos do pênfigo vulgar são:

- Exame citológico: mostra a presença das células acantolíticas no material coletado de esfregaço da base e do conteúdo da lesão bolhosa, com coloração de Leishman, Giemsa ou Papanicolaou.
- Exame histopatológico (biópsia de pele lesada): mostra clivagem acantolítica suprabasal do fragmento corado pela hematoxilina-eosina.
- Imunofluorescência direta (biópsia de pele sã perilesional): presença de fluorescência intercelular na epiderme com anti-IgG e anti-C3.
- Imunofluorescência indireta (soro do doente): presença de fluorescência intercelular na epiderme com anti-IgG e anti-C3; títulos de imunofluorescência indireta podem ser utilizados para seguimento do doente.

Diagnóstico diferencial

Os diagnósticos diferenciais do pênfigo vulgar são:

- Pênfigo foliáceo: acomete crianças, adolescentes e adultos jovens; não apresenta lesões mucosas (Figura 180.5).
- Penfigóide bolhoso: acomete indivíduos idosos e caracteriza-se clinicamente por bolhas grandes, que se rompem com rápida cicatrização, acometendo áreas flexurais.
- Espectro síndrome de Stevens-Johnson – necrólise epidérmica tóxica: quadro de instalação abrupta, com acometimento de no mínimo duas mucosas (bucal e conjuntival), com lesões eritêmato-purpúricas e vesico-bolhosas, com grandes áreas de descolamento epidérmico.
- Pênfigo paraneoplásico: associação de doença vesicobolhosa semelhante ao pênfigo vulgar ou síndrome de Stevens-Johnson com estomatite crônica e doenças neoplásicas, com predomínio das doenças linfoproliferativas.

Tratamento

O tratamento do pênfigo vulgar é feito com:

- Prednisona: 1 mg/kg/dia.
- Associação com imunossupressores (azatioprina, ciclofosfamida, micofenolato mofetil).
- Terapêuticas adjuvantes: plasmaferese, imunoglobulina endovenosa em altas doses.

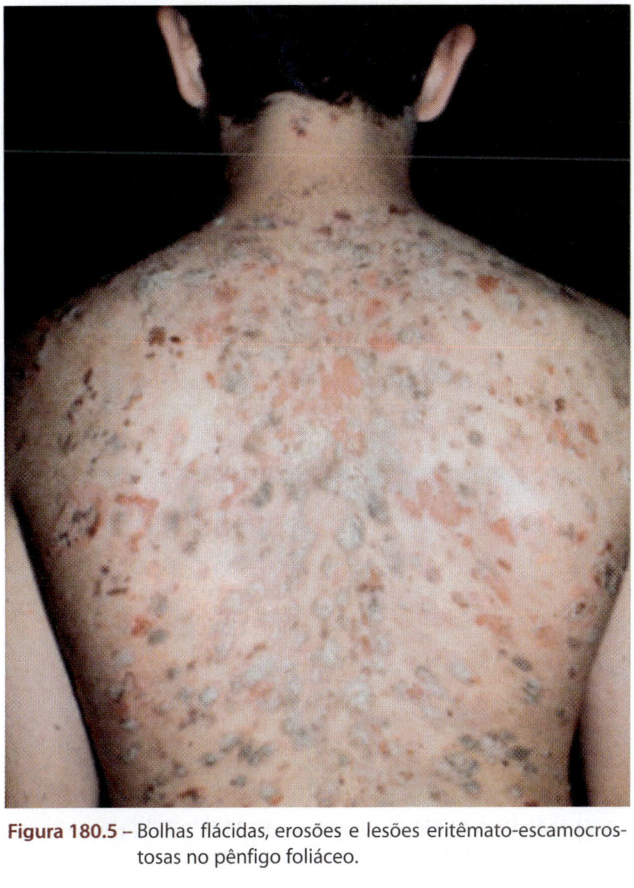

Figura 180.5 – Bolhas flácidas, erosões e lesões eritêmato-escamocrostosas no pênfigo foliáceo.

PENFIGÓIDE BOLHOSO

Penfigóide bolhoso é doença vesico-bolhosa auto-imune, que acomete idosos após 60 anos de idade, sendo rara na infância. É uma doença crônica, com fases de exacerbação e remissão.

A doença é caracterizada pela produção de auto-anticorpos circulantes da classe IgG contra antígenos de 230 kD (BPAG1) e 180 kD (BPAG2) do hemidesmossomo, organela importante na ancoragem da célula basal à membrana basal.

Achados clínicos

O penfigóide bolhoso apresenta lesões vésico-bolhosas, com placas urticadas. São características principais:

- Inicialmente as lesões papulosas, urticadas, associadas a prurido, levando a escoriações.
- As bolhas são tensas, com 1 a 4 cm de tamanho, de conteúdo seroso; seu rompimento leva à formação de crostas, com rápida tendência à cicatrização das lesões, diferentemente do que ocorre no pênfigo vulgar (Figura 180.6 e Figura 180.7).

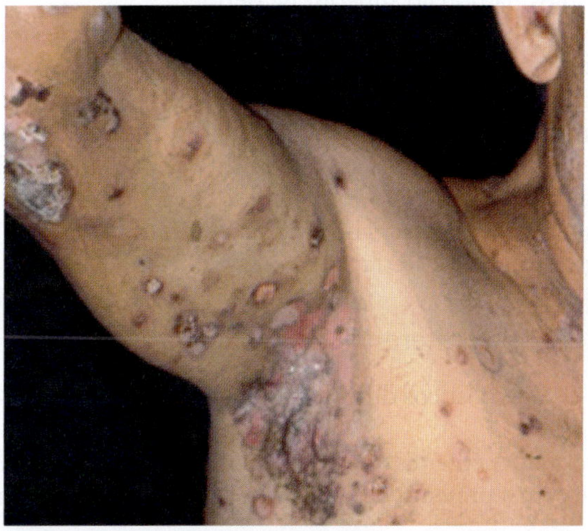

Figura 180.6 – Bolhas tensas de conteúdo sero-hemorrágico, com tendência à rápida cicatrização no penfigóide bolhoso.

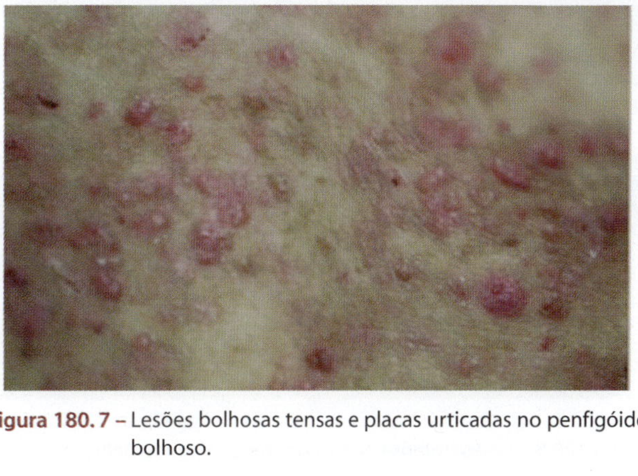

Figura 180.7 – Lesões bolhosas tensas e placas urticadas no penfigóide bolhoso.

- A distribuição é simétrica.
- As localizações preferenciais são: as áreas flexurais de membros, axilas, tronco inferior, abdome inferior e virilhas.
- O acometimento de mucosa bucal ocorre em 10 a 30% dos doentes (Figura 180.8).
- As principais complicações no penfigóide bolhoso estão relacionadas aos tratamentos, especialmente corticoterapia sistêmica: infecções, *diabetes mellitus*, osteoporose. Nos doentes acamados por longos períodos orienta-se cuidados na prevenção de tromboembolismo.
- A mortalidade do penfigóide bolhoso para indivíduos com idade média de 79 anos é de 17 a 31% em 3 a 6 meses, respectivamente.
- Idade maior que 86 anos, presença de comorbidades e doença bolhosa generalizada estão relacionados ao pior prognóstico.

Exames complementares

Os exames laboratoriais diagnósticos do penfigóide bolhoso são:

- Exame histopatológico (biópsia de pele lesada): mostra clivagem subepidérmica do fragmento corado pela hematoxilina-eosina, com infiltrado inflamatório rico em eosinófilos na porção superior da derme.
- Imunofluorescência direta (biópsia de pele perilesional): presença de fluorescência linear com anti-IgG e/ou anti-C3 na zona de membrana basal.
- Imunofluorescência indireta (soro do doente): presença de fluorescência linear com anti-IgG na zona de membrana basal em 60-80% dos doentes.
- Eosinofilia pode ser encontrada no sangue periférico.
- IgE elevada pode estar presente.

Diagnóstico diferencial

Os diagnósticos diferenciais do penfigóide bolhoso são:

- Dermatite eczematosa de contato: na fase aguda e subaguda, com a presença de vesículas e bolhas, eritema e edema.

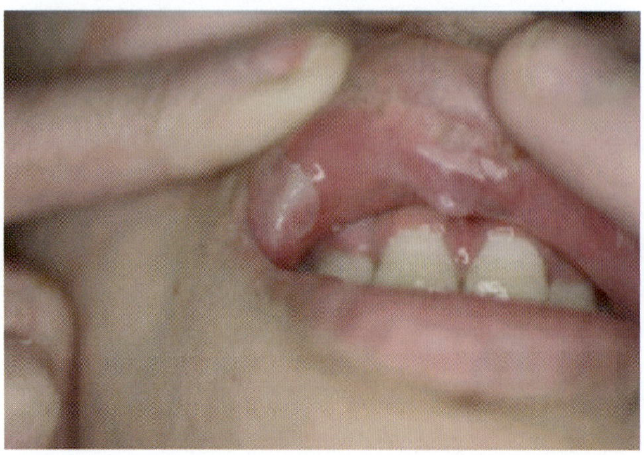

Figura 180.8 – Lesão bolhosa na mucosa no penfigóide bolhoso.

- Prurigo: lesões pápulo-edematosas, com prurido intenso.
- Escabiose: pápulas eritematosas, por vezes encimadas por vesículas e crostas, pruriginosas.
- Eritema polimorfo: lesões papulosas, em placas ou urticas, algumas em alvo típico, acometendo as extremidades.
- Dermatite herpetiforme: espectro cutâneo da doença celíaca, com lesões pápulo-vesiculosas, pruriginosas nas superfícies extensoras dos membros (Figura 180.9).
- Dermatose por IgA linear: dermatose bolhosa rara nos idosos, com manifestações bolhosas de amplo espectro clínico (Figura 180.10).
- Epidermólise bolhosa adquirida: doença auto-imune com lesões vesico-bolhosas nos locais de trauma (Figura 180.11 e Figura 180.12).

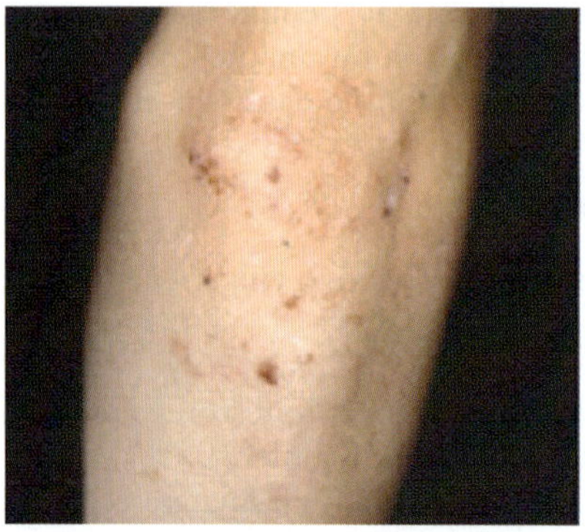

Figura 180.9 – Dermatite herpetiforme. Pápulas eritêmato-edematosas, vesículas e crostas no cotovelo.

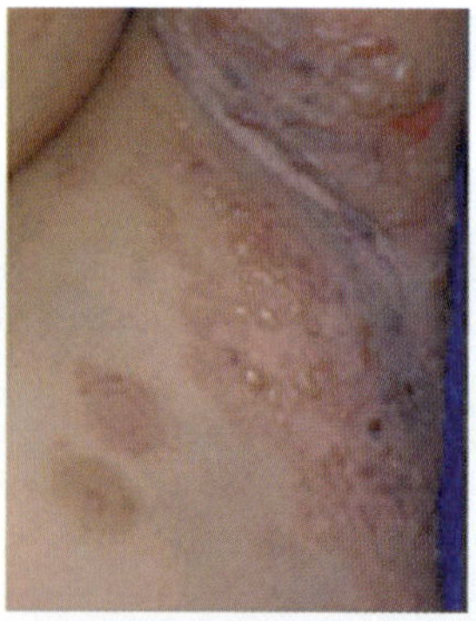

Figura 180.10 – Dermatose por IgA linear. Vesículas e bolhas tensas sobre área eritematosa na axila.

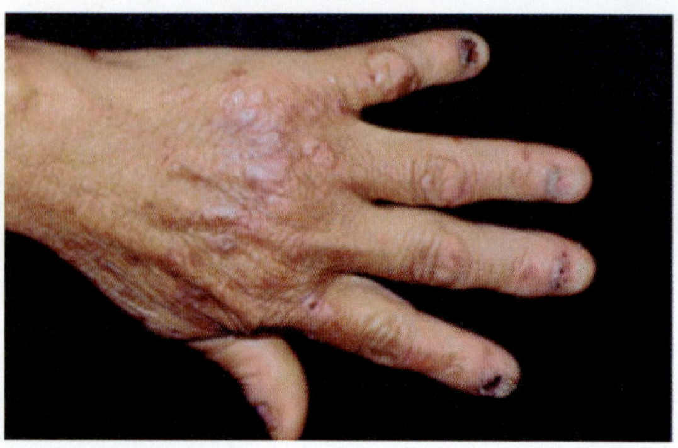

Figura 180.11 – Epidermólise bolhosa adquirida. Bolhas nas áreas de trauma na mão. Distrofias ungueais.

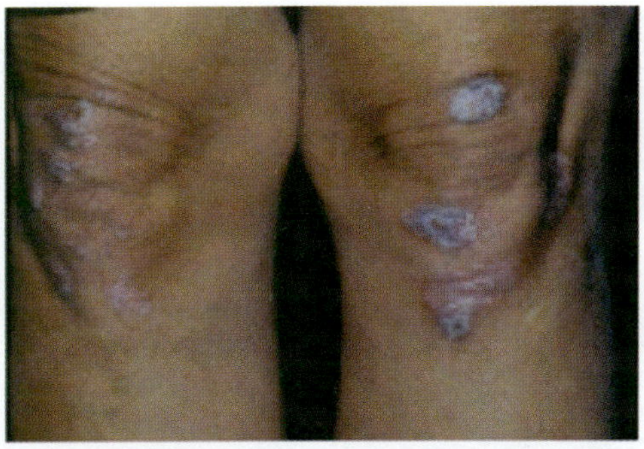

Figura 180.12 – Epidermólise bolhosa adquirida. Lesões bolhosas nas áreas de trauma.

Tratamento

O tratamento do penfigóide bolhoso é feito com:

- Prednisona: 1 mg/kg/dia.
- Associação com imunossupressores (azatioprina, ciclofosfamida, methotrexato, micofenolato mofetil).
- Terapêuticas adjuvantes: sulfona, tetraciclina e nicotinamida, plasmaferese, imunoglobulina endovenosa em altas doses.

LÚPUS ERITEMATOSO CUTÂNEO

Lúpus eritematoso (LE) é uma doença multissistêmica, mas em praticamente 95% dos casos há acometimento cutâneo. Por essa razão e para facilitar a abordagem do assunto, o quadro cutâneo do lúpus eritematoso cutâneo é agrupado em 3 grandes grupos:

- LE cutâneo crônico (LECC).
- LE cutâneo subagudo (LECSA).
- LE cutâneo agudo (LECA).

As manifestações sistêmicas ocorrem em aproximadamente 5% dos pacientes com LECC, 50% dos LECSA e 95% dos casos de LECA.

A causa e a patogênese não são totalmente conhecidas, mas acredita-se que o desenvolvimento dessa doença de pele tenha como base a predisposição genética (fase de susceptibilidade), que pode levar a uma fase de indução da doença precipitada por fatores deflagradores, como por exemplo a luz ultravioleta. A partir daí ocorre a formação de auto-anticorpos e expansão de células T, que caracterizam a fase de expansão que culmina com a fase de estabelecimento da doença por formação de imunocomplexos.

Como fatores deflagradores temos a luz ultravioleta, o tabaco, infecções especialmente por vírus e algumas drogas. No LECSA temos tido relatos de drogas precipitadoras, como piroxicam, penicilamina, sulfoniluréia e outras.

Achados clínicos

O lúpus eritematoso cutâneo agudo (LECA) pode ser localizado ou generalizado:

- Localizado: na face, eritema malar (asa de borboleta), poupando os sulcos nasolabiais, podendo acometer a fronte e o V do decote. São placas de eritema e edema.
- Generalizado: Erupção morbiliforme pelo corpo especialmente no dorso dos antebraços e mãos, onde poupa o dorso das articulações. Também pode ter eritema e telangiectasias periungueais nas mãos (Figura 180.13 e Figura 180.14).

O lúpus eritematoso cutâneo subagudo (LECSA) apresenta quadro clínico às vezes exuberante com placas eritematosas com descamação (pápulo eritematoso) ou placas eritematosas figuradas (anular policíclico). As lesões ocorrem nas áreas fotoexpostas como dorso dos antebraços, ombros, dorso superior do tórax, V do decote e na face. Caracteristicamente essas lesões involuem com o tratamento sem deixar cicatrizes, deixando apenas lesões residuais vitiligóides (Figura 180.15).

Lúpus eritematoso cutâneo crônico (LECC) é o quadro clássico do lúpus discóide. Pode ser localizado ou generalizado. São lesões eritematosas maculares ou papulosas que evoluem com hiperqueratose. Geralmente são bem delimitadas com tamanhos variados e formato arredondado. Caracteristicamente têm superfície coberta com escamas aderentes e óstios foliculares evidentes. A evolução das lesões leva ao surgimento de despigmentações e atrofia com agrupamento formando placas muito desfigurantes. Localizam-se de preferência na face (Figura 180.16), pavilhão auricular, couro cabeludo (Figura 180.17), pescoço e dorso do membro superior.

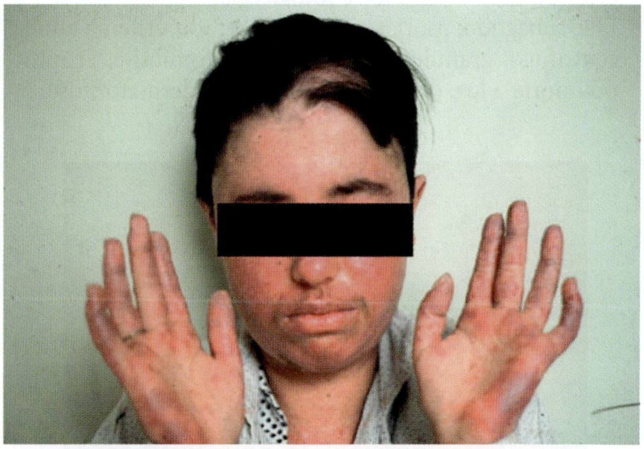

Figura 180.13 – Lúpus eritematoso cutâneo agudo.

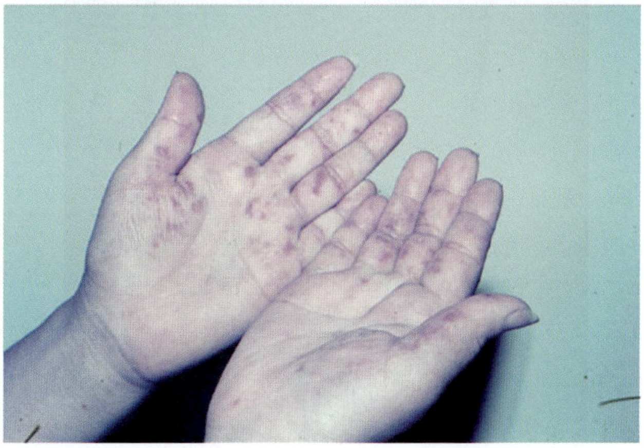

Figura 180.14 – Eritema e telangiectasias periungueais nas mãos.

Exames complementares

O diagnóstico do lúpus eritematoso cutâneo é clínico e, de acordo com o tipo cutâneo, há maior ou menor possibilidade de associação com o LES.

Pelo fato de ser mais grave o caso com outros órgãos afetados, devemos solicitar:

- Hemograma – verificar anemia, leucopenia, linfopenia e plaquetopenia.
- Urina 1 – verificar cilindrúria e proteinúria.
- Complemento sérico – em caso de diminuição há suspeita de lesão renal.
- Auto-anticorpos – FAN, anti-DNA nativo ou de dupla hélice, anti-Sm, anti-SS-A, anti-SS-B.
- Anatomopatológico – hiperqueratose, atrofia da epiderme, degeneração basal, espessamento da membrana basal, infiltrado crônico perivascular e perianexial.
- Imunofluorescência direta: depósitos granulares ou lineares de IgG, IgM e IgA podem ser encontrados na junção dermo-epidérmica das lesões cutâneas de lúpus eritematoso.

Diagnóstico diferencial

- LEC agudo: dermatoses que produzam um eritema facial: acne rosácea, dermatomiosite, dermatite seborréica, erupção polimorfa à luz e fotoalergia.
- LEC subagudo: psoríase, eritema figurado, eritema anular centrífugo, granuloma anular, dermatomiosite, erupção polimorfa à luz, dermatite de contato e dermatofitose.

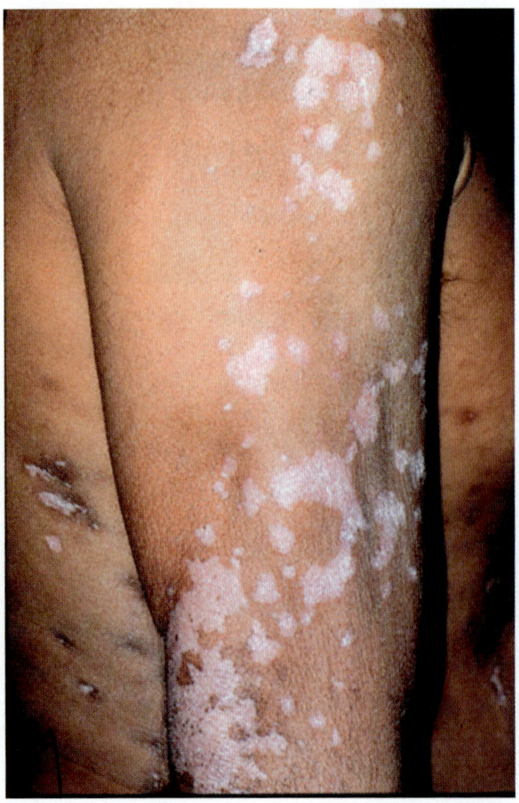

Figura 180.15 – Lesões vitiligóides do lúpus cutâneo subagudo.

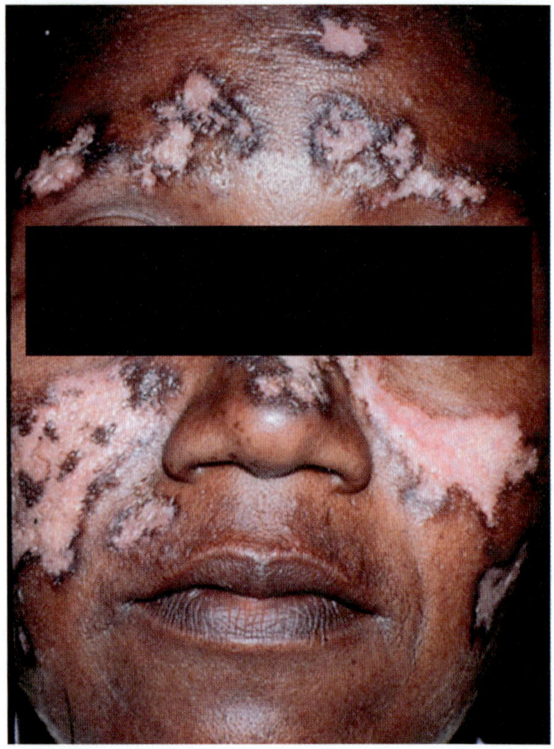

Figura 180.16 – Lúpus cutâneo crônico com acometimento extenso da face.

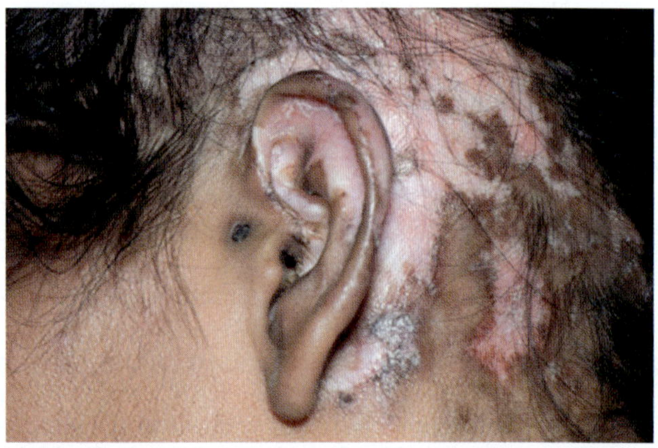

Figura 180.17 – Acometimento do couro cabeludo.

- LEC crônico: as lesões características são inconfundíveis principalmente se houver lesões no pavilhão auricular e no couro cabeludo, além das da face.

Tratamento

- Todos os pacientes com LE devem usar fotoprotetores de amplo espectro nas áreas expostas ao sol.
- A maioria dos doentes deve tomar difosfato de cloroquina 250 mg/dia ou hidroxicloroquina 400 mg/dia. Deve ser feito exame de fundo de olho pelo menos uma vez por ano.
- Em casos mais graves ou de sintomatologia exacerbada, pode-se usar prednisona ou equivalente na dose de 20 a 40 mg/dia.

- Podem ser usados outros imunossupressores como a azatioprina (1,5 a 2 mg/kg/dia) ou micofenolato de mofetil (25 a 45 mg/kg/dia) ou metotrexato (7,5 a 25 mg/semana) como poupadores de corticóide, ou em casos refratários.
- Em lesões únicas podem ser feitas infiltrações intralesionais de corticóide.

DERMATOMIOSITE

A dermatomiosite (DM) faz parte de um grupo de doenças dermatomiopáticas inflamatórias idiopáticas. É classicamente dividida em DM do adulto e DM juvenil.

Na DM, como no lúpus eritematoso, as causas da doença são desconhecidas, no entanto deve haver predisposição genética que permite a passagem da fase de susceptibilidade à fase de indução quando, pela ação de fatores deflagradores como, por exemplo, a luz ultravioleta ou viroses, ocorre a transição para a fase de expansão com a formação de auto-anticorpos e expansão de células T e, a seguir, a instalação do quadro clínico.

Achados clínicos

As principais manifestações cutâneas são:

- Eritema macular violáceo periorbital com ou sem edema (heliotropo) (Figura 180.18).
- Sinal de Gottron: máculas eritematosas simétricas que envolvem o dorso das articulações das mãos, maléolos, olécrano e patela (Figura 180.19).
- Telangiectasias periungueais com ou sem hipertrofia cuticular (Figura 180.20).
- Eritema violáceo macular no dorso das mãos, antebraços, dorso superior e região anterior do tórax superior, face, fronte e couro cabeludo.
- Hiperqueratose simétrica das mãos (mãos de mecânico).
- Poiquilodermatomiosite, eritema violáceo com telangiectasias, despigmentação e atrofia superficial. No dorso, pescoço ou tronco.
- Calcinose cutânea.

Apenas para lembrar, as manifestações sistêmicas da dermatopolimiosite podem ser:

- Musculoesqueléticas: miosite e fraqueza proximal; atrofia e contratura muscular; calcificação muscular.
- Cardíacas: cardiomiopatia; defeitos de condução.
- Pulmonares: pneumonite intersticial difusa/fibrose, pneumonia aspirativa, insuficiência respiratória por fraqueza muscular.
- Gastrintestinal: disfagia proximal, infarto do intestino grosso.
- Associação com neoplasias malignas.

Exames complementares

- Aumento das enzimas musculares indicando catabolismo muscular: creatinofosfoquinase (CPK) e aldolase.
- Auto-anticorpos: aproximadamente 60% dos pacientes com DM clássica têm níveis altos de anticorpos antinucleares. Anticorpos miosite específicos, como o anti-Jo1, ocorrem em cerca de 20% dos pacientes com DM clássica.
- Eletromiografia.
- Anatomopatológico: pele ou músculo.

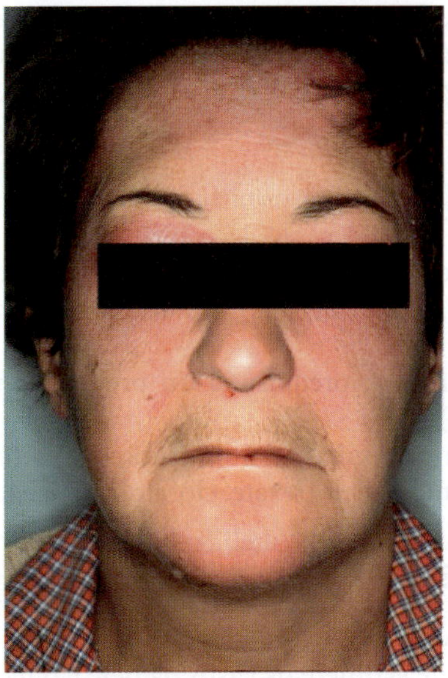

Figura 180.18 – Eritema macular violáceo periorbital.

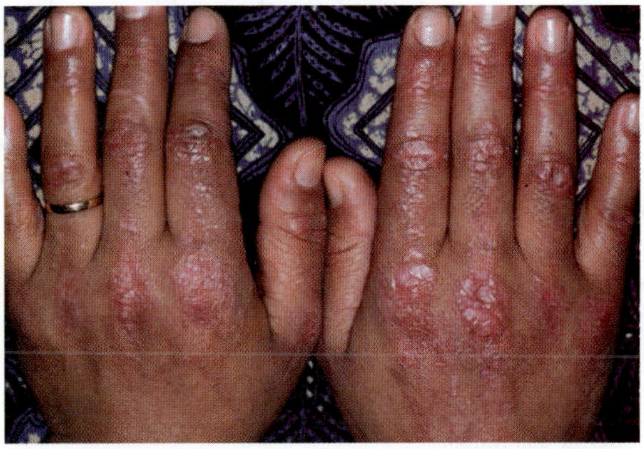

Figura 180.19 – Sinal de Gottron: máculas eritematosas simétricas que envolvem o dorso das articulações das mãos.

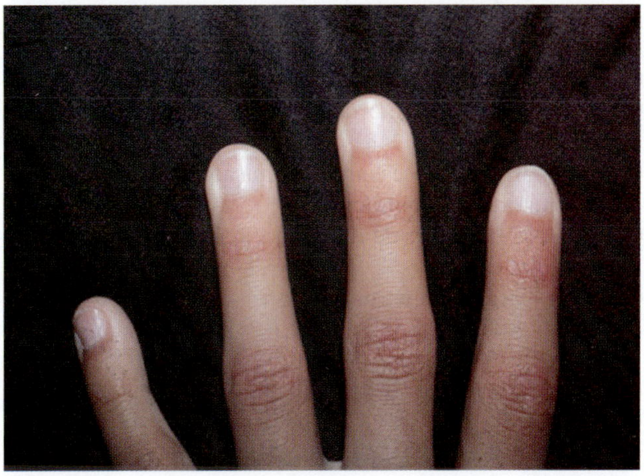

Figura 180.20 – Telangiectasias periungueais.

Diagnóstico diferencial

Os principais diagnósticos diferenciais são: lúpus eritematoso, dermatite de contato, dermatite seborréica, dermatite atópica, líquen plano, psoríase, erupção polimorfa à luz, erupções a drogas e reticulo-histiocitose multicêntrica.

Tratamento

- Tratamento tópico: corticóides tópicos e protetores solares.
- Cloroquina (250 mg/dia) ou hidroxicloroquina (400 mg/dia).
- Corticosteróides: prednisona ou prednisolona (1 a 1,5 mg/kg/dia).
- Podem ser necessários imunossupressores (azatioprina, ciclofosfamida, metotrexate, clorambucil, ciclosporina).

ESCLERODERMIA

A esclerodermia é uma doença crônica de causa desconhecida que acomete os vasos da pele e o tecido conectivo. Esclerodermia significa pele endurecida. A esclerodermia localizada é exclusivamente cutânea e não é de interesse no pronto-socorro, mas a esclerodermia sistêmica (ES), que pode ser limitada ou difusa, pode ter ocorrências de caráter agudo. De modo geral não é muito comum e as mulheres são afetadas três vezes mais do que os homens.

Dinamicamente ocorrem três fenômenos patológicos: alteração endotelial, fenômenos imunes e ativação da inflamação com produção alterada de tecido conectivo.

Achados clínicos

As manifestações cutâneas da ES são:

- Fenômeno de Raynaud.
- Edema das mãos.
- Telangiectasias na face e periungueais.
- Face inexpressiva com perda das linhas de expressão facial.
- Microstomia.
- Úlceras na pele e reabsorção óssea nas extremidades.

As manifestações sistêmicas da SS são:

- Gastrintestinais – disfunção esofágica com disfagia.
- Alterações no intestino delgado com diarréia ou outros sintomas.
- Pulmonares – fibrose com diminuição da função ventilatória; hipertensão pulmonar.
- Cardíacos – defeitos de condução, pericardite, insuficiência cardíaca.
- Renais – uremia, hipertensão.

A síndrome CREST (calcinose, Raynaud, esôfago, esclerodactilia, telangiectasias) é uma forma de ES limitada que apresenta tipicamente as telangiectasias na face e no dorso das mãos e com grande freqüência apresenta calcinoses cutâneas.

Pacientes com achados clínicos de esclerodermia, dermatopolimiosite e lúpus, com anticorpos anti-RNP em altos títulos, são diagnosticados como tendo doença mista do tecido conectivo.

Exames complementares

- O FAN (fator antinúcleo) geralmente é de padrão nucleolar e/ou centromérico. Anti-Scl70 positivo em cerca de 30% dos casos de ES difusa e anticentrômero que é positivo em cerca de 90% dos casos de CREST e em 20% dos casos de ES difusa.
- Para corroborar o diagnóstico clínico pode ser útil exame anatomopatológico de pele do dedo, mas esse exame deverá ser feito depois.
- Os exames a serem realizados dependem das queixas sistêmicas dos pacientes (ver manifestações sistêmicas).

Tratamento

- Hipertensão ou doença renal – inibidores da ECA.
- Doença pulmonar intersticial – ciclofosfamida e prednisona.
- Vasoespasmo periférico – diltiazem ou nifedipina.
- Calcinoses – nifedipina e cirurgia.
- Esofagite de refluxo – omeprazol e bromoprida.

Além desses medicamentos em pacientes com essas queixas ou sinais, pode-se usar outros medicamentos como imunorreguladores: penicilamina (principalmente em doença abruptamente agressiva com esclerose da pele), azatioprina, clorambucil, metotrexato, ciclofosfamida, plasmaferese, fotoferese extracorpórea.

LEITURA ADICIONAL

1. Freedberg IM, Eisen AZ, Wolff K, et al. Pemphigus. Fitzpatrick's dermatology in general medicine. 6. ed. McGraw-Hill; 2003. p.558-67.
2. Freedberg IM, Eisen AZ, Wolff K, et al. Bullous pemphigoid. Fitzpatrick's dermatology in general medicine. 6. ed. McGraw-Hill; 2003. p.574-80.
3. Bolognia JL, Jorizzo JL, Rapini RP, et al. Pemphigus. In: Dermatology. Mosby; 2003. p.449-62.
4. Bolognia JL, Jorizzo JL, Rapini RP, et al. Pemphigoid group. In: Dermatology. Mosby; 2003. p.463-77.
5. Pichler W, Yawalkar N, Schmid S, et al. Pathogenesis of drug-induced exanthems. Allergy 2002; 57(10): 884-93.

Eritema Nodoso e Pioderma Gangrenoso

CAPÍTULO 181

Juliana Nunes Valadão Gonçalves Drumond
Marcello Menta Simonsen Nico

TÓPICOS IMPORTANTES

Eritema nodoso

- O quadro clínico é típico, com nódulos eritematosos dolorosos na face anterior das pernas, evoluindo com lesões contusiformes residuais.
- É preciso investigar um fator etiológico, pesquisando uso de drogas e presença de infecções, porém nem sempre é possível encontrá-lo.
- O diagnóstico é clínico e a biópsia cutânea deve ser realizada nos casos atípicos ou extensos.
- O tratamento consiste em repouso, afastar e tratar o fator desencadeante (quando identificado) e no uso de AINH. Em casos mais extensos, podem-se usar corticosteróides sistêmicos e, na hanseníase, o agente de escolha é a talidomida.
- O prognóstico é bom, com resolução em três a seis semanas.

Pioderma gangrenoso

- O pioderma gangrenoso manifesta-se como úlceras de crescimento rápido, bordas descoladas, com halo eritematovinhoso, fazendo diagnóstico diferencial com úlceras de origem infecciosa que devem sempre ser afastadas por meio de biópsia cutânea com anatomopatológico e culturas.
- É freqüente a associação com doenças sistêmicas, principalmente doença intestinal inflamatória e paraproteinemias.
- Atenção ao fenômeno da patergia, com cautela na realização de procedimentos invasivos.
- O tratamento sistêmico com prednisona e imunossupressores é longo, leva ao fechamento das úlceras e impede o aparecimento de novas lesões.

ERITEMA NODOSO

INTRODUÇÃO E DEFINIÇÕES

Eritema nodoso é uma reação de hipersensibilidade a diversos agentes, caracterizada por nódulos eritematosos, dolorosos, principalmente na face anterior das pernas. Pode ocorrer em qualquer idade ou sexo e é mais comum em mulheres entre quinze e quarenta anos.

ETIOLOGIA E FISIOPATOLOGIA

Trata-se de uma paniculite que tem como provável mecanismo o depósito de imunocomplexos nos vasos dos septos do subcutâneo, desencadeado por diferentes antígenos. Em grande parte dos casos, não é possível identificar uma causa. No nosso meio, é freqüentemente associado a infecção estreptocócica e infecções por micobactérias (Tabela 181.I).

Tabela 181.I – Causas de eritema nodoso
• **Infecções:** *Streptococcus* sp., *Salmonella* sp., *Yersinia* sp., *Chlamydia* sp., tuberculose, hanseníase, paracoccidioidomicose, histoplasmose, esporotricose, dermatofitoses.
• **Agentes**: sulfas, anticoncepcionais, brometos, iodetos, salicilatos, penicilinas, tetraciclinas etc.
• **Sarcoidose.**
• **Doenças malignas:** linfomas, leucemias, carcinomas.
• **Doenças auto-imunes.**
• **Doença intestinal inflamatória.**
• **Gravidez.**
• **Idiopático.**

ACHADOS CLÍNICOS

Caracterizam-se pelo aparecimento súbito de nódulos e placas eritematoedematosos e eritematopurpúricos, quentes e dolorosos nas regiões pré-tibiais (Figura 181.1). São bilaterais, geralmente simétricos e nunca ulceram. Outras partes do corpo podem ser acometidas, como coxas, membros superiores e tronco, e nesses casos a principal causa é a reação hansênica. É importante a pesquisa de sensibilidade térmica que está alterada na hanseníase. Como sintomas associados, podem ocorrer artralgias, febre, cefaléia, náuseas e mal-estar. Há remissão do quadro após três a seis semanas. As lesões, ao involuírem, se tornam acastanhadas, contusiformes, e desaparecem com o passar do tempo. Pode haver recidiva, principalmente nos casos de causa não determinada (Tabela 181.II).

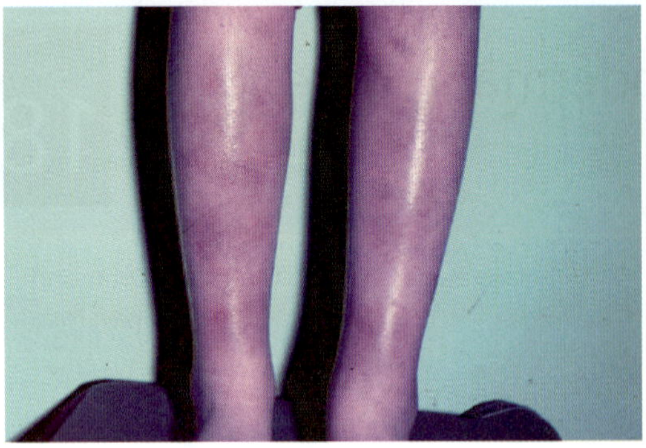

Figura 181.1 – Eritema nodoso – nódulos eritematosos na face anterior das pernas.

Tabela 181.II – Eritema nodoso: apresentação típica	
• Mulher jovem.	• Nódulos eritematosos dolorosos na parte anterior das pernas.
• Antecedentes de infecção estreptocócica recente ou uso de drogas.	• Em geral, de causa desconhecida (idiopática).

EXAMES COMPLEMENTARES

O quadro clínico é característico e o diagnóstico é feito por meio do exame físico. Os exames complementares se baseiam na busca de um fator etiológico. Devem ser solicitados dosagem de antiestreptolisina O (ASLO), raio X de tórax e PPD. Nos casos sintomáticos, realizar pesquisa de bacilo álcool-ácido resistente (BAAR) no escarro e de outros sítios (urina, linfonodos etc.). O hemograma pode apresentar leucocitose discreta e a velocidade de hemossedimentação está aumentada (Tabela 181.III).

A biópsia cutânea deve ser profunda, atingindo o tecido subcutâneo, e mostra uma paniculite septal. É indicada nos casos atípicos para afastar outras formas de paniculite, e nos casos extensos, em que há suspeita de hanseníase. Nesse caso, bacilos álcool-ácido resistentes são visualizados no exame anatomopatológico.

DIAGNÓSTICO DIFERENCIAL

Deve ser diferenciado de **outras paniculites**:

- Eritema indurado de Bazin.
- Paniculite artefata.

Tabela 181.III – Exames complementares	
• Hemograma.	• Radiografia de tórax.
• Velocidade de hemossedimentação (VHS).	• Pesquisa de BAAR (escarro, urina, linfonodos).
• Antiestreptolisina O (ASLO).	• Auto-anticorpos (fator antinúcleo).
• PPD.	• Biópsia cutânea.

- Paniculite de Weber-Christian.
- Paniculite pancreática.
- Paniculite pós-corticoterapia.
- Lúpus eritematoso.
- Paniculites infecciosas.

Outros diagnósticos diferenciais são **erisipela** e **tromboflebites**. Na erisipela, há uma evolução rápida de eritema, edema e calor em um dos membros inferiores, causados pela penetração do estreptococo ß-hemolítico do grupo A em razão de solução de continuidade na pele. As tromboflebites se manifestam como nódulos eritematosos dolorosos dispostos linearmente seguindo um trajeto venoso.

A topografia das lesões, o exame histopatológico, o quadro evolutivo, além de exames específicos para cada entidade, orientarão o diagnóstico correto.

TRATAMENTO

Na maioria dos casos, o eritema nodoso tem remissão espontânea. O tratamento depende da identificação e do controle da condição predisponente e no uso de sintomáticos. É importante repouso, com elevação dos membros. Podem ser usados antiinflamatórios não-hormonais (aspirina 3 a 4 g/dia, naproxeno 500 a 1.000 mg/dia etc.). Outra opção terapêutica é o iodeto de potássio (0,5 a 1,0 g/dia).

Após exclusão de doenças infecciosas, pode ser introduzida **corticoterapia sistêmica** em dose antiinflamatória. Esta é indicada em casos extensos e de difícil controle (Tabela 181.IV).

No eritema nodoso hansênico o agente mais eficaz é a **talidomida**, com restrições pela sua ação teratogênica.

Tabela 181.IV – Tratamento do eritema nodoso
• Tratar a causa de base, se encontrada (tuberculose, hanseníase, doenças auto-imunes).
• Repouso e antiinflamatórios (aspirina: 3 a 4 g/dia; naproxeno: 500 a 1.000 mg/dia ou indometacina: 50 a 100 mg/dia).
• Prednisona: 0,5 mg/kg/dia.
• Talidomida: 100 a 400 mg/dia (eritema nodoso hansênico).
• Iodeto de potássio: 0,5 a 1,0 g/dia

PIODERMA GANGRENOSO

INTRODUÇÃO E DEFINIÇÕES

Trata-se de uma dermatose neutrofílica não-infecciosa, caracterizada pelo aparecimento de **úlceras de crescimento rápido e caráter destrutivo.** Acomete indistintamente qualquer idade ou sexo e em **50% dos casos está associado a doença sistêmica.**

ETIOLOGIA E FISIOPATOLOGIA

A causa do pioderma gangrenoso é desconhecida, podendo estar relacionada a alterações imunológicas. **É comu-**

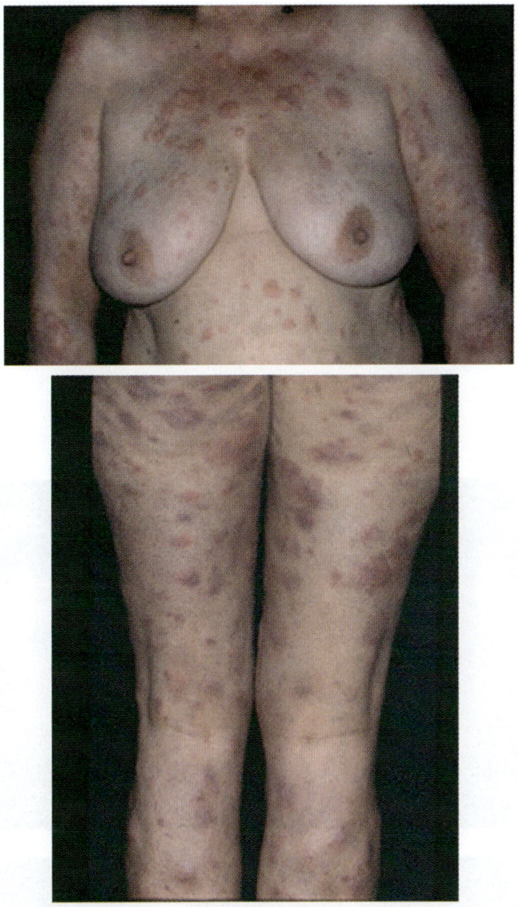

Figura 182.6 – Eritema nodoso hansênico. Nódulos eritêmato-edematosos ou violáceos, em estágios evolutivos diferentes: agudos, subagudos e involutivos (violáceo-acinzentados).

Ocorre cortejo sintomático geral: febre alta, mal-estar, náuseas, vômitos, mialgia etc.

Pode ser classificada em intensidades variadas: leve, moderada, intensa e grave.

Há doentes que sofrem um único surto reacional; e outros, episódios repetidos, às vezes subintrantes, caracterizando o "mal de reação" – isso significa que quando o doente está melhorando, surgem novas lesões cutâneas e/ou extracutâneas; portanto, ao lado das lesões reacionais regressivas, violáceo-acinzentadas, existem os nódulos novos, róseo-eritêmato-edematosos. Os doentes com surtos repetidos devem ser considerados mais graves, pois aumenta-se o risco de seqüelas neuromusculares e lesões viscerais.

Eritema nodoso disseminado e/ou episódios repetidos e/ou lesões necrótico-ulcerativas caracterizam RII grave, via de regra, com comprometimento extracutâneo e/ou visceral.

Eventualmente, ocorrem manifestações reacionais extracutâneas, sem a concomitância dos nódulos cutâneos – caracteriza-se, então, RII visceral e/ou extracutânea, como: hepatomegalia dolorosa e insuficiência renal sem nódulos cutâneos. No entanto, o doente há de ter algum sinal clínico da moléstia multibacilar, como manchas nas áreas alopécicas, nervos periféricos espessados etc.

A reação tipo II também deve ser considerada grave quando o doente tem lesões necróticas e ulcerativas na pele e/ou mucosas (Figuras 182.7 e 182.8). Este quadro é denominado eritema nodoso hansênico necrotizante (ENHne). O ENHne ocorre em 9% dos doentes com reação tipo II e caracteriza reação grave, cutânea, extracutânea e visceral. O doente pode evoluir para óbito em virtude das complicações. Algumas vezes, os doentes com ENHne também sofrem lesões necróticas extracutâneas: olhos, nariz e palato (até com perfuração – Figura 182.9), orofaringe, linfonodos, nervos

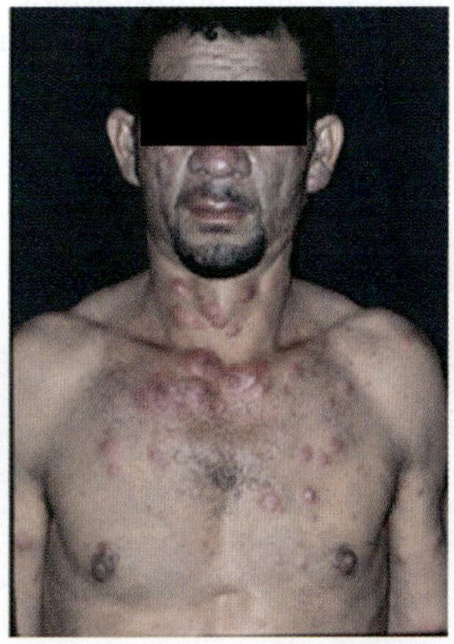

Figura 182.7 – Eritema nodoso hansênico. Nódulos róseo-eritêmato-edematosos, isolados e agrupados, em face, lábios, região cervical, tórax e braços. Note área central de vários nódulos, violáceo-escura (vasculite necrotizante).

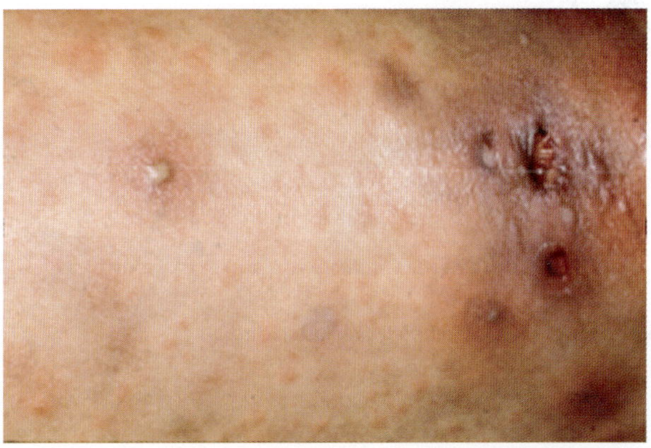

Figura 182.8 – Eritema nodoso hansênico necrotizante. Nódulos róseo-eritêmato-edematosos; pústula (asséptica; há às vezes bacilos de Hansen granulosos); bolhas hemorrágicas; lesões necrótico-ulcerativas.

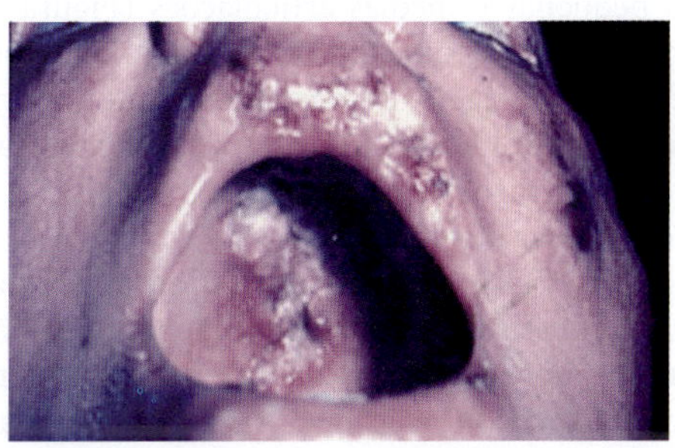

Figura 182.9 – Eritema nodoso necrotizante na pele, mucosa e palato.

periféricos, laringe, fígado, baço, supra-renais etc. e podem ocorrer tromboses venosas e/ou arteriais, com conseqüências graves ou evolução para êxito letal em 9% das reações tipo II.

Manifestações extracutâneas da reação tipo II: neurite (mononeurite, oligoneurite ou polineurite) – dores neurais que pioram à noite e nos dias mais frios; linfadenites, com ou sem adenomegalia – raramente, com fistulização através da pele, em geral nas cadeias inguinofemorais ou nas axilares (Figura 182.10); rinite, às vezes com perfuração do septo nasal; laringite; iridociclite (Figura 182.11); esplenite com ou sem esplenomegalia; hepatite, às vezes com icterícia e aumento das enzimas e/ou bilirrubinas; iridociclite; reação no palato, às vezes com necrose seguida de perfuração do palato

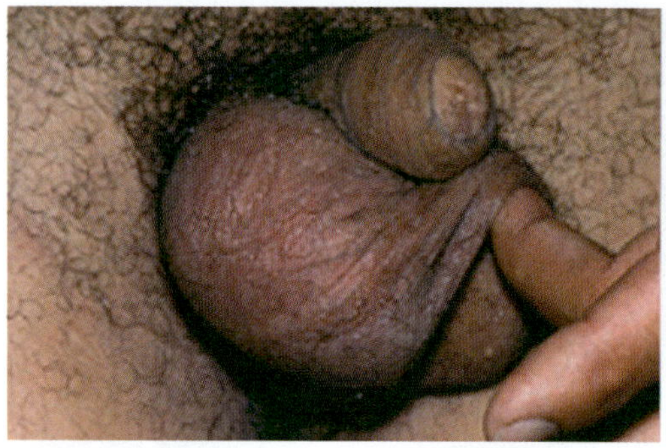

Figura 182.12 – Reação tipo II com orquiepididimite.

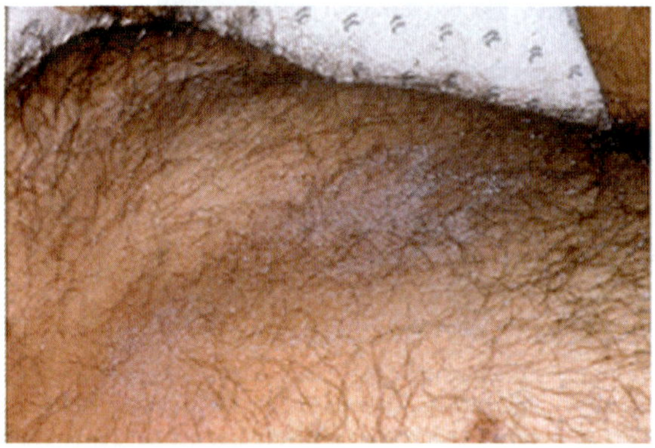

Figura 182.10 – Linfonodomegalia.

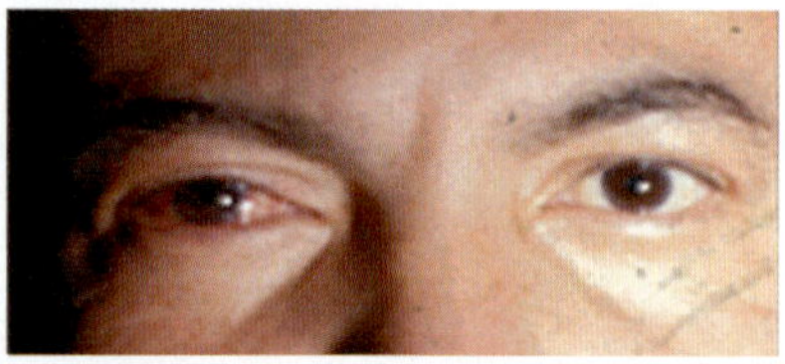

Figura 182.11 – Reação tipo II com iridociclite.

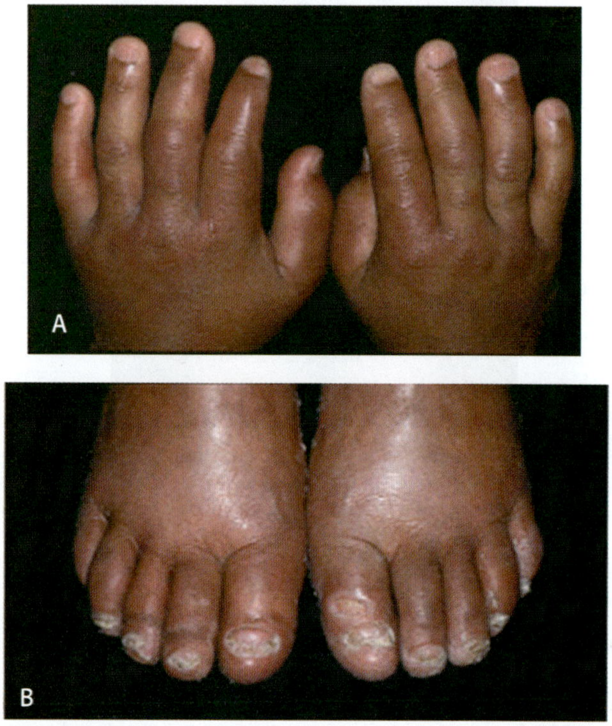

Figura 182.13 – Reação tipo II com poliartrite em mãos (a) e pés (b). Note úlcera traumática no hálux (b).

duro; faringite; orquiepididimite (Figura 182.12); nefropatia (em nosso meio predomina a glomerulonefrite); reações na medula óssea (com conseqüente aumento da anemia); dores ósseas, em geral tibialgia; artralgia ou artrite (mono, oligo ou poli) nas pequenas e médias articulações (Figura 182.13), muitas vezes com reações sorológicas, falsamente positivas, para doenças do colágeno ou reumáticas (fator antinúcleo – FAN, fator reumatóide – FR, látex etc., à semelhança do que ocorre com as reações sorológicas para sífilis); e vasos – tromboses venosas e/ou arteriais.

Nos doentes que sofrem episódios reacionais freqüentes tardiamente, ocorre amiloidose secundária em vários órgãos; porém, são os rins que sofrerão de maneira intensa e serão responsáveis pela insuficiência renal crônica irreversível e falência.

EXAMES COMPLEMENTARES

Classicamente, o diagnóstico da moléstia de Hansen baseia-se na observação de um ou mais dos três sinais fundamentais (Tabela 182.II):

- lesão cutânea com diminuição ou ausência da sensibilidade superficial;
- espessamento de nervos;
- biópsia de pele;
- bacilos resistentes a álcool e ácido, na linfa das lesões ou no material de biópsia.

Nas reações, quando as lesões de pele estão inflamadas, valem apenas os três últimos sinais (Tabela 182.II). Tam-

Tabela 182.II – Diagnóstico na fase reacional
• Pesquisar o espessamento de nervos
• Pesquisar hipo ou anidrose palmar e/ou plantar
• Realizar biópsia de pele
• Pesquisar bacilos resistentes a álcool e ácido

bém será útil pesquisar a existência de hipo ou anidrose palmar e/ou plantar.

As provas da histamina e da pilocarpina, úteis para o diagnóstico da fase de evolução crônica da moléstia de Hansen, não servem nas fases inflamatórias, pois estarão exacerbadas e não auxiliarão na definição do quadro.

Os exames de laboratório podem evidenciar o acometimento descrito: proteinúria, hematúria, anemia com leucocitose, às vezes com desvio à esquerda e aumento marcado da velocidade de hemossedimentação.

Orientam-se os exames baciloscópico e histológico (Tabela 182.III). O exame imunológico (teste de Mitsuda) depois ajudará na classificação adequada; mas a reação positiva afasta a hanseníase como causa de eritema nodoso.

Tabela 182.III – Exames complementares no estado reacional	
• Avaliação geral	• Hemograma, VHS, coagulograma, função renal e hepática, glicemia, eletrólitos
• Diagnóstico diferencial	• O exame histológico e baciloscópico da pele e de outras áreas diferenciará a hanseníase das outras doenças

Biópsia de pele

- Reação tipo I reversa: a histologia mostra o aumento de linfócitos, células epitelióides e gigantes de Langerhans. Diminuição do número de bacilos, em comparação ao estágio pré-reacional, se houver biópsia prévia.
- Eritema nodoso hansênico: a histologia mostra vasodilatação, exsudação de polimorfonucleares (PMN), que atravessam a parede vascular para fagocitar os imunocomplexos extravasculares. Os bacilos, quando existentes, são predominantemente fragmentados ou granulosos.
- Eritema nodoso hansênico necrotizante (ENHne): nesta grave reação, a exsudação de PMN é intensa, com áreas de necrose tecidual, às vezes agredindo secundariamente a parede dos vasos locais. Neste episódio reacional, a destruição tecidual também pode ocorrer na área extracutânea ou visceral.

DIAGNÓSTICO DIFERENCIAL

Manifestações cutâneas

É importante lembrar que a hanseníase não causa prurido e tem hipoestesia ou anestesia térmica na lesão e/ou disestesia insular nos territórios dos nervos mais acometidos.

Os principais diagnósticos diferenciais são:

- Placas da reação tipo I: urticária; tinhas da pele; tuberculose; sífilis, sífilis maligna precoce ou tardia; psoríase (placas reacionais regressivas, com a descamação lamelar); sarcoidose; e linfoma;
- Eritema nodoso hansênico: farmacodermia, eritema nodoso estreptocócico e de outras etiologias (doenças do tecido conectivo, retocolite ulcerativa, sarcoidose, sífilis, gravidez, micoses superficiais e profundas, tumores etc.) e eritema indurado de Bazin (tuberculose).

Lesões neurais

Na moléstia de Hansen, como já visto, existe espessamento neural exceto no início da moléstia (MH indeterminado). O diagnóstico diferencial da hanseníase inclui neurite traumática, siringomielia, diabetes, sífilis (*tabes dorsalis*), síndrome de Thévènard, meningocele e meralgia parestésica; entretanto, nestas doenças não ocorre espessamento neural.

Na necrose caseosa do nervo, com abscesso e fistulização através da pele, durante reação tipo I, deve-se diferenciá-la de esporotricose (forma com linfangite nodular ascendente), tuberculose, e sífilis maligna precoce ou tardia, gomosa, quando com poucas lesões e dispostas linearmente.

TRATAMENTO

Reação tipo I: inversa ou reversa

O tratamento específico da hanseníase deverá ser mantido ou iniciado, associado com imunossupressores; a preferência é pelos corticosteróides: prednisona, 20 a 60 mg/dia (0,5 a 2 mg/kg de peso, conforme a gravidade da neurite e das placas cutâneas).

Freqüentemente, usam-se os corticosteróides em doses altas, correspondendo à intensidade da reação, e por período prolongado. Deve-se diminuir a prednisona lentamente (5 mg a cada 2 ou 4 semanas); mesmo assim, às vezes pode-se identificar citoquinas pró-inflamatórias nas lesões cutâneas, mesmo após seis meses de corticosteróides.

A reabilitação dos processos neurais agudos é melhor do que nos crônicos ou com reações recidivantes.

Analgésicos e antiinflamatórios não-hormonais podem ser necessários.

Nesta reação pode haver importante comprometimento neural, às vezes com necrose caseosa do nervo, cujo tratamento consta no item tratamento das neurites a seguir.

Tabela 182.IV – Tratamento da reação tipo I cutânea e neural
• Corticosteróides: hidrocortisona endovenosa (300 a 500 mg/dia) ou prednisona (0,5 a 2 mg/kg/dia)
• Tratamento da neurite na fase aguda: – imobilizar regiões articulares próximas aos nervos afetados; – infiltração perineural com lidocaína e dexametasona (não agredir o nervo); – na falha dos itens 1 e 2: neurocirurgia descompressiva.

Reação tipo II

O tratamento específico da hanseníase deverá ser mantido ou iniciado quando se diagnostica a moléstia.

Nas reações leves, em geral, indica-se analgésicos e antiinflamatórios não-esteroidais.

Por outro lado, nas reações moderadas e intensas, as medicações que podem ser necessárias são (Tabela 182.V):

Tabela 182.V – Tratamento da reação tipo II grave

- **Talidomida:** 300 a 600 mg/dia; exceto para mulheres na idade fértil
- **Corticosteróides:** hidrocortisona ou prednisona (dose equivalente a 1 a 2 mg/kg/dia de prednisona)
- **Estabilização clínica do doente:** hidratação, oxigenação, proteção das vias aéreas superiores, correção dos distúrbios eletrolíticos, anemia, profilaxia de TVP
- **Tratar as infecções secundárias:** quando há lesões necrótico-ulcerativas múltiplas, considerar o doente como grande queimado

- Talidomida: é a melhor droga para tratar a reação tipo II; inibe o fator alfa de necrose tumoral (TNF-α). Administra-se 100 a 600 mg/dia, de acordo com a gravidade da reação; reduzimos a dose lentamente e conforme a regressão da reação. A talidomida é absolutamente contra-indicada para mulheres gestantes, por ser teratogênica. Ela está proibida por força de lei federal, para mulheres na idade fértil. Nas reações graves e recidivantes, com risco de morte, pode-se solicitar à comissão de ética autorização para o uso da talidomida; obviamente, antes de sua introdução, deve-se realizar exames para detectar possível gravidez e iniciar anticoncepcional injetável pelo menos nos dois ciclos prévios;
- Corticosteróides: quando houver neurite, mãos e pés reacionais, glomerulonefrite (hematúria e proteinúria), orquiepididimite, vasculite necrotizante (eritema nodoso necrotizante), iridociclite e acometimento de outras vísceras, devem-se associar corticoesteróides em doses maiores;
- Outros tratamentos:
  - Ciclosporina: 3 a 7 mg/kg de peso, para atingir níveis sangüíneos em torno de 200 ng/mL pelo método de radioimunoensaio; portanto, indica-se ciclosporinemia periódica. Esta medicação demora mais para controlar a reação e não melhora a neurite;
  - Clofazimina (CFZ): 100 a 400 mg/dia até a regressão completa do quadro clínico; em nossa experiência, os resultados com CFZ não são bons, como alguns relatos da literatura; e nas doses maiores, as chances de enteropatia pela CFZ são mais freqüentes;
  - Pentoxifilina: embora conste que também iniba a produção de TNF-α, em nossa experiência não é efetivo;
  - Anticorpos monoclonais ou inibidores solúveis para neutralizar TNF-α: teoricamente são úteis; deve-se fazer estudos bem controlados para melhor avaliá-los.

Tratamento das neurites

A neurite ou a piora do comprometimento neural pode ocorrer antes, durante e/ou após o tratamento específico da hanseníase. Em linhas gerais, o tratamento da neurite hansênica pode ser dividido em (Tabela 182.VI):

Tabela 182.VI – Tratamento da neurite associada à hanseníase

	Tratamento clínico	Neurocirurgia
Neurite, sem estado reacional cutâneo OU com reação cutânea	• Carbamazepina (200 mg à noite de 12/12 h ou mais vezes) ou gabapentina 300 a 1.500 mg/dia; a amitriptilina também tem sido usada com dose inicial de 25 mg • Prednisona (1 a 2 mg/kg/dia, diminuindo 5 mg a cada 15 ou 30 dias)	
Déficits sensitivos e motores		Descompressão neural precedida e seguida por métodos fisiátricos
Necrose caseosa (abscessos caseosos) neural		Deve-se fazer enxerto de nervo

- Tratamento da dor, sem estado reacional cutâneo associado: de modo geral, decorre de compressão de importante tronco neural nos locais onde os nervos (NN) encontram-se, anatomicamente, compactados (nos MMSS: NN ulnar no cotovelo e próximo ao pulso – canal de Guyon; NN mediano, no túnel do carpo. Nos MMII: NN fibular, junto à cabeça da fíbula e NN tibial, próximo ao tornozelo – túnel do tarso.). Nesta situação, pode-se recorrer à carbamazepina (200 mg à noite e, se necessário, de 12/12 h ou mais vezes) e prednisona (dose a ser ajustada, entre 20 e 60 mg/dia, diminuindo 5 mg a cada 15 ou 30 dias).
  - O tratamento clínico deve ser transitório; caso a dor persista ou aumente, deve-se tentar infiltração perineural de lidocaína (a 2%, sem vasoconstritor), associada à dexametasona aquosa (devem ser evitados corticosteróides de depósito, pois, teoricamente, poderiam aumentar o processo inflamatório); a injeção é realizada nas proximidades do nervo afetado, evitando-se, cuidadosamente, que haja contato da agulha com o nervo.
  - Na fase aguda, as orientações do médico fisiatra e as medidas fisioterápicas são fundamentais; os exercícios são contra-indicados neste período; deve-se colocar talas nas regiões articulares referidas, permitindo assim que o nervo não seja mais agredido pelos movimentos.

Nesta situação de dor intensa, caso a infiltração também seja insuficiente, deve-se indicar descompressão neurocirúrgica que, quando adequadamente indicada, tem efeito muito benéfico.

- Tratamento da dor, com estado reacional cutâneo associado: nesta situação, muitas vezes, os nervos sofrem processo de rápida degradação, provocando dores intensas; o tratamento deve ser associado: medicamentoso, com infiltrações perineurais e eventualmente neurocirúrgico.
- Tratamento dos déficits sensitivos e motores: em geral, resultam do estado reacional, mantém-se o que foi indicado para o combate à dor. Quando os déficits instalam-se lentamente, decorrentes de situações crônicas (neurite silenciosa), deve-se indicar a descompressão neural neurocirúrgica.
- Tratamento da necrose caseosa (abscessos caseosos) neural: a reação é tipo I, logo, o tratamento é neurocirúrgico. Pode-se fazer enxerto de nervo para recuperar o território neural acometido.

LEITURA ADICIONAL

1. Britton WJ, Lockwood DNJ. Leprosy. Lancet; 363: 2004: 1209-19.
2. Brophy PJ. Subversion of Schwann Cells and the Lepre's Bell. http://www.sciencemag.org.
3. Khanolkar-Yung S, Rayment N, Brickell PM, et al. Tumor necrosis factor-alpha (TNF-") synthesis is associated with the skin and peripheral nerve pathology of leprosy reversal reactions. Clin Exp Immunol 1995: 99: 196-202.
4. Margarido LC. Caracterização da reação tipo II (eritema nodoso hansênico) com comprometimento visceral - estudo clínico, laboratorial e comprovação anátomopatológica em 34 doentes submetidos a necrópsia. [Tese de Doutorado]. São Paulo. FMUSP, 1994.
5. Ridley DS, Jopling WH. A classification of leprosy for research purposes. Lepr Ver 1962: 33:119–128.
6. Sasaki S, Takeshita F, Okuda K. Mycobacterium leprae and leprosy: a compendium. Microbiol Immunol 2001: 45 (11), 729-36.
7. Sengupta U. Immunopathology of leprosy, a state of art. Int J Lepr 2001: 69 (2 suppl): S36-S78.
8. Waters MFR, Ridley DS. Necrotizing reactions in lepromatous leprosy a clinical and histologic study. Int J Leprosy 1963; 31: 788–436.

Algoritmo 182.1 – Abordagem inicial do doente com reação tipo I

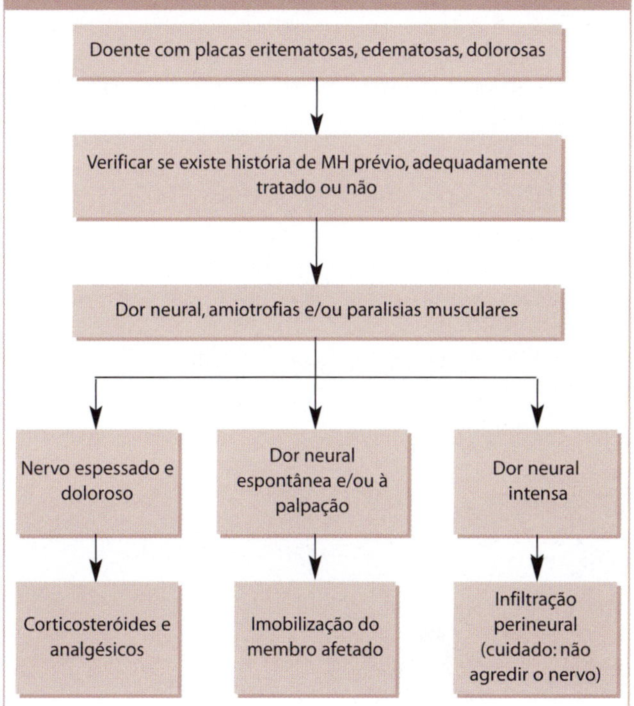

Algoritmo 182.2 – Abordagem do doente com reação tipo II

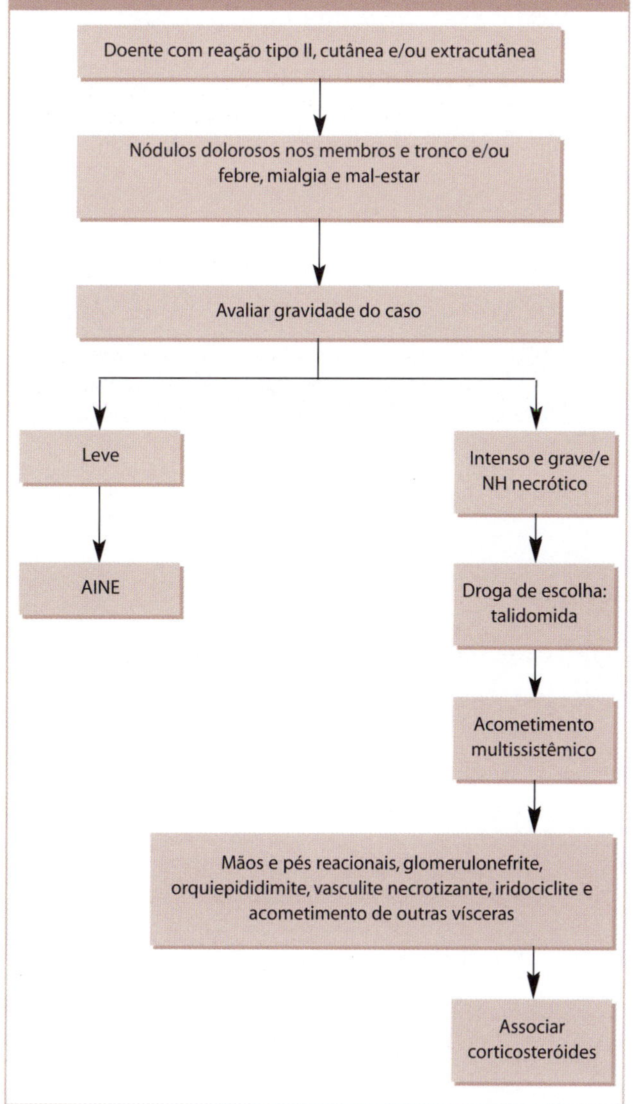

SEÇÃO

VIII

Emergências Otorrinolaringológicas

Coordenador

Richard Louis Voegels

Lesões Orais no Pronto-Socorro

CAPÍTULO 183

Guilherme de Toledo Leme Constantino
Ivan Dieb Miziara

TÓPICOS IMPORTANTES

- Algumas doenças da cavidade oral não são restritas à boca, podendo ser parte de uma doença mucocutânea, sistêmica ou síndrome.
- Existem lesões orais com potencial de malignidade como as leucoplasias, eritroplasias e líquen plano, devendo, portanto, ser prontamente diagnosticadas e corretamente manejadas.
- O carcinoma espinocelular é o tumor maligno mais comum da cavidade oral, apresentando-se no PS tanto em pacientes ainda sem diagnóstico como em complicações do tratamento ou do próprio tumor.
- As doenças da boca podem ser fatais como o pênfigo vulgar ou resultar em grande morbidade e disfagia como a síndrome de Stevens-Johnson.
- A história clínica e o exame físico são suficientes para o diagnóstico de grande parte das lesões orais. A biópsia, por sua vez, também é muito importante em determinadas lesões como nas leucoplasias, pênfigo, penfigóide e tumores.
- A classificação das lesões conforme seu aspecto macroscópico em lesões brancas, vesicobolhosas e aftóides auxilia o médico a formular as hipóteses diagnósticas ao se deparar com determinado tipo de lesão.

DEFINIÇÃO

Define-se estomatite como qualquer processo inflamatório que acometa a cavidade oral.

ETIOLOGIA E FISIOPATOLOGIA

As lesões inflamatórias podem ter diversas etiologias: infecciosas, auto-imunes, traumáticas, neoplásicas ou reações medicamentosas. Podem representar lesões isoladas, ser manifestação local de um distúrbio sistêmico ou a partir do comprometimento local, levar a um acometimento geral do indivíduo. Para fins didáticos, classificamos as lesões orais de acordo com seu aspecto macroscópico em lesões brancas, vesicobolhosas e aftóides (Tabela 183.I).

ACHADOS CLÍNICOS

A anamnese do paciente com qualquer queixa de lesão de cavidade oral deve conter o tempo de evolução da doença e presença de sintomas como dor, prurido, dificuldade de alimentação ou alterações em outros sistemas do organismo. Entretanto, muitas lesões podem ser notadas pelo paciente ou ao exame físico sem causar sintomas. Deve-se pesquisar, ainda, se as lesões são recorrentes, determinando a periodicidade de surgimento das lesões e quanto tempo duram até haver remissão. A pesquisa dos antecedentes pessoais é essencial e deve englobar o tipo de alimentação, creme dental, exposição a agentes físicos ou químicos, tabagismo, uso de álcool e tratamentos prévios tópicos ou sistêmicos.

O exame físico se inicia com a avaliação geral do paciente, com ênfase no estado nutricional. O profissional deve observar hábitos como mordiscar bochechas ou passar a língua nos lábios. A acurada descrição da lesão é o passo mais importante, incluindo:

- região acometida e distribuição;
- número de lesões;
- tipo de superfície (aspecto visual e palpação);
- coloração;
- características das bordas;
- disposição das lesões.

Tabela 183.I – Aspecto macroscópico da lesão relacionado com etiologia

Aspecto macroscópico	Etiologias mais freqüentes no PS
Lesões brancas	Candidíase, leucoplasia, líquen plano, tumores, leucoplasia pilosa, sífilis secundária
Lesões vesicobolhosas	Herpes simples, herpes-zoster, pênfigo, penfigóide, eritema multiforme, síndrome de Stevens-Johnson
Lesões aftóides	Estomatite aftóide recidivante, doença de Behçet, mucosite, queimadura química

EXAMES COMPLEMENTARES

Os exames complementares devem ser solicitados conforme a hipótese diagnóstica para cada lesão oral, por isso, serão citados no tópico de diagnóstico diferencial. De maneira geral, a história clínica e o exame físico já fornecem o diagnóstico da maioria das lesões orais. Entretanto, a biópsia é muitas vezes necessária e pode trazer informações importantes a respeito de processos granulomatosos, displasias e sinais de malignidade principalmente. Outros exames complementares incluem: hemograma, dosagens de imunoglobulinas e complemento, sorologias, imunofluorescência direta e indireta, exame citológico e cultura. Os exames de imagem têm menor utilidade no diagnóstico das lesões orais, sendo importantes no estadiamento dos tumores.

DIAGNÓSTICO DIFERENCIAL

Lesões brancas da mucosa oral

Candidíase (monilíase) oral

A candidíase representa uma condição patológica **muito freqüente** dentro do grupo de lesões brancas da mucosa oral. **As diversas espécies do fungo *Candida sp* fazem parte da flora normal em 40-60% da população, sendo a *Candida albicans* o agente mais encontrado. Fatores predisponentes locais** como higiene oral precária, prótese dentária e **sistêmicos** como diabetes, gravidez, neoplasia disseminada, corticoterapia, radioterapia, quimioterapia, imunodepressão (incluindo HIV) e antibioticoterapia podem levar à quebra da barreira epitelial. Normalmente, atinge os extremos da faixa etária (crianças e idosos).

Tabela 183.II – Apresentações clínicas da candidíase oral

Tipo de lesão	Aspectos clínicos	Fatores associados
Pseudomembranosa	Placas brancas e aderentes sobre a mucosa, destacáveis, deixando leito sangrante. Ocorrem principalmente em mucosa jugal, orofaringe e porção lateral do dorso da língua. Raramente dolorosa.	Todos os acima.
Atrófica aguda	Eritema local ou difuso, doloroso. Áreas de despapilação e desqueratinização em dorso da língua, deixando-a dolorosa, edemaciada e eritematosa.	Antibioticoterapia.
Atrófica crônica	Eritema difuso com superfície aveludada, associada à forma pseudomembranosa ou como queilite angular.	Acomete 65% da população geriátrica com prótese dentária.
Hiperplásica	Infecção crônica, aspecto leucoplásico, não destacável em mucosa jugal, palato e língua.	Não apresenta fatores associados.

As lesões orais podem se apresentar nas formas **pseudomembranosa** (mais comum), atrófica aguda e crônica, e hiperplásica (Tabela 183.II).

O diagnóstico é feito direto pelo micológico. A cultura é de pouca utilidade, em virtude do saprofitismo do fungo.

Leucoplasia

Trata-se de lesão mucosa de aspecto branco, em forma de mancha ou placa (Figura 183.1), não destacável, que não tem diagnóstico definido, ou seja, não pode ser caracterizada clínica ou histopatologicamente como nenhuma outra doença.

Esta definição, muito inespecífica, torna necessário excluir outras doenças que podem se apresentar com características clínicas semelhantes.

O exame histopatológico revela hiperqueratose, hiperortoqueratose e acantose (espessamento da camada espinhosa). A maioria das lesões leucoplásicas não possui aspectos displásicos, podendo ser observados em cerca de 5 a 25% dos casos.

Os fatores etiológicos são fumo, álcool e trauma. Mais de 80% dos pacientes com leucoplasias são fumantes. Uma grande proporção de leucoplasias em pacientes que abandonam o hábito de fumar desaparece ou regride consideravelmente. As leucoplasias são mais freqüentes no sexo masculino, na quinta e sexta décadas de vida. Como é próprio nas lesões queratóticas, as leucoplasias não podem ser removidas por raspagem, sendo, em geral, assintomáticas. Podem ser planas ou elevadas, com ou sem fissuras.

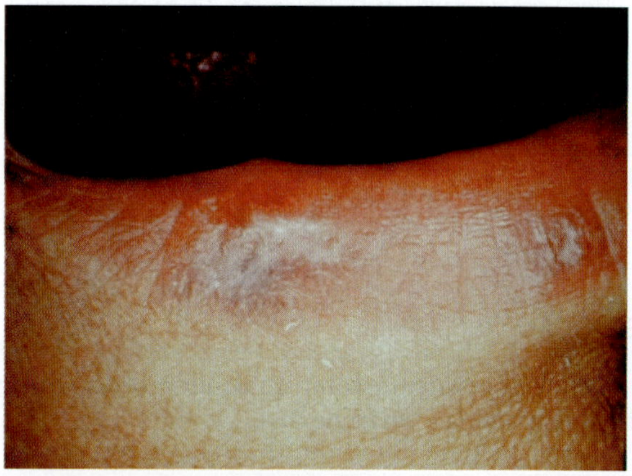

Figura 183.1 – Leucoplasia em lábio inferior.

A leucoplasia é uma **lesão pré-maligna, sofrendo malignização em 4 a 6% dos casos.** As características associadas a maior risco de transformação maligna são:

- forma não homogênea;
- aspecto verrucoso, vegetante ou com pontilhado hemorrágico;
- presença de displasia epitelial;
- lesões difusas;
- associação com eritroplasia;
- localização em assoalho bucal ou língua;
- paciente não fumante.

O diagnóstico da leucoplasia é feito através de exame clínico e biópsia da lesão, que sempre deve ser realizada. Biópsia incisional pode não ser representativa quanto à presença de displasia, assim, recomendam-se múltiplas biópsias ou biópsia excisional em caso de lesões pequenas. O uso de azul de toluidina pode auxiliar a pesquisa de áreas suspeitas de displasia.

Líquen plano

Doença inflamatória crônica, benigna, de etiologia desconhecida, em que as células da membrana basal da pele e mucosas são destruídas por linfócitos citotóxicos (degeneração imunomediada na interface da superfície do epitélio e tecido conjuntivo).

O líquen plano bucal afeta 1 a 2% da população, acometendo adultos, sem distinção de raça. Caracteriza-se por surtos e remissões, podendo ter relação com estresse ou uso de medicamentos. As lesões cutâneas são pequenas, violáceas e papulares nas superfícies flexoras e extremidades. As lesões orais podem ser do tipo reticular, em placa, atrófica, erosiva e bolhosa (Tabela 183.III). Sua localização mais freqüente é a mucosa jugal, seguindo-se a gengiva e a língua. A remissão das lesões cutâneas é mais rápida do que a das mucosas.

O líquen plano pode se malignizar em 0,04 a 1,74% dos casos, principalmente as lesões do tipo atrófica e erosiva. O líquen plano não aumenta a incidência de carcinoma espinocelular na pele, porém na mucosa bucal o risco de transformação é significativo.

O diagnóstico é baseado nos achados clínicos e histopatológicos. Biópsia incisional pode ser necessária para a confirmação do diagnóstico presuntivo do líquen plano, particularmente se não houver lesão de pele. A imunofluorescência direta detecta fibrinogênio na membrana basal em 90-100% dos casos. O estudo anatomopatológico mostra hiperqueratose, liquefação do leito das células basais e infiltrado linfocitário na lâmina própria. São descritas células ovóides, eosinofílicas, denominadas corpos de Civatte, no leito das células basais, sendo sugestivas de líquen plano, porém não patognomônicas.

Tabela 183.III – Formas de líquen plano

Tipo de lesão oral	Aspecto clínico	Localização
Reticular	Rendilhado fino, com formação de estrias brancas (Wickham). Indolor.	Mucosa jugal, língua, gengiva e lábios.
Em placa	Lesão branca (tipo leucoplasia). Indolor.	Dorso de língua (Figura 183.2).
Atrófica	Gengivite descamativa. Pode estar associada à forma reticular ou erosiva.	Gengiva.
Erosiva	Eritematosa ou ulcerada, limites precisos e bordas irregulares, cercada por periferia queratótica. Dolorosa.	Mucosa jugal, gengiva e dorso de língua.
Bolhosa	Forma rara, lesões de tamanhos variáveis. As bolhas rompem-se e deixam leito ulcerado, doloroso. Associa-se com a forma erosiva.	Semelhante à forma erosiva.

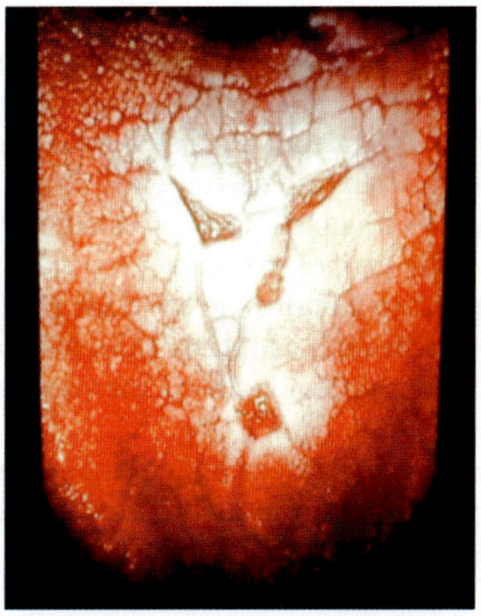

Figura 183.2 – Líquen plano em dorso de língua.

Tumores

A cavidade oral pode ser sede de diversas lesões tumorais, tanto benignas como fibromas, papilomas e cistos, quanto malignas como o carcinoma espinocelular (CEC) e neoplasias de glândulas salivares, principalmente o carcinoma adenóide-cístico. Entretanto, as lesões malignas são mais freqüentes e de maior importância no atendimento no pronto-socorro.

O carcinoma espinocelular representa 95% dos tumores malignos da cavidade oral, sendo encontrados geralmente em homens acima de 40 anos, tabagistas, etilistas, imunocomprometidos e com deficiências vitamínicas. Pacientes com trauma crônico causado por próteses dentárias ou má oclusão, assim como portadores de outro tumor primário de via aerodigestiva alta, também possuem maior risco de apresentar CEC de cavidade oral.

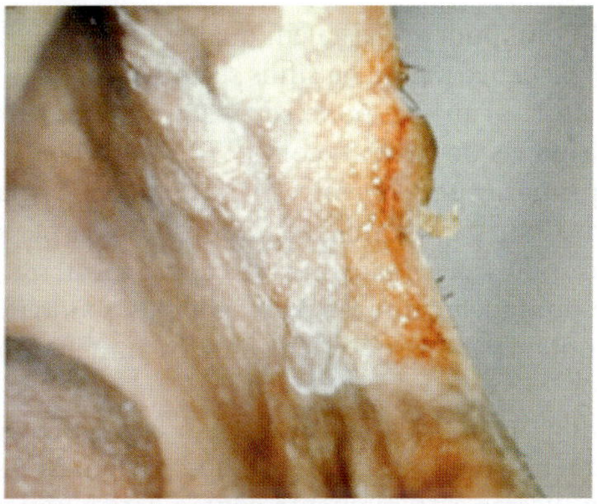

Figura 183.3 – CEC em mucosa jugal.

Os achados clínicos incluem perda de peso, odinofagia, disfagia, hemorragia, trismo, perda de dentes e otalgia. O exame físico mostra lesões variadas desde mucosas até vegetantes (Figura 183.3). A úlcera endurecida é o mais comum. Apesar da facilidade de visualização do conteúdo da boca, muitas vezes os tumores são diagnosticados em estádio avançado.

Existem dois grupos de pacientes que procuram o pronto-socorro com tumores de cavidade oral: aqueles que não sabem que têm uma neoplasia e doentes com diagnóstico de câncer com dificuldades no manejo terapêutico ou complicações.

O profissional que realiza o atendimento aos pacientes do primeiro grupo deve ficar atento a lesões leucoplásicas e eritroplásicas, principalmente em assoalho bucal e porção ventrolateral da língua. Úlceras orais que não cicatrizam em 2-3 semanas também são suspeitas de neoplasia e merecem investigação em regime ambulatorial com biópsia e seguimento com especialista.

Os pacientes com diagnóstico de tumor de cavidade oral procuram o pronto-socorro por complicações secundárias à neoplasia como hemorragia, infecção da lesão, desidratação, obstrução de via aérea, disfagia e dor severa ou complicações decorrentes do tratamento como fístula salivar, náuseas e vômitos, mucosite, obstrução de traqueostomia ou perda de sonda nasogástrica.

Leucoplasia pilosa

Trata-se de um espessamento da mucosa oral de cor esbranquiçada, freqüentemente com pregas verticais e superfície rugosa, lembrando aspecto de pilosidade. Estas lesões são mais freqüentes na borda lateral da língua, porém a superfície dorsal da língua, mucosa jugal, assoalho da boca e o palato podem ser envolvidos. Geralmente é assintomática.

O vírus Epstein Barr é considerado fator causal, pois é isolado nas células epiteliais dessas lesões. Embora este vírus esteja ligado a vários tipos de cânceres de cabeça e pescoço, não há notícia de transformação maligna.

Acomete pacientes imunodeprimidos, principalmente com SIDA.

O diagnóstico é clínico e a biópsia incisional só é justificada se o diagnóstico for duvidoso ou a infecção pelo HIV não for confirmada.

Sífilis

Lesão oral pode ser vista em qualquer estágio da doença, mais particularmente na sífilis secundária.

Na sífilis primária, pode ser visto o cancro primário após 3 semanas do contato com o *Treponema pallidum*. O cancro primário pode envolver lábio, língua e palato e se caracteriza por pápula ulcerada não dolorosa no local da penetração do microrganismo. O cancro cicatriza e desaparece espontaneamente em 3 a 8 semanas, sendo extremamente contagioso e associado a gânglios aumentados e não dolorosos.

A sífilis secundária ocorre após 6 a 8 semanas como acometimento oral em um terço dos pacientes. As lesões orais são úlceras extremamente contagiosas e pouco dolo-

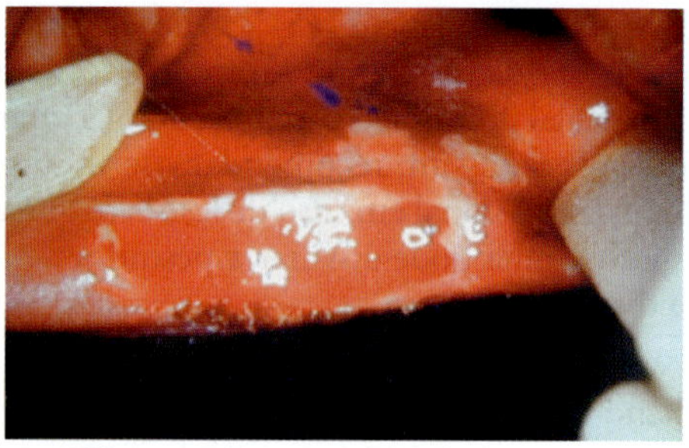

Figura 183.4 – Sífilis secundária em lábio inferior.

rosas, ou uma placa branco-acinzentada bem definida sobre a mucosa labial ou palatina, com periferia lobulada, denominada condiloma plano (Figura 183.4).

A sífilis terciária também pode apresentar lesões orais. A lesão oral mais característica é um granuloma localizado (goma sifilítica) afetando palato e língua, com risco de fistulização oroantral ou oronasal no caso de acometimento de palato. Os granulomas podem ulcerar e não são contagiosos. A lesão mais comum da sífilis terciária é a leucoplasia que afeta principalmente a língua e tem alto potencial de malignidade.

O diagnóstico da sífilis pode ser feito por meio do achado do treponema ou de reações sorológicas. A pesquisa do treponema em campo escuro é importante no diagnóstico da doença na fase primária, quando as reações sorológicas ainda são negativas. O treponema pode ser encontrado nas lesões da sífilis primária e nas lesões da sífilis secundária, no entanto, na cavidade oral não é um teste confiável em razão da presença de outras espiroquetas. O treponema também pode ser encontrado em exame microscópico de fragmento da lesão, desde que corado pela prata. Os testes sorológicos podem ser de 2 tipos: inespecíficos e antitreponêmicos. VDRL é o teste de triagem de escolha. O FTA-ABS é sensível e apresenta alto grau de especificidade, permanecendo positivo por anos, mesmo após tratamento adequado. Dessa maneira, seus títulos não podem ser usados para avaliar a resposta do paciente ao tratamento.

Lesões vesicobolhosas da mucosa oral

Herpes simples

O herpes simples vírus (HSV) é um DNA vírus classificado em tipos I e II. O tipo I está mais freqüentemente associado às lesões orais e o tipo II, às lesões genitais. Porém, o inverso também pode ocorrer. A transmissão se dá através do contágio com fluidos corporais infectados. O período de incubação é de 7 dias (variando de 1 a 26 dias). O vírus atravessa a barreira mucosa, migra através da bainha periaxonal retrogradamente, até atingir o gânglio trigeminal, onde permanece latente até a reativação. A reativação pode ocorrer em resposta a uma variedade de estímulos: exposição solar, estresse emocional e resposta ao trauma.

As duas principais manifestações clínicas são a gengivoestomatite herpética primária e as infecções recorrentes.

A gengivoestomatite herpética primária é vista geralmente em crianças entre 2 e 5 anos, soronegativas ou adultos sem exposição prévia. Na maioria dos casos, é uma infecção subclínica ou com pequenas manifestações, usualmente atribuídas à erupção dentária. Quando há maior sintomatologia, estomatite e faringite são as manifestações primárias mais freqüentes. Pode ocorrer febre, artralgia, cefaléia e linfadenopatia (principalmente submandibular). Adultos são mais sintomáticos que crianças. Pequenas vesículas aparecem em qualquer mucosa da cavidade oral em 24 horas, deixando uma borda eritematosa e com uma membrana acinzentada cobrindo-a. Novas lesões surgem durante sete dias, tendendo a desaparecer entre o 10º e o 14º dias. A gengiva se apresenta eritematosa e edemaciada.

Infecções recorrentes variam de 16 a 45% dos casos, no grupo etário adulto. São desencadeados por luz ultravioleta, estresse, imunossupressão, febre ou trauma. Estão localizadas na junção mucocutânea dos lábios ou nas áreas queratinizadas (palato duro, gengiva). As vesículas são dolorosas, ulceram e desaparecem em uma a duas semanas.

O diagnóstico é clínico. Vesículas intra-epiteliais são formadas pela degeneração de células epiteliais infectadas pelo vírus. A resposta imune é principalmente do tipo celular, caracterizada histologicamente por apresentar membrana basal íntegra e células de Tzanck (células epiteliais acantolíticas). Nos estudos de imunofluorescência nota-se a presença de IgG, C3 e IgA nos espaços intra-epiteliais. Verifica-se também a presença de anticorpos circulantes, em níveis correlacionados ao grau de atividade da doença em 80 a 90% dos pacientes.

Varicela-zoster

A varicela é a infecção primária causada pelo vírus varicela-zoster e herpes-zoster é a reativação do vírus latente.

A varicela caracteriza-se por *rash* cutâneo súbito em tronco, cabeça e pescoço que evolui para erupção vesicular, pústula e ulceração com formação de crostas. Tem duração de 7 a 10 dias e as mucosas jugal, palatina e faríngea são mais acometidas, apresentando pequenas vesículas que rapidamente ulceram, com margens eritematosas. Lembram úlceras aftóides, porém são menos dolorosas.

O vírus latente em gânglios sensoriais pode se reativar em imunossuprimidos, trauma, corticoterapia e radioterapia, formando o herpes-zoster.

Ocorre primariamente em adultos, podendo causar neuralgia pós-herpética em cabeça e tronco unilateral, febre e mal-estar. Lesões cutâneas, semelhantes às da varicela, aparecem ao longo do dermátomo do nervo sensorial acometido, sendo os nervos torácicos e abdominais os principais.

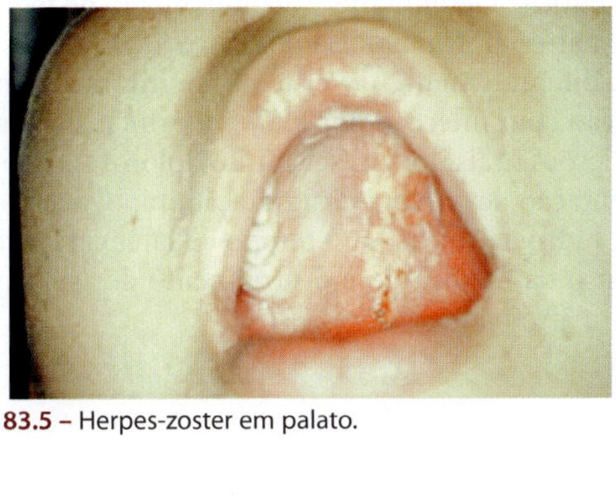

Figura 183.5 – Herpes-zoster em palato.

Lesões orais são raras e, geralmente, aparecem após as cutâneas, embora possam aparecer sem o acometimento da pele. As lesões orais ocorrem por acometimento do nervo trigêmeo (Figura 183.5).

Tanto a varicela quanto o herpes-zoster, por seu quadro clínico característico, têm diagnóstico clínico.

Pênfigo

Pênfigo é uma doença mucocutânea que se manifesta em forma de vesículas. Sua etiologia é desconhecida, mas há evidências de que seja uma doença auto-imune, caracterizada pela produção de anticorpos contra as desmogleínas 1 e 3, glicoproteínas transmembranosas que compoem os desmossomos das células epiteliais da epiderme e mucosa. Com isso, há uma perda de adesividade intercelular, com conseqüente separação entre as células epiteliais (acantólise) e resultante formação de bolhas intra-epiteliais. São divididos em pênfigo vulgar, vegetante, foliáceo e eritematoso. Lesões orais ocorrem principalmente no pênfigo vulgar e vegetante. As vesículas no pênfigo são intra-epiteliais (suprabasal).

O pênfigo vulgar acomete principalmente indivíduos na faixa etária de 40-50 anos, freqüente em povos do mediterrâneo e judeus. A distribuição por sexo é semelhante, com ligeira predominância feminina. Em mais da metade dos pacientes, encontram-se lesões bucais e genitais que, com freqüência, precedem o aparecimento das lesões cutâneas. O paciente pode apresentar aumento de salivação, dificuldade na deglutição e fonação, espoliação protéica e mineral progressiva, levando à caquexia e morte. As lesões orais são vesículas que ulceram, dolorosas, podendo levar à gengivite descamativa. O sinal de Nikolsky é positivo (um discreto atrito sobre a mucosa não envolvida, removendo a superfície epitelial, produz uma vesícula ou úlcera), mas pode estar relacionado com outras doenças auto-imunes. A vesícula pode ter conteúdo hemorrágico e está presente por pouco tempo. A lesão, então, se apresenta como uma área erosiva, irregular e friável, podendo ser descolada com mínimo de pressão ou trauma. Os locais mais acometidos são o palato, mucosa jugal e língua. O índice de mortalidade é alto. Em torno de 90% dos pacientes sem tratamento evoluem para óbito.

O diagnóstico, inicialmente, é baseado na história e achados clínicos. A confirmação deve-se dar pelo exame histopatológico e imunofluorescência direta. Comparando-se a observação clínica, o exame histológico e a imunofluorescência direta, observa-se sensibilidade de 57, 62 e 76%, respectivamente, sugerindo que uma combinação dos três pode ser necessária para o diagnóstico.

O pênfigo vegetante é menos freqüente que o pênfigo vulgar e alguns autores colocam-no como uma variante deste. A doença pode se iniciar pelas mucosas bucal e genital em forma de vesículas que ulceram e posteriormente provocam lesão vegetante. Pode ser vista, principalmente, nas comissuras labiais, sulco submamário e umbigo. Apesar de ter evolução mais benigna, é mais rebelde o tratamento.

O pênfigo eritematoso e foliáceo tem curso mais benigno. As lesões vesiculares são mais superficiais. As lesões na pele são parecidas com as escamas seborréicas e acometem principalmente a face, couro cabeludo e região interescapular. Lesões orais são raras.

Penfigóide

O penfigóide caracteriza-se por apresentar similaridade clínica com o pênfigo, mas etiologia, histologia (vesículas são subepiteliais e não intra-epiteliais), evolução e prognóstico diferentes. Acredita-se haver origem auto-imune, causada por anticorpos contra a membrana basal, separando-a das células basais. Pode ser cicatricial ou bolhoso.

O penfigóide cicatricial é uma doença bolhosa crônica das membranas mucosas e, ocasionalmente, da pele. É também conhecido como pênfigo ocular, penfigóide mucoso e penfigóide da infância. Afeta, principalmente, mulheres na faixa etária de 40 a 50 anos. A mucosa oral é a mais acometida. Outras são as mucosas conjuntival, nasal, laríngea, esofagiana e retal.

A lesão oral inicial é uma bolha de tamanho variável, podendo ser clara ou hemorrágica, com mucosa eritematosa ao redor. Com a ruptura da bolha, pode-se encontrar uma membrana mucosa cobrindo o local da bolha ou permanecer como uma área erosiva e eritematosa, desaparecendo lentamente. Pode causar gengivite descamativa. As lesões orais podem ser relativamente assintomáticas, embora pareçam dolorosas. O sinal de Nikolsky é positivo. As lesões cutâneas se distinguem por serem fixas e recidivantes, sempre no mesmo local e por deixarem cicatriz. Pode ter apenas acometimento bucal.

O diagnóstico é por imunofluorescência direta com padrão linear de IgG na membrana basal.

No penfigóide bolhoso, os anticorpos também são direcionados contra a membrana basal, resultando em formação de bolhas subepiteliais. Acredita-se que esta forma da doença seja apenas uma variação clínica da forma cicatricial.

Apresenta pico de incidência na sétima e na oitava décadas de vida. As lesões orais são incomuns e idênticas às do pênfigo cicatricial. O pênfigo bolhoso, porém, raramente acomete a pele. Quando há envolvimento da gengiva, esta se torna dolorosa e sangrante. O sinal de Nikolsky pode ser negativo.

O diagnóstico é feito através da histologia e imunofluorescência direta, da mesma forma que o penfigóide cicatricial, porém, imunofluorescência indireta é positiva para anticorpos contra membrana basal em 70% dos casos.

Eritema multiforme

Trata-se de uma erupção inflamatória, caracterizada por lesões eritematosas, edematosas ou bolhosas simétricas. Reação de hipersensibilidade, com deposição de imunocomplexos em pequenos vasos da derme e submucosa, desencadeada por infecções (HSV, tuberculose), medicamentos (sulfonamidas, barbitúricos), neoplasias, vacinas, estresse e radioterapia.

O quadro clínico é geralmente autolimitado, mais freqüente em adultos jovens (geralmente entre 10 e 30 anos), com predominância masculina. Em uma fase prodrômica, o paciente apresenta cefaléia, náusea, tosse, faringite, artralgia e febre alta. A seguir, de forma brusca, originam-se as lesões cutâneas maculopapulares, vesicobolhosas, simétricas, principalmente nas faces extensoras dos membros superiores. Lesões orais atingem as mucosas jugal, labial, palatina e lingual, associadas a dor, cefaléia e adenopatia (Figura 183.6). As lesões de mucosas em todas essas localizações são dolorosas e interferem com a capacidade de alimentação. As lesões orais apresentam-se em 5 estágios: macular, bolhoso, escara, pseudomembranoso e cicatricial. Embora novas lesões possam surgir no curso da doença, os estágios macular e bolhoso são raramente encontrados. A fase de escara é marcada por mucosa colapsada que cobre o local, a qual é branca e friável, usualmente, podendo ser removida, produzindo o estágio pseudomembranoso. A fase final é a cicatrização da ferida deixada. O tempo habitual de evolução é de 2 a 3 semanas. As lesões orais podem ocorrer sem envolvimento cutâneo entre 25 e 50% dos pacientes.

Ao exame histopatológico, encontram-se bolhas subepidérmicas, edema dérmico, infiltrado perivascular e dilatação vascular, porém o diagnóstico é, inicialmente, clínico.

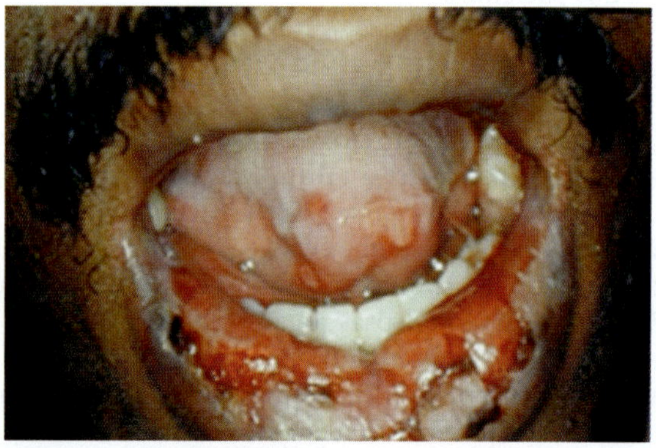

Figura 183.6 – Eritema multiforme.

Síndrome de Stevens-Johnson

Pode ser considerada uma forma sistêmica e severa do eritema multiforme, eventualmente fatal, acometendo boca, olhos, pele, genitália e, ocasionalmente, esôfago e trato respiratório. Geralmente, é acompanhado de febre, fotofobia e mal-estar. Na maioria dos casos, ocorre após uso de drogas, diferentemente do eritema multiforme, em que a associação com infecção por HSV é a principal causa.

As lesões orais podem ser muito dolorosas, impedindo a alimentação, levando a desidratação, hipoglicemia e distúrbios hidroeletrolíticos. O tempo de latência entre o início do uso da medicação e o surgimento dos sintomas varia de 1 a 3 semanas.

Lesões aftóides

Estomatite aftóide recidivante

A estomatite aftóide recidivante (EAR) é a doença da mucosa oral mais comum, com prevalência de 10 a 20% da população geral, podendo chegar a 50% em grupos específicos. É mais freqüente em adultos jovens, brancos, com maior nível socioeconômico, não-fumantes e com história de herpes labial recorrente. A doença tem etiologia desconhecida, caracterizada pela presença de lesões ulceradas, solitárias ou múltiplas, que se curam num período de 1 a 4 semanas e que se repetem a intervalos regulares. Apesar da etiologia incerta, muitos fatores estão implicados, como infecções virais (HSV, EBV), bacterianas (*Streptococcus sanguis*), déficits nutricionais (vitamina B12, ácido fólico, ferro), alterações hormonais, estresse, trauma, alergia a alimentos (chocolate, glúten), alterações imunológicas e fatores genéticos. Estudos demonstram pH bucal mais baixo nos pacientes acometidos em relação à população em geral.

As evidências mais importantes apontam para um mecanismo imunológico, mediado por auto-anticorpos, porém também há alterações na imunidade celular, evidenciadas por um aumento no número de linfócitos T CD8 e redução de linfócitos T CD4. Existem três apresentações clínicas de estomatite aftóide recidivante: lesões aftóides maiores, menores e herpetiformes.

O diagnóstico é baseado na história e exame físico. Não existem exames laboratoriais capazes de fornecer um diagnóstico específico e a biópsia também não promove um diagnóstico definitivo. O exame histopatológico revela infiltrado inflamatório inespecífico. Antes do estágio de úlcera, podem-se identificar numerosos linfócitos na camada submucosa. Macrófagos e mastócitos podem ser encontrados na base da úlcera. Não foram isolados vírus dessas lesões.

Tabela 183.IV – Apresentações clínicas da EAR

Lesões aftóides	Aspectos clínicos
Menores (doença de Mikulicz) (Figura 183.7)	Localizadas predominantemente em áreas não queratinizadas (mucosa labial, jugal e assoalho da boca), bem delimitadas, esbranquiçadas, com halo eritematoso, até 0,5 cm de diâmetro geralmente. Podem ser únicas ou múltiplas. Duram 7 a 14 dias.
Maiores (doença de Sutton)	Em torno de 10% dos casos de EAR, mais severas, entre 1 a 6 lesões de 0,5 a 3 cm de diâmetro. Localizadas em lábios e palato mole, causando disfagia. Podem durar até 6 semanas e deixar cicatrizes após remissão.
Herpetiformes	Menos freqüentes, pequenas (2 a 3 mm), múltiplas (2 a 200), dolorosas. Diferenciam-se do herpes pela ausência da fase vesicular e do HSV.

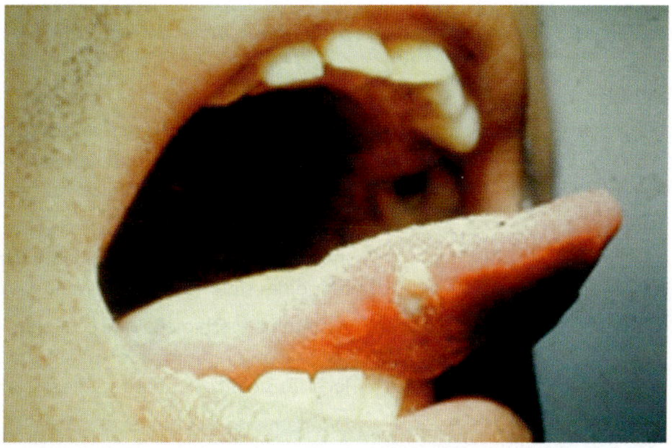

Figura 183.7 – Lesão aftóide em borda lateral de língua.

Doença de Behçet

A doença de Behçet é uma doença multissistêmica definida pela tríade: aftas orais, genitais e uveíte de caráter recidivante. A etiologia é desconhecida. Úlceras aftóides dolorosas recorrentes na boca são o maior componente e sempre devem estar presentes. Sem estas não é possível fazer o diagnóstico. Úlceras genitais, uveíte e vasculite pustular cutânea podem aparecer. O diagnóstico é clinicopatológico, com dois destes sinais presentes associados à úlcera oral. O achado anatomopatológico típico, porém raro, é de tecido inflamatório com vasculite.

Mucosite

Ocorre em pacientes submetidos à radioterapia, quimioterapia e transplantados em imunossupressão.

Apresenta-se na forma de úlceras orais dolorosas e eritema generalizado com ou sem hemorragia, em virtude de inibição do crescimento do epitélio. Aparecem entre a primeira e a segunda semana da radioterapia e persistem por duas a três semanas após o seu término.

Queimadura química

A mucosa oral pode entrar em contato com um agente cáustico e sofrer necrose química. Pode ocorrer, por exemplo, ao sifonar gasolina do reservatório de um carro, pipetar substâncias cáusticas ou quando se aplica, inadequadamente, um agente químico em um tratamento dentário. Uma situação idêntica ocorre quando se coloca um comprimido de ácido acetilsalicilíco sobre um dente que está doendo. Encontra-se lesão necrótica de epitélio bucal com placa esbranquiçada.

TRATAMENTO

O tratamento das lesões da cavidade oral deve ser realizado de forma individualizada, conforme a etiologia da doença (Tabela 183.V).

Tabela 183.V – Tratamento das principais causas de lesão oral

Causas	Tratamento
Candidíase	Afastar fatores locais e sistêmicos. Nistatina tópica 100.000 U/mL, 5 mL, 5x/dia, até 1 semana após o desaparecimento das lesões. Casos resistentes, disseminados ou pacientes imunodeprimidos podem necessitar de tratamento sistêmico com anfotericina B, fluconazol ou cetoconazol.
Leucoplasia	Eliminar fatores de risco. Se lesão com displasia moderada ou severa, ou localizada em superfície ventral da língua/assoalho da boca: exérese da lesão (cirúrgica, *laser* ou eletrocoagulação). Outros casos: pode-se tentar vitamina A, retinóides sintéticos e β-caroteno. Seguimento cuidadoso de todas as lesões é mandatório.
Líquen plano	Assintomático: higiene oral e seguimento. Sintomático: corticosteróides tópicos (acetonido de triancinolona 2-3x/dia) ou sistêmicos (prednisona 20-30 mg/dia). Não responsivos aos corticosteróides: retinóides tópicos, dapsona, ciclosporina local. Ansiolíticos podem ser necessários. Sempre realizar seguimento.
CEC	O tratamento dos tumores orais no PS deve incluir analgesia, hidratação, manutenção de via aérea, controle de hemorragia, passagem de sonda nasogástrica, conforme a necessidade. A decisão entre cirurgia, radioterapia ou a combinação de ambos deve ser realizada de acordo com o estadiamento tumoral e as condições clínicas do paciente em regime ambulatorial.
Herpes simples	Sintomáticos com analgésicos e hidratação. Aciclovir pomada 5% tem valor discutível e é indicada no início do quadro (fase de hiperestesia). Casos severos ou imunossuprimidos: aciclovir 1-2 g/dia. Antibióticos, se infecção secundária.
Herpes-zoster	Aciclovir 800 mg, 5x/dia por 7-10 dias (introduzir no início do quadro). Corticosteróides tópicos ou sistêmicos. Neuralgia pós-herpética: carbamazepina.
Pênfigo	Prednisona 80 mg/dia com redução da dose conforme evolução clínica, dapsona 100 mg/dia. Casos refratários: imunossupressores. Antibióticos, se infecção secundária.
Penfigóide	Casos leves: corticosteróides ou ciclosporina tópicos. Casos avançados: prednisona 20-60 mg/dia, dapsona, tetraciclina, azatioprina, ciclofosfamida.
Eritema multiforme	Suporte (hidratação) e sintomáticos (analgésicos). Suspender a droga desencadeadora se for o caso. Aciclovir nos casos de eritema multiforme recorrente e com antecedente de infecção por HSV.
Síndrome de Stevens-Johnson	Internação, suspender droga desencadeadora, suporte, analgésicos, antibióticos. O uso de corticosteróides sistêmicos é controverso. Bochechos com colutórios e anestésicos.
Estomatite aftóide recidivante	Corticosteróides tópicos, analgésicos e AINH. Casos severos podem necessitar de corticosteróides sistêmicos. Medidas adjuvantes: bochechos com antiácidos, ingestão de iogurtes e lactobacilos e controle emocional. Diversas drogas podem ser utilizadas para controle das recorrências (pentoxifilina, dapsona, colchicina), porém com resultados discutíveis. A talidomida, apesar da boa eficácia, foi abandonada por seus efeitos teratogênicos.

Algoritmo 183.1 Avaliação das lesões de cavidade oral

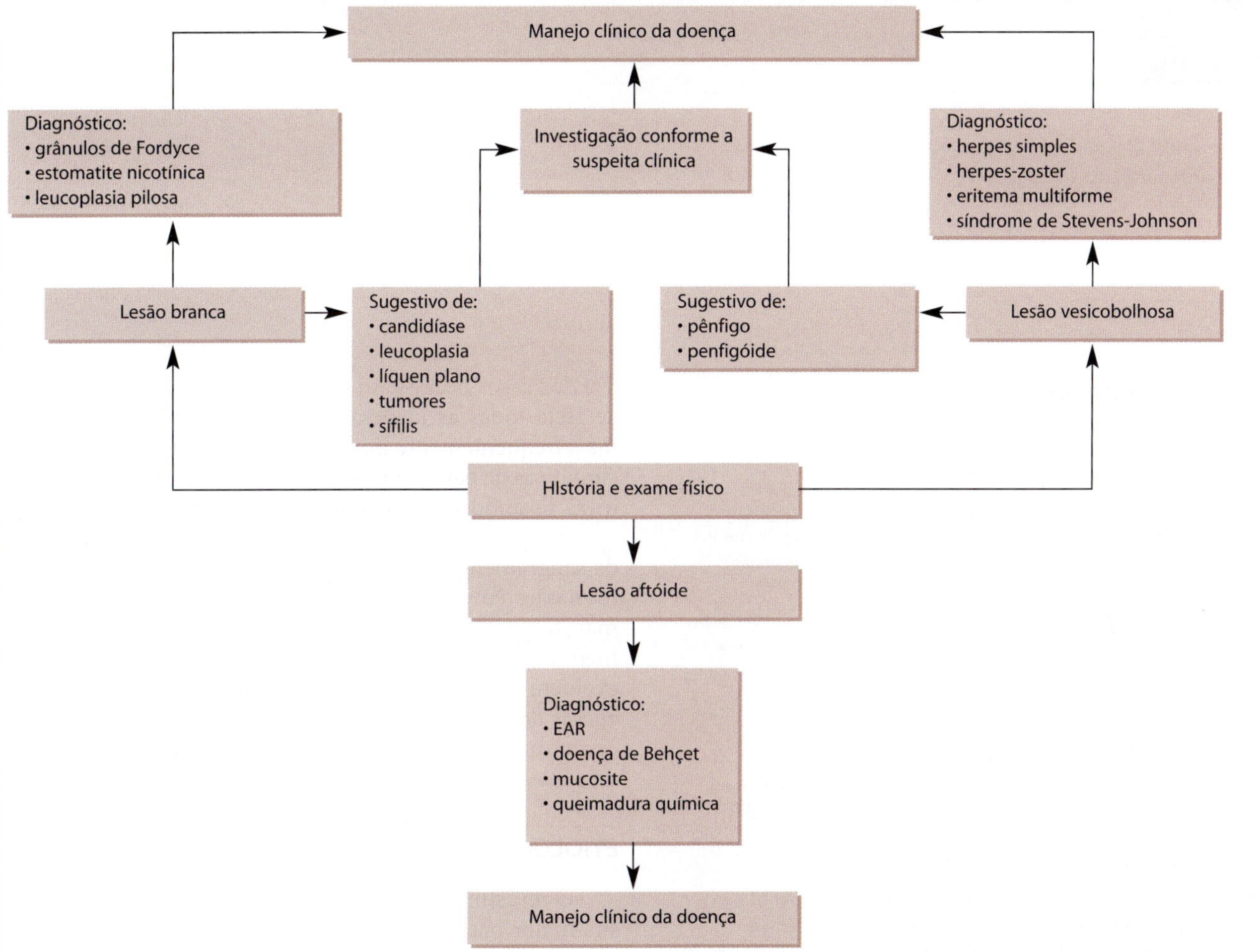

LEITURA ADICIONAL

1. Bailey BJ. Stomatitis. In: Aragon SB, Jafek BW, Johnson S. Head and neck surgery. Otolaryngology. 3. ed. Lippincott Williams & Wilkins; 2001. p.521-41.
2. Sood S, O'Hara J, Quraishi MS. The significance of oral leukoplakia. Curr Opin Otolaryngol Head Neck Surg 2002; 10: 80-4.
3. Epstein JB, Wan LS, Gorsky M. Oral lichen planus: progress in understanding its malignant potencial and the implications for clinical management. Oral Surg Oral Med Oral Pathol Oral Radiol Endod 2003; 96(1): 32-7.
4. Van der Meij EH, Schepman KP, Van der Waal I. The possible premalignant character of oral lichen planus and oral lichenoid lesions: a prospective study. Oral Surg Oral Med Oral Pathol Oral Radiol Endod 2003; 96(2): 164-71.
5. Sennes LU, Angélico Jr FV, Imamura R. Câncer da boca. In: Tratado de otorrinolaringologia. 1. ed. Roca. vol.4. p.51-61.
6. Raynor EM. Emergency aspects of head and neck neoplasms. In: Clinical practice of emergency medicine. 3. ed. Lippincott Williams & Wilkins; 2001. p.141-6.
7. Rivera-Hidalgo F, Shulman JD, Beach MM. The association of tobacco and other factors with recurrent aphtous stomatitis in an US adult population. Oral Dis 2004; 10: 335-45.
8. Ship JA, Arbor AM. Recurrent aphtous stomatitis: an update. Oral Surg Oral Med Oral Pathol Oral Radiol Endod 1996; 81(2): 141-7.
9. Magalhães MHCG, Sousa SCOM, Ortega KL. Patologia bucal. In: Tratado de otorrinolaringologia. 1. ed. Roca. v.3. p.263-84.
10. Bussoloti Filho I, Bussoloti EON. Lesão elementar na mucosa oral. In: Tratado de otorrinolaringologia. 1. ed. Roca. v.3. p.285-95.
11. Hirata CHW, Mitsuda ST. Lesões brancas da mucosa oral. In: Tratado de otorrinolaringologia. 1. ed. Roca. v.3. p.369-80.
12. Silva L, Landman G, Bussoloti Filho I. Lesões vesicobolhosas da mucosa oral. In: Tratado de otorrinolaringologia. 1. ed. Roca. v.3. p.390-408.

CAPÍTULO 184

Epistaxe

Elder Yoshimitsu Goto
Richard Louis Voegels

TÓPICOS IMPORTANTES

- A epistaxe é comum na prática médica e uma das principais emergências otorrinolaringológicas.
- A epistaxe anterior é mais comum e acomete principalmente crianças e adultos jovens. A epistaxe posterior, apesar de menos freqüente, está associada a maior gravidade e muitas vezes necessita de medidas intervencionistas.
- Não considerar a epistaxe como fato sem importância. O quadro pode estar associado a sérias repercussões hemodinâmicas e deve ser considerado no momento da avaliação inicial. Ao avaliar o paciente com sangramento nasal, além da semiologia otorrinolaringológica (Tabela 184.II), deve-se determinar as condições clínicas gerais do paciente.
- Considerar os fatores etiológicos locais e sistêmicos durante a avaliação do paciente com epistaxe, bem como lembrar das outras causas não-rinogênicas para a saída de sangue pelas cavidades nasais (Tabelas 184.I e 184.IV).
- Nos casos de sangramentos importantes, principalmente associados com repercussão hemodinâmica, considerar a possibilidade de realizar exames complementares (Tabela 184.III).
- O tratamento intervencionista é indicado nos casos de sangramento ativo e deve seguir uma seqüência até o controle adequado do sangramento. Em casos de sangramentos posteriores sem controle com medidas mais conservadoras como o tamponamento nasal, indica-se o tratamento cirúrgico (ligaduras arteriais) ou a embolização arterial seletiva (Algoritmo 184.1).

INTRODUÇÃO E DEFINIÇÕES

A epistaxe é definida como um sangramento de origem na mucosa nasal, representando uma alteração da hemostasia normal do nariz. Essa hemostasia pode estar comprometida em função de anormalidades na mucosa nasal, perda da integridade vascular ou alterações nos fatores de coagulação. A hemorragia nasal, se recorrente ou intensa, pode determinar conseqüências mórbidas ou mesmo fatais, como aspiração, hipotensão, anemia, hipóxia e infarto agudo do miocárdio.

A epistaxe é considerada uma das principais emergências otorrinolaringológicas, sendo muito freqüente na prática médica. Estima-se que cerca de 60% da população apresente pelo menos um episódio de epistaxe durante a vida. Geralmente apresenta-se autolimitada, sendo que somente 6% dos casos necessitam de atendimento médico. A epistaxe afeta todas as idades, sem predileção por sexo. Ocorre mais freqüentemente no inverno, em virtude das alterações climáticas de baixa umidade relativa do ar e baixas temperaturas, levando a uma maior fragilidade da mucosa nasal.

A região anterior do nariz apresenta maior freqüência de sangramentos. Aproximadamente 90% dos sangramentos nasais têm origem na região anterior do septo nasal e são mais freqüentes em crianças e adultos jovens. Esses sangramentos em geral são facilmente controlados e raramente evoluem com complicações. Os sangramentos posteriores, apesar de menos freqüentes, são mais graves e em geral necessitam de medidas invasivas para o seu controle. Em cerca de 24% dos casos há necessidade de transfusão sangüínea.

ETIOLOGIA E FISIOPATOLOGIA

O revestimento mucoso da cavidade nasal apresenta em sua maior parte epitélio ciliado aderido à membrana basal e tecido conjuntivo subjacente, onde se localizam as glândulas submucosas, vasos sangüíneos e células inflamatórias. Os vasos sangüíneos na submucosa formam lagos vasculares, também chamados de seios cavernosos, responsáveis pelo grau de enturgescimento da mucosa. A lesão da mucosa nasal, seja por trauma ou por fatores que levam a uma maior fragilidade da mucosa como ressecamento do ar e diminuição da eficiência do sistema mucociliar, leva ao extravasamento de sangue dos seios cavernosos para o espaço extracelular e a partir daí, para o exterior da mucosa nasal. Se o sistema de coagulação/hemostasia do indivíduo estiver normal, o sangramento provavelmente será autolimitado, porém se esse sistema hemostástico estiver comprometido, ocorrerá a perda de grandes quantidades de sangue através da mucosa.

Existem fatores etiológicos locais e sistêmicos na gênese da epistaxe (Tabela 184.I).

ACHADOS CLÍNICOS

História clínica

A epistaxe deve ser encarada não como um sintoma isolado, mas como parte de um conjunto de alterações que levam à perda da integridade da mucosa nasal ou do siste-

Tabela 184.I - Fatores etiológicos locais e sistêmicos na gênese da epistaxe

Fatores locais	Fatores sistêmicos
Trauma nasal (acidentes, TCE, trauma digital)	Alteração vascular - aterosclerose
Inflamação (gripes, resfriados, rinossinusites)	Coagulopatias (hemofilias, doença de von Willebrandt, leucemias, púrpuras plaquetopênicas)
Corpo estranho	Hipertensão arterial sistêmica
Spray nasal (vasoconstritores, corticosteróides, entorpecentes - cocaína)	Drogas (antiagregantes plaquetários - ácido acetilsalicílico, ticlopidina; anticoagulantes orais - cumarínicos; heparina)
Alterações anatômicas (desvio septal, pós-operatórios nasais)	Infecções ou doenças sistêmicas graves (hepatopatias, nefropatias)
Cirurgias nasais (lesão arterial iatrogênica - pós-rinosseptoplastia, pós-turbinectomia; cirurgias de tumores vasculares - nasoangiofibroma)	Desnutrição
Tumores (nasoangiofibroma, angiomas, hemangiomas nasais)	Alcoolismo crônico
	Alergia - reação de hipersensibilidade

ma de hemostasia local. Assim, os seguintes dados são importantes de serem investigados durante a anamnese:

- Na identificação:
  - Idade: alguns tumores nasais vasculares são mais freqüentes na faixa etária pediátrica (por exemplo, nasoangiofibroma juvenil). Corpos estranhos nasais são mais freqüentes em crianças e podem levar a sangramentos nasais. Tumores nasais em geral e doenças crônicas da mucosa nasal acometem principalmente a faixa etária adulta.
  - Sexo: o sexo masculino apresenta maior tendência a apresentar epistaxes mais graves.
  - Profissão: exposição a agentes irritativos ou inflamatórios da mucosa nasal.

- Quanto à história da doença:
  - Intensidade de sangramento: quantificação da perda de sangue (número de toalhas sujas, copos etc.).
  - Freqüência de acometimento: episódio único (isolado) ou recorrente.
  - Sangramentos bilaterais (pelas duas narinas) ou unilaterais (por somente uma das narinas): a presença de sangramentos unilaterais implica maior probabilidade de fatores locais associados à origem da epistaxe e o sangramento bilateral em fatores sistêmicos.
  - Hábitos e vícios: pacientes tabagistas possuem maior fragilidade vascular em virtude da doença aterosclerótica.
  - Uso de medicações: destacam-se os anticoagulantes (cumarínicos, heparina), antiagregantes plaquetários (ácido acetilsalicílico, ticlopidina).
  - Doenças associadas: destacam-se fatores vasculares (hipertensão arterial sistêmica, aterosclerose), coagulopatias (hemofilias, deficiências de fatores de coagulação sangüínea), doenças inflamatórias nasais como rinites e IVAS (gripes, resfriados, sinusopatias), doenças hepáticas e renais, doenças hematológicas (leucemias, linfomas, púrpuras trombocitopênicas).
- História de trauma nasal (seja em virtude de traumas diretos – acidentes, fraturas, cirurgias nasais – ou por manipulação digital da cavidade nasal, principalmente em crianças).

Exame físico

Inicialmente deve-se avaliar o quadro geral do paciente e proceder o exame físico geral: analisar coloração de mucosa, hidratação, pulso (freqüência e intensidade), pressão arterial, freqüência respiratória. Em seguida, deve-se avaliar também o estado emocional do paciente: grau de ansiedade, tensão emocional, agitação psicomotora.

Quanto ao exame físico específico:

- Avaliar se há epistaxe ativa ou não: com o paciente sentado, observar se há saída de sangue pelas narinas (epistaxe anterior) e/ou pela rinofaringe (epistaxe posterior), verificado por oroscopia.
- Exame otorrinolaringológico: realizado por rinoscopia anterior, busca-se localizar a origem do sangramento na-

Tabela 184.II - Dados de anamnese e exame físico

Dados de anamnese e exame físico	Doenças mais freqüentemente associadas
Idade	Crianças: trauma nasal, doenças inflamatórias agudas, corpo estranho Adultos: trauma, doenças inflamatórias agudas ou crônicas, processos tumorais
Sexo	Masculino: maior tendência a sangramentos mais graves. Tumores nasais como nasoangiofibroma juvenil
Profissão	Exposição a agentes tóxicos ou irritantes
Intensidade e freqüência	Quadros inflamatórios agudos estão mais relacionados a episódios de epistaxe mais branda, enquanto doenças crônicas ou sistêmicas estão mais associadas com epistaxes mais severas
Lateralidade	Unilateral: corpos estranhos, tumores, alterações anatômicas, trauma localizado Bilateral: doenças sistêmicas (HAS, coagulopatias, doenças inflamatórias agudas ou crônicas)
Medicações	Sistêmicas: AAS, cumarínicos, heparina Tópicas: vasoconstritores, corticosteróides
Sangramento anterior	Trauma nasal localizado, doenças inflamatórias, alterações anatômicas, corpos estranhos
Sangramento posterior	Lesões vasculares, doenças sistêmicas (HAS, coagulopatias), tumores nasais, traumatismo nasal difuso ou iatrogênico

sal. Normalmente realiza-se uma inspeção local com retirada de sangue e coágulos das fossas nasais, através de aspiração cuidadosa. Em casos de necessidade, pode-se utilizar soluções anestésicas vasoconstritoras para auxílio do exame físico (por exemplo, solução de lidocaína com adrenalina 1:10.000) para cessar ou diminuir o sangramento. Na rinoscopia já é possível avaliar presença de alterações inflamatórias como sinusopatias, alterações anatômicas como desvio septal, corpos estranhos, lesões tumorais e processos crônicos da mucosa nasal.

EXAMES COMPLEMENTARES

Exames laboratoriais

Necessários em todos os pacientes como avaliação inicial.

- Hemograma e coagulograma: são considerados exames primordiais a serem solicitados nos quadros de epistaxe severa, principalmente com repercussões hemodinâmicas. Permite avaliar o grau de sangramento (níveis de hemoglobina e hematócrito) e presença de coagulopatias. Permite ainda avaliar presença de doenças hematológicas como leucemias e púrpuras trombocitopênicas.
- Outros exames laboratoriais podem ser solicitados para melhor avaliação clínica do paciente, como glicemia, níveis de sódio, potássio, uréia e creatinina, porém não são essenciais na avaliação emergencial na maioria dos pacientes.

Exames endoscópicos

- Solicitados em casos mais severos ou em episódios recorrentes de sangramentos.
- Nasofibrolaringoscopia: permite avaliar a cavidade nasal e é útil no topodiagnóstico do local de sangramento. Permite analisar a presença de processos inflamatórios da mucosa nasal (rinites, IVAS), de corpos estranhos e de tumores nasais.
- Endoscopia digestiva alta e broncoscopia: importante no diagnóstico diferencial, principalmente em pacientes acamados ou com rebaixamento do nível de consciência.

Exames de imagem

- Solicitados em casos específicos, principalmente na avaliação de doenças associadas ou no diagnóstico diferencial de epistaxe, nos casos mais severos.
- Tomografia computadorizada de seios paranasais: avaliação de doenças paranasais associadas (sinusopatia, tumores, vasos da região nasossinusal). Exame de escolha em caso de trauma craniencefálico com lesão de região facial.
- Ressonância magnética nuclear e angiorressonância: avaliação de quadros inflamatórios ou tumorais da região craniofacial e avaliação dos vasos da região craniencefalicofacial.
- Angiografia: estudo dos vasos da região nasossinusal. Utilizado em casos de suspeita de aneurismas arteriais, tumores vasculares ou sangramentos seletivos.

Tabela 184.III – Exames complementares

Hematológico	Hemograma, contagem de plaquetas
	Coagulograma (TT, TTPA, TP)
	Tempo de sangramento e de coagulação
Endoscópico	Nasofibrolaringoscopia
	Endoscopia digestiva alta
Imagem	Tomografia computadorizada (seios paranasais e crânio)
	Ressonância magnética nuclear
	Angiorressonância
	Angiografia

DIAGNÓSTICO DIFERENCIAL

Os fatores etiológicos tanto locais como sistêmicos estão citados na Tabela 184.I. Outras causas de saída de sangue pelas fossas nasais sem estar relacionada com alteração da hemostasia local devem ser lembradas, como:

- Sangramentos provenientes de via aerodigestiva: orofaringe, hipofaringe, laringe, traquéia e pulmões, principalmente em pacientes acamados, nos quais em razão da quantidade de sangramento não é possível determinar o foco de origem.
- Doenças vasculares em território craniencefálico como aneurismas de artérias carótidas ou fístulas arteriais.
- Doenças tumorais de origem craniencefálica como meningiomas com extensão para cavidade nasal.
- Traumas cranianos, principalmente na região da base do crânio, que podem levar a lesão de vasos da região.
- Doenças sistêmicas levando a condições gerais debilitantes como desnutrição e infecção crônica.

TRATAMENTO

Diversos tratamentos têm sido propostos com o objetivo de controlar a epistaxe, com base na sua localização, na etiologia do sangramento, assim como na experiência do médico.

Tabela 184.IV – Causas não-rinogênicas para saída de sangue pelas cavidades nasais

Sangramentos de via aerodisgestiva	Hematêmese (hemorragia digestiva alta): esofagites, gastrites, úlceras pépticas
	Hemoptise: infecções de origem traqueopulmonar
Doenças vasculares craniencefálicas	Aneurismas arteriais (carótidas, meníngeas, cerebrais)
	Fístulas arteriais
Doenças tumorais craniencefálicas	Meningiomas, tumores cranianos
Traumas craniencefálicos	Lesão da base do crânio, órbitas
Doenças sistêmicas	Desnutrição
	Infecção crônica

Orientações gerais como repouso, colocação de gelo e compressa fria no nariz, evitar banho e alimentos quentes, evitar medicações derivadas de ácido acetilsalicílico e não tomar sol são fornecidas a todos os pacientes com epistaxe, independente do tratamento realizado.

Inicialmente, deve-se avaliar se a epistaxe é ativa (com sangramento ativo) ou inativa (sem sangramento no momento da consulta). Nos casos de epistaxe inativa, muitas vezes, cuidados gerais e lavagem nasal com solução fisiológica 0,9% podem ser suficientes. A necessidade de cuidados ou medidas profiláticas para novos sangramentos dependerá de cada paciente ou da doença de base de cada um. Em certos casos de epistaxe ativa anterior, a simples compressão da região com uso de compressas ou gaze pode ser suficiente para controlar o sangramento.

Cauterização

A maioria dos sangramentos (90%) tem origem na região anterior do septo e, se após a utilização do vasoconstritor, o local do sangramento for identificado, podemos cauterizar o sítio sangrante.

As substâncias mais utilizadas na cauterização química de vasos são o nitrato de prata e o ácido tricloroacético. Antes da aplicação dessas substâncias, é necessária uma boa analgesia para diminuir o desconforto e é útil realizar vasoconstrição local. São complicações possíveis desse procedimento: ulceração da mucosa; perfuração do septo nasal; queimadura no lábio ou na pele do vestíbulo, se a substância escorrer; e piora do sangramento, se ocorrer ruptura do vaso.

A cauterização elétrica é geralmente utilizada se o sangramento persistir ou recorrer após a cauterização química. Deve-se ter cuidado durante o procedimento, pois se muito profundo ou realizado repetidas vezes, pode lesar o pericôndrio da cartilagem septal e provocar uma perfuração.

Tamponamento

Na presença de sangramento ativo difuso ou não localizado ou após falha na cauterização, podemos recorrer ao tamponamento nasal. Materiais como Merocel®, Gelfoam® (Figuras 184.1 e 184.2), Avitene®, Merogel®, gaze com vaselina e dedo de luva podem ser utilizados. Antes de iniciarmos o tamponamento, é muito útil colocarmos um algodão embebido com solução anestésica e vasoconstritor para facilitar o procedimento. Reflexo vagal, epífora, sinusites e a síndrome do choque tóxico são algumas das complicações relacionadas ao tamponamento. A permanência do tampão anterior é de cerca de 48 horas, e se for necessário permanecer por um tempomaior, introduzir antibioticoterapia. (Figuras 184.3, 184.4 e 184.5)

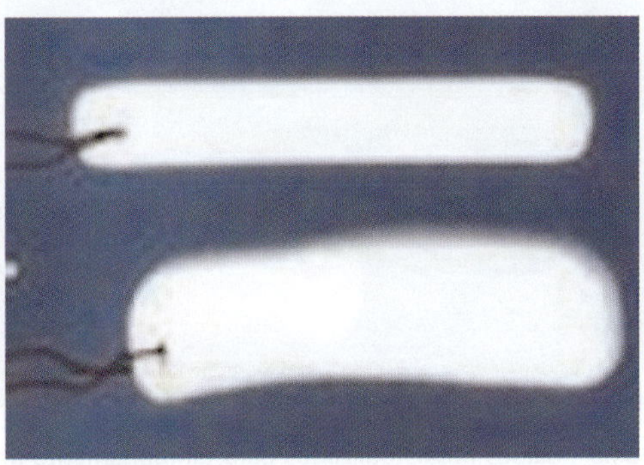

Figura 184.1 – Tampão nasal anterior de Merocel® (não absorvível).

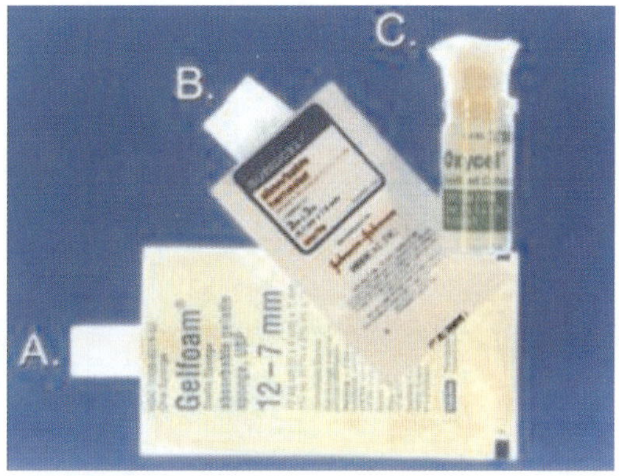

Figura 184.2 – Material absorvível para tamponamento nasal: Gelfoam®, Surgicel® e Oxycel®.

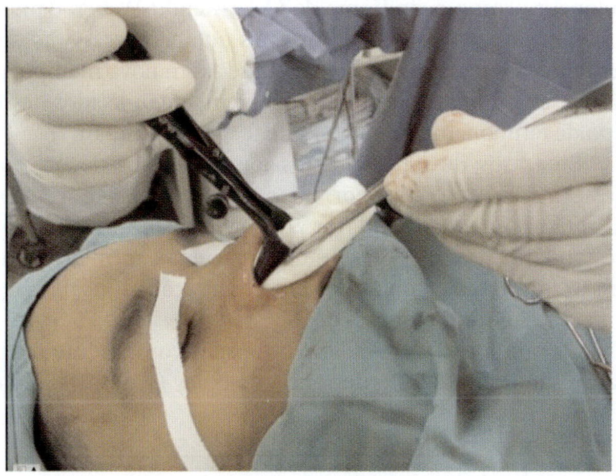

Figura 184.3 – Tamponamento nasal anterior com uso de dedo de luva de látex.

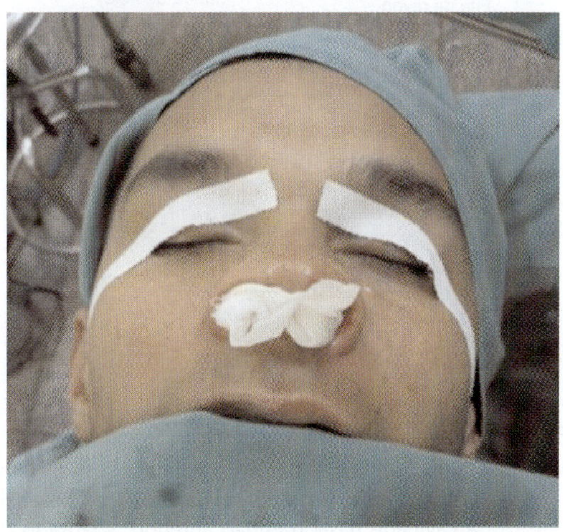

Figura 184.4 – Paciente tamponado anteriormente com dedo de luva.

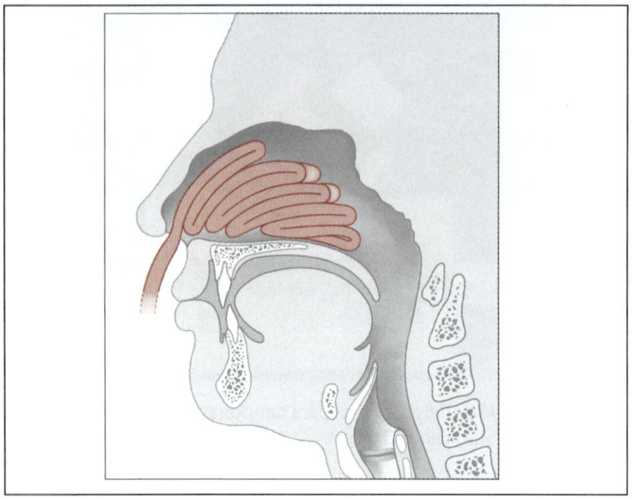

Figura 184.5 – Tamponamento anterior pela técnica de empilhamento, preenchendo toda a cavidade nasal com uso de gaze ou Rayon (adaptado de Balbani, et al.).

Quando for necessário o tamponamento de pacientes portadores de coagulopatias, como hemofilia, doença de von Willebrand ou hepatopatas crônicos, ou de portadores de vasculopatias como a síndrome de Osler-Rendu-Weber, damos preferência por materiais absorvíveis que não precisarão ser retirados das fossas nasais, evitando-se assim nova manipulação nasal. Os materiais mais freqüentemente utilizados nesse tipo de tamponamento são o Avitene®, ou o Gelfoam®.

Em casos de sangramentos nasais severos de origem posterior, póstero-superior ou superior que não cessam com tamponamento anterior adequado, realizamos o tamponamento ântero-posterior. Esses pacientes rotineiramente são internados e mantidos em observação clínica e estabilização hemodinâmica.

Os tampões ântero-posteriores mais comumente utilizados são o de gaze e o de sonda de Foley (Figuras 184.6 e

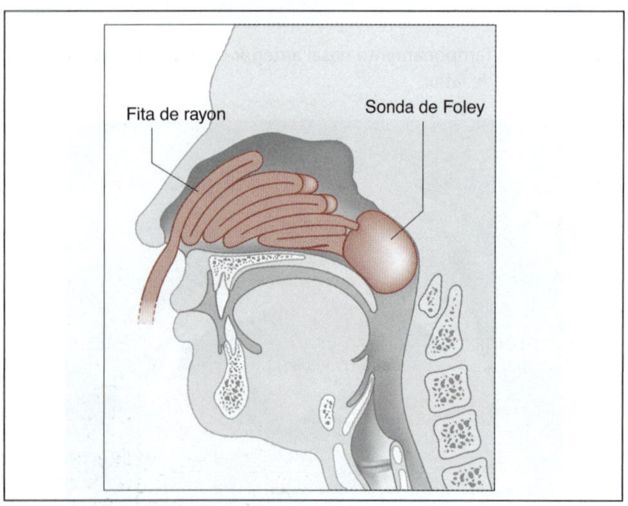

Figura 184.6 – Tamponamento ântero-posterior com uso de sonda de Foley (tampão posterior) e fitas de Rayon preenchendo a cavidade nasal (tampão anterior). Adaptado de Balbani, et al.

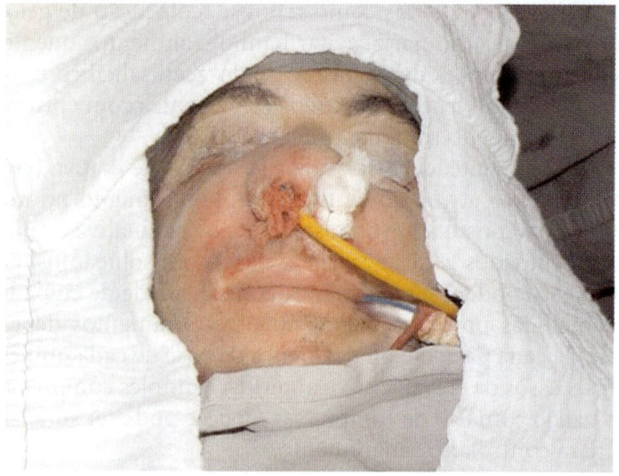

Figura 184.7 – Paciente com tamponamento ântero-posterior com uso de sonda de Foley.

184.7). No caso de tampão posterior de gaze, inicialmente posiciona-se o tampão ancorado na rinofaringe e depois realiza-se o tamponamento anterior. Esse tampão é retirado em 48-72 horas. No caso de sonda de Foley, o *cuff* é insuflado com 10 ou 15 mL de água destilada e tracionado pelo nariz através de um cordonê até impactar na rinofaringe; depois realizamos o tamponamento anterior habitual. O *cuff* permanece insuflado por 48 horas e então esvaziado. Cerca de 24 horas após o esvaziamento do *cuff*, caso não haja novo sangramento, o tampão é retirado.

Existem tampões próprios (Figura 184.8), mais adequados para o tamponamento ântero-posterior, que são formados por dois balões insufláveis, sendo o menor (10 mL) colocado na rinofaringe e o outro alongado e maior (30 mL) no nariz. Após serem posicionados, são insuflados com solução salina ou água destilada e considerados mais confortáveis pelos pacientes.

O tamponamento ântero-posterior apresenta falha no controle de sangramentos nasais intensos e persistentes em aproximadamente 20% dos casos. É considerado extremamente desconfortável para o paciente, desde o momento da sua colocação, causando obstrução nasal e, ainda, levando a sensação de pressão local, dor na face e disfagia. Complicações consideradas maiores, como septicemia, arritmias, hi-

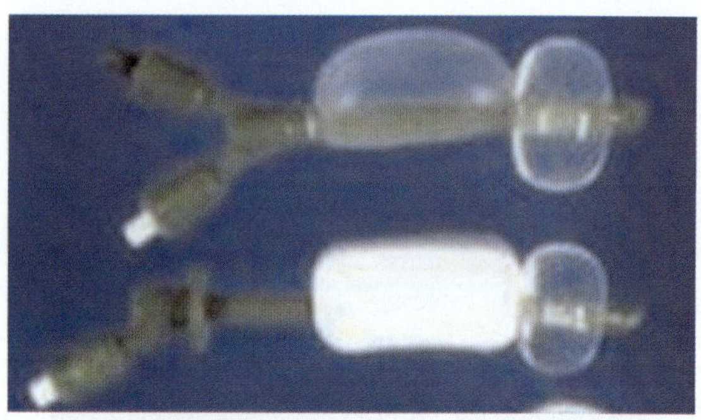

Figura 184.8 – Balões nasais utilizados para tamponamento anterior e posterior.

póxia e morte são associadas ao tamponamento posterior. Pode ocorrer também necrose da cartilagem alar, otite média secretora, sinusite aguda e perfuração septal. A presença do tamponamento nasal pode levar a uma diminuição da ventilação pulmonar, por redução no reflexo nasopulmonar. Um cuidado especial deve ser tomado evitando-se medicações que possam deprimir o centro respiratório.

Em todo paciente tamponado por mais de 48 horas é importante introduzir antibioticoterapia, já que o sangue acumulado dentro dos seios paranasais (*hemossinus*) freqüentemente se encontra colonizado por bactérias após esse período.

Cirurgia

A cirurgia é indicada nos casos em que o sangramento nasal persiste, apesar do tamponamento nasal devidamente posicionado, ou recorre, após a retirada do tampão. Em pacientes com problemas pulmonares ou cardiovasculares o tratamento cirúrgico pode ser indicado mais precocemente. Atualmente, em torno de 90% dos casos cirúrgicos, a cirurgia realizada é a ligadura da artéria esfenopalatina.

Historicamente, a ligadura da artéria maxilar via transantral tem sido utilizada no tratamento das epistaxes refratárias aos tratamentos conservadores. Essa técnica falha em torno de 0,5-15% dos casos, em decorrência de: dificuldade em identificar a artéria corretamente, devido à presença de circulação colateral; ligação incompleta; ligadura distante do ponto de sangramento; ou presença de outros vasos dominantes. Apresenta complicações em 28% dos casos no pós-operatório, como edema facial, alteração da sensibilidade da face, fístula oroantral, sinusite, oftalmoplegia e desvitalização dentária.

Na presença de sinusite, trauma ou neoplasia, podemos utilizar uma outra via, a transoral retromolar, na qual evitam-se as complicações descritas acima, mas com eficácia menor, pois a artéria é ligada mais proximalmente.

A abordagem transnasal da artéria esfenopalatina, ramo terminal da artéria maxilar, foi introduzida por Prades nos anos de 1970. Wurman et al. (1988) descreveram a eletrocauterização posterior nasal, via endóscopica. Budrovich e Saetti (1992) foram os primeiros que relataram a ligadura da artéria esfenopalatina por via endoscópica.

Snyderman et al. propuseram um novo algoritmo no tratamento da epistaxe posterior, colocando-a como primeira opção de tratamento. Segundo Voegels et al. é crescente o número de otorrinolaringologistas utilizando a ligadura mais precocemente, diminuindo o tempo de internação, a necessidade de transfusão sangüínea e aumentando o conforto do paciente. Este procedimento apresenta alta taxa de sucesso, ao redor de 92%. Ainda apresenta baixa morbidade se comparada com outras técnicas, eliminando as complicações da abordagem transantral para a artéria maxilar e o paciente necessita de um tempo menor de hospitalização e, como conseqüência, menor custo.

Embora em menor freqüência, os sangramentos nasais podem ter origem no sistema das artérias etmoidais, responsáveis pela irrigação de aproximadamente 15% da mucosa nasal. Na presença de sangramento com origem na região súpero-lateral do nariz, suspeita de lesão arterial pós-cirúrgica, ou sangramento não localizado e não controlado após ligadura da artéria esfenopalatina ou maxilar, a artéria etmoidal anterior poderá ser ligada.

Classicamente é utilizada a via externa para a realização dessa cirurgia. Realiza-se uma incisão curvilínea na pele da linha medial do nariz até o canto interno do olho (incisão de Lynch). É considerada uma excelente via de acesso, com alta efetividade e baixo índice de complicações. A coagulação intranasal das etmoidais parece ser um método efetivo no tratamento da epistaxe severa usando-se microscópio ou endoscópio, tendo como vantagens a proximidade entre a ligadura arterial e o local de sangramento, e a visualização direta dos vasos envolvidos. Não realizamos rotineiramente esse procedimento em nosso serviço, pelo risco de lesão do nervo óptico, cauterização arterial e lesão à base do crânio.

A ligadura da artéria carótida externa é uma técnica utilizada para o controle de epistaxe posterior. Considerada uma técnica simples, pode ser feita com anestesia local, o mais próximo possível da artéria faríngea ascendente. Estruturas como o nervo vago, hipoglosso e o plexo simpático podem ser lesadas durante o procedimento. O sangramento pode persistir após o procedimento, pois a ligadura é distal ao ponto de sangramento e a artéria maxilar pode receber suprimento sangüíneo de ramos da carótida interna ou carótida externa contralateral.

Embolização

A utilização da embolização arterial percutânea no tratamento de epistaxe foi introduzida por Sokoloff et al. em 1974. Atualmente considerado por muitos o tratamento de escolha na epistaxe posterior.

O procedimento inicia-se com a cateterização percutânea da artéria femoral sob anestesia local e chega-se então até a artéria maxilar e seus ramos, os quais podem ser obliterados com álcool polivinil, partículas de Gelfoam® ou microesferas Dextran®. As vantagens dessa técnica são: localização da região do sangramento, os vasos distais são obliterados, não necessita de anestesia geral, e o procedimento pode ser repetido se necessário. Alguns autores sugerem que o alto custo do procedimento poderia ser compensado pela diminuição no tempo de internação. As complicações relacionadas a esse procedimento são: hematoma femoral, lesão do nervo femoral, trismo, amaurose, paralisia facial, hemiplegia, necrose da pele e tecido celular subcutâneo e acidente vascular cerebral. Ocorrem em cerca de 17% dos casos.

A embolização seletiva está indicada nos pacientes que não obtiveram o controle do sangramento, com a utilização das ligaduras esfenopalatina e etmoidal, pacientes que apresentam contra-indicação para procedimento cirúrgico, ou ainda como primeira opção de tratamento em alguns centros. Indicamos a embolização quando a ligadura arterial não foi satisfatória para as epistaxes graves e refratárias. As limitações desse método são sangramentos provenientes das artérias etmoidais e pacientes com doença aterosclerótica em artéria carótida.

LEITURA ADICIONAL

1. Andrade NA, Felippu Neto A. Epistaxe grave. In: Campos CAH, Costa HOO. Tratado de otorrinolaringologia da Sociedade Brasileira de Otorrinolaringologia. 1. ed. São Paulo: Editora Roca; 2003. p.209-15.
2. Arbulú CZ, Tsuji RK, Lessa MM, Voegels RL, Butugan O. Grave complicação do tratamento de epistaxe: relato de caso. Revista Brasileira de Otorrinolaringologia 2004; 70: 124-8.
3. Balbani APS, Formigoni GGS, Butugan O. Tratamento de epistaxe. Rev Ass Med Brasil 1999; 45(2): 189-93.
4. Budrovich R, Saetti R. Microscopic and endoscopic ligature of the sphenopalatine artery. Laringoscope 1992; 102: 1390-4.
5. Klotz DA, Winkle MR, Richmon J, Hengerer AS. Surgical management of posterior epistaxis: a changing paradigm. Laryngoscope 2002; 112: 1577-82.
6. Pritikin JB, Caldarelli DD, Panje WR. Endoscopic ligation of the internal maxillary artery for treatment of intractable epistaxis. Ann Otol Rhinol Laryngol 1998; 107: 85-91.
7. Sharp HR, Rowe-Jones JM, Biring GS, Mackay IS. Endoscopic ligation or diathermy of the sphenopalatine artery in persistent epistaxis. J Laryngol Otol 1997; 111: 1047-50.
8. Shaw CB, Wax MK, Wetmore SJ. Epistaxis: a comparison of treatment. Otolaryngol Head Neck Surg 1993; 109: 60-5.
9. Shin EJ, Murr AH. Managing epistaxis. Otolaryngol Head Neck Surg 2000; 8: 37-42.
10. Snyderman CH, Goldman SA, Carrau RL, Ferguson BJ, Grandis JR. Endoscopic sphenopalatine artery ligation is an effective method of treatment for posterior epistaxis. Am J Rhinol 1999; 13: 137-40.
11. Stamm AC, Teufert KB, Freire LAS. Epistaxe severa – cirurgia microendoscópica. Revista Brasileira de Otorrinolaringologia 1998; 64: 80-7.
12. Stankiewicz JA. Nasal endoscopy and control of epistaxis. Otolaryngol Head Neck Surg 2004; 12: 43-5.
13. Venosa A, Butugan O, Voegels RL, Valentine M, Cocchiarall CR, Ikino MYI, Alves RBF. Epistaxe severa: estudo retrospectivo. Revista Brasileira de Otorrinolaringologia 1998; 64: 57-60.
14. Voegels RL. Epistaxe. In: Voegels RL, Lessa MM, Butugan O, Bento RF, Miniti A. Condutas práticas em rinologia. 1. ed. São Paulo: Bios Comunicação e Editora; 2002. p.42-4.
15. Voegels RL, Thomé DC, Iturralde PPV, Butugan O. Endoscopic ligature of the sphenopalatine artery for severe posterior epistaxis. Otolaryngol Head Neck Surg 2001; 124: 464-7.
16. Wurman LH, Sack JG, Paulson TO. "How I do it" – Selective endoscopic electrocautery for posterior epistaxis. Laryngoscope 1988; 98: 1348-9.
17. Douglas R, Wormald PJ. Update on epistaxis. Current Opinion in Otolaryngology & Head & Neck Surgery 2007; 15(3): 180-3.
18. Van Wyk FC, Massey S, Worley G, Brady S. Do all epistaxis patients with a nasal pack need admission? A retrospective study of 116 patients managed in accident and emergency according to a peer reviewed protocol. Journal of Laryngology and Otology 2007; 121(3): 222-7.
19. Thong JF , Lo S, Houghton R, Moore-Gillon V. A prospective comparative study to examine the effects of oral diazepam on blood pressure and anxiety levels in patients with acute epistaxis. J Laryngol Otol 2007; 121(2): 124-9.

Algoritmo 184.1 – Investigação e tratamento da epistaxe

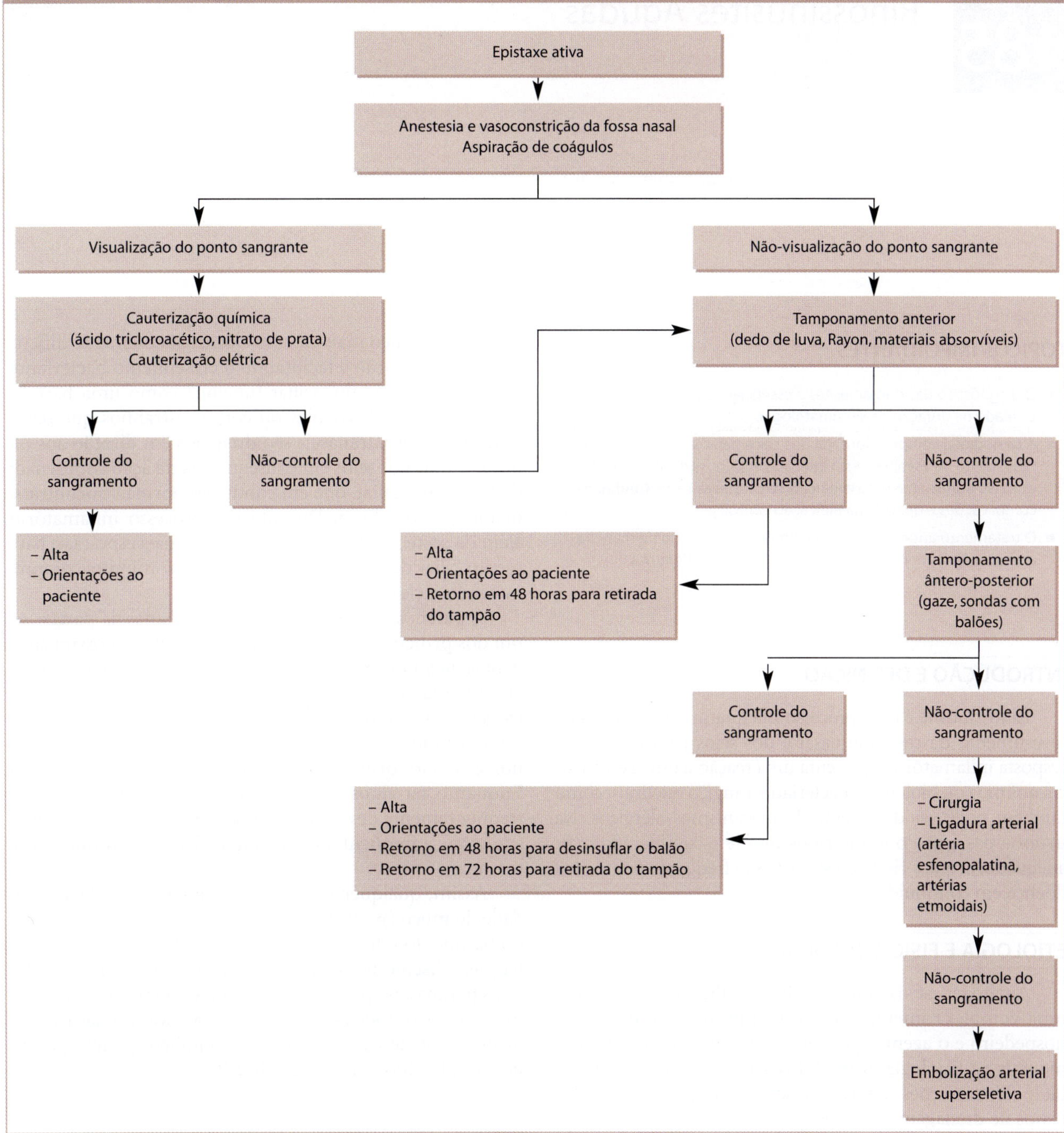

CAPÍTULO 185

Rinossinusites Agudas

Francini Grecco de Melo Pádua

TÓPICOS IMPORTANTES

- O diagnóstico das rinossinusites é essencialmente clínico e baseado na duração da sintomatologia.
- A tomografia computadorizada dos seios paranasais é o método radiológico de escolha e está indicada em rinossinusites agudas que não apresentam boa evolução, nas crônicas e recorrentes, nas complicações e quando há indicação cirúrgica.
- O tratamento antimicrobiano geralmente é realizado de maneira empírica, baseando-se em dados publicados na literatura.

INTRODUÇÃO E DEFINIÇÃO

Rinossinusite é todo processo inflamatório da mucosa de revestimento da cavidade nasal e dos seios paranasais. Esta resposta inflamatória representa uma reação a um agente físico, químico ou biológico (bacteriano, fúngico ou viral), como também pode ser decorrente de mecanismos alérgicos. Na maioria das vezes, o termo rinossinusite é considerado mais adequado, já que a rinite e a sinusite são freqüentemente uma doença em continuidade.

ETIOLOGIA E FISIOPATOLOGIA

A patogênese da rinossinusite é multifatorial e envolve uma complexa interação entre mecanismos de defesa do hospedeiro e o agente agressor. Existem três fatores fundamentais na fisiologia normal dos seios paranasais: a qualidade das secreções nasais, a função ciliar e a patência dos óstios de drenagem dos seios.

A mucosa dos seios paranasais, embora mais fina, é uma continuidade da mucosa da cavidade nasal, constituída por um epitélio pseudoestratificado colunar ciliado, formado basicamente por quatro tipos de células, responsáveis pela umidificação, aquecimento e filtração do ar, assim como pela produção de muco e posterior transporte do mesmo através dos cílios.

O muco é constituído por duas camadas: a fase sol é a mais profunda e contém um fluido fino onde os cílios ficam embebidos. A fase gel é a mais superficial, possui um muco espesso, onde as partículas inaladas se aderem. A inflamação estimula a conversão de células ciliadas para *globet cells*, tornando o muco mais espesso e conseqüentemente dificultando sua remoção e facilitando o crescimento bacteriano.

O transporte mucociliar funciona como uma barreira para a infecção. Partículas ou corpos estranhos que penetram nos seios paranasais são drenados em direção aos óstios naturais dos seios em conseqüência da ação coordenada do batimento ciliar, que em condições normais encontra-se maior que 700 bpm. Durante um processo inflamatório, além da secreção nasosinusal tornar-se mais espessa, o batimento ciliar decai para menos de 300 por minuto, comprometendo o clearance mucociliar.

A patência dos óstios dos seios paranasais parece ser um dos principais fatores na patogênese das rinossinusites. A obstrução do óstio sinusal, parcial ou completa, resulta em estagnação de secreções, queda do pH e da tensão de oxigênio dentro do seio, favorecendo o crescimento bacteriano. Como o diâmetro do óstio do seio etmoidal é o menor, este seio torna-se um dos mais susceptíveis a infecção. Enquanto na rinossinusite aguda a obstrução do óstio é freqüentemente devida ao edema de mucosa, na rinossinusite crônica freqüentemente uma variação anatômica é observada.

Assim, qualquer fator que leve a alteração da viscosidade do muco (p. ex., fibrose cística, medicações), alterações do batimento ciliar (p. ex., inspiração de ar frio e seco, infecções, discinesia ciliar) ou alterações na drenagem dos seios paranasais (p. ex., desvio de septo, edema, traumas, tumores nasais) pode estar envolvido na etiologia das rinossinusites. Deficiências imunológicas também podem predispor o indivíduo a uma rinossinusite.

Tabela 185.I – Microbiologia das rinossinusites

Agudas	Crônicas
Streptococcus pneumoniae	Microrganismos aeróbicos (*S. aureus* e *Staphylococcus* coagulase negativos)
Haemophilus influenzae	Anaeróbicos
Moraxella catarrhalis	
Outras espécies de *estreptococcus**	
Bactérias anaeróbicas*	
*Staphylococcus aureus**	

*Encontradas em uma pequena porcentagem de casos.

Vários microrganismos podem estar implicados na etiologia da rinossinusite aguda bacteriana (Tabela 185.I). Dentre os microrganismos mais freqüentes estão *Streptococcus pneumoniae*, *Haemophilus influenzae* e *Moraxela catharralis*. Em indivíduos imunodeprimidos, os fungos passam a ter um papel fundamental na etiologia da rinossinusite e devem ser levados em consideração.

ACHADOS CLÍNICOS

Diagnóstico clínico

O diagnóstico da rinossinusite é clínico, sendo ela (incluindo os pólipos nasais) definida como:

- Inflamação do nariz e seios paranasais caracterizada por dois ou mais sintomas, sendo que um deles deve ser um dos quatro primeiros citados:
  - Obstrução nasal, congestão nasal, rinorréia anterior, rinorréia posterior, acompanhados ou não de: dor/pressão facial e/ou redução ou perda do olfato.
- Sinais endoscópicos de pólipos nasais e/ou rinorréia mucopurulenta em meato médio e/ou edema de mucosa ou obstrução primária do meato médio.
- Alterações tomográficas mostrando bloqueio do complexo ostiomeatal e/ou dos seios paranasais.

Dessa forma, a anamnese e a endoscopia nasal são essenciais para o diagnóstico da doença, não sendo necessária a realização de exames de imagem para sua constatação.

Clinicamente, os sinais e sintomas das rinossinusites são os mesmos, seja ela aguda, crônica ou recorrente, diferenciando-se entre si pela forma de evolução.

O diagnóstico de rinossinusite bacteriana é baseado em evidências clínicas e na duração da sintomatologia. Sabe-se que 90 a 95% das rinossinusites bacterianas são precedidas por um episódio de infecção viral das vias aéreas superiores (rinossinusite viral/resfriado comum), e que 0,5 a 2% dessas infecções virais evoluem para rinossinusite bacteriana. Num resfriado comum, os sintomas persistem por no máximo 10 dias. Se os sintomas persistirem por mais de 10 dias ou houver piora dos sintomas após o quinto dia, devemos suspeitar de uma infecção bacteriana sinusal.

Tabela 185.II – Classificação das rinossinusites

Aguda	Duração de até 12 semanas, sintomas desaparecem completamente após o tratamento instituído Resfriado comum / Rinossinusite viral: duração dos sintomas menor que 10 dias Rinossinusite Aguda Não Viral: piora dos sintomas após 5 dias ou persistência dos sintomas após 10 dias e com menos de 12 semanas de duração
Crônica	Duração dos sintomas por mais de 12 semanas. Subdivide-se em rinossinusite crônica com e sem polipose nasossinusal
Aguda Recorrente	Mais de quatro episódios/ano, sinais e sintomas consistentes com a rinossinusite aguda, ausência completa de sintomas entre os episódios
Crônica agudizada	Episódio de rinossinusite aguda com retorno dos sintomas crônicos basais após tratamento

Tabela 185.III – Alterações nas rinossinusites

	Sinais e sintomas
História	Obstrução nasal, congestão nasal, rinorréia anterior, rinorréia posterior, acompanhados ou não de: dor/pressão facial e/ou redução ou perda do olfato. Sintomas persistem por mais de 10 dias ou piora dos sintomas após o quinto dia, de IVAS.
Rinoscopia anterior	Edema, congestão, hiperemia de concha inferior, secreção purulenta em fossa nasal
Oroscopia	Secreção purulenta em parede posterior de orofaringe
Otoscopia	Retração de membrana timpânica pela disfunção tubária decorrente da obstrução nasal e presença de secreção no ouvido médio são achados comuns
Endoscopia nasal	Alterações anatômicas, polipose nasal, secreção purulenta em fossa nasal
Rx SSPN	Pouca acurácia
Tomografia computadorizada	Avaliação de alterações anatômicas, complicações orbitárias, ósseas e intracranianas. No plano coronal e em janela óssea é a modalidade de escolha para a avaliação das rinossinusites, evidencia a unidade ostiomeatal e a relação do cérebro com o teto do etmóide e das órbitas com os seios paranasais
Ressonância magnética	Avaliação de complicações regionais e intracranianas de doença sinusal e seu tratamento cirúrgico, bem como no diagnóstico diferencial com processos neoplásicos e na suspeita de rinossinusite fúngica

A dor não é um sintoma comum na rinossinusite crônica, mas pode aparecer em reagudizações do quadro. A tosse é comum principalmente em crianças, geralmente seca e pior à noite, quando a drenagem posterior é maior, causando irritação de garganta.

Ao exame físico podemos encontrar edema e eritema nas regiões maxilar, orbital e frontal. Na rinoscopia anterior visualiza-se a concha inferior que pode estar hiperemiada, edemaciada com aumento da vascularização. O encontro de secreção mucopurulenta na cavidade nasal é patognomônico de rinossinusite. No exame da orofaringe, podemos encontrar secreção purulenta drenando pela parede posterior. Na otoscopia, a retração de membrana timpânica pela disfunção tubária decorrente da obstrução nasal e presença de secreção no ouvido médio são achados comuns.

A endoscopia nasal é recomendada em todos os pacientes com qualquer tipo de queixa nasal. Secreção nasal purulenta no meato médio, superior e recesso esfenoetmoidal pode ser visualizada; alterações inflamatórias e anatômicas em meato médio, superior e recesso esfenoetmoidal, na vigência de história clínica, são fortemente indicativas de rinossinusite, dispensando exames de imagem complementares.

Tabela 185.IV – Classificação das rinossinusites fúngicas

Rinossinusite fúngica	Apresentação	Estado imunológico
Invasiva	Aguda fulminante	Imunodeprimido
Invasiva	Crônica indolente	Imunocompetente
Não invasiva	Alérgica	Atópico ou não
Não invasiva	Bola fúngica	Imunocompetente
Não invasiva	Infecção saprófita	Imunocompetente

A rinossinusite fúngica apresenta várias formas de acordo com o estado imunológico do paciente (Tabela 185.IV).

A rinossinusite fúngica invasiva caracteriza-se por apresentar invasão vascular detectada em exame histopatológico, evidenciando hifas na mucosa, submucosa, vasos sangüíneos ou osso. Mais comum em pacientes imunodeprimidos em quimioterapia, transplantados, imunodeficiências adquiridas, uso prolongado de corticosteróides, diabetes melito descompensado, desnutrição protéico-calórica ou excessiva reserva de ferro, pode também ocorrer em indivíduos saudáveis, apesar de incomum.

Pode ser aguda fulminante ou crônica; os agentes mais freqüentes são *Aspergyllus* e fungos da ordem dos *Mucoraceae*, incluindo *Rhizopus* e *Mucor*, porém todos os fungos podem se tornar invasivos de acordo com a imunidade do paciente.

Os sintomas iniciais da forma aguda fulminante podem ser mascarados devido à reduzida resposta inflamatória nesses pacientes, o que contribui para a dificuldade diagnóstica e a rápida e devastadora progressão da infecção. O quadro clínico constitui-se de rinorréia sanguinolenta, dor, parestesia ou edema facial, cefaléia, odontalgia, mal-estar geral com ou sem febre.

Ao exame físico observa-se desde mucosa pálida e isquêmica, normalmente não sangrante com a manipulação, até tecido necrótico nas fases mais tardias. O envolvimento orbitário é comum, ocorrendo em 66 a 100% dos casos com comprometimento da musculatura extrínseca ocular, proptose, ptose, quemose, anestesia de córnea, dor orbitária, entre outros. O palato pode estar envolvido em 39% dos casos, indicando mau prognóstico.

A biópsia mostra invasão de tecidos, e a escassez de sangramento ou dor durante a mesma é característica.

EXAMES COMPLEMENTARES

Em rinossinusites agudas não complicadas não há necessidade de exames de imagem para o diagnóstico. Os mesmos são solicitados em rinossinusites agudas que não estejam evoluindo bem apesar do tratamento clínico adequado, nas crônicas e recorrentes, nas complicações das rinossinusites e quando há indicação cirúrgica.

O valor diagnóstico do RX simples dos seios paranasais é controverso e discutível. Atualmente é muito pouco utilizado, pela baixa acurácia. A ultra-sonografia dos seios paranasais é pouco sensível e normalmente não é recomendada. A tomografia computadorizada no plano coronal e em janela óssea é a modalidade de escolha para a avaliação das rinossinusites. O plano coronal evidencia a unidade ostiomeatal e a relação do cérebro com o teto do etmóide e das órbitas com os seios paranasais. As imagens em cortes axiais são indicadas para evidenciar as células etmoidais posteriores e os seios esfenoidais. A ressonância magnética tem valor importante para a avaliação de complicações regionais e intracranianas de doença sinusal e seu tratamento cirúrgico, bem como no diagnóstico diferencial com processos neoplásicos e na suspeita de rinossinusite fúngica.

Na rinossinusite fúngica fulminante, a tomografia de seios paranasais não apresenta aspectos patognomônicos, mas podem ser observados erosão óssea, extensão extra-sinusal, assim como edema mucoso e de partes moles da cavidade nasal unilateral.

TRATAMENTO CLÍNICO

O tratamento antimicrobiano das rinossinusites, sejam agudas ou crônicas, geralmente é realizado de maneira empírica, baseando-se em dados microbiológicos de trabalhos publicados na literatura (Tabela 185.V).

Os objetivos do tratamento antimicrobiano nas rinossinusites agudas são: retorno dos seios paranasais ao seu estado normal, prevenir as complicações (abscessos periorbitários, meningite, abscesso cerebral etc.) e evitar a cronicidade da doença.

Na seleção do antimicrobiano a ser usado devemos considerar a severidade da doença, o risco de complicações e o uso recente de antibióticos. O tempo de tratamento deve ser de 10 a 14 dias. A falta de resposta em 72 horas ou mais, que é um tempo arbitrário, definiria a falha terapêutica. Na Tabela 185.V são apresentadas as opções terapêuticas de antimicrobianos.

Tabela 185.V – Antimicrobianos nas rinossinusites

Terapia inicial em adultos	Opções terapêuticas (sem melhora ou piora dos sintomas em 72h)
Doença leves sem uso recente de antibióticos (4 a 6 semanas)	
Amoxicilina Amoxicilina/inibidores β-lactâmicos Cefpodoxime proxetil Cefuroxime axetil	Amoxicilina/ inibidores β-lactâmicos Gatifloxacino, levofloxacino, moxifloxacino Ceftriaxone
Alérgicos a β-lactâmicos	
Sulfametoxazol/trimetropim Azitromicina, claritromicina, eritromicina	Gatifloxacino, levofloxacino, moxifloxacino
Doença leve com uso recente de antibióticos (4 a 6 semanas) ou doença moderada	
Gatifloxacino, levofloxacino, moxifloxacino Amoxicilina/inibidores β-lactâmicos Ceftriaxone Combinação de drogas	Reavaliar paciente
Alérgicos a β-lactâmicos	
Gatifloxacino, levofloxacino, moxifloxacino	Reavaliar paciente

Tabela 185.VI – Tratamento adjuvante

	Formulação isotônica	Formulação hipertônica
Água fervida morna	1.000 mL	1.000 mL
Sal marinho ou grosso	1 colher de sobremesa (10 g)	2 colheres de sobremesa (20 g)
Bicarbonato de sódio	1 colher de sobremesa (10 g)	1 colher de sobremesa (10 g)

Em pacientes alérgicos aos β-lactâmicos, podemos considerar os macrolídeos (falha terapêutica pode ser de 20 a 25%) ou as quinolonas.

Em pacientes imunocomprometidos, a possibilidade de infecções por bacilos Gram-negativos aeróbicos deve ser considerada, especialmente *Pseudomonas aeruginosa*. O uso de uma cefalosporina com atividade antipseudomonas ou uma fluoroquinolona são excelentes opções.

Outras medicações podem ser associadas ao tratamento da rinossinusite. A irrigação da mucosa nasal com solução salina ou hipertônica tamponada (Tabela 185.VI) é uma das mais freqüentes. Agem aumentando a freqüência do batimento ciliar e reduzindo o edema da mucosa nasal, diminuindo, assim, a obstrução nasal. *In vivo*, a solução hipertônica é comprovadamente mais eficaz que a solução salina fisiológica isotônica nesta função.

Outras medicações incluem os corticóides sistêmicos e tópicos, descongestionantes sistêmicos ou tópicos, devendo estes últimos serem usados no máximo por cinco dias para diminuir o risco de efeito rebote. Os mucocinéticos modificam a consistência das secreções do aparelho respiratório, facilitando seu transporte e eliminação. Seus efeitos benéficos não chegam a superar as vantagens do uso de uma hidratação adequada.

TRATAMENTO CIRÚRGICO

Pode ser realizado por diversas técnicas, sendo a cirurgia endoscópica funcional rinossinusal muito eficiente e com bons resultados pós-operatórios. Está indicado nas rinossinusites agudas recorrentes (correção dos fatores predisponentes) e nas rinossinusites crônicas após falha no tratamento clínico e nas rinossinusites complicadas.

O tratamento da rinossinusite fúngica fulminante consiste no debridamento cirúrgico agressivo das lesões necróticas com ressecção suficiente para que ocorra sangramento proveniente do osso e dos tecidos moles. Associam-se antifúngicos sistêmicos de acordo com o agente etiológico. Câmera hiperbárica e tratamento local com antifúngicos podem ser uma alternativa.

COMPLICAÇÕES DE RINOSSINUSITES AGUDAS

Uma rinossinusite aguda não tratada pode evoluir com complicações com alta morbimortalidade. Assim, é essencial reconhecer uma má evolução de um quadro sinusal infeccioso para o diagnóstico e tratamento precoces das pos-

Tabela 185.VII – Exame físico e tratamento das complicações agudas orbitárias

Chandler	I	II	III	IV	V
Entidade	Celulite periorbitária	Celulite orbitária	Abscesso subperiosteal	Abscesso orbitário	Trombose de seio cavernoso
Edema	X	X	X	X	X
Proptose		X	X	X	X
Quemose		X	X	X	X
Deslocamento do globo ocular			X	X	X
Oftalmoplegia				X	X
Diminuição da acuidade visual				X	X
Acometimento de pares cranianos					X
Conduta	TC SSPN Hemograma ATB VO Corticóide VO Reavaliação 48 h	TC SSPN Hemograma ATB EV Corticóide EV Internação	TC SSPN Hemograma ATB EV Corticóide EV Internação Sinusectomia endoscópica	TC SSPN Hemograma ATB EV Corticóide EV Internação Sinusectomia endoscópica	TC SSPN RM crânio Hemograma ATB EV Corticóide EV Internação Sinusectomia endoscópica

TC SSPN = tomografia computadorizada de seios paranasais; ATB = antibiótico; EV = endovenoso.

síveis complicações. Dentre as mais freqüentes, estão as complicações orbitárias, ósseas e intracranianas. A Tabela 185.VII exemplifica as principais alterações encontradas nas complicações orbitárias, descritas por Chandler, e a respectiva conduta. Dentre a provável etiologia, além dos microrganismos mais freqüentes já comentados, deve-se pensar em *Staphylococcus aureus* e anaeróbios e, portanto, introduzir medicação com cobertura para os mesmos, como a clindamicina.

Dentre as alterações intracranianas, pode-se ter meningite, abscessos extradural, subdural e cerebral. Na suspeita das mesmas, deve-se solicitar tomografia de crânio, fazer punção liquórica (na suspeita de meningite, sem massas intracranianas) e solicitar avaliação da equipe da neuroclínica ou neurocirurgia.

A osteomielite frontal é a complicação óssea mais comum. O agente etiológico mais freqüente é o *Staphylococcus aureus*. O diagnóstico é feito através da anamnese e exame físico, podendo ser complementado com a tomografia de seios paranasais e cintilografia. O tratamento é realizado com a internação do paciente, antibiótico intravenoso (clindamicina) por 10 dias e oral por 6 semanas. Realiza-se drenagem do abscesso se necessário, debridamento do osso acometido e cirurgia endoscópica para drenagem dos seios envolvidos.

LEITURA ADICIONAL

1. Amedee RG, Miller AJ. Sinus anatomy and function. In: Bailey BJ. Head & neck surgery-otolaryngology. 3. ed. Philadelphia: Lippincott Williams and Wilkins. p.321-8.
2. Arango P, Kountakis S. Significance of Computed Tomography Pathology in Chronic rhinosinusitis. Laryngoscope 2001; 111(10): 1779-82.
3. Araújo E, Sakano E, Weckx LLM, et al. I Consenso Brasileiro sobre Rinossinusite. Revista Brasileira de Otorrinolaringologia 1999; 65(3) parte 2 Maio/Junho: 6-24.
4. Araújo E, Severo LC, Dall'Igna C. Rinossinusite fúngica. In: Tratado de Otorrinolaringologia da Sociedade Brasileira de Otorrinolaringologia. Eds: Campos CAH e Costa HOO. São Paulo: Roca; 2002. p.39-49.
5. Delgaudio JM, Swain RE, Kingdom TT, et al. Computed tomographic findings in pacients with invasive fungal sinusitis. Archives otolaryngology-head and neck surgery 2003; 129(2): 236-40.
6. DeRaps PK. The evaluation of the cient with acute bacterial rhinosinusitis. Lippincott's Primary Care Practice. Ear, Nose, and Throat Problems 2000; 4(5): 490-7.
7. European Position Paper on Rhinosinusitis and Nasal Polyposis. Rhinolog, Supplement 20, 2007; www.rhinologyjournal.com; www.eaaci.net.
8. Graney DO, Rice DH. Anatomy. In: Cummings CW, Fredrickson JM, Harker LA, Krause CJ, Schuller DE. Otolaryngology Head & Neck Surgery. 2. ed. St Louis, Missouri: Mosby Year Book; 1993. p. 901-906.
9. Heinz Stammberger. Functional Endoscopic Sinus Surgery. 1. ed. Philadelphia: B.C. Decker; 1991.
10. Low DE, Desrosiers M, McSherry J, et al. A practical guide for diagnosis and treatment of acute sinusitis. CMAJ 1997;156(Suppl 6): S1-14.
11. Kenny TJ, Duncavage J, Bracikowski J, et al. Prospective analysis of sinus symptoms and correlation with paranasal computed tomography scan. Otolaryngology. Head & Neck Surgery 2001;125(1): 40-3.
12. Mendonça ML, Santos Junior RC, Sperandio FA, Miziara ID, Butugan O, et al. Valor do Raio X Simples dos Seios Paranasais no Diagnóstico da Sinusite Aguda. Rev Bras Otorrinol 1999;65(5): 415-20.
13. Pádua F, Lessa M, Goto E, Peres M, Voegels RL, Butugan O. Rinossinusite esfenoidal aguda e acometimento de terceiro par craniano: relato de caso e revisão de literatura. Rev Bras Otorrinolaringologia. 2003;69(3): 415-420.
14. Pádua F, Thomé D, Pinna F. Rinossinusite crônica. In: Rinologia e cirurgia endoscópica dos seios paranasais. Rio de Janeiro: Revinter, 2006.
15. Sinus and allergy health partnership. Antimicrobial treatment guidelines for acute bacterial rhinosinusitis. Otolaryngology. Head and Neck Surgery 2000;123(1)parte 2:S1-S31.
16. Talmi, YP, Goldschmied-Reouven A, Bakon M, et al. Rhino-orbital and rhino-orbito-cerebral mucormycosis. Otolaryngology _ head and neck surgery. July 127(1): 22-31,2002.
17. Voegels RL. Cirurgia endoscópica dos seios paranasais. Arquivos da Fundação Otorrinolaringologia, 1997, 1(1): 15-18.
18. Wiikmann C, Chung D, Lorenzetti F, Lessa M, Voegels RL, Butugan O. Comparação entre a solução salina fisiológica e a hipertônica tamponada após cirurgia endoscópica nosossinusal. Arq Otorrinolaringol, 2002, 6(2): 98-102.

Epiglotite Aguda

CAPÍTULO 186

Renata Ribeiro de Mendonça Pilan
Tatiana Regina Teles Abdo

TÓPICOS IMPORTANTES

- A epiglotite aguda proporciona a angústia respiratória rapidamente progressiva e potencialmente fatal.
- Ocorre em adultos, jovens e crianças, sendo a faixa etária mais acometida entre 2 e 6 anos de idade.
- O organismo causador mais comumente identificado é o *Haemophilus influenzae* do tipo B, principalmente em crianças. Nos adultos existe uma maior heterogeneidade de germes, entre eles o pneumococo, estreptococos do grupo A e *S. aureus*.
- Quadro clínico: febre, dispnéia, irritabilidade, toxemia, respiração lenta, estridor inspiratório, cornagem e salivação. Apresenta dor de garganta severa e disfagia.
- Inspeção direta da laringe supraglótica mostra epiglote com aspecto edemaciado e avermelhado semelhante a uma cereja. Esse procedimento deve ser realizado em centro cirúrgico.
- Deve-se ter cuidado para não estimular a criança ou realizar procedimentos dolorosos.
- O tratamento inicial visa à manutenção da via aérea: inserção de cânula orotraqueal ou tratamento clínico em casos leves.
- Após estabelecimento da via aérea, deve ser colhida a cultura para *H. influenzae* e iniciar antibioticoterapia com cloranfenicol (100 mg/kg/dia) ou cefalosporina de terceira geração e corticoterapia por 3 dias (hidrocortisona 1 a 5 mg/kg/dia).
- O tratamento deve durar de 7 a 10 dias. Se houver contactuantes domiciliares com menos de 4 anos de idade, deve ser feita quimioprofilaxia.
- Complicações possíveis são o abscesso em epiglote e o óbito.
- A prevenção deve ser realizada com a imunização sistemática contra o *Haemophilus influenzae* tipo B.

INTRODUÇÃO E DEFINIÇÃO

A epiglotite aguda, ou supraglotite, é uma infecção das estruturas supraglóticas que se edemaciam e proporcionam uma angústia respiratória rapidamente progressiva e potencialmente fatal. Ocorre em adultos, jovens e crianças, sendo a faixa etária mais acometida entre 2 e 6 anos de idade. Sua importância se dá pela alta mortalidade se o diagnóstico correto não é feito prontamente. Uma incidência maior acontece na primavera e no inverno, embora possa ocorrer em qualquer época do ano.

Após a introdução da vacina conjugada contra *Haemophilus influenzae* tipo B, por volta de 1985, sua incidência caiu drasticamente, em especial nas crianças. Tem sido atualmente a forma mais grave de laringite aguda em adultos, devido, principalmente, à presença de outros agentes etiológicos bacterianos no adulto.

ETIOLOGIA E FISIOPATOLOGIA

Trata-se de uma celulite bacteriana acometendo todas as estruturas da supraglote (não apenas a epiglote) que pode obstruir completamente a via aérea superior (VAS). Com o aumento do edema supraglótico, a epiglote se curva póstero-inferiormente como resultado da infiltração inflamatória difusa da face lingual da epiglote. Com a VA parcialmente ocluída, o muco e secreções podem facilmente obstruir completamente a VA.

O *Haemophilus influenzae* do tipo B é o agente etiológico identificado em mais de 90% dos casos, principalmente em crianças. Nos adultos, diferentemente, existe uma maior heterogeneidade de germes, entre eles o pneumococo, estreptococos do grupo A e *S. aureus*. Existem alguns fatores predisponentes à infecção pelo *Haemophilus influenzae* do tipo B, que são: doença falciforme, asplenia, infecção pelo HIV, imunodeficiências e neoplasias.

ACHADOS CLÍNICOS

Os três sinais mais comuns de epiglotite são febre, dispnéia e irritabilidade (Tabela 186.I). O pródromo dura poucas horas (2 a 6 horas) e logo a criança apresenta-se toxemiada, com evidências clínicas de obstrução respiratória alta, respiração lenta, estridor inspiratório, cornagem e salivação. Apresenta dor de garganta severa e disfagia. A linguagem é limitada devido à dor, e a voz pode estar "abafada". Tosse ou rouquidão geralmente não estão presentes. Estridor inspiratório ocorre mais tardiamente quando a obstrução é quase completa. A movimentação é mínima, e geralmente o paciente se mantém sentado com o corpo pendendo para a frente, apoiado sobre os braços, com a boca aberta, protrusão de mandíbula, com salivação e cabeça estendida para maximizar a entrada de ar. Este aumento do trabalho respiratório pode provocar um acúmulo de gás carbônico e uma diminuição dos valores de oxigênio no sangue. Todos estes fatores promovem a gravidade do quadro.

A epiglotite pode ser acompanhada de meningite, pneumonia, artrite e pericardite.

O pronto reconhecimento desta emergência é essencial para prevenir a obstrução da VAS. Uma vez que há suspeita do diagnóstico, este pode ser confirmado pela inspeção direta da laringe supraglótica que mostra epiglote com aspecto edemaciado e avermelhado semelhante a uma cereja. Esse procedimento deve ser realizado em centro cirúrgico ou em local onde possa ser feita intubação endotraqueal imediata ou traqueostomia. Tentativas de se visualizar a epiglote no consultório ou na sala de emergência sem habilidade ou material adequado para manter a permeabilidade da VAS são desencorajadas.

Tabela 186.I – Apresentação clínica da epiglotite em crianças e adultos

Grupo etário	Sinais e sintomas
Crianças	Início súbito de febre alta, dispnéia, odinofagia, estridor, acúmulo de secreção, disfagia intensa e sialorréia. A voz normalmente é abafada. Apresentam-se agitadas, preferindo uma posição sentada, inclinada para a frente, com a boca aberta e o pescoço estendido.
Adultos	Podem apresentar-se de forma insidiosa com odinofagia e disfagia progressivas, com exame laringoscópico desproporcional à intensa queixa. A voz se conserva normal.

EXAMES COMPLEMENTARES

Os dados laboratoriais incluem leucocitose moderada com desvio à esquerda. Há positividade da hemocultura em até 80% dos casos. É possível a pesquisa de antígenos capsulares por meio da aglutinação do látex ou contraimunoeletroforese.

A necessidade de estudos radiológicos é controversa. Supraglotite pode ser diagnosticada com RX lateral de pescoço, porém, a questão é se este é um procedimento seguro e necessário. Apresenta sensibilidade menor que 31% e especificidade menor que 44%. Pode-se observar epiglote aumentada com estruturas subglóticas normais (sinal do "polegar"). Os procedimentos diagnósticos não devem ser dolorosos, mantendo o paciente na posição mais confortável possível, não devendo priorizar o diagnóstico em detrimento da manutenção adequada da via aérea.

DIAGNÓSTICO DIFERENCIAL

Os principais diagnósticos diferenciais estão descritos nas Tabelas 186.II e 186.III.

TRATAMENTO

Assistência multidisciplinar (otorrinolaringologista, pediatra e anestesista) é fundamental. Se o diagnóstico de supraglotite é aventado, deve-se ter cuidado para não estimular a criança. O paciente naturalmente assume posição que maximiza a ventilação. Qualquer intervenção pode comprometer a VA, qualquer manobra que precipite choro na criança pode causar obstrução, mesmo coleta de sangue, exame da cavidade oral, restrição para a radiografia, ou até separá-la dos pais. Qualquer destes procedimentos deve ser aguardado até que se obtenha uma VA estável.

Na suspeita clínica de epiglotite, a visualização da epiglote só deve ser feita quando se estiver seguro em manter a permeabilidade da VA. O tratamento visa, portanto, a inserção de cânula orotraqueal, um número menor que o indicado para a idade do paciente, pois a taxa de mortalidade pode chegar a 80% nos casos em que há obstrução total.

Nos casos menos graves, em crianças ou adultos, em que a instalação da dispnéia é mais lenta e progressiva, faz-se punção venosa e inicia-se a imediata terapia com antibióticos. Pode-se fazer inalação com adrenalina (1:1000) para diminuir o edema supraglótico. As inalações podem ser repetidas de 1/1 hora, contanto que não haja comprometimento importante da freqüência cardíaca.

Após estabelecimento da via aérea, deve ser colhida a cultura para *H. influenzae* e iniciar antibioticoterapia com cloranfenicol (100 mg/kg/dia) ou cefalosporina de terceira geração. Ainda existe controvérsia no uso de corticoterapia, porém nós a utilizamos para reduzir o edema tecidual mais rapidamente e prevenir complicações. Ela é usada também para prevenir edema pós-intubação. Não há correlação entre os sinais sistêmicos e o tempo de intubação, sendo a visualização direta da região supraglótica o método mais efetivo para se determinar o momento da extubação. Há melhora do edema da epiglote em 12 a 48 h após o início da antibioticoterapia adequada. O tratamento deve durar de 7 a 10 dias. Se houver contactuantes domiciliares com menos de 4 anos de idade, deve ser feita quimioprofilaxia com rifampicina (20 mg/kg/dia) em todos os membros da casa, com dose única diária por 4 dias.

A evolução da epiglotite é quase sempre benigna e com bom prognóstico, sendo este diretamente ligado à gravidade da infecção, a um diagnóstico rápido e preciso e à instituição de terapia eficiente e sempre em ambiente hospitalar preparado para eventualidades.

Complicações

Morte por obstrução das vias aéreas pode ocorrer.

O abscesso epiglótico é uma complicação rara da epiglotite, vista exclusivamente no adulto. Localiza-se mais freqüentemente na face lingual da epiglote, resultando em obstrução da via respiratória. É causado por espécies de estreptococos ou estafilococos. Tratamento consiste em traqueostomia, seguida de drenagem.

PREVENÇÃO

A imunização sistemática contra o *Haemophilus influenzae* tipo B proporcionou uma queda substancial da incidência da epiglotite, principalmente em crianças, tornando-a uma doença rara.

O calendário de vacinação do Estado de São Paulo preconiza a aplicação da vacina tetravalente, que consiste na DPT (difteria, coqueluche e tétano) mais a HiB (*H. influenzae*), nas crianças com 2, 4 e 6 meses de idade.

Tabela 186.II – Diagnóstico diferencial da epiglotite

	Epiglotite aguda	Laringo-traqueíte (crupe viral)	Crupe espasmódica	Crupe pseudo-membranosa	Crupe diftérica	Corpo estranho	Abscesso retrofaríngeo
Idade mais comum	2–6 anos	3 meses a 3 anos	3 meses a 3 anos	Maiores que 3 anos	Todas	1 a 4 anos	Todas
Início	Rápido 4-12 horas	Variável de 12–48h	Repentino à noite	Progressivo de 12 h a 7 dias	Lento por 2-3 dias	Normalmente repentino	Progressivo de 12 h a 7 dias
Febre	39,5°C	37,8–40,5°C	Não	37,8–40,5°C	37,8–38,5°C	Não, exceto se houver infecção secundária	37,8–40,5°C
Rouquidão ou tosse ladrante	Não	Sim	Sim	Sim	Sim	Freqüentemente não	Pode apresentar
Disfagia	Grave	Não	Não	Não	Sim	Freqüentemente sim	Sim
Estridor	Moderado a intenso	Sim: mínimo a intenso	Moderado	Intenso	Mínimo a intenso	Variável	Sim: mínimo a intenso
Toxemia	Grave	Normalmente mínima	Não	Moderada a grave	Normalmente não	Não	Moderada a grave
Cavidade oral	Faringite e salivação excessiva	Faringite mínima	Normal	Faringite mínima	Faringite Membranosa	Normal	Abaulamento da parede posterior
Epiglote	Edemaciada e avermelhada	Normal	Normal	Normal	Normal (pode conter membranas)	Normal	Freqüentemente está normal
Radiografia	Lateral cervical com epiglote edemaciada (sinal do polegar)	PA cervical com estreitamento	Sem utilidade	PA cervical com estreitamento	Sem utilidade	Pode revelar corpo estranho	Cervical lateral: abaulamento da região retrofaríngea
Leucócitos	Aumentados com desvio à esquerda	Pouco aumentados com predomínio de PMN	Normais	Aumentados com desvio à esquerda	Aumentados com desvio à esquerda	Normais	Aumentados com desvio à esquerda
Bacteriologia	*Haemophilus* tipo B na hemocultura	Ausente	Ausente	Cultura + para *S. aureus*, *S. pyogenes*, pneumococo, hemófilos	Cultura das membranas + para *C. diphtheriae*	Ausente	Gram + e anaeróbios
Curso clínico	Rápido, progressivo, PCR obstrução de VAS em horas	Variável, na maioria não requer VA artificial	Sintomas de curta duração com ataques repetidos	Grau de obstrução grave por 3-5 dias; VA artificial	Lento, progressivo com obstrução de VA	Variável, depende da localização, do tamanho e das características do CE	Variável, pode requerer VA artificial
Tratamento	Priorizar a VA e cloranfenicol ou cefalosporina de 3ª geração	Nebulização, dexametasona, inalação com adrenalina	Nebulização com solução salina	Priorizar VA e oxacilina e cloranfenicol (cefalosporina de 3ª geração é uma alternativa)	Toxina anti-diftérica e penicilina	Broncoscopia com retirada de CE	Drenagem cirúrgica e antibioticoterapia

Tabela 186.III – Diagnóstico diferencial menos comum da epiglotite

Outras laringites infecciosas agudas	Traqueíte bacteriana, coqueluche (raro), papilomatose, abscesso peri-amigdaliano, angina de Ludwig
Laringites infecciosas crônicas	Tuberculose, hanseníase, sífilis, histoplasmose, blastomicose, paracoccidioidomicose, candidíase, leishmaniose
Laringites não-infecciosas	Angioedema, laringite associada ao refluxo gastroesofágico, lesão inalatória, carcinoma e lesão por radiação, distúrbios endócrinos, pênfigo, sarcoidose, amiloidose, processos autoimunes, artrites da articulação cricoaritenóidea

Tabela 186.IV – Tratamento da epiglotite

Tratamento		Período
Intubação naso ou Orotraqueal	Cânula com um número menor que o indicado para a idade	Geralmente por 12 a 48 h, dependendo do edema supraglótico
Antibioticoterapia	Cefalosporina de 3ª geração ou Clindamicina (25 a 40 mg/kg/dia) ou Cloranfenicol (100 mg/kg/dia)	7 a 10 dias
Corticoterapia	Hidrocortisona 1 a 5 mg/kg/dia EV	3 dias
Quimioprofilaxia (contactuantes menores que 4 anos)	Rifampicina 20 mg/kg/dia	4 dias

LEITURA ADICIONAL

1. Albert D, Leighton S. Stridor and airway management. In: Otolaryngology head and neck surgery. 3. ed. v.5. 1998. p.285-302.
2. Monteiro E, Capasso R. Laringites agudas e crônicas inespecíficas. In: Tratado de otorrinolaringologia. 1. ed. v.4. 2002. p.379-92.
3. Schvartsman S, Schvartsman C. Laringotraqueobronquite (crupe). In: Pronto socorro de pediatria. 2. ed. 1999. p.248-56.
4. Postma GN, Koufman JA. Laryngitis: Bailey. In: Head neck surgery – otolaryngology. 2. ed. cap.48.
5. Rittichier KK. The role of corticosteroids in the treatment of croup. Treat Respir Med 2004; 3(3): 139-45.
6. Chin R, Browne GJ, Lam LT, et al. Effectiveness of a croup clinical pathway in the management of children with croup presenting to an emergency department. J Paediatr Child Health 2002; **38**: 382-7.
7. Carey MJ. Epiglottis in adults. Am J Emerg Med 1996; 14: 421-4.
8. Bank DE, Krug SE. New approaches to upper airway disease. Emergency Medicine Clinics of North America 1995; 13: 473-87.
9. Senior BA, Radkowski D, MacArthur C, Sprecher RC, Jones D. Changing patterns in pediatric supraglotitis: a multi-institucional rewiew, 1980 a 1992. Laryngoscope 1994; 104: 1314-22.
10. Barrow HN, Vastola AP, Wang RC. Adult supraglotits. Otolaryngol Head Neck Surg 1993; 109: 474-7.

Algoritmo 186.1 – Investigação e tratamento da epiglote aguda

Quadro clínico sugestivo de epiglotite

- Desconforto respiratório de moderado a intenso
  - Remoção para centro cirúrgico + Intubação orotraqueal
  - Antibioticoterapia com cloranfenicol ou cefalosporina 3ª geração + Corticoterapia
- Desconforto respiratório leve
  - Nasofibrolaringoscopia ou RX lateral cervical
    Observação cuidadosa das funções vitais
    (oxímetro de pulso, ECG)
  - Antibioticoterapia + corticoterapia + inalação de adrenalina
    Observação em ambiente hospitalar
    - Se melhora:
      Observação cuidadosa das funções vitais
      Alta após remissão dos sintomas em aproximadamente 3 dias
    - Se piora:
      Centro cirúrgico
      Intubação
      Antibioticoterapia + corticoterapia

Faringoamigdalites e Abscessos Cervicais

CAPÍTULO 187

Felipe Sartor Guimarães Fortes
Luiz Ubirajara Sennes
Richard Louis Voegels

TÓPICOS IMPORTANTES

- O anel linfático de Waldeyer é constituído pelo tecido linfóide na faringe e compreende as tonsilas faríngeas (adenóides), tonsilas palatinas (amígdalas), tonsilas linguais, tecido linfático peritubário e nódulos linfóides localizados na parede lateral da faringe. Estes órgãos linfóides periféricos localizam-se na via de entrada dos sistemas respiratório e digestivo, sendo, portanto, o primeiro sítio de contato de microrganismos e outros antígenos com o organismo.
- Os processos infecciosos da faringe freqüentemente acometem toda a mucosa e a estrutura de tecido linfóide da faringe, porém existem situações em que certas regiões são mais acometidas, dando origem às denominações: amigdalites, adenoidites, amigdalites linguais e faringites.
- A faringoamigdalite eritematosa ou eritematopultácea é a apresentação mais comum das amigdalites, correspondendo a 90% dos casos. Caracteriza-se por eritema e congestão da mucosa orofaríngea, com amígdalas edemaciadas e freqüentemente aumentadas de volume.
- As anginas de origem viral correspondem a 75% das faringoamigdalites agudas, mesmo em casos recorrentes.
- As faringoamigdalites bacterianas correspondem a 20 a 40% dos casos, sendo mais comuns a partir dos 3 a 4 anos de idade.
- O *Streptococcus pyogenes* (estreptococo β-hemolítico do grupo A) é responsável por cerca de 20 a 30% das faringotonsilites agudas em crianças em idade escolar e adolescentes.
- O estreptococo do grupo A é o agente mais comum das faringoamigdalites bacterianas.
- Complicações não-supurativas são freqüentes e incluem escarlatina, febre reumática, glomerulonefrite e síndrome do choque tóxico estreptocócico.
- Os abscessos cervicofaciais profundos são coleções que se alojam nos espaços naturais (potenciais) determinados pelas fáscias que envolvem as várias estruturas da cabeça e pescoço. Sua evolução é potencialmente grave, pois as mesmas fáscias que compartimentalizam essa região podem conduzir as coleções para outros espaços da face, pescoço e tórax.

FARINGOAMIGDALITES

INTRODUÇÃO E DEFINIÇÕES

O anel linfático de Waldeyer é constituído pelo tecido linfóide na faringe e compreende as tonsilas faríngeas (adenóides), tonsilas palatinas (amígdalas), tonsilas linguais, tecido linfático peritubário e nódulos linfóides localizados na parede lateral da faringe. Estes órgãos linfóides periféricos localizam-se na via de entrada dos sistemas respiratório e digestivo, sendo, portanto, o primeiro sítio de contato de microrganismos e outros antígenos com o organismo. Desta forma, são órgãos de tecido linfóide estrategicamente localizados para a proteção imunológica do trato aerodigestivo. Entre as estruturas do anel de Waldeyer, as tonsilas palatinas, faríngeas e linguais são as mais importantes.

Os processos infecciosos da faringe freqüentemente acometem toda a mucosa e estrutura de tecido linfóide da faringe, porém existem situações em que certas regiões são mais acometidas, dando origem às denominações: amigdalites, adenoidites, amigdalites linguais e faringites. As anginas podem ser definidas como qualquer processo infeccioso que acomete as mucosas da faringe.

Tonsila palatina (amígdala)

As tonsilas palatinas são massas de tecido linfóide localizadas lateralmente à orofaringe e representam o maior acúmulo de tecido linfóide do anel de Waldeyer. Normalmente estão confinadas à orofaringe, porém, se excessivamente grandes, podem alcançar a nasofaringe, gerando insuficiência velofaríngea e obstrução nasal. O mais comum, no entanto, é sua extensão à hipofaringe, gerando obstrução alta de vias aéreas e apnéia obstrutiva do sono (SAOS).

A loja amigdaliana é constituída por três músculos: músculo palatoglosso (que forma o pilar anterior), o palatofaríngeo (que forma o pilar posterior) e o constritor superior da faringe, que forma o leito da loja. A musculatura é extremamente fina e encontra-se externamente ao nervo glossofaríngeo. A inervação da tonsila palatina é dada por ramos do glossofaríngeo, no pólo inferior, e ramos descendentes do nervo palatino.

Classificação

As faringoamigdalites podem ser classificadas de várias formas, porém, para a prática clínica é interessante sua classificação quanto ao tempo de evolução, em particular na faixa pediátrica, para orientação quanto à possível indicação cirúrgica de tonsilectomia, assim como quanto ao aspecto da orofaringe ao exame físico.

Tempo de evolução

- Amigdalite aguda: a existência de tosse seca, febre, disfagia e adenomegalia cervical, na presença de tonsilas hiperemiadas com exsudato purulento, é altamente sugestiva. Os sinais e sintomas não precisam estar presentes em todos os pacientes e a apresentação dos sintomas ocorre dentro de poucos dias.
- Amigdalite aguda recorrente: pode ser definida como a ocorrência de 7 episódios em 1 ano, 5 episódios por ano em 2 anos consecutivos ou 3 episódios por ano em 3 anos consecutivos.
- Amigdalite crônica: manifesta-se com quadro de dor de garganta crônica, halitose, eliminação de "cálculos" amigdalianos excessivos (caseo), edema periamigdaliano e adenopatia cervical amolecida persistente.
- Hiperplasia amigdaliana: manifesta-se com quadro de roncos, disfagia, voz hipernasal, alterações do crescimento facial e é freqüentemente associada com hipertrofia de tonsila faríngea, sendo nestes casos a causa mais comum de síndrome da apnéia obstrutiva do sono em crianças. Em casos extremos, quando associada a um episódio infeccioso agudo, pode causar insuficiência respiratória aguda.

FARINGOAMIGDALITES ERITEMATOSAS OU ERITEMATOPULTÁCEAS

São a apresentação mais comum das amigdalites, correspondendo a 90% dos casos. Caracterizam-se por eritema e congestão da mucosa orofaríngea, com amígdalas edemaciadas e freqüentemente aumentadas de volume. As faringoamigdalites eritematopultáceas apresentam também exsudato esbranquiçado sobre as amígdalas. Este revestimento pultáceo forma manchas puntiformes ou confluentes que se desprendem facilmente da mucosa com o abaixador de língua. Podem ser de origem viral ou bacteriana, sendo o quadro clínico semelhante, porém com particularidades.

Origem viral

As anginas de origem viral correspondem a 75% das faringoamigdalites agudas, mesmo em casos recorrentes. Os agentes virais são preponderantes nos dois ou três primeiros anos de vida e menos freqüentes após a puberdade.

Os agentes etiológicos mais freqüentes são: rinovírus (20%), coronavírus (5%), adenovírus (5%), herpes simples (4%), influenza (2%) e para-influenza (2%), entre outros (*coxsakie*, citomegalovírus, Epstein-Barr, HIV). A faringoamigdalite causada pelo vírus Epstein-Barr apresenta quadro clínico com particularidades e será discutida mais adiante.

Achados clínicos

O paciente com faringoamigdalite viral apresenta sintomas de leve intensidade. Os principais são dor de garganta e disfagia. A maioria dos pacientes irá apresentar mialgia e febre baixa associadas à coriza hialina e espirros. O exame físico mostra eritema da mucosa faríngea. As tonsilas podem estar aumentadas, mas freqüentemente não há exsudato. Características que sugerem etiologia viral são: febre moderada, tosse, coriza e obstrução nasal, ausência de adenopatia ou adenopatia difusa.

Tratamento

O tratamento das infecções virais não é específico e consiste em terapias de suporte com medicações analgésicas e antiinflamatórias. Antibióticos são utilizados somente no caso de infecções bacterianas secundárias.

Origem bacteriana

As faringoamigdalites bacterianas correspondem a 20 a 40% dos casos, sendo mais comuns a partir dos 3 a 4 anos de idade.

Agentes etiológicos

O *Streptococcus pyogenes* (estreptococo β-hemolítico do grupo A) é responsável por cerca de 20 a 30% das faringotonsilites agudas em crianças em idade escolar e adolescentes.

Mycoplasma pneumoniae pode também ser causa de faringite na população entre 9 e 19 anos, embora alguns autores discutam o significado dessa bactéria e da *Chlamydia pneumoniae* como causa de faringite.

Outras bactérias como *Staphylococcus aureus*, *Haemophilus* sp. e *Moraxella catarrhalis* são, por vezes, responsáveis por recaídas de infecções estreptocócicas e atuariam produzindo β-lactamase (enzima inativadora de penicilinas), o que pode dificultar a erradicação dos estreptococos piogênicos durante a terapêutica com β-lactâmicos. Acredita-se que estes agentes estão excluídos como patógenos primários de infecções faríngeas, mas especula-se sobre a possibilidade de estarem associados a infecções persistentes ou recorrentes das tonsilas.

Faringoamigdalite estreptocócica

O estreptococo do grupo A é o agente mais comum das faringoamigdalites bacterianas. A importância em saúde pública decorre não apenas da sua alta freqüência, mas também das seqüelas como a febre reumática e glomerulonefrite difusa aguda pós-estreptocócica. As anginas estreptocócicas usualmente ocorrem após os 3 anos de idade, com pico de incidência entre 5 a 10 anos de idade, mas podem ocorrer em crianças menores de 3 anos e em adultos acima dos 50 anos.

Os sintomas que sugerem origem estreptocócica são: início brusco, febre alta, dor de garganta intensa, adenopatia limitada em cadeia jugulodigástrica e ausência de sintomatologia nasal ou laringotraqueal. O exame físico revela hiperemia, aumento de tonsilas com ou sem exsudato purulento, além de adenomegalia em cadeia jugulodigástrica, observada em 60% dos casos.

O diagnóstico da faringoamigdalite aguda estreptocócica é basicamente clínico. Entretanto, como as manifestações da faringite estreptocócica e não-estreptocócica são semelhantes, o diagnóstico específico é difícil. Existem alguns métodos diagnósticos específicos para detecção e confirmação da faringoamigdalite estreptocócica. Destes, o padrão-ouro é a confirmação com cultura de orofaringe. Um dos grandes problemas da cultura é o tempo que decorre até o resultado do exame, que pode ser de 18 a 48 horas. Torna-se difícil para o médico convencer os pais ou o paciente a aguardar o resultado para a introdução do antibiótico, principalmente quando ele se encontra febril e com queda do estado geral.

Os testes rápidos para detecção do estreptococo, usando como métodos o ELISA, imunoensaios ópticos (OIA) ou sondas (Probes) de DNA, apresentam a vantagem do diagnóstico rápido. O princípio do ELISA consiste na reação de um antígeno estreptocóccico (polissacarídeo de parede) com anticorpos específicos. Essas provas se apresentam em formas de *kits* e podem ser realizadas em consultório, requerendo menos de 15 minutos. Comparada à cultura de orofaringe, a prova rápida apresenta sensibilidade de 30 a 90% e especificidade de 95%, tendo, portanto, um valor elevado de falsos negativos. Nos pacientes com grande suspeita clínica e resultado do teste rápido negativo, a cultura pode ser utilizada para diagnóstico, uma vez que apresenta maior sensibilidade. Na prática clínica, os exames sorológicos são de pequena utilidade, uma vez que a elevação dos títulos de anticorpos (antiestreptolisina O, anti-hialuronidase, anti-DNAse B, antiestreptoquinase) ocorre duas ou três semanas após a fase aguda.

Os derivados da penicilina ainda são a primeira escolha no tratamento das amigdalites não complicadas. A amoxicilina é a droga mais usada via oral, na dose de 40-50 mg/kg/dia por 7 a 10 dias. Em casos refratários com suspeita de germes produtores de β-lactamase, deve-se associar ácido clavulânico. As cefalosporinas de 2ª geração também podem ser usadas.

A utilização de macrolídeos (eritromicina, azitromicina) fica limitada aos casos em que há alergia à penicilina e aos casos de recaída, apesar do tratamento correto, em que o *Streptococcus pyogenes* parece ser resistente à penicilina.

O uso de antibióticos minimiza a incidência das complicações supurativas com melhora mais rápida dos sintomas, se introduzidos precocemente. Medidas de suporte incluem hidratação oral, analgésicos, antitérmicos e o uso de antiinflamatórios não-hormonais ou corticóides.

A faringoamigdalite estreptocócica pode estar associada com complicações não-supurativas ou supurativas:

- Complicações não-supurativas são freqüentes e incluem escarlatina, febre reumática, glomerulonefrite e síndrome do choque tóxico estreptocócico.
- Complicações supurativas incluem os abscessos periamigdalianos e cervicais profundos que serão discutidos mais adiante.

Mononucleose infecciosa

A mononucleose infecciosa é uma doença sistêmica que acomete principalmente adolescentes e adultos jovens (15 a 25 anos).

- Agente etiológico: é causada pelo vírus Epstein-Barr (EBV), um vírus da família *Herpeviridae* que apresenta tropismo particular por linfócitos B e pelas células epiteliais da faringe e glândulas salivares. Existem outros agentes infecciosos que podem simular um quadro de mononucleose infecciosa (síndrome "mononucleose-like" ou mononucleose-símile): citomegalovírus (CMV), rubéola, *Toxoplasma gondii*, HIV, *Tripanossoma cruzi*, entre outros.
- Achados clínicos: a transmissão ocorre principalmente pela saliva. A tríade clínica é constituída por febre, angina e poliadenopatia. A febre pode ser alta e acompanhada de astenia intensa. A angina pode ser eritematosa, eritêmato-exsudativa ou pseudomembranosa. Neste último caso, as pseudomembranas recobrem as amígdalas, mas não atingem a úvula. Edema de úvula e de palato são sinais característicos da mononucleose infecciosa.
  Podem ser encontrados sinais sistêmicos como linfadenomegalia, hepatomegalia (10%) e esplenomegalia (50%). *Rash* cutâneo pode ocorrer principalmente com o uso de ampicilina e outros derivados da penicilina.
  Inicialmente, a mononucleose pode simular uma faringoamigdalite comum, porém a evolução arrastada do quadro sem melhora com uso de antibióticos é sugestiva.
- Diagnóstico diferencial: o diagnóstico é realizado pelo quadro clínico associado aos exames laboratoriais: hemograma com linfocitose (linfócitos > 50% da população de leucócitos), presença de linfocitose atípica (10% ou mais dos leucócitos totais) e discreto aumento de transaminases. Pode ser realizado teste sorológico de Paul-Bunnel-Davidson (positivo após 10-20 dias, com sensibilidade de 90% e especificidade de 98%) ou pesquisa de anticorpos (Ac) IgM ou IgG contra antígenos do capsídeo viral, que constituem os exames de escolha. Os Ac IgM podem ser detectados desde o início do quadro clínico, atingindo seu pico em 4-6 semanas. Em alguns doentes pode ocorrer uma forma portadora do EBV, com manutenção da produção de anticorpos (IgG) no organismo.
- Tratamento: a evolução do paciente com mononucleose costuma ser favorável, com resolução do quadro após 2 a 4 semanas. O tratamento é baseado em terapia de suporte como hidratação e analgésicos, evitando-se o uso de ampicilina, pelo risco de provocar *rash* cutâneo. Pode ocorrer infecção bacteriana secundária com necessidade de antibioticoterapia. O uso de corticóides por curto período pode ajudar a diminuir os sintomas.

Difteria

Acomete principalmente crianças entre 1 e 7 anos, porém, hoje em dia, é rara em virtude da vacinação antidiftérica.

- Agente etiológico: é causada pelo *Corinebacterium diphteriae*, bacilo Gram-positivo anaeróbio produtor de uma endotoxina responsável pelos fenômenos locais e sistêmicos da doença.
- Achados clínicos: o quadro clínico tem início insidioso com período de incubação de 2 a 4 dias. Ao exame, observamos pseudomembranas branco-acinzentadas, localizadas sobre as amígdalas e o terço superior dos pilares anteriores até a úvula. As falsas membranas aderem à mucosa,

resistem ao descolamento (deixam leito sangrante ao se destacarem) e não se dissociam na água, como ocorre com os depósitos da angina eritematopultácea. Em casos graves da doença, a membrana pode ocupar todo o trato aerodigestivo alto com obstrução das vias aéreas superiores.
Quando atinge a laringe (quase sempre localização secundária à angina diftérica), acompanha disfonia, tosse rouca, além de tiragem intercostal.
A exotoxina diftérica tem tropismo pelo miocárdio, acarretando arritmia cardíaca, pelas cúpulas renais, podendo determinar hipotensão, astenia e dores abdominais, e pelo sistema nervoso, acometendo primeiramente os pares cranianos, podendo causar diplopia e fenômenos paralíticos do véu palatino.

- Diagnóstico diferencial: o diagnóstico é confirmado pelo exame bacterioscópico direto e pela cultura de exsudatos faríngeos ou até de um fragmento de pseudomembrana em meio de Klebs-Löeffler. O diagnóstico diferencial é feito com as faringoamigdalites estreptocócicas, Plaut-Vincent e, particularmente, mononucleose infecciosa.
- Tratamento: na suspeita da difteria, o paciente deverá ser internado e iniciar tratamento com soroterapia específica (soro antidiftérico, IM ou SC; 50.000-100.000 unidades) o mais precocemente possível. A via endovenosa pode ser usada em casos de excepcional gravidade. Penicilina ou eritromicina deve ser utilizada para assegurar a erradicação do foco infeccioso.
Os comunicantes de um caso-índice de difteria não vacinados, inadequadamente vacinados, vacinados há mais de 5 anos ou com situação vacinal desconhecida deverão receber a vacina antidiftérica e serem submetidos à coleta de material de orofaringe para cultura. No caso de serem portadores do bacilo, está indicada a quimioprofilaxia com eritromicina.

FARINGOAMIGDALITES ULCERONECRÓTICAS

Angina de Plaut-Vincent

Acomete principalmente adultos jovens e adolescentes.

Agente etiológico

Causada por simbiose entre o bacilo fusiforme *Fusobacterium plautvincenti* e a espiroqueta *Spirochaeta dentuim*, saprófitos normais da cavidade bucal, que adquirem poder patogênico quando associados. A má higiene bucal e o mal estado dos dentes e gengivas facilitam tal associação.

Achados clínicos

Caracteriza-se por disfagia dolorosa unilateral, geralmente sem elevação de temperatura e queda importante do estado geral. Deve ser a principal hipótese diagnóstica frente a uma faringoamigdalite ulceronecrótica unilateral. A oroscopia revela ulceração da amígdala, recoberta por pseudomembrana, facilmente desprendida e friável, sem tendência a estender-se, mas com fenômenos de necrose e eliminação de exsudato de odor fétido.

Diagnóstico diferencial

O diagnóstico é clínico (baseia-se na unilateralidade das lesões e na presença de lesões gengivais concomitantes próximas ao terceiro molar superior). O exame bacteriológico pode auxiliar na identificação dos agentes em casos de dúvida.

Complicações

Excepcionalmente, a angina de Plaut-Vincent pode complicar-se com tromboflebite jugular com risco de embolização séptica, constituindo a síndrome angina-infarto pulmonar de Lemiérre.

Tratamento

O tratamento consiste em antibioticoterapia (penicilina via parenteral ou metronidazol), gargarejos com soluções antissépticas para higiene bucal e dentária, além de sintomáticos.

Cancro sifilítico

Manifestação primária da lues, causada pelo *Treponema pallidum.* Deve ser considerado em pacientes de risco.

Achados clínicos

Nesta fase inicial da doença, é mais freqüente o acometimento da tonsila palatina ou pilar amigdaliano (na mulher), onde se observa amígdala congesta, endurecida, podendo observar ulceração rasa com indulto pseudomembranoso e indolor. É freqüente linfadenite submandibular satélite.

Diagnóstico diferencial

É feito através do exame de bacterioscopia com visualização do agente e sorologia. O FTA-ABS é a reação mais sensível e específica, além de ser a primeira a positivar (concomitante ao surgimento do cancro). No entanto, pode permanecer positiva por longo tempo após a cura. O VDRL torna-se positivo de 1 a 3 semanas após o surgimento do cancro, mas negativa 9-12 meses após tratamento.

Tratamento

É feito com uso de penicilina benzatina (2.400.000 U) intramuscular. Em pacientes alérgicos, pode-se usar tetraciclina (via oral, 500 mg, 4 vezes/dia, 14 dias), doxiciclina (via oral, 100 mg, 2 vezes/dia, 14 dias) ou eritromicina (500 mg, 4 vezes/dia, 14 dias).

Neoplasias

Câncer de amígdala deve ser suspeitado em pacientes com história de tabagismo e etilismo em amígdala ulcerada que não melhora após tratamento clínico, e história de evolução arrastada. O diagnóstico é anátomo-patológico. Outras possíveis neoplasias são os linfomas e leucemias.

FARINGOAMIGDALITES VESICULOSAS

A denominação de amigdalite nestes casos é pouco adequada, uma vez que o acometimento envolve faringe e mucosa oral. As vesículas são vistas no início da afecção, podendo ser múltiplas e disseminadas. Na mucosa bucofaríngea, as vesículas se rompem facilmente e dão lugar a ulcerações pouco profundas recobertas por exsudato esbranquiçado, disseminado ou confluente. A principal etiologia é viral.

Vírus herpes simples (HSV)

Agente etiológico

Existem essencialmente dois subtipos: 1 e 2. O subtipo 1 é considerado "oral" e o subtipo 2 "genital", mas em razão da alteração dos hábitos sexuais isso tem se descaracterizado.

Achados clínicos

A infecção primária pelo HSV manifesta-se como uma gengivoestomatite, mas pode se manifestar como faringite aguda. O vírus apresenta uma tendência a infectar células ectodérmicas na pele e mucosas, manifestando-se mais freqüentemente em crianças entre 10 meses e 3 anos de idade. Antes dos 10 meses, os anticorpos maternos inibem a manifestação dos sintomas relacionados ao HSV. Em adolescentes pode manifestar-se como uma faringite exsudativa posterior aguda.

O vírus é transmitido por perdigotos e contato com lesões ativas. O período de incubação é curto, durando de 2 a 12 dias, iniciando com um quadro sistêmico e evoluindo com lesões vesiculosas que sangram facilmente. Pode ser encontrada linfonodomegalia cervical e submental. O quadro agudo regride após 7 a 10 dias do pico das lesões. Após a infecção primária, o vírus pode permanecer latente, aparentemente em gânglios nervosos sensitivos por longos períodos, voltando em situações de estresse.

Tabela 187.I – Diagnóstico diferencial das faringoamigdalites

Eritematosas ou eritematopultáceas	Ulceronecróticas	Vesiculosas
Viral (75% casos): Rinovírus, coronavírus, adenovírus, influenza, parainfluenza, entre outros Mononucleose infecciosa (diferencial com "monolikes": CMV, HIV, chagas, toxoplasmose, rubéola, entre outros) **Bacteriana:** *Streptococcus pyogenes*: mais freqüente, Hemofilos influenza, Moraxela, *Staphylococcus aureus*, difteria (diferencial com estreptocócica, mononucleose, Plaut-Vincent)	Plaut-Vincent (*Fusobacterium plautvincenti* e a espiroqueta) Cancro sifilítico (*Treponema pallidum*) Neoplasia (CEC, linfomas, leucemia)	Vírus herpes simples (HSV) Herpangina (vírus *coxsackie*)

Diagnóstico diferencial e tratamento

O diagnóstico pode ser feito de diversas formas: clínico, microbiológico (por cultura viral), com microscopia eletrônica e imunológico (ex: "anticorpo fluorescente" e ELISA de tecidos acometidos). O tratamento se baseia em sintomáticos, podendo ser utilizado o aciclovir, 200 mg 5 vezes/dia por 7-10 dias.

Complicações

Apesar do quadro ser autolimitado, pode ocorrer infecção disseminada comprometendo o sistema nervoso central. Pacientes imunodeprimidos, com lesões cutâneas prévias (pênfigo, impetigo bolhoso, eczema) e sarcoidose podem apresentar prognóstico ruim, com elevada mortalidade.

Herpangina

Agente etiológico

Vírus *Coxsackie A*, provavelmente também *Coxsackie B* e *echovírus*.

Achados clínicos

O paciente apresenta angina eritematosa com erupção vesiculosa (vesículas pequenas em palato mole, úvula e pilares amigdalianos). Ao se romperem, as vesículas deixam ulcerações esbranquiçadas circundadas por halo eritematoso espalhadas por toda a orofaringe, poupando a região da mucosa jugal. Comum em crianças, principalmente no verão, costuma acompanhar febre, cefaléia, micropoliadenopatia cervical, disfagia e vômitos. A evolução é favorável com resolução espontânea em 5 a 10 dias.

A síndrome mão-pé-boca é causada pelo enterovírus *Coxsackie A* e acomete crianças até os 5 anos. Concomitante com as lesões bucofaríngeas, encontramos lesões maxilopapulares e vesículas de mãos, pés e braços, e sua evolução também é autolimitada.

Tratamento

O tratamento é sintomático com medidas analgésicas e hidratação via oral.

ABSCESSOS CERVICAIS

INTRODUÇÃO E DEFINIÇÕES

Os abscessos cervicofaciais profundos são coleções que se alojam nos espaços naturais (potenciais) determinados pelas fáscias que envolvem as várias estruturas da cabeça e pescoço. Sua evolução é potencialmente grave, pois as mesmas fáscias que compartimentalizam essa região podem conduzir as coleções para outros espaços da face, pescoço e tórax.

O foco infeccioso inicial pode estar em qualquer região do segmento cervicofacial, sendo bastante variável (Tabela 187.II). No grupo pediátrico, geralmente é secundário a processos infecciosos das vias aéreas superiores. Sua propagação pode ser direta, como no abscesso periamigdaliano secundário a uma amigdalite, ou indireta, por abscedação de gânglio reacional, como no abscesso retrofaríngeo por infartamento ganglionar após IVAS. Nos adultos, a propagação geralmente é direta, e as infecções odontogênicas são a causa mais freqüente, seguida dos processos de glândulas salivares, perfurações de hipofaringe e esôfago por corpo estranho (espinho de peixe), traumas e cirurgias. Atualmente, com o aumento do uso de drogas injetáveis, as tromboflebites de veias cervicais passaram a ser um fator também importante.

O volume das coleções, associado ao processo inflamatório adjacente, pode levar ao comprometimento das vias aéreas superiores, requerendo algumas vezes procedimentos de emergência para suporte respiratório. O quadro infeccioso é de difícil controle, especialmente quando existe progressão da coleção para outros espaços cervicais ou torácicos.

A presença de mediastinite e suas complicações (empiemas, pericardite, ruptura de vasos) determinam grande mortalidade. O processo infeccioso também pode levar a complicações intracranianas metastáticas, por via hematogênica, diferentemente da propagação cervical e torácica.

A apresentação clínica, evolução e tratamento adequado dos abscessos cervicais profundos são baseados na configuração anatômica das fáscias cervicais. O tecido conectivo que constitui a fáscia cervical pode variar de um tecido areolar frouxo a um tecido fibroso mais denso e resistente. Podemos dividi-las em: fáscia cervical superficial e fáscia cervical profunda (subdividida em camadas superficial, média e profunda).

ESPAÇOS CERVICOFACIAIS

As fáscias cervicofaciais, como já nos referimos, compartimentalizam todo o segmento da cabeça e pescoço, criando espaços virtuais que podem ser ocupados por coleções purulentas, que serão conduzidas a outros espaços faciais, cervicais ou mediastino. Para o entendimento das infecções profundas deste segmento, é fundamental o conhecimento desses compartimentos (Tabela 187.III).

A seguir, abordaremos os principais espaços cervicais profundos de importância clínica.

Espaços mandibulares

Espaço submentoniano

Localiza-se entre os ventres anteriores dos músculos digástricos, o músculo milo-hióideo e a pele. Pode ser afetado quando a raiz dos dentes incisivos for longa o suficiente para que processos infecciosos periapicais alcancem a borda inferior da mandíbula (abaixo da inserção dos músculos digástrico e milo-hióideo na mandíbula), o que não é freqüente. Clinicamente, este processo se manifesta como um abaulamento doloroso e tenso na região submentoniana.

Espaço sublingual

Localiza-se nos limites da mandíbula, entre a mucosa oral e língua superiormente, e o músculo milo-hióideo inferiormente. Contém as glândulas sublinguais, parte da submandibular e o ducto de Warthon. Processos infecciosos desta região provêm do pré-molar e primeiro molar inferiores e, eventualmente, das glândulas sublinguais. Caso a raiz do segundo molar seja superior à linha de inserção do músculo milo-hióideo, este dente também pode ser responsável pelo processo. O espaço sublingual comunica-se amplamente com o submandibular posteriormente. O acometimento do espaço sublingual leva a manifestações intra-orais, com abaulamento do assoalho da boca do lado acometido e elevação da língua. No processo mais avançado ocorre acometimento bilateral, com elevação importante da língua, podendo levar a dificuldade de fala, deglutição e dispnéia. As manifestações extrabucais só aparecem quando o espaço submandibular também é afetado.

Espaço submandibular

Localiza-se entre o músculo milo-hióideo superiormente e a fáscia superficial, platisma e pele inferiormente. Contém a glândula submandibular, gordura e linfonodos. Infecções deste espaço são resultantes de processos do terceiro molar e do segundo (quando sua raiz é inferior à linha

Tabela 187.II – Focos de origem dos abscessos cervicofaciais
Faringites, amigdalites, adenoidites
Rinites, sinusites, otites
Adenites infecciosas
Odontogênico
Glândulas salivares
Perfuração de hipofaringe, esôfago
Trauma, cirurgia
Tromboflebite

Tabela 187.III – Espaços cervicais profundos e faciais	
Espaços faciais	
• Maxilares:	Canino
	Bucal
• Mandibulares:	Submentoniano
	Sublingual
	Submandibular
• Mastigatório:	Massetérico
	Pterigomandibular
	Temporal
• Periamigdaliano	
• Parotídeo	
Espaços cervicais	
• Visceral:	Pré-traqueal
• Parafaríngeo	
• Baínha carotídea	
• Retrovisceral:	Retrofaríngeo
	Perigoso
	Pré-vertebral

de inserção do músculo milo-hióideo) e, eventualmente, de processos da glândula salivar. O acometimento deste espaço resulta em abaulamento da região submandibular ipsilateral, podendo alcançar a região do hióide. Na evolução do processo, pode atingir o lado oposto, levando a um abaulamento de toda a região submandibular.

Angina de Ludwig

Se houver acometimento dos espaços submandibulares, submentonianos e sublinguais bilateralmente, teremos um quadro denominado angina de Ludwig. Geralmente ocorre como complicação de uma infecção odontogênica. O envolvimento do espaço sublingual produz elevação e deslocamento posterior da língua, enquanto o assoalho da boca se torna tenso e edemaciado. O envolvimento do espaço submandibular produz edema tenso do pescoço, geralmente limitado à região supra-hióidea. As evidências de flutuação são discretas, assim como os sinais de envolvimento linfonodal, de glândulas salivares e da pele. Os sintomas da angina de Ludwig são trismo progressivo, sialorréia, dificuldade de fala ("voz de batata quente"), febre, calafrios, sudorese e taquicardia. As alterações inflamatórias do assoalho da boca, língua, pescoço e laringe, levam a taquipnéia e dispnéia, podendo causar estridor, cianose e obstrução fatal das vias aéreas. Os exames radiológicos simples da região cervicofacial mostram edema dos tecidos moles, podendo mostrar a presença de gás e de estreitamento das vias aéreas. A condução destes casos, potencialmente fatais, deve ter como principal aspecto o rápido controle e descompressão do processo infeccioso, evitando-se complicações sépticas e respiratórias. Havendo dispnéia, a intubação oro ou nasotraqueal é difícil e perigosa, pela presença do trismo importante e risco de aspiração de secreção e de desencadear laringoespasmo. Nestes casos, a traqueostomia sob anestesia local é o procedimento mais indicado.

Espaço periamigdaliano

Localiza-se entre o leito muscular da loja amigdaliana (músculo constritor superior da faringe) e a cápsula da amígdala palatina. Não corresponde a um espaço fascial verdadeiro, mas o incluímos por ser uma região de propagação de infecções e pela importância do diagnóstico diferencial com coleções parafaríngeas (de maior gravidade). O acometimento deste espaço ocorre na evolução de uma amigdalite aguda ou após infecção das glândulas salivares supra-amigdalianas de Weber, e deve ser suspeitado quando não existe a melhora esperada apesar da antibioticoterapia adequada. Ao exame físico nota-se abaulamento do pilar amigdaliano anterior para a linha mediana, desviando a úvula contralateralmente. O paciente apresenta dificuldade de fala ("voz de batata quente"), deglutição, sialorréia, dor intensa, trismo e prostração. Existe a necessidade da drenagem do abscesso, realizada através de uma incisão de cerca de 1,5 cm no pilar amigdaliano anterior, geralmente após punção para localização da coleção. Os agentes envolvidos são, em geral, bactérias Gram-positivas (*Streptococcus*) e anaeróbias (*Peptostreptococcus* e *Fusobacterium*), estando indicado o uso da penicilina. Eventualmente, e principalmente nas crianças menores, o *Haemophilus influenzae* pode estar envolvido, podendo-se optar pelas associações com ácido clavulônico ou cefalosporinas de 2ª geração. A prescrição de antiinflamatórios está sempre indicada em razão do intenso edema intra-oral e desconforto. Os corticosteróides são muito úteis no controle desses sintomas.

Espaço parafaríngeo

Também chamado de espaço faríngeo lateral, tem o formato de uma pirâmide invertida, com base na parte inferior do crânio (esfenóide) e ápice no osso hióide. Localiza-se entre o músculo pterigóide medial, lateralmente, e o músculo constritor superior da faringe, medialmente. Anteriormente é limitado pela rafe pterigomandibular, através da qual se comunica com os espaços mandibulares. Póstero-medialmente, limita-se pela fáscia pré-vertebral, comunicando-se com o espaço retrofaríngeo. O processo estilóide divide esse compartimento em um espaço anterior e um posterior, onde localizam-se a carótida, a jugular e os nervos cranianos. Inferiormente comunica-se com a bainha carotídea. O seu acometimento leva a um quadro clínico exuberante. Trismo ocorre por acometimento do músculo pterigóide medial e abaulamento da parede lateral da faringe, seguinte ao pilar amigdaliano posterior, levando a disfagia e dificuldade de fala; pode haver abaulamento da região inferior ao ângulo da mandíbula. É geralmente infectado secundariamente por focos dentários ou na evolução de abscessos periamigdalianos.

O acometimento do espaço parafaríngeo é potencialmente muito grave, pois é uma região de encruzilhada dos espaços faciais com os cervicais, assim como dos cervicais profundos entre si. Pode conduzir de forma rápida as coleções inferiormente (para a bainha carotídea), posteriormente (para o espaço retrofaríngeo) e superiormente (para o endocrânio). Por conter estruturas nobres, seu acometimento pode gerar complicações locais: trombose da veia jugular interna, erosão da parede da artéria carótida e seus ramos e disfunção dos nervos cranianos (pares IX ao XII).

Espaço retrofaríngeo

Este espaço é delimitado anteriormente pela fáscia bucofaríngea, posteriormente pela lâmina alar da fáscia pré-vertebral e lateralmente pelas bainhas carotídeas, estendendo-se da base do crânio ao nível de C7 ou T1, onde essas duas fáscias se fundem. Contém os linfonodos retrofaríngeos que drenam as cavidades nasais e paranasais, palato mole e tuba auditiva. São descritas duas cadeias ganglionares de cada lado (uma lateral e uma medial), separadas na linha mediana pela rafe mediana. Esse espaço é facilmente alcançado por ferimentos da parede posterior da faringe e do esôfago. Ocasionalmente os processos infecciosos do espaço parafaríngeo podem atingir esse espaço. Primariamente, linfadenites supurativas dos linfonodos retrofaríngeos podem ser origem desses processos, o que ocorre mais freqüentemente em crianças. O acometimento deste espaço por infecção odontogênica é sempre muito grave, pois para alcançá-lo as coleções já acometeram os espaços faciais e o parafaríngeo. A condução do processo para o mediastino é muito precoce, em virtude da pouca resistência que esse espaço oferece. O espaço retrofaríngeo pode ser avaliado pela observação do RX cervical simples de perfil, quando os tecidos moles entre a coluna vertebral e a coluna aérea da traquéia devem ter no máximo 7 mm em C2 e no máximo 20 mm em C6. Outra grave complicação é a obstrução das vias aéreas pelo volume da coleção. Também existe o grave risco de ruptura da coleção para via aérea, com aspiração, pneumonia, espasmo laríngeo e asfixia. O quadro clínico inclui disfagia, dispnéia, rigidez de nuca, regurgitação esofageana, febre alta e toxemia.

TRATAMENTO

Antibioticoterapia e tratamento do foco primário

Os abscessos cervicais profundos são na maioria das vezes infecções polimicrobianas. Os germes mais freqüentemente isolados são aeróbios Gram-positivos (*S. pneumoniae, S. viridans, S. pyogenes, S. aureus*), aeróbios Gram-negativos (*H. influenzae, E. coli, Klebsiella*), anaeróbios Gram-positivos (peptoestreptococos, peptococos) e anaeróbios Gram-negativos (bacteróides, inclusive o *B. fragilis*). Sabe-se que nessas infecções existe predomínio dos anaeróbios, na proporção de 2:1.

Na era pré-antibiótico, aproximadamente 70% dos abscessos cervicais eram resultantes de processos infecciosos da faringe. Com o surgimento dos antibióticos, esse foco passou a representar uma menor porcentagem, sendo atualmente os focos dentários os mais freqüentes, responsáveis por cerca de 30% dos casos.

O conhecimento do foco primário de infecção ou da "porta de entrada" através da qual o germe alcançou os espaços profundos é fundamental. Isso porque nos permite inferir quais os germes que provavelmente estão envolvidos no processo, as vias de progressão e as complicações mais esperadas. Essas noções permitem direcionar a antibioticoterapia e a escolha da melhor via de drenagem a ser empregada, que deve proporcionar uma adequada abordagem de todos os espaços envolvidos.

A cultura dos germes é demorada e difícil, principalmente para anaeróbios ou quando o paciente já está fazendo uso de antibiótico. Desta forma, a análise do esfregaço da secreção com a coloração de Gram nos oferece rapidamente os prováveis germes envolvidos no quadro. Posteriormente, os antibióticos deverão ser remanejados, de acordo com o resultado das culturas. Nos casos graves devemos iniciar a terapêutica com ampla cobertura para Gram-positivos (inclusive *S. aureus*), Gram-negativos e anaeróbios.

Quando o foco primário da infecção é o dente, os microrganismos mais freqüentemente envolvidos são Gram-positivos (estreptococos e estafilococos) e anaeróbios (bacteróides e fusobactérias). A penicilina em dose anaerobicida é o antibiótico de escolha e a clindamicina é a opção para os pacientes alérgicos. Entretanto, têm-se observado a produção de β-lactamase pelos anaeróbios da cavidade oral (principalmente bacteróides), conferindo resistência a penicilina. Deste modo, nos casos mais severos está indicada a associação de metronidazol ou outro agente anaerobicida, para melhor cobertura aos anaeróbios. Nos casos graves, drogas anti-estafilocócicas (oxacilina, clindamicina e vancomicina) e para bactérias Gram-negativas (aminoglicosídeos, cefalosporinas de 2ª ou 3ª geração) também podem ser associadas.

Quando a "porta de entrada" é uma infecção faríngea ou amigdaliana aguda, os germes mais comuns são *S. pyogenes, S. pneumoniae, S. aureus, M. catarrhalis* e *H. influenzae*, sendo os dois últimos mais freqüentes em crianças. Nas amigdalites crônicas, os anaeróbios assumem importância. Nos abscessos periamigdalianos, os germes mais comumente envolvidos são os estreptococos, fusobactérias e peptoestreptococos.

Quando a "porta de entrada" é uma perfuração da hipofaringe ou esôfago, existe acometimento freqüente do espaço retrofaríngeo. A história clínica é importante, pois a formação do abscesso é geralmente tardia, podendo já ter sido eliminado o corpo estranho ou havido regressão da lesão da mucosa. Os germes mais freqüentemente envolvidos são os Gram-positivos e anaeróbios, e a penicilina (associada ou não a metronidazol) continua sendo a droga de escolha. Cobertura para Gram-negativos deve ser feita nos casos mais graves.

Se a orelha média for a "porta de entrada" devemos considerar, com relação aos abscessos cervicais, dois tipos de acometimento do osso temporal. Caso a ponta da mastóide esteja envolvida, o processo pode ultrapassar a cortical mastóidea ou a ranhura do músculo digástrico e alcançar o músculo esternocleidomastóideo, em um quadro chamado abscesso de Bezolt. A coleção se localiza no interior do músculo (dissecando entre suas fibras) e/ou medial a ele (junto à bainha carotídea), e pode dissecar desde a mastóide até a inserção na clavícula e esterno. Caso a infecção se origine na porção petrosa do osso temporal, o que é incomum, o espaço parafaríngeo é o mais precocemente acometido. Os germes mais comumente envolvidos também dependem da afecção aguda ou crônica da orelha média. Nas agudas prevalecem o *S. pneumoniae, H. influenzae* e a *M. catarrhalis*. Nas otites médias crônicas e nas otites externas, existe uma flora mista aeróbia e anaeróbia, devendo-se lembrar da *P. aeruginosa, Proteus* sp. e *B. fragilis*; é instituída antibioticoterapia para anaeróbios e anti-pseudomonas (por exemplo, ciprofloxacino associado ou não a clindamicina ou metronidazol).

Nas infecções com origem nas cavidades nasossinusais geralmente ocorre acometimento do espaço retrofaríngeo, por abscedação dos gânglios reacionais dessa região. Este tipo de acometimento é mais comum em crianças pequenas, geralmente antes dos 2 anos de idade, e estão envolvidos principalmente os *Streptococcus* sp., *H. influenzae* e *M. catarrhalis*. Nas sinusites crônicas, à semelhança das otites crônicas, prevalece uma flora mista aeróbia (inclusive *S. aureus*) e anaeróbia.

Nos focos de glândulas salivares, os germes mais freqüentemente envolvidos são os *S. aureus* e os anaeróbios, principalmente *Bacteroides, Peptostreptococcus* e *Fusobacterium*. Os espaços acometidos dependem da glândula envolvida. Se o foco primário for na glândula submandibular, é este o espaço mais acometido (submandibular). Entretanto, quando a parótida é o foco primário, estão envolvidos os espaços parotídeo e parafaríngeo.

Atualmente, com o abuso de drogas endovenosas, as punções venosas cervicais funcionam como "porta de entrada" para as infecções cervicais. Os germes mais isolados são os *Streptococcus* sp. e o *Staphylococcus aureus*. No caso do processo infeccioso se originar da infecção dos cistos congênitos, deve-se considerar mais uma vez os germes da cavidade bucal, pois os cistos branquiais de 2ª, 3ª e 4ª fenda e o cisto tireoglosso se abrem na oro e hipofaringe. Com relação ao cisto branquial da 1ª fenda, que se abre no conduto auditivo externo, deve-se considerar a flora do conduto auditivo e das otites.

Controle das vias aéreas

Na evolução dos abscessos cervicofaciais, a permeabilidade das vias aéreas superiores está sempre em risco. Mesmo processos localizados nas regiões anteriores da mandíbula, por exemplo, podem em pouco tempo comprometer essa permeabilidade. Os tecidos moles da região de cabeça e pescoço são bastante frouxos, e na vigência de processo inflamatório respondem com edema exacerbado, aumentando muito de volume. As coleções também podem migrar por entre as fáscias, abaulando espaços diretamente relacionados com as vias aéreas. O comprometimento aéreo ocorre classicamente na angina de Ludwig (pelo deslocamento póstero-superior da língua e assoalho da boca), no abscesso parafaríngeo (abaulamento e edema da faringe, úvula, palato, língua e laringe) e no retrofaríngeo (abaulamento da parede posterior da faringe associado ao edema adjacente). A traquéia está freqüentemente deslocada, principalmente quando existe acometimento da bainha carotídea e do espaço pré-traqueal.

No controle das vias aéreas, a intubação oro e nasotraqueal é difícil e pode ser perigosa. A presença de trismo e de deformidade anatômica, pelo processo inflamatório extenso, são uma constante nestes pacientes. Os tecidos estão friáveis, e a manipulação na tentativa de intubação pode levar a sangramento e ruptura da parede dos abscessos com inundação das cavidades com sangue e secreção purulenta, risco de aspiração e asfixia. Deste modo, na presença de insuficiência respiratória obstrutiva está indicada a realização de traqueostomia (ou cricotireostomia, se necessário) sob anestesia local.

Quando não existe insuficiência respiratória, mas o paciente será submetido a um procedimento cirúrgico, a preocupação com as vias aéreas persiste. Deve-se discutir com o anestesista a possibilidade de intubação oro ou nasotraqueal. Se o trismo não for importante, deve-se proceder uma avaliação laringoscópica sob anestesia tópica, tentando-se visualizar a laringe. Considerando-se a intubação possível, pode-se induzir a anestesia. A intubação nasotraqueal também é uma opção a ser considerada nos casos de trismo, não se esquecendo das possíveis deformações anatômicas (edema e/ou abaulamento de língua, faringe e laringe; desvio de traquéia etc.). O trismo pode ser revertido com o relaxamento muscular da anestesia geral (curarização), tornando possível a abertura da boca. Entretanto, como já nos referimos, a visualização e intubação da laringe pode não ser possível, e a manipulação dessas cavidades pode gerar sangramento e ruptura dos abscessos. Se a ventilação não for possível, necessitará de uma traqueostomia de emergência. Deste modo, caso o anestesista considere uma intubação de alto risco ou não se considere capacitado para realizá-la, está indicada a realização de uma traqueostomia (ou eventualmente cricotireostomia) sob anestesia local.

Drenagem cirúrgica

Deve-se ter sempre em mente que os abscessos cervicais profundos se desenvolvem profundamente às fáscias e músculos, mostrando sinais de flutuação tardiamente. São coleções purulentas sob pressão que, por não se expandirem para o meio externo, expandem-se por entre as fáscias nos espaços já referidos. Deste modo, as coleções precisam ser diagnosticadas precocemente e descomprimidas. O grande questionamento quando nos deparamos com um paciente portador de um abaulamento cervical ou facial, é se estamos diante de uma celulite, que poderia ser tratada conservadoramente, ou de um abscesso.

A melhor maneira para esclarecer essa dúvida é a utilização de um método de imagem. A radiografia simples pode mostrar a presença de uma coleção com nível líquido ou a presença de gás no interior dos tecidos. Entretanto, geralmente, mostra somente aumento dos tecidos moles, não sendo esclarecedor. A ultra-sonografia é um método muito sensível e preciso no diagnóstico de coleções. Mas, o melhor método é a tomografia computadorizada, que mostra com precisão as coleções, suas várias extensões e as deformações anatômicas geradas pelo processo infeccioso. Entretanto, é fundamental a associação dos achados radiológicos com os clínicos, pois no diagnóstico da presença de coleções a tomografia pode oferecer até 13% de falsos-positivos.

Caso não se disponha de nenhum método de imagem, na suspeita de uma coleção está indicada uma punção diagnóstica. Em algumas regiões é de fácil realização (submandibular, parotída e periamigdaliana), mas em outras é mais difícil e envolve maiores riscos (parafaringe e bainha carotídea). Mesmo assim, pode ser realizada. Deve-se utilizar uma agulha fina, com movimentos lentos e somente no eixo da agulha (na procura da coleção, deve-se retirar a agulha quase completamente e reintroduzi-la em outra direção). Se na eventualidade da punção um vaso sangüíneo for atingido, deve-se retirá-la e manter compressão no local da punção.

Feito o diagnóstico de abscesso, está indicada a drenagem cirúrgica. A demora na drenagem de um abscesso é a principal causa de complicações. A drenagem deve alcançar obrigatoriamente todas as coleções e exteriorizá-las. Baseando-se na extensão do processo, deve-se escolher o tipo de anestesia e a via de abordagem cirúrgica mais adequada. Nas coleções restritas a um espaço e superficiais, como nos espaços faciais (mandibulares, maxilares, mastigatórios, periamigdaliano e parotídeo), quase sempre é possível a realização de uma drenagem satisfatória sob anestesia local, deixando-se um pequeno dreno de Penrose no interior da loja. Entretanto, nos abscessos dos espaços cervicais e nos faciais que envolvem mais de um espaço, uma drenagem adequada, em geral, só é conseguida sob anestesia geral. A(s) incisão(ões) devem permitir acesso direto a todos os espaços comprometidos, evitando-se ao máximo grande descolamento dos tecidos normais para não expô-los à infecção. Se houver tecido inviável, deve ser removido. Drenos devem ser posicionados de modo a garantir a exteriorização de todas as lojas. Reintervenções devem ser realizadas de acordo com a evolução do quadro e os achados tomográficos de controle.

COMPLICAÇÕES

Fasciíte necrotizante

Caracteriza-se por extensa necrose do tecido conectivo (pele, subcutâneo, fáscias e músculos), com difícil reconhecimento das estruturas cervicais, associada a grave toxemia. Há evolução fulminante, iniciando com eritema, calor e tensão dos tecidos, podendo haver crepitação destes. Se não tratados, podem evoluir com gangrena cutânea extensa. Febre costuma estar presente, ocorrendo taquicardia desproporcional à hipertermia. Pacientes portadores de imunodeficiências ou alterações da microcirculação, como diabéticos, são de grande risco. As taxas de mortalidade são altas, geralmente decorrentes de sepse, falência respiratória, falência de múltiplos órgãos ou erosão vascular. Geralmente está associada a infecções odontogênicas, mas foram relatados casos após trauma facial, amigdalites, otites, sialoadenites e celulites. A natureza da progressão fulminante da doença é atribuída a vários fatores: endotoxinas, protease, lipase, elastase, sulfatase, hialuronidase e colagenase, todas produzidas por bactérias aeróbias e anaeróbias. Além da progressão da infecção entre as fáscias, existe uma progressão através dos tecidos necróticos. A avaliação tomográfica permite o diagnóstico precoce pela demonstração de gás nos tecidos. Assim, um debridamento extenso é necessário e deve ser repetido quantas vezes forem necessárias. A ferida operatória deve ser deixada aberta, sem aproximação dos tecidos, e os curativos repetidos com lavagem com soro fisiológico e anti-sépticos. Nos casos graves pode ser utilizada a oxigenoterapia hiperbárica, que melhora a oxigenação tecidual, promove neovascularização e bacteriostase dos anaeróbios.

Tromboflebite da veia jugular interna e erosão da artéria carótida

São complicações decorrentes do envolvimento da bainha carotídea em processos infecciosos. A contaminação desse espaço geralmente ocorre secundariamente por processos que envolvem o espaço parafaríngeo. A trombose da veia jugular é um achado razoavelmente freqüente em exames tomográficos de pacientes portadores de abscessos cervicais extensos. Freqüentemente seus sintomas sépticos, de edema e rigidez cervical, disfagia, entre outros, são atribuídos à presença da celulite e abscesso cervical. Maior complicação é o desprendimento de êmbolos sépticos com desenvolvimento de focos metastáticos para pulmão, cérebro e rins, entre outros. O tratamento é a princípio conservador, mas se a evolução não estiver sendo satisfatória pode-se proceder à ligadura da veia jugular.

A erosão da artéria carótida e seus ramos não é freqüente, uma vez que a parede arterial é bastante resistente. Entretanto, é uma complicação potencial quando existe acometimento da bainha carotídea. Os sinais de uma ruptura iminente incluem equimose da mucosa oral e da região cervical e múltiplos episódios de pequenos sangramentos orais. A ruptura da artéria é muito grave, com mortalidade elevada. Seu tratamento é a ligadura de emergência da artéria, com grave risco de isquemia cerebral e morte.

Mediastinite descendente

O acometimento mediastinal na evolução de afecções cervicais não é freqüente. As vias de disseminação pelas quais um abscesso cervicofacial pode atingir o mediastino estão bem determinadas. Três são as rotas principais ao mediastino: através do espaço retrovisceral; da bainha carotídea; e do espaço pré-traqueal. O envolvimento mediastinal nas infecções cervicais representa um prognóstico muito pobre, com cerca de 50% de mortalidade. As complicações torácicas incluem empiemas e pericardites, fístula aortopulmonar, osteomielite costal, tamponamento pericárdico e fibrilação atrial.

A suspeita de mediastinite deve ser considerada em todos os pacientes portadores de abscesso cervical profundo e, em especial, nos quadros de fasciíte necrotizante. A utilização de tomografia computadorizada e de ressonância magnética permite a detecção precoce de gás ou coleção líquida no tórax e deve ser empregada na exploração rotineira dos pacientes com infecções cervicais.

O tratamento requer drenagem e debridamento cirúrgico agressivo. A drenagem do mediastino anterior e posterior pode ser realizada por via transcervical. Entretanto, quando a extensão do processo infeccioso atinge a região da carina traqueal, uma abordagem transtorácica torna-se necessária. A remoção do tecido necrótico mediastinal, pericárdico e pleural deve ser realizada na primeira intervenção, uma vez que intervenções torácicas repetidas aumentam significativamente a morbidade, embora possam ser necessárias.

LEITURA ADICIONAL

1. Miniti A, Bento RF, Butugan O. Otorrinolaringologia: clínica e cirúrgica. São Paulo: Atheneu; 2000. p.335-40.
2. Sennes LU, Imamura R, Angélico Jr FVA, Simoceli L, Frizzarini R, Tsuji DH. Infecções dos espaços cervicais: estudo prospectivo de 57 casos. Revista Brasileira de Otorrinolaringologia 2002; 68: 388-93.
3. Marone SAM. Infecções otorrinolaringológicas. In: Veronesi R. Tratado de infectologia. São Paulo: Atheneu; 1996. p.1658-79.
4. Vogl TJ, Balzer J, Mack M, Steger W. Diagnóstico diferencial por imagem em cabeça e pescoço. Revinter: Rio de Janeiro; 2003.
5. Zalzal JH, Coton RT. Pharyngites and adenotonsillar disease. In: Cummings CW, Fredrickson JM, Harker LA, Krause CJ, Schüller DE. Otolaryngology head neck surgery. St Louis: Mosby; 1993. p.1180-99.
6. Kusumi RK. Infections of the neck. In: Cummings CW, Fredrickson JM, Harker LA, Krause CJ, Schüller DE. Otolaryngology head neck surgery. St Louis: Mosby, 1993. p.1566-79.
7. Thompson LDR, Wenig BM, Kornblut AD. In: Bailey BJ, Healy GB, Johnson JT, Jackler RK, Calhoun KH, Pillsbury HC, Tardy ME. Head & neck surgery – otolaryngology. 3. ed. Lippincott Williams & Wilkins; 2001. p.543-54.
8. Lawson W, Reino AJ. Odontogenic infections. In: Bailey BJ, Healy GB, Johnson JT, Jackler RK, Calhoun KH, Pillsbury HC, Tardy ME. Head & neck surgery – otolaryngology. 3. ed. Lippincott Williams & Wilkins; 2001. p.555-64.
9. Capper R, Canter RJ. Is there agreement among general practitioners, paediatricians and otolaryngologists about the management of children with recurrent tonsillitis? Laryngoscope 2002; 112: 6-32.
10. Maahs GS, Ranghetti F. Infecções dos espaços profundos do pescoço. In: Campos CAH, Costa HOO. Tratado de otorrinolaringologia. São Paulo: Roca; 2002. p.238-44.

Infecções Agudas de Orelha (e Complicações)

CAPÍTULO 188

Maura Catafesta Neves
Richard Louis Voegels

TÓPICOS IMPORTANTES

- Otite externa é um termo genérico que inclui qualquer doença que curse com inflamação ou infecção do meato acústico externo (MAE) e pavilhão auricular.
- O tratamento da otite externa é feito com cuidados locais, analgesia e antibioticoterapia.
- Prurido e otorréia espessa são as principais queixas da otite externa micótica.
- A otite externa maligna (OEM) é uma infecção erosiva e necrotizante da orelha externa e base de crânio tipicamente vista em diabéticos idosos e imunocomprometidos.
- A otalgia fora da proporção esperada para uma OE é um bom indício da OE maligna.
- O tratamento da OE maligna exige internação hospitalar, antibioticoterapia endovenosa e tratamento cirúrgico.
- A otite média é definida como uma inflamação da orelha média, com sinais e sintomas de rápido início.
- O tratamento da otite média é feito com antibióticos e antiinflamatórios.
- As complicações de infecções em orelhas são variadas e incluem mastoidite, paralisia facial e infecções do SNC.

INTRODUÇÃO E DEFINIÇÕES

As infecções de orelha podem abranger a orelha externa, média e interna, constituindo-se causas freqüentes de procura a serviços de emergência.

A otite média é uma das doenças mais comuns. Com o uso crescente dos antibióticos, a incidência de complicações de otites médias caiu de 50% no início do século para 0,24 a 4%, nos dias de hoje. Porém, a morbidade e a mortalidade continuam elevadas em torno de 10 a 18%, apesar do avanço na terapêutica dessas doenças.

Complicações de otites ocorrem quando barreiras anatômicas da orelha média são rompidas por algum processo infeccioso, permitindo o acometimento de estruturas adjacentes do osso temporal (mastóide, região petrosa) e crânio (meninges, espaços meníngeos e parênquima cerebral).

A seguir, descrevemos as infecções de orelha mais freqüentes nos serviços de emergência.

DOENÇAS INFECCIOSAS DA ORELHA EXTERNA – OTITE EXTERNA (OE)

Otite externa é um termo genérico que inclui qualquer doença que curse com inflamação ou infecção do meato acústico externo (MAE) e pavilhão auricular, podendo variar de simples inflamação a doenças fatais. Corresponde a 3 a 10% das doenças nos consultórios ORL. Pode ser classificada em:

1. OE aguda difusa.
2. OE aguda localizada.
3. OE granulosa.
4. OE fúngica.
5. OE maligna.
6. OE herpética.
7. OE bolhosa.

As OE apresentam diversos fatores predisponentes associados. A Tabela 188.I expõe alguns deles.

OTITE EXTERNA AGUDA DIFUSA

Também conhecida como "swimmer's ear" é um processo infeccioso e inflamatório de parte ou de todo o MAE.

Tabela 188.I – Fatores predisponentes de otites externas

Fatores predisponentes
Ausência de cerúmen: perda da proteção física e do pH ácido inóspito aos patógenos;
Traumatismos: rompimento da barreira epitelial permitindo invasão de patógenos;
Supurações do ouvido médio: levando a dermatite secundária;
Substâncias cáusticas: produtos detergentes e fênicos;
Queimaduras: fagulhas elétricas, óleos quentes, levando à formação de escaras;
Corpos estranhos: impedem a aeração do MAE e produzem irritação local;
Lavagens repetidas: estagnação de água e remoção do filme lipídico local com ação bactericida e fungostática;
Alterações de temperatura e umidade do ambiente: predispõem ao crescimento dos patógenos.

Etiologia e fisiopatologia

Na OE difusa aguda há uma mudança do pH decorrente do acúmulo de secreções em ambientes quentes e úmidos, da estagnação de água devida a mergulhos e banhos e de traumatismos após remoção de cerúmen. Os agentes mais comumente isolados são *Staphylococcus aureus* e *Pseudomonas aeruginosa.* Outros menos freqüentes são Gram-positivos como *C. diphiteriae, Staphylococcus sp., Streptococcus sp.* e Gram-negativos como *Bacterioides fragilis, Citrobacter sp., Enterobacter aerogenes, Enterobacter sp., E. coli, H. influenzae, K. pneumoniae, Klebsiella sp.* e *Proteus sp.*

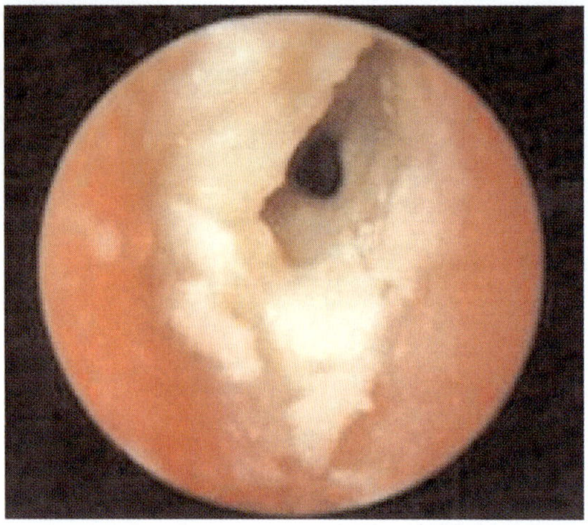

Figura 188. 2 – Edema de hiperemia de MAE com acúmulo de secreção no lumem

Achados clínicos

Dor, sensibilidade à palpação e manipulação da orelha, edema do MAE que pode se estender à concha e trágus levando ao acúmulo de debris e secreções. Podem-se observar lesões crostrosas. Nos quadros avançados, febre e linfoadenomegalia pré e pós-auricular, e em região cervical anterior podem estar presentes.

Alguns autores propõem a divisão clínica da patologia em 2 estágios:

- Estágio pré-inflamatório: sensação discreta de dor, edema, plenitude e prurido.
- Estágio inflamatório: dividido em:

1. Leve: dor progressiva, edema discreto e descamação do MAE, porém com sua luz patente (Figura 188.1).
2. Moderado: apresenta intensificação da dor e edema com hipertermia do pavilhão e acúmulo de secreção no lúmen do MAE e irritação da pele (Figura 188.2).
3. Severo: é a típica OE difusa com dor intolerável que piora a mastigação e com o movimento da pele ao redor do pavilhão. O lúmen do MAE pode estar obliterado por secreção, aumento do edema e eritema, geralmente associando sinais de doença disseminada para os tecidos ao redor da orelha e linfonodomegalias regionais, sendo a fissura de Santorini o local mais conhecido de disseminação desta infecção para a glândula parótida, tecido subcutâneo adjacente e ATM. Posteriormente, a disseminação é através do canal cartilaginoso ao tecido conectivo denso da mastóide ou canal ósseo pela fissura timpanomastóidea. A disseminação medial para a fossa infratemporal leva ao envolvimento de nervos cranianos (NC) do IX ao XII com risco de osteomielite de base de crânio (Figuras 188.3 e 188.4).

Tratamento

1. Cuidados locais: é o passo mais importante do tratamento. Deve-se proceder à limpeza atraumática do MAE com aspiração e debridamento de restos celulares, proporcionando maior contato entre medicação e a pele do MAE.
2. Analgesia: antiinflamatórios não-hormonais são a escolha, mas corticóides sistêmicos também podem ser utilizados em casos de dor e edema intensos.
3. Antibioticoterapia:

   Tópica: preparações oftalmológicas ou otológicas podem ser instiladas no MAE 3 a 4 vezes ao dia por 5 a 7 dias (3 dias após término dos sintomas). Algumas preparações contêm esteróides levando a uma melhora do edema e dor. Na presença de edema intenso do MAE, a instilação

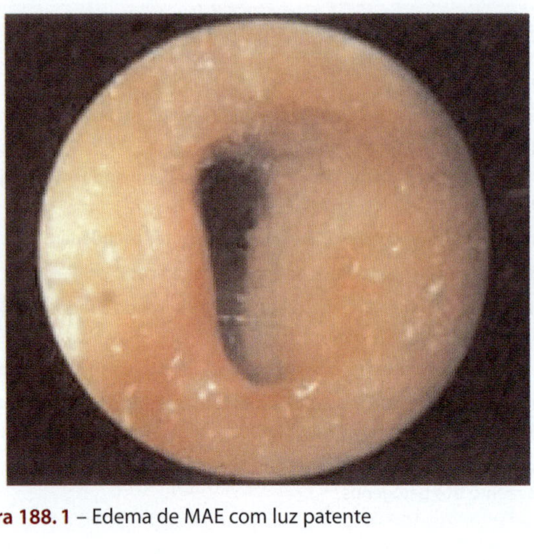

Figura 188. 1 – Edema de MAE com luz patente

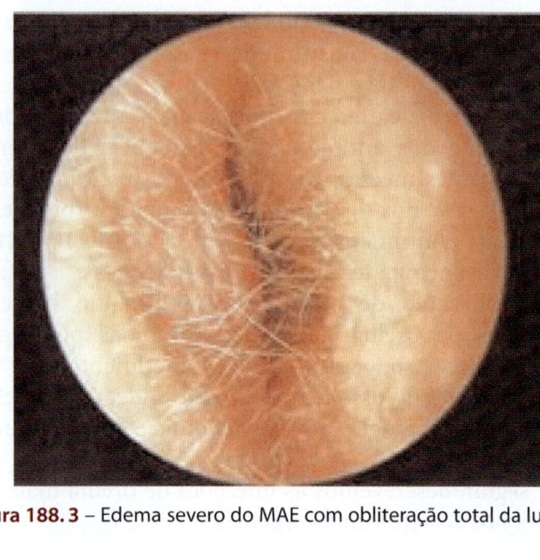

Figura 188. 3 – Edema severo do MAE com obliteração total da luz.

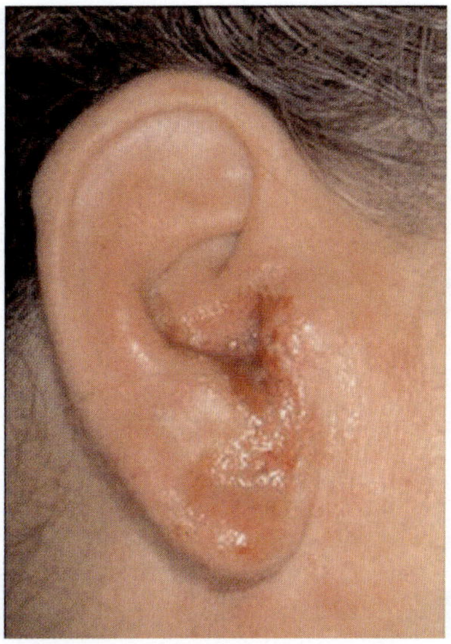

Figura 188.4 – Paciente apresentando OEA com extensão ao pavilhão auricular.

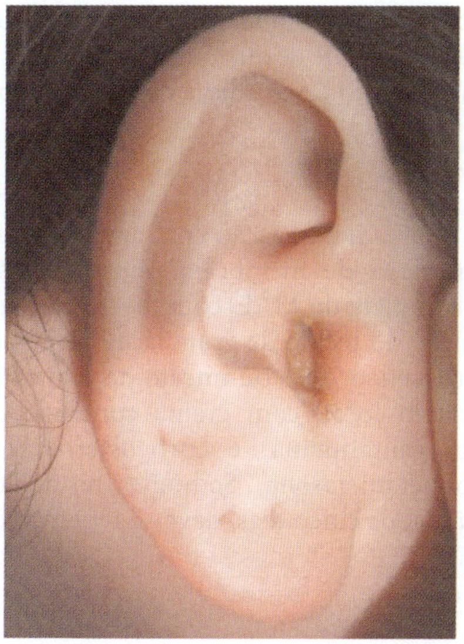

Figura 188.5 – Paciente apresentando edema e hiperemia localizados em MAE.

das gotas tópicas pode ser dificultada. Nestes casos, pode-se realizar curativo com esponjas absorvíveis (Gelfoan® ou Merocel®) que se expandem com uso das gotas, diminuindo o edema e mantendo o antibiótico por um tempo mais prolongado.

Sistêmica: é indicada em alguns casos, como em infecções disseminadas ao redor do MAE com celulite auricular ou facial, linfadenite cervical ou parotídea, bem como acometimento do pavilhão auricular. Deve-se realizar cultura da secreção para uma antibioticoterapia específica por pelo menos 10 dias. Na ausência de culturas, antibioticoterapia empírica de amplo espectro com cobertura para *Pseudomonas* (quinolonas) e *Staphylococcus* (cefalexina ou oxacilina) deve ser instituída. Em casos severos, antibioticoterapia endovenosa pode ser necessária.

OTITE EXTERNA AGUDA LOCALIZADA

É uma OE aguda circunscrita a uma área do MAE, resultante da obstrução e infecção das unidades pilossebáceas, também conhecida como furunculose. Usualmente encontra-se no 1/3 lateral da parede póstero-superior do MAE.

Etiologia e fisiopatologia

Classicamente a bactéria mais comum é o *S. aureus*, contudo outras espécies de *Staphylococcus* e *Streptococcus* podem ser encontradas.

Achados clínicos

Otalgia intensa aguda, tumefação circunscrita à entrada do MAE com edema, eritema e possível ponto de flutuação. Se o edema ou abscesso ocluírem o canal, o paciente poderá referir hipoacusia. Pode ainda ocorrer adenopatia periauricular. A membrana timpânica encontra-se normal (Figura 188.5).

Tratamento

1. Limpeza cuidadosa e delicada através de lavagem com água ou soro fisiológico, caso não haja perfuração de membrana timpânica, e secagem completa do MAE.
2. Uso de substâncias tópicas acidificantes como o ácido acético para que haja mudança do pH (que se encontra alcalino).
3. Curativo local: utiliza-se creme contendo antibiótico (exemplo: gentamicina, neomicina, cloranfenicol, gararmicina), associado a corticosteróide não-fluorado (exemplo: hidrocortisona). A critério clínico, antibioticoterapia por via sistêmica, com drogas antiestafilocócicas, como as cefalosporinas de primeira geração (cefalexina) ou as penicilinas com esse espectro. Se não houver drenagem espontânea e ocorrer flutuação, é necessária incisão, com uso de anestésico local, seguida de curativo.
4. Analgésicos, antiinflamatórios e calor local através de compressas mornas, de três a quatro vezes ao dia, durante quinze minutos.

OTITE EXTERNA GRANULOSA

É uma doença inflamatória aguda de 1/3 interno do MAE, incluindo a MT. O MAE apresenta-se revestido por secreção purulenta, escamosa e cremosa proveniente de tecido de granulação justatimpânico.

Etiologia e fisiopatologia

A cultura da secreção revela com freqüência a presença de *Proteus sp.* ou *P. aeruginosa.*

Achados clínicos

Hipoacusia e prurido leve. Otalgia pouco intensa e aguda. À otoscopia observam-se placas granulosas sésseis na superfície externa da membrana timpânica ou massa granulosa pedunculada emergente de qualquer ponto da circunferência das paredes do meato ósseo adjacente ao tímpano.

Tratamento

1. Limpeza através de irrigação com água morna, caso não haja perfuração de membrana timpânica, seguida de secagem completa do MAE, com mecha de algodão.
2. Cauterização do tecido de granulação residual, com ácido tricloroacético 70%, ou nitrato de prata 10%. Segue-se o curativo local, com creme contendo antibiótico (exemplo: gentamicina) e corticosteróides fluorados (exemplo: betametasona). Se houver restos de tecido de granulação após cinco dias, deve-se repetir o curativo.

OTOMICOSE

Os termos "otite externa micótica" e "otomicose" são usados para descrever uma inflamação crônica ou aguda causada primariamente ou secundariamente por fungos.

Etiologia e fisiopatologia

Está associada ao aumento da umidade no MAE e ao uso prévio de tratamento antibacteriano de longa data. O *Aspergillus* e a *Candida sp.* são os agentes mais comuns. Apesar de o fungo ser o agente primário, freqüentemente associa-se infecção bacteriana secundária.

Achados clínicos

Prurido e otorréia espessa são as principais queixas. Ao exame observa-se a presença de fungos de coloração negra, acinzentada, verde escuro, amarelada ou branca, com debris celulares no MAE. Em casos mais severos de otomicose associada à celulite, pode haver envolvimento de tecidos moles e pericôndrio do meato, de estruturas periauriculares e até de pele da região cervical (Figura 188.6).

Tratamento

1. Remoção de restos epiteliais acumulados no MAE. Essa remoção deve ser realizada através de cureta, pinças ou aspiração. Se não houver perfuração da membrana timpânica, a limpeza pode ser feita por irrigação com água morna. A seguir, deve ser feita a secagem total do meato.
2. Aplicação local de agentes acidificantes (exemplo: ácido acético) e antifúngicos tópicos líquidos ou em creme (exemplo: nitrato de miconazol, nitrato de isoconasol, ciclopiroxolamina, e buclosamida mais ácido salicílico). Tratamento com antifúngicos sistêmicos não é eficaz.

OTITE EXTERNA MALIGNA

A otite externa maligna (OEM) é uma infecção erosiva e necrotizante da orelha externa e base de crânio tipicamente vista em diabéticos idosos e imunocomprometidos.

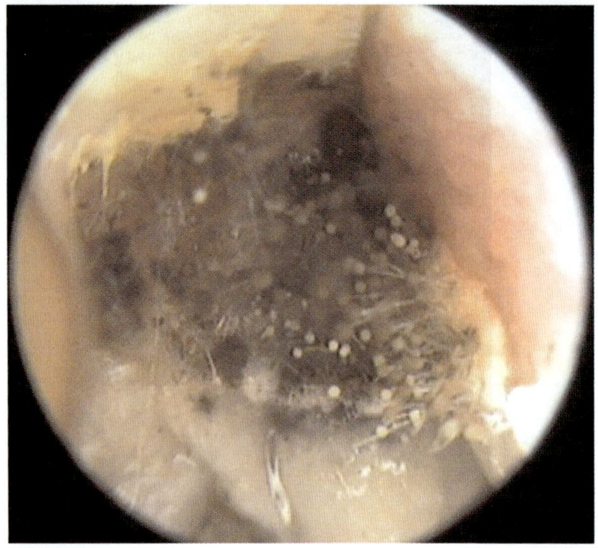

Figura 188.6 – MAE recoberto por hifas e otorréia.

A *Pseudomonas aeruginosa* é a bactéria mais comumente responsável pela infecção. A doença inicia-se no MAE e progride com osteomielite de base de crânio, podendo levar à paralisia de nervos cranianos, trombose de seio sigmóide, meningite e morte com o avançar do quadro.

Etiologia e fisiopatologia

A maioria dos casos ocorre em pacientes imunocomprometidos, principalmente diabéticos (90%), em geral idosos, insulinodependentes, e mal controlados. O diabetes causa a macroangiopatia ou aterosclerose e a microangiopatia, que pode levar à degeneração isquêmica e má nutrição da cartilagem e da derme no MAE.

Atualmente, com o aumento do número de pacientes aidéticos, a OEM tem sido diagnosticada nestes indivíduos com grande prevalência de *Pseudomonas* e alguns casos de *Aspergillus.* Acredita-se que a predisposição nestes casos deva-se à alteração da imunidade mediada por células que ocorre no HIV+.

A taxa de mortalidade é elevada: 20% quando não há nenhum nervo craniano envolvido; 50% quando há paralisia facial e 60% quando há outros nervos envolvidos.

Achados clínicos

Inicia-se como uma otite externa típica com otorréia, otalgia, hipoacusia e plenitude auricular, sendo a dor a queixa mais proeminente. A dermatite local do MAE progride para celulite, condrite, osteíte e, posteriormente, osteomielite. Em qualquer paciente diabético com otite externa é preciso ter alta suspeita de OEM. A otalgia fora da proporção esperada para uma OE é um bom indício desta patologia (Figura 188.7).

Ao exame otoscópico observa-se tecido de granulação no assoalho do MAE, principalmente na junção osseocartilaginosa, com ulceração local e inflamação ao redor, que pode penetrar a derme e se estender ao MAE ósseo e à base

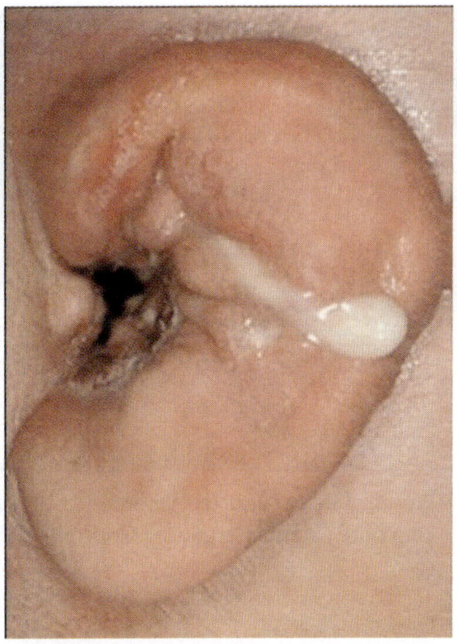

Figura 188.7 – Presença de condrite e celulite em pavilhão auditivo esquerdo. Nota-se necrose em tecido do MAE e otorréia.

de crânio. Edema do tecido celular adjacente ao MAE e linfadenopatia regional geralmente são observados. Em casos mais severos, os pacientes podem apresentar trismo devido à irritação do músculo masseter ou ao envolvimento da ATM.

A paralisia facial ocorre quando há o envolvimento do forame estilomastóideo, resultando em infecção do segmento extratemporal do VII. Os nervos cranianos IX, X e XI podem ser acometidos quando há envolvimento do forame jugular que se manifesta com rouquidão, disfagia, aspiração e alterações respiratórias. A trombose de seio sigmóide pode acompanhar a síndrome do forame jugular e caracteriza um quadro de péssimo prognóstico.

Diagnóstico diferencial

Há 4 características fundamentais presentes em casos de OE maligna:

1. Otalgia intensa.
2. Diabetes melito ou qualquer outra condição que leve a imunossupressão.
3. Otorréia purulenta persistente com tecido de granulação em MAE e otoscopia.
4. Acometimento de nervos cranianos.

Tabela 188.II – Critérios para o diagnóstico da otite externa maligna

Absolutos	Sugestivos
Cintilografia com tecnécio 99m positiva	Tecido de granulação no assoalho do MAE
Cintilografia com gálio 67 positiva	Cultura positiva para *P. aeruginosa*
	DM ou imunodeficiência
	Otalgia severa

Para a confirmação diagnóstica, os exames de rotina a serem solicitados são:

1. Bacteriologia e cultura da otorréia.
2. Hemograma completo.
3. Glicemia.
4. VHS (sempre elevado).
5. Punção liquórica se suspeita clínica.
6. Exames radiológicos.

Exames radiológicos

Utilizados para o diagnóstico da osteomielite de base de crânio e avaliação da progressão da doença.

1. Tomografia computadorizada: define a localização e a extensão da inflamação inicial.
2. RMN: sempre complementar à tomografia porque não detecta alterações ósseas, apenas delimita com maior precisão o envolvimento de tecidos moles.
3. Cintilografia com tecnécio 99: pode identificar o envolvimento ósseo ainda não visível à TC, pois demonstra áreas de hipercaptação do radioisótopo em regiões de atividade osteoblástica, ou seja, áreas de osteomielite, neoplasia óssea, metástases ou trauma. É, portanto, um exame complementar não específico.
4. Cintilografia com gálio 67: é um bom indicativo de osteomielite e é o exame de escolha para monitorizar a evolução clínica e resposta à terapêutica, pois o gálio impregna os PMN, que são as principais células envolvidas na osteomielite.

O diagnóstico diferencial deve ser feito principalmente com o CEC de MAE, que pode apresentar curso clínico semelhante, sendo a biópsia o exame de escolha.

Tratamento

1. Internação hospitalar para controle de desequilíbrios hidroeletrolíticos, glicêmicos e função renal. Especial atenção deve ser dada ao controle da glicemia e à função renal em virtude do uso eventual de aminoglicosídeos para o tratamento da OEM.
2. Debridamento diário do MAE até que não seja mais observado nenhum tecido de granulação.
3. Antibioticoterapia tópica: é controversa pela possibilidade de alteração da flora local, o que pode prejudicar a cultura caso haja a necessidade de novas pesquisas diante de uma resistência bacteriana.
4. Antibioticoterapia endovenosa: deve ser antipseudomônica, por período não inferior a seis semanas.
5. Tratamento cirúrgico*:* seu papel ainda é controverso e o debridamento cirúrgico é reservado aos casos que não respondem à terapêutica convencional com progressão da dor, persistência da granulação e grandes envolvimentos de nervos cranianos.

Melhora da otalgia, diminuição da drenagem e queda do VHS são indicadores de resposta ao tratamento.

OTITE EXTERNA HERPÉTICA

Os vírus *herpes simplex* e *herpes zoster* estão associados a patologias otológicas que podem afetar as orelhas externa, média e interna, dependendo do curso da doença.

Herpes zoster otológico

Manifesta-se em indivíduos que já contraíram este vírus, tendo desenvolvido o quadro típico de varicela (catapora) ou apenas uma forma subclínica de viremia. O vírus permanece latente geralmente em gânglios nervosos ou grupamentos de nervos cutâneos e se manifesta quando há um fator imunodepressor vigente no indivíduo, como infecções, desnutrição, estresse, doenças de base (DM, leucemias, tumores) ou em crianças cujo sistema imunológico ainda é imaturo.

Achados clínicos

Erupção cutânea unilateral restrita a um dermátomo na maioria dos casos, com vesículas coalescentes e posterior formação de crostas em área dolorosa, de base inflamada com sensação de queimação. Em alguns casos há o envolvimento do nervo facial a partir de vírus latentes no gânglio geniculado, com paresia ou paralisia facial e lesões vesiculosas cutâneas no território inervado pelo VII, podendo associar disacusia neurossensorial e vertigem, caracterizando a síndrome de Ramsay-Hunt (Figuras 188.8 e 188.9). Alguns pacientes podem apresentar o acometimento de mais de um dermátomo, e este achado é sugestivo de imunodepressão associada como linfoma, especialmente os não-Hodking e portadores de HIV.

Na evolução das lesões, as vesículas tornam-se secas, com crostas hemorrágicas e às vezes se transformam em úlceras ou lesões gangrenosas, principalmente em idosos, podendo apresentar infecção secundária.

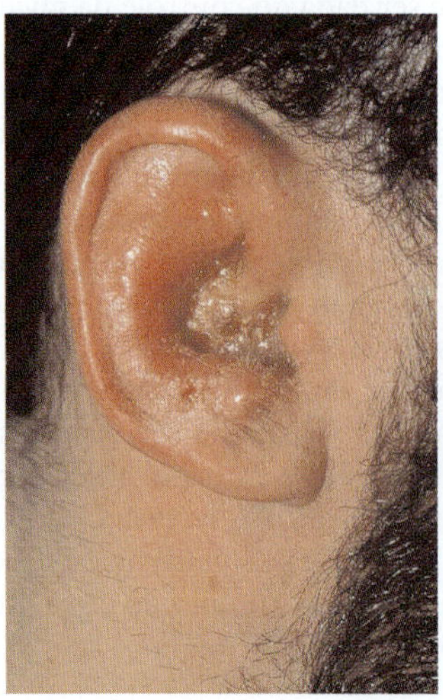

Figura 188.8 – Síndrome de Ramsay Hunt: presença de hiperemia e vesículas em pavilhão auricular direito.

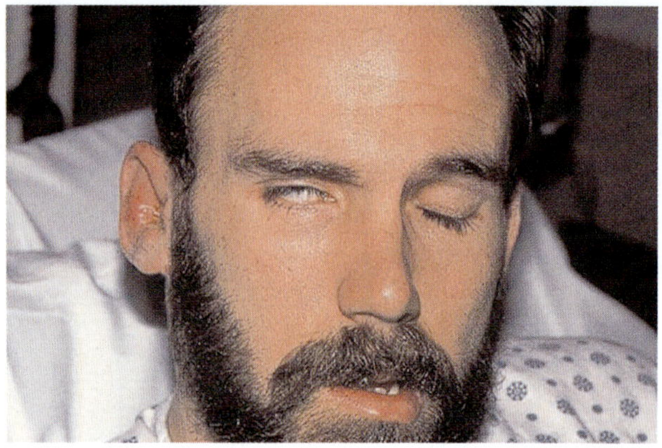

Figura 188.9 – Presença de paralisia facial periférica direita em paciente com otite externa herpética (Síndrome de Ramsay Hunt)

Tratamento

1. É principalmente de suporte, com medidas gerais como higiene local com água boricada, uso de gotas antibióticas tópicas para evitar a infecção secundária e analgesia.
2. Antivirais: o uso de antivirais, como aciclovir, foscarnet, famciclovir e valaciclovir, tem mostrado bons resultados quando iniciados precocemente, mas devem ser usados com cautela em pacientes com alterações hepáticas (aciclovir na dose de 1 a 4 g/dia; foscarnet 50 mg/kg/8 horas).
3. Corticosteróides: seu uso é ainda controverso, mas parecem diminuir a incidência de neuralgia pós-herpética.
4. Descompressão cirúrgica do NC VII: raramente está indicada e, quando estiver, deve ser realizada nas 2 primeiras semanas.

Herpes simplex: apresenta-se com manifestações semelhantes à do *Herpes zoster*, porém sem a afecção do VII, apenas lesões cutâneas simples na maioria dos casos. O tratamento é realizado da mesma forma.

OTITE EXTERNA BOLHOSA (MIRIGITE BOLHOSA)

É uma das otites mais dolorosas que se manifesta com vesículas ou bolhas hemorrágicas na porção óssea do MAE que, quando rompem, produzem uma otorréia serossanguinolenta. A etiologia desta doença não está estabelecida e, na literatura, cita-se o micoplasma como uma provável causa, sugerindo o tratamento antibiótico com cobertura apropriada, sendo a eritromicina o antibiótico de primeira escolha. O tratamento deve ser via oral por 10 dias, sendo que alguns autores sugerem o rompimento das bolhas para alívio da dor, contudo é preciso considerar o risco deste procedimento, uma vez que predispõe à infecção secundária, principalmente por *Pseudomonas.* A etiologia viral também é aventada para esta patologia.

A Tabela 188.III aborda comparativamente os diversos tipos de otites externas.

Tabela 188.III – Comparação entre as causas de otite externa

	Etiologia	Anamnese	Exame físico	Tratamento
OE aguda difusa	*Staphylococcus aureus* e *Pseudomonas aeruginosa*	Otalgia, plenitude auricular, otorréia, prurido	Edema, hiperemia, otorréia, descamação do MAE	Limpeza do MAE Analgesia Gotas tópicas ATB sistêmico
OE aguda localizada	*Staphylococcus aureus*	Otalgia intensa aguda	Tumefação circunscrita à entrada do MAE, edema, eritema e ponto de flutuação	Limpeza do MAE Analgesia Drenagem se abscesso flutuante ATB sistêmico
OE granulosa	*Proteus sp.* e *P. aeruginosa*	Hipoacusia, prurido leve, otalgia pouco intensa e aguda	Granulação em MAE ósseo	Limpeza do MAE Cauterização do tecido de granulação
OE fúngica	*Aspergillus* e *Candida sp.*	Prurido, otorréia	Presença de fungos com debris celulares no MAE	Limpeza do MAE antifúngicos tópicos
OE maligna	*Pseudomonas aeruginosa*	Otorréia, otalgia intensa e hipoacusia, plenitude auricular	Granulação no assoalho do MAE, otorréia, paralisia facial, síndrome do f. jugular.	Debridamento diário do MAE Analgesia ATB sistêmico
OE herpética	Vírus *herpes simplex* e *herpes zoster*	Otalgia, hipoacusia, vertigem, zumbido	Erupção vesicular unilateral, paresia ou paralisia facial, DNS e vertigem	Analgesia Antivirais Corticóides
OE bolhosa	Micoplasma Viral	Otalgia intensa, hipoacusia	Bolhas hemorrágicas na porção óssea do MAE	Analgesia Eritromicina

OTITE MÉDIA AGUDA

A otite média é definida como uma inflamação da orelha média, com sinais e sintomas de rápido início. Aproximadamente 2/3 de todas as crianças de um ano de idade terão um episódio de otite média aguda (OMA). O principal pico de incidência de OMA é entre 6 e 11 meses de idade, ocorrendo um segundo pico entre 4 e 5 anos de idade.

Na maioria dos casos, a infecção da orelha média é secundária à infecção viral ou bacteriana, de vias aéreas superiores. Os quadros de IVAS causam edema da tuba auditiva, resultando em acúmulo de fluido e muco na orelha média, secreção esta que se contamina secundariamente. Os agentes mais comuns são listados na Tabela 188.IV.

Tabela 188.IV – Agentes etiológicos da otite média aguda

Bactérias	Vírus (35%)
Streptococcus pneumoniae (20-40%)	Rinovírus
Haemophilus influenza (15-30%)	Adenovírus
Moraxella catarrhalis (10-20%)	*Influenza*
Estreptococos do grupo A	Para-influenza
Staphylococcus aureus (2-3%)	Vírus sincicial respiratório
Chlamydia trachomatis	
Mycoplasma pneumoniae	
Germes anaeróbios	

ACHADOS CLÍNICOS

Os sintomas clássicos são otalgia ou cefaléia, febre, anorexia, vômitos e diarréia, que podem ser acompanhados por desequilíbrio e hipoacusia.

Comumente, o paciente relata história de otalgia súbita, geralmente unilateral, depois de estado gripal. A otalgia piora com a deglutição ou o assoar do nariz, podendo ocorrer também hipoacusia, sensação de plenitude auricular e zumbido ou, ainda, pulsações auriculares sincrônicas com os batimentos cardíacos (sinal de Scheibe), o que equivale a um empiema da caixa do tímpano. Algumas vezes acompanha-se de perfuração da membrana timpânica ocorrendo redução da dor à medida que diminui a pressão na orelha média (OMA supurada).

DIAGNÓSTICO DIFERENCIAL

O diagnóstico é feito através de exame físico. À otoscopia observa-se hiperemia, abaulamento e opacificação da membrana timpânica (Figuras 188.10 e 188.11). Eventualmente há a presença de nível líquido ou perfuração de membrana com supuração (otorréia) (Figura 188.12).

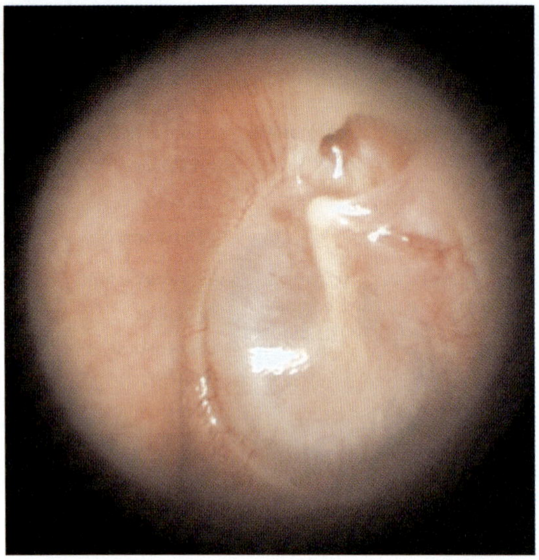

Figura 188.10 – OMA: Nota-se espessamento e opacidade de membrana timpânica. Em quadrantes superiores, presença de hiperemia.

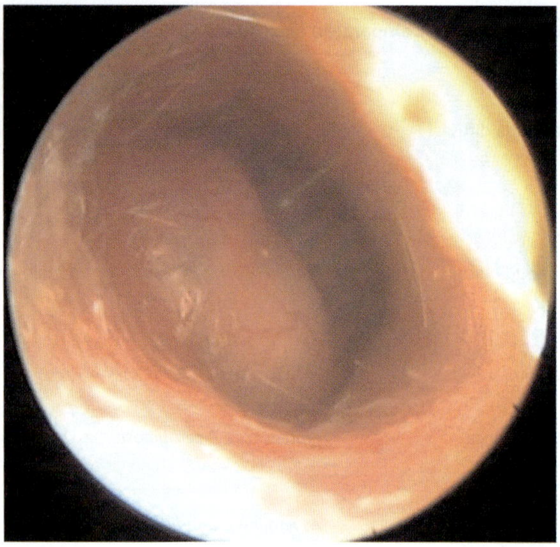

Figura 188.12 – OMA com abaulamento de membrana timpânica.

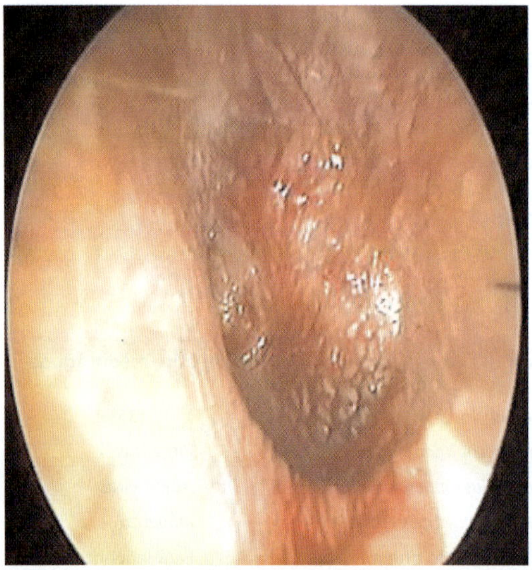

Figura 188.11 – OMA apresentando espessamento e hiperemia intensos de membrana timpânica.

TRATAMENTO

Na otite média aguda simples, a escolha da antibioticoterapia deve levar em conta a prevalência e a virulência dos patógenos envolvidos na gênese da otite, a incidência de resistência bacteriana aos diferentes antibióticos naquela população e a reincidência do quadro.

Existe o consenso de que *S. pneumoniae* e *H. influenzae* seriam responsáveis igualmente por 25% dos casos, *M. catarrhalis* por outros 10 a 20%, e os demais por flora mista, vírus e organismos de baixa virulência.

A patogenicidade das diferentes bactérias envolvidas na otite média aguda é bastante variável. Mais de 80% das infecções causadas por *M. catarrhalis* são determinadas por patógenos de baixa virulência. Essa mesma baixa virulência

Tabela 188.V – Antibioticoterapia para otite média aguda

Escolha primária	Alternativas
Amoxicilina;	Cefalosporinas de segunda geração;
Amoxicilina em dose aumentada;	Macrolídeos;
Cefalosporinas;	Amoxicilina/clavulanato;
Macrolídeos.	Ceftriaxona (intramuscular);
	Quinolonas (para adultos).

pode ser observada em 50% dos quadros desencadeados por *H. influenzae* e em menos de 19% daqueles decorrentes de infecção por *S. pneumoniae.*

A resistência dessas bactérias à penicilina vem aumentando de forma alarmante nos últimos anos, chegando a 30 a 40% das cepas de *H. influenzae*, 90% de *M. catarrhalis* e 30 a 60% de *S. pneumoniae.* Apesar da alta prevalência de cepas resistentes entre os principais patógenos, a baixa virulência da maioria das cepas justifica a escolha da amoxicilina para o tratamento inicial de OMA em casos não complicados.

A revisão de antibioticoterapia recente feita sob o patrocínio da American Academy of Otolaryngology – Head, Neck Surgery (AAO-HNS) refere que os antibióticos atualmente recomendados são os seguintes:

- Preconiza-se a utilização de antibióticos sistêmicos por 10 dias. Deve-se realizar reavaliação do paciente em 48-72 h após início da medicação. Caso não tenha ocorrido resposta à terapêutica adotada (melhora clínica do paciente), sugere-se ampliação da cobertura antibiótica para germes produtores de β-lactamase também por 10 dias. A suspeita de ocorrência de complicações intratemporais ou intracranianas deve sempre ser aventada, especialmente na vigência de falha na antibioticoterapia. Nestes casos torna-se necessária a realização de tomografia computadorizada para adequada elucidação diagnóstica.

- Aos antibióticos devem ser associadas medicações para controle de fatores predisponentes da infecção. Entre os coadjuvantes podem-se citar os vasoconstritores nasais, os antiinflamatórios, os fluidificantes de muco, antialérgicos e os antibióticos tópicos.
- Os antiinflamatórios podem ajudar a evolução, não só como sintomáticos, colaborando para o alívio da dor, como também para favorecer a drenagem das secreções. Entre os antiinflamatórios, o mais efetivo é o corticosteróide que, se administrado nos 2 ou 3 primeiros dias do tratamento, é bastante efetivo e não altera a resposta imunológica do organismo à infecção. O antiinflamatório não-hormonal também tem seu lugar no tratamento dessa doença, podendo colaborar na permeabilização da tuba auditiva e alívio dos sintomas do paciente.
- Os fluidificantes do muco, como a acetilcisteína, a carbocisteína e o cloridrato de ambroxol, foram descritos como coadjuvantes úteis no tratamento da otite média, favorecendo a drenagem das secreções. Por outro lado, anti-histamínicos na vigência de otite média aguda devem ser evitados por tornarem as secreções das vias aéreas superiores mais viscosas, dificultando sua drenagem.
- As gotas otológicas apresentam duas finalidades: como coadjuvante no tratamento sintomático, quando contém anestésico tópico; e como auxiliar no tratamento da infecção, nos casos em que se observa perfuração da membrana timpânica. Quando há supuração, a limpeza da secreção com água oxigenada morna permite que as gotas otológicas atinjam a orelha média.

COMPLICAÇÕES DE INFECÇÕES EM ORELHA

As complicações ocorrem em otite média crônica (OMC) de longo período ou 2 a 3 semanas após uma otite média aguda (OMA) supurada, aparentemente tratada. A persistência de sintomas ou recorrência neste período sugere fortemente que a infecção não está controlada.

Sinais e sintomas sugestivos de complicações:

- Vertigem com naúseas/vômitos, com nistagmo horizontal: labirintite, fístula labiríntica.
- Cofose recente.
- Paralisia ou paresia facial.
- Dor retroorbitária: petrosite.
- Febre em OMC: sinal precoce de comprometimento intracraniano ou celulite.
- Edema e dor retroauricular: mastoidite.
- Cefaléia recente homolateral e/ou letargia: comprometimento intracraniano.
- Sinais meníngeos.
- Papiledema: hipertensão intracraniana (HIC).
- Confusão mental.
- Sinal neurológico focal, epilepsia: abscesso subdural.
- Dores atípicas, como cervicalgia alta, profundas sem resposta a tratamento.

As complicações podem ser divididas em intratemporais e intracranianas.

Intratemporais	Intracranianas
Mastoidite coalescente	Abscesso extradural
Abscesso subperiosteal	Abscesso subdural
Abscesso de Bezold	Abscesso cerebral
Petrosite	Abscesso cerebelar
Paralisia facial	Meningite
Labirintite infecciosa	Trombose de seio sigmóide

Com exceção da meningite em crianças e adultos jovens (que pode ser secundária a OMA), todas as outras complicações geralmente são associadas com processos crônicos ou subagudos da orelha média.

Infecção aguda	Infecção subaguda ou crônica	
Meningite	Mastoidite	Tromboflebite de seio sigmóide
Paralisia facial	Petrosite	Abscesso cerebral
Labirintite	Paralisia facial	Meningite
Abscesso subdural	Labirintite	Abscesso subdural
	Abscesso extradural e granulações	

COMPLICAÇÕES INTRATEMPORAIS

Mastoidite aguda coalescente e abscesso subperiosteal

É a complicação mais freqüente. A mastoidite aguda coalescente é caracterizada pela erosão inflamatória das septações ósseas da mastóide. Inicialmente, há uma obstrução do *aditus ad antrum* pelo edema inflamatório da mucosa da mastóide pneumatizada. Esse espessamento da mucosa diminui a drenagem de secreções do ouvido médio para a tuba auditiva. Ocorre atividade osteoclástica que remodela as divisões ósseas, levando a coalescência das células. Concomitantemente, pode ocorrer erosão óssea e organização de coleção purulenta adjacente a mastóide (abscesso subperiosteal). Na evolução deste processo, uma fibrose extensa substitui as áreas de destruição óssea. Ocorre, então, a formação de um osso mais denso e compacto. A mastoidite crônica resulta em uma mastóide esclerótica e pouco aerada.

Nas mastoidites, o *Streptococcus pneumoniae* é o microrganismo mais comumente isolado. Logo em seguida, temos o *S. aureus* e o *S. pyogenes*. Mesmo sendo o segundo microrganismo encontrado nas OMA, o *H. influenza* é raramente encontrado em mastoidites.

Achados clínicos

1. História e sinais de otite média: otalgia, alterações do aspecto da membrana timpânica, ocorrendo muitas vezes um abaulamento em quadrante póstero-superior.
2. Sinais de mastoidite: edema pós-auricular, hiperemia, protrusão auricular com desaparecimento do sulco retroauricular e otorréia. Um diagnóstico diferencial é o furúnculo de conduto auditivo externo com linfangite retroauricular, porém não há dor à palpação da região do antro e o sulco retroauricular é preservado.

3. Abscesso subperiosteal: flutuação e celulite retroauricular. O abscesso pode comumente romper e drenar pela pele.
4. Hemograma: geralmente há leucocitose com desvio à esquerda.

Exames complementares

1. Cultura e antibiograma: deve-se colher uma amostra da otorréia ou do líquido retrotimpânico obtido por uma paracentese, antes do início do tratamento antibiótico.
2. Tomografia computadorizada de ossos temporais: permite a visualização de velamento, erosão óssea da mastóide, osteomielite e coleções subperiosteais, dissecção de músculo esternocleidomastóideo, além de permitir a investigação de possíveis complicações intracranianas (Figura 188.13).

Tratamento

Em todo paciente com edema periauricular, ou alguma complicação otológica, deve-se suspeitar de mastoidite aguda. Há controvérsia quanto à indicação cirúrgica. Em pacientes com extensão do processo infeccioso para além do espaço timpanomastóideo e em pacientes com febre e proptose auricular há recomendação cirúrgica. Assim, o tratamento baseia-se em:

1. Miringotomia para descompressão e envio do material para cultura.
2. Antibioticoterapia endovenosa de amplo espectro (cobertura de Gram-negativos): com penicilinas semi-sintéticas em associação com cloranfenicol, cefalosporinas de terceira geração ou macrolídeos. Em média, os pacientes devem receber no total de 10 a 14 dias de antibioticoterapia.
3. Abscesso subperiosteal: drenagem (punção e incisão, deixando dreno até diminuir fluxo de secreção).

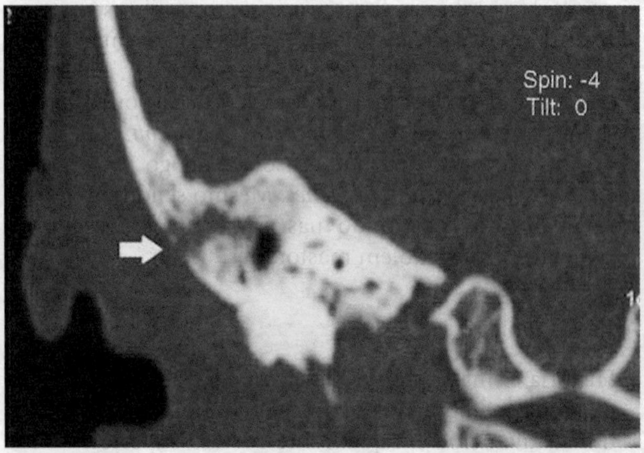

Figura 188.13 – Tomografia computadorizada de ossos temporais em corte coronal com mastoidite aguda coalescente à direita: reabsorção do trabeculado ósseo e cavidade mastóidea, timpânica e atical preenchidas por material de atenuação de partes moles. Presença de erosão da cortical óssea (seta) e edema de partes moles periauricular.

4. Pacientes que não apresentarem boa evolução após 24 a 72 horas de tratamento ou presença de osteomielite devem ser submetidos a mastoidectomia com antrotomia.
5. Recidiva: tratamento cirúrgico imediato.

Abscesso de Bezold

Neste tipo de abscesso, há infecção e perfuração da ponta da mastóide, geralmente em sua porção ínfero-medial e ocorre dentro de semanas a meses após o início da otite média. Geralmente não ocorre em ouvido crônico, pois necessita de ponta da mastóide pneumatizada. É muito mais comum em adultos, uma vez que, em crianças, ainda não há pneumatização desta região da mastóide.

Achados clínicos

1. Músculos digástrico e esternocleidomastóideo apresentam-se abaulados e dolorosos, em decorrência de uma fistulização na cortical interna da ponta da mastóide e subseqüente dissecção da coleção purulenta para os músculos. A infecção é profunda e inferior; assim, no início, o abscesso pode não ser evidente clinicamente.
2. Mediastinite anterior: se a coleção caminhar para a face interna deste músculo, pode acometer o espaço visceral, podendo levar a mediastinite.

Exames complementares

As CT de ossos temporais e cervical são necessárias para esclarecimento diagnóstico e programação terapêutica.

Tratamento

1. Antibioticoterapia endovenosa inicialmente e completando por via oral até 2 semanas após a cirurgia.
2. Mastoidectomia e acesso cervical para a drenagem do abscesso. Um dreno deve ser deixado na incisão cirúrgica por 48 horas.

Petrosite

É a infecção no ápex petroso, pirâmide medial à orelha interna, sendo mais comum em pacientes com ápex pneumatizado. Apresentam maior incidência de complicações intracranianas, entre elas meningite, abscesso extradural, abscesso cerebral e labirintite infecciosa.

Os organismos envolvidos e sua fisiopatologia são semelhantes à mastoidite com ou sem destruição óssea.

Achados clínicos

1. Dor do tipo profunda: é o sintoma predominante de uma infecção persistente no osso petroso e ocorre antes das complicações intracranianas. Quando a dor é na região occipital, a infecção é perilabiríntica; e quando a dor é retrorbitária, a infecção está mais localizada peritubárea.

2. A tríade de Gradenigo: cursa com paralisia do NCVI, dor facial profunda, por acometimento do NCV, especialmente V1 e otite média (otorréia) ipsilaterais.
3. Otoscopia: podem ser vistos sinais de otite média e até cavidade timpânica normal.

Exames complementares

1. Tomografia computadorizada de ossos temporais: visualiza-se velamento do ápex petroso.
2. Ressonância magnética: permite distinguir a natureza do material dentro do ápex petroso.
3. Cintilografia com Galium-67 e Tc-99m: são preconizados para o diagnóstico e acompanhamento, porém nenhum destes supera a observação clínica.

Tratamento

1. Antibioticoterapia endovenosa (semelhante à descrita para mastoidite coalescente).
2. Mastoidectomia radical e dissecção ao longo das células da região petrosa para remoção da mucosa lesada e do osso infectado. Acesso via fossa média está indicado caso não haja resposta a antibioticoterapia. Na maioria dos casos, após drenagem cirúrgica e antibioticoterapia adequada, o nervo abducente recupera completamente a sua função.

Labirintite infecciosa

É o processo inflamatório labiríntico e pode ser dividida em três tipos, a depender da causa:

- Serosa: causada pela liberação de produtos tóxicos.
- Supurativa: de causa bacteriana, com exsudato purulento rico em albumina, fibrina e germes patológicos.
- Crônica: tecido mole, geralmente a colesteatoma penetra no espaço perilinfático e no canal semicircular lateral.

Vias de disseminação

Para que haja o aparecimento de sintomas, o labirinto membranoso e seus componentes devem estar envolvidos. A origem do foco infeccioso labiríntico pode ser:

- Timpanogênico: quando o agente tóxico entra na perilinfa através dos espaços pneumatizados.
- Meningogênica: quando o agente chega através do LCR. A disseminação de bactérias do labirinto para o líquor se dá através do nervo vestibular e do coclear.

Achados clínicos

1. Perda progressiva da audição: inicialmente em freqüências altas por acometimento do giro basal da cóclea, evoluindo para disacusia neurossensorial profunda; sugere labirintite supurativa. Já labirintite serosa raramente evolui com perda profunda permanente.
2. Vertigem de início agudo variando de discreta a severa. Geralmente, o quadro não cursa com febre e quando está presente, há grande chance de haver meningite.

Exames complementares

1. Provas calóricas e avaliação do nistagmo podem ser realizadas para avaliar função vestibular.
2. Audiometria: para diagnosticar a disacusia.

Tratamento

1. Internação hospitalar: qualquer paciente que apresente um quadro infeccioso supurativo em orelha e sintomas de orelha interna deve ser hospitalizado imediatamente e tratado agressivamente.
2. Proceder miringotomia se a complicação for decorrente de OMA.
3. Antibioticoterapia endovenosa (semelhante à descrita para mastoidite coalescente).
4. Em caso de surgimento de hipoacusia profunda ou vertigem importante devemos suspeitar de labirintite supurativa e meningite. Nestes casos deve-se proceder à punção lombar caso não haja contra-indicação e iniciar o tratamento clínico.
5. Caso ocorra melhora do quadro ou este se mantenha estável, significa que o organismo está respondendo.
6. Mastoidectomia está indicada em casos refratários para eliminar o foco infeccioso.
7. Labirintectomia é excepcional e indicada em casos de meningite recorrente.

Paralisia facial

Em crianças, a paralisia facial ocorre mais comumente decorrente de OMA e mastoidite supurativa. Em adultos este quadro é mais raro e quando ocorre, deve-se a uma exacerbação aguda de uma OMC (supurativa e colesteatomatosa). Pode ocorrer por disseminação local (deiscência do canal de Falópio) ou hematogênica.

Achados clínicos

1. Instalação de uma paralisia facial ipsilateral a uma orelha com sinais infecciosos agudos ou crônicos, havendo concomitância temporal entre o início da paralisia e o início da infecção.
2. Acometimento súbito ou gradual.
3. Preservação da função lacrimal, já que o acometimento do nervo é distal ao gânglio geniculado.

Exames complementares

Visa avaliar a extensão da lesão e sua severidade.

1. Topodiagnóstico: teste do lacrimejamento, testes de paladar e fluxo salivar, reflexo do estapédio.
2. Tomografia computadorizada de ossos temporais: para visualizar o trajeto do nervo facial.

3. Ressonância magnética do osso temporal.
4. Testes elétricos da função neural: limiar de excitabilidade, teste de máxima estimulação, eletroneurografia (ENG) e eletromiografia: indicada somente em casos com má resposta ao tratamento.

Tratamento

1. Otite média aguda: todo paciente com paralisia facial após OMA deve ser submetido a miringotomia, internação, antibioticoterapia endovenosa e, eventualmente, corticóide. A cirurgia é controversa e segundo alguns autores está indicada em casos com má evolução ou com ENG, apresentando degeneração acima de 90%. Nesses casos, deve-se realizar mastoidectomia e descompressão do facial.
2. Otite média crônica: nestes casos, geralmente há associação com colesteatoma. A eletroneurografia só possui valor prognóstico nos casos crônicos. Todo paciente com paralisia facial periférica em otite média crônica deve ser submetido a internação, cirurgia, antibioticoterapia endovenosa e corticóide. A cirurgia visa ao controle da doença.

COMPLICAÇÕES INTRACRANIANAS

Dentre as complicações intracranianas relacionadas às otites, a meningite é a mais comum. Os abscessos cerebrais e extradurais e a tromboflebite de seios durais ocorrem mais freqüentemente que o abscesso subdural. É comum ocorrer mais de uma complicação simultaneamente.

Meningite

A meningite ocorre mais comumente na infância, estando associada a OMA. Já em adultos, associa-se a OMC colesteatomatosa.

Agentes

1. *Haemophylus influenzae tipo B, Streptococcus pneumoniae* e estreptococos β hemolítico do grupo A: associados a OMA.
2. *Pseudomonas, Proteus sp.* e anaeróbios: associados a OMC.

Vias de disseminação: acredita-se que a maioria dos casos na infância seja conseqüente à disseminação hematogênica. Algumas malformações do ouvido interno, especialmente a malformação de Mondini, facilitam o desenvolvimento de meningite na presença de quadro de OMA.

Achados clínicos

1. Sintomas conseqüentes ao aumento da pressão liquórica: cefaléia, fotofobia, letargia, irritabilidade, náuseas, vômitos e exaltação dos reflexos tendinosos.
2. Rigidez de nuca: causada pela irritação meníngea é um sinal precoce importante.
3. Reflexo de Kernig: a flexão do quadril sobre o abdome impede a completa extensão da perna.
4. Sinal de Brudzinski: flexão involuntária dos tornozelos, joelhos e quadris quando o pescoço é flexionado.

Diagnóstico diferencial

1. Punção liquórica e exame do líquor: revela pleocitose, aumento de proteínas, diminuição de glicose e cultura positiva.
2. Tomografia computadorizada de crânio.
3. Tomografia computadorizada de ossos temporais: localiza a fonte de infecção, afasta presença de malformação de ouvido interno, permite visualizar velamento de mastóide e eventualmente falha óssea, comunicando a orelha média à dura máter.
4. No caso de OMA, pode ser obtida cultura da secreção do ouvido médio através de miringotomia e aspiração.

Tratamento

1. Miringotomia e envio de material para cultura.
2. Instituição de antibiótico parenteral empírico (por exemplo, cefalosporina de 3ª geração).
3. Corticoterapia sistêmica: reduz a incidência e a gravidade de perda auditiva, além de outras seqüelas neurológicas (distúrbios de comportamento, retardo mental).
4. A cirurgia é indicada quando há:
   - Doença destrutiva de ouvido médio ou mastóide (otomastoidite).
   - Evidência tomográfica de abscesso extra/subdural, trombose de seio sigmóide.
   - Malformação de ouvido interno (malformação de Mondini e meningoencefalocele).
   - Presença de alterações neurológicas.
   - OMC: é uma emergência médica e cirúrgica decorrente da grande probabilidade de haver uma deiscência da dura com influxo direto de secreção purulenta para o espaço subaracnóideo. Deve ser realizada mastoidectomia radical.

Abscesso extradural (epidural)

Coleção purulenta ou tecido de granulação entre o crânio (osso) e a dura-máter. Geralmente é conseqüente à erosão óssea ocasionada por colesteatoma ou tecido de granulação.

Achados clínicos

Quadro persistente de febre baixa, cefaléia e dor profunda mastóidea. Geralmente o paciente é assintomático e é diagnosticado incidentalmente na CT ou durante mastoidectomia, principalmente em otomastoidite aguda ou OMC com ou sem colesteatoma.

Exames complementares

1. Tomografia computadorizada de crânio e do osso temporal: evidencia a presença de coleção com aspecto biconvexo.
2. Ressonância magnética: é superior à CT para localizar pequenas coleções extradurais, revelando uma borda com hipossinal (dura) e conteúdo com hipersinal.

Tratamento

1. Antibioticoterapia parenteral empírica (ex: ceftriaxona ou penicilina associada a metronidazol) com posterior ajuste conforme resultado de cultura por no mínimo 3 semanas.
2. Mastoidectomia radical com correção de eventual falha de dura-máter e drenagem do abscesso.

Abscesso cerebral

Aproximadamente 30% dos abscessos cerebrais são de origem otológica ou sinusal. No caso de origem otológica, a fonte de infecção mais comum é a OMC colesteatomatosa. Os abscessos cerebrais de origem otológica ocorrem mais freqüentemente no lobo temporal, podendo ocorrer também no cerebelo e geralmente secundário à tromboflebite venosa.

São isolados múltiplos agentes em pelo menos 55% dos casos. Os patógenos mais comuns são os cocos Gram-positivos (*Streptococcus* e *Staphylococcus*) e bacilos Gram-negativos (*Proteus, Escherichia coli, Pseudomonas* e *Klebsiella*). Em ordem de freqüência, os três anaeróbios mais comuns são os *Peptococcus, Peptostreptococcus* e *Bacteroides fragilis.*

Achados clínicos

A formação do abscesso em geral leva de semanas a meses. Os sinais e sintomas clínicos são discretos e variam com o estágio de formação do abscesso, a saber:

- Fase inicial: ocorre uma cerebrite que está associada à febre baixa, perda da concentração, cefaléia e astenia.
- Fase intermediária: a cerebrite se localiza e a reação inflamatória circundante age de forma a conter a disseminação da infecção. Durante este estágio, ocorre um período assintomático que pode durar semanas.
- Abscesso: a cerebrite localizada forma um abscesso que pode se expandir ocasionando reaparecimento de febre, redução do nível de consciência, cefaléia, vômitos, papiledema e sinais neurológicos focais. Finalmente, o abscesso pode se romper para o interior de um ventrículo ou para o espaço subaracnóideo, evoluindo com sepse e choque que podem ser fatais.

Exames complementares

Realização de CT ou RNM. A tomografia computadorizada com contraste mostra uma área hipoatenuante com realce periférico (Figuras 188.14, 188.15 e 188.16).

Tratamento

1. Antibioticoterapia parenteral de amplo espectro por, no mínimo, 6 semanas.
2. Drenagem cirúrgica
   - Craniotomia (abscessos maiores que 2,5 cm) para drenar o abscesso e envio de secreção purulenta para cultura e antibiograma;
   - Mastoidectomia pode ser realizada antes da drenagem do abscesso em pacientes que não exibem sinais de hipertensão intracraniana, com o objetivo de evitar disseminação do material séptico para a cavidade craniana, erradicando-se o foco primário de infecção.
3. Controle tomográfico deve ser realizado pelo menos uma vez por semana até ausência total do sinal de abscesso.

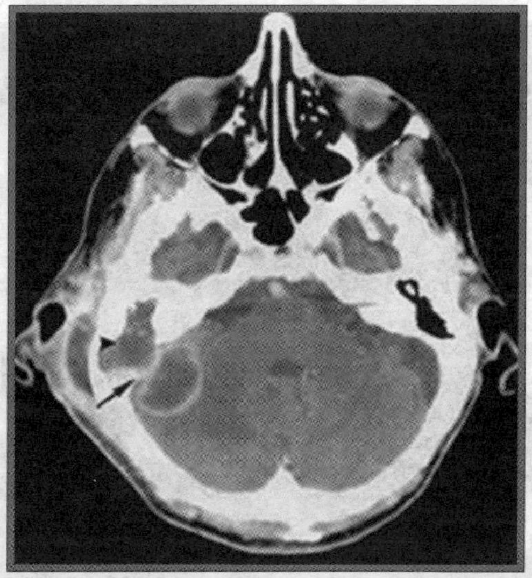

Figura 188.14 – Abscesso cerebelar otológico: nota-se continuidade do processo infeccioso intracraniano com mastóide direita. Presença de coleção retroauricular ipsilateral com edema de partes moles circunjacentes.

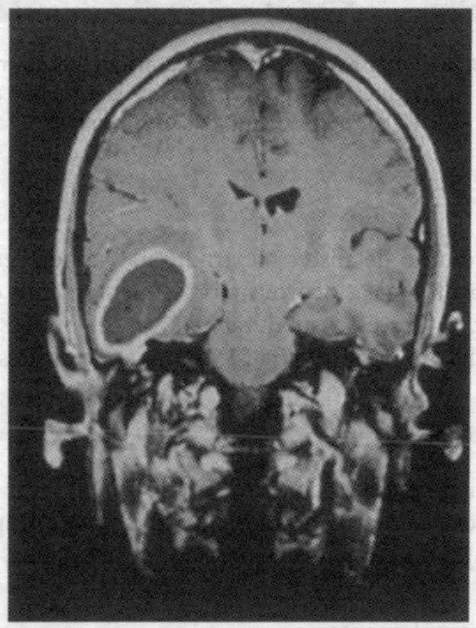

Figura 188.15 – Corte coronal de ressonância nuclear magnética mostrando abscesso cerebral otológico. Nota-se continuidade do abscesso ao osso temporal, achado freqüente em pacientes com abscesso decorrente de OMA.

Abscesso subdural

É um abscesso intrameníngeo, no espaço subaracnóideo. É formado geralmente a partir de flebite retrógrada, poden-

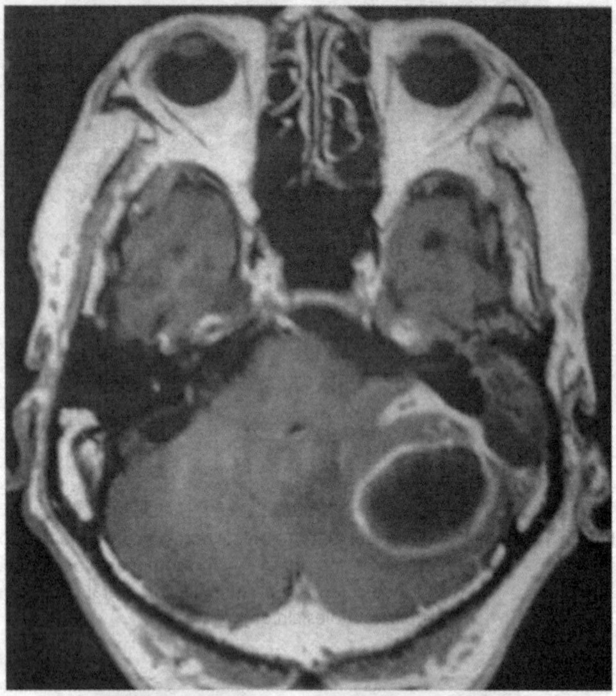

Figura 188.16 – Corte axial de ressonância magnética de mesmo paciente: Nota-se abscesso cerebelar contiguo a face medial da porção petrosa do osso temporal.

do ser evolução de abscesso extradural. Quando secundário à afecção otológica, ocorre mais freqüentemente em fossa posterior. O abscesso subdural está raramente associado à otite média, sendo muito mais comum em sinusites.

Achados clínicos

Cefaléia, rigidez de nuca, rebaixamento do nível de consciência, coma, convulsões, hemiparesia e papiledema decorrentes do aumento de pressão intracraniana.

Exames complementares

1. Tomografia computadorizada com contraste mostra o grau e a extensão do edema cerebral, além de demonstrar a coleção subdural em forma de crescente hipoatenuante com borda hiperatenuante.
2. Ressonância magnética: esses abscessos aparecem como lesões com hipersinal discretamente maior em relação ao líquor.

Tratamento

1. Antibioticoterapia endovenosa por 3 a 6 semanas (ex: ceftriaxona ou penicilina associada a metronidazol).
2. Punção lombar.
3. Craniotomia.
4. Mastoidectomia, quando houver OMC ativa, ou colesteatomatosa.

Tromboflebite de seio sigmóide (lateral)

Dos três seios durais relacionados com o osso temporal (sigmóide, petroso superior e petroso inferior), o sigmóide é o mais comumente acometido por infecções agudas ou crônicas do osso temporal adjacente. A inflamação do espaço extradural vizinho ao seio sigmóide resulta em flebite localizada que promove a formação de um trombo mural. Este trombo cresce para dentro da luz do vaso, podendo progredir em ambas as direções, tanto distalmente, conduzindo à síndrome do forame jugular (acometimento de NC IX, X e XI), acarretando hipertensão intracraniana, quanto proximalmente, para seios petrosos, transverso e cavernoso. Se infectado, ele necrosa e libera êmbolos sépticos, ocasionando sepse e picos febris uma a duas vezes ao dia. Em OMC, em geral, ocorre tromboflebite por extensão direta da infecção através de erosão óssea e formação de um abscesso extradural e flebite localizada na parede do seio.

Achados clínicos

1. Febre, calafrios, otalgia, cefaléia, diminuição do nível de consciência, sinais focais e paralisia de pares cranianos do forame jugular, rigidez de nuca e astenia, aumento da pressão liquórica.
2. Sinal de Griesinger (edema retroauricular secundário à trombose de veia emissária).
3. Papiledema por aumento da pressão intracraniana.
4. No caso de envolvimento de seio cavernoso há proptose, ptose e oftalmoplegia.
5. Edema palpável e doloroso no trajeto cervical da veia jugular sugere acometimento desta.

Exames complementares

1. Tomografia computadorizada de crânio com contraste: imagem hipoatenuante do seio sigmóide com margem hiperatenuante.
2. Ressonância magnética mais sensível e demonstra um hipersinal dentro do seio. Normalmente um seio patente apresenta hipossinal.
3. Angiorressonância: hipofluxo ou ausência de fluxo na topografia do seio.

Tratamento

1. Antibioticoterapia endovenosa parenteral por pelo menos 21 dias.
2. Mastoidectomia completa com exposição ampla das lâminas ósseas sobre o seio lateral e a dura circunjascente. O seio deve ser palpado e uma agulha deve ser introduzida nele com extremo cuidado para não perfurar a parede medial (não contaminar o espaço subdural). Se o material aspirado for sangue, a cirurgia está completa. Se há saída de secreção purulenta ou material necrótico, deve-se abrir o seio através de uma incisão pequena para drenar o abscesso. Se o paciente apresenta evidência de embolização séptica e propagação do trombo para o pescoço, pode ser feita exposição da veia jugular e ligadura desta.

Algoritmo 188.1 – Abordagem inicial das infecções agudas de orelhas

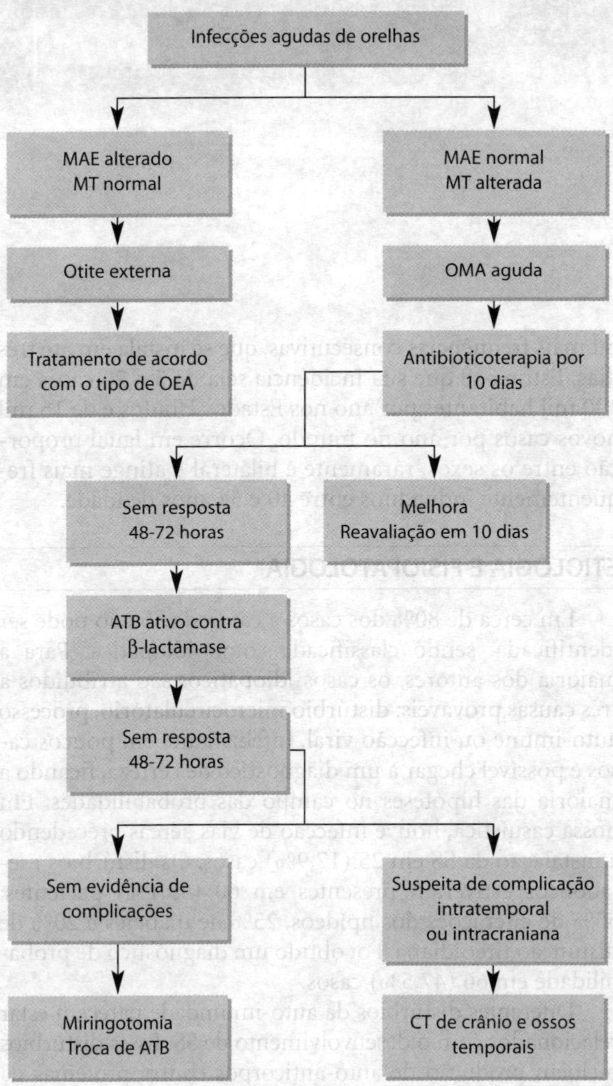

LEITURA ADICIONAL

1. Sociedade Brasileira da Otorrinolaringologia. Tratado de otorrinolaringologia. 1. ed. Roca. V. 1, 2, 3 e 4.
2. Cummings CW. Otolaryngology head and neck surgery. 3. ed. Mosby; 1998.
3. Bento RF, Lessa MM, Chung D, Wiikmann C, Miniti A. Condutas práticas em otologia. Fundação Otorrinolaringologia; 2002.
4. Bento RF. Tratado de otologia. 1992.
5. Dohar JE. Evolution management approaches for otitis externa. Pediatric Infect Dis J 2003; 22: 229-308.
6. Kurnatowski P, Filipiak A. Otomycosis: prevalence, clinical symptoms, therapeutic procedure. Mycoses 2001; 44 (11-12): 472-9.
7. Ghaffar FA. Acute mastoidites in children: a seventeen-year experience in Dallas, Texas. Pediatr Infect Dis J 2001; 20(4): 376-80.
8. Barry B et al. Otogenic inracranial infections in adults. Laryngoscope 1999; 109(3): 483-7.
9. Zinis R, Luca O, Gamba P, Balzanelli C. Acute otitis media and facial nerve paralysis in adults. Otology and neurotology 2003; 24(1): 113-7.
11. Sih T. Acute otitis media in brazilian children: analysis of microbiology and antimicrobial susceptibility. Ann Otol Rhinol Laryngol 2001; 110: 662-6.
11. Franco-Vidal V, Blanchet H, Bebear C, Dutronc H, Darrouzet V. Necrotizing External Otitis: A Report of 46 Cases. Otol Neurotol. 2007 Sep;28(6):771-773.
12. Sudhoff H, Rajagopal S, Mani N, Moumoulidis I, Axon PR, Moffat D. Usefulness of CT scans in malignant external otitis: effective tool for the diagnosis, but of limited value in predicting outcome. Eur Arch Otorhinolaryngol. 2007 Aug 7;
13. Mosges R, Domrose CM, Loffler J. Topical treatment of acute otitis externa: clinical comparison of an antibiotics ointment alone or in combination with hydrocortisone acetate. Eur Arch Otorhinolaryngol. 2007 Sep;264(9):1087-94.
14. Osguthorpe JD, Nielsen DR. Otitis externa: Review and clinical update. Am Fam Physician. 2006 Nov 1;74(9):1510-6. Review.
15. Benito MB, Gorricho BP. Acute mastoiditis: increase in the incidence and complications. Int J Pediatr Otorhinolaryngol. 2007 Jul;71(7):1007-11.
16. Corbeel L. What is new in otitis media? Eur J Pediatr. 2007 Jun;166(6):511-9.
17. Leskinen K, Jero J. Acute complications of otitis media in adults. Clin Otolaryngol. 2005 Dec;30(6):511-6.
18. Slovik Y, Kraus M, Leiberman A, Kaplan DM. Role of surgery in the management of otogenic meningitis. J Laryngol Otol. 2007 Feb 26;:1-5.
19. Bento RF, Brito R, Ribas GC. Surgical management of intracranial complications of otogenic infection. ENT 2006 Jan 85(1): 37-9.

CAPÍTULO 189

Perda Auditiva Súbita

Roseli Saraiva Moreira Bittar
Fábio Elias Zerati
Jeanne Oiticica Ramalho

TÓPICOS IMPORTANTES

- A surdez súbita (SS) é definida como instalação ou agravamento de disacusia neurossensorial preexistente, igual ou maior que 30 dBNA, em três ou mais freqüências consecutivas, que se instala em até três dias.
- Em cerca de 80% dos casos, a causa da SS não pode ser identificada, sendo classificada como idiopática. A maioria dos autores atribui os casos idiopáticos a três causas prováveis: distúrbio microcirculatório, processo auto-imune ou infecção viral.
- A forma clínica mais comum é a perda súbita unilateral da audição com zumbido, acompanhada ou não de vertigem. O acometimento bilateral simultâneo é bastante raro.
- O primeiro exame complementar a ser solicitado é a audiometria com impedanciometria para confirmação diagnóstica. São solicitados exames laboratoriais que auxiliam no diagnóstico etiológico. Em todos os casos é indicada a realização de exame de imagem, preferencialmente ressonância magnética, para investigação de eventuais alterações na orelha interna e VIII par craniano.
- Embora na maioria das vezes não seja possível identificar a causa da surdez, algumas doenças podem apresentar perda súbita de audição e devem ser excluídas. Uma etiologia provável é apresentada por 47,5% dos portadores de surdez súbita e em 52,5% dos casos não é possível identificar a real causa da perda.
- O tratamento atualmente utilizado no Hospital das Clínicas da Faculdade de Medicina da Universidade de São Paulo consiste no uso de dexametasona, aciclovir, pentoxifilina e vitamina A, de acordo com o tempo de instalação da surdez súbita. Quando há uma causa identificável, esta deve ser tratada de forma específica.
- Dentre os pacientes com surdez súbita, 25 a 65% apresentam recuperação espontânea parcial ou total. Os índices atingem 70% de sucesso quando o tratamento é instituído dentro dos primeiros 10 dias do início da doença.
- Os fatores relacionados a um melhor prognóstico de recuperação dos limiares auditivos incluem: perda auditiva leve ou moderada, curva audiométrica plana, audição contralateral preservada, ausência de vertigem, paciente jovem.

INTRODUÇÃO E DEFINIÇÕES

A surdez súbita (SS) é um quadro clínico definido como instalação ou agravamento de disacusia neurossensorial preexistente, igual ou maior que 30 dBNA, em três ou mais freqüências consecutivas, que se instala em até três dias. Estima-se que sua incidência seja de 5 a 20 casos em 100 mil habitantes por ano nos Estados Unidos e de 15 mil novos casos por ano no mundo. Ocorre em igual proporção entre os sexos, raramente é bilateral e atinge mais freqüentemente indivíduos entre 40 e 54 anos de idade.

ETIOLOGIA E FISIOPATOLOGIA

Em cerca de 80% dos casos a causa da SS não pode ser identificada, sendo classificada como idiopática. Para a maioria dos autores, os casos idiopáticos são atribuídos a três causas prováveis: distúrbio microcirculatório, processo auto-imune ou infecção viral. Infelizmente em poucos casos é possível chegar a um diagnóstico de certeza, ficando a maioria das hipóteses no campo das probabilidades. Em nossa casuística, houve infecção de vias aéreas precedendo a instalação da SS em 25 (17,9%) casos. Os distúrbios metabólicos estiveram presentes em 60 (43,1%) pacientes: 55% de alterações dos lipídeos, 25% de diabetes e 20% de disfunção tireoidiana. Foi obtido um diagnóstico de probabilidade em 66 (47,5%) casos.

Diferentes distúrbios da auto-imunidade parecem estar relacionados com o desenvolvimento de SS. Esses distúrbios incluem produção de auto-anticorpos contra proteínas da orelha interna, formação de imunocomplexos, produção de anticorpos anti-cardiolipina e defeitos da imunidade celular.

Há evidências clínicas de infecção viral no desencadeamento da SS. O principal vírus implicado como agente etiológico é o herpes-simples vírus (HSV) tipo 1, que funcionaria como gatilho, provocando uma resposta auto-imune secundária. Por esse motivo, alguns autores utilizam antivirais e descrevem bons resultados, especialmente quando introduzidos precocemente.

São ainda descritos níveis elevados de fibrinogênio nos pacientes com surdez súbita, bem como aumento da agregação eritrocitária e viscosidade plasmática. Como conseqüência, a vasculopatia na orelha interna poderia ocasionar microinfartos e surdez neurossensorial, justificando o uso de agentes expansores plasmáticos e hemorreológicos.

Alguns tumores de ângulo ponto-cerebelar podem se apresentar inicialmente como SS. Segundo a literatura internacional, o schwanoma vestibular pode manifestar-se como perda súbita de audição em até 5% dos casos. No entanto, sua incidência real em casos de SS pode ser ainda maior, pela dificuldade de realização de ressonância magnética para esclarecimento diagnóstico em muitos serviços. Em estudo nacional, Kosuji et al. observaram a presença de schwanoma vestibular em 6,1% dos casos de SS estudados.

ACHADOS CLÍNICOS

A forma clínica mais comum é a de perda súbita unilateral da audição acompanhada de zumbido e ocasionalmente de vertigem. Alguns pacientes conseguem identificar o exato momento em que ocorreu a perda, embora ela possa progredir em até três dias. O acometimento bilateral simultâneo é bastante raro. Dentre os pacientes atendidos no Ambulatório de Surdez Súbita da Divisão de Clínica Otorrinolaringológica do Hospital das Clínicas da Faculdade de Medicina da Universidade de São Paulo observamos bilateralidade em 7,2% dos casos. O zumbido foi relatado por 94,9% e a vertigem por 53,9% dos indivíduos. Sintomas como plenitude auricular e distorção sonora eventualmente podem estar presentes.

Feita a suspeita, os pacientes devem ser submetidos a anamnese e exame otorrinolaringológico completo. Durante a anamnese é importante pesquisar a história prévia da doença, antecedentes pessoais, hereditários, hábitos, sintomas como cefaléia, incoordenação motora, escotomas, alterações visuais, febre, uso de medicações ototóxicas. A infecção de via aérea superior alguns dias antes da perda auditiva é referida por cerca de 18% dos pacientes.

O exame físico inclui o exame clínico vestibular e a avaliação dos pares cranianos. Na otoscopia deve-se atentar para presença de rolha de cerume ou alterações da orelha externa que possam ser a causa da surdez. A perda súbita de audição causada pela impactação da rolha de cerume é comum nos pacientes que têm o hábito de usar hastes de algodão nos ouvidos. Ainda na otoscopia é possível avaliar a integridade da membrana timpânica e alterações da orelha média. Na grande maioria dos casos, os pacientes com surdez súbita apresentam otoscopia normal. A disfunção tubária é um importante diagnóstico diferencial, uma vez que pode se apresentar como perda súbita de audição e a otoscopia ser normal. A presença de vesículas dolorosas em pavilhão auditivo sugere síndrome de Ramsay-Hunt.

Um teste simples de diapasão pode caracterizar a perda de caráter neurossensorial do lado afetado. O teste de WEBER lateraliza para as freqüências acometidas do lado comprometido.

Casuística do Hospital das Clínicas da FMUSP

Entre os anos de 1996 e 2006 foram atendidos no ambulatório de surdez súbita da Divisão de Clínica Otorrinolaringológica do Hospital das Clínicas da Faculdade de Medicina da Universidade de São Paulo 139 pacientes com SS, idade média de 45,4 ± 15,8 anos (mínimo = 13 anos e máximo = 82 anos), 66 homens e 73 mulheres, sem diferença estatística entre os sexos. A surdez ocorreu no lado esquerdo em 56,58% dos casos e no lado direito em 43,41%, sendo bilateral em 10 casos (7,2% dos pacientes).

Tabela 189.I – Caracterização clínica dos pacientes atendidos no Hospital das Clínicas da Faculdade de Medicina da Universidade de São Paulo entre 1996 e 2006 (n = 139)

Sexo	Masculino	66 (47,5%)
	Feminino	73 (52,5%)
Raça	Brancos	77 (55,4%)
	Negros	35 (25,2%)
	Não computado	23 (16,5%)
	Amarelos	4 (2,9%)
Lado	Direito	56 (43,4%)
	Esquerdo	73 (56,5%)
	Bilateral	10 (7,2%)
Tontura		75 (53,9%)
Zumbido		132 (94,9%)
Idade média		45,4 anos

EXAMES COMPLEMENTARES

O primeiro exame complementar a ser solicitado é a audiometria com impedanciometria para confirmação diagnóstica. Se for comprovada a perda neurossensorial em pelo menos três freqüências consecutivas confirma-se a SS, desde que a perda tenha ocorrido de forma abrupta e seja de pelo menos 30 dBNA.

São solicitados exames laboratoriais que auxiliam no diagnóstico etiológico da SS, avaliando as etiologias mais comuns:

1. Gerais: glicemia de jejum, colesterol total e frações, triglicérides, hemograma e função tiroidiana.
2. Provas de atividade inflamatória: VHS, imunocomplexos circulantes (ICC), proteína C reativa (PCR), complemento total e frações, C3 e C4.
3. Pesquisa de auto-anticorpos: fator reumatóide (FR), fator anti-núcleo (FAN), anti-cardiolipina, anti-coagulante lúpico, anti-tireoglobulina, anti-peroxidase.
4. Sorologias: para sífilis, HSV, HIV, rubéola, mononucleose, toxoplasma, citomegalovírus, caxumba e doença de Lyme.

Em todos os casos é indicada a realização de exame de imagem, preferencialmente ressonância magnética, para investigação de eventuais alterações na orelha interna e VIII par craniano. A ressonância magnética não é útil apenas para exclusão de doenças retrococleares, mas também para revelar alterações periféricas ou centrais, como áreas de desmielinização, metástases temporais e anormalidades em vasos sangüíneos. Em nosso serviço, foram observadas alterações na ressonância magnética em 25% dos casos de SS, como realce e áreas de captação anômala do VIII par (neurite), sinais de vasculite e hemorragia coclear. Nesse estudo, a presença de achados na ressonância foi associada a mau prognóstico de recuperação auditiva.

DIAGNÓSTICO DIFERENCIAL

Embora na maioria das vezes não seja possível identificar a causa da surdez, algumas doenças podem apresentar perda súbita de audição e devem ser excluídas. Em nossa experiência, 47,5% dos portadores de SS apresentam uma etiologia provável, e em 52,5% dos casos não foi possível identificar a real causa da perda, mesmo após extensa investigação, conforme mostrado na Tabela 189.II.

Foram observadas alterações metabólicas em 10,7% dos casos, sendo as mais comuns as dislipidemias, alterações no metabolismo da glicose e da função tireoidiana. Como outras etiologias, uma possível infecção viral foi encontrada em 6,4%, problemas auto-imunes em 5,7% e trauma acústico ou ototóxicos em cada 6% dos casos. Três, dentre os 139 casos descritos, apresentaram perda pós-operatória após cirurgia otológica (estapedotomia) e as malformações de orelha interna mais comuns foram displasia de Mondini e aplasia de Sheibe. Dentre as causas infecciosas, as mais freqüentes foram doença de Lyme e caxumba.

Tabela 189.II – Incidência dos diversos diagnósticos encontrados nos pacientes com surdez súbita

Etiologias (%)	Nº	%
Desconhecida	73	52,51%
Metabólica	15	10,79%
Viral	9	6,47%
Auto-imune	8	5,75%
Trauma acústico	6	4,31%
Ototóxico	6	4,31%
Vascular	5	3,59%
Lyme	4	2,87%
Malformação (mondini, sheibe)	4	2,87%
Sífilis	3	2,15%
Pós-operatório	3	2,15%
Central	2	1,43%
Sangramento coclear	1	0,71%
Total	139	100,00%

Dados do ambulatório de surdez súbita da divisão de clínica otorrinolaringológica do Hospital das Clínicas da Faculdade de Medicina da Universidade de São Paulo de 1996 a 2006 (n =139)[4].

TRATAMENTO

Dentre os pacientes com surdez súbita, 25 a 65% apresentam recuperação espontânea parcial ou total. Os índices atingem 70% de sucesso quando o tratamento é instituído nos primeiros 10 dias após o início da doença.

Quando há uma causa identificável, deve ser tratada de forma específica. Nos casos que apresentam sorologia positiva para doença de Lyme, utilizamos amoxacilina em dose plena por 30 dias. A sorologia deve ser repetida ao final do tratamento para observar sua negativação. As alterações metabólicas e auto-imunes também devem ser tratadas de forma específica. Em geral, os pacientes com schwanoma vestibular são submetidos a cirurgia, a depender da idade e de suas condições clínicas.

Para os casos de etiologia desconhecida, existem vários tipos de tratamento disponíveis e com respostas variadas. São descritos em literatura os corticosteróides, antivirais, hemorreológicos, hemodiluentes, vitamina A, magnésio e oxigênio hiperbárico. Dentre eles, as drogas mais estudadas e que apresentam melhores resultados são os corticosteróides, que parecem reduzir o tempo de recuperação auditiva, especialmente quando sua introdução é precoce. É o único tratamento que parece elevar o índice de sucesso em relação aos grupos controle, já que o índice de recuperação espontânea da audição nestes pacientes é elevado.

O uso de dextran endovenoso nos pacientes com surdez súbita também é recomendado por alguns autores. Em nossa experiência, o uso do dextran não se mostrou efetivo e por isso foi abandonado.

A terapia com oxigênio hiperbárico tem como objetivo aumentar a pressão parcial de oxigênio na orelha interna e melhorar sua microcirculação. Embora existam estudos que observam o aumento dos níveis de fibrinogênio nos pacientes com surdez súbita, a desfibrinogenização não parece ser um tratamento efetivo.

Atualmente vem sendo proposto o uso de corticosteróide intratimpânico para os casos que não apresentam resposta aos tratamentos convencionais. Ou, ainda, para os pacientes que não podem utilizar corticosteróides sistêmicos e apresentam perda auditiva severa ou profunda. O uso de corticosteróide intratimpânico parece aumentar o fluxo sangüíneo coclear sem causar alterações histológicas locais.

O tratamento atualmente utilizado no Hospital das Clínicas da Faculdade de Medicina da Universidade de São Paulo consiste no uso de dexametasona, aciclovir, pentoxifilina e vitamina A. A vitamina A é utilizada com base em estudos de experimentação que relatam degeneração auditiva em animais privados desse elemento em sua dieta. Nossa conduta é instituída conforme a Tabela 189.III.

O tratamento com dexametasona pode ser mantido até o trigésimo dia de uso, a depender da melhora dos limiares auditivos, quando sua dose deve ser progressivamente reduzida. A medicação pode ser reintroduzida no caso de piora da audição após sua suspensão. A audiometria é realizada semanalmente até que seja alcançado o limiar terapêutico, quando se inicia a redução progressiva da dose plena. A pentoxifilina e a vitamina A podem ser usadas por até 60 dias e devem ser suspensas assim que haja estabilização dos limiares auditivos. Todos os pacientes são acompanhados por vários meses após o episódio de SS, pois os limiares auditivos podem sofrer mudanças e sua estabilização pode levar até seis meses.

Fatores prognósticos

Embora muitos pacientes apresentem melhora espontânea da audição, mesmo sem tratamento, alguns fatores estão relacionados a um melhor prognóstico de recuperação dos limiares auditivos:

Tabela 189.III – Tratamento de surdez súbita utilizado no Pronto-Socorro de Otorrinolaringologia do Hospital das Clínicas da Faculdade de Medicina da Universidade de São Paulo

Tempo de instalação	Droga	Dose	Administração	Posologia	Período
5 dias	Dexametasona	8 mg	Via oral	1 vez ao dia	15 dias
	Aciclovir	200 mg	Via oral	5 vezes ao dia	10 dias
	Pentoxifilina	400 mg	Via oral	8/8 horas	30 dias
	Vitamina A	50.000 U	Via oral	1 vez ao dia	30 dias
6 e 30 dias	Dexametasona	8 mg	Via oral	1 vez ao dia	15 dias
	Pentoxifilina	400 mg	Via oral	8/8 horas	30 dias
	Vitamina A	50.000 U	Via oral	1 vez ao dia	30 dias
Mais de 30 dias	Pentoxifilina	400 mg	Via oral	8/8 horas	30 dias
	Vitamina A	50.000 U	Via oral	1 vez ao dia	30 dias

1. Perda auditiva leve ou moderada (até 45 dBHL).
2. Curva audiométrica plana.
3. Audição contralateral preservada.
4. Ausência de vertigem.
5. Paciente jovem.
6. Início precoce do tratamento (até 10 dias).
7. Início precoce de recuperação da perda (até 2 semanas).

LEITURA ADICIONAL

1. Almeida CIR, Teixeira MS, Izuka S. Surdez súbita. In: Campos CAH, Costa HOO. Tratado de otorrinolaringologia. (2)33: 338-45.
2. Hughes GB, Freedman MA, Haberkamp TJ, Guay ME. Sudden sensorineural hearing loss. Otolaryngol Clin North Am 1996;29(3): 393-405.
3. Byl FM, Jr. Sudden hearing loss: eight years' experience and suggested prognostic table. Laryngoscope 1984; 94(5 Pt 1): 647-61.
4. Bittar RSM, Zerati FE, Domingues EC, Ramalho JRO, Bento RF. Surdez súbita: experiência terapêutica de dez anos. Arq Int Otorrinolaringol 2007; 11(3): 300-4.
5. Toubi E, Bem-David J, Kessel A, Halas K, Sabo E, Luntz M. Immune-mediated disorders associated with idiopathic sudden sensorial hearing loss. Ann Otol Rhinol Laryngol 2004; 113(6): 445-9.
6. Westerlaken BO, Stokroos RJ, Dhooge IJ, Wit HP, Albers FW. Treatment of idiopathic sudden sensorineural hearing loss with antiviral therapy: a prospective, randomized, double-blind clinical trial. Ann Otol Rhinol Laryngol 2003; 112(11): 993-1000.
7. Suckfull M, Wimmer C, Reichel O, Mees K, Schorn K. Hyperfibrinogenemia as a risk factor for sudden hearing loss. Otol Neurotol 2002; 23(3): 309-11.
8. Bento RF, Lessa M, Chung D, Wiikmann C, Miniti A. Condutas práticas em otologia. Fundação otorrinolaringologia; 2002. p.126-9.
9. Kosuji EM, Tangerina RP, Dib GC, Ramos HVL, Penido NO. Schwanoma vestibular como causa de surdez súbita. Rev Bras Otorrinol 2004; 70(6): 796-800.
10. Aarnisalo AA, Suoranta H, Ylikoski J. Magnetic resonance imaging findings in the auditory pathway of patients with sudden deafness. Otol Neurotol 2004; 35(3): 245-9.
11. Bittar RSM, Sperandio FA, Kii MA, Daniel MM, Lorenzi MC, Sanchez TG, Formigoni LG, Bento RF. Utilidade da ressonância magnética no diagnóstico da surdez súbita. Arq Fund Otorrinolaringol 1999; 3(4): 164-70.
12. Wei BP, Mubiru S, O'Leary S. Steroids for idiopathic sudden sensorineural hearing loss. Cochrane Database Syst Rev 2006(1): CD003998.
13. Fattori B, Berrettini S, Casani A, Nacci A, De Vito A, De Iaco G. Sudden hypoacusis treated with hyperbaric oxygen therapy: a controlled study. Ear Nose Throat J 2001; 80(9): 655-60.
14. Suzuki H, Furukawa M, Kumagai M, Takahashi E, Matsuura K, Katori Y, Shimomura A, Kobayashi T. Defibrinogenation therapy for idiopathic sudden sensorineural hearing loss in comparison with high-dose steroid therapy. Acta Otolaryngol 2003; 123(1): 46-50.
15. Guan-Min H, Hung-Ching L, Min-Tsan S, Cheng-Chien Y, Hsun-Tien T. Effectiveness of intratympanic dexamethasone injection in sudden-deafness patients as salvage treatment. Laryngoscope 2004; 114(7): 1184-9.
16. Krzeska-Malinowska I, Podogrodzki P, Kowalska M, Niemczyk K. Transtympanic steroid application in sudden deafness. Otolaryngol Pol 2003; 57(4): 549-53.
17. Shirwany NA, Seidman MD, Tang W. Effect of transtympanic injection of steroids on cochlear blood flow, auditory sensitivity, and histology in the guinea pig. Am J Otol 1998; 19(2): 230-5.

Algoritmo 189.1– Protocolo de atendimento usado no pronto-socorro do Hospital das Clínicas da Faculdade de Medicina da Universidade de São Paulo

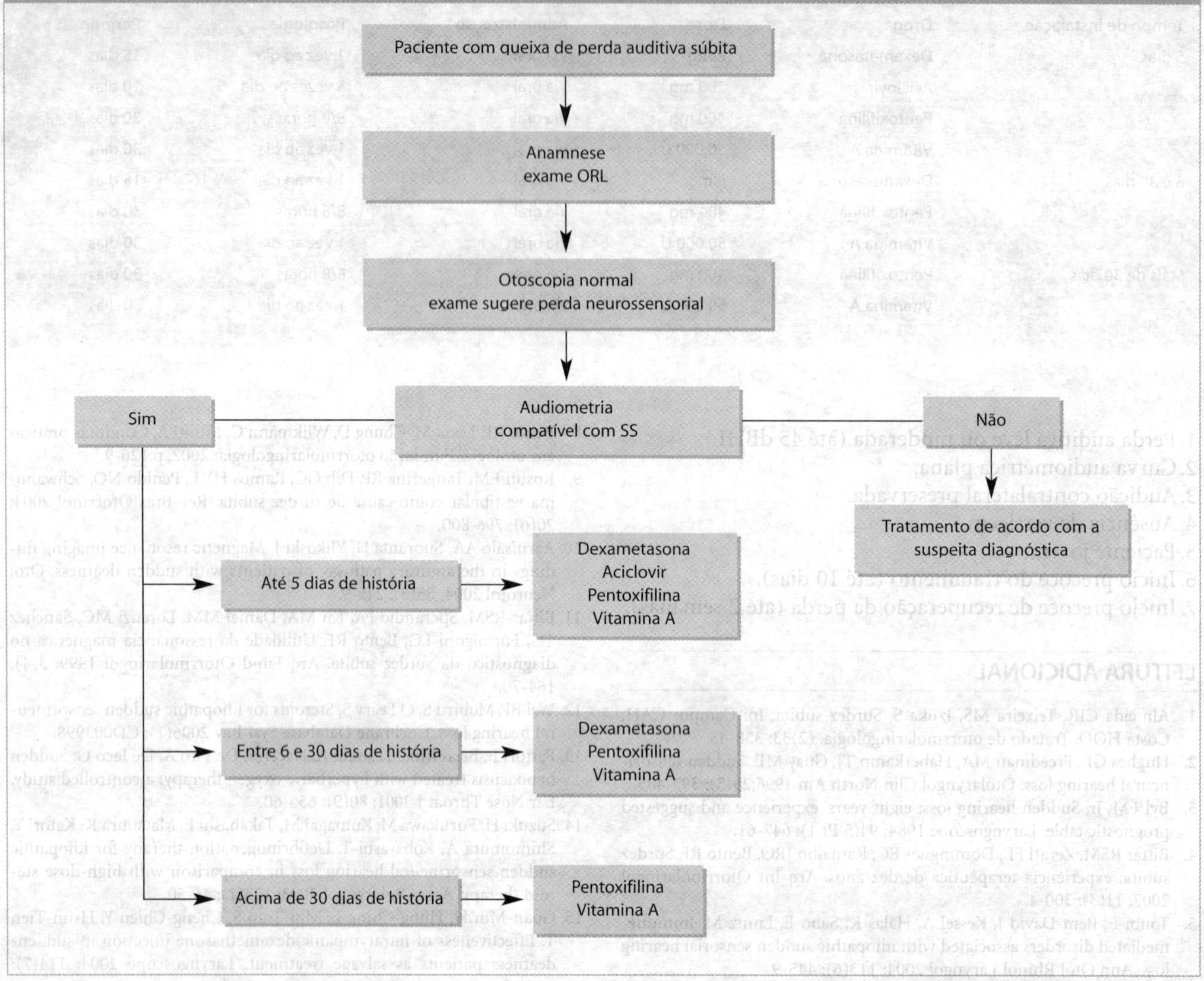

Doenças Agudas das Glândulas Salivares

CAPÍTULO

190

Flavio Augusto Passarelli Prado
Rui Imamura
Richard Louis Voegels

TÓPICOS IMPORTANTES

- A infecção viral das glândulas salivares deve-se geralmente à disseminação hematogênica, entretanto, pode ocorrer infecção retrógrada pelo ducto da glândula.
- Caxumba é a doença viral mais comum das glândulas salivares, assim como a causa mais comum de aumento da região parotídea, entretanto isso vem mudando com o advento da vacinação.
- Apesar de ser uma doença sistêmica, o citomegalovírus tem preferência pelo envolvimento salivar. Acomete, na maioria das vezes, recém-nascidos, levando a retardo físico e mental, assim como a hepatoesplenomegalia, icterícia e púrpura trombocitopênica.
- A infecção pelo HIV é associada a um aumento cístico e linfoproliferativo das glândulas salivares, seguido de disfunção salivar. O envolvimento da glândula salivar, principalmente a parótida, pode ser a primeira manifestação da doença.
- Os sinais e sintomas principais das infecções bacterianas agudas são: aumento da glândula de consistência amolecida, pele avermelhada, dor e flutuação (sinal sugestivo de abscesso e, portanto, mais tardio, especialmente na parótida, devido à sua cápsula espessa).
- A sialolitíase compreende a formação de cálculos nos ductos das glândulas salivares. Setenta e cinco por cento dos pacientes estão entre a quinta e oitava décadas de vida, entretanto, há casos em crianças.
- Parotidite supurativa recorrente de infância deve ser tratada nas agudizações, que tendem a melhorar na adolescência.

INTRODUÇÃO

As glândulas salivares são divididas em maiores e menores. As maiores são as parótidas, as submandibulares e as sublinguais. As glândulas salivares menores, estimadas entre 600 e 1.000, são pequenas, independentes e encontradas praticamente em toda a cavidade oral.

A saliva produzida pelas glândulas salivares tem função digestiva, bactericida, facilita a gustação e age para limpar e proteger a cavidade oral. O fluxo de saliva é variável, com redução pela manhã e aumento à tarde; é quase nula durante o sono, chegando a 4 mL por minuto quando muito estimulada.

A produção diária varia em torno de 500 mL. Aproximadamente 93% da saliva é produzida pelas parótidas, submandibulares e sublinguais. As glândulas menores contribuem com 7%. A viscosidade é diferente entre as três maiores glândulas: a saliva da glândula parótida é menos viscosa, a da sublingual é intermediária e a mais viscosa é a da submandibular.

INFECÇÕES VIRAIS DAS GLÂNDULAS SALIVARES

A infecção viral das glândulas salivares deve-se geralmente à disseminação hematogênica, entretanto, pode ocorrer infecção retrógrada pelo ducto da glândula.

Caxumba ou parotidite epidêmica

É a doença viral mais comum das glândulas salivares, assim como a causa mais comum de aumento da região parotídea, entretanto, isso vem mudando com o advento da vacinação. Pode mais raramente acometer outras glândulas salivares menores, submandibular e sublingual, podendo ser uni ou bilateral. Causada por um paramixovírus, endêmico na comunidade, é transmitido por perdigotos, secreção nasal e urina.

Acomete na maioria crianças, sendo o pico de incidência entre 4 a 6 anos de idade; adultos são pouco acometidos pois a doença apresenta imunidade prolongada tanto pelo contato com o vírus na infância como pela vacinação (MMR).

O período de incubação é de 2 a 3 semanas (em média 18 dias) e a doença inicia-se com dor e aumento da região parotídea uni ou bilateral, de rápida progressão, com deslocamento do pavilhão auricular e apagamento do ângulo da mandíbula. A dor geralmente piora com movimentos de mastigação e estímulos de alimentos que provocam contração da glândula. Febre, prostração, mialgia e cefaléia podem preceder o aparecimento do quadro. A recuperação ocorre em algumas semanas. Complicações são raras e incluem surdez súbita, pancreatite, meningite e orquite. Estudos mostram associação entre caxumba e instalação rápida de diabetes infantil. Alguns anos depois pode ocorrer sialoadenite obstrutiva crônica.

Ao exame físico, normalmente não se encontra alteração no orifício do ducto de Stensen.

O diagnóstico de certeza é feito através da demonstração de anticorpos contra antígenos S e V da caxumba ou por hemaglutinação.

O vírus pode ser isolado na urina entre 6 dias antes e 13 dias depois do aumento parotídeo.

O tratamento é sintomático, com hidratação, repouso e cuidados da dieta para minimizar a secreção salivar.

Citomegalovírus (CMV)

Apesar de ser uma doença sistêmica, tem preferência pelo envolvimento salivar. Acomete, na maioria das vezes, recém-nascidos, levando a retardo físico e mental, assim como hepatoesplenomegalia, icterícia e púrpura trombocitopênica.

Síndrome da imunodeficiência adquirida (SIDA)

A infecção pelo HIV é associada a um aumento cístico e linfoproliferativo das glândulas salivares, seguido de disfunção salivar. O envolvimento da glândula salivar, principalmente a parótida, pode ser a primeira manifestação da doença. O aumento cístico bilateral das parótidas é observado em crianças infectadas com HIV, associado a pneumonite intersticial linfocítica. O HIV pode ser detectado na secreção salivar, entretanto não se sabe se o envolvimento da glândula é resultado de infecção direta ou simplesmente uma manifestação local da linfoadenopatia generalizada. Clinicamente, a doença da glândula salivar associada ao HIV (DGS-HIV) apresenta-se com aumento da região parotídea e/ou de mais glândulas salivares com xerostomia. Freqüentemente é acompanhada de olhos secos e artralgia, por isso comparou-se esse quadro à síndrome de Sjögren, investigando-se, assim, a possibilidade de uma etiologia autoimune. Ao exame anátomo-patológico há muitas semelhanças entre a síndrome de Sjögren e a DGS-HIV, mas sorologicamente não se encontram na última os mesmos anticorpos, levando-se a crer que sejam entidades diferentes ou que a reação imune seja modificada em vigência do HIV. Infecções oportunistas foram sugeridas como possível etiologia, tais como CMV e Epstein-Baar vírus (EBV). Se for comprovado o HIV, pode-se realizar punção aspirativa e CT, instituindo-se assim tratamento conservador.

Tabela 190.I – Características diagnósticas das infecções virais das glândulas salivares

Caxumba	CMV	HIV
– Parótidas; – Aumento difuso e doloroso; – Prostração; – Diagnóstico: demonstração de anticorpos contra antígenos S e V.	– Doença sistêmica; – No geral em recém-nascidos; – Pode estar associada a: hepatoesplenomegalia e púrpura trombocitopênica; – Diagnóstico: sorologia.	– Aumento de uma ou mais glândulas salivares maiores; – Xerostomia; – Diagnóstico: sorologia.

INFECÇÕES BACTERIANAS DAS GLÂNDULAS SALIVARES

Sialoadenite supurativa aguda

A infecção purulenta das glândulas salivares é mais comum no diabetes, nos distúrbios da função renal, nos distúrbios eletrolíticos, na presença de má higiene bucal e cáries dentárias e em pacientes convalescentes após cirurgia. A infecção do parênquima salivar dá-se geralmente pela migração retrógrada de bactérias provenientes da cavidade oral, através do ducto da glândula. Essas infecções acometem, com maior freqüência, as glândulas salivares maiores, principalmente a parótida, por produzir secreção com menor atividade bacteriostática em relação à submandibular. Verifica-se que 20% dos casos são bilaterais. Alguns fatores favorecem a migração de bactérias, como: estase do fluxo salivar (cálculos, estenose ductal, diminuição salivar), comprometimento da resistência do hospedeiro e má higiene oral (aumento do número de bactérias). Também contribuem para a estase salivar a desidratação, grandes perdas de sangue, diarréia, medicação anticolinérgica ou diuréticos.

Os sinais e sintomas principais das infecções bacterianas agudas são: aumento da glândula de consistência amolecida, pele avermelhada, dor e flutuação (sinal sugestivo de abscesso e, portanto, mais tardio, especialmente na parótida, devido à sua cápsula espessa). O quadro pode ser acompanhado de febre, calafrios, prostração e leucocitose com neutrofilia. Ao exame físico pode-se notar, à palpação bimanual e expressão da glândula, saída de secreção purulenta pelo orifício do ducto. Sempre que possível, essa secreção deve ser colhida e enviada para realização de cultura e antibiograma.

O organismo mais comumente encontrado em infecções bacterianas agudas de parótida é o *Staphylococcus aureus* (50% a 90%). Entretanto, nas outras glândulas salivares e mesmo na parótida, são freqüentemente isolados *Streptococcus pyogenes, Streptococcus viridans, Streptococcus pneumoniae* e *Haemophylus influenzae* (Tabela 190.II). Os anaeróbios são encontrados em 43% das infecções e dentre eles os mais comuns são *Peptoestreptococcus,* o *Propionbacterum acnes* e o *F. nucleatum*. Os Gram-negativos (*E. coli, Klebsiella, Pseudomonas*) são menos freqüentes.

O tratamento (Tabela 190.III) constitui-se de administração empírica de antibióticos com espectro para germes Gram-positivos, principalmente o *Staphylococcus aureus*. Pode-se optar por cefalexina ou clindamicina via oral e, nos casos mais graves, pela internação e administração de oxacilina endovenosa. Deve ser feita reposição hidroeletrolítica, expressão diária da glândula e higiene oral. Pode-se usar corticóides para diminuir o processo inflamatório e melhorar a drenagem pelo ducto, entretanto devem ser mantidos por curto período. Calor local e analgésicos devem ser utilizados para diminuir a dor.

Tabela 190.II – Agentes etiológicos da sialoadenite supurativa aguda, em ordem de incidência

Aeróbios/facultativos	Anaeróbios
S. aureus	*Peptoestreptococcus sp.*
Streptococcus α-hemolítico	*Propionbacterum acnes*
H. influenzae	*F. nucleatum*
S. pneumoniae	*Actinomyces israelii*
S. pyogenes	*Eubacterium lentum*

Tabela 190.III – Tratamento da sialoadenite supurativa aguda

Antibióticos	Sintomáticos	Medidas gerais
–Cefalexina ou clindamicina –Oxacilina nos casos graves –Ajustar ATB após cultura se necessário	–Analgésicos –Antiinflamatórios	–Hidratação –Expressão da glândula –Higiene oral

A melhora do quadro deve ocorrer em 24 a 48 horas; do contrário, deve-se pesquisar a presença de um abscesso. Ao exame físico, muitas vezes pode não haver pontos de flutuação pela intensa fibrose da cápsula da glândula e, neste caso, a ultra-sonografia (USG) ou a tomografia computadorizada (TC) são bastante úteis para o diagnóstico. A sialografia (exame contrastado da árvore ductal) na fase aguda pouco ajuda no diagnóstico, sendo ainda contra-indicada por exacerbar o processo inflamatório. Em se diagnosticando o abscesso, sua drenagem é imperativa, já que este pode se espalhar pelos espaços profundos do pescoço.

Algumas vezes pode-se evitar a drenagem cirúrgica utilizando-se punção aspirativa, que pode ou não ser guiada por USG ou TC. Apesar de se evitar a incisão sobre a pele e a conseqüente formação de cicatriz, o esvaziamento do conteúdo purulento com esta técnica nem sempre é completo e podem ser necessárias repetidas punções para resolução do abscesso.

As principais complicações das sialoadenites envolvem a extensão da infecção para a pele da face, o conduto auditivo externo (CAE), a articulação têmporo-mandibular (ATM), além de tromboflebite das veias faciais e osteomielite mandibular. É conveniente ainda lembrar que os espaços submandibular e parotídeo se comunicam com espaços profundos através do espaço parafaríngeo.

Parotidite supurativa recorrente da criança

Caracteriza-se por episódios recorrentes de aumento da glândula parótida, prostração e dor após a ingestão de alimentos, podendo ocorrer trismo, com saída de exsudato purulento pelo ducto. O principal agente etiológico é o *S. viridans*, porém pneumococos e estafilococos podem ser encontrados. Geralmente estes pacientes apresentam história de caxumba como antecedente. Não há linfadenite satélite. Associa-se provavelmente a alterações congênitas dos ductos glandulares.

A sialografia mostra pequenas imagens cavitárias redondas no parênquima suspensas por imagens menos radiopacas que correspondem aos canalículos como buquê de flores ou cachos de uva. Essas imagens correspondem às dilatações dos canalículos em metaplasia.

Em geral, cada episódio agudo evolui espontânea e favoravelmente em 3 a 10 dias. A abscedação é rara, mas pode aparecer após várias recidivas descuidadas. Estes episódios são unilaterais e tendem a alternar de lado, sugerindo causa sistêmica. O tratamento é baseado em antibioticoterapia sistêmica, massagem local, higiene oral, hidratação e sintomáticos.

A maioria dos casos apresenta melhora na adolescência, raramente cronificando e necessitando de exérese cirúrgica da glândula acometida.

SIALOLITÍASE

Compreende a formação de cálculos nos ductos das glândulas salivares. Setenta e cinco por cento dos pacientes estão entre a quinta e oitava décadas de vida; entretanto, há casos em crianças.

A causa da formação de cálculos é desconhecida, entretanto, alguns fatores podem estar associados, como:

- estase salivar;
- foco para formação de cálculos resultante de lesão e inflamação do epitélio do ducto;
- fatores biológicos que favorecem a precipitação dos sais de cálcio.

As pedras podem distribuir-se por todo o sistema de ductos, entretanto são mais freqüentes no hilo. Cerca de 89% dos cálculos aparecem na glândula submandibular, 19% na parótida e 1% na sublingual. Cálculos em glândulas salivares menores são incomuns, com predileção para lábio superior e mucosa bucal. Alguns fatores favorecem a formação de cálculos na glândula submandibular: sua secreção é mais alcalina e viscosa, contém maior concentração de cálcio e fosfato que as outras glândulas e o ducto de Warthon é mais longo e tem fluxo antigravitacional. Na submandibular, a formação de cálculos leva à migração retrógrada de bactérias e, conseqüentemente, à sialoadenite, enquanto que, na parótida, as infecções repetidas é que levam à sialolitíase.

O quadro clínico compõe-se de dor em cólica pósprandial e aumento da região da glândula. Infecção secundária leva a estreitamentos do ducto e atrofia do parênquima glandular. O trauma intraluminal pode resultar em extrusão do cálculo para o parênquima glandular e formação de fístula.

O diagnóstico é feito com base na história e no exame físico. À palpação bimanual pode-se notar o cálculo no trajeto do ducto da glândula submandibular, no assoalho da boca. Já na parótida, a palpação é difícil, pois é prejudicada pelos tecidos da bochecha e os cálculos são muito pequenos.

Na sialografia, pode-se ver os cálculos radiotransparentes associados à dilatação proximal do ducto, além do esvaziamento retardado. Noventa por cento dos cálculos submandibulares são radiopacos, enquanto que 90% dos parotídeos são radiolucentes. Portanto, a radiografia revela freqüentemente o cálculo submandibular, mas raramente o de parótida.

As complicações da sialolitíase são: sialoadenite supurativa, ectasia e estenose ductais.

Atualmente, o tratamento inicial para cálculos é conservador, sendo o mesmo que para sialoadenite, quando existe infecção aguda associada. Através da palpação pode-se identificar o cálculo no assoalho da boca e, eventualmente, ordenhá-lo até removê-lo. Pode-se incisar o ducto para facilitar a remoção. Aqueles cálculos perto do orifício do ducto podem ser removidos transoralmente, enquanto que aqueles dentro do hilo requerem excisão completa da glândula (submandibulectomia). Com a simples retirada do cálculo, há recorrência de 18%. Quando existe acometimento crônico da glândula submandibular, associado a sialolitíase, pode-se optar pela submandibulectomia, como tratamento definitivo.

INFECÇÕES GRANULOMATOSAS

As infecções das glândulas salivares podem, também, se manifestar de forma granulomatosa crônica, envolvendo a rede linfática e o parênquima parotídeo vizinho. Geralmente, o quadro é assintomático e com gradual aumento, sugerindo neoplasia. Dentre as doenças granulomatosas destacamos as seguintes:

Tuberculose

O acometimento da glândula salivar é a forma menos comum de tuberculose e de micobacterioses atípicas cervicofaciais. Na tuberculose primária, a parótida é a mais acometida e geralmente é unilateral. Pode ocorrer em duas formas: lesão inflamatória aguda ou lesão tumoral crônica. A lesão inflamatória aguda é de difícil diagnóstico, pois pode imitar as doenças inflamatórias agudas mais comuns.

O paciente pode apresentar sinais constitucionais, tais como febre, sudorese noturna e perda de peso. O envolvimento do nervo facial é raro.

O *Micobacterium tuberculosis* pode acometer tanto os gânglios linfáticos peri e intraglandulares quanto o parênquima das glândulas salivares maiores. É importante questionar sobre sintomas prévios pulmonares, pedir RX de tórax, culturas seriadas de escarro e PPD.

As infecções causadas por micobactérias atípicas estão aumentando em relação ao *Micobacterium tuberculosis.* A micobacteriose atípica é mais freqüentemente encontrada em crianças de 16 a 36 meses de idade.

O diagnóstico é baseado em uma forte suspeita clínica e exclusão de outras causas. A cultura pode demorar até 6 semanas.

A biópsia por aspiração de agulha fina é preferível à biópsia incisional, que pode deixar fístula refratária a cicatrização. A erradicação da doença com o uso exclusivo de drogas antituberculosas pode não ter sucesso e, eventualmente, a excisão cirúrgica com preservação do nervo facial pode ser a melhor forma de tratamento.

Actinomicose

Trata-se de uma doença infecciosa causada por organismos Gram-positivos anaeróbios. Em muitos casos, tem-se um antecedente de trauma da mucosa permitindo a invasão do organismo, levando a uma reação inflamatória crônica. Se não houver história de trauma, provavelmente deve-se à migração retrógrada dos microrganismos pelo ducto da glândula. Outras vezes o acometimento da parótida deve-se à infecção extensa cervicofacial. Pacientes geralmente apresentam aumento não doloroso da glândula que pode sugerir neoplasias, comumente após manipulação dentária. O diagnóstico é realizado por aspiração por agulha fina da massa ou *swabs* de secreção. A biópsia pode mostrar múltiplos abscessos com pus branco-amarelado. A cirurgia é geralmente realizada para diagnóstico, já que o tratamento é baseado na antibioticoterapia. O antibiótico de escolha é a penicilina. Outras alternativas são clindamicina, doxiciclina ou eritromicina. A terapia antimicrobiana deve ser prolongada (6 semanas por via parenteral com seguimento de 6 meses de tratamento via oral). A resposta é favorável com cura de 90%, apesar da dificuldade diagnóstica na maioria dos casos.

TOXOPLASMOSE

Causada pelo *Toxoplasma gondii*, cujo hospedeiro é o gato doméstico. Há o acometimento da parótida e dos linfonodos adjacentes. Indivíduos imunocomprometidos apresentam maior risco para a forma disseminada da doença (mialgia, letargia, anorexia, hepatosplenomegalia, pericardite e miocardite). O diagnóstico é feito através do isolamento de organismos e a confirmação do diagnóstico presuntivo pela história é feita com a presença de soroconversão. O tratamento é reservado para os quadros graves, pacientes imunocomprometidos ou mulheres grávidas, com pirimetamina e trissulfapiridimine.

Algoritmo 190.1 – Avaliação das doenças agudas das glândulas salivares

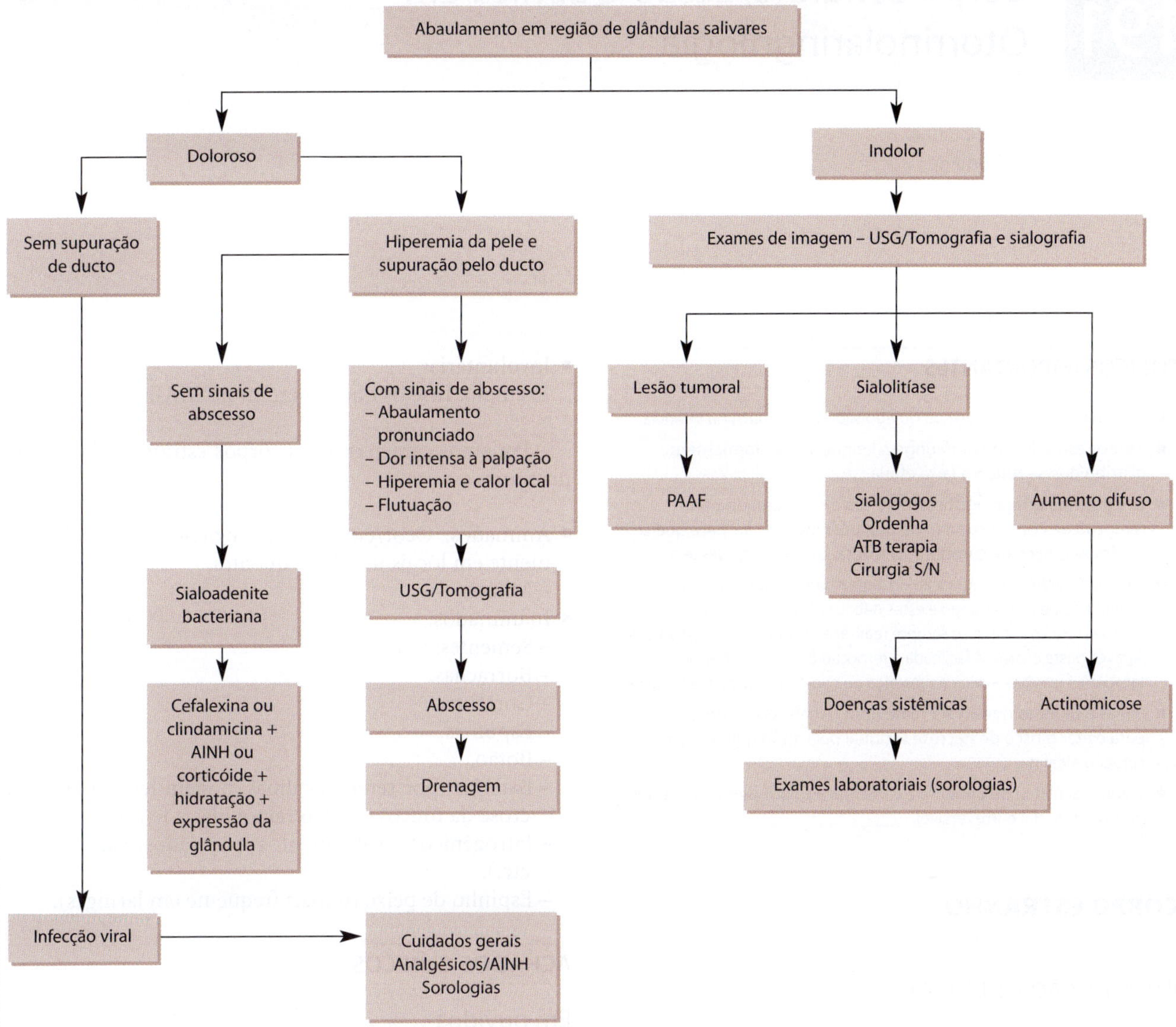

AINH – antiinflamatório não-hormonal, PAAF – punção aspirativa com agulha fina, USG – ultra-sonografia

LEITURA ADICIONAL

1. Miniti A, Bento RF, Butugan O. Otorrinolaringologia clínica e cirúrgica. 1993. cap.57.
2. Bailey BJ. Head and neck surgery – otolaryngology. Philadelphia: Lippincott Company; 1998. v.1. caps.39, 40 e 41.
3. Cummings CW. Otolaryngology – head and neck surgery. Mosby; 1993. v.2. cap.59.
4. Rice DH, Eisele DW. Salivary gland diseases. The Otolaryngologic Clinics of North America 1999: 32: 5.
5. Orvidas L. Pediatric parotid masses. Arch Atolaryngol Head Neck Surg 2000; 126: 177-84.
6. Klenoff J. Mandibular and temporomandibular joint arthropathy in the differential diagnosis of the parotid mass. The Laringoscope 2001; 111: 2162-5.
7. Brook I. Aerobic and anaerobic microbiology of suppurative sialadenitis. J Medical Microbiology 2002; 51(6): 526-9.
8. Mandel L, Surattanont F. Bilateral parotid swelling: a review. Oral Surgery, Oral Medicine, Oral Pathology, Oral Radiology, & Endodontics 2002; 93(3): 221-37.

CAPÍTULO

191 Corpo Estranho, Lesão Química em Otorrinolaringologia

Fabio de Rezende Pinna
Fabrizio Ricci Romano

TÓPICOS IMPORTANTES

- Corpos estranhos de nariz ou ouvido são mais comuns na infância.
- Corpos estranhos de orofaringe e laringe são uniformemente distribuídos, segundo a faixa etária.
- Um otorrinolaringologista sempre deve ser chamado para remoção de corpo estranho de qualquer localização, para que se minimize o risco de complicações durante a retirada deste.
- Se o paciente referir deglutição de algum corpo estranho como espinha de peixe ou frango e estes não forem visíveis ou não for possível retirá-los, deve-se sempre realizar a endoscopia digestiva alta. Através deste exame, é facilitada a remoção do corpo estranho e também é possível avaliar a presença ou não de perfuração esofágica.
- Pilhas e baterias devem ser removidas o mais rápido possível, para evitar o risco de necrose tecidual pela lesão química da solução alcalina.
- Trauma acústico geralmente é caracterizado por perda unilateral, neurossensorial e irreversível.

CORPO ESTRANHO

INTRODUÇÃO E DEFINIÇÃO

Corpo estranho é qualquer material inanimado ou animado que se encontre na cavidade nasal, seios paranasais, orofaringe, conduto auditivo externo e que não faça parte dessas estruturas em condições normais. Geralmente, são introduzidos voluntariamente pela população pediátrica ou institucionalizada. Em algumas particularidades, como localização em vias aéreas superiores ou quando se trata de pilhas alcalinas, constituem verdadeiras emergências. Os corpos estranhos de meato acústico externo (MAE) são constituídos por seres vivos (insetos) ou por corpos estranhos inertes (minerais, vegetais ou sintéticos). São os mais freqüentes na área otorrinolaringológica e ocorrem em qualquer idade, embora 55% das ocorrências sejam em crianças.

ETIOLOGIA

- Voluntária:
  Exemplo: Crianças que introduzem corpos estranhos em seu próprio meato ou fossa nasal ou em um colega ou familiar; adultos com distúrbios comportamentais.
- Involuntária:
  Exemplo: Insetos que penetram no MAE.

Podemos caracterizar os corpos estranhos da seguinte maneira:

- Animados: Ocorrem por má higiene ambiental, geralmente em locais úmidos e quentes.
  - Miíase.
- Inanimados:
  - Sementes.
  - Borrachas.
  - Correntes.
  - Espumas.
  - Botão.
  - Baterias (por serem alcalinas, podem levar a lise e necrose da mucosa se não removidas a tempo).
  - Iatrogênicos (instrumentos quebrados, gaze, algodão etc.).
  - Espinho de peixe (o mais freqüente em laringes).

ACHADOS CLÍNICOS

Em ouvidos

- Dependem das características do corpo estranho, variando de quadros assintomáticos até quadros de sensação extremamente desagradável e, às vezes, dores lancinantes.
- Otorréia: Após longo tempo de permanência do corpo estranho em pacientes que não relatam sua introdução, ou não percebam sua entrada.
- Ao exame físico: Otoscopia: depende das características do corpo estranho e da história de manipulação prévia. Pode variar desde a simples visualização do corpo estranho, obstruindo parcialmente ou totalmente o MAE, até a presença de edema, lacerações, otorragia e perfuração da membrana timpânica (MT).

Em fossas nasais

- Rinorréia unilateral e obstrução nasal unilateral na maioria das vezes.
- Rinorréia unilateral fétida, purulenta ou serossanguinolenta.

- Ao exame físico: Deve-se ter uma boa iluminação e boa colaboração do paciente.
- À rinoscopia, observa-se o corpo estranho em si ou rinorréia abundante e bastante fétida, na maioria das vezes unilateral.

Em orofaringe ou laringe

- Visibilização do corpo estranho em hipofaringe, valéculas ou seio piriforme pela laringoscopia indireta.
- Desconforto e/ou dor em região de garganta.
- Em alguns casos pode haver dispnéia com desconforto respiratório.
- Se já houver história prolongada, pode haver sinais e sintomas compatíveis com abscesso cervical, como febre, abaulamento cervical, dor local, restrição da movimentação cervical.

EXAMES COMPLEMENTARES

Em ouvidos

Não há necessidade de exames complementares.

Em fossas nasais

- Radiografia simples de seios paranasais: Pode ser útil nos corpos estranhos metálicos ou calcificados.
- Rx de crânio, em perfil.
- Em casos de rinolito, ou seja, corpo estranho ignorado no qual se acumula um depósito calcário, podemos pedir uma tomografia computadorizada (TC) de seios paranasais para confirmação diagnóstica, uma vez que a radiografia simples pode deixar dúvidas. A TC evidencia a lesão de superfície irregular e com atenuação de partes ósseas.

Em orofaringe ou laringe

Quando não for possível visualizar o corpo estranho pela laringoscopia indireta ou direta, devemos lançar mão de algum desses exames:

- Radiografia simples cervical: A principal função deste exame é diagnosticar sinais sugestivos de perfuração esofágica, como aumento da espessura da mucosa esofágica, posição antálgica do paciente, presença de ar no interior dos espaços cervicais.
- A procura pelo corpo estranho na radiografia simples não deve ser a principal preocupação na análise deste exame. Muitas vezes, o corpo estranho, mais freqüentemente o espinho, já pode não estar mais na região cervical, mas ter provocado lesões graves como a perfuração cervical.
- No dia-a-dia de um pronto-socorro de otorrinolaringologia a endoscopia digestiva alta (EDA) é imprescindível nos casos de deglutição de corpo estranho. A EDA permite, além da observação direta do corpo estranho, a sua retirada e confirmação de presença de perfuração esofágica.
- Tomografia cervical: Em casos de confirmação de perfuração esofágica pela EDA ou de suspeita de abscesso cervical. Quando houver confirmação de perfuração esofágica, devemos pedir também tomografia de tórax para avaliar possíveis sinais de mediastinite.

DIAGNÓSTICO DIFERENCIAL

Só podemos pensar em diagnóstico diferencial quando o paciente nega ou não se lembra da colocação de corpo estranho.

Em ouvidos

- Em toda situação em que houver otorréia fétida unilateral, como colesteatoma e otite média supurativa.

Em fossas nasais

- Toda situação que leve a obstrução nasal e rinorréia unilateral, como tumores nasossinusais benignos e malignos; bola fúngica, mucocele maxilar, pólipo antro-coanal.

Em orofaringe ou laringe

- Os principais diagnósticos diferenciais estão agrupados nas laringites agudas.

TRATAMENTO

É necessário instruir o paciente a não tentar remover por conta própria, não tentar remover vegetais com água e procurar assistência especializada e equipada (otorrinolaringologista).

Em ouvidos

Um paciente com corpo estranho de ouvidos deve ser sempre encaminhado para um otorrinolaringologista, uma vez que a remoção do corpo estranho deve ser reservada a um profissional com experiência na anatomia cirúrgica da orelha externa e média do paciente, a fim de minimizar ao máximo possíveis complicações otológicas e/ou auditivas.

Também é importante não tentar remover o corpo estranho caso não existam boas condições, pois a manipulação inadequada pode piorar a situação, levando a laceração, sangramento e edema do meato acústico externo, além da possibilidade de lesão da membrana timpânica e cadeia ossicular. No manuseio do paciente com corpo estranho de ouvidos é necessário:

- Avaliar a presença ou não de perfuração timpânica.
- Se o corpo estranho for vivo (insetos) deve-se imobilizar o ser vivo com solução oleosa no conduto, se a membrana estiver íntegra, ou com tampão de algodão embebido com éter ou clorofórmio, se a membrana estiver perfurada.
- Se o material for uma semente vegetal (hidrófilos) deve-se evitar a remoção por lavagem com água. Nestes casos, priorizamos a remoção instrumental.
- Para os demais objetos, se a membrana estiver íntegra, podemos lançar mão da lavagem ou remoção instrumental. Se estiver perfurada, devemos realizar remoção instrumental para que não entre água dentro da orelha média, o que poderia ocasionar uma infecção local.

Em fossas nasais

- Remoção do corpo estranho com o instrumento que trouxer maior facilidade ao médico.
- Lavagem nasal com soro fisiológico a 0,9%.
- A presença de sinais e sintomas de rinossinusite aguda implica tratamento com antibióticos.
- Deve-se ter cuidado na remoção de corpos estranhos, uma vez que podem cair na rinofaringe e ser aspirados.
- Se não houver colaboração do paciente, a anestesia geral torna-se necessária para maior conforto e segurança do procedimento.
- A identificação de uma bateria como corpo estranho representa uma urgência otorrinolaringológica devido ao risco de lesão cáustica.

Em orofaringe e laringe

- Realizar laringoscopia indireta para identificar presença de corpo estranho e tentar remover o mesmo.
- Se não for visível, pedir radiografia simples cervical, para ver se há sinais de complicações cervicais como perfuração esofágica ou abscesso cervical.
- Não sendo possível visualizar o corpo estranho na laringoscopia, devemos sempre pedir endoscopia digestiva alta (EDA) para constatar presença ou não de perfuração esofágica, mesmo que o paciente esteja assintomático. Se ele afirmar que deglutiu corpo estranho e este não for visualizado pela laringoscopia, a endoscopia digestiva alta é obrigatória.
- Nos casos em que não seja possível visualizar o corpo estranho na laringoscopia ou não se consiga retirá-lo, seja por dificuldades técnicas ou por falta de colaboração do paciente, também devemos pedir a EDA.
- Se houver suspeita de abscesso cervical, pedir tomografia cervical com e sem contraste. Ao se confirmar a presença de abscesso cervical, este paciente deverá ser submetido à drenagem cirúrgica pela via mais apropriada e à remoção do corpo estranho.
- Se houver perfuração esofágica, devemos pedir tomografia computadorizada de tórax com e sem contraste, avaliação da cirurgia torácica e internação deste paciente em UTI com antibioticoterapia adequada para mediastinite.

LESÕES QUÍMICAS

INTRODUÇÃO E DEFINIÇÕES

Avanços tecnológicos têm levado à criação de pilhas ou baterias de tamanho reduzido para relógios, câmeras, calculadoras e aparelhos de amplificação sonora individual. Como essas baterias são pequenas e brilhantes, geralmente chamam a atenção de crianças. Elas representam o maior risco de lesão química na otorrinolaringologia. São mais comumente encontradas em ouvido, mas também podem estar presentes nas fossas nasais. Pilhas e baterias são consideradas perigosas, pois sua lesão química pode levar à destruição tecidual.

ETIOLOGIA E FISIOPATOLOGIA

Geralmente uma bateria é composta por dois diferentes eletrodos. Um eletrodo, o ânodo, é um metal, e o outro é um cátodo, um óxido metálico. Tanto o ânodo como o cátodo são conectados a coletores de corrente. Dentro da bateria, temos uma solução eletrolítica capaz de conduzir a corrente elétrica entre estes dois eletrodos. Geralmente, em uma bateria de mercúrio, o cátodo, óxido de mercúrio, sofre uma redução do oxigênio para transformar-se em mercúrio. O oxigênio é transportado pela corrente eletrolítica e oxida o ânodo (geralmente o zinco). Para os átomos de oxigênio combinarem-se com os átomos do metal do ânodo, é necessário que eles percam elétrons. Estes são repassados pelo condutor de eletricidade ao cátodo, promovendo então uma corrente elétrica contínua.

Via de regra, a solução eletrolítica é uma solução alcalina, sendo que 45% são formadas por hidróxido de potássio. Vários mecanismos têm sido propostos para explicar a lesão tecidual criada por baterias alcalinas. Freqüentemente, vazamentos desta solução alcalina causam uma intensa reação tecidual caracterizada por necrose de liquefação. A solução alcalina tem o potencial de penetrar nas camadas profundas do tecido, levando a solubilização de proteínas e colágeno, saponificação de lipídeos e desidratação de células. Todas as camadas teciduais ficam envolvidas em uma intensa reação inflamatória. O contrário ocorre com ácidos, que produzem uma necrose de coagulação nas camadas superficiais do tecido.

Um segundo mecanismo de trauma envolve eletrólise causada por lesão de baixa voltagem entre o ânodo e o cátodo. Enquanto a lesão atravessa o tecido, ferimentos cumulativos podem ocorrer.

ACHADOS CLÍNICOS

Nestes casos, o tempo de permanência da pilha é o mais importante. Quanto maior o tempo de exposição, maior a chance de vazamento da solução alcalina e lesão tecidual. Normalmente, esses pacientes são crianças e chegam no pronto-socorro com história de colocação do corpo estranho há algumas horas. São comuns em canal auditivo externo e fossas nasais. Além do incômodo do corpo estranho, o paciente pode referir dor e sensação de queimação local. No exame físico, os achados são variados. Em ouvidos, pode haver hiperemia de membrana timpânica, hiperemia de conduto auditivo externo, perfurações de membrana timpânica, estenose e queimaduras de conduto auditivo externo, edema e queimaduras de mucosa nasal, perfuração septal. Em alguns casos, a lesão tecidual pode evoluir para desarticulação de cadeia ossicular e até lesão coclear.

EXAMES COMPLEMENTARES

Normalmente, não é necessário pedir algum exame complementar, uma vez que a história é muito clara. No entanto, se houver dúvida diagnóstica, uma radiografia simples de seios paranasais ou de ossos temporais pode ser útil para confirmar a presença da bateria. Muitas vezes, a real dimensão do grau de lesão tecidual promovido pela bateria só é dada durante a sua remoção, muitas vezes por anestesia geral.

DIAGNÓSTICO DIFERENCIAL

Com uma história detalhada, praticamente eliminamos outros diagnósticos diferenciais. No entanto, como diagnóstico diferencial podemos pensar em queimaduras por ácidos.

TRATAMENTO

O tratamento consiste na remoção mais rápida possível de pilhas ou baterias. Muitas vezes, é necessária uma intervenção com anestesia geral pelo conforto e comodidade do paciente. Deve-se privilegiar a remoção do corpo estranho primeiramente. Depois se deve avaliar o grau de lesão tecidual. Em ouvidos, deve-se realizar debridamento de toda a necrose tecidual até exposição de tecido vascularizado. Para evitar estenoses, devem ser realizados curativos com rayon furacinado. Perfurações de membrana timpânica não devem ser corrigidas em um primeiro tempo. No seguimento, devemos pedir audiometria tonal e vocal para avaliar se houve perda auditiva pela lesão química.

Em fossas nasais, também devemos remover o corpo estranho e debridar toda a área de necrose tecidual. Devemos também realizar a correção de sinéquias e após podemos colocar *splint* nasal ou *rayon* furacinado. Perfurações septais também não devem ser corrigidas em um primeiro tempo.

TRAUMA AUDITIVO

INTRODUÇÃO E DEFINIÇÕES

Trauma acústico pode ser definido como lesão coclear induzida por exposição aguda a som de alta intensidade. Perda auditiva induzida por ruído diz respeito a lesão coclear induzida por exposição prolongada a sons acima de 85 db.

FISIOPATOLOGIA

O estímulo vibratório – mecânico (som), ao atingir a cóclea, estimula as células ciliadas externas (CCE). Esse estímulo vai ser amplificado em direção às células ciliadas internas (CCI). Estímulos sonoros acima de 85 dB podem ser lesivos às CCE e eventualmente às CCI.

Estímulos entre 85 e 110 db podem, a depender do tempo de exposição, gerar dois tipos de perda auditiva:

a) Temporária: quando retirado o estímulo, a fisiologia coclear volta ao normal.
b) Permanente: quando ocorrem lesões irreversíveis. A chance de lesão permanente é diretamente proporcional à intensidade e duração do estímulo, portanto com efeito cumulativo.

Tais alterações fisiopatológicas estão implicadas na gênese da entidade clínica perda auditiva induzida por ruído (PAIR). É uma perda auditiva de caráter insidioso.

Estímulos acima de 120 dB podem originar lesões abruptas da membrana basilar e desorganização de células ciliadas. Estão envolvidas na gênese da entidade clínica trauma acústico.

ACHADOS CLÍNICOS

Na história destes pacientes, temos uma exposição repentina a ruído de alta intensidade (> 120 db), perda auditiva neurossensorial severa ou profunda, geralmente unilateral, abrupta e permanente. Podem haver alguns sintomas associados como zumbido e, eventualmente, sintomas vestibulares. Eventualmente, pode haver melhora da audição durante a evolução. O diagnóstico é clínico e audiométrico. O exame físico geralmente é normal. Em raros casos pode haver perfuração septal na otoscopia.

EXAMES COMPLEMENTARES

Como já foi dito, a audiometria é o exame de escolha para fechar diagnóstico de trauma acústico. Caso não seja possível realizar audiometria, podemos realizar testes com diapasão acústico de 500 Hz para estipular se estamos diante de uma perda neurossensorial uni ou bilateral.

DIAGNÓSTICO DIFERENCIAL

O principal diferencial de trauma acústico é a perda auditiva induzida por ruído (PAIR). Na PAIR, a doença é de caráter insidioso, a exposição a ruído sonoro é prolongada e superior a 85 db. Geralmente, a perda auditiva é neurossensorial bilateral e simétrica. A perda inicia-se na freqüência de 4000 Hz e, em seguida, caso perdure o estímulo patológico, acomete freqüências vizinhas, de 3000 e 6000 Hz. Com a progressão da doença, à medida que aumenta o limiar tonal para freqüências agudas, as freqüências graves (2000, 1000 e 500 Hz, nesta ordem) podem começar a ser afetadas.

TRATAMENTO

O tratamento está baseado em repouso acústico, medicamentoso e acompanhamento audiométrico. Os medicamentos que podem ser prescritos são: vasodilatadores diretos (ácido nicotínico e papaverina), corticoterapia e sedativos labirínticos, se necessários.

Se houver perfuração timpânica, o paciente deve ser instruído a manter o ouvido seco e a sua correção cirúrgica deverá ser avaliada posteriormente mediante acompanhamento ambulatorial.

Algoritmo 191.1 – Conduta frente ao paciente com corpo estranho de ouvido

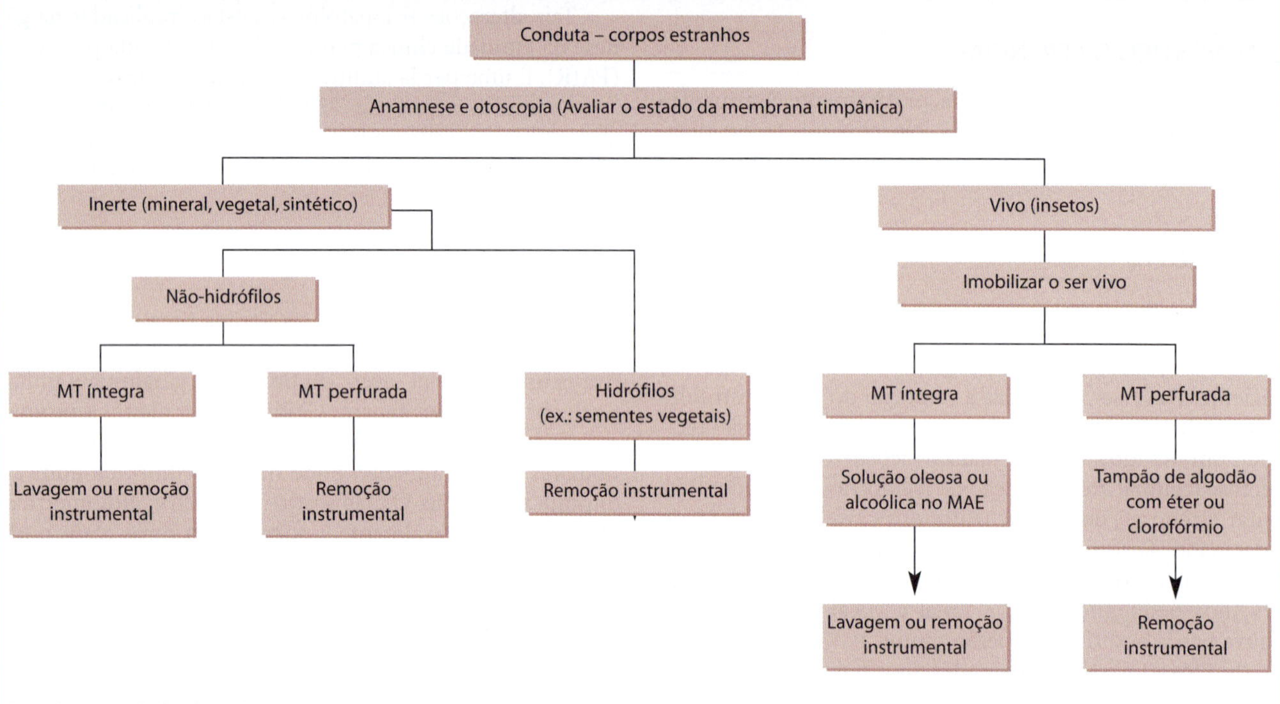

Algoritmo 191.2 – Conduta frente ao paciente com história de deglutição de corpo estranho

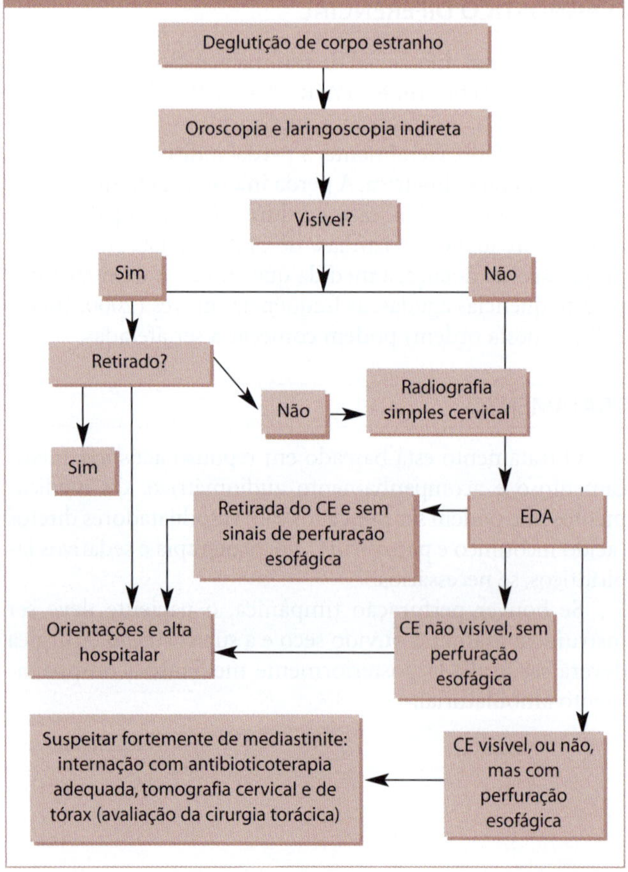

LEITURA ADICIONAL

1. Capo JM, Lucenete FE. Alkaline battery foreign bodies of the ear and nose. Arch Otorryngol Head and Neck Surg 1986 May; v.112.
2. Rachlin LS. Assault with battery. N Engl J Med 1984; 311: 921-2.
3. Votteler TP, Nash JC, Rutledge JC. The hazards of ingestesalkaline disk batteries in children. JAMA 1983; 249: 2504-6.
4. Bento RF, Mimiti A e Marone. Tratado de otologia. Editora da Universidade de São Paulo/Fundação Otorrinolaringologia. Balbani AP, Sanchez TG, Butugan O, Kii MA, Angélico JFV, Ikino CM, D'Antonio WE. Ear nose foreign body removal in children. International Journal Pediatric Otorhinolaringology 1998; 46(1-2): 37-42.
5. Fapesp, 1998.
6. Miniti A, Bento RF, Butugan O. Otorrinolaringologia clínica e cirúrgica. Livraria Atheneu Editora; 1993.
7. Seminários do Programa da Residência Médica da Divisão da Clínica Otorrinolaringológica do Hospital das Clínicas da Universidade de São Paulo; 2003, 2004.
8. Bento RF, Lessa MM, Chung D, Wiikman C, Miniti A. Corpo estranho de orelha externa. In: Condutas práticas em otologia. São Paulo: Fundação Otorrinolaringologia; 2002.
9. Voegels RL, Lessa MM, Butugan O, Bento RF, Miniti A. Corpos estranhos. In: Condutas práticas em rinologia. São Paulo: Fundação Otorrinolaringologia; 2002.
10. Bento RF, Lessa MM, Chung D, Wiikman C, Miniti A. Trauma acústico e perda induzida por ruído auditivo. In: Condutas práticas em rinologia. São Paulo: Fundação Otorrinolaringologia; 2002.

SEÇÃO

IX

Emergências Oftalmológicas

Coordenador
Samir Jacob Bechara

Infecções Oculares Agudas

CAPÍTULO 192

Renato Garcia
Emerson Fernandes de Souza e Castro
Samir Jacob Bechara

TÓPICOS IMPORTANTES

- As infecções oculares agudas podem acometer os segmentos oculares externo e interno.
- Entre as principais entidades clínicas infecciosas e não-infecciosas que podem compor o diagnóstico diferencial de olho vermelho estão olho seco, blefarite, conjuntivite, ceratite, esclerite, episclerite, abrasão corneana, corpo estranho corneano, hemorragia subconjuntival, tumor conjuntival, uveítes e glaucoma agudo.
- Em qualquer uma das estruturas acometidas, as principais manifestações clínicas são olho vermelho, dor e diminuição da acuidade visual.
- É a forma mais comum das conjuntivites.
- A conjuntivite bacteriana pode ser classificada de acordo com o agente etiológico e forma de início (hiperaguda, aguda e crônica).
- A conjuntivite aguda apresenta como principais agentes nas crianças o *S. pneumoniae* e *Haemophilus* e em adultos o *Staph. epidermidis* e o *Staph. aureus*.
- Apresenta-se como uma conjuntivite subaguda a crônica em adultos.
- O quadro clínico caracteriza-se por sensação de corpo estranho, fotofobia, lacrimejamento, diminuição da acuidade visual, dor, edema palpebral, secreção purulenta, hiperemia conjuntival e úlcera corneana.
- A infecção corneana por este agente ocorre predominantemente em usuários de lentes de contato, particularmente entre os que, indevidamente, lavam ou mantêm as lentes em água de torneira.
- Merece destaque a toxoplasmose, que representa a principal causa de uveíte no Brasil.
- O quadro ativo apresenta diminuição da acuidade visual, lesão retiniana branco-amarelada focal ativa com exsudação, lesões satélites já cicatrizadas, vitreíte, vasculite e papilite.

INTRODUÇÃO E DEFINIÇÕES

As infecções oculares agudas podem acometer os segmentos oculares externo e interno.

As principais estruturas acometidas no segmento externo são: conjuntiva, córnea, episclera e esclera. No interno podem ser acometidos câmara anterior, vítreo, retina, coróide e papila. Entre as principais entidades clínicas infecciosas e não-infecciosas que podem compor o diagnóstico diferencial de olho vermelho estão olho seco, blefarite, conjuntivite, ceratite, esclerite, episclerite, abrasão corneana, corpo estranho corneano, hemorragia subconjuntival, tumor conjuntival, uveítes e glaucoma agudo (Algoritmo 192.1).

Em qualquer uma das estruturas acometidas, as principais manifestações clínicas são olho vermelho, dor e diminuição da acuidade visual.

As infecções oculares podem dividir-se de acordo com os microrganismos que causam o processo infeccioso. Na maior parte dos casos, tratam-se de bactérias, clamídias, vírus e fungos. Muito raramente, as infecções oculares afetam apenas uma parte do olho. Mais freqüentemente são infecções simultâneas que acometem a conjuntiva e a córnea. Os agentes infecciosos podem se alastrar por todo o olho, provocando infecções intraoculares bem mais difíceis de se tratar.

CONJUNTIVITES VIRAIS

É a forma mais comum das conjuntivites. Ocorrem em crises epidêmicas e podem, em alguns casos, produzir opacidades corneanas com redução da visão. Têm duração média de 3-4 semanas e o período de contágio inclui os primeiros dez dias do quadro. A transmissão ocorre através das vias respiratórias e secreção ocular. Suas formas mais comuns de manifestação são a febre faringoconjuntival e a ceratoconjuntivite epidêmica.

A febre faringoconjuntival acomete principalmente crianças que freqüentam escolas e piscinas, com maior freqüência no verão. O principal agente etiológico é o adenovírus subtipos 3, 4 e 7. Inicialmente unilateral, manifesta-se com febre, faringite, adenopatia pré-auricular, folículos conjuntivais, lacrimejamento, hiperemia conjuntival, desconforto e fotofobia.

A ceratoconjuntivite epidêmica, altamente contagiosa, tem como principal agente o adenovírus subtipos 8, 9, 11 e 19. Manifesta-se com sensação de corpo estranho, hiperemia conjuntival, quemose, folículos conjuntivais, hemorragias subconjuntivais, secreção catarral e edema palpebral. O segundo olho é acometido depois de 2 a 3 dias. Nos casos mais graves, podem surgir pseudomembranas e infiltrados subepiteliais.

O diagnóstico é clínico e a identificação do vírus pode ser feita por PCR (*polymerase chain reaction*). O tratamento, inespecífico, consiste de compressas frias e lubrificantes oculares várias vezes ao dia. Indicam-se os corticóides tópicos na presença de ceratite e infiltrados subepiteliais. As pseudomembranas conjuntivais devem ser removidas delicadamente. O paciente deve ser orientado quanto aos modos de contaminação para evitar a disseminação da doença.

Em casos de conjuntivite folicular unilateral após alguns dias, deve-se suspeitar de infecção herpética. Geralmente estes casos estão associados a comprometimento corneano, que será discutido a seguir. O tratamento é feito com antiviral tópico.

CONJUNTIVITES BACTERIANAS

A conjuntivite bacteriana pode ser classificada de acordo com o agente etiológico e forma de início (hiperaguda, aguda e crônica).

A conjuntivite hiperaguda apresenta início abrupto com grande quantidade de secreção purulenta que se forma logo após a limpeza das pálpebras. Pode se complicar com ulceração da córnea, perfuração ocular e endoftalmite em 15 a 40% dos casos. Manifesta-se sob as formas de conjuntivite gonocócica do recém-nascido e conjuntivite gonocócica do adulto. Outros agentes, além da *Neisseria gonorrhoeae*, causam esta forma de conjuntivite, como a *N. meningitidis, Pseudomonas* e *Proteus*.

A conjuntivite gonocócica do recém-nascido desenvolve-se nos primeiros cinco dias depois do parto. Apresenta-se com secreção conjuntival abundante e purulenta, hiperemia conjuntival intensa, quemose, edema palpebral, formação de pseudomembranas e linfadenopatia pré-auricular. No adulto, manifesta-se com quemose, dor, secreção serosa ou serohemorrágica no início e purulenta posteriormente, edema palpebral, hiperemia conjuntival, formação de pseudomembranas e linfadenopatia pré-auricular.

O diagnóstico é *clínico e laboratorial*, através da coloração de Gram, que mostra diplococos Gram-negativos intracelulares. Tanto as crianças quanto os adultos devem ser considerados infectados sistemicamente. Indica-se o tratamento sistêmico com ceftriaxona 125 mg IM dose única para crianças e 1 g para o adulto, associado a doxiciclina 100 mg 2 vezes por dia por 7-14 dias. Em caso de contra-indicação da ceftriaxona, utiliza-se gentamicina. Associa-se tratamento local com pomada de eritromicina e limpeza ocular com cloreto de sódio 0,9% e colírio de gentamicina. Recomenda-se adicionar o tratamento para infecção por clamídia, devido à freqüente associação destes dois agentes.

A conjuntivite aguda apresenta como principais agentes nas crianças o *S. pneumoniae* e o *Haemophilus* e em adultos o *Staph. epidermidis* e o *Staph. aureus*. A contaminação se dá através do contato com secreções infectadas. Geralmente, ambos os olhos são acometidos com início não simultâneo (intervalo de 24 a 48 horas). O quadro clínico caracteriza-se por hiperemia conjuntival, desconforto, sensação de corpo estranho, secreção amarelada principalmente ao acordar, lacrimejamento, quemose, papilas conjuntivais e edema palpebral. O diagnóstico é clínico e a identificação dos agentes pode ser feita por cultura de secreção conjuntival. Na maioria dos casos, o tratamento consiste no uso de colírios de antibióticos de amplo espectro tais como cloranfenicol, ofloxacina, gentamicina, neomicina, tobramicina e ciprofloxacina a cada 2 horas no início e, com a melhora dos sintomas, reduz-se a freqüência. Está indicado tratamento sistêmico com ampicilina 50-100 mg/kg/dia VO para crianças infectadas com *H. influenzae*.

A conjuntivite crônica apresenta-se com hiperemia conjuntival, desconforto, sensação de corpo estranho e secreção seca no canto interno dos olhos pela manhã. Está relacionada a blefaroconjuntivite por estafilococos. O tratamento consiste em higiene da pálpebra e colírio à base de cloranfenicol.

INFECÇÕES POR CLAMÍDIA

Causadas pelos sorotipos D a K da *Chlamydia trachomatis* através de auto-inoculação de secreção genital ou piscinas sem tratamento adequado. Geralmente, está associada à infecção genital concomitante. Apresenta-se como uma conjuntivite subaguda a crônica em adultos. Pode apresentar-se também como uma conjuntivite neonatal, muitas vezes associada à infecção sistêmica por Clamídia, sob a forma de otite, rinite e pneumonite.

O quadro clínico nos adultos manifesta-se por secreção mucopurulenta, folículos grandes, principalmente no fórnice inferior, e linfadenopatia dolorosa. Nos casos de comprometimento neonatal, a conjuntivite, em geral, inicia-se de cinco a dezenove dias após o nascimento. Neste caso, o quadro clínico apresenta-se com secreção mucopurulenta e papilas na conjuntiva tarsal.

Em ambas as apresentações, o diagnóstico é clínico e o agente pode ser identificado por métodos laboratoriais. O tratamento é tópico, através do uso da tetraciclina, e sistêmico, com o uso da eritromicina (25 mg/kg duas vezes por dia por duas semanas) ou azitromicina (1 g dose única em adultos) ou doxiciclina 200 mg por 3 semanas.

CERATITES VIRAIS

As ceratites virais têm como principais agentes o herpes simplex e o herpes zoster.

Ceratite por herpes simplex: existem dois tipos de apresentação: infecção ocular primária, que ocorre na infância e está associado a pródromo viral. Apresenta ainda blefaroconjuntivite auto-limitada, vesículas na região periorbital e nas pálpebras, conjuntivite folicular unilateral e linfadenopatia pré-auricular. Neste caso, o tratamento consiste em apenas prevenção da ceratite propriamente dita, que pode ocorrer em poucos casos, através do uso de aciclovir ocular. *Doença recorrente:* o vírus permanece em estado latente no gânglio trigeminal e nas terminações nervosas da córnea e quando se reativa manifesta-se como ceratite epitelial, ceratite disciforme, e/ou ceratite estromal necrotizante.

- Ceratite epitelial: apresenta-se com desconforto, lacrimejamento, diminuição da acuidade visual, úlcera dendrítica com terminações em bulbos, sensibilidade da córnea reduzida e hiperemia conjuntival. As úlceras são bem avaliadas através do uso de corantes de fluoresceína e de rosa bengala. O diagnóstico é clínico e o tratamento é feito com aciclovir pomada oftalmológica cinco vezes por dia até a cicatrização da úlcera.
- Ceratite disciforme: acredita-se que seja uma reação de hipersensibilidade exagerada ao antígeno viral. Associa-se a história de úlcera dendrítica pregressa. Apresenta-se com perda de acuidade visual, espessamento estromal bem de-

limitado, edema epitelial, precipitados ceráticos e redução na sensibilidade corneana. O tratamento é feito com corticóide tópico e aciclovir pomada oftalmológica por algumas semanas.

- Ceratite estromal necrotizante: causada por invasão viral e necrose tecidual. Trata-se de uma forma rara e pode não estar associada a doença epitelial prévia. Apresenta-se com diminuição da acuidade visual, desconforto, dor, necrose estromal, uveíte anterior e precipitados ceráticos. O tratamento, numa primeira etapa, tem como objetivo curar a lesão epitelial com o uso de antivirais tópicos. Em seguida, inicia-se o uso de corticosteróide tópico associado ao antiviral para o tratamento da inflamação estromal.
- As infecções por herpes simplex podem ainda provocar uveítes e retinites em formas associadas ou isoladas que serão discutidas a seguir.

Ceratite por herpes zoster: causada pelo vírus da *Varicella Zoster*, pode acometer crianças, idosos e imunodeprimidos. Apresenta lesões vesiculares periorbitais e palpebrais, congestão conjuntival, diminuição da sensibilidade corneana e ceratite. O tratamento sistêmico consiste no uso de antiviral via oral 800 mg 5 vezes ao dia por 7-14 dias; o tratamento ocular consiste no uso de pomada antiviral oftalmológica (aciclovir). Adicionam-se esteróides quando o comprometimento epitelial já estiver resolvido.

CERATITE (ÚLCERA DE CÓRNEA) BACTERIANA

Agentes como a *Neisseria gonorrhoeae* e *H. influenzae* são capazes de penetrar o epitélio intacto e causar a ceratite. Outras bactérias, como a *Pseudomonas aeruginosa*, *S. aureus*, causam ceratite apenas se houver algum comprometimento prévio da integridade do epitélio corneano, como ocorre em usuários de lente de contato, doença corneana preexistente e deficiência do filme lacrimal. O quadro clínico caracteriza-se por sensação de corpo estranho, fotofobia, lacrimejamento, diminuição da acuidade visual, dor, edema palpebral, secreção purulenta, hiperemia conjuntival e úlcera corneana. O diagnóstico é clínico e a identificação do agente pode ser feita através de cultura. O princípio do tratamento envolve o uso de colírios de antibiótico de largo espectro. Os colírios concentrados de gentamicina e a cefazolina são os mais comuns. Em caso de monoterapia, preferem-se os derivados de fluoroquinolonas.

Tabela 192.I – Fatores predisponentes à infecção corneana
• Abrasão de córnea
• Trauma
• Lente de contato: *Pseudomonas* e *Acanthamoeba*
• Doença palpebral: *Staphylococcus*
• Doenças oculares prévias: ceratite herpética
• Uso crônico de colírios: *Pseudomonas*
• Atopia
• Cirurgia ocular
• Imunodeprimidos, idosos

CERATITE FÚNGICA

Os agentes filamentosos, *Aspergillus* e *Fusarium spp.*, são mais comuns após trauma ocular envolvendo material orgânico como madeira e plantas. Entre os não-filamentosos (leveduras) destacam-se a *Candida albicans*, que se desenvolve em doença corneana preexistente ou em pacientes imunocomprometidos. Em nosso meio, os fungos filamentosos são a causa mais freqüente de ceratite fúngica. Normalmente os fungos não penetram na córnea íntegra, sendo o trauma ocular o maior fator de risco relacionado com o seu desenvolvimento, principalmente material vegetal. Outros fatores, como uso de lentes de contato, diabete melito, uso de corticosteróide tópico e lesões no epitélio corneano, também estão relacionados ao maior risco de ceratite fúngica. O quadro clínico inicia-se com sensação de corpo estranho, fotofobia, diminuição da acuidade visual e secreção ocular. Nos casos das ceratites por fungos filamentosos, encontram-se infiltrado estromal acinzentado com margens mal delimitadas, placa endotelial e hipópio. Nos casos de ceratite por *Candida*, observa-se úlcera branco-amarelada com densa supuração semelhante às ceratites bacterianas. O diagnóstico é clínico e a identificação do fungo é feita por meio de cultura. O tratamento pode ser tópico, através do uso de colírios de natamicina para *Fusarium* e anfotericina para cândida, assim como para os casos mais graves de ceratite por fungos filamentosos. O tratamento sistêmico para os casos mais graves é feito com cetoconazol, fluconazol ou *Itraconazol* via oral (200 mg/dia).

CERATITE POR *ACANTHAMOEBA*

A infecção corneana por este agente ocorre predominantemente em usuários de lentes de contato, particularmente entre os que, indevidamente, lavam ou mantêm as lentes em água de torneira. Outro modo de contaminação freqüente ocorre em piscinas que contêm os cistos da *Acanthamoeba*. O quadro clínico é caracterizado por diminuição da acuidade visual e dor intensa desproporcional aos sinais clínicos. Os principais sinais são hiperemia conjuntival, infiltrado no estroma anterior, infiltrado perineural, ceratite puntata ou pseudodendrítica, epiteliopatia multifocal, abscesso em forma de anel paracentral e progressiva opacificação estromal. O diagnóstico é clínico e a identificação do agente é feita através de cultura de secreção ocular e da lente de contato. O tratamento, que se prolonga por vários meses, utiliza agentes amebicidas como a propamidina e a biguanida, além de antibióticos, como a neomicina.

EPISCLERITE E ESCLERITE

A episclerite, predominantemente idiopática, pode apresentar causas infecciosas, tais como o herpes zoster, o herpes simplex e a lues. Afeta principalmente adultos jovens do sexo feminino. O quadro clínico caracteriza-se por hiperemia setorial aguda e dor ocular leve e localizada. O diagnóstico é clínico e pode ser diferenciado de esclerite através da administração de felinefrina tópica: após 10-15 minutos os vasos episclerais ingurgitados na episclerite regridem e a hiperemia ocular diminui. O tratamento é realizado com uso de lubrificantes oculares, corticóides tópicos, antiinflamatórios não-hormonais sistêmicos, além do tratamento específico contra os agentes infecciosos.

A esclerite freqüentemente associa-se a doenças sistêmicas. Entre as causas infecciosas, destacam-se: herpes zoster, lues, tuberculose e *Pseudomonas*. Pode ser dividida em anterior difusa, nodular anterior, necrosante anterior e posterior. Os principais sintomas são dor ocular intensa, diminuição da acuidade visual insidiosa, inflamação de vasos conjuntivais, episclerais e esclerais setorial ou difusa. O diagnóstico é clínico, semelhante ao da episclerite. O tratamento consiste no uso de antiinflamatórios não-hormonais sistêmicos, corticóides sistêmicos e tratamento específico contra os agentes infecciosos.

UVEÍTES

As afecções inflamatórias do trato uveal (íris, corpo ciliar e coróide) dividem-se em anteriores, intermediárias, posteriores e as panuveítes. Quanto à etiologia, podem ser idiopáticas, associadas a doenças sistêmicas e infecciosas. A seguir, as principais uveítes infecciosas.

Uveítes virais

A uveíte anterior infecciosa freqüentemente está associada à doença herpética, principalmente a ceratite herpética. Apresenta-se como uveíte anterior, com ceratite numular, precipitados ceráticos, reação leve de câmara anterior, atrofia de íris, sinéquia posterior. O diagnóstico é clínico e o tratamento da uveíte é feito com corticóide e midriático tópicos. O tratamento da ceratite, se associada, deve ser realizado concomitantemente.

A uveíte posterior infecciosa apresenta-se como:

- Necrose retiniana aguda (ARN): é uma forma fulminante de necrose retiniana por infecção viral. Pode ser uni ou bilateral e está relacionada ao vírus da *Varicella zoster*, herpes simplex tipo 2 e citomegalovírus. Os pacientes são tipicamente saudáveis e não debilitados, embora possa ocorrer em alguns pacientes com Síndrome da Imunodeficiência Adquirida (SIDA). O quadro se apresenta com perda abrupta da visão, exsudação celular vítrea, hemorragias retinianas, arterite retiniana oclusiva, vitreíte e retinite multifocal periférica. O diagnóstico baseia-se na aparência clínica e o tratamento consiste no uso de antivirais sistêmicos. Após 24 horas, adicionam-se corticosteróides via oral.
- Necrose retiniana externa progressiva (PORN): é a forma de retinite herpética necrotizante que ocorre em pacientes com SIDA. Ao contrário da ARN, o pólo posterior pode ser comprometido de forma precoce. O prognóstico visual costuma ser pobre e o uso de antivirais, em geral ganciclovir endovenoso, é ineficaz.
- Retinite por citomegalovírus: infecção mais comum no paciente com SIDA. Apresenta-se como opacificação branca geográfica associada a vasculite, vitreíte e hemorragia retiniana. O tratamento deve ser feito com ganciclovir endovenoso e, em alguns casos, intravítreo.

Uveítes bacterianas

Geralmente apresentam-se como panuveítes, associando a iridociclite à uveíte posterior. Os principais agentes etiológicos são a tuberculose e a sífilis.

Atualmente, vem aumentando a incidência de tuberculose em nosso meio, em parte devido à propagação da SIDA. O bacilo da tuberculose tem alta afinidade por oxigênio e por isso suas lesões freqüentemente aparecem no ápice pulmonar e na coróide, que tem um dos fluxos sangüíneos mais altos do nosso corpo. Apresenta-se como uveíte anterior, com ou sem ceratite, diminuição da acuidade visual, nódulos branco-amarelados de bordas mal definidas na coróide, vasculite retiniana, oclusões vasculares, vitreíte densa e papilite. O diagnóstico é geralmente presumido, apoiando-se em dados como PPD, RX de tórax, aspecto clínico e teste terapêutico. O tratamento é realizado com drogas antituberculosas (rifampicina, isoniazida, pirazinamida e etambutol), corticóide sistêmico, além do tratamento específico para a uveíte anterior.

Entre 5% a 10% dos casos de sífilis secundária desenvolvem uveíte. O envolvimento ocular pode apresentar dor, hiperemia, fotofobia, diminuição da acuidade visual, uveíte anterior, nódulos irianos, vitreíte, coroidite focal ou multifocal, vasculites, hiperpigmentação retiniana, neuroretinite e papilite. O diagnóstico é feito através de testes sorológicos (FTA-ABS, ELISA, VDRL) e do aspecto clínico, que pode mascarar muitas doenças oculares com outras etiologias. Portanto, em casos de uveítes que não respondem a tratamento, a sífilis deve ser lembrada e tratada. O tratamento consiste no uso de penicilina e medidas específicas para a uveíte anterior.

Uveítes por protozoários

Merece destaque a toxoplasmose, que representa a principal causa de uveíte no Brasil. Apresenta-se como uveíte posterior, na maioria das vezes, e como panuveíte em casos mais graves. Pode ser adquirida através de alimentos crus ou mal cozidos que contêm cistos do *Toxoplasma gondii*. O quadro ativo apresenta diminuição da acuidade visual, lesão retiniana branco-amarelada focal ativa com exsudação, lesões satélites já cicatrizadas, vitreíte, vasculite e papilite. O diagnóstico é clínico com sorologia positiva para anticorpos de toxoplasma. Trata-se a uveíte anterior com corticóide e midriático tópicos, e a uveíte posterior com pirametamina e sulfonamida. Em casos de vitreíte intensa e comprometimento macular, pode ser usado corticóide via oral.

ENDOFTALMITES

Referem-se à inflamação intra-ocular envolvendo predominantemente cavidade vítrea e câmara anterior. As endoftalmites podem ser infecciosas e não-infecciosas. As de causa infecciosa são as mais freqüentes e podem ser exógenas, quando o agente origina-se do meio externo, e endógenas, em que o agente infeccioso penetra o olho por contigüidade ou por via hematogênica.

A maior parte dos casos é de causa pós-operatória e 90% dos casos decorrem de infecção bacteriana (*S. epidermidis*, *S.aureus*, *Streptococcus sp*).

Os principais sinais e sintomas são: diminuição da acuidade visual, reação de câmara anterior, hipópio, vitreíte, dor intensa, hiperemia, edema conjuntival (quemose) e edema de pálpebra. O prognóstico visual é pobre e o quadro deve ser identificado o quanto antes para conduta agressiva imediata.

O diagnóstico é clínico, ultra-sonográfico (organização vítrea) e através de culturas de material obtido de câmara anterior e de cavidade vítrea.

O tratamento pode ser feito com uso de antibióticos sistêmicos, tópicos e intravítreo em casos leves, indicando-se a vitrectomia em casos graves.

As principais causas de infecções oculares agudas estão listadas na Tabela 192.II. O rápido diagnóstico e introdução do tratamento é fundamental no prognóstico da acuidade visual final e de complicações que prejudicam a qualidade de vida do paciente.

Tabela 192.II – Principais causas de infecções oculares agudas

- Conjuntivites:
  - Conjuntivites virais:
    - Febre faringoconjuntival: adenovírus subtipos 3, 4 e 7
    - Ceratoconjuntivite epidêmica: adenovírus subtipos 8, 9, 11 e 19
    - Infecção herpética
  - Conjuntivites bacterianas:
    - Conjuntivite hiperaguda: *Neisseria gonorrhoeae, N. meningitidis, Pseudomonas* e *Proteus*
    - Conjuntivite aguda:
      - Crianças: *S. pneumoniae* e *Haemophilus*
      - Adultos: *Staph. epidermidis* e *Staph. aureus*
  - Infecções por Clamídia: sorotipos D a K da *Chlamydia trachomatis*
- Ceratites:
  - Virais: herpes simplex e herpes zoster
  - Bacterianas: *Neisseria gonorrhoeae, H. influenzae, Pseudomonas aeruginosa, S. aureus*
  - Fungos:
    - filamentosos: *Aspergillos* e *Fusarium spp.*
    - não filamentosos (leveduras): *Candida albicans*
  - Ceratite por *Acanthamoeba*
- Episclerite: herpes zoster, herpes simplex e sífilis
- Esclerite: herpes zoster, sífilis, tuberculose e outras bactérias como a *Pseudomonas*
- Uveítes
  - Uveítes virais: herpes simplex, *Varicella Zoster* e Citomegalovírus
  - Uveítes bacterianas: tuberculose e sífilis.
  - Uveítes por protozoários: toxoplasmose
- Endoftalmite: pós-operatória: *S. epidermidis, S.aureus, Streptococcus sp.*

Algoritmo 192.1 – Diagnóstico diferencial de olho vermelho

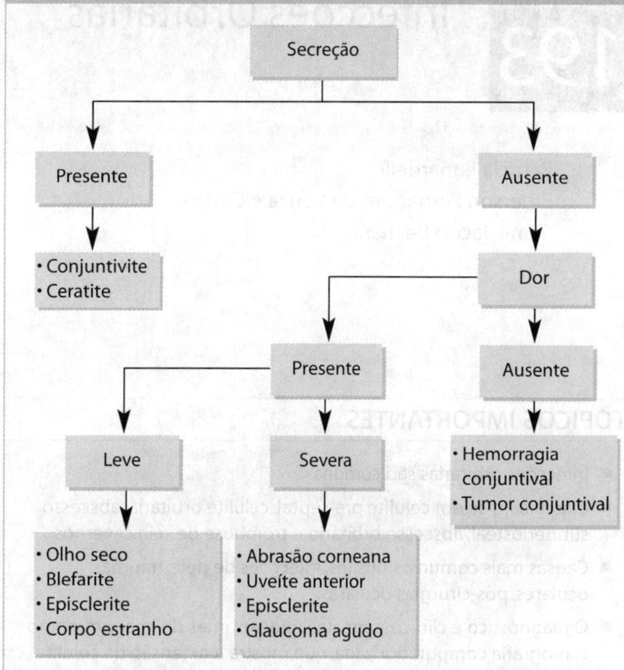

LEITURA ADICIONAL

1. Usuba FS. Diagnóstico diferencial do olho vermelho. In: Takahashi WY. Traumatismos e emergências oculares. São Paulo: Roca; 2003. p.27-34.
2. Alves MR, et al. Conjuntivites infecciosas. In: Takahashi WY. Traumatismos e emergências oculares. São Paulo: Roca; 2003. p.35-41.
3. Alves MR, et al. Ceratites infecciosas. In: Takahashi WY. Traumatismos e emergências oculares. São Paulo: Roca; 2003. p.43-57.
4. Cullom JR, Chang B. The Wills eye manual: office and emergency room diagnosis and treatment of eye disease. 2. ed. Philadelphia: Lippincott Company; 1994. p.71-87.
5. Herpetic Eye Disease Study Group. Oral acyclovir for herpes simplex virus eye disease: effect on prevention of epithelial keratitis and stromal keratitis. Arch Ophthalmology 2000; 118:1030-6.
6. Bron AJ, Seal DV, Hay J. Ocular infection: investigation and treatment in practice. St. Louis: Mosby; 1998.
7. Dantas MCN, Holzchuh N, et al. Manual de condutas em córnea e doenças externas. 2002. p.43-83.
8. Kanski LK. Clinical ophthalmology: a systematic approach. 2003. p.102-7.
9. Cunninghan ET Jr. Diagnosis and management of herpetic anterior uveits. Ophthalmology. 2001; 107: 2129-30.
10. American Academy of Ophthalmology. Occular toxoplasmosis. In: Intraocular inflammation and uveits. 2003-2004. p.160-5.
11. American Academy of Ophthalmology. Endophthalmitis. In: Intraocular inflammation and uveits. 2003-2004. p.205-25.
12. American Academy of Ophthalmology. Infectious diseases of the external eye: clinical aspects. In: Intraocular inflammation and uveits. 2003-2004. p.129-78.

CAPÍTULO

193 Infecções Orbitárias

Patrícia Lunardelli
Emerson Fernandes de Souza e Castro
Samir Jacob Bechara

TÓPICOS IMPORTANTES

- Infecções orbitárias são comuns.
- Classificam-se em celulite pré-septal, celulite orbitária, abscesso subperiosteal, abscesso orbitário e trombose de seio cavernoso.
- Causas mais comuns: sinusites, infecções de pele, traumas oculares, pós-cirurgias oculares.
- O diagnóstico é clínico, com auxílio de exames de imagem, como tomografia computadorizada, que mostra a extensão da celulite para a cavidade orbitária.
- O tratamento consiste de antibioticoterapia – ceftriaxone + vancomicina endovenosos. Nos adultos, associar estas duas drogas ao metronidazol.
- Internação indicada na maioria dos casos.
- Realizar avaliação oftalmológica completa pelo menos duas vezes ao dia.
- Abordagem cirúrgica é indicada nos casos de abscessos subperiosteais.

INTRODUÇÃO E DEFINIÇÕES

Infecções orbitárias e dos anexos oculares são relativamente comuns, sendo mais freqüentes em crianças. Neste grupo encontramos também os maiores índices de sérias complicações decorrentes de infecções orbitárias.

O conhecimento da anatomia da órbita auxilia a compreensão da fisiopatologia das infecções orbitárias. Os tecidos da órbita separam-se dos tecidos palpebrais por uma estrutura chamada de septo orbitário. Este septo é uma fina membrana que se origina no periósteo da rima orbitária e insere-se superiormente e inferiormente em estruturas palpebrais. Na pálpebra superior, o septo insere-se na aponeurose do músculo levantador da pálpebra superior, na borda superior do tarso; na pálpebra inferior, insere-se na borda tarsal inferior. A órbita também é revestida por uma fina camada de periósteo, a periórbita, sendo menos aderente aos ossos da cavidade orbitária na porção anterior. A periórbita atua como uma importante barreira contra o alastramento de infecções provenientes dos seios da face, principalmente os seios etmoidal e maxilar.

As infecções localizadas na face anterior do septo orbitário denominam-se pré-septais ou celulite pré-septal, enquanto que as posteriores são as celulites pós-septais ou celulites orbitárias.

As celulites pré-septais são mais freqüentes que as celulites orbitárias. A taxa de incidência varia entre 71-84% para as celulites pré-septais e 16-28% para as celulites orbitárias. A idade média da população é de sete anos, e observa-se um aumento no número dos casos durante o inverno.

CLASSIFICAÇÃO, ETIOLOGIA E FISIOPATOLOGIA

As infecções orbitárias classificam-se de acordo com a localização anatômica da lesão (Tabela 193.I).

No estágio 1 (celulite pré-septal), o edema palpebral permanece restrito à porção anterior do septo orbitário, freqüentemente sem sinais ou sintomas oculares. O edema palpebral resulta da redução da drenagem venosa e linfática do seio nasal obstruído. No estágio 2, ocorre a extensão posterior do edema através do septo orbitário e a presença de sinais e sintomas oculares, tais como quemose, proptose, limitação dos movimentos oculares e comprometimento da acuidade visual. No estágio 3, forma-se uma coleção de pus entre a órbita e o periósteo adjacente ao seio comprometido, causando perda visual importante e proptose. No estágio 4, o abscesso orbitário (intraconal) causa oftalmoplegia completa, perda visual e proptose. Na trombose de seio cavernoso, há proptose bilateral, edema periorbitário com oftalmoplegia, perda visual e meningismo (sinal tardio).

Ressalte-se ser difícil caracterizar cada estágio de maneira isolada, não havendo correlação clínica entre a extensão da lesão e os sinais e sintomas oculares. Cada estágio não necessariamente evolui para o seguinte.

As infecções ocorrem por três mecanismos básicos: por continuidade (foco de sinusite adjacente, o mais comum),

Tabela 193.I – Classificação das infecções orbitárias
1 – Celulite pré-septal
2 – Celulite orbitária
3 – Abscesso subperiosteal
4 – Abscesso orbitário
5 – Trombose de seio cavernoso

por inoculação direta do agente infeccioso (através de trauma ocular ou infecção da pele), ou por infecção à distância (por exemplo, os casos de otite média e pneumonia).

Noventa por cento de todas as causas de celulites orbitárias são causadas por afecções dos seios paranasais, a maioria do seio etmoidal. Infecções da infância como erisipela e impetigo também podem gerar infecções orbitárias, pelo fluxo retrógrado das veias orbitárias e tromboflebite séptica. Celulites podem ocorrer após traumas oculares, sejam contusos ou penetrantes. Uma fratura orbitária provocada por um trauma contuso pode causar uma comunicação direta com os seios paranasais, às vezes provocando sinusites e celulites orbitárias de repetição. Cirurgias oculares e perioculares, corpos estranhos orbitários e outras causas endógenas são listadas nas Tabelas 193.II, 193.III e 193.IV.

Tabela 193.II – Etiologia das infecções orbitárias
Sinusites
Infecções de pele – erisipela e impetigo
Trauma contuso ou penetrante da órbita
Cirurgias oculares, perioculares ou orbitárias
Endocardite bacteriana
Endoftalmite
Dacriocistites
Infecções odontológicas

Tabela 193.III – Flora bacteriana
Streptococcus pneumoniae
Staphylococcus aureus
Haemophilus influenzae
Streptococcus ssp.
Moraxella catarhallis
Klebsiella ssp.
Pseudomonas ssp.

Tabela 193.IV – Etiologias incomuns
Dacrioadenite
Dacriocistites e obstrução do ducto nasolacrimal
Esclerites
Panoftalmites (acometem retina, córnea/esclera e úvea)
Infecção de implante orbitário
Sinusite fúngica
Oftalmomiíase
Doença de Kawasaki
Linfoma não-Hodgkin
Metástases orbitárias

ACHADOS CLÍNICOS

Celulite pré-septal

O quadro clínico é caracterizado por edema, eritema e aumento da temperatura das pálpebras. Nos traumas pode haver lesão de pele. Os sinais podem se estender para as regiões maxilar e frontal. Geralmente, não se observam sinais ou sintomas sugestivos de comprometimento sistêmico, tais como febre e leucocitose.

Celulite orbitária

O quadro de celulite orbitária é semelhante ao da celulite pré-septal quanto aos tecidos palpebrais (edema, eritema). No entanto, adicionam-se sinais e sintomas oculares decorrentes do comprometimento da órbita, destacando-se: dor, quemose, proptose, oftalmoplegia, queda da acuidade visual, diminuição da visão de cores e alteração dos reflexos fotomotores.

Abscesso subperiosteal e orbitário

O quadro clínico não difere da celulite orbitária.

Trombose de seio cavernoso

Quando a celulite orbitária se alastra posteriormente em direção ao seio cavernoso, sinais e sintomas de irritação meníngea podem surgir, tais como náuseas, vômitos e paralisias dos nervos cranianos (III, IV e IV).

EXAMES COMPLEMENTARES

O diagnóstico das infecções orbitárias é clínico, baseado nos achados do exame físico e oftalmológico do paciente. Visto que a maior parte das infecções decorrem de sinusites, recomenda-se a avaliação multidisciplinar, com oftalmologistas, otorrinolaringologistas e pediatras (se necessário).

O exame oftalmológico deve ser completo, incluindo:

- Acuidade visual.
- Refração.
- Visão de cores.
- Avaliação da pupila e dos reflexos fotomotores.
- Avaliação da motilidade extraocular.
- Pressão intraocular.
- Exoftalmometria.
- Pálpebras: posição, distância margem-reflexo, fissura interpalpebral, lagoftalmo.
- Avaliação da pele.
- Palpação da órbita, tiróide e linfonodos regionais.
- Retropulsão do globo ocular.
- Avaliação dos nervos cranianos: II, III, IV, V, VI, VII e VIII.

O teste da acuidade visual, da visão de cores, a avaliação dos movimentos extraoculares e dos reflexos fotomotores devem ser realizados no mínimo duas vezes ao dia.

A avaliação laboratorial deve abranger:

- Hemograma.
- Eletrólitos.
- Uréia.
- Hemoculturas.
- Líquor.

As hemoculturas não são muito sensíveis, porém são mais específicas que as culturas de conjuntiva e de nasofaringe. Recomenda-se a introdução de antibioticoterapia empírica após a coleta das hemoculturas, mesmo antes de algum resultado disponível.

A análise do líquor é indicada nos casos com sintomas e sinais meníngeos ou de doença bilateral.

A investigação por imagem pode ser realizada através de:

- Ultra-sonografia da órbita.
- Tomografia computadorizada da órbita.

A ultra-sonografia da órbita permite analisar se há comprometimento posterior ao septo orbitário. Não expõe o paciente à radiação ionizante, pode ser realizada diariamente e é bem tolerada pela faixa etária pediátrica, dispensando o uso de sedação durante a realização do exame. No entanto, a ultra-sonografia é insuficiente para avaliar o ápice da órbita, os seios paranasais e se há envolvimento intracraniano.

A tomografia computadorizada é indicada para avaliar a extensão da infecção, diferenciando se a infecção é uma celulite pré-septal ou orbitária. Avalia também os seios paranasais e vem indicada nos casos onde a avaliação oftalmológica completa não pode ser realizada. Pacientes com proptose acentuada, oftalmoplegia, diminuição da acuidade visual e visão de cores, edema orbital bilateral ou sinais e sintomas meníngeos requerem tomografia computadorizada.

Tabela 193.V – Indicações de tomografia computadorizada

Indicações
Impossibilidade de avaliar a acuidade visual
Proptose, oftalmoplegia, edema bilateral
Diminuição da acuidade visual ou de visão de cores
Quadro clínico inalterado em 24 horas
Piora do quadro clínico em 24 horas
Sinais e sintomas meníngeos

DIAGNÓSTICO DIFERENCIAL

Devemos excluir as mais importantes causas de proptose na infância e na idade adulta, apresentadas na Tabela 193.VI.

TRATAMENTO

A celulite orbitária pode cursar com perda visual severa, envolvimento do sistema nervoso central e até óbito nos casos extremos. Sendo assim, a maioria dos pacientes necessita de internação para garantir um monitoramento da evolução do quadro clínico.

O tratamento consiste de antibioticoterapia endovenosa de amplo espectro, para cobrir agentes Gram-positivos, Gram-negativos e organismos anaeróbios (Tabela 193.VII). A terapêutica deve ser introduzida após a coleta das hemoculturas.

Tabela 193.VI – Diagnósticos diferenciais

Inflamatórias	Pseudotumor orbitário
	Miosite orbitária
	Sarcoidose
	Granulomatose de Wegener
Neoplasias	Leucemia
	Linfoma de Burkitt
	Rabdomiossarcoma
	Retinoblastoma
	Carcinoma metastático
	Cisto dermóide
Disfunção endócrina	Orbitopatia distiroideana
Trauma	Hematoma traumático
	Enfisema orbitário
Doenças sistêmicas	Anemia falciforme

Tabela 193.VII – Esquema terapêutico

Crianças	
Ceftriaxona	100 mg/kg/dia EV divididos 12/12h (máx. 4 g/dia)
Vancomicina	40 mg/kg/dia EV divididos 6/6h ou 12/12h
Adultos	
Ceftriaxona	1-2 g EV 12/12h
Vancomicina	1 g EV 12/12h
Metronidazol	15 mg/kg EV, seguidos de 7,5 mg/kg EV cada 24h

No caso de pacientes alérgicos à penicilina/cefalosporina, indica-se a vancomicina ou a clindamicina.

O uso de descongestionantes nasais reduz o edema da mucosa nasal e ajuda a drenagem do seio inflamado. Indica-se o uso da efedrina 0,5%, 3 vezes ao dia, em cada narina.

Na presença de abscesso subperiosteal, indica-se o tratamento cirúrgico. A cirurgia destina-se a drenar adequadamente o pus, diminuir a pressão intraorbitária e obter material para cultura. Não há evidências que justifiquem uma abordagem cirúrgica mais extensa do seio envolvido, com exceção dos casos de anormalidades paranasais, como polipose. Várias pesquisas mostram que é possível drenar abscessos subperiosteais por via endoscópica, pela remoção dos seios etmoidais e da lâmina papirácea. Entretanto, é um procedimento difícil, principalmente em crianças, complicado muitas vezes pelo sangramento excessivo que dificulta a visualização das estruturas. Preconiza-se a abordagem cirúrgica externa na maioria dos casos, promovendo boa drenagem do abscesso, sem outras intercorrências (adesões ou estenoses intranasais).

Nos pacientes (de qualquer idade) que apresentam comprometimento da função visual pelo efeito compressivo do abscesso, indica-se a cirurgia de emergência. Nestes casos, realiza-se a cantotomia para diminuir a pressão intraocular. A drenagem de urgência é indicada para pacientes com grandes abscessos subperiosteais, sem comprometimento visual, porém com desconforto significativo.

Tabela 193.VIII – Plano terapêutico
1 – Acesso venoso
2 – Hemograma, hemoculturas, eletrólitos
3 – Ceftriaxona + vancomicina (+ metronidazol, se adultos)
4 – Efedrina 0,5% nasal
5 – Analgesia adequada
6 – Avaliação da oftalmologia, otorrinolaringologia e pediatria (se criança)
7 – Verificar acuidade visual, visão de cores, reflexos pupilares e motilidade ocular 2 vezes ao dia. Se houver proptose ou oftalmoplegia, avaliar a cada hora
8 – Presença de abscesso subperiosteal = drenagem cirúrgica

LEITURA ADICIONAL

1. Givner LB, et al. Periorbital versus orbital cellulitis. Pediatric Infectious Disease Journal 2002 Dec; 21(12): 1157-8.
2. Howe L, Jones NS. Guidelines for the management of periorbital cellulites/abscess. Clinical Otolaryngology 2004 Dec; 29(6): 725-8.
3. Jain A, Rubin PA. Orbital cellulites in children. International Ophthalmology Clinics 2001; 41(4): 71-86.
4. Tovilla-Canales JL, Nava A et al. Orbital and periorbital infections. Current Opinion in Ophthalmology 2001 Oct; 12(5): 335-41.
5. Donahue SP, Schwartz G. Preseptal and orbital cellulites in childhood: a changing microbiologic spectrum historial image. Ophthalmology 1998 Oct; 105(10): 1902-6.
6. Mannor G et al. Unusual orbital infections. Current Opinion in Ophthalmology2000 Oct; 11(5): 357-60.
7. American Academy of Ophthalmology. Orbit, eyelids and lacrimal system. In: Basic and clinical science course. 2004-2005. p.41-61.
8. Takahashi W, Matayoshi S, et al. Inflamação palpebral, orbitária e lacrimal. In: Traumatismos e emergências oculares – Atualidades Oftalmologia USP. Roca; 2003. v.5. p.167-76.
9. Rhee DJ, Pyfer MF et al. Inflamações orbitárias e celulites orbitárias. Manual das doenças oculares "Wills Eye Hospital" – diagnóstico e tratamento emergencial das doenças oculares. 3. ed. Cultura Médica; 2002. p.167-75.

Algoritmo 193.1 – Infecções orbitárias

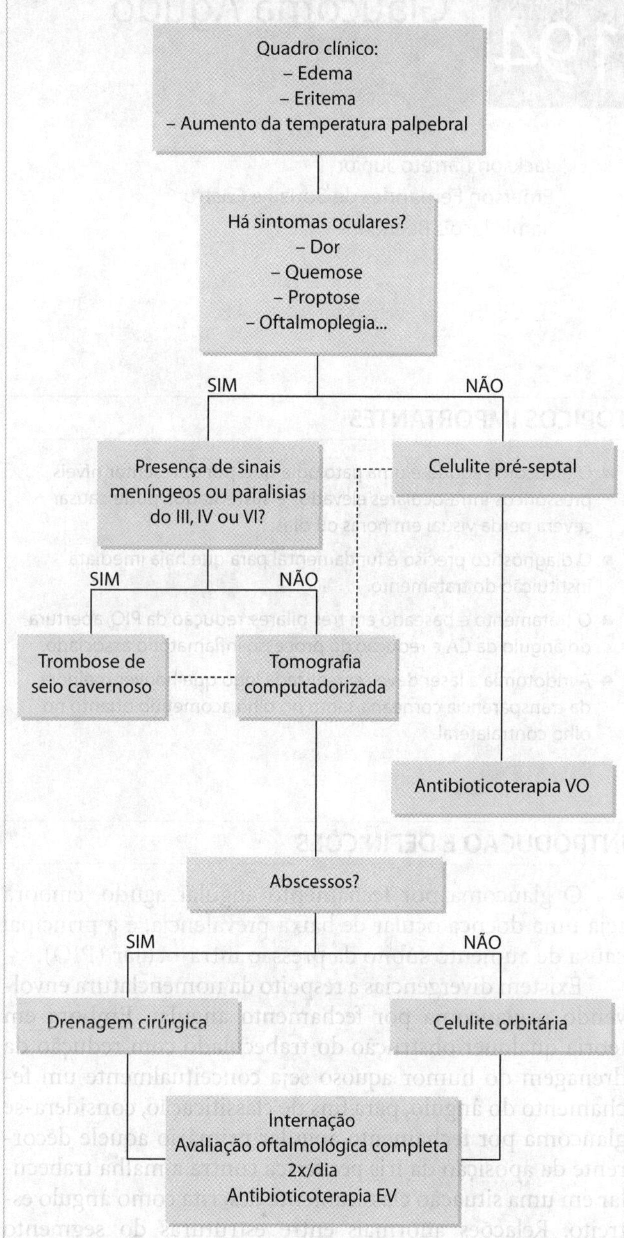

CAPÍTULO 194

Glaucoma Agudo

Jackson Barreto Júnior
Emerson Fernandes de Souza e Castro
Samir Jacob Bechara

TÓPICOS IMPORTANTES

- O glaucoma agudo é uma patologia que, por apresentar níveis pressóricos intra-oculares elevados e sustentados, pode causar severa perda visual em horas ou dias.
- O diagnóstico preciso é fundamental para que haja imediata instituição do tratamento.
- O tratamento é baseado em três pilares: redução da PIO, abertura do ângulo da CA e redução do processo inflamatório associado.
- A iridotomia a laser deve ser realizada logo que houver melhora da transparência corneana, tanto no olho acometido quanto no olho contralateral.

INTRODUÇÃO E DEFINIÇÕES

O glaucoma por fechamento angular agudo, embora seja uma doença ocular de baixa prevalência, é a principal causa de aumento súbito da pressão intra-ocular (PIO).

Existem divergências a respeito da nomenclatura envolvendo o glaucoma por fechamento angular. Embora em teoria qualquer obstrução do trabeculado com redução da drenagem do humor aquoso seja conceitualmente um fechamento do ângulo, para fins de classificação, considera-se glaucoma por fechamento angular primário aquele decorrente da aposição da íris periférica contra a malha trabecular em uma situação classicamente descrita como ângulo estreito. Relações anormais entre estruturas do segmento anterior por anormalidades de tamanho e/ou de sua posição resultam nesta configuração que leva ao bloqueio físico à passagem do humor aquoso com conseqüente aumento da PIO. Trata-se, portanto, de um distúrbio anatômico. O glaucoma por fechamento angular secundário, por sua vez, decorre de patologias oculares ou sistêmicas que levam ao fechamento do ângulo.

Existem poucos dados, na literatura, relacionados à epidemiologia do glaucoma por fechamento angular. A presença de ângulo com conformação estreita ocorre com uma freqüência aproximada de 2% em pacientes brancos. Sabe-se que a incidência de glaucoma primário varia em diferentes grupos raciais. Hollow et al. encontraram uma incidência de aproximadamente 0,1% em pacientes brancos, enquanto Drance descreve 2,90% em esquimós depois dos 40 anos de idade. Trata-se de uma entidade rara em pacientes negros, grupo em que a elevação pressórica associada ao fechamento angular ocorre com maior freqüência na forma crônica. A incidência de fechamento angular agudo parece ser intermediária entre a descrita para brancos e negros em pacientes orientais. Neste grupo, o fechamento angular crônico também assume maior importância.

ETIOLOGIA E FISIOPATOLOGIA

O mecanismo básico para o fechamento angular primário é o bloqueio pupilar relativo, presente em aproximadamente 90% dos casos. Nesta situação, existe um bloqueio funcional entre a porção pupilar da íris e a superfície anterior do cristalino. Esta situação anatômica causa acúmulo do humor aquoso na câmara posterior com deslocamento anterior da íris periférica e fechamento do ângulo da câmara anterior. Outro mecanismo, mais raro, envolvido no fechamento angular é a íris em *plateau*, na qual há uma inserção anteriorizada dos processos ciliares, tornando a câmara anterior mais rasa.

A elevação pressórica pode ocorrer agudamente (glaucoma primário), em crises subagudas e/ou intermitentes ou de forma crônica (glaucoma crônico de ângulo estreito). O aumento agudo da PIO no glaucoma por fechamento angular primário é conhecido como glaucoma congestivo primário ou glaucoma por fechamento angular agudo. Na prática diária, o termo "glaucoma agudo" refere-se a esta condição. Alguns fatores estão relacionados com o desenvolvimento de uma crise de glaucoma agudo (Tabela 194.I).

Tabela 194.I – Fatores de risco e fatores desencadeantes do glaucoma agudo por fechamento angular

Fatores de risco	Fatores desencadeantes
Câmara anterior rasa / hipermétropes	Baixa iluminação
Idade avançada (> 55 anos)	Drogas midriáticas
Sexo feminino	Estresse emocional

Fatores de risco

Olhos que apresentam glaucoma congestivo primário normalmente têm como características anatômicas menor diâmetro corneano, menor raio de curvatura anterior e posterior da córnea, câmara anterior mais rasa e com menor volume, cristalino mais espesso, posicionamento anterior do cristalino e menor diâmetro axial. Olhos hipermétropes, que apresentam menor diâmetro axial, têm maior risco para fechamento angular.

Pacientes com idade mais avançada, possivelmente devido às alterações biométricas inerentes à faixa etária, têm maior prevalência de glaucoma por fechamento angular. A incidência de glaucoma congestivo primário é maior em pacientes entre 55 e 65 anos.

Existe maior incidência de bloqueio pupilar em pessoas do sexo feminino, provavelmente devido ao maior estreitamento da câmara anterior neste grupo. A incidência de glaucoma congestivo primário é três a quatro vezes maior em mulheres.

Fatores desencadeantes

A maioria das crises de aumento da PIO por fechamento angular agudo ocorre em ambientes com pouca iluminação, situação em que a íris assume uma posição de médio-midríase. Segundo Mapstone, nesta conformação, as forças resultantes são maiores no sentido posterior, intensificando o mecanismo de bloqueio pupilar.

Drogas que causam midríase, tópicas ou sistêmicas, podem precipitar uma crise em olhos predisponentes. Exemplos de medicações sistêmicas com ação anticolinérgica e potencial efeito midriático incluem antidepressivos tricíclicos, anti-histamínicos, antiparkinsonianos, antipsicóticos e drogas espasmolíticas para o trato gastrintestinal.

A associação com estresse emocional não está completamente esclarecida, embora se acredite que a midríase causada pelo aumento do tônus simpático possa exercer alguma influência sobre o bloqueio pupilar.

ACHADOS CLÍNICOS

Aproximadamente um terço dos pacientes descrevem sintomas compatíveis com crises subagudas antes de uma crise congestiva primária: embaçamento visual, dor leve a moderada e halos ao redor de fontes luminosas. Estas crises, de reversão espontânea, podem causar formação de sinéquias periféricas anteriores e fechamento progressivo do ângulo com evolução para glaucoma crônico.

No glaucoma congestivo primário, a elevação súbita e intensa da PIO (freqüentemente 40-80 mmHg) causa edema corneano, responsável pela queda de acuidade visual e dor intensa. Lacrimejamento e edema palpebral podem ocorrer. Há hiperemia conjuntival difusa por injeção ciliar e congestão conjuntival periférica, sendo um importante diagnóstico diferencial de olho vermelho.

A pupila normalmente encontra-se em médio-midríase paralítica ou discórica devido à isquemia iriana. A câmara anterior freqüentemente assume uma conformação rasa na periferia e com maior profundidade central devido ao abaulamento anterior da íris.

Reação inflamatória de câmara anterior está presente, embora nem sempre identificada devido ao edema corneano, que também dificulta o exame gonioscópico do ângulo da câmara anterior.

O aumento súbito da PIO pode causar congestão e edema do nervo óptico. Dependendo da duração da crise e da intensidade da perda de fibras nervosas, nota-se posterior aumento da escavação.

A intensidade da dor, associada à ansiedade e fadiga, freqüentemente causa náuseas e/ou vômitos, bem como sintomas vaso-vagais, incluindo bradicardia.

Quando a PIO é normalizada, a córnea normalmente reassume a transparência pela redução do edema. Contudo, estudos com microscopia especular demonstram uma significante perda de células endoteliais cuja intensidade pode ser relacionada à duração da crise. Além disso, achados freqüentes após uma crise de glaucoma congestivo primário incluem dispersão de pigmento, atrofia setorial de íris e opacidades brancas e irregulares no cristalino, conhecidas como *glaukomflecken*. Acredita-se que estes depósitos resultem de necrose de fibras anteriores do cristalino devido à excessiva pressão.

EXAMES COMPLEMENTARES

O diagnóstico do glaucoma por fechamento angular agudo é feito pela história clínica do paciente e pelo exame oftalmológico.

DIAGNÓSTICO DIFERENCIAL

Embora o glaucoma congestivo primário tenha um mecanismo fisiopatológico bastante específico, o quadro clínico composto por dor aguda, hiperemia, queda da acuidade visual e elevação da pressão intra-ocular está presente em diversos tipos de glaucoma. Neste sentido, a anamnese adequada, o exame ocular detalhado e, principalmente, a gonioscopia são fundamentais para o reconhecimento dos principais diagnósticos diferenciais, listados a seguir (Tabela 194.II).

Tabela 194.II – Diagnóstico diferencial do glaucoma congestivo primário

Diagnósticos	Principal diferencial
Glaucoma facomórfico	Cristalino intumecido Assimetria de profundidade da CA
Glaucoma facolítico	Catarata hipermadura Ângulo da CA aberto
Uveítes hipertensivas	Clínica não tão exuberante Importante reação de CA Precipitados ceráticos Íris *bombé* Sinéquias irido-cristalinianas
Neovascularização	Neovasos de íris Tecido fibrovascular no ângulo da CA

Catarata e aumento da PIO

Com o passar dos anos, o cristalino apresenta aumento progressivo do volume e do diâmetro ântero-posterior, contribuindo com o fechamento angular. Mesmo em pacientes com ângulo aberto, o intumescimento do cristalino pode causar bloqueio pupilar, resultando em aumento da PIO. Este tipo de glaucoma, classificado como glaucoma facomórfico, pode muitas vezes ser identificado pela assimetria da profundidade da câmara anterior (CA) em relação ao olho contralateral e dos aspectos angulares através do exame gonioscópico.

O extravasamento de proteínas cristalinianas provenientes de uma catarata hipermadura é responsável por um quadro conhecido como glaucoma facolítico. Estas partículas de alto peso molecular causam obstrução do escoamento do humor aquoso no trabeculado. Além disso, a reação inflamatória associada pode causar lesão trabecular. Contudo, estas alterações não são identificáveis à gonioscopia e podem ocorrer mesmo na presença de ângulo aberto.

Em ambas as situações, além das medidas iniciais para redução da PIO, recomenda-se a extração cirúrgica do cristalino.

Uveítes

Embora o processo de aumento da PIO associado aos diferentes tipos de uveíte seja crônico, o desenvolvimento agudo de dor pode, muitas vezes, confundir o examinador. O glaucoma secundário à uveíte pode decorrer de três mecanismos principais: (1) alterações na malha trabecular (por obstrução ou lesão direta devido ao processo inflamatório); (2) formação de sinéquias periféricas anteriores com obstrução do ângulo e (3) formação de sinéquias irido-cristalinianas com bloqueio pupilar. O quadro clínico normalmente não é tão exuberante como em uma crise congestiva primária. Destacam-se como diferenciais os sinais típicos de processo inflamatório intra-ocular como reação de câmara anterior e depósitos inflamatórios na face posterior da córnea (precipitados ceráticos), além de hiperemia pericerática. Um aspecto típico freqüentemente encontrado é o de íris *bombé*, em que o humor aquoso, retido na câmara posterior devido à formação de sinéquias irido-cristalinianas, empurra anteriormente a íris, que se apresenta abaulada nas porções média e periférica.

A importância da uveíte como diagnóstico diferencial para glaucoma congestivo primário encontra-se principalmente em seu tratamento. Nas uveítes, preconiza-se o uso de midriáticos como forma de evitar a formação de sinéquias entre a íris e o cristalino, sendo a pilocarpina contraindicada por este mesmo motivo, e também devido à possibilidade de desenvolvimento de espasmo ciliar com piora da dor ocular e da hiperemia ciliar.

Doenças retinianas e aumento da PIO

Processos isquêmicos da retina podem levar ao desenvolvimento de neovascularização. O tecido fibrovascular recém-formado na região do ângulo da câmara anterior causa bloqueio direto à passagem do humor aquoso. Além disso, a contração deste tecido, bem como a presença de processo inflamatório associado, leva à formação de sinéquias periféricas anteriores, com fechamento angular e conseqüente aumento da PIO.

No descolamento de retina, normalmente há hipotonia ocular por redução da formação do humor aquoso e também pela passagem direta do aquoso para o espaço sub-retiniano através da rotura. Contudo, é possível que o paciente com descolamento de retina tenha aumento de pressão provavelmente em decorrência da inflamação do trabeculado, causada por uma uveíte secundária ao descolamento e por obstrução direta do trabeculado a partir de grânulos liberados do epitélio pigmentado da retina (síndrome de Matsuo-Schwartz).

Embora em ambos os casos esta evolução ocorra de forma progressiva, o desenvolvimento agudo de dor pode mimetizar uma crise congestiva primária.

TRATAMENTO

O objetivo inicial no tratamento do glaucoma congestivo primário é a redução pressórica. Com a reversão do quadro, medidas devem ser tomadas no sentido de melhorar a conformação do ângulo e prevenir um novo bloqueio pupilar.

Inicia-se o tratamento com medicamentos tópicos para a redução da pressão intra-ocular. Estes agentes incluem β-bloqueadores, inibidores tópicos ou sistêmicos da anidrase carbônica e α-agonistas. Agentes hiperosmóticos podem ser utilizados para auxiliar em sua redução. Utiliza-se glicerol por via oral ou, caso o paciente apresente muitas náuseas, manitol endovenoso. Deve-se salientar que o manitol aumenta o volume extracelular e, conseqüentemente, o volume plasmático, o que deve ser ponderado em pacientes com insuficiência cardíaca e congestão pulmonar.

O mecanismo do fechamento angular pode ser eficazmente interrompido através do uso de pilocarpina (1 a 2%). Contudo, dificilmente se obtém miose em níveis pressóricos muito elevados devido à isquemia iriana. Normalmente, miose ocorre quando os níveis de PIO encontram-se mais reduzidos, após o uso das drogas anti-hipertensivas.

Anderson descreve a indentação corneana como forma auxiliar na redução pressórica por forçar o aquoso em direção à periferia, abrindo temporariamente o ângulo da câmara anterior.

Uma vez desfeito o mecanismo de bloqueio pupilar agudo e havendo melhora da transparência corneana, realiza-se uma iridotomia a laser, que consiste em uma abertura na íris que permite a passagem direta do humor aquoso da câmara posterior para a anterior, prevenindo-se, portanto, uma nova crise. Além disso, esta abertura anula as diferenças pressóricas encontradas entre as duas câmaras, interrompendo o processo de bloqueio pupilar, muitas vezes com abertura do ângulo da câmara anterior.

Dependendo da duração da crise ou da presença de crises subagudas anteriores, há dano estrutural do trabeculado ou formação de sinéquias periféricas anteriores, fazendo com que o paciente continue utilizando medicação tópica para controle pressórico após a reversão da crise, mesmo com uma iridotomia pérvia. Neste sentido, o exame de gonioscopia exerce fundamental importância. A identificação de extenso fechamento angular decorrente da formação de sinéquias e a ausência de resposta adequada ao tratamento clínico são indicativos da necessidade de intervenção cirúrgica.

Alguns estudos relatam que cerca de 50 a 75% dos pacientes podem apresentar uma crise congestiva no olho contralateral em 5 a 10 anos, mesmo sob uso de mióticos. Portanto, recomenda-se a realização de iridotomia profilática no olho contralateral.

Algoritmo 194.1 – Tratamento do glaucoma por fechamento angular agudo

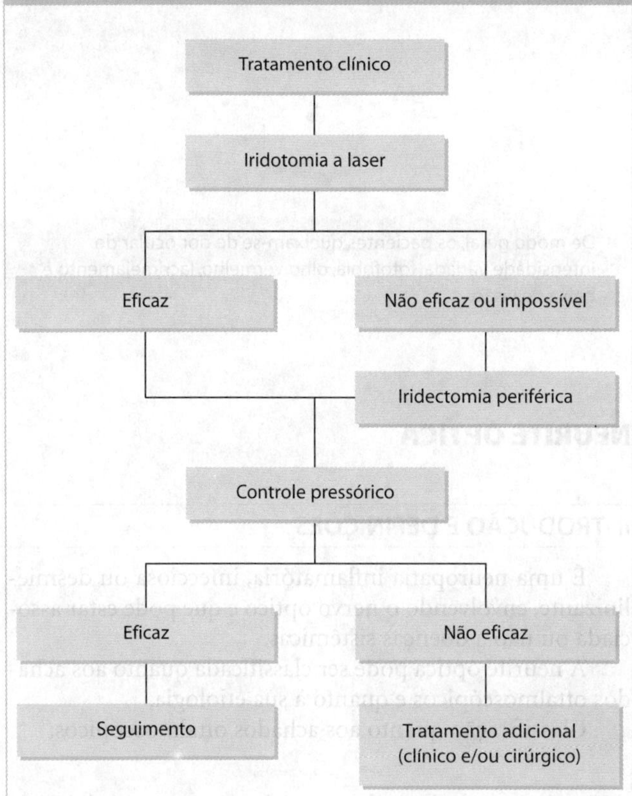

Algoritmo 194.2 – Tratamento clínico do glaucoma por fechamento angular agudo

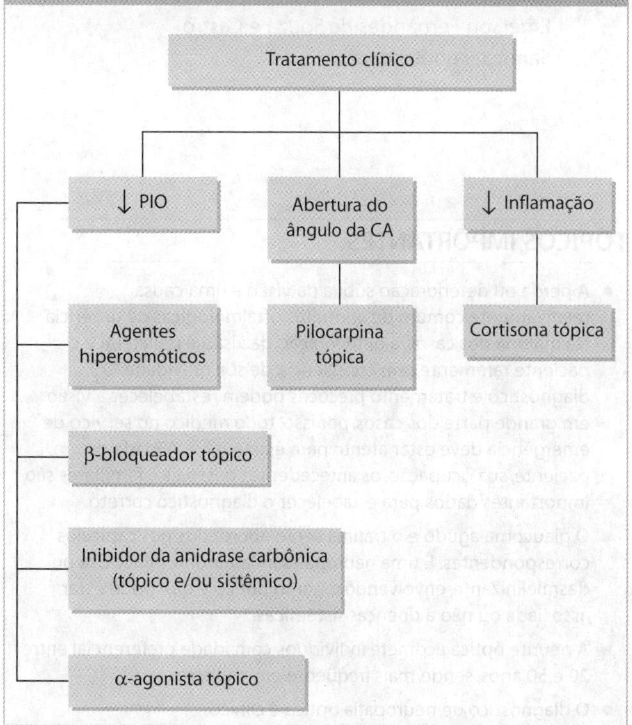

LEITURA ADICIONAL

1. van Herick W, Shaffer RN, Schwartz A. Estimation of width of angle of anterior chamber: incidence and significance of the narrow angle. Am J Ophthalmol 1969; 68: 626.
2. Hollows FC, Graham PA. Intraocular pressure, glaucoma and glaucoma suspects in a defined population. Br J Ophthalmol 1966; 50: 570.
3. Drance SM. Angle closure glaucoma among canadian eskimos. Can J Ophthalmol 1973; 8(2): 252.
4. Fujita K. Epidemiology of acute angle-closure glaucoma. Am J Ophthalmol 1983; 37: 625.
5. Curran EJ. A new operation for glaucoma involving a new principle in the aetiology and treatment of chronic primary glaucoma. Arch Ophthalmol 1920; 49: 131.
6. Chandler PA. Narrow-angle glaucoma. AMA Arch Ophthalmol 1952; 47(6): 695-716.
7. Mapstone R. Partial angle closure. Br J Ophthalmol 1977; 61: 525.
8. Douglas GR, Drance SM, Schulzer M. The visual field and nerve head in angle-closure glaucoma: a comparison of the effects of acute and chronic angle closure. Arch Ophthalmol 1975; 93: 409.
9. Bigar F, Witmer R. Corneal endothelial changes in primary acute angle-closure glaucoma. Am J Ophthalmol 1984; 98: 103.
10. Bazinger TH. The mechanism of acute glaucoma and the explanation for the effectiveness of iridectomy for the same. Ber Deutsch Ophthalmol Ges 1922; 43: 43.
11. Anderson DR. Corneal indentation to relieve acute angle-closure glaucoma. Am J Ophthalmol 1979; 8: 1091.
12. Abe H, Kitazawa Y, Kuwayama Y, Shirakashi M, Shirato S, Tanihara H, Yamamoto T. Guidelines for glaucoma. Japan Glaucoma Society. Disponível em: http://www.ryokunaisho.jp/english/guidelines.html.
13. Ritch R, Shields MB, Krupin T, editores. The glaucomas. v. 1 e 2. St. Louis: CV Mosby Co; 1989.
14. Shields MB. Textbook of glaucoma. 3. ed. Baltimore: Williams & Wilkins; 1992.

CAPÍTULO 195

Perda ou Diminuição Súbita da Visão de Causa Oftalmológica

José Roberto Shinzato
Emerson Fernandes de Souza e Castro
Samir Jacob Bechara

TÓPICOS IMPORTANTES

- A perda ou deterioração súbita da visão é uma causa relativamente comum de consultas oftalmológicas de urgência. Na maioria dos casos, a deterioração da visão é unilateral e o paciente raramente tem consciência de sua gravidade. O diagnóstico e tratamento precoces podem restabelecer a visão em grande parte dos casos, por isso, todo médico no serviço de emergência deve estar atento para esta queixa. A idade do paciente, sua ocupação, os antecedentes pessoais e familiares são importantes dados para estabelecer o diagnóstico correto.
- O glaucoma agudo e o trauma serão abordados nos capítulos correspondentes. É uma neuropatia inflamatória, infecciosa ou desmielinizante, envolvendo o nervo óptico e que pode estar associada ou não a doenças sistêmicas.
- A neurite óptica acomete indivíduos com idade preferencial entre 20 e 50 anos, sendo mais freqüente em mulheres.
- O diagnóstico de neuropatia óptica é clínico.
- Neuropatia óptica isquêmica anterior (NOIA) é o infarto do segmento anterior do nervo óptico por redução do fluxo sangüíneo nas artérias ciliares posteriores curtas.
- O quadro clínico característico é de um paciente com mais de 50 anos de idade queixando-se de perda visual aguda.
- Diversas doenças que afetam a rede vascular da retina podem se manifestar de várias formas, desde episódios de perda transitória até comprometimento severo e definitivo da visão.
- O paciente revela perda súbita e profunda da visão, unilateral e indolor, ou perda do campo visual sendo freqüentemente referido como uma cortina que foi se fechando.
- Oclusão venosa da retina é uma causa comum de patologia vascular retiniana, só perdendo para retinopatia diabética.
- Na OVCR os pacientes referem borramento súbito da visão, indolor e unilateral.
- O descolamento de retina (DR) pode causar deterioração gradual ou súbita da visão e é um diagnóstico muito freqüente em consultas realizadas com caráter de urgência.
- Um descolamento de retina pode ser tanto assintomático, quanto levar a uma severa queda da visão, dependendo principalmente de sua localização e tipo.
- Hemorragia vítrea (HV) corresponde a uma causa comum de diminuição súbita da visão.
- Há perda súbita da visão, indolor e unilateral (raramente bilateral).
- Uveíte é uma condição inflamatória da úvea e estruturas adjacentes que afeta principalmente crianças e jovens adultos.
- De modo geral, os pacientes queixam-se de dor ocular de intensidade variada, fotofobia, olho vermelho, lacrimejamento e baixa de visão.

NEURITE ÓPTICA

INTRODUÇÃO E DEFINIÇÕES

É uma neuropatia inflamatória, infecciosa ou desmielinizante, envolvendo o nervo óptico e que pode estar associada ou não a doenças sistêmicas.

A neurite óptica pode ser classificada quanto aos achados oftalmoscópicos e quanto à sua etiologia.

Classificação quanto aos achados oftalmoscópicos:

1. Neurite retrobulbar: forma mais comum em adultos e, freqüentemente, associada à esclerose múltipla (EM). O disco óptico tem aspecto normal.
2. Papilite: forma mais comum em crianças e adultos jovens. Ao exame, o disco óptico está edemaciado e hiperemiado, podendo estar associado a hemorragias em chama de vela e apresentar células no vítreo posterior.
3. Neurorretinite: forma menos comum, sendo mais freqüentemente associada a infecções virais, febre da arranhadura do gato, sífilis e doença de Lyme. Nunca é uma manifestação de desmielinização. Ao exame, observa-se edema de papila, exsudação peripapilar e um padrão característico de estrela macular.

ETIOLOGIA E FISIOPATOLOGIA

1. Desmielinizante: forma mais comum, causada por doenças desmielinizantes, principalmente a EM (outras: neurite óptica isolada, doença de Devic, doença de Schilder), que por ser a causa mais freqüente, merece as seguintes considerações:
   - 20-25% dos casos de EM têm como manifestação inicial a neurite óptica.
   - 35-75% dos casos que apresentaram inicialmente neurite óptica evoluíram para EM.

- Em pacientes com neurite óptica, o risco de apresentarem EM subseqüente é aumentado com o início do inverno, com a positividade do HLA-DR2 e com a presença do fenômeno de Uhtoff (piora dos sintomas com a elevação da temperatura corporal, tal como durante exercícios físicos).
- Em pacientes sem lesões cerebrais na ressonância magnética (RNM), as seguintes características estão associadas a um baixo risco de desenvolvimento de EM: presença de perda visual leve e as ausências de dor, edema de disco óptico, hemorragia peripapilar e exsudatos retinianos.

2. Parainfecciosa e infecciosa: pode seguir-se associada a infecções tais como sarampo, caxumba, varicela, rubéola, coqueluxe, mononucleose, sinusite, doença da arranhadura do gato, sífilis, doença de Lyme, meningite por criptococos ou após imunização.
3. Auto-imune: pode estar associada a doenças sistêmicas como doença de Behçet, granulomatose de Wegener e lúpus eritematoso sistêmico.

ACHADOS CLÍNICOS

A neurite óptica acomete indivíduos com idade entre 20 e 50 anos, geralmente, sendo mais freqüente em mulheres. É caracterizada por uma perda unilateral da visão (raramente bilateral) de ocorrência súbita e eventualmente progressiva, com o máximo de perda visual ocorrendo em cerca de uma semana após o seu início. A perda visual pode ser sutil ou profunda, variando entre 20/30 até sem percepção luminosa. Acompanhando o quadro, é comum ocorrer dor ocular, que piora à movimentação do olho afetado e que, inclusive, pode preceder à diminuição da visão; defeitos campimétricos, sendo o escotoma central o achado mais comum; comprometimento na visão de cores e na sensibilidade ao contraste; e a ocorrência de defeito pupilar aferente relativo.

Na maioria dos casos, a visão começa a melhorar na segunda ou terceira semana e a acuidade visual fica normal ou quase normal até a quarta ou quinta semana. Geralmente, deixa uma seqüela, sendo usualmente uma alteração na visão de cores, nos campos visuais, na sensibilidade ao contraste ou nos registros de potencial visual evocados, mesmo quando a acuidade visual volta ao normal. Infelizmente, em alguns raros pacientes se observa pouca ou nenhuma recuperação da função visual.

EXAMES COMPLEMENTARES

O diagnóstico de neuropatia óptica é clínico. A dificuldade está em caracterizar uma possível etiologia.

Além da avaliação do quadro clínico, deve-se questionar sobre outras alterações oculares ou neurológicas, história de doenças auto-imunes ou infecciosas e imunização prévia.

Fazer exame oftalmológico e neurológico completos, incluindo avaliação das pupilas, da visão de cores, da sensibilidade ao contraste, presença ou não de células no vítreo, exame de campo visual e fundoscopia sob midríase com avaliação do disco óptico.

Solicitar RNM de crânio e órbitas com o intuito de evidenciar alterações no nervo óptico, avaliar o risco do desenvolvimento futuro de EM e, ao evidenciar desmielinização, auxiliar na orientação do tratamento recomendado. Além disso, ajuda a descartar lesões compressivas ou infiltrativas no nervo óptico.

Em casos selecionados, a realização de exames hematológicos, sorológicos, liquóricos e outros exames laboratoriais pode ser de grande utilidade, principalmente para os casos atípicos, levantando a possibilidade de ocorrência de patologia específica que possa ser convenientemente tratada.

DIAGNÓSTICO DIFERENCIAL

- NOIA;
- Papiledema agudo;
- Hipertensão arterial grave;
- Tumor orbitário comprimindo o nervo óptico;
- Massa intracraniana comprimindo a via visual aferente;
- Neuropatia óptica de Leber;
- Neuropatia tóxica ou metabólica;
- Pseudo-edema de papila.

TRATAMENTO

Um estudo multicêntrico denominado ONTT (Optic Neuritis Treatment Trial) foi realizado entre 1988 e 1991 com 457 pacientes portadores de neurite óptica e teve como principais conclusões:

- O esquema realizado com doses altas de succinato sódico de metilprednisolona EV (250 mg a cada 6 horas) por 3 dias consecutivos, seguido de 11 dias com prednisona VO (1 mg/kg de peso/dia) e então redução ao longo de 5 a 7 dias aceleraram a recuperação visual e reduziram a incidência de EM a curto prazo, mesmo nos casos com sinais da doença observáveis através da RNM.
- O outro esquema realizado com o uso de prednisona VO 1 mg/kg de peso/dia por 14 dias não proporcionou melhora da recuperação visual, comparado com os pacientes que foram tratados com placebo, e ainda aumentou a taxa de recidiva de neurite óptica.

O tratamento EV é indicado quando:

- A acuidade visual durante a primeira semana do início do quadro é pior que 20/40;
- Quando há necessidade de rápida recuperação;
- Presença de déficit visual em olho contralateral;
- Presença de sinais sugestivos de EM pela RNM.

Obs.: É necessária a administração de uma medicação anti-ulcerosa durante tratamento com corticosteróides.

Seguimento

Deve-se reavaliar o paciente a cada 1 a 3 meses e em períodos mais curtos, caso tenha sido necessário o uso de corticosteróides pelo risco de aumento da pressão intra-ocular. Pacientes com o exame neurológico anormal ou com sinais de desmielinização pela RNM devem ser encaminhados para um neurologista, visando conduta no caso de uma possível EM.

NEUROPATIA ÓPTICA ISQUÊMICA ANTERIOR

INTRODUÇÃO E DEFINIÇÕES

Neuropatia óptica isquêmica anterior (NOIA) é o infarto do segmento anterior do nervo óptico por redução do fluxo sangüíneo nas artérias ciliares posteriores curtas.

Pode ser classificada em: forma arterítica (NOIA-A) e forma não arterítica (NOIA-NA).

- NOIA-A: representa cerca de 10 a 20% dos casos, causada por diversas vasculites, sendo a mais freqüente a ACG. Esta corresponde a uma vasculite de etiologia desconhecida que afeta artérias de médio e grande calibres em pacientes com idade acima de 50 anos. Ocorre predominantemente em mulheres, numa proporção de 3:1, e em caucasianos, sendo rara em negros. A diferença entre as taxas de incidência nos sexos tende a aumentar entre os grupos etários mais avançados.
- NOIA-NA: constitui a maioria dos casos e não está relacionada a vasculites. É de causa multifatorial, incluindo fatores de risco para aterosclerose como hipertensão arterial sistêmica, diabetes e hipercolesterolemia; fatores anatômicos como disco óptico pequeno; fatores desencadeantes como hipotensão noturna, anemia e perda sangüínea; e fatores que podem ser considerados causas determinadas como distúrbios hemodinâmicos e hematológicos, hipertensão maligna, enxaqueca e vasculopatia por irradiação.

ETIOLOGIA E FISIOPATOLOGIA

NOIA-A

A ACG acomete vasos cujas paredes contêm quantidades significantes de tecido elástico nas camadas média e adventícia e raramente afeta vasos com pouca elastina (como as artérias intra-retinianas), sugerindo que a elastina torna-se antigênica com o tempo e desencadeia uma reação inflamatória imunomediada. No entanto, não foram encontrados anticorpos anti-elastina nem alterações imunológicas celulares ou humorais.

O processo inflamatório característico da ACG é do tipo granulomatoso em focos múltiplos ao longo da lâmina elástica e envolvendo as camadas média e adventícia. Além disso, observam-se células gigantes multinucleadas na vizinhança de células musculares degeneradas ou, às vezes, próximas à elástica fragmentada.

Um estudo de autópsias de pacientes que faleceram na fase ativa da ACG determinou as artérias mais afetadas pela doença e os principais resultados foram os seguintes: as artérias temporais superficiais e vertebrais são acometidas em 100% dos casos; as artérias oftálmicas e ciliares posteriores são envolvidas em 75% das vezes; os segmentos cavernoso e petroso da artéria carótida interna são acometidos em cerca de 60% dos casos; e o segmento cervical da artéria carótida interna e o da artéria carótida comum são envolvidos em menos de 25% dos pacientes.

NOIA-NA

A fisiopatogenia da NOIA-NA não é bem conhecida na sua totalidade. Embora a oclusão das artérias ciliares posteriores curtas por trombo ou êmbolo seja possível, acredita-se que a hipoperfusão temporária dos vasos nutrientes das porções anteriores do NO e coróide peripapilar seja o mecanismo fisiopatogênico mais comum.

ACHADOS CLÍNICOS

NOIA-A

O paciente com ACG pode apresentar uma série de sintomas sistêmicos constitucionais antes das manifestações oculares ou neurológicas. Dentre essas manifestações constitucionais estão: febre, adinamia, inapetência, perda de peso, claudicação da mandíbula, mialgias inespecíficas (principalmente pela manhã) como da musculatura escapular ou pélvica e rigidez do pescoço. Dentre as manifestações neurológicas, a principal queixa é a cefaléia caracterizada por ser intensa, uni ou bilateral, persistente, com períodos de exacerbação e que piora com o contato (pentear cabelo, lavar a cabeça, coçar a testa, ou à noite no contato com o travesseiro). As outras manifestações neurológicas são: depressão, confusão mental, demência, psicose, infarto ou hemorragia cerebral, ataxia, tremor, surdez, tinnitus, vertigem, paralisia facial, síncope e convulsões.

A ACG pode ocasionar uma série de manifestações oftalmológicas sendo as mais importantes a neuropatia óptica isquêmica (anterior e posterior), a síndrome ocular isquêmica e as obstruções vasculares retinianas. Outras manifestações oftalmológicas descritas são: isquemia do quiasma óptico, amaurose fugaz, alucinações visuais, edema ou ulcerações da córnea, catarata, glaucoma, conjuntivite, miose, midríase, síndrome de Horner, diplopia, oftalmoplegia, nistagmo e ptose. Um estudo com 819 casos revelou uma prevalência de 36% de NOIA em pacientes com ACG.

O quadro clínico característico é de um paciente com mais de 50 anos de idade queixando-se de perda visual aguda, que varia desde perda discreta até a ausência de percepção luminosa, indolor, não-progressiva, unilateral, porém podendo tornar-se bilateral rapidamente, acompanhada por alterações campimétricas geralmente altitudinais, e defeito pupilar aferente relativo no olho acometido. Os sintomas neurológicos ou constitucionais podem anteceder ou acompanhar a perda da visão, principalmente a cefaléia, a claudicação da mandíbula, o dolorimento do couro cabeludo, a dor muscular e das articulações proximais, a anorexia, a perda de peso ou a febre.

Ao exame, além da baixa da visão e do defeito pupilar aferente relativo no olho acometido, observa-se edema de papila que pode ser difuso ou setorial, pálido ou hiperêmico, sendo a palidez mais comum na NOIA-A. Na maioria dos casos, hemorragias em chama de vela estão presentes no disco óptico ou retina peripapilar. Além disso, são comuns o estreitamento arteriolar focal ou difuso e a presença de exsudatos duros, inclusive na região macular. Após um a dois meses, o edema de disco óptico gradualmente se resolve, sendo seguido de palidez papilar difusa ou setorial.

NOIA-NA

A NOIA-NA normalmente ocorre como evento isolado em pacientes entre 40 e 70 anos de idade, caracterizado por um quadro de perda visual unilateral, freqüentemente súbita e indolor. A perda visual geralmente é de intensidade moderada, mas pode variar desde perda discreta até a ausência de percepção luminosa. Em alguns casos, a perda de visão e de campo é progressiva, caracterizada por uma diminuição inicial e, após alguns dias ou semanas, nova diminuição é notada pelo paciente.

Ao exame, observa-se a baixa da visão, defeito pupilar aferente relativo no olho acometido, discromatopsia proporcional à intensidade do comprometimento visual (diferentemente da neurite óptica) e defeito de campo visual, sendo o altitudinal o mais comum, porém podendo ser central, paracentral, quadrântico ou arqueado. No exame fundoscópico, observa-se o disco óptico com edema difuso ou setorial, pálido ou hiperêmico, podendo estar acompanhado por hemorragia em chama de vela. Com o tempo, o edema desaparece e dá lugar à palidez difusa ou setorial do disco óptico.

EXAMES COMPLEMENTARES

NOIA-A

O diagnóstico de NOIA-A geralmente é clínico, feito pela história e exame físico, porém alguns exames complementares são importantes. A angiofluoresceinografia (AF) pode auxiliar o diagnóstico e é caracterizada pelo atraso e falha no enchimento do disco e coróide peripapilar. A velocidade de hemossedimentação (VHS) está quase sempre elevada na ACG. Valores acima de 40 mm em 1 hora foram encontrados em 97% dos pacientes (Machado et al., 1988). A proteína C reativa (PCR) encontra-se elevada e é útil no diagnóstico e na avaliação da resposta ao tratamento da ACG. Anemia hipocrômica ou normocrômica, discreta leucocitose e aumento do número de plaquetas podem estar presentes. Redução da concentração da albumina, elevação do fibrinogênio e aumento das imunoglobulinas séricas, assim como os níveis do complemento hemolítico e de seus componentes C3 e C4, também podem ocorrer, bem como a alteração nas provas de função hepática como redução da atividade de protrombina e elevação da fosfatase alcalina.

A biópsia da artéria temporal superficial é adequada para confirmar a presença de arterite necrosante com infiltração de células mononucleares ou com inflamação granulomatosa. Deve ser realizada preferencialmente nos primeiros três dias do início do tratamento, pois a confirmação histológica de ACG irá justificar a administração por tempo prolongado de esteróides.

NOIA-NA

O diagnóstico de NOIA-NA é clínico e auxiliado pelo exame de campo visual. Na AF pode-se observar áreas focais de atraso no enchimento do disco óptico, embora tais alterações sejam difíceis de demonstrar quando não se realiza adequadamente fotografias nos tempos precoces do exame. Além disso, a AF mostra hiperfluorescência localizada no disco, que se torna mais intensa no decorrer do exame. A VHS é normal (diferentemente da NOIA-A). Uma avaliação médica por um clínico geral é indicada para afastar doença cardiovascular, *diabetes melito* e hipertensão arterial.

DIAGNÓSTICO DIFERENCIAL

Os principais diagnósticos diferenciais de NOIA são:

- Neurite óptica;
- Tumor compressivo do nervo óptico;
- OVCR;
- OACR.

TRATAMENTO

NOIA-A

Quando um paciente se apresenta com diminuição súbita da visão em um olho e faz-se a suspeita diagnóstica de NOIA-A causada por ACG, é necessário que a administração de corticosteróides seja imediatamente iniciada, mesmo antes que se obtenha os resultados dos exames laboratoriais ou que se proceda a biópsia da artéria temporal superficial. O principal objetivo do tratamento é prevenir a cegueira do olho contralateral, embora nem sempre isso ocorra mesmo com a imediata introdução da droga. O prognóstico de recuperação da visão do olho acometido é pobre, porém há relatos de pacientes que obtiveram acentuada melhora.

O esquema utilizado é a administração de metilprednisolona 250 mg EV a cada 6 horas por 3 a 5 dias, seguida de prednisona 80 a 100 mg/dia VO por 2 a 4 semanas até que os sintomas desapareçam e a VHS se normalize. A dosagem é então reduzida lentamente, repetindo a VHS a cada mudança de dosagem ou a cada 1 a 2 semanas até 15 a 30 mg/dia, mantendo-se assim por vários meses. Caso a VHS aumente ou os sintomas retornem, a dosagem de corticosteróide deve ser novamente aumentada. A menor dose que suprime a doença é a que deve ser utilizada. A monitorização deve ser feita por 6 a 12 meses após a retirada do esteróide e os pacientes devem ser orientados a retornar ao especialista caso os sintomas reapareçam.

NOIA-NA

Não existe tratamento bem definido para NOIA-NA. Todos os fatores de risco devem ser tratados e a orientação para um hábito de vida mais saudável deve ser feita. Considerar ácido acetilsalicílico 100 a 300 mg/dia VO em conformidade com o médico clínico. Até 40% dos pacientes mostram discreta melhora da visão ao longo de 3 a 6 meses. Entre 30 a 50% dos pacientes desenvolvem acometimento do olho contralateral dentro de meses ou anos.

OCLUSÕES ARTERIAIS DA RETINA

INTRODUÇÃO E DEFINIÇÕES

A vascularização arterial da retina é composta por duas fontes: a artéria central da retina, responsável pela retina interna; e a circulação da coróide, que nutre a retina externa. Diversas doenças que afetam a rede vascular da retina podem se manifestar de várias formas, desde episódios de perda transitória até comprometimento severo e definitivo da visão.

ETIOLOGIA E FISIOPATOLOGIA

A oclusão arterial da retina é classificada em:

- Oclusão de ramo de artéria central da retina (ORACR)
- Oclusão da artéria central da retina (OACR)
- Oclusão da artéria ciliorretiniana

As OACR ocorrem mais freqüentemente em indivíduos com 60 anos ou mais, principalmente em homens (2:1), e presume-se que a freqüência seja em torno de 1 a cada 10.000 pacientes examinados ambulatorialmente. O acometimento bilateral ocorre em 1 a 2% dos casos. As ORACR representam aproximadamente 38% do total das oclusões arteriais da retina e 90% destas envolvem a retina temporal.

Dentre as causas principais, a trombose relacionada com aterosclerose tem um papel importante, pois representa 80% dos casos de OACR. Êmbolos originados das carótidas ou do coração são responsáveis por 2/3 das ORACR. Outras causas são: periarterite associada à doença como dermatomiosite, lúpus eritematoso sistêmico, poliarterite nodosa, granulomatose de Wegener e doença de Behcet; doenças trombolíticas como hiper-homocisteinemia, síndrome dos anticorpos antifosfolipídios e defeitos hereditários dos anticoagulantes naturais; arterite de células gigantes; enxaqueca retiniana; trauma local; e retinopatia por radiação.

ACHADOS CLÍNICOS

O paciente revela perda súbita e profunda da visão, unilateral e indolor, ou perda do campo visual sendo freqüentemente referida como uma cortina que foi se fechando. Em 10% dos casos há história anterior de perda transitória da visão. Quando presente a artéria ciliorretiniana (15 a 30% da população geral), o paciente pode referir perda dos campos periféricos. No caso da oclusão da artéria ciliorretiniana, ocorre desenvolvimento de um escotoma central.

Ao exame de fundo de olho, tem-se uma atenuação das artérias e veias com segmentação e lentidão do fluxo sangüíneo; turvação extensa da retina; aumento do edema intracelular; e aspecto de "mácula em cereja". No caso de ORACR tem-se os mesmos sinais porém localizados na área comprometida e podem ser vistos êmbolos, principalmente nas áreas de ramificações. Quando houver a presença da artéria ciliorretiniana, a retina tem aspecto normal no feixe papilomacular. Tanto em OACR como nas ORACR, há um defeito pupilar aferente relativo (DAR), entretanto, este é mais importante nas OACR.

O prognóstico é ruim nas oclusões arteriais da retina. Nas ORACR há um defeito localizado no campo visual, e nas OACR ocorre uma perda visual severa que é conseqüência do infarto retiniano. O risco de neovascularização de retina, disco óptico ou íris secundário à isquemia é de 20%.

EXAMES COMPLEMENTARES

O diagnóstico de oclusão de artéria retiniana é clínico. No entanto, a angiofluoresceinografia do fundo de olho (AF) é útil quando há dúvida diagnóstica. Esta é caracterizada por atraso no enchimento arterial e obstrução da fluorescência coroidiana de fundo pelo edema retiniano. Na presença de artéria ciliorretiniana patente, esta se encherá normalmente na fase precoce do exame.

Outros exames que se mostram alterados são: campo visual, que revela escotomas localizados nas áreas correspondentes aos da retina afetada; e o eletrorretinograma (ERG), com diminuição da onda b e presença da onda a sem alterações.

Além desses, tentar identificar a etiologia da oclusão arterial é muito importante, pois a mortalidade em 5 anos de pacientes com OACR é em torno de 40% e se deve geralmente a infarto do miocárdio. Por isso, é importante realizar a medida da pressão arterial, glicemia, hemoglobina glicada, hemograma, coagulograma, Doppler das artérias carótidas, avaliação cardíaca (eletrocardiograma, ecocardiograma) e VHS para descartar arterite de células gigantes.

DIAGNÓSTICO DIFERENCIAL

- Oclusão aguda da artéria oftálmica: não há aspecto de mácula em cereja, pois a oclusão acomete também a coróide; toda retina apresenta-se pálida; e normalmente a baixa de visão é mais grave.
- Injeção intra-ocular inadvertida de gentamicina.
- Neuropatia óptica por arterite isquêmica.
- Outras causas de "mácula em cereja": doença de Tay-Sachs, doença de Niemann-Pick, gangliosidase GM1 tipo 1 e tipo 2 etc.

TRATAMENTO

Deve ser instituído imediatamente após o diagnóstico se a oclusão estiver presente há menos de 24 h. É considerado uma emergência, pois a oclusão arterial causa perda visual irreversível a menos que a circulação retiniana seja restabelecida antes do desenvolvimento de infarto da retina. A estratégia terapêutica tem os seguintes objetivos:

- Aumentar a oxigenação retiniana;
- Aumentar o fluxo sangüíneo arterial;
- Restabelecer a circulação retiniana;
- Prevenir hipóxia retiniana.

Teoricamente, o aumento da oxigenação retiniana pode ser alcançado com a inalação de uma mistura de oxigênio e dióxido de carbono (95% de O_2 e 5% de CO_2) induzindo uma vasodilatação retiniana.

O aumento do fluxo sangüíneo arterial é conseguido pela diminuição da pressão intra-ocular (PIO) através de massagem ocular, colírios hipotensores, realização de paracentese de câmara anterior e administração endovenosa de acetazolamida 500 mg, seguida de manitol 20%. Dinitrato de isossorbida 10 mg sublingual deve ser tentado para dilatar os vasos periféricos e diminuir a resistência.

O restabelecimento da circulação retiniana usando anticoagulantes e fibrinolíticos tem sido descrito, porém sua eficácia não foi comprovada pelos estudos realizados até então. Estreptoquinase endovenosa 750.000 unidades combinada com 500 mg de metilprednisolona tem sido descrita com sucesso.

A prevenção da hipóxia retiniana é apenas uma possibilidade teórica até o momento. Medicações antioxidantes e inibidoras do N-metil-D-aspartato são duas classes de drogas que estão sendo estudadas.

Na ocorrência de neovascularização, panfotocoagulação a laser deve ser realizada e causa regressão dos neovasos da íris em cerca de 65% dos casos.

OCLUSÕES VENOSAS DA RETINA

INTRODUÇÃO E DEFINIÇÕES

Oclusão venosa da retina é uma causa comum de patologia vascular retiniana, só perdendo para retinopatia diabética. Usualmente afeta pacientes com 50 anos ou mais, e 50 a 80% deles apresentam hipertensão arterial sistêmica, doença cardiovascular ou *diabetes melito*. O quadro é tipicamente unilateral, podendo ser bilateral em 10% dos casos.

ETIOLOGIA E FISIOPATOLOGIA

As oclusões venosas podem ser classificadas em:

- Oclusão de ramo de veia central da retina (ORVCR).
- Oclusão de veia central da retina (OVCR), que ainda pode ser subdividida em:
  - OVCR não-isquêmica;
  - OVCR isquêmica;
  - Papiloflebite.

Os mecanismos da oclusão venosa da retina são variados, podendo atuar isoladamente ou em conjunto. A aterosclerose é um importante fator para OVCR, pois em virtude de a arteríola retiniana e a veia correspondente terem uma bainha adventícia comum, o espessamento da arteríola pode comprimir a veia nos pontos de entrecruzamentos, levando ao aumento da pressão intravascular que por sua vez causa alteração na parede capilar, endotélio e pericitos, expondo a membrana basal e assim, precipitando a formação de trombos. Na região da lâmina cribrosa, as artérias e veias centrais da retina também compartilham a mesma adventícia e podem levar à obstrução venosa de modo semelhante. A diminuição do fluxo sangüíneo causada pela obstrução venosa leva à hipóxia da retina, que, por sua vez, ocasiona lesão nas células endoteliais e extravasamento sangüíneo.

ACHADOS CLÍNICOS

ORVCR

Os achados clínicos e os sintomas são variáveis, dependendo do território ocluído e da extensão das hemorragias. Tipicamente, os pacientes referem diminuição na acuidade visual (AV) ou ponto cego no campo visual, de aparecimento agudo e indolor em um dos olhos. Quando o comprometimento é periférico, pode ser assintomático.

Ao exame na fase aguda, observa-se dilatação venosa e tortuosidades periféricas ao ponto de oclusão, hemorragias superficiais, edema de retina e isquemia de maior ou menor grau, denunciada pela presença de exsudatos algodonosos ou hemorragia em profusão. Na fase crônica, após 6 a 12 meses da oclusão, o exame de fundo de olho pode mostrar exsudatos duros, hemorragias residuais, microaneurismas, edema macular, neovascularização, fibrose retiniana e embainhamento vascular.

O edema macular, a não-perfusão macular e a hemorragia vítrea são as causas responsáveis pela baixa de visão. O edema macular persistente é a principal complicação responsável pela AV ruim permanente. De 60 a 100% dos casos apresentarão edema macular em algum momento do curso clínico. Isquemia retiniana, neovascularização, hemorragia vítrea e glaucoma neovascular são outras complicações.

O prognóstico visual é relacionado com a AV no início do quadro. Se a AV inicial for 20/60 ou melhor, é provável que permaneça como tal; se a AV inicial for 20/80 a 20/200, a evolução clínica é variável; se a AV de início for pior que 20/200, provavelmente não haverá melhora.

OVCR

Na OVCR os pacientes referem borramento súbito da visão, indolor e unilateral. Podem referir também episódios anteriores de obscurecimento transitório da visão que duram segundos ou minutos, com posterior recuperação total. A diminuição visual é grave nos casos isquêmicos e, de moderado a grave, nos casos não-isquêmicos.

Na forma isquêmica, o exame mostra tortuosidade e engurgitamento acentuado de todos os ramos da veia central da retina; extensas hemorragias nos quatro quadrantes, edema de mácula e exsudatos algodonosos são vistos com freqüência, assim como edema grave de disco óptico.

Na forma não-isquêmica, observa-se dilatação e tortuosidade variáveis de todos os ramos da veia central da retina; hemorragias arredondadas e em chama de vela nos quatro quadrantes, exsudatos algodonosos ocasionais, e pode haver edema macular e edema de disco óptico de intensidade leve a moderada. Defeito pupilar aferente relativo pode ser encontrado em ambas formas de OVCR, sendo acentuado na forma isquêmica.

Os pacientes com a forma não-isquêmica podem progredir para a forma isquêmica, ocorrendo em 15% dos casos nos primeiros três meses do acometimento.

O prognóstico é desfavorável em razão de isquemia macular e risco de neovascularização de íris com conseqüente desenvolvimento de glaucoma neovascular.

É importante distinguir OVCR isquêmica da forma não-isquêmica. A presença de defeito pupilar aferente relativo, amplitude da onda b diminuída no eletrorretinograma (ERG), constrição do campo visual e AV de 20/400 ou pior são os sinais mais confiáveis de uma OVCR isquêmica.

EXAMES COMPLEMENTARES

O diagnóstico de oclusão venosa da retina é clínico. A angiofluoresceinografia (AF) é um importante exame que deve ser realizado, pois serve para avaliar as duas complicações mais comuns: neovascularização e edema macular. Na ORVCR, a AF é caracterizada por retardo na circulação nos vasos do setor envolvido da retina, hipofluorescência nas fases iniciais do exame devido ao bloqueio da fluoresceína de fundo da coróide pelas hemorragias retinianas, e extravasamento do corante dos capilares dilatados, da veia obstruída e de suas tributárias. Na OVCR, a AF mostra retardo no retorno venoso, hipofluorescência inicial pelo bloqueio central devida a hemorragias, e áreas de perfusão ou não-perfusão capilar, dependendo de ser isquêmica ou não-isquêmica.

Testes sangüíneos com glicemia de jejum, hemoglobina glicada, hemograma, eletroforese de proteínas, perfil lipídico, FTA-ABS podem ser solicitados.

Medir a pressão arterial sistêmica e solicitar avaliação médica completa com especial atenção para possibilidade de doença cardiovascular.

DIAGNÓSTICO DIFERENCIAL

- Retinopatia diabética: o acometimento é usualmente bilateral com presença de hemorragias e microaneurismas concentrados principalmente no pólo posterior e os exsudatos são mais proeminentes.
- Síndrome ocular isquêmica: é causada por doença oclusiva das carótidas. As veias apresentam-se dilatadas e com calibre irregular, porém não tortuosas. Normalmente não ocorre edema de papila nem hemorragias papilares.
- Retinopatia hipertensiva: geralmente bilateral e as hemorragias não estão limitadas a um setor da retina como nas ORVCR.
- Papiledema: é o edema de disco causado por aumento da pressão intracraniana. As hemorragias não se estendem muito além da área peripapilar e geralmente é uma condição bilateral. Pode haver história de episódios de perda transitória da visão.
- Retinopatia por irradiação: a história prévia de irradiação é crucial e os exsudatos algodonosos são, geralmente, mais proeminentes do que as hemorragias.

TRATAMENTO

ORVCR

O tratamento do ORVCR deve ser realizado seguindo as orientações estabelecidas pelo Collaborative Branch Vein Occlusion Study, que concluiu que:

- Para ORVCR com edema macular e AV de 20/40 ou menos:
  - Esperar pela melhora das hemorragias para se conseguir um exame de AF adequado;
  - Determinar se a diminuição da AV é causada pelo edema macular ou pela isquemia macular;
  - Se o edema macular justificar a perda da visão e não houve melhora espontânea em 3 meses, está recomendada fotocoagulação a laser em grade;
  - Se a perda da visão é justificada por isquemia macular (áreas de não-perfusão capilar na AF), o tratamento com laser não irá melhorar a visão.
- Para ORVCR com neovascularização:
  - Conseguir uma boa AF após melhora das hemorragias retinianas;
  - Se o AF mostrar cinco ou mais diâmetros de disco de não-perfusão, o paciente deve ser examinado a cada 4 meses por 12 a 14 meses em virtude do risco de neovascularização.
  - Se há neovascularização, realizar panfotocoagulação envolvendo o setor de retina acometido.

OVCR

Nenhum tratamento é comprovadamente eficaz para reverter os achados no caso de uma OVCR. Considerar o uso de ácido acetilsalicílico 80-325 mg por dia. Entretanto, certas complicações de OVCR podem ser previnidas ou revertidas como indicado:

- Para OVCR:
  - Nenhum tratamento comprovadamente eficaz;
  - Realizar panfotocoagulação a laser na presença de neovascularização de disco, retina, íris ou ângulo;
  - Diminuir a pressão intra-ocular, se elevada;
  - Tratar qualquer patologia adjacente;

O edema macular da OVCR não responde à fotocoagulação a laser em grade.

DESCOLAMENTO DE RETINA

INTRODUÇÃO E DEFINIÇÕES

O descolamento de retina (DR) pode causar deterioração gradual ou súbita da visão e é um diagnóstico muito freqüente em consultas realizadas com caráter de urgência.

O DR é definido como uma separação entre a retina neurossensorial e o epitélio pigmentado da retina (EPR) por líquido sub-retiniano. Na verdade, o termo "descolamento" é a separação entre duas camadas da retina, já que o EPR permanece ligado à membrana de Bruch e ao resto da coróide.

ETIOLOGIA E FISIOPATOLOGIA

Os descolamentos de retina podem ser classificados em:

- DR regmatogênico (rhegma = rotura) – resulta na presença de uma rotura retiniana, isto é, um defeito na totalidade da espessura da retina neurossensorial, o qual permite que o espaço virtual sub-retiniano seja preenchido por um líquido derivado do gel vítreo liquefeito. Ex.: após episódio de descolamento de vítreo posterior.
- DR tracional – resulta da tração mecânica exercida por membranas vitreorretinianas contráteis sobre a retina neurossensorial, "arrancando-a" do EPR. Ex.: retinopatia diabética proliferativa.
- DR exsudativo – resultante do acúmulo de líquido no espaço sub-retiniano a partir da coróide e EPR. Ex.: tumores oculares e doença de Harada.

DR regmatogênico

É o tipo mais comum de descolamento de retina e, como já dito, é causado pelo vítreo liquefeito que passa por uma rotura para o espaço entre a retina neurossensorial e o EPR. Geralmente é precedido por um descolamento de vítreo posterior (DVP). Isso ocorre porque durante o envelhecimento natural do olho, as fibras colágenas presentes no humor vítreo se colabam, liquefazendo o gel vítreo (sínquise). O gel vítreo liquefeito passa então para o espaço retro-hialóideo, hidrodissecando a superfície posterior do vítreo da membrana limitante interna da retina. Quando há locais com adesão vitreorretiniana anormalmente forte, o DVP agudo pode resultar em roturas retinianas, abrindo caminho para o acesso do gel vítreo liquefeito ganhar o espaço sub-retiniano e descolar a retina. Normalmente, um episódio de DVP agudo também pode provocar a ruptura de vasos sangüíneos, resultando em hemorragia vítrea. A incidência de DVP aumenta com a idade e com o grau de miopia.

DR tracional

É o tipo menos comum de descolamento de retina, provocado pela contração de membranas celulares compostas por fibroblastos, glia e células do EPR. Essas membranas vítreas são causadas geralmente por lesões penetrantes e retinopatias proliferativas (retinopatia diabética, retinopatia da prematuridade, retinopatia falciforme, entre outras). A origem do líquido sub-retiniano é desconhecida.

DR exsudativo

Neste caso a retina está intacta, não apresentando roturas, e não há áreas de tração vitreorretiniana. O líquido sub-retiniano é derivado da coriocapilar e ganha esse espaço por um defeito no EPR. É essencial reconhecer um descolamento de retina exsudativo pelo fato de, ao contrário dos outros tipos de descolamento, seu manejo ser geralmente clínico.

DR combinado

Ocorre quando uma tração vitreorretiniana causadora de um DR leva a uma rotura nesta região. Quando isso ocorre, o descolamento passa a assumir características de um DR regmatogênico.

ACHADOS CLÍNICOS

Um descolamento de retina pode ser tanto assintomático, quanto levar a uma severa queda da visão, dependendo principalmente de sua localização e tipo. Cada tipo de descolamento de retina mostra sinais característicos que estão relacionados na Tabela 195.II.

DR regmatogênico

Sessenta por cento dos pacientes referem fotopsias (*flashes* luminosos) e corpos flutuantes. Podem também notar um defeito de campo visual referido como "cortina"

Tabela 195.I – Principais causas de descolamento de retina

Regmatogênico	Exsudativo	Tracional
Rotura retiniana (miopia, afacia, trauma contuso)	Idiopática (retinopatia central serosa)	Neovascular (retinopatia diabética proliferativa, retinopatia da prematuridade, OVCR, ORVCR, anemia falciforme)
	Inflamatória/auto-imune (esclerite posterior, pseudotumor inflamatório, síndrome de Vogt-Koyanagi-Harada, oftalmia simpática)	Hereditária (vítreo-retinopatia exsudativa familiar, incontinência pigmentar, doença de von Hippel-Lindau)
	Anormalidades do disco óptico	Congênita (persistência do vítreo primário hiperplásico)
	Hematológicas/vasculares (coagulação intravascular disseminada, hipertensão maligna, eclâmpsia, insuficiência renal, lúpus eritematoso sistêmico, granulomatose de Wegener, retinopatia da prematuridade)	Inflamatória (*Toxocara canis*, *Pars planitis*, Vitreorretinopatia proliferativa)
	Infecciosas (sífilis, toxoplasmose)	Idiopática (síndrome de tração vitreomacular)
	Neoplásica (melanoma, doença metastática, linfoma, leucemia, hemangioma coroidal)	Trauma/pós-cirúrgico (hemorragia vítrea, trauma penetrante, vitreorretinopatia proliferativa)

Tabela 195.II – Tipos de descolamento de retina e suas características clínicas

	Regmatogênico	Exsudativo	Tracional
História	Fotopsia, afacia, miopia, trauma	Hipertensão maligna, eclâmpsia, insuficiência renal	Diabetes, prematuridade, trauma penetrante, doença falciforme
Mobilidade retiniana	Bolhas ondulantes ou pregas	Bolha lisa e elevada	Retina com superfície côncava
Evidência de cronicidade	Linhas de demarcação, retina atrófica, macrocistos intra-retinianos	Ausente	Linhas de demarcação
Alterações vítreas	Sinérese, descolamento de vítreo posterior, tração na borda da rotura	Vítreo transparente (exceto nas uveítes)	Tração vitreorretiniana
Fluido sub-retiniano	Transparente	Turvo, móvel, variando com a posição da cabeça	Transparente
Pressão intra-ocular	Geralmente baixa	Varia	Geralmente normal

ou "sombra", que pode progredir e acometer a visão central. Ao exame, pode-se ter um defeito pupilar aferente relativo, uma diminuição da pressão intra-ocular (PIO) em comparação ao olho não afetado e uma uveíte anterior leve. A retina mostra-se elevada em configuração convexa, de aspecto enrugado e móvel com a mobilização ocular. Quando o descolamento é antigo, pode apresentar uma linha demarcatória pigmentada na junção entre a retina aplicada e a retina descolada, cistos intra-retinianos, afinamento retiniano secundário à atrofia e proliferação vitreorretiniana. Na presença de uma hemorragia vítrea (HV) que impeça o exame fundoscópico, deve ser solicitada uma ultra-sonografia ocular para diagnosticar um possível DR e tentar localizar a rotura.

DR tracional

Normalmente, os pacientes queixam-se de perda de campo visual que progride lentamente, podendo ficar estacionária por meses ou ser assintomática. Ao exame, a retina tem uma superfície lisa e é imóvel. O descolamento é côncavo, não há roturas e o líquido sub-retiniano é mais raso que no caso de DR regmatogênico, raramente se estendendo até a *ora serrata*. Na maioria dos casos, podem ser vistas as membranas vítreas causadoras e a retina está mais elevada nesses locais de tração. A mobilidade retiniana está reduzida. Em alguns casos, a tração pode causar uma rotura retiniana (DR combinado), fazendo com que o descolamento assuma características de um DR regmatogênico.

DR exsudativo

Os pacientes referem defeito de campo visual ou diminuição mínima a severa da visão. Pode haver a presença de corpos flutuantes em casos com vitreíte associada e não há fotopsia. Ao exame nota-se um descolamento de retina convexo, muito móvel e sem a presença de roturas. A retina tem superfície lisa e há o fenômeno de "deslocamento fluido", característico dos DR exsudativos, no qual o líquido sub-retiniano responde à força da gravidade e descola a área da retina sob a qual ele se acumula (ex.: quando o paciente está sentado, o líquido sub-retiniano se acumula na parte inferior, descolando a retina inferiormente; na posição supina, o líquido sub-retiniano se acumula no pólo posterior, descolando a mácula). Ocasionalmente, a retina está tão elevada em DR exsudativos que pode ser vista logo atrás do cristalino. Isso raramente ocorre nos DR regmatogênicos.

EXAMES COMPLEMENTARES

O diagnóstico de descolamento de retina é clínico, baseado principalmente no exame fundoscópico sob midríase. Os exames que podem auxiliar o diagnóstico são:

- Ultra-sonografia ocular: principalmente nos casos de DR associados a HV que impeçam o exame fundoscópico.
- Campo visual: útil para documentar o defeito e ajuda no diagnóstico diferencial de retinosquise.

DIAGNÓSTICO DIFERENCIAL

- Retinosquise degenerativa: é a separação da retina neurossensorial em duas camadas. Não há fotopsias nem corpos flutuantes. Quando há defeito de campo visual, o escotoma é absoluto e não relativo como nos casos de DR. Geralmente, é bilateral e localizado principalmente na região temporal inferior. A elevação é convexa, fina e imóvel. Não há células pigmentadas ou hemorragias no vítreo.
- Descolamento de coróide (DC): não há fotopsias nem corpos flutuantes; um defeito de campo pode estar presente quando o DC é grande. O aspecto é um descolamento laranja-acastanhado, convexo, liso, bolhoso, com aspecto mais sólido do que um DR. A retina periférica e a *ora serrata* comumente podem ser vistas sem identação escleral e as elevações não se estendem ao pólo posterior por firme adesão entre as lamelas supracoroideanas e a esclera, onde as veias vorticosas entram nos seus canais esclerais. A PIO pode ser muito baixa como resultado de descolamento concomitante do corpo ciliar.
- Síndrome de efusão uveal: é uma condição idiopática caracterizada por descolamento de coróide associado a DR exsudativo.

TRATAMENTO

Assim que for feito o diagnóstico de DR, o paciente deve ser encaminhado a um médico especialista. Pacientes com DR regmatogênico agudo ou aqueles com DR tracional que envolve a mácula devem ser orientados a permanecerem em repouso até que se possa realizar a reparação cirúrgica. Dentre os procedimentos possíveis, estão a introflexão escleral, a retinopexia pneumática, a vitrectomia posterior ou uma combinação dessas.

Pacientes com DR antigo, envolvendo a região da mácula e apresentando ao exame linhas de demarcação e/ou cistos intra-retinianos secundários, podem ser submetidos a cirurgia de acordo com a conveniência do cirurgião, não sendo um procedimento de urgência.

Em casos de DR regmatogênicos antigos localizados na periferia, pode-se optar por bloquear a área descolada, impedindo sua progressão. Este procedimento geralmente é feito através da fotocoagulação a laser ou crioterapia.

Em DR exsudativos, o efetivo tratamento da doença de base freqüentemente reposiciona a retina.

Obs.: o principal fator que influencia no prognóstico de recuperação visual após o tratamento é a duração do acometimento macular pelo DR.

HEMORRAGIA VÍTREA

INTRODUÇÃO E DEFINIÇÕES

Hemorragia vítrea (HV) corresponde a uma causa comum de diminuição súbita da visão, sendo freqüentemente observada em consultas oftalmológicas de emergência. Pode relacionar-se com uma doença sistêmica ou ser causada por uma doença ocular. Outra causa importante e que será melhor discutida em outro capítulo é o traumatismo ocular.

As principais causas de hemorragia vítrea estão abaixo:

- Retinopatia diabética.
- Rotura retiniana sem descolamento.
- Descolamento de vítreo posterior.
- Descolamento regmatogênico de retina.
- Oclusão de ramo ou veia central da retina.
- Degeneração macular relacionada a idade.
- Anemia falciforme (especialmente doença SC).
- Trauma.
- Tumor intra-ocular.
- Hemorragia subaracnóide ou subdural (síndrome de Terson).
- Outras doenças hematopoiéticas (leucemia, trombocitopenia, anemia, macroglobulinemia e hemorragias causadas por medicamentos).
- Outros (doença de Eales, doença de Coats, retinopatia da prematuridade, hipertensão arterial, retinosquise congênita intra ou pós-cirúrgica).

ETIOLOGIA E FISIOPATOLOGIA

Em adultos, a etiologia mais freqüente é a retinopatia diabética (39-54%). Outras causas importantes incluem rotura retiniana sem descolamento (12-17%), descolamento de vítreo posterior, descolamento regmatogênico de retina (7-10%) e neovascularização retiniana após oclusão de ramo ou veia central da retina. Em crianças, deve-se lembrar da retinopatia da prematuridade, malformações arteriovenosas, retinosquise congênita, e sempre cogitar a possibilidade da síndrome do "shaken baby".

A hemorragia pode ter origem nos vasos retinianos, na coróide ou no corpo ciliar. Na grande maioria dos casos, o episódio é unilateral, porém, pode ser bilateral.

ACHADOS CLÍNICOS

Há perda súbita da visão, indolor e unilateral (raramente bilateral). Alguns relatam que a visão ficou vermelha ou o aparecimento de pontos negros com flashes luminosos no campo visual. A redução da visão é proporcional à intensidade da hemorragia, podendo ser discreta ou muito acentuada.

Além da diminuição da visão, há diminuição ou ausência do reflexo vermelho, podendo ter defeito pupilar aferente relativo discreto. Às vezes podem ser vistos eritrócitos na região retrolental. O fundo de olho mostra hemorragia vítrea de intensidade variável e é melhor avaliado pela oftalmoscopia indireta.

EXAMES COMPLEMENTARES

O diagnóstico de hemorragia vítrea é totalmente clínico. No entanto, é de suma importância tentar encontrar a etiologia do sangramento. Se a hemorragia for muito densa, impossibilitando a avaliação da retina do olho acometido, o exame do olho contralateral pode revelar indícios importantes da causa da hemorragia. Nesses casos, a solicitação de uma ultra-sonografia ocular se torna imperativa, pois pode revelar descolamento de retina, presença de rotura retiniana ou de um tumor intra-ocular. Também é importante procurar por neovascularização de íris e medir a PIO.

Não esquecer de questionar sobre doenças oculares ou sistêmicas e história de trauma. Caso necessário, solicitar avaliação de um clínico geral.

DIAGNÓSTICO DIFERENCIAL

- Vitreíte.
- Descolamento de retina.

TRATAMENTO

Infelizmente, não existe tratamento eficaz para hemorragia vítrea, o que deve ser tratado são as causas subjacentes. A recomendação de repouso com a cabeça elevada reduz a chance de recorrência de sangramento e ajuda o sangue a descer por gravidade para região inferior da cavidade vítrea, podendo possibilitar o exame fundoscópico na região superior nas consultas subseqüentes e, assim, fazer um diagnóstico mais preciso para um tratamento mais eficaz.

Rupturas retinianas são tratadas com fotocoagulação a laser ou crioterapia; retinas descoladas devem ser submetidas à cirurgia de vitrectomia posterior; e patologias vasculares proliferativas são tratadas com fotocoagulação a laser ou crioterapia.

Caso o sangue não seja reabsorvido num período de até 6 meses, está indicada a remoção cirúrgica. Pode-se considerar vitrectomia posterior antes dos 6 meses para pacientes com neovasos de íris, hemorragia vítrea bilateral, pacientes diabéticos, ou aqueles que apresentam complicações secundárias como glaucoma hemolítico.

É conveniente suspender ácido acetilsalicílico ou outro anticoagulante, se estes não forem necessários em razão da enfermidade do paciente.

Se mesmo após a realização de todos os exames não for possível determinar a causa da HV, o paciente deve ser avaliado diariamente nos primeiros 2 a 3 dias, mantendo o repouso e, depois, ser submetido a ultra-sonografias oculares a cada 1 a 3 meses até que se descubra a causa subjacente.

UVEÍTES

INTRODUÇÃO E DEFINIÇÕES

Uveíte é uma condição inflamatória da úvea e estruturas adjacentes que afeta principalmente crianças e jovens adultos. A inflamação pode ser induzida por um agente infeccioso, trauma, ou ser de natureza auto-imune. A úvea é composta por íris, corpo ciliar e coróide, e qualquer uma dessas estruturas pode estar acometida. Na prática, o termo "uveíte" também é utilizado para designar inflamações na retina, nervo óptico e corpo vítreo. Segundo seu curso clínico, as uveítes podem ser agudas (início súbito e, geralmente, não duram mais de 3 meses) ou crônicas (início geralmente insidioso e que persiste por mais de 3 meses).

ETIOLOGIA E FISIOPATOLOGIA

Quanto à etiologia, as uveítes podem ser classificadas em exógenas e endógenas. As uveítes exógenas são inflamações do trato uveal secundárias a trauma ou invasão de microrganismos (ou outros agentes como, por exemplo, corpo estranho metálico). As uveítes endógenas são aquelas provocadas por agentes provenientes de um outro local do corpo ou de uma reação imune ocular. As uveítes também podem ser classificadas em agudas e crônicas (Tabela 195.III).

ACHADOS CLÍNICOS

Na clínica das uveítes, a anamnese assume um papel de suma importância, dado o grande número de variáveis envolvidas na formação do diagnóstico diferencial.

De modo geral, os pacientes queixam-se de dor ocular de intensidade variada, fotofobia, olho vermelho, lacrimejamento e baixa de visão.

Tabela 195.III – Principais causas de uveítes agudas e crônicas

Uveítes agudas	Uveítes crônicas
Toxoplasmose	Tuberculose
Trauma	Artrite reumatóide juvenil
Uveítes idiopáticas	Sarcoidose
Síndrome de Vogt-Koyanagi-Harada	Coroidite multifocal
Necrose retiniana aguda	Coroidopatia de Birdshot e serpiginosa
Infecções bacterianas pós-cirúrgicas	Linfoma intra-ocular
Síndrome dos pontos brancos	Oftalmia simpática
	Uveíte intermediária
	Uveíte pós-cirúrgica

Ao exame oftalmológico, pode haver pupila em miose; conjuntiva congesta ou quemótica; córnea apresentando precipitados ceráticos no endotélio; presença de células e *flare* no humor aquoso; hipópio; sinéquias posteriores (área de aderência da íris no cristalino); nódulos irianos; e células no vítreo com conseqüente turvação.

EXAMES COMPLEMENTARES

Através dos dados epidemiológicos, queixa, idade, antecedentes e exame físico, pode-se presumir o diagnóstico etiológico na maioria dos casos. No entanto, muitas vezes são necessários exames laboratoriais para confirmar a hipótese diagnóstica e aplicar o tratamento específico. Os exames mais freqüentemente solicitados são o hemograma, sorologias, VHS, PPD, pesquisa de doenças auto-imunes, urina e raio X de tórax.

DIAGNÓSTICO DIFERENCIAL

O diagnóstico diferencial se faz principalmente entre as diversas etiologias possíveis para uveíte.

Outras patologias que cursam com olho vermelho como conjuntivite, glaucoma agudo, trauma e infecção corneana também fazem parte do diagnóstico diferencial, porém, não são encontrados os achados citados no exame físico.

TRATAMENTO

Os principais objetivos do tratamento das uveítes são: prevenir complicações (como sinéquias posteriores, por exemplo); reduzir o desconforto; e, se possível, tratar a doença de base. As drogas mais utilizadas são: midriáticos tópicos, esteróides tópicos ou sistêmicos, agentes imunossupressores sistêmicos, e no caso das uveítes de etiologia infecciosa, agentes antimicrobianos ou antivirais.

Algoritmo 195.1 – Investigação da perda súbita de visão

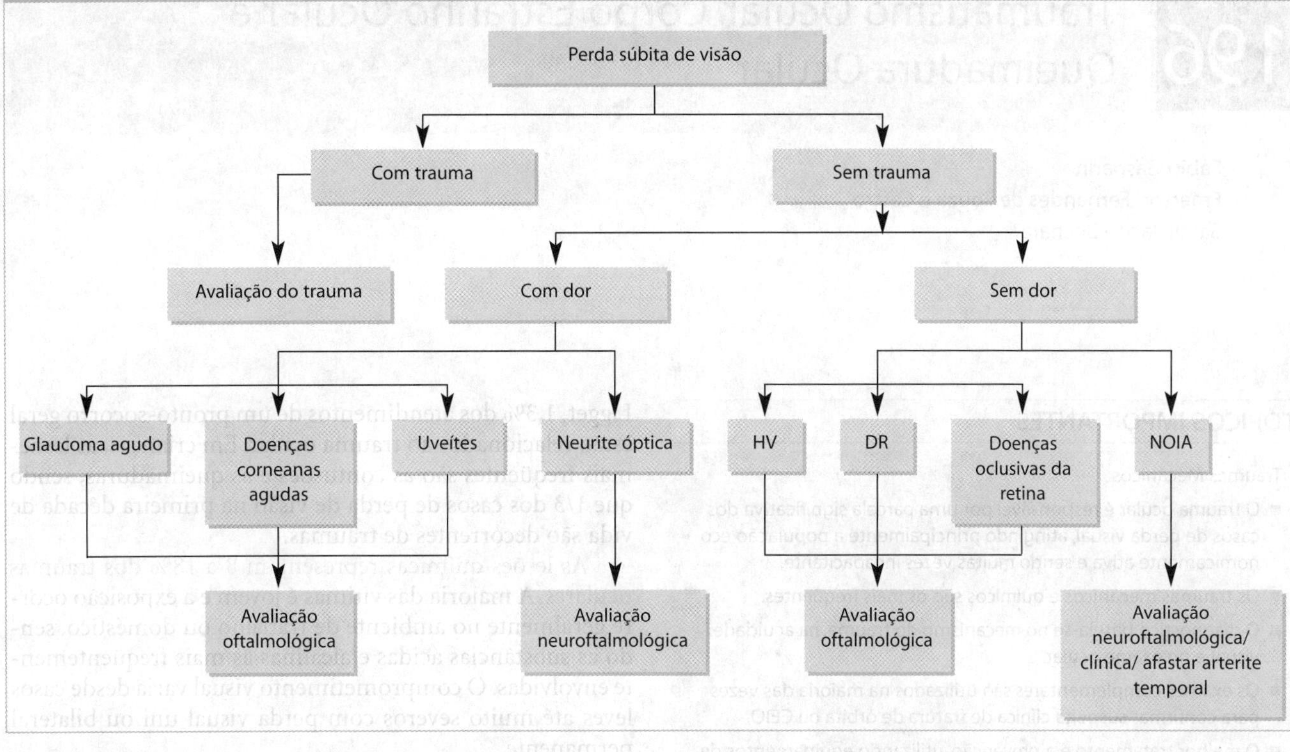

LEITURA ADICIONAL

1. Sharma S, Brown G. Retinal artery obstruction. Cap.69. p.1323-38. Mruthyunjaya P, Fekrat S. Central retinal vein occlusion. Cap.70. p.1339-48. Phillips S, Fekrat S, Finkelstein D. Branch retinal vein occlusion. Cap.71. p.1349-54. In: Ryan S. Retina. 4. ed. 2006.
2. Abujamra S, Resende G, Haidar G. Flashes luminosos, moscas volantes e descolamento de retina. Cap.12. p.103-11. Bonanomi M. Perda súbita da visão. Cap.21. p.195-204. In: Takahashi W. Atualidades oftalmologia USP. Vol.5 – Traumatismos e emergências oculares; 2003.
3. Miller N, Newman N. Walsh & Hoyt`s clinical neuro opthalmology. 5. ed. 1999. p.196-246.
4. Meira D, Rocha D, Oréfice F. Conceito e classificação das uveítes. In: Oréfice F. Uveítes. 2005. p.2005.
5. Helal J, Gonçalves J. Fisiopatogenia do descolamento de retina. In: Abujamra S, Ávila M, Barsante C, Farah M, Gonçalves J, Lavinsky J, Moreira Jr. C, Nehemy M, Suzuki H. Retina e vítreo – clínica e cirurgia. Conselho Brasileiro de Oftalmologia – Sociedade Brasileira de Retina e Vítreo. 2000. p.807-9.
6. American Academy of Ophthalmology. Retina and vitreous – basic and clinical science course. 2005. p.279-80.
7. Duker J. Retinal arterial obstruction. Cap.114. p.854-61. Morley M, Heier J. Venous obstructive disease of the retina. Cap.115. p.862-9. Forster D. General approach to the uveitis patient and treatment strategies. Cap.161. p.1115-20. Balcer L, Beck R. Inflammatory optic neuropathies and neuroretinitis. Cap.190. p.1263-7. Arnold A. Ischemic optic neuropathy, diabetic papillopathy, and papillophlebitis. Cap.191. p.1268-72: In: Yanoff M, Duker J. Ophthalmology. 2. ed. 2004.
8. Monteiro M. Neuropatia óptica isquêmica anterior. In: Alves C. Atualidades oftalmologia USP. Vol.3 – Neuroftalmologia; 2000. p.59-75.
9. Moreira Jr C, Ávila C. Manual CBO – retina e vítreo. 2000. p.35-60.

CAPÍTULO

196

Traumatismo Ocular, Corpo Estranho Ocular e Queimadura Ocular

Fábio Gasparin
Emerson Fernandes de Souza e Castro
Samir Jacob Bechara

TÓPICOS IMPORTANTES

Traumas Mecânicos

- O trauma ocular é responsável por uma parcela significativa dos casos de perda visual, atingindo principalmente a população economicamente ativa e sendo muitas vezes incapacitante.
- Os traumas mecânicos e químicos são os mais freqüentes.
- O diagnóstico baseia-se no mecanismo do trauma, na acuidade visual e no exame ocular.
- Os exames complementares são utilizados na maioria das vezes para confirmar suspeita clínica de fratura de órbita ou CEIO.
- O melhor tratamento é a prevenção, utilizando equipamentos de proteção adequados (óculos, capacete, cinto de segurança), o que evita a maioria dos traumas ou diminui a gravidade da lesão quando ela ocorre.
- Sempre que existir dúvida diante de um paciente com trauma ocular deve ser solicitada uma avaliação oftalmológica.

Traumas Químicos

- As queimaduras químicas são responsáveis por cerca de 8 a 18% dos traumas oculares.
- Os acidentes ocorrem geralmente no ambiente de trabalho ou doméstico.
- O uso de equipamentos de proteção como óculos e máscaras evita ou diminui as conseqüências dos acidentes em ambiente industrial.
- A principal recomendação no tratamento é iniciar a irrigação contínua imediatamente após o acidente e manter por no mínimo, 1 h.
- As lesões graves podem levar à perda total da visão.

INTRODUÇÃO E DEFINIÇÕES

Trauma ocular é aquele que atinge o globo ocular e seus anexos, podendo ser mecânico, químico, elétrico ou térmico.

Apesar de os olhos representarem apenas 0,1% da superfície corpórea, eles estão desproporcionalmente envolvidos em traumas. De acordo com dados da OMS, ocorrem cerca de 55 milhões de traumatismos oculares por ano, existindo cerca 1,6 milhões de cegos por causas traumáticas. Em um estudo realizado no pronto-socorro de Oftalmologia do Hospital das Clínicas da Faculdade de Medicina da Universidade de São Paulo em 1998, 26,3% dos atendimentos se relacionavam a trauma ocular e segundo Ligget, 1,3% dos atendimentos de um pronto-socorro geral estão relacionados ao trauma ocular. Em crianças, as lesões mais freqüentes são as contusões e as queimaduras, sendo que 1/3 dos casos de perda de visão na primeira década de vida são decorrentes de traumas.

As lesões químicas representam 8 a 18% dos traumas oculares. A maioria das vítimas é jovem e a exposição ocorre geralmente no ambiente de trabalho ou doméstico, sendo as substâncias ácidas e alcalinas as mais freqüentemente envolvidas. O comprometimento visual varia desde casos leves até muito severos com perda visual uni ou bilateral permanente.

Corpo estranho ocular é todo material anômalo que pode estar presente na superfície ocular (córnea, conjuntiva, tarso) ou intra-ocular (câmara anterior, cristalino, retina, vítreo e órbita).

Acredita-se que cerca de 80% a 90% dos traumas sejam evitáveis e isso mostra a importância do uso dos equipamentos de proteção obrigatórios.

Neste capítulo abordaremos os traumas mecânicos e químicos mais freqüentes, associados ou não a corpos estranhos oculares, enfatizando os achados clínicos e as condutas mais adequadas para preservar a integridade ocular e melhorar o prognóstico visual dos pacientes.

TRAUMAS MECÂNICOS

ETIOLOGIA E FISIOPATOLOGIA

Dependendo do mecanismo do trauma e da lesão ocular resultante, os traumas mecânicos devem ser divididos em alguns subtipos, conforme mostra o Algoritmo 196.1.

Inicialmente o trauma deve ser considerado aberto ou fechado, conforme apresente ou não comprometimento total da parede ocular (córnea e esclera).

Os traumas fechados são as contusões, lacerações lamelares e os corpos estranhos superficiais. Os traumas abertos são as lacerações e as rupturas.

As lacerações ocorrem quando um objeto cortante atinge o globo, causando uma lesão no local do impacto. A lesão é considerada penetrante quando existe apenas um orifício de espessura total no olho. Quando existem dois orifícios de espessura total (entrada e saída), a lesão é considerada perfurante. Nas lacerações sempre se deve suspeitar de corpo estranho intra-ocular.

Os corpos estranhos intra-oculares mais encontrados são:

- Metais tóxicos: ferro, chumbo, níquel, alumínio, cobre.
- Metais não-tóxicos: ouro, prata, platina.
- Não-metálicos: vegetais, vidro, cílios.

A etiologia dos traumas oculares mais freqüentes, assim como a população envolvida e o tipo de lesão associada, são mostrados na Tabela 196.I.

ACHADOS CLÍNICOS

Na anamnese dos pacientes vítimas de trauma ocular, os dados mais importantes são:

- Queixa principal e duração: dor, ardência, sensação de corpo estranho, fotofobia, diplopia (visão dupla), queda de visão e se a visão piorou imediatamente ou quanto tempo após o trauma.
- Mecanismo do trauma: a forma e as condições em que ocorreram o trauma são fundamentais, pois orientam o médico sobre as lesões mais prováveis de serem encontradas no exame ocular e ajudam a estimar a gravidade de cada caso. A abordagem de um paciente que estava em casa e sentiu que um cisco caiu no olho é diferente de um paciente que estava martelando e teve a mesma sensação, pois o segundo caso envolve partículas em alta velocidade e há suspeita de ferimento penetrante e CEIO.
- Antecedentes oculares: interrogar sobre cirurgias oculares prévias e outras patologias (glaucoma, catarata), pois algumas vezes já existe alguma deficiência visual não relacionada ao trauma.
- Medicações sistêmicas: pacientes que usam anticoagulantes ou ácido acetilsalicílico têm mais risco de apresentar hemorragias oculares intra e pós-operatórias.

Por motivos médico-legais é importante registrar a data, local, hora do trauma, se foi intencional ou acidental e se medidas de segurança estavam sendo usadas (óculos de proteção, cinto de segurança).

Algumas etapas do exame oftalmológico podem ser realizadas pelo médico que recebeu a vítima do trauma ocular, enquanto outras, como biomicroscopia e fundo de olho, devem ser realizadas apenas por oftalmologistas. Os principais itens do exame são citados a seguir e um resumo dos principais achados com a respectiva correlação diagnóstica está na Tabela 196.II.

Tabela 196.II – Achados da história do trauma, exame ocular e a correlação com diagnóstico

Achados	Hipóteses diagnósticas
Traumas com partículas em alta velocidade	Trauma penetrante, CEIO
Restrição da motilidade ocular	Fraturas de órbita
Diplopia (visão dupla)	Lesão do III, IV ou VI pares cranianos
Laceração palpebral de canto nasal	Lesão das vias lacrimais
Pupila dilatada e pouco reagente à luz	Lesão direta da íris ou do nervo oculomotor Lesão intracraniana (hematoma extradural)
Pupila dilatada e pouco reagente à luz	Lesão direta da íris ou do nervo oculomotor Lesão intracraniana (hematoma extradural)
Hifema (sangue na câmara anterior)*	Trauma contuso de intensidade moderada a severa
Múltiplos estilhaços em face	Corpo estranho intra-orbitário ou CEIO
Hipotonia ocular	Trauma aberto, descolamento de coróide, choque ciliar
Lacrimejamento, fotofobia, olho vermelho	Abrasões corneanas, corpo estranho superficial

* investigar anemia falciforme ou traço falciforme em pacientes da raça negra.

Tabela 196.I – Etiologia, epidemiologia e tipo de lesão nos traumas mais freqüentes

Etiologia	População envolvida	Tipo de lesões encontradas
Acidentes automobilísticos	– Homens (70%)	– Ferimentos penetrantes, contusões
Violência	– Entre16 e 35 anos	– CEIO, lacerações palpebrais
Esportes (futebol, basquete, *squash*) *	– Homens (uso de drogas e álcool)	– Contusões, rupturas
Ocupacionais	– Mulheres e crianças (espancamento)	– Fraturas na órbita
	– Homens jovens	– Contusões, lacerações lamelares
	– Geralmente amadores	– Fraturas na órbita
	– Marceneiros, metalúrgicos	– Abrasões corneanas, corpo estranho superficial, ferimentos penetrantes
	– Pedreiros	
		– Lacerações lamelares, CEIO

* O tipo de esporte mais envolvido varia dependendo do País.
CEIO - Corpo estranho intra-ocular

- Acuidade visual (AV): deve ser medida sempre em ambos os olhos e é fundamental não só para acompanhar a evolução do paciente como também para estimar a gravidade do caso, pois de modo geral, quando a AV inicial é muito baixa, menor é a chance de recuperação visual. Se for impossível medir a AV em razão de edema palpebral intenso ou caso o paciente não consiga informar, deve-se registrar o fato no prontuário e fazer o exame assim que possível.
- Exame ocular externo: realizado com foco de luz e consiste em:
  - Quantificar edema palpebral, observar se existe proptose ou enoftalmo.
  - Avaliar se existem lacerações palpebrais e se elas acometem a borda palpebral ou as vias lacrimais.
  - Avaliar se a córnea está transparente, se a câmara anterior (espaço entre a córnea e a íris) está formada, se existem hemorragias conjuntivais (hiposfagma) ou na câmara anterior (hifema).
  - Avaliar se a superfície ocular está íntegra ou se existe suspeita de trauma aberto.
- Reflexos pupilares: deve ser avaliado o reflexo fotomotor direto e consensual. A pupila dilatada e pouco reagente à luz pode ser decorrente de lesão direta do esfíncter da íris, lesão do nervo oculomotor (3º par) e até mesmo secundária ao aumento da pressão intracraniana nos casos de traumas contusos severos.
- Motilidade ocular: o examinador deve colocar seu dedo (ou foco de luz) entre seu rosto e o do paciente e pedir que este acompanhe o movimento em todas as direções. Se houver restrição na movimentação dos olhos em alguma direção, provavelmente existe fratura orbitária (principalmente assoalho da órbita) com encarceramento dos músculos extrínsecos, ou lesão do nervo (oculomotor, troclear ou abducente).
- Biomicroscopia: o exame na lâmpada de fenda permite uma avaliação bem mais detalhada das estruturas oculares. Nesse exame o oftalmologista deve:
  - Avaliar a presença de lacerações lamelares ou de espessura total na córnea, conjuntiva e esclera.
  - Avaliar se existem opacidades ou edema de córnea, corpos estranhos superficiais.
  - Quantificar as hemorragias conjuntivais ou de câmara anterior (se presentes).
  - Observar opacidades ou alterações na posição do cristalino (luxação ou subluxação).
  - Pingar 1 gota de fluoresceína para detectar áreas de desepitelização de córnea ou conjuntiva.
  - Everter a pálpebra superior na procura de corpo estranho.
  - Medir a pressão ocular após estar descartada a possibilidade de trauma aberto.
- Fundo de olho: verificar se existe edema ou palidez de papila, hemorragia vítrea ou retiniana, roturas ou descolamento de retina. Sempre deixar claro que foi utilizado colírio midriático para dilatar a pupila, principalmente nos casos de politrauma, para que uma midríase medicamentosa não seja confundida com um sinal de lesão intracraniana.

EXAMES COMPLEMENTARES

Os exames mais utilizados nos casos de trauma ocular são o raio X simples de órbita, tomografia computadorizada de crânio e órbita e a ultra-sonografia ocular.

O raio X deve ser solicitado em casos de trauma contuso de grande intensidade quando existe suspeita clínica de fraturas orbitárias ou presença de CEIO, pois na maioria das vezes o corpo estranho é radiopaco e pode ser localizado pelo exame.

A tomografia computadorizada (TC) deve ser feita com cortes finos (1 a 2 mm). É um exame indispensável nos casos em que há suspeita de lesão retrobulbar ou neurológica. A TC também é o principal exame no diagnóstico das fraturas orbitárias, pois mostra com detalhes a extensão das fraturas e a existência de encarceramento de gordura periorbitária ou da musculatura ocular extrínseca. O exame também fornece uma localização mais precisa de CEIO, facilitando a intervenção cirúrgica.

O ultra-som ocular deve ser realizado por oftalmologista especializado e é utilizado principalmente para avaliar se existe descolamento de retina quando não é possível visualizar o fundo de olho opacidade dos meios (opacidade de córnea, hemorragia vítrea). Também é um bom exame para identificar CEIO, mas só deve ser realizado após sutura da parede ocular, pois o contato do transdutor pode causar extrusão de tecido intra-ocular e piorar o prognóstico visual do paciente.

A ressonância magnética é pouco utilizada em traumas oculares e está contra-indicada na suspeita de CEIO imantável pela possibilidade de deslocamento deste e agravamento da lesão ocular.

TRATAMENTO

Primeiramente vale ressaltar que nos pacientes com politrauma, a avaliação e tratamento das condições sistêmicas que implicam risco de vida sempre precedem o tratamento da lesão ocular.

O médico que presta o primeiro atendimento a um paciente vítima de trauma ocular deve inicialmente tentar associar os dados do mecanismo do trauma, da acuidade visual e do exame ocular externo para tomar as condutas adequadas e saber quando e com que urgência encaminhar o paciente para avaliação oftalmológica.

- Traumas contusos com baixa de visão: o paciente deve ser avaliado por um oftalmologista o mais rápido possível, mesmo sem lesões oculares aparentes.
- Traumas contusos leves sem alteração visual: analgesia via oral, compressas com água fria, orientar que as hemorragias conjuntivais só desaparecem após 15 a 20 dias.
- Traumas contusos moderados sem alteração visual: quando existe hemorragia conjuntival importante ou hifema, o paciente deve fazer uma avaliação oftalmológica em 24 h, no máximo, para verificação da pressão intra-ocular, presença de uveíte traumática e fundo de olho.
- Casos com corpo estranho superficial sem suspeita de trauma aberto: pingar 1 gota de anestésico tópico (tetra-

caína) e irrigar com SF 0,9% ou tentar cuidadosamente retirar com um cotonete. Se o corpo estranho continuar aderido à córnea, a retirada deve ser feita por um oftalmologista. Após a retirada deve-se seguir a conduta para abrasões corneanas. Lembrar sempre que é necessário everter a pálpebra superior para descartar corpo estranho no tarso e que, quanto mais tempo um corpo estranho permanecer na córnea, maior o risco de úlcera infecciosa.

- Abrasões corneanas: prescrever colírio de antiinflamatório não hormonal (diclofenaco de sódio) para alívio da dor e pomada com antibiótico (cloranfenicol, tobramicina) para profilaxia de infecção. O paciente deve ser reavaliado em 24 h. Nos casos de abrasões extensas (> 60% da córnea) ou de não-apresentação de melhora dos sintomas em até 72 h, o paciente deve ser encaminhado para avaliação oftalmológica. Estudos recentes mostram que a oclusão não diminui o tempo de cicatrização e deve ser usada apenas se o paciente estiver com muita fotofobia e mantida por no máximo 24 h.
- Lesões por radiação: ocorre freqüentemente em pessoas que trabalham com soldagem e não usam óculos de proteção, pois os raios ultravioletas causam dano ao epitélio corneano poucas horas após a exposição. O paciente apresenta muita dor, lacrimejamento e olho vermelho. Deve-se descartar a presença de corpo estranho e seguir o mesmo tratamento das abrasões corneanas.
- Lacerações palpebrais: quando comprometem a borda palpebral, a sutura deve ser realizada por um oftalmologista, que também irá avaliar se existe comprometimento das vias lacrimais.
- Suspeita de fratura de órbita sem trauma aberto: analgesia via oral, antiinflamatório não-hormonal via oral, solicitar avaliação neurológica se houve trauma craniano associado, solicitar raio X de crânio e órbita e TC de órbita (se disponível no momento) e encaminhar para avaliação oftalmológica sem urgência.
- Suspeita de trauma aberto com ou sem CEIO: deixar o paciente em jejum para provável intervenção cirúrgica, não pingar colírio, não tentar retirar nada do olho com pinça ou cotonete a não ser que tenha certeza de que não sejam estruturas intra-oculares, não fazer palpação ocular ou periorbitária, ocluir cuidadosamente o olho e encaminhar imediatamente para avaliação oftalmológica.

TRAUMA QUÍMICO

ETIOLOGIA E FISIOPATOLOGIA

As substâncias ácidas e básicas mais freqüentemente envolvidas em lesões oculares estão resumidas na Tabela 196.III.

Nas substâncias alcalinas, o íon hidroxila (OH) causa destruição dos componentes celulares, desnaturação e degradação do colágeno e liberação de mediadores inflamatórios. Por isso, os agentes alcalinos penetram mais rapidamente nos tecidos oculares e geralmente causam lesões mais graves.

Tabela 196.III – Achados da história do trauma, exame ocular e a correlação com diagnóstico

Substância	Característica
Ácido sulfúrico (H_2SO_4)	Ácido forte
Ácido sulfuroso (H_2SO_3)	Ácido forte
Ácido clorídrico (HCL)	Ácido forte
Ácido fluorídrico	Ácido semi-forte
Hidróxido de amônia (NH_4OH)	Penetração ocular extremamente rápida
Hidróxido de sódio (NaOH)	Penetração ocular muito rápida
Hidróxido de potássio (KOH)	Penetração ocular rápida
Hidróxido de cálcio ($Ca(OH)_2$)	Penetração ocular mais lenta

ACHADOS CLÍNICOS

Os dados mais importantes na anamnese são:

- Qual o produto envolvido no acidente.
- Há quanto tempo ocorreu o contato.
- O que foi feito até o momento.
- Se houve explosão associada, pela possibilidade de ferimento aberto, corpo estranho superficial ou intra-ocular.
- O paciente usava ou não óculos de proteção.

O paciente vítima de trauma químico, em geral, refere muita dor, fotofobia, piora da visão e dificuldade para abrir os olhos. Sempre tentar medir a acuidade visual.

Os achados do exame ocular dependem da severidade da lesão, que por sua vez está relacionada à toxicidade do produto, concentração, volume e tempo de exposição. A classificação adaptada de Pfister das lesões por ácidos considera a extensão do dano ao epitélio, o grau do edema estromal (como medida de penetração) e serve como guia para as condutas e prognóstico (Tabela 196.IV).

Nos casos leves e moderados os sinais mais freqüentes são eritema da borda palpebral, hiperemia conjuntiva, quemose (edema conjuntiva) e desepitelização de córnea. Nos casos mais severos, o dano é mais extenso e profundo, os vasos sangüíneos ficam trombosados e de cor escura, a córnea fica opacificada, pode haver lesão na íris (fica acinzentada) e no cristalino (catarata). Em casos muito severos pode ocorrer ceratite necrosante com perda total da visão.

Os casos severos na maioria das vezes levam a alguma perda de visão e os muito severos podem levar a perda importante de tecido ocular com necessidade de evisceração e colocação de prótese ocular.

TRATAMENTO

Deve ser iniciado no local onde ocorreu a exposição e consiste em irrigação copiosa e contínua da superfície ocular com água limpa ou SF 0,9%, inclusive durante o transporte até o hospital, pois o tempo entre o acidente ocular e o início da irrigação é o principal fator no prognóstico. Lem-

Tabela 196.IV – Classificação e prognóstico das injúrias oculares por ácidos

Grau	Opacidade epitelial	Edema estromal	Envolvimento conjuntival	Isquemia do limbo	Recuperação	(1) déficit visual (2) cicatriz (3) vasos
(1) Mínimo	Opacidade leve, EPS*	Nenhum	Eritema, quemose	Não	Rápida	1,2,3 nenhum
(2) Leve	Opacificado branco	Nenhum/mínimo	Eritema, pacificação, quemose	Não	Rápida	1,2,3 nenhum a discreto
(3) Moderado	Opacificado branco, até 24-36 h	Leve/moderado	Opacificação, quemose, Petéquia ou hemorragia Subconjuntival	Mínima	Cicatrização ocorre em 10 dias	1 leve 2 discreta cicatriz 3 leve tendência
(4) Grave	Inteiro opacificado, usualmente Maior após 24-36 h	Moderado a grave, com opacidade	Opacificação, hemorragia necrose	≤1/3	Cicatrização epitelial em semanas ou meses, úlceras/possível perfuração	1 moderado a grave 2 moderado 3 periféricos
(5) Muito grave	Opacificado branco (se presente) Facilmente solto	Intenso	Necrose pode ser extensa	> 1/3	Meses/anos Possível perfuração	1,2,3 extensos Semelhante a injúria grave por álcali

* erosão epitelial puntata

brar-se de nunca irrigar com substância neutralizante (nunca irrigar com ácido uma queimadura por álcali), pois a reação química produziria calor e aumentaria o dano tecidual.

Chegando ao hospital, o médico que recebe o paciente deve:

- Avaliar as condições gerais do paciente (sinais vitais, vias aéreas, outras áreas da superfície corpórea com queimaduras).
- Continuar a irrigação com solução salina balanceada (BSS) ou Ringer Lactado (RL), pois elas possuem osmolaridade mais semelhante com a do humor aquoso, facilitando a neutralização do pH da câmara anterior.
- Usar analgésico via oral ou endovenoso.
- Procurar por partículas sólidas nos fórnices conjuntivais e retirar com cotonete úmido.
- Solicitar avaliação do oftalmologista, que irá avaliar a gravidade da lesão e será o responsável pela continuidade do tratamento.

Após o tratamento imediato, as condutas na fase subaguda e tardia sempre ficam a cargo de um oftalmologista e variam de acordo com a gravidade da lesão. É aconselhável uma reavaliação e graduação da lesão após 24 a 48 h, pois o aspecto inicial geralmente é pior que o estado real do trauma (9).

Casos leves e moderados devem ser conduzidos com:

- Lubrificação ocular com colírios de lágrima artificial de 2/2 h e pomadas à noite.
- Uso cauteloso de corticóide tópico por 7 a 10 dias se houver irite associada, sempre atento à córnea – se está epitelizando ou se aparece úlcera infecciosa – pois nesse caso deve-se suspender corticóide e iniciar tratamento com antibióticos tópicos.
- Uso de colírios hipotensores ou acetazolamida via oral em casos com aumento da pressão intra-ocular.
- Tentar impedir a formação de aderências entre a conjuntiva e a parte interna das pálpebras (simbléfaro).
- Uso de colírios que paralisam a musculatura ciliar (atropina) para auxiliar no alívio da dor.

Casos mais severos devem ser conduzidos com:

- As mesmas medidas já descritas.
- Uso de lente escleral para evitar simbléfaro.
- Em caso de perfuração corneana de até 2 mm pode ser usada cola de fibrina ou cianoacrilato temporariamente, até a realização de transplante de córnea. Em perfurações maiores deve ser feito enxerto ou transplante tectônico de córnea.
- Em casos de lesão por álcali, o uso de vitamina C por via tópica ou subcutânea diminui a incidência de úlcera de córnea e perfuração.
- Podem ser necessários múltiplos procedimentos como transplante de membrana amniótica e de células germinativas do limbo para manter a integridade da superfície ocular.

Algoritmo 196.1 – Sistema de classificação do trauma ocular

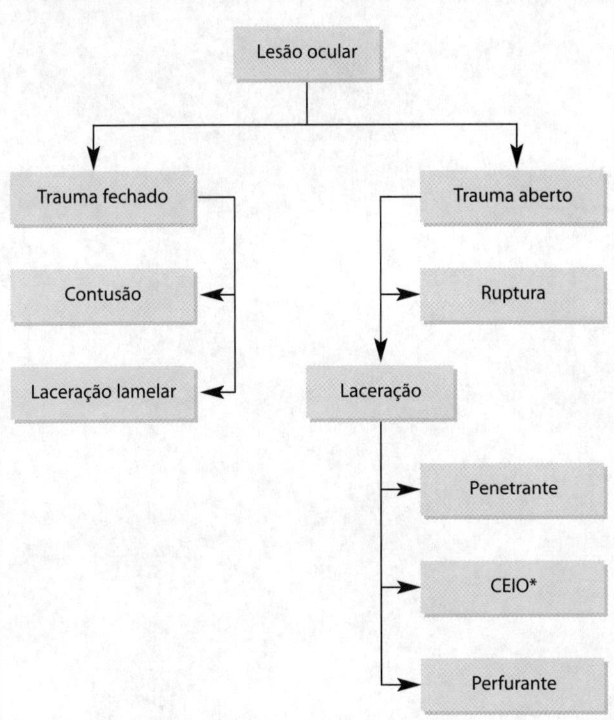

* CEIO = corpo estranho intra-ocular.

Algoritmo 196.2 – Conduta no trauma químico ocular

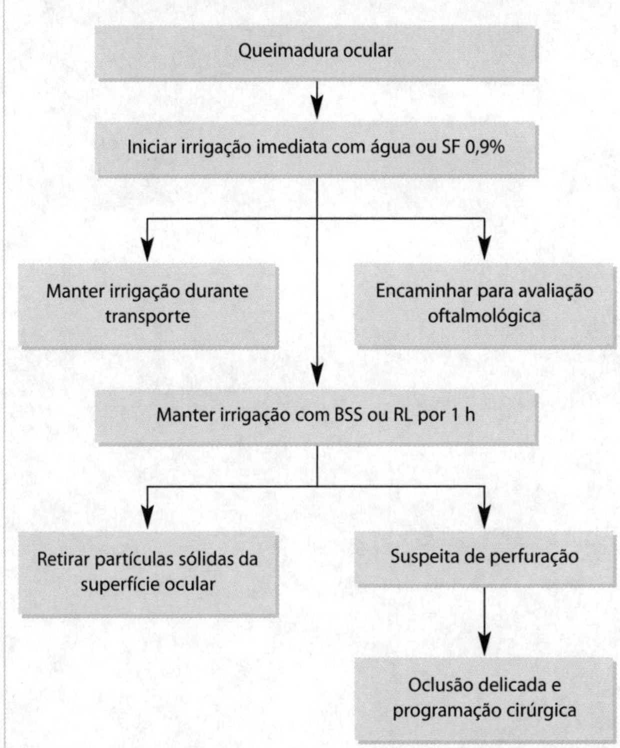

LEITURA ADICIONAL

1. Liggett PE, Pince KJ, Barlow W, Ragen M, Ryan SJ. Ocular trauma in a urban population. Review of 1.132 cases. Ophthalmology 1990; 97(5): 581-4.
2. Kuhn F, Slezakb Z. Damage control in ocular traumatology. Int. J. Care Injured 2004; 35: 690-6.
3. Kuhn F, Morris R, Withersproom, Heimann K, Jeffers JB, Treister G. A standart classification of ocular trauma. Ophthalmology 1996; 103(2): 240-3.
4. Kuckelkorn R, Scharage N, Keller G, Redbrake C. Emergency treatment of chemical and thermal eye burn. Acta Ophthalmol. Scand 2002; 80: 4-10.
5. Wilson SA, Last A. Management of corneal abrasion. American Family Physician 2004; 70(1): 123-8.
6. Shields SR. How to recognize and treat common eye problems. Postgad Med 2000; 108(5): 83-96.
7. Kara JN, Kara JN Jr, Castro EFS. Trauma ocular no esporte. In: Amatuzzi MM, Carazzato JG. Medicina do esporte. São Paulo: Roca; 2000. p.281-3.
8. Avakian A. Anamnese e exame oftalmológico. In: Takahashi W. Traumatismos e emergências oculares. São Paulo: Roca; 2003. p.8-16.
9. Lower LMT. Definição, classificação e epidemiologia do trauma ocular. In: Takahashi W. Traumatismos e emergências oculares. São Paulo: Roca; 2003. p.1-6.
10. Dantas PEC, et al. Traumatismo ocular por substâncias alcalinas e ácidas. In: Takahashi W. Traumatismos e emergências oculares. São Paulo: Roca; 2003. p.67-75.
11. Nakashima Y, Giampani Jr J. Corpo estranho intra-ocular. In: Takahashi W. Traumatismos e emergências oculares. São Paulo: Roca; 2003. p.125-9.
12. Castanheira VRC. Exames complementares. In: Takahashi W. Traumatismos e emergências oculares. São Paulo: Roca; 2003. p.17-26.

SEÇÃO

X

Emergências Psiquiátricas e Intoxicações Exógenas Agudas

Coordenador
Yuan-Pang Wang

Transtornos de Ansiedade

CAPÍTULO

197

Camila Magalhães Silveira
Clóvis Castanho Silveira Jr.
Yuan-Pang Wang
Laura Helena Andrade

TÓPICOS IMPORTANTES

- Ataques de pânico inesperados são característicos de transtorno de pânico, sendo que os ataques de pânico associados a uma situação específica podem ocorrer na fobia social, na fobia específica, no TOC ou no transtorno depressivo.
- Sempre investigar exaustivamente possíveis causas orgânicas para pacientes com suspeita de ataques de pânico, principalmente se tiverem mais de 45 anos e for o primeiro episódio.
- Os benzodiazepínicos devem ter suas doses ajustadas em idosos por possuírem eliminação plasmática mais lenta.
- Em caso de pacientes que dão entrada no pronto-socorro pós-eventos traumáticos ou catastróficos, não utilizar benzodiazepínicos e sim β-bloqueadores ou corticóides.
- Na abordagem de um quadro ansioso no pronto-socorro não critique ou julgue o paciente; transmita segurança e compreensão.

INTRODUÇÃO E DEFINIÇÕES

Os transtornos ansiosos e fóbicos, segundo a Organização Mundial de Saúde (OMS), constituem as doenças psiquiátricas mais prevalentes nos serviços de atenção primária, acometendo até 25% da população geral em algum momento de suas vidas. No Estudo Multicêntrico Brasileiro de Morbidades Psiquiátricas realizado em três áreas urbanas – São Paulo, Brasília e Porto Alegre –, esses transtornos foram diagnosticados em 11 a 18% da população, com predomínio no sexo feminino. No Estudo de Morbidades Psiquiátricas da Área de Captação do Hospital das Clínicas de São Paulo, os transtornos ansiosos estiveram entre os transtornos mais prevalentes na comunidade, com prevalências ao longo da vida de 12,5%, sendo 8,2% dos homens e 15,6% das mulheres.

O impacto psicossocial e econômico dos transtornos ansiosos é considerável, gerando gastos de aproximadamente 40 bilhões ao ano, despendidos nos serviços de emergência e atendimento primário. Em termos de sofrimento e incapacitação individual, o custo decorrente do tratamento de ansiedade é enorme; além disso, os transtornos ansiosos têm início precoce na vida e aparecem freqüentemente de maneira co-mórbida a outros transtornos mentais, como depressão e transtornos relacionados ao uso de substâncias. Por estas razões, os transtornos ansiosos têm sido reconhecidos como um importante problema de saúde pública no Brasil e em todo o mundo.

Ansiedade

A ansiedade é um estado emocional normal, universal e vital, uma vez que a perpetuação da espécie humana depende da capacidade de prevermos o perigo e tomarmos decisões diante de situações ameaçadoras. Em condições normais, o sistema nervoso está preparado para reconhecer e mobilizar o indivíduo a responder ao estímulo ansioso de três maneiras: por enfrentamento, esquiva ou paralisação (congelamento).

A ansiedade é patológica quando deixa de ser funcional e passa a causar sofrimento excessivo ou prejuízo para o desempenho do indivíduo. A ansiedade patológica pode ainda estar associada a eventos, objetos ou situações identificáveis, sendo então denominada ansiedade situacional, ou pode ocorrer de forma imotivada ou espontânea, denominada nesse caso ansiedade espontânea. Subdividimos didaticamente as formas como a ansiedade patológica se manifesta para facilitar o entendimento dos sinais e sintomas, a diferenciação diagnóstica e a avaliação da conduta e resposta terapêutica.

- Manifestações cognitivas, psíquicas ou mentais: a ansiedade se pronuncia através de vivências de medo, angústia e preocupação. O indivíduo interpreta uma grande variedade de situações como ameaçadoras e tende a se deter aos aspectos negativos de situações cotidianas. Os sintomas mais comuns são: tensão, inquietação, apreensão desagradável, opressão e desconforto no peito, preocupações reconhecidas como exageradas, insônia, insegurança, irritabilidade, distração, desconcentração, desrealização e despersonalização (Tabela 197.I).
- Manifestações físicas ou somáticas: sensação de falta de ar, hiperpnéia, taquicardia, dificuldade para engolir, náusea, boca seca, urgência miccional e desconforto abdominal, em conseqüência de liberação ou hiperatividade adrenérgica, que é o principal componente fisiológico da ansiedade e do medo. Outros sintomas físicos como tontura, vertigem, sensação de desmaio e dor no peito podem resultar da hiperventilação. A hipertonia muscular

pode evoluir com tremores generalizados, dores inespecíficas e espasmos musculares (Tabela 197.I).

- Manifestações comportamentais: atitude de esquiva ou fuga, inquietação e exploração do ambiente, antecipação de perigo ou ameaça, sobressaltos, hiper-reatividade a estímulos e insônia (Tabela 197.I).
- Manifestações emocionais: sensações de desconforto, desprazer, desmotivação e aversão.

Tabela 197.I – Sinais e sintomas associados à ansiedade

Amedrontado	Inquietação
Anorexia	Irritabilidade
Ansiedade	Medo
Apavorado	Náuseas
Aperto no peito	Nervosismo
Apreensão	Palidez
Assustado sem motivo	Palpitações
Aterrorizado	Pânico
Aumento da freqüência urinária	Preocupação excessiva
Boca seca	Pupilas dilatadas
Bolo na garganta	Sensações de choque
Câibra abdominal	Sentir-se arrasado
Cefaléia	Síncope
Desmaios	Sudorese
Diarréia	Taquicardia
Dor de estômago	Taquipnéia
Dor no peito	Tensão
Evacuações (aumento do número)	Tensão muscular
Excitação	Tremores
Falta de ar	Urgência miccional
Fobias	Vertigem
Fraqueza	Vômitos

Ansiedade situacional

A ansiedade situacional é também conhecida como ansiedade relacionada a contextos específicos. A ansiedade social ocorre na presença de uma variedade de estímulos estressores, como entrevistas, provas, falar em público, apresentações e cirurgias. Tal ansiedade é normalmente limitada e termina assim que a experiência se inicia ou se completa. A ansiedade situacional pode refletir preocupação ou medo do desconhecido, mas também pode vir acompanhada de baixa auto-estima. Nessas circunstâncias, medos irracionais de rejeição, fracasso, crítica, catástrofe social ou interpessoal podem emergir. Experiências clínicas e oriundas de pesquisas científicas sugerem que preparar e informar o paciente sobre o evento ao qual ele irá se submeter pode diminuir a ansiedade situacional. Exemplos disso incluem ensaiar antes de apresentações ou em caso de cirurgia e realizar encontros pré-operatórios com anestesista. Alguns pacientes podem se beneficiar de farmacoterapia, como o uso de antagonistas β-adrenérgicos antes de apresentações. Algum grau de ansiedade situacional pode ser observado em outros transtornos de ansiedade, incluindo transtorno de ansiedade generalizada (TAG), transtorno do pânico (TP), fobia específica (FE), fobia social (FS), transtorno de estresse pós-traumático (TEPT) e transtorno obsessivo-compulsivo (TOC).

Ansiedade fóbica

Esta condição é uma forma de ansiedade situacional em que o mecanismo primário de enfrentamento é a evitação. Em algumas situações, a etiologia da fobia é claramente discernível e a maneira de ajudar o paciente deve estar diretamente voltada para a causa. Por exemplo, se uma criança é mordida por um cachorro e, depois disso, ela teme ficar na presença de cachorros, uma abordagem apropriada seria a dessensibilização sistemática, ou seja, uma exposição progressiva e planejada na presença do estímulo indutor de medo. Tal abordagem pode ser realizada usando um cachorro amigável ou algo que remeta o paciente ao medo, como fotografias de cachorro. No caso de pacientes que temem espaços abertos, alturas ou elevadores, a etiologia e o tratamento podem ser mais complexos. A exposição e técnicas de dessensibilização combinadas com farmacoterapia podem ser benéficas, particularmente quando essas situações levam a ataques de pânico.

Ansiedade antecipatória

A ansiedade antecipatória (preocupação, apreensão) está freqüentemente associada com ansiedade fóbica, ansiedade situacional ou ataques de pânico. Esta é uma distinção arbitrária, mas muitos pacientes podem descrevê-la como a ansiedade que precede o contato real com objetos ou situações temidas ou pode estar relacionada a medos de ter ataques de ansiedade ou pânico. A intensidade da ansiedade antecipatória é altamente variável, indo de uma sensação leve de antecipação para uma vigilância extrema. Quando uma intervenção aguda é necessária, ansiolíticos da classe dos benzodiazepínicos são utilizados com bom resultado.

Ansiedade traumática

A ansiedade traumática é um tipo distinto de ansiedade que acontece em sobreviventes de experiências trágicas e inesperadas, como desastres naturais (inundações, incêndios, desabamentos) e naufrágios. A ansiedade traumática também pode ocorrer em indivíduos envolvidos em guerras ou outros eventos violentos como estupro ou seqüestro. A ansiedade traumática está normalmente associada a perturbações no sono ou a pesadelos envolvendo o evento traumático e a uma síndrome de ansiedade diurna, inquietação, irritabilidade, dores de cabeça, hiper-reflexia, sentimentos de isolamento e desconfiança e uma sensação de insuficiência que evolui com restrição das atividades sociais. Quando estes sintomas demoram a aparecer e quando o indivíduo apresenta prejuízo em seu funcionamento, um diagnóstico de transtorno de estresse pós-traumático é feito.

A farmacoterapia deve ser utilizada somente após uma investigação cuidadosa do paciente e após a exclusão diagnóstica de síndrome pós-concussional ou sangramento oculto intra ou extracraniano. Quando tais complicações forem solucionadas o paciente deve ser mantido em local calmo e descansar com ou sem o uso de medicamentos ansiolíticos, conforme a necessidade do paciente. No DSM-IV (*Manual Diagnóstico e Estatístico*, 4ª edição), a ansiedade traumática pode ser classificada como um transtorno reativo ao estresse ou transtorno de estresse pós-traumático.

Terror psicótico

O terror psicótico pode ser bastante dramático no paciente intensamente desorganizado, assustado ou facilmente sugestionável. Paranóia e alucinações podem estar presentes. Alucinações visuais em tais pacientes podem indicar psicose tóxica devido a anfetaminas, cocaína ou substâncias anticolinérgicas. Alguns pacientes esquizofrênicos, na fase que antecede uma descompensação clínica, referem ansiedade extrema e medo de "ficar louco". O tratamento com agentes antipsicóticos está amplamente indicado, exceto em algumas psicoses tóxicas. Quando possível, o tratamento do terror psicótico deve incluir evitação de situações em que o paciente fique exposto a estímulos, promovendo um ambiente tranqüilo, preferencialmente na presença de familiares.

Depressão ansiosa

Na depressão ansiosa, sintomas como ansiedade, estresse ou agitação acompanham o afeto depressivo. Mais de 60% dos pacientes ansiosos podem apresentar sintomas de depressão. Outros pacientes são cronicamente deprimidos e apresentam exacerbações intermitentes de sintomas de ansiedade; eles freqüentemente reclamam de dificuldade em adormecer e despertar precoce.

Quando o quadro depressivo é de intensidade de mínima para leve a psicoterapia pode ser benéfica para modificar pensamentos negativos e de baixa auto-estima ou para descobrir vivências de desapontamento, derrota, desmoralização ou perdas não resolvidas. Estes quadros, portanto, dificilmente chegam aos serviços de emergência. Os pacientes com ansiedade e depressão concomitantes respondem a uma variedade de farmacoterapias, incluindo benzodiazepínicos, inibidores seletivos da recaptação da serotonina (ISRS), inibidores mistos de recaptação (por exemplo, venlafaxina), antidepressivos tricíclicos (como doxepina e amitriptilina) e inibidores da monoaminooxidase (IMAOs).

É essencial que o médico tenha precaução ao tratar pacientes idosos com ansiedade e depressão. Sedação excessiva e incoordenação motora resultantes dessas medicações podem promover conseqüências indesejadas como quedas e o uso de medicamentos tricíclicos podem levar a hipotensão e arritmias cardíacas devido aos efeitos anticolinérgicos.

Ansiedade secundária a condições médicas

A Tabela 197.II lista as condições médicas que podem se manifestar com sintomas ansiosos. O tratamento deve sempre ser dirigido à condição médica subjacente. Por exemplo, ansiedade associada à angina é mais bem tratada com nitroglicerina. Tratamentos sintomáticos podem ser úteis em algumas ocasiões.

Baixas doses de antipsicóticos (por exemplo, risperidona, haloperidol) podem ser benéficas em alguns pacientes que apresentam ansiedade e agitação associadas a *delirium* ou demência. Estados hipoxêmicos que produzem ansiedade ou agitação são mais bem tratados com oxigênio, em vez de sedativos-hipnóticos, ansiolíticos ou agentes antipsicóticos, sendo que alguns destes podem produzir algum grau de depressão respiratória. Em outros casos, pacientes com sintomas dermatológicos crônicos, hipertensão ou úlcera gástrica podem se beneficiar de ansiolíticos até mesmo na ausência de um quadro de ansiedade.

PREVALÊNCIAS

Transtorno de ansiedade generalizada

O TAG é três a quatro vezes mais prevalente do que o transtorno do pânico e sua prevalência na população é de 2,5% a 6,5%. Estudos importantes mostram que a prevalência de TAG sem co-morbidade psiquiátrica é de aproximadamente 0,5%, que é consideravelmente baixa. Há uma predominância masculina para o TAG e aproximadamente 80%

Tabela 197.II – Condições clínicas e uso de medicamentos que podem cursar com sintomas ansiosos
Abstinência de drogas depressoras do SNC
Acatisia secundária a antagonistas de receptores de dopamina ou inibidores seletivos da recaptação de serotonina
Angina pectoris
Anticolinérgicos (biperideno, prometazina) e antiparkinsonianos
Anticonvulsivantes (carbamazepina, ácido valpróico, fenitoína etc.)
Anti-hipertensivos digitálicos
Arteriosclerose cerebral
Bad trips e intoxicação por drogas
Cafeinismo
Corticosteróides
Doença de Ménière
Epilepsia, particularmente epilepsia psicomotora ou do lobo temporal
Estado circulatório hiperdinâmico β-adrenérgico (hiperventilação)
Feocromocitoma
Hipoglicemia, hiperinsulinismo
Hipóxia (DPOC*, asma)
Insuficiência cardíaca congestiva
Intolerância à aspirina
Medicamentos antidepresivos (ISRS), neurolépticos (acatisia), benzodiazepínicos (reação paradoxal e abstinência)
Prolapso da válvula mitral
Taquiarritmias paroxísticas e outras arritmias
Tensão pré-menstrual
Tireotoxicose (hipertireoidismo) ou uso de hormônios da tireóide
Toxicidade comportamental das drogas
Tromboembolismo pulmonar
Tuberculostáticos
Tumores carcinóides
Uso de glutamato monossódico
Uso de estimulantes ou agentes simpaticomiméticos (ex.: anorexígenos, descongestionantes)

*Doença pulmonar obstrutiva crônica.

Tabela 197.III – Diferenciação dos sintomas de ansiedade

Descrição	Transtorno	Principal idade atingida
Medos inatos, condicionados e aprendidos	Fobias simples (específicas)	Infância ou após
Desconforto social, timidez, sensação de não caber em si	Fobia social (transtorno de ansiedade social)	Pico na adolescência ou após
Medo excessivo das conseqüências daquilo que fez ou deixou de fazer ou preocupações sobre acontecimentos passados ou futuros	Transtorno de ansiedade generalizada	Adolescência tardia ou após
Preocupação e desconforto, medo de ficar longe de locais familiares ou longe do contato de pessoas próximas mesmo que por um breve período de tempo; evitação de contextos que possam provocar ansiedade	Ansiedade de separação; agorafobia	Infância ou após
Ansiedade traumática de experiências mal adaptativas	Transtorno de estresse pós-traumático	Infância ou após
Rituais, atos ou pensamentos repetitivos (às vezes com intenção de evitar o perigo)	Transtorno obsessivo-compulsivo	Infância ou após
Ataques de pânico que às vezes ocorrem espontaneamente ou sem aparente fator desencadeante	Transtorno do pânico	Adolescência tardia ou após
Ataques de pânico desencadeados após aumento de ansiedade	Qualquer um dos acima	Incomum na infância

dos pacientes não tratados continuam apresentando os sintomas quando examinados três anos mais tarde. Aproximadamente 50% reapresentarão sintomas dentro de alguns meses após a interrupção da farmacoterapia apropriada. A maioria dos pacientes com TAG nunca é tratada e aproximadamente um quarto tem ataques subseqüentes de pânico, e mais da metade preencherá os critérios para depressão maior. O prognóstico para TAG é pior quando sintomas como despersonalização, agitação e síncope estão presentes.

Transtorno do pânico

A prevalência de TP durante toda a vida é de 1% a 3,5% e é duas a quatro vezes maior nas mulheres do que nos homens. Muitos estudos sugerem um componente genético. A literatura sobre os quadros de pânico mostra que o início modal se dá entre 20 e 30 anos, e cerca de 3/4 preencheram os critérios de TP próximo dos trinta anos na população geral.

Outros transtornos

Aproximadamente 5% a 12,5% da população apresentam critérios para outros transtornos de ansiedade; no entanto, essas estimativas são altamente variáveis de acordo com a metodologia e os critérios diagnósticos utilizados.

CRITÉRIOS DIAGNÓSTICOS DOS TRANSTORNOS DE ANSIEDADE

Transtorno de ansiedade generalizada

O transtorno de ansiedade generalizada (TAG) é um quadro de evolução crônica e de gravidade flutuante manifestado por sintomas numerosos e variáveis. Preocupações e ansiedade excessiva e desproporcional ao evento estressor caracterizam esta síndrome. Sinais de tensão motora, hiperatividade autonômica (sudorese excessiva, dispnéia, palpitações e diarréia) e hipervigilância (preocupação constante e exagerada para questões relevantes) são, na maioria dos casos, os principais problemas relatados (Tabela 197.IV). Os pacientes se queixam de inquietação, incapacidade de relaxar e fadiga. A tensão motora resulta em cefaléias freqüentes e dor muscular crônica nos ombros, no pescoço e na coluna lombar. A "preocupação patológica" tem sido identificada como patognomônica do TAG. A idade de início deste transtorno é por volta dos 20 anos.

Para que seja feito o diagnóstico de TAG é necessário que os sintomas específicos ou gerais não sejam atribuíveis a transtornos de humor ou a transtornos psicóticos e que eles não sejam secundários a uma condição médica, como hipóxia, tireotoxicose, feocromocitoma, "cafeinismo", abuso de estimulantes, abstinência de álcool ou de outras substâncias (Tabela 197.II). De acordo com o DSM-IV, é necessário que os sintomas estejam presentes por pelo menos 6 meses e que a manifestação clínica cardinal seja preocupação.

Tabela 197.IV – Características diagnósticas do transtorno de ansiedade generalizada

Preocupação excessiva ou ansiedade de difícil controle focadas em uma variedade de experiências ou situações. Os sintomas devem estar presentes na maioria dos dias por no mínimo 6 meses. Pelo menos 3 dos 6 sintomas que seguem devem estar presentes na maioria dos dias por um certo período e não podem ser secundários ao uso de medicações, substâncias e nem a condições médicas. Além disso, esses sintomas não devem estar presentes em decorrência de transtorno de humor ou psicótico. Tais preocupações devem ser de tal magnitude que causem aflição e prejuízo significantes no funcionamento social e funcional. Dificuldades de sono, especialmente dificuldade de adormecer ou permanecer dormindo podem ocorrer.

- Nervosismo, cansaço, sentindo-se no limite
- Fácil fatigabilidade
- Dificuldade de concentração ou sensação de "brancos"
- Irritabilidade
- Tensão muscular
- Dificuldade para adormecer ou permanecer dormindo

Esta síndrome é responsiva, em graus variados, à farmacoterapia com benzodiazepínicos, ISRS, tricíclicos e inibidores mistos de recaptação de monoaminas (venlafaxina).

Transtorno do pânico (com ou sem agorafobia)

O transtorno do pânico (TP) é um subtipo diagnóstico que foi reconhecido há mais de três décadas. A característica clínica central do TP é o ataque de pânico espontâneo que normalmente dura de 5 a 30 minutos e se manifesta por um medo intenso ou forte desconforto sem associação com situações específicas provocadoras de ansiedade (isto é, ocorre "inesperadamente"). No atendimento de emergência é muito importante investigar fatores precipitantes de ansiedade para que seja feito diagnóstico diferencial com TP. Os ataques de pânico são descritos por quem os vive como uma ansiedade extrema e freqüentemente ocorrem quando os pacientes se sentem restritos ou com dificuldade de movimentação ou acesso a ajuda. A sensação de pavor nesses ataques pode ser tão intensa que os pacientes se apresentam psiquicamente desorganizados, desorientados ou mesmo "despersonalizados". Os pacientes relatam que diante do ataque temem ficarem loucos, sufocados ou morrer. O medo extremo pode levar a uma variedade de comportamentos restritivos e evitativos. Alguns pacientes chegam a abusar de álcool e de sedativos-hipnóticos a fim de conter seus medos.

Ataques espontâneos acontecem mais freqüentemente quando uma pessoa suscetível estiver exposta a um intenso estresse. Os ataques de pânico, em um terço dos casos, despertam os pacientes durante o sono quando seus níveis de saturação de gás carbônico estão mais altos. A idade modal de início para TP é entre 20 e 30 anos.

Aspectos clínicos do transtorno de pânico

O TP geralmente se inicia com ataques de pânico inesperados, muito assustadores, que dão a nítida sensação de que algo fisicamente muito grave estaria acontecendo (Tabela 197.V). O indivíduo freqüentemente procura um pronto-socorro por acreditar que está tendo um infarto ou um derrame cerebral. Avaliações clínicas e laboratoriais detalhadas habitualmente descartam qualquer doença física. É comum o paciente receber a informação de que "não teve nada". Essa informação pode gerar, muitas vezes, revolta ou uma sensação de insegurança muito grande no paciente, por imaginar que poderia apresentar algo muito grave que não foi diagnosticado pelo médico. O paciente passa a ficar preocupado em relação à possibilidade de ter novos ataques, passando a evitar ficar sozinho devido ao receio de ter um novo ataque e não ser socorrido ou de que este socorro possa ser dificultado em situações como multidões, viagens, trânsito lento ou lugares fechados ou altos.

O TP pode cursar com ou sem agorafobia. A agorafobia é o medo de passar mal em locais ou situações de onde possa ser difícil ou embaraçoso escapar ou onde o auxílio possa não estar disponível. Na maioria das vezes, está associada ao transtorno de pânico, sendo que o medo de passar mal estaria diretamente associado ao medo de ter novos ataques de pânico. As situações típicas geralmente envolvem sair desacompanhado de casa, estar em meio a uma multidão e viajar de ônibus, carro ou automóvel desacompanhado. Os indivíduos afetados acabam evitando várias situações, percebem o absurdo destes medos e sentem-se envergonhados por estas limitações. Com freqüência estes apresentam episódios depressivos concomitantes. Os diagnósticos diferenciais de TP se encontram na Tabela 197.VI.

Exames complementares

Os exames complementares vão variar de acordo com a queixa principal do paciente, o histórico da doença e a suspeita aventada pelo clínico. Sendo assim, se a queixa principal do paciente for de dor e opressão torácica, por exemplo,

Tabela 197.V – Diagnóstico de transtorno de pânico

O transtorno de pânico (sem agorafobia), para ser caracterizado, deve apresentar ataques de pânico recorrentes e inesperados, pelo menos um ataque seguido por um mês (ou mais) de uma (ou mais) das seguintes características:

(a) Preocupações persistentes em apresentar novos ataques adicionais
(b) Preocupação acerca das implicações do ataque ou de suas conseqüências (por exemplo, perder o controle, ter um ataque cardíaco, ficar louco)
(c) Uma alteração comportamental significativa relacionada aos ataques

- Não apresentar relações diretas com efeitos fisiológicos de uma substância (droga de abuso, medicamento) ou condição médica geral (hipertireoidismo, por exemplo)
- Não ser mais bem explicado por outro transtorno mental

Tabela 197.VI – Diagnóstico diferencial de ataques de pânico

Condições clínicas gerais

- Anemia, angina, insuficiência cardíaca congestiva, hipertensão, prolapso da válvula mitral, infarto agudo do miocárdio, taquicardia atrial paroxística
- Asma, hiperventilação, embolia pulmonar
- Epilepsia, acidente vascular cerebral, enxaqueca, esclerose múltipla, doença de Wilson, meningite
- Síndrome carcinóide, hipertireoidismo, feocromocitoma, transtornos da menopausa, síndrome pré-menstrual, hipoglicemia, diabetes, síndrome de Cushing, doença de Addison, hipoparatireoidismo
- Intoxicação por anfetaminas, cocaína, anticolinérgicos, nicotina, maconha, ecstasy, teofilina, metais pesados, alucinógenos
- Abstinência de álcool, opiáceos, anti-hipertensivos, benzodiazepínicos
- Anafilaxia, alterações hidroeletrolíticas, *delirium*, uremia, arterite temporal, deficiência de vitamina B12
- Lúpus eritematoso sistêmico

Transtornos mentais

- Fobias específica e social, transtorno de estresse pós-traumático
- Transtornos depressivos e transtorno disfórico pré-menstrual
- Hipocondria, transtornos somatoformes
- Transtorno factício e simulação
- Esquizofrenia

deve-se solicitar eletrocardiograma (ECG) e enzimas (CK e CK-mb) e assim por diante, de acordo com a suspeita clínica. No caso de suspeita de intoxicação aguda por substâncias psicoativas, deve ser feita uma consulta a um centro de controle de intoxicação para auxiliar na elucidação diagnóstica.

Fobia específica e fobia social

Fobia específica

A fobia social e as fobias específicas (animal, altura, sangue-injeção-ferimentos, situacional) são distintas do transtorno de pânico pelo fato de a ansiedade ser provocada por uma situação específica ou um estímulo aversivo, não ocorrendo de forma espontânea como no ataque de pânico. Muitos, mas não todos os casos de fobia específica começam na infância (por exemplo, medo de insetos, trovão, relâmpago) e desaparecem espontaneamente. Alguns pacientes desenvolvem suas fobias na pós-adolescência ou na pré-emancipação (por exemplo, claustrofobia e medo de entrar na água). As fobias que surgem mais tarde na vida adulta têm menor probabilidade de desaparecerem espontaneamente.

Embora a maioria dos casos de fobias específicas não necessite de tratamento, elas podem ser incapacitantes o bastante para definir uma doença e requerer tratamento. Geralmente, o tratamento consiste em uma variedade de estratégias cognitivo-comportamentais em que se combinam educação e técnicas de relaxamento e de contato paulatino com o objeto de esquiva (uma imagem precedendo uma exposição real). Prescrição de farmacoterapia de duração breve com ansiolíticos ou com antagonistas de receptores β-adrenérgicos pode ser benéfica para o paciente em estágios precoces de exposição.

Fobia social

Na fobia social o medo é de ser avaliado por outras pessoas num contexto social, podendo ter alguns sintomas semelhantes ao ataque de pânico. A fobia social pode levar o indivíduo ao pronto-socorro por um quadro de ansiedade aguda, pela possibilidade freqüente de intoxicação por álcool ou dependência do mesmo ou de outras substâncias, ou por tentativas de suicídio. Estes pacientes, algumas vezes, desenvolvem o hábito de ingerir álcool e outras substâncias, como benzodiazepínicos, em grandes quantidades, com o objetivo de diminuir o mal-estar e os sintomas somáticos existentes quando expostos às situações fóbicas. Algum grau de fobia social pode ser completamente normal em mulheres no período pós-púbere e em homens adultos jovens entre 20 e 30 anos. Nos casos mais graves de fobia social, os pacientes evitam situações em que possam se sentir envergonhados ou humilhados. Por exemplo, não comem e nem assinam seu nome na frente de outros, não urinam em banheiros públicos. Apesar da terapia cognitivo-comportamental poder ajudar alguns pacientes, muitos também podem se beneficiar da farmacoterapia (por exemplo, o uso de um ISRS, tal como a paroxetina). Outros agentes, como a venlafaxina XR, foram usados com algum ganho. Combinar a terapia comportamental com farmacoterapia pode ser altamente eficaz. Prescrição de ansiolíticos ou antagonistas de receptores β-adrenérgicos pode auxiliar o paciente a enfrentar uma situação social adversa, por exemplo, antes de uma apresentação pública.

Transtorno de estresse pós-traumático (TEPT)

O transtorno de estresse pós-traumático (TEPT) é um quadro caracterizado por revivência do trauma através de sonhos e pensamentos durante a vigília; evitação persistente de situações que lembrem o trauma; e hiperexcitação persistente. O quadro ocorre após o indivíduo ter vivenciado um estresse emocional ou físico de grande magnitude, com risco de morte para si ou para um ente próximo (catástrofes naturais, seqüestro, estupro, agressão física, incêndios em edifícios e acidentes automobilísticos, entre outros) e pode ser agudo (< 3 meses), crônico (> 3 meses) ou ainda apresentar início tardio (> 6 meses após o evento traumático).

A razão pela qual algumas pessoas vivenciam um trauma e saem inabaladas e outras desenvolvem sintomas imediatos ou de início tardio ou pela qual somente alguns apresentam uma resposta quando o trauma é repetido ainda é desconhecida, porém, estudos recentes mostram que muitos sistemas neurotransmissores parecem estar relacionados ao quadro, como os da noradrenalina, dopamina, opiáceos endógenos, receptores benzodiazepínicos e do eixo hipotalâmico-pituitário-adrenal (eixos hiperativos em indivíduos com TEPT). Evidências de redução do volume do hipocampo, devido à resposta de estresse anormal, também têm contribuído para explicar as alterações de memória encontradas no TEPT. Outro achado biológico relevante seria a maior reatividade do sistema nervoso autônomo, com elevações da freqüência cardíaca, pressão arterial e arquitetura do sono.

Os casos mais estudados de TEPT até hoje foram de pessoas vítimas de guerra; menor atenção foi dada às vítimas de abuso físico ou sexual em idade precoce, estupro, seqüestro e exposição a desastres naturais. Embora os pacientes com TEPT compartilhem muitas características em comum, o tratamento é mais eficaz quando individualizado. Alguns precisam participar de grupos e ouvir outros antes de falar sobre suas próprias experiências; outros podem precisar de um terapeuta individual a fim de que possam estabelecer uma relação de confiança. Reconstruir a auto-estima, o autocontrole e trabalhar a culpa são também itens essenciais. Quando e como envolver membros da família também requer um importante julgamento. Por estas razões, atualmente, o tratamento do TEPT exige clínicos com experiência considerável nesta área. A farmacoterapia às vezes pode ser eficaz. A sertralina é geralmente utilizada para o tratamento do TEPT, mas outros ISRS podem ser úteis. Quando esses agentes não são eficazes, um IMAO pode ser utilizado. Alguns relatos de caso e alguns estudos mostraram uma melhora dos sintomas após a administração de ácido valpróico ou da carbamazepina como uma terapia adjunta aos tricíclicos, ou antagonistas de receptores β-adrenérgicos. Benzodiazepínicos, como o alprazolam e o clonazepam, fornecem algum alívio dos sintomas e podem ser prescritos junto a um ISRS ou a um IMAO.

Transtorno de estresse agudo

O transtorno de estresse agudo é um quadro transitório que surge no indivíduo sem qualquer outro transtorno mental aparente, em resposta à vivência de uma situação excepcionalmente estressante, seja ela física ou psíquica. Durante a vivência ou após vivenciar a situação estressante, o indivíduo pode apresentar três ou mais dos seguintes sintomas dissociativos: sentimento subjetivo de anestesia ou distanciamento emocional; redução da consciência quanto às coisas que o rodeiam; desrealização; despersonalização; e amnésia dissociativa. A perturbação causa grave sofrimento com prejuízo social e ocupacional e tem uma duração mínima de 2 dias e máxima de 4 semanas após o evento. Se o quadro em questão ocorrer após este período, devemos pensar em TEPT.

Ao abordar um indivíduo que apresenta tal quadro, o médico deve verificar se ele foi exposto a outras lesões durante o trauma, como uma lesão craniana, ou se outras causas que também podem cursar com quadro ansioso agudo estão presentes, entre elas epilepsia, intoxicação e abstinência de álcool ou outras substâncias.

Transtorno obsessivo compulsivo

O transtorno obsessivo compulsivo (TOC) é caracterizado pela presença de sintomas de compulsões e obsessões, os quais são suficientemente freqüentes ou intensos a ponto de causarem prejuízo no funcionamento social e profissional do indivíduo. Obsessões são pensamentos, impulsos ou imagens intrusivas e inadequadas que ocasionam ansiedade e sofrimento vivenciados internamente e subjetivamente pelo paciente. As compulsões são comportamentos ou atos mentais repetitivos, algumas vezes em resposta a uma obsessão, com o objetivo de obter alívio da ansiedade. Um exemplo seria o pensamento de que uma maçaneta estaria contaminada (obsessão), obrigando o indivíduo a lavar as mãos 50 vezes (ritual ou compulsão). Os temas mais comuns são de limpeza, de checagem (se as portas estão trancadas, gás etc.), de ordem excessiva, de simetria e pensamentos catastróficos (por exemplo, se não tocar em todos os objetos metálicos, a própria mãe vai morrer).

TRATAMENTO FARMACOLÓGICO

Escolhendo uma medicação específica para TAG

Medicamentos benzodiazepínicos (BZP) ainda são uma classe de drogas muito prescrita em nosso país. Até o início dos anos 1980, o diazepam era o ansiolítico mais extensamente prescrito e estava no *hall* das drogas mais freqüentemente prescritas no mundo. O diazepam é um dos BZD de meia-vida de eliminação mais longa e, em função disso, múltiplas doses diárias deste medicamento resultam no acúmulo do diazepam e de seu principal metabólito, o desmetildiazepam, no organismo. Os benefícios desse tipo de medicamento incluem a possibilidade de efeitos de longa duração e as desvantagens incluem um potencial aumento nos efeitos sedativos, perda no desempenho e efeitos amnésicos em conseqüência do acúmulo da droga. Atualmente, o alprazolam tem sido um dos benzodiazepínicos mais prescritos para os transtornos de ansiedade devido à sua meia-vida intermediária, baixo potencial de acúmulo e sedação. Entretanto, doses múltiplas diárias são necessárias para conseguir um efeito sustentado e os fenômenos da descontinuação são mais prováveis de ocorrerem após interrupção abrupta da droga. Muitos médicos evitam o uso dos BZD devido ao potencial que esta droga tem de causar dependência e as drogas de escolha para iniciar o tratamento são os ISRSs (Tabela 197.VII).

Todos os ISRS podem ser eficazes no tratamento do TAG. Entre os mais prescritos estão:

- Venlafaxina XR: é um inibidor de transportadores pré-sinápticos de serotonina e de norepinefrina com efeitos de liberação prolongada no organismo. Antes de interromper o uso deste medicamento é necessário fazer uma redução gradual do mesmo. Durante as primeiras semanas do tratamento e na medida em que forem feitos aumentos de dosagem, a pressão arterial deve ser monitorada.
- Buspirona: é um ansiolítico da classe das azapironas que também mostrou ser eficaz no tratamento do TAG. As taxas de resposta, entretanto, são mais variáveis e o início da ação mais lento (de 2 a 3 semanas) quando comparados aos benzodiazepínicos. Estudos sugerem que a buspirona parece ser mais útil em pacientes cuja preocupação é focada no passado ou naqueles com sintomas depressivos leves concomitantes.
- Doxepina: demonstrou eficácia em alguns pacientes com TAG, mesmo naqueles que ainda não apresentam sintomas depressivos concomitantes.
- Agentes antipsicóticos: são prescritos ocasionalmente para o tratamento de estados ansiosos que se assemelham ao TAG em pacientes não-psicóticos. Seu uso principal se dá nos estados de terror psicótico agudo, mas podem ser úteis em pacientes idosos ansiosos e agitados com sinais de *delirium* ou de demência manifestados por explosão ou agressividade. Quando o tratamento com agentes antipsicóticos é selecionado para o uso em pacientes não-psicóticos, não deve ultrapassar 12 semanas e as doses devem ser as mais baixas possíveis; por exemplo, trifluoperazina (1 a 2 mg por dia) (Tabela 197.VII). Os efeitos indesejáveis (sonolência, ataxia, boca seca, visão turva, hipotensão postural, fraqueza e sentimentos de desrealização), mesmo em doses baixas, tornam inapropriado o uso de agentes antipsicóticos. Os efeitos colaterais extrapiramidais e de discinesia tardia são menos comuns em baixas dosagens e de curta duração.
- Anti-histamínicos: ainda são prescritos por alguns médicos, pois eles têm efeitos não-específicos fracos no SNC e a maioria é também anticolinérgica. A hidroxizina (25 mg 200 mg) é a droga mais usada dentro deste grupo e pode ter utilidade especial nos pacientes com dermatites pruriginosas relacionadas à ansiedade.
- Antagonistas de receptores β-adrenérgicos: podem reduzir sintomas como taquicardia, palpitações, tremores e hiperventilação, mas não são eficazes no TAG. Os antagonistas β-adrenérgicos podem, entretanto, ser úteis no tratamento da fobia social. A droga mais estudada e utilizada desta classe é o propranolol (30 mg a 120 mg por

Tabela 197.VII – Medicamentos de 1ª e 2ª linha utilizados nos trantornos de ansiedade

Transtornos	1ª linha	Faixa terapêutica (mg/dia)	2ª linha	Faixa terapêutica (mg/dia)
Pânico	ISRS		BZDs	
	Sertralina	25 (25-200)	Clonazepam	0,5-4
	Paroxetina	10 (10-60)	Alprazolam	0,25-4
			Tricíclicos:	
			Imipramina	150-200
			Clomipramina	100-150
Fobia social	ISRS		BZD	
	Paroxetina	40-60	Clonazepam	3-6
	Sertralina	100-200	RIMA:	
			Moclobemida	750-900
Obsessivo-compulsivo	ISRS		Combinações	
	Sertralina	200	ISRS + antipsicótico (trifluoperazina)	1-2
	Paroxetina	60		
	Fluvoxamina	300		
	Fluoxetina	60		
	Clomipramina	300		
Ansiedade generalizada	Venlafaxina XR	37,5-150	BZDs	
			Bromazepam	9-18
			Clonazepam	2-4
			Cloxazolam	3-6
			ISRS	
			Sertralina	50-100
			Paroxetina	40-60
			Tricíclicos	
			Imipramina	150-250
			Outros	
			Doxepina	10-75
			Buspirona	5-50

dia, em três a quatro doses diárias). Seu uso é contra-indicado nos pacientes com doença pulmonar obstrutiva e asma e deve ser adotado com cuidado nos pacientes com *diabetes mellitus*. O benefício de antagonistas β-adrenérgicos pode ser obtido com a prescrição de dose apropriada por uma duração suficiente, de modo que o antagonismo do β-receptor seja alcançado.

Escolhendo um medicamento específico para o transtorno do pânico

- Antidepressivos: os antidepressivos inibidores seletivos de recaptação de serotonina (ISRS) são a primeira escolha no tratamento do TP. Inicia-se sempre em doses baixas devido ao aumento da ansiedade induzido por estes, com aumento gradual até a obtenção do efeito desejável ou o aparecimento de efeitos indesejáveis. Podem ser usados em monoterapia ou em combinação com benzodiazepínicos. A paroxetina e a sertralina são os medicamentos mais utilizados no tratamento do TP. A dosagem a ser utilizada varia de acordo com o paciente, pois alguns respondem a doses baixas como, por exemplo, 10 mg/dia de paroxetina.
- Benzodiazepínicos: devido à demora do início de ação dos antidepressivos, no pronto-socorro utilizamos benzodiazepínicos (BZD) como tratamento, tendo como primeira opção o clonazepam na dose de 2 mg a cada trinta minutos via oral até resolução do quadro ou 6 mg em pacientes adultos hígidos. Nos pacientes idosos deve-se reduzir as doses, pois a eliminação plasmática é mais lenta. O alprazolam (2 a 6 mg/dia) também pode ser uma escolha, mas por possuir uma meia-vida menor que o clonazepam pode desencadear um quadro de ansiedade de rebote. Em casos de agitação intensa que ocorra em pacientes jovens e hígidos, também se pode fazer uso de diazepam 10 mg VO. Fatores como idade, sexo, tamanho e experiência prévia com a medicação devem ser levados em conta no início do tratamento com BZD. Uma dosagem de baixa eficácia é escolhida e aumentada aos poucos até que o benefício terapêutico seja alcançado ou os efeitos colaterais sejam superados.

Duração do uso da medicação

- Transtorno de ansiedade generalizada: o TAG é uma doença crônica. Não obstante, a necessidade de medicação deve ser periodicamente reavaliada. Alguns pacientes com TAG têm sintomas persistentes e muitos destes indivíduos necessitam de um tratamento com duração mais ou mais menos indefinida. Continuar um tratamento baseado em antidepressivos (por exemplo, um ISRS ou com a venlafaxina XR) por pelo menos alguns anos a fim de promover um período livre de sintomas parece razoável. Então, uma conduta medicamentosa bem planejada deve ser considerada, principalmente em um tratamento mais prolongado. Em muitos casos, o uso dos benzodiazepínicos não deve ser continuado sem interrupções. Avaliações periódicas da necessidade de medicação fazem sentido clínico e médico-legal. O rearranjo da dose deve ser realizado em intervalos de aproximadamente 4 a 6 meses. Alguns pacientes alcançarão a dosagem zero sem o retorno dos sintomas; outros experimentarão uma recorrência durante ou após o período de desmame. A medicação deve ser reintroduzida quando ocorre a recrudescência dos sintomas emocionais aflitivos. Uma estratégia periódica de descontinuação pode revelar o subgrupo de pacientes BZD-responsivos cuja ansiedade é persistente e para quem a terapia crônica pode ser excepcionalmente benéfica. Atualmente, o tamanho deste grupo é desconhecido e nenhum critério existe para identificar estes pacientes.

- Transtorno do pânico: condições similares permeiam o tratamento do pânico. Nesta circunstância, entretanto, o tratamento é iniciado freqüentemente com uma combinação de um BZD e de um antidepressivo. O BZD pode geralmente ser retirado após 4 a 6 semanas e o tratamento com o antidepressivo sozinho é geralmente suficiente. Após alguns anos de estabilidade, um desmame deve ser considerado.

LEITURA ADICIONAL

1. Almeida Filho N, Mari JJ, Coutinho E, França JF, Fernandes JG, Andreoli SB, Busnello ED. Estudo multicêntrico de morbidade psiquiátrica em áreas urbanas brasileiras (Brasília, São Paulo, Porto Alegre). Revista ABP-APAL 1992; 14: 93-104.
2. American Psychiatric Association [APA]. Diagnostic and statistical manual of mental disorder. 4. ed. Washington, D.C.: American Psychiatry Association; 1994.
3. Andrade L, Walters EE, Gentil V, Laurenti R. Prevalence of ICD-10 mental disorders in a catchment area in the city of São Paulo, Brazil. Social Psychiatry and Psychiatric Epidemiology 2002; 37: 316-25.
4. Bazire S. Psychotropic drug directory 2000. Wilts: Fivepin Publishing; 2000. p.92-7.
5. Botega NJ. Prática psiquiátrica no hospital geral: interconsulta e emergência. Porto Alegre: Artmed; 2002.
6. Cordioli AV. Psicofármacos: consulta rápida. Porto Alegre: Artmed; 2000.
7. Figueira I. O estresse pós-traumático em áreas afetadas pelo tsunami. Revista Brasileira de Psiquiatria 2005; 27(2): 93-4.
8. Fleitlich-Bilyk B, Goodman R. Prevalence of child and adolescent psychiatric disorders in southeast Brazil. Journal of American Academy of Child and Adolescent Psychiatry 2004; 43(6): 727-34.
9. Kaplan HI, Sadock BJ, Greeb JA. Transtornos de ansiedade. In: Kaplan HI, Sadock BJ (eds.). Compêndio de psiquiatria. 7. ed. Porto Alegre: Artmed; 1997. p.545-83.
10. Kessler RC, Andrade LH, Bijl RV, Offord DR, Demler OV, Stein DJ. The effects of co-morbidity on the onset and persistence of generalized anxiety disorder in the ICPE surveys. International Consortium in Psychiatric Epidemiology. Psychological Medicine 2002; 2(7): 1213-25.
11. Maia CRM, Rohde LA. Psicofármacos para o tratamento de transtornos de ansiedade em crianças e adolescentes: uma revisão sistemática. Revista Brasileira de Psiquiatria 2007; 29(1): 72-9.
12. Organização Mundial de Saúde [OMS]. Classificação de transtornos mentais e de comportamentos da CID-10: descrições clínicas e diretrizes diagnósticas. Porto Alegre: Artes Médicas; 1993.
13. Pitman RK, Delahanty DL. Conceptually driven pharmacologic approaches to acute trauma. CNS Spectrums 2005; 10(2): 99-106.
14. Rose S, Bisson J, Wessely S. A systematic review of single-session psychological interventions (debriefing) following trauma. Psychotherapy and Psychosomatics 2003; 72(4): 176-84.
15. Stahl SM. Novos antidepressivos. Estabilizadores de humor. In: Stahl SM (ed.) Psicofarmacologia: base neurocientífica e aplicações práticas. Rio de Janeiro: Medsi; 2002. p.235-87.
16. Versiani M. Diagnóstico e tratamento dos transtornos de ansiedade. Disponível em URL: www.projetodiretrizes.org.br/projeto_diretrizes/099.pdf:2001. (Acesso em 09/10/2005.)

Algoritmo 197.1 – Algoritmo geral para diagnóstico e abordagem dos transtornos ansiosos em serviços de emergência

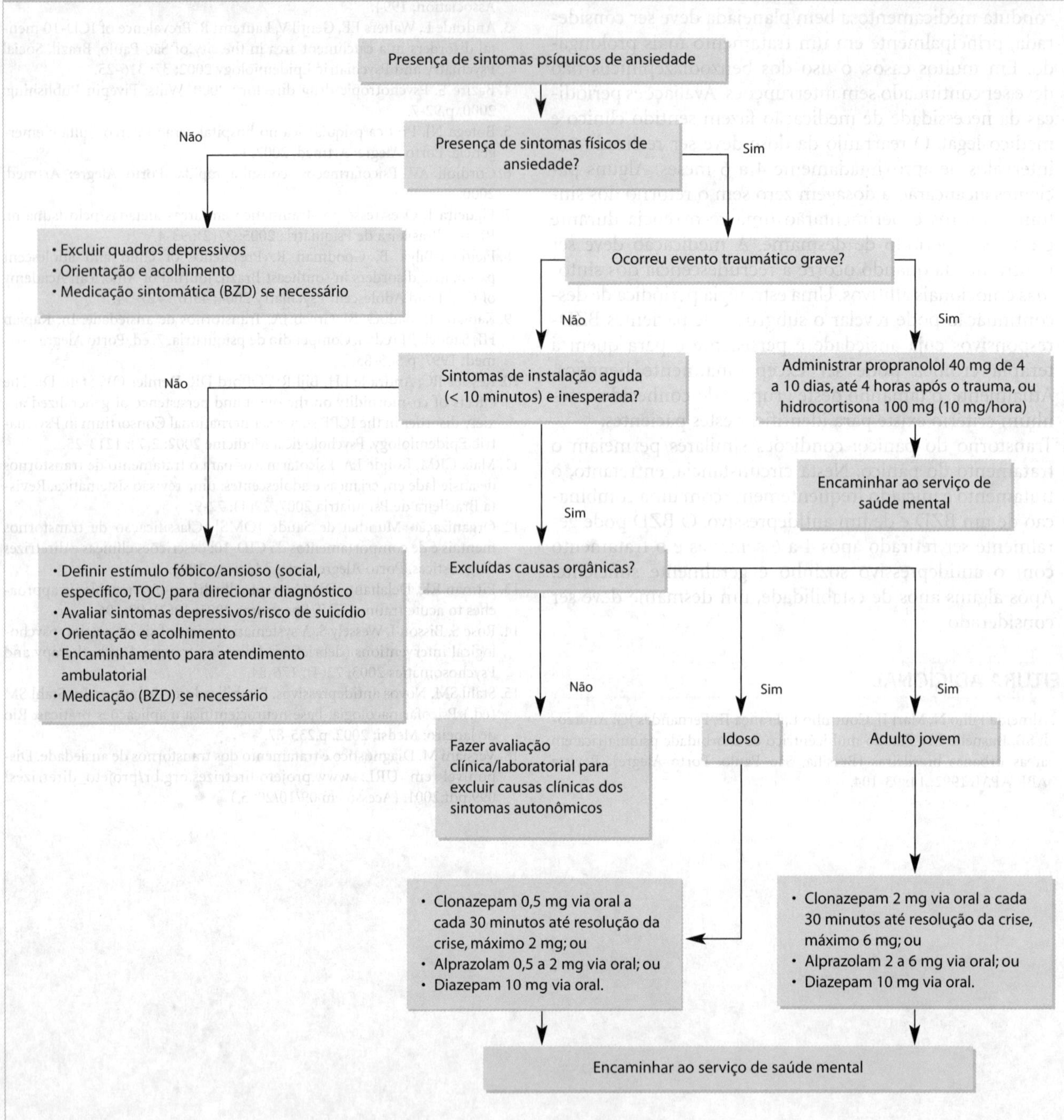

Transtornos Conversivos

CAPÍTULO
198

Alexandre Andrade Loch
Yuan-Pang Wang

TÓPICOS IMPORTANTES

- Apresentação de sintoma(s) pseudoneurológico(s) sem que haja uma patologia de base que justifique tal apresentação.
- O sintoma pode ser traduzido por alteração sensória (anestesia de membro inferior ou superior, cegueira, alucinações visuais), motora (arresponsividade ou rigidez de membros, mutismo, fala empastada etc.) ou por pseudo-convulsões, que não são justificáveis por alteração orgânica.
- Estressor que tenha desencadeado ou agravado o sintoma conversivo, temporalmente ligado ao início dos sintomas; ruptura de relacionamentos, crises financeiras, assaltos, mortes etc.
- Sintomas fisiopatologicamente incongruentes, de apresentação oscilatória, que geram dúvida e incerteza ao examinador; melhora espontânea, por sugestão ou através de benzodiazepínicos.
- Produção da sintomatologia não é consciente, não é deliberada; não há intenção (consciente) do paciente em criar os sintomas.
- Investigar minuciosamente qualquer doença clínica que possa estar relacionada à alteração; um neurologista deve ser chamado para que este possa afastar qualquer mínima suspeita de patologia neurológica.
- Encaminhamento para tratamento ambulatorial em regime de psicoterapia.

INTRODUÇÃO E DEFINIÇÕES

O termo "conversivo" foi primeiramente introduzido por Sigmund Freud no final do século XIX, para descrever um célebre caso de histeria, o caso de Anna O., no qual formulou a hipótese de que os diversos sintomas "neurológicos" que a paciente apresentava advinham de um conflito psíquico inconsciente. Passando pelos nomes de "histeria de conversão" e "reação conversiva", esse quadro ganhou espaço em 1980 no DSM-III como transtorno conversivo.

O transtorno conversivo, que ainda hoje tem uma prevalência importante na população geral, em conjunto principalmente com os transtornos de somatização, faz parte do grande grupo de quadros somatoformes, que se caracteriza pelo aparecimento de sintomas físicos sem que haja uma condição médica que os justifique.

A expressão "transtornos conversivos" designa um grupo de transtornos antes conhecidos como histeria. Esse conceito antigo se refere a uma grande variedade de sintomas atribuídos ao efeito de um útero "errante". Esse, por falta de uso, se desprenderia da sua posição natural e provocaria dores abdominais, sufocando a respiração (falta de ar), disparando o coração (palpitação) no precórdio, obstruindo a garganta (*globus* histérico), subindo à cabeça para cegar os olhos (amaurose) e, finalmente, provocando loucura na cabeça da mulher.

As histéricas, identificadas com o sexo feminino, já foram equiparadas ao diabo. Acusadas de feitiçaria, muitas delas foram queimadas em fogueiras durante a Idade Média. A noção de incorporação de um espírito no corpo físico da mulher ainda pode ser observada em algumas culturas e religiões nos dias de hoje. Apesar de o termo "histeria" não mais fazer parte da nosografia psiquiátrica atual, ele continua a ser usado, referindo-se tanto aos quadros de conversão como ao processo de dissociação psíquica.

O transtorno conversivo é caracterizado pela presença de um ou mais sintomas neurológicos que não podem ser explicados por nenhuma condição médica conhecida. Diferentemente do transtorno somatoforme, geralmente são poucos sintomas, localizados, que não tendem a mudar de apresentação, e que mimetizam alterações neurológicas sem que haja alguma alteração que explique a apresentação do sintoma. O paciente não tem consciência do conflito psíquico que está gerando essa alteração, ao contrário do que se poderia pensar em um caso de simulação. Dessa forma, também não há controle sobre a produção dos sintomas. Causam, assim, além da incerteza no médico que os atende, sentimentos como espanto, raiva, desespero, compaixão e impotência. Geralmente envolvem tempo da equipe médica e exigem que várias especialidades se mobilizem para descartar alguma doença física de base, para só então se estabelecer o diagnóstico de transtorno conversivo.

Os transtornos conversivos evoluem, principalmente, de maneira episódica. Entretanto, traços permanentes de caráter também incorporam sintomas histéricos, sugestivos de conversão de angústia em sintomas. Do ponto de vista somático, a manifestação mais espetacular do transtorno conversivo é a que classicamente se chamava "grande ataque histérico (conversivo)": a pessoa grita, debate-se no chão, movimenta-se com grande agitação e descoordenação, como num ataque epilético. Contudo, no caso do epiléptico, há perda de consciência e o ataque geralmente tem curta duração, diferentemente do que ocorre nos ataques histéricos, que são provocados por um desgosto ou contrariedade e costumam terminar em crise de choro. Totalmente diferentes são as paralisias histéricas (catalepsias) ou a anulação sensorial de origem histérica.

Alguns transtornos de personalidade integram a visão de conversão histérica na atualidade. Gradativamente, o caráter histérico foi cindido nas personalidades do tipo histriônico, limítrofe (*borderline*) e dependente. No histérico, o traço prevalente e mais unanimemente reconhecido entre diversos investigadores é o "histrionismo". A palavra, que significa teatralidade, surgiu na Roma antiga para designar como histrião o comediante que representava papéis. Portanto, o histrionismo do "histérico" é representado por seu caráter afetado, exagerado, exuberante, como se estivesse fingindo. Sua representação sempre varia de acordo com as expectativas da platéia. É um comportamento caracterizado pelo colorido dramático, extrovertido e eloqüente, com notável tendência em buscar contínua atenção. Tratam-se dos únicos distúrbios de personalidade mais freqüentes no sexo feminino.

Os pacientes histriônicos tendem a exagerar seus pensamentos e sentimentos, apresentam acessos de mau humor, lágrimas e acusações sempre que percebem não serem o centro das atenções ou quando não recebem elogios e aprovações. São indivíduos freqüentemente animados e dramáticos, tendendo sempre a chamar atenção para si mesmos. De início, eles costumam encantar as pessoas com quem travam conhecimento, principalmente por seu entusiasmo, aparente franqueza e fragilidade ou, simplesmente, por sua exímia capacidade de sedução. Representar papéis é a especialidade mais característica do histriônico; assim, com freqüência ele representa características femininas, reforçando a falsa idéia de uma pseudo-hiperfeminilidade. Tal característica, contudo, perde força à medida que esses indivíduos passam a exigir continuamente o papel de "centro de atenção". É comum o paciente histriônico chegar ao tratamento angustiado e deprimido.

Estima-se que a prevalência do transtorno conversivo seja alta, e cerca de um terço da população geral pode ser acometida por essa alteração em algum momento de suas vidas, levando-se em conta também casos de sintomas que não geram busca a um profissional de saúde. Outros números apontam para uma incidência de 22 por cem mil habitantes, também na população geral. Cerca de 5% a 15% das consultas psiquiátricas em um hospital geral destinam-se ao transtorno conversivo.

A razão entre homens e mulheres para o acometimento do distúrbio é de duas mulheres para um homem, podendo chegar a até cinco mulheres para um homem. É mais comum em adolescentes e em adultos jovens, e pessoas com menor grau de instrução e baixo quociente de inteligência tendem a ser mais vulneráveis.

ETIOLOGIA E FISIOPATOLOGIA

Segundo a teoria psicanalítica, o transtorno conversivo é a expressão física de um conflito psíquico, ou seja, impulsos, desejos que querem vir à tona no indivíduo e que são proibidos, reprimidos para o inconsciente; assim, esse conflito não é vivenciado conscientemente pelo paciente. Ou seja, há a ocorrência ou agravo de um conflito na vida do paciente, e esse não consegue expressar por completo sua angústia conscientemente, passando assim a "corporificar" sua ansiedade, apresentando dessa forma sinais neurológicos sem que haja alguma alteração propriamente neurológica de base. Esses sinais de certa forma simbolizam o conflito psíquico.

Os sintomas de conversão são vistos, por alguns autores, como uma forma de comunicação dos pacientes, expressando a sua necessidade de valorização, consideração ou tratamento especial. Entretanto, muitas vezes, esses sintomas acabam funcionando como um meio de comunicação não-verbal para controlar ou manipular os outros.

Outras teorias incluem a hipofunção cerebral na integração somato-sensorial, o comprometimento neuropsicológico da atenção e da memória de curto prazo, bem como sugestionabilidade aumentada e o comportamento de doença aprendido mediante condicionamento.

ACHADOS CLÍNICOS

Como já foi mencionado anteriormente, para que se faça o diagnóstico de transtorno conversivo é necessário que haja a presença de pelo menos um sintoma pseudoneurológico e que haja a ausência de dados positivos de uma doença física compatível com a queixa ou apresentação clínica.

A consciência do eu do paciente, termo que difere da consciência neurológica e traduz a forma da pessoa se reconhecer como indivíduo, também deve estar íntegra (e não cindida, a exemplo dos transtornos dissociativos).

Além disso, deve haver algum desencadeante, ou seja, o aparecimento ou agravamento de algum conflito pessoal na vida do paciente que esteja temporalmente ligado ao aparecimento ou agravamento do sintoma conversivo.

A Tabela 198.I exibe algumas perguntas gerais que devem ser feitas na suspeita de um transtorno conversivo.

As apresentações clínicas geralmente envolvem sintomas sensoriais, motores ou convulsivos. Com relação aos sintomas sensoriais, o paciente pode ter parestesia, anestesia não relacionada aos dermátomos testados, abasia, astasia, alterações visuais e afonia. É comum recebermos pacientes que se queixam de anestesia em mãos, em braços, formigamentos que respondem a estímulos dolorosos. Mutismo seletivo

Tabela 198.I – Sugestões de anamnese de um paciente conversivo
Aconteceu alguma coisa recentemente que deixou você chateado(a) ou estressado(a)?
Isso já aconteceu outras vezes? Como foi nas outras vezes? Desde quando você tem isso?
Você já passou em algum médico por causa desses sintomas (queixa do paciente)? Quantas vezes? Quais especialistas você já consultou?
Se positivo, o que os médicos disseram que foi isso (o sintoma)? Fez mais exames para checar se foi isso mesmo?
O que você acha que causou esses sintomas?
Como é o seu relacionamento com as pessoas? Namorado(a), seus amigos e a sua família? Já teve problemas com algum deles?

também pode ser observado com freqüência; o paciente não fala, não conversa, mas quando provocado ou sugestionado geralmente responde. Pacientes podem ter também cegueira histérica; esses quase nunca se machucam seriamente, suas pupilas reagem à luz e não apresentam o nistagmo característico das amauroses. Outros apresentam alucinações auditivas, visuais e táteis, e as descrevem com muitos detalhes, uma apresentação de sintomas que não é o usual das psicoses. Podem, também, relatar não ver ou ouvir o que as outras pessoas ao seu redor vêem e ouvem.

No que tange os sintomas motores, é comum apresentarem paresia/paralisia, e essa ocorre no lado não-dominante do paciente (exemplo, lado esquerdo do corpo em destros); os reflexos motores se mostram normais. Vemos pacientes com versão de membros superiores, com flexão de mãos que geralmente cessam ao estímulo, cedem à força do examinador; outros apresentam marchas talonantes e tremores que param e voltam ao normal a qualquer sinal de queda.

Quando apresentam pseudoconvulsões, geralmente não apresentam sonolência ou confusão, típicas das convulsões verdadeiras. Entretanto, muitas vezes, é difícil distinguir as falsas convulsões, pois muitos pacientes epilépticos podem apresentar tais sintomas ao lado da doença neurológica.

Outros sintomas conversivos são: o vômito psicogênico, a pseudociese, o globo histérico, a retenção urinária, diarréia e síncope (Tabela 198.II).

Em suma, os sintomas apresentados pelo paciente conversivo geralmente oscilam, sendo passíveis muitas vezes de sugestão, são incongruentes com alguma alteração física de fato e geram dúvida e desconfiança do examinador.

Os critérios diagnósticos do DSM-IV para o transtorno conversivo estão descritos na Tabela 198.III. O critério A é o diferencial entre os transtornos conversivos, que envolve sintomas que sugiram alguma doença neurológica, e o transtorno somatoforme, que cursa geralmente com dores musculares, ósseas e articulares, com morfologia heterogênea ao longo do tempo. É importante que se estabeleça também uma relação temporal entre o início dos sintomas e algum estressor na vida do paciente: desemprego recente, perda de laços afetivos por morte ou por brigas, crises em relacionamentos amorosos, crises financeiras e assim por diante (critério B).

Tabela 198.II – Sintomas comuns do transtorno conversivo

Motores	Sensoriais	Viscerais
Movimentos involuntários	Anestesia em extremidades	Vômito psicogênico
Tiques / afonia	Anestesia de linha média	Pseudociese
Bléfaro-espasmo	Cegueira	Globo histérico
Torcicolo	Visão em túnel	Desmaio ou síncope
Opistótono	Surdez	Retenção urinária
Convulsões		Diarréia
Marcha anormal / quedas		
Paralisia / fraqueza		

Tabela 198.III – Critérios diagnósticos de transtornos conversivos segundo a Associação Psiquiátrica Americana (1994), DSM-IV*

A Um ou mais sintomas ou déficits afetando função motora voluntária ou sensorial que sugerem uma doença neurológica ou outra condição médica geral.

B Os fatores psicológicos são vistos como associados com o sintoma ou déficit, pois o início ou a exacerbação do sintoma ou déficit são precedidos por conflitos ou outros estressores.

C O sintoma ou déficit não é produzido intencionalmente ou simulado (como no transtorno factício ou simulação).

D O sintoma ou déficit não pode, após investigação apropriada, ser completamente explicado por uma condição médica geral ou pelos efeitos diretos de uma substância ou como um comportamento ou experiência culturalmente sancionado.

E O sintoma ou déficit causa sofrimento clinicamente significativo ou prejuízo nas áreas social e ocupacional ou em outras importantes áreas de funcionamento, ou necessitou de avaliação médica.

F O sintoma ou déficit não está limitado a dor ou disfunção sexual, não ocorre exclusivamente durante o curso de transtorno de somatização e não é mais bem explicado por outro transtorno mental.

Especifique o tipo de sintoma ou déficit:

Com sintoma ou déficit motor

Com sintoma ou déficit sensorial

Com ataques epilépticos ou convulsões

Com apresentação mista

* DSM-IV: Diagnostic and Statistical Manual of Mental Disorder, 4ª ed.

Outro fator essencial no diagnóstico é a produção *não consciente* do sintoma; ele não é produzido intencionalmente, ao contrário do transtorno factício ou da simulação. Ele visa a um *ganho primário*, ou seja, um ganho direto, um alívio de conflito psíquico, como descrito anteriormente. O sintoma surge para sanar a impossibilidade do desejo vir à tona no consciente. No transtorno factício e na simulação, a construção do sintoma é realizada intencionalmente, visando a um *ganho secundário*, ou seja, a um ganho outro além do proporcionado pelo sintoma como solução de conflito interno, um ganho indireto; privilégios financeiros e sociais por intermédio do distúrbio.

Como o sintoma conversivo age para atingir a resolução desse conflito, existe para impedir que gradientes emocionais venham à tona, é comum observarmos nesses pacientes uma *belle indiference* ao narrarem os estressores psicossociais que eventualmente geraram o sintoma. Contam com extrema tranqüilidade que o namorado brigou com ela, ou que foi assaltada, ou que determinada colega faleceu; todo o afeto destinado a esses eventos foi reprimido e resta apenas o sintoma conversivo.

O roteiro compreensivo a seguir detalha os principais pontos de avaliação dos sintomas conversivos (Tabela 198.IV).

EXAMES COMPLEMENTARES

Embora a apresentação clínica desses pacientes seja relativamente típica e de fácil reconhecimento, é de vital im-

Tabela 198.IV – Roteiro para investigar os sintomas conversivos

1	Registro das queixas atuais, enfatizando especialmente eventos vitais recentes.
2	Descubra o que o paciente tem contado aos seus outros médicos, bem como aos amigos, familiares e terapeutas alternativos.
3	Questionar se o resultado é consistente com os achados médicos.
4	Investigar a história pregressa de doenças físicas, bem como o contato com os serviços de saúde (como doença na infância, doença dos pais e o impacto no seu desenvolvimento, cirurgias, ausências escolares por enfermidade etc.).
5	Explorar os fatores psicológicos e interpessoais no desenvolvimento do paciente, como qualidade de cuidado parental, experiências precoces de abuso, história psiquiátrica.
6	Entreviste um familiar, parceiro ou informante confiável. Deve ser feito com o consentimento do paciente e na sua presença.
7	Formulação provisória da situação e diagnóstico, após completar os requisitos acima.

Tabela 198.V – Diagnóstico diferencial entre o transtorno conversivo e outros quadros psiquiátricos

Transtorno conversivo: sintomas sensoriais e motores sugestivos de doença neurológica ou condição médica geral. Em geral, fatores psicológicos estão associados e precedem o início e a exacerbação do quadro conversivo.
Transtorno dissociativo: perda de integridade da personalidade, do sentimento de unidade de si mesmo; cisão do eu representada mais comumente por fuga, amnésia ou personalidade dissociativa.
Transtorno de somatização: queixa de múltiplos sintomas físicos (mais de oito), início antes dos trinta anos, longa evolução (por anos), uso excessivo dos serviços de saúde e prejuízo sócio-ocupacional.
Transtorno factício: produção intencional de sintomas físicos e psicológicos com o objetivo de se manter no papel de doente. Hospitalizações e intervenção médicas desnecessárias são freqüentes.
Simulação: produção voluntária de sintomas físicos e psicológicos para obter vantagens objetivas.

portância que se exclua qualquer possibilidade de afecção clínica, principalmente neurológica, que possa explicar o quadro apresentado no pronto-socorro. Portanto, uma triagem minuciosa, adequada ao sintoma apresentado, deve ser realizada. A hipótese de transtorno conversivo é feita após a exclusão de qualquer doença neurológica mediante exame físico e investigação clínica. É imperativo que um neurologista seja convocado e que examine detalhadamente o paciente, estando atento a qualquer alteração que possa *de fato* estar presente, para que aí sim se possa pensar com mais segurança em um transtorno conversivo. No caso de pseudocrises epilépticas, por exemplo, o diagnóstico de crises ou pseudocrises epilépticas só é possível muitas vezes através do vídeo-EEG.

DIAGNÓSTICO DIFERENCIAL

A maior dificuldade no manejo do transtorno conversivo reside na dificuldade em descartar um distúrbio orgânico. Outra dificuldade é a concomitância de uma doença clínica que não tenha implicação com a manifestação do transtorno; dados mostram que até dois terços dos pacientes com esse diagnóstico realmente têm alguma doença de base concomitante. Por outro lado, até 50% dos casos acabam recebendo diagnósticos médicos (principalmente neurológicos) indevidos. Metade dos pacientes com crises não-epilépticas realmente tem epilepsia. Melhora por hipnose, sugestão ou benzodiazepínicos aumentam a chance de se tratar de um sintoma conversivo.

Um longo acompanhamento do paciente pode ser necessário até que se possa descartar doença orgânica. Em mais de um quinto dos casos, uma doença neurológica pode explicar sintomas conversivos. Doenças neurológicas devem ser descartadas, por exemplo: fraqueza muscular e miastenia grave, polimiosite, miopatias adquiridas ou esclerose múltipla; cegueira conversiva *versus* neurite óptica. Afecções neurológicas de manifestação confusa como Güillain-Barret, doença de Creutzfeld-Jakob, manifestações precoces de doenças neurológicas relacionadas ao HIV devem ser bem investigadas.

Ao lado das doenças orgânicas, por exemplo, doenças neurológicas, doenças clínicas, uso de substâncias e medicamentos, um outro grupo de doenças que devem ser diferenciadas do transtorno conversivo seriam os quadros psiquiátricos que podem se apresentar com sintomas conversivos (Tabela 198.V).

Um importante diagnóstico diferencial é o de transtorno de somatização; nesse, a doença é mais crônica, tem início em fase mais precoce da vida adulta, e inclui uma diversidade bem maior de sintomas físicos espalhados em diversos órgãos. Em geral, os sintomas se constituem de dores que mudam de localização com o decorrer da vida do paciente, são persistentes e nunca acham uma solução. O paciente é "poliqueixoso" e tem um padrão de busca de serviços médicos em diversas especialidades. No transtorno de somatização, o paciente é "polissintomático", enquanto no transtorno de conversão ele é geralmente mono ou oligossintomático.

Outro diagnóstico a ser diferenciado é o de transtorno dissociativo. Nesse tipo de alteração, muito parecida com o transtorno conversivo, o paciente também pode apresentar sinais pseudoneurológicos, mas a *consciência de si mesmo como pessoa* está alterada; há uma cisão na percepção da própria personalidade. Há também, geralmente, um estressor na vida do paciente temporalmente relacionado ao início dos sintomas. Dentre os tipos de transtorno dissociativo, os mais comuns são os seguintes:

- Amnésia dissociativa: incapacidade de recordar fatos já registrados na memória do paciente. Essas informações estão relacionadas a um evento estressante ou emocionalmente traumático, e o paciente tem consciência de que há fatos dos quais não se recorda, levando a uma certa angústia, às vezes.
- Fuga dissociativa: pacientes que se afastam fisicamente de seus lares ou locais de trabalho e que não conseguem se lembrar de aspectos importantes de suas identidades anteriores. Não tomam consciência de que existem memórias que foram esquecidas (como na amnésia disso-

ciativa) e tampouco alternam entre a personalidade antiga e a nova (como na identidade dissociativa), no novo local.

- Transtorno dissociativo de identidade: é uma alteração crônica de identidade em que o indivíduo possui duas ou mais personalidades que determinam de forma diferente suas ações. Geralmente a causa envolve um evento traumático, comumente abuso físico ou sexual na infância.

Na simulação e no transtorno factício a produção de sintomas é intencional e consciente, há contradições na história e na maioria das vezes o comportamento mimetizador é claramente dirigido a um objetivo (manter-se no papel de doente no primeiro, e ganho secundário no segundo).

Outros transtornos psiquiátricos, como a esquizofrenia, os transtornos depressivos e os ansiosos, podem cursar com sintomas conversivos, mas essas entidades são acompanhadas de apresentações características de cada transtorno.

Em geral, os sintomas conversivos são de curta duração, iniciando e cessando abruptamente. Durante um episódio conversivo, em geral há um só sintoma. Cerca de 25% dos pacientes conversivos irão desenvolver um outro sintoma conversivo nos próximos um a seis anos. Esses episódios subseqüentes podem envolver o mesmo sintoma ou um outro diferente. Os pacientes com histórico longo de sintomas de conversão e muitos ganhos secundários apresentam um pior prognóstico.

TRATAMENTO

Alguns autores afirmam que a resolução do sintoma conversivo geralmente é espontânea e que pode ser ajudada por psicoterapia. Revelar que tais sintomas são imaginários, que "não há nada de errado", que "são coisas de sua cabeça" não ajuda em nada a condução e resolução do caso, e em geral piora o curso do transtorno. A administração de benzodiazepínicos no pronto-socorro pode auxiliar na obtenção de informações e no diagnóstico do caso.

Há diversos fatores que podem perpetuar o transtorno conversivo, como depressão, ansiedade, transtorno do pânico; desajuste crônico familiar e marital; traços de personalidade; estresse ocupacional; crenças anormais de doença (superstição, crença subcultural) etc. Compete ao clínico a função de fazer o paciente perceber a conexão entre seus sintomas e as suas dificuldades emocionais, isto é, proporcionar uma mudança de referência. A relação de confiança que o médico estabelece com o paciente facilitará o seu encaminhamento para uma psicoterapia. A construção de um relacionamento de autoridade atenciosa reduzirá os sintomas conversivos. Mas esses devem ser corrigidos ou amenizados em caráter ambulatorial.

A psicoterapia deve fazer com que o paciente possa trazer à sua consciência o conflito psíquico que está gerando o sintoma conversivo. Esse processo é lento e deve cuidadosamente quebrar as defesas que existem no paciente e que proíbem esse conflito de ser vivenciado conscientemente. Desejos ou sentimentos que não são permitidos e que são reprimidos; o material reprimido deve ser trazido à tona.

LEITURA ADICIONAL

1. Bass CM, May S. Chronic multiple functional somatic symptoms. BMJ 2002; 325: 323-6.
2. Drake Jr ME. Conversion hysteria and dominant hemisphere lesions. Psychosomatics 1993; 34(6): 524-30.
3. Flor-Henry P. Hysteria. In: Frederiks JAM. Handbook of clinical neurology. Amsterdam: Elsevier; 1985. p.573-84.
4. Kirmayer LJ, Young A. Culture and somatization: clinical, epidemiological, and ethnographic perspectives. Psychosomatic Medicine 1998; 60: 420-30.
5. Lazare A. Conversion symptoms. N Engl J Med 1981; 305(13): 745-8.
6. Meleiro AMAS, Wang YP. A concepção de histeria ao longo do tempo: psiquiatria e psicanálise. Revista do ABP-APAL 1992; 14(2): 45-50.
7. Smith GR, Monson RA, Ray DC. Psychiatric consultation in somatization disorder: a randomized controlled study. N Engl J Med 1986; 314: 407-12.

Algoritmo 198.1 – Avaliação do transtorno conversivo

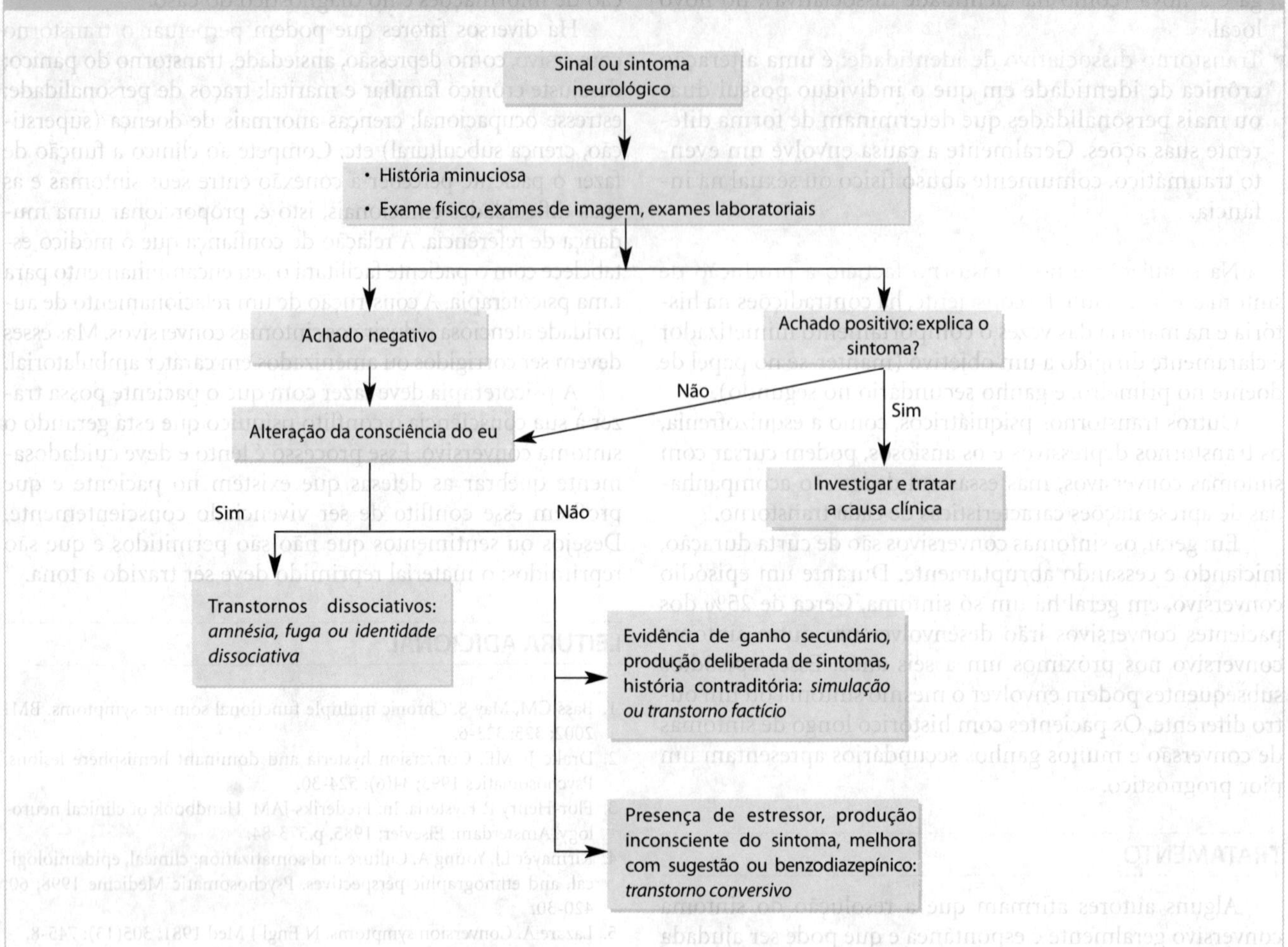

Transtornos Somatoformes

CAPÍTULO 199

Geilson Lima Santana
Alexandre Andrade Loch
Yuan-Pang Wang

TÓPICOS IMPORTANTES

- Apresentação de sintomas somáticos, sem que nenhuma causa orgânica possa justificar tal queixa.
- Procura de múltiplos especialistas, que não conseguem elucidar ou sanar os sintomas.
- A produção desses sintomas não é consciente, é involuntária e não visa a um ganho secundário.
- Tratar co-morbidades clínicas e psiquiátricas e procurar evitar outros fatores perpetuadores, como estressores psicossociais.
- Encaminhar para tratamento ambulatorial, idealmente em regime de psicoterapia.

INTRODUÇÃO E DEFINIÇÕES

Os transtornos somatoformes constituem um grande grupo de quadros clínicos cuja principal característica é a presença de sintomas físicos que sugerem uma doença somática, mas sem qualquer alteração relevante capaz de explicá-los completamente como uma patologia orgânica.

Esses quadros foram inicialmente descritos em papiros médicos egípcios, sob o epíteto de histeria, em torno de 1900 a.C. Ao longo da história, receberam diversas outras denominações, como "hipocondria", "síndrome de Briquet", "doenças psicossomáticas" e "síndromes funcionais". Esses termos refletem diferentes considerações etiológicas, com maior ou menor ênfase em sua natureza "orgânica" ou "psíquica".

Aparte tais divergências, em 1980, a 3ª edição do *Manual Diagnóstico e Estatístico de Transtornos Mentais*, editado pela Associação Psiquiátrica Americana, introduziu a categoria dos "transtornos somatoformes" a fim de classificar os pacientes somatizadores.

Essa categoria compreende um conjunto de afecções freqüentes na população geral, como demonstrado por diversos estudos epidemiológicos. Estima-se que no último ano 18,7% dos europeus apresentaram algum transtorno somatoforme. No Brasil, 2,8 a 8,1% da população apresentou algum quadro somatodissociativo durante a sua vida, e na área de captação do Hospital das Clínicas da Universidade de São Paulo 3,2% dos sujeitos manifestaram algum transtorno somatoforme no último mês e 6%, em algum momento de suas vidas.

A procura excessiva por serviços de saúde é comum entre esses pacientes, sobrecarregando ambulatórios, emergências e serviços especializados. Na atenção primária, por exemplo, até 58% dos pacientes atendidos apresentam algum transtorno somatoforme e até 20% dos pacientes internados em enfermarias de clínica médica são somatizadores. Em comparação a portadores de outras patologias, esses pacientes usam duas vezes mais os serviços de saúde não-psiquiátricos.

Quando o paciente exagera ou minimiza determinados sintomas de forma incomum e não habitual, é extremamente difícil desenvolver o raciocínio clínico e estabelecer o diagnóstico correto. Os somatizadores costumam provocar sentimentos desconcertantes e ambíguos nos profissionais de saúde, misturando espanto, desespero, raiva, compaixão e frustração. Não raramente, são referidos como "difíceis", "poliqueixosos", "histéricos" ou "pitiáticos". Entretanto, esses pacientes necessitam de uma abordagem criteriosa, uma vez que essas condições podem levar à incapacitação e à redução da qualidade de vida, além de estarem associadas a freqüentes iatrogenias e co-morbidades clínicas e psiquiátricas. Vale também ressaltar o seu grande custo direto e indireto para a sociedade.

Nos EUA, os transtornos somatoformes são responsáveis por US$ 256 bilhões gastos anualmente com custos médicos. Em comparação, os custos anuais decorrentes do diabetes melito naquele país foram, em 2002, de US$ 132 bilhões. Na Inglaterra, 10% dos pacientes com transtorno de somatização estão confinados a cadeiras de roda e 7% permanecem acamados, em média sete dias por mês.

Esses dados traduzem a importância dos transtornos somatoformes e a necessidade de esforços direcionados para o diagnóstico precoce e intervenções apropriadas.

Os critérios diagnósticos atuais derivam do aprimoramento do conceito de histeria e neurose. No capítulo dos transtornos somatoformes na 10ª edição da Classificação Internacional de Doenças (CID-10), editada pela Organização Mundial de Saúde, encontram-se as categorias apresentadas na Tabela 199.I.

De acordo com a CID-10, a característica essencial dos transtornos somatoformes é a presença repetida de sintomas físicos clinicamente significativos, ou seja, que causam sofrimento e/ou comprometimento social, ocupacional ou em outras áreas importantes, e que resultam na procura persistente de assistência médica. Entretanto, a avaliação

Tabela 199.I – Transtornos somatoformes (F 45) segundo a Classificação Internacional de Doenças, 10ª edição (CID-10)

F 45.0 – Transtorno de somatização
F 45.1 – Transtorno somatoforme indiferenciado
F 45.2 – Transtorno hipocondríaco
F 45.3 – Disfunção autonômica somatoforme
F 45.4 – Transtorno doloroso somatoforme persistente
F 45.8 – Outros transtornos somatoformes
F 45.9 – Transtorno somatoforme não especificado

não revela qualquer base orgânica ou, caso algum transtorno físico esteja presente, ele não explica nem a natureza e a extensão dos sintomas, nem o sofrimento e as preocupações do indivíduo.

O transtorno de somatização, anteriormente denominado "síndrome de Briquet", define-se pela presença de sintomas múltiplos (ao menos seis), recorrentes e variáveis, envolvendo pelo menos dois sistemas corporais, por dois anos ou mais. Disso resulta uma procura excessiva por serviços de saúde, procedimentos diagnósticos e intervenções terapêuticas, com uma recusa persistente em aceitar o reasseguramento de que não há explicação física para as queixas.

Quando esses sintomas são menos evidentes, mais breves (menos que dois anos) ou o quadro clínico é atípico, deve-se considerar o diagnóstico de um transtorno somatoforme indiferenciado.

O transtorno hipocondríaco caracteriza-se pela crença persistente (pelo menos cinco meses) de ser portador de uma ou duas doenças somáticas graves. Resultado da interpretação equivocada de sintomas e sensações físicas, esses pacientes não podem ser persuadidos do contrário. Realizam exames com freqüência e usam diversas medicações por pensarem estar muito doentes.

Um subtipo relevante de transtorno hipocondríaco é o transtorno dismórfico corporal, em que há uma preocupação excessiva com um suposto defeito ou deformidade física. Tal impressão desenvolve-se sobre alguma parte normal do corpo ou sobre um defeito corporal mínimo e sem significância, resultando em intenso sofrimento ou considerável prejuízo na vida pessoal do paciente.

Já o diagnóstico de disfunção autonômica somatoforme é apropriado quando o paciente atribui sintomas neurovegetativos a um transtorno físico.

O transtorno doloroso, por sua vez, consiste na presença de dor persistente e intensa, com duração de pelo menos seis meses, a qual não pode ser completamente explicada por uma alteração física. Essa queixa é desencadeada e/ou mantida por estressores psicossociais.

A categoria "outros transtornos somatoformes" diz respeito a sintomas físicos inexplicáveis por patologia orgânica e que não se enquadram em nenhum dos transtornos somatoformes específicos descritos acima.

Cabe tecermos comentários também sobre outras síndromes que não estão sob a chave diagnóstica dos transtornos somatoformes, mas que, à sua semelhança, não são totalmente explicáveis através de lesões e alterações orgânicas e ocorrem em um contexto de estressores psicossociais expressivos. Dessa forma, condições como a fibromialgia e a síndrome do cólon irritável situam-se na interface entre a clínica médica e a psiquiatria.

ETIOLOGIA E FISIOPATOLOGIA

O ser humano expressa as suas emoções, alegrias, sofrimentos e estratégias defensivas através do corpo. Expressões como "coração partido" e "dor de cotovelo", por exemplo, são utilizadas por poetas e populares para se referirem à perda de um amor. Entretanto, esta mesma riqueza da linguagem corporal para expressar o desconforto psicológico freqüentemente acaba por dificultar o raciocínio clínico.

Em virtude de fatores culturais, sempre que os doentes procuram os serviços de saúde, ainda que seus sofrimentos sejam mormente psíquicos, há uma tendência a exibir queixas somáticas de modo a garantir o interesse do médico e caracterizar alguma "doença". Dessa forma, muitos indivíduos psicologicamente desconfortáveis tendem a exprimir o seu sofrimento na linguagem corporal, que é a "moeda forte" aceita sem restrições pelo código lingüístico médico.

Esses aspectos põem em relevo o conceito de somatização, definido por Lipowski (1988) como uma "tendência para experimentar e comunicar desconforto somático e psicológico através de sintomas não explicáveis por achados patológicos, e procurar ajuda médica para tal".

Vale destacar também a importância de dois conceitos sociológicos que auxiliam na compreensão desses quadros. O primeiro deles é o "papel de doente", descrito por Talcott Parsons. Uma pessoa enferma carrega muitos privilégios na nossa sociedade: fica desobrigada de trabalhar, de ir à escola e é cercada de cuidados, mimos e compreensão pelos outros. Pode queixar-se da vida e mostrar-se enfraquecida e desconfortável. A única obrigação de uma pessoa doente é buscar a ajuda apropriada e aceitar o tratamento que lhe é oferecido. As crianças são particularmente adeptas a prolongar o seu papel de doente após enfermidades menores, mesmo que se sintam bem após a fase aguda da doença. Em geral, esse comportamento é bem tolerado pela mãe por alguns dias.

O "comportamento de doente" é o segundo conceito formulado por D. Mechanic, o qual descreve as reações, percepções e atitudes de uma pessoa diante da sua doença. Isso significa que cada pessoa irá avaliar de forma diferenciada o seu sintoma. O paciente com uma determinada condição pode se comportar de forma estóica e resignada ou histriônica e dramática. Poderá decidir retardar a sua dissolução, simplesmente ignorando o sintoma e negando a sua presença ou, ao contrário, exacerbar o seu cuidado, procurando a ajuda de vários profissionais. A comunicação do seu problema pode ser feita inteiramente através de linguagem verbal ou, alternativamente, sob a forma de disfunção física, numa linguagem corporal. A sua atitude diante do diagnóstico e tratamento também pode variar de acordo com a sua cultura e etnia. São bem conhecidas as diferenças na percepção de dor entre a cultura ocidental e a oriental. O comportamento de doente é um fenômeno aprendido que depende de sua experiência prévia de estar doente, da observação do processo de adoecimento no outro, além da "recompensa" que recebe em função da doença.

A fértil investigação biológica também contribui para a compreensão desses quadros ao sugerir possíveis mecanismos neurofisiológicos, como o comprometimento cognitivo e atencional, alterações no metabolismo cerebral, desregulação de sistemas neurotransmissores e a importância da herança genética.

ACHADOS CLÍNICOS

A correta identificação dos pacientes somatoformes e o tratamento precoce planejado ainda nos centros primários são de suma importância para evitar a cronificação das queixas somáticas, reduzir o sofrimento e o impacto do transtorno na vida do sujeito e diminuir o risco de iatrogenias.

Em geral, as histórias dos somatizadores são longas, inconsistentes, caóticas e complicadas. A comunicação das queixas tende a ser dramática e exagerada. Paradoxalmente, porém, alguns pacientes demonstram indiferença ao descrever seus quadros, o que os autores clássicos franceses denominaram *la belle indifférence.* Esses sintomas podem se referir a qualquer parte ou sistema do corpo (Tabela 199.II).

A maioria dos pacientes tem uma longa e complicada história de contato com a assistência médica primária e especializada. Geralmente procuram vários médicos ao mesmo tempo, o que pode acarretar em numerosos procedimentos diagnósticos, hospitalizações e intervenções. Não raro, foram submetidos a cirurgias exploratórias sem definição. O uso freqüente de medicamentos também pode acarretar efeitos colaterais sérios, amplificando os sintomas existentes ou favorecendo o surgimento de mais queixas físicas decorrentes de efeitos adversos.

Em decorrência do curso crônico e flutuante da maioria desses quadros, é comum ocorrer grave disfunção nas relações interpessoais e grandes dificuldades no desempenho acadêmico e/ou ocupacional. Como discutido acima, uma expressiva parcela desses pacientes encontra-se incapacitada.

Muitos pacientes somatizadores apresentam co-morbidades psiquiátricas significativas, como transtornos ansiosos ou depressivos, transtornos de personalidade ou uso, abuso e dependência de substâncias psicoativas.

EXAMES COMPLEMENTARES

É de vital importância a avaliação criteriosa desses pacientes. O uso de recursos propedêuticos complementares, no entanto, deve ser parcimonioso e adequado aos sintomas apresentados, evitando-se procedimentos desnecessários e encaminhamentos excessivos a especialistas. Essa atitude poderia reforçar o papel de doente, além de colocar o indivíduo sob risco de iatrogenia.

A hipótese de transtorno de somatização é feita após a exclusão, através de investigação clínica, de qualquer doença física capaz de explicar os sintomas informados pelo paciente.

DIAGNÓSTICO DIFERENCIAL

Como afirmado previamente, é prioritário afastar a presença de doenças orgânicas. Várias condições clínicas exibem sintomas pleomórficos e inespecíficos e, portanto, devem ser consideradas no diagnóstico diferencial: dentre outras, esclerose múltipla, miastenia grave, lúpus eritematoso sistêmico, porfiria aguda intermitente, hiperparatireoidismo, hipertireoidismo e infecções sistêmicas crônicas, como a SIDA.

Precisa-se também verificar se as queixas físicas são decorrentes de um transtorno mental primário, como depressão, ansiedade ou esquizofrenia.

Finalmente, após a exclusão de uma patologia orgânica ou transtorno psiquiátrico primário capaz de explicar as queixas somáticas, deve-se proceder com a diferenciação entre as variadas categorias de transtornos somatoformes, os transtornos conversivos dissociativos, o transtorno factício e a simulação.

Na CID-10, os transtornos conversivos e dissociativos estão agrupados em uma mesma categoria e se caracterizam por uma perda parcial ou completa da capacidade de integração das lembranças, da consciência e da identidade, além de perturbações das sensações e do controle dos movimentos corporais. Esses quadros também estão relacionados a estressores e eventos traumáticos e, em geral, são transitórios. Compreendem a amnésia, a fuga e o estupor dissociativos, os estados de transe e de possessão, os transtornos motores dissociativos, as convulsões dissociativas e a anestesia e perda sensorial dissociativa.

Tabela 199.II – Queixas comuns dos pacientes somatizadores quanto aos sistemas

Sistemas	Queixas
Gastrintestinal	Vômitos (não-gravídicos), diarréia, dor abdominal (não-menstrual), náusea, excesso de gases digestivos, intolerância a vários alimentos diferentes (passar mal)
Cardiopulmonar	Fôlego curto (dispnéia) mesmo sem esforço, palpitações, dores no peito e vertigem
Neurológico	Amnésia, dificuldade para deglutir, perda da voz, surdez, visão dupla, visão embaçada, cegueira, desmaio ou perda da consciência, convulsão ou ataque, perturbação no andar, paralisia ou fraqueza muscular, retenção urinária ou dificuldade à micção
Geniturinário	Sensação pós-coito de ardor genital, indiferença sexual, dor durante a relação, impotência, menstruação dolorosa, períodos menstruais irregulares, sangramento menstrual excessivo, vômito durante toda a gravidez
Osteomuscular	Dores nas extremidades, nas costas, nas articulações, à micção e outras (excluindo cefaléias)
Outros	Sensações cutâneas (coceiras, queimação, dormência), manchas, erupções

Nos transtornos factícios, há a produção voluntária de sintomas médicos ou psiquiátricos com o objetivo de assumir o papel de doente e ser objeto de atenção e cuidados médicos, sem incentivos externos aparentes. Já na simulação, o sujeito produz deliberadamente os sintomas com o objetivo de obter vantagens previdenciárias ou securitárias ou evitar obrigações legais, ocupacionais ou de qualquer outra natureza (Tabela 199.III).

TRATAMENTO

Após uma avaliação clínica cuidadosa e afastada uma causa orgânica, o médico deve proceder com a comunicação diagnóstica e terapêutica, que visa a informar os resultados da avaliação clínica, reassegurar a natureza benigna do quadro e tranqüilizar o paciente. Deve-se sugerir a melhora progressiva dos sintomas apresentados e auxiliar o paciente a recodificar os sintomas, ou seja, perceber a conexão entre seus sintomas, o sofrimento emocional e fatores de estresse. Em alguns casos, especialmente nos somatizadores crônicos, há grande resistência à avaliação de fatores psicossociais e a melhor atitude pode ser a evitação do confronto direto. Explicações do tipo "não há nada de errado", "são coisas de sua cabeça" e "são coisas de sua imaginação" não são benéficas, pois em geral têm o efeito de desconfirmar o paciente, fazendo-o se sentir ignorado, muitas vezes levando-o a rejeitar outras explicações e, principalmente, o tratamento psiquiátrico ou psicoterapia.

Como a causa do transtorno somatoforme é desconhecida, o esforço maior é no controle dos fatores perpetuadores, evitando a sua cronificação (Tabela 199.IV).

Como discutido, muitos transtornos somatoformes apresentam co-morbidades clínicas e psiquiátricas, as quais devem ser tratadas. Ressalta-se, novamente, o uso criterioso de medicamentos e demais intervenções terapêuticas.

Uma vez que o clínico geral não se sinta capaz tecnicamente para tratar de um paciente somatizador, deve encaminhá-lo a um psiquiatra. Para tanto, o paciente deve ser "preparado", evitando assim a emergência de sentimentos de desmerecimento e negligência e aumentando a aderência ao tratamento proposto. O encaminhamento deve ser acompanhado do máximo de informações possíveis sobre os exames realizados para que o psiquiatra possa estar seguro da ausência de uma patologia orgânica confundida com um transtorno somatoforme.

Tabela 199.III – Diagnóstico diferencial dos transtornos somatoformes

	Controle	Motivação	Ganho
Transtorno de somatização	Involuntário	Inconsciente	?
Transtornos conversivos dissociativos	Involuntário	Inconsciente	Secundário
Transtorno factício	Voluntário	Inconsciente	?
Simulação	Voluntário	Consciente	Sim

Tabela 199.IV – Fatores perpetuadores que devem ser focalizados no tratamento dos pacientes somatoformes

Crenças anormais de doença (superstição, crença subcultural)
Fatores iatrogênicos
Reclamação médico-legal pendente
Desajuste familiar e conjugal
Estresse ocupacional
Depressão, ansiedade
Uso, abuso e dependência de substâncias
Traços de personalidade dependente ou evitadora

Mesmo quando o paciente for encaminhado ao serviço de saúde mental, recomenda-se a manutenção do vínculo com o médico clínico a fim de avaliar eventuais intercorrências, evitar intervenções diagnósticas e terapêuticas desnecessárias e, sempre que necessário, reassegurar o paciente sobre a natureza de seus sintomas.

Várias abordagens psicoterapêuticas têm sido propostas nesses casos, sendo as técnicas cognitivocomportamentais as de eficácia reconhecida na melhora sintomática, na redução da procura de serviços de saúde e no consumo de medicamentos.

De todo modo, independente de o caso ser conduzido por um clínico geral ou por um psiquiatra, o vínculo médico-paciente é o elemento mais importante. A escuta ativa e o acolhimento assumem uma relevância capital, aliviando lenta e cuidadosamente a angústia geradora dos sintomas somáticos.

LEITURA ADICIONAL

1. Fink P, Rosendal M, Olesen F. Classification of somatization and functional somatic symptoms in primary care. Aust N Z J Psychiatry 2005; 39: 772-81.
2. Kroenke K, Spitzer RI, deGruy FV, Hahn SR, Linzer M, Williams JB, et al. Multisomatoform disorder – an alternative to undifferentiated somatoform disorder for the somatizing patient in primary care. Arch Gen Psychiatry 1997; 54: 352-8.
3. Lipowski ZJ. Somatization: the concept and its clinical application. Am J Psychiatry 1988; 145: 1358-68.
4. Mechanic D. The concept of illness behaviour. J Chron Dis 1962; 15: 189-94.
5. Murphy M. Somatization: embodying the problem. Br Med J 1989; 298: 1331-2.
6. Organização Mundial de Saúde (OMS). Classificação de transtornos mentais e de comportamento da CID-10. Porto Alegre: Artes Médicas; 1992. Disponível em URL: http://www.who.int/classifications/icd/en.
7. Rief W, Isaac M. Are somatoform disorders 'mental disorders'? A contribution to the current debate. Curr Opin Psychiatry 2007; 20: 143-6.
8. Stephenson DT, Price JR. Medically unexplained physical symptoms in emergency medicine. Emerg Med J 2006; 23(8): 595-600.
9. Strassnig M, Stowell KR, First MB, Pincus HA. General medical and psychiatric perspectives on somatoform disorders: separated by an uncommon language. Curr Opin Psychiatry 2006; 19: 194-200.

Algoritmo 199.1 – Abordagem de pacientes com queixas somáticas

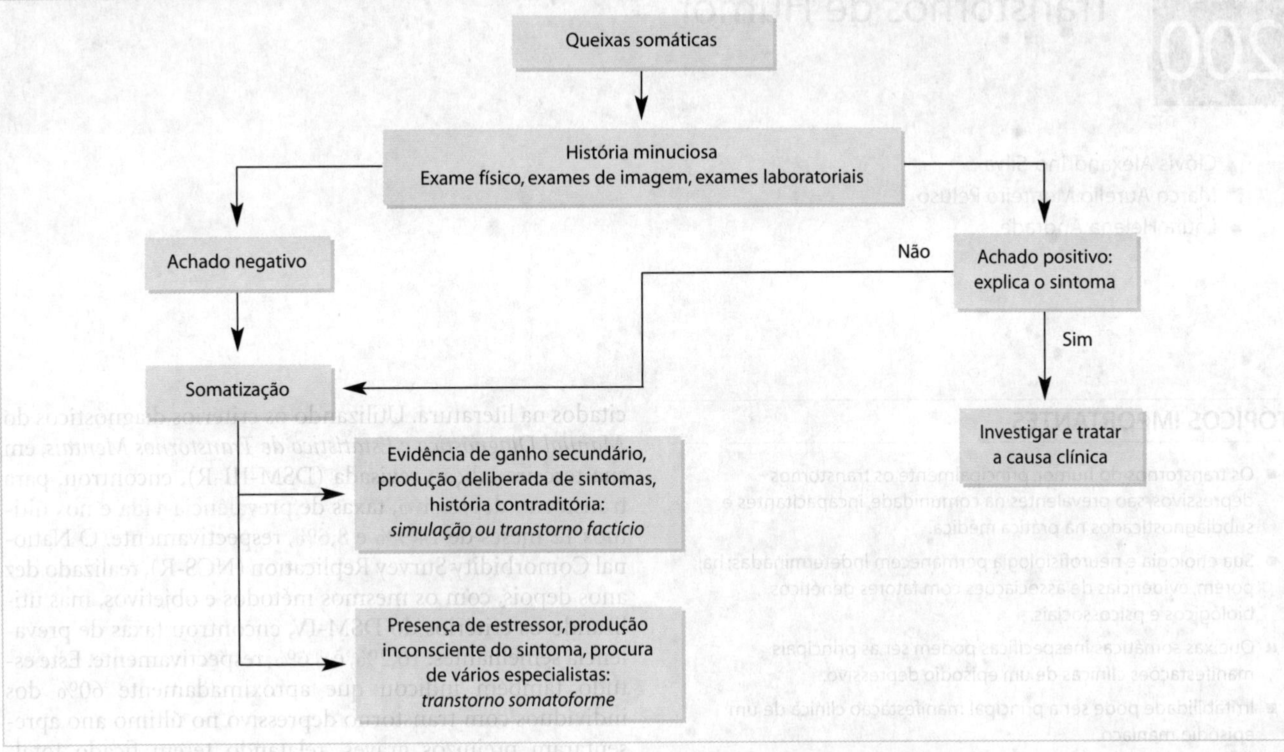

CAPÍTULO 200 Transtornos de Humor

Clóvis Alexandrino-Silva
Marco Aurélio Monteiro Peluso
Laura Helena Andrade

TÓPICOS IMPORTANTES

- Os transtornos do humor, principalmente os transtornos depressivos, são prevalentes na comunidade, incapacitantes e subdiagnosticados na prática médica.
- Sua etiologia e neurofisiologia permanecem indeterminadas; há, porém, evidências de associações com fatores genéticos, biológicos e psicossociais.
- Queixas somáticas inespecíficas podem ser as principais manifestações clínicas de um episódio depressivo.
- Irritabilidade pode ser a principal manifestação clínica de um episódio maníaco.
- Freqüentemente, episódios depressivos associados a doenças clínicas não são diagnosticados e, conseqüentemente, não são tratados adequadamente.
- Uma intervenção psiquiátrica adequada melhora a qualidade de vida do paciente, diminui a mortalidade e o risco de suicídio, além de aumentar a adesão ao tratamento clínico e reduzir suas complicações.

INTRODUÇÃO E DEFINIÇÕES

Os transtornos do humor, muitas vezes chamados de transtornos afetivos, são caracterizados fundamentalmente por uma alteração do humor, estado emocional interno mais estável de uma pessoa. Em geral, o humor está polarizado para depressão (com ou sem ansiedade associada) ou euforia, e há uma alteração no nível global de atividade. A maioria dos outros sintomas (como, por exemplo, as alterações do afeto, que se referem à expressão externa do conteúdo emocional) é secundária ou facilmente compreendida no contexto das alterações do humor e do nível global de atividade. Esses transtornos tendem a ser recorrentes, e o início de cada episódio costuma estar relacionado com eventos ou situações estressantes.

Transtornos depressivos ocorrem com freqüência. Estudos epidemiológicos de metodologia rigorosa, realizados em grandes amostras populacionais retiradas da comunidade, com o objetivo específico de estimar as prevalências dos transtornos psiquiátricos mais comuns, apontam que aproximadamente um sexto das pessoas terá pelo menos um episódio depressivo ao longo da vida.

O National Comorbidity Survey (NCS), realizado nos Estados Unidos entre 1990 e 1992, é um dos estudos mais citados na literatura. Utilizando os critérios diagnósticos do *Manual Diagnóstico e Estatístico de Transtornos Mentais*, em sua terceira edição revisada (DSM-III-R), encontrou, para transtorno depressivo, taxas de prevalência-vida e nos últimos 12 meses de 14,9% e 8,6%, respectivamente. O National Comorbidity Survey Replication (NCS-R), realizado dez anos depois, com os mesmos métodos e objetivos, mas utilizando os critérios do DSM-IV, encontrou taxas de prevalência semelhantes: 16,2%, e 6,6%, respectivamente. Este estudo também indicou que aproximadamente 60% dos indivíduos com transtorno depressivo no último ano apresentaram prejuízos graves, relatando terem ficado totalmente incapazes de trabalhar ou prosseguir suas atividades cotidianas por, em média, 35 dias daquele ano, em conseqüência dos sintomas depressivos.

Estudo semelhante realizado em São Paulo em dois bairros da capital, em meados da década de 1990 – o São Paulo Catchment Area Study (ECA-SP) – utilizando os critérios diagnósticos da Classificação Internacional de Doenças, 10ª revisão (CID-10), encontrou, para qualquer transtorno do humor, taxas de prevalência-vida, nos últimos 12 meses e no último mês de 18,5%, 7,6% e 5%, respectivamente, sendo o episódio depressivo o mais prevalente transtorno do humor (16,8%, 7,1% e 4,5%, respectivamente). Neste estudo, o transtorno bipolar apresentou prevalência-vida de 1,0%, nos últimos 12 meses de 0,5% e no último mês de 0,4%. Considerando um critério um pouco mais amplo, o do espectro bipolar, a prevalência cresceu para 8,6%. É importante salientar que a grande maioria dos indivíduos com esse diagnóstico apresentou episódios depressivos recorrentes (75%) e sintomas de irritabilidade, com maior risco de tentativas de suicídio.

Apesar dos resultados próximos desses estudos, diferentes populações e culturas, muitas vezes, apresentam taxas de prevalências distintas. Estudo internacional conduzido em dez países, incluindo o Brasil, organizado pelo International Consortium of Psychiatric Epidemiology (ICPE), empregando os critérios diagnósticos do DSM-III-R e do DSM-IV, encontrou, para transtorno depressivo, taxas de prevalência-vida que variaram de 3% no Japão a 16,9% nos Estados Unidos. Não se sabe ao certo por que a população japonesa apresentou prevalência mais baixa, contudo aspectos ligados à vulnerabilidade genética e aos fatores de riscos ambientais parecem estar envolvidos. A idade média de início ficou na faixa de 20 a 25 anos na maior parte dos países, e sexo (feminino) e estado civil (ser solteiro) foram os correlatos sociodemográficos mais consistentes encontrados.

ETIOLOGIA E FISIOPATOLOGIA

Os conhecimentos sobre as bases causais e os mecanismos fisiopatológicos responsáveis pelos transtornos do humor são, atualmente, limitados. Além disso, o modelo empregado para tentar compreender sua etiologia tem se mostrado falho. Nele, os fatores causais são divididos em genéticos, biológicos e psicossociais, contudo o que parece ocorrer na maioria dos casos é uma interação entre esses três campos. Assim, os fatores biológicos e os genéticos, por exemplo, podem afetar a resposta de uma pessoa aos fatores psicossociais, bem como os fatores biológicos e os psicossociais podem interagir com a expressão gênica.

Estudos com gêmeos monozigóticos (MZ) e dizigóticos (DZ) partem do pressuposto de que eles sofrem influência ambiental semelhante. Desse modo, em transtornos determinados pelo ambiente, a concordância entre MZ e DZ seria próxima, enquanto em patologias determinadas por fatores genéticos a concordância entre os MZ tenderia a ser próxima de 100%, significativamente maior do que nos DZ, que compartilham apenas a metade de sua carga genética.

Em 1977, Bertelsen et al. analisaram 123 pares de gêmeos, em que pelo menos um dos irmãos apresentava transtorno bipolar. Observou-se uma concordância com relação ao transtorno bipolar de 79% para MZ e de 19% para DZ, enquanto para o transtorno depressivo as taxas de concordância de MZ e DZ foram de 64% e 24%, respectivamente. Cerca de quinze anos depois, Kendler et al. verificaram, em uma amostra de gêmeos suecos, uma concordância para o transtorno depressivo de 69% em pares MZ e de 34% em pares DZ, corroborando os resultados do estudo anterior. Esses dados reforçam a importância do componente genético na etiologia dos transtornos do humor.

Achados atuais sugerem que o transtorno bipolar pode ser modulado pela disfunção em dois sistemas neuronais:

1) Aumento anormal na atividade da amígdala e sistema subcortical, que pode estar associado à instabilidade emocional comumente observada nos indivíduos acometidos.
2) Diminuição anormal na atividade do sistema neuronal do córtex pré-frontal, que pode estar relacionada com o prejuízo do controle cognitivo.

Quanto ao transtorno depressivo, há evidências de que disfunções no córtex orbitofrontal associadas com lesões cerebrovasculares aumentam a vulnerabilidade para o seu desenvolvimento, e que a atividade fisiológica das porções posterior lateral e medial dessa mesma região do cérebro teria uma relação inversa com a gravidade do quadro. Além disso, a função dessas mesmas porções do córtex orbitofrontal pode estar prejudicada em indivíduos que desenvolveram transtornos primários do humor e, nesses casos, pode haver redução volumétrica da substância cinzenta e alterações histopatológicas.

Com relação aos fatores psicossociais, estudos mostram que crianças que foram vítimas de maus-tratos e abandono apresentam risco aumentado para desenvolver transtorno depressivo na idade adulta. Kaplow e Widom constataram que maus-tratos ocorridos com crianças entre 0 e 5 anos são fatores preditivos de sintomas de ansiedade e depressão na idade adulta.

ACHADOS CLÍNICOS

Os dois principais transtornos do humor são o transtorno depressivo e o transtorno bipolar I. Ambos se caracterizam pela ocorrência de episódios de alteração do humor intercalados por períodos sem alterações. Esses episódios, com o tempo, tendem a se repetir ou a se prolongar, afetando os indivíduos de maneira crônica ou recorrente.

O transtorno depressivo caracteriza-se por uma polarização do humor para depressão e pela perda do interesse e do prazer em praticamente todas as atividades, na maior parte do tempo. Costuma ser acompanhado por alteração do peso e do apetite, bem como do sono. Sensação de fadiga e perda de energia, episódios de agitação ou retardo psicomotor, sentimentos de menos valia e culpa excessiva podem fazer parte do quadro. O indivíduo comumente apresenta diminuição

Tabela 200.I – Critérios diagnósticos para episódio depressivo

A) Cinco (ou mais) dos seguintes sintomas estiveram presentes durante o período de duas semanas e representam uma mudança no funcionamento anterior; pelo menos um dos sintomas é: (1) humor deprimido ou (2) perda do interesse ou prazer.
(1) Humor deprimido na maior parte do dia, quase todos os dias, indicado por relato subjetivo ou observação por outros. Obs.: em crianças e adolescentes, pode ser humor irritável.
(2) Interesse ou prazer acentuadamente diminuídos por todas ou quase todas as atividades na maior parte do dia, quase todos os dias.
(3) Perda ou ganho significativo de peso quando não está realizando dieta ou diminuição ou aumento no apetite quase todos os dias. Obs.: em crianças, considerar o fracasso para ganhar o peso esperado.
(4) Insônia ou hipersônia quase todos os dias.
(5) Agitação ou retardo psicomotor quase todos os dias.
(6) Fadiga ou perda de energia quase todos os dias.
(7) Sensação de inutilidade ou culpa excessiva ou inapropriada quase todos os dias.
(8) Capacidade diminuída para pensar ou se concentrar, ou indecisão, quase todos os dias.
(9) Pensamentos recorrentes sobre morte (não apenas o medo de morrer), ideação suicida recorrente sem um plano específico, ou uma tentativa de suicídio ou um plano específico para cometê-lo.
B) Os sintomas causam sofrimento clinicamente significativo ou comprometimento do funcionamento social, ocupacional ou em outras áreas importantes da vida do indivíduo.
C) Os sintomas não são devidos aos efeitos fisiológicos diretos de uma substância ou uma condição médica geral.
D) Os sintomas não são mais bem explicados por luto, isto é, após a perda de alguém amado, persistem por mais de dois meses ou são caracterizados por acentuado comprometimento funcional, preocupação mórbida com inutilidade, ideação suicida, sintomas psicóticos ou retardo psicomotor.

Fonte: American Psychiatric Association (APA). Diagnostic and statistical manual of mental disorders (DSM-IV). 4. ed. Washington D.C.: American Psychiatric Association; 1994. Disponível em: http://www.psych.org.

Tabela 200.II – Critérios para especificadores de gravidade

Leve: poucos sintomas (se existem) excedem aqueles exigidos para o diagnóstico, e os sintomas resultam, apenas, em pequeno comprometimento no funcionamento ocupacional ou em atividades sociais habituais ou relacionamentos com outros.
Moderada: sintomas de comprometimento funcional entre "leves" e "graves".
Grave sem aspectos psicóticos: diversos sintomas excedem aqueles necessários para a confecção do diagnóstico, e os sintomas interferem acentuadamente no funcionamento ocupacional ou em atividades habituais ou relacionamentos com outros.
Grave com aspectos psicóticos: delírios ou alucinações. Se possível, especificar se os aspectos psicóticos são congruentes ou incongruentes com o humor.
Aspectos psicóticos congruentes com o humor: delírios ou alucinações cujo conteúdo é inteiramente consistente com os temas depressivos típicos de inadequação pessoal, culpa, doença, morte, niilismo ou punição merecida.
Aspectos psicóticos incongruentes com o humor: delírios ou alucinações cujo conteúdo não envolve temas depressivos típicos de inadequação pessoal, culpa, doença, morte, niilismo ou punição merecida. Estão incluídos sintomas como delírios persecutórios (não diretamente relacionados aos temas depressivos), inserção de pensamentos, irradiação de pensamentos e delírios de controle.

Fonte: American Psychiatric Association (APA). Diagnostic and statistical manual of mental disorders (DSM-IV). 4. ed. Washington D.C.: American Psychiatric Association; 1994. Disponível em: http://www.psych.org.

da capacidade de pensar e se concentrar, sente-se indeciso, e, em alguns casos, apresenta pensamentos recorrentes de morte ou ideação suicida, podendo chegar ao suicídio. Esses sintomas duram, no mínimo, duas semanas, mas, em casos mais graves, o diagnóstico pode ser firmado antes desse período. Os critérios diagnósticos definidos pela American Psychiatric Association (APA) estão descritos na Tabela 200.I, e os especificadores de gravidade na Tabela 200.II.

O uso de serviços de clínica geral por pacientes psiquiátricos é freqüente. Andrade et al., em 2008, mostraram que ser do sexo feminino, ter mais de 60 anos, contar com um plano de saúde e apresentar morbidade psiquiátrica aumentam o grau de procura de serviços de clínica geral.

Na prática de pronto-socorro, o paciente pode buscar o atendimento se queixando de sintomas físicos inespecíficos, como epigastralgia, dores lombares, cefaléias, parestesias, distúrbios gastrintestinais etc., sem relatar de forma espontânea sintomas depressivos. Muitas vezes, esse tipo de apresentação clínica faz com que um episódio depressivo não seja investigado e, conseqüentemente, não seja diagnosticado. Sintomas inespecíficos, como os citados, devem chamar a atenção para a possibilidade de um transtorno depressivo, pois não é incomum que queixas somáticas sejam mais proeminentes do que o humor deprimido.

O diagnóstico de transtorno bipolar I é realizado em indivíduos que tiveram pelo menos um episódio maníaco ao longo da vida. O episódio de mania se caracteriza por humor expansivo, persistentemente elevado ou irritável por pelo menos uma semana. A auto-estima costuma estar inflada, e sentimentos de grandiosidade freqüentemente estão presentes. É comum ocorrer diminuição da necessidade de dormir e sensação de que os pensamentos estão acelerados. O indivíduo pode estar mais falante que o habitual e apresentar discurso incoerente. Costuma estar distraído, com aumento na atividade dirigida ao trabalho, à escola e ao sexo. Envolvimento excessivo com atividades agradáveis, levando, muitas vezes, a gastos excessivos, indiscrições sexuais e investimentos financeiros tolos, pode acontecer e ter conseqüências dolorosas. Em casos graves, o paciente pode apresentar sintomas psicóticos (delírios e alucinações) e a hospitalização ser indicada como um meio de evitar danos a si mesmo e a outros (Tabela 200.III). Irritabilidade pode ser a principal manifestação clínica de um episódio maníaco em indivíduos que procuram serviços de emergência. Nesses quadros, o humor eufórico nem sempre é observado.

O transtorno bipolar II caracteriza-se pela presença de episódios depressivos e hipomaníacos, em períodos distintos de tempo durante o curso do transtorno, não sendo suficiente para o diagnóstico a existência de apenas um deles. Segundo a APA, os critérios para episódio hipomaníaco são muito semelhantes aos do episódio maníaco, com a diferença de que, no primeiro, não existem sintomas psicóticos, o episódio não é suficientemente grave para causar comprometimentos sociais e funcionais nem para exigir a hospitalização, e a duração pode ser mais curta (no mínimo quatro dias). A Tabela 200.IV apresenta um questionário para investigação de sintomas maníacos e hipomaníacos.

Quadros de depressão e mania podem ocorrer por efeitos de uma patologia clínica (como hipo ou hipertireoidismo, por exemplo) ou de uma substância. Embora o desencadeamento de um episódio depressivo possa ser atribuído a grande número de medicações, apenas a reserpina, o interferon, os corticosteróides e a retirada dos psicoestimulantes apresentam uma relação mais clara de causalida-

Tabela 200.III – Critérios diagnósticos para episódio maníaco

A) Um período distinto de humor expansivo anormal e persistentemente elevado ou irritável, durando, pelo menos, uma semana.
B) Durante o período de perturbação do humor, três (ou mais) dos seguintes sintomas persistiram:
(1) Auto-estima inflada ou grandiosidade.
(2) Necessidade diminuída por sono.
(3) Mais falante do que o habitual ou pressão para continuar falando.
(4) Fuga de idéias ou experiência subjetiva de que os pensamentos estão correndo.
(5) Distração.
(6) Aumento na atividade dirigida ao objetivo ou agitação psicomotora.
(7) Envolvimento excessivo com atividades agradáveis com um alto potencial para conseqüências dolorosas.
C) A perturbação do humor é suficientemente grave para causar comprometimento acentuado no funcionamento ocupacional ou nas atividades sociais ou relacionamentos costumeiros com outros, ou para exigir a hospitalização, como um meio de evitar danos a si mesmo e a outros, ou quando existem aspectos psicóticos.
D) Os sintomas não são devidos aos efeitos fisiológicos de uma substância ou uma condição médica geral.

Fonte: American Psychiatric Association (APA). Diagnostic and statistical manual of mental disorders (DSM-IV). 4. ed. Washington D.C.: American Psychiatric Association; 1994. Disponível em: http://www.psych.org.

Tabela 200.IV – Questionário para transtorno do humor (investigação de sintomas maníacos e hipomaníacos)

A) Houve um período de tempo em que você não estava no seu estado habitual e...

(1) Sentia-se tão bem ou tão "para cima" que outras pessoas achavam que você não estava no seu estado normal, ou você estava tão "para cima" que se envolveu em problemas?

(2) Estava tão irritado que gritou com pessoas ou começou brigas ou discussões?

(3) Sentia-se mais autoconfiante que o habitual?

(4) Tinha menos sono que o habitual e achava que isso não lhe fazia falta?

(5) Estava muito mais falante ou falava mais rápido do que o habitual?

(6) Os pensamentos corriam na sua cabeça, ou você não conseguia pensar mais devagar?

(7) Estava tão facilmente distraído por coisas ao seu redor que teve problemas para se concentrar ou manter o raciocínio?

(8) Tinha muito mais energia do que o habitual?

(9) Estava muito mais ativo ou fazia muito mais coisas que o habitual?

(10) Estava muito mais sociável ou extrovertido do que o habitual, por exemplo, você telefonava para amigos no meio da noite?

(11) Estava muito mais interessado por sexo do que o habitual?

(12) Fazia coisas que eram incomuns para você ou que outras pessoas poderiam ter pensado que eram excessivas, tolas ou arriscadas?

(13) Gastar dinheiro deixou você ou sua família com problemas?

B) Se respondeu SIM a mais de uma das perguntas acima, elas aconteceram no mesmo período de tempo?

C) Quais problemas essas situações lhe causaram – como estar incapacitado para o trabalho; apresentar problemas familiares, financeiros ou legais; envolver-se em discussões e brigas?

Nenhum problema Pequenos problemas Problemas médios Problemas sérios

Fonte: Hirschfeld, et al. "Development and validation of a screening instrument for bipolar spectrum disorder: the Mood Disorder Questionnaire". Hirschfeld et al., Am J Psychiatry 2000; 157: 1873-5.

de. Casos secundários podem apresentar as mesmas manifestações clínicas dos casos primários aqui descritos, sendo fundamental uma investigação cuidadosa para se encontrar possíveis causas clínicas para o quadro apresentado.

EXAMES COMPLEMENTARES

Os transtornos do humor não exigem exames laboratoriais específicos para auxiliar no seu diagnóstico. Exames laboratoriais devem ser solicitados como apoio para se fazer o diagnóstico diferencial com outras patologias clínicas.

DIAGNÓSTICO DIFERENCIAL

Depressão e tristeza

A diferenciação entre episódio depressivo e tristeza é muitas vezes complicada, principalmente no caso de quadros depressivos leves. Os critérios para realizar o diagnóstico diferencial são: intensidade, duração e pervasividade dos sintomas. Sintomas mais intensos sugerem um episódio depressivo, mas sintomas leves não o descartam. Sintomas por apenas alguns dias falam a favor de tristeza; por outro lado, caso perdurem por semanas, indicam um episódio depressivo. Finalmente, pervasividade se refere ao aparecimento desses sintomas nos mais diversos aspectos da vida do indivíduo. Assim, num episódio depressivo, todos ou quase todos os aspectos da vida do indivíduo tendem a ser afetados, mesmo que de maneira leve, enquanto que, na tristeza, as alterações costumam ocorrer em apenas um ou dois desses aspectos, deixando os outros intactos. Por exemplo, o fim de um relacionamento amoroso pode deixar o indivíduo muito mal, a ponto de tudo o que faz, incluindo o trabalho, o sono, o apetite, a vida social etc., ser perturbado por alguns dias. Em geral, no entanto, em pouco tempo a maioria dessas alterações deixa de existir, sobrando apenas tristeza e, possivelmente, mais uma ou outra alteração leve em algum aspecto relacionado ao antigo companheiro. Assim, mesmo que essas poucas alterações perdurem por semanas, o fato da maior parte da vida do indivíduo seguir normalmente, indica que se trata de tristeza e não de um episódio depressivo.

Episódio depressivo e doença clínica

Não é incomum que patologias clínicas cursem com sintomas depressivos (Tabela 200.V). Insônia, alteração do apetite, fadiga, perda de peso e outros sintomas somáticos comuns em quadros depressivos também são comuns em várias patologias clínicas. Assim, fazer um diagnóstico de episódio depressivo durante o curso de uma patologia clínica pode ser bastante complicado.

Para realizar esse diagnóstico, o principal critério é a presença ou não de sintomas depressivos psicológicos. Desse modo, considerando que a presença ou não de sintomas somáticos é de pouco valor nesse caso, sentimentos de indiferença, culpa, menos-valia, diminuição de prazer e interesse pelas coisas, assim como ideação suicida, é que poderão indicar a presença de um episódio depressivo associado à doença clínica.

Estudos epidemiológicos mostram que 10 a 20% dos pacientes com doenças clínicas apresentam sintomas de-

Tabela 200.V – Principais doenças clínicas que podem apresentar sintomas depressivos

Diabetes mellitus	Doença pulmonar obstrutiva crônica
Hipotireoidismo	Doença renal em estágio terminal
Doença de Cushing	Câncer, sobretudo o de pâncreas
Doença de Addison	SIDA
Distúrbios da paratireóide	Mononucleose
Doença de Parkinson	Hepatite
Acromegalia	Herpes-zóster
Hipopituitarismo	Artrite reumatóide
Hiperprolactinemia	Lúpus eritematoso sistêmico
Dor crônica	Polimialgia reumática
Acidente vascular cerebral	Tumores cerebrais
Doença de Alzheimer	Epilepsia
Doença de Huntington	Esclerose múltipla

pressivos significativos, e cerca de 5% deles apresentam quadros mais graves, que caracterizam o diagnóstico de episódio depressivo. Entretanto, apenas um terço desses casos é diagnosticado por não-psiquiatras e apenas 10 a 30% deles recebem tratamento antidepressivo adequado.

O fato de parecer compreensível ou mesmo lógico que alguém com uma doença crônica ou grave apresente sintomas depressivos pode fazer com que um possível episódio depressivo não seja investigado. É extremamente importante estar atento e realizar essa investigação, pois um tratamento adequado tem o potencial de melhorar a qualidade de vida do paciente, mesmo em quadros clínicos complicados ou terminais. Além disso, a associação de depressão com doença clínica está ligada a um pior prognóstico, comparado à doença clínica por si só. Pacientes deprimidos nos seis meses pós-infarto do miocárdio, por exemplo, apresentam risco quatro vezes maior de morte, comparados àqueles que não têm depressão.

Mania/hipomania e outras condições médicas gerais

Quadros maniformes, isto é, semelhantes à mania, podem ocorrer em decorrência do efeito de uma substância ou como conseqüência de uma condição médica geral. Assim, frente a indivíduos maniformes em pronto-socorro, é preciso investigar se medicamentos como anfetaminas, anabolizantes ou anti-retrovirais são utilizados pelo paciente, ou se houve abuso de substâncias como álcool ou cocaína. Da mesma maneira, é necessário levar em conta, para fazer o diagnóstico diferencial, se o indivíduo apresenta alguma patologia que poderia ser responsável pelo quadro, como, por exemplo, tumor cerebral, *delirium*, epilepsia, encefalite, meningite, doença de Alzheimer, hipertireoidismo, uremia, neurossífilis e síndrome paraneoplásica.

TRATAMENTO

A gravidade do transtorno depressivo (Tabela 200.II) é um critério essencial para a escolha do tratamento mais adequado.

Em casos de depressão leve a moderada, é possível utilizar tratamento medicamentoso ou psicoterápico, ou ainda uma associação de ambos. Em casos de depressão moderada a grave, o tratamento com antidepressivo é necessário, e a psicoterapia pode ou não ser associada. Sempre que o quadro for grave, uma avaliação psiquiátrica está indicada.

A associação dos tratamentos medicamentoso e psicoterápico deve ser considerada nas seguintes situações: quando houver história de resposta parcial a uma modalidade de tratamento isolada, questões psicossociais proeminentes, problemas interpessoais, transtorno de personalidade ou baixa aderência.

Quando houver necessidade de medicação, a prescrição de antidepressivo deve ser feita. De modo geral, esses medicamentos têm eficácia comparável, e a escolha deve se basear no perfil dos efeitos colaterais e no potencial de interação farmacológica. Nos casos graves com sintomas psicóticos, há duas opções: associar antipsicótico ao(s) antidepressivo(s) ou indicar eletroconvulsoterapia. Benzodiazepínicos podem ser úteis em sintomas de ansiedade proeminente e insônia, e devem ser utilizados por curto período de tempo, pelo potencial de abuso e dependência, até a remissão ou diminuição significativa desses sintomas.

No tratamento do transtorno bipolar, deve-se ter em mente que o estabilizador do humor ideal é aquele que age de modo eficaz tanto para aliviar os sintomas de mania e depressão durante as fases maníacas e depressivas, como para prevenir o aparecimento de novas fases em pacientes eutímicos. O fármaco que mais se aproxima dessa definição é o carbonato de lítio, que representa a droga de primeira escolha no transtorno bipolar I, ao passo que, no transtorno bipolar II, o valproato de sódio constitui a medicação de escolha. Nas manias psicóticas, é fundamental associar um antipsicótico ao estabilizador do humor, preferencialmente os da classe dos atípicos (olanzapina, risperidona, quetiapina), de modo a acelerar a melhora do quadro (Algoritmo 200.1).

Na depressão bipolar leve ou moderada, a conduta inicial deve ser o uso isolado de um estabilizador do humor, mas, quando o paciente não apresenta resposta a essa monoterapia, deve ser associado um antidepressivo. Os antidepressivos de escolha são a bupropiona e a paroxetina, devendo-se evitar o uso de antidepressivos tricíclicos pelo risco de indução maníaca.

Na depressão bipolar grave, é quase impossível tratar o paciente somente com estabilizador do humor, pois essas drogas são apenas parcialmente eficazes nesses quadros. Deve-se associar ao estabilizador um antidepressivo. Nas depressões psicóticas em pacientes bipolares, a eletroconvulsoterapia é o tratamento de primeira escolha, porém a associação de estabilizador do humor com antidepressivo e antipsicótico também se mostra eficaz.

Nos casos em que há associação de um transtorno do humor com uma doença clínica, a escolha do tratamento depende da doença clínica, das medicações já prescritas (em razão das possíveis interações farmacológicas), bem como do histórico de respostas a tratamentos já realizados.

Em virtude da sensibilidade aumentada a efeitos colaterais desses pacientes, os medicamentos devem ser introduzidos em doses baixas, fracionadas, antes que sejam cautelosamente aumentadas, o que, em geral, aumenta a tolerância do paciente à medicação. A Tabela 200.VI apresenta alguns cuidados em relação a interações medicamentosas que podem ocorrer no tratamento de transtorno depressivo associado a uma doença clínica.

LEITURA ADICIONAL

1. American Psychiatric Association. Diagnostic and statistical manual of mental disorders. 4. ed. Washington D.C.: American Psychiatric Association; 1994.
2. Andrade LH, Viana MC, Tófoli LFF, Wang YP. Influence of psychiatric morbidity and sociodemographic determinants on use of service in a catchment area in the city of São Paulo, Brazil. Soc Psychiatry Psychiatr Epidemiol 2008; 43(1): 45-53.
3. Andrade L, Caraveo-Anduaga JJ, Berglund P, Bijl RV, De Graaf R, Vollebergh W, et al. The epidemiology of major depressive episodes: results from the International Consortium of Psychiatric Epidemiology (ICPE) Surveys. Int J Methods Psychiatr Res 2003; 12(1): 3-21.

Tabela 200.VI – Depressão e doença clínica: cuidados em relação a interações medicamentosas
Reduza e monitore os níveis de lítio se estiver tomando antiinflamatórios não-esteróides.
Reduza a dose de propranolol se inibidor seletivo de recaptação de serotonina (ISRS) for prescrito.
Reduza as doses de antidepressivos tricíclicos (ATC) ou moclobemida se o paciente estiver tomando cimetidina.
Aumente a dose de ATC em até um terço se o paciente estiver com dieta rica em fibras.
Reduza a dose de varfarina se for prescrita fluvoxamina ou fluoxetina.
Reduza a dose de donepezil se for acrescentado um ISRS.
Evite inibidores da monoamino oxidase (IMAO) com opióides.
Dextropropoxifeno aumenta os níveis de carbamazepina.
Evite ATC e carbamazepina se ocorrer depressão medular óssea decorrente do uso de quimioterapia.
ISRS e clomipramina, quando associados à selegilina, podem desencadear quadro confusional agudo.
Lítio e sumatriptana (para enxaqueca) podem desencadear toxicidade do sistema nervoso central.
Os ATC têm sua eficácia reduzida e sua toxicidade aumentada com anticoncepcionais orais.

Fonte: MacHale S."Managing depression in physical illness.", MacHale S., Advances in Psychiatric Treatment, 2002; 8: 297-305.

4. Andrade L, Walters EE, Gentil V, Laurenti R. Prevalence of ICD-10 mental disorders in a catchment area in the city of São Paulo, Brazil. Soc Psychiatry Psychiatr Epidemiol 2002; 37: 316-25.
5. Bertelsen A, Harvald B, Hauge M. A Danish twin study of manic-depressive disorders. Br J Psychiatry 1977; 130: 330-51.
6. Brasil MAA. Depressão e doença clínica. In: Brasil MAA, Botega NJ, Hetem LA. PEC – Programa de educação continuada (PEC). Rio de Janeiro: Guanabara Koogan; 2006. p.177-97.
7. Drevets WC. Orbitofrontal cortex function and structure in depression. Ann N Y Acad Sci 2007; 1121: 499-527.
8. Hirschfeld RMA, Bowden CL, Gitlin MJ, Keck PE, Suppes T, Thase ME, Wagner KD, Perlis RH. Practice guideline for the treatment of patients with bipolar disorder. American Psychiatric Association. 2. ed. 2002. Disponível em: http://www.psych.org/psych_pract/treatg/pg/prac_guide.cfm.
9. Hirschfeld RMA, Williams JBW, Spitzer RL, Calabrese JR, Flynn L, Keck Jr PE, et al. Development and validation of a screening instrument for bipolar spectrum disorder: the mood disorder questionnaire. Am J Psychiatry 2000; 157: 1873-5.
10. Kapczinski F, Frey BN, Zannatto V. Fisiopatologia do transtorno afetivo bipolar: o que mudou nos últimos 10 anos? Rev Bras Psiquiatr 2004; 26(supl III3): 17-21.
11. Kaplow JB, Widom CS. Age of onset of child maltreatment predicts long-term mental health outcomes. J Abnorm Psychol 2007; 116: 176-87.
12. Karasu TB, Gelenberg A, Merriam A, Wang P. Practice guideline for the treatment of patients with major depressive disorder. 2. ed. Washington D.C.: American Psychiatric Association; 2000. Disponível em: http://www.psych.org/psych_pract/treatg/pg/prac_guide.cfm.
13. Kendler KS, Pedersen N, Johnson L, Neale MC, Mathé AA. A pilot Swedish twin study of affective illness, including hospital-and-population-ascertained subsamples. Arch Gen Psychiatry 1993; 50: 699-700.
14. Kessler RC, Berglund P, Demler O, Jin R, Koretz D, Merikangas KR, et al. The epidemiology of major depressive disorder – results from the national comorbidity survey replication (NCS-R). JAMA 2003; 289(23): 3095-105.
15. Lafer B. Novos estabilizadores do humor. In: Brasil MAA, Botega NJ, Hetem LA. PEC – Programa de educação continuada (PEC). Rio de Janeiro: Guanabara Koogan; 2006. p.104-17.
16. Lafer B, Vallada Filho HP. Genética e fisiopatologia dos transtornos depressivos. Rev Bras Psiquiatr 1999; 21(supl.1): 12-7.
17. MacHale S. Managing depression in physical illness. Adv Psychiatr Treat 2002; 8: 297-306.
18. Moreno DH, Andrade LH. The lifetime prevalence, health services utilization and risk of suicide of bipolar spectrum subjects, including subthreshold categories in the São Paulo ECA study. J Affect Disord 2005; 87(2-3): 231-41.
19. Phillips ML, Vieta E. Identifying functional neuroimaging biomarkers of bipolar disorder: toward DSM-V. Schizophr Bull 2007; 33: 893-904.
20. Widom CS, DuMont K, Czaja SJ. A prospective investigation of major depressive disorder and comorbidity in abused and neglected children grown up. Arch Gen Psychiatry 2007; 64: 49-56.

Algoritmo 200.1 – Tratamento do transtorno bipolar

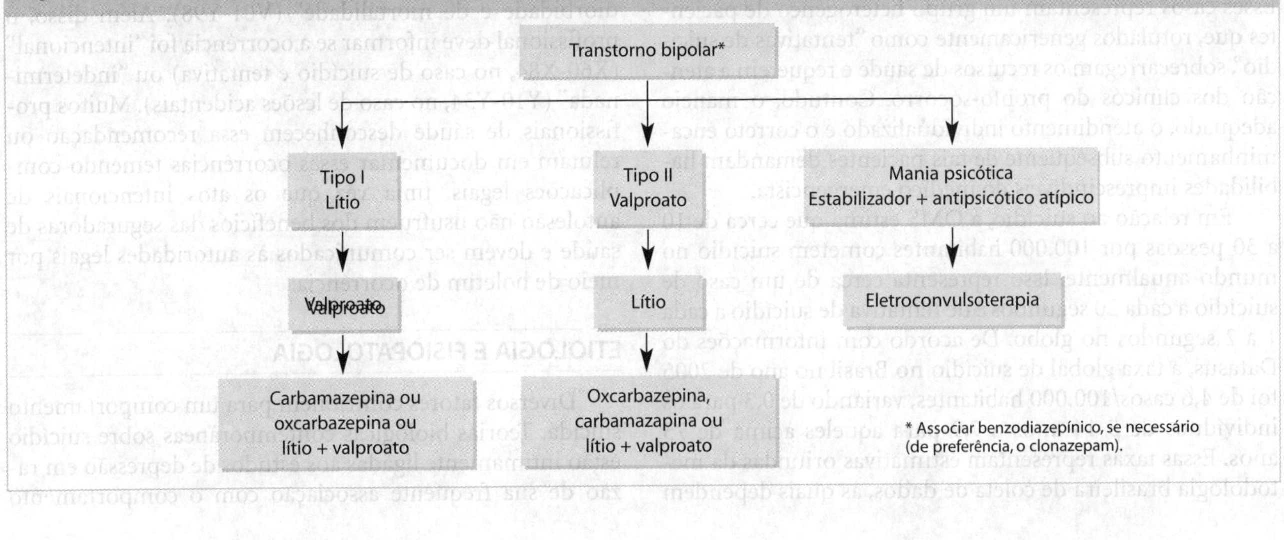

CAPÍTULO 201

Suicídio e Tentativa de Suicídio

Carolina Mello-Santos
Renério Fráguas Jr.
Yuan-Pang Wang

TÓPICOS IMPORTANTES

- Os clínicos devem abordar os pacientes suicidas com atenção individualizada, focalizando os transtornos psiquiátricos subjacentes e os fatores precipitantes psicossociais, visando prevenir futuros episódios de autolesão deliberada.
- A postura do profissional de saúde frente a pacientes em situações de risco de suicídio deve ser de empatia, para construir aliança terapêutica e transmitir confiança e esperança ao paciente.
- A melhoria de serviços de saúde, equipe profissional preparada e desenvolvimento de intervenções efetivas para o grupo de pacientes que tentaram suicídio constituem estratégias preventivas para a população de alto risco.
- O plano terapêutico individualizado fornecido aos pacientes suicidas é um passo fundamental no seu encaminhamento adequado.

INTRODUÇÃO E DEFINIÇÕES

Segundo a Organização Mundial de Saúde (OMS), cerca de 100 a 1.000 pessoas por 100.000 habitantes tentam suicídio anualmente. Esses pacientes chegam aos serviços de emergência sob a forma de intoxicação exógena, traumas, enforcamento, queimaduras, ferimento por arma de fogo, ferimento por arma branca e acidentes automobilísticos. Esses casos representam um grupo heterogêneo de pacientes que, rotulados genericamente como "tentativas de suicídio", sobrecarregam os recursos de saúde e requerem a atenção dos clínicos do pronto-socorro. Contudo, o manejo adequado, o atendimento individualizado e o correto encaminhamento subseqüente de tais pacientes demandam habilidades imprescindíveis do médico emergencista.

Em relação ao suicídio, a OMS estima que cerca de 10 a 30 pessoas por 100.000 habitantes cometem suicídio no mundo anualmente. Isso representa cerca de um caso de suicídio a cada 20 segundos e de tentativa de suicídio a cada 1 a 2 segundos no globo. De acordo com informações do Datasus, a taxa global de suicídio no Brasil no ano de 2005 foi de 4,6 casos/100.000 habitantes, variando de 0,3 para os indivíduos de 5-14 anos a 7,9 para aqueles acima de 75 anos. Essas taxas representam estimativas oriundas da metodologia brasileira de coleta de dados, as quais dependem das instituições legais de registro e disponibilidade de equipamentos hospitalares para o seu atendimento e detecção, aliados à considerável variação regional, provocando resultados que não devem representar a realidade, provavelmente com viés para taxas menores.

Uma tentativa de suicídio é definida como qualquer ato iniciado deliberadamente por um indivíduo com a intenção de ferir a si mesmo, resultando em lesões de gravidade variada e até morte. Outras denominações comuns para as tentativas de suicídio são "autolesão deliberada", "parassuicídio" e "pseudossuicídio". Embora a expressão "tentativa de suicídio" deva ser empregada apenas para aqueles casos em que a intenção letal pode ser assumida, as citadas expressões são utilizadas habitualmente como sinônimos. Estritamente falando, as "tentativas de suicídio" não constituem um transtorno mental, são comportamentos complexos que muitas vezes representam uma das conseqüências de um transtorno mental. Nesse contexto, o suicídio constitui uma subcategoria desses comportamentos em que o desfecho pode resultar na morte da vítima.

Apesar de o alto número de ocorrências de tentativas de suicídio ser um fato inegável em qualquer pronto-socorro, seus registros são falhos. Quase sempre, esses casos são documentados somente como intoxicação exógena, queimadura ou trauma. A décima revisão da Classificação Internacional de Doenças (CID-10) recomenda registrar tais casos no seu capítulo XX, ou seja, como "causas externas de morbidade e de mortalidade" (V01-Y98). Além disso, o profissional deve informar se a ocorrência foi "intencional" (X60-X84, no caso de suicídio e tentativa) ou "indeterminada" (Y10-Y34, no caso de lesões acidentais). Muitos profissionais de sáude desconhecem essa recomendação ou relutam em documentar essas ocorrências temendo complicações legais, uma vez que os atos intencionais de autolesão não usufruem dos benefícios das seguradoras de saúde e devem ser comunicados às autoridades legais por meio de boletim de ocorrência.

ETIOLOGIA E FISIOPATOLOGIA

Diversos fatores contribuem para um comportamento suicida. Teorias biológicas contemporâneas sobre suicídio estão intimamente ligadas aos estudos de depressão em razão de sua freqüente associação com o comportamento suicida. Os estudos pioneiros de Julius Axelrod sobre o metabolismo das aminas biogênicas e o trabalho posterior de Marie Asberg referente ao nível de serotonina (5-HT) e norepinefrina encontrado no cérebro de indivíduos deprimidos abriram caminho para estudos modernos. A essência dessa teoria biológica de suicídio fundamenta-se na ocorrência de uma deficiência relativa de referidos neurotransmissores em locais críticos do cérebro, o que resultaria em estados depressivos. Essa deficiência se daria por sua insuficiente produção, recaptação excessiva do neurotransmissor na fenda sináptica, ou alguma falha do sistema receptor. Embora a serotonina e a norepinefrina sejam os neurotransmissores mais estudados, outros transmissores (por exemplo, ácido γ-aminobutírico [Gaba]), proteína G, quinases, ou fator neurotrófico cerebral) podem desempenhar um papel no suicídio. Assim, numerosos estudos descrevem a diminuição do nível de 5-HT no cérebro de falecidos deprimidos e de ácido 5-hidroxiindoleacético (5-HIAA), o principal metabólito do 5-HT, no líquido cerebrospinal de pacientes deprimidos vivos.

Adicionalmente, indivíduos deprimidos que tentaram ou cometeram suicídios apresentaram níveis mais reduzidos de 5-HT do que pacientes deprimidos não-suicidas. Além disso, aqueles que utilizaram meios mais violentos (arma de fogo, arma branca e pular de local elevado) apresentaram níveis mais baixos do que aqueles que utilizaram métodos menos violentos (por exemplo, pílulas para dormir). Outros estudos encontraram, similarmente, a mesma alteração neuroquímica em indivíduos jogadores patológicos, piromaníacos e indivíduos impulsivos em geral. A inespecificidade destes achados levou os investigadores a formular que a diminuição do nível de neurotransmissor indicaria mais um descontrole impulsivo geral do que específico para suicídio.

As motivações individuais por detrás desses atos deliberados de autolesão são variadas. Uma delas pode ser o desejo de morrer. Muitas vezes, as tentativas de suicídio também podem constituir formas mais ou menos disfuncionais de alcançar mudanças desejadas na vida, por exemplo: escapar das dificuldades da vida, buscar atenção, manipular os outros etc. Por outro lado, pode ser também um pedido de ajuda; o paciente com comportamento suicida (deprimido, melancólico, psicótico ou sem doença mental clara) costuma comunicar sua desesperança ao meio ambiente – para ele uma tentativa de suicídio é uma mensagem desesperada. Quando uma pessoa próxima consegue captar a mensagem de pedido de ajuda, muitas vezes se sente impotente. O encaminhamento a um profissional nem sempre é fácil ou possível. Embora alguns aspectos do comportamento suicida possam ser interpretados como racionais, terminar com a própria vida é um ato contrário aos princípios biológicos de sobrevivência. Além disso, em virtude da alta associação entre tentativas de suicídio e transtornos mentais e de personalidade, este comportamento pode ser considerado como conseqüência de uma alteração clínica disfuncional, que merece avaliação cuidadosa e tratamento médico emergencial.

Há uma idéia difundida no meio médico de que os indivíduos que cometem suicídio, bem como aqueles que tentam suicídio constituem dois grupos mutuamente exclusivos, com perfis sociodemográficos diferentes e desfechos diversos. Por exemplo, os homens morrem 3 a 4 vezes mais por suicídio do que as mulheres, mas as mulheres tentam o suicídio 3 a 4 vezes mais do que os homens. A prevalência de doenças mentais graves é muito maior entre os casos de suicídio do que entre os de tentativas. Em contraste, a prevalência de transtornos de personalidade e problemas interpessoais é elevada entre os casos de tentativas de suicídio. Portanto, o perfil das pessoas que tentam suicídio não se assemelha ao das que, de fato, morrem por suicídio. As diferenças diminuem quando se leva em consideração apenas os casos mais graves de tentativas que utilizaram métodos mais violentos e que necessitam de internação hospitalar.

Pesquisas envolvendo pacientes que deliberadamente se lesaram indicam que em 90 a 99% deles é possível diagnosticar um ou mais transtornos psiquiátricos. Esses transtornos desempenham um importante papel na cadeia de eventos que levam o indivíduo a se ferir. Provavelmente, esses transtornos também atuam sobre as circunstâncias imediatas que precipitaram a tentativa de suicídio. A tentativa ocorre principalmente nas fases iniciais de cada doença, ou entre as internações hospitalares, podendo ou não levar ao suicídio. Os transtornos do humor, em especial os estados depressivos, representam o diagnóstico mais freqüente entre os portadores de doença mental que tentam e cometem suicídio, principalmente quando associados a abuso e intoxicação por álcool.

ACHADOS CLÍNICOS

O conhecimento dos fatores de risco é imprescindível para uma avaliação adequada do risco de suicídio, uma vez que precedem a ocorrência do suicídio. Constatou-se também que o risco de suicídio aumenta proporcionalmente ao número de fatores de risco presentes. Entretanto, muitos indivíduos podem ter um ou mais fatores de risco e não apresentarem intenção suicida. Tais fatores são pesquisados na entrevista de forma não sistematizada e auxiliam o clínico a fazer uma estimativa dos riscos. Estes fatores são listados na Tabela 201.I.

Na literatura, destacam-se dois fortes preditores de suicídio: a tentativa prévia de suicídio e a presença de transtorno mental. Quanto à tentativa, um indivíduo com história prévia aumenta 40 vezes a chance de suicídio em comparação com a população geral. Estudos retrospectivos mostram altas taxas de tentativas prévias de suicídio em vítimas jovens. Assim sendo, os indivíduos que tentaram suicídio na última década foram o foco da maioria dos estudos epidemiológicos. Um estudo multicêntrico com nove países revelou que 10 a 18% da população relatavam ideação suicida e que 3 a 5% já tinham tentado suicídio.

Em relação aos transtornos mentais o suicídio está consistentemente associado, sendo visto como uma conseqüência desfavorável de alguns quadros clínicos. Cerca de 90 a 98% das pessoas que cometeram suicídio apresentavam um ou mais diagnósticos psiquiátricos na ocasião. Os transtornos do humor, em especial os estados depressivos, representam o diagnóstico mais freqüente entre os portadores de

Tabela 201.I – Fatores de alto risco de suicídio

Sociodemográficos
Sexo masculino
Acima dos 45 anos
Separados/divorciados > solteiros > viúvos > casados
Estratos econômicos mais ricos e mais pobres
Áreas urbanas
Desempregados, aposentados
Ateus, protestantes > católicos, judeus
Isolamento social
Psicológicos
Perda recente
Perda dos pais na infância
Instabilidade familiar
Datas importantes (reações de aniversário)
Traços de personalidade: impulsividade, agressividade, labilidade do humor
História familiar de doença afetiva/alcoolismo/suicídio
Psiquiátricos
Depressão, alcoolismo, drogadição, esquizofrenia, síndromes orgânico-cerebrais, transtornos de personalidade
Tentativas de suicídio pregressas
Particularidades
Doenças físicas incapacitantes, dolorosas, terminais
Disponibilidade dos meios para o suicídio (métodos violentos e letais)
Preocupação com o efeito do suicídio sobre os membros da família
Ideação suicida verbalizada
Preparação de um testamento ou cenas de despedida
Crise vital próxima, como luto, cirurgia iminente ou dissolução de um relacionamento amoroso
História familiar de suicídio
Mudanças de condições de saúde ou estado físico
Início ou cessação de medicação psicotrópica
Intoxicação por álcool ou droga
Melhora súbita do humor depressivo
Sentimento de desesperança
Precaução para evitar intervenção, como isolamento ou minimização do risco de descoberta
Nenhuma ação para pedir socorro após o evento
Pessoa com remorso por sobreviver à tentativa

Fonte: Meleiro e Wang (1995)/Botega (2001).

doença mental que cometeram suicídio. Segundo a OMS, o diagnóstico de transtorno do humor pode ser feito em 20,8% a 35,8% dos suicídios fatais. Os diagnósticos encontrados foram:

- Transtornos do humor 30,2%
- Transtornos por uso de substância (álcool) 7,6%
- Esquizofrenia 14,1%
- Transtornos de personalidade 13%
- Transtornos mentais orgânicos 6,3%
- Transtornos de ansiedade/somatoformes 4,8%
- Outros transtornos psicóticos 4,1%
- Transtornos de ajustamento 2,3%
- Todos os demais diagnósticos 5,5%
- Sem diagnóstico 2%

A literatura indica que cerca de 15% dos pacientes deprimidos cometem suicídio. O grau do risco parece estar relacionado com o tipo de apresentação do quadro depressivo, principalmente na forma melancólica, cuja taxa de suicídio é de aproximadamente 50%. Entretanto, o risco de suicídio é ainda maior naqueles pacientes deprimidos não tratados, quando há co-morbidade de outros transtornos e acompanhados de eventos externos negativos.

A importância clínica da associação entre depressão e suicídio se deve ao fato de que os transtornos de humor ocorrem em proporção elevada na população e apresentam, com grande freqüência em sua sintomatologia, desesperança e ideação suicida. Sintomas depressivos aparecem com freqüência em outros quadros psiquiátricos e no quadro clínico de grande variedade de doenças.

Algumas circunstâncias também sugerem maior intenção suicida. Exemplos que denunciam a intenção do paciente e a gravidade da tentativa são: comunicação prévia da intenção de se matar, mensagem ou carta de adeus, providência finais (por exemplo, conta bancária) antes do ato, planejamento detalhado, precauções para que o ato não fosse descoberto, ausência de pessoas por perto que pudessem socorrer, não-procura de ajuda logo após a tentativa de suicídio, método violento ou uso de drogas mais perigosas, crença de que o ato seria irreversível e letal, afirmação clara de que quer morrer e arrependimento por ter sobrevivido. Por sua vez, outros fatores seriam indicativos de repetição de tentativa de suicídio: história previa de hospitalização por auto-agressões, tratamento psiquiátrico anterior, internação psiquiátrica anterior, transtorno de personalidade, alcoolismo/drogadição, não viver com a família.

Muitos pacientes são liberados dos serviços emergenciais após uma tentativa de suicídio sem completar uma avaliação psiquiátrica ou receber recomendação adequada, pois acredita-se que tais casos não evoluiriam para suicídio. Esse conceito vem sendo revisto nas últimas décadas, quando se observou um excesso de mortalidade por suicídio e causas naturais entre os indivíduos com história prévia de tentativa de suicídio. Num estudo de seguimento, 8,9% dos pacientes que tentaram suicídio morreram após 5 anos, sendo que 59,2% deles por suicídio. Estima-se que até 12% dos indivíduos que tentaram se matar cometerão suicídio dentro de 10 anos, e que 1 a cada 4 indivíduos que tentaram suicídio vão tentar no próximo ano.

Uma história prévia de tentativa de suicídio é, portanto, um forte preditor de suicídio posterior, cujo risco persiste sem declínio por mais de duas décadas, aumentando o risco de suicídio desses indivíduos em comparação com a população geral.

Conflitos interpessoais parecem também ser um importante fator precipitante em pelo menos 50% dos casos de pacientes que deliberadamente tentaram suicídio. Muitos outros fatores também são comuns, em nível mais baixo, como a preocupação com o desemprego e doenças físicas. Contudo, tais fatores podem ser os únicos problemas de que o paciente tem conhecimento.

O diagnóstico psiquiátrico deve ser aprofundado e os transtornos de personalidade devem ser sempre investigados na população. A solicitação de uma opinião do psiquiatra é desejável na maioria das circunstâncias. É freqüente um paciente apresentar um transtorno psiquiátrico agudo associado a um transtorno de personalidade de longa evolução. Em um estudo sobre casos de autolesão, sem intenção suicida, os transtornos de personalidade dependente e histriônica foram os mais freqüentes. Alguns sintomas "*borderlines*" como instabilidade emocional, raiva, pensamentos paranóides e auto-estima instável são também freqüentes em outros transtornos como, por exemplo, transtorno bipolar e transtorno de déficit de atenção e hiperatividade em adulto.

Alguns sentimentos comuns e pensamentos freqüentes de uma pessoa com ideação suicida estão agrupados na Tabela 201.II.

Tabela 201.II – Sentimentos e pensamentos da pessoa com ideação suicida

Sentimentos	Pensamentos
Tristeza, depressão	"Eu preferia estar morto"
Desamparo	"Eu não agüento mais"
Solidão	"Eu não posso fazer nada"
Desesperança	"Eu sou um perdedor e um peso para ou outros"
Autodesvalorização	"Os outros vão ser mais felizes sem mim"

Fonte: OMS, 2000.

A avaliação de um paciente suicida é uma das tarefas mais sérias e complicadas na psiquiatria. Os esforços para prevenir a repetição da tentativa de suicídio devem se iniciar imediatamente após o cuidado clínico emergencial do paciente, o contato com o médico e com a equipe de saúde.

EXAMES COMPLEMENTARES

Não há um exame complementar que possa prever o comportamento suicida num determinado caso. Portanto, a avaliação do risco suicida iminente feita pelo próprio médico emergencista é fundamental para decidir sobre a liberação do paciente. Presume-se que há um grande risco de suicídio a longo prazo em todos os casos de tentativa de suicídio. Por outro lado, a curto prazo, o alto risco de suicídio está associado, em geral, com algum transtorno psiquiátrico identificável e tratável. É importante avaliar as atitudes dos pacientes sobre a sua perspectiva de vida, sendo que pode variar desde raiva, vingança, desejo de viver, ambivalência, desejo de morte, pensamentos vagos de suicídio e até planos detalhados de suicídio. Alguns pacientes escondem deliberadamente a intenção suicida, apresentando "melhoras", especialmente quando a situação de crise não foi solucionada ou apenas amenizada pela internação hospitalar emergencial.

DIAGNÓSTICO DIFERENCIAL

O suicídio e a tentativa de suicídio não constituem diagnóstico psiquiátrico e são vistos, muitas vezes, como conseqüência de transtornos psiquiátricos que juntamente com fatores psicossociais levam um indivíduo a praticar atos autolesivos. Um diagnóstico diferencial é necessário para o estabelecimento da conduta terapêutica adequada e pode evitar novas tentativas. É importante definir os possíveis diagnósticos psiquiátricos e seus diferenciais, para direcionar desde a abordagem médica até o encaminhamento adequado e eficiente do paciente a fim de minimizar ao máximo o risco de recorrência do comportamento suicida.

Os diagnósticos mais comuns em pessoas que cometem suicídio são os transtornos depressivos (50-90%) e os quadros relacionados ao uso de substâncias psicoativas (25-50%). Os transtornos de personalidade, principalmente *borderline* e anti-social, são encontrados freqüentemente entre as pessoas que cometem suicídio, particularmente em jovens. Já a depressão é comum tanto entre as pessoas que cometeram suicídio como entre aqueles casos não-fatais de tentativa de suicídio. Os transtornos de personalidade e abuso de substâncias predominam entre os casos de tentativa de suicídio. Dependência de álcool e outras substâncias psicoativas, por si só, são fortes fatores de risco para o suicídio. Muitos episódios de tentativa de suicídio ocorrem na vigência de embriaguez, uma vez que esta prejudica o julgamento e o controle da impulsividade. A maioria dos indivíduos (56%) que tentou suicídio apresenta dois ou mais diagnósticos psiquiátricos, excetuando os transtornos de personalidade.

TRATAMENTO

De modo geral, o tratamento adequado a pacientes que tentaram suicídio é ajudá-los a lidar funcionalmente melhor com os problemas de vida. Isso implica, em um plano individualizado, incluir o tratamento de transtornos psiquiátricos, bem como o desenvolvimento de habilidade para resolver problemas externos. Existem poucas evidências conclusivas sobre como intervir e prevenir os atos deliberados de autolesão. Na Tabela 201.III, sugere-se um roteiro de atendimento em várias etapas para pacientes suicidas, bem como perguntas que podem auxiliar no trabalho investigativo do médico clínico.

Se ainda há risco imediato para suicídio, o manejo deve iniciar com a eliminação desse risco, podendo ser necessárias admissões compulsórias para hospitais seguros de tratamento psiquiátrico. Além disso, o plano de tratamento deve ser flexível, passando por reavaliações periódicas. A disponibilidade e a capacitação da equipe assistencial são mais eficazes que barreiras físicas. Atitudes de apoio, através do contato pessoal, são mais benéficas que a simples vigilância, que pode ser recebida como intrusiva e favorecer o surgimento do sentimento de raiva no paciente suicida.

Algumas diretrizes de encaminhamento dos pacientes com comportamentos suicidas foram formuladas por um comitê de especialistas no assunto e levaram em consideração os fatores de risco, condições sociofamiliares, história

Tabela 201.III – Roteiro de avaliação do comportamento suicida

Perguntando sobre a presença da ideação suicida
Tem obtido prazer nas coisas que tem realizado?
Sente-se útil na vida que está levando?
Sente que a vida perdeu o sentido?
Tem esperança de que as coisas vão melhorar?
Pensou que seria melhor morrer?
Tem pensamentos de pôr fim à própria vida?
São idéias passageiras ou persistentes?
Pensou em como se mataria?
Já tentou ou chegou a fazer algum preparativo?
Tem conseguido resistir a esses pensamentos?
É capaz de se proteger e retornar para a próxima consulta?
Tem esperança de ser ajudado?
Avaliar se a pessoa apresenta um plano definido para cometer suicídio
Você fez algum plano para acabar com a sua vida?
Você tem uma idéia de como vai fazê-lo?
Investigar se a pessoa possui os meios (método) para suicídio
Você tem pílulas, uma arma, inseticida, ou outros meios?
Os meios são facilmente disponíveis para você?
Descobrir se a pessoa fixou alguma data para cometer suicídio
Você decidiu quando você planeja acabar com a sua vida?
Quando você está planejando fazê-lo?

Fonte: OMS, 2000.

pessoal, entre outros, visando indicar a terapêutica aplicável frente à condição clínica do paciente suicida (Tabela 201.IV).

É necessário começar um relacionamento terapêutico focalizando todos os fatores para uma avaliação adequada do comportamento suicida do paciente, mesmo que o planejamento seja encaminhá-lo para um tratamento psiquiátrico específico. Essa investigação também auxilia o paciente a se conscientizar dos seus pensamentos e comportamentos disfuncionais, podendo motivá-lo a se engajar em processos psicoterapêuticos posteriormente.

Tabela 201.IV – Diretrizes gerais para indicar o tratamento em pacientes com risco de suicídio ou comportamento suicida

Indicação geral de hospitalização, depois de uma tentativa de suicídio ou tentativa frustrada
Paciente psicótico
Tentativa violenta, quase letal, ou premeditada
Precauções foram feitas para dificultar o resgate ou descobrimento
Persistência do plano ou a clara presença de intenção
Paciente com remorso de estar vivo ou sem remorso de ter tentado suicídio
Paciente do sexo masculino, + 45 anos, com doença psiquiátrica de início recente, com pensamentos suicidas
Paciente com limitação do convívio familiar, suporte social precário, incluindo perda da condição socioeconômica
Comportamento impulsivo persistente, agitação grave, pouca crítica, ou recusa evidente de ajuda

(continua)

Tabela 201.IV – Diretrizes gerais para indicar o tratamento em pacientes com risco de suicídio ou comportamento suicida *(cont.)*

Paciente com mudança do estado mental devido a alteração metabólica, tóxica, infecciosa ou outra etiologia que necessita da pesquisa da causa clínica
Na presença de ideação suicida com
Plano específico de alta letalidade
Alta intencionalidade suicida
Indicação de hospitalização, às vezes necessária, depois de uma tentativa de suicídio ou tentativa frustrada, exceto as circunstâncias acima indicadas
Na presença de ideação suicida
Quadro psicótico
Transtorno psiquiátrico maior
Tentativas anteriores de suicídio, particularmente com sérias repercussões clínicas
Problemas clínicos preexistentes (transtorno neurológico, câncer, infecção etc.)
Falta de crítica ou incapacidade para colaborar com a estrutura hospitalar, ou impossibilidade de acompanhar um tratamento ambulatorial
Necessidade de ajuda de uma equipe para medicar ou realizar eletroconvulsoterapia
Necessidade de observação constante, testes clínicos ou rastrear diagnósticos que necessitam de estrutura hospitalar
Suporte familiar e social limitado, incluindo condição social precária
Falta de uma boa relação médico-paciente que impossibilite o acompanhamento ambulatorial
Na ausência da tentativa de suicídio ou do relato da ideação suicida
Planejamento e intenção de suicídio evidente pela evolução psiquiátrica do quadro e/ou histórias prévias que sugerem alto risco de suicídio, e um aumento recente dos fatores de risco para suicídio
Alta do serviço de emergência para ambulatório
Depois de uma tentativa de suicídio ou de presença de ideação suicida
O evento envolvendo o suicídio foi uma reação a eventos precipitantes (exemplo: fracasso em uma prova, dificuldades em relacionamentos), particularmente se a visão do paciente frente a sua dificuldade tenha mudado após sua vinda ao serviço de emergência
Plano, método e intenção com baixa letalidade
Paciente com suporte familiar e psicossocial estáveis
Paciente é capaz de colaborar com recomendações para o acompanhamento ambulatorial, mantendo contato com seu médico, apresentando condições para um tratamento contínuo ambulatorial
Tratamento ambulatorial
Paciente com uma ideação suicida crônica e/ou autolesão sem repercussão clínica grave, apresentando suporte familiar e psicossocial estáveis, ou acompanhamento psiquiátrico ambulatorial já em andamento

Fonte: Practice guideline for the assessment and treatment of patients with suicidal behavior, 2003.

Os problemas interpessoais levantados durante a avaliação não precisam ser resolvidos durante o atendimento emergencial. O acolhimento inicial e a noção de que o problema pode ser resolvido posteriormente com ajuda profissional muitas vezes já incentiva a aderência ao tratamento e encaminhamento posterior. Se o paciente negar informações dessa natureza, ou se as informações fornecidas pelo paciente não forem compatíveis com as fornecidas pelo acompanhante ou familiar, o risco de comportamento suicida num futuro próximo deve ser fortemente considerado.

Os parentes e amigos devem ser indagados quanto aos comportamentos ou diálogos recentes realizados com o paciente. Por exemplo, o paciente contou: "não vou voltar nunca mais", devolveu pertences pessoais, tomou resoluções e deixou cartas de despedida etc. Tudo isso deve ser valorizado como um risco a curto prazo.

Embora um tratamento a longo prazo seja fundamental para prevenir a repetição de tentativa de suicídio, oferecer atenção e assistência aos fatores precipitantes imediatos promove um início objetivo para engajar o paciente no seguimento proposto. Um grande desafio é manejar aqueles indivíduos que recusam qualquer tipo de oferta de auxílio, por negação ou hostilidade. Hospitalizações compulsórias não devem ser a regra se não há indicação formal. É preciso lembrar que muitos desses pacientes, predominantemente com transtorno de personalidade, não apresentam capacidade para procurar ou aceitar ajuda, mesmo que necessitem desesperadamente. Eles costumam provocar raiva e frustração na equipe de saúde, em razão de seu comportamento autodestrutivo e sua recusa em receber ajuda. Ter em mente a possibilidade de "enfrentar" pacientes com esse tipo de atitude prepara o profissional a antecipar as dificuldades e facilita a manutenção de procedimentos médicos, o que aumentaria a chance de estabelecer um tratamento bem-sucedido.

Evidências mostram que o tratamento a longo prazo com carbonato de lítio reduz os comportamentos de autolesão não-fatal e fatal em pacientes bipolares, com transtorno esquizoafetivo e depressão recorrente, mostrando um efeito anti-suicídio específico ao lado da eficácia profilática. Fortes evidências sugerem que o tratamento com clozapina reduz significativamente o comportamento suicida em pacientes com esquizofrenia e transtorno esquizoafetivos, por melhora da desesperança e da depressão. Outras fontes indicam que o aumento do uso de antidepressivos inibidores seletivos da recaptação da serotonina (ISRS) tem reduzido a taxa de suicídio em alguns países.

Controvérsias ainda existem em relação às evidências dos antidepressivos em controlar os comportamentos suicidas. Entretanto, a associação entre depressão e comportamento suicida indica fortemente a necessidade de tratamento adequado dessa população. A indicação precisa e o manejo correto da medicação dependem de uma avaliação psiquiátrica, pois, muitas vezes, o início do tratamento de um paciente com ideação suicida está associado com um risco considerável de novas tentativas. Por exemplo, o paciente pode utilizar a medicação prescrita como método para suicídio ou tentar novamente o suicídio por apresentar uma melhora parcial da depressão, porém com ideação suicida persistente.

Vários estudos de prescrição que examinaram os testes toxicológicos *post mortem* de indivíduos que cometeram suicídio mostraram que menos de 20% deles estavam sendo tratados com antidepressivos na época em que o ato de auto-eliminação ocorreu. Esses dados sugerem que essa população recebia tratamento inadequado ou ineficiente. Similarmente, entre 812 pacientes suecos que cometeram atos deliberados de autolesão não-fatal, 615 deles (76%) optaram pelo método de auto-envenenamento com drogas. Entretanto, as drogas antidepressivas foram encontradas em apenas 29 dos 812 pacientes suicidas (3,6%). Uma vez que as drogas utilizadas para envenenamento refletem a sua disponibilidade para o paciente, esses achados sugerem que o subtratamento de depressão é freqüente entre os pacientes que cometeram autolesão não-fatal.

A terapia cognitiva comportamental parece especialmente útil entre as mulheres com transtorno de personalidade *borderline* comparando o número de atos autolesivos e a gravidade das tentativas posteriores. Por outro lado, as intervenções psicossociais parecem não apresentar impacto significativo nas repetições futuras dos atos de lesão auto-infligidas.

Atos repetitivos de autolesão deliberada não podem ser prevenidos em hospitais de emergência, mas dependem de um tratamento mais demorado de seguimento psiquiátrico. Admissões breves a hospital devem ser consideradas e podem constituir um ótimo terreno para estabelecer um bom relacionamento terapêutico. Por outro lado, deve-se oferecer aos pacientes uma consulta de seguimento com retorno breve, preferencialmente com a pessoa que fez o primeiro atendimento. É recomendável que ao sair da unidade de emergência o paciente já saiba quando, onde e, idealmente, com quem o seu seguimento será feito.

Não há uma modalidade terapêutica única que possa se adequar completamente às necessidades de um indivíduo potencialmente suicida. O manejo do paciente sob risco de suicídio deve envolver um conjunto de medidas, incluindo a combinação de psicofármacos, psicoterapia

Tabela 201.V – Recomendações para o atendimento adequado ao paciente com risco de suicídio

1. Todos os diagnósticos psiquiátricos agudos e crônicos devem ser estabelecidos
2. Todas as circunstâncias e motivações envolvendo o ato autolesivo devem ser investigadas
3. O risco de suicídio, a curto prazo, deve ser cuidadosamente avaliado
4. Manejo individualizado da tentativa de suicídio
5. Seguimento e tratamento a longo prazo de transtornos psiquiátricos crônicos devem ser implementados
6. Auxílios práticos para fatores precipitantes imediatos devem ser oferecidos
7. Acesso rápido para seguimento psiquiátrico sistemático deve ser providenciado
8. Documentação adequada de dados clínicos, diagnósticos e condutas devem ser realizadas

individual e contato com familiares ou amigos. Os fatores de risco modificáveis (por exemplo, fatores precipitantes, doenças psiquiátricas e físicas) mais relevantes devem ser adequadamente avaliados e checados ainda no primeiro exame. O envolvimento de um psiquiatra interconsultor nessa avaliação é recomendável. Algumas recomendações de atendimento são listadas na Tabela 201.V; sugerimos a sua checagem sistemática no atendimento rotineiro de pacientes suicidas.

CONCLUSÕES GERAIS

Os clínicos devem abordar os pacientes suicidas com uma atenção individualizada, focalizando os transtornos psiquiátricos subjacentes e os fatores precipitantes psicossociais, visando prevenir futuros episódios de autolesão deliberada.

A postura do profissional de saúde frente a pacientes em situações de risco de suicídio deve ser de empatia, para construir aliança terapêutica e transmitir confiança e esperança ao paciente.

A melhoria de serviços de saúde, equipe profissional preparada e desenvolvimento de intervenções efetivas para o grupo de pacientes que tentaram suicídio constituem estratégias preventivas para a população de alto risco.

O plano terapêutico individualizado fornecido aos pacientes suicidas é um passo fundamental no seu encaminhamento adequado.

LEITURA ADICIONAL

1. American Psychiatric Association. Practice guideline for the assessment and treatment of patients with suicidal behaviors. Am J Psychiatry 2003; 160(11): 1-60.
2. Bertolote JM, Fleishmann A. A global perspective in the epidemiology of suicide. Suicidology 2002; 7: 6-7.
3. Bertolote JM, Fleishmann A, de Leo D, et al. Suicide attempts, plans, and ideation in culturally diverse sites: the WHO SUPRE-MISS community survey. Psychol Med 2005; 25: 1457-65.
4. Harris EC, Barraclough B. Suicide as an outcome for mental disorders. A meta-analysis. Br J Psychiatry 1997; 170: 205-228.
5. Hawton K, Arensman K, Towsend E, Bremner S, Feldman E, Goldney E. Deliberate self harm: systematic review of efficacy of psychosocial and pharmacological treatment in preventing repetition. BMJ 1998; 317: 441-7.
6. Isacsson G, Rich CI. Management of patients who deliberately harm themselves. BMJ 2001; 322: 213-5.
7. Lewis G, Hawton K, Jones P. Strategies for preventing suicide. Br J Psychiatry 1997; 171: 351-4.
8. Meleiro AMAS, Teng CT, Wang YP. Suicídio: estudos fundamentais. São Paulo: Segmento Farma; 2004.
9. Mello-Santos C, Bertolote JM, Wang YP. Epidemiologia de suicídio no Brasil (1980-2000): caracterização das taxas por idade e gênero. Rev Bras Psiquiatr 2005; 27(2): 131 – 134.
10. Oquendo MA, Malone KM, Ellis SP, Sackheim HA, Man JJ. Inadequacy of antidepressant treatment for patients with major depression who are at risk for suicidal behavior. Am J Psychiatry 1999; 156: 190-4.
11. Organização Mundial da Saúde (OMS). Prevenção do suicídio: um manual para médicos clínicos gerais. Genebra: Departamento de saúde mental, transtornos mentais e comportamentais; 2000. Disponível em: http://www.who.int/mental_health/prevention/suicide/en/suicideprev_gp_port.pdf. [Acesso em 28/06/2004].
12. Rapeli CB, Botega NJ. Tentativa de suicídio grave: um estudo de análise de agrupamento. J Bras Psiquiatria 2003; 52(1): 5-11.
13. Werlang BG, Botega NJ. Comportamento suicida. Porto Alegre: Artmed; 2004.
14. World Health Organization [WHO]. Figures and facts about suicide. (Doc. WHO/MNH/MBD/ 99.1). Genebra: WHO; 1999.

Algoritmo 201.1 – Atendimento de paciente com tentativa de suicídio

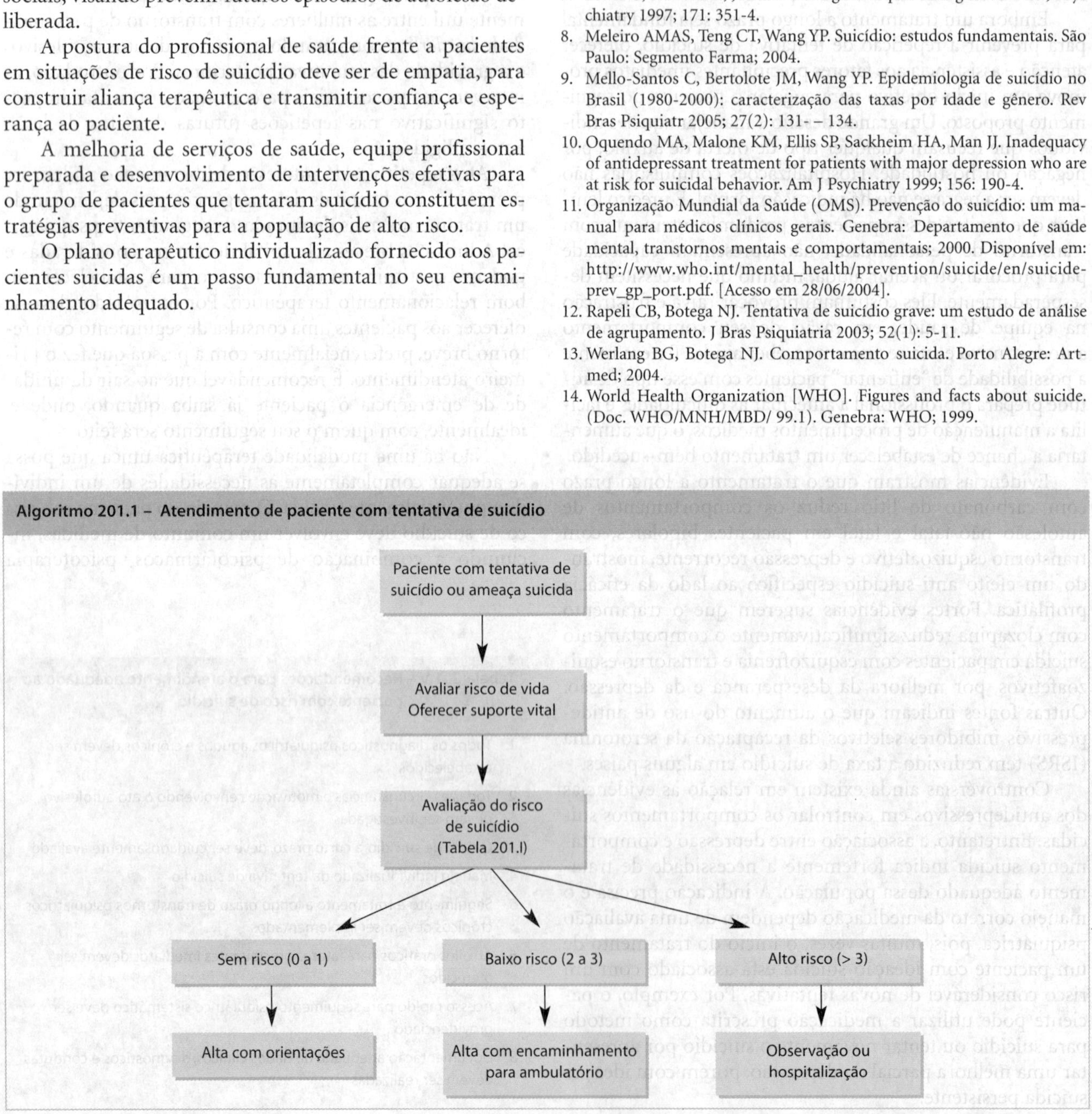

Transtornos Psicóticos

CAPÍTULO 202

Taís Michele Minatogawa
Francisco Bevilacqua Guarniero
Yuan-Pang Wang

TÓPICOS IMPORTANTES

- Em serviços de emergência, o contato inicial com o paciente psicótico é a principal dificuldade, porém é essencial para o sucesso do atendimento.
- É importante pesquisar sobre auto e/ou heteroagressividade e planejamento suicida, pois isso determinará condutas como a necessidade de internação.
- Não existe nenhum exame específico para o diagnóstico dos transtornos psicóticos; deve-se priorizar os exames que excluam doenças clínicas.
- Quanto ao tratamento, existem riscos relacionados ao uso de altas doses de antipsicóticos, como morte súbita e neurotoxicidade.
- Recomenda-se rever o diagnóstico freqüentemente, monitorizar sinais vitais constantemente, reduzir a administração dos antipsicóticos a níveis habituais o mais rápido possível e considerar a associação com outras classes de medicações como os benzodiazepínicos.
- O planejamento terapêutico adequado para cada paciente depende da avaliação clínica global e de um bom conhecimento sobre o perfil farmacológico dos principais antipsicóticos.

INTRODUÇÃO E DEFINIÇÕES

O termo "psicose", de difícil definição, recebeu várias tentativas de caracterização ao longo da história da psiquiatria. A Associação Psiquiátrica Americana (APA) conceitua a psicose como uma "perda dos limites do ego ou um amplo prejuízo no teste de realidade" na 4ª edição do Manual de Diagnóstico e Estatístico de Transtornos Mentais (DSM-IV). Por conveniência, o adjetivo "psicótico" ainda é utilizado na Classificação Internacional de Doenças, 10ª edição (CID-10), como um termo descritivo; entretanto, "o seu uso não envolve pressupostos acerca de mecanismos psicodinâmicos, porém simplesmente indica a presença de alucinações, delírios ou de um número limitado de várias anormalidades de comportamento, tais como excitação e hiperatividade grosseiras, retardo psicomotor marcante e comportamento catatônico".

Os transtornos psicóticos constituem um dos quadros psiquiátricos mais freqüentes em pronto-socorro e são caracterizados pela presença de sintomas psicóticos, ou seja, alucinações, delírios e desorganização, denotando perda de contato com a realidade.

Em geral, um indivíduo com transtorno psicótico chega à consulta no pronto-socorro desacompanhado, com discurso desconexo e incoerente, relatando fatos estranhos e com comportamento inadequado. Higienização precária e péssimas condições de saúde geral são observações freqüentes quando se vive cronicamente na rua. Às vezes, o paciente solicita atendimento com o objetivo de buscar alimentação ou abrigo para pernoite. Outras vezes, pode chegar escoltado por policiais ou bombeiros por se apresentar auto ou heteroagressivo, com ideação suicida, abuso de substâncias ou outro comportamento socialmente inadequado (desinibição sexual, andar despido etc.). Quando está acompanhado de familiares, estes geralmente estão amedrontados, relatando a história clínica de maneira tão confusa quanto o próprio paciente.

Entre os quadros psicóticos, a esquizofrenia é o transtorno mais representativo, com prevalência ao redor de 1% em vários países, sem diferença estatística em relação ao sexo. Em nosso meio, a taxa de incidência de esquizofrenia variou de 1,9 a 3,9 por 10.000 habitantes entre os homens e 1,8 a 3,2 por 10.000 habitantes na população feminina. Os estudos epidemiológicos realizados no Brasil revelam estimativas de incidência e prevalência compatíveis com as observadas em outros países. Dados do Sistema Único de Saúde (SUS) evidenciam a representatividade dos transtornos psicóticos na utilização de serviços assistenciais. Durante o ano de 2006, na região metropolitana de São Paulo, foram realizadas 24.355 internações por motivo psiquiátrico; 83% das ocorrências tiveram caráter de urgência/emergência. Os transtornos psicóticos foram responsáveis por um pouco mais da metade (51%) das internações através de serviços de urgência/emergência. As informações obtidas entre janeiro e maio de 2007 mostram que os transtornos psicóticos já respondem por 53% das 8.803 internações psiquiátricas via pronto-socorro. Os quadros incluídos sob a denominação de transtornos psicóticos constam na Tabela 202.I.

A identificação de sintomas psicóticos em serviços de emergência apresenta implicações no tratamento e prognóstico dos pacientes. Embora não seja prioritário ao médico clínico diagnosticar as diversas apresentações de psicose em pronto-socorro, o reconhecimento de uma síndrome psicótica, a exclusão de causas orgânicas e o tratamento de comorbidades clínicas permitem um manejo efetivo e uma orientação adequada posteriormente. O en-

Tabela 202.I – Transtornos psicóticos incluídos nos sistemas de classificação e diagnóstico do DSM-IV e CID-10

DSM-IV (APA, 1994)	CID-10 (OMS, 1993)
295.xx – Esquizofrenia	F20 - Esquizofrenia
295.40 – Transtorno esquizofreniforme	F21 - Transtorno esquizotípico
295.70 – Transtorno esquizoafetivo	F22 - Transtorno delirante persistente
297.1 – Transtorno delirante	F23 - Transtornos psicóticos agudos e transitórios
298.8 – Transtorno psicótico breve	F24 - Transtorno delirante induzido
297.3 – Transtorno psicótico compartilhado	F25 - Transtorno esquizoafetivo
293.xx – Transtorno psicótico devido a uma condição médica geral	F28 - Outros transtornos psicóticos não-orgânicos
——.— Transtorno psicótico induzido por substância	F29 - Psicose não-orgânica, não especificada
298.8 Transtorno psicótico sem outra especificação	

volvimento de um profissional do serviço social é freqüentemente necessário e desejável na condução do caso.

ETIOLOGIA E FISIOPATOLOGIA

As evidências disponíveis na atualidade ainda não permitem elaborar conclusões etiológicas definitivas sobre os transtornos psicóticos. O modelo de vulnerabilidade ao estresse é o mais aceito. O conceito de vulnerabilidade engloba uma visão multifatorial da causalidade dos quadros psicóticos. A interação entre a predisposição biológica, principalmente de origem genética, e os fatores ambientais seria responsável pela eclosão dos transtornos psicóticos. Os fatores estressores, por sua vez, são considerados como fatores deflagradores que determinam o surgimento de sintomas psicóticos, mas não constituem as suas causas diretas. Assim, um indivíduo com maior predisposição biológica sob influência de estressores ambientais torna-se mais vulnerável a desenvolver sintomas psicóticos do que aquele não-predisposto (Figura 202.1).

Fatores de risco

A idade de início é influenciada pelo sexo, características pré-mórbidas, história familiar e estado civil. Homens e mulheres apresentam pico de incidência dos sintomas entre os 20 e 25 anos. Além disso, mulheres apresentam um segundo pico de incidência após os 35 anos. A investigação de fatores genéticos tem reforçado consistentemente, através de estudos familiares, de adoção e de gêmeos, as evidências sobre a influência do componente genético nos transtornos psicóticos. Entretanto, os métodos de análise disponíveis atualmente ainda não permitem a detecção de um defeito genético primário.

Complicações obstétricas são situações de risco relacionadas a sintomas psicóticos. Fatores maternos, como uso de drogas e tabagismo, aumentam o risco de complicações e dano cerebral fetal. Hipóxia neonatal, prematuridade e baixo peso ao nascimento são antecedentes freqüentemente relacionados ao surgimento de sintomas psicóticos mais tarde. Exposição a agentes infecciosos intra-uterinos ou no

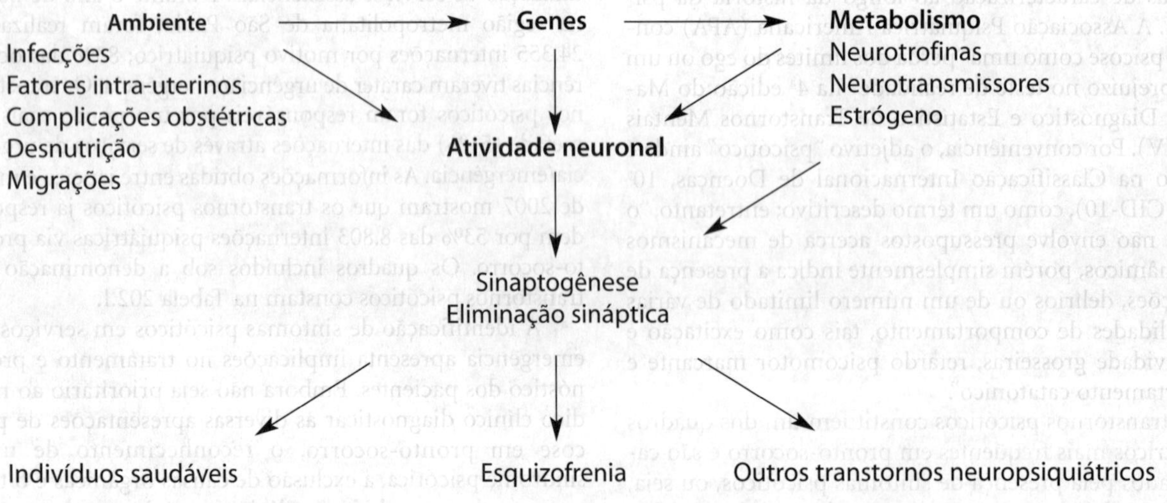

Figura 202.1 – Modelo de vulnerabilidade-estresse na esquizofrenia e em outros transtornos neuropsiquiátricos (Gattaz et al. 2004).

período neonatal, como fator diretamente relacionado à ocorrência de sintomas psicóticos, não encontra respaldo na literatura vigente.

Postula-se também que fatores psicossociais e ambientais estão relacionados ao risco. O nível socioeconômico inferior contribuiria para o agravamento de dificuldades e deficiências no desempenho sócio-ocupacional de indivíduos portadores de transtornos psicóticos. Solteiros e imigrantes parecem estar mais propensos a episódios psicóticos. As explicações para tal ocorrência são variadas, desde a dificuldade para adaptação ao convívio social até a falta de continência ambiental. Finalmente, no modelo de vulnerabilidade-estresse, vários estudos apontam o papel de substâncias (como *cannabis*, cocaína etc.) como um fator desencadeante para o desenvolvimento de sintomas psicóticos, principalmente em indivíduos vulneráveis.

Tabela 202.II – Fatores de risco e a estimativa da chance ou probabilidade de desenvolver esquizofrenia

Fator de risco ou antecedente	OR ou RR
Gêmeos monozigóticos	40-50
Ambos os pais afetados	35-40
Gêmeos dizigóticos	10
Pai biológico	7-10
Classe socioeconômica baixa	3
Estado civil solteiro	3,9
Imigrantes	> 7
Complicações obstétricas	4-5

OR: *odds ratio* (razão de chances).
RR: risco relativo.
Fonte: Kaplan & Sadock (2004)/Hirsch & Weinberger (2003).

Neurobiologia dos transtornos psicóticos

A neurobiologia dos transtornos psicóticos ainda não está bem estabelecida. A teoria hiperdopaminérgica surgiu no final da década de 1950 com a descoberta do efeito antipsicótico (AP) da clorpromazina (um antagonista dopaminérgico). Estudos com tomografia por emissão de pósitrons (PET-scan) encontraram diferenças na densidade de receptores dopaminérgicos em várias regiões do cérebro, demostrando hiperatividade dopaminérgica em gânglios da base e hipoatividade em córtex frontal. O excesso da atividade dopaminérgica na região mesolímbica é reduzido pelas drogas bloqueadoras de receptores dopaminérgicos pós-sinápticos, as quais promoveriam a redução de sintomas psicóticos. Entretanto, na prática clínica, verifica-se que nem todos os pacientes alcançam remissão após bloqueio dopaminérgico, abrindo caminhos para outras teorias fisiopatológicas.

A hiperfunção de receptores serotoninérgicos 5-HT_2 tem sido alvo de investigações. A hipótese serotoninérgica advém da observação da ação de substâncias, como o ácido lisérgico dietilamida (LSD), que promovem liberação de serotonina e provocam sintomas psicóticos. Outras direções de pesquisa buscam demonstrar a desregulação do sistema glutamatérgico e gabaérgico. A hiperatividade dopaminérgica resultaria em supressão da liberação de glutamato nos receptores N-metil-D-aspartato (NMDA). A hipoatividade do sistema de neurotransmissão envolvendo ácido aminobutírico (Gaba) proporcionaria um aumento na atividade dopaminérgica. Com o objetivo de justapor as teorias propostas, postula-se que ocorra hiperatividade dopaminérgica em regiões límbicas com interrupção na modulação glutamatérgica da neurotransmissão dopaminérgica e com redução na inibição gabaérgica, levando ao surgimento de sintomas psicóticos.

Avanços em métodos de neuroimagem têm contribuído para a identificação de anormalidades estruturais e funcionais. Entre os achados estruturais, destacam-se dilatação ventricular, alargamento de sulcos corticais e redução volumétrica temporal. As alterações funcionais parecem relacionar-se com a apresentação clínica dos sintomas (Tabela 202.III).

Avanços em estudos neuroquímicos e neuroanatômicos funcionais têm fornecido valiosas informações que permitem o desenvolvimento de novas drogas e a otimização de condutas. Assim, torna-se cada vez mais possível planejar o tratamento medicamentoso de maneira coerente, buscando a máxima eficácia.

Tabela 202.III – Alterações funcionais de regiões cerebrais relacionadas à apresentação clínica

Sintomas	Região cerebral	Atividade*
Alteração formal do pensamento	Giro do cíngulo anterior	Aumento
Delírios	Córtex pré-frontal esquerdo	Diminuição
Sintomas positivos	Hipocampo esquerdo	Aumento
Alucinações auditivas	Área de Broca, córtex temporal superior	Aumento
Sintomas negativos	Córtex pré-frontal esquerdo	Diminuição
Lentificação psicomotora/acinesia	Córtex parietal inferior	Diminuição
Anedonia	Córtex parietal inferior direito, giro do cíngulo	Aumento

*Em comparação com controles sadios.

ACHADOS CLÍNICOS

Os serviços de emergência freqüentemente recebem pacientes psicóticos apresentando sintomas de agitação psicomotora, comportamento agressivo (hetero ou auto) ou violento. O principal alvo de atuação clínica é o controle adequado da agitação psicomotora, que corresponde a inquietação motora, hiper-responsividade a estímulos internos e externos, irritabilidade, atividade verbal e motora inapropriadas ou sem sentido aparente. Agressividade física e/ou verbal podem ocorrer de forma associada.

Nessa situação, a principal dificuldade é o estabelecimento do contato inicial. Deve-se garantir a segurança da equipe assistencial e do paciente, promover a aliança terapêutica através de postura cordial, sem confrontar os sintomas psicóticos ou usar ameaças e punições. As primeiras informações geralmente são obtidas de familiares, policiais, bombeiros ou paramédicos.

Diante da profusão de informações e da heterogeneidade sindrômica, uma abordagem eficiente envolve a identificação de características clínicas que habitualmente segregam-se em três domínios: delírios e alucinações; desorganização do pensamento, comportamento bizarro e afeto inadequado; sintomas negativos. O reconhecimento dessas alterações guia o processo de decisão terapêutica desde a escolha da conduta inicial até a evolução clínica esperada. Até o momento, os antipsicóticos têm mostrado melhor ação sobre delírios, alucinações e desorganização do pensamento do que sobre os sintomas negativos.

As alucinações são definidas como sensopercepção clara e definida de um objeto (como por exemplo, voz ou imagem) na ausência de um estímulo real. Os tipos mais comuns de alucinações são: auditivas, visuais, olfativas, gustativas, táteis e cinestésicas. Alucinações, especialmente auditivas, são comuns e podem se constitutir por vozes que conversam com o paciente ou entre si e que comentam suas atitudes. As alucinações visuais são típicas (não são obrigatórias) de quadros orgânicos (principalmente a epilepsia), *delirium* e psicoses desencadeadas por drogas ilícitas. A percepção pode estar alterada em outros aspectos, por exemplo, cores e sons podem parecer mais vívidos ou peculiares e detalhes irrelevantes de objetos comuns podem tomar uma importância maior do que o todo.

Os delírios são alterações do juízo, ou seja, da capacidade de julgamento. Caracterizam-se por idéias e crenças de natureza irredutível, irremovível e impossível. O delírio de perseguição é o mais freqüente e se apresenta como a crença de que se está sendo perseguido ou que algo ou alguém tem a intenção de prejudicar ou matar a pessoa. Há ainda os delírios de grandeza que são caracterizados pela certeza do paciente de que é uma pessoa extremamente especial, dotada de poderes, de origem superior e com um destino espetacular.

Outros sintomas que devem ser examinados são as alterações do pensamento: aceleração, lentificação, bloqueio (bruscamente o fluxo de idéias é interrompido – é quase exclusivo da esquizofrenia) e roubo (vivência de que um objeto ou pessoa externa retirou o seu pensamento – é também tipicamente encontrado em quadros de esquizofrenia). A desorganização consiste em uma alteração formal do pensamento entre os pacientes com esquizofrenia. As idéias perdem a ligação entre si e o pensamento fica sem nexo, entrelaçado de modo casual e incompreensível.

Essas alterações muitas vezes levam o paciente a apresentar atitudes não-usuais, sem objetivo compreensível e estranho ao indivíduo, como pegar lixo na rua, perambular horas seguidas em lugares estranhos, abordar estranhos, falar e rir sem motivo aparente.

A identificação de sintomas negativos como apatia, alogia, respostas emocionais incongruentes e retraimento social é importante para o diagnóstico diferencial com outros transtornos psiquiátricos como a depressão, com condições clínicas que possam mimetizar tal apresentação, como síndromes consumptivas, ou com efeitos colaterais dos antipsicóticos.

Além da apresentação psicopatológica, é importante pesquisar na anamnese o início de sintomas, auto ou heteroagressividade, histórico medicamentoso, medicações em uso, reações adversas, efeitos colaterais, número de internações psiquiátricas e planejamento suicida. Além disso, buscam-se informações sobre complicações obstétricas e neonatais, desenvolvimento neuropsicomotor, condições socioeconômicas e personalidade pré-mórbida.

Os dados de história podem indicar um primeiro episódio psicótico. Porém, freqüentemente existe o antecedente de tratamento crônico por esquizofrenia ou outros transtornos psicóticos e a interrupção do uso de medicação antipsicótica como um dos fatores principais para o desencadeamento da crise. As explicações para a interrupção do tratamento são variadas, incluindo a presença de efeitos colaterais, a existência de comorbidades, a crença de que a medicação não é necessária, a dificuldade de acesso à medicação e a falta de continência familiar.

O exame físico tem como objetivo principal a exclusão de outros diagnósticos que cursam com sintomas psicóticos e inclui um detalhado exame neurológico. É importante lembrar que o tratamento com medicações antipsicóticas pode provocar efeitos colaterais que ocasionalmente motivam a procura ao pronto-socorro e, por isso, deve ser considerado. Entre os principais efeitos adversos encontram-se sintomas extrapiramidais, diabetes, hiperlipidemia, hiperprolactinemia, prolongamento do intervalo QTc no eletrocardiograma, discinesia tardia e catarata.

A acurácia no diagnóstico dos transtornos psicóticos em serviços de emergência baseada em dados de anamnese, apresentação psicopatológica e exame físico proporciona o manejo clínico bem-sucedido.

EXAMES COMPLEMENTARES

Ao contrário das condições médicas, não existe nenhum exame específico para o diagnóstico dos transtornos psicóticos. O exame psiquiátrico é o instrumento diagnóstico mais valioso. Os exames subsidiários são indicados para avaliar as condições clínicas do paciente, detectar doenças associadas ao surgimento de sintomas psicóticos, auxiliar no diagnóstico diferencial e monitorar os efeitos colaterais do tratamento. Uma investigação clínica detalhada está particularmente indicada em casos de primeiro episódio psicótico, apresentações com características atípicas como rápida evolução ou início tardio, surgimento de sintomas após doença clínica ou modificação de tratamento prévio, início posterior ao uso de substância ou alterações sensoriais. Ressaltamos que esse procedimento pode ser executado em ambulatório, sem configurar uma emergência médica.

Em pronto-socorro, deve-se priorizar os exames que excluem as doenças clínicas. Na primeira etapa são solicitados exames para rastreamento e detecção dos quadros mais comuns que cursam com sintomas psicóticos. Na segunda etapa são solicitados exames mais sofisticados e invasivos para exclusão de situações menos usuais (Tabela 202.IV).

DIAGNÓSTICO DIFERENCIAL

Para otimizar o raciocínio clínico, os diagnósticos diferenciais dos quadros psicóticos são divididos didaticamente em três grandes grupos: 1) psicoses primárias; 2) psicoses em quadros psiquiátricos com alteração primária não-psicótica; e 3) psicoses orgânicas (Tabelas 202.V e 202.VI).

Psicoses primárias

As psicoses "primárias" são compostas pelos quadros descritos na Tabela 202.I e surgem sem associação com outros transtornos psiquiátricos ou doença clínica (condição clínica geral ou uso de substâncias). Esses quadros, cujo protótipo é a esquizofrenia, apresentam várias semelhanças psicopatológicas.

A esquizofrenia é um transtorno psicótico grave cujo curso evolui em surtos ou se desenvolve de forma insidiosa. Na fase prodrômica, o indivíduo apresenta um gradual retraimento social, diminuição de interesses, mudanças na higienização e cuidado pessoal, comportamento bizarro ou excêntrico. Durante o surto agudo ou fase ativa, as alterações na forma e conteúdo do pensamento (fala desconexa e delírios), distúrbios da sensopercepção (em geral alucinações auditivas), prejuízo da volição, inadequação do afeto e declínio de funcionamento social são os sintomas mais proeminentes. A fase residual segue-se à resolução dos sintomas psicóticos e se caracteriza por ausência de sintomas da fase ativa, porém com evidências de alterações cognitivas, persistência de crenças bizarras, afeto "achatado", denotando uma deterioração progressiva da personalidade.

Os transtornos psicóticos agudos e transitórios, que constam na CID-10, e o transtorno psicótico breve, conforme o DSM-IV, são caracterizados por sintomas psicóticos cuja duração é limitada e inferior à da esquizofrenia. Podem relacionar-se a situações de estresse, por exemplo, luto, problemas de relacionamentos, dificuldades laborativas ou traumas.

Os transtornos delirantes reúnem idéias delirantes com temas variados (perseguição, grandiosidade ou hipocondria), bem sistematizadas, cuja duração é superior a um mês pelo DSM-IV e de pelo menos três meses conforme a CID-10. Teoricamente, a classificação americana abrangeria indivíduos com apresentações menos graves que a CID-10, porém em razão da cronicidade desse transtorno, ambos os sistemas classificatórios incluem o mesmo grupo de indivíduos. Em contraposição ao que se observa na esquizofrenia, os delírios geralmente não são bizarros, podendo ser até plausíveis, e o funcionamento do indivíduo pode estar preservado.

Antes nomeado como *folie-à-deux*, o transtorno delirante induzido é uma entidade clínica rara e se caracteriza por delírio vivenciado por dois indivíduos em que apenas um deles apresenta uma psicose genuína e o outro, no qual o delírio é induzido, costuma ter uma relação de dependência com o primeiro.

Um refinamento no diagnóstico diferencial das psicoses primárias é a identificação dos transtornos de personalida-

Tabela 202.IV – Principais exames complementares no diagnóstico diferencial de quadros psicóticos

I) Primeira etapa			
	Bioquímica	**Neuroimagem**	**Outros**
Sangue	Hemograma, uréia e creatinina, enzimas hepáticas, hormônios tireoidianos, sorologia para sífilis, teste anti-HIV, VHS, glicemia de jejum, eletrólitos (Na, K)	Ressonância magnética de crânio	Eletroencefalograma (com hiperpnéia e fotoestimulação)
Urina	Urina tipo I com sedimento quantitativo, toxicologia		
II) Segunda etapa			
	Bioquímica	**Outros**	
Sangue	Cortisol plasmático, cálcio e fósforo plasmáticos, dosagem de vitamina B12, cloro, fosfatase alcalina, magnésio, eletroforese de proteínas, bilirrubinas totais e frações, anticorpo antinuclear, ceruloplasmina sérica, cobre sérico	Eletroencefalograma com privação de sono, eletrodos zigomáticos ou nasofaríngeos Eletrocardiograma Exame de líquor Testes neuropsicológicos Outros exames, quando indicados clinicamente	
Urina I	Toxicologia (drogas ilícitas e metais pesados), porfobilinogênio		

Adaptado de Elkis et al. (2007).

de esquizotípica, esquizóide e paranóide. Pode haver alguma semelhança com a esquizofrenia, porém a apresentação clínica é mais sutil, isto é, existem peculiaridades no contato interpessoal, afeto e comportamento que não são suficientemente pronunciadas para se diagnosticar o protótipo do grupo.

Psicoses em quadros psiquiátricos com alteração primária não-psicótica

Alguns quadros psiquiátricos, como os transtornos de humor, os transtornos de personalidade (*borderline*, esquizóide e paranóica) e os transtornos dissociativos, podem cursar com sintomas psicóticos na sua evolução.

Pacientes em episódio de mania ou depressão podem apresentar sintomas psicóticos concomitantes à alteração de humor. Em geral, os pacientes em mania ou hipomania apresentam delírios grandiosos ou místico-religiosos, agitação psicomotora, aumento da energia, aceleração do pensamento e do discurso, irritabilidade, distraibilidade e desinibição sexual. Já os pacientes deprimidos podem apresentar alucinações (principalmente auditivas), idéias delirantes de culpa, punição, auto-referência, niilismo ou hipocondrismo, lentificação psicomotora e negativismo. Nos transtornos de humor, o conteúdo do delírio habitualmente é congruente com o humor e os sintomas psicóticos resolvem-se tão logo haja a remissão do quadro afetivo. A avaliação da forma e da velocidade do pensamento é de grande contribuição ao diagnóstico diferencial com a esquizofrenia. Por exemplo, a fuga de idéias em quadros de mania pode ser confundida com transtornos do pensamento da esquizofrenia, porém se nota que, em episódios de mania, a associação está preservada, enquanto o pensamento está acelerado.

O transtorno esquizoafetivo, por sua vez, caracteriza-se pela ocorrência de episódio depressivo, de mania ou misto em concomitância com sintomas psicóticos, além de períodos sem alteração de humor durante pelo menos 2 semanas, quando os sintomas psicóticos e negativos estão presentes.

Nos transtornos de personalidade podem ocorrer sintomas de auto-referência, pensamento mágico ou concreto, evitação social e alucinação. Esses sintomas podem estar presentes em personalidades emocionalmente instáveis (tipo *borderline*) e tendem a ser transitórios. Os transtornos dissociativos devem ser sempre lembrados no diagnóstico diferencial das psicoses, como no caso de estupor dissociativo e psicose dissociativa histérica.

Psicoses orgânicas ou transtornos mentais orgânicos

Enquanto várias condições clínicas podem determinar o aparecimento de sintomas psicóticos, alguns sintomas psicóticos podem anteceder a eclosão de alterações clínicas propriamente ditas. Nesta última situação, os sintomas psi-

Tabela 202.V – Psicoses primárias e psicoses em quadros psiquiátricos com alteração primária não-psicótica

Psicose primária	Início	Sintomas positivos	Sintomas negativos	Sintomas afetivos	Duração	Funcionamento
Esquizofrenia	Agudo ou insidioso	Presentes	Presentes	Se presentes, a duração é curta	Pelo menos 6 meses	Prejuízo social e ocupacional
Transtorno psicótico breve/ transtorno agudo e transitório	Agudo	Presentes	Ausentes	Podem estar presentes	1 dia a 1 mês/ até 3 meses	Prejuízo durante o episódio, retorno à condição pré-mórbida após remissão
Transtorno delirante	Geralmente insidioso	Delírios	Ausentes	Geralmente presentes	Pelo menos 1 mês	Geralmente sem prejuízo grave
Psicoses em quadros com alteração primária não-psicótica	**Início**	**Sintomas positivos**	**Sintomas negativos**	**Sintomas afetivos**	**Duração**	**Funcionamento**
Transtorno esquizoafetivo	Agudo ou insidioso	Presentes	Menos graves e menos crônicos que na esquizofrenia	Presentes por período significativo	Delírios ou alucinações por mais de 2 semanas na ausência de alteração do humor	Prejuízo social e ocupacional
Transtorno depressivo com sintomas psicóticos	Variável	Somente durante episódio depressivo	Ausentes	Humor deprimido ou anedonia	Superior a 2 semanas	Prejuízo durante o episódio
Episódio de mania com sintomas psicóticos	Agudo	Somente durante episódio de mania	Ausentes	Humor exaltado, expansivo ou irritado	1 semana	Prejuízo durante o episódio

Fonte: adaptado de Kaplan e Sadock (2004).

cóticos podem representar tanto o início de uma condição médica geral como não se correlacionar com a doença clínica. Alguns quadros merecem especial atenção no diagnóstico diferencial em virtude de sua freqüência nos serviços de emergência: *delirium*, quadros demenciais, *delirium tremens* e epilepsia. Os quadros demenciais cursam com deterioração da memória recente e remota, alteração da personalidade, prejuízo do pensamento abstrato e das funções corticais superiores, assim como da capacidade de julgamento. Muitas vezes apresentam sintomas psicóticos associados, cuja apresentação pode ser semelhante a alterações do pensamento, como na esquizofrenia, em decorrência do prejuízo de funções cognitivas. Diferentemente de quadros demenciais, a esquizofrenia não cursa com franca perda da memória. A epilepsia, principalmente de lobo temporal, pode cursar com sintomas psicóticos como alucinações auditivas e visuais, delírios e comportamento desorganizado. Remetemos o leitor ao capítulo especializado para os quadros de *delirium*. A possibilidade de uso de drogas ilícitas precipitando quadros psicóticos sempre deve ser considerada, seja durante a intoxicação ou na síndrome de abstinência. A Tabela 202.VI lista as principais condições clínicas em que se observam sintomas psicóticos.

Tabela 202.VI – Principais quadros orgânicos associados a sintomas psicóticos
Doenças do sistema nervoso central
Infecções
Tumores
Doenças degenerativas
Epilepsia (principalmente de lobo temporal)
Traumatismo craniencefálico
Doenças desmielinizantes
Malformações cerebrais
Quadros sistêmicos
Infecções
Doenças auto-imunes: lúpus eritematoso sistêmico e outras doenças do colágeno
Endocrinopatias: doença de Addison, doença de Cushing, hipotireoidismo, hipertireoidismo, hiperparatireoidismo e hipoparatireoidismo
Intoxicação por metais pesados: mercúrio, chumbo, manganês, arsênio e tálio
Deficiências vitamínicas: tiamina (síndrome de Wernicke-Korsakoff), folato, cianocobalamina e niacina (pelagra)
Distúrbios metabólicos: insuficiência renal e hepática, hiponatremia, hipercalcemia, hipoglicemia, porfiria aguda intermitente, hipoxia e anemias
Substâncias psicoativas: intoxicação aguda, dependência ou síndrome de abstinência
Medicamentos
Corticóides
Estimulantes
Anticolinérgicos
Catecolaminas
Outros: digitálicos, dissulfiram, cimetidina, antimaláricos e metoclopramida

Fonte: adaptado de Elkis et al. (2007).

TRATAMENTO

O tratamento de pacientes com transtornos psicóticos envolve o uso de medicamentos antipsicóticos (AP), também conhecidos por neurolépticos ou tranqüilizantes maiores (Tabela 202.VII). Os AP são usualmente classificados em dois grandes grupos:

- AP de primeira geração/típicos/convencionais: são representados por antagonistas do receptor de dopamina (D_2). Os estudos de neuroimagem funcional demonstraram que o efeito AP é obtido com bloqueio dopaminérgico D_2 de até cerca de 70%, enquanto níveis acima desse limiar levam ao agravamento de efeitos extrapiramidais. Além disso, podem ser classificados em baixa, média e alta potência, e os AP de alta potência têm maior afinidade por receptores D_2 e maior tendência a causar efeitos extrapiramidais. Um exemplo de antipsicótico de alta potência amplamente utilizado em pronto-socorro é o haloperidol. AP de baixa potência são menos propensos a causar efeitos extrapiramidais, mas freqüentemente provocam hipotensão postural, sedação e efeitos anticolinérgicos.
- AP de segunda geração/atípicos/nova geração: o termo "atípico" descreve alguns AP dotados de características específicas, tais como efeitos extrapiramidais mínimos, pouca sedação ou rápida dissociação de receptores D_2. Postula-se que essas propriedades decorram do bloqueio de receptores serotoninérgicos e dopaminérgicos.

Além da diversidade farmacocinética, os AP diferem em sua afinidade por bloqueio de receptores, refletindo sua ação terapêutica e possíveis efeitos colaterais. Sugere-se que o bloqueio de receptores serotoninérgicos, característica da maioria dos AP de segunda geração, contribua para a melhor eficácia. Considerando a preocupação com o surgimento de efeitos extrapiramidais e as repercussões clínicas para o paciente, cada vez mais tem se preconizado o emprego de AP de segunda geração tanto em atendimento de emergência (fase aguda) quanto ambulatorial (prevenção de recaídas).

Manejo da fase aguda

Na fase aguda, o objetivo de empregar os AP é obter um efeito tranqüilizante imediato e promover a redução de experiências psicóticas. Na emergência, almeja-se a rápida estabilização de sintomas, o que pode levar ao excesso de uso de contenção química ou física. Nesse contexto, duas formas de manejo clínico, muitas vezes usadas como sinônimos, serão individualizadas: a neuroleptização rápida e a tranqüilização rápida. A primeira consiste em iniciar o tratamento com doses altas (*loading dose*) nos primeiros dias ou semanas para acelerar o processo de remissão sintomática. Já a segunda é definida como a administração de quantidades variáveis de medicação antipsicótica a interva-

Tabela 202.VII – Antipsicóticos disponíveis, dose terapêutica, equivalência, meia-vida e via de metabolização

Antipsicótico	Dose terapêutica (mg/dia)	Equivalentes de clorpromazina* (mg/dia)	Meia-vida** (horas)	Via de metabolização
Primeira geração				
Fenotiazinas				
Clorpromazina	300-1.000	100	6	CYP 2D6
Levomepromazina	25-600	50		
Flufenazina	5-20	2	33	
Mesoridazina	150-400	50	36	
Periciazina	15-30			
Tioridazina	300-800	100	24	
Trifluoperazina	15-50	5	24	
Butirofenonas				
Haloperidol	5-20	2	21	CYP 2D6
Difenilbutilpiperidinas				
Penfluridol	20-60/semana		> 7 dias	
Pimozida	2-10		50-200	
Outros				
Loxapina	30-100	10	4	
Molindona	30-100	10	24	
Tiotixeno	15-50	5	34	
Sulpirida	300-1.600	?	7	
Segunda geração				
Aripiprazol	10-30		75	CYP 2D6, CYP 3A4
Clozapina	150-600		12	CYP 1A2, CYP 2C19, CYP 2D6, CYP 3A4
Olanzapina	10-30		33	CYP 1A2, CYP 2D6
Quetiapina	300-800		6	CYP 3A4
Risperidona	2-8		24	CYP 2D6, CYP 3A4
Ziprasidona	120-200		7	CYP 3A4, CYP 1A2
Amisulprida	600-1.200		12-19	

*Equivalentes de clorpromazina representam a dose aproximada e equivalente à potência relativa de 100 mg de clorpromazina. Não se aplicam a AP de segunda geração.
**Meia-vida: tempo necessário para que a concentração plasmática da droga diminua pela metade. Pode ser útil para determinar o intervalo entre as administrações ao longo de 24 horas. Não se refere à meia-vida dos metabólitos ativos.
Fonte: adaptado de APA (2007)/Kaplan e Sadock (2004).

los curtos para controlar pacientes agitados ou agressivos. Preferem-se AP de alta potência (por exemplo, haloperidol) para evitar sedação excessiva. O uso rotineiro de anticolinérgicos para prevenir sintomas extrapiramidais não é recomendado nesta fase emergencial.

Diante de agitação psicomotora associada à intensa produção psicótica ou comportamento violento, pode ser necessário o uso de altas doses de AP. Porém, existem riscos relacionados a essa conduta, como morte súbita e neurotoxicidade. Deve-se rever o diagnóstico freqüentemente, monitorizar sinais vitais constantemente, ajustar a dosagem para níveis habituais o mais rápido possível e considerar a necessidade de associação com outras classes de medicações como os benzodiazepínicos. Em contexto de emergência, necessita-se de medicações com rápido início de ação. Por tal motivo, a associação com medicações que aumentem a atividade inibitória gabaérgica, como os benzodiazepínicos, também é recomendável.

Quanto à via de administração, preferem-se as vias parenterais (intramuscular e endovenosa) em virtude da maior velocidade de absorção, da maior rapidez para o início de ação e da maior potência em relação à via oral (VO). Entre as vias parenterais, geralmente opta-se pela via IM por ser a mais segura e, assim que possível, realiza-se a mudança para VO. A administração intramuscular resulta em pico dos níveis plasmáticos em aproximadamente 30 minutos com efeitos clínicos a partir de 15 a 30 minutos, ao passo que por ingestão oral o pico plasmático é atingido após 1 a 4 horas. A associação de drogas que agem sinergisticamente com os AP, como os benzodiazepínicos, colabora para a redução da quantidade total necessária de ambas as drogas para o efeito tranqüilizante.

Todas as recomendações descritas anteriormente visam evitar complicações tais como a ocorrência de morte súbita após 2-3 minutos de aplicação EV, complicações respiratórias, sintomas extrapiramidais e síndrome neuroléptica maligna.

Prevenção de recaídas

Considerando o conhecimento disponível sobre a neurobiologia dos transtornos psicóticos, o manejo eficaz envolve o uso de AP que bloqueiem receptores dopaminérgicos D_2 e serotoninérgicos 5-HT_2. Mais ainda, medicamentos com afinidade por D_2, alta afinidade por 5-HT_2 para minimizar sintomas extrapiramidais e um efeito sedativo adicional conferido por afinidade histaminérgica H_1 seriam os mais apropriados para o manejo de pacientes em episódios psicóticos agudos.

Uma vez realizado o controle de sintomas na fase aguda e de acordo com o diagnóstico estabelecido, a opção por continuar o tratamento em âmbito ambulatorial tem impacto sobre a ocorrência de recaídas. No caso da esquizofrenia, um dos principais transtornos relacionados à procura de serviços de emergência, a recaída ocorre em cerca de 80% dos pacientes que não recebem tratamento. Assim, alguns fatores devem ser considerados visando a manutenção dos AP: a tolerabilidade do AP escolhido, o manejo de comorbidade com abuso ou dependência de substâncias, contingências socioeconômicas e atendimento em serviços de atenção primária.

A apresentação de AP de depósito (ação prolongada) é de ampla aplicabilidade e utilidade clínica, principalmente para aqueles pacientes estabilizados em seguimento ambulatorial e de difícil aderência (Tabela 202.VIII). Como esses compostos são liberados lentamente e podem levar dias a semanas para atingir a concentração plasmática máxima e semanas a meses para alcançar o estado de equilíbrio, são raramente usados em situação de emergência.

Efeitos colaterais dos antipsicóticos

Infelizmente, todos os agentes AP apresentam efeitos colaterais em graus variados; entretanto, esses medicamentos diferem entre si quanto à potência e aos tipos de efeito colateral. Drogas de alta potência (incisivas) geralmente causam mais efeitos extrapiramidais, enquanto as de baixa potência (sedativas) apresentam um perfil mais sedativo, efeitos anticolinérgicos e hipotensão ortostática. O antagonismo de receptores D_2 na via tuberoinfundibular provoca galactorréia, amenorréia e ginecomastia. Outro efeito comum é a sedação associada ao bloqueio de receptores histaminérgicos, observada principalmente em indivíduos em uso de clozapina, clorpromazina, levomepromazina e periciazina. Já o bloqueio anticolinérgico causa obstipação intestinal, xerostomia, retenção urinária e visão turva. Além desses, queixas de relevância clínica são hipotensão postural e impotência sexual causados pelo bloqueio alfa-adrenérgico.

Os efeitos colaterais mais freqüentemente observados são os sintomas extrapiramidais (SEP) decorrentes do bloqueio de receptores dopaminérgicos D_2 em gânglios da base. Ocorrem principalmente em pacientes em uso de AP de primeira geração, embora existam alguns relatos com AP de segunda geração. Para consultar o manejo de efeitos colaterais extrapiramidais por AP, consultar o capítulo "Complicações clínicas dos psicofármacos".

O uso de clozapina implica em risco mielotóxico, embora seja de ocorrência rara. A agranulocitose (contagem de neutrófilos inferior a 500/mm^3) pode ocorrer em 1 a 2% dos casos, por isso é necessária a monitorização hematológica semanal durante as 18 primeiras semanas, período de maior incidência. Outros efeitos colaterais que surgem ao longo do tratamento e com importância clínica igualmente significativa são: ganho de peso, alterações da condução cardíaca e distúrbios metabólicos. Os distúrbios metabólicos e o ganho de peso ocorrem mais freqüentemente com olanzapina e clozapina; entretanto, os dados relacionados a quetiapina e aripiprazol ainda são escassos.

Interações medicamentosas

Algumas variáveis do paciente influenciam na farmacocinética dos AP. Tabagistas apresentam incremento metabólico, enquanto etilistas apresentam capacidade metabólica variável e dependente do padrão de uso e do estado hepático e nutricional. Consultar a Tabela 202.VII para as vias de metabolização dos principais AP.

Quanto à excreção, algumas medicações inibem o *clearance* renal: antidepressivos tricíclicos, inibidores seletivos de recaptação de serotonina, cimetidina, β-bloqueadores, isoniazida, metilfenidato, eritromicina, triazolobenzodiazepínicos, cloranfenicol, ciprofloxacino e cetoconazol. Além de medicações, condições médicas gerais como hepatopatias ou cardiopatias que cursam com diminuição do fluxo sangüíneo hepático ou renal também provocam redução do *clearance*.

Tabela 202.VIII – Farmacocinética dos antipsicóticos de depósito ou de ação prolongada

Antipsicóticos injetáveis de depósito	Apresentação	Dose terapêutica (mg/mês)	Duração da ação (semanas)	Pico (dias)	Meia-vida (dias)	Tempo até o equilíbrio (semanas)
Decanoato de haloperidol	1 ampola = 1 mL = 50 mg	150-200	4	3-9	18-21	10-12
Palmitato de pipotiazina	1 ampola = 4 mL = 100 mg	100	4	9-10	14-21	8-12
Decanoato de zuclopentixol	Ampolas de 200 mg	200-400	2-4	4-9	17-21	10-12
Enantato de flufenazina	1 ampola = 1 mL = 25 mg	25 mg a cada 15 dias				4-6
Risperidona de ação prolongada	Ampolas de 25 mg/2 mL, 37,5 mg/2 mL e 50 mg/2 mL	25-50 mg a cada 15 dias	4-6	21	3-6	6-8

Fonte: adaptado de Bazire (2003).

Abordagem psicossocial

Nos últimos trinta anos, com o intuito de amenizar os prejuízos ou deficiências da vida diária e reduzir as taxas de recaída de sintomas psicóticos, houve o desenvolvimento de práticas que complementavam a terapia medicamentosa. Assim, constituíram-se os programas de intervenção psicossocial, que enfatizam o provimento de atendimento clínico regular ao lado de abordagens que estimulam os desempenhos sociais, vocacionais, educacionais e o relacionamento familiar. Os programas de intervenção psicossocial têm mostrado resultados promissores, principalmente em relação às taxas de recaída.

LEITURA ADICIONAL

1. American Psychiatric Association (APA). Diagnostic and statistical manual of mental disorders (DSM-IV). 4. ed. Washington D.C.: American Psychiatric Press; 1994.
2. American Psychiatric Association (APA). Referência rápida às diretrizes para o tratamento de transtornos psiquiátricos – compêndio 2006. Porto Alegre: ArtMed; 2007.
3. Bazire S. Psychotropic drug directory 2003/2004. The professional´s pocket handbook and aide memory. Devon: Quay Books; 2003.
4. Elkis H, Louzã Neto MR. Psiquiatria básica. 2. ed. Porto Alegre: ArtMed; 2007.
5. Gattaz WF, Abrahão AL, Foccacia R. Childhood meningitis and adult schizophrenia. In: Gattaz WF, Häfner H (eds). Search for the causes of schizophrenia – vol V. Darmstadt: Steinkopff; 2004.
6. Hirsh SR, Weinberger DR. Schizophrenia. 2. ed. Oxford: Blackwell Science Ltd; 2003.
7. Hyman SE, Tesar GE (eds.). Manual of psychiatric emergencies. 3. ed. Boston: Little Brown and Co.; 1994.
8. Kaplan BJ, Sadock VA. Comprehensive textbook of psychiatry. 8. ed. Philadelphia: Lippincott Williams & Wilkins; 2004.
9. Schatzberg AF, Cole JO, Debattista C. Manual of clinical psychopharmacology. 6. ed. Washington D.C.: American Psychiatric Publishing; 2007.
10. Organização Mundial de Saúde (OMS). Classificação de transtornos mentais e de comportamento da CID-10: descrições clínicas e diretrizes diagnósticas. Porto Alegre: Artes Médicas; 1993.

Algoritmo 202.1 – Tratamento de quadros psicóticos (adaptado de APA 2007)

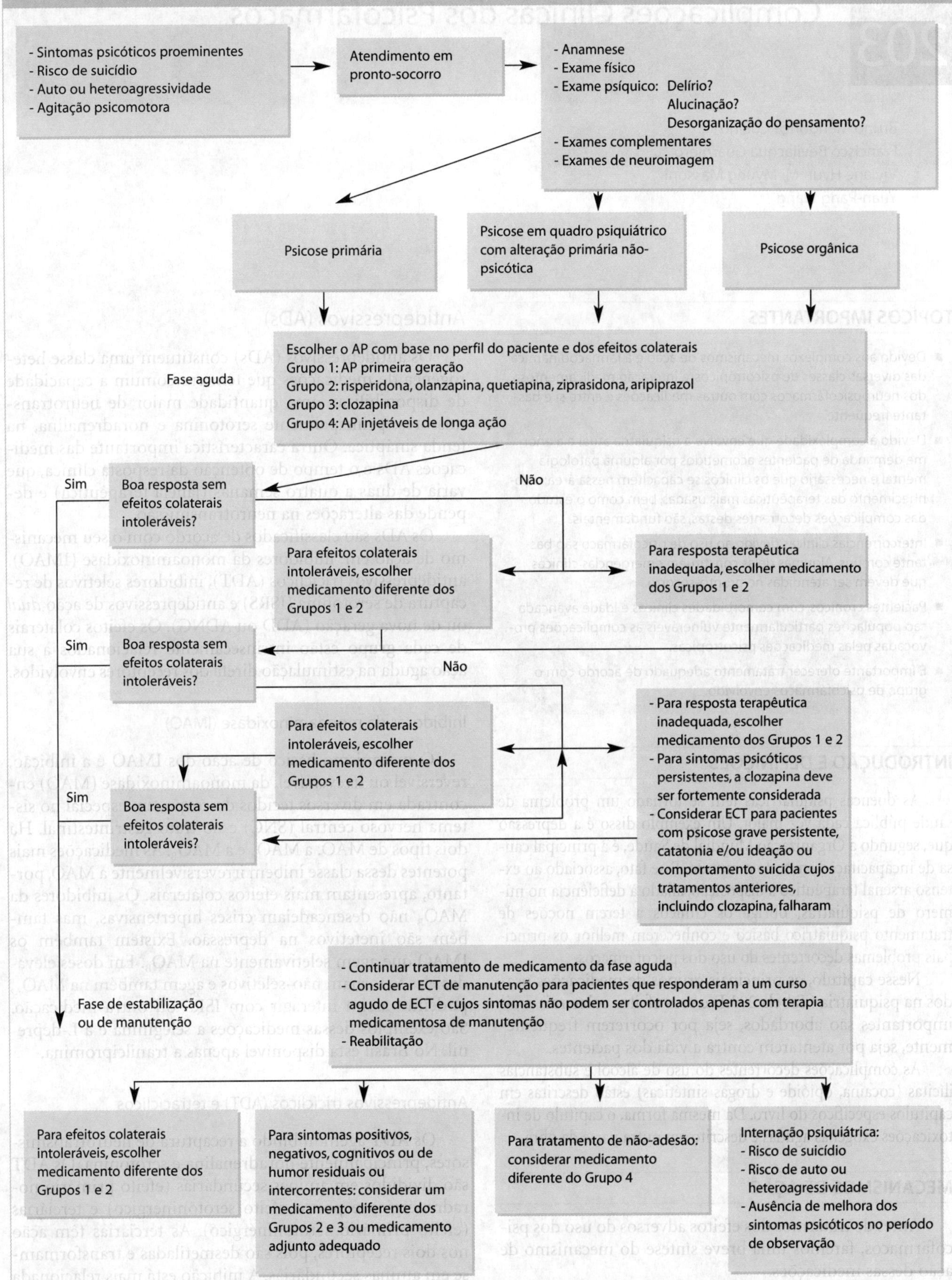

CAPÍTULO 203

Complicações Clínicas dos Psicofármacos

Bruno Mendonça Coêlho
Francisco Bevilacqua Guarniero
Viviane Hyun Mi Myung Massoni
Yuan-Pang Wang

TÓPICOS IMPORTANTES

- Devido aos complexos mecanismos de ação e à farmacodinâmica das diversas classes de psicotrópicos, a interação medicamentosa dos neuropsicofármacos com outras medicações e entre si é bastante freqüente.
- Devido à complexidade que envolve a psiquiatria atual e a enorme demanda de pacientes acometidos por alguma patologia mental é necessário que os clínicos se capacitem nessa área; o conhecimento das terapêuticas mais usadas, bem como o estudo das complicações decorrentes destas, são fundamentais.
- Intercorrências clínicas devido ao uso de psicofármaco são bastante comuns. Algumas delas constituem emergências clínicas que devem ser atendidas no pronto-socorro.
- Pacientes crônicos, com comorbidades clínicas e idade avançada são populações particularmente vulneráveis às complicações provocadas pelas medicações psicotrópicas.
- É importante oferecer tratamento adequado de acordo com o grupo de psicofármacos envolvido.

INTRODUÇÃO E DEFINIÇÕES

As doenças psiquiátricas têm se tornado um problema de saúde pública cada vez maior. Um exemplo disso é a depressão que, segundo a Organização Mundial de Saúde, é a principal causa de incapacitação em todo o mundo. Esse fato, associado ao extenso arsenal terapêutico à disposição, aliado à deficiência no número de psiquiatras, obriga os clínicos a terem noções de tratamento psiquiátrico básico e conhecerem melhor os principais problemas decorrentes do uso dos psicofármacos.

Nesse capítulo, os principais grupos de medicações usados na psiquiatria (Tabela 203.I) e seus efeitos colaterais mais importantes são abordados, seja por ocorrerem freqüentemente, seja por atentarem contra a vida dos pacientes.

As complicações decorrentes do uso de álcool e substâncias ilícitas (cocaína, opióide e drogas sintéticas) estão descritas em capítulos específicos do livro. Da mesma forma, o capítulo de intoxicações exógenas agudas é descrito em outra parte da obra.

MECANISMOS DE AÇÃO

Antes de tratarmos dos efeitos adversos do uso dos psicofármacos, faremos uma breve síntese do mecanismo de ação dessas medicações.

Antidepressivos (ADs)

Os antidepressivos (ADs) constituem uma classe heterogênea de medicações que têm em comum a capacidade de disponibilizar uma quantidade maior de neurotransmissores, principalmente serotonina e noradrenalina, na fenda sináptica. Outra característica importante das medicações ADs é o tempo de obtenção da resposta clínica, que varia de duas a quatro semanas (janela terapêutica) e depende das alterações na neurotransmissão.

Os ADs são classificados de acordo com o seu mecanismo de ação em: inibidores da monoaminoxidase (IMAO), antidepressivos tricíclicos (ADT), inibidores seletivos de recaptura de serotonina (ISRS) e antidepressivos de ação *dual* ou de nova geração (ADD ou ADNG). Os efeitos colaterais de cada grupo estão intrinsecamente relacionados à sua ação aguda na estimulação direta dos receptores envolvidos.

Inibidores da monoaminoxidase (IMAO)

O mecanismo básico de ação dos IMAO é a inibição, reversível ou irreversível, da monoaminoxidase (MAO) encontrada em diversos tecidos do corpo, em especial no sistema nervoso central (SNC) e no trato gastrintestinal. Há dois tipos de MAO: a MAO_A e a MAO_B. As medicações mais potentes dessa classe inibem irreversivelmente a MAO, portanto, apresentam mais efeitos colaterais. Os inibidores da MAO_B não desencadeiam crises hipertensivas, mas também são inefetivos na depressão. Existem também os IMAO que agem seletivamente na MAO_B. Em doses elevadas eles se tornam não-seletivos e agem também na MAO_A, podendo assim interagir com ISRS ou outra medicação. São exemplos dessas medicações a seleginina e a L-deprenil. No Brasil está disponível apenas a tranilcipromina.

Antidepressivos tricíclicos (ADT) e tetracíclicos

Os ADT agem inibindo a recaptura de neurotransmissores, principalmente noradrenalina e serotonina. Os ADT são divididos em aminas secundárias (efeito primário noradrenérgico e pouco efeito serotoninérgico) e terciárias (efeito primário serotoninérgico). As terciárias têm ação nos dois receptores, pois são desmetiladas e transformam-se em aminas secundárias. A inibição está mais relacionada

Tabela 203.I – Classes de medicamentos utilizados em psiquiatria

Antidepressivos		Antipsicóticos (neurolépticos)	Estabilizadores de humor	Tranqüilizantes e hipnóticos	Outros
IMAOs:	**ISRS:**	**Típicos:**	**Iônicos:**	**Benzodiazepínicos e Hipnóticos:**	**Estimulantes:**
Tranilcipromina	Fluvoxamina	Haloperidol	Lítio (nas suas várias formas de sal)	Clordiazepóxido	Metilfenidato
Fenelzina	Fluoxetina	Clorpromazina	**Não-iônicos:**	Diazepam	**Barbitúricos:**
Isocarboxazida	Paroxetina	Levomepromazina	Carbamazepina	Desmetildiazepam	Amobarbital
Iproniazida	Sertralina	Propericiazina	Oxcarbazepina	Halazepam	Aprobarbital
Moclobemida	Citalopram	Tioridazina	Ácido valpróico	Desaquilfurazepam	Butabarbital
Brofaromida	Escitalopram	Pipotiazina	Divalproato	Oxazepam	Mefobarbital
Toloxatona	**ADDs e ADNG:**	Trifluoperazina	Topiramato	Lorazepam	Metarbital
Befloxatona	Venlafaxina	Sulpirida	Lamotrigina	Temazepam	Metohexital
Clorgilina	Duloxetina	Pimozida	Gabapentina	Nitrazepam	Pentobarbital
ADTs:	Milnaciprano	Penfluridol		Flunitrazepam	Fenobarbital
Amitriptilina	Mirtazapina	Zuclopentixol		Alprazolam	Secobarbital
Nortriptilina	Mianserina	**Atípicos:**		Triazolam	Talbutal
Imipramina	Bupropiona	Clozapina		Midazolam	Tiamilal
Clomipramina	Trazodona	Risperidona		Clonazepam	Tiopental
Desipramina	Nefazodona	Olanzapina		Zolpidem	
Desmetil-imipramina	Tianeptina	Ziprasidona		Zopiclone	
Protriptilina	Maprotilina	Quetiapina		Zaleplom	
Doxepina	Minaprina	Aripiprazol			
Trimipramina	Reboxetina	Amissulpride			
Amoxapina	Viloxazina	**Depot:**			
Maprotilina	Amineptina	Decanoato de haloperidol			
	Atomoxetina	Palmitato de pipotiazina			
		Decanoato de zuclopentixol			

IMAOs: inibidores da monoaminoxidase; ADTs: antidepressivos tricíclicos; ISRSs: inibidores seletivos da recaptação de serotonina; ADDs: antidepressivos de ação dual; ADNGs: antidepressivos de nova geração.

aos efeitos colaterais que aos efeitos antidepressivos, os quais estão relacionados à regulação dos disparos dos receptores pré e pós-sinápticos, como visto antes. Exemplos de ADT largamente prescritos são: imipramina, amitriptilina, nortriptilina e clomipramina.

Inibidores seletivos da recaptação de serotonina (ISRS)

O mecanismo de ação dos inibidores seletivos da recaptação de serotonina (ISRS) não difere muito dos ADT. A grande diferença entre eles está justamente na seletividade com que os primeiros agem nos receptores serotoninérgicos apresentando, por isso, um perfil de efeitos colaterais bem menos importantes que as demais classes de antidepressivos. Alguns exemplos de ISRS são: fluoxetina, paroxetina, sertralina, citalopram, escitalopram e fluvoxamina.

Antidepressivos de nova geração e duais (ADNG e ADD)

Classe heterogênea de antidepressivos com menor potencial de efeitos colaterais e que possuem mecanismos de ação diversos. A *mirtazapina* bloqueia a ação inibitória α_2-adrenérgica pré-sináptica, aumentando a serotonina e noradrenalina. Também antagoniza em alguns subtipos 5-HT. A *venlafaxina*, o *milnaciprano* e a *duloxetina* inibem seletivamente a recaptação tanto de serotonina quanto de noradrenalina. A *bupropiona* é um inibidor moderado dopaminérgico e noradrenérgico. A *trazodona*, uma antagonista 5-HT, possui um metabólito ativo que é agonista 5-HT pós-sináptico, tornando-a uma agonista/antagonista de serotonina. A *nefazodona* apresenta dupla ação serotoninérgica. Além de inibir a recaptação pré-sináptica de serotonina (e também de noradrenalina), apresenta ação antagonista 5-HT$_2$ pós-sináptica.

Estabilizadores de humor (EH)

O lítio ainda é o tratamento de primeira escolha para o transtorno bipolar. Além dele, os anticonvulsivantes são as medicações mais usadas (por exemplo, o ácido valpróico e a carbamazepina). A lamotrigina, o divalproato, a oxcarbazepina, o topiramato e a gabapentina também são outros medicamentos anticonvulsivantes utilizados para esse fim.

Sais de lítio (Li)

O lítio é um metal alcalino que se encontra na família 1A da tabela periódica. Ele é administrado na forma de sal, como carbonato de lítio. Como é um íon, ele não se liga a proteínas, não é metabolizado (é eliminado pelos rins) e se dilui pelos fluidos corporais de forma similar ao que ocorre com o sódio. O mecanismo de ação do lítio permanece indefinido, mas recentemente tem-se postulado que a medicação interfere no metabolismo da fosfoglicomutase, afetando o balanço do glicogênio cerebral. Efeitos no *turnover* de fosfatidilinositol, na regulação da transcrição e fatores relacionados à neuroproteção também foram relacionados a um possível mecanismo de ação.

Anticonvulsivantes (AC)

O mecanismo de ação dos anticonvulsivantes na epilepsia ainda não está bem estabelecido. Menor ainda é o conhecimento de sua ação nos transtornos psiquiátricos. As medicações desse grupo possuem mecanismos de ação diversos e, no caso do valproato, acredita-se que sua ação esteja relacionada ao aumento do ácido gamaimunibutírico (GABA). O mecanismo de ação da carbamazepina é ainda menos conhecido. No tratamento de convulsões, o GABA também parece envolvido, assim como canais de sódio. No caso do transtorno bipolar, um outro mecanismo parece estar envolvido.

Antipsicóticos (AP)

Os antipsicóticos (APs), também conhecidos como neurolépticos ou tranqüilizantes maiores, bloqueiam o sistema dopaminérgico cujas principais vias são a nigroestriatal; a hipotálamo-hipofisária; e mesolímbica e mesofrontal. As últimas são responsáveis pelo efeito antipsicótico dessas medicações e as primeiras pelos efeitos colaterais. Os APs típicos, tradicionais ou de primeira geração apresentam uma ação não seletiva nos receptores dopaminérgicos D_2, sendo observados mais efeitos colaterais neste grupo. Com o uso, há um bloqueio dos receptores pós-sinápticos com aumento compensatório da atividade do neurônio pré-sináptico (o que provoca um maior *turnover* da dopamina). Cronicamente, ocorre redução na atividade do neurônio pré-sináptico. Outro mecanismo de ação é o antagonismo combinado dopaminérgico e serotoninérgico, característica comum dos APs atípicos ou de segunda geração (eles bloqueiam menos os receptores dopaminérgicos e mais os 5-HT; isso ocorre com a quetiapina, ziprasidona, risperidona e olanzapina) e que ocasiona menos efeitos colaterais.

ACHADOS CLÍNICOS E TRATAMENTO

Devido a seus mecanismos de ação complexos e variados, os neuropsicofármacos apresentam diversos efeitos colaterais. Trataremos neste capítulo dos efeitos colaterais mais comuns e também daqueles mais graves.

Antidepressivos

Por possuírem características químicas muito diferentes, falaremos de cada grupo de antidepressivos separadamente. Alguns efeitos colaterais encontram-se na Tabela 203.II. Somente aqueles mais importantes são discutidos neste capítulo.

Inibidores da monoaminoxidase (IMAO)

Os IMAO são ADs eficientes, no entanto seu uso é limitado pelos freqüentes efeitos colaterais e toxicidade significativos. Para prevenir alguns de seus efeitos, alguns cuidados devem ser orientados (Tabela 203.III). O paciente deve seguir adequadamente uma dieta pobre em tiramina (Tabela 203.IV) e evitar determinadas medicações que interagem com os IMAO (Tabela 203.V). A ausência de efeitos colaterais após consumo de algum alimento proibido em uma única ocasião não significa isenção de risco, pois os efeitos indesejáveis podem ocorrer a qualquer momento em que há abuso da dieta proscrita.

Crises adrenérgicas

O efeito colateral mais temido e limitante dos IMAO são as crises hipertensivas. Essas são decorrentes do uso da tiramina contida em alguns alimentos (Tabela 203.IV) e estão mais associadas à inibição irreversível da MAO existente no trato gastrintestinal, fígado e vasos sangüíneos. Ocorre de 20 minutos a uma hora após a ingestão do alimento. A tiramina tem atividade simpatomimética direta e indireta e seria degradada pela MAO intestinal, mas, com esta inibida, pode ocorrer pico hipertensivo súbito, prolongado, de intensidade variável e potencialmente fatal. Outra causa, até mais importante, é o uso indevido de agentes simpatomiméticos contidos em medicações (Tabela 203.V).

Os sintomas são: cefaléia intensa (principalmente occipital, mas pode ser temporal), irritabilidade neuromuscular, calor, hiperemia facial, tontura, confusão mental, palpitações, pilo-ereção, sudorese profusa, midríase, fotofobia, dor retro-orbitária, náuseas, vômitos, hipertensão (que pode ser grave), dor precordial e, ocasionalmente, arritmias cardíacas. Há riscos, nas formas graves, de *delirium*, hiperreflexia, hemorragias intracranianas, falência cardíaca e morte súbita devido ao aumento da pressão arterial.

A primeira medida é a monitorização constante da PA e, caso haja aumento associado aos sintomas descritos, devem ser usados bloqueadores α-adrenérgicos parenterais. O melhor tratamento é a fentolamina (2-10 mg, EV, podendo ser repetida). Caso ela não possa ser usada, utilizamos clorpromazina (50-100 mg IM), bem como diazóxido (50-100 mg EV), que podem ser repetidos após dez minutos em caso de resposta parcial. Captopril, clonidina e labetolol são alternativas seguras. Os β-bloqueadores não devem ser usados como medicações de primeira escolha, pois podem intensificar a vasoconstrição e, conseqüentemente, piorar a hipertensão (similarmente ao que ocorre no tratamento do feocromocitoma).

Tabela 203.II – Efeitos colaterais principais dos antidepressivos e conduta

Ef. colaterais	ADs	Mecanismos de ação	Sintomas/Comentários	Conduta
Hipotensão	IMAOs ADTs ISRSs (rara)	Ligada aos picos séricos da medicação e também à sua concentração plasmática (IMAOs) ou secundária a efeitos anticolinérgicos e α_1-adrenérgicos (ADTs e trazodona).	Ocorre em 60% dos pacientes que usam IMAOs. EC mais comum dos ADTs; varia em intensidade limitando o alcance de doses mais efetivas, mas raramente é grave; mais grave em idosos e diabéticos (risco de quedas, AVC e neuropatia periférica). Cautela maior em cardiopatas.	Meias elásticas, ↑da ingesta líquida ou do consumo de sal (ou comprimidos de NaCl, 500 mg, 2 x/dia); redução ou divisão da dose, medidas como levantar devagar e com apoio; ingerir medicação com alimentos; mineralocorticóides que retêm sódio como a fludrocortisona (0,1-0,2 mg/d). Cuidado com HAS, alterações hidroeletrolíticas, edema. ISRS e aminas secundárias têm menos esse EC.
Síndrome de abstinência / Efeito rebote	IMAOs ADTs ADDs	Iniciada depois de parada abrupta da medicação. Decorre de hiperatividade colinérgica. Ocorre mais nos IMAOs que nos ADTs. Vinculada à meia-vida curta da medicação.	Mal-estar, náuseas, vômitos, diarréia, ansiedade, insônia, sonhos vívidos, cefaléia, acatisia, dores musculares, ataques de pânico, agitação, movimentos parkinsonianos, irritabilidade, arritmias, inquietude ou *delirium*.	A medicação deve ser descontinuada lentamente evitando retiradas bruscas (podendo demorar até quatro semanas); trocar medicações por outras de meia-vida maior (como a fluoxetina) antes de retirar; benzodiazepínicos aliviam os sintomas; usar ondansetrona se náuseas ou vômitos. É um efeito colateral mais comum em crianças.
Ansiedade	Todos	Ocorre no início do tratamento. É causado pelo ↑ dos neurotransmissores.	Pode haver ↑ na ansiedade, que é variável no tratamento com ADs (em especial da síndrome do pânico).	Associar benzodiazepínicos, principalmente no pânico; elevação progressiva da dose até atingir a dose desejada. Costuma melhorar em dias.
Convulsões	Todos	Os ADs reduzem o limiar convulsivo. Efeito dose-dependente potencializado pela associação de AD.	A maprotilina, clomipramina, amitriptilina e bupropiona são contra-indicados em epilepsia, se houver uso de entorpecentes, de IMAOs ou fatores de risco.	Não há tratamento de escolha. Cada paciente deve ser avaliado individualmente. Sempre considerar interações dos ADs com os ACs, pois pode haver interferência de um na metabolização do outro.
Hipertensão	ADTs ADDs Bupropiona	Decorre de hiperatividade dos próprios receptores.	Persistente ↑ da PA e sintomas associados. É dose-dependente	A ↓ da dose é suficiente para acabar com essa complicação; podemos usar anti-hipertensivos.
Constipação	ADTs	Está relacionada aos efeitos anticolinérgicos. Tratamento com ADs seletivos minimiza esse efeito.	Mais comum em idosos. Pode levar à suspensão da medicação. Chega a causar fecaloma e íleo paralítico.	Dieta rica em fibras e hidratação abundante costumam resolver; laxativos, em especial os não irritantes da mucosa, como o óleo mineral e o *M. psyllium*, podem ser usados.

continua

Tabela 203.II – Efeitos colaterais principais dos antidepressivos e conduta *(continuação)*

Ef. colaterais	ADs	Mecanismos de ação	Sintomas/Comentários	Conduta
Retenção urinária	ADTs	Está relacionada aos efeitos anticolinérgicos.	Mais comum se houver hipertrofia prostática (HP). Há lentificação do esvaziamento vesical, obstrução e até IRA pós-renal.	Pode haver melhora com betanecol (10-50 mg, 2 a 4 x/dia. Casos agudos: 2,5-5 mg SC). Sonda vesical de demora pode ser necessária. É contra-indicado o uso de ADTs em HP.
Agranulocitose	Mirtazapina	?	Ocorre raramente.	Ver efeitos colaterais da clozapina.
Priapismo	Trazodona	Bloqueio α_1-adrenérgico, o que impede o processo de detumescência peniana.	Ereção prolongada e dolorosa na ausência de excitação sexual. O risco é maior no início do tratamento.	É uma urgência urológica. A medicação deve ser suspensa imediatamente (orientar os pacientes!); risco de impotência se durar mais de 4 horas!
Glaucoma	ADTs	Está relacionado aos efeitos anticolinérgicos.	O glaucoma de ângulo aberto e o de ângulo fechado podem ser agravados. No segundo caso, é contra-indicação.	Pilocarpina 4% (1 gota 4/4 a 8/8 h) pode prevenir as crises.

↑ = aumento; ↓ = diminuição; HAS = hipertensão arterial sistêmica; PA = pressão arterial; EC = efeito colateral; AD = antidepressivo.

Tabela 203.III – Cuidados ao usar IMAO

- Tomar exatamente a dose prescrita e não sair da dieta prescrita.
- Avisar seu médico ou dentista que está usando IMAOs (cuidados especiais em caso de anestesias e também com o uso do analgésico meperidina que interage com os IMAOs de forma perigosa).
- Não tomar medicamentos sem falar com seu médico.
- Comunicar o médico caso sinta cefaléia, náuseas, vômitos, dor no peito ou outros sintomas não usuais.
- Só usar medicações com potencial de provocar interações duas semanas após a retirada dos IMAOs (tempo necessário para produção de novas enzimas).
- Se o paciente estiver tomando ADT, deve-se aguardar pelo menos uma semana para iniciar o IMAO. Caso a medicação tenha uma meia-vida longa, como a fluoxetina, esse período pode chegar a cinco semanas, período no qual podemos utilizar um IMAO reversível.
- Caso seja necessária a administração das duas medicações ao mesmo tempo em pacientes refratários, devem ser iniciadas concomitantemente.

Tabela 203.IV – Lista de alimentos restritos durante o tratamento com IMAO pelo risco de crises hipertensivas

Restrição	Alimentos
Absoluta (deve ser mantida até 15 dias depois da retirada da medicação)	Queijos envelhecidos com bolor ou fortes, como cheddar, suíço, camembert, blue cheeses, parmesão e mussarela (ou alimentos que os contenham); carnes defumadas ou curtidas; vagem; carnes, aves ou peixes enlatados e de armazenamento longo ou duvidoso; fígado; embutidos e enlatados; defumados; frutas muito maduras, grão-de-bico, ervilha seca, vagem, fava; chucrute; molho de soja e outros condimentos com soja, e cerveja do tipo chope.
Moderada	Vinho tinto (exceto Chianti) ou branco; cerveja engarrafada ou enlatada (inclusive sem álcool), whisky, vodka, gim; chocolate; bebidas à base de cola, chás ou cafés; iogurtes; nata azeda; berinjela, espinafre e tomate; passas; adoçantes artificiais e açúcar.
Desnecessária (alimentos com até 6 mg de tiramina não causam crises)	Abacates; bananas (menos a casca); queijos frescos (ricota, cottage, cream cheese); carnes, aves e peixes frescos; amendoim; glutamato monossódico.

Tabela 203.V – Medicações proibidas em associação com IMAO

– Descongestionantes nasais	– Cocaína
– Antigripais	– Meperidina
– Antialérgicos e medicações inalantes para asma	– Anorexígenos
– Outros antidepressivos (exceto no caso dessa conduta específica ser proposital)	– Estimulantes centrais
– Drogas simpatomiméticas	– Adrenalina (em qualquer uso)
– Dopamina	– Morfina e derivados
– L-dopa e metildopa	– Carbamazepina

É preciso dar muita atenção à febre, pois hipertermia grave pode rapidamente provocar dano cerebral e falhas de diversos órgãos. Devem-se utilizar meios físicos para diminuir a temperatura (retirar as roupas e ventilar o paciente, além de compressas de água fria). Em algumas ocasiões, bloqueio neuromuscular com pancurônio (0,1 mg/kg EV) (ou outro bloqueador neuromuscular não-despolarizante) pode ser necessário. Neste caso, a monitorização da atividade elétrica cerebral deve ser realizada para se certificar de que as convulsões cessaram, já que elas não serão mais evidentes. O dantrolene (2-5 mg/kg EV) pode ser usado em caso de hipertermia secundária à rigidez muscular que não respondeu ao bloqueador.

Síndrome serotoninérgica

Síndrome clínica grave, de incidência desconhecida, decorrente do tratamento com ADs (e não apenas IMAO). Ela pode advir do uso terapêutico de algumas medicações, de interação inadvertida entre medicações serotoninérgicas, de *overdose* ou mesmo de auto-envenenamento. É causada pelo bloqueio da recaptação de catecolaminas e serotonina que provoca diversas reações conseqüentes a hiperestimulação de receptores 5-HT.

É importante ressaltar que a síndrome serotoninérgica não é uma reação idiopática, mas uma conseqüência previsível do excesso do agonismo serotoninérgico nos seus receptores. Mais freqüente em hepatopatas e idosos, ela caracteriza-se por uma tríade: hiperatividade autonômica, anormalidades neuromusculares e alteração do nível de consciência. Por causa da variabilidade e intensidade dos sintomas, não é preciso que essas três características sejam encontradas em todos os pacientes.

Os sintomas abrangem sudorese, diarréia, dor abdominal, vômitos, *delirium* ou hipomania, inquietação, hiperreflexia, tremor, mioclonias, descoordenação motora, febre, calafrios, taquicardia, elevação da pressão arterial e irritabilidade. Na forma grave, a febre e a inquietação motora são intensas e a hipertermia pode ser fatal. Também podem ocorrer convulsões, choque cardiovascular e morte. Alguns dos sintomas podem ser difíceis de detectar e, caso haja aumentos inadvertidos de dose, a condição clínica do paciente pode deteriorar-se gravemente. É importante distinguir essa síndrome da *overdose* de IMAO, cuja apresentação é bem parecida.

A medida mais importante para evitar essa síndrome é preventiva. Deve-se ter bastante cuidado ao associar medicações, observar o adequado tempo de espera quando pretendemos trocar de classe de medicação, como discutido anteriormente, e introduzi-las lentamente quando estas forem indicadas. Essa medida deve ser implementada principalmente quando o binômio IMAO irreversível e ISRS está presente.

No caso da síndrome manifesta, a retirada da medicação indutora da reação associada a medidas de suporte são as providências iniciais adotadas. Devemos conter a agitação (com benzodiazepínicos como o diazepam e não contenção física[1]), administrar agonistas[2] 5-HT2A (ciproheptadina 12 mg inicialmente, aumentando 2 mg de 2/2 hs se necessário, podendo chegar a 32 mg/24 hs; manutenção com 8 mg de 6/6 hs), controlar instabilidade autonômica e hipertermia. Com isso, muitos pacientes têm resolução do quadro em 24 horas. Caso a meia-vida das medicações usadas seja muito longa, a medicação apresente ação protraída ou tenha metabólitos ativos, esse período pode se estender.

As ações mais importantes no suporte são: manutenção dos sinais vitais e a correção hidroeletrolítica com infusão de fluidos caso seja necessário. Se os sintomas forem graves, o paciente deve ser monitorizado em UTI e, caso haja hipertermia grave ($\geq$ 41,1°C), proceder à sedação imediata, paralisia neuromuscular (com um agente não-despolarizante como o vancurônio[3]) e intubação. Nos casos de hipertermia moderada, podemos usar benzodiazepínicos. Fazer avaliação contínua, pois a condição do paciente pode, subitamente, piorar. Devido a esse possível declínio algumas medidas mais agressivas podem ser antecipadas caso o clínico suspeite dessa ocorrência.

Antidepressivos tricíclicos (ADT) e tetracíclicos

Os ADT agem em diversos receptores (tanto centrais como periféricos e tanto pré como pós-sinápticos) e em outros sítios e por isso possuem, mesmo em doses subterapêuticas, diversos efeitos secundários e colaterais. Esses dependem do AD (o perfil de ação de cada um é diferente), da dose (são dose-dependentes) e da administração concomitante de APs. É necessário enfatizar que nem sempre a não-seletividade é deletéria. Podemos utilizar uma medicação por conta, justamente, de sua ação em vários receptores. É o caso do uso de ADTs em síndromes álgicas diversas. Ponto importante é que mais de 40% dos pacientes depressivos têm sintomas somáticos semelhantes aos efeitos colaterais dos ADs. O clínico pode diferenciá-los anotando os sintomas para distingui-los dos efeitos colaterais se estes aparecerem. As aminas terciárias têm também um maior perfil de

---

[1] A contenção física pode induzir, no paciente, grave contração muscular isométrica que secundariamente pode provocar acidose láctica grave e hipertermia grave. Caso seja necessária, deve ser breve e imediatamente seguida de sedação.

[2] Uma alternativa são os APs com atividade agonista 5-HT2A, como a olanzapina (10 mg) ou a clorpromazina (50-100 mg).

[3] A succinilcolina deve ser evitada pelo risco de arritmias decorrente da hipercalemia secundária à rabdomiólise que pode ocorrer nesses casos. Outras medicações não indicadas (por mascarar ou piorar sinais e sintomas) são: propranolol, bromocriptina e dantrolene.

efeitos colaterais por produzirem maior antagonismo α1-adrenérgico, histamínico e muscarínico que as secundárias. Os efeitos colaterais mais importantes são:

Tabela 203.VI – Manifestações da síndrome anticolinérgica

Manifestações	Sintomas
Sistêmicas	Taquicardia, midríase, pupilas lentamente reativas, borramento visual, ressecamento das mucosas e da pele, redução ou ausência dos murmúrios hidroaéreos e febre.
Neuropsiquiátricas	Agitação, inquietação motora, confusão, déficit de memória recente, disartria, mioclonias, alucinações, *delirium* e convulsões.

- Síndrome serotoninérgica: semelhante ao descrito no tópico dos IMAO.
- Síndrome anticolinérgica grave (*delirium*): uma das suas causas mais comuns é o uso concomitante de mais de uma medicação com efeito anticolinérgico.
- Arritmias: os ADT atingem diversos tecidos e, no coração, sua concentração é mais de duas vezes a do plasma. Alterações do ECG são comuns, mas no geral têm pouco valor e são mais comuns com as aminas terciárias. Entre elas, temos o achatamento de T, depressão de ST, prolongamento de PR, alargamento do QRS e de QT. Alterações preexistentes podem ocasionar retardo de condução ainda maior, podendo chegar a apresentar bloqueio. Os ADT não devem ser usados em pacientes que sofreram IAM, pois são antiarrítmicos classe I (têm efeito quinidina-*simile*), aumentando o risco de morte súbita. Esse efeito é potencializado por outros antiarrítmicos dessa classe. A avaliação do QTc (QT corrigido) é considerada a melhor e mais sensível medida de identificação de risco. Há evidências de piora do quadro de pacientes com ICC por conta do aumento da freqüência cardíaca. Em doses elevadas a arritmia decorrente do uso de ADT pode ser fatal. Medida preventiva é fazer um ECG prévio e não usar ADT caso o QTc for maior que 450 milissegundos. Caso o intervalo seja maior que 500 milissegundos há risco considerável de *Torsade de Pointes,* que pode ser fatal. Nessas situações, o uso está contra-indicado. Melhor é usar trazodona e nefazodona que carecem ou têm poucos efeitos anticolinérgicos. A melhor escolha são os ISRS.

Inibidores seletivos da recaptação de serotonina (ISRS), de nova geração (ADNG) e duais (ADD)

Por apresentarem características semelhantes na freqüência e gravidade dos efeitos colaterais, falaremos dessas medicações conjuntamente. O menor perfil de efeitos colaterais dos ISRS decorre da baixa afinidade por outros receptores e da seletividade do seu sítio de ação. Isso permite seu amplo uso na maioria dos pacientes, inclusive idosos, cardiopatas e outros pacientes de risco para o uso de antidepressivos. O mesmo ocorre com os ADD e ADNG. A maioria dos sintomas reportados carece de perigo para os pacientes e são menos intensos que aqueles observados na medicação não-seletiva. Incluem:

- Arritmias: por conta do pouquíssimo, ou mesmo ausente efeito anticolinérgico e quinidina-simile, esse é um efeito colateral raro com ISRS, trazodona, nefazodona, bupropiona e venlafaxina.
- Síndrome serotoninérgica: semelhante ao descrito para os IMAO.
- Crises hiperadrenérgicas: semelhante ao descrito para os IMAO.

Estabilizadores de humor

Alguns dos efeitos colaterais desse grupo encontram-se na Tabela 203.VII, enquanto outros serão mais bem descritos detalhadamente.

Sais de lítio

O lítio não é medicação isenta de perigos e seus efeitos colaterais decorrem do seu estreito índice terapêutico, entre 0,5 e 1,5 mEq/L[4]. Doses maiores são tóxicas para a maior parte das pessoas. Por ser um sal, sua concentração no organismo depende da dose e do balanço de água corpórea. Perda líquida excessiva como diarréias hipo-osmolares, sudorese abundante ou outras causas de desidratação, ou mesmo condições em que a sua eliminação está diminuída, como em idosos (que têm menor *clearance*), podem ocasionar aumento da concentração. Nos rins, o lítio compete com o sódio no túbulo contorcido distal onde é reabsorvido após ter sido filtrado pelo glomérulo. Por isso, qualquer condição que gere hiponatremia possibilita redução do *clearance* de lítio, o que aumenta o risco de intoxicação. Isso predispõe o paciente a maiores riscos de efeitos colaterais. Por outro lado, ingesta hídrica excessiva proporciona risco de redução da litemia a valores abaixo do terapêutico. Visto isso, temos que idade, peso, área de superfície corpórea, função renal, comorbidades, medicações usadas concomitantemente a litioterapia, entre outras causas, podem interferir na concentração de lítio e desencadear efeitos tóxicos.

Adiante estão os mais importantes efeitos colaterais que podem ocorrer na litioterapia. Como na maioria das medicações, os efeitos colaterais variam muito entre os pacientes, sendo que sensibilidade e tolerância podem ocorrer nos mais diversos níveis séricos, podendo ocorrer intolerância mesmo em níveis terapêuticos.

Intoxicação

Por razões desconhecidas, intoxicação pode ocorrer mesmo com litemia normal. Episódios graves podem ocasionar uma permanente disfunção cerebral ou cerebelar.

Por conta do potencial tóxico, é necessária contínua monitorização da litemia, que deve ocorrer a cada 3-6 meses, regularmente, ou, caso haja alguma intercorrência clínica que interfira na sua farmacocinética, em intervalos menores.

De maneira geral, há correlação entre nível sérico de lítio e manifestações:

[4] Alguns advogam que o índice terapêutico é de 0,5-1,2 mEq/L.

Tabela 203.VII – Efeitos colaterais mais comuns com os estabilizadores de humor

Efeito colateral	Medicações	Sintomas/Comentários	Conduta
Tremores	Li VPT	Exacerbações do tremor fisiológico. São dose-associadas. Em geral são finos, mas incômodos e, algumas vezes, dificultam as atividades dos pacientes. Podem melhorar com o tempo.	Mudanças nas tomadas ou redução da dose. Propranolol em doses baixas (até 40 mg/d, podendo chegar a 80 mg/d, em até quatro tomadas), ou outro β-bloqueador, geralmente os debelam.
Efeitos gastrintestinais	Li ACs	Com o lítio há diarréia, náusea e dores abdominais. Com VPT e CMZ acrescentam-se vômitos e diarréia.	Esses efeitos são comuns no início do tratamento e melhoram com o tempo.
Efeitos dermatológicos	Li CMZ VPT	Acne, alopécia, alergias e psoríase ocorrem com Li. Com o VPT, pode ocorrer alopécia que, na maioria dos casos, é transitória e reversível. A CMZ pode causar *rushes* (a maioria benignos sem necessidade de parar medicação), síndrome de Stevens-Johnson, dermatite esfoliativa, eritema multiforme ou mesmo necrólise epidérmica tóxica. Os quatro últimos são raros.	Li: Pode ter melhora espontânea, caso contrário diminuir a dose, tratar com antibióticos ou ácido retinóico. Sulfato de zinco também pode ser usado. VPT: Alopécia é tratada com parada da medicação ou suplementos que tenham selênio (50 mg/d) e zinco (50 mg/d). CMZ: Orientar paciente a procurar o médico em caso de qualquer dermatite. A medicação geralmente é interrompida. Nova tentativa, em pacientes que só responderam a CBMZ, se for usado previamente prednisona (40 mg/dia).
Ganho de peso e aumento do apetite	Li VPT	Isso propicia um aumento no risco de todas as patologias que têm a obesidade como fator de risco.	Dietas e exercícios (é necessário o acompanhamento de ambos e também uma ingesta hídrica adequada); topiramato estabilizaria e até corrigiria o ganho de peso induzido por lítio.
Cardiotoxicidade	Li	Achatamento ou inversão de T e alterações de ST (em geral, sem importância clínica). Doses elevadas podem lentificar o potencial de ação miocárdico (lentificação da despolarização).	ECG deve ser realizado para detectar alterações prévias que aumentam o dia da litioterapia. Pacientes com arritmia prévia ou pacientes com disfunções do nó sinusal ou algum grau de BAV correm maior risco.
Síndrome de abstinência	CBZ	Retirada abrupta dos ACs está associada, no caso da CBZ, há maior risco de convulsões, maior atividade simpática cardíaca durante o sono, hipoxia induzida por convulsões e morte súbita.	A retirada da medicação deve ser gradual. O risco é maior se tiver um AP associado.
Nefrotoxicidade	CBZ	Cinco a 40% dos pacientes têm efeitos antidiuréticos que resultam em retenção hídrica e hiponatremia.	No geral, não necessita de tratamento, pois essa complicação é discreta e sem significação clínica. Mais comum em idosos.
Cardiotoxicidade	CBZ	Não é muito importante, mas diminui a velocidade de condução elétrica do coração.	ECG prévio é importante para detectar anormalias. Cuidado em pacientes cardiopatas (contra-indicação relativa no BAV).
Tireotoxicidade	CBZ Li	Pode haver diminuição na fração livre de T3 e T4, mas hipotiroidismo clínico é raro com CBMZ. Uso crônico de Li causa hipotiroidismo em até 35% dos pacientes (3 mulheres para 1 homem). Pode ocorrer elevação transitória do TSH que não necessita de tratamento. O hipotiroidismo é, em geral, subclínico, mas pode haver hipotiroidismo químico.	Dosar T3, T4, T4 livre, TSH e Ac-antitiróide (há chance de agravamento de tiroidite auto-imune induzida por Li) antes da terapia com Li e CBZ e a cada 6-12 meses. Se houver alguma alteração, monitorizar mais freqüentemente (até 3/3 meses). Não mudamos a dose de Li. Reposição raramente é necessária com CBMZ. Em caso de hipotiroidismo clínico ou subclínico, devemos repor T4.

CBZ – carbamazepina; VPT – valproato; Li – lítio; Drg – medicação; ACs – anticonvulsivantes (neste caso, CMZ e VPT).

- Nível sérico > 1,5 mEq/L: tremores grosseiros (diferente dos finos que podem ocorrer mesmo em doses terapêuticas), náuseas, vômitos, diarréia profusa, moleza, ataxia e disartria (voz pastosa) podem ocorrer no início da intoxicação pelo lítio.
- Nível sérico > 2 mEq/L: os sintomas descritos são muito freqüentes.
- Acima de 3 mEq/L: borramento visual, dificuldade de concentração, turvação da consciência, hipertonia muscular, fasciculações, nistagmo, incoordenação, hiperrefle-

xia e sinais EPs que compõem um quadro grave e que necessita de pronto tratamento. Confusão e obnubilação ou perda da consciência constituem emergência médica e podem ser seguidos de tremores generalizados, convulsões, sinais cerebelares, rigidez típica de descerebração, coma e até morte.

Em caso de sintomas de intoxicação a primeira medida a ser tomada é a hidratação. Caso a litemia seja maior que 4 mEq/L (ou maior que 2 mEq/L com função renal comprometida), é indicada a diálise. Caso o paciente tenha a função renal normal, e com litemias de até 4 mEq/L, devemos monitorizar eletrólitos, a própria litemia e o ECG. Alterações hidroeletrolíticas (em especial a hiponatremia) devem ser corrigidas. Por fim, diuréticos osmóticos podem ser usados.

Nefrotoxicidade

O uso crônico de lítio (meses a anos) pode causar lesão renal manifestada por redução na capacidade de concentração renal. Essa alteração é reversível e dificilmente patológica, mas pode dificultar o balanço hidroeletrolítico e, conseqüentemente, o próprio equilíbrio do lítio. Poliúria e polidipsia secundária são os mais freqüentes efeitos colaterais do lítio e geralmente não causam incômodo maior. A principal causa de *diabetes insipidus* nefrogênico é a terapia com lítio. É condição reversível diagnosticada pelo volume urinário maior que 3 L/dia e redução da concentração urinária. Na maioria dos pacientes isso não é um problema, mas pode ser bastante inconveniente interferindo na sua vida social e sono. Os efeitos colaterais urinários mais sérios são a glomerulonefrite de alterações mínimas, nefrite intersticial e insuficiência renal, que tem incidência muito baixa.

Alguns investigadores advogam que administração em dose única noturna está associada a efeitos colaterais renais mais tardios. O *diabetes insipidus* pode ser tratado com 50 mg/dia de hidroclorotiazida ou amiloride 5-10 mg/dia. Efeitos indesejáveis desse tratamento são hipocalemia (no caso do tiazídico) e mesmo aumento da litemia (que não ocorre com amiloride).

Anticonvulsivantes

Esses neuropsicofármacos possuem efeitos colaterais geralmente brandos. Por outro lado, eles estão associados a reações idiossincráticas que podem ser fatais. Tanto a carbamazepina quanto o valproato têm forte ligação protéica (75% e 90%, respectivamente). Quanto mais aumentamos a dose, mais aumentamos a fração livre, que é a porção responsável pelos efeitos terapêuticos (e colaterais). Isso ocorre pela saturação dos sítios protéicos de ligação em doses elevadas. Com isso, pequenos aumentos de dose podem gerar respostas significativas. Ambas são metabolizadas pelo fígado e induzem a inibição do metabolismo hepático (característica mais marcante na carbamazepina). Elas interferem no nível terapêutico de outras drogas e mesmo na sua própria concentração sérica (autoindução)[5]. Os demais anticonvulsivantes têm menor ligação protéica e pouca metabolização hepática. Seus efeitos encontram-se na Tabela 203.VIII.

Hepatotoxicidade

A carbamazepina está associada a elevações de enzimas hepáticas. Raramente, pode levar à falência hepática (condição idiossincrática, não dose-dependente e potencialmente fatal). Aumentos discretos de aminotransferases não implicam em disfunção hepática mais grave. Com o valproato, essa possibilidade de falência hepática (que é irreversível) também existe, apesar de rara, e também é idiossincrática. Fatores de risco para essa condição são: idade precoce ou avançada (menores de dois anos têm risco ainda maior), retardo no desenvolvimento, associação com outro anticonvulsivante ou com distúrbios metabólicos. Em geral, pode ocorrer uma elevação persistente e assintomática das aminotransferases que se resolve com suspensão da medicação. Há ainda a possibilidade dessa reação ocorrer no pâncreas, gerando pancreatite aguda.

Enzimas hepáticas devem ser realizadas antes do tratamento com carbamazepina, a cada mês nos primeiros três meses, depois semestral e, finalmente, anualmente. O paciente deve ser informado dos sintomas sugestivos de falência hepática (mal-estar, náuseas, vômitos, apatia, febre, acolia fecal, colúria ("urina cor de coca-cola"), dor abdominal, tendência a sangramentos e edema). Caso os apresente, deve procurar o médico rapidamente. Com o valproato, o controle é mensal até a estabilização e em seguida, a cada seis a doze meses.

A medicação deve ser suspensa caso as aminotransferases aumentem três vezes o seu valor. Se o aumento for menor que três vezes, avaliar nível sérico a cada uma ou duas semanas até os níveis estabilizarem e depois mensalmente. Nova tentativa de uso pode ser feita caso eles retornem aos valores normais e o paciente obtiver boa resposta previamente.

Alterações hematológicas

Esse é um efeito colateral idiossincrático, não dose-dependente, que ocorre no início do tratamento com carbamazepina. No geral, a leucopenia é comum e carece de importância clínica. A carbamazepina, contudo, está associada a discrasias sangüíneas graves como agranulocitose, pancitopenia e aplasia de medula. A incidência dessa complicação varia de 1:300.000 a até 1:10.000. Isso contra-indica seu uso em pacientes com história prévia de alterações na medula óssea. Agranulocitose também pode ocorrer com o valproato sendo um efeito idiossincrático.

Hemograma deve ser feito previamente ao tratamento com carbamazepina e, após o seu início, a cada semana ou quinzena; em seguida, a cada mês (no primeiro trimestre), depois, semestralmente para finalmente passar a ser anualmente. Também de forma similar às alterações hepáticas o paciente deve ser orientado a procurar o médico em caso de sinais de discrasias sangüíneas (infecções, anemia, sangramentos, petéquias, dor de garganta).

[5] No início do tratamento sua meia-vida é de 18-65 horas, mas decresce para 5-25 horas após a autoindução atingir o seu pico.

Antipsicóticos (AP)

Como ocorre com os ADT, a maior ou menor ação em cada grupo de receptores (já que são medicações multirreceptores) determinará o perfil de efeitos colaterais de cada medicação, sendo que a eficácia desses medicamentos, com exceção da clozapina (que é superior a todos os outros APs), é similar em doses equivalentes. De fato, a clozapina é superior aos outros APs no controle dos sintomas, tanto positivos quanto negativos, mas seus efeitos colaterais impedem sua utilização, no geral, como primeira escolha. Seu uso deve ser considerado quando o paciente tem resposta insatisfatória aos neurolépticos típicos e a pelo menos um atípico; em pacientes com doença de Parkinson, tremor essencial ou outra doença motora (é melhor que os outros atípicos nessas condições); pacientes que não toleram os efeitos colaterais dos demais APs; pacientes com discinesia tardia (esse tem indicação de clozapina, pois esta suprime os movimentos anormais dessa doença, tratando-a)[6].

Uma característica dos APs típicos é provocar efeitos colaterais em doses muito próximas das terapêuticas. Em doses clínicas efetivas os atípicos têm poucos efeitos colaterais extrapiramidais. Os sintomas extrapiramidais (EP) dos APs decorrem de efeito direto no sistema nigroestriatal enquanto que a via hipotálamo-hipofisária é responsável pelos efeitos colaterais endócrinos. A marcada ação serotoninérgica dos APs da nova geração, associada a sua menor ação nos receptores D_2, é responsável pela baixa incidência de efeitos colaterais e pela melhor ação nos sintomas negativos.

Efeitos colaterais comuns dos APs estão nas Tabelas 203.VIII e 203.IX e incluem sonolência/sedação, salivação, taquicardia, tontura, constipação, náuseas/vômitos, sudorese, boca seca, tremor, turvação visual, apatia e fraqueza. Muitas dessas complicações são manejadas com titulação da dose, iniciando por doses baixas, ou ainda associando outras medicações; além disso, o paciente desenvolve tolerância à maioria desses sintomas. Importante é sempre utilizar a menor dose possível do neuroléptico.

Os APs de alta e baixa potência possuem perfis distintos de efeitos colaterais. Os de baixa potência têm mais sedação e hipotensão ortostática (maior ação em receptores adrenérgicos e colinérgicos), enquanto que os de alta potência têm maior capacidade de provocar efeitos colaterais EPs (ação dopaminérgica). Os de média potência apresentam um perfil intermediário de efeitos colaterais.

Efeitos extrapiramidais (EEP)

Têm os efeitos colaterais mais freqüentes dos neurolépticos, principalmente com os de primeira geração, presentes em até 75% dos usuários de APs típicos. Alguns sintomas tendem a melhorar com o tempo, no entanto sua ocorrência depende da medicação usada (se AP típico ou AP atípico), da dose empregada e da predisposição do paciente àquele sintoma. São fatores de risco para EEP o sexo masculino e idade jovem. Entre os efeitos EPs induzidos por APs, os mais importantes são a discinesia tardia, a distonia

[6] Além disso, não há relatos de distonia ou discinesia tardia com seu uso.

Tabela 203.VIII – Efeitos colaterais dos novos APs

Medicação	Sintomas	Comentários	Conduta
Oxcarbazepina	Enjôo, tontura e/ou vertigem, cefaléia, diarréia, vômitos, ataxia, cansaço, ansiedade, incoordenação e anorexia. Hiponatremia dose-dependente (em geral são transitórios).	Não é hepatotóxico nem sedativo. Cuidado com intoxicação hídrica. Devido à semelhança com a carbamazepina, os sintomas da intoxicação são similares.	Fazer restrição hídrica se hiponatremia. Intoxicação: tratamento similar a intoxicação por carbamazepina.
Lamotrigina	Cefaléia, diplopia e/ou turvação visual, nistagmo, tonturas, tremor, ataxia, náusea, dispepsia, irritabilidade e sonolência. Risco de *rash* cutâneo potencialmente grave em 14% dos pacientes (maior se associado a ácido valpróico) e até síndrome de Stevens-Johnson.	Tem efeito antidepressivo, podendo mesmo induzir virada maníaca.	Em caso de superdosagem, proceder a lavagem e medidas de suporte.
Topiramato	Diarréia, náuseas, parestesia, sonolência, cansaço, tontura, agitação, confusão, alucinações, ataxia, lentificação psicomotora, déficit de memória e concentração, fala hesitante e dificuldade de encontrar palavras.	É pouco metabolizado (só 15 a 30%); também associado à perda de peso; possui um risco aumentado de nefrolitíase (1,5% dos casos).	Lavagem gástrica em caso de superdosagem.
Gabapentina	Sedação, fadiga, mialgia, ataxia, disartria, nistagmo, dispepsia, parestesia, tontura e/ou vertigem, alterações visuais, confusão e edema de extremidades.	Não é metabolizada e quase não interage com outras substâncias.	Apresenta pouca disposição para intoxicação.

Tabela 203.VIIIa – Efeitos colaterais dos APs (baseado em APA 2005, Bazire 2003)

AP	Efeitos extra-piramidais/ discinesia tardia	Elevação de prolactina	Ganho de peso	Alterações glicêmicas	Efeito cardiotóxico	Sedação	Hipotensão	Efeitos anticolinérgicos	Efeitos específicos
AP DE 1ª GERAÇÃO									
Clorpromazina	++	+++ ?	+++		++	+++	+++	+++	
Levomepromazina	++ ?	+++ ?	?		++	+++	+++	+++	
Periciazina	+	+++ ?	?		++	+++	++	+	
Tioridazina	+	++	+ / ++	+?	+++	++	++	++	
Perfenazina	+++	++ / +++	+++	+?	++	++	+	+	
Flufenazina	+++	+++ ?	+		++	++	+	++	
Trifluoperazina	+++	+++ ?	?		++	+	+	0	
Haloperidol	+++	+++	+	0	++	+	+	+	
Zuclopentixol	+++	++ ?	?		+	++	+	++	
Pimozida	++	+++ ?	0		+++	+	++	+	
Sulpirida	+	++	+		0	+	0	+	
AP DE 2ª GERAÇÃO									
Clozapina	0	0	+++	+++	0	+++	+++	+++	Agranulocitose, convulsões, miocardite
Risperidona	+	+++	++	++	+	+	+	0	
Olanzapina	0	0	+++	+++	0	+	+	++	
Quetiapina	0	0	++	++	0	++	++	0	Catarata
Ziprasidona	0	+	0	0	++	0	0	0	
Aripiprazol	0	0	0	0	0	+	0	0	Náusea e cefaléia
Amisulprida	+	++	+		0	0	0	0	
AP DEPÓT									
Decanoato de haloperidol	+++	+++	+		++	+	+	+	
Flufenazina	+++	+++ ?	+		++	++	+	++	
Palmitato de pipotiazina	++	+++ ?	?		++	+	+	++	
Decanoato de zuclopentixol	+++	++ ?	?		+	++	+	++	

0: sem risco ou raramente causa ECs com doses terapêuticas; +: leve ou ECs ocasionais; ++: às vezes causa ECs; +++: freqüentemente causa ECs; ? dados limitados ou nenhuma informação.

Tabela 203.IX – Efeitos colaterais dos APs

Alterações	Achados	Comentários	Conduta
Convulsões	Na clozapina o risco é proporcional à dose: 1–2% em doses até 300 mg/d, 3–4% de 300 a 600 mg/d e até 6% em doses maiores que 600 mg/d	Decorrem de diminuição do limiar convulsígeno. Mais comuns em usuários de clozapina e APs de baixa potência. História familiar ou pessoal de convulsões ou presença de lesão cerebral aumentam o risco. Avaliação neurológica é sempre valiosa.	Em caso de convulsões, fazer diazepam EV (não fazer IM por sua absorção errática!) e parar AP para introdução de fenobarbital (ele deve ser readministrado na metade da dose anterior e gradualmente elevado). Não usar CMZ ou fenitoína junto a clozapina, e uma opção é o VPT.
Ganho de peso	30% dos pacientes ganham 7% ou mais do peso. Os sintomas negativos dificultam esse controle.	Efeito colateral importante (mais nos atípicos). Também há alterações no metabolismo lipídico e de carboidratos.	Dietas e exercícios minimizam essa complicação. No início do tratamento o paciente deve ser orientado a alterar seu estilo de vida.
Alterações do ECG	Prolongamento QT e PR [principalmente QTc (corrigido)], prolongamento de T, depressão de ST e T estão associados a maior risco de taquicardia e arritmias ventriculares, *torsade de pointes* e até de morte súbita (associado a QT > 0,44 mseg). Outra complicação é um efeito quinidina-like.	Mais comuns em APs de baixa potência. Aumento no QTc isolado não aumenta o risco de arritmias de forma significativa. Se associado a fatores como idade avançada, cardiopatia, tabagismo, síndrome do QT longo congênito, alterações endocrinológicas ou metabólicas, sedentarismo e obesidade o risco aumenta. Efeitos cardiovasculares são raros.	ECG prévio ajuda a flagrar alterações de base. Escolher APs com menor efeito cardiovascular reduz esse problema (pimozide e tioridazina não devem ser usados em pacientes de risco). Avaliação cardiológica sempre que necessário. É melhor tratada com isoproterenol ou com *overdrive pacing* que reduzem o intervalo QT e interrompem a taquicardia reentrante. A lidocaína também pode ser usada, pois não retarda a repolarização.
Hipotensão postural	Quedas, cefaléia, astenia, entre outros.	Sintoma freqüente, mais comum nas primeiras semanas de uso e com APs de baixa potência, decorrente do potente efeito adrenérgico dos APs.	Titulação lenta adapta o paciente. Antes de usar APs de baixa potência IM, aferir PA em pé e sentado (para avaliar risco de hipotensão). O tratamento é similar ao dos IMAO. Não usar adrenalina, pois com o bloqueio α_1-adrenérgico dos APs, ela só atuará nos ß-adrenérgicos piorando hipotensão.
Efeitos anticolinérgicos	Hipersalivação, glaucoma de ângulo fechado e borramento visual, retenção urinária, alterações de memória ou quadros confusionais.	Mais comuns nos de baixa potência e com uso de outras medicações anticolinérgicas como anti-histamínicos e sedativos, entre outras.	A clozapina promove efluxo de acetilcolina na região pré-frontal que provoca cognitiva. Tratamento similar aos dos ADT.
Efeitos oftalmológicos	Retinite pigmentosa e catarata.	Associadas a tioridazina e quetiapina respectivamente.	Alterações visuais significam avaliação oftalmológica imediata. A retinite pode progredir mesmo após retirar a medicação, podendo provocar cegueira irreversível.
Alterações hepáticas	Elevação transitória das aminotransferases e, raramente, icterícia e até hepatite colestática.	Ocorre nas primeiras semanas de tratamento.	No geral é condição benigna.
Efeitos dermatológicos	Fotossensibilidade, reações alérgicas e alterações na coloração da pele.	Esse último mais comumente com a clorpromazina.	Em caso de alterações, o paciente deve procurar o médico. O uso de protetor solar diminui o problema da fotossensibilidade.
Efeitos endocrinológicos	Hiperprolactinemia, que é causa de alterações na libido, no ciclo menstrual, impotência e retardo na ejaculação, ginecomastia e galactorréia.	Decorre da ação no eixo hipotálamo-hipofisário (bloqueio D2). Freqüente, em especial com atípicos. Aparecimento ou agravamento de DM (com clozapina ou outros APs como olanzapina).	A clozapina e a quetiapina, por conta da suas baixas ações em D2, não provocam aumento de prolactina/galactorréia, sendo uma opção em casos em que os demais APs não são tolerados pelo paciente.
Síndrome de abstinência	Exacerbação de sintomas colinérgicos.	Descontinuação, caso necessária, deve ser lenta.	Ver mais detalhes em efeitos colaterais dos ADT.

aguda, a acatisia, o tremor postural induzido por neuroléptico e o parkinsonismo medicamentoso (Tabela 203.IX). O diferencial da clozapina em relação ao outros APs, no que tange aos efeitos colaterais, é o baixíssimo número de EEPs. Entre os APs atípicos, a risperidona é aquela que mais apresenta efeitos EPs.

Discinesia tardia (DT)

Síndrome caracterizada por movimentos involuntários, estereotipados, hipercinéticos e que ocorrem mais freqüentemente em região orobucolingual (movimentos mastigatórios, protrusão lingual), podendo acometer também a musculatura apendicular e axial. Nessa última, podem ocorrer movimentos coreo-atetóides ou balismo. Os movimentos desaparecem durante o sono e aumentam com a ansiedade. Sua instalação é tardia (raramente antes dos seis meses de uso) e conseqüente ao uso prolongado de APs, podendo também se apresentar como distonia tardia, acatisia tardia, parkinsonismo tardio e mesmo transtorno de Tourette tardio.

A prevalência da DT, dependente da idade, do sexo e do diagnóstico, é mais alta em portadores de transtornos de humor que em esquizofrênicos e maior em idosos (maiores que 60 anos) que em jovens. Ocorre em 20 a 35% dos pacientes usuários de APs típicos e 1% daqueles que utilizam APs atípicos, sendo sua incidência em jovens entre 3 e 5% ao ano. Os fatores de risco são: uso intermitente de APs, idade avançada (mais que 50 anos), sexo feminino, transtorno de humor e transtorno mental orgânico. Aumentam o risco de DT a dose total utilizada e o tempo de tratamento. Ela e suas congêneres (distonia e acatisia tardias) pioram com a suspensão da medicação e apresentam melhora fugaz com o aumento de sua dose. Na maioria dos casos, é de leve intensidade e há reversão dos efeitos logo após descontinuar o tratamento em até 40% dos pacientes. Isso, infelizmente,

Tabela 203.IXa – Efeitos colaterais extrapiramidais

EEP	Descrição clínica/comentários	Opções de manejo
Acatisia	Sensação subjetiva de inquietação, iniciada em média 5 a 10 dias após a primeira dose ou aumento desta, que vem associada à necessidade de se manter em movimento impossibilitando o paciente de ficar sentado ou em pé. Mesmo o sono pode ser difícil pela dificuldade de ficar deitado. Características marcantes são movimentos rítmicos e alternados de membros inferiores lembrando uma marcha sem sair do lugar. Pacientes jovens e usuários de altas doses de AP de alta potência têm maior risco. Pode ser confundida com ansiedade, agitação, discinesia tardia ou piora da psicose. Em casos graves pode levar a atos agressivos ou suicidas. Ocorre em 20-40% dos pacientes tratados com APs típicos. Não há melhora com o tempo de uso.	Reduzir a dose do AP ou tentar trocar o AP por um de baixa potência ou por um atípico (mesmo a clozapina), que estão menos associados a esse risco. β-bloqueadores (propranolol 30 a 120 mg/dia) ou benzodiazepínicos (lorazepam 1-6 mg/dia ou clonazepam 0,5-3 mg/dia). Outras opções: amantadina (100-300 mg/d) ou anticolinérgicos (biperideno 1-8 mg/d ou benzatropina 2 mg 2X/d), sendo que estes últimos não apresentam resposta satisfatória na maioria dos casos. Cuidado com o uso das duas primeiras alternativas, pelo risco de dependência ou de hipotensão com taquicardia, respectivamente.
Distonia aguda	São contrações musculares agudas, involuntárias e dolorosas que podem ocorrer em diversos segmentos corporais. Início súbito, geralmente 24 a 96 horas após a primeira dose ou aumento de dose. Pode ocorrer blefaroespasmo, disartria, crises oculogiras, opistótono, câibras, torcicolos, contrações de língua, de mandíbula (trismo), laringoespasmo e disfagia (raras). Homens jovens (< 40 anos), raça negra, antecedentes de reações distônicas agudas, APs de alta potência, pacientes com distúrbios neurológicos ou muito doentes estão entre os mais propensos à distonia. Reduzimos os riscos pela introdução gradual do AP a partir de baixas doses.	O tratamento é feito com biperideno (2-6 mg, IM ou VO), benzatropina (1-6 mg, IM), difenidramina (25-50 mg, IM ou EV), triexifenidil (2-6 mg/d, VO), amantadina (100-300 mg/dia) ou prometazina (25-50 mg, IM ou VO). No caso de laringoespasmo (risco de vida!), administração EV e imediata de beztropina (2 mg), podendo ser repetida após cinco a dez minutos. Caso não haja efeito, deve ser administrado lorazepam (1-2 mg, EV, lentamente). Intubação orotraqueal pode ser realizada, mas é raro ser necessária. Profilaxia oral pode ser considerada para pacientes em maior risco e, uma vez iniciada, deve ser sempre reavaliada.
Pseudoparkinsonismo ou parkinsonismo farmacológico	Acinesia, bradicinesia ou atividade motora diminuída, tremor de repouso, rigidez muscular, marcha em bloco, marcha com pequenos passos, postura encurvada, alterações de equilíbrio, hipomimia facial, tremor de língua, hipersalivação e positividade do sinal da roda denteada que se inicia após dias a semanas depois da introdução ou aumento de dose. O reflexo glabelar positivo é um sinal físico de parkinsonismo. Geralmente é acompanhado por anedonia, diminuição na iniciativa e na energia, indiferença afetiva, ataraxia, dificuldade de concentração e lentificação do pensamento. Entre os fatores de risco: idade avançada, sexo feminino, altas doses, concomitância de sintomas depressivos.	A redução da dose ou a troca de classe de AP reduzem esses sintomas, mas como nem sempre isso é possível, a associação com biperideno (até 24 mg/d), triexifenidil (5-30 mg/d) ou outro anticolinérgico, amantadina ou ainda com anti-histamínicos como a prometazina (até 150 mg/d), que tem efeitos anticolinérgicos, geralmente é eficaz. Em geral, o alívio sintomático é observado em 3 a 4 dias, mas pelo menos 2 semanas são necessárias para remissão completa em dose adequada.

não ocorre sempre e a discinesia pode evoluir para quadros irreversíveis e dramáticos de contratura muscular em toda a musculatura axial e apendicular, podendo desfigurar e até mesmo ameaçar a vida do paciente.

A forma mais eficiente de evitá-la é o uso de APs atípicos ao invés de típicos e na menor dose possível, além do uso apenas quando realmente forem indicados. Outra maneira de prevenir é evitar tratamento de manutenção com APs em pacientes com transtorno de humor. Se possível, deve ser realizada a substituição da medicação em uso por um atípico cujo risco de discinesia é menor. O melhor modo de coibir o agravamento da doença é a detecção, o mais precoce possível, da discinesia e esta, tão logo seja detectada, deve indicar a redução da dose do neuroléptico e mesmo sua suspensão.

O uso de agonistas α_1-adrenérgicos como a clonidina (0,1-0,8 mg/d), α-bloqueadores como o propranolol (30-120 mg/d), benzodiazepínicos como o clonazepam (2-6 mg/d), depletores de aminas biogênicas como a reserpina, antioxidantes como a vitamina E (400-1200 U/d) e bloqueadores dos canais de cálcio como o verapamil e a nifedipina (30-60 mg/d) pode ser de alguma eficácia em pacientes seletos. No caso de contraturas localizadas podem ser feitas aplicações de toxina botulínica que devem ser repetidas a cada seis meses ou menos. A clozapina, além de não causar discinesia tardia, pode ser usada no seu tratamento.

Apesar de alguns bons resultados, o tratamento não é bem-sucedido em grande parte dos casos. Caso os sintomas não remitam em até seis meses após a suspensão da medicação as chances de sucesso no tratamento são pequenas e os sintomas se tornam permanentes. Alternativas mais recentes para os casos que não respondem a tratamento algum incluem neurocirurgias para implante de estimuladores de núcleos profundos ("marca-passo cerebral").

Síndrome neuroléptica maligna (SNM)

Complicação rara, mas potencialmente fatal (mortalidade 20-30%, principalmente envolvendo APs de liberação lenta) que ocorre em menos de 1% dos usuários de APs. É dose-independente e idiossincrática e parece ser causada por um distúrbio termorregulatório induzido pelo bloqueio dopaminérgico no hipotálamo e gânglios da base. Detalhes são descritos em capítulo específico do livro.

Alterações hematológicas

A clozapina tem capacidade de causar granulocitopenia ou agranulocitose. Essa é uma alteração idiopática e mulheres, idosos e usuários de outras medicações que causam agranulocitose apresentam risco adicional. Leucopenia, no entanto, não é exclusividade da clozapina apesar de, com ela, ser mais freqüente.

Agranulocitose acomete 1% a 2% dos pacientes tratados com clozapina com mortalidade de até 30%, mas o uso seguro pode ocorrer se houver monitorização dos leucócitos, com detecção precoce de alterações hematológicas e cessação do uso da medicação em caso de anormalidades. O tempo de seguimento varia, dependendo do país, mas alguns preconizam hemogramas nas primeiras 26 semanas (o período de pico da agranulocitose é 4–18 semanas ou nos primeiros seis meses de uso), e depois mensalmente ou a cada duas semanas enquanto o paciente fizer uso da medicação.

Descontinuar o tratamento é a primeira medida em caso de leucopenia menor que 2.000 ou neutropenia menor que 1.000 cel/mm^3. A contagem de leucócitos geralmente é restituída com medidas para debelar possíveis infecções e administração de fator estimulante do crescimento de neutrófilos.

LEITURA ADICIONAL

1. Bazire S. Psychotropic drug directory 2003/2004. The professionals' pocket handbook and aide memoire. Salisbury: Fivepin Publishing; 2003.
2. Boyer EW, Shannon M. Current concepts: the serotonin syndrome. N Engl J Med 2005; 352(11): 1112-20.
3. Cordás TA, Moreno RA. Condutas em psiquiatria. 4. ed. São Paulo: Lemos; 2001.
4. Cordioli AV. Psicofarmacologia: consulta rápida. 2. ed. Porto Alegre: Artmed; 2000.
5. Davis KL, Charney D, Coyle JT, Nemeroff C. Neuropsychopharmacology: the fifth generation of progress. An official publication of the American College of Neuropsychopharmacology. 5. ed. Philadelphia: Lippincott Williams & Wilkins; 2002.
6. Freedman R. Drug therapy: schizophrenia. N Engl J Med 2003; 349(18): 1738-49.
7. Gelder MG, Lopez-Ibor JJ, Andreasen N. New Oxford textbook of psychiatry. 1. ed. Oxford: Oxford University Press; 2001.
8. Hyman SE, Tesar GE. Manual of psychiatric emergencies. 3. ed. Boston: Little Brown & Co.; 1994.
9. Kaplan HI, Sadock BJ, Greb JA. Compêndio de psiquiatria: ciências do comportamento e psiquiatria clínica. 7. ed. Porto Alegre: Artmed; 1997.
10. Klaassen CD. Casarett & Doull's toxicology: the basic science of poisons. 6. ed. New York: McGraw-Hill; 2001.
11. Miyamoto S, Duncan GE, Marx CE, Lieberman JA. Treatments for schizophrenia: a critical review of pharmacology and mechanisms of action of antipsychotic drugs. Molecular Psychiatry 2005; 10(1): 79-104.
12. National Institute of Mental Health (NIMH). Medications. Disponível em URL: http://www.nimh.nih.gov/publicat/medicate.cfm.
13. Price LH, Heninger GR. Drug therapy: lithium in the treatment of mood disorders. N Engl J Med 1994; 331(9): 591-8.
14. Stockley IH. Stockley's drug interactions. 6. ed. London: Pharmaceutical Press; 2003.
15. Tierney LM, McPhee SJ, Papadakis MA. Current medical diagnosis & treatment 2006. 45. ed. Stanford: McGraw-Hill/Appleton & Lange; 2003.
16. Wise MG, Rundell JR. The American Psychiatric Publishing textbook of consultation-liaison psychiatry: psychiatry in the medically ill. Washington, DC: American Psychiatric Publishing; 2002.

CAPÍTULO 204 Agitação Psicomotora em Emergência

Viviane Hyun Mi Myung Massoni
Bruno Mendonça Coêlho
Daniela Kurcgant

TÓPICOS IMPORTANTES

- A agitação psicomotora é um quadro inespecífico, presente em diversas patologias mentais e orgânicas. O conhecimento do correto manuseio é de extrema importância nos serviços de emergência, evitando riscos desnecessários para pacientes e equipe da saúde.
- Considerar sempre a possibilidade de *delirium*, pois se trata de quadro com causas potencialmente fatais, que necessita de rápida e correta investigação e conduta, mas que freqüentemente é negligenciado e interpretado como transtorno psiquiátrico.
- A contenção física é um meio de proteção, nunca de punição, e deve ser prescrita pelo menor tempo possível. O paciente contido não deve ser deixado só; necessita de monitoração constante do ponto de vista psicomotor, de seus parâmetros vitais e do nível de consciência.
- A contenção medicamentosa deve ser administrada por via oral sempre que possível.

INTRODUÇÃO E DEFINIÇÕES

No Brasil e em vários países do mundo, apesar das propostas de reformulação dos serviços de saúde mental, o número de pacientes que procuram o pronto-socorro por transtornos mentais vem crescendo. Verifica-se que mesmo nos países desenvolvidos a organização e o funcionamento dos serviços de emergência psiquiátrica ainda são motivos de discussão e polêmica.

Em recente estudo americano, foram avaliados 2.419 casos atendidos em uma emergência psiquiátrica e constatou-se que cerca de 30% apresentavam depressão unipolar, 26% psicose, 20% uso de substância, 14% transtorno afetivo bipolar, 4% transtorno de ajustamento, 3% transtorno ansioso e 2% demência.

Em 2004, no município de São Paulo, foi realizada uma pesquisa sobre uma semana típica de atendimento em uma emergência psiquiátrica da rede pública municipal. As duas principais queixas registradas foram "agitação" e "nervosismo". Dos 127 pacientes avaliados, 20% apresentavam psicose, 19% transtorno ansioso, 18% uso de substância, 16% depressão unipolar, 8% transtorno afetivo bipolar e os demais apresentavam outros diagnósticos. Nesse período, ocorreram 12 tentativas de fuga, 16 pacientes foram internados e 8 necessitaram de contenção física. As medicações psicotrópicas mais utilizadas foram haloperidol, clorpromazina e diazepam.

Diante desse quadro, observa-se que a agitação psicomotora e o comportamento agressivo são bastante freqüentes nas emergências psiquiátricas, cabendo à equipe de saúde do pronto-socorro lidar com tais situações. Segundo o Epidemiological Catchment Area Study (ECA), realizado nos Estados Unidos (EUA), os pacientes portadores de transtornos mentais graves apresentam um risco de 2 a 15 vezes maior de apresentar comportamento agressivo, quando comparados à população geral.

Na agitação psicomotora pode ocorrer um aumento da excitabilidade, inquietações, resposta exacerbada aos estímulos internos e externos, atividade motora e verbal inapropriada e repetitiva, queixas de nervosismo, inquietação e irritabilidade.

O comportamento agressivo pode ser definido como aquele que inflige danos morais e/ou físicos ao próprio paciente e/ou aos demais. Pode ser classificado de diversas maneiras, com diferentes implicações do ponto de vista médico, de pesquisa e jurídico.

ETIOLOGIA E FISIOPATOLOGIA

Há poucos estudos sobre os mecanismos biológicos da agitação como uma síndrome específica. A grande maioria das pesquisas se desenvolve a partir da investigação dos mecanismos fisiopatológicos dos distúrbios psiquiátricos que manifestam agitação. Existem evidências de que a disfunção de neurotransmissores cerebrais específicos está associada com a agitação (Tabela 204.I).

Neurobiologia do comportamento agressivo e violência

A agressividade pode ser considerada como o resultado de uma interação entre os fatores socioambientais e geneticobiológicos. A agressividade e o comportamento violento têm um curso que se inicia na infância, passa pela adolescência e prossegue até a vida adulta, envolvendo a socialização, os mecanismos cognitivos e o processamento das informações, que influenciam os padrões de experiência social e comportamento.

Tabela 204.I – Mecanismos fisiopatológicos da agitação nos diferentes transtornos psiquiátricos

Transtorno psiquiátrico	Fisiopatologia
Depressão agitada	Disfunção serotoninérgica, noradrenérgica, gabaérgica
Mania	↑ dopamina
Transtorno do pânico e TAG	↑ norepinefrina; ↓ Gaba
Demência	↓ Gaba; déficit serotoninérgico ↑ norepinefrina
Delirium	↓ Gaba
Agitação por uso de substância	Mecanismos causais múltiplos
Psicose aguda	↑ dopamina
Agressão "em geral"	↑ dopamina; ↑ norepinefrina; ↓ serotonina; ↓ Gaba

↑ = aumento do nível; ↓ = diminuição do nível; Gaba = ácido γ-aminobutírico; TAG = transtorno de ansiedade generalizada.
Fonte: Lindenmayer et al. (2000).

As pesquisas na área de genética auxiliam no entendimento dos comportamentos agressivos, embora a interação genética *versus* ambiente ainda não seja esclarecida. Os estudos com irmãos gêmeos e filhos adotivos sugerem uma herança dos comportamentos agressivos com impulsividade. Foi encontrada uma relação entre a presença do alelo L, responsável pela enzima triptofano-hidroxilase (TPH), e uma redução na concentração de ácido 5-hidroxiindolacético (5-HIAA) no líquor de indivíduos com comportamento impulsivo e agressivo, ou não-agressivo que tentaram o suicídio. Outros estudos apontam que determinados genótipos envolvidos com transporte da serotonina podem se relacionar a uma maior vulnerabilidade aos comportamentos agressivos e impulsivos. A questão do gênero também é importante. Existem estudos que mostram que os indivíduos do sexo masculino estão mais propensos a desenvolver agressividade.

Constatou-se que cerca de 70% dos pacientes que sofreram algum tipo de traumatismo craniencefálico evoluíram com irritabilidade ou agressividade, reforçando evidências que apontam para alterações neuropsicológicas, neurológicas e eletroencefalográficas entre os indivíduos violentos. As lesões do lobo frontal, especificamente na região orbital medial, estão mais associadas aos comportamentos impulsivos e hostis.

Há vários estudos eletroencefalográficos que apontam para uma prevalência entre 25 e 50% de alterações no EEG dos indivíduos violentos envolvidos em atos criminosos, enquanto na população sem alteração de comportamento as alterações no EEG variam entre 10 e 15%. Os estudos de avaliação quantitativa do EEG em pacientes violentos indicam uma associação com o alentecimento do traçado. Não há uma predominância de áreas específicas cerebrais afetadas, mas muitas dessas anormalidades ocorrem nas regiões frontotemporais.

As pesquisas em neuropsicologia apontam para uma associação entre violência e múltiplos prejuízos do funcionamento mental. Os pacientes com história de comportamento violento tendem a apresentar um pior resultado nas avaliações das funções cognitivas. Os estudos que avaliam a inteligência de indivíduos com comportamento violento são controversos.

Pesquisas recentes demonstram que algumas disfunções hormonais e nos neurotransmissores podem se associar ao comportamento violento. As evidências neuroquímicas mais bem estudadas se referem ao sistema noradrenérgico, serotoninérgico e Gabaérgico.

A hiperatividade noradrenérgica está correlacionada a comportamentos agressivos. Os indivíduos que cometeram suicídios violentos, quando comparados a vítimas fatais de acidentes, apresentam um aumento dos receptores β-adrenérgicos nas regiões cerebrais pré-frontais e temporais. Baixa atividade de MAO plaquetária foi demonstrada em indivíduos violentos. Entretanto, os estudos genéticos com ratos sem o gene para MAO-A apontam para um comportamento mais agressivo destes quando comparados aos ratos normais. Parece que a metabolização lenta da norepinefrina leva a uma hiperatividade do sistema noradrenérgico, o que possivelmente acarreta comportamentos agressivos. Esse fato justificaria o efeito terapêutico dos bloqueadores β-adrenérgicos nos comportamentos agressivos de alguns pacientes.

A concentração de ácido 5-hidroxiindolacético (5-HIAA), principal metabólito da serotonina no líquido cefalorraquidiano (LCR, líquor) reflete a atividade serotoninérgica cerebral. Portanto, uma redução da concentração de 5-HIAA indica uma redução da atividade de serotonina (5-HT) no sistema nervoso central. Há vários estudos importantes que apontam que a baixa concentração de 5-HIAA no líquor está relacionada à agressividade.

Quando uma droga agonista dos receptores 5-HT, tal como a fenfluramina, é introduzida, ocorre uma liberação da serotonina armazenada nos neurônios pré-sinápticos e os receptores pós-sinápticos são estimulados pela inibição da recaptação de serotonina, o que, entre outras conseqüências, eleva o nível da prolactina. Ao utilizar teste provocativo (*challenge*) com fenfluramina, foi observada uma diminuição da resposta da prolactina em indivíduos com transtorno de personalidade e comportamentos agressivos, o que corrobora a hipótese de uma disfunção serotoninérgica central. Outras pesquisas importantes que apontam para esses mesmos resultados observaram que quanto menor a concentração de 5-HIAA no líquor, maior a possibilidade de os pacientes tentarem suicídio ou se suicidarem de forma violenta. Além disso, baixas concentrações de 5-HIAA foram identificadas no líquor de pacientes com comportamentos violentos e impulsivos. Outras duas pesquisas apontam para uma correlação positiva entre uma alta concentração de 5-HIAA no líquor e a agressividade em indivíduos normais e em crianças com transtorno de comportamento disruptivo.

O aumento da atividade Gabaérgica central está associada com uma redução do comportamento agressivo. Esse conceito é reforçado pela diminuição do comportamento agressivo através do uso de drogas que potencializam a atividade Gabaérgica. Em vários estudos, os benzodiazepínicos têm sido utilizados para diminuir a agressividade e o valproato tem seus efeitos de diminuição da agressividade extensivamente estudados nos pacientes portadores de transtorno afetivo bipolar, esquizofrenia e demência.

Abordagem inicial

Muitos transtornos mentais, mas também quadros de etiologia orgânica, podem cursar com agitação e agressividade. Por isso, é de extrema importância para o médico, no serviço de emergência, conhecer os principais diagnósticos psiquiátricos e condições orgânicas mais associadas à agitação e à agressividade, para correta abordagem inicial, investigação e conduta.

O exame físico e neurológico associado a importantes dados obtidos com acompanhantes e, sempre que possível, com o próprio paciente, auxiliam no esclarecimento das causas da agitação:

- Antecedentes psiquiátricos: quadros envolvendo alucinações, delírios, alteração do humor e da personalidade, alteração cognitiva, episódios prévios de agitação, internações, tratamentos.
- Possíveis eventos desencadeadores da agitação: discussões, eventos estressores graves, dinâmica familiar e social.
- Trauma craniencefálico: muitas vezes, o paciente é vítima de quedas freqüentes. Isso pode ocorrer principalmente em idosos e etilistas, quando o trauma nem sempre é presenciado por familiares, ou muitas vezes é pouco valorizado.
- Co-morbidades clínicas e neurológicas.
- Uso de medicações: possíveis reações adversas que se manifestam com agitação: antipsicóticos (acatisia), corticóides e antiparkinsonianos (psicose), anorexígenos etc.
- Uso de álcool e de drogas ilícitas: efeito agudo de drogas, alterações crônicas do comportamento e psicose residual, abstinência.

DIAGNÓSTICO DIFERENCIAL

Transtornos psicóticos

Todos os quadros psicóticos podem cursar com agitação e agressividade. Os pacientes com pensamento e comportamento mais desorganizados podem apresentar uma agitação mais impulsiva e inesperada. Já os pacientes com alucinações e delírios estruturados podem apresentar agitação secundária ao conteúdo das vivências paranóides.

É importante lembrar que pacientes em uso de antipsicóticos podem apresentar acatisia, definida como uma necessidade intensa e desagradável de se movimentar, com impossibilidade de permanecer parado, seja sentado ou de pé, e que pode ser confundida com outras causas de agitação. O paciente responde com piora da agitação quando tratado erroneamente com antipsicóticos.

Transtornos do humor

Os pacientes em fase de mania podem apresentar irritabilidade e euforia importantes, manifestando-se com agitação psicomotora, hostilidade, arrogância, perda das inibições sociais e agressividade.

Demências

Aproximadamente 50 a 80% dos pacientes com demência apresentam um quadro de agitação durante o curso da doença. Os pacientes com maior prejuízo cognitivo têm maior risco de desenvolver o quadro. Na maioria dos casos, a agitação ocorre de forma mais impulsiva e em reação à manipulação do paciente (por exemplo, cuidados no banho ou com as vestimentas).

Outros transtornos psiquiátricos

Pacientes com transtornos de personalidade freqüentemente procuram serviços de urgência ou são levados por acompanhantes, com dificuldades em lidar com uma crise de agitação e agressividade. Geralmente, a agitação ocorre após discussão, evento estressor ou frustração. Os pacientes podem se apresentar impulsivos, irritados, instáveis, dramáticos e teatrais.

Delirium

O *delirium* é definido como uma síndrome inespecífica, caracterizada por perturbações agudas da consciência (de obnubilação a coma), atenção, percepção (ilusões, alucinações freqüentemente visuais, delírios com algum grau de incoerência), memória (imediata e recente), comportamento psicomotor (hipoativos ou agitados), emoção (ansiedade, medo, irritabilidade, perplexidade) e ciclo sono-vigília (piora noturna, insônia, reversão do ciclo sono-vigília). Várias condições clínicas podem provocar sofrimento orgânico difuso, com comprometimento do sistema nervoso central, muitas vezes sem sinais neurológicos localizatórios.

Trata-se de quadro com causas potencialmente fatais, que necessita de rápida e correta investigação e conduta, mas que freqüentemente é negligenciado pelos médicos e interpretado como transtorno psiquiátrico, principalmente se o paciente possui antecedente de transtorno mental, quando a hipótese de etiologia orgânica para a agitação muitas vezes não é considerada.

Outros transtornos mentais orgânicos

Muitas disfunções decorrentes de doença cerebral primária ou doenças sistêmicas que afetam o cérebro secundariamente podem se apresentar de forma idêntica à de transtornos mentais sem etiologia orgânica. O quadro clínico não permite por si mesmo um diagnóstico presuntivo de doença mental orgânica.

EXAMES COMPLEMENTARES

Deve-se sempre considerar a possibilidade de causas orgânicas para o quadro de agitação psicomotora e agressividade, principalmente quando se observa estado confusional. Todo paciente com essa suspeita deve ser submetido imediatamente ao exame de glicemia capilar (dextro) e encaminhado para alguns exames complementares: sódio, potássio, cálcio, uréia, creatinina, glicemia, hemograma, urina tipo I, radiografia de tórax e eletrocardiograma, gasometria arterial e/ou saturação de oxigênio. Outros exames solicitados conforme situações clínicas específicas: função e enzimas hepáticas, líquor, tomografia computadorizada ou ressonância nuclear magnética de crânio, eletroencefalograma, sorologias (VDRL, HIV), avaliação de tireóide e adrenal, dosagem sérica de medicações (anticonvulsivantes, lítio, digoxina) e análise toxicológica.

TRATAMENTO

O principal objetivo na abordagem da agitação e agressividade é a proteção do próprio paciente, dos demais pacientes e da equipe de assistência.

Para isso é necessário um local adequado de atendimento e treinamento da equipe do pronto-socoro. Evitar ambientes com materiais de risco, como perfurocortantes e objetos que podem servir como meio de agressão. Devem ser retirados isqueiros, armas e facas trazidos pelos pacientes. Se o atendimento ocorrer em espaço reservado, a porta deve permanecer aberta, com a equipe de enfermagem por perto. O entrevistador deve permanecer mais próximo à saída.

Técnicas verbais

A comunicação verbal só se torna possível quando o paciente não oferece risco imediato a si e aos demais. Tal comunicação deve ser clara, firme e em voz baixa. Procurar orientar o paciente sobre o local do atendimento e sobre os profissionais envolvidos para evitar interpretações erradas dele.

A qualidade do vínculo inicial é muito importante. O entrevistador deve sempre ouvir a versão do paciente sobre sua história e comportamento (por mais confusa e inadequada que pareça), ser claro e conciso nas intervenções, mover-se calmamente, permanecer de frente para o paciente durante toda a entrevista e ter sempre suas mãos em local visível.

Contenção física

Muitas vezes, mesmo com abordagem adequada, o paciente não aceita colaborar com as orientações e condutas. Nesses casos e sempre que houver evidência de risco imediato para o próprio paciente, para outras pessoas presentes no local ou para a equipe de atendimento, deve-se considerar a contenção física. Se esse procedimento não for realizado por uma equipe bem treinada, poderá provocar sérias conseqüências físicas e emocionais ao paciente. Uma vez contido, o paciente nunca deve ficar sozinho. Necessita de monitoração constante do ponto de vista psicomotor, de seus parâmetros vitais e do nível de consciência. A prescrição de contenção física é feita apenas por médicos e é mantida pelo menor tempo possível, até que o profissional sinta segurança em relação ao comportamento do paciente.

Contenção com psicofármacos

Quando não há contra-indicações, segue-se com a contenção química, sempre que possível por via oral (VO).

Atentar para informações obtidas na anamnese sobre resposta individual a determinada medicação, intolerância e efeitos colaterais.

As medicações mais utilizadas são os benzodiazepínicos, os antipsicóticos típicos e, mais recentemente, os atípicos. A combinação entre psicótico e benzodiazepínico possibilita a melhor eficácia, rápido início de ação, redução de efeitos colaterais e uso de doses menores de cada substância.

Muitas das medicações utilizadas e indicadas em outros países são diferentes das utilizadas em nosso cotidiano, principalmente pela diferença de disponibilidade.

Haloperidol

É um antipsicótico de alta potência. O pico de concentração plasmática na administração intramuscular (IM) é de 30 minutos. É a droga de escolha nos casos de agitação por etiologia orgânica, na qual sedar o paciente não é algo desejado, quando se torna necessário observar o nível de consciência, pois não altera esse parâmetro. Também é uma medicação relativamente segura em pacientes gestantes, sendo a primeira escolha nesse caso. Para a rápida tranqüilização, pode-se iniciar com 5 mg (1 ampola), de 30 em 30 minutos, até que os sintomas estejam controlados, até a dose total máxima de 30 mg.

Pode-se realizar a administração endovenosa (EV) lenta na dose de 0,5 a 50 mg, a uma velocidade de 5 mg/minuto. A dose pode ser diluída em 30 a 50 mL de soro fisiológico 0,9% ou solução de glicose 5% e infundida em 30 minutos.

Clorpromazina

A clorpromazina é um antipsicótico de baixa potência. Por seu forte bloqueio nos receptores histamínicos, é responsável pelos efeitos de sedação e sonolência. Deve ser administrada via IM, de 25 a 50 mg a cada 6 a 8 horas. Em pacientes idosos, a dose deve ser de 25 mg a cada 8 horas. A formulação IM não é equivalente à VO, portanto não é correto dizer que 100 mg VO equivalem a 100 mg IM, sendo esse equívoco extremamente perigoso para o paciente, podendo levar desde a hipotensão até a morte súbita.

Levomepromazina

O efeito sedativo máximo é atingido de 20 a 40 minutos após aplicação IM. Altamente sedativo, esse antipsicótico pode ser uma alternativa à clorpromazina, especialmente quando a sedação é desejada.

Acetato de zuclopentixol

Atinge concentração plasmática eficaz em poucas horas após a administração IM e mantém nível sérico estável por cerca de 72 horas, permitindo dose a cada 3 dias. Pode ser dado na dose de 50 a 150 mg e repetido depois de 2 a 3 dias, chegando à dose máxima de 400 mg ou 2 semanas de uso. Nos idosos, a dose máxima é de 100 mg. Estudos mostram que são necessários mais dados que comprovem maior eficácia do zuclopentixol sobre as terapias convencionais.

Olanzapina

Cada ampola de olanzapina contém 10 mg do medicamento em pó, a ser reconstituído com 2 mL de água para injeção. Atinge concentrações plasmáticas em 15 a 45 minutos. Indicada para agitação em pacientes com esquizofrenia ou mania, com dose inicial de 10 mg intramuscular, podendo-se repetir a dose após 2 horas. Uma terceira dose de até 10 mg pode ser administrada 4 horas após a segunda.

Nas agitações de pacientes com demência, utilizar dose de 2,5 mg intramuscular. Pode ser administrada segunda dose de até 5 mg 2 horas após a primeira. A dose diária maior do que 12,5 mg não tem segurança avaliada em estudos clínicos.

O uso em gestantes e durante a lactação não são recomendados.

Muitos estudos têm mostrado que essa medicação é pelo menos tão eficaz quanto o haloperidol 7,5 mg IM para os quadros de agitação aguda em pacientes esquizofrênicos, com início de ação ligeiramente mais rápido, sem prolongamento de QT e menos efeitos colaterais (incluindo acatisia e distonia).

Ziprasidona

O conteúdo de 30 mg deve ser dissolvido em 1,2 mL de solução diluente. Dessa solução, 1,0 mL pode ser retirado com segurança, o que equivale a 20 mg do princípio ativo. A segurança e a eficácia em menores de 18 anos e em pacientes idosos ainda não foram estabelecidas.

A dose é de 10 mg a cada 2 horas ou de 20 mg a cada 4 horas, até o máximo de 40 mg intramuscular ao dia. Não há estudos para uso injetável por mais de 3 dias.

Está contra-indicada em gestantes, pacientes com prolongamento do intervalo QT no ECG, infarto agudo do miocárdio (IAM) recente, insuficiência cardíaca congestiva (ICC) e arritmias cardíacas que necessitem usar fármacos antiarrítmicos classes IA e III.

Prometazina

É utilizada em combinação com antipsicóticos para alívio de sintomas extrapiramidais ou para potencializar o efeito sedativo. Pode ser utilizada na dose 1:1, ou seja, 1 ampola de haloperidol com 1 ampola de prometazina.

Diazepam

A dose recomendada é de 10 mg EV ou IM, podendo ser repetida após 4 horas. A administração EV é melhor absorvida, sendo a absorção IM lenta e sua distribuição errática. A velocidade de administração EV deve ser de 5 mg por minuto (2 minutos para cada ampola). Caso seja necessária a diluição, fazer na proporção de 1 ampola para volume superior a 40 mL de soro fisiológico 0,9% ou solução glicosada a 5 ou 10%, para evitar precipitação de substância ativa. No caso de altas doses, devem estar disponíveis suporte ventilatório e flumazenil, pelo risco de depressão respiratória.

Midazolam

Após a administração intramuscular, a absorção é muito rápida (15 minutos), com meia-vida curta (de 3 a 6 horas). A dose é de 10 a 15 mg IM. A via parenteral é utilizada como pré-medicação em procedimentos diagnósticos e cirúrgicos, como indutor em anestesia e manutenção. Cuidados especiais na administração EV, pelo risco de depressão respiratória.

Lorazepam

Não é disponível no Brasil na formulação injetável, sendo amplamente utilizado em muitos países.

LEITURA ADICIONAL

1. Allen MH, Currier GW, Hughes DH, Reyes-Harde M, Docherty JP. The expert consensus guidelines series: treatment of behavioral emergencies. Postgrad Med Special Report 2000; (May): 1-88.
2. Alpert JE, Spillmann MK. Psychotherapeutic approaches to aggressive and violent patients. Psych Clin North America 1997; 20(2): 453-72.
3. Bazire S. Psychotropic Drug Directory 2003/2004. The professionals' pocket handbook and aide memoire. Salisbury: Fivepin Publishing; 2003. p.1-5.
4. Breslow RE. Structure and function of psychiatric emergency services. In: Allen HM (ed.). Emergency psychiatry. Washington DC: American Psychiatric Publishing; 2002. p.1-33.
5. Chachamovich E, Schmitt R, Kapczinski F. Agressividade e APM. In: Kapczinski F, Quevedo J, Schmitt R, Chachamovich E (ed.). Emergências psiquiátricas. Porto Alegre: Artmed; 2001. p.90-8.
6. Cordioli AV. Psicofármacos: consulta rápida. 3. ed. Porto Alegre: Artmed; 2000.
7. Eronen M, Angermeyer MC, Schulze B. The psychiatric epidemiology of violent behavior. Soc Psychiatry Psychiatr Epidemiology 33 (suppl 1): S95-101.
8. James BE, Dale ME, Binder R. Utility of the initial therapeutic alliance in evaluating psychiatric patients risk of violence. Am J Psychiatry 1997; 154(9): 1272-6.
9. Kavoussi R, Armstead P, Coccaro E. The neurobiology of impulsive aggression. Psych Clin North America 1997; 20(2): 395-403.
10. Lidz CW, Mulvey EP, Gardner W. The accuracy of predictions of violence to others. JAMA 1993; 269: 1007-11.
11. Lindenmayer JP, Crowner M, Cosgrove V. Emergency treatment of agitation and aggression. In: Allen HM (ed.). Emergency psychiatry. Washington DC: American Psychiatric Publishing; 2002. p.115-49.
12. Organização Mundial de Saúde. Classificação de transtornos mentais e de comportamento da CID-10: descrições clínicas e diretrizes diagnósticas. Porto Alegre: Artmed; 1994.
13. Schatzberg A, DeBattista C. Phenomenology and treatment of agitation. J Clin Psychiatry 1999; 60(suppl 15): 17-20.

Algoritmo 204.1 – Agitação psicomotora em emergência

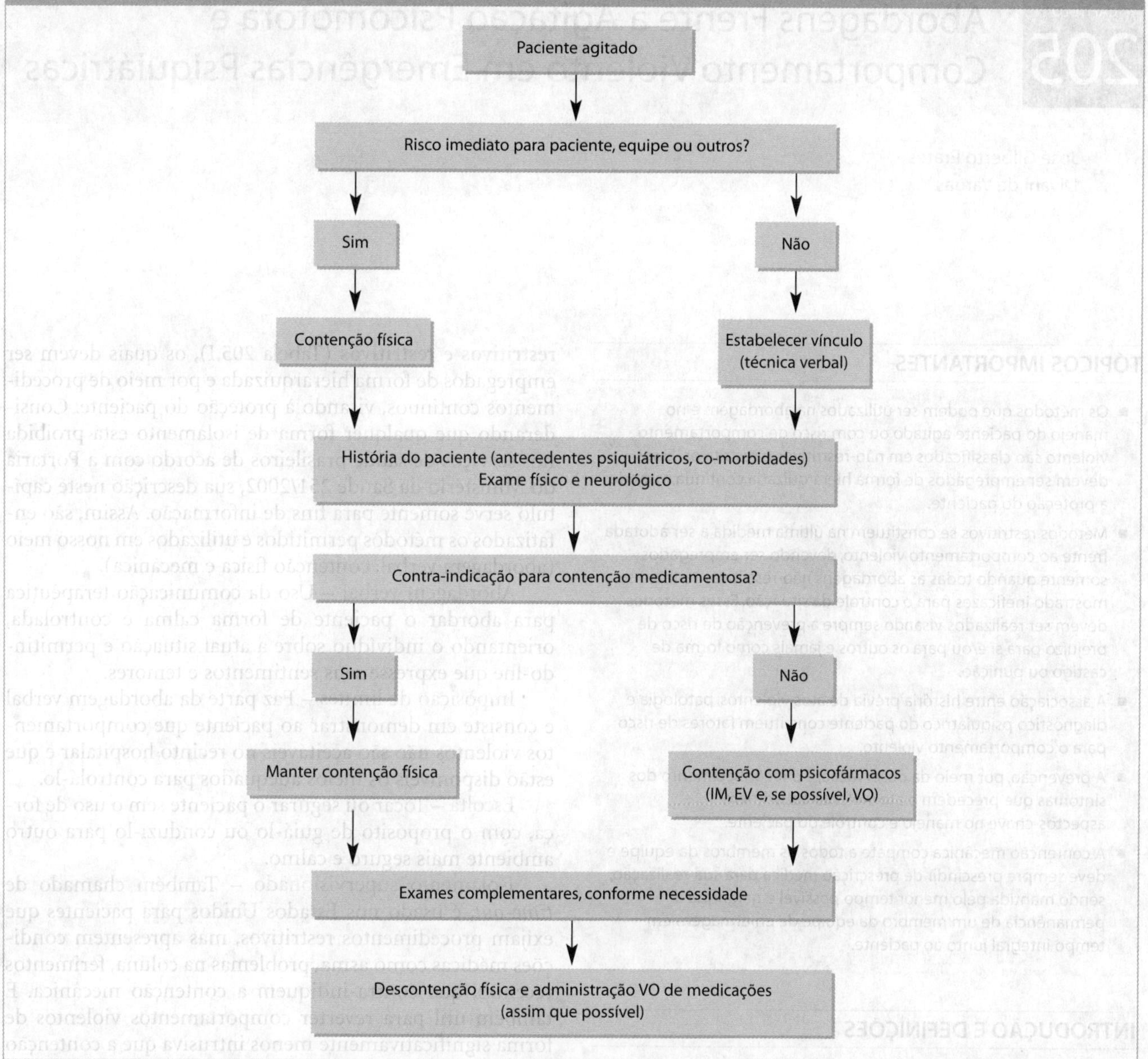

CAPÍTULO 205

Abordagens Frente a Agitação Psicomotora e Comportamento Violento em Emergências Psiquiátricas

José Gilberto Prates
Divani de Vargas

TÓPICOS IMPORTANTES

- Os métodos que podem ser utilizados na abordagem e no manejo do paciente agitado ou com risco de comportamento violento são classificados em não-restritivos e restritivos. Esses devem ser empregados de forma hierarquizada contínua, visando à proteção do paciente.
- Métodos restritivos se constituem na última medida a ser adotada frente ao comportamento violento, devendo ser empregados somente quando todas as abordagens não-restritivas tenham se mostrado ineficazes para o controle da situação. Esses métodos devem ser realizados visando sempre à prevenção de risco de prejuízo para si e/ou para os outros e jamais como forma de castigo ou punição.
- A associação entre história prévia de atos violentos, patologia e diagnóstico psiquiátrico do paciente constituem fatores de risco para o comportamento violento.
- A prevenção, por meio da observação, e o reconhecimento dos sintomas que precedem o ato violento constituem aspectos-chave no manejo e controle do paciente.
- A contenção mecânica compete a todos os membros da equipe e deve sempre prescindir de prescrição médica para sua realização, sendo mantida pelo menor tempo possível e garantida a permanência de um membro da equipe de enfermagem em tempo integral junto ao paciente.

INTRODUÇÃO E DEFINIÇÕES

Pacientes agitados e/ou violentos constituem cerca de 10% de todos os atendimentos realizados em prontos-socorros e emergências psiquiátricas, exigindo medidas imediatas de manejo para evitar desfechos catastróficos. Entretanto, a maioria dos serviços médicos não está preparada para receber esse tipo de paciente. As principais deficiências se referem tanto aos recursos físicos (espaço e recursos adequados) como ao preparo dos profissionais que ali atuam. Diante disso, torna-se necessário que a equipe que atua em urgências e emergências esteja apta para enfrentar essas situações, uma vez que a presença de pessoas com comportamento violento no recinto hospitalar pode desviar os profissionais da sua função de assistência emergencial, dificultando o trabalho da equipe ao provocar apreensão, insegurança, tensão e medo.

Vários métodos podem ser utilizados na abordagem e manejo do paciente agitado ou com risco de comportamento violento. Esses métodos podem ser classificados em não-restritivos e restritivos (Tabela 205.I), os quais devem ser empregados de forma hierarquizada e por meio de procedimentos contínuos, visando à proteção do paciente. Considerando que qualquer forma de isolamento está proibida nos serviços de saúde brasileiros de acordo com a Portaria do Ministério da Saúde 251/2002, sua descrição neste capítulo serve somente para fins de informação. Assim, são enfatizados os métodos permitidos e utilizados em nosso meio (abordagem verbal, contenção física e mecânica).

Abordagem verbal – Uso da comunicação terapêutica para abordar o paciente de forma calma e controlada, orientando o indivíduo sobre a atual situação e permitindo-lhe que expresse seus sentimentos e temores.

Imposição de limites – Faz parte da abordagem verbal e consiste em demonstrar ao paciente que comportamentos violentos não são aceitáveis no recinto hospitalar e que estão disponíveis os meios adequados para controlá-lo.

Escolta – Tocar ou segurar o paciente sem o uso de força, com o propósito de guiá-lo ou conduzi-lo para outro ambiente mais seguro e calmo.

Isolamento supervisionado – Também chamado de *time-out*, é usado nos Estados Unidos para pacientes que exijam procedimentos restritivos, mas apresentem condições médicas como asma, problemas na coluna, ferimentos recentes, que contra-indiquem a contenção mecânica. É também útil para reverter comportamentos violentos de forma significativamente menos intrusiva que a contenção química ou mecânica. No entanto, deve-se observar que as leis brasileiras proíbem essa prática.

Contenção física – Caracteriza-se pelo uso de força corporal no sentido de limitar a liberdade de movimentos de uma pessoa.

Contenção mecânica – Caracteriza-se pela utilização de um dispositivo físico (equipamentos – faixas, cintos)

Tabela 205.I – Métodos de abordagem no comportamento violento

Não-restritivos	Restritivos
Manejo verbal	Contenção física
Imposição de limites	Contenção mecânica
Escolta	Contenção química

para restringir o movimento de uma pessoa ou um movimento ou função normal de seu corpo.

Contenção química – Medicação administrada com o propósito de contenção, isto é, com o objetivo de controlar, de imediato, o comportamento violento.

COMPORTAMENTO VIOLENTO

Fatores de risco

Dentre os fatores de risco para o comportamento violento, uma história prévia de atos violentos constitui a informação mais relevante para prever a repetição desses comportamentos. A combinação de antecedentes violentos, patologia e diagnóstico psiquiátrico do paciente pode fornecer subsídios aos profissionais para considerar o risco do comportamento violento.

Evidentemente, uma história detalhada obtida com um informante ou com o próprio paciente é quase impossível de ser coletada em um ambiente de emergência. No entanto, estudos americanos revelaram que entre 69,5% e 85% das agressões partiram de pacientes com diagnóstico psiquiátrico, principalmente nos quadros psicóticos ou de intoxicação por substâncias psicoativas. O restante dos casos apresentava outros diagnósticos clínicos como transtornos orgânicos cerebrais, epilepsia e demências. No que se refere aos diagnósticos psiquiátricos, a esquizofrenia, principalmente a esquizofrenia paranóide, constitui fator de risco para o comportamento violento.

RECONHECENDO A IMINÊNCIA DO COMPORTAMENTO VIOLENTO

A prevenção é o aspecto-chave do controle do comportamento violento. Para isso, é necessário que o profissional esteja apto a reconhecer alguns sintomas que podem parecer óbvios, mas que, muitas vezes, podem passar despercebidos. Um estudo americano apontou que mais da metade das agressões sofridas pelos profissionais poderiam ter sido evitadas se eles tivessem reconhecido a tempo a iminência desses comportamentos, evitando a sua eclosão incontrolável.

Deste modo, uma boa capacidade de observação e o conhecimento básico para uma avaliação precisa são fatores fundamentais na predição do comportamento violento. Além disso, a percepção precoce da iminência de agressão e a abordagem terapêutica adequada e/ou a contenção química rápida podem prevenir a consumação do ato violento. Veja na Tabela 205.II os principais sinais e sintomas indicativos de iminência de comportamento violento.

Tabela 205.II – Sintomas que poderão ser observados na iminência do comportamento violento

• Inquietação motora global
• Gesticulação abundante
• Incapacidade de concentração
• Expressão tensa
• Olhos arregalados
• Dentes cerrados
• Afeto sombrio
• Rubor facial
• Fala rápida, sonora ou gritos
• Comentários pejorativos e ameaçadores em tom abafado
• Gemidos incessantes
• Ansiedade intensa ou irritabilidade
• Hostilidade
• Comportamento agressivo manifesto
• Andar de um lado para o outro e/ou em círculos
• Bater portas e mesas
• Agressão física a outros pacientes ou membros da equipe

QUEM DEVE E COMO ABORDAR O PACIENTE?

Uma dúvida freqüente entre os profissionais das equipes que atuam em serviços de emergência médica e urgência psiquiátrica refere-se à pessoa que seria a mais apta a realizar a abordagem de um indivíduo em quadro de agitação psicomotora. Frente a essa questão, é preciso discorrer sobre duas situações possíveis.

A primeira situação é aquela em que o paciente está internado em uma enfermaria ou observação do serviço de emergência. Nesse caso, o membro da equipe mais indicado para fazer a abordagem é aquele com quem o paciente já estabeleceu algum vínculo positivo durante a internação, desde que esse profissional se sinta confortável para fazer a intervenção. No entanto, mesmo em situações em que o paciente conhece a equipe, o vínculo terapêutico pode ser rompido. Isso acontece quando o paciente percebe que está sendo rechaçado, desrespeitado ou enganado, o que geralmente decorre de uma abordagem inadequada. Essas situações podem levar o paciente a não confiar no profissional, o que resultará na recusa em colaborar na terapêutica, bem como com as orientações dadas durante a assistência e o tratamento.

Na segunda situação, o paciente é desconhecido da equipe, como acontece na maioria das vezes em prontos-socorros ou unidades de urgência. Nesse contexto imprevisível, o indivíduo mais indicado para fazer a primeira abordagem é o profissional mais seguro e preparado para a técnica de abordagem terapêutica. Esse profissional deve assumir a liderança da intervenção, enquanto os demais membros da equipe se mantêm em estado de alerta, posicionando-se ao lado do líder*, preparados para o procedimento de contenção física, caso seja necessário.

É importante considerar que em ambas as situações a pessoa mais indicada para fazer a abordagem deve ser aquela que se sente mais segura e capacitada. Um profissional amedrontado com o comportamento violento do paciente deve evitar a liderança da abordagem, uma vez que ao perceber a hesitação ou vacilo da equipe profissional, o paciente poderá manipular os seus sentimentos, passando a lhe fa-

* É importante esclarecer que o papel do líder não é reservado ao médico ou a outro profissional de nível universitário, e sim a qualquer pessoa da equipe treinada para tal ou, conforme mencionado anteriormente, que tenha estabelecido um vínculo com o paciente ou que se sinta preparada para fazer a abordagem.

zer ameaças, exigindo privilégios e até mesmo podendo feri-lo fisicamente.

Conforme mencionado anteriormente, os métodos de abordagem do paciente violento devem ser empregados de forma hierarquizada e por meio de ações contínuas. Assim, logo que surja o comportamento violento e sempre que possível, a abordagem inicial do paciente deve ser prioritariamente a verbal (não-restritiva). Quando essa abordagem não for eficaz, poder-se-á recorrer aos métodos restritivos representados pela contenção física seguida da contenção mecânica e/ou contenção química (drogas psicotrópicas). Na seqüência, serão apresentados os princípios básicos dessas três técnicas terapêuticas: abordagem verbal, imposição de limites e contenção mecânica.

Abordagem verbal

Considerando que a contenção mecânica deve ser o último recurso clínico nos casos de agitação psicomotora e comportamento violento, existem medidas não-restritivas que são recomendadas antes da decisão de executar a contenção do paciente. Apoiado no vínculo adequado, o manejo verbal por meio da abordagem terapêutica deve ser utilizado sempre, muitas vezes evitando a evolução desfavorável do caso. O propósito da abordagem verbal é fornecer tranqüilidade ao paciente, impedindo que situações de agitação e agressividade evoluam para um comportamento violento.

A abordagem verbal ajuda o profissional a identificar as reais necessidades da pessoa em sofrimento psíquico, o que possibilita uma intervenção mais adequada e segura, podendo ser utilizada pelo profissional para a identificação precoce dos sinais preditivos de agitação e violência.

Essa técnica consiste em abordar o paciente de forma calma e controlada, orientando-o sobre a atual situação e permitindo-lhe que expresse seus sentimentos e temores. Mais importante ainda, a abordagem terapêutica, quando bem empregada por um profissional preparado, possibilita o estabelecimento de um vínculo, permitindo ao paciente perceber a intenção do profissional de ajudar, o que resulta, na maioria das vezes, na colaboração espontânea com a equipe e o tratamento, sem a necessidade de empregar medidas restritivas.

O vínculo com o paciente existirá de forma terapêutica quando o profissional passar a ter atitudes adequadas para com ele, ouvindo com atenção suas queixas, ajudando-o a perceber tudo que está acontecendo ao seu redor. Ao contrário do que se pensa, mesmo num quadro de agitação, dificilmente o paciente perderá a capacidade de percepção. Assim, nessa abordagem o profissional deve atuar cautelosamente, tentando esclarecê-lo sobre a situação, valendo-se para isso de fatos e objetos reais.

Há casos em que o paciente se apresenta com discurso incompreensível e confuso, dificultando a avaliação dos motivos da agitação e de suas reais necessidades. Nessas situações, o profissional que estiver abordando o paciente deve orientá-lo sobre a dificuldade em compreendê-lo. Isso também vale nas situações em que o paciente apresenta quadros de confusão, desorientação, taquilalia ou intoxicação por substâncias psicoativas.

Imposição de limites

A imposição de limites pode fazer parte da abordagem verbal e constitui-se numa técnica útil nas situações que envolvem agitação e comportamento violento, porém, não deve ser confundida com ameaças ou insultos ao paciente. Quando a equipe de intervenção não está adequadamente preparada para atuar com emergência psiquiátrica pode distorcer a técnica, agravando a agitação do paciente. Devido ao risco de desencadear mais atos violentos, é importante que o profissional responsável pela abordagem utilize essa estratégia de forma cautelosa. A atitude recomendada é de tranqüilidade, firmeza e respeito. Uma vez que o paciente se recuse a colaborar e continue se valendo de atos violentos, o profissional deve esclarecer que esses comportamentos não são aceitáveis no recinto hospitalar e que estão disponíveis os meios adequados para controlá-lo*.

Caso as abordagens não-restritivas se mostrem ineficazes no controle do comportamento violento, o profissional deve considerar o emprego de métodos restritivos, dentre os quais está indicada a contenção física seguida da contenção mecânica, as quais passarão a ser apresentadas e discutidas na seqüência.

Contenção mecânica

Embora a contenção mecânica seja alvo de críticas e controvérsias, tanto nos aspectos éticos quanto terapêuticos, estudos evidenciam que essa prática constitui um recurso bastante utilizado desde os primórdios da história da medicina até os dias atuais.

Relatos históricos documentam que no período greco-romano e durante a Idade Média já se fazia contenção mecânica nas pessoas com distúrbios mentais e furiosas. A inexistência de medidas eficazes e não-restritivas, como os medicamentos antipsicóticos, para conter a agitação dos pacientes facilitou a proliferação de medidas mecânicas que restringiam a mobilidade dos pacientes agitados e violentos. No século XVIII, alienistas franceses como Esquirol já preconizavam equipar cada leito psiquiátrico com uma corrente. O uso de correntes e salas de isolamento para conter os pacientes furiosos, por exemplo, pode ser encontrado em relatos desta época, bem como a invenção de novos equipamentos de contenção como as "camisas-de-força" ou *strait-jackets* criadas em 1815, na Grã-Bretanha e nos Estados Unidos.

Entretanto, apesar de utilizados ao longo do tempo como técnica terapêutica, nem sempre esses métodos tiveram essa finalidade. Ao longo da história da medicina, relata-se a indicação abusiva da contenção mecânica, desviando-a de sua finalidade real e constituindo-se em uma técnica utilizada para castigar e punir, acarretando na violação dos direitos humanos, provocando iatrogenias e casos de morte do paciente.

Estudos realizados para conhecer a opinião dos médicos a respeito de suas preferências quanto ao manejo de pacien-

* Caso necessite impor limites ao paciente, o profissional nunca deve fazê-lo sozinho, devendo estar sempre acompanhado de mais pessoas, de modo que o indivíduo violento perceba que essas pessoas podem intervir caso ele não colabore com as orientações.

tes agitados e violentos, apontaram que a contenção mecânica realizada por enfermeiros, associada à tranqüilização rápida com medicamentos, foi indicada por 64% dos psiquiatras entrevistados na Inglaterra e 86% na França. Um estudo brasileiro apontou que 70% dos médicos que atuam em urgências psiquiátricas utilizam rotineiramente a estratégia de contenção mecânica no manejo da agressividade.

Considerando que a contenção física que precede a contenção mecânica constitui-se numa abordagem bastante utilizada em situações de urgências e emergências psiquiátricas visando ao controle do comportamento violento, pretendemos apresentar neste capítulo os princípios técnico-científicos e éticos que envolvem o uso desses métodos no atendimento ao paciente em agitação psicomotora e que apresenta comportamento violento nos serviços de urgência e emergência.

Indicações

Pacientes extremamente agitados ou descontrolados podem precisar de contenção mecânica com a finalidade de evitar danos à integridade física da equipe, de outros pacientes e de si próprios, além de danos materiais. A indicação mais importante de contenção mecânica se refere à prevenção de risco de prejuízo para si e ou para os outros. As principais indicações para contenção mecânica podem ser resumidas em sete (Tabela 205.III).

Contra-indicações

Alguns fatores podem contribuir para o aumento do risco de morte ou de danos relacionados à contenção mecânica. Frente a isso, recomenda-se que em casos que apresentem condições que contra-indiquem o uso da contenção, mas cuja realização seja imprescindível, ela seja mantida pelo menor tempo possível. Dentre as situações em que a contenção deve ser evitada ou realizada de forma criteriosa encontram-se as relacionadas na Tabela 205.IV.

Efeitos adversos

Há relativamente pouca literatura sobre o uso de técnicas de contenção mecânica, bem como sobre a freqüência e as conseqüências adversas ao seu uso. Sabe-se, entretanto, que não se tratam de intervenções destituídas de risco. Alguns relatos norte-americanos sugerem que ocorram cerca de 50 a 150 mortes por ano nos EUA atribuíveis direta ou indiretamente à contenção mecânica. Somam-se a isso outros efeitos deletérios da contenção que afetam a integridade física e psicológica do paciente.

Dentre as complicações físicas mais freqüentes da contenção podem ser citadas: asfixia (por dificuldade respiratória de decúbito ou compressão do pescoço), arritmias resultantes da interação catecolaminérgica e acidose metabólica, rabdomiólise, trombose e tromboembolismo pulmonar. A obesidade, o uso de medicações antipsicóticas e a imobilização prolongada são condições que facilitam a instalação de eventos trombóticos nos indivíduos contidos. Deve-se considerar, paralelamente, o efeito direto e os adversos do uso de medicações psicotrópicas que sejam administradas adicionalmente à imobilização mecânica.

Quantos aos aspectos emocionais, as complicações podem se apresentar na forma de pesadelos, aumento de ansiedade e comportamento de evitação, mesmo após o episódio de contenção. Há relatos de que pacientes manejados com contenção física e mecânica tendem a apresentar sintomas bem mais graves após o uso desse método.

Recursos materiais

Para aplicação da contenção mecânica preconiza-se a utilização de um quarto (sala individual) que ofereça condições adequadas para a realização do procedimento. A Tabela 205.V apresenta as características adequadas do quarto para a contenção mecânica.

Deve-se evitar a realização da contenção, tanto física quanto mecânica, do paciente com comportamento violento em ambientes com circulação intensa de pessoas como salas de espera ou corredores, pois essa situação gera medo e ansiedade nos demais pacientes e acompanhantes e contribui para o aumento da agitação do indivíduo atendido. Assim, decidi-

Tabela 205.III – Indicações para a contenção mecânica

1. Paciente com quadro de agitação psicomotora e agressividade
2. Prevenção de danos físicos ao próprio paciente e a terceiros
3. Prevenção de danos físicos ao ambiente
4. Prevenção da descontinuidade do tratamento
5. Facilitar procedimentos de contenção (tranqüilização) medicamentosa rápida
6. Diminuir a quantidade de estímulos
7. Atender a solicitação do próprio paciente

Tabela 205.IV – Contra-indicações para a contenção mecânica

1. Pacientes fumantes
2. Pacientes com deformidades mecânicas ou deficiências que contra-indicam por si mesmas o uso de artefatos de contenção
3. Contenção sem supervisão direta e contínua da equipe que presta assistência na: • Posição supina (decúbito dorsal), predispõe à aspiração • Posição prona (ventral), predispõe à sufocação

Tabela 205.V – Características adequadas do quarto para a contenção mecânica

• Garantir a privacidade do paciente
• Apresentar temperatura adequada e conveniente ventilação do local onde é feita a contenção
• Inexistência no local de objetos perigosos que possam pôr em risco a integridade física do doente
• Faixas de contenção devidamente apropriadas para a situação (ver recursos materiais)
• Cama baixa, se possível com grades laterais, como forma de proteção, apoio e segurança

da a contenção do paciente, a equipe multiprofissional deve providenciar um local adequado, com o menor fluxo de pessoas possível para a realização dos procedimentos.

O material necessário para a contenção deve ser uma cama baixa, em quarto individual, com faixas adequadas. No que se refere às faixas de contenção, atualmente dispõe-se no mercado de faixas importadas, as quais asseguram a completa segurança do procedimento. Trata-se de faixas confeccionadas com material de lona com pinos, chaves e travas magnéticas (Figura 205.1).

No entanto, por terem um custo elevado, essas faixas nem sempre estão disponíveis na maior parte dos serviços, por isso na seqüência são apresentadas faixas alternativas adaptadas para a realidade brasileira. Estas podem ser confeccionadas pelo próprio serviço e, embora não disponham da mesma tecnologia daquelas apresentadas anteriormente, têm garantido um processo seguro e com menos riscos à integridade do paciente submetido à contenção mecânica.

Essas faixas são confeccionadas em algodão cru (Figura 272.2) e, ao contrário das primeiras, que dispõem de dispositivos magnéticos para trava, essas são afixadas com nó cego no leito.

Nos casos em que a contenção mecânica é realizada em macas, como ocorre freqüentemente nos serviços de pronto-socorro, é importante que a equipe tenha o cuidado de retirar a parte móvel da maca colocando-a no chão, visando à prevenção de quedas que podem repercutir em graves lesões ao paciente. Cabe ressaltar ainda que o paciente deve ser mantido na maca pelo menor tempo possível, sendo recomendada a sua transferência para um espaço adequado assim que possível.

Procedimento

Os passos para a contenção começam em identificar a real necessidade do paciente em ser contido, após a constatação da ineficácia das abordagens não-restritivas na tentativa de colaboração para a abordagem medicamentosa, por exemplo. Deve-se avaliar a necessidade da utilização de métodos restritivos. Decidida a realização da contenção mecânica, deve-se abordar o paciente de forma terapêutica, sempre lhe solicitando a colaboração e lhe esclarecendo sobre a real necessidade do procedimento.

Ao optar-se por uma técnica de contenção física, essa deve ser executada de forma decidida, sistemática e seqüencialmente coordenada. Em geral, hesitações de qualquer tipo aumentam o risco de acidentes com pacientes e membros da equipe.

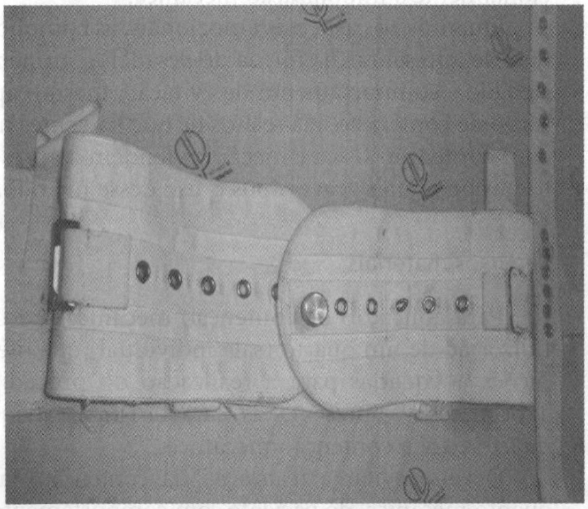
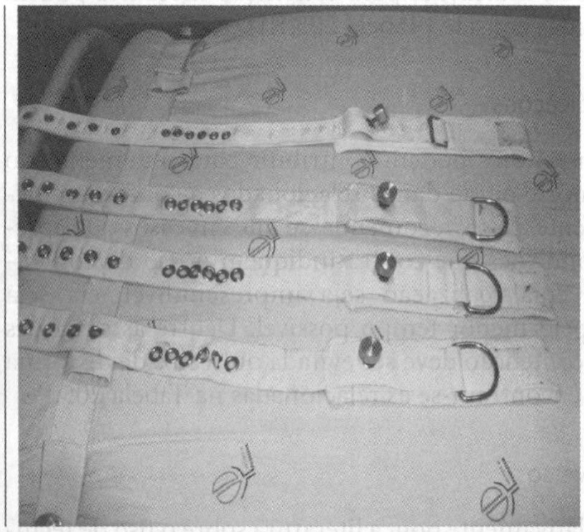

Figura 205.1 – Faixas de contenção com dispositivos magnéticos.

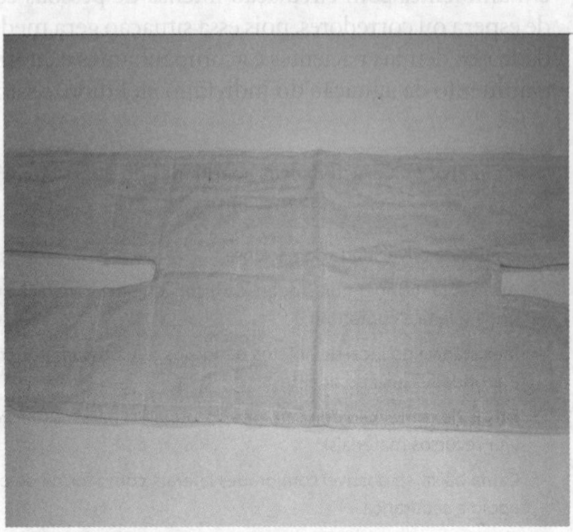
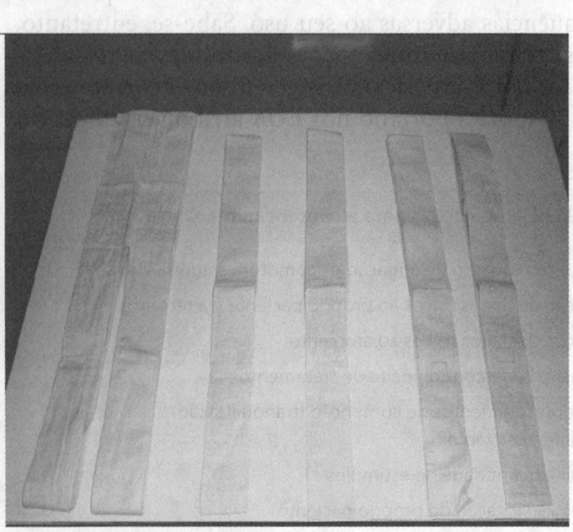

Figura 205.2 – Faixas de contenção confeccionadas em algodão.

Durante a contenção física e mecânica, é comum que tanto o paciente quanto a equipe experimentem sentimentos diversos como medo, intranqüilidade, ansiedade e raiva. Esses sentimentos e reações podem ser percebidos pelo paciente, desencadeando nele respostas agressivas e/ou ameaçadoras, fato que acaba dificultando a abordagem e a intervenção do profissional.

Algumas habilidades físicas devem ser usadas na realização da contenção mecânica, devendo o profissional atentar para o fato de que a força aplicada deve ser proporcional à situação específica e durante o menor período de tempo possível. As técnicas que provocam dor no paciente não têm qualquer valor terapêutico e, portanto, não devem ser utilizadas.

Após a contenção, a necessidade do procedimento deve ser justificada ao paciente, esclarecendo que a medida foi tomada para sua própria proteção e para evitar que ele viesse a se ferir. Deve-se assegurar que a contenção será retirada assim que ocorrer a remissão do quadro e que um elemento da equipe permanecerá junto ao paciente, fornecendo assistência integral durante todo o tempo em que ele permanecer contido.

Para ilustrar o procedimento de contenção mecânica, enumeramos passo a passo as etapas da técnica em conjunto com as figuras. Didaticamente, a equipe deve seguir as orientações indicadas na Tabela 205.VI.

Tabela 205.VI – Técnica de contenção física e mecânica

1. Reunir as cinco pessoas da equipe para fazer a contenção e colocá-los em posição estratégica (Figura 205.3).
2. A pessoa que está de frente para o paciente (o líder do grupo) deve abordá-lo na tentativa de acalmá-lo, ao mesmo tempo informando-lhe sobre a necessidade de contenção para a sua proteção (Figura 205.3).
3. Em momento oportuno, o líder dará sinal aos demais (quatro) membros da equipe para imobilizar o paciente, auxiliando também na imobilização deste, segurando seu tórax por trás e protegendo sua cabeça (Figura 205.4).
4. Os demais integrantes do grupo, ao receberem o sinal do líder, se encarregam de imobilizar as pernas e os braços do paciente, sendo que cada um deles deve se encarregar de imobilizar um membro (Figura 205.5).
5. Uma vez que o paciente tenha sido imobilizado e contido fisicamente, a equipe o leva para um ambiente privativo (Figura 205.6), aplicando corretamente a técnica de contenção mecânica. Caso não seja possível deslocar o paciente de imediato para proceder à contenção mecânica, devido à agitação intensa, a equipe deverá mantê-lo no local da imobilização, até que ele se mostre menos resistente.
6. Na contenção mecânica de cinco pontos, o primeiro segmento a ser contido deve ser o tórax, em seguida, restringem-se os punhos e, por fim, os tornozelos do paciente, sendo que todos os pontos de restrição devem ser fixados na cama (Figura 205.7).
7. Realizada a contenção mecânica, um profissional da equipe deverá permanecer com o paciente esclarecendo-o sobre a necessidade do procedimento e utilizando a abordagem terapêutica para transmitir segurança e conforto a ele (Figura 205.8).
8. Após o término do procedimento, devem-se registrar no prontuário todos os cuidados prestados, manifestações de comportamento e intercorrências. Esse documento pode tornar-se um importante meio para respaldar a ação da equipe em casos de ações judiciais, cada vez mais comuns no contexto da saúde.

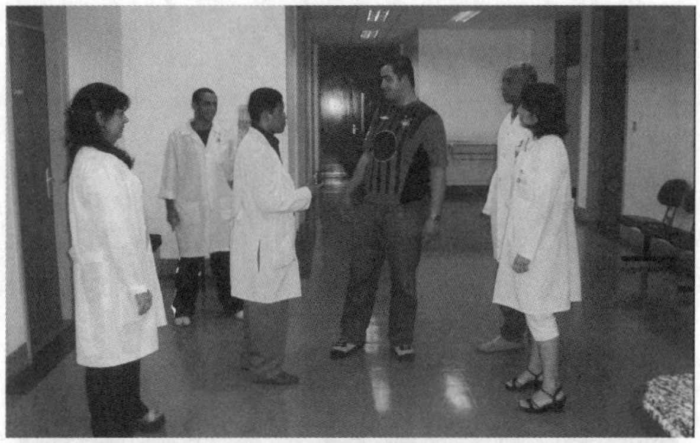

Figura 205.3 – Equipe em posição estratégica.

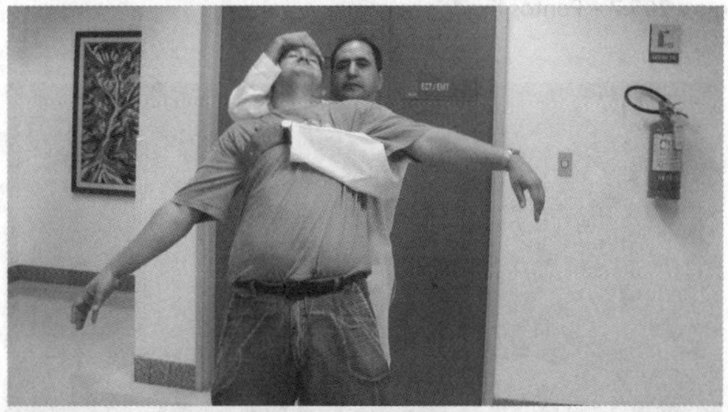

Figura 205.4 – Líder: sinal mais início da imobilização.

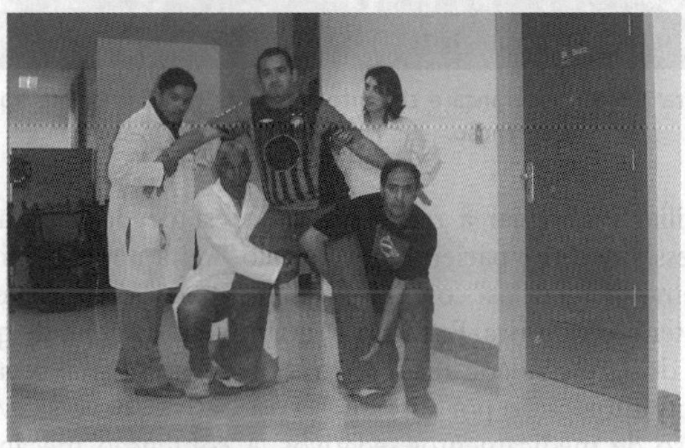

Figura 205.5 – Ação dos demais membros da equipe.

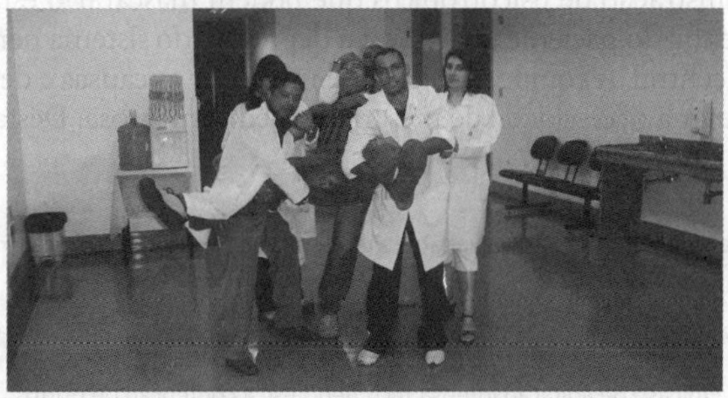

Figura 205.6 – Transporte para lugar privativo.

Cuidados durante a contenção mecânica

Em alguns casos, a aplicação da contenção mecânica promove por si só o alívio da sintomatologia do paciente. No entanto, a prescrição de medicamentos tranqüilizantes pode

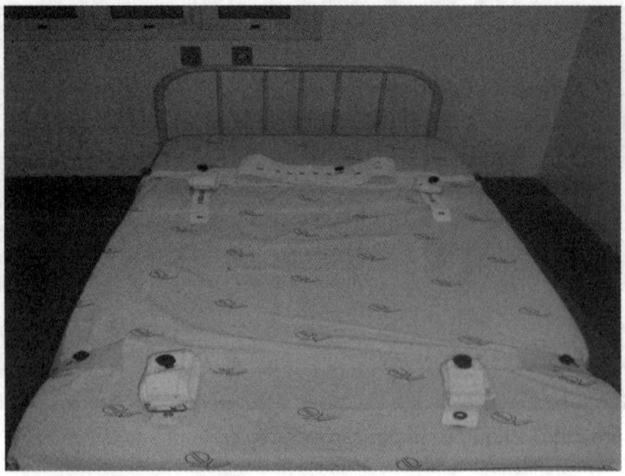

Figura 205.7 – Pontos fixados na cama.

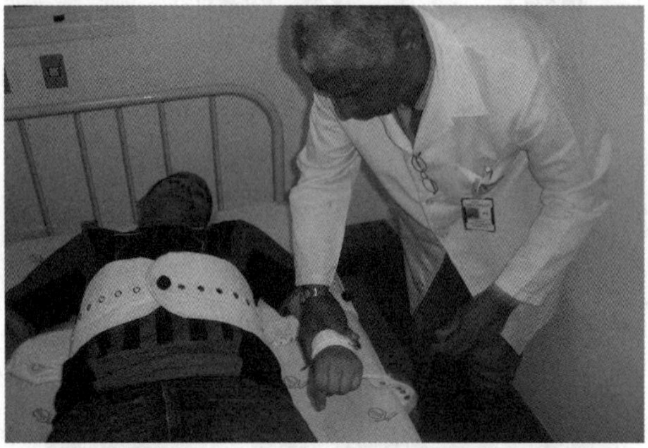

Figura 205.8 – Segurança e conforto transmitidos ao paciente após a contenção.

auxiliar e abreviar a recuperação do estado de agitação e agressividade do paciente. O Capítulo "Agitação psicomotora em emergências" contém mais informações sobre o tema contenção química. Entretanto, quando há suspeita de quadro de agressividade aliado a um transtorno mental orgânico ou intoxicação por substâncias psicoativas, deve-se evitar o uso de medicamentos sedativos. A contenção mecânica, por si só, já é suficiente e útil, pois se pode prescindir da administração de psicotrópicos que podem mascarar o estado mental do paciente ou agravar a depressão do sistema nervoso central. A equipe médica deve investigar as causas e determinar a necessidade de prescrição medicamentosa. Destacamos ainda outros cuidados específicos que devem ser observados durante a contenção mecânica do paciente.

Tabela 205.VII – Observação de paciente em contenção mecânica

- A contenção das axilas é contra-indicada, devido aos riscos de compressão da caixa torácica e lesão dos plexos braquiais.
- Em caso de agitação intensa, recomenda-se a contenção de outros pontos como braços e pernas.
- Durante a contenção não deve ser aplicada força ou pressão diretamente sobre o pescoço, abdome, dorso ou área pélvica.
- Os sinais de garroteamento devem ser rigorosamente observados, devendo o paciente ser coberto, deixando visíveis os pontos de contenção. A perfusão periférica dos membros deve ser reavaliada periodicamente.

Aspectos ético-legais da contenção mecânica

Apesar de sua ampla utilização em serviços de emergência de instituições de saúde, pouco se tem discutido sobre as questões ético-legais que envolvem a contenção mecânica. No contexto brasileiro, os profissionais da saúde carecem de instrumentos normativos que legislem sobre a utilização dessa técnica. Na maioria das vezes, a avaliação e a indicação do procedimento de contenção mecânica acabam sendo adotadas rotineiramente pelos profissionais da equipe, os quais nem sempre estão suficientemente preparados ou respaldados pela instituição para a realização desses procedimento.

Analisando o que se tem disponível nas resoluções e portarias dos conselhos profissionais de medicina e enfermagem sobre a temática, encontra-se a Resolução 1.407/1994 do Conselho Federal de Medicina (CFM), que recomenda a adoção de alguns princípios para a proteção de pessoas acometidas de transtorno mental e para a melhoria da assistência à saúde mental; a Portaria 1598/2000, também do CFM, que normatiza o atendimento médico a pacientes portadores de transtorno mental; e o Parecer Técnico emitido em 1997 pela Câmara Técnica Ética do Conselho Regional de Enfermagem de São Paulo que, embora não tratem especificamente da contenção mecânica, apresentam algumas normatizações e recomendações no que se refere ao procedimento. A Tabela 205.VIII apresenta um resumo dos principais pontos estabelecidos por esses documentos.

Tabela 205.VIII – Principais aspectos ético-legais referentes à contenção mecânica de acordo com os Conselhos de Medicina e Enfermagem

1. Não deverá se empregar a restrição mecânica ou o isolamento involuntário de um usuário, exceto de acordo com os procedimentos oficialmente aprovados, adotados pelo estabelecimento de saúde mental, e apenas quando for o único meio disponível de prevenir dano imediato ou iminente ao usuário e a outros.
2. A contenção mecânica não deverá se prolongar além do período estritamente necessário a esse propósito.
3. Todos os casos de restrição mecânica ou isolamento involuntário, suas razões, natureza e extensão, deverão ser registrados no prontuário médico do usuário.
4. Em qualquer caso de restrição mecânica ou isolamento involuntário relevante, o representante pessoal do usuário deverá ser prontamente notificado.
5. Um paciente só deve ser submetido à contenção mecânica por prescrição médica.
6. A contenção mecânica do paciente deverá ser feita pela equipe de enfermagem com a supervisão do profissional enfermeiro independentemente de quem a indicou.
7. Cabe à enfermagem observar o tempo de contenção, o qual não deve ultrapassar doze horas.
8. O paciente contido deverá ser acompanhado por um profissional da equipe de enfermagem durante todo o período de contenção.
9. A instituição que utilize a contenção mecânica deve possuir um protocolo que norteie as ações da equipe.

Diante disso, recomenda-se que todo serviço de saúde que empregue as técnicas de contenção mecânica formule um protocolo de autoria e responsabilidade da equipe multidisciplinar. Nesse protocolo devem ser estabelecidas as diretrizes que nortearão os procedimentos a serem adotados por todos os membros da equipe nessas situações. Esse documento, além de direcionar as ações e abordagens da equipe para uma prática mais sistematizada evitando contenções desnecessárias, poderá respaldar os profissionais e pacientes quanto aos aspectos ético-legais que envolvem a contenção mecânica.

LEITURAS ADICIONAIS

1. Blair DT, New SA. Assaultive behavior: know the risks. J Psychosoc Nurs Ment Health Serv 1991; 29(11): 25-30.
2. Conselho Federal de Medicina. Resolução n. 1.407, de 08 de junho de1994. Diário Oficial da União (Brasília, DF), 15 jun 1994; Seção 1, p. 8.799.
3. Conselho Federal de Medicina. Resolução n. 1.598, de 09 de agosto de 2000. Diário Oficial da União (Brasília, DF), 18 Ago 2000; Seção 1, p.63.
4. Colaizzi J. Seclusion and restraint: a historical perspective. J Psychosoc Nurs Ment Health Serv 2005; 43(2): 31-9.
5. Drummond DJ, Sparr LF, Gordon GH. Hospital violence reduction among high-risk patients. JAMA 1989; 261(17): 2531-4.
6. Fisher WA. Restraint and seclusion: a review of the literature. Am J Psychiatry 1994; 151(11): 1584-91.
7. Huf G, da Silva Freire Coutinho E, Fagundes HM Jr, et al. Current practices in managing acutely disturbed patients at three hospitals in Rio de Janeiro - Brazil: a prevalence study. BMC Psychiatry 2002; 2: 4.
8. Huf G, Coutinho ESF, Adams CE. TREC-Rio trial: a randomised controlled trial for rapid tranquillisation for agitated patients in emergency psychiatric rooms [ISRCTN44153243]. BMC Psychiatry 2002; 2: 11.
9. Kapczinski F, Quevedo J, Schmitt R, Chachamovich E. Emergências psiquiátricas. 1. ed. Porto Alegre: Artes Médicas; 2001. v. 1. 292 p.
10. Marcolan JF. A contenção física do paciente: uma abordagem terapêutica. 1. ed. São Paulo: Edição do autor; 2004. 266 p.
11. Ministério da Saúde. Ato Portaria/GM nº 251, 31 de janeiro de 2002. Ministério da Saúde. Legislação em Saúde Mental 1990-2002. 3. ed. revista e atualizada. Brasília: Ministério da Saúde; 2004.
12. Nelstrop L, Chandler-Oattes J, Bingley W, et al. A systematic review of the safety and effectiveness of restraint and seclusion as interventions for the short-term management of violence in adult psychiatric inpatient settings and emergency departments. Worldviews Evid Based Nurs 2006; 3(1): 8-18.
13. Pereira S, Fleischhacker W, Allen M. Management of behavioural emergencies. J Psychiatric Intensive Care 2007; 2(2): 71-83.
14. Rocca P, Villari V, Bogetto F. Managing the aggressive and violent patient in the psychiatric emergency. Prog Neuropsychopharmacol Biol Psychiatry 2006; 30(4): 586-98.
15. Stefanelli MC. Comunicação com paciente: teoria e ensino. 2. ed. São Paulo: Robe; 1993.
16. Townsend MC. Controle da raiva/agressividade. In: Towsend MC (ed.) Enfermagem psiquiátrica: conceitos de cuidados. Rio de Janeiro: Guanabara Koogan; 2002. 835 p.

Algoritmo 205.1 – Protocolo de ação frente a comportamentos violentos no serviço de urgência/emergência

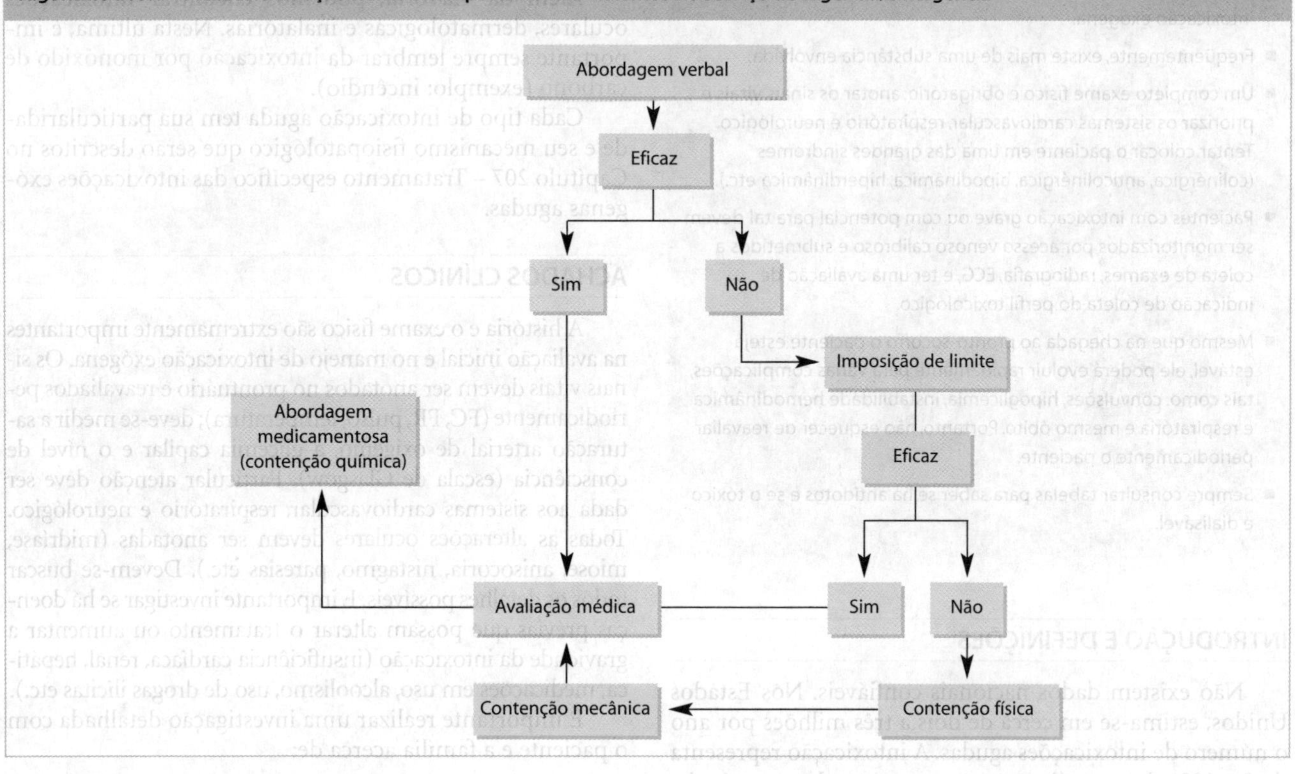

CAPÍTULO 206

Abordagem Inicial das Intoxicações Exógenas Agudas

Herlon Saraiva Martins

TÓPICOS IMPORTANTES

- Intoxicação exógena é muito freqüente no PS. Mais de 50% dos casos são intoxicações de baixo risco e o paciente deve apenas ser observado.
- Sempre considerar a possibilidade de intoxicação exógena em pacientes com doença aguda e inexplicável.
- Várias condições simulam intoxicação exógena ou podem coexistir com ela (trauma cranienceefálico, acidente vascular cerebral, isquemia miocárdica etc.).
- Intoxicações mais graves geralmente estão associadas a tentativa de suicídio, uso de drogas ilícitas e abuso de álcool.
- Uma das principais causas de coma sem causa aparente é intoxicação exógena.
- Freqüentemente, existe mais de uma substância envolvida.
- Um completo exame físico é obrigatório: anotar os sinais vitais e priorizar os sistemas cardiovascular, respiratório e neurológico. Tentar colocar o paciente em uma das grandes síndromes (colinérgica, anticolinérgica, hipodinâmica, hiperdinâmica etc.).
- Pacientes com intoxicação grave ou com potencial para tal devem ser monitorizados por acesso venoso calibroso e submetidos a coleta de exames, radiografia, ECG, e ter uma avaliação de indicação de coleta do perfil toxicológico.
- Mesmo que na chegada ao pronto-socorro o paciente esteja estável, ele poderá evoluir rapidamente para várias complicações, tais como: convulsões, hipoglicemia, instabilidade hemodinâmica e respiratória e mesmo óbito. Portanto, não esquecer de reavaliar periodicamente o paciente.
- Sempre consultar tabelas para saber se há antídotos e se o tóxico é dialisável.

INTRODUÇÃO E DEFINIÇÕES

Não existem dados nacionais confiáveis. Nos Estados Unidos, estima-se em cerca de dois a três milhões por ano o número de intoxicações agudas. A intoxicação representa de 5 a 10% dos atendimentos nos serviços de emergência, e mais de 5% das internações em terapia intensiva de adultos. Dos mais de dois milhões de casos relatados pelo centro de intoxicações dos Estados Unidos em 2004, apenas 5% necessitaram de internação hospitalar.

ETIOLOGIA E FISIOPATOLOGIA

Os casos mais significativos em adultos que chegam ao pronto-socorro são por tentativa de suicídio, e o modo de intoxicação é a ingestão por via oral.

Também poderá ocorrer abuso, que consiste em usar um medicamento em dose maior do que a recomendada para obter um efeito mais rápido (exemplo: uso de benzodiazepínicos para dormir mais rapidamente).

Outra causa de intoxicação aguda ocorre em pacientes que usam múltiplas medicações ou têm metabolização diminuída (exemplo: uso de digoxina em paciente com insuficiência renal).

Além da via oral, podemos encontrar intoxicações oculares, dermatológicas e inalatórias. Nesta última, é importante sempre lembrar da intoxicação por monóxido de carbono (exemplo: incêndio).

Cada tipo de intoxicação aguda tem sua particularidade e seu mecanismo fisiopatológico que serão descritos no Capítulo 207 – Tratamento específico das intoxicações exógenas agudas.

ACHADOS CLÍNICOS

A história e o exame físico são extremamente importantes na avaliação inicial e no manejo de intoxicação exógena. Os sinais vitais devem ser anotados no prontuário e reavaliados periodicamente (FC, FR, pulso, temperatura); deve-se medir a saturação arterial de oxigênio, a glicemia capilar e o nível de consciência (escala de Glasgow). Particular atenção deve ser dada aos sistemas cardiovascular, respiratório e neurológico. Todas as alterações oculares devem ser anotadas (midríase, miose, anisocoria, nistagmo, paresias etc.). Devem-se buscar todos os detalhes possíveis. É importante investigar se há doenças prévias que possam alterar o tratamento ou aumentar a gravidade da intoxicação (insuficiência cardíaca, renal, hepática, medicações em uso, alcoolismo, uso de drogas ilícitas etc.).

É importante realizar uma investigação detalhada com o paciente e a família acerca de:

- Medicamentos ingeridos: nome, dosagem, número de cartelas vazias; solicitar a busca, em casa, de frascos, líquidos ou de qualquer material suspeito.
- Hora e dia da ingestão, o mais preciso possível.

- Se a ingestão foi acidental ou intencional (tentativa de suicídio).

Os achados da história e do exame físico podem classificar os pacientes em síndromes, o que se revela importante não só por sugerir a etiologia, mas também para guiar a terapêutica (Tabela 206.I).

Tóxicos com início de ação retardado

Todo emergencista deve ter em mente essa possibilidade ao tratar pacientes com intoxicação exógena aguda. Nesse caso, o paciente pode chegar ao pronto-socorro estável, consciente e após algumas horas, evoluir rapidamente para

Tabela 206.I – Achados clínicos e tóxicos mais prováveis

Manifestações clínicas e síndromes	Tóxicos mais prováveis
Intoxicação com hiperatividade adrenérgica • Ansiedade, sudorese, taquicardia, hipertensão, pupilas midriáticas. • Dor precordial, infarto do miocárdio, emergência hipertensiva, acidente vascular cerebral, arritmias. • Casos mais graves: hipertermia, rabdomiólise, convulsões. • Procurar sítios de punção (drogas).	• Anfetaminas, cocaína, derivados de ergotamina, hormônio tiroidiano e inibidores da MAO.
Síndrome anticolinérgica • Pode manifestar-se semelhante à intoxicação com hiperatividade adrenérgica: pupila midriática, taquicardia, tremor, agitação, estimulação do SNC e confusão. • Diminuição de ruídos intestinais e retenção urinária. • Pistas: pele seca, quente e avermelhada e pupila bem dilatada com mínima resposta à luz. • Casos mais graves: convulsões, hipertermia e insuficiência respiratória.	• Antidepressivos tricíclicos, anti-histamínicos, antiparkinsonianos, antiespasmódicos e fenotiazinas.
Síndrome colinérgica • Quadro muito típico: bradicardia, miose, hipersalivação, diarréia, vômitos, broncorréia, lacrimejamento, sudorese intensa e fasciculações. • Casos mais graves: PCR, insuficiência respiratória, convulsões e coma.	• Carbamatos, fisostigmina, organofosforados e pilocarpina.
Síndrome dissociativa (alucinógeno) • Pouco freqüente, pode se confundir com outros estimulantes do SNC: taquicardia, hipertensão, tremor, midríase e hipertermia. • Pistas: desorientação, alucinações auditivas e visuais, sinestesias e labilidade do humor.	• Fenciclidina e LSD (ácido lisérgico).
Síndrome com hipoatividade • Bradipnéia, hipoatividade, rebaixamento do nível de consciência, coma, insuficiência respiratória, hipercapnia, aspiração, coma e morte.	• Pupila muito miótica: opióides (reverte com naloxona). • Pupila não-miótica: álcool e derivados, anticonvulsivantes e benzodiazepínicos.
Intoxicação com acidose metabólica grave e persistente • Taquipnéia intensa, dispnéia, bradicardia e hipotensão. • Pista: gasometria. • Exames que poderão ser úteis: lactato arterial, ânion gap, gap osmolar, urina tipo I e dosagem sérica dos tóxicos.	• Acetona, ácido valpróico, cianeto, etanol, formaldeído, etilenoglicol, metformina, monóxido de carbono e salicilatos.
Síndrome asfixiante • Dispnéia, taquipnéia, cefaléia, confusão, labilidade emocional, náusea e vômitos. • Casos mais graves: edema cerebral, coma, depressão respiratória, hipotensão, arritmias e edema pulmonar. • Papiledema e ingurgitamento venoso no fundo do olho.	• Cianeto, inalantes, gases, vapores e monóxido de carbono.
Síndrome convulsiva • Convulsão.	• Antidepressivos tricíclicos, β-bloqueadores, bloqueadores dos canais de cálcio, cocaína, fenotiazinas, inseticidas organofosforados, isoniazida, lítio, monóxido de carbono, salicilatos e teofilina.
Síndrome bradicárdica • Bradicardia, hipotensão e vômitos.	• Amiodarona, β-bloqueadores, bloqueadores dos canais de cálcio, carbamatos, digitálicos e organofosforados.

continua

Tabela 206.I – Achados clínicos e tóxicos mais prováveis *(continuação)*

Manifestações clínicas e síndromes	Tóxicos mais prováveis
Intoxicação com sangramento • Pode causar alteração da coagulação (TP/INR) 24 a 72 horas após a ingestão. • Pode levar a sangramento em pele, mucosas, TGI, SNC, cavidades e articulações.	• Antagonistas da vitamina K (alguns venenos para ratos) e varfarina sódica.
Intoxicação sem efeito inicial no sistema nervoso central	• Digitálicos, imunossupressores, inibidores da MAO, salicilatos, varfarina sódica, substâncias de liberação lenta (teofilina, carbamazepina, lítio) e substâncias de início retardado (Tabela 206.II).
Síndrome "simpaticolítica" • Taquicardia, hipotensão e pele quente (vasodilatadores). • Bradicardias com inotrópicos/cronotrópicos negativos. • Pode causar rebaixamento do nível de consciência. • Pistas: pouca alteração do SNC + profunda alteração cardiovascular.	• Bloqueadores α e β, bloqueadores dos canais de cálcio, clonidina.
Síndrome de abstinência • Difícil diferenciar se é excesso da droga ou abstinência. • Agitação, sudorese, tremor, taquicardia, taquipnéia, midríase, ansiedade e confusão. • Casos mais graves: alucinações, convulsões e arritmias.	• Álcool etílico, antidepressivos, cocaína, fenobarbital, hipnótico-sedativos e opióides.

várias complicações. Geralmente, ou o tóxico é de liberação prolongada ou ele necessita ser metabolizado antes de produzir uma determinada síndrome (Tabela 206.II).

EXAMES COMPLEMENTARES

Na grande maioria das intoxicações nenhum exame adicional é necessário. Entretanto, em algumas situações, podem ser necessários exames gerais, por exemplo: hemograma, glicemia, eletrólitos, gasometria, função hepática, função renal, urina etc.

Eventualmente, dosagem das substâncias tóxicas pode ser necessária: testes quantitativos ou qualitativos. Este último é conhecido como *screening* toxicológico e tem valor limitado na maioria dos casos, pois o tratamento é de suporte e geralmente não afetado pela identificação do agente ingerido. O *screening* qualitativo tem maior utilidade quando a substância ingerida é desconhecida, em casos de ingestões de múltiplas substâncias e quando os achados clínicos não são compatíveis com a história.

A dosagem sérica quantitativa, contudo, apenas será útil em situações em que exista uma relação entre nível sérico, toxicidade e tratamento (Tabela 206.III).

Pacientes que necessitam de exames complementares

- Sintomáticos ou com co-morbidades significativas.
- Identidade da substância ingerida é desconhecida.
- Intoxicações que apresentam potencial significativo de toxicidade sistêmica.
- Ingestão intencional (tentativa de suicídio).

Hipótese diagnóstica *versus* exames complementares específicos

- Eletrocardiografia: quando alterada, pode indicar algumas drogas (exemplo: antidepressivos tricíclicos, antiarrítmicos, β-bloqueadores) e também pode indicar gravidade de uma determinada intoxicação com risco de óbito.
- Radiografia: pode diagnosticar aspiração, edema pulmonar não-cardiogênico, pneumomediastino (ruptura de esôfago), abdome agudo. Raramente, pode ser útil para detectar metais pesados, substâncias radiopacas ou pacotes ingeridos no tráfico de drogas.
- Gasometria: pode ser necessária em pacientes com hipóxia, evidência de hipoventilação e para detectar acidose ou dis-

Tabela 206.II – Tóxicos que podem ter início de ação retardado

Agentes antitumorais	Colchicina
Digoxina	Etilenoglicol
Metais pesados	Metanol
Paracetamol	Salicilatos
Tetracloreto de carbono	Liberação lenta (exemplo: teofilina, carbamazepina, fenitoína, lítio etc.)

Tabela 206.III – Tóxicos que podem ser dosados

Antiarrítmicos	Anticonvulsivantes
Barbitúricos	Carboxiemoglobina
Digoxina	Teofilina
Etilenoglicol	Lítio
Metanol	Paracetamol
Paraquat	Salicilatos

túrbios mistos. Nesta última situação, pode dar pistas da causa da intoxicação. Em qualquer paciente comatoso no pronto-socorro, que não tem um diagnóstico óbvio, deve-se pensar em intoxicação exógena. O achado de acidose metabólica grave deve apontar para metanol, etilenoglicol e salicilatos. São tóxicos com grande chance de levar a óbito e que têm tratamento específico. Indivíduos com acidose metabólica persistente necessitam de observação cuidadosa e investigação da causa da acidose (Tabela 206.IV).

Tabela 206.IV – Abordagem da acidose metabólica persistente
• Hipóteses: salicilatos, metanol, etilenoglicol, metformina, álcool etílico, monóxido de carbono ou cianeto.
• Solicitar a osmolalidade sérica efetivamente medida (pela depressão de ponto de congelamento) e calcular a osmolalidade sérica estimada (2 X Na^+ sérico + glicemia/18 + uréia/6).
• Calcular o gap osmolar (osmolalidade medida – osmolalidade estimada).
• Dosar o lactato sérico arterial.
• Pesquisar cristais de oxalato na urina.

- Lactato arterial: quando aumentado, pode indicar que o tóxico está levando a péssima perfusão periférica (hipovolemia, choque), insuficiência de múltiplos órgãos ou convulsões reentrantes. Os tóxicos que podem causar acidose metabólica primariamente com lactato muito elevado são: metformina e monóxido de carbono.
- Gap osmolar (diferença entre a osmolalidade medida e a estimada):
  - Normal: sugere metformina, monóxido de carbono, salicilatos e formaldeído.
  - Aumentado (maior que dez): ocorre com várias substâncias pequenas: álcool etílico, metanol, etilenoglicol, acetona e ácido valpróico.
- Ânion gap aumentado: achado esperado nas intoxicações exógenas que cursam com acidose metabólica.
- Cetose:
  - Ausente: sugere metanol e etilenoglicol.
  - Presente: formaldeído, salicilatos, acetona, álcool etílico e ácido valpróico.
- Cristais de oxalato na urina: sugerem etilenoglicol.

DIAGNÓSTICO DIFERENCIAL

Qualquer doença de manifestação aguda entra no diagnóstico diferencial de uma intoxicação exógena aguda. Da mesma forma, para qualquer paciente que chega ao pronto-socorro com uma doença aguda, deve-se incluir intoxicação exógena no diagnóstico diferencial.

Intoxicação exógena pode ser confundida com várias outras doenças ou com elas coexistir, sobretudo trauma cranioencefálico. Alguns diagnósticos diferenciais incluem:

- Traumas: especialmente de coluna cervical e cranioencefálico.
- Infecções: meningite, encefalite, abscesso cerebral, sepse.
- Lesões do sistema nervoso central: acidente vascular cerebral isquêmico ou hemorrágico, hematoma subdural, tumor.
- Distúrbios metabólicos: hipercalcemia, hiponatremia, uremia, insuficiência hepática, hipoglicemia, hiperglicemia, cetoacidose diabética.
- Outros: síndromes hipertérmicas, transtornos psiquiátricos, hipotiroidismo, hipertiroidismo, anafilaxia, doença coronariana isquêmica, embolia pulmonar, arritmias.

TRATAMENTO

De maneira geral, devemos tratar pacientes com intoxicação exógena aguda da mesma maneira que outras doenças ameaçadoras à vida, seguindo os princípios do suporte avançado de vida, pois algumas vezes nada se sabe de história clínica do paciente e este já chega ao pronto-socorro confuso, agitado ou mesmo em coma. Isso implica que todos os pacientes que dão entrada no pronto-socorro deverão ter como diagnóstico diferencial uma intoxicação exógena (Tabela 206.V).

Tabela 206.V – Princípios gerais no manejo de uma intoxicação exógena
• Reconhecer uma intoxicação.
• Identificação do tóxico.
• Avaliar o risco da intoxicação.
• Avaliar a gravidade do paciente e estabilizá-lo clinicamente (inclui uso de antídotos).
• Diminuir a absorção do tóxico.
• Aumentar a eliminação do tóxico.
• Prevenir reexposição: avaliação psiquiátrica.

Prevenção da absorção e aumento da excreção dos tóxicos

Se a intoxicação ocorreu através da pele, devem ser retiradas todas as roupas do paciente, removidos todos os resíduos e ter a pele lavada copiosamente; se foi por via ocular, lavar os olhos com soro fisiológico e solicitar avaliação imediata do oftalmologista. A maioria das intoxicações no pronto-socorro, contudo, envolve o trato gastrintestinal, e as medidas possíveis são: carvão ativado, lavagem gástrica, irrigação intestinal, hiper-hidratação e alcalinização da urina.

A indução de vômitos não é mais recomendada em pronto-socorro (exemplo: xarope de ipeca).

É importante lembrar que na grande maioria dos pacientes que procuram o pronto-socorro com uma intoxicação exógena, tudo o que é necessário é um detalhado exame físico e uma observação cuidadosa. Algumas vezes, especialmente na primeira hora da ingestão e quando a substância é potencialmente tóxica ou desconhecida, pode-se indicar lavagem gástrica e/ou carvão ativado. Em situações especiais (teofilina, fenobarbital, substâncias de liberação entérica ou de liberação prolongada), o carvão ativado em múltiplas doses (0,25 a 0,5 g de carvão/kg de peso de 4/4 a 6/6 horas) pode aumentar a eliminação e deve ser considerado. Muito menos comum é a necessidade de procedimentos dialíticos.

Lavagem gástrica

- Método: passagem de uma sonda orogástrica de grosso calibre; colocar o paciente em decúbito lateral esquerdo com a cabeça em nível levemente inferior ao corpo; através da sonda, administram-se pequenos volumes de soro fisiológico (100 a 250 mL), mantendo-se a sonda aberta, em posição inferior ao paciente. Depois disso, aguardar o retorno do conteúdo gástrico, no intuito de remover substâncias tóxicas presentes no estômago. Realizam-se sucessivas lavagens até que o conteúdo gástrico não mais retorne (isto é, há retorno apenas do soro).
- Eficácia: estudos experimentais e em voluntários mostram que a eficácia da lavagem gástrica depende do tempo de ingestão do tóxico. A recuperação média do material ingerido é de 90% quando realizada até cinco minutos após a ingestão; de 45% quando realizada até dez minutos após a ingestão e de 30% aos dezenove minutos. Aos sessenta minutos da ingestão, um estudo mostrou redução de 32% no nível sérico da substância ingerida, ao passo que outro mostrou redução de apenas 8%. Após sessenta minutos da ingestão, raramente há indicação de se proceder à lavagem gástrica.
- Complicações: não são freqüentes; entretanto, podem piorar o prognóstico do paciente: aspiração, hipóxia, laringoespasmo com necessidade de intubação orotraqueal, laceração de vias aéreas, lesão esofágica, perfuração gástrica, hemorragia, mediastinite, indução de reflexo vagal (com bradicardia e hipotensão) e vômitos. O risco é maior em pacientes agitados.

Com base nesses fatos, a lavagem gástrica não deve ser indicada de rotina. Deve-se indicá-la em intoxicações exógenas que preencham todos os seguintes critérios:

1. Tempo de ingestão menor que uma hora.
2. Substância potencialmente tóxica ou desconhecida.
3. Não haja contra-indicações à lavagem gástrica (Tabela 206.VI).

Carvão ativado

- Método: o carvão ativado tem grande capacidade de adsorver várias substâncias e prevenir a sua absorção sistêmica. A dose recomendada é de 1 g de carvão/kg de peso (25 a 100 g). Deve-se diluir o carvão em água, soro fisiológico ou catárticos (manitol ou sorbitol), geralmente 8 mL de solução para cada grama de carvão. Este último é o mais recomendado, não por aumentar a eficácia do carvão, mas por evitar constipação. Quando indicado em múltiplas doses, recomenda-se 0,25 a 0,5 g de carvão/kg de peso de 4/4 a 6/6 horas.
- Eficácia: estudos em animais e voluntários humanos mostraram que o carvão reduziu em 73% a absorção de tóxicos quando administrado nos primeiros cinco minutos; 51% em trinta minutos e 36% em sessenta minutos. O carvão reduz, em média, em 69% a absorção de substâncias tóxicas quando administrado até trinta minutos após a ingestão. Essa redução foi de 34% quando o carvão foi usado na primeira hora da ingestão. Geralmente, após duas horas da ingestão, o carvão é ineficaz.
- Complicações: raras, especialmente quando o carvão é usado sem sonda orogástrica. As principais são: aspiração, vômitos, constipação e obstrução intestinal. As contra-indicações ao carvão estão descritas na Tabela 206.VII.

Estudos que avaliaram carvão *versus* lavagem gástrica mostraram que o carvão é melhor ou, na pior hipótese, semelhante à lavagem gástrica, com menos complicações. Na maioria das situações encontradas em pronto-socorro, o carvão é prescrito em dose única; entretanto, em situações selecionadas ele pode ser usado em múltiplas doses, de quatro em quatro horas (Tabela 206.VIII).

Irrigação intestinal

- Método: uma solução é administrada através de sonda nasogástrica, habitualmente a uma taxa de 1.500 a 2.000 mL/hora. O objetivo é que a mesma solução administrada pela sonda seja recuperada por via retal, e com isso haja uma limpeza "mecânica" do trato gastrintestinal. A solução mais usada é o polietilenoglicol, que tem composição osmótica e eletrolítica semelhante ao plasma, para diminuir a chance de distúrbios sistêmicos.
- Indicação: muito raramente esse método é usado para diminuir a absorção de tóxicos. É útil para indivíduos que ingeriram grandes doses de ferro ou outros metais pesados, e para expelir pacotes ingeridos por pessoas para o

Tabela 206.VI – Contra-indicações à lavagem gástrica
• Rebaixamento do nível de consciência com perda dos reflexos de proteção das vias aéreas. Nesse caso, deve-se intubar o paciente antes de realizar a lavagem gástrica.
• Ingestão de substâncias corrosivas como ácidos ou bases.
• Ingestão de hidrocarbonetos.
• Risco de hemorragia ou perfuração do trato gastrintestinal, inclusive cirurgia recente ou doenças preexistentes.

Tabela 206.VII – Contra-indicações ao carvão ativado
• Rebaixamento do nível de consciência com perda dos reflexos de proteção das vias aéreas. Nesse caso, deve-se intubar o paciente antes de usar o carvão.
• Ingestão de substâncias corrosivas como ácidos ou bases.
• Ingestão de hidrocarbonetos.
• Risco de hemorragia ou perfuração do trato gastrintestinal, inclusive cirurgia recente ou doenças preexistentes.
• Ausência de ruídos gastrintestinais ou obstrução.
• Substâncias que não são adsorvidas pelo carvão: álcool, metanol, etilenoglicol, cianeto, ferro, lítio e flúor.

Tabela 206.VIII – Carvão em múltiplas doses
• Princípios: não deve haver contra-indicação (Tabela 206.VII) e a intoxicação é grave ou esperada por ser grave.
• Principais tóxicos: fenobarbital, ácido valpróico, carbamazepina, teofilina, substâncias de liberação entérica ou de liberação prolongada.

tráfico de drogas. Além dessas situações excepcionais, não se recomenda seu uso rotineiro.

Diurese forçada e alcalinização da urina

- Hiper-hidratação: Soro fisiológico, para adultos, 1.000 mL a cada oito horas ou de seis em seis horas. Pode-se aumentar o volume, até alcançar um débito urinário de 100 a 400 mL/hora. Cuidado com sobrecarga de volume e congestão pulmonar. Os principais tóxicos que têm sua excreção aumentada com hiper-hidratação são: álcool, brometo, cálcio, flúor, lítio, potássio e isoniazida.
- Alcalinização: manter o pH urinário maior que 7,5. Preparar uma solução com 850 mL de soro glicosado a 5% + 150 mL de bicarbonato de sódio a 8,4% (150 mEq de bic). Essa solução alcaliniza a urina e tem concentração fisiológica de sódio (0,9%). Se não houver contra-indicação, infundir um litro dessa solução a cada seis a oito horas e monitorizar o pH urinário. A alcalinização da urina aumenta a excreção de fenobarbital, salicilatos, clorpropamida, flúor, metotrexato e sulfonamidas.

Métodos dialíticos

Hemodiálise clássica é o método mais usado e disponível, embora existam a hemofiltração (HF) e a hemoperfusão (HP).

Apesar de raramente ser necessária, a diálise tem importante papel em algumas intoxicações exógenas e pode salvar a vida do paciente. Sempre consulte se há ou não indicação de diálise em qualquer doente com uma intoxicação exógena (Tabelas 206.IX e 206.X).

TRATAMENTO DAS EMERGÊNCIAS RELACIONADAS AOS TÓXICOS

Não esquecer que o suporte clínico e o tratamento imediato das complicações são etapas essenciais e prioritárias no manejo de intoxicações exógenas (Tabela 206.XI). Habitualmente, em poucas horas ou poucos dias, a intoxicação estará resolvida e o paciente terá excelente prognóstico.

Depressão do centro respiratório

Pode ocorrer com vários agentes, especialmente opióides e hipnótico-sedativos. É muito importante periodicamente avaliar a adequação da ventilação e da capacidade de proteger as vias aéreas.

Tabela 206.IX – Princípios para indicação de diálise

• A intoxicação é grave ou tem um grande potencial para tal. Isso inclui pacientes que continuam a piorar apesar do suporte agressivo.
• Intoxicação grave e o paciente tem disfunção na metabolização do tóxico (insuficiência hepática e/ou renal).
• Pacientes ainda estáveis, mas com concentração sérica de um determinado tóxico potencialmente fatal ou com capacidade de causar lesões graves ou irreversíveis.
• O tóxico é significativamente retirado do paciente com a diálise.

Tabela 206.X – Hemodiálise e hemoperfusão

Hemodiálise	Hemoperfusão
Barbitúricos	Ácido valpróico
Bromo	Barbitúricos
Etanol	Carbamazepina
Etilenoglicol	Cloranfenicol
Hidrato de cloral	Disopiramida
Lítio	Fenitoína
Metais pesados	Meprobamato
Metanol	Paraquat
Procainamida	Procainamida
Salicilatos	Teofilina
Teofilina	

É importante lembrar que o **flumazenil não deve mais fazer parte de protocolos rotineiros para coma**. Não usar em doentes com história de convulsão e na coexistência de intoxicação ou uso de antidepressivos tricíclicos.

Como regra geral, avaliar a necessidade de intubação precocemente em pacientes com incapacidade de proteger as vias aéreas ou escala de coma de Glasgow < 8. Entretanto, em duas situações pode não ser necessária a intubação orotraqueal:

1. **Rebaixamento do nível de consciência e pupilas mióticas**: pode dever-se a opióides; nesse caso, pode-se tentar a naloxona: EV, IM ou SC; iniciando com 0,4 a 0,8 mg EV lentamente; a dose pode ser repetida. Geralmente doses maiores que 10 mg são ineficazes. As complicações da naloxona são raras (< 2%) e incluem: **edema pulmonar, arritmias, agitação e abstinência**. Dependentes de opióides devem receber 0,1 mg a cada trinta a sessenta segundos até obter uma resposta clínica.
2. **Rebaixamento do nível de consciência em intoxicação por benzodiazepínico**: é uma intoxicação comum no nosso meio, e de maior gravidade com benzodiazepínicos de ação rápida (midazolam). Se houver rebaixamento significativo (escala de coma de Glasgow < 8) ou incapacidade de proteção das vias aéreas, tentar o flumazenil (0,1 a 0,2 mg EV em trinta a sessenta segundos, e repetir 0,1 a 0,2 mg EV a cada minuto, até uma dose de 1 mg). As complicações do flumazenil são raras, mas graves, e incluem: **convulsões e grave síndrome de abstinência**.

Bradicardia com alteração hemodinâmica

As principais etiologias e os tratamentos recomendados, respectivamente, são:

- **Carbamato e organofosforado**: respondem muito bem à atropina. Iniciar com doses de 2,0 a 4,0 mg, podendo ser necessárias altas doses do fármaco. Em algumas situações, pode ser necessário prescrever **pralidoxima** (regenerador da colinesterase).
- **Digoxina**: pode causar bradicardia, arritmias ventriculares e mesmo bloqueio atrioventricular. O tratamento de escolha é **anticorpo antidigoxina**. Pode necessitar de marca-

Tabela 206.XI – Emergências cardiovasculares

Tipo de emergência	Tratamento	Contra-indicada (se usar, ter cautela)
Bradicardia	Marcapasso Glucagon (*) Glicose e insulina (*) Cálcio (*) Epinefrina	Isoproterenol Marcapasso profilático
Taquicardia	Benzodiazepínico Nitroglicerina Nitroprussiato Labetalol	β-bloqueador Cardioversão elétrica Adenosina
Arritmias	Bicarbonato de sódio Lidocaína	Procainamida
Hipertensão	Benzodiazepínico Nitroglicerina Nitroprussiato	β-bloqueador isoladamente
SCA	Benzodiazepínico Nitroglicerina AAS Heparina Considere reperfusão	β-bloqueador isoladamente
Choque	Epinefrina Norepinefrina Dopamina Glucagon (*) Glicose e insulina (*) Cálcio (*)	Isoproterenol Evitar cálcio, se suspeita de intoxicação digitálica
Colinérgico	Atropina Pralidoxina	Succinilcolina
Anticolinérgico	Benzodiazepínico Fisostigmina (**)	Antipsicóticos
Opióide	Naloxona Suporte ventilatório	Não usar naloxona, se crise epiléptica induzida por meperidina

(*) Intoxicações por β-bloqueadores e bloqueadores de canais de cálcio.
(**) Não usar na intoxicação por antidepressivos tricíclicos.

passo externo ou mesmo transvenoso. Não se recomenda marcapasso transvenoso profilático, pois a ponta do marcapasso pode estimular arritmias. Em situações de bradicardia não responsiva ao marcapasso, podem-se usar doses altas de drogas com atividade β-agonista (dopamina).

- β-bloqueadores: podem responder ao glucagon (iniciar com 1-2 mg IM) e, eventualmente, iniciar drogas com atividade β-agonista.
- Bloqueadores dos canais de cálcio: especificamente, verapamil ou diltiazem podem respondem ao gluconato de cálcio.

Taquicardia com alteração hemodinâmica

- Síndrome anticolinérgica aguda "pura": pode necessitar de fisostigmina (iniciar com 1 a 2 mg). Entretanto, raramente é necessário usá-la.
- Catecolaminérgicos (anfetamina, cocaína): o tratamento inicial é um benzodiazepínico (lorazepam ou diazepam). Usar doses sucessivas até o paciente ficar calmo, mas deve-se evitar depressão significativa do nível de consciência. Raramente, podem ser necessários antagonistas catecolaminérgicos mistos, como o labetalol. Evite usar β–bloqueadores puros, como o propranolol, pois podem aumentar paradoxalmente a pressão arterial.
- Evite usar medicações de ação rápida (exemplo: adenosina) ou cardioversão elétrica, em razão da alta taxa de recidiva da arritmia em taquicardias induzidas por tóxicos.

Emergências hipertensivas

- O tratamento de escolha é com benzodiazepínico. Na maioria das vezes, com controle da agitação do paciente, a pressão arterial tende à normalidade.
- A medicação de segunda escolha é o nitroprussiato, e raramente pode ser necessário o labetalol. Os β-bloqueadores "puros" são contra-indicados, ao menos quando usados isoladamente.

Síndromes coronarianas agudas

- O tratamento é semelhante ao descrito para emergências hipertensivas. Estudos com cineangiocoronariografia mostraram que nitroglicerina e fentolamina (α-bloqueador) são capazes de reverter o vasoespasmo ocasionado pelos catecolaminérgicos. Portanto, o tratamento de eleição é benzodiazepínico com nitroglicerina.
- Se houver elevação do segmento ST, e não reverter com nitroglicerina, deve-se realizar uma cineangiocoronariografia imediatamente. Se um centro de hemodinâmica

não estiver disponível e se não houver hipertensão significativa, pode-se tentar trombólise química.

Prolongamento do intervalo QRS

- O tratamento consiste de carga de sódio + alcalinização da urina. Pode-se prescrever um *bolus* de bicarbonato de sódio (1 a 2 mEq/kg de peso) em trinta a sessenta minutos; deixar uma solução de manutenção para manter o pH sérico > 7,5. Uma sugestão é adicionar 150 mEq de bicarbonato de sódio (8,4%) a 850 mL de solução (água ou soro glicosado a 5%). Essa solução consegue alcalinizar o sangue ao mesmo tempo que fornece sódio. A velocidade de infusão dependerá do estado cardiovascular prévio, da monitorização do pH. Em geral, 3 a 4 litros ao dia.

Hipotensão

- Imediatamente, fornecer cristalóide em dois acessos calibrosos. Se persistir hipotenso, iniciar drogas vasoativas.
- Uma fraca evidência suporta dopamina como medicação inicial. Caso o paciente persista hipotenso, iniciar noradrenalina. Obviamente, em algumas situações, deve-se proceder ao tratamento da causa de base.
- Caso o tóxico em questão tenha antídoto, ele deve ser imediatamente prescrito: gluconato de cálcio (intoxicação por antagonistas do cálcio), glucagon (β-bloqueador).
- Se a causa for bradicardia refratária ou BAV de terceiro grau, considere marcapasso imediatamente.
- Em caso de taquiarritmia, considere cardioversão elétrica.
- Em choques refratários, um cateter de Swan-Ganz deve ser inserido imediatamente, se disponível. A intoxicação exógena pode alterar a resistência periférica, o inotropismo, cronotropismo e a resistência venosa, dificultando o manejo empírico.

Taquicardia ventricular monomórfica (TV) e fibrilação ventricular (FV)

- Obviamente, em qualquer TV sem pulso ou FV, imediatamente desfibrilar (360 J do monofásico ou equivalente do bifásico).
- Se o paciente apresentar uma TV monomórfica e permanecer hemodinamicamente estável, deve-se prescrever lidocaína. A fenitoína não é mais indicada em qualquer arritmia mesmo na intoxicação por tricíclicos. Não usar procainamida.

Taquicardia ventricular polimórfica (*torsade de pointes*)

- Paciente sem pulso central: desfibrilação imediata.
- Corrigir imediatamente, se presentes, hipoxemia, hipocalemia e hipomagnesemia. O melhor tratamento não se conhece e as determinações são classe III (indeterminada). Entretanto, recomenda-se:

a. Sulfato de magnésio: mesmo que a concentração sérica de magnésio não esteja baixa; 1 a 2 g EV em 5 a 10 minutos.
b. Lidocaína: resultados mistos, mas pode-se indicá-la.
c. Aumento da freqüência cardíaca (*overdrive pacing*) acima daquela apresentada pelo paciente: seja com marcapasso ou com um agente (isoproterenol).

Parada cardiorrespiratória (PCR)

- Das causas de PCR, aquelas relacionadas às intoxicações têm um melhor prognóstico que as demais causas: em uma média de seis estudos, 24% dos pacientes tiveram uma longa taxa de sobrevida. As intoxicações que mais levam a morte estão descritas na Tabela 206.XII.
- TV sem pulso e FV: desfibrilação imediata. Especialmente com os catecolaminérgicos, ou a desfibrilação não terá êxito ou irá recorrer precocemente. Em FV resistente, não se sabe o valor da epinefrina, e quando for usada, evitar altas doses e aumentar o intervalo entre as doses.
- No suporte avançado de vida, após vinte a trinta minutos de reanimação, suspender os esforços, exceto se houver evidência de viabilidade cerebral (raríssimo). Entretanto, em PCR relacionada às intoxicações, esforços podem ser prolongados, principalmente quando houver hipotermia.
- Doação de órgãos: não realizar provas clínicas de morte, nem eletroencefalograma em vigência de uma intoxicação aguda, pois não têm valor. Após resolução da intoxicação, podem e devem ser realizadas provas de morte encefálica; se esta for positiva, contatar a central de procura de órgãos.

Insuficiência respiratória

Insuficiência respiratória pode complicar várias intoxicações e precisa ser resolvida o mais brevemente possível. Muitas vezes, um cateter ou uma máscara de oxigênio é tudo o que se necessita; entretanto, hipóxia persistente necessita de suporte ventilatório.

Grande cuidado deve ser dado a pacientes vítimas de intoxicação por monóxido de carbono: o oxímetro de pulso pode mostrar uma saturação de oxigênio normal, mas na verdade o doente pode estar com grave hipoxemia.

- Não postergar intubação orotraqueal quando necessária: o suporte clínico é uma das etapas mais importantes no manejo de pacientes com intoxicação exógena.
- Situações que podem necessitar intubação orotraqueal e ventilação mecânica:
  - Convulsões reentrantes.
  - Incapacidade de proteger vias aéreas.
  - Hipoxemia refratária a oxigênio por máscara.

Insuficiência respiratória ocorre mais freqüentemente por edema pulmonar não-cardiogênico, ocasionado por:

Tabela 206.XII – Principais tóxicos fatais

Álcool	Medicações cardiovasculares
Aminofilina	Monóxido de carbono
Anticonvulsivantes	Neurolépticos
Antidepressivos	Pesticidas e produtos químicos
Drogas ilícitas	Sedativo-hipnóticos

opióides, organofosforados, cianeto, monóxido de carbono, salicilatos e hipnótico-sedativos.

Rebaixamento do nível de consciência

- Realizar imediatamente uma glicemia capilar (dextro); se houver hipoglicemia, prescrever glicose a 50%.
- Fornecer oxigênio e manter a saturação de oxigênio maior que 92%.
- Nesse momento, avaliar se é possível usar um antídoto. Nos Estados Unidos, recomenda-se prescrever naloxona em pacientes com rebaixamento do nível de consciência. Não recomendamos no nosso meio o uso rotineiro. Considere usá-lo quando houver rebaixamento com pupilas mióticas.
- Se o paciente não conseguir proteger vias aéreas ou escala de coma de Glasgow < 8, e não for possível usar um antídoto, deve-se realizar intubação orotraqueal e ventilação mecânica. É importante evitar pneumonia aspirativa, pois está associada a pior prognóstico.

Hipoglicemia

Administrar solução de glicose endovenosa na presença de hipoglicemia (glicemia capilar < 60 mg/dL). A dose recomendada é de 60 a 100 mL de glicose a 50%. O glucagon (1,0 mg IM) pode ser usado quando não se conseguir rapidamente um acesso venoso. Devem ser prescritos 100 mg de tiamina IM concomitante a glicose em pacientes desnutridos e alcoólicos.

Convulsões induzidas por tóxicos

Muito cuidado com lesões em SNC (traumas, hematomas, AVC) em pacientes com convulsões, mesmo com conhecida intoxicação. Nada garante que não possa ter havido um trauma.

Convulsão induzida por tóxico geralmente é mais difícil de se controlar. A medicação inicial, durante a convulsão, é diazepam endovenoso (5-10 mg); o diazepam pode ser repetido várias outras vezes. O próximo passo, em intoxicações exógenas, é prescrever fenobarbital para um controle mais prolongado; a dose é de 10 a 20 mg EV lentamente (máximo de 50 a 75 mg/minuto) (Tabela 206.XIII).

Se o tóxico em questão tiver antídoto, esse deve ser iniciado imediatamente, exceto se houver contra-indicação. Um exemplo é a intoxicação com isoniazida, na qual o uso da vitamina B6 será essencial para cessar as crises convulsivas.

A fenitoína é menos útil para o tratamento de convulsões relacionadas a intoxicações.

Obviamente, sempre excluir hipoglicemia como causa potencial das crises convulsivas e corrigir a glicemia rapidamente se este for o diagnóstico.

Igualmente, a síndrome de abstinência ocorre nas mesmas populações de risco de overdose de drogas; deve sempre ser considerada como causa de convulsão inexplicável.

Algumas considerações são fundamentais:

- O surgimento de crises convulsivas em pacientes que ingeriram lítio ou salicilatos pode indicar que a concentração sérica dessas drogas está em níveis tóxicos e deve-se indicar hemodiálise.

Tabela 206.XIII – Tratamento das convulsões relacionadas a tóxicos

Tratamento inicial

- Durante o episódio convulsivo, benzodiazepínico: diazepam 5 a 10 mg endovenoso. Pode-se repetir a dose várias vezes, se necessário.
- Avaliar se há antídoto; se houver, administrá-lo (cuidado se houver contra-indicação).

Convulsões recidivantes. As opções são:

- Fenobarbital: usar 10 a 20 mg/kg de peso e manter 100 mg ao dia com monitorização do nível sérico. Geralmente é a medicação mais indicada em intoxicações.
- Fenitoína: 15 a 20 mg/kg de peso e manter 100 mg a cada oito horas com monitorização do nível sérico. Especialmente útil em intoxicações por β-bloqueadores e antidepressivos tricíclicos.

Convulsões persistentes (*status epilepticus*):

- Benzodiazepínicos + fenobarbital + fenitoína.
- Se persistir com convulsões, realizar intubação orotraqueal: deixar o paciente sedado (midazolam endovenoso contínuo) e administrar um bloqueador neuromuscular não-despolarizante (exemplo: pancurônio, atracúrio ou vecurônio). Neste caso, é imprescindível monitorizar com eletroencefalograma, para evitar lesão neurológica irreversível.
- Avaliar se o tóxico é removido pela diálise; se positivo, indicá-la imediatamente.

- Nos pacientes com intoxicação por antidepressivos tricíclicos, a acidemia causada pelas convulsões pode agravar ainda mais a toxicidade cardíaca e induzir arritmias letais.
- A convulsão causada pela teofilina é em geral refratária a agentes anticonvulsivantes de uso mais comum e o podem ser necessários intubação orotraqueal e bloqueio neuromuscular. Nesse caso, a monitorização com EEG é obrigatória.
- Convulsões causadas por isoniazida geralmente respondem à administração da piridoxina (Vitamina BG).
- Convulsões podem levar a hipertermia, acidose lática, rabdomiólise ou mesmo óbito (Tabela 206.XIV).

Hipotermia e hipertermia

Hipotermia e hipertermia podem ser tratadas com aquecimento ou resfriamento externo passivo, respectivamente. Em emergências hipertérmicas (overdose de cocaí-

Tabela 206.XIV – Causas e conseqüências das convulsões

Convulsões: agentes mais freqüentes	Convulsões: efeitos deletérios
• Antidepressivos tricíclicos	• Hipertermia
• Cocaína	• Acidose lática
• Fenotiazinas	• Rabdomiólise (insuficiência renal e hipercalemia)
• Inseticidas organofosforados	• Arritmias
• Isoniazida	• Pneumonia aspirativa
• Lítio	• Seqüela neurológica permanente
• Monóxido de carbono	
• Salicilatos	
• Teofilina	
• Outros: fenciclidina, propoxifeno, estricnina, fenol e hidrocarbonetos clorados	

na ou anfetamina), medidas agressivas de resfriamento podem ser salvadoras de vida.

TÓXICOS QUE POSSUEM ANTÍDOTOS

Existem vários antídotos, embora raramente eles sejam necessários ou indicados (Tabela 206.XV). Um dos mais usados é o flumazenil (antagonista benzodiazepínico); nesse caso, é importante ressaltar que ele não deve ser usado nas seguintes situações:

- Curiosidade diagnóstica.
- Pacientes que não apresentam significativo rebaixamento do nível de consciência.
- História de convulsões ou uso de anticonvulsivantes.
- Possibilidade de estar em uso de antidepressivos tricíclicos ou que apresentam eletrocardiograma com prolongamento do intervalo QRS.

LEITURA ADICIONAL

1. Linden CH, Watson WA. Approach to the poisoned patient. In: Harwood-Nuss. Clinical practice of emergency medicine. 4. ed. Philadelphia: Lippincott Williams & Wilkins; 2005. p.1436-45.
2. Schier JG, Hoffman RS. Gastrointestinal decontamination. In: Harwood-Nuss. Clinical practice of emergency medicine. 4. ed. Philadelphia: Lippincott Williams & Wilkins; 2005. p.1445-50.
3. Hack JB, Hoffman RS. General management of poisoned patients. In: Tintinalli JE, Kelen GD, Stapczynski JS. Emergency medicine – American College of Emergency Physicians. 6. ed. McGraw-Hill; 2004. p.1015-22.
4. Martins HS, Jacon SM. Intoxicações exógenas agudas. In: Martins HS, Neto AS, Velasco IT. Emergências clínicas baseadas em evidências. 1. ed. São Paulo: Atheneu; 2005. p.61-86.
5. American Academy of Clinical Toxicology: Position statements: 2005. Disponível em: http://www.aactox.org.

Algoritmo 206.1 – Abordagem inicial do paciente com intoxicação exógena

1) ABCD primário

- Vias aéreas: se as vias aéreas estão pérvias e/ou presença de corpo estranho.
- Respiração (*breathing*): avaliar padrão respiratório, sua freqüência e sua adequação.
- Circulação: checar pulso → se não houver pulso central, seguir as recomendações de PCR; se houver pulso central, avaliar glicemia capilar e necessidade de antídotos.

↓

2) ABCD secundário

- Vias aéreas: se não houver boa ventilação ou se não for possível proteger as vias aéreas (paciente com rebaixamento do nível de consciência) e não houver possibilidade de reversão dos efeitos do tóxico imediatamente (antídotos), realizar intubação orotraqueal.
- Respiração (*breathing*): se for intubado, avaliar ventilação (ausculta do epigástrio, hemitórax esquerdo, hemitórax direito).
- Circulação: avaliar necessidade de volume com ou sem droga vasoativa.
- D: diagnóstico diferencial → avaliar causa da alteração encontrada.

Tabela 206.XV – Emergências cardiovasculares

Tóxico	Antídoto
Acetaminofen	Acetilcisteína
Anticoagulantes	Vitamina K e plasma fresco congelado
Anticolinérgicos	Fisostigmina
Benzodiazepínicos	Flumazenil
β-bloqueadores	Glucagon
Bloqueadores dos canais de cálcio	Gluconato de cálcio e glucagon
Carbamato	Atropina e pralidoxima
Digoxina	Anticorpo antidigoxina
Inseticida organofosforado	Atropina e pralidoxima
Isoniazida	Piridoxina (B6)
Metais pesados	EDTA e deferoxamina (ferro)
Metanol e etilenoglicol	Álcool etílico ou fomepizol
Monóxido de carbono	Oxigênio a 100%
Opióides	Naloxona

Algoritmo 206.2 – Abordagem da acidose metabólica

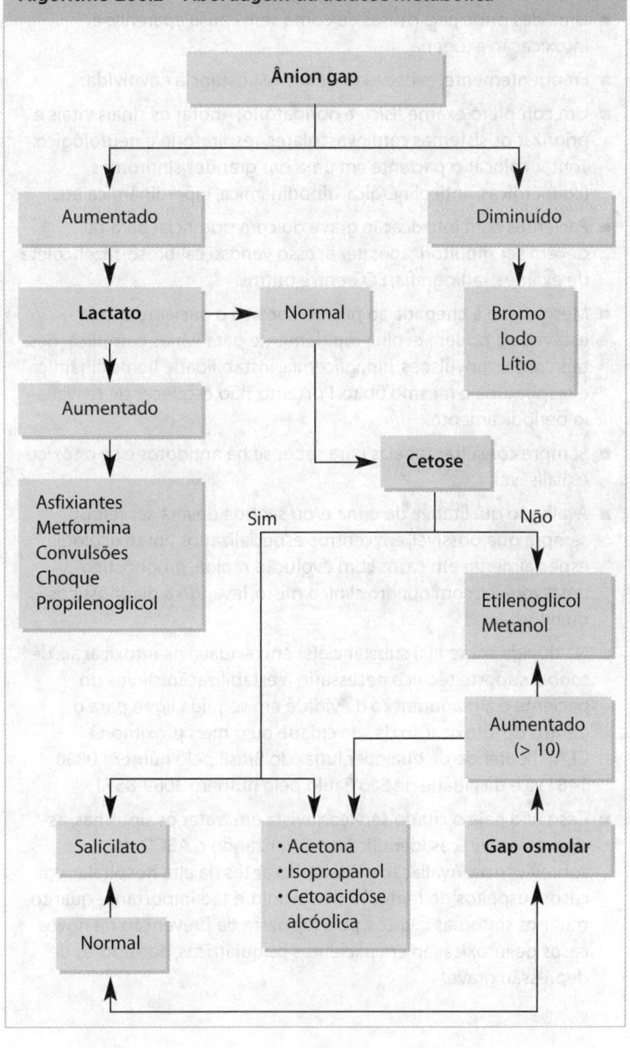

CAPÍTULO

207 Tratamento Específico das Intoxicações Exógenas Agudas

Cristiane Santiago Rezende
Herlon Saraiva Martins

TÓPICOS IMPORTANTES

- Intoxicação exógena não é infreqüente em prontos-socorros. Mais de 50% dos casos são intoxicações de baixo risco e o paciente deve apenas ser observado.
- Sempre considerar a possibilidade de intoxicação exógena em pacientes com doença aguda e inexplicável.
- Várias condições simulam intoxicação exógena ou podem coexistir com ela (trauma crânio-encefálico, acidente vascular cerebral, isquemia miocárdica etc.), por isso devem ser investigadas.
- Uma das principais causas de coma sem causa aparente é intoxicação exógena.
- Freqüentemente, existe mais de uma substância envolvida.
- Um completo exame físico é obrigatório: Anotar os sinais vitais e priorizar os sistemas cardiovasculares, respiratório e neurológico. Tentar colocar o paciente em uma das grandes síndromes (colinérgicas, anticolinérgica, hipodinâmica, hiperdinâmica etc.)
- Pacientes com intoxicação grave ou com potencial para tal, devem ser monitorizados, ter acesso venoso calibroso, fazer coleta de exames, radiografia, ECG, entre outros.
- Mesmo que à chegada ao pronto-socorro o paciente esteja estável, ele poderá evoluir rapidamente para várias complicações, tais como: convulsões, hipoglicemia, instabilidade hemodinâmica e respiratória e mesmo óbito. Portanto, não esquecer de reavaliá-lo periodicamente.
- Sempre consultar tabelas para saber se há antídotos e se o tóxico é dialisável.
- Avaliação qualitativa de urina e/ou sangue deverá ser feita, sempre que possível, em centros especializados em toxicologia, especialmente em casos com evolução rápida, prognóstico desfavorável, com quadro clínico misto, levando a diagnósticos duvidosos.
- Na dúvida sobre a(s) substância(s) envolvida(s) na intoxicação, dê todo o suporte técnico necessário à estabilização clínica do paciente e à manutenção da vida, e em seguida ligue para o Centro de Intoxicação de sua cidade ou o mais próximo. O CEATOX atende de qualquer lugar do Brasil pelo número 0800-148110 e da cidade de São Paulo pelo número 3069-8571.
- Caso não haja o citado serviço, invista em tratar os sintomas, as síndromes clínicas identificadas, priorizando o ABCD da sobrevivência. Avaliação psiquiátrica antes da alta hospitalar, em casos suspeitos de tentativa de suicídio, é tão importante quanto tratar os sintomas clínicos, pois faz parte da prevenção de novos casos de intoxicação em pacientes psiquiátricos, portadores de depressão grave.

INTRODUÇÃO

A exposição freqüente a agentes nocivos representa grau variado de risco de morbimortalidade para o ser humano. A constituição química da substância (toxicante), a quantidade envolvida, o uso (acidental/intencional/terapêutico) de mais de um produto simultaneamente, o início da intervenção terapêutica e a suscetibilidade individual, entre outros fatores, influenciam a evolução clínica dos casos de intoxicação por agentes externos que chegam em vários Serviços de Emergência do Brasil e do mundo.

O estímulo às medidas de prevenção (esclarecimentos sobre a importância do uso dos equipamentos de proteção individual, EPIs por lavradores, ao manipular praguicidas; orientações aos pacientes psiquiátricos ou familiares de crianças sobre riscos das intoxicações por medicamentos; armazenamento de medicações e de produtos de limpeza de uso doméstico longe do alcance de crianças, entre outros) e o diagnóstico sindrômico imediato, investindo-se em recursos para identificar o agente etiológico preciso permitem, respectivamente, profilaxia e tratamento adequado e precoce da maioria dos casos de intoxicação em nosso meio.

Em todas as intoxicações descritas neste capítulo, a prioridade sempre será a estabilização clínica rápida e eficiente do paciente, conforme detalhado no Capítulo Abordagem Inicial das Intoxicações Exógenas Agudas.

Estatísticas dos principais centros de intoxicações de vários países são semelhantes aos dados disponibilizados na homepage do Centro de Assistência Toxicológica (CEATOX), em São Paulo. Analisando os motivos da intoxicação: 38,8% é acidental; 36,5% é por tentativa de suicídio e 17,7% é decorrente de uso terapêutico. Por idade, mais da metade dos quadros de intoxicações que procuram os prontos-socorros ocorre em crianças de até 10 anos, desses 77% tem entre 1 e 4 anos de idade. Entre os adultos, a faixa de idade mais afetada é de 20 a 39 anos, mas alguns estudos no Estado de São Paulo revelam que a faixa varia de 20 a 60 anos em 20,5% e entre adolescentes essa proporção atinge 17,6%. O sexo feminino foi discretamente mais atingido que o masculino. Por tipo de agente, os medicamentos lideram as estatísticas. Isoladamente são o fenobarbital, diazepam, haloperidol e por grupos são os benzodiazepínicos, antidepresivos não-tricíclicos e os antipsicóticos. Seguidos pelos produtos de limpeza para uso doméstico, os chamados saneantes, que estão em segundo lugar com 20,41%, segundo CEATOX/HC/USP/SP, representados por alvejante (água sanitária, hipoclorito); desengordurantes (destilados do petróleo como querosene, gasolina, thinner, esse último é utilizado como droga de abuso) e cáusticos (especialmente a soda cáustica). Em terceiro lugar vêm os herbicidas/pesticidas (rodenticidas, raticidas/fosforados, carbamatos, esse último vulgarmente chamado de chumbinho) com 11,33% das estatísticas mais recentes no Estado de São Paulo, seguidos pelas intoxicações por produtos químicos industriais (sulfeto de hidrogênio, xileno, tetracloreto de carbono) com 8,51%. Como são citadas mais freqüentemente em medicina ocupacional, essas últimas não serão objeto de estudo neste capítulo. São ainda induzidas por monóxido de carbono e por tolueno, o produto mais nocivo contido na chamada cola de sapateiro. Em seguida, em termos de freqüência, vêm as "drogas de abuso", ilícitas: maconha, cocaína, crack, narcóticos opióides, Outra droga psico-estimulante que tem aumentado a freqüência de ingestão entre jovens brasileiros é o ecstasy (MDMA, um derivado das anfetaminas).

Neste momento, serão descritas por ordem alfabética algumas particularidades das principais substâncias que levam a intoxicações agudas.

ACETAMINOFEN (PARACETAMOL)

Intoxicação freqüente nos Estados Unidos, mas pouco comum no nosso meio. Tem uma absorção rápida e atinge pico sérico após 4 horas. Em doses terapêuticas, o paracetamol é metabolizado a produtos não-tóxicos, e alguns intermediários altamente reativos eletrofílicos são rapidamente inativados pelo sistema glutation hepático. Entretanto, quando ingerido em grandes doses (> 140 mg/kg de peso) pode levar à necrose hepática.

Diagnóstico e exames complementares

- Fase precoce: primeiras 2 a 4 horas, causa sintomas inespecíficos como náusea, vômitos, palidez, sudorese.
- Fase tardia: em 24 a 48 horas, se houve ingestão maciça, o paciente pode evoluir com necrose hepática. As manifestações podem incluir: dor no hipocôndrio direito, hepatomegalia, icterícia, distensão abdominal, vômitos e insuficiência renal. Pode evoluir para insuficiência hepática com necessidade de transplante.
- Achados usuais: aumento de AST e ALT, bilirrubinas, prolongamento do tempo de protrombina. Achados que indicam prognóstico ruim:
  1. Tempo de protrombina maior que duas vezes o controle.
  2. Bilirrubina total maior que 4 mg/dL.
  3. pH < 7,3.
  4. Creatinina sérica > 3,3 mg/dL.
  5. Encefalopatia hepática.

Tratamento

- O carvão ativado deve ser usado e não diminui a eficácia do antídoto.
- Iniciar o antídoto por via oral: N-acetilcisteína.
  1. Bolus de 140 mg/kg de peso.
  2. Manutenção: 70 mg/kg de peso de 4 em 4 horas, total de 17 doses.
- Obter concentração sérica do paracetamol nas primeiras 24 horas. Se a concentração é não tóxica, suspender o antídoto.
- O antídoto tem maior eficácia quando usado nas primeiras 8 a 10 horas após a ingestão do paracetamol.
- Monitorizar função hepática e renal diariamente.
- O risco é maior em hepatopatas e alcoólatras.

ÁCIDOS E ÁLCALIS (CORROSIVOS, ALVEJANTES)

Os corrosivos são substâncias com pH ácido (ácido sulfúrico, hipoclorito etc.) ou básico (hidróxido de sódio, contido na soda cáustica).

São capazes de reagir com moléculas orgânicas e causar graves lesões na pele, olhos, e quando ingeridos, podem causar graves lesões orais, no esôfago, estômago e intestino, mas a intoxicação pode ocorrer por via inalatória, com prejuízo maior para as vias aéreas superiores.

Os cáusticos sólidos danificam principalmente orofaringe e esôfago, enquanto os líquidos, o estômago.

Os casos mais comuns no pronto-socorro são ocasionados por produtos de limpeza domésticos, inalados acidentalmente, o que é menos freqüente, ou por ingestão proposital (os mais graves), na tentativa de suicídio. Infelizmente, é um tipo de intoxicação que pode levar a graves seqüelas.

Hipoclorito (água sanitária) e "soda cáustica" são os principais representantes.

Os álcalis causam necrose por liqüefação e ocasionam uma saponificação das gorduras, dissolução de proteínas e emulsificação de membranas lipídicas (penetram profundamente). Isso pode levar à necrose tissular e trombose de pequenos vasos.

Os ácidos causam necrose de coagulação; proteínas são desnaturadas, resultando na formação de coágulos ou escaras de aderência firme. Podem levar à CIVD (coagulação intravascular disseminada), hemólise, acidose metabólica grave.

Diagnóstico e exames complementares

As lesões causadas por álcalis têm maior chance de causar perfuração do esôfago e estômago.

- Fase precoce: dor, eritema, disfonia, salivação excessiva, disfagia, dor abdominal e vômitos. A ausência de lesões orais não descarta significativa lesão esofágica ou gástrica.
- Achados com pior prognóstico:
  1. Agravo da dor torácica, dispnéia e surgimento de pneumomediastino indicam perfuração esofágica.
  2. Aspiração pode levar à pneumonia, grave traqueíte e SARA (síndrome da angústia respiratória do adulto).
  3. Dor abdominal, ausência de ruídos e pneumoperitôneo indicam perfuração gástrica.
  4. Hipotensão, choque, acidose metabólica, insuficiência renal, hemólise e CIVD podem ocorrer.

5. Eventualmente, pode haver hematêmese devido a lesões vasculares do trato digestivo. Nos próximos dias, podem se superpor infecções bacterianas.

- Fase tardia: o reparo das lesões pode levar semanas a meses e ocasiona uma cicatrização com retração e formação de estenoses, especialmente em áreas onde já exista um estreitamento anatômico, como a cricofaringe, esôfago diafragmático, antro e piloro. Lesões esofágicas são vistas, predominantemente, na metade inferior do esôfago e queimaduras gástricas costumam ser mais severas no antro. Vômitos estão relacionados a lesões esofágicas mais graves. Estenose esofágica ocorre em mais de 70% das queimaduras que resultaram em ulceração profunda, e esses doentes têm maior risco de desenvolver câncer esofágico. O prognóstico varia conforme a extensão da necrose no TGI e grau de destruição do arcabouço duodeno-pancreático.
- Exames complementares: solicitar hemograma, coagulograma, bioquímica, eletrólitos, gasometria, radiografia de tórax, radiografia de abdome e endoscopia digestiva alta precocemente (6 a 24 horas da exposição). Dilatação terapêutica do esôfago na endoscopia inicial é de grande risco e deve ser evitada. A endoscopia terá grande utilidade em detectar se há ou não lesões, e ajuda na determinação do prognóstico do paciente.

Tratamento

- Lavagem gástrica e carvão ativado são contra-indicados.
- Hidratação vigorosa, correção dos distúrbios eletrolíticos, uso de antieméticos/bloqueadores H_2 (ranitidina, cimetidina) ou de bomba H^+ (omeprazol) e analgesia são medidas importantes.
- O uso de corticosteróides e antibióticos de amplo espectro é controverso, alguns autores recomendam, outros questionam o real benefício. Principalmente em lesões com risco de estenose, os corticóides têm maior utilidade, mas apenas para lesões com álcalis. A dose recomendada é de 1-2 mg/kg de peso de metilprednisolona de 6 em 6 horas. Manter o corticóide em doses decrescentes por 14 dias. Não há consenso sobre qual antibiótico usar e por quanto tempo.
- As estenoses devem ser tratadas por dilatação endoscópica 3 a 4 semanas após a ingestão, e se disponível, com *stents*. Casos mais graves podem necessitar de correção cirúrgica.

ANTICOLINÉRGICOS

Os tóxicos podem ser:

- Anti-histamínicos H1.
- Atropina, hioscina, homatropina, escopolamina, ipratrópio.
- Antiparkinsonianos: biperideno, benztropina.
- Relaxantes musculares: orfenadrina, cicloenzaprina, isometepteno.
- Neurolépticos: clozapina, olanzapina, fenotiazinas*.
- Antidepressivos tricíclicos*.

* Neurolépticos e antidepressivos tricíclicos são descritos em tópico separado.

Diagnóstico e exames complementares

- Sintomas iniciam precocemente (1 hora após a ingestão é o habitual).
- SNC: Agitação, ataxia, confusão, *delirium*, alucinação e desordens do movimento (coréia, atetose). Nos casos mais graves, pode evoluir com depressão respiratória e coma.
- Sistema nervoso autônomo: Diminuição do peristaltismo, pupilas dilatadas, pele e mucosas secas, retenção urinária, taquicardia, hipertensão, hipertermia.
- Hiperatividade neuromuscular: Pode levar à rabdomiólise.

Tratamento

- Lavagem gástrica na primeira hora da ingestão seguida de carvão ativado.
- É uma das poucas situações em que o carvão pode ser usado após 1 hora da ingestão, devido à hipomotilidade de todo o TGI que essa intoxicação pode levar (faltam estudos avaliando a eficácia dessa conduta).
- Benzodiazepínicos são úteis para a agitação psicomotora. Medidas gerais como resfriamento do corpo, hidratação e outros também são importantes.
- Existe um antídoto: fisostigmina, mas raramente é necessário usá-lo.
  1. Dose inicial: 1 a 2 mg EV durante 2 a 5 minutos. Pode-se repetir a dose.
  2. Não deve ser usado em convulsões ou coma.
  3. Contra-indicado se houver distúrbios da condução cardíaca.

ANTICONVULSIVANTES

Os mais freqüentes são: fenobarbital, fenitoína, carbamazepina, ácido valpróico e clonazepam (benzodiazepínico). Todos têm excelente absorção oral, entretanto, é comum o uso de preparações de liberação prolongada, e essas podem retardar o início das manifestações tóxicas. Quase todos têm metabolismo hepático.

Pode-se dividi-los em dois grandes grupos:

- Ação preferencial nas membranas neuronais: fenitoína e carbamazepina.
- Ação em neurotransmissores ou nos seus receptores: fenobarbital, benzodiazepínicos, ácido valpróico, gabapentina e vigabatrina.

Diagnóstico e exames complementares

Todos atuam primariamente causando depressão do SNC. Regra geral, eles causam alterações das funções cerebelares e vestibulares, o que pode causar ataxia, nistagmo, diplopia, borramento visual, tontura, voz "empastada", tremores, náusea e vômitos. Posteriormente, o paciente pode evoluir com coma e depressão respiratória. Embora sejam anticonvulsivantes, em concentrações séricas muito altas, eles podem causar convulsões. Algumas particularidades de acordo com o agente:

A) Fenobarbital: É uma das drogas que mais levam à intoxicação em adultos, causam depressão do SNC (mesmo com ingestão de pequenas doses), hipotermia, hipotensão, edema pulmonar e parada cardíaca. Lesões cutâneas bolhosas em pontos de pressão como mãos, glúteos, joelhos (por ação direta da droga na epiderme) ocorrem em 6% dos casos. Tem ciclo de metabolização êntero-hepático, daí o benefício de fazer carvão ativado, mesmo que tardiamente.

B) Fenitoína: Estado de coma pode ser visto com concentração sérica maior que 60 μg/mL. Pode cursar com hipotensão, alteração da condução cardíaca e taqui ou bradiarritmias.

C) Carbamazepina: Assim como a fenitoína, pode levar a arritmias devido a sua ação nas membranas celulares. Achados sugestivos são: coma (surge com concentrações séricas > 20 μg/mL), síndrome anticolinérgica e movimentos involuntários. Sinais e sintomas incluem hipotensão, hipotermia, depressão respiratória, disartria, nistagmo, ataxia, diplopia, taquicardia sinusal, retenção urinária, midríase e íleo adinâmico. Uma reação idiossincrática à carbamazepina (dose-independente) pode ocasionar mielotoxicidade, hepatite, nefrite túbulo-intersticial, cardiomiopatia, dermatite esfoliativa e hiponatremia.

D) Ácido valpróico: Coma ocorre com concentrações > 180 μg/mL. Não costuma ter efeitos cerebelares e vestibulares como os outros anticonvulsivantes. Pode levar a graves alterações metabólicas, como: acidose metabólica com ânion-gap elevado, hipoglicemia, hipofosfatemia, hipocalcemia, hipernatremia e hiper-osmolaridade.

Tratamento

- Carvão ativado é o método de escolha para descontaminação do TGI. Pode ser usado em múltiplas doses (liberação prolongada, fenitoína, carbamazepina, fenobarbital e ácido valpróico).
- Medidas de suporte são essenciais: intubação, se necessário, não deve ser adiada; restaurar a volemia e eventualmente usar drogas vasoativas; convulsões devem ser tratadas com interrupção da droga e uso de benzodiazepínico intravenoso.
- Diálise: Pode ser útil quando há intoxicação grave, que continua a piorar a despeito do uso de medidas habituais ou com concentrações séricas muito altas. As drogas que são dialisáveis são: fenobarbital, ácido valpróico, carbamazepina.
  - Particularidades:
    1. Carbamazepina: Se houver distúrbios do ritmo cardíaco, pode-se usar bicarbonato de sódio (semelhante à intoxicação por tricíclicos). Pode responder à fisostigmina.
    2. Fenobarbital: Recomenda-se alcalinizar a urina para aumentar a excreção (o fenobarbital é um ácido fraco).

ANTIDEPRESSIVOS TRICÍCLICOS E TETRACÍCLICOS

Intoxicação potencialmente grave e muito freqüente no nosso meio. O uso dos antidepressivos tricíclicos (ADPT) e tetracíclicos ocorre em uma população específica com significativa chance de tentativa de suicídio. Os tricíclicos mais usados são amitriptilina, imipramina, clomipramina e nortriptilina. Os tetracíclicos são bupropion, maprotilina e mirtazapina.

Eles agem inibindo a recaptação pré-sináptica de vários neurotransmissores. Todos são bem absorvidos pelo TGI, os picos séricos ocorrem após 2 a 6 horas e têm altíssima ligação protéica (> 95%).

Diagnóstico e exames complementares

A maioria dos efeitos tóxicos ocorre nas primeiras 6 horas e as principais conseqüências são:

- Anticolinérgicos: Taquicardia, hipertensão, boca seca e pele quente.
- Membrana celular (quinidina-*like*): Bloqueia os canais de sódio e pode prolongar o intervalo QRS, com arritmias potencialmente letais.
- Bloqueio α-adrenérgico: Hipotensão.
- SNC: Agitação, hiperatividade neuromuscular, convulsões e coma.

Os efeitos tóxicos em doses moderadas são: predomínio anticolinérgico com boca seca, turvação visual, pele e mucosas quentes e secas, retenção urinária, diminuição do peristaltismo, confusão, taquicardia, pupilas midriáticas. Com doses maiores podem surgir: depressão do SNC, convulsões, toxicidade cardíaca e hipotensão.

Óbito precoce normalmente é devido a arritmias (taquiarritmias, bloqueio AV, bradicardia terminal, TV/FV) e choque. Óbito mais tardio deve-se a complicações pulmonares e insuficiência de múltiplos órgãos.

Existem achados eletrocardiográficos que devem apontar para intoxicação por ADC:

- Prolongamento do QRS;
- Onda R em avR maior que 3 mm;
- Onda R em avR maior que a onda S.

Tratamento

- Lavagem gástrica na primeira hora seguida de carvão ativado em múltiplas doses. Indução do vômito é contra-indicada.
- Diálise não é efetiva (HD, nem hemoperfusão), mesmo em paciente graves.
- Presença de distúrbios de condução e arritmias: carga de sódio + alcalinização sérica.
  1. Diluir 850 mL de soro glicosado + 150 mEq de bicarbonato de sódio a 8,4%.
  2. Iniciar com 200 a 300 mL/hora em adultos e monitorizar o pH sérico. Deve-se mantê-lo maior que 7,5 (ideal 7,55).
- Arritmia ventricular que não responde à alcalinização pode responder à lidocaína. Não há estudos que corroborem o uso profilático do bicarbonato, e só é recomendado se houver arritmias.
- Convulsões: Deve-se usar benzodiazepínicos. Caso não haja resposta, pode-se proceder à intubação, uso de curare, indução de coma barbitúrico e monitorização eletroencefálica.

- Fisostigmina deve ser evitada.
- Intoxicação mista com antidepressivo cíclico e benzodiazepínico: É contra-indicado o uso de flumazenil, mesmo que o paciente esteja muito rebaixado. Nessa última situação, recomenda-se intubação e ventilação mecânica.

ANTIDEPRESSIVOS SEROTONINÉRGICOS

Aumento de serotonina no SNC e em tecidos periféricos. Os principais são: fluoxetina, paroxetina, sertralina e venlafaxina. Atualmente, novas drogas desse grupo têm sido responsáveis por intoxicações em alguns prontos-socorros (em menor freqüência): citalopram, escitalopram e fluvoxamina.

Diagnóstico e exames complementares

São medicamentos muito seguros, com necessidade de grandes doses para evoluir com gravidade. Raramente causam manifestações tóxicas no miocárdio. Os achados mais freqüentes são:

- Náusea, vômitos, dor abdominal, diarréia;
- SNC: Agitação, alteração do nível de consciência, confusão, convulsões e coma;
- Neuromuscular: Tremor, incoordenação, hiper-reflexia, mioclonia e rigidez;
- SN autônomo: Diaforese, febre, flutuação da pressão arterial, midríase, salivação, calafrios e taquicardia;
- Complicações: Hipertermia, acidose lática, insuficiência renal, insuficiência hepática, rabdomiólise, SARA e CIVD.

Tratamento

- Lavagem gástrica e carvão ativado na primeira hora da ingestão.
- Medidas de suporte são essenciais.
- Bloqueio da serotonina: podem-se usar drogas antagonistas da serotonina, apesar de raramente isso ser necessário:
  1. Ciproheptadina: Iniciar por via oral 4 a 8 mg a cada 2-4 horas, no máximo 32 mg em 24 horas.
  2. Clorpromazina: Vantagem da apresentação IV, mas pode causar hipotensão; dose de 50 a 100 mg lentamente, até 400 mg ao dia.

BENZODIAZEPÍNICOS

Intoxicação freqüente no pronto-socorro, geralmente por via oral e por tentativa de suicídio. O mecanismo de ação é a potencialização do efeito inibitório que o GABA (ácido gama amino butírico) exerce no SNC. Os benzodiazepínicos se ligam aos complexos de receptores GABA e aumentam a freqüência de abertura dos canais de cloro em resposta ao GABA. Têm excelente absorção oral e alta ligação protéica. São lipossolúveis, por isso penetram rapidamente no cérebro. Apresentam grande tolerabilidade, sendo necessárias altas doses para intoxicar adultos.

Quanto à duração de ação, eles são classificados em:

- Longa ação: diazepam, flurazepam, clonazepam.
- Curta ação: lorazepam, flunitrazepam e alprazolam.
- Ultracurta ação: midazolam.

Diagnóstico e exames complementares

Os pacientes manifestam uma síndrome depressora do SNC com sonolência excessiva, depressão respiratória, hipotensão, hipotermia e coma. A gravidade é maior especialmente quando outros depressores do SNC estão associados (álcool, antidepressivos, barbitúricos e opióides).

Não há exames laboratoriais sugestivos. Uma resposta ao antídoto específico (flumazenil) confirma o diagnóstico, entretanto, raramente isso é necessário, e de uma forma geral, o seu uso para esse fim é desaconselhado. O flumazenil não mais faz parte de *cocktails* para coma.

Tratamento

O suporte clínico é essencial. Não hesitar em proteger as vias aéreas quando necessário. A lavagem gástrica na primeira hora da intoxicação seguida de carvão ativado é recomendada. Se o paciente estiver com rebaixamento importante do nível de consciência, deve-se primeiro intubá-lo para proteger as vias aéreas.

Existe um antagonista específico: o flumazenil. O início de ação é imediato, e ele pode reverter a depressão respiratória e evitar a intubação do paciente. Recomenda-se usar via IV:

- Ampolas de 5 mL = 0,5 mg (1 mL = 0,1 mg);
- Dose inicial: 0,1 mg em 1 minuto. Pode-se repetir a dose várias vezes, até o efeito desejado. Geralmente não se deve ultrapassar 3 mg (6 ampolas);
- O efeito desejado não é deixar o paciente totalmente acordado, mas apenas conseguir adequado reflexo de deglutição. Alguns benzodiazepínicos têm meia-vida longa; já o flumazenil tem uma meia-vida muito curta e pode ser necessário repeti-lo a intervalos de 20 a 30 minutos.
- Muito cuidado ao usar o flumazenil em usuários crônicos de benzodiazepínicos. Ele pode desencadear grave síndrome de abstinência e convulsões.

As contra-indicações ao flumazenil são:

- Curiosidade diagnóstica;
- Pacientes sem rebaixamento significativo do nível de consciência;
- História de convulsões ou uso de anticonvulsivantes;
- Qualquer doente com possibilidade de uso concomitante de antidepressivos tricíclicos. Isso inclui qualquer doente com prolongamento do intervalo QRS.

β-BLOQUEADORES

Excelente absorção oral, com início de ação em 30 minutos (pode ser mais prolongado com liberação entérica) e pico em 2 horas. São eles: propranolol, atenolol e metoprolol.

Diagnóstico e exames complementares

- Náusea, vômitos, pele fria e pálida, bradicardia, hipotensão, convulsões e depressão do SNC. Broncoespasmo pode surgir em asmáticos.

- Anormalidades metabólicas: hipercalemia, hipoglicemia e, eventualmente, acidose metabólica com aumento do lactato (devido à hipotensão e convulsões).
- ECG: prolongamento do QRS, BAV de 1º, 2º e 3º graus, bloqueio de ramo direito ou esquerdo e assistolia.

Tratamento

- Cuidado com a lavagem gástrica pois pode potencializar a hipotensão devido à estimulação colinérgica, mas não é contra-indicada. O carvão ativado é o método de escolha de descontaminação do TGI, especialmente na primeira hora da ingestão.
- Tratar as complicações:
  1. Insuficiência respiratória: Oxigênio e mesmo intubação, se necessário.
  2. Hipotensão e bradicardia: Atropina, marca-passo e drogas vasoativas.
  3. Hipoglicemia: Glicose a 50%.
- O antídoto é o glucagon. Em casos mais graves, há relatos de eficácia de solução polarizante (glicose + insulina) e mesmo de gluconato de cálcio.
- Glucagon: Disponível em ampolas de 1 mL = 1 mg, apenas para uso parenteral. A dose inicial é de 5 mg; pode ser repetida logo após (mais 5 mg). Se houver boa resposta, deixa-se em bomba de infusão contínua, na dose de 1 a 5 mg/hora.
- Polarizante: Geralmente necessita de grandes doses: prescrever insulina na dose de 0,1 unidade/kg de peso junto com 50 g de glicose, seguido de bomba de infusão contínua (manutenção de 0,1 a 1 unidade/kg/hora, com glicose suficiente para evitar hipoglicemia).
- Gluconato de cálcio a 10%: Infundir 10 mL de gluconato diluído em 100 mL de SF, em 2 minutos. A dose pode ser repetida mais 4 vezes consecutivas, e se houver boa resposta, deixar uma bomba de infusão com 0,2 mL de gluconato/kg de peso/hora, máximo de 10 mL/hora.

BLOQUEADORES DOS CANAIS DE CÁLCIO

Início de ação geralmente em 2 horas, mas pode ser prolongado em preparações de liberação entérica (pode chegar a 18 horas). São bem absorvidos e têm alta ligação protéica.

Diagnóstico e exames complementares

- Náusea, vômitos, convulsões e depressão do SNC.
- Hipotensão e bradicardia com diltiazem e verapamil.
- Hipotensão e taquicardia reflexa (vasodilatação periférica) com os outros bloqueadores dos canais de cálcio.
- Pode complicar com choque, edema agudo de pulmão e acometimento de órgãos devido ao hipofluxo (AVCI, isquemia mesentérica, outros).
- ECG: prolongamento do QRS, BAV de 1º, 2º e 3º graus, isquemia e assistolia.
- Inibição da liberação de insulina com hiperglicemia pode ocorrer. Se hipotensão grave, pode ocorrer acidose metabólica com aumento do lactato.

Tratamento

A prioridade é o uso de gluconato de cálcio a 10%: infundir 10 mL de gluconato diluído em 100 mL de SF, em 2 minutos. A dose pode ser repetida mais 4 vezes consecutivas, e se houver boa resposta, deixar uma bomba de infusão com 0,2 mL de gluconato/kg de peso/hora, máximo de 10 mL/hora.

Em casos refratários, recomenda-se associar glucagon e solução polarizante (glicose + insulina), conforme descrito na intoxicação por β-bloqueador.

COCAÍNA E SIMPATICOMIMÉTICOS

Agentes simpaticomiméticos são análogos das catecolaminas com capacidade de ativar o sistema nervoso simpático. Anfetaminas, efedrina, cocaína e análogos (inclusive o *crack*), MDMA (ecstasy) são as principais drogas implicadas neste tipo de intoxicação. Intoxicação bastante freqüente em prontos-socorros de grandes cidades, especialmente o abuso de cocaína e atualmente de ecstasy (há neste obra, capítulo específico sobre Emergências relacionadas a drogas sintéticas). O uso de crack, base de cocaína, fumada, disseminou-se chegando até a zona rural. Há recentes estudos com bóias-frias do interior paulista, lavradores, cortadores de cana, em que é crescente o abuso dessa droga, antes típica de metrópoles. A via de intoxicação é bastante variável e inclui: oral, inalatória, nasal e parenteral. Muito raramente, podem-se encontrar indivíduos que ingeriram pacotes de drogas para o tráfico, como forma de transporte.

Anfetaminas e simpaticomiméticos estimulam a liberação e inibem o bloqueio na recaptação, tanto no SNC como nas terminações simpáticas, de neurotransmissores, tais como noradrenalina e dopamina. Estes agentes são rapidamente absorvidos pelo trato gastrintestinal, com início de ação em 30 minutos e pico em 2 a 3 horas. A via parenteral e a inalatória têm efeitos praticamente imediatos e o uso nasal com farmacocinética intermediária entre a oral e a inalatória.

MDMA (ecstasy) é o nome simplificado de 3,4 metilenodioximetanfetamina, derivado das anfetaminas. Produz uma mistura de efeitos estimulantes centrais e psicodélicos mediados por serotonina e dopamina cerebral.

Diagnóstico e exames complementares

A intoxicação resulta em efeitos predominantemente no SNC e no sistema cardiovascular. Manifestações típicas incluem: náusea, vômitos, cefaléia, palpitações, ansiedade, nervosismo, agitação, confusão, *delirium*, fasciculações, hiperventilação, tremores, convulsões e coma. Desta forma, a intoxicação catecolaminérgica pode ocasionar várias emergências cardiovasculares (taquiarritmias, hipertensão, dor precordial, infarto do miocárdio, dissecção de aorta, acidente vascular encefálico e morte súbita). Com o uso crônico, há progressiva deterioração neuropsicocomportamental, e pode evoluir para quadros psicóticos. A cocaína, de longe, tem maior gravidade, pode levar aos quadros mais dramáticos vistos em prontos-socorros e pode ser confundida com hipertensão maligna, feocromocitoma, hipertiroidismo, síndrome de abstinência e distúrbios psiquiátricos primários.

A cocaína tem rápida metabolização e apenas uma mínima quantidade é eliminada inalterada na urina. O início e a duração dos efeitos variam com a dose, a forma de administração, a taxa de absorção, a eliminação e uma tolerância individual. Após administração endovenosa ou inalatória, em 3 a 5 minutos já inicia euforia, com resposta cardiovascular após 8 a 12 minutos. Usuários crônicos podem tolerar grandes doses, até 10 g /dia, sem reações tóxicas. As conseqüências mais graves devem-se à estimulação adrenérgica excessiva (convulsões, agitação e vasoconstrição).

Nas intoxicações leves a moderadas, os principais achados são: cefaléia, dor torácica, náuseas, vômitos, agitação e ansiedade. O paciente pode manifestar taquicardia, hipertensão, sudorese e midríase. Nas formas graves, podem surgir convulsões, alucinações e instabilidade hemodinâmica.

Os exames complementares iniciais são:

- ECG: Pode mostrar taquiarritmias, TV, supra ou infradesnivelamento do segmento ST, alterações da repolarização, distúrbios da condução, inclusive bloqueio de ramo esquerdo.
- Radiografia de tórax: Pode mostrar aumento da área cardíaca, vários graus de congestão e mesmo edema pulmonar cardiogênico.
- *Screening* qualitativo na urina é suficiente para confirmar o diagnóstico.
- Todos os pacientes com sintomas neurológicos persistentes devem ser submetidos a tomografia computadorizada de crânio.

Tratamento

- O tratamento é de suporte cardiovascular; manter o paciente bem hidratado e não usar medicações cardiovasculares de longa ação (após o efeito da cocaína, cerca de 2 a 4 horas, o paciente costuma ter hipotensão).
- Carvão ativado raramente é usado, devido à intoxicação dever-se à via parenteral ou inalatória, na maioria das vezes.
- Regra geral, o benzodiazepínico é a droga de escolha, não só para ansiedade, agitação, convulsões, mas também para as síndromes coronarianas, taquicardia e para as emergências hipertensivas.
- Além de usar um benzodiazepínico, as seguintes drogas poderão ser associadas:
  1. Nitroglicerina: associar em edema agudo de pulmão e nas síndromes coronarianas agudas.
  2. Nitroprussiato de sódio: em algumas emergências hipertensivas, como AVC, dissecção aguda de aorta.
  3. Lidocaína: antiarrítmico de eleição para TV e FV.
- Evite usar β-bloqueadores isoladamente em emergências relacionadas à cocaína, pois podem, paradoxalmente, piorar a vasoconstrição.
- *Status epilepticus* deve ser tratado agressivamente, com benzodiazepínico e fenobarbital.

DIGOXINA

Intoxicação bastante freqüente no pronto-socorro, geralmente em usuários crônicos da digoxina (substância com estreito índice terapêutico), favorecida pela presença de distúrbio hidroeletrolítico (hipocalemia, hipomagnesemia, hipernatremia, hipercalcemia), alcalose, hipoxemia, suscetibilidade individual. Eventualmente, pode acontecer por uma ingestão maciça devido à tentativa de suicídio. A digoxina tem absorção lenta e excreção predominantemente renal, com meia-vida de 36 a 45 horas. Após uma ingestão aguda, até 8 horas podem transcorrer até o início das manifestações cardíacas.

A ação predominante dos digitálicos é inibição da enzima Na^+/K^+-ATPase, ocasionando aumento da concentração intracelular de sódio e de cálcio e redução intracelular de potássio. O aumento do cálcio intracelular proporciona um aumento do acoplamento de actina e miosina no músculo cardíaco, o que explica a melhora na contratilidade do miocárdio. Além disso, o digital pode:

- Aumentar o tônus vagal e diminuir o tônus adrenérgico.
- Reduzir a duração do potencial de ação e aumentar o período refratário nas células de condução elétrica.
- Dificultar a transmissão do potencial de ação no nó atrioventricular (AV).

Diagnóstico e exames complementares

Sintomas são variados e podem incluir náusea, vômitos, diarréia, confusão, alucinação, *delirium*, visão borrada e percepção alterada das cores (xantopsia). No sistema cardiovascular, podem surgir: hipotensão, síncope, bradicardia ou taquicardia.

As manifestações poderão ser diferentes se a intoxicação for aguda ou crônica.

- Aguda: Predomínio de taquiarritmias com hipercalemia.
- Crônica: Predomínio de bradiarritmias com hipocalemia.

O eletrocardiograma é de grande importância e pode mostrar:

- Arritmia sinusal, bradicardia e todos os bloqueios AV podem ocorrer;
- Extra-sístoles, bigeminismo, taquicardias supraventriculares, TV e mesmo FV podem ocorrer;
- A mais típica manifestação eletrocardiográfica é a presença de taquiarritmia supraventricular (FA ou taquicardia atrial paroxística) e bloqueio AV variável (segundo ou terceiro graus).

Os exames complementares necessários incluem: hemograma, função renal, gasometria, eletrólitos e a dosagem sérica de digital. Essa última é importante, mas não é bom indicador de toxicidade, pois o quadro clínico pode existir com níveis sangüíneos tão baixos quanto 2 nanogramas/mL.

Acompanhar níveis de K^+. Níveis altos desse íon têm valor prognóstico (mau).

Tratamento

- Carvão ativado em múltiplas doses é o método de descontaminação de escolha. Na primeira hora de uma ingestão maciça pode-se realizar lavagem gástrica. Após a primeira hora existe risco de estimulação vagal adicional, e deve-se evitar.

- As alterações eletrolíticas e metabólicas aumentam o risco de arritmias em uma intoxicação digitálica e devem ser tratadas prontamente: hipocalemia, hipomagnesemia, hipóxia, insuficiência renal e hipercalcemia.
- Suporte cardiovascular é essencial.
- Bloqueio AV e bradicardia com instabilidade hemodinâmica:
  1. Volume, atropina, drogas vasoativas e preparar marca-passo.
  2. Se o marca-passo externo não resolver, passar o transvenoso.
- Taquicardias:
  1. Fenitoína, lidocaína e amiodarona podem ser usadas.
  2. Taquicardias supraventriculares com QRS curto: a amiodarona é a droga de escolha.
  3. Se for realizada desfibrilação, recomenda-se usar inicialmente menor energia (50 J). O próprio choque pode levar a arritmias graves, malignas e que podem ser refratárias ao tratamento habitual.

O antídoto é o anticorpo antidigoxina; deve ser usado em todas as arritmias potencialmente graves. Como já mencionado, na *overdose* aguda, um potássio sérico maior que 5,5 mEq/L está associado à evolução grave e também é recomendado usar o anticorpo. As principais características do anticorpo antidigital são:

- Infusão endovenosa em 15 a 30 minutos. Se ocorrer PCR infundir em *bolus*;
- Efeito em 1 hora e o complexo digoxina-anticorpo tem excreção renal com meia-vida de 16 a 20 horas. Se houver insuficiência renal, a excreção do complexo pode durar dias a semanas. Logo após o uso do anticorpo, a concentração livre de digoxina torna-se zero. Entretanto, os métodos habituais que dosam a digoxinemia continuarão a detectar a digoxina ligada ao anticorpo, que não mais terá efeito tóxico.
- As doses do anticorpo são:
  1. Um frasco tem 40 mg de anticorpo e neutraliza 0,6 mg da digoxina.
  2. Intoxicação crônica: 1 a 4 frascos inicialmente.
  3. Intoxicação aguda: 5 a 15 frascos.
  4. Doses podem ser repetidas, se necessário.
  5. Pode-se calcular a quantidade de anticorpo de acordo com a concentração sérica da digoxina, embora seja pouco útil no pronto-socorro, já que o tratamento de quadros graves deve ser instituído antes dos resultados dos exames.

HIDROCARBONETO AROMÁTICO DERIVADO DE BENZENO (TOLUENO = COLA DE SAPATEIRO)

A intoxicação geralmente resulta da inalação de vapores e não da ingestão. A famosa cola de sapateiro exala tolueno e intoxica crianças e jovens que a usam com finalidade recreacional.

Diagnóstico e exames complementares

O quadro clínico é de tosse seca, dispnéia, vômitos, dor abdominal, arritmias, confusão, convulsão. As complicações maiores são pulmonares, como pneumonite e edema pulmonar, mas a absorção sistêmica pode levar também à hemólise e coagulação intravascular disseminada (CIVD).

O diagnóstico é feito pelo histórico de uso recente da droga e a confirmação pela dosagem do metabólito do tolueno na urina (ácido hipúrico) em altas concentrações.

Tratamento

- Dar o tratamento de suporte (ventilatório, hemodinâmico, outros);
- Corticosteróides e antibiótico ainda não têm eficácia comprovada;
- Medidas de descontaminação do TGI não devem ser utilizadas.

INSETICIDAS ORGANOFOSFORADOS E CARBAMATOS

A intoxicação pode ocorrer através do contato acidental da pele, olhos com os inseticidas ou pela sua ingestão, como tentativa de suicídio. Produz uma síndrome colinérgica dramática, de fácil diagnóstico no pronto-socorro. Os dois principais representantes deste grupo são:

- Organofosforados: causam inibição irreversível da enzima acetilcolinesterase (malathion, parathion e gás sarin). Têm extensa distribuição no organismo e um lento metabolismo hepático.
- Carbamatos: a inibição da acetilcolinesterase é reversível. Os carbamatos são encontrados em muitos inseticidas domésticos, também chamados de chumbinho. Têm ação bem mais curta e são metabolizados pelo fígado e soro, habitualmente, em 12 a 24 horas. Têm baixa toxicidade, pobre ou nenhuma penetração no SNC.

Isso implica que as intoxicações com organofosforados são de longe muito mais graves do que aquelas com carbamatos.

Em ambas as intoxicações, há despolarização sustentada do neurônio pós-sináptico devido ao aumento da acetilcolina em todo o organismo. Estes efeitos ocorrem no SNC, nos receptores muscarínicos do sistema nervoso periférico e nos receptores nicotínicos simpáticos dos gânglios parassimpáticos e das junções neuromusculares.

Os efeitos sobre os receptores muscarínicos, em geral, são mais demorados, enquanto que aqueles sobre os nicotínicos são rapidamente deprimidos.

Diagnóstico e exames complementares

O início do efeito tóxico é rápido, entre 30 minutos e duas horas e as manifestações comuns são:

- Receptores muscarínicos: náusea, vômitos, dor abdominal, incontinência fecal e urinária, sibilos, tosse, hipersalivação, aumento da secreção brônquica, dispnéia, sudorese, miose, visão borrada e lacrimejamento. Em casos mais graves, podem surgir: bradicardia, hipotensão, bloqueio atrioventricular e edema pulmonar.

- Receptores nicotínicos: taquicardia, hipertensão, fasciculações, fraqueza muscular e hipoventilação por paresia dos músculos respiratórios e alterações no SNC com agitação, confusão, convulsões e coma.

Os efeitos dos carbamatos raramente ultrapassam 48 horas, já aqueles dos organofosforados podem durar semanas a meses, e o óbito freqüentemente é devido à toxicidade pulmonar desse agente. Se não tratada, em exposição aos OF, os pacientes podem ir a óbito em 24 horas por insuficiência respiratória e depressão de SNC.

Uma síndrome intermediária ou tipo II tem sido descrita em alguns pacientes (5-10%) com intoxicação por organofosforados, iniciando-se 24 a 96 horas após o insulto colinérgico inicial. Esta síndrome é caracterizada por paralisia de musculatura apendicular proximal, músculos flexores do pescoço, nervos cranianos e respiratórios. Além disso, organofosforados são responsáveis por uma neuropatia periférica tardia, de envolvimento quase que exclusivamente motor.

O diagnóstico é confirmado através da demonstração de uma reduzida atividade da colinesterase no plasma e nos eritrócitos. Entretanto, não são exames facilmente disponíveis, e não se esperam os seus resultados para iniciar tratamento, que deve ser imediato.

Tratamento

- Todas as roupas do paciente devem ser retiradas e o mesmo deve ser submetido a exaustiva lavagem para descontaminação da pele.
- Para intoxicação via oral, lavagem gástrica na primeira hora seguida de carvão ativado são indicados.
- Tratamento das complicações: insuficiência respiratória e convulsões.
- Antídotos: atropina e pralidoxima.

A atropina age como antagonista dos receptores muscarínicos. Deve ser iniciada na dose de 1 a 2 mg IV para intoxicações leves a moderadas e 2 a 5 mg para as mais graves. Pode ser repetida várias vezes, a cada 5-15 minutos, até que as secreções brônquicas e outras secreções tornem-se "secas", juntamente com outros sinais de atropinização. Taquicardia não é contra-indicação ao seu uso, pois pode dever-se à hipóxia ou à estimulação simpática. Doses diárias de atropina de 100 mg ou mais podem ser necessárias.

A pralidoxima regenera a acetilcolinesterase, tem sinergismo com a atropina e tem sua maior indicação na intoxicação por organofosforados, com o objetivo de inibir os efeitos tóxicos que envolvem os receptores nicotínicos. A dose é de 1 a 2 g de pralidoxima, diluída em 150 a 250 mL de SF com infusão lenta em 15 a 30 minutos. Se houver uma resposta incompleta, pode-se repetir a dose após 30 minutos. Pode-se mantê-la a cada 6 horas, dependendo da gravidade, ou mesmo em infusão contínua, usualmente, 500 mg/hora. Cuidado com a infusão rápida pois pode levar a laringoespasmo, rigidez e fraqueza.

É importante ressaltar que nem a atropina ou a pralidoxima conseguem reverter os efeitos tóxicos no SNC.

ISONIAZIDA

Em doses tóxicas, inibe a síntese do GABA. Uma enzima-chave na síntese do GABA (decarboxilase do ácido glutâmico; converte ácido glutâmico em GABA) é dependente do cofator piridoxina ou vitamina B6. A isoniazida causa depleção dessa vitamina.

A isoniazida tem rápida absorção, a metabolização é hepática e a meia-vida varia de 1 a 4 horas.

Diagnóstico e exames complementares

- As manifestações se iniciam após 30 minutos da ingestão, e incluem: náusea, vômitos, tontura, disartria, letargia e confusão.
- Em casos mais graves: coma, depressão respiratória e convulsões.
- O diagnóstico é sugerido pelo quadro clínico e confirmado pela dosagem sérica da isoniazida.

Tratamento

- Lavagem gástrica na primeira hora seguida de carvão é indicada.
- As convulsões são tratadas com benzodiazepínicos e fenobarbital, mas também necessitam de vitamina B6.
- Vitamina B6 deve ser administrada por via IV. A dose é de 5 g em 3 a 5 minutos e pode ser repetida em 30 minutos.
- Hemodiálise é útil e pode ser indicada em casos muito graves.

LÍTIO

O lítio é uma substância muito utilizada na prática clínica como estabilizador de humor. É um metal próximo ao sódio e potássio, parece agir substituindo cátions endógenos na atividade neuronal, e é considerado psicoativo, o que pode causar interferência em transportadores de membrana, na excitabilidade das células, na ativação da adenilato ciclase e na liberação de neurotransmissores.

A absorção é lenta, de 1 a 6 horas, o pico sérico é atingido após 2 a 4 horas, mas pode ser mais tardio com preparação de liberação prolongada. Ele não se liga às proteínas, atravessa livremente a placenta, não sofre metabolização e é excretado pelos rins. A meia-vida do lítio varia de 18 a 36 horas. A excreção da droga pode ser diminuída na presença de hiponatremia, desidratação e com o uso concomitante de fenitoína, AINH, tetraciclina, tiazídicos. Por outro lado, o *clearance* aumenta com uso de acetezolamida, teofilina e verapamil. O lítio é usado em transtornos afetivos e as doses tóxicas são muito próximas das doses terapêuticas, o que pode causar intoxicação facilmente.

A intoxicação pode seguir-se a uma ingestão aguda ou devido ao acúmulo crônico, tanto por uma dosagem excessiva como por diminuição da excreção renal. O próprio lítio pode levar à lesão renal (diminuição da capacidade de concentração renal, diabetes insipidus nefrogênico e nefrite perdedora de sal). Esses efeitos são dose-dependentes e geralmente revertem semanas após descontinuação da terapia. Por isso, pacientes usuários de lítio devem ser reavaliados periodicamente.

A perda excessiva de água e sódio pode aumentar a reabsorção de lítio. Situações como desidratação, febre, diarréia, insuficiência cardíaca, uso de antiinflamatórios e uso de diuréticos também podem levar à intoxicação pelo lítio.

Diagnóstico e exames complementares

A intoxicação por lítio afeta primariamente os rins e o SNC. O quadro clínico varia conforme o nível sérico da droga.

- Intoxicação leve: náusea, vômitos, diarréia, letargia, fadiga e tremores finos. Geralmente acontece com níveis de litemia entre 1,2 e 2,5 mEq/L;
- Intoxicação moderada: hipertensão, taquicardia, confusão, agitação, disartria, nistagmo, ataxia, síndromes extrapiramidais e movimentos coréicos e atetose.
- Intoxicação grave: desidratação severa, diabetes insipidus nefrogênico (10% dos casos), fraqueza, hipotiroidismo, arritmia cardíaca, leucocitose, insuficiência renal aguda, bradicardia, hipotensão, hipertermia, convulsões e coma. Níveis de lítio sérico acima de 3,5 mEq/L são compatíveis com essa fase.

Os efeitos neurotóxicos costumam se desenvolver durante vários dias. As manifestações cardiovasculares são inespecíficas, mas arritmias graves são raras. É importante diferenciar se a intoxicação é aguda ou crônica. Na intoxicação aguda, as manifestações neurológicas surgem tardiamente, até 12 horas depois da ingestão do lítio, devido à penetração lenta do íon no SNC. Na intoxicação crônica, as manifestações podem surgir insidiosamente, habitualmente, junto com uma comorbidade (infecção, diarréia, desidratação). As manifestações neurológicas são: fraqueza, confusão, ataxia, tremores, fasciculações, mioclonia, coroatetose, convulsões e coma. Uma encefalopatia prolongada ou permanente e desordens do movimento podem se tornar seqüelares.

- Laboratório: leucocitose, hiperglicemia, albuminúria, glicosúria, diabetes insipidus nefrogênico adquirido.
- ECG: taquicardia ou bradicardia sinusal, achatamento ou inversão da onda T, prolongamento do intervalo QT e bloqueio AV.
- O diagnóstico é confirmado pela dosagem sérica. Na intoxicação crônica existe uma correlação entre a concentração medida e a gravidade, já na intoxicação aguda essa correlação não é vista.

Tratamento

Internar imediatamente o paciente, pelo risco de convulsões.

Lavagem gástrica na primeira hora da ingestão está indicada. O carvão ativado não adsorve ao lítio e não deve ser usado. O tratamento é de suporte. Corrigir déficit de água e sal. Pode ser necessário tratar convulsões, rebaixamento do nível de consciência, hipotensão e arritmias. Nas arritmias refratárias pode-se usar sulfato de magnésio IV. É importante aumentar a excreção renal do lítio com soluções cristalóides e alcalinização da urina.

A hemodiálise tem grande eficácia em baixar rapidamente as concentrações séricas do lítio e deve ser indicada em casos graves, tais como: coma, convulsões, quadros neurológicos graves, persistentes e progressivos e concentração sérica de lítio maior que 8 mmol/L. Pode ser indicada mais precocemente se houver insuficiência renal. Mesmo com a diálise, a recuperação pode demorar dias a semanas, devido ao lento *clearance* do lítio nos tecidos.

METANOL E ETILENOGLICOL (ALCOÓIS ALIFÁTICOS)

A característica marcante da intoxicação grave é a profunda acidose metabólica que pode ocorrer.

O etilenoglicol é incolor, inodoro, adocicado, solúvel em água, usado como solvente para tinta, plástico e produtos farmacêuticos, na produção de explosivos, extintores, como ingrediente de fluidos hidráulicos, radiadores, removedor de gelo de freezer e substâncias de limpeza.

O metanol é muito parecido com o etanol; é usado em laboratórios, soluções de limpeza, removedores de tinta e para fluidos de máquinas copiadoras. A intoxicação pode ocorrer por ingestão, inalação ou absorção pela pele. Os efeitos tóxicos decorrem do acúmulo e ação do ácido fórmico.

Diagnóstico e exames complementares

Os principais achados desta intoxicação são descritos na Tabela 207.I.

Intoxicação por metanol ou etilenoglicol deve sempre entrar no diagnóstico diferencial de pacientes graves, sem diagnóstico óbvio e que apresentam acidose metabólica grave. Por isto, além da gasometria arterial, deve-se solicitar: função renal, hepática, eletrólitos (inclusive cloro, cálcio e magnésio), glicemia, lactato arterial, dosagem sérica de cetonas, medida direta da osmolalidade sérica, urina tipo I, pesquisa de cristais na urina, eletrocardiografia e radiografia de tórax. Além destes exames gerais, deve-se solicitar dosagem sérica dos tóxicos.

Tratamento

A lavagem gástrica deve ser indicada apenas na primeira hora da ingestão. Carvão ativado não adsorve estes tóxicos. O suporte clínico é essencial; se necessário, proceder à intubação orotraqueal, repor a volemia, usar drogas vasoativas e tratar as convulsões.

O tratamento da acidose metabólica grave (pH < 7,0) com repetidas doses de bicarbonato de sódio pode salvar a vida do paciente (pode necessitar de centenas a milhares de mEqs de bicarbonato).

Em intoxicações graves, uma vez feita a suspeita clínica, devem-se colher amostras para diagnóstico e iniciar o antídoto imediatamente, antes da confirmação. Enviar para o

Tabela 207.I – Características da intoxicação por metanol e etilenoglicol

	Etilenoglicol	Metanol
Absorção e meia-vida	Rápida absorção com pico em 2 horas. A meia-vida é de 3 a 8 horas.	Rápida absorção com pico em 1 a 2 horas. A meia-vida é de 30 horas.
Metabolização da álcool desidrogenase	Produz glicoaldeído e em seguida ácido glicólico e ácido oxálico.	Produz formaldeído e em seguida ácido fórmico.
Efeito do metabólito	Ácido glicólico produz depressão do SNC, acidose metabólica e lesão renal (tubular e intersticial). Ácido oxálico se precipita com o cálcio no: SNC, coração, rins, pulmão, pâncreas e urina.	Metanol produz depressão do SNC. Ácido fórmico produz acidose metabólica e toxicidade da retina.
Co-fator usado p/ metabolismo	Piridoxina e tiamina.	Tetrahidrofolato.
Antídoto	Álcool etílico ou fomepizol.	Álcool etílico ou fomepizol.
Achados Clínicos iniciais	Em 30 minutos: náusea, vômitos, disartria, ataxia, nistagmo e letargia.	Em 1 hora: náusea, vômitos, dor abdominal e sintomas semelhantes ao etanol.
Achados Clínicos após produção de metabólitos	Inicia cerca de 3 a 12 horas após a ingestão; surgem: taquipnéia, agitação, confusão, dor lombar, hipotensão, convulsões e coma.	Assim que o ácido fórmico é produzido (até 15 horas), surgem: convulsões, coma e lesões de retina. Sensação de embriaguez é tardia. O hálito não é alcoólico.
Intoxicação muito grave	Cianose, SARA, cardiomegalia.	Depressão do miocárdio, bradicardia e choque.
Achados sugestivos	Acidose metabólica grave, hipocalcemia, insuficiência renal, proteinúria e cristais na urina (oxalato).	Acidose metabólica grave, manifestações oftalmológicas (visão borrada, pupilas fixas e dilatadas, edema retiniano, hiperemia do disco óptico e cegueira).
Ânion-gap	Aumentado.	Aumentado.
Gap osmolar	Aumentado.	Aumentado (osmolalidade medida é alta, mas a calculada não é).
Lactato	Normal (só aumenta quando há choque ou insuficiência renal).	Normal (só aumenta quando há choque).
Laboratório	Acidose metabólica grave, hipocalcemia, aumento de uréia e creatinina, proteinúria e cristalúria.	Acidose metabólica grave.

centro de intoxicação dois frascos de 10 mL de sangue com heparina.

Os antídotos são: álcool etílico IV ou fomepizol. O fomepizol inibe a enzima-chave (álcool desidrogenase), mas não é disponível no nosso meio.

O etanol é metabolizado pela álcool desidrogenase, com muito maior afinidade que o metanol e etilenoglicol. Assim, infundir etanol IV fará com que os metabólitos não sejam produzidos.

- Modo de usar: álcool a 100% é disponível em ampolas de 10 mL. Deve-se diluir numa proporção de 1:10. Exemplo: 100 mL de álcool em 900 mL de soro glicosado.
- Dose inicial em bolus: 10 mL da solução por kg de peso.
- Dose de manutenção: 1 a 2 mL por kg de peso por hora. Durante a diálise, deve-se dobrar a dose da manutenção.
- O ideal é conseguir uma concentração sérica de etanol > 100 mg/dL.
- Manter o álcool até que as concentrações estejam em níveis seguros (etilenoglicol < 10 mg/dL e metanol < 10 mg/dL).

É importante lembrar que a hemodiálise baixa rapidamente as concentrações do metanol, etilenoglicol, de todos os metabólitos e corrige a acidose. As indicações são: acidose refratária, piora do quadro apesar do tratamento, intoxicações graves, insuficiência renal (etilenoglicol), concentrações séricas potencialmente letais (maiores que 50 mg/dL).

- Metanol: prescrever ácido folínico (para aumentar a eliminação de ácido fórmico), leucovorin cálcio, 1 mg/kg de peso IV de 4 em 4 horas por 24 horas.

MONÓXIDO DE CARBONO

É uma intoxicação comum no pronto-socorro (nos Estados Unidos, é a intoxicação líder em óbitos).

O monóxido de carbono (CO) é produzido durante a combustão, liberado pelos escapamentos dos veículos. É rapidamente absorvido pelos pulmões. No sangue, liga-se à hemoglobina com uma afinidade 210 vezes maior que o oxigênio, desloca o oxigênio, causa hipóxia tecidual, o que explica a maioria dos seus efeitos tóxicos. Também liga-se à mioglobina (redução da sua capacidade de carrear oxigênio) e inibe o complexo mitocondrial responsável pela cadeia respiratória (citocromos). As conseqüências são: metabolismo anaeróbio, acidose lática, peroxidação lipídica e formação de radicais livres.

A metabolização do monóxido de carbono (CO), através dos pulmões, depende da fração inspirada de oxigênio, portanto:

- Duração de 4 a 6 horas, à pressão atmosférica (ar ambiente).
- É metabolizado entre 40 e 80 minutos, com oxigênio a 100% e
- Em 15 a 30 minutos, com oxigênio hiperbárico.

Diagnóstico e exames complementares

Os principais achados são: dispnéia, taquipnéia, cefaléia, labilidade emocional, náusea, vômitos e diarréia. Progressivamente, podem surgir: agitação, alteração da cor da pele e mucosa (típica), confusão, cegueira, distúrbios do campo visual e evoluir para rebaixamento do nível de consciência e coma. O fundo de olho pode mostrar ingurgitamento venoso, papiledema e atrofia do nervo óptico. No sistema cardiovascular, podem surgir: arritmias, dor torácica isquêmica, insuficiência cardíaca, hipotensão e síncope.

Os exames complementares podem mostrar aumento de desidrogenase lática, mioglobina, creatinafosfoquinase, rabdomiólise e insuficiência renal.

As principais pistas para o diagnóstico são:

- Coloração cor de framboesa da pele e mucosas;
- Intensa dispnéia com oximetria de pulso e P_aO_2 normais, gasometria arterial com baixa saturação;
- Acidose metabólica grave com aumento intenso do lactato;
- Dosagem de carboxihemoglobina (Tabela 207.II).

Tabela 207.II – Correlação dos sintomas com a fração de carboxihemoglobina

Fração de carboxihemoglobina	Sintomas
< 20%	Leves
20 a 40%	Moderados
40 a 60%	Graves
> 60 %	Geralmente fatal

Pacientes que já chegam inconscientes têm grande chance de seqüelas permanentes, desde alterações da personalidade, prejuízo intelectual, até mesmo cegueira, surdez, incoordenação e parkinsonismo.

Tratamento

Além de suporte respiratório e hemodinâmico, pacientes conscientes podem ser tratados com máscara de oxigênio (*non-rebreather*) até que estejam sem sintomas ou carboxihemoglobina < 10%.

Pacientes com instabilidade hemodinâmica ou sintomas neurológicos: Intubação orotraqueal e ventilação com oxigênio a 100%.

NEUROLÉPTICOS

Os principais neurolépticos ou antipsicóticos de primeira geração são: as fenotiazinas (clorpromazina, levopromazina, flufenazina, periciazina, trifuoperazina); a butirofenonas (haloperidol); tiotixeno; sulpirida. Os de segunda geração são: clozapina, olanzapina, quetiapina, risperidona, ziprasidona, amisulprida. De maneira geral, eles bloqueiam receptores dopaminérgicos no SNC. Em graus variáveis, podem bloquear receptores α-2 adrenérgicos, histamina, acetilcolina e serotonina.

Diagnóstico e exames complementares

- Efeitos extrapiramidais agudos: Distonia, acatisia e parkinsonismo. Algumas vezes esses efeitos podem ocorrer em doses terapêuticas. Menos de 2% dos usuários de neurolépticos, especialmente de haloperidol, evoluem com síndrome neuroléptica maligna. Ocorre independente da dose utilizada e cursa com rigidez catatônica, febre, alteração mental, acidose, leucocitose, mioglobinúria (prognóstico reservado).
- Após 30 a 60 minutos da ingestão podem ocorrer: Depressão respiratória e do SNC, hipotensão, hipotermia, edema pulmonar, miose, pele quente e seca.
- Efeitos anticolinérgicos podem surgir: Boca seca, retenção urinária e outros.
- ECG: Taquicardia, bloqueio AV, arritmias ventriculares, prolongamento do intervalo PR, QRS e QT.

Tratamento

- Semelhante ao descrito para os anticolinérgicos. Entretanto, deve-se evitar o uso de fisostigmina.
- Suporte clínico é essencial: tratar arritmias, hipotensão e convulsões.
- Reações extrapiramidais agudas respondem aos antimuscarínicos: difenidramina, benztropina ou outros. Pode-se repetir após 20 minutos.

OPIÓIDES

Os opióides agem em receptores no SNC e produzem efeitos analgésicos, euforizantes e sedativos. Pico sérico é atingido em 1 a 2 horas. Exemplos incluem: codeína, morfina (naturais), meperidina, fentanil, propoxifeno (sintético) e a heroína (semi-sintético).

Administração de morfina em doses terapêuticas causa analgesia, geralmente sem rebaixamento do nível de consciência ou alterações de humor. Pode ocorrer disforia, com reações de ansiedade e medo. Náuseas são freqüentes. Um achado marcante dos opióides é a miose (reativa à luz). Mesmo em pequenas doses, morfina pode deprimir o centro respiratório. Doses terapêuticas de opióides apresentam poucos efeitos sobre a freqüência cardíaca, ritmo e pressão arterial. Liberação de histamina pode ocorrer, levando à vasodilatação, hipotensão e ser confundida com reação alérgica.

A heroína é produzida pela diacetilação da morfina e tem 2 a 5 vezes a sua potência analgésica, com efeitos similares no SNC. A incidência de edema pulmonar, durante overdose desta droga, varia entre 50 a 67%, sendo uma das complicações mais temidas.

A codeína tem efeitos semelhantes, porém menos potentes do que a morfina. A metabolização é predominantemente hepática.

Fentanil é um opióide com potência 100 a 200 vezes a da morfina.

Meperidina é um opióide com potência inferior à morfina. É metabolizado pelo fígado em normomeperidina. Esse metabólito pode se acumular, é neurotóxico e pode levar a convulsões.

Diagnóstico e exames complementares

- Coma, miose, edema pulmonar e depressão do centro ventilatório são as características principais da intoxicação por opióides. Convulsões são raras, exceto com meperidina.
- O achado marcante é a presença de miose em um paciente com rebaixamento do nível de consciência, e é confirmado por uma resposta imediata ao antídoto (naloxone).
- Não há exames complementares sugestivos.

Tratamento

Descontaminação do TGI deverá ser feita com cautela caso haja rebaixamento do nível de consciência. Antes, deve-se garantir proteção de vias aéreas.

Lavagem gástrica na primeira hora seguida de carvão ativado são indicados. Entretanto, o carvão pode ser indicado mais tardiamente, e não há um prazo máximo bem determinado. O fato é que os opióides causam diminuição da motilidade do TGI com retardo da absorção do tóxico, o que pode aumentar a janela terapêutica do carvão. Em casos graves, pode-se deixar o carvão em múltiplas doses, a cada 4 horas.

O suporte clínico é essencial. Os pacientes podem chegar ao pronto-socorro com hipotermia e hipotensão graves. Deve-se providenciar aquecimento passivo ou mesmo ativo, se necessário, e repor a volemia. Entretanto, a intoxicação com opióide pode evoluir para edema pulmonar não cardiogênico, e pode dificultar a reposicão volêmica. Nesse caso, deve-se passar um cateter de Swan-Ganz para monitorizar a correção hemodinâmica.

Rebaixamento do nível de consciência, hipoventilação e bradipnéia podem responder ao antídoto (naloxone), mas não hesitar em proceder imediatamente à intubação para proteger as vias aéreas, como já mencionado, caso esteja indicado.

O antídoto é o naloxone; a dose inicial é de 1 a 4 mg. Pode ser administrado por via intratraqueal, intramuscular ou intravenosa. Doses repetidas podem ser necessárias a cada 20 a 60 minutos, devido à sua meia-vida curta. Infusão contínua pode ser considerada em pacientes que estão necessitando de doses freqüentes, na velocidade inicial de metade da dose com que foi obtida resposta terapêutica, por hora, em solução fisiológica.

PRODUTOS DE LIMPEZA DE USO DOMÉSTICO (DESENGORDURANTES: THINNER, QUEROSENE, REMOVEDOR)

Causam intoxicação pela inalação de vapores ou pela ingestão. Pelo risco secundário de aspiração pulmonar, a via digestiva é a via mais perigosa.

Diagnóstico e exames complementares

O quadro clínico principal se relaciona ao aparelho respiratório, TGI (vômitos, epigastralgia, diarréia) e depressão do SNC (letargia, convulsão, coma). Casos graves (raros) podem evoluir com miocardiopatia e arritmia.

O diagnóstico é feito pela história de ingestão da substância e sintomas sugestivos. Não há exame complementar específico para confirmar o diagnóstico.

Tratamento

- Dar o tratamento de suporte;
- Não fazer descontaminação do TGI.

RODENTICIDAS

Têm efeito semelhante ao das substâncias anticoagulantes (dicumarínicos). Quando ingeridos em grande quantidade, os rodenticidas ou raticidas antagonizam a vitamina K, ocasionando hemorragia visceral e cutânea. Geralmente os sintomas iniciam-se após 12 horas de sua ingestão.

Diagnóstico e exames complementares

O quadro clínico principal é de sangramento espontâneo como hematúria, enterorragia, equimose, gengivorragia, entre outros.

O diagnóstico é feito através da história de ingestão do praguicida e alteração do coagulograma, mostrando tempo de protrombina (TP), geralmente, inferior a 10%. O paciente não deverá ser liberado (alta), mesmo que tenha ingerido pequenas proporções do produto e esteja assintomático, até análise de seu coagulograma, especialmente do TP.

Tratamento

Descontaminação do TGI com lavagem gástrica e uso de carvão deverá ser feita na primeira hora.

Uso de plasma fresco congelado EV deverá ser indicado no sangramento maciço, pois esse derivado de sangue reporá os fatores de coagulação, imediatamente.

Vitamina K3 (menadiona), preferencialmente IV (mas poderá ser IM ou SC), 10 a 20 mg/kg é preconizada se TP menor que 50%. Os efeitos na coagulação são mais tardios que o plasma fresco.

Corrigir a instabilidade hemodinâmica com volume EV, se houver.

SALICILATOS

A aspirina é o principal representante desse grupo, tem uso disseminado na população e é uma causa relativamente freqüente de intoxicação exógena no nosso meio, especialmente em crianças. A absorção é rápida, mas pode ser prolongada após ingestão maciça. A meia-vida pode demorar 20 a 36 horas e é diminuída pela alcalinização da urina.

Os salicilatos estimulam o centro respiratório, aumentam o metabolismo (consumo de oxigênio, utilização de glicose, produção de CO_2 e de calor) e podem inibir o ciclo de Krebs, o metabolismo de lipídios e carboidratos. A aspirina inibe plaquetas e, em doses maciças, pode inibir a síntese de fatores de coagulação.

Diagnóstico e exames complementares

- Náuseas, vômitos, sudorese, taquicardia, taquipnéia, febre, letargia, tinido, confusão, alcalose respiratória são manifestações comuns e iniciam 3 a 6 horas após a ingestão.
- Evolui com: piora da taquipnéia, desidratação, acidose metabólica com aumento do *ânion gap* e cetose.
- Intoxicação moderada: alcalose respiratória + acidose metabólica.
- Em casos graves evolui com depressão respiratória, coma, convulsões, edema pulmonar e cerebral e colapso cardiovascular.
- Laboratório: elevação do hematócrito, leucocitose, hipernatremia, hipercalemia, hipoglicemia e prolongamento do tempo de protrombina.
- Diagnóstico: suspeitar de intoxicação por salicilatos em todos os pacientes que apresentem distúrbios ácido-básicos e solicitar determinação de concentração sérica (salicilemia). Os salicilatos são identificados em testes de *screening* qualitativos (cloreto férrico reage com metabólitos do AAS e isso deixa a urina com cor púrpura, arroxeada).

Tratamento

- Lavagem gástrica nas primeiras horas, seguida de carvão ativado estão indicados. O carvão deve ser fornecido em múltiplas doses (4/4 horas), e preferencialmente deverá ser iniciado nas primeiras duas horas.
- Os indivíduos têm risco de hipoglicemia (depleção do estoque de glicogênio hepático) e podem necessitar de grandes doses de glicose.
- Hidratação vigorosa com alcalinização está indicada. Fornecer 200 a 300 mL/hora da seguinte solução: 850 mL de glicose a 5 ou 10% + 150 mL de bicarbonato de sódio a 8,4%. Muitos litros poderão ser necessários.
- Vitamina K3 (IV) se prolongamento do tempo de protrombina.
- Monitorizar e corrigir: sódio, potássio, cálcio, estado ácido-básico, volemia e débito urinário. Os pacientes podem evoluir para edema cerebral, edema pulmonar cardiogênico e não-cardiogênico.
- Hemodiálise pode ser indicada: pacientes graves, piora do quadro clínico com as terapêuticas habituais e níveis séricos maiores que 100 mg/dL.

TEOFILINA

A teofilina causa inibição da fosfodiasterase com aumento do AMP cíclico intracelular. Isso ocasiona potencialização das catecolaminas endógenas e estimulação β-adrenérgica, resultando em vasodilatação periférica, estimulação miocárdica e excitação do SNC.

- Boa absorção oral com pico em 2 a 4 horas. Esse pico pode ser retardado para 6 a 24 horas com preparações de liberação prolongada.

Diagnóstico e exames complementares

- Uma a duas horas após a ingestão, o doente começa a manifestar náusea, vômitos, agitação psicomotora, diaforese, palidez, taquipnéia, taquicardia e tremores musculares. Logo após, podem ocorrer convulsões, depressão respiratória, hipotensão, arritmias, rabdomiólise e coma.
- As convulsões podem ser focais, repetitivas e refratárias aos anticonvulsivantes.
- ECG: Taquicardia sinusal, extra-sístoles, taquiarritmias (inclusive com taquicardia ventricular) e fibrilação ventricular.
- Pode ocorrer: Cetose, hiperglicemia, hipocalemia, hipocalcemia e hipofosfatemia.
- Confirma-se o diagnóstico com dosagem sérica quantitativa.

Tratamento

- Lavagem gástrica na primeira hora seguida de carvão ativado é recomendada. O carvão pode ser usado em múltiplas doses, de 4 em 4 horas.
- O suporte clínico é extremamente importante. As complicações podem ser graves, especialmente as convulsões. Fenitoína costuma ser ineficaz e não está indicada. Após uso de benzodiazepínico e fenobarbital, ao persistirem convulsões, imediatamente proceder à intubação, bloqueio neuromuscular e indução de coma barbitúrico.
- Hipotensão arterial corrige-se com volume e, se persistir, noradrenalina.
- Taquiarritmias: se não houver hipotensão ou broncoespasmo, pode-se usar β-bloqueador. Em casos de FV/TV, a droga de escolha é lidocaína.
- Em casos graves, hemoperfusão.

A abordagem final, antes da alta hospitalar, de todo paciente vítima de intoxicação aguda voluntária é a avaliação psiquiátrica.

LEITURA ADICIONAL

1. Eventos toxicológicos relacionados a medicamentos no Estado de São Paulo. Revista Saúde Pública, vol.40, n.06. São Paulo, Dez 2006.

2. www.portalfarmacia.com.br
3. CEATOX/HC/USP/SP – www.ceatox.com.br.
4. Rezende CS. Tratamento específico das intoxicações exógenas agudas in Martins HS. Pronto-Socorro. Condutas do Hosp. Clínicas da Fac. Med. da Universidade de São Paulo. 1. ed. São Paulo: Editora Manole, 2007; p. 811-824.
5. Linden CH, Watson WA. Approach to the poisoned patient. In: Harwood-Nuss: clinical practice of emergency medicine. 4. ed. Philadelphia: Lippincott Williams and Wilkins; 2005. p.1436-45.
6. Schier JG, Hoffman RS. Gastrointestinal decontamination. In: Harwood-Nuss: clinical practice of emergency medicine. 4. ed. Philadelphia: Lippincott Williams and Wilkins; 2005. p.1445-50.
7. Hack JB, Hoffman RS. General management of poisoned patients. In: Tintinalli JE, Kelen GD, Stapczynski JS. Emergency medicine – American College of Emergency Physicians. 6. ed. McGraw-Hill; 2004. p. 1015-22.
8. Martins HS, Jacon SM. Intoxicações exógenas agudas. In: Martins HS, Neto AS, Velasco IT. Emergências clínicas baseadas em evidências. 1. ed. São Paulo: Editora Atheneu; 2005. p.61-86.
9. American Academy of Clinical Toxicology. Position statements: 2005. Disponível em: http://www.aactox.org.
10. Rezende CS. O paciente com intoxicação exógena. In: Velasco IT, Neto AS, et al. Propedêutica na emergência. 1. ed. São Paulo: Editora Atheneu; 2003. p.157-66.
11. Rezende CS. Intoxicações exógenas. Revista Brasileira de Medicina 2002 Jan/Fev 59; (1/2): p.17-25.

CAPÍTULO 208

Emergências Relacionadas ao Álcool

Danilo Teixeira Noritomi
Tatiana Silva Goldbaum
Alexandre Braga Libório

TÓPICOS IMPORTANTES

- O uso do álcool etílico é muito comum e pode causar complicações agudas em diversos sistemas, notadamente: nervoso, digestivo, cardiovascular, endocrinológico e hematológico.
- A intoxicação alcoólica aguda de leve a moderada pode ser tratada conservadoramente, com observação clínica e atenção ao nível de glicemia (pode estar baixo).
- Intoxicações graves ou complicadas devem ser monitorizadas rigorosamente do ponto de vista clínico e laboratorial.
- A hidratação é o componente fundamental do tratamento da cetoacidose alcoólica.
- O tratamento da encefalopatia de Wernicke consiste na administração imediata de tiamina (100 mg IM/EV).
- Hepatite alcoólica aguda deve ser tratada com corticosteróides caso apresentem um índice discriminatório de Maddrey > 32.
- O tratamento do beribéri consiste na administração de tiamina 100 mg EV/IM, seguido de 25 mg VO por dia durante o mínimo de 2 semanas.

INTRODUÇÃO

Segundo levantamento recente, realizado nas cidades brasileiras com mais de 200 mil habitantes, cerca de 70% da população já experimentou alguma forma de bebida alcoólica e aproximadamente 11% são dependentes de álcool. A taxa de dependência é especialmente alta entre os homens jovens (18 a 24 anos), na qual atinge 24%.

Freqüentemente, ressalta-se, tanto na literatura científica quanto na imprensa leiga, a associação entre o abuso de álcool e a ocorrência de diversas formas de trauma. Mostrou-se que, na cidade de São Paulo, mais de 50% das vítimas fatais de acidentes automobilísticos apresentavam álcool no sangue, muitas delas em níveis elevados. Além da relação com traumas, o uso de álcool pode levar a complicações clínicas, motivando a procura ao pronto-socorro (PS).

Neste capítulo serão abordadas as emergências clínicas relacionadas ao álcool de maior importância no pronto-atendimento. Estas podem ser agrupadas conforme a Tabela 208.I.

Outras patologias relacionadas ao álcool serão abordadas em capítulos específicos (síndromes de abstinência e encefalopatia hepática).

Tabela 208.I – Emergências clínicas relacionadas ao álcool etílico de acordo com o principal sistema acometido

Neuro	Endócrino	Digestivo	Cárdio	Hemato
Intox. aguda	Cetoacidose	Hepatite	Cardiomiop.	Anemia
Wernicke	Hipoglicemia		Arritmia	
Cerebelar			Beribéri	
Neurop. periférica				
Miopatia				

METABOLISMO DO ÁLCOOL ETÍLICO

Quando ingerido, o álcool é prontamente absorvido no estômago e intestino; sendo que o ritmo de absorção é dependente de alguns fatores (teor alcoólico da bebida, presença de alimentos no estômago). O pico de concentração sangüínea ocorre, em média, após 30 minutos da ingestão. Após a absorção, o álcool é muito difusível, apresentando um volume de distribuição semelhante à água corporal total.

O principal responsável pelo metabolismo do álcool é o fígado, especialmente através da enzima álcool-desidrogenase, onde o álcool é oxidado a acetaldeído e posteriormente a acetato. Nesse processo, ocorre a redução do dinucleotídeo adenina-nicotinamida (NAD^+ – NADH), o que diminui a atividade de reações dependentes do NAD^+, como a gliconeogênese. O acetato se converte em acetil-coenzima-A, que pode participar de várias reações: produção de cetonas, sínteses de ácidos graxos ou ciclo de ácidos cítricos.

A enzima do citocromo P-450 (CYP2E1) apresenta papel menor no metabolismo do álcool, assim como as catalases. Alcoolistas crônicos podem apresentar aumento da atividade da CYP2E1. Parte do álcool absorvido (10%) é excretado sem sofrer metabolismo através da respiração, urina e suor.

INTOXICAÇÃO AGUDA PELO ÁLCOOL

Constitui causa freqüente de procura ao PS, tanto por efeito direto quanto de forma indireta (traumas, acidentes, agressões, homicídios).

Fisiopatologia

O álcool causa alterações no sistema nervoso central que podem variar desde a agitação ao coma. Seu mecanismo de ação não é muito bem compreendido. Entretanto, sabe-se que seus efeitos inibitórios decorrem de sua ação antagonista ao receptor do glutamato de N-metil-D-aspartato, que possui efeito excitatório, e à potencialização dos receptores GABA.

Não há correlação precisa entre o nível sérico do álcool e as manifestações neurológicas. Estas dependem de fatores genéticos, variações da taxa de metabolismo e alterações adaptativas cerebrais. Todavia, níveis maiores que 500 mg/dL estão associados ao óbito em 50% dos indivíduos.

Achados clínicos e diagnóstico diferencial

Em intoxicações leves a moderadas, predominam as manifestações cerebelares (ataxia, nistagmo, alterações da fala), náuseas, taquicardia e labilidade do humor. Casos graves podem apresentar períodos de estupor alternados com agressividade, presença de olhar não-conjugado, discursos incoerentes e respiração profunda. Pode ocorrer amnésia durante o período de intoxicação ("bloqueio alcoólico"), visto tanto em alcoolistas crônicos como em bebedores ocasionais. O hálito alcoólico é comum, porém não é encontrado em todos os casos.

O diagnóstico de intoxicação alcóolica deve ser revisto quando há grandes divergências entre o nível sérico de etanol e o quadro clínico do paciente ou quando não há melhora clínica com a eliminação do álcool. Intoxicações concomitantes (opióides, cocaína, outros hipnóticos-sedativos) devem sempre ser lembradas.

Exames complementares

O único exame complementar fundamental para as intoxicações alcoólicas leves a moderadas é a glicemia capilar, devido ao risco aumentado de hipoglicemia nesta população. Os demais exames devem ser reservados aos casos especiais e serão abordados na próxima seção.

Tratamento

Na chegada ao PS, a abordagem inicial deve ser a mesma de qualquer paciente grave, seguindo o ABCD primário e secundário.

Não há nenhuma evidência em estudos prospectivos, de adequado valor epidemiológico, mostrando que a administração rotineira de glicose intravenosa de rotina está associada à melhora de qualquer prognóstico em pacientes com intoxicação alcoólica aguda. Isso é até cultural no Brasil, tanto por pacientes, quanto por médicos: "intoxicação alcoólica aguda melhora com glicose". Essa prática deve ser desaconselhada e não está indicada.

Entretanto, a intoxicação alcoólica aguda aumenta a chance do paciente apresentar hipoglicemia; por isso, não se deve atribuir confusão, sonolência em um paciente que ingeriu apenas álcool ao próprio álcool; deve-se realizar de rotina uma glicemia capilar (dextro) nesses pacientes.

Caso haja hipoglicemia ou não seja possível realizar glicemia capilar, deve-se prescrever 50 a 100 g de glicose, associado a 100 mg de tiamina (para prevenir a encefalopatia de Wernicke).

O exame físico deve ser direcionado para detectar traumatismos, infecções respiratórias, instabilidade hemodinâmica e arritmias cardíacas.

Nesse momento, deve-se avaliar se o paciente apresenta um episódio simples de intoxicação alcoólica [levado por amigos, por rotina, uso de álcool em uma situação especial (festa, aniversário), adequado nível social] ou o paciente apresenta sinais de alerta. Esses fatores complicantes são:

- Indícios de uma complicação traumática: TCE, fraturas, outros.
- Indícios de uma complicação clínica: pneumonia, celulite, desnutrição grave, dor abdominal (pancreatite, hepatite alcoólica), marcante alteração em exame físico (ascite, febre, taquipnéia, hipoxemia, hipotensão) devem ser cuidadosamente avaliados.
- Indícios de concomitância de outras substâncias: opióides, cocaína, antidepressivos, benzodiazepínicos, outros. Essa suspeita pode ser feita pela história (família, acompanhantes, próprio paciente se possível) ou exame físico: pupilas mióticas, hiperatividade catecolaminérgica, rebaixamento do nível de consciência que não melhora com a observação. Em casos de suspeita, deve-se solicitar uma dosagem sérica de tóxicos. Em geral, esses pacientes com fatores complicantes devem ser internados e adequadamente avaliados: solicitar eletrocardiograma, radiograma de tórax, hemograma, enzimas hepáticas, amilase, função renal, eletrólitos (incluindo cálcio, fósforo e magnésio), gasometria, creatinofosfoquinase, urina I e pesquisa de cetonúria. Note que a glicemia capilar deve ser feita logo à chegada. Outros exames dependerão do quadro clínico: amilase e lipase (pancreatite), tomografia de crânio (TCE), hemoculturas, punção lombar etc.

A dosagem sérica de etanol dificilmente é feita por dificuldades técnicas (maioria dos locais não tem disponível); deve ser reservada para casos de intoxicação alcoólica grave ou de dúvida diagnóstica.

O tratamento básico é de suporte e dependerá da presença ou não das complicações clínicas ou cirúrgicas (Algoritmo 208.1).

Pacientes com intoxicação leve a moderada, glicemia capilar normal, sem fatores de complicação e adequado suporte social, devem ser liberados, sem mais nada.

Os demais pacientes poderão receber uma hidratação com reposição eletrolítica, de acordo com o quadro clínico e dos exames complementares solicitados.

A administração de ácido fólico deve ser vista com cautela. A maioria dos alcoolistas tem deficiência de ácido fólico. Por outro lado, duas observações são importantes e não podem ser esquecidas:

- Caso haja concomitância de deficiência de vitamina B12, o ácido fólico poderá desencadear uma grave e irreversível neuropatia (desmielinização, confusão, ataxia, perda da propriocepção, outros).

- A maioria dos alcoolistas tem macrocitose no hemograma (VCM entre 100 e 110 fL); isso pode ser explicado pela falta de ácido fólico, mas freqüentemente deve-se à toxicidade medular direta pelo próprio álcool.

Tiamina

Os pacientes alcoolistas devem receber suplementação de vitamina B1 (tiamina), por via oral (100 a 300 mg/dia) ou parenteral (100 mg IM/EV 1 ou 2 vezes ao dia).

CETOACIDOSE ALCOÓLICA

Fisiopatologia

Como visto antes, a alta relação NADH/NAD^+ diminui a gliconeogênese, enquanto o acetaldeído pode participar da formação de cetonas. Esses fatores, associados à depleção de reserva de glicogênio nos alcoolistas e ao aumento de catecolaminas, induzem a formação de acetoacetato e β-hidroxibutirato. O etanol, *per si*, é um inibidor da cetogênese, sendo que os pacientes que apresentam quadro clínico de cetoacidose alcoólica mostram declínio do seu nível sérico.

Achados clínicos

O paciente se apresenta após um período de ingesta alcoólica, seguido de abstinência e diminuição da ingesta alimentar. Os sintomas mais comuns incluem náuseas, vômitos e dor abdominal. O hálito cetônico, taquicardia, desidratação e a respiração de Kusmaull podem também estar presentes.

A febre geralmente está ausente, mesmo naqueles casos em que há infecção concomitante. Outras causas de alteração do nível de consciência devem ser excluídas e devem ser descartadas outras patologias cirúrgicas quando a dor abdominal é acompanhada de distensão abdominal e defesa peritoneal, especialmente pancreatite.

Exames complementares

Acidose com gap aniônico aumentado está presente, podendo associar-se à alcalose metabólica secundária aos vômitos e/ou alcalose respiratória. A produção de β-hidroxibutirato é maior do que a de acetoacetato, o que pode levar a resultados falso-negativos na reação de nitroprussiato (e, conseqüentemente, resultados negativos na pesquisa de cetonúria).

Hipoglicemia ou até leve hiperglicemia podem estar presentes. Sódio, potássio, cálcio, fósforo, magnésio estão diminuídos; entretanto, até 15% dos pacientes podem apresentar hipercalemia, que é facilmente corrigida quando a acidose se resolve.

Tratamento

A hidratação deve ser o tratamento inicial, devendo ser vigorosa e associada ao controle glicêmico e à reposição eletrolítica necessária. Estudos mostram que pacientes que receberam solução salina com glicose tiveram resolução mais rápida da acidose que aqueles recebendo apenas solução salina; entretanto, nenhum estudo mostrou alteração da mortalidade.

Outras medidas devem incluir tiamina (para prevenção da encefalopatia de Wernicke). A hipofosfatemia que se desenvolve com a correção da acidose é quase universal, entretanto raramente precisa ser corrigida, exceto aquelas graves (fósforo $< 1,0$ mg/dL) e/ou sintomáticas.

HIPOGLICEMIA RELACIONADA AO ÁLCOOL

Fisiopatologia

O álcool predispõe à hipoglicemia, principalmente a hipoglicemia de jejum. Entretanto, outras causas de hipoglicemia podem ocorrer: relacionada a exercícios, uso de hipoglicemiantes, relacionada ao alcoolismo crônico e reativa.

A hipoglicemia de jejum relacionada ao álcool é a mais comum e tem a fisiopatologia mais conhecida. O paciente alcoolista com desnutrição tem reservas de glicogênio diminuídas e, quando exposto ao álcool e à diminuição da ingesta de carboidratos, passa a depender da gliconeogênese para a produção de glicose. A gliconeogênese, entretanto, está comprometida pela deficiência de NAD^+ e por um efeito direto do álcool na sua inibição.

Achados clínicos

O quadro clínico se caracteriza por alteração do nível de consciência, liberação simpática (ansiedade, tremores, sudorese, palpitações), podendo acompanhar-se de hipotermia.

Conforme já foi citado, deve-se sempre excluir hipoglicemia em pacientes com suspeita de intoxicação alcoólica e alteração do nível de consciência. Da mesma forma, todo paciente que dá entrada no PS com confusão, rebaixamento do nível de consciência ou déficit neurológico deve ser imediatamente submetido à glicemia capilar (dextro).

Os níveis de glicemia são geralmente menores que 40 mg/dL, mas os níveis séricos de etanol podem ser baixos. O lactato está geralmente aumentado pelo desvio do metabolismo do piruvato para a produção de lactato.

Tratamento

Os erros de medidas obtidas com fitas reagentes não são raros, devendo-se sempre administrar glicose em pacientes com suspeita de hipoglicemia, devido à potencial gravidade do quadro e à ausência de efeitos colaterais do tratamento. Glicose 50% (50-100 mL) deve ser administrada rapidamente seguida de infusão lenta de soro glicosado e controle seriado da glicemia, sempre associado à tiamina.

SÍNDROME DE WERNICKE-KORSAKOFF

Fisiopatologia

A síndrome de Wernicke-Korsakoff corresponde a um conjunto de alterações neurológicas decorrentes da deficiência de tiamina e é observada principalmente, mas não exclusivamente, em alcoolistas. A verdadeira prevalência dessa síndrome não é conhecida, mas, em estudos de autópsia, lesões cerebrais típicas da encefalopatia de Wernicke são encontradas em 0,8 a 2,8% da população geral e 12,5% de indivíduos alcoólatras.

Achados clínicos

A doença de Wernicke é definida classicamente pela presença da tríade de anormalidades oculomotoras (nistagmo, paralisia do nervo abducente e do olhar conjugado), ataxia cerebelar e encefalopatia. Esses sintomas desenvolvem-se de forma aguda ou subaguda e podem ocorrer isoladamente ou, mais freqüentemente, em combinações variáveis.

A síndrome de Korsakoff é um distúrbio neuropsiquiátrico em que a memória está afetada de forma desproporcional às demais funções cognitivas. Em um paciente alcoólatra desnutrido, a amnésia de Korsakoff está geralmente associada à doença de Wernicke. Portanto, o termo encefalopatia de Wernicke deve ser usado para descrever o conjunto de sintomas de oftalmoparesia, nistagmo, ataxia e estado confusional agudo. Quando a este conjunto de sintomas associa-se um defeito persistente de memória, utiliza-se o termo síndrome de Wernicke-Korsakoff.

Anormalidades oculomotoras

O nistagmo, que pode ser do tipo horizontal ou vertical, é o achado mais comum. A paresia do músculo reto-lateral é geralmente bilateral, mas não necessariamente simétrica, e pode ser acompanhada de diplopia e estrabismo. A paresia do olhar conjugado varia desde formas leves até a perda completa do movimento ocular em uma direção, podendo afetar movimentos verticais ou horizontais, sendo os últimos mais freqüentes. Em estágios avançados da doença, pode haver perda completa dos movimentos oculares e as pupilas, normalmente poupadas, podem tornar-se mióticas e não reativas.

Ataxia cerebelar

Na fase aguda, a ataxia de marcha pode ser tão intensa que o paciente pode não conseguir deambular sem auxílio. Casos mais leves caracterizam-se pelo alargamento da base de sustentação e pelo encurtamento dos passos à marcha. Alterações mínimas podem ser percebidas apenas ao se solicitar ao paciente que realize a marcha tandem. Ataxia apendicular, tremor de intenção e fala escandida não são manifestações comuns desta síndrome.

Alterações de consciência

Estão presentes, de alguma forma, em cerca de 90% dos pacientes. Manifestam-se, na maioria dos casos, como um estado confusional agudo. O paciente está apático, desatento e indiferente ao ambiente. A fala espontânea é mínima e muitas perguntas do entrevistador são deixadas sem resposta. O paciente pode estar sonolento, desorientado no tempo e no espaço, mas pode ser despertado com facilidade. Se a atenção pode ser mantida durante a realização de uma avaliação completa, é possível perceber em alguns pacientes um déficit de memória e da capacidade de aprendizagem.

Cerca de 15% dos pacientes mostram sinais de abstinência alcoólica, como alucinações e outras alterações de percepção, agitação, tremor e hiperatividade do sistema nervoso autonômico.

Apesar de sonolência ser uma manifestação comum no estado confusional agudo, estupor e coma são raros na apresentação inicial da síndrome de Wernicke. Entretanto, se os sinais iniciais da doença não são reconhecidos e o tratamento não é instituído, há progressivo rebaixamento do nível de consciência, com estupor, coma e morte.

Psicose de Korsakoff

Trata-se de distúrbio neuropsiquiátrico, com comprometimento da memória retrógrada e anterógrada, com preservação relativa da memória para fatos remotos e de outras funções cognitivas. O paciente apresenta-se apático, sem iniciativa, e, como regra, não tem crítica em relação à doença. A confabulação é outro aspecto característico da doença. Em geral, está presente em duas fases da síndrome de Wernicke-Korsakoff: na fase inicial (estado confusional agudo) e na fase de convalescença, em que o paciente se recorda de eventos vividos no passado de uma forma distorcida. Na fase estável, crônica da doença, a confabulação está geralmente ausente. Em um pequeno número de pacientes, a ataxia e as manifestações oculares estão ausentes e a amnésia é a única manifestação da síndrome.

Outras anormalidades

Além da tríade clássica, pacientes com encefalopatia de Wernicke podem apresentar:

- Desnutrição calórico-protéica.
- Neuropatia periférica.
- Hipotermia.

Diagnóstico

A baixa sensibilidade da tríade clássica levou Caine e colaboradores a proporem novos critérios para o diagnóstico da síndrome de Wernicke em indivíduos alcoolistas. O diagnóstico é estabelecido na presença de 2 dos 4 abaixo:

- Carência nutricional.
- Anormalidades oculomotoras.
- Disfunção cerebelar.
- Alteração do estado mental ou déficit leve de memória.

Alcoolistas com o diagnóstico da síndrome de Wernicke-Korsakoff deveriam preencher 2 dos critérios acima e apresentar déficit evidente de memória na ausência de estado confusional agudo. A aplicação destes critérios em uma série de 106 autópsias de indivíduos alcoolistas permitiu elevar a sensibilidade do diagnóstico de 22%, ao se utilizar a tríade clássica, para 85%.

Exames complementares

Não há exames laboratoriais específicos para o diagnóstico da encefalopatia de Wernicke. A deficiência de tiamina pode ser detectada pela dosagem de tiamina transcetolase eritrocitária. No entanto, este exame não é necessário para o diagnóstico ou tratamento.

Exames de imagem não são necessários para todos os pacientes e não devem retardar o tratamento. A tomografia pode mostrar áreas hipoatenuantes no diencéfalo e regiões periventriculares. A RNM é mais sensível que a TC e é o método de escolha quando um exame de imagem é necessário. Alguns pacientes podem apresentar áreas de hipersinal em T2 e hipossinal em T1 no tálamo, corpos mamilares e áreas adjacentes ao terceiro ventrículo. A atrofia dos corpos mamilares é um achado relativamente específico em pacientes com lesões crônicas da encefalopatia de Wernicke.

Tratamento

A encefalopatia de Wernicke é considerada uma emergência médica e o seu tratamento consiste na administração imediata de tiamina 50 a 100 mg IM ou EV. Esta dose deve ser mantida até que a dieta possa ser reintroduzida.

Como a absorção intestinal de tiamina é errática em pacientes alcoolistas e desnutridos, o uso de tiamina via oral deve ser evitado na fase inicial do tratamento.

A administração de tiamina impede a progressão da doença e reverte as lesões que ainda não progrediram para alterações estruturais fixas. A melhora das anormalidades oculomotoras ocorre em horas a dias, mas em 60% dos casos, nistagmo horizontal fino pode permanecer como seqüela. A resolução da ataxia é mais tardia, podendo ocorrer em dias a semanas. Cerca de 40% apresentam resolução completa dos sintomas. O restante dos pacientes mantém o alargamento da base de sustentação e a incapacidade de realizar a marcha tandem. A reversão do estado confusional agudo permite a melhor caracterização dos distúrbios de memória.

Aproximadamente 80% dos indivíduos que se recuperam do quadro de encefalopatia de Wernicke apresentam déficits seletivos de memória característicos da psicose de Korsakoff.

A mortalidade da encefalopatia de Wernicke atinge 17% em algumas casuísticas e é na maioria das vezes atribuída a complicações infecciosas e insuficiência hepática e, em alguns casos, à progressão das lesões neurológicas da síndrome.

NEUROPATIA PERIFÉRICA

Fisiopatologia

Não há consenso na literatura quanto à etiologia da neuropatia periférica alcoólica, se secundária a distúrbio nutricional ou ao efeito tóxico do álcool. Ocorre devido à degeneração axonal e da bainha de mielina de nervos sensitivos, motores e autonômicos.

Apresentação clínica

As manifestações são geralmente simétricas e predominantemente distais e incluem dormência, parestesias, dor, cãibras e fraqueza.

Ao exame neurológico, observa-se fraqueza muscular distal, com comprometimento mais intenso dos membros inferiores, dor à palpação profunda dos músculos dos pés e das panturrilhas e abolição dos reflexos profundos dos membros inferiores (o reflexo aquileu é o primeiro a ser acometido), além de combinações variáveis de perda da sensibilidade superficial e profunda. Os indivíduos portadores da neuropatia alcoólica são susceptíveis à compressão de nervos periféricos, como o nervo mediano no túnel do carpo, o nervo ulnar no cotovelo e o nervo peroneal na cabeça da fíbula. A paralisia do sábado à noite ocorre após episódios de intoxicação alcoólica, quando o nervo radial é comprimido contra o úmero.

Tratamento

O tratamento inclui nutrição adequada, rica em vitaminas do complexo B, e analgésicos. Os resultados com fenitoína e carbamazepina têm se mostrado inconsistentes.

MIOPATIA ALCOÓLICA AGUDA

Geralmente ocorre no contexto do alcoolismo crônico, horas após a ingestão de uma grande quantidade de álcool. Acomete cerca de 1% dos indivíduos alcoolistas, na sua maioria homens.

Fisiopatologia

A fisiopatologia da miopatia alcoólica envolve provavelmente o efeito direto do álcool no metabolismo da célula muscular, bem como na estrutura e função da membrana celular. Entre os efeitos do álcool que podem relacionar-se ao desenvolvimento de lesão muscular destacam-se: 1) inibição do acúmulo de cálcio no retículo sarcoplasmático; 2) inibição da bomba Na/K ATPase; 3) lesão direta da membrana celular.

Apresentação clínica

Casos leves podem se manifestar como elevação assintomática de enzimas musculares. Indivíduos mais gravemente afetados apresentam dor e cãibras, associadas a edema e fraqueza muscular. O envolvimento muscular é freqüentemente generalizado, mas o acometimento de músculos da panturrilha é característico. Pode haver elevação acentuada dos níveis de CK, mioglobinúria e insuficiência renal. A biópsia, quando realizada, mostra necrose das fibras musculares, com áreas de regeneração.

Tratamento

A miopatia alcoólica aguda é geralmente uma doença autolimitada, com recuperação completa da função muscular em dias a semanas após a interrupção do uso do álcool. O tratamento inicial consiste na correção de arritmias cardíacas, insuficiência renal e de condições capazes de potencializar a lesão muscular, como hipocalemia, hipofosfatemia, *delirium tremens* e convulsões. O prognóstico da doença depende da gravidade das complicações da rabdomiólise e, particularmente, da insuficiência renal associada.

CARDIOMIOPATIA ALCOÓLICA

Ocorre mais comumente em homens de 30 a 55 anos com história de mais de 10 anos de consumo excessivo de álcool. Mulheres alcoolistas, entretanto, parecem desenvolver lesão miocárdica com o uso de doses cumulativas de álcool inferiores às dos homens. Apesar de acometer freqüentemente indivíduos desnutridos, muitos pacientes que desenvolvem cardiomiopatia alcoólica são indivíduos bem nutridos, de classe socioeconômica superior, sem evidência de doença hepática ou neuropatia periférica.

Apresentação clínica

O aparecimento dos sintomas é geralmente insidioso e muitas vezes precedido por uma fase de alterações subclínicas, em que disfunção sistólica e diastólica de ventrículo esquerdo têm sido documentadas. Se o consumo de álcool não é interrompido, desenvolve-se um quadro de ICC franca, com predomínio da disfunção de ventrículo esquerdo. Ao exame físico, observa-se pressão de pulso diminuída, com aumento da pressão diastólica secundária à vasoconstrição periférica. Sopro regurgitativo mitral, B3 e B4 são comuns.

A história natural da cardiomiopatia alcoólica depende da interrupção do consumo do álcool. A abstinência total nas fases iniciais da doença pode levar à resolução das manifestações de ICC com normalização das dimensões das câmaras cardíacas. Por outro lado, o prognóstico dos pacientes que continuam a beber é ruim, devido à progressão do dano miocárdico com desenvolvimento de fibrose e ICC refratária.

Tratamento

O tratamento dos episódios agudos de descompensação da ICC é semelhante àquele da cardiomiopatia dilatada idiopática. No entanto, devido à possibilidade de beribéri concomitante, recomenda-se a administração de tiamina nos casos mais graves.

BERIBÉRI

Fisiopatologia

As alterações fisiológicas da doença cardíaca por deficiência de tiamina se diferenciam da cardiomiopatia alcoólica pela existência de um estado hiperdinâmico, caracterizado por diminuição da resistência periférica, aumento do débito cardíaco, taquicardia e falência biventricular. Além dos sinais de congestão pulmonar e edema periférico acentuado (*wet beriberi*), o exame físico caracteriza-se pelo alargamento da pressão de pulso. O ECG pode mostrar aumento do intervalo QT, sinais de baixa voltagem e alterações não específicas da onda T.

Apresentação clínica

As manifestações principais são:

- Edema dependente.
- Resistência vascular periférica diminuída: redução da pressão diastólica e aumento da pressão de pulso.
- Estado circulatório hiperdinâmico: sopro mesossistólico e B3.
- Cardiomegalia.
- Alterações da onda T no ECG.
- Neuropatia periférica.
- Deficiência nutricional por pelo menos 3 meses ou alcoolismo crônico.

Exames complementares

Laboratorialmente, deve ser demonstrada uma redução da concentração de tiamina sérica ou redução da atividade de transcetolase eritrocitária.

Tratamento

O tratamento do beribéri consiste na administração de tiamina 100 mg EV, seguido de 25 mg VO por dia durante 1 a 2 semanas. Melhora da congestão pulmonar, restabelecimento da diurese, diminuição da freqüência cardíaca e da cardiomegalia podem ocorrer em 12 a 48 hs após o início do tratamento. Entretanto, a reversão aguda da vasodilatação pode precipitar um estado de baixo débito cardíaco. Desta forma, recomenda-se a administração concomitante de diuréticos e digitálicos.

ARRITMIAS

O uso abusivo de álcool tem sido associado a uma variedade de arritmias atriais (extra-sístoles, taquicardias supraventriculares, *flutter* atrial e fibrilação atrial) e ventriculares (extra-sístoles, taquicardia ventricular e fibrilação ventricular). A arritmia mais comum, no entanto, parece ser a fibrilação atrial. *Holiday Heart Syndrome* se refere ao aparecimento de uma arritmia aguda, geralmente fibrilação atrial, após o uso de grandes quantidades de álcool, freqüentemente durante feriados. Se o consumo de álcool é mantido, fibrilação atrial crônica pode se desenvolver.

Alguns mecanismos têm sido implicados na gênese destas alterações, como distúrbios eletrolíticos (hipocalemia, hipomagnesemia), estados hipercatecolaminérgicos associados à abstinência e alterações cardíacas estruturais induzidas pelo álcool.

Um aumento da incidência de morte súbita tem sido descrito entre os alcoolistas. O consumo de doses superiores a 80 g de álcool por dia parece ser um importante fator determinante desta associação. Este achado foi confirmado em uma análise da população de Framingham. Indivíduos que consumiam mais de 2.500 g de álcool por mês apresentavam risco aumentado de morte súbita sem evidência de doença arterial coronariana.

A abordagem diagnóstica e terapêutica das arritmias relacionadas ao álcool segue os mesmos princípios do tratamento de urgência de arritmias em geral.

HEPATITE ALCOÓLICA AGUDA

O abuso de álcool pode causar várias formas de doença hepática. Usualmente, costuma-se classificar a doença hepática alcoólica em:

- Esteatose hepática.
- Hepatite alcoólica aguda.
- Hepatopatia crônica.

Hepatite alcoólica aguda (HAA) é uma condição potencialmente grave com uma mortalidade que, em alguns casos, pode chegar a 60%, nas primeiras quatro semanas. Além disso, o reconhecimento da hepatite alcoólica como complicação importante mas potencialmente reversível do abuso de álcool é fundamental na assistência ao paciente etilista que se apresenta ao serviço de urgência.

Fisiopatologia

A gênese e o desenvolvimento do dano hepático pelo álcool são multifatoriais e envolvem o metabolismo do etanol e a estimulação das células de Kupffer por endotoxinas.

O metabolismo do etanol, através de sua via oxidativa (através da enzima álcool desidrogenase) gera acetaldeído e espécies reativas de oxigênio (ERO). Tais substâncias são diretamente lesivas ao hepatócito, alterando seu arsenal enzimático. Vias enzimáticas secundárias de metabolização alcoólica, como a via microssomal, podem se tornar mais importantes no etilista crônico, levando a aceleração de dano hepatocelular, principalmente pela produção excessiva de ERO.

O aumento do consumo de oxigênio pelos hepatócitos decorrente da metabolização hepática do álcool pode ser responsável por um outro mecanismo de hepatotoxicidade: a hipóxia centro-lobular.

Devido a um aumento da permeabilidade intestinal, hiperproliferação bacteriana no intestino e diminuição da imunidade local em alcoólatras, ocorre um aumento dos níveis de endotoxinas circulantes. Estas endotoxinas, por sua vez, estimulam as células de Kupffer a liberar diversas citocinas (principalmente TNF) que ligam-se a receptores nos hepatócitos e em outras células, causando ampliação da reação (por liberação de outras citocinas e EROs) e lesão celular por apoptose.

Diversos cofatores são reconhecidos aumentando a chance de hepatite alcoólica, entre elas, fatores genéticos, sexo feminino e hepatite crônica viral. Um estudo mostrou concordância duas vezes maior para gêmeos monozigóticos do que para gêmeos dizigóticos na doença hepática alcoólica.

A suscetibilidade feminina à doença hepática alcoólica é bem documentada. Vários fatores podem explicar este fenômeno, entre eles diferença no volume de distribuição da droga e diminuição da taxa de metabolização na passagem pelo trato gastrintestinal.

Hepatite C crônica é mais comum em alcoólatras do que na população geral e interage com a doença hepática alcoólica, levando a cirrose mais precocemente. O mesmo fenômeno é possível, porém menos comprovado, em doentes com hepatite B.

Apresentação clínica

O diagnóstico da hepatite alcoólica depende fundamentalmente da detecção do abuso de álcool pelo paciente e do reconhecimento do quadro clínico e laboratorial propriamente dito. Com essa combinação é possível se realizar o diagnóstico de HAA com grande grau de certeza, reservando-se a necessidade de biópsia hepática para uma minoria dos casos. Por exemplo, em um estudo, sensibilidade, especificidade, valores preditivo positivo e negativo para o diagnóstico clínico de HAA foram de 91, 96, 88 e 87%, respectivamente.

É recomendável que o uso de álcool seja quantificado com a maior acurácia possível através do questionamento do paciente e/ou seus acompanhantes, conforme apropriado. Sinais sugestivos de alcoolismo podem estar presentes, como: depressão, desajuste profissional e afetivo, antecedentes de trauma ou violência. Como essa abordagem tem limitações óbvias nos casos de intoxicação exógena, pode-se ainda associar outros recursos disponíveis na detecção do abuso de álcool, especialmente os marcadores laboratoriais.

Em casos leves, pode não haver sinais ou sintomas, sendo presumido o diagnóstico por achados de análise bioquímica sérica. Os pacientes moderadamente enfermos apresentam-se com fadiga, anorexia, perda de peso, icterícia, febre e hepatomegalia. A febre é normalmente baixa (< 38,3ºC) e não pode ser imediatamente atribuída a HAA isoladamente, até que outras causas sejam excluídas, especialmente a peritonite bacteriana espontânea (PBE).

A hepatomegalia dolorosa na HAA geralmente reflete um edema inflamatório que se sobrepõe a um fígado já esteatótico e é um achado comum nesta doença. Entretanto, dor abdominal difusa é um achado raro e deve trazer a suspeita de processos intra-abdominais alternativos ou concomitantes.

Aproximadamente 30% dos pacientes com HAA apresentam ascite que se deve à obstrução inflamatória da veia porta, ao contrário da fibrose hepática irreversível da hepatopatia crônica.

Em casos graves, os sinais de descompensação da função hepática tornam-se mais evidentes, incluindo coagulopatia e encefalopatia.

Exames complementares

Na hepatite alcoólica aguda, os níveis de transaminases estão geralmente elevados 2 a 3 vezes mais do que o valor normal, raramente acima de 400 UI/L. Valores maiores do que esses devem alertar para a possibilidade de outras formas de hepatite, especialmente as virais, tóxicas (acetominofeno) ou isquêmicas. A relação AST/ALT é tipicamente maior do que 1, ou mesmo maior do que 2 em alguns estudos. As enzimas canaliculares também estão aumentadas na HAA, geralmente até 2 a 3 vezes, o que ajuda a diferenciar de outras formas de hepatite aguda. Hiperbilirrubinemia também é uma alteração comum nesta patologia.

Leucocitose é um achado freqüente e importante na HAA. Depois de excluídas outras causas de leucocitose, esta alteração hematológica guarda uma ótima relação com o grau de dano hepático.

Hipoalbuminemia e coagulopatia indicam falência hepática mais grave, sendo também correlacionadas com a gravidade da doença.

A biópsia é a modalidade diagnóstica definitiva, porém raramente é utilizada na prática clínica diária. Sua principal indicação recai sobre os casos duvidosos ou com mais de uma etiologia possível, nos quais considera-se terapêutica específica. Também considera-se a obtenção do diagnóstico de certeza nos pacientes com função hepática moderada ou gravemente comprometida. Nestes últimos casos, a abordagem percutânea é contra-indicada pelo risco de sangramento, devendo-se utilizar a via transjugular.

Os achados histológicos de hepatite alcoólica consistem em esteatose (micro e macrovesicular), necrose balonante, corpúsculos acidófilos e hialinos de Mallory, infiltração celular (neutrofílica) e graus variáveis de fibrose.

A curto prazo, a mortalidade da hepatite alcoólica é diretamente relacionada à gravidade da apresentação clínica inicial.

O principal índice de gravidade e prognóstico é o índice de Maddrey:

Índice de Maddrey = 4,6 x (TP paciente em segundos – TP controle em segundos) + bilirrubina total (mg/dL).

Foi relatada sobrevida de 80 a 100% quando o índice foi < 32 e 50% quando o índice foi > 32. Este índice tem poder discriminatório melhor do que o escore de Child quando aplicado a este contexto.

Sinais de boa evolução clínica seriados também foram estudados, sendo o principal deles a queda rápida e progressiva das bilirrubinas séricas.

Tratamento

O manejo da hepatite alcoólica, assim como das demais condições clínicas associadas ao abuso de álcool, consiste fundamentalmente na interrupção do uso da substância, sem a qual nenhuma das medidas descritas a seguir resultarão em sucesso. O consumo mantido de álcool em paciente portador de hepatite alcoólica costuma levar a doença progressiva, com taxas de cirrose em torno de 38% em 18 meses.

Embora a suplementação com aminoácidos não tenha mostrado benefício em termos de diminuição da mortalidade em pacientes hospitalizados, a oferta de proteínas costuma ser bem tolerada e pode evitar o agravamento da desnutrição protéico-calórica, que é muito comum neste tipo de paciente (100% de prevalência em um estudo). Portanto, a ocorrência de hepatite alcoólica não é indicação de restrição protéica, exceto em casos de encefalopatia hepática, quando ainda podem ser tentados os aminoácidos de cadeia ramificada.

Dentre as modalidades terapêuticas específicas, destacamos o uso de corticosteróides sistêmicos, N-acetilcisteína (NAC) e pentoxifilina (PTX).

Os corticosteróides constituem a modalidade terapêutica específica mais estudada para hepatite alcoólica. Entretanto, seu uso ainda é motivo de debate no meio científico. Dois estudos prospectivos, randomizados, com uma população bem selecionada mostraram melhora da sobrevida em 30 dias para pacientes com a forma grave da doença (Maddrey > 32) tratados com corticosteróides. Deve-se lembrar que pacientes com sangramento digestivo, infecções sistêmicas, IRA e pancreatite foram excluídos destes estudos.

Diversas metanálises envolvendo estes e outros estudos, entretanto, apontaram resultados variáveis. Deve-se levar em conta que nem todos os estudos agrupados possuíam o mesmo rigor científico daqueles citados anteriormente.

Dessa forma, acreditamos haver um nível de evidência científica suficiente para recomendar o uso de corticosteróide em pacientes com hepatite alcoólica grave, conforme discriminado pelo índice de Maddrey. Obviamente, deve-se ter um bom grau de certeza diagnóstica, eventualmente recorrendo-se a biópsia, e exclusão das contra-indicações ao uso de corticosteróides sistêmicos (Algoritmo 208.2).

A pentoxifilina (PTX) é um inibidor não seletivo da fosfodiesterase, inibindo, via AMP cíclico, a produção de TNF-α. Acredita-se que esta citocina seja um dos principais mediadores do dano hepático mediado por álcool.

Recentemente, publicou-se um estudo com 102 pacientes com HAA grave (Maddrey > 32) no qual o grupo estudado recebeu 400 mg por via oral de PTX, três vezes ao dia por 28 dias e os pacientes controle receberam placebo no mesmo período. Ao final, os pacientes que usaram PTX tiveram mortalidade menor e mais baixa incidência de síndrome hepatorrenal.

Entretanto, existem poucos estudos confirmando o benefício encontrado. Portanto, esta é uma terapêutica que deve ser considerada com ressalvas fora de um protocolo de pesquisa, da mesma forma que a N-acetilcisteína e o propiltiuracil, glucagon e insulina.

ALTERAÇÕES HEMATOLÓGICAS

O abuso de álcool pode ser responsável por uma série de manifestações hematológicas, algumas das quais podem trazer o paciente etilista ao serviço de urgência, ou tornar-se uma comorbidade importante na evolução deste tipo de doente. As alterações hematológicas causadas pelo álcool são intimamente dependentes do estado de saúde geral do paciente, estado nutricional e mesmo socioeconômico.

Fisiopatologia

As causas destas alterações não são completamente compreendidas mas devem incluir um efeito direto do álcool sobre as células hematopoiéticas, anormalidades nos fosfolípides de membranas e interferência no metabolismo de folato.

Apresentação clínica e diagnósticos diferenciais

Os principais achados hematológicos em um paciente etilista serão abordados a seguir: anemia, leucopenia e trombocitopenia.

A anemia geralmente é macrocítica, por interferência do álcool com o metabolismo do folato. Outras causas e padrões de anemia podem ocorrer no etilista. Mesmo antes da ocorrência de anemia, 90% dos alcoólatras apresentam macrocitose com VCM entre 100-110 fL. Ela ocorre mesmo com estoques repletos de folato e cobalamina e ausência de doença hepática.

Embora seja muito freqüente nesta população, não se deve atribuir a macrocitose unicamente ao alcoolismo sem antes excluir outras causas: anemia megaloblástica, doença hepática, hipotireoidismo, drogas anti-metabólicas e síndromes mielodisplásicas.

O tratamento da macrocitose com ou sem anemia é fundamentalmente a abstinência. A melhora laboratorial, entretanto, leva de 2 a 4 meses para ocorrer.

Pacientes alcoólatras freqüentemente apresentam sangramento digestivo com anemia ferropriva associada. Nestes pacientes deve-se ter atenção à análise dos índices hematimétricos, pois eles podem apresentar VCM variável de acordo com o grau de macrocitose concomitante.

Outras causas de anemia incluem a inibição da hematopoiese semelhante à anemia de doença crônica e hemólise. Esta última mais associada a hepatopatia crônica com seqüestro esplênico.

Alcoólatras parecem manter um estado de imunossupressão crônica com susceptibilidade a infecções recorrentes. Leucopenia por diminuição do número de neutrófilos ocorre em cerca de 8% dos alcoólatras hospitalizados. Disfunção dos neutrófilos também parece existir.

Em alguns estudos, até 80% dos alcoólatras hospitalizados têm trombocitopenia leve (plaquetas < 150.000/mm³). A principal causa proposta é o hiperesplenismo, mas o efeito tóxico direto do álcool sobre os megacariócitos também ocorre. A função das plaquetas também pode estar alterada em alguns pacientes.

Raramente, estes pacientes apresentam contagem de plaquetas < 10.000/mm³. Portanto, a necessidade de esplenectomia para controle de sangramentos é infreqüente.

Tratamento

Após um período de abstinência combinado com melhora do estado nutricional (geralmente após internação hospitalar), freqüentemente ocorre um período de trombocitose rebote com contagem de plaquetas em torno de 600.000 a 900.000/mm³. Isso ocorre tipicamente após 1 a 2 semanas de abstinência e dura cerca de 7 a 10 dias. Não requer nenhuma terapêutica específica.

Algoritmo 208.1 – Conduta na intoxicação alcoólica aguda

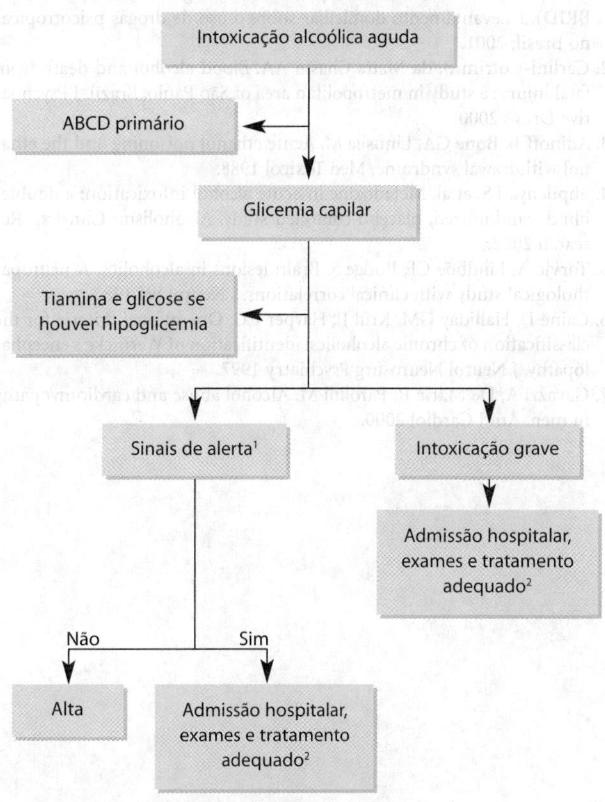

[1] TCE, complicações clínicas (sinais de infecção, doenças crônicas descompensadas) ou suspeita de intoxicações por outras drogas.
[2] Eletrocardiograma, radiografia de tórax, hemograma, enzimas hepáticas, amilase, função renal, eletrólitos (incluindo cálcio, fósforo e magnésio), gasometria, creatinofosfoquinase, urina I e pesquisa de cetonúria.

Algoritmo 208.2 – Tratamento da hepatite alcoólica

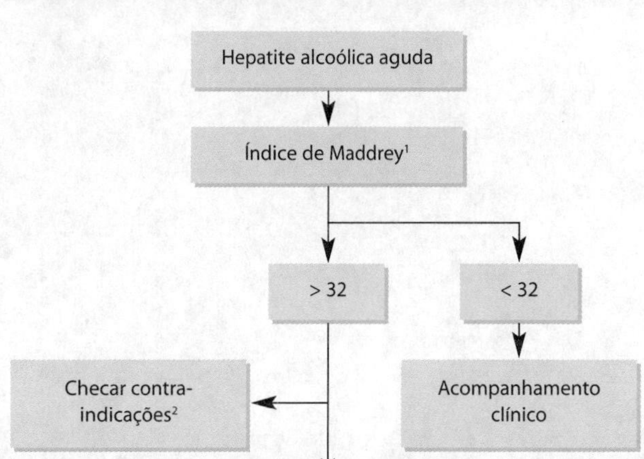

[1] Índice de Maddrey = 4,6 x (TP paciente em seg – TP controle em seg) + bilirrubina total (mg/dL).
[2] São contra-indicações relativas: sangramento digestivo, infecções sistêmicas, IRA e pancreatite.
[3] O esquema mais aceito consiste em metilpredinisolona 32 mg/dia (ou 40 mg de prednisona) por 4 semanas, seguido de desmame.

LEITURA ADICIONAL

1. Centro Brasileiro de Informações Sobre Drogas Psicotrópicas (CEBRID). I Levantamento domiciliar sobre o uso de drogas psicotrópicas no Brasil; 2001.
2. Carlini-Cotrim B, da Matta Chasin AA. Blood alcohol and death from fatal injury: a study in metropolitan area of São Paulo, Brazil. J Psychoative Drugs 2000.
3. Adinoff B, Bone GA, Linusila M. Acute ethanol poisoning and the ethanol withdrawal syndrome. Med Toxicol 1988.
4. Shpilenya LS, et al. Metadoxine in acute alcohol intoxication: a double-blind, randomized, placebo-contolled study. Alcoholism: Clin Exp Research 2002.
5. Torvic A, Lindboe CF, Rodge S. Brain lesions in alcoholics. A neuropathological study with clinical correlations. J Neurol Sci 1982.
6. Caine D, Halliday GM, Krill JJ, Harper CG. Operational criteria for the classification of chronic alcoholics: identification of Wernicke's encephalopathy. J Neurol Neurosurg Psychiatry 1997.
7. Gavazzi A, De Maria R, Parolini M. Alcohol abuse and cardiomyopathy in men. Am J Cardiol 2000.
8. Braunwald heart disease: a textbook of cardiovascular medicine. 6. ed.
9. Gordon T, Kannel WB. Drinking habits and cardiovascular disease: the Framingham Study. Am Heart J 1983.
10. Haber PS, Warner R, Seth D, Gorell MD, McCaughan. Pathogenesis and management of alcoholic hepatitis. J Gastroenterol and Hepatology 2003.
11. Madhota R, Gilmore IT. Recent developments in the treatment of alcoholic hepatitis. Q J Med 2003.
12. Ramond MJ, Poynard T, Rueff B, Mathurin P, Theodore C, Chaput JC. A randomized controlled trial of prednisolonone in patients with severe alcoholic hepatitis. N Engl J Med 1992.
13. Carithers RL, Herlong F, Diehl AM, Shaw EW, Combes B, Fallon HJ, Maddrey WC. Methylprednisolone therapy in patients with severe alcoholic hepatitis. Ann Intern Med 1989.
14. Akriviadis E, Botla R, Briggs W, Han S, Reynolds T, Shakil O. Pentoxifiline improves shot-term survival in severe acute alcoholic hepatitis: a double-blind placebo-controlled trial. Gastroenterology 2000.
15. Girard DE, Kumar KL, McAfee JH. Hematologic effects of acute alcohol abuse. Hematol Oncol Clin North Am 1987.

Emergências Relacionadas aos Opióides

CAPÍTULO 209

Danilo Antonio Baltieri
Arthur Guerra de Andrade

TÓPICOS IMPORTANTES

- O consumo inadequado de opióides no Brasil é baixo.
- Quadros de intoxicação e síndrome de abstinência constituem situações de emergência médica.
- O tratamento dos dependentes de opióides deve ser criterioso e realizado por especialista em dependências químicas.
- Os opióides consistem em medicações importantes no tratamento da dor. No entanto, quadros de síndrome de dependência podem aparecer e devem ser adequadamente manejados por equipe interdisciplinar.

INTRODUÇÃO E DEFINIÇÕES

Os opióides constituem, em sua maioria, importantes medicações utilizadas com finalidades médicas específicas; além disso, podem consistir em drogas com alto potencial de abuso. Tanto o clínico geral quanto o psiquiatra freqüentemente deparam-se com quadros clínicos relacionados ao uso inadequado de opióides e precisam estabelecer, de forma acurada, o diagnóstico inicial e uma proposta terapêutica.

O termo opióide é aplicado a qualquer substância, seja endógena, natural, semi-sintética ou sintética, que apresenta, em graus variados, propriedades similares às da morfina. O termo opiáceo é freqüentemente utilizado para se referir aos opióides naturais e semi-sintéticos. Os opióides podem ser classificados em naturais, semi-sintéticos e sintéticos, conforme a Tabela 209.I.

O uso de opióides é descrito desde tempos pré-históricos, sendo encontradas referências em documentos egípcios, gregos e persas há mais de 6.000 anos. A partir do século XIX, vários opióides foram sintetizados: em 1806, surgiu a morfina e, em 1832, a codeína. Mais de vinte alcalóides derivados do ópio foram descobertos rapidamente a partir do isolamento da morfina. Com a descoberta da agulha hipodérmica, neste mesmo século, o uso dos opióides via parenteral tornou-se uma possibilidade atraente e, ao mesmo tempo, devastadora, uma vez que casos de dependência e de síndromes de abstinência começaram a se tornar problema de saúde pública.

Tabela 209.I – Classificação geral dos opióides

Opióides naturais	Ópio, morfina, codeína, tebaína
Opióides semi-sintéticos	Heroína, oxicodona, hidroxicodona, oximorfona, hidroximorfona
Opióides sintéticos	Metadona, meperidina, petidina, fentanil
	L-alfa-acetil metadol ou levometadil (LAAM)
Agonistas-antagonistas	Buprenorfina, nalbufina, pentazocina
Antagonistas puros	Naltrexone, naloxone

Estima-se que, nos EUA, 1 em cada 400 pessoas faz uso abusivo de opióides. A prevalência de dependência de heroína, um opióide semi-sintético, é menor do que 1%; todavia, o impacto total na mortalidade e morbidade é significativo.

Uma pesquisa do National Survey on Drug Use and Health (2003) revelou que 3,7 milhões de americanos já tinham consumido heroína em algum momento da vida, sendo que cerca de 119.000 registraram uso no último mês precedente à pesquisa. Esta pesquisa demonstrou que, de 1995 a 2002, o número anual de novos usuários de heroína variou de 121.000 para 164.000. Durante este período, 75% dos novos usuários eram homens acima de 18 anos. Quanto aos opióides prescritos, o uso recreativo tem aumentado entre adultos jovens.

Um estudo brasileiro, o I levantamento domicilar sobre o uso de drogas psicotrópicas no Brasil (N = 8.589 indivíduos com idades entre 12 e 65 anos) mostrou que o uso na vida de qualquer substância que não álcool e tabaco foi de 19,4% dos entrevistados. O uso não-terapêutico de opióides foi baixo, com uso na vida de codeína relatado por 2,0% dos entrevistados, opiáceos por 1,4% e heroína por 0,1%. O uso na vida de codeína é maior entre os entrevistados com 35 anos ou mais (2,3%) e o de opiáceos é mais elevado para a faixa etária entre 25 e 34 anos. Existe uma tendência do uso na vida ser mais elevado entre as mulheres (codeína: 2,4%; opiáceos: 1,6%) do que entre os homens (codeína: 1,5%; opiáceos: 1,1%). Os dados referentes à heroína são bastante limitados.

ETIOLOGIA E FISIOPATOLOGIA

Os opióides atuam no sistema nervoso central (SNC) e em outros órgãos, como o intestino. Há, pelo menos, quatro tipos de receptores específicos para os opióides, localizados, principalmente, nas regiões sensorial, límbica e hipotalâmica, na amígdala e na região cinzenta periaquedutal, a saber:

- Mu (μ) – o subtipo 1 é responsável pelos sintomas de analgesia, euforia e depressão respiratória; o subtipo 2 medeia efeitos gastrintestinais, como obstipação;
- Kappa (κ) – medeia analgesia, sedação, miose, disforia e sintomas psicoticomiméticos, como despersonalização e desrealização;
- Delta (σ) – medeia analgesia e pode estar associado às mudanças de humor;
- Epsilon (ε) – pode estar associado à sedação.

Os receptores opióides estão acoplados à proteína G e, quando ativados, inibem a adenilato ciclase, reduzindo o conteúdo intracelular de AMP cíclico. Através desse mecanismo, ocorre abertura dos canais de potássio e inibição dos canais de cálcio voltagem-dependentes nas membranas neuronais, o que resulta em hiperpolarização das células nervosas. Em função da distribuição heterogênea dos receptores no cérebro, determinados neurônios e vias são afetados seletivamente por diferentes agonistas opióides.

Os opióides parecem modular a liberação de neurotransmissores, como acetilcolina, serotonina, norepinefrina e peptídeos como a substância P. Entretanto, alguns estudos sugerem a possibilidade de diferentes neuromodulações de acordo com o tipo de receptor estimulado. Por exemplo, a ativação dos receptores μ em regiões corticais de ratos provoca inibição da liberação de norepinefrina, enquanto que a estimulação de receptores κ inibe a liberação de dopamina estriatal, e a ativação de receptores σ inibe a liberação de acetilcolina.

Teorias apontam que o consumo crônico de opióides provoca redução na síntese e liberação dos opióides endógenos. O tratamento crônico com natrexone, um antagonista de opióide, pode provocar um *up-regulation* destes receptores. Entretanto, o uso crônico de agonistas de opióides parece não provocar um *down-regulation* destes receptores.

O *locus coeruleus*, um agrupamento celular localizado na região dorsolateral do tegmento pontino de mamíferos, responsável pela maior parte da produção de norepinefrina do sistema nervoso central, apresenta-se estimulado na síndrome de abstinência de opióides, o que provoca os esperados sintomas de estimulação simpática.

Aspectos farmacocinéticos

As propriedades farmacocinéticas variam entre os vários opióides. Muitos deles são bem absorvidos por via subcutânea e intramuscular, bem como pelo trato gastrintestinal. Todavia, em virtude do efeito de primeira passagem pelo fígado, alguns opióides administrados por via oral tornam-se menos potentes. O metabolismo hepático constitui o principal modo de inativação destes fármacos, geralmente por conjugação com glucuronídeo. A metadona e a codeína não apresentam significativo efeito de primeira passagem, o que justifica o uso oral. A morfina, ao contrário, sofre absorção lenta e errática por via oral, sendo geralmente administrada por injeção endovenosa ou intramuscular no tratamento da dor crônica. A Tabela 209.II mostra alguns opióides com suas respectivas vias de administração e meia-vida de eliminação.

ACHADOS CLÍNICOS

Dos quadros psiquiátricos relacionados ao consumo inadequado de opióides, a intoxicação e a síndrome de abstinência consistem em emergências clínicas e psiquiátricas, em função das conseqüências deletérias associadas a estes quadros e da necessidade de manejo rápido. Aspectos da síndrome de dependência a opióides e do uso de opióides nos quadros de dor crônica serão abordados brevemente nesta seção.

Intoxicação por opióides

A intoxicação por opióides pode ser acidental ou intencional. A tríade miose, depressão respiratória e coma sugerem superdosagem de opióides. Analgesia, sedação, sensação de prazer em baixo ventre (às vezes referido como

Tabela 209.II – Opióides: aspectos da farmacocinética e vias de administração

Droga	Via de administração	Aspecto farmacocinético
Morfina	Oral (incluindo a forma de liberação lenta), endovenosa, intramuscular, intratecal	Meia-vida de 3-4 horas. Convertida em metabólito ativo (morfina-6-glicuronídeo)
Heroína	Endovenosa, oral, intramuscular, fumada oral	Meia-vida menor do que 1 hora. Metabolizada parcialmente à morfina
Metadona	Oral, endovenosa, intramuscular	Meia-vida maior do que 24 horas. Nenhum metabólito ativo
Petidina	Oral, intramuscular	Meia-vida de 2-4 horas. Metabólito ativo (norpetidina)
Buprenorfina	Sublingual, intratecal, subcutânea, endovenosa, intramuscular	Meia-vida de 12 horas, início lento de ação. Inativada por via oral devido ao efeito de primeira passagem
Fentanil	Endovenosa, epidural, emplastro transdérmico	Meia-vida de 1-2 horas
Codeína	Oral	Atua como pró-droga. Metabolizada à morfina e outros opióides ativos

sensação de orgasmo), sonolência excessiva, sintomas de despersonalização e desrealização estão comumente presentes na intoxicação. Alucinação é rara. Outros sintomas físicos que podem surgir são edema pulmonar, hipóxia, hipotonia, hipotermia, pele fria e pegajosa, e morte. Constitui quadro de emergência médica, devendo ser sempre abordado em salas de emergência clínica. Exame toxicológico de urina ou sangue pode ser útil.

Síndrome de abstinência de opióides

Os sintomas inicialmente são suores, lacrimejamento, rinorréia, bocejos e fissura. Após algumas horas da abstinência de um opióide de meia-vida curta, os sintomas são inquietação psicomotora, ondas de calor e frio, dores musculares, cólicas abdominais intensas, midríase, calafrios e tremores de membros superiores e inferiores. Após cerca de 24 horas do uso de opióide de meia-vida curta, náuseas, vômitos, diarréia, aumento da pressão arterial, da temperatura e da freqüência cardíaca, cãibras e disforia podem estar presentes.

EXAMES COMPLEMENTARES

Exames complementares deverão ser solicitados de acordo com os achados da história e exame físico.

DIAGNÓSTICO DIFERENCIAL

Dor e opióides

Por vezes, o clínico é surpreendido por pacientes que procuram serviços de urgência médica solicitando a administração de opióides orais ou injetáveis, alegando quadros dolorosos. Estes pacientes freqüentemente alegam já fazer uso dos opióides solicitados e, em função da "perda de receitas" ou "recrudescimento do quadro de dor", solicitam a administração urgente da medicação.

É dever do clínico avaliar o quadro doloroso do paciente, observar possíveis sinais de síndrome de abstinência de opióides e determinar a sua conduta terapêutica com base nos achados do exame físico e psíquico, sem se deixar abalar pelas ameaças do paciente. Às vezes, é necessário administrar o opióide solicitado ou indicado; no entanto, se o exame clínico não autorizar, a administração desta medicação pode consistir em erro médico.

Caso possível, entrar em contato com o serviço ou médico que realiza o tratamento deste paciente é conduta desejável. A dor crônica afeta cerca de 50% da população da Suécia. Nos Estados Unidos da América, estima-se que mais do que 38 milhões de pessoas sofrem de dor crônica, não relacionada com neoplasias. Apesar disso, a síndrome de dependência de opióides aparece em apenas cerca de 3 a 16% dos pacientes com dor crônica em tratamento com agentes opióides. A grande maioria dos pacientes tratados com opióides para quadros dolorosos crônicos não apresenta consumo patológico e problemas de síndrome de dependência.

Algumas modificações foram realizadas desde a versão de 1994 do Manual de Diagnóstico e Estatística de Transtornos Mentais da Associação Psiquiátrica Americana (APA) quanto aos critérios diagnósticos da dor. A chamada "dor psicogênica" tem caído em desuso, visto que, de acordo com os critérios atuais, não existe mais a necessidade da exclusão de causas físicas que expliquem a dor e até mesmo a verificação da primazia dos fatores psicológicos sobre os fatores orgânicos tem sido menos enfatizada. A Associação Psiquiátrica Americana admite a possibilidade de que fatores psicológicos possam precipitar, exacerbar ou manter a dor, mas não necessariamente que possam explicar todo o quadro doloroso. A Tabela 209.III mostra os critérios diagnósticos da dor.

Opióides no tratamento da dor

Nos casos de dor moderada ou severa, o uso de opióides freqüentemente é aventado, como monoterapia ou combinado a outros medicamentos ou formas de tratamento. Contudo, pacientes encontram barreiras nesta forma de abordagem, especialmente quando os opióides são indicados. Estas barreiras se devem, principalmente, a deficiências da formação médica e a preconceitos dos próprios profissionais da saúde. Conhecer as definições de pseudodependência, síndrome de dependência e dependência fisiológica é importante ferramenta cognitiva

Tabela 209.III – Critérios diagnósticos
A. Dor em um ou mais sítios anatômicos é o foco predominante do quadro clínico, com suficiente gravidade para indicar atenção clínica.
B. A dor causa sofrimento clinicamente significativo ou prejuízo no funcionamento social ou ocupacional ou em outras áreas importantes da vida do indivíduo.
C. Fatores psicológicos supostamente exercem um papel importante no início, gravidade, exacerbação e manutenção da dor.
D. O sintoma ou déficit não é intencionalmente produzido ou simulado (como no transtorno factício ou na simulação).
E. A dor não é mais bem explicada por um transtorno do humor, transtorno de ansiedade ou transtorno psicótico e não satisfaz os critérios para dispareunia (dor durante a relação sexual).
Codificar como a seguir: **307.80 Transtorno doloroso associado com fatores psicológicos:** fatores psicológicos supostamente exercem papel importante no início, gravidade, exacerbação ou manutenção da dor (se uma condição médica geral está presente, ela não desempenha um papel importante no início, gravidade, exacerbação ou manutenção da dor). Este tipo de transtorno doloroso não é diagnosticado se também são satisfeitos os critérios para transtorno de somatização. Especificar se: Agudo: duração inferior a 6 meses. Crônico: duração superior a 6 meses. **307.89 Transtorno doloroso associado tanto com fatores psicológicos quanto com uma condição médica geral:** fatores psicológicos quanto a uma condição médica geral supostamente exercem importantes papéis no início, gravidade, exacerbação ou manutenção da dor. A condição médica geral associada ou o sítio anatômico da dor são codificados no eixo III. Especificar se: Agudo: duração inferior a 6 meses. Crônico: duração superior a 6 meses.

para o médico evitar erros diagnósticos e preconceitos diante dos pacientes em uso destas medicações. Dentre os quadros clínicos possíveis entre os pacientes com dor crônica e usuários de opióides, temos:

- Dependência fisiológica consiste em um estado de adaptação cerebral manifestado por evidência de tolerância (necessidade de doses cada vez maiores para se obter os mesmos efeitos anteriores ou perda progressiva dos efeitos desejados em paciente recebendo a mesma dose durante o tempo) e/ou estado ou síndrome de abstinência (sintomas físicos e/ou psicológicos advindos da parada ou redução abrupta da medicação, manifestados por aumento da freqüência cardíaca, aumento da pressão arterial, sudorese, inquietação, bocejos, midríase, recrudescimento da dor, cãibras, piloereção). Dependência fisiológica é um fenômeno neurofarmacológico, como resultado da neuro-adaptação. É esperado que a maioria dos pacientes que use cronicamente estes agentes apresente esta forma de dependência.
- Pseudodependência consiste no tratamento da dor com doses inadequadamente baixas de opióides, o que leva o paciente a queixar-se de dor freqüentemente, apesar do uso das medicações. Aqui, o médico deve reavaliar criteriosamente a doença e estabelecer uma correlação entre o processo fisiopatológico e o sintoma da dor.
- Síndrome de dependência é caracterizada por sinais e sintomas associados a um uso patológico de opióides. É uma doença crônica, com raízes neurobiológicas, comportamentais e psicossociais, com o envolvimento de fatores ambientais. É caracterizada por um comportamento que pode incluir: perda de controle sobre o consumo da droga, uso compulsivo, uso continuado apesar das conseqüências nocivas e fissura ou *craving*.

Desta forma, quando estamos diante de um paciente com dor crônica, sendo tratado com opióides prescritos, podemos verificar três grupos de pacientes, classificados de acordo com a possibilidade da existência ou não de síndrome de dependência:

a. Paciente com dor crônica, em tratamento com opióides prescritos, sem uso patológico;
b. Paciente com dor crônica, em tratamento com opióides prescritos, mas com uso patológico;
c. Paciente com dor crônica, sem tratamento médico, mas utilizando opióides por conta própria.

O primeiro grupo de pacientes constitui a grande maioria daqueles encontrados em clínicas de dor. Os grupos "b" e "c" causam preocupação, em função do uso inadequado das medicações prescritas. A partir destes conceitos, é necessário que o profissional da saúde diferencie o paciente com dor crônica em tratamento com opióides que está apresentando síndrome de dependência daquele paciente com dor crônica em tratamento com opióides sem síndrome de dependência. Para isso, a Tabela 209.IV abaixo pode auxiliar.

Eventualmente, médicos podem se deixar "enganar" pelos sintomas dos pacientes durante o tratamento clínico com opióides. Ora confundindo a pseudodependência com a síndrome de dependência, ora estas duas com a dependência fisiológica associada às propriedades farmacológicas dos opióides, o profissional de saúde deve estar apto a rever continuamente o seu diagnóstico e, quando necessário, solicitar a opinião de outro colega ou especialista.

Não raras vezes, o médico encontra-se diante de pacientes em tratamento para quadros dolorosos que o ameaçam de imperícia ou negligência, em virtude da não resolução dos sintomas de dor. A conduta nestes casos é rever o diagnóstico e o tratamento, a fim de poder detectar com exatidão o atual problema do seu paciente e não se deixar conduzir pelo medo das ameaças. É conveniente destacar que todo o processo de tratamento deve ser adequadamente registrado em prontuário médico e que o tratamento da dor deve ser desempenhado por equipe interdisciplinar (o tratamento medicamentoso não é a única forma de tratamento para a dor).

Os opióides de utilização terapêutica como morfina, codeína, buprenorfina, oxicodona, hidroxicodona, oximorfona, hidroximorfona, metadona, ópio, pentazocina, petidina, tramadol, tebaína, nalorfina são considerados entorpecentes e são sujeitos à notificação com receita do tipo A. A heroína tem o seu uso proscrito no Brasil (Portaria nº 722, de 10-09-1998).

Tabela 209.IV – Características de pacientes com e sem síndrome de dependência de opióides

Sem síndrome de dependência	Com síndrome de dependência
1. Paciente tem controle sobre o uso da medicação.	1. Paciente perde o controle diante do consumo da medicação.
2. O consumo das medicações melhora a qualidade de vida do paciente.	2. O consumo da medicação piora a qualidade de vida do paciente. Ele começa a apresentar prejuízos sociais, familiares e laborais.
3. Paciente relata efeitos colaterais ao médico. Fala ao médico que o opióide lhe causa tontura, visão borrada etc.	3. Nega efeitos colaterais. Pelo contrário, diz ao médico que necessita de maior dose de opióides para aliviar sintomas de ansiedade, depressão, tristeza e irritação.
4. Paciente preocupado com seus problemas médicos e com a possibilidade de tornar-se dependente.	4. Paciente não se preocupa com os problemas médicos.
5. Paciente seguirá adequadamente o planejamento terapêutico.	5. Paciente não seguirá o plano terapêutico, utilizando-se de mais opióides do que os prescritos ou de outras medicações.
6. Freqüentemente, sobram medicações opióides na casa do paciente.	6. O paciente costuma "perder" receitas ou "forjar" receitas para angariar mais comprimidos.

Os médicos que prescrevem opióides em seus consultórios ou clínicas particulares deverão estar registrados na Secretaria de Vigilância Sanitária, para adquirir o receituário tipo A. Nos casos de pacientes internados ou em tratamento ambulatorial, a prescrição dos medicamentos é feita em folha de bloco do "receituário hospitalar", em papel cor-de-rosa claro e assinado por profissional habilitado legalmente e assistente do paciente. Estas receitas do "receituário hospitalar" ficam arquivadas em ordem cronológica e à disposição da autoridade sanitária competente para o devido controle.

TRATAMENTO

Tratamento da intoxicação por opióides

A intoxicação, por si só, não leva os indivíduos à procura por tratamento médico, exceto nos casos de superdosagem ou *overdose*. As superdosagens de opióides ocorrem em geral em indivíduos com baixa tolerância ou inexperientes, em dependentes que misturam outras drogas depressoras do sistema nervoso central (como os benzodiazepínicos, o etanol e os barbituratos) e em dependentes que erram na dose das drogas administradas ou as utilizam com purezas variadas. Freqüentemente, as *overdoses* por opióides estão associadas com o consumo de outras substâncias, como álcool e cocaína.

O tratamento, que deve ser feito em unidades de emergência médica, inclui:

a. Estabelecimento de suporte ventilatório adequado;
b. Correção da hipotensão;
c. Tratamento do edema pulmonar. Lembrar que o edema pulmonar está relacionado ao aumento da permeabilidade dos capilares pulmonares, e não por sobrecarga de fluidos. Desta forma, os diuréticos são contra-indicados. Tratar com intubação e ventilação por pressão positiva expiratória;
d. Coma e depressão respiratória são achados comuns. O uso da naloxona é proposto para todos os casos em que há suspeita de superdosagem de opióides. Um esquema sugerido é administrar 0,8 mg EV de naloxona, esperando que o paciente acorde. Caso não haja resposta em 15 minutos, pode-se administrar 1,6 mg EV de naloxona. Se, mesmo assim, não houver resposta, administram-se 3,2 mg EV e aguardam-se mais 15 minutos. Caso não ocorra resposta, como midríase, agitação, melhora do nível da consciência, melhora do padrão respiratório, é imperativo rever imediatamente o diagnóstico de intoxicação por opióides;
e. Avaliação da temperatura corporal. Se apresentar febre, verificar a presença de infecções, incluindo pneumonia por aspiração, endocardite, celulite, meningite, HIV e hepatites;
f. Convulsões provocadas por meperidina são revertidas com o uso de naloxona.

Várias complicações físicas advindas do consumo de opióides podem ocorrer, especialmente com a administração endovenosa. Alguns sinais físicos devem ser investigados em usuários de opióides injetáveis ou não, dentro do próprio serviço de emergências médicas:

a. Marcas de picadas de agulha;
b. "Trajetos venosos": cicatrizes encontradas ao longo do trajeto dasveias devem ser avaliadas, especialmente hiperpigmentação;
c. Tatuagens: muitas lesões relacionadas com picadas de agulhas ou cicatrizes são indícios do consumo de drogas injetáveis. Muitos dependentes utilizam-se de tatuagens para esconder aquilo que pode revelar os seus hábitos;
d. Edemas em mãos: podem ocorrer em função do comprometimento das veias do dorso das mãos;
e. Tromboflebite;
f. Abscessos e úlceras;
g. Ulceração do septo nasal: a inalação de heroína pode provocar ulceração do septo nasal, principalmente quando o usuário associa a inalação de heroína com cocaína;
h. Queimaduras de cigarros na pele: podem ser provocadas pela sonolência causada pelo uso de opióides, quando os dependentes adormecem segurando seus cigarros.

Outras complicações clínicas possíveis podem envolver sistema cardiovascular, sistema pulmonar, sistema genitourinário e reprodutor, sistema gastrintestinal, sistema neurológico, sistema hematopoiético e sistema osteomuscular.

Tratamento da síndrome de abstinência de opióides

A idéia central do tratamento de desintoxicação rápida ou longa é fazer com que o paciente, no menor tempo possível, deixe de tomar qualquer opióide. Tem-se verificado que a desintoxicação de longo prazo apresenta melhores resultados do que a de curto prazo. Isso leva alguns autores a verificar que todo regime de tratamento deve ser individualizado, o que limita a possibilidade de formação de protocolos fixos para a abordagem terapêutica e que pacientes sem uso de medicação durante o tratamento apresentam elevadas taxas de recaída.

Nesta fase, podem ser utilizados os próprios fármacos abusados com retirada progressiva, drogas que produzem tolerância cruzada com o fármaco abusado, medicações que melhoram os sintomas de retirada ou drogas que afetam os mecanismos que produzem os sintomas de abstinência. As medicações que podem ser utilizadas nesta fase, desde que os sintomas de abstinência apareçam e justifiquem o uso, são: metadona, buprenorfina, clonidina.

A metadona continua sendo a droga mais administrada nos casos de síndrome de abstinência a opióides. Constitui em uma mistura racêmica agonista do receptor μ, apresentando um pico de concentração plasmática de 4 horas e uma taxa de ligação protéica de 90%. Os tratamentos com metadona constituem o modelo de tratamento da dependência de opióides mais avaliado e estudado. As vantagens do uso da metadona são:

a. possibilidade da administração oral;
b. meia-vida de eliminação longa;
c. menor possibilidade de variações na concentração plasmática, o que representa prevenção de sintomas de abstinência;
d. maior aderência dos pacientes inseridos em programas de manutenção;

e. redução significativa do consumo de opióides não prescritos e de atividades delitivas relacionadas;
f. diminuição dos episódios de *overdose*;
g. redução dos comportamentos de risco para doenças infecto-contagiosas.

De uma forma geral, o tratamento da síndrome de abstinência de opióides deve ser realizado em regime de internação hospitalar, utilizando-se a metadona. O Consenso Brasileiro para o Tratamento da Síndrome de Dependência de Opióides recomenda que se observem os quatro seguintes critérios, baseando-se nos sinais e sintomas de abstinência, para se utilizar a metadona:

a. Midríase;
b. Aumento da pressão arterial sistólica em 10 mmHg;
c. Aumento da freqüência cardíaca em 10 batimentos por minuto;
d. O conjunto de sintomas: suores, calafrios, bocejos, dores pelo corpo, diarréia, rinorréia e lacrimejamento.

O paciente é observado durante o primeiro dia de internação a cada quatro horas e, tendo dois ou mais destes critérios, administrar-se-á metadona na dose de 10 a 20 mg. A dose total de metadona nas primeiras 24 horas de observação, que dificilmente ultrapassa os 60 mg, é chamada de dose de estabilização. No segundo dia, esta dose total é dividida em duas tomadas e, nos dias seguintes, deve-se realizar uma redução de 5 mg/dia até a retirada completa. A partir desse momento, pode-se administrar clonidina, na dose de 0,3 a 1,2 mg/dia, com a finalidade de evitar ou amenizar os sintomas noradrenérgicos advindos da síndrome de abstinência.

Alguns autores sugerem que a clonidina seja iniciada antes da retirada total da metadona, propondo um esquema de introdução da clonidina no momento em que a dose da metadona se encontre em 30 mg/dia, durante a fase de retirada.

O uso da metadona em regime de ambulatório é realizado em várias partes do mundo, onde existe um sistema rigoroso para distribuição da medicação. Muitas vezes os pacientes dependentes de opióides em tratamento com metadona dirigem-se diariamente aos centros de tratamento – conhecidos como "clínicas de metadona" – para adquirir a medicação diretamente com um encarregado pela sua distribuição. Esta conduta é recomendável, já que se trata de droga com notável potencial para induzir dependência, além do fato de que um dos objetivos fundamentais do tratamento é a abstinência completa de todo e qualquer opióide. Já que "clínicas de metadona" são raras no Brasil, recomenda-se não administrar metadona em regime de ambulatório. Uma das conseqüências da utilização de metadona ambulatorial para pacientes dependentes de opióides não prescritos é a má utilização da medicação e o seu tráfico.

Existem outros fármacos que podem ser utilizados no tratamento da síndrome de abstinência a opióides. Muitas vezes, utilizam-se outros opióides com meia-vida maior do que a droga abusada, com a finalidade de substituição e retirada progressiva. Nestes casos, é importante ter em mãos uma tabela de correlação de doses entre vários opióides, a fim de propiciar um tratamento eficaz, conforme Tabela 209.V.

Tabela 209.V – Equivalência de doses entre opióides

1 mg de metadona corresponde a:
– 1-2 mg de heroína;
– 3-4 mg de morfina;
– 30 mg de codeína;
– 20 mg de meperidina;
– 0,5 mg de dilaudid;
– 7-8 mL de paregórico;
– 3 mL de laudanum.

A clonidina, uma α_2-agonista, é eficaz na redução da sudorese, piloereção, formigamentos, náuseas, vômitos e dores musculares. Entretanto, não tem qualquer ação na redução da fissura ou *craving* pelo opióide. Os resultados no tratamento da síndrome de abstinência com clonidina são controversos na literatura. A eficácia varia de 0 a 30% no tratamento em regime de ambulatório e de 80 a 90% em regime de internação. A clonidina age suprimindo as respostas noradrenérgicas no *locus coeruleus*. A dose varia de 0,6 a 1,2 mg/dia. Não é recomendada em pacientes com história recente de acidente vascular cerebral (AVC), gestantes e cardiopatas.

A buprenorfina, um agonista parcial de receptores μ, vem apresentando resultados promissores no tratamento da síndrome de abstinência a opióides. A buprenorfina é mais potente do que a meperidina, com administração sublingual, com meia-vida longa e não tem sido registrado amplamente o seu consumo abusivo. A dose recomendada é de 8 a 16 mg/dia sublingual. A buprenorfina também é eficaz quando administrada três vezes por semana, visto que apresenta lenta dissociação dos receptores de opióides.

Na França, a buprenorfina foi associada a algumas mortes, por superdosagem ou por associação com outros depressores do sistema nervoso central.

Uma associação entre buprenorfina e naloxona, na proporção de 2 mg para 0,5 mg, consistindo na medicação conhecida como suboxone, também é aprovada pelo FDA na forma de comprimidos de administração sublingual. Esta associação tem sido preconizada para o tratamento de manutenção de dependentes de opióides, demonstrando menor risco de uso abusivo por parte dos pacientes. Esta formulação ainda não existe no Brasil, até o momento.

Síndrome de dependência de opióides

Embora o tratamento da síndrome de dependência de opióides *per si* não seja prerrogativa dos serviços de emergências médicas, é muitas vezes nestas unidades de saúde que os profissionais fazem o diagnóstico e o tratamento inicial dos quadros da intoxicação e da síndrome de abstinência e têm a oportunidade de estimular o paciente a procurar um tratamento adequado. O quadro de síndrome de dependência de opióides é caracterizado por três ou mais dos seguintes critérios experienciados ou exibidos em algum momento durante o ano anterior:

1. um forte desejo ou compulsão de consumir a substância;
2. comprometimento da capacidade de controlar o comportamento de uso da substância em termos de seu início, término ou níveis de uso;
3. um estado fisiológico de abstinência;
4. evidência de tolerância aos efeitos da substância;
5. redução ou abandono de importantes prazeres ou interesses alternativos por causa de seu uso;
6. uso persistente da substância, a despeito de evidências claras de conseqüências nocivas.

As principais formas de tratar dependentes químicos são: psicoterapias, grupos de mútua ajuda (Alcoólicos Anônimos, Narcóticos Anônimos), tratamento em regime de internação, tratamento em regime de ambulatório e psicofarmacoterapias. Em geral, o tratamento farmacológico das dependências químicas reserva-se ao tratamento dos quadros de intoxicação, da síndrome de abstinência, dos quadros de agressividade ou de alteração comportamental induzida por drogas e das complicações clínicas. Em alguns casos, há necessidade do emprego de substâncias agonistas, que competem com os mesmos receptores de ação das drogas abusadas, impedindo ou mesmo dificultando os efeitos das mesmas. Ao contrário das outras dependências químicas, o tratamento farmacológico da dependência de opióides parece ter papel essencial, sendo que outras formas de abordagem mostram efetividade questionável.

No tratamento da dependência de opióides, deve-se levar em conta a baixa eficácia do tratamento psicoterápico, os importantes sintomas da síndrome de abstinência, o estilo de vida caótico de boa parte dos pacientes e a síndrome de abstinência caracterizada por notáveis sintomas físicos e psicológicos.

De uma forma geral, há duas maneiras de se fazer o tratamento da síndrome de dependência a opióides:

a. Desintoxicação – que pode ser curta (até 30 dias de tratamento farmacológico) ou longa (de 30 a 180 dias de tratamento farmacológico);
b. Manutenção – cujo tempo de tratamento farmacológico varia de 6 meses a 24 meses.

LEITURA ADICIONAL

1. American Psychiatric Association. Diagnostic and statistical manual of mental disorders. 4. ed. Washington: American Psychiatric Association; 2000.
2. Baltieri D, Strain EC, Dias JC, Scivoletto S, Malbergier A, Nicastri S, Jerônimo C, de Andrade AG. Brazilian guideline for the treatment of patients with opioids dependence syndrome. Rev Bras Psiquiatr, 26 (4): 259-269, 2004.
3. Blondell RD, Smith SJ, Servoss TJ, DeVaul SK, Simons RL. Buprenorphine and methadone: a comparison of patient completion rates during inpatient detoxification. J Addict Dis, 26 (2):3-11, 2007.
4. Collins ED, Horton T, Reinke K, Amass L, Nunes EV. Using buprenorphine to facilitate entry into residential therapeutic community rehabilitation. J Subst Abuse Treat, 32 (2):167-75, 2007.
5. Farré M, Torrens M, Moreno V, Cami J. Retention rate and illicit opioid use during methadone maintenance interventions: a meta-analysis. Drug Alcohol Depend, 65 (3): 283-290, 2002.
6. Fishbain DA, Rosomoff HL, Cutler R. Opiate detoxification protocols. A clinical manual. Ann Clin Psychiatry, 5 (1): 997-1001, 1993.
7. Gold MS. Opiate addiction and the Locus Coeruleus. Psychiat Clin North America, 16 (1): 61-73, 1993.
8. Heit HA. The truth about pain management: the difference between a pain patient and as addictes patient. Eur J Pain, 5 (S1): 27-29, 2001.
9. Iruin A, Aizpurua I, Apodaka JR, Zapirain E, Aizpuru A. Revisión de la evidencia científica sobre las alternativas a la metadona en el tratamento psicofarmacológico de la dependencia a opiáceos. Rev Esp Salud Pública, 75 (3): 207-219, 2001.
10. Johansson BA, Berglund M, Lindgren A. Efficacy of maintenance treatment with methadone for opioid dependence: A meta-analytical study. Nord J Psychiatry 61(4):288-95, 2007.
11. Johnson RE, Chutuape MA, Strain EC, Walsh SL, Stitzer ML, Bigelow GE. A comparison of levomethadyl acetate, buprenorphine, and methadone for opioid dependence. N Engl J Med, 343 (18): 1290-7, 2000.
12. Kosten TR, Stine SM. Introduction and overview. In: Stine SM, Kosten TR. New treatments for opiate dependence. New York, The Guilford Press; 1997. p. 1-12.
13. Leo RJ. Pain Management for Psychiatrists. Washington, American Psychiatric Publishing, 2003.
14. Mannelli P, Gottheil E, Van Bockstaele EJ. Antagonist treatment of opioid withdrawal translational low dose approach. J Addict Dis, 25 (2):1-8, 2006.
15. Schottenfeld RS, Pakes J, O'Conner P, Chewarski M, Oliveto A, Kosten TR. Thrice-weekly versus daily buprenorphine maintenance. Biol Psychiatry, 47 (12): 1072-1079, 2000.
16. Strain E. Assessment and treatment of comorbid psychiatric disorders in opioid-dependent patients. Clin J Pain, 18 (4 suppl): S14-27, 2002.
17. Tso PH, Wong YH. Molecular basis of opioid dependence: role of signal regulation by G-proteins. Clin Exp Pharmacol Physiol, 30 (5-6): 307-316, 2003.

Algoritmo 209.1 – Atendimento de intoxicação por opióides

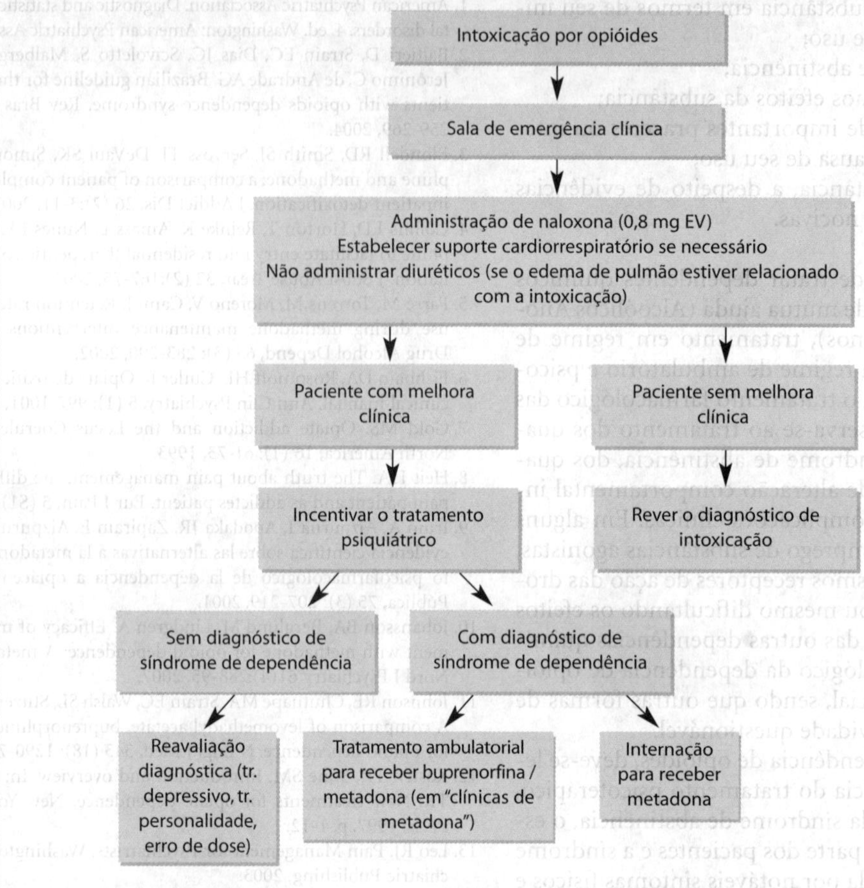

Emergências Relacionadas a Cocaína e seus Derivados

CAPÍTULO 210

Fernanda Piotto Frallonardo
Camila Magalhães Silveira
Heloisa de Souza Dantas
Arthur Guerra de Andrade

TÓPICOS IMPORTANTES

- A cocaína é uma droga bastante difundida em nossa população, com graves complicações individuais e sociais decorrentes do seu uso.
- Em geral os usuários procuram atendimento médico somente quando há intoxicação ou em abstinência, sendo menor a aderência ao tratamento ambulatorial.
- O início do tratamento deve se dar assim que houver procura, independentemente do estágio (uso, abuso, dependência) em que o paciente se apresente.
- O suporte clínico é muito importante, visto que as complicações decorrentes do uso são clínicas.
- Orientações ao usuário e à família são primordiais para a aderência ao tratamento.
- O encaminhamento para o seguimento ambulatorial especializado é imperativo.

INTRODUÇÃO E DEFINIÇÕES

Há mais de 4.500 anos a planta *Erythroxylon coca* tornou-se conhecida por populações andinas, mas foi em 1855 que o alcalóide cocaína foi isolado pela primeira vez pelo químico alemão Friedrich Gaedcke. Em 1884, o oftalmologista australiano Karl Koller passou a utilizar a substância como um anestésico local em virtude dos seus efeitos vasoconstritores. Em 1914, após evidências dos possíveis efeitos deletérios da droga, entre eles o seu alto poder de gerar dependência, o governo americano passou a restringir seu uso pela população geral.

Dados do Escritório das Nações Unidas contra Drogas e Crime (*United Nations Office on Drugs and Crime*) revelam que 0,3% da população mundial entre 15 e 64 anos consumiu cocaína entre os anos de 2005 e 2006. Nos Estados Unidos, pesquisa nacional sobre uso de drogas (*National Survey on Drug Use and Health*) aponta que no ano de 2006 a prevalência de uso na vida da população com mais de 12 anos foi de 14,3% para cocaína e 3,5% para o *crack*. No último mês, 2,5% e 0,6% da população com mais de 12 anos fizeram uso de cocaína e *crack*, respectivamente.

No Brasil, o II Levantamento Domiciliar sobre Uso de Drogas Psicotrópicas de 2005 apontou que a prevalência de uso de cocaína pelos brasileiros na vida foi de 2,9%. No ano de 2004, a prevalência de uso na vida entre estudantes do ensino fundamental e médio da rede pública de ensino de 27 capitais brasileiras foi de 2%, e entre jovens na rua, pesquisa realizada em 2003 revelou uma prevalência de uso na vida de 24,5% para cocaína, crack e merla.

Nem todos aqueles que experimentam cocaína tornam-se dependentes. Existe um *continuum* desde o uso inicial, passando pelo consumo ocasional e regular, até a dependência propriamente dita. Não é possível predizer quem chegará ou não a esse estágio. A característica principal da síndrome de dependência é um conjunto de sintomas cognitivos, comportamentais e fisiológicos no qual o indivíduo continua usando a droga, apesar dos problemas que esse consumo acarreta.

A Tabela 210.I enumera os critérios diagnósticos para dependência de substâncias psicoativas, segundo o CID-10. O indivíduo deve preencher pelo menos três critérios por um período superior a 12 meses. Esses critérios são igualmente aplicáveis à cocaína.

Inicialmente os sintomas agudos desejados, como euforia, aumento da libido, entre outros, são conseguidos imediatamente após o consumo. Contudo, o uso crônico leva à tolerância, isto é, o indivíduo precisa de doses cada vez mais elevadas para atingir o efeito que estava acostumado no início do uso. Isso fica claro diante do fato de que usuários crônicos consomem doses que seriam letais a indivíduos que nunca experimentaram ou não usam a droga rotineiramente. Outro sintoma característico da dependência é a abstinência, que se caracteriza por alteração

Tabela 210.I – Critérios diagnósticos para dependência de substâncias psicoativas
Desejo ou compulsão de consumir a substância
Dificuldade em controlar o consumo da substância
Estado de abstinência fisiológico
Evidência de tolerância
Abandono progressivo de interesses ou prazeres anteriores em favor do consumo da substância
Persistência do consumo, a despeito da evidência clara das conseqüências manifestadamente nocivas

Fonte: OMS (1993).

comportamental e fisiológica decorrente da diminuição ou interrupção do uso de cocaína.

A busca por tratamento em serviços de emergências, tanto clínicas de atendimento primário como psiquiátricas, se dá, na maior parte das vezes, em razão da intoxicação ou abstinência de cocaína. O tratamento requer monitorização de sinais vitais, bem como medidas de suporte básico. O quadro psiquiátrico muitas vezes se apresenta na forma de agitação psicomotora, devendo ser tratado quando implica prejuízos ao paciente ou quando o paciente violento oferece risco aos outros.

ETIOLOGIA E FISIOPATOLOGIA

As vias de administração da cocaína são diversas, podendo ser oral, intranasal, injetável ou pulmonar. O uso de *crack* tem se tornado mais freqüente no nosso meio, em virtude de sua fabricação ser simples e de baixo custo. O efeito da cocaína no sistema nervoso central é imediato e sua duração dependerá da forma de administração da droga. Quanto mais rápida a absorção, mais intensa e curta será sua ação. A cocaína inalada costuma ter duração de 15 a 30 minutos, enquanto a cocaína fumada tem duração de 5 a 10 minutos. Apesar dessas diferenças, os metabólitos da substância podem ser detectáveis na urina após um período de até 10 dias.

Dopamina, cocaína e recompensa

Uma compreensão global e consensual dos mecanismos pelos quais a cocaína leva à dependência e à síndrome de abstinência ainda se encontra em fase inicial. Diversos fatores participam desses processos, tornando limitadas as abordagens a partir de um único foco. A neurobiologia procura elucidar como a cocaína e sua interação com um organismo são capazes de direcioná-lo para um uso contínuo, muitas vezes desprovido de limites, em que a preocupação maior é estar em contato com a substância e seus efeitos físicos e psíquicos.

O sistema dopaminérgico parece ter participação fundamental nos sistemas neuroanatômicos endógenos de recompensa. A dopamina é sintetizada a partir do aminoácido tirosina. Ao sofrer a ação da enzima tirosina hidroxilase, limitadora do processo de síntese da dopamina, forma-se a Dopa (3,4-hidroxifenilalanina). A dopamina tem sua origem na descarboxilação da Dopa. Em seguida, é armazenada nas vesículas dos terminais pré-sinápticos para ser liberada na fenda após um estímulo neuronal. Uma vez na fenda, passa por dois processos básicos: o catabolismo e a recaptação para o terminal pré-sináptico, onde será estocada ou metabolizada. A recaptação é realizada por transportadores dopaminérgicos, encarregados de captar parte da dopamina liberada na fenda sináptica e devolvê-la ao terminal pré-sináptico a fim de ser reciclada. Os principais metabólitos são o ácido diidroxifenilacético (Dopac) e o ácido homovanílico (AHV). O AHV é utilizado para medidas da atividade da dopamina no SNC.

Grande parte da propriedade aditiva da cocaína está na ativação do sistema dopaminérgico, em especial na região do *nucleus accumbens* e área tegmental ventral. A cocaína estimula a recompensa e o uso continuado ligando-se aos transportadores dopaminérgicos. Tal ligação bloqueia a recaptação da dopamina e aumenta a concentração, o tempo de permanência e a intensidade de ação da substância sobre os receptores pós-sinápticos.

Um dos principais efeitos agudos da cocaína é a sensação de euforia, bem-estar e hipervigilância. Apesar desses efeitos subjetivos, os estudos não evidenciaram qualquer alteração positiva na esfera cognitiva; ao contrário, há estudos que indicam déficits cognitivos em usuários de cocaína. A seguir, as Tabelas 210.II e 210.III mostram os principais efeitos do uso agudo e crônico, respectivamente, de cocaína.

Tabela 210.II – Efeitos no uso prolongado
Euforia, que pode evoluir para disforia
Sensação de aumento de energia
Sensação de bem-estar
Aumento das sensações (sexuais, auditivas, táteis e visuais)
Diminuição do apetite
Aumento da ansiedade
Diminuição da necessidade de sono
Diminuição do cansaço
Aumento da confiança
Delírios de cunho persecutório
Sintomas gerais de liberação simpática

Fonte: Gold (1993).

Tabela 210.III – Efeitos no uso agudo de cocaína
Sintomas depressivos
Amotivação
Sonolência
Paranóia
Irritabilidade
Ataques de pânico
Associação ao consumo de álcool ou substâncias sedativas

Fonte: Leite (1999).

A correlação entre a clínica e os mecanismos neuronais envolvidos no funcionamento encefálico são de extrema importância para a compreensão dos mecanismos de motivação, manutenção do uso de substâncias e associação de alterações patológicas em nível cerebral. Estudos recentes têm demonstrado alterações neuroanatômicas em usuários de cocaína de longa data, entre elas no sistema límbico e no córtex frontal, estando associadas à deficiência do controle inibitório. Contudo, os achados ainda são incipientes e necessitam de maior aprofundamento para o estabelecimento dessas associações.

ACHADOS CLÍNICOS

Intoxicação por cocaína

Os critérios diagnósticos para intoxicação por cocaína incluem sintomas psíquicos e físicos (Tabela 210.IV).

Tabela 210.IV – Critérios diagnósticos para intoxicação por cocaína
1. Uso recente de cocaína
2. Alterações comportamentais ou psicológicas mal-adaptativas e clinicamente significativas (p. ex., euforia ou embotamento afetivo, mudanças na sociabilidade, hipervigilância, sensibilidade interpessoal, ansiedade, tensão ou raiva, comportamentos estereotipados, julgamento comprometido, funcionamento social ou ocupacional comprometido) que ocorrem durante ou logo após o uso de cocaína
3. Dois ou mais dos seguintes sintomas desenvolvendo-se durante ou logo após o uso de cocaína: • Taquicardia ou bradicardia. • Midríase. • Hiper ou hipotensão arterial sistêmica. • Perspiração ou calafrios. • Náusea ou vômitos. • Evidências de perda de peso. • Agitação ou retardo psicomotor. • Fraqueza muscular, depressão respiratória, dor torácica ou arritmias cardíacas. • Confusão, convulsões, discinesias, distonias ou coma.
Os sintomas não se devem a uma condição médica geral nem são mais bem explicados por outro transtorno mental.
Fonte: DSM-IV.

O efeito estimulante da cocaína pode elevar a pressão sangüínea arterial em 15 a 20% e o pulso em 30 a 50%. Seu efeito vasoconstritor pode provocar ulcerações de mucosa e septo nasal, além de infartos cerebrais isquêmicos. Alterações cardíacas como infarto do miocárdio e tromboembolias são comuns e se devem tanto à disfunção do miocárdio como ao espasmo das artérias coronárias causado pelo uso de cocaína.

Crises epilépticas são freqüentes entre os usuários de cocaína, principalmente quando a substância é usada em doses acima do uso habitual, podendo evoluir para depressão respiratória e morte. A dose considerada letal é de 1,2 g em não-dependentes. Para se ter uma idéia, um "papelote" de cocaína corresponde a 1 g da droga. Contudo, não é fácil saber a real quantidade de cocaína em cada "papelote", já que podem ser adicionados outros componentes, como pó de mármore, talco, entre outros, com intuito comercial. Um "papelote" permite a formação de 20 a 30 "carreiras". A dose injetada varia de 20 a 250 mg, e a fumada, de 250 a 1.000 mg. Os efeitos físicos da overdose de cocaína estão listados na Tabela 210.V a seguir. A overdose refere-se a um exagero dos efeitos fisiológicos produzidos pela cocaína, que podem ser letais.

Dos sintomas psíquicos, os mais comuns são: pânico, ansiedade e até sintomas psicóticos de curta duração, com delírios paranóides, desconfiança, alterações da sensopercepção (particularmente táteis), labilidade emocional, diminuição da dor e até comportamentos violentos.

Tabela 210.V – Efeitos da overdose de cocaína
Arritmia cardíaca (taquicardia ventricular, fibrilação)
Infarto agudo do miocárdio
Acidente vascular cerebral, hemorragias cerebrais
Aumento da temperatura corporal
Convulsões
Parada respiratória
Fonte: Weiss (1994)

Pesquisas nos últimos anos têm alertado para o perigo da interação entre cocaína e álcool. Quando consumidos conjuntamente, o corpo pode produzir um metabólico ativo chamado de cocaetileno. Tal metabólito possui propriedade semelhante à cocaína, mas tem uma meia-vida três vezes mais longa e está associado a convulsões, danos hepáticos e comprometimento do funcionamento do sistema imunológico. O uso de cocaína e álcool pode levar a uma chance até 25 vezes mais alta de morte imediata do que se a cocaína for ingerida sozinha.

Síndrome de abstinência por cocaína

Na abstinência de cocaína ocorre a diminuição abrupta das monoaminas na fenda sináptica, principalmente da dopamina, provocando um quadro de letargia, anedonia, depressão, hipersonolência, além de *craving* ou fissura, isto é, desejo intenso pela droga. A duração dos sintomas é em média de 18 horas, podendo chegar a uma semana, dependendo da quantidade usada.

A seguir estão listados os critérios diagnósticos para abstinência (Tabela 210.VI).

Em geral, os indivíduos em abstinência de cocaína buscam avidamente a droga, e quando não logram êxito, fazem uso de sedativos, álcool, hipnóticos e ansiolíticos, sendo o

Tabela 210.VI – Critérios diagnósticos para síndrome de abstinência de cocaína
Cessação (ou redução) do uso pesado e prolongado de cocaína
Humor disfórico e duas (ou mais) das seguintes alterações fisiológicas, desenvolvendo-se de algumas horas a dias após o critério anterior: • Fadiga. • Sonhos vívidos e desagradáveis. • Insônia ou hipersônia. • Aumento do apetite. • Retardo ou agitação psicomotora.
Os sintomas do critério anterior causam sofrimento clinicamente significativo ou comprometimento no funcionamento social, ocupacional ou em outras áreas importantes do funcionamento
Os sintomas não se devem a uma condição médica geral nem são mais bem explicados por outro transtorno mental
Fonte: DSM-IV.

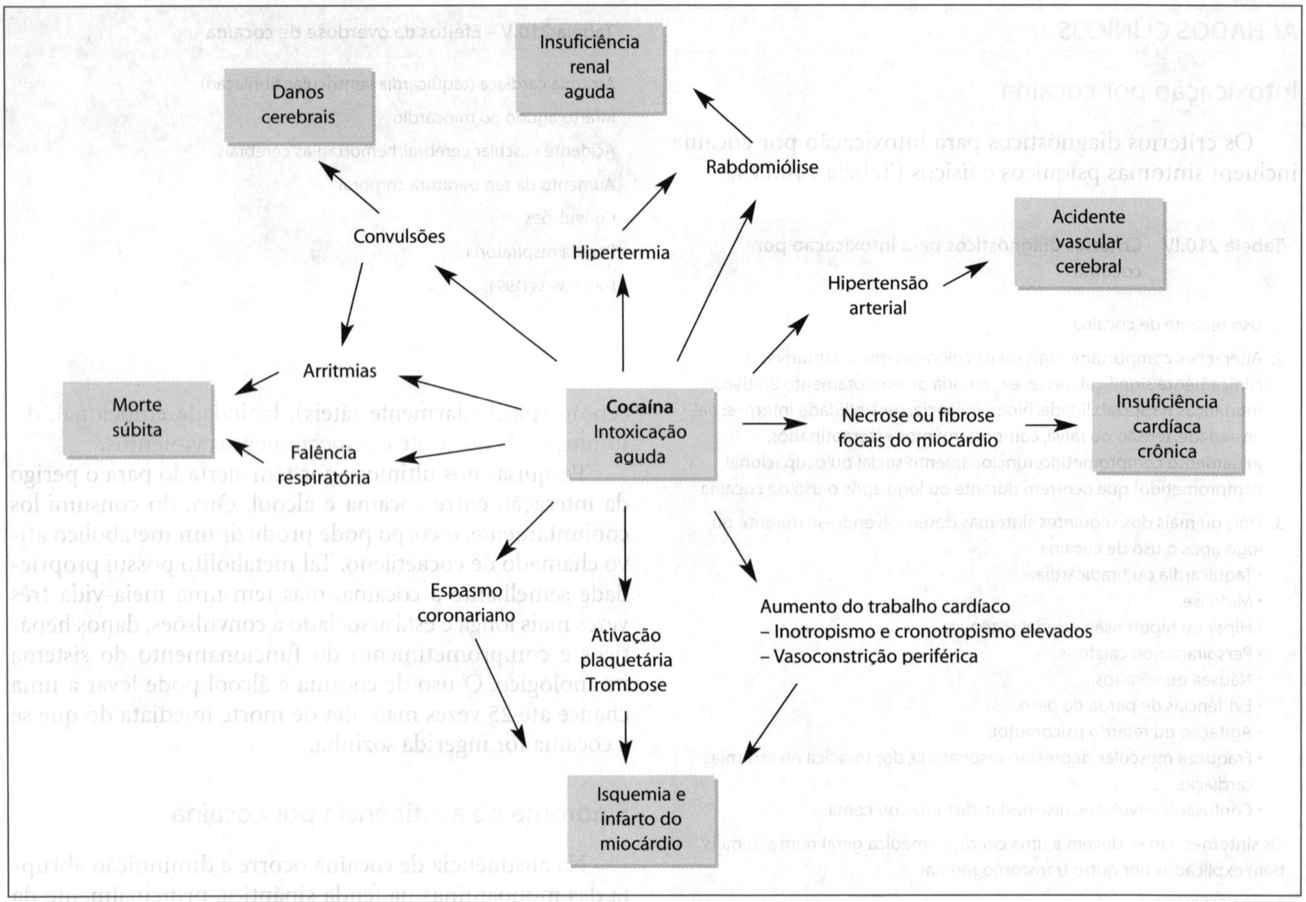

Figura 210.1 – Mecanismo de overdose da cocaína.
Fonte: Programa Álcool e Drogas (PAD) do Hospital Israelita Albert Einstein (http://www.einstein.br/alcooledrogas).

índice de tentativas de suicídio nessas circunstâncias bastante alto.

Abuso, uso nocivo e dependência

Padrões de consumo de cocaína e outras substâncias psicoativas são classificados tanto para o diagnóstico como para o estabelecimento de estratégias de tratamento. É claro que o indivíduo pode alternar padrões de consumo: um abusador de cocaína pode vir a se tornar um dependente, mas não há regras para tal.

O abuso é caracterizado por danos à saúde física, psíquica e social decorrentes do consumo de cocaína, em um período de um ano. Não há um padrão fixo de consumo, nem sinais de abstinência ou tolerância importantes.

O uso nocivo refere-se somente aos prejuízos físicos e psíquicos. Esse termo é pouco abrangente, pois não leva em consideração todos os prejuízos nas esferas social e laborativa (incapacidade de cumprir obrigações, problemas legais etc.), certamente afetadas pelo abuso.

O uso crônico da cocaína leva a sintomas depressivos, sonolência, irritabilidade, paranóia, ataques de pânico, entre outros. A dependência de cocaína caracteriza-se por uma gama de sintomas, já listados anteriormente na Tabela 210.I.

EXAMES COMPLEMENTARES

A análise toxicológica é o principal exame usado na detecção do consumo de cocaína. É usada em diversas situações: avaliação da confiabilidade do auto-relato em pacientes em tratamento, auxiliar diagnóstico em situações de intoxicação ou overdose, avaliação da dose-resposta em pesquisas científicas, entre outras. Os materiais biológicos usados nessa análise podem ser diversos: sangue (soro ou plasma), saliva, cabelo, urina, líquido amniótico e suor. Cada material apresenta suas vantagens e desvantagens em relação à disponibilidade, facilidade de obtenção da coleta e informações que poderão ser obtidas de suas análises. A seguir estão listados os materiais biológicos e suas vantagens e desvantagens (Tabela 210.VII).

DIAGNÓSTICO DIFERENCIAL

O diagnóstico dos transtornos relacionados ao uso de cocaína é basicamente clínico, podendo ser reforçado pela análise de material biológico, comumente urina. O auto-relato ou a história de possível uso devem ser considerados na formulação diagnóstica. Geralmente informações desconexas ou contraditórias fazem parte do atendimento de

Tabela 210.VII – Exame de detecção de cocaína

Material biológico	Vantagens	Desvantagens
Saliva	Fornece estimativa de consumo atual Não-invasivo	Tempo curto de retenção da droga e seus metabólitos
Cabelo	Detecção em uso crônico (meses a anos) Não-invasivo	Preparação para análise é muito demorada e cara
Suor	Não-invasivo	Necessita de técnica especial (adesivos)
Sangue	Detecção da cocaína inalterada no organismo (avaliação de quantidade usada)	Invasivo
Urina	Método mais utilizado Não-invasivo	Não se consegue avaliar quantidade usada
Líquido amniótico	Facilidade da coleta no parto Produz menos falso-negativos (se comparado à urina)	Detecção somente no parto

Fonte: Leite (1999).

emergência desses pacientes. Havendo qualquer indício de uso, este deve ser tomado como fato na conduta terapêutica, até prova em contrário.

As apresentações clínicas das complicações decorrentes de uso ou overdose de cocaína devem sempre ser levadas em consideração. Assim, em pacientes que apresentam infarto agudo do miocárdio, arritmias cardíacas, hemorragias cerebrais, hipertermia sem infecção e crises convulsivas, o histórico de uso ou abuso de cocaína deve ser questionado.

A apresentação clínica de intoxicação por cocaína é muito semelhante a quadros de intensa liberação adrenérgica, como ocorre na crise tireotóxica, choque, septicemia, entre outros. Portanto, a anamnese minuciosa, incluindo dados de familiares ou pessoas próximas, é crucial para a evolução e bom andamento do tratamento.

Dentre os transtornos psiquiátricos, os que podem se confundir com algum transtorno relacionado ao uso de cocaína são: episódios depressivos (uni ou bipolar), esquizofrenia tipo paranóide em estágios iniciais, quadros paranóides, episódio de mania ou hipomania, transtornos ansiosos (p. ex., ansiedade generalizada) e transtorno de pânico. Outras substâncias estimulantes do SNC também fazem parte do diagnóstico diferencial, como as anfetaminas (femproporex, *ecstasy* etc.).

TRATAMENTO

O tratamento em situações de emergências abrange quadros de intoxicação e abstinência de cocaína. Esse tipo de tratamento deve ser realizado em hospitais gerais, uma vez que as complicações decorrentes desse quadro são eminentemente clínicas.

Tratamento da intoxicação por cocaína

Não há medicação específica para o tratamento da intoxicação por cocaína. As medidas de suporte básico de vida devem ser tomadas, incluindo medidas freqüentes da pressão arterial, pulso e monitorização cardíaca. Como dito anteriormente, os efeitos da cocaína têm curta duração. O paciente deve ser orientado e colocado em local tranqüilo.

Em reações de ansiedade ou agitação extrema, podem ser usados benzodiazepínicos, como diazepam 10 mg via oral ou, se necessário, via endovenosa, de maneira lenta.

Em surtos psicóticos, o uso de antipsicóticos deve ser cauteloso, uma vez que pode piorar os efeitos simpatomiméticos da cocaína, além de diminuir o limiar convulsivo. A droga mais comumente usada é o haloperidol de 1 a 5 mg via oral ou intramuscular, por curto período de tempo (1 a 5 dias).

Em crises epilépticas, opta-se por diazepam 5 mg endovenoso, administrado lentamente. Na persistência do quadro, o paciente deve ser hidantalizado.

Para hiperatividade adrenérgica persistente, podem ser usados alfa-agonistas, como a clonidina. β-bloqueadores são contra-indicados pelo risco de morte súbita em alguns relatos publicados.

A maioria das mortes resultantes diretamente do efeito da cocaína é repentina e ocorre poucas horas após a intoxicação. As mortes são, na maioria, resultantes de arritmias cardíacas. Convulsões generalizadas são freqüentes antes da morte em pacientes com intoxicação aguda por cocaína. Insuficiência respiratória pode ocorrer com níveis muito altos de cocaína. A morte pode também ocorrer em decorrência de hemorragia intracerebral ou ruptura da aorta, em virtude de hipertensão severa induzida por cocaína. Conseqüentemente, o tratamento de overdose por cocaína dependerá da severidade dos sintomas e da natureza da complicação.

Síndrome da abstinência de cocaína

Mais uma vez o tratamento se baseia em medidas de suporte, devendo ser realizado em ambiente tranqüilo e seguro. Os sintomas são autolimitados e duram poucos dias.

Alguns estudos enfatizam o uso de agonistas dopaminérgicos e anticonvulsivantes para diminuição do *craving*. Contudo, não há consenso sobre seu uso. As doses rotineiramente empregadas são de 1,5 mg de bromocriptina de

8/8 horas, 100 mg de amantadina de 12/12 h e 200 a 600 mg de carbamazepina de 8/8 horas, via oral.

Para insônia ou ansiedade podem ser usados benzodiazepínicos, em dosagens habituais.

O uso de antipsicóticos é relativamente proscrito, pois pode aumentar o *craving* e a disforia.

Se houver concomitância de outro transtorno psiquiátrico, como depressão, deve ser tratado o mais brevemente possível.

A promoção da abstinência e a prevenção de recaídas devem ser iniciadas no primeiro contato com o paciente, independentemente do estágio em que se encontra (intoxicação ou abstinência). Orientações, suporte psicológico, acompanhamento em grupos de apoio e encaminhamento para seguimento do tratamento devem ser fornecidos tanto aos pacientes como aos familiares, tão logo exista a procura.

Encaminhamento do paciente

O tratamento deve se iniciar por uma criteriosa avaliação da história do paciente, doenças concomitantes, história do início do uso, padrão de uso e condições do consumo atual. A relação médico-paciente é crucial para o sucesso terapêutico, já que as recaídas fazem parte do processo e não devem ser tomadas como falha de tratamento.

Mudanças de comportamento se fazem necessárias e são mais facilmente alcançadas quando existe uma rede de suporte, que inclui: consultas médicas periódicas (com ou sem uso de medicações), terapia (individual ou em grupo), seguimento em grupos de auto-ajuda e suporte familiar. Todo o plano de tratamento é preferencialmente feito de maneira ambulatorial, e as internações são feitas somente em casos específicos, mais detalhadamente descritos adiante.

Não existe um consenso sobre medicações a serem usadas nos transtornos relacionados ao uso de cocaína, mais notadamente na dependência. O uso de medicações deve ser sempre complementar ao tratamento não-farmacológico, devendo ser realizado quando há associação com outros transtornos psiquiátricos ou quando o quadro de fissura pela droga é proeminente.

Várias drogas já foram testadas quanto à resposta ao tratamento de dependência à cocaína, e as mais usadas são:

- Agonistas dopaminérgicos (amantadina, bromicriptina): foi observada diminuição do *craving* nas três primeiras semanas de abstinência em vários estudos, indo de encontro à teoria de depleção dopaminérgica no uso crônico de cocaína.
- Antidepressivos (tricíclicos, inibidores seletivos de recaptação de serotonina): foi observada melhora dos sintomas depressivos e do *craving*, apesar de os estudos mostrarem que alguns pacientes não se beneficiam do uso, mostrando que talvez a melhora esteja associada à presença de episódio depressivo e não apenas sintomatologia depressiva.
- Neurolépticos: usados somente quando há necessidade de controle da euforia na intoxicação por cocaína, devem ser evitados pela piora na depleção de dopamina decorrente do uso de cocaína.
- Anticonvulsivantes: estudos revelam que a carbamazepina pode levar a uma diminuição da fissura, mas os dados ainda são inconsistentes.

A terapia em pacientes com transtornos relacionados ao uso de cocaína tem por objetivo identificar o padrão comportamental que leva à busca pela droga e estabelecer a quebra desse padrão. Existem várias modalidades de psicoterapias, podendo ser em grupos ou individuais. As mais usadas são: terapia cognitivocomportamental (TCC), psicoeducacionais e psicoterapias analíticas.

Os grupos de auto-ajuda, em particular os Narcóticos Anônimos (NA), estão fundamentados nos doze passos. Esse programa foi desenvolvido por adictos e preza a abstinência total da droga. As reuniões são semanais, e ao entrar no grupo, o novo membro recebe orientações de como manter-se abstinente e é apadrinhado por um membro antigo, estabelecendo uma parceria para abstinência. Após essa primeira etapa, o indivíduo inicia o programa dos doze passos. Essa modalidade terapêutica tem vantagens e desvantagens. As vantagens incluem:

- Periodicidade semanal, oferecendo um novo grupo onde o indivíduo poderá se inserir, já que o círculo de amizades anterior provavelmente estava ligado à droga.
- Não há taxas ou pagamentos.
- Não há demanda para que a estrutura de personalidade do indivíduo seja modificada, como nas psicoterapias.

Dentre as desvantagens, podemos citar:

- Não há treinamento formal para os que atuam nos NAs; assim, as pessoas não preparadas podem levar idéias errôneas aos membros.
- Pode haver dificuldade para o paciente de assumir sua relação com a droga e não procurar o NA para não ser taxado como dependente.
- Os integrantes são encaminhados da mesma maneira, desconsiderando problemas ou doenças individuais.
- Alguns consideram que o NA mantém a dependência, visto que as reuniões não têm estágios e o tratamento não tem fim.

A terapia e o suporte familiar têm se mostrado eficazes dentro do plano de tratamento global. Orientações sobre o diagnóstico e o tratamento, além da terapia propriamente dita, aumentam a aderência ao tratamento e possibilitam um fortalecimento da rede de sustentação do indivíduo.

A internação de pacientes usuários ou dependentes de cocaína não é regra. A necessidade de internação se dá somente quando houver uma das indicações a seguir (Tabela 210.VIII).

Tabela 210.VIII – Indicações de internação para dependentes de cocaína

A) Risco de suicídio, agressividade física importante, quadro psicótico
B) Doenças médicas ou psiquiátricas associadas que indiquem internação (infarto de miocárdio, convulsões etc.)
C) Intensa disfunção de vida do dependente ou incapacidade de lidar com tarefas básicas de sua própria rotina (cuidados pessoais, alimentação etc.)
D) Dependência associada de substâncias que requerem tratamento hospitalar (abstinência de álcool ou opióides)
E) Fracasso das tentativas de abordagem ambulatorial do dependente

Fonte: Secretaria Nacional Anti-Drogas.

LEITURA ADICIONAL

1. Kaplan HI, Sadock BJ, Grebb JA. Compêndio de psiquiatria. 7. ed. Porto Alegre: Artmed; 2003.
2. American Psychiatric Association. Diagnostic and statistical manual of mental disorders. 4. ed. Washington DC: American Psychiatric Press; 1994.
3. Cordás TA, Moreno RA. Condutas em psiquiatria. 4. ed. São Paulo: Lemos; 2001.
4. Kapczinski F, Quevedo J, Schmitt R, Chachamovich E. Emergências psiquiátricas. Porto Alegre: Artmed; 2001.
5. Mari JJ, Razzouk D, Peres MFT, Del Porto JA. Guias de medicina ambulatorial e hospitalar: psiquiatria. Barueri: Manole; 2002.
6. NSDUH/NHSDA. National houschould survey on drug use and health, substance abuse data, SAMHSA, office of applied studies. National Survey on Drug Use & Health. Disponível em: http://oas.samhsa.gov/nhsda.htm [acesso em 10/09/2005].
7. Manschreck TC. The treatment of cocaine abuse. Psychiatr Q 1993; 64(2): 183-97.
8. Hall WC, Talbert RL, Ereshefsky L. Cocaine abuse and its treatment. Pharmacotherapy 1990; 10(1): 47-65.
9. Goldstein RZ, Volkow N. Drug addiction and its underlying neurobiological basis: neuroimaging evidence for the involvement of the frontal cortex. Am J Psychiatry 2002; 159: 1642-52.
10. Organização Mundial de Saúde (OMS). Classificação de transtornos mentais e de comportamento da CID – 10. Porto Alegre: Artes Médicas; 1993.
11. Gold MS. Cocaine. New York: Plenum Medical Book Company; 1993.
12. Weiss RD, Mirin SM, Bartel RL. Cocaine. 2. ed. Washington, DC: American Psychiatric Press; 1994.
13. Leite MC, Andrade AG. Cocaína e crack – dos fundamentos ao tratamento. Porto Alegre: Artmed; 1999.

Algoritmo 210.1 – Intoxicação por cocaína

Uso recente de cocaína

↓

Sintomatologia física
\+
Alterações comportamentais
- Taquicardia ou bradicardia
- Midríase
- Hiper ou hipotensão
- Sudorese ou calafrios
- Náusea ou vômitos
- Fraqueza muscular
- Dor torácica
- Convulsões

↓

Exclusão de diagnósticos diferenciais
- Crise tireotóxica
- Septicemia
- Choque

↓

Intoxicação por cocaína

↓

Suporte clínico e tratamento das complicações
Se agitação intensa: diazepam 10 mg oral
Se hiperatividade adrenérgica persistente: clonidina
- IAM
- AVC
- Arritmias cardíacas
- Depressão respiratória
- Convulsões

Algoritmo 210.2 – Abstinência de cocaína

Diminuição ou interrupção do uso de cocaína

↓

Disforia e fadiga, sonhos vívidos, alteração no sono, aumento do apetite ou alteração psicomotora com prejuízo nas esferas de relacionamento interpessoal

↓

Exclusão de diagnóstico diferencial
- Episódio depressivo
- Transtornos ansiosos
- Quadro paranóide
- Hipomania, mania

↓

Abstinência de cocaína

↓

Orientações ao paciente de que o quadro é autolimitado
Se *craving*, uso de agonistas dopaminérgicos (bromocriptina 1,5 mg 8/8 h ou amantadina 100 mg 12/12 h) ou anticonvulsivantes (carbamazepina 200 a 600 mg 8/8 h)

CAPÍTULO 211

Emergências Relacionadas a Drogas Sintéticas

Silvia Saboia Martins

TÓPICOS IMPORTANTES

- O uso ilegal de drogas sintéticas (também chamadas de *club drugs*) está se difundindo cada vez mais no Brasil.
- São drogas estimulantes, alucinógenas e depressoras do SNC.
- O diagnóstico da intoxicação aguda por drogas sintéticas é essencialmente feito pela história, exame físico e exame psiquiátrico. Pode ser auxiliado por exames toxicológicos de urina e sangue e por análise toxicológica dos fios de cabelo.
- O diagnóstico diferencial deve ser feito com intoxicação aguda por outras drogas, transtornos psiquiátricos e lesões agudas do SNC.
- O tratamento é de suporte e sintomático, de acordo com as complicações que surgirem.

INTRODUÇÃO E DEFINIÇÕES

O uso ilegal de drogas sintéticas, também chamadas de *club drugs* — tais como o ecstasy (3,4-metilenodioximetanfetamina, ou MDMA), o GHB (ácido gamahidroxibutírico), a cetamina e a fenciclidina (PCP) — tornou-se popular em todo o mundo durante a década de 1990. Inicialmente, as drogas sintéticas eram apenas utilizadas por pequenos subgrupos de jovens de elite e associados à subcultura de danceterias, festas *rave* e música *techno*. Atualmente, parece que essas drogas já se espalharam na população geral. Também fazem parte do grupo das drogas sintéticas o LSD (ácido lisérgico dietilamina), muito utilizado durante os anos 60 e 70, o flunitrazepam e as metanfetaminas (MDA, MDEA e *ice*).

Estudos epidemiológicos realizados em diferentes países têm mostrado que a prevalência do uso de ecstasy e outras drogas sintéticas na população geral aumentou na década de 1990 e no início do século XXI. O *II Levantamento Domiciliar sobre o Uso de Drogas Psicotrópicas no Brasil* mostra que 0,4% da população geral brasileira já fez uso de ecstasy ao longo da vida, a maior parte na Região Sudeste. Em toda a Europa ocidental o uso de ecstasy aumentou durante a década de 1990, sendo que os dados mais recentes do European Monitoring Centre for Drugs and Drug Addiction mostram que 3,8% da população espanhola, 4,9% da população irlandesa, 3,2% da população holandesa e 4,5% da população inglesa já fez uso de ecstasy ao longo da vida. Nos Estados Unidos, estudos realizados em subpopulações específicas mostram que houve aumento da prevalência de uso de ecstasy ao longo da vida. Por exemplo, entre os estudantes universitários, o uso de ecstasy ao longo da vida aumentou de 2,0% em 1991 para 13,1% em 2001. Já entre os alunos do último ano do segundo grau, o uso de ecstasy subiu de 6,1% em 1996 para 11,7% em 2001.

Os dados mais recentes (2006, 2007) do *Monitoring the Future Study* (estudo epidemiológico norte-americano sobre uso de drogas em estudantes) mostram que entre estudantes do último ano do segundo grau a prevalência de uso de drogas sintéticas ao longo da vida foi de 6,5% para ecstasy, 4,4% para metanfetamina, 3,3% para LSD, 3,4% para metanfetamina cristal (*ice*), 2,2% para PCP, e 1,7% para flunitrazepam (o uso deste foi avaliado pela última vez em 2001). Já a prevalência de uso no ano anterior à entrevista foi de 4,1% para ecstasy, 2,5% para metanfetaminas, 1,9% para metanfetamina cristal, 1,4% para cetamina, 1,7% para LSD, 1,1% para GHB e 1,1% para flunitrazepam e 0,4 para PEP. Entre adultos jovens (de 19 a 28 anos de idade), a prevalência de uso de drogas sintéticas ao longo da vida foi de 11,2% para LSD, 14,9% para ecstasy, 8,3% para metanfetamina, 4,4% para metanfetamina cristal, 2,0% para PCP; não foram colhidos dados sobre uso de flunitrazepam. O *II Levantamento Domiciliar Sobre o Uso de Drogas Psicotrópicas no Brasil* mostra que 1,1% da população geral já fez uso de alucinógenos ao longo da vida (categoria que inclui LSD, mescalina e ecstasy), 5,6% fez uso de benzodiazepínicos ao longo da vida (categoria que inclui o flunitrazepam) e 3,2% já fez uso de estimulantes (categoria que inclui metanfetaminas e ecstasy).

Apesar de existirem poucos dados epidemiológicos sobre uso de drogas sintéticas no Brasil, Almeida e Silva, em artigos publicados em 2003 e 2005, afirmam que o consumo de ecstasy no Brasil tem aumentado nos últimos anos. Em 2000 foi fechado o primeiro laboratório caseiro de ecstasy em São Paulo.

Desde 1994 a polícia tem apreendido cada vez mais comprimidos de ecstasy a cada ano. No primeiro semestre de 2005, o Departamento de Investigações sobre Narcóticos (DENARC) apreendeu 16 mil comprimidos de ecstasy no Estado de São Paulo, além de ter apreendido quantidades menores de outras drogas sintéticas.

Tabela 211.I – Nomes pelos quais as drogas sintéticas são conhecidas

Nomes mais usados	Nomes químicos	Outros nomes
Ecstasy	3,4-metilenodioximetanfetamina, ou MDMA	Pílula do amor, X, XTC, *hug drug, rolls, bean, adam*
Metanfetaminas	MDA, MDEA	*ice, speed*, cristal, *meth*
LSD	Ácido lisérgico dietilamina	Ácido, doce, ponto, *sugar, paper acid, trip, blotter*
GHB	Ácido gamahidroxibutírico	Ecstasy líquido, *kit-kat, liquid X, Renutrient*
Cetamina	Ketamine	*Special K*, vitamina K
Flunitrazepam	Flunitrazepam	*Forget pill, Mexican valium, roofies, roach, roap*
PCP	Fenciclidina	*Angel, angel dust, peace, superglass, sherms, embalming fluid, wack, ozone, rocket fuel, crystal supergrass*

ETIOLOGIA E FISIOPATOLOGIA

A droga hoje conhecida como ecstasy, que possui tanto propriedades estimulantes quanto alucinógenas, foi inicialmente desenvolvida pelo laboratório Merck em 1914. Apesar de ter sido utilizada em algumas pesquisas do exército norte-americano nos anos de 1950, permaneceu praticamente em desuso até os anos de 1970. Nessa época, foi ressintetizada por um psicofarmacologista norte-americano e utilizada em tratamentos psicoterápicos até meados da década de 1980, quando os estudos demostraram sua neurotoxicidade em animais. Desde então, foi classificada como droga ilegal, sem indicação de uso médico nos EUA e na Europa. O pico plasmático do ecstasy ocorre cerca de duas horas após sua ingestão. A droga é metabolizada pelo complexo CYP2D6 e sua meia-vida é de aproximadamente 8 horas. Sua excreção ocorre por via renal, entretanto, um dos seus metabólitos, a metanfetamina (MDA), permanece ativo. Estudos mostram que o ecstasy aumenta a liberação e inibe a recaptação de serotonina, que parecem ser os principais responsáveis pelos seus efeitos psicotrópicos. Acredita-se que o uso agudo (50 mg = 1 comprimido) de ecstasy possa liberar até 80% da serotonina estocada nos neurônios do sistema nervoso central. Além dos efeitos serotoninérgicos, o ecstasy aumenta a liberação de outras monoaminas como a dopamina, noradrenalina, acetilcolina e histamina.

O ácido gama hidroxibutírico (GHB) foi criado como droga anestésica por Laborite em 1960. Nos EUA, o GHB chegou a ser vendido em 1990 para atletas e fisioculturistas, além de ser comercializado para o tratamento de insônia e ansiedade. Devido à sua toxicidade, saiu do mercado americano no mesmo ano. No entanto, ainda é vendido ilegalmente sob os mais diferentes nomes *(liquid ecstasy, liquid X, Renutrient)*. É caracterizado como uma das *date-rape drugs* nos EUA, ou seja, o GHB pode ser colocado na bebida de mulheres (sem que elas saibam) em bares e discotecas para que elas fiquem sedadas e depois sejam estupradas. Precursores de GHB tais como a gama butirolactona (GBL) e o 1,4 butadeniol são vendidos legalmente. No mercado negro o GHB é vendido geralmente na forma líquida em doses que variam de 500 mg a 5 g. O GHB é rapidamente absorvido, em cerca de 15 a 30 minutos, metabolizado de maneira semelhante ao ácido gama-aminobutírico (GABA) e tem meia-vida de 30 a 50 minutos. O GHB age no receptor aminoácido excitatório N-metil-D-aspartato (NMDA), de início aumentando os níveis de dopamina nos neurônios e a seguir aumentando a liberação de dopamina em estruturas córtico-límbicas e estriatais. Também age nos sistemas serotoninérgicos e gabaérgicos, além de liberar opióides endógenos. Os efeitos do GHB são dose-dependentes.

A cetamina também foi inicialmente criada para ser utilizada como anestésico. Seu uso clínico restringe-se a procedimentos cirúrgicos em pronto-socorros e em medicina veterinária. A cetamina é um produto derivado da fenciclidina (PCP) e age no receptor NMDA e nos receptores opióides. É uma droga antagonista do NMDA, inibe a recaptação de serotonina, dopamina e noradrenalina. A cetamina é utilizada ilegalmente em doses de 50 a 100 mg, é uma droga lipossolúvel, metabolizada pelo citocromo P450, tem meia-vida de duas horas e seus efeitos agudos duram cerca de três horas.

As metanfetaminas são estimulantes do sistema nervoso central (SNC) que podem ser utilizadas por via oral, via intranasal, via endovenosa ou sob forma de fumo. Excitam os receptores dopaminérgicos e noradrenérgicos do SNC, provocam efeitos agudos em 15 a 20 minutos (via oral) ou em 3 a 5 minutos (via intranasal) e têm meia-vida de cerca de 10 a 30 horas. Sintetizadas em 1893 a partir da efedrina, seu uso só se disseminou durante a II Guerra Mundial, quando soldados japoneses, alemães e norte-americanos eram estimulados a usá-las paras melhorar sua performance.

O flunitrazapam é um dos benzodiazepínicos mais prescritos no mundo (mais de 70 países). Não é comercializado nos EUA. Na década de 1990, essa droga foi acusada de ser utilizada em casos de *date-rape,* porém estudos indicam que ela foi encontrada no exame toxicológico urinário apenas em poucos casos de *date-rape.* O flunitrazepam é 10 vezes mais potente que o diazepam, não tem cor e é insípido. Age como agonista gabaérgico, é depressor do SNC. Seus efeitos sedativo-hipnóticos ocorrem cerca de 20 minutos após a ingestão, o pico plasmático acontece em cerca de 1 a 2 horas e os efeitos podem persistir por 8 a 12 horas. Após a ingestão é convertido quase que completamente em seu metabólito ativo, o 7-aminoflunitrazepam.

O LSD (ácido lisérgico dietilamina) é uma droga alucinógena que foi descoberta em 1938 por A. Holfmann no *ergot* (fungo do centeio). Foi popularizado nos anos de 1960, mas a partir de 1967 foi considerada uma droga ilegal nos EUA. É conhecido no Brasil por nomes como "ácido", "doce" e "ponto", é vendido sob forma de tabletes, cápsulas, líquido, ou até em papel colorido. É inodoro e incolor. Age nos receptores serotoninérgicos (5-HT2) do SNC, mais especificamente no córtex cerebral e no *locus coeruleus*. Seus efeitos ocorrem de meia hora a 2 horas após sua ingestão e duram em média de 6-8 horas, podendo durar até 12 horas. Sua dose típica é de cerca de 100 μg.

A PCP (fenciclidina) também é uma droga alucinógena que foi sintetizada em 1950 como droga anestésica. Seu uso clínico em humanos foi descontinuado em 1965 devido aos seus efeitos psicológicos (agitação psicomotora, delírios e dissociação), passando a ser utilizada apenas como anestésico veterinário. É produzida ilegalmente em laboratórios clandestinos e vendida sob forma de tabletes, cápsulas e pó colorido. Pode ser fumada, cheirada ou ingerida. É conhecida como *angel dust, wack, ozone, rocket fuel, peace e crystal supergrass*. A PCP inibe a recaptação de dopamina, serotonina, noradrenalina e bloqueia os receptores NMDA (inibindo a ação do glutamato) e também afeta alguns receptores opióides cerebrais. Seus efeitos iniciam-se em poucos minutos quando fumada, mas podem ser iniciadas até 1 hora após o uso. Sua meia-vida é longa, de 11 a 51 horas.

ACHADOS CLÍNICOS

Ecstasy (MDMA)

Os efeitos agudos do ecstasy podem ser subdivididos em desejáveis (que motivam o indivíduo a experimentar essa droga) e indesejáveis. Os efeitos desejáveis são: melhora do humor, sociabilidade, empatia, sensação de intimidade, aumento da sensação de prazer, sensação de euforia e bem-estar, aumento da percepção visual e sensorial, aumento de energia, extroversão e autoconfiança. Já os indesejáveis são: ansiedade e pânico, depressão, desrealização e despersonalização, pensamento acelerado, bloqueio do pensamento, fuga de idéias, diminuição da capacidade de julgamento, insônia, agitação, alucinações e delírios, diminuição do apetite, sudorese, cefaléias, distúrbio na marcha, bruxismo, contração mandibular (o que explicaria o uso de pirulitos e chupetas em festas *rave*), secura na boca, taquicardia, arritmia cardíaca, hipertensão arterial, turvação visual, dores musculares, hiponatremia e até hipertermia. Entre os efeitos sub-agudos, os usuários de ecstasy apresentam sintomas depressivos, dificuldade de concentração, sintomas ansiosos, cansaço, anedonia e irritabilidade. Os efeitos de longo prazo do uso de ecstasy ainda precisam ser mais bem definidos, mas já está estabelecido que o ecstasy pode causar neurotoxicidade serotoninérgica e complicações psiquiátricas tais como depressão e dificuldade de concentração. Alguns estudos recentes mostram que, a longo prazo, os usuários de ecstasy desenvolvem tolerância à droga. Apesar de muitos afirmarem que o ecstasy não tem potencial de abuso e dependência, já existem estudos mostrando que usuários de ecstasy desenvolvem sintomas de abuso e dependência à droga. O estudo realizado por Cottler e colaboradores em 2001 com usuários de ecstasy mostrou que 43% deles preenchiam critério diagnóstico, adaptados do DSM-IV, para dependência de ecstasy, e 34% para abuso de ecstasy.

Existem diversas complicações agudas decorrentes do uso do ecstasy:

1 – Síndrome serotoninérgica
Ocorre por aumento da 5-HT intrassináptica. Seus sintomas incluem: hiperatividade, confusão mental, agitação, hiperreflexia, febre, taquicardia, tremores, clônus, mioclônus, oscilações oculares e tremores. Pode ser leve (apenas três sintomas) ou grave (quase todos os sintomas acima).

2 – Hipertermia
A síndrome de hipertermia decorre de alterações nos circuitos de serotonina e dopamina que regulam a temperatura corporal; também contribuem para o surgimento de hipertermia o aumento da atividade física (dançar em festas *raves*), alta temperatura ambiente e pouca hidratação. Pode provocar rabdomiólise, que leva à mioglobinúria e insuficiência renal aguda (aumento da creatininofosfoquinase – CPK – e da creatinina sérica).

3 – Complicações cerebrais
As complicações cerebrais ocorrem como conseqüência do aumento da atividade física associado à sudorese excessiva

Tabela 211.II – Classificação das drogas sintéticas por mecanismo de ação

Droga	Mecanismo de ação
Ecstasy (MDMA)	Aumenta a liberação e inibe a recaptação de serotonina, aumenta a liberação de outras monoaminas como a dopamina, noradrenalina, acetilcolina e histamina
Metanfetaminas	Excitam os receptores dopaminérgicos e noradrenérgicos do SNC
LSD (ácido lisérgico dietilamina)	Age nos receptores serotoninérgicos (5-HT2) do SNC, mais especificamente no córtex cerebral e no *locus coeruleus*
GHB (ácido gamahidroxibutírico)	Aumenta os níveis de dopamina nos neurônios, aumenta a liberação de dopamina em estruturas córtico-límbicas e estriatais, age nos sistemas serotoninérgicos e gabaérgicos e libera opióides endógenos
Cetamina	Age como antagonista do NMDA, inibe a recaptação de serotonina, dopamina e noradrenalina e age nos receptores opióides
Flunitrazepam	Age como agonista gabaérgico, tem efeito depressor do SNC
PCP (fenciclidina)	Inibe a recaptação de dopamina, serotonina, noradrenalina e bloqueia os receptores NMDA, também afeta alguns receptores opióides cerebrais

(dançar em ambiente de alta temperatura), levando à lesão neuronal (síndrome serotoninérgica), bem como à secreção inapropriada de ADH (hemodiluição e hiponatremia), que pode provocar convulsões e edema cerebral.

4 – Complicações hepáticas
O ecstasy pode causar problemas hepáticos idiossincráticos, que podem variar de uma hepatite viral à hepatite fulminante. Nesses casos, o indivíduo apresenta icterícia, aumento de enzimas hepáticas e hepatomegalia.

5 – Complicações cardiovasculares
Diversos estudos relatam que o uso agudo de ecstasy pode levar à arritmia cardíaca, taquicardia, hipotensão e hipertensão, edema pulmonar, infarto agudo do miocárdio (IAM) e acidente vascular cerebral (AVC), porém ainda não se sabe com que freqüência essas complicações ocorrem.

LSD (ácido lisérgico dietilamina)

Os efeitos agudos decorrentes do uso de LSD são: tontura, ansiedade, distorções visuais, labilidade emocional, secura na boca, náusea, efeitos simpatomiméticos (midríase, hipertensão, taquicardia, hiperreflexia e tremores), vasoespasmo cerebral, alucinações (principalmente visuais), depressão e pânico. Em alguns casos, o usuário de LSD pode persistir com sintomas alucinatórios e de paranóia, também conhecidos como transtorno crônico da percepção por alucinógenos.

GHB (ácido gamahidroxibutírico)

Fazem parte dos efeitos agudos do GHB: euforia, aumento da libido, maior sociabilidade, aumento das sensações táteis, incontinência urinária, hipotermia leve, tontura, náuseas e vômitos, hipersalivação, astenia, ataxia, bradicardia, perda da visão periférica, confusão mental, agitação, alucinações, depressão respiratória (Cheyne-Stokes) e coma. Há alguns relatos de crises convulsivas tônico-clônicas, apesar do GHB em humanos não estar associado a crises convulsivas e sim a mioclonias. Geralmente o GHB é ingerido com outras drogas depressoras do sistema nervoso central (SNC), especialmente álcool e benzodiazepínicos; nesses casos, o GHB acentua o efeito depressor do SNC dessas substâncias. Os sintomas de abstinência de GHB ocorrem apenas algumas horas após a ingestão de GHB e consistem em: início abrupto de náuseas, vômitos, sudorese, insônia e *craving* por mais GHB, podendo em alguns casos evoluir para *delirium*.

Metanfetaminas e metanfetamina cristal

As metanfetaminas têm como efeitos agudos: euforia, sensação de bem-estar, aumento da sociabilidade, aumento da autoconfiança, hipervigilância, diminuição da necessidade de sono, ansiedade, tensão, raiva, diminuição da capacidade de julgamento, ideação suicida, taquicardia ou bradicardia, midríase, hipertensão ou hipotensão, sudorese ou calafrios, náuseas e vômitos, agitação psicomotora, fadiga muscular, depressão respiratória, dor no peito, arritmias cardíacas, confusão mental, crises convulsivas, AVC, discinesias, distonias e até coma. Usuários de metanfetaminas podem vir a desenvolver abuso e dependência. O uso crônico pode levar a hipertrofia de ventrículo esquerdo, fibrose cardíaca e falência cardíaca. A síndrome de abstinência se caracteriza por humor disfórico associado a fadiga, pesadelos, insônia ou hipersonia, aumento do apetite, retardo ou agitação psicomotora.

Cetamina

Os efeitos agudos da cetamina são dose-dependentes. Doses baixas de cetamina geram euforia, sintomas de despersonalização e desrealização, alucinações visuais, sonhos prazerosos e pesadelos, diminuição da atenção, da memória e da capacidade de aprendizado. Em doses mais altas provoca vômitos, amnésia, distúrbios dissociativos, fala embaralhada, distúrbios motores, aumento da secreção pulmonar e falência respiratória, taquicardia, palpitações, agitação e *delirium*. Há relatos de *flashbacks* (distúrbios visuais) que podem ocorrer dias ou até semanas após o uso. Também podem ocorrer tolerância e dependência.

Flunitrazepam

O flunitrazepam é um benzodiazepínico que tem como efeitos desejáveis o relaxamento muscular, a sedação leve e a desinibição. Os seus efeitos indesejáveis são: agressividade, comportamento sexual inapropriado, labilidade emocional, diminuição da capacidade de julgamento, fala embaralhada, incoordenação motora, marcha descoordenada, nistagmo, diminuição da atenção, amnésia, depressão respiratória, estupor e coma. Na síndrome de abstinência o usuário apresenta hiperatividade autonômica (sudorese, taquicardia), tremores de mãos, insônia, náuseas e vômitos, alucinações visuais, táteis e auditivas, ilusões, agitação psicomotora, ansiedade, crises convulsivas. O uso crônico leva à tolerância e dependência.

Fenciclidina (PCP)

Os efeitos agudos da PCP são: impulsividade, agitação psicomotora, beligerância e agressividade, diminuição da capacidade de julgamento, diminuição da sociabilidade, nistagmo horizontal ou vertical, formigamento e anestesia, náuseas, tontura, hipertensão, taquicardia, taquipnéia, hipertermia, ataxia, disartria, rigidez muscular e rabdomiólise, hiperacusia, falência renal, crises convulsivas, coma, sintomas psicóticos e *delirium*. Há descrições de casos de síndrome de abstinência, abuso e dependência de PCP.

EXAMES COMPLEMENTARES

No pronto-socorro, quando se suspeita que os sintomas do paciente possam ser decorrentes do uso de uma droga sintética, deve-se sempre pedir exame de urina (toxicidade renal), de eletrólitos no sangue, de enzimas hepáticas e hemograma. Deve-se suspeitar do uso de drogas sintéticas quando pacientes adolescentes e adultos jovens (com idade inferior a 35 anos) chegam ao PS com sintomas de intoxicação exógena e com sintomas inesperados para essas faixas etárias.

Tabela 211.III – Efeitos psiquiátricos agudos das drogas sintéticas

Droga	Sintomas psiquiátricos agudos
Ecstasy (MDMA)	Euforia, ansiedade e pânico, depressão, desrealização e despersonalização, pensamento acelerado, bloqueio do pensamento, fuga de idéias, diminuição da capacidade de julgamento, insônia, agitação, alucinações e delírios
Metanfetaminas	Euforia, hipervigilância, diminuição da necessidade de sono, ansiedade, tensão, raiva, diminuição da capacidade de julgamento, ideação suicida
LSD	Ansiedade, pânico, distorções visuais, labilidade emocional, depressão, alucinações (principalmente visuais)
GHB	Euforia, confusão mental, agitação, alucinações
Cetamina	Euforia, sintomas de despersonalização e desrealização, alucinações visuais, pesadelos, diminuição da atenção, da memória e da capacidade de aprendizado, amnésia, distúrbios dissociativos
Flunitrazepam	Agressividade, comportamento sexual inapropriado, labilidade emocional, diminuição da capacidade de julgamento, fala embaralhada, diminuição da atenção, amnésia
PCP	Impulsividade, agitação psicomotora, beligerância e agressividade, diminuição da capacidade de julgamento, diminuição da sociabilidade, sintomas psicóticos e *delirium*

Ecstasy (MDMA)

O diagnóstico de uso de ecstasy é essencialmente clínico, mas pode ser auxiliado por meio de exames toxicológicos de sangue e urina através de exame de imunoensaio. Os metabólitos do ecstasy podem ser detectados na urina através de cromatografia fina. Quando o rastreamento com imunoensaio é positivo, utiliza-se cromatografia gasosa – espectrometria de massa (GMCS) para confirmação diagnóstica. Uma dose de 50 mg de ecstasy pode ser detectada na urina por até 72 horas após a ingestão da droga. Há diversas substâncias que podem sinalizar como falsos-positivos no exame de urina, como: efedrina e seus derivados, *sprays* nasais, medicações para asma, anfetaminas prescritas para tratamento de depressão resistente, metilfenidato para tratamento de ADHD (déficit de atenção e hiperatividade). A presença de certas condições clínicas como doenças renais e hepáticas e diabetes também podem gerar resultados falsos-positivos. O ecstasy pode ser detectado através da análise toxicológica dos fios de cabelo (é necessário que se analise os 4 cm mais novos dos fios; pode-se detectar uso da droga até 90 dias após a última ingestão de ecstasy).

LSD (ácido lisérgico dietilamina)

O diagnóstico geralmente é feito através da história e exame físico e psiquiátrico. O teste de urina raramente é utilizado por ser extremamente caro. O LSD pode ser encontrado na urina até 72 horas após o uso.

GHB (ácido gamahidroxibutírico)

O diagnóstico é feito pela história e exame físico do paciente. Deve-se suspeitar de intoxicação por GHB em casos de coma súbito ou inexplicado, sem evidência de traumatismo craniano ou aumento da pressão intracraniana. O GHB não é detectado por exames toxicológicos rotineiros de sangue e de urina e é rapidamente excretado por via respiratória sob a forma de dióxido de carbono. Só é detectável na urina até 12 horas após sua ingestão, e o exame toxicológico de urina é extremamente caro.

Metanfetamina e metanfetamina cristal

O diagnóstico pode ser feito com auxílio de exames toxicológicos de urina (imunoensaio por cromatografia) até cerca de 5 dias após o uso, sangue (até 72 horas após o uso) e análise dos fios de cabelo (até 90 dias após o uso). As mesmas substâncias e condições clínicas que podem ocasionar falsos-positivos no exame de urina para ecstasy podem gerar falsos-positivos para as metanfetaminas.

Cetamina

Exames toxicológicos de urina e sangue específicos para a cetamina e para seu metabólito *norketamine* ainda não estão difundidos na prática clinica. Exames de imunoensaio para cetamina podem ter reação cruzada com imunoensaio de PCP. Se necessário, seu metabólito pode ser detectado no sangue e na urina através de cromatografia gasosa por 7 a 14 dias após o uso da droga.

Flunitrazepam

O diagnóstico do uso de flunitrazepam se faz pela história e apresentação clínica do paciente. Pode-se utilizar screening toxicológico urinário; o melhor método é o GMCS para flunitrazepam e para seu metabólito ativo, o 7-aminoflunitrazepam. No entanto, devido à rápida distribuição de flunitrazepam no organismo, é comum o exame toxicológico não detectá-lo. O exame GMCS é capaz de detectar a ingestão de doses maiores que 1 mg de flunitrazepam até 72 horas após o uso da droga.

PCP (fenciclidina)

Para que se confirme o diagnóstico do uso de PCP podem ser feitos exames toxicológicos de urina e sangue (até 3 dias

Tabela 211.IV – Achados clínicos agudos decorrentes do uso de drogas sintéticas

Droga	Efeitos neurológicos	Efeitos cardiovasculares	Efeitos respiratórios	Efeitos hepáticos	Efeitos renais	Outros efeitos
Ecstasy (MDMA)	AVC isquêmico e hemorrágico, edema cerebral, convulsões, degeneração e necrose neuronal	↑ Catecolaminas, taquicardia, ↑ pressão arterial, ↑ consumo de O_2, arritmias, taquicardia, hipotensão e HAS, IAM	Edema pulmonar	↑ enzimas hepáticas, hepatite, hepatonecrose, fibrose hepática, hepatite fulminante	↑ creatinina e da CPK, rabdomiólise, falência renal, mioglobinúria	Hipertermia
Metanfetaminas	AVC, convulsões, confusão mental	↑ pressão arterial, taquicardia				Hipertermia
LSD	Convulsões, vaso-espasmo cerebral	Taquicardia, ↑ pressão arterial				Hipertermia, sudorese
GHB	Confusão mental, perda de consciência, alteração de memória, tontura, convulsões, mioclonias, coma, distúrbios visuais	Bradicardia	Depressão respiratória grave			Hipotermia
Cetamina	↑ fluxo sangüíneo cerebral e da pressão intracraniana	Taquicardia e palpitações	↑ da secreção pulmonar e falência respiratória			
Flunitrazepam	Sedação, tontura, ↓ coordenação, ↓ tônus muscular, coma, amnésia anterógrada, ataxia	Hipotensão	Depressão respiratória			
PCP	Ataxia, coma, disartria, hiperacusia, convulsões, nistagmo	HAS, taquicardia	Taquipnéia		Falência renal, rabdomiólise	

após o uso) e análise toxicológica dos fios de cabelo (por até 90 dias após o uso). Quando PCP é utilizada apenas uma vez, a substância pode ser detectada na urina por 3 a 7 dias. Entre os usuários regulares de PCP a droga pode ser detectada na urina por até 30 dias. Cerca de 10% do PCP é excretado sem ser metabolizado pela urina, seus metabólitos hidroxilato e glucoronida também são detectáveis por teste de urina.

DIAGNÓSTICO DIFERENCIAL

Ecstasy (MDMA)

A intoxicação aguda por ecstasy deve ser diferenciada da intoxicação por estimulantes do SNC (como as metanfetaminas), da intoxicação por alucinógenos e de transtornos psiquiátricos (como o transtorno do pânico). Deve-se lembrar que em muitos casos o ecstasy é utilizado em combinação com outras drogas.

LSD (ácido lisérgico dietilamina)

A intoxicação aguda por LSD geralmente precisa ser diferenciada da intoxicação por PCP, da intoxicação por inalantes e por drogas anticolinérgicas, bem como por outras drogas que causam sintomas alucinatórios. Caso ocorram sintomas agudos de alucinação visual, deve-se descartar a presença de lesões no SNC (tumores, alterações vasculares, focos epilépticos e alterações metabólicas).

GHB (ácido gamahidroxibutírico)

A intoxicação aguda por GHB deve ser diferenciada da intoxicação por outros agentes depressores do SNC, como álcool e benzodiazepínicos. Também se deve descartar a possibilidade de lesões agudas do SNC.

Metanfetaminas e metanfetamina cristal

A intoxicação aguda por metanfetaminas precisa ser claramente diferenciada de transtornos psiquiátricos primários e da intoxicação por outras substâncias psicoativas. É necessário sempre tentar obter o histórico do uso de drogas para facilitar o diagnóstico. Deve-se diferenciá-la de transtornos ansiosos e episódios maníacos e hipomaníacos do transtorno afetivo bipolar. Os sintomas da intoxicação por anfetaminas são muito semelhantes aos da intoxicação por cocaína e da intoxicação por ecstasy (MDMA); para diferenciá-los, por vezes, é necessário um exame toxicológico. Muito freqüentemente ocorre o abuso de múltiplas drogas, o que dificulta o diagnóstico.

Cetamina

A intoxicação por cetamina precisa ser diferenciada da intoxicação por alucinógenos e de transtornos psiquiátricos (transtornos ansiosos, despersonalização e desrealização).

Flunitrazepam

A intoxicação aguda por flunitrazepam deve ser diferenciada da intoxicação por outros agentes depressores do SNC, como o álcool.

PCP (fenciclidina)

Como na intoxicação aguda por PCP, os sintomas psicóticos podem ser persistentes. Deve-se tentar fazer o diagnóstico diferencial com esquizofrenia.

TRATAMENTO

Ecstasy (MDMA)

Geralmente os pacientes chegam ao PS com sintomas de agitação psicomotora, ansiedade, taquicardia e hipertensão.

Tabela 211.V – Diagnóstico diferencial da intoxicação aguda por drogas sintéticas

Droga	Diagnóstico diferencial
Ecstasy (MDMA)	Intoxicação por estimulantes do SNC, intoxicação por alucinógenos e transtorno do pânico
Metanfetaminas	Transtornos ansiosos, episódios maníacos e hipomaníacos do transtorno afetivo bipolar, intoxicação por cocaína e por ecstasy (MDMA)
LSD	Intoxicação por PCP, intoxicação por inalantes e por drogas anticolinérgicas, tumores e alterações vasculares do SNC, focos epilépticos e alterações metabólicas
GHB	Intoxicação por outros depressores do SNC, como álcool e benzodiazepínicos
Cetamina	Intoxicação por alucinógenos, transtornos ansiosos, transtornos de despersonalização e desrealização
Flunitrazepam	Intoxicação por outros agentes depressores do SNC, como o álcool
PCP	Esquizofrenia e outros transtornos psicóticos

Deve-se monitorá-los desde a entrada no PS para o possível aparecimento de arritmias, hipertermia e rabdomiólise.

Idealmente, se o paciente chegar até uma hora após o uso de ecstasy, deve-se realizar lavagem gástrica com carvão ativado. Caso a ingestão tenha ocorrido há mais de uma hora, não é necessário realizar lavagem gástrica, pois a droga já terá sido absorvida.

O tratamento é essencialmente suportivo:

a) Agitação e ansiedade: usar benzodiazepínicos (tais como midazolam, diazepam ou lorazepam) por via endovenosa (EV).
b) Hipertensão arterial sistêmica (HAS): a pressão arterial pode baixar apenas com o controle da agitação psicomotora; em casos de HAS grave usar propranolol ou esmolol, fentolamina e nitroprussiato.
c) Hipertermia: baixar temperatura corporal rapidamente com água morna e uso de ventiladores para evitar lesão cerebral, hipotensão, rabdomiólise, coagulopatias e falência de órgãos.
d) Síndrome serotoninérgica: ciproheptadina ou clorpromazina. O uso de dantrolene nesses casos é controverso, apesar de alguns resultados positivos.
e) Rabdomiólise: diagnosticada através de mioglobinúria e aumento da creatinina sérica. Administrar soro alcalino (soro glicosado com bicarbonato de sódio) para manter fluxo urinário de 2 a 3 ml/kg/hora. Hemodiálise pode ser necessária.

LSD (ácido lisérgico dietilamina)

Recomenda-se tratamento suportivo e psicológico (psicoterapia breve) até que os efeitos cessem. Utiliza-se diazepam 20 mg via oral, que faz as alucinações e a ansiedade cessarem em cerca de 20 minutos.

GHB (ácido gamahidroxibutírico)

Nos casos de intoxicação por GHB deve ser feito tratamento suportivo e investigar abuso de outras drogas. Em casos de intoxicação grave por GHB pode ser necessário suporte respiratório do paciente. Caso o paciente apresente bradicardia, deve-se utilizar atropina. Tanto a lavagem gástrica como a indução de vômito estão contra-indicados na maioria dos casos.

Metanfetaminas e metanfetamina cristal

O tratamento para intoxicação aguda por metanfetaminas e metanfetamina cristal em pronto-socorro é semelhante ao tratamento preconizado para intoxicação aguda por ecstasy (MDMA). Se necessário, pode-se utilizar antipsicóticos (recomenda-se usar risperidona 2 mg via oral, olanzapina 5 mg via oral).

Cetamina

Na intoxicação por cetamina indica-se o tratamento suportivo com ênfase nas funções cardíacas e respiratórias. Lembrar que geralmente a cetamina é utilizada em conjunto com outras drogas, particularmente o álcool. Caso o paciente esteja agitado e seja necessário sedá-lo, é preferível usar midazolam injetável.

Flunitrazepam

No caso de intoxicação por flunitrazepam deve-se sempre estabelecer tratamento suportivo. Caso a ingestão tenha ocorrido há menos de uma hora e o paciente estiver consciente, pode-se induzir o vômito. Entretanto, se o mesmo estiver inconsciente, pode-se fazer lavagem gástrica ou usar carvão ativado. Lembrar que o paciente pode ter utilizado outros depressores do SNC concomitantemente (p.ex., álcool).

Se necessário: usar flumazenil 0,2 mg EV, caso não haja resposta, usar 0,3 mg EV após um minuto. A dose máxima de flumazenil deve ser inferior a 3 mg. A administração de flumazenil pode induzir crises convulsivas em pacientes epilépticos, em pacientes em síndrome de abstinência de benzodiazepínicos e em usuários de antidepressivos tricíclicos.

PCP (fenciclidina)

Na intoxicação aguda por PCP, recomenda-se tratamento suportivo e observação clínica prolongada, pois os níveis séricos de PCP podem flutuar por horas e até vários dias até que o paciente se estabilize. Recomenda-se administrar carvão ativado e controlar crises convulsivas, hipertermia e HA. Os pacientes devem ser mantidos em ambiente calmo e isolado, pois estímulos sensoriais associados à PCP podem desencadear reações agressivas e descontroladas. Não se deve utilizar antipsicóticos com ação anticolinérgica, porque a PCP em altas doses já tem propriedades anticolinérgicas. Se for necessário usar antipsicóticos recomenda-se utilizar risperidona 2 mg via oral ou olanzapina 5 mg via oral.

Tabela 211.VI – Tratamento da intoxicação aguda por drogas sintéticas

Droga	Tratamento
Ecstasy (MDMA)	Suportivo, monitorar para aparecimento de arritmias, hipertermia e rabdomiólise; se ingestão foi há menos de 60 minutos: fazer lavagem gástrica. Tratar agitação e ansiedade com benzodiazepínicos, tratar HAS com propranolol ou esmolol, fentolamina e nitroprussiato, tratar hipertermia com banho de água morna e uso de ventiladores, tratar síndrome serotoninérgica com dantrolene (controverso), ciproheptadina ou clorpromazina, tratar rabdomiólise com soro alcalino e hemodiálise
Metanfetaminas	Semelhante ao tratamento de intoxicação por ecstasy, usar antipsicótico se necessário
LSD	Suportivo, diazepam 20 mg via oral para ansiedade e alucinações
GHB	Suportivo, em casos graves usar suporte respiratório, atropina se houver bradicardia
Cetamina	Suportivo, sedação com midazolam se necessário
Flunitrazepam	Suportivo, se ingestão foi há menos de 60 minutos: induzir vômito, lavagem gástrica, carvão ativado, flumazenil
PCP	Suportivo, carvão ativado, ambiente calmo e isolado, tratar convulsões, hipertermia e HAS, observação clínica prolongada

Após o tratamento agudo deve-se sempre orientar o paciente quanto aos riscos de uso, abuso e dependência dessas drogas e, quando houver necessidade, encaminhar para tratamento psiquiátrico.

LEITURA ADICIONAL

1. De Almeida SP, Silva MTA. Ecstasy (MDMA): effects and patterns of use reported by users in São Paulo. Revista Brasileira de Psiquiatria 2003; 25(1): 11-7.
2. De Almeida SP, Silva MTA. Characteristics of ecstasy users in São Paulo, Brazil. Substance Use & Misuse 2005; 40(3): 395-404.
3. Carlini EA, Galduróz JCF, et al. II Levantamento Domiciliar sobre uso de Drogas Psicotrópicas no Brasil: Estudo envolvendo as 108 maiores cidades do país (2005). URL: http://www.senad.gov.br/resumo [acesso em 30/08/2007].
4. Cottler LB, Womack SB, Comptom WM, Ben-Abdallah A. Ecstasy abuse and dependence among adolescents and young adults: applicability and reliability of DSM-IV criteria. Human Psychopharmacology 2001; 16(8): 599-606.
5. European Monitoring Centre for Drugs and Drug Addiction (2003). Annual Report 2003: the state of the drugs problems in the European Union and Norway. Lisboa: European Monitoring Centre for Drugs and Drug Addiction (EMCDDA).
6. Freese TE, Miotto K, Reback CJ. The effects and consequences of selected club drugs. Journal of Substance Abuse Treatment 2002; 23(2): 151-6.
7. Gable RS. Acute toxic effects of club drugs. Journal of Psychoactive Drugs 2004; 36(3): 303-13.
8. Gonzalez A, Nutt DJ. Gamma hydroxy butyrate abuse and dependency. Journal of Psychopharmacology 2005; 19(2): 195-204.
9. Gahlinger PM. Club drugs: MDMA, gamma-hydroxybutyrate (GHB), Rohypnol, and ketamine. American Family Physician 2004; 69(11): 2619-26.
10. Johnston LD, O'Malley PM, Bachman JG. Monitoring the future: national survey results on drug use, 1975-2000. Volume I: secondary school students (NIH Publication No. 02-5106). Bethesda, Maryland: National Institute on Drug Abuse; 2001a.
11. Johnston LD, O'Malley PM, Bachman JG. Monitoring the future: national survey results on drug use, 1975-2000. Volume II: college students and young adults ages 19-40 (NIH Publication No. 02-5107). Bethesda, Maryland: National Institute on Drug Abuse; 2001b.
12. Johnston LD, O'Malley PM, Bachman JG, Schulenberg JE. Monitoring the future: national survey results on drug use, 1975-2005. Volume II: College students and adults ages 19-45 (NIH Publication No. 06-5884). Bethesda, Maryland: National Institute on Drug Abuse; 2006.
13. Johnston LD, O'Malley PM, Bachman JG, Schulenberg JE. Monitoring the future: national results on adolescent drugs use: Overview of key findings, 2006. (NIH Publication No. 07-6202). Bethesda, MD: National Institute on Drug Abuse; 2007.
14. Martins SS, Mazzotti G, Chilcoat HD. (2005) Trends in ecstasy use in USA from 1995 to 2001: comparison with marijuana users and association with other drug use. Experimental and Clinical Psychopharmacology 13(3): 241-52.
15. Nicholson KL, Balster RL. (2001) GHB: a new and novel drug of abuse. Drug and Alcohol Dependence 2001; 63(1): 1-22.
16. Parrott AC. Human psychopharmacology of Ecstasy (MDMA): a review of 15 years of empirical research. Human Psychopharmacology 2001; 16(8): 557-77.
17. Smith KM, Larive LL, Romanelli F. Club drugs: methylenedioxymethamphetamine, flunitrazepam, ketamine hydrochloride, and gamma-hydroxybutyrate. American Journal of Health System Pharmacy 2002; 59(11): 1067-76.
18. Verheyden SL, Henry JA, Curran HV. (2003) Acute, sub-acute and long-term subjective consequences of 'ecstasy' (MDMA) consumption in 430 regular users. Human Psychopharmacology 2003; 18: 507-17.
19. ClubDrugs.org. Disponível em URL: http://www.clubdrugs.org [acesso em 20/07/2005].
20. Street drugs. Club drugs and raves. Disponível em URL: http://www.streetdrugs.org [acesso em 20/07/2005].

Algoritmo 211.1 – Abordagem da intoxicação por drogas sintéticas*

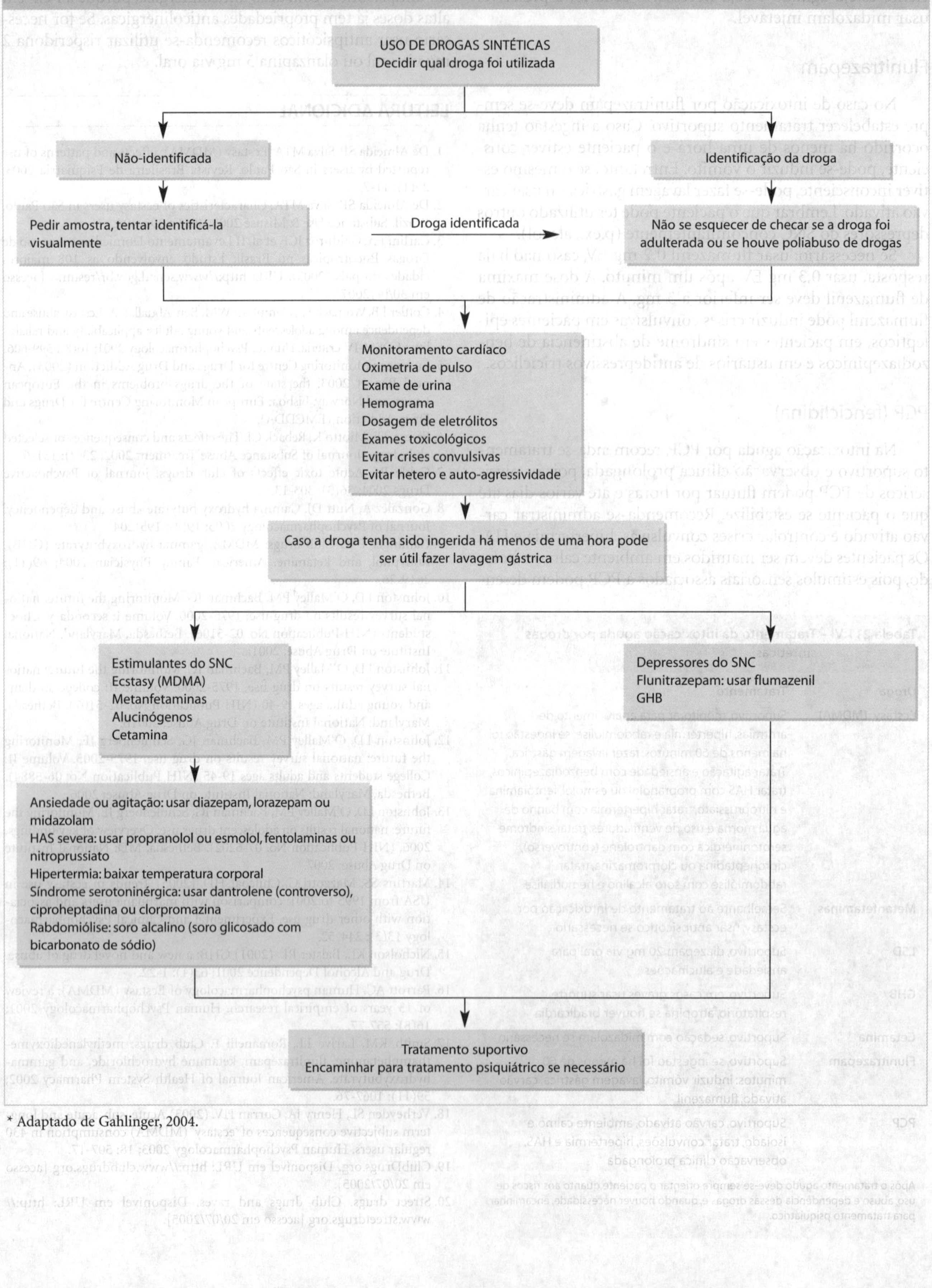

* Adaptado de Gahlinger, 2004.

SEÇÃO

XI

Emergências Neurológicas

Coordenador

Luiz Roberto Comerlatti

Meningites Bacterianas Agudas

CAPÍTULO 212

Luís dos Ramos Machado

TÓPICOS IMPORTANTES

- A meningite bacteriana é uma emergência médica e o tratamento com antibióticos deve ser iniciado prontamente com a suspeita clínica.
- A punção liquórica pode ser feita sem maiores riscos na suspeita de meningite, exceto em poucas condições específicas, como manifestações focais.
- O uso de dexametasona na fase aguda é associado com melhora do prognóstico nas meningites agudas e na neurotuberculose.
- Alterações de nervos cranianos, especialmente o nervo auditivo, são manifestações freqüentes na neurotuberculose.
- O tratamento da tuberculose do SNC implica tratamento mínimo de nove meses.
- O tratamento das meningites virais é principalmente de suporte.
- O risco de perda visual definitiva é grande em doentes com criptococose do SNC e hidrocefalia hipertensiva, devendo ser feita precocemente a derivação do trânsito do LCR.
- Em doentes com retenção urinária e dores nas pernas, o aparecimento de déficit de força em MMII sugere fortemente o diagnóstico de esquistossomose do SNC. Este déficit, na maioria dos doentes, torna-se definitivo (é uma vasculopatia imunomediada) a não ser que seja feito tratamento precoce com dexametasona.
- A determinação de ADA no LCR é ponto-chave para estabelecer o diagnóstico diferencial entre uma meningite e uma encefalite ou meningoencefalite.

INTRODUÇÃO E DEFINIÇÕES

Meningites são entidades clínicas que se caracterizam pela ocorrência de processo inflamatório nas meninges, que pode ou não ser recorrente.

Entre as meningites, sobressaem, pela sua gravidade, as meningites bacterianas agudas. Estas continuam sendo uma das mais graves doenças infecciosas do ser humano. Nestes casos, as estratégias diagnósticas e terapêuticas devem ser semelhantes àquelas utilizadas em outros processos infecciosos de alto risco.

Entretanto, as meningites podem ser causadas também por vírus, fungos, parasitas e outros agentes infecciosos.

As meningites podem ser causadas também por doenças neoplásicas, que tanto podem acometer diretamente as meninges (metástases), como causar processos inflamatórios decorrentes da liberação de antígenos tumorais (quadros paraneoplásicos) no sistema nervoso.

ETIOLOGIA E FISIOPATOLOGIA

Determinar o agente causal de uma meningite é um desafio permanente na prática clínica.

Estima-se que, entre as meningites virais, o diagnóstico etiológico corresponda apenas a cerca de 10 a 20% dos casos. Entre as meningites bacterianas, o percentual de determinação é mais elevado, podendo chegar até 40-70% dos pacientes, dependendo do agente causal envolvido. No caso das meningites por fungos, o diagnóstico etiológico é muito difícil, excetuando-se a neurocriptococose (passível de diagnóstico em 70-90% dos casos).

Fator de complicação adicional é a dificuldade em estabelecer o diagnóstico diferencial entre os diversos tipos de meningites. O exame de líquido cefalorraquidiano (LCR) é o mais útil, embora, muitas vezes, permita apenas o estabelecimento de diagnósticos sindrômicos, sem conseguir determinar o agente causal. No caso das meningites, os exames de imagem têm baixa sensibilidade e sua especificidade é quase nula.

Por esses motivos, é imprescindível uma anamnese adequada e um exame físico cuidadoso, não só para estabelecer a hipótese diagnóstica, como para detectar alterações em outros órgãos, capazes de sugerir a etiologia mais provável.

As meningites podem ser de dois tipos principais:

- Infecciosas, quando o agente infeccioso causal consegue vencer as defesas naturais e causar a infecção.
- Não-infecciosas, quando não há relação com nenhum agente infeccioso.

Tanto as meningites infecciosas como as não-infecciosas podem acometer o paciente tanto em episódios esporádicos ou isolados, como em episódios repetidos ao longo da vida (meningites recorrentes).

Meningites infecciosas

As meningites infecciosas podem resultar de:

- Processo infeccioso que acomete diretamente as meninges.
- Processo infeccioso que acomete secundariamente as meninges, seja por contigüidade, seja através da corrente sangüínea (Tabelas 212.I e 212.II).

Meningites não-infecciosas

As meningites não-infecciosas são entidades clínicas caracterizadas pela ocorrência de processo inflamatório ou infiltrativo (neoplásico), de natureza não-infecciosa (Tabela 212.III).

Meningites recorrentes

Os quadros infecciosos, inflamatórios ou infiltrativos que acometem as meninges podem acontecer de modo recorrente. As principais meningites que apresentam essas características constam na Tabela 212.IV.

ACHADOS CLÍNICOS

As meningites agudas caracterizam-se pela presença de três síndromes:

- Síndrome toxêmica.
- Síndrome de hipertensão intracraniana.
- Síndrome de irritação meníngea.

Síndrome toxêmica

A síndrome toxêmica caracteriza-se por queda importante do estado geral, febre alta, *delirium* e, muitas vezes, quadro confusional. Ocasionalmente é observada dissociação entre o pulso (ou freqüência cardíaca), que se mantém próximo aos níveis basais e a temperatura, a qual costuma apresentar valores elevados.

Deve ser realçado que a síndrome toxêmica é menos dramática nas meningites virais e que não é observada habitualmente nas meningites não-infecciosas.

Síndrome de hipertensão intracraniana

Caracteriza-se clinicamente por cefaléia, náuseas e vômitos. A clássica referência a vômitos em jato é pouco freqüente; ao contrário, a queixa de náuseas é habitual, por vezes sem vômitos associados.

Tabela 212.I – Meningites infecciosas diretas

	Meningites agudas	Meningites crônicas
Bactérias	Meningococo Pneumococo Hemófilos Estreptococos do grupo B Listeria (diabetes, abuso de álcool, idade avançada, imunodepressão) Estafilococos (cateteres, *shunts*, trauma, endocardites, neurocirurgia) *Proteus, Pseudomonas, Serratia, Flaviobacterium* (respiradores artificiais, infecções hospitalares) Bacilos Gram-negativos (trauma, neurocirurgia, sepse, ruptura de abscessos, imunodepressão) Anaeróbios (ruptura de abscessos ou coleções)	Bacterianas parcialmente tratadas Tuberculose Nocardiose Brucelose Espiroquetas (sífilis, borreliose, leptospirose) Bartonelose Clamídia Wipple Listeriose
Vírus	Enterovírus Arbovírus Herpes-vírus (HSV-1, HSV-2, VZV, CMV, EBV) Caxumba Coriomeningite linfocitária (raramente) Miscelânea (influenza, parainfluenza, sarampo, rotavírus, coronavírus, vírus da encefalomiocardite, parvovírus)	Herpes-vírus (raramente; discutível)
Fungos	Raras; predominam em imunodeprimidos (aspergilose, mucormicose, pseudalescheriose)	Criptococose Candidíase Aspergilose Histoplasmose Paracoccidioidomicose Mucormicose Pseudalescheriose
Parasitas	Amebas Estrongilóides	Toxoplasmose Cisticercose Esquistossomose Cenurose Acantamebíase Angilostrongiloidíase
Miscelânea	Riquétsias Erlichia Micoplasma	

Tabela 212.II – Meningites infecciosas indiretas

Infecciosas indiretas	Local antigênico primário
Focos parameníngeos • Bactérias, fungos	• Seios da face • Mastóide • Focos dentários • Celulite orbitária • Abscessos epidurais • Cistos dermóides
Focos cardíacos • Bactérias	• Endocardites bacterianas
Focos pulmonares • Bactérias, micobactérias, fungos, micoplasma	• Pneumonias • Abscessos pulmonares • Granulomas
Focos cutâneos • Bactérias, fungos	• Úlceras • Abscessos cutâneos
Focos digestivos • Vírus, fungos, bactérias	• Colecistites e pancreatites • Pólipos e divertículos

Tabela 212.III – Meningites não-infecciosas

Neoplasias • Leucemias e linfomas • Tumores primários do sistema nervoso • Tumores metastáticos • Processos inflamatórios paraneoplásicos	**Paquimeningite hipertrófica idiopática** • Infiltrado celular predominantemente linfomonocitário • Aumento de proteínas • Aumentos expressivos de gamaglobulinas, por vezes com distribuição oligoclonal • Exclusão de processos infecciosos
Vasculares • Vasculites primárias ou secundárias do SN • Enxaquecas	**Lúpus eritematoso sistêmico** • Vasculite • Diagnóstico diferencial com meningites bacterianas
Meningites químicas • Endógenas (secundárias a substâncias liberadas por estruturas atípicas dentro do SN p.ex., tumores, cistos) • Exógenas (após a administração de medicamentos ou contrastes por via raquidiana)	**Uveomeningites** • Vogth-Koyanagi-Harada • Behçet
Sarcoidose • Meningite semelhante à da tuberculose e fúngica • Diagnóstico diferencial com meningeomas de placa	**Doença de Fabry** • Doença heredodegenerativa ligada ao X
Repercussão neurológica de doenças sistêmicas • Infecções sistêmicas, sobretudo virais, causando inflamação transitória das meninges	

A SHIC que acontece nas meningites bacterianas agudas deve-se à dificuldade de drenagem do líquido cefalorraquidiano (LCR) do espaço subaracnóideo para o compartimento venoso sangüíneo, através das granulações de Paccioni. Por esse motivo, a hipertensão é do tipo comunicante, isto é, não existem cones de pressão nos diversos

Tabela 212.IV – Meningites recorrentes

Infecciosas	Não-infecciosas
Bactérias • Defeitos anatômicos (congênitos, pós-operatórios, traumáticos) • Infecções bacterianas recorrentes • Doença de Wipple • Defeitos na imunidade (déficit de anticorpos, déficit de complemento, esplenectomia) • Focos parameníngeos **Vírus** • Herpes-vírus: HSV-2; HSV-1e EBV • Enterovírus **Parasitas** • Cisticercose	• Doenças auto-imunes • Behçet • Meningite química (endógena: cistos, tumores; exógena: drogas, contrastes injetados no LCR) • Hipersensibilidade induzida por drogas • Febre familiar do mediterrâneo • Enxaqueca com pleocitose • Sarcoidose • Doença de Vogt-Koyanagi-Harada • Após uso de anticorpos (imunoglobulinas por via endovenosa, infusão de anticorpos monoclonais) • Após antiinflamatórios não-hormonais (ibuprofeno, naproxeno, tolmetina, sulindaco) • Após antibioticoterapia (ciprofloxacino, isoniazida, metronidazol, penicilina, sulfonamidas, trimetoprima) • Após carbamazepina, citarabina, azatioprina

compartimentos intracranianos. Este fato é de fundamental importância, uma vez que, neste tipo de hipertensão, pode ser feita a coleta de amostra de LCR para exame sem qualquer risco para o paciente.

Síndrome de irritação meníngea

Caracteriza-se clinicamente pela ocorrência de:

- Rigidez de nuca.
- Sinal de Kernig.
- Sinal de Brudzinski.
- Sinal do desconforto lombar.

A rigidez de nuca é pesquisada com o doente em decúbito dorsal horizontal, com as mãos estendidas ao longo do corpo. O examinador coloca a mão sob a região occipital do doente e tenta elevar a cabeça rodando-a para a frente, até encostar o queixo no esterno. A resistência a este movimento, quando ocorre, pode ser quantificada de modo subjetivo (entre + e ++++).

Ao insistir levemente nesta manobra (quando há rigidez de nuca), o examinador deve ficar atento a eventuais movimentos dos membros inferiores: se houver ligeira flexão de ambos os joelhos, fica caracterizada a positividade do sinal de Brudzinski.

O sinal de Kernig utilizado atualmente na clínica difere muito do sinal originalmente descrito por aquele autor. O sinal de Kernig atual é pesquisado com o doente em decúbito dorsal horizontal; o examinador flete uma das pernas do doente, colocando-a na seguinte posição: coxa fletida aproximadamente a 90º em relação ao abdome; perna fletida formando também ângulo de cerca de 90º em relação à coxa. Uma vez obtida esta posição, o examinador apóia uma das mãos atrás do calcanhar do doente, elevando-o lentamente; ao mesmo tempo, apóia a outra mão sobre o joelho do doente, abaixando-o, também lentamente. Desse modo, a perna do doente é estirada, atingindo ângulo de aproximadamente 50 a 60º. O sinal de Kernig é positivo quando, ao ocorrer o estiramento, o doente flete ligeiramente o joelho contralateral. É classicamente aceito como o sinal de irritação meníngea mais precoce.

Ainda em decúbito dorsal horizontal, o examinador flete uma das pernas do doente elevando o joelho e mantendo o calcanhar apoiado na maca. O examinador apóia sua mão na região plantar do doente, pedindo-lhe para esticar a perna, opondo resistência. O sinal é positivo quando o doente se queixa de leve desconforto na região lombar, correspondendo ao momento de maior estiramento. Tem sido observado mais precocemente que o sinal de Kernig.

EXAMES COMPLEMENTARES

A confirmação diagnóstica das meningites é feita por exames complementares.

O exame auxiliar imprescindível para diagnóstico das meningites bacterianas agudas é o exame de LCR (Tabelas 212.V, 212.VI e 212.VII). Os riscos do exame de LCR, desde que indicado corretamente, são virtualmente nulos.

Os exames de neuroimagem têm pouco valor na fase aguda do diagnóstico das meningites bacterianas e não devem ser solicitados rotineiramente. Entretanto, os exames de imagem (TC e RM) são obrigatórios:

- Nas complicações de meningites bacterianas agudas (abscessos cerebrais, ventriculites, coleções subdurais e epidurais infectadas).
- Nas meningites crônicas, sobretudo quando houver sinais clínicos de localização (alterações motoras, crises epilépticas, alterações de nervos cranianos).

Os exames de neuroimagem devem preceder necessariamente o exame de LCR nas seguintes eventualidades:

- Quando houver sinais de localização ao exame neurológico.
- Quando, clinicamente, a síndrome toxêmica estiver ausente ou for pouco expressiva.
- Quando houver papiledema (que costuma aparecer depois de cerca de 36-48 horas de vigência de hipertensão intracraniana). Se aparecer papiledema em quadros agudos, com poucas horas de evolução, provavelmente haverá outro diagnóstico associado ou concomitante.

Exames laboratoriais de rotina em processos infecciosos agudos também devem ser solicitados no caso de meningites bacterianas agudas. Deve ser dada ênfase especial às hemoculturas seriadas: o agente etiológico é disseminado habitualmente por via hematogênica. Além disso, bactérias nem sempre detectadas ao exame de LCR podem causar (em até 30% dos casos) septicemia secundária a partir de focos infecciosos meníngeos.

Tabela 212.V – O exame de LCR em meningites agudas do sistema nervoso

	Bacterianas	Virais
Nº de células	Elevado (95%) dos casos; mais freqüente: de 100 a 2.000/mm³	Elevado (100%); mais freqüente: de 10 a 500/mm³
Linfócitos/monócitos	Raros na fase inicial; aumentam na evolução favorável	Predomínio absoluto (> 60% do perfil)
Neutrófilos	Geralmente acima de 90% do perfil; persistem assim por mais de 48 h	Eventuais na fase aguda; enterovírus: até 95% do perfil; desaparecem em menos de 48h
Plasmócitos	Não costumam aparecer; presentes nas formas cronificadas	Freqüentes
Macrófagos	Sem pigmento hemossiderótico	Sem pigmento hemossiderótico
Proteínas totais	Elevadas (95%); valor mais freqüente: de 80 a 1.000 mg/dL	Na fase inicial: normais; na fase de recuperação: até 80-100 mg/dL
Glicose	Muito baixa (99%); varia com a glicemia	Normal; eventualmente diminuída em herpes-vírus, principalmente VZV e HSV-2; varia com a glicemia
Lactato	Muito elevado (99%); não varia com a glicemia	Normal; eventualmente elevado em HSV-2; não varia com a glicemia
ADA	Normal na fase aguda; elevada: sofrimento do encéfalo	Normal
Gamaglobulinas	Aumento não tem significado; não há imunoprodução local	Normal; não há imunoprodução local
Antígenos (ex. direto)	Antes de antibióticos: 40 a 90%; depois de antibióticos: menos de 40%	Ausentes
Antígenos (látex)	Meningo: sens. 33 a 70%; espec. 100% Pneumo: sens. 69 a 100%; espec. 96% Hemófilos: sens. 78 a 86%; espec. 100% Estrepto B: sens. 79%; espec. 100%	Ausentes
Culturas	70 a 85% positivas em até 48 h	Negativas
Seqüências DNA	Não disponível	Disponíveis para enterovírus: sens. 97%; espec. 100% Muito pouco usadas na prática (baixa relação custo/benefício)
Anticorpos	Ausentes	Pesquisa obrigatória em meningites de repetição: HSV-2 (sens. e espec. >90%) comparar com níveis séricos

Tabela 212.VI – Exame de LCR em infecções crônicas do sistema nervoso (fungos e tuberculose)

	Fungos	Tuberculose
Nº de células	Elevado (95%) Mais freqüente: de 10 a 500/mm³	Elevado (95%) Mais freqüente: de 10 a 500/mm³
Linfócitos/monócitos	Variam de exame para exame Mais freqüente: acima de 50%	Variam de exame para exame Mais freqüente: acima de 50%
Neutrófilos	Marcadores de agudização, variam de exame para exame Mais freqüente: abaixo de 50%	Marcadores de agudização, variam de exame para exame Mais freqüente: cerca de 30%
Eosinófilos	Achado ocasional: percentuais baixos	Achado ocasional: percentuais baixos
Plasmócitos	Freqüentes	Muito freqüentes
Macrófagos	Sem pigmento hemossiderótico Eventual: fungos fagocitados	Sem pigmento hemossiderótico
Proteínas totais	Elevadas (95%) Mais freqüente: até 200 mg/mm³ pode chegar a mais de 1.000 mg/mm³ (histoplasmose)	Elevadas (95%) Mais freqüente: até 200 mg/dL
Glicose	Discretamente diminuída (> 90%) Com glicemia normal: 30 a 40 mg/dL	Discretamente diminuída (> 90%) Com glicemia normal: 20 a 30 mg/dL
Lactato	Discretamente elevado (> 90%) Não varia com a glicemia	Discretamente elevado (> 90%) Não varia com a glicemia
ADA	Elevada	Elevada; não é específica para tuberculose
Gamaglobulinas	Eventual passagem do soro; não há imunoprodução local	Eventual passagem do soro; não há imunoprodução local
Antígenos (ex. direto)	Cripto: sens. 90%; espec. 100% Outros fungos: não disponível	Sensibilidade baixa (< 5%)
Antígenos (látex)	Cripto: sens. 91%; espec. 95% Outros fungos: não disponível	Não disponível comercialmente
Culturas	Positivas em 25 a 50% até 30-60 dias	Positivas em 52 a 83% até 90-120 dias
Seqüências DNA	Não disponível	PCR: sens. 40 a 70%; espec. 90%; utilizar o sedimento
Anticorpos	Histo, paracoco, cândida e asperg: baixas sensibilidade e especificidade (< 30%); quando positiva, excelente correlação clínica; freqüentemente torna-se positiva apenas depois do tratamento com antifúngicos	Não disponível

Constam na Tabela 212.VIII os principais tipos de infecção do sistema nervoso, sua fisiopatologia e os principais exames indicados.

DIAGNÓSTICOS DIFERENCIAIS

Os diagnósticos diferenciais mais importantes das meningites bacterianas agudas são:

- Meningites virais em sua fase inicial, sobretudo aquelas provocadas por enterovírus.
- Abscessos intracranianos com liberação de material infectado.
- Meningoencefalites por tuberculose e fungos, especialmente na sua fase aguda ou de reagudização.
- Focos infecciosos parameníngeos.
- Meningismo, seja por hemácias seja por injeção de substâncias no espaço subaracnóideo com finalidade terapêutica ou diagnóstica.

Os diagnósticos diferenciais mais importantes nas meningites crônicas incluem as meningites infecciosas e as não-

Tabela 212.VII – Exame de LCR em infecções crônicas do sistema nervoso (cisticercose e esquistossomose)

	Cisticercose	Esquistossomose
Nº de células	Elevado (95%) nas formas hipertensivas Mais freqüente: de 10 a 200/mm³ Normal (60-80%) nas formas epilépticas	Elevado (95%) nas formas agudas Mais freqüente: de 5 a 50/mm³ Normal (60-90%) nas formas crônicas
Linfócitos/monócitos	Variam de exame para exame Mais freqüente: acima de 60%	Variável Mais freqüente: acima de 80%
Neutrófilos	Marcadores de agudização Variam de exame para exame Mais freqüente: abaixo de 10%	Raros (marcadores de fase aguda) Variam de exame para exame Mais freqüente: abaixo de 5%
Eosinófilos	Presentes (30-50%) nas formas hipertensivas Marcadores de atividade inflamatória Mais freqüente: abaixo de 5%	Presentes (50-95%) nas formas agudas Marcadores de atividade inflamatória parasitária Mais freqüente: acima de 5%
Plasmócitos	Muito freqüentes	Muito freqüentes
Macrófagos	Sem pigmento hemossiderótico	Sem pigmento hemossiderótico
Proteínas totais	Discretamente elevadas (60-70% dos casos) Mais freqüente: até 200 mg/dL Muito elevadas (1 a 2% dos casos – paquimeningite): acima de 200 mg/dL	Discretamente elevadas (60-70% dos casos) Mais freqüente: até 200 mg/dL Muito elevadas (1 a 2% dos casos – paquimeningite): acima de 200 mg/dL
Glicose	Habitualmente normal (80-90%) Hipoglicorraquia: tendência a pior prognóstico	Habitualmente normal (80-90%) Hipoglicorraquia discreta (5 a 10%)
Lactato	Habitualmente normal (80-90%) Valores aumentados: prognóstico pior	Habitualmente normal (80-90%) Elevação discreta (5 a 10%)
ADA	Elevada quando há aumento de células (70-80%) Normal nas fases sem inflamação	Habitualmente normal
Gamaglobulinas	Eventual passagem do soro Há imunoprodução local (70-80%)	Passagem do soro ocasionalmente Há imunoprodução local (70-80%)
Antígenos (ex. direto)	Fragmentos de membrana em cisticercose racemososa no LCR	Excepcionalmente: presença de ovos
Antígenos (látex)	Não disponíveis comercialmente	Não disponíveis comercialmente
Culturas	Não se aplica	Não se aplica
Seqüências DNA	Não disponíveis comercialmente	Não disponíveis comercialmente
Anticorpos	Usar mais de um teste em paralelo (ideal: 3-4): ELISA, blot, hemaglut, imunofluor Sensibilidade elevada (> 90% em pelo menos uma reação) quando há inflamação Sensibilidade menor (35-90%) quando não há inflamação Especificidade elevada (> 90%)	Usar mais de um teste em paralelo (ideal: 3-4): ELISA, blot, hemaglut, imunofluor Sensibilidade elevada (> 90% em pelo menos uma reação) quando há inflamação Sensibilidade menor (30-60%) quando não há inflamação Especificidade moderada (70-80%)

infecciosas. É necessário considerar sistematicamente as meningites infecciosas como as mais prováveis, uma vez que o tratamento das meningites não-infecciosas pode retardar o tratamento etiológico (acarretando seqüelas evitáveis) ou mesmo exacerbar quadros infecciosos para os quais não tenha havido cobertura terapêutica.

TRATAMENTO

Será considerado o tratamento:

- Das meningites bacterianas agudas.
- Da neurotuberculose.

Tabela 212.VIII – Infecções do sistema nervoso na emergência clínica

Tipo de infecção	Fisiopatologia	Manifestações clínicas	Exames indicados
Meningites bacterianas agudas	Inflamação das meninges Eventual inflamação dos vasos que atravessam o espaço LCR Bloqueio da reabsorção do LCR pelo processo inflamatório Edema cerebral pouco expressivo na maioria dos casos; é importante em caso de coma ou complicações de evolução	Síndrome de hipertensão intracraniana de tipo comunicante Síndrome toxêmica Síndrome de irritação meníngea Sem sinais de localização Complicações principais: abscessos, coleções, ventriculites	LCR, mesmo na vigência de hipertensão intracraniana (hidrocefalia aguda comunicante): diagnóstico sindrômico e/ou etiológico TC/RM: não tem indicação; exceção: nas meningites de evolução desfavorável (arrastada, com piora do estado geral durante o tratamento, sinais de localização e piora da consciência)
Meningites virais agudas	Inflamação das meninges Bloqueio da reabsorção do LCR pelo processo inflamatório Sem edema cerebral	Síndrome de hipertensão intracraniana de tipo comunicante Síndrome toxêmica Síndrome de irritação meníngea Sem sinais de localização Manifestações clínicas menos intensas do que nas meningites bacterianas	LCR, mesmo na vigência de hipertensão intracraniana (hidrocefalia aguda comunicante): diagnóstico sindrômico (habitual) e/ou etiológico (HSV-2) TC/RM: não tem indicação
Neurotuberculose	Meningite de perfil misto (crônica com agudização) Encefalite focal Granulomas ou pseudogranulomas no parênquima ou nas meninges Espessamento das meninges da base do crânio Hidrocefalia por bloqueio das meninges da base do crânio Vasculites localizadas	Astenia e febrícula, sobretudo vespertinas Hipertensão intracraniana insidiosa e progressiva Sinais de localização Acometimento de nervos cranianos, sobretudo do VII e do VIII Crises epilépticas (raras) Confusão Coma (fase avançada)	TC/RM (1º exame): granulomas, espessamento meníngeo, calcificações, hidrocefalia, sofrimento vascular localizado LCR (após imagem): meningoencefalite com neutrófilos; proteína elevada (moderada); glicose moderadamente diminuída; lactato aumentado; ADA aumentada; PCR positiva para micobactérias; identificação do agente (raro)
Neuromicoses	Meningite de perfil misto (crônica com agudização) Granulomas ou pseudogranulomas no parênquima ou nas meninges Predomínio das formas granulomatosas em relação às formas meningíticas (exceção: criptococose) Espessamento das meninges da base do crânio Acometimento de nervos cranianos Hidrocefalia por bloqueio das meninges da base do crânio Vasculites localizadas: mais raras do que na tuberculose	Astenia e febrícula Alterações não-habituais do humor Hipertensão intracraniana Sinais de localização Crises epilépticas (raras) Confusão Coma (fase avançada)	TC/RM (1º exame): granulomas; espessamento meníngeo; calcificações (raras); hidrocefalia LCR (após imagem): meningoencefalite com neutrófilos; proteína elevada (moderada); glicose moderadamente diminuída; ADA aumentada; presença de leveduras ou antígenos (cripto); presença de anticorpos (difícil mas significativa)

(Continua)

- Das neuromicoses.
- Da neuroesquistossomose.

As meningites virais não têm tratamento específico, devendo o paciente receber apenas medidas de suporte.

O tratamento das meningites não-infecciosas inclui agentes antiinflamatórios, por vezes ministrados na forma de pulsoterapia ou agentes imunossupressores, utilizados isoladamente ou em combinação com drogas antiinflamatórias. Por não serem medicações de uso habitual nas unidades de emergência para tratamento de meningites, não serão apresentadas neste capítulo.

Meningites bacterianas agudas

As meningites bacterianas devem ser encaradas como emergências médicas. Por esse motivo, freqüentemente é necessário iniciar o tratamento antes de conhecer o agente

Tabela 212.VIII – Infecções do sistema nervoso na emergência clínica (*continuação*)

Neurocisticercose	Meningite crônica com eosinófilos; neutrófilos são marcadores de reagudização (liberação de antígenos de parasitas) Cistos no parênquima cerebral, nos ventrículos e cisternas da base, no canal raquidiano Espessamento das meninges da base do crânio Acometimento de nervos cranianos (raro) Hidrocefalia por bloqueio das meninges da base do crânio Vasculites localizadas: raro	Hipertensão intracraniana sem sinais de localização Crises epilépticas Quadros demenciais (raros) Acidentes vasculares encefálicos (raros)	TC/RM (1º exame): a) cistos (com ou sem escólex) íntegros, em degeneração (granulomas) ou calcificados; b) normal: fase inicial de instalação dos cistos no SN, problemas técnicos (equipamento ou programas), pesquisa incompleta (cistos escondidos na base do crânio ou no canal raquidiano) LCR (após imagem): a) meningite crônica com anticorpos específicos para cisticercose; b) apenas alterações inespecíficas com anticorpos específicos; c) sem alterações gerais, com anticorpos específicos; d) normal (raro)
Neuroesquistossomose	Meningite crônica com eosinófilos; ovos (ocasionalmente o verme) passam para o sistema vascular perimedular através do plexo de Batson (que se torna pérvio quando o paciente faz esforços – prensa abdominal – na vigência de hipertensão portal) Antígenos liberados pelo ovo ou pelo parasita provocam: a) vasculite imunomediada, com obstrução vascular e isquemia medular; b) formação de microgranulomas nas raízes lombossacras ou, mais raramente, na própria medula Quadro clínico de acometimento do encéfalo é raro	Tríade clássica: 1) retenção urinária; 2) dor na raiz dos membros inferiores; 3) déficit motor progressivo em MMII, de instalação aguda ou subaguda Se não tratada muito precocemente: paraplegia crural definitiva Meningomielorradiculite Mielite isolada (mais raramente) Radiculite lombossacra isolada (mais rara) Crises epilépticas (raras) quando há acometimento encefálico	LCR (1º exame): a) meningite crônica com eosinófilos sem anticorpos específicos – importante presença de ovos nas fezes ou na biópsia retal; b) meningite crônica com eosinófilos e com anticorpos específicos para esquistossomose; c) sem alterações gerais, com anticorpos específicos; d) normal (raro) TC/RM (2º exame): a) lesões isquêmicas intramedulares; b) microgranulomas nas raízes lombossacras (raro); c) normal (o mais freqüente) Diagnóstico diferencial com processos expansivos de cauda eqüina

etiológico. Há, portanto, duas situações terapêuticas: quando o tratamento é empírico e quando o tratamento é específico. Os esquemas usuais, as indicações e as doses constam nas Tabelas 212.IX, 212.X e 212.XI.

Tem sido preconizado o uso sistemático de corticosteróides no tratamento das meningites bacterianas agudas. A maioria dos autores sugere sua utilização entre 15 e 30 minutos antes da primeira dose ou, no máximo, acompanhando a primeira dose de antibióticos. Utiliza-se, em adultos, dexametasona na dose de 10 mg cada 6 horas durante 4 dias.

Em crianças, a dose diária de dexametasona é de 0,4 a 0,6 mg/kg em 4 vezes, também durante 4 dias. A redução da intensidade da reação inflamatória e a conseqüente diminuição da agressão ao tecido cerebral ao se iniciar o tratamento etiológico constituem o fundamento teórico para a utilização de corticosteróides nas meningites. Está claramente estabelecido na literatura o benefício que advém do uso de corticosteróides: diminuição da mortalidade, redução nas alterações da audição e diminuição das seqüelas neurológicas.

Profilaxia das meningites bacterianas agudas

A quimioprofilaxia deve ser feita em meningites por hemófilos e por meningococos, o mais precocemente possível, de preferência nas primeiras 24 horas (Tabela 212.XII). Entretanto, continua sendo necessária mesmo mais tardiamente (até o 30º dia pós-contato).

Neurotuberculose

Constam na Tabela 212.XIII as principais drogas utilizadas no tratamento da tuberculose.

Na fase inicial do tratamento, pode ser necessário associar corticosteróides às drogas antituberculosas para minimizar os efeitos da paquimeningite da base do crânio, responsável pelo acometimento de nervos cranianos e pela hidrocefalia a ela secundária. As doses utilizadas variam de caso para caso (habitualmente 4 a 6 mg/dia de dexametasona). Além disso, é imperativo associar vitamina B6 para evitar a mononeuropatia múltipla secundária ao uso do esquema terapêutico antituberculoso (Tabela 212.XIV).

Tabela 212.IX – Tratamento empírico das meningites bacterianas agudas

Idade	Agentes mais prováveis	Esquema de escolha	Esquema alternativo	Comentários
< 3 meses	Estrepto-β, *Listeria*, *E. coli*, pneumococos	Ampicilina + ceftriaxona (ou cefotaxima)	Cloranfenicol + gentamicina	Níveis baixos podem ocorrer no LCR de RN de baixo peso
3 meses a 18 anos	Meningococos, pneumococos, *H. influenzae*	Ceftriaxona (ou cefotaxima)	Meropenem ou cloranfenicol	Acrescentar vancomicina em áreas com mais de 2% de pneumococos altamente resistentes
18 a 50 anos	Pneumococos, meningococos, *H. influenzae*	Ceftriaxona (ou cefotaxima)	Meropenem ou cloranfenicol	Acrescentar vancomicina em áreas com mais de 2% de pneumococos altamente resistentes
> 50 anos	Pneumococos, *Listeria*, bacilos Gram-negativos	Ampicilina + ceftriaxona (ou cefotaxima)	Ampicilina + fluoroquinolona (ciprofloxacino, levofloxacino)	Acrescentar vancomicina em áreas com mais de 2% de pneumococos altamente resistentes; para tratar *Listeria* em pacientes alérgicos a penicilina, usar trimetropima-sulfametoxazol

Tabela 212.X – Tratamento específico das meningites bacterianas agudas

Agente etiológico	Esquema de escolha	Esquema alternativo	Duração do tratamento
Estrepto-β	Penicilina G (ou ampicilina)	Vancomicina	14 a 21 dias
H. influenzae	Ceftriaxona (ou cefotaxima)	Cloranfenicol	7 a 10 dias
Listeria monocytogenes	Ampicilina + gentamicina	Trimetoprima-sulfametoxazol	14 a 21 dias
Neisseria meningitidis	Penicilina G (ou ampicilina)	Ceftriaxona (ou cefotaxima); cloranfenicol	7 a 10 dias
Streptococcus pneumoniae (conc. inib. mín. < 0,1)	Ceftriaxona (ou cefotaxima)	Penicilina G; meropenem	10 a 14 dias
Streptococcus pneumoniae (conc. inib. mín. ≥ 0,1)	Vancomicina + ceftriaxona (ou cefotaxima)	Trocar a vancomicina por rifampicina; em pacientes alérgicos a cefalosporinas, usar a vancomicina isoladamente	10 a 14 dias

Meningites por fungos

Constam na Tabela 212.XV as principais drogas utilizadas no tratamento das neuromicoses mais freqüentes nas unidades de emergência.

Em relação ao tratamento das neuromicoses é necessário fazer algumas observações de extrema importância:

- O tratamento das neuromicoses deve iniciar-se com doses baixas para testar a sensibilidade do paciente, uma vez que todas elas, especialmente a anfotericina-B e a 5-flucitosina são extremamente tóxicas.
- Algumas das drogas disponíveis não penetram adequadamente a barreira hematoencefálica (BHE); por isso, para o tratamento de alguns fungos, utiliza-se o fluconazol (menos eficaz em formas sistêmicas) em vez do itraconazol, que atravessa muito mal a BHE.
- É necessário acompanhamento clínico-laboratorial rigoroso, considerando especialmente a função renal, os dados hematológicos e a função hepática.
- Mesmo sabendo que algumas drogas, principalmente a 5-flucitosina, sua ação sinérgica com a anfotericina-B é muito importante, mesmo que utilizadas por períodos curtos.
- Em casos de neurocriptococose com hipertensão intracraniana e hidrocefalia, o risco de perda definitiva da visão é considerável e ocorre rapidamente após o início da sintomatologia visual.
- Em casos de neurocriptococose em atividade, havendo hidrocefalia hipertensiva que não responde ao tratamento, deve ser indicada prococemente derivação do trânsito do LCR – o risco de contaminação sistêmica, na vigência de tratamento específico, é muito baixo; deve ser lembrado que o processo infeccioso do sistema nervoso central originou-se de foco sistêmico prévio.

Neuroparasitoses

As neuroparasitoses mais freqüentes nas unidades de emergência são a neurocisticercose (síndrome de hipertensão intracraniana) e a neuroesquistossomose (déficit agudo de força em MMII).

Constam na Tabela 212.XVI as principais drogas utilizadas no tratamento destas doenças.

Tabela 212.XI – Doses endovenosas recomendadas para o tratamento das meningites bacterianas agudas

Antimicrobiano	Dose em crianças	Dose em adultos
Ampicilina	75 mg/kg cada 6 h	2,0 g cada 4 h
Cefotaxima	50-75 mg/kg cada 6 h	2,0 g cada 6 h
Ceftriaxona	50-75 mg/kg cada 12 h	2,0 g cada 12 h
Ceftazidima	75 mg/kg cada 12 h	2,0 g cada 8 h
Cloranfenicol	25 mg/kg cada 6 h	1,0 g cada 6 h
Gentamicina	2,5 mg/kg cada 8 h (monitorar nível sérico)	2,0 mg/kg (dose de ataque); a seguir: 1,7 mg/kg cada 8 h (monitorar nível sérico)
Levofloxacino	Não indicado para crianças	0,5 g cada 24 h
Meropenem	40 mg/kg cada 8 h	1,0 g cada 8 h
Penicilina G	50.000 U/kg cada 4 h	4,0 milhões U cada 4 h
Rifampicina	10 mg/kg cada 24 h (máximo: 600 mg/dia)	600 mg cada 24 h
Trimetoprima-sulfametoxazol	10 mg (trimetoprima)/kg cada 12 h	10 mg (trimetoprima)/kg cada 12 h
Vancomicina	15 mg/kg cada 6 h (máximo: 2,0 g/dia)	1,0 g cada 12 h

Tabela 212.XII – Profilaxia das meningites bacterianas agudas

Agente etiológico	Quem deve fazer	Medicação	Tempo de tratamento
Hemófilos	• Todas as pessoas em residências com criança < 4 anos • Crianças em orfanatos e internatos que tiveram contato com pessoas infectadas • Todos os contatantes (adultos e crianças) em creches ou pré-escola de crianças < 2 anos	Rifampicina (< 1 ano): (10 mg/kg/dia) VO Rifampicina (> 1 ano): (20 mg/kg/dia) VO – máximo de 600 mg/dia	Dose única diária por 4 dias
Meningococos	• Contatantes íntimos de mesmo domicílio com pessoa infectada • Colegas de classe de berçários, creches, pré-escolas (geralmente com menos de 7 anos) e seus cuidadores • Todos que mantiveram contato íntimo ou prolongado com infectados ou com suas secreções orais • Profissional de saúde que teve contato com secreções de doentes infectados e que não teve a devida proteção	Rifampicina (< 1 ano): 10 mg/kg/dia VO Rifampicina (> 1 ano): 20 mg/kg/dia – máximo de 600 mg/dia VO Ceftriaxona (até 15 anos): 125 mg IM Ceftriaxona (> 15 anos): 250 mg IM Ciprofloxacino (> 18 anos) 500 mg VO	Dose total dividida em 2 tomadas (12/12 h) por 2 dias Dose única Dose única Dose única

Tabela 212.XIII – Principais drogas antituberculosas

Droga	Tipo de ação	Penetração pela BHE sem meningite	Penetração pela BHE com meningite	Dose diária	Observações/ cuidados
Isoniazida	Bactericida contra germes intra e extracelulares	Fraca (20% dos níveis plasmáticos)	Boa (90% dos níveis plasmáticos)	Adultos: 300 mg VO/IM Crianças: 10 mg/kg VO/IM	Controle da função hepática; piridoxina para evitar neuropatias periféricas
Rifampicina	Bactericida contra germes intra e extracelulares	Não penetra	Fraca (10% dos níveis plasmáticos)	Adultos: 600 mg/d VO/EV Crianças: 10 mg/kg VO/EV	Controle da função hepática; interfere com os inibidores das proteases (em HIV+)
Etambutol	Bacteriostático	Não penetra	Média (10 a 50% dos níveis plasmáticos)	15 a 25 mg/kg VO	Controle de neurite óptica
Pirazinamida	Bactericida contra germes intracelulares	Ótima (níveis plasmáticos)	Ótima (níveis plasmáticos)	20 a 35 mg/kg VO	Controle da função hepática
Estreptomicina	Bacteriostático contra germes extracelulares	Não penetra	Média (25% dos níveis plasmáticos)	Adultos: 1 g IM Crianças: 20 a 40 mg/kg IM	Controle de toxicidade vestibular e auditiva

Tabela 212.XIV – Esquemas de tratamento da neurotuberculose

Tipo de tratamento	Drogas	Duração do tratamento
Curto	Isoniazida + rifampicina + pirazinamida	2 meses (diariamente)
	Isoniazida + rifampicina	4 meses (diariamente ou 2 x/semana)
Prolongado	Isoniazida + rifampicina + pirazinamida	2 meses (diariamente)
	Isoniazida + rifampicina	7 a 16 meses (diariamente ou 2 x/semana)
Cepas resistentes	Isoniazida + rifampicina + pirazinamida + estreptomicina ou etambutol	2 meses (diariamente)
	Isoniazida + rifampicina	7 a 16 meses (diariamente)

Tabela 212.XV – Tratamento das meningites fúngicas

Fungo	Agente antifúngico	Dose/via	Duração	Alternativas
C. neoformans	1) Anfotericina B + 5-flucitosina	1) 0,5 a 0,7 mg/kg/dia EV (máx 50 mg) 100 mg/dia (4 doses) VO	1) Mínimo: 2 semanas	1) Anfotericina lipossomal (3-4 mg/kg/dia)
	2) Depois, fluconazol	2) 400 a 800 mg/dia VO (em 2 vezes)	2) 8–10 semanas	2) Fluconazol 800 mg/dia)
Candida albicans	1) Anfotericina B + 5-flucitosina	1) 0,5 a 0,7 mg/kg/dia EV (máx 50 mg) 100 mg/dia (4 doses) VO	1) 2 semanas	1) Voriconazol (6 mg/kg/dia 12/12 h)
	2) Depois, fluconazol	2) 400 a 800 mg/dia VO/EV (em 2 vezes)	2) 4–6 semanas	2) Voriconazol (4 mg/kg/dia 12/12 h
Aspergillus	1) Caspofungina	1) 50 mg EV/dia	1) Mínimo: 2 semanas	1) Voriconazol (6 mg/kg/dia 12/12 h)
	2) Depois, fluconazol	2) 200 a 400 mg/dia VO	2) Pelo menos 1 ano	2) Anfotericina-B 0,5 a 0,7 mg/kg/dia
Histoplasma	1) Anfotericina B + 5-flucitosina	1) 0,5 a 0,7 mg/kg/dia EV (máx 50 mg) 100 mg/dia (4 doses) VO	1) 4 semanas	1) Anfotericina lipossomal (3-4 mg/kg/dia)
	2) Depois, fluconazol	2) 400 mg/dia VO (em 2 vezes)	2) Indefinido	
Zygomices	1) Anfotericina lipossomal	1) 3-4 mg/kg/dia EV	1) 6-8 semanas	1) Anfotericina B (0,5 a 0,7 mg/kg/dia EV)
Pseudallescheria	1) Voriconazol	1) 300 mg 12/12 h EV / VO	1) mais de 6 meses	1) Anfotericina B (0,5 a 0,7 mg/kg/dia EV)
	2) Miconazol	2) 800 mg 8/8 h VO	2) mais de 6 meses	

Tabela 212.XVI – Tratamento da neurocisticercose e da neuroesquistossomose

Parasita	Agente antiinflamatório	Agente antiparasitário
Cysticercus celulosae	1) Dexametasona (2 a 6 mg/dia) por períodos curtos – dose habitual 2) Dexametasona (10 mg) em dose única quando o paciente tiver surtos de cefaléia por hipertensão intracraniana 3) Pulsoterapia com metilprednisolona (1.000 mg/dia por 3 a 5 dias) quando não houver resposta à corticoterapia tradicional nos casos muito graves (encefalite cisticercótica) ou quando houver vasculites associadas relacionadas à cisticercose 4) Dexclorfeniramina (6 a 8 mg/dia) enquanto durar o processo inflamatório, acompanhada ou não da dexametasona	1) Albendazol (15-20 mg/kg) por 8 dias • Devem ser tratados apenas os doentes com cistos íntegros • Cistos em degeneração ou cistos calcificados não devem ser tratados • Cistos em número elevado (> 100) podem apresentar hipertensão intracraniana grave ao tratamento. Não há indicação formal de tratar estes casos; alguns autores tratam o paciente com parasiticida acompanhado de doses elevadas de corticosteróides • Infecções maciças não devem ser tratadas
Cysticercus racemosus	1) Dexametasona (2 a 6 mg/dia) por períodos curtos – dose habitual 2) Dexametasona (10 mg) em dose única quando o paciente tiver surtos de cefaléia por hipertensão intracraniana 3) Pulsoterapia com metilprednisolona (1.000 mg/dia por 3 a 5 dias) quando não houver resposta à corticoterapia tradicional nos casos muito graves (encefalite cisticercótica) ou quando houver vasculites associadas relacionadas à cisticercose 4) Dexclorfeniramina (6 a 8 mg/dia) enquanto durar o processo inflamatório	• Não há indicação de tratamento parasiticida
Schistosoma mansoni	1) Dexametasona (12 a 16 mg/dia) por períodos curtos, até haver melhora ou estabilização do quadro 2) Este tratamento é emergência médica; com uma dose de dexametasona o paciente pode livrar-se de cadeira de rodas pelo resto da vida 3) Depois: prednisona (60 mg/dia) decrescendo semanalmente até 20 mg 3x/semana	1) Praziquantel (50 mg/kg) em dose única ou 2) Oxamniquina (20 mg/kg) em dose única • O tratamento parasiticida só deve ser feito quando houver estabilidade do quadro neurológico • Este tratamento deve ser feito juntamente com corticosteróides em doses elevadas

LEITURA ADICIONAL

1. Cabeça LSC, Gomes HR, Machado LR, Livramento JA. Dosage of lactate in the cerebrospinal fluid in infectious diseases of the central nervous system. Arq Neuropsiquiatr 2001; 59: 843-8.
2. Casella EB, Cypel S, Osmo AA, Okay Y, Lefèvre BH, Lichtig I, Marques-Dias MJ. Sequelae from meningococcal meningitis in children. Arq Neuropsiquiatr 2004; 62: 421-8.
3. Chamberlain MC. Neoplastic meningitis. J Clin Oncol 2005; 23: 3605-13.
4. Conselho Nacional de Saúde. Disponível em: www.saude.mg.gov.br/meningite_tuberculosa.htm.
5. Coyle PK. Overview of acute and chronic meningitis. Neurol Clin 1999; 17: 691-710.
6. Davies PDO. The world-wide increase in tuberculosis: how demographic changes, HIV infection and increasing numbers in poverty are increasing tuberculosis. Ann Med 2003; 35: 235-43.
7. Davis LE, Kennedy PG. E. Infectious diseases of the nervous system. Oxford: Butterworth-Heinemann; 2000.
8. Day JN. Cryptococcal meningitis. Pract Neurol 2004; 4: 274-85.
9. Fishman RA. Cerebrospinal fluid in diseases of the nervous system. Philadelphia: WB Saunders Company; 1980.
10. Frieden TR, Sterling TR, Munsiff SS, Watt CJ, Dye C. Tuberculosis. Lancet 2003; 362: 887-99.
11. Garcia-Monco JC. Central nervous system tuberculosis. Neurol Clin 1999; 17: 737-59.
12. Gomes HR. Líquido cefalorraquidiano. In: Fleury – Centro de Medicina Diagnóstica. Manual de neurodiagnóstico. São Paulo: Fleury; 2002/2003. p.26-41.
13. Gottfredson M, Perfect JR. Fungal meningitis. Seminars in Neurology 2000; 20: 307-22.
14. Halperin JJ. Bacterial infections. In: Mohr JP, Gautier JC. Guide to clinical neurology. New York: Churchill Livingstone; 1995. p.629-37.
15. Johnson RT. Viral infections of the nervous system. Philadelphia: Lippincott-Raven; 1998.
16. Livramento JA, Machado LR, Spina-França A. Líquido cefalorraquidiano. In: Nitrini R, Bacheschi LA. A neurologia que todo médico deve saber. 2 ed. São Paulo: Atheneu; 2003. p.85-7.
17. Machado LR, Gomes HR. Processos infecciosos do sistema nervoso. In: Nitrini R, Bacheschi LA. A neurologia que todo médico deve saber. 2 ed. São Paulo: Atheneu; 2003. p.205-34.
18. Machado LR, Livramento JA, Bydlowski SP, Bendit I, Bravo LM, Spina-França A. Polymerase chain reaction in the diagnosis of tuberculous meningitis. Preliminary report. Arq Neuropsiquiatr 1994; 52: 445-6.
19. Machado LR, Livramento JA, Nóbrega JPS, Gomes HR, Spina-França A. Neuroinfecção-98. São Paulo: Clínica Neurológica, FMUSP; 1998.
20. Marra C. CSF: thechniques and complications. 55th Annual Meeting American Academy of Neurology. Syllabi. On CD ROM; 2003.

21. Moraes JC. Profilaxia das meningites. Disponível em: www.mening.com.br/Revista/boletim2/PalestrasCientificas.htm.
22. Puccioni-Sohler M, Machado LR, Canuto R, Takayanagui OM, Almeida SM, Livramento JA. Coleta do líquido cefalorraqueano, termo de consentimento livre e esclarecido e aspectos éticos em pesquisa: recomendações do Departamento Científico de LCR da Academia Brasileira de Neurologia. Arq Neuropsiquiatr 2002; 60: 681-4.
23. Reiber H, Peter JB. Cerebrospinal fluid analysis: disease-related data patterns and evaluation programs. J Neurol Sci 2001; 184: 101-22.
24. Reske D, Petereit HF, Heiss WD. Difficulties in the differentiation of chronic inflammatory diseases of the central nervous system – value of cerebrospinal fluid analysis and immunological abnormalities in the diagnosis. Acta Neurol Scand 2005; 112: 207-13.
25. Sach DH, Jackson LA. Bacterial infections. Neurol Clin 1999; 17: 711-35.
26. Scheld WM, Withley RJ, Durack DT. Infections of the nervous system. 2 ed. New York: Raven; 1996.
27. Shakir RA, Newman PK, Poser CM. Tropical neurology. London: Saunders; 1996.
28. Spina-França A, Livramento JA, Machado LR. Líquido cefalorraquidiano. In: Porto CC. Semiologia médica. 4 ed. Rio de Janeiro: Guanabara; 2001. p.1194-9.
29. van de Beek D, de Gans J, McIntre P, Prasad K. Adjuvant corticosteroid therapy reduces death, hearing loss, and neurologic sequelae in bacterial meningitis. ACP Journal Club 2004; 140: 34-6.
30. Von Eiff C, Jansen B, Kohnew W, Becker K. Infection associated with medical devices: pathogens, management and prophylaxis. Drugs 2005; 65: 179-214.
31. Wallin MT, Kurtzke JF. Neurocysticercosis in the United States: review of an important emerging infection. Neurology 2004; 63: 1559-64.
32. WHO. Meningococcal meningitis. Ind J Med Sci 2003; 57: 369-72.
33. Yogev R, Guzman-Cottrill J. Bacterial meningiits in children: critical review of current concepts. Drugs 2005; 65: 1097-12.
34. Zunt JR, Marra CM. Cerebrospinal fluid testing for the diagnosis of central nervous system infection. Neurol Clin 1999; 4: 675-90.

Algoritmo 212.1 – ADA e doenças infecciosas do sistema nervoso

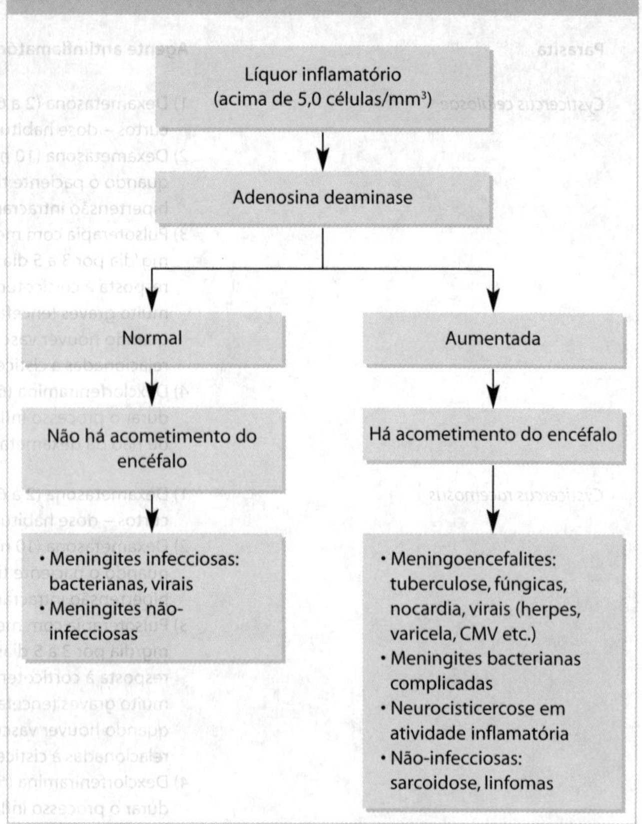

Algoritmo 212.2 – Infecções do SNC em imunocompetente

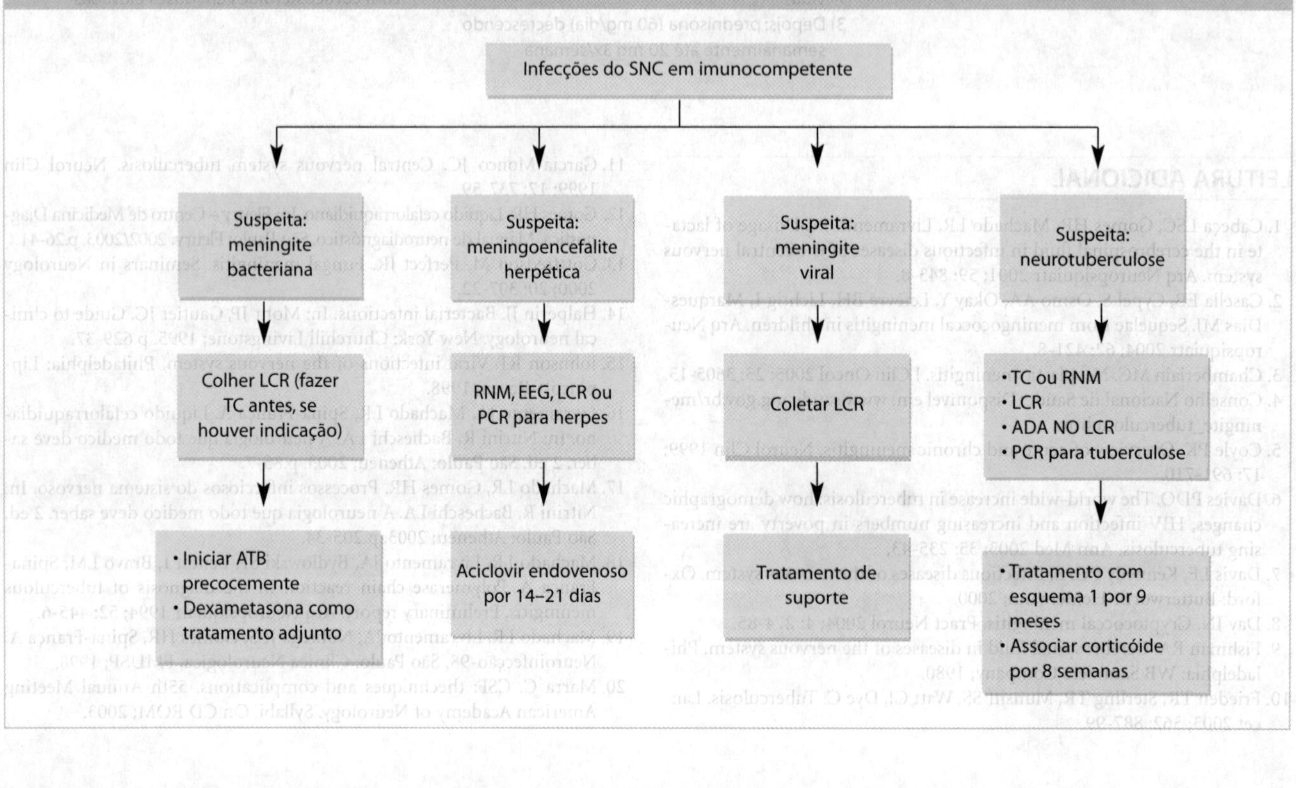

Abscessos Cerebrais

CAPÍTULO

213

Luís dos Ramos Machado

TÓPICOS IMPORTANTES

- Abscessos cerebrais podem ser causados por bactérias, fungos ou parasitas.
- Abscessos cerebrais são mais freqüentes nas primeiras quatro décadas da vida.
- Abscessos cerebrais como complicação de otites médias são os mais freqüentes entre aqueles por contigüidade.
- A não ser em crianças, abscessos cerebrais não costumam acontecer como complicação das meningites bacterianas.
- Infecções pulmonares são a causa mais freqüente de abscessos metastáticos em adultos.
- Abscessos cerebrais raramente são devidos a endocardites bacterianas.
- Ferimentos cerebrais por arma de fogo ou seus fragmentos não costumam causar abscessos.
- Cerca de 20 a 30% dos abscessos cerebrais não apresentam origem detectável.
- Bactérias anaeróbias representam mais de 50% das cepas bacterianas isoladas.
- A sintomatologia clínica manifesta-se em menos de uma semana em 50% dos pacientes; em cerca de 75% antes de duas semanas de evolução.
- Os exames de neuro-imagem têm precedência absoluta tanto para o diagnóstico quanto para o controle de tratamento.
- A punção lombar deve ser contra-indicada em doentes com abscessos cerebrais.
- Deve ser iniciada precocemente antibioticoterapia empírica.
- Os antibióticos devem ser ministrados por via endovenosa durante 6 a 8 semanas, seguindo-se esquema por via oral durante mais 2 a 3 meses.
- Drogas antiepilépticas devem ser utilizadas para prevenir recorrência de crises epilépticas.
- É controvertido o uso rotineiro de corticosteróides em doentes com abscessos cerebrais.

INTRODUÇÃO E DEFINIÇÕES

Abscessos cerebrais são processos supurativos focais no interior do parênquima cerebral causados por bactérias, fungos ou parasitas.

Sua freqüência, que era muito mais elevada na primeira metade do século XX, diminuiu significativamente nos últimos 30 anos. A mortalidade, que variava entre 30 e 50% até 1980, passou para freqüências de 4 a 20%.

A epidemiologia das infecções bacterianas mudou dramaticamente nas décadas mais recentes, devido: (1) à utilização de medicamentos mais eficazes no tratamento dos processos purulentos; (2) ao aprimoramento de técnicas microbiológicas que permitem o isolamento de agentes, sobretudo anaeróbios, que antes não eram passíveis de identificação.

Os abscessos cerebrais podem acometer pessoas de qualquer idade, mas são mais freqüentes nas primeiras 4 décadas da vida (cerca de 25% dos casos ocorrem até os 15 anos de idade). São mais raros no primeiro ano de vida e na velhice.

ETIOLOGIA E FISIOPATOLOGIA

Aspectos etiológicos

Os abscessos cerebrais podem desenvolver-se: (a) por contigüidade, a partir de focos infecciosos na região da cabeça; (b) por disseminação hematogênica; (c) após cirurgia ou trauma craniencefálico; (d) sem foco primário detectável (criptogenéticos). Suas características são descritas na Tabela 213.I.

Abscessos cerebrais por contigüidade

A maioria dos abscessos cerebrais acontece a partir de otites médias, mastoidites e sinusites.

Os abscessos originados de otites médias (os mais freqüentes) costumam acometer os lobos temporais (aproximadamente 60% das vezes), o cerebelo (em cerca de 30%) ou ambos (em 1%). Ocasionalmente são localizados nas regiões frontais.

Os abscessos decorrentes de infecções dos seios paranasais correspondem a cerca de 10 a 15% dos casos. A infecção atinge o sistema nervoso: (1) através das veias emissárias, que drenam para o interior da caixa craniana; (2) por invasão direta, mais freqüente nas sinusopatias frontais.

Infecções do couro cabeludo, infecções de ferida cirúrgica, coleções subgaleais e osteomielites da calota craniana podem ter, como complicação, a formação de abscessos cerebrais.

Com exceção das crianças, abscessos cerebrais não costumam acontecer como complicação de meningites bacterianas. Nos casos pouco freqüentes em que coexistem, o mais provável é que a ruptura do abscesso cause a meningite bacteriana.

Tabela 213.I – Tipos de abscessos de acordo com a origem

Tipo	Particularidades	Origem	Localização
Disseminação por contigüidade	Próximos à origem Envolvimento ósseo ou das meninges Passagem de bactérias pelas veias emissárias ou pelos seios venosos	Otites Sinusites Mastoidites Osteomielite dos ossos do crânio Outras infecções craniofaciais	Lobos frontais Lobos temporais (superficiais/profundos) Cerebelo Base do crânio (hipófise)
Disseminação hematogênica	Múltiplos e multiloculados Metástases de processos infecciosos à distância *Shunts* AV em crianças	Infecções pulmonares (adultos) Cardiopatias com *shunt* (crianças) Endocardite bacteriana (rara) Outras (infecções cutâneas, osteomielite, sepse abdominal, infecção urinária, abscessos dentários, infecções pélvicas)	Junção substância branca-cinzenta Lobos parietais (artéria cerebral média) Cerebelo e tronco cerebral (raro)
Pós-cirúrgicos ou pós-traumáticos	Adjacentes ao local envolvido	Secundários a: corpos estranhos, fragmentos ósseos, infecções da ferida, osteomielite da calota óssea	No território atingido
Criptogenéticos (20 a 30% dos abscessos)	Incaracterísticas	Desconhecida	Incaracterística

Abscessos cerebrais por disseminação hematogênica

São abscessos originados de locais distantes do sistema nervoso (SN). Habitualmente são múltiplos, multiloculados e situados na junção da substância branca e cinzenta, onde o fluxo sanguíneo capilar é mais lento. A localização nas diversas regiões cerebrais varia de acordo com o fluxo sanguíneo regional, sendo mais freqüentes na região parietal (território da artéria cerebral média).

Infecções pulmonares são a causa mais freqüente de abscessos cerebrais metastáticos em adultos. Em crianças, as cardiopatias congênitas com *shunts* direita-esquerda são também causas freqüentes.

Abscessos cerebrais raramente são devidos a endocardites bacterianas. Essa eventualidade depende da intensidade e duração da bacteremia, da agressividade do microorganismo infectante e da ocorrência de êmbolos sépticos.

Abscessos cerebrais pós-cirúrgicos e pós-traumáticos

Traumatismos craniocerebrais perfurantes podem causar abscessos sobretudo quando houver: (1) corpos estranhos ou fragmentos ósseos em contato com o tecido cerebral; (2) infecção no local do ferimento.

Projéteis por arma de fogo ou seus fragmentos não costumam causar abscessos, porque o calor associado ao disparo costuma ser suficiente para esterilizar o tecido adjacente ao trajeto do projétil.

Fraturas da base do crânio com fístulas liquóricas costumam causar meningites, raramente abscessos cerebrais.

Abscessos podem complicar procedimentos cirúrgicos como as craniotomias, seja por introdução de microorganismos durante o ato cirúrgico, seja por infecção da ferida cirúrgica ou por osteomielite do fragmento ósseo da calota craniana. Há ainda a possibilidade de infecção associada ao uso de cateteres de derivação ou ao uso de monitores de pressão intracraniana.

Abscessos cerebrais criptogenéticos

Cerca de 20 a 30% dos abscessos não apresentam origem detectável, embora se deva admitir que, em todos os casos, há uma situação infecciosa de base.

Nestes casos é de extrema importância uma anamnese cuidadosa e um exame físico meticuloso, uma vez que nem sempre há relação temporal direta entre a condição predisponente e o desenvolvimento dos abscessos. Exemplo clássico desta situação são os abscessos tuberculosos. Habitualmente, a neurotuberculose se apresenta como meningoencefalite, ocasionalmente como granulomas intracerebrais. Entretanto, algumas vezes, a neurotuberculose pode apresentar-se com a morfologia de abscessos cerebrais.

Abscessos por *Nocardia* ou, mais raramente, por *Aspergilus*, embora mais freqüentes em imunodeprimidos, podem aparecer em pessoas nas quais não é possível caracterizar vigência de imunodepressão. Lesões cutâneas ou sinusopatias crônicas prévias nestes doentes são, por vezes, difíceis de relacionar com os abscessos em investigação etiológica.

Aspectos etiopatogênicos

Os microorganismos causadores dos abscessos cerebrais são aqueles que mais freqüentemente causam infecções nas estruturas de onde eles se originam (Tabela 213.II).

A pesquisa direta do material de biópsia é de extrema importância, mesmo que as culturas sejam estéreis em conseqüência da antibioticoterapia. O diagnóstico microbiológico pode ser feito em até 80% dos casos, havendo mais de um agente etiológico em cerca de 20 a 25% dos pacientes.

Tabela 213.II – Microorganismos mais freqüentes de acordo com a condição predisponente

Condição predisponente	Microorganismo
Sinusite	Estreptococos aeróbicos e anaeróbicos Hemófilos *Bacterioides* spp. *(nonfragilis)* Enterobactérias
Otite	Estreptococos aeróbicos e anaeróbicos *Bacterioides* spp. *Pseudomonas aeruginosa* Enterobactérias
Craniotomia/trauma craniencefálico	*Staphylococcus aureus* *Staphylococcus epidermidis* *Pseudomonas aeruginosa* Enterobactérias *Propionibacterium acnes*
Cardiopatia congênita ou doenças crônicas respiratórias	*Streptococcus viridans* Estreptococos anaeróbicos Hemófilos
Doenças crônicas	*Aspergillus* spp. *Nocardia asteroides* *Candida* spp.
Doenças raras e ocasionais	*Entamoeba histolytica*

As bactérias anaeróbicas representam contingente extremamente importante entre os agentes etiológicos. Em algumas séries da literatura, representam mais de 50% das cepas bacterianas isoladas e pelo menos um agente anaeróbio foi isolado em aproximadamente metade dos doentes. As bactérias deste grupo isoladas com maior freqüência são *Fusobacterium nucleatum*, *Bacterioides* sp., *Actynomices* sp., *Poststreptococcus micros*, *Prevotella* sp.

Os agentes anaeróbicos são isolados com maior freqüência em abscessos por contigüidade, nos doentes com focos dentários, sinusites, otites e mastoidites.

É importante referir a importância das hemoculturas seriadas, que podem ser positivas em aproximadamente 30% dos doentes.

Os abscessos cerebrais apresentam características histopatológicas semelhantes, independentemente da sua origem. São reconhecidas quatro fases de maturação nos abscessos cerebrais: (1) cerebrite precoce, com inflamação supurativa do tecido cerebral; (2) cerebrite tardia, com área central de necrose e edema peri-lesional; (3) formação precoce da cápsula, com evolução da área central de necrose e regressão parcial do edema adjacente; (4) maturação tardia da cápsula.

Quando as defesas orgânicas conseguem controlar a disseminação do processo infeccioso, ocorre proliferação da microglia e de fibroblastos, com aparecimento de tecido de granulação e formação da cápsula. Esta costuma ser mais espessa e resistente na superfície voltada para o parênquima cerebral e mais fina e frágil na face em contato com as cavidades ventriculares. O rompimento da cápsula e a disseminação do material purulento para o sistema ventricular é evento grave, de elevada mortalidade.

ACHADOS CLÍNICOS

Os sinais clínicos de apresentação, a evolução clínica e as alterações neurológicas dos doentes com abscesso cerebral variam muito, dependendo: (1) da localização, tamanho e número de lesões; (2) da resposta do hospedeiro à infecção, incluindo o grau de edema cerebral peri-lesional; (3) da virulência do agente causal.

Os efeitos da hipertensão intracraniana costumam sobrepujar as manifestações relacionadas ao quadro infeccioso. Abscessos em áreas "silenciosas", como aqueles situados na região frontal, podem atingir tamanhos consideráveis antes de causar alterações ao exame neurológico.

A sintomatologia clínica manifesta-se em menos de uma semana em cerca da metade dos pacientes; em cerca de 75% deles antes de duas semanas. Quase sempre os sintomas apresentam piora progressiva. Os principais sintomas e sinais clínicos estão resumidos na Tabela 213.IV.

Tabela 213.III – Fases de evolução dos abscessos, tempo de evolução e neuroimagem

Fase de evolução	Tempo de evolução	Neuroimagem (TC e RM)
Cerebrite precoce	3 primeiros dias	Área hipodensa Edema peri-lesional intenso
Cerebrite tardia	4º ao 10º dias	Área central de necrose com realce anelar Edema intenso na substância branca adjacente
Formação precoce da cápsula	10º ao 13º dias	Área de necrose central heterogênea com esboço de cápsula Realce anelar mais intenso Edema começa a diminuir
Maturação tardia da cápsula	A partir do 14º dia	Área de necrose central heterogênea com cápsula, que se torna mais espessa Realce anelar menos intenso Edema regride à medida que a cápsula aumenta

TC – Tomografia axial computadorizada
RM – Ressonância nuclear magnética

Piora súbita do quadro clínico num paciente com abscesso pode sugerir duas situações principais: (1) herniação, uncal ou das amígdalas cerebelares, por hipertensão intracraniana; (2) rotura do abscesso para o interior do sistema ventricular ou para o espaço subaracnóideo; (3) hemorragia espontânea no interior do abscesso.

Tabela 213.IV – Principais sinais e sintomas dos abscessos

Síndrome	Sinal/sintoma	Freqüência (%)
Hipertensão intracraniana	Cefaléia	70-90
	Náuseas e vômitos	25-50
	Quadro confusional	40-50
	Papiledema	10-50
Irritação meníngea	Rigidez de nuca	20-30
Alterações focais	Hemiparesia	50-75
	Afasia	
	Alterações de campo visual	
	Alterações de nervos cranianos	
Síndrome cerebelar	Vertigem	10-20
	Nistagmo horizontal	
	Ataxia	
	Dismetria	
Epilepsia	Crises parciais	40-60
	Crises generalizadas	
Toxemia	Febre (habitualmente baixa)	50

EXAMES COMPLEMENTARES

Os exames que podem auxiliar no diagnóstico do abscesso cerebral são: os exames de neuroimagem, o exame de LCR, os testes sangüíneos para caracterizar a ocorrência de infecção e as hemoculturas.

Exames de neuroimagem

Devido à elevada prevalência de hipertensão intracraniana nos doentes com abscessos cerebrais, os exames de neuroimagem têm precedência absoluta tanto para o diagnóstico quanto para o controle de tratamento.

A TC permite estabelecer com precisão: (1) a área de cerebrite ou do abscesso; (2) o controle evolutivo do tamanho da lesão e sua demarcação; (3) a extensão do edema peri-lesional; (4) o efeito de massa causado pela lesão; (5) o melhor momento da cirurgia; (6) a necessidade de utilizar corticosteróides; (7) o controle da eficácia do tratamento.

A RM com gadolínio leva vantagem sobre a TC por ser mais sensível e específica no diagnóstico da fase precoce da cerebrite.

A RM com espectroscopia pode permitir estabelecer a diferença entre abscessos estéreis e aqueles causados por germes aeróbicos e anaeróbicos através dos padrões metabólicos de lactato, aminoácidos ou acetato.

Os diagnósticos diferenciais mais importantes aos exames de neuroimagem são: (1) glioblastomas; (2) tumores metastáticos; (3) infartos cerebrais; (4) malformações arteriovenosas; (5) hematomas em resolução; (6) granulomas. Tanto a TC quanto a RM permitem distinguir os abscessos de aneurismas micóticos ou meningoencefalite herpética, que podem apresentar algumas das características clínicas semelhantes.

Algumas características podem ajudar no diagnóstico: gás no interior de uma lesão com realce anelar, bordos mais finos (menos que 5 mm) do que os dos tumores, realce ependimário associado a ventriculite ou rotura ventricular.

Exame de LCR

A punção lombar deve ser contra-indicada nos doentes com abscessos: (1) pelo risco de herniação de estruturas encefálicas; (2) pela baixa contribuição para o diagnóstico.

Na fase inicial, quando não há ainda o diagnóstico por imagem, o LCR costuma apresentar hipertensão (em até 70% dos casos) e resultados semelhantes àqueles observados nas meningites virais. A contagem de células varia desde níveis normais até mais de 1.000 células por mm^3 (em abscessos não-encapsulados próximos aos ventrículos ou ao espaço subaracnóideo, o número de células é mais alto e predominam polimorfonucleares neutrófilos). O teor de proteínas costuma estar elevado, entre 50 e 200 mg/dL. A glicorraquia pode estar dentro dos limites normais, mas costuma estar moderadamente diminuída (diminuições acentuadas podem sugerir invasão bacteriana do sistema LCR). Raramente é possível isolar o agente etiológico a partir das culturas do LCR.

Exames gerais

Em cerca de 40% dos pacientes com abscessos, o leucograma é normal. Leucocitose acima de 20.000 é encontrada apenas em cerca de 10% dos doentes.

A velocidade de hemossedimentação está aumentada em 75-90% dos doentes (média de 45-50 mm/h).

A identificação do agente etiológico por hemoculturas ocorre em apenas 10% dos pacientes.

DIAGNÓSTICO DIFERENCIAL

Inclui doenças que cursam com hipertensão intracraniana, lesões neurológicas com efeito de massa, infecções associadas ao vírus HIV, doenças vasculares do SNC, trauma e doenças que cursam com crises epilépticas.

TRATAMENTO

Na era pré-TC, o tratamento dos abscessos cerebrais era quase exclusivamente cirúrgico, podendo incluir desde a simples trepanação para drenagem até a craniotomia com marsupialização, compactação da cavidade ou mesmo a extirpação completa dos abscessos.

A introdução da TC mudou radicalmente o tratamento dos abscessos. Passou a ser possível diagnosticar e localizar os abscessos desde a fase de cerebrite, permitindo a escolha do tratamento mais adequado e o acompanhamento da resposta a esse tratamento.

Tratamento cirúrgico

O tratamento recomendado para a maioria dos abscessos, atualmente, é: (1) a drenagem terapêutica por punção guiada por TC, à mão livre ou por estereotaxia; (2) a coleta de material para exame microbiológico direto, identificação, cultura e antibiograma.

Tabela 213.V – Tratamento dos abscessos

Tipo de tratamento	Procedimento/medicação
Cirúrgico	• Drenagem terapêutica por estereotaxia: procedimento-padrão
	• Craniotomia para exerese da lesão em casos especiais
	• Craniotomia descompressiva em casos graves
	• Colocação de cateter intralesional em casos restritos e selecionados
Clínico	• Antibioticoterapia empírica precoce
	• Antibioticoterapia específica após cultura e antibiograma
	• Medicação antiepiléptica
	• Corticosteróides em casos particulares

A cirurgia precoce deve ser indicada antecipadamente, sobretudo em doentes com abscessos na proximidade dos ventrículos, para os quais pode haver drenagem espontânea.

Aspiração cirúrgica, estereotáxica ou à mão livre, é o tratamento de escolha para a maioria dos abscessos, exceto aqueles muito grandes ou muito superficiais. Este procedimento deve ser repetido quando houver: (1) aumento do volume do abscesso após 2 semanas de antibioticoterapia; (2) piora do quadro neurológico; (3) persistência do tamanho do abscesso após 4 semanas de tratamento com antibióticos.

Craniotomia aberta é procedimento de indicação bastante restrita, reservada a pacientes: (1) com abscessos multiloculados que exijam exerese completa; (2) que tenham abscessos causados por agentes como fungos ou *Nocardia* que se mostrem resistentes ao tratamento clínico; (3) com abscessos associados à presença de corpos estranhos; (4) com abscessos cerebelares.

Excepcionalmente e em situações muito particulares pode ser colocado cateter no interior da cavidade do abscesso para injeção local de medicação.

Em casos muito graves de descompensação da hipertensão intracraniana, pode ser indicada cirurgia descompressiva, apesar das complicações freqüentemente associadas a esse procedimento.

Conduta conservadora deve ser adotada em doentes com quadro clínico estável ou naqueles que não têm condições cirúrgicas.

Tratamento clínico

Antibioticoterapia

Deve ser iniciada precocemente a antibioticoterpia empírica, levando em consideração os resultados do exame microbiológico direto e o possível local de origem dos abscessos.

A escolha do tratamento antimicrobiano deve levar em conta a capacidade de penetração da droga na cavidade do abscesso e sua ação contra o agente etiológico. Cloranfenicol foi considerada, durante muito tempo, a droga de escolha no tratamento. Entretanto, é pouco utilizada hoje, devido à sua falta de atividade bactericida, à gravidade dos efeitos colaterais e à baixa disponibilidade.

É muito eficaz e muito utilizado no tratamento dos abscessos cerebrais o esquema que associa metronidazol (7,5 mg/kg de 6/6 h não excedendo 4 g/dia) e ceftriaxone (2 g 12/12 h) ou ceftazidima (2 g EV 8/8 h) ou, eventualmente, outra cefalosporina de 3ª geração.

Os abscessos cerebrais por contigüidade, nos quais predominam os agentes anaeróbicos, devem ser tratados com altas doses de penicilina G (10 a 20 milhões U por dia) e metronidazol.

Algumas vezes é necessária a cobertura antibiótica adicional para *Actinomyces* (infecções dentárias) ou para enterobactérias e *Pseudomonas* (otites). Vancomicina deve ser usada precocemente em infecções neurocirúrgicas, como aquelas causadas por *S. epidermidis*, enquanto não houver identificação do agente etiológico.

Os antibióticos devem ser ministrados por via endovenosa durante 6 a 8 semanas, seguindo-se esquema por via oral durante mais 2 a 3 meses.

O seguimento com TC é imperativo, mas deve ser lembrado que: (1) não costumam ocorrer mudanças significativas antes de 2 a 3 semanas de tratamento clínico; (2) podem ser necessários 3 a 4 meses até que haja resolução radiológica da lesão; (3) pode persistir pequena área residual de realce anelar mesmo após tratamento adequado do abscesso cerebral.

Drogas antiepilépticas

Devido à elevada freqüência com que ocorrem crises epilépticas em doentes com abscessos cerebrais, podem ser usadas drogas antiepilépticas como a fenitoína (100 mg 3×/dia em adultos) ou a carbamazepina (200 a 300 mg 3×/dia) como profilaxia ou para prevenir a recorrência das crises.

Estas drogas devem ser utilizadas pelo menos por 3 meses após a cirurgia.

Corticosteróides

É controvertida a indicação do uso rotineiro de corticosteróides em doentes com abscessos cerebrais, porque, sobretudo quando usados cronicamente, podem: (1) interferir na formação de tecido de granulação e impedir a formação adequada da cápsula; (2) reduzir a concentração de antibióticos no tecido infectado.

Entretanto, quando houver efeito de massa, hipertensão intracraniana e risco de herniação, sua indicação é imperativa. Nestas circunstâncias, pode ser utilizada dexametasona na dose de 10 mg EV a cada 6 horas por 3 a 7 dias.

Algoritmo 213.1 – Diagnóstico em doentes com hipertensão intracraniana

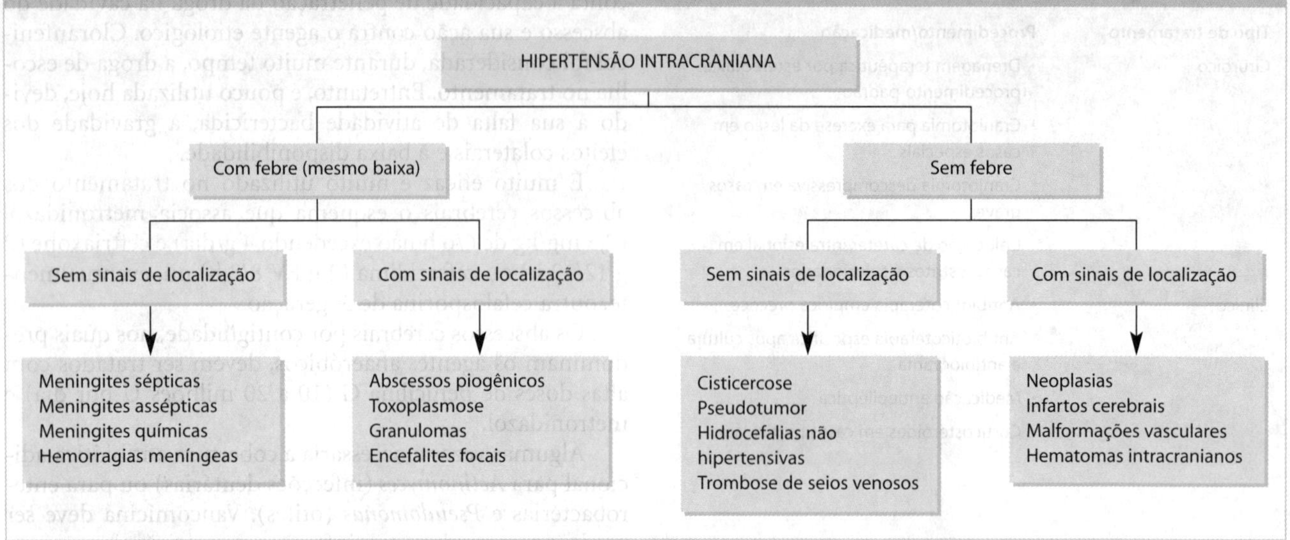

LEITURA ADICIONAL

1. Bernardini GL. Brain abscess and subdural empyema. In: Merritt´s neurology. 11. ed. Philadelphia: Lippincott Williams & Wilkins 2005; 168-74.
2. Erdogan C, Hakyemez B, Yildrin N, Parlak M. Brain abscess and cystic brain tumor: discrimination with dynamic susceptibility contrast perfusion-weighted MRI. J Comp Ass Tomogr 2005; 25: 663-7.
3. Garg M, Gupta RK, Husain M, Chawla S, Chawla J, Kumar R, et al. Brain abscesses: etiologic categorization with in vivo proton MR spectroscopy. Radiology 2004; 230: 519-27.
4. Kuczkowski J, Narozny W, Mikaszewski B. Suppurative complications of frontal sinusitis in children. Clin Ped 2005; 44: 675-82.
5. Le Moal G, Landron C, Grollier G, Bataille B, Roblot F, Nassans P, Becq-Giraudon B. Characteristics of brain abscess with isolation of anaerobic bacteria. Scand J Infec Dis 2003; 35: 318-21.
6. Leotta N, Chaseling R, Duncan G, Isaacs D. Intracranial suppuration. J Ped Child Health 2005; 41: 508-12.
7. Mehta JB. New face of the old foe: central nervous system tuberculosis. South Med J 2005; 98: 965-6.
8. Molavi A, Dinuble MJ. Brain abscess. In: Harris AA, editor. Handbook of clinical neurology. Vol 8 (52). Amsterdam; 1988. p.143-66.
9. Roos KL. Evaluation and treatment of patients with central nervous system infections. In: Batjer HH, Loftus CM, editors. Textbook of neurological surgery. 4. ed. Philadelphia: Lippincott Williams & Wilkins; 2003. p.567-78.
10. Ropper AH, Brown RH. Infections of the nervous system and sarcoidosis. In: Ropper AH, Brown RH, editors. Adams & Victor's principles of neurology. 8. ed. New York: McGraw-Hill; 2005. p.606-9.
11. Rubin J, Bransteeter BF IVth, Yu VL. The changing face of malignant (necrotizing) external otitis: clinical, radiological and anatomic correlations. Lancet Infect Dis 2004; 4: 34-9.
12. Wax JR, Pinette G, Blackstone J, Cartin A. Brain abscess complicating pregnancy. Obstetr Gynecol Surv 2004; 59: 207-21.
13. Yildz O, Alpe E, Tokgoz B, Tucer B, Aygen B, Sumerkan B, et al. Nocardiosis in a teaching hospital in the central Anatolia region of Turkey: treatment, and outcome. Clin Microbiol Infec 2005; 11: 495-9.

Encefalites Virais

CAPÍTULO 214

Luís dos Ramos Machado

TÓPICOS IMPORTANTES

- O conceito de encefalite difere essencialmente do conceito de encefalopatia.
- Encefalites podem ser devidas a vírus, fungos, bactérias ou protozoários.
- Nas encefalites, o primeiro exame deve ser a ressonância magnética do encéfalo por causa dos sinais de localização.
- Na meningoencefalite herpética a chave diagnóstica é o PCR para HSV-1 no LCR, de preferência nos primeiros 5 dias da doença.
- No exame de LCR, deve ser feita sempre a determinação de anticorpos específicos para HSV-1 (Elisa). Eles ficam positivos ou aumentam muito de título após 7 a 10 dias.
- A caracterização de imunoprodução local através da determinação do índice de anticorpos específicos é a reação ideal para complementar o PCR, por ser altamente sensível e específica.
- Em cerca de 30% dos doentes com meningoencefalite herpética não há vesículas herpéticas na pele.
- Meningoencefalite herpética pode ser confundida com diversas doenças, inclusive com meningites bacterianas agudas e neurotuberculose.
- Meningoencefalite por arbovírus deve ser suspeitada quando houve exposição a ambientes com matas densas e grande proliferação de mosquitos.
- Encefalomielite aguda disseminada (ADEM) deve ser sempre suspeitada quando houve, em período de 2 a 3 semanas antes do início do quadro, doença exantemática ou aplicação de vacinas.

INTRODUÇÃO E DEFINIÇÕES

Encefalites são quadros clínicos resultantes do acometimento do parênquima cerebral: (a) por processos infecciosos, seja por bactérias, fungos, vírus ou parasitas; (b) por quadros inflamatórios, tanto aqueles que acometem primariamente o sistema nervoso quanto aqueles que o atingem secundariamente a doenças imunomediadas sistêmicas. Na maioria das vezes existe acometimento associado das meninges e do espaço subaracnóideo. Por esse motivo, a maioria dos autores utiliza, com maior propriedade, o termo meningoencefalite.

Freqüentemente há confusão clínica entre dois conceitos relativamente próximos: a encefalopatia e a encefalite.

A encefalopatia consiste em alteração do estado de consciência que perdura por pelo menos por 24 horas. As manifestações clínicas principais são: letargia, irritabilidade importante e alterações de personalidade ou de comportamento.

A encefalite inclui as manifestações clínicas da encefalopatia acompanhadas de, pelo menos, duas ou mais das seguintes alterações: (1) febre maior que 37,5ºC; (2) convulsões; (3) sinais de localização; (4) aumento do número de células no líquido cefalorraqueano (mais de 5 células por mm^3); (5) alterações sugestivas de acometimento focal encefálico aos exames de neuroimagem.

ETIOLOGIA E FISIOPATOLOGIA

Encefalites causadas por agentes infecciosos

As encefalites mais freqüentes e aquelas clinicamente mais importantes estão relacionadas na Tabela 214.I.

As maiores causas de meningoencefalites infecciosas no ser humano são: o HSV-1; o HSV-2 (em recém-nascidos); os arbovírus.

A meningoencefalite herpética

A meningoencefalite herpética é quadro grave causado por infecção pelo HSV-1. Sua mortalidade chega a 60% apesar do tratamento etiológico disponível. A morbidade dos sobreviventes é também elevada, entre 40 e 60% dos doentes.

A infecção aguda pelo HSV-1 causa quadro clínico de gengivo-estomatite. Após a fase de infecção aguda, o vírus se aloja no gânglio de Gasser do nervo trigêmeo, aí prolifera e assume a forma latente, que costuma durar o resto da vida do indivíduo.

Quando há fatores desencadeantes adequados (não imunodepressão), o vírus se reagudiza, suas partículas se movem através de um dos ramos do V nervo, mais freqüentemente o ramo maxilar ou mandibular, e provoca as lesões cutâneas características, pápulo-vesiculares e levemente pruriginosas. Cada vesícula contém elevado número de partículas virais. A partir das lesões cutâneo-mucosas, inclusive da mucosa nasal, ou a partir do próprio gânglio de Gasser (menos freqüentemente), o vírus atinge o sistema nervoso: (a) através dos ramos do V nervo que inervam a dura-máter da base do crânio (explicando por quê pode haver lesões fora das áreas clássicas de acometi-

Tabela 214.I – Encefalites de causa infecciosa mais importantes na clínica

Grupo	Agente etiológico	
Herpesvírus	HSV-1	
	HSV-2 (sobretudo em recém-nascidos)	
	VZV (encefalite rara em imunocompetentes)	
	CMV (raro em imunocompetentes)	
Arbovírus	La Crosse	Eqüina do oeste
	Saint Louis	Eqüina venezuelana
	Japonesa B	Dengue
	Eqüina do leste	West Nile
Arbovírus do estado de São Paulo	Anhembi	Iguape
	Bertioga	Ilhéus
	Boracéia	Itimirim
	Bruconha	Maguari
	Cananéia	Manzanilla
	Caraparu	Melão
	Cotia	Mirin
	Dengue	Mucambo
	Enseada	Rocio
	Eqüina do leste	Saint Louis
	Eqüina do oeste	Tacaiuma
	Eqüina venezuelana	Tensaw
	Febre amarela	Turlock
	Guaratuba	Wyeomyia
	Icoaraci	
Outros vírus	Caxumba	
	Raiva	
Infecções transmitidas por carrapatos (*tickborne*)	Riquetsiose – febre maculosa	
	Neuroborreliose (Lyme)	

mento); (b) através das terminações do nervo olfatório, atingindo as estruturas do sistema límbico, incluindo o hipocampo e o *uncus* do lobo temporal (lesões clássicas temporais profundas).

Tendo atingido o parênquima cerebral, o HSV-1 causa uma lesão necro-hemorrágica, de intensidade e extensão variáveis, uni ou bilateral, responsável pelas manifestações clínicas e pelas seqüelas da doença.

É importante referir que cerca de 30% dos doentes com meningoencefalite herpética não apresentam vesículas detectáveis ao exame físico. Nestes casos, a reagudização de partículas virais latentes ocorreu a partir do gânglio de Gasser ou do bulbo olfatório apenas para o interior do sistema nervoso, sem acometimento cutâneo.

A meningoencefalite dos arbovírus

Em todo o mundo, a encefalite japonesa B é a causa mais freqüente de encefalite humana causada por arbovírus (mortalidade entre 20 e 40%). A encefalite eqüina do leste é a forma mais grave deste grupo de encefalites (mortalidade entre 50 e 75%) e aquela cuja morbidade é mais elevada (seqüelas: retardo mental, convulsões, déficits motores, alterações de comportamento). A possibilidade diagnóstica destas arboviroses deve ser considerada sempre em função da época do ano em que a proliferação de mosquitos é maior e em relação a fatores geográficos a que se expõe o paciente.

No estado de São Paulo, devido às características da flora e às correntes migratórias de pássaros, inclusive provenientes do hemisfério norte, a prevalência de arboviroses é bastante elevada. O Instituto Adolfo Lutz de São Paulo, com o apoio de entidades internacionais, vem mantendo projetos de pesquisa avançados em relação às arboviroses. Além do diagnóstico desses vírus em seres humanos, têm sido feitos inquéritos epidemiológicos para determinar a prevalência de sorologias positivas nas diversas regiões de São Paulo. Têm sido mantidos também postos de vigilância em todo o estado, monitorando insetos e aves para a detecção precoce de vírus que possam contaminar os seres humanos. Há, inclusive, vigilância especial em relação ao vírus

West Nile, cuja chegada provavelmente ocorrerá a curto ou médio prazo, uma vez que atingiu características de epidemia nos países da América do Norte. Graças a esse notável trabalho, foram identificadas várias espécies de arbovírus locais, relacionados na Figura 214.1, gentilmente cedida pelo Instituto Adolfo Lutz.

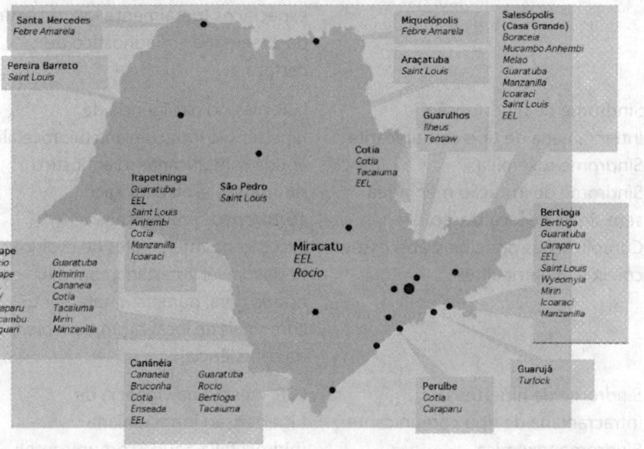

Figura 214.1 – Arbovírus isolados no estado de São Paulo.

Os arbovírus são inoculados no tecido subcutâneo pela picada do mosquito. Em seguida, replicam-se na pele, no local da picada. Segue-se uma viremia e, se a quantidade de partículas virais inoculadas for suficiente, ocorre invasão do sistema nervoso, por via hematogênica. Na fase inicial são acometidas as células endoteliais dos capilares, com subseqüente infecção dos neurônios. O vírus espalha-se de célula a célula, ao longo dos dendritos e dos axônios.

A encefalite por arbovírus é uma doença predominantemente de substância cinzenta, acometendo o córtex cerebral, os gânglios da base e o tronco cerebral. Pode haver também acometimento das meninges, com processo inflamatório linfomononuclear, neutrófilos, plasmócitos e macrófagos.

Encefalites causadas por processos não-infecciosos

As encefalites ou meningoencefalites não-infecciosas mais freqüentes são: as pós-infecciosas, principalmente a encefalomielite aguda disseminada (ADEM); a doença de Behçet; a doença do soro; o lúpus eritematoso disseminado; a síndrome de Vogt-Koyanagi-Harada.

Será considerada neste capítulo a ADEM por sua elevada freqüência, pela urgência diagnóstica e pelos recursos terapêuticos disponíveis.

A encefalomielite aguda disseminada (ADEM)

Acomete pessoas acima dos 2 anos de idade. Pode desenvolver-se depois de uma variedade de antecedentes: (1) infecções virais, bacterianas, por micoplasma; (2) imunizações e vacinações; (3) administração de soro; (4) reações adversas a drogas. Apesar desta variedade de condições, as alterações anatomopatológicas e as manifestações clínicas são semelhantes em todas elas.

Tabela 214.II – **Diagnóstico da meningoencefalite herpética (MNE)**

Grupo	Elementos
MNE definida	• Clínica de encefalite • PCR positiva no LCR e/ou • Imunoprodução específica presente
MNE possível	• Clínica de encefalite • PCR negativa ou não pesquisada no LCR e/ou • Imunoprodução específica presente
MNE não-caracterizada	• Clínica incompleta de encefalite • PCR negativa no LCR • Imunoprodução específica ausente

A doença caracteriza-se pelo aparecimento de múltiplas áreas de desmielinização na substância branca cerebral. Há fortes indícios sugerindo tratar-se de lesões imunomediadas: (a) seu aparecimento é independente da natureza, gravidade ou causa do quadro infeccioso que a precede; (b) tentativas de cultivar algum agente infeccioso ou identificar seqüências de DNA específicas a partir das lesões do sistema nervoso central têm sido infrutíferas; (c) alterações anatomopatológicas idênticas aparecem após a injeção de soro, após imunizações com vacinas produzidas com vírus mortos, após reações desfavoráveis a drogas; (d) em todos estes casos, as alterações evoluem a partir de períodos de latência similares.

Estas lesões assemelham-se às da encefalite aguda experimental produzida em animais de laboratório nos quais se desenvolveu hipersensibilidade tardia à proteína básica da mielina. Por esse motivo, acredita-se haver na ADEM um mecanismo imunológico semelhante, embora não possam ser descartados outros fatores, sobretudo aqueles envolvidos na lesão vascular inicial.

ACHADOS CLÍNICOS

Os achados clínicos na meningoencefalite por HSV-1

O diagnóstico clínico da meningoencefalite por HSV-1 deve preencher os critérios clínicos de encefalite. Podem ser considerados três grupos diagnósticos: (1) a meningoencefalite herpética definida; (2) a meningoencefalite herpética possível; (3) a meningoencefalite não-caracterizada.

As manifestações clínicas da meningoencefalite herpética, sua fisiopatologia e os exames auxiliares importantes para o diagnóstico, comparados àquelas observadas nas meningites bacterianas e nas meningites virais, constam na Tabela 214.III.

Os achados clínicos na ADEM

Habitualmente, embora nem sempre, a ADEM é uma doença monofásica. As alterações sistêmicas (febre, cefaléia, rigidez de nuca, anorexia, vômitos) ocorrem mais precocemente, entre 4 e 21 dias após o evento desencadeante.

Tabela 214.III – Fisiopatologia, manifestações clínicas e exames auxiliares mais importantes na meningoencefalite herpética

TIPO DE INFECÇÃO	FISIOPATOLOGIA	MANIFESTAÇÕES CLÍNICAS	EXAMES INDICADOS
Meningoencefalite herpética	Encefalite focal, predominando em lobos temporais (uni ou bilateral) Lesão necro-hemorrágica de tecido cerebral Meningite associada, tipo viral Presença de hemácias ou seus pigmentos no LCR Edema cerebral localizado	Semelhantes às da meningite viral Alterações de comportamento Crises convulsivas Alterações de consciência (fase mais adiantada)	RM (1º exame): lesões do lobo temporal (necrose) EEG: atividade periódica LCR (após imagem): PCR positivo para HSV-1 (1ª semana); anticorpos específicos (geralmente IgG) a partir da 2ª semana – diagnóstico de certeza
Meningites bacterianas agudas	Inflamação das meninges Eventual inflamação dos vasos que atravessam o espaço LCR Bloqueio da reabsorção do LCR pelo processo inflamatório Edema cerebral pouco expressivo na maioria dos casos; é importante em caso de coma ou complicações de evolução	Síndrome de hipertensão intracraniana de tipo comunicante Síndrome toxêmica Síndrome de irritação meníngea sem sinais de localização Complicações principais: abscessos, coleções, ventriculites	LCR, mesmo na vigência de hipertensão intracraniana (hidrocefalia aguda comunicante): diagnóstico sindrômico e/ou etiológico TC/RM: não têm indicação Exceção: nas meningites de evolução desfavorável (arrastada, com piora do estado geral durante o tratamento, com sinais de localização, com piora da consciência)
Meningites virais agudas	Inflamação das meninges Bloqueio da reabsorção do LCR pelo processo inflamatório Sem edema cerebral	Síndrome de hipertensão intracraniana de tipo comunicante Síndrome toxêmica Síndrome de irritação meníngea sem sinais de localização Manifestações clínicas menos intensas do que nas meningites bacterianas	LCR, mesmo na vigência de hipertensão intracraniana (hidrocefalia aguda comunicante): diagnóstico sindrômico (habitual) e/ou etiológico (HSV-2) TC/RM: não têm indicação

A seguir, aparecem os distúrbios de consciência: (1) de modo abrupto, aparecendo crises convulsivas, com evolução rápida para coma; (2) de modo mais gradual, com alterações de comportamento, irritabilidade e agitação, evoluindo para delírio e, rapidamente, para o coma.

Além da febre e das alterações de consciência, costumam aparecer sinais de lesões focais múltiplas no sistema nervoso. Podem aparecer: hemiplegia, paraplegia, hemianopsia, afasia, neurite óptica, paresia de nervos cranianos, ataxia cerebelar, mioclonias, coréia, atetose, mielite transversa, síndrome de Guillain-Barré, mononeurites, neurites braquiais.

O diagnóstico é mais fácil quando o quadro clínico se instala depois de uma doença exantemática ou após uma imunização.

Quando não há esses antecedentes, a chave para a suspeita clínica é a ocorrência de uma encefalite de características atípicas ou bizarras, com exames laboratoriais negativos para herpesvírus e para outros agentes habitualmente considerados entre os diagnósticos diferenciais.

EXAMES COMPLEMENTARES

O diagnóstico da meningoencefalite herpética

Os exames de imagem têm indicação prioritária pelo fato de haver sinais de localização. O exame de escolha é a ressonância magnética (RM) do encéfalo, que pode detectar alterações precocemente: áreas de hipersinal nas regiões temporais profundas, incluindo o hipocampo e o *uncus*, uni ou bilaterais; nesta última condição, podem ser simétricas ou, mais freqüentemente, assimétricas. Na fase inicial, a tomografia computadorizada do crânio (TC) pode mostrar apenas discreto edema localizado nessas regiões ou, ocasionalmente, estar dentro dos limites normais.

O exame do LCR é importante e deve ser solicitado tão logo haja segurança em relação à sua indicação, devido ao eventual risco de hipertensão intracraniana (Tabela 214.IV).

Além das reações clássicas do exame de LCR, devem ser realizadas as seguintes reações específicas para diagnóstico da meningoencefalite herpética: (a) a reação em cadeia por polimerase (PCR); (b) a determinação de anticorpos específicos pelo método de Elisa; (c) a determinação de imunoprodução local específica (Reiber e Felgenfauer).

A reação de PCR para HSV-1 é a mais importante e urgente. Se realizada no LCR até o segundo dia após o início da infecção, esta reação pode apresentar sensibilidade superior a 95% e especificidade próxima a 100%. É, portanto, teste mais sensível e específico do que a própria biópsia cerebral, até então considerada como o padrão-ouro para o diagnóstico. A partir do segundo dia após o início do tratamento específico, a sensibilidade da reação cai progressivamente até tornar-se de pouco valor prático a partir do sexto dia, variando com a carga viral do indivíduo.

Deve ser lembrado que o valor preditivo do teste de PCR para o diagnóstico da meningoencefalite herpética em indivíduo atendido na emergência nem sempre coincide com os valores referidos na literatura para a sensibilidade do método. Estes valores citados na literatura correspondem às con-

Tabela 214.IV – Exame de LCR em infecções agudas do sistema nervoso

	BACTERIANAS	VIRAIS	MENINGOENCEFALITE HERPÉTICA
Número de células	Elevado (95% dos casos); mais freqüente: de 100 a 2.000	Elevado (100%); mais freqüente: de 10 a 500	Elevado (90%); mais freqüente: de 10 a 200
Linfócitos/monócitos	Raros na fase inicial; aumentam na evolução favorável	Predomínio absoluto (> 60% do perfil)	As células mais freqüentes (> 40% do perfil)
Neutrófilos	Geralmente acima de 90% do perfil; persistem assim por mais de 48 h	Eventuais na fase aguda; enterovírus: até 95% do perfil; desaparecem em menos de 48 h	Até 30% do perfil
Plasmócitos	Não costumam aparecer; presentes nas formas cronificadas	Freqüentes	Freqüentes
Macrófagos	Sem pigmento hemossiderótico	Sem pigmento hemossiderótico	Com pigmento hemossiderótico
Proteínas totais	Elevadas (95%); mais freqüente: de 80 a 1.000 mg	Na fase inicial: normais; na fase de recuperação: até 80-100 mg	Elevadas (95%); mais freqüente: até 200 mg
Glicose	Muito baixa (99%); varia com a glicemia	Normal; eventualmente diminuída em HSV-2; varia com a glicemia	Normal (60-70%); discreta/diminuída (30-40%); varia com a glicemia
Lactato	Muito elevado (99%); não varia com a glicemia	Normal; eventualmente elevado em HSV-2; não varia com a glicemia	Normal (60-70%); discreto/elevado (30-40%); não varia com a glicemia
ADA	Normal na fase aguda; elevada: sofrimento do encéfalo	Normal	Elevada
Globulinas gama	Aumento não tem significado; não há imunoprodução local	Normal; não há imunoprodução local	Normais na fase inicial (10 dias); elevadas (até 25%) depois; costuma haver imunoprodução local depois da primeira semana
Antígenos (ex. direto)	Antes de antibióticos: 40 a 90%; depois de antibióticos: < 40%	Ausentes	Ausentes
Antígenos (látex)	Meningo: sens. 33 a 70%; espec. 100% Pneumo: sens. 69 a 100%; espec. 96% Hemófilos: sens. 78 a 86%; espec. 100% Estrepto b: sens. 79%; espec. 100%	Ausentes	Ausentes
Culturas	70 a 85% positivas em até 48 h	Negativas	Negativas
Seqüências DNA	Não disponíveis comercialmente	Disponíveis para enterovírus: sens. 97%; espec. 100% Muito pouco usados na prática (baixa relação custo/benefício)	PCR até 4-5 dias de evolução: sens. > 95%; espec. 100% Depois da primeira semana: sensibilidade < 50%
Anticorpos	Ausentes	Pesquisa obrigatória em meningites de repetição: HSV-2 (sens. e espec. > 90%) Comparar com níveis séricos	Não detectados ou títulos baixos nos primeiros 7-10 dias; depois da primeira semana: viragem ou elevação significativa dos títulos de IgG Sens. >90%; espec. 90% IgM é rara; pode estar ausente na fase aguda (geralmente é reagudização) Comparar com níveis séricos

dições clínicas em que as manifestações sejam absolutamente típicas, com alterações de imagem, do EEG (atividade periódica) e, muitas vezes, do quadro sindrômico do LCR rigorosamente compatíveis. As situações clínicas concretas não podem nem devem corresponder a esse perfil, traçado em ambiente estrito de pesquisa laboratorial. O valor preditivo nessas situações concretas é variável, freqüentemente muito mais baixo do que aquele considerado como referência. Isto ocorre porque o médico não pode esperar que o quadro clínico venha a evoluir de modo a tornar-se absolutamente típico. Isto poderia garantir um valor preditivo mais consistente, mas, em compensação, submeteria o doente a um risco desnecessário e eticamentre insustentável.

Por ocasião do início do quadro clínico, os títulos de anticorpos específicos determinados pelo método de Elisa estão freqüentemente abaixo do *cut-off* para a reação (teste não reagente). Entretanto, a partir do final da primeira semana, esses títulos ou se positivam ou, no caso de serem positivos em títulos baixos, aumentam substancialmente, em comparação com aqueles registrados no início do quadro. Deve ser realçado que, na maioria das vezes, por tratar-se de reativação de formas latentes, os anticorpos encontrados costumam ser da classe IgG, mesmo na vigência de infecção específica em atividade.

Ocasionalmente podem ser detectados anticorpos anti-HSV-1 no LCR apenas por passagem desses anticorpos através da barreira hematoencefálica (BHE) e da barreira hematoliquórica (BHL), embora sua origem esteja no soro sangüíneo. Isso pode criar um viés diagnóstico importante, com reações positivas mas de valor preditivo nulo. Para contornar esse problema:

1. É necessário fazer, de modo paralelo, as reações no LCR e no soro.
2. Compara-se a intensidade desta reação entre o LCR e o soro através do quociente de anticorpos específicos ($Q_{anticorpos\ específicos}$): (valor da reação para HSV-1 no LCR) / (valor da reação para HSV-1 no soro). Como padrão para validar esse quociente, comparam-se os valores das IgGs totais também no LCR e no soro através do quociente de IgG (Q_{IgG}): (IgG no LCR) / (IgG no soro).
3. Se não houver produção de anticorpos específicos no LCR, os dois quocientes devem ser semelhantes ($Q_{anticorpos\ específicos} / Q_{IgG} = 1$). Esta relação entre os dois quocientes é chamada índice de anticorpos específicos de Reiber (IAE).
4. Quando o IAE for > 1,5 fica caracterizada a imunoprodução local de anticorpos específicos. Embora seja teste de elevada sensibilidade e de custo proporcionalmente baixo, o IAE é relativamente pouco utilizado, mesmo em países desenvolvidos.

O diagnóstico da ADEM

Os exames laboratoriais de rotina costumam ser normais.

O exame de LCR pode, excepcionalmente, ser normal, mas costuma estar alterado. As alterações mais freqüentes são: aumento da pressão; pleocitose podendo chegar até 1.000 células/mm³; predomínio linfomononuclear (ocasionalmente pode haver neutrófilos em percentuais variáveis na fase inicial); proteínas elevadas (habitualmente abaixo de 100 mg/dL); glicorraquia freqüentemente normal; ADA pode estar elevada dependendo da fase de evolução; aumento do teor de globulinas gama (não obrigatório), por vezes de distribuição oligoclonal.

A TC costuma estar normal nos primeiros 4 a 10 dias. As alterações mais freqüentes são lesões hipodensas multifocais, com realce ao contraste, no córtex, substância branca, gânglios da base, cerebelo e tronco cerebral, algumas delas com edema e efeito de massa.

A RM costuma estar alterada desde o início. Entretanto, em alguns pacientes, as lesões podem aparecer mais tardiamente (são descritos casos com alterações somente após 7 a 10 dias), dificultando o diagnóstico. A topografia das lesões é a mesma relatada para a TC, mas podem ser encontradas lesões também nos nervos ópticos e na medula. As lesões apresentam, tipicamente, hipersinal em T_2 e, em cerca de 60% dos casos, se realçam após a injeção de gadolínio.

DIAGNÓSTICO DIFERENCIAL

Os diagnósticos diferenciais podem ser considerados em relação aos exames de neuroimagem e em relação às encefalopatias consideradas do ponto de vista clínico e do exame de LCR (Tabela 214.V).

Apresentações menos freqüentes

Além dos diagnósticos diferenciais, é necessário considerar as apresentações menos freqüentes de infecção do sistema nervoso pelo HSV-1: (1) encefalite subaguda ou crônica; (2) síndromes psiquiátricas; (3) encefalite de tronco; (4) meningites benignas recorrentes; (5) mielites.

Tabela 214.V – Diagnósticos diferenciais das encefalites e das encefalopatias

Neuroimagem	Clínica – LCR: encefalopatias
Encefalite límbica	Inflamatórias (ADEM, Behçet, sarcoidose, Dévic)
Linfomas, sobretudo os primários do SN	Infecciosas (tuberculose, meningites bacterianas, fungos, micoplasma, toxoplasmose, Epstein-Barr)
West Nile	Vasculares (AVC, hemorragia subaracnóidea, vasculites)
Doenças cerebrovasculares	Doença do soro (reação a drogas)
Neurossífilis	Neoplásicas (primitivos do SN, linfomas, metástases, paraneoplásicas)
ADEM	Epilepsia (estado de mal, Rasmussen)
	Psicológicas (conversão, depressão, psicose)
	Metabólicas (Hashimoto, porfiria, hiponatremia)
	Drogas (lítio, maconha)
	Endócrinas (hipo ou hiperglicemia, hipotiroidismo)

TRATAMENTO

O tratamento da meningoencefalite herpética

O tratamento recomendado para a meningoencefalite herpética é o aciclovir, na dose de 10 mg/kg a cada 8 horas, EV, por 2 semanas. Alguns autores preconizam sistematicamente o uso de aciclovir por 3 semanas com a finalidade de diminuir a recorrência da infecção. Esta droga é relativamente segura, mas deve ser administrada com cuidado em pacientes com insuficiência renal.

As arboviroses, com as outras neuroviroses à exceção daquelas causadas pelos herpesvírus, não têm tratamento específico. Entretanto, as medidas de suporte geral são de extrema importância, sendo devida a elas a melhora substancial no prognóstico obtida nas últimas décadas.

A questão da suspensão do tratamento empírico da meningoencefalite herpética na vigência de PCR negativo na amostra de LCR que precedeu o tratamento específico deve levar em conta os seguintes fatores: (1) os riscos para o paciente – a mortalidade da meningoencefalite herpética é superior a 60% quando não tratada e, mesmo com tratamento adequado, chega a 17%; (2) o valor preditivo da reação de PCR – variável de caso para caso, devendo ser estimada de modo crítico pelo médico assistente; (3) a ocorrência ou não de evidência secundária – positivação da reação de Elisa ou o aumento dos títulos de anticorpos mesmo da classe IgG.

O tratamento da ADEM

O diagnóstico diferencial entre as encefalites e a ADEM é crucial, uma vez que esta última é uma doença tratável, embora grave.

A mortalidade dos pacientes com ADEM na forma encefalítica ou encefalomielítica varia de 10 a 25%. Além disso, as seqüelas são muito freqüentes entre os que sobrevivem.

O tratamento deve ser feito com metilprednisolona na dose de 1.000 mg/dia por 3 a 5 dias, dependendo da gravidade do paciente (pulsoterapia). Com esse esquema, aproximadamente 2/3 dos pacientes evoluem com grande melhora clínica (mesmo quando já em coma ao iniciar-se o tratamento) em período relativamente curto.

Quando não há resposta com corticóides em altas doses, pode ser utilizada a plasmaferese ou a injeção de imunoglobulinas por via intravenosa. Há referência a melhora dramática com esses esquemas terapêuticos.

Algoritmo 214.1 – Avaliação epidemiológica da encefalite

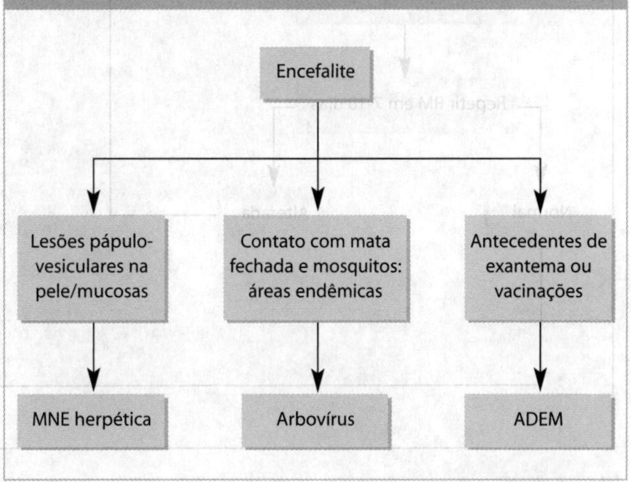

Algoritmo 214.2 – Diagnóstico diferencial da encefalite

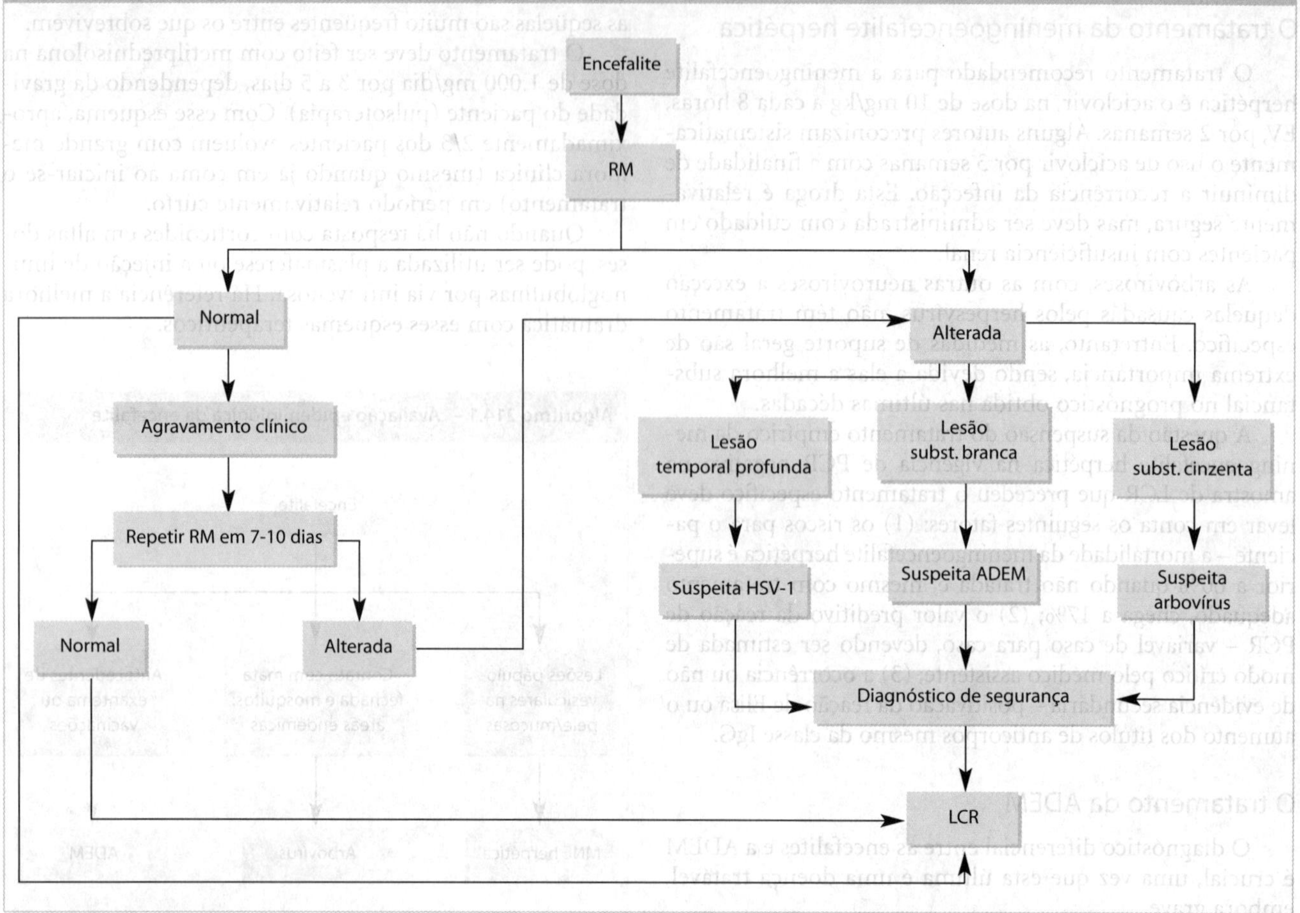

LEITURA ADICIONAL

1. Alp H, Tan H, Orbak Z, Reskin H. Acute hydrocephalus caused by mumps meningoencephalitis. Ped Infect Dis J 2005; 24: 657-8.
2. Bacaner N, Stauffer B, Boulware DR, Walker PF, Keystone J. Travel medicine considerations for north american immigrants visiting friends and relatives. JANA 2004; 291: 2856-64.
3. Brown TC, McCrary M, Tyring SK. Antiviral agents: nonantiviral drugs. J Am Acad Dermatol 2002; 47: 581-99.
4. Buckingham S. Tick-borne infections in children: epidemiology, clinical manifestations and optimal management strategies. Ped Drugs 2005; 7: 163-76.
5. Chataway J, Davies NWS, Farmer RS, Howard EJ, Thompson EJ, Ward KN. Herpes simplex encephalitis: an audit of the use of laboratory diagnostic tests. Q J Med 2004; 97: 325-30.
6. Cinque P, Cleator GM, Weber T, Monteyne P, Sindic CJ, van Loon AM. The role of laboratory investigation in the diagnosis and management of patients with suspected herpes simplex encephalitis: a consensus report. J Neurol Neurosurg Psychiatry 1996; 61: 339-45.
7. Davis LE, Kennedy PG. Infectious diseases of the nervous system. Oxford: Butterworth-Heinemann; 2000.
8. Day JN, Lallo DG. Neurological syndromes and the traveller: an approach to differential diagnosis. J Neurol Neurosurg Psychiatry 2003; 75 suppl I: i2-i9.
9. De Marcaida JA, Reik Jr L. Disorders that mimic central nervous system infections. Neurol Clin 1999; 17: 901-41.
10. Garcia-Monco JC. Central nervous system tuberculosis. Neurol Clin 1999; 17: 737–59.
11. Greenlee J. Viral encephalitis in humans. Neurology 2005; 64: 1668.
12. Hankins D, Rosekrans J. Overview, prevention and treatment of rabies. Mayo Clin Proced 2004; 79: 671-6.
13. Kennedy PG. Neurovirological methods and their application. J Neurol Neurosurg Psychiatry 2003; 74: 1016-22.
14. Machado LR, Livramento JA, Nóbrega JPS, Gomes HR, Spina-França A. Neuroinfecção-98. São Paulo: Clínica Neurológica, FMUSP; 1998.
15. Marchioni E, Ravaglia S, Piccolo G, Furione M, Zardini E, Franciotta D, Alfonsi E, Minoli L, Romani A, Todeschini A, Vegetti C, Tavazzi E, Ceroni M. Postinfectious inflammatory disorders: subgroups basal and prospective follow-up. Neurology 2005; 65: 1057-65.
16. Ringold S, Lynme C, Glass R. Viral encephalitis. JAMA 2005; 294: 514.
17. Roos KL. Encephalitis. Neurol Clin 1999; 17: 813-33.
18. Ross KL. Viral encephalitis transmitted from donor to organ recipients. JAMA 2005; 294: 488-9.
19. Solomon T. Current concepts: flavivirus encephalitis. N Engl J Med 2004; 351: 370-8.
20. Tyler KL. West Nile virus infection in the United States. Arch Neurol 2004; 61: 1190-5.
21. Wilder-Smith A, Schwartz E. Current concepts: dengue in travelers. New Engl J Med 2005; 353: 924-32.
22. Zenzs W, Pansi H, Zoehrer B, Muntz I, Holzmann H, Kraigher A, Berghold A, Spork D. Jick-borne encephalitis in children in Styria and Slovena between 1980 and 2003. Ped Infect Dis J 2005; 24: 892-6.
23. Zunt JR, Marra CM. Cerebrospinal fluid testing for the diagnosis of central nervous system infection. Neurol Clin 1999; 4: 675-90.

Encefalomielite Disseminada Aguda

CAPÍTULO 215

Samira Luisa dos Apóstolos Pereira
Dagoberto Callegaro
Paulo Eurípedes Marchiori

TÓPICOS IMPORTANTES

- Encefalomielite disseminada aguda é uma doença inflamatória desmielinizante do sistema nervoso central associada a um estímulo antigênico (infecção ou vacinação).
- O diagnóstico baseia-se na clínica, em exames de imagem por ressonância magnética e estudo do liquor.
- A análise do líquido é importante, principalmente na exclusão de encefalite infecciosa.
- O tratamento baseia-se no uso de imunossupressores, gamaglobulina ou ainda plasmaférese.

INTRODUÇÃO E DEFINIÇÃO

Encefalomielite disseminada aguda (EMDA), conhecida na literatura de língua inglesa como: *acute disseminated encephalomyelitis* ou ADEM, é uma doença inflamatória imuno-mediada do sistema nervoso central (SNC), em geral precedida por uma infecção que afeta predominantemente a substância branca do cérebro e da medula espinhal. Patologicamente apresenta inflamação perivascular, edema e desmielinização ao redor dos espaços de Virchow-Robin. Tem como sinonímia: encefalomielite pós-vacinal ou pós-infecciosa, encefalite multifocal pós-infecciosa, mielinoclasia perivascular aguda, encefalite perivenosa, vasculomielinopatia disseminada aguda, encefalomielite desmielinizante aguda, encefalomielite hiperégica, encefalite perivenosa pós-vacinal, desmielinização pós-encefalítica. Embora seja uma patologia rara é importante estudá-la em virtude de sua forte associação com quadros infecciosos ou vacinações.

EPIDEMIOLOGIA

É uma doença rara, com incidência de 0,4/100 mil/ano entre pacientes com menos de 20 anos. Apesar de acometer todas as idades, apresenta maior incidência em adultos jovens e crianças, com média de idade de 5 a 8 anos. A distribuição entre os sexos é proporcional (com uma relação ♀ = ♂ de 1:1), ao contrário de outras doenças desmielinizantes do sistema nervoso central, como esclerose múltipla (EM) (♀ 2:1♂) ou neuromielite óptica (NMO ♀9 : 1♂).

Infecção viral prévia ocorre em até 93% dos casos, mais freqüentemente 21 dias e 6 semanas antes do início do quadro neurológico. Além disso, história prévia de vacinação (no último mês) é relatada em até 5% dos pacientes.

Tabela 215.I – Associação entre vacinação e EMDA

Vacinação	EMDA
Sarampo	1-2/1.000.000
Raiva	
Vacina neural	1/ 7000
Vacina não-neural	<1 / 75.000
Varíola	3/665.000
Difteria/coqueluche/tétano	0.9/100.000
Hepatite B	8 casos em dez semanas após a vacinação

Adaptado de Temenbaum, 2007.

Apresenta uma distribuição sazonal, sendo mais comum nos meses de inverno e primavera, na população norte-americana (EUA). Essa associação entre sazonalidade e infecção é importante ainda no diagnóstico diferencial com EM, doença inflamatória do SNC, na qual infecção prévia ocorre em cerca de 16% dos casos. Não existem estudos sobre a distribuição mundial dessa patologia, porém, existem relatos regionais ligados a vacinas específicas, como as antirábicas, e amostras antigas da vacina contra o sarampo.

ETIOLOGIA E FISIOPATOLOGIA

Os achados histológicos de autópsia de pacientes com EMDA encontra-se infiltrado perivenular de linfócitos T e monócitos associado a desmielinização perivenular e infiltrado multifocal perivascular linfocítico com deposição de fibrina no lúmen vascular e desmielinizaçao adjacente, entremeado a áreas de degeneração neuronal anóxico-isquêmica difusa e edema intersticial. Na variante mais grave conhecida como Encefalomielite Hemorrágica Aguda (EMHA) as extensas áreas de desmielinização estão associadas a infiltrado neutrofílico e necrose hemorrágica perivascular. Por definição, nos achados anatomopatológicos de pacientes com EMDA não há evidência de infecções (viral, bacteriana, fúngica ou parasitária).

Do ponto de vista anatomopatológico, os critérios são insuficientes para diferenciar um quadro de EMDA de esclerose múltipla (EM). Em modelos experimentais, o quadro clínico de EMDA pode ser desencadeado após o contato com um estímulo antigênico, seja vacinal, infeccioso ou desconhecido. O modelo para estudo dessa patologia é conhecido como encefalopatia alérgica expertimental (EAE). Entretanto, a EAE serve como modelo anatomopatológico para estudo de ambas as patologias. Em amostra anatomopatológica, o acometimento axonal, assim como o envolvimento cortical e a substância cinzenta profunda são comuns na EMDA e incomuns em um quadro inicial de EM.

Agentes infecciosos apresentam associação com EMDA, tais como influenza vírus, enterovírus, sarampo, caxumba, rubéola, varicela zoster, Epstein Barr vírus, citomegalovírus, herpes simplex vírus, hepatitis A, coxsackievirus, *Mycoplasma pneumoniae, Borrelia burgdorferi, Leptospira, Streptococcus* beta-hemolítico do grupo A, ou ainda como casos de associação de influenza e IVAS no EMHA. Casos de EMDA sem fator desencadeante ou fatores inesperados (transplante) são encontrados.

Vacinação anti-rábica, além de outras como VHB, coqueluche, difteria, sarampo, cachumba, rubéola, pneumococos, varicela, influenza, *Japanese encephalitis*, pólio.

Estudos genéticos demonstram uma associação com HLA classe II: HLA-DRB1*01; HLA-DRB*03; HLA-DRB1*1501; HLA-DRB5*0101; HLA-DRB3*0202; HLA-DQB1*0502.

ACHADOS CLÍNICOS

É classicamente descrita como doença monofásica. Em geral, o início dos sintomas ocorre em torno de dois dias a quatro semanas após o agente desencadeante. No entanto, apenas cerca de 70 a 77% dos pacientes se lembram de quadro infeccioso ou vacinação nas semanas que antecederam o evento. Ainda que o curso clínico possa ser rapidamente progressivo (horas), é comum que a evolução dos sintomas ocorra de modo lento, com déficit máximo em dias, perfazendo em média 4,5 dias. Os sintomas tipicamente desenvolvem-se de forma insidiosa e se caracterizam por sinais de encefalopatia aguda associados a déficits neurológicos múltiplos.

Os sintomas e sinais neurológicos mais descritos podem ser vistos na Tabela 215.II.

Tabela 215.II – Sintomas e sinais neurológicos da encefalomielite disseminada aguda

Alt. do nível de consciência	100%
Sinais piramidais unilaterais ou bilaterais	60-95%
Hemiplegia aguda	76%
Ataxia	18-65%
Paralisia de n. craniano	22-45%
Crises convulsivas	13-35%
Envolvimento espinhal	24%
Neurite óptica	7-23%
Disartria	5-21%
Insuficiência respiratória neurogênica	11-16%
Hemiparestesia	2-3%

Adaptado de Hynson, Kornberg et al. 2001 e Anlar, Basaran et al. 2003.

Em geral, ocorrem pródomos de febre, fraqueza, cefaléia, náusea e vômitos, antes de instalados sinais meníngeos ou rebaixamento do nível de consciência. O diagnóstico diferencial com encefalite infecciosas (abordada em outro capítulo) se impõe. Clinicamente, os pacientes com EMDA apresentam estado clínico geral bom com grave comprometimento neurológico, ao contrário dos pacientes com encefalites infecciosas, que apresentam sinais e sintomas de comprometimento sistêmico. Crises convulsivas ocorrem em até 1/3 dos pacientes com EMDA, mas raramente são tão graves como em casos de encefalite viral aguda, em que o acometimento da substância cinzenta é mais pronunciado.

O quadro clínico parece similar em crianças e adultos, caracterizado por alteração do sensório, déficits motores e sensitivos, ataxia e comprometimento de tronco.

Alteração do nível de consciência ocorre na maioria dos casos, desde sonolência a coma, porém insuficiência respiratória secundária ao envolvimento do tronco ou coma grave ocorrem em cerca de 11 a 16%.

Ataxia é um achado comum. Pode estar associada a paralisia de nervos cranianos, principalmente quando predominam sinais de envolvimento do tronco cerebral. Em geral, o quadro não se confina a acometimento de tronco, mas pode ocorrer principalmente em associação com varicela zoster. Ataxia também pode estar associada a infecção por Epstein-Barr e Micoplasma.

O quadro motor é variável e depende obviamente da localização das lesões, pode apresentar-se como ataxia, hemiparasia, paraparesia ou tetraparesia, usualmente acompanhados de sinais de liberação piramidal. É interessante lembrar que na fase aguda esses sinais podem não estar presentes e o diagnóstido diferencial com polirradiculoneurite aguda deve ser considerado, principalmente quando ainda não houver sinais de comprometimento encefálico. Ambas as patologias são em geral precedidas por quadro febril e cursam com déficits motores e/ou sensitivos progressivos. Evolução ascendente e déficit sensitivo com distribuição em bota e luva favorecem o diagnóstico de polirradiculoneurite aguda. Por sua vez, alteração sensitiva com nível claramente definido e disfunção esfincteriana favorece o diagnóstico de EMDA (Tabela 215.III).

Tabela 215.III – Achados clínicos laboratoriais de mielite transversa *vs* polirradiculoneurite

Achados típicos	Mielite transversa	Polirradiculoneurite aguda
Motor	Para ou tetraplegia	MMII > MMSS
Sensitivo	Nível sensitivo definido	MMII> MMSS com distribuição em bota e luva
Autonômico	Disfunção esfincteriana e erétil	Cardiovascular (hipotensão e/ou hipertensão)
IRM	Hipersinal T2	Normal
ENMG	Normal ou aumento de latência	Diminuição da velocidade de condução sensitiva ou motora
LCR	Pleocitose	Dissociação proteínica e citológica

Algumas vezes uma associação com síndromes periféricas (polirradiculoneurite aguda) pode acontecer, principalmente em crianças. Algumas peculiaridades como febre prolongada, cefaléia e crises focais ocorrem em até 70% dos pacientes jovens (82% deles com *status epilepticus*). Adultos usualmente apresentam déficits sensoriais e motores e, em geral, não apresentam convulsões.

Existe uma forma clínica grave chamada leucoencefalite hemorrágica necrotizante aguda (*acute hemorrhagic encephalomyelitis* – AHEM), caracterizada por sinais clínicos rapidamente progressivos e evolução fulminante em uma semana, com ocorrência de morte por edema cerebral difuso e achados anatomopatológicos de processo inflamatório extenso com desmielinização e hemorragia. Em geral, essa forma é associada a infecção respiratória superior e são consideradas formas hiperagudas de EMDA.

Por definição, a EMDA apresenta um curso monofásico, porém formas recorrentes ou multifásicas podem ocorrer, aumentando a dificuldade diagnóstica e sua distinção de quadros de esclerose múltipla (EM).

EXAMES COMPLEMENTARES

O diagnóstico de EMDA baseia-se na história clínica e em exames, na exclusão de quadros infecciosos e nos achados laboratoriais. Os exames laboratoriais iniciais podem demonstrar uma discreta leucocitose e aumento de provas de atividade inflamatória, mas esses achados não são específicos. Na ausência de marcadores biológicos específicos, o diagnóstico de EMDA deve ser feito pelo quadro clínico descrito anteriormente, com o apoio de imagem por ressonância magnética (IRM) e estudo do liquor cerebroespinal (liquor). Deve-se ter em mente que nesses casos, principalmente em nosso meio, o estudo do liquor é de fundamental importância para excluir quadros infecciosos.

Neuroimagem

A tomografia computadorizada de crânio pode ser normal ou mostrar alterações inespecíficas caracterizadas por hipodensidade na substância branca. Todos os casos com suspeita de ADEM devem ser investigados com imagem por ressonância magnética (IRM) do encéfalo e da medula.

Imagem (RNM)

As alterações mais evidentes são lesões extensas, múltiplas e assimétricas na substância branca, vistas em sequências ponderadas em T2 e FLAIR (do inglês *Fluid Atenuated Inversion Recovery*). Comumente ocorre envolvimento de áreas subcorticais, substância branca central e transição córtico-subcortical de ambos os hemisférios, cerebelo, tronco e medula. Em geral, a substância branca periventricular é acometida em 30 a 60% dos casos (Wingerchuk and Lucchinetti 2007). Ainda que a substância branca seja mais comumente envolvida, acometimento da sunstância cinzenta é também muito recorrente, o que auxilia no diagnóstico diferencial com EM. Particularmente, o tálamo e os gânglios da base são envolvidos com freqüência. Quando ocorre envolvimento dessas estruturas de forma bilateral e simétrica, o diagnóstico diferencial com trombose de seio venoso deve ser considerado.

Os padrões de acometimento da IRM nem sempre se correlacionam com o prognóstico. A Tabela 215.II mostra o padrão de acometimento mais comumente visto. A administração de contraste paramagnético demonstra realce variável com gadolíneo em pelo menos 30% dos casos. Porém, realce anelar é incomum em EMDA.

Envolvimento medular, principalmente torácico, ocorre em 11-28% dos casos. Lesões na IRM podem demonstrar lesões extensas com efeito de massa e hemorragia na forma hiperaguda e fulminante conhecida como encefalomielite leuco-hemorrágica disseminada, que ocorre em cerca de 2% das crianças.

Tabela 215.IV – Imagens típicas na RM em EMDA
EMDA com múltiplas pequenas lesões (< 5 mm)
EMDA com lesões extensas, confluentes ou tumefativas
EMDA com envolvimento adicional simétrico bitalâmico
EMHA – Encefalomielite aguda hemorrágica

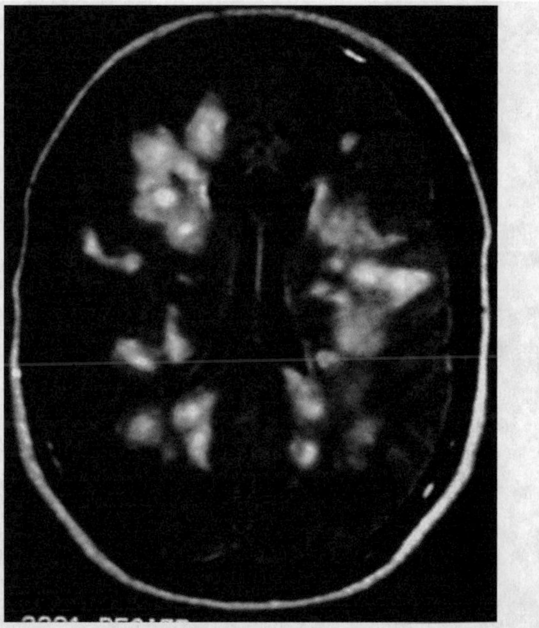

Figura 215.1 – Múltiplas lesões pequenas confluentes com captação de contraste em um paciente com EMDA.

De forma geral, a maioria (75%) dos casos apresentam resolução das alterações em IRM seqüenciais e cerca de 25% dos casos apresentam lesões residuais.

CRITÉRIOS DIAGNÓSTICOS DE ADEM

De acordo com os critérios do International Pediatric Multiple Sclerosis Study Group (2007), podem ocorrer três variações de ADEM:

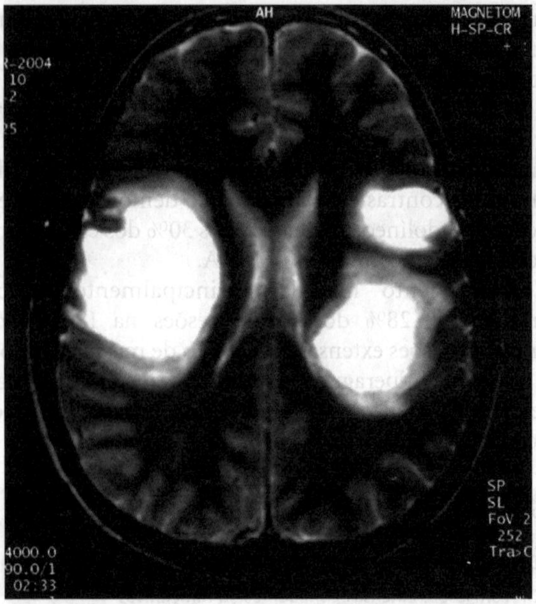

Figura 215.2 – EMDA com lesões extensas tumefativas.

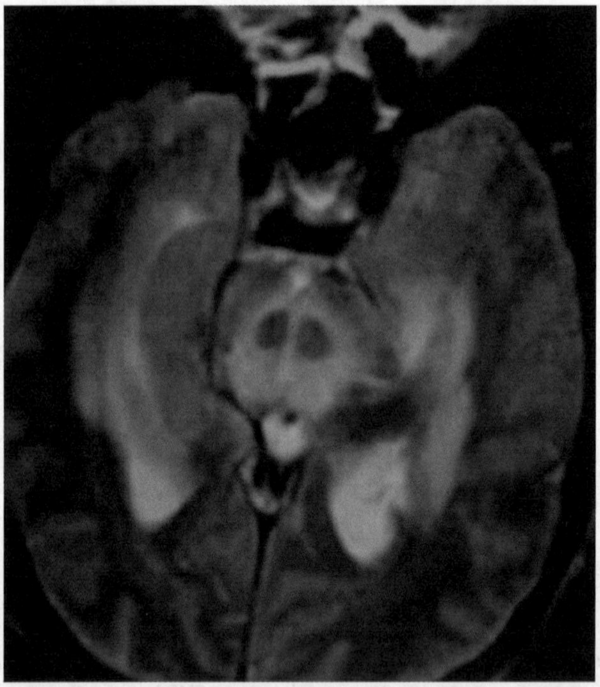

Figura 215.3 – EMDA com envolvimento bilateral e simétrico.

- ADEM:
  - Evento clínico único caracterizado por uma encefalopatia pós-sintomática, de início agudo ou subagudo, com lesões que afetam predominantemente a substância branca na IRM;
  - Ausência de evidência de lesões destrutivas na substância branca;

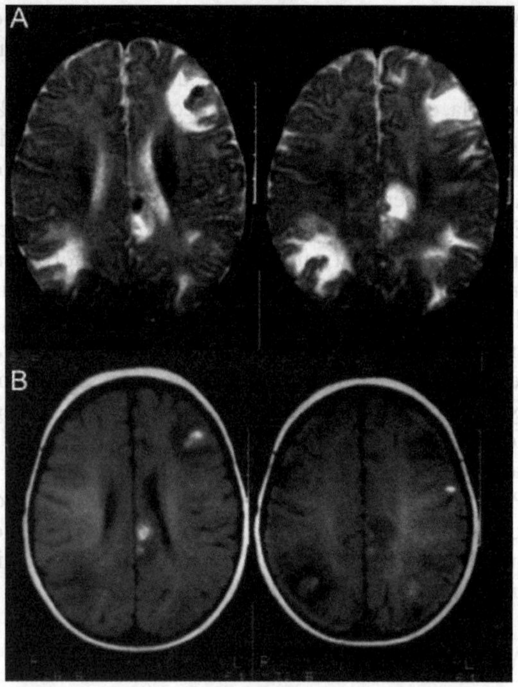

Figura 215.4 – EMDA com encefalite leuco-hemorrágica.

  - Nenhuma história prévia que sugira doença desmielinizante.

  Pode haver recorrência em até três meses do início do quadro e dentro de quatro semanas de desmame de corticosteróide. Esse quadro é chamado de ADEM corticosteróide dependente.

- ADEM recorrente:
  - É assim chamado o quadro de encefalopatia desmielinizante que afeta a mesma área do evento índice, em um período maior que três meses do início dos sintomas ou quatro semanas após desmame de corticosteróide, o quadro é chamado de ADEM recorrente.
- ADEM multifásico:
  - Refere-se ao quadro de um ou mais recorrências de ADEM envolvendo novas áreas do SNC à IRM.

LÍQUIDO CEREBROESPINAL (LCR)

O líquido cerebroespinal ou líquido cerebrorraquiano (LCR) usualmente demonstra uma pleocitose linfomonocitária, associada a hiperproteinemia com glicorraquia normal. Além da hiperproteinorraquia, pode ser encontrada a presença de bandas oligoclonais (BOC) em até 30% dos casos. No entanto, nos pacientes com EMDA as anormalidades do LCR ocorrem de forma transitória, o que auxilia no diagnóstico diferencial com outras doenças inflamatórias e desmielinizantes do SNC, como EM ou neuromielite óptica (NMO). No entanto, de acordo com o tempo de coleta, o LCR pode inclusive ser normal.

Diagnóstico diferencial

O diagnóstico diferencial de doenças da substância branca é amplo e deve ser dividido em etiologia vascular, metabólica, infecciosa e inflamatória. Na Tabela 215.V estão os principais achados de imagem em pacientes com EMDA, com os respectivos diagnósticos diferenciais.

Tabela 215.V – Sinais de alarme na IRM

Achados na IRM	Diagnósticos diferenciais a serem considerados
RM com lesão extensa focal (tumor-like)	Tumores Abscesso Doença de Shilder Variante de Marburg da esclerose múltipla
RM com lesão bitalâmica simétrica	Encefalopatia aguda necrotizante Trombose venosa cerebral Mielinólise extrapontina
RM com lesão nos gânglios da base	Acidúria orgânica ADEM pós-estreptocócica ou necrose estriatal bilateral infantil
RM com lesões de realce anelar pós-contraste na substância branca	Abscesso Tuberculomas Neurocisticercose Neurotoxoplasmose Neurohistoplasmose
Recorrente/multifásica	EM

Existem dois principais diagnósticos diferenciais de EMDA: encefalites infecciosas e esclerose múltipla (EM). Em relação às encefalites infecciosas agudas do SNC, o diagnóstico se faz principalmente por meio da clínica, com predomínio de sinais meníngeos, alteração do sensório e crises convulsivas; dos achados de LCR com pleocitose, hiperproteinorraquia e hipoglicorraquia.

O diagnóstico diferencial entre EMDA e o primeiro episódio de surto de EM muitas vezes é um desafio diagnóstico para o médico e acarreta mudanças na conduta prognóstica e terapêutica. Em geral, pacientes com EMDA evoluem bem e não necessitam de tratamento a longo prazo. Por sua vez, pacientes com EM evoluem com déficits neurológicos recorrentes e progressivos, além de necessidade de tratamento imunomodulador e imunossupressor o mais precoce possível. Do ponto de vista clínico (Tabela 215.VI), os pacientes com EMDA são, em geral, mais jovens, apresentam evento infeccioso precedente, cursam com sinais de encefalopatia associados a sinais e sintomas múltiplos.

Nos achados laboratoriais, pacientes com EMDA costumam apresentar linfocitose, enquanto pacientes com EM mais comumente apresentam síntese intratecal de imunoglobulina G. Normalmente esses achados são transitórios no primeiro caso e persistentes no segundo.

Nos achados de imagem, ambas as patologias cursam com lesões na substância branca. No entanto, pacientes com EMDA apresentam lesões na substância cinzenta tanto cortical como nos núcleos da base, enquanto pacientes com EM apresentam lesões periventriculares e no corpo caloso.

Na evolução, pacientes com EMDA devem mostrar resolução parcial ou completa das lesões, enquanto pacientes com EM podem apresentar novas lesões na RM, ainda que assintomáticos do ponto de vista clínico. O tempo para repetir o exame nesses casos não é ainda indefinido, mas um período de 3 a 6 meses é razoável.

Tabela 215.VI – Diferenças entre EMDA e o 1º episódio desmielinizante de EM

	EMDA	EM
Idade de pico	< 10	> 10
Infecção prévia	Comum	Raro
Febre	Comum	Raro
Sinais/sintomas	Polissintomática	Monossintomática
Encefalopatia	+++	–
Convulsão	+++	–
Sinais piramidais	+++	+
Neurite óptica	Bilateral	Unilateral
RM encéfalo – Lesões	Substância branca profunda e cortical	Periventriculares e corpo caloso
Liquor	Pleocitose	Ondas oligoclonais
Evolução clínica	Monofásica	Recorrente e progressiva
Evolução/imagem	Sem novas lesões	Novas lesões

Tratamento

A doença é autolimitada e apresenta prognóstico favorável. Como regra geral, é prudente manter antiviral e antibióticos até que encefalites virais ou bacterianas tenham sido excluídas.O tratamento consiste em uso de antiinflamatórios e imunossupressores na fase aguda. No momento, faltam evidências que favoreçam algum tratamento, porém estudos retrospectivos e com controles históricos demonstram grande benefício do uso de corticosteróides e algum benefício do uso de imunoglobulina e plasmaférese.

Corticosteróides

O uso de corticosteróides em pacientes com EMDA é largamente reconhecido, ainda que sua prática seja baseada em séries de casos e estudos retrospectivos. O uso do ACTH é descrito desde 1953. Existem regimes variados, mas o agente mais comumente utilizado é a metilprednisolona endovenosa (EV) na dose de 10 a 30 mg/kg/dia (dose máxima de 1 g/dia) em três a cinco dias. Uma opção via oral (VO) é a dexametasona na dose de 1 mg/kg em três a cinco dias. Um estudo demonstrou melhora na escala de incapacidade funcional (EDSS) com o uso de metilprednisolona EV em comparação ao uso de dexametasona VO. Alguns estudos retrospectivos demonstraram um aumento do risco de recidiva com desmame de corticosteróides precoce (< 3 semanas). Estes devem ser mantidos VO por quatro a seis semanas, com desmame lento ou até a recuperação completa. Em geral, há uma recuperação funcional da ordem de 50 a 81% com o uso de corticosteróides.

O uso de corticosteróides em altas doses é associado a diversas complicações como: hiperglicemia, hipocalemia, hipertensão, *flush* facial e alterações neuropsiquiátricas (alterações de humor e psicose secundária). Além disso, complicações graves como hemorragia digestiva alta associada à úlcera perfurada com morte, têm sido descritas até na população jovem. A profilaxia para lesão gástrica deve sempre ser realizada, bem como controle de glicemia, níveis pressóricos e eletrólitos.

Imunoglobulina humana

Imunoglobulina humana tem sido usada isoladamente ou em associação com corticosteróides. Em algumas séries de casos, tem se mostrado efetiva como terapia de resgate na ausência de melhora com corticosteróides ou em casos de recorrência. A dose preconizada é de 1 a 2g/Kg em dose única ou dividida em três a cinco dias. Não há estudos comparativos entre imunoglobulina humana, corticosteróides, outros imunossupressores e plasmaférese. Considerando-se a relação custo-benefício, a imunoglobulina humana não é indicada como primeira escolha ou como monoterapia.

Plasmaférese

O uso de plasmaférese (PE) em EMDA tem sido indicado para casos graves ou recorrentes, quando os corticosteróides falham. Em uma série de pacientes com doença desmielinizante do SNC, a plasmaférese demonstrou melhora considerável e sustentada em 40% dos pacientes com EMDA. A base fisiopatológica para uso de plasmaférese é a retirada de auto-anticorpos que desencadeiam o ataque imunológico, ou ainda, uma mudança na dinâmica da interação entre células B e células T. É preconizada uma média de sete sessões. Uma maior eficácia terapêutica foi associada ao uso precoce de plasmaférese. Entretanto, a necessidade de uma equipe especializada para a realização do procedimento e de uso de catéter venoso central, os efeitos colaterais possíveis de hipotensão, anemia grave, trombocitopenia associada à heparina, à sepse e às demais complicações relacionadas ao uso de catéter, fazem da plasmaférese uma terapia reservada para casos graves que não obtiveram resposta com corticosteróides.

Prognóstico

O prognóstico em EMDA em geral é bom, com 50 a 81% dos casos com recuperação completa. As incapacidades neurológicas mais comumente encontradas no seguimento são as seqüelas motoras, porém seqüelas cognitivas e comportamentais também ocorrem.

Em um estudo prospectivo, com 40 pacientes adultos com diagnóstico de EMDA após um seguimento de trinta meses, foi observada evolução para EM em até 35% dos casos. A diferenciação de EMDA do primeiro surto de EM é importante tanto do ponto de vista prognóstico quanto terapêutico. Na ausência de um marcador biológico, as características clínicas, liquóricas e de imagem por RM são armas essenciais para a diferenciação que é ainda mais importante no Brasil, onde a incidência de EM é baixa.

Perspectivas

As perspectivas futuras no diagnóstico dessa grave afecção neurológica devem se basear em mais estudos epidemiológicos e de patogênese. O ideal é que os estudos se concentrem em buscar testes que permitam descartar patologias infeciosas com maior rapidez, bem como preditores clínicos e/ou laboratorias que estabeleçam risco de conversão para EM. Além disso, é importante buscar opções terapêuticas para casos refratários e recorrentes.

LEITURA ADICIONAL

1. Anlar BC, Basaran et al. Acute disseminated encephalomyelitis in children: outcome and prognosis. Neuropediatrics 2003; 34(4): 194-9.
2. Baum PA, Barkovich AJ et al. Deep gray matter involvement in children with acute disseminated encephalomyelitis. AJNR Am J Neuroradiol 1994; 15(7): 1275-83.
3. Dale RC, Branson JA. Acute disseminated encephalomyelitis or multiple sclerosis: can the initial presentation help in establishing a correct diagnosis? Arch Dis Child 2005; 90(6): 636-9.
4. Dale RC, De Sousa C et al. Acute disseminated encephalomyelitis, multiphasic disseminated encephalomyelitis and multiple sclerosis in children. Brain 2000. 123 Pt 12: 2407-22.
5. Hynson JL, Kornberg AJ et al. Clinical and neuroradiologic features of acute disseminated encephalomyelitis in children. Neurology 2001; 56(10): 1308-12.
6. Keegan M, Pineda et al. Plasma exchange for severe attacks of CNS demyelination: predictors of response. Neurology 2002; 58(1): 143-6.
7. Khong PL, Ho HK et al. Childhood acute disseminated encephalomyelitis: the role of brain and spinal cord MRI. Pediatr Radiol 2002; 32(1): 59-66.
8. Leake JA, Albani S et al. Acute disseminated encephalomyelitis in childhood: epidemiologic, clinical and laboratory features. Pediatr Infect Dis J 2004; 23(8): 756-64.
9. Lim KE, Hsu YY et al. Multiple complete ring-shaped enhanced MRI lesions in acute disseminated encephalomyelitis. Clin Imaging 2003; 27(4): 281-4.
10. Lin CH, Jeng JS et al. Plasmapheresis in acute disseminated encephalomyelitis. J Clin Apher 2004; 19(3): 154-9.
11. Menge T, Hemmer B et al. Acute disseminated encephalomyelitis: an update. Arch Neurol 2005; 62(11): 1673-80.
12. Mikaeloff Y, Caridade G et al. Acute disseminated encephalomyelitis cohort study: prognostic factors for relapse. Eur J Paediatr Neurol 2005; 11(2): 90-5.
13. Murthy SN, Faden HS et al. Acute disseminated encephalomyelitis in children. Pediatrics 2002; 110(2 Pt 1): e21.
14. Schwarz S, Mohr A, et al. Acute disseminated encephalomyelitis: a follow-up study of 40 adult patients. Neurology 2001; 56(10): 1313-8.
15. Tenembaum S, Chamoles N, et al. Acute disseminated encephalomyelitis: a long-term follow-up study of 84 pediatric patients. Neurology 2002; 59(8): 1224-31.
16. Tenembaum S, Chitnis T et al. Acute disseminated encephalomyelitis." Neurology 2007; 68(16 Suppl 2): S23-36.
17. Thomas GS, Hussain I. H. Acute disseminated encephalomyelitis: a report of six cases. Med J Malaysia 2004; 59(3): 342-51.
18. Wingerchuk DM, Lucchinetti CF. Comparative immunopathogenesis of acute disseminated encephalomyelitis, neuromyelitis optica, and multiple sclerosis. Curr Opin Neurol 2007; 20(3): 343-50.

Manifestações Neurológicas Associadas à Infecção pelo HIV

CAPÍTULO 216

Rodrigo do Carmo Carvalho
Hélio Rodrigues Gomes

TÓPICOS IMPORTANTES

- As manifestações neurológicas relacionadas à infecção pelo HIV são freqüentes e podem ocorrer em todos os estágios da infecção.
- As manifestações neurológicas na fase aguda da infecção pelo HIV ocorrem em 10% dos casos, geralmente, 1 a 6 semanas após a infecção.
- As manifestações neurológicas em fases mais avançadas da doença podem ser relacionadas ao HIV (meningite asséptica, demência associada ao HIV, mielopatia vacuolar, neuropatias e miopatias), às infecções oportunistas (protozoários, vírus, bactéria e fungos) ou às neoplasias (linfoma primário do SNC).
- As complicações neurológicas podem acometer meninges, encéfalo (predominante focal ou não focal), medula espinal, nervos periféricos ou músculos.
- A demência associada ao HIV é caracterizada pelo desenvolvimento de alterações cognitivas, motoras e comportamentais, usualmente em estágios mais tardios da doença.
- A neurocriptococose pode causar febre, cefaléia, rigidez de nuca, náusea, vômito e fotofobia. A presença de sinais e sintomas meníngeos pode ser mínima ou ausente em aproximadamente metade dos pacientes. Outros sintomas incluem alteração cognitiva e de personalidade, neuropatias cranianas, alteração da consciência e coma. O exame do LCR (essencial para o diagnóstico) deverá ser precedido por exame de imagem e deve ser acompanhado da medida da pressão de abertura.
- A toxoplasmose cerebral é considerada a principal causa de lesão neurológica focal em pacientes HIV+ em nosso meio. O quadro clínico consiste em déficit neurológico focal progressivo e cefaléia podendo ou não se associar à febre. Os sinais e sintomas podem variar dependendo da localização da lesão. O diagnóstico baseia-se principalmente nos achados radiológicos e na resposta à terapêutica específica.

INTRODUÇÃO E DEFINIÇÕES

A síndrome da imunodeficiência adquirida (SIDA) foi inicialmente reconhecida no início da década de 1980 nos EUA, devido à ocorrência de casos de infecção por *Pneumocystis jiroveci* e de sarcoma de Kaposi em homossexuais previamente saudáveis. Subseqüentemente, a doença passou a ser reconhecida entre usuários de drogas endovenosas e em pacientes que receberam transfusões sangüíneas. O perfil epidemiológico de transmissão da doença relacionava-se ao contato sexual e à contaminação através do sangue e de seus derivados, o que foi responsável pela sua rápida disseminação em várias partes do mundo. O HIV-1 (*human immunodeficiency vírus type 1*) foi identificado em 1983 e apontado como agente etiológico da doença que hoje acomete milhões de pessoas em todo o mundo.

De acordo com o Programa em HIV/SIDA da Organização das Nações Unidas, 42 milhões de pessoas estavam infectadas pelo HIV em todo o mundo no final de 2002 e a mortalidade relacionada à doença neste mesmo ano foi de 3,1 milhões de pessoas. Com o uso das drogas anti-retrovirais de alta eficácia (HAART), houve uma diminuição de 40% da taxa de mortalidade da doença entre 1996 e 1998, entretanto a doença continua a se disseminar em todo o mundo, principalmente nos países subdesenvolvidos.

As manifestações neurológicas relacionadas à infecção pelo HIV são freqüentes e podem ser reconhecidas em todos os estágios da infecção, desde a fase aguda ou de viremia, passando pela fase latente ou assintomática até a fase sintomática. Essas manifestações podem envolver tanto estruturas do sistema nervoso central quanto do periférico e podem estar relacionadas ao efeito direto do vírus, ao seu efeito secundário sobre o sistema imune do hospedeiro ou ao efeito das drogas anti-retrovirais e profiláticas.

Na fase aguda da infecção pelo HIV, as manifestações neurológicas ocorrem em aproximadamente 10% dos casos e geralmente se iniciam 1 a 6 semanas após a infecção, apresentam evolução monofásica com recuperação espontânea dentro de semanas e podem se apresentar na forma de meningite, meningoencefalite, convulsões, mielopatia e neuropatia craniana e periférica.

Durante a fase latente, o sistema nervoso central continua a sofrer efeitos do retrovírus, embora não haja um quadro clínico aparente. Declínio cognitivo tem sido observado em alguns pacientes com doença latente através da avaliação neuropsicológica. O líquor dos pacientes com infecção latente pelo HIV geralmente encontra-se alterado, com aumento do número de células, proteína, de imunoglobulinas e da síntese local de anticorpos anti-HIV.

ETIOLOGIA E FISIOPATOLOGIA

O HIV é um retrovírus que primariamente infecta as células que expressam o antígeno CD4. Uma vez dentro da célula, o vírus pode replicar-se, levando-a à morte, ou pode integrar o seu genoma ao da célula hospedeira e permanecer latente por um período variável. As principais células infectadas são os linfócitos $CD4^+$ que podem sofrer uma diminuição quantitativa progressiva ao longo da doença, bem como perdem sua função como regulador do sistema imune. Outras células do sistema imune infectadas pelo HIV são os linfócitos B e macrófagos. Os linfócitos B são afetados tanto diretamente pela infecção quanto pelos efeitos indiretos sobre a função dos linfócitos $CD4^+$, o que pode levar a hipergamaglobulinemia global e a diminuição da resposta a novos antígenos. Os macrófagos atuam como reservatórios para o HIV e servem para disseminá-lo para outros órgãos. Portanto, a imunodeficiência relacionada à infecção pelo HIV é mista, já que acomete tanto componentes do sistema imune celular quanto humoral.

No sistema nervoso central as principais células infectadas pelo HIV são as células da linhagem monocítica-macrofágica, que incluem os monócitos que migraram do sangue periférico e as células da micróglia. O vírus entra no sistema nervoso central durante a fase de viremia da infecção primária através da adesão de macrófagos infectados ao endotélio cerebral. Devido à menor expressão do antígeno CD4, as células neuronais são menos infectadas. Os efeitos patogênicos parecem estar relacionados à combinação de efeitos diretos, tanto tóxicos quanto regulatórios, do vírus e de seus antígenos, nas células neuronais, e à ação de neurotoxinas liberadas pelos monócitos infiltrados, células da micróglia e astrócitos.

Além disso, as manifestações neurológicas relacionadas à infecção pelo HIV podem estar relacionadas a seu efeito direto no sistema nervoso e ao comprometimento do sistema imunológico, levando a maior predisposição a infecções oportunistas e neoplasias.

ACHADOS CLÍNICOS

Podemos dividir as manifestações neurológicas relacionadas ao HIV em relação ao estágio de evolução da doença, ao agente etiológico implicado e ao sítio anatômico envolvido.

O estágio da evolução da doença, baseado na contagem de linfócitos CD4, influencia tanto o risco do desenvolvimento de complicações neurológicas, quanto a identificação das etiologias mais prováveis, e pode auxiliar no diagnóstico e influenciar no tratamento desses pacientes (Tabela 216.I).

As manifestações neurológicas podem ser classificadas quanto ao agente etiológico implicado, como: relacionadas ao HIV (meningite asséptica, demência associada ao HIV, mielopatia vacuolar, neuropatias e miopatias), às infecções oportunistas (protozoários, vírus, bactérias e fungos) ou às neoplasias (linfoma primário do SNC).

Com relação à localização neuroanatômica podemos dividir as complicações neurológicas quanto ao acometimento de: meninges, encéfalo (predominantemente focal ou não focal), medula espinal, nervos periféricos e músculo (Tabela 216.II), ou de forma mais resumida em desordens difusas das meninges e encéfalo, focais do SNC e neuromusculares. É importante ressaltar que o acometimento de mais de uma região pode acontecer e isto levar a erro ou confusão diagnóstica.

Tabela 216.I – Contagem de CD4 e manifestações neurológicas

Manifestação neurológica	CD4 >500	CD4 500-200	CD4 < 200	CD4 < 100
Meningite pelo HIV	X	X	X	X
Demência relacionada ao HIV			X	X
Meningite criptocócica			X	X
Neurossífilis	X	X	X	X
Encefalite por CMV				X
Toxoplasmose cerebral			X	X
Linfoma primário do SNC				X
Leucoencefalopatia multifocal progressiva				X
Mielopatia vacuolar relacionada ao HIV			X	X
Polineuropatia sensitiva distal			X	X

A seguir será dada ênfase às principais síndromes neurológicas associadas à infecção pelo HIV, com base na classificação neuroanatômica das lesões.

Patologias predominantemente não focais

Meningite associada ao HIV

Várias formas clínicas de meningite, sem uma causa evidente, podem ser encontradas durante o curso da infecção pelo HIV. Como já foi citado previamente, a síndrome de soroconversão pelo HIV ocasionalmente pode ser acompanhada de meningite e meningoencefalite. Geralmente, contudo, o quadro é protraído e menos severo, iniciando-se em estágios mais avançados da doença, quando se observa queda progressiva de linfócitos CD4 e manifestações clínicas de demência. Pode apresentar-se com cefaléia isolada e algumas vezes severa e intratável. Infecções sistêmicas concomitantes, como por *Pneumocystis jiroveci*, podem precipitar ou agravar o quadro.

O perfil típico do líquor (LCR) consiste em aumento do conteúdo protéico (< 100 mg/dL), pleocitose linfomonocitária (< 25 /mm^3) e glicorraquia normal.

A conseqüência prática dessa anormalidade do LCR nos pacientes com HIV é o erro na interpretação diagnóstica. A meningite pelo HIV deve ser encarada como um diagnóstico de exclusão, sendo necessária a exclusão de outros diagnósticos como infecções parameníngeas, outras infecções (sífilis, tuberculose, *Listeria*, fungos), infiltração linfomatosa ou carcinomatosa e o uso de antiinflamatórios não-hormonais.

Demência associada ao HIV

A demência associada ao HIV, também referida como complexo demencial na SIDA ou encefalite pelo HIV, é caracterizada pelo desenvolvimento de alterações cognitivas, motoras e comportamentais, usualmente em estágios mais tardios da doença. Normalmente, manifesta-se em pacientes com critérios para SIDA, embora possa ocorrer de 3-5% em pacientes ainda sem critérios definidores da síndrome.

Tabela 216.II – Classificação neuroanatômica das desordens neurológicas associadas à infecção pelo HIV

Meninges	Meningite pelo HIV
	Meningite criptocócica
	Meningite tuberculosa
	Meningite sifilítica
	Meningite por listéria
	Meningite linfomatosa
Encéfalo (predom. não focal)	Demência relacionada ao HIV
	Encefalite por toxoplasma
	Encefalite pelo CMV
	Encefalite por aspergilus
	Encefalite por herpes
Encéfalo (predom. focal)	Toxoplasmose cerebral
	Linfoma primário do SNC
	Leucoencefalopatia multifocal progressiva
	Criptococoma
	Tuberculoma
	Encefalite por varicela zoster
Medula espinal	Mielopatia vacuolar
	Mielorradiculopatia por CMV
	Mielite por varicela zoster
	Linfoma espinal
	Mielopatia associada ao HTLV1
Nervo periférico	Polirradiculoneuropatia aguda e crônica
	Mononeurite múltipla
	Polineuropatia sensitiva distal
	Neuropatia autonômica
	Polirradiculomielite por CMV
	Polirradiculomielite por tuberculose
	Polirradiculomielite sifilítica
	Polirradiculomielite linfomatosa
	Polineuropatia tóxica (ddI, ddC, d4T, INH, etambutol)
Músculo	Polimiosite
	Piomiosite
	Miopatia tóxica (zidovudina)
	Miopatia relacionada à caquexia

Após a introdução do esquema HAART, houve uma diminuição de até 50% na incidência da demência pelo HIV, embora tenha ocorrido um aumento da prevalência devido ao aumento da sobrevida dos pacientes.

Os fatores de risco identificados para o desenvolvimento deste quadro incluem baixa contagem de linfócitos CD4, alta carga viral, idade mais avançada, uso de drogas endovenosas, sexo feminino e sintomas constitucionais como a anemia.

Os sintomas cognitivos mais freqüentemente observados são: dificuldades de atenção e concentração, lentificação do pensamento, esquecimento e confusão. As tarefas mais complexas tornam-se mais difíceis e levam mais tempo para serem realizadas e a dificuldade de concentração pode levar a perda de compromissos e a necessidade de planejar as tarefas diárias. Os pacientes podem se tornar apáticos e isolados do convívio social, deprimidos e algumas vezes podem exibir sintomas de irritabilidade, psicose e mania.

As alterações motoras geralmente se apresentam após a instalação dos sintomas cognitivos, e se caracterizam por desequilíbrio, incoordenação, perdas da capacidade de realizar movimentos precisos com as mãos e fraqueza nos membros inferiores. É freqüente a associação de sintomas relacionados à mielopatia vacuolar e eventualmente esses sintomas podem preceder o quadro cognitivo.

Nos estágios mais avançados, os pacientes podem se tornar francamente demenciados e incapacitados, geralmente calados, imóveis e incontinentes.

O diagnóstico é baseado primariamente em achados clínicos, mas pode ser auxiliado por testes neuropsicológicos e de neuroimagem.

Os testes neuropsicológicos são úteis para o diagnóstico, manejo e acompanhamento dos pacientes. Os pacientes apresentam pior desempenho nas tarefas dirigidas à função motora, atenção, concentração, velocidade de processamento da informação e viso-espacial.

Os exames de imagem servem para excluir outras causas de declínio cognitivo em pacientes com SIDA e podem revelar anormalidades características, mas não patognomônicas da demência associada ao HIV. A atrofia cerebral difusa é o achado mais encontrado, tanto na ressonância magnética (RM) quanto na tomografia computadorizada (TC) de crânio. Outras anormalidades observadas na RM de encéfalo incluem anormalidades da substância branca, gânglios da base e tálamo (Figura 216.1).

O estudo do LCR é utilizado para excluir outros diagnósticos e deve ser analisado levando em consideração a presença de achados inespecíficos observados em pacientes com HIV (vide meningite associada ao HIV). Os achados são inespecíficos com pleocitose linfomonocitária e discreta elevação de proteína em 60% dos pacientes.

O diagnóstico diferencial deve incluir quadros infecciosos como encefalite por CMV, meningite criptocócica e neurossífilis, linfoma primário do SNC, leucoencefalopatia multifocal progressiva (LEMP) e encefalopatia tóxico-metabólica.

Alguns estudos têm mostrado benefício na prevenção e no desempenho de testes neuropsicológicos em pacientes utilizando tratamento efetivo com drogas anti-retrovirais. Devem ser priorizadas medidas para melhorar a aderência ao tratamento e em muitos casos a medicação deve ser controlada pelos familiares (Figura 216.1).

Meningite criptocócica

A meningite criptocócica é causada pelo *Cryptococcus neoformans*, fungo encapsulado, que é normalmente encontrado no solo e em excreções de pombos. A infecção ocorre por inalação dos fungos no ambiente. Acomete de 7-10% dos pacientes com SIDA e é geralmente observada em indivíduos com contagem de CD4 menor que 200/mm^3.

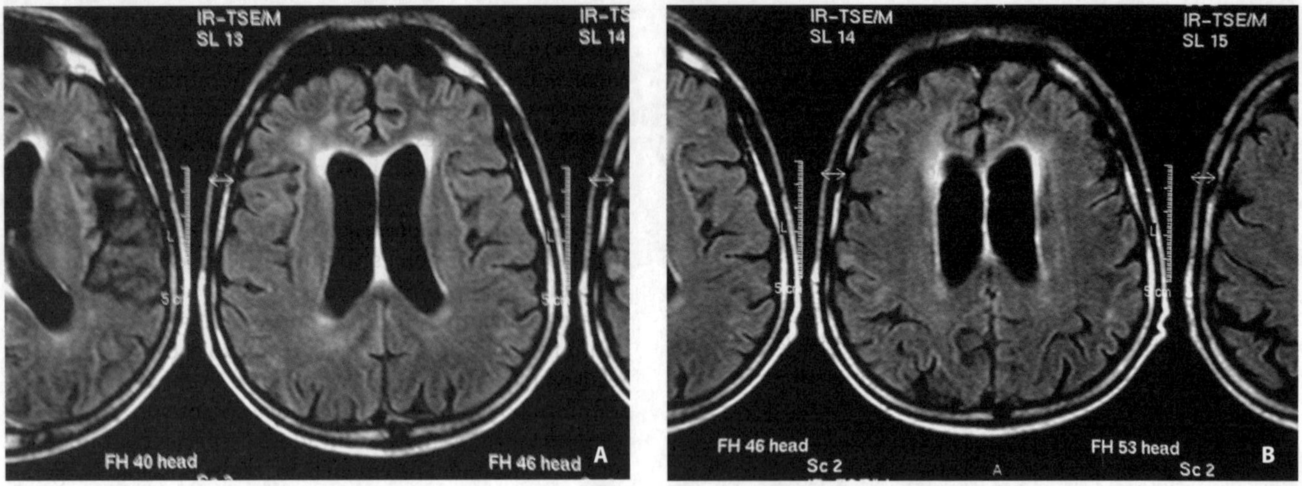

Figura 216.1 – Encefalite pelo HIV. A-B: RMN mostra acentuada atrofia cortical e alteração de substância branca.

Os sintomas geralmente têm início insidioso, mas que pode ser agudo, com febre, cefaléia, rigidez de nuca, náuseas, vômitos e fotofobia. A presença de sinais e sintomas meníngeos pode ser mínima ou ausente em aproximadamente metade dos pacientes. Outros sintomas incluem alteração cognitiva e de personalidade, neuropatias cranianas, alteração da consciência e coma.

Os exames de imagem são importantes para excluir lesões focais do SNC e para revelar complicações relacionadas à meningite criptocócica como hidrocefalia, pseudocistos gelatinosos, infartos e criptococomas.

O exame do LCR deverá ser precedido por exame de imagem e deve ser acompanhado da medida da pressão de abertura. Observa-se geralmente aumento de proteína, pleocitose linfomonocitária e hipoglicorraquia, entretanto, dependendo do grau de imunossupressão, o LCR pode mostrar alterações apenas inespecíficas. O estudo do LCR deve incluir a pesquisa de tórulas através da coloração do sedimento pela tinta da China, da cultura para fungos e da pesquisa de antígeno criptocócico (Figura 216.2). A tinta da China é pouco sensível e pode ajudar apenas quando positivo. A sensibilidade do antígeno criptocócico é em torno de 90%.

Na fase aguda, o tratamento proposto é à base de anfotericina B (0,5-0,7 mg/kg/dia) associada ou não à flucitosina (75-100 mg/kg/dia) por 2-3 semanas. Nos pacientes que evoluírem bem poderá ser trocado o esquema para fluconazol 400 mg/dia até completar 8-10 semanas, e em seguida mantido com fluconazol 200 mg/dia (Tabela 216.III).

O controle da hipertensão intracraniana pode ser feito através de punções lombares de repetição associadas ou não ao uso de acetazolamida. A instalação de válvulas de derivação liquórica está reservada para os casos mais graves. O regime hipertensivo intracraniano reduz a eficácia do tratamento antifúngico.

Os fatores na apresentação relacionados a pior prognóstico incluem alteração do nível de consciência, celularidade no LCR < 20 e título do antígeno criptocócico > 1:1024.

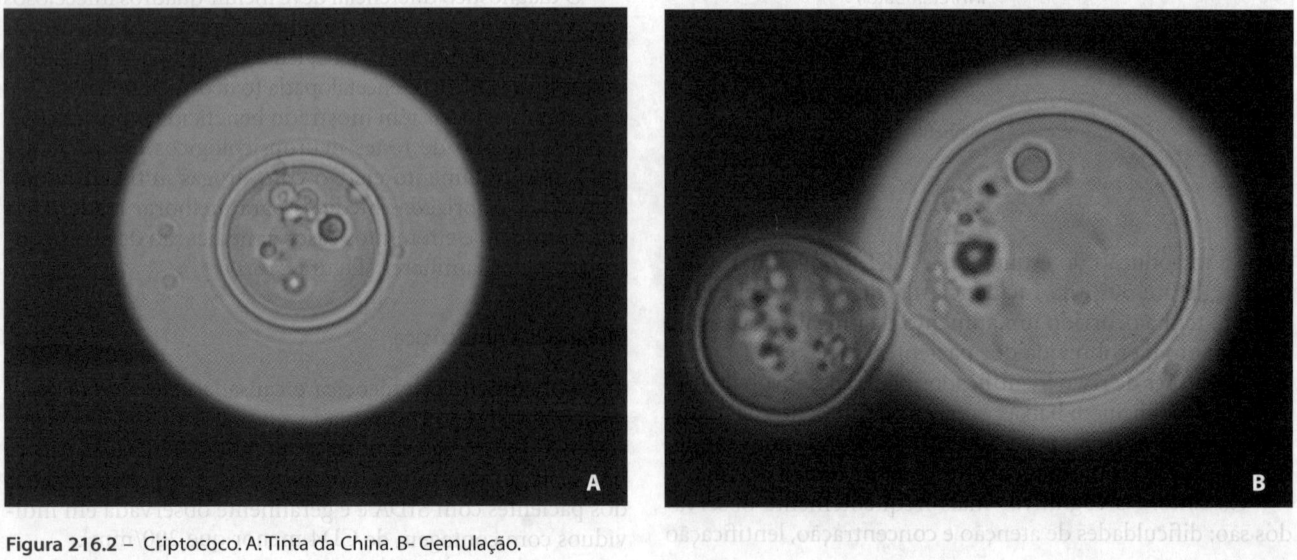

Figura 216.2 – Criptococo. A: Tinta da China. B- Gemulação.

Tabela 216.III – Tratamento da meningite criptocócica moderada a grave

Esquema	Medicações e doses	Efeitos adversos
Padrão (mais estudado)	Anfotericina-B: 0,7 mg/kg/dia durante 2 semanas; seguidas de fluconazol oral por mais 8 semanas*	Anfotericina: calafrios, febre, flebite, anemia, acidose tubular renal, hipocalemia; Fluconazol: náusea, *rash*, hepatotoxicidade
Boa opção[#]	Anfotericina-B (0,7 mg/kg/dia) associada à fluocitocina (25 mg/kg/dose de 6/6 horas) durante 2 semanas; seguidas de fluconazol oral por mais 8 semanas*	Fluocitocina: toxicidade medular, *rash*, hepatotoxicidade, náusea, vômito
Opção[&]	Anfotericina lipossomal: 3 a 6 mg/kg/dia	Semelhante à anfotericina-B, embora muito menos comuns
Opção[&]	Anfotericina em emulsão lipídica: 5 mg/kg/dia	Semelhante à anfotericina-B, embora muito menos comuns

* Trocar por fluconazol apenas se a resposta tiver sido boa.

[#] Esquema limitado por duas razões: pouca disponibilidade da fluocitocina e pela toxicidade medular; a vantagem é a mais rápida esterilização do líquor.

[&] Preparações especiais de anfotericina: vantagens – menor toxicidade renal, mais bem tolerada e possibilidade de usar doses maiores; desvantagens – altíssimo custo.

A mortalidade pode atingir 30% na fase aguda e está mais relacionada ao aumento da pressão intracraniana na apresentação clínica inicial.

Neurossífilis

Sífilis é a infecção causada pela bactéria do grupo dos espiroquetas, *Treponema pallidum*, e adquirida através de transmissão venérea ou vertical (mãe-filho). O curso clínico da doença é caracterizado por episódios de exacerbação e períodos variáveis de latência, sendo o acometimento neurológico presente nas fases secundária e terciária. Os estágios clínicos da doença são divididos em:

- Fase primária (2-6 semanas após contato), caracterizada pela presença de 1 ou mais lesões de pele (cancro), que se desenvolvem no local da inoculação, e linfadenopatia regional; o quadro resolve-se espontaneamente após 3-6 semanas e é nessa fase que ocorre a disseminação hematogênica para outros órgãos, inclusive o sistema nervoso central.
- Fase secundária (4-6 semanas após o cancro), manifesta-se através de sintomas constitucionais com febre, queda do estado geral, astenia, linfadenomegalia generalizada e *rash*, podendo ocorrer quadros neurológicos de meningite, neuropatias cranianas incluindo perda auditiva neurossensorial e sintomas oculares.
- Fase terciária (meses a décadas), caracterizada por apresentar alterações granulomatosas (goma sifilítica), cardiovasculares e neurológicas (meningovascular, *tabes dorsalis* e "paresia geral").

Cerca de 4-9% dos pacientes com sífilis não tratada desenvolvem neurossífilis sintomática (forma meningovascular 2-3%, forma "paralisia geral" 2-5% e *tabes dorsalis* 1-5%).

Todas as complicações neurológicas relacionadas à sífilis podem se desenvolver em pacientes com HIV, com a particularidade de haver a aceleração do início e da progressão da doença. Os indivíduos infectados pelo HIV são mais propensos a desenvolver manifestações da neurossífilis precoce (semanas a poucos anos) do que da sífilis tardia (anos a décadas), e mais freqüentemente têm doença ocular associada, como uveíte (Quadro 216.I).

O diagnóstico da neurossífilis é baseado nos testes imunológicos treponêmicos e não-treponêmicos no soro e no líquor. Os testes não-treponêmicos (VDRL) são específicos, mas de baixa sensibilidade (30-70%) e tornam-se positivos após 5-6 semanas da exposição e negativos após tratamento adequado. Os testes treponêmicos (FTA-Abs, hemaglutinação passiva e ELISA) têm maior sensibilidade, sendo positivos após 3-4 semanas e podem manter a positividade por toda vida (cicatriz). A negatividade do FTA-Abs no líquor exclui o diagnóstico de neurossífilis, mas a sua positividade não indica a doença. O líquor costuma evidenciar pleocitose mononuclear, aumento de proteínas, além de aumento da fração gama das imunoglobulinas.

O tratamento baseia-se no uso de antibióticos no período de 14-21 dias e seguimento da eficácia do tratamento. Os esquemas utilizados são: penicilina cristalina 3-4.000.000 U, EV a cada 4 horas ou penicilina procaína, 2.400.000 U, IM, diário associado com probenecid 500 mg, VO, 4 x dia. O aparecimento de novos sinais e sintomas, o aumento dos títulos sorológicos em até 4 vezes o valor inicial e os títulos maiores do que 1:32 no líquor sem redução em pelo menos 4 vezes em 12 a 24 meses e a permanência

Quadro 216.I – Quadro clínico da neurossífilis

Neurossífilis precoce

Assintomática

Achados neurológicos inespecíficos, mas apresenta alteração liquórica compatível com infecção (primeiros anos após a infecção).

Meningite

Cefaléia, rigidez nucal, náusea e vômitos, alterações de nervos cranianos, hidrocefalia (primeiro ano da infecção).

Meningovascular

Sintomas de isquemia envolvendo o encéfalo e a medula espinal (pico de incidência após 7 anos da infecção primária).

Neurossífilis tardia

"Paresia geral": esquecimento, alterações de personalidade, mania, depressão ou psicose, quadro demencial, anormalidades pupilares, hipotonia, tremor (10-20 anos após infecção primária).

Tabes dorsalis: perda sensorial, ataxia, dores neuropáticas, disfunção esfincteriana (média 20 anos).

de pleocitose após 6 meses indicam possibilidade de falha terapêutica e necessidade de retratamento.

Encefalite e ventriculoencefalite pelo citomegalovírus

O citomegalovírus (CMV) pertence à família dos herpesvírus e sua infecção é considerada endêmica em todo o mundo. Os pacientes HIV+, principalmente em estágios avançados da doença (CD4 < 50), estão suscetíveis à infecção por esse vírus. Os quadros mais freqüentemente relacionados ao CMV são retinite, esofagite, colite, além de quadros neurológicos, como a encefalite, a ventriculoencefalite e a polirradiculomielite.

A encefalite e a ventriculoencefalite pelo CMV podem se apresentar como um quadro subagudo ou crônico de estado confusional e encefalopatia, que geralmente leva à morte dentro de semanas a meses. Pode ser confundido inicialmente com a demência associada ao HIV, sendo diferenciado pela evolução e exames radiológicos e sorológicos.

O quadro de encefalite geralmente se apresenta de forma subaguda ou crônica, e se associa freqüentemente a déficits focais, hiponatremia e RM de encéfalo com realce periventricular. As alterações no LCR são geralmente inespecíficas e a reação da polimerase em cadeia (PCR) para CMV pode ser positiva em até 50% dos casos. Os achados patológicos incluem nódulos microgliais e células citomegálicas em substância cinzenta cortical e subcortical, sugerindo disseminação pela via hematogênica.

A ventriculoencefalite por CMV, ao contrário, apresenta disseminação através do LCR e se apresenta de forma mais agressiva e aguda com relação ao quadro de encefalite. A associação com retinite e polirradiculomielite é freqüente. Estudos de neuroimagem mostram dilatação ventricular e o estudo do LCR revela pleocitose polimorfonuclear ou mononuclear, aumento de proteínas e glicose normal ou baixa (Figura 216.3). Os achados patológicos revelam necrose ependimal e gliose subependimal com células citomegálicas e ausência de nódulos microgliais. O diagnóstico pode ser confirmado com PCR para o CMV no líquor.

O tratamento baseia-se no uso de ganciclovir, foscarnet e cidofovir isolados ou associados (Tabela 216.IV).

Tabela 216.IV – Tratamento do comprometimento neurológico pelo CMV

Droga	Esquema terapêutico	Efeitos colaterais
Ganciclovir	Indução: 5 mg/kg/dia EV 8/8 hs por 2 semanas Manutenção: 5 mg/kg/dia EV (5 dias por semana)	Toxicidade de medula óssea
Foscarnet	Indução: 60 mg/kg EV 8/8 hs por 2 semanas Manutenção: 90 mg/kg/dia EV	Toxicidade renal Hipocalcemia
Cidofovir	5 mg/kg EV semanalmente por 2 semanas e depois a cada 2 semanas	Insuficiência renal, neutropenia, irite, uveíte, hipotonia ocular

Patologias predominantemente focais

Toxoplasmose cerebral

A toxoplasmose é uma doença causada pelo protozoário intracelular obrigatório *Toxoplasma gondii*. Em pacientes HIV+, devido à imunodeficiência, ocorre a reativação de cistos, previamente adquiridos, presentes nos tecidos, em particular no parênquima cerebral.

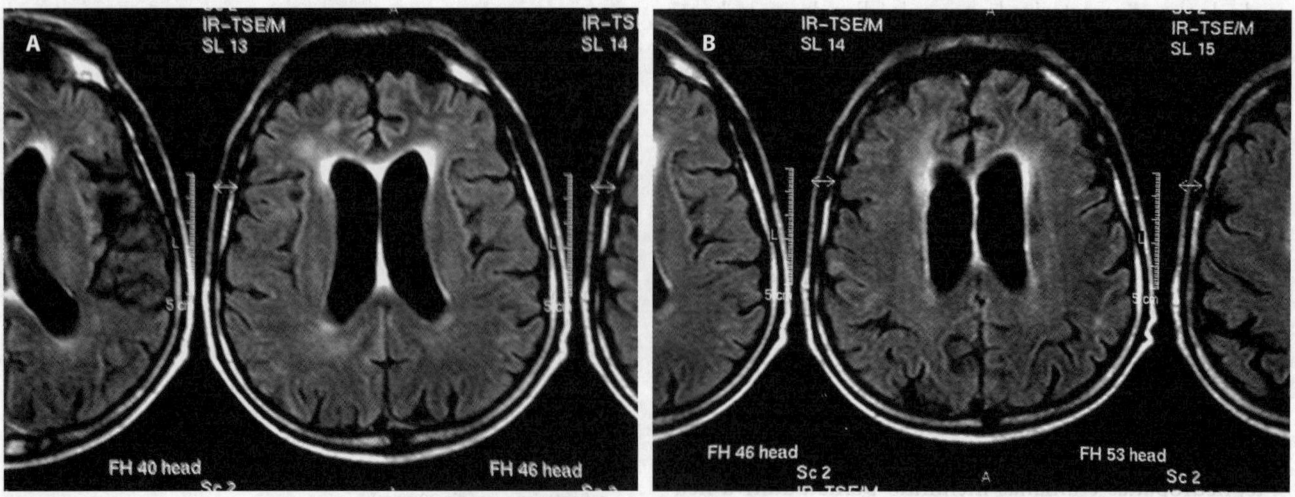

Figura 216.3 – CMV. A: Ressonância. B: Realce periventricular.

A toxoplasmose cerebral é considerada a principal causa de lesão neurológica focal em pacientes HIV^+ em nosso meio. Ocorre geralmente em pacientes com CD4 < 200 e sua incidência tem diminuído, principalmente nos países desenvolvidos, devido ao uso de profilaxia para pneumonia por *Pneumocystis jiroveci* com sulfametoxazol/trimetoprim e a introdução da HAART.

O quadro clínico consiste em déficit neurológico focal progressivo e cefaléia, podendo ou não se associar à febre. Os sinais e sintomas podem variar dependendo da localização da lesão, por exemplo, hemiparesia contralateral, afasia ou convulsões ou se relacionar ao edema cerebral difuso levando a sonolência, estupor ou coma.

O diagnóstico baseia-se principalmente nos achados radiológicos e na resposta à terapêutica específica. A tomografia cerebral (TC) e a ressonância magnética (RM) de encéfalo evidenciam lesões focais, geralmente múltiplas, localizadas preferencialmente nos núcleos da base, substância branca profunda e transição córtico-subcortical, associadas a edema cerebral e realce anelar discreto das lesões (Figura 216.4). O LCR não auxilia o diagnóstico, a não ser nos casos duvidosos, para excluir ou sugerir outros diagnósticos.

O diagnóstico clínico é confirmado pela resolução das lesões após tratamento farmacológico adequado. O diagnóstico definitivo é baseado na biópsia da lesão e só deve ser considerado nos casos que não apresentem melhora clínica e radiológica após 2-4 semanas de tratamento empírico específico (Algoritmo 216.1).

O tratamento clássico baseia-se na associação de pirimetamina, sulfadiazina (ou clindamicina) e ácido folínico (Tabela 216.V), por 6 semanas e na subseqüente profilaxia secundária. A profilaxia secundária estará indicada nos pacientes com CD4 < 100 e soropositividade para IgG-toxoplasma.

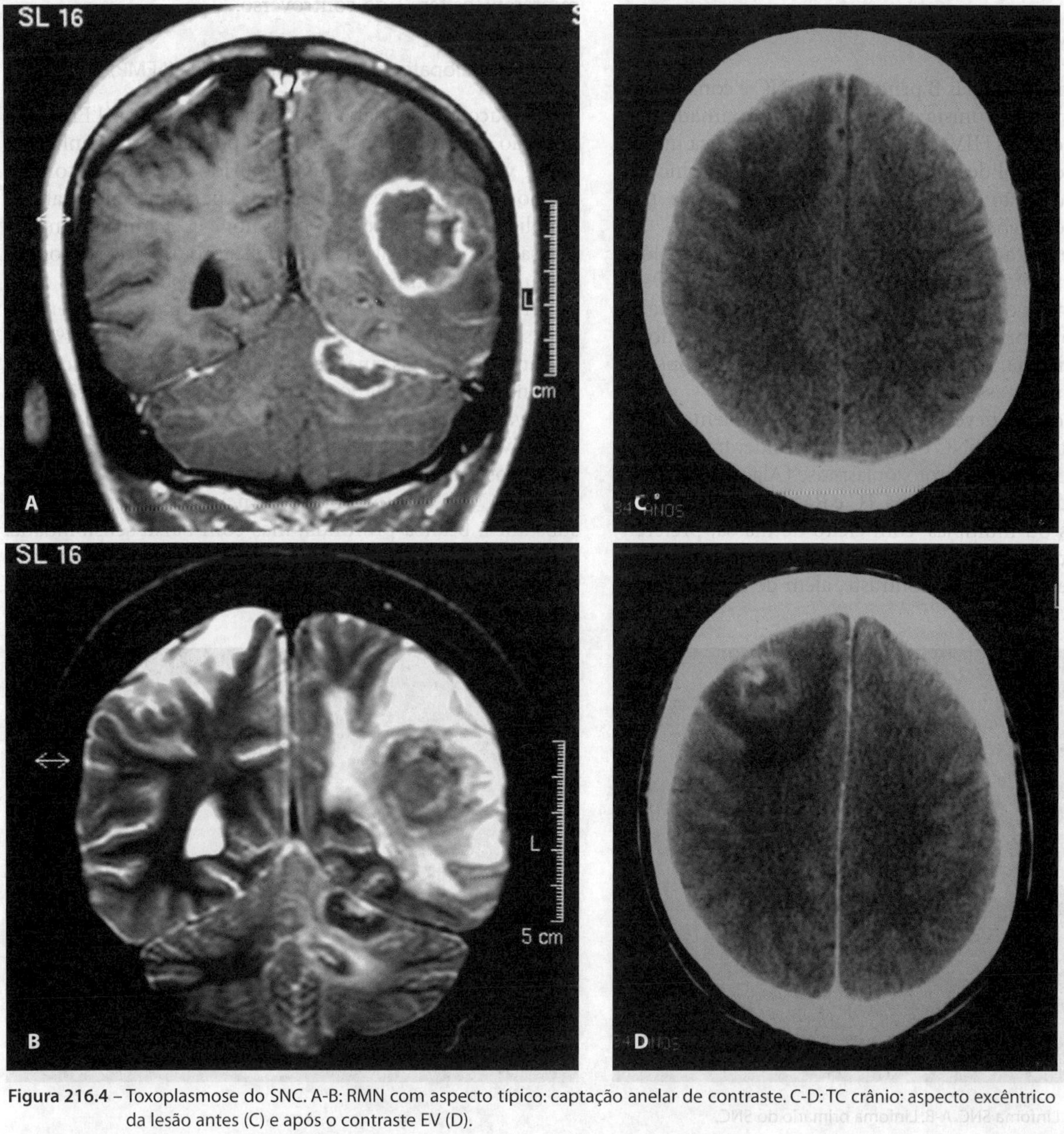

Figura 216.4 – Toxoplasmose do SNC. A-B: RMN com aspecto típico: captação anelar de contraste. C-D: TC crânio: aspecto excêntrico da lesão antes (C) e após o contraste EV (D).

Tabela 216.V – Tratamento da toxoplasmose cerebral

Droga	Esquema terapêutico	Efeitos colaterais
Sulfadiazina	1,5 g VO 6/6 hs por 6 semanas	*Rash* cutâneo, supressão de medula óssea, cristalúria
Pirimetamina	200 mg VO 1º dia e depois 75 mg/dia VO por 6 semanas	*Rash* cutâneo, leucopenia
Ácido folínico	10-15 mg/dia	Utilizado para prevenir toxicidade da medula óssea à pirimetamina

Obs.: Para a profilaxia secundária é sugerido o esquema sulfametoxazol + trimetropim 1x/dia (ou atvaquone, dapsona+pirimetamina+leucovorin).

Linfoma primário do SNC

O linfoma de células B primário do SNC é considerado uma neoplasia oportunista e presente em aproximadamente 5% dos pacientes HIV$^+$. É considerada uma causa importante de lesão focal do SNC em pacientes HIV$^+$, principalmente quando não há resposta a terapia empírica para toxoplasmose cerebral.

Os pacientes apresentam geralmente déficit neurológico focal ou multifocal progressivo em dias a semanas. Os sinais e sintomas podem incluir cefaléia, hemiparesia, ataxia, alterações comportamentais, convulsões e alterações do nível de consciência. Geralmente não há sintomas constitucionais sistêmicos associados.

O diagnóstico deve ser suspeitado em pacientes HIV$^+$ com lesões focais no SNC e que não responderam ao tratamento empírico para neurotoxoplasmose (Algoritmo 216.1).

Os achados radiológicos na TC e RM de encéfalo são de lesões únicas ou múltiplas, com efeito de massa, preferencialmente localizadas na substância branca profunda e periventricular, e captação de contraste, além de edema perilesional. Pode-se observar extensão subependimal e realce ventricular, e em alguns casos invasão através do corpo caloso (Figura 216.5).

O SPECT com tálio pode ser útil como uma ferramenta para diferenciação entre infecções do SNC, especialmente a toxoplasmose cerebral, e o linfoma primário do SNC em pacientes HIV$^+$. Observa-se um aumento na captação de tálio (Tl 201) em pacientes com linfoma, e ausência de captação em pacientes com toxoplasmose cerebral ou tuberculoma.

A detecção do DNA do vírus Epstein-Barr por PCR no LCR pode corroborar o diagnóstico de linfoma primário do SNC, entretanto, o diagnóstico definitivo é feito através da biópsia do parênquima cerebral.

O tratamento deve se basear na instituição de HAART, com vistas a melhorar a resposta imunológica e a diminuir a replicação viral. Pode ser introduzida a corticoidoterapia para o edema. Tratamento paliativo com radioterapia tem sido utilizado em casos selecionados e o uso de agentes quimioterápicos tem sido controverso.

Leucoencefalopatia multifocal progressiva (LEMP)

A leucoencefalopatia multifocal progressiva (LEMP) é a infecção oportunista causada pelo poliomavírus conhecido como vírus JC. É um vírus adquirido através do contato prévio na infância e adolescência, permanecendo latente em oligodendrócitos e astrócitos no SNC. Com a imunodepressão, ocorre a reativação e replicação do vírus em oligodendrócitos, com posterior desmielinização.

A LEMP ocorre preferencialmente em pacientes em estágios avançados de doença (CD4 < 100), e em até 4% dos pacientes HIV$^+$. Os sinais e sintomas neurológicos se apresentam de forma insidiosa e protraída, com evolução progressiva. Os pacientes podem se apresentar com déficits cognitivos, hemiparesia, ataxia, hemianopsia, afasia, déficits sensitivos e alteração do nível de consciência.

A TC de crânio pode evidenciar hipoatenuação em substância branca profunda, mas com baixa sensibilidade. A RM é mais sensível que a TC de crânio para evidenciar alterações em substância branca. Os achados na RNM evi-

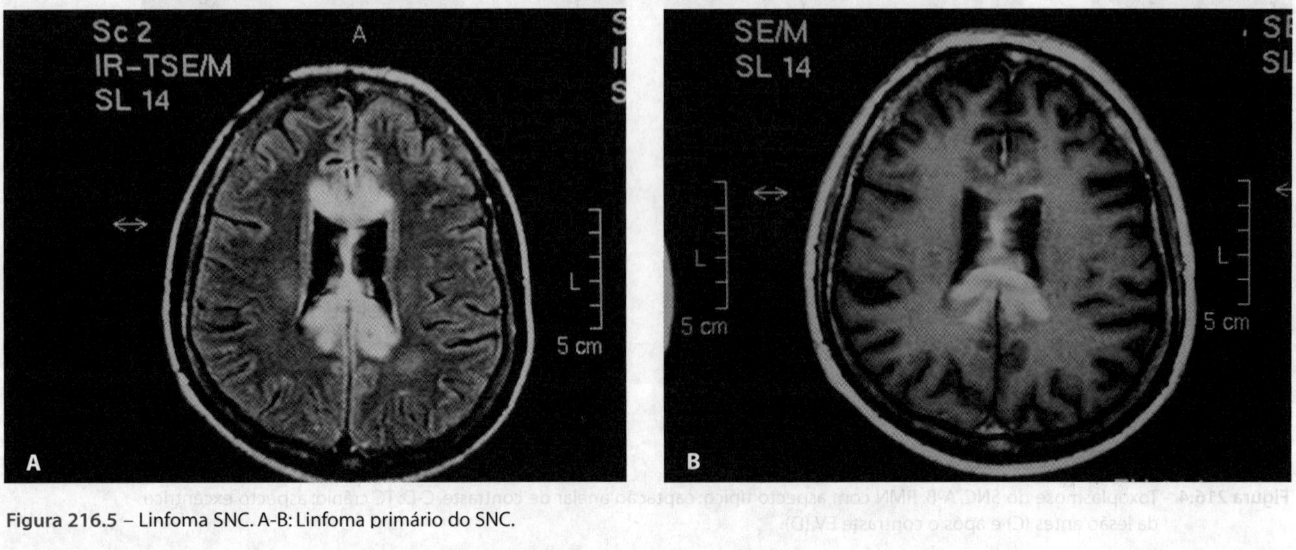

Figura 216.5 – Linfoma SNC. A-B: Linfoma primário do SNC.

denciam focos de desmielinização, múltiplos (alguns coalescentes), sem captação de contraste ou efeito de massa, localizados preferencialmente nas regiões parietal e occipital, tronco encefálico e cerebelo (Figura 216.6).

O exame do LCR é geralmente normal ou mostra alterações inespecíficas, entretanto através da técnica de PCR pode-se isolar o DNA do vírus JC no líquor. A não-detecção do DNA viral através do PCR no LCR não exclui o diagnóstico, sendo necessária uma biópsia da lesão para definição diagnóstica. A biópsia revela astrócitos gigantes com núcleos pleomórficos hipercromáticos, alteração de oligodendrócitos com núcleos grandes contendo inclusões virais e desmielinização.

O tratamento deve se basear na melhora do estado imunológico através do uso de HAART. Agentes com ação específica contra o vírus JC estão sendo estudados, mas ainda com resultados insatisfatórios.

Mielopatia vacuolar associada ao HIV

É considerada uma complicação relacionada diretamente à infecção pelo HIV, e está presente, preferencialmente, nos pacientes em estados avançados da doença. Geralmente existe uma associação com outras alterações neurológicas, como a demência relacionada ao HIV e a polineuropatia sensitiva distal. Cerca de 25-55% dos pacientes analisados em séries de autópsia apresentam alterações sugestivas de mielopatia vacuolar.

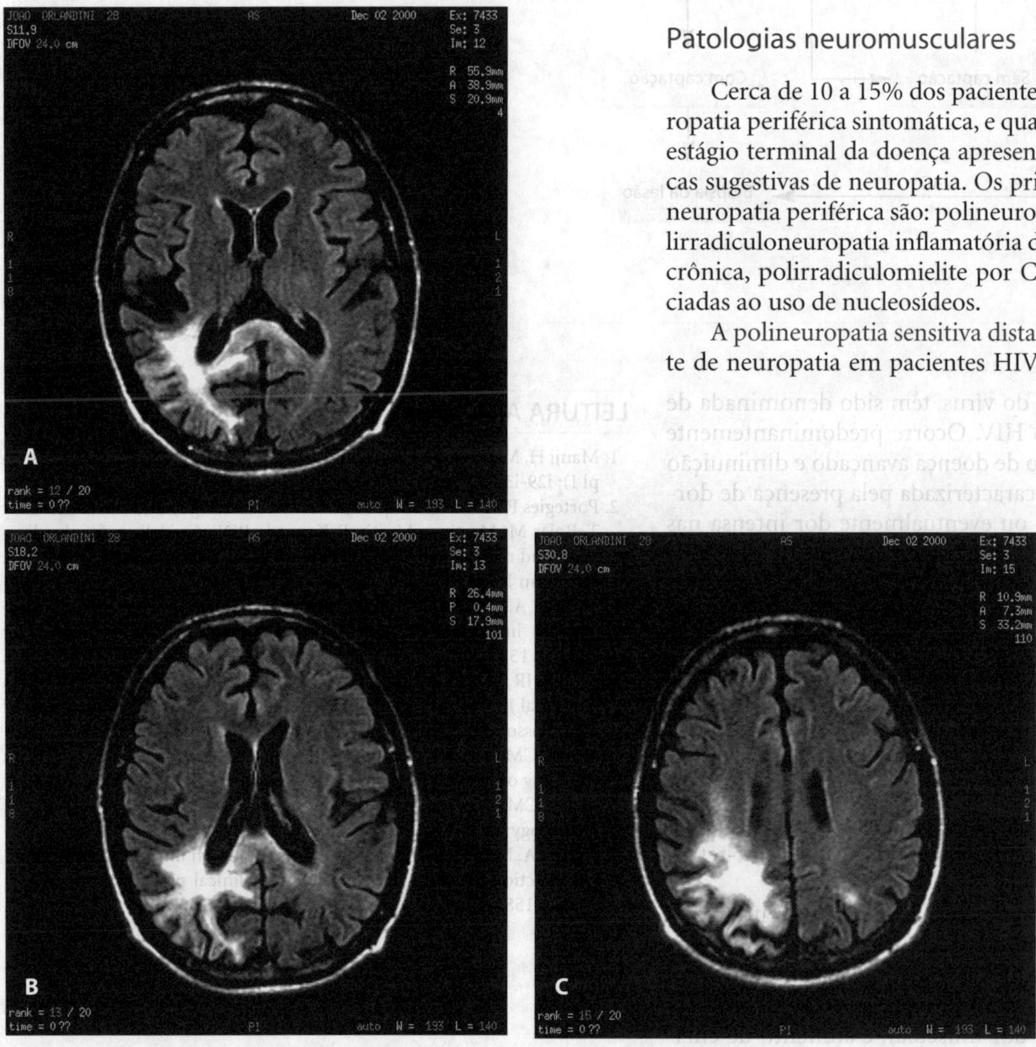

Figura 216.6 – LEMP. A-C: Achado típico da RMN na LEMP.

Os sinais e sintomas neurológicos se apresentam de forma insidiosa e progressiva, ao longo de vários meses, levando a déficits de marcha, equilíbrio, paraparesia, disfunção esfincteriana e alterações sensitivas. O exame freqüentemente evidencia uma paraparesia espástica, sinal de Babinski bilateral e alterações de sensibilidade, predominantemente proprioceptiva e vibratória.

Os achados patológicos são mais evidentes na coluna torácica dorsolateral, e incluem alterações vacuolares na bainha de mielina com relativa preservação dos axônios.

Os achados na RNM de coluna podem revelar atrofia da medula espinal, mas eventualmente podem ser normais. O líquor pode ser normal ou mostrar alterações inespecíficas.

Deve-se diferenciar de outras infecções e deficiência de vitamina B12.

O tratamento deve se basear na melhora do estado imunológico através do uso de drogas anti-retrovirais e na reabilitação funcional.

Patologias neuromusculares

Cerca de 10 a 15% dos pacientes HIV^+ apresentam neuropatia periférica sintomática, e quase todos os pacientes em estágio terminal da doença apresentam alterações patológicas sugestivas de neuropatia. Os principais tipos clínicos de neuropatia periférica são: polineuropatia sensitiva distal, polirradiculoneuropatia inflamatória desmielinizante aguda ou crônica, polirradiculomielite por CMV e neuropatias associadas ao uso de nucleosídeos.

A polineuropatia sensitiva distal é a causa mais freqüente de neuropatia em pacientes HIV^+, e por ser considerada

Algoritmo 216.1 – Manejo das lesões focais em pacientes HIV positivos

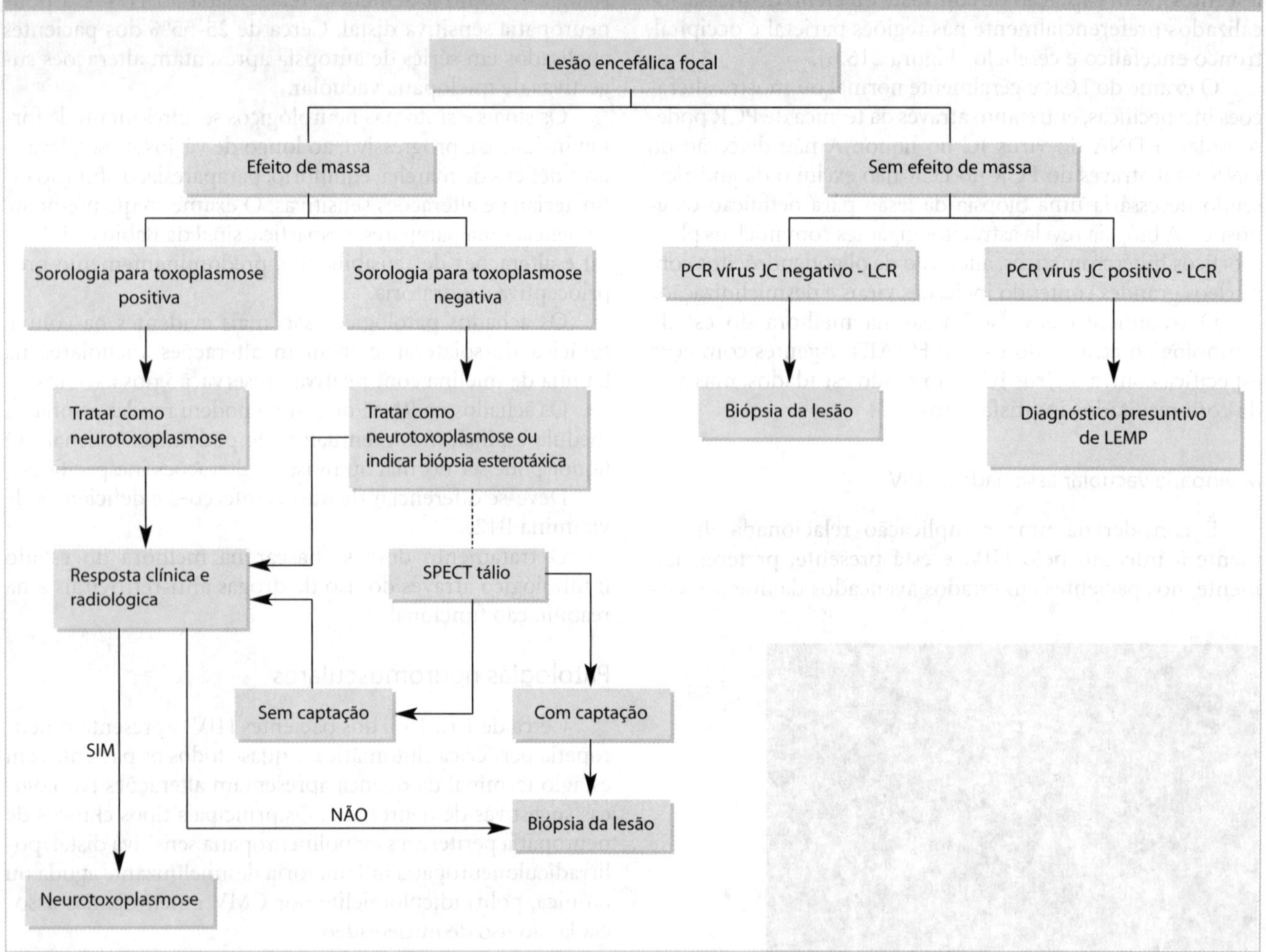

uma complicação direta do vírus, tem sido denominada de neuropatia associada ao HIV. Ocorre predominantemente em pacientes com estágio de doença avançado e diminuição da contagem de CD4. É caracterizada pela presença de dormência e formigamento ou eventualmente dor intensa nas regiões distais dos pés, associada com achados de diminuição ou ausência de reflexos profundos distais (reflexo aquileu). O acometimento é simétrico e pode acometer as mãos em estágios mais avançados. Deve-se fazer um *screening* de possíveis comorbidades que possam piorar os sintomas, como diabetes e deficiência de vitamina B12, além de evitar o uso de drogas potencialmente neurotóxicas, como a didanosina, zalcitabina, estavudina, isoniazida, dapsona, metronidazol, vincristina. O tratamento deve ser direcionado em evitar possíveis agentes neurotóxicos, o uso de drogas para o tratamento da dor neuropática e o uso de agentes anti-retrovirais de alta ação (HAART).

As miopatias podem estar relacionadas ao efeito tóxico de drogas como a zidovudina (AZT), a alterações imunológicas (polimiosite) e a caquexia relacionada à SIDA. Devem ser lembradas em pacientes com fraqueza proximal progressiva, associada ou não a dor muscular, e aumento de enzimas musculares.

LEITURA ADICIONAL

1. Manji H, Miller R. The neurology of HIV infection. JNNP 2004; 75(suppl I); i29-i35.
2. Portegies P, Solod L, Cinque P, Chaudhuri A, Begovac J, Everall I, Weber T, Bojar M, Martinez-Martin P, Kennedy PDE. Guidelines for the diagnosis and management of neurological complications of HIV infection. European Journal of Neurology 2004; 11: 297-304.
3. Mamidi A, Desimone JA, Pomerantz RJ. Central nervous system infections in individuals with HIV-1 infection. Journal of Neurovirology 2002; 8: 158-67.
4. Trujillo JR, Jaramillo-Rangel G, Ortega-Martinez M, Penalva de Oliveira AC, Vidal JE, Bryant J, Gallo RC. International NeuroAIDS: prospects of HIV-1 associated neurological complications 2005; 15: 962-9.
5. Marra CM. Neurological complications of HIV infection. American Academy of Neurology; 2003.
6. Marra CM. Opportunistic infections in AIDS. American Academy of Neurology; 2003.
7. Verma A. Neurological manifestations of human immunodeficiency virus infection in adults. In: Neurology in clinical practice. Elsevier Inc.; 2004. p.1581-602.

Ataque Isquêmico Transitório e Acidente Vascular Cerebral Isquêmico

CAPÍTULO 217

Eli Faria Evaristo

TÓPICOS IMPORTANTES

- A melhoria na qualidade do atendimento ao paciente com um AVCI requer mudança na sua abordagem.
- O tratamento da fase aguda do AVCI requer dinamismo e agilidade, pois a janela terapêutica é muito pequena.
- AIT é um grande fator de risco para a ocorrência de AVCI, às vezes em curto prazo. Por isso a investigação imediata é recomendada.
- A melhor prevenção secundária depende do correto diagnóstico do mecanismo causador do AVCI ou do AIT e de sua etiologia.
- O acidente vascular cerebral (AVC) é definido como um déficit neurológico, geralmente focal, de instalação súbita e rápida evolução, de causa vascular.
- Os mais comuns mecanismos causadores do AVCI são: trombose de grandes artérias, embolia de origem cardíaca e trombose de pequenas artérias. Entre outros mecanismos menos comuns estão a dissecção arterial, as arterites e os estados hipercoaguláveis ou trombofilias.
- O ataque isquêmico transitório (AIT) tem, geralmente, as mesmas características e mecanismos determinantes do AVCI, porém, por definição, com regressão completa do déficit neurológico em menos de 24 horas.
- A suspeita de AVCI deve existir nos casos em que ocorra um déficit neurológico de instalação súbita.
- AVCI é uma emergência médica. Atraso no início do tratamento pode determinar prejuízo no prognóstico funcional. É fundamental, portanto, que tais pacientes tenham prioridade no atendimento inicial pelo emergencista, na realização de exames pelo laboratório, na realização dos exames de imagem pelo radiologista, na definição do tratamento, no rápido cumprimento das prescrições e no monitoramento necessário pela equipe de enfermagem.
- A tomografia de crânio é o exame inicial de neuroimagem indicado.
- Todo paciente com AVCI deve ser avaliado por neurologista para a possibilidade de trombólise endovenosa com rt-PA (até 3 horas do início do quadro).
- A trombólise intra-arterial é um procedimento que pode trazer benefício especialmente aos pacientes com tempo de evolução do AVCI entre 3 e 6 horas, que apresentam déficit neurológico um pouco mais grave e relacionado à oclusão de grandes artérias.

INTRODUÇÃO E DEFINIÇÕES

O acidente vascular cerebral (AVC) é definido como um déficit neurológico, geralmente focal, de instalação súbita e rápida evolução, de causa vascular. Essa causa vascular pode estar relacionada a alterações estruturais dos vasos, ou funcionais, como as relacionadas ao fluxo sangüíneo ou ao sistema de coagulação. Segundo a definição clássica, a duração dos sintomas e sinais neurológicos deve ser maior que 24 horas ou, quando menor, levar à morte.

Os tipos de AVC são geralmente divididos com base no aspecto patológico que determinam, ou seja, isquêmicos e hemorrágicos. Estatísticas americanas apontam o acidente vascular cerebral isquêmico (AVCI) como responsável por aproximadamente 80% e o acidente vascular cerebral hemorrágico (AVCH) por aproximadamente 20% dos casos. Provavelmente a incidência de AVCH em nosso país é algo maior que 20%, em virtude do controle menos rigoroso da hipertensão arterial sistêmica em nossa população. O AVCI e o AVCH podem ser divididos a partir dos mecanismos determinantes da lesão isquêmica ou da topografia predominante do insulto hemorrágico, respectivamente.

Os mais comuns mecanismos causadores do AVCI são: trombose de grandes artérias, embolia de origem cardíaca e trombose de pequenas artérias. Entre outros mecanismos menos comuns estão a dissecção arterial, as arterites e os estados hipercoaguláveis ou trombofilias.

O ataque isquêmico transitório (AIT) tem, geralmente, as mesmas características e mecanismos determinantes do AVCI, porém, por definição, com regressão completa do déficit neurológico em menos de 24 horas.

ETIOLOGIA E FISIOPATOLOGIA

A etiologia do AIT e do AVCI deve ser considerada a partir do provável mecanismo determinante da lesão isquêmica.

A trombose de grandes artérias está geralmente relacionada à aterosclerose, a qual pode determinar insulto isquêmico por trombose no local da placa aterosclerótica, acarretando hipofluxo distal ou, mais comumente, através de tromboembolismo arterio-arterial. A doença aterosclerótica está relacionada a vários fatores de risco, como idade, hipertensão arterial sistêmica, diabetes mellitus, tabagismo, dislipidemias e outros.

A embolia de origem cardíaca está geralmente relacionada a doenças cardíacas, como as miocardiopatias, as valvopatias, as arritmias, especialmente a fibrilação atrial, e as endocardites. Os fatores de risco para embolia de origem cardíaca podem ser classificados quanto ao seu risco emboligênico, baseado no estudo multicêntrico TOAST (Tabela 217.I).

A trombose de pequenas artérias se caracteriza pela ocorrência de pequeno infarto na profundidade dos hemisférios cerebrais ou do tronco cerebral causadas por oclusão de uma pequena artéria perfurante. Ocorre mais comumente em pacientes hipertensos e diabéticos.

Com relação à fisiopatologia do AVCI, na maior parte dos pacientes há oclusão arterial tromboembólica. Esta obstrução vascular causa redução no fluxo sangüíneo cerebral regional e determina o surgimento de duas regiões distintas: a região de infarto cerebral e a região de penumbra isquêmica. Estas têm diferentes características hemodinâmicas e metabólicas.

Inicialmente, após uma obstrução arterial, a redução na pressão de perfusão cerebral pode ser, até certo ponto, compensada através de um mecanismo hemodinâmico, no qual uma vasodilatação regional mantém um fluxo sangüíneo cerebral constante através de um aumento no volume sangüíneo cerebral regional. Se o limite máximo de vasodilatação for ultrapassado e não houver melhora na pressão de perfusão cerebral, o fluxo sangüíneo cerebral regional começará a cair. A partir deste momento, passa a funcionar um mecanismo metabólico de compensação. Neste, para que o metabolismo oxidativo permaneça normal apesar da redução no fluxo sangüíneo cerebral regional, há um aumento compensatório na fração de extração tecidual de oxigênio e de glicose. Quando ocorre a falência destes dois mecanismos compensatórios e a pressão de perfusão cerebral continua a cair, cessa a comunicação elétrica entre os neurônios e ocorre o comprometimento funcional daquela região cerebral, apesar de ainda existir viabilidade celular. Isto caracteriza a região de penumbra isquêmica.

Tabela 217.I – Condições de alto e médio risco para AVCI por embolia de origem cardíaca

Condições de alto risco	Condições de médio risco
Prótese valvar mecânica	IAM há mais de 6 meses
Doença cardíaca com fibrilação atrial	Aneurisma de ventrículo esquerdo
IAM há menos de 4 semanas	Hipocinesia do ventrículo esquerdo
Acinesia do ventrículo esquerdo	Estenose mitral sem F.A.
Endocardite infecciosa	Calcificação do anel mitral
Doença do nó sinusal	Endocardite trombótica não bacteriana
Miocardiopatia dilatada	Defeito do septo atrial
Trombo em ventrículo esquerdo	"Contraste espontâneo" em átrio esquerdo
Trombo em auriculeta esquerda	Falência cardíaca congestiva
Mixoma de átrio esquerdo	*Flutter* atrial
	Fibrilação atrial isolada
	Prótese valvar biológica
	Prolapso de válvula mitral
	Aneurisma de septo atrial
	Forame oval patente
	Trombo em átrio esquerdo

Se a queda do fluxo sangüíneo cerebral regional continuar, uma série de eventos bioquímicos intracelulares e extracelulares começará a ocorrer, culminando com a morte neuronal, que é o infarto cerebral.

Nos casos que satisfazem a definição clássica de AIT, que é puramente clínica, entendemos que a fisiopatologia é, inicialmente, a mesma do AVCI. Entretanto, o insulto isquêmico não é tão intenso ou prolongado a ponto de determinar lesão tecidual definitiva ou, como exames mais modernos de neuroimagem podem demonstrar, pode haver lesão tecidual de pequena extensão, que não chega a se manifestar ao exame neurológico habitual.

ACHADOS CLÍNICOS

Alguns dados de história devem ser cuidadosamente obtidos com o objetivo de auxiliar no diagnóstico e também, como veremos à frente, em algumas decisões terapêuticas. Assim, deve ser indagada a hora exata do início dos sintomas ou, na impossibilidade disso, a última hora em que o paciente foi visto normal. Outras informações incluem a existência de doenças associadas, uma história de AVC prévio, trauma de crânio, doença cardíaca, coagulopatia, ou outro fator de risco para sangramento gastrintestinal ou geniturinário. Também é importante saber sobre a sua condição neurológica preexistente e sobre medicações em uso.

A suspeita de AVCI deve existir nos casos em que ocorra um déficit neurológico de instalação súbita. A apresentação clínica depende da região cerebral comprometida. No território carotídeo (relacionado às artérias carótidas internas, cerebrais médias e cerebrais anteriores) pode ocorrer déficit motor, déficit sensitivo, dificuldade na articulação da palavra, déficit de linguagem, outros distúrbios de função nervosa superior e alterações visuais. No território vertebrobasilar (relacionado às artérias vertebrais, basilar, cerebelares e cerebrais posteriores) pode ocorrer déficit motor, déficit sensitivo, dificuldade na articulação da palavra, alterações visuais, alterações de coordenação e alterações de nervos cranianos localizados no tronco cerebral (diplopia, ptose palpebral, anisocoria, paralisia facial periférica, nistagmo, vertigem, disartria e disfagia). Rebaixamento de nível de consciência pode ocorrer em lesões isquêmicas do tronco cerebral, mesmo pequenas, por acometimento de núcleos da formação reticular do tronco cerebral relacionados ao sistema ativador reticular ascendente (SARA). Já nas lesões isquêmicas dos hemisférios cerebrais, o rebaixamento de nível de consciência costuma ocorrer naquelas de maior extensão. Exceção a isto pode ocorrer em certas lesões talâmicas que, mesmo pequenas, podem determinar rebaixamento do nível de consciência. Um resumo do quadro clínico relacionado a cada território arterial é visto na Tabela 217.II.

Quanto à apresentação clínica do AIT, embora, por definição, possa durar até 24 horas, 86% dos casos duram menos de 1 hora.

É importante ressaltar que, na avaliação clínica de um paciente com um possível AVCI ou AIT, alguns aspectos do exame físico são especialmente importantes. Dentre estes estão o ritmo e freqüência cardíaca, a ausculta cardíaca, a ausculta carotídea, a pressão arterial, a temperatura, o fundo de olho, o peso do paciente e sua pontuação na escala de

Tabela 217.II – Territórios arteriais acometidos e respectivo quadro neurológico

Território carotídeo		
A. oftálmica	Alteração visual monocular	
Artéria cerebral média	Déficit motor	Predomínio braquiofacial
	Déficit sensitivo	
	Afasia	Hemisfério dominante
	Negligência	Hemisfério não dominante
Artéria cerebral anterior	Déficit motor	Predomínio crural
	Déficit sensitivo	
	Sinais de frontalização	
Território vertebrobasilar		
Artéria vertebral	Náuseas, vômitos e tonturas	
	Acometimento de nervos cranianos baixos	
	Alterações cerebelares	
Artéria cerebral posterior	Alterações de campo visual	
	Rebaixamento de nível de consciência	
	Déficit sensitivo	
Artéria basilar	Alteração de funções nervosas superiores	
	Déficit motor	Freqüentemente bilateral
	Déficit sensitivo	
	Rebaixamento de nível de consciência	
	Alteração de nervos cranianos	

déficit neurológico do NIH. Esta escala avalia vários aspectos do exame neurológico, permitindo uma rápida pontuação que reflete a gravidade do déficit neurológico, o que, por sua vez, traz uma conotação prognóstica.

EXAMES COMPLEMENTARES

Exames complementares gerais são úteis na investigação de certos diagnósticos diferenciais, podem também revelar potenciais fatores de risco para AVCI e auxiliam na decisão terapêutica. A Tabela 217.III ressalta os exames complementares geralmente solicitados. Estes devem ser solicitados rapidamente após a suspeita diagnóstica de AVCI a fim de obter o seu resultado em tempo hábil.

Tabela 217.III – Exames complementares na fase aguda do AVCI

Hemograma
Glicemia
Uréia e creatinina
Sódio e potássio
Tempo de protrombina
Tempo de tromboplastina parcial ativado
Eletrocardiograma
RX de tórax
Tomografia de crânio

A tomografia de crânio é o exame inicial de neuroimagem mais utilizado. Nela, o AVCI aparece como uma área com baixa atenuação (hipoatenuante). A tomografia de crânio tem baixa sensibilidade para infartos cerebrais agudos com poucas horas de evolução. Discretas alterações tomográficas indicativas de edema cerebral (apagamento de sulcos cerebrais, assimetria do sistema ventricular ou de cisternas) nas primeiras 6 horas de AVCI podem estar relacionadas a infartos extensos.

Por outro lado, é um exame de grande disponibilidade, com custo relativamente baixo nos dias de hoje e com grande sensibilidade para AVCH que é, em relação a outros diagnósticos diferenciais, o principal.

A ressonância magnética tem maior sensibilidade que a tomografia na detecção do AVCI. Seqüências convencionais permitem a detecção da área infartada a partir de 4 horas do ictus. Uma seqüência que avalia a existência de restrição à difusão das moléculas de água permite o diagnóstico de lesões isquêmicas após minutos do seu início.

Após o diagnóstico do AVCI, uma investigação diagnóstica complementar poderá ser necessária para uma definição do seu mecanismo e etiologia. Esta deverá levar em consideração aspectos da história clínica e dos exames complementares realizados. Assim, na suspeita de mecanismo relacionado a embolia de origem cardíaca, exames como o ecodopplercardiograma transtorácico, ecocardiograma transesofágico e o eletrocardiograma de 24 horas (holter) podem ser úteis.

Na suspeita de mecanismo aterotrombótico, exames sonográficos, como o ecodoppler de artérias carótidas e vertebrais, permitem a avaliação do segmento extracraniano destas artérias. Outros exames, como a angio-ressonância e a angiotomografia permitem a avaliação de segmentos vasculares extracranianos e intracranianos. O doppler transcraniano (DTC) pode complementar estas informações em nível intracraniano. Além disto, o DTC pode detectar êmbolos passando através da circulação cerebral, como nos eventos cardioembólicos ou nas embolias arterio-arteriais.

DIAGNÓSTICO DIFERENCIAL

Os exames complementares iniciais têm como objetivo, mais que confirmar o diagnóstico de AVCI ou AIT, descartar a existência de diagnósticos diferenciais cuja apresentação pode mimetizar um quadro cerebrovascular. A Tabela 217.IV classifica os principais diagnósticos diferenciais do AVCI no momento da sua chegada ao atendimento hospitalar de emergência.

É importante sempre considerar a possibilidade de diagnósticos diferenciais. Alterações metabólicas incluindo hipoglicemia, hiperglicemia e encefalopatia hepática, além de hipóxia e infecções sistêmicas, causam alterações focais que podem mimetizar um AVCI. As infecções do sistema nervoso central, como a encefalite herpética e o abscesso cerebral, também podem causar déficits focais.

Outros diagnósticos diferenciais incluem os déficits póscríticos, caracterizados por déficit neurológico que pode ocorrer após uma crise epiléptica, as neoplasias cerebrais, o hematoma subdural crônico, a enxaqueca, as doenças desmielinizantes, as labirintopatias, as paralisias faciais periféricas e outras paralisias periféricas agudas.

Tabela 217.IV – Diagnósticos diferenciais de AVCI

Diagnósticos diferenciais	Freqüência
Epilepsia	16,7%
Infecções sistêmicas	16,7%
Tumores cerebrais	15,4%
Distúrbios tóxico-metabólicos	12,8%
Vertigem posicional benigna	6,4%
Cardiopatia isquêmica	5,1%
Síncope	5,1%
Trauma	3,8%
Hematoma subdural	2,6%
Encefalite herpética	2,6%
Amnésia global transitória	2,6%
Demência	2,6%
Doença desmielinizante	1,3%
Fratura de coluna cervical	1,3%
Miastenia gravis	1,3%
Parkinsonismo	1,3%
Encefalopatia hipertensiva	1,3%
Distúrbios psiquiátricos	1,3%

Devido à impossibilidade de uma perfeita distinção clínica entre o AVCI e os diagnósticos diferenciais descritos, torna-se necessária a realização de exames complementares que permitam a exclusão dos mesmos.

TRATAMENTO

O tratamento dos quadros neurológicos isquêmicos agudos deve ter, como princípio básico, agilidade e dinamismo. Uma série de condutas deve ser tomada considerando que, se o déficit ainda persiste, deve ser tratado como um AVCI. A regressão rápida e completa dos sintomas pode levar ao diagnóstico de AIT e desencadear medidas com o objetivo de prevenção secundária. Da mesma maneira é necessário, após o tratamento da fase aguda do AVCI, estabelecer a melhor forma de prevenção secundária que é baseada no conhecimento do mecanismo e etiologia causadores do AVCI.

AVCI é uma emergência médica. Atraso no início do tratamento pode determinar prejuízo no prognóstico funcional. É fundamental, portanto, que tais pacientes tenham prioridade no atendimento inicial pelo emergencista, na realização de exames pelo laboratório, na realização dos exames de imagem pelo radiologista, na definição do tratamento, no rápido cumprimento das prescrições e no monitoramento necessário pela equipe de enfermagem.

Medidas gerais

As medidas gerais visam garantir ao paciente a manutenção da permeabilidade das vias aéreas superiores, permitindo uma ventilação adequada, e a manutenção da circulação. É importante avaliar a parte cardiovascular, incluindo o ritmo cardíaco e o traçado eletrocardiográfico, pois infarto agudo do miocárdio e arritmias são potenciais causas de morte súbita em pacientes com AVCI agudo. Os principais aspectos gerais a serem acompanhados são:

- Oxigenação – deve-se utilizar oxigênio suplementar nos pacientes com algum grau de hipóxia, com o objetivo de assegurar uma saturação de $O_2 \geq 95\%$.
- Hidratação – a maioria dos pacientes deve receber hidratação intravenosa com 2000 a 3000 mL por dia de soluções salinas isotônicas, procurando-se evitar o uso de soluções hipotônicas e glicosadas.
- Níveis de glicemia – há variações, nas diversas publicações, quanto ao nível de glicemia recomendado nesta fase. Artigos mais recentes recomendam o uso de insulina a fim de que a glicemia seja mantida abaixo de 200 mg/dL e, idealmente, abaixo de 150 mg/dL. Também a hipoglicemia deve ser prontamente corrigida.
- Temperatura – a presença de hipertermia na fase aguda do AVCI parece estar relacionada a um pior prognóstico. Assim, esta situação deve ser rigorosamente monitorizada e corrigida com antitérmicos, como o paracetamol e a dipirona.
- Pressão arterial – hipotensão arterial persistente não é comum na fase aguda do AVCI. Entretanto, deve ser prontamente corrigida.

O tratamento da hipertensão arterial na fase aguda do AVCI é um dos assuntos mais polêmicos e importantes. É freqüente, na fase aguda do AVCI, observar aumento transitório da pressão arterial devido a uma "reação endócrina" que acarreta aumento dos níveis séricos de cortisol, ACTH e catecolaminas. Isto persiste por alguns dias após o ictus e contribui para a manutenção de uma pressão de perfusão cerebral menos nociva à zona de penumbra. Por fim, um estudo demonstrou que dentre os pacientes com AVCI cujo nível pressórico aferido no momento da admissão ao hospital é muito elevado, a grande maioria deste grupo apresenta, após 90 minutos, redução significativa e espontânea da pressão arterial.

Assim, as recomendações de conduta publicadas mais recentemente são de que a pressão arterial não seja tratada em pacientes não candidatos ao tratamento trombolítico, exceto quando os níveis diastólicos estiverem acima de 120 mmHg, ou os níveis sistólicos estiverem acima de 220 mmHg ou os níveis de pressão arterial média estiverem acima de 130 mmHg.

Entretanto, de acordo com um estudo recente, mesmo quando estas recomendações são rigorosamente observadas existe a possibilidade de piora no prognóstico funcional relacionada à redução da pressão arterial, provavelmente por queda na pressão de perfusão cerebral.

Outra indicação para o tratamento da hipertensão arterial na fase aguda do AVCI é o tratamento trombolítico. Os pacientes com indicação de tratamento trombolítico, tendo como único critério de exclusão o próprio nível pressórico elevado, com tempo hábil para o tratamento, deverão receber medicação anti-hipertensiva para controle adequado da pressão arterial. Este controle deve ser rigoroso pelo menos durante as primeiras 24 horas após o tratamento trombolítico e a pressão arterial deve ser mantida abaixo de 180 x 105 mmHg. Pela necessidade de controle rápido e monitorização freqüente, recomenda-se o uso de drogas parenterais, como o labetalol e a nicardipina. Em níveis pressóricos extremamente elevados, sobretudo diastólicos, recomenda-se o nitroprussiato de sódio, lembrando que pode levar ao aumento da pressão intracraniana.

Em nosso meio, pela inexistência de labetalol e nicardipina, alguns autores sugerem o uso de metoprolol. Em alguns destes casos drogas administradas via oral, como o captopril, podem ser utilizadas.

Alimentação – dada a possibilidade de vômitos e broncoaspiração, é prudente prescrever jejum oral nas primeiras 24 horas. Antes do retorno à alimentação via oral recomenda-se uma avaliação quanto à deglutição, para descartar disfagia e, após isto, considerar a melhor forma de alimentação.

Tratamento trombolítico

O estudo NINDS mostrou benefício com relação ao desfecho primário, com benefício absoluto de 11 a 13% e relativo de 32% na redução da incapacidade funcional ao final de 90 dias, o que foi significativo. Este benefício foi observado independentemente do mecanismo do AVCI (trombose de grandes artérias, embolia de origem cardíaca ou trombose de pequenas artérias). O risco de hemorragia cerebral sintomática dentro das primeiras 36 horas foi 10 vezes maior que no grupo controle (6,4% x 0,6%), todavia, sem aumentar a mortalidade. Os fatores implicados com maior risco hemorrágico, neste estudo, foram a gravidade do quadro (NIHSS mais elevado) e edema cerebral ou efeito de massa na tomografia de crânio inicial.

Com base no estudo NINDS, o rTPA foi aprovado nos Estados Unidos para tratamento do AVCI com até 3 horas de evolução, a partir de junho de 1996, e recomendações para o tratamento trombolítico intravenoso foram publicadas. Estas recomendações seguem amplamente o protocolo utilizado no estudo NINDS. Os protocolos utilizados nos diversos centros que realizam trombólise intravenosa devem estabelecer uma rotina de procedimentos a serem realizados naquele serviço, em caso de suspeita de AVCI. Critérios de inclusão e exclusão para a utilização de trombolítico devem ser rigorosamente observados com o fim de se reduzir o risco de complicações do tratamento, conforme se observa nas Tabelas 217.V e 217.VI.

Uma metanálise recente confirmou o benefício deste tratamento em pacientes selecionados a partir dos critérios clássicos até 180 minutos, mas também sugeriu um possível benefício para alguns pacientes com até 270 minutos de evolução.

Tabela 217.V – Critérios de inclusão para o tratamento trombolítico intravenoso

Critérios de inclusão
Idade acima de 18 anos
Diagnóstico clínico de AVCI
Déficit neurológico de intensidade significativa
Tomografia de crânio sem evidências de hemorragia
Até 180 minutos de evolução antes do início da infusão do trombolítico

Tabela 217.VI – Critérios de exclusão para o tratamento trombolítico intravenoso

Critérios de exclusão
Uso de anticoagulantes orais e INR > 1,7
Hepatopatia provável e atividade de protrombina menor que 50%
Uso de heparina nas últimas 48 horas e TTPA prolongado
Contagem de plaquetas < 100.000/mm³
Quadro clínico de hemorragia subaracnóide, mesmo com tomografia normal
Outro AVCI ou algum trauma craniano grave nos últimos 3 meses
Cirurgia ou trauma grave, exceto craniano, nos últimos 14 dias
Punção arterial recente (7 dias) em um sítio não compressível
Punção liquórica recente (7dias)
Pressão sistólica > 185 mmHg ou pressão diastólica > 110 mmHg
Melhora rápida dos sinais neurológicos
Sinais neurológicos discretos e/ou isolados
História prévia de hemorragia intracraniana
Glicemia < 50 mg/dL ou > 400 mg/dL
Crises convulsivas com déficit neurológico pós-crítico
Sangramento urinário ou gastrintestinal nos últimos 21 dias
Pericardite pós-IAM recente (últimos 3 meses)
Presença de malformações vasculares ou aneurismas

Entretanto, até o presente momento, as recomendações para o uso de rTPA intravenoso permanecem dando ênfase à janela terapêutica de até 180 minutos.

Para aumentar a agilidade no início do tratamento trombolítico, sem abrir mão da segurança, é recomendável se observar uma rotina de procedimentos no atendimento dos pacientes, conforme relatado na Tabela 217.VII.

Tabela 217.VII – Seqüência de eventos no paciente com potencial indicação de rTPA intravenoso

1	Avaliar se o paciente tem critérios de inclusão para rTPA intravenoso
2	Avisar rapidamente o neurologista sobre a existência de um caso de AVCI agudo
3	Colher rapidamente os exames laboratoriais iniciais
4	Solicitar ECG e RX de tórax
5	Checar se não existe, pela história, qualquer critério de exclusão à trombólise
6	Avaliar se há tempo hábil para trombólise antes de 3 horas do início dos sintomas
7	Iniciar monitorização da pressão arterial e controle, se necessário
8	Realizar o exame neurológico (se possível incluir escala NIHSS)
9	Realizar tomografia de crânio sem contraste
10	Avaliar o resultado da tomografia de crânio
11	Checar os resultados dos exames laboratoriais
12	Reavaliar os critérios de exclusão (checar se houve melhora significativa)
13	Iniciar infusão intravenosa do rTPA

Recomenda-se rigor na aplicação destes critérios para tratamento. Durante e após a administração do rTPA intravenoso é fundamental a continuidade de uma supervisão clínica e neurológica, no sentido de detectar precocemente quaisquer alterações clínicas ou neurológicas, conforme se observa na Tabela 217.VIII.

Tabela 217.VIII – Monitorização do paciente após trombólise intravenosa
1. Manter o paciente em uma unidade de AVC agudo ou unidade de cuidados intensivos durante as primeiras 24 horas
2. Monitorização de sinais vitais, nível de consciência e força muscular 30/30 minutos nas primeiras 6 horas. Depois 60/60 minutos
3. Monitorização da pressão arterial
3.1. 15/15 minutos nas primeiras 2 horas
3.2. 30/30 minutos nas próximas 6 horas
3.3. 60/60 minutos até completar 24 horas
4. Evitar acessos venosos centrais e punções arteriais nas primeiras 24 horas
5. Evitar sonda enteral, se possível, nas primeiras 24 horas
6. Evitar sonda vesical pelo menos até 30 minutos após o término da infusão do rTPA

A trombólise intra-arterial é um procedimento que pode trazer benefício especialmente aos pacientes com tempo de evolução do AVCI entre 3 e 6 horas, que apresentam déficit neurológico um pouco mais grave e relacionado à oclusão de grandes artérias, sobretudo porção proximal de artéria cerebral média. As principais dificuldades são relacionadas à estrutura do serviço de neurorradiologia, o qual deve estar disponível a qualquer momento, e à perda adicional de tempo em relação à trombólise intravenosa, o que é inerente ao procedimento intra-arterial.

Antiagregantes plaquetários e anticoagulantes

Estudos multicêntricos demonstraram benefício estatisticamente significante, embora pequeno, do ácido acetilsalicílico na fase aguda do AVCI, quando iniciada dentro das primeiras 48 horas de evolução. As doses utilizadas nestes estudos variaram entre 160 e 300 mg/dia. Vale a pena lembrar que ácido acetilsalicílico não deve ser iniciado nas primeiras 24 horas após o tratamento trombolítico.

Outros antiagregantes plaquetários não foram estudados em fase aguda, mas podem ser alternativas, particularmente para prevenção secundária. Entre estes estão são a ticlopidina (250 mg 2x dia), o clopidogrel (75 mg/dia) e a associação de aspirina e dipiridamol de liberação prolongada (25/200 mg 2x dia).

Em relação aos anticoagulantes, os dados disponíveis não permitem sua recomendação para algum subgrupo específico de pacientes na fase aguda do AVCI. Entretanto, é interessante ressaltar que os estudos sobre anticoagulação nesta fase não utilizaram dose terapêutica plena de heparina não fracionada por via intravenosa. Estes estudos, na verdade, utilizaram doses baixas ou moderadas de heparina não fracionada por via subcutânea e, em alguns estudos, este tratamento foi iniciado em até 48 horas de evolução. Também, estudos com vários tipos de heparina de baixo peso molecular não mostraram benefício. Quando isto ocorreu, mesmo em pequeno grau, este benefício foi contrabalançado pelo aumento das complicações hemorrágicas.

Apesar disto, anticoagulantes ainda são usados com freqüência na fase aguda em certos subgrupos de pacientes como: casos em que o mecanismo implicado seja embolia de origem cardíaca ou estado hipercoagulável, dissecção arterial extracraniana, casos de AVCI "em progressão", pacientes com trombose de artéria basilar e episódios isquêmicos transitórios de repetição. Nestes casos, tem-se dado preferência à heparina não fracionada, em infusão intravenosa contínua, controlando sua dose pelo TTPA, mantendo seu valor entre 1,5 e 2 vezes o valor controle.

Drogas neuroprotetoras

As drogas até agora estudadas não mostraram benefício evidente. Uma metanálise mostrou eficácia da citicolina quando usada em pacientes com AVCI moderado e grave. Opinião de autores nacionais sobre o assunto, publicada recentemente, não foi unânime quanto à indicação desta medicação na fase aguda do AVCI.

MANEJO DE COMPLICAÇÕES NEUROLÓGICAS AGUDAS

Convulsões – crises epilépticas são mais freqüentes nas primeiras 24 horas de evolução sendo, geralmente, parciais, com ou sem generalização secundária. Epilepsia se desenvolve em um terço dos pacientes em que as crises epilépticas ocorrem nesta fase precoce após o AVCI e em metade dos pacientes em que as crises se iniciam mais tardiamente. Não há evidência de que tratamento profilático com anticonvulsivantes, na fase aguda do AVCI, seja benéfico em evitar a primeira crise. Portanto, o uso de anticonvulsivantes, nesta fase, deve ser iniciado somente após uma primeira crise, para a prevenção de sua recorrência.

Edema cerebral – em pacientes mais jovens com infarto completo no território da artéria cerebral média, a mortalidade decorrente do edema cerebral e hipertensão intracraniana chega a 80% com os tratamentos habituais. O edema cerebral atinge seu máximo entre o segundo e o quinto dia. Entretanto, há casos relatados de herniação em apenas 20 horas. Alternativas de tratamento incluem: hiperventilação, diuréticos osmóticos, drenagem liquórica, hipotermia leve em alguns casos e descompressão cirúrgica.

Hiperventilação pode diminuir com rapidez a pressão intracraniana. A redução de 5 a 10 mmHg na PCO_2 determina queda de 25% a 30% na pressão intracraniana. Todavia esta medida tem efeito por tempo limitado e sua aplicação requer maior atenção quanto à manutenção da perfusão cerebral, devido ao seu efeito vasoconstritor, podendo agravar a isquemia tecidual.

O uso de diuréticos osmóticos, embora seja uma prática comum no tratamento da hipertensão intracraniana secundária ao edema cerebral, tem eficácia controversa. Pode se utilizar manitol intravenoso na dose de 25 a 50 gramas em 20 a 30 minutos.

Drenagem liquórica está geralmente associada ao procedimento de descompressão cirúrgica, particularmente em casos de infarto cerebelar extenso, com compressão do tronco cerebral e dilatação ventricular de causa obstrutiva.

Hipotermia leve (32 a 33ºC) tem efeito neuroprotetor. Um estudo com pacientes apresentando AVCI extenso em território de artéria cerebral média demonstrou benefício, aumentando sobrevida e melhorando o prognóstico funcional. Traz risco de complicações sérias, como trombocitopenia, bradicardia e pneumonia.

A descompressão cirúrgica reduz significativamente a mortalidade nos infartos supratentoriais extensos, especialmente se o procedimento for bastante amplo e indicado precocemente, dentro das primeiras 24 horas de evolução, antes de surgirem sinais de herniação.

MANEJO DE COMPLICAÇÕES NÃO NEUROLÓGICAS

Trombose venosa profunda e tromboembolismo pulmonar – é alta a incidência de trombose venosa profunda em pacientes com AVCI. O tromboembolismo pulmonar responde por aproximadamente 10% das mortes após um AVCI. Por isso recomenda-se o uso de anticoagulantes subcutâneos (heparina não fracionada ou heparina de baixo peso molecular) para a prevenção destas complicações. Na impossibilidade do uso de anticoagulantes, deve ser iniciada prevenção não medicamentosa (meias elásticas e dispositivos de compressão pneumática intermitente).

Infecções – infecções pulmonares e urinárias são comuns em pacientes com AVCI. O início rápido do trabalho fisioterápico pode prevenir a sua ocorrência. Nos pacientes com incontinência ou retenção urinária, com indicação de sondagem urinária, dá-se preferência ao cateterismo vesical intermitente. A acidificação da urina com o uso de vitamina C pode reduzir o risco de infecções.

TRATAMENTO DO AIT

O tratamento do AIT visa prevenir a recorrência do mesmo ou especialmente, a ocorrência de um AVCI. Após um AIT, o risco de AVCI chega a um pouco mais de 30% em 5 anos. Outros estudos demonstram que, após um AIT, o risco de AVCI é de 10 a 20% em 90 dias, sendo 50% destes nas primeiras 48 horas. A investigação diagnóstica imediata após um AIT pode permitir o reconhecimento dos pacientes com maior risco de ocorrência precoce de um AVCI e, desta forma, prevenir maiores complicações através da rápida instituição do tratamento. Este inclui o controle dos fatores de risco encontrados, o uso de antiagregantes plaquetários como a AAS, AAS e dipiridamol, ticlopidina e clopidogrel, principalmente em casos cujo mecanismo é trombose de grandes artérias, e o uso de anticoagulantes, como o warfarin sódico, nos casos cujo mecanismo é embolia de origem cardíaca. Alguns casos de estenose arterial crítica podem se beneficiar de tratamento cirúrgico (endarterectomia carotídea) ou endovascular (angioplastia e stent). Também deve ser lembrado que, pelo fato da trombose de grandes artérias, secundária à aterosclerose, ser um dos mecanismos causadores de AIT, não se deve esquecer de avaliar outros sítios potenciais de doença aterosclerótica, como as artérias coronárias. Um resumo do tratamento para prevenção secundária após um AIT é descrito na Tabela 217.IX.

Tabela 217.IX – Prevenção secundária após um AIT
Controle da hipertensão arterial sistêmica
Interrupção do tabagismo
Tratamento de doenças cardíacas
Redução da ingestão alcoólica
Interrupção do uso de anticoncepcionais orais
Tratamento de dislipidemias
Realização de atividades físicas
Uso de antiagregantes plaquetários (trombose de grandes artérias)
Uso de anticoagulantes (embolia de origem cardíaca)
Tratamento cirúrgico (estenoses críticas sintomáticas)
Tratamento endovascular (estenoses críticas sintomáticas)

LEITURA ADICIONAL

1. Adams HP Jr, Bendixen BH, Kapelle LJ, et al. TOAST Investigators. Classification of subtype of acute ischemic stroke. Definitions for use in a multicenter clinical trial. Stroke 1993; 24: 35-41.
2. Libman RB, Wirkowski E, Alvir J, et al. Conditions that mimic stroke in the emergent department. Implications for acute stroke trials. Arch Neurol 1995; 52: 1119-22.
3. Adams HP Jr, Adams RJ, Brott T, et al. Guidelines for the early management of patients with ischemic stroke. A scientific statement from the Stroke Council of the American Stroke Association. Stroke 2003; 34: 1056-83.
4. Toni D, Chamorro A, Kaste M, et al. Acute treatment of ischaemic stroke. Cerebrovasc Dis 2004; 17(suppl. 2): 30-46.
5. Adams HP Jr, Brott TG, Furlan AJ, et al. Guidelines for thrombolytic therapy for acute stroke: a supplement to the guidelines for the management of patients with acute ischemic stroke. Stroke 1996; 27: 1711-8.
6. Hacke W, Donnan G, Fieschi C, et al. Association of outcome with early stroke treatment: pooled analysis of ATLANTIS, ECASS, and NINDS rt-PA stroke trials. Lancet 2004; 363: 768-74.
7. The National Institute of Neurological Disorders and Stroke rt-PA Stroke Study Group. Tissue plasminogen activator for acute ischemic stroke. N Engl J Med 1995; 333: 1581-7.
8. Coutts SB, Simon JE, Eliasziw M, et al. Triaging transient ischemic attack and minor stroke patients using acute magnetic resonance imaging. Ann Neurol 2005; 57: 848-54.
9. Broderick J, Brott T, Barsan W, et al. Blood pressure during the first minutes of focal cerebral ischemia. Annals of Emergency Medicine 1993; 22: 1438-43.
10. Culebras A, Kase CS, Masdeu JC, et al. Practice guidelines for the use of imaging in transient ischemic attacks and acute stroke: a report of the Stroke Council, American Heart Association. Stroke 1997; 28: 1480-97.
11. Albers GW, Caplan LR, Easton JD, et al. Transient ischemic attack – proposal for a new definition. N Engl J Med 2002; 347: 1713-6.
12. Johnston SC, Gress DR, Browner WS, et al. Short-term prognosis after emergency department diagnosis of TIA. JAMA 2000; 284: 2901-6.
13. Sociedade Brasileira de Doenças Cerebrovasculares (SBDCV). Primeiro Consenso Brasileiro para Trombólise no Acidente Vascular Cerebral Isquêmico Agudo. Arq Neuro-Psiquiatria 2002; 60: 675-80.
14. European Stroke Initiative Recommendations for Stroke Management – Update 2003. The European Stroke Initiative Executive Committee and the EUSI Writing Committee. Cerebrovascular Diseases 2003; 16: 311-37.

Algoritmo 217.1 – Abordagem de um possível AVCI agudo

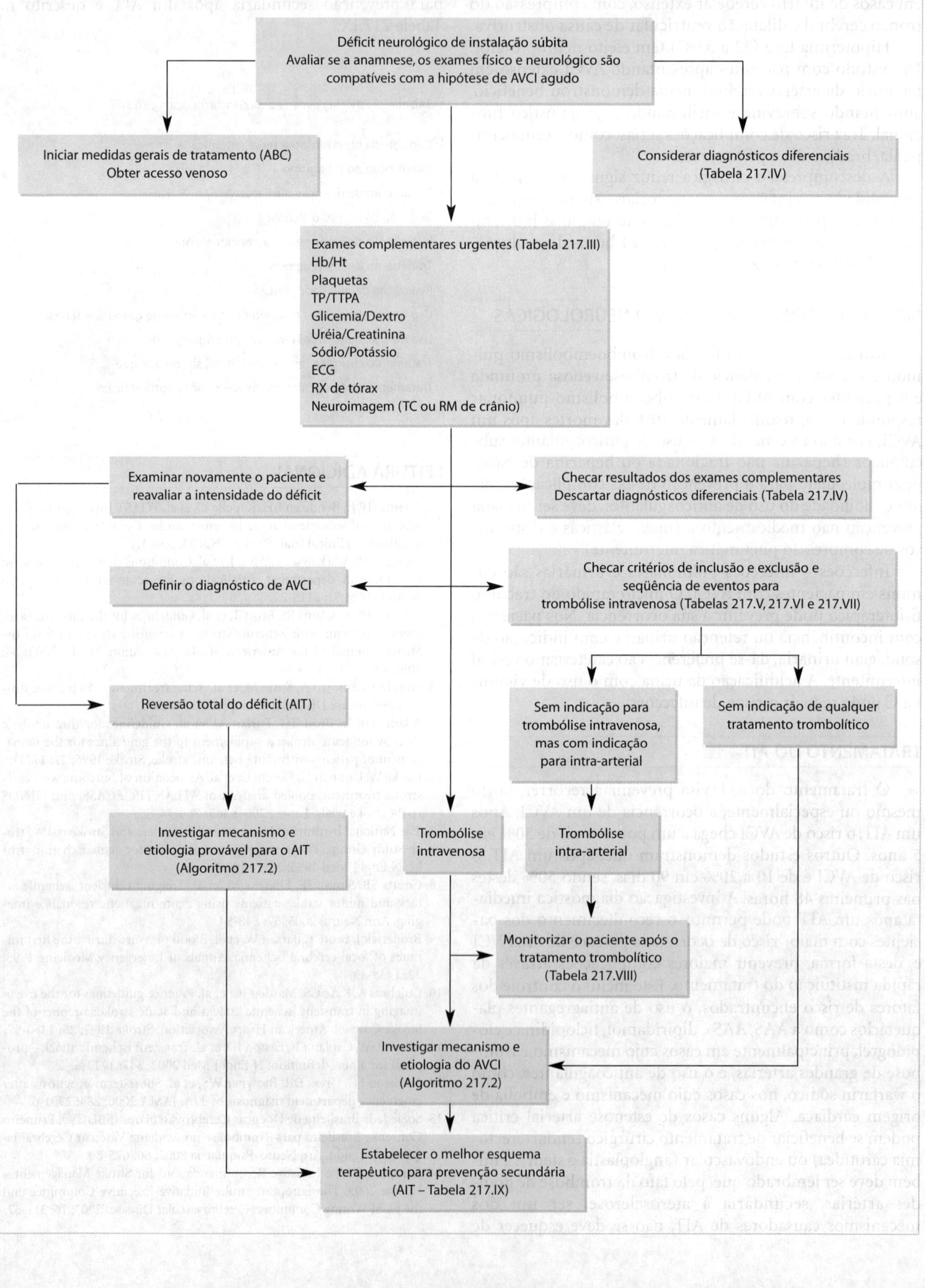

Algoritmo 217.2 – Investigação do mecanismo e prevenção secundária

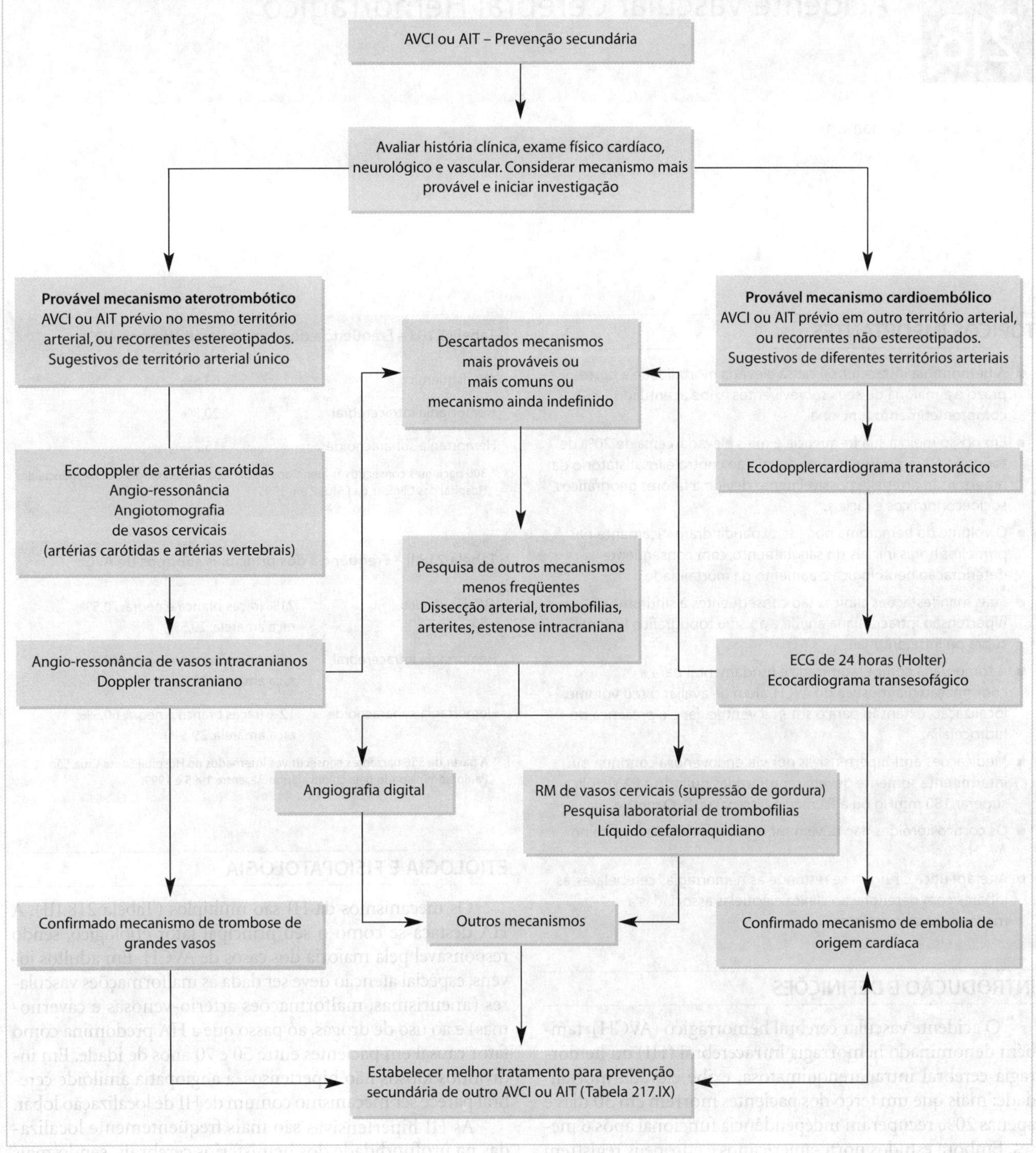

CAPÍTULO 218

Acidente Vascular Cerebral Hemorrágico

Fábio Iuji Yamamoto

TÓPICOS IMPORTANTES

- A hemorragia intracerebral causa elevada mortalidade a curto prazo e a maioria de seus sobreviventes exibe acentuado comprometimento funcional.
- Em nosso meio a sua freqüência é mais elevada, cerca de 20% de todos os AVCs, provavelmente devido ao controle insatisfatório da hipertensão arterial e possivelmente devido a fatores geográficos, socioeconômicos e raciais.
- O volume do hematoma pode se expandir dramaticamente nas primeiras horas iniciais do sangramento, com conseqüente deterioração neurológica e aumento da mortalidade.
- Suas manifestações clínicas são conseqüentes à síndrome de hipertensão intracraniana aguda e ao sítio topográfico lesional, supra ou infratentorial.
- A tomografia computadorizada é fundamental para a confirmação diagnóstica do AVCH, além de avaliar o seu volume, localização, extensão para o sistema ventricular e a presença de hidrocefalia.
- Medicações anti-hipertensivas por via endovenosa contínua ou intermitente somente devem ser utilizadas quando a PA sistólica superar 180 mmHg ou a PA média ultrapassar 130 mmHg.
- Os corticosteróides não devem ser utilizados rotineiramente no AVCH.
- A terapêutica cirúrgica se restringe às hemorragias cerebelares, às lobares com deterioração clínica e àquelas associadas a malformações vasculares.

INTRODUÇÃO E DEFINIÇÕES

O acidente vascular cerebral hemorrágico (AVCH), também denominado hemorragia intracerebral (HI) ou hemorragia cerebral intraparenquimatosa, exibe elevada mortalidade: mais que um terço dos pacientes morrem em 30 dias e apenas 20% recuperam independência funcional após 6 meses. Embora estudos norte-americanos e europeus registrem que o AVCH seja responsável por cerca de 10% de todos os acidentes vasculares cerebrais, a nossa experiência mostra que a HI é mais freqüente, possivelmente devido a fatores raciais, geográficos e socioeconômicos que, por sua vez, levam a controle inadequado de seu principal fator de risco, a hipertensão arterial (HA) (Tabelas 218.I e 218.II). O AVCH acomete preferencialmente indivíduos idosos (idade média de 65 anos), sua incidência dobra a cada década a partir de 45 anos de idade e há ligeiro predomínio no sexo masculino.

Tabela 218.I – Freqüência dos principais subtipos de AVC*

AVC isquêmico	63,5%
Hemorragia intracerebral	20,8%
Hemorragia subaracnóide	15,7%

* 300 pacientes consecutivos atendidos no Serviço de Neurologia de Emergência do Hospital das Clínicas da FMUSP, em 1995.

Tabela 218.II – Freqüência dos principais subtipos de AVC*

AVC isquêmico	71% (raças branca e negra: 70,5%; raça amarela: 29,5%)
Hemorragia intracerebral	17% (raças branca e negra: 49%; raça amarela: 51%)
Hemorragia subaracnóide	12% (raças branca e negra: 60,5%; raça amarela: 39,5%)

* A partir de 556 pacientes consecutivos internados no Hospital Santa Cruz, São Paulo, administrado pela colônia japonesa, entre 1995 e 1999.

ETIOLOGIA E FISIOPATOLOGIA

Os mecanismos da HI são múltiplos (Tabela 218.III). A HA destaca-se como o seu principal fator etiológico, sendo responsável pela maioria dos casos de AVCH. Em adultos jovens, especial atenção deve ser dada às malformações vasculares (aneurismas, malformações artério-venosas e cavernomas) e ao uso de drogas, ao passo que a HA predomina como fator causal em pacientes entre 50 e 70 anos de idade. Em indivíduos idosos não hipertensos, a angiopatia amilóide cerebral parece ser mecanismo comum de HI de localização lobar.

As HI hipertensivas são mais freqüentemente localizadas na profundidade dos hemisférios cerebrais, sendo mais comuns no putamen e tálamo, podendo também exibir topografia lobar, cerebelar, pontina e no núcleo caudado (Tabelas 218.IV e 218.V). Surgem a partir da ruptura de pequenas artérias perfurantes, de 50 a 200 μ de diâmetro, alvos de um processo degenerativo de sua parede denominado lipohialinose, caracterizado por depósito subintimal rico em lípides, descrito por Fisher em 1971, e microaneurismas descritos inicialmente por Charcot e Bouchard em 1868. Exemplificando, a elevação abrupta da pressão arte-

Tabela 218.III – Fatores etiológicos no AVCH
Hipertensão arterial
Angiopatia amilóide
Malformações vasculares
Neoplasias (glioblastoma multiforme, metástase de melanoma, carcinoma renal, broncogênico e coriocarcinoma)
Anticoagulantes, fibrinolíticos e diáteses hemorrágicas (hemofilia, púrpura trombocitopênica idiopática, leucemia aguda)
Drogas simpatomiméticas (fenilpropanolamina, anfetaminas, cocaína, crack)
Vasculites

Tabela 218.IV – Topografia de 62 casos consecutivos de AVCH*	
Putaminal	30,4%
Lobar	28,2%
Cerebelar	13,2%
Talâmico	10,0%
Pontino	6,6%
Caudado	5,0%
Outros	6,6%

*Serviço de Neurologia de Emergência do Hospital das Clínicas da FMUSP, 1995.

Tabela 218.V – Topografia de 96 casos consecutivos de AVCH*	
Talâmico	31,2%
Lobar	28,1%
Putaminal	20,8%
Cerebelar	10,4%
Pontino	6,2%
Caudado	1,1%
Outros	2,2%

*Hospital Santa Cruz, São Paulo, 1995-1999.

rial em paciente previamente hipertenso pode levar a ruptura de artérias lenticuloestriadas lipohialinóticas causando, nesse caso, hemorragia putaminal.

O período de sangramento na HI hipertensiva pode ser breve e autolimitado, durando alguns minutos. No entanto, em mais que um terço dos pacientes o volume do hematoma pode aumentar dramaticamente nas 3 horas iniciais, com conseqüente deterioração clínica e aumento da morbidade e mortalidade.

O efeito tóxico do sangue sobre o parênquima cerebral circunjacente, acrescido de fatores mecânicos compressivos, pode provocar sofrimento isquêmico ao redor do hematoma (área de penumbra isquêmica), com potenciais implicações terapêuticas, como a utilização de substâncias neuroprotetoras. Porém, tais mecanismos não estão definidos, pois estudos recentes com tomografia por emissão de pósitrons (PET) e ressonância magnética (RM) questionaram a existência de tal penumbra isquêmica.

ACHADOS CLÍNICOS

No AVCH, as manifestações clínicas podem ser divididas em duas vertentes: uma comum a todas as HI, sinalizando os efeitos da hipertensão intracraniana (HIC) aguda (cefaléia, vômitos e rebaixamento do nível de consciência) e outra específica ao sítio do sangramento (Tabela 218.VI). O volume do hematoma se correlaciona diretamente com a intensidade e gravidade do quadro clínico, determinando maior morbidade e mortalidade. Ao contrário do AVC isquêmico, em que habitualmente o déficit neurológico é máximo na sua instalação, na HI é comum a progressão, no curso de algumas horas, dos déficits neurológicos focais e da sintomatologia de HIC.

Nas hemorragias talâmicas e do núcleo caudado, observa-se com freqüência extensão do sangramento para o sistema ventricular, assim como nos hematomas putaminais e lobares extensos. Deve-se estar atento, na hemorragia talâmica, para deterioração clínica abrupta causada por hidrocefalia como resultado da obstrução do aqueduto de Sylvius por coágulo intraventricular.

O edema cerebral ao redor do hematoma, do tipo vasogênico, tem seu pico de ocorrência entre 24 e 48 horas após o icto, mas sua correlação com a deterioração do quadro neurológico é duvidosa.

Na HI hipertensiva, má evolução clínica está correlacionada à maior idade do paciente, sua condição neurológica à admissão (menor pontuação na escala de coma de Glasgow), hematomas volumosos e sua localização: as hemorragias intraventriculares primárias e no núcleo caudado têm melhor prognóstico que aquelas situadas no tálamo e na ponte.

EXAMES COMPLEMENTARES

A tomografia computadorizada (TC) é essencial para a confirmação diagnóstica da HI, incluindo sua extensão para o sistema ventricular e ocorrência de hidrocefalia (Tabela 218.VII). A TC é extremamente sensível para se detectar sangue no interior do parênquima cerebral, cisternas e ventrículos, sendo a HI caracterizada como imagem hiperatenuante e homogênea (Figuras 218.1 e 218.2). Repeti-la

Tabela 218.VI – Características clínicas da HI, segundo sua localização	
Putaminal	Hemiparesia, hemianestesia, afasia global, paralisia do olhar conjugado horizontal contralateral (Foville superior)
Talâmica	Hemiparesia, hemianestesia, ocasionalmente afasia, paralisia do olhar conjugado vertical para cima, *skew deviation*, síndrome de Horner
Lobar	Hemiparesia e hemianestesia (frontoparietal), afasia, paralisia do olhar conjugado horizontal contralateral (frontal), hemianopsia (occipital), convulsões (20-28%)
Cerebelar	Tríade de Ott: ataxia, paralisia do olhar conjugado horizontal e paralisia facial periférica, todas ipsilaterais
Pontina	Dupla hemiparesia e hemianestesia, paralisia do olhar conjugado horizontal bilateral, pupilas puntiformes, *bobbing* ocular, postura descerebrada, instabilidade respiratória

Tabela 218.VII – Exames complementares

Avaliação geral	Hemograma, uréia, creatinina, glicose, eletrólitos, coagulação, gasometria arterial, Rx do tórax e ECG Perfil toxicológico em casos suspeitos
Diagnóstico diferencial/etiológico	TC, RM, angiografia digital

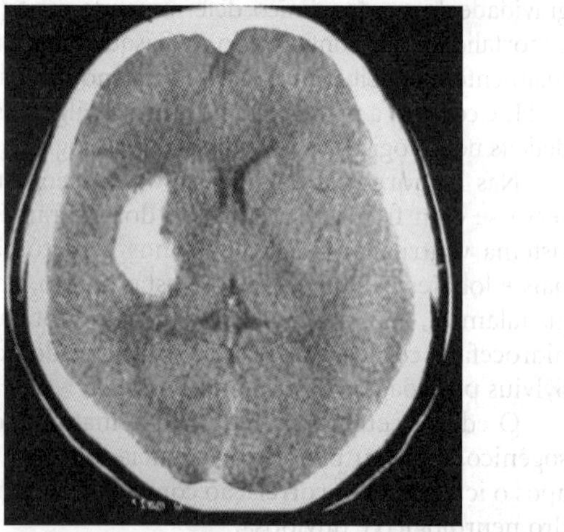

Figura 218.1 – Tomografia computadorizada (sem contraste) mostrando hematoma putaminal direito.

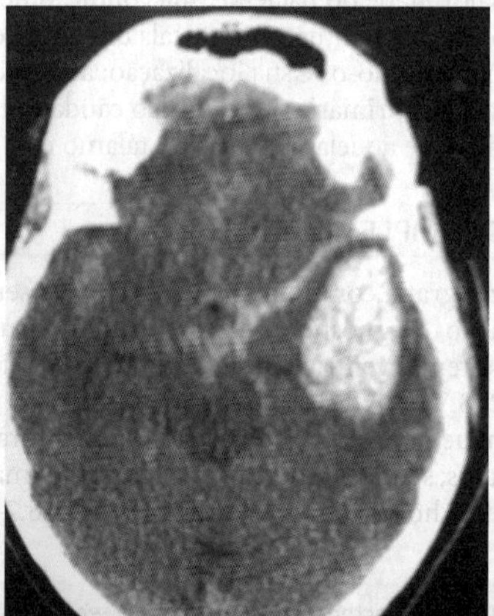

Figura 218.2 – Tomografia computadorizada exibindo hemorragia subaracnóide e hematoma temporal conseqüentes a rotura de aneurisma da artéria cerebral média.

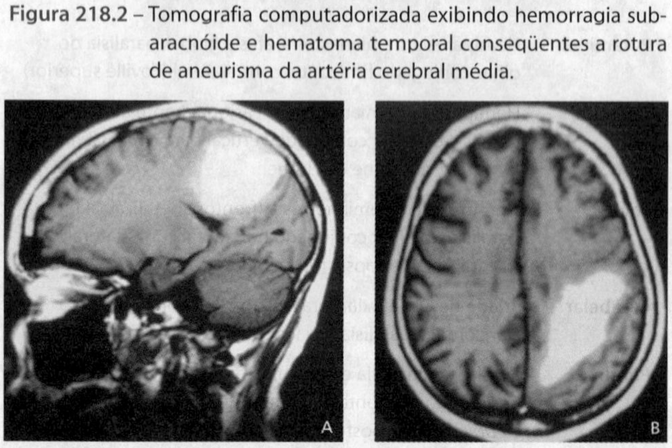

Figura 218.3 – Ressonância magnética (A – corte sagital; B – corte axial) revelando hematoma parietal.

após poucas horas, se houver piora do quadro neurológico, pode revelar grande incremento do volume do hematoma.

A RM pouco acrescenta à TC nas HI hipertensivas (Figura 218.3). No entanto, em casos atípicos, por exemplo, hemorragias lobares e pontinas em jovens, pode detectar angiomas cavernosos ou malformações artério-venosas. Tumores intracranianos também podem ser diagnosticados, particularmente quando há edema e efeito de massa desproporcional ao sangramento.

A angiografia cerebral está indicada nos pacientes com suspeita de sangramento por aneurismas e malformações artério-venosas. Mais raramente o diagnóstico de vasculite pode ser sugerido pela presença de estenoses e dilatações arteriais intercaladas.

O exame do líquido cefalorraqueano (LCR) geralmente está contra-indicado pelo risco de desencadeamento de herniação uncal ou tonsilar. Pode ser útil em casos suspeitos de vasculite ou endocardite.

DIAGNÓSTICO DIFERENCIAL

O infarto hemorrágico deve ser sempre considerado quando se avalia paciente com lesão cerebral hemorrágica. Pode ser conseqüente a lesão isquêmica por oclusão arterial embólica (embolia cardiogênica), incluindo-se nesses casos embolias sépticas (endocardite infecciosa), ou a infarto por oclusão venosa (trombose venosa cerebral). A TC revela, nessa situação, áreas salpicadas de hemorragia, heterogêneas, com menor efeito de massa e localização predominantemente cortical (Tabela 218.VIII). No entanto, em alguns casos torna-se difícil a sua diferenciação com a HI, mormente quando o infarto hemorrágico se manifesta, através da TC, exibindo focos confluentes e homogêneos de sangramento (Figuras 218.4 e 218.5).

O traumatismo cranioencefálico com contusão hemorrágica também deve ser diferenciado do AVCH. Geralmente tais lesões são múltiplas e superficiais.

TRATAMENTO

O manejo do AVCH envolve três aspectos:

- Cuidados gerais.
- Tratamento da HIC.
- Abordagem cirúrgica do hematoma.

Tabela 218.VIII – Distinção tomográfica entre AVCH e infarto hemorrágico

AVCH	Lesão hiperdensa, homogênea, com efeito de massa, subcortical predominante, não respeitando território de distribuição arterial, com freqüente extensão ventricular e hidrocefalia
Infarto hemorrágico	Lesão hiperdensa, mas salpicada e heterogênea, com pouco efeito de massa cortical predominante, respeitando território arterial nas embolias, sem inundação ventricular ou hidrocefalia. A transformação hemorrágica costuma ocorrer 48 a 72 horas após o icto

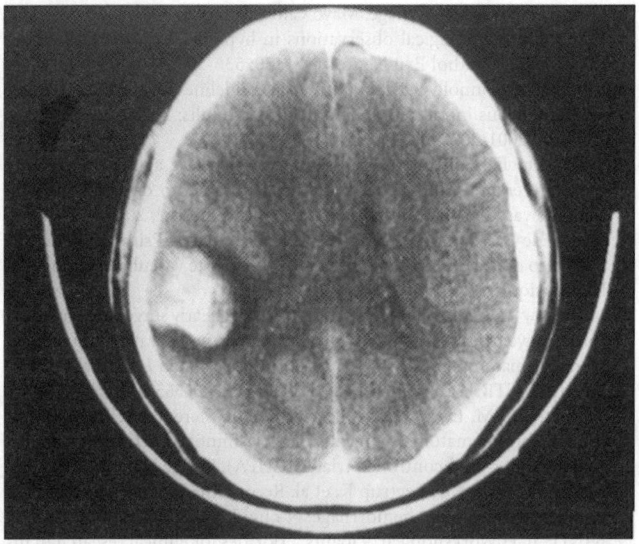

Figura 218.4 – Tomografia computadorizada (sem contraste) evidenciando infarto hemorrágico de origem venosa.

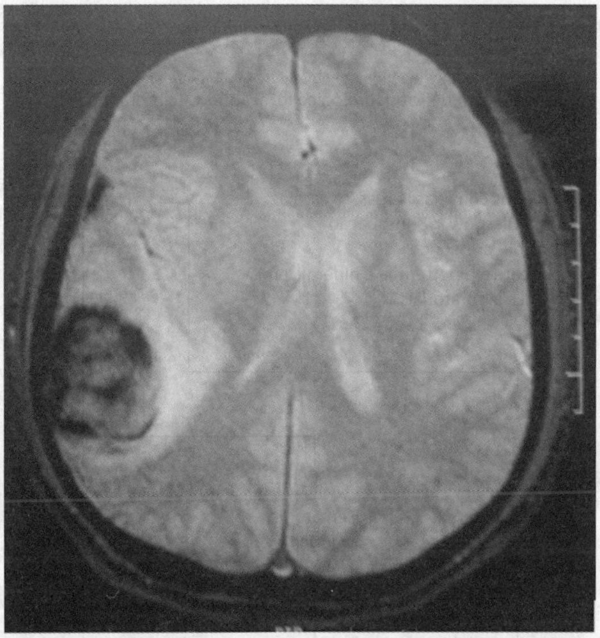

Figura 218.5 – Ressonância magnética (seqüência gradiente *echo*) do mesmo paciente, mostrando o infarto hemorrágico conseqüente a trombose venosa cerebral.

- Aspectos gerais. À admissão no serviço de emergência, o paciente deve ter seus sinais vitais avaliados e estabilizados. Ênfase deve ser direcionada à proteção das vias aéreas em pacientes com alteração do sensório: se o escore da escala de coma de Glasgow for igual ou menor que 8, intubação orotraqueal deve ser realizada de imediato. Nem sempre uma boa saturação de oxigênio é suficiente, pois a hipercapnia pode exacerbar a HIC.

A pressão arterial deve ser controlada agressivamente, e tanto a hipertensão quanto a hipotensão devem ser evitadas (Tabela 218.IX). A exemplo do que se preconiza nas lesões cerebrais isquêmicas, recomenda-se combate rigoroso à hipertermia e à hiperglicemia.

Utilizamos a fenitoína sódica no tratamento de crises convulsivas que ocorrem no AVCH, geralmente no contexto de hematomas lobares, na dose de ataque de 18 mg/kg por via endovenosa (EV), diluída em solução salina, sem ultrapassar a velocidade de infusão de 50 mg/minuto. O diazepam, 10 mg EV, pode ser utilizado para o rápido controle das convulsões, porém doses mais elevadas podem causar diminuição do nível de consciência e depressão respiratória, com conseqüente exacerbação da HIC. A prevenção primária de convulsões no AVCH é controversa, porém utilizamos profi-

Tabela 218.IX – Terapêutica anti-hipertensiva no AVCH

- Se PAS > 200 mmHg ou PAM > 150 mmHg, em 2 leituras com 5 minutos de intervalo, iniciar nitroprussiato de sódio EV (0,5-10 mg/kg/min).
- Se PAS > 180 mmHg ou PAM > 130 mmHg e houver evidências ou suspeita de HIC, proceder à monitorização da PIC e reduzir a PA utilizando metoprolol 5 mg EV em 2 minutos; repetir a cada 10-20 minutos até o máximo de 20 mg, ou labetalol, 10 mg EV em 2 minutos; repetir ou dobrar a dose a cada 10-20 minutos até o máximo de 150 mg. Se houver contra-indicação a β-bloqueador pode-se administrar enalapril 1 mg EV em 5 minutos, podendo-se repetir tal dose após 1 hora. Objetivo: manter a pressão de perfusão cerebral > 70 mmHg.
- Se PAS > 180 mmHg ou PAM > 130 mmHg e não houver evidência ou suspeita de HIC, considerar redução parcimoniosa da PA utilizando as mesmas medicações acima citadas, visando manter PAM = 110 mmHg ou PA = 160 x 90 mmHg.

PAS = pressão arterial sistólica; PAM = pressão arterial média; EV = endovenoso; HIC = hipertensão intracraniana; PIC = pressão intracraniana; PA = pressão arterial.

Tabela 218.X – Terapêutica da hipertensão intracraniana no AVCH

- Medidas iniciais: cabeceira elevada, analgesia e sedação
- Derivação ventricular externa nas hidrocefalias obstrutivas agudas
- Osmoterapia com manitol (0,25-1 g/kg em infusão rápida) em casos de deterioração neurológica com herniação iminente
- Corticosteróide (dexametasona) somente nos casos com hemorragia intraventricular ou subaracnóide associadas. Sua indicação indiscriminada eleva a taxa de complicações sistêmicas e infecciosas
- Hiperventilação, com hipocapnia entre 25-30 mmHg, causando vasoconstrição cerebral, pode ser utilizada a curto prazo. Torna-se ineficaz com o ajuste metabólico à alcalose respiratória
- Sedação (benzodiazepínico, propofol, morfina) com bloqueio neuromuscular reduz as demandas metabólicas cerebrais. Caso a HIC persista apesar de todas as medidas aplicadas, coma barbitúrico pode ser induzido, de preferência com monitorização eletrencefalográfica contínua

Tabela 218.XI – Indicações cirúrgicas na hemorragia cerebral intraparenquimatosa

- Pacientes com hemorragias lobares volumosas (volume > 30 mL) que apresentem deterioração clínica, particularmente do nível de consciência, ou que apresentem grande efeito de massa na TC, principalmente se o hematoma for temporal (risco maior de herniação uncal)
- Pacientes com hemorragias cerebelares com diâmetro > 3 cm (volume > 14 mL) ou presença de hidrocefalia ou obliteração da cisterna quadrigêmea ou que apresentem deterioração clínica
- Hemorragia intraparenquimatosa associada a aneurisma, malformação arteriovenosa ou angioma cavernoso, desde que acessível cirurgicamente

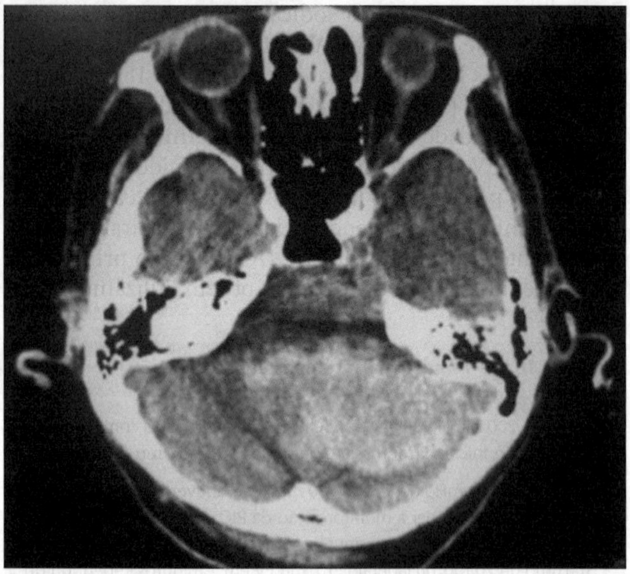

Figura 218.6 – Tomografia computadorizada (sem contraste) revelando extensa hemorragia cerebelar.

laticamente a fenitoína nos pacientes com hematomas lobares e hematomas com inundação ventricular.

- Tratamento da HIC. As opções terapêuticas para o controle da HIC estão discriminadas na Tabela 218.X.
- Abordagem cirúrgica do hematoma. As principais indicações cirúrgicas no AVCH estão contidas na Tabela 218.XI.

Na hemorragia cerebelar (Figura 218.6), a consideração de cirurgia de emergência deve ser colocada em primeiro plano. Embora nos pequenos hematomas o tratamento conservador seja suficiente para a grande maioria dos pacientes, não raramente pode ocorrer piora súbita após vários dias de evolução clínica estabilizada, com conseqüente evolução para coma e óbito. Dessa forma, os pacientes que não preencherem os critérios do item 2 da Tabela 218.IX devem ser rigorosamente monitorizados clínica e tomograficamente por duas semanas no mínimo, e a cirurgia deve ser indicada ao primeiro sinal de deterioração neurológica ou tomográfica.

Intervenções cirúrgicas minimamente invasivas tais como a aspiração endoscópica e a drenagem estereotáxila do hematoma com a instilação local de droga fibrinolítica (ativador do plasminogênio tecidual, rt-PA ou urokinase) sob anestesia local e guiada por TC, constituem técnicas interessantes, porém há necessidade de comprovação de sua eficácia mediante estudos randomizados, prospectivos e multicêntricos.

Estudo de fase III (FAST trial) não comprovou a eficácia do fator VII ativado recombinante na fase hiperaguda do AVCH.

LEITURA ADICIONAL

1. Kase CS. Intracerebral hemorrhage. In: Bradley WG, Daroff RB, Fenichel GM, Jankovic J (editored). Neurology in clinical practice. 4. ed. Vol.II. Philadelphia: Butterworth Heinemann; 2004. p.1251-67.
2. Stieg PE, Kase CS. Intracranial hemorrhage: diagnosis and emergency management. Neurol Clin 1998; 16(2): 373-90.
3. Qureshi AI, Tuhrim S, Broderick JP, et al. Spontaneous intracerebral hemorrhage. N Engl J Med 2001; 344: 1450-60.
4. Manno EM, Atkinson JLD, Fulgham JR, Wijdicks EFM. Emerging medical and surgical management strategies in the evaluation and treatment of intracerebral hemorrhage. Mayo Clin Proc 2005; 80(3): 420-33.
5. Fisher CM. Pathological observations in hypertensive cerebral hemorrhage. J Neuropathol Exp Neurol 1971; 30: 536-50.
6. Broderick J, Connolly S, Feldman E, et al. Guidelines for the management of spontaneous intracerebral hemorrhage in adults: 2007 update. Stroke 2007; 38: 2001-2023.
7. Yamamoto FI. Controle da pressão arterial na fase aguda do acidente vascular cerebral. In: Gagliardi (editor). Tratamento da fase aguda do acidente vascular cerebral. São Paulo: Lemos Editorial; 2000. p.29-32.
8. Sociedade Brasileira de Doenças Cerebrovasculares. Primeiro consenso brasileiro do tratamento da fase aguda do acidente vascular cerebral. Arq Neuropsiquiatr 2001; 59(4): 972-80.
9. Mendelow AD, Gregson BA, Fernandes HM, et al. Early surgery versus initial conservative treatment in patients with spontaneous supratentorial intracerebral haematomas in the International Surgical Trial in Intracerebral Haemorrhage (STICH): a randomised trial. Lancet 2005; 365(9457): p.387-97.
10. Teernstra OPM, Evers SMAA, Lodder J, et al. Stereotactic treatment of intracerebral hematoma by means of a plasminogen activator: a multicenter randomized controlled trial (SICHPA). Stroke 2003; 34: 968-74.
11. Mayer SA, Brun NC, Begtrup K, et al. Recombinant activated factor VII for acute intracerebral hemorrhage. N Engl J Med 2005; 352: 777-85.
12. NINDS ICH Workshop Participants. Priorities for clinical research in intracerebral hemorrhage. Report from a National Institute of Neurological Disorders and Stroke Workshop. Stroke 2005; 36(3): e24-e41.

Algoritmo 218.1 – Conduta na hemorragia intracerebral

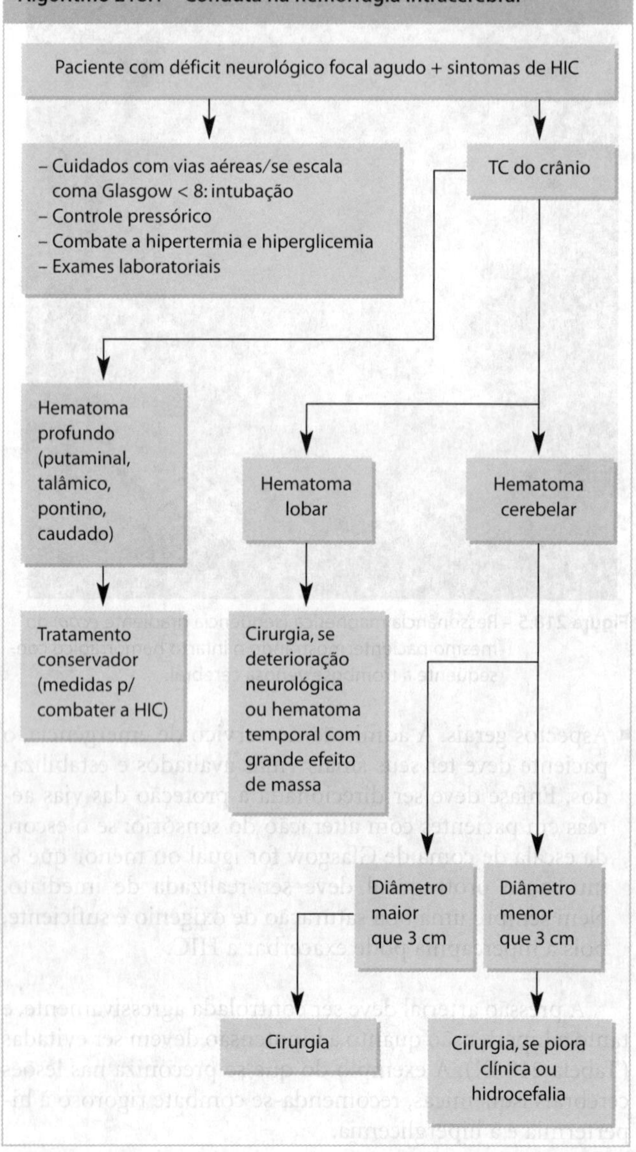

Hemorragia Subaracnóide e Malformações Vasculares

CAPÍTULO 219

Roberto Hirsch

TÓPICOS IMPORTANTES

- O diagnóstico clínico é suspeitado na presença de cefaléia súbita e forte, principalmente quando associado a sinais de irritação meníngea e hipertensão arterial, com ou sem sinais de localização neurológica ou deterioração do nível da consciência.
- Nem sempre teremos na HSA a coexistência de tais fatores associados, e por isso a tomografia de crânio é fundamental na história de cefaléia súbita e intensa, por vezes tornando a punção de LCR desnecessária ao diagnóstico.
- HSA não-traumática é uma patologia grave cuja causa mais freqüente é a ruptura de um aneurisma cerebral com conseqüente invasão do espaço subaracnóide por sangramento.
- O poder irritativo do sangue em contato com o cérebro e o deslocamento de estruturas cerebrais pela pressão mecânica da coleção sangüínea são responsáveis em maior parte pelas complicações neurológicas na fase aguda.
- Outras complicações da fase aguda devem-se à prevalência de alterações cardiovasculares secundárias a HSA, que vão desde hipertensão arterial aguda até edema agudo de pulmão, passando por arritmia cardíaca.
- Complicações neurológicas mais tardias decorrem mais freqüentemente de conseqüências ligadas à magnitude e ao local do sangramento, como hipertensão intracraniana, hidrocefalia e vasoespasmo.
- Complicações clínicas mais tardias também decorrem de desbalanço iônico provocado por hiponatremia, e requerem monitoração e correção cuidadosa.
- A gradação do paciente junto a escalas neurológicas (Hunt-Hess, modificada e Fishman) é fundamental para estratificação dos riscos na fase aguda e estabelecimento do prognóstico e da agressividade do tratamento, inclusive cirúrgico.
- Além da magnitude e da localização do sangramento, a capacidade de interceder junto ao ressangramento, principal fator complicador em morbimortalidade, é determinante sobre o prognóstico.
- Uma vez firmado o diagnóstico, a angiografia cerebral deve ser realizada o mais precocemente possível para identificação da fonte do sangramento.
- Com o aneurisma roto identificado, deve-se realizar correção cirúrgica do mesmo e de outros eventuais aneurismas não-rotos identificados, caso as condições clínicas permitam.
- A correção cirúrgica precoce é mais benéfica, permitindo terapêutica mais agressiva contra o vasoespasmo ao mesmo tempo em que elimina a chance de ressangramento.
- O vasoespasmo cerebral surge em cerca de 30 a 50% dos pacientes e pode causar isquemia cerebral, coma ou óbito, mas pode ser somente angiográfico ou sonográfico.
- Velocidades de fluxo ao DTC maiores que 150 cm/s, índice de Lindegaard maiores que 3 ou elevação de 25% diária das velocidades indicam vasoespasmo, este último indicando vasoespasmo clínico iminente.
- Caso o quadro clínico não permita cirurgia precoce, o prognóstico piora em torno da possibilidade de ressangramento. A terapêutica deve assumir este contorno calibrando a hipertensão/hipervolemia entre as duas condições.

Ver figuras relacionadas ao capítulo no CD-Rom que acompanha o livro.

HEMORRAGIA SUBARACNÓIDE

INTRODUÇÃO E DEFINIÇÕES

Hemorragia subaracnóide, conhecida também pela comunidade médica como hemorragia meníngea, é uma ocorrência potencialmente muito grave que com freqüência resulta em complicações que deixam seqüelas neurológicas ou óbito, em que o conteúdo sangüíneo extravasa para o espaço subaracnóide, espalhando-se por sulcos e cisternas e até mesmo dissecando estruturas cerebrais, podendo formar hematoma intraparenquimatoso ou subdural. A hemorragia subaracnóide (HSA) pode resultar de sangramento por traumatismo craniano com ferimento ou distensão/esgarçamento das estruturas meníngeas, o que não será objeto deste capítulo. Quando a HSA deve-se a causas não-traumáticas, a maioria dos casos ocorrerá por ruptura de um aneurisma intracraniano. Portanto, a ocorrência de HSA está intrinsecamente ligada ao histórico de aneurisma, seu diagnóstico e tratamento.

Epidemiologia

A prevalência da HSA é expressiva. Na América do Norte, cerca de 25 a 28 mil pessoas sofrem de HSA por ano, atingindo incidência de 10 a 12 a cada 100.000 habitantes, sendo que HSA por ruptura aneurismática contribui em 75 a 80% dos casos. Uma vez que a prevalência de aneurismas nos adultos é estimada entre 2 a 5%, o risco de sangramento de um aneurisma sacular intracraniano aproxima-se de 1% ao ano. No mundo, as mais altas taxas de incidência de HSA aneurismática são reportadas na Finlândia e no Japão, atingindo 14,4 a 19,6 por 100.000 habitantes.

Ela pode incidir por predisposição familiar via herança autossômica dominante ou em associação com outras doenças predisponentes como na síndrome de Marfan, na síndrome de Ehlers-Danlos, no pseudoxantoma elástico, na doença do rim policístico e na coarctação da aorta.

Parte do restante das causas de HSA, listadas previamente, compõe grupo de fatores heterogêneos e ocorre com freqüências variadas, no total contabilizando menos de 10% das HSA. Os 10% restantes são do tipo HSA perimesencefálica, e são de causa desconhecida.

Prevenção

Hipertensão arterial, ateromatose cerebral, assimetria vascular do polígono de Willis, cefaléia persistente, uso crônico prolongado de analgésicos e histórico familiar de "derrame" estão entre os fatores relacionados à formação de aneurisma, embora tabagismo e diabetes melito não. Já a ruptura de aneurisma intracraniano associou-se a grave HAS, aumento do tamanho do aneurisma, uso crônico de analgésicos, alcoolismo e adiposidade visceral, notadamente hepática, juntamente com altos índices de massa corporal e de doença vascular em geral.

Uma vez que o tratamento mais adequado é a prevenção de ruptura por clipagem cirúrgica, e alternativamente a eliminação da anomalia por via endovascular em casos apropriados, todo o esforço de prevenção é feito no sentido de detectar por imagem a presença do aneurisma íntegro, seguindo-se a isso o procedimento de correção caso a condição clínica, a posição e a estrutura aneurismática assim permitam.

ETIOLOGIA E FISIOPATOLOGIA

A causa mais freqüente de HSA espontânea é a ruptura de aneurisma sacular intracraniano, representando 75 a 80% dos casos. A despeito da existência de diversas teorias, a patogênese do aneurisma sacular é ainda desconhecida: fraqueza congênita da camada muscular de artérias cerebrais propiciaria herniação da camada íntima para fora da estrutura arterial; outros advogam que alterações degenerativas da pressão arterial sobre a estrutura vascular no decorrer da vida levariam à deterioração da camada elástica interna, com decorrente formação aneurismática; uma combinação de fatores congênitos e pós-natais, como hipertensão arterial e estresse hemodinâmico também já foram elencados, assim como fatores genéticos, incluindo anormalidades no metabolismo do colágeno tipo 3 como partícipes na formação de aneurismas cerebrais.

Sabe-se que cerca de 5% das hemorragias subaracnóides devem-se a ruptura de MAV. Nestas, algo como 15 a 20% dos pacientes com a HSA espontânea podem cursar com angiografia que não evidencia a fonte de hemorragia. Tais pacientes apresentam-se heterogêneos no tocante ao quadro clínico, ao padrão de hemorragia à TC, ao tratamento e ao prognóstico; e cerca de metade tem hemorragia subaracnóide à TC restrita às cisternas mesencefálicas, padrão conhecido como hemorragia idiopática peri-mesencefálica. Tais pacientes têm quadro clínico de evolução mais favorável do que pacientes com HSA aneurismática. O sangramento pode decorrer de ruptura de veia dilatada ou malformação venosa na cisterna pré-pontina ou inter-peduncular. O restante dos pacientes com angiografia negativa e HSA tem hemorragia subaracnóide localizada mais anteriormente nas cisternas basilares. Causas de hemorragia neste grupo incluem aneurisma oculto, dissecção da artéria carótida ou vertebral, malformação arteriovenosa dural, malformação arteriovenosa espinal, aneurisma micótico, uso de drogas ilícitas (especialmente cocaína), anemia falciforme, coagulopatias e apoplexia pituitária. Demais causas raras incluem tumores primários ou metástases, intracranianos ou cervicais, vasculites e infecção do SNC.

O cérebro é uma estrutura em que as artérias maiores não penetram. Assim forma-se uma rede colateral na base cerebral e nas meninges, com ampla relação com o espaço subaracnóide e LCR, e somente os vasos menores adentram seu parênquima. HSA ocorrem quando há extravasamento sangüíneo para tal espaço, esparramando-se e banhando outros vasos e o cérebro. Sendo irritativo, o sangramento subaracnóideo produz também sinais inflamatórios meníngeos e incremento do volume do cérebro, podendo apresentar sinais e sintomas de hipertensão intracraniana.

Imediatamente após HSA ocorre uma diminuição progressiva do fluxo sangüíneo cerebral. Acredita-se que esta diminuição possa resultar de uma súbita elevação da pressão intracraniana, ou ainda de vasoespasmo agudo e transitório. Como conseqüência, há diminuição da pressão de perfusão cerebral, e dependendo da magnitude e da duração, ocorrem variados e correspondentes níveis de comprometimento de consciência, ou ainda óbito. A pressão intracraniana em princípio deve retornar a níveis próximos do normal em cerca de 10 minutos, a menos que haja fatores complicadores como hemorragia intracerebral, hemorragia intraventricular ou hidrocefalia agravando a hipertensão intracraniana. Hidrocefalia pode ocorrer agudamente por bloqueio da passagem de LCR pelo aqueduto de Sylvius, quarto ventrículo, cisternas da base e espaço subaracnóide. Sangramento intraventricular pode também provocar hidrocefalia pelo mesmo bloqueio ou ainda por aumento da viscosidade do LCR.

Crises epilépticas ocorrem em 10 a 25% dos pacientes com HSA, presumivelmente resultante de irritação direta do córtex pelo sangramento subaracnóideo, ou ainda em função de tumor ou MAV subjacente. Crise tônica pode ocorrer em resposta a uma súbita elevação substancial da PIC, possivelmente em função de ação reflexa no nível do tronco cerebral.

Há também complicações não-neurológicas devido a HSA. Edema pulmonar neurogênico e arritmias cardíacas mais possivelmente resultam de descarga simpática maciça concomitante à hemorragia, acredita-se em função de súbito aumento da PIC, que por sua vez causa irritação hipotalâmica. Disfunção hipotalâmica também tem sido apontada como causa de hiponatremia que se segue à HSA.

ACHADOS CLÍNICOS

Cefaléia é o sintoma mais freqüente de HSA, estando presente em 85 a 95% dos pacientes. A cefaléia é súbita e explosiva em seu desencadear, muitas vezes associada a náusea e/ou vômitos, e é tipicamente descrita como "a pior cefaléia da vida". A cefaléia costuma se irradiar para a região occipital ou cervical, acompanhada de meningismo pela ocupação de espaço subaracnóide por vazamento de sangue. Outros sintomas incluem convulsões, fotofobia, lentificação e confusão. Convulsões ocorrem em 10 a 25% dos casos e podem sinalizar malformação arteriovenosa ou tumor subjacente. É conhecido o fenômeno tônico semelhante a uma convulsão no momento da hemorragia, semelhante ao "opistotonus". Este fenômeno, conhecido como apoplexia aneurismática, parece ocorrer em função de súbita elevação da pressão intracraniana. O mesmo fator desencadeante parece determinar também a ocorrência de breve perda de consciência em muitos pacientes no momento ictal da hemorragia, em que um súbito aumento da pressão intracraniana resultará em diminuição transitória da pressão de perfusão cerebral. Após a HSA, os pacientes podem recuperar a consciência completamente ou exibir variados níveis de consciência diminuída. Nível de consciência persistentemente diminuído após a HSA pode se dever a hemorragia intraparenquimatosa, hidrocefalia, hipertensão intracraniana ou vasoespasmo.

Caso haja melhora da cefaléia, o paciente poderá não procurar auxílio médico ou ainda procurar ajuda médica e ser erradamente interpretado como com crise de enxaqueca, sinusite, meningite ou hipertensão arterial. A cefaléia em tal situação é conhecida como cefaléia sentinela, e ocorre em 20 a 60% dos pacientes. A cefaléia sentinela costuma ocorrer entre 2 a 20 dias antes da instalação de uma HSA, durando 1 a 2 dias, e em dois terços dos pacientes pode estar associada a náusea, vômitos, dor occipital e letargia.

Clinicamente, os sintomas neurológicos muitas vezes se acompanham de hipertermia, hipertensão arterial e alguns achados oftalmológicos. Hemorragias sub-hialóidea ou pré-retiniana ocorrem mais comumente, mas hemorragia intravítrea também é evidenciável. Paralisias de nervos cranianos e déficits neurológicos focais mais comumente se associam a HSA aneurismática em função de fenômeno compressivo, por vezes também embólico. Não raramente pacientes podem exibir diversas alterações cardíacas como precordialgia, arritmias, alterações eletrocardiográficas (desnivelamento de segmento ST, taquicardia com intervalo RR constante etc.) e até mesmo parada cardiorrespiratória. Acredita-se que tais alterações ocorram devido a sólida descarga simpática. O diagnóstico de HSA em tal situação tem que ser considerado caso o paciente, sem histórico de problemas cardíacos, apresente cefaléia persistente, déficit neurológico focal e papiledema.

A ruptura aneurismática pode ocorrer mais comumente em circunstâncias específicas. Aproximadamente um terço delas ocorre durante o sono, um terço na rotina do dia e um terço em atividades de esforço como dobrar-se, levantar-se, evacuação ou intercurso sexual.

Tabela 219.I – Classificação de Hunt e Hess modificada de hemorragia subaracnóide

Grau	Descrição	Mortalidade perioperatória (%)	Probabilidade de sobrevida (%)
0	Aneurisma não roto		
1	Assintomático, cefaléia ou rigidez nucal leve	0-5	90
2	Paralisia de nervo craniano, cefaléia ou rigidez de nuca moderada a grave	2-10	75
3	Déficit focal, letargia ou confusão	10-15	65
4	Estupor, hemiparesia moderada ou grave, início de postura em descerebração	60-70	45
5	Coma, descerebrado	70-100	5

Tabela 219.II – Gradação de HSA da Federação Mundial de Neurocirurgia

Grau	Glasgow	Déficit focal
1	15	Ausente
2	13-14	Ausente
3	13-14	Presente e/ou ausente
4	7-12	Presente e/ou ausente
5	3-6	Presente e/ou ausente

É importante para o diagnóstico de HSA que os pacientes sejam estratificados por escalas clínicas padronizadas. Os benefícios de se ter um sistema de classificação para pacientes com HSA incluem um poder descritivo maior e de comunicação mais exata do *status* neurológico dos pacientes e, conseqüentemente, uma precisão maior para indicação de intervenção cirúrgica e do prognóstico. A classificação de Hunt e Hess é a mais conhecida e utilizada (Tabela 219.I). Com algumas falhas em que tais correlações mostram-se imprecisas, como sugerido pelo International Cooperative Aneurisma Study, que não obteve diferenciação significativa de recuperação entre pacientes de grau 1 e 2 com nível normal de consciência e nem de taxa de mortalidade para pacientes com afasia e hemiparesia; a Federação Mundial de Neurocirurgia recomendou recentemente um sistema de gradação (Tabela 219.II) que se utiliza da escala de coma de Glasgow (ECG) para avaliar o nível de consciência e da presença ou não de déficit neurológico focal para distinguir entre os graus 2 e 3.

DIAGNÓSTICO DIFERENCIAL E EXAMES COMPLEMENTARES

Apresentação ictal súbita e explosiva de grave cefaléia é a forma padrão de suspeição clínica de HSA, sendo portanto o diagnóstico diferencial com outras formas de cefaléias benignas porém similarmente impactantes, como cefaléia orgásmica e "em trovoada" que ocorrem simulando a cefaléia da HSA aneurismática ou ainda a cefaléia da síndrome de Call-Flemming. Tais pacientes não têm sangramento à TC, mas ainda assim deve-se coletar LCR para afastar HSA. A cefaléia orgásmica, embora benigna quanto a conseqüências clínicas, é uma cefaléia grave, por vezes explosiva, e que ocorre durante ou imediatamente antes do orgasmo. Tais pacientes muitas vezes têm histórico de enxaqueca, e o percurso diagnóstico é o mesmo dos pacientes com cefaléia "em trovoada" em que avaliação por imagem é fundamental. Na síndrome de Call-Flemming, há o histórico de enxaqueca e a associação freqüente de uso de inibidores de recaptação da serotonina (IRS). O mecanismo fisiopatológico ainda não foi esclarecido, mas nesta síndrome existe a associação de uma cefaléia descrita como "a maior da vida", acompanhada de sinais de déficit neurológico focal secundário a um vasoespasmo transitório. Somente a ausência comprovada de sangramento pode diferenciar da HSA, daí sua importância.

Apesar de veemente, o sinal de cefaléia no contexto de uma HSA iminente por ruptura aneurismática, conhecido por cefaléia sentinela, tem sido erradamente atribuído a sinusite, cefaléia tensional, enxaqueca, meningite, pós-convulsivo e até mesmo HAS crônica. Por isso, a atenção dispensada ao histórico do paciente, juntamente com TC e exame de LCR, conseguem diferenciar HSA destes outros diagnósticos.

Um detalhe de exame clínico assume importância crucial no diagnóstico diferencial, que é a pressão arterial obtida durante uma avaliação médica emergencial por cefaléia súbita. Devido ao reflexo simpático da auto-regulação arterial intracraniana que ocorre durante uma HSA (conhecido por reflexo de Cushing), conforme descrito anteriormente, ocorre súbita e muitas vezes significativa elevação da PA nestas circunstâncias, o que diferencia da PA normal ou da elevação sutil da PA por intermédio autonômico secundário a uma dor por cefaléia, ainda que intensa, mas sem HSA. Hipertensão arterial até então desconhecida de um paciente com cefaléia súbita torna-se fortemente sugestiva de HSA e compõe uma tríade clínica clássica onde HAS, cefaléia súbita e rigidez de nuca são muito sugestivos de HAS até que se prove o contrário. Notadamente quando há tendência a bradicardia, a elevação da PA deve corresponder a investigação mais enfática. Bradicardia muitas vezes ocorre em função da ativação do barorreflexo por hipertensão arterial, significando normalidade prévia da PA. Na HAS crônica a freqüência cardíaca é normal, e na encefalopatia hipertensiva costuma ocorrer taquicardia como resultado de perda de auto-regulação.

A fundoscopia pode ser útil também, não somente por poder revelar hemorragia sub-hialóidea como conseqüência de HSA, mas por poder revelar alterações por retinopatia hipertensiva nos casos de HAS crônica.

A investigação e o diagnóstico da HSA fundamentam-se no histórico do paciente e nos sinais e sintomas. Entretanto, o procedimento auxiliar de escolha para detectar HAS é a TC de crânio. O papel da TC é o de demonstrar a magnitude e a localização da HSA, estimar o tamanho ventricular e possivelmente indicar a eventual localização do aneurisma que rompeu. A TC é altamente sensível para sangramento, que aparece hiperdenso, e detecta sangramento subaracnóideo em mais de 85% dos pacientes com HSA com até 48 horas do icto. Uma hemorragia intraventricular coexistente detectada à TC usualmente se associa com ruptura aneurismática (aneurisma da artéria comunicante anterior no caso de hemorragia interventricular cranialmente nos ventrículos laterais ou aneurisma da artéria vertebral no caso de hemorragia no quarto ventrículo), assim como hematoma intracerebral. A quantidade e a localização de tal sangramento no espaço subaracnóideo também podem predizer pacientes em risco de desenvolvimento de vasoespasmo. Coleção sanguinolenta maior ou igual a 1 mm em espessura no espaço subaracnóideo correlaciona-se fortemente com desenvolvimento de vasoespasmo cerebral (Tabela 219.III).

Frente a resultado não conclusivo de imagem ou quando a TC é dúbia, a punção liquórica deve ser realizada. O exame de LCR deve ser realizado com muito cuidado, ainda que a TC não evidencie efeito de massa, uma vez que uma queda abrupta na pressão intracraniana poderia remover o tamponamento sangüíneo em um aneurisma roto e provocar deterioração neurológica significativa por ressangramento. A pressão inicial do LCR pode elevar-se em 38 a 60% dos pacientes. O LCR se mostra geralmente xantocrômico ou hemorrágico, seguindo-se mais tarde de leucorraquia. Há comumente elevação de proteínas e glicorraquia normal. Deve-se ter especial atenção ao diferenciar acidente hemorrágico de punção do LCR da HSA, esta última evidenciando xantocromia persistente no sobrenadante, diferentemente do acidente de punção em que a xantocromia ou coloração hemorrágica decresce nos sucessivos tubos de coleta ("teste dos três tubos"). Algumas vezes a interpretação diferencial é dificultosa, mas devemos lembrar que a ruptura acidental de vasos da aracnóide pela punção deve guardar semelhança com o hemograma, contendo leucócitos na proporção de 1/500 a 700 hemácias, assim como proteínas, na proporção de 1 mg/500 hemácias. A presença de um número maior de hemácias do que tais proporções é indicativa de HSA.

Tabela 219.III – Sistema de gradação de Fisher

Grau	Sangramento à TC
1	Sem sangramento subaracnóideo
2	Difuso ou em lâmina de até 1 mm
3	Coágulo localizado e/ou vertical > 1 mm
4	Coágulo intracerebral ou ventricular

Uma vez que a HSA tenha sido diagnosticada, os pacientes deverão realizar angiografia cerebral (AC) com contraste por cateterismo femoral com a finalidade de encontrar a fonte do sangramento. A AC deve de preferência ser digital e visualizar em múltiplas incidências todos os vasos intra e extracranianos. Além da causa de HSA, e sendo ela aneurismática, deve também detalhar a anatomia do aneurisma (colo, vasos relacionados etc.), outros eventuais aneurismas presentes, e ainda avaliar presença e o grau de vasoespasmo.

Embora de pouca ajuda na fase aguda do sangramento, a ressonância magnética (RM) pode contribuir no caso de aneurisma presente e na detecção de trombos no aneurisma e na avaliação do formato e da dimensão.

Nos cerca de 15 a 20% de pacientes com HSA cuja AC não revela a fonte do sangramento, deve-se prosseguir a investigação de forma contingencial. Nestes casos, o padrão de hemorragia à TC pode ser de auxílio, exceto se o sangramento se restringir à cisterna mesencefálica, onde uma busca subseqüente é desnecessária. Se o sangramento for difuso ou localizado anteriormente, na cisterna basilar, a repetição da AC em 1 a 6 semanas mais tarde será importante, já que a HSA pode se dever a aneurisma oculto ou micótico, dissecção de artéria intracraniana ou malformação arteriovenosa dural. RM pode ser útil em determinar se um tumor oculto ou malformação arteriovenosa intracraniana ou espinal é a fonte de HSA.

PROGNÓSTICO E COMPLICAÇÕES

Cerca de 15 a 20% dos pacientes com HSA aneurismática morrem antes de chegar ao hospital. No restante dos pacientes, complicações que ocorrem incluem ressangramento, déficit neurológico isquêmico secundário a vasoespasmo, hidrocefalia, disfunção hipotalâmica e convulsões.

Ressangramento é uma condição de extrema gravidade que pode ocorrer até precocemente após o início da HSA. Ressangramento ocorre por meio de hipertensão descontrolada ou fibrinólise natural do coágulo que tampona o aneurisma roto. A incidência de ressangramento é de cerca de 4% nas primeiras 48 horas, e de 20% nas primeiras 2 semanas. Após isso, há diminuição de tal maneira que após 6 meses a taxa de ressangramento é de cerca de 3%, mantendo-se assim ao ano. Os pacientes geralmente apresentarão súbita instalação de cefaléia muito intensa, e com rápida elevação de pressão arterial e intracraniana associado com diminuição de nível de consciência. Ressangramento precoce de HSA aneurismática é uma complicação devastadora associada a taxas de mortalidade de 60 a 70%. A melhor maneira de evitar tal complicação é a clipagem o mais precocemente possível do aneurisma. Porém, antes que haja condições de cirurgia, ou ainda para aqueles pacientes em condições clínicas muito desfavoráveis, deve-se evitar o descontrole da hipertensão arterial ou súbitas elevações da PA.

A drenagem de LCR deve ser cuidadosa no caso de tratamento de hidrocefalia, pois o gradiente de pressão sobre a parede do aneurisma não pode variar significativamente. Terapêutica antifibrinolítica pode produzir diminuição na incidência de ressangramento, entretanto parece ser à custa de aumento na incidência de isquemia cerebral e, conseqüentemente, não é mais empregada.

Vasoespasmo cerebral, a principal causa de mortalidade e morbidade, por definição, é o aparecimento secundário de estreitamento arterial, sendo este tanto um fenômeno estrutural radiologicamente identificado como clínico. Vasoespasmo radiográfico é o estreitamento da coluna de contraste ao passar pelas artérias cerebrais, que ocorre em 30 a 70% dos pacientes que realizam angiografia 1 semana após a HSA. Mais tarde, com o surgimento do Doppler transcraniano, o vasoespasmo radiográfico pode se correlacionar também com um resultado de exame não-invasivo, e além de confirmada a natureza estrutural, afirma-se a dicotomia entre o estreitamento estrutural e o fenômeno clínico isquêmico. Quando há correlação entre o sítio de vasoespasmo, tal como visto na angiografia ou Doppler transcraniano, e o déficit neurológico em si, atribui-se o termo vasoespasmo sintomático ou clínico, fato que ocorre em cerca de metade dos pacientes com vasoespasmo radiográfico ou sonográfico. A diminuição do calibre arterial e a diminuição da pressão de perfusão cerebral possibilitam a diminuição do fluxo sangüíneo cerebral para valores abaixo do limiar isquêmico, causando infarto e subseqüente deterioração neurológica. O risco de surgimento de vasoespasmo após HSA aneurismática correlaciona-se à quantidade e à distribuição do sangramento à TC.

Ainda atualmente a principal terapêutica para a prevenção e o tratamento de vasoespasmo cerebral é a expansão volumétrica, associando-se a remoção em caso cirúrgico da máxima quantidade de sangue acumulado em cisternas e sulcos. O controle adequado da hipertensão arterial, que pode provocar descontrole do fluxo sangüíneo no cérebro que perdeu a auto-regulação ainda permanece controverso quanto ao ponto de convergência do tratamento sobre o risco de queda da pressão de perfusão cerebral (PPC), que atinge no vasoespasmo por HSA valores de PA média mais altos para equilibrar a perfusão em níveis também mais altos de pressão intracraniana (PIC).

Doppler transcraniano realizado diariamente provê informação no sentido de detectar e guiar o tratamento de vasoespasmo cerebral. A avaliação das velocidades de fluxo arterial se correlaciona fortemente com o grau angiograficamente mensurado do estreitamento arterial. Velocidades médias em torno de 120 cm/s na artéria cerebral média (ACM) correspondem a 25% de estreitamento. Entre 120 e 200 cm/s correspondem a vasoespasmo moderado com estreitamento de até 50% da ACM, e as que superam 200 cm/s indicam vasoespasmo grave com estreitamento maior que 50%. Entretanto, isso pode não indicar necessariamente vasoespasmo, quanto menos clínico. As velocidades de fluxo podem estar elevadas por outros fatores como anemia, febre, enxaqueca e reperfusão pós-isquêmica. Sendo o vasoespasmo um comprometimento segmentar da artéria intracraniana, o transtorno de velocidade e turbulência deve ser também localizado setorialmente. Neste sentido, a melhor forma de correlacionar vasoespasmo propriamente dito é o índice hemisférico de Lindegaard (IL), no qual as velocidades de fluxo em ACM são confrontadas com as da carótida interna cervical (ACI), obtendo-se um índice pela divisão ACM/ACI. Nas causas anteriormente citadas de elevação das velocidades, a magnitude da elevação é semelhante em ACM e ACI, sugerindo hiperdinamia. Ao contrário, no vasoespasmo as velocidades se elevam setorialmente em ACM, elevando o índice de tal forma que o IL em torno de 3 indica vasoespasmo leve, entre 4 e 6 indica grau moderado e acima de 6 indica vasoespasmo grave. Mesmo com esse grau de confiança estabelecido pelo DTC usando-se o IL, a detecção do vasoespasmo não necessariamente indica evolução para clínica, assim como na angiografia. Somente as elevações diárias de velocidade acima de 25% em ACM têm tal respaldo, neste caso tornando o DTC um instrumento poderoso e único no diagnóstico do vasoespasmo e na terapêutica da HSA.

A cirurgia precoce facilita o tratamento por hipervolemia/hipertensão, pois no pós-operatório o risco de ressangramento é removido. Finalmente, tem-se demonstrado que drogas como a nimodipina podem ser eficientes em diminuir a incidência de infarto cerebral, seja por efeito direto citoprotetor ou por ação dilatadora facilitadora do fluxo sangüíneo cerebral sobre a microcirculação e os vasos penetrantes.

Hidrocefalia é uma complicação importante que pode se instalar precoce e agudamente, como em 24 horas, ou ainda instalar-se semanas após a HSA. Ocorre em cerca de 20% dos pacientes com HSA aneurismática. Hidrocefalia aguda muitas vezes deve-se a coágulo intraventricular, causando obstrução na passagem do LCR. Hidrocefalia tardia é mais freqüentemente do tipo comunicante, causada por diminuição de absorção do LCR pelas vilosidades da aracnóide. O risco de desenvolvimento de hidrocefalia é proporcional à quantidade de sangue no espaço subaracnóide, nas cisternas e no sistema ventricular. Sintomas de hidrocefalia aguda incluem diminuição do nível de consciência e déficit neurológico focal. Já na hidrocefalia tardia há o surgimento de quadro demencial, ataxia de marcha e incontinência urinária.

As bases da disfunção hipotalâmica associada a HSA aneurismática incluem hiponatremia ("síndrome cerebral perdedora de sal") e anomalias cardiopulmonares. A causa da disfunção é mais possivelmente relacionada a pressão mecânica direta de expansão do terceiro ventrículo sobre o hipotálamo, resultando em aumento da descarga simpática. O aumento do tônus simpático dispara o mecanismo de liberação do fator natriurético atrial pelo coração, o que em última análise causa a hiponatremia. Esta aumentará o risco de infarto cerebral em pacientes com vasoespasmo cerebral, especialmente caso a diminuição de sódio seja erroneamente tomada por síndrome de secreção inapropriada do hormônio antidiurético e tratada com restrição hídrica. Por este aspecto o tratamento baseia-se em reposição de volume com solução isotônica ou levemente hipertônica. Ocasionalmente, a fluorcortisona, que é um mineralocorticóide, pode ser utilizada pois retém sódio e volume, além de promover estimulação dos barorreceptores e equilibrar um pouco o tônus simpático. Anomalias cardíacas também são freqüentes. Intervalo QT prolongado, desnivelamento de segmento ST, inversão de T, intervalo PR curto e ondas U grandes associam-se a prognóstico ruim. As anomalias cardíacas variam muito de incidência, e por isso o tratamento tem que ser particularizado. β-bloqueadores ou bloqueadores de canais de cálcio são geralmente bem indicados. Edema pulmonar neurogênico também resulta de aumento do tônus simpático e deve ser agressivamente tratado com abordagem apropriada.

Convulsões ocorrem em até 25% dos pacientes com HSA e ocorrem predominantemente nas primeiras 24 horas. Embora não se tenha demonstrado que afetam negativamente a evolução, e por isso terapêutica anticonvulsivante pode ser considerada opcional, o uso de droga de rápida ação e endovenosa é empregado rotineiramente, como a fenitoína.

O prognóstico geral para pacientes com HSA aneurismática é ruim. A mortalidade se aproxima de 50%, e até 50% dos sobreviventes apresentam seqüelas neurológicas. Combinadas, morbidade e mortalidade da cirurgia dos aneurismas rotos somam menos de 5% dos casos o que enfatiza a obviedade e a importância do tratamento de aneurisma intracraniano antes que a ruptura piore o prognóstico dos pacientes com HSA aneurismática.

O prognóstico para pacientes com HSA não-aneurismática é melhor. Neste grupo, a mortalidade é menor que 3% e a incidência de ressangramento é de apenas 4% nos primeiros 6 meses. Cerca de 80% dos pacientes com HSA de etiologia desconhecida obtêm boa recuperação e retomam a vida útil.

TRATAMENTO

Uma vez confirmado o diagnóstico de HSA, os pacientes devem ter sua terapêutica conduzida em ambiente de terapia intensiva, e devem ter sua situação clínica complementada pelo sistema de classificação de Hunt e Hess. Angiografia cerebral por cateterismo femoral, incluindo sistema vertebrobasilar, deve ser realizada tão cedo quanto possível. Caso um aneurisma roto seja evidenciado, os pacientes devem ser submetidos a cirurgia corretiva assim que viável, no caso de sua situação neurológica graduar-se bem (classificação de Hunt e Hess I-III). Aos cuidados pré-operatórios de praxe devem-se agregar medidas de acesso venoso central, cateter arterial para PA média e pré-medicação de apoio (anticonvulsivantes, corticóides, protetor gástrico, bloqueadores de canal de cálcio e analgésicos). Nos pacientes com graduação neurológica ruim ou com instabilidade hemodinâmica, deve-se instalar cateter em artéria pulmonar. Monitoração cardíaca é fundamental para todos os pacientes, dada a possibilidade de arritmias e transtornos cardíacos correlacionados à HSA, para que possam ser adequada e apropriadamente tratados. Cateter de drenagem intraventricular poderá ser instalado nos pacientes com hidrocefalia aguda, o que mostrou resultados positivos para a classificação neurológica em cerca de 75% dos casos.

Mínimo de lesão cerebral com reparo do aneurisma roto e restabelecimento da vasculatura é o objetivo da cirurgia. A obliteração completa do aneurisma com preservação da dinâmica e estrutura circulatória normal nestas condições requer o doente em bom estado no pré e no intra-operatório, com tecido cerebral preservado e ausência de HIC. O sangue coletado deve, caso possível, ser amplamente retirado e as cisternas devem ser deixadas o máximo possível limpas. O uso de ativador do plasminogênio tecidual e outros agentes fibrinolíticos pode assegurar o êxito desta tarefa e é advogado como de extrema utilidade por alguns autores.

Caso múltiplos aneurismas sejam detectados, a clipagem do aneurisma roto será realizada primeiro, seguida da clipagem do(s) aneurisma(s) adicional(is), se possível no mesmo acesso e tempo cirúrgico. A identificação do aneurisma roto nem sempre é possível no caso de multiplicidade. O "sinal da arma fumegante" (*smoking gun sign*) descreve como o aneurisma roto pode ser visualizado na angiografia, com presença de discreto afilamento do contorno com tênue rastro de extravasamento e, às vezes, pode não ser evidente e neste caso a associação topográfica com o sítio do sangramento pode ser a referência. Angiografia intra-operatória pode ser realizada com o intuito de assegurar obliteração completa do aneurisma com preservação da circulação normal. Entretanto, existem evidências indiretas de que o contraste endovascular pode induzir ou aumentar a chance de vasoespasmo cerebral. Não obstante, tal insegurança pode ser compensada com a certeza necessária para um pós-operatório de cuidados mais agressivos contra o vasoespasmo, reforçando o tratamento cirúrgico precoce como forma mais benéfica de tratamento em que a aplicação da terapêutica hipervolemia/hipertensão deve ser mais enfática caso ocorra vasoespasmo. A utilização sistemática e seriada de Doppler transcraniano pode ajudar a estimar a melhor oportunidade para tratamento cirúrgico na medida em que evidencia a presença de vasoespasmo sonográfico e individualiza os casos potencialmente mais perigosos tanto para o procedimento cirúrgico como para angiográfico. Sua utilização intra-operatória pode ajudar também a identificar se houve preservação funcional vascular no leito clipado e nos vasos subjacentes.

Para os pacientes em condição neurológica desfavorável ou clinicamente instáveis demais para a operação, o tratamento clínico é a única alternativa, com o objetivo de minimizar a chance de ressangramento e reestabilizar o paciente de tal maneira que o aneurisma possa ser clipado mais tarde. Sob o ponto de vista hemodinâmico, a base do tratamento é a preservação de normotensão e normovolemia. Repouso absoluto, controle adequado da dor e laxativos podem inibir uma elevação súbita da PA ou da pressão intracraniana, e atenção redobrada deve ser direcionada ao sistema de drenagem externa caso um cateter intraventricular esteja sendo utilizado para controle de hidrocefalia aguda, como identificável por TC seriada. Complicações sistêmicas, incluindo cardíacas, pulmonares e eletrolíticas, devem ser monitoradas e tratadas apropriadamente. Doppler transcraniano diário pode indicar o aparecimento de vasoespasmo antes mesmo do desenvolvimento de sintoma clínico. Nestes casos, tratamento hipervolêmico/hipertensivo pode ser judiciosamente empregado. Consideração sobre tratamento neurorradiológico endovascular deve ser abordada separadamente.

Em pacientes com HSA não-aneurismática, o tratamento torna-se individualizado de acordo com a causa de HSA e a condição clínica do paciente. Pacientes cuja hemorragia é difusa ou localizada anteriormente na cisterna basilar muitas vezes não necessitam de cuidados intensivos e repetirão a angiografia em cerca de 1 semana. Coagulopatia, caso presente, deve ser corrigida, como é o caso de superdosagem de varfarina, em que além de vitamina K utiliza-se plasma fresco. Aneurismas micóticos devem ser tratados com antibióticos apropriados e uso estendido (4 a 6 semanas). Pacientes com HSA peri-mesencefálica idiopática geralmente têm bom prognóstico, e a repetição de angiografias torna-se desnecessária.

O tratamento de hidrocefalia aguda consiste principalmente em drenagem ventricular externa, lembrando sempre de evitar super-drenagem antes da clipagem do aneurisma. Hidrocefalia tardia possivelmente irá requerer válvula de LCR com drenagem peritoneal perene.

MALFORMAÇÕES VASCULARES

INTRODUÇÃO E DEFINIÇÕES

Malformações vasculares são categorizadas em 4 grupos: (1) telangiectasias capilares, (2) hemangioma cavernoso, (3) angiomas venosos (ou anomalia de drenagem venosa), e (4) malformações arteriovenosas (MAV).

As MAV são as malformações vasculares que mais comumente causam sintomas. Apresentam um sistema de alimentação arterial podendo ser composto por uma ou mais artérias; um sistema de drenagem no leito venoso bastante variável; e um enovelado de vasos capilariformes na interface conhecido como *nidus*.

Hemangiomas cavernosos são lesões do sistema venoso angiograficamente ocultas e que podem causar convulsão, déficit focal e hemorragia, sendo comumente detectados incidentalmente e em geral permanecem clinicamente silentes. Angiomas venosos, também conhecidos como anomalia de drenagem venosa, permanecem, em geral, clinicamente silentes e são achados incidentalmente em autópsias, tomografia computadorizada (TC) ou ressonância magnética (RM). Podem todavia apresentar-se com hemorragia, convulsão ou déficits focais. Telangiectasias capilares são lesões ocultas, e comumente não têm significado clínico.

Epidemiologia

As estimativas de prevalência e incidência são de acurácia duvidosa, posto que muitos pacientes são assintomáticos sem jamais apresentar sintomas. A incidência de malformações vasculares foi estimada em 4,5% em um estudo prospectivo de autópsias em 3.300 cérebros. Angiomas venosos perfizeram 67% de tais lesões; MAV perfizeram 15%; e telangiectasias capilares e hemangiomas cavernosos constituiram o resto. Cavernomas e angiomas venosos coexistentes ocorreram em até 33%. Em adultos, malformações vasculares são a quarta causa mais comum de hemorragia subaracnóide, seguindo-se a trauma, aneurismas e outros fatores como coagulopatias, neoplasias e infecções. Entretanto, outros estudos estimaram 140 a 500 ocorrências de MAV a cada 100.000 pessoas, computadas no Cooperative Study of Intracranial Aneurismas and Subarachnoid Hemorrhage.

ETIOLOGIA E FISIOPATOLOGIA

Malformações vasculares em geral representam uma persistência aberrante de conecções vasculares embriônicas entre artérias e veias. Yasargil postulou que tais lesões seriam "capilariopatias proliferativas". Lasjaunias e outros sugeriram que as MAV são dinâmicas e congênitas por natureza. As malformações podem tanto persistir sendo MAV primitivas como também desenvolver conexões complexas com seus próprios mecanismos de manutenção e homeostase. Há sugestões de que a perda da auto-regulação de fluxo sangüíneo pode engrandecer o *nidus* por aumento da pressão alimentadora. Uma MAV pode secretar uma quantidade anormal de mediador endotélio-derivado. Estudos imunohistoquímicos documentaram que proliferação vascular e angiogenêse ocorrem em cavernomas e MAV. A musculatura lisa vascular de artérias alimentadoras de uma MAV é tipicamente substituída por matriz colagenóide na camada média. Tais alterações podem prejudicar a autorregulação por perda de resistência e modificação da complascência de artérias supridoras do *nidus* das MAV.

Embora a maioria das malformações vasculares seja esporádica, existem várias mutações genéticas específicas que podem resultar de herança familiar. Acredita-se que a ausência de proteínas normalmente presentes na formação endotelial possa ser responsável por perda de diferenciação arteriovenosa e conseqüentes transformações relativas à perda de auto-regulação e complascência, à semelhança do que ocorre nos tipos 1 e 2 da telangiectasia hemorrágica hereditária.

Malformações arteriovenosas

Uma MAV constitui uma anastomose anômala entre a circulação arterial e venosa, substituindo o sistema de capilares.

Artérias alimentadoras exibem alto fluxo sangüíneo e baixa resistência no leito da MAV. Tal vazão hiperdinâmica para a malformação resulta em eventos isquêmicos ou fenômeno de roubo. Após a remoção da MAV há reemergência da microcirculação circunvizinha à malformação e subseqüente queda do fluxo através das artérias alimentadoras.

As malformações são mais freqüentemente devidas a anomalias congênitas. A embriogênese normal da rede vascular envolve um grande contingente de capilares. Muitos desses capilares regridem e outros irão se constituir em grandes vasos. MAV congênitas representariam persistência deste grande contingente primitivo que gradualmente se avoluma por inteiro conduzindo sangue diretamente das artérias para as veias. Outras etiologias de MAV incluem trauma e radiação.

As MAV evoluem lentamente por anos e ocorrem em qualquer topografia, mas são mais comuns no leito da artéria cerebral média e nos lobos parietal e frontal. Depósitos de hemossiderina são comumente encontrados adjacentes à MAV mesmo em pacientes sem histórico de hemorragia, sugerindo que algum vazamento sangüíneo possa ser comum. As malformações costumeiramente se associam a alterações secundárias como displasia fibromuscular e trombose, e podem incluir vasos bulbares superficiais ou veias corticais. Porém, diferentemente dos angiomas venosos, não há obstrução, agenesia ou hipoplasia de vasos superficiais ou corticais. Fatores moleculares estimulantes do seu desenvolvimento incluem fator de crescimento de fibroblastos, fibronectina e laminina.

Angiomas venosos

Angiomas venosos representam uma interrupção no desenvolvimento venoso com persistência de estruturas venosas fetais.

São três os tipos de angiomas venosos: supratentorial, infratentorial e anomalia de drenagem venosa complexa desenvolvimental, que inclui anomalias supra e infratentorial, interpostas por parênquima neural normal. Angiomas venosos supratentoriais são mais comuns e consistem em uma ou mais veias bulbares dilatadas que drenam superficialmente como uma veia cortical, ou em profundidade como uma veia subependimal. Angiomas venosos infratentoriais são divididos entre os que drenam para a veia de Galeno, para o seio petroso, para o seio lateral ou para a torcula. A drenagem dos angiomas venosos se inicia por numerosas veias bulbares que convergem para uma veia bulbar maior, daí para uma veia cortical superficial, e finalmente para um seio dural. A drenagem de angiomas venosos profundos parte de veias bulbares, convergindo pelo ventrículo lateral. Comumente, a veia de Schlesinger converge e forma tanto a veia cerebral interna como as veias basais cerebrais.

Telangiectasias capilares e hemangiomas cavernosos

Histologicamente, telangiectasias capilares são capilares dilatados entremeados por tecido neural normal. Hemangiomas cavernosos são grandes estruturas vasculares sinusoidais densamente enoveladas, formando uma massa compacta circundada por septação fibrosa e não por tecido neural normal. Telangiectasias capilares intracerebrais são mais comumente encontradas na fossa posterior, na ponte, no córtex cerebral e nos gânglios da base. Hemangiomas cavernosos são comumente circunscritos, não encapsulados, e variam muito desde muito pequenos até alguns centímetros em diâmetro. Malformações similares a hemangiomas cavernosos também podem ser encontradas no fígado, nos rins e na pele.

ACHADOS CLÍNICOS

MAV

A forma mais comum de apresentação clínica inaugural das MAV é a hemorragia em si, porém podem apresentar-se inicialmente com convulsão ou déficit focal sem sangramento. Convulsões caracteristicamente acompanham MAV maiores do que 3 cm, enquanto apenas hemorragia ocorre em MAV menores do que 3 cm. Se muito grande, a MAV pode causar aumento da pressão intracraniana e hidrocefalia. Ocasionalmente, o paciente pode apresentar um sopro audível.

Cerca de 53% dos pacientes com MAV apresentarão hemorragia. O risco de hemorragia para pacientes com MAV diagnosticada e que não sangraram é de 1,3 a 3,9% ao ano. Hemorragia subaracnóide (HSA) ocorrerá caso a superfície do vaso se rompa para o espaço subaracnóide (local onde a ruptura habitualmente ocorre); entretanto, uma MAV mais profundamente localizada pode causar sangramento intraparenquimatoso. Pequenos vazamentos de MAV podem ser comuns, como demonstrado por depósitos de hemossiderina adjacentes às MAV em autópsias. Muitos destes vazamentos causam cefaléias que podem ser comumente ignoradas e não esclarecidas medicamente pelos pacientes. Aneurismas arteriais podem também se apresentar juntamente com uma MAV. Quando aneurismas estão associados com MAV, eles são mais possivelmente a fonte de sangramento.

Convulsão, o segundo sintoma mais comum, ocorre em aproximadamente 30% dos pacientes com MAV, e mais freqüentemente naqueles com menos de 40 anos de idade. As localizações mais comuns para MAV apresentarem-se com convulsão são as áreas corticais temporais e parietais. Estas MAV têm comumente como artérias alimentadoras ramos da cerebral média e das carótidas externas, e ausência de aneurismas e varizes de drenagem venosa. Não existe correlação direta entre tamanho da MAV e convulsão ou evento hemorrágico prévio. O risco de hemorragia da MAV em pacientes sem hemorragia prévia mas com convulsão é em torno de 1,5 a 4%.

Déficits focais são a terceira causa mais comum de sintoma e ocorrem em aproximadamente 7 a 10% dos pacientes. Os déficits focais tendem a ser mais acentuados em malformações localizadas infratentorialmente e com histórico de hemorragia prévia. Os déficits são considerados por muitos como resultado de efeito de massa ou "fenômeno de roubo". Pesquisas recentes entretanto sugerem que déficits focais possam ocorrer por regime de baixa oxigenação.

Hemangiomas cavernosos

Dos pacientes com sintomas neurológicos, a convulsão é o mais comum, ocorrendo em 38 a 100% dos pacientes. Déficits neurológicos focais são o segundo sintoma mais comum e foi reportado em cerca de 15,4 a 46,6% dos pacientes. A incidência de hemorragia foi estimada entre 0,1 a 1,1% até, no máximo, 5% dos pacientes com história prévia de hemorragia. Um evento inicial hemorrágico associado com hemangiomas cavernosos raramente é grave, com pouquíssimos relatos de morte ou agravamento neurológico crítico. A maioria dos hemangiomas cavernosos é mesmo assintomática.

Angiomas venosos (anomalia de drenagem venosa)

Convulsão é a forma mais comum de apresentação ligada a angiomas venosos. Focos de convulsão ao EEG, entretanto, não têm sido caracteristicamente detectados na mesma topografia dos angiomas venosos. Tal achado despertou interesse em padrões de migração neuronal anormal como possível causa de maior incidência de convulsões em angiomas venosos. A incidência de sangramento em angiomas venosos varia entre 1 e 16%. Os angiomas venosos que se apresentam com sangramento tipicamente têm um hemangioma cavernoso situado nas proximidades. Angiomas venosos são associados com malformações cavernosas em 8 a 33% dos casos. Nos angiomas venosos infratentoriais e nos supratentoriais com drenagem profunda parenquimatosa há um índice maior de hemorragia e ressangramento do que nos angiomas venosos superficiais supratentoriais.

Os angiomas venosos ocorrem mais freqüentemente nas áreas subcorticais do lobo frontal e cerebelo.

Telangiectasias capilares

Telangiectasias capilares raramente são de significado clínico por ruptura, embora tal ocorrência seja comumente detectada apenas em microscopia na autópsia.

EXAMES COMPLEMENTARES

Telangiectasias capilares comumente são detectáveis por RM e apenas raramente por TC. As topografias mais comuns são ponte e bulbo. Hemangiomas cavernosos são mais comumente detectados por autópsia e por TC ou RM. São mais freqüentemente encontrados supratentorialmente, sobretudo nos lobos frontal e temporal, e com alguma freqüência em topografias. A circulação nutridora e drenagem do hemangioma cavernoso é baixa, resultando muitas vezes em achado negativo à angiografia.

Angiomas venosos (anomalias de drenagem venosa desenvolvimental) são comumente detectados por TC por contraste ou RM.

Na RM, os angiomas venosos surgem como *flow voids* (imagens negativas por artefato de corrente líquida em movimento), com hipersinal em T2 e hipossinal em T1. Pela angiografia, na fase arterial o trajeto é comumente normal, enquanto na fase venosa surgem múltiplas veias drenando em direção a uma veia de grande calibre, lembrando uma imagem de "hidra" ou "cabeça de medusa".

Técnicas utilizadas para o diagnóstico de MAV incluem angiografia e RM. Para o propósito de localização e diagnóstico definitivo, a angiografia por cateterismo é o procedimento de escolha. As MAV são comumente descritas em formato de cunha com a base voltada às meninges e o ápice apontando para o ventrículo. RM e RM funcional preoperatória podem ser de utilidade, aliando o poder de precisão localizatória na determinação da reatividade funcional do córtex circundando a MAV.

A chance de ressangramento por telangiectasia capilar, hemangioma cavernoso e angioma venoso é comumente pequena, contrariamente ao restante das MAV que têm risco muito maior de ressangramento, anualmente de 6 a 18%. Déficits e mortalidade dependerão basicamente do tamanho e localização das MAV, e cerca de 60% dos sobreviventes de hemorragia por MAV são preservados ou evoluem com déficits mínimos. Somente 3% são totalmente incapacitados, sendo que pacientes com déficit neurológico mínimo caracteristicamente não apresentam maior incidência de mortalidade ou morbidade no caso de ressangramento (Tabelas 219.IV e 219.V).

TRATAMENTO

Indicação de cirurgia em MAV rota é procedente na fase aguda somente quando há efeito de massa significativo, hematoma em fossa posterior e aneurisma roto com hemorragia intraventricular ou subaracnóide. Indicações de cirurgia na fase subaguda procedem quando há finalidade de minimizar edema cerebral e para embolização da MAV.

No tocante a MAV não-rotas, há uma variedade de possibilidades terapêuticas a serem discutidas com o paciente, e as alternativas devem ser analisadas quanto à relação risco/benefício. As opções atuais de tratamento das MAV são a ressecção microcirúrgica, embolização endovascular e radiocirurgia estereotáxica. Entretanto, as abordagens de diferentes especialidades médicas podem confundir os pacientes tal como vistas por neurocirurgião, neurorradiologista intervencionista e radioterapeuta. O princípio básico do tratamento consiste em reduzir a chance de sangramento abaixo da história natural das MAV, que é cerca de 2 a 4% ao ano, e ainda a ressecção completa ou oclusão do *nidus*. O problema é que a ressecção ou obliteração incompleta normalmente não é suficiente para mudar a história natural e pode elevar o risco de hemorragia por modificação da hemodinâmica intrínseca das MAV. A ressecção microcirúrgica é tida como padrão de tratamento de referência para MAV.

Tabela 219.IV – Comparação de fatores de risco e risco anual de hemorragia

Grupo	Fatores de risco	Risco anual de hemorragia
Baixo risco	Sem hemorragia prévia, mais de uma veia de drenagem, *nidus* compacto	0,99% (1,14%)
Risco baixo a intermediário	Sem hemorragia prévia, uma veia de drenagem ou *nidus* esparso	2,22% (2,55%)
Risco intermediário a alto	Hemorragia prévia, mais de uma veia de drenagem, *nidus* compacto	3,72% (4,28%)
Alto risco	Hemorragia prévia, uma veia de drenagem e/ou *nidus* esparso	8,94% (10,25%)

O percentual entre parênteses é a taxa anual corrigida de hemorragia, assumindo a taxa de 15% de mortalidade/ano para hemorragia por MAV.

Tabela 219.V – Fatores que contribuem para aumento do risco de hemorragia por MAV

Fatores clínicos
- História de hipertensão
- História de hemorragia prévia

Fatores estruturais e funcionais
- Aneurisma fluxo-induzido
- Aneurisma intranidal
- Drenagem venosa profunda
- Localização profunda
- *Nidus* pequeno
- Artéria alimentadora de alta pressão
- Enchimento arterial
- Estenose venosa

Os melhores resultados são alcançados em lesões pequenas, de localização superficial e em pacientes jovens; neste caso também por oferecer redução do risco cumulativo de ressangramento frente à evolução natural para expectativas de vida mais altas.

A proposição de Spetzler e Martin para compreensão das MAV e quantificação dos respectivos riscos cirúrgicos baseia-se em uma escala de graduação quanto a tamanho, localização e padrão de drenagem venosa (profunda ou superficial). *Nidus* menores do que 3 cm recebem escore de 1; entre 3 e 6 cm, escore de 2; e maiores do que 6 cm, escore de 3. Caso a lesão se situe em área ou posição expressiva, recebe escore 1; caso contrário, recebe zero. Drenagem venosa superficial recebe escore de zero, enquanto drenagem profunda recebe 1. Tais categorias são somadas determinando uma gradação. As gradações são determinantes de acessibilidade cirúrgica, sendo o grau 1 sugestivo de remoção mais fácil, e grau 5 de morbidade consideravelmente maior. Graus 1 a 3 são caracteristicamente tratados com microcirurgia. Graus maiores são mais arriscados, requerendo tratamento de abordagem multidisciplinar.

Os resultados de cirurgia para MAV relacionam-se à gradação. Graus 1 ou 2 comumente não apresentam complicações. Graus 3, 4 e 5 associam-se com complicações em 4, 7 e 12% respectivamente. A um melhor estado neurológico pré-cirúrgico e menor idade relacionam-se também um melhor prognóstico após cirurgia. Vasoespasmo, embora freqüentemente associado a aneurismas rotos, é entretanto achado raro em hemorragias por MAV.

O sangramento de uma MAV associa-se a 10% de mortalidade e entre 30 e 50% de taxa de morbidade por evento. Já a média de tempo entre o sangramento inicial e ressangramento é de 3,6 anos.

Hemorragia prévia tem o mais alto valor preditivo indicador de ressangramento, o que parece óbvio, e um padrão morfológico difuso da MAV e uma única veia drenando são também importantes. Com base em tais fatores de risco, Pollock et al. sugeriram quatro grupos de risco: (1) baixo risco; (2) risco intermediário-baixo; (3) risco intermediário-alto; e (4) alto risco (Tabela 219.III). Já Duong et al. inferem que somente a pressão hidrostática na artéria alimentadora e sua drenagem venosa profunda constituem fatores de risco independentes associados com hemorragia. Nas MAV que se apresentaram com hemorragia, as pressões médias da artéria alimentadora foram 44(+/– 18) mmHg, ou seja, maiores quando comparadas à média de 35(+/– 14) mmHg nas MAV sem hemorragia. Conclui-se que tais fatores podem promover um aumento do gradiente transnidal ou ainda fluxo turbulento. Turbulência e aumento das pressões podem, por sua vez, potencializar agregação plaquetária e formação de trombos. O tamanho do *nidus*, a topografia, ou mesmo a presença de aneurismas não se mostraram de impacto significativo tal como sugerido por outros autores. Outros fatores de interesse atual em termos de valor preditivo para hemorragia da MAV incluem restrição de drenagem venosa distal, refluxo venoso para seio dural, veias profundas e o número de vasos aferentes e eferentes. Variadas formas de apresentação angiográfica e clínica associadas a maior freqüência de hemorragia e ressangramento tais como sugeridas em 2002 por Fleetwood estão na Tabela 219.V. A melhor situação temporal para realização de cirurgia depende dos sintomas clínicos. MAV rotas abordadas eletivamente após o déficit neurológico advindo da hemorragia evoluem melhor. Nestes casos oferece-se a oportunidade de explorar melhor a anatomia da MAV, planejamento mais cuidadoso da estratégia cirúrgica e mais tempo de recuperação do tecido neural eventualmente friável pela lesão hemorrágica, que se organiza e solidifica.

A cirurgia para lesão grande – Spetzler 3 a 5 – pode eventualmente ser facilitada com embolização pré-operatória.

A terapêutica para lesões que cursam com convulsão inclui ressecção cirúrgica, embolização, radiocirurgia e terapêutica anticonvulsivante. Intervenção cirúrgica pode ser requerida em casos de convulsões farmacologicamente incoercíveis ou intratáveis. Piepgras et al. demonstraram que 83% dos pacientes submetidos a ressecção cirúrgica de MAV estavam sem convulsão após 3 anos, 48% dos quais já sem medicação, e 17% ainda apresentavam convulsão interiente. Destes últimos, 76,5% melhoraram das convulsões depois de tratamento cirúrgico.

A embolização endovascular de MAV tem papel estabelecido na redução do tamanho do *nidus* anteriormente à ressecção cirúrgica ou irradiação, e tem demonstrado eficiência na obliteração de até 11% de malformações, e na redução do tamanho do *nidus* em até 77% de pacientes. Tal técnica tem se demonstrado mais eficiente para MAV com a gradação 4 a 5 de Spetzler-Martin, e caracteristicamente não tem sido utilizada para MAV menores – Spetzler-Martin 1 a 3. O recente desenvolvimento da tecnologia de cateteres e das técnicas de embolização endovascular vem credenciando a embolização como forma de tratamento por vezes única, dependendo do sítio anatômico, sendo que num passado recente era de indicação nem sempre possível. Tais melhorias incluem disponibilidade de cateteres fluxo-direcionados e fios-guia miniaturizados, orientando cateteres que podem alcançar vasos distais de forma muito seletiva. Técnicas mais agressivas têm sido usadas para ocluir partes mais distais do *nidus* para lentificar o fluxo de saída e permitir obliteração mais completa do *nidus*. Entretanto, o desenvolvimento da área tem maior destaque na nova geração de agentes embolizadores adesivos e não-adesivos. Estes incluem o N-butil cianoacrilato (cola NBCA), copolímero etilenovinil e álcool, acetato de polivinil e álcool polivinil. O entusiasmo sobre estes agentes deve ser contido, pois não há ainda estudos de longo termo de eficácia e segurança. Ainda assim, a abordagem endovascular é extremamente útil e promissora, pois oferece acesso minimamente invasivo à circulação cerebral. Ela detalha a estrutura da patologia vascular tal como vasos alimentadores, tamanho e característica do *nidus*, veias de drenagem e aneurismas associados, o que enriquece a informação sobre a dinâmica de fluxo intrínseca à MAV.

Índices de complicação da embolização são descritos por Frizzel et al. como sendo de 15% as maiores, 5% as complicações menores e 2% a mortalidade. Tais riscos incluem acidentes vasculares hemorrágicos e isquêmicos, dissecção vascular, obliteração incompleta da MAV e a necessidade de repetição do tratamento, particularmente em grandes MAV. Índices de complicação são normalmente maiores quanto maior o grau de Spetzler-Martin. Cumpre lembrar que são também complicações do procedimento as lesões vasculares na topografia de acesso, tais como fístula arteriovenosa femoral, pseudo-aneurismas e hematoma retroperitoneal.

Radiocirurgia estereotáxica é classicamente definida como a aplicação de uma alta e única dose de irradiação sobre uma área alvo estereotaxicamente definida. Aplicada sobre a MAV, ocorrerá lesão do endotélio vascular disparando uma cascata de eventos que em última análise levará a proliferação celular da musculatura lisa, estenose vascular progressiva e conseqüente obliteração. Assim se explica o efeito benéfico retardado da radiocirurgia sobre a MAV com índices de obliteração de 40% em 1 ano até mais de 80% ao cabo de 2 anos. O risco de sangramento somente se reduz com obliteração completa. Entretanto, para este intervalo de 2 anos entre tratamento e obliteração, a incidência de hemorragia é pouco modificada em relação ao risco de 6 a 8% por ano.

Diversos são os métodos de aplicação de radiocirurgia estereotáxica com eficiência comparável. Assim temos:

- *Gamma knife* utiliza-se de Cobalto-60 como fonte de raios gama colimados por um capacete hemisférico de chumbo com 201 canais arrumados de modo a focar os raios separados sobre apenas um isocentro. Porém, o diâmetro máximo do isocentro é de apenas 1,8 cm, o que limita esta técnica. Planos de tratamento que incorporam múltiplos isocentros superam tal limitação e ampliam o alvo de irradiação até 3 cm. Índice de cura por *Gamma knife* para este tratamento é de 87% para MAV menores que 3 cc de volume, e 56% para volumes maiores do que 3 cc.
- Aceleradores lineares são os aparelhos de radiocirurgia estereotáxica mais freqüentemente disponíveis. A fonte de irradiação é de elétrons acelerados que penetram tecidos e causam ionização de partículas locais para produzir lesão tópica. A incorporação de avanços tecnológicos e complexidade dos módulos de *hardware* e *software* que colimam e delineiam a irradiação e plotam a dose de irradiação vêm produzindo desenvolvimento crescente nesta área.
- *Cyber knife* utiliza acelerador linear miniaturizado montado sobre um braço mecânico robotizado que gira em torno da cabeça e irradia sobre o alvo estabelecido sem o uso de armação fixada.
- Irradiação de raios de prótons é uma técnica em que prótons são produzidos por arrancamento de elétrons de átomos de hidrogênio e subseqüentemente acelerados em um ciclotron, sendo então direcionados e colimados até penetrarem o tecido cerebral em profundidade e área definidas. A vantagem desta abordagem sobre radiocirurgia por *gamma knife* é a capacidade de tratar volumes menores com maior dose de irradiação e com menos irradiação sobre áreas cerebrais vizinhas com tecido normal.

As complicações agudas de radiocirurgia são reduzidas, sendo de 2% o risco de convulsão, entretanto controláveis com drogas. Morbidade de longo prazo dependerá da dose de irradiação no volume-alvo. As complicações incluem alterações de substância branca, como radionecrose em 3%, vasculopatia e isquemia em 5% e déficit de nervo craniano em 1% dos casos.

Hipofracionamento e outros aperfeiçoamentos técnicos e protocolos em avaliação prometem redução de tais complicações.

Regressões espontâneas de MAV são descritas. Acredita-se que sua incidência varia entre 2 e 3% com intervalos de tempo que variam entre 6 a 21 meses após o diagnóstico. Os mecanismos da regressão são desconhecidos, embora haja várias causas propostas como arteriosclerose, embolismo, hemorragia seguida de compressão, ou ainda microssangramentos ocasionando trombose.

Ressangramento em adultos seguindo-se a angiografia negativada pós-operatoriamente é muito raro, sendo mais descrito em crianças, entre a 4 a 9% de tal recorrência.

Não há tratamento proposto nem diretriz recomendada para lesões de gânglios da base e tálamo e Spetzler-Martin grau 5, para MAV dentro do tronco cerebral maiores do que 2,5 cm de diâmetro, nem para pacientes idosos com Spetzler-Martin graus 4 ou 5.

Outras malformações vasculares cerebrais são tratadas da seguinte forma:

- Telangiectasias capilares são achados incidentais e não requerem tratamento.
- Hemangiomas cavernosos requerem tratamento inclusive ressecção, somente se sintomáticos. O emprego de radiocirurgia para cavernomas tem demonstrado causa de radionecrose em alto índice.

O tratamento e a evolução natural dos angiomas venosos é discutível. A maioria dos autores acredita ser de evolução relativamente benigna, tratando tais angiomas de modo conservador. Mais do que isso, medidas conservadoras seriam preferíveis, uma vez que se sugere que os angiomas venosos sejam parte do sistema venoso de drenagem. Sendo assim, ligação ou eliminação do angioma poderia resultar em infarto venoso. Porém, no caso de pacientes sintomáticos e com hemorragia associada, da mesma forma com angioma cavernoso, pode haver necessidade de intervenção cirúrgica.

LEITURA ADICIONAL

1. Bassi P, Bandera R, Loiero M, et al. Warning signs in subarachnoid hemorrhage: a cooperative study. Acta Neurol Scand 1991; 84: 277-81.
2. Chan BSH, Dorsch NWC. Delayed diagnosis in subarachnoid hemorrhage. Med J Aust 1991; 154: 509-11.
3. Chapman AB, Rubinstein D, Hughes R, et al. Intracranial aneurysms in autosomal dominant polycystic kidney disease. N Engl J Med 1992; 327: 916-20.
4. Chyatte D. The epidemiology, genetics, and clinical behavior of intracranial aneurysms. In: Awad IA, editor. Neurosurgical topics: current management of cerebral aneurysms. American Association of Neurologic Surgeons; 1993. p.1-20.
5. Chyatte D, Chen TL, Bronstein K, et al. Seasonal fluctuations in the incidence of intracranial aneurysm and its relationship to changing climactic conditions. J Neurosurg 1994; 81: 525-30.
6. Fisher CM, Kistler JP, Davis JM. Relation of cerebral vasospasm to subarachnoid hemorrhage visualized by computerized tomographic scanning. Neurosurgery 1980; 6: 1-9.
7. Kassell NF, Torner JC, Clark Haley E Jr, et al. The international cooperative study on the timing of aneurysm surgery. J Neurosurg 1990a; 73: 18-36.
8. Knekt P, Reunanen A, Aho K, et al. Risk factors for subarachnoid hemorrhage in a longitudinal population study. J Clin Epidemiol 1991; 44: 933-9.
9. Kopitnik TA, Samson DS. Management of subarachnoid hemorrhage. J Neurol Neurosurg Psychiatry 1993; 56: 947-59.
10. Leblanc R. The minor leak preceding subarachnoid hemorrhage. J Neurosurg 1987; 66: 35-9.
11. Levine SR, Brust JCM, Futrell N, et al. A comparative study of the cerebrovascular complications of cocaine: alkaloidal versus hydrochloride. A review. Neurology 1991; 41: 1173-7.
12. Massoud TF, Anslow P, Molyneux AJ. Subarachnoid hemorrhage following spontaneous intracranial carotid artery dissection. Neuroradiology 1992; 34: 33-5.
13. Ostergaard JR. Headache as a warning symptom of impending aneurysmal subarachnoid hemorrhage. Cephalalgia 1991; 11: 53-5.
14. Rinkel GJE, Wijdicks EFM, Hassan D, et al. Outcome in patients with subarachnoid haemorrhage and negative angiogram according to pattern of haemorrhage on computed tomography. Lancet 1991a; 338: 964-8.
15. Rinkel GJE, Wijdicks EFM, Vermeulen M, Hasan D, Brouwers PJAM, van Gijn J. The clinical course of perimesencephalic nonaneurysmal subarachnoid hemorrhage. Ann Neurol 1991b; 29: 463-8.
16. Ruelle A, Lasio G, Boccardo M, et al. Long term prognosis of subarachnoid hemorrhage of unknown etiology. J Neurol 1985; 232: 277-9.
17. Sacco RL, Wolf PA, Bharucha NE, et al. Subarachnoid and intracerebral hemorrhage: natural history, prognosis, and precursive factors in the Framingham study. Neurology 1984; 34: 847-54.
18. Spallone A, Ferrante L, Palatinsky E, et al. Subarachnoid haemorrhage of unknown origin. Acta Neurochir 1986; 80: 12-7.
19. Yamakani I, Isobe K, Yamaura A. Effects of intravascular volume expansion on cerebral blood flow in patients with ruptured cerebral aneurysms. Neurosurgery 1987; 21: 303-9.
20. Archer DP, Shaw DA, Leblanc RL, et al. Hemodynamic considerations in the management of patients with subarachnoid hemorrhage. Can J Anaesth 1991; 38(4): 454-70.
21. Awad IA, Carter LP, Spetzler RF, et al. Clinical vasospasm after subarachnoid hemorrhage: response to hypervolemic hemodilution and arterial hypertension. Stroke 1987; 18: 365-72.
22. Barnett GH, Whiting DM. Perioperative management of ruptured aneurysms. American Association of Neurologic Surgeons; 1993. p.71-80.
23. Brown RD Jr, Wiebers DO, Torner JC, O'Fallon WM. Frequency of intracranial hemorrhage as a presenting symptom and subtype analysis: a population-based study of intracranial vascular malformations in Olmsted Country, Minnesota. J Neurosurg 1996; 85: 29-32.
24. Chapman AB, Rubinstein D, Hughes R, et al. Intracranial aneurysms in autosomal dominant polycystic kidney disease. N Engl J Med 1992; 327: 916-20.
25. Fleetwood IG, Steinberg GK. Arteriovenous malformations. Lancet 2002: 359(9309): 863-73.
26. Hariton G, Findlay JM, Weir B. Detection, prevention, and management of cerebral vasospasm. In: Awad IA, editor. Current management of cerebral aneurysms. Park Ridge: AANS; 1993. p.199-217.
27. Hartmann A, Mast H, Mohr JP, et al. Morbidity of intracranial hemorrhage in patients with cerebral arteriovenous malformation. Stroke 1998; 29(5): 931-4.
28. Hasan K, Tanghe HL. Distribution of cisternal blood in patients with acute hydrocephalus after subarachnoid hemorrhage. Ann Neurol 1992; 31: 374-8.
29. Hofmeister C, Stapf C, Hartmann A, et al. Demographic, morphological, and clinical characteristics of 1289 patients with brain arteriovenous malformation. Stroke 2000; 31(6): 1307-10.
30. Jawahar A, Jawahar LL, Nanda A, et al. Stereotactic radiosurgery using the Leksell Gamma Knife: current trends and future directives. Front Biosci 2004; 9: 932-8.
31. Juul R, Frederiksen TA, Ringkjob R. Prognosis in subarachnoid hemorrhage of unknown etiology. J Neurosurg 1986; 64: 359-62.
32. Kassel NF, Peerless SJ, Durward QU, et al. Treatment of ischemic deficitis from vasospasm with intravascular volume expansion and induced arterial hypertension. Neurosurgery 1982; 11: 337-43.
33. Kassell NF, Torner JC, Clark Haley E Jr, et al. The international cooperative study on the timing of aneurysm surgery. J Neurosurg 1990a; 73: 18-36.

34. Kassell NF, Torner JC, Clark Haley E Jr, et al. The international cooperative study on the timing of aneurysm surgery. J Neurosurg 1990b; 73: 37-47.
35. Kassell NF, Sasaki T, Colohan ART, et al. Cerebral vasospasm following aneurysmal subarachnoid hemorrhage. Stroke 1985; 16: 562-72.
36. Kopitnik TA, Samson DS. Management of subarachnoid hemorrhage. J Neurol Neurosurg Psychiatry 1993; 56: 947-59.
37. Leblanc R. Unruptured aneurysms, multiple aneurysms, familial aneurysms, and aneurysms in pregnancy. In: Awad IA, editor. Neurosurgical topics: current management of cerebral aneurysms. American Association of Neurologic Surgeons; 1993. p.277-95.
38. Milhorat TH. Acute hydrocephalus after aneurysmal subarachnoid hemorrhage. Neurosurgery 1987; 20: 15-20.
39. Origitano TC, Wascher TM, Reichman H, et al. Sustained increased cerebral blood flow with prophylactic hypertensive hypervolemic hemodilution ("Triple H therapy") after subarachnoid hemorrhage. Neurosurgery 1990; 27: 729-40.
40. Pickard JD, Murray GD, Illingworth R, et al. Effect of oral nimodipine on cerebral infarction and outcome after subarachnoid hemorrhage. British aneurysm nimodipine trial. Br Med J 1989; 298: 636-42.
41. Rodman KD, Awad IA. Clinical presentation. In: Awad IA, editor. Neurosurgical topics: current management of cerebral aneurysms. American Association of Neurologic Surgeons; 1993. p.21-41.
42. Romner B, Ljunggren B, Brandt L, Saveland H. Correlation of transcranial Doppler sonography findings with timing of aneurysm surgery. J Neurosurg 1990; 73: 72-6.
43. Rosenorn J, Eskesen V, Schmidtk, et al. The risk of rebleeding from ruptured intracranial aneurysms. J Neurosurg 1987; 67: 329-32.
44. Sasaki O, Ogawa H, Koike T, et al. A clinicopathological study of dissecting aneurysms of the intracranial vertebral artery. J Neurosurg 1991; 75: 874-82.
45. Solomon RA, Fink ME, Lennihan L. Early aneurysm surgery and prophylactic hypervolemic hypertensive therapy for the treatment of aneurysmal subarachnoid hemorrhage. Neurosurgery 1988; 23: 699-704.
46. Taylor CL, Dutton K, Rappard G, et al. Complications of preoperative embolization of cerebral arteriovenous malformations. J Neurosurg 2004; 100(5): 810-2.

Algoritmo 219.1 – Abordagem inicial da HSA

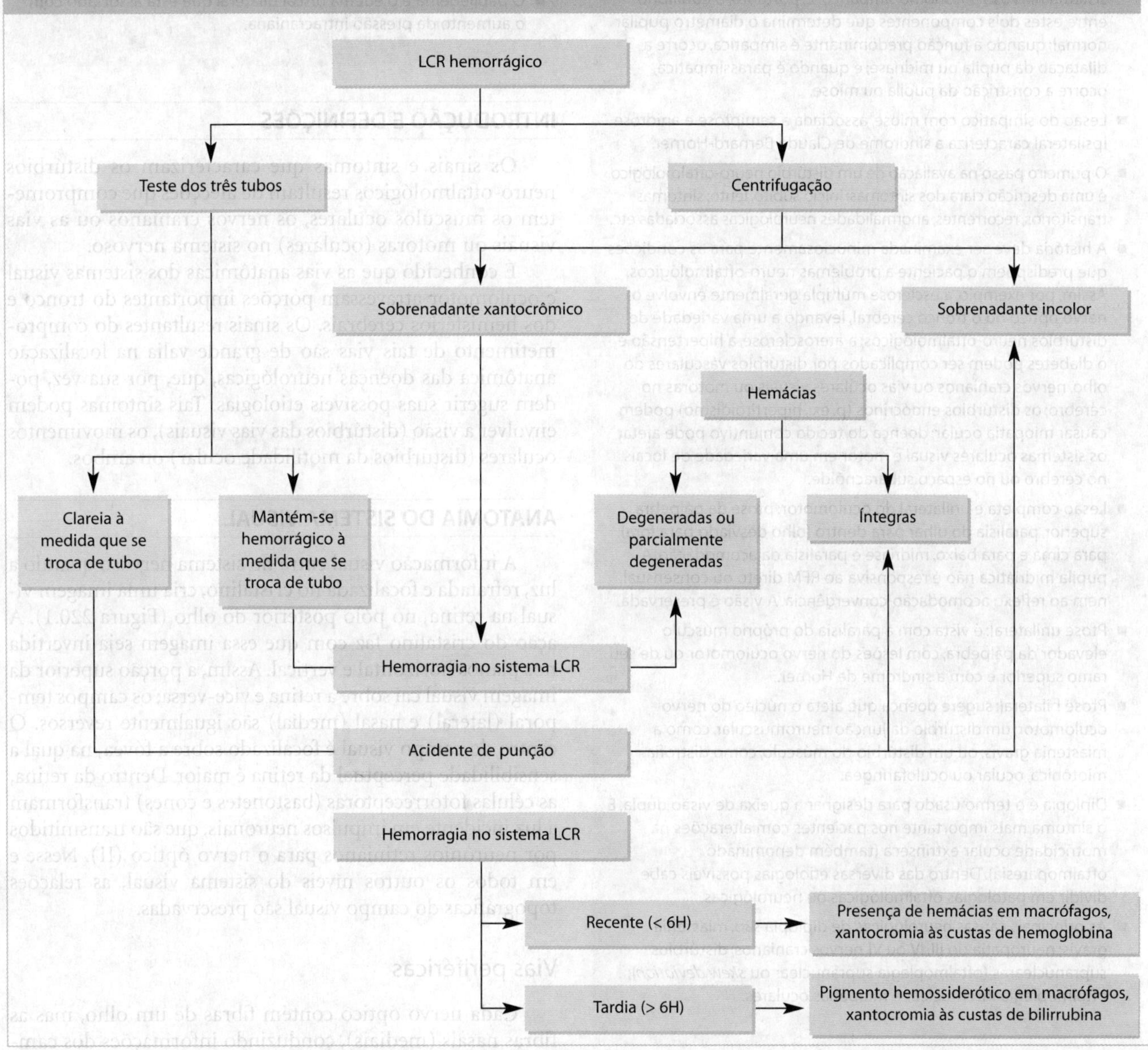

CAPÍTULO 220 Emergências Neuro-Oftalmológicas

Alberto Berger
Karen Faria Coracini Fernandes

TÓPICOS IMPORTANTES

- O músculo esfíncter da pupila é inervado pelo sistema nervoso autônomo parassimpático e o músculo dilatador da pupila, pelo sistema nervoso autônomo simpático. É, portanto, o equilíbrio entre estes dois componentes que determina o diâmetro pupilar normal; quando a função predominante é simpática, ocorre a dilatação da pupila ou midríase; e quando é parassimpática, ocorre a constrição da pupila ou miose.
- Lesão do simpático com miose, associada a semiptose e anidrose ipsilateral caracteriza a síndrome de Claude Bernard-Horner.
- O primeiro passo na avaliação de um distúrbio neuro-oftalmológico é uma descrição clara dos sintomas: início súbito, lento; sintomas transitórios, recorrentes; anormalidades neurológicas associadas etc.
- A história deve ser examinada minuciosamente para as condições que predispõem o paciente a problemas neuro-oftalmológicos. Assim, por exemplo, a esclerose múltipla geralmente envolve o nervo óptico ou o tronco cerebral, levando a uma variedade de distúrbios neuro-oftalmológicos; a aterosclerose, a hipertensão e o diabetes podem ser complicados por distúrbios vasculares do olho, nervos cranianos ou vias oculares visuais ou motoras no cérebro; os distúrbios endócrinos (p. ex., hipertiroidismo) podem causar miopatia ocular; doença do tecido conjuntivo pode afetar os sistemas oculares visual e motor em uma variedade de locais no cérebro ou no espaço subaracnóide.
- Lesão completa e unilateral do oculomotor: ptose da pálpebra superior, paralisia do olhar para dentro (olho desviado para fora), para cima e para baixo, midríase e paralisia da acomodação. A pupila midriática não é responsiva ao RFM direto ou consensual, nem ao reflexo acomodação-convergência. A visão é preservada.
- Ptose unilateral: é vista com a paralisia do próprio músculo elevador da pálpebra, com lesões do nervo oculomotor ou de seu ramo superior e com a síndrome de Horner.
- Ptose bilateral: sugere doença que afeta o núcleo do nervo oculomotor; um distúrbio da junção neuromuscular, como a miastenia gravis; ou um distúrbio do músculo, como distrofia miotônica, ocular ou oculofaríngea.
- Diplopia é o termo usado para designar a queixa de visão dupla. É o sintoma mais importante nos pacientes com alterações na motricidade ocular extrínseca (também denominado oftalmoparesia). Dentro das diversas etiologias possíveis cabe dividir em patologias oftalmológicas ou neurológicas.
- As principais causas neurológicas de diplopia são: miastenia gravis; neuropatia do III, IV ou VI nervos cranianos; distúrbios supranucleares (oftalmoplegia supranuclear ou *skew deviation*); oftalmoplegia internuclear e miopatias oculares.
- Em adultos, a causa mais comum de paralisias do III e VI nervos é insuficiência vascular causada pelo diabetes melito, hipertensão ou aterosclerose. A causa mais comum de paralisia do IV nervo é trauma craniano.
- O papiledema é o edema discal bilateral que está associado com o aumento da pressão intracraniana.

INTRODUÇÃO E DEFINIÇÕES

Os sinais e sintomas que caracterizam os distúrbios neuro-oftalmológicos resultam de afecções que comprometem os músculos oculares, os nervos cranianos ou as vias visuais ou motoras (oculares) no sistema nervoso.

É conhecido que as vias anatômicas dos sistemas visual e oculomotor atravessam porções importantes do tronco e dos hemisférios cerebrais. Os sinais resultantes do comprometimento de tais vias são de grande valia na localização anatômica das doenças neurológicas, que, por sua vez, podem sugerir suas possíveis etiologias. Tais sintomas podem envolver a visão (distúrbios das vias visuais), os movimentos oculares (distúrbios da motilidade ocular) ou ambos.

ANATOMIA DO SISTEMA VISUAL

A informação visual entra no sistema nervoso quando a luz, refratada e focalizada no cristalino, cria uma imagem visual na retina, no pólo posterior do olho (Figura 220.1). A ação do cristalino faz com que essa imagem seja invertida nos planos horizontal e vertical. Assim, a porção superior da imagem visual cai sobre a retina e vice-versa; os campos temporal (lateral) e nasal (medial) são igualmente reversos. O centro do campo visual é focalizado sobre a fóvea, na qual a sensibilidade perceptual da retina é maior. Dentro da retina, as células fotorreceptoras (bastonetes e cones) transformam a luz incidente em impulsos neuronais, que são transmitidos por neurônios retinianos para o nervo óptico (II). Nesse e em todos os outros níveis do sistema visual, as relações topográficas do campo visual são preservadas.

Vias periféricas

Cada nervo óptico contém fibras de um olho, mas as fibras nasais (mediais), conduzindo informações dos cam-

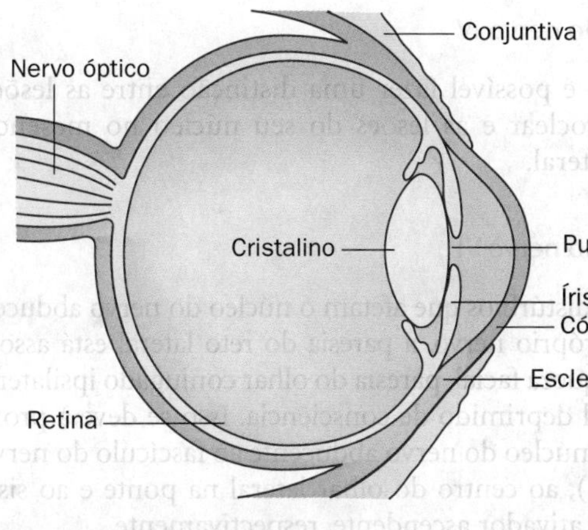

Figura 220.1 – Anatomia do sistema visual.

pos visuais temporais (laterais), cruzam no quiasma óptico. Como resultado, cada trato óptico contém fibras não apenas de um olho, mas de uma metade do campo visual. Devido a esse arranjo, as lesões pré-quiasmáticas afetam a visão no olho ipsilateral e as lesões retroquiasmáticas produzem defeitos na metade contralateral do campo visual de ambos os olhos.

Vias centrais

Os tratos ópticos terminam nos núcleos geniculados laterais, nos quais seus neurônios fazem sinapse com neurônios que se projetam através das radiações ópticas para o córtex calcarino ou visual primário (área 17), localizado próximo aos pólos posteriores dos lobos occipitais e das áreas de associação visual (áreas 18 e 19). Aqui, a imagem também visual é representada de modo que a sua organização topográfica é preservada. A região central do campo visual (mácula) projeta-se na porção posterior do córtex visual, enquanto as partes inferior e superior do campo são representadas acima e abaixo da fissura calcarina, respectivamente.

Suprimento vascular

O suprimento vascular do sistema visual é derivado das artérias oftálmica, cerebral média e cerebral posterior; dessa forma, a isquemia ou o infarto no território de qualquer um desses vasos pode produzir defeitos do campo visual.

Retina

A retina é suprida pela artéria central, um ramo da artéria oftálmica que, por sua vez, origina-se da artéria carótida interna. Como a artéria central da retina se divide subseqüentemente em ramos retinianos superior e inferior, a doença vascular da retina tende a produzir déficits altitudinais, isto é, superior ou inferior, dos campos visuais.

Nervo óptico

O nervo óptico recebe sangue arterial primariamente da artéria oftálmica e seus ramos.

Radiações ópticas

À medida que as radiações ópticas seguem para trás em direção ao córtex visual, elas são supridas por ramos da artéria cerebral média. Uma isquemia ou um infarto na distribuição da artéria cerebral média pode, portanto, causar perda de visão no campo visual contralateral.

Córtex visual primário

A principal fonte de sangue arterial para o córtex visual primário é a artéria cerebral posterior. A oclusão de uma artéria cerebral posterior produz cegueira no campo visual contralateral, embora o suprimento arterial duplo (cerebral posterior e médio) para a região macular do córtex visual possa poupar a visão central (macular). Como as artérias cerebrais posteriores se originam juntas a partir da artéria basilar, a oclusão na ponta da artéria basilar pode causar infarto occipital bilateral e cegueira cortical completa, embora, em alguns casos, a visão macular seja poupada.

ANATOMIA DO SISTEMA MOTOR OCULAR

Músculos extra-oculares

O movimento ocular é obtido por meio da ação de seis músculos ligados a cada globo. Esses músculos atuam para movimentar o olho em cada uma de seis posições cardinais do olhar (Figura 220.2). As ações iguais e opostas desses seis músculos em repouso colocam o olho no meio ou em posição primária, isto é, olhando diretamente para a frente. Quando a função de um músculo extra-ocular está comprometida, o olho é incapaz de se movimentar na direção da ação do músculo afetado (oftalmoplegia) e pode desviar-se na direção oposta devido à ação sem oposição de outros músculos extra-oculares. Quando os olhos estão assim desalinhados, as imagens visuais dos objetos percebidos caem em uma região diferente de cada retina, criando a ilusão de visão dupla, ou diplopia.

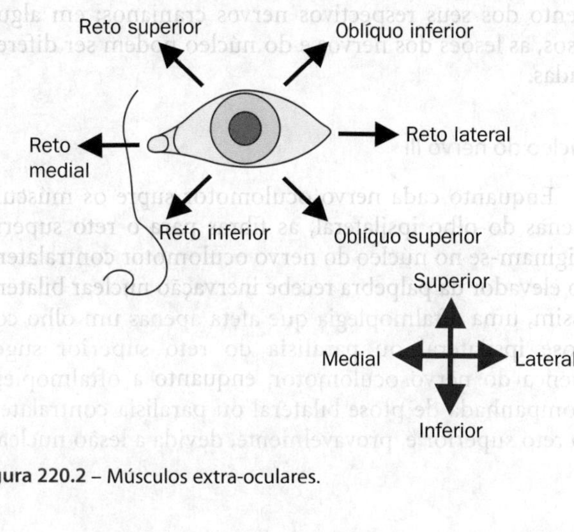

Figura 220.2 – Músculos extra-oculares.

Nervos cranianos

Os músculos extra-oculares são inervados pelos nervos oculomotor (III), troclear (IV) e abducente (VI). Devido a essa inervação diferencial dos músculos oculares, o padrão do seu envolvimento em condições patológicas pode ajudar a distinguir um distúrbio dos músculos oculares, por si, de um distúrbio que afeta um nervo craniano. Os nervos cranianos que controlam o movimento ocular atravessam longas distâncias para passar do tronco cerebral ao olho; eles se tornam, portanto, vulneráveis a lesões por uma variedade de processos patológicos.

Nervo III

O nervo oculomotor supre os músculos retos medial, superior e inferior e oblíquo inferior, transportando fibras para o elevador da pálpebra. Ele também supre as fibras parassimpáticas responsáveis pela constrição pupilar. Com uma lesão completa do III nervo, o olho está parcialmente abduzido e há incapacidade de aduzir, elevar e baixar o olho; a pálpebra cai (ptose), e a pupila não é reativa.

Nervo IV

O nervo troclear inerva o músculo oblíquo superior e suas lesões resultam em dificuldade de baixar o olho aduzido.

Nervo VI

As lesões do nervo abducente causam paralisia do reto lateral, que compromete a abdução do olho afetado.

Núcleos dos nervos cranianos

Os núcleos dos nervos oculomotor e troclear estão localizados no mesencéfalo dorsal, ventral ao aqueduto cerebral (de Sylvius), enquanto o núcleo do nervo abducente ocupa uma posição dorsal e periventricular na ponte.

As lesões envolvendo esses núcleos dão origem a anormalidades clínicas similares às produzidas pelo envolvimento dos seus respectivos nervos cranianos; em alguns casos, as lesões dos nervos e do núcleo podem ser diferenciadas.

Núcleo do nervo III

Enquanto cada nervo oculomotor supre os músculos apenas do olho ipsilateral, as fibras para o reto superior originam-se no núcleo do nervo oculomotor contralateral, e o elevador da pálpebra recebe inervação nuclear bilateral. Assim, uma oftalmoplegia que afeta apenas um olho com ptose ipsilateral ou paralisia do reto superior sugere doença do nervo oculomotor, enquanto a oftalmoplegia acompanhada de ptose bilateral ou paralisia contralateral do reto superior é, provavelmente, devida a lesão nuclear.

Núcleo do nervo IV

Não é possível fazer uma distinção entre as lesões do nervo troclear e as lesões do seu núcleo no mesencéfalo contralateral.

Núcleo do nervo VI

Em distúrbios que afetam o núcleo do nervo abducente e não o próprio nervo, a paresia do reto lateral está associada com fraqueza facial, paresia do olhar conjugado ipsilateral ou um nível deprimido de consciência. Isso se deve à proximidade do núcleo do nervo abducente ao fascículo do nervo facial (VII), ao centro do olhar lateral na ponte e ao sistema reticular ativador ascendente, respectivamente.

Controle supranuclear dos movimentos oculares

O controle supranuclear dos movimentos oculares permite que os dois olhos atuem em conjunto para produzir movimentos de versão (olhar conjugado) ou de vergência (convergência e divergência).

Centros do olhar no tronco cerebral

Os centros que controlam o olhar horizontal ou vertical estão localizados na ponte e na região pré-tectal do mesencéfalo, respectivamente, e recebem estímulos descendentes do córtex cerebral, que permitem o controle voluntário do olhar. Cada centro lateral do olhar, localizado na formação reticular pontina paramediana (FRPP) adjacente ao núcleo do nervo abducente, medeia o olhar horizontal conjugado ipsilateral por meio de suas conexões com o núcleo do nervo abducente ipsilateral e oculomotor contralateral (Figura 220.3). Uma lesão na ponte que afete a FRPP produz, portanto, um olhar preferencial em direção

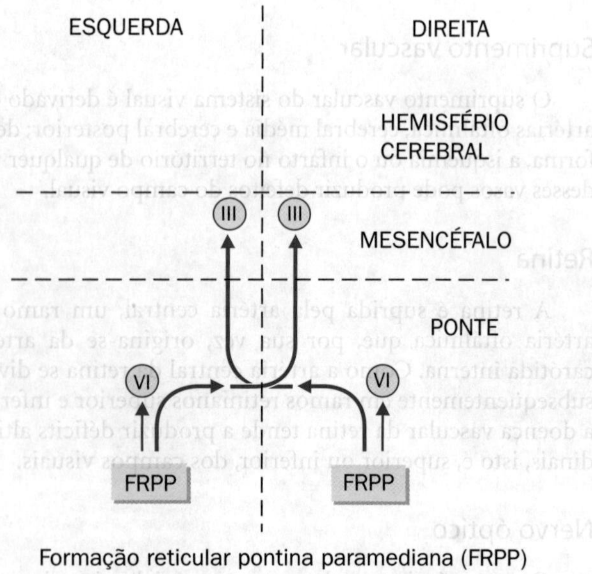

Figura 220.3 – Formação reticular pontina paramediana.

contrária ao lado da lesão – e em direção ao lado de uma hemiparesia associada, quando presente.

Estímulo cortical

A FRPP recebe estímulos corticais do lobo frontal contralateral, que regula os movimentos oculares rápidos (sacádicos), e do lobo parietooccipital ipsilateral, que regula os movimentos oculares lentos (busca). Portanto, uma lesão destrutiva que afete o córtex frontal interfere com o mecanismo do olhar horizontal contralateral e pode resultar em um olhar preferencial em direção contrária ao lado do foco.

PUPILAS

Tamanho

A avaliação do tamanho e da reatividade pupilar fornece informação das vias do sistema nervoso desde o nervo óptico até o mesencéfalo. A pupila normal é redonda, regular e centrada dentro da íris; o seu tamanho varia com a idade e com a intensidade da luz ambiente. Em uma sala de exame bem iluminada, as pupilas normais têm cerca de 3 mm de diâmetro em adultos. Elas são geralmente menores em idosos e medem, comumente, 5 mm ou mais de diâmetro em crianças. O tamanho pupilar pode ser assimétrico em até 20% da população (anisocoria fisiológica), mas a diferença de tamanho, em geral, não é maior que 1 mm. Uma constrição simetricamente rápida em resposta a uma luz forte indica que a diferença de tamanho não se deve à compressão do nervo oculomotor.

Reação à luz

A constrição pupilar direta (ipsilateral) e consensual (contralateral) em resposta à luz direcionada em um olho demonstra a integridade de suas vias. Normalmente, a resposta direta à luz é levemente mais rápida e mais acentuada do que a resposta consensual.

Reação de acomodação

Quando os olhos convergem para focalizar um objeto mais próximo, as pupilas se contraem. A reação de acomodação é testada fazendo o paciente focalizar alternadamente um objeto distante e um dedo mantido em frente ao seu nariz.

Anormalidades pupilares

A pupila, como descrita acima, é o orifício circular que fica no centro da íris. É contornada pelos músculos esfíncter da pupila e dilatador da pupila, sendo que a interação desses músculos com a íris define o diâmetro pupilar. Indivíduos com olhos azuis apresentam pupilas maiores que indivíduos com olhos castanhos.

A pupila tem três funções principais: regula a quantidade de luz que atinge a retina, elimina as aberrações esféricas e cromáticas que se formam na periferia do campo visual e, com a diminuição do seu diâmetro, aumenta a profundidade do foco nos diferentes planos.

Há várias condições que alteram o tamanho, formato e reatividade das pupilas, dessa forma a correta avaliação do diâmetro da pupila e dos reflexos pupilares é fundamental na semiologia de pacientes com determinadas patologias. Como veremos a seguir, as alterações pupilares podem ter forte significado localizatório, principalmente em pacientes com rebaixamento do nível de consciência.

Para que se possa avaliar e diagnosticar os vários tipos de pupilas, é necessária a compreensão das vias anatômicas que determinam o diâmetro das pupilas.

A interação dos músculos esfíncter da pupila e dilatador da íris define o diâmetro pupilar. O músculo esfíncter da pupila é inervado pelo sistema nervoso autônomo parassimpático, e o músculo dilatador da pupila pelo sistema nervoso autônomo simpático. Portanto, o equilíbrio entre estes dois componentes determina o diâmetro pupilar normal; quando a função predominante é simpática, ocorre a dilatação da pupila ou midríase, e quando é parassimpática, ocorre a constrição da pupila ou miose.

Anatomia da via simpática (via com 3 neurônios ipsilaterais)

O primeiro neurônio inicia-se no hipotálamo (diencéfalo), desce ipsilateralmente pelo tronco cerebral até o nível C8-T2 da medula (centro ciliospinal) onde ocorre a primeira sinapse. O segundo neurônio sai da medula espinal pela raiz anterior, passa próximo ao ápice do pulmão e atinge a cadeia ganglionar simpática, tem trajeto ascendente até o gânglio cervical superior, onde ocorre a segunda sinapse da via. O terceiro neurônio deixa a cadeia simpática e atinge o plexo em torno da artéria carótida interna, pelo qual penetra no crânio. Segue junto com as fibras do nervo oftálmico (primeiro ramo do nervo trigêmio), atinge a cavidade orbitária e o músculo dilatador da pupila.

Alguns ramos do terceiro neurônio (na altura da artéria carótida interna) vão inervar vasos da face, e outros (já dentro da cavidade orbitária) vão inervar o músculo de Muller (este músculo, junto com o músculo elevador da pálpebra, vai permitir a elevação da pálpebra).

Lesão em qualquer ponto desta via leva à diminuição da atividade simpática e, então, predomínio parassimpático (miose). Se associado à miose ocorrer também semiptose e anidrose ipsilateral será caracterizada a síndrome de Claude Bernard-Horner (Figura 220.4).

Anatomia da via parassimpática

A via inicia-se ao nível do mesencéfalo, em um subnúcleo do complexo oculomotor chamado núcleo de Edinger-Westphal. Daí as fibras dirigem-se para frente, acompanhando as fibras do nervo oculomotor (III nervo craniano), até atingir a órbita, onde após sinapse no gânglio ciliar, atingem o músculo esfíncter da pupila.

Lesão em qualquer ponto desta via leva à diminuição da atividade parassimpática e, então, predomínio simpático (midríase).

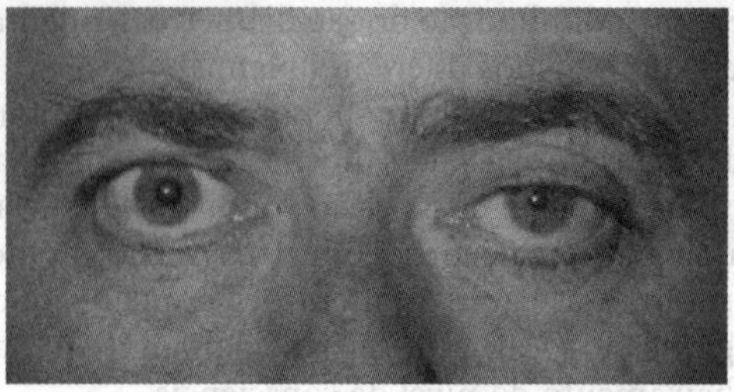

Figura 220.4 – Síndrome de Claude Bernard-Horner.

O núcleo de Edinger-Westphal e, portanto, a via parassimpática, recebem aferências excitatórias da retina e do córtex occipital. As aferências excitatórias provenientes da retina são de particular interesse porque caracterizam o reflexo fotomotor, através do qual cada pupila reage contraindo-se frente ao estímulo luminoso.

Via do reflexo fotomotor

A luz incide em um dos olhos, estimula os fotorreceptores da retina, que integram o estímulo luminoso e transferem a informação às células ganglionares, cujos axônios vão formar o nervo óptico. No quiasma óptico ocorre decussação parcial das fibras do nervo óptico, que seguem pelo trato óptico e entram no mesencéfalo na altura dos colículos superiores. No mesencéfalo, ocorre sinapse no núcleo pré-tectal, onde os estímulos são integrados e distribuídos aos núcleos de Edinger-Westphal direito e esquerdo igualmente. Uma vez que os estímulos atingiram os núcleos de Edinger-Westphal bilateralmente, vão caminhar através do nervo oculomotor até os músculos esfíncter da pupila direito e esquerdo.

Portanto, o estímulo luminoso em um olho chega ao mesencéfalo bilateralmente e vai provocar contração da pupila do olho que recebe o estímulo luminoso (reflexo fotomotor direto) e também a contração, simultânea e de mesma amplitude, da pupila do olho contralateral (reflexo fotomotor indireto ou consensual).

Por outro lado, no escuro ocorre dilatação das pupilas principalmente devido à estimulação simpática sobre o músculo dilatador da pupila, e em menor grau, devido à inibição parassimpática.

ANATOMIA DA MOTRICIDADE OCULAR EXTRÍNSECA

Para melhor compreensão e análise das causas neurológicas de diplopia é necessário o estudo das vias anatômicas para a motricidade ocular extrínseca.

Os movimentos do globo ocular são controlados pelos músculos: reto lateral, reto medial, reto superior, reto inferior, oblíquo superior e oblíquo inferior. Todos os músculos extrínsecos participam ativamente de cada movimento do globo ocular, no entanto, cada músculo tem uma função específica conforme a direção do movimento. Também é importante compreender que dependendo da forma com que alguns músculos se inserem no globo ocular, vão ter funções que variam de acordo com a posição do globo ocular na órbita (Tabela 220.I).

Tabela 220.I – Movimentação ocular extrínseca

Músculos	Nervo	Função
Reto lateral	VI	Movimenta o olho para fora (abdução)
Reto medial	III	Movimenta o olho para dentro (adução)
Reto inferior	III	Movimenta o olho para baixo, em adução e excicloducão (rotação externa)
Reto superior	III	Movimenta o olho para cima, em adução e incicloducão (rotação interna)
Oblíquo superior	IV	Movimenta o olho para baixo, em adução e incicloducão
Oblíquo inferior	III	Movimenta o olho para cima, em abdução e excicloducão

Nervo oculomotor

O nervo oculomotor se origina de uma coluna de subnúcleos, cujo conjunto forma o complexo oculomotor, que se localiza na porção ventral do mesencéfalo. As fibras do III nervo provêm, na sua maioria, dos subnúcleos ipsilaterais, e inervam os músculos reto medial, reto superior, reto inferior e oblíquo inferior. O III nervo também supre o músculo elevador da pálpebra e o músculo esfíncter da pupila (fibras parassimpáticas). Dessa forma, qualquer lesão que acometa o complexo oculomotor ou o nervo oculomotor pode provocar paralisia dos movimentos para dentro, para cima, para baixo, assim como midríase e ptose palpebral. O paciente vai apresentar queixa de diplopia, já que o olho acometido vai permanecer em estrabismo divergente. A paralisia do III nervo pode ser completa ou incompleta (poupa a pupila). Em geral, compressões provocam paralisias completas. Causas isquêmicas, na maioria das vezes, provocam paralisia incompleta (pupila normal), isso acontece porque no III nervo as fibras parassimpáticas para a pupila estão localizadas superficialmente, e a isquemia acomete as porções centrais do nervo, inicialmente poupando as fibras mais periféricas. Finalmente é possível a ocorrência de paralisias de apenas algum ou alguns dos músculos inervados pelo III nervo.

Nervo troclear

O nervo troclear tem origem em células que formam um núcleo situado na porção ventral do mesencéfalo: núcleo troclear. As fibras do IV nervo deixam o tronco cerebral e cruzam de modo completo para o lado contralateral, onde vão inervar o músculo oblíquo superior. O paciente com lesão no núcleo ou nervo troclear vai se queixar de diplopia vertical (a imagem falsa aparece em cima da verdadeira), muitas vezes com um componente torcional. O olho acometido mostra uma hipertropia ou estrabismo vertical, estando mais elevado que o outro olho. Este paciente muitas vezes adquire o hábito de manter a cabeça levemente inclinada para o lado contralateral à lesão como forma de minimizar a diplopia vertical.

Nervo abducente

O nervo abducente se origina de células que formam um núcleo situado na ponte: núcleo abducente. As fibras do VI nervo deixam o tronco cerebral e vão inervar ipsilateralmente o músculo reto lateral. Dessa forma, qualquer lesão que acometa o núcleo ou o nervo abducente vai provocar paralisia do movimento ocular para fora (abdução). O paciente vai apresentar diplopia horizontal (a imagem falsa aparece ao lado da verdadeira).

Quando analisamos a motricidade ocular, levamos em conta os movimentos monoculares e os binoculares (movimentos conjugados do olhar). Portanto, deve-se ter em mente alguns conceitos simples.

Sempre que um músculo é estimulado à contração, seu antagonista recebe um estímulo inibitório equivalente. Então, quando o músculo reto lateral se contrai durante a abdução, o músculo reto medial se relaxa para permitir o movimento. Na paralisia do nervo abducente, por exemplo, temos o músculo reto lateral paralítico e o olho incapacitado de fazer a abdução. Seu antagonista, o músculo reto medial, passa a atuar livremente, ganha força, fica contraturado (isto pode induzir a fibrose) e o olho fica em estrabismo convergente ou esotropia. Se nada for feito, após algum tempo o olho permanecerá estrábico mesmo que o músculo reto lateral se recupere, pois ele não terá força suficiente para contrabalancear seu antagonista que ficou fibrosado. Estabelece-se assim um desequilíbrio. O uso de óculos prismáticos, associado à oclusão do olho parético ou injeção da toxina botulínica no antagonista do músculo parético ajuda a evitar as seqüelas.

O estímulo nervoso para movimentar o olhar na horizontal ou vertical se distribui igualmente para o par de músculos, um de cada olho, responsável pelo movimento do globo ocular. Por exemplo, quando o paciente olha para a direita, ocorre contração do músculo reto lateral direito e reto medial esquerdo. A formação reticular pontina paramediana (FRPP), localizada na ponte, e centros mais elevados coordenam estes movimentos.

As paralisias do olhar conjugado observadas nas lesões supranucleares não trazem a queixa de diplopia. As lesões internucleares acometendo o fascículo longitudinal medial, provocam limitação de adução do olho contralateral e nistagmo de abdução do olho ipsilateral raramente se apresentam com diplopia.

ACHADOS CLÍNICOS

O primeiro passo na avaliação de um distúrbio neuro-oftalmológico é uma descrição clara do sintoma. Os pacientes freqüentemente se queixam de sintomas vagos, como visão borrada, que fornece pouca informação diagnóstica. Deve ser feita uma tentativa para determinar exatamente o que o paciente tem (acuidade visual diminuída em um ou em ambos os olhos, perda da visão em parte do campo visual, diplopia, uma imagem visual instável, dor no olho ou em torno dele, ou algum outro problema).

Padrão temporal dos sintomas

Uma vez estabelecida a natureza dos sintomas, as perguntas a respeito do seu padrão temporal podem fornecer indicações sobre o processo patológico subjacente:

- Início súbito: os distúrbios vasculares que afetam o olho ou suas conexões cerebrais tendem a produzir sintomas de início súbito.
- Início lento: nas doenças inflamatórias ou neoplásicas, os sintomas geralmente evoluem durante um longo período.
- Sintomas transitórios e recorrentes: os sintomas que são transitórios ou recorrentes sugerem um grupo selecionado de processos patológicos, incluindo isquemia, doença desmielinizante e miastenia gravis.
- Anormalidades neurológicas associadas: a natureza de qualquer anormalidade neurológica associada, como comprometimento da sensibilidade facial, fraqueza, ataxia ou afasia, pode ser valiosa na identificação do local anatômico do envolvimento.

História clínica

- A história deve ser examinada minuciosamente para as condições que predispõem o paciente a problemas neuro-oftalmológicos.
- A esclerose múltipla geralmente envolve o nervo óptico ou o tronco cerebral, levando a uma variedade de distúrbios neuro-oftalmológicos. Uma história de distúrbios que também envolvem outras partes do sistema nervoso central deve sugerir esse diagnóstico.
- A aterosclerose, a hipertensão e o diabetes podem ser complicados por distúrbios vasculares do olho, nervos cranianos ou vias oculares visuais ou motoras no cérebro.
- Os distúrbios endócrinos (p. ex., hipertiroidismo) podem causar miopatia ocular.
- A doença do tecido conjuntivo e o câncer sistêmico podem afetar os sistemas oculares visual e motor em uma variedade de locais no cérebro ou no espaço subaracnóide.
- Os pacientes com deficiências nutricionais podem apresentar sintomas neuro-oftalmológicos, como a ambliopia (diminuição da acuidade visual) associada com desnutrição e a oftalmoplegia da encefalopatia de Wernicke.
- Diversas drogas (p. ex., sedativos, anticonvulsivantes) comumente produzem distúrbios oculares motores.

EXAME NEURO-OFTALMOLÓGICO

Acuidade visual

Avaliação

Para avaliar a acuidade visual a partir de um ponto de vista neurológico, a visão é testada sob condições que eliminam erros refrativos. Portanto, pacientes que usam óculos devem ser examinados usando-os (um equipamento especial pode ser utilizado se as lentes corretivas usadas não estiverem disponíveis no momento exato do exame). A acuidade visual deve ser avaliada em cada olho separadamente. A visão distante é testada usando um quadro Snellen, com o paciente a 6 m de distância. A visão proximal é testada com quadro de bolso de Rosenbaum mantido a cerca de 36 cm do paciente. Em cada caso, a menor linha impressa que pode ser lida é anotada.

Registro

A acuidade visual é expressa como uma fração (p. ex., 20/20, 20/40, 20/200). O numerador é a distância (em pés) da figura testada na qual o exame é realizado e o denominador é a distância (em pés) na qual as figuras de um determinado tamanho podem ser identificadas corretamente por pessoas com visão normal. Por exemplo, se um paciente a 20 pés do gráfico é incapaz de identificar figuras que normalmente podem ser vistas a partir daquela distância mas pode identificar as maiores, que poderiam ser visíveis a 40 pés por um paciente com acuidade normal, a acuidade visual é registrada como 20/40. Se o paciente pode ler a maior parte de uma determinada linha, porém comete alguns erros, a acuidade pode ser registrada como 20/40-1, por exemplo, indicando que todas, menos uma letra, na linha 20/40, foram identificadas corretamente. Quando a acuidade visual está acentuadamente reduzida, ela ainda pode ser quantificada, embora com menos precisão, em termos da distância na qual o paciente pode contar dedos (CD), discernir movimentos manuais (MM) ou perceber a luz. Se um olho está totalmente cego, o exame irá revelar nenhuma percepção da luz (NPL).

Visão colorida vermelho-verde

A visão colorida vermelho-verde freqüentemente está comprometida de forma desproporcional nas lesões do nervo óptico e pode ser testada com objetos coloridos como canetas e grampos ou com placas de teste de visão colorida.

Campos visuais

A avaliação dos campos visuais pode ser um procedimento demorado e tedioso quando conduzido de forma não-dirigida. A familiaridade com os tipos de defeitos dos campos visuais é importante para que o teste seja razoavelmente rápido e para que ele produza informações úteis. As anormalidades mais comuns dos campos visuais estão ilustradas na Figura 220.5.

Extensão dos campos visuais

O campo visual monocular normal subtende um ângulo de cerce de 160º no plano horizontal e cerce de 135º no plano vertical. Com a visão binocular, a faixa de visão horizontal excede 180º.

Fisiologia do ponto cego

Dentro do campo visual normal de cada olho há um ponto cego de 5º correspondente ao disco óptico, que não tem células receptoras.

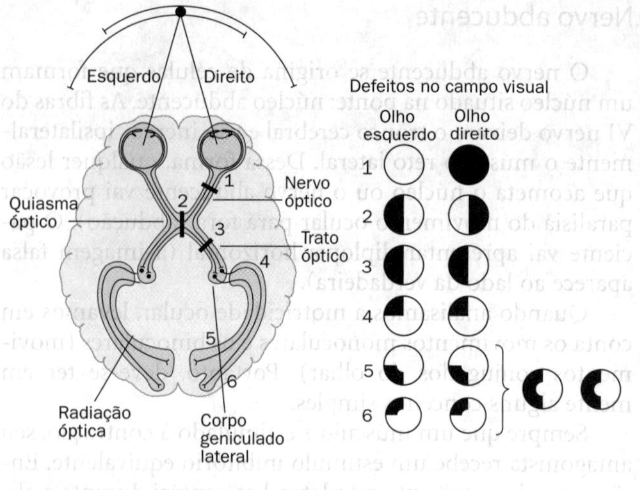

Figura 220.5 – Campos visuais.

Técnicas de medida

Existem várias técnicas para medir o campo visual, que, assim como a acuidade visual, deve ser examinado separadamente em cada olho.

- O método mais simples para o teste do campo visual é a técnica de confrontação. O examinador fica em pé a uma distância de um braço do paciente, com os olhos do paciente e do examinador alinhados no plano horizontal. O olho que não está sendo testado é recoberto pela mão do paciente ou por um tampão ocular. O examinador fecha o olho oposto ao olho coberto e o paciente é instruído a fixar o olhar no olho aberto do examinador. Agora, os campos monoculares do paciente e do examinador se sobrepõem, o que permite uma comparação do campo do paciente com o campo presumivelmente normal do examinador. O examinador usa o dedo indicador de cada mão para localizar os limites do campo do paciente, movendo-os lentamente para dentro, a partir da periferia, em todas as direções até que o paciente os detecte. Os limites são então definidos mais cuidadosamente, determinando o local periférico mais distante no qual o paciente pode determinar discretos movimentos dos dedos ou a cabeça de um alfinete. O ponto cego do paciente pode ser localizado na região do ponto cego do próprio examinador, e os tamanhos desses pontos podem ser comparados usando um alfinete com a cabeça branca como alvo. O procedimento é repetido para o outro olho.
- Defeitos sutis dos campos visuais podem ser detectados pedindo ao paciente que compare o brilho de objetos coloridos apresentados em diferentes locais no campo ou medindo os campos usando um alfinete com a cabeça vermelha como alvo.
- Uma indicação de anormalidades dos campos visuais pode ser obtida em pacientes obnubilados, determinando se eles piscam os olhos em resposta a uma ameaça visual – tipicamente o dedo do examinador – trazendo o ponto para a direção do olho do paciente em várias regiões do campo visual.

- Embora muitos déficits dos campos visuais sejam detectáveis por esses procedimentos de triagem, um mapeamento mais preciso dos campos requer o uso de uma ou mais técnicas de perimetria: teste com tela tangencial padrão ou técnicas de perimetria automatizada.

Exame do fundo de olho

A familiaridade com o aspecto normal do fundo de olho é necessária para que as anormalidades possam ser apreciadas.

Disco óptico

- Aspecto normal: o disco óptico é reconhecido como uma estrutura amarelada, levemente oval, situada nasalmente no pólo posterior do olho. O lado temporal do disco é mais pálido do que o lado nasal. As margens do disco devem ser bem demarcadas, embora a borda nasal seja, de certo modo, menos distinta do que a borda temporal. É comum que o disco esteja no mesmo plano que a retina circunjacente.
- Edema do disco óptico: entre os muito achados oftalmoscópicos que trazem informações úteis ao diagnóstico, a anormalidade que mais requer interpretação e atenção imediatas é o edema do nervo óptico (papiledema). Embora essa condição implique em um aumento da pressão intracraniana, ela deve ser diferenciada do edema devido a outras causas, como a inflamação local (papilite) e a neuropatia óptica isquêmica. Ao fazer essa distinção, é muito útil ter em mente que o papiledema é quase sempre bilateral; ele não compromete a visão, exceto pelo alargamento do ponto cego, e não está associado com dor ocular. O papiledema também pode ser simulado por anormalidades do disco como drusas (corpos colóides ou hialinos). O aumento da pressão intracraniana parece causar o papiledema devido ao bloqueio do transporte axonal no nervo óptico pelo aumento da pressão. Como esse compartimento se comunica com o espaço subaracnóide, os distúrbios associados com o aumento da pressão intracraniana que também obstruem o espaço subaracnóide, como a meningite, são menos propensos a causar papiledema. Em geral, as alterações oftalmoscópicas no papiledema desenvolvem-se durante dias ou semanas, porém, também podem tornar-se aparentes dentro de horas após um aumento súbito na pressão intracraniana. No início do papiledema, as veias retinianas parecem engurgitadas, e as pulsações venosas espontâneas estão ausentes. O disco pode ser hiperêmico, e podem ser vistas hemorragias lineares nas suas bordas. As margens do disco tornam-se borradas, com a borda temporal sendo a última a ser afetada. No papiledema totalmente desenvolvido, o disco óptico está elevado acima do plano da retina.
- Palidez do disco óptico: a palidez do disco óptico com comprometimento da acuidade visual dos campos visuais ou da reatividade pupilar está associada com uma ampla variedade de distúrbios que afetam o nervo óptico, incluindo condições inflamatórias, deficiências nutricionais e doenças heredodegenerativas. Observe que um disco óptico pálido com função visual normal pode ocorrer como uma variante congênita.

Artérias e veias

Para determinar o calibre das artérias e das veias, elas são observadas no ponto onde se originam no disco e passam sobre suas bordas em direção à retina. As observações incluem se elas são facilmente visualizadas em todo seu curso, se elas parecem engurgitadas ou se há pulsações venosas espontâneas. O restante da retina visível é inspecionado, observando a presença de hemorragia, exsudatos e outras anormalidades.

Mácula

A mácula, uma área de certo modo mais pálida do que o resto da retina, está localizada a cerca de dois discos de diâmetro temporal à margem temporal do disco óptico. Ela pode ser visualizada rapidamente quando o paciente olha para uma luz do oftalmoscópio. O exame oftalmoscópico da mácula pode revelar anormalidades relacionadas com a perda visual por degeneração macular relacionada à idade, por orifícios maculares ou por degeneração cerebromacular hereditária.

Pupilas

A maior parte dos pacientes é assintomática, alguns podem perceber uma assimetria no diâmetro das pupilas. Os sintomas relacionados à assimetria pupilar são bastante inespecíficos: fotofobia, dificuldade em focalizar ou embaçamento visual.

Apesar de raro, alguns pacientes podem descrever alteração para visão de cores do lado da pupila menor, devido à diferença na quantidade de luz que atinge os fotorreceptores da retina.

A maior parte dos pacientes, no entanto, não vai apresentar queixas relacionadas às alterações pupilares, mas vai apresentar sintomas relacionados à motricidade ocular, alterações palpebrais, alteração do nível de consciência ou alterações motoras. Isso pode ser explicado pela anatomia das vias relacionadas à inervação pupilar: trajeto pelo tronco cerebral e participação em outras funções oculomotoras e palpebrais.

Também é importante, durante a anamnese, questionar o paciente sobre o uso de colírios ou outras drogas que tenham ação sobre as vias de inervação pupilares.

O exame das pupilas deve ser complementado com a avaliação do nível de consciência (escala de coma de Glasgow), avaliação de sinais motores focais, avaliação da motricidade ocular e das pálpebras.

Hippus é um fenômeno normal, em que existe uma alternância rápida no diâmetro da pupila. Ocorre de forma síncrona nos dois olhos. Pode ocorrer na encefalopatia metabólica, mas não tem significado patológico.

Exame da pupila

O exame das pupilas deve incluir três itens:

- Avaliação do diâmetro pupilar: com o paciente sentado, olhando para o infinito, sob iluminação normal, observar e medir (em milímetros) o diâmetro pupilar de ambos os olhos. Não existe um tamanho padrão para a pupila. Usualmente o seu diâmetro varia de 2 até 5 mm, sendo que para o adulto normal é de 3 a 4 mm. Verificar sua simetria (isocoria) ou assimetria (anisocoria). É considerado anisocoria, a assimetria pupilar maior ou igual a 0,3 mm. Se for observada anisocoria a próxima questão a ser respondida é se a anisocoria é maior na luz ou no escuro. Repetir as medidas de diâmetro pupilar sob iluminação intensa (lanterna acesa próxima a ambos os olhos) e no escuro.

- Reflexo fotomotor: verificar o reflexo fotomotor direto e consensual, e anotar o valor dos diâmetros pupilares antes e depois do estímulo luminoso. Em indivíduos normais as contrações pupilares fotomotoras direta e consensual para os dois olhos são iguais. Se o estímulo luminoso for aplicado no olho direito e o RFM direto e consensual for ausente (não ocorre miose nem à direita nem à esquerda), a lesão provavelmente é da via aferente. Por outro lado, se o estímulo luminoso for aplicado no olho direito e o RFM direto for ausente (não ocorre miose à direita) e o consensual presente (ocorre miose à esquerda), provavelmente a lesão é da via eferente à direita.
- Reflexo acomodação-convergência: sob iluminação normal, avaliar a acomodação-convergência: medir os diâmetros pupilares do paciente com o olhar no infinito. Em seguida, o paciente deverá olhar para um ponto colocado 15-20 centímetros na sua frente. Em indivíduos normais deverá haver uma redução no diâmetro pupilar (miose) igual em ambos os olhos. O reflexo acomodação-convergência ocorre através de uma via que provavelmente se origina no córtex occipital e desce até o complexo oculomotor no mesencéfalo, resultando na convergência, acomodação e constrição da pupila dos dois olhos quando o indivíduo olha para um objeto próximo do seu rosto.

Diagnóstico diferencial dos distúrbios pupilares

A Tabela 220.II descreve os diagnósticos diferenciais dos distúrbios pupilares.

Anisocoria fisiológica ou essencial

Cerca de 10-20% dos indivíduos normais apresentam anisocoria fisiológica. A anisocoria fisiológica costuma ser pequena, em geral menor ou igual a 0,5 mm. O reflexo fotomotor é normal para os dois olhos, assim como o reflexo da acomodação-convergência. O posicionamento palpebral, os movimentos oculares e as funções visuais são normais. Seu mecanismo é desconhecido. A anisocoria é variável, pode desaparecer e reaparecer, e inverter entre os olhos.

Síndrome de Claude Bernard-Horner

Interrupção em qualquer um dos três neurônios da via simpática pode resultar na síndrome de Claude Bernard-Horner, caracterizada por miose, semiptose e anidrose hemifacial ipsilaterais. O reflexo fotomotor direto e consensual é normal. Em geral o paciente não tem queixa ocular. A pupila miótica dilata lentamente no escuro, então a anisocoria é acentuada no escuro. A semiptose dá a falsa impressão de enoftalmo (para dentro) e por isso é chamada pseudoenoftalmo.

A síndrome de Claude Bernard-Horner surge após lesão em um dos três neurônios da cadeia simpática. Assim, pode-se dizer que há três tipos: I, II (pré-ganglionar) e III (pós-ganglionar) (Tabelas 220.III e 220.IV).

O diagnóstico da síndrome de Claude Bernard-Horner pode ser confirmado com testes farmacológicos:

- Colírio de cocaína 4-10%: é usado para confirmar a presença da síndrome de Horner; a cocaína bloqueia a recaptação da norepinefrina pelo terminal sináptico, mas não interfere com a liberação da mesma. Dessa forma, aumenta a quantidade de norepinefrina presente na fenda sináptica e causa dilatação da pupila em pacientes normais. Na presença de lesão da via simpática (síndrome de Horner) não ocorre dilatação da pupila acometida e a anisocoria aumenta (≥ 0,8 mm).
- Colírio de hidroxianfetamina-1%: pode ser usado para localizar a lesão. A hidroxianfetamina aumenta a liberação de norepinefrina pelo terminal sináptico, e, portanto, causa dilatação pupilar em pacientes normais. Pode ser usado para determinar se a síndrome de Horner é secundária à lesão do segundo neurônio (II) ou do terceiro neurônio (III) da via. Na lesão do terceiro neurônio (pós-ganglionar) não há norepinefrina armazenada para ser liberada e, então, a pupila de Horner não dilata. Pode demorar até uma semana para que o teste seja

Tabela 220.II – Diagnóstico diferencial dos distúrbios pupilares

Anisocoria maior no escuro	Anisocoria fisiológica Síndrome de Horner
Anisocoria maior na luz	Paralisia do oculomotor Pupila tônica de Adie Lesão do esfíncter da pupila Midríase anticolinérgica
Déficit relativo pupilar aferente	Pupila de Marcus-Gunn
Dissociação luz-perto	Pupila de Argyll-Robertson

Tabela 220.III – Causas da síndrome de Claude Bernard-Horner

Tipo	Causas
I	• Acidentes vasculares: hipotálamo, tronco cerebral ou medula intermédio-lateral • Tumores: hipotálamo, tronco ou medula intermédio-lateral
II	• Neoplasias: tumor de Pancoast (ápice do pulmão), tumor de pescoço e de mama • Lesões na região torácica alta: trauma, cateter central, drenagem de tórax, procedimentos cirúrgicos
III	• Dissecção de artéria carótida interna • Lesões na região cervical e base do crânio • Lesões acometendo o seio cavernoso • Lesões na órbita • Cefaléia em salvas

Tabela 220.IV – Freqüência das causas da síndrome de Claude Bernard-Horner

Causas	Porcentagem
Neurônio central (1º)	63
• Infarto do tronco cerebral	36
• Infarto/hemorragia cerebral	12
• Esclerose múltipla	3
• Tumor intracraniano	2
• Trauma (inclusive cirurgia)	2
• Mielopatia transversa	2
• Outras ou desconhecidas	6
Neurônio pré-ganglionar (2º)	21
• Tumor do pescoço ou do tórax	14
• Trauma	
- Não-cirúrgico	4
- Cirúrgico	3
• Outras ou desconhecidas	0
Neurônio pós-ganglionar (3º)	13
• Tumor intracraniano (seio cavernoso)	7
• Trauma (inclusive cirúrgico)	2
• Cefaléia vascular	2
• Outras ou desconhecidas	2
Localização desconhecida	3

positivo, já que este é o tempo médio para que a norepinefrina armazenada seja totalmente utilizada. Quando o teste com hidroxianfetamina provoca dilatação pupilar, a lesão é do primeiro (I) ou segundo (II) neurônio da via. Lembrar que o teste com hidroxianfetamina deve ser realizado pelo menos 48-72 horas após o teste com o colírio de cocaína.

Paralisia do nervo oculomotor

Na lesão completa e unilateral do III nervo encontramos ptose da pálpebra superior, paralisia do olhar para dentro (olho desviado para fora), para cima e para baixo, midríase e paralisia da acomodação. A pupila midriática não é responsiva ao RFM direto ou consensual, nem ao reflexo acomodação-convergência. A visão é preservada. As lesões do III nervo que acometem a pupila são chamadas completas e são pré-ganglionares (antes do gânglio ciliar). Processos no espaço subaracnóideo como meningite, compressão por aneurisma (de artéria comunicante posterior ou carótida interna) e herniação uncal, podem se apresentar com pupila midriática e mínima indicação de outras alterações.

A paralisia do III nervo em geral é atribuída ao diabetes ou isquemia microvascular, quando há completa paralisia da musculatura ocular extrínseca inervada pelo III nervo, poupando completamente a pupila (RFM normal). Isso acontece porque as fibras parassimpáticas para a pupila formam a camada mais periférica ou superficial do III nervo; e a isquemia acomete as porções centrais do nervo. Dessa forma, as fibras mais externas são geralmente poupadas, ou pelo menos atingidas do que as fibras mais centrais (para a musculatura ocular). Pelo mesmo motivo, nas compressões secundárias a aneurisma ou outra massa, as fibras mais superficiais são as primeiras a serem acometidas.

Pupila tônica de Adie

É uma condição benigna, que atinge mais freqüentemente as mulheres na faixa dos 20-40 anos. Desenvolve-se agudamente midríase unilateral e leve redução da visão de perto, do mesmo lado. Não há alterações palpebrais, diplopia ou dor. O paciente em geral apresenta arreflexia do reflexo patelar e hipoestesia corneana ipsilateral. Midríase unilateral, quase não responsiva à estimulação fotomotora direta e consensual. A pupila anormal mantém seu diâmetro quase inalterado no escuro, luz ambiente ou luz intensa. No reflexo acomodação-convergência ocorre fenômeno muito típico, a pupila normal fecha-se de imediato, enquanto que a pupila de Adie demanda alguns segundos para iniciar e completar o seu fechamento. Uma vez obtido o fechamento, se solicitarmos ao paciente que olhe novamente para longe, a pupila normal redilata-se imediatamente, mas a pupila de Adie terá a sua redilatação demorada (alguns segundos). Durante a constrição da pupila, a íris não se contrai de forma uniforme, alguns setores o fazem e outros não. A redução da visão para perto decorre da paralisia de acomodação. Muitas vezes a pupila de Adie pode bilateralizar-se depois de algumas semanas ou meses. Com o passar do tempo a midríase reduz-se, mantendo a rigidez fotomotora.

As causas da pupila de Adie são:

- Lesão no gânglio ciliar: os estudos histopatológicos constataram atrofia parcial do tecido nervoso do gânglio ciliar;
- Lesão pós-ganglionar: pode ocorrer em várias afecções (já se descreveu em casos): sífilis, diabetes, herpes, enxaqueca, miastenia, corpo estranho intra-ocular e associado, cada vez com mais freqüência, a síndromes envolvendo distúrbios do sistema nervoso autônomo (síndrome de Sjögren, síndrome de Ross, síndrome do Arlequim e neuropatia sensorial pura).

Déficit relativo pupilar aferente ou pupila de Marcus-Gunn

Em lesões completas ou parciais do nervo óptico (via aferente do RFM), a pupila do olho cego, frente ao estímulo luminoso direto, não reage com a esperada constrição, entretanto, ainda vai apresentar o reflexo consensual (portanto, constrição) quando a outra pupila for estimulada. Dessa forma, em ambientes em que as duas pupilas forem igualmente estimuladas, o diâmetro pupilar das duas pupilas será o mesmo e não há anisocoria.

Assim, se jogarmos a luz na pupila do olho com a lesão, as pupilas contrairão pouco, se jogarmos a luz na pupila do outro olho, ambas contrairão normalmente. Repetindo seguidamente a estimulação de um olho e outro (*the swinging-flashlight test*) com intervalo de 3 segundos, haverá uma "dança das pupilas". Neste caso a pupila do olho com a lesão é chamada de pupila de Marcus-Gunn, e este comportamento recebe o nome de defeito pupilar relativo aferente. Este comportamento é descrito especialmente nas doenças do nervo óptico, mas também estão presentes em lesões retinianas maculares.

Tabela 220.V – Anormalidades pupilares comuns

	Aspecto	Resposta	Diagnóstico diferencial
Pupila tônica de Adie	Pupila dilatada unilateralmente (raramente bilateral)	Reage lentamente e apenas à luz forte persistente ou a colírio de pilocarpina a 0,125%; acomodação menos afetada	Síndrome de Holmes-Adie, trauma ocular, neuropatia autonômica
Síndrome de Horner	Pupila pequena unilateral e discreta ptose	Resposta normal à luz e à acomodação	Infartos medulares laterais, lesões medulares cervicais, tumores mediastinais ou pulmonares apicais, trauma ou massa do pescoço, trombose da artéria carótida, lesão intraparto do plexo braquial, cefaléia em salva
Pupila de Argyll-Robertson	Pupilas irregulares desiguais com menos de 3 mm de diâmetro (geralmente bilateral)	Pouco reativa à luz; mais responsiva à acomodação	Neurossífilis; imitada por diabetes, tumores da região pineal

Pupila de Argyll-Robertson

É rara e, apesar de não específica, é muito sugestiva de neurossífilis. É quadro bilateral de miose irregular. As pupilas são muito pouco ou não responsivas à luz, mas normorresponsivas ao reflexo da acomodação-convergência. Não há comprometimento da visão ou da movimentação ocular. Estas pupilas dilatam mal no escuro e sob ação de colírios midriáticos.

As pupilas de Argyll-Robertson também apresentam dissociação luz-perto, mas são tipicamente mióticas com dilatação pobre no escuro (Tabela 220.V). A lesão responsável pela anormalidade pupilar é incerta, mas pode resultar de um distúrbio no trajeto do reflexo fotomotor pelo mesencéfalo, entre o núcleo pré-tectal e o núcleo de Edinger-Westphal.

Resposta optocinética

O nistagmo optocinético consiste em movimentos oculares produzidos pela fixação seqüencial em uma série de alvos passando em frente aos olhos do paciente, como postes telefônicos vistos de um trem em movimento. Para o teste clínico, um cilindro giratório com listras verticais ou uma faixa de tecido com listras verticais passando pelo campo visual é usado com a finalidade de gerar esses movimentos. O teste produz uma fase de acompanhamento lenta na direção do movimento do alvo, seguida de um retorno rápido na direção oposta. Essa fase lenta (busca) testa as vias parieto-occipitais ipsilaterais; os movimentos rápidos (sacádicos), por sua vez, testam as vias que se originam no lobo frontal contralateral. A presença de uma resposta optocinética reflete a capacidade de perceber o movimento ou o contorno e, às vezes, é útil para documentar a percepção visual de recém-nascidos ou a cegueira psicogênica. Contudo, a acuidade visual necessária para produzir a resposta optocinética é mínima (20/400 ou contagem de dedos a 90 a 150 cm). O comprometimento unilateral da resposta optocinética pode ser encontrado quando os alvos se movem em direção ao lado de lesão parietal.

Pálpebras

As pálpebras devem ser examinadas com o paciente de olhos abertos. A distância entre as pálpebras superior e inferior (fissura interpalpebral) normalmente é de cerca de 10 mm e igual em ambos os olhos, embora ocorra uma assimetria fisiológica. A posição da margem inferior da pálpebra superior relativa à borda superior da íris deve ser observada para detectar queda (ptose) ou elevação anormal da pálpebra (retração palpebral). A pálpebra superior cobre normalmente 1 a 2 mm da íris.

Ptose unilateral: é vista com a paralisia do próprio músculo elevador da pálpebra, com lesões do nervo oculomotor ou de seu ramo superior e com a síndrome de Horner. Na última condição, a ptose costuma estar associada com miose e pode ser momentaneamente superada pela abertura forçada do olho.

- Ptose bilateral: sugere doença que afeta o núcleo do nervo oculomotor; um distúrbio da junção neuromuscular, como a miastenia gravis; ou um distúrbio do músculo, como distrofia miotônica, ocular ou oculofaríngea.
- Retração da pálpebra (elevação anormal da pálpebra superior): é vista no hipertiroidismo e na síndrome de Parinaud (tumores na região pineal).

Exoftalmia

A protrusão anormal do olho da órbita (exoftalmia ou proptose) é detectada ficando de pé, atrás do paciente sentado e olhando seus olhos de cima. As causas incluem hipertiroidismo, tumor ou pseudotumor orbital e fístula carótico-cavernosa. Um sopro pode ser audível à ausculta sobre o olho proptótico em pacientes com fístula carótico-cavernosa ou outras anomalias vasculares.

Excursão ocular e olhar

As paralisias oculares e do olhar são detectadas fazendo com que o paciente olhe cada uma das seis posições cardinais. Se o movimento ocular estiver comprometido ou o paciente for incapaz de cooperar com o exame (p. ex., está em coma), os movimentos oculares reflexos podem ser induzidos por uma ou duas manobras:

- Manobra de olhos de boneca (oculocefálica): é realizada rodando-se horizontalmente a cabeça para produzir movimentos oculares horizontais e verticalmente a fim de produzir movimentos verticais. Os olhos devem mover-se na direção oposta à da rotação da cabeça. Esse pode ser um estímulo inadequado para produzir movimentos oculares, e o reflexo pode ser sobreposto em pacientes conscientes;

- Manobra de estimulação calórica (óculo-vestibular): é um estímulo mais potente e é realizada por meio da irrigação da membrana timpânica com água fria (30ºC) ou morna (44ºC). O exame otoscópico deve sempre ser realizado antes de essa manobra ser tentada: ela está contra-indicada se a membrana timpânica estiver perfurada. Em pacientes conscientes, a irrigação unilateral com água fria produz nistagmo com a fase rápida direcionada para o lado contrário ao lado irrigado. Como esse procedimento pode produzir desconforto, náuseas e vômitos, apenas pequenos volumes de água (p. ex., 1 mL) devem ser usados em pacientes conscientes. Em pacientes comatosos e com função de tronco cerebral intacta, a irrigação unilateral de água fria resulta em desvio tônico dos olhos em direção ao lado irrigado. A irrigação bilateral com água fria causa um desvio tônico para baixo, enquanto a estimulação bilateral com água morna induz desvio tônico para cima. Uma resposta ausente ou comprometida à estimulação calórica com grandes volumes (p. ex., 50 mL) de água fria é indicativa de doença vestibular periférica, lesão estrutural na fossa posterior (cerebelo ou tronco cerebral) ou intoxicação por drogas sedativas. Se forem observadas limitações no movimento, os músculos envolvidos são registrados e a natureza da anormalidade é determinada de acordo com o esquema seguinte.

Paralisia ocular

Essa fraqueza de um ou mais músculos oculares resulta de lesões nucleares ou infranucleares (nervo, junção neuromuscular ou músculo). Uma paralisia ocular não pode ser superada pela estimulação calórica de movimento ocular reflexo. As lesões nervosas produzem padrões distintos de envolvimento do músculo ocular.

Paralisia do nervo oculomotor (III)

Uma lesão completa do nervo oculomotor produz fechamento do olho afetado devido ao comprometimento da função de elevação da pálpebra. A elevação passiva de uma pálpebra paralisada mostra o olho envolvido com desvio lateral devido à ação sem oposição do músculo reto lateral, que não é inervado pelo nervo oculomotor. A diplopia está presente em todas as direções do olhar, exceto no olhar lateral para o lado envolvido. A função pupilar pode ser normal (pupila poupada) ou comprometida.

Paralisia do nervo troclear (IV)

Nas lesões do nervo troclear, que paralisam o músculo oblíquo superior, o olho envolvido é elevado durante o olhar primário (para a frente); a extensão da elevação aumenta durante a abdução. A elevação é maior quando a cabeça é inclinada para o lado do olho envolvido e é abolida pela inclinação para o lado oposto (teste de inclinação da cabeça de Bielschowsky). A diplopia é mais acentuada quando o paciente olha para baixo com o olho afetado aduzido (como o olhar para a ponta do nariz). A inclinação espontânea da cabeça, com a intenção de diminuir ou corrigir a diplopia, está presente em cerca de metade dos pacientes com paralisia unilateral e em um número ainda maior de pacientes com paralisia bilateral.

Paralisia do nervo abducente (VI)

Uma lesão do nervo abducente causa paralisia do músculo reto lateral, resultando em adução do olho envolvido em repouso e em incapacidades de abduzir o olho. A diplopia ocorre no olhar lateral para o lado do olho afetado.

Paralisia do olhar

A paralisia do olhar é a redução da capacidade de um par de músculos conjugados (músculos que operam em conjunto para movimentar os olhos em uma determinada direção) mover os olhos no olhar voluntário; ela é causada por lesões supranucleares no tronco cerebral ou nos hemisférios cerebrais. A paralisia do olhar, ao contrário das paralisias oculares, afeta ambos os olhos e geralmente pode ser superada pela estimulação calórica. A sua fisiopatologia e a sua causa são discutidas mais completamente na seção sobre paralisia do olhar. O comprometimento leve do olhar para cima não é incomum em indivíduos idosos assintomáticos.

Oftalmoplegia internuclear

Esse distúrbio resulta de uma lesão do fascículo longitudinal medial, uma via ascendente no tronco cerebral que se projeta a partir do núcleo do nervo abducente para o nervo oculomotor contralateral. Como conseqüência, as ações dos nervos abducentes e oculomotor, durante o olhar voluntário ou o movimento induzido pelo teste calórico, estão desacopladas. A excursão do olho abduzido é completa, mas a adução do olho contralateral está comprometida (Figura 220.6). A oftalmoplegia internuclear não pode ser superada pela estimulação calórica; ela pode ser distinguida da paralisia do nervo oculomotor observando-se a preservação da adução com a convergência.

Síndrome um-e-meio

Uma lesão pontina que afeta o fascículo longitudinal medial e a formação reticular pontina paramediana (centro do olhar lateral) produz uma síndrome que combina oftalmoplegia internuclear com uma incapacidade de olhar na direção do lado da lesão. O olhar ipsilateral é imóvel no plano horizontal, e o movimento do olho contralateral é restrito à abdução, que pode estar associada com nistagmo. As causas incluem infarto pontino, esclerose múltipla e hemorragia pontina.

DIPLOPIA

Diplopia é o termo usado para designar a queixa de visão dupla. É o sintoma mais importante nos pacientes

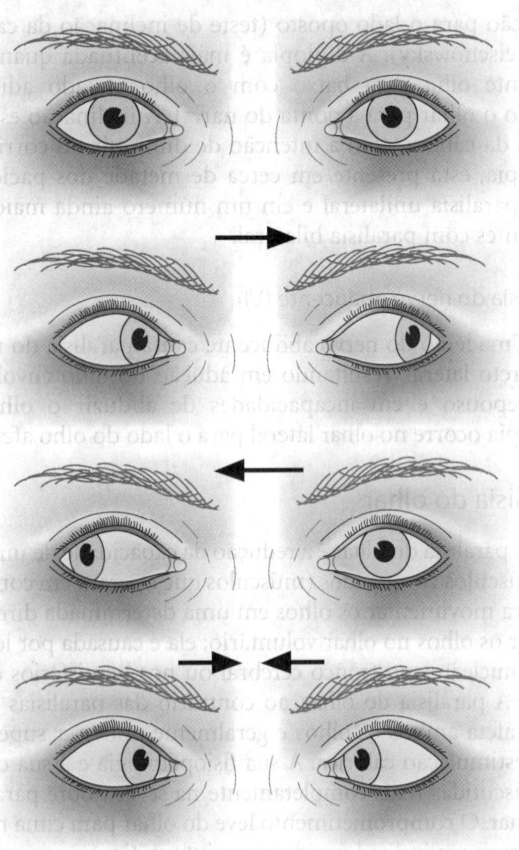

Figura 220.6 – Oftalmoplegia internuclear.

com alterações na motricidade ocular extrínseca (também denominado oftalmoparesia). Dentro das diversas etiologias possíveis cabe dividir em patologias oftalmológicas ou neurológicas.

Pacientes com oftalmoparesia, além da queixa de diplopia, também podem apresentar embaçamento visual, tontura, desequilíbrio e dificuldade para focalizar. Os pacientes com processos crônicos e simétricos, perda visual importante, ptose completa unilateral ou supressão da visão de um olho (ambliopia) podem não ter queixa espontânea de diplopia. A oftalmoparesia pode ser característica, mas informações de história ou outros sintomas neurológicos associados ao quadro podem colaborar com o diagnóstico e a localização da lesão.

A primeira diferenciação é caracterizar se a diplopia é monocular ou binocular:

- Diplopia monocular: o paciente tem diplopia com os dois olhos abertos, quando fecha o olho alterado enxerga apenas um, mas ao fechar o olho normal terá diplopia. Vícios de refração (notadamente astigmatismo), efeitos prismáticos nas lentes dos óculos, cataratas, leucomas ou opacidades de córnea e atrofia da íris são causas freqüentes. O oftalmologista fará o diagnóstico através da lâmpada de fenda, oftalmoscópio ou pelo exame de refração.
- Diplopia binocular: ocorre quando a diplopia desaparece com a oclusão de qualquer um dos olhos. Neste caso deverá ser observado se ambos os olhos estão paralelos e alinhados ou se um dos olhos está fora do alinhamento. Se ambos os olhos estiverem paralelos e alinhados, então é possível que as imagens de cada um dos olhos sejam diferentes entre si (como na metamorfopsia e na aniseiconia) e o oftalmologista fará o diagnóstico. Se as imagens de cada um dos olhos forem iguais, a diplopia poderá ser de caráter intermitente ou constante. Entre as ocorrências intermitentes, temos as forias ou estrabismos latentes descondensados, os estrabismos intermitentes e as manifestações iniciais de esclerose múltipla, miastenia gravis ou espasmo no reflexo de acomodação-convergência. Se a queixa de diplopia for constante, devemos procurar caracterizar um quadro de simulação ou então diplopia fisiológica (percebida por um paciente mais atento). O quadro mais freqüente, no entanto, é quando um dos olhos está fora do alinhamento. E neste caso, nem sempre o problema é neurológico. O oftalmologista procura caracterizar, de início, se o desvio é do tipo restritivo ou não. Com o olho anestesiado, usa uma pinça delicada e com dentes para fixar e mover o olho, sentindo se há uma restrição mecânica. Caso haja uma limitação mecânica que impeça mover o globo (por exemplo, na fratura *blow out* de assoalho de órbita e na oftalmopatia de Graves), diz-se que o teste da dupla forçada foi positivo. Trata-se de um problema oftalmológico. Caso o teste seja negativo, provavelmente estamos diante de uma patologia neurológica.

Causas neurológicas de diplopia

As principais causas neurológicas de diplopia são:

- Miastenia gravis.
- Neuropatia do III, IV ou VI nervos cranianos.
- Distúrbios supranucleares: oftalmoplegia supranuclear ou *skew deviation.*
- Oftalmoplegia internuclear.
- Miopatias oculares.

Diagnóstico diferencial

É possível caracterizar clinicamente a localização das lesões que afligem os nervos da motricidade ocular. Nestas paralisias é importante caracterizar se a paralisia é isolada ou associada a outros sinais e sintomas:

- Paralisias isoladas: são, em geral, decorrentes de isquemia mononeural e ocorrem na faixa etária mais avançada. São provocadas por hipertensão arterial, diabetes melito, aterosclerose, arterites, vasculites etc., e têm bom prognóstico para recuperação. No grupo mais jovem, caracterizar a síndrome pós-virótica. O bom prognóstico pode ser melhorado com óculos prismáticos, oclusões, cirurgias, e através da toxina botulínica no antagonista do músculo parético. Evidentemente, são necessários cuidados gerais relacionados com a doença básica determinante da isquemia.
- Paralisias associadas a outros sinais ou sintomas: permitem uma análise bastante racional dos dados colhidos, possi-

bilitando localizar a patologia e levantar hipóteses diagnósticas prováveis. As causas são múltiplas, como tumores, isquemias, traumatismos e hipertensão intracraniana. A vizinhança dos nervos relacionados à motricidade ocular com núcleos, fascículos e nervos de outros nervos é que fazem estes quadros compostos, ricos e localizadores.

Em adultos, a causa mais comum de paralisias do III e VI nervos é insuficiência vascular causada pelo diabetes melito, hipertensão ou aterosclerose. A causa mais comum de paralisia do IV nervo é trauma craniano.

Não é infreqüente, no entanto, que a causa da paralisia de um nervo craniano isolado seja indeterminada. Em qualquer faixa etária, quando a alteração da motricidade ocular é ocasionada pelo acometimento de mais de um nervo, uma causa quase sempre é identificada.

Nervo oculomotor

Nas paralisias isoladas, com pupila preservada, é necessário fazer investigação para isquemia (medida de PA, hemograma, VHS, VDRL, FTA-abs, FAN), acompanhamento da evolução durante 3 ou 4 meses se o paciente apresentar mais de 40 anos e história de enxaqueca, diabetes melito ou hipertensão arterial. Realizar RNM de crânio com angiografia ou angiografia cerebral completa e punção lombar no caso de a pupila ficar midriática na primeira semana, não se notar nenhuma melhora em 3 meses, ou surgirem outros sinais neurológicos (Tabela 220.VI).

Quanto às etiologias das paralisias dos nervos oculomotores, Rush e Yonge verificaram as seguintes porcentagens de ocorrência: neoplasias em 12%, traumatismos em 16%, aneurismas em 14%, isquemia em 21%, miscelânea em 14% e indeterminada em 23%.

Nervo troclear

É o único núcleo que sai dorsalmente. Tem núcleos cruzados, o núcleo esquerdo origina o nervo direito e vice-versa.

Nas paralisias do IV nervo deve-se fazer investigação para isquemia. Se o paciente não melhorar em 4 meses ou se surgirem novos sinais neurológicos, pesquisa por imagem e punção lombar (Tabela 220.VII).

Quanto às etiologias, Rush e Younge, verificaram incidência de neoplasia em 4%, traumatismos em 36%, aneurisma em 2%, isquemia em 18%, miscelânia em 4% e indeterminada em 36%.

Nervo abducente

Nas paralisias isoladas deve-se investigar isquemia. Em paciente menor que 40 anos: RNM. Acima de 40 anos a possibilidade maior é que seja isquemia mononeural. Se não houver melhora em 4 meses ou se surgirem outros sinais neurológicos, recomenda-se avaliação radiológica (LCR, TC com e sem contraste, RNM, angiografia cerebral).

Quanto às etiologias das paralisias do VI nervo, neoplasias em 15%, traumatismo em 17%, aneurismas em 3%, isquemias em 18%, miscelânea (leucemia, enxaqueca, pseudotumor cerebral, esclerose múltipla) em 18% e indeterminada em 29% (Tabela 220.VIII).

Tabela 220.VI – Diagnóstico diferencial das paralisias do oculomotor

Síndrome do núcleo do oculomotor	• Rara, músculo reto superior contralateral paralisado, desvio *skew*
Síndrome do fascículo do oculomotor (geralmente isquêmicas ou infiltrativas; raramente inflamatórias)	• Síndrome de Nothnagel (do pedúnculo cerebelar superior): paralisia do III ipsilateral e ataxia cerebelar • Síndrome de Benedikt (do núcleo rubro): paralisia do III e tremores contralaterais • Síndrome de Weber (do pedúnculo cerebral): paralisia do III e hemiparesia contralateral • Síndrome de Claude: paralisia do III, ataxia e tremores contralaterais
Síndrome da herniação uncal	• Causada pela compressão do nervo por lesão com efeito de massa supratentorial • Paciente em coma, hemiparesia contralateral e pupila médio-fixa
Síndrome do aneurisma da artéria comunicante posterior	• Paralisia do III, midríase paralítica
Síndrome do seio cavernoso	• Paralisia do III, IV e/ou VI, síndrome de Horner, comprometimento do nervo ou quiasma óptico, lesão hipofisária
Síndrome orbitária	• Proptose • Papila óptica normal, edemaciada ou atrofiada • Ramo oftálmico do V nervo comprometido • Olho congelado
Paralisia isolada do oculomotor	• Isquemia mononeural • Maioria começa a melhorar após 1 mês e apresenta recuperação completa após 2 a 6 meses • Pupila normal em 80% dos casos

Existem situações que podem ser confundidas com a paralisia do abducente:

- Oftalmopatia de Graves.
- Miastenia gravis.
- Síndrome de Duane (tipo I).
- Fratura *blow out* da parede medial da órbita, com miopatia restritiva.
- Espasmo do reflexo de acomodação convergência.

NISTAGMO

O nistagmo é uma oscilação rítmica dos olhos. O nistagmo pendular, que normalmente tem seu início na infância, ocorre com velocidade igual em ambas as direções. O nistagmo de impulso é caracterizado por uma fase de

Tabela 220.VII – Diagnóstico diferencial da paralisia do troclear	
Síndrome núcleo-fascicular	• Paresia do IV e síndrome de Horner contralateral
Síndrome do espaço subaracnóideo	• Paralisia bilateral do IV, lesão do véu medular anterior
Síndrome do seio cavernoso	• Associação do IV com III, V, VI e síndrome de Horner
Síndrome orbitária	• Associação do IV com III, V1, VI, sinais orbitários (exoftalmia, quemose e injeção conjuntival)
Paralisia isolada do nervo troclear	• Em geral de início súbito e com posição da cabeça rodada para o lado oposto, inclinada sobre o ombro

movimento lento seguida por uma fase rápida na direção oposta; a direção do nistagmo de impulso é especificada pela determinação da fase rápida (p. ex., nistagmo rápido para a esquerda). Em geral, o nistagmo de impulso aumenta em amplitude com o olhar na direção da fase rápida.

O nistagmo, um componente normal da resposta optocinética e da resposta à estimulação calórica do movimento ocular reflexo, também pode ocorrer nos extremos do olhar voluntário em indivíduos normais. Em outras situações, contudo, ele é devido a drogas sedativas ou anticonvulsivantes ou é um sinal de doença no aparelho vestibular periférico, nas vias vestibulares centrais ou no cerebelo.

Para detectar o nistagmo, os olhos são observados na posição primária e em cada uma das posições cardinais do olhar. O nistagmo é descrito em termos da posição do olhar na qual ocorre, bem como na direção e na amplitude, nos fatores precipitantes (como alteração na posição da cabeça) e nos sintomas associados (como vertigem).

Muitas formas de nistagmo e oscilações oculares relacionadas foram descritas; no entanto, duas síndromes de nistagmo de impulso patológico adquirido são as mais comuns.

Nistagmo evocado pelo olhar

Como o nome diz, o nistagmo evocado pelo olhar ocorre quando o paciente tenta olhar em uma ou mais direções distantes da posição primária. A fase rápida é na direção do olhar. O nistagmo evocado pelo olhar em uma única direção é um sinal comum de paralisia ocular residual precoce ou leve. O nistagmo evocado pelo olhar multidirecional é, mais freqüentemente, um efeito adverso de anticonvulsivantes ou sedativos, porém ele também pode resultar de disfunção cerebelar ou vestibular central.

Nistagmo vestibular

O nistagmo vestibular aumenta com o olhar em direção à fase rápida e geralmente é acompanhado por vertigem quando causado por uma lesão do aparelho vestibular periférico. O nistagmo vestibular é caracteristicamente unidirecional, horizontal ou horizontal e rotatório, estando associado com vertigem grave. Por outro lado, o nistagmo vestibular central pode ser bidirecional e puramente horizontal, vertical ou rotatório; e a vertigem que o acompanha é tipicamente leve. O nistagmo posicional – produzido por alterações na posição da cabeça – pode ocorrer nas lesões vestibulares periféricas ou centrais. As características de diferenciação mais úteis são a presença de perda auditiva ou o tinido com lesões periféricas e as anormalidades do trato corticospinal ou dos nervos cranianos com as lesões centrais.

Tabela 220.VIII – Diagnóstico diferencial da paralisia do abducente	
Síndrome do tronco cerebral (pode afetar também o V, VII, VIII e cerebelo, além do olhar conjugado e trato piramidal)	• Síndrome Millard-Gubler: paresia VI, VII ipsilateral e hemiparesia contralateral • Síndrome Raymond: paresia do VI e hemiparesia contralateral • Síndrome Foville: paralisia do olhar conjugado horizontal, paralisia do V, VII, VIII, síndrome de Horner ipsilateral
Síndrome do espaço subaracnóideo	• Hipertensão intracraniana, papiledema e paralisia do VI
Síndrome do ápice petroso	• Síndrome de Gradenigo (por otite média complicada): paralisia do VI, VII, hipoacusia e dor facial trigeminal ipsilateral • Fratura do osso petroso: trauma craniano, fratura de base de crânio, V,VI,VII e VIII, hemotímpano, sinal de Battle, equimose mastóidea e otorréia liquórica • Síndrome pseudo-Gradenigo: carcinoma nasofaríngeo (otite média e VI) e tumor de ângulo pontocerebelar (hipoacuisia, VII, ataxia e papiledema)
Síndrome do seio cavernoso	• III, IV, V1, síndrome de Horner, nervo óptico, quiasma óptico e hipófise
Síndrome orbitária	• Proptose, quemose, congestão, nervo óptico normal ou edemaciado ou atrófico, V1, olho congelado
Paralisia isolada do VI nervo	• Pós-virótica em jovens (melhora em 4 meses). • Isquemia mononeural em adultos e idosos

DISTÚRBIOS DO SISTEMA VISUAL

Distúrbios monoculares

As síndromes comuns de perda visual monocular incluem dois distúrbios reversíveis e dois irreversíveis. A cegueira monocular transitória, causada por isquemia do nervo óptico ou da retina, tem instalação súbita e resolve-se rapidamente. A perda visual subaguda, dolorosa e com resolução parcial está associada com neurite óptica. A perda visual menos reversível, de início súbito, ocorre na neuropatia óptica isquêmica idiopática e na arterite de células gigantes (temporal).

Cegueira monocular transitória

Essa condição, chamada às vezes de amaurose fugaz, é caracterizada por diminuição ou perda transitória unilateral da visão que se desenvolve em segundos, permanece no máximo por 1 a 5 minutos e resolve-se em 10 a 20 minutos. Embora a causa desses episódios geralmente permaneça incerta, a presença do que parece ser um material embólico nas artérias retinianas, durante os episódios, sugere que seja causada por êmbolos. Os principais locais de origem desses êmbolos são lesões ateroscleróticas na bifurcação das carótidas. O prolapso da válvula mitral e outras fontes cardíacas de êmbolos podem produzir uma síndrome similar. O risco de infarto hemisférico subseqüente é maior (14% em sete anos) em pacientes com uma história de cegueira monocular transitória, mas apenas metade disso em pacientes com episódios isquêmicos transitórios (EITs) hemisféricos.

A avaliação diagnóstica e o tratamento dos pacientes com cegueira monocular transitória assemelham-se ao que é recomendado para pacientes com EITs hemisféricos. Estudos recentes demonstraram que, em pacientes com cegueira monocular transitória ou EITs acompanhados de estenose de alto grau (> 70%) da artéria carótida na angiografia, a combinação de ácido acetilsalicílico associado à remoção cirúrgica da placa (endarterectomia) é superior ao uso isolado do ácido acetilsalicílico.

Neurite óptica

A inflamação do nervo óptico produz a síndrome de neurite óptica; esta pode ser idiopática, causada por desmielinização, raramente pode ser devida a uma inflamação parameníngea, meníngea ou intra-ocular; pode estar associada com infecções virais ou síndrome pós-infecção viral. O comprometimento unilateral da acuidade visual ocorre durante horas ou dias, tornando-se máximo dentro de uma semana. A perda visual está associada com cefaléia, dor no globo ocular ou dor ocular em mais de 90% dos casos; a dor é exacerbada pelo movimento ocular.

No teste do campo visual, normalmente há um escotoma cecocentral (ponto cego) associado à redução da acuidade visual. O exame do fundo de olho é normal em dois terços dos pacientes, uma vez que o processo inflamatório geralmente é posterior ao disco óptico (neurite retrobulbar), mas também pode ser visto um edema unilateral do disco. As pupilas são iguais em tamanho, mas mostram uma reação quando a iluminação do olho afetado é diminuída (defeito pupilar aferente relativo; discutido anteriormente). A acuidade visual na maioria das vezes melhora dentro de 2 a 3 semanas até chegar ao normal. A metilprednisolona endovenosa, 1 g/dia por três dias, seguida de prednisona oral, 1 mg/kg/dia por 11 dias, tem mostrado acelerar a recuperação, porém não altera o resultado final da doença. A prednisona oral, usada isoladamente em doses menores, foi associada com uma maior taxa de recorrência quando comparada com placebo. A freqüência com que a neurite óptica é o primeiro sinal de uma desmielinização mais ampla do sistema nervoso central (esclerose múltipla) permanece incerta e varia com a duração dos estudos de acompanhamento. A maioria das séries prospectivas e retrospectivas, contudo, relata a progressão para a esclerose múltipla definitiva em muitos desses pacientes (74% de mulheres e 34% de homens) em 15 anos. Causas raras de neuropatia óptica incluem toxinas (p. ex., metanol, etambutol), a neurossífilis e a deficiência de vitamina B_{12}. Os dados evolutivos indicam tratamento imunomodulatório para esclerose múltipla presumida se forem vistas lesões desmielinizantes na ressonância magnética (RM).

Neuropatia óptica isquêmica anterior (NOIA)

O infarto idiopático do segmento anterior do nervo óptico é denominado neuropatia óptica isquêmica anterior. Essa perda visual tem início súbito, geralmente indolor, sempre monocular e sem sintomas oculares premonitórios. A perda visual normalmente é máxima no início e, com freqüência, subtotal, produzindo um defeito no campo que é, tipicamente, altitudinal (superior ou inferior) na configuração; em um terço dos casos o curso é oscilante ou progressivo. O exame revela edema do disco ipsilateral, com hemorragias papilares. Na ausência desse achado, o diagnóstico é sutil, e outras causas, como massa intracraniana de expansão rápida ou meningite neoplásica, devem ser pesquisadas. Embora se acredite que a origem da neuropatia óptica isquêmica seja aterosclerótica, não há uma associação consistente com outros fatores de risco para doença cerebrovascular, como hipertensão, diabetes ou doença arterial carotídea aterosclerótica. Os pacientes com NOIA têm um disco estruturalmente menor do que o normal; 40% evoluem para o outro olho dentro de 2 a 4 anos.

As tentativas de tratamento têm sido uniformemente malsucedidas. À medida que o edema do disco se resolve, a avaliação oftalmoscópica mostra atrofia óptica.

Arterite de células gigantes (temporal)

O infarto arterítico da porção anterior do nervo óptico é a complicação mais devastadora da arterite de células gigantes ou arterite temporal. Em geral, esse distúrbio está acompanhado de sintomas sistêmicos como febre, mal-estar, sudorese noturna, perda de peso, cefaléia e freqüentemente polimialgia reumática. A isquemia retiniana transitória, simulando eventos embólicos, pode preceder o infarto do nervo óptico. A perda visual é súbita e, na maior parte dos casos, total. Ao exame, o disco óptico parece edemaciado e pálido. O tratamento imediato com corticosteróides (metilprednisolona, 1.000 mg/dia EV, depois prednisona, 60 a 80 mg/dia VO) é necessário e urgente para proteger a visão restante. A prednisona pode ser reduzida gradualmente ao longo de muitos meses enquanto a velocidade de sedimentação eritrocitária é monitorizada.

Como a arterite de células gigantes é tratável, torna-se muito importante distingui-la da neuropatia óptica isquêmica anterior não-arterítica como a causa da perda de visão monocular. Os pacientes com arterite de células gigantes tendem a ser mais velhos (idade entre 70 e 80 anos) e podem ter sintomas premonitórios. As características diferenciais mais úteis são a velocidade de sedimentação eritrocitária, que é maior do que 50 mm/h (Westergren) na maioria dos pacientes com arterite de células gigantes, e a elevação da proteína C-reativa.

Distúrbios binoculares

Papiledema

O papiledema é o edema discal bilateral que está associado com o aumento da pressão intracraniana. As causas menos comuns incluem a cardiopatia congênita cianótica e os distúrbios associados com o aumento do conteúdo de proteína do LCS, incluindo o tumor da medula espinal e a polineuropatia inflamatória idiopática (síndrome de Guillain-Barré).

A velocidade na qual o papiledema se desenvolve é ditada pela causa subjacente. Quando a pressão intracraniana aumenta subitamente, como na hemorragia subaracnóide ou intracerebral, o edema do disco pode ser visto dentro de horas, mas ele freqüentemente evolui durante dias. O papiledema pode requerer 2 a 3 meses para resolução após a restauração de uma pressão intracraniana normal. Os sintomas associados inespecíficos de elevação da pressão intracraniana incluem cefaléia, náuseas, vômitos e diplopia por paralisia do nervo abducente. O exame de fundo de olho revela (por ordem de instalação) borramento da camada de fibras nervosas, ausência de pulsação venosa (o que significa uma pressão intracraniana maior do que cerca de 200 mmHg), hemorragias na camada de fibras nervosas, elevação da superfície do disco com borramento das margens e hiperemia do disco.

O papiledema requer avaliação urgente para pesquisar a presença de massa intracraniana e para excluir papilite por sífilis, carcinoma ou sarcoidose, que podem produzir um aspecto oftalmoscópico similar. Na história e no exame, deve-se direcionar a atenção para sinais e sintomas de massas intracranianas, como hemiparesia, hemianopsia ou convulsões além de sinais de irritação meníngea.

Se uma lesão tumoral intracraniana for excluída pela história, pelo exame físico e pela TC ou pela RM, se forem excluídos processos inflamatórios meníngeos pelo exame do LCR e se a pressão do LCR estiver elevada, é estabelecido um diagnóstico por exclusão de pseudotumor cerebral. A forma idiopática, que é a mais comum, ocorre muito em mulheres obesas durante os anos férteis. Embora esse distúrbio seja autolimitado, a manutenção prolongada da pressão intracraniana elevada pode levar à perda permanente da visão.

Lesões quiasmáticas

As principais lesões que produzem comprometimento visual ao nível do quiasma óptico são os tumores, especialmente os de origem pituitária. As outras causas incluem o trauma, a doença desmielinizante e os aneurismas saculares em expansão. O padrão clássico de déficit visual causado pelas lesões do quiasma óptico é a hemianopsia bitemporal (Figura 220.5). A perda visual quiasmática tem início gradual, e o comprometimento resultante na percepção de profundidade ou nos campos visuais laterais podem não ser notados por algum tempo. O envolvimento associado dos nervos oculomotor, troclear, trigêmeo ou abducente sugere a expansão lateral do tumor para dentro do seio cavernoso. As manifestações não-oftálmicas dos tumores pituitários incluem cefaléia, acromegalia, amenorréia, galactorréia e síndrome de Cushing.

A cefaléia, as anormalidades endócrinas e a visão dupla ou borrada podem ocorrer ocasionalmente em pacientes com alargamento da sela turca (mostrado no exame radiológico), nos quais não há tumor nem aumento da pressão intracraniana. Essa síndrome da sela vazia é mais comum em mulheres e ocorre principalmente entre a quarta e a sétima década de vida. O tratamento é sintomático.

Lesões retroquiasmáticas

Trato óptico e corpo geniculado lateral: as lesões do trato óptico e do corpo geniculado lateral freqüentemente são causadas por infarto. A anormalidade resultante no campo visual é tipicamente uma hemianopsia homônima não-congruente, isto é, o defeito no campo não é o mesmo nos dois olhos. Perda hemissensorial associada pode ocorrer quando de lesões talâmicas.

- Radiações ópticas: as lesões das radiações ópticas produzem déficits nos campos visuais que são congruentes e homônimos (simétricos bilateralmente). A acuidade visual é normal na porção não-afetada do campo. Nas lesões no lobo temporal, nas quais os tumores são a causa mais comum, o déficit do campo é mais denso na parte superior do que na inferior, resultando em uma quadrantanopsia superior (Figura 220.5). As lesões que afetam as radiações ópticas no lobo parietal podem ser devidas a tumor ou doença vascular e geralmente estão associadas com fraqueza e perda sensorial contralateral. Na verdade, é comum um olhar preferencial com desvio conjugado dos olhos para o lado da lesão parietal. A anormalidade do campo visual é uma hemianopsia homônima completa ou uma quadrantanopsia inferior (Figura 220.5). A resposta optocinética a um estímulo visual movimentado em direção ao lado da lesão está comprometida, o que não acontece nas lesões temporais ou occipitais puras.
- Córtex occipital: as lesões no córtex occipital normalmente produzem hemianopsias homônimas que afetam o campo visual contralateral. O paciente pode não estar consciente do déficit visual. Como a região do córtex occipital na qual a mácula está representada geralmente é suprida por ramos das artérias cerebrais posterior e média, as anormalidades dos campos visuais causadas por lesão vascular no lobo occipital podem mostrar pouco comprometimento da visão macular. Também foi sugerido que, em alguns casos, o comprometimento macular limitado pode resultar de representações corticais bilaterais

da região macular do campo visual. A causa mais comum de comprometimento visual no lobo occipital é o infarto no território da artéria cerebral posterior (90% dos casos). As malformações arteriovenosas do lobo occipital (MAVs), a angiografia vertebral e o infarto após parada cardíaca são causas menos comuns. Sinais e sintomas adicionais de isquemia da artéria basilar podem ocorrer. Tumores e MAVs do lobo occipital freqüentemente estão associados com alucinações visuais não-formadas que são tipicamente unilaterais, estacionárias ou móveis e, em geral, rápidas ou trêmulas; elas podem ser coloridas ou não. O envolvimento do lobo occipital bilateralmente produz cegueira cortical. As reações pupilares são normais, e o comprometimento macular bilateral limitado pode preservar a visão central (em túnel). Nas lesões mais extensas, pode ocorrer negação da cegueira (síndrome de Anton).

Distúrbios da motilidade ocular

As lesões no córtex ou no tronco cerebral acima do nível dos núcleos oculomotores podem comprometer os movimentos conjugados (emparelhados) dos olhos, produzindo distúrbios do olhar.

Lesões hemisféricas

As lesões hemisféricas produzem desvio tônico de ambos os olhos em direção ao lado da lesão e contrário ao lado da hemiparesia. Esse desvio do olhar pode durar vários dias em pacientes em estado de alerta e um pouco mais de tempo em pacientes comatosos. As descargas convulsivas envolvendo os centros frontais do olhar também podem produzir desvio, direcionando os olhos para o dimídio contralateral ao foco de descarga. Quando o córtex motor ipsilateral ao foco também é envolvido, produzindo convulsões motoras focais, o paciente olha para o lado da atividade motora.

Lesões mesencefálicas

As lesões do mesencéfalo dorsal afetam os centros responsáveis pelo olhar voluntário para cima e podem, portanto, produzir paralisia do olhar nessa direção. Além disso, todas ou algumas características da síndrome de Parinaud podem ocorrer. Estas incluem a preservação dos movimentos oculares reflexos verticais com a manobra da cabeça da boneca ou fenômeno de Bell (elevação do olho com o fechamento da pálpebra), o nistagmo (especialmente com o olhar para baixo e associado com retração dos olhos), a paralisia de acomodação, as pupilas em posição média e a dissociação pupilar luz-convergência.

Lesões pontinas

As lesões do tronco cerebral ao nível dos centros pontinos do olhar produzem distúrbios do olhar conjugado horizontal. As paralisias do olhar por envolvimento pontino (ao contrário daquelas de lesões hemisféricas) causam desvio do olhar em direção ao lado hemiparético – e não contrário a ele. Isso ocorre porque, nesse nível do tronco cerebral, as vias corticopontinas que regulam o olhar já estão decussadas, mas as vias motoras descendentes ainda não se cruzaram. As paresias do olhar com origem no tronco cerebral são caracteristicamente muito mais resistentes às tentativas de mover os olhos (por meio da manobra da cabeça de boneca ou estimulação calórica) do que as paresias supratentoriais do olhar e estão associadas com a disfunção do nervo abducente devido ao envolvimento de seu núcleo.

Oftalmoplegia internuclear

A oftalmoplegia internuclear resulta de lesões do fascículo longitudinal medial entre a ponte e o núcleo do nervo oculomotor, esta lesão desconecta o núcleo do nervo abducente do núcleo oculomotor contralateral. O local da oftalmoplegia internuclear é chamado conforme o local no qual a função do nervo oculomotor está comprometida. Há uma anormalidade característica que consiste em olhar desconjugado com o comprometimento da adução e nistagmo do olho abduzido. Esse achado aponta fortemente para um diagnóstico de doença intrínseca do tronco cerebral. A causa mais comum, especialmente em adultos jovens ou em pacientes com envolvimento bilateral, é a esclerose múltipla. Em pacientes mais velhos e com envolvimento unilateral, a doença vascular é uma probabilidade. Esses dois diagnósticos englobam 80% ou mais de todos os casos nas séries relatadas. As causas mais raras incluem encefalite do tronco cerebral, tumores intrínsecos do tronco cerebral, siringobulbia, intoxicação por sedativos e encefalopatia de Wernicke. Como as anormalidades oculomotoras da miastenia gravis podem simular uma lesão do fascículo medial longitudinal, a miastenia deve ser excluída em pacientes com oftalmoplegia internuclear isolada.

Lesões do nervo oculomotor (III)

As lesões do nervo oculomotor podem ocorrer em vários níveis. As causas mais comuns estão relacionadas acima no texto; os distúrbios oculomotores que resultam de diabetes são discutidos separadamente a seguir.

Tronco cerebral

Os sinais neurológicos associados permitem a localização da lesão dentro do tronco cerebral; a hemiplegia contralateral (síndrome de Weber) e a ataxia contralateral (síndrome de Benedikt) são as síndromes vasculares mais comuns.

Espaço subaracnóide

À medida que o nervo oculomotor sai do tronco cerebral para o espaço interpeduncular, ele é suscetível à lesão por trauma e por aneurisma da artéria comunicante posterior. Essa última freqüentemente causa paralisia oculomotora aguda por expansão aneurismática com comprometimento característico do reflexo pupilar à luz.

Seio cavernoso

No seio cavernoso, o nervo oculomotor está envolvido junto com os nervos troclear e abducente, assim como com a primeira e, às vezes, com a segunda divisão do nervo trigêmeo. A síndrome de Horner pode ocorrer. As lesões do nervo oculomotor no seio cavernoso tendem a produzir déficits parciais que podem ou não poupar a pupila.

Órbita

Ao contrário das lesões do seio cavernoso, as lesões orbitais que afetam o nervo oculomotor normalmente estão associadas com envolvimento do nervo óptico e exoftalmia. Dessa maneira, os distúrbios da órbita e do seio cavernoso podem ser clinicamente indistinguíveis, exceto por TC ou RM.

Lesões do nervo troclear (IV)

Um pequeno trauma craniano é a causa mais comum de paralisia isolada do nervo troclear (Tabela 220.IX). Embora as paralisias trocleares em pacientes de meia-idade e idosos sejam também com freqüência atribuídas a doença vascular ou diabetes, elas ocorrem sem causa óbvia na maioria das vezes. Para pacientes com paralisias isoladas do nervo troclear sem uma história de trauma nos quais diabetes, miastenia, doenças da tiróide e massas orbitais foram excluídas, a observação é a abordagem clínica adequada.

Lesões do nervo abducente (VI)

Os pacientes com lesões do nervo abducente queixam-se de diplopia horizontal devido à fraqueza do músculo reto lateral. As paralisias do reto lateral podem ocorrer como resultado de distúrbios do próprio músculo ou do nervo abducente. Sendo assim, cada uma dessas possibilidades deve ser investigada. As causas de lesão do nervo abducente são resumidas na Tabela 220.IX. Em pacientes idosos, o envolvimento do nervo abducente é mais freqüentemente idiopático ou causado por doença vascular ou diabetes, mas a velocidade de sedimentação eritrocitária deve ser determinada para excluir uma rara apresentação da arterite de células gigantes. A investigação radiológica da base do crânio está indicada a fim de excluir o carcinoma da nasofaringe ou outros tumores. Na paralisia indolor do abducente – quando os exames citados são normais, outros sintomas sistêmicos ou neurológicos estão ausentes e a pressão intracraniana é normal – o paciente deve ser acompanhado conservadoramente. Um curso de prednisona (60 mg/dia VO por cinco dias) pode produzir alívio dramático na paralisia dolorosa do nervo abducente, apoiando uma hipótese diagnóstica de inflamação idiopática da fissura orbital superior (síndrome da fissura orbital inferior) ou do seio cavernoso (síndrome Tolosa-Hunt). A dor persistente a despeito do tratamento com corticosteróides deve indicar uma investigação imediata do seio cavernoso por TC ou RM, seguida, em alguns casos, por angiografia.

Oftalmoplegias diabéticas

Uma lesão isolada do nervo oculomotor, troclear ou abducente pode ocorrer em pacientes com diabetes melito, e procedimentos não-invasivos (TC ou RM) não revelam anormalidades. Tais lesões são caracterizadas por comprometimento pupilar limitado com ou sem dor. A dor, quando presente, pode ser intensa o suficiente para sugerir expansão aneurismática como um provável diagnóstico. A falta de envolvimento pupilar é atribuída comumente a infarto da porção central do nervo, poupando as fibras mais periféricas que medeiam a constrição pupilar. As paralisias do nervo oculomotor que poupam a pupila também podem ser vistas ocasionalmente, contudo, nas lesões compressivas, infiltrativas ou inflamatórias do nervo oculomotor ou com infartos, hemorragias ou tumores que afetam o núcleo ou fascículo oculomotor dentro do mesencéfalo. Diabéticos conhecidos, oftalmoplegia dolorosa com exoftalmia e acidose metabólica requerem atenção urgente para determinar a possibilidade de infecção fúngica no seio paranasal, na órbita ou no seio cavernoso por mucormicose. O diagnóstico é feito normalmente pela biópsia da mucosa nasal. A incapacidade de fazer um pronto diagnóstico e de instituir um tratamento imediato com anfotericina B e debridamento cirúrgico do tecido necrótico pode levar a um resultado fatal.

Oftalmoplegias dolorosas

A disfunção de um ou mais nervos motores oculares com dor pode ser produzida por lesões localizadas em qualquer parte desde a fossa posterior até a órbita (Tabela 220.X). A avaliação deve consistir em documentação cuidadosa do curso clínico, inspeção e palpação do globo para proptose (localizando o processo na órbita ou no seio cavernoso anterior), ausculta sobre o globo para detectar sopros (o que apoiaria fortemente um diagnóstico de fístula carótico-cavernosa ou outra anomalia vascular) e uma avaliação para diabetes. Os estudos laboratoriais úteis incluem TC ou RM orbital, arteriografia carotídea e venografia orbital. A terapia desses distúrbios é ditada pelo diagnóstico específico. A inflamação idiopática da órbita (pseudotumor orbital) ou do seio cavernoso (síndrome de Tolosa-Hunt) responde dramaticamente a corticosteróides (prednisona, 60 a 100 mg/ dia VO). Dessa forma, a dor e os sinais oculares de algumas neoplasias também podem melhorar temporariamente durante a terapia com corticosteróides, de modo que um diagnóstico etiológico específico pode depender da biópsia.

Miastenia gravis

A miastenia envolve os músculos oculares em aproximadamente 90% dos pacientes; mais de 60% deles se apresentam com envolvimento ocular. A síndrome é indolor; as respostas pupilares são sempre normais e não há anormalidades sensoriais. O diagnóstico é confirmado por uma resposta positiva ao edrofônio endovenoso.

Miopatias oculares

As miopatias oculares são síndromes indolores que poupam a função pupilar e freqüentemente são bilaterais. A mais comum é a miopatia do hipertiroidismo, uma causa comum de visão dupla que começa na meia-idade ou mais tarde. Observe que muitos pacientes são clinicamente eutiroidianos em outros aspectos no momento do diagnóstico. A visão dupla na tentativa de elevação do globo é o sintoma mais comum, mas em casos leves há uma retração da pálpebra durante o olhar parado ou retardo da pálpebra durante os movimentos rápidos oculares para cima e para baixo. A exoftalmia é um achado característico, especialmente em casos avançados. O diagnóstico pode ser confirmado pelo teste de ducção forçada, que detecta resistência mecânica ao movimento forçado do globo anestesiado na órbita. Essa miopatia restritiva ocular é, muitas vezes, auto-limitada. O paciente deve ser encaminhado para teste da função tiroidiana e tratado adequadamente como hipertiroidismo.

Oftalmoplegias externas progressivas

São um grupo de síndromes caracterizadas por comprometimento simétrico lentamente progressivo do movimento ocular que não pode ser superado pela estimulação calórica. A função pupilar é poupada e não há dor; a ptose pode ser proeminente. O quadro clínico pode ser produzido por distrofia muscular ocular ou oculofaríngea. A oftalmoplegia externa progressiva, associada com contração miotônica à percussão de grupos musculares (classicamente, o grupo tênar na palma), sugere o diagnóstico de distrofia miotônica. Na síndrome de Kearns-Sayre-Daroff, que tem sido associada com deleções no DNA da mitocôndria muscular, a oftalmoplegia externa progressiva é acompanhada por degeneração pigmentar da retina, por defeitos na condução cardíaca, por ataxia cerebelar e por elevação da proteína do LCS. A biópsia muscular mostra fibras vermelhas rotas que refletem a presença de mitocôndrias anormais. Os distúrbios que simulam oftalmoplegia externa progressiva e a doença de Parkinson. Porém, nessas condições, o comprometimento dos movimentos oculares (geralmente vertical) pode ser superado por estimulação oculocefálica ou calórica.

Tabela 220.IX – Causas de lesões dos nervos oculomotor (III), troclear (IV) e abducente (VI)

Causa	Nervo III (%)	Nervo IV (%)	Nervo VI (%)
Desconhecida	23	29	26
Vasculopatia[1]	20	21	17
Aneurisma	19	1	3
Trauma	14	32	14
Neoplasia[2]	12	7	20
Sífilis	2	–	1
Esclerose múltipla	–	–	6
Outras	10[3]	10[4]	13[5]

[1] Inclui diabetes, hipertensão e aterosclerose.
[2] Inclui tumores pituitários e parapituitários, meningioma do seio cavernoso e tumores primários e metastáticos do tronco cerebral.
[3] Incluem sinusite, doença de Hodgkin, herpes zoster, arterite de células gigantes, meningite, encefalite, doença vascular do colágeno, doença de Paget e complicações neurocirúrgicas pós-operatórias.
[4] Incluem herpes zoster, doença vascular do colágeno, hipóxia, hidrocefalia, complicações pós-operatórias e encefalite.
[5] Incluem elevação da pressão intracraniana de qualquer origem, encefalopatia de Wernicke, manipulação cervical, meningite, sarcoidose, complicações pós-punção lombar, complicações pós-operatórias, enxaqueca e sinusite.

Tabela 220.X – Causa de oftalmoplegia dolorosa

Órbita
- Pseudotumor orbital
- Sinusite
- Tumor (primário ou metastático)
- Infecções (bacterianas ou fúngicas)

Seio cavernoso
- Síndrome de Tolosa-Hunt (inflamação granulomatosa idiopática)
- Tumor (primário ou metastático)
- Fístula ou trombose carótica-cavernosa
- Aneurisma

Sela e fossa posterior
- Tumor pituitário ou apoplexia
- Aneurisma
- Tumor metastático

Outras
- Diabetes
- Enxaqueca
- Arterite de células gigantes

LEITURA ADICIONAL

1. Brazis PW. Localization of lesions of the oculomotor nerve: recent concepts. Mayo Clin Proc 1991; 66: 1029-35.
2. Keane JR. Cavernous sinus syndrome. Analysis of 151 cases. Arch Neurol 1996; 53: 967-71.
3. Newman NJ. Optic neuropathy. Neurology 1996; 46: 315-22.
4. Zihl J, Cramon D, Von N Mai D. Selective disturbance of movement vision after bilateral brain damage. Brain 1983; 106: 313-40.
5. Hubel DH. Eye, brain, and vision. New York: Scientific American Library; 1988.
6. Zeki S. A vision of the brain. Oxford: Blackwell Scientific Publications; 1993.
7. Rodieck RW. The first steps in seeing. Sunderland, MA: Sinauer Associates; 1998.
8. Brodal A. Neurological anatomy. 3. ed. Oxford: Oxford University Press; 1991. p.508-32.
9. Larmande P, Larmande A. Neuro-ophtalmologie. Paris: Masson; 1989.
10. Nadeau SE, Trobe JD. Pupil sparing in oculomotor palsy: a brief review. Ann Neurol 1983; 13: 143-8.

CAPÍTULO 221

Neuralgia do Trigêmeo e do Glossofaríngeo

Antônio Cezar Ribeiro Galvão

TÓPICOS IMPORTANTES

- A neuralgia do trigêmeo (NT) é a neuralgia mais comum do segmento crânio-cervical; a neuralgia do glossofaríngeo é rara.
- A forma clássica da NT por compressão neurovascular é o quadro mais freqüente.
- O diagnóstico é eminentemente clínico, mas exames de neuroimagem, de preferência a RNM, são obrigatórios para excluir etiologia secundária.
- A carbamazepina é a primeira escolha para o tratamento; a oxcarbazepina, o baclofeno, a fenitoína e o clonazepam são outras drogas utilizadas.
- Casos refratários aos medicamentos devem ser submetidos a intervenções cirúrgicas com lesão percutânea por radiofreqüência, glicerol ou balão, descompressão neurovascular por craniotomia ou radiocirurgia.

INTRODUÇÃO E DEFINIÇÕES

A sensibilidade dolorosa na cabeça e no pescoço é mediada por fibras aferentes dos nervos trigêmeo, glossofaríngeo, intermédio, vago e das raízes cervicais superiores através dos nervos occipitais. Processos patológicos que estimulem qualquer um destes nervos por compressão, tração, exposição ao frio ou lesão nas vias centrais podem desencadear dores nas regiões inervadas. Estas dores podem ser persistentes constituindo uma dor neuropática convencional, mas em grande parte das vezes assumem um caráter paroxístico em choques, pontadas ou agulhadas distribuídas no território de inervação do nervo acometido; isto recebe a denominação neuralgia. A neuralgia mais comum afetando o segmento craniano-cervical é a neuralgia do trigêmeo seguida pela neuralgia occipital; as neuralgias do glossofaríngeo, intermédio, do vago, do laríngeo superior, do nasociliar, do supra-orbitário, de outros nervos terminais e a neuralgia pós-herpética do segmento facial são bem menos freqüentes. Existem outras entidades clínicas hoje consideradas como de caráter "neurálgico", como a síndrome pescoço-língua, a cefaléia numular, a cefaléia por compressão externa e a cefaléia por estímulo frio.

ETIOLOGIA E FISIOPATOLOGIA

As neuralgias do trigêmeo (NT) e do glossofaríngeo apresentam problemas de terminologia. Existem dois termos que são utilizados há muito tempo para descrever a etiologia destes quadros. Assim, denomina-se neuralgia clássica (ou primária, ou essencial, ou típica, ou idiopática) do nervo trigêmeo ou glossofaríngeo aqueles quadros em que antigamente não se estabelecia uma etiologia pelos métodos diagnósticos existentes, e se chamaria neuralgia sintomática (ou secundária ou atípica) os casos em que se identificasse uma patologia evidente. O grande problema é que se começou a constatar, por explorações cirúrgicas da raiz de entrada, presença de alças vasculares tortuosas e aberrantes comprimindo o nervo nas neuralgias clássicas, e assim sendo estes casos deveriam ser considerados secundários. Por outro lado, como muitos pacientes não são encaminhados para tratamento cirúrgico, permaneceria a dúvida se eles têm neuralgia primária ou secundária. Um outro aspecto mais recente é que com RNM de alta resolução pode-se conseguir identificar a compressão neurovascular em muitos pacientes. Desta maneira se convencionou aplicar o termo neuralgia clássica para os casos com apresentação típica, mesmo quando a origem vascular da compressão for descoberta posteriormente. O termo secundário deve ser reservado para todas as outras lesões que possam ser demonstráveis, como tumores (neurinomas do trigêmeo, do acústico e do glossofaríngeo, meningiomas do ângulo pontocerebelar), angiomas, aneurismas gigantes, megadolicobasilar, placas desmielinizantes de esclerose múltipla, infartos, processos inflamatórios e infecciosos (osteomielites, abscessos, meningites crônicas), traumatismos e malformações da base do crânio. Essas definições estão catalogadas no grupo 13 da Classificação Internacional das Cefaléias de 2004 da International Headache Society.

A fisiopatologia da NT clássica ainda não é completamente conhecida; disfunções centrais e periféricas parecem ocorrer. Em estudos com microscopia eletrônica e óptica se demonstram alterações na mielina das fibras A-α do gânglio de Gasser e da raiz trigeminal. Aparentemente, em 80 a 90% dos casos existe a compressão vascular da raiz do nervo, próxima à zona de entrada no tronco cerebral, admitindo que isto induziria uma lesão desmielinizante focal que induziria descargas erráticas e ectópicas nas aferentes trigeminais menos mielinizadas A-Δ e amielínicas C, originando dor. Isto seria corroborado pela eficácia da cirurgia de descompressão neurovascular. Entretanto, estas lesões não são identificáveis em todos os pacientes submetidos à exploração cirúrgica e também podem ser vistas em pacientes sem NT. Por isso, deve ocorrer também falha nos mecanismos inibitórios do complexo nuclear trigeminal no tronco cerebral, que normalmente controlam o drive de aferências periféricas; isto provocaria hiperexcitabilidade dessas estruturas, podendo levar a respostas dolorosas a estímulos não-nociceptivos.

ACHADOS CLÍNICOS

A neuralgia clássica do trigêmeo se caracteriza pela ocorrência de crises de dor de curta duração (menos de 2 minutos), paroxísticas, lancinantes, em choque, pontada ou agulhada, com início e término abruptos, no território do nervo. O transtorno é unilateral e se limita a uma ou mais divisões do nervo trigêmeo, mas predomina no segundo e terceiro ramos (maxilar e mandibular); menos de 5% dos pacientes apresentam dor no território da primeira divisão (oftálmico); muito raramente é bilateral. A freqüência das dores varia muito em cada paciente, podendo ocorrer desde dezenas a poucas vezes ao dia, diariamente, ou ter períodos assintomáticos de dias, semanas, meses ou anos. Mais de 50% dos pacientes apresentam ao menos 6 meses de remissão durante o curso da doença e em 24% a remissão chega a 1 ano. As dores em geral são espontâneas, mas comumente são desencadeadas por estímulos triviais como escovar os dentes, mastigar, falar, barbear-se, fumar etc. Caracteristicamente ocorrem em pequenas áreas da pele ou estruturas musculoesqueléticas, sem déficit sensitivo evidente, onde estímulos inócuos geram a dor. Estas "zonas-gatilho" situam-se geralmente na região nasolabial, queixo, bochecha e gengivas. Entre os paroxismos, o paciente costuma ficar assintomático, mas em alguns pacientes pode permanecer uma dor contínua em peso. Após um paroxismo geralmente ocorre um período de refratariedade, pela hiperpolarização do gânglio, no qual a dor não pode ser provocada. Em alguns casos a dor pode ser desencadeada por estímulos sensitivos extra-trigeminais como nos membros ou por outros estímulos como luz forte, sons altos e gustativos. A dor pode ocasionar espasmo facial no lado afetado, razão pela qual também recebe a denominação de *tique doloroso*. Existem casos associados à neuralgia do glossofaríngeo.

A neuralgia clássica do trigêmeo é a neuralgia facial mais comum, sendo uma doença de faixas etárias mais altas. Estudos epidemiológicos estimam incidência anual entre 25 a 57 casos por milhão de pessoas na população geral, com pico entre a quinta e sétima décadas. Há preponderância no sexo feminino numa relação de 1,5 a 2. Presença de NT em pacientes abaixo de 50 anos sugere etiologia secundária e em mulheres jovens é comum a causa por esclerose múltipla (a NT ocorre em 1% dos casos de EM).

A neuralgia sintomática do trigêmeo apresenta crises de dor indistinguíveis da neuralgia clássica, mas é causada por outras lesões estruturais demonstráveis que não a compressão vascular. Costuma haver alteração da sensibilidade nos ramos do V nervo e não ocorre período refratário após um paroxismo de dor.

A neuralgia clássica do glossofaríngeo é pouco comum e constitui 0,2 a 1,3% dos casos de neuralgia facial. As dores paroxísticas unilaterais em choque ou pontada atingem o ouvido, base posterior da língua, fossa tonsilar e região abaixo ao ângulo da mandíbula. A dor é, portanto, também referida na área de distribuição dos ramos auricular e faríngeo do nervo vago. Existem zonas-gatilho estimuladas pelos atos de deglutir (especialmente líquidos frios), mastigar, falar, tossir, bocejar, assoar o nariz e esfregar a orelha ou o meato auditivo externo. A dor aparece em freqüência variável e podem ocorrer períodos de remissão prolongados como na neuralgia do trigêmeo. Uma característica da neuralgia do glossofaríngeo, que aparece em 10% dos casos, é o estímulo da atividade vagal provocando bradicardia e hipotensão na crise de dor ou até mesmo assistolia com síncope. Assim como na neuralgia clássica do trigêmeo, ocorre em pessoas mais idosas e geralmente se identificam alças vasculares comprimindo a saída do nervo nas explorações cirúrgicas.

A neuralgia sintomática do glossofaríngeo é similar à neuralgia clássica, com a ressalva de que um dolorimento persistente em peso ou em queimação pode persistir entre os paroxismos e costumam ser detectados déficits sensitivos no território do nervo. Quase sempre é causada por tumores.

EXAMES COMPLEMENTARES

Nas neuralgias clássicas o exame clínico e neurológico de um modo geral é normal, porém existe sempre a obrigatoriedade de execução de exames de neuroimagem para excluir causas secundárias. A tomografia computadorizada (TC) de crânio é o método mais simples, podendo revelar principalmente a presença de tumores. O ideal é a execução de ressonância nuclear magnética (RNM), que não apenas detecta tumores pequenos, mas também constata lesões desmielinizantes da esclerose múltipla, angiomas, aneurismas etc. A RNM de alta resolução do ângulo pontocerebelar e a angiorressonância podem identificar alças vasculares compressivas. Como a maioria dos pacientes é idosa, a angiografia cerebral por cateterismo só deve ser reservada para casos com suspeita de etiologia por aneurismas ou angiomas. O exame do líquor só tem utilidade excepcionalmente.

DIAGNÓSTICO DIFERENCIAL

O diagnóstico das neuralgias do trigêmeo e glossofaríngeo é eminentemente clínico. Anormalidades no exame neurológico como hipoestesia na face, redução ou abolição do reflexo corneopalpebral, hipogeusia e redução do reflexo nauseoso devem indicar etiologia secundária.

O acompanhamento por fenômenos autonômicos em NT do primeiro ramo pode sugerir ser uma cefalalgia trigêmino-autonômica, como a SUNCT (cefaléia neuralgiforme unilateral com lacrimejamento e congestão conjuntival), cujos ataques de dor atingem as regiões orbitária, supra-orbitária e temporal, durando de 5 a 240 segundos. Embora presença de lacrimejamento tenha sido relatada em alguns casos, os fenômenos autonômicos na NT de ramo oftálmico são leves e nunca tão exuberantes como na SUNCT, além do que esta não mostra período refratário. A SUNCT também é resistente ao tratamento farmacológico, incluindo-se aí a carbamazepina, que é a "droga-ouro" para NT.

A cefaléia em salvas (CS) é comumente confundida na prática clínica com a NT, mas isto só ocorre pelo total desconhecimento dos quadros; a dor na CS é contínua, não lancinante, dura de 15 a 180 minutos e aparecem os típicos fenômenos autonômicos como lacrimejamento, congestão ocular, rinorréia, ptose etc. O mesmo vale para a hemicrania paroxística crônica, entidade similar à CS, mas com dor de duração mais curta, de 2 a 30 minutos. Há casos bem raros de coexistência de neuralgia do trigêmeo com outras cefaléias incomuns como na síndrome *cluster-tic* e na hemicrania *paroxística-tic* e mesmo com a própria SUNCT.

A cefaléia primária em facadas ou pontadas, apesar da dor ser de curta duração (em 80% dos pacientes dura três segundos ou menos), só afeta o território da primeira divisão do trigêmeo e é extremamente irregular. Os episódios de dor são aleatórios no tempo e espaço, variando de lado e local, e raramente persistem por dias seguidos; quase sempre desaparecem e reaparecem após semanas ou meses. Muitos pacientes respondem parcial ou totalmente à terapia com indometacina.

Neuropatias trigeminais com dor não-neurálgica podem às vezes mostrar um componente paroxístico, mas de um modo geral a dor é contínua e sempre há déficit sensitivo; as causas mais comuns de neuropatia trigeminal são colagenoses, traumatismos e tumores. Apesar de o quadro doloroso ser muito característico, às vezes, outras síndromes álgicas faciais podem simular NT, como patologias dentárias, neuralgia pós-herpética, disfunções da articulação temporo-mandibular e mesmo a neuralgia do glossofaríngeo. A dor facial persistente idiopática (antes denominada *dor facial atípica*) é facilmente distinguida da NT, pois a dor nunca é paroxística e tem localização mal definida.

Os pacientes com sintomas típicos de neuralgia do glossofaríngeo raramente mostram dificuldades no diagnóstico. Constituem diagnóstico diferencial a NT (particularmente se envolver apenas o ramo mandibular), a neuralgia do laríngeo superior (pode doer na garganta e ter desencadeantes similares, mas tende a ficar persistente), abscessos peritonsilares, carcinoma nasofaríngeo e a síndrome de Eagle (pelo mesmo aspecto de locais similares da dor e desencadeantes, embora a palpação e as anormalidades radiológicas do processo estilóide tornem seu diagnóstico facilitado). O diagnóstico diferencial mais dificultoso é a neuralgia do intermédio, pois nesta as dores paroxísticas também ocorrem no ouvido e há zona-gatilho no conduto auditivo externo.

TRATAMENTO

Tratamento farmacológico

Excluindo-se as causas secundárias que sejam indicações cirúrgicas absolutas (ou no caso da esclerose múltipla, que tem tratamento específico), o tratamento farmacológico é a primeira abordagem para as neuralgias do trigêmeo e do glossofaríngeo, sendo as medicações eficazes para 80% dos pacientes. Esta eficácia inicial se reduz para cerca de 50% em 3 a 5 anos, e a idade média avançada dos pacientes os torna mais suscetíveis aos efeitos adversos das drogas. Também por isso as doses iniciais devem ser baixas com aumento gradual até o controle da dor; uma vez que isto tenha sido alcançado deve-se tentar reduzir a dose, aumentando-a novamente se a dor reaparecer. Os feitos colaterais podem ser minimizados com o fracionamento da dose ao longo do dia e a monoterapia deve ser preferida, embora seja comumente necessário associar drogas. A dor na NT é de tipo neuropático, ou seja, não é nociceptiva. Assim sendo, responde muito mal aos analgésicos, antiinflamatórios e opiáceos.

Drogas anticonvulsivantes, bloqueadoras dos canais de sódio, que suprimem as descargas ectópicas e estabilizam membranas neuronais, constituem a primeira escolha. A carbamazepina (CBZ) é a droga a ser utilizada primeiro, controlando a dor em mais de 2/3 dos pacientes com NT em doses de 400 mg (dose inicial) a 1.200 mg por dia (dose máxima preconizada). Se o paciente não responder a esta dose (e tolerá-la) é melhor trocar a droga. A eficácia inicial da CBZ é rápida, com a maioria dos pacientes livres da dor em até 14 dias, mas cai para 30 a 40% em 5 anos. Em casos refratários é conveniente tentar associação com o baclofeno, o clonazepam e a fenitoína.

A oxcarbazepina (OXCBZ) é tão eficaz quanto a CBZ e é mais bem tolerada pelos pacientes idosos. As doses são de 300 a 2.400 mg por dia, devendo ser reduzidas pela metade em vigência de insuficiência renal grave.

O baclofeno na dose de 40 a 80 mg por dia é outra opção bem tolerada nos idosos, com eficácia inicial de 70% que cai a 47% em 3 anos.

O clonazepam (1,5 a 8 mg por dia) é eficaz, mas pode induzir muita sonolência em pacientes idosos. Constitui uma boa opção havendo relatos de melhora em 63% dos pacientes com NT resistente à CBZ.

A fenitoína (200 a 300 mg por dia) apresenta eficácia mais baixa (25 a 30%) e é pouco tolerada pelos pacientes idosos, impedindo o uso de doses altas.

Outras opções de drogas são a gabapentina (800 a 3.200 mg por dia), pregabalina (75 a 300 mg por dia) lamotrigina (200 a 400 mg por dia) e topiramato (50 a 300 mg por dia). É controversa a eficácia do ácido valpróico, antidepressivos tricíclicos e de neurolépticos (pimozide).

Em casos de piora aguda, no ambiente de pronto-socorro, a infusão endovenosa de fenitoína (15 mg/kg em 2 horas), fosfenitoína e lidocaína (com monitorização do ECG) constituem excelentes condutas para alívio da dor. Se não melhorar pode-se tentar o bloqueio anestésico percutâneo do gânglio de Gasser.

Estímulos vagais associados à neuralgia do glossofaríngeo podem ser prevenidos com o uso de atropina.

Tratamento cirúrgico

Se o tratamento farmacológico não controlar as dores devem ser considerados os procedimentos cirúrgicos percutâneos ou a céu aberto. As intervenções percutâneas sobre o trigêmeo têm a vantagem de oferecer menos riscos, mortalidade quase nula, considerando que a maioria dos pacientes é idosa, ter custo mais baixo, rapidez e facilidade de execução, porém se associam à presença de anestesia e disestesia na face, risco de anestesia da córnea (com ceratite e úlceras) e aparecimento de anestesia dolorosa (dor crônica por desaferentação) principalmente após repetição dos procedimentos. Pode-se executar a neurólise percutânea do gânglio de Gasser ou da raiz trigeminal, a compressão do gânglio com microbalão e a termocoagulação percutânea do gânglio por radiofreqüência. Na neuralgia do glossofaríngeo só é possível se executar a termocoagulação com RF. Os resultados observados em metanálise de vários trabalhos são similares nos três métodos com uma eficácia inicial próxima a 100% que cai a 50-70% em 5 anos, requerendo novas intervenções.

Algoritmo 221.1 – Manejo da neuralgia trigeminal ou do glossofaríngeo

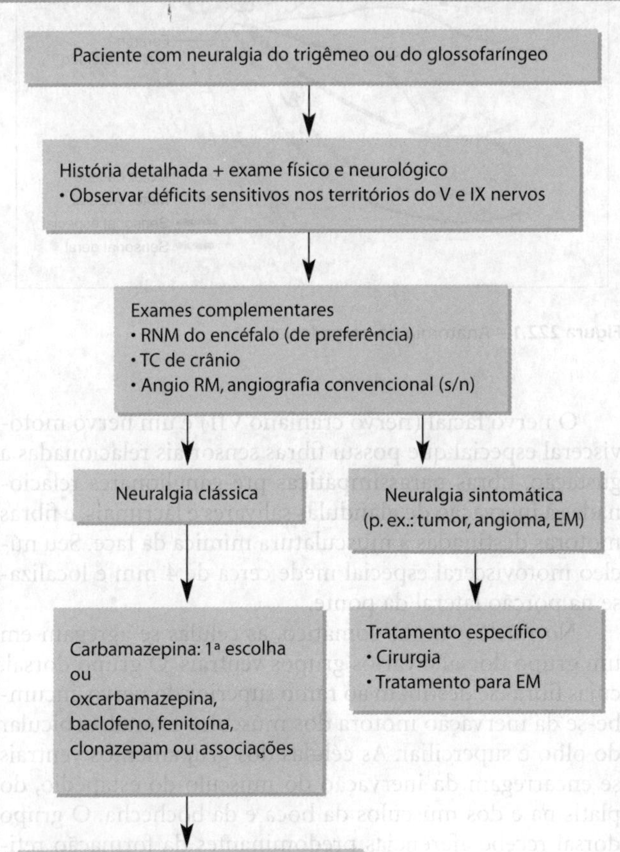

A descompressão neurovascular, seja do V ou IX nervo, pela técnica de Janetta, através de craniotomia occipital, remove as compressões da raiz nervosa por vasos aberrantes. A eficácia inicial é de até 85%, que persiste mesmo após 5 anos. A mortalidade cirúrgica é de 1% e a morbidade de 7%, independente da idade. No nosso meio deve ser reservada a pacientes mais jovens em que se identifique compressão vascular, pacientes que não tolerem a hipoestesia facial e pacientes idosos selecionados que apresentem baixo risco cirúrgico.

Recentemente tem sido advogado o tratamento por radiocirurgia com irradiação da zona de entrada da raiz trigeminal por *gamma knife*. É um método com a grande vantagem de ser uma técnica não-invasiva. Alguns trabalhos relatam resultados muito bons, mas ainda não estão bem estabelecidos os seus méritos, complicações, recidivas e padronização de doses de radiação.

LEITURA ADICIONAL

1. Barker FG II, Jannetta PJ, Bissonette DJ, Larkins MV, Jho HD. The long-term outcome of microvascular decompression for trigeminal neuralgia. N Engl J Med 1997; 334: 1077-83.
2. Carvalho JJF. Neuralgias cranianas e cefaléias trigêmino-autonômicas. In: Speciali JG, Silva WF, editores. Cefaléias. São Paulo: Lemos Editorial; 2002. p.373-93.
3. Classificação Internacional das Cefaléias: subcomitê de classificação das cefaléias da Sociedade Internacional de Cefaléia. Tradução autorizada da Sociedade Brasileira de Cefaléia. 2. ed. São Paulo: Editora Segmento Farma; 2004. p.223-43.
4. Galvão ACR, Teixeira MJ. Cefaléias e algias craniofaciais. In: Teixeira MJ, editor. Dor: contexto interdisciplinar. Curitiba: Editora Maio; 2003. p.395-417.
5. Galvão ACR. Dor neuropática: tratamento com anticonvulsivantes. Cadernos do Instituto Simbidor. São Paulo: Editora Segmento Farma; 2005.
6. Hunt K, Patwardhan R. Trigeminal neuralgia: a modern-day review. Int Rev Neurobiol 2007; 79: 621-31.
7. Rushton JG, Stevens JC, Miller RH. Glossopharyngeal (vagoglossopharyngeal) neuralgia. A study of 217 cases. Arch Neurol 1981; 38: 201-5.
8. Silva WF. Algias craniofaciais. São Paulo: Lemos Editorial; 1998. p.271-86.
9. Silva WF. Diagnóstico das cefaléias. São Paulo: Lemos Editorial; 2003. p.271-84.
10. Taha JM, Tew JM Jr. Treatment of trigeminal neuralgia by percutaneous radiofrequency rhizotomy. Neurosurgery Clinics of North América 1997; 8: 31-9.
11. Terrence CF, Jensen TS. Trigeminal neuralgia and other facial neuralgias. In: Olesen J, Tfelt-Hansen P, Welch KMA. editores. The headaches. 2. ed. Philadelphia: Lippincott Williams & Wilkins; 2000. p.929-38.
12. Zakrzewska JM. Trigeminal neuralgia. In: Zakrzewska JM, Harrison SD, editores. Assessment and management of orofacial pain. Pain research and clinical management. Amsterdam: Elsevier; 2002. p.263-366.

CAPÍTULO 222

Paralisia Facial Periférica

Ida Fortini

TÓPICOS IMPORTANTES

- Na maioria das afecções do nervo facial, a fisiopatologia relaciona-se ao seu trajeto intracanal, onde pode vir a sofrer compressões extrínsecas ou edema determinado por processos inflamatórios.
- Dependendo do nível em que acontece a lesão do nervo facial, aparecem sinais e sintomas próprios desta ou do acometimento de estruturas vizinhas, relacionadas ao nervo facial no seu trajeto (topodiagnóstico).
- A paralisia de Bell (idiopática) é a mais freqüente, embora a paralisia facial periférica possa ter outras etiologias: compressão por tumores, inflamações virais, bacterianas (específicas e inespecíficas), traumatismos e fraturas do crânio e da face, metabólicas, congênitas, vasculares e tóxicas.
- Sintomas e sinais: ardor no olho, lacrimejamento, desvio da rima bucal para o lado não-afetado, impossibilidade de soprar ou assoviar, dor retroauricular e ausência de rugas e de expressão facial do lado acometido. Dependendo do nível do acometimento, pode ocorrer hiperacusia e ausência de lacrimejamento, salivação e perda da sensibilidade gustativa dos dois terços anteriores da língua.
- De modo geral, o prognóstico é bom nos casos de paralisia facial idiopática, a maioria recuperando-se totalmente, sem seqüelas. O prognóstico é pior para os pacientes idosos, diabéticos, nos portadores de lesões suprageniculadas, nos casos devidos a infiltrações neoplásicas ou herpes zóster otítico e nas lesões totais com denervação acentuada de fibras nervosas.
- No tratamento, são importantes os cuidados para proteção da córnea, e podem ser utilizados os corticosteróides e antivirais nos casos idiopáticos ou causados por vírus.
- A crioterapia, a termoterapia, a massoterapia e os exercícios faciais são recomendados. Não é recomendável a eletroestimulação devido ao risco de ocorrência de sincinesias.

INTRODUÇÃO E DEFINIÇÕES

A paralisia facial periférica decorre da interrupção da condução nervosa no nervo facial-intermédio ou em seus ramos. É um diagnóstico freqüente em serviços de emergência e, embora a maior parte dos casos seja idiopática e de bom prognóstico, é fundamental o reconhecimento dos diagnósticos diferenciais, de forma a se instituir a terapêutica mais adequada para cada caso.

ETIOLOGIA E FISIOPATOLOGIA

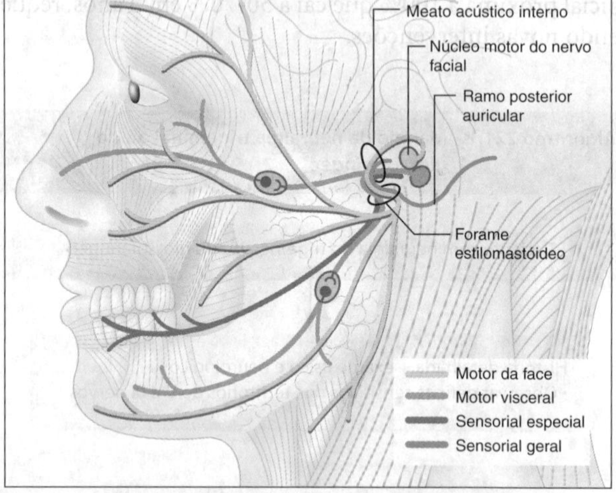

Figura 222.1 – Anatomia do nervo facial.

O nervo facial (nervo craniano VII) é um nervo motovisceral especial que possui fibras sensoriais relacionadas à gustação, fibras parassimpáticas pré-ganglionares relacionadas à inervação de glândulas salivares e lacrimais, e fibras motoras destinadas à musculatura mímica da face. Seu núcleo motovisceral especial mede cerca de 4 mm e localiza-se na porção lateral da ponte.

No núcleo motor somático, as células se agregam em um grupo dorsal e vários grupos ventrais. O grupo dorsal, cujas fibras se destinam ao ramo superior do nervo, incumbe-se da inervação motora dos músculos frontal, orbicular do olho e superciliar. As células dos grupamentos ventrais se encarregam da inervação do músculo do estapédio, do platisma e dos músculos da boca e da bochecha. O grupo dorsal recebe aferências predominantes da formação reticular à sua volta. A região ventral recebe predominantemente aferências diretas do córtex motor contralateral. A porção rostral recebe somente uma pequena inervação diretamente do córtex motor. A origem das fibras piramidais, que constituem o trato corticonuclear e são destinadas ao

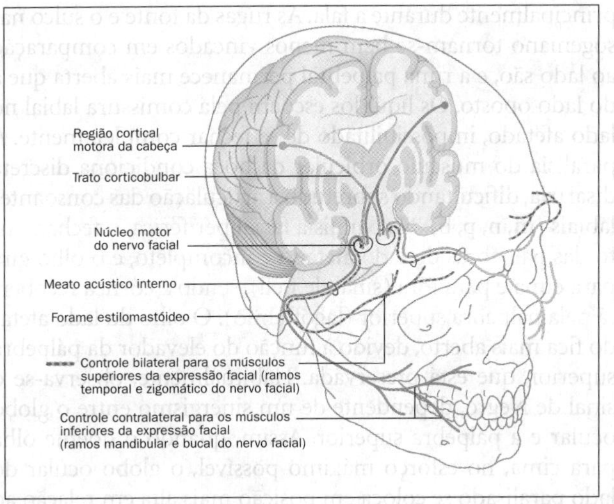

Figura 222.2 – Anatomia da região facial.

núcleo facial, está sediada no terço inferior da circunvolução pré-central. Nas lesões centrais, há preservação da motricidade do quadrante superior da face, o que se deve à preservação da formação reticular em contraposição à lesão do trato corticonuclear. Assim, se a porção caudal depende do trato corticonuclear para os movimentos voluntários, a lesão deste provoca diminuição dos movimentos voluntários da porção inferior da face. Já a porção rostral do núcleo depende da formação reticular para a movimentação voluntária e, portanto, a lesão do trato corticonuclear causa pouca sintomatologia na porção superior da face.

Depois de emergir do tronco do encéfalo, a raiz motora do nervo facial dirige-se para o canal do nervo facial do osso temporal (canal de Falópio), o qual percorre juntamente com o nervo intermédio de Wrisberg e com o nervo acústico. No interior do canal, o nervo cede um ramúsculo para o músculo do estapédio. O trajeto do nervo facial dentro do canal é de cerca de 35 mm e o nervo ocupa 25 a 50% do canal ósseo. A porção mais estreita no trajeto do nervo facial é sua entrada no canal de Falópio no aspecto lateral do conduto auditivo interno (0,68 mm), sendo que a aderência aracnóide neste ponto contribui para sua constrição.

O nervo facial sai do crânio pelo forame estilomastóideo e logo depois emite o ramo auricular posterior, digástrico e estilomastóideo. A seguir, penetra na glândula parótida e se ramifica em duas importantes divisões, temporofacial e cervicofacial, que inervam toda a musculatura mímica da face.

O nervo intermédio de Wrisberg contém vários tipos de fibras aferentes:

- Fibras sensoriais que veiculam sensações gustativas dos dois terços anteriores da língua pelo nervo corda do tímpano.
- Fibras sensitivas que conduzem sensibilidade proprioceptiva dos músculos da mímica.
- Escassas fibras sensitivas que veiculam sensibilidade superficial de parte do pavilhão auditivo, do meato auditivo externo e da membrana timpânica.

O nervo intermédio de Wrisberg possui também fibras eferentes, autonômicas, algumas das quais secretórias, destinadas às glândulas salivares submaxilares e sublinguais e à glândula lacrimal. O gânglio sensitivo do nervo intermédio é o gânglio geniculado. Os prolongamentos centrais das células do gânglio penetram no fascículo solitário e terminam na porção superior do núcleo gustatório. As fibras destinadas à inervação das glândulas salivares e lacrimais nascem na ponte, no núcleo motor visceral geral, também denominado núcleo salivatório superior, situado na porção lateral da formação reticular.

Do ponto de vista neurofisiológico, conforme o grau de lesão sofrida pelo nervo, as alterações se enquadram em três categorias:

1. Neuropraxia: apenas bloqueio fisiológico, sem degeneração das fibras. O nervo se recupera completamente após o término do bloqueio.
2. Axonotmese: há comprometimento parcial de axônios e bainhas de mielina. Pode ou não ocorrer degeneração da fibra nervosa, a qual pode se recuperar posteriormente, dependendo do grau de alteração. Na tentativa de regeneração, pode haver formação de brotos nervosos e ocorrer desvios no trajeto do axônio, o que pode gerar uma reinervação anômala.
3. Neurotmese: interrupção completa do nervo.

Após a lesão do nervo facial, suas fibras continuam eletricamente excitáveis por cerca de 96 horas, após o que ocorre desaparecimento do axônio e desaparecimento da bainha de mielina (degeneração walleriana). Se isso ocorrer

Tabela 222.I – Causas de paralisia facial
Vírus: herpes simples, HIV, HTLV1, vírus varicela-zóster (que determina a síndrome de Ramsay-Hunt com dor e erupção vesicular no conduto auditivo externo)
Diabetes
Hipotireoidismo
Gravidez (por embebição gravídica e compressão nervosa)
Traumatismos cranianos
Sarcoidose
Tuberculose
Sífilis
Doença de Lyme
Otites
Tumores do ângulo pontocerebelar (meningeomas, neurinomas, schwanomas)
Tumores dos ossos temporais
Lesões vasculares da ponte
Infiltrações carcinomatosas e linfomatosas das meninges
Síndrome de Melkersson-Rosenthal (paralisias faciais periféricas recorrentes, língua fissurada ou plicata, edema da hemiface ou edema labial e, às vezes, história familiar presente)
Causas tóxicas (quimioterápicos)
Idiopática ou de Bell

(axonotmese ou neurotmese), a regeneração não será completa e haverá seqüelas funcionais.

A paralisia de Bell é a afecção mais comum do nervo facial e é devida, presumivelmente, a uma reação inflamatória no nervo ou ao redor deste, no canal ósseo do nervo facial. Metade dos pacientes queixa-se de dor no nível do processo mastóideo 1 a 2 dias antes da paralisia, que tem início súbito. Em cerca da metade dos casos, o quadro está estabilizado em 48 horas e, em todos os casos, em 5 dias, sendo a paralisia parcial em 30% dos casos e completa em 70%.

ACHADOS CLÍNICOS

No exame clínico, solicita-se que o paciente realize movimentos como franzir a testa, fechar os olhos com força contra resistência, mostrar os dentes como num sorriso forçado e abrir a boca, para que se avalie a simetria dos sulcos nasogenianos.

A sensibilidade gustativa é pesquisada empregando-se soluções de sabor doce, salgado, amargo e ácido, com o auxílio de uma espátula com algodão. A língua é exteriorizada e enxuta com gaze, e a substância é colocada em diversos pontos. O paciente não deve falar para não difundir a substância pela boca, e pode nomear os sabores apontando para seus nomes escritos em um papel colocado à sua frente. A boca deve ser lavada a cada pesquisa.

Num paciente com paralisia facial periférica, nota-se repuxamento dos traços fisionômicos para o lado não-afetado,

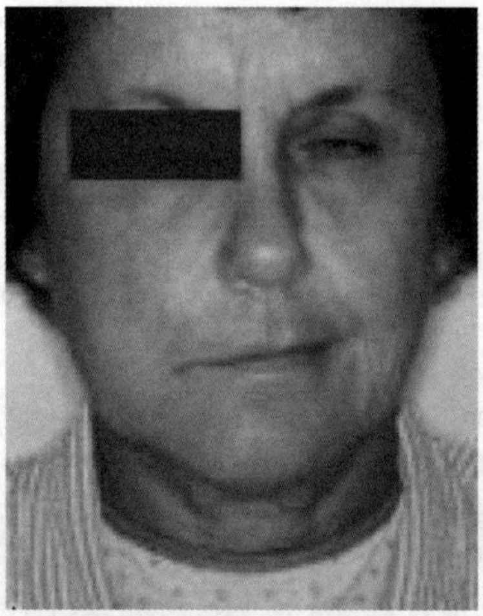

Figura 222.3 – Paralisia facial periférica à esquerda.

principalmente durante a fala. As rugas da fonte e o sulco nasogeniano tornam-se bem menos vincados em comparação ao lado são, e a rima palpebral permanece mais aberta que a do lado oposto. Os líquidos escoam pela comissura labial no lado afetado, impossibilitado de se fechar completamente. A paralisia do músculo orbicular da boca condiciona discreta disartria, dificultando sobretudo a articulação das consoantes labiais (m, n, p, b). Na paralisia facial periférica, o fechamento das pálpebras do lado afetado é incompleto, e o olho gira para cima e para fora (sinal de Bell), sendo a córnea recoberta pela pálpebra superior (lagoftalmo). O olho do lado afetado fica mais aberto, devido à função do elevador da pálpebra superior, que está preservada. Habitualmente, observa-se o sinal de Negro, dependente de um sinergismo entre o globo ocular e a pálpebra superior. Assim, quando o doente olha para cima, no esforço máximo possível, o globo ocular do lado paralisado se coloca em posição mais alta em relação ao lado são. Quando o paciente olha para baixo e, a seguir, é convidado a fechar os olhos, nota-se uma ligeira elevação da pálpebra superior no lado afetado, em virtude de uma contração sinérgica não-compensada do músculo elevador da pálpebra (sinal de Dutemps e Cestam). A pesquisa da energia do músculo platisma é muito útil à semiologia do nervo facial e, para isso, solicita-se a eversão forçada do lábio inferior. A verificação de paralisia do platisma constitui excelente subsídio para o diagnóstico diferencial com a histeria e mesmo com a simulação. Em casos de acidentes vasculares cerebrais, quando não se pode contar com a colaboração do paciente, torna-se útil investigar o comprometimento dos músculos inervados pelo facial por meio da compressão das articulações temporomandibulares. Evidencia-se como reação antálgica um repuxamento dos traços fisionômicos apenas para o lado não comprometido. As paralisias faciais periféricas ocorrem por lesões do nervo facial em qualquer parte de seu percurso, resultando numa paralisia homolateral à lesão.

Um sinal clínico indicativo de lesão proximal do nervo facial é o déficit de sensibilidade nos dois terços anteriores da língua, juntamente com uma diminuição das secreções lacrimais e salivares. A lesão associada dos nervos facial e intermédio é muito sugestiva de que a lesão se situa fora do tronco cerebral.

A paralisia facial central é devida a lesões supranucleares (isto é, do trato corticonuclear). A motricidade da metade inferior contralateral da face costuma ser mais afetada. Já a musculatura mímica da metade superior da face, em geral, é menos afetada. A gustação dos dois terços anteriores

Tabela 222.II – Sinais e sintomas de lesão do nervo facial
Ardor no olho devido à ausência de piscamento
Lacrimejamento, que também pode estar ausente, caso a lesão seja próxima à saída do nervo lacrimal
Impossibilidade de assoviar ou soprar
Desvio da rima labial para o lado oposto, que se acentua quando o paciente fala, sorri ou quando mostra os dentes
Otalgia e dor na região da mastóide, que pode preceder o aparecimento da paralisia
Ausência de expressão facial, de rugas e sulcos no lado comprometido. Não há formação de rugas na testa quando se pede ao paciente que a enrugue
Lagoftalmo (o paciente não consegue fechar o olho do lado lesado por diminuição da contração do orbicular das pálpebras)

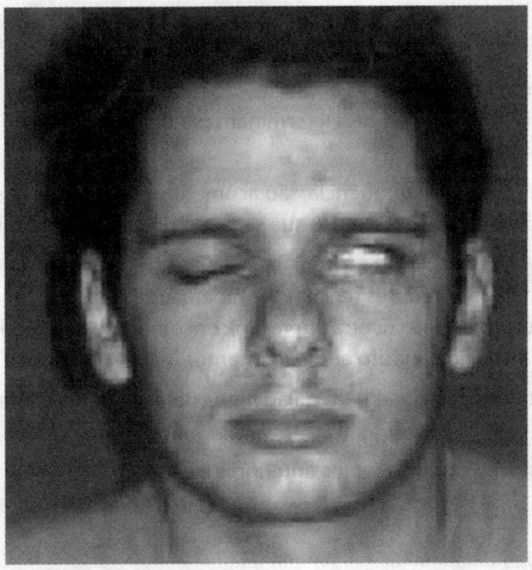

Figura 222.4 – Sinal de Bell.

da língua e as secreções glandulares não são afetadas. O reflexo corneano e o fechamento do olho estão preservados. A movimentação emotiva (sorriso, choro etc.) é preservada, diferentemente do que ocorre na paralisia facial periférica.

Lesões completas do nervo facial no nível do forame estilomastóideo determinam paralisia de toda uma hemiface.

De acordo com os sintomas e sinais apresentados pelo paciente e com a realização de alguns testes, é possível precisar em que ponto do trajeto do nervo facial-intermédio ocorreu a lesão (topodiagnóstico).

EXAMES COMPLEMENTARES

Nos casos de suspeita de paralisia não-idiopática, há indicação, caso a caso, da realização de exame de imagem do crânio (tomografia computadorizada ou ressonância nuclear magnética) e, eventualmente, punção liquórica.

Se a história e o exame físico forem altamente sugestivos de paralisia facial periférica idiopática (PFPI), não há necessidade de realizar exame de imagem num primeiro momento. Devem ser solicitados na PFPI quando não há melhora do déficit após 3 a 4 semanas, quando ocorre alteração audiológica unilateral ou sintomas vestibulares.

A avaliação eletrofisiológica por meio da realização da eletroneuromiografia (ENMG) determina a extensão do dano neural distal à lesão, medindo a resposta muscular a um estímulo elétrico evocado. Pode diferenciar se ocorreu neuropraxia, na qual há condução de impulsos nervosos, e degeneração axonal, na qual não ocorre condução nervosa. Deve ser realizada do 3º até o 21º dia. Auxilia na determinação de estratégias de tratamento durante a fase aguda.

DIAGNÓSTICO DIFERENCIAL

O diagnóstico diferencial com as paresias faciais causadas por lesão no sistema nervoso central é realizado, na maioria dos casos, apenas pelo exame físico, pois nos casos de lesão central, o comprometimento é apenas do quadrante inferior da face contralateral à lesão (paralisia supranuclear). No entanto, no caso de lesão do núcleo do nervo facial no tronco encefálico, a paralisia é do tipo periférico ou infranuclear (paresia de toda a hemiface ipsilateral à lesão). Nesses casos, o diagnóstico diferencial com casos de PFP é feito pela pesquisa de outros sinais clínicos que indiquem lesão de tronco encefálico (ataxia, nistagmo, déficits motores apendiculares, exaltação de reflexos profundos, sinal de Babinski, alterações de consciência, alterações de motricidade ocular e alterações pupilares).

Deve-se suspeitar de lesão expansiva quando:

- A paresia facial tem instalação lenta (que excede o período de 3 semanas).
- Há comprometimento de múltiplos nervos cranianos.
- Não ocorre remissão após 3 a 6 semanas.
- Ocorre hipercinesia facial (principalmente espasmo facial).
- Há coexistência de contratura muscular.
- Ocorre paresia facial recorrente ipsilateral.
- A paresia se acompanha de dor.

Tabela 222.III – Classificação funcional segundo House-Brackmann

Grau	Definição
I – Normal	Função normal em todas as regiões da face.
II – Disfunção leve	No repouso, não se observam alterações. Nota-se fraqueza leve aos movimentos, o fechamento dos olhos se dá com mínimo esforço e há leve assimetria facial ao esforço.
III – Disfunção moderada	Diferença óbvia, mas não desfigurante, entre os dois lados. Sem comprometimento funcional. Sincinesia, contratura ou espasmo hemifacial observáveis, porém não intensos.
IV – Disfunção moderadamente intensa	Fraqueza óbvia e/ou assimetria desfigurante. Ausência de movimento da fronte; fechamento incompleto do olho, mesmo com máximo esforço; movimento assimétrico da rima bucal com máximo esforço. Paciente com sincinesia, movimento em "massa" e/ou espasmo hemifacial que interferem na função.
V – Disfunção grave	Movimento apenas levemente percebido. Ausência de movimento da fronte; fechamento incompleto do olho e leve movimentação da pálpebra com máximo esforço; leve movimentação da rima bucal. Sincinesia, contratura e espasmo hemifacial geralmente ausentes.
VI – Paralisia	Perda do tônus, assimetria, ausência de movimento.

Tabela 222.IV – Topodiagnóstico de paralisia facial periférica

Lesões centrais	Ocorrem por lesões que acometem as fibras do trato piramidal destinadas ao núcleo do nervo facial (trato corticonuclear), desde o córtex motor até acima do núcleo facial na ponte. Determinam paralisia contralateral da metade inferior da face, sendo a parte superior pouco afetada.
Lesões do núcleo do nervo facial na ponte	Paralisia facial periférica de toda a hemiface ipsilateral à lesão. Com freqüência, são acometidos outros núcleos e tratos vizinhos. Não ocorre alteração do paladar, da lacrimação ou da salivação (após sua saída do núcleo, o nervo intermédio se junta ao facial).
Lesões do nervo facial no nível do conduto auditivo interno	Paralisia de toda a hemiface, perda do paladar nos dois terços anteriores da língua e hiperacusia. Pode ser acompanhada por surdez e/ou zumbidos, nistagmo e vertigens, caso ocorra alteração concomitante do nervo vestíbulo-coclear (que se encontra justaposto ao nervo facial no conduto auditivo interno).
Lesões no nível do gânglio geniculado	Paralisia de toda a hemiface ipsilateral, dor na região retroauricular, perda do paladar nos dois terços anteriores da língua, hiperacusia e perda da lacrimação.
Lesões no nível do canal do nervo facial	Paralisia de toda a hemiface, hiperacusia e perda da gustação nos dois terços anteriores da língua.
Lesões abaixo do forame estilomastóideo	Paralisia motora pura de toda a hemiface ipsolateral.

TRATAMENTO DA PARALISIA FACIAL PERIFÉRICA IDIOPÁTICA

Um item importante no cuidado destes pacientes é a proteção adequada dos olhos, a fim de prevenir a ocorrência de conjuntivites e úlceras de córnea.

A prevenção das lesões oculares causadas pela diminuição da lacrimação e pela falta de oclusão palpebral deve ser realizada já no primeiro atendimento. Recomenda-se a cada hora o uso de gotas oculares lubrificantes, sem corticosteróides ou antibiótico, associado ao uso noturno de pomada ocular seguida de oclusão palpebral.

Tem sido proposto o uso de corticosteróides e antivirais. Os estudos apresentam resultados diversos e é difícil avaliá-los por tratar-se de afecção com alta taxa de recuperação completa espontânea (70 a 80%) mesmo sem tratamento. Alguns estudos prospectivos e retrospectivos sugerem benefício com uso de corticosteróides, mas não existe estudo definitivo provando valor estatístico. Uma metanálise comparou 3 trabalhos, num total de 230 pacientes. Nessa metanálise, a taxa de recuperação foi de 27 a 100% no grupo tratado e de 24 a 84% no grupo não tratado, concluindo por um melhor prognóstico com o uso de 80 mg/dia de prednisona. Os pacientes mais idosos têm mais risco de seqüelas. Os pacientes com paralisia incompleta têm prognóstico mais favorável, sendo que 85% deles se recuperam totalmente. Os pacientes que recebem corticosteróides evoluem melhor do que aqueles que não recebem.

Nos casos graves, os corticosteróides devem ser usados por 7 a 10 dias e depois retirados lentamente. Além disso, existem evidências favoráveis ao uso de antivirais no tratamento da paralisia de Bell, principalmente nos casos de paralisia total. Os antivirais devem ser administrados no início do quadro e mantidos por 7 a 10 dias por via oral (aciclovir, valaciclovir ou fanciclovir). Nos pacientes com herpes zóster otítico, o tratamento deve ser realizado com aciclovir por via endovenosa (10 mg/kg a cada 8 horas) por 10 dias, além do uso de corticosteróides.

Indica-se a mioterapia funcional, que não aumenta o número de casos com recuperação completa, porém alcança maior funcionalidade nos casos que permanecem com seqüelas. Essa terapia deve ser iniciada na fase aguda e também é indicada para o tratamento das seqüelas.

Quanto mais cedo se iniciar a terapia, maiores serão as possibilidades de recuperação. Considera-se que uma melhora espontânea pode ocorrer nos primeiros 6 meses. Antes da realização de exercícios, podem ser aplicadas compressas úmidas geladas ou se proceder à estimulação manual (tapinhas, escovação etc.) de toda a face.

Tanto a termoterapia como a crioterapia têm resultados satisfatórios no tratamento da paralisia facial periférica. A crioterapia tem como principal objetivo a estimulação de pontos motores para a obtenção da contração muscular na fase flácida da paralisia. A termoterapia proporciona relaxamento muscular na fase de hipertonia da paralisia.

Após a estimulação, devem ser realizados exercícios em frente a um espelho 3 vezes ao dia, que consistem em:

- Elevar a testa.
- Fechar os olhos naturalmente.
- Elevar o nariz, fazendo cara de assustado ou de bravo.
- Fazer cara de cheiro ruim ou de cachorro rosnando.
- Boca de sapo.
- Preensão de lábios.
- Imitar bico de peixe.
- Dar beijos bem estalados.
- Empurrar as bochechas com a língua.
- Alternar ar nas bochechas.
- Pronunciar vogais (a, e, i, o, u).

Se após a realização dos exercícios por algum tempo não se obtiver resultados satisfatórios, introduzem-se as massagens. Estas são realizadas de forma manual, lenta e simétrica, com pressão superficial ou profunda. Quando há ausência total de movimentos, as massagens sempre devem ser realizadas. O objetivo da massoterapia é a redução do edema na fase flácida, por meio de técnicas de drenagem linfática, e o relaxamento muscular na fase de hipertonia, dando-se ênfase maior aos pontos dolorosos.

A cinesioterapia constitui-se de exercícios de mímicas faciais e reeducação da musculatura facial por meio de *biofeedback* eletromiográfico com eletrodos de superfície.

Recentemente também tem sido utilizada a acupuntura para o tratamento das paralisias faciais.

A tendência atual é não utilizar estimulação elétrica, que tende a aumentar a incidência de seqüelas como contratura e sincinesia, as quais são muito difíceis de serem tratadas. Além disso, mesmo com a eletroestimulação, o paciente não obtém melhora significativa.

Prognóstico da paralisia facial periférica idiopática

Em relação ao prognóstico, metade dos pacientes se recupera completamente e a melhora geralmente se inicia por volta do 10º dia após o início do quadro, completando-se em 1 mês e meio. Os pacientes sem recuperação completa começam a melhorar cerca de 2 meses após o início do quadro. As alterações residuais consistem em sincinesias (movimentos associados), paresia facial ou espasmo dos músculos faciais (espasmo facial) e lacrimejamento à ingestão de alimentos condimentados.

Na maioria dos casos, a recuperação espontânea se inicia em até 3 semanas e quase todos em 6 meses. Os casos que iniciam recuperação após 3 meses geralmente permanecem com seqüelas. O tempo médio de recuperação é de cerca de 60 dias para os casos com recuperação total, que ocorre em 70% dos pacientes com PFPI completa e em 94% dos pacientes com PFPI incompleta. Sem tratamento, 71% dos pacientes recuperam-se totalmente, 13% têm recuperação incompleta sem outras alterações e 16% permanecem com função diminuída, contraturas e sincinesias. Nenhum paciente permanece com paresia total (paralisia). Estudos eletrofisiológicos ajudam a prever o prognóstico. Pacientes que apresentam denervação parcial iniciam recuperação em até 6 semanas, enquanto aqueles com denervação total demoram mais de 12 semanas para iniciá-la.

São fatores de pior prognóstico:

- Paralisia completa.
- Idade maior que 60 anos.
- Presença de zumbido, cefaléia e diminuição do lacrimejamento.
- Lesões suprageniculadas.
- Alteração audiológica (reflexo estapédio ausente).
- ENMG com mais de 90% de degeneração em até 3 semanas.
- Diabetes melito.
- Hipertensão arterial.
- PFP recorrente.

Além da paresia, outras alterações de exame podem ocorrer tardiamente nos casos seqüelares, como contratura dos músculos faciais, sincinesias (contratura da face ao mover os olhos) e lágrimas "de crocodilo" (quando há um estímulo gustatório). Essas duas últimas alterações ocorrem por reinervação anômala de áreas lesadas.

LEITURA ADICIONAL

1. Bento RF, Formigoni G, Miniti A. Os falso-positivos no topodiagnóstico da paralisia facial periférica. Revista Brasileira de Otorrinolaringologia 1985; 51: 41-6.
2. Bradley WG, Daroff RB, Fenichel GM, Marsden CD, editors. Neurology in clinical practice. 3. ed. Boston: Butterworth-Heinemann; 2004.
3. Cohen Y, Lavie O, Granovsky-Grisaru S, Abulafia Y, Diamant Y. Obstetrical and Gynecological gynecological Survey 2000; 55(3): 184-8.
4. Hato N, Yamada H, Kohno H, Matsumoto S, Honda N, Gyo K, et al. Valacyclovir and prednisolone treatment for Bell's palsy. A multicenter, randomized, placebo-controlled study. Otology and Neurotology 2007; 28(3): 408-13.
5. James D, Geraint FRCP. All that palsies is not Bell's. Journal of the Royal Society of Medicine 1996; 89(4): 184-7.
6. Linder T, Bossart W, Bodmer D. Bell's palsy and herpes simplex virus: fact or mystery? Otology and Neurotology 2005; 26(1): 109-13.
7. Murakami S, Mzobuchi M, Nakashiro Y, Doi T, Hato N, Yanagihara N. Bell palsy and herpes simplex virus: identification of viral DNA in endoneural fluid and muscle. Annals of Internal Medicine 1996; 124(1): 27-30.
8. Sweeney CJ, Gilden DH. Ramsay Hunt syndrome. Journal of Neurology, Neurosurgery & Psychiatry 2001; 71(2): 149-54.
9. Tolosa A, Canelas HM, editors. Propedêutica neurológica. São Paulo: Sarvier; 1975.

CAPÍTULO

223

Emergências em Distúrbios do Movimento

João Carlos Papaterra Limongi

TÓPICOS IMPORTANTES

- A síndrome neuroléptica maligna (SNM) é caracterizada por rigidez muscular, disautonomia e alteração do estado de consciência.
- A droga mais comumemente associada à SNM é o haloperidol.
- Síndrome serotonérgica é causada por drogas que aumentam a transmissão serotonérgica.
- O quadro clínico da síndrome serotonérgica (SS) pode se confundir com o da SNM e consiste em rigidez muscular, disautonomia e alteração do nível de consciência.
- O diagnóstico da SS deve ser suspeitado em qualquer paciente em uso de medicamento com atividade serotonérgica que apresente os sintomas característicos.
- A catatonia é caracterizada pela presença de posturas fixas, geralmente bizarras, que ocorrem no contexto de doenças psiquiátricas, geralmente esquizofrenia.
- Parkinsonismo é um termo abrangente que designa uma série de doenças com causas diferentes e que têm em comum a presença de sintomas encontrados na doença de Parkinson.
- Distonia é o termo usado para descrever um grupo de doenças caracterizado por espasmos musculares involuntários que produzem movimentos e posturas anormais.
- Coréia é caracterizada por movimentos involuntários anormais serpiginosos, semelhantes a uma dança, predominantemente distais e com caráter aleatório.
- A ocorrência de mioclonias e asterixe é comum em pacientes em terapia intensiva, particularmente em casos de encefalopatia hepática, urêmica e pós-anóxica.

INTRODUÇÃO E DEFINIÇÕES

Distúrbios do movimento, embora geralmente considerados no contexto das condições crônicas e lentamente progressivas, podem, muitas vezes, manifestar-se de forma aguda ou subaguda. Nesses casos, caracterizam-se como emergências clínicas e seu não-reconhecimento pode implicar em morbidade e mortalidade significativas. Nesse capítulo, as condições mais freqüentemente observadas na sala de emergência serão apresentadas de acordo com a fenomenologia clínica predominante em cada caso. Dessa forma, essas entidades foram agrupadas em três categorias de distúrbios do movimento: 1) com predomínio de rigidez e espasmos musculares; 2) com predomínio de parkinsonismo; e 3) com predomínio de hipercinesias (distonia, coréia, mioclonia).

DISTÚRBIOS COM RIGIDEZ E ESPASMOS MUSCULARES

As principais condições dominadas por rigidez ou espamos musculares e que podem se apresentar como emergências clínicas estão listadas na Tabela 223. I.

Tabela 223.I – Emergências manifestando-se com rigidez e/ou espasmos musculares

Etiologia	Síndromes clínicas
Induzidas por drogas	Síndrome neuroléptica maligna
	Síndrome serotonérgica
Infecciosas	Raiva
	Tétano
Metabólica	Hipocalcemia
Hereditárias	Hipertermia maligna
	Hipereplexia
Auto-imune	Síndrome da pessoa rígida
Psiquiátrica	Catatonia

Síndrome neuroléptica maligna (SNM)

É caracterizada por rigidez muscular, disautonomia e alteração do estado de consciência. A rigidez é generalizada e pode ser acompanhada por acinesia. Sintomas disautonômicos incluem: febre, sudorese, taquipnéia, taquicardia e oscilações da pressão arterial. Complicações incluem insuficiência renal (secundária a rabdomiólise) e pneumonia aspirativa (por dificuldade de deglutição). Os sintomas geralmente aparecem durante a primeira semana após a introdução de droga neuroléptica para tratamento de transtorno psicótico ou após aumento da dose. A droga mais comumemente associada à SNM é o haloperidol, mas outras drogas antagonistas do receptor dopaminérgico D2 também podem ser responsáveis. O advento dos neurolépticos atípicos (com mínima atividade em receptores D2) reduziu significativamente a incidência e a intensidade dos sintomas. Fatores de risco incluem sexo masculino, idade adulta, aumento rápido das doses e uso concomitante de lítio.

Diagnóstico

O diagnóstico é feito pela presença dos sintomas característicos em um paciente exposto a droga neuroléptica. Anormalidades laboratoriais são inespecíficas, mas podem auxiliar na prevenção de complicações. Aumento de creatina fosfoquinase (CPK) e a presença de mioglobinúria devem alertar para a possibilidade de complicações renais. O diagnóstico diferencial inclui: catatonia, síndrome serotonérgica, hipertermia maligna e intoxicação por drogas como cocaína e anfetamina.

Tratamento

Pacientes devem ser admitidos em unidade de terapia intensiva e monitorados em relação à função renal. Em casos leves, a suspensão da medicação neuroléptica pode ser suficiente. Em casos mais graves, devem ser administradas drogas agonistas dopaminérgicas (geralmente bromocriptina) e bloqueadoras da liberação de cálcio na membrana sarcoplasmática (dantrolene). A apomorfina de administração subcutânea, outro agonista D2, deve ser considerada quando houver dificuldade de deglutição, mas deve ser precedida pela administração de domperidona, que tem atividade anti-emética. O Algoritmo 223.1 ilustra os principais passos do manuseio do paciente com SNM.

Síndrome serotonérgica

É causada por drogas que aumentam a transmissão serotonérgica. Esse grupo de drogas, que inclui a maior parte dos antidepressivos atualmente utilizados, estão listados na Tabela 223.II.

O quadro clínico da síndrome serotonérgica (SS) pode se confundir com o da SNM e consiste em rigidez muscular, disautonomia e alteração do nível de consciência. Entretanto, sua evolução é mais rápida (em questão de horas) e está associada com convulsões, hiper-reflexia e mioclonias.

Tabela 223.II – Drogas que podem causar síndrome serotonérgica

Atividade farmacológica	Droga
Inibidores da recaptação da serotonina	Fluoxetina, paroxetina, sertralina, venlafaxina, citaloprano, duloxetina, fluvoxamina, imipramina, clomipramina, amitriptilina, cocaína, meperidina
Inibidores do metabolismo da serotonina	Selegilina, antidepressivos, inibidores da MAO
Potenciadores da atividade da serotonina	*Ecstasy*, anfetaminas, cocaína, lítio, eletroconvulsoterapia
Agonistas da serotonina	Triptanos, ergotamina, buspirona

Diagnóstico

O diagnóstico da SS deve ser suspeitado em qualquer paciente em uso de medicamento com atividade serotonérgica que apresente os sintomas característicos. O diagnóstico diferencial inclui a SNM, mas a evolução mais rápida e a presença de crises convulsivas, mioclonias e hiper-reflexia apontam para o diagnóstico de SS. Os achados laboratoriais são inespecíficos e incluem aumento de CPK, leucocitose e aumento de enzimas hepáticas.

Tratamento

Em casos brandos, a suspensão da medicação serotonérgica, monitoração cardiovascular e administração de fluidos são suficientes para a resolução dos sintomas. Em casos mais graves, utilizam-se drogas bloqueadoras da atividade serotonérgica como mostra o Algoritmo 223.2.

Catatonia

É caracterizada pela presença de posturas fixas, geralmente bizarras, que ocorrem no contexto de doenças psiquiátricas, geralmente esquizofrenia. Em sua forma mais grave, chamada catatonia letal, manifesta-se pela alternância entre períodos de rigidez e mutismo com períodos de intensa agitação psicomotora, agressividade, tentativa de suicídio e manifestações autonômicas como febre, taquicardia, sudorese e hipertensão arterial. Eventualmente pode resultar em coma e parada cardiorrespiratória.

Diagnóstico

Embora nos casos mais avançados, a catatonia letal possa se confundir com a SNM, as duas condições ocorrem em contextos diversos. A SNM ocorre após exposição a um neuroléptico, enquanto a catatonia letal é mais freqüente antes do advento dos neurolépticos e manifesta-se com alterações mentais e desorganização do pensamento mais graves.

Tratamento

O método mais eficaz para o tratamento da catatonia letal é a eletroconvulsoterapia. Casos mais leves podem ser controlados com benzodiazepínicos.

DISTÚRBIOS COM PREDOMÍNIO DE PARKINSONISMO

Parkinsonismo é um termo abrangente que designa uma série de doenças com causas diferentes e que têm em comum a presença de sintomas encontrados na doença de Parkinson (tremor de repouso, rigidez muscular, acinesia e alterações posturais). Algumas condições clínicas de emergência podem evoluir com parkinsonismo como uma de suas manifestações. As principais estão listadas na Tabela 223.III.

Síndrome parkinsoniana de início agudo

A maior parte das causas listadas na Tabela 223. III ocorre com manifestações parkinsonianas, muitas vezes intensas,

Tabela 223.III – Emergências manifestando-se com parkinsonismo

Etiologia	Síndromes clínicas
Infecciosas	Encefalite letárgica, outras encefalites
Induzida por drogas	Parkinsonismo-hiperpirexia, anfotericina B, quimioterapia
Vascular	Lesão em núcleos da base e mesencéfalo
Estrutural	Granulomas em núcleos da base e hidrocefalia
Tóxica	MPTP, monóxido de carbono, metanol, organofosforados
Metabólica	Mielinólise pontina central

com início agudo e sintomas que se desenvolvem em poucos dias em um paciente sem história prévia de parkinsonismo. As causas mais freqüentes são vasculares, tóxicas, infecciosas e induzidas por drogas. O tratamento de cada uma dessas condições deve ser dirigido às suas causas específicas.

Síndrome parkinsonismo-hiperpirexia

É causada pela retirada ou redução abrupta de levodopa ou de outras medicações dopaminérgicas em pacientes com doença de Parkinson. Eventualmente, a retirada de drogas não-dopaminérgicas como a amantadina e anticolinérgicos pode causar os mesmos sintomas. Os sintomas são semelhantes aos da SNM e incluem agravamento das manifestações parkinsonianas, rigidez e acinesia intensas e transtornos autonômicos. Embora sua ocorrência seja rara, recomenda-se manusear as doses de medicação antiparkinsoniana com aumentos ou reduções graduais como medida de precaução. O tratamento consiste em se retomar a medicação antiparkinsoniana. Quando o agravamento do quadro clínico impedir a deglutição, a medicação pode ser ministrada através de sonda nasoenteral. Alternativamente, pode-se utilizar a apomorfina 1-5 mg por via sc, precedida pela administração de domperidona.

DISTÚRBIOS COM PREDOMÍNIO DE DISTONIAS

Distonia é o termo usado para descrever um grupo de doenças caracterizado por espasmos musculares involuntários que produzem movimentos e posturas anormais. Pode acometer pequenos grupos musculares (distonias focais), grupos musculares adjacentes (distonia segmentar) ou acometer todo o corpo (distonia generalizada). Embora quase sempre manifeste-se de modo insidioso e lentamente progressivo, em algumas circunstâncias pode evoluir de modo agudo e intenso com morbidade e mortalidade significativas. A Tabela 223.IV mostra as principais condições em emergência que causam distonia.

Distonia aguda induzida por drogas

Reações distônicas agudas são mais freqüentes em pacientes jovens, predominantemente do sexo masculino e

Tabela 223.IV – Emergências manifestando-se com distonia

Etiologia	Síndromes clínicas
Induzida por drogas	Síndrome distônica aguda
Tóxica	Monóxido de carbono, metanol, organofosforado
Degenerativa	Estridor laríngeo (na atrofia multissistêmica)
Infecciosa	Abscesso retrofaríngeo, encefalite
Idiopática	*Status distonicus*

acometem principalmente o segmento craniano. São comuns blefaroespasmo (contração forçada das pálpebras), torcicolo, crises oculógiras (desvio do olhar para cima, associado a opistótono) e distonia laríngea com comprometimento da deglutição e das vias aéreas. Ocorrem horas após a administração de um neuroléptico ou de qualquer droga com atividade bloqueadora do receptor dopaminérgico D2 (como a metoclopramina, p. ex.). O tratamento consiste na retirada da droga responsável e na administração de drogas anticolinérgicas (biperideno, triexifenidila).

Status distonicus

Esse termo tem sido usado para designar o agravamento rápido dos sintomas distônicos em pacientes portadores de distonia primária segmentar ou generalizada. É uma condição rara e pode ser precipitada por mudanças abruptas da medicação, intercorrências clínicas ou sem causa aparente. Dependendo de sua gravidade, é potencialmente fatal e acomete vias aéreas, deglutição e pode causar rabdomiólise com insuficiência renal. A evolução é variável, com possibilidade de remissão espontânea para o quadro de base, mas em casos extremos pode ser fatal. A resposta terapêutica é limitada, sendo que vários grupos de drogas já foram utilizados com resultados variáveis: benzodiazepínicos, anticolinérgicos, bloqueadores dopaminérgicos, antiepilépticos, entre outros. A tríplice combinação de um bloqueador dopaminérgico, um depletor dopaminérgico (tetrabenazina) e um anticolinérgico parece ser eficaz em alguns casos. Administração intratecal de baclofeno e neurocirurgia funcional ablativa (talamotomia, palidotomia) são estratégias a serem consideradas nos casos refratários.

Estridor laríngeo

Uma das formas mais comuns de parkinsonismo atípico é a atrofia de múltiplos sistemas. Difere da doença de Parkinson em várias características: resposta limitada à levodopa, acometimento bilateral desde o início, alterações precoces da postura e do equilíbrio e alterações autonômicas. Uma das formas de atrofia de múltiplos sistemas, denominada forma P (de parkinsonismo), correspondente à antiga denominação de degeneração estriatonigral, evolui com estridor laríngeo causado pelo comprometimento da adução das pregas vocais. Ocorre inicialmente à noite, mas, à medida que a condição se agrava, pode se estender para o período diurno. A respiração torna-se ruidosa e pode ser acompanhada de rouquidão, disfagia e insuficiência respiratória obstrutiva. É condição potencialmente fatal e freqüentemente associada com morte súbita. O diagnóstico é clínico, mas a laringoscopia confirma o diagnóstico através da visualização das pregas vocais. O tratamento é feito através de aparelho de pressão aérea positiva com máscara nasofacial (CPAP), que pode ser utilizado de modo intermitente de acordo com a intensidade dos sintomas. Em casos mais graves, a traqueostomia constitui recurso eficaz e definitivo.

DISTÚRBIOS COM PREDOMÍNIO DE CORÉIA

Coréia é o termo usado para definir condições caracterizadas por movimentos involuntários anormais serpiginosos, semelhantes a uma dança, predominantemente distais e com caráter aleatório (não previsíveis ou repetitivos). Quando os movimentos são mais amplos e proximais, são denominados de balismo. As principais condições clínicas que podem evoluir com coréia em situações de emergência estão listadas na Tabela 223.V.

Tabela 223.V – Emergências manifestando-se com coréia

Etiologia	Síndromes clínicas
Induzida por drogas	Discinesias induzidas por levodopa
Degenerativa	Doença de Huntington
Auto-imune	Coréia de Sydenham, lúpus, doença de Hashimoto
Vascular	Lesão em núcleo subtalâmico (hemicoréia, hemibalismo)
Infecciosa	Encefalite

Discinesias induzidas por levodopa

Uma das ocorrências mais comuns durante a evolução da doença de Parkinson é o aparecimento de movimentos involuntários anormais do tipo coreiforme associados ao uso da levodopa ou de outros agonistas da dopamina. O início é discreto, mas com o passar do tempo os movimentos podem tornar-se mais intensos a ponto de dominar o quadro clínico. Nas fases mais avançadas, ocorre o fenômeno *on-off*, caracterizado pela alternância entre períodos de acinesia (com predomínio de sintomas parkinsonianos) e de hipercinesias (com predomínio de coréia). Discinesias induzidas pela levodopa e o fenômeno *on-off* são manifestações comuns no curso da doença de Parkinson. Entretanto, em determinadas condições, a intensidade das discinesias pode causar exaustão muscular, rabdomiólise e desidratação. O tratamento consiste na redução da medicação antiparkinsoniana, redução das doses individuais com aumento da freqüência das doses e a introdução de amantadina 100 mg VO em duas ou três doses diárias. Benzodiazepínicos podem ser úteis quando há influência do estado emocional no aparecimento das discinesias.

Coréias agudas

Outras condições que cursam com coréia podem, em determinadas situações, manifestar-se de modo dramático e causar comprometimento importante da atividade motora. Eventualmente, podem causar exaustão muscular com todas as conseqüências conhecidas e, não raramente, podem ocasionar lesões traumáticas por choque dos membros em objetos rígidos, ou mesmo por quedas. Drogas utilizadas no tratamento incluem a combinação de um neuroléptico (haloperidol, pimozida) com um benzodiazepínico (diazepam, clonazepam).

Tabela 223.VI – Emergências manifestando-se com mioclonias

Fisiopatologia	Etiologia e síndromes clínicas
Induzida por drogas	Inibidores da recaptação da serotonina Antidepressivos tricíclicos
	Opiáceos
	Lítio
	Imipenem, cefuroxima
Vascular	Isquemia do tronco cerebral/tálamo
Infecciosa	Encefalite focal
Lesões focais (hematoma subdural, trombose venosa cortical)	Epilepsia parcial contínua

DISTÚRBIOS COM PREDOMÍNIO DE MIOCLONIAS

Mioclonias são abalos rápidos e abruptos causados por contrações musculares involuntárias que podem acometer um ou vários grupos de músculos. O termo mioclonia negativa ou asterixe refere-se aos abalos musculares decorrentes da perda súbita do tono muscular que ocorre em condições específicas. As principais causas de mioclonias estão listadas na Tabela 223.VI.

A ocorrência de mioclonias e asterixe é comum em pacientes em terapia intensiva, particularmente em casos de encefalopatia hepática, urêmica e pós-anóxica. Mioclonias induzidas por drogas antidepressivas geralmente ocorrem como parte das manifestações da síndrome serotonérgica. Pacientes com neoplasia em uso crônico de opiáceos podem manifestar mioclonia que responde ao naloxona.

Algoritmo 223.1 – Tratamento da SNM

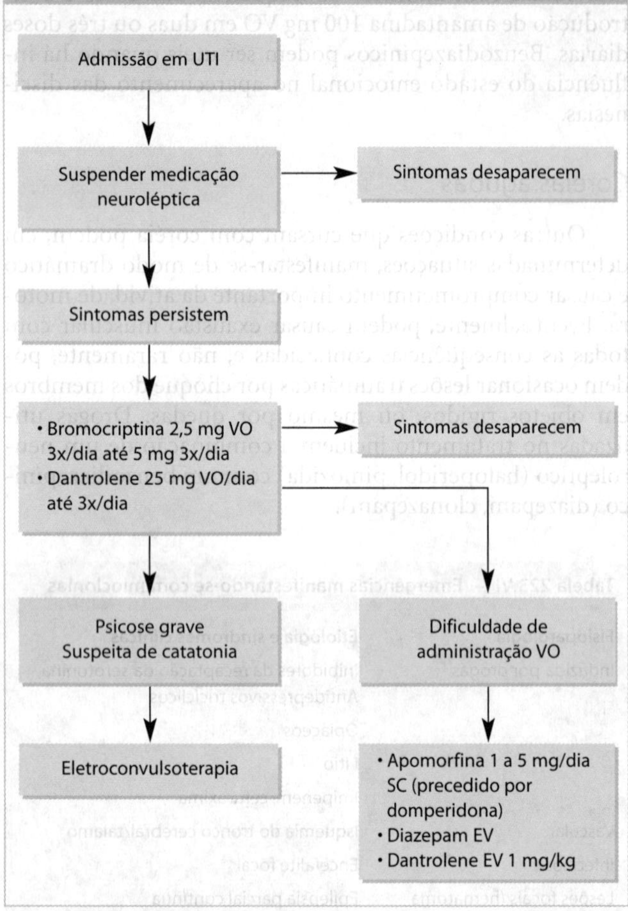

Algoritmo 223.2 – Tratamento da síndrome serotonérgica

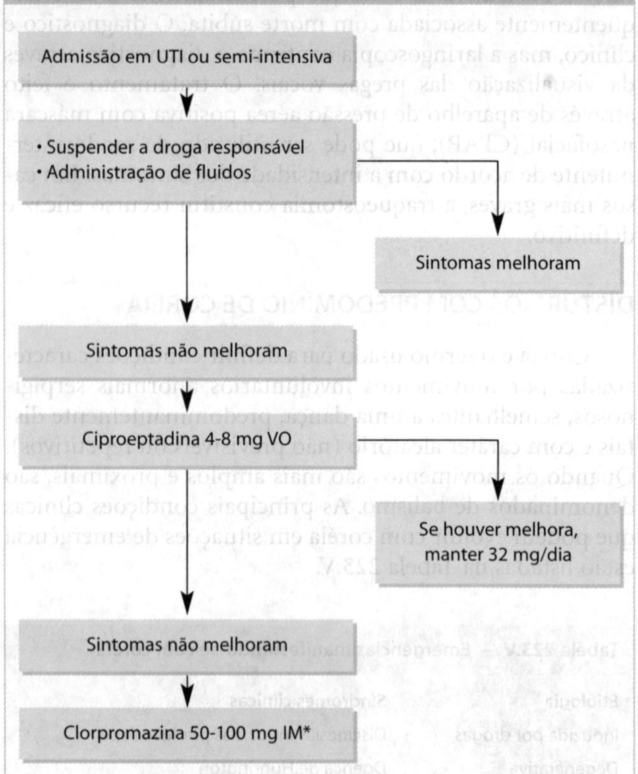

*O uso de clorpromazina ou de qualquer outra droga neuroléptica deve ser feito apenas após exclusão de SNM como diagnóstico diferencial.

LEITURA ADICIONAL

1. Fahn S, Frucht S. Movement disorders emergency. American Academy of Neurology, 54th Annual Meeting, 2002. Syllabus; 2002.
2. Wang HC, Hsieh Y. Treatment of neuroleptic malignant syndrome with subcutaneous apomorphine monotherapy. Mov Disord 2001; 16: 765-7.
3. Bodner RA, Lynch T, Lewis L, Kahn D. Serotonin syndrome. Neurology 1995; 45: 219-23.
4. Gordon PH, Frucht SJ. Neuroleptic malignant syndrome in advanced Parkinson´s disease. Mov Disord 2001; 16: 960-2.
5. Van Harten PN, Hoeck HW, Kahn RS. Acute dystonia induced by drug treatment. BMJ 1993; 319: 623-6.
6. Marsden CD, Marion MH, Quinn N. The treatment of severe dystonia in children and adults. J Neurol Neurosurg Psychiatry 1984; 47: 1166-73.
7. Manji H, Howard RS, Miller DH, et al. Status dystonicus: the syndrome and its management. Brain 1998; 121: 243-352.
8. Kipps CM, Fung VSC, Rattan-Smith P, et al. Movement disorders emergency. Mov Disord 2005; 20: 322-34.
9. Frucht SM. Movement disorders emergencies. American Academy of Neurology, 55th Annual Meeting, 2003. Syllabus; 2003.
10. Watts R, Koller WC. Movement Disorders. New York: McGraw-Hill; 1997.

Distúrbios da Marcha

CAPÍTULO

224

Fernanda Martins Maia

TÓPICOS IMPORTANTES

- Os distúrbios da marcha são freqüentemente presentes na prática clínica podendo ter diversas etiologias.
- No exame neurológico, todos os sistemas envolvidos na marcha devem ser examinados com detalhes: equilíbrio, motricidade, coordenação, sensibilidade, sistemas visual e vestibular.
- As alterações da marcha são mais encontradas em idosos, sendo as alterações decorrentes da idade as mais comuns, ocorrendo diminuição da velocidade de locomoção e redução da amplitude do passo.
- A marcha ceifante é mais comumente encontrada em déficits piramidais.
- A marcha em tesoura é mais freqüentemente encontrada em lesões medulares, porém lesões supratentoriais também fazem parte do diagnóstico diferencial.
- A marcha parkinsoniana pode ser encontrada em casos de doença de Parkinson idiopática, nos parkinsonismos atípicos e em quadros de parkinsonismo secundário.
- A marcha histérica tem como características principais a presença de alteração do padrão da marcha quando se aplicam manobras distratórias e incongruências entre os achados do exame neurológico e a movimentação durante a marcha.
- A investigação da marcha depende do padrão apresentado e o tratamento, além de envolver o tratamento da causa de base, geralmente exige uma abordagem multidisciplinar para reabilitação do paciente.

INTRODUÇÃO E DEFINIÇÕES

A marcha constitui a parte do exame neurológico que resume várias de suas etapas, pois, para sua execução, são necessárias a integridade e a integração dos sistemas motor, proprioceptivo, visual e vestibular. Portanto, a marcha é o modo de locomoção e necessita de um padrão de integração entre a postura, o equilíbrio e a movimentação rítmica do corpo.

Distúrbios da marcha são alterações que ocorrem nas fases do "ciclo" da marcha, sendo este definido como o tempo entre o primeiro toque calcanhar-superfície de um pé, até o próximo toque com esta mesma extremidade. Com isso, podem ocorrer déficits de execução nessas etapas que envolvem desde o tamanho do passo, sua ritmicidade, sua base, até alterações que envolvem unicamente sua iniciação ou a postura dos demais segmentos durante sua execução.

ETIOLOGIA E FISIOPATOLOGIA

Para a execução da marcha, dois sistemas principais são envolvidos: vias de controle suprassegmentar que vão comandar a direção, a motivação a depender do objetivo do indivíduo e as vias de controle descendentes, as quais são responsáveis pelos impulsos que acabaram por estimular as estruturas responsáveis pela execução da marcha. Essas estruturas de controle suprasegmentar abrangem tanto estruturas corticais como estruturas localizadas no diencéfalo, mesencéfalo e formação reticular, sendo que alterações em qualquer dessas estruturas, assim como de estruturas das vias descendente, como os reflexos medulares de locomoção ou nervos, músculos e estruturas ósseas, podem causar alterações da marcha.

As etiologias dos distúrbios da marcha estão descritas na Tabela 224.I.

ACHADOS CLÍNICOS

História clínica

Diversos dados da identificação e da história do paciente podem ajudar na elaboração do diagnóstico final:

- Idade: alterações da marcha encontradas em idosos podem ser secundárias ao envelhecimento normal, a alterações ortopédicas, neurológicas ou de outra natureza. Pacientes jovens com dificuldade para deambular geralmente apresentam distúrbios da marcha secundários a uma patologia de base, porém neste grupo também é relativamente freqüente a marcha histérica.
- Modo de instalação e padrão de evolução: alterações com início súbito, que se mantiveram desde a instalação, sugerem uma etiologia vascular ou desmielinizante, enquanto alterações de marcha que se instalaram progressivamente sugerem doenças neurodegenerativas ou neoplásicas. Quanto ao padrão de evolução, alguns distúrbios da marcha ocorrem de forma paroxística, com remissão espontânea após minutos a horas, não sendo mais detectados ao exame neurológico, podendo apresentar ainda fatores de exacerbação e melhora que são característicos de determinadas doenças, por exemplo no paciente com miastenia gravis, que vai apresentar piora da marcha principalmente no final do dia.

Tabela 224.I – Tipos de marchas e suas etiologias prováveis

Grupo de marcha	Tipos de marcha	Etiologias prováveis
Paréticas	Ceifante	Acidente vascular encefálico isquêmico ou hemorrágico. Tumores de sistema nervoso central. Esclerose múltipla, encefalomielite desmielinizante aguda (ADEM), angeíte primária de sistema nervoso central, neurotoxoplasmose, neurotuberculose, leucoencefalopatia progressiva multifocal.
	"Em tesoura"	Esclerose múltipla, mielites virais, mielites inflamatórias, infarto medular, HTLV, CMV, espondilose cervical com mielopatia, déficit de B12, compressão tumoral extra ou intramedular.
	Anserina ou miopática	Distrofia muscular, miastenia gravis, Eaton-Lambert, mielomeningocele lombossacral, miopatias inflamatórias, infecciosas ou congênitas. Displasia congênita de quadril.
	Fibular ou escarvante	Guillain-Barré, hanseníase, radiculopatia compressiva lombossacra, neuropatia inflamatória, compressiva ou traumática de fibular, poliomielite, cauda eqüina, porfiria.
	Femoral	Neuropatias inflamatórias, infecciosas ou compressivas de femoral. Radiculopatia lombar alta.
Atáxicas	Ataxia sensitiva	Déficit de B12, polineuropatia (por exemplo, diabética, por disfunção tirioidiana, Guillain-Barré), polirradiculoneuropatias.
	Ataxia cerebelar	Infarto de cerebelo ou vias cerebelares, ataxias espinocerebelares, tumores de cerebelo, esclerose múltipla, doença de Wernicke.
	Ataxia vestibular	Neurinoma do acústico, vertigem posicional paroxística benigna, neuronite vestibular, infarto de núcleos vestibulares, tumores comprimindo vias vestibulares.
Rígido-acinéticas	Parkinsoniana	Doença de Parkinson, atrofia de múltiplos sistemas, paralisia supranuclear progressiva, degeneração corticobasal, parkinsonismo induzido por drogas, doença de Wilson.
	Pequenos passos	Envenenamento por monóxido de carbono, intoxicação por manganês, por drogas (fenotiazinas, metoclopramida), hidrocefalia de pressão normal.
Hipercinéticas	Distônica	Distonia generalizada primária, distonia induzida por drogas (neurolépticos, metoclopramida), doença de Wilson.
	Mioclônica	Panencefalite esclerosante subaguda, DCJ.
	Coréica	Sydeham, Huntington, Wilson.
Mistas	Atáxica - espástica	Esclerose múltipla, múltiplos infartos, angeíte de sistema nervoso, neoplasias com múltiplas lesões.
Outros tipos	Apraxia de marcha	Hidrocefalia de pressão normal, doenças degenerativas do lobo frontal (por exemplo, demência frontotemporal).
	Marcha antálgica	Artrites, tendinites, causalgia, neuroma.
	Histérica	Distúrbio somatoforme.

- Membros acometidos: em neurologia, o diagnóstico etiológico está entrelaçado com o diagnóstico topográfico, sendo essencial a detecção de outros membros acometidos. Pacientes com alteração de marcha secundária ao acometimento de apenas uma extremidade podem apresentar lesão localizada desde os níveis corticais até os nervos periféricos.
- Sintomas associados: queixas sistêmicas, como perda de peso, astenia e aparecimento de lesões cutâneas, podem indicar patologias de fundo sistêmico, como lúpus eritematoso sistêmico e poliarterite nodosa.
- História patológica pregressa: pacientes com patologias mais freqüentes, como doenças cardiovasculares, têm risco aumentado para doenças cerebrovasculares, enquanto aqueles com antecedente de infecção estreptocócica podem ter, como parte da febre reumática, marcha coréica.
- História familiar: pacientes com história familiar positiva para doenças neurodegenerativas, como as ataxias espinocerebelares, têm seu diagnóstico mais facilmente elaborado.
- Hábitos: na investigação, é essencial o questionamento sobre abuso de drogas, incluindo o álcool. Uma das causas mais freqüentes de alterações de marcha no departamento de emergência seriam as intoxicações alcoólicas, as quais, em algumas vezes, necessitam de medidas de intervenção com urgência.

Exames físico e neurológico

O exame físico pode detectar alterações indicativas de doença sistêmica com repercussão neurológica. É importante lembrar que pacientes com suspeita de doença cerebrovascular devem ter todos os pulsos avaliados e é preciso sempre lembrar de auscultar coração, carótidas, órbitas e artérias vertebrais a procura de sopros sugestivos de fístulas ou estenoses. Pacientes com quadros de mononeuropatia simples ou múltipla devem ser submetidos à palpação cuidadosa dos nervos periféricos e pesquisa de manchas hipocrômicas para descartar hanseníase, além da pesquisa cuidadosa de outras lesões de pele que podem estar presentes em doenças autoimunes.

O exame neurológico deve ser abranger a pesquisa da força muscular, reflexos osteotendíneos, sensibilidade, nervos cranianos e provas mais específicas para o equilíbrio, as quais detalhamos abaixo:

- Exame do equilíbrio estático: o paciente é colocado em posição bípede, com os pés paralelos, olhando para a frente. Aqui, observamos a distância entre os maléolos mediais assumida pelo paciente, para definir se o paciente apresenta ou não um alargamento de base. Podemos, ainda nesta etapa, pesquisar o sinal de Romberg, solicitando ao paciente que feche os olhos. Quando presente, o paciente apresenta tendência à queda importante pouco tempo após a oclusão ocular, indicando provável alteração na sensibilidade proprioceptiva. Podemos ainda pesquisar com manobras para detectar eventuais alargamentos de base que não são vistos na posição primária, pedindo para o paciente colocar sucessivamente um dos pés imediatamente atrás do calcanhar do outro pé ou ainda pesquisar déficits de força pedindo para ficar em um pé só, na ponta dos pés ou com apoio somente em calcanhares. Outros dados importantes observados durante o exame do equilíbrio estático são a postura do paciente e a ocorrência de alguma posição anômala de alguma extremidade.
- Exame do equilíbrio dinâmico: é o exame da marcha propriamente dito. Observa-se inicialmente a postura do paciente, a velocidade e a amplitude do passos, o padrão dos passos em relação ao tempo da marcha (início, meio e fim), a presença de movimentos involuntários associados e fatores que facilitam ou prejudicam a marcha, estando o paciente em ambiente espaçoso, sem obstáculos importantes, sem calçados e com os membros inferiores expostos pelo menos acima dos joelhos. Observa-se o paciente caminhar da forma como caminha habitualmente, depois de olhos fechados, com um pé atrás do outro (marcha tandem), na ponta dos pés, nos calcanhares e para trás.

Ao observarmos a marcha de um paciente, podemos caracterizar seis grandes grupos:

1. Marchas paréticas.
2. Marchas atáxicas.
3. Marchas rígido-acinéticas.
4. Hipercinéticas.
5. Mistas.
6. Outros.

As marchas paréticas envolvem o déficit de força de algum membro envolvido. Neste grupo, incluímos:

- Marcha ceifante: caracteriza-se por paresia e espasticidade de um dos membros inferiores. Em lesões piramidais acometendo também o membro superior, este assume postura em flexão. Durante a locomoção, o paciente tende a inclinar o corpo em direção ao lado oposto, enquanto eleva o membro parético, deslocando-o para o lado e para a frente, até reassumir a base original, desenhando, desta forma, um semicírculo com o membro parético. Para locomover o membro, o paciente tenta passar o menor tempo possível com a base sobre o membro parético, tornando os passos bem assimétricos e reduzindo globalmente a velocidade da marcha.
- Marcha da paraparesia espástica ou marcha "em tesoura": o paciente tende a manter o membro inferior espástico, com hiperextensão do joelho, durante a locomoção, necessitando jogar o corpo para o lado contralateral ao mesmo tempo em que a perna se move lateralmente e para a frente, na tentativa de manter o centro de equilíbrio. Perto da finalização do passo, devido à espasticidade, o membro acaba por cruzar a linha média. Como isso se repete com o membro contralateral, as pernas acabam por mimetizar um movimento semelhante ao da tesoura.
- Marcha escarvante: presente em patologias que afetam o nervo fibular ou sua raiz nervosa, o paciente apresenta o pé eqüino ou "pé caído". Por isso, ao elevar a coxa do membro afetado, o paciente o faz de forma exagerada, como se evitasse que o hálux tivesse contato com o chão. Muitas vezes, o membro parético pode ter o primeiro contato com a superfície com a região anterior do pé, podendo o paciente fazer um movimento de extensão exagerada do joelho, na tentativa de o calcanhar tocar o chão antes do hálux.
- Marcha anserina: geralmente presente nas miopatias, a marcha anserina caracteriza-se por uma necessidade de utilizar a musculatura proximal do quadril para a locomoção das pernas. Para isso, o paciente eleva o lado do quadril que vai movimentar, tendendo a deslocar a parte superior do tronco para este lado, conseguindo, desta forma, retirar o pé da superfície. Para movimentar a perna, o paciente a joga para a frente, com um movimento rotacional, em báscula, do quadril. Este movimento se repete dos dois lados, podendo ser assimétrico, a depender do déficit motor. Um achado bem característico nestes pacientes é a presença do sinal de Gowers – para o paciente sair da posição sentado no chão para a posição ortostática, ele tende a escalar o próprio corpo, de forma ascendente, até conseguir ficar em pé.
- Marchas de paresias de nervo específico, como a paresia do nervo femoral em que o paciente se queixa de dificuldade de dobrar a coxa, sendo mais evidente ao subir degraus.

A ataxia da marcha pode ser definida como a incoordenação entre os movimentos envolvidos na execução dos passos, uma vez excluídos déficits de força. Dentre marchas atáxicas, as principais são:

- Marcha da ataxia sensitiva: o paciente se queixa de piora para andar caracteristicamente ao entrar em ambientes escuros ou à noite. Quando parado, o paciente pode ter base alargada, podendo ainda cair ao solo ao fechar os olhos, ainda que parado (sinal de Romberg). Durante a marcha, pode manter a base alargada, mantendo, freqüentemente, o olhar fixo no solo. Ao fechar os olhos, observa-se piora importante, podendo ocorrer quedas.

- Marcha ebriosa ou da ataxia cerebelar: a queixa mais freqüente é de desequilíbrio, referindo andar como "bêbado". Observa-se uma base alargada ao ficar parado. Ao andar, o paciente mantém os pés afastados, com passos de pequena amplitude, e desvio multidirecional, muitas vezes tentando se apoiar em objetos adjacentes. Pode ocorrer piora discreta ao fechar os olhos; desvios constantes para um lado ou quedas com lado preferencial podem sugerir leões cerebelares hemisféricas unilaterais.
- Marcha da ataxia vestibular: o paciente apresenta base um pouco alargada, chamando atenção o desvio da marcha para o lado afetado. Para confirmar, pode-se pedir para o paciente fechar os olhos e simular uma "marcha de soldado", elevando bem os joelhos a cada passo, porém sem sair do seu lugar (prova de Fukuda). No paciente com ataxia vestibular, ocorre um desvio maior que 30º para o lado da lesão.

Marchas rígido-acinéticas se definem pela presença de lentificação difusa dos movimentos, associada à presença de sinais de rigidez como o sinal da "roda denteada". Destas marchas, destacamos:

- Marcha parkinsoniana: o paciente mantém um postura encurvada, associada a pobreza de mímica facial e diminuição do balanço passivo dos braços, podendo apresentar tremor, geralmente assimétrico. O paciente tem passos de pequena amplitude, o que se acentua ao tentar dar meia-volta ou em ambientes com muitos obstáculos. É importante ressaltar que a base desses pacientes não é alargada. Pode ocorrer ainda certa hesitação para iniciar a marcha, além dos fenômenos de *freezing* (parada súbita da marcha) e festinação (aceleração da marcha com passos de amplitude pequena e tendência à queda para a frente).
- Marcha em pequenos passos: geralmente se inicia, por dificuldade de fazer retornos, apresentando ainda dificuldade de se levantar quando sentado, queixa de desequilíbrio, com metade dos pacientes apresentando base alargada, passos de pequena amplitude, com velocidade lenta.

Quanto às marchas hipercinéticas, são caracterizadas pela presença de movimentos involuntários dos mais variados, sendo pouco comuns e associadas a patologias neurológicas mais específicas. Dentre elas temos:

- Marchas distônicas: costumam ser marchas de aparência bizarra, cuja característica comum é a flexão exagerada do quadril ao caminhar e, em alguns casos, observa-se o desaparecimento dos movimentos ao andar para trás.
- Marcha coréica: ocorre na presença de coréia, que são movimentos bruscos, erráticos, migratórios, que se acentuam ao andar.
- Marcha mioclônica: ocorre presença de mioclonias durante a marcha, que são movimentos súbitos, mimetizando "choques" transitórios, ocorrendo em um segmento ou de forma generalizada.

As marchas mistas são combinações diversas das marchas descritas anteriormente. A mais comum dessas combinações é a marcha atáxica-espástica, por envolvimento das vias motoras (corticoespinais) e sensitivas (proprioceptivas).

Algumas marchas não se encaixam nos grupos descritos:

- Marcha do idoso: algumas alterações da marcha podem estar presentes em indivíduos idosos sem qualquer patologia subjacente que justifique os achados. Geralmente ocorrem diminuição da velocidade de locomoção, redução da amplitude do passo e maior dificuldade para ultrapassar obstáculos.
- Marcha cautelosa: semelhante à marcha do idoso, porém com características que lembram uma "autoproteção". O indivíduo tem a marcha mais lenta, assumindo uma postura em semiflexão da cabeça, com a base discretamente alargada. Durante os passos, permanece maior tempo durante a fase do passo no qual apresenta os dois pés no chão, demorando o menor tempo possível na fase com base em um pé só, apresentando ainda uma menor elevação do calcanhar durante o passo.
- Apraxia de marcha: nesta, o achado marcante é a presença de dificuldade para iniciar a marcha. Em casos mais graves, o paciente chega a cair para a frente, não conseguindo dar o primeiro passo.
- Marcha antálgica: durante a execução dos passos, o paciente tende a permanecer o maior tempo possível na posição que desencadeia a menor quantidade de dor, podendo assumir posturas que se mantêm durante a marcha, como a presença de hiperextensão da perna na presença de dor em joelho.
- Alterações de marcha por deformidades esqueléticas ou doença articular: pacientes com alterações ortopédicas podem exibir alterações das mais variadas a depender do quadro de base. Por exemplo, pacientes com doença em articulação coxofemoral tendem a apresentar encurtamento do membro afetado, com posição preferencial em abdução do joelho, apresentando aumento do tempo de apoio no membro acometido.
- Marcha histérica: alguns dados podem ajudar a confirmar essa suspeita: a presença de incongruência entre a marcha e achados em outras manobras do exame (paciente com dificuldade para mover uma das pernas, porém com força, reflexos, coordenação e sensibilidade normais e sem alterações ortopédicas que justifiquem o déficit). Pode-se observar ainda a presença de melhora da marcha com manobras distratórias, como andar falando os meses do ano em ordem inversa. Vale lembrar que este diagnóstico só poderá ser atribuído uma vez descartadas outras patologias.

EXAMES COMPLEMENTARES

A indicação de exames complementares em pacientes com alterações de marcha é muito variada e depende da suspeita clínica. No pronto-socorro, exames gerais são úteis para confirmar causas que, tratadas rapidamente, poderiam reverter o déficit. Abaixo, listamos sugestões de exames a serem pedidos. Vale ressaltar que os exames aqui citados não são mandatórios em todos os casos, devendo ser solicitados a depender da hipótese diagnóstica.

Exames gerais são usados para excluir causas metabólicas ou doenças sistêmicas que estejam se expressando com manifestação neurológica:

- Hemograma: a anemia megaloblástica pode ser a causa de marcha talonante ou até parética. Infecções sistêmicas também podem causar alterações da marcha por redução do nível de consciência, podendo ocasionar marchas mistas, de difícil caracterização.
- Glicemia, função renal e hepática: pacientes com tais alterações podem mimetizar diversos tipos de marcha, uma vez que distúrbios nestas áreas poderão mimetizar sinais neurológicos localizatórios ou até mesmo ser o diagnóstico etiológico primário, como pacientes com diabetes podem apresentar quadro de mononeurite múltipla, tendo como achado a marcha escarvante.
- Eletrólitos (incluindo potássio e cálcio iônico): relacionados com alterações paroxísticas do funcionamento muscular, alterações nestes eletrólitos podem ser a causa de marcha anserina paroxísticas, por exemplo, encontrada em quadros de paralisias periódicas.
- Coagulograma: útil em casos específicos, servindo mais para esclarecer a etiologia de doença cerebrovascular, como alterações de tempo de protrombina encontrados, por exemplo, em pacientes hepatopatas ou com excesso de anticoagulantes na vigência de hematoma intraparenquimatoso; ou alargamento do tempo de protrombina encontrado em mulheres jovens com síndrome de anticorpo fosfolípede e AVC isquêmico.
- VHS, PCR, FAN, FR e ANCA: também indicados em casos específicos e úteis para apontar doença sistêmica com manifestação neurológica que pode incluir desde acometimento isolado de sistema nervoso central ou periférico, até acometimento de ambos simultaneamente, dando as mais diversas alterações de marcha. Como exemplo, podemos citar pacientes que têm acometimento de nervo fibular secundário a vasculite sistêmica (lupus, poliarterite nodosa) que poderão apresentar elevações de VHS, PCR e marcadores específicos.
- Sorologia para HIV, hepatite B, hepatite C e sífilis: nessas doenças infecciosas, o acometimento de sistema nervoso pode ser feito diretamente pelo agente causal, ou, como ocorre na infecção por HIV, de forma secundária, por agentes oportunistas. Não há marcha típica para estas patologias, pois são mimetizadoras de várias doenças, porém, em casos de marcha talonante, é de extrema importância se excluir como fator causal a sífilis, uma vez que esta já foi uma das principais causas deste tipo de marcha em nosso meio.

Exames específicos são voltados para o acometimento do sistema nervoso. Devem ter sua indicação feita de forma criteriosa, pois nem sempre o que é achado justifica a marcha do paciente, como pacientes com marcha anserina não podem ter seu déficit justificado por um meningeoma comprimindo um dos hemisférios cerebrais.

- Tomografia computadorizada: a indicação da tomografia se dá no âmbito do pronto-socorro, onde um diagnóstico mais rápido deve ser feito para intervenção precoce e exames como a ressonância magnética não estão disponíveis. Por exemplo, alguns achados em pacientes com marcha parética ceifante seriam: áreas de hipoatenuação em territórios vasculares, correspondendo a AVC isquêmico; áreas de edema e lesão central com captação de contraste, correspondendo a neoplasias; áreas de hiperatenuação correspondendo a hematomas intraparenquimatosos ou calcificações encontradas em alguns tumores.
- Ressonância magnética: por sua maior definição, a ressonância pode confirmar os achados vistos na tomografia, como também pode deixar evidentes lesões não vistas previamente. No pronto-socorro, apesar de disponível somente em hospitais com mais recursos, deve ser feita sua indicação em casos especiais. É o caso de pacientes com marcha ceifante ou marcha em tesoura atribuída a esclerose múltipla, cujas lesões se apresentam como hiposinal em T1 e hipersinal em T2 e FLAIR. Outra indicação seria em pacientes com alteração de marcha atribuída a paraparesia crural, com achados de liberação piramidal no exame neurológico e queixas vesicais, caracterizando uma síndrome medular. Nestes pacientes, a ressonância será capaz de identificar lesões compressivas ou de outra natureza acometendo a medula, muitas vezes sendo essencial para indicação de intervenção cirúrgica, como em casos atribuídos a tumores ou fragmentos ósseos comprimindo a medula espinhal.
- Líquor cefalorraquidiano: em se tratando de distúrbios da marcha, o liquor é útil para esclarecer se há acometimento infeccioso, inflamatório ou tumoral. Como exemplo, podemos citar o paciente com marcha parética atribuída a déficit de força em membros inferiores, de instalação há poucas semanas, associados a hiporreflexia no exame neurológico. Neste caso, a coleta de liquor irá confirmar a hipótese de doença de Güillain-Barré, tendo como achado a dissociação protéico-citológica, na qual ocorre um aumento de proteína na vigência de celularidade normal.
- Exames neurofisiológicos como eletroneuromiografia e eletroencefalograma devem ser indicados no pronto socorro somente em casos bem restritos, em que a espera pela investigação ambulatorial poderá ser prejudicial ao paciente. É o caso de pacientes com marcha parética por acometimento de nervos específicos em que o exame de eletroneuromiografia poderá definir se há acometimento tipo mononeurite múltipla, sendo indicado pulsoterapia a depender da etiologia.
- Outros exames com biópsia de nervo periférico ou biópsia de músculo deverão ser indicados somente após extensa investigação etiológica, não sendo apropriados na abordagem feita no pronto-socorro.

DIAGNÓSTICO DIFERENCIAL

- O tempo de instalação dos distúrbios da marcha é muito importante – alterações súbitas sugerem etiologia vascular e alterações progressivas favorecem hipóteses de doenças degenerativas ou tumorais, apesar dessa regra não ser válida para todos os casos.
- Quadros demenciais, movimentos involuntários ou outros achados de exame neurológico e físico, ocorrendo em concomitância com as alterações de marcha, devem ser valorizados, pois facilitam o diagnóstico diferencial.
- Os principais diagnósticos diferenciais são descritos na Tabela 224.II.

TRATAMENTO

O tratamento do distúrbio da marcha está diretamente ligado à sua causa, sendo que tratamentos mais específicos serão detalhados em capítulos apropriados. De maneira geral, podemos definir em duas etapas:

- Abordagem inicial: no pronto-socorro, pacientes com marcha ebriosa subaguda devem receber tiamina na ausência de suspeita de lesão cerebrovascular ou tumoral. Pacientes com marchas paréticas, cujo déficit motor se instalou a menos de 3 horas, sendo quadro sugestivo de acidente vascular encefálico isquêmico, com tomografia sem alterações

Tabela 224.II – Diagnóstico diferencial

TIPO DE MARCHA	ETIOLOGIAS	ACHADOS DE EXAME
Marcha ceifante	Acidente vascular encefálico	TC – lesão hipoatenuante no território vascular acometido. RM – lesão com hipossinal em T1, hipersinal no T2 e FLAIR no território correspondente, hipersinal na seqüência de difusão.
	Hematoma intraparenquimatoso	TC – lesão hiperatenuante em local do parênquima correspondente à lesão. RM – lesão com hipersinal em T1 e hipossinal na seqüência de gradiente echo.
	Esclerose múltipla	RM – lesões com hipersinal em T2 e FLAIR, sem correspodente vascular. LCR – pode ter bandas oligoglonais. Pleocitose discreta.
	Tumores	TC e RM – lesão com captação de contraste e edema adjacente.
Marcha "em tesoura"	Esclerose múltipla e mielites	RM – lesão com hipersinal em T2. LCR – pleocitose, aumento de proteínas, com possível elevação da gamaglobulina.
	Tumores	TC ou RM – lesão com captação de contraste e edema adjacente intramedular ou exercendo compressão sobre a medula.
	Fraturas	TC – presença de fragmento ósseo no canal. RM – hipersinal em T2 no local de sofrimento medular.
Marcha parética por lesão periférica	Guillain-Barré	ENMG – polineuropatia desmielinizante de predomínio distal. LCR – celularidade normal. Aumento de proteínas.
	Polineuropatia por DM	ENMG – diversos padrões. Mais comum: polineuropatia desmielinizante sensitiva distal.
	Mononeurite múltipla por vasculites ou polirradiculoneuropatias	ENMG – acometimento assimétrico com padrão axonal. LCR – pleocitose discreta com aumento de proteína. Sistêmicos – aumento de VHS e PCR. Marcadores específicos a depender do caso.
Marcha rígido-acinética	Parkinson	RM e demais exames – normais.
	Hidrocefalia de pressão normal	TC – aumento de ventrículos. RM – em seqüências especiais, pode mostrar alteração de fluxo no aqueduto, além de aumento dos ventrículos.
	Wilson	Presença de anel de Kayser-Fleischer no exame físico. RM – Hipossinal em estriato e hipersinal em substância negra em T2. Exames gerais – redução da ceruloplasmina e aumento do cobre urinário.
Marcha ebriosa	Acidente vascular encefálico	TC e RM – lesões vasculares em território de artérias cerebelares ou em vias cerebelares.
	Tumores	TC e RM – lesões com captação e edema em cerebelo.
	Degeneração cerebelar	TC e RM – atrofia cerebelar.
Marcha talonante	Deficiência de B12	Hemograma – aumento do VCM. Dosagem de B12 – abaixo dos níveis normais. Em alguns casos pode até vir normal. ENMG – Normal ou lesão desmielinizante.
	Sífilis	VDRL e FTAbs – positivos no sangue e no líquor. LCR – pleocitose com aumento de gamaglobulina.
Marcha da ataxia vestibular	VPPB (vertigem posicional paroxística benigna)	Exames gerais – normais. Alteração vista somente no exame neurológico com manobras específicas.

agudas e sem contra-indicações para trombólise, deverão ser submetidos ao procedimento; paciente com marcha parética por paraparesia ascendente, evoluindo com piora progressiva, cuja história sugira Güillain-Barré, poderá ser submetido a tratamento com gamaglobulina.

- Seguimento a longo prazo: de extrema importância para o prognóstico do paciente com alterações da marcha, devendo ser feito com cuidado e geralmente com o auxílio de uma equipe multidisciplinar. De modo geral, deve-se recomendar, para prevenção de quedas, que o paciente deambule em ambientes bem iluminados, devendo-se retirar móveis em excesso dos lugares que habitualmente costuma caminhar. Recomenda-se ainda que a superfície do chão não ofereça obstáculos (como pontas de carpete – as quais devem ser coladas ou o carpete retirado – ou tapetes, os quais devem ser evitados). As cadeiras devem ser fixas ou de difícil mobilização, de preferência com descanso para o braço, devendo-se dar atenção ainda para a cama que o paciente dorme, a qual deve ser de altura intermediária e pouco móvel. Em escadas, utilizar sempre corrimão e, se possível, instalar material antiderrapante nos degraus. No banheiro, onde ocorre grande parte das quedas, recomenda-se uso de superfícies antiderrapantes e apoio tipo corrimão na maior parte das paredes.

Em casos em que a espasticidade é incapacitante, algumas medicações podem ser úteis, como o uso de relaxantes neuromusculares (benzodiazepínicos ou baclofeno). Em casos especiais, pode-se ainda cogitar a aplicação de drogas para bloqueio neuromuscular, como o fenol e a toxina botulínica.

LEITURA ADICIONAL

1. Newstead A, Walden J, Gitter AJ. Gait variables differentiating fallers from non faller. J Geriatr Phys Ther 2007; 30(3): 93-101.
2. Carpinella I, Crenna P, Calabrese E, et al. Locomotor function in the early stage of Parkinson's disease. IEEE Trans Neural Syst Rehabil Eng 2007 Dec; 15(4): 543-51.
3. Masdeu J, Sudarsky L, Wolfson L. Gait disorders of aging: falls and therapeutic strategies. Lippincott-Raven Publishers; 1997.
4. Thompson P. Gait disorders. In: Neurology in clinical practice: principles of diagnosis and management. Elsevier Inc; 2004.
5. DeJong RN. Station and gait. In: DeJong's neurological examination. Lippincott Company; 1992.
6. Schraga A, Lang A. Psychogenic movement disorders. Current Opinion in Neurology 2005; 18: 399-404.
7. Baloh R, Ying S, Jacobson K. A longitudinal study of gait and balance dysfunction in normal older people. Archives of Neurology 2003; 60(6): 835-9.
8. Tinetti M, Baker D, McAvay G, et al. A multifactorial intervention to reduce the risk of falling among elderly people living in the community. New England Journal of Medicine 1994; 331(13): 821-7.
9. Huang A, Glass L. The gait disorder project. The molson medical informatics student projects. McGill Medical University; 2004. Disponível em: URL: http://sprojects.mmi.mcgill.ca/gait.

Algoritmo 224.1 – Investigação da ataxia

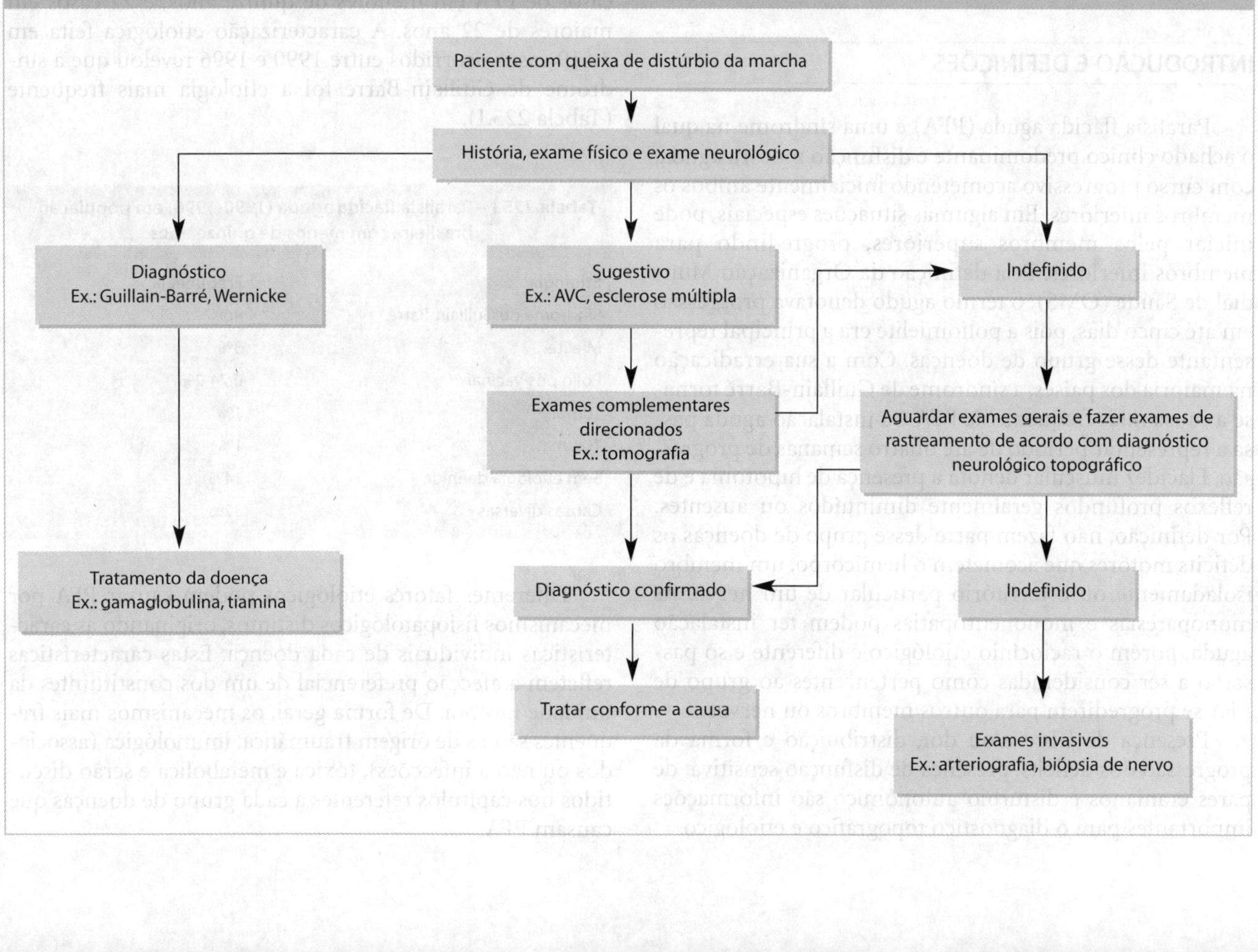

CAPÍTULO 225

Paralisias Flácidas Agudas: Abordagem Inicial e Diagnóstico Diferencial

Angelina Maria Martins Lino

TÓPICOS IMPORTANTES

- O primeiro cuidado com o paciente portador de PFA é assegurar adequada ventilação e estabilidade hemodinâmica.
- A história e a caracterização clínica do sítio lesivo são importantes para determinação da possível etiologia, indicação de exames subsidiários e muitas vezes do tratamento empírico inicial.
- A causa mais freqüente de paralisia flácida aguda é a síndrome de Guillain-Barré.
- O líquido cefalorraquidiano é um importante exame na sala de emergência, porém deverá ser colhido se descartada a possibilidade de mielopatia compressiva.
- O tratamento precoce da PFA pode minorar a incapacidade seqüelar.

INTRODUÇÃO E DEFINIÇÕES

Paralisia flácida aguda (PFA) é uma síndrome na qual o achado clínico predominante é disfunção motora aguda, com curso progressivo acometendo inicialmente ambos os membros inferiores. Em algumas situações especiais, pode iniciar pelos membros superiores, progredindo para membros inferiores. Pela definição da Organização Mundial de Saúde (OMS), o termo agudo denotava progressão em até cinco dias, pois a poliomielite era a principal representante desse grupo de doenças. Com a sua erradicação na maioria dos países, a síndrome de Guillain-Barré torna-se a causa mais freqüente de PFA e a instalação aguda passa a representar período de até quatro semanas de progressão. Flacidez muscular denota a presença de hipotonia e de reflexos profundos geralmente diminuídos ou ausentes. Por definição, não fazem parte desse grupo de doenças os déficits motores que acometem o hemicorpo, um membro isoladamente ou o território particular de um nervo. As monoparesias e mononeuropatias podem ter instalação aguda, porém o raciocínio etiológico é diferente e só passarão a ser consideradas como pertencentes ao grupo de PFA se progredirem para outros membros ou nervos.

Presença de febre e/ou dor, distribuição e forma da progressão dos déficits, presença de disfunção sensitiva, de pares cranianos e distúrbio autonômico são informações importantes para o diagnóstico topográfico e etiológico.

ETIOLOGIA E FISIOPATOLOGIA

Segundo a OMS, a notificação de PFA registrada em 2006 nas Américas foi de 482 casos, e nenhum foi atribuído ao poliovírus selvagem. Pela estatística da OMS de 2006, no Brasil foram relatados 96 casos de PFA com coleta adequada de amostras em 67% dos casos. Entretanto, segundo o Datasus, nesse mesmo ano foram notificados 591 casos de PFA, dos quais 407 ocorreram em pacientes com idade inferior a 15 anos; ainda em 2006 foram confirmados dois casos decorrentes de poliovírus e sem registro de pólio pós-vacinal. No período de 1995 a 2001 foram notificados no Brasil dez casos de pólio pós-vacinal, originando um risco associado de 1 a 1,5 por 11 milhões de doses.

No Brasil, entre 1989 e 1995, foram notificados 3.636 casos de PFA em menores de quinze anos, e 22 casos em maiores de 22 anos. A caracterização etiológica feita em 3.619 casos ocorridos entre 1990 e 1996 revelou que a síndrome de Guillain-Barré foi a etiologia mais freqüente (Tabela 225.I).

Tabela 225.I – Paralisia flácida aguda (1990-1996) em população brasileira com menos de quinze anos

Etiologia	Freqüência
Síndrome de Guillain-Barré	46%
Mielite	3%
Pólio pós-vacinal	0,74-2%
Tumor	1%
Trauma	1%
Sem etiologia definida	14%
Causas diversas	32%

Diferentes fatores etiológicos podem causar PFA por mecanismos fisiopatológicos distintos, originando as características individuais de cada doença. Estas características refletem a afecção preferencial de um dos constituintes da unidade motora. De forma geral, os mecanismos mais freqüentes são os de origem traumática, imunológica (associados ou não a infecções), tóxica e metabólica e serão discutidos nos capítulos referentes a cada grupo de doenças que causam PFA.

ACHADOS CLÍNICOS

Fraqueza muscular pode ser a expressão de uma lesão em qualquer ponto da via motora (Figura 225.1). A síndrome da PFA engloba doenças que afetam a unidade do neurônio motor inferior, que é formada pelo corpo celular (localizado na medula espinal), o axônio (que forma raízes, plexos e nervos periféricos), a junção mioneural e o músculo. A presença de déficits sensitivos, autonômicos e de pares cranianos auxilia na melhor caracterização do local da afecção neurológica. Fasciculações ocorrem nos músculos desnervados e podem ser observadas em qualquer lesão da unidade do neurônio motor inferior; entretanto, são mais exuberantes nas lesões que acometem o corpo celular. Nos capítulos subseqüentes deste livro, cada grupo de doenças que causam PFA será especificamente abordado; assim, o objetivo deste capítulo será o de fornecer as características para cada sítio lesivo, que é o passo inicial no estabelecimento dos diagnósticos diferenciais.

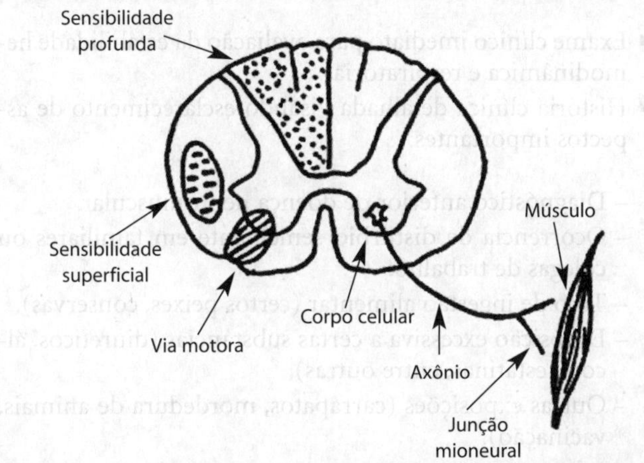

Figura 225.1 – Principais vias medulares e unidade do neurônio motor inferior.

Medula espinal

Mielopatia é a denominação genérica para a disfunção em nível medular. As vias de informação nervosa apresentam arranjo topográfico característico (Figura 225.1) e seu conhecimento é importante para o diagnóstico da lesão nesse nível. A participação dos sintomas sensitivos e autonômicos (principalmente controle esfincteriano) dependerá da extensão da lesão medular. A ocorrência de perda sensitiva com nível anatômico bem estabelecido, sem graduação do déficit, e a presença de alterações esfincterianas alertam para a possibilidade de uma lesão medular. Inicialmente os reflexos estão abolidos e há flacidez, por isso são colocadas sob a denominação de PFA. Os clássicos sinais de liberação piramidal (reflexos exaltados, sinal de Babinski) que são indicadores de lesão central surgem após algumas semanas.

O acometimento medular pode ser parcial ou total (completa ou transversa). Na mielopatia transversa, além do déficit motor são encontradas alterações esfincterianas (urinária e intestinal) e todas as modalidades de sensibilidade (superficial e profunda) estão acometidas abaixo do nível da lesão. As mielopatias transversas agudas não-compressivas têm sido classificadas em:

1. Relacionadas à esclerose múltipla,
2. Associadas a doenças inflamatórias sistêmicas (lúpus, Behçet, entre outras),
3. Infecciosas,
4. Radionecrose,
5. Infarto e
6. Idiopático.

Podem ocorrer em qualquer faixa etária, porém há um pico de incidência entre dez e dezenove anos, e outro entre trinta e 39 anos. A mielite transversa aguda idiopática é a mais freqüente, perfazendo de 28 a 38% da casuística nacional (Tabela 225.II). A localização mais comum foi dorsal baixa e lombossacra (42%). A evolução lenta (superior a trinta dias) e progressiva pode sugerir etiologia tumoral, degenerativa, carencial ou infecção, por exemplo, HTLV. Segundo estudos nacionais, a mielopatia ocorre em 20,9 a 50% dos casos de infecção pelo HTLV.

Tabela 225.II – Etiologia das mielopatias não-traumáticas e não-tumorais

Etiologia	Freqüência
Idiopática	28-38%
Infecciosa	23%
– *S. mansoni*	24-31%
– Herpes vírus	28,5%
Carencial	19%
– Cobalamina	20-94%
Auto-imune	14%

O corno anterior da medula, no qual só há informação motora, pode ser alvo isolado de agressão, geralmente de etiologia infecciosa. Historicamente, o termo poliomielite está vinculado a uma doença febril associada a dor de garganta, cefaléia, meningismo, vômitos e desenvolvimento de PFA assimétrica causada pelo poliovírus. Segundo a OMS, o número de países nos quais a poliomielite é endêmica diminuiu de 125, em 1988, para seis, em 2003. No Brasil, a poliomielite pelo vírus selvagem está considerada erradicada, apesar do Datasus mostrar dois casos registrados em 2006 e relatos de 30 casos e 10 casos de PFA associados à vacina nos períodos de 1989-1995 e 1995-2001, respectivamente. Outros enterovírus não-poliovírus (Coxsakie vírus A7, enterovírus 71) e outros não-enterovírus (famílias herpes vírus e flavivírus) podem provocar PFA clinicamente indistinguível da poliomielite, sendo essa síndrome denominada doença paralítica pólio-símile.

Raízes e nervos periféricos

O axônio é o prolongamento do corpo celular que se organiza em estruturas como raízes nervosas, plexos e nervos periféricos, por onde trafegam fibras motoras, sensitivas e autonômicas. Este conjunto de estruturas, cuja célula-satélite é a célula de Schwann, constitui o sistema nervoso periférico. As lesões nesse nível são caracterizadas, geralmente, por acometimento variável de todas essas fibras; assim, o déficit motor tem predomínio distal, o distúrbio sensitivo apresenta distribuição em bota e/ou luva e os reflexos estão diminuídos ou abolidos nos segmentos afetados, ambos com predomínio distal. Nas PFA por lesão nas estruturas nervosas periféricas há predomínio das manifestações motoras e de reflexos profundos quando comparadas às alterações sensitivas. Quando presentes, as alterações esfincterianas costumam ser de curta duração e podem dificultar o diagnóstico diferencial com mielopatia.

A síndrome de Guillain-Barré (SGB) é o exemplo mais importante e representa um grupo de doenças agudas que são desencadeadas por agressão imunomediada direcionada principalmente contra constituintes da bainha de mielina de raízes e nervos periféricos. A apresentação clássica ocorre em cerca de 80% dos casos; os sintomas e sinais começam distalmente em membros inferiores e ascendem de maneira progressiva e simétrica secundária a processo desmielinizante. As variantes da SGB são a forma faringo-cérvico-braquial (14%), síndrome de Miller Fisher (5%) e menos freqüentemente as formas axonais (motora pura e sensitivo-motora).

Outras neuropatias que podem causar PFA são as de origem metabólica (porfirias hepáticas), carencial (beribéri aguda), tóxica (metais pesados) e neuropatia da doença crítica, entre outras.

Junção mioneural

As doenças que afetam a junção mioneural apresentam déficit motor puro. A fraqueza muscular tem caráter flutuante, predomínio proximal, e geralmente há fatigabilidade, que é a acentuação da fraqueza pelo movimento repetido. Os reflexos estão preservados apesar do grave déficit muscular.

Agressão auto-imune é o mecanismo mais freqüente de disfunção da placa mioneural e a *miastenia gravis* (MG) é o exemplo mais importante desse grupo. Na MG, há síntese de auto-anticorpos direcionados principalmente contra o receptor de acetilcolina pós-sináptico. Geralmente se inicia com sintomas de pares cranianos (diplopia, ptose palpebral, disfonia, disfagia), que podem generalizar provocando PFA. Esses pacientes estão sujeitos a desenvolver crise colinérgica, outra causa de PFA, secundariamente ao tratamento. A síndrome miastênica de Eaton-Lambert, clinicamente muito semelhante à MG, é causada por anticorpos direcionados contra os canais de cálcio voltagem-dependentes da membrana pré-sináptica, e em 50% dos casos está associada a carcinoma pulmonar.

Disfunção da placa mioneural também ocorre em botulismo, hipocalemia, canalopatias herdadas (paralisia periódica familiar) e intoxicação por organofosforados.

Músculo

Miopatia é a denominação genérica para a afecção muscular. A fraqueza muscular mostra predomínio proximal, os reflexos profundos geralmente estão preservados e não há alterações sensitivas ou autonômicas. Pode haver dor à palpação muscular.

As miopatias inflamatórias são representantes importantes desse grupo de PFA e podem ocorrer no contexto de outras doenças (colagenoses, neoplasias, infecções) ou ser idiopáticas (miopatia inflamatória idiopática = polimiosite).

Hipertireoidismo, miopatia da doença crítica e inúmeras substâncias (estatinas, cloroquina, zidovudina, etanol, entre outras) podem afetar o músculo direta ou indiretamente e provocar PFA. Cerca de 46% dos casos de rabdomiólise são secundários a toxinas endógenas, em 7% das vezes não se consegue identificar a etiologia e a recorrência pode ser observada em 11% dos casos.

EXAMES COMPLEMENTARES

De forma simplista, a conduta inicial sugerida é:

- Exame clínico imediato para avaliação da estabilidade hemodinâmica e respiratória.
- História clínica detalhada visando esclarecimento de aspectos importantes:
  - Diagnóstico anterior de doença neuromuscular.
  - Ocorrência de distúrbio semelhante em familiares ou colegas de trabalho.
  - Tipo de ingestão alimentar (certos peixes, conservas).
  - Exposição excessiva a certas substâncias (diuréticos, álcool, estatinas, entre outras).
  - Outras exposições (carrapatos, mordedura de animais, vacinação).
- Investigação inicial: níveis séricos de potássio, sódio, cálcio, magnésio, fósforo, creatinoquinase e eletrocardiograma. Outros exames, como sorologias para agentes infecciosos (HIV, HTLV, família herpes vírus, sífilis, borrélia), porfirinas, hormônios tireoideanos, dosagem de metais pesados, marcadores de doenças inflamatórias sistêmicas, deverão ser considerados conforme a suspeita clínica.
- Líquido cefalorraquidiano: importante para avaliação de processo inflamatório; deverá ser colhido apenas se não houver suspeita de mielopatia compressiva. Em algumas situações esse exame pode estar normal, como nas fases mais precoces da SGB, devendo ser reavaliada a sua repetição.
- Eletroneuromiografia: permite a confirmação do nível lesional, determina o tipo de lesão em nervos periféricos. Pode ser normal na fase inicial da SGB e também pode ser necessário repeti-la.
- Exames radiológicos: idealmente, a ressonância nuclear magnética com uso de gadolíneo é o melhor método para avaliação da medula, pois identifica compressões e processos inflamatórios. Entretanto, se uma etiologia compressiva for suspeitada e na impossibilidade da realização da ressonância, a tomografia-mielografia é uma alternativa aceitável.

DIAGNÓSTICO DIFERENCIAL

O diagnóstico diferencial da PFA se resume a esclarecer qual estrutura nervosa está sendo agredida, e dentro desta os diagnósticos diferenciais são apresentados por ordem de freqüência (Tabela 225.III).

Tabela 225.III – Diagnósticos diferenciais da PFA por sítios lesivos

Nível lesivo	Etiologias
Medula	Mielite transversa idiopática* Mielite transversa associada (infecções, colagenoses etc.) Mielopatia compressiva/traumática Poliomielite Doença paralítica pólio-símile
Nervo periférico	Síndrome de Guillain-Barré (forma clássica)* Porfirias hepáticas Polineuropatias tóxicas (metais pesados, álcool, tiamina, cobalamina)
Junção mioneural	*Miastenia gravis** Síndrome de Eaton-Lambert Paralisia hipocalêmica (esporádica e familiar) Botulismo
Músculo	Miopatia inflamatória idiopática (polimiosite)* Dermatomiosite Miopatia infecciosa Miopatia tóxica Miopatia metabólica

* Mais freqüentes.

TRATAMENTO

Maior detalhamento sobre as terapêuticas para as doenças desse grupo será visto nos capítulos específicos. O primeiro cuidado em relação ao paciente com PFA é a observação do padrão respiratório e adequado suporte clínico. Sem confirmação diagnóstica, são tomadas algumas condutas empíricas baseadas no sítio lesivo e na etiologia mais freqüente para esse nível. O tratamento mais específico é iniciado assim que a identificação etiológica estiver completa e pode não diferir da conduta empírica já iniciada. Assim:

- Medula – a mielite transversa idiopática é a mais freqüente etiologia e indica-se o uso de corticosteróides.
- Nervo periférico – a síndrome de Guillain-Barré é a causa mais comum e é tratada com plasmaférese ou gamaglobulina endovenosa, que são igualmente eficazes. Apesar do mecanismo de agressão ser imunomediado, os corticosteróides não se mostraram eficazes.
- Junção mioneural – a *miastenia gravis* é o protótipo desse grupo e seu tratamento consiste no uso de agentes anticolinesterásicos e corticosteróides. Dependendo da gravidade ou refratariedade às medidas anteriores, poderá ser necessária a utilização de plasmaférese. Convém lembrar que, no caso de paralisias associadas ao distúrbio do potássio, a conduta é a correção da anormalidade bioquímica.
- Músculo – a miopatia inflamatória idiopática (polimiosite) é a etiologia mais comum e seu tratamento consiste no emprego de corticosteróides.

LEITURA ADICIONAL

1. Brito JCF, Nóbrega PV. Mielopatias: considerações clínicas e aspectos etiológicos. Arq Neuropsiquiatr 2003; 61: 816-21.
2. Dalakas MC. Polymyositis, dermatomyositis, and inclusion-body myositis. N Engl J Med 1991; 325: 1487-98.
3. Dias-Tosta E, Kückelhaus CS. Guillain-Barré syndrome in a population less then 15 years old in Brazil. Arq Neuropsiquitr 2002; 60: 1-15.
4. Dias-Tosta E, Kückelhaus CS. Neurological morbidity in vaccine-associated paralytic poliomyelitis in Brazil. Arq Neuropsiquiatr 2004; 62: 414-20.
5. Marx A, Glass JD, Sutter RW. Differential diagnosis of acute flaccid paralysis and its role in poliomyelitis surveillance. Epidemiol Rev 2000; 22: 298-316.
6. Neves NE. Poliomielite: estudo clínico. Rev Paul Med 1964; 64: 120.
7. Nitrini R, Bacheschi LA. A neurologia que todo o médico deve saber. 5. ed. São Paulo: Maltese; 1991.
8. Oliveira LH, Struchiner CJ. Vaccine-associated paralytic poliomyelitis: a retrospective cohort study of acute flaccide paralysis in Brazil. Int J Epidemiol 2000; 29: 757-63.
9. Pascuzzi RM, Fleck JD. Acute peripheral neuropathy in adults: Guillain-Barré syndrome and related disorders. Neurol Clin 1997; 15: 529-47.
10. Spina-França A, Salum PNB, Limongi JCP, Berger A, Losso ER. Mielopatias: aspectos diagnósticos. Arq Neuropsiquiatr 1980; 38: 360-6.
11. Toyka KV. Eighty three years of the Guillain-Barré syndrome: clinical and immunopathologic aspects, current and future treatments. Rev Neurol 1999; 155: 849-56.
12. Transverse Myelitis Consortium Working Group. Proposed diagnostic criteria and nosology of acute transverse myelitis. Neurology 2002; 59: 499-505.
13. Catalan-Soares BC, Proietti FA, Carneiro-Proietti ABF. Os vírus linfotrópicos de células T humanas (HTLV) na última década (1999-2000): aspectos epidemiológicos. Rev Bras Epidemiol 2001; 4: 81-95.
14. Melli G, Chaudhry V, Cornblath DR. Rhabdomyolysis: an evaluation of 475 hospitalized patients. Medicine (Baltimore) 2005; 84: 377-85.
15. Ministério da Saúde. Disponível em: www.datasus.gov.br.
16. Teixeira-Rocha ES, Carmo EH, Tavares Neto J. Ocorrência de poliomielite associada à vacina no Brasil, 1995-2001. Rev Panam Salud Pública 2005; 18: 21-4.
17. World Health Organization. Performance of acute flaccid paralysis (AFP) surveillance and incidence of poliomyelitis 2005-2006 (data received in WHO headquarters as of 22 may 2007). Wky Epidemiol Rec 2007; 82: 203-5.

Algoritmo 225.1 – Caracterização do sítio lesional no paciente com paralisia flácida aguda

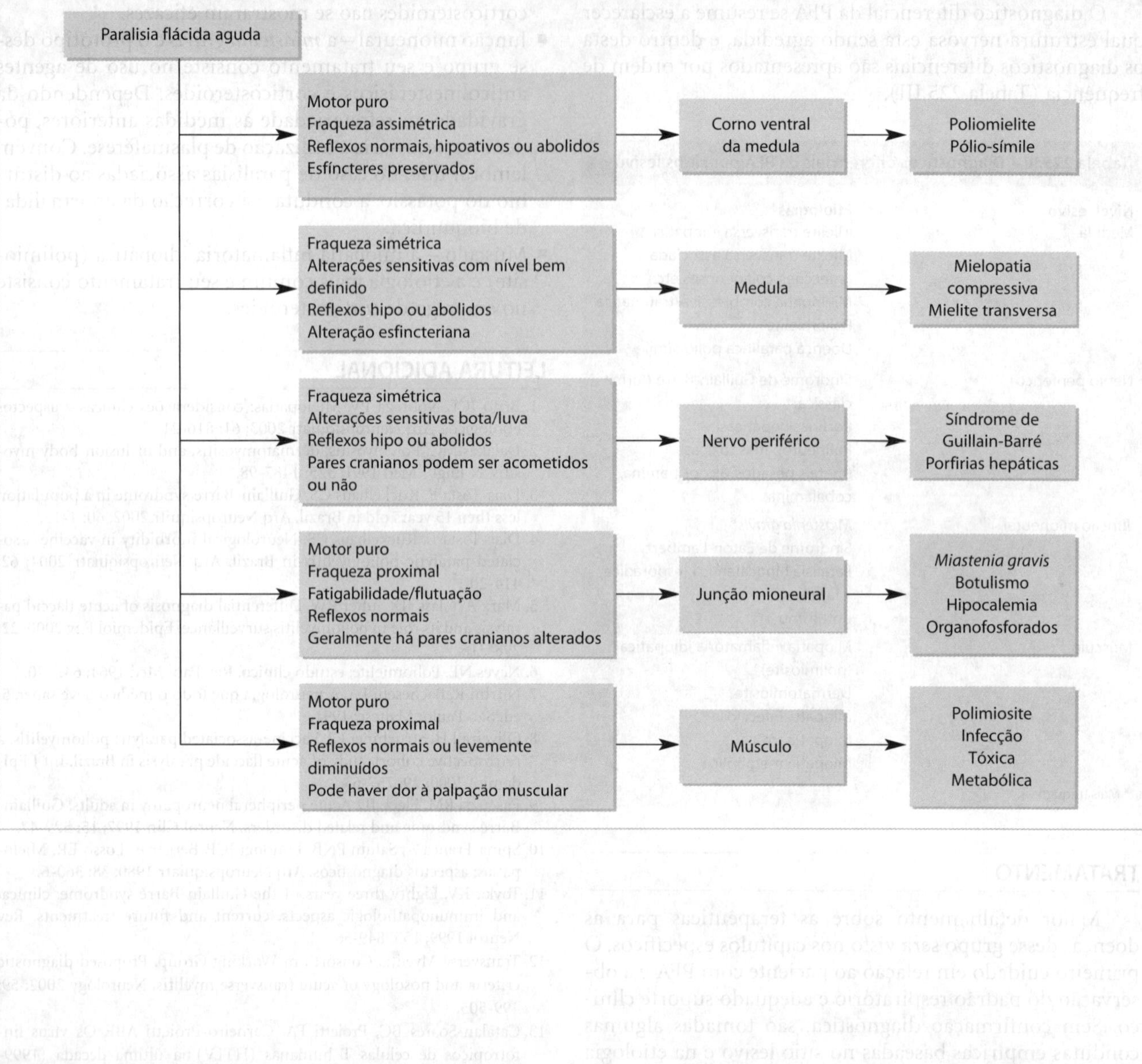

Algoritmo 225.2 – Abordagem inicial do paciente com paralisia flácida aguda

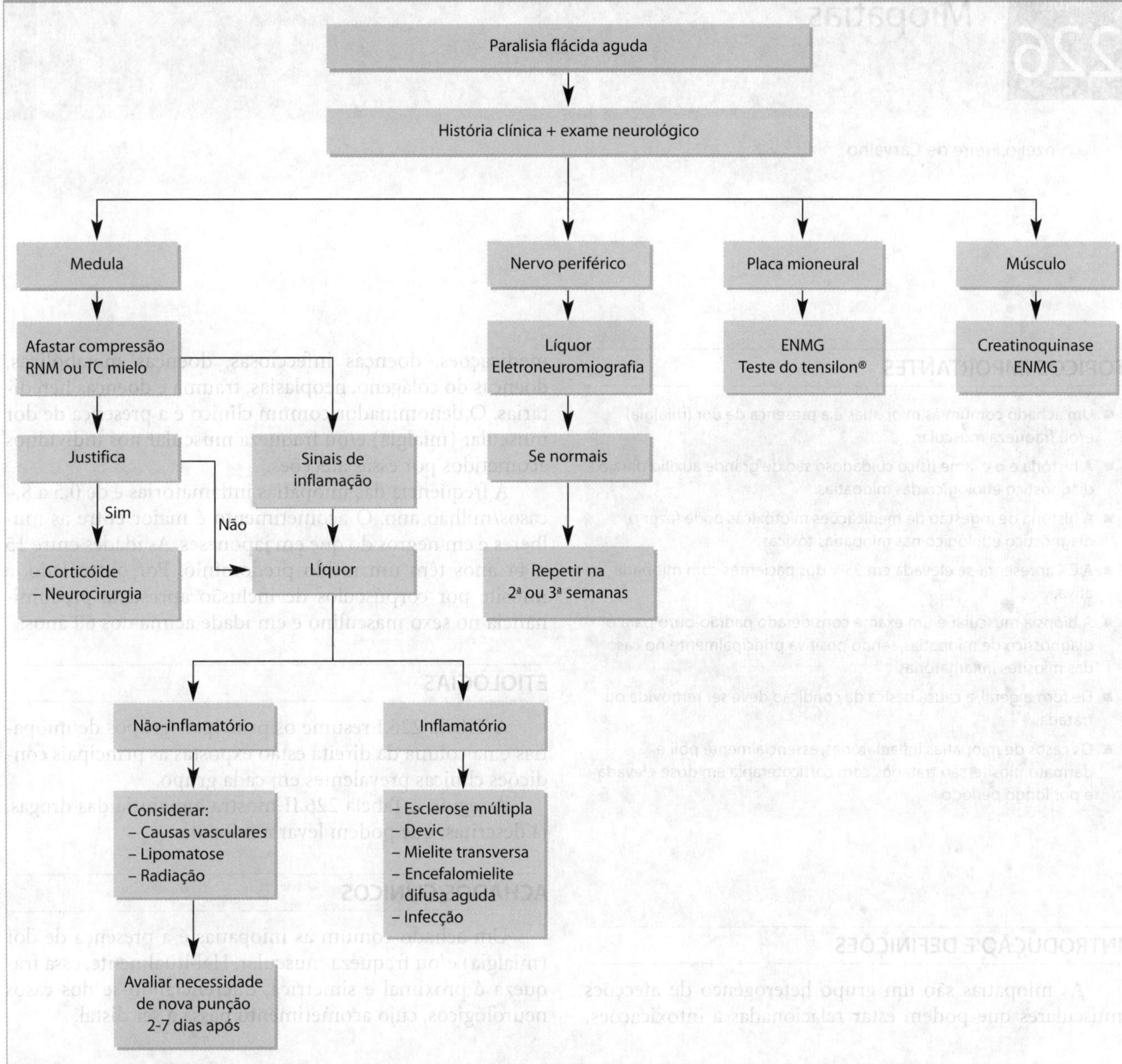

CAPÍTULO 226

Miopatias

Jozélio Freire de Carvalho

TÓPICOS IMPORTANTES

- Um achado comum às miopatias é a presença de dor (mialgia) e/ou fraqueza muscular.
- A história e o exame físico cuidadoso são de grande auxílio para o diagnóstico etiológico das miopatias.
- A história de ingestão de medicações miotóxicas pode fazer o diagnóstico etiológico nas miopatias tóxicas.
- A CK apresenta-se elevada em 95% dos pacientes com miopatia ativa.
- A biópsia muscular é um exame considerado padrão-ouro para o diagnóstico de miopatias, sendo positiva principalmente no caso das miosites inflamatórias.
- De forma geral, a causa básica da condição deve ser removida ou tratada.
- Os casos de miopatias inflamatórias, essencialmente poli e dermatomiosite, são tratados com corticoterapia em dose elevada e por longo período.

INTRODUÇÃO E DEFINIÇÕES

As miopatias são um grupo heterogêneo de afecções musculares que podem estar relacionadas a intoxicações, medicações, doenças infecciosas, doenças metabólicas, doenças do colágeno, neoplasias, trauma e doenças hereditárias. O denominador comum clínico é a presença de dor muscular (mialgia) e/ou fraqueza muscular nos indivíduos acometidos por essas afecções.

A freqüência das miopatias inflamatórias é de 0,5 a 8,4 casos/milhão/ano. O acometimento é maior entre as mulheres e em negros do que em japoneses. As idades entre 15 e 44 anos têm um nítido predomínio. Por outro lado, a miosite por corpúsculos de inclusão apresenta predominância no sexo masculino e em idade acima dos 60 anos.

ETIOLOGIAS

A Tabela 226.I resume os principais grupos de miopatias e na coluna da direita estão expostas as principais condições clínicas prevalentes em cada grupo.

A seguir, a Tabela 226.II mostra a maioria das drogas, já descritas, que podem levar a miopatia.

ACHADOS CLÍNICOS

Um achado comum às miopatias é a presença de dor (mialgia) e/ou fraqueza muscular. Habitualmente, essa fraqueza é proximal e simétrica, diferenciando-se dos casos neurológicos, cujo acometimento passa a ser distal.

Tabela 226.I – Grupos e principais causas de miopatias

Inflamatórias	Polimiosite, dermatomiosite, miosite por corpúsculo de inclusão.
Medicamentosas (vide Tabela 226.II)	Estatinas, fibratos, cloroquina, D-penicilamina, colchicina, cocaína, heroína, corticosteróide, álcool, ciclosporina, AZT, cimetidina etc.
Infecciosas	Influenza, dengue, coxsackie, echovírus, toxoplasmose, hepatites B e C, HIV, HTLV-1, leptospirose, hantavirose, malária, trichinela, estafilococos, clostrídios, micobacterioses, riquetsioses, borreliose.
Endócrinas	Hiper e hipotireoidismo, hiperparatireoidismo, síndrome de Cushing, doença de Addison, acromegalia, amiotrofia diabética, deficiência de vitaminas D e E.
Doenças do colágeno	Polimiosite, dermatomiosite, doença mista do tecido conectivo, lúpus eritematoso sistêmico, esclerose sistêmica, artrite reumatóide, sarcoidose.
Hereditárias	Distrofias de Duchene e Becher, distrofias de cinturas, distrofias fácio-escápulo-umerais.
Metabólicas	Distúrbios do glicogênio (McArdle), lipídios (carnitina, palmitoilcarnitina-transferase), purinas (mioadenilato-desaminase), deficiência de coenzima Q10, doenças mitocondriais, uremia, paralisias periódicas.
Rabdomiólise	Trauma, drogas, infecções, metabólica, idiopática.

Tabela 226.II – Drogas associadas à miopatia (ordem alfabética)

Ácido épsilon-amino-capróico	Danazol	Levodopa
Ácido nicotínico	Difosfato de cloroquina	Pancurônio
Álcool	D-penicilamina	Pentazocina
Anfetaminas	Estatinas	Rifampicina
Amiodarona	Fenilbutazona	Sulfonamidas
AZT	Fenitoína	Tiopronina
Cimetidina	Fibratos	Vecurônio
Cocaína	Heroína	Vincristina
Colchicina	Hidralazina	Xarope de ipeca
Corticosteróides	Hidroxicloroquina	
Ciclosporina	Hidroxiuréia	

Habitualmente, não se empregam os critérios de 1975 de Bohan e Peter para o diagnóstico das miopatias inflamatórias (Tabela 226.III). Entretanto, a seqüência a ser seguida em tais critérios pode também ser empregada com utilidade no diagnóstico das outras miopatias.

A história e o exame físico cuidadoso são de grande auxílio para o diagnóstico etiológico das miopatias. Nesse sentido, a presença de lesões cutâneas pode chamar a atenção para doenças do tecido conectivo, seja pela possibilidade de sinais patognomônicos como as pápulas de Gottron ou do heliótropo na dermatomiosite, seja pela presença de pele espessada e endurecida, e pode chamar a atenção também para fenômeno de Raynaud, que pode trazer o diagnóstico de miopatia associada à esclerose sistêmica, por exemplo.

A história de ingestão de medicações miotóxicas pode fazer o diagnóstico etiológico nas miopatias tóxicas. A idade do início do acometimento muscular e a história familiar são de grande valia no diagnóstico das miopatias hereditárias. A história de esforço físico prévio nas miopatias por distúrbios do glicogênio e nas rabdomiólises é fundamental para se chegar ao diagnóstico.

O exame neurológico completo é importante na exclusão e na identificação de causas neurológicas.

O exame físico do paciente com miopatia pode revelar fraqueza muscular por meio do teste dos braços estendidos e, para os membros inferiores, o teste de Mingazzini. Observa-se por quanto tempo o paciente suporta mantê-los nesta posição (normal $\geq$ 2 minutos). O teste é útil para detecção da miopatia e para acompanhamento clínico após instituição da terapêutica.

Tabela 226.III – Critérios de Bohan e Peter para definir miopatias inflamatórias

1. Fraqueza proximal e simétrica das cinturas escapular e/ou pélvica
2. Elevação das enzimas musculares (CK, aldolase, AST, ALT, LDH)
3. Eletroneuromiografia compatível com padrão miopático
4. Biópsia com quadro sugestivo de miopatia (inflamação, necrose, variação do calibre das fibras etc.)
5. *Rash* típico de dermatomiosite (heliótropo ou Gottron)

Os critérios diagnósticos seguem a Tabela 226.III e o diagnóstico é agrupado da seguinte maneira:

1. Polimiosite:
   - Definitiva: todos de 1 a 4.
   - Provável: 3 critérios de 1 a 4.
   - Possível: 2 critérios de 1 a 4.

2. Dermatomiosite:
   - Definitiva: critério 5 associado a 3 critérios de 1 a 4.
   - Provável: critério 5 associado a 2 critérios de 1 a 4.
   - Possível: critério 5 associado a 1 critério de 1 a 4.

EXAMES COMPLEMENTARES

Enzimas musculares

- Creatino-quinase (CK): enzima mais sensível e mais específica para a detecção do comprometimento muscular. Apresenta-se elevada em 95% dos pacientes com miopatia ativa.
- Aldolase: não apresenta tão boas sensibilidade e especificidade quanto a CK, bem como não tem boa correlação com a atividade de doença.
- AST/ALT: enzima de fonte essencialmente hepática, também pode se elevar em disfunção miocárdica, hepática e em lesões musculares.
- DHL: apresenta baixa especificidade e eleva-se em diversas condições clínicas que não apenas musculoesqueléticas. Dessa maneira, lesões pulmonares, hemólise, hepatopatias, alterações cerebrais e renais também podem elevar os níveis dessa enzima.

Eletroneuromiografia

Exame útil em mostrar o sítio de acometimento do sistema neuromuscular, ou seja, se ele ocorre na musculatura ou se é uma lesão do nervo periférico. O padrão miopático caracteriza-se pela presença de ondas polifásicas curtas, de baixa amplitude, fibrilações espontâneas e complexos repetidos de descargas.

Biópsia muscular

É um exame considerado padrão-ouro para o diagnóstico de miopatias, sendo positiva principalmente no caso das miosites inflamatórias, nas quais existe um nítido infiltrado inflamatório em cerca de 75% das biópsias na fase ativa, permeando o meio das fibras (polimiosite) ou a região entre os fascículos, o feixe vascular e demonstrando ainda atrofia perifascicular (dermatomiosite).

A biópsia pode também sugerir efeito de drogas, demonstrando alterações vacuolares na fibra. A rabdomiólise pode se apresentar com necrose importante das fibras musculares.

Os quadros neurológicos e hereditários (distrofias) de neuropatias também podem ser evidenciados nas biópsias. O diagnóstico de miopatia por corpúsculo de inclusão pode ser selado pela análise da fibra muscular por meio da microscopia eletrônica, em que a presença de fibras amilóides fecha o diagnóstico.

TRATAMENTO

De forma geral, a causa básica da condição deve ser removida ou tratada. O tratamento de suporte é bastante importante, incluindo a fisioterapia respiratória e muscular, além de fonoaudiologia nos casos de disfonia e disfagia.

As condições endocrinológicas e eletrolíticas devem ser completamente corrigidas e deve-se interromper o uso de medicações ou drogas que possam ter causado ou estar contribuindo para o quadro clínico muscular. Quando indicado, os quadros infecciosos devem ser tratados com antibioticoterapia.

Os casos de miopatias inflamatórias, essencialmente poli e dermatomiosite, são tratados com corticoterapia em dose elevada e por longo período. O uso de prednisona 1 mg/kg/dia em adultos e até 2 mg/kg/dia em crianças deve ser mantido por aproximadamente 6 a 8 semanas, quando as enzimas musculares reduziram-se substancialmente e a força muscular melhorou de forma bastante significativa. A partir desta fase, deve-se iniciar bem lentamente o desmame da corticoterapia. O uso de agentes imunossupressores (metotrexato, azatioprina e ciclosporina) está indicado nos casos resistentes a corticoterapia, no auxílio do desmame dos esteróides e nos pacientes que mostrem sinais de gravidade da miopatia (Tabela 226.IV).

A miopatia por corpúsculo de inclusão tem um prognóstico ruim. Pode-se tentar, por curto período, corticoterapia seguida de imunoglobulina intravenosa. Entretanto, os resultados com essas terapêuticas são duvidosos, com exceção dos casos de MCI associada a outras doenças do tecido conectivo, cuja resposta pode ser satisfatória ao uso de corticosteróide, e nos casos de disfagia, em que a imunoglobulina demonstra eficácia. A fisioterapia é essencial nessa condição.

A rabdomiólise deve ser tratada afastando-se o fator desencadeante, utilizando-se hidratação e manitol para reduzir a chance de insuficiência renal. Quando ela se estabelecer, deve-se utilizar o tratamento de suporte dessa condição com controle metabólico-eletrolítico e o uso de diálise quando indicado.

Tabela 226.IV – Sinais de gravidade nas miopatias inflamatórias
Disfagia ou disfonia
Dificuldade de elevar a cabeceira da cama, quando deitado
Acometimento pulmonar
Acometimento cardíaco
Idade avançada
Falência prévia ao tratamento
Miosite associada à malignidade

LEITURA ADICIONAL

1. Caleiro MTC, Sella EMC. Miopatias. In: Yoshinari NH, Bonfá ESDO. Reumatologia para o clínico. São Paulo: Roca; 2000. p.35-47.
2. Martin P, Borges CT. Mialgia. In.: Cavalcanti EFA, Martins HS. Clínica médica – Dos sinais e sintomas ao diagnóstico e tratamento. Barueri: Manole; 2007. p.1123-35.
3. Nagaraju K, Plotz PH, Miller F. Etiology and pathogenesis. In: Hochberg MC, et al. Rheumatology. 3. ed. New York: Mosby; 2003. p.1523-35.
4. Oddis CV, Medsger Jr. TA. Inflammatory muscle disease: clinical features. In: Hochberg MC, et al. Rheumatology. 3. ed. New York: Mosby; 2003. p.1537-54.
5. Up to Date 2007. Versão on line 15.3. Disponível em: www.uptodate.com.
6. Wortmann RL. Miopatias inflamatórias idiopáticas. In: Goldman L, Bennett JC. Cecil – Tratado de medicina interna. 21. ed. v.2. Rio de Janeiro: Guanabara-Koogan; 2000. p.1710-3.

Doenças da Junção Neuromuscular

CAPÍTULO 227

Samira Luisa dos Apóstolos Pereira
Antonio Zambom
Paulo Eurípedes Marchiori

TÓPICOS IMPORTANTES

- A caracterização clínica das doenças que afetam a junção neuromuscular é feita a partir do quadro clínico típico de alteração da motricidade ocular extrínseca, fraqueza da musculatura bulbar e da musculatura axial ou proximal dos membros, com flutuação e fatigabilidade.
- A confirmação diagnóstica pode ser feita no pronto-socorro com testes à beira do leito, como o teste do gelo e o teste do edrofônio.
- Estudos complementares específicos que podem ser indicados para o diagnóstico de miastenia gravis são pesquisa de autoanticorpos, eletroneuromiografia convencional ou ainda eletroneuromiografia de fibra única.
- Feito o diagnóstico de miastenia, o estudo por imagem com a tomografia computadorizada ou a ressonância poderá revelar timo normal, atrófico, tumor benigno ou maligno.
- A terapia sintomática objetiva a melhora na condução da junção neuromuscular, por meio do uso de drogas anticolinesterásicas.
- Particularmente na crise miastênica, a plasmaférese e a imunoglobulina mostram eficácia similar, em torno de 70%, e devem ser usadas o mais precocemente possível.
- Os corticosteróides são a pedra de toque no tratamento etiopatogênico da miastenia.
- A crise miastênica apresenta hoje uma mortalidade menor que 10% desde que instituídas medidas adequadas de suporte ventilatório, reversão do evento precipitante (se possível) e tratamento etiopatogênico.
- Os fatores que contribuem para a crise miastênica são infecções, cirurgias, uso de medicações precipitantes, bem como controle inadequado de medicações anticolinesterásicas e redução precipitada de corticóide.
- Diversas medicações estão associadas à crise miastênica, como aminoglicosídeos, polimixinas, clindamicina, fenitoína, lítio, clopromazina e, eventualmente, quinolona e azitromicina.
- O aparecimento de taquipnéia e taquicardia indica comprometimento respiratório incipiente.
- As provas de função pulmonar usadas para guiar a decisão sobre intubação precoce são: capacidade vital, pressão inspiratória máxima e pressão expiratória máxima.

INTRODUÇÃO E DEFINIÇÕES

Miastenia gravis (MG) é a doença da junção neuromuscular (DJNM) mais bem conhecida e caracteriza-se por fraqueza e fatigabilidade dos músculos esqueléticos. O defeito subjacente é uma diminuição do número de receptores de acetilcolina funcionais na junção neuromuscular, secundária a um ataque imunológico mediado por anticorpo.

No entanto, além da MG, outros distúrbios têm sido descritos nos últimos anos. Tais condições têm em comum a transmissão deficiente de impulsos na placa mioneural, devido a transtornos que afetam a função receptora (membranas pré-sináptica e pós-sináptica ou atividade da acetilcolinesterase). A maioria das doenças desta categoria está associada a condições imune-mediadas, tóxicas ou hereditárias. As DJNM têm um vasto leque de apresentações clínicas e constituem um desafio na prática médica. Clinicamente, uma característica comum destas condições é a fraqueza generalizada da musculatura voluntária, tipicamente flutuante com fatigabilidade, associada a uma maior propensão para envolvimento da musculatura oculobulbar. O diagnóstico normalmente é sugerido por tal padrão distinto de fraqueza muscular, na ausência de condições clínicas que justifiquem o déficit, além de déficit na transmissão neuromuscular determinada por estudos eletrofisiológicos.

As DJNM podem ser adquiridas ou hereditárias. As síndromes miastênicas congênitas são mais comumente presentes na infância; o botulismo ocorre mais freqüentemente na população neonatal. Independentemente da faixa etária, as doenças mais comuns de JNM são de natureza imune-mediada, com boa resposta a terapia imunossupressora. Estas incluem a miastenia gravis e a síndrome miastênica de Eaton-Lambert (SEL). A miastenia gravis constitui a DJNM mais comum na prática clínica.

ETIOLOGIA E FISIOPATOLOGIA

Junção neuromuscular

A acetilcolina (ACh), o neurotransmissor natural da JNM, é sintetizada e armazenada em vesículas no neurônio motor (Figura 227.1). Cada vesícula contém um quantum (aproximadamente 10.000 moléculas) de neurotransmissor. Em situações de repouso, vesículas individuais espontaneamente liberam seu quantum de ACh em sítios espe-

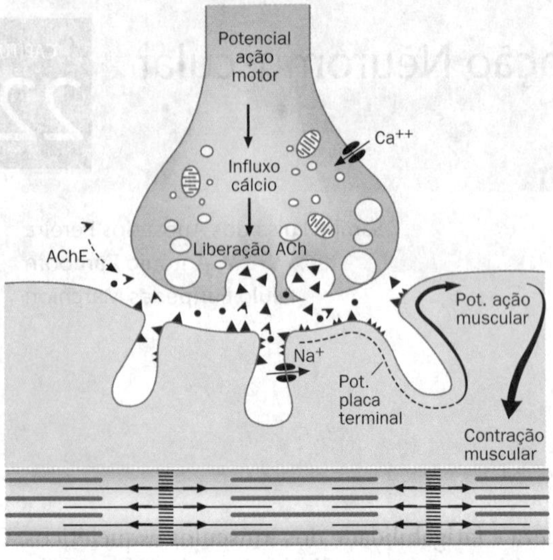

Figura 227.1 – Junção neuromuscular. ACh = acetilcolina; AChE = acetilcolinesterase.

ciais de liberação na membrana pré-sináptica. O neurotransmissor liberado migra e une-se a receptores de ACh localizados na membrana pós-sináptica, produzindo um aumento transitório na permeabilidade dos canais de sódio e potássio.

O potencial de ação do neurônio motor propaga-se ao longo do axônio, alcançando a terminação da membrana pré-sináptica, despolarizando-a, produzindo um influxo de íons cálcio no terminal motor, que resulta em fusão de vesículas de ACh com a membrana pré-sináptica, levando a exocitose de uma grande número de vesículas de ACh. A despolarização local da porção terminal da membrana pré-sináptica na placa motora é conhecida como potencial de ação final da placa motora (PAPM). A soma de diversos PAPM é responsável pela maior despolarização que ocorre quando potenciais de ação de nervo chegam no terminal pré-sináptico. A ACh difunde-se através da sinapse, unindo-se a receptores de acetilcolina (AChR), para gerar um potencial de ação na placa terminal pós-sináptica, denominado potencial da placa terminal (PPT). Se o PPT alcança um determinado limiar, canais de sódio se abrem, gerando um potencial de ação muscular. A propagação do potencial de ação pela fibra muscular via túbulos T ocasiona a liberação de cálcio no retículo sarcoplasmático. O cálcio une-se a troponina e produz modificações conformacionais nas proteínas miofibrilares (tropomiosina, actina e miosina) com conseqüente contração muscular. A amplitude do PPT é diretamente relacionada ao número de moléculas de ACh que se une a seus receptores. Devido a um fator de segurança fisiológico, o PPT é normalmente suficiente para gerar um potencial de ação ao longo da membrana do músculo. Esta margem de segurança é reduzida em DJNM. O processo de transmissão neuromuscular é terminado por difusão de ACh da fenda sináptica e sua rápida hidrólise pela acetilcolinesterase.

Do ponto de vista etiopatogênico, as doenças da junção neuromuscular decorrem de disfunção pré-sináptica ou pós-sináptica, secundária a defeito no canal iônico ou lesão mediada por auto-anticorpo, sendo a síndrome de Eaton-Lambert e miastenia gravis os respectivos exemplos mais bem definidos de tal disfunção. Na MG o antígeno é o receptor pós-sináptico nicotínico da acetilcolina (AChR). Na SEL, o antígeno é o canal de cálcio voltagem-dependente situado na região pré-sináptica do botão terminal.

Miastenia gravis

A MG tem uma incidência de 0,2 a 0,5/100.000 e a prevalência de 5-15/100.000. As mulheres são mais freqüentemente acometidas numa razão de 3/2, principalmente na 2ª e 3ª década, e a incidência aumenta com a idade. Os homens, por sua vez, são mais freqüentemente afetados na 7ª e 8ª década.

A patogênese da miastenia gravis envolve ataque imunológico mediado por anticorpos contra o receptor nicotínico de acetilcolina pós-sináptico (AcAChR) na junção neuromuscular. Esses AcAChR induzem disfunção ou mesmo destruição da membrana pós-sináptica na placa motora, mediada pelo complexo de ataque à membrana (C5-C9), com redução numérica e funcional do AChR e modificação do *turnover* do receptor de sobrevida curta para o de longa duração. O AChR é uma proteína integral transmembrânica que funciona como ligante ao canal iônico. Outros antígenos da JNM, distintos do AChR, sofrem ataque imunológico na MG, e em cerca de 10% dos pacientes não são encontrados AcAChR no soro. Os anticorpos são dirigidos contra uma proteína intrínseca da membrana da placa terminal, que é uma tirosinaquinase músculo-específica (anti-MUSK).

As anormalidades imunológicas envolvem disfunção do timo. Assim, 15% dos pacientes miastênicos têm timoma e 60% têm hiperplasia tímica. A MG associada a timoma produz um anticorpo contra o citoesqueleto da fibra muscular, titina. Muitos pacientes com anticorpos contra as estrias da fibrila muscular desenvolvem o anticorpo contra o receptor de rianodina, que aparece mais freqüentemente nos idosos com a forma mais severa da doença. Em 15% dos casos de MG, identificam-se anticorpos contra uma pequena proteína associada ao AChR, a rapsina, que tem função no ajuntamento e na densificação dos AChRs na placa.

Síndrome de Eaton-Lambert

A síndrome miastênica de Eaton-Lambert (SEL) é uma doença imune-mediada adquirida da transmissão neuromuscular. O defeito está na membrana terminal do neurônio motor pré-sináptico, devido à liberação inadequada de ACh.

Em pacientes com SEL a imunoglobulina G (IgG) é dirigida contra canais de cálcio voltagem-dependentes (CCVD), com conseqüente perturbação da arquitetura da membrana pré-sináptica e redução do número desses canais. O resultado final é a inibição do influxo de cálcio no terminal pré-sináptico do neurônio motor quando potenciais de ação chegam, com redução no quantum de vesículas de ACh liberadas e prejuízo na transmissão neuromuscular.

Botulismo

O botulismo é causado por uma toxina produzida por *Clostridium botulinum*, microrganismos anaeróbicos Gram-positivos encontrados na terra e os produtos agrícolas. Após a ingestão oral, as bactérias germinam e propagam na área gastrintestinal, produzindo toxina *in vivo*. O consumo de mel e xarope de milho foi associado com botulismo infantil, mas na maioria dos casos a fonte de infecção não é evidente. Oito toxinas imunologicamente distintas foram identificadas, especialmente as toxinas A, B, ou E. Tais toxinas unem-se a receptores em terminais pré-sinápticos do neurônio motor, então a toxina é translocada através da membrana e bloqueia a liberação de ACh cálcio-dependente. A ação da toxina parece independente da entrada de cálcio. A liberação prejudicada de ACh resulta na falha da transmissão neuromuscular. A lesão de terminais nervosos pode ser permanente, e a prolongada recuperação clínica parece ser dependente da formação de novas junções neuromusculares. Porém, o tempo de recuperação varia entre os tipos de toxina, com a toxina tipo A produzindo paralisia mais persistente que os tipos B e E.

ACHADOS CLÍNICOS

As alterações da JNM clinicamente cursam com ptose palpebral, oftalmoparesia, diplopia e fraqueza da musculatura bulbar e da musculatura proximal dos membros (Figuras 121.2 e 121.3).

O quadro clínico da miastenia gravis pode apresentar-se como fraqueza isolada ou em combinação de quaisquer músculos. Freqüentemente ocorre déficit de força de predomínio proximal, em membros superiores e inferiores, bem como déficit da flexão cervical e diparesia facial (Figuras 121.4 e 121.5).

A ptose palpebral constitui um dos sinais cardinais da miastenia gravis, sendo este o sinal inicial de apresentação em torno de 25% dos casos. Em geral, a ptose é observada

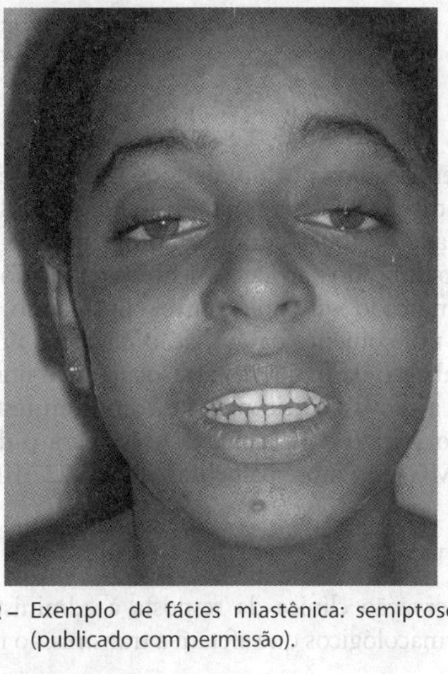

Figura 227.2 – Exemplo de fácies miastênica: semiptose palpebral (publicado com permissão).

pelo paciente como de início súbito em um olho, mas logo se torna bilateral ou alternante, predominando em um dos olhos, com flutuação durante o dia e nítida piora ao final do dia. Outras alterações da junção neuromuscular freqüentemente cursam com ptose palpebral, que pode apresentar características distintas. Na síndrome de Eaton-Lambert, a ptose geralmente é discreta, bilateral e não representa uma queixa significativa do paciente. No botulismo, a ptose pode ocorrer em até um terço dos casos.

Crise miastênica

Exacerbação dos sintomas pode levar a um quadro conhecido como crise miastênica e ocorre em até 40% dos indivíduos com miastenia gravis nos dois primeiros anos de doença. Caracteriza-se por fraqueza de predomínio em musculatura bulbar com disfagia, disartria, seguida por dispnéia com diminuição da capacidade vital, atelectasia, microaspirações, evoluindo em alguns casos para insuficiência respira-

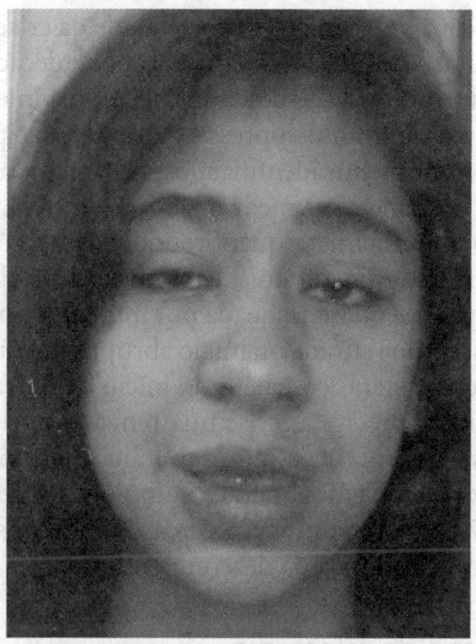

Figura 227.3 – Fácies miastênica: semiptose palpebral e paralisia facial (publicado com permissão).

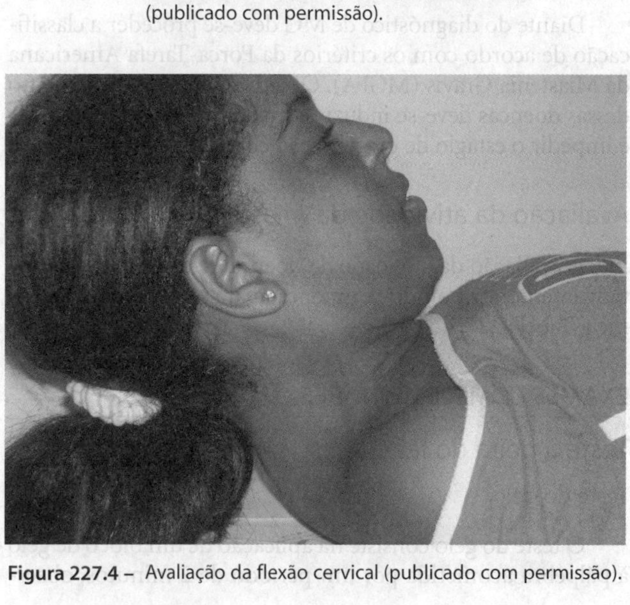

Figura 227.4 – Avaliação da flexão cervical (publicado com permissão).

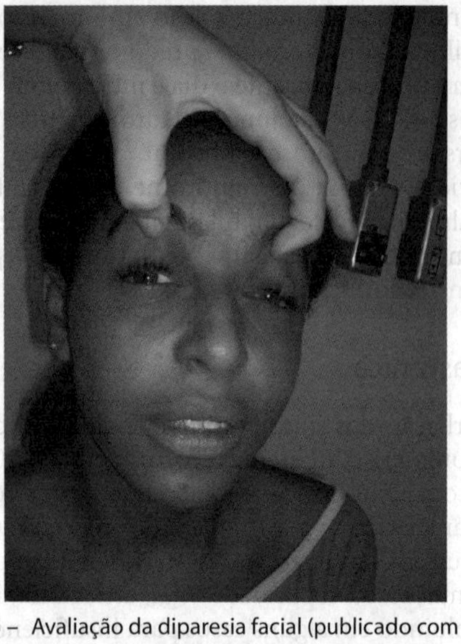

Figura 227.5 – Avaliação da diparesia facial (publicado com permissão).

tória e ventilação mecânica. A mortalidade da crise miastênica diminuiu de 40% em 1960 para 5% após a década de 1980, a partir da introdução dos cuidados de terapia intensiva e do uso de terapia de imunossupressão. Fatores precipitantes da crise mais comumente identificados são infecções (30-40% dos casos), mudança em medicações ou cirurgia. Dentre as infecções predominam traqueobronquite, infecções de vias aéreas superiores e pneumonia aspirativa. Além disso, a crise miastênica pode ser desencadeada por mudança do padrão de medicações, como retirada ou início abrupto de corticosteróides ou anticolinesterásicos, além do início de outras medicações que podem precipitar crise miastênica, como os aminoglicosídeos, polimixinas, clindamicina, fenitoína, lítio, clorpromazina e, eventualmente, quinolonas e azitromicina (Tabela 227.I). No entanto, em cerca de 30% dos pacientes não se identifica a causa da descompensação.

Classificação da miastenia

Diante do diagnóstico de MG deve-se proceder a classificação de acordo com os critérios da Força-Tarefa Americana da Miastenia Gravis (MGFA). Objetivamente, no tratamento dessas doenças deve-se induzir e manter o estágio quiescente e impedir o estágio de exacerbação clínica (Tabela 227.I).

Avaliação da atividade da miastenia

A avaliação da atividade da doença deve ser feita quantitativamente, atribuindo-se gradação para os sintomas conforme a Tabela 227.II.

EXAMES COMPLEMENTARES

Teste à beira do leito

Teste do gelo

O teste do gelo consiste na aplicação de um bloco de gelo à pálpebra acometida por um período de 2 minutos, observando-se em seguida por um período de 15 minutos a melhora da ptose. Apresenta uma sensibilidade de 89% e uma especificidade de 100% para uso no diagnóstico à beira do leito, sendo indicado particularmente se o teste do edrofônio é contra-indicado ou indisponível. Entretanto, esse teste mostra-se útil somente na avaliação da ptose miastênica e não na avaliação da fraqueza extra-ocular. Do ponto de vista prático, a prova de gelo persiste como um teste simples, útil, rápido, barato e de fácil execução, para o diagnóstico inicial de MG com ptose palpebral (Tabela 227.III).

Tabela 227.I – Classificação clínica da miastenia gravis

Classe	Características
I	Qualquer fraqueza da musculatura ocular. Pode ocorrer fraqueza do fechamento ocular. Todos os outros músculos são normais.
II	Discreta fraqueza, afetando outros músculos além da musculatura ocular. Pode ocorrer fraqueza da musculatura ocular de qualquer intensidade.
IIa	Predomínio em musculatura axial, apendicular ou ambos. Pode ocorrer envolvimento da musculatura orofaríngea em menor intensidade.
IIb	Predomínio em musculatura orofaríngea, respiratória ou ambos. Pode ocorrer envolvimento da musculatura axial ou apendicular em menor ou semelhante intensidade.
III	Moderada fraqueza, afetando outros músculos além da musculatura ocular. Pode ocorrer fraqueza da musculatura ocular de qualquer intensidade.
IIIa	Predomínio em musculatura axial, apendicular ou ambos. Pode ocorrer envolvimento da musculatura orofaríngea em menor intensidade.
IIIb	Predomínio em musculatura orofaríngea, respiratória ou ambos. Pode ocorrer envolvimento da musculatura axial ou apendicular em menor ou semelhante intensidade.
IV	Severa fraqueza, afetando outros músculos além da musculatura ocular. Pode ocorrer fraqueza da musculatura ocular de qualquer intensidade.
IVa	Predomínio em musculatura axial, apendicular ou ambos. Pode ocorrer envolvimento da musculatura orofaríngea em menor intensidade.
IVb	Predomínio em musculatura orofaríngea, respiratória ou ambos. Pode ocorrer envolvimento da musculatura axial ou apendicular em menor ou semelhante intensidade. Uso de sonda nasoentérica.
V	Definida por intubação (com ou sem ventilação mecânica, exceto a usada em cirurgia de rotina).

Testes farmacológicos

A observação clínica da resposta à administração dos agentes farmacológicos que afetam a transmissão neuromus-

Tabela 227.II – Escore quantitativo da gravidade da miastenia*

Item avaliado	Ausente 0	Leve 1	Moderado 2	Grave 3	Total
Visão dupla ao olhar lateral (D ou E)	61 segundos	11-60 segundos	1-10 segundos	Espontâneo	
Ptose palpebral (olhar para cima)	61 segundos	11-60 segundos	1-10 segundos	Espontâneo	
Musculatura facial (oclusão palpebral)	Normal	Oclusão completa, fraca, com resistência	Oclusão completa, fraca, sem resistência	Oclusão incompleta	
Teste com água (um copo)	Sem tosse, deglutição normal	Tosse ou dificuldade de deglutição	Engasgos ou regurgitação nasal	Teste não realizado	
Disartria (início da disartria ao contar até 50)	Normal (até 50)	Disartria (30-49)	Disartria (10-29)	Disartria (até 9)	
Braço direito estendido (90°)	240 segundos	90-239 segundos	10-89 segundos	0-9 segundos	
Braço esquerdo estendido (90°)	240 segundos	90-239 segundos	10-89 segundos	0-9 segundos	
Capacidade vital (% do predito)	≥ 80	65-79	50-64	< 50	
Dinamômetro – mão direita (kgW)					
Homens	>45	15-44	5-14	0-4	
Mulheres	>30	10-29	5-9	0-4	
Dinamômetro – mão esquerda (kgW)					
Homens	>35	15-34	5-14	0-4	
Mulheres	>25	10-24	5-9	0-4	
Flexão cervical (45° supina)	120 segundos	30-119 segundos	1-29 segundos	0	
Perna direita estendida (posição 45°)	100 segundos	31-99 segundos	1-30 segundos	0	
Perna esquerda estendida (posição 45°)	100 segundos	31-99 segundos	1-30 segundos	0	
ESCORE TOTAL – QMG score: varia de 0-39					

(Adaptado de Myasthenia gravis: Recommendations for clinical research standards. Neurology 2000 55: 16-23).
*Após somar os pontos: varia de 0-39 pontos.

cular, demonstrando a melhora da força induzida pelos inibidores da colinesterase (edrofônio, neostigmina, piridostigmina), serve como a base para inúmeros testes diagnósticos. Inibindo a ação normal da enzima acetilcolinesterase na fenda sináptica, o edrofônio e outros inibidores da colinesterase impedem a destruição de moléculas da acetilcolina, permitindo sua difusão pela fenda sináptica, uma maior interação com os receptores da acetilcolina e conseqüentemente um maior potencial de ação da placa terminal (Tabela 227.III).

Teste do edrofônio

O cloreto de edrofônio tem rápido início de ação (30 segundos) e curta duração do efeito (5-10 minutos), tornando-se um agente ideal para esta finalidade. O teste consiste em administrar o cloreto de edrofônio por via endovenosa, em doses de 2 mg a cada 3-5 minutos até a dose total de 10 mg. O paciente deve ser observado para a melhora na força de um único músculo extra-ocular, por 90 segundos entre as doses e para 5 minutos depois que a dose total de 10 mg foi aplicada. A consideração mais importante no desempenho do teste do edrofônio é a melhora inequívoca na força de um músculo sentinela, devendo ser aceita como um resultado positivo. A hipotensão e a bradicardia ocorrem mais raramente e resolvem-se com a posição supina. A atropina deve estar disponível caso a bradicardia persista. O teste do edrofônio é usado para o diagnóstico e tem uma sensibilidade em torno de 71 a 95%. Por outro lado, uma resposta positiva foi relatada em uma variedade de condições clínicas que não a MG, dentre elas outras doenças da junção neuromuscular, como a síndrome miastênica de Eaton-Lambert e o botulismo.

Teste da neostigmina

Alguns pacientes que não respondem ao teste do edrofônio podem responder a outros inibidores da acetilcolinesterase. O início da ação após administração endovenosa ocorre em 1-2 minutos e após administração intramuscular em aproximadamente 5-15 minutos. A duração mais longa de ação em comparação com edrofônio é particularmente útil na avaliação de crianças.

Teste da piridostigmina

Finalmente, administração de piridostigmina oral como um teste terapêutico pode demonstrar aumento da força muscular, que não é aparente depois de uma única dose de piridostigmina nem neostigmina. O teste pode ainda ser auxiliado pelo uso da piridostigmina intramuscular. A cautela é aconselhada ao interpretar tais julgamentos, que freqüentemente contam com relatos subjetivos do paciente.

Avaliação eletrofisiológica na MG

Estudo eletrofisiológico com estimulação repetitiva a 2 Hz/s pode revelar o padrão clássico de decremento maior que 10% a partir do 5º estímulo nos casos de MG, SEL e botulismo.

A eletroneuromiografia de fibra única (ENMG-FU) para o diagnóstico de miastenia gravis apresenta alta sensi-

Tabela 227.III – Investigação diagnóstica em doenças da junção neuromuscular

Tipo de teste		Sensibilidade	Especificidade	Vantagens	Desvantagens
Teste à beira do leito	Teste do gelo	89%	100%	Baixo custo Simplicidade Fácil aplicação	Inútil na avaliação da fraqueza extra-ocular
	Teste farmacológico	60-95% Forma ocular 71-95% Forma generalizada	Não disponível	Baixo custo	Pode ocorrer melhora em outras doenças da JNM (não diferencia entre SEL e MG) Falso-positivo em Guillain-Barré Efeitos colaterais potencialmente graves
Teste neurofisiológico	ENMG convencional Estimulação repetitiva 2 Hz Decremento > 10%	Útil para: MG Botulismo	–	Positivo em doenças da JNM pré-sináptica	Não diferencia entre doenças da JNM pré-sináptica (botulismo e MG)
	Estímulo tetânico Incremento > 100%	87% – SEL 92% – Botulismo	Não disponível		Não diferencia entre botulismo, SEL e MG
Teste laboratorial	AcAChR	70 a 95% Forma generalizada 50-75% Forma ocular	–	–	Pouco disponível
	Anti-MUSK	15-40% MG soronegativa			Pouco disponível

bilidade e especificidade (respectivamente 87-91% e 96%). Os poucos casos de "falso-positivo" foram diagnosticados posteriormente como outras doenças neuromusculares, como SEL. Confusão diagnóstica pode ocorrer com esclerose lateral amiotrófica e blefarospasmo, que podem ser distinguidos da MG pela história e pelo exame clínico.

Avaliação eletrofisiológica na SEL

A tríade clássica do estudo eletrofisiológico na síndrome de Eaton-Lambert é:

1. Amplitude baixa do potencial de ação do músculo (CMAP), com aumento dramático após exercício.
2. Decremento maior que 10% com estimulação repetitiva, com freqüência entre 2 a 5 Hz.
3. Resposta de incremento em índices altos de estimulação repetitiva acima de 20 Hz.

A amplitude do potencial de ação motor é difusamente reduzida em estudos de condução nervosa e pode levantar suspeita de SEL. Nesse caso deve-se pesquisar um aumento na amplitude de CMAP em resposta a exercício, que ocorre em geral de forma dramática, freqüentemente com aumentos maiores que 100%, levando ao chamado efeito de potenciação pós-tetânica. O efeito fisiológico de qualquer exercício breve ou estímulo tetânico gera influxo adequado de cálcio, que pode, no caso da SEL, superar o déficit subjacente em liberação de vesículas de acetilcolina. Esse efeito também ocorre em indivíduos normais, porém são observados incrementos de até 40%. As respostas de incremento em SEL devem ser ao menos de 100%, e este grau de potenciação pode ser encontrado em até 87% de pacientes. Estudo de ENMG de fibra única também demonstra tais alterações em SEL.

Avaliação eletrofisiológica no botulismo

O diagnóstico de botulismo é confirmado por isolamento do organismo ou da toxina em amostras do paciente, porém o estudo eletrofisiológico é útil para confirmar um diagnóstico de doença da junção neuromuscular pré-sináptica, sugerindo um diagnóstico presuntivo de botulismo enquanto aguarda-se os estudos bacteriológicos. Observam-se no botulismo:

- Avaliação nervo-sensitiva normal.
- Velocidade de condução motora preservada, com diminuição da amplitude em cerca de 90%, potenciais de fibrilação em aproximadamente 50%.

No estudo específico da JNM, a prova de estímulo repetitivo com freqüência baixa (2-5 Hz) confirmará um defeito pré-sináptico na transmissão neuromuscular, porém as respostas com padrão de decremento são variáveis e avaliação com freqüência entre 20-50 Hz demonstra incrementos, em geral menos dramáticos que aqueles vistos em SEL, em até 92% de casos.

Resposta humoral

Anticorpo ao receptor de acetilcolina

Os anticorpos que reagem contra as proteínas de receptor de acetilcolina (AChR) são considerados marcadores sorológicos para a MG adquirida. A pesquisa de anticorpo contra receptor de acetilcolina (AcAChR) transformou-se num teste diagnóstico extensamente utilizado na prática clínica, cuja sensibilidade varia de 70 a 95% para a MG generalizada e 50-75% para MG puramente ocular. No entanto, tais testes são caros e de difícil realização. Os títulos séricos do anticorpo contra AChR variam extensamente entre pacientes com graus similares de fraqueza, e sua medida não prediz a gravidade da doença em pacientes individuais. Regra geral, uma concentração elevada de anticorpo contra receptor de acetilcolina em um paciente com características clínicas compatíveis confirma essencialmente o diagnóstico de MG adquirida imune-mediada. É importante lembrar que concentrações normais não excluem o diagnóstico. O anticorpo contra AChR pode ocasionalmente ser encontrado em hepatite imune-mediada, lúpus eritematoso sistêmico, artrite reumatóide (em uso de D-penicilamina), polineuropatias inflamatórias, esclerose lateral amiotrófica, pacientes com timoma sem MG, e finalmente em parentes de pacientes com o MG.

Outros anticorpos

Outros anticorpos contra proteínas da junção neuromuscular ou ainda do músculo têm sido relatados em pacientes com MG. Anticorpos contra o receptor da tirosinacinase músculo-específica (MuSK) foram relatados em cerca de 15% dos pacientes com AcAChR negativo, a chamada MG soronegativa com forma generalizada, mas não na MG forma ocular. Os anticorpos anti-MuSK podem alterar a manutenção normal de uma densidade elevada de AChR na junção neuromuscular, mas a confirmação e o mecanismo de seu efeito patogênico ainda não foram demonstrados. Os pacientes anti-MuSK-positivos podem ter apresentações atípicas caracterizadas por paresia facial, bulbar, de musculatura cervical, com relativa preservação da musculatura ocular. Os anticorpos contra músculo estriado em geral revelam a existência de MG timomatosa, mesmo que esta não seja evidenciada no estudo por imagem. O estudo com *imunoblot* mostra antigenicidade em seis frações do extrato muscular. O anticorpo antititina também mostra associação de MG timomatosa. Aproximadamente 95% de pacientes de MG com timoma e cerca de 50% de pacientes com MG de início tardio sem timoma apresentam anticorpos contra a proteína de músculo intracelular estriada titina. O anti-rianodina em geral ocorre nos idosos com MG. O anticorpo anti-rapsina também tem sido identificado.

Os anticorpos testados para SEL são do tipo canal de cálcio voltagem-dependente e podem ser realizados em centros específicos, com uma positividade variável entre 33-92%, sendo tal resultado mais comumente encontrado em pacientes com câncer do que naqueles sem neoplasia.

DIAGNÓSTICO DIFERENCIAL

Eaton-Lambert e miastenia

Em geral, a SEL começa gradualmente com fatigabilidade e fraqueza evoluindo numa distribuição distal-proximal. Ao contrário da MG, pacientes podem notar piora da fraqueza ao acordar, com melhora no final do dia, melhora transitória da força com exercício, porém evoluindo com fadiga após esforço físico persistente. O envolvimento da musculatura ocular, bulbar e respiratória é menos comum do que na MG, mas até 50% dos pacientes apresentam graus discretos de ptose, diplopia, disfagia e disartria. Pode ocorrer envolvimento do sistema nervoso autônomo, incluindo xerostomia, xeroftalmia, disfunção erétil, visão turva e hipotensão postural. Ao exame, observa-se um padrão de fraqueza de predomínio em musculatura distal com reflexos profundos diminuídos ou ausentes, que podem melhorar após exercício em aproximadamente 50% dos casos. Doença neoplásica, principalmente carcinoma de pequenas células do pulmão, pode ser identificada em cerca de 50% dos pacientes, sendo mais comum na população masculina, tabagista, e em maiores de 50 anos.

Botulismo

Na população adulta, o quadro clínico clássico do botulismo quase sempre segue ingestão de alimento contaminado por toxina, sendo sua apresentação caracterizada pelo desenvolvimento de sintomas de musculatura bulbar, turvação visual, diplopia, ptose, disartria e disfagia dentro de 12 a 36 horas após a ingestão do alimento contaminado. Um padrão de fraqueza descendente se segue ao quadro, evoluindo, em alguns casos, para insuficiência respiratória. O quadro de botulismo associado à ferida contaminada aparece 4 a 14 dias após infecção com *C. botulinum*. Embora considerado raro, um número crescente de casos tem sido reconhecido em usuários de droga, apresentando-se com insuficiência respiratória com necessidade de ventilação mecânica prolongada, sendo um importante diagnóstico diferencial nessa população. O microrganismo pode ser isolado diretamente quando uma ferida óbvia está presente e nesses casos o debridamento da ferida associado à terapia antibiótica é indicado. Porém, o quadro mais comumente descrito de botulismo é infantil. O diagnóstico diferencial inclui infecção ou desmielinização do sistema nervoso central (na fase aguda), paralisia de carrapato, envenenamento por organofosforados, síndrome de Guillain-Barré ou Miller-Fisher e miopatias imune-mediadas.

Crise colinérgica

O brometo de piridostigmina maximiza a ativação dos AChR, o que em dose excessiva pode desenvolver crise colinérgica. O paciente tem a sintomatologia semelhante e tão grave quanto a crise miastênica, porém acompanhada de sinais e sintomas muscarínicos e nicotínicos dos anticolinesterásicos. A ocorrência de dificuldade de tossir pela madrugada poderá ser um indicativo de iminente crise colinérgica.

Esclerose lateral amiotrófica

A esclerose lateral amiotrófica é uma das mais freqüentes doenças neuromusculares que ocasionam uma falência respiratória aguda. Esta doença pode atingir predominantemente neurônios, inervando o diafragma, e leves sinais focais de fraqueza apendicular podem ser os únicos sintomas associados. No exame neurológico deve-se observar sinais e sintomas caracterizados por fraqueza muscular progressiva de predomínio distal, amiotrofias, presença de fasciculações difusas, cãibras, ausência de distúrbios sensitivos e esfinctéricos. Podem estar associados a sinais de liberação piramidal, tais como hiperreflexia miotática e sinal de Babinski. É fundamental a realização do exame eletroneuromiográfico (ENMG) para a confirmação diagnóstica.

TRATAMENTO

Tratamento da MG

Houve considerável progresso no tratamento da MG, fundamentalmente pelo desenvolvimento de cuidados intensivos, uso de medicações anticolinesterásicas, corticosteróides, plasmaférese e imunoglobulina endovenosa. A doença é imune-mediada e evolui com exacerbações e remissões. O objetivo maior da terapêutica é induzir e manter a remissão clínica, que envolve a combinação da terapêutica sintomática e imunossupressora. A seleção de combinação de agentes particulares a cada paciente é naturalmente guiada pelo custo/benefício da terapêutica. Em geral, a planificação envolve um ataque forçado, porém meticulosamente planejado, seguido por uma lenta retirada e ajustamento de dosagens dos medicamentos após a obtenção da remissão clínica.

Terapia sintomática

A terapia sintomática objetiva a melhora da condução na junção neuromuscular, por meio do uso de anticolinesterásicos. Essas medicações inibem a hidrólise da acetilcolina pela acetilcolinesterase, aumentando assim o tempo de exposição dos receptores ao mediador químico. Se o tempo de exposição for excessivo ocorrerá uma despolarização mantida dos receptores nicotínicos, com bloqueio colinérgico da JNM.

Os inibidores da colinesterase são de elevada importância no tratamento sintomático da doença, especialmente a piridostigmina (60 mg 6/6h) ou o hidrocloridrato de ambenônio (10 mg). A medicação de escolha é a piridostigmina, utilizada com doses de 60 mg de 6/6 ou 8/8 horas. Iniciar com baixas doses, em geral 30 mg/dose ministrados antes das principais refeições. Essa dose poderá ser aumentada a cada 72 horas com muito cuidado e critério. Em geral a dosagem média diária está em torno de 240 mg de piridostigmina. Os cuidados para os efeitos de excesso de dose como os muscarínicos (diarréia, cólicas intestinais, sialorréia, bradicardia) e os nicotínicos (fasciculações, miose) requerem redução imediata ou suspensão da medicação. Dor precordial, eventualmente infarto do miocárdio, espasmo esofageano e cãibras também são relatados.

Terapia imunossupressora

O tratamento de base etiopatogênico visa à redução do fenômeno imunológico da MG. A imunossupressão não específica pode ser realizada com corticosteróides, imunossupressores, plasmaférese e timectomia. Particularmente na crise miastênica, o uso de plasmaférese e/ou imunoglobulina mostram eficácia similar, em torno de 70%, e devem ser usados o mais precocemente possível. Com adequada terapêutica a maioria dos miastênicos pode ser recuperada para uma vida produtiva. No entanto, a terapêutica imunossupressora utilizada em larga escala aumentou a suscetibilidade à infecção e a neoplasias. Tratamento prolongado é requerido freqüentemente e recrudescências clínicas quase sempre ocorrem com a suspensão da terapia imunossupressora.

Corticosteróides

O esquema utilizado de corticosteróides é variado, poderá ser 1-2 mg/kg/dia, ministrado pela manhã, ou 120 mg em dias alternados. Doses fracionadas durante o dia poderão ser feitas, porém não recomendamos. A dose plena de corticosteróides, como a prednisona, somente poderá ser feita com rigorosa observação clínica, principalmente com o doente internado e se houver dificuldades respiratórias ou quadro bulbar, em unidade de terapia intensiva, devido ao risco de desenvolvimento de crise miastênica.

Imunoglobulina e plasmaférese

A imunoglobulina endovenosa (EVIG) tem efeito similar a plasmaférese. O processo envolve a infusão de EVIG na dosagem de 400 mg/kg/dia por 5 dias consecutivos. Estudos multicêntricos, randomizados, comparando a plasmaférese e EVIG demonstraram igual eficácia.

Tratamento da crise miastênica

Insuficiência respiratória de origem neuromuscular pode ocorrer em doenças da junção neuromuscular como miastenia gravis, bem como na síndrome de Guillan-Barré.

No mínimo quatro fatores contribuem para a crise miastênica nesses pacientes:

- Comprometimento das vias aéreas superiores.
- Da musculatura inspiratória.
- Da musculatura expiratória.
- Complicações pulmonares secundárias.

Paresia da musculatura facial, orofaríngea e laríngea interfere com a deglutição, dificultando o *clearance* de secreções das vias aéreas superiores, levando a falha na proteção contra aspirações repetidas na árvore traqueobrônquica. Além disso, paresia da musculatura lingual e retrofaríngea leva a queda da base da língua e obstrução mecânica parcial das vias aéreas. Paresia da musculatura expiratória compromete a habilidade para a limpeza das secreções em vias aéreas e contribui na formação de microatelectasias. Paresia da musculatura inspiratória com envolvimento do diafragma e da musculatura intercostal resulta em inadequada expansão pulmonar, promovendo microatelectasias na periferia pulmonar, queda na relação ventilação-perfusão, corroborando para a hipoxemia. Em decorrência dessas alterações há um aumento da freqüência respiratória e do trabalho respiratório, com conseqüente sobrecarga do aparato respiratório, levando a fadiga muscular e insuficiência respiratória. Essa descompensação pode ocorrer rapidamente, muitas vezes durante a noite, quando o diafragma assume a maior parte do trabalho respiratório. Nesse cenário, complicações pulmonares como atelectasia lobar e pneumonia aspirativa podem rapidamente piorar a situação clínica.

Após o início dos sintomas de MG, a primeira crise miastênica pode ocorrer no período compreendido entre 8 meses e três anos em 40% dos pacientes. Os fatores precipitantes mais comuns são infecções, modificação em medicações ou cirurgia. Dentre as infecções mais comumente encontramos traqueobronquite, infecções de vias aéreas superiores e pneumonia aspirativa. Mudança de medicações pode ocorrer devido à retirada ou início abrupto de corticosteróide ou inibidores da anticolinesterase, além do início de outras medicações que podem precipitar crise miastênica. Diversas medicações estão associadas a crise miastênica, dentre elas os aminoglicosídeos, polimixinas, clindamicina, fenitoína, lítio e clopromazina. Crise miastênica também pode ocorrer no período pós-parto imediato ou em pós-operatório e cerca de 20% dos pacientes evoluem com crise miastênica após timectomia. No entanto, em cerca de 30% dos pacientes não se identifica a causa da descompensação.

Um dos primeiros sinais de alarme em pacientes com miastenia é o aumento da freqüência da tosse, particularmente após salivação, significando disfunção da musculatura bulbar. Disfagia e a habilidade para proteger as vias aéreas após alimentação podem ser avaliadas à beira do leito solicitando ao paciente que degluta água. Tosse após deglutição indica aspiração secundária à paresia da musculatura bulbar, e nesse caso, alimentação via oral deve ser suspensa, devendo ser oferecida apenas via sonda nasoenteral.

Um exame cuidadoso com vistas a identificar os primeiros sinais de dificuldade respiratória é importante e o aparecimento de taquipnéia e taquicardia é um sinal perigoso de comprometimento respiratório incipiente. Muitos pacientes também apresentam um padrão de fala em estacato, necessitando fazer uma pausa entre as palavras. Fraqueza progressiva do trapézio e dos músculos do pescoço usualmente corre em paralelo à deterioração da função diafragmática. Por fim, uso da musculatura respiratória acessória como a musculatura intercostal e abdominal, com padrão de respiração abdominal paradoxal durante a inspiração sugere fraqueza diafragmática. Avaliação da reserva ventilatória pode ser acessada com o uso de uma simples manobra de beira do leito: solicita-se ao paciente que conte o máximo de números possíveis após uma inspiração profunda. Uma contagem maior ou igual a cinqüenta é normal e uma contagem menor que 15 significa capacidade ventilatória significativamente reduzida.

A presença de tais sinais clínicos combinados ou não com prova de função pulmonar indica a necessidade de intubação orotraqueal.

Provas de função pulmonar

Pacientes com crise miastênica devem ser monitorizados com provas de função pulmonar à beira de leito, além de oximetria de pulso e gasometria arterial. Provas de função pulmonar são mais sensíveis para a detecção de insuficiência respiratória incipiente do que a gasometria arterial, visto que alterações como acidose respiratória, hipercarbia e hipóxia ocorrem tardiamente durante o ciclo de descompensação respiratória. Para evitar a crise respiratória é importante que a intubação seja realizada, antes que ocorra acidose respiratória. Pacientes com queixa de dispnéia, mas que não necessitam de intubação imediata, devem ser admitidos em unidade de terapia intensiva e medidas seriadas do volume corrente, da pressão inspiratória máxima e da capacidade vital (2 a 4 vezes ao dia) são recomendadas.

As provas de função pulmonar usadas para guiar a decisão sobre intubação precoce são:

- Capacidade vital.
- Pressão inspiratória máxima.
- Pressão expiratória máxima.

Quando a capacidade vital cai abaixo de 30 mL/kg, a tosse é ineficaz, as secreções acumulam-se na orofaringe, seguem-se atelectasia e hipóxia. Uma capacidade vital de 15 mL/kg indica necessidade de intubação (Tabela 227.IV). A pressão inspiratória máxima, normalmente > 70 cmH_2O, mede a força do diafragma e de outros músculos inspiratórios, e reflete a capacidade de manter a expansibilidade pulmonar e evitar atelectasias. A pressão expiratória máxima, normalmente > 100 cmH_2O, mede a força da musculatura expiratória e correlaciona-se com a força da tosse e a capacidade de clarear secreções das vias aéreas. Uma pressão inspiratória máxima menor que 20 cmH_2O, e uma pressão expiratória máxima > 40 cmH_2O são critérios adicionais para intubação. Além desses critérios, os pacientes devem ser observados quanto a descompensação respiratória e piora do padrão respiratório, que indicam intubação precoce.

Pacientes miastênicos que desenvolvem crise miastênica por qualquer motivo como estresse, infecções, manejo inadequado deverão ter os anticolinesterásicos suspensos para que os receptores se regenerem, e pela dúvida da existência de crise colinérgica.

Intubação e assistência ventilatória são o primeiro cuidado, sondagem nasoenteral para alimentação e introdução de doses adequadas de corticosteróides (prednisona 1-2

Tabela 227.IV – Prova de função pulmonar na crise miastênica

Parâmetros	Normal	Critérios de intubação	Critérios de desmame	Critérios de extubação
Capacidade vital	> 60 mL/kg	≤ 15 mL/kg	≥ 10 mL/kg	~ 25 mL/kg
Pressão inspiratória máxima	> 70 cmH_2O	< 20 cmH_2O	≥ 20 cmH_2O	~ 40 cmH_2O
Pressão expiratória máxima	> 100 cmH_2O	< 40 cmH_2O	≥ 40 cmH_2O	~ 50 cmH_2O

mg/kg/dia) deverão ser imediatos. A plasmaférese e/ou imunoglobulina endovenosa poderão ser usadas para melhora clínica mais rápida e menor tempo de internação na UTI.

A reintrodução de drogas anticolinesterásicas deverá ser gradual e após 3 a 5 dias de hibernação.

Tratamento do botulismo

No tratamento do botulismo, medidas auxiliadoras de cuidado melhoraram índices de sobrevivência, e a recuperação quase plena é esperada para os pacientes sobreviventes. Uso de sonda nasoenteral e nutrição parenteral pode ser necessário. Ventilação mecânica também pode ser exigida. Aminoglicosídeos e outros agentes que afetem a transmissão de neuromuscular devem ser usados com extrema cautela. O tratamento com antitoxina tem papel fundamental no botulismo, mas só é eficiente se administrado nas primeiras 24 a 48 horas, já que a antitoxina não inverte paralisia estabelecida. Uso de restos de antitoxina cursam com um risco aumentado da falha terapêutica em alguns casos, e um risco aumentado de sérios efeitos colaterais alérgicos está relacionado à fonte eqüina em cerca de 20%. A mortalidade gira em torno de 5% e o tempo médio de internação é de 4 semanas, podendo chegar a meses, em casos complicados.

Algoritmo 227.1 – Diagnóstico de miastenia

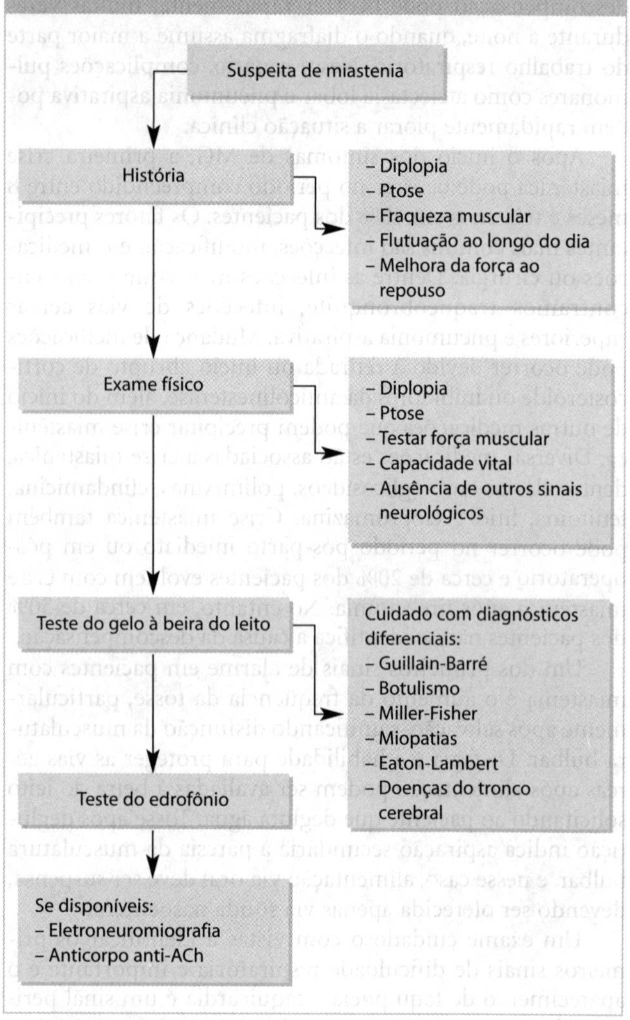

LEITURA ADICIONAL

1. Richman DP, Agius MA. Treatment principles in the management of autoimmune myasthenia gravis. In: Agius MA, Richman DP, Fairclough RH, Maselli RA. Myasthenia gravis and related disorders. Biochemical basis for disease of the neuromuscular junction. Ann NY Acad Sci 2003; 998: 472.
2. Lisak RP. Myasthenia gravis. Curr Treat Options Neurol 1999; 1: 239-50.
3. Drachman DB. Myasthenia gravis. N Engl J Med 1994; 330: 1797-810.
4. Gronsth GS, Barohn RJ. Pratice parameter: thymectomy for autoimmune myasthenia gravis (an evidence-based review): report of Quality Standards Subcommittee of the American Academy of Neurology. Neurology 2000; 55: 7-15.
5. Pohanka E. New immunosuppressive drugs: an update. Curr Opin Urol 2001; 11: 143-51.
6. Bromberg MB,Wald JJ, Forshew DA, et al. Randomized trial of azathioprine or prednisone for initial immunosuppressive treatment of myasthenia gravis. J Neurol Sci 1997; 150: 59-62.
7. Gajdos P, Chevret S, Clair B, et al. Clinical trial of plasma exchange and high dose intravenous immunoglobulin in myasthenia gravis: Myasthenia Gravis Clinical Study Group. Ann Neurol 1997; 41: 789-96.
8. Yavagal, Dillep R, Mayer, Stephan A. Respiratory complications of rapidly progressive neuromuscular syndromes: Guillain Barré syndrome and myasthenia gravis. Seminars in respiratory and critical care medicine 2002; 23(3): 221-9.

Síndrome de Guillain-Barré Clássica e Variantes

CAPÍTULO 228

Maria Teresa Alves Hirata

TÓPICOS IMPORTANTES

Síndrome de Guillain-Barré

- Formas com quadro de déficit motor predominante:
  - Polirradiculoneurite aguda inflamatória desmielinizante (AIDP).
  - Neuropatia aguda axonal sensitivo-motora (AMSAN).
  - Neuropatia aguda axonal motora (AMAN).
- Além dessas formas são descritas outras variantes com outro quadro clínico predominante:
  - Síndrome de Miller-Fisher.
  - Neuropatia aguda pandisautonômica.

Quadro clínico

- Instalação aguda no máximo em quatro semanas;
- Déficit motor geralmente ascendente e arreflexia:
  - 50% acometimento de nervos cranianos.
  - 30% insuficiência respiratória.
  - 50% disautonomia.

Evolução

- 15% recuperação total.
- 3-8% óbito por falência respiratória com ou sem sepse, embolia pulmonar ou disautonomia.
- 65% sintomas e sinais menores.
- 5-10% déficit motor permanente ou perda sensitiva.

Tratamento

- Plasmaférese.
- Gamaglobulina.

INTRODUÇÃO E DEFINIÇÕES

A síndrome de Guillain-Barré (SGB) é caracterizada clinicamente por um déficit motor progressivo geralmente ascendente, de instalação aguda, acompanhado de arreflexia, com ou sem alteração sensitiva, com recuperação precoce e espontânea.

Com base nos estudos patológicos e eletroneurofisiológicos, pode ser dividida em formas predominantemente desmielinizantes ou axonais.

Os casos inicialmente descritos apresentavam do ponto de vista patológico basicamente alterações de uma desmielinização inflamatória primária nas raízes e nervos, principalmente motores. Essas formas foram denominadas de polineuropatia inflamatória aguda desmielinizante (AIDP: *acute inflammatory demyelinating polyneuropathy*).

Com o avanço dos procedimentos diagnósticos, especialmente eletroneuromiográficos e imunológicos, outras formas de SGB foram descritas. Uma das mais importantes entidades é a forma axonal pura de SGB. Essa entidade foi primeiramente descrita por Feasby et al. em 1986 com relato de 5 pacientes diagnosticados clinicamente com AIDP. Entretanto, o estudo eletroneuromiográfico demonstrou alterações compatíveis com degeneração axonal das fibras motoras e sensitivas e ausência de evidências de desmielinização. Os achados patológicos de um desses pacientes que evoluiu para o óbito após 28 dias do início do quadro confirmou a degeneração axonal. Isso mudou o conceito preexistente de que a doença é primariamente desmielinizante e assim outros mecanismos fisiopatológicos foram aventados.

McKhann et al. em 1991 reviram vários casos descritos no nordeste da China, que ocorriam em crianças nos meses de verão. Clinicamente, os pacientes tinham déficit motor nos quatro membros de caráter rapidamente ascendente, com envolvimento freqüente dos nervos cranianos bulbares e insuficiência respiratória. O quadro não era acompanhado de febre ou doença sistêmica, a função sensitiva era normal e a recuperação iniciava-se em algumas semanas. Estudos estabeleceram a presença de uma síndrome distinta da SGB clássica, caracterizada por um envolvimento grave, puramente motor, com boa recuperação e achados patológicos sugestivos de degeneração walleriana dos nervos motores. Esses casos foram denominados de AMAN (*acute motor axonal neuropathy*). Posteriormente outros casos foram descritos, mais freqüentemente na Ásia, mas também no resto do mundo. Esses relatos devem ser distinguidos dos casos descritos por Feasby et al., nos quais há comprometimento sensitivo, além do motor, e que foram, portanto, denominados AMSAN (*acute motor sensory axonal neuropathy*).

Assim, atualmente sob a denominação SGB incluem-se formas distintas da doença.

Formas com quadro de déficit motor predominante:

- Polirradiculoneurite aguda inflamatória desmielinizante (AIDP).

- Neuropatia aguda axonal sensitivo-motora (AMSAN).
- Neuropatia aguda axonal motora (AMAN).

Além dessas formas são descritas outras variantes com outro quadro clínico predominante:

- Síndrome de Miller-Fisher.
- Neuropatia aguda pandisautonômica.

ETIOLOGIA E FISIOPATOLOGIA

As diferenças mais significativas entre as formas axonais e desmielinizantes da SGB são evidenciadas nos estudos patológicos de biópsia ou autópsia. Eles demonstram que as variantes desmielinizantes (AIDP) e axonais (AMAN e AMSAN) resultam de processos imunemediados contra alvos diferentes.

Os estudos patológicos da AIDP consistem basicamente em desmielinização e infiltrado inflamatório principalmente nas raízes e nervos espinhais. O infiltrado inflamatório consiste em pequenos e médios linfócitos e macrófagos que tendem a envolver pequenos vasos endoneurais. Os macrófagos provavelmente se originam tanto dos macrófagos do endoneuro como da transformação de células mononucleares circulantes e participam ativamente do processo de desmielinização, não estando estabelecido se esse processo é ou não primário. Após o processo inicial de desmielinização há divisão da célula de Schwann e inicia-se a remielinização com formação de mielina com espaço internodal curto.

Embora os achados patológicos corroborem o papel da imunidade celular na patogênese da doença, vários fatores indicam também a importância da imunidade humoral. A melhora clínica observada com emprego da plasmaférese é o maior suporte da importância da ação dos anticorpos na desmielinização. Outro fator humoral considerado importante é o complemento. Alguns estudos mostram evidências de depósito de complemento na superfície externa das fibras nervosas e ativação de complemento no soro e líquor.

A contribuição relativa da imunidade celular e humoral na desmielinização ainda permanece incerta, mas evidências falam mais a favor de um mecanismo celular primário.

Nas formas axonais os principais achados patológicos são uma degeneração axonal tipo walleriana de vários graus de comprometimento nos nervos periféricos. Não há inflamação, nem desmielinização, a resposta linfocitária é mínima e nota-se a presença de macrófagos no espaço periaxonal das grandes fibras motoras, entre o axolema e a célula de Schwann.

Na AMAN as alterações iniciais consistem em aumento do comprimento dos nodos de Ranvier e distorção da mielina paranodal. Após, os macrófagos se estendem em direção às camadas terminais de mielina, o que facilita a entrada dos macrófagos no espaço periaxonal. Finalmente, em muitas fibras o axônio pode evoluir para uma degeneração walleriana.

Nos casos de AMSAN observam-se macrófagos no espaço periaxonal das fibras mielinizadas. Observam-se diferentes estágios de degeneração. O comprimento do nodo é 20% maior que nas fibras não degeneradas.

Assim, parece que a AMAN e a AMSAN têm alterações patológicas semelhantes. Tem sido sugerido que a AMAN e a AMSAN sejam parte de um espectro de um único tipo de ataque imune ao axônio, e que a AMSAN poderia ser uma manifestação mais grave do mesmo processo imunopatológico.

Ho et al. encontraram tempo de recuperação semelhante na AIDP e na AMAN (ao redor de 40 dias), o que é incompatível com uma degeneração walleriana em grande proporção das fibras motoras nesta última.

Os mecanismos fisiopatológicos que poderiam explicar uma recuperação mais rápida na AMAN seriam: alteração da condução nos axônios motores sem lesão estrutural irreversível ou uma degeneração walleriana restrita à parte distal do nervo motor. Estudos de microscopia mostram aumento do comprimento dos nodos de Ranvier, imunoglobulinas e complemento freqüentemente localizados nos nodos das fibras motoras e macrófagos migrando para os nodos e circundando os axônios nodais, podendo dissecar o espaço periaxonal internodal. Todas essas etapas podem interromper a condução nervosa nos nodos de Ranvier. Além disso, anticorpos antigangliosídeo GM1, freqüentes nos pacientes com AMAN, causam bloqueio de condução, com alteração tanto nos canais de sódio como de potássio. A rápida recuperação dos pacientes com AMAN também pode ser explicada por uma degeneração axonal dos segmentos terminais e pré-terminais dos axônios motores e uma rápida regeneração desses segmentos em curtas distâncias. Nos casos mais graves, como na AMSAN, há extensa degeneração walleriana que começa nas raízes nervosas, sendo impossível uma rápida recuperação.

Portanto, a hipótese é que o ataque imune primário nas formas axonais seja dirigido para os nodos de Ranvier, embora o antígeno nodal na AMAN e AMSAN ainda não esteja determinado. A infecção pelo *Campylobacter jejuni* antecedendo as formas axonais tem aventado a hipótese de um mimetismo molecular para o ataque primário dirigido ao plasmalema axonal. Acredita-se que haveria uma reação cruzada entre gangliosídeos presentes no axônio – GM1 e GD1a – e lipopolissacarídeos da superfície do *C. jejuni* no desencadeamento da doença. O mecanismo do ataque mais severo na AMSAN não é claro e diferentes epitopos apresentados pelas fibras motoras e sensitivas poderiam estar relacionados aos diferentes graus de acometimento das fibras nervosas.

ACHADOS CLÍNICOS

SGB: formas com quadro de déficit motor predominante

Epidemiologia

A SGB é a causa mais freqüente de fraqueza generalizada de instalação aguda não traumática, com uma incidência anual de 1 a 2 em 100.000 habitantes. Ocorre em todas as faixas etárias com idade média de 40 anos. Alguns estudos epidemiológicos sugerem um pico em adultos jovens e um segundo pico menor entre a quinta e sétima décadas. Há um ligeiro predomínio do sexo masculino em relação ao sexo feminino.

Fatores predisponentes

Em aproximadamente dois terços dos casos a SGB é antecedida por eventos que precedem em uma a três semanas o desenvolvimento da paralisia aguda ascendente. Ropper et al. em um estudo prospectivo não observaram nenhum evento anterior em 27% dos casos, infecção de vias aéreas superiores em 49%, quadro de diarréia em 10%, mal-estar em 3% e pneumonia em 2%. Em 3% dos casos havia infecção pelo vírus Epstein-Barr, em 3% infecção por citomegalovírus. Em outros 3% são descritos vários eventos, como doença de Hodgkin, cirurgia, lúpus eritematoso sistêmico e vacinação. Outras associações descritas são hepatite viral, micoplasma, doença de Lyme, sarcoidose e infecção pelo vírus HIV. Estudos mais recentes enfatizam a associação da infecção pelo *Campylobacter jejuni*, uma causa de diarréia aguda, com as formas axonais da SGB.

Sintomas e sinais

Os pacientes geralmente apresentam infecção respiratória ou gastrintestinal aguda com duração de poucos dias. Após 1 a 3 semanas desse quadro desenvolve-se um quadro de "paralisia ascendente", ou seja, os membros inferiores são envolvidos inicialmente e após alguns dias os membros superiores. Embora descrita como paralisia ascendente, a fraqueza geralmente acomete tanto músculos proximais como distais do mesmo membro. Instalação descendente com início nos membros superiores e face também pode ocorrer. Cerca de um terço dos pacientes pode evoluir até insuficiência respiratória, necessitando de ventilação mecânica e 50% têm envolvimento dos nervos cranianos, principalmente da mímica facial. Metade dos pacientes desenvolvem déficit orofaríngeo e 10 a 20% têm envolvimento da motricidade ocular extrínseca. A fraqueza muscular é relativamente simétrica, acompanhada de arreflexia, que é um sinal precoce na evolução da doença. Embora os sintomas sejam predominantemente motores, o paciente comumente tem discreta alteração sensitiva, que pode inaugurar o quadro na AIDP e AMSAN. Em contraste, distúrbios sensitivos são infreqüentes nos pacientes com AMAN. Cerca de metade dos pacientes têm disfunção autonômica, com flutuação da pressão arterial, arritmia cardíaca, disfunção gastrintestinal, retenção urinária e/ou edema pulmonar neurogênico.

O grau máximo de incapacidade ocorre geralmente entre uma e quatro semanas. Mais de 50% dos pacientes atingem o grau máximo de incapacidade em duas semanas, 80% em três semanas. É muito raro os sintomas piorarem após quatro semanas. A maioria dos pacientes com AIDP atinge o grau máximo de incapacidade em 11 a 12 dias, sendo que todos atingem o máximo em quatro semanas. Os pacientes com AMAN e AMSAN atingem o grau máximo de incapacidade ao redor de seis dias.

Asbury et al. propuseram em 1978 critérios diagnósticos para a SGB, posteriormente modificados em 1990. Progressão do déficit motor em mais de um membro e arreflexia ou hiporreflexia são necessários para o diagnóstico. Outros sinais que apóiam o diagnóstico são progressão do quadro em até quatro semanas, déficit motor simétrico, sinais sensitivos, acometimento de nervos cranianos, principalmente facial e disfunção autonômica.

O ponto de maior déficit neurológico é sucedido por uma fase de platô por duas a quatro semanas e após por uma recuperação geralmente em poucos meses. Após seis meses de evolução da doença 85% dos pacientes já voltaram a deambular, entretanto somente 15% dos pacientes ficam sem nenhum déficit residual e, apesar do avanço da terapêutica de suporte e imunomoduladora, a taxa de mortalidade permanece entre 3 e 8%. As causas mais comuns incluem falência respiratória com ou sem sepse, embolia pulmonar e disautonomia. Cerca de 65% dos pacientes persistem com sintomas e sinais menores, como pé caído ou parestesias distais, que não impedem as atividades diárias. Déficit motor permanente, geralmente acometendo os membros inferiores, ou perda sensitiva ocorrem em 5 a 10% dos casos. Incapacidade mais prolongada ocorre principalmente naqueles com AMSAN. Muitos desses pacientes são incapazes de andar após um ano do início do quadro.

Variantes da SGB com outros quadros predominantes

Síndrome de Miller-Fisher

A síndrome de Miller-Fisher, descrita em 1956, é caracterizada por oftalmoplegia, ataxia e arreflexia na ausência de fraqueza muscular importante e é considerada como uma variante da SGB, devido ao seu início agudo, curso monofásico com recuperação posterior e aumento da proteinorraquia no líquor sem pleocitose. A oftalmoplegia evolui em 1 a 3 dias, sendo geralmente grave e completa e relativamente simétrica. Alguns pacientes têm ptose e a função pupilar é normal.

A síndrome de Miller-Fisher está associada com anticorpos IgG antigangliosídeo GQ1b. Esse gangliosídeo tem alta concentração nos III, IV e VI nervos cranianos. Embora não ocorram em pacientes com SGB típica, esses anticorpos são encontrados em pacientes com oftalmoplegia aguda pós-infecciosa e nos pacientes com SGB com oftalmoplegia, mas não naqueles sem oftalmoplegia. Isso poderia sugerir que esses anticorpos estão associados mais à oftalmoplegia do que propriamente à síndrome de Miller-Fisher.

Neuropatia pandisautonômica aguda

Essa entidade é descrita juntamente com a SGB devido à sobreposição com quadros mais típicos de SGB: início agudo, dissociação proteíno-citológica no líquor, inflamação perivascular no nervo sural em alguns casos e antecedente de infecção freqüente. A falência autonômica geralmente acomete os sistemas simpático e parassimpático. As manifestações mais comuns são hipotensão postural, manifestações gastrintestinais (náuseas, vômitos, diarréia, obstipação e dor abdominal), intolerância ao calor devido a diminuição da sudorese, visão borrada, olhos secos, retenção urinária e impotência. Os reflexos podem estar diminuídos e um quarto dos pacientes tem alteração sensitiva distal. A recuperação pode ser completa, mas em muitos casos é gradual e incompleta.

EXAMES COMPLEMENTARES

Após uma semana de evolução observa-se no líquido cefalorraquidiano um aumento da concentração de proteína com celularidade normal (dissociação proteíno-citológica), que atinge o máximo entre a quarta e sexta semana. A elevação do nível de proteinorraquia resulta provavelmente da quebra de barreira hemato-liquórica. Edema endoneural tem sido descrito no nervo e nas raízes nervosas e em conseqüência há difusão de fluido protéico pela barreira hemato-liquórica. Nos critérios laboratoriais propostos o número celular no líquor deve ser menor que 10 linfócitos/mm^3. Se o número de células for maior que 50 células/mm^3 deve-se considerar outras doenças de base, como infecção por HIV, doença de Lyme ou sarcoidose.

As alterações de condução nervosa que refletem desmielinização são os achados laboratoriais mais sensíveis e específicos da SGB. Eles ocorrem primeiro e mais freqüentemente que a elevação da proteinorraquia. As alterações eletroneuromiográficas que caracterizam uma desmielinização são aumento do tempo de latência motora distal, dispersão temporal, bloqueio de condução parcial ou completo e aumento do tempo de latência da onda F. Na primeira semana, entretanto, o estudo da condução nervosa geralmente mostra alterações mínimas. O achado característico da desmielinização precoce é o bloqueio de condução, ou seja, a diminuição da amplitude do potencial evocado motor proximal e aumento do tempo de latência da onda F indicando o início do quadro proximalmente ao nível das raízes. O grau máximo de anormalidades no estudo da condução motora ocorre entre a terceira e oitava semana e os critérios de desmielinização podem ser vistos em 87% dos pacientes nas primeiras cinco semanas. Após duas a quatro semanas observam-se sinais de desnervação nos músculos acometidos, indicando um certo grau de degeneração axonal secundária.

Os critérios eletroneurofisiológicos para o diagnóstico de desmielinização na SGB são semelhantes aos descritos para a polirradiculoneurite crônica. Entretanto, eles não são tão úteis na forma aguda, pois demoram um período para se estabelecerem e é necessário um diagnóstico precoce da doença para seu tratamento.

Nas formas axonais, a amplitude dos potenciais evocada motores diminui nos primeiros dias, podendo os potenciais posteriormente se tornar inexcitáveis. Não há alterações indicativas de desmielinização, com aparecimento de sinais de desnervação posteriormente.

Como já referido anteriormente, anticorpos para vários gangliosídeos – GM1, GM1b, GD1a – têm sido documentados na SGB. O gangliosídeo GM1 é encontrado em grande porcentagem dos pacientes com antecedente de infecção por *C. jejuni*. A associação da SGB e enterite por *C. jejuni* ocorre em 25 a 38% dos pacientes. A SGB costuma se desenvolver 9 dias após o quadro inicial de gastroenterite causada pelo *C. jejuni*, quando a cultura das fezes geralmente é negativa, mas os anticorpos séricos evidenciam uma infecção recente.

DIAGNÓSTICO DIFERENCIAL

O diagnóstico diferencial inclui uma série de doenças que causam paralisia aguda e subaguda. Assim, podemos citar os principais grupos:

- Doenças da medula espinal: mielite transversa, outras mielopatias agudas.
- Doenças de transmissão neuromuscular: miastenia gravis, botulismo.
- Doenças miopáticas: polimiosite.
- Neuropatias vasculíticas: lúpus eritematoso sistêmico, poliarterite nodosa.
- Porfiria aguda intermitente.
- Toxinas biológicas e infecciosas: neuropatia diftérica, doença de Lyme, poliomielite, botulismo.
- Infecção por HIV.
- Drogas e outras toxinas: organofosforados, neuropatia por metais pesados, agentes quimioterápicos.
- Alterações metabólicas: paralisia periódica, hipermagnesemia, hipofosfatemia.
- Polineuropatia do doente crítico.

Alguns diagnósticos diferenciais mais importantes serão discutidos a seguir.

A miastenia gravis é uma doença da junção neuromuscular e resulta da diminuição imune-mediada do número de receptores de acetilcolina da membrana pós-sináptica da placa motora. O quadro clássico é de uma fraqueza muscular flutuante que piora no decorrer do dia ou após exercício, podendo acometer os nervos cranianos e os membros. O início da doença geralmente é insidioso, mas, às vezes, seu desenvolvimento é mais rápido. O tratamento é feito com anticolinesterásicos, imunossupressores, plasmaférese e em alguns casos timectomia.

A polimiosite é uma miopatia inflamatória adquirida, caracterizada por uma fraqueza muscular simétrica predominantemente proximal, acompanhada de mialgia, que evolui em semanas ou meses. Há aumento da CPK e o tratamento é feito com imunossupressores.

Na porfiria aguda intermitente, de caráter autossômico dominante, o quadro clínico é caracterizado por ataques agudos inicialmente com sintomas abdominais (dor, náuseas, vômitos, obstipação), acompanhados por taquicardia e hipertensão arterial. Posteriormente, há alterações psíquicas (confusão, delírio), convulsões e finalmente desenvolve-se a fase neurológica com aparecimento de neuropatia, que é predominantemente motora, com instalação aguda, semelhante a SGB. Durante o ataque, precursores das porfirinas são excretados na urina.

A paralisia periódica familiar é uma doença com caráter autossômico dominante, caracterizada por episódios de fraqueza muscular flácida nos membros. Pode estar associada a hipo, hiper ou normopotassemia e pode ser desencadeada por exercícios físicos ou ingestão excessiva de carboidratos.

Ao redor de 20 a 50% dos pacientes admitidos na unidade de terapia intensiva podem desenvolver polineuropatia do doente crítico. Trata-se de polineuropatia motora axonal conseqüente a síndrome de resposta inflamatória sistêmica

(SIRS) devido a sepse, falência de múltiplos órgãos ou não (pancreatite, traumatismo, queimaduras) e o quadro costuma melhorar se o paciente sobrevive à doença de base. Clinicamente, o paciente apresenta tetraparesia, arreflexia profunda, manutenção e prolongamento de insuficiência respiratória com dificuldade para desmame do aparelho de suporte ventilatório. O exame eletroneuromiográfico revela envolvimento axonal, além de permitir o estudo do grau de comprometimento do nervo frênico e da musculatura do diafragma. A biópsia de nervo revela degeneração axonal das fibras motoras e sensitivas, sem evidências de infiltrado inflamatório.

TRATAMENTO

O primeiro ponto a ser considerado no tratamento da SGB é a terapêutica de suporte, com fisioterapia adequada e monitorização da evolução da doença para um comprometimento respiratório, sintomas bulbares e instabilidade autonômica. Progressiva fraqueza dos músculos flexores do pescoço tem uma forte correlação com o desenvolvimento de falência respiratória. A capacidade vital forçada deve ser monitorizada, sendo que valores abaixo de 15 a 20 mL/kg requerem intubação endotraqueal. Medidas preventivas para trombose venosa profunda e embolia pulmonar também devem ser consideradas. A monitorização das funções do sistema nervoso autônomo é essencial, especialmente em pacientes com déficit motor importante, com avaliação da flutuação da pressão arterial, arritmias cardíacas, edema pulmonar neurogênico, pseudo-obstrução gastrintestinal e retenção urinária.

Como já referido no quadro clínico, muitos dos pacientes, na evolução da doença, ficam restritos ao leito, 30% necessitam de assistência ventilatória, 5 a 10% podem evoluir com déficit funcional persistente e 3 a 8% evoluem para óbito. Portanto, o emprego de uma terapêutica que acelere a recuperação da doença, ou, se possível, que impeça a evolução para um grau de incapacidade mais importante, sempre foi pesquisado.

A plasmaférese foi o primeiro tratamento comprovadamente considerado eficaz na SGB. Fatores humorais, incluindo anticorpos, imunecomplexos, complemento e outros mediadores inflamatórios são removidos mecanicamente. Dois grandes estudos randomizados realizados em 1985 (EUA) e 1987 (França) com 245 e 220 pacientes respectivamente mostraram a ação benéfica da plasmaférese principalmente quando iniciada o mais precocemente possível no curso da doença (antes de uma semana de evolução). A melhora do grau de incapacidade, assim como a necessidade de um menor tempo com assistência ventilatória, foi demonstrada nesses estudos. Nos pacientes estudados na França após um ano de evolução, houve recuperação total da força muscular em 71% do grupo que realizou plasmaférese contra 52% do grupo controle.

Atualmente a plasmaférese na SGB é indicada nos pacientes com déficit motor predominante. O número ideal de sessões de plasmaférese é arbitrário, sendo geralmente de quatro a seis sessões, devendo ser retirados 200-250 mL/kg de plasma em sete a dez dias. Pacientes com síndrome de Miller-Fisher e neuropatia disautonômica aguda também têm se beneficiado com a plasmaférese. É considerada uma terapêutica segura, apesar da presença em muitos pacientes de uma disfunção autonômica, que pode dificultar sua realização. O maior problema na realização da plasmaférese é o acesso venoso. A utilização de veia periférica é mais segura, embora muitas vezes torne-se necessário o emprego de cateteres endovenosos de duplo lúmen, com eventuais riscos de pneumotórax ou sangramento na passagem do cateter. A falta de cuidados adequados com o cateter pode levar a um quadro de sepse e as freqüentes sessões de plasmaférese podem causar anemia, plaquetopenia e depleção de fatores de coagulação.

Assim, apesar de sua eficácia, em vista muitas vezes de dificuldades técnicas, dos riscos e da própria disponibilidade em se realizar a plasmaférese, outras formas de tratamento continuaram sendo estudadas. Após alguns trabalhos com número pequeno de pacientes mostrando resposta variável ao uso da imunoglobulina, em 1992 foi publicado um estudo randômico com 150 pacientes comparando o uso da imunoglobulina endovenosa com a plasmaférese. Três pacientes foram excluídos, 74 receberam 2 g/kg de imunoglobulina endovenosa divididos em 5 dias e 73 foram submetidos a plasmaférese. Entre os pacientes submetidos a plasmaférese 34% mostraram melhora de um ou mais graus funcionais e no grupo da imunoglobulina 53%, sendo a diferença de 19% estatisticamente significativa. Vários outros critérios (melhora de um grau funcional, melhora até o grau funcional 2, deambulação sem apoio, porcentagem de complicações, menor tempo de intubação) também tiveram uma melhor resposta no grupo de pacientes que receberam imunoglobulina. Essa superioridade da imunoglobulina foi questionada por alguns autores devido à metodologia do trabalho e foi então considerado que ambas as terapêuticas são igualmente eficazes.

Possíveis mecanismos do efeito benéfico da imunoglobulina são bloqueio dos receptores das células T, bloqueio dos receptores Fc nos macrófagos e ativação anti-idiotípica. Os efeitos colaterais que podem ocorrer são febre, mialgia, hipertensão, náuseas, vômitos, cefaléia, neutropenia e meningite asséptica. O quadro mais severo é a necrose tubular aguda e deve-se sempre dosar o nível sérico de IgA, para se evitar um choque anafilático em pacientes com déficit de IgA.

O questionamento quanto a um número maior de recidivas da SGB após o tratamento com imunoglobulina foi solucionado em 1997, quando foi realizado um trabalho multicêntrico comparando plasmaférese, imunoglobulina endovenosa e associação dos dois tratamentos. Foram randomizados 383 pacientes, 4 foram excluídos e 379 pacientes foram acompanhados por 48 semanas. Receberam plasmaférese (total de 250 mL/kg) 121 pacientes, imunoglobulina (400 mg/kg/dia por cinco dias) 130 pacientes e plasmaférese seguida de imunoglobulina 128 pacientes. O grau de incapacidade após quatro semanas, o tempo de necessidade de suporte respiratório e a melhora do déficit motor até a deambulação sem apoio foram semelhantes nos três grupos. Esse estudo demonstra mais uma vez que a imunoglobulina endovenosa é efetiva na SGB, mas não é superior à plasmaférese, e que não é necessária a associação das duas terapêuticas. Não houve diferença de recidivas entre os grupos estudados.

Embora muitos casos de SBG sejam devidos a uma desmielinização segmentar inflamatória e os corticosteróides sejam os mais eficazes antiinflamatórios conhecidos, além de seu efeito imunossupressor, não se encontrou até agora seu efeito benéfico na SGB. Tanto a primeira série, em 1978, com um número pequeno de pacientes (22 pacientes receberam prednisolona via oral), como o estudo randômico mais recente, em 1993, de 242 pacientes (124 pacientes receberam metilprednisolona 500 mg por dia por 5 dias e 118 receberam placebo), falharam em mostrar um efeito benéfico da droga.

Em 1994 foi realizado um estudo piloto da ação sinérgica da associação de imunoglobulina (400 mg/kg) com altas doses de metilprednisolona (500 mg) durante 5 dias em 25 pacientes com SGB. Comparando os resultados desses pacientes com os 74 pacientes tratados somente com imunoglobulina no trabalho de Van der Meché et al., de 1992, observam-se melhores respostas no grupo que recebeu tratamento combinado. Melhora funcional de um ou mais graus de incapacidade após 4 semanas ocorreu em 76% no grupo com terapêutica combinada e em 53% no grupo da imunoglobulina. Estudo posterior multicêntrico em 2004, randômico, duplo-cego analisou 225 pacientes com SGB tratados nos primeiros 14 dias da doença com imunoglobulina (400 mg/kg/dia por 5 dias) e submetidos a tratamento randomizado nas 48 horas da primeira administração de imunoglobulina com metilprednisolona (500 mg/dia, 112 pacientes) ou placebo (113 pacientes) por 5 dias. A análise dos vários parâmetros de melhora não mostrou diferença significativa entre os dois grupos.

Concluindo, atualmente os dois tratamentos – imunoglobulina e plasmaférese – são eficazes nos pacientes com SGB. Muitas vezes a opção entre um dos dois dependerá da disponibilidade de cada um nos diversos serviços. O tratamento com imunoglobulina tem uma vantagem em relação à plasmaférese quanto à via de acesso endovenoso mais simples, mas por outro lado seu custo geralmente é maior que o da plasmaférese.

LEITURA ADICIONAL

1. Asbury AK, Cornblath DR. Assessment of current diagnostic criteria for Guillain-Barré syndrome. Ann Neurol 1990; 27(suppl): S21-S24.
2. Cornblath D. Electrophysiology in Guillain-Barré syndrome. Ann Neurol 1990; 27(suppl:S17-20).
3. Feasby TE, Gilbert JJ, Brown WF , Bolton CF, Hahn AF, Koopmsn WF, Zochodne DW. An acute axonal form of Guillain-Barré polyneuropathy. Brain 1986; 109: 1115-26.
4. French Cooperative Group on Plasma Exchange in Guillain-Barré Syndrome. Efficiency of plasma exchange in Guillain-Barré syndrome: Role of replacement fluids. Ann Neurol 1987; 22: 753-61.
5. French Cooperative Group on Plasma Exchange in Guillain-Barré syndrome. Plasma exchange in Guillain-Barré syndrome: one-year follow-up. Ann Neurol 1992; 32: 94-7.
6. Guillain-Barré Syndrome Steroid Trial Group. Double-blind trial of intravenous methylprednisolone in Guillain-Barré syndrome. Lancet 1993; 341: 586-90.
7. Ho TW, Li CY, Cornblath DR, Gao CY, Asbury AK, Griffin JW, McKhann GM. Patterns of recovery in Guillain-Barré syndromes. Neurology 1997; 48: 695-700.
8. Hughes RAC, Newsom-Davis JM, Perkin GD, Pierce JM. Controlled trial of prednisolone in acute polyneuropathy. Lancet 1978; 2: 750-3.
9. Hughes RAC, Swan AV, Raphaël JC, Annane D, Vab Konigsveld R, Van Doorn PA. Immunotherapy for Guillain-Barré Syndrome: a systematic review. Brain 2007; 130: 2245-57.
10. McKhann GM, Cornblath DR, Ho TW et al. Clinical and electrophysiological aspects of acute paralytic disease of children and young adults in northern China. Lancet 1991; 338 :593-7.
11. Plasma Exchange/Sandoglobulin Guillain-Barré Syndrome Trial Group. Randomised trial of plasma exchange, intravenous immunoglobulin, and combined treatments in Guillain-Barré syndrome. Lancet 1997; 349: 225-30.
12. Ropper AH. The Guillain-Barré syndrome. N Engl J Med 1992; 326: 1130-6.
13. Ropper AH, Wijdicks EFM, Truax BT. Guillain-Barré syndrome. Philadelphia: FA Davis Company; 1991.
14. The Dutch Guillain-Barré Study Group. Treatment of Guillain-Barré syndrome with high-dose immune globulins combined with methylprednisolone: a pilot study. Ann Neurol 1994; 35: 749-52.
15. The Guillain-Barré Syndrome Study Group. Plasmapheresis and acute Guillain-Barré syndrome. Neurology 1985; 35: 1096-104.
16. Van der Meché FGA, Schmitz PIM, the Dutch Guillain-Barré Study group. A randomized trial comparing intravenous immune globulin and plasma exchange in Guillain-Barré syndrome. N Engl J Med 1992; 326: 1123-9.
17. Van Konigsveld R, Schmitz PIM, Van der Meché FGA, Visser LH, Meulstee J, Van Doorn PA, for the Dutch GBS study group. The Lancet 2004; 363: 192-6.

Síndromes Medulares Agudas Não-Traumáticas

CAPÍTULO 229

Murilo Santos de Souza
Getúlio Daré Rabello
Samira Luisa dos Apóstolos Pereira
Dagoberto Callegaro
Paulo Eurípedes Marchiori

TÓPICOS IMPORTANTES

- O reconhecimento precoce e a abordagem diagnóstica agressiva são, em primeira instância, os principais determinantes do prognóstico funcional dos pacientes que chegam ao departamento de emergência com uma síndrome medular aguda.
- A síndrome da artéria espinal anterior resulta em infarto dos dois terços anteriores da medula, os déficits motores e sensitivos instalam-se em questão de horas.
- A hemissecção medular é também conhecida como síndrome de Brown-Séquard, caracteriza-se por déficit piramidal e sensorial profundo ipsilaterais à lesão e perda sensitiva espinotalâmica contralateral à lesão.
- A síndrome da medula central apresenta-se inicialmente com perda sensitiva do tipo dissociada, com analgesia e termoanestesia suspensas e preservação da sensibilidade profunda.
- A lesão medular transversa determina a perda de função neurológica em todos os domínios controlados pela medula espinal abaixo do nível da lesão.
- Doença vascular da aorta é uma das principais causas de infarto medular; outras causas descritas são aterosclerose, dissecção de artéria vertebral, processos vasculíticos inflamatórios e infecciosos, cardioembolia, hipoxia, falcemia, policitemia e hipercoagulabilidade.
- A medula espinal pode ser afetada virtualmente por qualquer agente infeccioso.
- Tuberculose: a mielopatia é conseqüência de compressão da artéria espinal anterior por granuloma, vasculite com trombose ou instabilidade vertebral com risco de secção completa.
- A esquistossomose caracteriza-se pelo acometimento preferencial do cone medular e cauda eqüina.
- O abscesso epidural é causado em 50% das séries por *Staphylococcus aureus*.
- Hematoma epidural: a associação de dor torácica ou lombar, déficit sensitivo com nível definido e paraparesia em pacientes tratados com varfarina ou trombolíticos, bloqueio epidural recente ou cirurgia de coluna deve apontar para esse diagnóstico.
- A deficiência de cobalamina é a mais importante causa de mielopatia metabólica no homem.
- O quadro clínico é decorrente do acometimento das colunas posteriores e laterais.

INTRODUÇÃO E DEFINIÇÕES

As manifestações clínicas das lesões medulares são diversas e variáveis. A associação de fenômenos motores, sensitivos e autonômicos desafia os mais astutos clínicos, neurologistas e neurocirurgiões.

O diagnóstico das mielopatias passa fundamentalmente por três coordenadas, sendo as duas primeiras anatômicas, os planos transverso e rostrocaudal, identificados através da avaliação semiológica dos sinais relativos ao comprometimento segmentar e/ou dos tratos da medula. A terceira coordenada é dada pelo tempo de evolução da doença, sendo este preditor de etiologia e prognóstico neurológico. Os sintomas podem progredir rapidamente em minutos a horas em alguns pacientes com MTA ou podem evoluir durante dias a semanas. Pacientes com síndromes medulares de evolução protraída, provavelmente apresentam mielopatia secundária a malformação arteriovenosa, mielopatia carencial ou ainda mielopatia associada a HTLV. Por sua vez, evolução em poucas horas sugere etiologia vascular ainda que possa ocorrer em mielopatias necrotizantes aguda como na neuromielite óptica.

Visto a importância da localização no espaço e no tempo das patologias a serem discutidas, faremos uma breve revisão anatômica da medula, destacando seus principais tratos e núcleos celulares, sua vascularização e sua relação com a coluna vertebral.

ETIOLOGIA E FISIOPATOLOGIA

A medula espinal, constituindo 2% do sistema nervoso central, é uma estrutura cilíndrica situada no canal vertebral. Seus limites são o forame magno cranialmente e a borda inferior da primeira vértebra lombar caudalmente. Apresenta duas regiões de maior área de secção transversa, as intumescências cervical e lombar e é recoberta pelas meninges. A porção final da medula abaixo da intumescência lombar é chamada de cone medular e está fixada ao cóccix através de uma condensação de pia-máter conhecida como filamento terminal.

A medula é dividida em 31 segmentos que fornecem os respectivos pares de raízes anteriores e posteriores, responsáveis pela segmentação externa, assim divididos: 8 cervicais, 12 torácicos, 5 lombares, 5 sacrais e 1 coccígeo. As raízes emergem do canal vertebral através dos foramens intervertebrais, sendo que a raiz de C1 emerge entre o occipital e o atlas, não possuindo raiz sensitiva. A raiz de C8 emerge entre as vértebras de C7 e T1 e a partir daí as raízes emergem um nível abaixo da vértebra correspondente. As

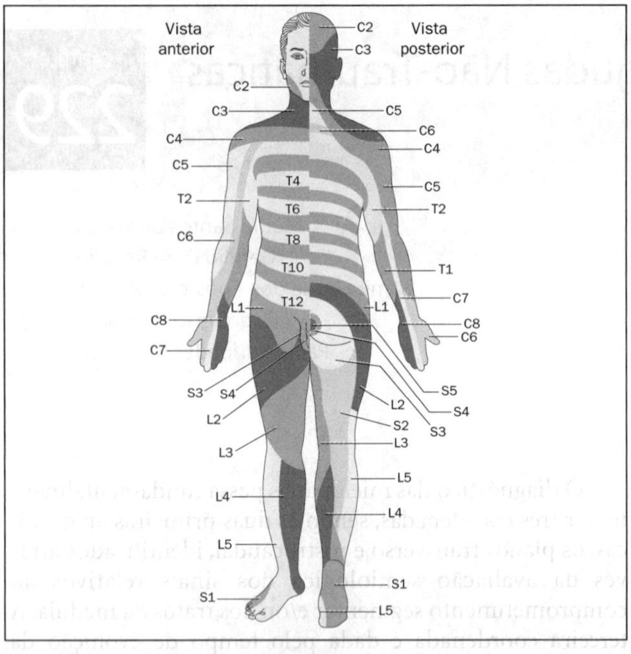

Figura 229.1 – Dermátomos. Vista anterior e posterior.

raízes lombossacras formam a cauda eqüina e seguem trajeto vertical descendente até os foramens intervertebrais correspondentes (Figura 229.1).

Estrutura interna

As raízes dorsais penetram na medula através dos sulcos póstero-laterais, formando sinapses nas primeiras camadas da coluna posterior, trazendo informação sensorial de receptores periféricos. As raízes ventrais emergem dos sulcos ântero-laterais, sendo constituídas pelos axônios dos neurônios motores inferiores localizados no corno anterior da medula. A representação dos territórios sensitivos e motores da inervação segmentar é mais bem compreendida com o estudo dos dermátomos e miótomos (Figura 229.1).

Em secção transversal, a medula é constituída da substância cinzenta central em forma de "H" que contém os núcleos celulares, responsáveis pela inervação segmentar, rodeada por substância branca constituída pelos tratos ascendentes e descendentes mielinizados, nos três pares de funículos: anteriores, laterais e posteriores.

Os principais tratos da medula e suas funções são discriminados a seguir:

- Trato corticospinal lateral ou piramidal: originado principalmente da área motora do hemisfério cerebral contralateral, decussado no nível do bulbo onde forma as pirâmides (75-90% das fibras), localiza-se no funículo lateral e é relacionado com movimentos voluntários especializados. O trato piramidal é somatotopicamente organizado, as fibras direcionadas aos segmentos cervicais estão situadas medialmente, seguidas daquelas direcionadas aos segmentos torácico, lombar e sacral mais lateralmente. Sua lesão resulta em graus variáveis de paresia, perda inicial do tônus seguida de hipertonia elástica, reflexos profundos exaltados, perda de reflexos cutâneos superficiais (cutâneo-abdominais) e respostas plantares extensoras (sinal de Babinski).
- Tratos grácil e cuneiforme: ocupam o funículo posterior, originam-se das células dos gânglios espinais em todos os níveis. Conduzem impulsos táteis para localização precisa e discriminação de dois pontos, além da sensação da posição de diferentes partes do corpo e também da sensibilidade vibratória. São somatotopicamente organizados, sendo que as fibras onde trafegam informações relativas aos membros inferiores (grácil) são mediais em relação àquelas relativas aos membros superiores (cuneiforme). Ascendem ipsilateralmente até o bulbo onde decussam, formando o leminisco medial. Sua lesão causa hipo ou anartrestesia (perda da sensação de posição de partes do corpo), hipo ou apalestesia (perda de sensibilidade vibratória), ataxia sensitiva com marcha talonante e sinal de Romberg.
- Trato espinotalâmico lateral: transmite impulsos associados à dor e temperatura, as fibras cruzam no interior do segmento medular, ascendem pelo funículo lateral até sua sinapse no tálamo. A somatotopia do trato segue à semelhança daquela do trato piramidal. A secção unilateral produz perda de sensibilidade dolorosa e térmica do lado oposto do corpo, geralmente um nível segmentar abaixo da lesão. A sensibilidade tátil não discriminativa é conduzida tanto pelo trato espinotalâmico lateral, espinotalâmico anterior e através do funículo posterior, sendo, portanto, de pouco valor localizatório.

O sistema autônomo simpático está representado na medula espinal pela coluna intermediolateral, pela substância cinzenta que se estende de T1 a L2, onde dá origem às fibras autonômicas pré-ganglionares. Nos segmentos S2 a S4 está representada a porção sacral do sistema autônomo parassimpático.

Os principais tratos ascendentes e descendentes são representados na Figura 229.2.

Vascularização

A medula espinal é irrigada por um sistema arterial anterior e um posterior. A artéria espinal anterior emerge a partir das artérias vertebrais intracranianas e estende-se até

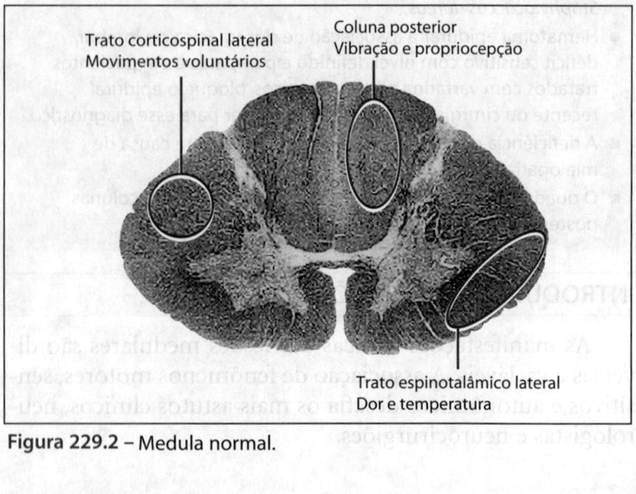

Figura 229.2 – Medula normal.

o cone medular ao longo da fissura mediana anterior, suprindo os 2/3 anteriores da medula. O 1/3 posterior é nutrido por um par de artérias espinais posteriores, ramos das artérias vertebrais ou das artérias cerebelares póstero-inferiores. Essas artérias recebem durante seu trajeto afluxo das artérias radiculomedulares, radiculares e radiculopiais.

Devido ao aporte sangüíneo desigual entre os diferentes segmentos da medula, a região de T4 a T8 é mais sujeita ao insulto isquêmico por ser uma área de fronteira vascular. As intumescências cervical e lombar por sua vez recebem maior suprimento arterial, através de ramos cervicais e da artéria Adamkiewicz, respectivamente (Figura 229.3).

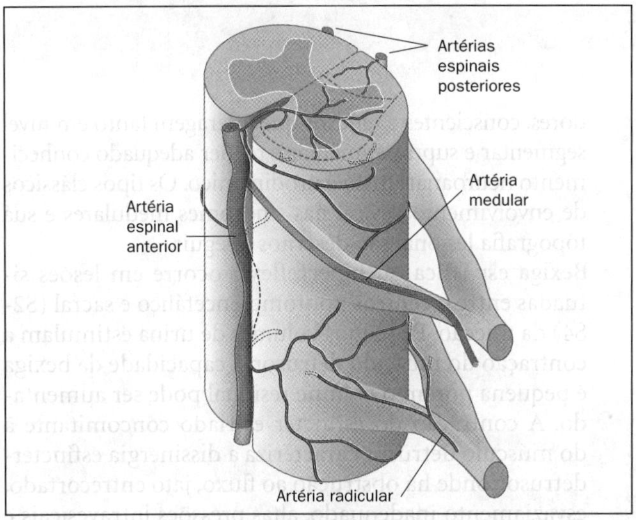

Figura 229.3 – Suprimento sangüíneo arterial da medula.

ACHADOS CLÍNICOS

História clínica e exame neurológico

- Dor
  - Dor local ou regional: geralmente secundária à irritação de estruturas inervadas da coluna como periósteo, ligamentos, dura-máter e articulações apofisárias, tendo caráter em peso, sendo exacerbada por atividade física devido ao aumento de carga sobre as estruturas lesadas e aliviadas por repouso (espondilose, lesão musculoligamentar). Dor exacerbada em posição supina pode ser indicativa de tumor epidural. Palpação e percussão da coluna podem exacerbar a dor a despeito de sua causa e é parte obrigatória do exame físico.
  - Dor referida: em caráter de peso, de limites imprecisos, não obedece à topografia dos dermátomos. Assim, por exemplo, a dor referida experimentalmente por injeções de salina a 6% nas articulações apofisárias de L1-L2 e L4-L5 sofre sobreposição na crista ilíaca e região inguinal e não se projeta abaixo do joelho. É exacerbada pelos mesmos fatores que a dor local.
  - Dor radicular: tem grande valor localizatório, significando irritação da raiz dorsal. É projetada para o dermátomo correspondente. Pode apresentar caráter de choque ou queimor, agravada por manobras de Valsalva e pelo seu estiramento. Sinais associados são déficits sensitivos, hiporreflexia e anormalidades motoras como fraqueza e atrofia, além dos sinais de irritação meningorradicular (Kernig, Lasègue e Bikele). Causas mais freqüentes são hérnias discais e tumores primários ou metastáticos (Tabelas 229.I e 229.II).

Tabela 229.I – Lesões radiculares no braço

Raízes	C 5	C 6	C 7	C 8	T 1
Território	Borda lateral da parte superior do braço até o cotovelo	Parte lateral do antebraço incluindo polegar e indicador	Sobre o tríceps, parte média do braço e dedo médio	Parte média do antebraço incluindo dedo mínimo	Da axila até o olecrano
Perda sensitiva	Como acima e sobre o deltóide	Como acima, sobre o polegar e borda radial da mão	Dedo médio e partes dorsal e palmar da mão	Dedo mínimo e região hipotenar até acima do punho	Axila
Área de dor	Como acima e na borda medial da escápula	Como acima, sobre o polegar e indicador	Como acima e borda medial da escápula	Como acima (até o cotovelo)	Dor profunda na axila até olecrano
Arco reflexo	Bicipital	Supinador	Tricipital	Flexor dos dedos	Nenhum
Déficit motor	Deltóide, supra-espinhoso, infra-espinhoso, rombóideo	Pronadores e supinadores do antebraço, bíceps, braquiorradial, braquial	Tríceps, extensores do punho, flexores do punho, grande dorsal, peitoral maior	Flexores dos dedos, extensores dos dedos, flexor ulnar do carpo	Pequenos músculos da mão
Causas	Neurite braquial, espondilose cervical, avulsão da parte superior do plexo	Espondilose cervical, lesões discais agudas	Espondilose cervical, lesões discais agudas	Rara em lesões discais ou espondilose	Costela cervical, tumor de Pancoast, carcinoma metastático para gânglios cervicais profundos

Adaptado de Patten J. Neurological differential diagnosis. New York: Springer-Verlag; 1977.

Tabela 229.II – Lesões radiculares da perna

Raízes	L 2	L 3	L 4	L 5	S 1
Perda sensitiva	Parte superior da coxa	Parte inferior da coxa	Passando pelo joelho até maléolo medial	Parte lateral da perna até o dorso e sola do pé e grande dedo	Por trás do maléolo lateral até parte lateral do pé
Área de dor	Nenhuma	Nenhuma	Parte medial da perna abaixo do joelho até maléolo medial	Dorso do pé até o grande dedo	Por trás do maléolo lateral e borda lateral do pé
Arco reflexo	Nenhum	Adutor e patelar	Patelar	Nenhum	Aquileu
Déficit motor	Flexão e adução da coxa	Extensão do joelho, adução da coxa	Inversão do pé, dorsiflexão do pé	Dorsiflexão do pé e dos dedos	Flexão plantar e eversão do pé
Causas (ordem de freqüência)	Neurofibroma, meningeoma, metástase, hérnia discal (rara)			Hérnia discal, metástase, neurofibroma, meningeoma	

Adaptado de Patten J. Neurological differential diagnosis. New York: Springer-Verlag; 1977.

- Alterações sensoriais
  - As alterações sensoriais podem tomar forma de diminuição ou abolição de uma ou mais modalidades (dor, temperatura e propriocepção são as mais importantes), abaixo do nível da lesão.
  - Deve-se testar todos ou dermátomos (inclusive os sacrais), o que pode auxiliar na diferenciação entre lesões intra ou extramedulares. A sensibilidade profunda é avaliada com a pesquisa da sensibilidade cineticopostural e sensibilidade vibratória.
  - A perda sensitiva pode ser completa (todas as modalidades) ou dissociada (predomínio de uma modalidade). Geralmente o nível sensitivo superficial (hipo ou analgesia) é mais específico da localização da lesão.
  - Perversões da sensibilidade como parestesias, disestesias ou hiperestesias podem predominar no nível da lesão.
  - Sinal de Lhermitte: sensação de choque descendente desencadeada por flexão do pescoço e é geralmente causado por compressão ou desmielinização do funículo posterior da medula espinal cervical.
  - Lesões incompletas, de uma hemimedula, levam a perda sensitiva térmica e dolorosa contralateral, enquanto a perda proprioceptiva é ipsilateral à lesão.
- Alterações motoras
  - Déficit motor pode ser do tipo neurônio motor inferior, quando há comprometimento radicular ou do corno anterior da medula, portanto com associação de fraqueza, arreflexia, amiotrofia e fasciculações.
  - Déficit do tipo neurônio motor superior está presente abaixo do nível de lesão e se caracteriza por fraqueza, espasticidade, exaltação de reflexos profundos, abolição de reflexos superficiais, clônus, sinal de Hoffmann (MMSS) e Babinski (MMII).
  - A pesquisa correta dos reflexos também pode ajudar na determinação de um nível segmentar.
  - As tabelas a seguir relacionam achados clínicos das principais lesões radiculares de membros superiores e inferiores (Tabelas 229.I e 229.II).
- Alterações autonômicas
  - Alterações vesicais: a variabilidade das manifestações clínicas das chamadas "bexigas neurogênicas" depende de uma complexa relação entre sistemas inibidores e facilitadores, conscientes e reflexos que interagem tanto em nível segmentar e suprassegmentar e requer adequado conhecimento neuroanatômico e urodinâmico. Os tipos clássicos de envolvimento vesical nas síndromes medulares e sua topografia lesional são descritos a seguir.
  - Bexiga espástica ou hiperreflexa: ocorre em lesões situadas entre o centros pontomesencefálico e sacral (S2-S4) da micção. Pequenos volumes de urina estimulam a contração do músculo detrusor, a capacidade da bexiga é pequena porém o volume residual pode ser aumentado. A contração do esfíncter estriado concomitante à do músculo detrusor caracteriza a dissinergia esfíncter-detrusor onde há obstrução ao fluxo, jato entrecortado, esvaziamento inadequado, altas pressões intravesicais e conseqüente lesão renal.
  - Bexiga autônoma (arreflexia do detrusor): vista em lesões completas abaixo de T12 que envolvem o cone medular e a cauda eqüina. Caracteriza-se por insensibilidade à plenitude vesical, paralisia do detrusor, incapacidade de iniciar a micção, diurese por transbordamento e alto volume residual.
  - Bexiga paralítico-motora: aparece em lesões envolvendo fibras motoras eferentes para o detrusor ou seus motoneurônios situados na medula sacral. Clinicamente o paciente apresenta distensão vesical dolorosa, incapacidade de esvaziamento e alto volume residual.
  - Bexiga paralítico-sensitiva: causada por comprometimento das aferências para a medula espinal, trato espinotalâmico lateral ou coluna posterior da medula. O paciente é capaz de iniciar micção voluntária, porém há retenção e infecções urinárias de repetição.
  - Função sexual: mais facilmente avaliável em indivíduos do sexo masculino, onde pode haver comprometimento dos elementos psicogênico e/ou reflexo da ereção. Lesões acima de T12 comprometem a ereção psicogênica, enquanto lesões do cone ou da cauda eqüina impedem a ereção reflexa. Lesões entre os níveis T12 e L2 causam anejaculação.
  - Função intestinal: incontinência fecal pode ocorrer com desordens das raízes sensitivas, cone medular, raízes motoras (S3-S4) ou nervos periféricos. Sinais associados são hipotonia do esfíncter anal e hipoestesia pe-

Tabela 229.III – Lesões no plano axial

Nível	Motor	Sensitivo	Reflexos	Autonômico
Forame magno e medula cervical superior	Tetraparesia espástica, hemiplegia cruciata, lesão de IX-XII nervos cranianos, nistagmo batendo para baixo (*downbeat*), ataxia, paralisia diafragmática (C3-C5)	Dor suboccipital e rigidez de nuca, parestesias na nuca e ponta dos dedos, dissociação ou sinais da coluna posterior, sinal de Lhermitte	Exaltados	Bexiga reflexa ou dissinérgica
C5-C6	Sinais de neurônio motor inferior no nível segmentar e liberação piramidal em MMII	Perda sensorial abaixo do ombro (C5) ou face lateral do braço (C6)	Diminuição ou abolição dos reflexos bicipitais e braquiorradiais (C5) e tricipitais (C6), exaltação dos reflexos flexores dos dedos (C8-T1)	Idem
C7	Paresia de flexores e extensores do punho e paraparesia espástica	Perda sensorial abaixo do terceiro e quarto dedos incluindo parte medial do braço e antebraço	Reflexos bicipital e braquiorradial preservados, flexores dos dedos exaltados, pode haver resposta paradoxal do tricipital	Idem
C8-T1	Fraqueza dos intrínsecos da mão associada a paraparesia espástica	Perda sensorial a partir do quinto dedo incluindo parte medial do braço e antebraço	Reflexo tricipital preservado e flexor dos dedos diminuído (T1)	Idem Síndrome de Horner em lesões de C8-T1
Segmentos torácicos	Paraplegia abaixo do nível da lesão	Dor radicular e parestesias podem mimetizar neuralgia intercostal	Perda dos reflexos cutâneos abdominais em lesões acima de T6, reflexos profundos exaltados	Bexiga espástica, perda do controle vasomotor com lesões acima de T5
L1	Paraplegia, com paresia da musculatura abdominal inferior	Perda sensitiva a partir da linha inguinal	Exaltação de patelares e aquileus	Idem para bexiga
L2	Paraplegia (todos os movimentos dos MMII)	Perda sensorial a partir do nível superior e anterior das coxas	Perda dos reflexos cremastéricos (L2), patelares hipoativos, aquileus exaltados	Idem para bexiga
L3	Alguma preservação da flexão e adução das coxas	Idem	Patelares ausentes, aquileus exaltados	Idem
L4	Melhor flexão e adução das coxas que em lesões de L1-L3, melhor flexão do joelho e extensão da perna	Sensação normal no aspecto anterior das coxas e supramedial dos joelhos	Idem	Idem
L5	Flexão e adução da coxa e extensão das pernas normais	Sensibilidade preservada no aspecto anterior das coxas e medial da perna, tornozelo e planta do pé	Patelares presentes e aquileus exaltados	Idem
S1	Fraqueza do tríceps sural, flexores dos dedos e músculos intrínsecos do pés	Anestesia a partir da planta do pé, aspecto lateral do pé e tornozelo além da parte posterior da coxa e da região da "sela"	Aquileus ausentes	Idem
Cone medular	Paralisia do assoalho pélvico	Anestesia simétrica em sela	Idem	Bexiga autônoma, constipação e impotência sexual
Cauda eqüina	Paralisia flácida e hipotonia dos glúteos, músculos posteriores das coxas e anterolaterais da perna e pés	Dor radicular precoce na distribuição das raízes lombossacras (abaixo de L3), unilateral ou assimétrica, assim como a anestesia em sela	Patelares com resposta variável, aquileus ausentes	Alterações autonômicas semelhantes às do cone, porém mais tardias

rineal. Lesões medulares mais altas podem cursar com incontinência fecal e estar associadas à incontinência urinária.

- Síndrome de Horner: a presença dessa síndrome, caracterizada por miose, semiptose e pseudo-enoftalmia (anidrose pode ou não estar presente) implica interrupção da via simpática no segmento cervicotorácico (C8-T1).
- Outras disfunções autonômicas: hipotensão postural em lesões acima de T5, transtornos da termorregulação e sudorese podem estar presentes em lesões medulares.

Localização das lesões medulares no plano axial

As lesões da medula espinhal são convencionalmente classificadas como síndrome devido aos sinais e sintomas típicos que produzem de acordo com sua extensão rostral e localização axial. O envolvimento dos tratos no eixo transverso, completo ou incompleto (seletivo), determinará respectivamente uma mielopatia transversa aguda completa ou parcial. Sabe-se que as síndromes medulares transversas parciais ou seletivas são características de mielopatias degenerativas ou metabólicas, que usualmente são crônicas. Como exemplo temos o envolvimento do trato corticospinhal e da coluna posterior na deficiência de vitamina B12, na adrenomieloneuropatia e na ataxia de Friereich. Além disso, o envolvimento de tratos seletivos tem sido descrito nos raros casos de mielopatia paraneoplásica, ainda que essa entidade persista como um diagnóstico de exclusão. Por outro lado, o envolvimento seletivo do trato posterior é classicamente associado a uma etiologia inflamatória desmielinizante como a esclerose múltipla (EM).

As lesões medulares no plano axial estão descritas na Tabela 229.III.

Síndromes medulares incompletas ou seletivas (Figura 229.4)

- Síndrome do corno anterior: caracteriza-se por fraqueza, atrofia, reflexos diminuídos/ausentes e fasciculações. Pode ocorrer comprometimento de núcleos de nervos cranianos. As atrofias musculares progressivas geneticamente determinadas são o melhor exemplo desse grupo de doenças após a erradicação da poliomielite.
- Corno anterior e trato piramidal: caracteriza-se pela superposição de sintomas e sinais de lesão do neurônio motor superior e inferior, ou seja, dos tratos piramidais e da ponta anterior da medula. A esclerose lateral amiotrófica é o maior representante dessa síndrome.
- Síndrome da artéria espinal anterior: resulta em infarto dos dois terços anteriores da medula, os déficits motores e sensitivos instalam-se em questão de horas. Dor radicular ou em faixa, perda sensorial espinotalâmica com preservação da sensibilidade profunda, déficit piramidal e disfunção autonômica são característicos dessa síndrome. Ocorre em áreas de fronteira vascular. Arterite sifilítica, dissecção aórtica, fraturas da coluna e vasculites são cau-

Síndrome	Sensorial	Motor
Medula central 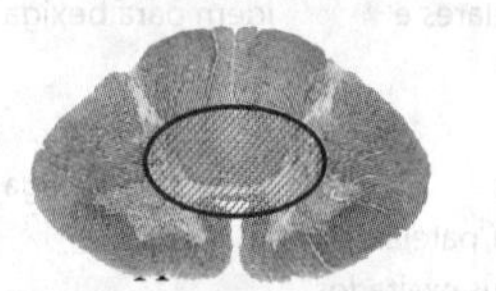	Apresenta-se inicialmente com perda sensitiva do tipo dissociada, com analgesia e termoanestesia suspensas e preservação da sensibilidade profunda	Fraqueza em membros superiores Déficit distal > proximal
Brown-Séquard 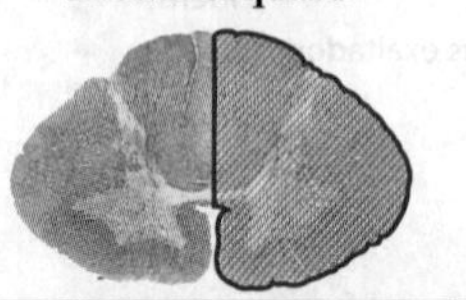	Perda da propriocepção e vibração ipsilateral Perda da dor e temperatura contralateral	Perda motora ipsilateral à lesão
Síndrome da artéria espinal anterior 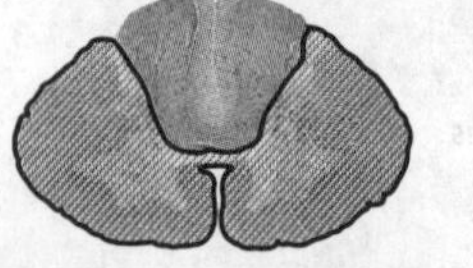	Propriocepção preservada Perda da temperatura e dor	Perda motora ou fraqueza abaixo do nível
Mielite transversa 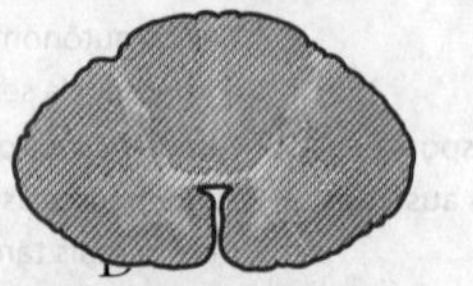	Perda de todas as modalidades sensoriais abaixo do nível da lesão	Perda da função motora voluntária abaixo da lesão
Síndrome funicular posterior 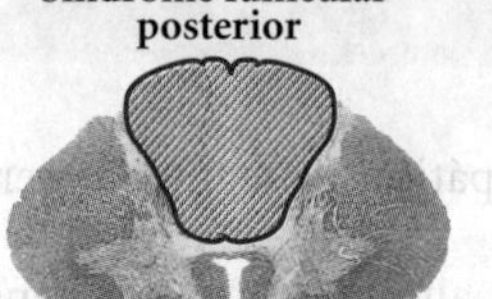	Perda proprioceptiva e vibração Ataxia sensitiva com sinal de Romberg	Força normal Pode causar arreflexia

Local da medula lesado

Figura 229.4 – Síndromes medulares.

sas de infarto da artéria espinal anterior, porém na maioria dos casos não se consegue identificar uma causa específica (Figura 229.5).

- Hemissecção medular: também conhecida como síndrome de Brown-Séquard, caracteriza-se por déficit piramidal e sensorial profundo ipsilaterais à lesão e perda sensitiva espinotalâmica contralateral à lesão, sendo causada principalmente por lesões extramedulares (Figura 229.6).
- Funículo posterior: caracteriza-se por perda proprioceptiva, com alteração da sensibilidade cinético-postural e vibratória, com conseqüente ataxia sensitiva e sinal de Romberg, sendo freqüente a queixa de quedas noturnas. Arreflexia pode ocorrer por comprometimento da raiz posterior e o sinal de Lhermitte também é descrito com lesões cervicais. O tônus é diminuído com hiperextensibilidade e a força muscular é normal. O maior representante dessa síndrome é a *tabes dorsalis*, além de esclerose múltipla e espondilose cervical.
- Funículo posterior e lateral: os tratos localizados nesses funículos podem ser seletivamente lesados nas mielopatias carenciais (degeneração combinada subaguda da medula), mielopatia vacuolar por HIV e compressões extrínsecas. A maioria desses pacientes queixa-se de parestesias e tem sinais de comprometimento sensitivo profundo e disfunção piramidal com espasticidade, hiperreflexia e sinal de Babinski.
- Síndrome da medula central: apresenta-se inicialmente com perda sensitiva do tipo dissociada, com analgesia e termoanestesia suspensas e preservação da sensibilidade profunda. Outros sinais são aqueles de disfunção piramidal por extensão lateral da lesão, síndrome de Horner por comprometimento da coluna intermediolateral de C8-T2 e cifoescoliose. O comprometimento do funículo posterior depende da extensão posterior da lesão centromedular e sinais de comprometimento bulbar podem ocorrer por extensão no sentido cranial (siringobulbia). As principais causas dessa síndrome são siringomielia, hidromielia e tumores intramedulares (Figura 229.7).
- Lesão medular transversa: a lesão medular transversa determina a perda de função neurológica em todos os domí-

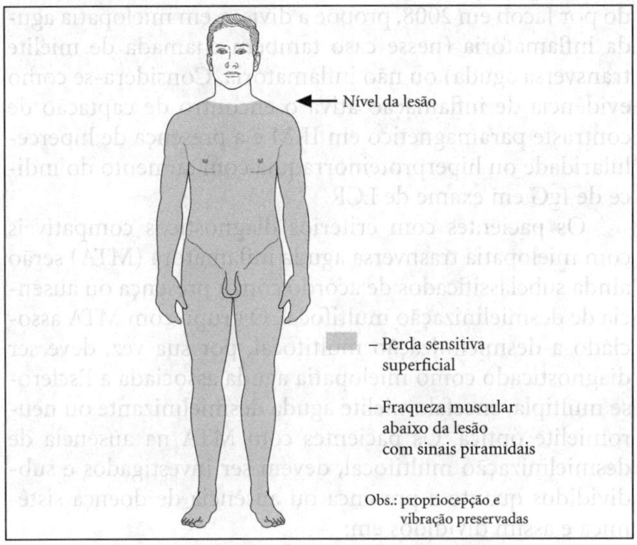

Figura 229.5 – Síndrome da artéria espinal anterior.

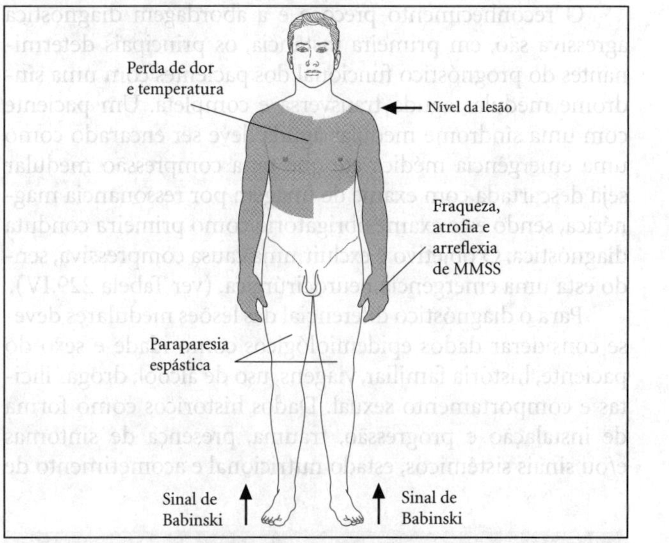

Figura 229.7 – Síndrome medular central.

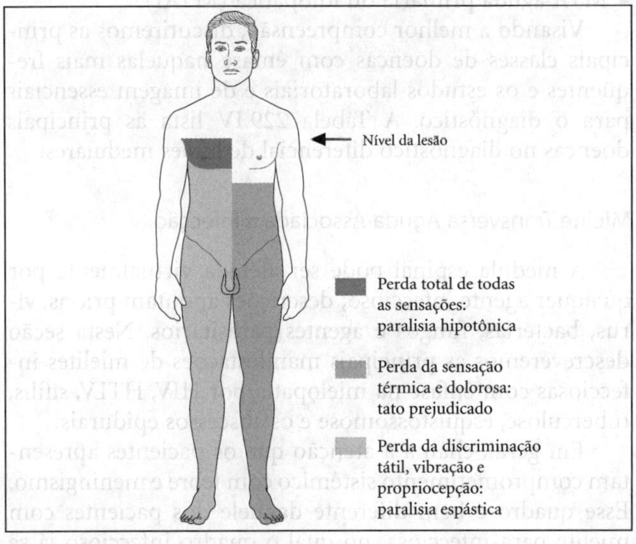

Figura 229.6 – Hemissecção medular.

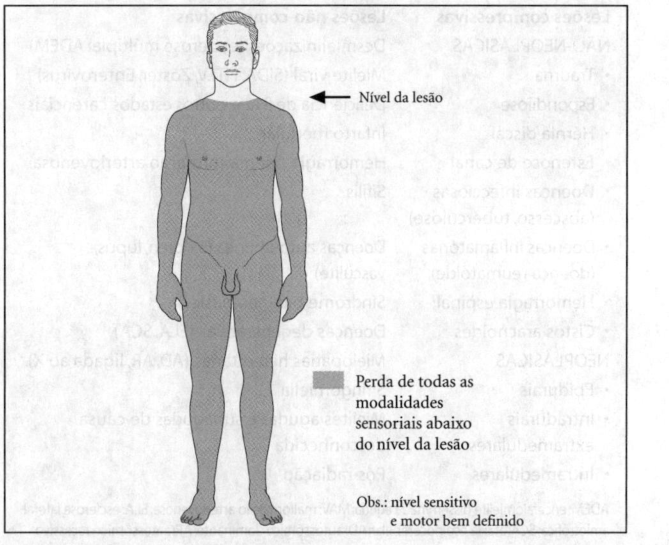

Figura 229.8 – Mielite transversa.

nios controlados pela medula espinal abaixo do nível da lesão. Assim temos perda da sensibilidade em todas as suas modalidades (exteroceptiva e proprioceptiva), que assume caracteristicamente o que é denominado hipostesia ou anestesia com um "nível" de sensibilidade, ou seja, ela é preservada até determinado dermátomo e desse ponto para baixo ela é alterada. Quanto à função motora, inicialmente, dependendo da extensão, rapidez e gravidade da lesão, podemos encontrar o que chamamos "choque medular" (perda da função motora abaixo do nível da lesão com diminuição do tono muscular e arreflexia). Com o passar dos dias e semanas, progressivamente, inicia-se hipertonia elástica, hiperreflexia e sinais patológicos (Babinski, por exemplo), configurando um quadro de lesão da via corticospinal. Essa mesma dualidade, relacionada ao quadro clínico, ocorre quanto às funções autonômicas. No início temos uma bexiga sem função, atônica, instalando-se progressivamente um quadro de bexiga reflexa (Figura 229.8).

DIAGNÓSTICO DIFERENCIAL E TRATAMENTO

O reconhecimento precoce e a abordagem diagnóstica agressiva são, em primeira instância, os principais determinantes do prognóstico funcional dos pacientes com uma síndrome medular aguda transversa e completa. Um paciente com uma síndrome medular aguda deve ser encarado como uma emergência médica até que uma compressão medular seja descartada com exame de imagem por ressonancia magnérica, sendo este exame obrigatório como primeira conduta diagnóstica. O objetivo é excluir uma causa compressiva, sendo esta uma emergência neurocirúrgica. (ver Tabela 229.IV).

Para o diagnóstico diferencial das lesões medulares deve-se considerar dados epidemiológicos como idade e sexo do paciente, história familiar, viagens, uso de álcool, drogas ilícitas e comportamento sexual. Dados históricos como forma de instalação e progressão, trauma, presença de sintomas e/ou sinais sistêmicos, estado nutricional e acometimento de

Tabela 229.IV – Diagnóstico diferencial

Lesões compressivas	Lesões não-compressivas
NÃO-NEOPLÁSICAS	Desmielinizações (esclerose múltipla, ADEM)
• Trauma	Mielite viral (SIDA, HTLV, Zoster, Enterovírus)
• Espondilose	Deficiência de B12 e outros estados carenciais
• Hérnia discal	Infarto medular
• Estenose de canal	Hemorragia por malformação arteriovenosa
• Doenças infecciosas (abscesso, tuberculose)	Sífilis
• Doenças inflamatórias (doença reumatóide)	Doenças auto-imunes (Sjögren, lúpus, vasculite)
• Hemorragia espinal	Síndrome paraneoplásica
• Cistos aracnóides	Doenças degenerativas (ELA, SCA)
NEOPLÁSICAS	Mielopatias hereditárias (AD, AR, ligada ao X)
• Epidurais	Siringomielia
• Intradurais extramedulares	Mielites agudas e subagudas de causa desconhecida
• Intramedulares	Pós-radiação

ADEM: encefalomielite disseminada aguda; MAV: malformação arteriovenosa; ELA: esclerose lateral amiotrófica; SCA: ataxia espinocerebelar; AD: autossômico dominante; AR: autossômico recessivo.

outras estruturas do sistema nervoso central ou periférico são fundamentais para a correta investigação das principais doenças que comprometem a medula espinhal.

Classicamente uma síndrome medular aguda pode ser atribuída a duas etiologias principais: compressivas ou não compressivas. De acordo com o grupo de trabalho – Consórcio em mielite transversa, a imagem por ressonância magnética (IRM) deve ser realizada em menos de 4 horas do início dos sintomas ou imediatamente após a admissão do paciente. Trauma, tumores extra ou intra-medulares e processos degenerativos estão associados a etiologia compressiva. Excluída a causa compressiva, o médico encontra-se diante de uma síndrome medular aguda de etiologia não traumática e não compressiva. O diagnóstico diferencial engloba uma ampla gama de etiologias, que podem ser nosologicamente atribuídas a cinco grandes grupos principais: desmielinização, infecção, doenças inflamatórias com ou sem acometimento sistêmico, vasculares e neoplásicas/paraneoplásicas. Estas entidades nosológicas, juntamente com o algoritmo diagnóstico serão brevemente discutidos a seguir

O algoritmo diagnóstico sugerido em 2002, modificado por Jacob em 2008, propõe a divisão em mielopatia aguda inflamatória (nesse caso também chamada de mielite transversa aguda) ou não inflamatória. Considera-se como evidência de inflamação ativa o encontro de captação de contraste paramagnético em IRM e a presença de hipercelularidade ou hiperproteinorraquia com aumento do índice de IgG em exame de LCR.

Os pacientes com critérios diagnósticos compatíveis com mielopatia trasnversa aguda inflamatóra (MTA) serão ainda subclassificados de acordo com a presença ou ausência de desmielinização multifocal. O grupo com MTA associado a desmielinização multifocal, por sua vez, deve ser diagnosticado como mielopatia aguda associada a Esclerose múltipla, encefalomielite aguda desmielinizante ou neuromielite óptica. Os pacientes com MTA na ausência de desmielinização multifocal, devem ser investigados e subdivididos quanto a presença ou ausência de doença sistêmica e assim divididos em:

- MTA associada a doença sistêmica ou;
- MTA aguda primária ou idiopática (MTAI).

Visando a melhor compreensão, discutiremos as principais classes de doenças com ênfase naquelas mais freqüentes e os estudos laboratoriais e de imagem essenciais para o diagnóstico. A Tabela 229.IV lista as principais doenças no diagnóstico diferencial de lesões medulares.

Mielite Transversa Aguda Associada a Infecção

A medula espinal pode ser afetada virtualmente por qualquer agente infeccioso; descrições apontam príons, vírus, bactérias, fungos e agentes parasitários. Nesta seção descreveremos as principais manifestações de mielites infecciosas com ênfase na mielopatia por HIV, HTLV, sífilis, tuberculose, esquistossomose e os abscessos epidurais.

Em geral, chama a atenção que os pacientes apresentam comprometimento sistêmico com febre e meningismo. Esse quadro é bem diferente daquele dos pacientes com mielite para-infecciosa, no qual o quadro infeccioso já se resolveu e o paciente não cursa com sintomas sistêmicos importantes. O LCR evidencia pleocitose com hiperproteinorraquia. As imunologias podem ser de grande valor. Os achados de IRM não são específicos.

Mielopatia Esquistossomótica

No nosso meio a alta prevalência de MTA associada a agentes parasitários, infelizmente, ainda é uma verdade. A Mielite ou Mielorradiculite por Esquistossomose é comum e, usualmente, esses pacientes apresentam dor como sintoma inicial, associado a sinais radiculares com predomínio da disfunção vesical. Caracteriza-se pelo acometimento preferencial do cone medular e cauda eqüina, portanto com paraparesia crural, associada a anestesia em sela e distúrbios esfincterianos precoces.

O LCR demonstra pleocitose discreta, usualmente com eosinofilia, com hiperproteinorraquia. A IRM pode mostrar inclusive lesão longitudinalmente extensa em medula torácica, lombar e na região sacral, com edema e captação de contraste. O diagnóstico clássico é feito pela história epidemiológica associada a um quadro de rápida evolução de mielorradiculite, com achados liquóricos de eosinofilorraquia (presente em 40%), hiperproteinorraquia (presente em 80%) e imunologia positiva para esquistossomose no LCR (positiva em 70% dos casos), além de lesão lombossacral em exame de imagem. Na ausência de confirmação imunológica, o achado de ovos de *Schistossoma mansoni* em parasitológico de fezes ou biópsia retal confirma o diagnóstico. O tratamento de fase aguda é com corticosteróides.

Mielopatia associada a HIV

Apesar de infreqüentemente observada em séries retrospectivas, a mielopatia associada ao HIV tem sido encontrada em aproximadamente 11 a 22% das séries de autópsia. Clinicamente acomete pacientes em estágio avançado de doença, com paraparesia espástica, disfunção autonômica e predomínio de perda sensitiva profunda. A presença de um nível sensitivo bem definido chama atenção para diagnósticos alternativos.

Os achados anatomopatológicos são semelhantes aos encontrados na degeneração combinada subaguda da medula, com acometimento mais intenso das colunas posteriores e laterais, com microvacuolização da mielina. O diagnóstico dessa doença é de exclusão, devendo ser nesses pacientes, investigadas infecções oportunistas e neoplasias, principalmente na presença de características clínicas atípicas como dor, sinais radiculares e nível sensitivo que alertam para uma abordagem diagnóstica agressiva. Na ausência de lesões na RNM de coluna, torna-se obrigatório o estudo do líquor com ênfase nas pesquisas de herpes-vírus e CMV. Até o momento nenhuma terapia para mielopatia associada ao HIV tem se mostrado efetiva.

Paraparesia espástica tropical/mielopatia associada ao HTLV

A soropositividade para HTLV em estudos de prevalência em doadores de sangue alcança 1% em determinadas regiões do país. Essa prevalência é maior em subpopulações como usuários de drogas e prostitutas, chegando até 25%.

Tabela 229.V – Mielites transversas – diagnóstico

	Dados clínicos	Sinais neurológicos predominantes	Avaliação laboratorial e imagem	RNM típica	Etiologias possíveis
Mielite transversa e doença sistêmica	*Rash*, úlceras orais e genitais, serosites, livedo, conjuntivite, ceratite, artrite, xerostomia, adenopatia, fenômeno de Raynaud	Déficit motor e autonômico com predomínio cervicotorácico	Hemograma, auto-anticorpos, anticoagulante lúpico, anticardiolipina, complemento, urina I, TC de tórax, biópsia de glândula salivar, teste de Schirmer	Hipersinal centromedular extenso	LES, Sjögren, sarcoidose, síndrome antifosfolípide
Mielite transversa e doenças desmielinizantes	Eventos desmielinizantes prévios, neurite óptica, fenômeno de Uthoff	Déficits sensitivos assimétricos com predomínio cervicotorácico	Auto-anticorpos, bandas oligoclonais no LCR, potencial evocado visual ou somatossensitivo. RNM de encéfalo anormal (EM e ADEM)	Lesão parcial, extensão < 2 segmentos vertebrais na EM, lesão fusiforme extensa (> 3 segmentos vertebrais) na NMO	Doença recorrente: EM e NMO. Síndrome monofásica: ADEM
Mielite transversa parainfecciosa	Nenhum dos anteriores, febre, náusea e mialgia em 40% dos casos. Imunizações em 30% dos casos	Déficit motor e autonômico com nível cervicotorácico	Sorologia (IgM) para enterovírus, HIV, coxsackie, CMV, HSV adenovírus, VZV, EBV ou aumento maior ou igual a 4 vezes o título de IgG em dois exames separados	Hipersinal centromedular extenso, edema e captação de contraste	Confirmação sorológica raramente obtida

RNM: ressonância nuclear magnética; TC: tomografia axial computadorizada; LES: lúpus eritematoso sistêmico; LCR: líquido cefalorraqueano; EM: esclerose múltipla; ADEM: encefalomielite aguda desmielinizante; NMO: neuromielite óptica.

Essa mielopatia é caracterizada pelo envolvimento crônico dos tratos piramidais em nível médio-torácico, resultando em paraparesia espástica, podendo ser observados sinais sensoriais e cerebelares por envolvimento dos tratos espinotalâmicos e espinocerebelares. Patologicamente há degeneração e desmielinização de tratos longos com espessamento hialinóide da parede vascular, infiltração linfocitária e gliose astrocítica, levando a atrofia da medula. O diagnóstico é confirmado após estudos sorológicos para o HTLV e o tratamento com terapia imunomoduladora não demonstrou resultados significativos.

Mielopatia associada à sífilis

Aproximadamente 5% dos pacientes infectados pelo *Treponema pallidum* desenvolverão neurossífilis. Na era pré-antibiótico, essa infecção era a causa mais freqüente de doença da medula espinal. As principais formas de apresentação da sífilis medular por ordem de freqüência são:

- *Tabes dorsalis*
  Corresponde, atualmente, a 5% dos casos de neurossífilis. Vale ressaltar que raramente se manifesta sem outras lesões no neuroeixo. Clinicamente se apresenta em três fases distintas: pré-atáxica, atáxica e paralítica ou terminal ; a latência para seu desenvolvimento é de 10 a 15 anos. Aproximadamente 50% dos pacientes não apresentam sinais clássicos nas fases precoces da doença (Tabela 229.VI). Patologicamente há desmielinização das colunas posteriores, com proliferação astrocítica e espessamento da parede vascular. Fibras das raízes posteriores são destruídas com conseqüente fibrose.

- Meningomielite sifilítica
  Acomete principalmente homens entre 25 e 40 anos, com período médio de latência de 6 anos após a infecção primária. Caracteriza-se por paraparesia espástica de evolução lenta e progressiva associada a distúrbios sensoriais subjetivos e disfunção autonômica. Patologicamente há espessamento e infiltrado inflamatório meníngeo na periferia da medula associados a invasão granulomatosa, inflamação e endarterite de médios e pequenos vasos.

- Outras formas
  Paquimeningite hipertrófica, guma sifilítica e infarto medular também podem causar lesão medular na neurossífilis.

- Diagnóstico
  Essencial para o diagnóstico, o estudo do líquor mostra positividade para anticorpos treponêmicos, associado a pleocitose linfocítica e aumento no teor de imunoglobulinas.

- Tratamento
  Penicilina G aquosa, 24 milhões de unidades divididas em 6 doses, por 21 dias, ainda é o tratamento de escolha para qualquer forma de neurossífilis. Regimes alternativos com eritromicina, doxiciclina e ceftriaxona em pacientes intolerantes são descritos, porém a sua eficácia não é bem estabelecida na neurossífilis sintomática.

Tabela 229.VI – Fases clínicas da neurossífilis – *tabes dorsalis*

Fase	Duração média	Manifestação clínica	Outros achados
Pré-atáxica	3 anos	Dor fulgurante em 70%, impotência e distúrbios esfincterianos	Sinal de Romberg, perda de reflexos profundos, pupilas de Argyll-Robertson
Atáxica	2 a 10 anos	Ataxia sensitiva grave, dor em MMII	Articulações de Charcot
Paralítica	2 a 10 anos	Paralisia, espasticidade, disfunção autonômica	Demência

Tuberculose

Mielopatia ocorrendo em associação com tuberculose é geralmente conseqüência de espondilite tuberculosa (mal de Pott), na qual há comprometimento da porção anterior do corpo vertebral. A mielopatia é conseqüência de compressão da artéria espinal anterior por granuloma, vasculite com trombose ou instabilidade vertebral com risco de secção completa. Também podem ocorrer granulomas intraespinais não associados a doença óssea e tuberculomas intramedulares, sendo estes menos freqüentes. O tratamento deve durar pelo menos 1 ano e a descompressão cirúrgica deve ser realizada em casos onde há compressão medular.

Mielite Transversa Aguda Associada a Desmielinização

A mielite aguda associada a doença desmielinizante tipo esclerose múltipla (EM) tipicamente apresenta-se como mielite transversa aguda parcial (MTPA), com déficits motores e sensitivos assimétricos. Os sintomas evoluem em horas a dias e podem ou não ser acompanhados por disfunção esfincteriana. Início simétrico é menos característico de EM e mais característico de MTA isolada, associada a encefalomielite disseminada subaguda ou como parte da síndrome de neuromielite óptica.

Mielite Transversa Aguda Associada a Doenças Inflamatórias Sistêmicas

A mielopatia aguda associada a doença sistêmica tem sido relatada na literatura. Dentre as doenças ou condições sistêmicas associadas a mielopatia, destacam-se mielopatia parainfecciosa, doença sistêmica tais como síndrome de Sjogren (SS) ou lúpus eritematoso sistêmico (LES). A freqüência de mielopatia em LES é estimada em menos de 3%, mas é desconhecida na síndrome de Sjogren. Mielopatia aguda ocorre mais freqüentemente durante o primeiro ano da doença sistêmica, e pode ser a primeira manifestação clínica em 46% dos casos em uma série. Nesse grupo de pacientes, os sintomas motores e esfincterianos são severos, compatíveis com uma mielite transversa e a IRM usualmente mostra uma lesão extensa e centro-medular.

Caso a história e a avaliação por IRM e LCR não sugiram um processo inflamatório sistêmico ou do SNC, devem ser consideradas as causas metabólicas, tóxicas, malformações estruturais ou isquêmicas de lesão medular . Por exemplo, quando a instalação dos déficits se dá em menos de 4 horas, o diagnóstico de mielopata vascular deve ser considerado.

Mielopatia Aguda Associada a Síndromes Neoplásicas/Paraneoplásicas

A mielopatia pós radiação pode desenvolver em qualquer tempo até 15 anos seguindo radiação ionizante. Os estudos de anatomia patológica demostram envolvimento preferencial de tecido mielinizado e vasos sangüíneos, com possível morte celular de oligodendrócitos e células endoteliais contribuindo para a sintomatologia clínica. Os pacientes frequentemente se apresentam com evolução lentamente progressiva, fugindo ao espectro das mielopatias agudas.

Mielopata Associada a Patologia Vascular

Pode ser facilmente reconhecida diante de um quadro clínico de infarto da espinhal anterior de artéria caracterizado por início repentino de sintomas com preservação relativa da função cordonal posterior. Por outro lado, um infarto venoso ou uma malformação vascular pode ser mais dificilmente reconhecido, mas deve ser suspeitado quando a história clínica e os estudos sorológicos são sugestivos de uma trombofilia tais como antecedente de trombose venosa profunda ou embolia pulmonar, presença de livedo, reticularis, anticorpos anti-fosfolipideo, mutação do fator V de Leiden, resistência de APC ou mutação do gene da protrombina. A síndrome medular secundária a fístula arteriovenosa dural é mais provável ocorrer em homens com mais de 40 anos, e usualmente apresenta uma evolução progressiva. Os pacientes com fístula arteriovenosa dural podem referir uma piora dos sintomas com a postura ereta sendo a dor uma característica proeminente. Uma malformação vascular (fístula arteriovenosa dural, AVM, angioma cavernoso) pode ser suspeitada se a IRM sugere a presença de *flow void* ou hemorragia na medula dorsal. A angiografia é o estudo diagnóstico de escolha para definir a presença de uma malformação vascular. O tratamento cirúrgico ou endovascular pode resultar em estabilização ou melhora clínica numa proporção substancial de pacientes.

A embolia fibrocartilaginosa é um diagnóstico raro, embora possivelmente subdiagnosticado. Em casos bem relatados, há história de aumento repentino da pressão intratorácica ou intra-abdominal antes do princípio de sintomas, associado a achado anátomo-patológico de material fibrocartilaginoso na medula espinhal dorsal. A explicação possível para este quadro, é que diante de uma pressão intra-abdominal notadamente elevada, ocorrra herniação vertical do núcleo pulposo, com progressão através dos sinusóides do corpo vertebral, seguida por mais herniação por canais vasculares no parênquima da medula dorsal. Esse diagnóstico deve ser suspeitado diante de um quadro clínico de início súbito, cujos sintomas alcançam sua severidade máxima dentro de horas num paciente com antecedente de elevação da pressão intra-abdominal ou intratorácica. A IRM pode mostrar perda aguda da altura do disco intervertebral e mudanças vertebrais no corpo junto a uma área de anormalidade com hipersinal em T2 dentro da medula dorsal.

Aspectos de Neuroimagem

Os relatos de imagem por ressonância magnética (IRM) em MTA usualmente demonstram edema da medula espinhal muitas vezes tumefativo com captação contraste, corroborando para uma etiologia inflamatória,

Muito dos aspectos de imagem foram discutidos junto com o diagnóstico diferencial entre as síndromes clínicas associadas a MTA, descrita previamente. No entanto, as duas principais características de imagem, ou seja, sua distribuição transversal e longitudinal serão discutidas a seguir.

De forma geral, MTA com acometimento parcial da medula espinhal no eixo transverso, e extensão em menos de dois corpos vertebrais no eixo longitudinal, é definida como mielite transversa parcial aguda (MTPA). Em 1992, Ford estudou uma série de 15 pacientes com esse perfil, identificando que até 80% dos pacientes desenvolveram critérios diagnósticos para EM no seguimento de 38 meses. Ainda nesse estudo até 93% dos pacientes evoluíram para o diagnóstico de EM, quando apresentavam IRM do encéfalo com alterações de substância branca periventricular no início do quadro. A MTPA, em pacientes com IRM encéfalo normal, está associada a um risco de evolução para EM de no mínimo 10%.

Por sua vez, pacientes com lesão tumefativa ou centromedular no eixo transverso, associada a extensão longitudinal acometendo mais de 3 corpos vertebrais, apresentam um risco de conversão para EM de 2% em cinco anos. No entanto, o achado de lesão longitudinal extensa em pacientes com MTA, está associado a um alto risco de conversão para neuromielite óptica (NMO), discutida posteriormente.

Aspectos Laboratoriais

Estudos laboratorias de pacientes com MTA idiopática também suportam uma etiologia imunológica ou infecciosa. Em geral, provas de atividade inflamatória são normais, ainda que possa ocorrer leucocitose independente da administração de corticosteróides.

Imunologia positiva para auto anticorpos, tais como FAN, anti-DNA nativo, anti-Ro, anti-La podem estar presentes, ainda que os pacientes não preencham critérios clínicos para LES ou a síndrome de Sjögren.

Líquido Cérebro Espinhal (LCR)

O líquor de pacientes com MTA frequentemente revela uma pleocitose, com ou sem uma hiperproteinorraquia, na fase aguda da doença. Em geral ocorre uma pleocitose linfocítica, porém presença de bandas oligoclonais (BOC) ocorrem em 20-40% dos casos de MTA idiopática.

Mielite transversa aguda idiopática

Diagnóstico

De acordo com o Transverse Myelitis Consortium Working Group os critérios para a definição de mielite transversa aguda são:

- Disfunção motora, sensitiva ou autonômica atribuível à medula espinal;
- Sinais e/ou sintomas bilaterais;
- Nível sensitivo bem definido;
- Exclusão de etiologia compressiva por neuroimagem;
- Inflamação na medula demonstrada por captação de gadolínio na RNM ou pleocitose liquórica ou índice de IgG elevada. Se nenhum critério é preenchido deve-se repetir a avaliação em 2 a 7 dias após início dos sintomas;
- Progressão ao nadir entre 4 horas e 21 dias.

Pacientes que preenchem esses critérios devem, obrigatoriamente, ser avaliados quanto à presença de doença inflamatória sistêmica e doenças desmielinizantes do sistema nervoso central, o que tem grande importância no prognóstico e implicações terapêuticas na prevenção de recidivas.

Os dados clínicos, imagem característica e estudos laboratoriais necessários para a classificação das mielites transversas são descritos a seguir (Tabela 229.V).

Tratamento

- Corticosteróides: apesar de não haver ensaios clínicos randomizados, placebo-controlados, com uso de esteróides em altas doses para o tratamento das mielites transversas agudas, a evidência disponível sugere que estes são efetivos se administrados na fase aguda da doença. As opções são metilprednisolona 1 g diariamente, via endovenosa, por 3 a 5 dias.
- Plasmaférese: em pacientes que não apresentam melhora entre 5 e 7 dias após o tratamento com corticosteróides, a plasmaférese tem se mostrado efetiva em mielites transversas e outras doenças inflamatórias do sistema nervoso central, os principais preditores de resposta incluem início precoce do tratamento (< 20 dias), sexo masculino, reflexos presentes ou exaltados e lesão clinicamente incompleta.
- Outros imunomoduladores: a ciclofosfamida na dose endovenosa de 500 a 1.000 mg/m^2 em pulso é considerada para pacientes que continuam a progredir a despeito do tratamento com corticóide.

Mielopatia compressiva

Abscesso epidural

Causado em 50% das séries por *Staphylococcus aureus*, merece especial atenção pois pode se apresentar na emergência com confusão mental, *delirium* e francos sinais de sepse sugestivos de meningite bacteriana aguda em pacientes com história de etilismo ou uso de drogas. Dor, abscessos cutâneos paraparesia e distúrbios autonômicos sugerem o diagnóstico. Hemoculturas são positivas em 30% dos casos e a punção lombar pode levar à deterioração aguda do quadro. A RNM trouxe grande avanço e facilidade para o diagnóstico desta condição. Trata-se de emergência neurocirúrgica, devendo o paciente ser prontamente avaliado quanto à necessidade de laminectomia, associada a antibioticoterapia específica.

Hematoma epidural

A associação de dor torácica ou lombar, déficit sensitivo com nível definido e paraparesia em pacientes tratados com varfarina ou trombolíticos, bloqueio epidural recente ou cirurgia de coluna deve apontar para esse diagnóstico. É necessário o estudo por imagem de RNM em caráter de urgência seguido de avaliação neurocirúrgica. Coagulopatia deve ser corrigida com plasma fresco imediatamente. Outros diagnósticos diferenciais são dissecção aórtica, abscesso epidural, embolia fibrocartilaginosa, hematoma intramedular e colapso vertebral por câncer metastático. Paraplegia de rápida instalação não é preditor de prognóstico e não deve desencorajar a intervenção neurocirúrgica.

Metástase epidural

Compressão por metástase epidural ocorre em aproximadamente 5% dos pacientes com câncer. Aproximadamente 50% desses casos são metástase de neoplasias de mama, pulmão e próstata. Outros tumores freqüentes são linfoma, melanoma, câncer renal, sarcoma e mieloma múltiplo. Clinicamente 95% dos pacientes apresentam dor que caracteristicamente piora com a posição supina, ao contrário daquela da doença degenerativa, e pode ocorrer isoladamente em fase inicial e com exame neurológico normal. O nível torácico é acometido em 70% dos casos, lombar em 20% e cervical em 10%. Estudo radiográfico convencional é útil, porém pode ser falso negativo em 25% dos casos. Cintilografia óssea é usada como teste suplementar. O padrão atual de diagnóstico de lesões metastáticas é imagem por RNM. Todos os pacientes com compressão medular aguda devem receber dexametasona na dose de 100 mg EV, seguida de manutenção de 16 mg/dia em doses divididas. Cirurgia é a indicação primária para pacientes com tumor desconhecido e radioterapia nos casos de tumores radiossensíveis como linfoma, seminoma, mieloma, sarcoma de Ewin e neuroblastoma. Aproximadamente 70% dos pacientes com compressão maligna permanecem ou se tornam móveis após o tratamento adequado.

Mielopatia metabólica

São classificadas como metabólicas aquelas decorrentes de déficits nutricionais, devendo ser consideradas no diagnóstico diferencial de mielopatias subagudas e crônicas, a saber:

- Deficiência de vitamina B12 (cobalamina) e ácido fólico;
- Deficiência de vitamina E;
- Adrenomieloneuropatia.

Deficiência de cobalamina

É a mais importante causa de mielopatia metabólica no homem, clinicamente conhecida como degeneração combinada subaguda da medula. Fisiopatologicamente a cobalamina, presente somente em proteínas de origem animal, é coenzima essencial para a conversão de metilmalonil CoA em succinil CoA e homocisteína em metionina. Esta última é precursora da S-adenosil-L-metionina, o único grupo doador de metil para o sistema nervoso. A reação de metilação é fundamental para a manutenção da integridade da mielina.

O quadro clínico é decorrente do acometimento das colunas posteriores e laterais, principalmente em nível cervicotorácico, portanto paraparesia espástica, ataxia sensitiva e distúrbios autonômicos dominam o quadro. Sintomas cognitivos e psiquiátricos podem estar associados e alterações hematológicas podem ser tardias. O diagnóstico é confirmado pela mensuração de baixos níveis de cobalamina ou elevação de homocisteína e ácido metilmalônico pelo bloqueio enzimático.

A imagem de RNM mostra hipersinal nas colunas posteriores em T2 nas regiões cervical baixa e torácica.

As principais causas incluem restrição dietética, anemia perniciosa, gastrectomia, má-absorção, uso crônico de inibidores de prótons e metformina e doença tiroidiana, entre outras.

O tratamento padrão inclui injeções diárias de 1.000 µg de vitamina B12 por duas semanas seguidas, com manutenção mensal de 1.000 µg.

Deficiência de cobre

Recentemente têm sido descritos casos de pacientes que se submeteram à cirurgia bariátrica, para controle de obesidade mórbida, e desenvolveram quadro de mielopatia com envolvimento dos cordões posteriores e laterais. Os pacientes apresentam-se com ataxia de marcha, marcha pareto-espástica bilateralmente e sinal de Babinski bilateral. O exame da sensibilidade mostra perda da sensibilidade cinético-postural e vibratória nos membros inferiores. Muitas vezes esse quadro é acompanhado de alterações da sensibilidade superficial sugestivas de polineuropatia periférica. Frequentemente existe urgência miccional e incontinência urinária. Em muitos desses pacientes foi constatada deficiência de vitamina B12, compondo o clássico quadro da mielose funicular, porém em alguns deles os níveis dessa vitamina estavam normais e o que foi encontrado foram níveis diminuídos de cobre. Assim, em pacientes submetidos a cirurgia bariátrica, o estudo dos níveis de cobre se impõe em mielopatia progressiva não traumática.

Deficiência de tocoferol (vitamina E)

A deficiência de tocoferol é associada a estados de má-absorção como doença celíaca, abetalipoproteinemia e doenças intestinais crônicas, assim como uma forma autossômica recessiva. O quadro clínico predominante é semelhante àqueles encontrados nas degenerações espinocerebelares, com ataxia, hiporreflexia e hipoestesia, podendo estar associados a distonias e retinite pigmentosa. Após confirmação diagnóstica, o tratamento de reposição com 800 a 3.500 U de vitamina E ao dia é efetivo em inibir a progressão da doença, porém raramente restaura a função perdida.

Adrenomieloneuropatia

Considerada uma variante leve da adrenoleucodistrofia, essa doença recessiva ligada ao X acomete homens e cerca de 20% das mulheres heterozigotas; o quadro clínico é de mielopatia ou mieloneuropatia progressiva na terceira ou quarta década de vida. O diagnóstico é feito pela dosagem de ácidos graxos de cadeia muito longa plasmáticos e não há tratamento específico.

LEITURA ADICIONAL

1. de Seze J, et al. Acute myelopathies. Brain 2001; 124: 1509-21.
2. Transverse Myelitis Consortium Group. Proposed diagnostic criteria and nosology of acute tranverse myelitis. Neurology 2002; 59(4): 499-505.
3. Cheshire WP, et al. Spinal cord infartion. Neurology 1996; 47: 321-30.
4. Berger JR, Sabet A. Infectious myelopathies. Seminars in Neurology 2002; 22(2): 133-41.
5. Byrne TN. Spinal cord compression from epidural metastases. NEJM 1992; 327(9): 614-9.
6. Overview to approach to the patient with noncompressive myelopathy. Continuum: Spinal Cord Disorders 2005; 11(3): 13-24.
7. Autoimune transverse myelitis. Continuum: Spinal Cord Disorders 2005; 11(3): 25-45.
8. Infectious myelopathies. Continuum: Spinal Cord Disorders 2005; 11(3): 46-64.
9. Spinal cord infartion. Continuum: Spinal Cord Disorders 2005; 11(3): 87-96.
10. Metabolic myelopathies. Continuum: Spinal Cord Disorders 2005; 11(3): 97-109.
11. Byrne TN, Waxman SG. Paraplegia and spinal cord syndromes. In: Bradley WG, Daroff RB, Fenichel GM, Jankovich J (editores). Neurology in clinical practice. Philadelphia: Butterworth-Heinemann; 2004.
12. Patten J. Neurological differential diagnosis. New York: Springer-Verlag; 1995.
13. Haerer AF. The neurologic examination. Philadelphia; Lippincott Williams & Wilkins; 1992.
14. Wijdicks EFM. Catastrophic neurologic disorders in the emergency department. New York: Oxford University Press; 2004.
15. Carpenter MB. Fundamentos de neuroanatomia. São Paulo: Panamericana; 1995.

CAPÍTULO 230

Complicações Agudas nas Síndromes Demenciais

Marcia Radanovic

TÓPICOS IMPORTANTES

- O tratamento de pacientes com demência que procuram o serviço de emergência está em geral voltado para alguma complicação clínica decorrente de doenças associadas (comuns a essa faixa etária geriátrica), complicações decorrentes do uso de medicações ou sintomas de cunho neuropsiquiátrico que se inserem no quadro da demência.
- A síndrome demencial possui múltiplas etiologias, sendo as mais freqüentes a doença de Alzheimer, a demência vascular e a demência por corpos de Lewy.
- Caso o paciente não apresente história conhecida de demência, algum cuidado deve ser tomado no sentido de descartar as formas mais comuns de rebaixamento cognitivo que possam ser revertidas se diagnosticadas a tempo.
- A existência de rebaixamento cognitivo é um fator predisponente para a ocorrência de *delirium*.
- A ocorrência de episódios de *delirium* é um fator adicional de deterioração cognitiva nos indivíduos com demência.
- O uso de medicação para controle de sintomas neuropsiquiátricos deve ser feito com cautela, levando-se em conta a alta incidência de efeitos colaterais nos indivíduos idosos, muitos dos quais podem piorar significativamente o quadro cognitivo e comportamental.
- Todos os antipsicóticos podem desencadear sintomas extrapiramidais, além de efeitos anticolinérgicos.
- Benzodiazepínicos devem ser evitados em pacientes com demência.

INTRODUÇÃO E DEFINIÇÕES

O termo demência refere-se à deterioração crônica e progressiva das habilidades cognitivas previamente adquiridas e do comportamento, ocasionando gradual restrição da vida diária do indivíduo. Demência é uma síndrome, cujo diagnóstico clínico é baseado na existência comprovada de transtorno cognitivo (memória, linguagem, funções executivas etc.) associado a comprometimento funcional (atividades da vida diária) (DSM-IV). A síndrome demencial possui múltiplas etiologias, e é decorrente de lesão no sistema nervoso central (SNC). Sua prevalência aumenta com a idade, sendo estimada em cerca de 1,4% na faixa etária dos 65-69 anos, 10,5% na faixa dos 80-84 anos e 38,6% em indivíduos com idade entre 90 e 95 anos. Dados de prevalência no Brasil mostram resultados semelhantes e a incidência da demência está estimada em 13,8 para cada 1.000 indivíduos/ano na população com mais de 65 anos.

O paciente com demência pode requerer atenção médica de emergência em três momentos distintos:

a) Não há diagnóstico prévio de demência e o paciente é atendido, em geral, em estado de confusão mental a esclarecer (síndrome confusional aguda ou *delirium*).
b) O diagnóstico de demência já é conhecido, e o paciente necessita de cuidados de emergência para alguma complicação clínica associada, sendo as mais freqüentes: doença cardiovascular, infecção, doença pulmonar, insuficiência renal, intoxicação ou reação adversa ao uso de medicações (especialmente anticolinérgicos), dor, desnutrição, desidratação, TCE, AVC. Neste caso, também é freqüente a ocorrência de confusão mental superajuntada ao déficit cognitivo preexistente.
c) O diagnóstico de demência já é conhecido, e o paciente necessita de intervenção aguda para complicação decorrente da própria doença, sendo as mais comuns:
   - Quedas: devem ser lembradas, por sua freqüência e a possibilidade de ocorrência de fraturas (especialmente de quadril) e traumatismo craniano.
   - Sintomas neuropsiquiátricos (agitação física e verbal, agressividade, alucinações, delírios, distúrbios do sono). Aqui também podem ser incluídas intoxicações e reações adversas a medicações específicas para tratamento específico de algumas formas de demência (anticolinesterásicos) e/ou de seus sintomas comportamentais (neurolépticos, antidepressivos, ansiolíticos, hipnóticos).

ETIOLOGIA E FISIOPATOLOGIA

Cerca de 50% dos casos de demência têm como etiologia a doença de Alzheimer, seguida pela demência vascular (15 a 20%) e demência por corpos de Lewy (15 a 20%). Cerca de 10% das demências são secundárias, ou seja, decorrentes de uma doença tratável, sendo potencialmente reversíveis ou controláveis. Dentre elas, destacamos:

- Doença vascular cerebral.
- Hidrocefalia de pressão normal.
- Hematoma subdural crônico (decorrente muitas vezes de traumatismo craniano não percebido ou não valorizado pela família, por ter sido leve).
- Tumores de SNC.

- Hipotiroidismo.
- Insuficiência renal.
- Insuficiência hepática.
- Infecções: neurolues, HIV.
- Deficiências nutricionais: tiamina, vitamina B12, ácido fólico.

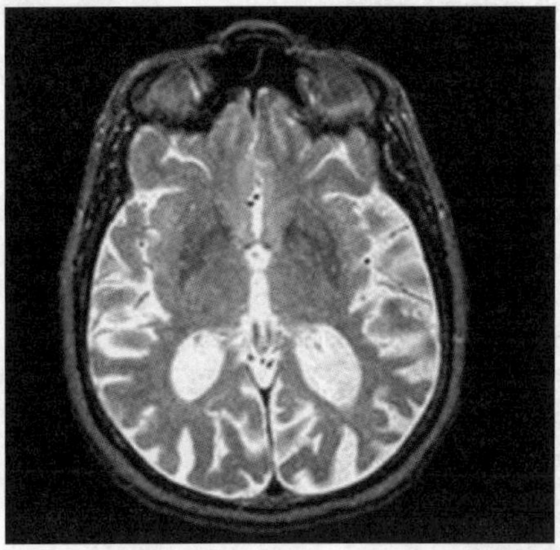

Figura 230.1 – RM mostrando atrofia cortical difusa na doença de Alzheimer.

É importante lembrar que o declínio cognitivo prévio é um fator predisponente para o desenvolvimento de *delirium*, e que a ocorrência de episódios de *delirium* é um fator adicional de deterioração cognitiva nos indivíduos com demência. Além disso, a depressão no idoso pode se manifestar quase que exclusivamente por rebaixamento cognitivo, condição conhecida como pseudodemência depressiva, havendo regressão do quadro com tratamento adequado.

ACHADOS CLÍNICOS

Tanto nos casos em que o diagnóstico de demência ainda não foi objetivamente estabelecido (situação *a* do item Introdução e definições), quanto naqueles em que já existe o diagnóstico prévio de demência e ocorre uma intercorrência clínica por comorbidade (situação *b*), o paciente usualmente apresenta-se ao serviço de emergência em quadro de *delirium*. Nos casos em que ocorrem complicações decorrentes do curso da própria demência (situação *c*), haverá em geral alterações de comportamento de cunho neuropsiquiátrico, sem rebaixamento do nível de consciência.

a) História clínica: os dados de história clínica são em geral obtidos com familiares ou acompanhantes. Pacientes com demência leve ainda podem fornecer algumas informações, como presença de dor e seu local, ou alguns sintomas específicos, mas informações relacionadas a hábitos alimentares, ocorrência de quedas, uso de medicações e doenças associadas devem sempre ser confirmadas com o cuidador. Uma das dificuldades freqüentes no atendimento do paciente com demência é que o acompanhante pode não ser a pessoa que convive com o doente a maior parte do tempo, não conhecendo detalhes sobre seu comportamento habitual, medicamentos utilizados e suas doses etc., o que limita a possibilidade de obtenção de uma boa história (Tabela 230.I).

b) Exame físico geral: os achados de exame físico no paciente com síndrome demencial que procura atendimento de emergência vão variar em função da existência ou não de doença associada (comorbidade). Em caso positivo, são semelhantes ao do paciente idoso que se apresenta com sinais de doença cerebrovascular, insuficiência respiratória, infecção, doença cardíaca, insuficiência renal, insuficiência hepática, trauma (com ou sem traumatismo craniano associado) etc., associados à piora aguda da disfunção cognitiva, com ou sem rebaixamento do nível de consciência.

c) Exame neurológico: deve-se dar especial atenção à presença de:
- Alteração do nível de consciência.
- Sinais meníngeos (rigidez de nuca) sugestivos de infecção de SNC.
- Sinais focais (hemiparesia, hemi-hipoestesia, afasia, desvios do olhar conjugado, anisocoria), indicativos de lesão estrutural de SNC. Nos casos em que não há comorbidade clínica, os sintomas de cunho psiquiátrico predominam.

d) Exame do estado mental: o principal instrumento utilizado para avaliação cognitiva rápida é o Mini-Exame do Estado Mental, que consiste em questões simples e de fácil aplicação, abrangendo diversos domínios cognitivos: orientação temporal e espacial, memória (imediata e de evo-

Tabela 230.I – **Roteiro de anamnese para pacientes com rebaixamento cognitivo no serviço de emergência**

História clínica
1. Estado cognitivo pré-mórbido: houve piora? Há quanto tempo? O que mudou?
2. Estado funcional pré-mórbido: houve piora? Há quanto tempo? O que mudou?
3. Aparecimento ou piora de algum sinal neurológico: alteração do nível de consciência, paralisia, parestesia, dificuldade para falar, tontura, alterações no sono
4. Aparecimento ou piora de algum sintoma psiquiátrico: agitação, agressividade, alucinações, delírios
5. Doenças associadas: HAS, DM, cardiopatias, doenças pulmonares, doença renal, endocrinopatia
6. Uso de medicação: nomes e dosagens (considerar: neurolépticos, ansiolíticos, hipnóticos, antiinflamatórios, corticóides, antidepressivos, anticolinesterásicos)
7. Ocorrência de quedas: houve TCE associado? Possibilidade de fratura (especialmente de quadril)?
8. Febre
9. Tosse: expectoração (presença de sangue)?
10. Dispnéia
11. Dor: início agudo? Qual o local? Estimativa da intensidade
12. Diurese: presente? Alguma alteração nas características da urina (freqüência da micção, quantidade, odor, presença de sangue)?
13. Hábito intestinal: diarréia? Obstipação? Alteração das fezes (especialmente presença de sangue)?
14. Ingesta alimentar e hídrica

cação), atenção e cálculo, linguagem (oral e escrita) e praxia construtiva (Anexo 230.I). O escore máximo que pode ser obtido é de 30 pontos, sendo que resultados iguais ou inferiores a 24 pontos indicam redução da capacidade cognitiva, e pontuação igual ou superior a 28 pontos é considerada normal. Devido à grande influência do nível educacional neste tipo de teste, os valores sugeridos para uso no Brasil são os seguintes (escores medianos obtidos de acordo com os anos de escolaridade):

- Indivíduos com escolaridade acima de 8 anos: 28 pontos.
- Indivíduos com escolaridade entre cinco e oito anos: 26 pontos.
- Indivíduos com escolaridade entre um e quatro anos: 25 pontos.
- Analfabetos: 20 pontos.

Indivíduos com síndrome confusional aguda perderão pontos particularmente nos itens orientação temporal/espacial e atenção/cálculo (pelo déficit de atenção). Indivíduos com rebaixamento cognitivo por demência perderão pontos especialmente nas tarefas de memória (nas demências leves) ou globalmente (nas demências moderadas/graves).

EXAMES COMPLEMENTARES

Nos casos em que o paciente não apresenta diagnóstico prévio de demência, cabe ressaltar a importância de excluir as causas potencialmente tratáveis, tendo em mente que a lesão neuronal pode se tornar definitiva se não for revertida. A investigação de demência reversível deve ser realizada em ambulatório, porém alguns exames realizados na própria sala de emergência podem excluir as causas mais comuns e orientar a conduta nos casos de *delirium*. A abordagem diagnóstica através de exames complementares tem um caráter de rastreio das causas prováveis de rebaixamento cognitivo e deve ser orientada pela anamnese e exame físico de cada paciente, não havendo um padrão que se aplique a todos os casos. Além disso, no serviço de emergência, não se justifica uma investigação "exaustiva" de todas as possibilidades, devendo esta ser focada nas causas mais freqüentes e que requerem tratamento imediato. Dentro deste raciocínio, alguns exames se destacam em importância (Tabela 230.II), compondo uma investigação preliminar, que poderá e deverá ser ampliada em função das particularidades encontradas em cada caso.

Nos casos em que o diagnóstico de demência já é conhecido e sua etiologia já foi elucidada (por exemplo, trata-se de uma provável doença de Alzheimer), a investigação através de exames complementares terá como objetivo abordar a causa de comorbidade e será orientada para a doença associada, também seguindo o exposto na Tabela 230.II.

Nos casos em que o paciente apresenta demência diagnosticada e apresenta complicações neuropsiquiátricas, se não houver evidência de alteração do nível de consciência, a investigação poderá se restringir apenas aos itens que não ficarem totalmente esclarecidos na anamnese, desde que esta seja considerada confiável pelo médico examinador (ou seja, o informante é capaz de fornecer com exatidão as respostas às questões relacionadas na Tabela 230.I). Num exemplo prático, se a anamnese for considerada satisfatória em todos os itens, mas o informante não souber referir se houve algum trauma de crânio recente, será necessário proceder ao exame de neuroimagem.

Tabela 230.II – Exames complementares para investigação de rebaixamento cognitivo no serviço de emergência

Exames de rastreio
Hemograma
Dosagem de uréia e creatinina
Dosagem de enzimas hepáticas
Tomografia de crânio
Situações especiais
LCR: quando a história clínica ou exame físico apontam para a possibilidade de infecção de SNC
Rx de tórax: quando há suspeita de infecção pulmonar, doença cardíaca
ECG
Urina I: quando há suspeita de infecção do trato urinário
Rx de ossos (quando a história clínica ou exame físico apontam para a possibilidade de trauma)
Rastreio toxicológico
Exames de função tireoidiana

DIAGNÓSTICO DIFERENCIAL

A principal distinção que deve ser feita no paciente idoso é entre a síndrome confusional aguda (ou *delirium*), composta por rebaixamento cognitivo e/ou alterações neuropsiquiátricas com rebaixamento quantitativo do nível de consciência, e os quadros de rebaixamento cognitivo e/ou alterações neuropsiquiátricas sem rebaixamento quantitativo do nível de consciência, cujos principais diagnósticos são:

- Demência.
- Depressão.
- Outros transtornos psiquiátricos: transtorno bipolar, esquizofrenia.

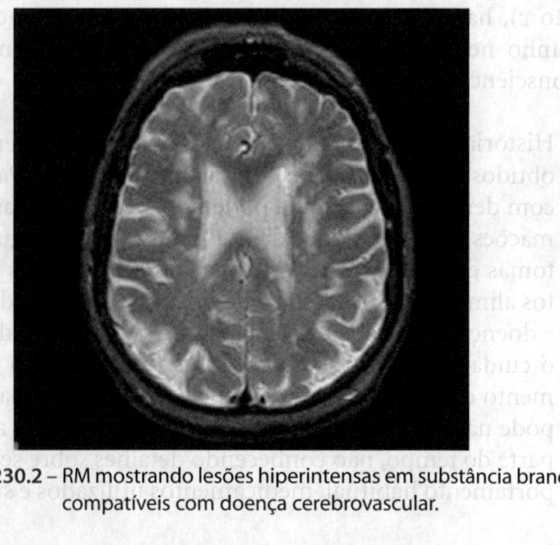

Figura 230.2 – RM mostrando lesões hiperintensas em substância branca compatíveis com doença cerebrovascular.

Deve-se lembrar que o *delirium* pode ocorrer tanto em idosos saudáveis quanto (ainda mais facilmente) naqueles com alguma disfunção prévia do SNC.

TRATAMENTO

O primeiro passo no tratamento do idoso com síndrome confusional aguda com ou sem demência associada é a identificação e correção das causas que podem levar à síndrome confusional aguda, como infecções, distúrbios metabólicos, intoxicação ou efeitos colaterais de medicamentos etc. Durante o período em que as causas desencadeantes estão sendo tratadas, ou quando o quadro neuropsiquiátrico é decorrente da própria demência, será necessário que o paciente receba tratamento específico para o transtorno comportamental.

Não há evidências na literatura de que o tratamento de emergência das alterações de comportamento em pacientes com demência deva diferir daquele que é utilizado para idosos sem alteração cognitiva (Tabela 230.III). A droga de escolha é o haloperidol, por via oral ou endovenosa, em doses crescentes, até ser obtido o controle comportamental adequado. Deve-se salientar que o haloperidol age preferencialmente nos sintomas agressivos, não havendo comprovação de sua eficácia em quadros de agitação.

Os antipsicóticos atípicos, como a risperidona, olanzapina, clozapina e quetiapina, podem se constituir numa alternativa nos casos de efeitos adversos intoleráveis induzidos pelo haloperidol. No entanto, seus efeitos são modestos e a associação com eventos cerebrovasculares e aumento geral da mortalidade devem ser considerados.

Todos os antipsicóticos podem desencadear sintomas extrapiramidais como rigidez, distonia, bradicinesia, tremor, acatisia e discinesia tardia, além de efeitos anticolinérgicos como boca seca, retenção urinária e piora do rebaixamento cognitivo.

Assim, o uso de antipsicóticos em demência deve ser reservado aos casos em que os sintomas de agressividade e agitação coloquem o paciente (ou aqueles que convivem com ele) em risco, ou que provoquem sofrimento (como alucinações recorrentes etc.).

O uso de haloperidol é contra-indicado no caso de pacientes com doença de Parkinson, pelo risco do agravamento dos sintomas extrapiramidais. Neste caso, a droga que se mostrou mais efetiva no controle de sintomas psiquiátricos com poucos efeitos negativos sobre os sintomas motores é a clozapina (The French Clozapine Parkinson Study Group). No entanto, pelo risco de indução de agranulocitose pela clozapina (em 1% dos casos), o uso da quetiapina pode ser considerado uma melhor opção.

Pacientes com demência por corpos de Lewy também não devem ser medicados com haloperidol, pelo alto risco de exacerbação de sintomas extrapiramidais e ocorrência de síndrome neuroléptica maligna, sendo também preconizado o uso de antipsicóticos atípicos para o controle de sintomas comportamentais. Nestes casos, as doses devem ser inferiores às habituais (risperidona 0,25 a 2 mg/dia, clozapina 6,25 a 37,5 mg/dia).

Os benzodiazepínicos devem ser evitados em pacientes com demência, pelo risco de piora da confusão mental, ocorrência de agitação paradoxal, depressão respiratória e aumento da predisposição à ocorrência de quedas. Seu uso deve ser restrito, pelo menor tempo e na menor dosagem possível. Deve-se evitar tanto quanto possível o uso de benzodiazepínicos de meia-vida longa nestes pacientes, sendo preferível a utilização daqueles com meia-vida mais curta, como o lorazepam e o alprazolam.

O uso de contenção física (ao leito) para prevenção de quedas em pacientes com agitação psicomotora não deve ser estimulado, pois pode piorar o quadro (sentir-se preso é assustador e angustiante), e facilitar a ocorrência de lesões como luxações, escoriações, e até estrangulamento.

Tabela 230.III – Drogas para o tratamento de sintomas neuropsiquiátricos em pacientes com demência

Droga	Dosagem média	Efeitos adversos
Haloperidol	1 a 10 mg/dia (via oral ou endovenosa)	Sinais extrapiramidais Sedação Taquicardia ventricular (na administração por via EV)
Risperidona	0,5 a 2 mg/dia	Sonolência Sinais extrapiramidais Hipotensão postural
Olanzapina	2,5 a 10 mg/dia	Sedação Alterações de marcha
Clozapina	6,25 a 50 mg/dia	Sonolência Piora dos sintomas parkinsonianos Hipotensão postural Agranulocitose
Quetiapina	12,5 a 200 mg/dia	Sonolência Tontura Hipotensão postural Piora dos sintomas parkinsonianos

LEITURA ADICIONAL

1. Brucki SMD, Nitrini R, Caramelli P, Bertolucci PHF, Okamoto IH. Sugestões para o uso do Mini-Exame do Estado Mental no Brasil. Arquivos de Neuropsiquiatria 2003; 61: 777-81.
2. Folstein MF, Folstein SE, McHugh PR. Mini-Mental State: a practical method for grading the cognitive state of patients for the clinician. Journal of Psychiatry Research 1975; 12: 189-98.
3. Forlenza OV, Caramelli P. Neuropsiquiatria geriátrica. São Paulo: Editora Atheneu; 2000.
4. Herrera Jr., Caramelli P, Silveira ASB, Nitrini R. Epidemiologic survey of dementia in a community-dwelling brazilian population. Alzheimer Disease and Associated Disorders 2002; 16: 103-8.
5. Kaufer D. Dementia with Lewy bodies/Parkinson's disease and dementia (Course 7AC.002). American Academy of Neurology 57th Annual Meeting; 2005.
6. Morris JC. Dementia Update 2005. Alzheimer Disease and Associated Disorders 2005; 19: 100-17.

7. Nitrini R, Caramelli P, Herrera E Jr, Bahia VS, Caixeta LF, Radanovic M, et al. Incidence of dementia in a community-dwelling brazilian population. Alzheimer Disease and Associated Disorders 2004; 18: 241-6.
8. Nitrini R, Bacheschi LA. A neurologia que todo médico deve saber. 2. ed. São Paulo: Editora Atheneu; 2003.
9. Sink KM, Holden KF, Yaffe K. Pharmacological treatment of neuropsychiatric symptoms of dementia. A review of the evidence. Journal of the American Medical Association 2005; 293: 596-608.
10. The French Clozapine Parkinson Study Group. Clozapine in drug-induced psychosis in Parkinson's disease. The Lancet 1999; 353: 2041-2.
11. Nassisi DN, Korc B, Hahn S, Bruns Jr J, Jagoda A. The evaluation and management of the acutily agitated elderly patient. The Mount Sinai Journal of Medicine 2006; 73: 976-84.
12. Ballard C, Waite J, Briks J. Atypical antipsychotics for agression and psychosis in Alzheimer's disease (Cochrane review). Cochrane Library; 2007 (Issue 2).
13. Lonergan E, Luxemburg J, Colford J, Briks J. Haloperidol for agitation in dementia (Cochrane review). Cochrane Library; 2007 (Issue 2).

Algoritmo 230.1 – Tratamento dos sintomas neuropsiquiátricos das demências no serviço de emergência

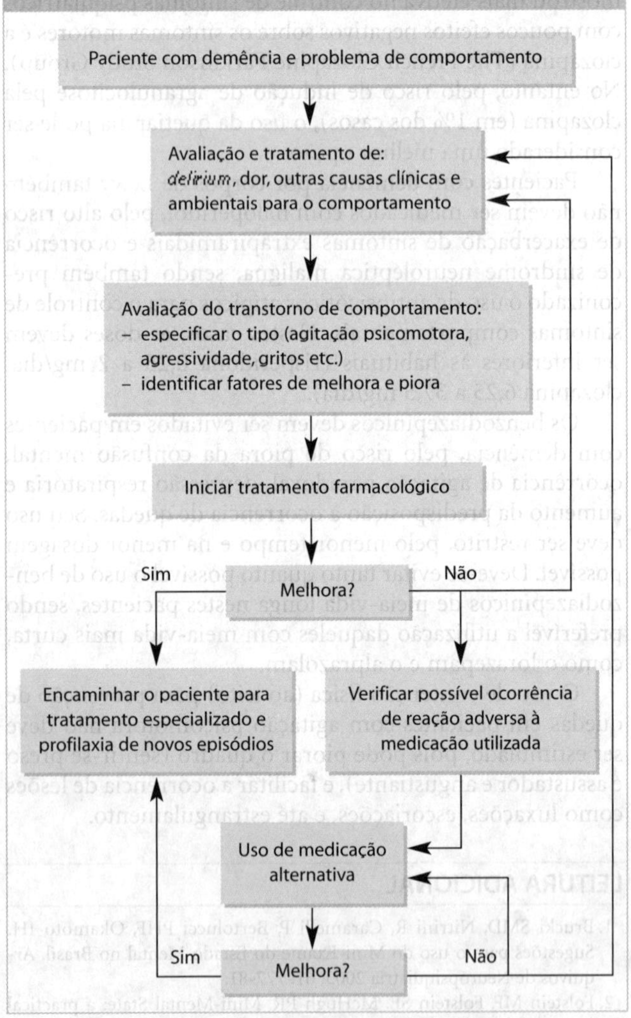

Anexo 230.1 – Mini-Exame do Estado Mental

Orientação temporal e espacial (10 pontos)
Dia da semana
Dia do mês
Mês
Ano
Hora aproximada
Local onde se encontra
Bairro (ou rua próxima)
Andar ou setor
Cidade
Estado

Retenção de dados (3 pontos)
Vaso, carro, tijolo (o paciente deverá repetir a seqüência de 3 nomes, após terem sido ditos pelo examinador)

Atenção e cálculo (5 pontos)
Subtrair 7 de 100, e assim sucessivamente, por cinco vezes (obtendo os resultados 93, 86, 79, 72 e 65)

Memória (3 pontos)
Recordar os nomes da seção "Retenção de dados".

Linguagem (9 pontos)
Nomear uma caneta e um relógio (2 pontos)
Repetir "Nem aqui, nem ali, nem lá" (1 ponto)
Obedecer à ordem: "Pegue o papel com sua mão direita, dobre ao meio e coloque no chão" (1 ponto para cada sub-ordem executada corretamente)
Ler e obedecer: "Feche os olhos" (escrito em um papel pelo examinador) (1 ponto)
Escrever uma frase (1 ponto)
Copiar um desenho (dois pentágonos com uma intersecção) (1 ponto)

Trombose Venosa Cerebral

CAPÍTULO 231

Aurélio Dutra
Ayrton Roberto Massaro
Érica Cristina Sá de Camargo

TÓPICOS IMPORTANTES

- A trombose venosa cerebral (TVC) é uma doença cerebrovascular que compromete a circulação venosa cerebral com trombose de veias ou de seios venosos.
- Todas as idades e sexos podem ser afetados, sendo mais comum em mulheres (razão M/H 2,9), relacionada ao uso de anticoncepcionais orais e gravidez, e, geralmente, ocorre entre 20 e 40 anos.
- Entre as várias causas relacionadas à TVC podem ser incluídas: causas locais ou regionais associadas ou não a infecção, estados pró-trombóticos, ou mesmo as causas secundárias a alterações do fluxo sangüíneo.
- A concomitância de fatores predisponentes é comum e deve sempre ser avaliada.
- Entre os principais sinais e sintomas de TVC destaca-se a cefaléia.
- Os déficits focais, sensitivos ou motores ocorrem em torno de 30 a 50% dos casos.
- Existem quatro síndromes clínicas principais que facilitam o diagnóstico: hipertensão intracraniana isolada, crises epilépticas e déficits focais, encefalopatia difusa subaguda, oftalmoplegia dolorosa.
- O exame inicial na emergência é geralmente a tomografia de crânio.
- A angiografia por tomografia tem colaborado para complementar estes achados, principalmente com o aspecto anatômico da drenagem venosa cerebral e a identificação dos trombos.
- A ressonância magnética do encéfalo em combinação com angiografia venosa por ressonância são os exames de neuroimagem de escolha para o diagnóstico e acompanhamento da TVC.
- O tratamento da TVC pode incluir o uso de antitrombóticos, tratamento específico da etiologia e dos fatores predisponentes e tratamento sintomático.

INTRODUÇÃO E DEFINIÇÕES

A trombose venosa cerebral (TVC) é uma doença cerebrovascular que compromete a circulação venosa cerebral com trombose de veias ou de seios venosos. Diferente dos acidentes vasculares cerebrais arteriais, apresenta melhor prognóstico se diagnosticada e tratada corretamente no início dos sintomas. Apesar de ser considerada uma doença rara, a TVC deve ser lembrada como diagnóstico diferencial diante de uma grande variedade de sinais e sintomas que geralmente mimetizam outras doenças, dificultando o seu diagnóstico e tratamento.

Epidemiologia

Desde o primeiro relato na literatura médica, em 1825, sabe-se muito pouco sobre a incidência e prevalência de TVC no mundo. Muitas das informações iniciais dependiam de séries anátomo-patológicas, com uma prevalência em torno de 9%. Hoje se sabe que é mais freqüente do que se pensava e a incidência é subestimada em função da necessidade de realização de ressonância magnética e angiografia cerebral por ressonância para o diagnóstico. Todas as idades e sexos podem ser afetados, sendo mais comum em mulheres (razão M/H 2,9), relacionada ao uso de anticoncepcionais orais e gravidez, e, geralmente, ocorre entre 20 e 40 anos.

ETIOLOGIA E FISIOPATOLOGIA

Anatomia e patologia

O sistema venoso cerebral é composto por um sistema superficial e outro profundo, que envolve veias e seios durais. Os seios durais são formações avalvares que se localizam no interior da dura-máter. O sistema profundo consiste em alguns seios, como o sagital inferior, e veias, como as cerebrais internas e basais de Rosenthal. Como ocorre no sistema arterial, há variações anatômicas importantes, como a presença de assimetria ou hipoplasia de segmentos venosos.

Na fase aguda da trombose o trombo que se forma é vermelho, e é progressivamente substituído por trombo organizado e fibroso, algumas vezes com recanalização. O acometimento parenquimatoso, bem como da hemodinâmica da drenagem venosa cerebral, dependem dos locais acometidos; podem ocasionar isquemia, edema e/ou hemorragias cerebrais.

Fatores predisponentes e etiológicos

Entre as várias causas relacionadas à TVC podem ser incluídas: causas locais ou regionais associadas ou não a infecção, estados pró-trombóticos, ou mesmo as causas secundárias a alterações do fluxo sangüíneo.

A seguir, destacamos as principais etiologias destes subgrupos:

A. Estados pró-trombóticos

1. Adquiridos:
   a. Gravidez e puerpério
   A TVC é menos freqüente nos dois primeiros trimestres da gravidez, tendendo a ocorrer em mulheres mais jovens.
   b. Doenças hematológicas
   Policitemia e poliglobulias, anemia ferropriva, trombocitemia essencial, leucemias, anemia falciforme, hemoglobinúria paroxística noturna, criofibrinogenemia e coagulação intravascular disseminada.
   c. Doenças sistêmicas
   Síndromes paraneoplásicas, retocolite ulcerativa, síndrome nefrótica e síndrome antifosfolípide primária ou associada a lúpus eritematoso sistêmico.
   d. Medicamentos
   Anticoncepcionais orais são os mais relacionados, dependendo do conteúdo de estrógeno, e podem aumentar o risco de TVC em até 15 vezes. Outros medicamentos incluídos são os corticosteróides, danazol, hormônios andrógenos e L-asparginase, entre outros.

2. Trombofilias hereditárias:
   a. Deficiência de proteína C, S e antitrombina.
   b. Resistência a proteína C ativada e fator V de Leiden.
   c. Mutação 20210GA do gene da protrombina.
   d. Mutação C677T do gene da MTHFR.
   e. Distúrbios da fibrinólise.
   f. Homocistinúria.

3. Outras trombofilias:
   a. Hiperhomocisteinemia.
   b. Síndrome da plaqueta viscosa.
   c. Deficiência do fator XII.
   d. Elevação dos níveis plasmáticos do fator VIII.

B. Infecções, processos inflamatórios e fibrose meníngea

   a. Infecções locais.
   Otite, mastoidite, sinusite e meningite.
   b. Doença de Behçet.
   c. Sarcoidose.
   d. Granulomatose de Wegener e outras vasculites.

C. Alterações do fluxo sangüíneo

   a. Desidratação.
   b. Insuficiência cardíaca congestiva.
   c. Fístulas durais (espontâneas ou pós-traumáticas).
   d. Compressão dos seios durais por processos expansivos.

A concomitância de fatores predisponentes é comum e deve sempre ser avaliada com o objetivo de se realizar o tratamento profilático mais adequado possível após o diagnóstico. Apesar desta lista de fatores etiológicos, em cerca de 20 a 25% dos pacientes a TVC não possui etiologia específica.

ACHADOS CLÍNICOS

Os sinais e sintomas da TVC são variáveis na dependência da localização, extensão e evolução da trombose, bem como dos fatores predisponentes ou doenças prévias. A TVC pode evoluir de forma aguda, menor que dois dias, freqüente nas puérperas e nas infecções, ou de forma subaguda, dois dias a um mês, e crônica, maior que um mês.

Entre os principais sinais e sintomas de TVC, destaca-se a cefaléia. Este sintoma é o mais comum, presente em 70 a 91% dos pacientes. Geralmente a cefaléia é pulsátil, intensa e difusa. Em uma minoria de casos a cefaléia tem características que simulam a cefaléia da hemorragia subaracnóidea (*thunderclap headache*). Por haver freqüentemente a presença de cefaléia prévia inespecífica, estes pacientes são geralmente classificados nos serviços de emergência com diagnóstico incorreto de enxaqueca.

Os déficits focais, sensitivos ou motores ocorrem em torno de 30 a 50% dos casos. Os distúrbios da consciência são achados freqüentes que acompanham geralmente a trombose do sistema venoso profundo. Entre as manifestações neuro-oftalmológicas predomina o papiledema (50% dos casos), entre outras, como diplopia e amaurose. Crises epilépticas ocorrem em torno de 40% dos pacientes, mais freqüentemente do que nas doenças cerebrovasculares arteriais isquêmicas, podendo ser focais ou generalizadas e associadas freqüentemente a lesões focais.

Apesar da diversidade de sintomas, existem quatro síndromes clínicas principais que facilitam o diagnóstico.

- Hipertensão intracraniana isolada – Manifesta-se por cefaléia intensa, de características vasculares, associada aos sinais sugestivos de hipertensão intracraniana, papiledema, perda visual transitória e também paresia do sexto nervo. Apresenta boa evolução e completa recuperação na maioria dos pacientes.
- Crises e déficits focais – Manifestam-se por cefaléia, crises focais com ou sem generalização secundária, alteração de consciência e também déficits motor ou sensitivo, que podem ser transitórios, mimetizando um episódio isquêmico transitório (EIT) ou mesmo mantidos, como num acidente vascular cerebral (AVC).
- Encefalopatia difusa subaguda – Manifestações mais raras, com síndromes neuropsiquiátricas e encefalopatias, mesmo na ausência de sinais neurológicos localizatórios.
- Oftalmoplegia dolorosa – Paresia do III, IV e VI nervos cranianos associados a cefaléia, proptose, congestão ocular, relacionada a trombose de seio cavernoso.

EXAMES COMPLEMENTARES

O exame inicial na emergência é geralmente a tomografia de crânio, utilizada para avaliar os pacientes que se apresentam no pronto atendimento com as queixas principais acima relatadas, cefaléia intensa, crise convulsiva e déficit focal. Desta forma, é importante avaliar quais os sinais tomográficos sugestivos de TVC, além dos possíveis diagnósticos diferenciais que excluem esta doença.

Entre os sinais que contribuem para o diagnóstico de TVC pela tomografia de crânio encontram-se os sinais diretos. Estes sinais estão relacionados com a trombose e são os seguintes: sinal do delta vazio (demonstra um trombo hipoatenuante no interior do seio sagital superior ou da tórcula após injeção de contraste endovenoso); sinal do triângulo denso (seio sagital superior trombosado na tomografia de crânio sem contraste); sinal da corda (raro, demonstra veia cortical trombosada hiperatenuante na tomografia de crânio sem contraste); hiperatenuações espontâneas do sistema venoso profundo (particularmente do seio reto e da veia de Galeno). Já os sinais indiretos, mais freqüentes e menos específicos, incluem: edema (localizado ou difuso); hematoma (freqüentemente múltiplo); infarto venoso; realces da tenda do cerebelo e de outras estruturas da dura-máter. Mais recentemente a angiografia por tomografia tem colaborado para complementar estes achados, principalmente com o aspecto anatômico da drenagem venosa cerebral e a identificação dos trombos.

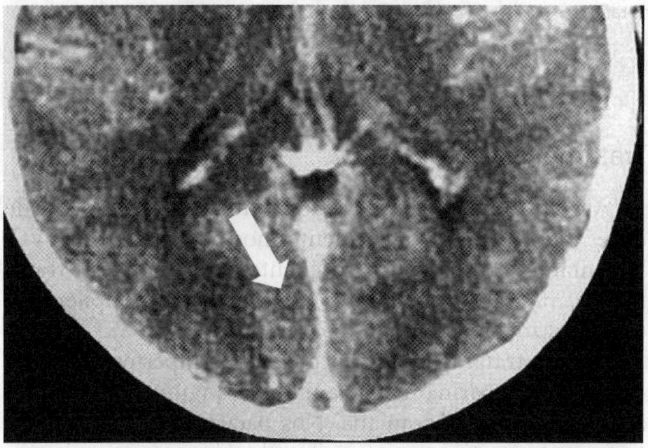

Figura 231.1 – Sinal de delta vazio.

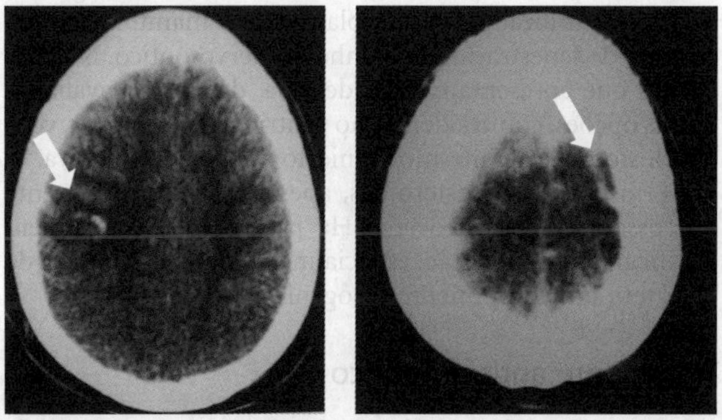

Figura 231.2 – Sinal de corda.

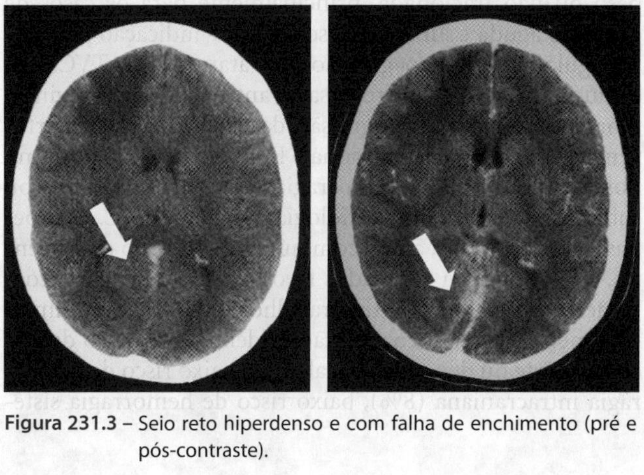

Figura 231.3 – Seio reto hiperdenso e com falha de enchimento (pré e pós-contraste).

A ressonância magnética do encéfalo em combinação com angiografia venosa por ressonância são os exames de neuroimagem de escolha para o diagnóstico e acompanhamento da TVC, pois combinam a demonstração direta de trombos nos seios venosos e veias cerebrais com as imagens de alterações teciduais, isquemia, hemorragia ou edema. A ressonância magnética confere maior sensibilidade do que a tomografia de crânio no diagnóstico dos sinais indiretos, particularmente dos infartos hemorrágicos. As imagens do trombo presentes na ressonância magnética do encéfalo podem variar de acordo com o tempo de evolução do processo trombótico.

A angiografia cerebral por cateterismo apesar de ter sido um método padrão por muito tempo, muitas vezes não é capaz de distinguir as hipoplasias de seios, assimetrias ou atresias com oclusões secundárias à TVC. Apesar disto, pode ser ainda realizada em casos de dúvidas nos

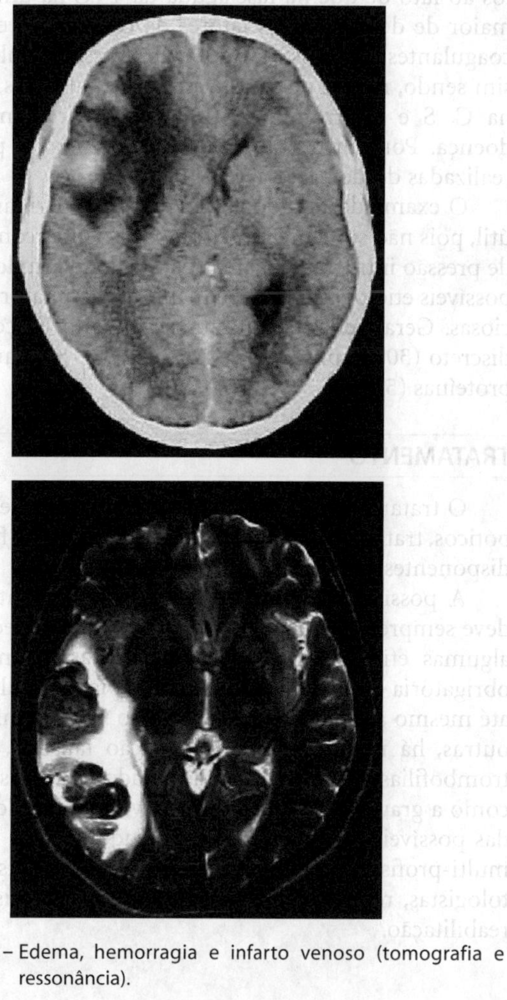

Figura 231.4 – Edema, hemorragia e infarto venoso (tomografia e ressonância).

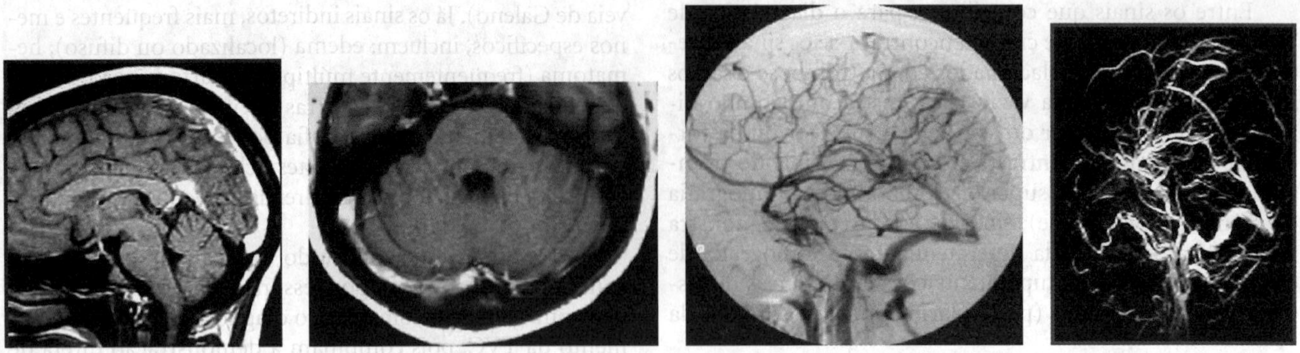

Figura 231.5 – Diagnóstico de TVC através da ressonância magnética e angiografia.

exames de ressonância magnética, como por exemplo, nos casos em que há suspeita de fístulas durais, ou outras malformações arteriovenosas.

DIAGNÓSTICO DIFERENCIAL

A investigação laboratorial deve ser realizada para avaliar as possíveis etiologias associadas à TVC, com especial atenção para avaliação hematológica. Devemos estar atentos ao fato de que na fase aguda da TVC há um consumo maior de determinados fatores da coagulação e dos anticoagulantes naturais, devido ao processo trombótico. Assim sendo, não se devem investigar deficiências de proteína C, S e antitrombina III nos primeiros meses desta doença. Por outro lado, as análises genéticas podem ser realizadas desde a fase aguda.

O exame do líquido cefalorraquiano permanece ainda útil, pois não somente identifica os pacientes com aumento de pressão intracraniana, mas possibilita o estudo de outras possíveis etiologias, principalmente as inflamatórias e infecciosas. Geralmente encontramos aumento da celularidade discreto (30%), presença de hemácias (60%) e aumento de proteínas (50%).

TRATAMENTO

O tratamento da TVC pode incluir o uso de antitrombóticos, tratamento específico da etiologia e dos fatores predisponentes, e tratamento sintomático.

A possível etiologia ou fator predisponente da TVC deve sempre ser avaliada para o tratamento adequado. Em algumas etiologias, como as infecciosas, há necessidade obrigatória do uso de antibioticoterapia, e em alguns casos até mesmo a abordagem cirúrgica do sítio da infecção. Em outras, há necessidade da orientação familiar, como nas trombofilias. Algumas estão associadas a causas limitadas, como a gravidez e o puerpério. Devido ao grande espectro das possíveis etiologias há necessidade de uma orientação multi-profissional e disciplinar entre neurologistas, hematologistas, reumatologistas, enfermeiros e profissionais de reabilitação.

Tratamento sintomático

Os anti-epilépticos devem ser utilizados em casos de crises epilépticas, mais freqüentes nos pacientes com TVC. No entanto, não há consenso quanto à duração deste tratamento, mas sabe-se que o risco de evolução com epilepsia a longo prazo é relativamente baixo.

Para o tratamento farmacológico da hipertensão intracraniana, a heparina melhora o fluxo sangüíneo, reduzindo a hipertensão intracraniana. Nos pacientes que apesar do tratamento continuam com piora dos sintomas visuais, podemos utilizar a punção liquórica repetida como forma de alívio da hipertensão intracraniana. Em casos mais graves, podem ser utilizados a acetazolamida e o manitol, além da cirurgia de fenestração da bainha do nervo óptico. Nos pacientes que apresentam risco de vida, devem ser avaliadas outras opções, como a derivação ventricular ou lombar, ventriculostomia e até mesmo craniectomia descompressiva.

O uso de corticosteróides, apesar de muito freqüente no nosso meio, é controverso. Há, porém, casos que podem justificar a sua utilização, especialmente porque o edema da TVC tem um componente vasogênico.

Tratamento antitrombótico

Embora não haja evidência de eficácia, o tratamento de escolha para TVC é a anticoagulação com heparina de baixo peso ou não fracionada, principalmente para os casos de evolução aguda e subaguda e sem contra-indicação para anticoagulação. A anticoagulação no tratamento da TVC com evolução crônica é controversa. A anticoagulação previne a piora neurológica, a progressão da trombose, dos infartos venosos e a embolia pulmonar. Deve ser indicada mesmo nos casos em que há hemorragia intraparenquimatosa ou subaracnóide, sem outra etiologia que não a TVC. Há apenas poucos estudos, ainda com número reduzido de pacientes, que obtiveram resultados favoráveis ao uso de anticoagulação. Uma revisão de trabalhos que compararam o tratamento com anticoagulação evidenciou redução do risco de morte ou dependência, além do baixo risco de hemorragia intracraniana (8%), baixo risco de hemorragia sistêmica (1,8%), e que é seguro usar heparina, mesmo em doentes com hemorragia intracraniana ou subaracnóide. Assim, preconiza-se o uso de heparina para limitar o processo trombótico e permitir a melhora do retorno venoso. Após a fase aguda da doença, o paciente deve ser então mantido com warfarina (RNI entre 2-3) por um período de 3 a 6 meses. Contudo, há casos em que a anticoagulação oral deverá ser mantida por tempo indeterminado, como nos pacientes com trombofilias hereditárias.

O uso de trombólise é ainda mais controverso, levando-se em consideração o risco de hemorragia. O uso de trombólise por cateterismo venoso pode ser considerado particularmente nos casos que apresentam piora progressiva a despeito do tratamento antitrombótico e das medidas de redução da pressão intracraniana, em centros altamente capacitados com este procedimento.

Prognóstico

A TVC geralmente está associada a um prognóstico favorável em 80% dos pacientes, com recuperação total. A mortalidade em alguns estudos alcançou até 15%; em estudos mais recentes, contudo, estes níveis são muito inferiores e dependem de alguns fatores prognósticos identificados.

Estudo multicêntrico e multinacional avaliando prognóstico em longo prazo em 624 pacientes identificou como fatores relacionados ao pior prognóstico, definidos como óbito ou dependência, os seguintes fatores: idade acima de 37 anos, sexo masculino, coma, alteração do estado mental, hemorragia à tomografia, trombose do sistema venoso profundo, infecção do SNC e neoplasia.

A trombose de veias e seios venosos cerebrais é uma patologia que tem uma mortalidade e morbidade ainda alta, apesar do benefício da anticoagulação. O reconhecimento dos fatores relacionados ao pior prognóstico na fase aguda da doença pode abrir caminho para direcionar o melhor tratamento para os pacientes.

LEITURA ADICIONAL

1. Ameri A, Bousser MG. Cerebral venous thrombosis. Neurol Clin 1992; 10: 87-111.
2. Bousser MG, Russell RR. Cerebral venous thrombosis. In: Warlow CP, van Gijn J (editores). Major problems in neurology. London: WB Saunders; 1997.
3. Camargo EC, Massaro AR, Bacheschi LA, et al. Ethnic differences in cerebral venous thrombosis. Cerebrovasc Dis 2005; 19: 147-51.
4. Ferro JM, Canão P, Stam J, et al. Prognosis of cerebral vein and dural sinus thrombosis: results of the International Study on Cerebral Vein and Dural Sinus Thrombosis (ISCVT). Stroke 2004 Mar; 35: 664-70.
5. Crassard I, Bousser MG. Cerebral venous thrombosis. J Neuro-Ophtalmol 2004; 24(4).
6. Stam J, Bruijn S. Anticoagulation for cerebral venous thrombosis. Stroke 2003; 34: 1054-5.

CAPÍTULO 232

Dissecção Arterial Cerebral

Gisela Tinone

TÓPICOS IMPORTANTES

- Dissecção arterial cerebral: causa rara de AVCI, mais freqüente em jovens. Pode causar hemorragia meníngea, se associada a pseudoaneurismas.
- Causas: espontânea após movimentos cervicais, como na realização de esportes como futebol e basquetebol; relacionada a arterite ou colagenoses como síndrome de Marfan e Ehlers-Danlos; traumática, como manobras quiropráxicas, traumas penetrantes e não-penetrantes.

INTRODUÇÃO E DEFINIÇÕES

A dissecção arterial cervical ou intracraniana é uma causa rara de infarto cerebral. Estima-se que possa ser responsável por cerca de 1-2% de todos os acidentes vasculares cerebrais isquêmicos (AVCI), sendo mais freqüente em jovens. Considerando apenas os pacientes com menos de 50 anos, a dissecção arterial pode ser responsável por 10-25% dos AVCI.

ETIOLOGIA E FISIOPATOLOGIA

As dissecções arteriais podem ocorrer espontaneamente ou associadas a fatores traumáticos.

A lesão arterial ocorre devido ao extravasamento de sangue para dentro da parede de uma das artérias cerebrais ou cervicais. Os estudos histológicos das dissecções carotídeas cervicais evidenciam a presença de hemorragia na região subintimal, na camada média e menos freqüentemente nas camadas abaixo da adventícia. As dissecções das artérias vertebrais e basilar geralmente evidenciam hemorragias entre a camada média e a adventícia. A hemorragia subintimal pode resultar em estenose do lúmen arterial, enquanto que o hematoma na porção externa da camada média e abaixo da adventícia pode causar dilatação arterial ou pseudoaneurismas. Segmentos tortuosos ou em espiral são mais suscetíveis à formação de aneurismas.

A patogênese da dissecção ainda não foi totalmente esclarecida. Em alguns pacientes, uma área de descontinuidade na íntima poderia permitir a entrada do sangue do lúmen arterial para dentro da parede do vaso. Em outros casos, um hematoma intramedial romperia para dentro do lúmen verdadeiro, mas em outros casos a cavidade da dissecção não tem nenhuma relação com o espaço intravascular.

A maior mobilidade da porção extracraniana das artérias carótidas internas e vertebrais e o seu contato com estruturas ósseas, como o processo estilóide ou as vértebras, podem explicar a maior freqüência de dissecção nessas artérias, comparativamente com artérias de outros órgãos. Em uma pessoa com predisposição para ter dissecção arterial como, por exemplo, a presença de arteriopatia, um movimento cervical de lateralização ou extensão cervical, mesmo que leve, pode precipitar uma dissecção por comprimir a artéria carótida cervical contra o processo transverso da vértebra cervical superior. Esportes como futebol ou basquete, mesmo sem trauma cervical ou craniano, movimentos cefálicos causados por vômitos e tosse e atividade sexual também podem causar a dissecção arterial. Esses traumas são considerados leves e, por esse motivo, esses casos são considerados espontâneos.

A dissecção espontânea pode ocorrer mesmo em pessoas sadias. Mas acredita-se que muitos pacientes apresentem defeitos dos componentes do colágeno ou uma arteriopatia que predisponha à ruptura da camada íntima ou média, como a displasia fibromuscular (descrita em até 15% dos pacientes). Também tem sido associada a síndrome de Marfan, Ehlers-Danlos, placas de ateroma e "kinking" arterial. Foram descritos alguns casos de dissecção associados a necrose cística da camada média. Os estudos anátomo-patológicos, entretanto, nem sempre conseguem evidenciar alterações na parede dos vasos. Também é descrita associação entre as dissecções arteriais e hiper-homocisteinemia, talvez devido à fragilização crônica da camada íntima, tornando-a mais suscetível a traumas mecânicos. Controvérsias existem a respeito da associação entre enxaqueca e dissecção arterial. Também foram descritos casos associados ao uso de contraceptivo oral, à hipertensão arterial sistêmica, à auto-imunidade tireoidiana, bem como à presença de polimorfismos genéticos (homozigose TT do polimorfismo T677C do gene da enzima metilenotetrahidrofolato redutase).

Um trauma não penetrante pode lesar a parede da artéria carótida. A interrupção da íntima ou da média pode resultar em dissecção com ou sem trombose. Acidentes de carro, manipulação quiropráxica, quedas em crianças com objetos como escova de dente ou caneta na boca com contusão da artéria, estrangulamento e enforcamento são exemplos de trauma não penetrante. Existem controvérsias em relação à quiropraxia, uma vez que alguns autores alegam que os pacientes poderiam ter procurado esse tipo de tratamento por apresentarem dor cervical relacionada a dissecção vertebral.

A dissecção traumática pode ocorrer em pacientes com traumatismo cranioencefálico. Na ausência de contusão cerebral associada, os sintomas relacionados à dissecção arterial ocorrem após um intervalo lúcido depois do trauma (algumas horas a dias) devido a embolia distal tardia. Também foram descritos em casos de pacientes com fratura de mandíbula e de coluna cervical.

Os traumas penetrantes também podem ser causa de dissecção arterial, como ferimento por arma de fogo e arma branca.

A dissecção arterial carotídea pode ocorrer como complicação de um procedimento cirúrgico local como tonsilectomia, bem como hipofisectomia transesfenoidal e rizotomia trigeminal por radiofreqüência percutânea.

ACHADOS CLÍNICOS

Os principais sintomas são a dor cervical e a cefaléia causadas pelo comprometimento arterial local e, também, os episódios isquêmicos transitórios e os infartos cerebrais (Tabela 232.I). As complicações isquêmicas podem estar relacionadas a fenômenos hemodinâmicos, mas, mais freqüentemente, à ocorrência de embolia artério-arterial. Lesões isquêmicas são descritas em 50 a 95% dos casos de dissecção carotídea e em cerca de 90% dos pacientes com dissecção vertebral diagnosticada. Portanto, a presença de dor cervical ou cefaléia em um paciente com AVCI pode sugerir a ocorrência de dissecção arterial. Alguns pacientes podem evoluir com hemorragia meníngea por ruptura de pseudoaneurismas e apresentar cefaléia súbita, náusea e vômitos, além de sinais de irritação meníngea.

Nos casos carotídeos, a cervicalgia é menos freqüente (presente em 25% dos casos) que a cefaléia e localiza-se na porção ântero-lateral do pescoço, ipsilateralmente ao lado da dissecção.

Já nos casos de dissecção vertebral, a cervicalgia é mais freqüente (presente em 45% dos casos) e pode ser uni ou bilateral na região do pescoço. A cefaléia geralmente é occipital nas dissecções vertebrais e frontal, orbitária ou periorbitária nas dissecções carotídeas. Tanto a cefaléia como a cervicalgia podem indicar o momento da dissecção, servindo como sinais de alerta. Entretanto, cerca de 20% dos pacientes podem não apresentar quaisquer sintomas precedendo o evento isquêmico. Dessa forma, o intervalo entre a dissecção e o even-

Tabela 232.I – Diagnóstico clínico nas dissecções arteriais ((adaptado de Saver JL, Easton JD, Hart RG)

Local da dissecção	Cefaléia	Cervicalgia	Idade e sexo	Sinais neurológicos	Tempo entre a dissecção e os sintomas	AVCI	HSA
Carotídea cervical	Freqüente, hemicraniana ou frontotemporal ipsilateral	21%, ipsilateral, ântero-lateral	35-50 anos, média 44 anos, homens = mulheres	Horner, amaurose fugax, afasia, hemiplegia contralateral e outros, dependendo da topografia do infarto cerebral	4 dias	Freqüente	Infreqüente
Carotídea intracraniana (muito raro)	Freqüente e ipsilateral	—	20 anos	Afasia, hemiplegia e outros, dependendo do AVCI	—	Freqüente	Infreqüente
Vertebral cervical	Freqüente e occipital	Freqüente, 50% uni ou bilateral	1 a 70 anos, média 39 anos. Mulheres > homens	Hemiplegia, alterações de nervos cranianos e alterações cerebelares	15 dias	Freqüente	Pode ocorrer
Vertebral intracraniana (raro)	Occipital	—	Homens > mulheres	Hemiplegia, alteração de nervos cranianos e alterações cerebelares	—	Menos freqüente	Freqüente
Basilar (raro)	—	—	35 anos, homens = mulheres	Hemiplegia, alteração de nervos cranianos e alterações cerebelares	—	Menos freqüente	Freqüente

to isquêmico nem sempre pode ser definido. Geralmente, esse tempo costuma ser em média de quatro dias nos casos carotídeos e quinze dias nos casos vertebrais. Provavelmente, o intervalo é menor nos casos carotídeos por serem os infartos carotídeos mais extensos e poderem ser causados tanto por mecanismo hemodinâmico como embólico.

Alguns pacientes, entretanto, podem apresentar quadros oligossintomáticos, o que pode dificultar o diagnóstico de dissecção arterial.

Dissecção carotídea cervical

O local mais freqüente de dissecção arterial cerebral é a porção cervical da artéria carótida. Geralmente o acometimento é unilateral. Entretanto, dissecções multiarteriais cervicais são descritas em até 1/3 dos casos.

A região onde ocorrem as dissecções carotídeas começa geralmente a cerca de 2 cm ou mais da origem da artéria carótida interna e termina após distância variável antes de entrar no osso petroso.

Considerando estudos com pacientes com AVCI, as dissecções carotídeas cervicais seriam responsáveis por 1-2,5% dos casos.

Segundo Hart et al., cerca de 70% dos casos de dissecção arterial carotídea cervical ocorrem em pacientes com idade entre 35 a 50 anos, média de 44 anos. Não existe predominância de sexo.

As apresentações clínicas mais freqüentes seriam os AVCI ou episódios isquêmicos transitórios (EIT) associados a dor na região cervical ou hemiface ipsilateral. Os fenômenos isquêmicos podem ser causados por mecanismos hemodinâmicos, mas ocorrem mais freqüentemente por mecanismos de embolia artério-arterial. Esses pacientes poderiam apresentar também cefaléia hemicraniana contínua ipsilateral ao lado da dissecção arterial. Alguns casos podem ser muito semelhantes à paratrigeminalgia de Raeder com dor facial e paresia oculossimpática, sem lesões isquêmicas.

Cerca de 1/3 dos pacientes queixam-se de um sopro ou zumbido pulsátil.

Dentre os episódios isquêmicos transitórios (EIT), a amaurose fugax pode ocorrer em 35% dos casos. A síndrome de Horner parcial pode ocorrer em 40% dos casos. Alguns pacientes podem apresentar disestesia na face, alterações gustativas e até paresia de língua ipsilateral à dissecção.

A apresentação clínica geralmente vai depender da topografia da lesão isquêmica. A maioria dos pacientes apresenta boa evolução, sendo que somente 10 a 20% dos casos apresentam infartos cerebrais extensos.

Dissecção carotídea intracraniana

As dissecções carotídeas intracranianas são infreqüentes, mas podem ser subestimadas. Comparativamente às extracranianas, podem acometer pacientes mais jovens: em torno de 20 anos.

Cefaléia hemicraniana ipsilateral intensa pode preceder ou coexistir com os sintomas neurológicos. Infartos cerebrais extensos são a apresentação clínica mais freqüente com instalação após alguns dias, geralmente associados a fenômenos hemodinâmicos. Eventualmente, podem cursar com hemorragia subaracnóidea. Foram descritas dissecções arteriais bilaterais com intervalo de 6 semanas a 18 meses. As artérias mais freqüentemente envolvidas são a artéria cerebral média, a porção supraclinóidea da artéria carótida interna e, eventualmente, a artéria cerebral anterior. Raramente cursam com pseudoaneurisma.

Pode estar associada a fibrodisplasia muscular, *moyamoya*, necrose cística da média, aterosclerose, hiperhomocisteinemia e anormalidades fibroelásticas da íntima. Ocasionalmente são identificadas alterações da íntima. Pode ocorrer após exercício físico ou trauma mínimo. Eventualmente, são descritas associações com uso de contraceptivo oral e enxaqueca.

Dissecção vértebro-basilar

O paciente pode apresentar dor de início súbito na região crânio-cervical seguida de instalação súbita, tardia ou progressiva dos sintomas isquêmicos.

A dissecção da artéria vertebral cervical pode estar relacionada a injúria mecânica súbita relacionada a rotação cervical forçada, manobras quiropráxicas ou outra manipulação cervical. Mas também foram descritas pequenas quedas, acidentes de carro, ioga, exercício de trampolim, prática de arco e flecha e espancamento infantil.

A idade dos pacientes pode variar desde 1 ano até a sétima década, com média de 39 anos. As mulheres podem ser mais afetadas que os homens (2,5 vezes mais).

O local mais freqüente de lesão é o nível cervical de C1 e C2 (80 a 90% dos casos). Nessa topografia, a artéria deixa o forame transverso e adentra a cavidade intracraniana. Como a artéria vertebral é móvel, poderia ser mais suscetível a traumas mecânicos nessa região.

Em casos de dissecção espontânea, outros fatores poderiam estar envolvidos: síndrome de Marfan, arterites, displasia fibromuscular, degeneração cística da camada média.

A dissecção das artérias do território vértebro-basilar pode causar hemorragia meníngea. As taxas de mortalidade devido a essa complicação variam entre 19 a 83% dos casos, dependendo do estudo. Lesões na porção extradural das artérias vertebrais geralmente cursam com dor cervical do lado da artéria envolvida.

Alguns pacientes podem evoluir com infartos cerebrais em uma fase tardia ou com déficits neurológicos de instalação progressiva. A apresentação clínica depende da topografia da lesão: infartos na porção lateral do bulbo, infarto cerebelar. Quando a dissecção vertebral é unilateral e na região proximal, o paciente pode evoluir assintomático, devido à circulação colateral pela artéria vertebral contralateral.

Nas dissecções das artérias vertebrais intracranianas, as hemorragias meníngeas são mais freqüentes que os infartos de tronco cerebral. A porção intradural da artéria vertebral teria maior predisposição a apresentar ruptura do que a porção extradural. Isto se deve à diferença de constituição da sua parede: lâmina elástica interna mais grossa, ausência de lâmina elástica externa, adventícia mais fina, fibras elásticas em menor quantidade na camada média. O prognóstico pode piorar com o ressangramento. A gravidade dos sintomas depende da localização da dissecção e da intensidade da hemorragia meníngea. Menos de 1/3 dos pacientes com dissecção arterial vertebral intracraniana podem apresentar lesões isquêmicas de tronco cerebral. Eventualmente, alguns pacientes podem apresentar sinais de tronco cerebral devido à compressão de nervos cranianos ou do próprio tronco cerebral pelos pseudoaneurismas. A dissecção intracraniana é mais freqüente nos homens.

Os estudos anátomo-patológicos evidenciam a presença de dissecção na subadventícia ou transmural e a presença de aneurismas nos casos que cursam com hemorragia meníngea. Nos casos de lesões isquêmicas, pode ser observada dissecção na região subintimal com comprometimento do lúmen arterial.

Dissecção da artéria basilar

As dissecções primárias da artéria basilar são raras. Anormalidades fibroelásticas da íntima são descritas como causa desse tipo de dissecção. Entretanto, a fisiopatologia não é totalmente conhecida.

A idade média dos pacientes é em torno de 35 anos e não há predomínio de sexo.

Hemorragias transmurais ou da subadventícia podem causar hemorragias subaracnóideas e a formação de pseudoaneurismas.

Os sintomas iniciais são semelhantes ao da dissecção na porção distal da artéria vertebral. O prognóstico neurológico não é bom e muitas vezes pode ter evolução fatal.

São descritos alguns casos associados à enxaqueca.

Experiência da Clínica Neurológica do Hospital das Clínicas

Em um estudo realizado no Serviço de Neurologia Clínica do Hospital das Clínicas da FMUSP, Campos et al. analisaram retrospectivamente 48 pacientes com dissecção arterial (sendo 24 homens). A idade dos pacientes variou entre 12 a 61 anos (idade média de 37,9 anos). A distribuição da casuística por grupos etários evidenciou um número maior de pacientes com idade entre 41 a 50 anos (21 pacientes). Desses pacientes, 26 apresentaram dissecção carotídea unilateral, 15 deles, dissecção arterial vertebral unilateral e 7, multiarterial, sendo 3 com dissecção carotídea bilateral, 3 com dissecção vertebral bilateral e um paciente com dissecção simultânea das artérias carótida e vertebral esquerdas. Os principais fatores para doença vascular associados foram hipertensão arterial sistêmica, tabagismo e dislipidemia. Cerca de 25% das mulheres eram usuárias de contraceptivo oral. Duas mulheres com dissecção carotídea bilateral tinham diagnósticos prévios de doença de Graves e estavam em crise tireotóxica no momento da admissão. Ambas apresentaram múltiplos infartos e faleceram devido à hipertensão intracraniana (por edema cerebral). Nenhum dos pacientes apresentava evidências clínicas de doença de colágeno. Em seis pacientes foram identificados eventos traumáticos causando dor e precedendo o quadro isquêmico: massagem no pescoço em três pacientes, jogo de futebol em dois e queda da própria altura com trauma cranioencefálico em um paciente. Todos os pacientes apresentaram sintomas neurológicos decorrentes de lesões isquêmicas. Mais de 80% deles apresentaram pelo menos um sintoma, principalmente cefaléia. Os pacientes com dissecção carotídea queixaram-se de cefaléia têmporo-parietal e os com dissecção vertebral queixaram-se de cefaléia hemicraniana e occipital na mesma proporção. Cerca de 44% dos pacientes com dissecção vertebral apresentaram cervicalgia, enquanto que somente 3,4% dos pacientes com dissecção carotídea apresentaram esse sintoma. Em relação aos déficits neurológicos, os principais achados nos casos de dissecção carotídea foram: hemiparesia em 86% dos casos, distúrbios de linguagem em 55,1% dos casos, distúrbios sensitivos em 37,9% dos casos, hemianopsia em 20,6% dos casos e negligência tátil e/ou visual em 13,7% dos casos. Apenas dois pacientes apresentaram embolia retiniana e somente um apresentou paralisia óculo-simpática parcial (sinal de Horner incompleto). Nos pacientes com dissecção vertebral, os principais sintomas foram ataxia (50%), distúrbios sensitivos (50%), hemiparesia (38,8%), hemianopsia homônima (33,3%) e sinal de Horner (33,3%). Episódios isquêmicos transitórios prévios ocorreram em 5 pacientes com dissecção carotídea.

O intervalo de tempo entre o primeiro sintoma e o déficit neurológico foi de cerca de 5,4 dias para as dissecções carotídeas e de 13,5 dias para os pacientes com dissecções vertebrais. A angiografia digital foi o principal método diagnóstico (93% dos casos) associado a ressonância magnética de encéfalo (RNM) e angio-RNM em 42% dos casos. Em 3 pacientes, a RNM cervical com supressão de gordura foi suficiente para o diagnóstico isoladamente. A presença de pseudoaneurisma foi evidenciada em 3 pacientes, sendo dois com dissecção carotídea e um com dissecção vertebral. O padrão de fibrodisplasia foi observado em 1 paciente com dissecção carotídea. Setenta e cinco por cento dos pacientes foram anticoagulados. Dois pacientes foram submetidos a trombólise endovenosa. Dez pacientes receberam antiagregantes plaquetários: oito pacientes apresentavam quadro neurológico estável há 30 dias, uma paciente apresentou hemorragia subaracnóidea e uma paciente foi submetida a craniotomia descompressiva. No geral, a evolução foi boa, com exceção de dois pacientes que evoluíram a óbito (pacientes com dissecção carotídea bilateral). Dois pacientes apresentaram recorrência dos sintomas após 3 meses devido a anticoagulação inadequada.

A mesma autora analisou posteriormente uma casuística com 60 pacientes (acrescentando 12 casos ao estudo anterior). Nesse grupo observou que 68% desses pacientes apresentaram dor como sinal de alerta. A dor foi predominantemente unilateral, de instalação progressiva, forte e contínua, com duração de cerca de 4 dias até o evento isquêmico nos casos de dissecção carotídea, e de 7 dias, nos casos de dissecção vertebral. A dor foi pulsátil, frontal e parietal nos casos carotídeos e occipital e nucal, em facada ou em ardor nos casos de dissecção vertebral. Cerca de 11% dos pacientes apresentavam alguma alteração clínica sugestiva de distúrbio do tecido conectivo. Não houve recorrência sintomática da dissecção. A maioria dos pacientes evoluiu bem com boa recuperação funcional. Cerca de 64% dos pacientes apresentavam algum tipo de cefaléia (enxaqueca ou tensional) previamente ao evento da dissecção, sendo que 36% deles relataram melhora sem uso de medicações profiláticas ou analgésicos após a dissecção. Nos casos carotídeos, o mecanismo embólico foi o mais freqüente com infartos corticais e subcorticais. Nos casos de dissecção vertebral, 5 a 7% dos pacientes apresentaram infarto bulbar e na porção inferior do cerebelo. Quanto aos achados angiográficos, estenose arterial e extravasamento de contraste foram mais freqüentes nas dissecções vertebrais, enquanto que oclusão arterial e duplo lúmen foram mais freqüentes nas dissecções carotídeas.

EXAMES COMPLEMENTARES

Ainda nos dias de hoje, a angiografia cerebral digital é considerada o exame padrão para a avaliação das dissecções arteriais cerebrais. Entretanto, avanços nas técnicas de ressonância magnética (RNM) e de tomografia têm permitido o diagnóstico dessa patologia com técnicas menos invasivas: angiorressonância (angio-RNM) e ressonância magnética com cortes axiais de T1 com supressão de gordura e a angiotomografia (angio-CT). Estudos comparativos têm mostrado boa correlação entre esses exames e a angiografia digital.

Através desses exames seria possível caracterizar o local da dissecção, bem como alterações do lúmen arterial, o grau de estenose e a presença de pseudoaneurisma. Em casos de dissecção em uma artéria vertebral estreita não dominante ou em casos de dissecções que só causem irregularidade de parede, o diagnóstico pela ressonância magnética de encéfalo e pela tomografia de crânio pode ser difícil. Nesses casos, a realização da angiografia cerebral digital torna-se importante. A presença de extravasamento de contraste para dentro da parede arterial também seria mais bem avaliada através da angiografia cerebral. Achados sugestivos, mas não exclusivos de dissecção arterial observados à angiografia digital seriam a presença de oclusão arterial precedida de um afilamento súbito do lúmen semelhante a "bico de flauta" ou "ponta de lápis" ou "cauda de rato". Sinais patognomônicos de dissecção arterial seria a formação de duplo lúmen ou *flap* da camada íntima ou extravasamento de contraste, que são observados em menos de 10% dos casos. A angiografia cerebral pode evidenciar a presença de um estreitamento irregular alongado ("sinal do barbante"). Nas dissecções carotídeas podemos observar, em 20% dos casos, a presença de oclusão arterial distalmente ao seio carotídeo com *flap* intimal na região proximal da dissecção. Outros achados seriam a presença de displasia fibromuscular na artéria contralateral, oclusão embólica de ramos distais à dissecção, e, menos freqüentemente, os pseudoaneurismas. No caso das dissecções carotídeas extracranianas, raramente observa-se a dissecção iniciando-se na artéria carótida comum. Dissecções múltiplas podem estar associadas a displasia fibromuscular.

Nas dissecções carotídeas intracranianas raramente observam-se pseudoaneurismas, pois a localização das hemorragias geralmente é subintimal. Nesses casos, a angiografia cerebral pode evidenciar a presença de estreitamento irregular ou oclusão total após o estreitamento. Nas dissecções vértebro-basilares pode evidenciar um estreitamento ou oclusão arterial associados a pseudoaneurismas. Seja nos casos carotídeos, seja nos vértebro-basilares, a angiografia cerebral também pode evidenciar a presença de arterite, *moya-moya*, displasia fibromuscular e oclusão arterial embólica. Podemos observar exemplos de dissecção arterial à angiografia digital na Figura 232.1.

Os achados angiográficos em um paciente com dissecção arterial por trauma não penetrante podem evidenciar oclusão da artéria carótida cervical distal, *flaps* de íntima ou pseudoaneurismas.

A angio-RNM com contraste (gadolíneo) é um exame importante não só para o diagnóstico como também para o seguimento terapêutico, evitando-se a repetição da angiografia digital. A Figura 232.2 ilustra exemplos de angio-RNM em pacientes com dissecção arterial. A Figura 232.3 mostra a boa correlação que existe entre a angio-RNM e a angiografia digital. Entretanto, em casos de estenose importante, a angio-RNM pode superestimar o grau da lesão e o resultado pode ser interpretado como oclusão arterial.

A RNM de pescoço com cortes axiais com supressão de gordura permitiria analisar a presença do hematoma dentro da parede do vaso, ou "sinal em crescente" (Figura

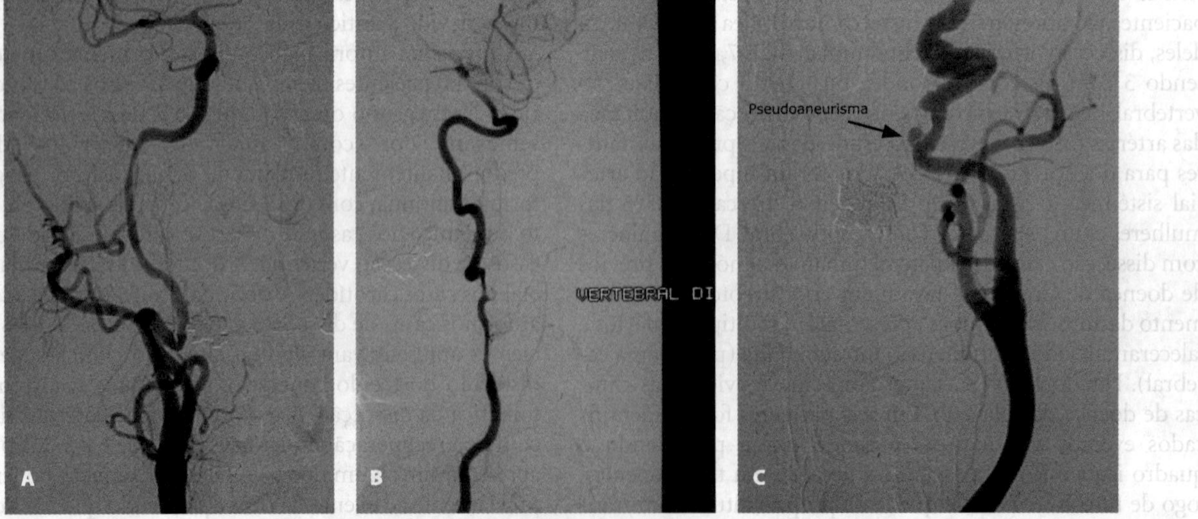

Figura 232.1 – A: Angiografia cerebral – dissecção carotídea. B: Angiografia cerebral – dissecção vertebral. C: Angiografia cerebral – dissecção carotídea com pseudoaneurisma.

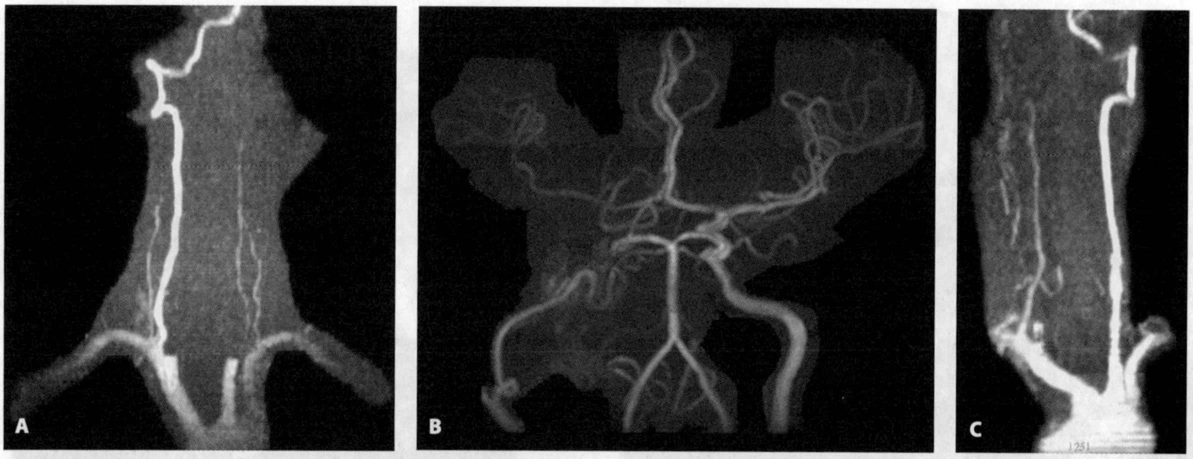

Figura 232.2 – A: Angiorressonância – dissecção carotídea bilateral e vertebral esquerda. B: Angiorressonância – dissecção carotídea direita. C: Angiorressonância – dissecção vertebral.

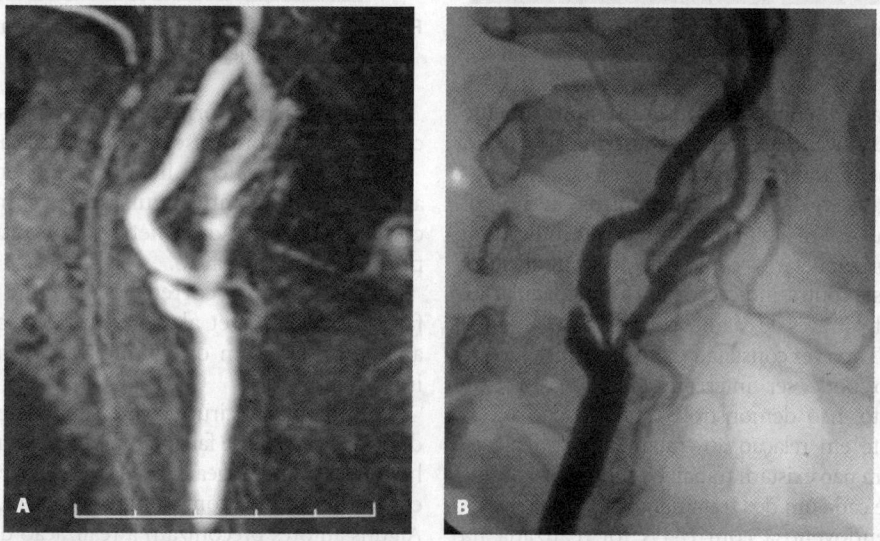

Figura 232.3 – A: Angiorressonância – dissecção carotídea. B: Angiografia cerebral – dissecção carotídea.

232.4). Em casos nos quais a angiografia cerebral não demonstra alterações na forma do lúmen arterial ou evidencia somente uma obstrução arterial, a RNM seria uma técnica importante no diagnóstico da dissecção arterial. Entretanto, existem algumas limitações nessa técnica: na fase hiperaguda (com poucos dias), a análise do hematoma da parede arterial pode ser prejudicada; numa fase tardia, o hematoma já pode ter sido absorvido e, quando existe presença de trombo intra-arterial, a sua diferenciação do hematoma intraluminal pode ser difícil.

A angio-CT também representa um exame subsidiário não invasivo importante no diagnóstico da dissecção arterial com boa correlação com os achados da angiografia digital (Figura 232.5). O hematoma intramural também pode ser observado pelos cortes axiais da angiotomografia de crânio ou região cervical ("sinal do crescente": espessamento da parede arterial, e o "sinal do alvo": lúmen cercado pelo hematoma intramural).

O Doppler de artérias carótidas e vertebrais pode auxiliar no diagnóstico inicial antes da realização da ressonância magnética e da tomografia. Devido à sua baixa sensibilidade para detectar a presença do hematoma intramural ou do *flap* intimal (diagnóstico em menos de 30% dos casos), a complementação com outros exames subsidiários torna-se necessária. Geralmente evidencia a presença de oclusão arterial na ausência de placas de ateroma (Figura 232.7).

TRATAMENTO

Existem controvérsias porque muitos pacientes podem evoluir bem a despeito de tratamento. Muitos podem apresentar regressão do pseudoaneurisma e também das estenoses arteriais. Muitos pacientes apresentam melhora da dissecção arterial em até 6 semanas e a maioria, em 3 meses. Alguns pacientes podem apresentar regressão espontânea do quadro em até 6 meses. Após esse período, a chance de regressão é muito remota. Segundo Saver et al., cerca de 85% dos casos de estenose arterial devido a dissecção carotídea extracraniana, 51% dos casos com oclusão arterial e 43% dos casos com aneurismas podem apresentar melhora.

Devido à grande freqüência de embolia artério-arterial, afastados quadros hemorrágicos pelo líquido cefalorraquiano

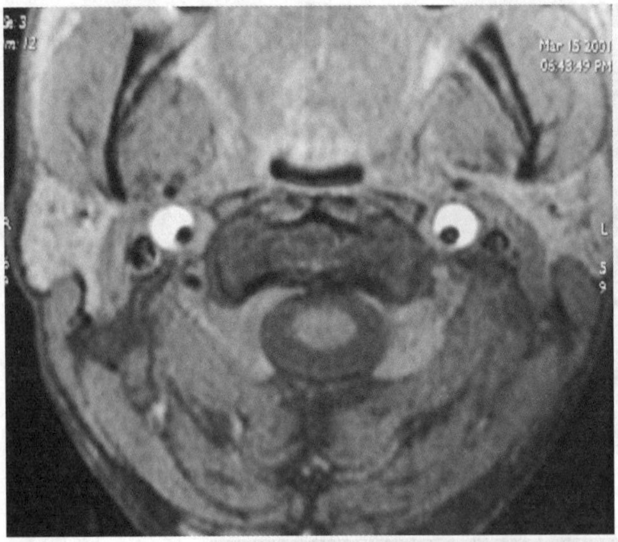

Figura 232.4 – Ressonância com cortes axiais ponderados em T1 com supressão de gordura – dissecção carotídea bilateral.

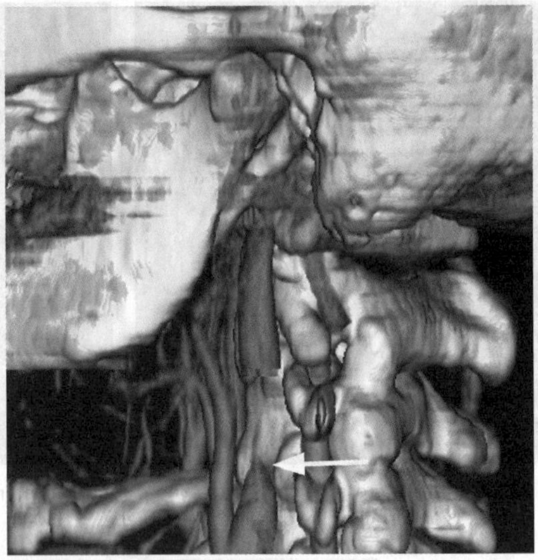

Figura 232.5 – Angiotomografia – dissecção carotídea com afilamento gradual (seta).

(LCR) e pela tomografia de crânio, preconiza-se empiricamente o uso de heparina endovenosa e depois warfarina por 3 a 6 meses. O LCR deve ser feito nos casos de suspeita de hemorragia meníngea e em casos de dissecção intracraniana ou cervical com extensão intradural. Em alguns casos, pode ser indicado o uso de antiagregantes plaquetários como o ácido acetilsalicílico, nos casos em que existe contra-indicação para a anticoagulação. É feito um seguimento através de exames subsidiários para monitorizar a dissecção. Uma vez constatada a melhora da lesão arterial, o tratamento pode ser interrompido. Uma recente metanálise, entretanto, não demonstrou vantagens do tratamento anticoagulante em relação ao tratamento com ácido acetilsalicílico, embora não existam trabalhos controlados comparando a eficácia de cada um dos tratamentos.

A trombólise endovenosa com rt-PA foi realizada na fase aguda do AVCI em pacientes que apresentavam dissecção carotídea, não tendo sido observadas complicações hemorrágicas.

Deve-se evitar atividades como esporte com risco de trauma ou exercício vigoroso, que possam desencadear nova dissecção.

O tratamento hormonal deve ser suspenso em pacientes com displasia fibromuscular e proliferação arterial da íntima.

Em pacientes com hemorragia meníngea preconiza-se a introdução de anticonvulsivantes como a fenitoína, bem como analgésicos, dexametasona e outras medidas de suporte, como hidratação.

É muito raro ocorrer novo evento isquêmico em uma fase tardia. Saver et al. seguiram 257 pacientes durante 4 anos e observaram que menos de 2% apresentaram novo infarto cerebral.

O tratamento cirúrgico ou o endovascular somente são indicados em casos de falha terapêutica do tratamento clínico ou hemorragia meníngea. Existem controvérsias sobre medidas como arteriotomia com trombectomia e reparo do *flap* intimal. Alguns autores preconizam a realização de ligadura da artéria vertebral e mesmo da artéria carótida. Outros autores preferem a realização de reparos de parede arterial em casos de dissecção traumática. Pacientes com fístula artério-venosa poderiam, eventualmente, ser submetidos a tratamento cirúrgico.

Pacientes com pseudoaneurismas não devem ser anticoagulados e devem ser monitorizados através de angio-

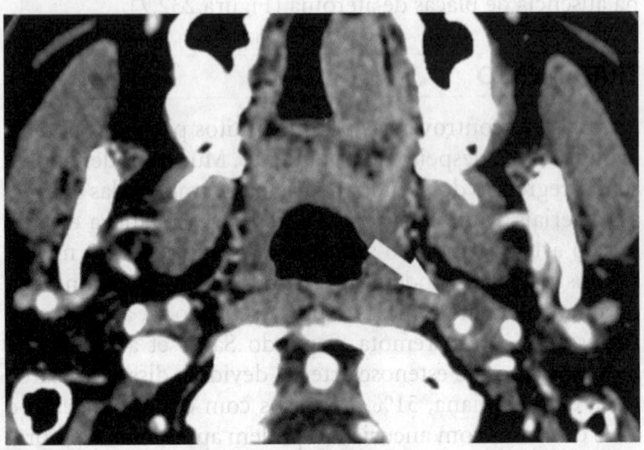

Figura 232.6 – Angiotomografia de crânio (cortes axiais) – dissecção carotídea: sinal do alvo (seta).

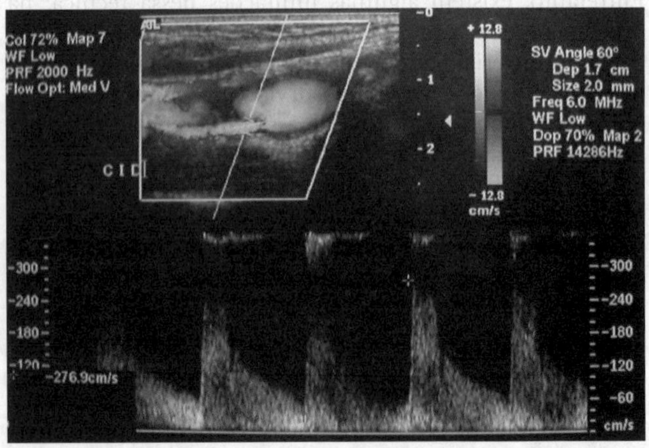

Figura 232.7 – Doppler de artérias carótidas – dissecção carotídea (oclusão arterial).

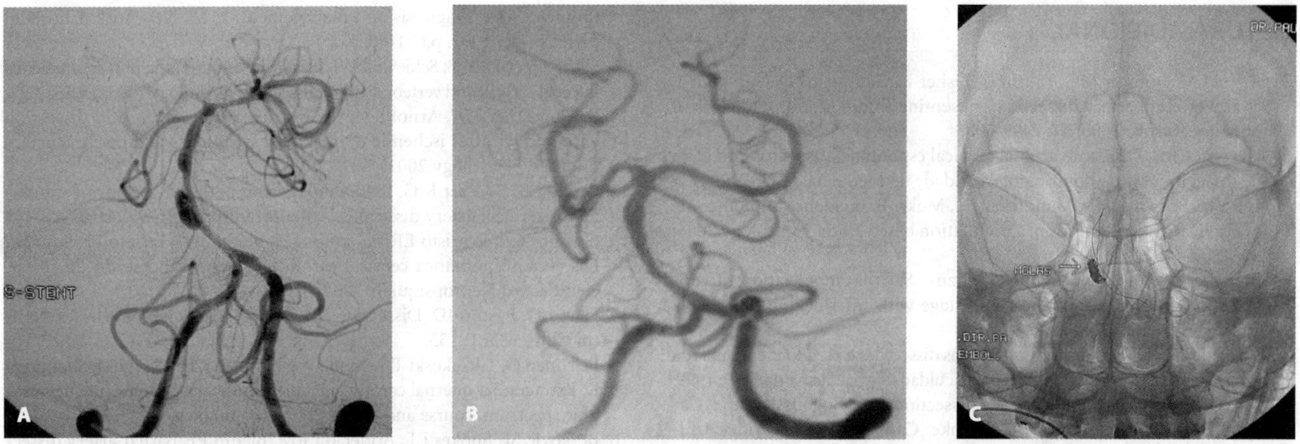

Figura 232.8 – Tratamento endovascular – dissecção da artéria basilar com pseudoaneurisma.

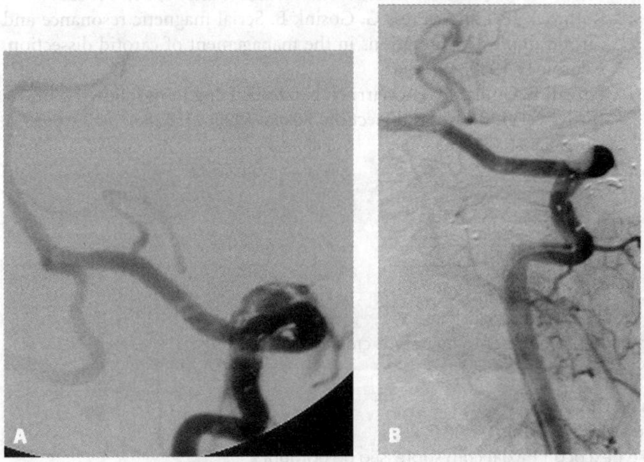

Figura 232.9 – Tratamento endovascular – fístula arteriovenosa.

RNM ou angiotomografia. Caso a lesão persista após 6 meses ou apresente sangramento por ruptura, o tratamento cirúrgico com ligadura da artéria ou o endovascular devem ser considerados com embolização do aneurisma.

Tanto os estudos de tratamento cirúrgico como os de tratamento endovascular apresentam casuísticas pequenas. Por outro lado, não existem evidências de superioridade destes tratamentos em relação ao tratamento clínico de modo geral. Portanto, tais terapêuticas só são indicadas nos casos de hemorragia meníngea ou de falha terapêutica clínica. Em relação ao tratamento cirúrgico, algumas modalidades já foram utilizadas. A clipagem do pseudoaneurisma não é recomendada devido à presença de colo largo e à necessidade de dissecção cirúrgica da artéria rota. Além disso, a mortalidade foi alta nos casos descritos. Outra técnica seria a proteção do aneurisma com tecido muscular ou adesivo tissular acrílico, mas essa técnica também envolve o risco da dissecção cirúrgica do segmento acometido (técnica *wrapping*). Outros autores preconizam a ligadura proximal da artéria ou o isolamento cirúrgico do segmento dissecado (técnica *trapping*). Também nessa técnica foram descritas complicações. Em uma revisão de séries cirúrgicas, foram descritos 24% de seqüelas (13/54 casos) e 9,2% de óbitos (5/54 casos).

Com a técnica endovascular também foram descritas complicações. Ramgren et al. avaliaram retrospectivamente 29 pacientes com hemorragia meníngea e dissecção arterial, sendo 15 deles tratados com oclusão arterial ou embolização do aneurisma com molas. Os outros 14 foram tratados conservadoramente. No grupo tratado, 8 tiveram boa evolução, mas 4 evoluíram com seqüela importante e 3 foram a óbito. Quatro desses pacientes apresentaram complicações pelo tratamento, sendo que um deles foi a óbito por perfuração arterial. Mas, com o advento de técnicas mais modernas, a via endovascular representa uma importante alternativa no tratamento de pacientes com pseudoaneurisma e hemorragia meníngea, bem como de pacientes com fístulas arteriovenosas. Puglia Jr. realizou um estudo prospectivo com 15 pacientes no Hospital das Clínicas da USP. Oito pacientes apresentaram hemorragia meníngea por ruptura de pseudoaneurisma, três apresentavam fístula arteriovenosa e quatro, persistência do pseudoaneurisma apesar do tratamento clínico. Os pacientes foram submetidos a oclusão arterial com técnica de embolização com balões destacáveis, com molas de destaque livre e molas eletricamente destacáveis associadas a de destaque livre. Dois pacientes apresentaram complicações do tratamento, e um paciente, recidiva da fístula arteriovenosa, todos resolvidos sem seqüelas. A angiografia controle revelou oclusão total do segmento dissecado ou do pseudoaneurisma em nove pacientes, reversão do fluxo em quatro e preservação da artéria vertebral com oclusão da lesão em um paciente. O tratamento foi eficiente na prevenção de novos sangramentos e na trombose dos pseudoaneurismas.

PROGNÓSTICO

É descrita uma taxa de mortalidade de 5% nos casos de dissecção cervical, sendo o prognóstico geralmente relacionado à gravidade do quadro isquêmico e a presença de circulação colateral.

Alguns estudos têm sugerido uma evolução mais benigna na maioria dos casos, pois AVCI extensos ocorrem somente em 10 a 20% dos casos. Nos casos de dissecção arterial cervical, o prognóstico geralmente é bom, sendo que cerca de 75% dos pacientes que sobrevivem ao AVCI evoluem com boa recuperação funcional após 6 meses.

LEITURA ADICIONAL

1. Arnold M, Bousser MG, Fahrni G, Fisher U, Georgiadis D, Gandjour J, et al. Vertebral artery dissection: presenting findings and predictors of outcome. Stroke 2006; 37: 2499-503.
2. Herrera CRC. Dissecção arterial cervical espontânea: aspectos clínicos e de imagem. Tese de doutorado, Faculdade de Medicina da USP; 2007.
3. Lee VH, Brown RD Jr, Mandrekar JN, Mokri B. Incidence and outcome of cervical artery dissection: a population based study. Neurology 2006; 67: 1809-12.
4. Manabe H, Ohkuma H, Fujita S, Suzuki S. Coil embolization of ruptured vertebral dissection in acute stage with interlocking detachable coils. Surg Neurol 1997; v47: 476-80.
5. Puglia Jr P. Tratamento endovascular das dissecções e pseudoaneurismas da artéria vertebral. Tese de doutorado, Faculdade de Medicina da USP; 1999.
6. Mokri B. Cervicocephalic arterial dissections. In: Bogousslavsky J, Caplan LR. Uncommon causes of stroke. Cambridge: Cambridge University Press; 2001. p.211-29.
7. Schievink WI. Spontaneous dissection of the carotid and vertebral arteries. N Engl J Med 2001; 344: 898-906.
8. Ducrocq X, Lacour JC, Debouverie M, Bracard S, Girard F, Weber M. Accidents vasculaires cérébraux ischémiques du sujet jeune: étude prospective de 296 patients ages de 16 à 45 ans. Rev Neurol (Paris) 1999; 155: 575-82.
9. Saver JL, Easton JD, Hart RG. Dissections and trauma of cervicocerebral arteries. In: Barnett HJM, Mohr JP, Stein BM, Yatsu FM. Stroke: pathophysiology, diagnosis and management. 2. ed. New York: Churchill Livingstone; 1992. p.671-88.
10. Silbert PL, Mokri B, Schievink WI. Headache and neck pain in spontaneous internal carotid and vertebral artery dissection. Neurology 1995; 45: 1517-22.
11. Baumgartner RW, Arnold M, Baumgartner I, et al. Carotid dissection with and without ischemic events: local symptoms and cerebral artery findings. Neurology 2001; 57: 827-32.
12. Guillon B, Bousser MG. Epidemiology and pathophysiology of spontaneous cervical artery dissection. J Neuroradiol 2002; 29: 241-9.
13. Campos CR, Evaristo EF, Yamamoto FI, Puglia Jr, P, Lucato LT, Scaff M. Dissecção espontânea cervical carotídea e vertebral. Estudo de 48 pacientes. Arq Neuropsiquiatr 2004; 62(2B): 492-8.
14. Hart RG, Easton JD. Dissections of cervical and cerebral arteries. Neurol Clin 1983; 1: 155.
15. Pelkonen O, Tikkakoski T, Leinonen S, Pyhtinen J, Lepojarvi M, Sotaniemi K. Extracranial internal carotid and vertebral artery dissections: angiographic spectrum, course and prognosis. Neuroradiology 2003; 45: 71-7.
16. Berkovic SF, Spokes RL, Anderson RM, Bladin PF. Basilar artery dissection. J Neurol Neurosurg Psyquiatry 1983; 46: 126.
17. Bogousslavsly J, Regli F, Despland PA. Aneurysmes disséquants spontanes de l'ártère carotide interne. Rev Neurol (Paris) 1984; 11: 625.
18. Rothrock JF, Lim V, Press G, Gosink B. Serial magnetic resonance and carotid duplex examinations in the management of carotid dissection. Neurology 1989; 39: 686.
19. Pozzati E, Giuliani G, Acciarri N, Nuzzo G. Long term follow-up of occlusive cervical carotid dissection. Stroke 1990; 21: 528.

Algoritmo 232.1 – Condutas nas dissecções arteriais cerebrais

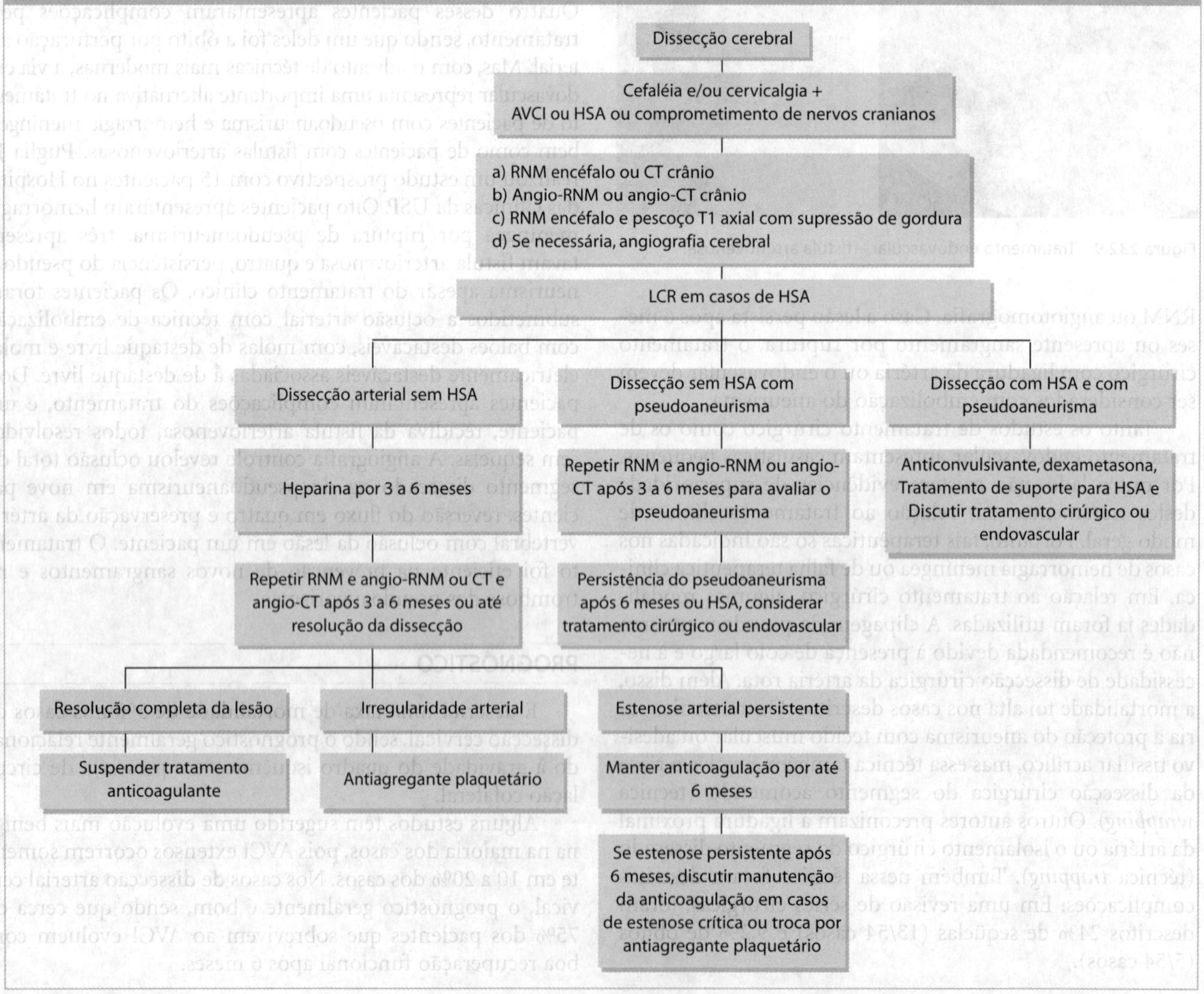

Hidrocefalia Aguda e Emergências Relacionadas à DVP

CAPÍTULO 233

Fernando Campos Gomes Pinto

TÓPICOS IMPORTANTES

- O crânio é uma estrutura rígida e inelástica nos indivíduos com mais de 2 anos de idade e que contém cérebro, sangue e líquido cefalorraquidiano (LCR).
- Hidrocefalia é o acúmulo de líquido cefalorraquidiano no espaço intracraniano.
- A hidrocefalia aguda é uma situação emergencial, com acúmulo de LCR no espaço intraventricular e aumento rápido e progressivo da pressão intracraniana (PIC). Cursa com risco de herniação encefálica, coma e óbito.
- Pode se desenvolver agudamente pelo advento de uma lesão que comprima as vias liquóricas intracranianas, por exemplo, um tumor de fossa posterior que comprima o quarto ventrículo, obstruindo a drenagem do LCR para o espaço subaracnóideo com acúmulo no terceiro ventrículo e nos ventrículos laterais; ou pelo mau funcionamento súbito do sistema de derivação ventriculoperitonial (DVP) em um paciente previamente tratado cirurgicamente da hidrocefalia com DVP.
- Clinicamente o paciente apresenta sinais e sintomas sugestivos de síndrome de hipertensão intracraniana: cefaléia, náuseas, vômitos, papiledema, alterações da motricidade ocular, hipertensão arterial, bradicardia e coma.
- Na emergência, o exame complementar de escolha é a tomografia de crânio, que pode mostrar ventriculomegalia, apagamento de cisternas e sulcos e lesões encefálicas que comprimam as vias de trânsito liquórico.
- Nos pacientes já portadores de DVP com suspeita de hidrocefalia aguda por mau funcionamento da DVP, além da tomografia de crânio, a radiografia do sistema (AP e perfil) e a ultra-sonografia do abdome são exames importantes.
- O tratamento inclui medidas gerais para redução da pressão intracraniana e medidas específicas neurocirúrgicas para resolução do distúrbio hidrodinâmico cerebral agudo (derivações, fenestrações neuroendoscópicas e ressecções tumorais).

INTRODUÇÃO E DEFINIÇÕES

O LCR é um fluido límpido e incolor que ocupa os ventrículos e o espaço subaracnóideo (ESA); uma de suas funções é a proteção mecânica do sistema nervoso central. É produzido em sua maior parte pelo plexo coróide, localizado nos ventrículos laterais, terceiro e quarto ventrículos. Em crianças e adultos, o líquor é produzido a uma taxa de 20 mL/h, totalizando aproximadamente 500 mL por dia. Considerando o volume liquórico de 150 mL do adulto, o líquor é renovado a cada 8 horas; na criança, que tem volume liquórico menor, é trocado num intervalo mais curto. A pressão intracraniana (PIC) normal do recém-nascido é de 2 a 4 cmH_2O. Ela aumenta com o crescimento até alcançar os 14 cmH_2O do adulto (deitado).

A absorção do líquor ocorre através das vilosidades aracnóideas (granulações de Pacchioni), que fazem a comunicação entre o ESA e o interior do seio sagital superior. Como é absorvido fora dos ventrículos, o líquor flui lentamente dos ventrículos laterais para o terceiro ventrículo, através dos forames de Monro, deste ao quarto ventrículo, através do aqueduto cerebral, e deste ao ESA da fossa posterior, através dos forames de Luschka (laterais) e Magendie (mediano). Parte dele percorrerá o saco dural espinal e outra parte seguirá pela convexidade do cérebro em direção ao seio sagital superior.

Hidrocefalia é o aumento patológico do volume do compartimento ventricular em virtude de uma alteração do fluxo liquórico por obstrução intraventricular, obstrução do ESA, diminuição da absorção ou aumento patológico da produção liquórica (papiloma de plexo coróide). O aumento mantido da pressão intraventricular e a distorção do parênquima cerebral levam a edema intersticial, degeneração axonal, gliose e tardiamente perda de sinapses e degeneração neuronal.

A incidência de hidrocefalia congênita varia de 0,2 a 3,5 a cada 1.000 nascidos vivos (Lemire, 1988). Em nosso meio, a incidência da hidrocefalia congênita detectada no Berçário de Alta Complexidade do HCFMUSP é de 2,9/1.000 nascidos vivos em 2006.

A hidrocefalia aguda é uma situação emergencial, com acúmulo de LCR no espaço intraventricular e aumento rápido e progressivo da pressão intracraniana (PIC). Cursa com risco de herniação encefálica, coma e óbito.

ETIOLOGIA E FISIOPATOLOGIA

A hidrocefalia é usualmente classificada em congênita e adquirida. Geralmente a forma congênita se manifesta clinicamente nos primeiros meses de vida. A forma adquirida envolve diferentes possíveis etiologias, como pós-trauma de crânio, pós-hemorragia subaracnóidea, pós-meningite após neurocirurgia na fossa posterior, por tumor cerebral, neurocisticercose ou carcinomatose meníngea, e deficiência das granulações aracnóideas. A incidência da forma adquirida varia de acordo com a etiologia específica.

A classificação em congênita e adquirida utiliza como critério a etiologia e não a presença de dilatação ventricular ao nascimento (Tabela 233.I). Geralmente a forma congênita se manifesta nos primeiros meses de vida, mas pode demorar até a vida adulta. A incidência de hidrocefalia congênita varia de 0,2 a 3,5 a cada 1.000 nascidos vivos.

Hidrocefalia congênita

1. Malformação de Chiari tipo II: deslocamento caudal do tronco cerebral e das tonsilas cerebelares através do forame magno, levando à disfunção de nervos cranianos bulbares. Associada a mielomeningocele e hidrocefalia, por obstrução do ESA da fossa posterior e estenose de aqueduto associada.
2. Estenose congênita de aqueduto: a) *forking*: aspecto histológico de múltiplos canalículos atrésicos que não se comunicam; b) gliose periaquedutal por infecção congênita; c) estenose verdadeira; d) presença de septo no aqueduto.
3. Síndrome de Dandy-Walker: hipoplasia de vérmis cerebelar, cisto de quarto ventrículo e hidrocefalia. Associada a outras malformações de SNC (agenesia de corpo caloso) e sistêmicas (cardíacas, urogenitais).
4. Infecções congênitas: toxoplasmose e CMV.
5. Idiopática.

Hidrocefalia adquirida

1. Infecções: meningite neonatal, entre outras.
2. Hemorragias intracranianas: tocotrauma, hemorragia de matriz germinal do prematuro, AVCh, hemorragia subaracnóidea espontânea e pós-traumática.
3. Lesões expansivas, principalmente neoplasias: metástases, meningiomas, papiloma de plexo coróide, cisto colóide do terceiro ventrículo, astrocitoma subependimário de células gigantes, tumores de fossa posterior (meduloblastoma, ependimoma, astrocitoma, neurinoma do acústico); neurocisticercose.
4. Idiopática.

Conforme o mecanismo fisiopatológico, a hidrocefalia aguda pode ser classificada em obstrutiva (ou não-comunicante), quando há obstrução do fluxo liquórico dentro do sistema ventricular; e comunicante, quando o líquor alcança o ESA livremente, mas circula mal através dele ou é mal absorvido. O aumento da pressão intracraniana ocorre pelo acúmulo de líquido cefalorraquidiano; o aumento súbito da PIC ocorre quando a complacência cerebral fica comprometida (Figura 233.1); e a herniação cerebral pode ocorrer com compressão de importantes estruturas neurovasculares intracranianas, levando o paciente a coma, apnéia e óbito se não tratado imediatamente (Figura 233.2).

Tabela 233.I – Principais etiologias das hidrocefalias

Congênita	1. Idiopática	
	2. Síndrome de Dandy-Walker, estenose de aqueduto, Chiari, cistos de aracnóide (fossa posterior, supra-selar)	
Adquirida	1. Hemorragias	Hemorragia subaracnóidea, hematoma do hipertenso (caudado)
	2. Tumores	Fossa posterior, ventriculares, neurinomas
	3. Infecções	Meningites (bacteriana, Tb, criptocócica)
	4. Outras	Actínica, neurocisticercose, pós-TCE

ACHADOS CLÍNICOS

A manifestação clínica varia conforme a idade, dependendo da complacência do crânio e da maturidade do SNC. Lactentes apresentam menos manifestações de hipertensão intracraniana (HIC) em razão do aumento compensatório do crânio, e por vezes o único achado clínico é o aumento progressivo anormal do perímetro cefálico. Crianças acima de 2 anos comportam-se semelhantemente ao adulto, podendo apresentar quadro agudo (Tabela 233.II).

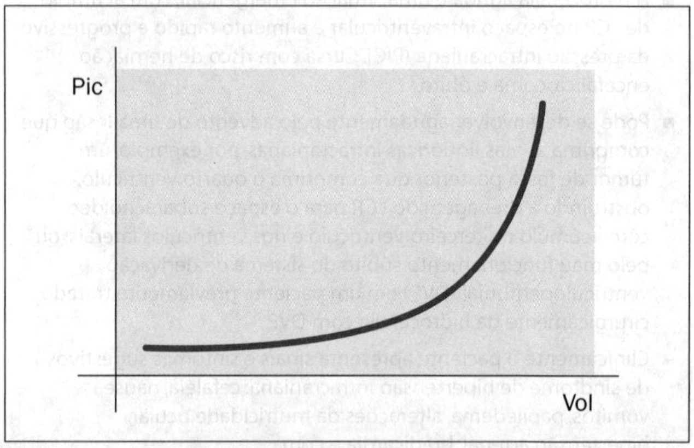

Figura 233.1 – Curva da complacência (volume/pressão) de Langfitt.

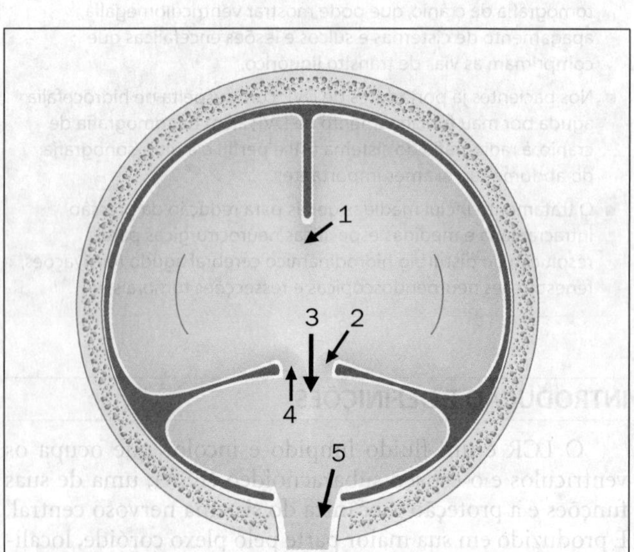

Figura 233.2 – Hérnias encefálicas. 1: Subfalcina. 2: Uncal ou lateral. 3: Central. 4: Ascendente. 5: Amigdaliana.

Tabela 233.II – Correlação de achados de história e exame físico com o diagnóstico

	Diagnóstico
História	
• Antecedente de neurocirurgia, principalmente DVP ou terceiro-ventriculostomia endoscópica • Cefaléia, náuseas, vômitos, alterações do nível de consciência, alterações visuais, alterações da motrocidade ocular	Mau funcionamento da DVP ou IIIVT
Exame físico	
• Rebaixamento do nível de consciência/coma • Síndrome de nervos cranianos (síndrome de Parinaud, papiledema, sexto nervo) • Hipertensão arterial • Bradicardia • Alteração do ritmo respiratório • Sudorese/hipertonia • Abaulamento de fontanela em pacientes com idade < 2 anos	Hipertensão intracraniana

Lactentes

1. Macrocrania (perímetro cefálico, ou seja, PC > p 97,5) e alterações associadas à macrocefalia: desproporção craniofacial, fontanela abaulada e tensa, disjunção de suturas, couro cabeludo delgado e com aumento da rede venosa.
2. Alterações evolutivas: aumento anormal do PC, atraso do desenvolvimento neuropsicomotor.
3. Motricidade: sinais de liberação piramidal, crises de hipertonia.
4. Psiquismo: irritabilidade, sonolência, inapetência.
5. Alterações de tronco cerebral: "olhar em sol poente" por compressão do dorso mesencefálico (síndrome de Parinaud), crises de apnéia, vômitos.

Crianças maiores de 2 anos

1. Sinais e sintomas de HIC: sonolência, cefaléia, vômitos, papiledema, alterações visuais, alterações da motricidade ocular extrínseca, síndrome de Parinaud, alteração de marcha.

Adultos

1. Sinais e sintomas de HIC: sonolência, cefaléia, náuseas, vômitos, papiledema, alterações da motricidade ocular, alteração de marcha, diminuição da visão, coma, hipertensão arterial, bradicardia, apnéia.

Os pacientes com hidrocefalia que foram tratados com derivação ventriculoperitonial (DVP) podem apresentar complicações e apresentar hidrocefalia aguda. Algumas válvulas de DVP disponíveis no mercado permitem detectar pela palpação o funcionamento do sistema.

As complicações inerentes à DVP são geralmente tardias. O portador de DVP procura o serviço de urgência geralmente por:

1. Hiperdrenagem

É um fenômeno que ocorre em toda DVP mas nem sempre gera sintomas. Quando o paciente fica em posição ortostática o cateter distal funciona como uma coluna líquida de até 40 cm, gerando um gradiente de pressão sobre a válvula muito superior à pressão de trabalho (efeito sifão). Ocorre, portanto, um esvaziamento dos ventrículos e todo o sistema passa a funcionar sob pressão inferior à atmosférica. Os sintomas da hiperdrenagem são cefaléia e vômitos dependentes da posição ortostática. Pode haver complicações como a formação de hematomas extra-axiais ou a síndrome dos ventrículos colabados.

2. Hipodrenagem

Ocorre por falha mecânica em qualquer ponto do sistema, geralmente por obstrução *(debris)* ou desconexão. A investigação envolve TC de crânio e RX de trajeto. Considerando que a infecção relacionada ao sistema por vezes se manifesta com hipodrenagem e poucos sinais inflamatórios, colhe-se líquor do reservatório da válvula em pacientes submetidos à DVP há menos de 1 ano.

3. Infecção relacionada à DVP

Refere-se a qualquer uma das seguintes situações: infecção da ferida cirúrgica, infecção do sistema nervoso central (SNC), infecção peritonial (pseudocisto ou peritonite) ou infecção ao longo do trajeto. A contaminação ocorre no ato cirúrgico, por germes de pele (do paciente ou do cirurgião) e progride em virtude da presença de material estranho. Ocorre geralmente antes de 2 meses de cirurgia, mas pode levar até 1 ano. O tratamento consiste em retirada do sistema, derivação ventricular externa (DVE) e antibioticoterapia endovenosa por 21 dias.

EXAMES COMPLEMENTARES

1. Tomografia computadorizada de crânio: evidencia aumento do tamanho ventricular, apagamento de sulcos e cisternas encefálicas, além de mostrar edema transependimário e possível causa de obstrução aguda do fluxo liquórico, por exemplo, tumor. Diferencia entre as formas comunicante e obstrutiva de hidrocefalia e exige exames pré e pós-operatório de escolha para planejamento da punção ventricular e seu controle (Figuras 149.3 e 149.4).
2. Radiografia de trajeto da DVP: evidencia a conexão dos constituintes da DVP, o cateter proximal ventricular, a válvula e o cateter distal (Figura 233.5). Permite visualizar o posicionamento intracraniano, o trajeto subcutâneo e o posicionamento intraperitonial ou atrial do cateter. Algumas válvulas trazem marcadores radiopacos de identificação da sua pressão de funcionamento.
3. Ultra-sonografia transfontanelar: é possível executá-la em pacientes com fontanela aberta, realizada através da

Tabela 233.III – Principais exames complementares
Tomografia computadorizada de crânio
Radiografias (AP e perfil) do trajeto da DVP
Ultra-som transfontanelar
Ultra-som de abdome
Ressonância magnética de encéfalo

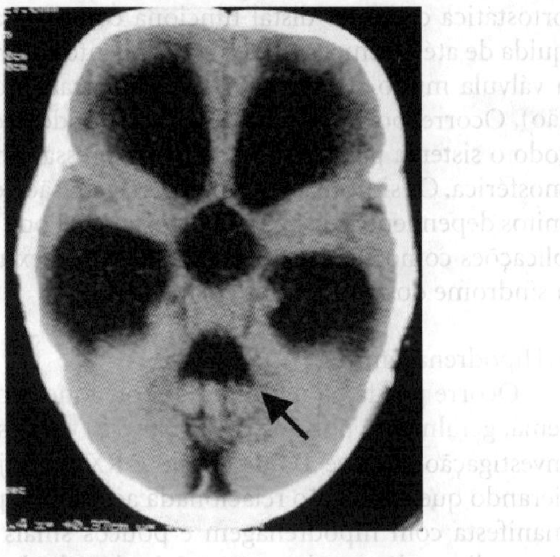

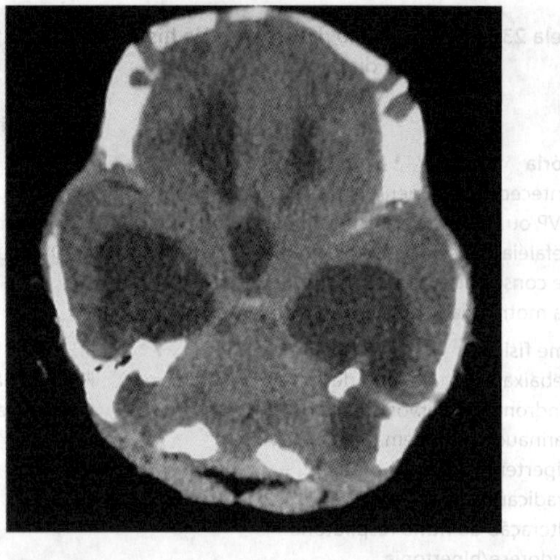

Figura 233.3 – TC de crânio de pacientes pediátricos portadores de hidrocefalia. À esquerda: hidrocefalia comunicante (seta preta evidencia quarto ventrículo também dilatado); à direita: hidrocefalia obstrutiva.

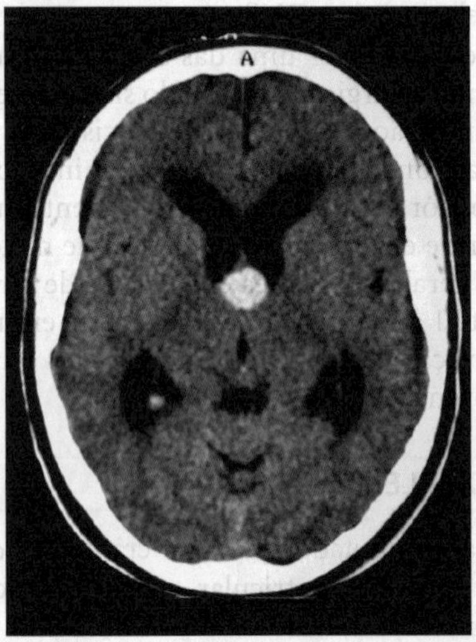

Figura 233.4 – TC de crânio de um paciente com tumor (cisto colóide) no terceiro ventrículo com obstrução do fluxo liquórico e hidrocefalia aguda obstrutiva.

fontanela bregmática, de maneira seriada; permite o diagnóstico de hidrocefalia (ventriculomegalia que progride) e um acompanhamento mais preciso do que o perímetro cefálico.

4. Ultra-som de abdome: permite a visualização da ponta distal do cateter peritonial e a detecção da presença patológica de cisto intra-abdominal, dificultando a vazão liquórica.
5. Ressonância magnética: a) Encéfalo: pode determinar a etiologia e detectar malformações associadas (Figura 233.6). b) Fluxo liquórico: exame de escolha para controle pós-TVE.

DIAGNÓSTICO DIFERENCIAL

O quadro clínico de hidrocefalia aguda faz diagnóstico diferencial com todas as doenças que cursem com síndrome de hipertensão intracraniana, alterações metabólicas e intoxicações que alterem o nível de consciência e convulsões.

TRATAMENTO

A síndrome de hipertensão intracraniana (HIC) decorrente da hidrocefalia aguda deve ser tratada com medidas gerais: decúbito a 30º, corticoterapia (ataque endovenoso de 10 a 40 mg de dexametasona), soluções hipertônicas para osmoterapia (manitol ou salina hipertônica), intubação orotraqueal se o paciente estiver em coma (8 ou menos pontos na escala de coma de Glasgow), punção liquórica de alívio (transfontanelar para crianças com fontanela presente, da câmara de punção para pacientes já portadores de DVP, transcraniectomias já realizadas por cirurgias prévias, supra-orbitária).

O tratamento definitivo da hidrocefalia é cirúrgico, envolvendo a colocação de um cateter de derivação ou a realização de uma fenestração endoscópica do assoalho do terceiro ventrículo em casos específicos (Tabela 233.IV). O tratamento temporário é utilizado quando se supõe que a hidrocefalia pode regredir ou quando há contra-indicação temporária para DVP.

Tabela 233.IV – Tratamento da hidrocefalia aguda
1. Medidas gerais para controle da hipertensão intracraniana aguda
• Decúbito a 30º
• Corticoterapia (ataque 10-40 mg EV de dexametasona)
• Osmoterapia (manitol ou salina hipertônica)
• Entubação orotraqueal e hiperventilação
2. Medidas específicas para hidrocefalia aguda
• Punção de LCR transfontanelar, da câmara de punção da DVP, transcraniectomia prévia, supra-orbitária
• DVE com ou sem monitor de PIC
• DVP
• III ventriculostomia endoscópica
• Retirada cirúrgica de lesão que obstrua o fluxo líquórico

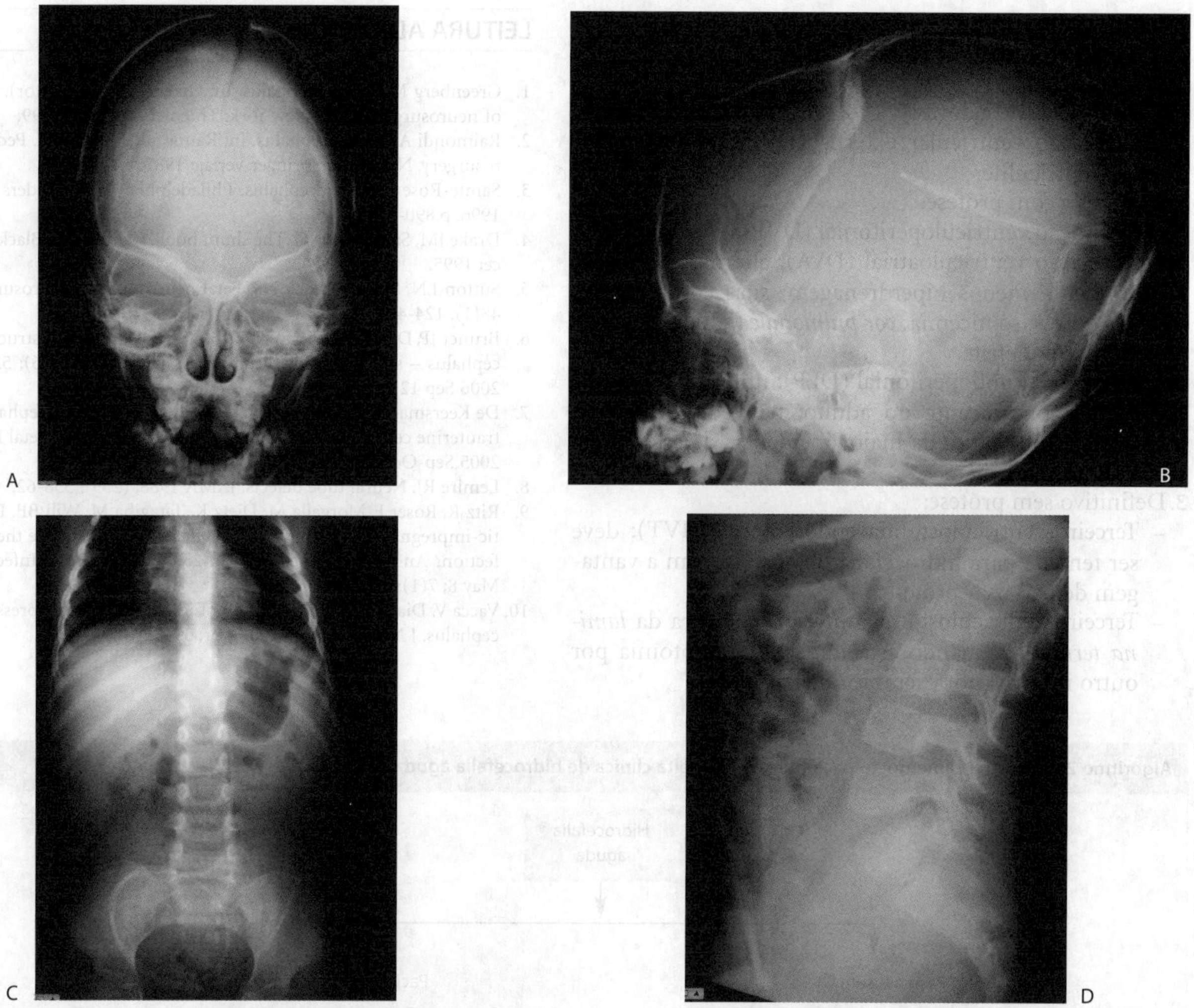

Figura 233.5 – Raio X para investigação da integridade do sistema de DVP e de suas conexões. (A) Crânio AP – note o cateter ventricular intracraniano à esquerda. (B) Crânio "perfil" – note a conexão dos cateteres distal e proximal com a válvula. (C) e (D) Toracoabdominal AP e perfil – note o trajeto do cateter distal e o cateter intra-abdominal.

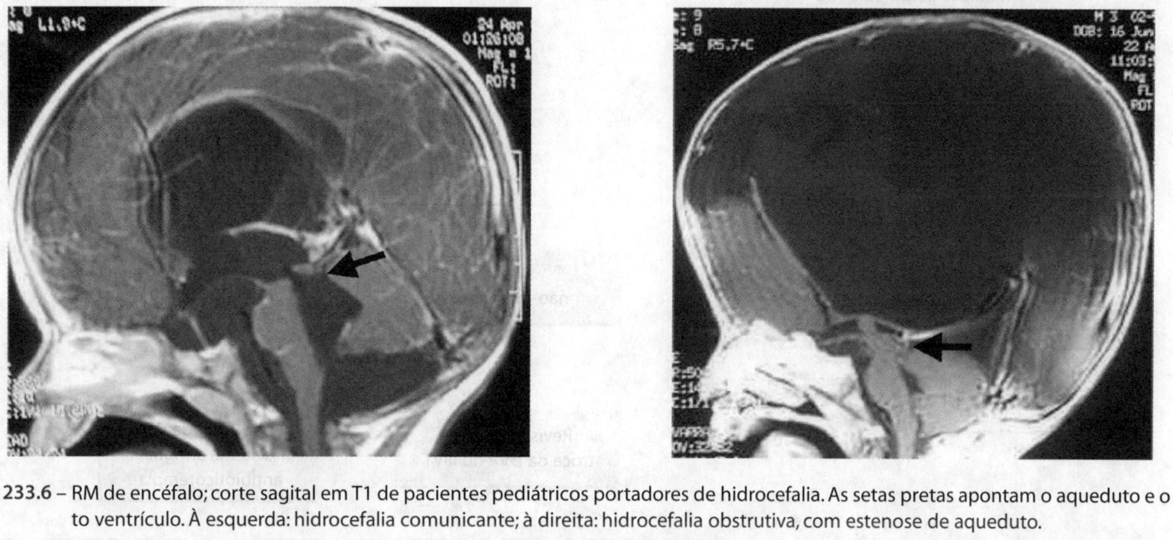

Figura 233.6 – RM de encéfalo; corte sagital em T1 de pacientes pediátricos portadores de hidrocefalia. As setas pretas apontam o aqueduto e o quarto ventrículo. À esquerda: hidrocefalia comunicante; à direita: hidrocefalia obstrutiva, com estenose de aqueduto.

1. Temporário:
   - Acetazolamida: por exemplo, na hemorragia do prematuro.
   - Punções esvaziadoras.
   - Derivação ventricular externa (DVE): por exemplo, em ventriculite.
2. Definitivo com prótese:
   - Derivação ventriculoperitonial (DVP).
   - Derivação ventriculoatrial (DVA): alternativa à DVP; apresenta menos hiperdrenagem; suas complicações são graves: septicemia, *cor pulmonale* (TEP crônico) e glomerulonefrite.
   - Derivação lomboperitonial (DLP): utilizada na hidrocefalia comunicante no adulto; não é utilizada em crianças por causa da maior incidência de escoliose e migração tonsilar.
3. Definitivo sem prótese:
   - Terceiro-ventriculostomia endoscópica (IIIVT): deve ser tentada para hidrocefalia obstrutiva, com a vantagem de não usar prótese.
   - Terceiro-ventriculostomia anterior: abertura da *lamina terminalis* quando está indicada craniotomia por outro motivo (por exemplo, aneurisma).

LEITURA ADICIONAL

1. Greenberg MS. Hydrocephalus. In: Greenberg MS (editor). Handbook of neurosurgery. 5. ed. New York: Thieme; 2001. p.173-99.
2. Raimondi AJ. Hydrocephalus. In: Raimondi AJ (editor). Pediatric neurosurgery. New York: Springer Verlag; 1987. p.453-92.
3. Sainte-Rose C. Hydrocephalus. Philadelphia: WB Saunders Company; 1996. p.890-926.
4. Drake JM, Sainte-Rose C. The shunt book. Cambridge: Blackwell Science; 1995.
5. Sutton LN, Sun P, Adzick NS. Fetal neurosurgery. Neurosurgery 2001; 48(1): 124-42.
6. Bruner JP, Davis G, Tulipan N. Intrauterine shunt for obstructive hydrocephalus – still not ready. Fetal Diagn Ther 2006; 21(6): 532-9. Epub 2006 Sep 12.
7. De Keersmaecker B, Vloeberghs M, Ville Y. Fetal hydrocephalus and intrauterine cerebral ventriculoscopy: an animal model. Fetal Diagn Ther 2005 Sep-Oct; 20(5): 445-9.
8. Lemire RJ. Neural tube defects. JAMA 1988; (259): 558-62.
9. Ritz R, Roser F, Morgalla M, Dietz K, Tatagiba M, Will BE. Do antibiotic-impregnated shunts in hydrocephalus therapy reduce the risk of infection? An observational study in 258 patients. BMC Infect Dis 2007 May 8; 7(1): 38.
10. Vacca V. Diagnosis and treatment of idiopathic normal pressure hydrocephalus. J Neurosci Nurs 2007 Apr; 39(2): 107-11.

Algoritmo 233.1 – Atendimento ao paciente com suspeita clínica de hidrocefalia aguda

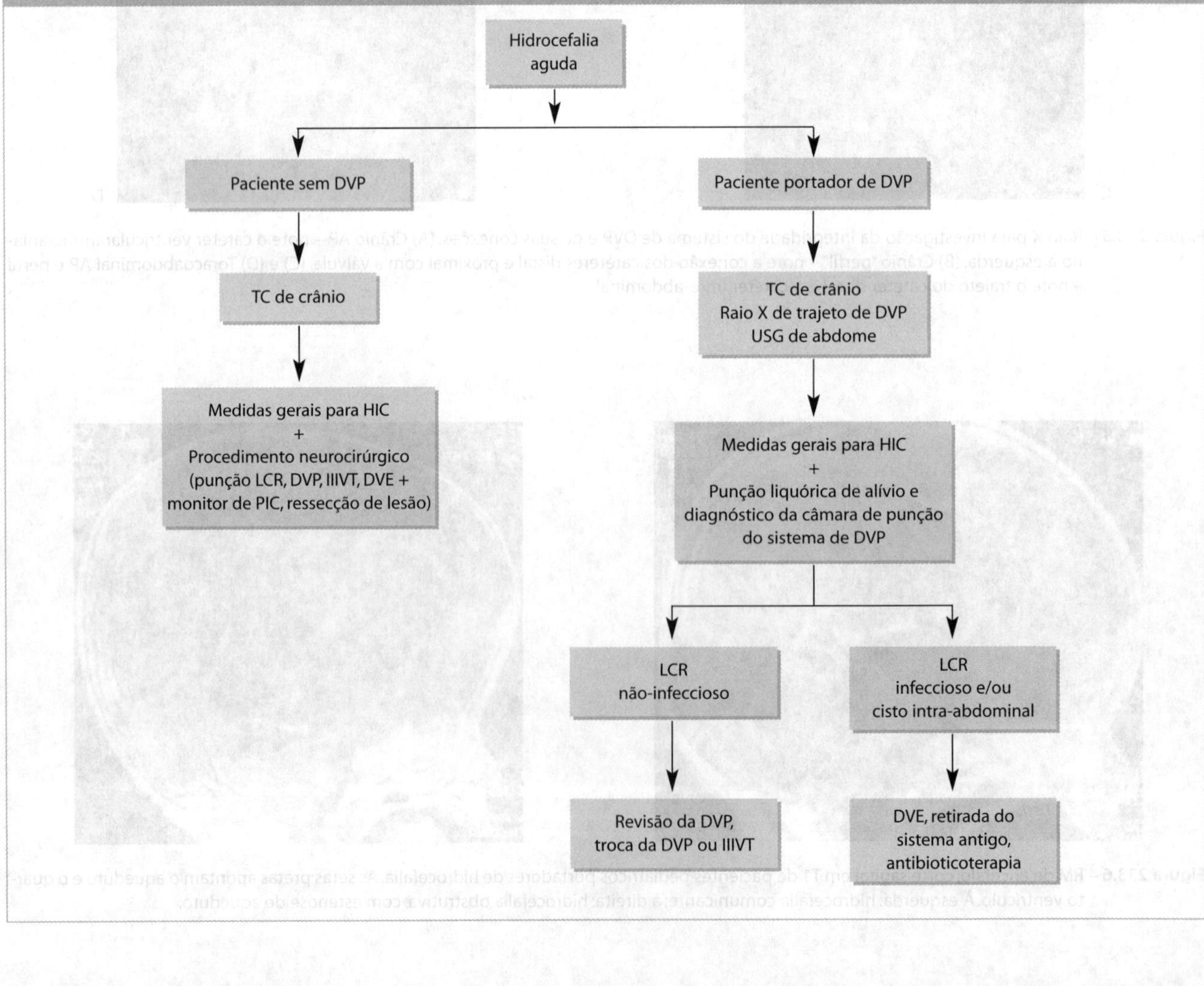

CAPÍTULO 234

Emergências Relacionadas às Neoplasias do Sistema Nervoso Central

Paulo Henrique Pires de Aguiar
Pedro Augustto de Santana Júnior

TÓPICOS IMPORTANTES

- O processo fisiopatológico mais importante nas emergências relacionadas às neoplasias encefálicas é a síndrome de hipertensão intracraniana.
- A hipertensão intracraniana pode advir de aumento da massa e/ou sangramento tumorais, edema e formação de hidrocefalia obstrutiva.
- A etiologia das neoplasias do sistema nervoso central é multifatorial.
- A herniação cerebral e a conseqüente isquemia do parênquima encefálico são conseqüências da hipertensão intracraniana descompensada.
- As principais neoplasias relacionadas à urgência e à emergência são metástases cerebrais, glioblastomas e meningiomas.
- Abscessos encefálicos, encefalites e granulomas devem ser pesquisados como importantes diagnósticos diferenciais.
- A tomografia computadorizada de crânio sem e com contraste, quando comparada à ressonância nuclear magnética, é o exame diagnóstico de eleição por ser rápido, sensível e de baixo custo, além de existir na maioria dos serviços de emergência.
- O tratamento clínico com corticóides, diuréticos, decúbito elevado e eventual intubação das vias aéreas deve ser instituído para minimizar os efeitos deletérios da hipertensão intracraniana.
- A cirurgia para remoção do tumor, derivação do fluxo liquórico e até mesmo remoção de coágulos pode ser necessária.

INTRODUÇÃO E DEFINIÇÕES

Os tumores do sistema nervoso central (SNC) do ponto de vista anatomopatológico são expansões que ocupam volume e podem ser originários de neoplasias, processos inflamatórios ou vasculares. Trataremos neste capítulo apenas das neoplasias do SNC que podem provocar quadros emergenciais, sendo também discutido o seu tratamento. Dessa forma, quando o termo tumores for utilizado, estaremos nos referindo a elas.

As neoplasias podem crescer tanto por seu aumento de células (hiperplasia), quanto pelo aumento de volume de suas células (hipertrofia).

As neoplasias do sistema nervoso central se dividem em primárias e secundárias. As primárias podem ter origem no tecido neuroepitelial, aracnóide, células da oligodendróglia, micróglia e a partir de outros componentes intracranianos. As neoplasias secundárias advêm de metástases cujos sítios primários mais freqüentes são o pulmão, a mama, a pele (melanoma), o trato gastrintestinal e o rim (carcinoma de células claras).

A depender de sua localização com relação ao neuroeixo, podem ser intra-axiais (que se originam dentro do parênquima cerebral) como os gliomas e as metástases, ou extra-axiais (que não "nascem" dentro do parênquima, mas sim dos espaços cisternais e/ou aracnóideos, comprimindo o parênquima cerebral) como os meningiomas e neurinomas.

Podemos classificá-las em craniobasais e não-craniobasais. As craniobasais são neoplasias que guardam relação com as estruturas anatômicas da base do crânio e têm sua nutrição dependente dessas estruturas. Como exemplos podemos citar os nasoangiofibromas, adenomas hipofisários, craniofaringiomas, cordomas e condrossarcomas, schwannomas do nervo vestibular superior e do trigêmeo, quemodectomas e estesioneuroblastomas. As craniobasais podem se dividir em tumores da fossa ou andar anterior, da fossa média e da fossa posterior (ou infratentoriais). As não-craniobasais podem ser supra ou infratentoriais. Por sua vez, os supratentoriais podem ser extra ou intra-axiais, extra ou intraventriculares. Os infratentoriais podem ser extra ou intraventriculares.

Neste capítulo, não trataremos dos tumores do SNC intra-raquianos (intra e extramedulares), uma vez que haverá capítulo específico para esses tópicos.

A classificação dos tumores neuroepiteliais do SNC segundo a Organização Mundial de Saúde (Tabela 234.I) é muito extensa e demonstra a diversidade dos tecidos intracranianos e do próprio espaço intra-raquiano que podem, por conseguinte, originar neoplasias.

A incidência dos tumores invasivos primários do SNC nos Estados Unidos da América equivale a 6,6 por 100.000/ano. A mortalidade decorrente desses tumores chega a 4,7 por 100.000/ano. O número de casos novos por ano alcançou 18.400 pacientes. Por sua vez, o número de mortes foi de 12.690 nos Estados Unidos em 2004. Em 2000, de acordo com a estatística mundial, o número de casos novos alcançou 176.000 e o de mortes, 128.000.

Os tumores encefálicos alcançam 85 a 90% dos tumores do SNC, sendo a incidência de tumores primários maior em brancos, e a mortalidade maior em homens.

Tabela 234.I – Classificação atual das neoplasias intracranianas (OMS)

A. Tumores astrocíticos
- Astrocitoma (OMS grau II)
- Astrocitoma anaplásico (maligno) (OMS grau III)
- Glioblastoma multiforme (OMS grau IV)
- Astrocitoma pilocítico (OMS grau I)
- Astrocitoma subependimário de células gigantes (OMS grau I)
- Xantoastrocitoma pleomórfico (OMS grau I)

B. Tumores oligodendrogliais
- Oligodendroglioma (OMS grau II)
- Oligodendroglioma anaplásico (OMS grau III)

C. Tumores de células ependimárias
- Ependimoma (OMS grau II)
- Ependimoma anaplásico (OMS grau III)
- Ependimoma mixopapilar
- Subependimoma (OMS grau I)

D. Gliomas mistos
- Oligoastrocitoma misto (OMS grau II)
- Oligoastrocitoma anaplásico (OMS grau III)
- Outros (p. ex., ependimoastrocitomas)

E. Tumores neuroepiteliais de origem incerta
- Espongioblastoma polar (OMS grau IV)
- Astroblastoma (OMS grau IV)
- *Gliomatosis cerebri* (OMS grau IV)

F. Tumores do plexo corióide
- Papiloma do plexo corióide
- Carcinoma do plexo corióide

G. Tumores neuronais e mistos neuronais-gliais
- Gangliocitoma
- Gangliocitoma displásico do cerebelo (Lhermitte-duclos)
- Ganglioglioma
- Ganglioglioma anaplásico
- Ganglioglioma infantil desmoplásico
- Astrocitoma infantil desmoplásico
- Neurocitoma central
- Tumor neuroepitelial desembrioplásico
- Neuroblastoma olfatório (estesioneuroblastoma)
- Variante: neuroepitelioma olfatório

H. Tumores do parênquima pineal
- Pineocitoma
- Pineoblastoma
- Misto pineocitoma/pineoblastoma

I. Tumores com elementos neuroblásticos ou glioblásticos (tumores embrionários)
- Meduloepitelioma
- Tumores neuroectodérmicos primitivos com diferenciação multipotente
- Meduloblastoma (variantes: medulomioblastoma, meduloblastoma melanocítico, meduloblastoma desmoplásico)
- Tumor neuroectodérmico primitivo cerebral
- Neuroblastoma (variante: ganglioneuroblastoma)
- Retinoblastoma
- Ependimoblastoma

J. Outras neoplasias do SNC

J.A. Tumores da região selar
- Adenoma pituitário
- Carcinoma pituitário
- Craniofaringeoma

J.B. Tumores hematopoiéticos
- Linfomas malignos primários
- Plasmocitoma
- Sarcoma granulocítico
- Outros

J.C. Tumores de células germinativas
- Germinoma
- Carcinoma embrionário
- Tumor do saco vitelino (tumor do seio endodérmico)
- Coriocarcinoma
- Teratoma
- Tumores de células germinativas mistos

J.D. Tumores das meninges
- Meningeoma
- Variantes: meningotelial, fibroso (fibroblástico), transicional (misto), psamomatoso, angiomatoso, microcístico, secretor, células claras, cordóide, linfoplasmocitário e metaplásicos
- Meningioma atípico
- Meningioma anaplásico

J.E. Tumores não-meningoteliais das meninges

1. Mesenquimais benignos
   - Osteocartilaginosos
   - Lipoma
   - Histiocitoma fibroso
   - Outros
2. Mesenquimais malignos
   - Condrossarcoma
   - Hemangiopericitoma
   - Rabdomiossarcoma
   - Sarcomatose meníngea
   - Outros
3. Lesões melanocíticas primárias
   - Melanose difusa
   - Melanocitoma
   - Melanoma maligno
   - Variante: melanomatose meníngea
4. Neoplasias hemopoiéticas
   - Linfoma maligno
   - Plasmocitoma
   - Sarcoma granulocítico
5. Tumores de histogênese incerta
   - Hemangioblastoma (hemangioblastoma capilar)

J.F. Tumores dos nervos cranianos e espinais

1. Schwannoma (neurinoma, neurilemoma)
   - Celular
   - Plexiforme
   - Melanótico
2. Neurofibroma
   - Neurofibroma circunscrito (solitário)
   - Neurofibroma plexiforme
3. Tumor maligno da bainha nervosa (schwannoma maligno)
   - Epitelióide
   - Mesenquimal divergente ou diferenciação epitelial
   - Melanótico

J.G. Extensões locais de tumores regionais
- Paraganglioma (quemodectoma)
- Cordoma
- Condroma
- Condrossarcoma
- Carcinoma

J.H. Tumores metastáticos

J.I. Tumores não-classificáveis

(continua)

Tabela 234.I – Classificação atual das neoplasias intracranianas (OMS) *(continuação)*

J.J. Cistos e lesões semelhantes a tumores	• Cisto neuroglial
• Cisto da bolsa de Rathke	• Tumor de células granulares (coristoma, pituicitoma)
• Epidermóide	• Hamartoma hipotalâmico neuronal
• Dermóide	• Heterotopia glial nasal
• Cisto colóide do terceiro ventrículo	• Granuloma plasmocitário
• Cisto enterogênico	

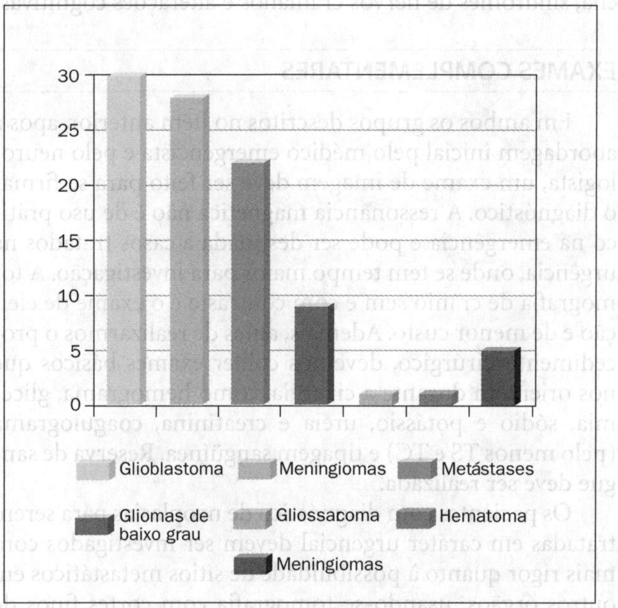

Figura 234.1 – Casuística do grupo de tumores encefálicos e metástases do ano de 2004, tendo sido operadas 96 neoplasias supratentoriais, sendo 60% em caráter de urgência.

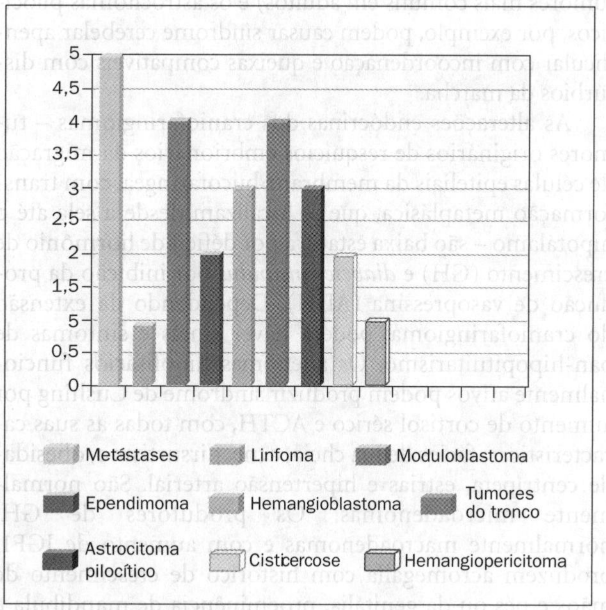

Figura 234.2 – Casuística do grupo de tumores encefálicos e metástases do ano de 2004, tendo sido operadas 25 neoplasias infratentoriais, sendo 60% em caráter de urgência.

De 2003 a 2006, 60% dos pacientes com neoplasias encefálicas submetidos a procedimento cirúrgico no Instituto Central do Hospital das Clínicas foram em caráter urgencial, tendo sido raramente operados em caráter de emergência (Figuras 234.1 e 234.2). As principais neoplasias foram as metástases cerebrais, seguidas pelos gliomas malignos e meningiomas com grande volume.

ETIOLOGIA E FISIOPATOLOGIA

Atualmente, a formação de neoplasias está relacionada a agentes multifatoriais. Agentes ambientais como irradiação externa e trauma podem estar implicados na formação de meningiomas. Fatores genéticos como hiperexpressão de certas proteínas (*erb*-B, *glis, rãs,* c-*myc*) e amplificação de oncogenes (genes que produzem proteínas que promovem a proliferação e o crescimento celulares anormais) podem estar relacionados à formação dos gliomas. A supressão de oncogenes pelas proteínas P16 e P21, e suas inibições pela amplificação do MDM (*murine double minute*) também estão envolvidas na gênese dos tumores de linhagem glial. Os anti-oncogenes (supressores de tumores) produzem proteínas que restringem o crescimento celular (proteína P53 e RB).

Em urgências e emergências neurológicas relacionadas a neoplasias intracranianas, o princ ipal processo fisiopatológico a ser considerado é a síndrome de hipertensão intracraniana, procurando-se, nesse bojo, evitar as conseqüências isquêmicas que surgem da herniação do tecido encefálico por forames anatômicos naturais.

ACHADOS CLÍNICOS

Pacientes com tumores intra-axiais de alta agressividade como o glioblastoma multiforme, astrocitomas anaplásicos e metástases têm histórico de curta duração caracterizado por síndrome de hipertensão intracraniana (cefaléia, vômitos, turvação visual e visão dupla). A cefaléia é de predomínio holocraniano, noturna, acompanhada de vômitos. Os tumores malignos intra-axiais podem elevar a pressão intracraniana em razão do crescimento exacerbado ou sangramento intratumoral, determinando aumento rápido do seu volume, formação de cistos intratumorais, loculação de cisternas liquóricas e edema vasogênico peritumoral.

Os tumores intra-axiais de fossa posterior como os gliomas de tronco cerebral produzem história arrastada de síndrome de nervos cranianos por comprometimento nuclear no tronco cerebral, antes mesmo de produzir obstrução do quarto ventrículo. Os meduloblastomas e ependimomas, normalmente comuns na faixa etária pediátrica, produzem hipertensão intracraniana por obstrução do quarto ventrículo, além de síndrome cerebelar axial por se situarem normalmente na linha média. Os tumores de hemisfério cerebelar, como as metástases de mama, hemangioblastomas (os tumores mais comuns em adultos) e os astrocitomas pilocíticos, por exemplo, podem causar síndrome cerebelar apendicular com incoordenação e queixas compatíveis com distúrbios da marcha.

As alterações endócrinas dos craniofaringiomas – tumores originários de resquícios embrionários da migração de células epiteliais da membrana bucofaríngea, com transformação metaplásica, que se localizam desde a sela até o hipotálamo – são baixa estatura por déficit de hormônio de crescimento (GH) e *diabetes insipidus* por inibição da produção de vasopressina (ADH). Dependendo da extensão do craniofaringioma, poderá haver sinais e sintomas de pan-hipopituitarismo. Os adenomas hipofisários funcionalmente ativos podem produzir síndrome de Cushing por aumento de cortisol sérico e ACTH, com todas as suas características: fácies de lua cheia, acne, hirsurtismo, obesidade centrípeta, estrias e hipertensão arterial. São normalmente microadenomas. Os produtores de GH, normalmente macroadenomas e com aumento de IGF1, produzem acromegalia com histórico de crescimento de mãos e pés ou da genitália, proeminência de mandíbula e fronte, cansaço por aumento da área cardíaca, artralgias e síndrome do túnel do carpo. Os produtores de prolactina (prolactinomas) são causas freqüentes de amenorréia primária, galactorréia e perda da libido. Quando sangram agudamente, podem provocar cefaléia aguda com perda visual e até desnível do estado de consciência, causando um estado emergencial chamado apoplexia hipofisária.

Na unidade de emergência, a hipertensão intracraniana pode se manifestar em um paciente que chega em coma ou com importante rebaixamento do nível de consciência, associado ou não ao estado de mal epiléptico, havendo-se ou não histórico de tumor previamente tratado ou cefaléia anterior com predomínio noturno acompanhada de vômitos. O edema de papila encontrado é um sinal comum, porém não unânime. Nesse momento devemos triar dois grandes grupos de pacientes:

a. Pacientes com histórico anterior de tumor, normalmente metastático com tratamento quimioterápico e radioterápico anterior e que por alguma descompensação da doença retorna em franca hipertensão intracraniana ao pronto-socorro. Conjecturas e ideações prognósticas devem ser estabelecidas com a família, para que não prolonguemos o sofrimento de um paciente em fase terminal.
b. Pacientes com diagnóstico firmado durante a internação na urgência em que, nesse caso, não há tempo para conjecturas sobre o prognóstico. A cirurgia dentro das possibilidades do acesso deve ser efetuada.

Em relação aos pacientes a serem tratados em caráter urgencial, podemos dispor de tempo para um planejamento cirúrgico mais elaborado e com condições tecnológicas mais adequadas, proporcionando um caráter eletivo. Estes pacientes são aqueles com franca hipertensão intracraniana, apresentando estado de consciência preservado e que não podem ser liberados para tratamento ambulatorial, efetuando-se a marcação eletiva da cirurgia. Podem apresentar associadamente estado de mal epileptiforme, déficit motor, síndromes de incoordenação cerebelar, alterações de marcha, síndromes de nervos cranianos e alterações cognitivas.

EXAMES COMPLEMENTARES

Em ambos os grupos descritos no item anterior, após a abordagem inicial pelo médico emergencista e pelo neurologista, um exame de imagem deve ser feito para se firmar o diagnóstico. A ressonância magnética não é de uso prático na emergência e pode ser destinada a casos tratados na urgência, onde se tem tempo maior para investigação. A tomografia de crânio sem e com contraste é o exame de eleição e de menor custo. Ademais, antes de realizarmos o procedimento cirúrgico, devemos colher exames básicos que nos orientem durante a cirurgia, como hemograma, glicemia, sódio e potássio, uréia e creatinina, coagulograma (pelo menos TS e TC) e tipagem sangüínea. Reserva de sangue deve ser realizada.

Os pacientes com diagnóstico de neoplasias para serem tratadas em caráter urgencial devem ser investigados com mais rigor quanto à possibilidade de sítios metastáticos em outros órgãos, usando-se tomografia com cortes finos de tórax, ultra-sonografia de abdome total e mapeamento ósseo. Por sua vez, o próprio sistema nervoso central deve ser mais bem avaliado por meio de ressonância nuclear magnética, além obviamente da tomografia de crânio. A avaliação clínica pré-operatória deve ser mais elaborada, com análise cardiopulmonar rigorosa, presença de diabetes mellitus e outras co-morbidades oncológicas. Em pacientes idosos, Doppler carotídeo para detecção de trombos e obstrução crítica, análise das condições de coluna cervical para posicionamento durante a cirurgia, e presença ou não de insuficiência venosa de membros inferiores por meio de Doppler venoso, além de pesquisa de possíveis infecções associadas, devem ser pesquisados.

O planejamento cirúrgico pode ser mais elaborado e baseado em exames de imagens adequados que contemplem também o estudo da circulação arterial e venosa, como angiograma por ressonância magnética. Os tumores que mais freqüentemente se encaixam nesse grupo são as metástases cerebrais, tumores de fossa posterior e gliomas anaplásicos em geral.

DIAGNÓSTICO DIFERENCIAL

O diagnóstico diferencial das neoplasias intracranianas é feito com as doenças que podem mimetizá-las clínica ou radiologicamente. Entre elas, as afecções infecciosas como abscessos fúngicos e bacterianos, encefalite herpética, granulomas por microbactérias e por protozoários como o

Toxoplasma gondii. As afecções isquêmicas e hemorrágicas podem simular um quadro clínico provocado por neoplasia quando progridem em caráter insidioso, como hemorragias de cavernomas e malformações arteriovenosas do sistema nervoso central.

TRATAMENTO

Neoplasias tratadas na emergência

Uma vez diagnosticada a neoplasia e sendo esta de tratamento cirúrgico de emergência, não podendo se protelar para um caráter mais eletivo, devemos avisar o centro cirúrgico e o anestesista sobre a magnitude do problema. Uma equipe completa com um cirurgião e dois auxiliares, além da enfermeira instrumentadora, deve ser sempre que possível requerida.

Mesmo na emergência, devemos nos preocupar em iniciar o tratamento da hipertensão intracraniana: elevação do decúbito toracocefálico, proteção das vias aéreas, corticoterapia endovenosa (dexametasona com dose de ataque de 16 mg EV, seguindo-se por 4 mg EV de 6/6 horas), administração de anticonvulsivos (em nosso meio, a fenitoína é a mais indicada endovenosamente, com dose de ataque de 10 a 20 mg/kg e manutenção de 5 mg/kg/dia, lembrando-se da necessidade de infusão em soro fisiológico, na velocidade máxima de 50 mg/minuto), proteção gástrica por meio de anti-histamínicos (ranitidina), sedação com fentanil e propofol e em alguns casos pode ser necessária curarização com brometo de pancurônio. Em casos extremos poderemos usar manitol 20%, diurético osmótico em dose de infusão rápida endovenosa (100 g/kg/dose). A hipotensão e a hipovolemia devem ser combatidas com infusão de volume e drogas vasoativas. A contenção da febre e a identificação de quadros infecciosos pulmonares aspirativos devem ser feitas sempre que possível antes da conduta de emergência. O transporte ao centro cirúrgico deve ser monitorado e de preferência com anestesista, oficial de gasoterapia, enfermeira e auxiliar de enfermagem, além de membros da equipe de neurocirurgia, com material completo de parada cardiorrespiratória.

As principais causas de hipertensão intracraniana em neuroncologia na emergência e o respectivo tratamento baseado na fisiopatologia (Algoritmo 234.I) são:

a. Hidrocefalia obstrutiva – causada normalmente por tumores intraventriculares, localizados nos ventrículos laterais, terceiro e quarto ventrículos, que subitamente descompensam um estado de equilíbrio anterior. Nesse caso, se houver condições tecnológicas adequadas, a melhor opção é remover a neoplasia (Figuras 234.3 e 234.4) para não se locar uma derivação ventricular que pode ter como complicação ventriculite e outras infecções. Se não for possível, deveremos optar por derivação do fluxo liquórico, seja por procedimento neuroendoscópico ou por meio de implante de derivação externa com cateter ventricular e sistema coletor de líquor ou derivação ventriculoperitonial com inserção de sistema valvulado (normalmente válvulas de alta pressão de abertura). Obviamente, sempre que possível, o líquor deve ser colhido procedendo-se às análises bioquímica, microbiológica e referente à pesquisa de células neoplásicas, observando-se que como diagnóstico diferencial há os tumores oriundos de etiologia inflamatória e infecciosa, além de muitos tumores terem implantes leptomeníngeos que comprometem o ventrículo e todo o sistema liquórico. Outra causa de hidrocefalia é a obstrução por sangramento da neoplasia quando localizada intraventricularmente, sendo interessante, nesse caso, a abordagem endoscópica, permitindo-se a remoção dos coágulos – algo também possível estereotaticamente. Entretanto, se não houver tempo, deveremos remover os coágulos e se possível a neoplasia por craniotomia. Quando há um quadro de coma agudo, em que o paciente não tem como ser tratado cirurgicamente por questões operacionais de disponibilidade do centro cirúrgico, devemos em caráter de exceção proceder com agulha grossa à punção supra-orbitária, fraturando o teto orbitário e penetrando para drenagem de alívio no corno frontal do ventrículo. Se houver disponibilidade de arco de Hudson ou trépano manual na sala de admissão poderemos trepanar e puncionar o ventrículo de maneira menos arriscada que o procedimento anterior. Estes dois últimos devem ser procedidos sob orientação ou pessoalmente por neurocirurgião experiente, pois o risco de sangramento adicional é considerável.

b. Sangramento intratumoral – causa freqüente de descompensação de um estado de hipertensão intracraniana. Normalmente as neoplasias que mais freqüentemente sangram são os astrocitomas malignos, neoplasias metastáticas (melanomas, hipernefromas, germinomas, coricarcinomas, neoplasias de tiróide), neoplasias hematológicas com infiltração meníngea e parenquimatosa (mielomas, leucemias, policitemia vera e linfomas). Este sangramento das neoplasias hematológicas pode ser originado por discrasia sangüínea e fragilidade da neovascularização. O tratamento de escolha deve ser a remoção imediata de coágulos, levando-se em conta a necessidade de repor elementos da coagulação. Essa remoção pode

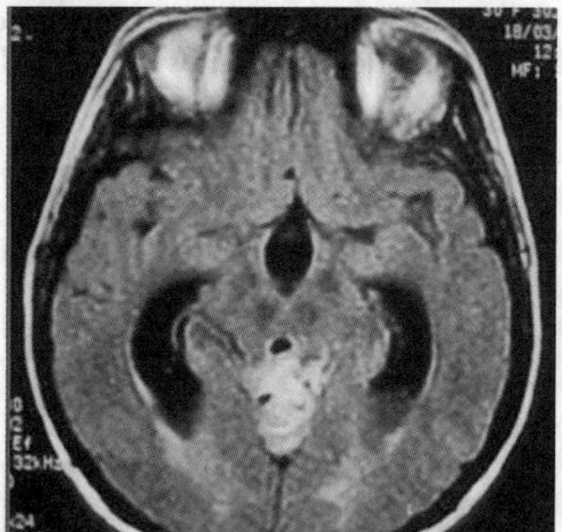

Figura 234.3 – Paciente com 30 anos, sexo feminino, síndrome de Parinaud – desvio do olhar conjugado para baixo e déficit de acomodação pupilar, com quadro de hidrocefalia obstrutiva por tumor em região posterior do terceiro ventrículo: região da glândula pineal.

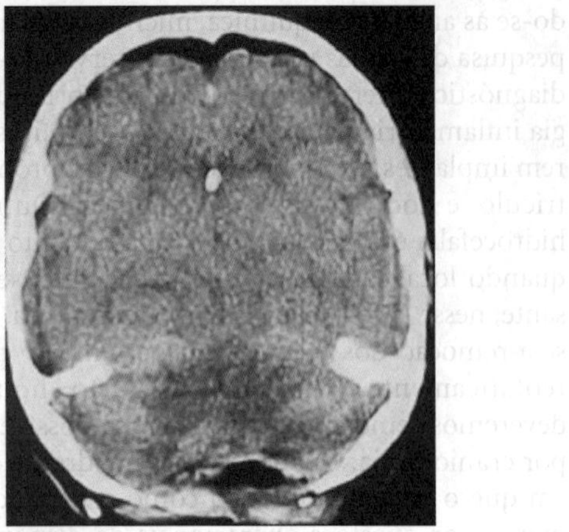

Figura 234.4 – Houve a necessidade de derivação ventricular externa perioperatória que foi retirada no quarto dia pós-operatório, e por craniotomia se efetuou a remoção total, sem necessidade de derivação definitiva. Tratava-se de pinealoma.

ser feita por procedimento endoscópico, estereotaticamente, ou por craniotomia, com resultados expressivos (Figura 234.5). A instalação de cateter para monitoração da pressão intracraniana deve ser realizada em rotina no período pós-operatório, devendo ser evitada a hipotensão e a hipovolemia para se manter a pressão de perfusão adequada.

c. Edema maligno – normalmente edemas extensos com grandes desvios das estruturas da linha mediana são vistos em metástases intracranianas, neoplasias gliais malignas (Figura 234.6) e abscessos bacterianos. Edema vasogênico por reação inflamatória peritumoral deve ser tratado inicialmente com grandes doses de dexametasona endovenosa e em muitas vezes são necessárias intubação orotraqueal, sedação, curarização e monitoração da pressão intracraniana, temperatura e oxigenação cerebrais para o efetivo tratamento da hipertensão intracraniana.

d. Aumento da massa tumoral e descompensação – isso pode ocorrer quando analisamos a curva de Langfitt (Figura 234.7), no ponto onde não há mais complacência cerebral e onde a herniação se faz presente com conseqüente manifestação aguda neurológica. Sempre que possível, devemos levar o paciente para o centro cirúrgico para procedermos rapidamente à confecção de craniotomia. A craniotomia deve ser ampla, pois no caso de um inchaço cerebral intra-operatório extenso, poderemos proceder à descompressão externa com duroplastia (Figuras 234.8 e 234.9).

Neoplasias tratadas em caráter urgencial

Normalmente se apresentam com quadros de hipertensão intracraniana em virtude da formação de grandes cistos necróticos e edema peritumoral. As metástases, por sua vez, se apresentam com grandes áreas de edema circular e muitas vezes podem se apresentar como lesões múltiplas.

Pacientes com estado de mal epileptiforme sem hipertensão intracraniana devem ter suas crises controladas através da adequação do nível sérico dos anticonvulsivantes e, após esse controle, devem ser seguidos em nível ambulatorial para planejamento eletivo da cirurgia em condições ideais com neuronavegação, mapeamento e estimulação corticográficos e outras tecnologias de excelência de que dispomos atualmente no serviço público, em particular em nossa divisão.

Tumores profundos de difícil acesso podem ser acessados por meio estereotático, visando ao diagnóstico e à rápida inserção da terapêutica complementar. Os tumores intraventriculares com hidrocefalia podem ser acessados endoscopicamente e a terceira ventriculostomia pode ser realizada a fim de se coibir a descompensação de um estado de hidrocefalia obstrutiva. Obviamente, a biópsia se faz necessária e normalmente o exame de congelação nos ajuda a definir a extensão e o prognóstico da ressecção.

Atualmente, temos evitado a inserção de derivações externas em bolsas coletoras para podermos minimizar o risco de contaminação e ventriculite.

Sempre que possível, a ressecção microcirúrgica deve ser realizada com auxílio de microscópio cirúrgico, sendo efetuada técnica de microdissecção. O auxílio do neuroanestesista nessas cirurgias tem se mostrado decisivo na evo-

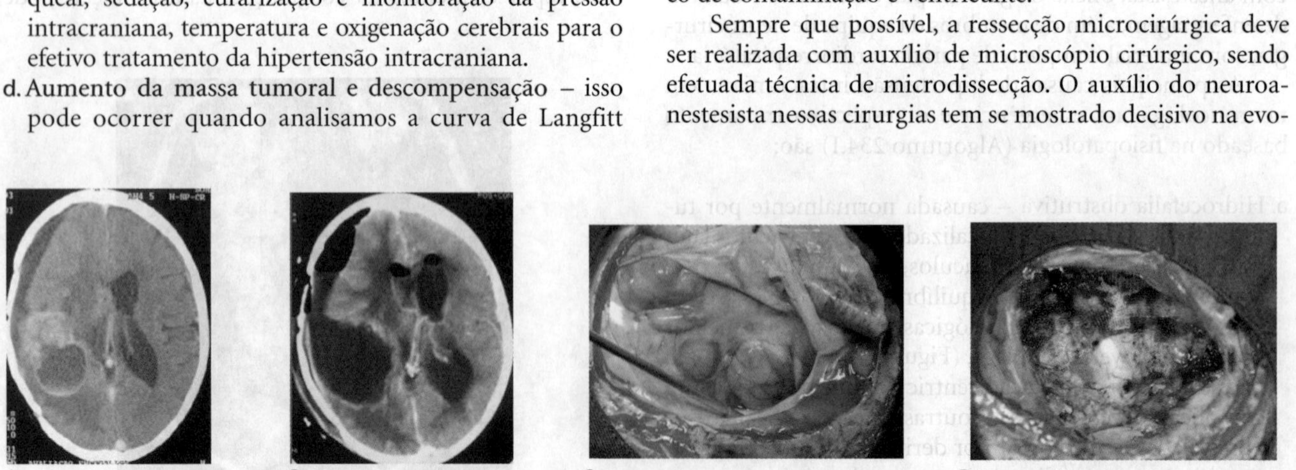

A B C D

Figura 234.5 – (A) Paciente adolescente com quadro de estado comatoso, precedido por cefaléia, náuseas e vômitos há 1 mês com volumoso tumor temporal direito, com grande efeito de massa visível na tomografia de crânio, além de sinais de sangramento intratumoral. (B) Tomografia de crânio mostra remoção radical do tumor e dos coágulos. (C) Visão intra-operatória com a massa tumoral heterogênea com coágulos em seu interior. (D) Visão cirúrgica pós-operatória com remoção da massa tumoral e coágulos. O exame anatomopatológico revelou tratar-se de astrocitoma anaplásico.

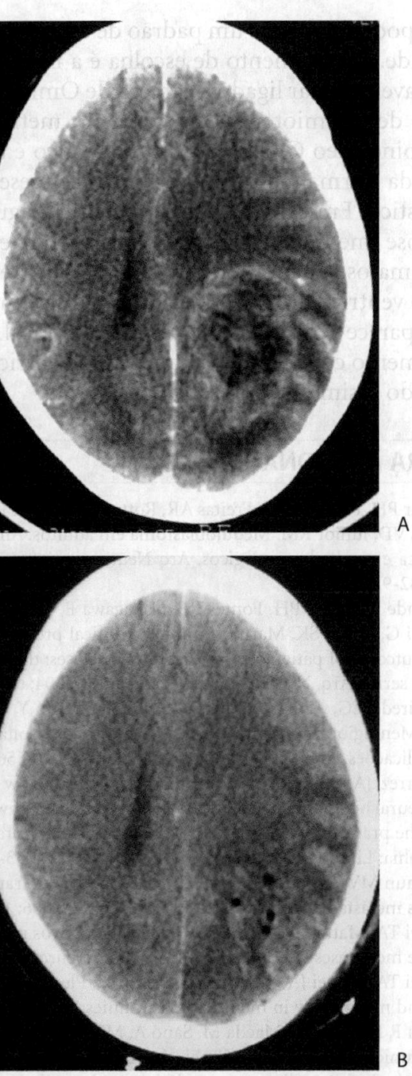

Figura 234.6 – (A) A tomografia de crânio mostra neoplasia heterogênea após administração de contraste iodado em paciente de 50 anos do sexo masculino. Nota-se grande área de edema, quase hemisférica, representada pela área de hipoatenuação peritumoral à esquerda com conseqüente herniação das estruturas encefálicas abaixo da foice (herniação subfalcina). (B) Após tratamento com doses altas de dexametasona o tumor foi removido, havendo, entretanto, a manutenção da área de edema na tomografia pós-operatória. O exame anatomopatológico mostrou tratar-se de glioblastoma multiforme.

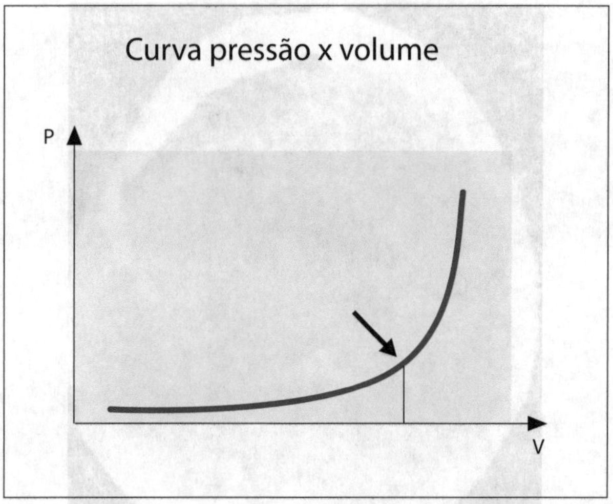

Figura 234.7 – Curva de volume × pressão (Langfitt), mostrando o ponto onde não há mais adaptação do encéfalo (sistema liquórico e venoso), instalando-se a descompensação com conseqüente herniação. Flecha – P = pressão e V = volume.

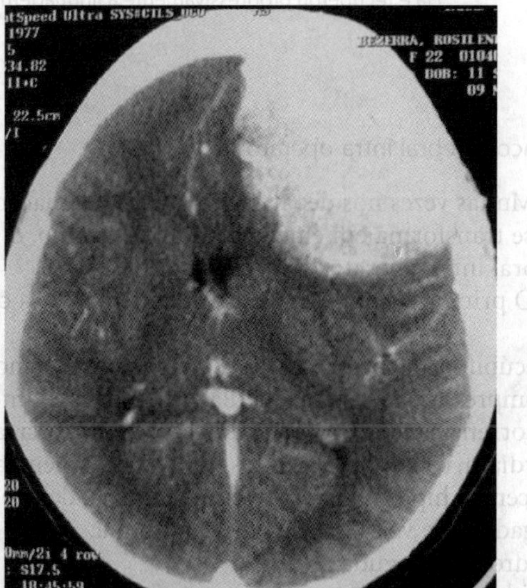

Figura 234.8 – Tomografia computadorizada de crânio, paciente de 22 anos do sexo feminino com estado de sonolência precedido por 4 meses de cefaléia, visão turva e recentemente náuseas e vômitos, e déficit de fluência verbal (afasia motora), evidenciando-se, após contraste iodado, neoplasia volumosa, homogeneamente contrastada com desvio das estruturas da linha mediana.

lução pós-operatória, bem como o adequado funcionamento da unidade de terapia intensiva especializada. O tratamento cirúrgico pode ser convencional – biópsia estereotática ou por endoscopia. O tratamento cirúrgico em gliomas e metástases procura vincular o máximo de ressecção, desde que não traga morbidade adicional. Desse modo, o uso de craniotomias amplas com ressecção guiada por neuronavegação auxilia a redução da morbidade, uma vez que esse método pode determinar a precisão da localização de lesões subcorticais. O ultra-som intra-operatório também é método valioso na localização dessas lesões, permitindo ainda detectar o grau de ressecção no período intra-operatório. Ainda com essa finalidade, muitos serviços de neurocirurgia na América do Norte e na Europa e na Divisão de Neurocirurgia Funcional do Instituto de Psiquiatria do HCFMUSP, possuem ressonância na sala cirúrgica.

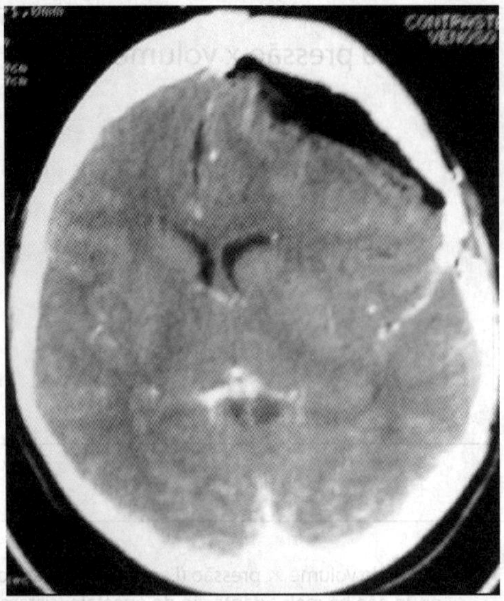

Figura 234.9 – Tomografia pós-operatória após a remoção da neoplasia, cujo exame anatomopatológico mostrou tratar-se de meningioma. A paciente recobrou seu nível de consciência e recuperou progressivamente a linguagem.

Inchaço cerebral intra-operatório

Muitas vezes nos deparamos com uma situação eletiva que se transforma em emergência. Por exemplo, o inchaço cerebral intra-operatório.

O primeiro passo é rapidamente identificar a causa:

- Decúbito toracocefálico baixo e hipertensão venosa.
- Compressão do sistema jugular pelo posicionamento.
- Ocorrência clínica como extubação inadvertida, arritmia cardíaca, uso de halogenados, choque em vigência, hiperglicemia, hipo ou hipernatremia, hipóxia, dentre outros.
- Ligadura de veias durante a craniotomia.
- Hidrocefalia aguda.
- Acidente isquêmico cerebral, principalmente em idosos.
- Hematomas intracerebrais por pinagem na fixação da cabeceira.

Implante leptomeníngeo

O implante leptomeníngeo de neoplasias com origem em outros órgãos extracranianos constitui a carcinomatose meníngea, sendo mais freqüentemente ocasionada por tumores do sistema hematopoiético como as leucemias, os linfomas e os tumores sólidos como os carcinomas e adenocarcinomas de pulmão, mama, melanomas e renais. Em pacientes com estado de sonolência excessiva ou torpor e com síndrome de déficits de múltiplos nervos cranianos, devemos sempre pensar em carcinomatose meníngea. A coleta seriada e a positividade de células neoplásicas no líquor devem ser consideradas como diagnósticas. A ressonância poderá mostrar um padrão de espessamento da pia-aracnóide. O tratamento de escolha é a instalação de cateter intraventricular ligado à câmara de Ommaya para a instilação de quimioterápicos como o metrotrexate e o citoarabinosídeo C (ara C). O prognóstico é reservado e a sobrevida normalmente é inferior a seis meses a partir do diagnóstico. Em caso de descompensação aguda de carcinomatose meníngea por implante meníngeo, causando carcinomatose meníngea, muitas vezes a trepanação e a punção ventricular com a instalação do sistema de Ommaya nos parece ser a condição terapêutica ideal. Certamente o tratamento com quimioterápico intraventricular deve ser instituído assim que possível.

LEITURA ADICIONAL

1. Aguiar PH, Prudente M, Freitas AR, Rotta JM, Plese JPP, Andrioli MSD, Neves VD, Junior RM. Meduloblastoma em adultos. Análise de uma casuística e resultados cirúrgicos. Arq Neuropsiquiatr (São Paulo) 1999; 57: 982-9.
2. Andrade F, Aguiar PH, Fontes RB, Nakagawa E, Teixeira JA, Miura FK, Lepski G, Marie SK, Marino Junior R. Clinical presentation, treatment and outcome of patients with cerebral metastases: the University of Sao Paulo series. Arq. Neuropsiquiatr (São Paulo) 2004; 62: 808-14.
3. Figueiredo EG, Aguiar PH, Córdoba BF, Fujimoto Y, Rotta JM, Junior RM. Meningiomas supratentoriais. Diagnóstico, resultados cirúrgicos e complicações. Arq Neuropsiquiatr (São Paulo) 1998; 56: 429-35.
4. Gutierrez JA. Classification and pathobiology of low grade glial and glioneural neoplasms. In: Rock JP, Rosenblum ML, Shaw EG, Cairncross JG. The pratical management of low grade primary brain tumors. Philadelphia: Lippincott Williams and Wilkins; 1999. p.33-67.
5. Maldaun MV, Aguiar PH, Zambelli HJL, Sawaya R. Tratamento cirúrgico das metástases cerebrais. J Bras Neurocirurg 2006; 17: 14-9.
6. Mattei TA, Mattei JA, Ramina R, Aguiar PH. Novos métodos diagnósticos de metástases leptomeníngeas. Rev Bras Neurol 2005; 41: 23-8.
7. Mattei TA, Mattei JA, Ramina R, Aguiar PH, Plese JP, Marino Jr R. Edema and malignancy in meningiomas. Clinics 2005; 60: 201-6.
8. Miura F, Moriushi S, Maeda M, Sano A, Maruno M, Tsanaclis AM, Marino Junior R, Glorioso JC, Yoshimini T. Suspended release of low dose gancyclovir from silicone formulation prolonged the survival of rats with gliosarcoma under herpes simplex virus thymidine kinase suicide gene therapy. Gene Ther 2002; 9: 1653-8.
9. Neder L, Marie SKN, Carlotti Jr CG, Gabbai AA, Rosemberg S, Malheiros SMF, et al. Galectin-3 as an immunohistochemical tool to distinguish pilocytic astrocytomas from diffuse astrocytomas, and glioblastomas from anaplastic oligodendrogliomas. Brain Pathology 2004; 14: 399-405.
10. Teixeira MJ, Lepski G, Correia C, Aguiar PH. Interstitial irradiation for CNS lesions. Stereot Functional Neurosurg 2003; 81: 24-9.
11. Teixeira MJ, Aguiar PH, Correa C, Souza EC, Cescato WA. Remoção estereotomográfica de lesões encefálicas sob anestesia local. Arq Bras Neurocirurg 1992, 11: 191-200.
12. Sawaya R, Hammoud MA, Ligon BL, Fuller GN. Intraoperative localization of tumors and margins. In: Beger M, Wilson CB (editores). The gliomas. Philadelphia: Saunders Co; 1999. p.361-75.
13. Uno M, Oba-Shinjo SM, Aguiar PH, Leite CC, Rosemberg S, Miura FK, et al. Detection of somatic TP53 splice site mutations in diffuse astrocytomas. Cancer Lett 2005; 224: 321-7.
14. Uno M, Oba-Shinjo SM, Wakamatsu A, Huang N, Ferreira Alves VA, Rosemberg S, et al. Association of TP 53 mutation, p53 overexpression, and p53 codon 72 polymorphism with susceptibility to apoptosis in adult patients with diffuse astrocytomas. Int J Biol Markers 2006; 21: 50-7.
15. Wen PY, Black PM. Clinical presentation, evaluation, and preoperative preparation of the patient. In: Beger M, Wilson CB (editores). The gliomas. Philadelphia: Saunders Co; 1999. p.328-36.

Algoritmo 234.1 – Principais causas de hipertensão intracraniana por conta de neoplasias e condutas adotadas baseadas na fisiopatologia

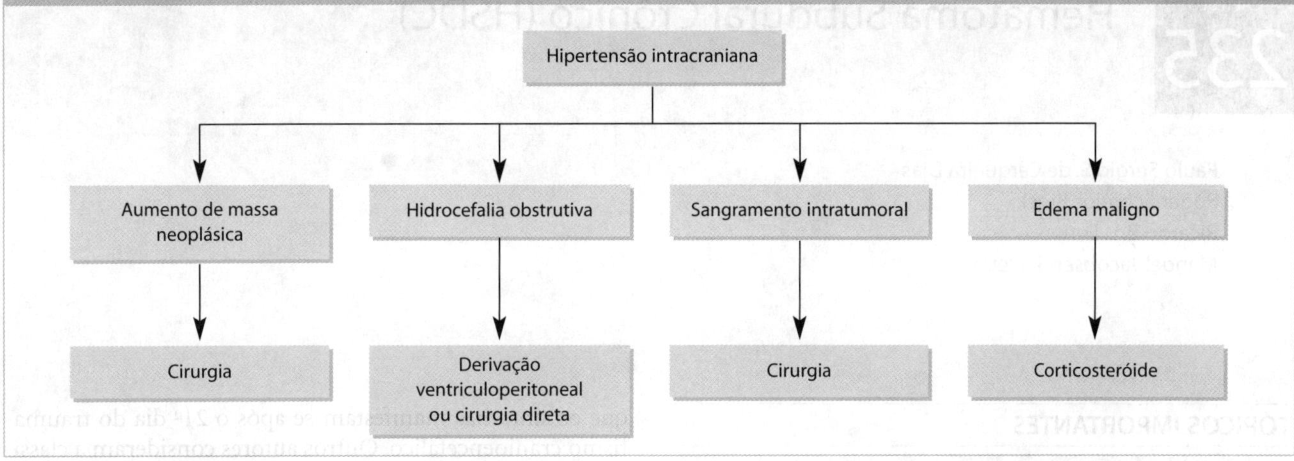

CAPÍTULO 235

Hematoma Subdural Crônico (HSDC)

Paulo Sergio S. de Cerqueira Dias
Roger Schmidt Brock
Ricardo B. V. Fontes
Manoel Jacobsen Teixeira

TÓPICOS IMPORTANTES

- O hematoma subdural crônico (HSDC) pode ser conceituado como coleção hemorrágica situada entre a dura-máter e a membrana aracnóide, revestida por cápsula, apresentando graus variados de lise e organização.
- A grande maioria dos doentes com HSDC é de idosos.
- A causa identificável mais freqüente em HSDC é o traumatismo craniano, embora 25 a 50% dos doentes não relatem história de traumatismo. Mesmo quando a história de traumatismo é identificada, muitas vezes ela é trivial.
- O HSDC pode causar sinais neurológicos focais de lenta progressão, sintomas de hipertensão intracraniana (HIC), alterações cognitivo-comportamentais; síndrome de irritação meníngea, síndrome ictal simulando acidente vascular encefálico, sintomas sugestivos de acidente isquêmico transitório, crises convulsivas focais ou generalizadas e alterações de marcha.
- O aspecto tomográfico do HSDC expressa-se usualmente por imagem lentiforme côncavo-convexa, hipoatenuante em relação ao parênquima cerebral.
- A imagem de ressonância magnética (RM) também pode ser útil para o diagnóstico do HSDC, particularmente quando a coleção torna-se isoatenuante à TC relativamente ao parênquima cerebral.
- Quando não tratado, o HSDC causa, quase sempre, o óbito; raramente, torna-se espontaneamente inativo. Uma vez diagnosticado, o HSDC exige prontas medidas terapêuticas, pois os sintomas freqüentemente já refletem o início da descompensação da pressão intracraniana (PIC) e a possibilidade da ocorrência de lesões encefálicas graves e irreversíveis.

INTRODUÇÃO E DEFINIÇÕES

O hematoma subdural crônico (HSDC) pode ser conceituado como coleção hemorrágica situada entre a dura-máter e a membrana aracnóide, revestida por cápsula, apresentando graus variados de lise e organização.

Este conceito pode supor que haja clara e precisa definição da condição em análise. Isto, porém, não ocorre, observando-se que outros enfoques, formulados por diferentes autores, resultam em variações referenciais.

McKissock et al. classificam o HSDC segundo critério temporal evolutivo, relativamente ao traumatismo cranioencefálico. Segundo estes autores, o HSDC é aquele em que os sintomas manifestam-se após o 21º dia do traumatismo cranioencefálico. Outros autores consideram a classificação com enfoque temporal insatisfatória, pois cria divisões artificiais que não deveriam existir na realidade. Reconhecidamente, os intervalos de latência do HSDC são muito variáveis e o padrão das manifestações clínicas modifica-se de acordo com a gravidade da lesão craniana inicial. Além disso, são freqüentes casos de HSDC com cápsula bem constituída em que o intervalo de tempo transcorrido entre o TCE relatado e o diagnóstico é muito curto.

Outra maneira de classificação dos hematomas subdurais baseia-se na presença ou não de cápsula envolvente. Loew e Kivelitz admitem que a presença da cápsula definitivamente caracteriza o HSDC. Fogelholm et al. e Potter e Fruin expressam a mesma opinião. De acordo com Fogeholm et al., a cápsula deve ser bem constituída, tanto visceral como parietalmente, para que o hematoma seja considerado crônico. De acordo com esses autores, a cápsula desenvolve-se de 7 a 28 dias após a hemorragia subdural inicial.

Desse modo, considerando-se que a história do traumatismo freqüentemente não é precisa e que o sangramento repetido é responsável pela agudização do HSDC, o critério cronológico pode não ser alicerce para a definição da cronicidade da hemorragia subdural. Os achados cirúrgicos, notadamente a identificação da cápsula, são elementos diagnósticos para o HSDC.

ETIOLOGIA E FISIOPATOLOGIA

Apesar de ainda constituir matéria de discussão, a etiopatogenia do HSDC encontra no sangramento repetido a causa precípua para o seu crescimento e perpetuação. Na primeira metade do século XX, Gardner realizou trabalhos experimentais em cães e propôs uma teoria segundo a qual o comportamento expansivo do volume do HSDC seria fundamentado na elevação da pressão osmótica no interior do hematoma. Em 1976, Ito et al. confirmaram que ocorrem novos sangramentos no interior da coleção hemorrágica subdural. Ito et al. estudaram a dinâmica do HSDC mediante o uso de eritrócitos marcados com cromo radioativo e concluíram que novos sangramentos são responsáveis por aumento de 2 a 27% do volume total do hematoma ao dia.

A presença de produtos da degradação do fibrinogênio, com atividade fibrinolítica da cápsula, seria o substrato para a ocorrência de sangramentos repetidos na evolução do HSDC. Trabalhos recentes revelaram que a presença de sangramento no espaço subdural promove reação inflamatória e deposição de fibrina, seguindo-se a organização e a formação de membranas subdurais e proliferação de capilares neoformados. O plasminogênio presente no interior do hematoma é transformado em plasmina pelo ativador tecidual do plasminogênio, bastante abundante na neomembrana externa. Seqüencialmente, a lise da fibrina e do fibrinogênio resulta na produção de grande quantidade de produtos de degradação e em liquefação dos coágulos, aumento da permeabilidade dos capilares e a interferência no mecanismo de desenvolvimento e aumento progressivo do HSDC.

Nomura et al. consideram que a hiperfibrinólise local impede a hemostasia completa e determina a tendência para novos sangramentos. A hiperfibrinólise local do HSDC também é caracterizada por altas concentrações de ativador do plasminogênio tissular e do complexo inibidor plasmina α-2-plasmina. Trabalho recente enfoca o papel da trombomodulina como inibidor da formação de trombos junto aos capilares neoformados, determinando ciclos renovados de sangramentos. Em 2006, Wada et al. destacaram o aumento da atividade inflamatória no leito do HSDC, mediada por interleucinas, na patogênese e na manutenção prolongada da hemorragia subdural.

Zouros et al. analisaram crianças que sofreram traumatismo cranioencefálico não-acidental e observaram que algumas coleções de atenuação mista, ou seja, com hipo e hiperatenuações, nos exames de imagem, seriam resultantes de sangramento mesclado com a presença de líquido cefalorraquidiano (LCR) no espaço subdural, conceituando-se como hemato-higroma. Deste modo, a partir de lesões das vilosidades aracnóideas, haveria fluxo de LCR para o espaço subdural e aumento variável da coleção, independentemente da ocorrência de novos sangramentos.

ACHADOS CLÍNICOS

A grande maioria dos doentes com HSDC é de idosos. De acordo com Svien e Gelety, mais de 75% dos doentes têm mais de 50 anos de idade e idade média de 63 anos. A incidência específica por idade de HSDC é de 0,13/100-000/ano na 3ª década da vida, e chega a 7,4/100-000/ano na 7ª década. A incidência aumenta rapidamente na faixa etária de 60 a 70 anos; estima-se que 31% dos casos ocorram dentro dela.

A causa identificável mais freqüente em HSDC é o traumatismo craniano, embora 25 a 50% dos doentes não relatem história de traumatismo. Mesmo quando a história de traumatismo é identificada, muitas vezes ela é trivial. De acordo com Fogelholm et al., até 50% dos doentes têm história de alcoolismo crônico. No Hospital das Clínicas da Faculdade de Medicina da Universidade de São Paulo, 30% dos pacientes apresentam história de consumo contumaz de álcool; tal antecedente é muito mais freqüente entre os mais jovens (42,5%) quando comparados a pacientes com mais de 60 anos (13%). Outros fatores associados ao desenvolvimento de HSDC envolvem derivações terapêuticas do trânsito do LCR, epilepsia e discrasias sangüíneas, originadas em doenças hematológicas ou iatrogênicas (uso de anticoagulantes orais ou anti-adesivos plaquetários). É causa menos freqüente de HSDC a infiltração neoplásica de linhagem carcinomatosa ou sarcomatosa da dura-máter.

Di Rocco et al. descrevem dois casos de HSDC não-traumático associados à presença de meningioma. A revisão da literatura mostra de forma unânime que o HSDC tem predomínio nítido em doentes do sexo masculino, à relação de 3 para 1.

O HSDC pode provocar variadas manifestações neurológicas. O título do artigo publicado por Potter e Fruin em 1977, "Hematoma subdural crônico: o grande imitador", expressa o polimorfismo com que o HSDC pode expressar-se clinicamente. Arseni e Stanciu descrevem vários padrões de apresentação clínica do HSDC: sinais neurológicos focais de lenta progressão, sintomas de hipertensão intracraniana (HIC), alterações cognitivo-comportamentais; síndrome de irritação meníngea, síndrome ictal simulando acidente vascular encefálico, sintomas sugestivos de acidente isquêmico transitório, crises convulsivas focais ou generalizadas e alterações de marcha.

Os sinais e sintomas decorrentes de HIC são mais freqüentes em doentes pertencentes a grupos etários mais baixos. Cefaléia e edema das papilas ópticas são mais freqüentes entre os mais jovens e os transtornos cognitivos são mais freqüentes em doentes mais idosos.

EXAMES COMPLEMENTARES

Tomografia computadorizada (TC)

Anteriormente ao emprego clínico da tomografia computadorizada do crânio, mais de 30% dos doentes tinham o diagnóstico de HSDC estabelecido na autópsia. A TC é o procedimento de escolha para avaliação inicial dos doentes com suspeita de HSDC, notadamente por tratar-se de exame não-agressivo e pela rapidez no fornecimento do resultado.

O aspecto tomográfico do HSDC expressa-se usualmente por imagem lentiforme côncavo-convexa, hipoatenuante em relação ao parênquima cerebral. Freqüentemente, após a administração intravenosa de contraste radiológico, a imagem sugere fortemente a presença de cápsula envolvente, uma vez que esta estrutura torna-se realçada.

Embora a imagem mais típica do HSDC seja a de coleção hipoatenuante, destaca-se a ocorrência elevada de isoatenuação e mesmo de coleções hiperatenuantes, resultantes de sangramentos recentes em leito já organizado de evolução crônica.

A análise do padrão homogêneo da coleção ou do aspecto heterogêneo resultante da organização de neomembranas (Figura 235.1) é importante para se orientar o tratamento. Segundo Nakagushi et al., as coleções homogêneas apresentam mais recidiva pós-operatória do que as coleções heterogêneas trabeculadas. Stanisic et al., com enfoque similar, destacam a elevada taxa de recidiva pós-cirúrgica em casos de coleções heterogêneas em que há nítido limite entre as zonas da coleção crônica hipoatenuante e o sangramento mais recente, hiperatenuante.

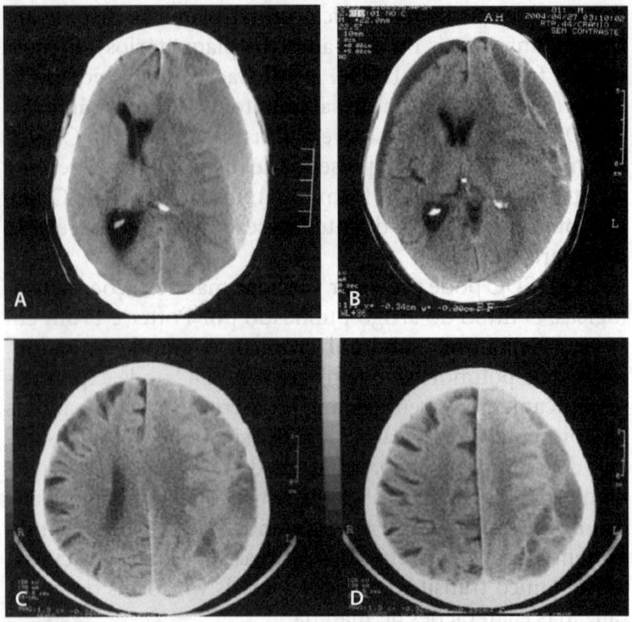

Figura 235.1 – Exemplos de cortes tomográficos demonstrando HSDC com diferentes atenuações, septações múltiplas e loculações isoladas. (A) Nível em plano coronal resultante de hemorragia recente em HSDC. (B) Coleção hipoatenuante à direita e coleção trabeculada (neomembranas). (C, D) HSDC com loculações múltiplas.

Ressonância magnética

A imagem de ressonância magnética (RM) também pode ser útil para o diagnóstico do HSDC, particularmente quando a coleção torna-se isoatenuante à TC relativamente ao parênquima cerebral. Geralmente, o hematoma exibe hipersinal nas aquisições T1 e T2, embora seja descrito, em alguns casos, a presença de isossinal ou hipossinal na seqüência T1. A imagem por RM teria também a vantagem de permitir a identificação do hematoma em vários planos. A perda da integridade dos eritrócitos e a formação de meta-hemoglobina seriam as responsáveis pela presença de hipersinal em ambas as seqüências (T1 e T2) na fase subaguda da hemorragia subdural. O acúmulo de hemossiderina, registrado como hipossinal em T2, é freqüentemente descrito no HSDC. Tsutsumi et al. analisaram a RM em 230 casos de HSDC e apontaram como sendo prevalentes as imagens com hipersinal na seqüência T1. Os autores relataram também imagens com isossinal e imagens heterogêneas com iso e hipossinais (Figura 235.2).

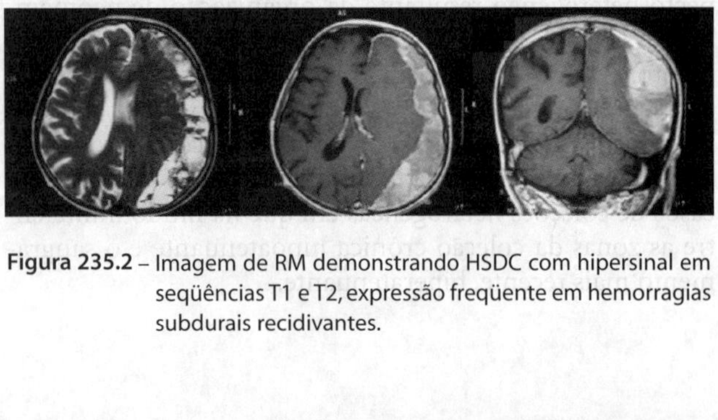

Figura 235.2 – Imagem de RM demonstrando HSDC com hipersinal em seqüências T1 e T2, expressão freqüente em hemorragias subdurais recidivantes.

TRATAMENTO

Quando não tratado, o HSDC causa, quase sempre, o óbito; raramente, torna-se espontaneamente inativo. Uma vez diagnosticado, o HSDC exige prontas medidas terapêuticas, pois os sintomas freqüentemente já refletem o início da descompensação da pressão intracraniana (PIC) e a possibilidade da ocorrência de lesões encefálicas graves e irreversíveis.

Tratamento não-cirúrgico

São descritos casos de HSDC que evoluem para resolução espontânea. O tratamento conservador do HSDC empregando-se droga osmoticamente ativa foi preconizado por Suzuki e Takaku. Esses autores empregaram manitol a 20%, 500 a 1.000 mL/dia, administrado por via intravenosa em 23 doentes. A duração média do tratamento foi de 41 dias. Os resultados satisfatórios relatados pelos autores foram contestados por Gjerris e Schmidt, que não observaram benefício em 7 doentes nos quais houve a tentativa do tratamento conservador com o uso de manitol. Bender e Christof trataram 100 doentes com corticosteróide, em alguns casos associado a droga osmoticamente ativa, e observaram que ocorreu aumento do número de doentes em que a cirurgia foi desnecessária. Advertiram, porém, que, em casos de comprometimento neurológico mais grave, esta conduta deve ser encarada com muita reserva. Apesar da eventual melhora, o tratamento conservador implica hospitalização prolongada, efeitos nocivos secundários de altas doses de corticosteróide e de manitol e, ainda, risco contínuo de deterioração neurológica aguda e resultante do processo expansivo intracraniano. Em nosso meio, os doentes com coleções de menor magnitude e com pouca repercussão clínica, sobretudo os mais idosos e com morbidades paralelas importantes, cardíacas e respiratórias, devem ser tratados de modo conservador, inclusive sem o uso de corticosteróides, mediante rigorosa monitoração clínica e imagem tomográfica.

Tratamento cirúrgico

Craniotomia

Em 1925, Putnam e Cushing, embora emitindo opinião favorável ao emprego da craniotomia, citaram divergências de opiniões a respeito do melhor modo de tratamento cirúrgico para o HSDC. McKissock et al., baseados no estudo de doentes adultos, propuseram craniotomia apenas quando as condições clínicas dos doentes continuavam a piorar apesar da drenagem mediante trepanação, o que ocorreu em 8% de seus casos. Loew e Kivelitz sugeriram craniotomia apenas quando os métodos mais simples de tratamento não foram eficazes; comentaram, contudo, que, mesmo craniotomia ampla com ressecção da cápsula, não impediu a ocorrência de recidiva.

Hamilton et al. propuseram a reavaliação do papel da craniotomia e apresentaram dados que permitem indicar craniotomia mediante a experiência pessoal do cirurgião, baseando-se na justificativa de que procedimentos mais amplos poderiam conduzir a uma drenagem mais eficaz do HSDC e melhor controle de eventuais sangramentos.

Markwalder et al. trataram 31 doentes com trepanação; apenas 1 necessitou de craniotomia ulterior, em virtude de sangramento repetido a partir de cápsula altamente vascularizada. McLaurin avaliou crianças com HSDC e considerou a craniotomia e a retirada da cápsula como desnecessárias, uma vez que é improvável que a cápsula possa ter efeito deletério progressivo.

Uma das razões para a indicação de craniotomia seria a presença de hematoma sólido, especialmente em casos de agudização. Outra justificativa para a indicação de craniotomia seria a necessidade de fenestração de várias septações e da retirada da cápsula envolvente. Entretanto, Svien e Gelety não encontraram diferenças na evolução de doentes submetidos à craniotomia e à ressecção de cápsula em relação aos tratados com procedimentos mais simples para drenar o hematoma. Para Chiles e Cooper, mesmo os hematomas loculados podem ser tratados convincentemente mediante várias trepanações. Esses autores consideram ser bastante improvável que o resultado final do tratamento dependa da persistência da cápsula.

Drenagem mediante trepanação

A drenagem do HSDC mediante trepanação única ou múltipla é método seguro e eficaz, que proporciona bons resultados e baixa morbimortalidade. Kempe propõe que a trepanação seja feita de modo a permitir a realização de craniotomia em caso de HSDC com cápsula espessa. Por outro lado, Svien e Gelety indicam a trepanação como método eletivo e, em princípio, único para tratamento do HSDC, considerando-se que o objetivo principal do tratamento deva ser a drenagem pura e simples da coleção, sem remoção da cápsula envolvente. Outros autores, como Iwabushi et al. e Loew e Kivelitz, apontaram também a trepanação única ou múltipla como a modalidade terapêutica de primeira escolha.

Durante as décadas de 1940 e 1950, vários neurocirurgiões abandonaram a craniotomia como método de acesso para tratar o HSDC e escolheram drená-lo mediante trepanação; esta tendência foi mantida nos últimos anos.

Com o paciente em posição supina e a cabeça rodada para o lado oposto, realizam-se uma ou duas trepanações sobre as áreas em que a espessura do hematoma é maior. A localização da trepanação deve ser individualizada para cada doente e baseada na localização do hematoma de acordo com os achados dos exames de imagem. A incisão cutânea deve ser planejada de modo a ser incorporada na eventual necessidade de realização de craniotomia. Após abertura da dura-máter em forma de cruz e cauterização das folhas durais com coagulador bipolar, drena-se o hematoma liquefeito. A drenagem brusca do hematoma deve ser evitada, uma vez que a rápida descompressão do parênquima adjacente pode causar a formação de hematomas intracerebrais.

A orientação de trepanação única ou múltipla deve ser norteada pelos aspectos da imagem tomográfica, que pode evidenciar coleções homogêneas de baixa atenuação ou coleções heterogêneas resultantes de graus variados de novos sangramentos e organização; a presença de várias septações e de indícios de compartimentos isolados apontam para a necessidade de mais de uma via de drenagem.

A fisiopatogenia do HSDC, com hiperfibrinólise local e ressangramento das neomembranas, deve ser considerada no seu tratamento. Desta maneira, após a diminuição do cone de pressão intracraniana, deve-se interromper este ciclo vicioso com a remoção de produtos de degradação da fibrina do espaço subdural, com sua lavagem prolongada com solução fisiológica ou Ringer lactato.

Na seqüência de condutas e propostas de tratamento, outro aspecto a despertar opiniões controversas é a drenagem em sistema fechado do espaço subdural no período pós-operatório imediato (24 a 48 horas). Markwalder e Seiler recomendam a drenagem fechada do espaço subdural para diminuir a possibilidade da piora clínica no período pós-operatório, devida ao ressangramento ou ao acúmulo do LCR. Wakai et al., citados por Lind, sugeriram a drenagem fechada do espaço subdural no período pós-operatório precoce. Esses autores relataram índices de recorrência sensivelmente mais expressivos em doentes que não foram submetidos à drenagem pós-operatória do HSDC.

Lind et al. relataram a experiência relativa a 407 doentes tratados com trepanação e drenagem do espaço subdural na maioria dos casos. Os resultados publicados favoreceram a colocação do dreno. No entanto, sob um ponto de vista crítico, Markwalder e Seiler admitem a não-colocação do cateter de drenagem em circunstâncias de dificuldade técnica, sendo a mais freqüente representada pela expansão do hemisfério cerebral, que resulta em exíguo espaço subdural para drenagem. Nestas circunstâncias, a insistência para posicionamento do dreno no espaço subdural pode resultar em complicações adicionais, como o desencadeamento de novo sangramento da cápsula altamente vascularizada ou mesmo a laceração da córtex cerebral.

O pressuposto aumento das complicações infecciosas, como o empiema subdural, relacionado à colocação de dreno, não encontra substrato na experiência de Lind et al. que, pelo contrário, evidenciaram maior incidência, porém não significativa, de empiemas no grupo não submetido à drenagem. A craniostomia por *twist-drill* para acesso ao espaço subdural seria método mais simples e menos invasivo para drenar o HSDC, em especial quando seu aspecto é homogêneo ao exames de imagem. Horn et al. não encontraram diferenças evolutivas significativas entre doentes tratados mediante trepanação ou *twist-drill*; ressaltaram, contudo, que este último método é menos invasivo, fato relevante para a população de doentes mais idosos.

Derivação do espaço subdural

A derivação do espaço subdural é raramente indicada para tratar o HSDC em adultos. Sua indicação é mais freqüente na população infantil, particularmente naquelas crianças com coleção subdural hemorrágica crônica e desproporção craniocerebral. McLaurin e McLaurin indicaram derivação do espaço subdural para a cavidade peritoneal em crianças com hipertensão intracraniana recidivante, pois esta técnica apresenta a vantagem de se evitar punções repetidas da fontanela.

Medidas adicionais para provocar expansão cerebral

Nas décadas de 1940 e 1950, houve tendência ao uso de medidas que pudessem diminuir a desproporção craniocerebral no período pós-operatório imediato do HSDC. Quando não havia expansão do hemisfério cerebral após a drenagem do HSDC, empregava-se injeção de solução fisiológica ou de solução de Ringer no espaço subaracnóideo lombar ou mesmo diretamente na cavidade ventricular. Ulteriormente, ocorreu forte tendência em se abandonar esta técnica, considerada ineficaz, antifisiológica e, sobretudo, potencialmente lesiva. Além disso, a expansão do cérebro após a drenagem do HSDC não parece guardar relação com o prognóstico.

Complicações cirúrgicas

Apesar da simplicidade da drenagem do HSDC por métodos como trepanação ou craniostomia com *twist-drill*, as complicações não são incomuns. As principais complicações da drenagem do HSDC consistem em reformação da coleção subdural, hemorragia intracerebral, pneumocéfalo hipertensivo, empiema subdural e crises convulsivas. A persistência da coleção subdural pode resultar de drenagem inadequada ou de novo sangramento a partir da zona de incisão da cápsula. A descrição de coleção residual com repercussão clínica varia consideravelmente. McLaurin observou recidiva ou presença de coleção residual em 12 de 15 crianças, havendo deterioração neurológica apenas em 1 delas. Ocorre recidiva do HSDC entre 12 e 37% dos casos. De acordo com Chiles e Cooper, ocorre recidiva de 20% e 37%, respectivamente, em doentes tratados mediante trepanação ou craniotomia. Ernestus et al. observaram que 18,5% dos doentes tratados com trepanação apresentaram recidiva e necessitaram de nova cirurgia.

Deve-se excluir a recorrência do HSDC em todos os doentes que não apresentarem melhora ou que evoluíram com deterioração neurológica no período pós-operatório. A TC de crânio pode evidenciar a presença da coleção subdural com densidade mista ou maior que as encontradas nas TC realizadas no período pré-operatório.

Complicações infecciosas podem ocorrer após a realização de qualquer método de tratamento cirúrgico do HSDC, sendo pouco freqüentes (menos de 5% dos casos). Cameron observou apenas 1 caso de empiema subdural em um grupo de 114 doentes tratados mediante trepanação. Há quem relate incidência de empiema subdural em aproximadamente 1% destes doentes. Svien e Geleti relataram a incidência de complicações infecciosas, restritas à incisão cirúrgica, em cerca de 4% dos seus casos.

O desenvolvimento de hipertensão intracraniana (HIC) com instalação de quadro clínico grave, no período pós-operatório imediato do tratamento cirúrgico do HSDC, é complicação temível. Tyson et al., mediante análise da TC no período pós-operatório, observaram edema da substância branca em 6% dos doentes operados; em todos, houve grave deterioração neurológica.

McKissok et al. descrevem vários casos de crises convulsivas no período pós-operatório imediato do HSDC, associadamente a mau prognóstico; ressaltaram a dificuldade de controlá-las, o que leva freqüentemente o doente ao óbito, decorrente da tumefação cerebral e do agravamento da HIC. Outros autores sugeriram a relação de tal ocorrência com o aumento do fluxo ou do volume sangüíneo cerebral, secundário à descompressão, com o conseqüente edema vasogênico. O desenvolvimento de pneumocéfalo hipertensivo pode causar piora neurológica pós-operatória em 2,5 a 16% dos doentes tratados por trepanação. Esta complicação pode ser evitada com o planejamento adequado do local da trepanação, do posicionamento do doente e da drenagem fechada do espaço subdural no período pós-operatório. No período transoperatório, sempre que possível, o orifício de trepanação deve situar-se no ponto mais elevado da abóboda craniana.

A piora neurológica em período pós-operatório precoce pode decorrer do desenvolvimento de hemorragia intracerebral ou do tronco encefálico.

Evolução

Em várias casuísticas, o índice de mortalidade situa-se abaixo de 10% dos doentes submetidos à drenagem cirúrgica do HSDC.

Os óbitos ocorridos na casuística de McKissock et al. (6%) foram imputados principalmente à gravidade do estado neurológico pré-operatório, especialmente no grupo etário mais idoso (superior a 70 anos). A evolução rápida dos sintomas também se associou a pior prognóstico. Esses autores afirmaram que o prognóstico dependeu fundamentalmente das anormalidades encefálicas causadas pelo HSDC, expressas pela alteração do nível de consciência e pela rapidez em que ocorreu a progressão dos sintomas. A senilidade seria fator que influiria negativamente no resultado. Por outro lado, Potter e Fruin verificaram resultados notavelmente bons, mesmo em doentes com idades avançadas.

Tabaddor e Shulman observaram relação entre a mortalidade e a gravidade do comprometimento neurológico pré-operatório.

Markwalder et al. referiram mortalidade nula em casuística de 32 doentes tratados por trepanação. Esses autores não estabeleceram relação entre a expansão cerebral pós-operatória e o prognóstico e observaram que a persistência da coleção subdural residual não interferiu significativamente na evolução clínica.

Hamilton et al. analisaram os índices de mortalidade relatados antes e após o advento da TC de crânio e concluíram que o diagnóstico mais precoce, por meio do exame de imagem, resultou em sensível diminuição da mortalidade. O diagnóstico tardio e a conseqüente instalação de quadro clínico mais grave seriam responsáveis por índices de mortalidade que podem chegar até a 29% dos casos. Esses autores analisaram a incidência de distúrbios neurológicos residuais e concluíram que havia incapacidade moderada ou grave em cerca de 12% dos doentes. A evolução dos doentes não apresenta relação aparente com o volume ou bilateralidade do hematoma.

Algoritmo 235.1 – Avaliação e tratamento de doentes com hematoma subdural crônico

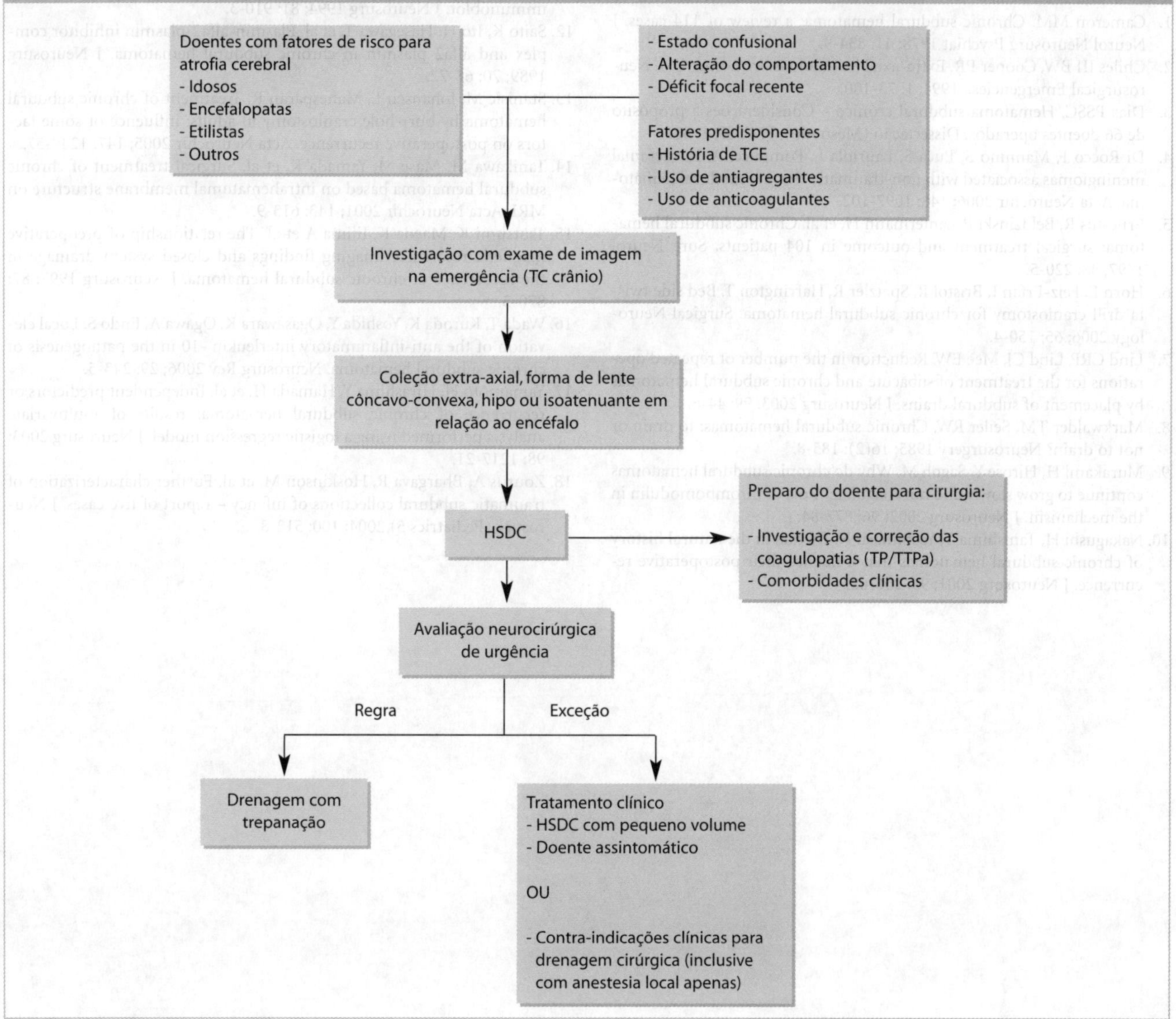

LEITURA ADICIONAL

1. Cameron MM. Chronic subdural hematoma: a review of 114 cases. J Neurol Neurosurg Psychiat 1978; 41: 834-9.
2. Chiles III BW, Cooper PR. Extra-axial hematomas. In: Loftus CM. Neurosurgical Emergencies., 1994; 1: 73-100.
3. Dias PSSC. Hematoma subdural crônico – Considerações a propósito de 66 doentes operados. Dissertação (Mestrado), FMUSP, 1983.
4. Di Rocco F, Mannino S, Puca S, Lauriola L, Pompucci A. Intracranial meningiomas associated with non-traumatic chronic subdural hematoma. Acta Neurochir 2006; 148: 1097-102.
5. Ernestus R, Beldzinski P, Lanfermann H, et al. Chronic subdural hematoma: surgical treatment and outcome in 104 patients. Surg Neurol 1997; 48: 220-5.
6. Horn E, Feiz-Erfan I, Bristol R, Spetzler R, Harrington T. Bed side twista drill craniostomy for chronic subdural hematoma. Surgical Neurology 2006; 65: 150-4.
7. Lind CRP, Lind CJ, Mee EW. Reduction in the number of repeated operations for the treatment of subacute and chronic subdural hematomas by placement of subdural drains. J Neurosurg 2003; 99: 44-6.
8. Markwalder TM, Seiler RW. Chronic subdural hematomas: to drain or not to drain? Neurosurgery 1985; 16(2): 185-8.
9. Murakami H, Hirose Y, Sagoh M. Why do chronic subdural hematomas continue to grow slowly and not coagulate? Role of thrombomodulin in the mechanism. J Neurosurg 2002; 96: 877-84.
10. Nakagushi H, Tanishima T, Yoshimasu N. Factors in the natural history of chronic subdural hematomas that influence their postoperative recurrence. J Neurosurg 2001; 95: 256-62.
11. Nomura S, Hashiwagi S, Fujisawa H, et al. Characterization of local hyperfibrinolysis in chronic subdural hematomas by SDS-PAGE and immunoblot. J Neurosurg 1994; 81: 910-3.
12. Saito K, Ito H, Hasegawa T, et al. Plasmin-alfa2-plasmin inhibitor complex and alfa2 plasmin in chronic subdural hematoma. J Neurosurg 1989; 70: 68-72.
13. Stanisic M, Johansen L, Mahesparan R. Treatment of chronic subdural hematoma by burr-hole craniostomy in adults: influence of some factors on postoperative recurrence. Acta Neurochir 2005; 147: 1249-57.
14. Tanikawa M, Mase M, Yamada K, et al. Surgical treatment of chronic subdural hematoma based on intrahematomal membrane structure on MRI. Acta Neurochir 2001; 143: 613-9.
15. Tsutsumi K, Maeda K, Iijima A et al. The relationship of preoperative magnetic resonance imaging findings and closed system drainage in the recurrence of chronic subdural hematoma. J Neurosurg 1997; 87: 870-5.
16. Wada T, Kuroda K, Yoshida Y, Ogasawara K, Ogawa A, Endo S. Local elevation of the anti-inflammatory interleukin -10 in the pathogenesis of chronic subdural hematoma. Neurosurg Rev 2006; 29: 243-5.
17. Yamamoto H, Hirashima Y, Hamada H, et al. Independent predictors or recurrence of chronic subdural hematoma: results of multivariate analysis performed using a logistic regression model. J Neurosurg 2003; 98: 1217-21.
18. Zourus A, Bhargava R, Hoskinson M, et al. Further characterization of traumatic subdural collections of infancy – report of five cases. J Neurosurg (Pediatrics 5) 2004; 100: 512-8.

Neurorradiologia Vascular Intervencionista nas Urgências

CAPÍTULO 236

Paulo Puglia Junior
José Guilherme Mendes Pereira Caldas

TÓPICOS IMPORTANTES

- A neurorradiologia intervencionista é a subespecialidade que se dedica à abordagem diagnóstica e terapêutica das doenças vasculares do sistema nervoso, cabeça e pescoço.
- No pronto-socorro, ela pode contribuir na condução de casos de acidente vascular cerebral isquêmico ou hemorrágico, traumatismos e hemorragias da cabeça e do pescoço.
- A indicação de angiografia na fase aguda da isquemia praticamente se restringe aos procedimentos de trombólise.
- A trombólise intra-arterial se justifica por selecionar pacientes com um vaso de fato ocluído, usar doses menores de droga do que na trombólise endovenosa, ter maior índice de desobstrução, talvez por associação de lise mecânica do trombo e, principalmente, pela possibilidade de inclusão de um número maior de pacientes pela janela temporal maior.
- A angiografia por cateter é o exame de escolha na hemorragia meníngea por ter boa acurácia no diagnóstico das doenças vasculares de base, tanto aneurismas quanto outras lesões.
- Na embolização endovascular, o microcateterismo do saco aneurismático com deposição de espirais de platina, quantas forem necessárias para o completo preenchimento da dilatação, é a técnica preferida, preservando o vaso patente e prevenindo hemorragias.
- Dois métodos diagnósticos estão disponíveis para o diagnóstico de vasoespasmo: a angiografia e o Doppler transcraniano.
- O tratamento da dissecção é guiado pela a apresentação clínica. Os pacientes com isquemia são tratados em geral com anticoagulação e aqueles que tiveram hemorragia são submetidos a tratamento endovascular, o qual visa evitar ressangramentos e se possível preservar a artéria, o que nem sempre o é.
- As hemorragias espontâneas do parênquima cerebral são causadas por vasculopatias de diferentes naturezas e etiologias, coagulopatias e neoplasias. As vasculopatias da microcirculação são as mais freqüentes no idoso. As malformações vasculares predominam no jovem.
- As malformações arteriovenosas têm alto fluxo pela presença de fístulas, que podem ser únicas e calibrosas, ou múltiplas. A possibilidade de ruptura dos vasos com hemorragia representa uma das mais importantes conseqüências clínicas desse grupo de doenças.
- Feito o diagnóstico não-invasivo por tomografia ou ressonância magnética, a angiografia complementa a investigação necessária para a decisão terapêutica, sendo capaz de mostrar os sistemas vasculares envolvidos, as artérias de aporte individualmente, as alterações arteriais associadas, a forma e composição do *nidus*, o sistema venoso e as veias individuais de drenagem, com suas eventuais ectasias e estenoses, além da drenagem do cérebro normal.

INTRODUÇÃO

A neurorradiologia intervencionista é a subespecialidade que se dedica à abordagem diagnóstica e terapêutica das doenças vasculares do sistema nervoso, cabeça e pescoço e caracteriza-se pelo uso de dois tipos de instrumentos: equipamento radiológico com recursos de subtração digital e radioscopia de alta definição; e cateteres, que podem ser guiados por especialista treinado até vasos de diversos calibres. A injeção intra-arterial de contraste e a documentação das diversas fases da circulação intra e extracraniana constituem sua face diagnóstica (angiografia). O cateterismo com a finalidade de depositar material obliterante (embolização) ou de desobstruir a luz dos vasos (angioplastia) é seu lado terapêutico. No pronto-socorro, ela pode contribuir na condução de casos de acidente vascular cerebral isquêmico ou hemorrágico, traumatismos e hemorragias da cabeça e do pescoço.

ISQUEMIA CEREBRAL AGUDA

A indicação de angiografia na fase aguda da isquemia praticamente se restringe aos procedimentos de trombólise. Mas é importante revisar seus achados no acidente vascular cerebral (AVC) uma vez que a exploração diagnóstica vascular por meios não-invasivos é progressivamente mais valorizada. Os procedimentos terapêuticos compreendem trombólise intra-arterial, trombectomia endovascular, angioplastia e colocação de *stent* e trombólise local em trombose venosa cerebral, que serão discutidos em seguida. Serão abordadas ainda algumas situações específicas, incluindo episódios isquêmicos transitórios de repetição.

Angiografia cerebral diagnóstica

A angiografia por cateter permite mapear as lesões vasculares (extracranianas, vasos do polígono de Willis, vasos superficiais do encéfalo e vasos parenquimatosos, esses indiretamente) e, pelo padrão de circulação colateral, diferencia processos vasculares evolutivos de oclusões abruptas (essa distinção se refere às lesões vasculares e não ao déficit neurológico, que nos dois casos é abrupto). Quando existe uma lesão estenosante ou oclusão de um vaso, a circulação colateral se desenvolve paralelamente à redução de fluxo no vaso principal. No território cervicocraniano, existem anastomoses capazes de se estabelecer rapidamente, como as do polígono de Willis. Outras precisam de bastante tempo para se desenvolver, como a hipertrofia das artérias lentículo-estriadas e as anastomoses artério-arteriais transdurais na oclusão progressiva dos vasos da base do crânio. As anastomoses entre vasos cervicais, entre a artéria carótida externa e interna e entre os vasos piais aparecem rapidamente, mas em pequena quantidade. Quando estão presentes numerosos vasos, com fluxo alto, infere-se que se formaram progressivamente.

Nos vasos do pescoço as principais causas de estenoses progressivas são a ateromatose, arterite de Takayassu e a displasia fibromuscular, com seu aspecto típico de estenoses anulares intercaladas com dilatações ("colar de contas") ou as variantes de septação ou estenose tubular, enquanto estenoses ou oclusões agudas podem ser causadas por dissecção e embolia. O sinal angiográfico que pode ser considerado diagnóstico de dissecção é a presença de dupla luz, porém este é descrito com raridade. A retenção tardia do meio de contraste também é um sinal importante por representar seu influxo no lúmen intramural falso. *Flaps* intimais também são considerados sinais diagnósticos, no entanto, o sinal mais freqüente é a estenose segmentar de paredes irregulares, muitas vezes gradual, simétrica ou assimétrica, chamada de "sinal da corda". Associados a este, o "sinal da pérola" e o "sinal da roseta" podem aparecer. O primeiro representa dilatação imediatamente proximal ou distal à estenose. Já o segundo surge pelo enrugamento da íntima provocado pela redução do diâmetro interno devida ao hematoma intramural. Possíveis diagnósticos diferenciais são a aterosclerose e o vasoespasmo. A ateromatose tem preferência pelas origens das artérias carótidas internas e não costuma causar estenoses de grande extensão, além de ser disseminada, com algumas assimetrias. O vasoespasmo pode ser diferenciado pela ausência de irregularidades no seu contorno.

A oclusão carotídea pode ocorrer em diversos locais, comportando diferentes etiologias em cada uma delas. A oclusão bulbar é em geral de origem aterosclerótica (aterotrombose *in situ*), bem como aquelas, mais raras, da região do seio cavernoso. Estas podem ser de difícil diferenciação entre si em virtude dos fenômenos de trombose anterógrada, no primeiro caso, e retrógrada, no segundo, que se seguem à oclusão arterial e completam a trombose desde o último ramo importante antes da oclusão (em geral, carótida externa) até o primeiro após ela (artéria oftálmica, comunicante posterior ou cerebral média). As oclusões cervicais altas ou petrosas são em geral atribuídas a dissecção espontânea ou traumática. Algumas dessas oclusões, no entanto, podem ser embólicas e o padrão angiográfico característico (oclusão em "chama de vela") não é portanto específico de dissecções. Muitas vezes não há sinais de dissecção e os demais vasos são normais, não permitindo um diagnóstico etiológico da oclusão. As oclusões supraclinóideas, em geral embólicas, se caracterizam pela manutenção do fluxo nos segmentos cervicais até a artéria oftálmica, embora seu calibre se reduza bastante, de maneira regular, mas necessitando de diagnóstico diferencial com displasia fibromuscular, forma tubular, e com dissecção, especialmente na fase aguda, quando o fluxo é lento, lembrando o "sinal da corda". Nesses casos a pesquisa do hematoma intramural em crescente na ressonância magnética cervical com supressão de gordura confirma dissecção. Podem ser pré-bifurcacionais, quando há preservação do fluxo da artéria cerebral anterior média, ou da bifurcação ("T" carotídeo). As oclusões da artéria vertebral podem se dar na origem, de etiologia aterosclerótica, em geral com revascularização do segmento cervical alto pelas artérias cervical ascendente, cervical profunda ou occipital. Oclusões cervicais, proximais ou distais, com o mesmo padrão de circulação colateral, mas com coto remanescente, se devem a dissecção. Oclusões intracranianas proximais à origem da artéria cerebelar póstero-inferior podem ser tanto ateromatosas quanto por dissecção, sendo importante a análise dos outros vasos. Em geral a artéria vertebral distal tem fluxo retrógrado até a origem da artéria cerebelar póstero-inferior. Oclusões da artéria vertebral terminal, muitas vezes embólicas, preservam o fluxo até a artéria cerebelar póstero-inferior, e, em geral, se manifestam por isquemia bulbar lateral. A artéria basilar pode se ocluir por ate-

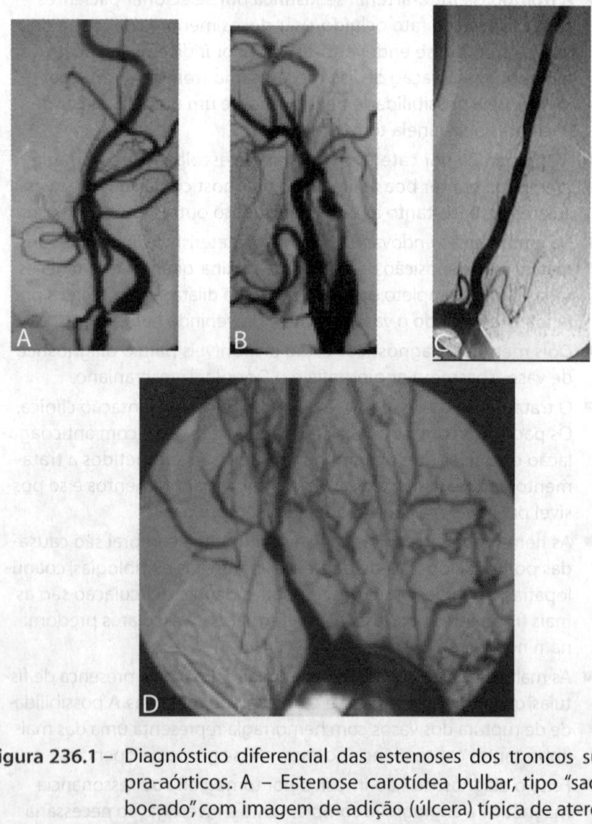

Figura 236.1 – Diagnóstico diferencial das estenoses dos troncos supra-aórticos. A – Estenose carotídea bulbar, tipo "saca bocado", com imagem de adição (úlcera) típica de ateromatose. B – Estenose carotídea cervical, poupando o bulbo, de contornos ondulados, longa e com dilatação associada, caracterizando dissecção. C – Artéria vertebral com estenose e imagem negativa linear ("flap"), sinal diagnóstico de dissecção. D – Múltiplas oclusões arteriais (carótida comum esquerda, subclávias), estenoses de contornos regulares e profusa circulação colateral em paciente com diagnóstico de arterite de Takayassu.

rotrombose, nos terços proximal e médio, ou por embolia, no topo. Nas oclusões distais, tanto no sistema carotídeo como, e principalmente, no vértebro-basilar, fontes arteriais proximais de êmbolos, como displasias e dissecções, devem ser exaustivamente pesquisadas.

Nos vasos da base do crânio as lesões abruptas são representadas pelas embolias, de fonte arterial ou cardíaca, provocando oclusão ou estenose da bifurcação das artérias carótida interna, basilar, cerebrais média e posterior. As lesões progressivas são caracterizadas, em certa fase, pela hipertrofia dos vasos lentículo-estriados, e por isso chamadas de aspecto *moyamoya* (fumaça). Na verdade esse sinal é importante, mas é necessário ressaltar que a doença não se encontra nesses vasos. Numa primeira fase há estenose da artéria carótida interna terminal e raramente, da basilar, sem hipertrofia das artérias perfurantes. A estenose progride então para os segmentos horizontais das artérias cerebrais média, anterior ou posterior, e é nessa fase que existe a hipertrofia. Nos estágios mais adiantados esses vasos regridem e dão lugar a anastomoses transdurais, onde vasos meníngeos passam a nutrir artérias corticais. Essa condição pode ser idiopática (doença *moyamoya*) ou associada a aterosclerose, anemia falciforme, síndrome de Down, coagulopatias, neurofibromatose tipo I e outros (aspecto ou síndrome *moyamoya*). As crianças apresentam infartos cerebrais com déficits abruptos ou retardo do desenvolvimento. Hemorragias, mais comuns no adulto, são raras na infância.

Nas lesões dos vasos superficiais (também chamados corticais ou leptomeníngeos) do encéfalo, o dado mais importante se refere à distribuição das lesões. Lesões estenosantes ou oclusivas focais ou até multifocais associam-se a embolias, enquanto lesões difusas são provocadas por vasculopatias autóctones. Estas incluem vasculopatias oclusivas, como na presença do anticorpo antifosfolípide, hereditárias e vasculites por drogas, parainfecciosas ou auto-imunes, essas muito raras, embora façam parte das listas de diagnóstico diferencial com freqüência exagerada. A presença de dilatações associadas, embora muito rara, sugere vasculite. As embolias têm ainda aspecto de oclusão abrupta com colateral pial, enquanto as arteriopatias autóctones exibem estenoses e oclusões distais, com formação de rica e delgada rede de colaterais, em forma de candelabro.

As doenças dos vasos parenquimatosos, para os quais a angiografia não tem poder de resolução, são diagnosticadas indiretamente, através da lentificação do fluxo nos vasos superficiais, em razão do aumento da resistência periférica. Nesses casos, o papel da angiografia é limitado, descartando doença associada em vasos de calibre maior.

Trombólise intra-arterial

A trombólise intra-arterial apresenta vantagens: por selecionar pacientes com um vaso de fato ocluído, usar doses menores de droga do que na trombólise endovenosa, ter maior índice de desobstrução, talvez por associação de lise mecânica do trombo e, principalmente, pela possibilidade de inclusão de um número maior de pacientes pela janela temporal maior. As desvantagens são o tempo necessário para o preparo do aparato (equipes de anestesia e neurorra-

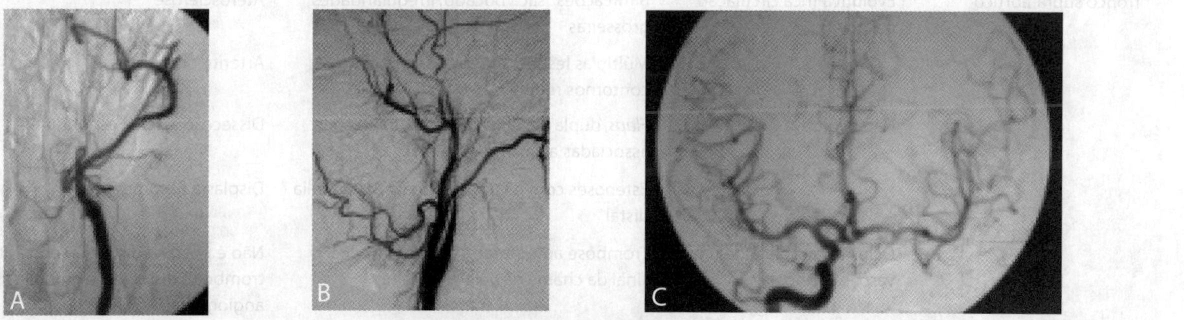

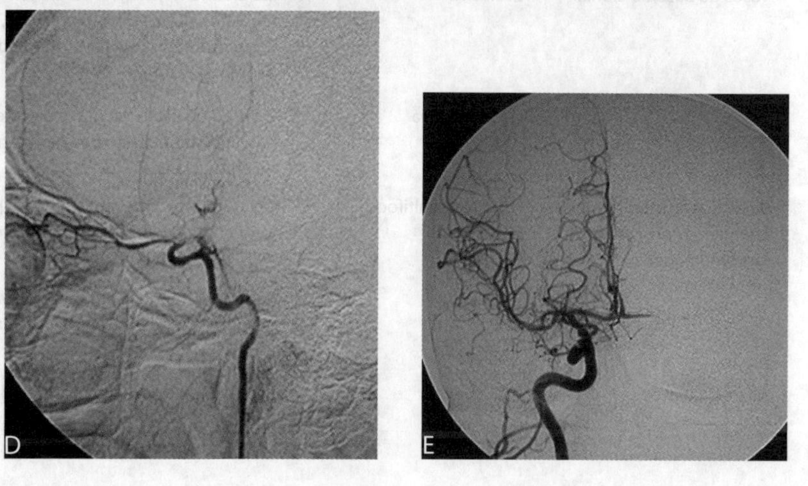

Figura 236.2 – Oclusões carotídeas. A – Bulbar, aterosclerótica. B – Cervical alta, com coto de aspecto "chama de vela", sugestivo mas não diagnóstico de dissecção, uma vez que oclusões altas por embolia ou compressão extrínseca também formam essa imagem. C – Circulação colateral pela artéria comunicante anterior, que faz com que a maioria das oclusões carotídeas cervicais sejam bem toleradas. D – Oclusão intracraniana da carótida esquerda (vista em perfil), acometendo as origens das artérias cerebrais anterior e média ("T carotídeo") e impedindo a circulação pela comunicante anterior. E – Fica demonstrado na injeção carotídea direita em PA.

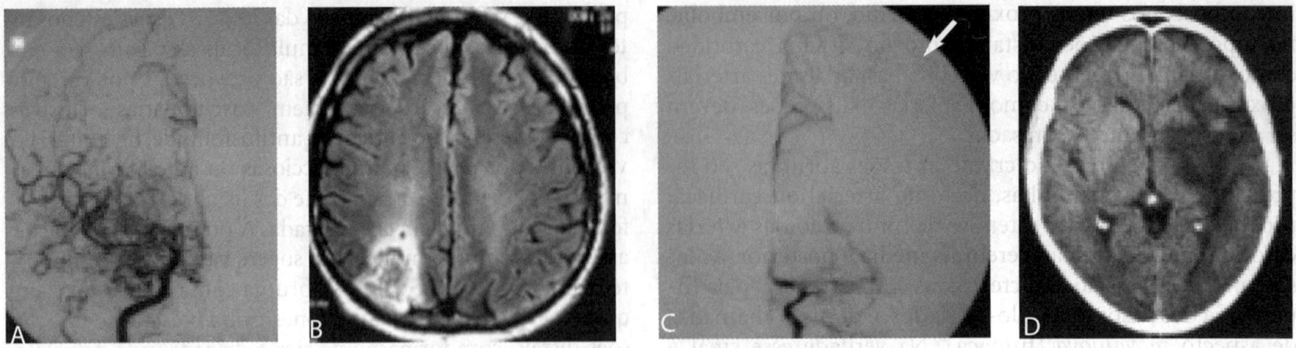

Figura 236.3 – Doenças dos vasos da base do crânio. A – Progressiva, com infartos lacunares pequenos ou de fronteira. B – Hipertrofia das artérias lentículo-estriadas (aspecto *moyamoya*), que aparece em uma fase da doença. C – Embolia, com oclusão de artérias lentículo-estriadas e infarto dos núcleos da base e cápsula interna. D – O território cortical muitas vezes é preservado por anastomoses piais (seta branca), mesmo que a oclusão seja abrupta. Essas anastomoses podem ser lentas e seu fluxo depende da pressão arterial sistêmica média, razão pela qual não se recomenda abaixá-la no AVC agudo.

diologia intervencionista, sala com equipamento de angiografia digital) e a invasividade do método.

Quando um paciente tem indicação de trombólise endovenosa e não há contra-indicações, essa deve ser preferida, a não ser no caso de complicação de angiografia cerebral ou coronária, pois aí o paciente já está no ambiente adequado para o procedimento. Caso contrário, o tempo decorrido até se reunir as condições para a angiografia e trombólise intra-arterial podem não justificar os benefícios. Sinais de trombose da artéria cerebral média na tomografia ou angiorressonância são associados a baixo índice de reperfusão e mau prognóstico, sendo em alguns serviços indicação para abordagem intra-arterial. Mas sua indicação é mais freqüente nos pacientes que estão entre 3 e 6 horas de evo-

Tabela 236.I – Classificação da doença cerebrovascular oclusiva

Tipo de vaso	Tipo de lesão	Característica	Etiologia
Tronco supra-aórtico	Evolutiva (rica circulação colateral)	Bifurcações, "saca bocado", irregularidades grosseiras	Aterosclerose
		Múltiplas lesões, origens dos troncos, contornos regulares	Arterite de Takayassu
	Não-evolutiva	*Flaps*, dupla luz, sinal da corda, dilatações associadas acima das origens	Dissecção arterial espontânea
		Estenoses com dilatações, sinais de embolia distal	Displasia fibromuscular
	Oclusão completa de um vaso isolado	Trombose anterógrada e retrógrada, com sinal da chama de vela se for alta	Não é possível distinguir entre aterotrombose, dissecção e embolia apenas pela angiografia
Vasos da base do crânio	Evolutiva	Estreitamento cervical de contornos regulares, rica circulação colateral, hipertrofia das perfurantes (em fase intermediária) – padrão *moyamoya*	Doença *moyamoya* (hipertrofia primária da camada média) Miscelânea (ateromatose, Sd. Sneddon, Down)
	Não-evolutiva	Oclusão ou estenose grave da carótida ou basilar distal, oclusão das perfurantes, sinais de embolia distal	Embolia, seja artério-arterial (atenção para os vasos proximais à lesão), de fonte cardíaca ou criptogênica (até 1/3)
Vasos superficiais (também chamados corticais ou leptomeníngeos)	Focal (ou multifocal)	Oclusão tipo "corte", anastomoses piais freqüentes provindas de outra artéria	Embolias
	Difusa	Rede anastomótica em torno de vaso distal ocluído ("candelabro") provinda da mesma artéria	Vasculopatias inflamatórias, hereditárias, linfoma angiocêntrico, associadas a trombofilias
Microcirculação		Retardos da circulação focais ou difusos	Arteriolopatia hipertensiva, inflamatória, angiopatia amilóide

lução e naqueles com limitação à dose endovenosa plena (Tabela 236.II).

O protocolo de trombólise intra-arterial não é tão consolidado quanto o da versão endovenosa, havendo variações em vários aspectos de serviço para serviço. O protocolo descrito a seguir é o utilizado pelo Hospital das Clínicas da FMUSP.

A avaliação por tomografia computadorizada é necessária para descartar hemorragias e outras doenças não-vasculares, exceto nos AVCs ocorridos durante angiografia. A ressonância magnética, através das técnicas de difusão e perfusão, parece permitir uma seleção melhor dos pacientes que têm tecido cerebral não adequadamente perfundido mas ainda viável. O impacto clínico dessas modalidades de imagem, levando-se em conta a importância do tempo no tratamento do AVC agudo, está por ser determinado.

A trombólise intra-arterial é realizada preferencialmente com o paciente sob anestesia geral ou sedação e a via utilizada é a punção da artéria femoral.

O estudo angiográfico inicial não pode se alongar, pois o tempo é essencial, mas deve ser completo, mostrando o local de oclusão e seu suprimento colateral. Para isso o estudo carotídeo contrário à lesão em geral é suficiente, raramente sendo necessário o estudo vertebrobasilar. Nas oclusões vertebrais, o estudo contralateral é necessário para avaliação da artéria basilar. Estuda-se sempre a bifurcação carotídea antes de avançar o cateter à carótida interna e a origem da artéria vertebral antes de cateterizá-la. Na doença do sistema carotídeo, a angiografia tem um valor prognóstico para hemorragia pós-trombólise, sendo esse risco alto na oclusão da bifurcação, que inclui as artérias lenticulo-estriadas, e mais baixo nas oclusões proximais à bifurcação ou da artéria cerebral média, nas quais são poupadas.

A oclusão é atingida com cateterismo super-seletivo. O trombo é então ultrapassado e uma angiografia do leito distal é obtida. Várias perfurações do trombo são feitas utilizando o microfio-guia e o microcateter, com o objetivo de fragmentá-lo e otimizar o efeito do trombolítico.

A droga de escolha no Brasil é o rt-PA, utilizado em *bolus* de 5 mg e infusão lenta de 5 mg a cada 30 minutos, até um total de 25 mg em 2 horas. A cada 5 mg infundidos, o controle angiográfico é realizado. O objetivo é usar a menor dose possível de droga para a recanalização completa. O uso de outras drogas, como o abciximabe baseia-se em relatos esporádicos e nos maus resultados de rt-PA no manejo de complicações de procedimentos endovasculares, sugerindo que nessa situação os trombos seriam brancos e não vermelhos, respondendo melhor ao antiplaquetário. A dose utilizada consiste de bolo intra-arterial de 0,25 mg/kg seguido de infusão contínua por 12 horas, em geral endovenosa, de 0,125 μg/kg/min.

Após o procedimento, uma tomografia computadorizada é obtida com o objetivo de descartar hemorragias. Essa

Tabela 236.II – Técnicas endovasculares no AVC agudo

Técnicas endovasculares no AVC agudo	Indicações
Trombólise intra-arterial	Evolução de 3 a 6 horas
	Evolução de 0 a 3 horas com limite da dose da droga (uso de heparina, por exemplo)
	AVC ocorrido na angiografia ou hemodinâmica
Angioplastia e colocação de *stent*	Evidência de estenose crítica comprometendo o resultado da trombólise
Trombectomia endovascular	0 a 6 horas e contra-indicação de droga trombolítica
	Ausência/pobreza de resposta ao trombolítico
	Trombo volumoso na terminação carotídea
	Evolução de até 8 horas
Trombólise combinada EV-IA	Evolução de 0 a 3 horas com oclusões proximais (tronco da artéria cerebral média, terminação da carótida interna ou basilar)
Tratamento endovascular de resgate	Ausência de resposta clínica e evidência de falha da recanalização por doppler transcraniano após plena endovenosa

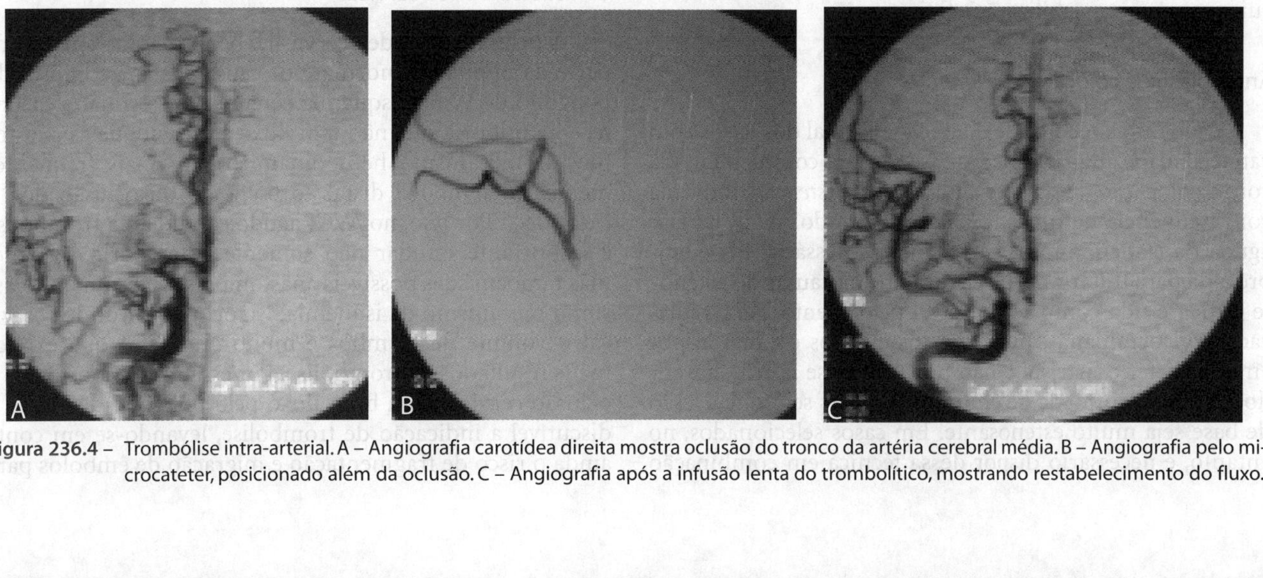

Figura 236.4 – Trombólise intra-arterial. A – Angiografia carotídea direita mostra oclusão do tronco da artéria cerebral média. B – Angiografia pelo microcateter, posicionado além da oclusão. C – Angiografia após a infusão lenta do trombolítico, mostrando restabelecimento do fluxo.

tomografia exibe áreas de grande captação do meio de contraste, especialmente o tecido reperfundido, mas sem efeito expansivo, como acontece em uma hemorragia. A infusão de heparina cessa com o início da trombólise e não necessita ser revertida. O introdutor arterial é mantido por 12 horas após o uso de rt-PA e retirado depois de 4 horas após o abciximabe. Os cuidados pós-trombólise são realizados em terapia intensiva e consistem em controle da pressão arterial dentro dos limites de 185 por 110 mmHg e monitorização neurológica com o objetivo de detectar precocemente hemorragias.

Outras estratégias endovasculares no tratamento do AVC agudo

Trombólise combinada EV-IA

Nessa modalidade, após a infusão de 0,6 mg/Kg (com bolo de 15%, ou seja, igual ao protocolo NINDS), o paciente é submetido a abordagem endovascular, com infusão de um complemento de até 0,3 mg/Kg. Ela permite uma combinação de vantagens. De um lado, o início precoce e de outro uma maior chance de repermealização completa pela infusão intrarterial, somente se persistir a oclusão. Embora ainda não plenamente aceita devido à falta de bons estudos e à necessidade de recursos avançados, muitos protocolos locais têm adotado essa modalidade nas oclusões arteriais proximais, onde se obtém um baixo índice de reperfusão pela trombólise convencional.

Tratamento endovascular de resgate

Diferente da trombólise combinada, onde uma dose menor da droga é infundida para uma proposital abordagem endovascular, o resgate é realizado após o uso da dose plena do trombolítico, quando há evidência de oclusão persistente. O diagnóstico dessa oclusão persistente é feito pela ausência de melhora clínica e por exames de imagem, em geral o doppler transcraniano, que pode ser realizado à beira do leito. No tratamento endovascular de resgate podem ser usados dose complementar do trombolítico, inibidores da glicoproteína IIb-IIIa ou as modalidades mecânicas que serão discutidas abaixo. Essa abordagem é agressiva e reservada a casos graves, justificada pela presumível evolução ruim sem repermeabilização efetiva.

Angioplastia e colocação de *stent*

Enquanto a técnica de dilatação luminal dos vasos com cateter-balão (angioplastia), quase sempre complementada com a colocação de prótese endovascular (*stent*), é indicada com freqüência na prevenção secundária do AVCI, na fase aguda da isquemia raras vezes se faz necessária. Ela é empregada para tratar uma placa de ateroma causando estenose crítica e tida como responsável pelo evento. Na circulação cervicocraniana a maioria dos eventos é causada por embolia artério-arterial e não por trombose *in situ*, havendo grande quantidade de êmbolos, às vezes sem que a lesão de base seja muito estenosante. Em casos selecionados, no entanto, é necessário dispor dessa técnica em combinação com a trombólise. São exemplos dessa situação a refratariedade da oclusão ao trombolítico, a reoclusão da artéria submetida a trombólise, presença de estenose crítica após a lise do trombo, seja na bifurcação carotídea, na origem da artéria vertebral ou em um vaso intracraniano, como a artéria cerebral média ou basilar. A presença de uma dissecção que fique evidente após a trombólise e que provoque uma lentificação significativa do fluxo, com risco de retrombose, é talvez a única situação em que a colocação do *stent* se justifique nessa doença arterial, que em geral responde muito bem ao tratamento clínico.

Trombectomia endovascular

A possibilidade de manipular o trombo causador da isquemia com instrumentos que navegam através de cateteres abre a possibilidade de fragmentá-lo ou preferencialmente retirá-lo, pois a fragmentação sem o uso de trombolíticos pode fazer com que vasos mais distais sejam ocluídos, aumentando a área infartada. Como o risco de hemorragia é menor devido à ausência de drogas, especula-se que a janela poderia ser maior.

Instrumentos usados para fragmentar o trombo incluem balões de angioplastia e cateteres, alguns com injeção de fluido sob pressão, mais adequados para uso em vasos extracranianos.

A retirada do trombo via cateter pode ser feita com *snares*, que são cateteres com "laço" na extremidade, usados para recuperar corpos estranhos, como cateteres vasculares quebrados. Há também instrumental específico, como o MERCI, aprovado pelo FDA, e outros, mas eles não estão disponíveis no Brasil.

Quando lançar mão dessas técnicas? Cabe ao neurorradiologista identificar um trombo isolado, de tamanho adequado e acessível. Dificilmente isso acontece antes da infusão do trombolítico em razão da trombose secundária, por estase, em torno de um êmbolo inicial. Seu uso sem trombolíticos e com janela de até 8 horas já está em uso clínico, mas ainda não difundido.

Conduta em situações específicas

Oclusão carotídea cervical

A oclusão carotídea cervical é bem tolerada em grande parte da população normal por causa das anastomoses do polígono de Willis. Isquemia cerebral nessa situação acontece na minoria que não tem fluxo suficiente pelas anastomoses (mecanismo hemodinâmico), ou mais freqüentemente, por embolia distal ao polígono ou oclusão do "T carotídeo". Por isso, no AVCI agudo candidato a trombólise é importante estudar não somente o território suspeito, mas também suas possíveis anastomoses, determinando assim o mecanismo da isquemia. Na oclusão carotídea cervical o volume de trombos é muito grande, o que explica maus resultados da trombólise. Por essa razão, constatada a oclusão cervical com bom fluxo pelo polígono de Willis, é discutível a indicação de trombólise, levando-se em conta ainda o risco de fragmentação e migração de êmbolos para ramos corticais. Na oclusão de todo o segmento cervical associada a oclusão da bifurcação ou a embolia do "T", opta-se por progredir o microcateter acima do polígono, seja através do trombo ou pela artéria comunicante anterior, restabelecendo o fluxo distal através do polígono de Willis. Havendo oclusão carotídea contralateral, todo esforço deve ser feito para restabelecer o fluxo no vaso.

Na oclusão da carótida terminal, com fluxo preservado até o segmento intracraniano, o volume de trombos é bem menor, permitindo a sua lise completa na maioria dos casos.

Oclusão vertebral cervical

A oclusão da artéria vertebral com bom calibre da oposta é muito bem tolerada. Eventualmente, a oclusão vertebral terminal lesa as artérias perfurantes bulbares, causando a síndrome de Wallenberg, ou a artéria cerebelar póstero-inferior, causando infarto cerebelar. Isquemias ocorrem na oclusão da artéria dominante, com hipoplasia ou oclusão prévia contralateral, ou ainda com embolia distal, sendo necessário pesar a relação risco/benefício e ponderar o local a se recanalizar.

Isquemia vertebrobasilar grave

Nas isquemias vertebrobasilares graves, com quadros motores bilaterais ou a síndrome do encarceramento completa, o prognóstico é muito reservado. Esses pacientes apresentam em geral oclusões da artéria basilar ou oclusão vertebral bilateral. Nessa situação há relatos de trombólise até quatro dias depois do início dos sintomas com boa evolução, embora hemorragias fatais possam ocorrer. Talvez uma extensão da janela para até 12 horas seja razoável. O índice de recanalização não é alto, em torno de 50%, mas nos pacientes com recanalização angiográfica a mortalidade cai de 92 para 46%. Combinação de técnicas como trombectomia e colocação de *stents* podem ser necessárias.

AVCI em evolução ou episódios isquêmicos de repetição

Em pacientes com AVCI em evolução é necessário diferenciar entre trombose progressiva e amplificação da lesão celular por alterações metabólicas ou hemodinâmicas. Episódios isquêmicos transitórios de repetição ou "em crescendo" são atribuídos a embolias de repetição, mas situações de déficit hemodinâmico podem acontecer em estenoses críticas, muitas vezes desencadeadas por postura. Em todas essas situações, os pacientes são submetidos a tratamento clínico agressivo, com heparina e, muitas vezes, com antiagregantes plaquetários associados e a investigação vascular não-invasiva. Quando o quadro é refratário ao tratamento clínico otimizado, significa que é de natureza hemodinâmica, e se existe uma lesão vascular suspeita, extra ou intracraniana, passível de angioplastia, esta pode ser feita na fase aguda, embora com risco de isquemia definitiva elevado. Quando o paciente responde bem ao tratamento clínico, que foi capaz de eliminar a embolização artério-arterial, recomenda-se programar uma angioplastia, se estiver indicada, em 4 a 8 semanas.

HEMORRAGIA MENÍNGEA

Os aneurismas estão presentes em aproximadamente 85% das hemorragias meníngeas espontâneas (não-traumáticas), as demais sendo causadas por dissecções arteriais, malformações e fístulas arteriovenosas, outras lesões vasculares, além de cerca de 5% de casos criptogênicos ou com hemorragia perimesencefálica ou pré-pontina benignas. As hemorragias meníngeas por aneurismas se associam a uma morbimortalidade hospitalar de cerca de 30%, sendo as principais complicações a serem evitadas o ressangramento, a isquemia por vasoespasmo e a hipertensão intracraniana,

Tabela 236.III – Causas de hemorragia meníngea espontânea
A – Angiografia positiva
• Aneurismas saculares do polígono de Willis (85%)
• Dissecções com ou sem pseudo-aneurisma (especialmente da artéria vertebral intracraniana)
• Aneurismas micóticos
• Aneurismas fusiformes (ectasias segmentares)
• Malformações arteriovenosas intracranianas
• Fístulas arteriovenosas durais ou diretas
• Síndrome *moyamoya*
• Trombose venosa intracraniana
• Malformações ou fístulas arteriovenosas medulares cervicais (a angiografia precisa ser estendida a essa região)
B – Angiografia negativa
• Traumatismo subvalorizado (síncope com queda, por exemplo)
• Hemorragia venosa benigna da fossa posterior (perimesencefálica ou pré-pontina)
• Cavernomas intraventriculares ou subaracnóides
• Vasoespasmo difuso (repetir em 10 a 15 dias. Se normal considerar síndrome de Call-Fleming)
• Indeterminada (repetir em 30 dias com estudo das carótidas externas e medula cervical. Se negativa repetir em 60 dias)

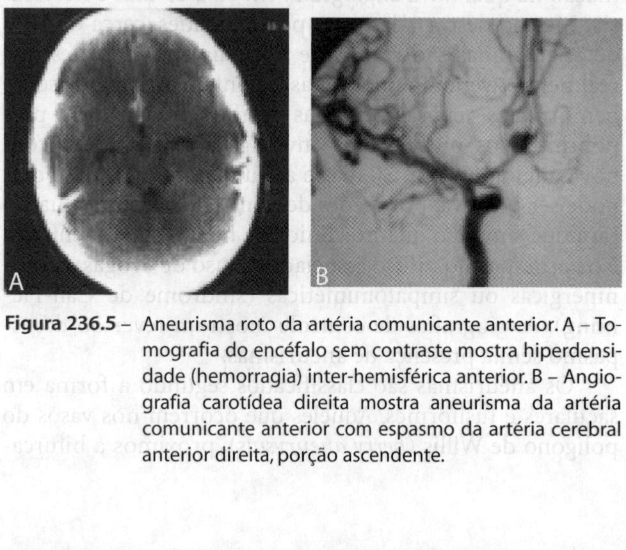

Figura 236.5 – Aneurisma roto da artéria comunicante anterior. A – Tomografia do encéfalo sem contraste mostra hiperdensidade (hemorragia) inter-hemisférica anterior. B – Angiografia carotídea direita mostra aneurisma da artéria comunicante anterior com espasmo da artéria cerebral anterior direita, porção ascendente.

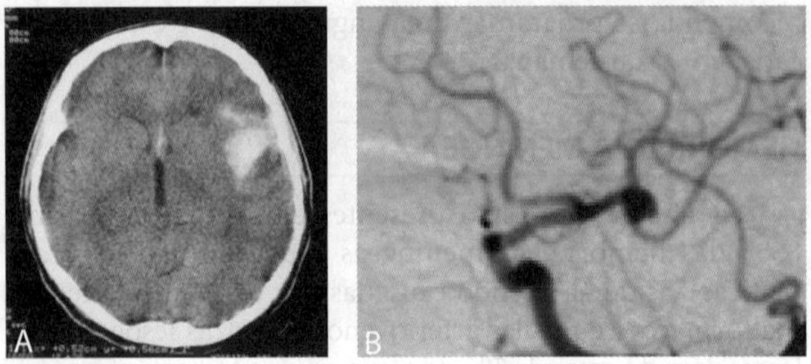

Figura 236.6 – Aneurisma roto da artéria cerebral média. A – Tomografia do encéfalo sem contraste com hemorragia na cisterna sylviana esquerda. B – Angiografia carotídea esquerda mostra aneurisma da bifurcação da artéria cerebral média.

essa provocada por hidrocefalia. Para tanto, o diagnóstico e o tratamento devem se fazer o mais rápido possível, no mais tardar até 72 horas do evento (Tabela 236.III).

Angiografia diagnóstica

A angiografia por cateter é o exame de escolha na hemorragia meníngea por ter boa acurácia no diagnóstico das doenças vasculares de base, tanto aneurismas quanto outras lesões. A angiotomografia é uma alternativa à angiografia por cateter, mas a ocorrência de flasos-negativos em HSA por aneurisma ainda é limitante para o método. A angiografia é realizada na maior parte das vezes sob anestesia local, mas pacientes com rebaixamento da consciência, sonolência, agitação ou dor muito intensa necessitam de geral. Não há contra-indicações absolutas para sua realização, mas cuidado deve ser tomado com pacientes com função renal alterada, que tenham história de reação alérgica ao meio de contraste e com os que estão na fase de vasoespasmo (4º ao 14º dia), pois podem piorar seu quadro neurológico. A angiografia deve ser completa, com cateterismo de ambas artérias carótidas e vertebrais, eventualmente também das carótidas externas.

Diante de uma angiografia normal, na hemorragia meníngea, é necessário excluir traumatismos, acidente de punção liquórica e mesmo angiografia incompleta. Vasoespasmo intenso também pode mascarar um aneurisma, situação na qual nova angiografia em 10 a 15 dias é necessária. Mesmo descartadas essas possibilidades, cerca de 10% de angiografias são realmente normais em pacientes que realmente tiveram hemorragias espontâneas. Metade serão hemorragias venosas benignas perimesencefálica ou pré-pontina. Nos outros, uma investigação sistemática com nova angiografia em 30 dias e até uma terceira em 60 dias pode ser positiva, por razões desconhecidas. Uma situação rara que simula o quadro clínico da hemorragia meníngea é o vasoespasmo difuso associado ao uso de drogas serotoninérgicas ou simpatomiméticas (síndrome de Call-Fleming). Angiografias de controle mostram reversão do espasmo sem a presença de aneurismas.

Os aneurismas são classificados segundo a forma em saculares e fusiformes. Aqueles que ocorrem nos vasos do polígono de Willis (*berry aneurysms*), próximos a bifurcações ou origem de outros vasos, são os mais comuns. São classificados segundo o tamanho em *baby* (< 3 mm), grande (> 10 mm) ou gigante (> 25 mm). Entre 3 e 10 mm são mais comuns e não recebem denominação especial. Aneurismas de outras etiologias também podem ser saculares, como os micóticos, dissecantes e traumáticos.

Aneurismas fusiformes ou dilatações arteriais segmentares podem aparecer isoladamente ou associadas a doenças sistêmicas. Dissecção, trauma ou infecções piogênicas adjacentes são causas de dilatações fusiformes, mas muitas vezes a etiologia não é identificada. Manifestam-se clinicamente por efeito compressivo, raramente provocando hemorragias e isquemias.

Embolização de aneurismas

A embolização endovascular representa não só uma nova técnica, mas a entrada de um novo especialista no cenário do tratamento dos aneurismas, uma vez que é realizada por neurorradiologistas. Avanços técnicos nessa área são constantes. Na embolização endovascular, o microcateterismo do saco aneurismático com deposição de espirais de platina, quantas forem necessárias para o completo preenchimento da dilatação, é a técnica preferida, preservando o vaso patente e prevenindo hemorragias. A principal limitação ao tratamento endovascular quando da introdução da técnica era o tamanho do colo, que precisava ser menor de 4 mm e não podia ultrapassar 50% do tamanho do saco. Essa limitação hoje é muito menor com a introdução de dois avanços. Uma é a embolização assistida por balão, que é insuflado temporariamente durante a introdução de cada mola. A segunda é mais recente, e consiste no uso de *stents* específicos para esse fim, auto-expansíveis, que "reconstroem" a artéria e podem ser transpostos pelo cateter que irá liberar as molas.

A morbimortalidade do tratamento endovascular nos aneurismas rotos é da ordem de 10%, não diferindo das principais séries cirúrgicas, com vantagem para o tratamento endovascular nos quadros graves. A oclusão completa dos aneurismas em um procedimento é de cerca de 50%, com falha do tratamento em 18% dos pacientes. A recuperação pós-operatória é mais rápida que na cirurgia convencional e o índice de infecção é desprezível. Recidivas são observadas em 20% dos aneurismas, mais freqüentemente quando a embolização foi incompleta. A introdução de molas biologicamente ativas, que agregam fibroblastos para formar uma parede arterial no colo, o que não acontece com as molas de platina, é uma tentativa de diminuir esse índice, o que aguarda estudos para comprovação. O risco de hemorragia após tratamento completo é de 0,9%, mas embolização subtotal também evita o ressangramento na fase aguda.

A escolha entre tratamento cirúrgico e endovascular não é consensual. Pacientes com hemorragias extensas, apresentando quadro neurológico grave (rebaixamento da consciência) e prenúncio de más condições cirúrgicas podem ser submetidos a embolização, sendo essa uma boa indicação de embolização na urgência. Existem aneurismas que claramente são melhor tratados por cirurgia, como aqueles da artéria cerebral média, comunicante anterior e posterior de colo lar-

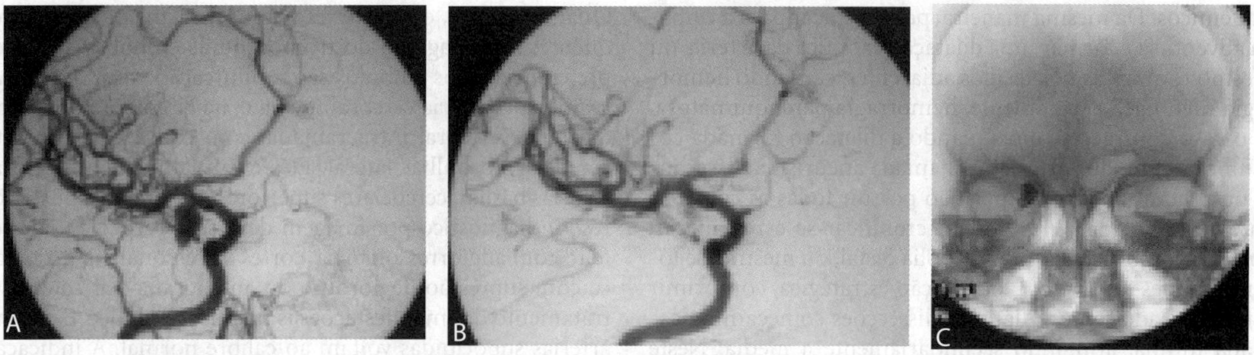

Figura 236.7 – Embolização de aneurisma carotídeo do segmento comunicante posterior. Angiografias carotídeas direitas (A) pré e (B) pós-embolização com micromolas de platina (C).

go. Outros têm, em geral, melhor prognóstico com embolização, como os da circulação posterior. O maior contingente, no entanto, poderia ser tratado igualmente pelos dois métodos. A escolha deve levar em conta a disponibilidade local para tratamento precoce (o retardo do tratamento piora muito o prognóstico), a experiência das equipes e seus índices de complicação (nem sempre objetivamente conhecidos).

Num estudo comparativo controlado, a embolização de aneurismas rotos teve índices menores de morbimortalidade após 1 ano do que a cirurgia (International Subarachnoid Aneurysm Trial Colaborative Group- ISAT, 2002). Um dos motivos do retardo da replicação desse estudo no nosso meio é o custo da embolização, ainda hoje maior que o do tratamento cirúrgico.

Os aneurismas gigantes intracavernosos são um capítulo à parte, pois são extra-durais e associados a hemorragias muito raramente. Os sintomas de compressão dos nervos cranianos relacionados ao seio cavernoso podem ter evolução episódica, com cefaléia súbita, que reflete aumento de volume, seguida de remissões, ou progressiva, em geral com cefaléia de intensidade também progressiva e refratária, esta sendo a principal motivação para o paciente procurar o tratamento. Este é feito através da oclusão carotídea definitiva após teste de oclusão, com morbidade baixa e bons resultados clínicos. Em alguns casos, ainda raros, a anatomia permite o uso de *stents* para reconstruir e preservar a artéria.

Tratamento endovascular do vasoespasmo

Vasoespasmo secundário a hemorragia subaracnóide ocorre em 60% dos pacientes, é sintomático em 30% deles e duplica a mortalidade. Alguns pacientes permanecem assintomáticos apesar de apresentarem vasoespasmo intenso enquanto outros apresentam déficits neurológicos com apenas reduções moderadas no fluxo sangüíneo cerebral. Dois métodos diagnósticos estão disponíveis para o diagnóstico de vasoespasmo: a angiografia e o Doppler transcraniano. O primeiro demonstra diretamente estenose da artéria comprometida enquanto o segundo método compara valores de velocidade do fluxo sangüíneo, fornecendo um diagnóstico indireto de vasoespasmo através do aumento da velocidade do fluxo.

A dilatação dos vasos estenosados pode ser realizada com medicamentos ou com angioplastia, e surgiu como um tratamento adicional para pacientes que não respondem ao tratamento com otimização hemodinâmica.

A dilatação dos vasos com bloqueadores de canal de cálcio – nimodipina – nitratos – nitroglicerina – e papaverina é fugaz, e serve primariamente para acessar artérias que possuem aneurismas a serem embolizados, mas pode ser usada em pacientes que já tenham o aneurisma clipado e vasoespasmo difuso.

A angioplastia tem efeito mais duradouro que a infusão de drogas. Pode ser usada apenas no espasmo dos sifões carotídeos, bifurcações das artérias carótidas internas, segmentos M1 das artérias cerebrais médias, artérias vertebrais e basilar. Artérias mais distais e espasmo difuso não são boas indicações. Essas restrições tornam o papel prático dessa técnica limitado.

Alguns estudos sugerem melhora clínica em até 60% dos pacientes e consideram necessário o estabelecimento de protocolo de monitorização para indicação precoce, que proporciona os melhores resultados.

DISSECÇÕES ARTERIAIS

Dissecções arteriais são rupturas da parede do vaso, acometendo freqüentemente a camada média. Podem ser espontâneas ou traumáticas. São ditas espontâneas quando não se relacionam a traumatismo de causa externa. Nesses casos freqüentemente se identificam traumatismos frustros, como a versão brusca do pescoço ou distensões mecânicas relacionadas a prática esportiva, eventos muitas vezes negligenciados na anamnese. Também incluem-se nesse grupo traumas relacionados a reanimação cardíaca, anestesia e manipulação quiroprática. Algumas doenças preexistentes podem predispor o paciente a dissecção, como a displasia fibromuscular e a síndrome de Ehlers-Danlos. A dissecção arterial espontânea começa com a ruptura da camada média, que leva a hemorragia no interior da parede da artéria. Esse sangramento progride longitudinal e concentricamente, formando, quando coagulado, um hematoma que reduz a luz e dilata os contornos do vaso em graus variáveis. A dissecção pode romper a íntima, permitindo que parte do coágulo atinja a luz do vaso, quando predominam os sintomas isquêmicos. Da mesma maneira, pode avançar para a camada adventícia e formar uma dilatação exofítica da artéria, ou mesmo romper-se nos tecidos adjacentes, causando hemorragia meníngea e, raramente, hemorragia parenquimatosa, se o vaso é intracraniano. Quando a dilatação formada comunica-se com luz arterial, é chamada aneurisma dissecante ou pseudo-aneurisma por não possuir todas as camadas da artéria normal. Eles podem cronificar-se e ressangrar, abrigar trombos, causando embolia distal, ou mesmo, se forem grandes ou tiverem localização estratégica, comprimir estruturas adjacentes. Algumas dissecções começam na camada íntima, atingindo secundariamente a média. Neste caso, uma porção laminar do endotélio que se projeta à luz do vaso, chamada de *flap* intimal, é vista na superfície interna da artéria. Dissecções múltiplas ou combinadas são vistas em até um terço dos pacientes.

A primeira manifestação clínica é dor em 60% dos pacientes, que pode ser cefaléia, dor cervical (carotidínia) ou ambas. Em alguns pacientes a dor pode ser o único sintoma e há registro de outros ainda submetidos a estudo por dissecção carotídea, que apresentavam dissecção de artéria vertebral assintomática. As manifestações neurológicas podem ser imediatas ou tardias, até 60 dias para isquemia e sem limite de tempo para ruptura ou efeito expansivo de pseudo-aneurismas.

O aspecto angiográfico mais comum é a estenose segmentar de paredes irregulares, chamado de "sinal da corda". Presença de dupla luz e de *flap* intimal são mais específicos, mas raros. Oclusões, aneurismas fusiformes ou saculares ou pequenas irregularidades podem ser os únicos sinais. Por serem pouco específicos, nesses casos o diagnóstico necessita ser complementado por ressonância magnética. Os cortes cervicais em T1 ou T2 com supressão de gordura da região cervical mostram um hematoma intramural em "crescente", sinal considerado diagnóstico.

As manifestações isquêmicas das dissecções carotídeas e vertebrais extracranianas decorrem do estreitamento do lúmen e da formação de trombos luminais. Isquemia cerebral pode resultar de hipoperfusão conseqüente à estenose ou oclusão do vaso, mas em poucos casos ela existe por tempo suficiente para provocar infarto do parênquima encefálico. Quando ocorre, o infarto tem como mecanismos mais freqüentes a propagação do trombo ou as embolias. Os alvos preferenciais dos êmbolos são a bifurcação carotídea intracraniana, a artéria cerebral média e, na circulação posterior, a artéria vertebral intracraniana, com conseqüente infarto cerebelar ou bulbar lateral. Eles eventualmente atingem as artérias basilar, cerebelares superiores ou cerebrais posteriores. O diagnóstico por imagem deve ser precoce e pode ser feito com angiorressonância, cortes de ressonância magnética com supressão de gordura ou angiografia por cateter. O tratamento das manifestações isquêmicas é clínico, e mesmo artérias subocluídas voltam ao calibre normal. A indicação de angioplastia e uso de *stents* deve se restringir a casos muito particulares, com dissecções múltiplas ou na realização de trombólise, conforme já discutido. Pseudo-aneurismas cervicais podem ser vistos em dissecções espontâneas (traumáticos serão discutidos em outra seção) e assim como as estenoses, também podem ter resolução espontânea. Quando provocam compressão de nervos cranianos, embolia tardia ou mesmo se persistirem assintomáticos mas sem redução das dimensões, o tratamento endovascular está indicado e consiste na colocação de *stent* e molas ou *stent* recoberto, que não é poroso e reconstrói a artéria.

As dissecções intracranianas são descritas em todas as artérias, mas são mais comuns nas artérias vertebral e basilar, que apresentam estrutura propícia, mais frágil. Elas são em geral totalmente espontâneas, diferindo das extracranianas, que freqüentemente têm um desencadeante. Podem ser diagnosticadas no contexto de uma isquemia ou de uma hemorragia. O diagnóstico radiológico pode ser sugerido por angiorressonância nos casos de isquemia, mas a confirmação se faz pela angiografia por cateter. Nas hemorragias essa é realizada sempre, pois se faz a pesquisa para aneurismas.

Nas artérias da circulação anterior (carótida interna e cerebral média) e na cerebral posterior são causas raras de hemorragia meníngea, cujo diagnóstico em vida é muito difícil.

Na artéria vertebral intracraniana, uma dissecção provoca isquemia ou hemorragia, sendo a ocorrência de ambas no mesmo paciente excepcional. O tratamento da dissecção é voltado para a apresentação clínica. Os pacientes com is-

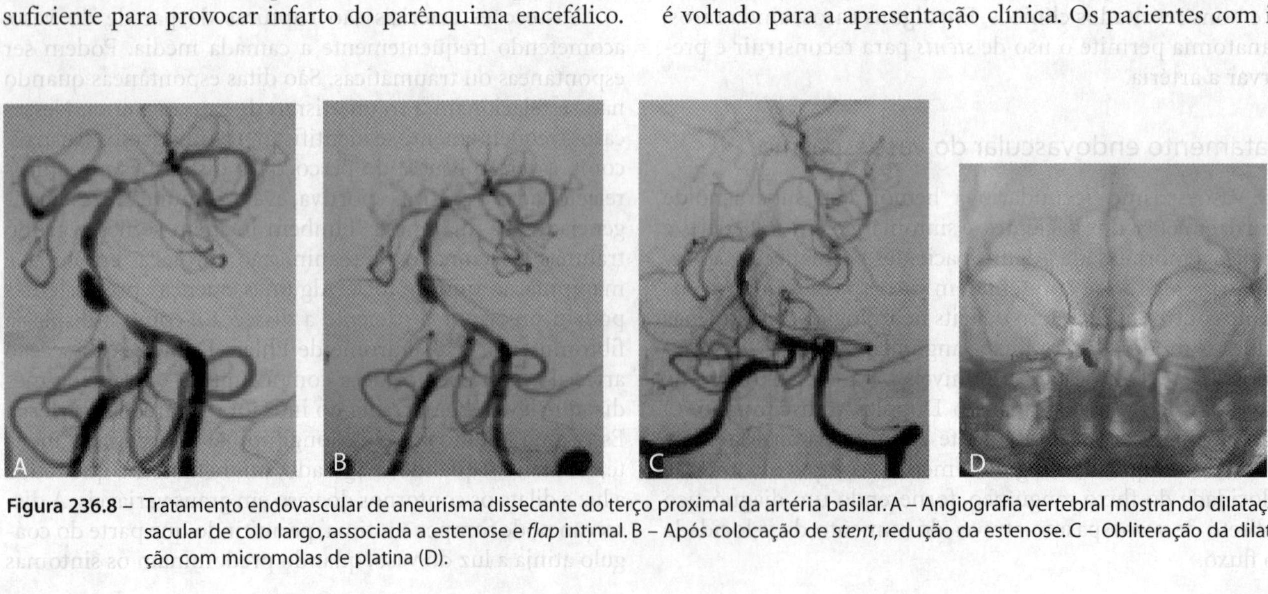

Figura 236.8 – Tratamento endovascular de aneurisma dissecante do terço proximal da artéria basilar. A – Angiografia vertebral mostrando dilatação sacular de colo largo, associada a estenose e *flap* intimal. B – Após colocação de *stent*, redução da estenose. C – Obliteração da dilatação com micromolas de platina (D).

quemia são tratados em geral com anticoagulação e aqueles que tiveram hemorragia são submetidos a tratamento endovascular, o qual visa evitar ressangramentos e se possível preservar a artéria, o que nem sempre é possível.

Ao contrário do caso das vertebrais, as dissecções da artéria basilar podem se iniciar com isquemia e ter complicações hemorrágicas, e vice-versa. Por isso sempre que há formação de pseudo-aneurisma, independentemente da apresentação clínica, este deve ser tratado com embolização seguida de anticoagulantes ou antiagregantes plaquetários nos casos com isquemia.

TROMBOSE VENOSA CEREBRAL

As tromboses venosas cerebrais são diagnosticadas na maioria das vezes com a associação de ressonância magnética e angiorressonância venosa. No entanto, as oclusões de veias corticais podem necessitar de angiografia para o diagnóstico, pois sua sensibilidade é maior. De outro lado, como as variações anatômicas são freqüentes, a informação dinâmica diferencia uma hipoplasia, com drenagem normal por outras vias, de uma oclusão, com retardo da drenagem.

Trombólise local na trombose venosa cerebral

A trombose venosa cerebral é uma doença que se manifesta por diferentes síndromes: hipertensão intracraniana aguda, infarto venoso com déficit neurológico progressivo, síndrome da hipertensão intracraniana "benigna" (pseudotumor cerebral), hemorragia intraparenquimatosa, cefaléia súbita com hemorragia subaracnóide. Embora a maioria dos casos tenha excelente evolução com heparinização, ou mesmo sem ela, quadros neurológicos muito graves podem ocorrer, especialmente nas duas primeiras síndromes citadas. Frente a uma deterioração rápida, sem resposta ao tratamento habitual e na ausência de hemorragia significativa, a trombólise local por microcateterismo venoso é uma opção que trouxe resultados favoráveis em casos publicados, com uso de uroquinase. Foram propostos ainda uso de trombolíticos pela via intra-arterial e a lise mecânica do trombo sem drogas trombolíticas, mas essa repermeabiliza os seios, melhorando a drenagem venosa global, a reabsorção liquórica e reduzindo a pressão intracraniana, mas não o infarto venoso que depende de oclusão das veias.

HEMORRAGIA INTRAPARENQUIMATOSA

As hemorragias espontâneas do parênquima cerebral são causadas por vasculopatias de diferentes naturezas e etiologias, coagulopatias e neoplasias. As vasculopatias da microcirculação são as mais freqüentes no idoso. As malformações vasculares predominam no jovem.

Duas formas de vasculopatia respondem pelo maior contingente. Aquela associada à hipertensão arterial sistêmica crônica é a mais comum e origina o termo "hemorragia hipertensiva", o que pode induzir a enganosa noção de que a hemorragia ocorreu porque o paciente *estava* hipertenso (o paciente com qualquer hemorragia intracraniana se apresenta sempre hipertenso, independente da causa do sangramento, em resposta ao evento, não como causa dele).

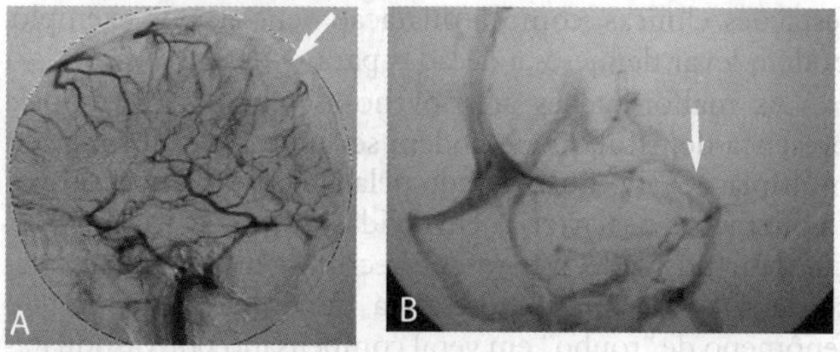

Figura 236.9 – Trombose de seios durais. A – Fase venosa de angiografia carotídea em perfil com ausência de opacificação do seio sagital superior. B – Fase venosa de angiografia carotídea em oblíqua, com imagem negativa central (trombo) no seio lateral esquerdo.

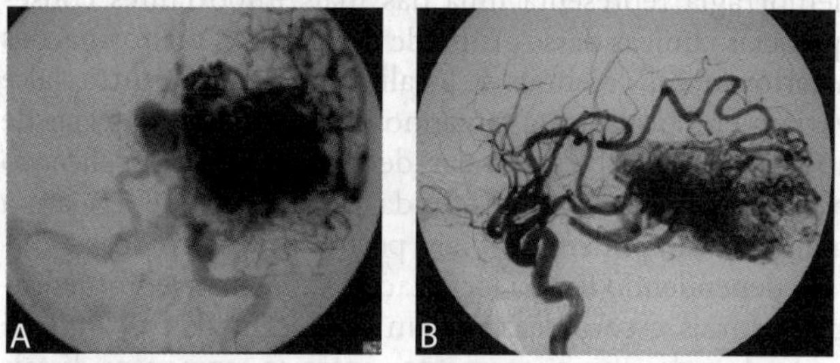

Figura 236.10 – Malformação arteriovenosa. Angiografias carotídeas em PA (A) e perfil (B). Grande enovelado de vasos tortuosos e dilatados com opacificação venosa precoce occipital à esquerda.

A vasculopatia do hipertenso tem várias fases, podendo causar também isquemias lacunares. Na fase mais grave aparecem os aneurismas microscópicos de Charcot-Bouchard, associados aos hematomas. Hoje investiga-se se ela é condicionada pela ação física do regime de hipertensão ou se ambas têm uma causa comum, a alteração dos receptores de angiotensina. A vasculopatia do hipertenso é mais intensa e precoce nos vasos perfurantes centrais, artérias lentículo-estriadas, tálamo-perfurantes e perfurantes pontinas. Os ramos parenquimatosos periféricos que irrigam os hemisférios cerebrais e cerebelares são acometidos tardiamente. Esse quadro vascular espelha a distribuição da localização das hemorragias. A angiopatia amilóide é outra doença de pequenos vasos que causa hemorragias, principalmente lobares, acima dos 70 anos. Outras microangiopatias, ocorrendo em grupos etários diversos, como aquelas associadas ao uso de drogas, as parainfecciosas e as raríssimas (embora muito lembradas) auto-imunes, também podem causar hemorragias. Esses últimos grupos podem acometer também os vasos de calibre secundário, também chamados corticais ou leptomeníngeos. Esses vasos são os que portam os aneurismas micóticos. Os vasos leptomeníngeos e suas alterações podem ser caracterizados pela angiografia, mas nas microangiopatias a angiografia é normal.

Malformações vasculares são erros no processo de diferenciação dos vasos, ocorridos no período embrionário, mas poucas vezes evidentes ao nascimento. A alteração básica está presente, mas as condições que provocam as manifestações clínicas, como a dilatação venosa, por exemplo, podem levar de meses a décadas para se desenvolver.

As malformações arteriovenosas têm alto fluxo pela presença de fístulas, que podem ser únicas e calibrosas, ou múltiplas. O alto fluxo gerado pela baixa resistência provoca alterações nas artérias envolvidas, como ectasias, dilatações, tortuosidade, estenoses e recrutamento de outros vasos através de anastomoses. Há desvio de fluxo com o fenômeno de "roubo", em geral compensado por vasodilatação nos territórios normais. Nas veias de drenagem também se notam alterações anatômicas, como ectasias, dilatações focais, estenoses e oclusões, estas últimas potencializando a hipertensão venosa já causada pela transmissão arteriovenosa de pressão. A possibilidade de ruptura dos vasos com hemorragia representa uma das mais importantes conseqüências clínicas desse grupo de doenças. As malformações arteriovenosas cerebrais se localizam no espaço intrapial e variam em localização, tamanho, conformação das vias de aporte, do *nidus* e das veias de drenagem. A localização pode ser superficial ou profunda. As artérias que irrigam a malformação podem ser piais, perfurantes, coróideas e durais, dependendo da sua localização. Colaterais leptomeníngeas, durais e coróideas podem ser recrutadas. O *nidus* é formado pelos vasos interpostos entre os segmentos distais das artérias e o início das veias de drenagem. São os vasos que provocam comunicação arteriovenosa e eles são o alvo de qualquer tratamento planejado. O tamanho é considerado pequeno até três centímetros, médio até seis, ou grande quando maior que seis. Dilatações intranidais representam ectasias vasculares ou pseudo-aneurismas pós-hemorrágicos. A drenagem é efetuada pelo sistema venoso superficial nas malformações corticais. Naquelas que têm extensão subcortical ou são subcorticais ou profundas a drenagem dá-se exclusiva ou parcialmente pelo sistema venoso profundo. Estenoses e oclusões venosas com redirecionamento da drenagem são por vezes observadas. A principal manifestação clínica é a hemorragia, que ocorre no adulto entre 2 e 4% das malformações por ano. A estratificação de risco para hemorragia é uma questão aberta e há indícios de que hemorragia prévia, alterações arteriais e localização profunda ou na fossa posterior acarretam maior risco. As hipóteses de que malformações pequenas têm maior risco de hemorragia ou que aquelas que se apresentem por epilepsia têm menor risco não encontram sustentação epidemiológica até o momento. Outras manifestações clínicas são epilepsia, déficits progressivos e cefaléia. Feito o diagnóstico não-invasivo por tomografia ou ressonância magnética, a angiografia complementa a investigação necessária para a decisão terapêutica, sendo capaz de mostrar os sistemas vasculares envolvidos, as artérias de aporte individualmente, as alterações arteriais associadas, a forma e composição do *nidus*, o sistema venoso e as veias individuais de drenagem, com suas eventuais ectasias e estenoses, além da drenagem do cérebro normal. As malformações arteriovenosas são de tratamento complexo e como têm um risco de ressangramento muito mais baixo que o dos aneurismas, raramente são tratadas na fase aguda. A embolização pode ser realizada com objetivo de oclusão completa, nas lesões menores que 25 mm, como preparação pré-operatória ou como paliativo nas lesões inoperáveis.

As fístulas piais são as malformações arteriovenosas piais cujos *nidus* têm composição exclusivamente fistular e onde uma ou mais artérias convergem para um ponto fistular amplo, com drenagem venosa por uma ou mais veias. O fluxo é alto e a localização é superficial. Em contraste com as malformações que possuem *nidus*, manifestam-se mais na infância. O tratamento endovascular é a escolha.

O termo malformação da veia de Galeno aplica-se somente a malformações arteriovenosas cujo *nidus* localiza-se junto à parede do precursor embriológico da veia de Galeno, cuja anatomia normal não se desenvolve. Deve ser diferenciada das dilatações da veia de Galeno, que ocorrem quando malformações arteriovenosas piais ou fístulas durais drenam por essa veia, normalmente formada, tornando-a varicosa. O aporte arterial é feito por artérias coróideas e subependimárias. O *nidus* localiza-se na linha mediana, por isso a nutrição arterial é bilateral. A drenagem venosa, por definição, ocorre pela veia prosencefálica mediana dilatada (o assim chamado aneurisma da veia de Galeno), que não se comunica com o sistema venoso profundo normal e drena pelo seio falciforme para o seio sagital superior. A manifestação clínica mais precoce costuma ser insuficiência cardíaca. Macrocrania e hidrocefalia podem se manifestar no feto, nos neonatos e nas crianças e resultam de alteração

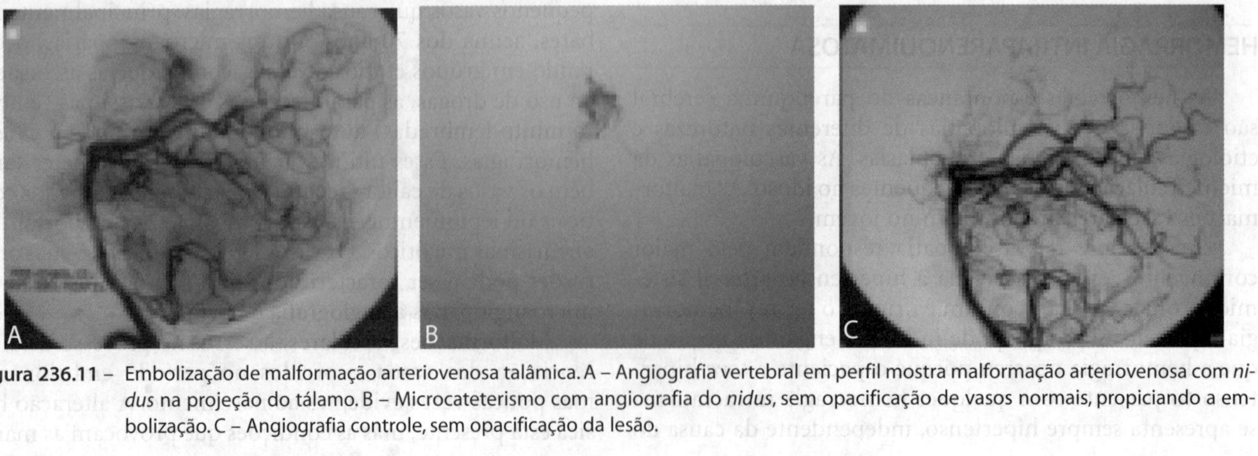

Figura 236.11 – Embolização de malformação arteriovenosa talâmica. A – Angiografia vertebral em perfil mostra malformação arteriovenosa com *nidus* na projeção do tálamo. B – Microcateterismo com angiografia do *nidus*, sem opacificação de vasos normais, propiciando a embolização. C – Angiografia controle, sem opacificação da lesão.

da dinâmica de reabsorção liquórica e não de compressão do aqueduto, como se acreditou por vários anos. Também nesse tipo, a embolização é a primeira opção.

Cavernomas são malformações vasculares exclusivamente venosas, compostas por espaços venosos dilatados, em intercomunicação. "Angioma" ou "hemangioma" cavernoso são termos ainda utilizados na literatura, porém são imprecisos por sugerirem natureza neoplásica. A angiografia é de pouca utilidade, pois raramente pode demonstrar uma pequena retenção de contraste na fase venosa. O tratamento consiste em ressecção cirúrgica. Teleangectasias representam as malformações capilares no sistema nervoso central e são em geral achados de necropsia.

Aneurismas podem causar hemorragia intraparenquimatosa em localizações bastante específicas, como no úncus (aneurisma de artéria comunicante posterior), giro reto (comunicante anterior), lobo temporal (artéria cerebral média), substância perfurada anterior (bifurcação da carótida interna) e corpo caloso (pericalosa).

Duas outras situações precisam ser lembradas: a isquemia cerebral com transformação hemorrágica, especialmente no paciente incapaz de relatar a história, e a trombose venosa. Esta provoca lesões hemorrágicas principalmente em algumas localizações, como na trombose de veias corticais, onde aparecem pequenos hematomas corticais, na trombose do seio sagital superior, com hematomas corticais altos, às vezes bilaterais, e na trombose do seio lateral com obstrução da veia de Labbé, associada a hematomas temporais posteriores, às vezes muito volumosos.

Contusões frontais e temporais são eventualmente interpretadas como hemorragias espontâneas em pacientes que estão com rebaixamento da consciência ou alcoolizados e não podem relatar história de traumatismo, mas o padrão de lesão na tomografia é bastante sugestivo, com hemorragia, às vezes multifocal, edema associado, na superfície basal.

FÍSTULAS CARÓTIDO-CAVERNOSAS (FCC)

O quadro clínico que evoca as FCC é a presença de proptose, ingurgitamento venoso ocular, edema conjuntival, oftalmoparesia, redução da acuidade visual, sopro craniano e

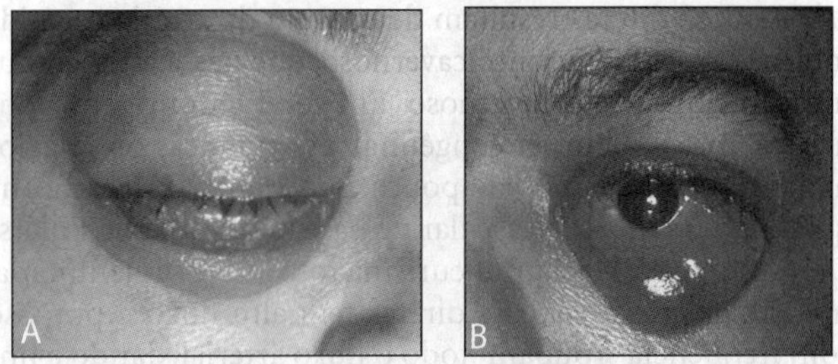

Figura 236.12 – Manifestações oculares das fístulas carótido-cavernosas. A – Proptose e edema orbitário. B – Hiperemia e edema conjuntival.

zumbido pulsátil. Este último muitas vezes desaparece quando da exacerbação dos sintomas oftalmológicos e só pode ser recuperado na história. Aumento da pressão intra-ocular, déficits motores e hemorragia intracraniana são complicações raras. O quadro de congestão venosa orbitária deve ser diferenciado das varizes orbitárias, pois nestas existem veias dilatadas por fraqueza da sua parede, com pressão normal, que se avolumam com manobra de Valsalva. Na verdade o refluxo orbitário pode ser causado por qualquer doença que provoque hipertensão no seio cavernoso, como malformações e fístulas arteriovenosas de diferentes localizações e até trombose venosa à distância com redirecionamento do fluxo para o seio cavernoso. As FCC são a causa mais freqüente dessa condição, mas a investigação angiográfica deve ser sempre completa, excluindo assim as outras etiologias. A FCC arterializa o seio cavernoso, o que além de aumentar a drenagem pelas vias habituais (principalmente o seio petroso inferior), utiliza seus tributários (veias orbitária superior e inferior, veia cerebral média, seio intercavernoso), invertendo o sentido do fluxo. Os sintomas podem ser bilaterais ou até piores no lado contrário à FCC, pois eles dependem do refluxo para as veias orbitárias. Como os seios cavernosos são interligados pelos seios intercavernosos, em determinadas fases da doença a congestão no seio e na veia orbitária correspondente pode se exacerbar mesmo onde não há FCC. FCC bilaterais também ocorrem, mas são muito raras. As FCC podem ser diretas ou durais, com diferenças importantes do ponto de vista etiopatogênico, clínico e terapêutico.

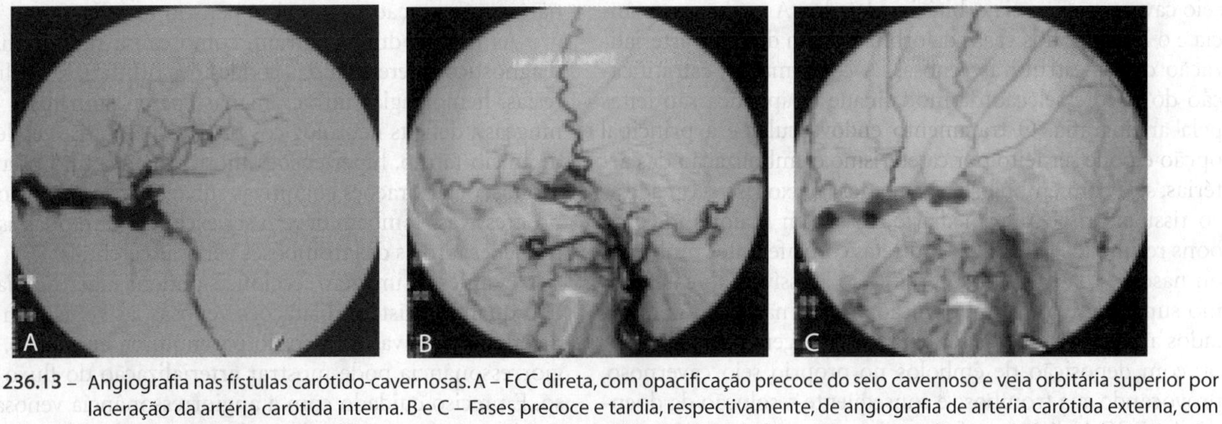

Figura 236.13 – Angiografia nas fístulas carótido-cavernosas. A – FCC direta, com opacificação precoce do seio cavernoso e veia orbitária superior por laceração da artéria carótida interna. B e C – Fases precoce e tardia, respectivamente, de angiografia de artéria carótida externa, com opacificação lenta do seio cavernoso e veia orbitária. Por ser microfistular e de fluxo menor que as diretas, a FCC dural determina sintomas mais brandos, de evolução mais lenta e intensidade flutuante.

As FCC diretas resultam de ruptura da artéria carótida interna no segmento intracavernoso, que passa a ter comunicação com o seio cavernoso. Em geral têm origem traumática, mas podem ser congênitas, espontâneas ou relacionadas a traumatismos de pouca importância, situação na qual uma fragilidade vascular de base (síndrome de Ehlers-Danlos tipo IV, Marfan, aneurisma roto) deve ser lembrada. As fístulas arteriovenosas diretas têm alto fluxo e por isso com freqüência "roubam" todo o fluxo arterial, dando a impressão de oclusão arterial distal, o que pode levar a erros de estratégia terapêutica. Por isso, em toda fístula arteriovenosa direta, a circulação distal precisa ser explorada com injeções nos possíveis vasos colaterais, o que muitas vezes mostra fluxo retrógrado, também dirigido à lesão. O diagnóstico clínico de FCC direta é feito nos casos pós-traumáticos (acidentes de tráfego ou por arma de fogo) e nos casos espontâneos com início abrupto e rápida evolução dos sintomas. Existe um subgrupo de pacientes com FCC diretas espontâneas que apresentam amaurose súbita e cefaléia no momento da ruptura carotídea. A amaurose é definitiva e às vezes evolui com atrofia do globo ocular. A angiografia pode ser seguida da embolização no mesmo tempo, que é o tratamento de escolha e não deve ser retardada por risco de complicações oftalmológicas definitivas. A oclusão da fístula com balões destacáveis consegue preservar a artéria carótida em boa proporção dos pacientes. Nas lesões muito extensas, porém, a oclusão é inevitável. Os pacientes com síndromes de fragilidade vascular são de alto risco, pois apresentam FCC espontâneas em torno da quarta década, quando também podem ter dissecções da aorta espontânea ou desencadeada pelo procedimento endovascular, além de ruptura de outros órgãos, resultando numa morbimortalidade de 25%.

As FCC indiretas ou durais (para definição e patogenia, ver próxima seção) podem ser nutridas por ramos da artéria carótida externa, da interna ou de ambas. O fluxo é mais lento de início e aumenta paulatinamente, mas dificilmente atinge o débito de uma FCC direta. Por isso essas fístulas, que na maior parte das vezes não têm causa aparente, têm sintomas lentamente progressivos, de intensidade flutuante em períodos de dias ou semanas, o que retarda a procura do serviço médico e o diagnóstico. O diagnóstico é sugerido pela tomografia e pela ressonância magnética, que mostram o seio cavernoso e a veia orbitária dilatados. A angiorressonância e o Doppler dos vasos da órbita podem detectar arterialização dessas estruturas venosas. A confirmação, estratificação do risco e seleção da modalidade terapêutica são feitas pela angiografia. O tratamento endovascular é a principal opção e pode ser feito por cateterismo e embolização das artérias, seja com êmbolos particulados (baixo risco) ou adesivo tissular (risco intermediário, mas com maior índice de bons resultados). Nas FCC indiretas com aferentes múltiplos ou nascidos da carótida interna (não acessíveis ao cateterismo superseletivo), a embolização arterial não produz resultados apreciáveis e pode ser feita a abordagem pela via venosa, com deposição de êmbolos no próprio seio cavernoso, provocando sua trombose e conseqüente resolução da doença. As FCC indiretas sofrem resolução espontânea, com a trombose do seio cavernoso, em cerca de 30% dos pacientes. Além disso, muitos pacientes são oligossintomáticos e têm idade avançada, o que tornam as decisões terapêuticas mais complexas que nas FCC diretas. Em geral, prefere-se a embolização arterial com partículas como primeira abordagem. Se um cateterismo superseletivo bastante distal é obtido num vaso, adesivo pode ser usado porque a segurança aumenta. Pacientes com sintomas graves (glaucoma) ou com drenagem exuberante para veias corticais necessitam de tratamento completo e precoce, nesses casos preferindo-se a via venosa. O acesso pode ser feito pelo seio petroso inferior e, na eventualidade de estar ocluído, pelo oposto através do seio intercavernoso ou pela veia orbitária superior, através de dissecção pelo oftalmologista. O prognóstico é bom, mas existem casos em que a drenagem da órbita fica definitivamente prejudicada, com possibilidade de seqüelas.

FÍSTULAS DURAIS (FD)

Fístulas durais são comunicações arteriovenosas de baixa resistência no interior da dura-máter, e por isso têm a peculiaridade de ser irrigadas por ramos durais (em geral, mas não exclusivamente, ramos da artéria carótida externa) e ter drenagem venosa por seios durais ou veias corticais. As manifestações clínicas decorrem de hipertensão no sistema venoso. As localizações predominantes são a loja cavernosa (discutida na seção precedente) e a inserção da tenda, vindo em seguida a convexidade e a borda livre da tenda e base do crânio.

As fístulas durais são adquiridas, favorecidas por uma anatomia microvascular particular, onde *shunts* arteriovenosos normais passam a ter fluxo patológico. O fator etiológico mais importante é a trombose venosa cerebral. Cirurgia neurológica e tumores são outras causas possíveis, mas a etiologia pode ser determinada em apenas um quarto dos pacientes. Embora a associação de trombose venosa e FD no momento do seu diagnóstico seja freqüente, a relação cronológica entre esses fenômenos permanece incerta. Trombose venosa já foi documentada precedendo o aparecimento de fístulas durais, mas também ocorre durante o curso da doença. Por isso é discutível atribuir causalidade a todas as estenoses e oclusões dos seios venosos a elas associadas. É importante notar que elas são complicações de trombose venosa cerebral, piorando a hipertensão venosa, e não compensação, como já se pensou um dia.

As fístulas durais entram, como causa rara, na lista do diagnóstico diferencial das congestões orbitárias, oftalmoparesias, hemorragias intracranianas (parenquimatosas e meníngeas), déficits neurológicos progressivos, crises epilépticas de início tardio, hipertensões intracranianas tipo pseudotumorais, deteriorações cognitivas subagudas e das mielopatias progressivas. Também devem ser excluídas em todas as complicações tardias das tromboses venosas cerebrais.

Exames de imagem seccionais podem sugerir o diagnóstico quando existem dilatações venosas, às vezes com sinais de edema tipo vasogênico do parênquima encefálico. A angiorressonância pode mostrar arterialização do fluxo venoso. É preciso cuidado com a angiorressonância venosa, pois o seio que drena a fístula poderá estar ausente, simulando trombose. A angiografia por cateter com estudo seletivo das artérias carótidas internas, externas e vertebrais é o método mais importante para o diagnóstico e o planejamento terapêutico das fístulas durais. O tratamento endovascular é a principal opção e pode ser feito por via arterial ou venosa, dependendo das condições anatômicas e clínicas.

TRAUMATISMO DOS VASOS CERVICAIS E CRANIANOS

As lesões traumáticas dos troncos supra-aórticos são causadas principalmente por ferimentos perfurantes (95%), mas podem também decorrer de traumatismo fechado, como em acidentes automobilísticos. Ferimentos por armas de fogo representam 80% dos traumas perfurantes, vindo a seguir os ferimentos por armas brancas ou objetos pontiagudos. As artérias carótidas são lesadas com maior freqüência que as vertebrais (13:1), pois sua situação anatômica as torna mais vulneráveis. A lesão vascular pode ocorrer por ação direta do projétil de arma de fogo na parede do vaso pelo seu efeito remoto, conseqüência da transformação de sua energia cinética em energia térmica. As artérias da face são envolvidas em traumatismos perfurantes ou nos fechados que provocam fraturas da face.

As artérias respondem às lesões traumáticas de diversas maneiras, dependendo da magnitude da energia dissipada e da duração da energia aplicada. As formas mais comuns de lesões são as lacerações e as transecções. As primeiras são lesões das três camadas do vaso em parte de sua circunferência, enquanto o envolvimento dela toda leva a transecção. Contusão arterial geralmente associa-se a traumas fechados ou ao cone de impacto de projétil de arma de fogo e ocorre em menos de 10% das lesões arteriais traumáticas e provoca a formação de hematoma parietal ou *flaps* intimais, levando à cascata de eventos descrita nas dissecções espontâneas. Uma rara lesão provocada por contusão arterial é a fragilização da parede arterial como um todo, formando uma dilatação que preserva as três camadas da parede, ou seja, um aneurisma verdadeiro. Quando uma laceração arterial não é imediatamente corrigida, a hemorragia é contida pelos tecidos adjacentes e forma-se um pseudo-aneurisma. A laceração simultânea de uma veia ou a ruptura de um pseudo-aneurisma na sua luz dão origem a uma fístula arteriovenosa.

Aproximadamente três quartos dos pacientes com lesões traumáticas das artérias cervicais não mostram sinais no exame físico. A lesão de outras estruturas está freqüentemente associada. São mais comuns os traumatismos nasofaríngeos, as fraturas de face e vértebras, lesões da medula espinal e do sistema nervoso central. Os sintomas mais freqüentes são déficits neurológicos, hematomas cervicais ou hemorragias externas, pelos orifícios de entrada ou saída, pelas cavidades oral, nasal ou faríngea.

A angiografia por cateter dos quatro vasos está indicada em todos os pacientes com traumatismos penetrantes no trajeto dos troncos supra-aórticos e naqueles com sinais clínicos sugestivos de lesão deles. No traumatismo craniano perfurante e naqueles fechados, mas com déficits neurológicos inexplicados, também se indica a exploração vascular. Ela pode detectar lesões das artérias e veias, e a patência das artérias do polígono de Willis. Os achados angiográficos

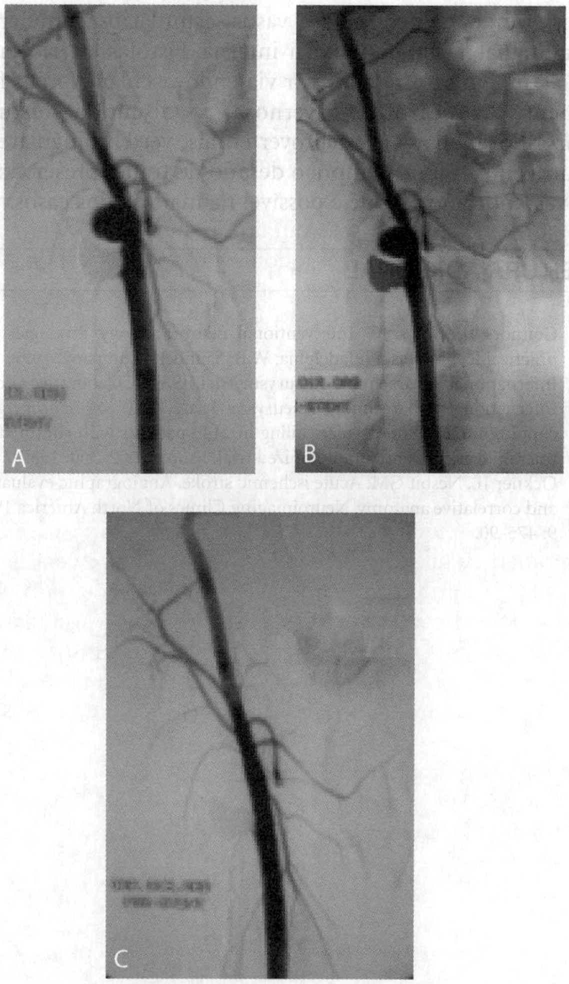

Figura 236.14 – Tratamento endovascular de aneurisma traumático da artéria carótida interna. A – Angiografia carotídea mostrando dilatação sacular em contato com projétil de arma de fogo (B). C – Angiografia após implante de *stent* recoberto, com exclusão do aneurisma.

mais comuns nas lesões traumáticas são a oclusão, seguida de laceração com pseudoaneurisma, lesão intimal e fístula arteriovenosa.

Em muitas situações, o tratamento endovascular é indicado, incluindo as hemorragias nasais, orais e faríngeas, que não podem ser abordadas diretamente por serem profundas, quando não respondem a tamponamento. São embolizadas as artérias faciais e maxilares internas (3 das 4), e as faríngeas ascendentes, às vezes. Essas artérias são embolizadas mesmo que a angiografia seja normal. Nas demais situações, o tratamento é voltado para a lesão vascular, se houver. Dissecções, mesmo com pseudo-aneurisma, se não estiveram associadas a hemorragia, são tratadas clinicamente. Pseudo-aneurismas com hemorragia ou hematoma adjacente devem ser tratados prontamente, seja com reconstrução arterial usando *stent* recoberto ou *stent* simples e molas, seja com sacrifício arterial nas lacerações extensas dos grandes troncos ou nos vasos secundários, como artéria lingual, facial ou maxilar interna. Fístulas arteriovenosas também são tratadas por via endovascular. A mais freqüente é a carótido-cavernosa, já discutida. Fístulas carótido-jugulares, vertebrovertebrais, vertebrojugulares e outras nos trazem sempre o desafio de tratar, preservando o vaso portador, o que é possível na maioria dos casos.

LEITURA ADICIONAL

1. Connors JJ, Wojak JC. Interventional neuroradiology. Strategies and practical techniques. Philadelphia: W.B. Saunders Company; 1999.
2. International Subarachnoid Aneurysm Trial (ISAT) Colaborative Group. International Subarachnoid Aneurysm Trial (ISAT) of neurosurgical clipping versus endovascular coiling in 2143 patients with ruptured intracranial aneurysms: a ramdomized trial. Lancet 2002; 360: 1367-74.
3. Ockner JL, Nesbit GM. Acute ischemic stroke. Angiographic evaluation and correlative anatomy. Neuroimaging Clinics of North America 1999; 9: 475-90.
4. Adams, Jr HP, del Zoppo G, Alberts MJ, Bhatt DL, et al. Guidelines for the Early Management of Adults With Ischemic Stroke. Stroke. 2007;38:1655-1711.
5. Bougousslavsky J, Caplan RL. Stroke syndromes. Cambridge University Press, 2001.
6. Flaherty ML, Woo D, Kissela B, Jauch E, et al. Combined IV and intra-arterial thrombolysis for acute ischemic stroke. Neurology 2005; 64:386-388.
7. Kallmes DF, Layton K, Marx WF, Tong F. Death by nondiagnosis: why emergent ct angiography should not be done for patients with subarachnoid hemorrhage. Editorial. AJNR Am J Neuroradiol 2007;28:1837-1838.
8. Lewis MB, Bousser MG. Cerebral venous thrombosis: nothing, heparin, or local thrombolysis? Stroke. 1999;30:481-483.
9. Mandava P, Kent TA. Intra-arterial therapies for acute ischemic stroke. Neurology. 2007;68:2132-9.
10. Schulte-Altedorneburg G, Hamann GF, Mull M, Kühne D, Liebetrau M, Weber W, Brückmann H, Mayer TE. Outcome of acute vertebrobasilar occlusions treated with intra-arterial fibrinolysis in 180 patients. AJNR Am J Neuroradiol. 2006;27:2042-7.
11. Shaltoni HM, Albright KC, Gonzales NR, Weir RU, et al. Is intra-arterial thrombolysis safe after full-dose intravenous recombinant tissue plasminogen activator for acute ischemic stroke? Stroke. 2007;38:80-4.

Algoritmo 236.1 – Conduta neurorradiológica nas hemorragias intraparenquimatosas

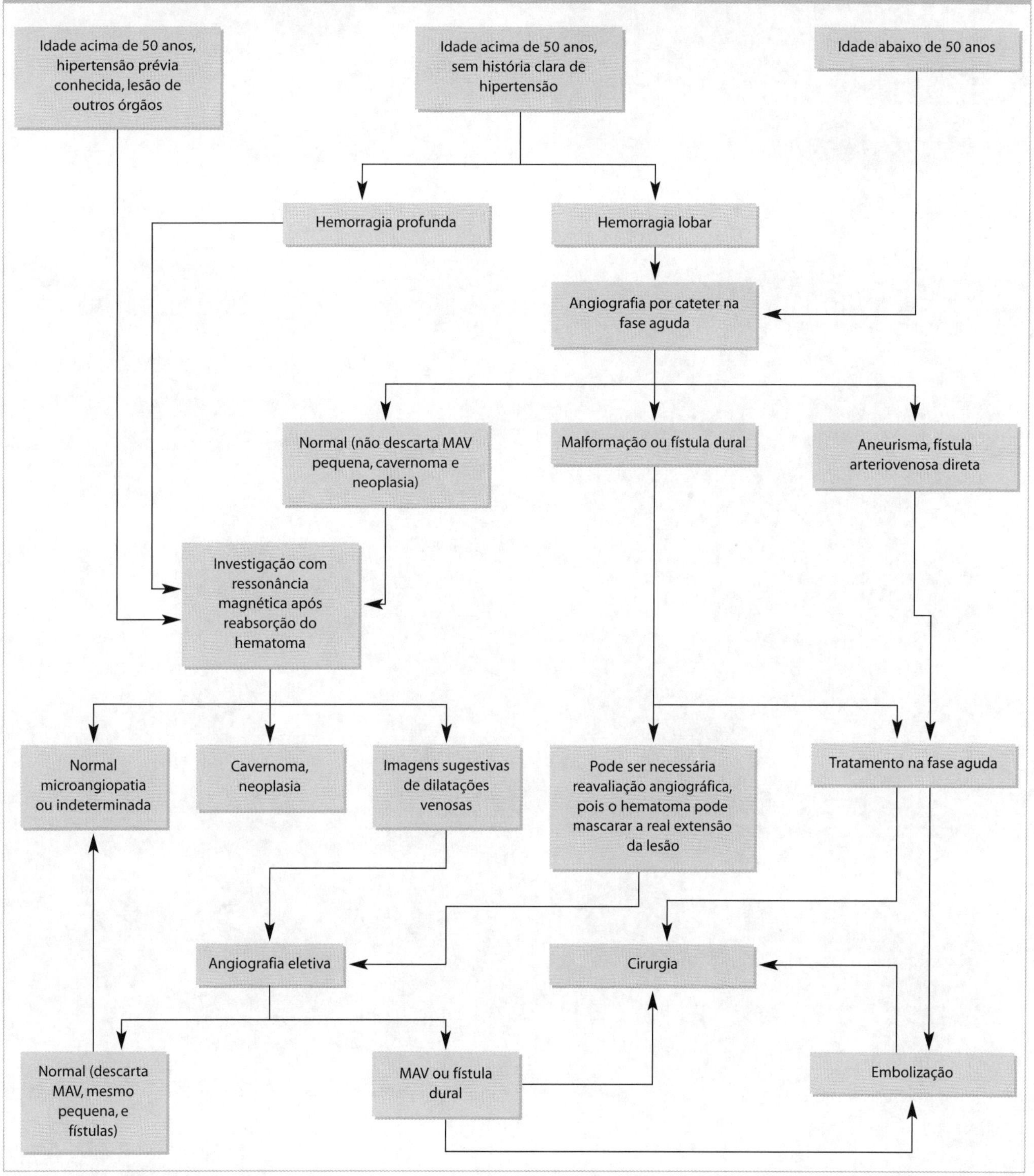

SEÇÃO

XII

Emergências Obstétricas e Ginecológicas

Coordenadores
Eduardo Vieira da Motta
Carlos Alberto Maganha
Pedro Paulo Pereira

Complicações do Abortamento Induzido

CAPÍTULO 237

Pedro Paulo Pereira
Marcelo Zugaib

TÓPICOS IMPORTANTES

- O abortamento induzido, em especial o abortamento clandestino, pode acarretar sérias complicações.
- Deve-se atentar para a possibilidade de lacerações cervicais, perfuração uterina e de vísceras após abortamento induzido de forma clandestina por sondas ou materiais rígidos.
- O uso de misoprostol em gestação avançada pode ocasionar rotura uterina, especialmente se houver cicatriz uterina prévia.
- A presença de infecção deve ser tratada prontamente com antibióticos de largo espectro.

INTRODUÇÃO E DEFINIÇÕES

Das 210 milhões de gestações que ocorrem a cada ano, estima-se que 46 milhões (22%) terminem em abortamento induzido (AI), também denominado provocado. Define-se o AI como sendo a interrupção de gestação resultante de interferência intencional, antes de alcançadas condições mínimas de maturidade do produto conceptual, para que haja probabilidade de sobrevivência extrauterina.

No Brasil, o Código Penal, em seu art. 128, datado de 1940, regulamenta que não se pune o abortamento praticado por médico se não há outra maneira de salvaguardar a vida da gestante ou se a gravidez resulta de estupro e o abortamento é precedido de consentimento da gestante, ou, quando esta for incapaz, de seu representante legal. Devido à ilegalidade que envolve a prática do AI é difícil reconhecer a sua verdadeira incidência. Estima-se que 1 milhão e quatrocentos mil AIs sejam realizados por ano em nosso país. No HCFMUSP o AI representa 26% dos abortamentos atendidos no Pronto-Socorro de Obstetrícia.

A maioria das complicações decorre do chamado abortamento clandestino (do inglês *unsafe abortion*), definido como a interrupção da gestação indesejada, executada por pessoa sem o preparo técnico necessário e/ou em ambiente sem as mínimas condições técnicas e de higiene. Cerca de 13% das mortes maternas que ocorrem no mundo são decorrentes do abortamento induzido de forma clandestina. Como a estimativa de morte materna é de 510.000/ano, prevêem-se portanto 67.000 mortes anuais em virtude da prática do abortamento clandestino. Além disso, o abortamento clandestino está associado com considerável morbidade. Pelo menos uma em cada cinco mulheres terá infecção do trato genital, podendo acarretar em esterilidade futura.

ETIOLOGIA E FISIOPATOLOGIA

Em países em que a prática do AI é legalizada, alguns cuidados são tomados antes da interrupção da gravidez, no sentido de se antecipar às complicações. Faz-se, previamente, a pesquisa de infecções do trato genital e administram-se antibióticos de forma profilática, especialmente nos casos de interrupção cirúrgica da gravidez. As pacientes de sangue fator Rh negativo são medicadas com imunoglobulina anti-D para prevenir isoimunização. A Tabela 237.I apresenta os principais métodos de AI.

As complicações resultantes do AI podem ser classificadas em precoces e tardias. Dentre as complicações precoces destacam-se: hemorragias genitais, perfuração uterina, lesão de órgãos pélvicos (bexiga, intestino, vasos sangüíneos), complicações anestésicas, infecção e permanência de restos ovulares. Por sua vez, as complicações tardias relacionam-se com possíveis efeitos adversos de uma futura gestação, como sinéquia uterina e incompetência cervical. A complicação mais temida do AI é a morte materna.

ACHADOS CLÍNICOS

As pacientes que são submetidas a abortamento clandestino são aquelas que apresentam maior risco de complicações, especialmente hemorragia e infecção. O manto da ilegalidade propicia que essas mulheres procurem auxílio médico tardiamente, favorecendo o aumento da morbiletalidade. Os principais achados clínicos encontram-se na Tabela 237.II.

A infecção é a complicação mais freqüente em casos de AI de forma clandestina e esteve presente em 24,6% dos casos de abortamento provocado e somente em 5,6% ($p < 0,001$) dos abortamentos espontâneos atendidos no PSO-HCFMUSP.

A complicação hemorrágica com necessidade de hemotransfusão ocorreu em 8,6% dos casos de abortamento espontâneo atendidos no PSO-HCFMUSP.

Tabela 237.I – Principais métodos médicos e não-médicos para promover o abortamento induzido

Métodos médicos

- Mifepristone: medicação antiprogesterona, geralmente utilizada no primeiro trimestre da gravidez em combinação com misoprostol
- Misoprostol: análogo de prostaglandina E1 que ocasiona esvaecimento do colo uterino e contrações miometriais
- Aspiração manual/elétrica intra-uterina: no primeiro trimestre da gravidez pode ser efetuada com anestesia local, sedação ou anestesia geral
- Dilatação e curetagem: método cirúrgico mais utilizado no AI de primeiro trimestre
- Dilatação e esvaziamento: método cirúrgico de eleição no AI de segundo trimestre, geralmente utilizam-se, previamente, dilatadores osmóticos. Preconiza-se o auxílio da ultra-sonografia para guiar o cirurgião
- Laminaria: dilatadores osmóticos utilizados isoladamente ou previamente à curetagem uterina
- Altas doses de ocitocina: geralmente empregadas no segundo trimestre da gravidez, apresentam risco de intoxicação aquosa

Métodos não-médicos

- Misoprostol: apesar de não ser livremente comercializado no Brasil (somente permitido para uso hospitalar), o misoprostol é, atualmente, em nosso país, o principal método utilizado por mulheres que desejam interromper a gravidez. No HCFMUSP, 85% das mulheres que praticaram AI utilizaram o misoprostol. A maior complicação é o abortamento incompleto, porém pode ocorrer rotura uterina e malformações congênitas nos casos malogrados
- Substâncias cáusticas intracervicais: podem ocasionar insuficiência renal e esterilidade futura
- Sondas ou materiais rígidos: a colocação de sondas no colo uterino pode acarretar sangramento e/ou infecção. A aplicação de materiais rígidos pode ocasionar perfuração uterina e/ou de vísceras

Tabela 237.II – Principais achados clínicos e correlações diagnósticas nas complicações do abortamento induzido

- Abortamento incompleto: sangramento vaginal, saída de restos ovulares pelo colo uterino, dor abdominal, orifício do colo entreaberto
- Abortamento infectado: febre, calafrios, taquicardia, sangramento vaginal acompanhado de material purulento (sanioso), útero amolecido, orifício do colo entreaberto
- Laceração cervical: sangramento vaginal intermitente, presença de laceração do colo uterino ao exame especular
- Atonia uterina: sangramento vaginal abundante, útero amolecido, hipotensão arterial
- Perfuração uterina: dor abdominal, distensão abdominal, choque hipovolêmico (lesão arterial), hematúria (lesão de bexiga), abdome agudo infeccioso (lesão de alça intestinal)
- Hematometra: dor e distensão uterina, escassez de sangramento vaginal, prostração
- Coagulopatia: sangramento vaginal persistente, hematomas e equimoses

EXAMES COMPLEMENTARES

Pacientes com complicações de AI devem ser submetidas a exames laboratoriais e de imagem (Tabela 237.III).

Tabela 237.III – Principais exames complementares nas complicações do abortamento induzido

- Hemograma: verifica o grau de anemia e sinais de infecção
- Tipagem sangüínea: necessária em casos de hemotransfusão e, se Rh negativo, deve-se prescrever imunoglobulina anti-D
- Hemocultura: útil em pacientes com abortamento infectado apresentando bacteremia
- Ultra-sonografia abdominal e pélvica: avaliar o conteúdo uterino (presença de restos ovulares) e pélvico-abdominal (sangue/pus)
- Outros: na dependência da gravidade do caso: Rx de tórax e abdome, tomografia computadorizada

TRATAMENTO

O tratamento pode ser clínico e cirúrgico e consiste, principalmente, em tratar a hipovolemia, combater a infecção e reparar cirurgicamente as lesões e lacerações decorrentes do abortamento induzido.

1. Na presença de sangramento vaginal moderado/intenso decorrente de hipotonia ou atonia uterina: cateterização de veia calibrosa e infusão de ringer lactato ou solução salina a 0,9%. Administra-se ocitocina em altas doses (50 U) em 500 mL de solução salina ou glicosada (125 mL/hora); se necessário faz-se, também, metilergonovina 0,2 mg intramuscular.
2. Se há sinais de endometrite deve-se instalar tratamento antibiótico rapidamente. A terapêutica antibiótica deverá ser abrangente, já que, na maioria das vezes, a infecção é polimicrobiana com bactérias aeróbias e anaeróbias provenientes da flora intestinal e genital. As doses mais comumente empregadas estão sumarizadas na Tabela 237.IV.

As combinações mais comumente utilizadas são:

1. Ampicilina ou penicilina associada a gentamicina e metronidazol.

Tabela 237.IV – Principais antibióticos empregados no abortamento induzido complicado por infecção

Agente	Dose – intervalo/via de administração
Ampicilina	1 g a 2 g cada 6 horas/EV
Penicilina G cristalina	4 milhões U cada 4 horas/EV
Gentamicina	1,5 mg/kg cada 8 horas/EV ou 3,5 mg a 5 mg/kg cada 24 horas/EV
Amicacina	7,5 mg/kg cada 12 horas/EV
Aztreonam	2 g cada 8 horas/EV
Ceftriaxona	1-2 g a cada 12 horas/EV
Metronidazol	500 mg cada 8 horas/EV
Clindamicina	600 mg cada 6 horas ou 900 mg cada 8 horas/EV

2. Clindamicina em associação com aminoglicosídeo.
   - Em pacientes com comprometimento da função renal, pode-se substituir a gentamicina por uma cefalosporina de terceira geração (ceftriaxona) ou por aztreonam.
   - Em casos de endometrite não complicada, principalmente na ausência de manipulação intra-uterina (uso de misoprostol), a antibioticoterapia parenteral deve ser administrada até a paciente se encontrar afebril e assintomática por pelo menos 48 horas. Após este período, não há necessidade de manutenção de antibióticos, sequer por via oral, tampouco de internação, podendo a paciente ser liberada para controle ambulatorial. Por outro lado, em casos de septicemia o tempo de tratamento será de pelo menos 14 dias.

O tratamento cirúrgico está indicado nas seguintes condições:

- Presença de restos ovulares: a demonstração de restos ovulares pela ultra-sonografia impõe o esvaziamento uterino por meio de curetagem ou aspiração manual intrauterina. Nos casos de infecção, deve-se, antes do esvaziamento uterino, instituir antibioticoterapia.
- Laceração cervical: pratica-se a sutura do colo uterino e faz-se revisão dos fundos-de-saco e da vagina.
- Perfuração uterina: frente à evidência de perfuração uterina, impõe-se a laparotomia exploradora para completo inventário do útero e das vísceras abdominais e correção cirúrgica das lesões encontradas. A presença de perfuração uterina com infecção, via de regra, é indicação de histerectomia.
- Laparotomia exploradora: indica-se na drenagem de abscessos intracavitários e correção de lesões viscerais (bexiga, alças intestinais). A histerectomia será indicada nas formas disseminadas, nas localizadas ou propagadas refratárias ao tratamento clínico. Sempre que as condições técnicas permitam, deve ser total e, se necessário, poderá ser radical, com retirada dos anexos e paramétrios caso estejam comprometidos.

LEITURA ADICIONAL

1. Ahman E, Shah I. Unsafe abortion: worldwide estimates for 2000. Reprod Health Matters 2002; 10(19): 13-7.
2. Coelho HLL, Teixeira AC, Santos AP, et al. Misoprostol and illegal abortion in Fortaleza, Brazil. Lancet 2005; 341: 1261-3.
3. Cook RJ, Dickens BM, Horga M. Safe abortion: WHO technical and policy guidance. Int J Gynaecol Obstet 2004; 86(1): 79-84.
4. Diniz D. Abortion in Brazilian bioethics. Camb Q Healthc Ethics 2004; 13(3): 275-9.
5. Harper CC, Henderson JT, Darney PD. Abortion in the United States. Annu Rev Public Health 2005; 26: 501-12.
6. Hemmick RS. Abortion care for emergency physicians. Ann Emerg Med 2003; 41(3): 429-30.
7. Jabara S, Barnhart KT. Is Rh immune globulin needed in early first-trimester abortion? A review. Am J Obstet Gynecol 2003; 188(3): 623-7.
8. Kulier R, Gulmezoglu AM, Hofmeyr GJ, Cheng LN, Campana A. Medical methods for first trimester abortion. Cochrane Database Syst Rev 2004(1): CD002855.
9. Ministério da Saúde. Sistema Único de Saúde do Brasil. Disponível em: http://www.datasus.gov.br.
10. Rahman A, Katzive L, Henshaw SK. A global review of laws on induced abortion, 1985-1997. Int Fam Plann Persp 1998; 24(2): 56-64.
11. Pereira PP. Abortamento. In: Zugaib M, Bittar RE (editores). Protocolos assistenciais da Clínica Obstétrica da Faculdade de Medicina da USP. São Paulo: Atheneu, 2007. p.445-52.

Algoritmo 237.1 – Avaliação inicial da paciente com abortamento induzido

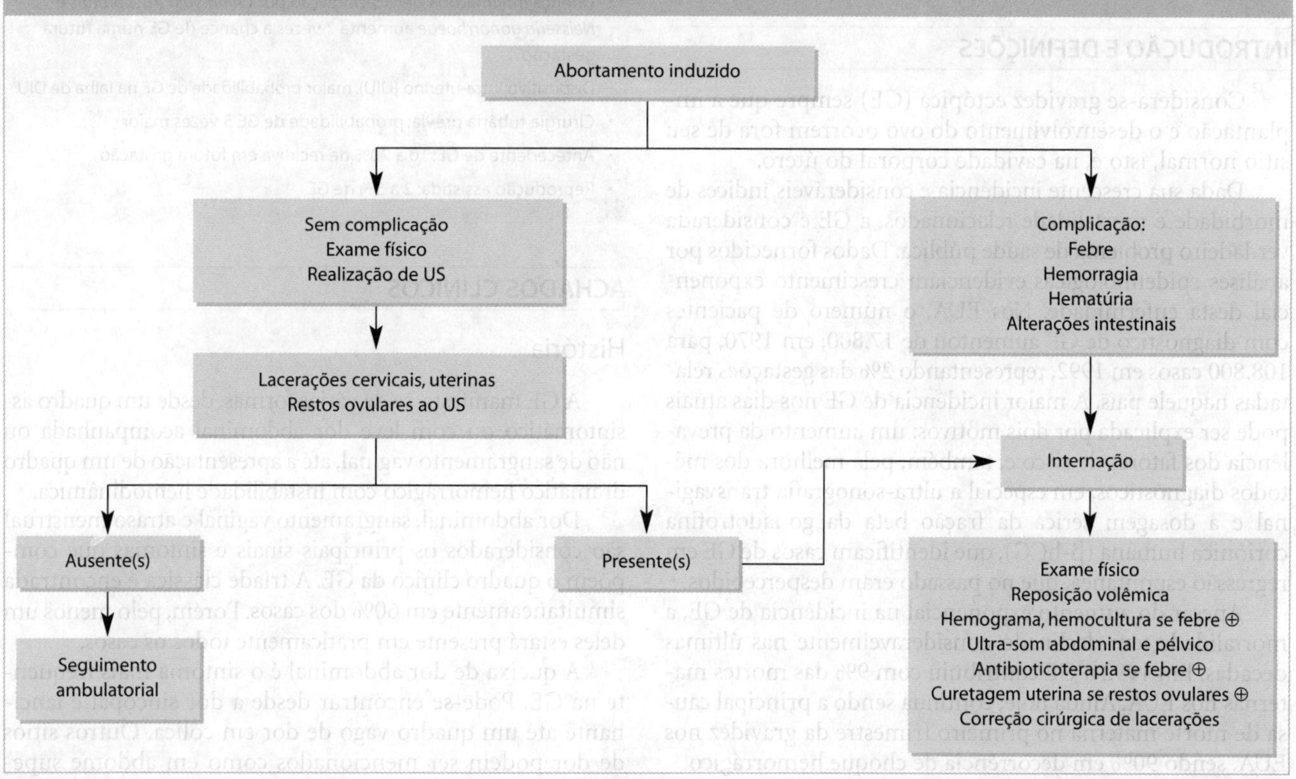

CAPÍTULO 238

Gravidez Ectópica

Pedro Paulo Pereira
Fábio Roberto Cabar
Marcelo Zugaib

TÓPICOS IMPORTANTES

- Dor abdominal, sangramento vaginal e atraso menstrual são considerados os principais sinais e sintomas que compõem o quadro clínico da GE.
- Teste de hCG urinário de alta sensibilidade deve ser realizado em toda mulher com atividade sexual, durante a vida reprodutiva, que apresente dor abdominal acompanhada de irregularidade ou atraso menstrual.
- O uso combinado da USTV e da dosagem sérica da β-hCG permite diagnosticar praticamente 100% dos casos.
- A salpingectomia por via laparoscópica é o tratamento ideal para pacientes com prole constituída.
- O tratamento conservador (clínico ou cirúrgico) fica reservado para pacientes com desejo reprodutivo e que preencham critérios específicos de elegibilidade.

INTRODUÇÃO E DEFINIÇÕES

Considera-se gravidez ectópica (GE) sempre que a implantação e o desenvolvimento do ovo ocorrem fora de seu sítio normal, isto é, na cavidade corporal do útero.

Dada sua crescente incidência e consideráveis índices de morbidade e mortalidade relacionados, a GE é considerada verdadeiro problema de saúde pública. Dados fornecidos por análises epidemiológicas evidenciam crescimento exponencial desta enfermidade. Nos EUA, o número de pacientes com diagnóstico de GE aumentou de 17.800, em 1970, para 108.800 casos em 1992, representando 2% das gestações relatadas naquele país. A maior incidência de GE nos dias atuais pode ser explicada por dois motivos: um aumento da prevalência dos fatores de risco e, também, pela melhora dos métodos diagnósticos, em especial a ultra-sonografia transvaginal e a dosagem sérica da fração beta da gonadotrofina coriônica humana (β-hCG), que identificam casos de GE em regressão espontânea, que no passado eram despercebidos.

Apesar do aumento exponencial na incidência de GE, a mortalidade tem declinado consideravelmente nas últimas décadas. Em 1992 a GE contribuiu com 9% das mortes maternas nos EUA. Ainda hoje, continua sendo a principal causa de morte materna no primeiro trimestre da gravidez nos EUA, sendo 90% em decorrência de choque hemorrágico.

ETIOLOGIA E FISIOPATOLOGIA

Qualquer evento que diminua a capacidade do oviduto em transportar o embrião até a cavidade corporal do útero predispõe a ocorrência de GE.

O local mais freqüente de GE é na tuba, sendo responsável por aproximadamente 98% dos casos. Implantação na região ampular ocorre em 80% das gestações tubárias, 12% se localizam no istmo, 6% na região infundibular e 2% na porção intersticial da tuba. A GE de localização extratubária é uma entidade rara, somente 1,4% são ovarianas, 0,15% são abdominais e 0,15% são cervicais.

Alguns fatores aventados como responsáveis pelo crescente número de casos de GE merecem destaque (Tabela 238.I).

Tabela 238.I – Fatores de risco relacionados à gravidez ectópica
• Doença inflamatória pélvica: infecção por *Chlamydia trachomatis* e *Neisseria gonorrhoeae* aumenta 7 vezes a chance de GE numa futura gestação
• Dispositivo intra-uterino (DIU): maior probabilidade de GE na falha de DIU
• Cirurgia tubária prévia: probabilidade de GE 5 vezes maior
• Antecedente de GE: 10 a 20% de recidiva em futura gestação
• Reprodução assistida: 2 a 5% de GE

ACHADOS CLÍNICOS

História

A GE manifesta-se de várias formas, desde um quadro assintomático ou com leve dor abdominal acompanhada ou não de sangramento vaginal, até a apresentação de um quadro dramático hemorrágico com instabilidade hemodinâmica.

Dor abdominal, sangramento vaginal e atraso menstrual são considerados os principais sinais e sintomas que compõem o quadro clínico da GE. A tríade clássica é encontrada simultaneamente em 60% dos casos. Porém, pelo menos um deles estará presente em praticamente todos os casos.

A queixa de dor abdominal é o sintoma mais freqüente na GE. Pode-se encontrar desde a dor sincopal e lancinante até um quadro vago de dor em cólica. Outros sítios de dor podem ser mencionados como em abdome superior, lombar, região cervical e escapulalgia (sinal de Laffont).

O sangramento vaginal está presente em 60 a 90% dos casos e decorre da descamação endometrial, em virtude da queda das concentrações hormonais. As pacientes referem-no como sangramento brando, vermelho escuro ou acastanhado. A incidência de atraso menstrual em casos de prenhez ectópica (PE) varia de 75 a 95%.

Exame físico

Os achados do exame físico variam de acordo com o estado hemodinâmico da paciente. Pode-se encontrar desde pacientes com exame físico normal até mulheres com evidente instabilidade hemodinâmica. Em situações em que não está presente o choque hemorrágico, as variações de pressão arterial e pulso, na dependência da aferição ter sido realizada com a paciente sentada e deitada (variação ortostática), são importantes sinais de sangramento.

Ao exame do abdome raramente se observa equimose periumbilical (sinal de Cullen) proveniente de hemorragia intra-abdominal importante. Geralmente, à palpação do abdome observa-se dor localizada em um dos quadrantes em caso de GE íntegra, ou generalizada após a rotura tubária. Outros achados abdominais também dependem da integridade da GE e são denunciadores de irritação peritoneal, manifestando-se por: distensão abdominal, descompressão brusca dolorosa (sinal de Blumberg) e diminuição ou parada de ruídos hidroaéreos.

Ao exame ginecológico pode-se notar a presença de sangramento vaginal, geralmente de pequena monta, escuro, acompanhado de pequenos coágulos e restos de decídua. O colo uterino, de forma semelhante ao observado na gestação tópica, geralmente encontra-se amolecido. Em virtude do acúmulo de sangue e coágulos na pelve, o exame do fundo-de-saco posterior pode ser extremamente doloroso (sinal de Proust), também denominado como *grito de Douglas.* Na maioria dos casos o útero apresenta-se de tamanho normal, contudo, como conseqüência da ação hormonal, pode-se verificar amolecimento e discreto aumento do volume uterino, sendo este aumento inferior ao esperado pelo atraso menstrual. Em cerca de 50% dos casos, pode-se palpar uma massa anexial dolorosa de consistência e tamanho variados. Esta massa geralmente se localiza lateralmente ou posterior ao útero e raramente desloca o útero de sua posição habitual.

Tabela 238.II – História e exame físico no diagnóstico da GE

• Para que se possa fazer um diagnóstico precoce de GE é fundamental "pensar em ectópica"
• Deve-se aventar a possibilidade de GE em toda mulher, durante a vida reprodutiva, com vida sexual ativa e que apresente dor abdominal acompanhada de irregularidade ou atraso menstrual
• Geralmente o sangramento vaginal é discreto e incompatível com o estado hemodinâmico da paciente
• GE será confirmada em somente 44% das pacientes que apresentarem associação de fatores de risco com dor abdominal, dor à mobilização do colo uterino e orifício interno do colo uterino fechado

EXAMES COMPLEMENTARES

β-hCG

A fração beta da gonadotrofina coriônica humana (β-hCG) é o marcador de atividade do trofoblasto humano. Testes urinários de alta sensibilidade (entre 25 mU/mL a 50 mU/mL) apresentam sensibilidade de 99,4%. A concentração sérica da β-hCG em casos de PE tende a ser menor do que a observada em gestação tópica de mesma idade. A gestação tópica inicial exibe a capacidade de duplicar o título de β-hCG entre 1,4 e 3,5 dias. Em duas dosagens consecutivas com intervalo de 48 horas, a ausência de elevação do título de β-hCG de pelo menos 66% revela tratar-se, em 85% dos casos, de GE ou de gestação tópica que resultará em abortamento. A queda das concentrações séricas de β-hCG sugere uma gestação anormal. Queda de β-hCG sérica de 50% em 48 horas é pouco sugestiva de GE, sendo mais provável se tratar de abortamento tópico. A estabilização nas concentrações de β-hCG também é altamente sugestiva de GE.

Progesterona

Valores séricos de progesterona em GE são significativamente inferiores aos encontrados em gestações tópicas de mesma idade gestacional. Embora não exista um valor de corte de progesterona sérica indicativo de GE, valores deste hormônio inferiores a 10 ng/mL estão associados com gestação não-evolutiva. Por outro lado, concentrações de progesterona superiores a 20 ng/mL são consistentes com gestações viáveis; e somente 1,5 a 2,5% das gestações anormais apresentam progesterona acima de 25 ng/mL. Títulos de progesterona abaixo de 5 ng/mL praticamente excluem uma gestação normal (99,8% de especificidade na confirmação de uma gravidez anormal).

Ultra-sonografia

A identificação de uma gestação intra-uterina diminui a probabilidade de GE. Gestação heterotópica, ainda que rara, acontece mais freqüentemente após reprodução assistida. O saco gestacional pode ser visto por ultra-sonografia transvaginal (USTV) a partir de 2,5 a 3 semanas após a implantação (4,5 a 5 semanas a partir do primeiro dia da última menstruação).

A sensibilidade da USTV no diagnóstico da GE varia de 54 a 94%. As imagens mais encontradas em GE são:

- embrião (ou pólo embrionário) com atividade cardíaca fora da cavidade corporal do útero;
- anel tubário: imagem anexial paraovariana semelhante a saco gestacional;
- formação anexial sólida ou complexa (hematossalpinge ou hematoma pélvico).

A observação de líquido livre na cavidade peritoneal constitui importante sinal desta enfermidade. A presença de líquido livre pode ser observada como imagem anecóica ou com ecos, sendo que líquido livre ecogênico é mais representativo de hemorragia peritoneal. O risco de se tratar de

GE aumenta quando a quantidade de líquido na pelve é considerada moderada (recobre os anexos) ou grande (goteira parietocólica e espaço de Morrison), ou ainda quando a presença de líquido ecogênico está associada a uma imagem de formação sólida anexial.

Tabela 238.III – Valor preditivo positivo (VPP) dos achados de USTV em GE

Imagem extra-uterina observada pela USTV	VPP (%)
Embrião ou saco gestacional com vesícula vitelínica	100
Anel tubário	> 90
Massa complexa com líquido livre ecogênico	90
Massa complexa paraovariana	70
Líquido livre anecóico em grande quantidade ou ecogênico em fundo-de-saco	70
Líquido livre anecóico em moderada quantidade	25

Associação USTV e β-hCG

O uso combinado da USTV e da dosagem sérica da β-hCG permite diagnosticar praticamente 100% dos casos, evitando técnicas diagnósticas invasivas. Atualmente, o valor discriminatório de β-hCG sérica que impõe a observação do saco gestacional tópico encontra-se entre 1.000 e 2.000 mU/mL e dependente do avanço tecnológico dos aparelhos de US e da habilidade do ultra-sonografista. O conhecimento do valor discriminatório e do tempo de duplicação de β-hCG associados à USTV permite a elaboração de construção de algoritmo para diagnóstico de GE com alta sensibilidade e especificidade (Algoritmo 238.1).

Culdocentese

A culdocentese possibilita avaliação do conteúdo líquido que esteja presente na pelve. A consecução de sangue escuro que apresente microcoágulos embora sem propensão de coagular significa certeza de hemoperitônio e ocorre em 80 a 96% dos casos de GE. Resultados falsos-positivos ocorrem em cerca de 2,5 a 10% das vezes e podem ser devidos a rotura de corpo lúteo hemorrágico, menstruação retrógrada, endometriose e outras causas de hemoperitônio.

Curetagem ou aspiração intra-uterina

A obtenção de material proveniente da cavidade uterina é usada em casos de gestação inviável em que a USTV não foi capaz de diferenciar uma GE de um abortamento tópico. A observação a fresco de vilosidade corial indica a ocorrência de abortamento, exceto nos casos de gestação heterotópica. Na ausência de obtenção de vilosidade corial, caso ocorra queda da β-hCG sérica de pelo menos 15%, entre uma amostra obtida logo após o esvaziamento uterino e outra após 12 horas, o diagnóstico é de abortamento completo; entretanto, se ocorrer estabilização ou elevação da β-hCG sérica, significa que o tecido trofoblástico não foi removido e o diagnóstico mais provável é de GE.

Laparoscopia

A laparoscopia representa importante recurso diagnóstico, sobretudo para casos em que os métodos não-invasivos suscitem dúvidas. Geralmente, a laparoscopia permite excelente exploração da pelve, possibilitando certeza diagnóstica de GE e, ainda, possibilita averiguar as condições da tuba contralateral, a presença de aderências pélvicas e a endometriose. Essas informações são importantes no aconselhamento à paciente quanto às possibilidades de uma futura gestação. Algumas vezes, a GE pode ser extremamente pequena, podendo produzir resultados falsos-negativos em até 4% dos casos.

DIAGNÓSTICO DIFERENCIAL

Os principais diagnósticos diferenciais com GE incluem afecções genitais e extragenitais (Tabela 238.IV).

Tabela 238.IV – Principais diagnósticos diferenciais de GE

- Rotura de cisto ovariano: mulheres não-grávidas. β-hCG negativa. Rotura de corpo lúteo gravídico. Muitas vezes é necessária a laparoscopia
- Abortamento: sangramento vaginal mais abundante que GE. Aproximadamente 5% das pacientes com diagnóstico clínico de abortamento apresentam GE
- Salpingite: presença de massa bilateral e febre. β-hCG negativa
- Afecções gastrintestinais: apendicite, pancreatite, colecistite e infecções parasitárias. Exame físico minucioso e β-hCG negativa ajudam a elucidar o diagnóstico

TRATAMENTO

Em virtude dos avanços diagnósticos, que possibilitam com grande freqüência a identificação de formas incipientes de GE, o tratamento desta enfermidade tem sofrido grande mudança nas últimas décadas.

Cirúrgico

Salpingectomia

A salpingectomia está indicada nas pacientes com prole constituída, na gravidez tubária rota (via de regra), na recidiva na mesma tuba, na presença de lesão tubária acentuada e se a GE exceder 5 cm no seu maior diâmetro. Do ponto de vista estritamente cirúrgico, a salpingectomia é a cirurgia ideal, uma vez que promove hemostasia adequada e garante a remoção completa do tecido trofoblástico.

A salpingectomia pode ser realizada por laparotomia ou laparoscopia. A presença de instabilidade hemodinâmica representa contra-indicação absoluta para via laparoscópica, uma vez que o pneumoperitônio diminui ainda mais o retorno venoso.

Salpingostomia

A salpingostomia por laparoscopia é considerada o padrão-ouro em pacientes com GE íntegra que desejam preservar o futuro reprodutivo. Consiste na realização de incisão de 1,5 a 2 cm de extensão na porção mais distendida da borda contramesentérica da tuba. Retira-se o tecido trofoblástico com auxílio do aspirador e, se necessário, por pinças de apreensão. A seguir, a tuba é irrigada cuidadosamente e os pontos sangrantes são coagulados com bisturi bipolar.

Ressecção segmentar

Opta-se pela ressecção segmentar nos casos em que o local de implantação da GE encontra-se muito danificado, necrosado, ou ainda se persiste sangramento após salpingostomia. Há cirurgiões que recomendam a ressecção segmentar toda vez que a GE se implanta na região ístmica, visto que a porção proximal da tuba apresenta lúmen mais estreito e camada muscular mais espessa do que a ampola tubária, podendo ocorrer maior grau de lesão tubária quando da implantação ístmica.

Clínico

Medicamentoso

Em decorrência de sua reconhecida atividade antitrofoblástica, o metotrexato (MTX) tem sido a droga mais utilizada no tratamento medicamentoso da GE. Pode ser administrado pela via intramuscular ou localmente injetado por USTV. Em virtude de sua praticabilidade, dá-se preferência pela via intramuscular. A eficácia do tratamento da GE com MTX depende fundamentalmente da concentração inicial da β-hCG. Taxa de sucesso de 98% é encontrada quando os títulos de β-hCG encontram-se abaixo de 1.000 mU/mL. Se os valores de β-hCG estiverem entre 1.000 a 4.999 mU/mL, obtém-se sucesso em 91% dos casos; e somente 81% se acima de 5.000 mU/mL.

Atualmente, na Clínica Obstétrica do HC-FMUSP, realiza-se o tratamento conservador com MTX da GE tubária nas seguintes condições (Tabela 238.V):

Tabela 238.V – Indicações e contra-indicações do tratamento com MTX da GE tubária

Indicações
• GE íntegra de até 4,0 cm de maior diâmetro
• Estabilidade hemodinâmica
• Desejo de procriação
• β-hCG sérica ≤ 5.000 mU/mL e crescente em duas dosagens consecutivas (24-48 h)
• Líquido livre limitado à pelve
• Normalidade de hemograma completo, creatinina e enzimas hepáticas
• Autorização por escrito após esclarecimento de riscos e benefícios do tratamento
Contra-indicações
• Sensibilidade reconhecida ao MTX
• Necessidade de laparoscopia para diagnóstico
• Impossibilidade de seguimento adequado
• Compreensão insatisfatória do tratamento proposto

Administra-se o MTX da seguinte forma:
Dia 1: dosagem de β-hCG + administração de MTX
Dia 4: dosagem de β-hCG
Dia 7: dosagem da β-hCG, hemograma completo, enzimas hepáticas e creatinina.

A elevação da β-hCG sérica no dia 4 não é indicativa de falha terapêutica, podendo ocorrer por destruição de células trofoblásticas e liberação de gonadotrofina na circulação.

Caso não ocorra queda de β-hCG superior a 15% entre os dias 4 e 7, pode-se administrar uma segunda dose de MTX.

Declínio de β-hCG superior a 15% entre os dias 4 e 7 permite acompanhamento semanal até a negativação da β-hCG sérica.

Após tratamento da GE com MTX, as pacientes devem ser aconselhadas a não realizarem esforços físicos que impliquem em risco de rotura tubária, pelo mesmo motivo devem se abster de atividade sexual. Álcool e drogas que possam interferir no metabolismo do MTX (como antiinflamatórios não-hormonais, sulfonamidas, tetraciclina, cloranfenicol, fenitoína) têm seu uso proscrito por 15 dias. Pelo mesmo período, as pacientes devem evitar exposição excessiva aos raios solares, em virtude da fotossensibilidade causada pelo MTX. As pacientes de sangue com fator Rh negativo, não sensibilizadas, recebem imunoglobulina Rh.

Conduta expectante

Dentro da evolução natural da GE, alguns casos podem terminar em abortamento tubário ou em reabsorção completa do tecido trofoblástico. As pacientes com GE de pequeno tamanho e β-hCG com baixas concentrações e em declínio são candidatas para este tipo de conduta. As taxas de sucesso variam de 48 a 98%. Após conduta expectante, de forma semelhante ao tratamento medicamentoso, a paciente deve seguir rigoroso acompanhamento com dosagens semanais da β-hCG sérica até sua negativação. Deve, também, evitar esforço físico, que aumente a pressão intra-abdominal, até a negativação da β-hCG sérica.

Atualmente, na Clínica Obstétrica do HCFMUSP, realiza-se o tratamento expectante da GE tubária nas seguintes condições (Tabela 238.VI):

Tabela 238.VI – Indicações e contra-indicações do tratamento expectante da GE tubária

Indicações
• GE íntegra de até 4,0 cm de maior diâmetro
• Estabilidade hemodinâmica
• Desejo de procriação
• β-hCG sérica ≤ 5.000 mU/mL decrescente ou estável em duas dosagens consecutivas (24-48 h)
• Líquido livre limitado à pelve
• Autorização por escrito após esclarecimento de riscos e benefícios do tratamento
Contra-indicações
• Impossibilidade de seguimento adequado
• Compreensão insatisfatória do tratamento proposto

Algoritmo 238.1 – Associação USGT e dosagem sérica de β-hCG

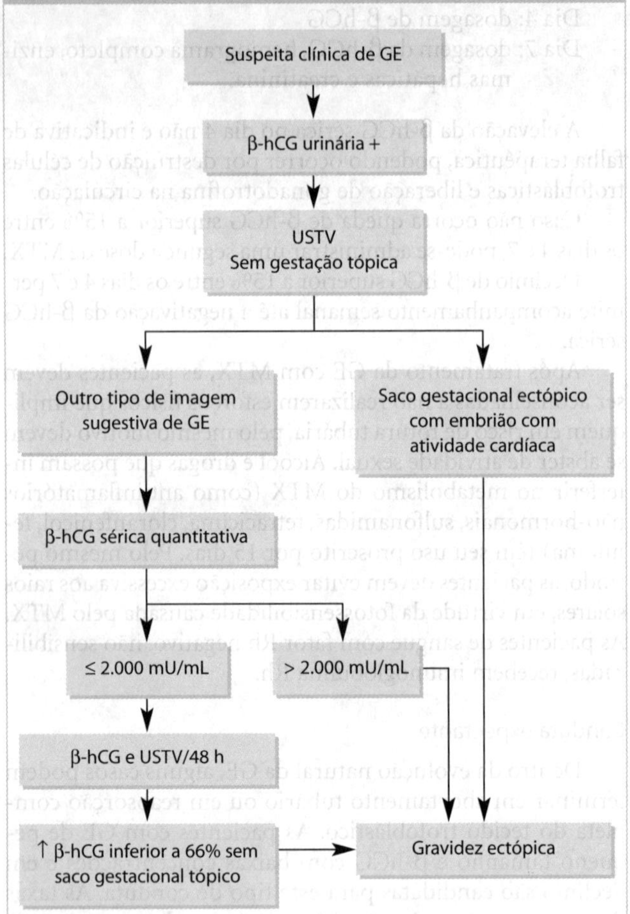

LEITURA ADICIONAL

1. American College of Emergency Physicians Clinical Policies Committee and the Clinical Policies Subcommittee on Early Pregnancy. Clinical policy: critical issues in the initial evaluation and management of patients presenting to the emergency department in early pregnancy. Ann Emerg Med 2003; 41(1): 123-33.
2. Barnhart K, Esposito M, Coutifaris C. An update on the medical treatment of ectopic pregnancy. Obstet Gynecol Clin North Am 2000; 27: 653-67.
3. Centers for Disease Control and Prevention. Ectopic pregnancies – United States, 1990-1992. MMWR 1995; 44: 46-8.
4. Elito J Jr., Reichmann AP, Uchiyama MN, et al. Predictive score for the systemic treatment of unruptured ectopic pregnancy with a single dose of methotrexate. Int J Gynaecol Obstet 1999; 67(2): 75-9.
5. Hajenius PJ, Mol BWJ, Bossuyt PMM, et al. Interventions for tubal ectopic pregnancy (Cochrane Review). In: The Cochrane Library, Issue 2; 2005. Oxford: Update Software.
6. Lipscomb GH, McCord ML, Stovall TG et al. Predictors of success of methotrexate treatment in women with tubal ectopic pregnancies. N Engl J Med 1999; 34: 1974-8.
7. Lipscomb GH, Givens VM, Meyer NL, Bran D. Comparison of multidose and single-dose methotrexate protocols for the treatment of ectopic pregnancy. Am J Obstet Gynecol 2005; 192(6): 1844-7.
8. Luciano AA, Roy G, Solima E. Ectopic pregnancy: from surgical emergency to medical management. Ann NY Acad Sci 2001; 943: 235-54.
9. Nazac A, Gervaise A, Bouyer J, et al. Predictors of success in methotrexate treatment of women with unruptured tubal pregnancies. Ultrasound Obstet Gynecol 2003; 21(2): 181-5.
10. Pereira PP. Gravidez ectópica.In: Zugaib M, Bittar RE (editores). Protocolos assistenciais da Clínica Obstétrica da Faculdade de Medicina da USP. São Paulo: Atheneu; 2007. p.437-43.
11. Sowter MC, Farquhar CM. Ectopic pregnancy: an update. Curr Opin Obstet Gynecol 2004; 16(4): 289-93.
12. Cabar FR, Pereira PP, Schultz R, Zugaib M. Predictive factors of trophoblastic invasion into the ampullary region of the tubal wall in ectopic pregnancy. Hum Reprod 2006; 21(9): 2426-31.

Sangramento Vaginal Durante a Gravidez

CAPÍTULO 239

Fábio Roberto Cabar
Pedro Paulo Pereira
Marcelo Zugaib

TÓPICOS IMPORTANTES

Abortamento

- O quadro clínico de abortamento é formado por dor abdominal em cólica, hemorragia genital e eliminação de tecidos embrionários por mulheres com atraso menstrual ou gestação confirmada.
- A conduta mais empregada para os casos de abortamento em curso é acelerar o esvaziamento uterino, visando à redução do volume e da duração da hemorragia, ao alívio das dores da paciente e ao encurtamento da exposição da cavidade uterina a agentes infecciosos.

Doença trofoblástica gestacional

- O sintoma mais freqüente é sangramento genital, que ocorre no final do primeiro ou no início do segundo trimestre da gestação. A perda de material molar (vesículas) raramente é vista na atualidade.
- O tratamento da mola hidatiforme compreende o esvaziamento molar e o seguimento clínico. A neoplasia trofoblástica gestacional requer quimioterapia e/ou cirurgia.

Placenta prévia

- Hemorragia genital indolor, sem causa aparente, de coloração vermelha viva, com início súbito e em episódios que se repetem e se agravam ao longo da gestação são as principais características do quadro clínico de placenta prévia.
- A gestação deve ser interrompida no termo (37 semanas) ou quando houver instabilidade hemodinâmica materna incontrolável.

Descolamento prematuro da placenta

- Hemorragia genital acompanhada de dor abdominal súbita e aumento no tônus uterino são os sinais e sintomas mais comuns no descolamento prematuro da placenta.
- O diagnóstico é clínico e requer conduta imediata.

SANGRAMENTOS VAGINAIS NA PRIMEIRA METADE DA GESTAÇÃO

ABORTAMENTO

Conceito e incidência

Abortamento é definido por muitos como a interrupção da gravidez antes da viabilidade do produto conceptual. Como o conceito de viabilidade é extremamente variável, preferimos definir o abortamento como o término da gestação antes da 20ª semana, contada a partir do primeiro dia da última menstruação, ou o nascimento de fetos com menos de 500 g de peso.

Do ponto de vista clínico, aproximadamente 15 a 20% das gestações terminam espontaneamente antes da 20ª semana. Sabe-se, entretanto, que as taxas de abortamento devem ser superiores a essas, pois a perda fetal pode ocorrer muito precocemente, seja antes da implantação do blastocisto, ou nas situações em que alguns óvulos fertilizados não conseguem iniciar a clivagem ou, já em processo mais avançado de divisão, não conseguem se implantar.

Etiologia

A maior parte dos abortamentos espontâneos (cerca de 80%) ocorre nas primeiras 12 semanas da gestação. As causas de abortamento podem ser variadas, destacando-se, em fases precoces da gestação, as anomalias cromossômicas. O risco de sua ocorrência eleva-se com o aumento da idade materna.

Quando o abortamento ocorre nos períodos mais precoces da gestação, independente de sua etiologia, não é raro que o embrião morra antes de sua expulsão. Este fato torna mais difícil a identificação exata do mecanismo etiológico envolvido na sua ocorrência. A morte do embrião pode ser causada por motivos ligados à sua condição biológica ou ser conseqüência de uma doença sistêmica materna.

A análise histológica dos produtos de abortamentos espontâneos precoces mostra, com grande freqüência, múltiplas anormalidades nos diferentes estágios de organização do ovo, embrião ou feto. Quando esses produtos são estudados em detalhes, constata-se elevada freqüência de anomalias morfológicas (até 70%) e altíssima taxa de anormalidades cromossômicas. Estas alterações fetais, principalmente no primeiro trimestre, podem ser acompanhadas de número normal (euploidia) ou anormal de cromossomos (aneuploidia). Os abortamentos ocorridos de embriões euplóides (com formação cromossômica normal) possivelmente ocorrem em períodos mais tardios do primeiro trimestre da gestação, a maioria em até 13 semanas.

As causas maternas mais associadas aos abortamentos são:

- Malformações uterinas: anomalias de fusão dos ductos müllerianos determinam malformações uterinas (útero unicorno ou bicorno e septado) e favorecem a ocorrência de abortamento.
- Fatores imunológicos: os abortamentos de repetição (mais de dois episódios consecutivos) ocorrem em aproximadamente 1% dos casos, sendo documentadas alterações que podem ser atribuídas a causas imunológicas em 50% dos casos.
- Doença sistêmica: doenças sistêmicas podem repercutir sobre o crescimento e o desenvolvimento do produto conceptual e causar, eventualmente, abortamento. Processos infecciosos como pneumonia, gripe e infecção do trato urinário são relacionados a eventuais abortamentos, sem se conhecer, entretanto, o mecanismo causador de tal fenômeno. Infecções por agentes virais (rubéola, herpes simples, citomegalovírus, hepatites), bactérias (brucela, listeria, clamídia, micoplasmas) e protozoários (toxoplasma, tripanossoma, malária) também são associadas ao abortamento. A sífilis pode causar abortamentos tardios, estando também relacionada com óbito fetal, parto prematuro e infecção dos recém-nascidos. Doenças graves e crônicas, como tuberculose ou neoplasias, associam-se mais comumente com partos prematuros, podendo, entretanto, estar relacionadas com abortamentos, principalmente após 13 semanas de gestação.
- Endocrinopatias: as doenças da tiróide, especialmente o hipotiroidismo, estão relacionadas a um aumento na incidência de abortamentos. Em relação ao diabetes melito, o resultado gestacional desfavorável está relacionado ao controle clínico inadequado da doença.

Classificação

O abortamento pode ser classificado, quanto à motivação, em espontâneo ou provocado; ou quanto à sua evolução, em:

- Ameaça de abortamento: condição transitória que dura pouco tempo, podendo evoluir para abortamento em curso ou seguir como gestação normal.
- Abortamento em curso: as dores abdominais em cólicas se acentuam em freqüência e intensidade; a hemorragia genital pode ocorrer com a eliminação de coágulos e há o surgimento de transformações cervicais até abrir o canal cervical e o orifício interno do colo uterino. O ovo, entretanto, se mantém em seu lugar de implantação (pólo ovular inalcançável ao toque digital).
- Abortamento inevitável: presença de dilatação cervical ampla, com possibilidade de tocar o pólo inferior do saco gestacional insinuando-se pelo canal. O saco gestacional pode estar, ainda, se exteriorizando através do orifício externo do colo.

Quando ocorre a eliminação de todo o conteúdo da gestação, não restando tecido gestacional na cavidade uterina, o abortamento é classificado como completo. Nas situações em que o orifício interno do colo permanece entreaberto e parte dos tecidos embrionários ainda fica retida junto à decídua uterina, o quadro clínico é classificado como abortamento incompleto.

Na dependência de existir ou não infecção, poderá ainda ser denominado infectado ou não-infectado.

Quando o produto conceptual está morto, mas não é eliminado da cavidade uterina, configura-se o chamado aborto retido (do inglês *missed abortion*).

Achados clínicos

Classicamente, o quadro clínico de abortamento é formado por dor abdominal em cólica, hemorragia genital e eliminação de tecidos embrionários, queixas freqüentemente referidas por mulher que já tenha confirmado o diagnóstico de gestação ou que apresente atraso menstrual.

O diagnóstico de ameaça de abortamento pode ser estabelecido quando o curso normal da gestação é interrompido pelo aparecimento de sangramento genital e dor abdominal, porém sem alterações das condições do colo uterino e com a manutenção da vitalidade do produto conceptual. Diante desse quadro, admite-se que houve algum "descolamento" do saco gestacional de seu sítio de implantação na decídua uterina, com ou sem desprendimento de vilosidades coriais. Pequenas quantidades de sangue, habitualmente escuro ou vermelho, são eliminadas por via vaginal e estimulam contrações uterinas, referidas como cólicas dolorosas. Nessa situação, o exame ginecológico revela pequena quantidade de sangue em fundo-de-saco vaginal ou discreto sangramento ativo através do canal cervical; o colo uterino encontra-se fechado, o útero compatível com o tempo de amenorréia e os anexos normais e indolores à palpação.

Quando, ao exame ginecológico, nota-se presença de dilatação cervical, com projeção do produto conceptual através do canal cervical, permitindo o toque digital de seu pólo inferior, o diagnóstico é de abortamento em curso ou inevitável.

Uma das principais complicações do abortamento é a infecção, mais comum em situações nas quais o abortamento, realizado em condições precárias, foi causado pela manipulação uterina por leigos. O quadro clínico de abortamento infectado é caracterizado pela presença de febre, alterações da freqüência cardíaca, comprometimento do estado geral, fluxo genital purulento ou com odor fétido e alterações hematológicas e bioquímicas. Nesses casos, o exame ginecológico mostra colo uterino entreaberto, restos ovulares em decomposição, útero aumentado, amolecido e doloroso. A infecção pode ser diagnosticada sob diferentes quadros clínicos com variada gravidade: desde endometrite superficial, em geral autolimitada, até quadros de intensa gravidade que se estendem além das paredes e anexos uterinos (endomiometrites e salpingooforites) com propagação para a pelve, cavidade abdominal (pelviperitonite e peritonites generalizadas) e todo o organismo (sepse).

Exames complementares

Anamnese, exame especular e toque vaginal ainda são recursos insubstituíveis. Os parâmetros clínicos, como a presença de dilatação cervical, persistência ou não de hemorragia, eliminação contínua de restos ovulares e presença de dor abdominal, geralmente são suficientes para o diagnóstico. Entretanto, a ultra-sonografia transabdominal ou transvaginal é o mais valioso exame subsidiário e deve ser usada com freqüência, pois permite observar a quantidade e o tipo de material remanescente na cavidade uterina, possibilita a medida exata dos diferentes diâmetros uterinos e realiza investigação minuciosa de toda a pelve, principalmente para auxiliar no diagnóstico diferencial.

Também é importante a coleta de exames laboratoriais como: hemograma, tipagem sangüínea e coagulograma.

Diagnóstico diferencial

Os principais diagnósticos diferenciais estão listados na Tabela 239.I.

Tabela 239.I – Principais diagnósticos diferenciais de abortamento

- Gestação ectópica
- Doença trofoblástica gestacional
- Hemorragia uterina disfuncional
- Cervicite
- Pólipo cervical
- Câncer de colo uterino
- Trauma vaginal

Tratamento

O repouso no leito, por curto período, ainda que de duvidosa eficácia, é medida aconselhável para as situações de ameaça de abortamento, pois ajuda a diminuir a ansiedade da paciente. O uso de analgésicos e antiespasmódicos pode ser recomendado. Também podem ser utilizados sedativos suaves em pequenas doses para diminuir a ansiedade. O uso de progestógenos, recomendado no passado, demonstrou ser ineficaz na maioria dos casos, razão pela qual foi abandonado. Da mesma maneira, a utilização de tocolíticos não encontra respaldo na literatura médica.

Frente a diagnóstico de abortamento em curso, a conduta mais adequada é acelerar o esvaziamento uterino, visando a reduzir o volume e a duração da hemorragia, aliviar as dores da paciente e encurtar a exposição da cavidade uterina a agentes infecciosos. Se a idade gestacional for inferior a 12 semanas, a curetagem uterina tradicional ou aspiração a vácuo (AMIU) são as condutas mais eficazes. Se a idade gestacional for superior a 12 semanas, poderão ser utilizadas drogas ocitócicas até a eliminação completa de feto e anexos. Em alguns casos há a necessidade de se completar o procedimento com curetagem uterina.

Frente a quadro de aborto retido de primeiro trimestre, pode-se oferecer à paciente três opções de tratamento: conduta expectante, ativa medicamentosa ou cirúrgica. Em todas as situações deve-se explicar o objetivo, os riscos e benefícios de cada abordagem, deixando a paciente à vontade para escolher o método. Se optar por conduta expectante, a paciente será reavaliada em 15 dias, ou antes, se ocorrer dor intensa, sangramento genital abundante ou sinais de infecção. Depois desse período, não havendo resolução espontânea do quadro, deverá ser adotada conduta ativa (medicamentosa ou cirúrgica).

A conduta medicamentosa objetiva a expulsão completa dos produtos da concepção. Na maioria das vezes, a paciente é internada e utiliza-se uma dose de 400 µg de misoprostol por via vaginal. Não havendo alteração das condições do colo uterino, são utilizadas doses adicionais de 200 µg de misoprostol, a cada 4-6 horas, até a expulsão completa dos produtos da concepção (duração máxima: 48 horas). Na presença de sangramento genital abundante e suspeita clínica de eliminação do saco gestacional, deve ser realizada reavaliação ultra-sonográfica para confirmação.

Em casos selecionados, o tratamento poderá ser realizado ambulatorialmente. Nessas situações, será administrada primeira dose de 800 µg de misoprostol por via vaginal e, após 24 horas, será realizada reavaliação clínica e ultra-sonográfica, podendo ser repetida dose de 800 µg de misoprostol. Após 48 horas do início do tratamento, não havendo eliminação completa do produto conceptual, a conduta cirúrgica deverá ser adotada (AMIU ou curetagem uterina).

Deve ser administrada imunoglobulina humana anti-D (anti-Rh) a todas as pacientes com tipagem Rh negativo, inclusive nos casos de ameaça de abortamento e/ou abortamento completo.

O tratamento do abortamento infectado consiste no esvaziamento da cavidade uterina com retirada dos restos ovulares o mais rápido possível e ampla cobertura antibiótica (germes anaeróbicos, aeróbicos, Gram-positivos e Gram-negativos – Tabela 239.II). O controle das situações mais graves deve ser realizado em regime de vigilância intensiva e é fundamental para o êxito da terapia. Como alternativa a ser considerada, a realização de histerectomia total pode ser necessária para completo controle do processo infeccioso.

DOENÇA TROFOBLÁSTICA GESTACIONAL

Conceito

As doenças trofoblásticas gestacionais (DTG) são reconhecidas como uma forma de gravidez anormal. A mola hidatiforme, a mola invasora e o coriocarcinoma são doen-

Tabela 239.II – Principais antibióticos e dosagens recomendadas

Droga	Dose (via endovenosa)
Ampicilina	1-2 g a cada 6 horas
Penicilina G cristalina	4 milhões U a cada 4 horas
Gentamicina	1,5 mg/kg a cada 8 horas
Amicacina	7,5 mg/kg a cada 12 horas
Ceftriaxona	1 g a cada 12 horas
Metronidazol	500 mg a cada 8 horas
Clindamicina	600 mg a cada 6 horas (ou 900 mg a cada 8 horas)

ças do trofoblasto, mais especificamente das vilosidades placentárias que, como todo o trofoblasto, são de origem ectodérmica. Entretanto, não está ainda estabelecido se as diferentes formas de apresentação representam fases diferentes de uma mesma patologia ou se são entidades mórbidas distintas.

Nos últimos tempos, o emprego mais adequado da quimioterapia e das outras formas de tratamento fez reduzir a mortalidade, mesmo das formas metastáticas, a níveis muito baixos.

Classificação

Os casos de doença trofoblástica gestacional podem ser divididos em quatro categorias: mola hidatiforme, mola invasora, coriocarcinoma e tumor trofoblástico de sítio placentário.

A mola hidatiforme ocorre em uma a cada 1.000 a 1.500 gestações e deve ser diferenciada em mola parcial ou completa, entidades diferentes quanto à histopatologia, aos padrões cromossômicos e à apresentação clínica.

Na mola completa, a vilosidade coriônica é difusamente hidrópica e associada a trofoblasto hiperplásico, com vários graus de atipia celular. Além disso, molas completas não têm tecidos fetais ou embrionários.

As molas parciais, por outro lado, são compostas de duas populações de vilosidades coriônicas: enquanto algumas parecem normais, outras apresentam diferentes graus de hiperplasia focal. Tecidos fetais ou embrionários são freqüentemente observados junto às molas parciais, sendo os vasos com hemácias nucleadas os tecidos mais encontrados. Mais raramente, molas parciais estão associadas a fetos que podem nascer vivos; esses fetos freqüentemente apresentam malformações relacionadas a triploidias, como sindactilia, hidrocefalia e retardo de crescimento. Atualmente é possível fazer o diagnóstico de mola parcial com segurança, usando-se apenas características morfológicas.

Citogenética

Mola completa é produto de uma concepção na qual todo o DNA nuclear é de origem paterna e todo o DNA citoplasmático é de origem materna, ou seja, todos os cromossomos provêm do pai. Cerca de 90% de todas as molas completas têm cariótipo 46 XX e originam-se da fertilização de um óvulo (vazio ou com cromossomos inativados) por um espermatozóide que duplica seus cromossomos X (origem paternogenética). Cerca de 6 a 10% das molas completas são 46 XY e, neste caso, aparentemente ocorre a fertilização de um óvulo vazio por dois espermatozóides distintos (fecundação dispérmica). O potencial de transformação maligna é de 10 a 20%.

Por outro lado, cerca de 90% das molas parciais têm cariótipo triplóide (69 XXX), resultado da fertilização de um óvulo normal por dois espermatozóides (fecundação dispérmica). As demais molas parciais têm cariótipo 46 XX ou 46 XY, sendo difícil, nesses casos, diferenciar mola parcial de uma gravidez gemelar associada a uma mola completa. O potencial de transformação maligna é de 5 a 10% dos casos.

Achados clínicos

O sintoma mais freqüente em pacientes com mola hidatiforme é o sangramento genital, que ocorre no final do primeiro ou no início do segundo trimestre da gestação. Provavelmente em razão do diagnóstico mais precoce, a perda de material molar (vesículas) raramente é vista na atualidade.

Cerca de um terço a metade das pacientes com mola completa apresentam sinais e sintomas decorrentes da grande proliferação trofoblástica, tais como altura uterina maior do que o esperado para a idade gestacional, altos níveis de gonadotrofina coriônica (hCG), hiperemese gravídica e presença de cistos tecaluteínicos, que são decorrência direta dos altos níveis de hCG causando hiperestimulação ovariana. Os cistos tecaluteínicos desenvolvem-se geralmente logo após o esvaziamento da mola e regridem espontaneamente dois ou três meses após a normalização dos níveis das gonadotrofinas.

Um grupo menor de pacientes com marcada proliferação trofoblástica é predisposto a algumas complicações clínicas, como doença hipertensiva específica da gestação, hipertiroidismo e insuficiência respiratória. A hiperfunção tiroidiana aparentemente se deve à ação direta do hCG sobre a tiróide. A insuficiência respiratória pode ter várias etiologias: embolização por tecido trofoblástico, hipertiroidismo, ou pode corresponder a quadro de pulmão de choque decorrente de reposição rápida de líquidos. A incidência dessas complicações tem decrescido, pois o diagnóstico é feito mais precocemente e, portanto, com menor volume molar.

As pacientes com mola parcial, ao contrário, não apresentam esse quadro clínico, sendo poucas as que apresentam crescimento uterino excessivo. Os níveis de gonadotrofinas também são substancialmente mais baixos, raramente excedendo concentrações de 100.000 mU/mL.

Deve ser lembrado que algumas pacientes com mola hidatiforme permanecem sem tal diagnóstico, geralmente por falta de análise histológica do produto de curetagens uterinas. Parte dessas pacientes poderá evoluir para formas persistentes da doença. Nessas, a queixa mais usual é sangramento uterino anormal que, com freqüência, é atribuído a outras causas (hemorragia uterina disfuncional, por exemplo); isso atrasa o tratamento e piora o prognóstico.

Mais raramente, situação semelhante pode ocorrer após gestações aparentemente normais que chegam ao final do terceiro trimestre ou ao termo. Parte desses casos é completamente assintomática durante a gestação, sendo que em alguns deles ocorre o nascimento de feto vivo e normal, iniciando-se a sintomatologia decorrente da presença de mola invasora em 20 a 60 dias após o parto.

Exames complementares

A mola completa produz padrão ultra-sonográfico característico ("tempestade de neve"), decorrentes da presença de vesículas coriônicas. No entanto, o ultra-som pode não ser capaz de identificar essas imagens no primeiro trimestre.

Quanto à mola parcial, têm sido descritos padrões associados a sua presença, especialmente alterações no formato do saco gestacional sugestivas de triploidia. Outros achados sugestivos de mola parcial são o espessamento da placenta (associado à presença de áreas anecóicas) e a ausência de incisura no exame Doppler velocimétrico da artéria uterina.

Outros exames importantes no seguimento dessas pacientes são o hemograma, a dosagem de β-hCG e a tipagem sangüínea. Quando há suspeita de mola invasora ou coriocarcinoma, o estadiamento da doença obriga a realização de tomografias de crânio, campos pulmonares, abdome e pelve.

Diagnóstico diferencial

Os principais diagnósticos diferenciais estão listados na Tabela 239.III.

Tabela 239.III – Principais diagnósticos diferenciais de doença trofoblástica gestacional
• Abortamento
• Gestação ectópica
• Hemorragia uterina disfuncional
• Cervicite
• Pólipo cervical
• Câncer de colo uterino
• Trauma vaginal

Tratamento

O tratamento da mola hidatiforme compreende o esvaziamento molar e o seguimento clínico. A neoplasia trofoblástica gestacional requer quimioterapia e/ou cirurgia.

Para a realização do esvaziamento molar, a paciente deve ser avaliada quanto ao grau de sangramento genital, suas condições hemodinâmicas e eventual associação com doença hipertensiva específica da gestação. Para a escolha do método de esvaziamento molar são considerados o volume uterino, a idade da paciente, sua paridade e seu desejo de engravidar no futuro.

De maneira geral, é realizada dilatação cervical mecânica (velas de Hegar) e curetagem uterina por vacuoaspiração; histerectomia profilática está indicada em pacientes multíparas ou com mais de 38 anos de idade. Ovários com cistos tecaluteínicos devem ser preservados. Não há indicação de quimioterapia profilática para casos de mola hidatiforme.

Após o esvaziamento molar, a paciente deve ser seguida semanalmente no primeiro mês, quinzenalmente nos três meses subseqüentes e, a seguir, mensalmente até completar um ano. São observados nas consultas: sangramento genital, involução uterina e queda dos títulos de β-hCG (tendem a ficar com títulos indetectáveis após 12 a 15 semanas). A paciente não deve engravidar no período de um ano (orientar anticoncepção).

As pacientes com neoplasia trofoblástica gestacional devem ser tratadas com quimioterapia e/ou cirurgia, se houver: hemorragia genital persistente após esvaziamento molar e presença de imagem de infiltração miometrial, ascensão nos títulos de β-hCG em duas dosagens consecutivas, β-hCG detectável e sem tendência de queda até seis meses do seguimento, diagnóstico histológico de coriocarcinoma, mola invasora ou tumor de sítio placentário em qualquer local (incluindo metástases).

Nas pacientes com mola invasora (doença não-metastática) recomenda-se realização de quimioterapia nas nulíparas e histerectomia nas multíparas. A histerectomia total é suficiente para remissão completa em situações de mola invasora não-metastática; entretanto, nos casos de coriocarcinoma, há necessidade de emprego de tratamento adjuvante (quimioterapia). Os quimioterápicos mais utilizados são metotrexato, actinomicina D, etoposide e derivados da platina.

SANGRAMENTOS VAGINAIS NA SEGUNDA METADE DA GESTAÇÃO

O sangramento vaginal na segunda metade da gestação é uma das principais causas de hospitalização anteparto, de morbidade e mortalidade materna e de aumento nas taxas de prematuridade e de mortalidade perinatal.

O diagnóstico preciso dessa intercorrência obstétrica, baseado na rápida identificação da etiologia do sangramento vaginal, possibilita tratamento adequado e melhores resultados obstétricos e perinatais.

A Tabela 239.IV apresenta possíveis causas de sangramento vaginal na segunda metade da gestação.

Tabela 239.IV – Causas de sangramento vaginal na segunda metade da gestação
• Placenta prévia
• Descolamento prematuro da placenta
• Ruptura de vasa prévia
• Ruptura uterina
• Cervicite
• Pólipo cervical
• Câncer de colo uterino
• Trauma vaginal

PLACENTA PRÉVIA

Conceito e incidência

Conceitua-se placenta prévia (PP) como a inserção da placenta parcial ou totalmente no segmento inferior do útero após a 28ª semana de gestação. Antes desse período, a sua presença no segmento inferior é chamada de placenta de inserção baixa.

É patologia de incidência pouco variável, com referências que vão de 0,3 a 1,75% das gestações. Na divisão de clínica obstétrica do HC-FMUSP, a incidência é de 0,9%.

Classificação

a. Placenta prévia centro-total: a placenta oclui totalmente o orifício interno do colo uterino.

b. Placenta prévia centro-parcial: a placenta recobre parcialmente o orifício interno do colo uterino.
c. Placenta prévia marginal: a placenta atinge a borda do orifício interno do colo uterino.
d. Placenta prévia lateral: a placenta atinge o segmento inferior, porém dista aproximadamente até 7 cm do orifício interno do colo uterino.

Etiologia

A etiologia pode ser primitiva ou secundária.

A etiologia primitiva decorre da imaturidade do ovo ou de condições inapropriadas do terreno. Na imaturidade, o ovo atinge a cavidade uterina sem desenvolver totalmente o seu potencial de implantação; a presença de alterações inflamatórias, infecciosas ou atróficas pode alterar a decídua uterina, tornando o leito placentário impróprio para a nidação.

Secundariamente, pode ocorrer implantação placentária no segmento uterino inferior por crescimento placentário inusitado em termos de superfície; nessa situação, ocorre inversão das vilosidades coriais, com involução e regressão das vilosidades contíguas da decídua basal e crescimento das vilosidades do lado da caduca reflexa.

Os fatores predisponentes para ocorrência de placenta prévia estão mostrados na Tabela 239.V.

Tabela 239.V – Fatores predisponentes para ocorrência de placenta prévia
• Idade materna avançada
• Cesárea em gestação anterior
• Multiparidade
• Outras cicatrizes uterinas (miomectomia)
• Curetagens uterinas de repetição
• Gemelaridade
• Antecedente de placenta prévia
• Tabagismo

Achados clínicos

Paciente com placenta prévia freqüentemente se apresenta com hemorragia genital sem causa aparente, indolor, de coloração vermelha viva. O início e o cessamento da manifestação hemorrágica tendem a ser súbitos, em episódios que se repetem e se agravam ao longo da gestação.

A associação com acretismo placentário é usualmente encontrada; formas mais graves, como placenta increta e percreta, podem também ocorrer. As apresentações anômalas são mais freqüentes, com aumento da incidência de apresentações pélvicas (até 12%) e córmicas. Os defeitos na coagulação são observados com menor freqüência que no descolamento prematuro de placenta.

As condições hemodinâmicas da paciente podem variar desde a normalidade até quadro clínico compatível com choque hemorrágico, dependendo, para isso, da intensidade do sangramento genital. No exame físico, o útero permanece com tônus normal e a ausculta fetal revela feto em boas condições, com atividade cardíaca normal, já que o sangramento é de origem materna. Somente em situações de sangramento genital abundante, capazes de comprometer o estado hemodinâmico materno, pode ocorrer diminuição da perfusão placentária e quadro clínico de sofrimento fetal.

O exame especular é tempo obrigatório, revelando a origem do sangramento; o toque vaginal, para o diagnóstico ou confirmação de placenta prévia pode causar intensa hemorragia e, por isso, deve ser feito com extremo cuidado e em ambiente onde possa ser praticada intervenção de emergência.

Exames complementares

O exame subsidiário mais importante para o diagnóstico de placenta prévia é a ultra-sonografia obstétrica, que permite a visualização da placenta com implantação baixa e a sua relação com o orifício interno do colo uterino. A ressonância magnética, embora muito precisa, é pouco utilizada em virtude do seu alto custo. Importante também é a monitorização das taxas de hemoglobina e hematócrito maternos, bem como o conhecimento da tipagem sangüínea (ABO – Rh) da gestante.

Em situações de sangramento vaginal abundante, nas quais pode ocorrer o comprometimento da vitalidade fetal, está recomendada a realização de exames para que se ateste o bem-estar fetal: a cardiotocografia de repouso e o perfil biofísico fetal.

Diagnóstico diferencial

Os principais diagnósticos diferenciais estão listados na Tabela 239.VI.

Tabela 239.VI – Principais diagnósticos diferenciais de placenta prévia
• Descolamento prematuro da placenta
• Ruptura de vasa prévia
• Ruptura uterina
• Cervicite
• Pólipo cervical
• Câncer de colo uterino
• Trauma vaginal

Tratamento

Em gestações abaixo de 37 semanas, deve-se internar a paciente na tentativa de controlar o sangramento. Nesse período, deverão ser realizados controles dos sinais vitais maternos e da vitalidade fetal.

A realização de corticoterapia em pacientes com idades gestacionais entre 26 e 34 semanas visa ao amadurecimento pulmonar fetal. A gestação deve ser interrompida quando atingir o termo ou na impossibilidade de se controlar a hemorragia materna, com a maioria dos casos de placenta prévia devendo ser resolvida por cesárea.

O parto via vaginal pode ser realizado em alguns casos selecionados de placenta lateral ou marginal, desde que se faça rigoroso controle do sangramento genital materno e ruptura precoce das membranas ovulares.

Em virtude da deficiência do miotamponamento do segmento inferior, pode ocorrer sangramento após a dequitação. Orienta-se o uso de ocitócitos e tamponamento local com compressas cirúrgicas; a ligadura das artérias hipogástricas, sua embolização ou até mesmo histerectomia são medidas de exceção.

DESCOLAMENTO PREMATURO DA PLACENTA

Conceito e incidência

Descolamento prematuro da placenta (DPP) é a separação completa ou parcial, abrupta e intempestiva da placenta normalmente inserida no corpo uterino em gestação acima de 20 semanas e antes da expulsão do feto. Antes deste período é complicação integrante do quadro clínico de abortamento.

É intercorrência obstétrica com grande potencial de morbidade e mortalidade materna e fetal, associando-se a maior incidência de anemias, coagulopatias, hemotransfusão, histerectomia e infecções puerperais. Resultados perinatais adversos que, com freqüência, acompanham esse diagnóstico incluem: prematuridade, baixo peso ao nascer, sofrimento fetal e morte perinatal.

É patologia de incidência variável, com referências que vão de 0,5 a 1,5% das gestações e representa mais de 30% de todas as hemorragias da segunda metade da gestação. Na divisão de clínica obstétrica do HC-FMUSP a incidência foi de 0,57% entre os anos de 2001 e 2005.

Em cerca de 50% dos casos, o DPP ocorre no período anteparto, enquanto em 40% das vezes ele ocorre no período de dilatação. Em apenas 10% dos casos essa intercorrência é observada no período expulsivo do trabalho de parto.

Etiologia

As causas do descolamento prematuro da placenta podem ser divididas em traumáticas e não-traumáticas.

As causas traumáticas estão associadas ao DPP em cerca de 1% dos casos. Podem ser decorrentes de procedimentos obstétricos (versão externa, por exemplo), ou de pressão exercida diretamente sobre o útero (acidentes automobilísticos, agressão física etc.).

As causas não-traumáticas são as maiores responsáveis pelo DPP. As síndromes hipertensivas (hipertensão arterial crônica e doença hipertensiva específica da gestação) representam o fator etiológico mais importante, estando presente em até 75% das vezes. Outros fatores que podem contribuir para a ocorrência de DPP estão na Tabela 239.VII.

Tabela 239.VII – Fatores predisponentes para a ocorrência de descolamento prematuro da placenta

- Traumas abdominais (acidentes automobilísticos, agressão física)
- Manobras e procedimentos obstétricos (versão externa, amniocentese)
- Síndromes hipertensivas (hipertensão arterial sistêmica, toxemia gravídica)
- Tabagismo
- Uso de drogas ilícitas (cocaína)
- Miomas uterinos
- Multiparidade
- Polidrâmnio
- Gemelaridade

Achados clínicos

O diagnóstico é basicamente clínico. A paciente com DPP é raramente assintomática. São sinais e sintomas freqüentemente referidos: dor abdominal intensa e de início súbito, sangramento vaginal e parada da movimentação fetal.

No exame físico podem ser observados: hipertensão arterial, pré-choque ou choque hipovolêmico (desproporcionais ao sangramento observado), sinais indiretos de CIVD, como petéquias, equimoses ou hematomas. O exame físico obstétrico revela sangramento genital, aumento progressivo da altura uterina (pela formação de hematoma retroplacentário), tônus uterino aumentado, ocasionando dificuldade na palpação de partes fetais e na ausculta dos batimentos cardíacos fetais, e bolsa das águas tensa ao toque.

A hemorragia vaginal ocorre quando o sangue separa o espaço entre as membranas e a decídua uterina. Em 20% dos casos ocorre formação de coágulo retroplacentário, não ocorrendo sangramento vaginal.

A hipertonia uterina acontece pela ação irritativa ocasionada pelo contato do sangue com a fibra muscular uterina. Com a evolução do processo, observa-se intensa infiltração sangüínea no miométrio e o útero apresenta-se edemaciado, arroxeado e com sufusões hemorrágicas, tornando-se hipotônico e predispondo a maiores perdas sangüíneas.

Nos casos de DPP, especialmente quando há formação de coágulo retroplacentário, pode ocorrer distúrbio de coagulação sangüínea. A tromboplastina, resultante da lesão tecidual conseqüente ao descolamento, desencadeia a seqüência de eventos que resulta na formação do coágulo. A passagem da tromboplastina para a circulação materna, que conduz a um estado de hipercoagulabilidade, pode causar coagulação intravascular disseminada (CIVD). A coagulação intravascular exalta o sistema fibrinolítico, deteriorando ainda mais a hemostasia.

Para a formação do coágulo retroplacentário ocorre consumo dos fatores de coagulação, podendo gerar coagulopatia de consumo. Estes fatores, CIVD, fibrinólise e formação do coágulo retroplacentário, estão imbricados e podem ocorrer simultaneamente e em diversos graus de intensidade, constituindo um dos aspectos mais graves do DPP.

O sofrimento fetal decorrente do descolamento prematuro da placenta é tipicamente grave e precoce. Ocorre comprometimento da troca de gases decorrente da rápida e progressiva perda da superfície de trocas.

Exames complementares

A ultra-sonografia identifica a localização da placenta e possibilita o diagnóstico diferencial com placenta prévia. O coágulo retroplacentário pode ser observado em apenas 25% dos casos de DPP. Outras imagens ultra-sonográficas que podem sugerir DPP: presença de aumento localizado da espessura placentária e imagens compatíveis com coágulos no estômago fetal.

Exames laboratoriais são pouco úteis para o diagnóstico, pois são pouco sensíveis e nada específicos para os casos de DPP. Eritrograma e provas de coagulação sangüínea podem ser úteis no seguimento clínico da paciente.

Diagnóstico diferencial

Os principais diagnósticos diferenciais estão listados na Tabela 239.VIII.

Tabela 239.VIII – Diagnósticos diferenciais do descolamento prematuro da placenta

- Placenta prévia
- Ruptura de vasa prévia
- Ruptura uterina
- Cervicite
- Pólipo cervical
- Câncer de colo uterino
- Trauma vaginal

Tratamento

O tratamento consiste no esvaziamento da cavidade uterina com a maior rapidez possível, visando:

- À prevenção da coagulopatia e da perda sangüínea maciça.
- À proteção do produto conceptual, freqüentemente em sofrimento fetal agudo.

Em gestações com feto vivo e viável, sua resolução deve ser imediata e realizada pela via de parto mais rápida. Na maioria absoluta das vezes, a cesárea representa a conduta a ser tomada.

Em gestações com feto morto ou com idade gestacional abaixo da viabilidade, pode-se adotar conduta expectante, aguardando a evolução do trabalho de parto; a monitorização dos parâmetros clínicos maternos possibilita que se espere por até 6 horas antes de se realizar o parto cesárea.

A ruptura das membranas ovulares deve ser realizada sempre e de imediato, tão logo se faça o diagnóstico; esta atitude, em geral, deflagra ou acelera o parto, detém a área de descolamento da placenta, diminui a hemorragia e, principalmente, diminui a possibilidade de coagulação intravascular disseminada, além da embolia por líquido amniótico.

Os seguintes exames devem ser colhidos: hemograma, coagulograma, contagem de plaquetas, dosagem de fibrinogênio e dosagem dos produtos de degradação do fibrinogênio.

Histerectomia é medida de exceção e é apenas justificada nos casos de atonia uterina que não responde aos métodos usualmente empregados: massagem uterina, infusão endovenosa de ocitocina e administração de derivados do ergot (Tabela 239.IX). A diurese deve ser mantida em níveis satisfatórios, pois é capaz de eliminar os produtos de degradação do fibrinogênio e da fibrina, responsáveis também pela hipotonia uterina.

A paciente deverá ser rigorosamente observada no puerpério imediato, com atenção especial à possibilidade da ocorrência de distúrbios de coagulação.

Tabela 239.IX – Terapêutica medicamentosa na atonia uterina após DPP

Droga	Dose	Via administr.	Precauções
Ocitocina	10 a 40 U	EV/IM	Não fazer *bolus* EV
Metilergonovina	0,2 mg	IM	Contra-indicação HAS/DHEG
Prostaglandina $F_{2\alpha}$	0,25-2 mg	Intramiometrial	Não disponível no Brasil

LEITURA ADICIONAL

1. Griebel CP, Halvorsen J, Golemon TB, Day AA. Management of spontaneous abortion. Am Fam Physician 2005; 72(7): 1243-50.
2. White HL, Bouvier DA. Caring for a patient having a miscarriage. Nursing 2005; 35(7): 18-9.
3. Gilligan P, Hegarty D, Khan A, Shepherd M, Lumsden G, Kitching G, et al. SOCRATES 9 (synopsis of Cochrane Reviews applicable to emergency services). Emerg Med J 2005; 22(7): 510-1.
4. Gezer A, Esen F, Erdem B, Mutlu H, Kahraman N, Ocak V. Early first trimester ultrasound examination. Is it really efficient in the clinical management of the pregnancy? Arch Gynecol Obstet 2002; 267(2): 76-80.
5. Tidy JA, Gillespie AM, Bright N, Radstone CR, Coleman RE, Hancock BW. Gestational trophoblastic disease: a study of mode of evacuation and subsequent need for treatment with chemotherapy. Gynecol Oncol 2000; 78: 309-12.
6. Herbst H, Horn LC, Loning T. Trophoblast lesions and trophoblast tumors. Pathologe 1999; 20(1): 72-81.
7. Cabar FR, Nomura RMY, Costa LCV, Alves EA, Zugaib M. Cesárea prévia como fator de risco para o descolamento prematuro da placenta. Rev Bras Ginecol Obstet 2004; 26(9): 709-14.
8. Papp Z. Massive obstetric hemorrhage. J Perinat Med 2003; 31(5): 408-14.
9. Neilson JP. Interventions for treating placental abruption. Cochrane Database Syst Rev 2003; (1): CD003247.
10. Hladky K, Yankowitz J, Hansen WF. Placental abruption. Obstet Gynecol Surv 2002; 57(5): 299-305.
11. Bhide A, Thilaganathan B. Recent advances in the management of placenta previa. Curr Opin Obstet Gynecol 2004; 16(6): 447-51.
12. Lijoi AF, Brady J. Vasa previa diagnosis and management. J Am Board Fam Pract 2003; 16(6): 543-8.
13. Oyelese Y. Placenta previa and vasa previa: time to leave the Dark Ages. Ultrasound Obstet Gynecol 2001; 18(2): 96-9.
14. Baron F, Hill WC. Placenta previa, placenta abruptio. Clin Obstet Gynecol 1998; 41(3): 527-32.
15. Hodgson DT, Lotfipour S, Fox JC. Vaginal bleeding before 20 weeks gestation due to placental abruption leading to disseminated intravascular coagulation and fetal loss after appearing to satisfy criteria for routine threatened abortion: a case report and brief review of the literature. J Emerg Med 2007; 32(4): 387-92.
16. Oyelese Y, Ananth CV. Placental abruption. Obstet Gynecol 2006; 108(4): 1005-16.
17. Zlatnik MG, Cheng YW, Norton ME, Thiet MP, Caughey AB. Placenta previa and the risk of preterm delivery. J Mater Fetal Neonatal Med 2007; 20(10): 719-23.

18. Jarapaj RP, Mimin TS, Mukudan K. Antenatal diagnosis of placenta previa accreta in patients with previous cesarean scar. J Obstet Gynaecol Res 2007; 33(4): 431-7.
19. Hung TH, Hsieh CC, Hsu JJ, Lo LM, Chiu TH, Hsieh TT. Risk factors for placental abruption in an asian population. Reprod Sci 2007; 14(1): 59-65.
20. Lahoria K, Malhotra S, Bagga R. Transabdominal and transvaginal ultrasonography of placenta previa. Int J Gynaecol Obster 2007; 98(3): 258-9.
21. Parazzini F, Cipriani S, Chiaffarino F, Sandretti F, Bortolus R, Chiantera V. Induced abortion and risk of small-for-gestational-age birth. BJOG 2007; Sep 5.
22. Clark WH, Gold M, Grossman D, Winikoff B. Can mifepristone medical abortion be simplified? A review of the evidence and questions for future research. Contraception 2007; 75(4); 245-50.
23. Chen BA, Creinin MD. Contemporary management of early pregnancy failure. Clin Obstet Gynecol 2007; 50(1): 67-88.
24. Shih IEM. Gestational trophoblastic neoplasia – pathogenesis and potential therapeutic targets. Lancet Oncol 2007; 8(7): 642-50.

Algoritmo 239.1 – Diagnóstico e conduta nos sangramentos genitais da segunda metade da gestação

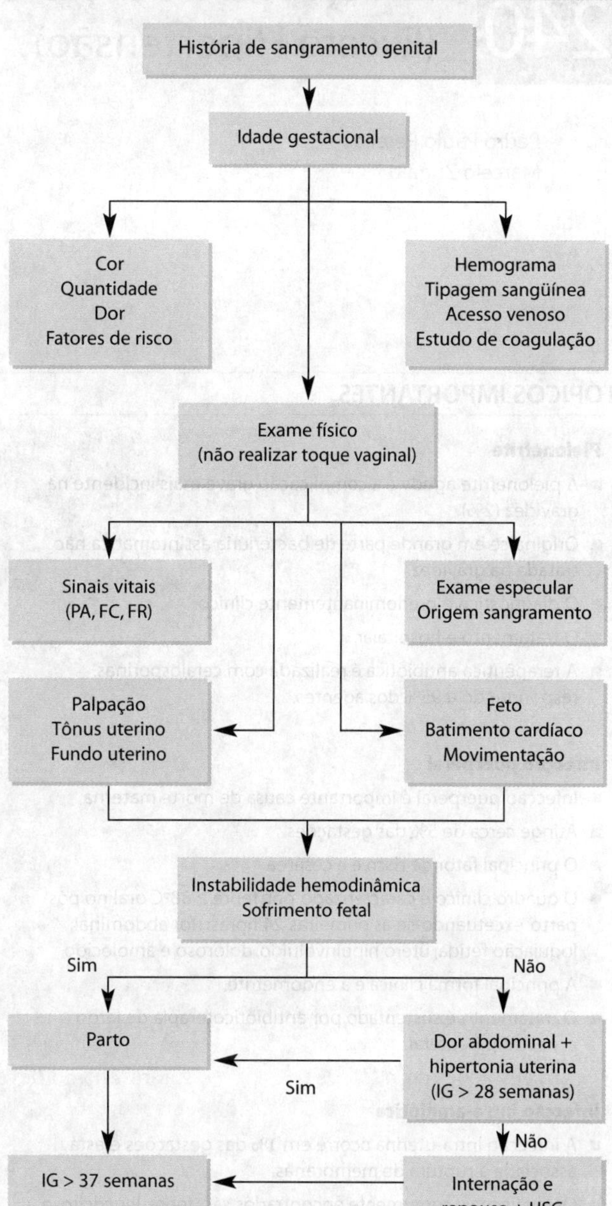

CAPÍTULO 240

Infecções e Doenças Clínicas Durante a Gravidez (Exceto Hipertensão)

Pedro Paulo Pereira
Marcelo Zugaib

TÓPICOS IMPORTANTES

Pielonefrite

- A pielonefrite aguda é a complicação grave mais incidente na gravidez (2%).
- Origina-se em grande parte de bacteriúria assintomática não tratada na gravidez.
- O diagnóstico é predominantemente clínico.
- O tratamento é hospitalar.
- A terapêutica antibiótica é realizada com cefalosporinas, respondendo a 95% dos agentes.

Infecção puerperal

- Infecção puerperal é importante causa de morte materna.
- Atinge cerca de 5% das gestações.
- O principal fator de risco é a cesárea.
- O quadro clínico é caracterizado por: febre ≥ 38ºC oral no pós-parto, excetuando-se as primeiras 24 horas; dor abdominal; loquiação fétida; útero hipoinvoluído, doloroso e amolecido.
- A principal forma clínica é a endometrite.
- O tratamento é sustentado por antibioticoterapia de largo espectro parenteral.

Infecção intra-amniótica

- A infecção intra-uterina ocorre em 1% das gestações e está associada à ruptura de membranas.
- Os sinais mais comumente encontrados são: febre, leucocitose, taquicardia fetal, taquicardia materna, dor excessiva uterina e secreção genital purulenta.
- O tratamento consiste em antibioticoterapia e parto.

Hiperêmese gravídica

- A hiperêmese gravídica é definida como náuseas e vômitos de grave intensidade incoercíveis que propiciam perda de peso, desidratação, hipocalemia e distúrbios hidroeletrolíticos. Apesar das náuseas e vômitos (êmese gravídica) serem bastante comuns até a 16ª semana de gestação, a hiperêmese gravídica ocorre em apenas 2 a 3% das êmeses gravídicas.
- A etiologia é desconhecida.
- As complicações graves podem incluir: úlceras de Mallory-Weiss, ruptura esofágica, pneumotórax bilateral, pneumomediastino, epistaxe por deficiência de vitamina K e encefalopatia de Wernicke (cegueira, convulsão e coma) por deficiência de tiamina.

Cetoacidose diabética

- A cetoacidose é evento raro em gestantes diabéticas, contudo, de alta mortalidade neonatal.
- O diagnóstico precoce previne suas complicações.
- Os níveis glicêmicos em que encontramos a cetoacidose na gravidez são menores que em estados não-gravídicos (≥ 200 mg/dL).
- O tratamento exige cuidados intensivos.
- O tratamento pouco difere dos estados não-gravídicos.
- A avaliação da vitalidade fetal deve ser concomitante aos processos de suporte de vida, principalmente após a 28ª semana.

Crise tirotóxica

- É emergência clínica rara. Ocorre em 1% das pacientes com hipertiroidismo na gravidez, contudo atinge taxas de mortalidade materna em torno de 25%.
- A principal causa é o hipertiroidismo (doença de Graves) não tratado na gravidez. A utilização de drogas com potencial teratogênico incentiva as gestantes a abandonarem o tratamento. Além da crise tirotóxica, o hipertiroidismo não tratado na gravidez está associado a maiores taxas de: eclâmpsia, restrição do crescimento fetal, prematuridade e óbito fetal intra-uterino.
  - Caracteriza-se por: febre alta, taquicardia, agitação, vômitos, diarréia, desidratação, confusão, estupor, arritmia cardíaca e hipotensão.

PIELONEFRITE AGUDA

INTRODUÇÃO E DEFINIÇÕES

A pielonefrite aguda é definida como bacteriúria significante e sintomática que promove inflamação do parênquima, cálice e pelve renal.

É a complicação clínica grave mais comum na gestação. Ocorre em aproximadamente 2% das gestantes e correlaciona-se ao choque séptico e trabalho de parto prematuro, afetando assim as taxas de mortalidade materna e fetal.

ETIOLOGIA E FISIOPATOLOGIA

O principal fator de risco envolvido é a bacteriúria assintomática não tratada na gestação. A ascensão de microrganismos pelo trato urinário desencadeia o processo infeccioso.

Os principais agentes envolvidos são: *Escherichia coli* – presente em 3/4 de todos os casos de pielonefrite aguda; *Enterobacter*, *Klebsiella pneumoniae* ou *Proteus*.

ACHADOS CLÍNICOS

O quadro clínico inclui: febre, calafrios, dor lombar, disúria e aumento da sensibilidade no ângulo costovertebral. A temperatura pode elevar-se acima de 40ºC (hipertermia grave) ou mesmo encontrar-se abaixo de 34ºC. Prostração e anorexia são comuns nos quadros mais graves. Cerca de 25% dos casos evoluem para acometimento da fisiologia renal.

EXAMES COMPLEMENTARES

Os exames solicitados para elucidação da doença:

- Urina tipo 1 (sedimento urinário): identificação de leucocitúria importante;
- Urocultura: na identificação do agente para reorientação terapêutica em casos de resistência;
- Hemograma: avaliação do comprometimento sistêmico;
- Análise plasmática de uréia: para avaliação de acometimento renal;
- Ultra-som de rins e vias urinárias: imprescindível quando há resistência ao tratamento na busca de abscessos renais.

DIAGNÓSTICO DIFERENCIAL

Devem ser lembrados como diferenciais da pielonefrite: apendicite aguda, miomatose, colecistite aguda, pneumonias de lobo inferior e calculose renal.

TRATAMENTO

Toda gestante deve ter iniciado seu tratamento em regime hospitalar.

Estabilização

- Avaliação das funções vitais.
- Correção da hipotensão e desidratação: soluções cristalóides e em casos mais severos introduzir drogas vasoativas. A correção deve ser realizada até débito urinário de 30 mL/hora.
- Antitérmicos: dipirona 2 cc injetável a cada 6 horas.

Terapêutica antibiótica

- Iniciar com antibióticos parenterais;
  - 1ª opção: cefalosporina de 1ª geração – cefazolina na dose de 500 mg endovenoso a cada 8 horas;
  - 2ª opção: cefalosporina de 3ª geração – ceftriaxona na dose de 2 g endovenoso a cada 24 horas;
  - As opções anteriores contribuem com uma efetividade de 95% de sensibilidade das cepas de microrganismos envolvidos;
  - 3ª opção: gentamicina – dose de 1,5 mg/kg endovenoso a cada 8 horas. A dose deve ser corrigida na presença de disfunção renal;
  - A terapêutica parenteral deve ser mantida por 24 horas do início do tratamento e do estado afebril.

Avaliação fetal

- Ultra-som obstétrico.
- Monitoragem fetal (cardiotocografia): a cada semana para avaliação do bem-estar fetal (em gestações acima de 28 semanas).

Ambulatorial

Sugere-se o tratamento ambulatorial após a total estabilização do processo e de, ao menos, 24 horas de terapêutica antibiótica parenteral. O tratamento antibiótico deve permanecer por 10 dias. Quando do uso da cefalosporina de 1ª geração, a terapêutica é complementada com cefalexina via oral a cada 6 horas. Após 15 dias do término do tratamento é adequada uma nova coleta de urina para cultura.

Profilaxia

Após um evento de pielonefrite aguda na gestação, sugerimos a quimioprofilaxia com nitofurantoína na dose de 100 mg ao deitar até o término da gestação.

INFECÇÃO PUERPERAL

INTRODUÇÃO E DEFINIÇÕES

A infecção puerperal é definida como qualquer infecção bacteriana do trato genital feminino no período do puerpério. Juntamente com as síndromes hipertensivas e hemorrágicas, constituem a tríade letal do ciclo gravídico puerperal, respondendo pelas principais causas de óbito materno.

Sendo a principal causa de febre no puerpério, procurou-se agrupar as entidades febris numa clínica denominada morbidade febril puerperal. A morbidade febril puerperal é definida como a ocorrência de temperatura de 38ºC ou mais em 2 dias quaisquer, excetuando as primeiras 24 horas, durante os primeiros 10 dias de pós-parto. A temperatura deve ser avaliada por via oral, pois a temperatura da axila costuma ser mais elevada na ocasião do puerpério em decorrência da apojadura.

A incidência da infecção puerperal varia de 1 a 10% de todas as gestações.

ETIOLOGIA E FISIOPATOLOGIA

A infecção puerperal é polimicrobiana. As bactérias envolvidas são aquelas que habitam o trato genital e intestinal das gestantes. A mais importante via de contaminação é a ascendente pelo trato genital.

Os principais agentes estão citados na Tabela 240.I. Em 80% das pacientes encontram-se bactérias anaeróbias.

O parto cesariana é o principal fator de risco da infecção puerperal. A maior prevalência dessa doença deve-se à maior presença de bactérias em tecido cirúrgico desvitaliza-

Tabela 240.I – Principais bactérias envolvidas na infecção puerperal

Aeróbios Gram-positivos	**Anaeróbios Gram-positivos**
Streptococcus pyogenes	*Peptococcus, Peptostreptococcus*
Streptococcus agalactiae	*Clostridium perfringes, C. welchi*
Streptococcus faecalis, S. faecium	
Staphylococcus aureus, S. epidermidis	
Aeróbios Gram-negativos	**Anaeróbios Gram-negativos**
Escherichia coli, Klebsiella, Enterobacter	*Bacterioides fragilis, B. bivius*
	Fusobacterium
Pseudomonas	
Gardnerella vaginalis	
Outros	
Mycoplasma hominis	
Chlamydia trachomatis	

do e à seção e exposição de linfáticos intramiometrais, associadas à contaminação do peritônio por microrganismos provenientes da cavidade amniótica. Outros fatores correlacionados ao maior risco dessa infecção são: ruptura prematura de membranas, múltiplos exames genitais, anemia e baixo nível socioeconômico.

ACHADOS CLÍNICOS

O diagnóstico dessa entidade é predominantemente clínico. A presença de febre; taquicardia; queda do estado geral; dor à palpação abdominal; útero hipoinvoluído, amolecido e doloroso (tríade de Bumm); e loquiação fétida fazem parte do quadro clínico.

O quadro clínico apresenta-se em formas que podem ou não ser evolutivas.

Endometrite – endomiometrite

Normalmente, o quadro clínico é de febre – excluindo-se outras causas – igual ou superior a 38ºC, medida por via oral. Nas primeiras 24 horas, ainda, febre igual ou superior a 38,5ºC não deve ser ignorada e pode estar correlacionada a infecção por *S. pyogenes* ou *S. agalactiae.*

O quadro clínico complementa-se por dor abdominal e loquiação fétida.

Parametrite

Comumente unilateral e decorre da disseminação linfática de microrganismos que infectam lacerações cervicais ou vaginais. Cursa com febre (39 a 40ºC) persistente e de longa duração. Ao exame de toque retal, nota-se o endurecimento dos paramétrios com intensa manifestação dolorosa.

Salpingite – ooforite

A disseminação canalicular proveniente de endometrite pode levar ao aparecimento de salpingite. Observa-se febre alta (39 a 40ºC), com dor à palpação das fossas ilíacas.

Peritonite

A disseminação linfática da endometrite pode acometer a cavidade abdominal. Observa-se febre alta (40ºC), dor abdominal a descompressão brusca, íleo adinâmico e dor ao toque de fundo-de-saco posterior.

Septicemia

A septicemia caracteriza-se por febre alta contínua associada a calafrios, taquicardia, hipotensão e confusão mental.

EXAMES COMPLEMENTARES

Os exames solicitados rotineiramente são:

- Hemograma: identificar comprometimento sistêmico;
- Uréia plasmática: identificar possível acometimento de funcionalidade renal;
- Hemocultura: Sempre que possível, coletar dois pares de hemocultura antes da introdução antibiótica. A hemocultura deve ser repetida após manutenção da hipertermia com 48 horas de introdução do esquema antibiótico;
- Urocultura: para diferencial de infecção urinária. Outra importância é que a presença de enterobactérias pode presumir possível agente etiológico;
- Ultra-sonografia: é fundamental na identificação de retenção de produtos da concepção, abscessos e hematomas intracavitários.

DIAGNÓSTICO DIFERENCIAL

As entidades que devem ser diferenciadas são aquelas que podem levar a processos dolorosos abdominais no puerpério e febre: infecção do trato urinário, mastites, atelectasias, infecção do sítio cirúrgico, apendicite.

TRATAMENTO

A base do tratamento consiste na prescrição de antibióticos de maneira parenteral assim que estabelecido o diagnóstico. A escolha inicial é empírica e abrangente (cobertura para anaeróbios e aeróbios), já que a infecção é polimicrobiana. As doses mais comumente empregadas estão sumarizadas na Tabela 240.II.

O esquema de escolha é a associação da ampicilina (ou penicilina) com gentamicina e metronidazol.

Nos casos de alteração da função renal, pode haver necessidade de substituição do aminoglicosídeo por ceftriaxona ou aztreonam.

Outro esquema possível é a associação da clindamicina com aminoglicosídeo. Cabe ressaltar, contudo, que esse esquema antibiótico é ineficaz contra o *S. faecalis.*

Em casos de endometrite não-complicados, a antibioticoterapia é administrada até a paciente estar afebril por 48 horas.

Na presença de coleções e ou restos placentários, faz-se mister a abordagem cirúrgica com drenagem de abscessos e/ou hematomas, bem como a curetagem uterina.

Tabela 240.II – Principais antibióticos utilizados na endometrite e suas respectivas dosagens

Agente	Dose	Via de administração	Intervalo (horas)
Ampicilina	1 a 2 g	Endovenosa	6/6
Penicilina G cristalina	5 milhões	Endovenosa	4/4
Gentamicina	1,5 mg/kg	Endovenosa	8/8
	3,5-5,0 mg/kg	Endovenosa	24/24
Amicacina	7,5 mg/kg	Endovenosa	12/12
Aztreonam	2 g	Endovenosa	8/8
Ceftriaxona	1 g	Endovenosa	12/12
	2 g	Endovenosa	24/24
Metronidazol	500 mg	Endovenosa	8/8
Clindamicina	600 mg	Endovenosa	6/6

A falha terapêutica é considerada quando persistir a febre após 48 horas da introdução antibiótica. Pode ocorrer por resistência ao agente antibiótico, presença de abscessos e/ou hematomas não drenados, foco infeccioso extragenital ou pela tromboflebite pélvica. Nesse momento, faz-se necessária nova reavaliação da paciente.

INFECÇÃO INTRA-AMNIÓTICA

INTRODUÇÃO E DEFINIÇÕES

Muito sobre a infecção intra-amniótica (IIA) permanece desconhecido ou em termos especulativos. Consiste na infecção bacteriana da cavidade amniótica. A IIA ocorre em cerca de 1% das gestações e é mais freqüente em pacientes da rede pública a privada, 4 e 10%, respectivamente.

ETIOLOGIA E FISIOPATOLOGIA

O principal fator de risco é a rotura das membranas ovulares ou amniorexe prematura por tempo superior a 24 horas. Acredita-se que quanto maior o tempo da rotura das membranas, maior a chance da infecção do concepto, por ascensão do microrganismo. Raramente, pode estar associada a membranas íntegras. A contaminação se dá, provavelmente por via hematogênica. Agentes comuns envolvidos nessa forma são a *Listeria* e *Streptococcus* do grupo A.

A IIA é polimicrobiana. Os agentes mais comumente relacionados são: *Streptococcus* do grupo B, *Escherichia coli*, anaeróbios (*Bacterióides* sp, *Peptostreptococcus)* e *Gardnerella vaginalis*.

ACHADOS CLÍNICOS

O quadro clínico pode ser frustro ou exuberante. Chama-se a atenção pelo tempo de rotura de membranas. O achado mais importante no diagnóstico é a hipertermia materna (temperatura > 37,8°C) que ocorre em 85 a 99%. Outros achados são: taquicardia fetal (batimentos cardíacos fetais > 160 bpm), ocorrendo em 37 a 82%; taquicardia materna, em 19 a 37%; secreção genital de odor fétido, em 9 a 22% e dor excessiva à manipulação uterina, em 13 a 16%.

EXAMES COMPLEMENTARES

Exames importantes para elucidação do diagnóstico são:

- Hemograma: importante quando observar leucocitose superior a 15.000 leuco/mm³. O hemograma pode estar alterado após a prática da utilização de corticosteróides para maturação do pulmão fetal, o que o torna um fator confundidor;
- Bacterioscopia vaginal: não deve ser realizada, pois o meio vaginal é ricamente colonizado;
- Bacterioscopia do líquido amniótico: obtida por punção transabdominal. Realizada somente quando o quadro suscita dúvidas;
- Cardiotocografia: realizado para avaliação do bem-estar fetal. A associação de sofrimento fetal não é rara.

Diagnóstico

O diagnóstico é feito por meio de análise clínico-laboratorial. Os achados mais comuns são febre e ruptura de membranas ovulares. Os critérios maiores e menores estão resumidos na Tabela 240.III.

DIAGNÓSTICO DIFERENCIAL

Os diagnósticos diferenciais são aqueles que podem levar a qualquer um dos achados:

- Febre (outras infecções maternas);
- Taquicardia fetal (sofrimento fetal, prematuridade, drogas);
- Taquicardia materna (drogas, ansiedade, desidratação e hipotensão).

TRATAMENTO

O tratamento da IIA baseia-se em dois alicerces: antibioticoterapia e parto.

A opção pela via de parto é a vaginal, em razão da potencial contaminação dos produtos conceptuais. Esse deve

Tabela 240.III – Critérios diagnósticos de infecção intra-uterina

Febre > 37,8°C

Ruptura das membranas

Critérios menores (dois ou mais):

- Taquicardia materna
- Taquicardia fetal (bcf > 160 bpm)
- Útero excessivamente doloroso
- Secreção purulenta com mau odor
- Leucocitose (> 15.000 leuco/mm³)
- Ausência de outro foco de infecção

ocorrer no tempo máximo de 8 horas, a contar do diagnóstico devido à agressão constante dos agentes microbianos sobre o feto. A cesárea é indicada nos casos em que exista alguma contra-indicação ao parto normal, bem como nos casos de sofrimento fetal.

A terapêutica antibiótica é instituída desde o diagnóstico e deve permanecer até 24 horas após o parto. Os agentes utilizados são:

1. Ampicilina: 2 g, via endovenosa a cada 4 horas;
2. Gentamicina: 1,5 mg/kg/dose, via endovenosa a cada 8 horas;
3. Metronidazol: 500 mg, via endovenosa, dose única após clampeamento do cordão quando a via de parto for cesárea.

HIPERÊMESE GRAVÍDICA

INTRODUÇÃO E DEFINIÇÕES

A hiperêmese gravídica é definida como náuseas e vômitos de grave intensidade incoercíveis que propiciam perda de peso, desidratação, hipocalemia e distúrbios hidroeletrolíticos. Apesar das náuseas e vômitos (êmese gravídica) serem bastante comuns até a 16ª semana de gestação, a hiperêmese gravídica ocorre em apenas 2 a 3% das êmeses gravídicas.

ETIOLOGIA E FISIOPATOLOGIA

A etiologia é desconhecida. Existe uma maior ligação de hiperêmese a: situações que elevem os níveis de hCG plasmáticos (moléstias trofoblásticas, hipertiroidismo transitório e gestações múltiplas), bem como a instabilidade emocional e fatores sociais.

As complicações graves podem incluir: úlceras de Mallory-Weiss, ruptura esofágica, pneumotórax bilateral, pneumomediastino, epistaxe por deficiência de vitamina K e encefalopatia de Wernicke (cegueira, convulsão e coma) por deficiência de tiamina.

EXAMES COMPLEMENTARES

Os exames complementares visam ao diagnóstico de possíveis espoliações bioquímicas e diagnóstico diferencial: avaliação de sódio e potássio plasmáticos, uréia plasmática, transaminases hepáticas, amilase sérica, urina tipo 1. A suspeita de associação com hipertiroidismo suscita a solicitação de T4 livre plasmático. A avaliação da cavidade gastrintestinal pode ser complementada com endoscopia digestiva alta.

DIAGNÓSTICO DIFERENCIAL

O diagnóstico é diferencial com: colecistite aguda, pancreatite, infecção urinária, gastrite e úlceras pépticas, apendicite, hérnia hiatal, esteatose hepática, insuficiência adrenal e hipertiroidismo gravídico.

TRATAMENTO

- Hospitalização.
- Reposição hídrica: soro glicofisiológico ou soro fisiológico.
- Manutenção do balanço hidroeletrolítico e ácido-básico.
- Nutrição: aporte de 2.400 a 4.000 kcal/dia. A dieta deve ser fracionada e evolutiva de líquida para geral. Nos casos mais graves – sem aceitação oral – a via enteral ou parenteral devem ser oferecidas.
- Reposição de vitaminas: principalmente do complexo B – B1 e B6 – na profilaxia de síndromes neurológicas.

Antieméticos

- Metoclopramida: 10 mg, endovenoso a cada 4 horas; ou
- Dimenidrato: 50 mg, endovenoso a cada 6 horas; ou
- Ondansetrona: 4 mg, endovenoso a cada 8 horas;
- Protetor gástrico:
  - Ranitidina: 50 mg, endovenoso a cada 8 horas;
- Hidrocortisona: 100 a 300 mg, endovenoso ao dia;
- Predisona: 10 a 60 mg, via oral ao dia por tempo mínimo de 7 dias em esquema de retirada.

CETOACIDOSE DIABÉTICA

INTRODUÇÃO E DEFINIÇÕES

A cetoacidose diabética (CAD) é uma complicação aguda e potencialmente fatal do diabetes melito, cuja incidência nos EUA chega a 15 por mil diabéticos na população geral. Ocorre com mais freqüência no diabetes tipo 1 (insulino-dependente), dada sua fisiopatologia relacionada à deficiência de insulina. Pode, no entanto, acometer também diabéticos tipo 2 e pacientes com diabetes gestacional.

Cetoacidose é uma complicação rara em gestantes diabéticas de todos os tipos, sendo ainda mais rara naquelas que ainda não têm diagnóstico de diabetes, embora possa ser muitas vezes a primeira manifestação da doença. Ocorre em cerca de 1% das gestantes diabéticas, porém atinge mortalidade fetal de 20 a 30%.

ETIOLOGIA E FISIOPATOLOGIA

A CAD, muitas vezes, está associada ao tratamento negligenciado. O déficit de insulina em relação às suas necessidades leva a um estado catabólico – visando à liberação de energia – e que culmina na formação de corpos cetônicos, acidose e desidratação grave.

Pode ser desencadeada, na gravidez, por situações de estresse como o trabalho de parto prolongado e infecções ou pelo uso de determinados medicamentos como os glicocorticosteróides e β-adrenérgicos em trabalhos de parto prematuro. Não é raro seu aparecimento no início da gravidez estimulada pelos vômitos e também associada a infecções, principalmente do trato urinário. O melhor conhecimento de sua fisiopatologia, aliado às publicações científicas sobre o tema e à própria experiência clínica adquirida com o tempo vem permitindo uma redução significativa da mortalidade associada a ela, que hoje é de aproximadamente 5%.

As repercussões fetais provocadas pela cetoacidose são conhecidas, como acidose fetal, diminuição do fluxo placentário e desvio da curva de dissociação da hemoglobina para a direita, podendo levar ao óbito fetal.

ACHADOS CLÍNICOS

Os sinais clínicos característicos desse quadro englobam: vômitos, poliúria, fraqueza, perda de peso, dor abdominal, desidratação, hipotensão, taquicardia e hiperventilação.

EXAMES COMPLEMENTARES

Os exames realizados são:

- Cetonúria de fita: acusará presença de corpos cetônicos;
- Glicemia capilar e plasmática: a cetoacidose em gestantes pode ocorrer com níveis de glicemia superiores a 200 mg/dL;
- Gasometria venosa: confirma o diagnóstico quando o pH for inferior a 7,30 e o bicarbonato inferior a 15 mEq/L;
- Dosagens plasmáticas de: potássio e cloretos.

Avaliação da vitalidade fetal: ultra-sonografia obstétrica; nos casos de gestação superior a 28 semanas, faz-se imprescindível a cardiotocografia contínua.

TRATAMENTO

O tratamento deve ser imediato e intensivo.

Cuidados gerais

- Posicionamento da paciente em DLE.
- Monitorização de padrões hemodinâmicos.
- Cateterização venosa de grande calibre e, se possível, dois acessos.
- Oxigenação com máscara, mantendo fluxo de O_2 entre 4 e 6 L por minuto.
- Monitorização contínua da freqüência cardíaca fetal.
- Investigação de quadros infecciosos.

Hidratação

- 1.000 mL/hora de solução fisiológica a 0,9% nos primeiros 60 a 120 minutos;
- 250 a 400 mL/hora de solução fisiológica a 0,45% (1/2 de solução fisiológica a 0,9% + 1/2 de água destilada) após os primeiros 60 a 120 minutos até no máximo de 5 L em 8 horas;
- Diminuir a infusão para 150 mL/hora após a glicemia atingir níveis inferiores a 200 mg/dL;
- 200 a 300 mL/hora de solução glicosada a 5% (Na sérico maior que 140 mEq/L) ou solução glicofisiológica (Na sérico menor que 140 mEq/L) quando os níveis glicêmicos se aproximarem de 200 mg/dL, para evitar edema cerebral.

Insulinoterapia

Iniciar após hidratação e avaliação de eletrólitos.

Esquema endovenoso

- Insulina regular: 0,15 U/kg EV em *bolus*;
- 0,1 U/kg/hora de insulina regular EV infusão contínua;
- Se em 1 hora não cair ao menos 50 mg/dL – dobrar dose de infusão;
- Quando glicemia inferior a 250 mg/dL – 0,05-0,1 U/kg/hora até glicemia entre 150 e 200 mg/dL.

Esquema subcutâneo ou intramuscular

- Dose de ataque com insulina regular 0,4 U/kg intramuscular (não usar esta via na paciente desidratada);
- 0,1 U/kg/hora de insulina regular SC ou IM;
- Se em 1 hora não cair ao menos 50 mg/dL – bolo 10 U SC ou IM;
- Quando glicemia inferior a 250 mg/dL – 5 a 10 U SC a cada 2 horas;
- Controle glicêmico a cada hora até glicemia inferior a 200 mg/dL.

Reposição de potássio

A hipocalemia deve ser corrigida de acordo com o esquema abaixo.

A dosagem sérica de potássio deve ser monitorizada a cada 2 horas.

- Potássio inferior a 3,5 mEq/L: iniciar infusão endovenosa a 40 mEq/hora assim que iniciar a insulina (acesso central);
- Potássio entre 3,4 a 5,0 mEq/L: infusão endovenosa 20 a 30 mEq/hora, após o 1º litro de infusão, se diurese estiver presente;
- Potássio acima de 5,0 mEq/L: não necessita reposição.

CRISE TIROTÓXICA

INTRODUÇÃO E DEFINIÇÕES

É emergência clínica rara. Ocorre em 1% das pacientes com hipertiroidismo na gravidez, contudo atinge taxas de mortalidade materna em torno de 25%.

ETIOLOGIA E FISIOPATOLOGIA

A principal causa é o hipertiroidismo (doença de Graves) não tratado na gravidez. A utilização de drogas com potencial teratogênico incentiva as gestantes a abandonarem o tratamento. Além da crise tirotóxica, o hipertiroidismo não tratado na gravidez está associado a maiores taxas de: eclâmpsia, restrição do crescimento fetal, prematuridade e óbito fetal intra-uterino.

ACHADOS CLÍNICOS

Caracteriza-se por: febre alta, taquicardia, agitação, vômitos, diarréia, desidratação, confusão, estupor, arritmia cardíaca e hipotensão.

EXAMES COMPLEMENTARES

Laboratorialmente, encontraremos elevação de T4 livre e supressão de TSH.

TRATAMENTO

O tratamento exige cuidados em unidade de terapia intensiva.

Cuidados gerais: manutenção das vias aéreas permeáveis, monitorização dos parâmetros hemodinâmicos, administração de líquidos e calorias, oxigenoterapia e antipiréticos.

Terapêutica medicamentosa:

- Propiltiouracila (PTU), 600 a 800 mg via oral e/ou por sonda nasogástrica (ataque) e 150 a 200 mg a cada 4 /6 horas.

Após 1 a 2 horas da administração do PTU:

- Iodeto de sódio: 1 g endovenoso a cada 6 horas; ou
- Solução de lugol forte (5%): 8 gotas via oral a cada 8 horas; ou
- Carbonato de lítio: 300 mg via oral a cada 6 horas;
- Dexametasona: 2 mg endovenosa a cada 6 horas, por quatro doses;
- Propranolol: 20 a 80 mg via oral a cada 4 /6 horas;
- Digoxina em altas doses;
- Fenobarbital: 30 a 60 mg via oral a cada 6/8 horas, nos casos de intensa agitação.

LEITURA ADICIONAL

1. Cunninghan FG, et al. Renal and urinary tract disorders. In: Cunninghan FG, et al. (editores). Williams obstetrics. New Jersey: McGraw-Hill Companies Inc.; 2002. p.1255-8.
2. Hase EA. Infecção do trato urinário. In: Zugaib M, Bittar RE (editores). Protocolos assistenciais da Clínica Obstétrica da Faculdade de Medicina da USP. São Paulo: Atheneu; 2007. p.363-70.
3. Hill JB, et al. Acute pyelonephritis in pregnancy. Obstet Gynecol 2005; 105: 18-23.
4. Pereira PP. Infecção puerperal. In: Zugaib M, Bittar RE (editores). Protocolos assistenciais da Clínica Obstétrica da Faculdade de Medicina da USP. São Paulo: Atheneu; 2007. p.715-22.
5. Rezende J, Montenegro CAB, Zugaib M. Infecção puerperal, hemorragias e perturbações urinárias. In: Rezende J (editor). Obstetrícia. Rio de Janeiro: Guanabara Koogan; 1995. p.1061-71.
6. Gilstrap FC, Faro S. Postpartum endometritis. In: Gilstrap FC, Faro S (editores). Infections in pregnancy. New York: Willey-Liss; 1997. p.65-78.
7. Da Fonseca ESVB. Infecção intra-amniótica. In: Zugaib M, Bittar RE (editores). Protocolos assistenciais da Clínica Obstétrica da Faculdade de Medicina da USP. São Paulo: Atheneu; 2007. p.571-5.
8. Bashiri A, et al. Hyperemesis gravidarum: epidemiologic features, complications and outcome. European Journal of Obstetrics & Gynecology 1995; 63: 135-8.
9. Cunninghan FG et al. Gastrointestinal disorders, In: Cunninghan FG, et al. (editores). Williams obstetrics. New Jersey: McGraw-Hill Companies Inc.; 2002. p.1275-7.
10. Yoshizaki CT. Hiperêmese. In: Zugaib M, Bittar RE (editores). Protocolos assistenciais da Clínica Obstétrica da Faculdade de Medicina da USP. São Paulo: Atheneu; 2007. p.425-8.
11. Spruill SC, JA Kuller. Hyperemesis gravidarum complicated by Wernicke's encephalopathy. Obstet Gynecol 2002; 99: 875-7.
12. ACOG Practice Bulletin. Clinical management guidelines for obstetrician-gynecologists. Number 30, September 2001 (replaces Technical Bulletin Number 200, December 1994). Gestational diabetes. Obstet Gynecol 2001; 98(3): 525-38.
13. Francisco RPV. Diabetes melittus pré-gestacional. In: Zugaib M, Bittar RE (editores). Protocolos assistenciais da Clínica Obstétrica da Faculdade de Medicina da USP. São Paulo: Atheneu; 2007. p.257-65.
14. Cunninghan FG et al. Diabetes. In: Cunninghan FG, et al. (editores). Williams obstetrics. New Jersey: McGraw-Hill Companies Inc.; 2002. p.1360-81.
15. Hagay ZJ. Diabetic ketoacidosis in pregnancy: etiology, pathophysiology, and management. Clin Obstet Gynecol 1994; 37(1): 39-49.
16. ACOG. ACOG practice bulletin. Thyroid disease in pregnancy. Number 37, August 2002. American College of Obstetrics and Gynecology. Int J Gynaecol Obstet 2002; 79(2): 171-80.
17. Mestman JH. Hyperthyroidism in pregnancy. Best Pract Res Clin Endocrinol Metab 2004; 18(2): 267-88.
18. Trindade TC. Disfunções tireoidianas. In: Zugaib M, Bittar RE (editores). Protocolos assistenciais da Clínica Obstétrica da Faculdade de Medicina da USP. São Paulo: Atheneu; 2007. p.277-86.
19. Davis LE, et al. Thyrotoxicosis complicating pregnancy. Am J Obstet Gynecol 1989; 160(1): 63-70.

Algoritmo 240.1 – Investigação e tratamento da pielonefrite aguda na gestante

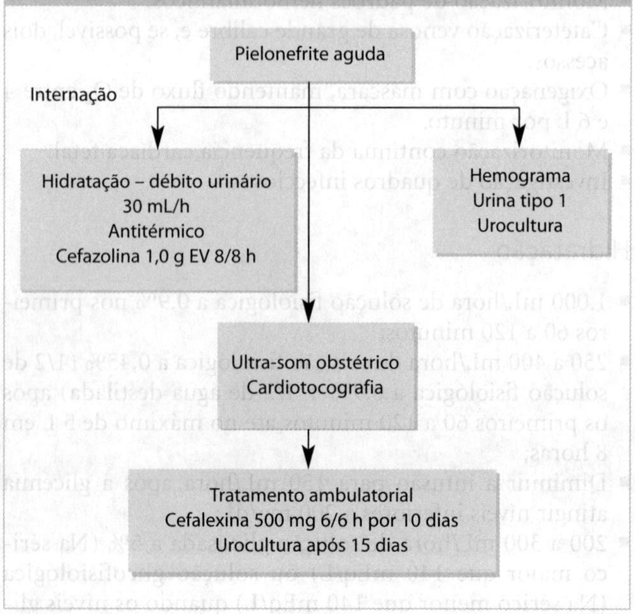

Algoritmo 240.2 – Investigação e tratamento da infecção puerperal

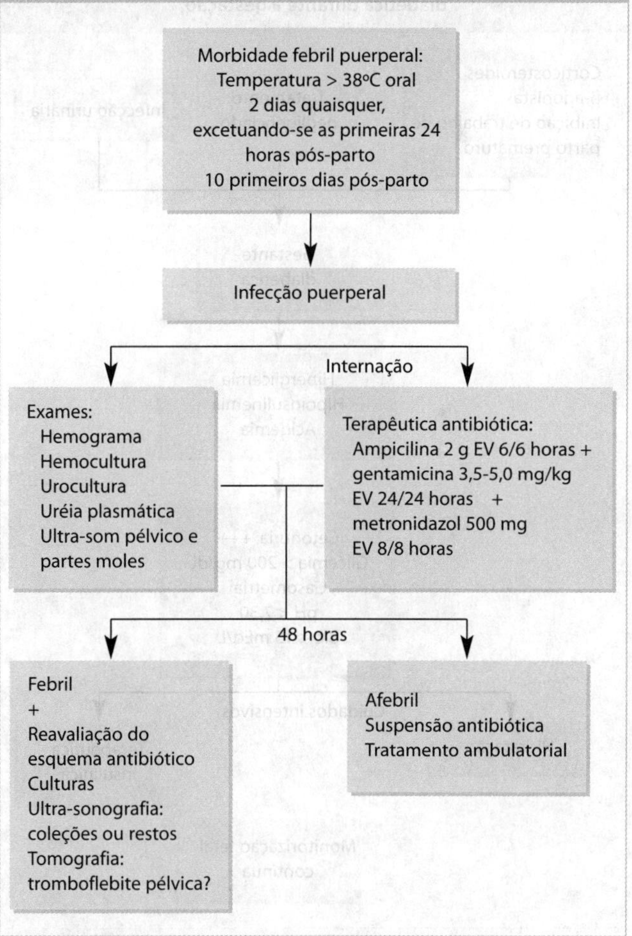

Algoritmo 240.3 – Investigação e tratamento da infecção intra-amniótica

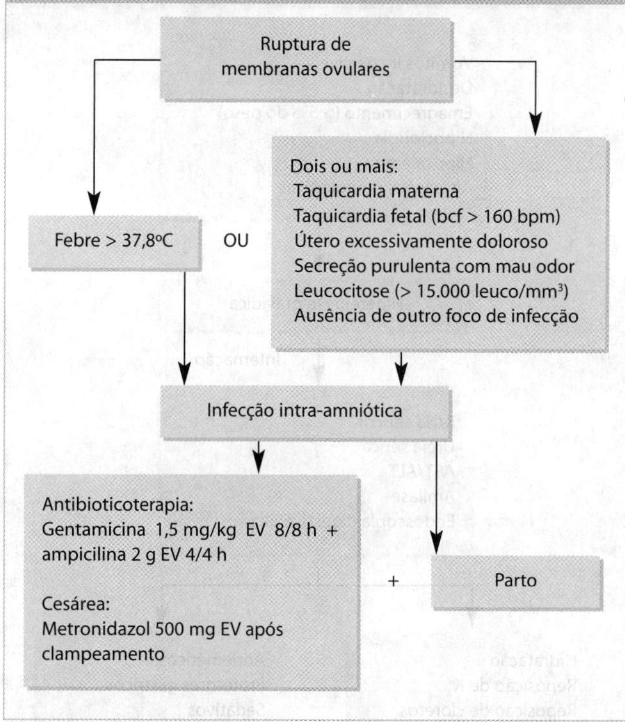

Algoritmo 240.4 – Investigação e tratamento da hiperêmese gravídica

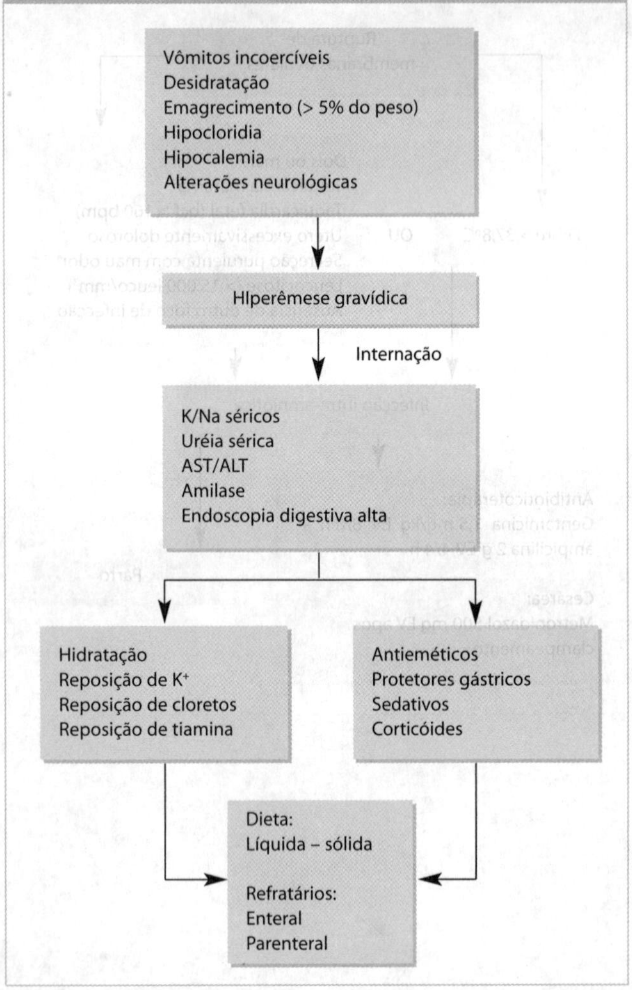

Algoritmo 240.5 – Investigação e tratamento da cetoacidose diabética durante a gestação

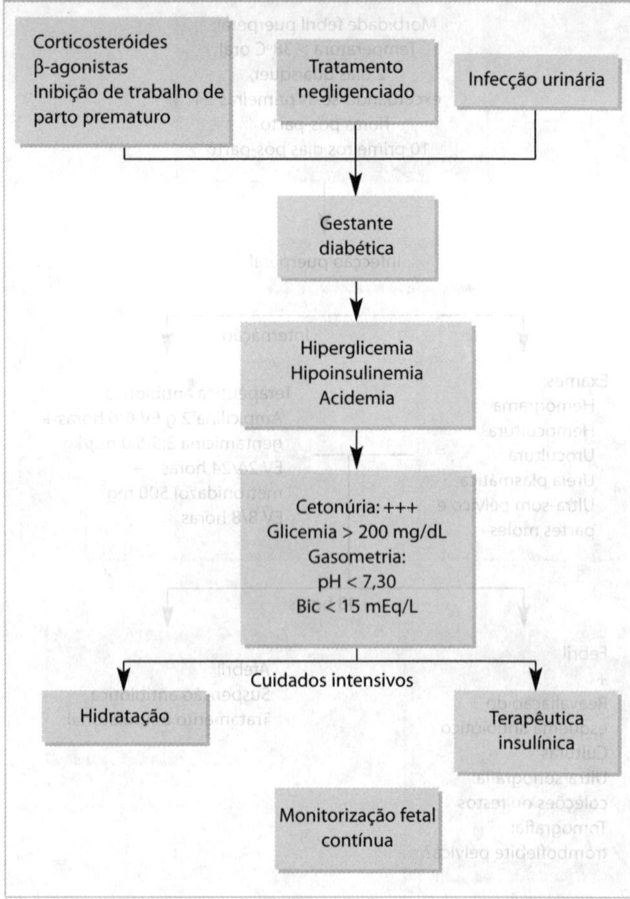

Doenças Hipertensivas na Gestação

CAPÍTULO

241

Rodrigo Ruano
Eliane Aparecida Alves
Marcelo Zugaib

TÓPICOS IMPORTANTES

- As síndromes hipertensivas na gestação são representadas por DHEG, HAC e DHEG + HAC.
- As síndromes hipertensivas são responsáveis por elevadas taxas de morbidade e letalidade materna e perinatal.
- As emergências hipertensivas na gestação são geralmente causadas pela pré-eclâmpsia.
- A pré-eclâmpsia possui etiologia desconhecida e fisiopatologia pouco compreendida.
- O diagnóstico da pré-eclâmpsia é clínico-laboratorial (hipertensão, edema generalizado e/ou proteinúria).
- O tratamento clínico baseia-se em medidas anti-hipertensivas e terapia medicamentosa hipotensora.
- Na emergência hipertensiva deve-se controlar imediatamente a pressão arterial com hidralazina EV.
- Na urgência hipertensiva pode-se controlar a PA com drogas hipotensoras por via oral.
- A conduta obstétrica é baseada nas rigorosas monitorações materna e fetal, sendo a resolução dependente da gravidade da doença.

INTRODUÇÃO E DEFINIÇÕES

As emergências hipertensivas na gestação estão, na grande maioria dos casos, relacionadas à pré-eclâmpsia, sendo raramente resultantes de complicações da hipertensão arterial crônica.

As síndromes hipertensivas na gestação representam uma das principais complicações clínicas que afetam a gestação. Sua freqüência é de aproximadamente 10%, variando de 5% a 15%, dependendo da população analisada, de baixo ou de alto risco, respectivamente.

São responsáveis pela alta morbidade e letalidade tanto materna como perinatal em todo o mundo. Constituem a principal causa de óbito materno principalmente nos países subdesenvolvidos e em desenvolvimento, como o Brasil. Nos Estados Unidos, são responsáveis por 18% dos óbitos maternos, enquanto, no Brasil, por aproximadamente 30%. Além disso, as síndromes hipertensivas na gestação apresentam como repercussão perinatal aumento das taxas de prematuridade, sofrimento fetal e mesmo óbitos fetais e neonatais.

A hipertensão arterial é caracterizada por pressão arterial sistólica ≥ 140 mmHg ou pressão diastólica ≥ 90 mmHg, sendo necessária a confirmação em duas aferições. Quando a hipertensão arterial é diagnosticada antes ou no início da gestação (antes da 20ª semana), considera-se o diagnóstico de hipertensão arterial crônica. A doença hipertensiva específica da gestação (DHEG) é considerada uma forma de hipertensão dependente da gestação, na qual a hipertensão aparece após a 20ª semana acompanhada de edema generalizado e/ou proteinúria (Tabela 241.I). A proteinúria anormal é caracterizada pela perda de 300 mg ou mais de proteínas em urina de 24 horas.

As complicações maternas e perinatais estão principalmente associadas às formas graves das síndromes hipertensivas representadas pela eclâmpsia (forma convulsiva da pré-eclâmpsia), pré-eclâmpsia grave e pela encefalopatia hipertensiva. A pré-eclâmpsia grave é definida pela presença de pelo menos um dos seguintes critérios: a) PA ≥ 160 mmHg e/ou 110 mmHg (duas aferições), b) proteinúria > 5 g em urina de 24 horas, c) iminência de eclâmpsia, d) oligúria e/ou insuficiência renal e, e) cianose e/ou edema pulmonar. A iminência de eclâmpsia é caracterizada pela tríade sintomática cefaléia, epigastralgia e alterações visuais (fosfenas e/ou escotomas) (Tabela 241.II). A encefalopatia hipertensiva é a manifestação aguda da perda da regulação da pressão intracraniana, geralmente associada à pressão arterial diastólica > 110 mmHg, apresentando edema de papila. As emergências hipertensivas são conceituadas como situações em que ocorre risco iminente de óbito materno, devendo-se controlar a pressão rapidamente. As urgências hipertensivas são situações em que se pode controlar a pressão mais lentamente.

Tabela 241.I – Classificação das síndromes hipertensivas na gestação
1. Doença hipertensiva específica na gestação (DHEG)
– Pré-eclâmpsia (leve e grave)
– Pré-eclâmpsia
– Eclâmpsia
2. Hipertensão arterial sistêmica (ou crônica)
– Não-complicada
– Complicada (insuficiência cardíaca, insuficiência renal)
3. DHEG superajuntada
– Pré-eclâmpsia associada
– Eclâmpsia associada

Tabela 241.II Critérios que definem pré-eclâmpsia grave
1. PA ≥ 160 e/ou 110 mmHg (duas medidas)
2. Proteinúria ≥ 5 g em urina de 24 horas
3. Oligúria
4. Cefaléia + epigastralgia + alterações visuais (iminência de eclâmpsia)
5. Cianose e/ou edema pulmonar

Neste capítulo serão abordadas as situações de emergências hipertensivas, assim como a eclâmpsia e a iminência de eclâmpsia (Tabela 241.III).

Tabela 241.III – Urgências e emergências hipertensivas
1. Urgência hipertensiva (PA elevada sem sinais e sintomas)
Pré-eclâmpsia grave
2. Emergência hipertensiva (PA elevada com sinais e sintomas)
Encefalopatia hipertensiva
Iminência de eclâmpsia
Eclâmpsia

ETIOLOGIA E FISIOPATOLOGIA

Como as emergências hipertensivas na gestação são originadas geralmente da pré-eclâmpsia, abordaremos principalmente os processos etiopatogênicos e fisiopatológicos dessa entidade.

Pré-eclâmpsia: a etiologia da pré-eclâmpsia permanece desconhecida e a fisiopatologia, pouco compreendida. Existem várias teorias que tentam explicar a etiopatogenia da doença, a qual provavelmente é baseada em predisposição genética, com intolerância materno-fetal, causando resposta inflamatória excessiva e, por conseguinte, invasão do trofoblasto inadequada na decídua.

No compartimento placentário, a invasão do trofoblasto na decídua é deficitária, provavelmente desde o início do processo (invasão intersticial), o que leva à não-invasão trofoblástica endovascular adequada. Como conseqüência, não ocorre a segunda onda de invasão trofoblástica endovascular nem a transformação dos vasos espiralados e útero-placentários. Assim, esses vasos permanecem espessados, com a camada média presente e responsiva às substâncias vasoconstritoras plasmáticas, os quais apresentarão baixo fluxo e alta resistência.

Por algum mecanismo ainda não elucidado, ocorre lesão vascular generalizada, com aumento da permeabilidade vascular e da resposta às substâncias vasoconstritoras, tendo como resultado hemodinâmico aumento da resistência vascular periférica, aumento da pressão arterial e edema generalizado. Além disso, pelo aumento da permeabilidade vascular, na pré-eclâmpsia ocorre uma hipovolemia efetiva, porém completamente ajustada ao continente, já que essa queda do volume circulante efetivo está associada à vasoconstrição.

Essas alterações vasculares também ocorrem em todos os órgãos e vísceras do organismo materno, sendo responsáveis pelas alterações sistêmicas encontradas. Assim, ocorre diminuição na taxa de filtração glomerular, aumento de ácido úrico sérico e perda de proteínas pela urina (proteinúria) em razão da lesão glomerular (endoteliose glomerular). No fígado, pode ocorrer edema hepático com distensão da cápsula hepática e, em situações mais graves, ruptura hepática. A vasoconstrição no fígado pode causar isquemia com elevação das enzimas hepáticas, que, nas formas graves, pode estar associada à hemólise microangiopática e plaquetopenia por causa da lesão endotelial sistêmica (síndrome HELLP). No útero, a não-transformação vascular correta pode levar a isquemia com aumento do risco de hipertonia uterina e de descolamento prematuro de placenta, sofrimento fetal, restrição de crescimento fetal e mesmo óbito intra-uterino.

Eclâmpsia: o mecanismo exato causador das crises convulsivas na eclâmpsia não está bem elucidado até o presente. Suspeitava-se que o edema cerebral decorrente de isquemia seria o responsável. Porém, esse edema parece ser conseqüência e não causa, aparecendo após as convulsões. Atualmente, sugere-se que na eclâmpsia ocorra uma perda da auto-regulação cerebral da pressão intracraniana com episódios de espasmos vasculares intermitentes, levando a períodos de isquemia e aumento de fluxo sangüíneo, causando a convulsão.

Encefalopatia hipertensiva: na presença de pressão arterial sistêmica elevada, principalmente quando houver pressão arterial diastólica ≥ 110 mmHg, também ocorre perda da auto-regulação vascular cerebral da pressão intracraniana, levando ao aumento da pressão intracraniana, com edema de papila. Difere aqui da eclâmpsia pelo fato de não ocorrerem os espasmos intermitentes, mas sim o aumento da pressão intracraniana.

ACHADOS CLÍNICOS

Como para todos os diagnósticos médicos, deve-se realizar anamnese médica detalhada, com especial atenção aos antecedentes pessoais, familiares e obstétricos, além da realização de exame físico completo.

A emergência hipertensiva é caracterizada pelo risco iminente de óbito materno, na qual a paciente se queixa de cefaléia intensa e/ou náuseas, acompanhadas da pressão diastólica ≥ 110 mmHg em duas aferições com intervalo de, no máximo, uma hora entre elas. Uma vez firmado o diagnóstico de emergência hipertensiva, deve-se investigar a doença causadora. É importante ressaltar que esse quadro clínico pode desenvolver-se em pacientes pré-eclâmpticas com níveis de pressão diastólica menores que 110 mmHg, pois essas gestantes encontram-se sob (acostumadas com) regime pressóricos mais baixos do que aquelas com hipertensão arterial crônica, principalmente na segunda metade da gestação, por causa da queda fisiológica da pressão arterial.

O diagnóstico da pré-eclâmpsia é baseado na identificação de hipertensão após a 20ª semana de gestação associada ao edema generalização e/ou edema. A pré-eclâmpsia costuma estar associada a ganho ponderal excessivo conseqüente ao edema generalizado, podendo ser identificado na anamnese e no exame físico cuidadosos. Além disso, deve-se direcionar a história clínica para possíveis fatores de risco, como a paridade da paciente (pois essa doença é praticamente característica da primigesta), hipertensão arterial crônica, diabete melito, nefropatias, doenças do colágeno, trombofilias, moléstia trofoblástica gestacional, alo-imunização ao fator Rh e ge-

Tabela 241.IV – Fatores de risco para pré-eclâmpsia

1. Nuliparidade
2. Hipertensão arterial crônica
3. Diabete melito
4. Nefropatias
5. Doenças do colágeno
6. Trombofilias
7. Moléstia trofoblástica gestacional
8. Gemelidade
9. Alo-imunização ao fator Rh
10. DHEG grave em gestação anterior

melidade. Pode-se investigar a presença de espumas na urina pela história clínica, o que sugere a presença de proteinúria (Tabela 241.IV). Os antecedentes familiares de hipertensão arterial apontam para um risco aumentado de diagnóstico de HAC, assim como antecedentes pessoais de pré-eclâmpsia grave para a recorrência em gestações subseqüentes.

Quando a hipertensão for diagnosticada durante a gestação, deve-se sempre investigar em qual idade gestacional essa fora identificada pela primeira vez. Se antes da 20ª semana, deve-se pensar no diagnóstico de HAC.

No exame físico, a aferição da pressão arterial com técnica e material adequados é fundamental para o diagnóstico preciso. Preconizamos aferir a pressão arterial (PA) com o esfigmomanômetro de tamanho adequado com o *cuff* colocado no braço da paciente sentada e em repouso, no nível do coração. A justificativa de se aferir com a paciente sentada é de evitar efeitos na pressão arterial causados pela compressão uterina sobre a veia cava inferior e sobre a artéria aorta. O edema generalizado é caracterizado no exame físico pela inspeção da face e das mãos.

Na presença de convulsão, deve-se sempre lembrar de que a eclâmpsia é uma forma complicada da pré-eclâmpsia, necessitando assim da confirmação do diagnóstico de gestação acima de vinte semanas e de elevação dos níveis pressóricos. Se a paciente se queixa de cefaléia frontal ou holocraniana, associada a epigastralgia e alterações visuais, deve-se aventar a hipótese diagnóstica de iminência de eclâmpsia.

Se realizado exame de fundo de olho e identificado edema de papila, faz-se o diagnóstico de encefalopatia hipertensiva.

A história clínica e o exame físico também devem ser voltados para a datação da gestação e para avaliação do crescimento e da vitalidade do feto. Para isso, é preciso conhecer a data da última menstruação, avaliar dados de exames obstétricos ultra-sonográficos anteriores, altura uterina, batimentos cardíacos e movimentação do feto.

EXAMES COMPLEMENTARES

Realizado o diagnóstico de emergência hipertensiva, a paciente deve ser tratada imediatamente, e os exames complementares devem ser solicitados juntamente com o início da terapia.

A seqüência de exames complementares deve obedecer ao raciocínio médico. Para se diagnosticar pré-eclâmpsia, deve-se solicitar uma proteinúria de fita e iniciar coleta de urina de 24 horas (proteinúria de 24 horas). Além disso, a dosagem sérica de ácido úrico pode ajudar no diagnóstico dessa doença, uma vez que nessa situação são encontrados níveis elevados de uricemia. É importante frisar que a ausência desses dois marcadores da pré-eclâmpsia não exclui a doença, pois basta haver hipertensão com edema generalizado para caracterizá-la.

A proteinúria de 24 horas contribui também para firmar o diagnóstico de gravidade da pré-eclâmpsia.

O hemograma pode ser útil ao revelar aumento de hematócrito, sugerindo o diagnóstico de pré-eclâmpsia, em razão da hemoconcentração causada pelo extravasamento de fluidos para o interstício.

A urina do tipo I pode contribuir para o diagnóstico de doenças renais, na presença de hematúria, proteinúria e/ou cilindros. Insuficiência renal é diagnosticada com a dosagem sérica de uréia e creatinina.

Uma vez caracterizada a pré-eclâmpsia na sua forma grave, deve-se investigar a síndrome HELLP, que consiste em hemólise microangiopática (hiperbilirrubinemia e presença de esquizócito/equinócitos nos esfregaços sangüíneos periféricos), elevação das enzimas hepáticas (AST e ALT) e plaquetopenia.

Como já mencionado anteriormente, o exame de fundo de olho pode ajudar no diagnóstico de encefalopatia hipertensiva.

Diante do controle materno, devem-se avaliar as condições de vitalidade fetal. A ultra-sonografia está indicada para confirmar e avaliar a idade gestacional, o crescimento fetal e a quantidade de líquido amniótico. Além disso, em gestações com 28 semanas ou mais, a cardiotocografia e o perfil biofísico fetal complementam a avaliação da vitalida-

Tabela 241.V – Diagnóstico das síndromes hipertensivas na gestação

	Pré-eclâmpsia	HAC	Encefalopatia hipertensiva
História clínica	DHEG grave anterior, fatores de risco para DHEG	Antecedentes pessoais e familiares de HAC	Cefaléia, náuseas, vômitos
Exame físico	Aumento da PA após 20ª semana + edema generalizado	Aumento da PA antes ou no início da gestação	PA elevada
Exames complementares	Proteinúria ≥ 300mg/24 horas + Ácido úrico > 6,0 mgdL + hematócrito elevado	Sobrecarga de VE no ECG + cruzamento A-V patológico em FO + alterações renais	Edema de papila

de do feto. A dopplervecimetria materno-fetal ajuda a avaliar o prognóstico fetal, principalmente quando o sofrimento fetal for crônico.

DIAGNÓSTICO DIFERENCIAL

É de fundamental importância realizar o diagnóstico diferencial entre emergência e urgência hipertensivas. Na emergência hipertensiva há um risco iminente de óbito materno, devendo-se direcionar o tratamento de acordo com a etiologia do quadro, utilizando agentes hipotensores endovenosos para controlar a pressão arterial ou o sulfato de magnésio para prevenir convulsões diante da iminência de eclâmpsia ou da eclâmpsia. Lembrar que o controle pressórico não significa a normalização da pressão arterial, mas sim a redução de no máximo 20% a 30% dos níveis iniciais para que seja assegurada a manutenção do fluxo útero-placentário.

Em alguns casos, os elevados níveis pressóricos são conseqüência de uma enxaqueca grave, e pode ser tratada com analgésicos sintomáticos.

A eclâmpsia deve ser diferenciada de uma crise epiléptica, pela história clínica (antecedente de convulsões fora da gestação) e pela confirmação do diagnóstico de pré-eclâmpsia.

A encefalopatia hipertensiva é facilmente diferenciada de outras causas de encefalopatias, como de origem hepática, pela história clínica e exame físico.

O diagnóstico diferencial da síndrome HELLP é importante, devendo ser feito basicamente nas situações clínicas que cursam com trombocitopenias como as púrpuras (púrpura trombocitopênica trombótica, púrpura trombocitopênica idiopática e síndrome hemolítico-urêmica).

TRATAMENTO

Para realizar o tratamento adequado é necessário que o diagnóstico seja preciso. Abordaremos o tratamento clínico e obstétrico em cada situação de urgência e emergência hipertensivas na gestação.

Conduta clínica

a) Controle da pressão arterial

Baseia-se em:

1. Medidas anti-hipertensivas (repouso, dieta hipossódica e sedação).
2. Terapia medicamentosa hipotensora.

No controle da PA, deve-se evitar "normalizar" a PA (ou reduzi-la drasticamente), com o intuito de se manter a pressão de perfusão útero-placentária.

- Urgência hipertensiva: nessa situação, a paciente deve ser hospitalizada, sendo iniciadas medidas anti-hipertensivas como repouso, dieta hipossódica e sedação com a levomepromazina. Na falha do controle da pressão arterial, está indicada a terapia hipotensora medicamentosa por via oral, como pindolol 5 - 30mg/dia (primeira escolha) ou alfa-metildopa 500 - 2000 g/dia (segunda escolha).
- Emergência hipertensiva: em razão do risco iminente de morte materna, a pressão arterial deve ser controlada de imediato, sendo indicado hipotensor por via intravascular. A hidralazina é o agente de escolha no Brasil, na dose de 5 mg EV, a cada 15 a 20 minutos (diluição de uma ampola de 20 mg em 19 mL de água destilada).

b) Prevenção das crises convulsivas

Indicada na eclâmpsia, iminência de eclâmpsia e na pré-eclâmpsia grave em trabalho de parto, sendo preconizado o uso do sulfato de magnésio pelo esquema de Pritchard:

- Dose de ataque:
  Sulfato de magnésio (20%) – 20 mL EV lento (1g/min).
  Sulfato de magnésio (50%) – 20 mL IM profundo (10 mL em cada nádega).
- Dose de manutenção:
  Sulfato de magnésio (50%) – 10 mL IM profundo a cada quatro horas por 24 horas após o parto.
- Critérios para administração das doses de manutenção:
  Presença do reflexo patelar;
  Avaliação da freqüência respiratória (14 rpm).
  Diurese > 25 mL/hora (ou 100 mL em quatro horas).
- Antídoto: gluconato de cálcio (10%).

Durante a convulsão deve-se permitir adequada permeabilidade de vias aéreas, além de realizar monitoração ventilatória, hemodinâmica e controle dos níveis pressóricos.

c) Correção da plaquetopenia

Na cesárea, deve-se corrigir quando há níveis séricos de plaquetas < 50 mil/mm³ até 100 mil/mm³.

No parto vaginal, corrigir quando < 20 mil plaquetas/mm³.

Conduta obstétrica

As condutas apresentadas a seguir devem ser aplicadas em centros especializados com equipe especializada, tanto na terapia materna como na avaliação de vitalidade fetal.

a) Pré-eclâmpsia leve: a conduta é conservadora com monitoração das condições clínicas maternas e da vitalidade fetal, sendo o seguimento realizado ambulatorialmente até a 40ª semana de gestação. A resolução está indicada no termo ou na piora clínica materna com impossibilidade do controle clínico ou se a vitalidade fetal estiver comprometida.

b) Pré-eclâmpsia grave: a conduta também é conservadora (resolução no termo) se a vitalidade fetal for favorável e se houver controle clínico materno adequado (Algoritmo 241.2).

c) Síndrome HELLP: o parto está indicado quando o feto for viável com vitalidade alterada ou com idade gestacional de 34 semanas ou mais. Se o feto for inviável ou viável com vitalidade preservada e houver melhora clínica materna, pode-se progredir a gestação (Algoritmo 241.3).

d) Eclâmpsia e iminência de eclâmpsia: parto na viabilidade. Se o feto for inviável, deve-se avaliar a evolução clínica materna: se não favorável, realiza-se o parto (Algoritmo 241.4).

Algoritmo 241.1 – Diagnóstico clínico nas síndromes hipertensivas na gestação

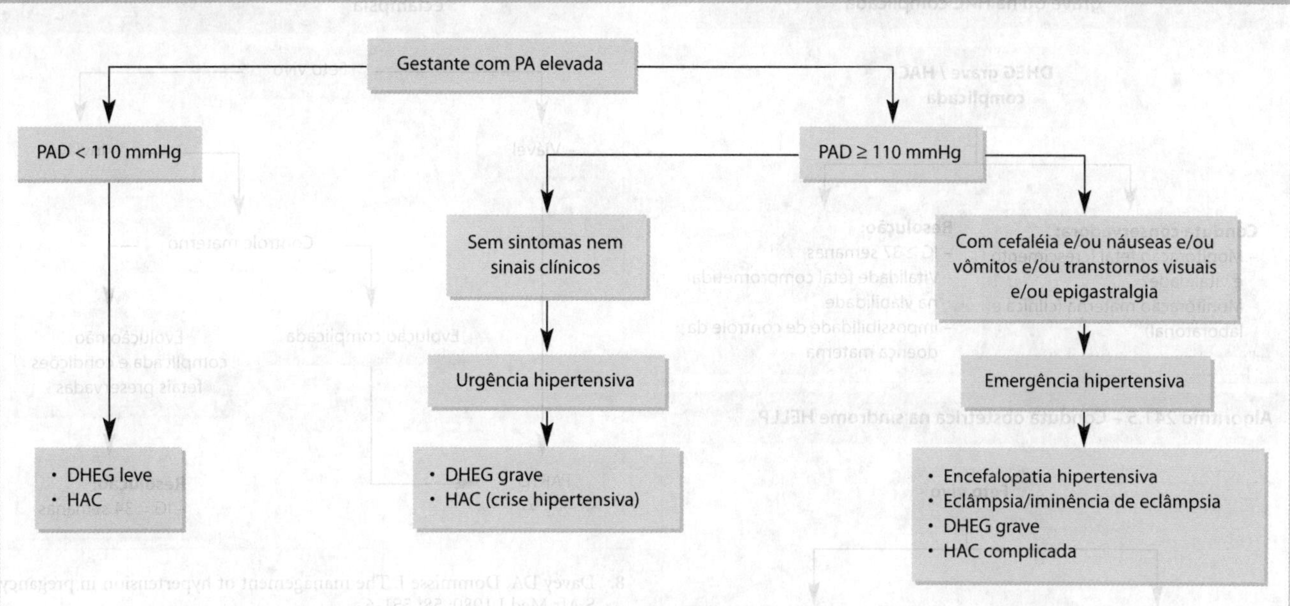

Algoritmo 241.2 – Conduta clínica nas síndromes hipertensivas na gestação

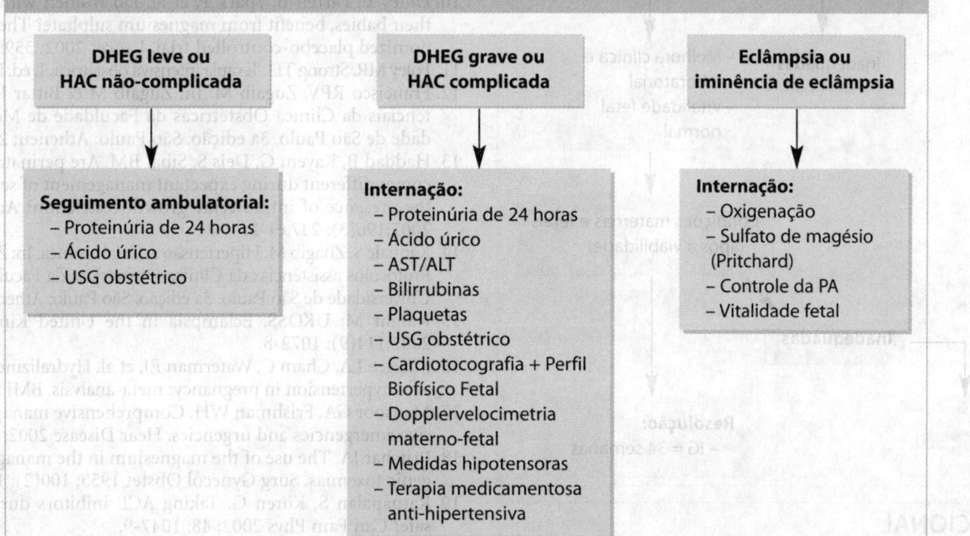

Algoritmo 241.3 – Conduta obstétrica na pré-eclâmpsia leve ou HAC não-complicada

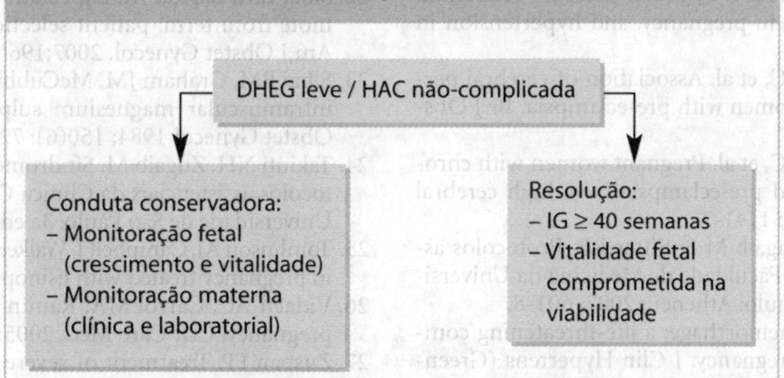

Algoritmo 241.4 – Conduta obstétrica na pré-eclâmpsia grave ou na HAC complicada

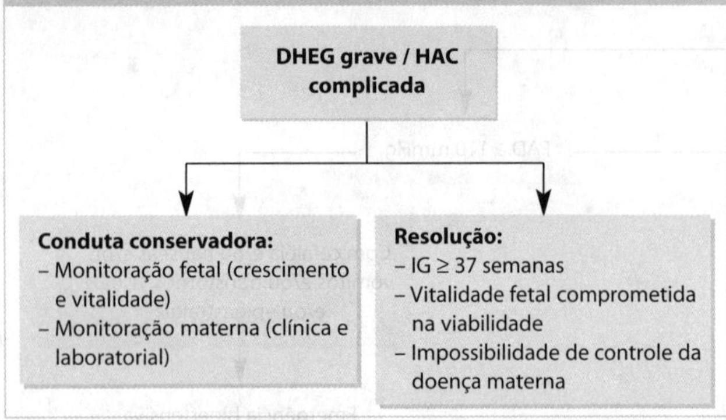

Algoritmo 241.5 – Conduta obstétrica na síndrome HELLP

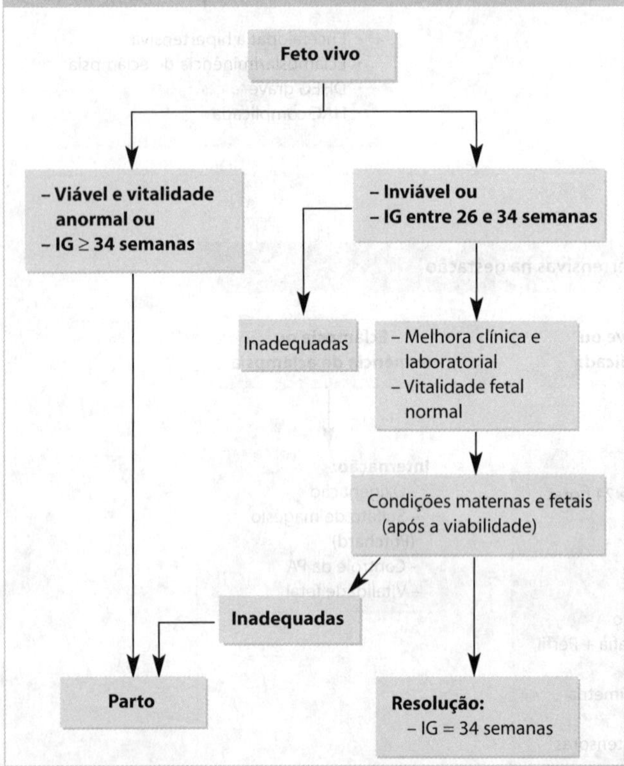

Algoritmo 241.6 – Conduta obstétrica na eclâmpsia / Iminência de eclâmpsia

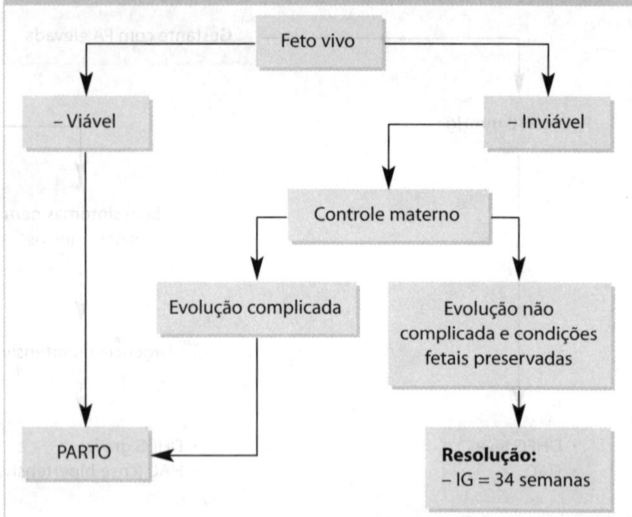

LEITURA ADICIONAL

1. Alves EA, Zugaib M. Eclâmpsia. In: Zugaib M & Bittar RE. Protocolos assistências da Clínica Obstétricas da Faculdade de Medicina da Universidade de São Paulo. 3a edição. São Paulo: Atheneu; 2007:585-92.
2. Awad K, Ali P, Frishman WH, et al. Pharmacologic approaches for the management of systemic hypertension in pregnancy. Heart Disease 2000; 2: 124-32.
3. Bannan LT, Beevers DG, Wright N. ABC of blood pressure reduction: emergency reduction, hypertension in pregnancy, and hypertension in the elderly. BMJ 1980; 281: 1120-2.
4. Belfort MA, Saade GR, Grunewald C, et al. Association of cerebral perfusion pressure with headache in women with pre-eclampsia. Br J Obstet Gynaecol 1999; 106: 814-21.
5. Belfort MA, Tooke-Miller C, Allen JC, et al. Pregnant women with chronic hypertension and superimposed pre-eclampsia have high cerebral perfusion pressure. BJOG 2001; 108: 1141-7.
6. Bortolotto MRFL, Zugaib M. In: Zugaib M & Bittar RE. Protocolos assistenciais da Clínica Obstétricas da Faculdade de Medicina da Universidade de São Paulo. 3a edição. São Paulo: Atheneu; 2007: 601-8.
7. Dai X, Diamond JA. Intracerebral hemorrhage: a life-threatening complication of hypertension during pregnancy. J Clin Hypertens (Greenwich). 2007;9(11): 897-900.
8. Davey DA, Dommisse J. The management of hypertension in pregancy. S Afr Med J 1980; 58: 551-6.
9. Dua S, Maurtua MA, Cywinski JB, Deogaonkar A, Waters JH, Dolak JA. Anesthetic management for emergency cesarean section in a patient with severe valvular disease and preeclampsia. Int J Obstet Anesth. 2006;15(3): 250-3.
10. Duley L, Farrell B, Spark P, et al. Do women with pre-eclampsia, and their babies, benefit from magnesium sulphate? The Magpie trial: a randomized placebo-controlled trial. Lancet 2002; 359: 1877-90.
11. Foley MR, Strong TH. Terapia intensiva obstétrica. 1. ed. Barueri: Manole; 1999.
12. Francisco RPV, Zugaib M. In: Zugaib M & Bittar RE. Protocolos assistenciais da Clínica Obstétricas da Faculdade de Medicina da Universidade de São Paulo. 3a edição. São Paulo: Atheneu; 2007: 609-16.
13. Haddad B, Kayem G, Deis S, Sibai BM. Are perinatal and maternal outcomes different during expectant management of severe preeclampsia in the presence of intrauterine growth restriction? Am J Obstet Gynecol. 2007;196(3): 237.e1-5.
14. Kahhale S, Zuagib M. Hipertensão arterial crônica. In: Zugaib M & Bittar RE. Protocolos assistências da Clínica Obstétricas da Faculdade de Medicina da Universidade de São Paulo. 3a edição. São Paulo: Atheneu; 2007: 241-8.
15. Knight M; UKOSS. Eclampsia in the United Kingdom 2005. BJOG. 2007;114(9): 1072-8.
16. Maggee LA, Cham C, Waterman EJ, et al. Hydralizine for treatment of severe hypertension in pregnancy: meta-analysis. BMJ 2003; 327: 955-64.
17. Mansoor GA, Frishman WH. Comprehensive management of hypertensive emergencies and urgencies. Hear Disease 2002; 4: 358-71.
18. Pritchar JA. The use of the magnesium in the management of eclamptogenic toxemias. Surg Gynecol Obstet 1955; 100(2): 131-40.
19. Ratnapalan S, Koren G. Taking ACE inibitors during pregnancy: is it safe? Can Fam Phys 2002; 48: 1047-9.
20. Ruano R, Zugaib M. Pré-eclâmpsia. In: Zugaib M & Bittar RE. Protocolos assistenciais da Clínica Obstétrica da Faculdade de Medicina da Universidade de São Paulo. 3a edição. São Paulo: Atheneu; 2007:577-84.
21. Ruano R, Alves EA, Zugaib M. Sulfato de magnésio ($MgSO_4$) no tratamento e prevenção da eclâmpsia: qual esquema adotar? Rev Assoc Med Bras 2004; 50(3): 241-2.
22. Sibai BM, Barton JR. Expectant management of severe preeclampsia remote from term: patient selection, treatment, and delivery indications. Am J Obstet Gynecol. 2007;196(6): 514.e1-9.
23. Sibai BM, Graham JM, McCubbin JH. A comparison of intravenous and intramuscular magnesium sulphate regimens in preeclampsia. Am J Obstet Gynecol 1984; 150(6): 728-33.
24. Takiuti NH, Zugaib M. Síndrome HELLP. In: Zugaib M & Bittar RE. Protocolos assistenciais da Clínica Obstétricas da Faculdade de Medicina da Universidade de São Paulo. 3a edição. São Paulo: Atheneu; 2007: 593-600.
25. Tomlinson AJ, Campbell J, Walker JJ, et al. Malignant primary hypertension in pregnancy treated with lisinopril. Ann Pharmacother 200; 34: 180-2.
26. Vidaeff AC, Carrol MA, Ramin SM. Acute hypertensive emergencies in pregnancy. Crit Care Med, 2005; 33(10): S307-12.
27. Zuspan FP. Treatment of severe preeclampsia and eclampsia. Clin Obstet Gynecol 1966; 9(4): 954-72.

Emergências Relacionadas ao Parto e Pós-Parto

CAPÍTULO 242

Mario Macoto Kondo
Andréa David Sapienza

TÓPICOS IMPORTANTES

- Na assistência ao parto é fundamental a anamnese dirigida e detalhada dos antecedentes clínicos, obstétricos e do pré-natal. É importante uma boa avaliação do binômio materno-fetal, que é essencialmente clínica: avaliação da apresentação e do tamanho fetal, ausculta da freqüência cardíaca fetal (fcf), dinâmica uterina e toque para avaliar as condições cervicais e da bacia obstétrica.
- A amniotomia deve ser feita de forma a evitar a saída brusca do líquido amniótico e o prolapso do cordão umbilical. A ausculta da fcf a seguir é importante para afastar a eventual descida do cordão.
- A ausculta criteriosa da fcf com o estetoscópio de Pinard ou sonar Doppler ajuda a detectar alterações como a bradicardia e a taquicardia, que podem sinalizar a presença do sofrimento fetal.
- Para prevenção da rotura uterina é preciso uma avaliação adequada da proporção cefalopélvica, evitar o parto prolongado e usar a ocitocina de forma criteriosa e segura. As parturientes com cicatriz uterina necessitam de uma atenção maior pelo risco aumentado de rotura.
- Na distócia de ombro é fundamental a ação rápida para evitar a hipoxia e acidose fetal e efetuar manobras que não provoquem o tocotraumatismo materno-fetal.
- Na apresentação pélvica é importante seguir os critérios para o parto vaginal, não tracionar o feto para evitar a deflexão da cabeça e, no encravamento da cabeça derradeira, realizar a manobra de Mauriceau ou o fórcipe de Piper. Na dúvida quanto a via de parto, opte pela cesárea. É importante lembrar que o parto deve ser assistido em ambiente que facilite a mudança imediata da via vaginal para a cesárea.
- A atonia uterina é a principal causa de hemorragia pós-parto e sua assistência deve ser rápida para evitar o choque hemorrágico. O conhecimento dos fatores causais mais comuns ajuda na sua prevenção.
- A dequitação realizada de forma suave e sem tração excessiva do cordão contribui para diminuir a rotura de cordão e a inversão uterina.
- A revisão pós-parto permite localizar eventuais lesões e a sutura cuidadosa evita os hematomas e sangramentos.
- A coagulopatia deve ser pesquisada na resposta pouco eficaz a manobras e tratamento da hemorragia pós-parto.

INTRODUÇÃO GERAL

A assistência ao trabalho de parto e o parto são o ponto culminante de um acompanhamento que começou antes da concepção, com avaliação e orientação pré-concepcional, e continuou no pré-natal, com a realização de uma série de exames e orientações que ajudaram a obter o melhor para o binômio materno-fetal. O nascimento é um momento único, um acontecimento físico, espiritual e social, trazendo uma imensa realização para a mulher, o casal e familiares.

O atendimento à parturiente em ambiente médico hospitalar adequado estrutural e funcionalmente contribuiu para diminuir os índices de morbidade e mortalidade do binômio materno-fetal. Zander & Chamberlain (1999) mostram a diferença na mortalidade perinatal em gestações de termo, em relação ao local do parto, domiciliar ou hospitalar, em países do primeiro mundo. A taxa de mortalidade foi 3 a 4 vezes superior quando se optou pelo parto domiciliar (1 morte perinatal por 1.561 nascimentos nos hospitais contra 1 morte para cada 371 a 500 partos domiciliares).

Estes dados mostram que o obstetra deve estar preparado para certas situações de emergência que podem surgir durante o parto e a pronta ação médica pode ser a diferença entre a vida e a morte para o feto. A maioria das emergências tem seu diagnóstico por meio clínico, dependendo muito pouco de exames complexos. Somente quando a coagulopatia está presente precisamos de exames laboratoriais específicos para melhor tratar a parturiente. A Tabela 242.I mostra as principais emergências no parto e pós-parto.

Tabela 242.I – Emergências no parto e pós-parto

Parto
• Prolapso de cordão
• Sofrimento fetal agudo
• Rotura uterina
• Distócia de ombro
• Encravamento da cabeça derradeira
Pós-parto
• Atonia uterina
• Retenção placentária
• Traumas do canal de parto
• Coagulopatias

PROLAPSO DE CORDÃO

INTRODUÇÃO E DEFINIÇÕES

O prolapso ou precedência do cordão é um dos eventos que exigem a pronta ação da equipe médica devido ao risco de compressão do cordão e à falta de oxigenação fetal, podendo causar o óbito do produto conceptual.

É definido como a descida do cordão após a amniotomia ou rotura espontânea, adiante da apresentação e sua exteriorização na vagina ou vulva. Denomina-se procúbito quando as membranas estão íntegras. Em certas ocasiões ocorre a laterocidência, o cordão desce e fica ao lado da apresentação, após a rotura das membranas.

A sua freqüência é menor que 1%, oscilando entre 1:300 a 1:600 partos.

ETIOLOGIA E FISIOPATOLOGIA

O vício pélvico com alteração do estreito superior, conjugado diagonal menor que 11,5 cm, pode favorecer apresentações altas e anômalas, facilitando a descida do cordão. A apresentação de face e de situação transversa é muito comum nesta situação, sendo o prolapso 4 a 6 vezes mais comum.

A apresentação pélvica é encontrada em 3-4% dos partos de termo. Nas apresentações pélvicas incompletas, modo de nádega, a freqüência de prolapso de cordão é de 0,5%, no modo de pé, de 1,5% e nas completas, de 5%.

Na rotura prematura das membranas geralmente o feto é prematuro, está alto e móvel ou em apresentação anômala, facilitando a eventual descida do cordão.

Algumas malformações fetais (obstruções intestinais, tumores fetais, arritmias cardíacas, anomalias congênitas etc.) ou condições maternas (*diabetes mellitus*, aloimunização) facilitam o poliidrâmnio que pode, por ocasião da amniotomia ou por rotura espontânea, facilitar o prolapso do cordão umbilical.

A placenta prévia marginal ou lateral às vezes se acompanha de anomalias do cordão e isso pode facilitar a descida do mesmo, assim como a presença de tumores pélvicos (miomas), que predispõe a apresentação anômala e com isso possibilita eventual prolapso de cordão. A Tabela 242.II resume as principais situações que facilitam o prolapso de cordão.

Tabela 242.II – Fatores etiológicos do prolapso de cordão

Fatores
• Prematuridade
• Rotura prematura de membranas
• Apresentação anômala
• Vício pélvico
• Poliidrâmnio
• Gemelaridade
• Malformação fetal
• Placenta prévia
• Tumores pélvicos
• Procedimentos obstétricos

Na amniotomia, o obstetra deve romper as membranas ao final da contração e não elevar excessivamente a apresentação para escoar o líquido, além de manter os dedos na vagina até que a cabeça fetal desça e oclua o colo do útero para evitar o prolapso. Na presença de poliidrâmnio, a amniotomia deve ser praticada de forma mais cuidadosa devido ao risco aumentado de prolapso.

A ausculta dos batimentos cardíacos do feto deve-se seguir à amniotomia, procurando detectar bradicardia fetal e a presença de prolapso do cordão.

ACHADOS CLÍNICOS

A compressão do cordão acarreta bradicardia imediata com alterações hemodinâmicas e hipóxia fetal, sendo necessário um diagnóstico precoce para sobrevivência do feto.

O diagnóstico é feito com a visualização do cordão na vagina ao exame especular, pela presença do cordão na vulva ou pelo toque ao sentir o cordão na vagina ou no colo. A palpação do cordão permite reconhecer e contar os batimentos, mas podemos não sentir a pulsação, principalmente se a alça está em nível alto, embora a ausculta dos batimentos cardíacos esteja presente, assegurando estar o feto vivo. Muitas vezes o feto está moribundo e não se sente a pulsação do cordão apesar da ausculta dos batimentos. Às vezes é preciso a ultra-sonografia para confirmar a vitalidade fetal.

O diagnóstico é suspeitado pela bradicardia após a contração. Às vezes, mesmo ao toque profundo, não se consegue tocar o cordão para o diagnóstico, e nestes casos existe o risco de ocorrer o prolapso. Outras vezes, a laterocidência se reverte através da descida e progressão do feto no canal de parto.

No procúbito percebemos a presença do cordão através das membranas, com pulsação isócrona com os batimentos fetais. O diagnóstico é difícil e pode-se confundir com a presença de pequenas partes fetais.

TRATAMENTO

A conduta deve levar em consideração se o feto está vivo, se é viável e sem malformação letal e o grau de dilatação do colo uterino. No Berçário Anexo a Maternidade da Clínica Obstétrica do Hospital das Clínicas da Faculdade de Medicina da Universidade de São Paulo, o limite para a viabilidade é de 26 semanas de gestação.

Na presença do feto vivo, viável e sem malformação letal, deve-se transportar a gestante para o centro obstétrico para o parto imediato. No transporte devemos manter o toque vaginal para descompressão do cordão e a posição de Trendelenburg ou genupeitoral. Se o colo não está totalmente dilatado, a operação cesariana deve ser realizada de imediato. Na dilatação total e apresentação cefálica, o parto pode ser fórcipe, se as condições permitirem, ou cesárea; na apresentação anômala deve-se indicar a cesárea. No segundo gemelar com colo totalmente dilatado, a versão interna com extração pélvica ou a cesárea devem ser considerados.

No procúbito de cordão indica-se a cesárea. As manobras para reposição do cordão não são indicadas pelo risco de agravamento da hipóxia fetal e da reincidência do prolapso.

A equipe deve agir sempre com rapidez. Lembrar que a via mais rápida, de conhecimento do obstetra, é a que deve ser utilizada. A anestesia pode ser bloqueio (raquianestesia) em decúbito lateral ou geral. A incisão abdominal preferencial é a Pfannenstiel ou mediana infraumbilical.

É importante salientar que um assistente deve estar realizando o toque vaginal para impedir a compressão do cordão. A antibioticoterapia profilática após o clampeamento do cordão com 2,0 g de cefazolina ou ampicilina IV deve ser feita. Nas alérgicas, aplicar clindamicina 600 mg IV.

Na presença de feto morto deve-se induzir ou conduzir o trabalho de parto. Nos fetos com malformação letal e nos prematuros extremos, a conduta expectante ou a condução do parto está indicada. Havendo contra-indicação ao parto vaginal, deve-se optar pela cesárea. Lembrar de indicar a analgesia se a parturiente manifestar dor ou desconforto durante o trabalho de parto.

SOFRIMENTO FETAL AGUDO

INTRODUÇÃO E DEFINIÇÕES

O sofrimento fetal agudo ocorre durante o parto, em contraposição ao crônico, que ocorre no período ante parto. É caracterizado bioquimicamente por hipóxia, acidose e hipercapnia.

O sofrimento fetal é um quadro clínico decorrente de reações fetais frente a distúrbios de sua oxigenação, sendo, portanto, um estado transitório ou duradouro da carência de oxigênio.

ETIOLOGIA E FISIOPATOLOGIA

Os fatores desencadeantes são aqueles que promovem a queda abrupta na transferência de oxigênio ao feto, sendo observados mais freqüentemente durante o trabalho de parto.

Tabela 242.III – Fatores desencadeantes do sofrimento fetal

Alterações cardiopulmonares maternas
Insuficiência cardíaca congestiva
Pneumopatia aguda, asma
Convulsões (hipóxia materna)
Alterações hemodinâmicas transitórias
Hipotensão supina
Anestesia de bloqueio
Desidratação materna
Distúrbios da contratilidade uterina
Hiperatividade uterina espontânea (parto prolongado, parto obstruído, poliidrâmnio, descolamento prematuro da placenta)
Excesso na administração de ocitocina
Compressão do cordão
Oligoâmnio, trabalho de parto
Laterocidência, prolapso, nó e circulares de cordão

ACHADOS CLÍNICOS E EXAMES COMPLEMENTARES

O diagnóstico do sofrimento fetal intra-parto é feito por meio da clínica, da cardiotocografia e da gasometria do sangue fetal.

A ausculta intermitente dos batimentos cardíacos fetais pode ser feita com o estetoscópio de Pinard ou com o sonar Doppler durante 60 segundos, durante e após a contração uterina. Na fase de latência a ausculta deve ser realizada a cada 30 minutos, na fase ativa a cada 15 minutos e no expulsivo este intervalo é de 5 minutos.

A freqüência cardíaca fetal (fcf) normal situa-se entre 110 e 160 batimentos por minuto (bpm). É considerada suspeita de sofrimento fetal quando a fcf é menor que 110 bpm (bradicardia) ou maior que 160 bpm (taquicardia), quando ocorre queda da fcf maior que 30 bpm após a contração ou está presente a irregularidade no ritmo. O mecônio associado a alterações patológicas da fcf no parto em apresentação cefálica também é considerado sinal de sofrimento fetal.

Na suspeita de sofrimento fetal é importante a realização da monitorização fetal eletrônica utilizando a cardiotocografia.

Cardiotocografia

Na cardiotocografia, analisamos os seguintes parâmetros da freqüência cardíaca fetal:

Linha de base

Corresponde à média aproximada dos valores da fcf, avaliada em segmentos de 10 minutos do traçado, excluindo-se desacelerações, acelerações, períodos de acentuada variabilidade e segmentos onde a variação da fcf apresente diferenças superiores a 25 bpm. A linha de base é considerada normal quando se encontra entre 110-160 bpm. A taquicardia é diagnosticada quando a linha de base situa-se acima de 160 bpm, sendo leve entre 160-180 bpm e grave quando acima de 180. A bradicardia é caracterizada quando a linha de base é inferior a 110 bpm, sendo leve entre 100-110 bpm e grave quando abaixo de 100 bpm.

Variabilidade

É a oscilação da linha de base da fcf, determinada pela interação do sistema nervoso autônomo simpático com o parassimpático. Existem 2 componentes na variabilidade: microscilação e macroscilação. A microscilação ou variabilidade instantânea é compreendida entre uma batida e outra, instante a instante. A macroscilação é oscilação de longa duração ou variabilidade oscilatória e é possível avaliar na cardiotocografia como a amplitude dos complexos, exceto para padrão sinusoidal. São considerados valores normais entre 6 e 25 bpm. É considerada ausente quando é indetectável, como mínima quando entre o indetectável e 5 bpm, acima de 25 é considerada acentuada ou padrão saltatório.

A diminuição ou perda da variabilidade podem ocorrer na: imaturidade do sistema nervoso autônomo fetal, sono fetal, utilização de atropina ou drogas sedativas pela mãe, anestesia geral, arritmias, hipóxia e anóxia fetal. Em situações de hipóxia grave pode aparecer o padrão sinusoidal, caracterizado por ondas em forma de sino, com amplitude de 5 a 15 bpm, com padrão monótono, ritmo fixo e regular. Está presente a variabilidade oscilatória e ausente a microscilação.

Acelerações

Subidas transitórias da fcf ocasionadas pela movimentação fetal ou por sua estimulação e por contratilidade uterina.

Desacelerações ou Dip

Constituem quedas temporárias da fcf e podem ser classificadas em periódicos e não-periódicos, conseqüentes ou não à contratilidade uterina. De acordo com a amplitude da queda podem ser divididos em: leve (menos que 15 bpm), moderado (15-45 bpm) e grave (maior que 45 bpm).

Desacelerações não-periódicas

São aquelas que não apresentam relação com as contrações uterinas. Podem ser classificadas em:

- Espicas ou Dip 0: queda rápida e pouco ampla da fcf, relacionadas ao movimento fetal. Não apresentam significado clínico.
- Desacelerações prolongadas: são as caracterizadas por queda rápida ou lenta, de amplitude variável, porém superior a 15 bpm, com duração de 2 a 10 minutos com o retorno à linha de base. Quando a duração é superior a 10 minutos, é considerada mudança da linha de base. É freqüentemente associada à hipotensão materna e/ou hipertonia uterina (Figura 242.1).

Desacelerações periódicas

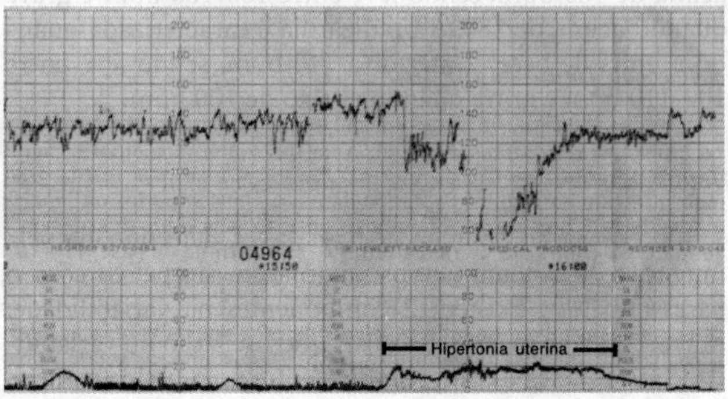

Figura 242.1 – Cardiotocografia realizada no período intraparto, com desaceleração prolongada por hipertonia uterina. Notar aumento do tônus uterino (sete minutos) acompanhando a desaceleração.

São as relacionadas à contração uterina.

- Desaceleração precoce ou Dip I: queda gradual da fcf. O nadir da desaceleração deve ocorrer coincidente com o pico da contração uterina. Na maioria dos casos o início, o nadir e a recuperação da fcf são coincidentes com o começo, pico e final da contração. O Dip I é considerado fisiológico durante o parto após a rotura das membranas (Figura 242.2).

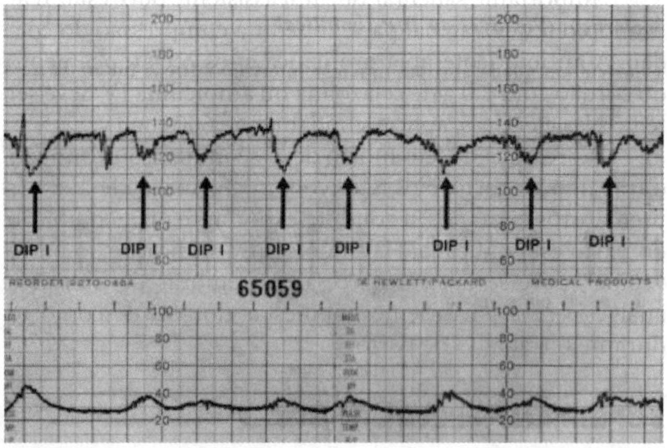

Figura 242.2 – Cardiotocografia realizada no período intraparto, com desaceleração precoce (DIP I – setas). Notar queda da fcf coincidente à contração uterina.

- Desaceleração tardia ou Dip II: é causada por hipóxia fetal, sendo os episódios hipóxicos resultantes da redução do fluxo útero-placentário durante a contração uterina. É caracterizada pela queda gradual da fcf com retorno lento da linha de base, que começa 20 ou mais segundos do início da contração uterina. O nadir da desaceleração encontra-se após o pico da contração (Figura 242.3).

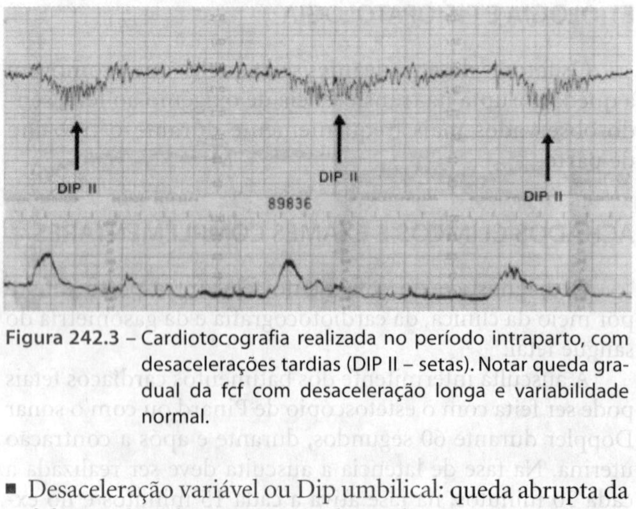

Figura 242.3 – Cardiotocografia realizada no período intraparto, com desacelerações tardias (DIP II – setas). Notar queda gradual da fcf com desaceleração longa e variabilidade normal.

- Desaceleração variável ou Dip umbilical: queda abrupta da fcf causada pela compressão do cordão que ocorre durante a contração uterina ou movimentos corpóreos fetais. A queda deve ser superior ou igual a 15 bpm, com duração superior ou igual a 15 segundos e inferior a 2 minutos, entre o início da queda e o retorno à linha de base. São sinais de mau prognóstico fetal a ascensão da linha de base após a desaceleração (taquicardia compensadora), a recuperação em níveis inferiores (bradicardia), o retorno lento à linha de base, a duração maior que 60 segundos e a queda da fcf abaixo de 70 bpm e morfologia em W (Figura 242.4).

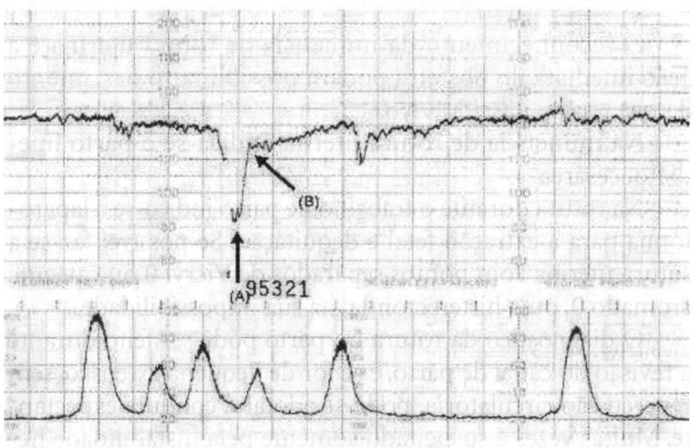

Figura 242.4 – Cardiotocografia intraparto com DIP U (seta A) de mau prognóstico. Notar queda abrupta da fcf com recuperação em níveis interiores (seta B).

TRATAMENTO

Na presença de bradicardia persistente ou taquicardia, com mecônio espesso, avalia-se a dilatação. Se total, realizar o parto pela via mais rápida (fórcipe ou cesárea), ou cesárea se a dilatação não for favorável. A presença do mecônio espesso constitui risco importante de síndrome de aspiração do mecônio do recém-nascido. No parto é importante a aspiração cuidadosa da oro e nasofaringe para evitar a aspiração do mecônio.

Na presença de suspeita de sofrimento fetal são importantes as medidas de suporte (Tabela 242.IV).

Tabela 242.IV – Medidas de suporte no sofrimento fetal
• Mudança de decúbito materno
• Expansão do volume intravascular
• Correção dos distúrbios da contratilidade
• Oxigenação materna através de máscara de O_2

Se o colo não estiver totalmente dilatado, com líquido amniótico claro ou com mecônio fluido, indica-se a cardiotocografia para caracterizar a presença do padrão suspeito (Tabela 242.V).

Tabela 242.V – Padrão suspeito
• Bradicardia ou taquicardia fetal
• Redução persistente da variabilidade
• Desacelerações variáveis graves ou de mau prognóstico
• Desacelerações tardias com variabilidade preservada
• Padrão sinusoidal

Constatando-se o padrão suspeito, as medidas de suporte devem ser imediatamente iniciadas. Podemos considerar a coleta de amostra de sangue do couro cabeludo para análise do pH fetal e, na presença de acidose fetal (pH < 7,20), indicar a cesárea. Não havendo melhora com as medidas de suporte, indica-se a cesárea.

Na cardiotocografia pode-se encontrar o padrão terminal (Tabela 242.VI), na qual a cesárea de emergência está indicada.

Neste momento, a integração e interação do obstetra, anestesista e neonatologista é fundamental para um bom resultado neonatal. Lembramos a necessidade de utilizar a melhor técnica cirúrgica com rapidez e muita calma na retirada do feto, com aspiração cuidadosa da oro e nasofaringe, procurando não estimular o feto para evitar a aspiração do mecônio.

Tabela 242.VI – Padrão terminal
• Variabilidade ausente
• Bradicardia ou taquicardia grave com redução da variabilidade
• Desacelerações repetidas com redução da variabilidade
• Padrão sinusoidal persistente

ROTURA UTERINA

INTRODUÇÃO E DEFINIÇÕES

É a rotura total ou incompleta da parede miometrial, relacionada ao corpo e ao segmento inferior do útero. Ocorre em 1:2.500 partos (0,04%). Sua incidência aumenta para 0,3% a 1,7% na presença de cesárea prévia.

A rotura uterina pode ser classificada em relação a etiologia, localização, direção, extensão e complicação.

ETIOLOGIA E FISIOPATOLOGIA

Quanto à etiologia, pode ser espontânea, ocorrendo em gestações avançadas com história de cesárea prévia, ou traumática, que acontece em partos mal assistidos, operatórios ou não.

Pode ser localizada na região corporal, segmentar ou em segmento corporal. Quanto à direção da rotura, pode ser longitudinal, transversal ou oblíqua. A extensão da rotura pode ser completa quando atinge todas as camadas da parede uterina, e incompleta, quando não inclui o peritônio visceral uterino.

A gravidade depende da localização e do tamanho da lesão. As lacerações que envolvem o ligamento largo, o corpo do útero ou as que ocorrem após cesárea corporal são de maior gravidade pelo sangramento que podem ocasionar.

Existem vários fatores etiológicos da rotura uterina (Tabela 242.VII).

No trabalho de parto, o obstetra deve certificar-se da proporcionalidade cefalopélvica através de uma palpação acurada e avaliação da bacia obstétrica. A hiperestimulação

Tabela 242.VII – Fatores etiológicos da rotura uterina
• Multiparidade
• Cesárea prévia
• Miomectomia
• Acretismo placentário
• Hiperestimulação uterina
• DPP
• Desproporção cefalopélvica
• Versão e extração pélvica
• Trauma materno

uterina pelo excesso de ocitocina, a multiparidade, o vício pélvico e a desproporção cefalopélvica são fatores facilitadores da rotura uterina.

Na atualidade a causa mais comum de rotura uterina é a presença de cesárea anterior, operações prévias no útero ou manipulações, como a curetagem, perfuração ou miomectomia. A versão e extração pélvica e o fórcipe alto, foram importantes no passado, sendo pouco utilizados na atualidade.

ACHADOS CLÍNICOS

O uso ampliado da analgesia de parto faz com que o quadro clássico de dor e desconforto passe muitas vezes despercebido pelo obstetra, que pode detectar outros sinais, como o sofrimento fetal, hipovolemia por hemorragia oculta.

A rotura uterina no parto pode ocorrer na região da cicatriz de cesárea ou cirurgia prévia ou, na sua ausência, pode ocorrer pela distensão excessiva do segmento inferior devido à desproporção cefalopélvica ou uso abusivo de ocitocina e/ou procedimento traumático no parto, como a versão interna e extração fetal.

Na desproporção cefalopélvica, com ou sem uso da ocitocina, ocorre a síndrome de Bandl-Frommel ou de iminência de rotura uterina. O segmento inferior se distende, o anel de Bandl se eleva (sinal de Bandl) e se aproxima do umbigo, os ligamentos redondos esticam, principalmente o esquerdo, que se anterioriza (sinal de Frommel). A parturiente manifesta dor e muito desconforto, exigindo rápida ação médica.

A mortalidade fetal é alta, chegando a 50-70% dos casos. O comprometimento da placenta, a área descolada, o momento do diagnóstico e a ação médica são determinantes do resultado final.

O quadro clínico após a rotura é de melhoria transitória da dor e desconforto com desaparecimento da distensão do segmento inferior; sendo a rotura grande, o feto sai para a cavidade abdominal e a retração uterina provoca o descolamento parcial ou total da placenta. O grau de sangramento ou eventual choque depende da extensão e localização da lesão, podendo exteriorizar-se pela vagina ou sangrar para a cavidade abdominal.

A rotura uterina no trabalho de parto é diagnosticada pelo quadro clínico descrito com ausência do bcf na maioria das vezes e ao toque podemos constatar a rotura e sua extensão, além da apresentação alta e muitas vezes na cavidade abdominal.

TRATAMENTO

O reconhecimento da iminência de rotura uterina e a ação imediata do obstetra podem possibilitar o nascimento de um recém-nascido vivo.

Na iminência de rotura uterina indica-se o parto imediato, cesárea.

Na rotura durante o trabalho de parto indica-se a laparotomia para a extração fetal e dequitação. Se possível faz-se a sutura uterina com pontos separados de Vicryl 0 ou categute cromado 0, ou a histerectomia, na sua impossibilidade.

O diagnóstico da rotura no parto pode ser feito durante a revisão do canal de parto, e se for de pequena extensão, sem repercussão circulatória, pode-se adotar a conduta expectante. Muitas vezes é suspeitado somente pela instabilidade hemodinâmica desproporcional ao sangramento vaginal, à dor e à distensão abdominal presentes, e indica-se a laparotomia para sutura da lesão e/ou histerectomia. Às vezes pode ocorrer a laceração de bexiga, ureter ou alça intestinal, sendo necessário o auxílio de um cirurgião geral ou urologista.

DISTÓCIA DE OMBRO

INTRODUÇÃO E DEFINIÇÕES

A distócia de ombro ou bisacromial ocorre em 0,24 a 2% dos partos via vaginal. Consiste no encravamento do ombro anterior acima da sínfise púbica após o desprendimento do pólo cefálico.

Embora ocorra com maior freqüência em fetos macrossômicos, pode também estar presente em fetos de tamanho normal, o que torna difícil prevê-la. A incidência dividida pelo peso fetal mostra ser de 0,3 a 1% entre 2.500 a 4.000 g, com aumento para 5 a 7% para fetos entre 4.000 e 4.500 g e de 8 a 10% acima de 4.500 g. Aproximadamente 50% dos casos ocorrem em fetos com peso normal e não podem ser previstos.

ETIOLOGIA E FISIOPATOLOGIA

As Tabelas 242.VIII e 242.IX listam os fatores de risco para a distócia de ombro e as complicações dela decorrentes.

Tabela 242.VIII – Fatores de risco para distócia de ombro
• Peso fetal maior que 4.000 g (macrossomia)
• Obesidade materna
• Aumento exagerado de peso na gravidez
• Diabetes
• Idade materna avançada
• Pós-data
• Distócia de ombro em gestação prévia

Tabela 242.IX – Complicações da distócia de ombro

Complicações fetais
- Fratura de clavícula, úmero
- Lesão do plexo braquial
- Anoxia e óbito
Complicações maternas
- Atonia uterina
- Rotura uterina
- Lesões do canal de parto

ACHADOS CLÍNICOS

Após o desprendimento do pólo cefálico, a cabeça retrai-se junto à vulva e ao períneo, não ocorre a rotação externa e as manobras tradicionais para término do parto não surtem efeito. Existem alguns fatores que podem servir de alerta durante o parto: período de dilatação e expulsivo prolongados e a necessidade de fórcipe no parto.

TRATAMENTO

A sistematização do atendimento é essencial neste momento. Deve-se ter como modelo o seguinte protocolo:

1. Chame por ajuda, amplie a sua equipe. A pronta ação da equipe médica é importante para evitar a anoxia fetal e suas conseqüências. Após o desprendimento do pólo cefálico o cordão é comprimido e o pH do feto cai 0,04 por minuto. Em 7 minutos o pH cai 0,28. O feto torna-se acidótico e a reanimação, mais difícil.
2. Amplie ou faça a episiotomia para facilitar o desprendimento e realização de manobras no feto.
3. Retifique a mesa e promova a flexão das coxas (manobra de McRoberts) sobre o abdome. Esta posição corrige a lordose lombossacra, diminui o ângulo de inclinação pélvica e facilita a tração fetal.
4. Pressão suprapúbica, feita por um auxiliar, para deslocar o ombro anterior para o diâmetro oblíquo e promover a insinuação.
5. Se não ocorreu o desprendimento, inicie as manobras no canal de parto, procure deslocar a espádua anterior ou posterior para o diâmetro oblíquo ou abaixar o braço posterior (Figuras 242.5, 242.6 e 242.7).

Estes tempos são simultâneos, por este motivo a ampliação da equipe é essencial, assim como a coordenação da mesma, para que todos caminhem para uma mesma direção e o resultado seja satisfatório. Neste momento lembramos que não se deve tracionar ou fletir o pescoço fetal de forma exagerada, assim como a manobra de Kristeller deve ser evitada para prevenir o tocotraumatismo.

Como recurso extremo podemos utilizar a restituição cefálica (manobra de Zavanelli). Flexiona-se o pólo cefálico e reintroduz-se no canal de parto para a realização da cesárea. Para relaxamento uterino podemos utilizar terbutalina 0,25 mg SC ou anestesia inalatória de derivados halogenados.

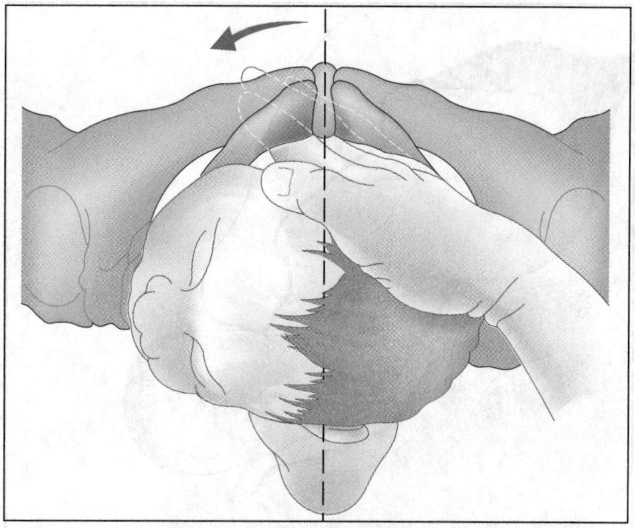

Figura 242.5 – Rotação do ombro anterior para o diâmetro oblíquo.

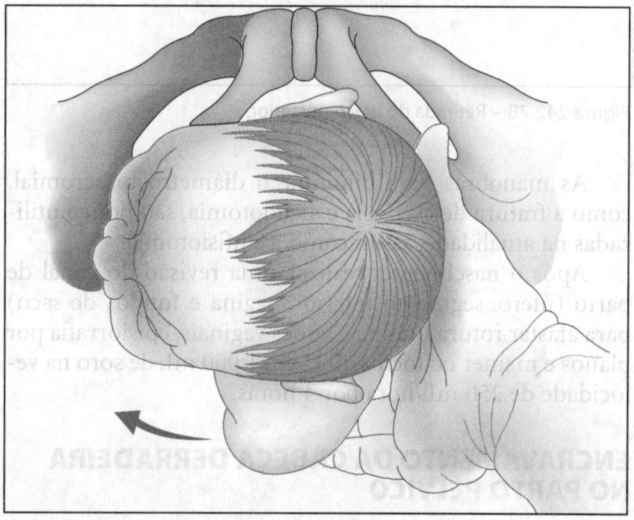

Figura 242.6 – Rotação do ombro posterior para o diâmetro oblíquo.

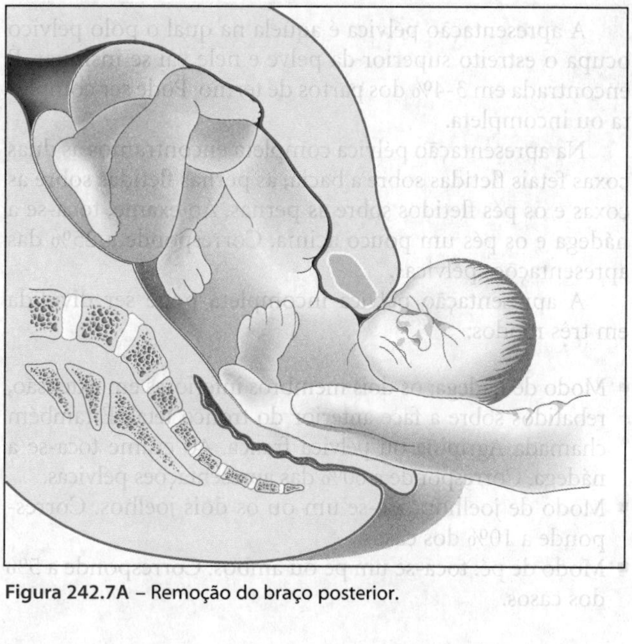

Figura 242.7A – Remoção do braço posterior.

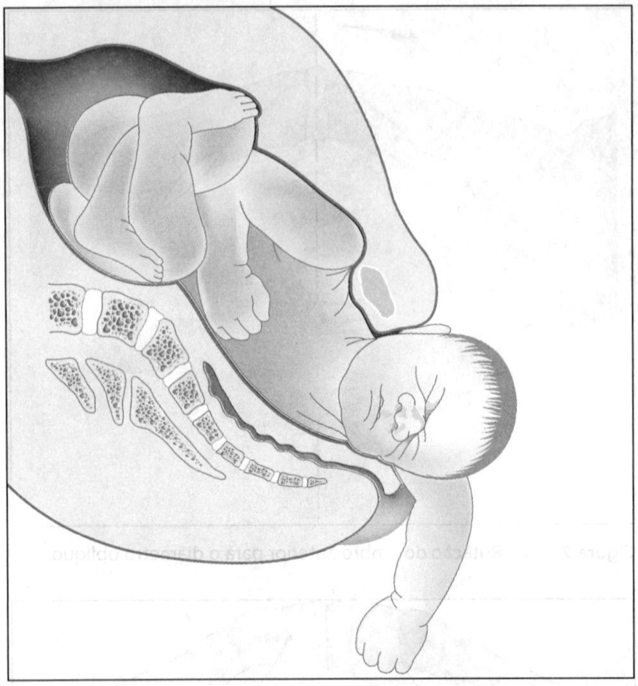

Figura 242.7B – Retirada do braço posterior.

As manobras para diminuir o diâmetro bisacromial, como a fratura de clavícula e a clidotomia, são pouco utilizadas na atualidade, assim como a sinfisiotomia.

Após o nascimento, realizar uma revisão do canal de parto (útero, segmento inferior, vagina e fundos de saco) para afastar rotura uterina e lesões vaginais, episiorrafia por planos e manter ocitocina 40 U em 1.000 mL de soro na velocidade de 250 mL/hora por 4 horas.

ENCRAVAMENTO DA CABEÇA DERRADEIRA NO PARTO PÉLVICO

INTRODUÇÃO E DEFINIÇÕES

A apresentação pélvica é aquela na qual o pólo pélvico ocupa o estreito superior da pelve e nele vai se insinuar. É encontrada em 3-4% dos partos de termo. Pode ser completa ou incompleta.

Na apresentação pélvica completa encontramos as duas coxas fetais fletidas sobre a bacia, as pernas fletidas sobre as coxas e os pés fletidos sobre as pernas. Ao exame, toca-se a nádega e os pés um pouco acima. Corresponde a 25% das apresentações pélvicas.

A apresentação pélvica incompleta pode ser dividida em três modos:

- Modo de nádega: os dois membros inferiores em extensão, rebatidos sobre a face anterior do tronco fetal. É também chamada Agripina ou pélvica franca. Ao exame toca-se a nádega. Corresponde a 60% das apresentações pélvicas.
- Modo de joelho: toca-se um ou os dois joelhos. Corresponde a 10% dos casos.
- Modo de pé: toca-se um pé ou ambos. Corresponde a 5% dos casos.

ETIOLOGIA E FISIOPATOLOGIA

Vários fatores têm sido descritos para explicar a origem da apresentação pélvica, sendo os mais preponderantes listados na Tabela 242.X.

Tabela 242.X – Fatores preponderantes na apresentação pélvica
Prematuridade
Malformação fetal (anencefalia, hidrocefalia)
Malformação uterina
Mioma do útero
Placenta prévia
Anomalias do cordão umbilical
Gemelaridade
Vício pélvico
Poliidrâmnio

ACHADOS CLÍNICOS

O parto pélvico é o parto das dificuldades progressivas. O desprendimento do pólo cefálico se faz pela flexão do pólo cefálico, descida e rotação interna locando-se o suboccipício abaixo da sínfise púbica; segue-se a deflexão do pólo cefálico, ocorrendo a liberação das circunferências suboccipitomentoneira, suboccipiciofrontal e suboccipiciobregmática.

Na Clínica Obstétrica do HC-FMUSP permitimos o parto vaginal nas seguintes condições:

- Bacia sem vício pélvico.
- Peso fetal entre 2.500 e 3.500 g.
- Ausência de cicatriz uterina.
- Ausência de doença materna associada.
- Ultra-sonografia mostrando ausência de hiperextensão do pólo cefálico, diâmetro occipitofrontal ou biparietal acima do normal, além de malformações que podem estar relacionadas com a apresentação pélvica.
- Bolsa íntegra ou rota em fase final do período de dilatação com apresentação pélvica completa ou modo de nádegas.
- Presença de contrações efetivas para o período do parto.
- Equipe experiente e completa (obstetras, anestesiologistas e neonatologistas).

TRATAMENTO

Analisadas as condições previamente listadas e com os requisitos preenchidos podemos acompanhar e fazer o parto pélvico. Não ocorrendo o preenchimento dos critérios, a operação cesariana é a melhor opção.

O trabalho de parto deve ser acompanhado em ambiente que permita a mudança de via a qualquer momento. A analgesia de parto deve ser realizada quando a parturiente manifestar dor. Para o parto recomendamos:

- A bolsa deve ser rompida preferencialmente no período expulsivo.
- Utilizar a técnica de Thiessen durante quatro a cinco con-

trações (na contração uterina procura-se manter o pólo pélvico no canal de parto através da pressão da região vulvoperineal com compressa, impedindo a expulsão do mesmo) para dilatar totalmente o colo do útero.

- Episiotomia ampla e tardia.
- Na expulsão do ovóide córmico, não tracionar é importante para evitar a deflexão dos braços e do pólo cefálico. Apoiar o pólo pélvico e manter o dorso anteriorizado.
- Após a saída do umbigo, deve-se realizar a alça de cordão.
- Compressão fúndica e manobra de Bracht para desprendimento do bisacromial e da cabeça derradeira, tomando-se o cuidado de desprender a cabeça lentamente. Ocorrendo a deflexão dos braços, efetuar antes a manobra de Pajot para desprendimento dos mesmos e novamente a manobra de Bracht para a cabeça derradeira.

Conduta no encravamento da cabeça derradeira

O encravamento acontece quando ocorre a deflexão do pólo cefálico; nesta situação deve-se seguir o seguinte protocolo:

- Passa-se imediatamente para o uso do fórcipe de Piper e na sua ausência podemos utilizar o fórcipe de Kielland ou de Simpson-Braun. O auxiliar suspende o feto pelos pés, elevando o corpo para aplicar o fórcipe do lado abdominal do feto. A pega é direta, com aplicação da colher esquerda e em seguida a direita, articulação, verificação da pega, completar a rotação se necessário, tração para baixo para forçar a flexão cefálica e locar o suboccipício abaixo da pube; a seguir eleva-se lentamente os cabos e desprende-se o pólo cefálico, ultimando o parto (Figura 242.8).
- Se o fórcipe não está disponível, realiza-se a manobra de Mauriceau, que orienta a cabeça no diâmetro sagital da pelve e o mento para o sacro, fletindo o pólo cefálico e permitindo assim o seu desprendimento. Deve-se lembrar que esta manobra realizada de forma intempestiva pode acarretar lesões da boca fetal, dos filetes nervosos do plexo cervical e eventualmente da coluna cervical, podendo causar paralisias e acometimento medular (Figura 242.9).
- Após o parto deve-se fazer a revisão cuidadosa do canal de parto e a episiorrafia por planos.

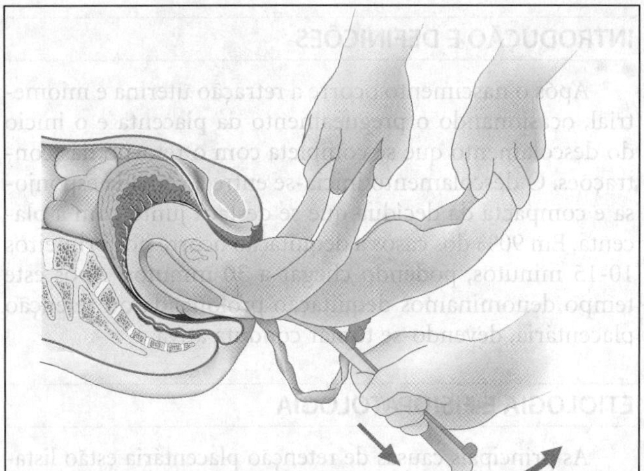

Figura 242.8 – Fórcipe de Piper na cabeça derradeira.

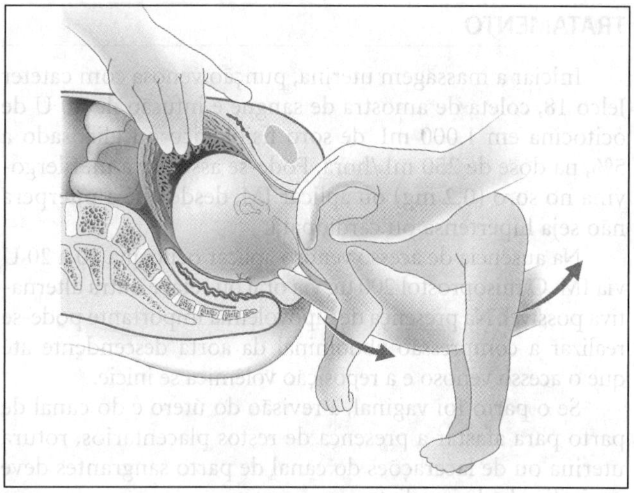

Figura 242.9 – Manobra de Mauriceau na cabeça derradeira.

ATONIA UTERINA

INTRODUÇÃO E DEFINIÇÕES

O sangramento decorrente da atonia uterina pode levar a hipovolemia e choque, devendo ser tratado de forma rápida. É a principal causa de sangramento e choque após o parto. Tem grande importância na morbimortalidade materna, sendo a principal causa de histerectomia puerperal.

ETIOLOGIA E FISIOPATOLOGIA

A atonia decorre da incapacidade do miométrio de se contrair de forma adequada, levando ao não-fechamento dos vasos sangüíneos e à falta do trombotamponamento, causando o sangramento.

As principais causas da atonia são listadas na Tabela 242.XI.

Durante o atendimento à puérpera com hemorragia devemos lembrar do diagnóstico diferencial com restos placentários, rotura uterina, traumas do canal de parto e coagulopatia.

ACHADOS CLÍNICOS

O diagnóstico é feito pela hemorragia profusa e pelo útero amolecido que pouco se contrai em massagens.

Tabela 242.XI – Principais causas de atonia uterina
• Trabalho de parto prolongado
• Sobredistensão uterina (macrossomia, gemelar, poliidrâmnio)
• Multiparidade
• Uso abusivo de ocitocina
• Infecção uterina
• Atonia uterina em parto prévio

TRATAMENTO

Iniciar a massagem uterina, punção venosa com cateter Jelco 18, coleta de amostra de sangue e infusão de 40 U de ocitocina em 1.000 mL de soro fisiológico ou glicosado a 5%, na dose de 250 mL/hora. Pode-se associar a metilergovina no soro (0,2 mg) ou aplicar IM, desde que a puérpera não seja hipertensa ou cardiopata.

Na ausência de acesso venoso aplicar ocitocina 10 a 20 U via IM. O misoprostol 200 µg via oral ou retal é outra alternativa possível. Na presença de hipovolemia importante pode-se realizar a compressão abdominal da aorta descendente até que o acesso venoso e a reposição volêmica se inicie.

Se o parto foi vaginal, a revisão do útero e do canal de parto para afastar a presença de restos placentários, rotura uterina ou de lacerações do canal de parto sangrantes deve ser indicada de imediato.

A manobra de Hamilton, na qual se introduz a mão e se mantém fechada no fundo de saco anterior, enquanto a outra mão sobre o abdome materno comprime a parede posterior do útero em direção à anterior, é procedimento simples e eficaz para ajudar na contração uterina (Figura 242.10). É importante a sondagem vesical para controle da diurese e da reposição volêmica. A antibioticoterapia deve ser feita de rotina, não havendo resposta, podemos tentar o tamponamento uterino com gaze longa e a colocação de peso abdominal. Na resposta insatisfatória, indicar histerectomia subtotal nas multíparas e nas primíparas, de acordo com as condições clínicas do momento, considerar a ligadura das artérias uterinas, das ilíacas internas e eventualmente a cateterização das ilíacas internas e a embolização das artérias uterinas, antes de indicar uma histerectomia (Figura 242.11).

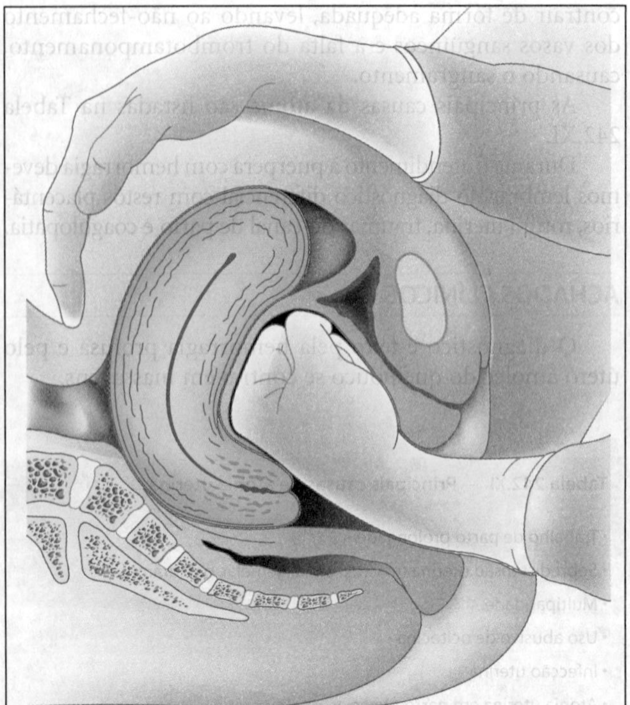

Figura 242.10 – Manobra de Hamilton.

Devemos ter em mente que na ausência de resposta devemos pensar em coagulopatia.

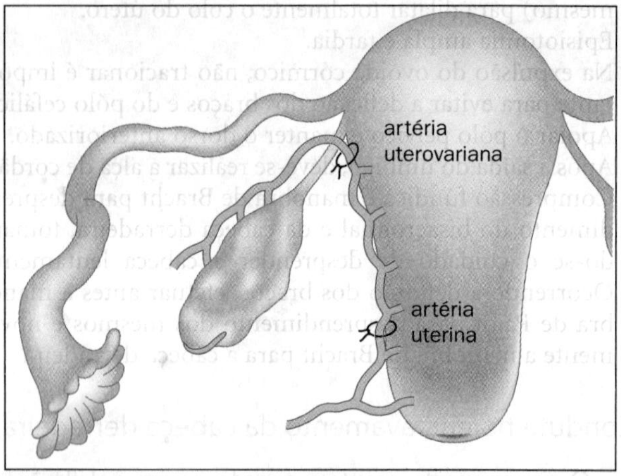

Figura 242.11A – Ligadura das artérias uterinas.

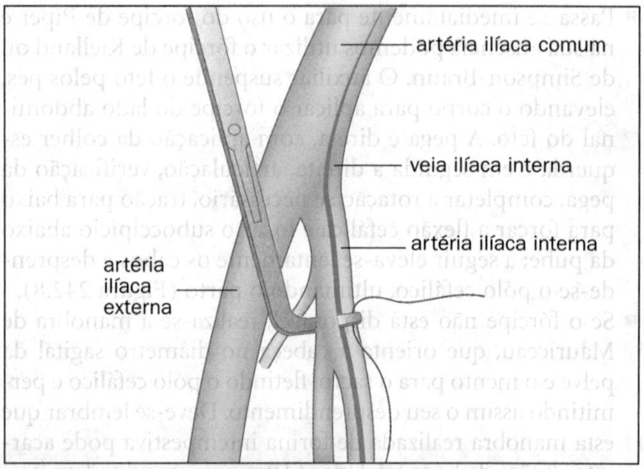

Figura 242.11B – Ligadura da artéria ilíaca interna.

RETENÇÃO PLACENTÁRIA

INTRODUÇÃO E DEFINIÇÕES

Após o nascimento ocorre a retração uterina e miometrial, ocasionando o pregueamento da placenta e o início do descolamento que se completa com o retorno das contrações. O descolamento inicia-se entre a camada esponjosa e compacta da decídua que se destaca junto com a placenta. Em 90% dos casos a dequitação ocorre nos primeiros 10-15 minutos, podendo chegar a 30 minutos. Após este tempo denominamos dequitação prolongada ou retenção placentária, devendo-se tomar conduta ativa.

ETIOLOGIA E FISIOPATOLOGIA

As principais causas de retenção placentária estão listadas na Tabela 242.XII. Às vezes ocorre o encarceramento placentário por contração anormal no segmento inferior; nestes casos, o descolamento já ocorreu. Deve-se retificar o corpo uterino e tracionar o cordão para terminar a dequitação.

Tabela 242.XII – Principais causas de retenção placentária
• Multiparidade
• Idade materna avançada
• Inversão uterina
• Retenção placentária prévia
• Placenta prévia
• Cesárea prévia
• Curetagem puerperal

ACHADOS CLÍNICOS E TRATAMENTO

Na dequitação devemos lembrar que não se deve tracionar o cordão de forma intempestiva pelo risco de inversão uterina e de rotura do cordão.

A inversão uterina é rara e ocorre quando é feita a tração com a placenta não totalmente descolada e nos casos de acretismo parcial ou total. A inversão uterina pode ser acompanhada de choque neurogênico e às vezes de sangramento vaginal de volume razoável, se ocorrer um descolamento parcial.

A conduta é a reposição imediata pela manobra de taxe (Figura 242.12), sob anestesia com relaxamento uterino (halotano). Com a palma da mão colocada no fundo do útero invertido com os dedos estendidos procurando identificar o colo uterino, é aplicada uma pressão uniforme para levar o fundo para cima através do colo uterino. Assim que se consegue a reposição interrompe-se a anestesia e inicia-se ocitocina na dose preconizada para atonia uterina. Também se utiliza a manobra de Hamilton para ajudar na contração do útero e evitar perda sangüínea exagerada.

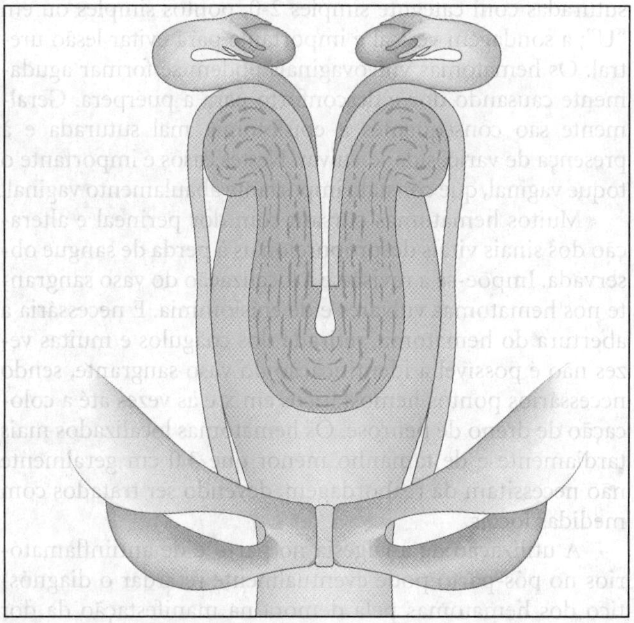

Figura 242.12 – Manobra de taxe para a inversão uterina.

Raramente é necessária a laparotomia para reposição cirúrgica; quando se traciona com uma pinça Allis de cada lado do útero invertido, até a reposição total, a anestesia deve ser com halotano para conseguir um bom relaxamento uterino. Deve-se manter ocitocina após a resolução nos moldes preconizados na atonia uterina. A sondagem vesical é importante para controle da diurese e da reposição volêmica.

Nos casos de acretismo focal, a extração manual seguida de curagem, curetagem e tamponamento são indicados; se não houver resposta, indica-se a histerectomia. Quando o acretismo é total, indica-se a histerectomia após a correção da inversão. Em casos selecionados e sem sangramento pode-se pensar na ligadura do cordão próximo à inserção e deixar a placenta para tratamento posterior (metotrexate, histerectomia em melhores condições, seguimento clínico para eliminação espontânea, sempre com vigilância de uma possível infecção).

A extração manual deve ser feita sob anestesia (bloqueio ou geral). Utilizam-se as duas mãos, uma ventral apóia o fundo uterino via abdominal e a outra via vaginal procura identificar o plano de clivagem e com a borda cubital dos dedos e de forma cuidadosa separa a placenta do seu sítio de inserção, o que costuma ser de fácil execução se não houver acretismo placentário. O uso da antibioticoterapia profilática é recomendado nestes casos.

TRAUMAS DO CANAL DE PARTO

INTRODUÇÃO E DEFINIÇÕES

No decurso do trabalho de parto e parto espontâneo ou operatório podem ocorrer traumas que atingem estruturas genitais e extragenitais.

Os traumas do canal de parto devem ser prontamente diagnosticados e tratados de forma imediata devido à morbidade envolvida. Pode ocorrer sangramento visível ou oculto significativo, com choque hipovolêmico e necessidade de reposição volêmica e sangüínea de forma rápida, além do tratamento cirúrgico.

ETIOLOGIA E FISIOPATOLOGIA

A Tabela 242.XIII lista os principais traumas do canal de parto.

As lesões que devem ser tratadas de forma emergencial são as do canal de parto por causar sangramento e dor. As lesões extragenitais geralmente são relacionadas ao parto traumático e mal assistido e muitas são de origem no parto cesárea.

O obstetra deve estar atento para a presença de fatores de risco para o trauma do canal de parto (Tabela 242.XIV).

Tabela 242.XIII – Principais traumas do canal de parto

- Colo – rotura, necrose, arrancamento
- Vagina – parede, fundo-de-saco
- Períneo – roturas

Tabela 242.XIV – Fatores de risco para trauma do canal de parto

- Parto fórcipe
- Período expulsivo prolongado
- Varicosidade vulvovaginal
- Episiotomia

ACHADOS CLÍNICOS

Os fatores de risco são o parto fórcipe, principalmente se for preciso rotação da cabeça. Nestes casos pode ocorrer a laceração e/ou arrancamento do colo uterino, laceração dos fundos de saco, o prolongamento da episiotomia e até mesmo a rotura perineal de terceiro grau com a lesão do reto e do esfíncter anal.

O período expulsivo prolongado pode provocar isquemia dos tecidos vaginais e causar mais lesões vaginais por ocasião do nascimento, principalmente se for necessário utilizar o fórcipe.

A presença de varizes vulvoperineais é um fator que pode facilitar a presença de grandes hematomas pelo trauma do desprendimento, da episiotomia ou do fórcipe, principalmente se for rotatório.

Na assistência ao nascimento com o desprendimento abrupto do pólo cefálico e proteção inadequada do períneo, podem ocorrer traumas maternos, assim como no parto taquitócito, com dilatação e expulsão inesperadas.

Podemos constatar que a grande profilaxia para os traumas são o parto bem conduzido, sem manobras intempestivas, uma boa revisão do útero e canal de parto e sutura adequada da episiotomia e de eventuais lesões.

TRATAMENTO

Na revisão do canal de parto podemos constatar lesões do colo uterino, paredes vaginais, períneo e da vulva.

Lesões do colo uterino

A lesão cervical mais freqüente é a rotura, sendo a necrose isquêmica rara e o arrancamento, excepcional.

As roturas do colo limitam-se à sua porção vaginal e a sua extensão não ultrapassa 3-4 cm. São geralmente unicomissurais e, raramente, bicomissurais. As lesões são reparadas com pontos simples de categute simples 2-0, excluindo-se a mucosa.

O reparo das lesões isquêmicas devido a compressão prolongada do colo é difícil, ocorrendo freqüentemente o esgarçamento da sutura. Muitas vezes realizamos só a hemostasia possível e, eventualmente, o tamponamento vaginal compressivo.

Lesões das paredes vaginais

As lesões das paredes vaginais decorrem geralmente da extensão de roturas perineais espontâneas ou prolongamentos de episiotomias, atingindo geralmente a parede posterior. As lesões extensas de paredes laterais costumam ocorrer no fórcipe rotatório em bacia com espinha ciática saliente.

A rotura dos fundos de saco ocorre nas aplicações de fórcipe e em parturientes adolescentes que costumem ter os fundos de saco vaginais rasos.

A hemostasia cuidadosa, a sutura das lacerações em chuleio com categute simples 2-0 e o fechamento cuidadoso da episiotomia contribuem para reduzir a morbidade materna causada pela perda sangüínea e eventuais hematomas.

Lesões de períneo

As roturas de períneo são classificadas de acordo com sua extensão em três graus:

a) Primeiro grau, quando atingem a mucosa da fúrcula vulvar.
b) Segundo grau, quando atingem a mucosa e a musculatura sem atingir o esfíncter anal.
c) Terceiro grau, quando atingem o esfíncter e o reto (de quarto grau para alguns, quando o reto é atingido).

As suturas de reto devem ser feitas de acordo com o preconizado, em dois planos com categute 2-0 cromado, e a sutura do esfíncter de anal com categute cromado 0.

Lesões da vulva

As lesões vulvares, clitoridianas e periuretrais devem ser suturadas com categute simples 2-0, pontos simples ou em "U"; a sondagem vesical é importante para evitar lesão uretral. Os hematomas vulvovaginais podem se formar agudamente causando dor e desconforto para a puérpera. Geralmente são conseqüentes à episiotomia mal suturada e à presença de varicosidade vulvar. Nestes casos é importante o toque vaginal, que constata importante abaulamento vaginal.

Muitos hematomas cursam com dor perineal e alteração dos sinais vitais desproporcionais à perda de sangue observada. Impõe-se a revisão e a localização do vaso sangrante nos hematomas vulvares e de episiotomia. É necessária a abertura do hematoma, retirada dos coágulos e muitas vezes não é possível a identificação do vaso sangrante, sendo necessários pontos hemostáticos em x e às vezes até a colocação de dreno de penrose. Os hematomas localizados mais tardiamente e de tamanho menor que 3,0 cm geralmente não necessitam da reabordagem, devendo ser tratados com medidas locais.

A utilização de analgesia no parto e de antiinflamatórios no pós-parto pode eventualmente retardar o diagnóstico dos hematomas pela demora na manifestação da dor ou desconforto.

COAGULOPATIAS

INTRODUÇÃO E DEFINIÇÕES

As coagulopatias contribuem com aproximadamente 15% das mortes maternas causadas por hemorragia. São definidas como consumo de fatores de coagulação e, eventualmente, de plaquetas, com conseqüente déficit no equilíbrio entre os processos de coagulação e fibrinólise.

Em geral, apresenta-se laboratorialmente com hipofibrinogenemia e intensa coagulação intravascular, sendo portanto denominada coagulopatia de consumo ou coagulação intravascular disseminada (CIVD).

É importante lembrar que as coagulopatias, quando ocorrem na gestação, parto ou puerpério, sempre apresentam um fator predisponente ou desencadeante.

A coagulopatia de consumo representa uma complicação de um processo patológico de base identificável, cujo tratamento deverá ser voltado para reverter o desequilíbrio entre coagulação e fibrinólise e cessar o fator causal com medidas específicas.

ETIOLOGIA E FISIOPATOLOGIA

A gestação normal é uma circunstância de hipercoagulabilidade. Observa-se aumento de quase todos os fatores de coagulação, com exceção dos fatores XI e XIII. Os níveis séricos de fibrinogênio aumentam em 50%, permanecendo dessa forma até 15 dias após o parto (entre 300 e 600 mg/dL). Por outro lado, esses eventos servem de estímulo para a atividade fibrolítica, mantendo um novo equilíbrio entre esses dois processos. Dessa forma, há um aumento dos produtos da degradação da fibrina, como o D-dímero. A trombocitopoiese é estimulada tanto pelo efeito dilucional da gestação como pelo consumo intravascular em baixo grau.

Na presença de fatores predisponentes, a coagulopatia de consumo pode ser desencadeada através da via extrínseca, pela tromboplastina proveniente da destruição tecidual e, provavelmente, através da via intrínseca, pela exposição do colágeno e outros componentes teciduais. Fatores que comumente desencadeiam a ativação da cascata da coagulação em eventos obstétricos são a tromboplastina liberada pelo descolamento prematuro de placenta, endotoxinas, exotoxinas e a mucina presente no líquido amniótico. Em determinadas circunstâncias, a coagulopatia de consumo pode estar associada a hemólise microangiopática, que é causada pela rotura de eritrócitos em pequenos vasos, onde houve deposição de fibrina.

Dentre os eventos obstétricos que predispõem a coagulopatia de consumo, o descolamento prematuro de placenta (DPP) é sem dúvida a causa mais freqüente. Cerca de 30% das gestantes que apresentam DPP irão desenvolver coagulopatia.

Entre outras causas de coagulopatia de consumo, estão o óbito fetal com retenção do produto conceptual por longo tempo, óbito de um dos fetos em gestações múltiplas e aborto retido (em especial o aborto tardio entre 12 e 20 semanas de gestação). Nessas circunstâncias, a coagulopatia é pouco freqüente antes de um mês da morte fetal. Após este período, a coagulopatia desenvolve-se em cerca de 25% dos casos.

A septicemia também é fator etiológico importante e está mais freqüentemente associada a aborto séptico, infecção puerperal e pielonefrite. A embolia amniótica, por sua vez, é evento raro, mas também se associa com coagulopatia de consumo.

A eclâmpsia e a pré-eclâmpsia grave raramente são causa de coagulopatia de consumo e, em geral, os defeitos de coagulação estão associados a plaquetopenia. A esteatose aguda da gravidez, por sua vez, pode cursar com coagulopatia, já que ocorre consumo de fatores pró-coagulantes e diminuição da produção dos mesmos devido a falência hepática.

Certas hemopatias como a púrpura trombocitopênica trombótica, púrpura trombocitopênica idiopática, doença de von Willebrand e hemofilia podem complicar a gravidez e o parto, desencadeando coagulopatia e, conseqüentemente, hemorragia.

O uso de anticoagulantes, embora não seja causa de coagulopatia de consumo, deve ser sempre pesquisado, uma vez que várias condições e doenças obstétricas indicam seu uso, como cardiopatias, trombofilias, eventos tromboembólicos e alguns casos de mal passado obstétrico.

Tabela 242.XV – Fatores etiológicos da coagulopatia
• Descolamento prematuro de placenta
• Óbito fetal por tempo prolongado
• Óbito fetal de um dos fetos em gestações múltiplas
• Aborto retido por tempo prolongado
• Sepse
• Embolia amniótica
• Hemopatias
• Eclâmpsia e pré-eclâmpsia grave
• Esteatose aguda da gravidez
• Uso de anticoagulante

ACHADOS CLÍNICOS

A anamnese para diagnóstico de coagulopatia de consumo deve se ater aos fatores etiológicos citados anteriormente. Os achados de exame físico estão sempre associados a sangramento excessivo em locais de pequenos traumas, caracterizando distúrbio da hemostasia. Segue a tabela contendo os principais achados clínicos sugestivos de coagulopatia.

Tabela 242.XVI – Achados clínicos da coagulopatia
• Sangramento persistente em venopunção
• Sangramento em local de tricotomia
• Hematoma em inserção de cateter
• Sangramento espontâneo de mucosa ou epistaxe
• Equimoses e petéquias
• Sangramento persistente em ferida cirúrgica (mesmo após hemostasia rigorosa)

EXAMES COMPLEMENTARES

A dosagem de fibrinogênio no plasma é o exame laboratorial mais importante a ser solicitado, uma vez que a hipofibrinogenemia está sempre presente na coagulopatia de consumo. Os níveis plasmáticos normais no fim da gestação estão em torno de 300 e 600 mg/dL. Para promover a coagulação os níveis de fibrinogênio não podem estar abaixo de 150 mg/dL. A coagulopatia se manifesta clinicamente quando esses níveis apresentam-se abaixo de 100 mg/dL.

Com o consumo de fibrinogênio, os produtos da degradação da fibrina apresentam-se anormalmente elevados. Dentre esses, o D-dímero é o mais utilizado.

A contagem de plaquetas também deve ser solicitada. Nem sempre a coagulopatia de consumo é acompanhada de plaquetopenia, mas sua presença é um fator complicador e altera a terapêutica.

O tempo de protrombina e o tempo de tromboplastina parcial estarão prolongados como conseqüência da redução de fatores pró-coagulantes. Lembrar que a alteração desses testes de coagulação na ausência de hipofibrinogenemia não são conseqüência de coagulopatia de consumo.

Tabela 242.XVII – Exames complementares para diagnóstico de coagulopatia
• Fibrinogênio plasmático
• Produtos da degradação da fibrina (D-dímero)
• Contagem de plaquetas
• Tempo de protrombina (TP)
• Tempo de tromboplastina parcial (TTP)

DIAGNÓSTICO DIFERENCIAL

O principal diagnóstico diferencial da coagulopatia de consumo é coagulopatia dilucional. Quando há perda de grande volume sangüíneo, a reposição volêmica com cristalóides e concentrado de hemácias ou sangue total freqüentemente resulta numa depleção de plaquetas e fatores pró-coagulantes solúveis. Em geral, transfusões acima de 5 a 10 unidades de concentrado de hemácias aumentam significativamente o risco de coagulopatia dilucional. Esse evento é clinicamente indistinguível da coagulopatia de consumo. Felizmente, na maioria das situações encontradas em obstetrícia, o tratamento de ambas é o mesmo.

TRATAMENTO

O tratamento da coagulopatia de consumo é baseado na terapêutica transfusional de acordo com os achados laboratoriais. O tratamento específico da etiologia da coagulopatia é de grande importância na tentativa de cessar o estímulo desencadeante.

Nos casos de DPP ou de óbito fetal prolongado acompanhados de coagulopatia, a resolução da gestação é imperativa. A presença de septicemia deve ser tratada com antibioticoterapia específica. Na embolia amniótica, as medidas de suporte e reanimação cardiopulmonar são a terapêutica de base. A eclâmpsia e a pré-eclâmpsia grave, bem como as hemopatias, seguem protocolos específicos de tratamento. Na vigência de terapêutica anticoagulante, sempre suspender a medicação em uso. Com exceção do DPP e óbito fetal prolongado, considerar a interrupção da gestação baseando-se no estado clínico materno, na viabilidade, vitalidade e maturidade fetal.

As indicações dos hemoderivados de acordo com as alterações laboratoriais serão discutidos brevemente a seguir.

Plaquetas

Transfundir se contagem de plaquetas abaixo de 50.000/µL, quantidade suficiente para atingir minimamente este nível. Cada unidade de plaqueta aumentará 5.000 a 8.000/µL.

Plasma fresco

Transfundir sempre que fibrinogênio < 100 mg/dL, TP e TTP alargados. Cada unidade suplementa 150 mg de fibrinogênio.

Crioprecipitado

Contém fator VIII, fator de von Willebrand, fator XIII, fibronectina e fibrinogênio (pelo menos 150 mg) em menos de 15 mL de plasma fresco, do qual deriva. Não há benefício sobre o plasma fresco a não ser em situações em que não é possível transfundir grandes quantidades de volume. Pode ser usado em casos de hipofibrinogenemia causada por DPP. Transfundir 10 a 15 mL/kg.

LEITURA ADICIONAL

1. Zander L, Chamberllein G. Place of birth. BMJ 1999; 318: 721.
2. Fonseca ESVB. Prolapso de cordão. In: Zugaib M, Bittar RE (editores). Protocolos assistenciais clínica obstétrica da Faculdade de Medicina da USP. 3. ed. 2007. p.479-84.
3. Cunningham FG, et al. Williams obstetrics. 22. ed. McGraw.Hill; 2005. p.568.
4. Zugaib M, et al. Cardiotocografia: vitalidade fetal propedêutica e avaliação. 1. ed. 2002. p.85-124.
5. Brasil. Ministério da Saúde. Parto, aborto e puerpério. Assistência humanizada à mulher. Brasília: Ministério da Saúde/Febrasgo; 2001.
6. Neme B, Rozas A. Distócia fetal. In: Neme obstetrícia básica. Sarvier; 2005. p.715-6.
7. Cunningham FG, et al. Williams obstetrics. 22. ed. McGraw-Hill. 2005. p.515-7.
8. American College of Obstetricians and Gynecologists. Shoulder dystocia. Practice bulletin 2002 Nov; n. 40.
9. Kondo, MM. Parto pélvico. In: Zugaib M, Bittar RE (editores). Protocolos assistenciais clínica obstétrica da Faculdade de Medicina da USP. 3. ed. 2007. p.683-6.
10. Neme B, Kondo MM. Traumatismos maternos do parto. In: Neme obstetrícia básica. 3. ed. 2005. p.748-56.
11. American College of Obstetricians and Gynecologists. Pospartum hemorrhage. Educational Bulletin 1998 Jan; 243.
12. Neme B. Fisiopatologia da dequitação. In: Neme obstetrícia básica. 3. ed. 2005. p.743-4.

Algoritmo 242.1 – Prolapso de cordão

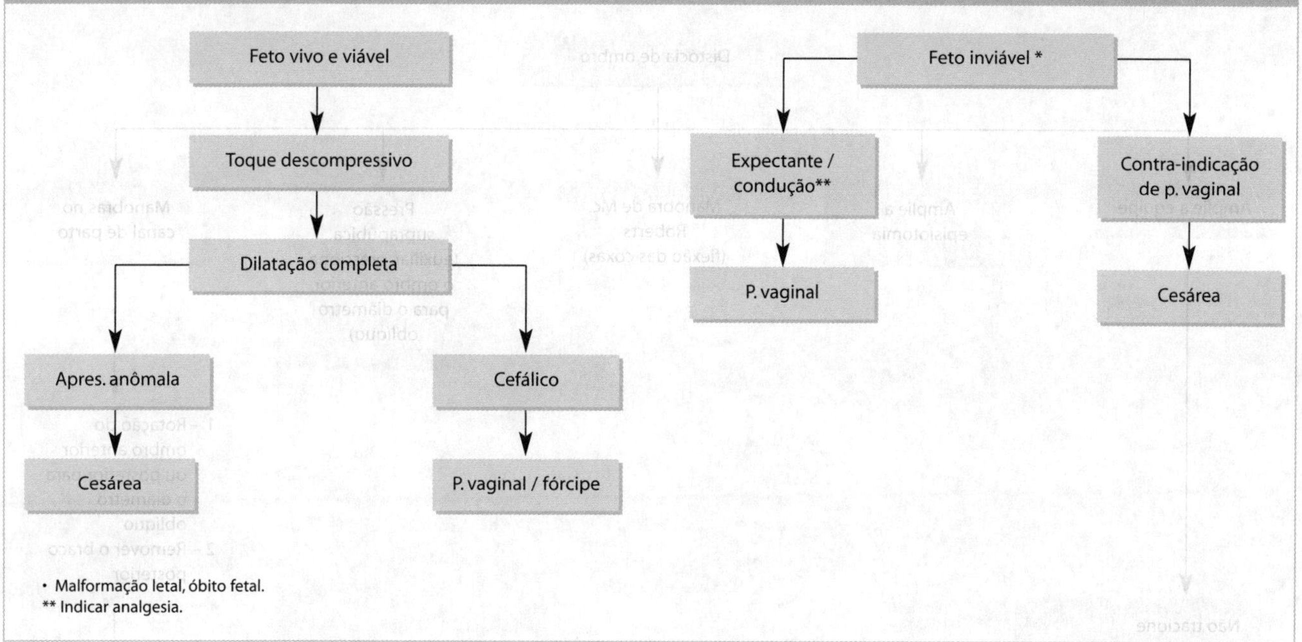

Algoritmo 242.2 – Sofrimento fetal agudo

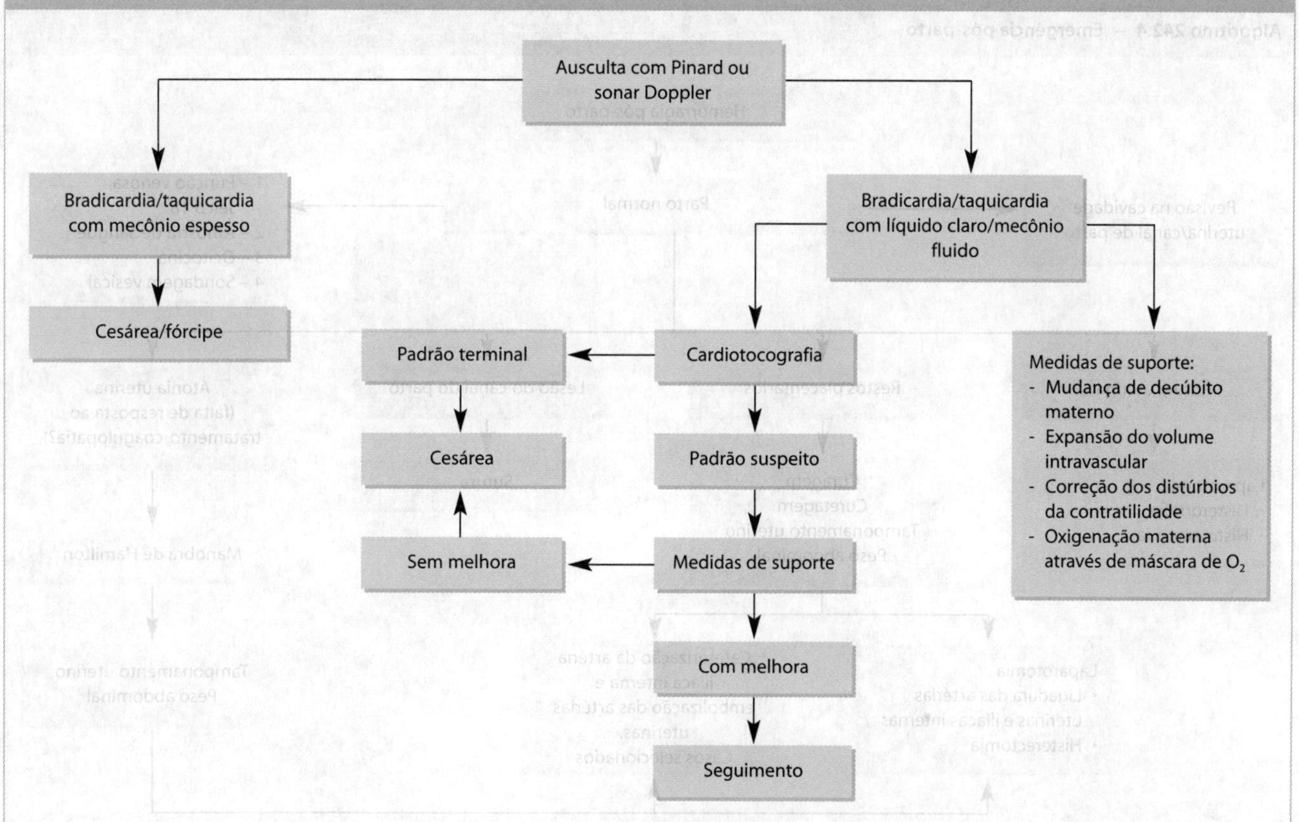

Algoritmo 242.3 – Distócia de ombro

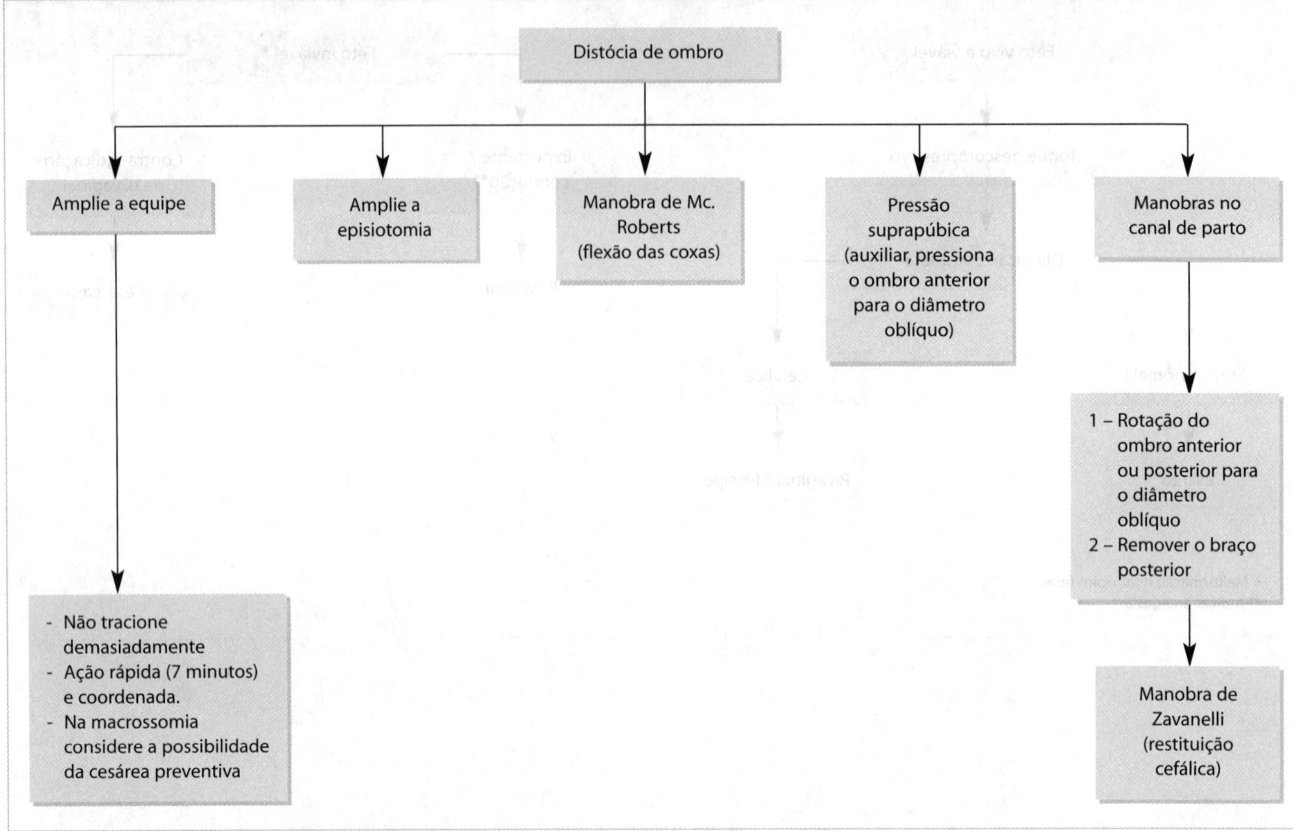

Algoritmo 242.4 – Emergência pós-parto

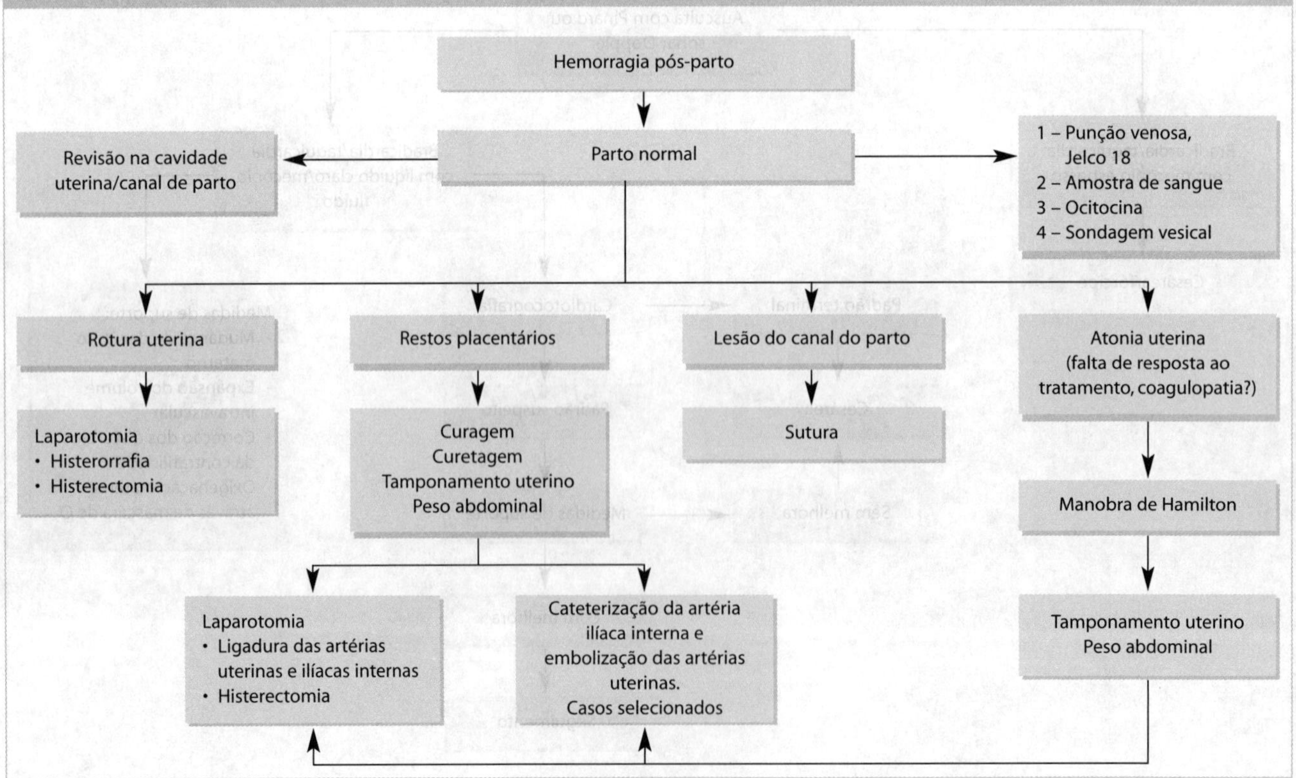

Algoritmo 242.5 – Emergência pós-parto

- Hemorragia pós-parto
  - Parto cesárea
    - Atonia uterina (falta de resposta ao tratamento, coagulopatia?) ↔
      1 – Punção venosa, Jelco 18
      2 – Amostra de sangue
      3 – Ocitocina
      4 – Sondagem vesical
    - Laparotomia
      - Histerectomia
      - Ligadura das artérias uterinas e ilíacas internas
    - Cateterização da artéria ilíaca interna e embolização das artérias uterinas. Casos selecionados

Algoritmo 242.6 – Coagulopatia na gestação

Sangramento excessivo
- Sangramento persistente em venopunção
- Sangramento em local de tricotomia
- Hematoma em inserção de cateter
- Sangramento espontâneo de mucosa ou epistaxe
- Equimoses e petéquias
- Sangramento persistente em ferida cirúrgica (mesmo após hemostasia rigorosa)

Fatores etiológicos
- Descolamento prematuro de placenta
- Óbito fetal por tempo prolongado
- Óbito fetal de um dos fetos em gestações múltiplas
- Aborto retido por tempo prolongado
- Sepse
- Embolia amniótica
- Eclâmpsia e pré-eclâmpsia grave
- Esteatose aguda da gravidez
- Uso de anticoagulantes

→ Tratamento específico

Exames laboratoriais
- Fibrinogênio
- Produtos da degradação da fibrina (D-dímero)
- Plaquetas
- TP
- TTP

→ Fibrinogênio < 150 mg/dL
- Plasma fresco (iniciar com 2 a 3 unidades)
- Crioprecipitado (10 a 15 mL/kg)

→ TP e TTP alargados
Plasma fresco (iniciar com 2 a 3 unidades)

→ Plaquetas < 50.000/mm³
5.000 a 8.000/mm³ por unidade

CAPÍTULO 243

Dor Abdominal e Pélvica na Doente Não-Grávida

Maria Teresa Roncaglia
Eduardo Vieira da Motta
Lana Maria de Aguiar

TÓPICOS IMPORTANTES

- Afecções ginecológicas devem ser sempre consideradas em dor abdominal em mulheres, especialmente durante a menacme.
- O exame ginecológico deve sistematicamente ser realizado.
- A ultra-sonografia se constitui no principal exame complementar na avaliação de afecções pélvicas, especialmente se for possível sua realização pela via vaginal.
- Em razão de sua mortalidade, o principal diagnóstico diferencial é a gravidez ectópica.
- A laparoscopia representa importante instrumento diagnóstico e terapêutico para as principais afecções ginecológicas na emergência.

INTRODUÇÃO E DEFINIÇÕES

A crise aguda de dor abdominopélvica pode decorrer de inúmeras possibilidades diagnósticas, incluindo patologias abdominais ou extra-abdominais, quando as intervenções podem variar desde a observação clínica até a cirurgia. O conhecimento anatômico e da fisiopatologia de diferentes afecções permitirá a orientação propedêutica e terapêutica mais adequada com menores prejuízos à paciente. A dor pélvica pode ser decorrente de estímulo peritoneal parietal ou visceral. As fibras aferentes viscerais determinam reflexos parassimpáticos estimulados por contrações, espasmos, distensão frente a obstrução, além de irritação química ou mecânica, sendo a via dos estímulos dolorosos os nervos simpáticos. A dor também pode ser referida à distância do seu ponto de origem, conforme a origem embriológica da inervação envolvida no estímulo, como ocorre quando há contração e dor da musculatura da parede abdominal em virtude da irritação do peritônio parietal.

ACHADOS CLÍNICOS

A anamnese e o exame físico da paciente com dor abdominal ou pélvica devem ser minuciosos em razão da variedade de etiologias que podem levar a quadros clínicos muito semelhantes. Todos os sistemas orgânicos devem ser avaliados por interrogatório dirigido, assim como todas as possibilidades diagnósticas devem ser consideradas.

Os antecedentes familiares e pessoais devem ser questionados, assim como o uso de medicamentos, drogas, condições clínicas e cirúrgicas. Os ciclos menstruais devem ser caracterizados quanto a intervalo, duração, quantidade de fluxo e sintomas associados. A utilização e o tipo de método contraceptivo também são importantes, assim como os antecedentes obstétricos.

A dor deve ser muito bem caracterizada quanto a início (aguda ou decorrente de exacerbação de processo anterior); fatores desencadeantes, melhora e piora; localização; padrões de irradiação; associação com sintomas sistêmicos (p. ex. náusea, vômitos, anorexia, diarréia); evolução temporal; e mudanças de funções fisiológicas, como diurese e evacuação.

O exame físico deve considerar a paciente como um todo, nível de consciência, postura e grau de agitação determinada pela dor. Os sinais vitais, freqüência cardíaca, pressão arterial, padrão ventilatório e temperatura são fundamentais. O exame abdominal deve ser executado com a paciente o mais confortável possível. Todos os quadrantes abdominais devem ser auscultados, palpados e percutidos, observando-se o tônus, presença de hérnias, dimensões dos órgãos e áreas de maior temperatura. A identificação de local específico de dor permite melhor acurácia do raciocínio clínico, restringindo as hipóteses diagnósticas.

O exame ginecológico deve incluir a inspeção dos genitais externos e região perianal, sendo o exame especular necessário para caracterizar o conteúdo vaginal, a presença de sangue, sinais de trauma ou violência. O toque avalia a temperatura vaginal, abaulamentos das paredes e dos fórnices vaginais, dor à mobilização do colo, corpo e regiões anexiais; sendo possível caracterizar tumorações pélvicas e espessamentos inflamatórios anexiais.

O toque retal pode ser útil em pacientes que apresentem rigidez abdominal ou quando o exame ginecológico estiver dificultado.

EXAMES COMPLEMENTARES

Os exames laboratoriais e de imagem devem ser direcionados a partir de hipóteses levantadas pela história e o exame físico. Hemograma e leucograma, com diferencial de leucócitos, permitem avaliar anemia e sinais de infecção;

enzimas hepáticas, sódio e potássio, creatinina, uréia e amilase podem ser úteis na investigação de distúrbios metabólicos ou afecções do trato gastrintestinal, como apendicite, diverticulite ou pancreatite. A dosagem de gonadotrofina coriônica é sempre considerada frente à possibilidade de gravidez em mulheres na menacme. Os exames de sedimento urinário e cultura urinária são úteis na investigação de processos infecciosos do trato urinário.

A radiografia simples de abdome (em pé e deitado), incluindo pelve e cúpulas frênicas, permite a observação das alças, presença de distensão, bloqueio, ar livre na cavidade, cálculos renais ou biliares, alterações ósseas, presença de corpo estranho.

A ultra-sonografia (US) avalia os órgãos sólidos do abdome e pelve, assim como a presença de líquido livre em cavidade, como pus ou sangue. Coleções são identificadas, localizadas e relacionadas às estruturas do abdome e da pelve, sendo que a associação com dopplerfluxometria permite caracterizar padrões de circulação sangüínea, sugerindo trombose, torção anexial ou gestação ectópica. A utilização da via vaginal poderá ser útil na complementação do exame.

Na presença de distensão de alças intestinais, suspeita de afecções de retroperitônio, ou na vigência de coleções pélvicas, em que o exame ultra-sonográfico é limitado, a tomografia computadorizada (TC) deve ser utilizada. O emprego de contraste intestinal com a TC pode ser útil na localização de pontos de obstrução e na melhor limitação de massas pélvicas.

PRINCIPAIS DIAGNÓSTICOS

Torção anexial

O anexo sofre rotação em torno do seu próprio eixo, com oclusão vascular total ou parcial determinando sofrimento tecidual, inclusive necrose. Pode ser completa ou parcial, envolvendo tuba, ovário e estruturas ligamentares.

Vários mecanismos de torção são implicados, como mesosalpíngeo e/ou mesovário longos; persistência de artéria uterina em espiral; variações bruscas da pressão abdominal; alteração na posição corpórea e efeito de massa de tumores anexiais, como hidrossalpinge, cistos funcionais e neoplasias benignas ou malignas.

O quadro é de dor aguda, com anamnese pobre e exame físico demonstrando dor em região inguinal associada a aumento anexial. A radiografia simples do abdome é pouco específica, podendo ser observado efeito de massa de eventual tumor anexial. O ultra-som pode visualizar aumento do volume anexial, com formações císticas na periferia, e a observação de ambos os ovários no mesmo plano de corte da imagem. O Doppler permite estudar a vascularização do anexo, sendo que a ausência de fluxo sangüíneo é sugestiva da obstrução vascular. Tanto a TC como a ressonância magnética são pouco específicas.

A laparoscopia é útil na confirmação diagnóstica e no tratamento. Quando o comprometimento isquêmico não for intenso, é possível conservar o órgão. Neste caso, a torção é desfeita cuidadosamente, observando-se se há revitalização vascular dos tecidos. Pode-se utilizar soro aquecido para melhorar as condições locais de circulação. Caso haja viabilidade, o anexo deverá ser investigado para possíveis tumorações, que deverão ser excisionadas, e submetido a pexia junto ao ligamento redondo. Existe baixa incidência de fenômenos tromboembólicos quando há vitalidade adequada do anexo, não justificando medidas profiláticas através de anticoagulação. Quando há necrose estabelecida das estruturas, realiza-se a anexectomia com pinçamento e ligadura do pedículo, sem desfazer a torção.

Tabela 243.I – Propedêutica complementar em abdome agudo ginecológico

Exames laboratoriais
Hemograma
Leucograma com diferencial
Enzimas hepáticas
Sódio e potássio
Uréia e creatinina
Glicemia
Amilase
Gonadotrofina coriônica
Exames de imagem
Raio X simples de abdome, incluindo pelve e cúpulas diafragmáticas
Ultra-sonografia pélvica e transvaginal
Tomografia computadorizada de abdome e pelve

Miomas

Leiomiomas uterinos podem determinar dor aguda quando sofrem isquemia ou necrose. Geralmente ocorre em pacientes com antecedente de sangramento genital e diagnóstico prévio de miomatose. Ao exame pélvico, reconhece-se o útero miomatoso e o desencadear de dor à sua manipulação. O controle deve ser feito, inicialmente, através de medicamentos analgésicos, incluindo morfinomiméticos. A opção cirúrgica deve ser de exceção durante o quadro inicial, devendo ser planejada em função dos desejos reprodutivos e de preservação da menstruação da paciente.

Rotura de tumores ovarianos

O rompimento fisiológico de cistos ovarianos funcionais pode romper vasos sangüíneos. Quando o sangramento ocorre para o interior do parênquima ovariano, a distensão do órgão, a tração e a irritação peritoneal ocasionam dor. Porém, se o sangramento ocorre livremente para a cavidade peritoneal, além da dor decorrente da irritação peritoneal, poderá haver choque hipovolêmico. Endometriomas, neoplasias benignas e malignas também podem apresentar ruptura com extravasamento do conteúdo para a cavidade abdominal e dor.

Nas condições funcionais, a dor associa-se ao período ovulatório do ciclo menstrual. Eventualmente, o rompimento pode ser decorrente de esforço físico, movimentos bruscos ou da atividade sexual.

A presença de sangue abdominal determina reação da parede muscular e dor, sendo possível identificar ao exame ginecológico a presença de abaulamento dos fórnices vaginais e tumoração anexial. Na anemia aguda, ocorrerão alterações hemodinâmicas como hipotensão e taquicardia. O principal diagnóstico diferencial é gestação ectópica.

A ultra-sonografia é útil ao revelar tumor cístico ovariano com sinais de sangramento no seu interior e presença de líquido livre na cavidade abdominal. A culdocentese, em situações de limitação propedêutica, pode ser realizada para confirmar a presença de sangue abdominal.

Em pacientes estáveis hemodinamicamente, com pouca quantidade de líquido livre na cavidade e exclusão de gravidez ectópica como hipótese, é possível o controle clínico da dor com antiinflamatórios não-hormonais e analgésicos morfinomiméticos. Havendo dúvida diagnóstica ou com instabilidade hemodinâmica, a abordagem cirúrgica será necessária, preferencialmente por via laparoscópica.

Lacerações vaginais

Lacerações e rupturas vaginais geralmente associam-se a violência sexual ou acidentes com trauma pélvico. Porém, podem ser decorrentes de atividade sexual habitual em que o ar no interior da vagina é forçado pela penetração do pênis a se expandir em direção aos fórnices vaginais por não haver espaço para exteriorizar-se pelo intróito vaginal. O risco está nas lacerações acima da musculatura elevadora do ânus, que podem se estender para a cavidade abdominal e/ou retroperitônio.

O rompimento de vasos sangüíneos determina sangramento importante pela vagina, mas também dissecando o retroperitônio. A abertura do peritônio levará à formação de pneumoperitônio, possível de ser observado em radiografia simples de abdome. Sangramento para o retroperitônio pode ser suspeitado pela perda de definição do músculo psoas à radiografia.

O exame ginecológico é dificultado pela dor, sendo necessária sua realização sob narcose, quando a limpeza adequada da ferida é realizada assim como a hemostasia e a sutura. Havendo suspeita de comprometimento peritoneal, sugere-se a laparoscopia exploradora.

DIP ou MIPA

As infecções do trato genital superior apresentam-se em muitas ocasiões como quadros importantes de dor associados a comprometimento sistêmico pela infecção. Esta entidade é abordada em um capítulo à parte.

Gestação ectópica

Importante diagnóstico diferencial, especialmente pela mortalidade associada, é abordada em capítulo à parte.

DIAGNÓSTICO DIFERENCIAL

Cólica menstrual, ou dismenorréia, pode ser intensa o suficiente para simular dor abdominal e ser considerada no diagnóstico diferencial de abdome agudo ginecológico. A fisiopatologia da dor baseia-se no efeito de prostaglandinas, produzidas ao final do ciclo menstrual e durante a menstruação propriamente dita, provocando contração da musculatura uterina.

A dismenorréia é primária quando a contração miometrial excessiva, para expulsão do sangue menstrual, ocorre na ausência de doença pélvica específica; habitualmente ocorre em jovens com ciclos ovulatórios, sendo referida como dor aguda, recorrente e em espasmos, principalmente na região suprapúbica, com irradiação para a região lombar, sacro, ânus e face interna das coxas. Sintomas sistêmicos podem estar associados, como náusea, vômito, diarréia e lipotimia. O exame físico costuma ser normal e, geralmente, o exame ginecológico é limitado pela virgindade dessas pacientes jovens. Exames complementares, laboratoriais ou de imagem são normais.

Na dismenorréia secundária existe doença associada que justifica a dor, ocorrendo em mulheres mais velhas. Os sintomas associam-se à doença de base. Os principais diagnósticos ginecológicos a serem considerados são endometriose, aderências, congestão pélvica, infecção pélvica crônica, cistos ovarianos, mioma, adenomiose, malformações, pólipos, DIU, infecção, estenose cervical e corpo estranho.

A endometriose merece consideração à parte, em função da sua maior prevalência. As crises de dor são geralmente recidivantes e podem associar-se a sintomas urinários e/ou intestinais, como disúria, disquesia, eliminação de muco ou até sangue nas fezes. Essas condições podem precipitar diagnósticos inadequados com intervenções desnecessárias ou mesmo iatrogênicas.

O exame clínico poderá revelar a presença de dor à manipulação do útero e de seus ligamentos, especialmente o uterossacro. A ultra-sonografia poderá ser normal ou demonstrar imagem característica de coleções endometrióticas em anexo, nos ovários ou na pelve. Exames laboratoriais costumam ser normais, com exame de urina sem sinais de infecção e hemograma normal.

Outras condições não-ginecológicas também devem ser consideradas, como infecção urinária, litíase, cistite intersticial, obstipação, hérnias, síndrome de cólon irritável, fibromialgia, ou até distúrbios de personalidade.

O tratamento deve ser direcionado para o controle da dor com emprego de antiinflamatórios não-hormonais como na Tabela 243.II, mas há possibilidade do uso de morfinomiméticos ou até sedativos leves (Tabela 243.III). Abordagens cirúrgicas devem ser consideradas com critério nestas condições, sendo a laparoscopia a opção preferencial quando da necessidade de se estabelecer diagnósticos diferenciais através de exames mais invasivos.

Além dos diagnósticos ginecológicos, existe ampla possibilidade para dor abdominal em mulheres (Tabela 243.IV) em razão de variabilidade anatômica e mobilidade de órgãos como apêndice, sigmóide, íleo; assim como devem ser consideradas afecções e complicações do ciclo grávido-puerperal, especialmente a gravidez ectópica.

Infecção urinária, como cistite, pielonefrite e litíase, podem cursar com dor pélvica e febre, assemelhando-se a processos infecciosos genitais.

Tabela 243.II – AINH empregados no controle da dor em situações clínicas ginecológicas

Grupo	Medicamento	Dose
Der. indol-acético	Indometacina	25 mg 3x/dia
Ácido propiônico	Ibuprofeno	400 mg 4x/dia
	Naproxeno	250 mg 4x/dia
	Cetoprofeno	75 mg 3x/dia
Fenamatos	Ácido mefenâmico	250 mg 4x/dia
	Diclofenaco	75 mg 2x/dia
Pirazolonas	Fenilbutazona	100 mg 3x/dia
Oxicam	Piroxicam	20 mg 1x/dia
	Meloxicam	7,5 mg 1x/dia
Outros	Nimesulida	50 mg 2x/dia
	Celecoxibe	200 mg 1x/dia
	Rofecoxibe	25 mg 1x/dia

Tabela 243.III – Morfinomiméticos empregados no controle da dor em situações clínicas ginecológicas

Agente	Oral	Intramuscular
Codeína	15 a 60 mg (de 4-6 h)	30 a 60 mg (de 4-6 h)
Meperidina	50 a 150 mg (de 4 h)	50 a 100 mg (de 4 h)
Morfina	90 a 120 mg (de 12 h)	10 mg (de 4 h)
Metadona	10 a 20 mg (de 4 h)	2,5 a 10 mg (de 4 h)

Gastrite, úlcera gástrica e até pancreatite podem apresentar sintomas em hipogástrio. Em colelitíase é possível observar dor em flanco e fossa ilíaca direita. Processos infecciosos como apendicite, ou inflamatórios como Crohn e retocolite, Meckel ou intussuscepção podem confundir-se com processos anexiais. Diverticulite pode determinar dor em fossa ilíaca esquerda e associar-se com febre, obstrução intestinal colônica ou de delgado e formação de abscessos pélvicos. Episódios de gastrenterocolite aguda associam-se com dor e episódios diarréicos.

Aneurismas de aorta descendente ou de artérias ilíacas podem determinar dor abdominal difusa ou localizada em fossas ilíacas. Hematomas da musculatura abdominal ou do psoas estão associados à história de trauma ou ao uso de anticoagulante.

O tratamento da dor abdominal ou pélvica é muitas vezes negligenciado pelo médico assistente. Já está bem estabelecido na literatura que a analgesia efetiva não atrapalha o exame físico nem o diagnóstico. Tampouco retarda a cirurgia se esta for indicada e deve, portanto, ser realizada de forma adequada e precoce para o conforto da paciente.

Tabela 243.IV – Principais diagnósticos diferenciais em abdome agudo ginecológico

Cardíaca	Infarto do miocárdio, pericardite
Pulmonar	Pneumonia, infarto pulmonar
Gastrintestinal	Pancreatite aguda, gastrenterocolite aguda, hepatite
Endócrino/metabólico	Cetoacidose diabética, insuficiência adrenal aguda, porfiria, serosite mediterrânea, anemia falciforme
Musculoesquelético	Hematoma muscular, distensão muscular, psoíte
Sistema nervoso	Tabes dorsal, compressão da raiz nervosa
Geniturinário	Pielonefrite, litíase
Estômago	Úlcera gástrica e duodenal
Sistema biliar	Colecistite aguda
Pâncreas	Pancreatite
Intestino delgado	Crohn, divertículo de Meckel, intussuscepção, aderências, volvo, neoplasia
Cólon	Apendicite, diverticulite, aderências, volvo, neoplasia

Obs: As neoplasias malignas podem cursar com obstrução, volvo, perfuração e sangramento.

Algoritmo 243.1 – Investigação da dor abdominal e pélvica na doente não-grávida

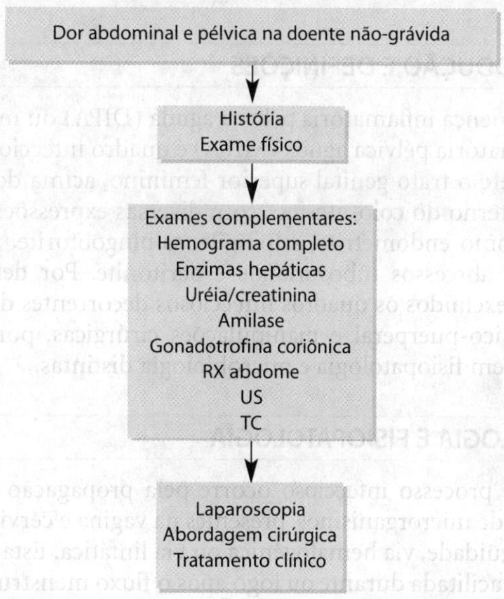

LEITURA ADICIONAL

1. Manterola C, Astudillo P, Losala H, Pineda V, Sanhueza A, Vial M. Analgesia in patients with acute abdominal pain. Cochrane database of systematic reviews (Online) 2007; (3): CD005660.

2. Chiou SY, Lev-Toaff AS, Masuda E, Feld RI, Bergin D. Adnexal torsion: new clinical and imaging observations by sonography, computed tomography, and magnetic resonance imaging. J Ultrasound Med 2007; 26(10): 1289-301.

3. Martin DC, O'Conner DT. Surgical management of endometriosis-associated pain. Obstet Gynecol Clin N Am 2003; 30:151-62.

4. Martin RF, Rossi RL. The acute abdomen. Surg Clin N Am 1997; 77(6):1227-43.

5. Motta E, Vera MB, Aguiar L. Abdome Agudo em Ginecologia. In. Tratado de Ginecologia. Pinotti JA, Fonseca AM, Bagnoli VR (eds.). Revinter, 2004.

6. Russel DJ. The female pelvic mass. Diagnosis and management. Med Clin North Am 1995; 79:1481-93.

CAPÍTULO 244

Doença Inflamatória Pélvica

Maria Teresa Roncaglia
Eduardo Vieira da Motta
Lana Maria de Aguiar

TÓPICOS IMPORTANTES

- MIP apresenta-se como importante agravo à saúde da mulher jovem, com potenciais complicações, como abscesso pélvico, peri-hepatite, infertilidade e dor pélvica crônica.
- A prevenção primária deve ser iniciada na educação sexual de adolescentes.
- A prevenção secundária deve ser feita pelo rastreamento de infecções genitais (p. ex. Clamídia), especialmente em mulheres jovens e com fator de risco para DST.
- Havendo suspeição clínica o tratamento deve ser instituído.

INTRODUÇÃO E DEFINIÇÕES

Doença inflamatória pélvica aguda (DIPA) ou moléstia inflamatória pélvica aguda (MIPA) é quadro infeccioso que acomete o trato genital superior feminino, acima do orifício interno do colo uterino, com diversas expressões clínicas, como endometrite, salpingite, salpingooforite, piosalpinge, abscessos tubovarianos e peritonite. Por definição estão excluídos os quadros infecciosos decorrentes do ciclo gravídico-puerperal e manipulações cirúrgicas, por apresentarem fisiopatologia e microbiologia distintas.

ETIOLOGIA E FISIOPATOLOGIA

O processo infeccioso ocorre pela propagação ascendente de microrganismos, presentes na vagina e cérvice, por contigüidade, via hematogênica ou via linfática. Esta ascensão é facilitada durante ou logo após o fluxo menstrual pela abertura do colo uterino, quando ocorre redução dos mecanismos de defesa habituais e há maior contratilidade uterina. Desta forma, caracteristicamente, os sintomas de dor são referidos pela paciente a partir da menstruação.

Os principais agentes envolvidos são: *Neisseria gonorrhoeae, Chlamydia trachomatis, Gardnerella vaginalis, Hemophilus influenzae, Mycoplasma hominis, Ureaplasma urealyticum*, além de diversos agentes da flora anaeróbia e diferentes espécies de estreptococos.

Os aspectos epidemiológicos, listados na Tabela 244.I, associam-se a condições de maior atividade sexual, ou mesmo promiscuidade, como início de atividade sexual em idade jovem, nulíparas, com baixo nível socioeconômico, e com vários parceiros sexuais. Além disso, são quadros facilitados por vulvovaginites ou cervicites, e na presença de DIU. Mulheres com antecedente de DIP apresentam maior risco de recidiva.

ACHADOS CLÍNICOS

Como há diferentes formas de acometimento dos órgãos genitais, as apresentações clínicas também são variadas, desde quadros oligossintomáticos até condições infecciosas de acometimento sistêmico. A queixa habitual é de dor abdominal baixa, corrimento vaginal, sangramento uterino, dispareunia, disúria, náusea, vômitos, e febre.

O diagnóstico clínico é baseado em achados de exame físico denominados critérios maiores, como a dor à palpação abdominal, o espessamento ou dor anexial ao toque vaginal, e a dor à mobilização do colo uterino. Por serem estes critérios pouco específicos, outros são auxiliares ao diagnóstico, como temperatura axilar acima de 37,8ºC, secreção vaginal ou cervical anormal (purulenta), velocidade de hemossedimentação (VHS) elevada, proteína C-reativa (PCR) elevada, e a identificação laboratorial de infecção por *N. gonorrhoeae* ou *C. trachomatis.*

O critério diagnóstico definitivo é a identificação do processo infeccioso através de laparoscopia, nem sempre possível de ser realizada. Ainda como critério de definição é considerada a evidência radiológica de tubas espessadas, com conteúdo líquido, líquido livre em cavidade, abscesso tubovariano, ou o diagnóstico de endometrite em biópsia de endométrio.

A partir do diagnóstico, a DIP poderá ser classificada em 4 estádios, dependendo da extensão do quadro infeccioso:

- Estádio 1: endometrite e salpingite aguda sem peritonite.
- Estádio 2: salpingite com peritonite.
- Estádio 3: salpingite aguda com oclusão tubárea ou comprometimento tubovariano. Abscesso íntegro.
- Estádio 4: abscesso tubovariano roto. Secreção purulenta da cavidade.

EXAMES COMPLEMENTARES

O diagnóstico é eminentemente clínico, porém a complementação diagnóstica pode incluir ultra-sonografia pélvica e transvaginal avaliando de forma mais adequada os órgãos genitais internos, a presença ou não de abscessos ou a presença de líquido livre na cavidade abdominal. A dopperfluxometria permite a avaliação dos aspectos circulatórios do processo inflamatório, que pode correlacionar-se com melhor resposta à antibioticoterapia nos casos em que há maior vascularização. Na presença de abscessos pélvicos, a tomografia computadorizada, assim como a ressonância magnética, poderá auxiliar no diagnóstico diferencial e na melhor caracterização das inter-relações com outras estruturas abdominopélvicas.

A laparoscopia, além do papel no diagnóstico, tem demonstrado importância ao permitir o lavado das estruturas comprometidas pelo processo infeccioso e drenar coleções e abscessos. A retirada de secreção purulenta e o debridamento de tecidos necróticos parece conferir melhor prognóstico quanto ao futuro reprodutivo e a prevenção de aderências.

O comprometimento sistêmico é realizado através de hemograma com diferencial de leucócitos, coagulograma, uréia e creatinina, enzimas hepáticas, sedimento urinário e urocultura, proteína C-reativa e velocidade de hemossedimentação.

DIAGNÓSTICO DIFERENCIAL

Os principais diagnósticos diferenciais a serem considerados são: apendicite, gravidez ectópica, endometriose, gastroenterite, doença inflamatória intestinal, síndrome do cólon irritável, adenite mesentérica, cistos ovarianos, torção anexial, cólica renal e abscesso pélvico de origem não-ginecológica (p. ex. diverticulite).

TRATAMENTO

O tratamento da DIP pode ser ambulatorial ou hospitalar, dependendo do estado geral da paciente. Considerar o tratamento ambulatorial se a paciente apresentar-se em bom estado geral, temperatura axilar < 38ºC, leucocitose < 11.000/mL, ausência de peritonite, presença de trânsito intestinal e, principalmente, condições de aceitação alimentar via oral que permitam a ingesta dos antimicrobianos necessários.

A hospitalização deve ser considerada quando da incapacidade de tolerar regime oral, houver má resposta a regime antimicrobiano oral previamente administrado, condições clínicas desfavoráveis (náusea, vômito, febre), não houver certeza quanto a diagnóstico diferencial, na presença de abscesso pélvico, e se houver dificuldade de seguimento.

Os esquemas terapêuticos mais empregados estão listados nas Tabelas 198.I e 198.II.

A terapia parenteral pode ser descontinuada 24 horas após a melhora clínica, mantendo-se terapia oral com doxiciclina até serem completados 14 dias de tratamento.

A última atualização do algoritmo para o tratamento da DIP feito pelo Center for Disease Control and Prevention (CDC) orienta a não usar as quinolonas para o tratamento de infecção por gonococo devido ao surgimento de cepas resistentes à droga. Nesse caso, a única classe de drogas recomendadas são as cefalosporinas. No Brasil, esses dados não estão disponíveis.

Tabela 244.I – Esquemas terapêuticos por via oral em doença, estádios 1 e 2

Esquema 1	Doxiciclina 100 mg VO de 12/12 h por 14 dias; ou
	Tetraciclina 500 mg VO de 6/6 h por 14 dias, associadas a
	Ceftriaxona 250 mg IM, dose única
Esquema 2	Doxiciclina 100 mg VO de 12/12 h por 14 dias, associada a
	Cefoxitina 1 g IM dose única, e
	Probenecida 1 g VO dose única
Esquema 3 (comprometimento	Ofloxacina 400 mg VO de 12/12 h por 14 dias, mais
sistêmico mais intenso)	Metronidazol 500 mg VO de 12/12 h por 14 dias, associados a
	Doxiciclina 100 mg VO de 12/12 h por 14 dias

Tabela 244.II – Esquemas terapêuticos por via endovenosa em doença, estádios 1 e 2

Esquema 1	Cefoxitina 2 g EV de 6/6 h mais
	Doxiciclina 100 mg EV/VO de 12/12 h
Esquema 2	Ofloxacina 400 mg EV de 12/12 h associada a
	Metronidazol 500 mg EV de 8/8 h
Esquema 3	Clindamicina 900 mg EV de 8/8 h mais
	Gentamicina dose inicial 2 mg/kg de peso e manutenção 1,5 mg/kg IM/EV de 8/8 h
Esquema 4	Esquema 3 associado a
	Penicilina G cristalina, 4 a 5 milhões de unidades EV de 4/4 h
Esquema 5	Metronidazol 500 mg EV de 8/8 h; ou Tianfenicol 750 mg EV de 8/8 h associado a
	Amicacina 7,5 mg/kg de peso de 12/12 h

O tratamento cirúrgico deve ser considerado quando o estado geral da paciente encontrar-se comprometido, com sinais de sepse; quando não houver melhora clínica, ou mesmo ocorrer piora clínica e laboratorial, após 48 horas da terapêutica medicamentosa; ou se houver reconsideração quanto ao diagnóstico inicial. Nos casos de abscessos pélvicos, é possível o tratamento medicamentoso exclusivo, desde que o controle clínico e por imagem demonstrem resolução; no entanto, é possível a drenagem destes através de punção guiada por ultra-sonografia, ou culdotomia, ou ainda pela realização de laparoscopia.

Parceiros sexuais com contato sexual até 60 dias anterior ao diagnóstico de DIP devem ser examinados e tratados com doxiciclina 100 mg VO de 12/12 h por 14 dias.

Algoritmo 244.1 – Investigação da doença inflamatória pélvica

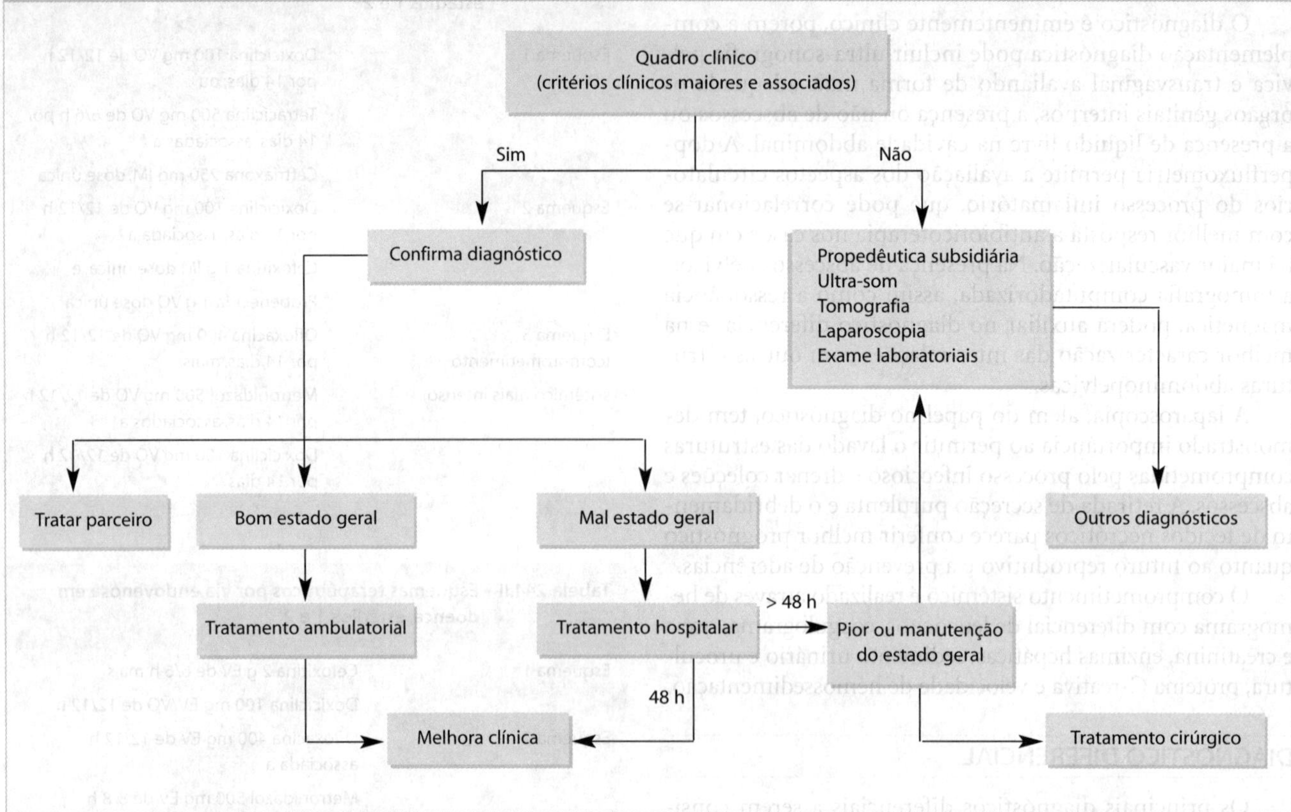

LEITURA ADICIONAL

1. Centers for Disease Control and Prevention. Sexually transmitted disease treatment guidelines. Recommendations and Reports. MMWR 2002; 51: RR-6. Disponível em: http://www.cdc.gov/std/treatment/5-2002TG.htm.
2. Ignacio EA, Hill MC. Ultrasound of the acute female pelvis. Ultrasound 2003; 19: 86-98.
3. Mirhashemi R, Schoell WM, Estape R. Trends in the management of pelvic abscesses. J Am Coll Surg 1999; 188: 567-72.
4. Motta E, Peixoto S. Moléstia inflamatória pélvica. In: Pinotti JA, Fonseca AM, Bagnoli VR (editores). Tratado de ginecologia. Revinter; 2004.
5. Ness RB, Soper DE, Holley RL. Effectiveness of inpatient and outpatient treatment strategies for women with pelvic inflammatory disease: results from the pelvic inflammatory disease evaluation and clinical health (PEACH) randomized trial. Am J Obstet Gynecol 2002; 186: 929-37.
6. Ross JD. Pelvic inflammatory disease: how should it be managed? Curr Opin Infect Dis 2003; 16: 37-41.
7. Update to CDC's sexually transmitted diseases treatment guidelines, 2006: fluoroquinolones no longer recommended for treatment of gonococcal infections. MMWR Morb Mortal Wkly Rep 2007; 13(56): 332-6.

Sangramento de Origem Ginecológica

CAPÍTULO 245

Maria Teresa Roncaglia
Eduardo Vieira da Motta
Lana Maria de Aguiar

TÓPICOS IMPORTANTES

- Os distúrbios menstruais relacionados a mudanças no padrão de sangramento representam importante queixa ginecológica e necessitam adequada compreensão da fisiologia menstrual para o correto diagnóstico e tratamento. Os distúrbios menstruais respondem por cerca de 20% das consultas ginecológicas, sendo que os sangramentos excessivos respondem por 12% dos atendimentos. Além dos sangramentos, que se exteriorizam pelo canal vaginal, podem ocorrer hemorragias intra-abdominais secundárias a tumores – benignos ou malignos – com origem no aparelho genital, determinando quadros de abdome agudo e necessidade de intervenção cirúrgica.
- Os sangramentos podem ser classificados segundo sua etiologia, podendo decorrer de traumas genitais, neoplasias, alterações hormonais funcionais ou afecções clínicas não-ginecológicas.
- Em hemorragias abundantes e profusas, o atendimento deve estar voltado para as condições gerais da paciente; é fundamental determinar nível de consciência e sinais vitais para caracterizar intensidade e repercussões hemodinâmicas.

INTRODUÇÃO E DEFINIÇÕES

Os distúrbios menstruais relacionados a mudanças no padrão de sangramento representam importante queixa ginecológica e necessitam adequada compreensão da fisiologia menstrual para o correto diagnóstico e tratamento. Os distúrbios menstruais respondem por cerca de 20% das consultas ginecológicas, sendo que os sangramentos excessivos respondem por 12% dos atendimentos. Além dos sangramentos, que se exteriorizam pelo canal vaginal, podem ocorrer hemorragias intra-abdominais secundárias a tumores – benignos ou malignos – com origem no aparelho genital, determinando quadros de abdome agudo e necessidade de intervenção cirúrgica.

A avaliação sistematizada da paciente, com anamnese, exame clínico e ginecológico cuidadosos são a base do diagnóstico correto. Faz parte da avaliação a possibilidade de gravidez, a relação do sangramento com o ciclo menstrual habitual, o tipo, a quantidade e a duração do sangramento, e a associação com outras condições clínicas.

ETIOLOGIA E FISIOPATOLOGIA

Os sangramentos podem ser classificados segundo sua etiologia, podendo decorrer de traumas genitais, neoplasias, alterações hormonais funcionais ou afecções clínicas não-ginecológicas. Cada uma dessas afecções apresenta condição fisiopatológica específica:

- Trauma genital: lacerações vulvovaginais decorrem de ato sexual, manipulação genital com instrumentos variados, ou violência sexual. A extensão dessas lesões pode acometer fundo de saco vaginal e cavidade peritoneal com sangramentos importantes, tanto por via transvaginal como intra-abdominal.
- Tumores ovarianos: cistos funcionais e neoplasias ovarianas podem determinar sangramentos pela rotura de sua cápsula ou de vasos em superfície. Trata-se de sangramento intra-abdominal com quadro clínico de abdome agudo.
- Leiomioma uterino: especialmente os leiomiomas intramurais e submucosos podem comprometer o controle fisiológico da menstruação, provocando alterações menstruais importantes, inclusive metrorragias. Leiomiomas subserosos podem apresentar hipervascularização de sua superfície, sendo que o rompimento desses vasos determina sangramentos intra-abdominais importantes.
- Neoplasias malignas: neoplasias malignas determinam sangramentos variados. Câncer de colo uterino inicial pode determinar sangramentos discretos, como em decorrência da atividade sexual (sinusorragia), enquanto neoplasias endometriais promovem sangramentos irregulares, especialmente na pós-menopausa. Tumores avançados sangram em decorrência da necrose tecidual, da hipervascularização e da invasão dos tecidos adjacentes.
- Gravidez ectópica e abortamento: são o principal diagnóstico diferencial de sangramento genital em mulheres na menacme. Geralmente são sangramentos importantes e, no caso da gravidez ectópica, a perda sangüínea poderá acarretar choque hipovolêmico e óbito.
- Sangramento disfuncional: com origem hormonal, decorre da produção ou ordenação inadequada dos hormônios durante o ciclo menstrual. Na estimulação estrogênica contínua, em ciclos anovulatórios, o endométrio prolifera e sangra por falta de sustentação. Níveis deficientes de progesterona, quando do desenvolvimento inadequado do corpo lúteo, comprometem a fase secretora do endométrio que descama e sangra precocemente no ciclo menstrual. Administração exógena de hormônios também pode determinar sangramentos, como no

uso continuado de progesterona levando a atrofia endometrial e sangramentos insidiosos. Da mesma forma, a suspensão do uso de hormônios, como interrupção de estrogênio ou progesterona (p.ex. pílulas anticoncepcionais, terapia de reposição hormonal) também acarreta sangramentos por deprivação.

- Distúrbios de hemostasia: o controle do fluxo menstrual depende de mecanismos de hemostasia, como a formação de trombo plaquetário e da deposição de fibrina decorrente da ativação da cascata da coagulação. Assim sendo, sangramentos podem decorrer de deficiências nas plaquetas ou na cascata de coagulação e podem ser a primeira manifestação clínica dessas afecções. Dentre os distúrbios mais freqüentes destacam-se a doença de von Willebrand, púrpura trombocitopênica imunológica e doença de Glanzmann. Na adolescência, os distúrbios de coagulação são a principal causa de sangramento uterino após a anovulação.
- Infecções: endometrites e cervicites podem se expressar por sangramento genital, habitualmente em pequena quantidade e irregular, com dor associada, especialmente cólica e dismenorréia. Devem ser consideradas em usuárias de DIU e na presença de leucorréia.
- Pólipos cervicais e endometriais: podem gerar quadros de metrorragia ou de sangramento genital irregular espontâneo ou desencadeado por relação sexual.
- Doenças crônicas: diabetes, insuficiência hepática, alterações tiroidianas, insuficiência renal e disfunções adrenais podem determinar sangramentos anormais. Nessas condições, poderá haver comprometimento em diferentes níveis do eixo hipotálamo-hipófise-ovários, na biossíntese dos esteróides sexuais, na liberação de pulsos de GnRH ou de tônus de dopamina. Também a síntese de proteínas relacionadas à coagulação, ou o metabolismo de hormônios poderão estar comprometidos.

ACHADOS CLÍNICOS

A gravidade do quadro hemorrágico deve ser avaliada sistematicamente, respeitando os princípios de ressuscitação, com atenção para vias aéreas, respiração e circulação, que determinarão a pronta instituição dos métodos de reposição volêmica e da terapêutica específica.

Idade, paridade, antecedentes sexuais, doenças ginecológicas e uso de medicamentos são dados importantes. Os ciclos menstruais devem ser caracterizados quanto a intervalo, duração e intensidade do fluxo, e data da última menstruação, além do método anticoncepcional atual. Sinais e sintomas relacionados à gravidez devem ser sempre considerados. O uso de maneira irregular ou iatrogênica de medicações como hormônios esteróides, psicofármacos, anticoagulantes, digital ou fenitoína pode favorecer sangramentos.

O sangramento deve ser caracterizado quanto ao início, freqüência (episódio isolado ou repetitivo), duração, quantidade, ciclicidade, alterações prévias do padrão menstrual e sintomas associados como dor, mudanças de hábito intestinal ou urinário. Se o quadro de sangramento for acompanhado de dor, esta deve ser caracterizada quanto ao início, localização, irradiação, fatores de melhora e piora, e sintomas associados.

A inspeção dos órgãos genitais externos pode demonstrar sinais de violência e traumas. O exame especular permite caracterizar o conteúdo vaginal e a existência de corpo estranho, além de avaliar a presença de lacerações vaginais e sinais de infecção ou de atrofia genital. O colo uterino pode apresentar pólipos, ectrópios, cervicites e lesões neoplásicas, ou ainda, leiomioma exteriorizando-se pelo orifício externo (mioma parido). O toque vaginal bimanual caracterizará a mobilidade, o tamanho e a forma do corpo uterino, sendo que aumentos simétricos sugerem adenomiose, enquanto contornos bocelados e/ou irregulares sugerem miomatose. Em infecções, poderá haver conteúdo cervicovaginal anormal ou mesmo purulento, com dor ao toque e mobilização do colo e corpo uterinos.

EXAMES COMPLEMENTARES

A propedêutica subsidiária visa comprovar ou eliminar hipóteses de causas orgânicas dos sangramentos (Tabela 245.I). Avalia-se inicialmente o grau de comprometimento do sangramento por meio de hemograma (ou hematócrito) e a possibilidade de discrasias sangüíneas pelo leucograma, coagulograma e tempo de sangramento (função plaquetária). Em idade reprodutiva, a avaliação de gravidez é obrigatória. Provas de função de outros órgãos ou sistemas devem ser consideradas frente à história e aos antecedentes.

Exames de imagem são importantes nessas condições, principalmente o ultra-som, que permite avaliar os órgãos genitais internos, caracterizando útero e regiões anexiais, além de outras estruturas pélvicas e abdominais. A via endovaginal permite melhor avaliação endometrial para investigar pólipos e miomas submucosos, além de ovários. A instilação de solução salina na cavidade endometrial no momento do exame (histerossonografia) delimita melhor o relevo da superfície endometrial, auxiliando no diagnóstico diferencial de espessamentos. Coleções pélvicas são bem identificadas e localizadas, com sugestão de sua composição (p.ex., sangue, pus), assim como gestações iniciais, tópicas e ectópicas.

A tomografia computadorizada e a ressonância magnética são complementares ao ultra-som em situações de diag-

Tabela 245.I – Propedêutica subsidiária em sangramento uterino anormal

Hemograma
Teste de gravidez (β-HCG)
Função tiroidiana (T4 livre, TSH)
Função hepática (AST, ALT, γ-GT, fosfatase alcalina, bilirrubina total e frações)
Coagulação (tempo de sangramento, tempo de coagulação, tempo de protombina, tempo de tromboplastina ativado, adesividade e agregação plaquetária)
Pesquisa de agentes infecciosos (*Chlamydia* sp., *Ureaplasma* sp.)
Ultra-som pélvico (via vaginal ou abdominal), histerossonografia
Aspirado endometrial
Curetagem uterina
Histeroscopia

nóstico diferencial na presença de grandes coleções e tumores. Apresentam disponibilidade e agilidade restritas em situações de emergência.

A laparoscopia surge como importante método propedêutico e terapêutico, principalmente nos sangramentos intraperitoneais.

Nos sangramentos genitais com suspeita de neoplasia endometrial, principalmente na pós-menopausa, a análise do endométrio poderá ser necessária. Dessa forma, a realização de biópsias por meio de curetagem ou histeroscopia poderá ser necessária. A curetagem uterina permite a coleta de material e, também, o controle do sangramento nos casos não responsivos aos tratamentos clínicos.

TRATAMENTO

Em hemorragias abundantes e profusas, o atendimento deve estar voltado para as condições gerais da paciente; é fundamental determinar nível de consciência e sinais vitais para caracterizar intensidade e repercussões hemodinâmicas. Na presença de hipovolemia severa, ou choque hemorrágico, a propedêutica complementar deve ser rápida e efetiva para identificar o local e a extensão do sangramento a fim de ser coibido rapidamente, inclusive por meio de abordagens cirúrgicas e instituição de reposição volêmica adequada com soro fisiológico e soluções coloido-osmóticas. Transfusão sangüínea deve ser considerada frente às condições clínicas da paciente e não apenas pelo valor absoluto de hemoglobina. Muitas vezes, os níveis de hemoglobina são baixos, mas há pouca repercussão hemodinâmica decorrente do caráter crônico desses quadros.

Nos casos de sangramento abdominal (trauma, tumores de ovário, gestação ectópica), o tratamento é cirúrgico, por laparoscopia ou laparotomia, dependendo da disponibilidade do serviço e das condições de estabilidade hemodinâmica da paciente.

Nos sangramentos genitais, a abordagem clínica é inicialmente a preferencial. Nos casos disfuncionais, o emprego de estrogênio em doses elevadas atua sobre os vasos endometriais, aumenta a produção de fibrinogênio e promove o crescimento do endométrio, auxiliando no controle do sangramento. Utiliza-se estrogênio eqüino conjugado (EEC) tanto pela via oral (10 mg/dia, em quatro doses) ou endovenosa (25 mg a cada 2 a 4 horas por 24 horas), com resultado em cerca de 24 horas. Após o controle do sangramento, administra-se estrogênio em dose equivalente a 2,5-3,75 mg de estrogênio conjugado por 28 dias, e associa-se acetato de medroxiprogesterona 10 mg/dia nos últimos 7-10 dias para promover sangramento por deprivação, agora de forma controlada e curta.

Também é possível administrar via oral estrogênio associado a progestagênio, utilizando 3 a 4 pílulas contraceptivas diárias até a parada do sangramento, mantendo-se a dosagem por 7 dias; a dose é, então, reduzida para duas pílulas diárias por outros 7 dias e, depois, uma pílula diária por mais 7 dias. Ao se interromper o tratamento, ocorre sangramento por deprivação. Os contraceptivos hormonais orais devem ser considerados com cautela em faixas etárias mais elevadas, além de tabagismo, hipertensão, diabetes e doença tromboembólica. Não havendo controle do sangramento, ou frente à instabilidade hemodinâmica, pode-se realizar curetagem uterina.

A prevenção de novos episódios pode ser realizada com progestagênios (acetato de medroxiprogesterona 10 mg/dia ou noretindrona 5 a 10 mg/dia), administrados ciclicamente durante os dias 15 e 25 do ciclo; ou ainda uso de contraceptivos hormonais ou terapêutica de reposição hormonal.

Em ciclos ovulatórios, os sangramentos se relacionam a alterações na produção de prostaglandinas endometriais e costumam não se beneficiar do emprego de progestagênios. Nesses casos, é útil o emprego de antiinflamatórios não-hormonais (AINH) durante o sangramento, preferencialmente aqueles com maior potencial de bloqueio de prostaciclinas e com pouca supressão do tromboxano. Dentre as substâncias mais comumente empregadas estão o ácido mefenâmico, 500 mg 3 vezes ao dias; ibuprofeno, 400 mg 3 vezes ao dia; meclofenamato sódico, 100 mg 3 vezes ao dia; e naproxeno sódico, 275 mg a cada 6 horas. Em leiomiomatose uterina, também há bom controle do sangramento.

Outra opção para a prevenção de novos sangramentos uterinos é a inserção do dispositivo intra-uterino (DIU) que libera progesterona. O DIU de progesterona é superior aos progestógenos orais no tratamento de sangramento uterino aumentado. Seu sucesso é comparável à ablação endometrial, poupando aquelas mulheres que desejam preservar sua função reprodutiva ou que não desejam se submeter a procedimentos cirúrgicos.

A abordagem cirúrgica deve ser considerada frente à falha do tratamento medicamentoso, sempre considerando o desejo de manutenção da capacidade mênstruo-reprodutiva. A curetagem uterina é um meio rápido para controle de sangramento, mas não previne novos episódios. A histeroscopia pode ser útil no diagnóstico e, quando não se deseja mais gravidez, permite realizar diferentes técnicas de ablação endometrial com controle do sangramento com menor custo e morbidade comparativamente à histerectomia.

Agentes antifibrinolíticos, como o ácido aminocapróico, ácido tranexâmico e ácido paraminometilbenzóico apresentam efeitos colaterais importantes como náusea, diarréias, cefaléia, dor abdominal, reações alérgicas e tontura, e os resultados são semelhantes aos do emprego de agentes estrogênicos e progestagênicos, bem como de AINH. Outras medicações de ação hormonal também podem ser utilizadas, como o danazol, de ação androgênica, na dose de 200-400 mg/dia, acarretando atrofia endometrial e interrupção do sangramento. O bloqueio da produção de gonadotrofinas com agonistas do GnRH (p.ex., leuprolide, goserelina) determina hipoestrogenismo ovariano, atrofia endometrial e amenorréia, e pode ser utilizado quando se deseja manter o potencial reprodutivo e houve falha com outras abordagens clínicas.

O acetato de desmopressina é análogo sintético do hormônio antidiurético vasopressina e pode ser utilizado tanto pela via parenteral como intranasal, em pacientes com von Willebrand na dose de 150 µg para pacientes com menos de 50 kg, e 300 µg para pacientes acima de 50 kg, sendo efetivo por 24 a 48 horas.

Dispositivos intra-uterinos com liberação de progestagênios, como o levonorgestrel, permitem o controle do sangramento por meio da ação direta do hormônio sobre o endométrio, levando à atrofia e à amenorréia.

LEITURA ADICIONAL

1. Cecil A. Long evaluation of patients with abnormal uterine bleeding. Am J Obstet Gynecol 1996; 175: 784-6.
2. Chuong CJ, Brenner PF. Management of abnormal uterine bleeding. Am J Obstet Gynecol 1996; 175: 787-92.
3. DeCherney AH, Diamond MP, Lavy G, Polan ML. Endometrial ablation for intractable uterine bleeding: hysteroscopic resection. Obstet Gynecol 1987; 70: 668-70.
4. DeVore GR, Owens O, Kase N. Use of intravenous Premarin in the treatment of dysfunctional uterine bleeding – a double-blind randomized control study. Obstet Gynecol 1982; 59: 285-91.
5. Fraser IS. Treatment of ovulatory and anovulatory dysfunctional uterine bleeding with oral progestogens. Aust N Z J Obstet Gynaecol 1990; 30:353-6.
6. Long CA, Gast MJ. Menorrhagia. Obstet Gynecol Clin North Am 1990; 17:343-59.
7. Roy S, Shaw ST. Role of prostaglandins in IUD-associated uterine bleeding: effect of a prostaglandin synthesis inhibitor (ibuprofen). Obstet Gynecol 1981; 58:101-6.
8. van Eijkeren MA, Christiaens GC, Scholten PC, Sixma JJ. Menorrhagia: current drug treatment concepts. Drugs 1992; 43:201-9.
9. Grimes DA, Lopez LM, Manion C, Schulz KF. Cochrane systematic reviews of IUD trials: lessons learned. Contraception 2007; 75(6 Suppl): S55-9.

Vulvovaginites

CAPÍTULO 246

Thaís Villela Peterson
Eduardo Vieira da Motta

TÓPICOS IMPORTANTES

Vaginose bacteriana

- Caracterizada pela presença de corrimento branco-acinzentado, de moderada quantidade. Não há inflamação.
- Os germes mais freqüentes são: anaeróbios, *Garnerella vaginalis*, *Mobilluncus* sp. e micoplasma.
- O tratamento é feito com metronidazol, clindamicina ou tiafenicol.

Candidíase

- Caracterizada por: prurido, corrimento branco, inodoro, caseoso; há sinais inflamatórios.
- O tratamento é feito com derivados imidazólicos.

Tricomoníase

- Caracterizada por corrimento profuso, amarelo ou amarelo-esverdeado, bolhoso, de odor fétido. Há marcante prurido e irritação vulvar.
- O tratamento é feito com metronidazol.

VAGINOSE BACTERIANA

Trata-se da vaginite infecciosa mais prevalente, com incidências variando em torno de 10 a 40%. É decorrente do desequilíbrio do ecossistema vaginal com diminuição dos lactobacilos da flora vaginal normal e o desenvolvimento de flora anormal, predominantemente anaeróbica, além de agentes como *Gardnerella* sp., *Mobilluncus* sp. e micoplasma. Além da elevada prevalência, associa-se a condições clínicas importantes como doença inflamatória pélvica, maior risco de infecção por HIV, maior risco de abortamento, parto prematuro, infecções pré e pós-parto. Apresenta maior prevalência em mulheres com hábito de ducha vaginal ou usuárias de dispositivo intra-uterino (DIU); ou ainda naquelas com início precoce da atividade sexual, com maior número e mudança de parceiros.

A flora anaeróbia apresenta metabolismo com maior formação de aminas (cadaverina, putrescina e trimetilamina) que se volatilizam em pH alcalino, liberando odor fétido, amoniacal ou "de peixe". Outros ácidos orgânicos estão modificados, com diminuição de ácido lático e acético e aumento dos ácidos succínico e butírico, proporcionando citotóxica e facilitando o corrimento.

Clinicamente, apresenta-se como corrimento acinzentado, líquido que pode apresentar odor pronunciado, especialmente após relação sexual e menstruação, associado a sensação de ardor. Não se observam sinais inflamatórios significativos. O diagnóstico se baseia nos critérios de Amsel:

- conteúdo vaginal homogêneo, fluido, que adere às paredes vaginais;
- pH vaginal acima de 4,5;
- liberação de odor de amina com a alcalinização da secreção (teste *whiff*) utilizando-se hidróxido de potássio (KOH 10%);
- exame bacterioscópico com células epiteliais vaginais com limites mal definidos, em função da presença de bactérias aderidas à sua superfície (*clue cells*); ausência de lactobacilos.

O tratamento visa à erradicação ou diminuição da concentração de bactérias patogênicas e restauração da flora vaginal fisiológica (Tabela 246.I). Tanto o tratamento tópico quanto o sistêmico apresentam índices de cura semelhantes. Apesar de haver controvérsia sobre a transmissibilidade sexual, o Serviço de Ginecologia do HC-FMUSP preconiza o tratamento dos parceiros. Todas as gestantes sintomáticas devem ser tratadas, recomendando-se metronidazol oral (250 mg, três vezes ao dia, por 7 dias) ou clindamicina oral (300 mg, duas vezes ao dia, por 7 dias). Pacientes HIV-positivas devem receber o mesmo regime de tratamento das soronegativas.

Tabela 246.I – Tratamento da vaginose bacteriana

Oral	Derivados nitroimidazólicos	Metronidazol 400 mg, 8/8 h por 5 a 7 dias
		Metronidazol 2,5 g, dose única
		Secnidazol 2 g, dose única
		Tinidazol 2 g, dose única
	Clindamicina	Clindamicina 300 mg, 12/12 h por 7 dias
	Tianfenicol	Tianfenicol granulado 2,5 g, 1 vez ao dia por 2 dias
		Tianfenicol 500 mg, 5 cápsulas em dose única diária por 2 dias
Tópico	Derivados nitroimidazólicos	Metronidazol gel a 75% 1 aplicador (5 g) por 5 a 7 noites
	Clindamicina	Clindamicina creme vaginal a 2% 1 aplicador vaginal (5 g) por 7 noites

Durante o tratamento com derivados nitroimidazólicos, a ingestão de bebidas alcoólicas deve ser proibida, evitando-se o efeito antabuse, com mal-estar acentuado, tonturas, náuseas e sensação de gosto metálico.

CANDIDÍASE

Habitualmente decorrente de infecção por *Candida albicans*, porém outros tipos de *Candida* spp. (*C. glabrata*, *C.krusei*, *C. Guilliermondi*, *C. pseudo-tropicallis*, *C. lusitaniae*, *C. tropicallis*, *C. rugosa*, *C. parapsilosis*) podem ser responsáveis por número reduzido de casos. A *Candida* sp. mantém relação saprófita com o organismo, sendo a infecção decorrente de desequilíbrio entre fatores de virulência do fungo e mecanismos imunológicos do hospedeiro. Fatores que favorecem a multiplicação do fungo incluem gravidez, diabetes, duchas vaginais, vestuário inadequado, anticoncepcionais orais de alta dose, uso de imunossupressores, antibióticos de amplo espectro, uso de piscinas e praias, ingesta de carboidratos, obesidade e clima quente, além da possibilidade de transmissão sexual.

O risco deste tipo de afecção é maior em mulheres usuárias de dispositivo intra-uterino, imunossuprimidas, com uso recente de corticosteróides, antibióticos ou contraceptivos hormonais com dose elevada de estrogênio. Ocupa o segundo lugar entre as vulvovaginites mais freqüentes, com incidência variável entre 20 e 25%, sendo que 75% das mulheres apresentarão pelo menos um episódio na vida, e 40% apresentarão recidiva.

O diagnóstico clínico se baseia na queixa de prurido, que se intensifica no período pré-menstrual (ação da progesterona sobre linfócitos). Pode ocorrer dispareunia, disúria e corrimento esbranquiçado e caseoso, com achado clínico de eritema e edema de mucosa vaginal. O conteúdo vaginal apresenta pH entre 3,5 e 4, com possibilidade de identificar hifas, pseudo-hifas (não observadas nas formas não-albicans) e esporos do fungo, e a utilização de hidróxido de potássio a 10% confirma a presença de fungo. A cultura em meio específico, como Sabouraud e Nickerson, são indicadas quando há inconsistência no quadro clínico e nos casos de recidiva com os tratamentos habituais, onde há suspeição de espécies não-albicans. O diagnóstico diferencial deve considerar vulvite de contato (sabonetes, perfumes íntimos, espermaticidas, uso crônico de absorvente íntimo, piscina) e outros processos irritativos vulvovaginais, como alergias.

A terapêutica inicial se baseia no emprego de medicamentos imidazólicos, que alteram a síntese do ergosterol na membrana celular e comprometem a reprodução e viabilidade do fungo. Tanto a via oral como a tópica intravaginal apresentam eficácia semelhante. Nos casos não complicados, tratamentos curtos com derivados imidazólicos em dose única ou regimes de 1 a 3 dias são eficazes e superiores à nistatina, resultando em alívio dos sintomas e culturas negativas em 80 a 90% dos casos. A Tabela 246.II lista os principais agentes empregados.

Além da terapia medicamentosa, são necessárias orientações sobre vestuário e higiene íntima e não realizar duchas vaginais. O tratamento dos parceiros sexuais é realizado em casos de recidiva ou quando ele apresenta sintomas (ardor ou prurido).

Tabela 246.II – Opções terapêuticas no tratamento da candidíase

Tópico	Isoconazol	Creme a 1% – 5 g ao dia por 5 dias ou Óvulo 600 mg, dose única
	Terconazol	Creme a 0,8% – 5 g ao dia por 3 dias ou
		Creme a 0,4% – 5 g ao dia por 7 dias
	Tioconazol	Creme a 1% – 5 g em uma aplicação vaginal
	Clotrimazol	Creme a 1% – 5 g ao dia por 7-14 dias ou
		100 mg em óvulo vaginal por 7 dias ou
		100 mg – 2 óvulos vaginais por 3 dias ou
		500 mg em óvulo vaginal em uma aplicação
	Miconazol	Creme a 2% – 5 g ao dia por 7 dias
	Butoconazol	Creme a 2% – 5 g ao dia por 3 dias
	Nistatina	100.000 U por 14 dias
Sistêmico	Fluconazol	150 mg em dose única
	Cetoconazol	2 comprimidos de 200 mg ao dia por 5 dias
	Itraconazol	100 mg – 2 comprimidos 12/12 h por 1 dia
Manutenção (Candidíase recorrente)	Clotrimazol	500 mg óvulos vaginais uma vez por semana
	Cetoconazol	100 mg via oral uma vez por dia
	Itraconazol	400 mg uma vez por mês
		ou 100 mg uma vez por dia
	Fluconazol	100-150 mg uma vez por semana

Os agentes imidazólicos tópicos podem ocasionar irritação e ardor local, confundindo-se com piora do quadro clínico; por outro lado, os agentes sistêmicos associam-se a náuseas, dor abdominal e cefaléia, e podem provocar elevação de enzimas hepáticas.

Cerca de 5% das mulheres podem apresentar candidíase recorrente, definida como quatro ou mais episódios sintomáticos em um ano, não se reconhecendo sua patogênese. Nestes casos há necessidade de tratamento do episódio agudo, seguido de terapêutica de manutenção por um período de 6 meses e com rigorosa monitorização da função hepática.

O tratamento de espécies não-albicans deve ser necessariamente mais longo (7 a 14 dias) com derivado imidazólico, não se utilizando o fluconazol. Se houver recorrência, emprega-se formulação de 600 mg de ácido bórico para emprego vaginal, aplicado diariamente por 2 semanas. A candidíase vulvovaginal recorrente não deve ser considerada um sinal que por si só justifique a realização de sorologia para HIV.

Durante a gestação recomenda-se o emprego de derivados imidazólicos locais por 7 dias, não sendo utilizado tratamento sistêmico.

Pacientes imunossuprimidas não respondem bem a tratamentos de curta duração e devem usar terapias mais longas (7 a 14 dias). No caso específico de pacientes HIV-positivas, o tratamento será o mesmo da soronegativa. Não se recomenda o uso sistemático de tratamento profilático como profilaxia primária em mulheres soropositivas sem candidíase recorrente.

TRICOMONÍASE

Trichomonas vaginalis, protozoário flagelado unicelular que vive exclusivamente no aparelho urogenital, transmite-se primariamente por atividade sexual. Por aderir firmemente às células e macromoléculas do hospedeiro, torna-se menos suscetível aos mecanismos de defesa imunológicos. Inicia freqüentemente no período menstrual ou pós-menstrual, quando ocorre aumento do pH vaginal pelo sangue menstrual. Associa-se à facilitação de transmissão do HIV e, durante a gravidez, tem sido associado a parto prematuro e restrição de crescimento fetal.

Causa irritação vulvar, dispareunia, disúria, polaciúria e corrimento vaginal profuso, amarelado ou amarelo-esverdeado, bolhoso, e com mau cheiro, porém cerca de 50% das pacientes podem ser assintomáticas. A mucosa vaginal se apresenta eritematosa, com pequenos pontos de hemorragia (colpite focal: mucosa "em framboesa"). O diagnóstico se faz com a identificação do protozoário flagelado em solução salina, entre 50 a 80% dos casos. A cultura em meio Diamond e, mais recentemente, os métodos de identificação utilizando probes de DNA, anticorpos monoclonais e reação de polimerase em cadeia (PCR) têm provido diagnósticos mais acurados.

O tratamento deve ser realizado por via oral a fim de erradicar o parasita em outros focos, como uretra, glândula de Skene e Bartholin. Recomenda-se metronidazol oral, 2 g em dose única (inclusive durante a gestação), ou metronidazol oral, 500 mg, 2 vezes ao dia, por 7 dias. Tratamentos alternativos incluem tinidazol oral (500 mg, 4 vezes ao dia) associado a tinidazol vaginal (500 mg, 2 vezes ao dia) por 14 dias e duchas vaginais de sulfato de zinco. Em mulheres com processo inflamatório intenso, complementa-se com tratamento tópico com metronidazol gel a 0,75%, na dose de 5 g por 7 noites. Parceiros sexuais devem ser tratados.

As pacientes soropositivas devem receber o mesmo regime de tratamento das soronegativas.

HERPES GENITAL

Os principais agentes são o *herpes simplex virus*-1 (HSV-1) e o *herpes simplex virus*-2 (HSV-2), representando a principal causa de úlcera genital. Transmitem-se por secreção infectada, incluindo contato oral-oral, oral-genital e genital-genital. Cerca de 70% dos pacientes acometidos primariamente apresentam sintomas sistêmicos como cefaléia, febre e mal-estar. Após 1 a 4 semanas do contato inicial, as lesões se iniciam como vesículas, que se rompem, evoluindo para úlceras rasas que persistem por 1 a 2 semanas, desenvolvem crosta e curam sem cicatrizes. Lesões cervicais podem estar presentes concomitantemente. São úlceras dolorosas com sensação de queimação. No episódio primário, o tempo e o número de úlceras costumam ser maiores e a dor mais intensa. Muitos sintomas geniturinários, como disúria, podem estar associados. Não há diferença entre os quadros clínicos do HSV-1 e do HSV-2, porém a recorrência está mais associada ao HSV-2. Imunodeficiência, traumas, condições febris ou relação sexual podem precipitar a recorrência, assim como condições de estresse persistentes.

A cultura específica para herpes relegou o esfregaço da lesão pelo método de Tzanck para o diagnóstico. Em cerca de 80% dos casos primários é possível isolar o vírus, enquanto nas recorrências este valor se reduz a 40%. A sorologia tem sido utilizada no seguimento e se correlaciona com recorrência. Em virtude da freqüente associação com sífilis, pacientes com episódios primários devem ser especialmente rastreadas para esta outra infecção.

O tratamento se baseia no emprego de medicação antiviral na tentativa de reduzir o tempo de sintoma e de recuperação, além de poder prevenir recorrência.

Tabela 246.III – Esquema de tratamento para herpes genital

Aciclovir	200 mg VO, 5x/dia por 10 dias
OU	
Aciclovir	400 mg VO, 3x/dia por 10 dias
OU	
Fanciclovir	250 mg VO, 3x/dia por 10 dias
OU	
Valaciclovir	1 g VO, 2x/dia por 10 dias

O tratamento com agentes antivirais tópicos tem benefício mínimo e atualmente não é recomendado.

O uso profilático dos agentes antivirais diminui em 70-80% a freqüência de recorrência da doença. É recomendado para aquelas pacientes que apresentam mais que seis episódios por ano.

Tabela 246.IV – Esquemas recomendados para profilaxia de herpes genital

Aciclovir	400 mg VO, 2x/dia
OU	
Famiciclovir	250 mg VO, 2x/dia
OU	
Valaciclovir	500 mg VO, 1x/dia
OU	
Valaciclovir	1 g VO, 1x/dia

Em gestantes, é possível a utilização destes agentes antivirais. O principal aspecto a ser considerado é a presença de doença ativa no momento do trabalho de parto ou quando da rotura de membranas, situações em que o parto deverá ser ultimado por cesárea.

Em pacientes HIV-positivas, existem evidências que sugerem que a infecção pelo HSV aumenta a transcrição do

HIV e a carga viral plasmática. A imunossupressão também parece aumentar a excreção viral subclínica do HSV, aumentando sua infectividade. Nos pacientes com contagem de CD4 inferior a 200, assim como naqueles com doença disseminada ou grave, o tratamento deverá ser realizado com aciclovir endovenoso (5 mg/kg).

ABSCESSO DO DUCTO DA GLÂNDULA DE BARTHOLIN

As duas glândulas de Bartholin encontram-se na região do vestíbulo vaginal, uma de cada lado. A obstrução de seu ducto de drenagem, especialmente por agentes anaeróbios (p.ex. *Bacteroides fragilis* e *Peptostreptococos*) ou mesmo por *Neisseria gonorrhoeae*, ou ainda a *Chlamydia trachomatis*, pode determinar a formação de abscesso de crescimento rápido com dor intensa. Na emergência, o tratamento consiste na drenagem do abscesso, sendo a remoção da glândula reservada quando da ausência de sinais infecciosos. A antibioticoterapia deve ser direcionada para os agentes citados, o que inclui metronidazol, clindamicina e cloranfenicol.

CERVICITES

Os principais agentes são *C. trachomatis* e *N. gonorrhoeae*, mas também devem ser considerados *Mycomplasma hominis*, *Ureaplasma urealyticum*, citomegalovírus, tuberculose e outros agentes associados a vaginose bacteriana. Actinomicetes podem ser observados em usuárias de DIU. Mulheres jovens, em início de vida sexual, com maior número de parceiros e quando não utilizam métodos de barreira são mais expostas a este risco. A principal complicação a ser considerada é o risco de contaminação do trato genital superior (moléstia inflamatória pélvica) e a maior suscetibilidade a infecção pelo HIV.

Os principais sintomas associados são corrimento vaginal aquoso, dor pélvica, sangramentos não relacionados à menstruação, dispareunia e sinusiorragia. A possibilidade de uretrite associada, em infecções por clamídia e gonorréia, pode ocasionar disúria, polaciúria e urgência miccional. No exame clínico é possível observar eritema do colo uterino associado a secreção abundante, de aspecto aquoso até mucopurulento. O toque vaginal pode ser normal, mas habitualmente demonstra colo uterino amolecido, doloroso à mobilização.

O diagnóstico baseia-se na suspeição clínica, tendo em vista a dificuldade de isolamento destes agentes. Atualmente, a identificação de *C trachomatis* e *N gonorrhoeae* através de reação de polimerase em cadeia (PCR) tem apresentado especificidade próxima a 99%.

O tratamento deve ser direcionado pelo diagnóstico confirmatório da infecção, porém aceita-se que deva ser considerado naquelas pacientes com suspeição clínica importante e quando da dificuldade de seguimento. Os parceiros sexuais devem ser tratados. As opções terapêuticas para clamídia e gonorréia são apresentadas na Tabela 246.V.

Tabela 246.V – Opções terapêuticas para infecção por *Chlamydia trachomatis* e *Neisseria gonorrheoae*

	Chlamydia trachomatis	***Neisseria gonorrheoae***
Primária	Azitromicina 1 g oral, dose única ou Doxiciclina 100 mg oral, 2 vezes ao dia por 7 dias	Ceftriaxona 125 mg IM, dose única
Alternativa	Eritromicina 500 mg oral, 4 vezes ao dia por 7 dias ou Ofloxacino 300 mg oral, 2 vezes ao dia por 7 dias ou Levofloxacino 500 mg oral, 1 vez ao dia por 7 dias	Espectinomicina 2 g IM, dose única
Gravidez (primária)	Eritromicina base 500 mg oral, 4 vezes ao dia por 7 dias ou Amoxicilina 500 mg oral, 3 vezes ao dia por 7 dias	Cefixima 400 mg oral, dose única ou Ceftriaxona 125 mg IM, dose única
Gravidez (alternativa)	Azitromicina 1 g oral, dose única	Espectinomicina 2 g IM, dose única

Algoritmo 246.1 – Abordagem inicial do corrimento vaginal

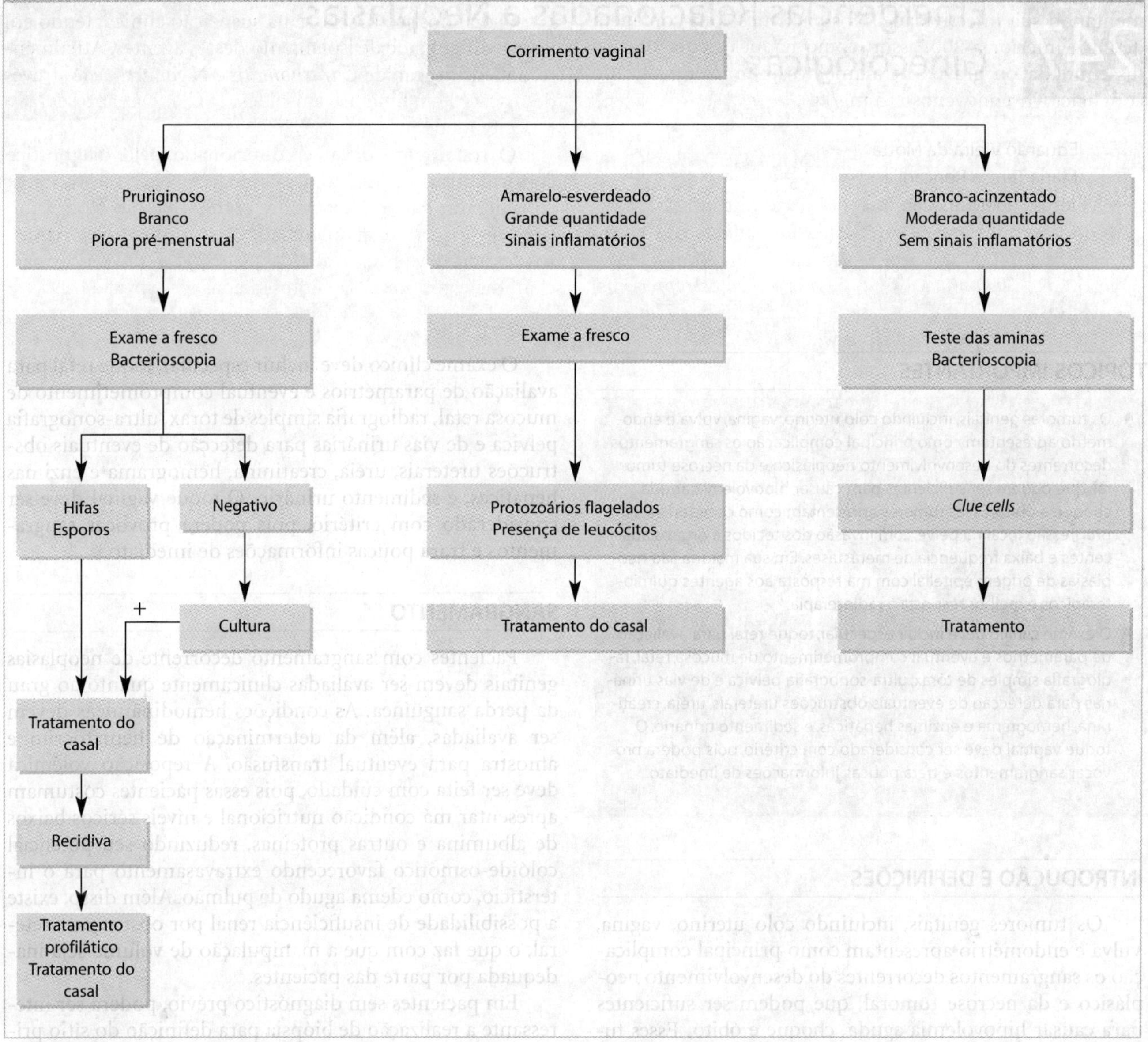

LEITURA ADICIONAL

1. Centers for Disease Control and Prevention. Sexually transmitted diseases treatment guidelines 2006. MMWR Morb Mortal Wkly Rep 2006; 51: 1-78.
2. Sutton MY. Lower genital tract infections and HIV in women. Curr Infect Dis Rep 2000; 2: 539-45.
3. Ferris DG, Litaker MS, Woodward L, et al. Treatment of bacterial vaginosis: a comparison of oral metronidazole, metronidazole vaginal gel, and clindamycin vaginal cream. J Fam Pract 1995; 41: 443-9.
4. Hoffman L, Ma OJ, Gaddis G, et al. Cervical infections in emergency department patients with vaginal bleeding. Acad Emerg Med 2002; 9: 781-5.
5. Korn AP. Gynecologic care of women infected with HIV. Clin Obstet Gynecol 2001; 44: 226-42.
6. Sobel JD. Vaginitis. N Engl J Med 1997; 337: 1896-903.
7. Center for Disease Control and Prevention. Sexually transmited disease treatment guidelines 2006. MMWR 2006; 55(11).

CAPÍTULO 247

Emergências Relacionadas a Neoplasias Ginecológicas

Eduardo Vieira da Motta
Maria Teresa Roncaglia
Jesus Paula Carvalho

TÓPICOS IMPORTANTES

- Os tumores genitais, incluindo colo uterino, vagina, vulva e endométrio apresentam como principal complicação os sangramentos decorrentes do desenvolvimento neoplásico e da necrose tumoral, que podem ser suficientes para causar hipovolemia aguda, choque e óbito. Esses tumores apresentam como característica a progressão local na pelve, com invasão dos tecidos e órgãos adjacentes e baixa freqüência de metástases. Em sua maioria são neoplasias de origem epitelial com má resposta aos agentes quimioterápicos e melhor resposta à radioterapia.
- O exame clínico deve incluir especular, toque retal para avaliação de paramétrios e eventual comprometimento de mucosa retal, radiografia simples de tórax, ultra-sonografia pélvica e de vias urinárias para detecção de eventuais obstruções ureterais, uréia, creatinina, hemograma e enzimas hepáticas, e sedimento urinário. O toque vaginal deve ser considerado com critério, pois poderá provocar sangramentos e trará poucas informações de imediato.

INTRODUÇÃO E DEFINIÇÕES

Os tumores genitais, incluindo colo uterino, vagina, vulva e endométrio apresentam como principal complicação os sangramentos decorrentes do desenvolvimento neoplásico e da necrose tumoral, que podem ser suficientes para causar hipovolemia aguda, choque e óbito. Esses tumores apresentam como característica a progressão local na pelve, com invasão dos tecidos e órgãos adjacentes e baixa freqüência de metástases. Em sua maioria são neoplasias de origem epitelial com má resposta aos agentes quimioterápicos e melhor resposta à radioterapia.

Recomenda-se a avaliação do estado nutricional (perda de peso), presença de edema dos membros inferiores (simétrico ou assimétrico), dor pélvica e/ou na região glútea, perda urinária, tosse, hemoptise, dor torácica, presença de linfonodomegalia inguinal e supraclavicular. Também há necessidade em se diferenciar os casos avançados, sem diagnóstico e terapêutica prévios daqueles com tratamentos anteriores. Pacientes que já foram submetidas a tratamentos cirúrgicos e radioterápicos prévios poderão apresentar limitações para novo emprego dessas terapias, especialmente a radioterapia. As principais complicações são relacionadas a sangramento, formação de fístulas e infecção secundária.

O exame clínico deve incluir especular, toque retal para avaliação de paramétrios e eventual comprometimento de mucosa retal, radiografia simples de tórax, ultra-sonografia pélvica e de vias urinárias para detecção de eventuais obstruções ureterais, uréia, creatinina, hemograma e enzimas hepáticas, e sedimento urinário. O toque vaginal deve ser considerado com critério, pois poderá provocar sangramentos e trará poucas informações de imediato.

SANGRAMENTO

Pacientes com sangramento decorrente de neoplasias genitais devem ser avaliadas clinicamente quanto ao grau da perda sangüínea. As condições hemodinâmicas devem ser avaliadas, além da determinação de hematócrito e amostra para eventual transfusão. A reposição volêmica deve ser feita com cuidado, pois essas pacientes costumam apresentar má condição nutricional e níveis séricos baixos de albumina e outras proteínas, reduzindo seu potencial colóide-osmótico favorecendo extravasamento para o interstício, como edema agudo de pulmão. Além disso, existe a possibilidade de insuficiência renal por obstrução ureteral, o que faz com que a manipulação de volume seja inadequada por parte das pacientes.

Em pacientes sem diagnóstico prévio, poderá ser interessante a realização de biópsia para definição do sítio primário do tumor e seu tipo histológico. Nessa oportunidade, o cuidado será no sentido de obtenção de material adequado para análise, pois é comum a amostragem de tecido necrótico.

Nos casos de sangramento ativo pela massa tumoral, a abordagem inicial é no sentido do tamponamento vaginal com gaze. Apesar do efeito hemostático promovido pelo tamponamento, pode-se associar solução de hipossulfito sódico a 2% na gaze utilizada. O controle do sangramento também pode ser tentado com aplicação direta de solução de Monsel (subsulfato férrico), bastão de nitrato de prata ou ácido metacresossulfônico no ponto de sangramento, realizando-se o tamponamento com gaze simples, a seguir. Havendo controle, retira-se o tampão em intervalo de 24 horas e mantém-se a paciente em observação pela hora subseqüente para avaliar recidiva.

Nos casos de sangramento, em que o tamponamento e a utilização das substâncias mencionadas não surtam efeito, pode-se empregar a arteriografia para identificação dos pontos de sangramento. Além de permitir a determinação específica do ponto de sangramento, permite a realização de embolização desses pontos sangrantes, com controle adequado de hemorragias. Os resultados com a embolização arterial de sangramentos neoplásicos têm sido superiores aos observados com a ligadura da artéria hipogástrica (ou ilíaca interna), razão pela qual esse procedimento é cada vez menos empregado. Além de resultados inferiores, com a necessidade de abordagem cirúrgica convencional, o procedimento de ligadura dos vasos hipogástricos bloqueia o acesso do cateter aos vasos pélvicos definitivamente, impedindo que esse procedimento venha a ser realizado em outra oportunidade.

Outra abordagem possível no controle do sangramento de origem neoplásica é a realização de radioterapia hemostática. Porém, as circunstâncias em que os tumores genitais determinam sangramento profuso geralmente se associam a doença extensa com grande massa tumoral que necessita de doses maiores de irradiação, mesmo que paliativas, o que proporciona maior risco de lesões actínicas aos órgãos pélvicos associados, como intestino e bexiga. Dessa forma, a manutenção do tratamento, mesmo após o controle do sangramento, deverá ser feita por prazo mais longo para maior fracionamento das doses.

Podem ser empregadas doses convencionais de 45 a 55 Gy externa, associadas a braquiterapia de baixa ou de alta dose. A braquiterapia pode ser empregada isoladamente para o controle do sangramento, especialmente em pacientes com maior comprometimento físico e co-morbidades associadas, em 1 a 3 doses de 10 Gy. Essa abordagem permite o controle do sangramento na grande maioria dos casos, inclusive com redução da secreção e do odor associado. Eventualmente poderão ocorrer respostas mais importantes com reduções significativas do tumor primário.

A fim de melhorar a resposta à radioterapia, alguns serviços vêm associando agentes com potencial de radiossensibilização, como o quimioterápico cisplatina. O problema consiste na condição clínica das pacientes, geralmente com estágio avançado da doença, o que restringe o emprego dessas drogas.

LINFEDEMA

O edema de membros inferiores é comum com a progressão desses tumores sobre linfonodos e vasos linfáticos pélvicos, comprometendo a drenagem linfática. Nessa situação é comum a queixa de dor e limitação de movimentos do membro afetado, o que deverá ser diferenciado de eventos trombóticos. Geralmente a diferenciação clínica é limitada, sendo necessária a avaliação por meio de Doppler dos vasos suspeitos de comprometimento. Havendo o diagnóstico de trombose, o tratamento será com emprego de anticoagulantes como enoxaparina.

OBSTRUÇÃO URETERAL

A progressão dos tumores pelo paramétrio lateral proporciona obstrução do ureter. Raramente, também pode ser ocasionada secundariamente ao efeito da radioterapia em pacientes previamente tratadas.

Nessa situação, a possibilidade de insuficiência pós-renal deve ser considerada e a paciente sistematicamente avaliada para função renal pela dosagem de uréia, creatinina, sódio e potássio. Quando a função renal está comprometida, poderá ser necessária hemodiálise para compensação do quadro clínico.

Nas pacientes estáveis, o tratamento será por meio da tentativa de passagem de cateter ureteral por cistoscopia ou, retrogradamente, por nefrostomia. Nos casos com impossibilidade de progressão do cateter ureteral, a nefrostomia será a opção.

Nos casos de insuficiência renal secundária à obstrução urinária decorrente de tumor recidivado e sem possibilidades terapêuticas, coloca-se o dilema filosófico da realização ou não desse tipo de derivação.

Por outro lado, nas pacientes com tumor avançado, mas virgens de tratamento, a possibilidade de resposta aos tratamentos disponíveis deve ser considerada, inclusive com abordagens mais agressivas como derivação urinária com uso de alça intestinal.

FÍSTULAS

A progressão de tumores para reto e bexiga permite a formação de fístulas que ocasionam grande desconforto às pacientes. Nos casos de fístula retovaginal, a abordagem inicial é de derivação com colostomia em alça em ângulo esplênico ou a critério do cirurgião.

As fístulas entéricas representam importante desafio, pois sua ressecção é muitas vezes limitada pelo envolvimento de alças intestinais pela massa tumoral, e a derivação é pouco eficiente. Desse modo, a abordagem ocorre no sentido de redução do trânsito intestinal com sonda nasogástrica e dieta parenteral. Porém, os resultados são ruins.

As fístulas urinárias apresentam resolução mais complexa. Fístulas vesicovaginal, vesico-uterina, ureterovaginal ou uretero-uterina, necessitam de derivação pela alça intestinal, mas o grau de comprometimento pélvico poderá restringir a porção de ureter mobilizável para o procedimento. Assim, a nefrostomia poderá ser considerada como opção, especialmente nos casos em que há possibilidade terapêutica.

As derivações urinárias não apresentam impacto na sobrevida das pacientes com tumores recidivados e sem possibilidade terapêutica.

CÂNCER DE OVÁRIO

As neoplasias de ovário constituem situação à parte, pois a progressão dos tumores se faz por meio de implantes peritoneais e formação de massas abdominopélvicas com obstrução intestinal e ascite carcinomatosa.

Cerca de metade das pacientes com carcinoma de ovário apresenta sintomas gastrintestinais associados a obstrução, como náusea, vômitos, dor e distensão abdominal. A obstrução mais comum é de intestino delgado, apesar da possibilidade de obstrução colônica e gastroduodenal.

A abordagem inicial é clínica, com hidratação parenteral, sonda nasogástrica e alimentação parenteral, mas apenas 10 a 30% de resolutividade com elevada taxa de recidiva em até 30 dias. O tratamento cirúrgico será necessário para os casos com má resposta ao tratamento clínico ou com recidiva. Como a abordagem cirúrgica não confere melhor prognóstico comparativamente à clínica, deve-se optar por cirurgia para os casos com melhor condição clínica, ausência de limitação para a anestesia, e possibilidade de tratamento para a doença de base. Dessa forma, a abordagem cirúrgica para obstrução intestinal deve ser especialmente considerada em pacientes com doença potencialmente sensível aos quimioterápicos.

Apesar da ascite carcinomatosa ser a mais freqüente, há possibilidade de derrame neoplásico pleural e até pericárdico. Pacientes virgens de tratamento apresentam boa resposta à quimioterapia, com resolução da ascite após 1 a 2 ciclos. Quando não há resposta à quimioterapia, a paracentese será necessária naquelas pacientes com restrição respiratória e de movimentação. Nesses casos, será importante a reposição volêmica com solução colóide, como plasma fresco. A utilização de albumina deve ser feita com muito critério, pois apresenta custo elevado sem benefício específico nessa circunstância.

Os derrames pleurais não responsivos à quimioterapia devem ser puncionados. Nos casos recidivantes, é possível a realização de pleurodese instilando-se agente esclerosante, como talco, tetraciclina ou mesmo bleomicina. Não havendo resposta, é possível considerar pleurectomia e pleurodese por toracoscopia.

LEITURA ADICIONAL

1. Abeloff MD, Armitage JO, Niederhuber JE, Kastan MB, McKenna WG (editores). Clinical oncology. 3. ed. Elsevier Churchill Livingstone; 2004.
2. Lawrie I. Handbook of oncological emergencies.

SEÇÃO

XIII

Emergências Pediátricas

Coordenador

Cláudio Schvartsman

Ressuscitação Cardiopulmonar Pediátrica

CAPÍTULO 248

Maria Carolina Proença Lopes

TÓPICOS IMPORTANTES

- A parada cardiorrespiratória em crianças é rara e tem prognóstico ruim; o reconhecimento do evento é fundamental para garantir uma melhor sobrevida para o paciente.
- A ressuscitação cardiopulmonar deve ser iniciada o mais rapidamente possível, avaliando os três parâmetros: vias aéreas, ventilação e circulação.
- As vias aéreas devem ser mantidas pérvias para garantir a ventilação do paciente. Para isso, devem ser realizadas as manobras de inclinação da cabeça e elevação do queixo e, na presença de trauma, a manobra de tração da mandíbula.
- A ventilação do paciente em parada respiratória pode ser feita inicialmente com respiração boca-a-boca e posteriormente com dispositivo bolsa-válvula-máscara. A via aérea definitiva deve ser obtida assim que possível.
- A ausência de pulso central determina a parada cardíaca. As compressões torácicas devem ser fortes e rápidas e interrompidas o mínimo possível de tempo. Nos pacientes sem vias aéreas definitivas, as compressões devem ser coordenadas com a ventilação.
- Nos pacientes com mais de 1 ano de idade, o desfibrilador externo automático deve ser instalado assim que possível, sobretudo para pacientes vítimas de colapso súbito. O desfibrilador com ajuste de carga pode ser usado em qualquer criança com ritmo chocável e a dose inicial deve ser de 2 J/kg.
- Na presença de PCR, a droga de escolha é a adrenalina, que deve ser diluída na proporção de 1:10.000, na dose de 0,01 mg/kg. Nas PCR com FV/TV sem pulso que não reverteram após choque e adrenalina, a droga antiarrítmica recomendada é a amiodarona.

INTRODUÇÃO E DEFINIÇÕES

A ressuscitação cardiopulmonar (RCP) em crianças apresenta inúmeros desafios, entre os quais as diferentes idades e tamanhos do paciente pediátrico, as dificuldades na obtenção do acesso vascular e no manejo da via aérea. Além disso, a parada cardiorrespiratória (PCR) pediátrica é um evento raro, com poucos estudos prospectivos adequados disponíveis. O primeiro consenso pediátrico em suporte avançado de vida foi publicado somente em 1986 pela American Heart Association Emergency Cardiac Care Committee, sendo revisado em 2005.

Epidemiologia

A PCR em crianças geralmente decorre de hipóxia e acidose tecidual progressiva devido a falência respiratória e choque. Estes se devem sobretudo a acidentes, síndrome da morte súbita, insuficiência respiratória e sepse. Pode-se notar uma diferença em relação à PCR nos adultos, que geralmente é devida à doença cardiovascular isquêmica.

O prognóstico após a PCR é pobre, com a sobrevida após 1 ano variando de 4 a 14% nos eventos pré-hospitalares e cerca de 27% nos eventos hospitalares (dados americanos obtidos do Registro Nacional de Reanimação Cardiopulmonar). A melhora da sobrevida pode ser observada nas crianças que receberam RCP precoce e que apresentavam fibrilação ventricular como ritmo inicial. No Brasil, são encontrados dados semelhantes de sobrevida após PCR hospitalar, com sobrevida de 33% após 24 horas de PCR e de 15% após 1 ano.

ACHADOS CLÍNICOS

Parada cardíaca é definida como a cessação da atividade mecânica cardíaca, determinada pela ausência de sinais de circulação. Ela pode ser testemunhada quando é vista ou ouvida por outra pessoa. A parada respiratória é a ausência do esforço respiratório na presença de atividade cardíaca. A RCP é a tentativa de manutenção da vida por meio do estabelecimento da via aérea, da ventilação e da circulação, usando, para isso, compressão torácica, desfibrilação, drogas e outras técnicas emergenciais. Clinicamente, o paciente apresenta ausência de resposta e de pulso central palpável, além de apnéia.

MANOBRAS DE SUPORTE BÁSICO DE VIDA

Antes de iniciar as manobras de suporte básico de vida, é fundamental garantir um local seguro para a vítima e para o socorrista, lembrando sempre que a remoção dos pacientes com suspeita de trauma deve ser feita com cuidado.

Ativação do serviço de emergência

Na presença de apenas um socorrista, deve-se iniciar a RCP por 2 minutos e depois acionar o serviço de emergência, com exceção dos pacientes vítimas de colapso súbito testemunhado, nos quais o serviço deve ser ativado primeiro, pelo risco de PCR com ritmo chocável, que necessita do desfibrilador externo automático (DEA) o mais rápido possível. Na presença de mais de um socorrista, um deles deve iniciar a RCP, enquanto o outro ativa o serviço.

Vias aéreas

A abertura das vias aéreas é o primeiro passo do suporte básico de vida (BLS), pois a hipoxemia pode causar e contribuir para a deterioração ou PCR. Além disso, quando a criança perde a consciência, a língua proeminente costuma obstruir as vias aéreas superiores e interferir com a ventilação efetiva.

O primeiro passo consiste no posicionamento da vítima na posição supina em uma superfície plana e dura. Caso haja suspeita de traumatismo craniano ou cervical, a vítima deve ser movida somente o necessário e com cuidado, mantendo-se a coluna vertebral estável.

As manobras para abertura das vias aéreas visam a retirada da língua da parte posterior da faringe e a diminuição da flexão cervical provocada pelo occipício proeminente nos lactentes. Nos pacientes sem suspeita de trauma, deve ser realizada a manobra de inclinação da cabeça e elevação do queixo, enquanto nos pacientes com suspeita de lesão cervical deve-se realizar a manobra de tração da mandíbula. Caso esta manobra não promova a abertura das vias aéreas, deve-se realizar as manobras de inclinação da cabeça e elevação do queixo, pois a abertura das vias aéreas é uma prioridade.

Para realizar a manobra de inclinação da cabeça e elevação do queixo (Figura 248.1):

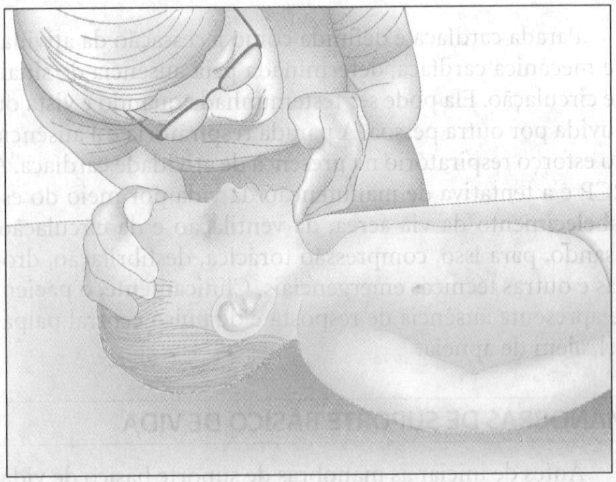

Figura 248.1 – Técnica para abertura de vias aéreas: manobra de inclinação da cabeça e elevação do queixo.

- Coloque a mão na testa da criança e gentilmente incline a cabeça para trás até uma posição neutra. O pescoço deve estar ligeiramente estendido.
- Ao mesmo tempo, coloque as pontas dos dedos da outra mão sob a parte óssea da mandíbula. Levante-a para cima e para fora.
- Cuidado para não fechar os lábios ou comprimir os tecidos moles sob o queixo.
- Remova antes secreções, vômitos ou corpo estranho.

Para realizar a manobra de tração da mandíbula (Figura 248.2):

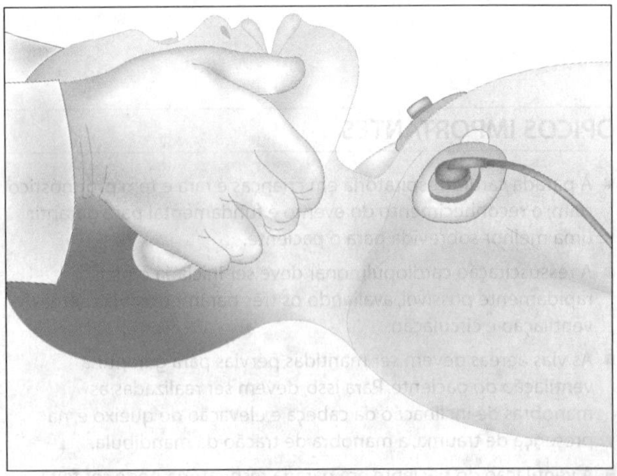

Figura 248.2 – Técnica para abertura das vias aéreas: manobra de tração da mandíbula.

- Coloque 2 ou 3 dedos sob cada lado do ângulo da mandíbula inferior e levante-a para cima e para fora.
- Remova antes secreções, vômitos ou corpo estranho.

Respiração

Após a abertura das vias aéreas, o segundo passo consiste na avaliação da presença de respiração adequada. Para isso, observe o subir e baixar do tórax, escute os sons expiratórios no nariz e na boca e sinta o fluxo de ar exalado da boca da vítima por, no mínimo, 5 segundos e, no máximo, 10 segundos. É importante ressaltar que alguns pacientes podem apresentar respiração agônica ou esforço respiratório inadequado; em caso de dúvida, proceda às respirações de resgate.

Os pacientes com respiração adequada devem ser colocados em posição de recuperação, garantindo a via aérea pérvia, minimizando o risco de aspiração e permitindo a monitoração do esforço respiratório até a chegada do serviço de emergência.

A respiração de resgate deve ser administrada para as vítimas com respiração inadequada. Para isso, forneça duas respirações com duração de 1 segundo que promovam elevação visível do tórax; o socorrista pode tentar aplicar uma respiração de resgate adequada de 2 a 3 vezes. Pode-se utilizar respiração boca-a-boca, boca-a-boca/nariz, boca-dispositivo de barreira, boca-máscara ou por meio de vias aéreas artificiais, com ou sem suplementação de oxigênio.

Lactentes e crianças com parada respiratória com pulso presente acima de 60 batimentos/min devem receber duas ventilações de resgate na freqüência de 12 a 20/min (cerca de uma ventilação a cada 3 a 5 segundos). Os adolescentes devem receber duas ventilações de resgate na freqüência de 10 a 12/min. A hiperventilação não é necessária e pode ser prejudicial, pois o aumento da pressão intratorácica provocada pela ventilação diminui o retorno venoso para o coração e, conseqüentemente, reduz a perfusão coronariana e cerebral. Além disso, as ventilações forçadas podem causar distensão gástrica e suas complicações.

Circulação

A verificação do pulso é o método de escolha para avaliação da circulação. Os locais de escolha para a verificação de pulso são: braquial ou femoral nos lactentes com menos de 1 ano de idade, e carotídeo ou femoral nos demais pacientes. A avaliação não deve exceder 10 segundos; a ausência de pulso indica PCR e as compressões torácicas devem ser iniciadas imediatamente.

A RCP executada de maneira correta é fundamental no manejo da PCR. As compressões torácicas devem ser interrompidas somente para a ventilação (até uma via aérea definitiva ser estabelecida), checagem de ritmo e choque. A técnica adequada determina que as mãos sejam colocadas entre a linha mamilar nos adolescentes e crianças maiores de 1 ano e logo abaixo nos menores de 1 ano (Figura 248.3). O tórax deve ser comprimido de modo rápido, forte e deve retornar à posição original após cada compressão. A relação compressão-ventilação deve ser de 30 compressões:2 ventilações quando só há um socorrista presente, independentemente da faixa etária do paciente, e 15 compressões:2 ventilações quando há 2 socorristas presentes, excluindo a faixa etária dos adolescentes, em que a relação continua 30:2. O pulso deve ser checado a cada 2 minutos ou 5 ciclos. Caso o paciente apresente retorno da circulação espontânea, mas mantenha ausência de esforço respiratório, ventilações devem ser administradas a cada 3 a 5 segundos nas crianças e lactentes e a cada 5 a 6 segundos nos adolescentes, até que a vítima seja removida pelo serviço de emergência.

O desfibrilador externo automático (DEA) deve ser usado em todas as crianças com mais de 1 ano de idade, sobretudo nas vítimas de colapso súbito. O aparelho é programado para determinar se o ECG da vítima apresenta um ritmo chocável ou não-chocável. Nas PCR não testemunhadas, a RCP deve ser realizada por 2 minutos (5 ciclos) antes de o DEA ser instalado. As pás de crianças devem ser usadas nas crianças com peso menor que 25 kg (1 a 8 anos, aproximadamente) e as pás de adultos nos demais. Após colocação das pás, uma no lado direito do tórax, abaixo da clavícula, e a outra à esquerda do mamilo esquerdo na linha axilar anterior sobre o coração, suspenda RCP para avaliação do ritmo: se ritmo chocável, afaste todas as pessoas que estiverem ao redor da vítima e aplique o choque. Inicie a RCP imediatamente por 2 minutos (aproximadamente 5 ciclos) e, após esse período, cheque novamente o ritmo: se chocável, aplique novo choque; se não, cheque o pulso: se presente, aplique ventilações; se ausente, continue a RCP até a vítima ser removida pelo serviço de emergência.

O Algoritmo 248.1 mostra um resumo do suporte básico de vida (PALS).

MANOBRAS DE SUPORTE AVANÇADO DE VIDA

O objetivo das manobras de suporte avançado de vida é promover o retorno da circulação espontânea, definida pela presença de atividade elétrica cardíaca no monitor, acompanhada de evidência clínica de perfusão, como pulsos palpáveis e pressão arterial mensurável. Para isso, é importante determinar o ritmo cardíaco, a aplicação de choques quando necessário, o estabelecimento de acesso vascular e a terapia farmacológica, além de garantir uma via aérea definitiva.

Acesso vascular

As drogas e fluidos durante a RCP podem ser administrados por via endovenosa (periférica ou central), via intra-

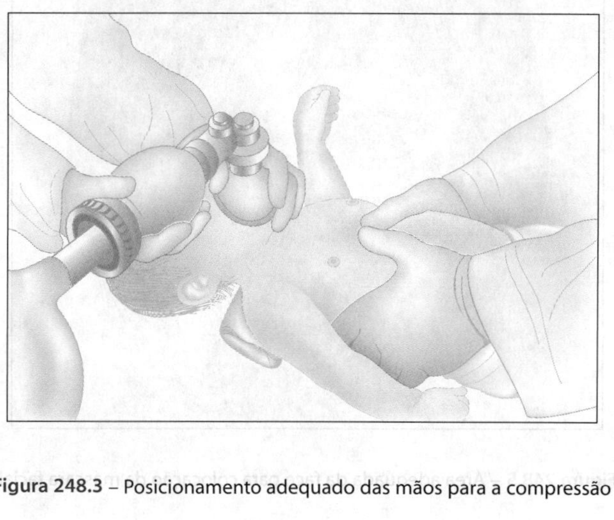

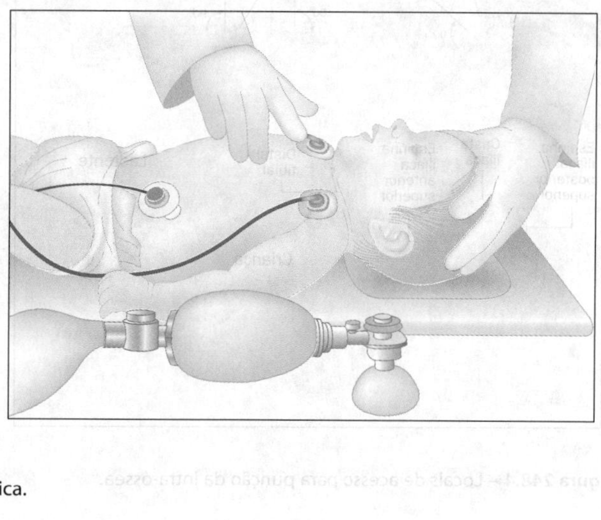

Figura 248.3 – Posicionamento adequado das mãos para a compressão torácica.

óssea ou via tubo endotraqueal, sendo que a via intra-óssea é preferencial quando um acesso intravenoso não é possível.

O acesso venoso periférico é o mais utilizado durante a RCP. Apesar do acesso venoso central ser mais seguro e garantir um pico de ação mais rápido na administração das drogas, ele pode atrasar a utilização das drogas e acarretar complicações durante a RCP, como sangramento e hematoma, e só deve ser utilizado se já estiver presente antes da PCR. A RCP não deve ser interrompida durante a obtenção do acesso venoso. Uma vez estabelecido o acesso, as drogas devem ser administradas em bolus, durante a compressão torácica, seguidas da administração de soro fisiológico 5 mL para levar a droga até a circulação central.

A via intra-óssea é uma via segura de administração de drogas e fluidos e deve ser estabelecida sempre que o acesso venoso não for conseguido rapidamente. O acesso pode ser conseguido em qualquer faixa etária, utilizando-se agulha de via intra-óssea ou qualquer outra agulha que garanta um acesso mantido ao plexo venoso da medula óssea. Vários sítios estão disponíveis para colocação da agulha de intra-óssea, como a tíbia proximal abaixo da tuberosidade tibial (mais utilizado), a tíbia distal acima do maléolo medial, o fêmur distal e a espinha ilíaca ântero-superior (Figura 248.4).

O tudo endotraqueal é uma via alternativa de administração de drogas, quando ainda não foi possível o acesso vascular ou intra-ósseo. As drogas lipossolúveis, como adrenalina, atropina, lidocaína e naloxona, podem ser administradas por essa via. A dose adequada não é conhecida, assim como a absorção na árvore traqueobrônquica não é estabelecida. Os níveis séricos obtidos são muito mais baixos que aqueles obtidos na administração vascular ou intra-óssea. Recomenda-se a utilização de uma dose 2 a 3 vezes maior que a dose recomendada para administração endovenosa, sendo que a droga deve ser instilada diretamente no tubo, seguida pela administração de 5 mL de soro fisiológico ou água e 5 ventilações com pressão positiva.

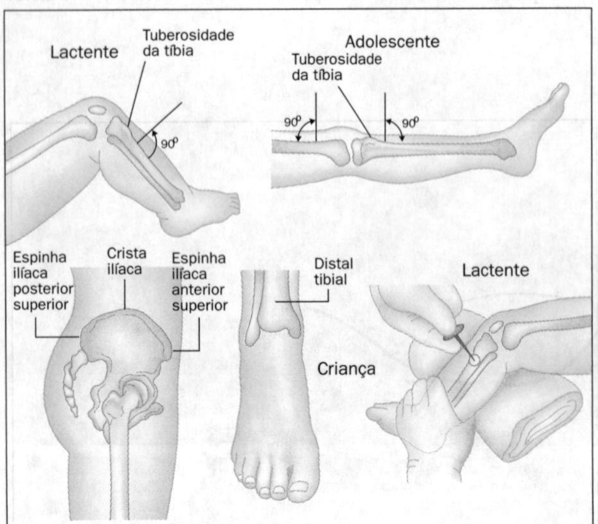

Figura 248.4 – Locais de acesso para punção da intra-óssea.

Manejo da via aérea

A ventilação assistida é necessária em todas as RCP. A ventilação com bolsa-máscara normalmente é suficiente para garantir um aporte de oxigênio adequado até à obtenção de uma via aérea definitiva. A ventilação com esse dispositivo requer adequada escolha dos materiais, abertura de vias aéreas e fixação da máscara proporcionando uma ventilação adequada.

A máscara deve cobrir completamente a boca e o nariz da criança, sem cobrir os olhos ou ultrapassar o queixo (Figura 248.5). A fixação da máscara deve obedecer à técnica de E-C; o polegar e o dedo indicador formam um "C" para vedar a máscara sobre a face, enquanto os demais dedos da mesma mão formam um "E" para levantar a mandíbula, puxando a face em direção à máscara (Figura 248.6).

A bolsa deve ter um volume mínimo de 450 a 500 mL. As bolsas neonatais (250 mL) não garantem um volume corrente efetivo e um tempo inspiratório mais longo, necessário para neonatos e lactentes. Apesar do tamanho da bolsa, o socorrista deve usar somente a força e o volume necessários para elevar o tórax. Volumes excessivos de ventilação e pressão podem comprometer o débito cardíaco, pelo aumento da pressão torácica, e distender o estômago, provocando regurgitações ou até barotrauma.

A via aérea definitiva pode ser obtida pela colocação de um tubo endotraqueal, procedimento que não deve atrasar ou suspender as manobras de RCP. A intubação orotraqueal permite a oxigenação efetiva do pulmão, protege contra aspiração de conteúdo gástrico, permite que as compressões torácicas sejam administradas de forma ininterrupta e proporciona melhor aspiração das secreções gástricas. A escolha dos tamanhos adequados de tubo e larin-

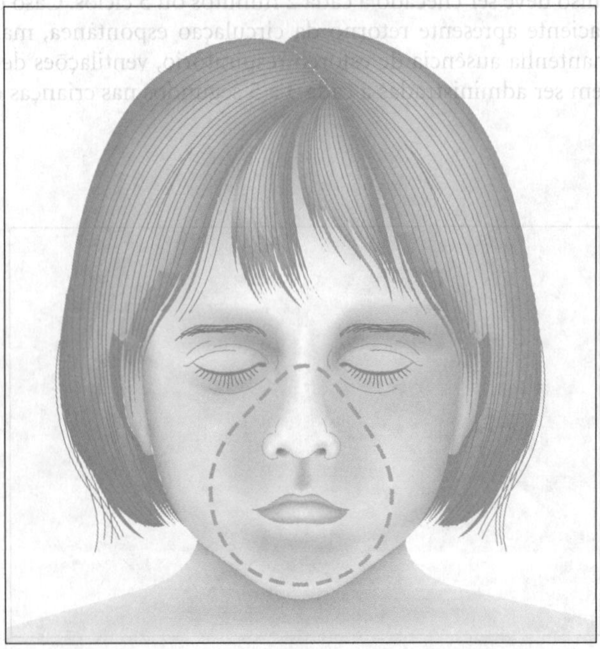

Figura 248.5 – Área adequada da face para colocação da máscara facial.

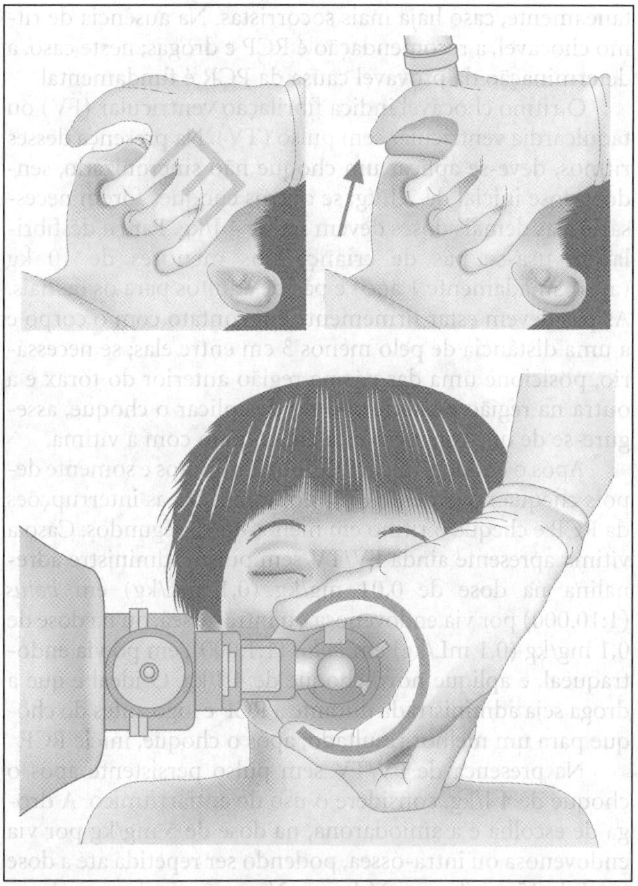

Figura 248.6 – Posicionamento adequado das mãos: técnica E-C.

goscópio é fundamental para a realização da técnica adequada sem complicações (Tabela 248.I) A intubação deve ser realizada seguindo-se os seguintes passos:

- Após a seleção dos equipamentos e a monitoração, posicione o paciente: maiores de 2 anos devem ser colocados em superfície plana com um apoio (lençóis ou toalhas dobradas) embaixo do occipício, enquanto menores de 2 anos devem ter o apoio colocado embaixo do ombro (Figura 248.7).
- Com o laringoscópio, controle a língua e visualize a epiglote; introduza o tubo pelo lado direito da boca, sem obstruir a visualização; passe o tubo pela abertura da glote, mantendo a marca preta na altura das cordas vocais.
- Segure firmemente o tubo e confirme a intubação por meio do exame físico: elevação simétrica do tórax e ausculta dos sons ventilatórios em ambos os pulmões, durante a ventilação com pressão positiva e pelos métodos confirmatórios (detecção de CO_2 exalado, que pode ser negativa na PCR, e radiografia de tórax).
- A ventilação após intubação deve ser feita sem sincronização com as compressões torácicas, mantendo uma freqüência de 8 a 10 ventilações/min (1 ventilação a cada 6 a 8 segundos).

Terapia farmacológica

O uso de drogas durante a RCP visa aumentar a pressão de perfusão coronariana e cerebral, aumentar a freqüência cardíaca, estimular a contração miocárdica, tratar e corrigir a acidose metabólica e tratar arritmias. As principais drogas utilizadas e suas ações estão listadas na Tabela 248.II.

Tabela 248.I - Recomendação do tamanho do laringoscópio, tubo endotraqueal e sonda de aspiração de acordo com a faixa etária

Faixa etária	Laringoscópio	Tubo endotraqueal	Posição de fixação*	Sonda de aspiração
		Sem *cuff*: [idade (anos)/4] + 4 Com *cuff*: [idade(anos)/4] + 3	3 vezes o tamanho do tubo endotraqueal	2 vezes o tamanho do tubo endotraqueal
Pré-termo	Número 0	2,5 a 3 sem *cuff*	8	5 a 6
Termo	Número 0 a 1	3 a 3,5 sem *cuff*	9 a 10	6 a 8
6 meses		3,5 a 4 sem *cuff*	10,5 a 12	8
1 ano	Número 1	4 a 4,5 sem *cuff*	12 a 13,5	8
2 anos	Número 2	4,5 sem *cuff* 4 com *cuff*	13,5	8
4 anos		5 a 5,5 sem *cuff* 4,5 com *cuff*	15	10
6 anos		5,5 sem *cuff* 5 com *cuff*	16,5	10
8 anos	Número 2	6 com *cuff*	18	12
10 anos		6,5 com *cuff*	19,5	12
12 anos	Número 3	7 com *cuff*	21	12
Adolescentes	Número 3	7 a 8 com *cuff*	21	12

* Fixação do tubo na altura dos lábios, em cm.

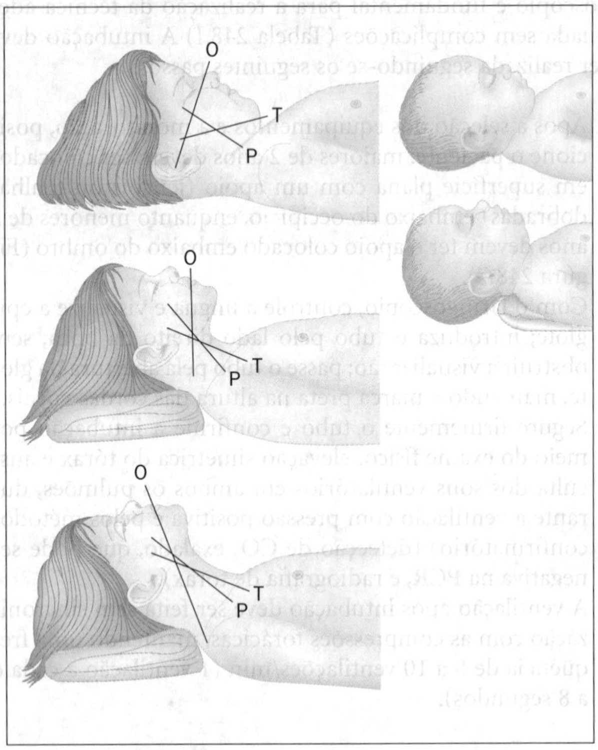

Figura 248.7 – Posicionamento correto da criança para ventilação e intubação traqueal.

Ritmo cardíaco

A identificação do ritmo cardíaco determina se o ritmo é chocável ou não-chocável, bem como as condutas a serem adotadas a partir deste ponto. Na presença de um ritmo chocável, a seqüência recomendada é RCP, choque e droga, ressaltando que as manobras podem ser executadas simultaneamente, caso haja mais socorristas. Na ausência de ritmo chocável, a recomendação é RCP e drogas; neste caso, a determinação da provável causa da PCR é fundamental.

O ritmo chocável indica fibrilação ventricular (FV) ou taquicardia ventricular sem pulso (TV). Na presença desses ritmos, deve-se aplicar um choque não sincronizado, sendo a dose inicial de 2 J/kg; se outros choques forem necessários, as demais doses devem ser de 4 J/kg. Para a desfibrilação, usa-se pás de criança nos menores de 10 kg (aproximadamente 1 ano) e pás de adultos para os demais. As pás devem estar firmemente em contato com o corpo e a uma distância de pelo menos 3 cm entre elas; se necessário, posicione uma das pás na região anterior do tórax e a outra na região posterior. Antes de aplicar o choque, assegure-se de que ninguém está em contato com a vítima.

Após o choque, inicie RCP por 2 minutos e somente depois cheque novamente o ritmo; minimize as interrupções da RCP e cheque o ritmo em menos de 10 segundos. Caso a vítima apresente ainda FV/TV sem pulso, administre adrenalina na dose de 0,01 mg/kg (0,1 mL/kg) em *bolus* (1:10.000) por via endovenosa ou intra-óssea, ou na dose de 0,1 mg/kg (0,1 mL/kg) em *bolus* (1:1.000), em pó via endotraqueal, e aplique novo choque de 4 J/kg. O ideal é que a droga seja administrada durante a RCP e logo antes do choque para um melhor resultado; após o choque, inicie RCP.

Na presença de FV/TV sem pulso persistente após o choque de 4 J/kg, considere o uso de antiarrítmico. A droga de escolha é a amiodarona, na dose de 5 mg/kg por via endovenosa ou intra-óssea, podendo ser repetida até a dose total de 15 mg/kg em 24 horas. Na ausência de amiodarona, pode-se usar lidocaína na dose de 1 mg/kg por via endovenosa ou intra-óssea.

A seqüência "checagem do ritmo-choque-RCP por 2 min-droga–checagem do ritmo" deve ser mantida enquanto o ritmo for FV/TV sem pulso. Caso a vítima apresente um ritmo não-chocável e organizado, isto é, com complexos regulares, o pulso deve ser checado. Caso esteja presente, iniciar cuidados pós-ressuscitação; caso o pulso esteja

Tabela 248.II – Agentes farmacológicos usados na ressuscitação cardiopulmonar pediátrica

Droga	Ação
Adrenalina	Mediador α-adrenérgico que promove aumento de pressão diastólica aórtica e aumento da pressão de perfusão coronariana, importante para o sucesso da RCP. Dose: IO ou EV – 0,01 mg/kg ou 0,1 mL/kg da epinefrina 1:10.000 Tubo traqueal – 0,1mg/kg ou 0,1 mL/kg da epinefrina 1:1.000 Não existem evidências de benefício no uso de altas doses de adrenalina (0,1 a 0,2 mg/kg).
Vasopressina	Não há dados suficientes para recomendar o uso rotineiro da vasopressina na RCP; são necessários mais estudos. Alguns trabalhos pediátricos mostram maior taxa de retorno à circulação espontânea com o uso combinado de adrenalina e vasopressina.
Amiodarona	Antiarrítmico α-adrenérgico e β-adrenérgico indicado no tratamento FV/TV sem pulso refratário a desfibrilação. Dose: IO ou EV: 5 mg/kg (máximo de 300 mg/dose), podendo ser repetida até 15 mg/kg.
Lidocaína	Antiarrítmico que promove a diminuição da automacidade e, conseqüentemente, suprime as arritmias ventriculares. Recomendada como droga de segunda escolha no tratamento de FV/TV sem pulso, quando a amiodarona não está disponível. Dose: IO ou EV: 1 mg/kg Tubo traqueal: 2 a 3 vezes a dose endovenosa.
Bicarbonato de sódio	O uso rotineiro na RCP não é recomendado. Para as PCR prolongadas, após intubação e administração de adrenalina, deve ser considerado pelo risco de acidose metabólica. Dose: 1 mEq/kg (bicarbonato de sódio 8,4% 1 mL = 1 mEq).

ausente ou o ritmo no monitor não seja organizado, a RCP deve ser reiniciada imediatamente.

O ritmo não-chocável indica assistolia ou atividade elétrica sem pulsos (AESP), os ritmos mais freqüentemente encontrados em crianças com PCR. O ritmo deve ser checado a cada 2 minutos, pois cerca de 25% dos pacientes podem apresentar novamente um ritmo chocável durante a RCP (*nadkarni*). A adrenalina é a droga de escolha no tratamento de assistolia e AESP. A dose é a mesma utilizada na FV/TV sem pulso e deve ser administrada a cada 3 a 5 minutos, após a checagem do ritmo.

Como mencionado anteriormente, o prognóstico da PCR em crianças é geralmente ruim. Além da realização de RCP adequada, da aplicação de choques e da administração de drogas, a identificação e o tratamento da causa da PCR são fundamentais. A regra dos 6H e 5T ajudam na investigação de possíveis causas reversíveis de parada cardíaca (Tabela 248.III).

Tabela 248.III – Causas tratáveis de PCR (regra dos 6H e 5T)

H	T
Hipovolemia	Toxinas (intoxicação)
Hipóxia	Tamponamento cardíaco
Hidrogênio (acidose)	Pneumotórax
Hiper/Hipocalemia	Trombose (coronariana ou pulmonar)
Hipoglicemia	Trauma
Hipotermia	

O Algoritmo 248.2 mostra um resumo das manobras avançadas de suporte de vida.

CUIDADOS PÓS-RESSUSCITAÇÃO CARDIOPULMONAR

Após a RCP, o paciente freqüentemente requer suporte adicional para manter um ritmo estável e uma perfusão adequada. Os cuidados pós-ressuscitação cardiopulmonar visam: identificar e tratar a disfunção nos diversos sistemas, garantir a perfusão tecidual e a função cardiovascular, manter a oxigenação e a ventilação adequada, corrigir distúrbios ácido-básico e eletrolítico, evitar hipertermia, manter a glicemia em níveis normais e, quando necessário, analgesia e sedação.

CONCLUSÃO

A PCR em crianças é um evento raro com baixa taxa de sobrevida, sobretudo nos eventos pré-hospitalares. O rápido reconhecimento da PCR, o início precoce da RCP com execução adequada, a aplicação de choques quando necessário, a diminuição das interrupções das compressões torácicas e a administração de drogas de forma rápida, além da identificação e da correção das causas, promovem uma chance de sucesso na ressuscitação e, conseqüentemente, uma melhor taxa de sobrevida.

LEITURA ADICIONAL

1. 2005 American Heart Association. Guidelines for cardiopulmonary resuscitation and emergency cardiovascular care. Part 11: Pediatric Basic Life Support. Circulation 2005; 112: IV-156-IV-166.
2. 2005 American Heart Association. Guidelines for cardiopulmonary resuscitation and emergency cardiovascular care. Part 12: Pediatric Advanced Life Support. Circulation 2005; 112: IV-167- IV-187.
3. American Heart Association; American Academy of Pediatrics. Pediatric Advanced Life Support Course (PALS) 2006-2007.
4. Gilligan BP, Luten RC. Pediatric resuscitation. In: Marx JA, Hockberger RS, Walls RM, Ron MV, et al. Rosen's emergency medicine: concepts and clinical practice. 6. ed. St. Louis: Mosby; 2006.
5. Jacobs I, Nadkarni VM, Bahr J, Berg RA, Billi JE, Bossaert L, et al. Cardiac arrest and cardiopulmonary resuscitation outcome reports: update and simplification of the Utstein templates for resuscitation registries. A statement for healthcare professionals from a task force of the International Liaison Committee on Resuscitation. Circulation 2004; 110(21): 3385-97.
6. Lopez-Herce J, Dominguez P, Rodrigues-Nunez A, Carullo A, Calvo C, Delgado MA. Outcome of out-of-hospital cardiorespiratory arrest in children. Pediatric Emerg Care 2005; 21(12): 807-15.
7. Mann K, Berg RA, Nadkarni V. Beneficial effects of vasopressin in prolonged pediatric arrest: a cases series. Resuscitation 2002; 52(2): 149-56.
8. Nadkarni VM, Larkin GL, Peberby MA, Carey SM, Kaye W, Mancini ME, et al. First documented rhythm and clinical outcome from in-hospital cardiac arrest among children and adults. JAMA 2006; 295(1): 50-7.
9. Perondi MB, Reis AG, Paiva EF. A comparison of high-dose and standard-dose epinephrine in children with cardiac arrest. N Engl J Med 2004; 350(17): 1722-30.
10. Reis AG, Nadkarni VM, Perondi MB, Grisi S, Berg RA. A prospective investigation into the epidemiology of in-hospital pediatric cardiopulmonary resuscitation using the international Utstein report style. Pediatrics 2002; 109(2): 200-9.
11. Young KD, Seidel JJ. Pediatric cardiopulmonary resuscitation: a collective review. Ann Emerg Med 1999; 33(2): 195-205.
12. Zaritsky A, Nadkarni VM, Hazinski MF, Foltin G, Quan L, Wright J, et al. Recommended guidelines for uniform reporting of pediatric advanced life support: the pediatric Utstein style. 1995; 96(4): 765-80.

Algoritmo 248.1 – Suporte básico de vida

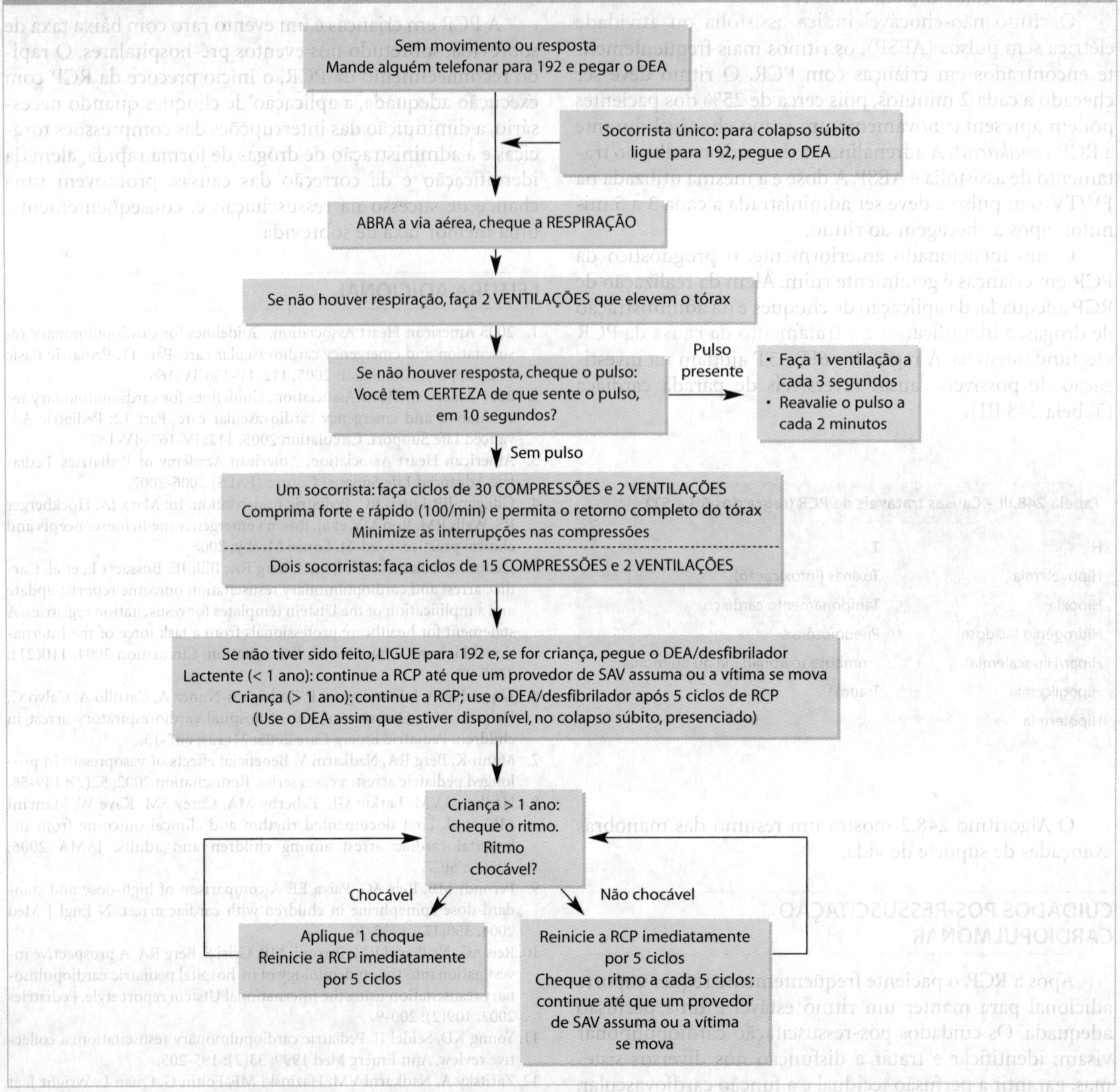

Algoritmo 248.2 – Suporte avançado de vida – parada sem pulso

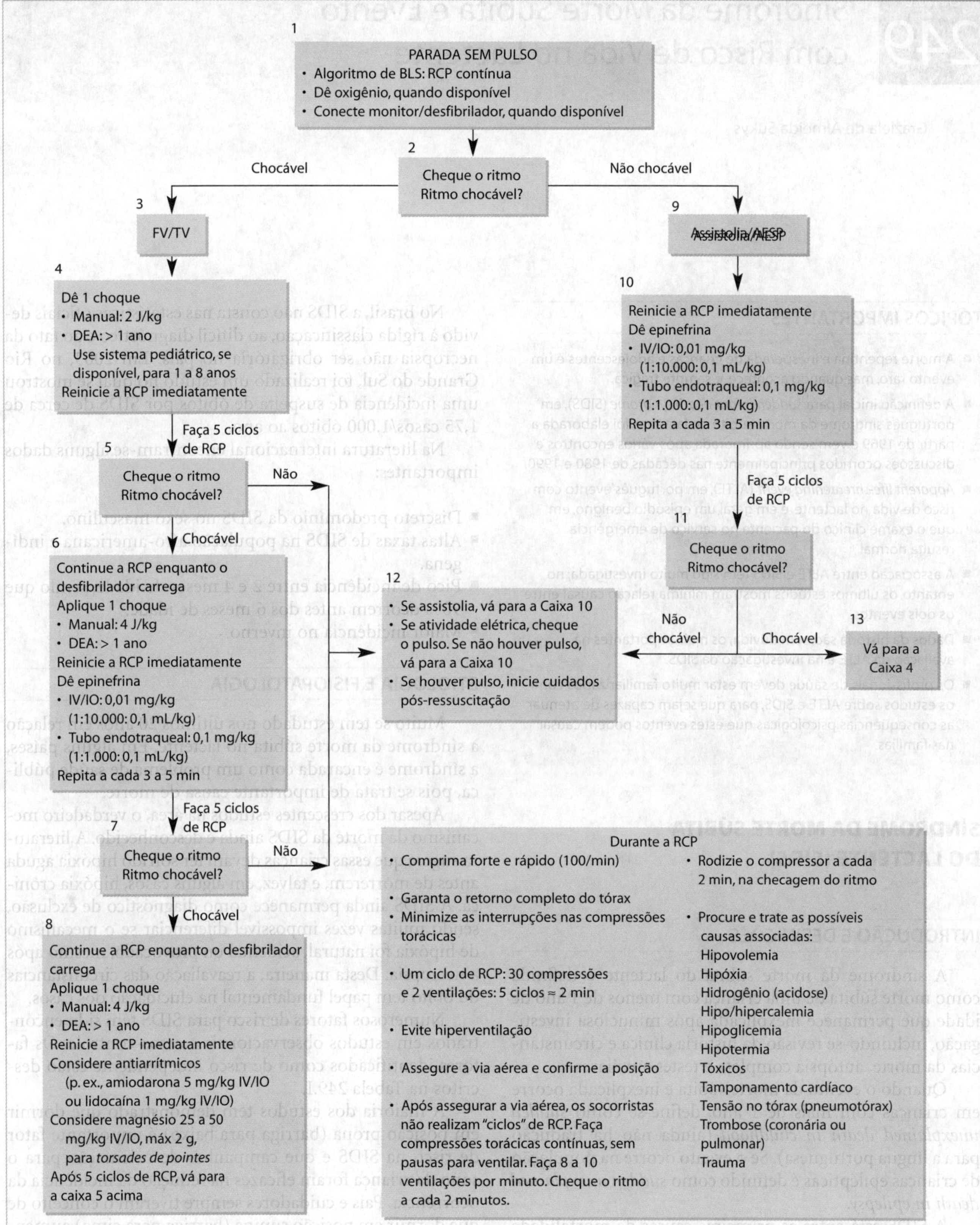

CAPÍTULO 249

Síndrome da Morte Súbita e Evento com Risco de Vida no Lactente

Graziela de Almeida Sukys

TÓPICOS IMPORTANTES

- A morte repentina e inesperada de crianças e adolescentes é um evento raro, mas quando acontece, é sempre trágica.
- A definição inicial para *sudden infant death syndrome* (SIDS), em português síndrome da morte súbita do lactente, foi elaborada a partir de 1969 e vem sendo aprimorada após vários encontros e discussões ocorridos principalmente nas décadas de 1980 e 1990.
- *Apparent life-threatening event* (ALTE), em português evento com risco de vida no lactente, é em geral um episódio benigno, em que o exame clínico do paciente no serviço de emergência resulta normal.
- A associação entre ALTE e SIDS tem sido muito investigada; no entanto, os últimos estudos mostram mínima relação causal entre os dois eventos.
- Dados da história são, sem dúvida, os mais importantes na avaliação da ALTE e na investigação da SIDS.
- Os profissionais de saúde devem estar muito familiarizados com os estudos sobre ALTE e SIDS, para que sejam capazes de atenuar as conseqüências psicológicas que estes eventos podem causar nas famílias.

SÍNDROME DA MORTE SÚBITA DO LACTENTE (SIDS)

INTRODUÇÃO E DEFINIÇÕES

A síndrome da morte súbita do lactente é definida como morte súbita de uma criança com menos de 1 ano de idade que permanece inexplicada após minuciosa investigação, incluindo-se revisão da história clínica e circunstâncias da morte, autópsia completa e testes auxiliares.

Quando o evento da morte súbita e inexplicada ocorre em crianças com mais de 1 ano, define-se como *sudden unexplained death in childhood* (ainda não há tradução para a língua portuguesa). Se o evento ocorre na população de crianças epilépticas é definido como *sudden unexplained death in epilepsy.*

A SIDS está entre as primeiras causas de mortalidade infantil pós-neonatal nos países desenvolvidos. Nos EUA é a primeira causa de óbito em crianças entre 1 mês e 1 ano de idade, com cerca de 56 casos/100 mil óbitos ao ano.

No Brasil, a SIDS não consta nas estatísticas oficiais devido à rígida classificação, ao difícil diagnóstico e ao fato da necropsia não ser obrigatória no país. Em 2003, no Rio Grande do Sul, foi realizado um estudo no qual se mostrou uma incidência de suspeita de óbitos por SIDS de cerca de 1,75 casos/1.000 óbitos ao ano.

Na literatura internacional encontram-se alguns dados importantes:

- Discreto predomínio da SIDS no sexo masculino.
- Altas taxas de SIDS na população afro-americana e indígena.
- Pico de incidência entre 2 e 4 meses de idade, sendo que 90% ocorrem antes dos 6 meses de idade.
- Maior incidência no inverno.

ETIOLOGIA E FISIOPATOLOGIA

Muito se tem estudado nos últimos 20 anos em relação à síndrome da morte súbita no lactente. Em alguns países, a síndrome é encarada como um problema de saúde pública, pois se trata de importante causa de morte.

Apesar dos crescentes estudos na área, o verdadeiro mecanismo da morte da SIDS ainda é desconhecido. A literatura sugere que essas crianças devam ter sofrido hipóxia aguda antes de morrerem, e talvez, em alguns casos, hipóxia crônica. A SIDS ainda permanece como diagnóstico de exclusão, sendo muitas vezes impossível diferenciar se o mecanismo de hipóxia foi natural, acidental ou provocado, mesmo após a necropsia. Desta maneira, a reavaliação das circunstâncias do óbito tem papel fundamental na elucidação dos casos.

Numerosos fatores de risco para SIDS têm sido encontrados em estudos observacionais e casos-controle. Os fatores identificados como de risco independente estão descritos na Tabela 249.I.

A maioria dos estudos tem demonstrado que dormir em posição prona (barriga para baixo) é importante fator de risco na SIDS e que campanhas de orientação para o sono da criança foram eficazes na redução da incidência da ocorrência. Pais e cuidadores sempre tiveram o conceito de que dormir em posição supina (barriga para cima) aumentasse o risco de vômitos, aspiração e engasgo. No entanto, os estudos mostram que isso na realidade ocorre quando a criança dorme em posição prona. Outro fator que parece se

Tabela 249.I – Fatores associados com o aumento no risco da síndrome da morte súbita do lactente

Risco ambiental materno e pré-natal
• Tabagismo
• Alcoolismo (principalmente na concepção e no 1º trimestre)
• Uso de drogas ilícitas (especialmente opióides)
• Pré-natal inadequado
• Baixo nível socioeconômico
• Idade materna < 20 anos
• Baixo nível escolar
• Mãe solteira
• Múltiplas gestações
• Pequeno intervalo entre as gestações
• Hipóxia intra-uterina
• Retardo de crescimento fetal
Risco ambiental do lactente
• Idade (entre 2-4 meses)
• Sexo masculino
• Negros e indígenas
• Não-uso de chupeta para dormir
• Prematuridade
• Dormir em posição prona ou lateral
• Episódio de febre recente
• Exposição ao tabagismo
• Dormir em superfícies macias, fofas, com muita roupa de cama macia
• Face coberta por lençol ou roupa de cama
• Compartilhar cama com os pais ou irmãos
• Dormir em quarto próprio, afastado do quarto dos pais
• Inverno

relacionar a um aumento no risco de SIDS é a utilização de camas e/ou berços confortáveis, com excesso de roupas de cama macias.

As alterações macro e microscópicas da SIDS são muito discretas, não sendo suficientes para explicar o óbito da criança. Externamente trata-se crianças com bom desenvolvimento ponderal e estado nutricional, com secreção serossangüinolenta e espumosa nasal. Petéquias intratorácicas, congestão e edema pulmonar, inflamação leve das vias aéreas superiores, aumento da hematopoiese hepática e aumento da hemoglobina fetal são os principais achados no exame anatomopatológico, porém nenhum destes é patognomônico ou pode sugerir fortemente o óbito por SIDS.

Estudos recentes propuseram um modelo para identificar riscos para SIDS, chamado de Triplo Risco, que inclui:

- Vulnerabilidade de base (anormalidade do sistema nervoso central, fatores genéticos etc.).
- Evento desencadeante ou fatores ambientais (tabagismo materno, infecção, modo de dormir etc.).
- Vulnerabilidade do estágio de maturação do sistema nervoso central, cardiorrespiratório e imune.

Os estudos sugerem que as crianças que morrem por SIDS apresentam estes três fatores, que juntos desencadearam o óbito súbito (Tabela 249.II).

Tabela 249.II – Risco triplo, interação potencial entre fatores genéticos e ambientais na SIDS

Vulnerabilidade de base
• Anormalidades do SNC (relacionadas a polimorfismo do gene transportador de serotonina e desenvolvimento do sistema nervoso autonômico)
• Anormalidade cardíaca (alteração genética relacionada a canais de sódio e potássio no miocárdio, podendo levar à síndrome do QT longo)
• Anormalidade imunológica (deficiência de complemento C4A e C4B e interleucina 10)
Evento desencadeante ou fatores ambientais
• Dormir em posição prona
• Tabagismo
• Estresse térmico
• Cama macia
Vulnerabilidade do estágio de maturação do sistema nervoso central, cardiorrespiratório e imune
• Até os 4 meses de vida o lactente enfrenta o período crítico do desenvolvimento do sistema nervoso central, cardiológico, ventilatório e imune

CLASSIFICAÇÃO

Classifica-se a SIDS em três categorias: I, II e SIDS não-classificada, com base em critérios clínicos, circunstâncias do óbito e dados da autópsia.

Categoria I – Subdivide-se em IA e IB.

IA: Características clássicas de SIDS completamente documentadas.

- Dados clínicos: idade entre 21 dias e 9 meses, história clínica normal, crescimento e desenvolvimento normais, ausência de óbitos similares entre parentes.
- Circunstâncias do óbito: criança encontrada em um ambiente de sono seguro, sem evidências de morte acidental. A investigação do local onde ocorreu o evento não esclarece a causa do óbito.
- Dados da autópsia: ausência de achados anatopatológicos potencialmente fatais, de evidência de trauma, de abuso, de negligência ou lesões não-intencionais, ausência de evidência de estresse tímico e resultados negativos de exames toxicológicos, microbiológicos, radiológicos e *screening* metabólico.

IB: Características clássicas de SIDS, mas não completamente documentadas.

Inclui todos os critérios da categoria IA, exceto a investigação do local onde ocorreu o evento e/ou a realização dos exames toxicológicos, microbiológicos, radiológicos e o *screening* metabólico.

Categoria II – Inclui os casos que preenchem os critérios da categoria I, exceto se existirem um ou mais dos critérios seguintes:

- Dados clínicos: idade < 21 dias ou > 9 meses, com limite até 1 ano, presença de óbitos similares entre parentes, presença de alguma morbidade peri ou neonatal, mas que tenha se resolvido até o evento.

- Circunstâncias do óbito: indícios de asfixia mecânica ou sufocação causada por rolamento de um adulto sobre a criança, porém não conclusivos.
- Dados da autópsia: sinais de crescimento e desenvolvimento anormais, mas que não tenham contribuído para o evento; infiltrados inflamatórios intensos ou outras anormalidades, mas que não sejam suficientes para determinar a causa do óbito.

SIDS não-classificada – Inclui óbitos de crianças que não preenchem totalmente os critérios da categoria I ou II, mas são fortemente sugestivos. Incluem-se também os casos em que a autópsia não foi realizada.

DIAGNÓSTICO DIFERENCIAL

A síndrome da morte súbita no lactente é um diagnóstico de exclusão, e outras causas de morte não esperada no lactente devem ser consideradas e excluídas antes do diagnóstico de SIDS ser estabelecido. Entre estas outras causas não esperadas estão o abuso infantil fatal e as doenças metabólicas como os principais diagnósticos diferenciais, pois podem ter implicações importantes para as demais crianças da famílias.

Deve-se pensar em abuso infantil fatal quando houver:

- Antecedente de cianose, apnéia ou ALTE (evento com risco de vida no lactente) em crianças que têm o mesmo cuidador.
- Idade de óbito maior que 6 meses.
- Óbito pregresso, inexplicado ou não esperado de um ou mais irmãos.
- Óbito pregresso de lactentes sob cuidados de uma pessoa que omitiu estes episódios.
- Óbito, simultâneo ou próximo, de gêmeos.
- Evidência anatomopatológica de hemorragia pulmonar prévia ao óbito.

Mesmo quando se tem fortes suspeitas, esta forma de abuso infantil é extremamente difícil de ser comprovada.

Algumas características clínicas aumentam a probabilidade de alguma doença metabólica ser a causa da SIDS:

- História prévia de óbito não esperado e súbito em irmãos, especialmente se ocorrido nas primeiras semanas de vida ou após 2 anos de idade.
- História familiar de irmãos ou primos com ALTE, síndrome de Reye ou miopatias.
- Sinais de sintomas prévios ao óbito, como hipoglicemia neonatal, ALTE, hipotonia muscular, vômitos, hiperventilação, infecções graves ou aumento de TGO/TGP.

TRATAMENTO

Não existe nenhuma evidência de métodos que possam identificar futuros óbitos por SIDS ao nascer, por isso não há nenhuma intervenção clínica prospectiva para estas crianças. *Screening* familiar, seja cardiológico ou de sistema nervoso central não tem correlação clínica na prevenção dos casos de SIDS.

Embora não seja possível identificar as crianças que morrerão por SIDS, é possível identificar aquelas que têm fatores de alto risco, com base na combinação dos fatores ambientais desencadeantes e da vulnerabilidade de cada indivíduo. Após a identificação destes lactentes o trabalho educacional e de puericultura deve ser direcionado a fim de reduzir os riscos da SIDS.

A SIDS é uma complexa e multifatorial causa de óbito nos lactentes. Pesquisas contínuas são necessárias para o completo entendimento da síndrome e para que intervenções relevantes possam ser realizadas a fim de reduzir a incidência da morte súbita do lactente.

Atualmente, o maior desafio é a disseminação de informações baseadas em evidências, relevantes e efetivas entre os pais, parentes, cuidadores, creches, escolas, hospitais e todas as pessoas envolvidas diretamente no cuidado destas crianças, de forma que possam contribuir para diminuir os riscos para SIDS.

EVENTO COM RISCO DE VIDA NO LACTENTE (ALTE)

INTRODUÇÃO E DEFINIÇÕES

A ALTE foi descrita como eventos assustadores para pais e cuidadores, nos quais se descrevia que o lactente aparentava estar morto, sendo realizado estímulo ou ressuscitação antes de chegar ao serviço emergência. À partir de 1986, após a Conferência sobre Apnéia na Infância, Monitorização Domiciliar e Morte Súbita, do National Institutes of Health, estes eventos passaram a ser denominados *apparent life-threatening event in infants* (ALTE).

Evento com risco de vida no lactente (tradução em língua portuguesa) é uma pobre definição para descrever um episódio inesperado e assustador para o observador e que é caracterizado pela combinação de alguns fatores:

- Apnéia (central ou obstrutiva).
- Mudança na coloração (normalmente palidez ou cianose, ocasionalmente pletora ou eritematoso).
- Mudança significativa do tônus muscular (geralmente fraqueza e raramente rigidez).
- Engasgo ou sufocação.

Lactentes que apresentam ALTE fazem parte de um grupo heterogêneo, com várias idades e fisiopatologias diferentes. Por isso, devem ser avaliados individualmente. Por se tratar de um evento relatado por um cuidador extremamente assustado e não treinado para identificar problemas médicos, o erro diagnóstico é muito comum.

Estudos mostram uma incidência entre 0,05 a 1% na população, no entanto, a verdadeira freqüência e a prevalência de ALTE são desconhecidas. Um estudo prospectivo realizado na Áustria encontrou uma incidência de 2,4/1.000 nascidos vivos.

Evidências sobre a relação entre ALTE e SIDS:

- Menos de 2% das crianças que tiveram SIDS tinham relatos de algum episódio de apnéia ou ALTE.
- A SIDS ocorre, em 90% dos casos, entre meia-noite e seis da manhã, enquanto que os episódios de ALTE são descritos entre oito da manhã e oito da noite.
- Medidas que levaram à diminuição da incidência de SIDS, como dormir em posição supina, não diminuem a incidência de ALTE.

Tabela 249.III – Diagnóstico diferencial de evento com risco de vida no lactente

Alterações cardíacas • Cardiopatia congênita • Arritmias (síndrome de QT longo, WPW) • Miocardite • Miocardiopatia **Alterações metabólicas** • Erro inato do metabolismo • Síndrome de Reye • Hipocalcemia • Hipomagnesemia • Hipoglicemia **Abuso infantil** • Síndrome de Munchausen por procuração (sufocamento, TCE, intoxicação intencional, abuso físico) **Alterações neurológicas** • Síndrome epiléptica	• Convulsão febril • Malformações congênitas de SNC • Cranioestenose • Infecção do SNC • Hemorragia intracraniana • Hidrocefalia • Apnéia central • Doenças neuromusculares **Alterações gastrintestinais** • Refluxo gastroesofágico • Intussuscepção • Gastroenterite aguda • Hérnia encarcerada • Volvo de intestino **Quadros infecciosos** • Sepse • Infecção do trato urinário • Infecção das vias aéreas superiores	• Encefalite/meningite • Pneumonia **Alterações respiratórias** • Obstrução anatômica das vias aéreas • Respiração periódica • Engasgo • Corpo estranho • Infecção do trato respiratório • Crise de perda de fôlego **Outros** • Anemia • Hipotermia • Anafilaxia • Alergia alimentar • Idiopática

Tabela 249.IV – Informações importantes que devem ser obtidas na avaliação de um lactente após um ALTE

Queixa principal	Cenário da criança
História da moléstia atual	• Acordada ou dormindo, posição da criança, localização e tipo de cama/berço utilizado • Atividade no momento do evento: comendo, tossindo, engasgo, vômitos, sufocamento • Tempo de duração – tempo que demorou para recuperar a respiração normal • Doenças recentes ou exposição a doenças, *rash* cutâneo, febre • Perda de peso, inapetência, regurgitação, vômitos • Irritabilidade, letargia
Intervenção no momento do evento	• Nenhuma • Estimulação leve • Abanar • Estimulação vigorosa • Ventilação boca-a-boca • Ressuscitação cardiopulmonar por pessoa treinada
Histórico médico	• Episódios anteriores • Dados de monitorização domiciliar (FC, FR, alarmes, razão da monitorização) • Refluxo gastroesofágico • História neonatal • História pré-natal • Acidentes • Hospitalização prévia, cirurgias
História familiar	• SIDS ou outra morte inexplicada de crianças • Arritmias cardíacas • Doenças congênitas
História social	• Tabagismo em casa • Cuidadores • Uso de medicações em casa
Medicações	• Prescrições • Suplemento vitamínico, uso de ervas medicinais, chás • Abuso de medicações

ETIOLOGIA E FISIOPATOLOGIA

Apenas 50% dos casos de ALTE recebem um diagnóstico específico após uma história cuidadosa, exame físico e avaliação laboratorial adequada. Infecções, problemas neurológicos (crises convulsivas) e refluxo gastroesofágico são as principais causas de eventos do tipo ALTE. Na Tabela 249.III estão listados os principais diagnósticos diferenciais de ALTE.

ACHADOS CLÍNICOS

Os lactentes aparentemente estão bem antes de apresentarem ALTE e podem não manifestar nenhum sinal ou sintoma de doença. Em um estudo realizado em atendimento pré-hospitalar, 83% dos lactentes atendidos imediatamente após um ALTE não apresentavam nenhuma anormalidade ao exame físico, 13,3% tinham algum sinal leve de estresse e 3,3% demostravam sinais moderados de estresse. Nesse mesmo estudo, foram relatadas condições associadas com ALTE, como: pneumonia ou bronquiolite (12%), convulsão (8%), sepse (7%), hemorragia intracraniana (3%), meningite bacteriana (2%), desidratação (2%) e anemia severa (2%). Informações importantes que devem ser obtidas na avaliação de um lactente após um ALTE estão listadas na Tabela 249.IV e são fundamentais na avaliação clínica inicial e diagnóstica dos pacientes.

EXAMES COMPLEMENTARES

A avaliação de causas específicas de ALTE depende da história clínica e do exame físico cuidadoso inicial. Em adição à avaliação inicial alguns exames complementares simples são sugeridos na literatura, embora não sejam obrigatoriamente necessários:

- Urina 1.
- Hemograma.
- Glicemia.
- Eletrólitos.
- Uréia sérica.
- Cálcio e magnésio séricos.
- Radiografia de tórax.
- Eletrocardiograma.

Exames complementares direcionados podem ser necessários e devem ser solicitados se houver necessidade de elucidação diagnóstica, como por exemplo:

- Tomografia computadorizada de crânio (na suspeita de hipertensão intracraniana ou violência).
- Eletroencefalograma (suspeita de convulsão).
- *Screening* para refluxo gastroesofágico.
- Coleta de líquido cefalorraquidiano (suspeita de meningite).
- Culturas e coleta de vírus respiratório.
- Estudo do sono; etc.

TRATAMENTO

Mesmo quando o lactente se apresenta com exame físico normal e exames complementares iniciais normais o quadro de ALTE deve ser encarado como um episódio grave. A internação hospitalar entre 24 e 72 horas deve ser recomendada e nas primeiras horas o paciente deve ser mantido monitorizado. Esta prática visa a esclarecer melhor o episódio e ajuda na prevenção de novo episódio/recorrência, avalia a intensidade do quadro, previne a progressão de uma possível doença desencadeante do ALTE, previne seqüelas e ajuda no diagnóstico da causa.

Durante o período intra-hospitalar deve ser feita uma avaliação diagnóstica dirigida, além do treinamento dos familiares e cuidadores para enfrentarem novos episódios. O tratamento deve ser dirigido para a causa identificada. Os cuidadores devem treinados em manobras de ressuscitação cardiopulmonar para lactentes e devem ser capazes de reconhecer novos episódios e fatores de risco, incluindo aqueles já descritos para SIDS.

LEITURA ADICIONAL

1. National Institutes of Health. Consensus development conference on infantile apnea and home monitoring. Pediatrics 1987; 79: 292-9.
2. Dewolfe CC. Apparent life threatening event: a review. Pediatr Clin North Am 2005 Aug; 52(4): 1127-46, ix.
3. Shah S, Sharieff GQ. An update on the approach to apparent life-threatening events. Curr Opin Pediatr 2007 Jun; 19(3): 288-94.
4. Hunt CE, Hauck FR. Sudden infant death syndrome. CMAJ 2006 Jun; 20; 174(13): 1861-9.
5. Rasten-Almqvist P, Schlaud M, Sidebotham P, Skullerud K, Stoltenburg-Didinger G, Stray-Pedersen A, Sveum L, Rognum TO. Sudden infant death syndrome (SIDS) – standardised investigations and classification: recommendations. Forensic Sci Int 2007 Jan 17; 165 (2-3): 129-43. Epub 2006 Jun 27.
6. Moon RY, Horne RS, Hauck FR. Sudden infant death syndrome. Lancet 2007 Nov 3; 370 (9598): 1578-87.
7. Sahni R, Fifer WP, Myers MM. Identiffying infants at risk for sudden infant death syndrome. Curr Opin Pediatr 2007 Apr; 19(2): 145-9.
8. Hall KL, Zalman B. Evaluation and management of apparent life-threatening events in children. Am Fam Physician 2005 Jun 15; 71(12): 2301-8.
9. Gurbutt D, Gurbutt R. Risk reduction and sudden infant death syndrome. Comunity Pract 2007 Jan; 80(1): 24-7.
10. Spitzer AR. Current controversies in the pathophysiology and prevention of sudden infant death syndrome. Curr Opin Pediatr 2005 Apr; 17(2): 181-5.

CAPÍTULO 250

Sedação em Procedimentos Pediátricos e Analgesia

Sílvia Maria de Macedo Barbosa

TÓPICOS IMPORTANTES

- A escolha do método mais apropriado de sedação para um determinado paciente em uma determinada situação implica avaliação da idade, das condições clínicas agudas de cada criança, condições emocionais e capacidades cognitivas, além de um entendimento das suas condições basais anatômicas e fisiológicas que podem se relacionar a uma condição médica crônica.
- Há muitas razões pelas quais o manuseio da dor em pediatria na sala de emergência difere do manuseio da dor dos adultos.
- A combinação de métodos farmacológicos e não-farmacológicos deve ser sempre preconizada para a redução de riscos inerentes aos procedimentos de analgesia e sedação.
- A Sociedade Americana de Anestesiologia utiliza as seguintes definições para os níveis de sedação: mínima, profunda, moderada e anestesia geral.
- Pacientes ASA 1 e 2 são candidatos apropriados para sedação mínima, moderada ou profunda. Crianças que apresentam classificação ASA 3 e 4, crianças com necessidades especiais e aquelas com anormalidades anatômicas das vias aéreas ou uma hipertrofia tonsilar extrema devem requerer considerações adicionais especiais, principalmente no que implica a sedação moderada ou profunda.
- O hidrato de cloral é um agente sedativo hipnótico comumente utilizado na faixa etária pediátrica.

INTRODUÇÃO E DEFINIÇÕES

Os procedimentos de sedação e analgesia, cujo foco é a população pediátrica, estão se desenvolvendo de forma consistente e rápida. Muitas das consultas na emergência estão relacionadas com lesões que implicam dor e trauma. Outras causas de visitas ao pronto-socorro não se relacionam a traumas, mas sim a condições clínicas dolorosas e a quadros cirúrgicos.

Estes procedimentos invasivos e não-invasivos tornaram-se importantes nas modernas técnicas de diagnóstico e terapêutica na faixa etária pediátrica. Porém, associados a tais procedimentos, há o desconforto gerado pela dor e pelo medo tanto da criança como de seus pais.

A equipe médica responsável pelo atendimento da criança, seja no pronto-socorro, enfermaria ou terapia intensiva, deve estar apta a realizar procedimentos de analgesia e sedação sempre que necessário, de forma competente e segura.

Muitas considerações devem ser feitas no momento da escolha do melhor tipo de analgesia e sedação para cada situação. A escolha do método mais apropriado para um determinado paciente em uma determinada situação implica avaliação da idade, das condições clínicas agudas de cada criança, condições emocionais e capacidades cognitivas, além de um entendimento das suas condições basais anatômicas e fisiológicas que podem se relacionar a uma condição médica crônica.

Pela necessidade de fornecimento de um adequado alívio da dor para as crianças, é preciso que a equipe responsável pelo procedimento seja capaz de fazer a ansiólise, sedação e/ou analgesia de forma segura, onde há implicações de treinamento da equipe e do adequado monitoramento do paciente.

Há muitas razões pelas quais o manuseio da dor em pediatria na sala de emergência difere do manuseio da dor dos adultos. Uma das principais diferenças está nas habilidades cognitivas e no desenvolvimento neuropsicomotor da criança. Os mecanismos respiratórios e a anatomia das vias aéreas pediátricas diferem nos lactentes e crianças quando comparados aos dos adultos. Da mesma forma, as crianças metabolizam alguns medicamentos de forma diferente dos adultos. Devido ao seu pequeno tamanho, a toxicidade de drogas como os anestésicos locais pode apresentar risco. Para um manuseio seguro da analgesia e da sedação, o médico responsável deve entender essas diferenças de forma prática.

Alguns questionamentos devem ser realizados a cada indicação de analgesia e sedação. A adequada resposta implica a ciência dos riscos envolvidos com o procedimento, assim como os eventos e efeitos adversos decorrentes dos medicamentos utilizados para a sedação e controle adequado da dor:

1. Quais são os riscos e benefícios esperados, além da finalidade da indicação?
2. Quais são os requisitos para uma sedação em pediatria segura em termos de seleção de pacientes, preparação, pessoal necessário, anotação e cuidados pós-procedimentos?
3. Quais são as técnicas de sedação e analgesia apropriadas para se alcançar uma sedação e analgesia seguras para as crianças?
4. Como estas técnicas se comportam em termos de eficácia, eventos adversos e segurança?

A combinação de métodos farmacológicos e não-farmacológicos deve ser sempre preconizada para a redução de riscos inerentes aos procedimentos de analgesia e sedação e para garantir um adequado manuseio das conseqüências físicas e emocionais dos procedimentos diagnóstico e terapêutico.

Os riscos associados à sedação dos pacientes pediátricos são hipoventilação, apnéia, obstrução das vias aéreas, laringoespasmo e instabilidade cardiopulmonar. Para uma maior segurança, deve-se verificar a história clínica, alergias, medicações e histórico farmacológico do paciente antes do procedimento, levando-se em consideração se o processo pode afetar ou ser afetado por tais condições.

O conceito de sedação implica redução do medo, da ansiedade ou do estresse, indução a sonolência e permite o controle da dor, conforto e sensação de bem-estar. Os agentes com propriedades sedativas podem variar em graus de efeitos ou nível de consciência, ansiedade, memória e dor.

DEFINIÇÃO DE SEDAÇÃO

A Sociedade Americana de Anestesiologia utiliza as definições descritas na tabela 250.I para os níveis de sedação.

Estas metas são melhor alcançadas pela seleção da menor dose de um determinado medicamento que tem o mais alto índice terapêutico para o procedimento. A escolha das drogas adequadas para cada procedimento é fundamental para uma prática segura. Por exemplo, medicações analgésicas como os opióides são indicadas para procedimentos dolorosos. Para procedimentos não-dolorosos, como tomografia e ressonância magnética, os sedativos e hipnóticos são preferidos. Quando tanto a sedação como a analgesia são desejáveis, por exemplo, em redução de fraturas, tanto um agente com propriedades analgésicas e sedativas como uma combinação de agentes podem ser utilizados. Ansiólise e amnésia são metas adicionais que devem ser consideradas, no entanto, o potencial para um evento adverso pode ser aumentado quando 3 ou mais drogas sedativas são administradas.

Tabela 250.II – Metas da sedação em pediatria

Garantir a segurança e o bem-estar do paciente
Minimizar o desconforto físico e a dor
Controlar a ansiedade, minimizar trauma psicológico e maximizar o potencial para amnésia
Controlar o comportamento e/ou movimento para permitir a segurança do procedimento
Retornar o paciente a um estado seguro para a alta

ABORDAGEM GERAL

Pacientes ASA 1 e 2 são candidatos apropriados para sedação mínima, moderada ou profunda. Crianças que apresentam classificação ASA 3 e 4, crianças com necessidades especiais e aquelas com anormalidades anatômicas das vias aéreas ou uma hipertrofia tonsilar extrema devem requerer considerações adicionais especiais, principalmente no que implica a sedação moderada ou profunda.

No momento do procedimento, o médico responsável pela sedação e analgesia deve ter disponível, de forma imediata, pessoal, o equipamento para o adequado manuseio das emergências e das situações de salvamento. As complicações mais comuns e sérias da sedação envolvem o comprometimento da via aérea ou depressão respiratória decorrente de obstrução das vias aéreas, hipoventilação, hipoxemia e apnéia. A hipotensão e a parada cardiorrespiratória podem decorrer usualmente de reconhecimento inadequado e tratamento do comprometimento respiratório.

Deve-se avaliar o tempo de jejum antes de um procedimento, pois os agentes utilizados para sedação apresentam o potencial de prejudicar os reflexos protetores das vias aéreas, particularmente durante a sedação profunda. Os protocolos para sedação e analgesia para procedimentos eletivos devem, de uma maneira geral, seguir a orientação de jejum utilizada para a anestesia geral.

Tabela 250.I – Definições para os níveis de sedação (ASA)

Sedação mínima (ansiólise)	É um estado induzido pela medicação no qual os pacientes respondem normalmente aos comandos verbais. Embora a função cognitiva e a coordenação possam estar prejudicadas, as funções ventilatórias e cardiovasculares não são afetadas.
Sedação moderada	É um estado de depressão da consciência induzido por medicamentos, no qual o paciente responde de forma proposital aos comandos verbais sozinhos ou acompanhados de estímulos táteis leves (reflexo de retirada a um estímulo doloroso não é uma resposta proposital). Nenhuma intervenção é necessária para manter a patência da via aérea, e a ventilação espontânea é adequada. De forma geral, a função cardiovascular é usualmente mantida.
Sedação profunda	É uma depressão da consciência induzida por medicamentos na qual os pacientes não podem ser facilmente acordados, mas respondem aos estímulos propositais repetidos ou aos estímulos dolorosos. A capacidade de manter a função ventilatória de forma independente pode estar prejudicada. Pacientes podem necessitar de assistência para manter a patência das vias aéreas, e a ventilação espontânea pode estar inadequada. A função cardiovascular, de uma forma geral, está mantida.
Anestesia geral	É um estado de perda de consciência induzido por medicamentos durante o qual os pacientes não são despertados nem mesmo com estímulos dolorosos. A capacidade de manter a função ventilatória está freqüentemente prejudicada. Os pacientes freqüentemente necessitam de assistência para manter a via aérea pérvia e pressão positiva em ventilação pode ser necessária, porque há uma ventilação espontânea deprimida ou depressão induzida por drogas ou função neuromuscular. A função cardiovascular pode estar prejudicada.

Tabela 250.III – Classificação do estado físico pela ASA para classificação do estado de saúde basal

Classe I	Paciente normalmente saudável
Classe II	Paciente com doença sistêmica leve
Classe III	Paciente com doença sistêmica grave
Classe IV	Paciente com doença sistêmica grave que ameaça a vida
Classe V	Paciente moribundo que não se espera que sobreviva sem uma operação

Para procedimentos de emergência, nos quais a criança não está em jejum, o risco da sedação e a possibilidade de aspiração devem ser colocados frente aos benefícios de se fazer o procedimento prontamente. Ao se decidir fazer um procedimento com sedação e analgesia, deve-se fazer um questionário prévio sobre a história clínica do indivíduo, em que se obtém informações sobre alergias, história farmacológica, doenças concomitantes, gravidez, resumo de internações anteriores, história de sedação ou anestesia geral prévia e história familiar principalmente relacionada a anestesia.

Antes de se iniciar o procedimento, deve-se realizar:

- Exame físico com especial atenção a anormalidades cardíacas, pulmonares, renais e hepáticas que podem alterar a resposta esperada da criança às medicações analgésicas/sedativas.
- Determinação de sinais vitais.
- Exame físico com especial atenção às vias aéreas para determinar se há aumento de risco de obstrução da via aérea.
- Classificação pela ASA.

Ao se realizar a prescrição, esta deve ser realizada e um médico deve ser responsável pela direta supervisão da monitoração, do estado clínico e de sedação da criança.

Antes da administração dos medicamentos, deve-se dar especial atenção à dosagem (mg/kg). A evolução do paciente deve constar de nível de consciência, responsividade, freqüência cardíaca, freqüência respiratória, pressão arterial e saturação de oxigênio, até o paciente estar pronto para a alta.

As complicações mais freqüentes pós-sedação são náusea, vômito, desorientação, distúrbios de sono e pesadelos.

Tabela 250.IV – Tabela de jejum

Alimento ingerido	Tempo de jejum
Líquidos claros: água, suco de frutas, chá, café	2 horas
Leite materno	4 horas
Fórmulas infantis	6 horas
Leite não-humano	6 horas
Refeição leve (torrada e líquidos claros; carne e *fast food* aumentam o tempo do esvaziamento gástrico)	6 horas

Seguem abaixo as indicações para sedação e analgesia em pediatria:

- Curativos e/ou sutura.
- Incisões e drenagens.
- Reduções de:
  - Fratura.
  - Luxação.
  - Hérnia.
  - Parafimose.
- Debridamento de queimaduras.
- Colocação ou remoção de molde de gesso.
- Punção lombar.
- Biópsia renal.
- Acesso venoso central.
- Esofagogastroduodenoscopia.
- Colocação e/ou retirada de dreno torácico.
- Toracocentese.
- Cardioversão.
- Procedimentos dentais.
- Mielograma.
- Biópsia de medula.
- Artrocentese.
- Remoção de corpo estranho.
- Colocação de sonda de Foley.
- Ressonância.
- Tomografia.

SEDAÇÃO PARA PROCEDIMENTOS NÃO-DOLOROSOS

Técnicas não-farmacológicas, como a distração, exercícios respiratórios, bolhas de sabão, vídeos ou jogos, apresentam efeito em muitas crianças, particularmente naquelas que estão em idade escolar, pois os procedimentos não são dolorosos e há o envolvimento dos pais.

SEDAÇÃO PARA PROCEDIMENTOS DOLOROSOS

A sedação das crianças para procedimentos dolorosos ocorre em lugares determinados, como pronto-socorro, enfermarias ou salas de procedimento.

De forma geral, as drogas com propriedades sedativas não produzem analgesia e não devem ser utilizadas de forma isolada em procedimentos dolorosos. Para procedimentos longos ou para procedimentos extensos dolorosos, deve-se primeiro administrar uma analgesia adequada para prevenir a dor, antes de se considerar uma sedação. Deve-se considerar usar primeiro os analgésicos sem propriedades sedativas.

Óxido nitroso

O uso de óxido nitroso deve ser considerado para analgesia de procedimentos em pediatria. O uso de óxido nitroso para uma sedação mínima é definido como a administração em concentração menor ou igual a 50%, com a administração simultânea de oxigênio balanceado sem outra droga sedativa ou analgésico narcótico ou outra droga que deprima o

SNC antes ou concomitante à administração do óxido nitroso em pacientes saudáveis ASA 1 ou 2.

O paciente com o uso do óxido nitroso é capaz de manter a comunicação verbal por meio do procedimento. Se o óxido nitroso com oxigênio é utilizado com outras drogas sedativas, como o hidrato de cloral, midazolam ou um opióide, ou se o óxido nitroso é utilizado em uma concentração maior que 50%, a possibilidade de uma sedação de moderada para profunda aumenta. Nesta situação, o médico deve estar apto para instituir o protocolo para sedação moderada ou profunda conforme o indicado pela resposta do paciente.

Diazepínicos

Os benzodiazepínicos são comumente usados como drogas para sedação. Não apresentam propriedades analgésicas e levam a amnésia anterógrada.

Embora os benzodiazepínicos sejam bem tolerados, com poucos efeitos na função cardiorrespiratória, certas situações podem levar à necessidade de administração de um agente para reversão (flumazenil).

Cetamina

- Agente anestésico que propicia sedação e analgesia.
- Quando administrado EV, tem rápido efeito (pico de ação em 1 minuto), com pequena duração de ação.
- Apresenta mínimos efeitos na estabilidade hemodinâmica dos pacientes.
- A dose varia de 0,1 a 1 mg/kg, EV, de 2 a 4 mg/kg quando IM e de 6 a 10 mg/kg quando VO ou VR.
- Aumenta a freqüência cardíaca, a pressão arterial e as secreções em vias aéreas. Contra-indicada em casos de hipertensão intracraniana.
- Esses efeitos são mediados pela liberação de catecolaminas endógenas e, de uma forma geral, mascaram os efeitos de depressão miocárdica que a droga exerce sobre o coração. Sua metabolização é hepática e não devem ser utilizadas em crianças menores que 3 meses.

Propofol

O propofol é um agente sedativo hipnótico que também apresenta propriedades anestésicas de uso exclusivamente EV. Tem um tempo de ação curto: seu efeito se inicia em 30 segundos e dura de 5 a 10 minutos.

São relatados quadros de hipotensão, vasodilatação, convulsões, reações anafiláticas (relacionadas à emulsão lipídica), acidose metabólica, dor no local da injeção e contaminação bacteriana da solução. Seu uso não é recomendado para crianças menores de 3 anos.

A dose preconizada varia de 0,5 a 2 mg/kg a cada 45 a 60 segundos e de 25 a 100 µg/kg/min quando administrado continuamente.

Barbitúricos

São os agentes mais antigos utilizados para sedação em terapia intensiva. Seus efeitos na função cardiorrespiratória são dose-dependentes, podendo levar a quadros de apnéia e diminuição do débito cardíaco.

Apresentam efeitos fisiológicos benéficos, como diminuição do consumo cerebral de O_2 com diminuição do fluxo sangüíneo cerebral e diminuição da pressão intracraniana.

São potentes agentes anticonvulsivos e podem ser utilizados no tratamento do *status* epiléptico não-responsivo a outras medicações. Podem ser utilizados por via oral, retal, intramuscular e endovenosa.

Hidrato de cloral

- É um agente sedativo hipnótico comumente utilizado na faixa etária pediátrica.
- É um depressor do SNC, leva a sonolência e sedação, ao sono profundo e ao coma, de acordo com a dose administrada.
- Tem uma meia-vida de 8 a 12 horas.
- Seu início de ação demora aproximadamente 20 minutos, não sendo uma boa opção para pacientes agitados;

Tabela 250.V – Diferenças entre os benzodiazepínicos

Agente	Farmacocinética	Observações
Diazepam		
Sedação/ansiólise/amnésia 0,1 a 0,2 mg/kg/dose EV 0,2 a 0,3 mg/kg/dose VO, VR	Meia-vida: de 12 a 24 horas Metabólitos ativos Metabolismo hepático	• Hipotensão/apnéia associada com infusão rápida • Efeito variável • Metabolismo afetado pela idade e disfunção hepática • Efeito prolongado devido à meia-vida longa e à presença de metabólitos ativos • Não recomendado para uso em infusões contínuas
Midazolam		
Sedação/ansiólise/amnésia 0,05 a 0,01 mg/kg/dose EV 0,1 a 0,2 mg/kg/dose IM 0,5 a 0,75 mg/kg/dose VO 0,3 a 1 mg/kg/dose VR 0,2 a 0,3 mg/kg/dose intra-nasal (não recomendado devido à sensação de grande ardor decorrente dessa via de aplicação)	Meia-vida: de 2 a 4 horas Metabolismo hepático e excreção renal Metabólito ativo pode se acumular com infusão prolongada 2 a 4 vezes mais potente que o diazepam	• Uso com cuidado em pacientes idosos e debilitados • Efeito prolongado em disfunções hepáticas e renais • Pode ser usado em *bolus* ou em infusão contínua • Rotas alternativas, como oral, retal e transmucosa • Hidrossolúvel, não apresentando dor à injeção

Tabela 250.VI – Diferenças entre os opióides

Agente	Farmacocinética	Observações
Morfina Analgesia: 0,05 a 0,15 mg/kg/dose EV 0,3 a 0,5 mg/kg/dose VO	• EV: efeito máximo em 20 minutos • Metabolismo hepático • Meia-vida: de 2 a 4 horas	• Efeitos colaterais: hipotensão, depressão respiratória, miose, náusea, vômitos, prurido, retenção urinária e obstipação
Fentanil Analgesia: 0,5 a 2 µg/kg/dose EV	• Rápida analgesia • 80 a 100 vezes mais potente • Lipofílico, com acúmulo em tecido gorduroso • Meia-vida: menor que 30 min	• Efeitos semelhantes à morfina • Rigidez torácica relacionada com a dose e com a velocidade de infusão
Naloxona (antagonista específico dos opióides) Depressão respiratória: 0,001 a 0,002 mg/kg/dose até 0,01 mg/kg Infusão 0,005 mg/kg/h	• Meia-vida: 1 hora	

seu pico de ação ocorre em 30 minutos a 1 hora, com duração de 4 a 8 horas.

- É efetivo em procedimentos curtos não-dolorosos.
- Seu uso não é recomendado em crianças menores de 3 meses e em indivíduos com disfunção hepática.
- A administração deve ser VO ou VR, na dose de 25 a 100 mg/kg/dose, no máximo de 2 g.

ANALGÉSICOS OPIÓIDES

Drogas opióides são freqüentemente prescritas como agentes analgésicos em crianças com dor.

Embora a rota endovenosa normalmente seja a via escolhida, certas situações necessitam do uso de vias alternativas que incluem as vias subcutânea, oral e transmucosa (sublingual, nasal, retal).

Após a realização do procedimento, a criança deve ter alta respeitando-se os critérios a seguir:

- Função cardiovascular estável e satisfatória e vias aéreas pérvias.
- Paciente acorda facilmente e os reflexos protetores estão intactos.
- Paciente pode falar (se a idade for apropriada).
- Paciente pode se sentar sem ajuda (se a idade for apropriada).
- Para crianças muito jovens ou incapazes, usualmente a resposta esperada é o mesmo nível de resposta ou nível tão próximo quanto o possível ao nível anterior à sedação.
- Estado de hidratação adequado.

O futuro da analgesia e da sedação para procedimentos deve focar cada vez mais no treinamento da equipe de saúde, segurança e efetividade. Estudos demonstrarão quais são as drogas mais efetivas para um procedimento específico, compatíveis com a idade do paciente, definindo, com o tempo, o que constitui o sucesso de um procedimento de analgesia e sedação para o paciente, a família e a equipe de saúde.

LEITURA ADICIONAL

1. American Academy of Pediatric Dentistry. Guideline on appropriate use of nitrous oxide for pediatric dental patients. Disponível em: www.aapd.org/media/Policies_Guidelines/G_Nitrous.pdf. Acesso em: 10/3/2008.
2. American Academy of Pediatrics, American Academy of Pediatric Dentistry, Coté CJ, Wilson S, Work Group on Sedation. Guidelines for monitoring and management of pediatric patients during and after sedation for diagnostic and therapeutic procedures: an update. Pediatrics 2006; 118: 2587-602.
3. American Society of Anesthesiologists. Continuun of depth of sedation. Definition of general anesthesia and levels of sedation analgesia. Disponível em: www.asahq.org/publicationsAndServices/standards/20.htm.
4. Baunan BH, McManus JG. Pediatric pain management in the emergency department. Emerg Med Clin N Am 2003; 23: 393-414.
5. Cote CJ, Karl HW, Notterman DA et al. Adverse sedation events in pediatrics: analysis of medications used for sedation. Pediatrics 2000; 106; 14: 633-44.
6. Cravero JP, Blike GT. Review of pediatric sedation. Anesth Analg 2004; 99: 1355-64.
7. Green SM, Krauss B. Ketamine is a safe, effective, and appropriate technique for emergency department paediatric procedural sedation. Emerg Med J 2004; 21: 271-2.
8. Krauss B, Green SM. Procedural sedation and analgesia in children. Lancet 2006; 367: 766-80.
9. Litman RS, Kottra JA, Berkowitz RJ, Ward DS. Breathing patterns and levels of consciousness in children during administration of nitrous oxide after oral midazolam premedication. J Oral Maxillofac Surg 1997; 55: 1372-7.
10. Litman RS, Kottra JA, Verga KA, Berkowitz RJ, Ward DS. Chloral hydrate sedation: the additive sedative and respiratory depressant effects of nitrous oxide. Anesth Analg 1998; 86: 724-8.
11. Mace SE, Barata IA, Cravero JP, et al. Clinical policy: evidence-based approach to pharmacologic agents used in pediatric sedation and analgesia in the emergency department. Ann Emerg Med 2004; 44: 342-77.
12. Meyer S, Grundmann U, Gottschling, et al. Sedation and analgesia for brief diagnostic and therapeutic procedures in children. Eur J Pediatr 2007; 166: 291-302.
13. Miller MA, Levy P, Patel M. Procedural sedation and analgesia in the emergency department: what are the risks? Emergency Medicine Clinics of North America 2005; 23: 551-72.
14. Morton SN. Ketamine for procedural sedation and analgesia in pediatric emergency medicine: a UK perspective. Pediatric Anesthesia 2008; 18: 25-9.
15. Scottish Intercollegiate Guidelines Network. Safe sedation of children undergoing diagnostic and therapeutic procedures. A national clinical guideline. Disponível em: www.sign.ac.uk/pdf//sign58.pdf. Acesso em: 9/3/2008.

CAPÍTULO 251

Seqüência Rápida de Intubação: Abordagem no Pronto-Socorro

Amélia Gorete Reis

TÓPICOS IMPORTANTES

- A seqüência rápida de intubação (SRI) implica o controle da via aérea pela intubação traqueal, de forma rápida e segura no paciente grave, por meio de uma abordagem organizada que envolve o uso de agentes sedativos e paralisantes.
- Como regra geral, as indicações de SRI coincidem com as indicações de intubação traqueal de emergência envolvendo pacientes com reflexo de via aérea superior intacto. Não está indicada nos pacientes em parada cardiorrespiratória (PCR) ou em coma profundo e ausência de tônus muscular.
- Faz parte da SRI antecipar possíveis complicações decorrentes de uma via aérea difícil e dos efeitos adversos das medicações utilizadas.
- O exame físico que prioriza a avaliação anatômica da via aérea tem por objetivo detectar alterações que poderão contribuir para a presença de uma via aérea difícil para realização de intubação traqueal ou ventilação com bolsa-valva-máscara.
- No paciente que respira espontaneamente, deve ser realizada pré-oxigenação por 2 a 5 minutos, com oxigênio a 100% e máscara bem adaptada à face. Ventilação com pressão positiva deve ser evitada.
- A pré-medicação visa a minimizar a resposta fisiológica à laringoscopia: estímulo vagal com bradicardia (mais comum em lactentes), taquicardia, hipertensão, hipóxia, aumento da pressão intracraniana e intra-ocular.
- Os sedativos devem ter rápido início de ação e curta duração. Hipotensão e depressão cardiovascular são efeitos comuns a todos eles, e são mais pronunciados no paciente previamente hipovolêmico e com hipotensão.
- A SRI não termina após o sucesso da intubação traqueal. É obrigatória a vigilância clínica e a monitorização pós-intubação. Idealmente, a monitorização em um paciente com ritmo de perfusão, ou seja, que não está em parada cardíaca, deve ser feita com oximetria, monitor cardíaco, monitor de pressão arterial (PA) e detector de CO_2 exalado ou capnógrafo.

INTRODUÇÃO E DEFINIÇÕES

A seqüência rápida de intubação (SRI) implica no controle da via aérea por meio da intubação traqueal, de forma rápida e segura no paciente grave, mediante uma abordagem organizada que envolva o uso de agentes sedativos e paralisantes. A SRI deve ser indicada por profissional treinado, após avaliação criteriosa e específica dos riscos e benefícios para cada paciente.

A SRI possui a grande vantagem de eliminar a resistência à laringoscopia direta e seus efeitos indesejáveis por cumprir três objetivos específicos:

1) Rápida indução de anestesia, para atenuar a resposta reflexa autonômica que ocorre por causa do procedimento de laringoscopia direta.
2) Rápido aparecimento de condições ótimas que facilitam a laringoscopia.
3) Redução de risco de aspiração pulmonar pela aplicação da manobra de pressão cricóide (manobra de Sellick) após a sedação, pela diminuição do tempo em que a via aérea fica desprotegida e pela diminuição do reflexo de vômito, decorrente do relaxamento muscular.

Como regra geral, as indicações de SRI são as mesmas para intubação traqueal de emergência envolvendo pacientes com reflexo de via aérea superior intacto. Entretanto, algumas contra-indicações relativas à SRI devem ser consideradas: inexperiência com os passos seqüenciais da técnica e situações em que a intubação traqueal e a ventilação com bolsa-valva-máscara podem ser impossíveis de ser obter, como obstrução de vias aéreas superiores (abscessos, tumores, corpo estranho etc.), trauma de face e/ou laringe e anatomia facial distorcida.

A SRI não está indicada nos pacientes em parada cardiorrespiratória (PCR) ou em coma profundo e ausência de tônus muscular. Nestas situações, a intubação traqueal deve ser realizada de imediato, sem uso prévio de sedativos, analgésicos e bloqueadores neuromusculares (BNM).

É reconhecido que a intubação traqueal sob SRI é mais rápida e segura, mesmo em crianças e lactentes, e seus benefícios já foram reportados em várias situações. Entretanto, os riscos relacionados ao procedimento não são desprezíveis, sendo os efeitos colaterais das medicações e as dificuldades com via aérea os maiores problemas a serem considerados. Faz parte da SRI a antecipação das possíveis complicações decorrentes de uma via aérea difícil e dos efeitos adversos das medicações utilizadas.

Os passos da SRI estão listados a seguir:

1) História e exame físico.
2) Preparação: equipamento, pessoal, medicação.
3) Monitorização.
4) Pré-oxigenação.
5) Pré-medicação.
6) Sedação.
7) Pressão cricóide e ventilação.
8) Bloqueio neuromuscular.
9) Intubação traqueal.
10) Observação e monitorização pós-intubação.
11) Sedação e paralisia contínuas.

HISTÓRIA E EXAME FÍSICO

A história e os antecedentes dos pacientes são essenciais, pois contribuem na escolha da medicação e alertam para potenciais complicações. A história deve ser breve e objetiva. Pode-se utilizar a sigla AMPLE como regra mnemônica: A = Alergias, M = Medicações, P = Passado médico, L = Líquidos e última refeição, E = Evento que está levando à necessidade de intubação.

O exame físico, com prioridade à avaliação anatômica da via aérea, tem por objetivo detectar alterações que poderão contribuir para a presença de uma via aérea difícil, isto é, dificuldade na intubação traqueal ou na ventilação com bolsa-valva-máscara. Devem ser avaliados: cabeça, face, dentes, pescoço e coluna cervical.

As principais características físicas associadas à via aérea difícil incluem: boca pequena ou com abertura limitada, incisivos proeminentes, espaço pequeno entre incisivos superiores e inferiores, macroglossia, pescoço curto ou com diminuição de mobilidade, mandíbula recuada ou hipoplásica, palato alto, arcado ou estreito, presença de colar cervical, obesidade, lactentes com malformações congênitas etc.

A via aérea da criança, principalmente menor de 2 anos de idade, ainda que não tenha anormalidades anatômicas, apresenta particularidades que aumentam a chance de haver dificuldade no ato da intubação. O occipício é proeminente, a língua é grande, o tônus da musculatura do pescoço é diminuído, a epiglote é pequena, estreita, frágil, a laringe fica em posição anterior, a traquéia é curta, e o anel cricóide é a porção mais estreita da via aérea, aumentando a chance de trauma local durante a introdução do tubo.

PREPARAÇÃO: EQUIPE, EQUIPAMENTO E MEDICAÇÃO

O preparo para o procedimento é fundamental, pois, uma vez iniciada a SRI, a interrupção não é prudente. Quando todos os itens estiverem disponíveis, o procedimento pode ser iniciado. São necessários no mínimo três profissionais para realizá-la. Um deles fica responsável pela via aérea e intubação, outro pela compressão cricóide (manobra de Sellick) e monitorização e o terceiro pela preparação e administração das medicações.

MONITORIZAÇÃO

Numa condição ideal, devem estar disponíveis oxímetro, monitor cardíaco e monitor de pressão arterial durante a fase preparatória e a intubação. O oxímetro, aplicado durante a intubação, acusa o desenvolvimento de hipóxia antes que o monitor cardíaco. Este último detecta arritmias e bradicardia, que são situações extremas de hipóxia e requerem conduta imediata.

PRÉ-OXIGENAÇÃO

No paciente que respira espontaneamente, deve ser realizada pré-oxigenação por 2 a 5 minutos, com oxigênio a 100%, através de máscara bem adaptada à face e deve ser evitada a ventilação com pressão positiva. Esta pré-oxigenação maximiza a saturação de hemoglobina e cria uma reserva de oxigênio nos pulmões. Desta forma, o paciente tolera melhor o período de apnéia durante a laringoscopia e diminui a necessidade de ventilação com bolsa-valva-máscara. No paciente com ventilação inadequada ou em apnéia, nos quais a bolsa-valva-máscara é necessária, deve-se avaliar a necessidade de sedação e realizar a ventilação aplicando a compressão cricóide (manobra de Sellick).

PRÉ-MEDICAÇÃO

A pré-medicação tem o objetivo de minimizar a resposta fisiológica à laringoscopia: estímulo vagal com bradicardia (mais comum em lactentes), taquicardia, hipertensão, hipóxia, aumento da pressão intracraniana e intra-ocular. A escolha das medicações, nesta fase, dependerá da condição clínica do paciente e dos sedativos e bloqueador neuromuscular (BNM) a serem utilizados. A escolha das medicações é variável nos diferentes serviços e é essencial que os profissionais se familiarizem com os protocolos locais.

As medicações usadas nesta fase compreendem a atropina, um analgésico (em geral, opióide ou lidocaína) e um agente defasciculante (somente necessário no caso de succinilcolina ser a droga escolhida como BNM).

Atropina

A atropina minimiza as respostas desfavoráveis decorrentes da estimulação do vago causada pela laringoscopia, principalmente bradicardia e assistolia, mas também diminui as secreções orais, o que facilita a visualização da laringe. Como efeito adverso, taquicardia pode ser observada. A atropina pode mascarar a presença de hipoxemia, já que não ocorrerá bradicardia reflexa como um sinal de alerta. Desta forma, a avaliação da oxigenação por meio da oximetria de pulso é fortemente recomendada.

As indicações para uso de atropina são: idade < 1 ano, presença de bradicardia, uso de quetamina como medicação sedativa, indicação de succinilcolina como agente paralisante em crianças de 1 a 5 anos e indicação de uma segunda dose de succinilcolina em pacientes de qualquer idade.

A dose endovenosa recomendada é 0,02 mg/kg, sendo a dose mínima 0,1 mg e a máxima 0,5 mg para crianças. Doses < 0,1 mg, independentemente do peso, podem provocar bradicardia paradoxal por estimular o núcleo vagal medular diretamente.

Opióides

São indicados por serem analgésicos potentes, com a vantagem de possuírem propriedades sedativas e ação reversível, além de produzirem estabilidade hemodinâmica na presença e ausência de estímulos nocivos. Dentre os opióides, o fentanil e o alfentanil são os mais indicados na SRI por terem início rápido e duração de ação curta. Ambos, por agirem nos receptores opióides do sistema cardiovascular, sistema nervoso central, núcleo vagal e medula adrenal, têm a propriedade de minimizar a resposta ao estímulo nocivo, propiciando assim estabilidade hemodinâmica.

Os opióides normalmente são bem tolerados, mas podem causar rigidez torácica e aumento da pressão intracraniana. A rigidez torácica, mais observada em neonatos e lactentes, está associada a doses elevadas e à infusão rápida, o que pode ser evitado pelo emprego de doses baixas de fentanil, 1 a 3 µg/kg, e infusão lenta, com velocidade máxima de 1 µg/kg/min, além de poder ser revertida pelo emprego de relaxantes musculares e naloxona. Há controvérsia na ação dos opióides sobre a pressão intracraniana, pois, de maneira geral, são indicados em neuroanestesia, por propiciarem proteção neuronal. Embora doses altas de 5 a 7 µg/kg possam ser usadas, usualmente a dose inicial recomendada é de 2 a 3 µg/kg.

Defasciculantes

A indicação de agentes defasciculantes tem o objetivo de inibir a fasciculação muscular causada pela succinilcolina e, assim, minimizar os efeitos adversos desta medicação, como rabdomiólise, mioglobinúria, dor muscular, hiperpotassemia, aumento da pressão intracraniana, aumento da pressão intraocular e refluxo gastroesofágico. A defasciculação consiste em ministrar pequenas doses de BNM, 10% da dose habitual de vecurônio, pancurônio ou succinilcolina, previamente à infusão de succinilcolina nas crianças acima de 5 anos. Esses pacientes têm maior risco de complicações da fasciculação por possuírem massa muscular maior.

Lidocaína

A lidocaína tem ação anestésica e atenua o efeito adrenérgico provocado pela laringoscopia. O mecanismo dessa ação é pouco entendido, mas provavelmente está associado

Tabela 251.I – Sedativos comumente usados na seqüência rápida de intubação

Classe	Dose EV mg/kg	Início (min)	Duração (min)	Efeito na PIC	Efeito na PA	Vantagens	Desvantagens	Indicações
Barbitúricos								
Tiopental	2-5	2-5 seg	10-30	Diminui	Diminui	Início rápido, curta duração, diminui a PIC, anticonvulsivante	Hipotensão, contra-indicado na porfiria, aumenta o broncoespasmo, laringoespasmo, anafilaxia, não é analgésico	Aumento da PIC: trauma de crânio, meningite, mal epiléptico
Dissociativo								
Quetamina	1-4	1-2	10-30	Aumenta	Estável ou diminui	Início rápido, benéfico na hipotensão, broncodilatação; analgesia, amnésia	Aumenta a PIC; aumenta secreção; efeitos psiquiátricos	Hipotensão, doença reativa da via aérea
Benzodiazepínicos								
Diazepam	0,2-0,4 (máx 4 mg)	2-4	30-90	Mínimo	Mínimo ou diminui	Amnésia, pouco efeito hemodinâmico, anti-epiléptico reversível com flumazenil	Depressão respiratória, hipotensão, sem efeito analgésico, início lento	Sedação prolongada, mal epiléptico
Midazolam	0,1-0,4 (máx 4 mg)	1-2	30-60	Mínimo	Mínimo ou diminui	Amnésia; duração curta; anti-epiléptico; reversível com flumazenil	Depressão respiratória, hipotensão, sem efeito analgésico	Mal epiléptico
Opiáceos								
Morfina	0,1-0,2	2-5	4-6 h	Pode ser protetor	Diminui	Analgésico; reversível com naloxone	Hipotensão; depressão respiratória, liberação de histamina	Necessidade de agente reversível
Fentanil	2-7 µg/kg	1	30-60	Protetor *versus* aumento	Diminui	Início rápido, curta duração, pouco efeito hemodinâmico, reversível com naloxone, analgésico	Risco de rigidez torácica, depressão respiratória, pode aumentar PIC	Obstrução de via aérea, trauma de crânio
Outros								
Etomidato	0,2-0,4	1	10-15	Diminui	Mínimo	Pouco efeito hemodinâmico, anticonvulsivante	Supressão de cortisol, atividade mioclônica	Hipotensão, trauma
Propofol	1,0-2,0	0,5-1	10-15	Diminui	Diminui	Início rápido, titulável, anticonvulsivante, amnésia	Hipotensão, dor à infusão	Sedação precisa, vômitos

PIC: pressão intracraniana; PA: pressão arterial.
Fontes: Gerardi M, Sacchetti AD, et al. Rapid-sequence intubation of pediatric patient. Ann of Emergency Medicine 1996; 28(1): 55-74.
Rapid-sequence intubation. In: Pediatric advanced life support, provider manual. American Heart Association 2002; 359-78.

ao efeito anestésico no sistema nervoso central, com diminuição na pressão intracraniana e da pressão intra-ocular. É uma medicação segura, já que não provoca depressão respiratória. Recomenda-se a dose de 1,5 a 3,0 mg/kg, 2 a 5 minutos antes da intubação traqueal.

SEDAÇÃO

Sedação adequada é um passo obrigatório e crucial nos pacientes submetidos à intubação traqueal, exceto naqueles em coma. Visa a propiciar amnésia, diminuir a consciência e eliminar a percepção da paralisia provocada pelos BNM e do desconforto causado pelo procedimento propriamente dito, principalmente da laringoscopia e introdução do tubo na traquéia.

Os sedativos devem ter início rápido de ação e curta duração. Hipotensão e depressão cardiovascular são efeitos comuns a todos eles, e, são mais pronunciados no paciente previamente hipovolêmico e com hipotensão. A Tabela 251.I descreve algumas características dos principais sedativos usados durante a SRI, incluindo as doses preconizadas.

Tiopental

Sedativo barbitúrico sem efeito analgésico, com início de ação rápido, em torno de 10 a 20 segundos. Tem a vantagem de diminuir a pressão intracraniana e a demanda metabólica. Como efeitos indesejáveis podem ocorrer vasodilatação e depressão miocárdica, com conseqüente hipotensão, depressão respiratória e liberação de histamina. Esta última ação exige cuidado com o uso de tiopental em paciente asmático, embora a infusão lenta minimize esses efeitos.

Com o uso do tiopental isoladamente, sem o uso de agentes paralisantes, podem ser observados tremores, hipertonia, contração muscular, tosse, laringoespasmo e soluços. Barbitúricos, de forma geral, podem desencadear episódios de porfiria aguda intermitente. No paciente com hipotensão, o tiopental deve ser evitado ou, no máximo, deve ser usada metade da dose preconizada.

Midazolam

O midazolam é um benzodiazepínico de início de ação rápido e duração curta. Além de potente sedativo, tem outras duas vantagens: produz amnésia e causa leve diminuição da pressão intracraniana. Por causa de suas propriedades farmacodinâmicas e possibilidade de reversão com um antagonista, o midazolam faz parte do protocolo de SRI de vários serviços médicos e, em geral, a dose empregada nessa situação é maior que a recomendada para sedação.

Propofol

O propofol, graças à sua propriedade lipofílica, distribui-se rapidamente no cérebro e apresenta início de ação muito rápido (10 a 20 segundos) e duração curta (10 a 15 minutos). Produz rápida e profunda depressão no nível de consciência e na função cardiorrespiratória, culminando em estado de hipnose. O uso em crianças precisa ser mais bem estudado, pois além de causar depressão miocárdica e queda da resistência vascular sistêmica, altera o barorreflexo, não permitindo uma resposta taquicárdica tão expressiva diante da hipotensão resultante. Por isso, deve ser evitado nos pacientes com hipotensão ou choque. Aproximadamente 15% dos pacientes com pressão arterial normal apresentam hipotensão. Desta forma, o emprego do propofol exige reavaliação freqüente da condição hemodinâmica. Há também relatos de parada cardiorrespiratória em crianças submetidas à infusão contínua por longos períodos. Este agente possui a vantagem de diminuir a pressão intracraniana e a demanda metabólica.

Como o propofol se apresenta na forma de emulsão lipídica, a técnica de manuseio deve ser asséptica, por causa da facilidade de contaminação e potencial para desenvolver sepse. Outros efeitos adversos são apnéia e dor no local da injeção, que pode ser amenizada com infusão em veias calibrosas.

Etomidato

É um sedativo disponível há mais de 30 anos, sem propriedades analgésicas, de ação ultracurta. Apresenta mínimos efeitos respiratórios e menor depressão cardiovascular que outros sedativos. Trata-se de uma medicação efetiva para ser usada na SRI no departamento de emergência. É também uma das melhores opções na emergência e um dos sedativos de escolha na criança com traumatismo cranioencefálico, pois diminui a pressão intracraniana e o fluxo cerebral significativamente. Com freqüência, vômitos são observados em pacientes que recebem etomidato sem BNM. Deve-se tomar cuidado com o uso do etomidato em pacientes com convulsão focal. Um efeito adverso significativo desta medicação é a supressão da síntese do cortisol que, embora rara, pode durar de 5 a 8 horas, sendo contra-indicada em casos de choque séptico.

Quetamina

A quetamina provoca uma dissociação tálamo-cortical e, como conseqüência, um estado cataléptico sem hipnose, em que os reflexos de proteção da via aérea são preservados. Esta medicação produz depressão da consciência, analgesia e amnésia, culminando em anestesia geral e menor depressão cardiorrespiratória que outros sedativos.

A quetamina tem efeito simpatominético leve. Provoca aumento da pressão arterial e do fluxo cerebral, embora na presença de depleção de catecolamina, como no choque prolongado, possa precipitar depressão cardiovascular. Por melhorar o broncoespasmo, em decorrência da liberação adrenérgica, é de escolha para intubação de crianças em crise asmática. Entretanto, leva ao aumento da quantidade de secreção nas vias aéreas, efeito este que pode ser minimizado com o uso prévio de atropina.

Algumas condições clínicas, como hipertensão arterial, trauma craniano com possível aumento da pressão intracraniana, trauma ocular, glaucoma, distúrbios psiquiátricos, desordens da tiróide e convulsões são contra-indicações ao uso de quetamina. Alguns autores recomendam o uso prévio de benzodiazepínicos à administração de quetamina, para atenuar o risco de reação psicótica (agitação ao despertar). Entretanto, este benefício não foi observado em crianças.

Não há um único sedativo ideal para todos os casos. A escolha deve ser baseada nas propriedades famacológicas e na condição clínica da criança, como exemplificado a seguir:

- Pressão arterial normal: tiopental, midazolam, propofol.
- Leve hipotensão com TCE: tiopental, midazolam, etomidato.
- Leve hipotensão sem TCE: quetamina, etomidato, midazolam.
- Hipotensão grave: quetamina, etomidato, midazolam (baixa dose).
- TCE isolado: tiopental, propofol, etomidato.
- Crise asmática: quetamina, midazolam, propofol.
- Mal epiléptico: tiopental, midazolam, propofol.

PRESSÃO CRICÓIDE E VENTILAÇÃO ASSISTIDA

Imediatamente após a sedação deve ser aplicada pressão na cricóide, também chamada de manobra de Sellick, a qual deve ser mantida até a passagem e confirmação da posição do tubo traqueal. Essa manobra visa a facilitar a visualização das cordas vocais, diminuir a entrada de ar no estômago e conseqüente regurgitação. A pressão deve ser firme, sem no entanto provocar fechamento da glote.

Quando há necessidade de realizar ventilação com pressão positiva antes da intubação, esta deve ser realizada em concomitância com a manobra de Sellick. Esta manobra, entretanto, é contra-indicada no paciente consciente, devendo ser realizada sob sedação.

BLOQUEIO NEUROMUSCULAR

Os BNM agem pela interrupção da transmissão nervosa entre o nervo somático e a fibra muscular e provocam paralisia por impedirem a ação da acetilcolina na junção neuromuscular. Podem ser classificados em despolarizantes (succinilcolina) e não-despolarizantes (rocurônio, vecurônio etc.). Os BNM usados na SRI devem ter início de ação rápido e duração curta.

BNM não-despolarizantes: succinilcolina

A succinilcolina, agente despolarizante, se liga ao receptor pós-sináptico e abre canais para a entrada de sódio. Assim, a membrana permanece despolarizada e rapidamente o músculo entra em fadiga, ou seja, se torna refratário à estimulação subseqüente. Diferentemente da acetilcolina, a succinilcolina produz uma estimulação contínua do receptor. A metabolização se dá pela ação da acetilcolinesterase.

Logo após a infusão da succinilcolina, clinicamente, pode ser observada fasciculação, principalmente em crianças com mais de 5 anos de idade, que cessa quando surge a paralisia. Entretanto, essa condição pode ser evitada com o uso de agentes defasciculantes, na fase de pré-medicação. A hiperpotassemia produzida pela succinilcolina é, em geral, insignificante. Todavia, deve-se tomar cuidado em pacientes com insuficiência renal e nos grandes queimados. O desenvolvimento de hipertensão intracraniana com a succinilcolina, efeito demonstrado em animais, é motivo de preocupação. Bradicardia e assistolia têm sido reportadas em crianças e podem ser evitadas com a administração prévia de atropina. Esses efeitos são mais comuns na criança com menos de 1 ano de idade ou após a segunda dose de succinilcolina.

O surgimento de novos BNM mais seguros, com potência semelhante, faz com que a succinilcolina seja cada vez menos indicada por diversos autores. Caso seja empregada, deve ser usada com extrema cautela, avaliando-se as contra-indicações.

As situações clínicas nas quais a succinilcolina está formalmente contra-indicada são: glaucoma, miotonia, paraplegia, doenças neuromusculares, hiperpotassemia, lesão com esmagamento, lesão ocular, antecedentes de trauma ou queimadura recente (48 a 72 horas), antecedentes de hipertermia maligna ou deficiência de colinesterase.

BNM não-despolarizantes

Os BNM não-despolarizantes agem pela ligação competitiva nos receptores de acetilcolina. Por serem antagonistas dos receptores nicotínicos e não terem ação estimulatória intrínseca, não produzem fasciculação, sendo os principais efeitos adversos associados à liberação de histamina, efeito mais comum em adultos que em crianças.

Vecurônio

Trata-se de um BNM com início de ação dependente da dose e duração intermediária. A dose de 0,1 a 0,2 mg/kg produz efeito em 30 segundos, relaxamento muscular em 45 segundos, condições ótimas de intubação em 1 a 4 minutos e duração de 30 a 60 minutos. Doses maiores provocam início de ação mais rápido e duração maior. O vecurônio é considerado seguro em situações de emergência cardiovascular, pulmonar e neurológica e não há contraindicações na maioria dos pacientes pediátricos.

Rocurônio

O rocurônio é um BNM semelhante ao vecurônio, mas com 1/8 a 1/10 de sua potência. Tem início de ação mais rápido que a maioria dos não-despolarizantes, em doses equipotentes. Doses de 0,6 a 0,8 mg/kg produzem paralisia em lactentes em 60 segundos e em crianças em 28 segundos.

Na SRI o rocurônio deve ser a droga de escolha, por causa do seu início rápido, duração curta e facilidade de preparo da dose desejada (diferentemente dos outros BNM, a apresentação do rocurônio é na forma de solução, dispensando diluição prévia).

A obtenção de condições adequadas de intubação não é estatisticamente diferente entre succinilcolina e rocurônio, porém não se pode esquecer que a recuperação do bloqueio se dá mais lentamente com o rocurônio, entre 30 a 45 minutos, a depender da idade e da dose administrada.

INTUBAÇÃO

A intubação traqueal deve ser realizada após 60 a 90 segundos da administração do BNM. É um procedimento que exige do profissional um treinamento adequado, já que envolve habilidade na manipulação das vias aéreas, com potencial risco de agravamento ou desencadeamento de hipóxia.

OBSERVAÇÃO E MONITORIZAÇÃO PÓS-INTUBAÇÃO

A SRI não termina após o sucesso da intubação traqueal. A vigilância clínica e a monitorização pós-intubação são obrigatórias. Idealmente, a monitorização em um paciente com ritmo de perfusão, ou seja, que não esteja em parada cardíaca, deve ser feita com oximetria, monitor cardíaco, monitor de pressão arterial (PA) e detector de CO_2 exalado ou capnógrafo.

SEDAÇÃO E PARALISIA CONTÍNUAS

A administração de sedativos de forma contínua é imperativa na fase pós-intubação. Deve-se tomar cuidado para não manter o paciente sob efeito dos BNM, sem adequada sedação e analgesia. Sinais de atividade adrenérgica como taquicardia e hipertensão são provocados por sedação e analgesia inadequadas, em um paciente que está consciente mas não consegue se movimentar, chorar ou mostrar sinais de dor. Sem sedação, os pacientes podem manter a função auditiva preservada e, dessa maneira, os comentários à beira do leito devem ser contidos.

COMPLICAÇÕES

Dois grupos de complicações podem ser observados: as decorrentes do procedimento de intubação e as dos efeitos adversos dos medicamentos usados na SRI. Os efeitos adversos dos medicamentos estão descritos nas Tabelas 251.I e II.

Como decorrentes do procedimento de intubação, podem ocorrer: fratura completa de dentes, avulsão de raiz dentária, lesões de mucosa (lábios, língua, faringe e laringe), dissociação temporomandibular, deslocamento de aritenóide, paralisia de cordas vocais, granuloma de laringe, estenose laringotraqueal, intubação seletiva, intubação esofágica e outras.

Pode ocorrer impossibilidade de intubação devido à via aérea difícil, entretanto o profissional deve estar preparado para esta situação. Após o paciente estar sob a ação dos BNM, a intubação deve ser tentada enquanto o paciente apresentar sinais de adequada oxigenação. Este tempo é variável, de 30 segundos a 4 minutos, e dependente da técnica utilizada na fase de pré-oxigenação. Se houver algum sinal de hipoxigenação, a ventilação deve ser feita com bolsa-valva-máscara e uma nova tentativa de intubação deve ser executada assim que o paciente estiver novamente preparado.

Tabela 251.II – Agentes bloqueadores neuromusculares

Tipo de agente	Dose paralisante (mg/kg)	Início*	Condição de intubação	Duração de ação*	Vantagens	Desvantagens
Despolarizante						
Succinilcolina	1,0-2,0 (< 10 kg) 1,0-1,5 (>10 kg)	15-30 seg	45-60 seg	3-5 min	Início rápido, curta duração, possível administração intramuscular	Bradicardia, hipotensão, arritmia, parada cardíaca, edema pulmonar, aumento da pressão intra-ocular, hipercalemia, mioglobinúria, hipertermia maligna, espasmo de masseter
Não-despolarizante						
Vecurônio	0,15-0,2 (SRI); 0,01 (defasciculante)	30-90 seg	90-240 seg	30-90 min	Poucos efeitos cardiovasculares; baixo risco de liberação de histamina; ação curta	Início mais lento que rocurônio; duração maior que succinilcolina
Rocurônio	0,6-1,2	30-60 seg	30-90 seg	25-60 min	Início rápido; solução estável	Aumenta a FC
Mivacurônio	0,15-3	30 seg	60-120 seg	12-30 min	Ação curta	Efeito histamínico, especialmente em bolos de doses altas
Atracurônio	0,5	2-4 min	60-120 seg	25-40 min	Poucos efeitos cardiovasculares além dos relacionados à liberação de histamina	Liberação de histamina causando hipotensão, quando injetado rapidamente
Pancurônio	0,1 (dose padrão); 0,01 (defasciculante)	2-5 min	3-5 min	45-90 min	Poucos efeitos cardiovasculares ou efeito histamínico; útil na crise asmática	Ação longa, paralisia prolongada, liberação de histamina

* O início da ação dos relaxantes musculares não-depolarizantes é inversamente proporcional à dose (mg/kg) usada. A duração da ação é diretamente proporcional à dose (mg/kg) usada.
Fontes: Gerardi M, Sacchetti AD, et al. Rapid-sequence intubation of pediatric patient. Ann of Emergency Medicine 1996; 28(1): 55-74.
Rapid-sequence intubation. In: Pediatric advanced life support, provider manual. American Heart Association 2002; 359-78.

A utilização de formas alternativas de ventilação, como máscara laríngea, intubação retrógrada, combitubo, cricotireoidotomia e traqueostomia, deve ser avaliada caso a caso.

Tomando-se as devidas precauções, a SRI propicia uma intubação traqueal mais rápida e segura em crianças e lactentes, devendo ser considerada em toda intubação de emergência que envolva pacientes com reflexo de via aérea superior intacto.

Algoritmo 251.1 – Seqüência rápida de intubação em pediatria

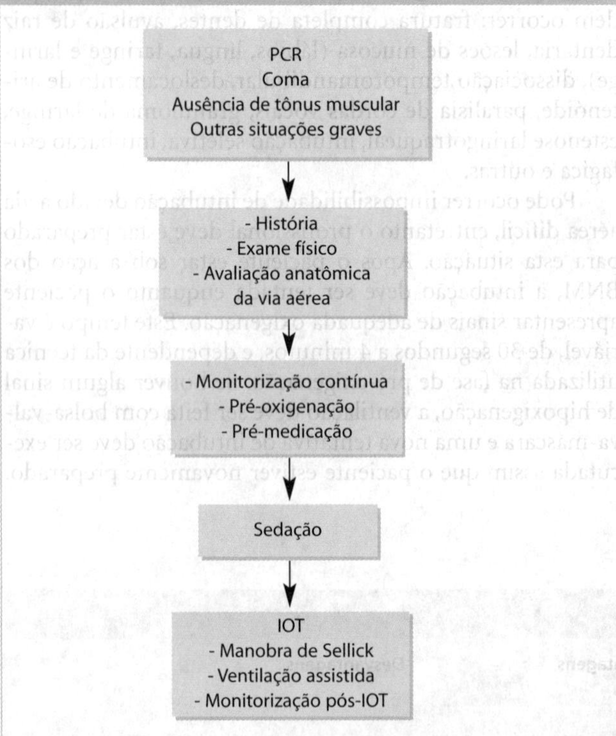

LEITURA ADICIONAL

1. Bledsoe GH, Schexnayder SM. Pediatric rapid sequence intubation: a review. Ped Emerg Care 2004; 20: 339-4.
2. Cordeiro AMG, Fernandes JC, Troster EJ. Possible risk factors associated or severe airway injuries in children who underwent endotracheal intubation. Pediatric Crit Care Med 2004; 5: 364-8.
3. Gerardi MJ, Sacchetti AD, Cantor RM, et al. Rapid-sequence intubation of the pediatric patient. Annals of Emergency Medicine 1996; 28: 55-74.
4. Gnauck K, Lungo JB, Peter J, Nakanishi A. Emergency intubation of the pediatric medical patient: use of anesthetic agents in the emergency. Ann Emerg Med 1994; 23: 1242-7.
5. Gregory GA, Riazy J. Anesthesiol Clin North America: Classification and assessment of the difficult pediatric airway. Anesthesiol Clin North America1998; 16: 730-41.
6. Lee BS, Gausche-Hill M. Pediatric airway management. Clin Ped Emerg Med 2001; 2: 91-106.
7. Martin LD, Bratton SL, O´Rourke PP. Clinical uses and controversies of neuromuscular blocking agents in infants and children. Crit Care Med 1999; 27: 1358-68.
8. Marvez-Valls E, Houry D, Ernst AA, Weiss SJ, Killeen. Protocol for rapid sequence intubation in pediatric patients: a four-year study. Med Sci Monit 2002; 8: cr229-34.
9. McAllister JD, Gnauck KA. Rapid-sequence intubation of pediatric patient. Ped Clin of North America 1999; 46(6): 1249-84.
10. Nakayama DK, Gardner MJ, Rowe MI. Emergency endotracheal intubation in pediatric trauma. Ann Surg 1990; 211: 218-23.
11. Pediatric advanced life support, provider manual. American Heart Association and American Academy of Pediatrics. Rapid sequence intubation 2002; 359-78.
12. Reis AGAC, Carvalho M, Schvartsman C. Seqüência rápida de intubação em pediatria: abordagem no pronto-socorro. Rev. Einstein 2006; 4: 118-26.
13. Reynolds SF, Heffner J. Airway management of the critically ill patient rapid-sequence intubation. Chest 2005; 127: 1397-412.
14. Sagarin JM, et al. Rapid-sequence intubation for pediatric emergency airway. Pediatric Emergency Care 2002; 18: 417-23.
15. Sing RF, Reilly PM, Rotondo MF, Zonies DH, Schwab CW, Kauder DR, et al. Out of hospital rapid sequence induction for intubation of the pediatric patient. Acad Emerg Med 1996; 3: 341-5.
16. Wheeler M. Management strategies for the difficult pediatric airway. Anesthesiol Clin North Am 1998; 16: 743-61.

Emergências Alérgicas – Anafilaxia

CAPÍTULO

252

Adriana Pasmanik Eisencraft

TÓPICOS IMPORTANTES

- Anafilaxia é uma reação alérgica grave, de estabelecimento rápido, e que pode causar a morte. Na maioria das vezes, ocorre fora do ambiente hospitalar.
- Depende de exposição prévia ao alérgeno. É mediada por IgE, que promove a liberação de mediadores inflamatórios.
- A reação anafilactóide possui aspectos clínicos semelhantes à anafilaxia, mas não é imunomediada nem depende de exposição prévia ao alérgeno.
- Os principais alérgenos envolvidos na anafilaxia, em criança, são os alimentos, alguns medicamentos, picada de inseto e látex.
- Urticária, angioedema, acometimento das vias respiratórias alta e baixa (podendo ocorrer insuficiência respiratória aguda) e do sistema cardiocirculatório (cujo quadro mais grave é o choque anafilático) são as manifestações clínicas mais freqüentes.
- Exames laboratoriais como dosagem sérica de histamina e triptase e urinária de N-metil-histamina têm menor valia na anafilaxia pois o diagnóstico deve ser clínico e imediato. Podem ser úteis no diagnóstico diferencial.
- Deve-se promover avaliação rápida (e monitorização) da via aérea, da respiração e da circulação.
- A medicação de escolha é a epinefrina, que deve ser administrada imediatamente e de preferência por via intramuscular, na face lateral da coxa.
- Fornecimento de oxigênio, manutenção de via respiratória pérvia (intubação, cricotireoidotomia) e oferta de soro fisiológico endovenoso são intervenções concomitantes.
- São medicamentos coadjuvantes no tratamento da anafilaxia: anti-histamínicos antagonistas H_1 e H_2, broncodilatadores e corticosteróides.
- Epinefrina endovenosa contínua, vasopressores e glucagon são medicamentos indicados no choque refratário.
- O período mínimo de observação do doente é de 4 a 6 horas.
- Todos os pacientes devem ser rigorosamente orientados na alta hospitalar quantos aos fatores desencadeantes, sintomas e opções de tratamento imediato. Também devem ser estimulados a procurar um médico especializado em alergia.

INTRODUÇÃO E DEFINIÇÕES

Anafilaxia é uma condição clínica imunoalérgica, súbita, apresentada por alguns indivíduos quando expostos a determinados alimentos, medicamentos, picada de insetos e fatores físicos, e que pode acarretar situação ameaçadora para a vida. Determina alterações respiratórias (broncoespasmo, edema de laringe), cardiovasculares (hipotensão, arritmias, isquemia miocárdica), cutâneas (urticária, angioedema, rubor) e/ou gastrintestinais (náusea, cólica abdominal, vômito e diarréia) agudas e graves, que necessitam de tratamento imediato. Apesar de não serem imunomediadas, as reações anafilactóides serão inclusas neste grupo por apresentarem características fisiopatológicas e clínicas muito semelhantes.

A anafilaxia é uma doença dos tempos modernos. Embora alguns casos esporádicos tenham sido relatados nos séculos XVII, XVIII e XIX, a primeira descrição da doença data de 1900, quando Portier e Richet induziram esta reação ao tentar imunizar cães. A partir de então, surgiram novos estudos identificando diferentes fatores desencadeantes, tais como: produtos biológicos, medicamentos, contrastes, veneno de insetos, alimentos e látex.

Em geral, a anafilaxia ocorre em ambientes comunitários, onde não há profissionais da saúde. Isso fortalece a necessidade de treinamento do público leigo para suporte básico de vida, bem como conscientização e orientações no sentido da prevenção.

Em julho de 2005 o National Institute of Allergy and Infectious Disease (NIAID) e o Food Allergy and Anaphylaxis Network (FAAN), juntamente com representantes de 16 diferentes organizações americanas, australianas e européias voltadas ao estudo das alergias, promoveram um encontro para buscar critérios clínicos que permitissem o diagnóstico preciso, tratamento apropriado e diretrizes na área de pesquisa. Várias das recomendações aceitas atualmente são produtos desse encontro e dentre elas a definição ampla e abrangente, de fácil compreensão para profissionais da área da saúde e leigos.

"Anafilaxia é uma reação alérgica grave, de estabelecimento rápido, e que pode causar a morte".

Epidemiologia

Os dados epidemiológicos referentes à anafilaxia são bastante confusos. Nos EUA, estima-se taxa de ocorrência anual de anafilaxia de 30 por 100 mil pessoas/ano e taxa de incidência anual de 21 por 100 mil pessoas/ano.

A alergia alimentar responde por mais da metade dos casos de anafilaxia em crianças que procuram o serviço de emergência. Acredita-se que a prevalência de anafilaxia induzida por alimentos nos EUA alcance a marca aproximada de 29 mil episódios/ano, resultando em 2 mil internações e 150 mortes, com dados similares verificados na França e no Reino Unido. Pacientes que experimentaram manifestações alérgicas quando expostos anteriormente a esses alimentos, e aqueles que apresentam antecedentes pessoais de asma possuem maior risco de desenvolver anafilaxia. Alguns indivíduos toleram determinados alimentos, mas quando se submetem à prática de exercícios apresentam anafilaxia, provavelmente pela ocorrência de incremento do fluxo mesentérico, com maior absorção dos antígenos.

Alguns achados epidemiológicos interessantes revelam que a anafilaxia acomete principalmente crianças e adolescentes; é mais comum em ambiente comunitário quando comparado ao hospitalar; as ocorrências são mais freqüentes na população com maior poder aquisitivo; até os 15 anos de idade verifica-se predileção pelo sexo masculino, mas após essa idade, passa a haver predominância no sexo feminino; e que os alimentos estão mais relacionados aos casos em jovens, enquanto picada de inseto, medicamentos e contrastes acometem principalmente a meia-idade e os idosos.

No Brasil, não há informações estatísticas sobre esse tipo de reação. Se for possível inferir dados por analogia, pode-se dizer que, no Brasil, a incidência de choque anafilático apresenta valores semelhantes aos americanos, principalmente se forem consideradas a livre venda de medicamentos e a falta de informação nas embalagens dos alimentos.

ETIOLOGIA E FISIOPATOLOGIA

Para que ocorra anafilaxia é preciso haver um contato prévio com o antígeno (geralmente de natureza protéica). O contato subseqüente com o agente sensibilizador desencadeia o processo.

A anafilaxia é mediada pela imunoglobulina E (IgE), que frente a "proteínas estranhas" forma complexos antígeno-anticorpos e induz liberação de mediadores inflamatórios dos mastócitos e basófilos, dos quais o principal é a histamina, desencadeando reação de hipersensibilidade sistêmica. Geralmente, é imediata e generalizada, alcançando pico de gravidade entre 5 e 30 minutos, mas ainda que seja raro, pode se manifestar após alguns dias.

As reações anafilactóides são definidas como reações sistêmicas que têm os mesmos sinais e sintomas da anafilaxia, porém não envolvem a mediação de IgE e não necessitam de exposição prévia ao agente (reações não-imunes e tipo III mediadas).

A Figura 252.1 classifica a anafilaxia de acordo com a reposta imunológica, enquanto as Figuras 252.2 e 252.3 ilustram uma reação anafilática, IgE mediada e uma reação anafilactóide, respectivamente.

A histamina e a prostaglandina são responsáveis pelos principais eventos fisiológicos observados – aumento da permeabilidade vascular, vasodilatação, depressão miocárdica e contração da musculatura lisa –, resultando em queda da pressão arterial, angioedema, urticária, náuseas, vômitos, diarréia e dor abdominal e sibilância.

Ainda que as manifestações anafiláticas sejam precoces e graves, a liberação maciça de mediadores inflamatórios não costuma ser persistente e, em geral, a recuperação é completa.

A Figura 252.4 resume os mecanismos imunológicos envolvidos na anafilaxia e reação anafilactóide, identifica os mediadores inflamatórios implicados e relaciona seus efeitos sobre os diferentes órgãos e sistemas. A Tabela 252.I correlaciona os mediadores inflamatórios com os efeitos fisiológicos e achados clínicos presentes na anafilaxia.

As causas mais comuns de anafilaxia nas crianças diferem, dependendo da população analisada.

As reações observadas no ambiente hospitalar em geral se relacionam com medicamentos e látex, enquanto na co-

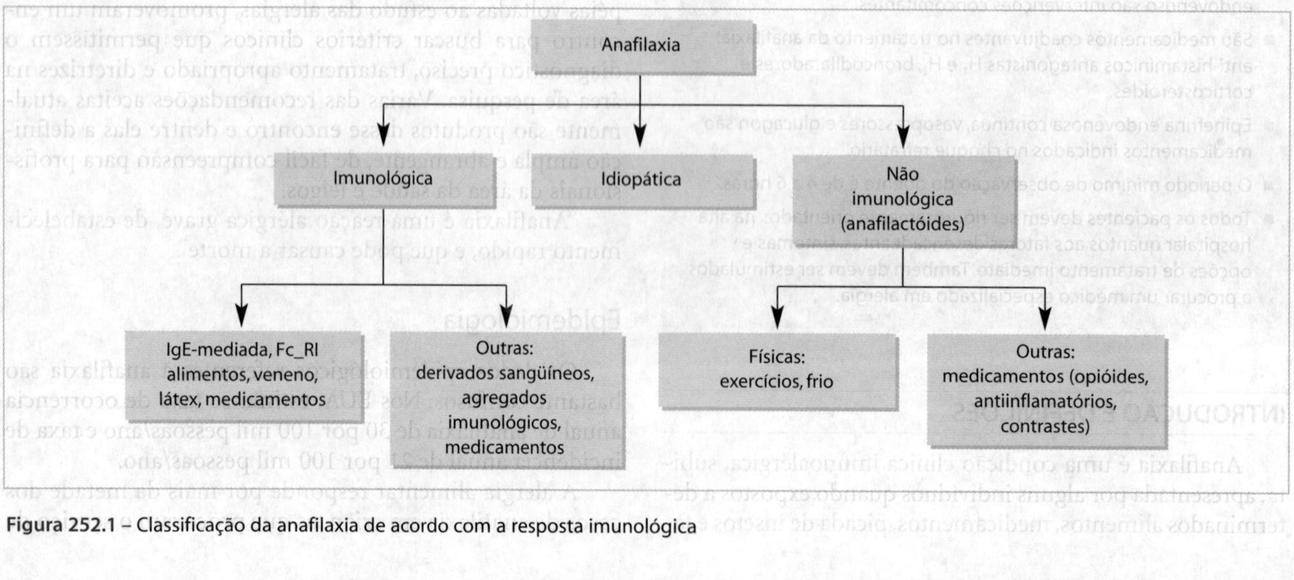

Figura 252.1 – Classificação da anafilaxia de acordo com a resposta imunológica

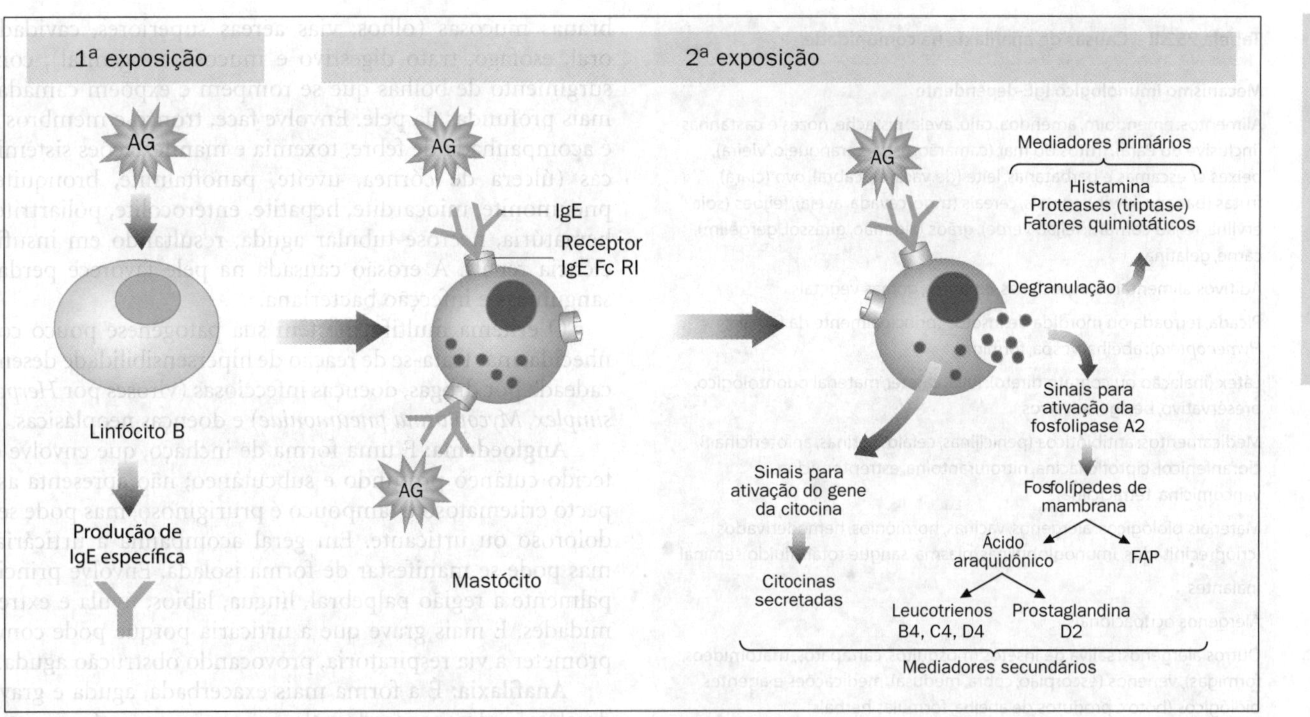

Figura 252.2 – Mecanismo de ativação do mastócito (reação de hipersensibilidade tipo I), presente na anafilaxia.

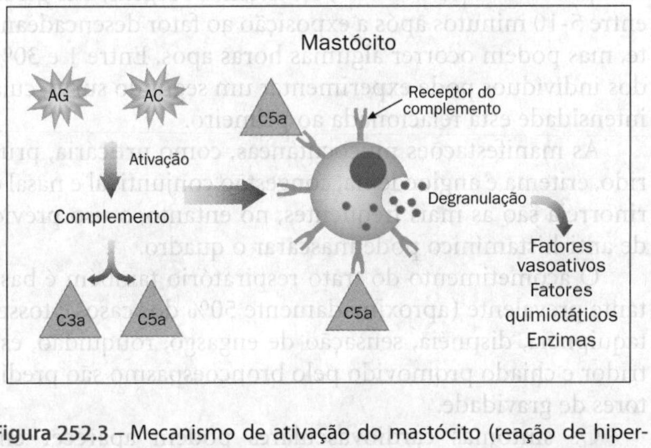

Figura 252.3 – Mecanismo de ativação do mastócito (reação de hipersensibilidade tipo III), presente na reação anafilactóide.

munidade, a ingestão de alimentos responde por aproximadamente metade dos casos de anafilaxia. O amendoim é o principal desencadeante da anafilaxia nos países ocidentalizados, no entanto, leite, ovos, cereais, legumes, verduras, frutas, aditivos alimentares, carnes, peixes e frutos do mar também estão associados a manifestações alérgicas graves.

Ainda dentre as manifestações IgE-mediadas destacam-se picada de inseto (*Hymenoptera*), látex, medicamentos, materiais biológicos, inalantes e alérgenos ocupacionais. Entre os fatores etiopatogênicos não IgE-mediados podemos citar fatores físicos, etanol e certos medicamentos. Há ainda as causas idiopáticas, que em alguns estudos chegam a somar 75% dos casos descritos. A Tabela 252.II descreve os principais fatores desencadeantes do processo, relacionando-os aos mecanismos de reação alérgica envolvidos.

Tabela 252.I – Relação entre mediadores inflamatórios da anafilaxia e seus efeitos

Mediadores	Efeitos fisiológicos	Manifestações clínicas
FAP	Aumenta a permeabilidade vascular	Angioedema
Prostaglandinas	Vasodilatação periférica	Urticária
Leucotrienos	Vasoconstrição coronariana	Edema de laringe
Triptase	Contração da musculatura lisa	Hipotensão
Cininas	Irritação dos nervos sensoriais	Rubor
Heparina	Ativação de outras vias da inflamação	Isquemia miocárdica
Quimase	Ativação de outras vias da inflamação	Sibilância
Fator de necrose tumoral α	Recrutamento de células inflamatórias	Náuseas, vômito, diarréia, dor abdominal
Interleucina-1 (IL-1)	Ativação das vias vagais	Prurido

Tabela 252.II – Causas de anafilaxia na comunidade
Mecanismo imunológico IgE-dependente
Alimentos: amendoim, amêndoa, caju, avelã, pistache, nozes e castanhas (inclusive do Pará), frutos do mar (camarão, ostra, caranguejo, vieira), peixes c/ escamas e barbatanas, leite (de vaca, de cabra), ovo (clara), frutas (banana, kiwi), vegetais, cereais (trigo, cevada, aveia), feijões (soja, ervilha, feijão comum, feijão verde), grãos (algodão, girassol, gergelim), carne, gelatina
Aditivos alimentares: especiarias, corantes, gomas vegetais
Picada, ferroada ou mordida de insetos (principalmente da família *Hymenoptera*): abelha, vespa, formiga
Látex (inalação ou contato direto): luva, cateter, material odontológico, preservativo, bexiga, adesivos
Medicamentos: antibióticos (penicilinas, cefalosporinas, anfotericina B, cloranfenicol, ciprofloxacina, nitrofurantoína, estreptomicina, vancomicina, tetraciclina)
Materiais biológicos: alérgenos, vacinas, hormônios, hemoderivados (crioprecipitados, imunoglobulinas, plasma, sangue total), fluido seminal
Inalantes
Alérgenos ocupacionais
Outros alérgenos: saliva de insetos (mosquitos, carrapatos, triatomídeos, formigas), venenos (escorpião, cobra, medusa), medicações e agentes biológicos (botox, produtos de abelha, fórmulas herbais)
Mecanismo imunológico IgE-independente – reação anafilactóide
Fatores físicos: exercícios, frio, calor, raios solares ultravioleta
Medicamentos: opióides, aspirina, sulfas, antiinflamatórios não-hormonais, vancomicina, inibidores da cicloxigenase, contrastes radiográficos, acetaminofen (raramente)
Etanol
Anafilaxia idiopática (antígenos não identificados)

ACHADOS CLÍNICOS

O diagnóstico da alergia depende de obtenção de história minuciosa sobre mudança de hábitos alimentares, de meio ambiente e atividades físicas e de exame físico detalhado, que inclui exposição completa da pele. Os sinais e sintomas podem variar de moderados a intensos.

Urticária aguda: É a manifestação clínica mais freqüente e se caracteriza pela presença de máculas ou placas eritematosas, isoladas ou disseminadas, altamente pruriginosas que podem ser acompanhadas de sensação de dor ou queimação.

Eritema multiforme: Acomete pele e mucosa (essa última, na forma mais grave – síndrome de Stevens-Johnson), de forma autolimitada. Tipicamente, surgem máculas planas eritemato-pruriginosas distribuídas simetricamente nas extremidades, de bordas bem delimitadas e centro claro (forma de alvo). Na evolução se tornam elevadas e, em 2 a 3 dias, a porção central da lesão volta a ficar mais pálida e plana, podendo surgir pápulas ou vesículas ali. A combinação das diversas etapas dessas afecções caracteriza o eritema multiforme, que pode perdurar por uma semana e ressurgir em surtos por 2 a 3 semanas.

A **síndrome de Stevens-Johnson** é uma forma rara e grave do eritema multiforme, que acomete também membranas mucosas (olhos, vias aéreas superiores, cavidade oral, esôfago, trato digestivo e mucosa anogenital), com surgimento de bolhas que se rompem e expõem camadas mais profundas da pele. Envolve face, tronco e membros e é acompanhada de febre, toxemia e manifestações sistêmicas (úlcera de córnea, uveíte, panoftalmite, bronquite, pneumonite, miocardite, hepatite, enterocolite, poliartrite, hematúria, necrose tubular aguda, resultando em insuficiência renal). A erosão causada na pele favorece perdas sangüíneas e infecção bacteriana.

O eritema multiforme tem sua patogênese pouco conhecida, mas trata-se de reação de hipersensibilidade desencadeada por drogas, doenças infecciosas (viroses por *Herpes simplex*, *Mycoplasma pneumoniae*) e doenças neoplásicas.

Angioedema: É uma forma de inchaço, que envolve o tecido cutâneo profundo e subcutâneo; não apresenta aspecto eritematoso e tampouco é pruriginoso, mas pode ser doloroso ou urticante. Em geral acompanha a urticária, mas pode se manifestar de forma isolada. Envolve principalmente a região palpebral, língua, lábios, úvula e extremidades. É mais grave que a urticária porque pode comprometer a via respiratória, provocando obstrução aguda.

Anafilaxia: É a forma mais exacerbada, aguda e grave de alergia, desencadeada pela exposição ao antígeno, que envolve múltiplos órgãos e sistemas. Tem instalação rápida, e se não diagnosticada e tratada de forma precoce e agressiva pode ameaçar a vida. Os sintomas surgem, em geral, entre 5-10 minutos após a exposição ao fator desencadeante, mas podem ocorrer algumas horas após. Entre 1 e 30% dos indivíduos pode experimentar um segundo surto, cuja intensidade está relacionada ao primeiro.

As manifestações mucocutâneas, como urticária, prurido, eritema e angioedema, congestão conjuntival e nasal e rinorréia são as mais freqüentes, no entanto, o uso prévio de anti-histamínico pode mascarar o quadro.

O acometimento do trato respiratório também é bastante prevalente (aproximadamente 50% dos casos); tosse, taquipnéia, dispnéia, sensação de engasgo, rouquidão, estridor e chiado promovido pelo broncoespasmo são preditores de gravidade.

Os sintomas cardiovasculares podem aparecer em aproximadamente 25% dos casos, na forma de taquicardia, má perfusão periférica e central, hipotensão, choque hipovolêmico e arritmias cardíacas, estas últimas menos comuns.

O envolvimento neurológico se manifesta na forma de aura, irritabilidade, letargia, desorientação, cefaléia, tontura, tremor, síncope ou convulsão. Algumas crianças maiores queixam-se da sensação de morte iminente.

Cólicas abdominais, náuseas, vômito e diarréia retratam o envolvimento do trato gastrintestinal, o que acontece em aproximadamente 30% dos pacientes (Figura 252.4).

A **Tabela 252.III** descreve, de forma resumida, os principais achados clínicos de acordo com o sistema envolvido.

Diagnóstico

O diagnóstico da anafilaxia é fundamentado em aspectos clínicos. As manifestações alérgicas menos graves em

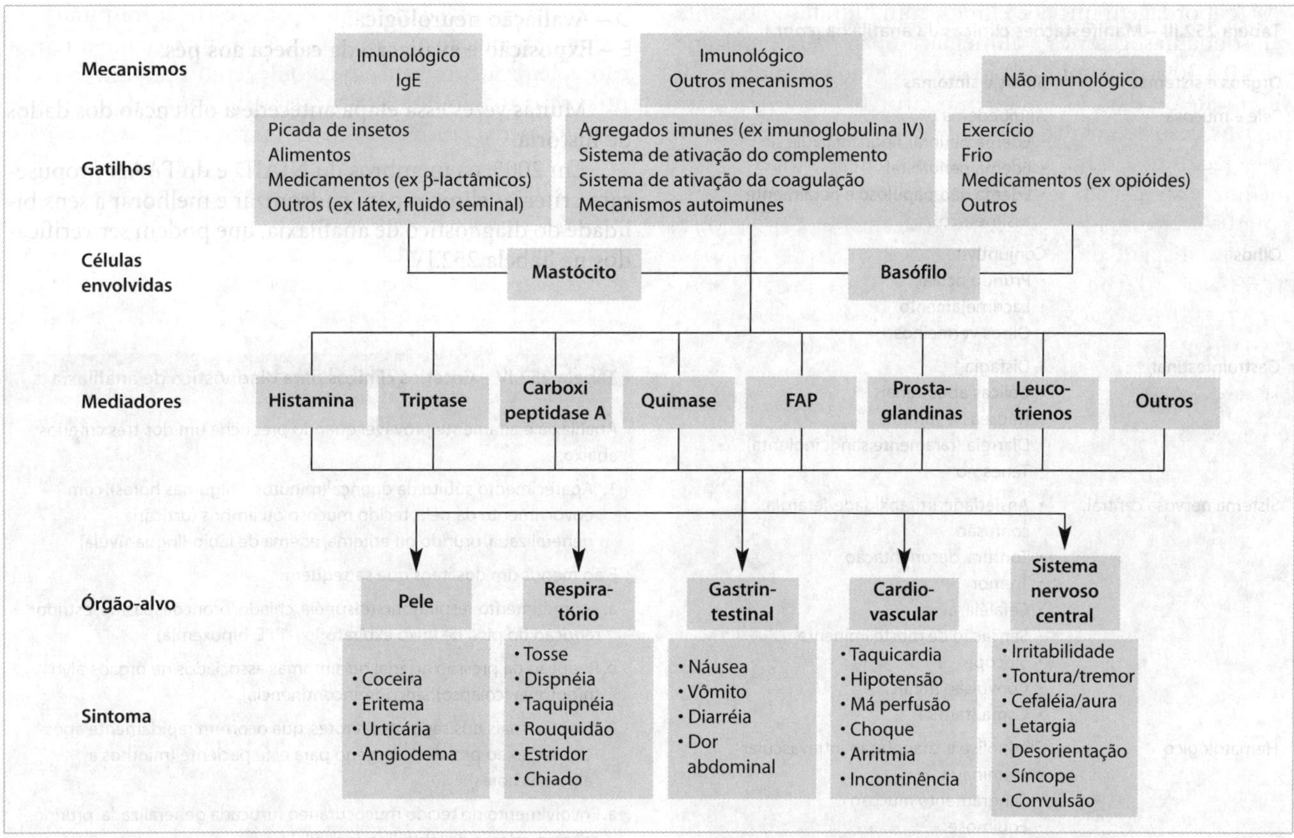

Figura 252.4 – Patogênese da anafilaxia. Adaptado de: Simonns FER. J Allergy and Clin Immunol 2008; 121(2): suppl: S420.

Tabela 252.III – Manifestações clínicas da anafilaxia

Órgãos e sistemas	Sinais e sintomas
Trato respiratório alto	Rinite • Congestão de mucosa nasal • Prurido nasal • Rinorréia • Espirros Edema de laringe, supraglótico e glótico • Dispnéia • Estridor • Rouquidão • Sialorréia • Sensação de sufocamento
Trato respiratório baixo	Broncoespasmo • Tosse • Roncos e sibilos • Taquipnéia • Tiragem, desconforto respiratório • Dispnéia • Cianose
Cardiovascular	Colapso circulatório • Tontura • Fraqueza generalizada • Síncope • Dor torácica isquêmica

(continua)

Tabela 252.III – Manifestações clínicas da anafilaxia *(cont.)*

Órgãos e sistemas	Sinais e sintomas
Cardiovascular	Colapso circulatório • Taquicardia • Hipotensão • Má perfusão • Choque • Incontinência Arritmias • Iguais às anteriores • Palpitações • Alterações do ECG: taquicardia, desnivelamento de ST, alterações de VD, extra-sístoles atriais e ventriculares, ritmo nodal, FA • Parada cardíaca • Ausência de pulso • Alterações ECG: FV, assistolia
Pele e mucosa	Urticária • Prurido • Formigamento • Ardor • Eritema Angioedema • Edema de extremidades não-pruriginoso

(continua)

Tabela 252.III – Manifestações clínicas da anafilaxia *(cont.)*

Órgãos e sistemas	Sinais e sintomas
Pele e mucosa	Angioedema • Edema perioral, língua e úvula • Edema periorbital • Edema não-papuloso e geralmente assimétrico
Olhos	Conjuntivite • Prurido ocular • Lacrimejamento • Olhos vermelhos
Gastrointestinal	• Disfagia • Cólicas abdominais • Náuseas e vômitos • Diarréia (raramente sanguinolenta) • Tenesmo
Sistema nervosa central	• Ansiedade, irritabilidade, letargia, confusão • Tontura, desorientação • Tremor • Cefaléia, aura • Sensação de morte iminente • Síncope • Convulsão (rara) • Coma (tardio)
Hematológico	Fibrinólise e coagulação intravascular disseminada • Sangramento mucoso • Equimose
Genitourinário	• Dor pélvica por aumento do tônus uterino • Sangramento vaginal • Incontinência urinária

Adaptado de Tran TP; Muelleman, RL Allergy, Hypersensitivity, and Anaphylaxis. In: Marx: Rosen's Emergency Medicine: Concepts and Clinical Practice, 6. ed.
ECG = eletrocardiograma; VD = ventrículo direito; FA = fibrilação atrial; FV = fibrilação ventricular

geral melhoram espontaneamente, o que retarda a busca por atendimento médico. Os estudos têm demonstrado que, de modo geral, os clínicos subestimam os achados e confundem apresentações menos intensas de anafilaxia com reações alérgicas, oferecendo tratamentos inadequados ou demasiadamente demorados e tornando o prognóstico menos favorável.

Sempre que possível, o médico deverá obter informações rápidas e objetivas (incluindo detalhes das etapas que antecederam o evento), no tocante aos sinais e sintomas, tempo de surgimento, busca do agente desencadeante (medicamentos, exames ou terapias recentes, introdução de novos alimentos na dieta, uso de produtos químicos, picada de insetos, atividades físicas, doenças recentes) e antecedentes alérgicos da criança, bem como de seus familiares.

A avaliação clínica deve se iniciar pelos fundamentos da ressuscitação:

A – **Via aérea.**
B – **Respiração.**
C – **Circulação.**
D – **Avaliação neurológica.**
E – **Exposição e avaliação da cabeça aos pés.**

Muitas vezes essa etapa antecede a obtenção dos dados de história.

Em 2005, os membros do NIAID e do FAAN propuseram critérios clínicos para padronizar e melhorar a sensibilidade do diagnóstico de anafilaxia, que podem ser verificados na Tabela 252.IV.

Tabela 252.IV – Critérios clínicos para diagnóstico de anafilaxia

Anafilaxia é altamente provável quando preenche um dos três critérios abaixo:
1. Aparecimento súbito da doença (minutos – algumas horas), com envolvimento da pele, tecido mucoso ou ambos (urticária generalizada, prurido ou eritema, edema de lábio-língua-úvula)
E ao menos um dos itens que se seguem:
a. Acometimento respiratório (dispnéia, chiado/broncoespasmo, estridor, redução do pico de fluxo expiratório – PFE, hipoxemia)
b. Redução da pressão arterial ou sintomas associados de órgãos-alvo [hipotonia (colapso), síncope, incontinência]
2. Dois ou mais dos seguintes fatores, que ocorrem rapidamente após exposição ao provável alérgeno para este paciente (minutos a algumas horas):
a. Envolvimento do tecido mucocutâneo (urticária generalizada, prurido, eritema, edema de lábio-língua-úvula)
b. Acometimento respiratório (dispnéia, chiado/broncoespasmo, estridor, redução do pico de fluxo expiratório – PFE, hipoxemia)
c. Redução da pressão arterial ou sintomas associados [hipotonia (colapso), síncope, incontinência]
d. Sintomas gastrintestinais (cólica abdominal, dor, vômito)
3. Queda da pressão arterial após exposição a alérgeno conhecido para determinado paciente (minutos a algumas horas):
a. Lactentes e crianças: PA sistólica baixa (idade específica) ou queda da PA* sistólica maior que 30%
b. Adultos: PA sistólica menor do que 90 mmHg; ou queda maior do que 30% em relação ao basal do paciente

PA = pressão arterial; *pressão sistólica baixa para criança é definida como menor que 70 mmHg, entre 1 mês e 1 ano de vida; menor que [70 mmHg + (2 x idade)] para crianças de 1-10 anos e menos do que 90 mmHg para 11-17 anos.
Sampson et al. Second Symposium on the Definition and Management of Anaphylaxis: Summary Report-Second National Institute of Allergy and Infectious Disease/Food Allergy and Anaphylaxis Network Symposium. Ann Emerg Med 2006 Apr; 47(4): 373-80.

EXAMES COMPLEMENTARES

Os exames complementares não são fundamentais, nem são empregados rotineiramente, mas podem confirmar a hipótese ou auxiliar nos eventos duvidosos. Dosagem sérica de histamina (elevação precoce e transitória, de pouca valia do ponto de vista clínico) e triptase (elevação mais tardia e duradoura), e urinária de N-metil-histamina, que apresentem valores acima dos basais, são consistentes com anafilaxia.

Encontra-se em fase de pesquisa a utilização de marcadores da ativação mastócitos e basófilos (β-triptase, carboxipeptidase A3 do mastócito, quimase, FAP) como exames complementares capazes de auxiliar no diagnóstico.

Os testes cutâneos (*patch test* – adesivo, *prick test* – punção), e a detecção de Ac-IgE, no soro são úteis para o seguimento ambulatorial, e nem são úteis nas situações de emergência.

DIAGNÓSTICO DIFERENCIAL

Várias condições clínicas apresentam sinais e sintomas similares aos da anafilaxia. Quando não for possível obter diagnóstico de certeza, as coletas da triptase sérica e do metabólito da histamina na urina podem se mostrar úteis para uma definição.

Os diagnósticos mais freqüentes estão listados na Tabela 252.V.

Tabela 252.V – Condições clínicas que fazem diagnóstico diferencial com anafilaxia

Achados clínicos	Diagnóstico diferencial	Sintomas adicionais
Hipotensão	Choque séptico Reação vasovagal Choque cardiogênico Choque hipovolêmico Infarto agudo do miocárdio	Hipotensão Palidez Sudorese Fraqueza Náusea e vômito Bradicardia (achado típico da reação vago-vagal)
Desconforto respiratório com estridor ou chiado	Obstrução da via aérea por corpo estranho Epiglotite Convulsão Exacerbação da asma Exacerbação de doenças pulmonares obstrutivas crônicas Embolia pulmonar Síndrome da disfunção das cordas vocais	
Desmaio pós-prandial	Obstrução da via aérea por corpo estranho Ingestão de glutamato monossódico Ingestão de sulfitos Envenenamento por peixe escombrídeo (atum, cavala, peixes-saltadores)	Manifestações imediatas (minutos após ingestão) Eritema sem urticária Tontura Cefaléia Sintomas gastrintestinais variáveis
Eritema	Doenças variadas Síndrome carcinóide, hiperglicemia, feocromocitoma, tumor intestinal, carcinoma medular da tireóide Medicamentos Niacina, vancomicina, nicotina, catecolaminas, inibidores da ECA, etanol	Sintomas gastrintestinais Alterações hemodinâmicas
Variados	Pânico/ansiedade aguda Hipoglicemia Mastocitose sistêmica Angioedema hereditário Leucemia com produção excessiva de histamina Urticária do frio/urticária colinérgica	Eritema Falta de ar Constrição da via aérea superior (disfunção da corda vocal) com estridor inspiratório Síncope

TRATAMENTO

O tratamento da anafilaxia objetiva diminuir os riscos de mortalidade imediata e prevenir a recorrência. Para isto é preciso avaliar os riscos, tratar as comorbidades de forma eficiente, identificar e evitar os fatores desencadeantes do processo.

A conduta inicial visa a realizar rápida avaliação e intervenção do ABC: permeabilizar vias aéreas e garantir respiração e circulação sangüínea efetivas, além de observar as condições neurológicas, aspecto da pele e estimar o peso corpóreo. Tão logo seja possível, providenciar monitorização cardiorrespiratória e aferição de dados vitais. Identificar e afastar causas que eventualmente perpetuem o estímulo antigênico (medicamentos infundidos na veia, luvas de látex, ferrão do inseto, roupas contaminadas). Crianças que apresentem manifestações clínicas menos intensas podem ser poupadas da oxigenioterapia, da obtenção do acesso venoso e da administração de epinefrina, mas devem permanecer sob vigilância médica.

Via aérea: A permeabilidade da via aérea pode estar gravemente comprometida, em função do angioedema, e o médico deve estar preparado para realizar intubação difícil. O profissional mais habilitado deve realizar o procedimento, visto que o edema acentuado pode distorcer a anatomia da via superior. Na impossibilidade da intubação está indicada a cricotireoidotomia.

Oxigênio: Deve ser ofertado de acordo com a necessidade, da melhor forma tolerada pelo paciente (de preferência com máscara com reservatório, não reinalante). Nos casos graves, é necessário garantir suporte respiratório por meio de ventilação com bolsa auto-inflável com reservatório de O_2 ou por ventilação mecânica.

Circulação: Manter o paciente em posição supina, com os membros inferiores elevados e obter acesso venoso (duas vias de grosso calibre) para a infusão de fluidos e drogas. O tratamento medicamentoso inicial consiste em administrar epinefrina intramuscular.

Epinefrina: É a droga de primeira escolha e deve ser administrada tão logo seja feita a suspeita diagnóstica de anafilaxia. Quando usada prontamente reduz, de forma drástica, as manifestações clínicas da anafilaxia. A evolução desfavorável e a mortalidade relacionadas à doença têm sido atribuídas à demora no reconhecimento dos sintomas e na administração da epinefrina.

A dose inicial preconizada é de 0,01 mg/kg (máximo de 0,5 mg), de preferência por via intramuscular (IM), na face ântero-lateral da coxa (absorção mais rápida e níveis plasmáticos mais elevados, quando comparados ao uso subcutâneo). A administração por via endovenosa pode ser utilizada, principalmente nas hipotensões graves e na parada cardiopulmonar refratária ao uso de epinefrina IM e volume. Uma segunda dose pode ser necessária nas formas mais graves ou na demora na recuperação e pode ser aplicada após 5 a 15 minutos. O fornecimento de epinefrina contínua, em baixas doses, permite titulação da droga, o que torna seu uso mais seguro.

Caso não ocorra melhora significativa após a aplicação da segunda dose de epinefrina, deve-se iniciar infusão de fluido de ressuscitação.

Estudos experimentais têm demonstrado resultados clínicos semelhantes ao comparar o uso de comprimidos de epinefrina sublingual e intramuscular. Os primeiros demonstraram rápida absorção, níveis séricos adequados, facilidade na remoção do comprimido da cavidade oral, em caso de necessidade de suspensão da medicação, baixo custo, facilidade no transporte e auto-administração, além da possibilidade de formulação de diversas dosagens.

Fluido endovenoso: Deve ser administrado sempre que houver resposta insatisfatória à aplicação da epinefrina, hipotensão arterial à admissão e hipotensão ortostática. A solução salina é preferível e deve ser infundida em *bolus* de 10-20 mL/kg, sob pressão, em alguns minutos e repetidas vezes, se necessário. Pacientes portadores de cardiopatia ou nefropatia devem ser cuidadosamente monitorados. Não foram observadas diferenças significativas quando da infusão de colóides, em comparação com os cristalóides.

Anti-histamínicos: Devem ser administrados a todos os pacientes que apresentem anafilaxia. No entanto, são considerados tratamento de segunda linha e só podem ser aplicados após a injeção de epinefrina. A combinação de anti-histamínico antagonista H_1 e anti-histamínico antagonista H_2 se mostrou mais efetiva, quando comparada ao uso isolado. A droga de escolha é a difenidramina, cuja dose de ataque é de 1-2 mg/kg (máx. 50 mg), EV, lentamente (manutenção de 5 mg/kg/dia, 6/6h; dose máx. 300 mg/dia) e deve ser associada à ranitidina 1 mg/kg, EV, infundida em 10 a 15 minutos (manutenção de 2-4 mg/kg/dia, 8/8h; dose máx. de 200 mg/dia).

Broncodilatadores: Nebulização com broncodilatadores como o fenoterol [0,25 mg (1 gota)/3 kg; máximo 10 gotas, em 3 a 5 mL de soro fisiológico] ou o albuterol (15 mg/h) faz parte das medicações de segunda linha e devem ser empregadas quando houver **broncoespasmo** associado.

Corticosteróide: Não é útil no tratamento da anafilaxia aguda, mas baseado na experiência em prevenir a fase tardia de reação IgE-mediada da asma, pode ser utilizado com o objetivo de prevenir ou melhorar a reação bifásica. A administração de metilprednisolona, na dose de 1-4 mg/kg/dia, a 6/6 h por 4 dias parece suficiente.

Anafilaxia refratária: Se a resposta ao tratamento for insatisfatória após a utilização das medicações de primeira e segunda linha, o paciente deve ser prontamente encaminhado à UTI para receber cuidados adicionais.

Epinefrina endovenosa: Pode ser utilizada na forma de *bolus* de 0,01 mg/kg (0,1 mL/kg da diluição 1:10.000), com dose máxima de 0,5 mg a cada 20 minutos ou por meio da infusão contínua de 0,1 µg/kg/min, titulável de acordo com a necessidade.

Vasopressores: Norepinefrina (0,05-2 µg/kg/minuto) ou vasopressina (10-40 U) podem ser necessárias caso a resposta à administração de epinefrina e fluidos seja insuficiente, e a PA sistólica se mantenha abaixo do percentil 5% esperado para a idade.

Glucagon (na hipotensão persistente): Deve ser indicado nos casos de hipotensão refratária à epinefrina, em pacientes β-bloqueados. A dose recomendada para crianças é de 20-30 µg /kg, EV em 5 minutos (máx. de 1 mg/dose), seguida de infusão de 5-15 µg/minuto, titulada de acordo com a resposta clínica. É preciso garantir a proteção da via aérea pois o glucagon provoca vômito.

A Tabela 252.VI resume os principais aspectos do tratamento da anafilaxia.

Tabela 252.VI – Tratamento medicamentoso da anafilaxia

Tratamento de primeira linha	
• Afastar fatores de risco	
• ABCDE	
• Monitorização ECG e respiratória	
Medicação	**Dose**
Oxigênio	100% FiO_2
Epinefrina	IM (1:1.000) 0,01 mL/kg
Cristalóide	20 mL/kg, EV em *bolus*
Tratamento de segunda linha	
Medicação	**Dose**
Difenidramina (anti-histamínico H_1)	1 mg/kg, IM ou 0,5-1,0 mg/kg EV
Ranitidina (anti-histamínico H_2)	0,5 mg/kg EV
Metilprednisolona	1-2 mg/kg EV
Circunstâncias especiais	
Broncoespasmo	
• Fenoterol	Nebulização 0,25 mg (1gota)/3kg; máx. 10 gotas, em 3-5 mL de soro fisiológico
• Albuterol	Nebulização 15 mg/hr
Hipotensão persistente	
• Epinefrina	0,01 mg/kg (0,1 mL/kg 1:10.000) EV
• Vasopressores: norepinefrina	0,05-2 µg/kg/minuto
vasopressina	10-40 U
glucagon	20-30 µg/kg EV

Como a anafilaxia pode cursar com um segundo surto, a observação clínica se torna fundamental. O Simpósio realizado em 2005 sugere observação individualizada, baseada na gravidade dos sintomas iniciais e na disponibilidade de acesso ao atendimento de urgência. Um período de 4-6 horas seria suficiente para a maioria dos pacientes, sendo necessário período mais longo para os casos graves.

Na alta hospitalar, o paciente deve ser exaustivamente orientado quanto à recorrência dos sintomas e a necessidade de portar plano de ação com identificação pessoal, telefones de emergência, fatores precipitantes, sinais clínicos e tratamento (Figura 252.5). Ele deve ser estimulado a procurar médico especialista em alergia, pela complexidade do evento e pela possibilidade de tratamento e cura, e orientado a portar dispositivos de auto-aplicação de epinefrina [para crianças de 15-30 kg: 0,15 mg e para crianças maiores de 30 kg: 0,3 mg.

NOME: ________________________ IDADE: ____________

ALERGIA A: ________________________

Asma ☐ Sim (risco elevado de reações graves) ☐ Não

Outros problemas de saúde concomitantes à anafilaxia: ________________________

Medicação atual: ________________________

Sintomas de anafilaxia:

Boca	coceira, inchaço dos lábios e/ou língua
Garganta*	coceira, sufocamento, rouquidão
Pele	coceira, urticária, eritema, inchaço
Intestino	vômito, diarréia, cólica abdominal
Pulmão*	taquipnéia, tosse, chiado
Coração*	pulso fraco, tontura, sensação de morte

Apenas alguns sintomas podem estar presentes. A gravidade dos sintomas pode variar rapidamente.

**** Alguns sintomas podem ameaçar a vida! AJA RÁPIDO!***

O que fazer:

1. Injete epinefrina na coxa usando (marque qual): ☐ 0,15 mg ☐ 0,3 mg

   Outra medicação/dose/via de administração: ____________

IMPORTANTE: MEDICAÇÃO PARA ASMA E/OU ANTIHISTAMÍNICOS

2. Chame 192 (Antes de chamar contatos!)
3. Contatos de emergência #1: casa ________ trabalho ________ celular ________

   Contatos de emergência #2: casa ________ trabalho ________ celular ________

   Contatos de emergência #3: casa ________ trabalho ________ celular ________

Não hesite em dar epinefrina

Comentários: ________________________

Data e assinatura do médico ________ Data e assinatura do responsável (para menores de 18 anos) ________

Figura 252.5 – Protocolo de emergência do doente de risco para anafilaxia. Para crianças, acrescentar foto no canto superior direito. Adaptado do protocolo da American Academy of Allergy, Asthma, and Immunology.

Algoritmo 252.1 – Diagnóstico e terapêutica da anafilaxia

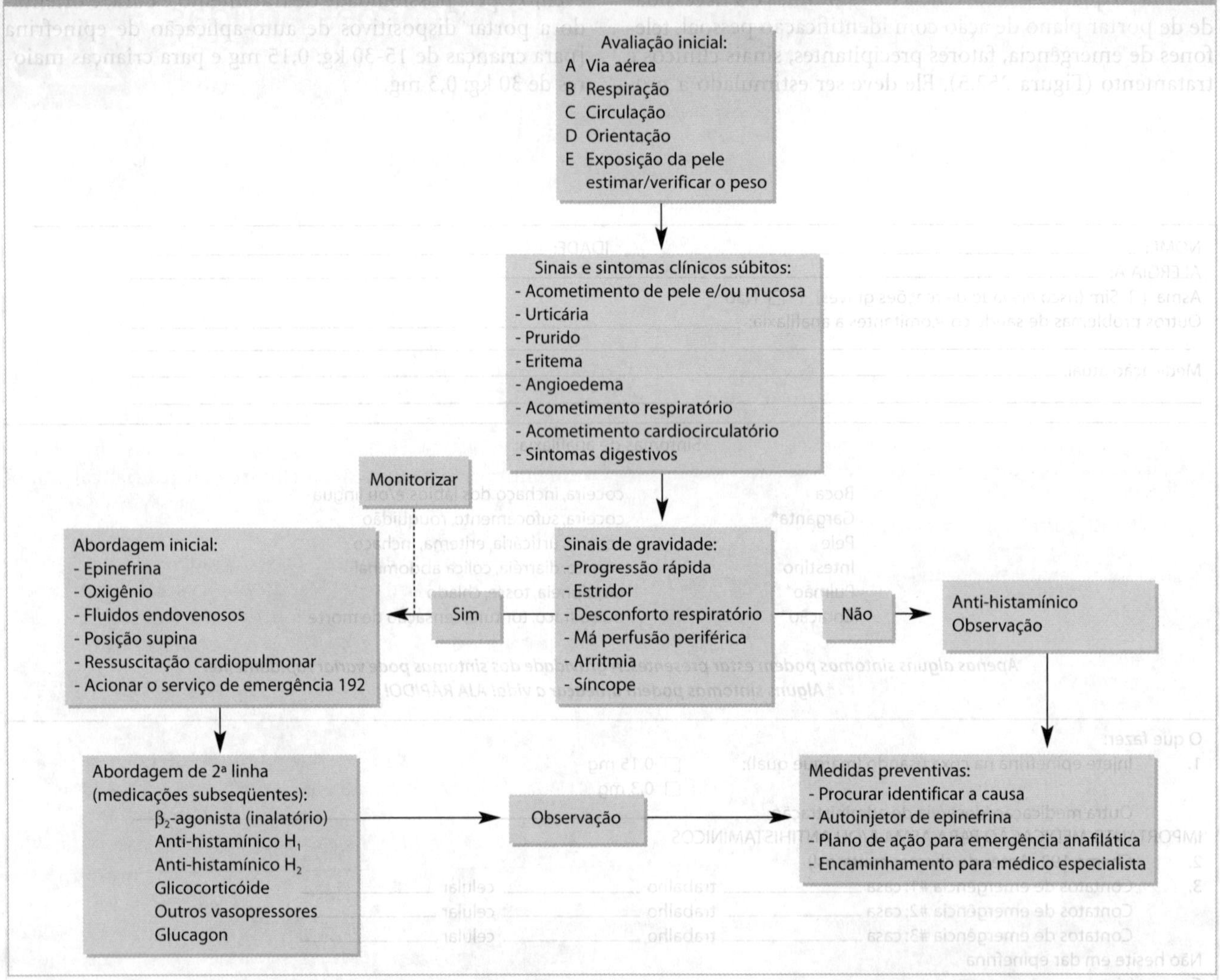

LEITURA ADICIONAL

1. Clark S, Camargo CA. Epidemiology of anaphylaxis. Immunol Allergy Clin N Am 2007; 27: 145-63.
2. Simons FER. Anaphylaxis, killer allergy: long-term management in the community. J Allergy Clin Immunol 2006; 117(2): 367-77.
3. Sampson HA, Muñoz-Furlong A, Campbell RL, Adkinson NF, Bock SA, Branum A, et al. Second symposium on the definition and management of anaphylaxis: summary report – second national institute of allergy and infectious disease/food allergy and anaphylaxis network symposium. Ann Emerg Med 2006; 47(4): 373-80.
4. Sampson HA, Leung DYM. Anaphylaxis. In: Beherman RE, Kliegman RM, Jenson HB, editors. Nelson textbook of pediatrics, 17. ed. Philadelphia: Saunders, An Imprint of Elsevier; 2004.
5. Niazi S, Batra V, Awsare B, Peters SP, Zangrilli JG. Allergic inflamation: initiation, progression, and resolution. In: Adkinson NF, Yunginger JW, Busse WW, Bochner BS, Holgate ST, Simons FER, editors. Middleton's allergy: principles and practice. 6. ed. Philadelphia: Mosby, Inc.; 2003.
6. Schwartz LB. Systemic anaphylaxis, food Allergy, and insect sting allergy. In Goldman L, Ausiello D, editors. Cecil Medicine. 23. ed. Philadelphia: Saunders Elsevier; 2007. p.1947-50.
7. Pitetti RD, Singer JI. From urticaria to anaphylaxis: the spectrum of allergic reactions in children. Pediatric emergency medicine reports 2002; 7(6): 57-68.
8. Tang AW. A practical guide to anaphylaxis. Am Fam Physician 2003; 68(7): 1325-32.
9. Mullins RJ. Anaphylaxis: risk factors for recurrence. Clin Exp Allergy 2003; 33: 1033-40.
10. Greenberger PA. Anaphylactic and anaphylactoid causes of angioedema. Immunol Allergy Clin N Am 2006; 26: 753-67.
11. Sicherer SH, Leung DYM. Advances in allergic skin disease, anaphylaxis, and hypersensitivity reactions to food, drugs, and insects. J Allergy Clin Immunol 2007; 119(6): 1462-9.
12. Ralston M, Hazinski MF, Zaritsky AL, Schexnayder SM, Kleinman ME, editors. Pediatric advanced life support provider manual. American Academy of Pediatrics and American Heart Association; 2006.
13. Hare ND, Ballas ZK. Effectiveness of delayed epinephrine in anaphylaxis. J Allergy Clin Immunol 2007; 120(3): 716-7.
14. Rawas-Qalaji MM, Simons FER, Simons KJ. Sublingual epinephrine tablets versus intramuscular injection of epinephrine: Dose equivalence for potential treatment of anaphylaxis. J Allergy Clin Immunol 2006; 117(2): 398-403.

Intoxicações Agudas

CAPÍTULO 253

Cláudio Schvartsman

TÓPICOS IMPORTANTES

- Ao atender uma criança intoxicada, deve-se avaliar rapidamente a situação e verificar a existência de distúrbios que representem risco iminente de vida.
- Se tais riscos forem encontrados, é preciso tomar imediatamente as providências necessárias e passar para as demais etapas apenas após sua correção. É importante verificar ainda se o agente tóxico exige administração imediata de antídoto. Em caso afirmativo, deve-se aplicar a dose inicial e passar para a etapa seguinte.
- A etapa seguinte consiste em uma cuidadosa anamnese e exame físico, com especial atenção aos detalhes peculiares do acidente tóxico. Se possível, devem ser realizados testes laboratoriais rápidos que confirmem o diagnóstico. Deve-se guardar o material disponível (vômito, urina, sangue) em recipientes limpos e bem fechados, de preferência sem qualquer aditivo.
- O diagnóstico preciso deve ser estabelecido, respondendo especialmente às perguntas relacionadas ao agente e à intoxicação – o que, por que, como, quando e quanto.
- Em seguida, procede-se à diminuição da exposição do organismo ao tóxico, de acordo com o tipo de exposição:
  - Tóxico ingerido – realizar esvaziamento gástrico utilizando carvão ativado, desde que em tempo útil e respeitadas as contra-indicações. Em casos selecionados, uma lavagem gástrica pode ser realizada.
  - Tóxico inalado – remover a vítima do ambiente contaminado, retirar sua roupa e realizar, se necessário, lavagem corporal com água corrente.
  - Tóxico em contato com a pele – realizar lavagem corporal com água corrente.
  - Tóxico em contato com os olhos – realizar lavagem copiosa com água corrente.
- Terminados estes procedimentos, devem ser verificadas as condições clínicas do paciente e as propriedades tóxicas do agente químico: tempo de absorção, possibilidade de efeitos de aparecimento tardio e, então, definir a possibilidade de alta ou a necessidade de manter o paciente em observação, ou ainda, prosseguir com o tratamento.
- Se a criança apresentar sintomatologia, deve-se procurar aumentar a excreção do tóxico, escolhendo a medida mais apropriada: hidratação, diurese forçada (com diuréticos), diurese iônica e medidas dialisadoras. Nos casos recomendados, aplicar o antídoto específico, evitando o emprego de subdoses.
- Deve ser sempre mantido o tratamento de suporte e sintomático. Não se pode esquecer que o acidente tóxico com freqüência tem implicações policiais ou legais, de forma que é fundamental documentar corretamente o atendimento.

INTRODUÇÃO

Acidente tóxico é reconhecido, há muitos anos, como uma importante causa de morbidade entre crianças e adolescentes. O problema tende a se agravar, não apenas em virtude da introdução crescente de novas substâncias químicas, usualmente em apresentações cada vez mais atraentes, como também pela sua progressiva complexidade e pelo relativo desconhecimento dos seus efeitos sobre os seres humanos.

Acresce ainda o grande número de situações que incluem a presença de resíduos tóxicos nos alimentos e a contaminação ambiental (solo, água e ar), em geral responsável por intoxicações crônicas, cujos possíveis efeitos sobre a saúde e o crescimento e desenvolvimento da criança ainda não estão bem esclarecidos.

As reais características do acidente tóxico agudo na criança e no adolescente no Brasil não estão bem determinadas, em virtude da imprecisão das notificações e do registro dos casos. No entanto, os poucos estudos epidemiológicos existentes, apesar de criticáveis em vários aspectos, podem servir de base para uma discussão sobre suas características clínicas e/ou epidemiológicas em uma determinada região.

No Brasil, estatísticas mais recentes têm demonstrado que os medicamentos continuam sendo os principais responsáveis por intoxicações humanas.

Intoxicações por produtos domissanitários e por pesticidas de uso doméstico são mais freqüentes em crianças de 0 a 4 anos, enquanto intoxicações por drogas de abuso são mais observadas em adolescentes de 15 a 19 anos.

A Tabela 253.I descreve as principais características epidemiológicas da intoxicação aguda, de acordo com a faixa etária e as classes de agentes tóxicos.

ATENDIMENTO DA CRIANÇA INTOXICADA

O atendimento de um intoxicado grave é semelhante ao de qualquer outro doente portador de quadro clínico grave. As possíveis diferenças são: a necessidade de conhecer e utilizar corretamente as medidas de descontaminação, os antídotos específicos, alguns procedimentos de eliminação e as peculiaridades do diagnóstico e da conduta terapêutica em algumas intoxicações que costumam ter evolução grave.

Tabela 253.I – Casos registrados de intoxicações humanas pelos centros de intoxicações, por agente tóxico e faixa etária, Brasil, 2001, de 0 a 20 anos de idade

Faixa etária (anos)	< 1	1 a 4	5 a 10	11 a 15	15 a 19
Agente	nº	nº	nº	nº	nº
Medicamentos	46,2	37,4	26,9	24,3	31,1
Agrotóxicos/uso agrícola	2,0	2,9	3,0	3,7	6,5
Agrotóxicos/uso doméstico	4,5	4,1	2,6	2,3	3,2
Produtos veterinários	0,3	1,0	0,8	0,9	1,2
Raticidas	6,0	7,0	3,1	6,5	11,3
Domissanitários	17,2	18,9	8,5	5,5	5,6
Cosméticos	4,0	2,7	0,7	0,6	0,4
Produtos químicos industriais	4,6	9,2	4,4	4,2	4,0
Metais	0,7	0,8	0,7	0,3	0,3
Drogas de abuso	0,6	0,3	0,6	2,5	4,3
Plantas	3,6	3,7	6,6	2,4	1,3
Alimentos	0,3	0,4	1,4	1,3	1,3
Animais peç./serpentes	0,2	0,9	6,3	10,8	6,1
Animais peç./aranhas	1,3	1,5	5,0	4,1	3,0
Animais peç./escorpiões	0,9	2,2	9,6	11,5	7,9
Outros Animais peç./venenosos	0,9	1,9	8,9	8,0	4,1
Animais não-peçonhentos	1,4	2,2	6,4	7,1	5,7
Desconhecido	2,2	1,3	2,7	2,6	2,1
Outro	3,0	1,8	1,5	1,2	0,6
Total de casos: 36.461					

Fonte: MS / FIOCRUZ / SINITOX, 2003.

A seqüência das cinco etapas básicas no atendimento da criança vítima de acidente tóxico continua sendo utilizada até o momento, mas com modificações significativas. As etapas são:

1. Estabilização.
2. Reconhecimento da *toxíndrome* e identificação do agente causal.
3. Descontaminação.
4. Eliminação.
5. Antídotos.

ESTABILIZAÇÃO

Consiste na série de medidas que devem ser tomadas para manter o paciente em condições apropriadas e corrigir distúrbios graves ou que podem representar risco de morte, permitindo assim a realização das demais etapas terapêuticas. As providências básicas para a estabilização inicial do paciente intoxicado são semelhantes às utilizadas em qualquer outra emergência clínica. Entre as medidas de suporte avançado relacionadas especificamente à toxicologia podem ser citadas:

- Utilização de nitratos e benzodiazepínicos nas síndromes coronarianas agudas e disritmias ventriculares associadas com intoxicação por cocaína. Pode-se considerar o uso de antagonistas α-adrenérgicos (fentolamina) nos casos refratários.
- Bloqueadores β-adrenérgicos não seletivos (propranolol) são contra-indicados. Bloqueadores seletivos β_1 (esmolol e metoprolol) podem induzir hipotensão. Em pacientes intoxicados por cocaína com taquicardia ventricular, hemodinamicamente estáveis, é recomendável o uso de bicarbonato de sódio e lidocaína, sendo contra-indicados os β-bloqueadores não seletivos.
- Na intoxicação por bloqueadores do canal de cálcio e por β-bloqueadores, as infusões de cloreto de cálcio são recomendadas nos casos refratários ao tratamento convencional com catecolaminas vasopressoras.
- Nos casos de insuficiência respiratória induzida por opióides, o melhor tratamento é a ventilação. Antagonistas de opióides (naloxona) e ventilação assistida devem ser iniciados logo que possível. Não convém concluir que o paciente não responde à naloxona, até que sejam administrados 4 a 6 mg do medicamento.
- Bicarbonato de sódio é a droga de escolha no tratamento das disritmias ventriculares e/ou hipotensão produzida por antidepressores tricíclicos. Quando forem resistentes, deve-se utilizar lidocaína.

RECONHECIMENTO DA TOXÍNDROME E IDENTIFICAÇÃO DO AGENTE CAUSAL

Toxíndrome ou síndrome tóxica pode ser definida como um conjunto de sinais e sintomas produzido por doses tóxicas de substâncias químicas, que, apesar de diferentes, têm um efeito mais ou menos semelhante. O reconhecimento da síndrome permite a identificação mais rápida do agente causal e, conseqüentemente, a realização do tratamento adequado. Para tanto, é preciso realizar, como em qualquer outra afecção clínica atendida em serviço de emergência, uma anamnese e exame físico cuidadoso.

Alguns aspectos específicos devem ser enfatizados ou mais detalhados. Na história, quando o tóxico é conhecido, deve-se fazer uma estimativa da quantidade em contato com o organismo, do tempo decorrido desde o acidente até o atendimento, da sintomatologia inicial, do tipo de socorro domiciliar e dos antecedentes médicos importantes. Quando o tóxico é desconhecido são dados suspeitos: início agudo da sintomatologia, idade entre 1 e 5 anos, pica, problemas domésticos, estado mental alterado, quadro clínico estranho ou complexo, excesso de medicamentos no domicílio e informações dos parentes ou dos companheiros.

O exame físico deve detalhar, além dos sinais usuais: características da pele e mucosas (temperatura, coloração, odor, hidratação), do hálito, da boca (lesões corrosivas, odor, hidratação), dos olhos (conjuntiva, pupila, movimentos extraoculares), sistema nervoso central (nível de consciência, escala do coma, estado neuromuscular), sistema cardiocirculatório (freqüência e ritmo cardíaco, pressão arterial, perfusão) e sistema respiratório (freqüência, movimentos respiratórios, ausculta).

Os dados de anamnese e exame físico poderão permitir o reconhecimento das síndromes tóxicas (*toxíndromes*), algumas das quais já são bem caracterizadas, como as seguintes:

a) Síndrome anticolinérgica

Sintomatologia: rubor de face, mucosas secas, hipertermia, taquicardia, midríase, retenção urinária, agitação psicomotora, alucinações e delírios.

Principais agentes: atropina, derivados e análogos, anti-histamínicos, antiparkinsonianos, antidepressivos tricíclicos, antiespasmódicos, midriáticos, plantas da família *Solanaceae*, particularmente do gênero *Datura*.

b) Síndrome anticolinesterásica

Sintomatologia: sudorese, lacrimejamento, salivação, aumento das secreções brônquicas, diarréia, miose, bradicardia, fibrilações e fasciculações musculares.

Principais agentes: inseticidas organofosforados (incluindo gases militares, como sarin), inseticidas carbamatos, fisostigmina, algumas espécies de cogumelos.

c) Síndrome narcótica

Sintomatologia: depressão respiratória, depressão neurológica, miose, bradicardia, hipotermia, hipotensão, hiporreflexia.

Principais agentes: opiáceos, incluindo também elixir paregórico, difenoxilato, loperamida.

d) Síndrome depressiva

Sintomatologia: depressão neurológica (sonolência, torpor, coma), depressão respiratória, cianose, hiporreflexia, hipotensão.

Principais agentes: barbitúricos, benzodiazepínicos, etanol.

e) Síndrome simpatomimética

Sintomatologia: midríase, hiperreflexia, distúrbios psíquicos, hipertensão, taquicardia, piloereção, hipertermia, sudorese.

Principais agentes: cocaína, anfetamínicos (derivados e análogos), descongestionantes nasais, cafeína, teofilina.

f) Síndrome extrapiramidal

Sintomatologia: distúrbios do equilíbrio, distúrbios da movimentação, hipertonia, distonia orofacial, mioclonias, trismo, opistótono, parkinsonismo.

Principais agentes: fenotiazínicos, butirofenonas, fenciclidina, lítio.

g) Síndrome metemoglobinêmica

Sintomatologia: cianose de pele e mucosas, de tonalidade e localização peculiar, palidez de pele e mucosas, confusão mental, depressão neurológica.

Principais agentes: acetanilida, azul de metileno, dapsona, doxorrubicina, fenazopiridina, furazolidona, nitratos, nitritos, nitrofurantoína, piridina, sulfametoxazol.

O reconhecimento da síndrome tóxica agiliza a identificação do agente causal e permite um tratamento mais adequado. A confirmação laboratorial da intoxicação é de valor relativamente pequeno no atendimento de emergência, em virtude da escassez de métodos adequados de detecção e da demora para a obtenção dos resultados.

Os exames laboratoriais podem ser diretos (qualitativos ou quantitativos) ou indiretos. Exames diretos qualitativos ou semiquantitativos, como o *screening* urinário para drogas de abuso, podem ser úteis no esclarecimento do diagnóstico, detectando acetona, anfetaminas, anticolinérgicos, barbitúricos, benzoilecgonina, cafeína, canabinóides, cocaína, codeína, deidrocodeína, etanol, fenotiazínicos, heroína, morfina, nicotina. Além disso, podem detectar antidepressores tricíclicos, β-bloqueadores, cloroquina, diquat, disopiramida, estricnina, glicóis, herbicidas fenoxiclorados, isopropanol, metanol, metoclopramida, paracetamol, paraquat, salicilatos, teofilina.

Os exames quantitativos, em geral realizados no sangue, são importantes no controle da intoxicação decorrente principalmente dos seguintes agentes: acetaminofeno (> 20 mg/L), chumbo (> 25 μg/dL), digitálicos (> 2 ng/mL), etanol (> 100 mg/dL), etilenoglicol (> 20 mg/dL), fenobarbital (> 30 μg/mL), ferro (> 300 μg/dL), salicilato (> 30 mg/dL), teofilina (20 mg/mL).

Os exames indiretos consistem na dosagem de marcadores sugestivos de intoxicações. São exemplos a dosagem da atividade da colinesterase sangüínea e dos níveis de metemoglobinemia. No primeiro caso, queda superior a 50% é altamente sugestiva de intoxicação por inseticidas organofosforados e carbamatos. Metemoglobinemia superior a 15% é acompanhada por sintomatologia tóxica.

DESCONTAMINAÇÃO

A descontaminação consiste no conjunto de medidas tomadas com o objetivo de diminuir a exposição do organismo ao tóxico. Dependem, evidentemente, do tipo de exposição, ou seja, da via pela qual o tóxico poderá ser absorvido. As principais vias são: trato gastrintestinal (ingestão), que é a forma mais comum em pediatria; sistema respiratório (inalação ou aspiração); e transcutânea. As demais vias, como a retal ou ocular, praticamente não têm significado.

Descontaminação gastrintestinal

A descontaminação gastrintestinal é uma medida rotineiramente utilizada há décadas, em especial no atendimento do paciente pediátrico, no qual a maioria das intoxicações ocorre por ingestão de produto químico. No entanto, nestes últimos anos, sua eficácia tem sido questionada pela insuficiência de evidências científicas consistentes.

A tendência atual sobre a realização dos diversos procedimentos habituais é:

A utilização do xarope de ipeca (medicamento emetizante) é desaconselhável tanto no atendimento prestado em serviços hospitalares de emergências, como no uso rotineiro em todos os casos de ingestão. A quantidade de tóxico removida varia muito e diminui com o tempo. Além disso, não há comprovação de que a ipeca melhore o prognóstico do paciente. Por vezes, os sintomas induzidos pelo medicamento são mais desagradáveis que aqueles decorrentes do tóxico. Por isso, a Academia Americana de Pediatria contra-indica seu uso (2003).

Diante da ausência de demonstração de benefícios relacionados à sua aplicação, a lavagem gástrica não deve ser mais ser considerada um procedimento de rotina. Seu uso deve ser analisado de modo individual e reservado aos casos em que a ingestão inclua substância pouco adsorvida pelo carvão ativado (lítio e ferro), desde que um atraso considerável não tenha ocorrido. Aplica-se, ainda, em casos de apresentação precoce ao serviço de emergência, em pacientes sintomáticos que tenham ingerido doses potencialmente perigosas de uma substância tóxica, respeitando-se as contra-indicações (cáusticos e derivados do petróleo). Pacientes com depressão do sistema nervoso central representam um risco a mais para o procedimento. Todo o cuidado deve ser tomado para evitar aspiração do material gástrico para a via respiratória. Esta é a principal complicação da lavagem gástrica e, segundo as séries clínicas analisadas, pode atingir até 3% dos pacientes atendidos.

Carvão ativado pode ser administrado nos casos de ingestão de produtos tóxicos que são adsorvidos pelo medicamento. Entretanto, para uma maior eficácia, o procedimento deve ser realizado na primeira hora após a ingestão do tóxico. Pacientes que se apresentam assintomáticos ao serviço de emergência, 2 a 3 horas após a ingestão, provavelmente não necessitam de nenhuma medida de descontaminação gastrintestinal.

A administração de doses múltiplas deve ser considerada nos pacientes que ingeriram doses elevadas de carbamazepina, dapsona, fenobarbital, quinino ou teofilina.

Apesar de existirem relatos sobre os possíveis efeitos benéficos da lavagem gástrica na intoxicação por amitriptilina, dextropropoxifeno, digitoxina, digoxina, disopiramida, nadolol, fenilbutazona, fenitoína ou piroxicam, não existem evidências científicas que a apóiem ou contra-indiquem.

Não há motivo para a administração isolada de laxantes no tratamento do paciente intoxicado. Seu uso, mesmo com carvão ativado, não é recomendado. A irrigação intestinal total (com solução PEG) pode ser considerada apenas nos casos de ingestão de doses potencialmente tóxicas de drogas com revestimento entérico e drogas mal adsorvidas pelo carvão ativado (ferro).

Apesar de todas essas restrições, é preciso levar em conta que a remoção de alguns miligramas ou mesmo microgramas do tóxico pode representar, às vezes, significativa mudança na evolução do paciente. Assim sendo, é imperioso destacar que as recomendações sobre a descontaminação gastrintestinal devem ser seguidas de modo racional, pensadas caso a caso e com o devido conhecimento dos seus possíveis efeitos sobre a cinética do tóxico.

Descontaminação respiratória

Quando o tóxico é inalado ou aspirado, a providência imediata que continua a ser recomendada é a remoção da vítima do ambiente contaminado. Quando houver necessidade de intervenção de um socorrista, é indispensável que este tome medidas de proteção adequadas para não ser também afetado. Tais medidas envolvem sempre a ventilação do ambiente contaminado.

Descontaminação cutânea

Nos casos de exposição cutânea é recomendável lavagem corporal, realizada com água corrente, com especial atenção aos locais propensos ao depósito como cabelos, orelhas, axilas, umbigo, genitais e região sub-ungueal. Este procedimento é indispensável nos casos de tóxicos bem absorvidos pela pele, como, por exemplo, os inseticidas organofosforados.

ELIMINAÇÃO

A eliminação consiste em diversos tipos de medidas que têm por objetivo promover a excreção mais rápida e/ou mais intensa do tóxico já absorvido pelo organismo. Em geral, exige atendimento em serviços bem equipados e por pessoal experiente. Conhecimento insuficiente da cinética do tóxico no organismo humano é sua principal contra-indicação.

Diurese forçada

Procura aumentar, com o uso de medicamentos específicos e hiperidratação, o débito urinário e, conseqüentemente, a excreção de substâncias químicas cuja principal via de eliminação do organismo é a renal. É imprescindível que o tóxico envolvido apresente um baixo volume de distribuição. Até o momento, o medicamento mais utilizado para essa finalidade é a furosemida. Em geral, a dose usada para crianças é de 1 a 3 mg/kg, VO e 0,5 a 1,5 mg/kg, por via parenteral. A hiperidratação é obtida pela administração de volumes 20 a 30% maiores que o recomendado habitualmente para a faixa etária e condição clínica.

Diurese alcalina

Características

O objetivo é alterar o pH para tornar o tóxico mais polar ou iônico. Assim, dificulta-se sua passagem através das membranas biológicas, diminuindo a reabsorção pelo túbulo renal e, conseqüentemente, aumentando a excreção.

Um tóxico de natureza ácida, em especial um ácido fraco, mantém-se mais tempo no soro sangüíneo que é levemente alcalino (pH 7,4) e possui excreção mais demorada na urina ácida. A alcalinização do paciente pode reverter esta situação.

A medida é mais eficaz quando o tóxico tem baixa ligação protéica, baixo volume de distribuição, é um ácido fraco e tem como principal via de eliminação a via renal. Incluem-se nesta lista intoxicação por fenobarbital, salicilatos, 2,4-D e antidepressores tricíclicos.

Procedimento usual

Administrar 1 a 2 mg/kg de bicarbonato de sódio em 3 a 4 horas. Controlar de hora em hora o pH urinário que deve ser mantido em torno de 7,5 ou mais e monitorizar gases e eletrólitos sangüíneos.

Medidas dialisadoras

Diálise peritoneal

Características

Consiste na eliminação do tóxico ou do metabólito tóxico do sangue, utilizando o peritônio como membrana dialisadora. É mais fácil que as outras medidas dialisadoras, não exige equipamento complexo ou dispendioso, mas é relativamente menos eficaz.

Indicações genéricas

Tóxicos com baixo peso molecular (< 500 daltons); ligação protéica, lipossolubilidade e volume de distribuição baixos.

Indicações específicas

São, de modo geral, idênticas às das demais medidas dialisadoras, devendo-se ter presente que, apesar de mais fáceis, são menos eficazes. Atualmente, seu uso é bastante restrito em toxicologia.

Hemodiálise

Consiste em fazer o sangue circular através de uma membrana semipermeável utilizando um método extracorpóreo. O tóxico existente no sangue é removido por difusão a favor do gradiente de concentração.

Indicações genéricas

Tóxicos de baixo peso molecular (< 500 daltons), lipossolubilidade, ligação protéica e volume de distribuição baixos e concentrações plasmáticas elevadas.

Indicações específicas

Indicações clínicas: piora clínica apesar do tratamento correto, coma prolongado com complicações e insuficiência renal ou hepática. Indicações toxicológicas: história sugestiva de absorção de doses letais e exames laboratoriais que mostrem níveis do tóxico potencialmente letais. De modo geral, as substâncias químicas para as quais a hemodiálise é indicada são as mesmas para as quais a diálise peritoneal é sugerida (Tabela 253.II).

Procedimento usual

A técnica de realização é a mesma usada em outras situações clínicas que requerem hemodiálise. As sessões costumam durar entre 3 e 6 horas, a depender do equipamento e da solução utilizada.

Hemoperfusão

Características

Consiste na remoção de sangue arterial, fazendo-o circular através de um filtro extracorpóreo, no qual estão contidas substâncias adsorventes (resinas ou carvão ativado). Depois disso o sangue retorna para uma veia.

Indicações genéricas

As indicações são semelhantes às das demais medidas dialisadoras. A ligação protéica não representa fator limitante para este procedimento.

O *clearance* proporcionado pela hemoperfusão é sistematicamente superior ao da hemodiálise. Entretanto, não promove correção de nenhum distúrbio de equilíbrio ácido-básico ou hidroeletrolítico. Desta maneira, nos quadros tóxicos em que estas manifestações predominam, a hemodiálise passa a ser o procedimento de eleição, apesar de oferecer um *clearance* menor (intoxicação por aspirina, por exemplo).

Indicações específicas

Apesar da experiência limitada em terapêutica toxicológica, seu uso é justificável em intoxicações graves por barbitúricos, diquat, fenitoína, fenotiazínicos, paraquat e teofilina.

Procedimento usual

O sangue é bombeado do lado arterial de um *shunt* arteriovenoso até uma coluna de hemoperfusão, voltando, em seguida, para a veia do paciente. Na prática, existem dois tipos de coluna. Uma contém carvão ativado em microcápsulas e pode ser usada para remoção de toxinas polares e não polares. A outra contém resinas (geralmente Amberlite XAD-4) e é mais indicada para substâncias não-polares e lipossolúveis.

Exsangüineotransfusão

Características

Consiste na remoção do sangue do paciente e reposição de sangue fresco.

Indicações genéricas

O processo é indicado para remoção de tóxicos que apresentam meia-vida de eliminação sangüínea lenta ou que têm características que dificultam a ação de medidas dialisadoras.

Indicações específicas

A principal indicação é a metemoglobinemia tóxica quando o antídoto (azul de metileno) for ineficaz. Pode ser útil na intoxicação por ácido bórico, bromatos, ferro, isoniazida e quinino.

Procedimento usual

O mesmo utilizado em outras situações clínicas, realizando-se geralmente a troca de 1,5 a 2 volemias.

Plasmaférese

Características

Consiste na retirada de um determinado volume de sangue, fazendo retornar todos os componentes sangüíneos, exceto o plasma, que é substituído por uma solução cristalóide.

Indicações genéricas

Apesar da experiência limitada em toxicologia, o método é mais indicado para a remoção de tóxicos que apresentam elevada ligação protéica ou que apresentam características que dificultam a ação de medidas dialisadoras.

Indicações específicas

Existem referências limitadas sobre sua possível eficácia no tratamento da intoxicação por digitoxina, digoxina, fenitoína, propranolol, quinina e tobramicina.

Procedimento usual

O sangue é retirado, misturado com anticoagulantes e, em seguida, passa por um separador de células. O separador pode ser de centrífuga, com o qual, em geral, há perda de plaquetas, ou então de membrana, que conserva as plaquetas. Os componentes celulares são misturados com solução cristalóide, retornando ao organismo.

Tabela 253.II – Agentes comumente dialisáveis

Acetaminofeno	Cloroquina	Metais inorgânicos
Acetona	Colchicina	Metanol
Ácido fólico	Cicloserina	Metildopa
Ácido salicílico	Ergotamina	Metilprednisolona
Álcool	Estricnina	Metilsalicilato
Amicacina	Etanol	Neomicina
Aminofilina	Etilenoglicol	Paraldeído
Atenolol	Fenacetina	Paraquat
Azatiprina	Fenitoína	Penicilina
Bacitracina	Fenobarbital	Potássio
Brometo	Fosfato	Procainamida
Canamicina	Fluoreto	Propranolol
Cânfora	5-Fluorouracil	Quinidina
Carbenicilina	Gentamicina	Quinino
Cefalotina	Inibidores da MAO	Salicilato
Cefamandol	Iodeto	Sódio
Chumbo	Iosaniazida	Sulfonamida
Cloranfenicol	Isopropanol	Tetraciclina
Cloreto	Lítio	Teofilina

ANTÍDOTOS

Antídotos com evidências suficientes de eficácia

- *Acetilcisteína* – A acetilcisteína tem um efeito poupador de glutation, prevenindo a formação de metabólitos hepatotóxicos do acetaminofeno. Sua principal indicação terapêutica é a intoxicação por esse medicamento. Outras indicações ainda não têm evidências suficientes. As doses usuais são de 140 mg/kg, por via oral e a seguir, 70 mg/kg, por via oral, durante 3 dias.
- *Atropina* – Atropina é um antagonista dos estímulos colinérgicos nos receptores muscarínicos, com pouco efeito nos nicotínicos. Sua principal indicação, sobre a qual existem evidências suficientes, é o tratamento da intoxicação por inseticidas organofosforados e carbamatos. As doses usuais para crianças são de 0,01 a 0,05 mg/kg, preferencialmente por via endovenosa, repetidas em intervalos de minutos até a melhora do quadro clínico ou o aparecimento de sinais de intoxicação atropínica.
- *Azul de metileno* – Medicamento que age como transportador de elétrons, ativando a via da hexose-monofosfato eritrocitária, na qual a G-6-PD é enzima básica, permitindo a redução da metemoglobina em hemoglobina. É indicado no tratamento das metemoglobinemias tóxicas, particularmente as induzidas por derivados da anilina e nitritos. Em indivíduos com deficiência de G-6-PD, seus efeitos são menos evidentes.
- *BAL* – BAL ou dimercaprol é um quelador cujos grupos sulfidrila competem com os das enzimas teciduais na ligação com metais pesados. Existem evidências suficientes que demonstram sua eficácia no tratamento da intoxicação por arsênico e ouro e na encefalopatia saturnina (juntamente com o EDTA). As doses usais são de 2 a 4 mg/kg, a cada 4 horas no primeiro dia e, depois, doses menores em intervalos maiores. É um medicamento de difícil manuseio, pois só pode ser aplicado por via intramuscular, a injeção é muito dolorosa e, além disso, apresenta importantes efeitos colaterais. Atualmente há uma tendência para uso de outras alternativas.
- *Deferoxamina* – Deferoxamina é um agente quelador com especial afinidade pelo ferro, com o qual forma um complexo hidrossolúvel rapidamente eliminado. Pode ser usado na intoxicação aguda, mas é mais indicado no tratamento da sobrecarga crônica de ferro. As doses devem ser individualizadas, utilizando-se genericamente 75 mg/kg/dia, por via intramuscular ou endovenosa.
- *EDTA-cálcico* – EDTA-cálcico ou edatamil cálcio dissódico é um agente quelador que forma complexos estáveis e hidrossolúveis com alguns metais pesados. Sua principal indicação é a intoxicação por chumbo. As doses usuais são de 30-50 mg/kg/dia, a cada 12 horas, por via endovenosa ou intramuscular, durante 5 dias. Esta é mais usada no tratamento da encefalopatia saturnina, juntamente

com o BAL. Dificuldade da administração, efeitos colaterais importantes e resultados nem sempre satisfatórios justificam a tendência atual de procura por medicamentos alternativos.

- *Etanol* – Bloqueia a metabolização pela desidrogenase alcoólica de outros alcoóis, em particular metanol e etilenoglicol, impedindo a formação dos derivados tóxicos. As doses usuais têm por objetivo manter uma alcoolemia em torno de 100 mg/dL, geralmente obtida com 50 g de álcool, por via oral ou, se necessário, por via endovenosa. Em virtude da incerteza sobre seus resultados, estão sendo procuradas alternativas terapêuticas.
- *Flumazenil* – Flumazenil é um medicamento que antagoniza a ação de benzodiazepínicos por inibição competitiva no complexo receptor GABA-benzodiazepina. Existem evidências suficientes sobre sua eficácia na reversão do coma induzido por esse grupo de drogas e relatos, que ainda necessitam confirmação, sobre a melhora da consciência de pacientes com intoxicação alcoólica. A dose usual inicial é de 0,01 a 0,02 mg/kg, máximo de 0,2 a 0,3 mg, por via endovenosa, em 15 segundos. A seguir, 0,01 mg/kg, máximo de 0,1 mg em intervalos de 1 minuto, até a melhora do paciente, que geralmente ocorre com menos de 3 mg.
- *Hipossulfito* – O hipossulfito (tiossulfato) de sódio, em conjunto com os nitritos, faz parte do esquema terapêutico da intoxicação cianídrica grave e pode ser usado isoladamente na intoxicação leve. Transforma o cianeto em tiocianato, que é rapidamente eliminado e bem menos tóxico. Sua ação é lenta e exige a presença da enzima rodanase. As doses usuais são de 1,5 mL/kg da solução a 25% para crianças e 50 mL para adultos, por via endovenosa.
- *Naloxona* – É considerada medicamento de primeira escolha no tratamento da intoxicação por opiáceos. Atua como antagonista puro, podendo ser usada mesmo quando houver dúvida diagnóstica. As doses utilizadas são de 0,1 mg/kg, bem maiores que as inicialmente recomendadas, para crianças com menos de 5 anos de idade e 2,0 mg para crianças maiores, de preferência por via endovenosa.
- *Nitritos* – Os nitritos de amila e de sódio continuam sendo os medicamentos mais utilizados no tratamento da intoxicação cianídrica grave. Induzem a formação de metemoglobina, que se une ao cianeto formando um complexo, que apesar de dissociável, é menos tóxico e facilita a ação do hipossulfito administrado logo em seguida. As doses usuais são: nitrito de amila, inalação de 30 segundos a cada minuto, enquanto é preparado o nitrito de sódio, que é administrado na dose de 0,3 mL/kg da solução a 3%, por via endovenosa.
- *Piridilaldoxima* – É um reativador de colinesterase utilizado na intoxicação por inseticidas organofosforados e no tratamento das manifestações nicotínicas. Não deve ser usado na intoxicação por inseticidas carbamatos, apesar de estes serem também inibidores da colinesterase. A dose recomendada é de 20 a 40 mg/kg, para crianças, de preferência por via endovenosa. Em crianças maiores e adultos as doses são de 400 a 1 mg como dose inicial e, a seguir, 200 mg repetidos várias vezes, até 1 a 2 g/dia.
- *Vitamina K_1* – Vitamina K_1 ou fitonadiona é utilizada para restaurar o tempo de protrombina e interromper o sangramento na intoxicação por medicamentos ou pesticidas anticoagulantes. A dose usualmente recomendada para crianças é de 5 a 10 mg, por via oral, repetida várias vezes por dia. Por via intramuscular a dose costuma ser de 1 a 5 mg.

AGENTES COMUMENTE RESPONSÁVEIS POR INTOXICAÇÕES GRAVES

Acetaminofeno

Características

Acetaminofeno ou paracetamol é largamente utilizado como antitérmico e analgésico, especialmente em pediatria. É considerado um medicamento seguro, mas apenas quando administrado em doses farmacologicamente corretas.

Intoxicação aguda

Fisiopatologia

Quando em doses excessivas, parte é metabolizada no fígado em um metabólito altamente reativo e tóxico, a n-acetil-p-benzoquinoneimina (NAPQI), que em grandes quantidades satura os mecanismos usuais de metabolização. Seu efeito tóxico mais importante é a necrose hepática centrolobular, podendo produzir também necrose tubular proximal renal, necrose do miocárdio e pancreatite.

Achados clínicos

O quadro clínico da intoxicação é característico. Logo após a ingestão de doses excessivas, a maioria dos pacientes passa relativamente bem ou apresenta apenas náuseas e vômitos nas primeiras 24 a 48 horas. Os sinais de lesão hepática costumam aparecer cerca de três ou quatro dias após a ingestão.

Os distúrbios hepáticos são caracterizados por hepatomegalia, dor no hipocôndrio direito, icterícia e dados bioquímicos de necrose hepatocelular. Podem ocorrer também sinais de encefalopatia hepática progressiva, com vômitos, sangramento, confusão mental, letargia e coma.

Conduta terapêutica

Tratamento específico

O tratamento de primeira escolha continua sendo a N-acetilcisteína, cuja principal função é prevenir o aparecimento de lesão hepática. A dosagem usualmente recomendada é de uma dose inicial de 140 mg/kg em solução a 5%, seguida por 70 mg/kg a cada 4 horas durante três dias, por via oral. Pode-se usar também a via intravenosa, com uma dose inicial de 150 mg/kg em 15 minutos e, a seguir, 300 mg/kg, em infusão contínua durante 24 horas.

O risco de desenvolvimento de lesão hepática pode ser avaliado pelo nomograma de Rumack-Matthew, que considera a existência de um risco provável com níveis plasmáticos superiores a 200 μg/mL quatro horas após a ingestão ou superiores a 25 μg/mL, 16 horas após a ingestão.

Antidepressores tricíclicos

Características

Antidepressores tricíclicos são medicamentos que possuem um núcleo de três anéis e possuem estrutura química semelhante à dos fenotiazínicos. São exemplos: amitriptilina, clomipramina, imipramina, maprotilina, mianserina, nortriptilina e trazodone.

Intoxicação aguda

Fisiopatologia

Os antidepressores são rapidamente absorvidos pelo tubo digestivo, mas sua biodisponibilidade é baixa em virtude do metabolismo hepático de primeira passagem. A absorção é bem mais lenta após a ingestão de grande número de comprimidos.

Aparentemente atuam na inibição da recaptação da norepinefrina ou da serotonina nas sinapses, aumentando sua concentração nos receptores do sistema nervoso central. São também antagonistas competitivos dos receptores muscarínicos da acetilcolina.

As alterações cardíacas se devem aos seus efeitos anticolinérgicos, ao bloqueio da captação da norepinefrina e α-adrenérgicos, bem como às suas ações estabilizadoras da membrana.

Clínica

Em uma primeira fase, nas primeiras horas após a ingestão, ocorrem principalmente manifestações neurológicas anticolinérgicas seguidas por depressão do sistema nervoso central, com torpor e coma de curta duração. Às vezes a depressão neurológica aparece isoladamente, mas também é de curta duração.

As manifestações anticolinérgicas compreendem: midríase, visão borrada, secura de mucosas, pele quente e seca, retenção urinária, diminuição do peristaltismo intestinal e taquicardia sinusal. Esta última é de aparecimento precoce e costuma persistir durante períodos prolongados.

Nos casos mais graves, os distúrbios anticolinérgicos podem ser acompanhados por outras manifestações neurológicas incluindo agitação, delírio, alucinações, coreoatetose, rigidez e cãibras musculares, convulsões e coma.

A segunda fase, de duração variável, é caracterizada por aparente melhora, com rápida recuperação do coma, podendo persistir apenas a taquicardia sinusal.

Na terceira fase evidencia-se de modo significativo a cardiotoxicidade, podendo-se observar desde taquicardia sinusal até fibrilação ventricular e parada cardíaca.

Foram descritas complicações respiratórias (pneumonia aspirativa, síndrome do desconforto respiratório tipo adulto), além de hipotensão arterial, crises convulsivas refratárias ao tratamento, rabdomiólise, insuficiência renal aguda e coagulação intravascular disseminada.

Exames complementares

Dosagem dos níveis sangüíneos do antidepressor: admite-se que níveis sangüíneos superiores a 1 ng/mL estão associados com sintomatologia ou complicações graves.

Eletrocardiograma: taquicardia sinusal é o achado mais comum. Entretanto, também foram descritos bloqueio atrioventricular, distúrbios de condução intraventricular, alterações da onda T e prologamento do intervalo QRS.

Gasometria: hipoxemia, acidose metabólica e/ou respiratória são relativamente freqüentes.

Conduta terapêutica

Tratamento específico

Fisostigmina – Admite-se que pode reverter manifestações anticolinérgicas e que favorece uma recuperação mais rápida do coma. Sua validade no tratamento dos distúrbios cardiocirculatórios e neurológicos mais graves é atualmente discutida, havendo relatos sobre seus possíveis efeitos negativos.

A dose recomendada para adultos é de 1 a 2 mg lentamente por via endovenosa. Para crianças, dose inicial de 0,5 mg, por via endovenosa, repetida até um máximo que não deve ultrapassar a dose de adulto.

Carvão ativado – Seu uso é recomendável em virtude da capacidade significativa de adsorver os antidepressores. Sugere-se também a administração seriada para interromper a recirculação enteroepática do tóxico. Dose inicial de 1 g/kg, seguida por 20 a 25 g a cada 4 a 6 horas.

Medidas dialisadoras – A farmacocinética dos antidepressores não justifica seu uso. No entanto, existem referências sobre alguma eficácia da hemoperfusão com *Amberlite*. O procedimento pode ser tentado nos casos graves.

Tratamento sintomático e de suporte

Tratamento dos distúrbios cardiocirculatórios – São mais usados para tratamento das alterações de ritmo os medicamentos a seguir relacionados. A escolha, bem como o modo de usar, dependem da experiência do serviço.

Fenitoína – Atenua os efeitos depressivos sobre a condução intracardíaca e sobre a contratibilidade do miocárdio. Deve ser administrada lentamente por via endovenosa.

Lidocaína – Deve ser usada com cautela no tratamento das disritmias ventriculares, pois quando em doses elevadas pode potencializar a depressão miocárdica produzida pelo medicamento tricíclico.

Quinidina – Não deve ser usada na intoxicação, assim como os demais antiarrítmicos da classe Ia, pois potencializa a ação depressora.

Propranolol – Não deve ser usado na intoxicação, assim como os demais ß-bloqueadores.

Hipotensão arterial – Deve ser tratada inicialmente com reposição de volume. Quando ineficaz, justificam-se aminas vasopressoras (dobutamina ou norepinefrina).

Tratamento do desequilíbrio ácido-básico e convulsões – São tratados de acordo com a rotina terapêutica habitual.

Barbitúricos

Características

De acordo com a duração de ação, são geralmente classificados em barbitúricos de ação prolongada, intermediária, rápida e ultra-rápida. O tempo de ação quase sempre coincide com a rapidez de seu início. Fenobarbital (ação prolongada) ainda é o mais usado em tentativas de suicídio e o principal responsável por acidentes tóxicos pelo grupo. Barbitúricos de ação rápida e ultra-rápida (secobarbital, pentobarbital, tiopental) em geral causam intoxicações em conseqüência de acidentes terapêuticos.

Intoxicação aguda

Fisiopatologia

Fenobarbital é bem absorvido por via digestiva. Possui uma meia-vida prolongada (75 a 100 horas) e ligação protéica relativamente baixa (40 a 50%). Cerca de 25% da dose absorvida é eliminada pelos rins sem alterações e o restante sofre metabolização hepática. O pKa é 7,2.

Barbitúricos de ação rápida têm meia-vida mais curta (6 a 46 h). São metabolizados no fígado e o pKa é um pouco mais elevado (7,6 a 7,9).

Barbitúricos são depressores do sistema nervoso central por inibição das sinapses GABAérgicas e por inibirem a atividade noradrenérgica. Deprimem a respiração e a contratibilidade miocárdica e são vasodilatadores e hipotensores.

Clínica

A sintomatologia dos casos graves corresponde aos estágios 3 e 4 (Reed e cols.) do coma: arreflexia, ausência dos reflexos e sinais vitais estáveis ou não.

O coma é profundo, com resolução muscular total. Não há reação à dor e os reflexos tendinosos estão muito diminuídos. A deglutição está abolida e os reflexos fotomotores conservados ou ausentes, podendo ser observada midríase bilateral sem reação à luz.

Há depressão respiratória e as complicações são intensas e freqüentes: respiração lenta e superficial com períodos de apnéia, respiração de Cheyne-Stokes, secreção brônquica excessiva e broncopneumonias. Pode ocorrer insuficiência respiratória global com hipoxemia e hipercapnia.

Complicações cardiocirculatórias são significativas: hipotensão arterial, débito cardíaco baixo, pressão venosa central normal ou diminuída e resistência vascular periférica aumentada. Como conseqüência, há diminuição do volume plasmático ou aumento da capacitância do leito vascular com resultante hipovolemia.

Parada respiratória (precoce) e infecção respiratória (tardia) são as principais causas de óbito, respectivamente.

Laboratório

Dosagem da barbituremia: coma profundo está associado com níveis entre 2,6 e 3,4 mg/dL. Os níveis tóxicos situam-se entre 0,7 e 1,4 mg/dL e os potencialmente letais entre 3,0 e 4,0 mg/dL. Com relação ao fenobarbital, admite-se que concentrações de 4 a 6 mg/dL são tóxicas. Entre 10 a 20 mg/dL são potencialmente fatais.

Conduta terapêutica

Tratamento específico

Carvão ativado – Sua eficácia é significativa. Deve ser administrado, ainda que várias horas após ingestão. A dose usual é de 1 g/kg.

Diurese iônica – Alcalinização do paciente é justificada para a correção da acidose metabólica e como procedimento para aumentar a excreção do barbitúrico.

Como o pKa do fenobarbital é 7,2, o objetivo é produzir um pH no compartimento urinário mais elevado, no qual sua ionização seja favorecida e, em conseqüência, sua reabsorção seja dificultada. Para os barbitúricos de ação rápida, que apresentam pKa entre 7,6 e 7,9, o procedimento é menos eficaz.

Administram-se bicarbonato de sódio e soluções hidratantes para produção de uma diurese de 3 a 4 mL/kg/min e um pH urinário entre 7,45 e 7,5. Para atingir estes valores a terapêutica envolve riscos e exige que as funções cardíaca e renal estejam conservadas. Bicarbonato pode ser administrado na dose de 2 mEq/kg, por via endovenosa, durante a primeira hora, seguida geralmente por 2 mEq/kg a cada 6 e 8 horas.

Hemoperfusão – É indicada nos casos graves, na ingestão de doses ou presença de níveis sangüíneos de barbitúricos potencialmente letais ou nos casos que não respondem ao tratamento usual. É mais recomendada na intoxicação por fenobarbital e é a única medida dialisadora que parece ter alguma eficácia na intoxicação por barbitúricos de ação rápida. Realiza-se, de preferência, com resina XAD-4.

Hemodiálise – Pode ser usada na intoxicação grave. O procedimento não parece ser útil na intoxicação por barbitúricos de ação rápida em virtude de seu maior volume de distribuição, maior ligação protéica e intensa metabolização hepática.

Tratamento sintomático e de suporte

A base do tratamento é o controle das condições respiratórias e cardiocirculatórias, do equilíbrio ácido-básico, metabólico e hidroeletrolítico.

Cianetos

Características

Gás cianídrico ou cianeto de hidrogênio é um gás incolor com odor característico, utilizado como fumigante ou em síntese química.

Cianeto é encontrado nos gases liberados pela combustão de diversos materiais, principalmente plásticos, tecidos de seda e madeiras.

Vegetais cianogênicos possuem glicosídios que em determinadas condições liberam cianetos. São mais importantes: mandioca brava, broto de bambu, sorgo, amêndoa amarga, sementes de pêssego, apricot, pêra, maçã, ameixa, sabugueiro e louro-cereja.

Medicamentos como o nitroprussiato podem produzir cianeto por conversão metabólica, podendo ocorrer intoxicação quando seu uso for prolongado ou a infusão endovenosa for muito rápida.

Intoxicação aguda

Fisiopatologia

O cianeto inibe o sistema da citocromoxidase e, de um modo geral, as enzimas que contêm ferro trivalente. Como conseqüência, há uma incapacidade de aproveitar o oxigênio e morte celular. Freqüentemente ocorre com desvio do metabolismo de carboidratos, com produção de lactato em lugar do piruvato e decorrente acúmulo de ácido láctico.

Clínica

Intoxicação fulminante – Ingestão ou inalação de grandes quantidades produz inconsciência, convulsões e óbito em poucos segundos.

Intoxicação grave – É caracterizada principalmente por distúrbios neurológicos e cardiovasculares.

- Distúrbios neurológicos: tontura, distúrbios do equilíbrio, ataxia, inquietude, ansiedade, cefaléia, confusão mental, convulsões tônicas, opistótono, torpor e coma. São comuns também: náuseas, vômitos e taquipnéia seguida por depressão respiratória.
- Distúrbios cardiovasculares: taquicardia seguida por bradicardia, disritmias cardíacas e hipotensão arterial.

Laboratório

Dosagem de cianeto – Admite-se que os níveis normais, plasmáticos e no sangue total, situam-se respectivamente em 4 ng/mL e 15 ng/mL em não fumantes e em 5 ng/mL e 40 ng/mL em fumantes.

Níveis inferiores a 200 ng/mL não são associados com sintomatologia e níveis superiores a 2,5 μg/mL são potencialmente fatais.

Dosagem de tiocianato – Como a maior parte do cianeto é metabolizada em tiocianato, que é excretado por via renal, a presença de níveis excessivos no sangue ou na urina pode sugerir intoxicação cianídrica. Níveis sangüíneos superiores a 12 μg/dL são considerados tóxicos.

Conduta terapêutica

Tratamento específico

Existem vários esquemas terapêuticos, mas apenas três são ainda empregados:

1) Nitrito de amila + nitrito de sódio + hipossulfito de sódio. Apesar de antigo e de envolver numerosos riscos, ainda parece ser o mais eficaz. Posologia e modo de usar são descritos na primeira parte.
2) Hidroxocobalamina – Mais utilizada na prevenção da intoxicação cianídrica durante o uso do nitroprussiato. Infusão endovenosa, 25 mg/h. Na intoxicação aguda recomendam-se doses elevadas: 4 g, por via endovenosa.
3) Tetracemato dicobáltico – Ainda não disponível no Brasil. Recomendam-se 300 mg por via endovenosa, seguidos por 50 mL de soro glicosado a 5%.

Tratamento sintomático e de suporte

Controle das condições respiratórias – Pneumonia aspirativa e edema agudo de pulmão são complicações relativamente freqüentes.

Correção dos distúrbios hidroeletrolíticos, ácido-básicos e convulsões – Devem ser tratados de acordo com os protocolos habituais.

Inseticidas organofosforados

Características

Constituem um grande grupo de compostos químicos muito usados em agricultura. Têm em comum o fato de serem derivados do ácido fosforoso, mas são apresentados sob fórmulas químicas muito diversificadas.

Intoxicação aguda

Fisiopatologia

Os inseticidas organofosforados podem ser absorvidos por via digestiva, respiratória ou dérmica, com maior ou menor intensidade, a depender da formulação e do ingrediente ativo.

Os efeitos lesivos se devem às suas propriedades colinérgicas indiretas, que inibem a ação da colinesterase. Como conseqüência, diminui a inativação da acetilcolina, permitindo sua ação mais intensa e prolongada nas sinapses colinérgicas.

O acúmulo de acetilcolina é responsável pela sintomatologia, que compreende efeitos muscarínicos, nicotínicos e sobre o sistema nervoso central. Neuropatia retardada, de descrição relativamente recente, parece correlacionar-se com a inibição da esterase neurotóxica induzida pelos fosforados. É caracterizada por uma degeneração retrógrada dos axônios e não por desmielinização.

Clínica

Síndrome muscarínica – Miose bilateral, broncoconstrição e hipersecreção brônquica, aumento do peristaltismo uretral, diminuição da contratibilidade cardíaca, bradicardia, hipotensão arterial, aumento dos movimentos peristálticos intestinais e das secreções digestivas, diarréia, cólicas abdominais e vômitos.

Síndrome nicotínica – Tremores de língua, lábios, olhos e pálpebras, espasmos e tremores da musculatura esquelética, flacidez muscular, fasciculações e fibrilações musculares, principalmente dos músculos da face e pescoço e hipertensão arterial.

Síndrome do sistema nervoso central – Cefaléia, inquietude, insônia, tremores, ataxia, confusão mental, convulsões e coma.

Nos casos muito graves a sintomatologia pode ter início em minutos, com respiração de Cheyne-Stokes, convulsões generalizadas, coma profundo, dispnéia, cianose e hipotensão arterial.

Laboratório

Determinação da atividade da colinesterase – Existem dois tipos principais de colinesterase: verdadeira ou eritrocitária e pseudocolinesterase ou plasmática. A primeira correlaciona-se melhor com a existente no tecido nervoso e sofre menos influência de fatores interferentes. A plasmática pode apresentar grandes variações e sofre maior influência de fatores interferentes. Apesar da eritrocitária fornecer resultados mais seguros, a plasmática é de uso mais comum.

Considera-se que níveis de colinesterase abaixo de 10% do normal estão associados com intoxicação grave; quando situados entre 10 a 20% dos valores normais estão associados com intoxicação menos intensa e entre 20 a 50%, com intoxicação moderada.

Conduta terapêutica

Tratamento específico

Atropina – É um antagonista não-competitivo dos efeitos muscarínicos e sobre o sistema nervoso central. Deve sempre ser administrada em qualquer caso de intoxicação e em doses bem maiores que as normalmente usadas. Posologia e modo estão descritos na parte inicial.

Pralidoxima – É um reativador da colinesterase eficaz contra os efeitos nicotínicos da intoxicação. Não atua sobre os efeitos muscarínicos e do sistema nervoso central. Deve ser aplicado precocemente, pois a ligação colinesterase-fosforado torna-se estável com o passar do tempo. Posologia e modo de usar são descritos na parte inicial.

Tratamento sintomático e de suporte

Controle das condições cardiorrespiratórias – O grande aumento das secreções brônquicas pode simular um quadro de edema agudo do pulmão. Como não é cardiogênico, não responde ao tratamento convencional.

Correção dos distúrbios hidroeletrolíticos e ácido-básico – Alcalinização com bicarbonato deve ser realizada nos pacientes que apresentam acidose metabólica. Existem relatos sobre a possível eficiência da alcalinização como procedimento de degradação do fosforado, que no entanto exigem confirmação.

Convulsões – São tratadas com diazepínicos por via endovenosa.

Medicamentos contra-indicados – Fisostigmina, succinilcolina, fenotiazínicos e morfina e similares.

Monóxido de carbono

Características

Monóxido de carbono (CO) é um gás incolor, insípido, muito difusível e um pouco mais leve que o ar. É liberado quando há combustão incompleta de qualquer material que contenha carbono. Em ambientes mal ventilados, em temperaturas elevadas ou em combustões lentas o CO_2 formado é reduzido pelo carbono em CO.

Intoxicação aguda

Fisiopatologia

Os principais efeitos lesivos do CO são conseqüentes à hipóxia celular que determina. Praticamente todos os órgãos e sistemas podem ser atingidos, mas alguns, como cérebro e coração, são mais suscetíveis.

Após a absorção pulmonar, que é rápida, o CO desloca o oxigênio da hemoglobina, pois sua afinidade é cerca de 200 a 300 vezes maior, formando carboxiemoglobina (COHb). Esta, por sua vez, induz o desvio da curva de dissociação da oxiemoglobina residual para a esquerda. Por outro lado, a dissociação do COHb é cerca de 250 vezes mais lenta que a da oxiemoglobina, favorecendo ainda mais a hipóxia celular. A saturação da mioglobina pelo CO é intensa e contribui para depressão miocárdica e hipotensão arterial.

Clínica

Esquematicamente podem ser identificadas três situações genéricas de intoxicação: fulminante, grave e moderada.

Intoxicação fulminante – Descrita mais comumente nas vítimas de incêndio. Ocorre inconsciência súbita, seguida por crises convulsivas e óbito.

Intoxicação grave – Sintomatologia variável, compreendendo principalmente:

1. *Distúrbios neurológicos* – Evidenciados inicialmente por cefaléia, letargia, agitação e confusão mental, seguidos por coma, espasmos musculares, hiperreflexia e convulsões. Seqüelas são comuns e importantes, descrevendo-se também a síndrome pós-intervalar caracterizada principalmente por sintomatologia neuropsíquica, cerca de 2 a 4 semanas após aparente recuperação do paciente.
2. *Distúrbios cardiocirculatórios* – São mais significativos em pacientes que apresentam doença cardiovascular prévia. Pode ocorrer sintomatologia de isquemia, com náuseas, sudorese, dor torácica e síncope. São descritas alterações eletrocardiográficas, principalmente fibrilação atrial e contrações ventriculares prematuras. Hipotensão arterial é comum. Pode ocorrer até infarto do miocárdio.
3. *Distúrbios respiratórios* – Não são proeminentes nas fases iniciais da intoxicação, mas podem aparecer como complicações, incluindo pneumonia aspirativa, síndrome do desconforto respiratório tipo adulto e edema agudo do pulmão.

4. *Distúrbios cutâneos* – É freqüente o aparecimento de bolhas, em especial nas áreas de pressão. A coloração rosa-cereja da pele, tradicionalmente descrita, é pouco encontrada.
5. *Outros distúrbios* – Náuseas, vômitos e diarréia.

Intoxicação moderada – Inicia-se com astenia, fraqueza de membros inferiores e cefaléia acentuada. Em seguida surgem náuseas, vômitos, distúrbios de equilíbrio, confusão mental e distúrbios visuais.

Laboratório

Dosagem da carboxiemoglobina (COHb) – Admite-se que com níveis de 10 a 20% o intoxicado já pode apresentar sintomatologia. Níveis superiores a 50% são sugestivos de casos graves e potencialmente fatais.

Eletrocardiograma – Pode evidenciar disritmias, que são relativamente comuns, e sinais de isquemia do miocárdio.

Gasometria – Geralmente a PO_2 é normal, mas a saturação de oxigênio está diminuída. Acidose metabólica é freqüente.

Conduta terapêutica

Tratamento específico

Devem ser internados em UTI os pacientes que apresentam:

- Inconsciência.
- Distúrbios neuropsíquicos.
- Dores torácicas do tipo isquêmicas.
- Hipopotassemia significativa.
- Acidose metabólica ou hipóxia significativa.
- Distúrbios eletrocardiográficos.
- Sintomatologia e níveis de COHb superiores a 25%.
- Doença cardiovascular prévia e níveis de COHb superiores a 15%.
- Gestantes com níveis de COHb superiores a 10%.

Câmara hiperbárica – Quando estiver disponível, este procedimento deve ser tentado, apesar dos resultados controversos, em especial nos pacientes sintomáticos com COHb superior a 40%. Utilizam-se geralmente 2,5 a 3 atmosferas.

Exsangüineotransfusão – Apesar de alguns relatos sobre possíveis bons resultados, atualmente é pouco indicada.

Tratamento sintomático e de suporte

Controle das condições neurológicas, respiratórias, cardíacas, hidroeletrolíticas e metabólicas.

Opiáceos

Características

Os principais componentes de interesse toxicológico são: ópio, extraído do exsudato da *Papaver somniferum*, codeína, morfina, apomorfina, heroína, meperidina, metadona, elixir paregórico, loperamida e difenoxilato (antidiarréicos), propoxifeno e pentazocina.

Intoxicação aguda

Fisiopatologia

O mecanismo de ação tóxica dos opiáceos começou a ser devidamente esclarecido há pouco tempo, com a identificação dos análogos endógenos neurotransmissores (encefalinas e dinorfinas) e dos receptores específicos. Entre eles são considerados mais importantes os receptores mi, kapa, sigma e delta. Os diversos tipos de opiáceos agiriam como agonistas, antagonistas ou agonistas parciais.

Clínica

Há uma significativa diminuição dos movimentos respiratórios, a respiração é superficial e ocorrem períodos de apnéia. Cianose é freqüente, contrastando com a tonalidade pálida ou acinzentada da pele. Hipóxia contribui para o agravamento da hipotensão arterial induzida por ação direta do tóxico. Depressão neurológica é caracterizada por sonolência, torpor e coma, mas conforme o opiáceo, podem ocorrer convulsões, alucinações, delírios e hipertensão endocraniana.

Laboratório

Dosagem do opiáceo – Apesar de existirem exames laboratoriais para detecção qualitativa e quantitativa de vários opiáceos e seus metabólitos, sua contribuição para a clínica é pequena.

Conduta terapêutica

Tratamento específico

Naloxona – Constitui, até o momento, o medicamento de escolha para tratamento da intoxicação aguda pela maioria dos opiáceos. Deve ser administrada a todo paciente sintomático, mesmo quando houver dúvida diagnóstica ou intoxicação múltipla. É considerada antagonista puro dos opiáceos. Posologia e modo de usar estão descritos na primeira parte.

Nalorfina – Antagonista parcial dos opiáceos. Atualmente considerada como medicamento obsoleto ou de segunda escolha. Somente deve ser utilizada quando a naloxona não estiver disponível e não houver dúvida diagnóstica. A dose usual é de 0,1 mg/kg, por via endovenosa.

Tratamento sintomático e de suporte

A intoxicação opiácea é exemplo de uma situação em que o atendimento em UTI tem influência marcante sobre o prognóstico do intoxicado. O controle das condições respiratórias, cardiocirculatórias e neurológicas, além da correção dos distúrbios hidroeletrolíticos e metabólicos, são básicos.

Paraquat

Características

Paraquat, produto usado predominantemente como herbicida, é um composto bipiridílico quaternário de amônia. As apresentações comerciais em geral contêm 20% do ingrediente ativo.

Intoxicação aguda

Fisiopatologia

A absorção gastrintestinal do paraquat é pequena, mas constitui a principal via da toxicidade sistêmica. Quando inalado seus efeitos são preponderantemente locais (mucosa respiratória), pois as dimensões das partículas dos aerossóis dificultam o acesso aos alvéolos.

O mecanismo tóxico parece ser a redução do NADPH que torna a célula mais suscetível à ação lesiva de hidroperóxidos lipídicos. A peroxidação converte o oxigênio molecular em radicais superóxidos, hidroperóxidos e peróxido de hidrogênio, que destroem a estrutura celular.

O herbicida se distribui nos principais órgãos, porém com maior intensidade e seletividade nos pulmões, o que explica os seus efeitos clínicos. Nos pulmões produz inicialmente destruição dos pneumócitos tipo I e degeneração nos pneumócitos tipo II e, a seguir, migração de fibroblastos proliferantes para os alvéolos. Resulta disso uma fibrose pulmonar, caracteristicamente de aparecimento tardio, favorecida e agravada pela exposição ao oxigênio.

Clínica

A inalação pode determinar irritação das vias aéreas superiores, hemorragias e até edema agudo de pulmão, mas sem evolução para fibrose pulmonar.

Após a ingestão ocorrem inicialmente dor em queimação na boca e garganta, dor retroesternal, disfagia, náuseas, vômitos, cólicas abdominais e diarréia. Se as doses forem muito grandes esta fase inicial é seguida após alguns dias por falência de múltiplos órgãos, incluindo necrose centrolobular com insuficiência hepática, necrose tubular proximal com insuficiência renal aguda, necrose miocárdica, hemorragias e edema pulmonar, com rápida evolução para óbito.

Após absorção de menores quantidades, depois da fase inicial de irritação de mucosas e de discreto comprometimento de múltiplos órgãos, que melhora em mais ou menos uma semana, o paciente começa a desenvolver fibrose pulmonar progressiva, que invariavelmente evolui para óbito.

Laboratório

Níveis sangüíneos de paraquat – Segundo Hart e colaboradores, níveis superiores a 2 mg/L, 8 horas após a ingestão, indicam mau prognóstico, com uma chance de sobrevivência de apenas 10%.

Conduta terapêutica

Tratamento específico

Terra de Fuller – É o adsorvente mais recomendado nos casos de ingestão, sendo usado em suspensão a 30%. Quando não disponível pode-se utilizar carvão ativado (1 g/kg) ou suspensão de bentonita a 7%.

Hemoperfusão – Apesar dos resultados controversos, a hemoperfusão deve ser tentada após a ingestão de grandes doses ou quando os níveis sangüíneos forem elevados. É conveniente a realização de hemoperfusão seriada, em sessões de 8 horas diárias, durante vários dias.

Tratamento sintomático e de suporte

Consiste essencialmente no controle das condições respiratórias, renais, hepáticas e cardíacas.

LEITURA ADICIONAL

1. AAP. Poison treatment in the home. Pediatrics 2003; 112(5): 245.
2. Bond GR. The role of activated charcoal and gastric emptying in gastrointestinal decontamination. Ann Emergency Med 2002; 39(3): 145.
3. Borkan SC. Extracorporeal therapies for acute intoxications. Critical Care Clinics 2002; 18(2): 92.
4. Ellenhorn MJ, Barceloux DG. Medical toxicology. 2. ed. Baltimore: Williams & Wilkins; 1997.
5. Homan CS, Ryan JG. Enhancement of elimination. In: Vicellio P. Handbook of medical toxicology. Boston: Little, Brown and Co; 1993.
6. Mokhlesi B, Corbridge T. Toxicology in the critically ill patient. Clin Chest Med 2003; 24(4): 110.
7. Schvartsman S. Antídotos, antagonistas e medicamentos úteis em toxicologia. São Paulo: ANDEF; 1989.
8. Schvartsman S. Intoxicações agudas. 4. ed. São Paulo: Sarvier; 1991.
9. Sinitox. Casos registrados de intoxicação humana por agente tóxico e faixa etária, Brasil, 2001. Disponível em: www.fiocruz.br/cict/informacao/intoxicacoeshumanas/2001.
10. Zimmerman JL. Poisoning and overdoses in the intensive care unit: general and specific management issues. Crit Care Med 2003; 31(12): 125.

Algoritmo 253.1 – Abordagem inicial da criança intoxicada

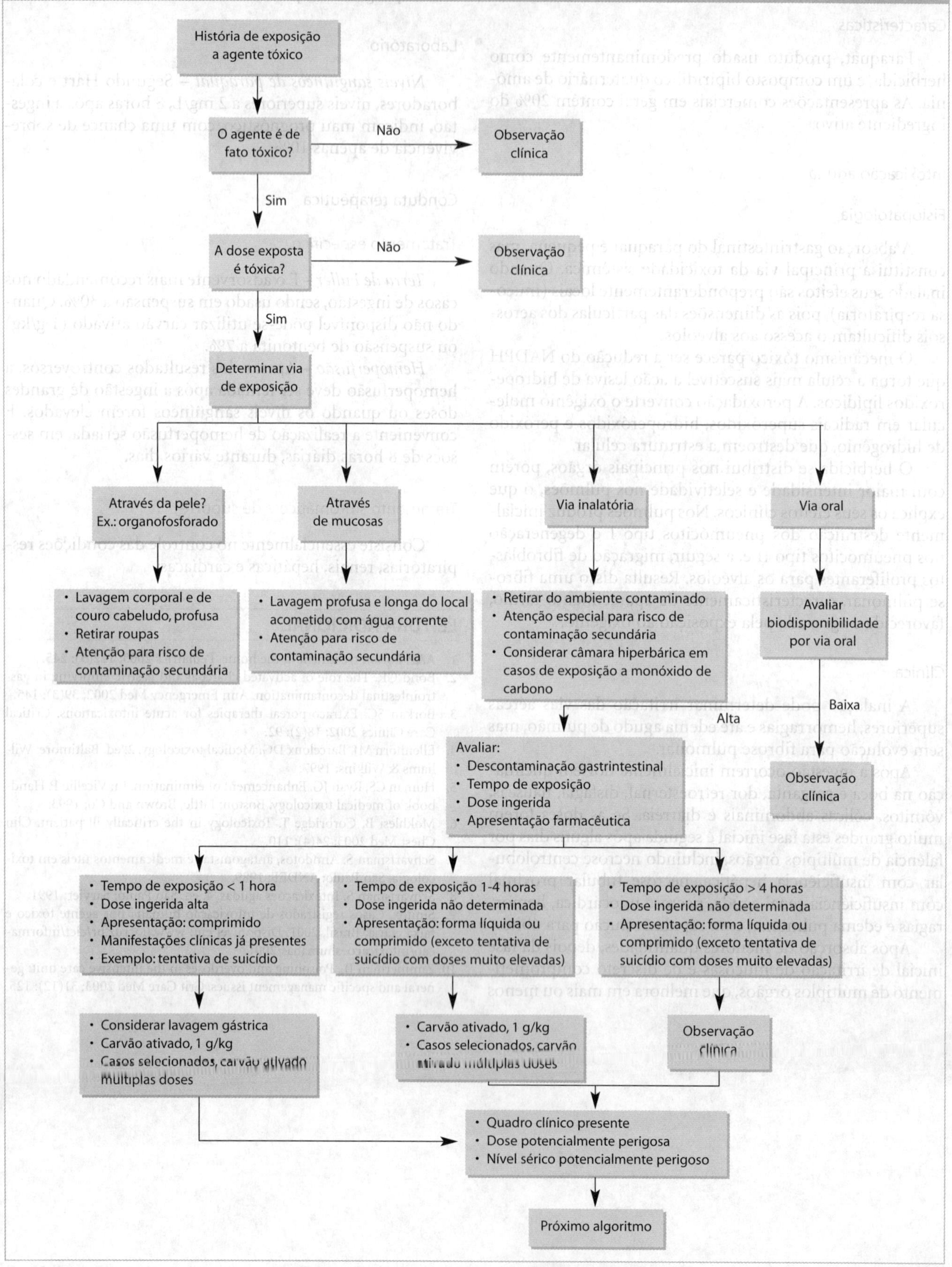

Algoritmo 253.2 – Terapêutica da criança intoxicada

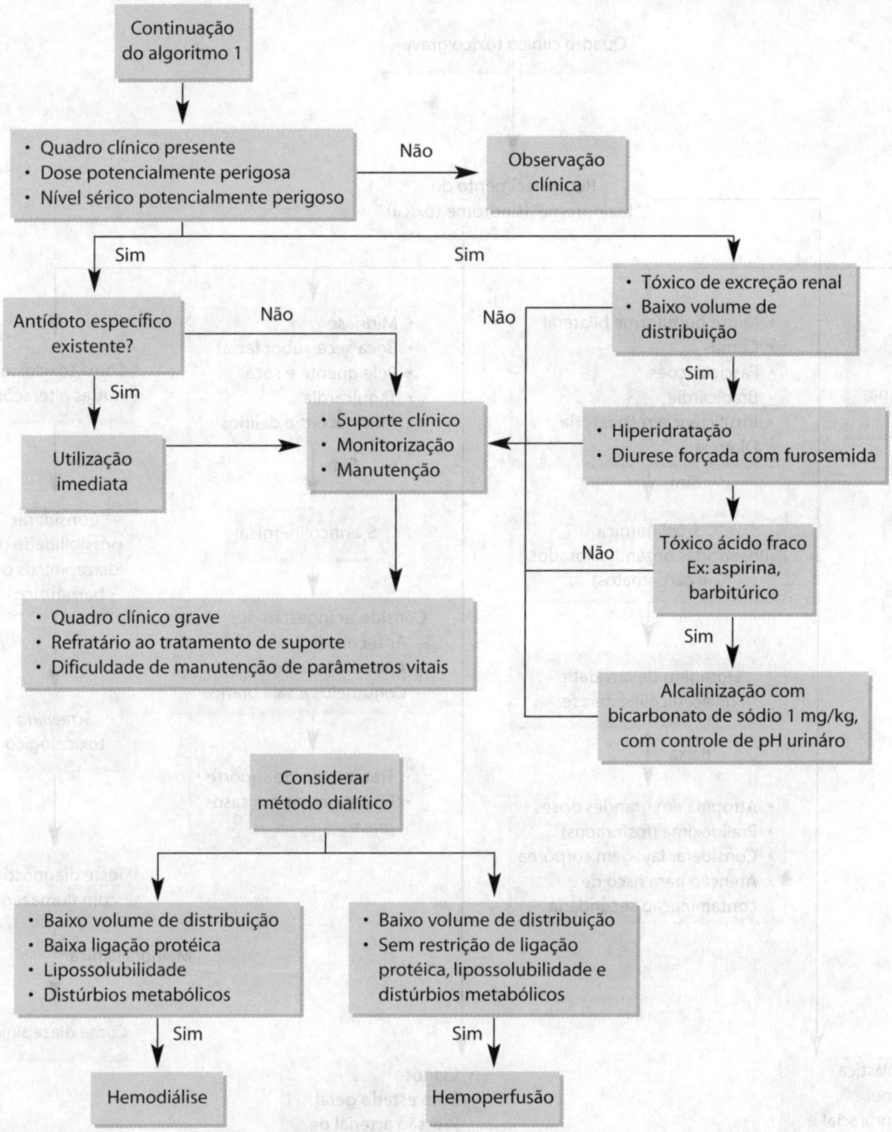

- Todos os passos pressupõem suporte básico de vida realizado prioritariamente.
- Provocar vômitos e uso de xarope de ipeca são práticas não mais recomendadas.
- Lavagem gástrica é prática que pode ser considerada em ingestão de grandes quantidades de comprimidos (tentativa de suicídio ou no máximo até 1 hora após a ingestão; entretanto, deve ser avaliada caso a caso).
- Lavagem gástrica pode ser substituída por carvão ativado na maior parte das situações.
- Em ingestão de superdosagem de ferro e lítio, carvão ativado é ineficaz.
- Sempre deve-se avaliar adequadamente a real necessidade de medida de descontaminação gástrica.
- Laxantes não são úteis em descontaminação gastrintestinal.
- Todo atendimento deve ser cercado dos cuidados necessários para evitar a contaminação secundária da equipe de saúde, bem como do ambiente.
- A informação correta é condição fundamental no atendimento toxicológico e, atualmente, pode ser obtida rapidamente através da internet, bastando para isto um adequado conhecimento das ferramentas de busca.

Algoritmo 253.3 – Abordagem do quadro clínico tóxico grave

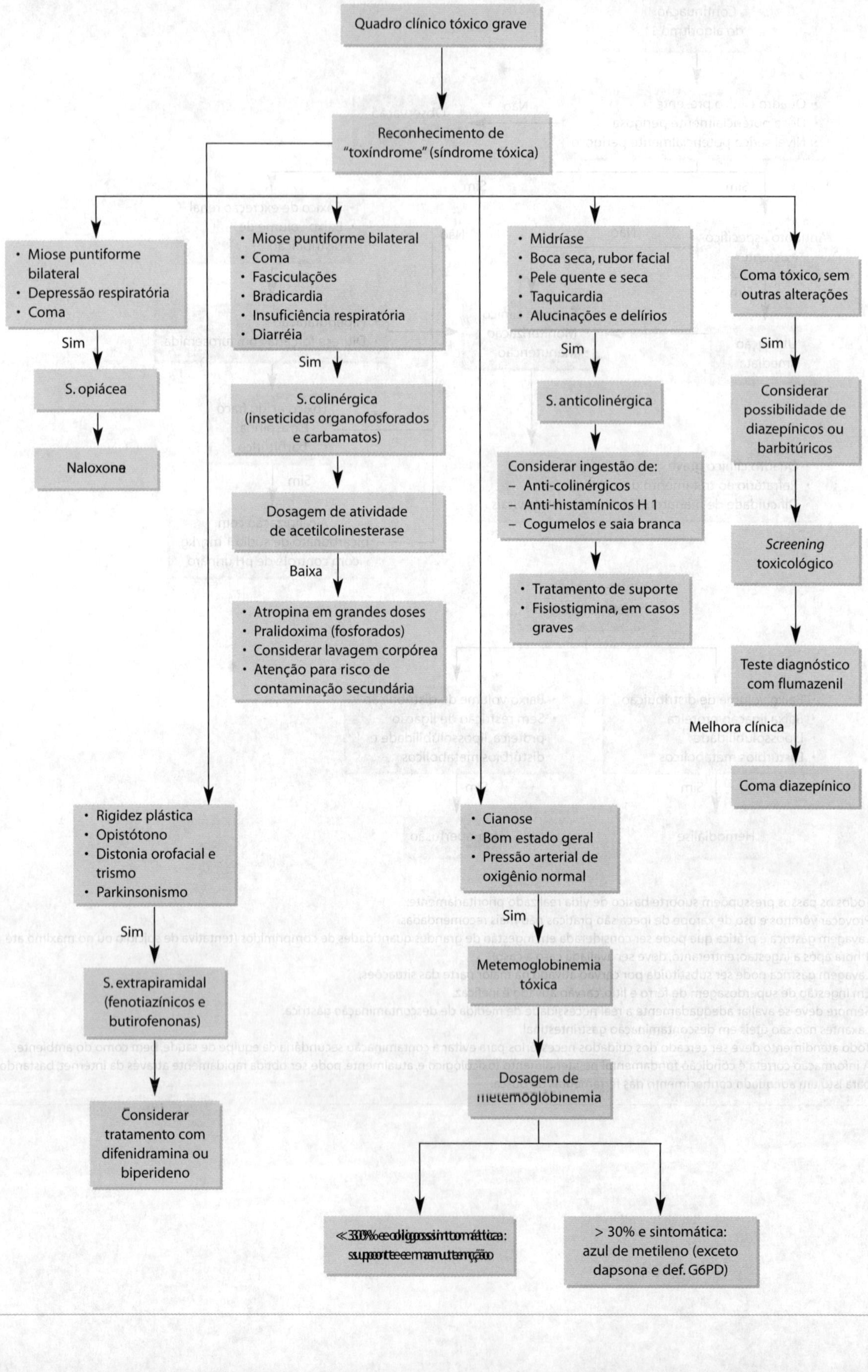

Maus-tratos Infantis (Violência Doméstica)

CAPÍTULO 254

Antonio Carlos Alves Cardoso

TÓPICOS IMPORTANTES

- Formas de violência
  - Formas de violência doméstica: física, sexual, psicológica, negligência e síndrome de Münchausen por transferência. Predomina a negligência.
- Suspeita diagnóstica – dados relevantes
  - Histórias que não condizem com os achados do exame físico, famílias desestruturadas, uso de álcool e drogas ilícitas.
  - Hematomas em regiões incomuns para acidentes (dorso, nádegas, região genital e dorso das mãos).
  - Lesões (hematomas e escoriações) na cabeça, especialmente na cavidade oral.
  - Fraturas epifisárias por arrancamento, fraturas múltiplas em diferentes estágios de consolidação, fraturas espiraladas e fraturas de crânio múltiplas e complexas de região occipital ou parietal posterior.
  - Alteração do exame neurológico associada a tomografia alterada e hemorragia retiniana.
  - Sangramento, dor, pêlos e secreções em região anal ou genital.
  - Presença de doenças sexualmente transmissíveis.
- Encaminhamento
  - Pacientes com lesões graves ou risco de morte devem ser internados, e a Vara da Infância e Juventude deve ser notificada.
  - A alta hospitalar dos pacientes notificados à Vara ficará condicionada à decisão judicial.
  - Pacientes com lesões leves e sem risco de morte recebem alta, bastando notificar o Conselho Tutelar.

INTRODUÇÃO E DEFINIÇÃO

Maus-tratos é uma expressão freqüentemente utilizada para se referir à violência cometida contra crianças e adolescentes, podendo ocorrer no âmbito familiar (violência doméstica) ou extrafamiliar (violência institucional, violência social, violência urbana, macroviolência).

Formas de violência doméstica

Após a descrição de casos de crianças submetidas a violência física (fraturas ósseas, hematomas, queimaduras etc.) por Silverman e Kemp em 1962 e com a popularização do termo *síndrome da criança espancada*, outras formas de violência foram caracterizadas:

1. Violência física.
2. Violência sexual.
3. Negligência.
4. Violência psicológica.
5. Síndrome de Münchausen por transferência.

VIOLÊNCIA FÍSICA

A violência física é definida como o uso da força física de forma intencional, exercida pelos pais ou por outra pessoa responsável pelo cuidado do menor, com o objetivo de ferir, lesionar ou destruir uma criança, deixando ou não marcas evidentes. Acomete todas as faixas etárias da criança, porém predomina nos menores de 3 anos.

Estima-se que esta forma de violência seja responsável por aproximadamente 25% de todas as formas de abuso à criança (Tabela 254.I). Proporcionalmente, é a maior responsável por mortalidade entre as formas de abuso à criança.

Estima-se que cerca de 10% das crianças que chegam a serviços de emergência por trauma são vítimas de violência e, sem ajuda adequada, 5% delas provavelmente morrerão nas mãos dos agressores.

Tabela 254.I – Formas de violência contra a criança

Formas de violência	Porcentagem
Negligência	57
Abuso físico	25
Abuso sexual	11
Outras	7

Roteiro diagnóstico

Ao avaliarmos uma criança submetida a um trauma, a pergunta que sempre deve ser feita é: "Trata-se de um trauma acidental ou intencional (violência física)?"

Na maioria das vezes, o diagnóstico de violência física é difícil, exigindo experiência profissional e a devida atenção do médico e de toda a equipe de saúde. Assim, em primeiro lugar, é dever do pediatra estar sempre atento para suspeitar desta situação clínica, que é embasada no conjunto de dados obtidos através da anamnese, do exame físico e de exames laboratoriais.

Anamnese

É importante obter informações sobre o ambiente em que vive a criança e estar atento a uma história discrepante, como no caso de incompatibilidade entre os dados da história e os achados no exame físico. Atenção também deve ser dada para as situações em que os dados de histórias são mudados sempre que os pais são novamente interrogados, ou histórias totalmente diferentes da inicial, quando outros membros da família são interrogados. A determinação da altura da queda, da superfície de contato, do possível mecanismo da lesão (torção, tração ou compressão) e a existência de testemunhas são importantes para a avaliação de traumas. Quando uma queda da cama é aludida como o mecanismo responsável pelo trauma craniano, é importante considerar o estágio de desenvolvimento da vítima, a altura da cama e a superfície sobre a qual ela pode ter caído.

As condições sociais da família também podem ajudar no diagnóstico. Deve-se atentar para o uso de álcool ou outras drogas entre os familiares, violência doméstica, doenças mentais ou depressão, história de maus-tratos na infância dos pais, situações de perda de controle emocional por parte dos familiares, expectativa irreal dos pais em relação aos filhos etc. A Tabela 254.II mostra os principais dados de história que ajudam na suspeita de violência.

Tabela 254.II – Anamnese – indicadores de violência contra a criança

Incompatibilidade entre os dados da história e os achados clínicos
Omissão total ou parcial da história de trauma
Pais que mudam a história toda vez que são interrogados
Histórias diferentes quando são questionados os membros da família isoladamente
Demora inexplicável na procura de recursos médicos na presença evidente de trauma
Crianças maiores que não querem relatar o que aconteceu, com medo de represálias, em especial quando os agentes agressores são os pais
Famílias desestruturadas (mães solteiras, mães muito jovens, pais separados etc.)
Pais alcoólatras ou usuários de drogas ilícitas
Violência à mãe ou a pessoas idosas da família
Pacientes com doença mental, principalmente retardo do DNPM

A ausência destes indicadores não afasta a possibilidade de violência, assim como os indicadores em si não podem ser considerados definidores de vitimização. Porém, quando vários "sinais" estão presentes, a suspeita de violência aumenta.

Exame físico

Aspecto geral

A criança submetida a violência, ao ser examinada, pode se apresentar temerosa, arredia, agressiva e com freqüência adotar posições de defesa, isto é, encolher-se e proteger o rosto, que é a região freqüentemente agredida. Algumas vezes, está apática, sonolenta e triste, já não esboçando muita defesa. Não raramente, a desnutrição acompanha estas situações, algumas vezes com atraso importante do desenvolvimento neuromotor sem relato na anamnese que o justifique.

Pele

A pele costuma ser a região acometida com maior freqüência, podendo ter hematomas, escoriações e queimaduras.

- Hematomas: São o sinal mais freqüentemente encontrado. É necessária especial atenção quando aparecem no dorso, nas nádegas, na região genital e no dorso das mãos, já que são locais menos freqüentes de lesões acidentais. Deve-se observar quando estão em fases distintas de evolução, sugerindo traumas repetitivos. As lesões equimóticas com formato definido podem sugerir o tipo do objeto utilizado na agressão, como cintos, fivelas, dedos, colheres, pás e mordidas. A Tabela 254.III mostra as fases de evolução dos hematomas.

Tabela 254.III – Evolução dos hematomas

Aspecto da lesão	Tempo de evolução
Roxa	Menor que 3 dias
Pardo-esverdeada	Entre 3 e 7 dias
Amarela e amarelo-amarronzada	Entre 8 e 30 dias

- Escoriações: Freqüentemente acompanham os hematomas.
- Queimaduras: Podem estar presentes em até 10% das crianças com abuso físico. Especial atenção se estiverem em extremidades e forem simétricas, principalmente predominando em regiões cuja extensão sugere algum esboço de defesa pelo agredido. As lesões agudas ou cicatriciais de forma numular em mãos ou pés podem sugerir queimaduras por cigarro.

Cabeça e pescoço

O exame da cabeça, olhos, ouvidos, nariz e orofaringe pode dar muitas informações. Em 50% das crianças submetidas a abuso físico observaram-se anormalidades como equimoses ou abrasões na região do crânio ou da face.

- Olhos: Por serem uma região de tecido frouxo, com freqüência há o aparecimento de edemas e hematomas. Algumas vezes pode haver comprometimento do cristalino ou mesmo da retina, podendo levar a amaurose.

- Orelhas: Traumas repetitivos podem provocar deformidades, sendo a conhecida "orelha em lata" uma delas.
- Boca: As lesões na cavidade oral são freqüentes. Podem aparecer lesões da mucosa oral e alterações dos dentes (amolecimento, escurecimento etc.).

Tórax e abdome

Traumatismos do abdome e do tórax são causas importantes de morte na criança agredida. O mecanismo é a agressão direta, geralmente pelo punho do adulto ou por brusca desaceleração após a criança ser empurrada.

- Tórax: Pode haver hemotórax ou pneumotórax secundários às fraturas de costelas (bastante raras em traumas acidentais).
- Abdome: Em traumas fechados (socos ou pontapés) pode haver perfurações de vísceras ocas ou rupturas de fígado ou baço, podendo levar a um quadro característico de abdome agudo. Observou-se que 6% das crianças submetidas a abuso físico e que ao exame físico não exibiam sinais sugestivos de lesão abdominal desenvolveram lacerações hepáticas vistas em tomografia.

Ossos/fraturas

As fraturas podem aparecer em até 30% das crianças que sofreram abuso físico. Quando a força do trauma é aplicada nas zonas de inserção ligamentar, há arrancamento de fragmentos ósseos e fratura transmetafisiária. Esses tipos de fraturas são sugestivos de trauma intencional.

São também altamente sugestivas de violência as fraturas espiraladas, especialmente de membros superiores ou em membros inferiores em crianças que ainda não andam, e as fraturas múltiplas bilaterais em diferentes estágios de consolidação. O mesmo ocorre com o achado de fraturas clinicamente não suspeitáveis através da anamnese.

As fraturas de crânio que sugerem abuso têm como características serem múltiplas, complexas e principalmente na região occipital ou parietal posterior.

A avaliação radiológica deverá ser realizada em crianças com menos de 2 anos e naquelas que não se comunicam, mesmo não havendo evidências de trauma ósseo ao exame físico.

A Tabela 254.IV mostra as características das fraturas sugestivas de trauma intencional.

Tabela 254.IV – Fraturas sugestivas de trauma intencional
Metafisiárias por arrancamento
Múltiplas, bilaterais, em diferentes estágios de consolidação
Em costelas posteriores e escápulas
De crânio: múltiplas, complexas, na região occipital ou parietal posterior
De apófises espinhosas
Espirais em MMSS
Espirais em MMII em crianças que ainda não andam

Sistema nervoso central

A freqüência de traumas cranianos acidentais em crianças até o 2º ano de vida é relativamente alta. Porém, somente os decorrentes de acidentes automobilísticos ou de quedas de grandes alturas costumam provocar lesões significativas no sistema nervoso central. As quedas com traumas cranianos em superfícies lisas de altura inferior a 150 cm, especialmente aquelas com altura inferior a 130 cm, podem provocar hematomas, pequenas fraturas lineares de crânio, labirintite traumática, porém excepcionalmente provocam lesões significativas no sistema nervoso central.

Os traumas do sistema nervoso central provocados por abuso físico são os mais graves, concorrendo para uma alta mortalidade.

A tomografia computadorizada ainda é o método mais prático e rápido para avaliar os traumas cranianos, apesar de os pequenos hematomas subdurais, as lesões axonais difusas, as contusões corticais e os hematomas inter-hemisféricos posteriores serem mais bem visualizados pela ressonância magnética.

Hematomas extradurais são menos freqüentes e geralmente associados à fratura de crânio.

Síndrome do bebê sacudido

Caracteriza-se por lesões do sistema nervoso central e hemorragias oculares em crianças com menos de 3 anos de ida-

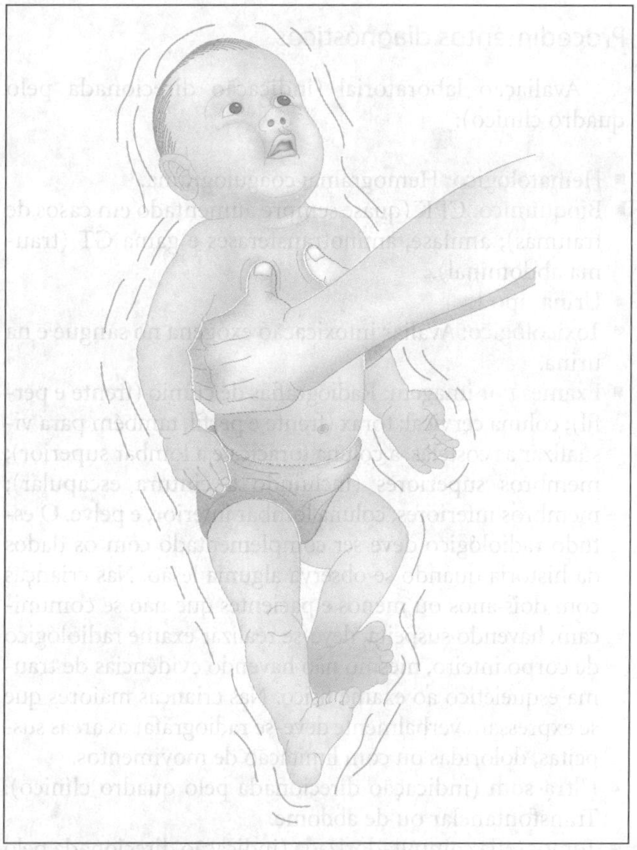

Figura 254.1 – Criança vítima de chacoalhamento.

de, provocadas por chacoalhamento, que não precisa ser prolongado, podendo ser bastante breve e ocorrer apenas uma ou repetidas vezes durante vários dias, semanas ou meses.

O chacoalhamento (Figura 254.1) acarreta a ruptura das veias pontes no espaço subdural e o conseqüente desenvolvimento de hemorragia subdural.

Os sintomas podem ser leves ou graves, mas são inespecíficos: diminuição do nível de consciência, sonolência, irritabilidade, diminuição da aceitação alimentar, vômitos, convulsões, alteração do ritmo respiratório, incluindo apnéia, coma e postura em opistótono.

Embora nenhuma lesão seja exclusivamente patognomônica, o exame tomográfico mostrando hemorragia subdural aliada a hemorragias retinianas, na ausência de história de grandes traumas (acidente automobilístico ou queda de grandes alturas), caracteriza a síndrome.

Fraturas de ossos longos podem estar presentes, mas sua presença não é requerida para o diagnóstico. Fratura em arcos posteriores de costela reforça o diagnóstico da síndrome.

A vítima típica costuma ter menos de 1 ano e comumente menos de 6 meses, em geral é do sexo masculino e cuidada por apenas uma pessoa no período da agressão.

Em 90% dos casos o agressor é do sexo masculino, sendo o pai biológico o mais comum. Quando do sexo feminino, o mais provável é a babá ou cuidadora.

Estima-se que menos de 20% dos pacientes com essa síndrome têm evolução rápida e favorável, sendo que cerca de 1/3 morre rapidamente e muitos sobreviventes apresentam significativas seqüelas neurológicas.

Procedimentos diagnósticos

Avaliação laboratorial (indicação direcionada pelo quadro clínico):

- Hematológico: Hemograma; coagulograma.
- Bioquímico: CPK (quase sempre aumentado em casos de traumas); amilase, aminotransferases e gama GT (trauma abdominal).
- Urina tipo I.
- Toxicológico: Avaliar intoxicação exógena no sangue e na urina.
- Exames por imagem: Radiografias de crânio (frente e perfil); coluna cervical; tórax (frente e perfil, também para visualizar as costelas, a coluna torácica e a lombar superior); membros superiores (incluindo a cintura escapular); membros inferiores; coluna lombar inferior; e pelve. O estudo radiológico deve ser complementado com os dados da história quando se observa alguma lesão. Nas crianças com dois anos ou menos e pacientes que não se comunicam, havendo suspeita, deve-se realizar exame radiológico de corpo inteiro, mesmo não havendo evidências de trauma esquelético ao exame físico. Nas crianças maiores que se expressam verbalmente deve-se radiografar as áreas suspeitas, doloridas ou com limitação de movimentos.
- Ultra-som (indicação direcionada pelo quadro clínico): Transfontanelar ou de abdome.
- Tomografia computadorizada (indicação direcionada pelo quadro clínico): Crânio, tórax ou abdome. Na avaliação dos traumas cranianos, os hematomas extradurais são menos freqüentes e geralmente associados à fratura de crânio.
- Ressonância nuclear magnética (indicação direcionada pelo quadro clínico): Pequenos hematomas subdurais, lesões axonais difusas, contusões corticais e hematomas inter-hemisféricos posteriores são mais bem visualizados por este exame.

Diagnóstico diferencial

- Hematomas: Considerar traumas acidentais, distúrbios de coagulação, meningites, sepse, erros inatos do metabolismo, envenenamento por monóxido de carbono. A história clínica cuidadosa e o exame físico apurado são essenciais para avaliar a etiologia das hemorragias.
- Fraturas: Embora as alterações radiológicas possam ser altamente sugestivas para o diagnóstico de abuso, deve-se considerar outras afecções que podem apresentar-se com alterações similares, como traumatismo de parto, osteomielite, intoxicação por vitamina A, osteogênese imperfecta, sífilis congênita, hiperostose cortical infantil (doença de Caffey) e escorbuto.
- Hemorragias retinianas: A causa mais comum de hemorragia não-abusiva é o trauma de parto, que pode aparecer em até 14% das crianças. Porém, estas hemorragias resolvem-se rapidamente e não são responsáveis por perda de visão por tempo prolongado. Assim, o aparecimento de hemorragia depois da sexta semana de vida é sugestivo de abuso. Considera-se que a reanimação cardiorrespiratória, mesmo que intempestiva, não é suficiente para causar hemorragia retiniana.
- Hemorragia intracraniana: Rotura de vasos da subaracnóide por malformações ou aneurisma é muito rara em crianças com menos de 3 anos. A ausência de hemorragia retiniana e a localização de hemorragia na bainha do nervo óptico distinguem casos de hemorragia por malformação vascular do bebê chacoalhado.

Prognóstico

É um fenômeno que deixa quase sempre seqüelas psíquicas graves, além de seqüelas físicas incapacitantes, e afeta todos os membros de um núcleo familiar de forma e intensidade diferentes.

VIOLÊNCIA SEXUAL

Violência sexual pode ser definida como o uso de persuasão ou coerção de qualquer criança ou adolescente para participar de alguma atividade sexual explícita (ou simulação de tal atividade para produzir uma reprodução visual), estupro, violentação, prostituição ou incesto com o menor usado para gratificação sexual de um adulto ou mesmo de um adolescente mais velho.

Acomete ambos os sexos em mesma proporção, predominando no sexo feminino na adolescência.

As crianças menores com freqüência sofrem abuso mais de uma vez, em geral de familiares, parentes ou pessoas próximas da família. Quando são levadas ao médico, normalmente não apresentam agressões recentes; com isso, a avaliação passa a ser mais difícil.

A suspeita do abuso muitas vezes é levantada por meio de relatos verbais de familiares ou até mesmo do paciente, se a idade já for suficiente para o relato da agressão. A investigação verbal deve ser realizada com bastante cautela e de preferência com profissionais experientes na área, evitando, portanto, repetidas entrevistas, as quais poderiam agravar o estado emocional da criança.

Adolescentes são avaliados normalmente logo após a agressão. Mesmo assim, os achados do exame físico podem ser sutis.

Lesões da região anal são mais freqüentes em meninos e em meninas pré-adolescentes. As lesões decorrentes desse tipo de abuso podem levar a processos inflamatórios perianais, infecções bacterianas ou doença inflamatória da região retal. Porém, mesmo com repetidas penetrações anais, 50 a 70% das crianças agredidas terão um exame clínico normal.

Após um episódio agudo de abuso, o paciente pode ter alterações do tono do esfíncter anal, hematomas, abrasões ou lacerações. Os traumas podem evoluir sem deixar sinais, cicatrizes ou alterações do padrão das pregas anais. Alterações laterais em relação à linha média são mais associadas a traumas, enquanto as localizadas na linha média costumam ser associadas a variações normais.

Com alguma freqüência são encontradas doenças sexualmente transmissíveis em pacientes que sofreram abuso sexual, principalmente quando há história de mais de um episódio. Dentre essas doenças destacam-se as causadas por *Neisseria gonorrhoeae, Chlamydia trachomatis, Trichomonas vaginalis, Treponema pallidum*, papilomavírus humano, vírus do herpes simples, vírus da imunodeficiência humana (HIV). Deve ser rotina, nos casos de abuso, a sorologia para sífilis, hepatite B e HIV. A Tabela 254.V mostra alguns achados ao exame e a possibilidade de abuso sexual:

O papel do médico frente à violência envolve diversas atribuições, entre elas identificar ou levantar suspeita sobre os casos trazidos a seu conhecimento, prestar atendimento emergencial e ambulatorial e interagir com os demais membros da equipe multidisciplinar.

Diagnóstico

Anamnese

A obtenção dos dados em um caso de violência deve levar em consideração a fragilidade e o constrangimento deste tipo de situação. O profissional deve mostrar-se acolhedor, compreensivo e isento de julgamento moral sobre o que está sendo exposto. As informações obtidas devem ser registradas da forma mais fidedigna possível com o relato apresentado, evitando-se resumos, sínteses ou abreviações. Deve-se informar quem presta as informações e manter o vocabulário utilizado pelo declarante. A privacidade dos pacientes deve ser preservada, evitando-se expor a situação de violência à curiosidade de outros pacientes ou mesmo da própria equipe de saúde.

Exame físico

Deve-se proceder ao exame físico completo – geral e ginecológico – em todos os casos suspeitos ou confirmados de violência sexual, independentemente das providências legais tomadas.

O exame geral deve procurar por sinais de violência física, com atenção especial para cabeça e pescoço, à procura de lesões como hematomas ou marcas de mordida. A cavidade oral também deve ser avaliada com cuidado.

O exame ginecológico deve ser realizado em todos os casos, se necessário sob narcose, a fim de evitar uma nova violência por um exame forçado. Devem ser observados sinais de lesões dos fórnices vaginais, especialmente o posterior, lesões do trato urinário, sinais de doenças sexualmente transmissíveis ou de gestação.

Em relação à avaliação genital, a valorização do diâmetro da abertura himenal não tem a importância que outrora era dada. Acreditava-se que quando a abertura fosse maior que 4 mm sugeriria abuso. Atualmente, sabe-se que tal diâmetro não é um indicador confiável de anormalidade, já que existem consideráveis variações na população geral. O que deverá ser valorizado é a característica do hímen. Um hímen com aspecto regular, com bordas finas, normalmente sugere não ter sido traumatizado. Parede himenal interrompida ou com sinais de cicatrizes relaciona-se com algum tipo de trauma.

Dados como sangramento genital, dor e secreções devem ser bastante valorizados para o diagnóstico. É importante estar atento para a presença de materiais potencialmente indicadores de abuso, como pêlos, sangue, secreções ou outros.

Procedimentos

Não há nenhum impedimento legal ou ético para o atendimento da vítima, realizando seu exame físico, os procedimentos médicos e a respectiva conduta. A recusa infun-

Tabela 254.V – Achados ao exame e possibilidade de abuso sexual

Certo	Definitivo	Provável	Possível
Esperma na vagina ou ânus	Gonorréia	*Chlamydia trachomatis*	Herpes I (área genital)
Gravidez	Sífilis	Condiloma acuminado *Trichomonas vaginalis* Herpes II	

Fonte: AAP Committee on Child and Neglect, 1991.

infundada do atendimento caracteriza, ética e legalmente, imperícia e omissão de socorro, com todas as suas conseqüências.

As lacerações devem ser suturadas preferencialmente com fio fino absorvível, e sangramentos devem ser submetidos a hemostasia rigorosa, independentemente do *status* do processo de investigação policial. Se possível, colher material para provas forenses. Solicitar exames laboratoriais (hemograma, urina 1, sorologias, teste de gravidez) e radiológicos rotineiramente. Encaminhar casos de gestação comprovada para serviços que ofereçam abortamento legal.

Coleta de provas forenses (norma técnica do Ministério da Saúde – 2005)

Roteiro:

- Coletar material de conteúdo vaginal, anal e oral por meio de *swab* ou similar.
- Colocar material em papel filtro estéril.
- Secar e guardar em envelope lacrado.
- Não utilizar sacos plásticos – risco de transpiração e contaminação do material com destruição de células e DNA.
- Identificar e anexar o material ao prontuário.
- Congelar material quando possível.
- Arquivar em condições adequadas à disposição da Justiça.

Profilaxia para DST (doenças sexualmente transmissíveis) não-virais

A prevalência de DST em situações de violência sexual é elevada e o risco de infecção depende de diversas variáveis. Entre elas, inclui-se o tipo de violência sofrida (vaginal, anal ou oral); o número de agressores; a ocorrência de traumatismos genitais; etc. Doenças como gonorréia, sífilis, clamidiose, tricomoníase e cancro mole podem ser prevenidas com o uso de medicamentos de reconhecida eficácia.

Não deverão receber profilaxia de DST não-virais casos de violência sexual em que ocorra exposição crônica e repetida com o agressor, situação comum em violência sexual intrafamiliar, ou quando ocorrer uso de preservativo, masculino ou feminino, durante todo o crime sexual. Recomenda-se o esquema de associação de medicamentos previstos na Tabela 254.VI.

Profilaxia da hepatite B

Pacientes previamente imunizados contra hepatite B e com resposta vacinal sorológica anti-HbsAg > 10 U/mL não requerem gamaglobulina ou vacinação, mas este dado raramente é conhecido, apesar da vacina contra hepatite B constar do calendário vacinal do PNI.

- Gamaglobulina hiperimune (HBIG): 0,06 mL/kg, IM – dose única (se dose > 5 mL: dividir em duas áreas diferentes). Obs.: Deve ser administrado precocemente, de preferência até 48 horas após o ocorrido. Não há eficácia após 1 semana.
- Vacinação anti-hepatite B: aplicar a 1ª dose via IM concomitantemente com a gamaglobolina (em locais anatômicos distintos). A 2ª e 3ª dose devem ser ministradas 1 e 6 meses após a primeira. Obs.: Gravidez e lactação não são contra-indicações.

Quimioprofilaxia para HIV

Os estudos existentes indicam que a possibilidade de infecção pelo HIV em casos de violência sexual está entre 0,8 e 2,7%.

Podem ser utilizadas drogas para a profilaxia, embora não exista nenhum estudo na literatura mundial que com-

Tabela 254.VI – Profilaxia das DSTs não-virais em crianças e adolescentes

Penicilina G benzatina	50 mil U/kg (dose máxima: 2,4 milhões de U)	IM	Dose única
Ceftriaxona	250-500 mg	IM	Dose única
Azitromicina	20 mg/kg Dose máxima: 1 g	VO	Dose única
Metronidazol	15 mg/kg/dia Dose máxima: 2 g	VO	3 vezes ao dia por 7 dias ou 2 g em dose única

Tabela 254.VII – Profilaxia para HIV

Droga	Adolescente		Criança	
Zidovudina (AZT®)	300 mg	VO de 12/12 h	90-180 mg/m²* dose Máximo 300 mg dose	VO de 8/8 h
Lamivudina (3TC®)	150 mg	VO de 12/12 h	4 mg/kg dose Máximo 150 mg dose	VO de 12/12 h
Nelfinavir (Viracept®)	750 mg 1.250 mg	VO de 8/8 h VO de 12/12 h	30 mg/kg dose Máximo 750 mg dose	VO de 8/8 h

* $SC = \frac{4P + 7}{P + 90}$, onde P = peso.

prove a eficácia do uso de qualquer agente anti-retroviral na quimioprofilaxia para o HIV após abuso sexual. Assim, cada caso merece avaliação cuidadosa quanto ao tipo e grau de risco da violência, bem como o tempo decorrido entre o crime e a chegada da pessoa agredida ao serviço de referência.

Quando se opta pelo tratamento, o início não deve ultrapassar as primeiras 72 horas e a medicação deve ser mantida por 4 semanas ininterruptas. A associação das drogas e as respectivas doses recomendadas estão na Tabela 254.VII.

Anticoncepção de emergência

Há duas formas de oferecer anticoncepção hormonal de emergência: a primeira é o uso exclusivo de progestágeno, e a segunda, conhecida como método de Yuzpe, utiliza anticonceptivos hormonais orais combinados de uso rotineiro em planejamento familiar. Estes métodos devem ser utilizados até 5 dias após o abuso, obedecendo ao esquema:

- Pílulas só de progestágeno (primeira escolha):
  - Eficácia: Até 24 h = 95%; de 24 a 48 h = 85%; de 48 a 72 h = 66%.
  - Levonorgestrel 0,75 mg: 1 cp a cada 12 horas, 2 doses ou 2 cp como dose única; ou
- Método de Yuzpe (segunda escolha):
  - Eficácia: < 24 h = 75%; de 24 a 48 h = 50%; de 48 a 72 hs = 66%.
  - Etinilestradiol 50 µg + levonorgestrel 250 µg: 2 cp a cada 12 horas, 2 doses ou 4 cp como dose única.
  - Etinilestradiol 30 µg + levonorgestrel 150 µg : 4 cp a cada 12 horas, 2 doses ou 8 cp como dose única.

Prognóstico

Esta forma de violência, além das conseqüências de ordem física (infecções locais, sepse, propagação das doenças sexualmente transmissíveis etc.), deixa seqüelas psíquicas graves. Estudos mostram que adultos que sofreram este tipo de violência na infância apresentam uma maior incidência de depressão, síndrome do pânico, tendências suicidas e dificuldade de relacionamento com o sexo oposto.

NEGLIGÊNCIA

Um conceito amplo de negligência é o não-atendimento das necessidades básicas para o desenvolvimento físico, emocional e social da criança. Existem várias modalidades desta forma de violência:

- Negligência médica: Não-atendimento aos cuidados necessários com a saúde, falta às consultas médicas, não-fornecimento de medicamentos.
- Inadequação na supervisão: Descuido com a higiene, permanência em lugares de risco, não-provimento de estímulos e de condições para a freqüência escolar.
- Inadequação no provimento: Não prover a criança com comida, roupas e abrigo.

Obs.: o abandono pode ser considerado uma forma extrema de negligência.

O diagnóstico nem sempre é fácil, principalmente quando a equipe de saúde depara-se com o questionamento da existência de intencionalidade, já que não há um limite nítido entre a pobreza extrema aliada à ignorância e esta forma de violência.

Alguns autores sugerem que comparar os recursos que aquela família dispõe para suas crianças com os recursos oferecidos por outras famílias de mesmo nível social pode ser uma boa referência. A comparação dos tratos dispensados a cada filho, buscando identificar algum tratamento especialmente desigual, pode também ser sugestiva desta forma de abuso.

VIOLÊNCIA PSICOLÓGICA

Compreende a deterioração do ambiente interpessoal familiar e induz alguns aspectos negativos na criança em relação a senso de segurança física e emocional, aceitação, auto-estima, consideração e autonomia.

Esta forma de violência pode se manifestar de várias formas, como rejeição, depreciação, agressões verbais, cobranças exageradas, discriminação, desrespeito, culpabilização, indiferença ou rejeição, punições humilhantes e utilização da criança ou adolescente para atender necessidades psíquicas de um adulto. Pode provocar danos muitas vezes irreversíveis a seu desenvolvimento global, principalmente na área psicossocial.

SÍNDROME DE MÜNCHAUSEN POR TRANSFERÊNCIA

Pode ser definida como uma situação na qual os pais "fabricam" ou induzem uma doença na criança com o objetivo de manter e prolongar o contato com o sistema de saúde.

Esta forma de violência impõe sofrimentos físicos ao paciente, como exigência de exames complementares desnecessários, uso de medicamentos ou ingestão forçada de substâncias, além de provocar danos psicológicos pela multiplicação de consultas e internações sem motivo.

A síndrome se manifesta de três formas: mentiras, simulações ou indução.

- Mentiras: podem provocar conseqüências para a criança, já que os pais "fabricam" sinais e sintomas, como no caso da mãe que se queixa ao médico de que o filho não tolera determinado leite, que teve febre ou uma crise convulsiva etc.
- Simulações: neste caso, os pais simulam situações que sugerem doenças, por exemplo, apresentando material de vômitos, fezes ou urina com sangue (sangue este adicionado e geralmente do próprio acompanhante) e comprovando, assim, a sua queixa. É documentado que em aproximadamente 25% das ocorrências da síndrome há simulação.
- Indução: por este método o agressor potencialmente cria situações mais graves, já que os sinais e sintomas são induzidos. A indução se dá de várias formas, como o uso de xarope de ipeca para provocação do vômito,

insulina para provocar coma, anticoagulantes, hipnóticos e até técnicas de estrangulamento, levando a cianose imediatamente antes da avaliação por alguém da equipe de saúde. Observa-se que em 50% dos casos há indução dos sintomas e, em 25%, coexistem simulação e indução.

O diagnóstico normalmente é difícil e demorado, sendo que o tempo médio é de 3 a 6 meses para ser realizado. Exige uma equipe experiente, composta de médicos, psicólogos e assistentes sociais, já que normalmente o agressor (geralmente a mãe) tem algum relacionamento com a área médica, sendo da área de enfermagem, assistente social ou funcionários de creches. Mesmo entre as donas-de-casa, um terço delas têm algum conhecimento em biologia. A Tabela 254.VIII sintetiza, segundo Berkovitz, os principais dados que sugerem o diagnóstico.

Tabela 254.VIII – Sinais sugestivos da síndrome de Munchäusen por transferência
– Perplexidade de médicos experientes frente ao caso
– Sinais e sintomas persistentes e recorrentes
– Sinais e sintomas que não respondem à terapia
– Sinais e sintomas que nunca aparecem na presença de testemunhas
– Mães extremamente atenciosas
– Mães com conhecimentos da área de saúde
– Entusiasmo materno com novos exames de laboratório
– Testes laboratoriais sem alterações
– Desaparecimento de sintomas quando o paciente é monitorado

Freqüentemente os pais procuram o sistema de saúde com múltiplas queixas, embora já tenham sido avaliados por vários médicos. Na história há referências sobre falta de resposta aos vários tratamentos instituídos.

Os sinais e sintomas podem persistir mesmo com a criança internada, já que os pais permanecem ao lado dela. Esses sinais e sintomas desaparecem ou melhoram quando os pais se mantêm afastados.

As queixas de febre são referidas em 10% das ocorrências. A elevação da temperatura pode ser provocada por aquecimento do termômetro ou por injeção de substâncias pirógenas no paciente.

Os *rashes* cutâneos, observados em 10% dos casos, podem ser induzidos pela aplicação de substâncias cáusticas e tinturas na pele ou, algumas vezes, por meio de escoriações.

A incidência da síndrome é difícil de avaliar pela dificuldade do diagnóstico. Estima-se que seja em torno de 12/100.000. A idade dos pacientes descritos varia de 1 mês a 21 anos, com média de 3 a 4 anos.

Estima-se que de 3 a 9% das febres de etiologia indeterminada são devidas a esta síndrome, a qual também seria responsável por casos da síndrome da morte súbita infantil.

Prognóstico

Ao lado dos sofrimentos físicos e psíquicos, estima-se que a síndrome apresenta uma mortalidade em torno de 9%.

NOTIFICAÇÃO E CRITÉRIOS DE INTERNAÇÃO HOSPITALAR

Notificação

Segundo o ECA (Estatuto da Criança e do Adolescente), em seu artigo 13, os casos de suspeita ou configuração de maus-tratos devem ser obrigatoriamente comunicados ao Conselho Tutelar* da respectiva localidade de moradia da vítima.

Nas localidades em que o Conselho Tutelar é inoperante, a comunicação pode ser feita diretamente à Vara da Infância e da Juventude da localidade de moradia do paciente.

No artigo 245 o ECA define, como infração administrativa, a não-comunicação de tais eventos pelos médicos, professores ou responsável por estabelecimento de atenção à saúde e de ensino fundamental, pré-escolar ou creche à autoridade competente, sujeita a multa de três a vinte salários de referência.

Critérios para internação hospitalar

Quando as lesões são leves e não houver possibilidade de risco de morte para o paciente com seu retorno para casa, basta notificar o Conselho Tutelar da região de moradia do paciente mediante relatório médico, social e/ou psicológico encaminhado no primeiro dia útil após o ocorrido.

Por outro lado, se as lesões forem graves e/ou o retorno do paciente para sua moradia puder resultar em risco de morte, deve-se internar o paciente, que assim ficará sob a proteção da instituição hospitalar, e notificar a Vara da Infância e Juventude da região de moradia do paciente. Neste caso, a alta do paciente ficará condicionada à decisão judicial.

Deve-se considerar risco de morte quando o agressor não é controlável ou as circunstâncias, a família ou os cuidadores do paciente não parecerem ser competentes e capazes de proteger a vítima, com risco de revitimização.

* **Conselho Tutelar:** é um órgão público, autônomo e permanente composto por cinco membros, eleitos a cada três anos, pela comunidade que resida em sua área de abrangência. Tem, entre suas atribuições, a determinação do cumprimento dos direitos apresentados no ECA.

LEITURA ADICIONAL

1. Alexander RC. Current and emerging concepts in child abuse. Compr Ther 1995; 21: 726-30.
2. Berkowitz CD. Pediatric abuse. Emerg Med Clin North Am 1995; 13: 321-41.
3. Brasil. Ministerio da Saúde. Prevenção e tratamento dos agravos resultantes da violência sexual contra mulheres e adolescentes: norma técnica. 2. ed. Brasília: Ministério da Saúde; 2005.
4. Cardoso ACA, Coelho HMM, Harada MJCS, Hirschheimer MR, Gikas RC, Waksman RD, Lopez RMD, Lener T. Recomendações para o atendimento de crianças e adolescentes vítimas de violência física (maus-tratos). Pediatria Moderna 2003; 39: 354-62.
5. Cardoso ACA. Maus-tratos infantis: estudos clínico, social e psicológico de um grupo de crianças internadas no Instituto da Criança do Hospital das Clínicas da FMUSP [tese]. São Paulo: Universidade de São Paulo; 2002.
6. David GP, Cid KE. Síndrome del niño sacudido. Rev Chil Pediatr 1993; 64: 381-3.
7. Forjuoh SN. Violence against children and adolescents: international perspectives. Pediatr Clin North Am 1998; 45: 415-26.
8. Garcia CB, Zaninovic AC. Síndrome del niño maltratado. Hallazgos radiológicos. Rev Chil Pediatr 1991; 62: 273-80.
9. Giardino AP, Christian CW, Giardino ER. A practical guide to the evaluation of child physical abuse and neglect. Thousand Oaks: Sage Publications.
10. Harrington D, Black MM, Star RH, Dubowitz W. Child neglect: relation to child temperament and family context. Am J Orthopsychiatry 1998; 68: 108-16.
11. Kivlin JD, Simons KB, Lazoritz S, Ruttum MS. Shaken baby syndrome. Ophtalmology 2000; 107: 1247-54.
12. Lancon JA, Haines DE, Parent AD. Anatomy of the shaken baby syndrome. Anat Rec (New Anat) 1988; 253: 13-8.
13. Leavitt EB, Pincus RL, Bukachevsky R. Otolaryngologic manifestations of child abuse. Arch Otolaryngol Head Neck Surg 1992; 118: 629-31.
14. Lopez CM. Protocolo de actuación del pediatra extrahospitalario ante el "maltrato infantil". Rev Esp Pediatr 1991; 35: 113-9.
15. Merten DF. Radiologic imaging of inflicted injury in the child abuse syndrome. Pediatr Clin North Am 1990; 37.
16. Monteleone JA, Brodeur AE. Child maltreatment: a clinical guide and reference. St. Louis: G.W. Medical Publishing; 1994.
17. Reece RM, Sege R. Childhood head injuries. Arch Pediatr Adolesc Med 2000; 154: 11-5.
18. Sirotnak AP, Krugman RD. Physical abuse of children: an update. Del Med Jrl 1997; 69: 335-43.

Algoritmo 254.1 – Atendimento e notificação de violência

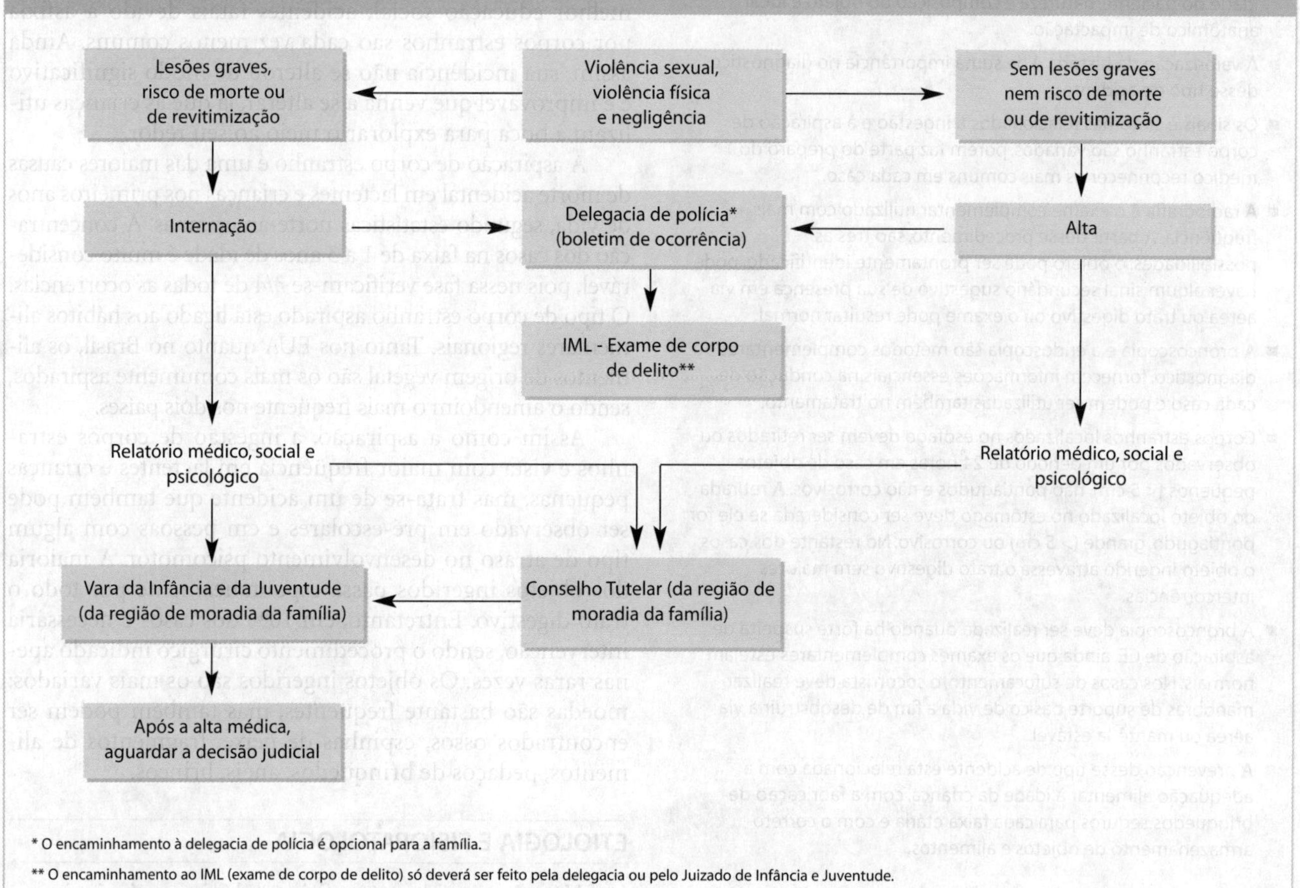

* O encaminhamento à delegacia de polícia é opcional para a família.

** O encaminhamento ao IML (exame de corpo de delito) só deverá ser feito pela delegacia ou pelo Juizado de Infância e Juventude.

CAPÍTULO

255 Corpo Estranho em Vias Aéreas e Trato Digestivo

Luiz Guilherme Araujo Florence

TÓPICOS IMPORTANTES

- Episódios de aspiração e ingestão de corpo estranho (CE) são comuns na prática pediátrica. A maioria dos acidentes (75%) ocorre em crianças de um a três anos de idade.
- Os tipos mais comuns de CE aspirados são de origem vegetal, sendo que o amendoim lidera as estatísticas. Na ingestão de CE, a moeda é o objeto mais freqüente.
- As repercussões desses acidentes dependem de fatores como idade do paciente, natureza e composição do objeto e local anatômico de impactação.
- A valorização da história é de suma importância no diagnóstico desse tipo de acidente.
- Os sinais e sintomas relacionados à ingestão e à aspiração de corpo estranho são variados, porém faz parte do preparo do médico reconhecer os mais comuns em cada caso.
- A radiografia é o exame complementar utilizado com mais freqüência. A partir desse procedimento, são três as possibilidades: o objeto pode ser prontamente identificado, pode haver algum sinal secundário sugestivo de sua presença em via aérea ou trato digestivo ou o exame pode resultar normal.
- A broncoscopia e a endoscopia são métodos complementares ao diagnóstico, fornecem informações essenciais na condução de cada caso e podem ser utilizadas também no tratamento.
- Corpos estranhos localizados no esôfago devem ser retirados ou observados por um período de 24 horas em caso de objetos pequenos (< 5 cm), não pontiagudos e não corrosivos. A retirada do objeto localizado no estômago deve ser considerada se ele for pontiagudo, grande (> 5 cm) ou corrosivo. No restante dos casos, o objeto ingerido atravessa o trato digestivo sem maiores intercorrências.
- A broncoscopia deve ser realizada quando há forte suspeita de aspiração de CE, ainda que os exames complementares estejam normais. Nos casos de sufocamento, o socorrista deve realizar manobras de suporte básico de vida a fim de desobstruir a via aérea ou mantê-la estável.
- A prevenção desse tipo de acidente está relacionada com a adequação alimentar à idade da criança, com a fabricação de brinquedos seguros para cada faixa etária e com o correto armazenamento de objetos e alimentos.

INTRODUÇÃO E DEFINIÇÕES

Durante a infância, é muito comum que a criança coloque objetos na boca. São raros, porém existentes, os casos em que um objeto se aloja no trato respiratório, é ingerido ou pára na nasofaringe. Fatores como a facilidade da criança em distrair-se, a oferta de alimentos inapropriados e a possibilidade de acesso a brinquedos não adequados para a idade tornam a ingestão ou a aspiração de corpo estranho (CE) comuns na faixa etária de 1 a 3 anos.

A preocupação com esse tipo de acidente vem sendo demonstrada em publicações médicas desde o início do século passado, mas, graças aos avanços tecnológicos, regulamentações voltadas para a fabricação de brinquedos e uma melhor educação social, acidentes fatais devido à asfixia por corpos estranhos são cada vez menos comuns. Ainda assim, sua incidência não se alterou de modo significativo e é improvável que venha a se alterar, já que as crianças utilizam a boca para explorar o meio ao seu redor.

A aspiração de corpo estranho é uma das maiores causas de morte acidental em lactentes e crianças nos primeiros anos de vida, segundo estatísticas norte-americanas. A concentração dos casos na faixa de 1 a 3 anos de idade é muito considerável, pois nessa fase verificam-se 3/4 de todas as ocorrências. O tipo de corpo estranho aspirado está ligado aos hábitos alimentares regionais. Tanto nos EUA quanto no Brasil, os alimentos de origem vegetal são os mais comumente aspirados, sendo o amendoim o mais freqüente nos dois países.

Assim como a aspiração, a ingestão de corpos estranhos é vista com maior freqüência em lactentes e crianças pequenas, mas trata-se de um acidente que também pode ser observado em pré-escolares e em pessoas com algum tipo de atraso no desenvolvimento psicomotor. A maioria dos objetos ingeridos passa espontaneamente por todo o trato digestivo. Entretanto, em 10% dos casos é necessária intervenção, sendo o procedimento cirúrgico indicado apenas raras vezes. Os objetos ingeridos são os mais variados: moedas são bastante freqüentes, mas também podem ser encontrados ossos, espinhas de peixe, fragmentos de alimentos, pedaços de brinquedos, anéis, brincos.

ETIOLOGIA E FISIOPATOLOGIA

Há três considerações fisiopatológicas principais nos episódios de aspiração e ingestão de corpos estranhos:

1. Os determinantes anatômicos do local de impactação.
2. As propriedades físicas dos objetos.
3. As reações teciduais locais aos corpos estranhos.

O diâmetro reduzido das vias aéreas na criança e a anatomia de sua traquéia facilitam a obstrução do fluxo aéreo e aumentam sua resistência frente a um episódio de aspiração de CE. O trato respiratório fica cada vez mais estreito conforme sua progressão distal, enquanto o trato digestivo tem alguns pontos de estreitamento.

A natureza do CE determina o local de impactação e a possibilidade de haver reação tecidual local. O maior diâmetro do CE e os diferentes graus de distensão do tecido determinam, em parte, o local em que o CE ficará impactado. Um objeto longo ou pontiagudo, por exemplo, pode ficar impactado mesmo nos lugares em que não há nenhum estreitamento. Um objeto aspirado pode atrapalhar o fluxo de ar minimamente até se "encaixar" na via aérea, obstruindo-a por completo.

A composição do objeto também pode determinar a reação tecidual local e as possíveis complicações. Uma bateria (em formato de disco) pode provocar uma rápida corrosão tecidual no trato digestivo se comparada com a reação lenta que a moeda geralmente provoca. No trato respiratório, a gordura proveniente de alguns alimentos vegetais, como o amendoim, pode ocasionar pneumonias mais severas que as provocadas por objetos de plástico do mesmo tamanho. Com menor freqüência, o paciente pode absorver compostos provenientes dos objetos, levando a uma toxicidade sistêmica.

ACHADOS CLÍNICOS

Aspiração

A história e os achados no exame físico de um paciente que aspirou um CE podem ser bem variados. Dependem do tipo de objeto aspirado, do local de impactação e da idade da criança. Nem sempre os episódios de aspiração são testemunhados por familiares ou responsáveis. A história clássica desse tipo de acidente é a sufocação seguida de tosse, às vezes intensa e de caráter espasmódico. Alguns achados comuns nas aspirações documentadas de CE estão listados na Tabela 255.I.

Tabela 255.I – Sinais e sintomas possíveis em um paciente com aspiração de CE

Sinais e sintomas	Freqüência
História de engasgo/aspiração	22 a 88%
Sibilância	40 a 82%
Estridor	8 a 71%
Tosse	42 a 54%
Diminuição do murmúrio vesicular na auscultação	51%
Roncos/rouquidão	29%
Desconforto respiratório	18%
Cianose	3 a 29%
Febre	17%
Parada respiratória	3%

Alguns pacientes podem permanecer assintomáticos após um episódio de aspiração. Sendo assim, não é incomum ocorrer atraso no diagnóstico dessa patologia, o que pode levar ao desenvolvimento de pneumonias, enfisemas obstrutivos e bronquiectasias. Diante da suspeita de aspiração de CE, é de extrema importância a valorização cuidadosa da história. Quando não existem antecedentes de aspiração, essa eventualidade deve ser aventada em crianças com doença pulmonar inexplicável.

Por sua vez, a obstrução completa das vias aéreas é um episódio grave e potencialmente fatal. Em crianças conscientes, pode ser reconhecida na forma de uma angústia respiratória súbita, acompanhada de incapacidade de tossir ou falar.

O corpo estranho pode se alojar em vários locais do trato respiratório. O mais comum é o ramo principal direito do brônquio e os mais associados à mortalidade são a laringe e a traquéia.

Alguns autores estudaram a sensibilidade e a especificidade do quadro clínico para o diagnóstico de aspiração de CE em crianças. Não há um único dado da história ou do exame físico capaz de discriminar, com segurança, a presença de CE nas vias aéreas; sendo assim, pode-se deduzir que, diante da suspeita de tal episódio, a broncoscopia torna-se necessária.

Ingestão

Os achados clínicos da ingestão de CE, assim como da aspiração, são bem variados. Dependem da idade da criança, da natureza do objeto, da região anatômica envolvida e do tempo transcorrido desde a ingestão. Entre 16 e 40% das ingestões de CE em crianças não são testemunhadas e, em muitos casos, não aparecem sintomas. Os objetos que ultrapassam o esôfago em geral não causam sintomas ou complicações, mas quando se alojam nele podem provocar sintomas variados. Quando localizados no terço superior do esôfago, podem causar salivação excessiva, náuseas, vômitos, odinofagia, disfagia ou dor na região do pescoço. Quando localizados no terço médio e distal, a sintomatologia é menos exuberante, ocorrendo com freqüência um desconforto retroesternal e epigástrico.

Os sintomas que podem estar relacionados com a presença ou a permanência do objeto no estômago ou no trato digestivo inferior são: febre, dor abdominal, náusea, vômito, hematêmese ou melena. Os objetos pontiagudos ou com diâmetro maior que 5 cm têm mais chance de impactação e estão mais relacionados a complicações.

EXAMES COMPLEMENTARES

O diagnóstico da aspiração e da ingestão de CE por meio de exames complementares nem sempre é possível. Uma investigação cuidadosa da história e a valorização dos sintomas devem ser somados aos exames complementares para aumentar a chance de um diagnóstico correto.

Aspiração

A radiografia é o primeiro exame complementar a ser solicitado, embora a sensibilidade e a especificidade desse exame sejam baixas. O predomínio da aspiração de CE radiotransparente recomenda atenção às manifestações radiológicas indiretas, entre as quais podemos citar o aprisionamento de ar e hiperinsuflação (38 a 63%), atelectasia (8 a 25%), consolidação pulmonar (1 a 5%) e barotrauma (7%) (Figuras 255.1 e 255.2).

Outros métodos diagnósticos utilizados são a fluoroscopia e a radiografia, durante a fase inspiratória e expiratória, na qual pode apresentar-se um aprisionamento de ar – sinal indicativo da presença de CE. Esses métodos não são realizados rotineiramente na maioria dos serviços médicos brasileiros. A tomografia computadorizada e a ressonância nuclear magnética têm um papel limitado no diagnóstico dessa patologia. A broncoscopia, como método diagnóstico, é utilizada quando, mesmo sem confirmação diagnóstica com os outros exames complementares, há forte suspeita de aspiração de CE.

Ingestão

A radiografia é em geral utilizada na investigação inicial de pacientes com suspeita de ingestão de CE. Felizmente, os CE ingeridos tendem a ser radiopacos, de modo que o diagnóstico por meio da radiografia não é difícil (Figuras 255.3 e 255.4).

Alguns métodos diagnósticos que também podem ser utilizados nesses casos, embora raramente sejam empregados, são o enema com bário e o aparelho detector de metais. A endoscopia digestiva, como método diagnóstico, em geral é reservada aos casos de pacientes sintomáticos em que o CE não foi identificado nos outros exames.

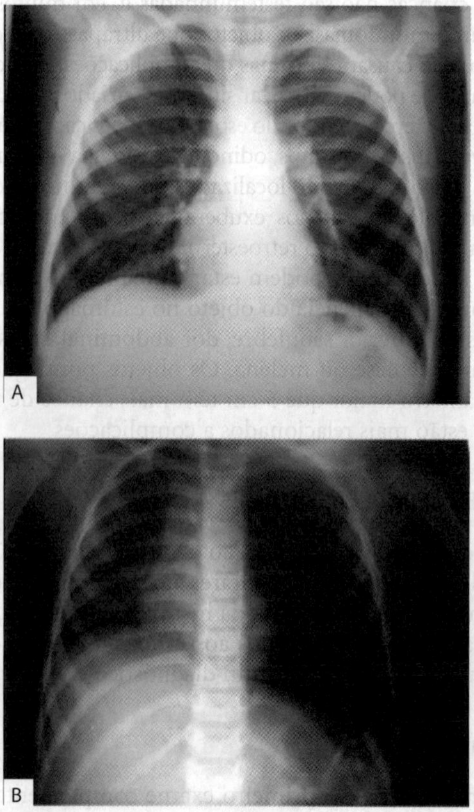

Figura 255.1 – A) Hiperinsuflação em radiografia de tórax. B) Aprisionamento de ar no pulmão esquerdo devido à presença de CE. (Extraído de Marx. Rosen's emergency medicine: concepts and clinical practice, 6. ed.).

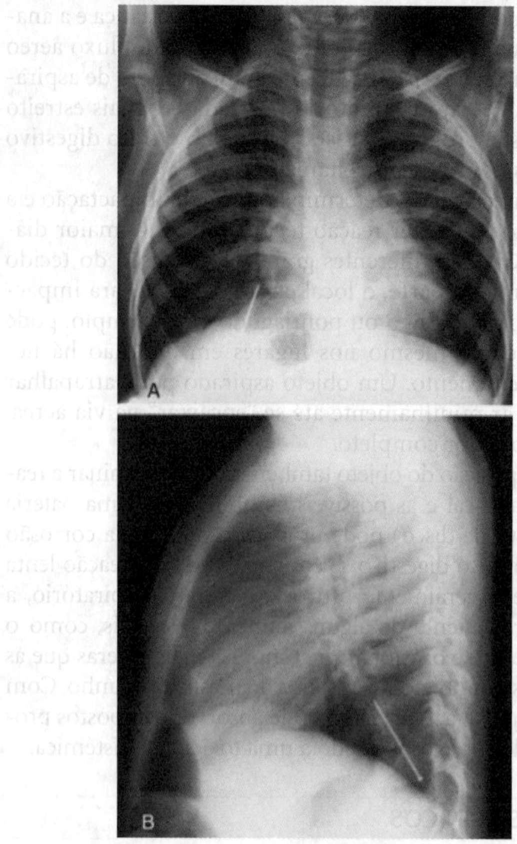

Figura 255.2 – Aspiração de CE não-obstrutivo. Alfinete metálico pode ser visualizado em lobo inferior direito nas radiografias póstero-anterior (A) e lateral (B) do tórax. (Extraído de Mettler. Essentials of radiology, 2. ed.).

DIAGNÓSTICO DIFERENCIAL

Aspiração

Entidades clínicas que podem apresentar-se com história de dispnéia súbita e desconforto respiratório são diagnóstico diferencial para aspiração de CE, conforme mostra a Tabela 255.II.

Ingestão

Algumas patologias comuns à infância podem apresentar sintomas similares àqueles encontrados no episódio de ingestão de CE, dentre as quais podemos citar a gastroenterite aguda, a gengivoestomatite e a faringite. Quando o corpo estranho fica alojado no trato digestivo inferior, a sintomatologia pode ser similar a um quadro de abdome agudo obstrutivo, com febre, dor abdominal e vômitos.

TRATAMENTO

Aspiração

O principal objetivo do tratamento da aspiração de CE no pronto-socorro é o suporte ventilatório e a prevenção da obstrução total das vias aéreas. A rápida avaliação car-

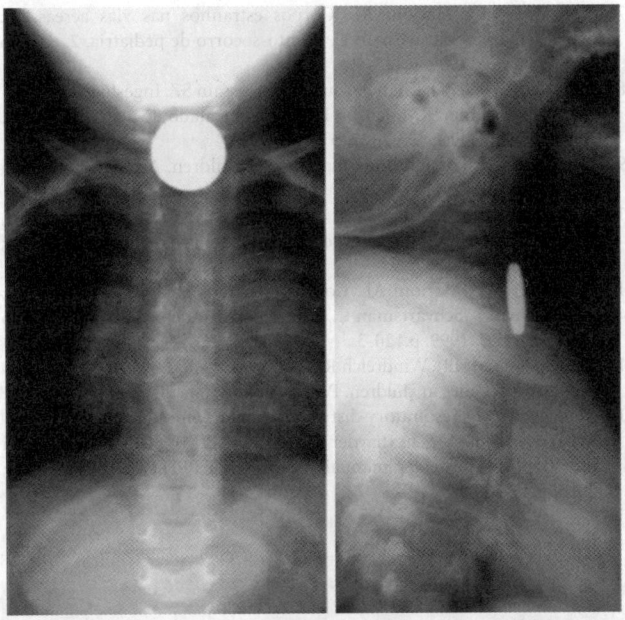

Figura 255.3 – Radiografia de uma moeda localizada no esôfago. (Extraído de Behrman. Nelson textbook of pediatrics, 17. ed.)

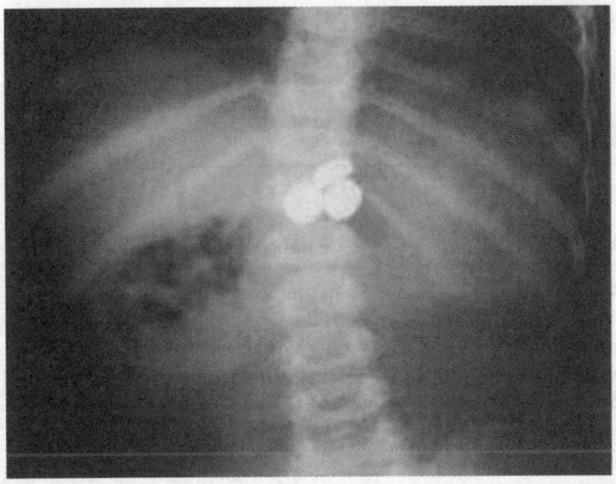

Figura 255.4 – Radiografia de uma bateria localizada no estômago. (Extraído de Grainger & Allison's diagnostic radiology: a textbook of medical imaging, 4. ed.)

Tabela 255.II – Diagnósticos diferenciais de aspiração de corpo estranho
Laringites agudas
Crupe
Asma
Bronquiolite
Pneumonia

diopulmonar realizada pelo médico é um ponto-chave na abordagem inicial do paciente.

Caso exista uma passagem de ar, não se deve tomar nenhuma atitude para desobstruir as vias aéreas, devendo-se transferir o paciente a um centro de tratamento especializado. Nos casos de obstrução de vias aéreas que causam sufocamento, e quando o paciente ainda está consciente, o médico deve tentar acalmar a criança e seus pais e avisá-los sobre as manobras que irá realizar. Técnicas manuais apropriadas para cada idade devem ser utilizadas:

- < 1 ano: 5 golpes nas costas e 5 compressões torácicas.
- ≥ 1 ano: compressões abdominais.

Se a criança ficar inconsciente, manobras de ressuscitação cardiopulmonar (RCP) devem ser iniciadas, com o cuidado de observar se há na boca algum objeto que possa ser retirado, mas somente sob visualização direta. Neste caso, os golpes nas costas ou a compressão abdominal não devem ser realizados, pois a própria compressão torácica executada durante a RCP pode deslocar o objeto. O médico socorrista deve decidir o momento adequado para a tentativa de manter a via aérea segura (entubação orotraqueal, cricotirotomia ou traqueostomia).

A modalidade terapêutica de escolha nos casos em que o CE está no trato respiratório inferior é a broncoscopia rígida, método "padrão-ouro" para diagnóstico e tratamento. Os CE nas vias aéreas em geral são removidos no mesmo dia em que o diagnóstico é realizado.

Ingestão

O tratamento da ingestão de CE baseia-se na prevenção de complicações graves como perfurações, obstruções intestinais e sangramentos.

Os objetos alojados no esôfago que devem ser retirados imediatamente são as baterias e os objetos pontiagudos. Pode-se aguardar até 24 horas se o paciente estiver assintomático, o objeto for pequeno, redondo, não corrosivo e, ainda, se o episódio tiver ocorrido em um prazo inferior a 24 horas antes da chegada ao serviço médico.

Na maioria dos casos em que o objeto está localizado no estômago ou no trato digestivo inferior, o manejo pode ser apenas expectante. Geralmente, objetos pontiagudos ou grandes (> 5 cm) são retirados quando ainda estão no estômago. Caso esses objetos ultrapassem o órgão, recomenda-se uma observação cuidadosa e radiografias a cada 3 a 5 dias, se forem radiopacos. Nos casos de ingestão de baterias, alguns autores recomendam a retirada enquanto ela ainda está no estômago, porém, estudos atuais demonstram que medidas mais conservadoras podem ser tomadas sem maiores riscos.

PREVENÇÃO

Aspectos preventivos são de crucial importância em qualquer tipo de acidente na população pediátrica. As principais medidas preventivas nos acidentes com CE são: oferta alimentar adequada à idade da criança, correto armazenamento de objetos (alimentares ou não) usualmente envolvidos nesse tipo de acidente e uso de brinquedos apropriados para a idade da criança.

O treinamento em suporte básico de vida dos pais e profissionais que lidam com crianças é importante, pois manobras de desobstrução de vias aéreas são simples e podem salvar vidas.

LEITURA ADICIONAL

1. Schunk JE. Foreign body – ingestion/aspiration. In: Fleisher GR, Ludwig S, Henretig FM. Textbook of pediatric emergency medicine. 5. ed. Philadelphia: Lippincott Willians and Wilkins; 2006. p.307-14.
2. Bittencourt PF, Ferreira AR. Acidente cáustico, ingestão e aspiração de corpo estranho. In: Campos JA, Paes CE, Blank D, Costa DM, Pffeifer L, Waksman RD. Manual de segurança da criança e do adolescente da Sociedade Brasileira de Pediatria. Belo Horizonte; 2001/2003. p.152-9.
3. Bittencourt PF, Camargos PA. Aspiração de corpos estranhos. J Pediatr (Rio J) 2002; 78(1): 9-18.
4. Hollinger LD. Corpos estranhos nas vias aéreas. In: Behrman RE, Kliegman RM, Jenson HB. Nelson tratado de pediatria. 17. ed. Rio de Janeiro: Elsevier; 2005. p.1503-4.
5. Rovin JD, Rodgers BM. Pediatric foreign body aspiration. Pediatr Rev 2000; 21: 86-90.
6. Foreign body aspiration. In: Gausche-Hill M, Fuchs S, Yamamoto L. The pediatric emergency medicine resource. 4. ed. Jones and Bartlett Publishers; 2004. p.64-6.
7. Gonçalves ME, Marioni AL. Corpos estranhos nas vias aéreas. In: Schvartsman S, Schvartsman C. Pronto-socorro de pediatria. 2. ed. São Paulo: Sarvier; 1999. p.115-9.
8. Orenstein S, Peters J, Khan S, Youssef N, Hussain SZ. Ingestões. In: Behrman RE, Kliegman RM, Jenson HB. Nelson tratado de pediatria. 17. ed. Rio de Janeiro: Elsevier; 2005. p.1307-8.
9. Uyemura MC. Foreign body ingestion in children. Am Fam Physician 2005; 72(2): 287-91.
10. Wyllie R. Corpos estranhos e bezoares. In: Behrman RE, Kliegman RM, Jenson HB. Nelson tratado de pediatria. 17. ed. Rio de Janeiro: Elsevier; 2005. p.1326.
11. Gonçalves ME, Marioni AL. Corpos estranhos nas vias digestivas. In: Schvartsman S, Schvartsman C. Pronto-socorro de pediatria. 2. ed. São Paulo: Sarvier; 1999. p.120-3.
12. Louie JP, Alpern ER, Windreich RM. Witnessed and unwitnessed esophageal foreign bodies in children. Pediatr Emerg Care 2005; 21(9): 582-5.
13. Management of respiratory distress and failure. In: Ralston M, Hazinski MF, Zaritski AL, Schexnayder SM, Kleinman ME. Pediatric advanced life support – provider manual. Guidelines CPR/ECC. Dallas, Texas; 2005. p.45-58.

Algoritmo 255.1 – Manejo de ingestão de corpo estranho em TGI

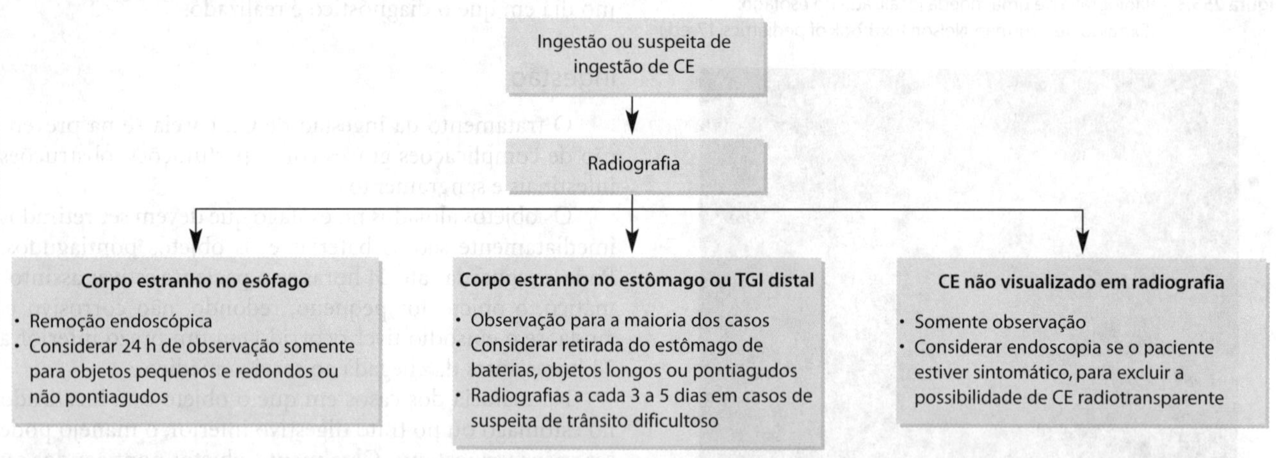

Algoritmo 255.2 – Manejo do paciente com suspeita de aspiração de CE

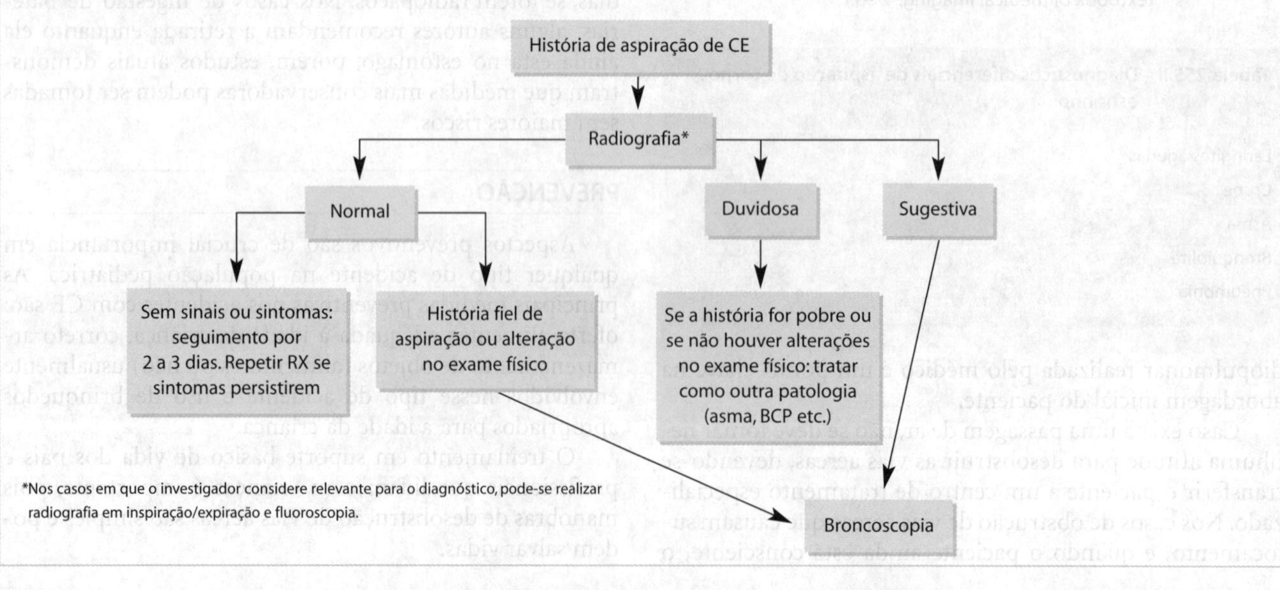

*Nos casos em que o investigador considere relevante para o diagnóstico, pode-se realizar radiografia em inspiração/expiração e fluoroscopia.

Choque

CAPÍTULO 256

Adriana Vada Souza Ferreira

TÓPICOS IMPORTANTES

- Reconhecimento dos sinais precoces de choque: taquicardia e tempo de enchimento capilar maior que dois segundos.
- Estabilização das vias aéreas e oferta de oxigênio.
- Monitorização de sinais vitais.
- Acesso vascular precoce.
- Restauração volêmica imediata com bolo de solução salina isotônica.
- Reconhecimento de disfunção cardíaca (hepatomegalia, estase jugular, taquipnéia, crepitação pulmonar, taquicardia).
- Avaliação da necessidade de uso de agente vasoativo, quando os sinais de choque persistem apesar da reposição volêmica.
- Monitorização e correção glicêmica.
- Correção da anemia quando presente: manter Hb $\geq$ 10 g/dL.

INTRODUÇÃO E DEFINIÇÕES

Choque caracteriza um estado de falência aguda de energia no qual não há produção de trifosfato de adenosina (ATP) suficiente para garantir o funcionamento celular. A falta aguda de energia pode ser causada por déficit de oferta de oxigênio aos tecidos, por falta de glicose como substrato energético ou por disfunção mitocondrial.

A oferta tecidual de oxigênio é o produto do conteúdo arterial de O_2 e do débito cardíaco:

- Oferta tecidual O_2 = conteúdo arterial O_2 x débito cardíaco (ou índice cardíaco, que é o débito cardíaco multiplicado por constante relacionada com superfície corpórea).
- Conteúdo arterial O_2 = [Hb] x 1,36 x Hb% + (PaO_2 x 0,003).
- Débito cardíaco = freqüência cardíaca x volume sistólico.

Sendo assim, o déficit de oferta de oxigênio pode ocorrer se houver anemia, hipoxemia com queda da saturação arterial de oxigênio ou em situações de baixo débito cardíaco, como na hipovolemia (absoluta ou relativa) e na disfunção cardíaca. O déficit de glicose pode ocorrer tanto por hipoglicemia quanto por hiperglicemia com resistência à insulina.

ACHADOS CLÍNICOS

O choque como componente principal de hipovolemia, hemorrágico ou secundário à desidratação, é o mais freqüente em pediatria. Na maioria das vezes, coexistem diferentes fatores causais (hipovolemia, disfunção cardíaca, hipóxia, etc.), com variação da intensidade de cada fator envolvido nas diferentes etiologias (Figura 256.1).

O diagnóstico do choque é feito por meio da avaliação de parâmetros clínicos que se alteram na resposta do organismo para compensar o déficit energético. As alterações correspondem a uma reação exacerbada ao estresse, com liberação de catecolaminas, cortisol, renina-angiotensina-aldosterona e glucagon. Por conta destes mecanismos compensatórios, em situações de choque em pediatria, os sinais clínicos mais precoces em geral são: taquicardia, aumento do tempo de enchimento capilar (exceto na fase quente do choque séptico) e diminuição da temperatura das extremidades (Tabela 256.I). Inicialmente, os pulsos periféricos estão presentes e a pressão arterial sistólica é normal. Esta fase é chamada de choque compensado. Caso o choque não seja revertido e os mecanismos compensatórios sejam insuficientes, ocorrerá evolução para hipotensão arterial sistólica, ausência de pulsos periféricos e rebaixamento de ní-

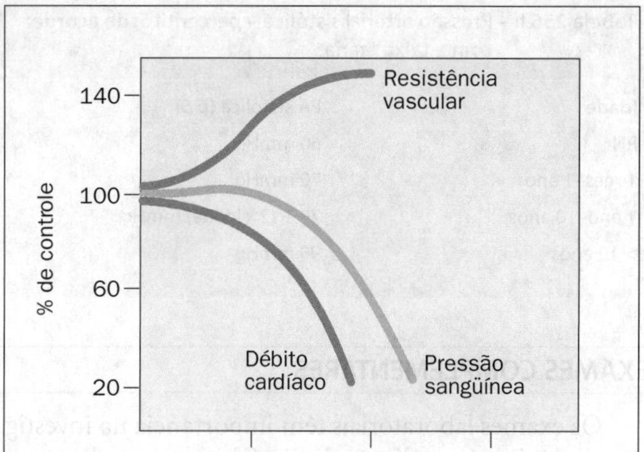

Figura 256.1 – Resposta hemodinâmica à hemorragia.

vel de consciência. Esta fase é chamada de choque descompensado (Tabela 256.II).

Para o diagnóstico e seguimento destes pacientes nas unidades de emergência recomenda-se a monitorização de parâmetros clínicos conforme descrito a seguir.

Os casos mais graves necessitam de monitorização invasiva para avaliação dos parâmetros hemodinâmicos. Recomenda-se que estes casos sejam tratados preferencialmente em ambiente de terapia intensiva pediátrica.

Monitorização não-invasiva

Todos: freqüência cardíaca, freqüência respiratória, nível de consciência, tempo de enchimento capilar (normal, até 2 segundos), saturometria, débito urinário (normal, de 1 a 2 mL/kg/h), pressão arterial, cor da pele, pulsos centrais e periféricos e temperatura.

Alguns: débito cardíaco pelo ecocardiograma.

Monitorização invasiva

Pressão venosa central: Avalia a pressão no átrio direito, refletindo a pré-carga sistêmica (volemia).

Saturação venosa central: Avalia a relação entre a oferta e o consumo de oxigênio pelos tecidos. Para ser adequada, a oferta de oxigênio deve ser mantida acima de 70%.

Pressão arterial invasiva: Maior sensibilidade quando comparada ao método não-invasivo.

Tabela 256.I – Freqüência cardíaca normal de acordo com a faixa etária

Idade	Acordado	Média	Dormindo
0 a 3 meses	85–205	140	80–160
3 meses a 2 anos	100–190	130	75–160
2 a 10 anos	60–140	80	60–90
> 10 anos	60–100	75	50–90

Tabela 256.II – Pressão arterial sistólica – percentil 5, de acordo com a faixa etária

Idade	PA sistólica (p 5)
RN	60 mmHg
1 mês–1 ano	70 mmHg
1 ano–10 anos	70 + (2 x idade) mmHg
> 10 anos	90 mmHg

EXAMES COMPLEMENTARES

Os exames laboratoriais têm importância na investigação etiológica, na avaliação de distúrbios metabólicos associados, no seguimento evolutivo e na detecção de disfunção de órgãos secundária ao choque. Exames de imagem podem ser úteis para a avaliação complementar da função cardíaca.

- Gasometria arterial e lactato arterial: acidose metabólica e lactato aumentado ocorrem devido à acidose láctica decorrente da anaerobiose causada pela hipóxia celular.
- Eletrólitos, glicemia, função hepática e função renal: avaliação de distúrbios hidroeletrolíticos associados (decorrentes do próprio choque ou de doenças preexistentes) e do comprometimento de órgãos.
- Hemograma: avaliação do transporte de oxigênio (hemoglobina), leucograma e plaquetas.
- Raio X de tórax: investigação etiológica e avaliação de área cardíaca/congestão pulmonar.
- Ecocardiograma: investigação etiológica e avaliação da função cardíaca.
- Culturas: sangue, urina e outros fluidos, se puncionados (liquor, derrame pleural, ascite).
- Dosagens hormonais (hormônio tiroidiano e níveis de cortisol): avaliação de disfunção endócrina nos casos de choque refratário.
- Troponina I: marcador de lesão miocárdica.

TRATAMENTO

Na ressuscitação do paciente em choque circulatório a meta inicial é a normalização das funções vitais, ou seja, nível de consciência, pulsos centrais e periféricos, temperatura central e de extremidades, tempo de enchimento capilar de até dois segundos e débito urinário maior que 1 mL/kg/hora.

A abordagem inicial do paciente inclui avaliação e estabilização de vias aéreas, oferta de altas concentrações de oxigênio, monitorização e acesso vascular precoce. O manejo inicial do choque compensado geralmente é feito com o acesso venoso periférico. No choque descompensado, o acesso recomendado é aquele que estiver disponível primeiro, em geral o periférico ou intraósseo e, posteriormente, deve ser providenciado um acesso central para infusão de agentes vasoativos e monitorização invasiva (pressão venosa central).

Em todos os tipos de choque deve-se avaliar a necessidade de correção volêmica. Recomenda-se a infusão endovenosa de 20 mL/kg de solução salina isotônica em até vinte minutos e reavaliação de sinais vitais ao término da infusão. Enquanto persistirem sinais de hipovolemia deve ser repetida a infusão de 20 mL/kg de solução salina isotônica. Nos casos de choque hipovolêmico hemorrágico descompensado e/ou que tenham necessitado de infusão de 60 mL/kg de solução salina, sem recuperação do choque, está indicada a transfusão de 10 a 15 mL/kg de glóbulos vermelhos. Quando houver disfunção cardíaca, o volume de cada infusão salina deve ser reduzido para 10 mL/kg. No choque séptico pode ser necessária infusão de até 200 mL/kg de solução salina na primeira hora. Nos pacientes com anemia associada ao choque está indicada transfusão de glóbulos até alcançar 10 g/dL de hemoglobina, a fim de garantir a oferta de oxigênio aos tecidos.

Em pediatria não foi demonstrada vantagem na expansão da volemia com soluções colóides. Quando opta-se por expansão com colóide o volume utilizado é menor, pois este é retido por mais tempo no intravascular, quando comparado com a solução cristalóide. Geralmente se inicia a fluidoterapia com cristalóide e, se houver dificuldade na correção da volemia, pode ser utilizado colóide.

A infusão de fluidos pode ser suficiente para a reversão do choque. Quando o estado de choque circulatório persiste apesar da correção da volemia e surgem sinais de dificuldade de manipulação do volume infundido, como hepatomegalia dolorosa, aumento da freqüência cardíaca, taquipnéia e/ou crepitação pulmonar, está indicado interromper a infusão de fluidos e iniciar a utilização de droga inotrópica.

Agentes vasoativos (Tabela 256.III):

- Inotrópicos – Aumentam a contratilidade e a freqüência cardíaca.
- Vasopressores – Aumentam a resistência vascular e a pressão arterial.
- Vasodilatadores – Diminuem a resistência vascular.
- Inodilatadores – Aumentam a contratilidade cardíaca e reduzem a pré-carga.

Deve-se considerar o diagnóstico de insuficiência adrenal nos pacientes com choque refratário às catecolaminas. A dose inicial recomendada de hidrocortisona é de 50 mg/kg, seguida da mesma dose a cada 24 horas.

Recomenda-se monitorização rigorosa da glicemia, com objetivo de manter níveis normais de glicose no sangue, seja por meio de infusão de glicose na manutenção ou de insulina nos casos de hiperglicemia com resistência variada à insulina.

LEITURA ADICIONAL

1. Carcillo JA, Han K, Lin J, Orr R. Goal-direct management of pediatric shock in the emergency department. CPEM 2007; 8(3): 165-75.
2. Ceneviva G, Paschall JA, Maffei F, et al. Hemodynamic support in fluid refractory pediatric septic shock. Pediatrics 1998; 102: e19.
3. Rivers E, Nguyen B, Havstad, et al. Early goal directed therapy in the treatment of severe sepsis and septic shock. N Engl J Med 2001; 346: 1368-77.
4. Han YY, Carcillo JA, Dragotta MA, et al. Early reversal of pediatric-neonatal septic shock by community physicians is associated with improved outcome. Pediatrics 2003; 112: 793-9.
5. Orr RA, Kuch B, Carcillo JA, et al. Shock is under-reported in children transported for respiratory distress: a multi-center study. Crit Care Med 2003; 31: A18.
6. Finfer S, Bellomo R, SAFE Study Investigators. A comparison of albumin and saline for fluid resuscitation in the intensive care unit. N Engl J Med 2004; 350: 2247-56.
7. Ngo NT, Cao XT, Kneen R, et al. Acute management of dengue shock syndrome: a randomized double-blind comparison of 4 intravenous fluid regimens in the first hour. Clin Infect Dis 2001; 32: 204-12.
8. Carcillo JA, Davis AI, Zaritsky A. Role of early fluid resuscitation in pediatric septic shock. JAMA 1991; 255: 1242-5.
9. Carcillo JA, Fields AI. American College of Critical Care Medicine Task Force Committee Members. Clinical practice parameters for hemodynamic support of pediatric and neonatal patients in septic shock. Crit Care Med 2002; 30: 1365-78.
10. Thomas NJ, Carcillo JA. Hypovolemic shock in the pediatric patient. New Horizons 1998; 6: 120-9.

Tabela 256.III – Agentes vasoativos mais utilizados em pediatria

Agente	Dose EV/IO	Observações
Dobutamina	2–20 µg/kg/min	Inotrópico
Dopamina	2–20 µg/kg/min	Inotrópico; cronotrópico; vasopressor em altas doses
Epinefrina	0,1–1,0 µg/kg/min	Inotrópico; cronotrópico; vasodilatador em baixas doses e vasopressor em altas doses
Milrinone	Ataque: 50–75 µg/kg 0,5–0,75 µg/kg/min	Inotrópico; vasodilatador
Norepinefrina	0,1–2,0 µg/kg/min	Vasopressor
Nitroprussiato de sódio	0,5–8,0 µg/kg/min	Vasodilatador pulmonar e periférico; preparar em SG (não pode ser diluído em SF)
Prostaglandina E_1	0,05–0,1 µg/kg/min	Indicada em neonatos com cardiopatia congênita cianótica e/ou cardiopatia congênita complexa para a manutenção do ducto arterioso patente

Algoritmo 256.1 – Tratamento do choque

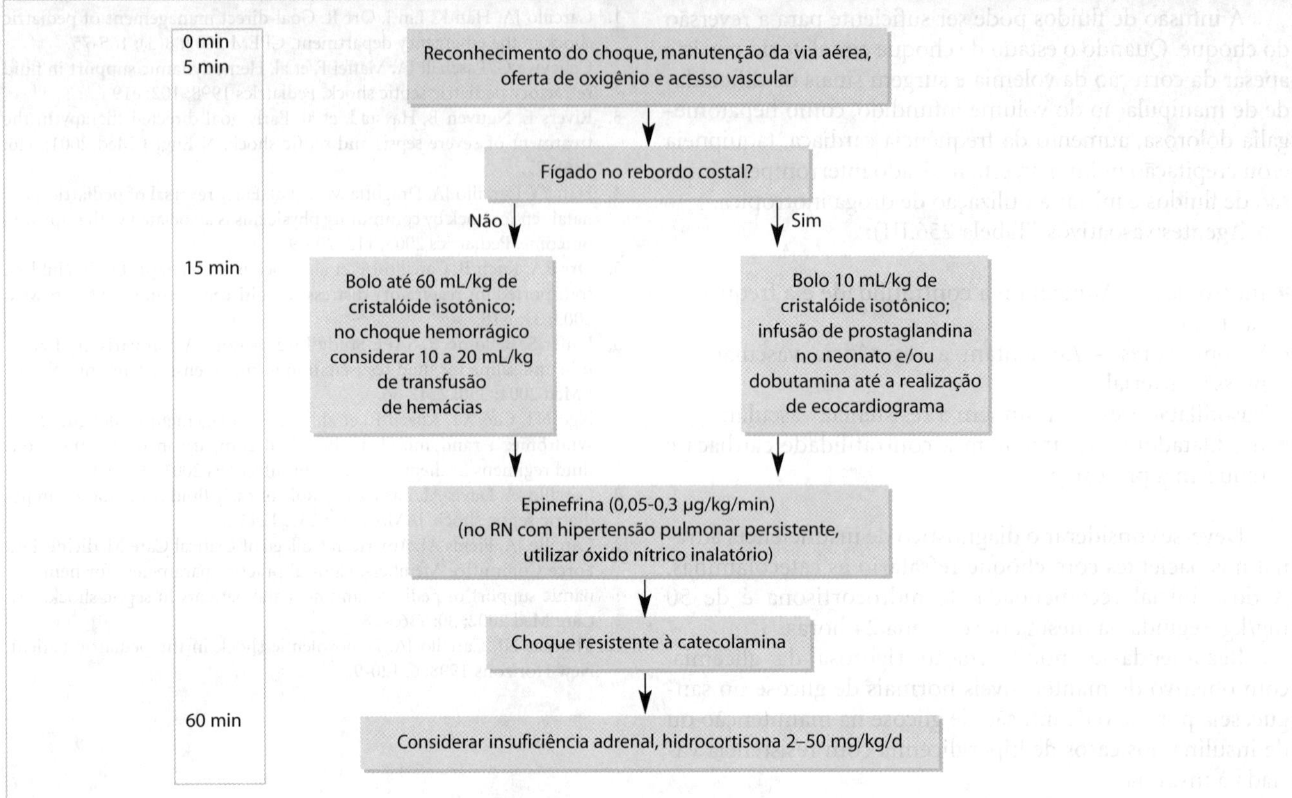

Insuficiência Cardíaca

CAPÍTULO 257

Danielle Lopes Rocha
Carlos A. C. Pedra

TÓPICOS IMPORTANTES

- A insuficiência cardíaca na infância constitui uma das mais graves emergências pediátricas. Ocorre no primeiro ano de vida em 80 a 90% dos casos, em especial no primeiro trimestre.
- A insuficiência cardíaca na criança difere da encontrada no adulto em relação à etiologia, modo de aparecimento, quadro clínico e tratamento, sendo obrigatório o conhecimento destes aspectos para o manejo correto dessa síndrome nesta faixa etária.
- O diagnóstico desta condição clínica torna-se mais difícil quanto menor a idade da criança. Além disso, em crianças pequenas a evolução temporal entre os primeiros sinais de insuficiência cardíaca e o aparecimento do colapso periférico é mais rápida.
- Os quatro sinais cardinais da insuficiência cardíaca (IC) – cardiomegalia, taquicardia, taquipnéia e hepatomegalia – devem ser sempre considerados.
- Os mecanismos compensatórios iniciais passam a ser deletérios se o tratamento adequado não for oportunamente estabelecido. Tais mecanismos são: taquicardia, modificações de contratilidade e distensibilidade, dilatação e hipertrofia miocárdicas. A taquicardia é um dos primeiros sinais de IC e é o principal meio de que o coração dispõe para manter o débito cardíaco adequado na criança.
- O êxito do tratamento depende do diagnóstico e manuseio precoces, já que as alterações estruturais do miocárdio se processam rapidamente até o ponto em que a recuperação cardíaca se torna mais difícil de ser obtida, mesmo após a eliminação da causa de base.

INTRODUÇÃO E DEFINIÇÕES

Neste capítulo, será abordada a insuficiência cardíaca (IC) que necessita de cuidados intensivos, seja de origem aguda ou crônica, contanto que esteja descompensada ou agudizada.

Trata-se de uma síndrome clínica que pode ocorrer de modo agudo ou insidioso, tanto em repouso como durante o esforço. Do ponto de vista fisiológico, representa uma condição de circulação inadequada que se manifesta por débito cardíaco reduzido e insuficiente para atender as necessidades metabólicas do organismo, gerando acúmulo de sangue venocapilar pulmonar e periférico.

ETIOLOGIA E FISIOPATOLOGIA

A etiologia da insuficiência cardíaca é determinada por uma variedade de doenças (Tabela 257.I) que desencadeiam diferentes mecanismos fisiológicos como:

Sobrecarga de volume (alteração da pré-carga) – São exemplos de doenças que levam à IC por sobrecarga de volume: lesões de *shunt* esquerdo-direito, conexão anômala de veias pulmonares, insuficiência valvar, fístulas arteriovenosas, doenças renais, iatrogênicas. Além disto, por causa do baixo débito sistêmico que ocorre na IC, há redução da pressão de perfusão renal com conseqüente ativação do sistema renina-angiotensina-aldosterona, retenção de sódio e água, hipervolemia e hiponatremia dilucional.

Sobrecarga de pressão (alteração da pós-carga) – São doenças que causam IC por sobrecarga de pressão: obstruções na via de saída do ventrículo esquerdo (estenose aórtica grave, coartação da aorta), estenoses nas valvas atrioventriculares e hipertensão arterial. Além disto, graças ao baixo débito sistêmico, ocorre ativação de barorreceptores periféricos resultando em hiperatividade adrenérgica, vasoconstrição periférica e aumento da resistência vascular sistêmica.

Alterações da FC e do ritmo (alteração do cronotropismo) – O baixo débito leva a taquicardia reflexa que aumenta o consumo de oxigênio miocárdico. Arritmias primárias ou secundárias podem comprometer ainda mais o débito sistêmico.

Disfunção miocárdica sistólica (alteração do inotropismo): Diminuição da contratilidade miocárdica levando ao aumento das pressões de enchimento com conseqüente congestão venosa sistêmica e pulmonar. Exemplos de doenças cujo principal mecanismo é a redução do inotropismo: miocardiopatias (miocardite, fibroelastose, origem anômala de coronária, distúrbios metabólicos ou hipóxia no recém-nascido).

Disfunção diastólica (alteração do lusitropismo): Alteração nas fases de relaxamento muscular e de enchimento ventricular decorrente da redução da complacência ventricular. Mais freqüente em adultos com doenças crônicas (hipertensão, diabetes, envelhecimento, amiloidose) e crianças maiores com cardiopatias congênitas não tratadas. Também desencadeia quadros congestivos, principalmente pulmonares. Exemplos de doenças que cursam com disfunção diastólica: hipertensão arterial crônica, cardiomiopatia hipertrófica.

As cardiopatias congênitas são as causas mais freqüentes de IC na faixa etária pediátrica (90%), principalmente no primeiro ano de vida (Tabela 257.1). As cardiopatias mais comuns que cursam com IC são aquelas com grande fluxo esquerdo-direito [comunicação interventricular (CIV), persistência de canal arterial (PCA), defeito do septo atrioventricular] com apresentação entre o segundo e o quarto mês de vida. As cardiopatias obstrutivas do coração esquerdo (estenose aórtica crítica, hipoplasia do coração esquerdo, coartação da aorta) também são causas importantes de IC no período neonatal. Já as cardiopatias adquiridas (cardiomiopatias – principalmente as miocardites nos lactentes; doença reumática; endocardite infecciosa; pericardites com tamponamento) são mais freqüentes em criança maiores.

Como causas não-cardíacas podemos citar: treotoxicose; fístulas arteriovenosas sistêmicas (cerebral, hepática, pulmonar, coronariana, esplâncnicas e até epidérmicas); anemia; doenças renais (nefrites); traumas; doenças pulmonares e/ou respiratórias [tromboembolismo pulmonar (TEP), obstrução alta]; doenças neuromusculares. No neonato são comuns ainda os distúrbios metabólicos (hipoglicemia, hipocalcemia, hipomagnesemia) e o insulto hipóxico-isquêmico (asfixia perinatal) como causas não-cardíacas de IC.

Tabela 257.I – Causas de insuficiência cardíaca

Recém-nascidos	Cardiopatias congênitas	SHCE Coartação de aorta Estenose aórtica Transposição das grandes artérias DATVP Persistência de canal arterial Fístulas arteriovenosas Anomalia de Ebstein
	Arritmias	Taquicardia supraventricular Bloqueio atrioventricular total
	Disfunção miocárdica	Isquemia neonatal transitória
	Gerais	Persistência do padrão fetal Hipertireoidismo neonatal Broncodisplasia Insuf. renal, insuf. adrenal Distúrbios metabólicos (hipoglicemia, hipocalcemia, hipomagnesemia) Asfixia perinatal Hipertensão arterial sistêmica
Lactentes	Cardiopatias congênitas	Coartação de aorta Transposição das grandes artérias *Truncus arteriosus comunis* CIV, PCA, DSAV DATVP
	Arritmias	Taquicardia supraventricular
	Disfunção miocárdica	Fibroelastose endomiocárdica Origem anômala de coronária
	Gerais	Hipotireoidismo congênito Hipertensão arterial sistêmica
Pré-escolares	Cardiopatias congênitas	Anomalia de Ebstein
	Não-operadas	Comunicação interventricular Insuficiência mitral Insuficiência aórtica Estenose pulmonar Estenose aórtica
Escolares e adolescentes	Cardiopatias congênitas operadas	Tetralogia de Fallot Anastomoses cavopulmonares PO Blalock Taussig Insuficiência aórtica
	Cardiopatias adquiridas	Febre reumática Pericardites
	Gerais	GNDA Hipertensão arterial sistêmica Colagenoses

SHCE= Síndrome de hipoplasia de coração esquerdo; DATVP= drenagem anômala total de veias pulmonares; CIV= comunicação interventricular; PCA= persistência de canal arterial; DSAV= defeito de septo atrioventricular; PO= pós-operatório; GNDA= glomerulonefrite difusa aguda.

Os fatores que influenciam o débito cardíaco, definido como produto da freqüência cardíaca pelo volume sistólico são: pré-carga ou volume de enchimento capilar, contratilidade miocárdica, pós-carga e freqüência cardíaca. Na faixa etária pediátrica o mecanismo compensatório dominante para o aumento do débito cardíaco é a taquicardia.

A insuficiência cardíaca pode ainda ser classificada em:

- IC direita e esquerda: Terminologia freqüentemente empregada e útil em pacientes com IC associada a cardiopatias congênitas. Depende do lado em que predominam as alterações fisiopatológicas e clínicas da IC. Ex: na doença de Ebstein há IC direita e na estenose aórtica crítica do recém-nascido há IC esquerda.
- IC sistólica e diastólica: Existem doenças que acometem o miocárdio levando à disfunção sistólica ou diastólica isoladas (esta última é mais rara nas crianças). Na disfunção diastólica a fração de ejeção está conservada. É mais comum haver comprometimento de ambas as funções.
- IC de alto e baixo débito: Na IC de alto débito, o coração não consegue suprir uma demanda metabólica tecidual excessiva. São exemplos: anemia, tireotoxicose, fístulas arteriovenosas. Na grande maioria dos casos a IC é de baixo débito sistêmico.
- IC anterógrada e retrógrada: Na modalidade anterógrada predominam os sinais de baixo débito e na retrógrada, os sinais de congestão.
- IC leve, moderada e grave: Classificação freqüentemente usada na prática clínica para nortear a terapêutica. Apesar de estar embasada em critérios clínicos, tem caráter subjetivo. Os casos de IC grave podem ser considerados como de choque cardiogênico.

Fatores de manutenção da contratilidade miocárdica

- Mecanismo de Frank-Starling: De forma simplificada, o aumento na pressão de enchimento ventricular determina proporcional elevação do débito cardíaco. Na prática clínica, as alterações da freqüência cardíaca, inotropismo e na resistência arterial são tão importantes quanto as mudanças diretamente decorrentes das alterações da pressão de enchimento ventricular.
- Hipertrofia de miócitos: É uma resposta inespecífica à sobrecarga volumétrica e/ou pressórica. No entanto, como resultado desta hipertrofia há aumento da sensibilidade miocárdica à isquemia e redução da complacência e da resposta a estímulos adrenérgicos.
- Estímulo adrenérgico: Há exacerbação do sistema nervoso autônomo simpático e inibição do parassimpático, com melhora da contratilidade miocárdica, aumento da freqüência cardíaca e modulação do tônus vascular culminando na adequação do débito cardíaco e da pressão arterial.

Fatores de manutenção do débito cardíaco

- Aumento do volume circulante: Como conseqüência da diminuição do débito cardíaco, ocorre uma redução no fluxo renal assim como na taxa de filtração glomerular, resultando na maior reabsorção de sódio na porção justaglomerular e estimulando a produção de renina, angiotensina II e aldosterona. Como resultado final deste mecanismo, ocorrerá uma vasoconstricção aliada à retenção hidrossalina. A retenção de água secundária à retenção de sódio determina maior produção de hormônio antidiurético, acentuando a condição de hipervolemia. Esta situação, se muito prolongada, é prejudicial, pois aumenta o trabalho cardíaco e leva à exaustão do mecanismo de Frank-Starling (pré-carga elevada).
- Taquicardia: Com a progressão da insuficiência cardíaca, os ventrículos "produzem" volumes sistólicos menores. Portanto, a elevação do débito cardíaco está diretamente relacionada ao aumento da freqüência cardíaca que ocorre basicamente pela modulação do tônus simpático e parassimpático. Vale ressaltar que uma taquicardia moderada eleva o débito cardíaco, porém, uma taquicardia excessiva aumenta o consumo de energia pelo miocárdio, tornando-o mais sensível à isquemia, além de determinar uma restrição diastólica.

Fatores de manutenção do suprimento para órgãos vitais

- Redistribuição do débito cardíaco: Com a redução do débito cardíaco, a pressão arterial sistêmica necessária para a perfusão tecidual é mantida pelo aumento da resistência vascular, já que a pressão arterial pode ser definida como produto do débito cardíaco pela resistência vascular periférica (PA = DC x RVP). Há uma vasoconstrição seletiva inicialmente em território cutâneo e esplâncnico e, posteriormente, musculoesquelético. Em certas ocasiões o débito cardíaco é adequado quando a criança está em repouso e a vasoconstrição seletiva ocorre apenas em repouso.
- Alterações da afinidade de oxiemoglobina: Há aumento da 2,3 DPG e conseqüente desvio da curva de dissociação de hemoglobina para a direita, facilitando a entrega de oxigênio aos tecidos.

Aspectos peculiares em fetos, neonatos e lactentes jovens

O coração do feto, assim como do recém-nascido, é estrutural e funcionalmente imaturo (relação direta com a idade). Os miócitos apresentam limitação do fenômeno excitação-contração (dependente do fluxo de cálcio entre o sarcolema e o retículo sarcoplasmático) e menor atividade da ATPase da bomba de cálcio. O diâmetro dos miócitos é menor que dos adultos e a relação entre massa contrátil e não-contrátil é 40% a 70% menor que a de corações desenvolvidos. Há menor quantidade de sarcômeros em cada miofilamento, gerando menor força de contração. A tensão muscular de repouso está aumentada, com conseqüente redução da complacência e reserva diastólica.

Os substratos que podem ser utilizados pelo coração imaturo são a glicose e o lactato, o que também o difere do maduro, já que este utiliza principalmente ácidos graxos livres. Assim, há uma reserva limitada de substratos energéticos disponíveis com grande dependência da glicose.

ACHADOS CLÍNICOS

A manifestação clínica aguda da insuficiência cardíaca é bastante variável, dependendo da idade, etiologia, velocidade de instalação e gravidade do quadro.

O diagnóstico de insuficiência cardíaca é fundamentalmente clínico e todos os dados da história e do exame físico são de suma importância. Em neonatos e lactentes, a insuficiência cardíaca aguda, na maioria das vezes, manifesta-se por meio de sinais que denotam congestão venosa sistêmica, pulmonar ou diminuição da perfusão sistêmica. A história clínica engloba irritabilidade, sudorese, dificuldade para alimentação, desconforto respiratório, aumento rápido do peso pelo edema e, muitas vezes, palidez cutânea e redução de temperatura nas extremidades. O padrão alimentar do neonato é um dos pontos mais importantes. O tempo de mamada aumentado, a necessidade de interrupção para descansar e o desconforto respiratório associado à sudorese são informações importantes a serem colhidas. A congestão venosa sistêmica, responsável pela hepatomegalia, diminuição da motilidade gástrica e má absorção alimentar, é responsável por náuseas, vômitos e anorexia, o que resulta em desnutrição protéico-calórica.

O quadro clínico da insuficiência cardíaca fundamenta-se na presença de sinais e sintomas decorrentes da disfunção do miocárdio e conseqüente diminuição do débito cardíaco, congestão venocapilar pulmonar e sistêmica (Tabela 257.II).

Sinais de desempenho cardíaco inadequado e baixo débito sistêmico: Ganho pôndero-estatural insuficiente, sudorese, extremidades frias, irritabilidade, aumento da área cardíaca à radiografia de tórax (sinal mais fidedigno de disfunção cardíaca, representa dilatação e/ou hipertrofia), taquicardia, ritmo de galope, alteração dos pulsos periféricos (redução da amplitude, pulso paradoxal ou alternante).

Sinais de congestão venosa sistêmica: Hepatomegalia, dor abdominal, estase jugular, edema periférico.

Sinais de congestão venosa pulmonar: Taquipnéia/dispnéia às mamadas ou aos esforços, tosse, chiado de repetição (ou "asma" cardíaca), estertores pulmonares (pulmão úmido), cianose que melhora com a administração de 100% de oxigênio (se não houver *shunt* intracardíaco), padrão de congestão venosa ou hiperfluxo à radiografia de tórax.

Tabela 257.II – Quadro clínico da insuficiência cardíaca

Disfunção miocárdica e baixo débito	Cardiomegalia Taquicardia Ritmo de galope Alterações de pulso Hipotensão Hipodesenvolvimento físico e mental
Congestão pulmonar	Taquipnéia Dispnéia paroxística Estertores Sibilos Cianose Tosse Deformidade torácica
Congestão sistêmica	Hepatomegalia Estase jugular Edema periférico Efusões serosas Sintomas digestivos
Recém-nascido	Cardiomegalia Taquicardia Taquipnéia Hepatomegalia

EXAMES COMPLEMENTARES

O diagnóstico da IC é clínico e não necessita de exames laboratoriais. Entretanto, para definição da etiologia, assim como na avaliação da gravidade da doença e sua resposta às medidas terapêuticas, a realização de exames adicionais é imprescindível.

- Radiografia de tórax: Avalia o grau de cardiomegalia e hiperfluxo ou congestão pulmonar. Importante na avaliação da área cardíaca inicial e sua evolução.
- Eletrocardiograma: É fundamental para o diagnóstico específico das arritmias como causa de IC. Em outras condições, os sinais são inespecíficos.
- Ecocardiograma: Fundamental para o diagnóstico etiológico, permitindo a avaliação anatômica e funcional do coração. Importante também para monitoração da resposta terapêutica à utilização de agentes inotrópicos.
- Avaliação metabólica e química (gasometria arterial e venosa central, eletrólitos, glicemia, uréia/creatinina, cálcio, magnésio): Importantes para a monitoração do tratamento e em alguns casos para o diagnóstico (hipoglicemia e hipocalcemia do RN).
- Hemograma: Ajuda no diagnóstico de quadros infecciosos. Importante para monitoração dos níveis de Hb/Ht.
- Lactato: Mais usado no pós-operatório de cirurgia cardíaca para monitoração do débito cardíaco. Útil também em casos graves, com choque cardiogênico (ex.: miocardite fulminante). Aumentos progressivos dos níveis ou manutenção em patamares elevados estão associados a piores prognósticos.
- Enzimas cardíacas: Importantes quando o diagnóstico de processos isquêmicos ou inflamatórios é considerado.
- BNP (*brain natriuretic peptide*): Encontra-se elevado nos casos de IC crônica e ajuda no diagnóstico diferencial entre desconforto respiratório de origem cardíaca e pulmonar. Usado principalmente em adultos no pronto-socorro.
- Ressonância magnética: Usada principalmente para avaliação anatômica das estruturas extracardíacas como as artérias pulmonares e a aorta. Também apresenta boa sensibilidade na detecção de processos inflamatórios miocárdicos nos casos de miocardites.
- Medicina nuclear: Usada para avaliar a contratilidade ventricular, perfusão e viabilidade miocárdicas, principalmente em adultos. A cintilografia com gálio pode ser empregada para detecção de processos inflamatórios miocárdicos.

DIAGNÓSTICO DIFERENCIAL

Em pré-escolares e escolares o diagnóstico da IC é realizado com certa facilidade, considerando os sinais clínicos característicos: cardiomegalia, taquicardia, taquipnéia e hepatomegalia. No entanto, em recém-nascidos e lactentes, o diagnóstico clínico desta síndrome pode, muitas vezes, ser confundido com doenças de origem pulmonar (Tabela 257.III).

A insuficiência cardíaca por si só leva a uma maior probabilidade de complicações pulmonares, como processo infeccioso parenquimatoso e formação de atelectasias. Assim, deve sempre ser considerada a possibilidade dos dois quadros estarem sobrepostos.

TRATAMENTO

A terapêutica da insuficiência cardíaca objetiva reduzir os sintomas congestivos pulmonar e sistêmico, o controle das condições de sobrecarga cardíaca, a melhora na performance ventricular e, idealmente, do processo patológico causador da IC.

Tratamento dos fatores desencadeantes

- Quadros infecciosos: São os principais fatores de descompensação cardíaca em crianças.
- Arritmias: Também podem precipitar o aparecimento de IC em pacientes com cardiopatias congênitas ou adquiridas compensadas.

Medidas gerais e medidas para redução da demanda metabólica sistêmica

- Repouso no leito: Com a finalidade de diminuir os gastos energéticos, assim como o trabalho cardíaco e o consumo de oxigênio.
- Posição semi-sentada: O paciente deve ser mantido com uma inclinação do tronco e da cabeça de 45º em relação ao quadril e aos membros inferiores. Essa medida promove a redução da congestão pulmonar e facilita a dinâmica respiratória, além de prevenir a aspiração de conteúdo gástrico.
- Sedação: Deve ser empregada com cuidado. Nos casos de necessidade de ventilação mecânica, o uso de sedativos e bloqueio neuromuscular deve ser fortemente considerado a fim de reduzir o consumo periférico de oxigênio.
- Controle adequado da temperatura: Evitar e tratar febre ou hipotermia para que haja melhor condição para a homeostase corpórea.
- Aspectos respiratórios e ventilatórios: O oxigênio deve ser administrado em suas diversas formas para manter saturações apropriadas (> 90% nas cardiopatias acianogênicas e em cerca de 80% nas cianogênicas). A intubação orotraqueal com instituição de ventilação mecânica não deve ser postergada em pacientes com esforço respiratório excessivo e sinais de fadiga respiratória. Pacientes com IC esquerda (cardiomiopatias, lesões de hiperfluxo, lesões obstrutivas esquerdas) melhoram significativamente após o início da ventilação mecânica com pressão positiva, graças à redução da pós-carga intratorácica. Nestes pacientes, a respiração laboriosa diminui ainda mais as pressões negativas intratorácicas, resultando em incremento da pós-carga ao ventrículo esquerdo. O uso do PEEP é fundamental para restauração da capacidade residual funcional nos pacientes com congestão venosa ou hiperfluxo pulmonar. Em contrapartida, em pacientes com IC direita (tromboembolismo pulmonar agudo, PO tardio de tetralogia de Fallot ou Fontan), o uso da ventilação mecânica convencional com pressão positiva aumenta a pós-carga do ventrículo direito e pode dificultar o esvaziamento desta câmara. Nestes pacientes, recomenda-se o uso de ventilação com pressões negativas (quase sempre impossível do ponto de vista logístico) ou de ventilação de alta freqüência. Se a única alternativa for a ventilação convencional, deve-se manter as pressões intratorácicas positivas (incluindo PEEP) nos menores níveis possíveis para permitir uma adequada troca de gases. Em neonatos com cardiopatias obstrutivas graves do coração esquerdo, cujo débito sistêmico é dependente do fluxo direito-esquerdo pelo canal arterial (hipoplasia de VE, estenose aórtica crítica e coartação da aorta), deve-se manter a FiO_2 em 21% e permitir discreta hipercapnia (permissiva). Tal conduta resulta em hipertensão pulmonar e assegura o débito cardíaco sistêmico pelo fluxo direito-esquerdo através do canal arterial.

Tabela 257.III – Diagnóstico diferencial em recém-nascidos e lactentes

	Origem cardíaca	Origem pulmonar
Roncos e estertores	Por congestão pulmonar	Decorrente de processo infeccioso
Hepatomegalia	Por congestão sistêmica	Devido ao deslocamento inferior provocado por hiperinsuflação pulmonar
Cianose	Por trocas gasosas inadequadas decorrentes do edema alveolar	Nos casos de infecções pulmonares graves com comprometimento de grandes áreas do parênquima pulmonar (O_2 inalatório + ventilação com pressão positiva promovem uma melhora sensível na saturação de oxigênio nestes casos)
Trama vascular pulmonar aumentada	Devido à congestão pulmonar	Decorrente de processo infeccioso pulmonar

- Instalação de acesso venoso central: Obrigatória em pacientes com IC grave. Possibilita a medida seriada da pressão venosa central e da saturação venosa mista de oxigênio para estimar a adequação da pré-carga e do débito cardíaco, respectivamente.
- Correção de distúrbios metabólicos e hidroeletrolíticos: Atenção para a correção da hipocalcemia, já que o cálcio é fundamental para um inotropismo adequado, e da hipoglicemia, já que a glicose é o principal substrato energético nos recém-nascidos e lactentes.
- Correção da anemia: Manter Hb/Ht em 11 g/dL e 33%, respectivamente, em pacientes com cardiopatias acianogênicas e em 15 g/dL e 45% em pacientes com cardiopatias cianogênicas.
- Cuidados nutricionais: As crianças que apresentam esta síndrome clínica "permanecem" em uma condição hipercatabolizante, sendo necessário um aporte calórico maior para o seu crescimento em relação a uma criança sadia. Hoje em dia, dietas especiais com alto teor energético podem ser utilizadas na tentativa de se obter um balanço calórico adequado.

Redução da sobrecarga hídrica e salina

- Redução do aporte volêmico: Nos casos graves de IC aguda ou agudizada reduz-se o aporte para 60-70% das necessidades diárias. No manejo da IC crônica em crianças a restrição hídrica não deve ser empregada em detrimento do aporte nutricional.
- Restrição do aporte de sódio: Mais importante no manejo da IC crônica.
- Diuréticos (**Tabela 257.IV**): Fundamentais no manejo da IC. Na fase aguda são usados os diuréticos de alça, principalmente furosemida. Esta droga tem ação rápida (5 minutos), pico em 30 minutos produzindo rápida diurese e duração de cerca de 2-3 horas quando administrada por via endovenosa. Pode ser usada de forma EV intermitente ou contínua nas doses de 2-6 mg/kg/dia. Em doses elevadas causa hipocalemia, hiponatremia, hipocloremia, alcalose metabólica e hipovolemia. Outros efeitos mais raros são hiperuricemia, hipercalciúria, surdez transitória ou permanente, distúrbios gastrintestinais, supressão da medula óssea, *rashes* cutâneos e parestesias. Depois de controlado o quadro de descompensação inicial, a espironolactona pode ser utilizada em associação com a furosemida. Tem efeito diurético limitado se usada isoladamente. Devido à sua ação de inibição competitiva mineralocorticóide, resulta em reabsorção de potássio, minimizando as perdas causadas pela furosemida. Pode levar à hipercalemia se usada em pacientes que recebem suplementos de potássio ou usam outras drogas poupadoras deste eletrólito. É contra-indicada na vigência de insuficiência renal. A dose é de 1-3 mg/kg/dia. A hidroclorotiazida é um diurético tiazídico, com ação na alça de Henle, utilizado principalmente nos pacientes em tratamento clínico ambulatorial, podendo ser utilizado nos casos agudos em associação com os outros diuréticos citados anteriormente.

Melhora do inotropismo (Tabela 257.V)

- Digitálicos: Seu uso é restrito em quadros agudos que necessitam de cuidados intensivos. Sua meia-vida longa, janela terapêutica estreita e toxicidade em potencial limitam sua utilização segura em pacientes instáveis hemodinâmica e metabolicamente. Doses de manutenção (10 μg/kg/dia) podem ser introduzidas na fase de desmame das drogas vasoativas. Quando a causa da IC é a taquicardia supraventricular, o digital pode ser usado na fase aguda. Em adultos com miocardiopatias e IC crônica, o digital melhora os sintomas e a classe funcional e reduz o número de internações devido à agudização da IC. De modo geral, é contra-indicado em doenças obstrutivas como estenose aórtica, estenose pulmonar, cardiomiopatia hipertrófica e coartação da aorta.
- Drogas vasoativas: São preferíveis em pacientes gravemente enfermos devido à sua meia-vida curta com início e cessação de efeitos imediatos e maior estabilidade em situações metabólicas desfavoráveis. Todas as doses devem ser customizadas de acordo com a resposta individual de cada paciente.
- Dopamina: Precursora da adrenalina, tem ação variável de acordo com a dose utilizada. Pode ser iniciada com efeitos $\beta 1$ em doses de 5-10 μg/kg/min nos casos de menor gravidade. Em doses mais elevadas têm efeitos α-adrenérgicos, estando associada à taquicardia excessiva e ao aumento da resistência vascular sistêmica. Em doses de 2-5 μg/kg/min tem ação dopaminérgica com efeitos na circulação renal e mesentérica. Seu uso nestas doses para manter a perfusão renal tem sido questionado recentemente por falta de evidências robustas. Deve ser infundida em veia central por causar dano subcutâneo quando é extravasada de veia periférica.

Tabela 257.IV – Diuréticos

Droga	Dose e via de administração	Apresentação
Furosemida	VO, EV, IM Dose: 0,5-6 mg/kg/dia divididos em até 6 doses diárias	Comprimido: 40 mg Ampola: 10 mg/mL (2 mL=20 mg)
Espironolactona	VO Dose: 1-3 mg/kg/dia divididos em até 4 doses diárias	Comprimido: 25 mg, 50 mg e 100 mg
Hidroclortiazida	VO Dose: 2-3 mg/kg/dia divididos em 2 doses diárias	Comprimido: 25 mg e 50 mg

- Dobutamina: É ainda a droga vaso-ativa mais freqüentemente empregada na UTI pediátrica para tratamento da IC, principalmente nos casos mais graves. Tem ação β-adrenérgica nas doses de 5-20 μg/kg/min. Além de possuir efeito inotrópico satisfatório (efeito B1) produz leve vasodilatação periférica (efeito B2) com redução benéfica da pós-carga. Pode ser infundida em veia periférica.
- Isoproterenol: Raramente usado para tratamento da IC. Tem algum papel nos casos de bloqueio AV total para aumentar a freqüência ventricular nas doses de 0,1-1 μg/kg/min. É usado também no pós-operatório de transplante cardíaco. Aumenta significativamente o consumo de oxigênio miocárdico e pode causar roubo do fluxo renal.
- Adrenalina: É usada com mais freqüência no pós-operatório de cirurgia cardíaca, principalmente nos neonatos e na correção de cardiopatias complexas como TGA, hipoplasia do VE e Fontan. Em doses mais baixas (0,01-0,3 μg/kg/min) é um potente inotrópico por causa da sua ação β. Em doses mais altas (0,3-1 μg/kg/min) começa a apresentar efeitos α com vasoconstrição periférica, taquicardia e aumento do consumo de oxigênio. Pode ser útil em neonatos e lactentes jovens com IC devido à disfunção sistólica primária (ex.: miocardites). Contra-indicado em situações de isquemia miocárdica.
- Noradrenalina: Graças a seus potentes efeitos α-adrenérgicos, praticamente está contra-indicada no tratamento da IC.
- Milrinone: É um agente biperidínico, não-adrenérgico, inibidor da fosfodiesterase com efeitos inotrópico e lusitrópico significativos associados à redução da resistência vascular sistêmica e pulmonar, com diminuição da pós-carga para ambos os ventrículos. Não tem efeitos cronotrópicos significativos. Especialmente útil no pós-operatório de cirurgia cardíaca e em neonatos devido à conhecida imaturidade do sistema adrenérgico cardíaco e periférico. A dose de ataque é de 25-50 μg/kg (pode levar a hipotensão discreta) e a de manutenção é de 0,25-1,0 μg/kg/min. Útil em pacientes com miocardiopatias e IC. Contra-indicado em casos de estenose aórtica e pulmonar e deve ser usado com cuidado em pacientes com insuficiência renal. Pode levar a plaquetopenia em cerca de 10% dos casos.
- Levosimendan: Novo agente inibidor da fosfodiesterase que aumenta a ligação entre o cálcio iônico e a troponina C, sensibilizando o aparelho miofibrilar a este íon. Produz incremento da força de contração e melhoria do relaxamento. Tem efeitos comprovados nos adultos, mas ainda foi pouco estudado em crianças. A dose em adultos é de 5-25 μg/kg em 10 minutos (ataque) e de 0,05-0,4 μg/kg/min em infusão contínua.

Redução da pós-carga (Tabela 257.VI)

A terapêutica com vasodilatadores é usada em pacientes com IC grave e/ou refratária ao tratamento com inotrópicos e diuréticos. São particularmente benéficos em pacientes com índice cardíaco muito baixo, resistência vascular sistêmica elevada e congestão venosa pulmonar. São também in-

Tabela 257. V – Agentes inotrópicos positivos

Droga	Dose e via de administração	Apresentação
Digoxina	VO Dose: - Prematuros: 5 μg/kg/dia - Neonatos: 8-10 μg/kg/dia - Crianças < 2 anos: 10-12 μg/kg/dia - Crianças > 2 anos: 8-10 μg/kg/dia (divididos em 2 doses) - Pré-adolescentes e adolescentes: até 25 kg: 0,125 mg/dia >25 kg: 0,25 mg/dia	Elixir pediátrico: 50 μg/mL Solução oral: 500 μg/mL Gotas: 1 mL = 0,5 mg Comprimido: 0,25 mg
Dopamina	EV Efeito dose-dependente: - 2-5 μg/kg/min: efeito dopa - 5-10 μg/kg/min: efeito β1 - >10 μg/kg/min: efeito α	Ampola: 5 mg/mL (10 mL = 50 mg)
Dobutamina	EV Dose: 5-20 μg/kg/min	Ampola: 12,5 mg/mL (20 mL = 250 mg)
Isoproterenol	EV Dose: 0,1-1 μg/kg/min	Ampola: 0,2 mg/mL
Adrenalina	EV Efeito dose-dependente: - 0,01-0,3 μg/kg/min: efeito β - 0,3-1 μg/kg/min: efeito α	Ampola: 1 mL= 1 mg
Milrinone	EV Dose de ataque: 25-50 μg/kg/min Dose de manutenção: 0,25-1 μg/kg/min	Ampola: 1 mg/mL (20 mL = 20 mg)
Levosimendan	EV Dose de ataque: 5-25 μg/kg em 10 minutos Dose de manutenção: 0,05-0,4 μg/kg/min	Ampola: 2,5 mg/mL (5 mL = 12,5 mg)

dicados nos casos de insuficiência das valvas aórtica e mitral. Diminuem a resistência vascular periférica e as pressões de enchimento com redução do trabalho cardíaco.

- Nitroprussiato de sódio: É o vasodilatador mais utilizado na fase aguda. Reduz a resistência vascular sistêmica e aumenta a capacitância venosa, tratando tanto o baixo débito sistêmico como os sintomas congestivos. A infusão IV contínua é iniciada na dose de 0,3 μg/kg/min, sendo aumentada (máx.: 10 μg/kg/min) até obtenção do efeito clínico desejado ou até haver queda de cerca de 10% na pressão arterial. A dose benéfica média é de 3 μg/kg/min. Pacientes muito hipotensos, com coartação da aorta ou com *shunts* AV significativos não devem receber esta droga. Por outro lado, tem indicação formal na IC associada à crise hipertensiva causada pela glomerulonefrite difusa aguda. Sua administração deve ser feita na UTI, protegida da luz, e, de preferência, sob monitoração invasiva da pressão arterial. Se for usada por período prolongado, os níveis de tiocianato devem ser medidos.
- Captopril e enalapril: São drogas inibidoras da enzima de conversão da angiotensina, bloqueando a produção desta substância. Também possuem efeitos equilibrados entre o leito arteriolar e o venoso. São utilizados como vasodilatadores de manutenção por via oral no tratamento crônico da IC. Podem ser introduzidos na fase de desmame das drogas endovenosas. A dose do captopril é de 0,5-6 mg/kg/dia em duas a três tomadas. Pode ocorrer o "fenômeno da primeira dose", com hipotensão importante, principalmente em crianças menores. Por isto, recomenda-se como dose inicial cerca de 0,1-0,3 mg/kg. O enalapril possui meia-vida mais longa e a dose em crianças é de 0,1-0,5 mg/kg/dia em uma a duas tomadas. Em adolescentes e adultos a dose é de 2,5-10 mg por dose com uma a duas doses ao dia. Ambas as medicações devem ser usadas com cuidado em pacientes com doença do colágeno, insuficiência renal e estenose da artéria renal. Atentar para os níveis de potássio em pacientes que recebem suplementação deste íon ou espironolactona.

Inibidores neuro-hormonais

Utilizados no tratamento da IC crônica especialmente nas cardiomiopatias primárias ou secundárias, tendo papel limitado no paciente agudo. Este grupo de medicamentos é um composto dos inibidores do sistema da renina-angiotensina-aldosterona (exemplos: captopril, enalapril, losartan), já abordados antes, e dos agentes anti-adrenérgicos ou β-bloqueadores (exemplo: carvedilol). Estes últimos bloqueiam a hiperatividade simpática (agem nos receptores β1 e 2 e α1) com melhoria dos sintomas e minimização do remodelamento miocárdico negativo com melhora na sobrevida e classe funcional. Podem ser introduzidos quando o paciente encontra-se estabilizado. A dose inicial de carvedilol em crianças é 0,01-0,02 mg/kg, aumentando-se até 0,5 mg/kg/dia em duas tomadas. Em adultos inicia-se com 3,125 mg/dose em 2 tomadas, aumentando-se até se obter a melhoria dos sintomas (máximo de 50 mg/dose), que podem piorar inicialmente. É contra-indicada em IC descompensada ou choque cardiogênico e em bradicardia severa ou bloqueio atrioventricular.

Medidas especiais

- Monitoração: Todo paciente com IC deve ser monitorado em relação à freqüência cardíaca e respiratória, à pressão arterial e à saturação arterial de oxigênio. Nos casos mais graves, após a instalação de cateter venoso central, a medida seriada da pressão venosa central pode ser útil para se estimar a pré-carga, especialmente em pacientes que não tenham cardiopatias congênitas e dilatação crônica das câmaras direitas. Além disto, a coleta de amostras para oximetria do cateter central em veia cava superior permite estimar a adequação do débito cardíaco. Em pacientes com $FiO_2 < 40\%$, a diferença entre a saturação sistêmica e a saturação venosa mista na veia cava superior não deve ser maior que 30-35%. Diferenças maiores que 40% estão associadas a baixo débito cardíaco, denotando maior extração periférica do oxigênio. A utilização do cateter de Swan-Ganz para monitoração invasiva dos parâmetros hemodinâmicos é raramente utilizada em terapia intensiva pediátrica por questões logísticas (alto perfil dos cateteres) e pela alta prevalência de cardiopatias congênitas com *shunts* intracardíacos, o que invalida a interpretação adequada dos resultados. Crianças maiores com IC grave e sem *shunts* intracardíacos (ex.: miocardiopatias) constituem exceções. É importante lembrar que o uso desta modalidade de monitoração, apesar de

Tabela 257.VI – Vasodilatadores

Droga	Dose e via de administração	Apresentação
Nitroprussiato de sódio	EV Dose: 0,3-10 μg/kg/min	Ampola: 10 mg/mL
Captopril	VO Dose: 0,5-6 mg/kg/dia divididos em até 3 doses diárias	Comprimido: 12,5 mg, 25 mg, 50 mg
Enalapril	VO, EV Dose-dependente: - Crianças: 0,1-0,5 mg/kg/dia divididos em até 2 tomadas - Adolescentes e adultos: 2,5-10 mg por dose (no máximo 2 doses por dia)	Comprimido: 5 mg, 10 mg, 20 mg

facilitar as decisões terapêuticas quanto ao manejo dos parâmetros hemodinâmicos, não está associado a melhores desfechos clínicos (redução da mortalidade).

- Manipulação farmacológica do canal arterial (**Tabela 257.VII**): A prostaglandina deve ser empregada nos neonatos com IC grave causada por doenças obstrutivas do coração esquerdo (hipoplasia do ventrículo esquerdo, coartação da aorta e estenose aórtica crítica). Mantém a patência do canal arterial, viabilizando o *shunt* direito-esquerdo através desta estrutura e mantendo o débito cardíaco sistêmico. A dose é de 0,01-0,1 μg/kg/min, devendo ser infundida em veia central. A indometacina ou o ibuprofeno devem ser utilizados em neonatos prematuros com IC causada pela persistência do canal arterial. O esquema terapêutico da indometacina é de 0,2 mg/kg/dose por 3 doses com intervalos de 12 a 24 horas. O esquema do ibuprofeno é de três doses em intervalos de 12 a 24 horas, com dose inicial de 10 mg/kg e doses seguintes de 5 mg/kg.
- Pericardiocentese e toracocentese: Ver indicações nos capítulos específicos.
- Cateterismo intervencionista: Em neonatos portadores de algumas cardiopatias congênitas específicas (transposição das grandes artérias, conexão anômala de veias pulmonares, hipoplasia do ventrículo esquerdo, estenose ou atresia mitral, estenose ou atresia tricúspide) evoluindo com IC por causa da comunicação interatrial ausente ou muito restritiva, a atrioseptostomia por cateter-balão deve ser indicada com urgência e pode ser realizada à beira do leito. O cateterismo intervencionista deve ser considerado no tratamento eletivo de várias cardiopatias congênitas que cursam com IC, a saber: estenose aórtica, coartação da aorta, estenose pulmonar, comunicação interventricular, persistência de canal arterial, comunicação interatrial e fístulas arteriovenosas.
- Cirurgia cardíaca: Empregada no tratamento eletivo de várias cardiopatias congênitas que cursam com IC.
- Circulação assistida: São duas as principais indicações de instalação de suporte circulatório mecânico em pacientes pediátricos com IC e disfunção miocárdica grave, como ponte para recuperação cardíaca espontânea ou como ponte para o transplante. No primeiro grupo encontram-se os pacientes com miocardite aguda, miocardiopatias crônicas agudizadas, rejeição aguda pós-transplante e no pós-operatório de cirurgia cardíaca em lesões como transposição das grandes artérias e origem anômala da coronária esquerda. A sobrevida de pacientes com miocardite fulminante em suporte mecânico tem sido muito boa. No segundo grupo de indicação encontram-se os pacientes com miocardiopatia dilatada, cardiopatias congênitas em fase terminal e rejeição prolongada ao enxerto após transplante cardíaco. Tais pacientes apresentam pior prognóstico em relação ao primeiro grupo quando colocados em oxigenação extracorpórea. Na faixa etária pediátrica, a oxigenação extracorpórea (ECMO) tem sido aplicada como modalidade de eleição para o suporte mecânico na grande maioria dos casos. O uso de dispositivos de assistência ventricular (VAD) é limitado em crianças.

LEITURA ADICIONAL

1. Chang AC, Towbin JA. Heart failure in children and young adults. 1. ed. Philadelphia: Saunders Elsevier; 2006.
2. Nichols DG, Ungerleider RM, Spevak PJ, Greeley WJ, Cameron DE, Lappe DG, Wetzel RC. Critical heart disease in infants and children. 2. ed. Philadelphia: Mosby Elsevier; 2006.
3. Chang AC, Hanley FL, Wernovsky G, Wessel DL. Pediatric cardiac intensive care. 1. ed. Baltimore: Williams and Wilkins; 1998.
4. Emmanouilides GC, Allen HD, Riemenschneider TA, Gutgesell HP. Clinical synopsis of Moss and Adams´ heart disease in infants, children and adolescents, including the fetus and young adult. MEDSI; 2000.
5. Schamberger MS. Congenital heart diseases/arrythmias. In: Tobias JD. Pediatric critical care. The essentials. 1th edition. Armonk, New York: Futura Publishing Company; 1998.
6. Colucci WS, Braunwald E. Pathophysiology of heart failure.In: Braunwald E. Heart disease of cardiovascular medicine. 5. ed. Philadelphia: WB Saunders Company; 1997. p.394-420.
7. Abellan DM, Gimenez SC. Insuficiência cardíaca – diagnóstico e tratamento. In: Santana MVT. Cardiopatias congênitas no recém-nascido: diagnóstico e tratamento. 1. ed. São Paulo: Editora Atheneu; 2000. p.102-14.
8. Samuel K. New drug approaches to the treatment of heart failure in infants and children. Drugs 1990; 39: 388-93.
9. Hoffman TM, Wernovsky G, Atz AM, et al. Efficacy and safety of milrinone in preventing low cardiac output syndrome in infants and children after corrective surgery of congenital heart disease. Circulation 2003; 107: 996-1002.
10. Egan JR, Clarke AJB, Williams S, Cole AD, Ayer J, Jacobe S. Levosimendan for low cardiac output: a pediatric experience. Journal of Intensive Care Medicine 2006; 21(3).

Tabela 257.VII – Manipulação farmacológica do canal arterial

Droga	Dose e via de administração	Apresentação
Prostaglandina (IC grave por doenças obstrutivas do coração esquerdo)	EV Dose: 0,01-0,1 μg/kg/min	
Indometacina (IC causada pela persistência de canal arterial)	EV Dose: 0,2 mg/kg/dose – 3 doses com intervalos de 12-24 horas	Ampola: 1 mg
Ibuprofeno (IC causada pela persistência de canal arterial)	VO Esquema: 3 doses com intervalos de 12-24 horas Dose inicial: 10 mg/kg Doses seguintes: 5 mg/kg	Suspensão oral: 100 mg/5mL Gotas orais: 50 mg/mL

Algoritmo 257.1 – Manejo da insuficiência cardíaca

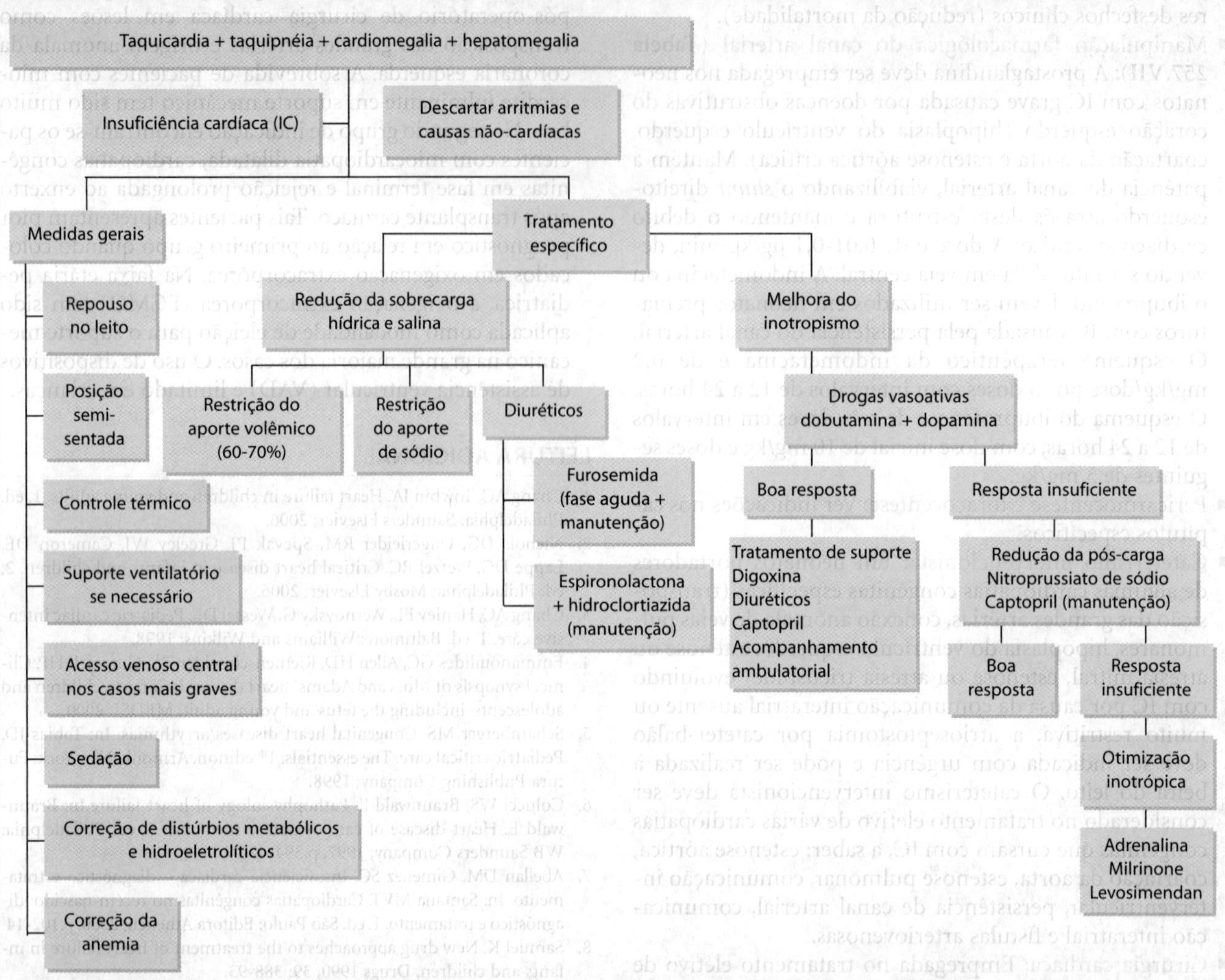

Afecções de Vias Aéreas Superiores

CAPÍTULO 258

Hany Simon Junior

TÓPICOS IMPORTANTES

- Considerar o diagnóstico de doença mais grave (p.ex., aspiração de corpo estranho, abscesso, traqueíte bacteriana) em lactente jovem com diagnóstico presuntivo inicial de crupe viral.
- Considerar diagnóstico de doença mais grave (p.ex., supraglotite) em criança mais velha com diagnóstico presuntivo inicial de faringite.
- Realizar monitorização cardiorrespiratória contínua, clínica ou por meio de monitores, nos pacientes com potencial evolução para insuficiência respiratória.
- Não confiar em raio X para excluir supraglotite ou diagnosticar crupe.
- Não confiar em oximetria de pulso para detectar falência respiratória iminente.
- Não perder tempo realizando radiografias em criança com falência respiratória iminente.
- Usar material adequado na intubação traqueal: selecionar cânula com diâmetro menor que o previsto para a idade ou usar lâmina reta para doenças da epiglote.
- A realização da intubação deve ser feita por um médico experiente no manejo de via aérea difícil. O fracasso na obtenção da via aérea definitiva gera risco de obstrução total da via aérea do paciente.
- Calcular adequadamente o local de fixação da cânula traqueal. O cálculo deve ser feito para fixação da cânula ideal para o tamanho do paciente e não para a cânula utilizada na intubação (de diâmetro menor); do contrário, há risco de extubar a criança na hora da fixação da cânula traqueal.
- Não realizar sedação de paciente com insuficiência respiratória.

CORRELAÇÕES CLÍNICAS E ANATÔMICAS

Estridor

Estridor é o som respiratório produzido pela passagem de ar em uma via aérea de grosso calibre estreitada. Ocorre nas vias aéreas superiores, que se estendem da faringe aos brônquios principais.

Diferentes partes das vias aéreas podem sofrer colapso com maior facilidade que outras, o que explica as diversas apresentações clínicas das doenças das vias aéreas superiores. O tecido supraglótico não contém cartilagem, por isso, sofre colapso mais facilmente na inspiração. Por serem compostas por cartilagem, a glote e a traquéia sofrem menos colapso, porém obstruções nestes locais geram estridor durante a inspiração e a expiração.

Em termos anatômicos, as vias aéreas superiores podem ser divididas em três áreas principais: 1) via aérea supraglótica (acima das cordas vocais); 2) via aérea glótica e subglótica; e 3) via aérea intratorácica.

Via aérea supraglótica

A via aérea supraglótica compreende as vias aéreas do nariz, até acima das cordas vocais. Esta parte das vias aéreas se distende e sofre colapso com facilidade por não haver suporte cartilaginoso. Devido à presença de múltiplos planos de tecidos, infecções localizadas neste segmento podem se disseminar e formar abscessos rapidamente. Doenças importantes deste segmento incluem abscesso retrofaríngeo, supraglotite infecciosa e difteria.

Estridor a partir de obstrução supraglótica em geral produz um som, ouvido primeiro durante a inspiração, pois há colapso deste segmento da via aérea durante a pressão negativa exercida na inspiração. Na expiração, a via aérea insufla-se e a obstrução melhora. A salivação é um fator proeminente, desde que a obstrução ocorra acima do esôfago, impedindo a deglutição do paciente. A voz abafada ou de "batata quente" é característica e é gerada por obstrução acima das cordas vocais, que em geral não estão envolvidas. Doenças que causam obstrução supraglótica têm potencial para atingir rapidamente as vias aéreas, por ser esta uma região de fácil colapso, o que as torna letais.

Via aérea glótica e subglótica

As vias aéreas glótica e subglótica estendem-se das cordas vocais à traquéia, antes de entrar na cavidade torácica. Esta parte da via aérea não sofre tanto colapso quanto a via aérea supraglótica porque é sustentada por cartilagem na maior parte de sua extensão: cartilagem cricóide e anéis cartilaginosos da traquéia.

A causa mais comum de obstrução desta região é a síndrome do crupe. A inflamação ou obstrução da glote produz rouquidão, por causa do comprometimento das cordas vocais, e não abafamento da voz, como nas doenças da região supraglótica. O estridor ocorre tanto na inspiração quanto na expiração, pois a forma e o tamanho desta parte da via aérea se altera pouco nas duas fases da respiração.

Via aérea intratorácica

A via aérea intratorácica compreende a traquéia alojada dentro da cavidade torácica e os brônquios principais. A obstrução desta porção da via aérea gera estridor mais audível durante a expiração. Na expiração a pressão intratorácica aumenta, causando o colapso da via aérea. Na inspiração, a via aérea intratorácica tende a se expandir, diminuindo a ausculta dos ruídos respiratórios.

CRUPE VIRAL

Definição

O termo "síndrome do crupe" caracteriza um grupo de doenças que variam de acordo com o envolvimento anatômico e a etiologia e cuja manifestação clínica compreende os seguintes sintomas: rouquidão, tosse ladrante, estridor predominantemente inspiratório e graus variados de desconforto respiratório. Quando a etiologia da síndrome é viral, denomina-se crupe viral. Outras etiologias para a síndrome do crupe incluem traqueíte bacteriana e difteria.

A doença também pode ser classificada de acordo com o grau de extensão do acometimento das vias aéreas pelos vírus respiratórios. Assim, se a doença se restringir à laringe, denomina-se laringite, sendo caracterizada principalmente por rouquidão e tosse ladrante. Quando a inflamação compromete a laringe e a traquéia, tem-se laringotraqueíte, com sintomas característicos de síndrome do crupe. Se houver comprometimento bronquiolar associado aos de laringe e traquéia, além dos sintomas de crupe, haverá tempo expiratório prolongado e sibilos, caracterizando laringotraqueobronquite.

Etiologia e epidemiologia

Laringotraqueobronquite é a causa mais comum de obstrução de vias aéreas superiores em crianças e responde por 90% dos casos de estridor. A doença compreende entre 1,5 e 6% das afecções do trato respiratório na infância.

A etiologia viral de crupe é a mais comum. Seus principais agentes são os vírus parainfluenza (tipos 1, 2 e 3), influenza A e B e vírus respiratório sincicial. Em crianças maiores de 5 anos, tem importância etiológica o *Micoplasma pneumoniae.*

O crupe acomete crianças de 1 a 6 anos de idade, com pico de incidência aos 18 meses e predomínio no sexo masculino (1,4 a 2 vezes mais comum que no sexo feminino).

Embora a maioria dos casos ocorra no outono e no inverno, o crupe viral se manifesta durante todo o ano.

Patogênese

A infecção viral se inicia na nasofaringe e se dissemina através do epitélio respiratório da laringe, traquéia e árvore broncoalveolar. De acordo com o grau de extensão da lesão do epitélio respiratório, tem-se diferentes achados no exame físico – inflamação difusa, eritema e edema das paredes da traquéia e alteração de mobilidade das cordas vocais. A mucosa da região subglótica é pouco aderente, permitindo a formação de um edema importante, com potencial comprometimento das vias aéreas. Em lactentes, 1 mm de edema na região subglótica causa 50% de diminuição do calibre da traquéia.

O edema da região subglótica da traquéia (porção mais estreita da via aérea superior na criança) restringe o fluxo de ar de modo significativo, gerando estridor inspiratório.

Achados clínicos

A doença se inicia com rinorréia clara, faringite, tosse leve e febre baixa. Após 12 a 48 horas iniciam-se os sintomas de obstrução de vias aéreas superiores, característicos da síndrome do crupe, com progressão dos sinais de insuficiência respiratória e aumento da temperatura corpórea. Os sintomas geralmente se resolvem em três a sete dias. Nos casos mais graves há aumento das freqüências cardíaca e respiratória, retrações claviculares, esternais e de diafragma, batimento de aletas nasais, cianose, agitação psicomotora e sonolência.

Nos casos mais graves a doença pode durar até 14 dias. Crianças com manipulação anterior das vias aéreas superiores (cirurgia ou intubação) ou doenças prévias necessitam de uma abordagem mais cuidadosa.

A maioria das crianças com laringotraqueíte tem sintomas leves, que não avançam para obstrução progressiva das vias aéreas. Há vários sistemas de escores propostos para avaliar a gravidade da obstrução, baseados em achados clínicos como nível de consciência, cianose, estridor, expansibilidade pulmonar e retrações (Tabela 258.I).

Crianças menores de 6 meses de idade, pacientes com estridor em repouso ou alteração do nível de consciência e detecção de hipercapnia são de risco potencial para desenvolvimento de falência respiratória. A oximetria de pulso deve ser realizada em todas as crianças com estridor. Porém, é importante salientar que a saturação normal de oxigênio pode gerar falsa impressão de baixo risco associado à doen-

Tabela 258.I – Escore clínico para abordagem de estridor

Sinal	0	1	2	3
Estridor	Ausente	Com agitação	Leve em repouso	Grave em repouso
Retração	Ausente	Leve	Moderada	Grave
Entrada de ar	Normal	Normal	Diminuída	Muito diminuída
Cor	Normal	Normal	Cianótica com agitação	Cianótica em repouso
Nível de consciência	Normal	Agitação sob estímulo	Agitação	Letárgico

Escore total: < 6 = leve; 7-8 = moderada; > 8 = grave.
Adaptado de: Tausig LM, Castro O, Biandry PA, et al. Am J Dis Child 1975; 129: 790-5.

ça. Em geral, hipóxia indica doença avançada e falência respiratória iminente.

Diagnóstico

O diagnóstico é baseado nos achados clínicos. Os achados clássicos de raio X cervical com estreitamento da traquéia subglótica (sinal da ponta de lápis ou torre de igreja) são de pouco valor, já que podem estar presentes em uma criança saudável apenas pelo estreitamento anatômico da região subglótica. Além disso, 50% das crianças com crupe viral clínica têm raio X cervical normal. Assim, o exame radiológico cervical se reserva à investigação diagnóstica de outra etiologia para os sintomas de crupe (aspiração de corpo estranho) ou para casos em que a evolução da doença é atípica.

Tratamento

O objetivo do tratamento é a manutenção das vias aéreas patentes.

Nebulização

O uso de nebulização com solução fisiológica ou ar umidificado, apesar de usual, não tem eficácia comprovada. A nebulização deve ser desencorajada se a criança se tornar mais agitada com o procedimento, pois isso fará com que o fluxo de ar na via aérea superior se torne turbulento, aumentando a resistência à sua passagem nas vias aéreas. Para realizar nebulização, a criança deve estar em um ambiente calmo e no colo dos pais. A nebulização deve ser feita se for detectada hipoxemia, sendo utilizada como fonte de oferta de oxigênio.

Corticosteróides

Há ampla evidência de melhora clínica com o emprego de corticosteróides, como redução da gravidade dos sintomas, da necessidade e duração da hospitalização ou do tempo gasto no serviço de emergência, da necessidade de admissão em UTI e de associação de outras drogas (epinefrina). A dexametasona foi extensamente estudada por ser um potente glicocorticóide e por ter longo período de ação (> 48 horas). Pode ser administrada tanto VO como parenteral, em dose única, variando de 0,15 mg/kg (crupe leve) até 0,6 mg/kg (crupe grave). Budesonide inalatório reduz os sintomas mais graves do crupe, quando comparado ao placebo, e é semelhante à dexametasona nos casos de crupe leve ou moderado, na dose inalatória de 2 mg.

Epinefrina

Seu mecanismo de ação ocorre por meio de estímulo de receptores β-adrenérgicos, com subseqüente constrição de capilares arteriolares. A epinefrina inalatória tem um efeito drástico nos sintomas do crupe, diminuindo o estridor e os sintomas de falência respiratória. Como o efeito da medicação é breve (duas horas), o paciente pode voltar ao estado de desconforto respiratório inicial após o final da ação do agente. Assim, após o uso de epinefrina, o paciente deve permanecer no departamento de emergência por três a quatro horas.

Estudos controlados e randomizados em crianças mostram que não há efeitos colaterais com uso de uma dose de epinefrina inalatória, como aumento significante da pressão arterial ou da freqüência cardíaca. Embora a experiência clínica sugira que as doses da epinefrina inalatória devam ser repetidas nos casos de falência respiratória a cada reavaliação do paciente, há relato de criança saudável, com crupe grave, que desenvolveu taquicardia ventricular e infarto do miocárdio após seu uso.

Os critérios para alta hospitalar incluem: ausência de estridor em repouso, entrada de ar, cor e nível de consciência normais e uso prévio de dexametasona. As indicações para a utilização de epinefrina são crupe moderado ou grave e crianças com procedimento ou manipulação prévias da via aérea superior. A dose para inalação é 5 mL da mistura do l-isômero de epinefrina (1:1000) (Tabela 258.II).

Tabela 258.II – Tratamento do crupe viral

Severidade dos sintomas	Intervenção
Crupe leve	Dexametasona 0,15-0,3 mg/kg Alta
Crupe moderado	Nebulização com l-epinefrina: 5 mL Dexametasona 0,3-0,6 mg/kg ou budesonide inalatório: 2 mg Observação por 3-4 horas; alta ou admissão hospitalar
Crupe severo	Nebulização com l-epinefrina: 5 mL Dexametasona 0,6 mg IM Admissão na UTI

Adaptado de: Kaditis AG, Wald ER. Pediatr Infect Dis 1998; 17: 827-34.

Intubação

A maioria das crianças com laringotraqueíte não requer intubação após o uso de epinefrina e dexametasona. A manipulação desta via aérea é complicada, por se tratar de uma via aérea doente, pela dificuldade anatômica da faixa etária, pela agitação psicomotora da criança e pelo risco de uma obstrução total das vias aéreas. Assim, é de consenso geral que, no paciente em que a obstrução da via aérea é iminente, o procedimento seja realizado num ambiente controlado, com protocolos definidos, por profissionais experientes, na presença de anestesista, otorrinolaringologista ou cirurgião pediátrico. Na escolha do material de intubação, o tamanho da cânula traqueal deve ter 0,5 mm a menos de diâmetro interno que o ideal calculado para a idade da criança.

Internação

A decisão de admitir ou dar alta a uma criança com crupe pode ser difícil. Em geral, devem ser admitidas crianças com: 1) toxemia; 2) desidratação ou incapacidade de ingerir líquidos; 3) estridor significante ou retrações em repouso; 4) ausência de resposta à administração de epinefrina ou piora clínica 2 a 3 horas após administração do agente; 5) pais não confiáveis.

Diagnósticos diferenciais

Com a introdução da vacina contra *Haemophilus influenzae* tipo B, os casos de supraglotite infecciosa declinaram de forma acentuada. A supraglotite é um diferencial de obstrução infecciosa das vias aéreas superiores, mas não se caracteriza por síndrome do crupe. Na supraglotite infecciosa, a obstrução das vias aéreas superiores promove estridor e desconforto respiratório, mas não há rouquidão nem tosse ladrante, típicos do comprometimento das cordas vocais e traquéia, poupados nesta doença. A criança com supraglotite tem aparência tóxica e alteração de perfusão circulatória, típicos de doença bacterêmica, ausentes no crupe viral. Outros diagnósticos diferenciais incluem edema angioneurótico, aspiração de corpo estranho, traqueíte bacteriana, abscesso retrofaríngeo ou peritonsilar, mononucleose infecciosa e traqueíte bacteriana.

CRUPE ESPASMÓDICO

Muito tem sido escrito para se diferenciar crupe espasmódico de crupe viral, mas esta diferenciação não tem utilidade nenhuma para o clínico.

O crupe espasmódico se diferencia do crupe viral por promover um edema não-inflamatório dos tecidos subglóticos, sugerindo que não há envolvimento viral do epitélio da traquéia. No exame endoscópico da laringe, a mucosa se apresenta pálida no crupe espasmódico e eritematosa e inflamada no crupe viral. Embora haja associação com os mesmos vírus que causam crupe viral, a razão para este edema súbito é desconhecida. Sugere-se que o crupe espasmódico represente mais uma reação alérgica a antígenos virais que uma infecção viral direta.

A doença acomete crianças de 3 meses a 3 anos de idade. A criança se mantém em bom estado geral e inicia sintomas de resfriado comum. À noite, a criança acorda com dispnéia súbita, rouquidão, tosse ladrante e estridor inspiratório. Não há presença de febre e, em geral, a criança melhora após ser acalmada e com o uso de nebulização.

Algumas crianças apresentam múltiplos episódios de crupe, mais recorrentes no tipo espasmódico que no viral. Há relato de mais de três episódios em 30% das crianças, mais de cinco em 17% e mais de nove episódios em 6% dos pacientes.

Se não houver resolução espontânea dos sintomas, o mesmo tratamento realizado para laringotraqueíte viral pode ser feito, porém, isto poucas vezes é necessário. Não está indicado o uso de anti-histamínicos, antiinflamatórios não-hormonais ou inalação com vasoconstritores nasais.

SUPRAGLOTITE

Definição

Supraglotite é uma infecção grave da epiglote e de estruturas supraglóticas, com resultante obstrução da via aérea superior, de letalidade elevada. Anteriormente chamada de epiglotite, a doença teve sua terminologia alterada, pois não atinge apenas a epiglote, mas também o tecido ariepiglótico e aritenóide.

Etiologia e epidemiologia

Antes do final de 1980 o principal agente etiológico da supraglotite era o *Haemophilus influenzae* tipo b (Hib), isolado de cultura direta da epiglote ou hemocultura. Com a introdução da vacina contra este agente, a incidência de todas as doenças pelo Hib foi dramaticamente reduzida. A média de incidência anual de supraglotite caiu de 11 casos/10 mil admissões hospitalares antes de 1990 para menos de 2 casos/10 mil. Além disso, houve uma mudança no padrão de acometimento etário. Antes de 1990, a média de idade para crianças com supraglotite era de 3 anos, com variação típica de 2 a 5 anos de idade. A partir de 1990, a média subiu para 7 anos, com adolescentes e adultos sendo mais afetados.

Antes de 1990, o Hib respondia por 90% dos casos de supraglotite; atualmente responde por cerca de 25% dos casos. Outros agentes etiológicos incluem S. pyogenes, S. aureus, vírus e cândida. Estes agentes tornaram-se mais comuns devido à queda na incidência do Hib e ao aumento no número de pacientes com imunidade comprometida: crianças com SIDA e maior sobrevida de crianças com câncer.

Patogênese

Haemophilus influenzae b invade diretamente o tecido supraglótico, causando celulite da região. O edema aumenta e a epiglote se curva em direção posterior e inferior, promovendo a obstrução da via aérea. Não é comum a doença se estender à região subglótica ou ao sistema linfático laríngeo. Em alguns casos de supraglotite, a epiglote pode ser poupada, mas o comprometimento das outras estruturas supraglóticas é responsável pela obstrução das vias aéreas superiores.

Apresentação clínica

O início da doença é tipicamente abrupto, com duração dos sintomas inferior a 24 horas e toxemia precoce. Menos da metade dos pacientes tem sintomas respiratórios pregressos.

Crianças manifestam odinofagia e disfagia intensas, com desconforto respiratório progressivo, sensação de engasgo, salivação profusa, irritabilidade, agitação e ansiedade. Há sinais respiratórios de fadiga, estridor inspiratório e voz abafada. É incomum a presença de rouquidão e tosse ladrante. A temperatura atinge até 40°C e as manifestações respiratórias são acompanhadas de manifestações circulatórias (sepse). A criança assume uma postura corporal de defesa das vias aéreas, tentando mantê-las permeáveis, sentando e inclinando o corpo para a frente, hiperextendendo o pescoço, promovendo protrusão do queixo e colocando a língua para fora (posição tripóide).

Crianças com supraglotite possuem risco de obstrução total das vias aéreas, com progressão para óbito em cerca de 7% das crianças, as quais não têm a via aérea assegurada. Com o reconhecimento precoce da doença e a intubação eletiva, este valor se aproxima de zero.

Apesar de a doença ser bacterêmica, a infecção pelo Hib em outros sítios concomitante à supraglotite é incomum, sendo desnecessária a punção lombar de rotina.

Diagnóstico

Caso haja suspeita clínica de supraglotite infecciosa, nenhum exame laboratorial deve ser feito, para garantir a segurança das vias aéreas. O diagnóstico é confirmado pela visualização direta da epiglote (epiglote em cereja).

O diagnóstico etiológico pode ser feito por meio de cultura direta do tecido supraglótico ou de hemocultura com positividade de até 70%. Podem ser feitas pesquisas de antígenos de cápsula de Hib nos fluidos corpóreos. O raio X lateral de pescoço evidencia dilatação da hipofaringe, aumento da epiglote e espessamento ariepiglótico com estreitamento da valécula (sinal radiológico do dedo de luva).

Tratamento

Uma vez diagnosticada, a criança com supraglotite deve ser assistida constantemente por médicos treinados em intubação infantil. Um atraso de duas a três horas pode ser fatal. Deve-se reduzir o tempo necessário para a obtenção da via aérea artificial e garantir pouca manipulação do paciente durante a espera. A orofaringe não deve ser examinada, o paciente não deve ser deitado e nenhum exame laboratorial ou de imagem deve ser realizado.

A ventilação com máscara pode ser realizada com facilidade na maioria dos pacientes com supraglotite, uma vez que o comprometimento das vias aéreas se deve mais à fadiga do diafragma que à obstrução completa destas pela epiglote doente.

A intubação deve ser feita em local controlado, como no crupe viral, por equipe experiente, com anestesista, otorrinolaringologista ou cirurgião pediátrico. Na escolha do material para o procedimento, a cânula traqueal deve ser de 0,5 a 1,0 mm menor que a predita para a idade do paciente. Deve-se usar lâmina curva, para não causar dano adicional à epiglote.

O tratamento com antibiótico endovenoso para cobertura do Hib inclui: cefalosporinas de segunda (cefuroxime) e terceira gerações (ceftriaxona ou cefotaxime) ou cloranfenicol. Se houver isolamento de *S. pyogenes*, a droga de escolha é a penicilina e, se houver isolamento de *S.aureus*, oxacilina ou cefalosporina de primeira geração (cefalotina). Não há recomendação para o uso de corticosteróides ou epinefrina inalatória.

Além do suporte ventilatório, é necessário dar atenção ao suporte circulatório. Por tratar-se de um quadro septicêmico, deve ser iniciada reposição fluídica com cristalóides, até que os sinais de choque sejam revertidos, ou haja necessidade de infusão contínua de agentes vasoativos.

TRAQUEÍTE BACTERIANA

Definição

Traqueíte bacteriana é uma obstrução grave da via aérea superior, que caracteriza a síndrome do crupe. São sinônimos da doença crupe membranoso, crupe pseudomembranoso ou laringotraqueobronquite membranosa.

Etiologia e epidemiologia

Como conseqüência da prática médica atual, a epidemiologia da obstrução infecciosa grave das vias aéreas superiores tem mudado. Até recentemente, o crupe viral e a supraglotite eram considerados as principais etiologias destas infecções. Entretanto, a imunização contra *Haemophilus influenzae* e o tratamento do crupe viral com corticosteróides têm alterado a incidência, a morbidade e a mortalidade destas doenças. Assim, a traqueíte bacteriana, uma doença rara, emergiu como a principal causa de obstrução das vias aéreas superiores potencialmente fatais.

A doença acomete principalmente crianças de até 6 anos de idade, com predomínio do sexo masculino (mesma epidemiologia do crupe viral). Classicamente, dos casos de hospitalização com diagnóstico de crupe, a etiologia bacteriana corresponde a 1:40-50 casos, quando comparada à viral. Esta proporção aumenta quando se considera internações em UTI, chegando até a 1:8. Em série recente, Hopkins descreveu traqueíte bacteriana como responsável por 48% das internações de pacientes com obstrução potencialmente fatal de vias aéreas superiores em UTI, seguida por crupe viral (46% dos casos) e supraglotite.

O principal agente etiológico é o *S. aureus*, mas estão implicados também estreptococos (pneumococo, grupo A e não grupo A ß-hemolítico, β-hemolítico e viridans), *Moraxella catarrhalis* e *Haemophilus* sp. Há evidência de co-infecção viral, tendo sido isolados os vírus influenza a e b, parainfluenza, enterovírus,VRS e sarampo. As culturas geralmente mostram flora bacteriana mista e co-infecção viral.

Patogênese

Há infecção bacteriana direta da mucosa traqueal, causando processo inflamatório difuso da laringe, traquéia e brônquios, com produção de exsudato mucopurulento e formação de membranas semi-aderentes dentro da traquéia. Estas membranas contêm neutrófilos e restos celulares responsáveis pela obstrução das vias aéreas. Sugere-se que a infecção viral pregressa favoreça a colonização bacteriana da traquéia.

Apresentação clínica

A doença combina manifestações clínicas de crupe viral e epiglotite. Após o breve pródromo viral aparecem tosse ladrante, rouquidão, estridor inspiratório e insuficiência respiratória. A estes sinais de síndrome do crupe grave associam-se febre alta (> 38,5°C) e toxemia. O paciente com traqueíte bacteriana tem sintomas respiratórios mais prolongados que na epiglotite. O desconforto respiratório pode progredir de forma rápida, com obstrução total da via aérea. Não há resposta terapêutica ao tratamento inicial com epinefrina inalatória e corticosteróides, o que ajuda a diferenciar o crupe bacteriano do viral.

A taxa de mortalidade varia entre 18 e 40% dos pacientes. A alta morbidade associada à traqueíte bacteriana se deve a parada cardiopulmonar ou respiratória, choque séptico, síndrome do choque tóxico, SDRA e disfunção múltipla de órgãos.

Diagnóstico

Em geral, o diagnóstico definitivo é feito com base na visualização da traquéia. Evidencia-se na laringoscopia a presença de exsudato purulento e mal cheiroso bloqueando a luz da traquéia, de fácil remoção, sem hemorragia. As culturas obtidas deste material revelam os microrganismos. Os resultados de hemocultura são, em geral, negativos.

Tratamento

Diante da suspeita de traqueíte bacteriana, o paciente deve ser admitido em UTI, pois a intubação freqüentemente é necessária para aliviar a obstrução da via aérea. A taxa de internação em UTI é de 94%, de intubação, 83% e em 28% dos casos há complicações graves. O cuidado com a cânula traqueal deve ser meticuloso, já que a obstrução desta pelas membranas é comum. Deve ser administrado antibiótico endovenoso para cobertura dos principais agentes: associação de oxacilina e cloranfenicol ou de cefalosporina de segunda (cefuroxime) ou de terceira gerações (ceftriaxone) como drogas únicas. O uso de corticosteróides ou epinefrina inalatória não é indicado.

ABSCESSO RETROFARÍNGEO

Definição

Abscesso retrofaríngeo se refere à supuração e necrose dos linfonodos do espaço retrofaríngeo virtual. O tecido conectivo do espaço retrofaríngeo se estende da base do crânio até a bifurcação da traquéia. As cadeias linfáticas desta região drenam a nasofaringe, as adenóides e os seios nasais posteriores. Assim, a supuração destas cadeias causa abscesso retrofaríngeo.

Etiologia e epidemiologia

A doença acomete crianças menores de 6 anos, sendo que 50% dos casos ocorrem em crianças de 6 a 12 meses de vida. Há predominância nesta faixa etária pois, a partir dos 4 anos, inicia-se a atrofia das cadeias linfáticas do espaço retrofaríngeo.

As culturas de abscesso retrofaríngeo revelam flora bacteriana mista de anaeróbios e aeróbios. Os principais agentes etiológicos são: *S. pyogenes, S. viridans, S. aureus* e *epidermidis*; anaeróbios (bacteróides, *Peptoestreptococcus* e *Fusobacterium*), *Haemophilus* e *Klebsiella*. Tem sido relatado o aumento da incidência de organismos Gram-negativos.

Patogênese

A etiologia das infecções retrofaríngeas está associada a causas clínicas (45%), traumáticas (27%) e idiopáticas (28%). São fatores predisponentes para desenvolvimento de abscesso retrofaríngeo: faringite, tonsilite, otite média, infecção nasal, laringotraqueobronquite, infecção dentária, maus cuidados dentários, trauma, corpo estranho perfurante, violência, osteomielite cervical e adenoidectomia. A infecção de vias aéreas drena para os linfonodos do espaço retrofaríngeo, progredindo para celulite dos linfonodos, com posterior flegmão e abscesso.

Achados clínicos

A maioria dos sintomas se assemelha a epiglotite, porém a característica insidiosa de sua evolução torna o diagnóstico mais difícil. Eles incluem febre, irritabilidade, odinofagia, disfagia e salivação excessiva. À medida que a infecção progride, há recusa para a ingestão de sólidos, extensão do pescoço, torcicolo, disfonia, estridor e sinais de obstrução de vias aéreas superiores. Os sinais de desconforto respiratório não estão presentes no início da doença, o que ajuda no diagnóstico diferencial com supraglotite e laringotraqueobronquite. O exame clínico da orofaringe pode revelar abaulamento da parede posterior da faringe (presente em menos de 50% dos casos).

Diagnóstico

Um raio X cervical lateral deve ser feito em hiperextensão do pescoço, na inspiração, se possível. O espaço retrofaríngeo é medido do segundo corpo vertebral cervical à parede da faringe posterior. Se este espaço for maior que 7 mm (ou o tamanho de um corpo cervical), sugere massa causada por flegmão, pus ou sangue. O único aspecto radiológico que diferencia celulite de abscesso é a presença de gás nos tecidos moles da retrofaringe.

Nos casos suspeitos, deve ser realizada TC cervical para definir a extensão da doença e localizar pontos de drenagem cirúrgica. A TC é o método diagnóstico mais utilizado para infecções profundas do pescoço. O exame é útil para determinar a localização e a extensão da infecção, porém nem sempre é possível distinguir celulite de abscesso.

A ultra-sonografia cervical com Doppler é uma alternativa à TC, pois pode diagnosticar infecções no estágio inicial não-supurativo e é útil no seguimento do tratamento clínico. O ultra-som tem benefício adicional na distinção entre adenite e abscesso, além de guiar a aspiração e drenagem cirúrgica, quando indicadas.

Os diagnósticos diferenciais incluem epiglotite, laringotraqueobronquite, abscesso peritonsilar, aspiração de corpo estranho, osteomielite vertebral, hematoma, linfoma, meningite, doença de Kawasaki e infecção perinatal adquirida pelo herpes vírus simples.

Tratamento

O tratamento clínico, por si só, é efetivo entre 75 e 90% dos casos. Assegurar a patência das vias aéreas é fundamental. Os pacientes devem ser internados, manter jejum e receber antibióticos endovenosos por 24 a 48 horas. Caso não ocorra melhora clínica ou tomográfica, uma intervenção cirúrgica pode ser proposta.

O tratamento clínico inicial pressupõe associação de antimicrobianos como: clindamicina e aminoglicosídeo; clindamicina e cefalosporina de terceira geração ou penicilina penicilinase-resistente e cefalosporina de terceira geração. O tratamento cirúrgico deve ser reservado aos casos que não respondem ao tratamento clínico, aos abscessos grandes ou se houver comprometimento da via aérea com desconforto respiratório.

Embora raras, as complicações das infecções cervicais profundas têm sério risco de morbidade e mortalidade. As complicações mais comuns são: comprometimento das vias aéreas, pneumonia aspirativa, extensão da infecção a compartimentos e estruturas adjacentes e recorrência do abscesso.

LEITURA ADICIONAL

1. Malhorta A, Krilov LR. Viral croup. Pediatrics in Review 2001; 22: 5-11.
2. Kaditis AG, Wald ER.Viral croup: current diagnosis and treatment. Pediatr Infect Dis J 1998; 17: 827-34.
3. Bank DE, Krug SE. New approaches to upper airway disease. Emerg Med Clin North Am 1995; 13: 473-8.
4. Geelhoed CG. Croup. Pediatr Pulmonol 1997; 23: 370-4.
5. Kayris SW, Olmstead EM, O'Connor GT. Steroid treatment of laryngotracheitis: a meta-analysis of the evidence from randomized trials. Pediatrics 1989; 83: 683-93.
6. Geelhoed CG, MacDonald WBG. Oral dexamethasone in the treatment of croup: 0,15 mg/kg *versus* 0,3 mg/kg *versus* 0,6 mg/kg. Pediatr Pulmonol 1995; 20: 362-8.
7. Klassen TP, Feldman LE, Walters LK, et al. Nebulized budesonide for children with mild-to-moderate croup. N Engl J Med 1994; 331: 285-9.
8. Johnson DW, Jacobsen S, Edney PC, et al. A comparison of nebulized budesonide, intramuscular dexamethasone, and placebo for moderately severe croup. N Engl J Med 1998; 339: 498-503.
9. Milczuk H. Upper airway obstruction in children. New Horizons 1999; 7: 326-34.
10. Lerner DL, Fontan JPP. Prevention and treatment of upper airway obstruction in infants and children. Curr Opin Pediatr 1998; 10: 265-70.
11. Travis KW, Trodes ID, Shannon DC. Pulmonary edema associated with croup and epiglotitis. Pediatrics 1977; 59: 695-8.
12. Rafey K, Lichenstein R. Airway infectious disease. Emergency Pediatr Clin North Am 2006; 53(2): 215-42.
13. Bjornson CL, Johnson DW. Croup-treatment update. Pediatr Emerg Care 2005; 21(12): 860-3.
14. Hopkins A, Lahiri T, Salermo R. Changing epidemiology of life-threatning upper airway infections: the reemergence of bacterial tracheitis. Pediatrics 2006; 118(4): 1418-21.
15. Butte M, Nguyen B, Hutchison T, et al. Pediatric myocardial infarction after racemic epinephrine administration. Pediatrics 1999; 104: e9.

Tabela 258.III – Diagnósticos diferenciais das afecções de vias aéreas superiores

Categoria	Crupe viral	Crupe espasmódico	Traqueíte bacteriana	Supraglotite
Idade	3 meses a 3 anos	3 meses a 3 anos	> 3 anos	> 5 anos
Pródromos	Coriza e tosse seca	Nenhum	Coriza e tosse seca	Ocasionalmente coriza e tosse
Início	12 a 48 horas	Abrupto	Progressivo: 12 horas a 7 dias	Rápido: 4 a 12 horas
Febre	37,8 a 40,5°C	Ausente	37,8 a 40,5°C	> 39°C
Estridor	Leve a intenso	Leve a moderado	Moderado a intenso	Intenso
Rouquidão ou tosse ladrante	Presente	Presente	Presente	Ausente
Cavidade oral	Hiperemia de faringe Epiglote normal	Hiperemia de faringe Epiglote normal	Hiperemia de faringe Secreção purulenta	Salivação intensa Epiglote em "cereja"
Sintomas circulatórios	Normalmente ausentes	Ausentes	Moderados a graves	Normalmente graves
Evolução clínica	Variável. Maioria não requer intubação	Sintomas curtos e leves. Recorrência	Obstrução aérea grave por 3 a 5 dias	Obstrução aérea completa
Intubação (IOT)	Geralmente desnecessária	Desnecessária	Geralmente necessária. Cânula menor	Necessária. Usar lâmina curva. Cânula menor
Internação	Infreqüente. Enfermaria ou UTI	Desnecessária	UTI	UTI
Tratamento	Dexametasona Epinefrina inalatória Assegurar via aérea	Desnecessário	Estabilização: choque e respiratória. Antibiótico parenteral	Estabilização: choque e respiratória. Antibiótico parenteral

CAPÍTULO 259 Bronquiolite Viral Aguda e Crise Asmática

Luiz Vicente Ribeiro Ferreira da Silva Filho

TÓPICOS IMPORTANTES

- A bronquiolite viral aguda caracteriza-se por inflamação dos bronquíolos e obstrução de vias aéreas decorrente de infecção por vírus respiratórios.
- O quadro da bronquiolite se inicia com sintomas gripais, como coriza, tosse e febre baixa, que evoluem com acentuação da intensidade da tosse, dificuldade respiratória, roncos ou chiados audíveis pelos familiares.
- O tratamento da bronquiolite inclui oxigênio, fluidificação das secreções de vias aéreas, broncodilatadores e corticosteróides sistêmicos.
- Crise asmática é uma situação de exacerbação da doença, que motiva o aparecimento de sintomas e necessita de intervenção terapêutica para adequada resolução.
- Nas crianças menores de 1 ano de idade, o diagnóstico de asma é particularmente difícil. O diagnóstico deve ser considerado em lactentes com mais de 2 episódios de crise de sibilância, com resposta a broncodilatador e com antecedentes pessoais ou familiares de atopia.
- O tratamento para a crise aguda de asma inclui oxigênio, broncodilatadores, anticolinérgico, corticosteróides sistêmicos.

BRONQUIOLITE VIRAL AGUDA

INTRODUÇÃO E DEFINIÇÕES

A bronquiolite viral aguda caracteriza-se por inflamação dos bronquíolos e obstrução de vias aéreas decorrente de infecção por vírus respiratórios. Os principais agentes envolvidos são o vírus sincicial respiratório e o rinovírus. Outros vírus, como adenovírus, influenza e parainfluenza, também podem estar envolvidos, com menor freqüência. Trata-se de uma doença típica de lactentes (com prevalência entre 2 e 6 meses), relacionada às características anatômicas e funcionais desta faixa etária (menor calibre da via aérea, maior número de glândulas, menor capacidade retrátil e maior complacência pulmonar).

ACHADOS CLÍNICOS

O diagnóstico e a avaliação da gravidade da bronquiolite baseiam-se na história clínica, no exame físico e na medida da saturação arterial de oxigênio.

Habitualmente, o quadro se inicia com sintomas gripais, como coriza, tosse e febre baixa, que evoluem com acentuação da intensidade da tosse, dificuldade respiratória, roncos ou chiados audíveis pelos familiares. Ao exame físico, observa-se a presença de desconforto respiratório de graus variáveis, com taquipnéia, dispnéia ou ambos, retrações torácicas subcostais, intercostais e tiragem de fúrcula ou batimentos de aletas nasais. A ausculta pulmonar evidencia crepitações, roncos, tempo expiratório aumentado e sibilância de graus variados. A febre pode ser alta. Em crianças abaixo de 2 meses de idade podem estar presentes irregularidade respiratória ou apnéias.

A classificação da bronquiolite baseia-se em intensidade do desconforto respiratório, estado geral do paciente, ausculta pulmonar e oximetria de pulso, como apresentado na Tabela 259.I.

Algumas situações que indicam maior risco para pacientes com bronquiolite são:

- Idade inferior a 3 meses.
- Antecedente de prematuridade.
- Cardiopatias congênitas.
- Síndrome de Down.
- Displasia broncopulmonar.
- Fibrose cística.
- Encefalopatias crônicas.
- Doenças neuromusculares.

EXAMES COMPLEMENTARES

1. Radiografia de tórax: deve ser sempre realizada em casos moderados e graves ou quando há suspeita de infecção secundária ou complicação mecânica.
2. Pesquisa de vírus respiratório sincicial e outros vírus respiratórios (triagem) em aspirado de nasofaringe: nos casos em que se indica admissão hospitalar, eventualmente em casos moderados com início recente.

TRATAMENTO

O tratamento da bronquiolite é controverso, mas deve incluir (Algoritmo 259.1):

- Oferta de oxigênio em pacientes com hipoxemia.

Tabela 259.I – Escore de gravidade de bronquiolite

Sinais e sintomas	Leve	Moderada	Grave
Desconforto respiratório	Mínimo Boa atividade Pode deitar sem problemas	Choro curto e interrompido Dificuldade p/ alimentação Prefere ficar sentado	Recusa alimentar Extensão do pescoço Gemência Hipoatividade
Consciência	Normal Pode estar agitado	Usualmente agitado	Agitado, sonolento ou prostrado (falência respiratória iminente)
Cor	Normal	Palidez	Cianose
Ausculta pulmonar	Expiração prolongada ou sibilos no final da expiração	Sibilos durante toda a expiração Sibilos inspiratórios	Diminuição acentuada ou ausência de sons
Uso de musculatura acessória	Sem uso ou leve retração intercostal/subcostal	Retrações moderadas intercostais, de fúrcula e subdiafragmática	Retrações intensas intercostais, de fúrcula e subdiafragmática com batimento de asa de nariz
Saturação O_2 (ar ambiente)	> 95%	91 a 95%	≤ 90%

* A presença de um dos parâmetros da categoria mais grave indica a classificação geral da bronquiolite.

- Medidas de fluidificação das secreções de vias aéreas.
- Uso de broncodilatadores (β_2-agonistas) de curta duração em casos moderados e graves, como teste terapêutico.
- Uso de corticosteróides sistêmicos em bronquiolite grave ou moderada sem resposta inicial, com eficácia questionável.
- Uso de epinefrina inalatória em bronquiolite grave, também como teste terapêutico.

Critérios de admissão hospitalar

- Bronquiolite grave.
- Bronquiolite moderada com resposta insuficiente ao tratamento inicial.
- Irregularidade respiratória, apnéias.
- Sinais sugestivos de complicação bacteriana pulmonar.
- Complicação mecânica pulmonar (pneumotórax, pneumomediastino, atelectasia).
- Desidratação, sinais de má perfusão ou ambos.
- Ingesta hídrica baixa com risco de desidratação.
- Considerar admissão em menores de 3 meses.
- Sinais de toxemia.
- Pais não confiáveis ou residência de difícil acesso a serviços de emergência médica.
- Saturação de O_2 < 93% em ar ambiente após abordagem terapêutica inicial.

Recomendações durante o tratamento

- Manter a criança próxima dos pais durante o tratamento e tranqüilizar os pais/familiares.
- Manter pausa alimentar se houver alteração do nível de consciência, da perfusão periférica ou taquidispnéia moderada/grave.

Instruções ao paciente pós-alta

- Aumentar a oferta de líquidos.
- Manter as medicações conforme orientação médica.
- Retornar se houver reaparecimento ou persistência do quadro febril por mais de 72 horas.
- Observar sinais de toxemia e desidratação.
- Observar piora dos sintomas respiratórios após a alta.
- Reavaliação com o pediatra nas próximas 72 horas.
- Instruir quanto à possibilidade de persistência de sibilância (sem desconforto) por até 4 semanas.
- Retornar ao pronto-socorro caso haja piora do quadro respiratório.

CRISE ASMÁTICA

INTRODUÇÃO E DEFINIÇÕES

Asma é uma doença inflamatória crônica caracterizada por hiper-responsividade das vias aéreas inferiores e por limitação variável ao fluxo aéreo, reversível espontaneamente ou com tratamento, manifestando-se clinicamente por episódios recorrentes de sibilância, dispnéia, aperto no peito e tosse, particularmente à noite e pela manhã, ao despertar. Crise asmática é uma situação de exacerbação da doença, que motiva o aparecimento de sintomas e necessita de intervenção terapêutica para adequada resolução.

A asma é a doença crônica mais comum na infância, contribui significativamente para a morbimortalidade e constitui ônus considerável para os serviços de saúde pública em todo o mundo. É causa importante de absenteísmo escolar, de atendimento em nível ambulatorial e em unidades de emergência, além de causa freqüente de internações hospitalares.

ACHADOS CLÍNICOS

O diagnóstico e a avaliação da gravidade da crise aguda de asma baseiam-se em história clínica, exame físico, medida da saturação arterial de oxigênio e, quando possível, medidas da função pulmonar.

O diagnóstico de asma deve ser considerado quando a criança ou o adolescente estiver incluído em uma ou mais das seguintes condições:

- Teve uma ou mais crises de chiado.
- Tem tosse noturna.
- Tem tosse ou chiado após exercício.
- Tem tosse, chiado ou aperto no peito após exposição a alérgenos inalantes ou poluentes.
- Tem resfriados com aumento de secreção pulmonar ou com duração superior a 10 dias.

Nas crianças menores de 1 ano de idade, o diagnóstico de asma é particularmente difícil. O diagnóstico deve ser considerado em lactentes com mais de 2 episódios de crise de sibilância, com resposta a broncodilatador e com antecedentes pessoais ou familiares de atopia.

Para estabelecer definitivamente o diagnóstico de asma, deve-se observar que:

- Sintomas episódicos de obstrução aérea estão presentes.
- A obstrução aérea é pelo menos parcialmente reversível.
- Os diagnósticos alternativos foram excluídos.

No exame físico inicial, devem ser avaliados o estado de alerta, o grau de desconforto respiratório, a freqüência cardíaca e respiratória, a presença de cianose e a utilização da musculatura acessória da respiração. Na ausculta, deve-se observar a entrada de ar nos pulmões, a duração da fase expiratória e a presença de sibilos.

EXAMES COMPLEMENTARES

1. Radiografia de tórax: crises graves, presença de febre, suspeita de complicações (atelectasia, síndromes de extravasamento aéreo).
2. Gasometria arterial: crises graves.
3. Saturação arterial de oxigênio: pode ser avaliada pela oximetria de pulso, que tem a vantagem de ser um método não-invasivo, poder ser avaliada de modo contínuo e apresentar boa correlação com a função pulmonar e escores clínicos. A medida dos gases arteriais fica reservada para crises mais graves. A classificação da gravidade da crise de asma encontra-se na Tabela 259.II.

Algumas situações que indicam maior risco de óbito em pacientes com crise de asma são:

- Grande freqüência de crises de asma (> 2/semana).
- Hipóxia grave, alteração do nível de consciência.
- Necessidade de ventilação pulmonar mecânica em episódio prévio.
- Início súbito de broncoespasmo grave.
- Início tardio do tratamento efetivo.
- Redução da corticoterapia no mês prévio ao episódio atual.
- Alterações da dinâmica familiar e baixa adesão ao tratamento preventivo.

Tabela 259.II – Classificação da crise de asma

Achado[1]	Grave	Moderada	Leve
Geral	Cianose, sudorese, exaustão	Sem alterações	Sem alterações
Estado mental	Agitação, confusão, sonolência	Normal	Normal
Dispnéia	Intensa	Moderada	Ausente/leve
Fala	Frases curtas/monossilábicas Lactente: dificuldade alimentar	Frases incompletas Lactente: choro curto, dificuldade alimentar	Frases completas
Musculatura acessória	Retrações acentuadas ou em declínio (exaustão)	Retrações subcostais ou de fúrcula acentuadas	Retrações intercostais leves ou ausentes
Sibilos	Ausentes com MV diminuído	Localizados ou difusos	Ausentes/localizados ou difusos
FR (mpm)[2]	Aumentada	Aumentada	Normal ou aumentada
FC (bpm)	> 140 ou bradicardia	> 110	≤ 110
PFE (% do previsto)	< 30%	30 a 50%	> 50%
Saturação de oxigênio	≤ 90%	91 a 95%	> 95%
PaO_2	< 60 mmHg	Ao redor de 60 mmHg	Normal
$PaCO_2$	> 45 mmHg	< 40 mmHg	< 40 mmHg

[1] A presença de vários parâmetros, mas não necessariamente de todos, indica a classificação geral da crise.
[2] FR em crianças normais: < 2 meses: < 60/min; 2 a 11 meses: < 50/min; 1 a 5 anos: < 40/min; 6 a 8 anos: < 30/min; > 8 anos: = adulto.

TRATAMENTO

O tratamento para a crise aguda de asma baseia-se nos seguintes aspectos:

- Uso de oxigênio.
- Uso de broncodilatadores (β_2-agonistas) de curta duração.
- Uso de anticolinérgico (brometo de ipratrópio) em crises moderadas e graves.
- Uso de corticosteróides sistêmicos.
- Internação quando indicada.

Drogas na crise grave de asma (considerar)

1. Sulfato de magnésio: 25 mg/kg IV (máx. 2 g).
2. β_2-agonista intravenoso (salbutamol ou terbutalina):
   - Dose de ataque = 10 μg/kg IV em 10 minutos.
   - Manutenção = 0,4 μg/kg/min IV (máximo de 4 μg/kg/min).
3. Teofilina (considerar apenas em pacientes acima de 2 anos de idade):
   - Ataque de 4 a 6 mg/kg IV (se paciente não utiliza teofilina oral em casa).
   - Manutenção = 0,5 a 1 mg/kg/hora (monitorar nível sérico: ideal 10 a 15 μg/mL).

Níveis séricos de teofilina < 20 μg/mL: efeitos adversos incomuns.
Níveis séricos de teofilina > 20 a 25 μg/mL: náusea, vômitos, diarréia, cefaléia, insônia, irritabilidade (75% dos pacientes).
Níveis séricos de teofilina > 30 a 35 μg/mL: hiperglicemia, hipotensão, arritmias cardíacas, taquicardia, convulsões, lesão cerebral, morte.

Na indução ou manutenção do paciente em ventilação mecânica, podem ser utilizados anestésicos como halotano e cetamina, em função de efeito broncodilatador, associado a potentes efeitos amnésicos e sedativos. A ventilação deve ser realizada idealmente com ventiladores ciclados a volume ou a tempo com pressão controlada, utilizando-se freqüências respiratórias baixas (geralmente entre 15 e 20 irpm), volume corrente de 6 a 10 mL/kg, relação I/E de 1:3 ou 1:4, pico de pressão inspiratória de no máximo 45 cmH_2O e pressão inspiratória positiva final em níveis fisiológicos. Pode ser utilizada a hipoventilação controlada, em que são tolerados níveis elevados de $PaCO_2$, para evitar o uso de pressões excessivamente elevadas.

Recomendações durante o tratamento

- Manter a criança próxima dos pais durante o tratamento inalatório, exceto se houver indicação de ventilação assistida ou procedimento invasivo.
- Tranqüilizar os pais frente à boa evolução da grande maioria dos casos.
- Manter pausa alimentar até melhora do desconforto respiratório.

Tabela 259.III – Critérios de admissão e alta hospitalar

1. Admissão: • Asma grave. • Asma moderada com resposta insuficiente ao tratamento inicial. • Uso intenso da musculatura respiratória. • Comprometimento importante do parênquima pulmonar (pneumonia). • Saturação de O_2 < 93% em ar ambiente após abordagem terapêutica inicial. • Ingesta hídrica baixa com risco de desidratação. • Pais não confiáveis ou residência de difícil acesso a serviços de emergência médica. • Má resposta terapêutica prévia.
2. Alta: • Sintomas leves. • Se crise moderada: tempo mínimo de observação hospitalar de 2 horas. • Se crise grave: tempo mínimo de observação hospitalar de 12 horas.

Instruções ao paciente pós-alta

- Manter as medicações conforme orientação médica.
- Observar sinais de toxemia e desidratação.
- Observar piora dos sintomas respiratórios após a alta.
- Retornar ao pronto-socorro caso haja piora do quadro respiratório.
- Orientações quanto ao reconhecimento das crises, medicações de alívio, controle ambiental e de fatores desencadeantes.

LEITURA ADICIONAL

1. Barnett PL, Caputo GL, Baskin M, et al. Intravenous versus oral corticosteroids in the management of acute asthma in children. Ann Emerg Med 1997; 29: 212-7.
2. Berger I, Argaman Z, Schwartz SB, Segal E, Kiderman A, Branski D, et al. Efficacy of corticosteroids in acute bronchiolitis: short term and long term follow-up. Pediatric Pulmonology 1998; 26: 162-6.
3. Castro-Rodriguez JA, Rodrigo GJ. Beta-agonists through metered-dose inhaler with valved holding chamber versus nebulizer for acute exacerbation of wheezing or asthma in children under 5 years of age: a systematic review with meta-analysis. J Pediatr 2004; 145:172-7.
4. Cheuk DK, Chau TC, Lee SL. A meta-analysis on intravenous magnesium sulphate for treating acute asthma. Arch Dis Child 2005; 90: 74-7.
5. Davison C, Ventre KM, Luchetti M, Randolph AG. Efficacy of interventions for bronchiolitis in critically ill infants: a systematic review and meta-analysis. Pediatr Crit Care Med 2004; 5(5): 482-9.
6. Everard ML, Bara A, Kurian M, Elliott TM, Ducharme F, Mayowe V. Anticholinergic drugs for wheeze in children under the age of two years. Cochrane Database Syst Rev 2005; (3): CD001279.
7. Hartling L, Wiebe N, Russell K, Patel H, Klassen TP. A meta-analysis of randomized controlled trials evaluating the efficacy of epinephrine for the treatment of acute viral bronchiolitis. Arch Pediatr Adolesc Med 2003; 157(10): 957-64.
8. Kellner JD, Ohlsson A, Gadomski AM, Wang EEL. Efficacy of bronchodilator therapy in bronchiolitis – a meta-analysis. Arch Pediatr Adolesc Med 1996; 150: 1166-72.
9. Mitra A. The current role of intravenous aminophylline in acute paediatric asthma. Minerva Pediatr 2003; 55: 369-75.
10. Panitch HB. Respiratory syncytial virus bronchiolitis: supportive care and therapies designed to overcome airway obstruction. Pediatr Infect Dis J 2003; 22(2 Suppl): S83-S87.

11. Patel H, Platt R, Lozano JM, Wang EE. Glucocorticoids for acute viral bronchiolitis in infants and young children. Cochrane Database Syst Rev 2004; (3): CD004878.
12. Ribeiro de AC, Duarte MC, Camargos P. Correlations between pulse oximetry and peak expiratory flow in acute asthma. Braz J Med Biol Res 2007; 40: 485-90.
13. Rodrigo GJ, Castro-Rodriguez JA. Anticholinergics in the treatment of children and adults with acute asthma: a systematic review with meta-analysis. Thorax 2005; 60: 740-6.
14. Rodrigo GJ, Rodrigo C, Pollack CV, et al. Use of helium-oxygen mixtures in the treatment of acute asthma: a systematic review. Chest 2003; 123: 891-6.
15. Scarfone RJ. Controversies in the treatment of bronchiolitis. Curr Opin Pediatr 2005; 17(1): 62-6.
16. Streetman DD, Bhatt-Mehta V, Johnson CE. Management of acute, severe asthma in children. Ann Pharmacother 2002; 36: 1249-60.

Algoritmo 259.1 – Tratamento da bronquiolite viral aguda

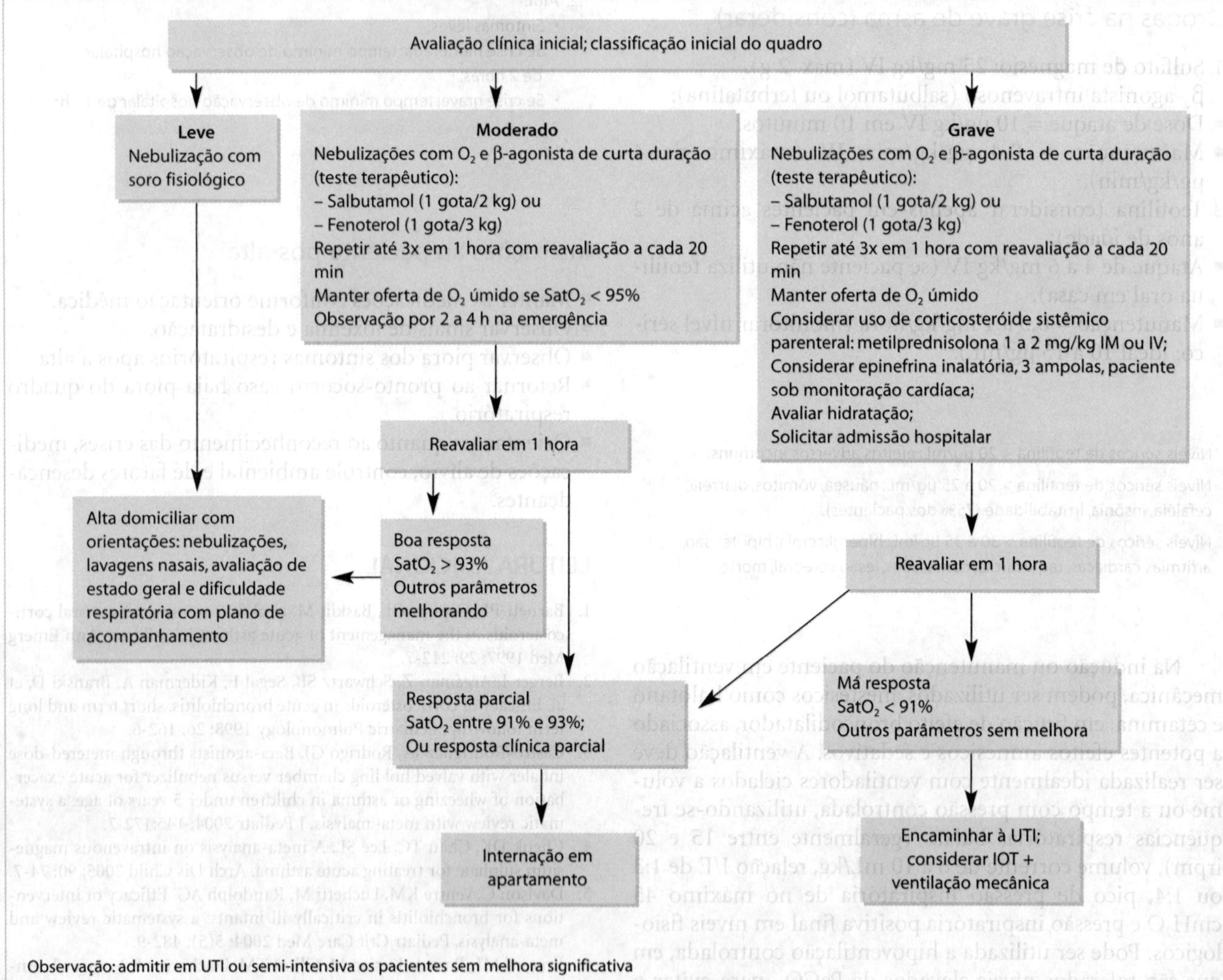

Observação: admitir em UTI ou semi-intensiva os pacientes sem melhora significativa ou na presença de fatores de risco e/ou complicações.

Algoritmo 259.2 – Manejo da crise aguda leve de asma

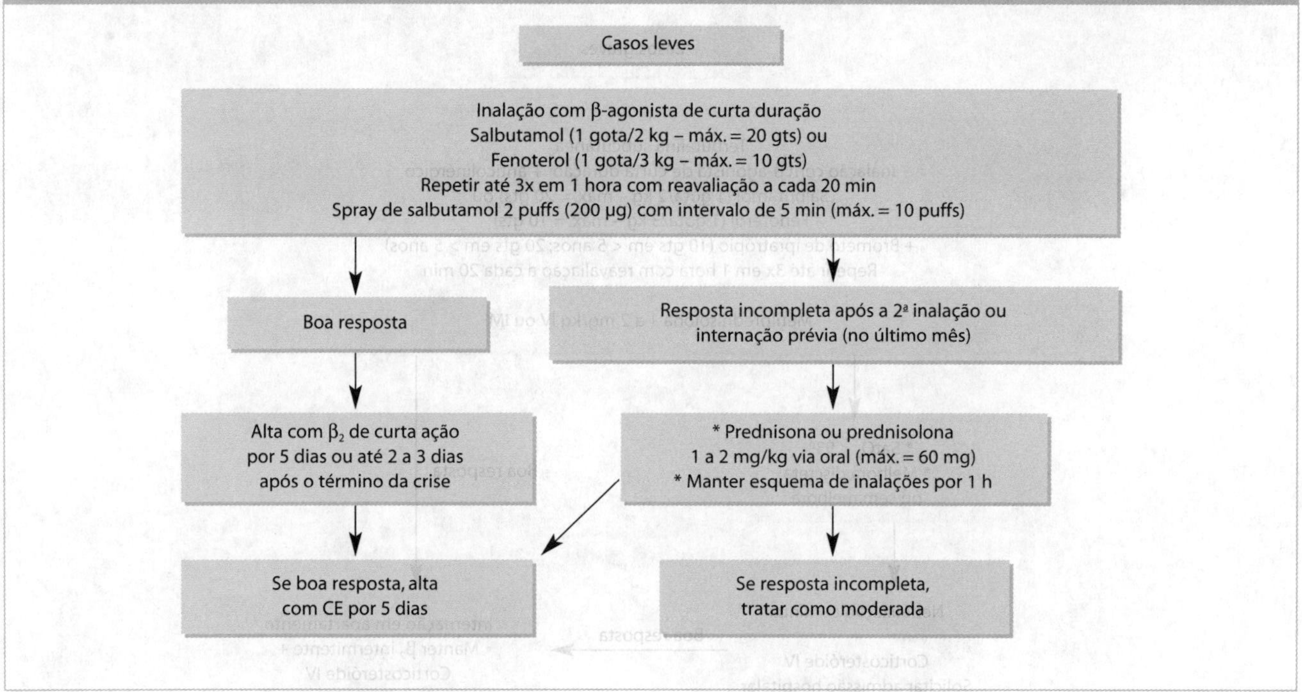

Algoritmo 259.3 – Manejo da crise aguda moderada de asma

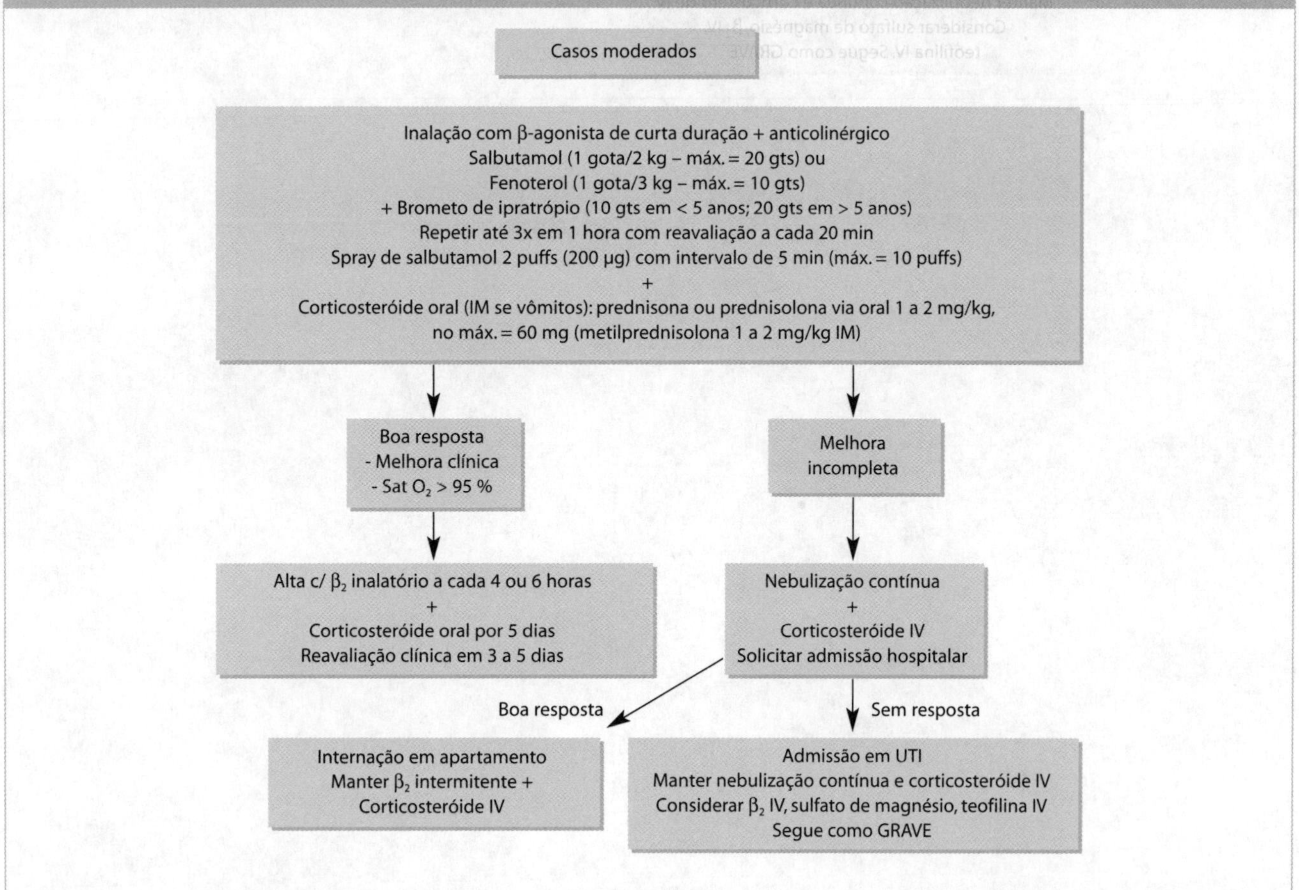

Algoritmo 259.4 – Manejo da crise aguda grave de asma

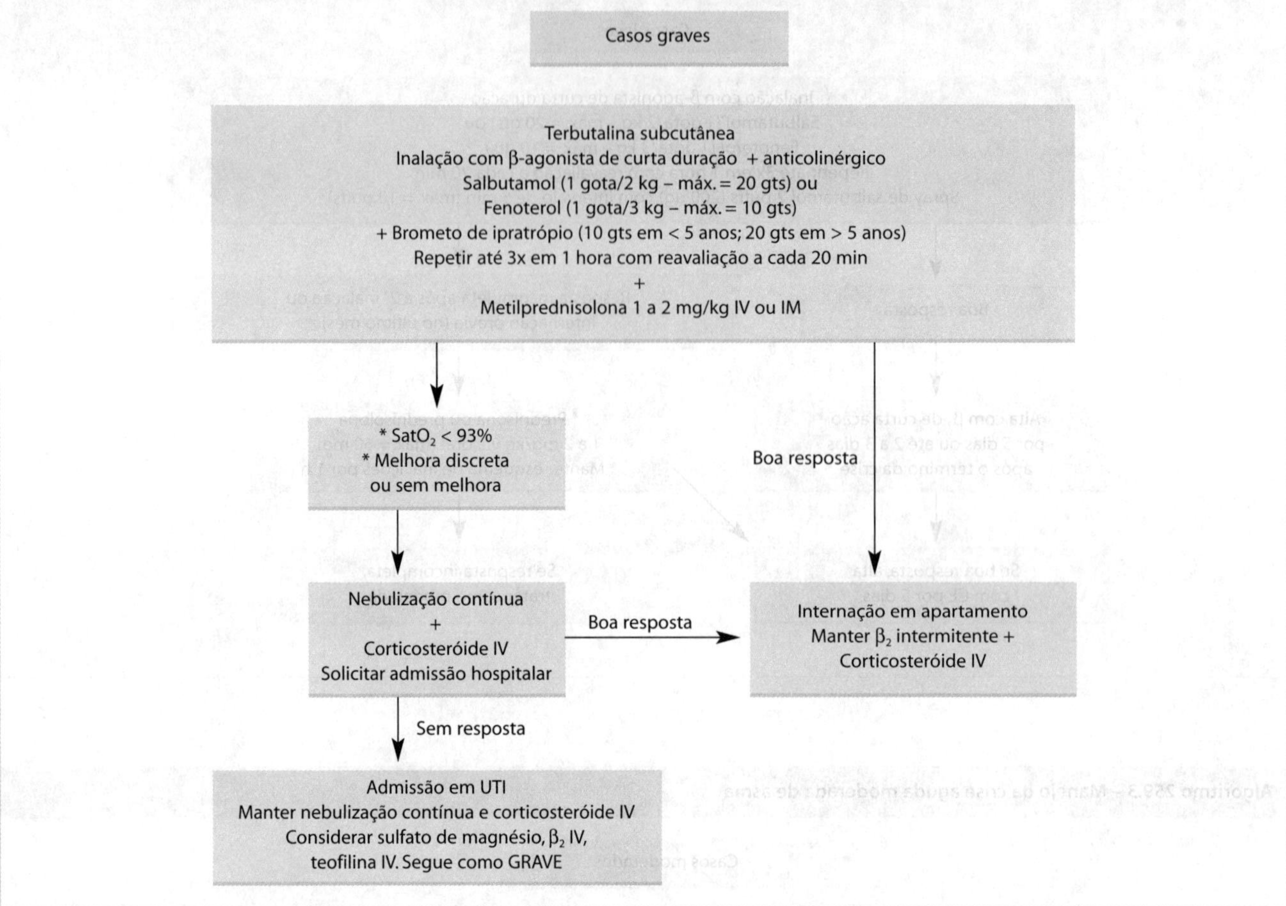

Pneumonias Agudas

CAPÍTULO 260

Joaquim Carlos Rodrigues
Luiz Vicente Ribeiro Ferreira da Silva Filho

TÓPICOS IMPORTANTES

- Os estudos epidemiológicos das pneumonias agudas adquiridas na comunidade (PAC) mostram que o *Streptococcus pneumoniae* continua sendo o agente etiológico bacteriano mais importante, em todas as faixas etárias, tanto nos países desenvolvidos quanto nos em desenvolvimento. A resistência desse agente à penicilina e às cefalosporinas tem aumentado progressivamente em todos os continentes e tem constituído um fator de preocupação.
- Os agentes de pneumonias atípicas *Mycoplasma pneumoniae* e *Chlamydia pneumoniae* são importantes na etiologia das PAC, particularmente em crianças acima de 4 a 5 anos de idade, correspondendo, em países desenvolvidos, a cerca de até um terço dos casos.
- O vírus respiratório sincicial é um agente freqüente de PAC, pode determinar quadros mais graves, particularmente nos lactentes e crianças menores, sendo muito importante a sua investigação em crianças hospitalizadas por doença do trato respiratório inferior.
- A identificação do agente etiológico das PAC é relativamente difícil pelos métodos habituais. Novos métodos imunológicos, sorológicos e de biologia molecular (reação em cadeia com polimerase – PCR) com maior sensibilidade têm sido utilizados com esta finalidade.
- O tratamento inicial das pneumonias agudas é geralmente empírico e baseado em dados epidemiológicos de prevalência dos agentes, de acordo com as diferentes faixas etárias e a sensibilidade aos antimicrobianos. De uma maneira geral, excetuando-se o período neonatal e os lactentes com pneumonia afebril, a antibioticoterapia inicial deve visar o pneumococo. Deve-se utilizar amoxicilina para o tratamento domiciliar e penicilina cristalina ou ampicilina quando houver necessidade de internação.
- Os pacientes que não respondem ao tratamento inicial devem ser investigados quanto à presença de complicações (derrame parapneumônico, abscesso pulmonar, pneumonia necrotizante) e a possibilidade de pneumonia atípica por *Mycoplasma pneumoniae* ou *Chlamydia pneumoniae*. Nesta última eventualidade deve-se optar por antibiótico macrolídeo.
- A imunização de crianças com as novas vacinas conjugadas para *Haemophilus influenza* tipo b e pneumococos nos países em desenvolvimento poderá ter impacto, a exemplo do que ocorreu nos países desenvolvidos, em reduzir consideravelmente a morbidade e a mortalidade por pneumonias agudas, a taxa de hospitalização e os custos em saúde pública nesses países.
- O monitoramento microbiológico e antimicrobiano também deve ser um trabalho dinâmico e contínuo, e a procura e o desenvolvimento de novas vacinas, particularmente contra o vírus respiratório sincicial, poderá representar um grande avanço na prevenção das pneumonias agudas na infância.

INTRODUÇÃO E DEFINIÇÕES

A incidência anual de pneumonias em crianças menores de 5 anos é de 30 a 40 casos por 1.000 na Europa e na América do Norte. Nos países em desenvolvimento, as pneumonias na infância não são apenas mais comuns, mas também são mais graves, causando maior mortalidade. Os dados da Organização Mundial da Saúde (OMS) mostram que, na última década, cerca de um terço da mortalidade mundial em crianças (4 a 5 milhões de óbitos anuais) foi causada por infecções respiratórias agudas. O Fundo das Nações Unidas para a Infância (Unicef) estima que mais de 3 milhões de crianças morrem de pneumonia a cada ano, predominantemente nos países em desenvolvimento. As doenças do trato respiratório inferior são responsáveis por 90% das mortes por doença respiratória e determinam 10% de mortes por todas as causas em crianças menores de um ano. No Brasil, as pneumopatias agudas são responsáveis por 11% das mortes em crianças com idade inferior a um ano, e por 13% na faixa etária entre 1 e 4 anos.

A queda gradativa da mortalidade ocorrida nos Estados Unidos, no período de 1939 a 1996, foi atribuída principalmente à melhora crescente no acesso das classes sociais menos favorecidas aos serviços de saúde, e verificou-se que a incorporação das novas vacinas conjugadas para pneumococos no esquema de vacinação teve um impacto adicional muito importante. Nos estudos de eficácia vacinal, a imunização de lactentes com a vacina conjugada pneumocócica diminuiu a incidência de infecção invasiva em 93% dos casos, e de pneumonia em 73%. A vacina pneumocócica heptavalente é altamente eficaz na prevenção de doença invasiva em crianças.

ETIOLOGIA E FISIOPATOLOGIA

Embora vários fatores como a idade, o estado nutricional, a doença de base e os fatores ambientais tenham uma grande influência na etiologia das pneumonias em crianças, nas pneumonias adquiridas na comunidade o *Streptococcus pneumoniae* continua sendo uma causa importante em todas as faixas etárias, particularmente nos lactentes e pré-escolares, tanto em países desenvolvidos quanto nos em desenvolvimento. Recentemente, *Mycoplasma pneumoniae* e *Chlamydia pneumoniae* têm sido reconhecidos como agentes importantes, particularmente em crianças com mais de 4 a 5 anos de idade. Os estudos realizados na Europa e na América do Norte demonstraram que esses agentes podem ser responsáveis por até um terço das pneumonias adquiridas na comunidade em crianças. Faltam estudos que esclareçam o papel desses agentes em PAC nos países em desenvolvimento e no nosso meio.

O vírus respiratório sincicial (VRS) é um agente importante de pneumonias agudas, particularmente nos lactentes atendidos em ambulatório e nos hospitalizados. Nos países em desenvolvimento, a vacinação contra *Haemophilus influenzae* tipo b, anteriormente um agente importante de pneumonias em crianças menores de 3 anos, teve um grande impacto, com uma queda importante da freqüência de pneumonias e de outras infecções por esse agente. Algumas bactérias que foram previamente consideradas não-patogênicas no trato respiratório, como *Haemophilus influenzae* não-tipável e *Moraxella catarrhalis*, ocasionalmente têm sido implicadas nas pneumonias agudas em crianças.

O *Staphylococcus aureus* e as enterobactérias são agentes etiológicos importantes nas pneumonias de aquisição intra-hospitalar e nos pacientes imunodeprimidos. A *Legionella pneumophila*, embora seja um agente mais freqüente de pneumonias em adultos do que em crianças, pode causar infecção pulmonar esporadicamente ou em pequenos surtos.

A reunião dos estudos microbiológicos de aspirados pulmonares de crianças internadas com pneumonias agudas nos países em desenvolvimento demonstrou, em sua maioria, que as bactérias eram os agentes etiológicos identificados em cerca de 60% dos casos. Estes estudos demonstraram que os agentes bacterianos mais freqüentemente isolados nas pneumonias agudas eram o *Streptococcus pneumoniae*, o *Haemophilus influenzae*, o *Staphylococcus aureus* e as enterobactérias, sendo que no cômputo geral ocorreu uma predominância na freqüência dos pneumococos e do *Haemophilus influenzae*.

Em um grande estudo finlandês, o agente etiológico foi identificado em 88% das crianças hospitalizadas com pneumonia; vírus, em 60%, bactérias, em 62% e infecções mistas, em 50% dos casos. Os patógenos mais comuns foram pneumococo, *Mycoplasma pneumoniae* e VRS. Outro estudo prospectivo realizado no mesmo país em crianças hospitalizadas mostrou infecções virais isoladas em 19%, bacterianas em 15% e infecções mistas em cerca de 50% dos casos. Num trabalho de revisão de resultados de diversos autores, a prevalência de infecções virais foi de 29 a 100%, bacterianas, de 9 a 77%, e infecções mistas, de 2 a 37%. Possíveis etiologias puderam ser identificadas em 37 a 88% dos casos. Um estudo realizado no Hospital Universitário da USP avaliou prospectivamente a ocorrência de infecções virais em 239 crianças hospitalizadas com doença do trato respiratório inferior, através de cultura viral e imunofluorescência de material de nasofaringe. O vírus respiratório sincicial foi identificado em 41,8% das crianças, adenovírus, em 4,6%, influenza, em 0,8%, e parainfluenza, em 0,4%. O agente bacteriano, detectado por meio de hemoculturas e cultura de líquido pleural, foi identificado em apenas 5,8% dos casos. O VRS esteve associado a outros vírus ou bactérias em 6 casos. A maioria das crianças com infecção pelo VRS tinha idade inferior a um ano e era portadora de pneumonia ou bronquiolite. Os pesquisadores concluíram que o VRS é um agente importante em crianças hospitalizadas por doença respiratória grave, havendo um pico de ocorrência no outono, com extensão até o inverno.

A coexistência de infecção viral e bacteriana foi um achado relativamente freqüente, particularmente em crianças com menos de 2 anos de idade, em outros estudos etiológicos em pneumonias adquiridas na comunidade. Sugere-se que os vírus possam ser os agressores iniciais, podem deprimir a imunidade local e/ou sistêmica e facilitar a infecção bacteriana. Portanto, o achado do vírus na via aérea superior não é conclusivo sobre a sua responsabilidade na infecção do trato respiratório inferior. Ele pode ser apenas o agente inicial facilitador ou modificador da resposta do hospedeiro.

Por outro lado, em lactentes hospitalizados por pneumonia, outros agentes podem ser implicados, como citomegalovírus, *Chlamydia trachomatis* e *Pneumocystis carinii* (agora chamado *P. jirovecci*), de forma isolada ou, eventualmente, simultaneamente com VRS. Portanto, o diagnóstico etiológico de crianças com PAC na faixa etária inferior aos 2 anos oferece maior dificuldade pelo maior número de agentes e pela ocorrência de infecções mistas, dificultando o estabelecimento racional de uma estratégia terapêutica empírica inicial para esses casos.

Etiologia por faixas etárias

A incidência de pneumonia nos dois primeiros dias de vida é de 1,79/1.000 nascidos vivos. Diferentemente de todas as outras faixas etárias pediátricas, as bactérias representam a principal causa de pneumonia nesse grupo de pacientes. As pneumonias bacterianas são parte de um processo septicêmico generalizado, geralmente uma complicação da ruptura prematura de membranas e corioamnionite materna, e se manifestam logo após o nascimento. Após as primeiras 48 horas de vida, o parto prematuro e a ventilação mecânica são fatores de risco importantes. Agentes etiológicos incluem *Streptococcus agalactae* (cerca de 70%) e bacilos Gram-negativos (principalmente *Escherichia coli*, mais raramente *Pseudomonas aeruginosa* ou *Klebsiella* sp.). A *Chlamydia trachomatis* é adquirida pelos lactentes no canal vaginal durante o parto, e 10 a 20% destes vão desenvolver pneumonia nos primeiros dois meses de vida. A prevalência de *C. trachomatis* em lactentes hospitalizados, entretanto, foi de apenas 1% em um estudo. *Ureaplasma urealyticum* também é transmitido de forma vertical e é uma causa freqüente (prevalência até 25%) de pneumonia no recém-nascido criticamente enfermo. Em lactentes jovens, entretanto, representa apenas 4% dos casos de pneumonia, principalmente no inverno. A transmissão transplacentária de vírus pode se apresentar como pneumonite intersticial de aparecimento precoce, sendo uma causa rara de doença respiratória isolada. Um estudo demonstrou a ocorrência de pneumonia radiologicamente definida em 7,5% das doenças febris em crianças abaixo dos 3 meses de idade.

As pneumonias representam 13% das doenças infecciosas nos primeiros 2 anos de idade. As causas mais comuns de pneumonia são os vírus respiratórios. A bronquiolite é mais comum em lactentes, e o VRS causa 50 a 70% dos casos, com surtos epidêmicos entre os meses de outubro e março. Outras causas virais, principalmente fora da estação do VRS, incluem adenovírus, parainfluenza tipos 1 e 3, rinovírus, enterovírus e influenza, principalmente tipo A (12). Evidência de infecção anterior por VRS é praticamente universal aos 3 anos de idade e reinfecções são comuns, porque a infecção primária não induz imunidade protetora. O vírus parainfluenza tipo 3 causa doenças principalmente na primavera (especialmente em lactentes abaixo dos 6 meses de idade) e os tipos 1 e 2, no outono. *Bordetella pertussis* é mais comum em lactentes; 50% dos casos ocorrem em crianças com idade inferior a 1 ano, e 80%, em menores de 5 anos. Os fatores predisponentes para a ocorrência de pneumonia bacteriana incluem baixo nível socioeconômico, famílias grandes, exposição à fumaça de cigarro, prematuridade e residência em área urbana. Pneumococos e *Haemophilus influenzae* são causas importantes de pneumonia durante todo o período pré-escolar. A pneumonia estafilocócica é mais importante nos primeiros 2 anos de vida, enquanto *Mycoplasma pneumoniae* é mais comum após essa idade; ele é responsável por cerca de 5% das pneumonias em crianças com 2 a 5 anos de idade.

Na faixa etária escolar, as causas bacterianas comuns de pneumonia incluem *Mycoplasma pneumoniae, Chlamydia pneumoniae* e pneumococo. *Mycoplasma* é a causa mais comum após a idade pré-escolar e pequenas epidemias no inverno podem ocorrer. *Chlamydia pneumoniae* tem um pico de incidência ao redor dos 8 a 9 anos de idade, e depois, novamente, em idosos. É responsável por 6 a 10% das pneumonias em crianças hospitalizadas. Infecções subclínicas são comuns, bem como reinfecções. Recaídas podem ocorrer se o tratamento antimicrobiano não for prolongado. Pneumonias virais também podem ser vistas nesta faixa etária, geralmente em epidemias de inverno por influenza A e B. Mudanças antigênicas nos vírus influenza, podendo causar infecções repetidas em um mesmo indivíduo, em estações sucessivas, são bem documentadas. *B. pertussis* também é um agente etiológico nestes pacientes. *Legionella* sp. é um patógeno muito raro nessa faixa etária. A Tabela 260.I apresenta os principais agentes etiológicos das pneumonias agudas adquiridas na comunidade, distribuídos segundo sua importância relativa nas diversas faixas etárias.

ACHADOS CLÍNICOS

É muito difícil pelo quadro clínico identificar e separar as pneumonias virais das bacterianas ou de outras formas de pneumonia. Freqüentemente as pneumonias são precedidas por uma infecção viral de vias aéreas superiores. Sintomas como tosse e febre não são característicos. As crianças com pneumonia bacteriana podem apresentar febre alta, dor abdominal e torácica, prostração, dificuldade para se alimentar e tosse produtiva. As pneumonias virais podem ter início mais gradativo com cefaléia, mal-estar, tosse não produtiva e febre. No exame físico deve-se avaliar com cuidado o grau de desconforto respiratório através da presença de taquipnéia, tiragem intercostal e subdiafragmática (mais freqüente nos lactentes) e batimento de asa de nariz. Toxemia, prostração, palidez e cianose associada ao desconforto respiratório são sinais de gravidade da doença. Na ausculta pulmonar pode-se verificar estertores finos, médios ou grossos, localizados ou disseminados em ambos os hemitórax e respiração soprosa. O murmúrio vesicular pode estar diminuído na presença de derrame pleural ou atelectasia. A radiografia de tórax serve para confirmar os achados clínicos, avaliar a extensão do processo pneumônico e verificar a presença de complicações: derrame pleural, pneumatoceles, pneumotórax e abscesso pulmonar.

Tabela 260.I – Principais agentes etiológicos das pneumonias agudas na infância, adquiridas na comunidade e sua importância relativa nos diferentes grupos etários

Agentes	< 1 mês	1 a 3 meses	3 meses-2 anos	2 a 5 anos	> 5 anos
Streptococcus pneumoniae	+	++	+++	++++	++++
Haemophilus influenzae	+	++	++++	+++	+
Staphylococcus aureus	+++	++++	++++	+	+
Enterobactérias	++++	++	++	+	∞
Streptococcus grupos A e B	++++	+	+	++	∞
Chlamydia trachomatis	++	++++	++	∞	∞
Chlamydia pneumoniae	∞	∞	+	++	+++
Mycoplasma pneumoniae	∞	+	++	+++	++++
Ureaplasma urealyticum	++	++++	++	∞	∞
Pneumocystis carinii	++	++++	++	∞	∞
Citomegalovírus	++	++++	++	∞	∞
Vírus respiratórios	+	++++	+++	++	∞

++++ Muito freqüente; +++ freqüente; ++ pouco freqüente; +ocasional; ∞ raro.

EXAMES COMPLEMENTARES

Com o intuito de diferenciar pneumonias virais de bacterianas, alguns marcadores inflamatórios como a proteína C reativa, a interleucina 6 e a procalcitonina (PCT) foram testados em alguns estudos, uma vez que esta distinção não é possível apenas com base em critérios clínicos. Com relação à proteína C-reativa, vários estudos têm demonstrado que crianças com infecção bacteriana podem apresentar valores normais à admissão, e alguns vírus, como adenovírus e influenza, podem suscitar grandes respostas inflamatórias, resultando em altos níveis de proteína C-reativa, sugestivos de infecção bacteriana. Os níveis séricos de interleucina 6 (IL-6) não representaram um bom meio de diferenciar infecções virais de bacterianas. A procalcitonina foi testada em estudo recente, comparando com IL-6 e proteína C-reativa. Os três marcadores tiveram pouco valor como método para diferenciar infecções bacterianas de virais, mas valores de PCT de 2,0 ng/mL e proteína C-reativa de 150 mg/mL associaram-se com a presença de infecção bacteriana.

Diagnóstico radiológico

As pneumonias agudas classicamente resultam em opacidades alveolares de extensão variável, podendo acometer mais de um segmento pulmonar e resultar ainda em consolidação lobar (Figuras 260.1 e 260.2). Não existe um padrão radiológico típico para uma determinada etiologia, mas condensações lobares habitualmente são decorrentes de infecção bacteriana.

São freqüentes as opacidades associadas a espessamentos de paredes brônquicas e a fenômenos atelectásicos, principalmente quando há associação com infecção viral ou por *Mycoplasma pneumoniae* e *Chlamydia pneumoniae* (Figura 260.3). Quando lactentes apresentam quadros compatíveis com bronquiolite viral aguda, a realização rotineira de radiografias de tórax deve ser evitada, reservando-se o exame para crianças muito toxemiadas ou quando há suspeita de atelectasias extensas.

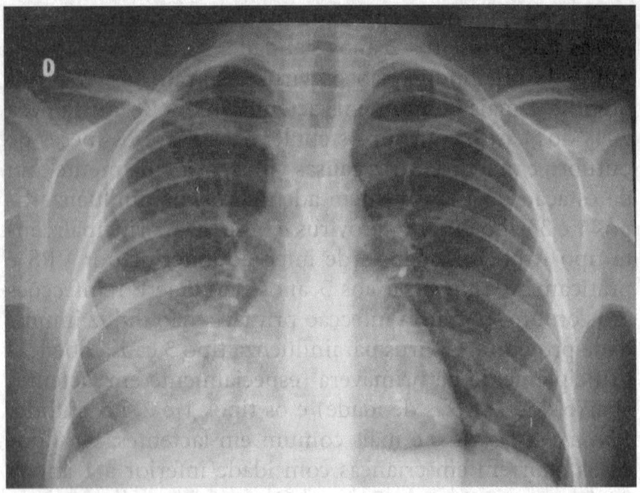

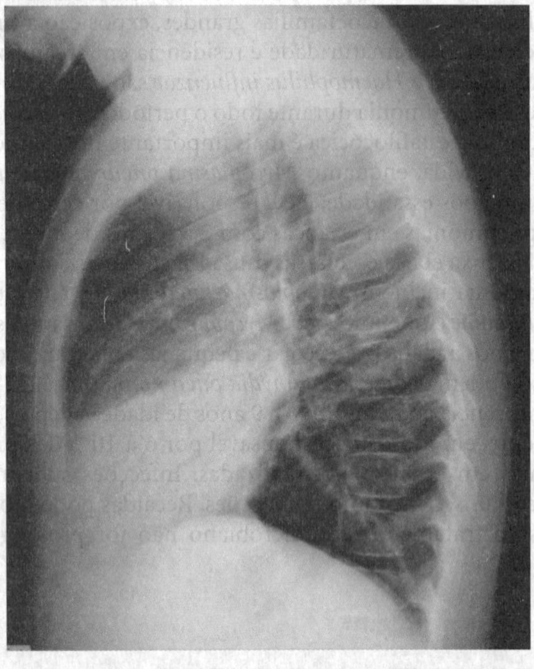

Figura 260.2 – Pneumonia aguda em escolar de 7 anos de idade, com opacidade bem definida em lobo médio, sorologia positiva para *Mycoplasma pneumoniae*.

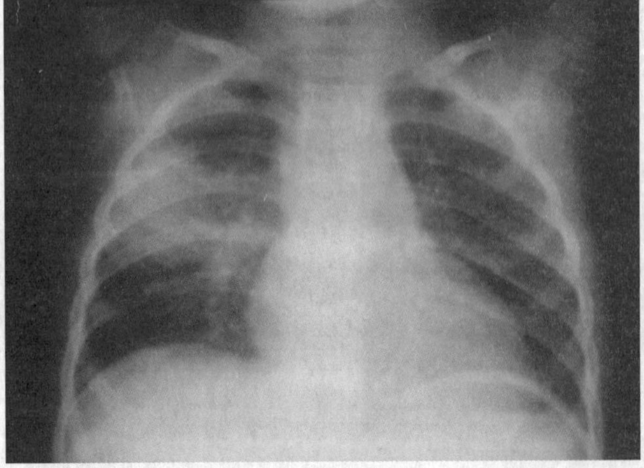

Figura 260.1 – Pneumonia aguda em paciente de 3 anos de idade, com opacidade mal delimitada em lobo superior direito e hemocultura positiva para *S. pneumoniae*.

Nos casos de *Chlamydia trachomatis* e *B. pertussis*, pode-se ainda encontrar um padrão alvéolo intersticial de distribuição radial e com opacidades paracardíacas, conferindo um aspecto chamado de "coração felpudo" (Figura 260.4).

O achado de derrame pleural extenso indica a etiologia bacteriana como mais provável, mas pequenos derrames pleurais podem ser observados em infecções por *M. pneumoniae, C. pneumoniae* e até infecções virais. Quando há suspeita de derrame pleural (opacidade na topografia de seios costofrênicos, linha de pleura), uma radiografia em decúbito

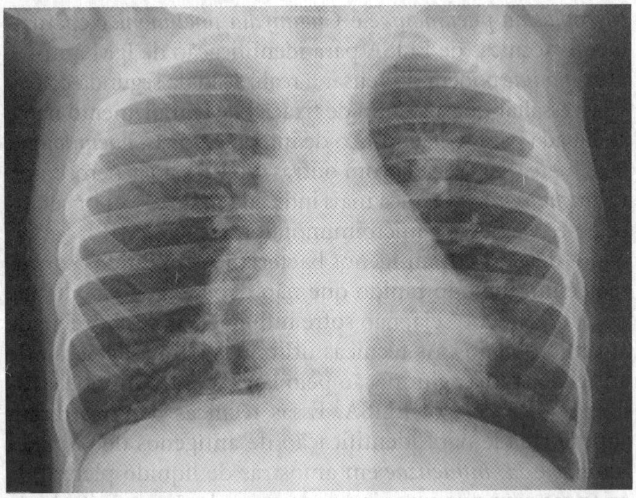

Figura 260.3 – Pneumonia aguda em lactente de 1 ano e 3 meses de idade, com hiperinsuflação, espessamento difuso de paredes brônquicas e opacidades mal delimitadas em lobo superior esquerdo, lobo inferior direito e língula; sorologia positiva para *Mycoplasma pneumoniae*.

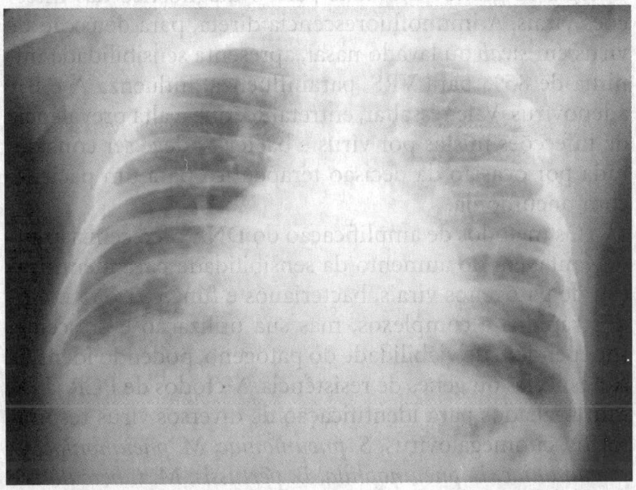

Figura 260.4 – Pneumonia aguda em lactente de 2 meses de idade, sem febre e com tosse seca persistente, com opacidades paracardíacas difusas, sorologia positiva para *C. trachomatis*.

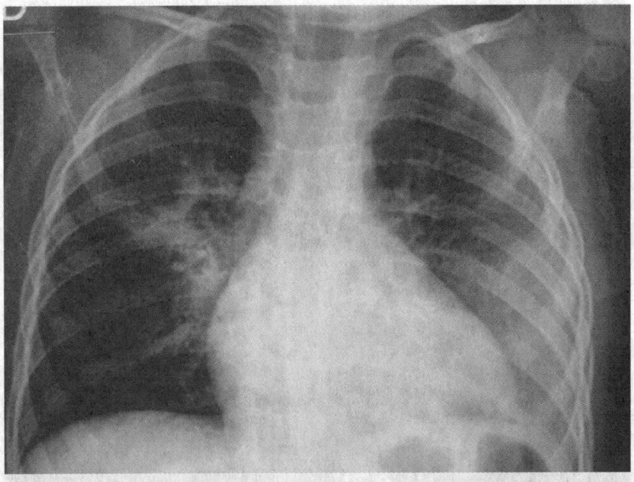

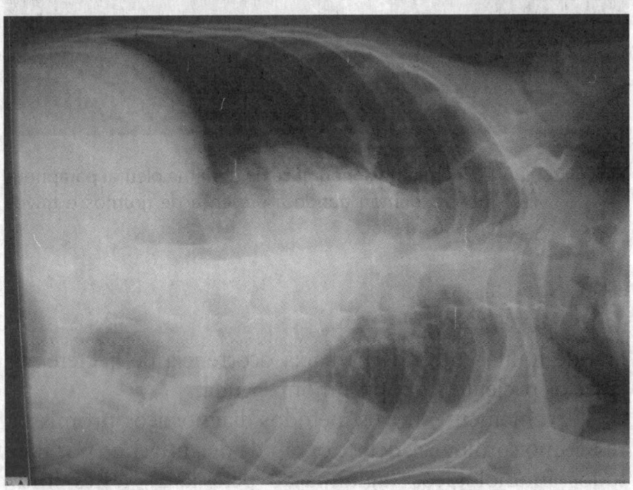

Figura 260.5 – Pneumonia aguda em paciente de 5 anos de idade, com opacidade mal delimitada em lobo inferior esquerdo e obliteração do seio costofrênico ipsilateral na incidência póstero-anterior, evidenciando derrame pleural encistado no decúbito lateral esquerdo com raios horizontais; contraimunoeletroforese de líquido pleural positiva para *Streptococcus pneumoniae*.

lateral com raios horizontais pode ajudar a avaliar sua presença e extensão (Figura 260.5). A ultra-sonografia de tórax é outra ferramenta de grande valor como método diagnóstico complementar no exame do derrame pleural, pois avalia a quantidade de líquido, sua localização e suas características ecográficas (presença de grumos, traves), o que pode ajudar muito na decisão da terapêutica inicial (Figura 260.6).

A tomografia computadorizada de tórax raramente está indicada na avaliação das pneumonias agudas na infância, exceto nas situações em que há complicações, como suspeita de abscesso pulmonar, pneumonia necrotizante e empiemas complicados, ou dúvidas quanto à existência de malformações pulmonares (seqüestro pulmonar, malformação adenomatóide cística etc.).

Métodos para o diagnóstico etiológico específico

O isolamento dos agentes etiológicos das infecções do trato respiratório inferior, na prática clínica, é relativamente complexo, uma vez que existe dificuldade na colheita de material adequado e representativo do foco infeccioso para análise microbiológica. Os materiais relacionados indiretamente com o foco pulmonar, como sangue, urina e líquido pleural, têm sido utilizados para a análise etiológica das pneumonias agudas. Freqüentemente o tratamento é empírico e baseado nos dados epidemiológicos disponíveis. A presença de um exsudato parapneumônico aumenta consideravelmente a chance de se isolar o agente etiológico em cultura, com positividade que varia de 50 a 70%. Na prática clínica, entretanto, observa-se baixa positividade decorrente do uso freqüente de antibióticos antes da abordagem do derrame pleural. As hemoculturas são um método muito confiável, porém de baixa positividade, variando de 10 a 35% dos casos internados. Sua

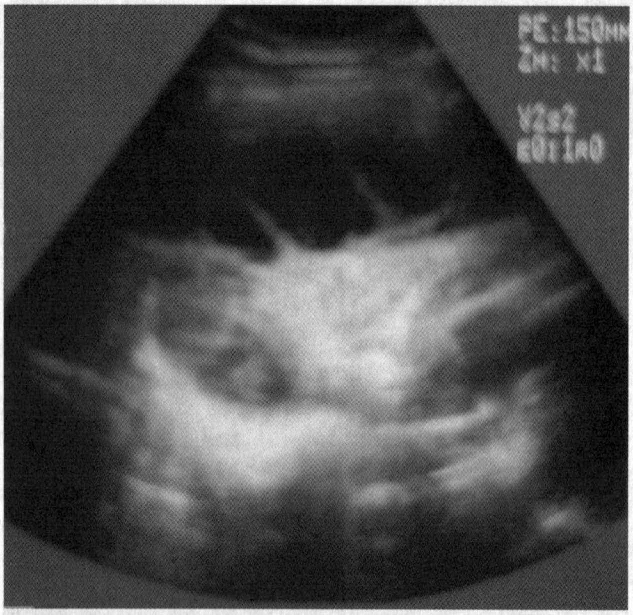

Figura 260.6 – Imagem ultra-sonográfica de derrame pleural parapneumônico demonstrando a presença de grumos e traves em seu interior.

grande limitação reside na baixa ocorrência de bacteremia entre os pacientes com pneumonia aguda.

Recentemente, novos métodos diagnósticos promissores, como sorologias, detecção rápida de antígenos por métodos imunológicos (aglutinação pelo látex, testes imunoenzimáticos) e PCR, têm sido desenvolvidos e utilizados em estudos epidemiológicos e, futuramente, deveriam ser incorporados na rotina. A aplicação desses métodos com finalidade de diagnóstico etiológico tem grande importância para o conhecimento da doença nas diferentes populações e regiões, com o objetivo de definir os melhores esquemas terapêuticos, e para o desenvolvimento de vacinas mais adequadas em termos epidemiológicos. Por outro lado, podem ocorrer mudanças significativas, através do tempo, na predominância e proporção relativa dos diferentes agentes etiológicos, bem como na sensibilidade antimicrobiana, conseqüência da ação dos antimicrobianos introduzidos em períodos diferentes e do impacto na utilização de vacinas. Demonstrou-se que a combinação de vários métodos diagnósticos resulta na identificação etiológica na maioria dos casos. No entanto, o custo desses procedimentos é muito grande. Como alternativa sujeita a falhas, o tratamento empírico poderia ser iniciado com base nos dados clínicos, epidemiológicos e radiológicos, sem qualquer teste diagnóstico específico, e se houver resposta inadequada, efetua-se a pesquisa de vírus, *Mycoplasma pneumoniae* e *Chlamydia pneumoniae*, bem como a pesquisa, quando possível, da sensibilidade dos pneumococos aos antimicrobianos.

A sorologia para os diversos agentes etiológicos é um método muito utilizado nos estudos epidemiológicos, mas com pouca utilidade na prática diária. No entanto, representa um recurso valioso para o diagnóstico de infecções por *Mycoplasma pneumoniae* e *Chlamydia pneumoniae* e, atualmente, técnicas de ELISA para identificação de IgM anti-*M. pneumoniae* podem dispensar a realização da segunda coleta. Vale ressaltar que a técnica de fixação de complemento não é adequada para o diagnóstico de infecção por *C. pneumoniae*, pois há reação cruzada com outras espécies do gênero, como *C. trachomatis*. A técnica mais indicada neste caso, por ser espécie-específica, é a microimunofluorescência (MIF).

A detecção de antígenos bacterianos em fluidos corpóreos é um método rápido que não depende da viabilidade do patógeno, ou seja, não sofre influência do uso prévio de antimicrobianos. As técnicas utilizadas para a detecção de antígenos são a aglutinação pelo látex, contraimunoeletroforese (CIE) e Dot-ELISA. Essas técnicas demonstraram superioridade para identificação de antígenos de *S. pneumoniae* e *H. influenzae* em amostras de líquido pleural de crianças com pneumonia aguda, em relação ao método de cultura. Métodos de detecção de antígenos bacterianos na urina, entretanto, não são recomendados por apresentarem baixa especificidade.

Além dos antígenos bacterianos, a identificação de antígenos virais em vias aéreas superiores representa uma estratégia de grande utilidade para o diagnóstico das infecções virais. A imunofluorescência direta, para detecção de vírus em *swab* ou lavado nasal, apresenta sensibilidade mínima de 85% para VRS, parainfluenza, influenza A e B e adenovírus. Vale ressaltar, entretanto, que a alta prevalência de infecções mistas por vírus e bactérias deve ser considerada por ocasião da decisão terapêutica para um paciente com pneumonia.

Os métodos de amplificação do DNA oferecem a grande vantagem do aumento da sensibilidade para identificação de patógenos virais, bacterianos e fúngicos. São métodos rápidos e complexos, mas sua utilização é crescente. Independem de viabilidade do patógeno, podendo identificar espécies ou genes de resistência. Métodos de PCR já foram avaliados para identificação de diversos vírus respiratórios, citomegalovírus, *S. pneumoniae, M. pneumoniae, C. pneumoniae, L. pneumophila, B. pertussis, M. tuberculosis* e *S. aureus* resistente à oxacilina, *P. jirovecii, C. albicans* e *Aspergillus* sp., entre outros.

Vírus respiratórios, como rinovírus e coronavírus, são difíceis de isolar em cultura, e não existem testes disponíveis para detecção de antígenos; a técnica de PCR é a única maneira de investigar estas etiologias adequadamente. Do mesmo modo, o método de PCR pode ser de grande utilidade no diagnóstico etiológico das pneumonias "atípicas", na identificação de *M. pneumoniae, C. pneumoniae* e *L. pneumophila*, mas apenas para este último patógeno existe método comercial disponível. *M. tuberculosis* também conta com métodos comerciais de amplificação do DNA para sua detecção extensivamente testados.

TRATAMENTO

Frente à criança portadora de uma pneumonia aguda, duas decisões são importantes: a necessidade ou não de internação e a introdução de uma terapêutica antimicrobiana empírica adequada.

Critérios para internação

Embora os critérios de internação possam variar entre as diferentes instituições, vários critérios comuns são amplamente utilizados, incluindo toxemia ou quadro séptico, hipoxemia que requer administração de oxigênio suplementar, insuficiência respiratória, incapacidade de tolerar medicação via oral, fatores sociais que impossibilitem a reavaliação caso ocorra piora clínica, idade inferior a 2 meses, pacientes com alguma doença de base que possa alterar a evolução clínica da pneumonia (anemia falciforme, síndrome nefrótica, imunodeficiências congênitas ou adquiridas) e presença de complicações (derrame pleural, abscesso pulmonar, pneumatoceles, pneumotórax).

Antibioticoterapia inicial

O ideal seria conhecer o agente etiológico, mas diante das dificuldades para obtenção do diagnóstico etiológico utilizamos, na prática, um tratamento antimicrobiano empírico, com base em estudos epidemiológicos anteriores. Como na maioria das vezes a administração do medicamento não é uma emergência, deve-se tentar coletar material (sangue, secreções, líquido pleural etc.) antes da administração do antimicrobiano e, com a etiologia conhecida, adequar o esquema medicamentoso se for necessário. Propusemos, neste capítulo, didática e criticamente, a antibioticoterapia empírica inicial baseada em grupos etários, nos estudos de etiologia recentemente publicados e nos diferentes consensos e diretrizes nacionais e internacionais. Os antimicrobianos sugeridos para tratamento de pneumonias agudas estão apresentados nas Tabelas 260.II e 260.III.

Período neonatal

A pneumonia bacteriana nos primeiros dias de vida pode ser indistinguível da doença da membrana hialina (DMH) ou da taquipnéia transitória do recém-nascido. A radiografia de tórax pode exibir inicialmente um aspecto reticulonodular difuso, no entanto, contrastando com a DMH, ela tende a evoluir com condensações focais ou densificações grosseiras. Nesse período, a pneumonia bacteriana quando associada a corioamnionite é causada mais freqüentemente por enterobactérias Gram-negativas ou *Streptococcus agalactiae*. Contudo, *Haemophilus influenzae*, pneumococos, *Listeria* sp. e anaeróbios podem estar envolvidos. O tratamento inicial inclui o uso de ampicilina associada a uma cefalosporina de terceira geração (preferencialmente cefotaxima). Alternativamente, pode-se utilizar um aminoglicosídeo (gentamicina ou amicacina), em particular se não houver evidências de meningite. O tratamento deve ser continuado por pelo menos 10 dias, porém nas infecções por Gram-negativos podem ser necessários 14 a 21 dias.

Lactentes jovens

Em crianças com pneumonia na faixa etária abaixo de 6 meses é importante tentar distinguir clinicamente as infecções bacterianas das virais. As infecções bacterianas, nesse grupo etário, geralmente são caracterizadas por febre e tosse produtiva. Podem existir sinais de toxemia, má perfusão periférica, letargia e taquicardia. Uma metanálise identificou a taquipnéia (FR > 50 irpm, em repouso) como o sinal mais sensível de pneumonia em lactentes. No entanto, taquipnéia não é um sinal específico de pneumonia bacteriana, pois pode ocorrer em outras doenças como bronquiolite, insuficiência cardíaca e sepse. Retrações torácicas, cianose, batimento de asa de nariz e sibilos expiratórios são sinais sugestivos de gravidade da pneumonia viral ou bacteriana, mas podem não estar presentes.

O pneumococo é o agente mais comum de pneumonia bacteriana nesse grupo etário. Outros agentes incluem *Staphylococcus aureus*, *Moraxella catarrhalis* e *Haemophilus influenzae*. Porém, o uso de vacinas conjugadas contra *Haemophilus influenzae* tipo b teve um impacto significativo, tornando-o um agente incomum. A infecção pulmonar por *Bordetella pertussis* pode causar anormalidades radiológicas, porém sua apresentação clínica difere das outras pneumonias bacterianas. Os lactentes com suspeita de pneumonia bacteriana, sem sinais de toxemia, desconforto respiratório ou hipoxemia podem ser tratados ambulatorialmente, sob supervisão rigorosa, com amoxicilina por 7 a 10 dias. Caso existam indicações para hospitalização podem receber inicialmente ampicilina por via intravenosa. Caso não ocorra melhora clínica em 48 a 72 horas, deve-se suspeitar de infecção por *Haemophilus influenzae*, *Moraxella catarrhalis* produtora de betalactamases, *Staphylococcus aureus* ou pneumococo de sensibilidade intermediária ou resistente a antibióticos betalactâmicos. Nessa situação pode-se empregar amoxicilina-clavulanato, cefuroxima ou ceftriaxona por via intravenosa.

Vírus e outros agentes não-bacterianos são também muito importantes nesse grupo etário como causa de pneumonias: vírus respiratório sincicial, influenza, parainfluenzae, adenovírus, *Chlamydia trachomatis*, *Ureaplasma urealyticum* e citomegalovírus. A infecção por *Chlamydia trachomatis*, *Ureaplasma urelyticum* e citomegalovírus pode produzir um quadro de pneumonia afebril ou subfebril, clinicamente indistinguíveis. O quadro clínico é de instalação insidiosa, iniciando-se com coriza ou obstrução nasal seguida por tosse seca, às vezes com paroxismos de aspecto coqueluchóide, taquipnéia leve ou moderada e preservação do estado geral. Raramente ocorre insuficiência respiratória ou hipoxemia grave. A criança se mantém afebril ou subfebril durante toda a evolução. Na ausculta pulmonar observam-se estertores de finas bolhas disseminados com ou sem sibilância de pequena intensidade. O quadro radiológico é de um infiltrado intersticial bilateral e hiperinsuflação pulmonar. Podem ocorrer atelectasias subsegmentares.

Nas infecções por *Chlamydia trachomatis* pode-se encontrar eosinofilia no hemograma e leucocitose sem desvio à esquerda. O diagnóstico pode ser realizado pela identificação do agente em material de nasofaringe por meio de cultura e de técnicas imunoenzimáticas. O diagnóstico de infecção por *Chlamydia trachomatis* e citomegalovírus é mais freqüentemente efetuado por exames sorológicos, valorizando-se um aumento de 4 vezes nos níveis de IgG específica no intervalo de 2 semanas ou detecção de IgM específica.

Recomenda-se a introdução de eritromicina por 10 a 14 dias, pois é ativa no tratamento das infecções por *Chlamydia* e *Ureaplasma*. Alternativamente pode-se utilizar azitromicina ou claritromicina. O tratamento das infecções por citomegalovírus está apenas indicado nos casos graves (pneumonite com insuficiência respiratória aguda e retinite), sendo que nesta situação deve-se utilizar o ganciclovir.

Pré-escolares

Nesse período o pneumococo continua sendo o agente mais comum de pneumonias bacterianas, embora tenha se observado uma queda na incidência de pneumonias por pneumococo e suas complicações nos países onde se implementou na rotina a vacina conjugada contra pneumococo. Outros agentes, como *Moraxella catharralis* e *Haemophilus influenzae*, são responsáveis por uma pequena fração das pneumonias nessa faixa etária. Estudos epidemiológicos mais recentes em países desenvolvidos sugerem que alguns "patógenos atípicos" podem ter um papel relevante na etiologia de pneumonias agudas adquiridas na comunidade nessa faixa etária. Vários destes organismos podem causar pneumonia atípica, incluindo *Mycoplasma pneumoniae*, *Chlamydia pneumoniae*, *Legionella pneumophila* e vírus respiratórios. A importância destes agentes em nosso meio é pouco conhecida. No entanto, nos quadros pneumônicos insidiosos em crianças acima de 3 anos de idade e adolescentes que não respondem à terapêutica convencional deve-se suspeitar destes organismos, e quando possível, proceder à investigação laboratorial diagnóstica específica para uma terapêutica apropriada.

O *Mycoplasma pneumoniae* é o agente mais freqüente de pneumonias atípicas em crianças e adolescentes. A pneumonia tem início insidioso, predominando sintomas constitucionais como cefaléia, mal-estar, tosse inicialmente seca, podendo ser paroxística, e eventualmente pode se tornar produtiva do tipo mucóide ou mucopurulenta. A febre e faringite ocorrem com freqüência e na ausculta pulmonar observam-se estertores e sibilância. Pode ocorrer otalgia por otite e miringite bolhosa. A radiografia de tórax pode mostrar apenas um infiltrado inflamatório para-hilar peribrônquico na fase inicial ou áreas de condensações alveolares, comprometimento intersticial e, em cerca de 20% dos casos, pode-se observar derrame pleural.

A doença pode se disseminar e causar doença multissistêmica e insuficiência respiratória aguda. Podem ocorrer manifestações cutâneas, desde exantemas maculopapulares até eritema multiforme. É um agente importante de síndrome torácica aguda em pacientes portadores de anemia falciforme. Pode ser causa de pneumonia necrosante em crianças.

O diagnóstico laboratorial pode ser confirmado por meio de cultura de secreção de nasofaringe (os portadores assintomáticos são raros) e de testes sorológicos específicos. Os testes sorológicos mais freqüentemente utilizados são a fixação de complemento (considera-se como positivo uma elevação de 4 vezes nos títulos de anticorpos) e mais recentemente tem-se utilizado teste imunoenzimático (ELISA) como um teste mais sensível e específico. A pesquisa de aglutininas frias (igual ou superior a 1:32) é um método rápido, de alta sensibilidade, porém inespecífico, podendo ser útil para a introdução de terapêutica precoce nos casos mais graves.

O tratamento deve ser feito com eritromicina ou claritromicina por um período de 10 a 14 dias ou azitromicina por 5 dias. As tetraciclinas, apesar de serem efetivas, não devem ser administradas em crianças. A levofloxacina é uma opção para crianças com idade superior a 12 anos.

A pneumonia por *Chlamydia pneumoniae* tem período de incubação estimado em um mês. A maioria das infecções é leve ou assintomática. Estima-se que 10% das infecções resultem em pneumonia clinicamente aparente. O início dos sintomas é geralmente gradual, ocorre freqüentemente uma faringite e após 1 a 4 semanas surgem os sintomas pulmonares, febre e semiologia de condensação pulmonar. Laboratorialmente observa-se número normal de leucócitos, VHS elevado em 80% dos casos e aumento da fosfatase alcalina. Podem ocorrer infecções mistas, sendo que nesta situação o quadro clínico é mais grave e os pacientes freqüentemente necessitam de internação. A doença pode eventualmente evoluir com pneumopatia crônica. Na radiografia de tórax pode-se observar opacidades alveolares e/ou infiltrado interstical. É comum o acometimento subsegmentar de um único lobo. Pode ocorrer derrame pleural em cerca de 25% dos casos.

O diagnóstico laboratorial pode ser realizado pelo isolamento do organismo ou por reações sorológicas. A cultura de material de nasofaringe é um método difícil, necessitando de meios de cultura especiais. Os testes sorológicos são os mais utilizados. Na infecção aguda considera-se como positivo um aumento nos títulos de IgG de quatro vezes, um título de IgM de 1:16 ou maior ou um título único de IgG de 1:512 ou maior. A infecção pregressa é caracterizada por um título de IgG de 1:16 a 1:512. A reação em cadeia de polimerase (PCR) é um método possível, mas ainda não disponível rotineiramente. O tratamento deve ser realizado com eritromicina ou claritromicina por 10 a 14 dias.

A *Legionella pneumophila* é um agente encontrado em sistemas de reservatórios de água e em sistemas de ar condicionado. A infecção ocorre esporadicamente e em surtos, geralmente em hospitais. Os indivíduos afetados são habitualmente adultos com alterações nos mecanismos de defesa pulmonar secundárias ao uso de corticosteróides, fumo, doença pulmonar crônica ou imunodeficiência. A incidência em crianças é desconhecida, e este diagnóstico é raramente considerado. O quadro clínico da pneumonia é de início súbito com febre, tosse, dor pleurítica, dispnéia, dor abdominal, diarréia e cefaléia. A radiografia de tórax mostra freqüentemente consolidação lobar, derrame pleural e raramente cavitações. O diagnóstico é realizado por cultura deste agente em secreções respiratórias e no lavado broncoalveolar ou por testes sorológicos específicos. Os pacientes devem ser tratados com eritromicina ou claritromicina por 10 a 14 dias.

Portanto, frente a uma criança com pneumonia nessa faixa etária, a conduta inicial deverá se basear no quadro clínico, radiológico e laboratorial. Nos casos em que não houver indicação para internação o tratamento inicial deve ser feito com amoxicilina por via oral. Caso não ocorra melhora após 48 a 72 horas, sem complicações radiológicas, deve-se suspeitar de infecção por *Haemophilus influenzae*, *Moraxella catarrhalis* produtora de beta-lactamases ou ainda pneumococo de sensibilidade intermediária à penicilina; neste caso sugere-se a substituição por amoxicilina-clavulanato ou por cefuroxima. Nas crianças com idade igual ou superior a 3 anos cuja pneumonia não respondeu ao tratamento inicial com amoxicilina, com quadro clínico de evolução insidiosa, sem extensão radiológica acentuada do processo, pode-se optar pela administração de eritromicina, claritromicina ou azitromicina visando *Mycoplasma pneumoniae* e *Chlamydia pneumoniae*. Nas crianças com critérios para internação, com pneumonia lobar, com ou sem derrame parapneumônico, deve-se iniciar ampicilina ou penicilina cristalina por via intravenosa. As crianças internadas inicialmente toxemiadas, portadoras de pneumonia extensa ou aquelas que não responderam ao tratamento inicial ambulatorial com amoxicilina podem receber amoxicilina-clavulanato ou cefuroxima ou ceftriaxona por via intravenosa.

Escolares e adolescentes

Nessa faixa etária o pneumococo continua sendo um agente importante, porém *Mycoplasma pneumoniae* e *Chlamydia pneumoniae* são agentes significativamente prevalentes. A pneumonia bacteriana nessa faixa etária é caracterizada por um início abrupto de febre alta e tosse produtiva. A infecção por *Mycoplasma* começa com pródromo de faringite, cefaléia ou sintomas gastrintestinais e febre geralmente baixa. Pode ocorrer exantema macular eritematoso e eventualmente artrite. O tratamento ambulatorial pode ser realizado com amoxicilina e nos casos em que houver suspeita clínica de infecção por *Mycoplasma* ou *Chlamydia* deve-se introduzir um macrolídeo (eritromicina, claritromicina ou azitromicina) ou opcionalmente levofloxacina para crianças acima de 12 anos de idade.

Situações específicas

a. Lactentes de 3 semanas a 3 meses, quadros afebris, infiltrados heterogêneos sem opacidades lobares (suspeita de *Chlamydia trachomatis*): eritromicina 30 a 50 mg/kg/dia VO 6/6 h ou claritromicina 15 mg/kg/dia VO 12/12 h, 10 a 14 dias.
b. Pacientes com tosse coqueluchóide, suspeita de *B. pertussis*, eritromicina 30 a 50 mg/kg/dia VO 6/6 h ou claritromicina 15 mg/kg/dia VO 12/12 h, 10 a 14 dias.
c. Pneumonias afebris com evidências de obstrução de vias aéreas ou traqueobronquite: claritromicina 15 mg/kg/dia VO 12/12 h 10 a 14 dias ou azitromicina 10 mg/kg/dia VO 5 dias.
d. Pacientes com derrame pleural podem necessitar de punção pleural, drenagem torácica com dreno tubular, toracoscopia (ver capítulo sobre derrames pleurais).

O problema da resistência dos pneumococos aos antimicrobianos

Vários estudos epidemiológicos realizados em diferentes continentes, países e regiões relataram, nas últimas duas décadas, um aumento progressivo na prevalência de cepas de pneumococos resistentes à penicilina. Classicamente, a definição de resistência é baseada na concentração inibitória mínima (MIC) dos pneumococos à penicilina. Consi-

Tabela 260.II – Antibioticoterapia para tratamento domiciliar de pneumonias agudas

Faixa etária	Tratamento inicial	Tratamento opcional (para falha terapêutica)
2 meses a 5 anos	Amoxicilina 50 mg/kg/dia VO 12/12 h	Amoxicilina + clavulanato 50 mg/kg/dia (amoxicilina) VO 12/12 h ou cefuroxima 30 mg/kg/dia VO 12/12h
> 5 anos*	Amoxicilina 50 mg/kg/dia VO 12/12h ou Claritromicina 15 mg/kg/dia VO 12/12 h ou Azitromicina 10 mg/kg VO 5 dias	Amoxicilina + clavulanato 50 mg/kg/dia (amoxicilina) VO 12/12 h ou Cefuroxima 30 mg/kg/dia VO 12/12 h

* Para os maiores de 5 anos tratados inicialmente com amoxicilina a falha terapêutica deve ser abordada com macrolídeo (claritromicina ou azitromicina).

Tabela 260.III – Antibioticoterapia para tratamento hospitalar de pneumonias agudas

Faixa etária	Tratamento inicial	Tratamento opcional (para falha terapêutica)
< 2 meses*	Ampicilina 200 mg/kg/dia IV 6/6 h + amicacina 15 mg/kg/dia IV 12/12 h ou gentamicina 3 a 7,5 mg/kg/dia IV 8/8 h	Cefotaxima 100 a 200 mg/kg/dia IV 6/6 ou 8/8 h ou ceftriaxone 100 mg/kg/dia IV 12/12 h
2 meses a 5 anos	Penicilina cristalina 100.000 U/kg/dia IV 4/4 h ou ampicilina 200 mg/kg/dia IV 6/6 h	Cefuroxima 100 a 150 mg/kg/dia IV 8/8 h ou ceftriaxone 100 mg/kg/dia IV 12/12 h
> 5 anos	Penicilina cristalina 100.000 U/kg/dia IV 4/4 h ou ampicilina 200 mg/kg/dia IV 6/6 h	Cefuroxima 100 a 150 mg/kg/dia IV 8/8h ou ceftriaxone 100 mg/kg/dia IV 12/12 h + claritromicina 15 mg/kg/dia VO ou IV 12/12 h

*Aminoglicosídeos podem ser utilizados em administração única diária.

dera-se que cepas com MIC 0,06 μg/mL são sensíveis, cepas com MIC entre 0,1 e 1 μg/mL são relativamente resistentes ou de resistência intermediária, e cepas com MIC 2 μg/mL são de alta resistência. Recentemente, essa classificação foi revista por alguns autores, que consideram, para as pneumonias pneumocócicas, limites superiores para cepas sensíveis, de suscetibilidade intermediária e resistentes, respectivamente, até 1 μg/mL, de 1 a 2 μg/mL e maior que 4 μg/ml. Essas cepas podem ser resistentes a outros antimicrobianos (cefalosporinas, cloranfenicol, eritromicina, clindamicina e sulfametoxazol-trimetroprima), caracterizando uma situação de multirresistência. O principal mecanismo de resistência é a produção de uma proteína de ligação à penicilina alterada, que reduz sua afinidade às penicilinas e causa uma resistência cruzada com outros antibióticos betalactâmicos, incluindo cefalosporinas de terceira geração e carbapenems.

Os dados do Centers for Disease Control e Prevention (CDC) dos Estados Unidos mostram que a prevalência de pneumococos multirresistentes está aumentando. Um pequeno número de sorotipos é responsável pelas cepas multirresistentes e as novas vacinas conjugadas protegem contra a maioria das cepas de pneumococos resistentes. Em 1997, nos Estados Unidos, 92% das cepas de pneumococos com MIC > 2μg/mL estavam associadas com sorogrupos 23, 6, 19, 9 e 14. O percentual de pneumococos com sensibilidade intermediária ou resistente à penicilina, recuperado de crianças com infecção sistêmica, está aumentando gradativamente, bem como existe uma tendência para o aumento da resistência à ceftriaxona.

Os dados epidemiológicos obtidos de 360 cepas de pneumococos isolados de crianças brasileiras portadoras de pneumonia e meningite, no período de 1993-1996, mostraram que oito sorotipos (1, 5, 6A/B, 9V, 14, 19F, 19A e 23F) correspondiam a cerca de 80% das cepas isoladas. Quanto à sensibilidade à penicilina, 78,6% das cepas eram sensíveis, 20% tinham resistência intermediária e apenas 1,4% eram de alta resistência.

Friedland et al. compararam as características clínicas em 78 crianças sul-africanas com pneumonia pneumocócica, sendo que 32% dos pneumococos isolados eram de sensibilidade intermediária à penicilina. Não houve diferença na evolução entre as crianças com pneumococos sensíveis e não sensíveis à penicilina. Outros estudos também demonstraram que as características clínicas e a evolução de pneumonias, com pneumococos sensíveis e não sensíveis à penicilina, não diferem, e que, nos casos de resistência, a terapêutica com agentes betalactâmicos é eficaz. As cefalosporinas de segunda e de terceira gerações (ceftriaxona, cefotaxima e cefuroxima) são adequadas para o tratamento das infecções invasivas, fora do sistema nervoso central, causadas por pneumococos de alta resistência à penicilina.

LEITURA ADICIONAL

1. Colin AA. Pneumonia in the developed world. Paediatr Respir Rev 2006; 7 Suppl 1: S138-S140.
2. Mulholland K. Childhood pneumonia mortality-a permanent global emergency. Lancet 2007; 370(9583): 285-9.
3. Bricks LF, Berezin E. Impact of pneumococcal conjugate vaccine on the prevention of invasive pneumococcal diseases. J Pediatr (Rio J) 2006; 82(3 Suppl): S67-S74.
4. Rodrigues JC, da Silva Filho LV, Bush A. Etiological diagnosis of pneumonia – a critical view. J Pediatr (Rio J); 78 Suppl 2: S129-S140.
5. Thibodeau KP, Viera AJ. Atypical pathogens and challenges in community-acquired pneumonia. Am Fam Physician 2004; 69(7): 1699-706.
6. Hammerschlag MR. Pneumonia due to Chlamydia pneumoniae in children: epidemiology, diagnosis, and treatment. Pediatr Pulmonol 2003; 36(5): 384-90.
7. Ostapchuk M, Roberts DM, Haddy R. Community-acquired pneumonia in infants and children. Am Fam Physician 2004; 70(5): 899-908.
8. Sandora TJ, Harper MB. Pneumonia in hospitalized children. Pediatr Clin North Am 2005; 52(4): 1059-81.
9. Stein RT, Marostica PJ. Community-acquired pneumonia: a review and recent advances. Pediatr Pulmonol 2007 Jun 22.
10. Enarson PM, Enarson DA, Gie R. Management of pneumonia in the child aged 0 to 8 weeks. Int J Tuberc Lung Dis 2005; 9(10): 1083-7.
11. Enarson PM, Enarson DA, Gie R. Management of pneumonia in the child 2 to 59 months of age. Int J Tuberc Lung Dis 2005; 9(9): 959-63.
12. Requejo HI. Community-acquired pneumonia in the childhood: analysis of the diagnostic methods. Braz J Infect Dis 2007; 11(2): 246-8.
13. Diretrizes brasileiras no tratamento de pneumonias agudas. 2007.
14. Hale KA, Isaacs D. Antibiotics in childhood pneumonia. Paediatr Respir Rev 2006; 7(2): 145-51.
15. Camargos P, Fischer GB, Mocelin H, Dias C, Ruvinsky R. Penicillin resistance and serotyping of Streptococcus pneumoniae in Latin America. Paediatr Respir Rev 2006; 7(3): 209-14.

Alteração do Nível de Consciência e Coma

CAPÍTULO 261

Erasmo Barbante Casella

TÓPICOS IMPORTANTES

- O coma pode ocorrer por causa de distúrbios que afetem de maneira funcional ou estrutural os dois hemisférios cerebrais de modo difuso, ou então as porções mais altas do tronco encefálico, nas quais está localizado o sistema reticular ativador ascendente.
- A necessidade de um adequado exame neurológico no paciente em coma não deve impedir a realização de uma avaliação clínica geral completa, que atente para a detecção de sinais de lesões viscerais ou endócrinas; presença de odores anormais, amoníaco (uremia), *foetor hepaticus* (coma hepático); sinais de traumatismos, pressão arterial etc.
- A pesquisa do reflexo dos "olhos de boneca" não deve ser efetuada quando houver suspeita de lesão cervical.
- Na abordagem inicial do paciente com depressão da consciência é importante ter em mente que não se trata de uma doença específica, mas sim de um distúrbio subjacente.
- O exame do paciente em coma deve obedecer a uma sistematização. As reações motoras devem ser avaliadas: olhos (motricidade ocular intrínseca e extrínseca), padrão respiratório e consciência.
- A exclusão de hipoglicemia é essencial em qualquer paciente em coma.
- Punções para coleta de líquido cefalorraquidiano em pacientes em coma podem estar contra-indicadas pela possibilidade de herniação cerebral.
- Quando existir a possibilidade de que a etiologia do coma esteja relacionada a uma meningoencefalite bacteriana, devem-se colher inicialmente culturas, administrar antibioticoterapia sistêmica, que permita a cobertura da eventual infecção, e realizar um exame de imagem cerebral antes da eventual punção liquórica.

INTRODUÇÃO E DEFINIÇÕES

A depressão do nível de consciência é uma situação relativamente freqüente em prontos-socorros e unidades de terapia intensiva. A avaliação dos comas de origem não-traumática no Reino Unido identificou a ocorrência de 30,8/100 mil casos de crianças menores de 16 anos por ano e de 6,0/100 mil casos, por ano, na população como um todo. Destaca-se a gravidade da situação, tendo sido apontada mortalidade de 46% dos pacientes nos primeiros 12 meses após o evento, sem considerar uma etiologia específica. Estes dados reforçam a importância do conhecimento de como abordar esta situação, procurando diagnosticar a doença subjacente, iniciar a terapêutica mais adequada e proteger o cérebro de eventuais lesões irreversíveis.

Antes de definir coma é sempre interessante relembrar alguns aspectos das definições de consciência e de vigília.

O termo consciência pode ser conceituado como o conhecimento que o indivíduo tem de si mesmo e do ambiente que o cerca. O conhecimento de si inclui todos os sentimentos, atitudes, emoções, impulsos, desejos e ações. Corresponde ao conhecimento do próprio funcionamento mental, particularmente do processo cognitivo. A consciência é uma função do córtex cerebral e depende de mecanismos ativadores do despertar.

A vigília corresponde a um estado particular de ativação do cérebro, no qual dois fenômenos podem ser distinguidos:

a) Ativação do córtex cerebral indispensável à perceptividade e à elaboração dos fenômenos conscientes.
b) Ativação de estruturas subcorticais responsáveis pelo comportamento do despertar, que corresponderia à reatividade do indivíduo.

Assim, a vigília é uma função do tronco cerebral, em que estão localizados os mecanismos necessários para o seu funcionamento.

O coma, no sentido estrito de sua definição, corresponde a uma abolição simultânea da consciência e do despertar comportamental (vigília). É o estado no qual o indivíduo permanece de olhos fechados, parece estar dormindo, mas não apresenta qualquer resposta psicológica compreensível aos estímulos externos ou a necessidades internas.

Outros estados de alteração da consciência menos intensos têm sido referidos na literatura, sendo causas muitas vezes de confusão pela falta de uniformidade dos seus significados e pela caracterização, na maioria das vezes, pouco elucidativa do quadro clínico real do paciente. Pela freqüência da utilização destes termos, apesar da crítica citada, serão explicados a seguir:

O termo letargia define a diminuição mínima de vigília, na qual o defeito primário é a atenção. O paciente é facilmente distraído, tem alteração na percepção sensorial e exibe memória deficiente, mas retém a habilidade de se comunicar verbalmente ou por gestos. A sonolência é proeminente. A letargia pode se alternar com o delírio, um estado mental alterado, caracterizado por desorientação, instabilidade, ilusões ou alucinações. Os pacientes com delírio, além da diminuição no estado de despertar, apresentam também uma interpretação distorcida do significado ou das implicações emocionais dos eventos externos e um desarranjo na memória. O delírio, em geral, tem um início súbito, e na maioria das vezes, tem curta duração.

O termo obnubilação implica em um quadro de redução no alerta, acompanhado por um menor interesse no ambiente. Há aumento no número de horas de sono, freqüentemente com sonolência entre elas. A estimulação pode provocar o aparecimento de respostas verbais.

O estupor corresponde a uma condição de sono profundo, em que o indivíduo pode ser acordado apenas com estímulos fortes e repetidos. Cessado o estímulo, há um retorno à condição anterior.

O médico deve ter em mente que nas situações agudas de depressão de consciência, na maioria das vezes, para a conduta mais adequada, não é tão importante diferenciar se o paciente apresenta um quadro de coma, na maneira como foi definido, ou um dos outros estados citados, como a letargia, a obnubilação ou o estupor. Por serem situações agudas, devem ser abordadas de modo semelhante ao coma.

ETIOLOGIA E FISIOPATOLOGIA

A abolição da vigília que define o coma é conseqüência de uma alteração orgânica ou funcional do tronco encefálico.

No tronco encefálico, os núcleos da formação reticular (FR) recebem colaterais de vias sensoriais específicas e se projetam não apenas para o córtex sensorial do lobo parietal, mas para todo o córtex cerebral. A estimulação sensorial, deste modo, tem a capacidade de, além de conduzir as informações sensitivas externas, também acentuar a vigília e, conseqüentemente, a consciência. O córtex cerebral não apenas recebe impulsos do SRAA, mas também o modula por meio de conexões corticofugais para a FR.

Assim, pequenas lesões no SRAA, situadas na região superior da ponte, do mesencéfalo e do diencéfalo posterior conduzem ao coma, o que não acontece com lesões na FR da região inferior da ponte ou do bulbo.

A lesão em apenas um hemisfério altera a consciência apenas se houver um outro processo qualquer acometendo o hemisfério contralateral, como, por exemplo, aumento da pressão intracraniana (PIC), ou ainda, caso haja um processo de herniação das estruturas supratentoriais, com compressão do SRAA no diencéfalo ou tronco encefálico superior.

Deste modo, as diferentes situações que conduzem ao coma podem ser reduzidas em três grupos fisiopatológicos gerais:

1. Sofrimento cerebral difuso, de etiologia tóxica, metabólica, inflamatória ou infecciosa.
2. Lesões estruturais do SNC infratentorial.
3. Lesões estruturais do SNC supratentorial.

As Tabelas 261.I, 261.II e 261.III destacam as principais etiologias associadas aos três grupos fisiopatológicos destacados.

Além das causas citadas, são destacados ainda os quadros de alterações do estado de consciência de origem psicogênica, menos raras em adultos (Tabela 261.IV).

ACHADOS CLÍNICOS

Na abordagem inicial do paciente com depressão da consciência é importante ter em mente que não se trata de uma doença específica, mas sim da manifestação de um distúrbio subjacente.

Tabela 261.I – Etiologias mais freqüentes dos comas por sofrimento cerebral difuso
Privação de oxigênio, substratos ou co-fatores metabólicos
• Hipóxia (pO_2 diminuída ou diminuição de O_2 no sangue)
• Isquemia (hipofluxo cerebral)
• Hipoglicemia
• Déficit de fatores (tiamina, piridoxina etc.)
Doenças primárias de outros órgãos
• Coma hepático
• Coma urêmico
• Narcose por elevação de CO_2
• Mixedema
• Porfiria
Intoxicações exógenas
• Etanol
• Drogas sedativas (barbitúricos e benzodiazepínicos)
• Psicotrópicos (neurolépticos e antidepressivos)
• Metais pesados, metanol, organofosforados, cianeto
Desequilíbrios iônicos ou ácido-básicos
• Hipo ou hipernatremia
• Acidose respiratória
Infecções e inflamações do SNC
• Meningites e encefalites
• Hemorragia meníngea
Crises epilépticas e estado pós-crítico

Tabela 261.II – Etiologias dos comas de origem infratentorial
Lesões intrínsecas
• Trombose da artéria basilar
• Hemorragia pontina primária
• Neoplasias, granulomas, abscessos
• Mielinólise pontina central
Lesões extrínsecas
• Hemorragia subdural ou extradural da fossa posterior
• Hemorragia cerebelar
• Enfarte cerebelar
• Neoplasias, abscessos e granulomas de cerebelo

Tabela 261.III – Etiologias dos comas originários de lesões supratentoriais

Extracerebrais
• Hematoma extra ou subdural
• Neoplasias
• Empiema subdural
Intracerebrais
• Acidente vascular cerebral
• Neoplasias
• Abscessos
• Granulomas

Tabela 261.IV – Principais características associadas aos comas de origem psicogênica

• Referências de doença psiquiátrica prévia
• Sintomas que precedem e sinais neurológicos que acompanham o coma, incompatíveis com a anatomia e a fisiologia do SN
• Dados objetivos do exame neurológico não revelam anormalidades
• Os casos de dificuldade diagnóstica podem facilmente ser confirmados por meio da prova calórica e/ou do EEG

Muitas vezes, a causa do coma é óbvia e pode ser esclarecida pelos acompanhantes. Mas, com freqüência, o paciente chega ao hospital sem qualquer informação, criando dificuldades para o médico que precisa de conhecimentos mínimos para, além dos cuidados iniciais, efetuar uma abordagem clínica para localizar e diagnosticar a lesão subjacente, além de estabelecer a gravidade da situação.

Inicialmente, o examinador deve procurar coletar uma anamnese, a mais adequada possível com os acompanhantes, se necessário até por meio de contatos telefônicos. Deve-se procurar identificar o modo de instalação do coma, se abrupto ou lento; os antecedentes do paciente, doenças prévias, uso de medicamentos, existência de crises epilépticas ou de traumatismos cranioencefálicos (TCE).

A necessidade de um exame neurológico adequado no paciente em coma não deve impedir a realização de uma completa avaliação clínica, atenta à detecção de sinais de lesões viscerais ou endócrinas; presença de odores anormais, amoníaco (uremia), *foetor hepaticus* (coma hepático) etc.; sinais de traumatismos, equimoses, otorragias etc.; sinais de irritação meníngea e verificação da pressão arterial.

A apreciação das grandes funções vegetativas deve ser prioritária. Caso estejam alteradas, podem causar complicações vitais e, por isso, impõem condutas terapêuticas imediatas.

Deve-se atentar para o sistema respiratório do paciente, procurando avaliar a presença de obstrução das vias aéreas, depressão da ventilação e cianose. É importante observar também o estado circulatório para detectar alterações do ritmo cardíaco ou da pressão arterial.

A presença do coma ou de outros estados de grave depressão do nível de consciência e da vigília torna impraticável a realização do exame neurológico tradicional que depende da colaboração do paciente. Assim, é preciso recorrer a uma técnica particular de exame para avaliar a motricidade, a motilidade ocular, o exame dos olhos – pálpebras, pupilas –, a respiração e a consciência.

De maneira global, deve-se procurar uma avaliação que ajude a localizar e diagnosticar a lesão. Deste modo, no paciente com depressão do nível de consciência, deve-se, primeiramente, examinar a resposta motora do paciente. Esta resposta dá indícios da preservação ou não de vias sensitivas, que conduzem o estímulo aplicado, do córtex cerebral, que reconhece e integra com respostas mais ou menos superiores, e das vias efetoras.

A presença e a qualidade da resposta obtida poderão sugerir a existência de um componente supratentorial contribuindo para o quadro clínico do paciente.

A alteração da consciência pode ocorrer, conforme já foi dito, por lesões supratentoriais e, além disso, por outras que acometem o SRAA situado no tronco encefálico.

Obviamente este sistema reticular não pode ser clinicamente testado, porém, avaliando os nervos cranianos situados na ponte e mesencéfalo (III-VIII), muito próximos à FR, é possível inferir a lesão ou não da FR e, se for o caso, localizá-la.

O III nervo (óculo-motor) deve ser abordado de maneira isolada pelo estudo das pupilas e também em conjunto com o VI nervo (abducente), por meio do estudo da motricidade ocular extrínseca, pesquisada pelo reflexo dos "olhos de boneca" e prova calórica. O V nervo (trigêmeo) pode ser examinado pela pesquisa do reflexo corneano, devendo ser avaliada a resposta direta, o limiar e a resposta consensual. O VII nervo (facial) pode ser estudado pela observação de assimetrias na rima bucal ou no fechamento palpebral, principalmente após a estimulação do paciente. O VIII nervo (vestíbulo-coclear) é avaliado principalmente pelo estudo do reflexo vestíbulo-coclear, examinado pela prova calórica ou por meio da pesquisa dos "olhos de boneca".

O padrão respiratório também deve ser analisado, já que depende de mecanismos integradores centrais localizados no tronco cerebral.

A seguir, será detalhada a avaliação de cada um dos itens citados.

Estudo da motricidade

O exame das funções motoras em pacientes comatosos fornece valiosas informações para a localização da lesão. O seu estudo permite eleger a melhor forma de avaliação das funções cognitivas no paciente com depressão acentuada do nível de consciência. A resposta motora normal requer que o paciente esteja consciente de si e de seu entorno e que tenha as vias motoras intactas.

O estudo da motricidade pode ser realizado por meio da observação, após estímulos nociceptivos em várias partes do corpo (fricção do esterno, compressão do leito ungueal, pressão na região supra-orbital).

A resposta à estimulação dolorosa, pela abertura ocular

ou qualquer forma de linguagem, até mesmo sons e grunhidos, sugere que existe algum grau de ativação do SRAA.

A fala e/ou movimentos de localização aos estímulos dolorosos são sinais de certa preservação das funções corticais. Nos membros, a reatividade motora pode estar ausente, ser inapropriada ou apropriada.

A ausência de resposta bilateral pode corresponder à interrupção bilateral das vias córtico-espinais, mas mais freqüentemente traduz a inativação do córtex cerebral e constitui uma indicação da intensidade do coma.

As respostas motoras inapropriadas são estereotipadas, sem finalidade aparente. Na maioria das vezes surgem devido a estímulos nocivos ou são muito exageradas por eles. Podem surgir espontaneamente, com estimulação endógena como bexiga cheia, por exemplo.

As respostas motoras apropriadas são aquelas dirigidas à estimulação dolorosa. Elas necessitam da participação da via córtico-espinal e de um certo grau de integração cortical. A observação de uma resposta motora apropriada de um lado, contrastando com a ausência de resposta contralateral, constitui um sinal de localização de grande valor e permite atestar a existência de uma hemiplegia por interrupção unilateral da via córtico-espinal.

O padrão destas respostas motoras anormais varia de acordo com o local e o grau da lesão cerebral e inclui espasmos flexores, espasmos extensores ou flacidez.

A resposta predominante pode variar nos membros superiores e inferiores de acordo com o local da lesão e depende da estimulação destes membros. Pode haver também padrões diferentes em cada hemicorpo em um mesmo paciente, e ainda ocorrer mudanças de respostas flexoras para extensoras nos membros superiores na presença de complicações sistêmicas como febre, infecção ou lesões dolorosas.

A tradição clínica tem transferido os termos "rigidez decorticada" e "rigidez descerebrada" da fisiologia experimental para o homem, nestas situações. O achado destas alterações não permite um diagnóstico topográfico conclusivo. Mesmo nos animais experimentais, estes termos tendem a descrever anomalias motoras que podem ser produzidas por lesões de vários tipos e localizações.

No homem, essas associações anatômicas e fisiológicas específicas são muito menos precisas e, por isso, não se deve fazer inferências específicas sobre a distribuição anatômica da lesão com base no padrão motor (de descerebração ou decorticação). Entretanto, dentro de certos limites, as respostas motoras fornecem sugestões sobre o nível e o lado das lesões; respostas flexoras anormais nos braços, com ou sem respostas extensoras nos membros inferiores, parecem refletir alterações mais rostrais e alterações supratentoriais menos severas; respostas extensoras nos braços e pernas correlacionam-se melhor com a presença de lesões mais profundas ou mais severas, mas ainda, principalmente, supratentoriais.

Assim, para finalizar, vale salientar que no homem a postura em descerebração como reação aos estímulos dolorosos tem sido descrita em quatro situações, não implicando lesões específicas do tronco cerebral alto, ou seja:

1. Lesões maciças e bilaterais do encéfalo anterior.
2. No curso da deterioração rostro-caudal quando o mesencéfalo é acometido.
3. Nas lesões destrutivas ou expansivas da fossa posterior, comprimindo ou lesando parcialmente o mesencéfalo e a ponte rostral.
4. Lesões metabólicas extensas como no coma hepático, hipoglicemia, anoxia ou intoxicações por drogas.

Exame dos olhos

Pálpebras

No coma, os olhos ficam fechados pelo relaxamento do elevador da pálpebra e de um certo grau de contração tônica do orbicular das pálpebras. A oclusão imperfeita dos olhos pode estar relacionada com uma lesão do nervo facial.

Fenômenos do piscamento

Piscamento espontâneo: a existência de um piscamento espontâneo comprova a existência de certa atividade funcional da formação reticular do tronco cerebral.

Piscamento à ameaça: o arco reflexo do piscamento à ameaça passa pelo córtex cerebral. A pesquisa deste reflexo é útil para apreciar a profundidade do coma, pois sua presença traduz a conservação de certo grau de ativação cortical. Por outro lado, a abolição do piscamento à ameaça, em apenas um hemicampo, tem o significado de indicar uma localização hemisférica, com perda de campo visual.

As outras variedades de piscamentos reflexos permitem a investigação da protuberância, em que eles são integrados.

- Reflexo cócleo-palpebral: com estimulação sonora forte: aferência VIII, eferência VII.
- Reflexo naso-palpebral: aferência V, eferência VII.
- Reflexo corneano: aferência V, eferência VII.

Há, em associação, um desvio dos olhos para cima, através de conexões ponto-mesencefálicas, entre o V e o III nervos cranianos.

A abolição unilateral do reflexo corneano tem um significado de localização lesional. A abolição dos dois lados pode significar a presença de lesões bilaterais, mas pode traduzir também uma depressão severa do tronco encefálico de origem tóxica ou metabólica.

Durante a pesquisa do reflexo corneano podemos obter um reflexo que normalmente não existe, o reflexo córneo-pterigoidiano (córneo-mandibular), que se traduz por um desvio do maxilar inferior para o lado oposto à estimulação corneana. Ela traduz uma liberação do V nervo craniano por uma lesão da parte superior do tronco encefálico.

Pupilas

O diâmetro pupilar resulta de um equilíbrio entre dois sistemas antagonistas: o parassimpático iridoconstritor e o simpático iridodilatador. Como as áreas do tronco encefálico que controlam a consciência são adjacentes às das vias pupilares, o estudo destas pode fornecer informações valiosas sobre o tipo e o local das lesões.

O sistema iridoconstritor é constituído pelo contingente parassimpático do III nervo (núcleo de Edwinger-Westphal), que representa a via eferente do reflexo fotomotor (RFM). A lesão deste sistema leva à sua abolição com midríase homolateral.

Na herniação uncal há compressão das fibras parassimpáticas do III nervo com preservação do simpático iridodilatador, levando à midríase (máxima) paralítica. Por outro lado, a lesão do tegmento mesencefálico ao acometer, simultaneamente, o sistema simpático, leva a uma midríase moderada com abolição do RFM.

O sistema iridodilatador está associado ao simpático, cujo trajeto até atingir a pupila é longo e complexo. As experiências sugerem que a regulação pupilar inicia-se no córtex cerebral, pois estimulações de certas regiões causam dilatação pupilar. Tem-se sugerido que existem vias corticais até estruturas profundas, mas estas ainda não são conhecidas. A partir do hipotálamo, as fibras caminham pelo tronco cerebral e medula cervical lateralmente, até atingir áreas torácicas da medula espinhal, onde fazem sinapses na coluna intermédio-lateral dos três segmentos torácicos superiores. Destes segmentos partem as fibras para o gânglio cervical superior. As fibras simpáticas pós-ganglionares acompanham a artéria carótida interna dentro do crânio e as fibras pupilo-dilatadoras acompanham o ramo oftálmico do nervo trigeminal até alcançar o músculo pupilo-dilatador.

Deste modo, com base nestes dados anatômicos é apresentada uma sistematização das alterações pupilares no coma:

- Lesão hipotalâmica: leva à miose (2-3 mm) com preservação do RFM, por lesão do sistema simpático; nos processos hemisféricos, esta miose relativa pode ser o primeiro sinal de herniação central.
- Lesão do III nervo: midríase arreativa homolateral, como ocorre na hérnia temporal, por lesão apenas do componente parassimpático.
- Lesão do tegmento mesencefálico: existe uma lesão simultânea simpática e parassimpática, há abolição do RFM e a pupila apresenta um tamanho intermediário (4-5 mm) ou uma leve midríase (5-6 mm); pode existir um *hippus* pupilar.
- Lesão do tegmento pontino: ocorre lesão do sistema simpático levando a uma miose mais acentuada que nas lesões diencefálicas, o que seria explicado pelo fato de ocorrer, paralelamente à lesão da via do sistema simpático, uma perda de influências ascendentes inibitórias para a porção parassimpática do III nervo.

Nos comas metabólicos ou tóxicos, de maneira geral as pupilas são pequenas e reativas, pois as vias pupilares são relativamente resistentes aos insultos desse tipo. Excepcionalmente podem estar dilatadas e arreativas em certas intoxicações (glutetimida; organofosforados, nas fases iniciais; anticolinérgicos) e na anoxia cerebral intensa.

Motricidade ocular extrínseca

Movimentos oculares reflexos

O estudo da motricidade ocular baseia-se nos movimentos reflexos, já que os movimentos voluntários e de perseguição são impossíveis. Os centros corticais que controlam o olhar sacádico (frontal) e o de seguimento (occipital) enviam conexões ao tronco cerebral que cruzam para o lado contralateral na altura da junção mesencéfalo-pontina e que fazem anastomose na formação reticular pontina paramediana (FRPP). Desta estrutura saem fibras para o VI nervo homolateral, as quais se comunicam com o III nervo contralateral através do fascículo longitudinal medial (FLM). Estimulações da musculatura do pescoço e, principalmente, do labirinto também caminham para o lado contralateral, enviando conexões ao VI nervo contralateral.

Reflexos óculo-cefálicos

São pesquisados por meio de deslocamentos passivos da cabeça do paciente, laterais ou de extensão e flexão. As aferências vêm dos músculos do pescoço e do aparelho vestibular.

No indivíduo em coma, a exclusão do controle hemisférico na motricidade ocular libera este tipo de movimento e, assim, os globos oculares desviam-se conjugadamente para o lado oposto ao deslocamento da cabeça. Este reflexo nunca deve ser testado em pacientes com suspeita de lesão cervical.

Reflexos óculo-vestibulares

São obtidos pela irrigação calórica do conduto auditivo externo, após termos certeza da integridade da membrana timpânica. A direção dos movimentos obtidos depende da qualidade do estímulo térmico utilizado, da posição da cabeça e do caráter uni ou bilateral da estimulação. Na prática, para testar a lateralidade, o conduto auditivo é irrigado com até 120 mL de água gelada (introdução lenta em 2-3 minutos), estando o indivíduo com a cabeça fletida a 30° acima do plano horizontal. A resposta normal seria um desvio lento dos olhos para o lado estimulado com retorno rápido, batendo para o lado oposto. O conduto auditivo oposto não deve ser testado antes de decorridos cinco minutos após a primeira estimulação.

A depressão dos mecanismos normais na alteração da consciência determina abolição da componente rápida. Nos casos em que há suspeita de uma etiologia psicogênica no coma, a não ocorrência dessa componente rápida afasta uma possível etiologia psíquica.

Para testar o movimento ocular vertical, os dois canais auditivos devem ser irrigados simultaneamente com água gelada. Se o tronco cerebral estiver íntegro haverá desvio dos olhos para baixo. Com água quente, haverá desvio para cima.

De maneira esquemática pode-se chegar às seguintes conclusões:

- Desvio conjugado completo obtido dos dois lados: coma de origem supratentorial, metabólico ou tóxico (Figura 261.1A).

- Ausência de desvio conjugado dos dois olhos, nos dois sentidos: pode haver lesões extensas do tronco cerebral, mas também encefalopatia metabólica ou tóxica deprimindo de maneira severa o tronco cerebral (Figura 261.1B).
- Resposta assimétrica ou desconjugada sugere lesão cerebral, ainda que isso, eventualmente, possa ocorrer em comas tóxicos por sedativos ou hipnóticos.
- Na presença de lesão mesencefálica, com acometimento do FLM, pode haver falha no desvio medial do olho (Figura 261.1C).

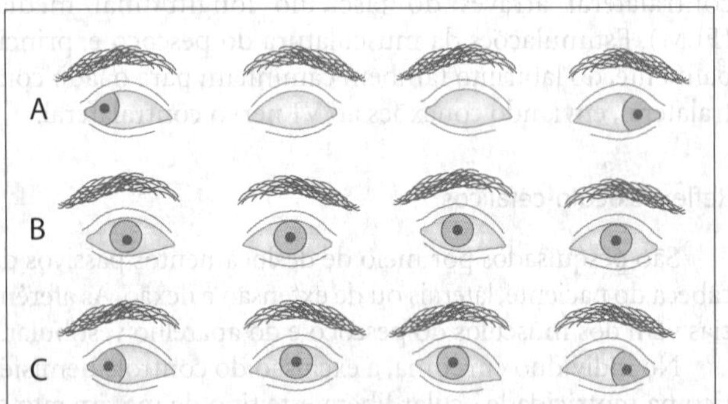

Figura 261.1 – Prova calórica no paciente em coma e respectivas alterações, a depender do local de lesão. Respostas obtidas após injeção de água fria nos condutos auditivos com intervalo de tempo de pelo menos cinco minutos (para melhor compreensão, acompanhar o texto).

- Em lesões pontinas mais laterais os olhos desviam-se conjugadamente para o lado contralateral à lesão, não sendo possível provocar o desvio para o lado da lesão.

Além da motricidade ocular reflexa, a análise da posição de repouso dos globos oculares e da movimentação espontânea permite obter outros dados sugestivos da localização de determinadas lesões.

Posição dos globos oculares

A ocorrência de desvios dos olhos para a região medial ou lateral, em relação ao plano horizontal, pode indicar lesão dos nervos oculomotor ou abducente.

Pode ainda haver desvios conjugados dos olhos para o lado da lesão quando ela está localizada acima da região pontina (Foville superior). Nas patologias protuberanciais o desvio dos olhos se faz no sentido contrário ao da lesão (Foville inferior).

Movimentos espontâneos

Movimentos erráticos

Os olhos de pacientes em coma, com função oculomotora preservada no tronco cerebral, movem-se espontaneamente de maneira aleatória, com desvios lentos, muito semelhantes àqueles do sono em indivíduos normais. Podem variar sendo ora conjugados, ora desconjugados no mesmo paciente. Em geral são horizontais, mas podem ser também verticais. Não podem ser mimetizados, por isso sua presença descarta coma psicogênico.

Nistagmo

De maneira espontânea, é raro. Entretanto, podem ser encontrados padrões de movimentos oculares espontâneos semelhantes ao nistagmo e que podem auxiliar a localização.

Nistagmo retratório

São abalos irregulares dos olhos para trás na órbita, às vezes espontâneos, mas geralmente quando se olha para cima; em geral, indicam lesão mesencefálica. Parece ocorrer uma disfunção das fibras corticomesencefálicas inibitórias e, assim, os seis músculos são ativados quando um é estimulado.

Nistagmo de convergência

Pode ocorrer junto com o anterior, também surge em lesão mesencefálica e se caracteriza por desvios lentos, de divergência, seguidos por rápidos abalos convergentes.

Bobbing ocular

São movimentos no plano vertical, rápidos, para baixo e com uma ascensão lenta para a posição original. É representativo de lesões no nível inferior da ponte e, por isso, pode ocorrer em indivíduos que não estejam em coma. Parece ser importante que a região mesencefálica esteja íntegra. Pode ocorrer também em hemorragias cerebelares e, eventualmente, em encefalopatias metabólicas.

Padrões respiratórios

O sofrimento lesional ou metabólico de estruturas centrais que controlam a respiração é, com freqüência, a causa de alterações respiratórias no indivíduo em coma. A análise destes fatos deve ser feita com cuidado, pois as modificações respiratórias podem também representar alterações fisiológicas por estímulos como hipóxia ou acidose, que podem estar diretamente ligados à causa do coma.

O controle respiratório metabólico se dirige principalmente à manutenção de uma oxigenação normal e de um adequado equilíbrio ácido-básico. É regulado principalmente pelos centros respiratórios, que estão localizados na formação reticular do tronco cerebral inferior entre a parte média da ponte e a junção cérvico-medular.

O controle comportamental tem sua origem em estruturas pré-pontinas, principalmente na altura do prosencéfalo.

A seguir são relatados os principais padrões de alteração respiratória que podem estar relacionados a lesões do SNC, associadas à depressão da consciência.

Respiração periódica de Cheyne-Stokes

Caracteriza-se por apresentar fases de hiperpnéia alternadas com outras mais curtas de apnéia. Geralmente surge com patologias intracranianas, sugerindo uma localização diencefálica ou mesencefálica superior, mas pode também surgir na hipoxemia severa, no sono, na encefalopatia hipertensiva e na uremia. A patogênese é a combinação de uma resposta aumentada ao CO_2 elevado levando à hiperpnéia e uma resposta diminuída do prosencéfalo negativa à diminuição do CO_2 (Figura 261.2A).

Hiperventilação neurogênica central

Hiperpnéia mantida, rápida e profunda, que sugere uma localização de lesão em área de mesencéfalo inferior e ponte superior. É necessário afastar a presença de uma hipóxia ou de uma acidose que possam ser causas da hiperventilação. Deve-se persistir no sono, para afastar uma hiperventilação psicogênica e excluir a presença de salicilatos ou de encefalopatia hepática (Figura 261.2B).

Respiração apnêustica

É caracterizada por pausas inspiratórias, sendo um sinal de grande valor para localização, refletindo dano no nível pontino médio ou caudal. Pode ocorrer também em hipoglicemia, anoxia ou meningite severa (Figura 261.2C).

Respiração atáxica

Padrão respiratório irregular, anárquico, com pausas; traduz um sofrimento bulbar e demonstra a iminência de uma parada respiratória (Figura 261.2D).

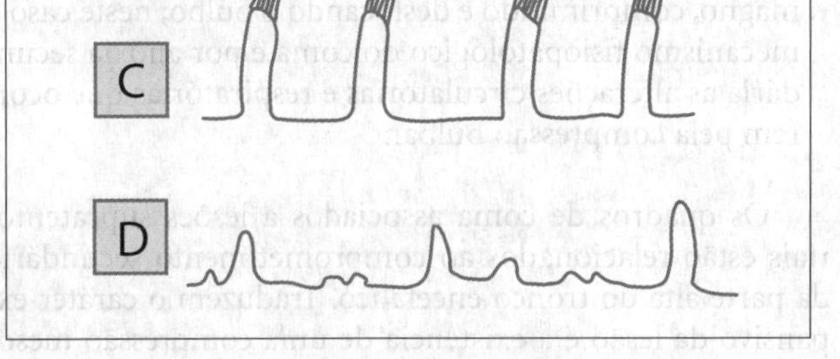

Figura 261.2 – Padrões respiratórios anormais associados com lesões patológicas em várias áreas do cérebro. (a) Respiração de Cheyne-Stokes; (b) Hiperventilação neurogênica central; (c) Apnêustica; (d) Atáxica.

Consciência

Entre a vigília normal e o coma propriamente dito existe uma série de estados intermediários que atuam de maneira fisiopatológica semelhante.

Nos comas de instalação progressiva, o decréscimo da vigília passa, mais ou menos rapidamente, por estes diversos estágios. Além disso, o coma, na concepção real da palavra, pode ser por si só extremamente variável. Para designar estas alterações utiliza-se uma série de termos, já referidos no início. Todavia, a significação atribuída a estes termos é variável e muitas vezes imprecisa. Por esta razão, diversos autores elaboraram diferentes classificações, com base em critérios relativamente simples e objetivos, e que possivelmente poderiam ser aplicados de maneira reprodutível pelas equipes médicas que cuidam de pacientes em coma, na tentativa de quantificar as alterações encontradas. A classificação mais conhecida é a de Fishgold & Mathis. Eles dividiram a depressão de consciência em quatro graus, desde o estupor (grau I) até o coma *dépassé* (grau IV). Entretanto, essa classificação peca pela subjetividade. Por sua vez, a escala de Jouvet, mais facilmente aplicável a pacientes adultos, se baseia na pesquisa da perceptividade (relacionada aos hemisférios cerebrais) e da reatividade inespecífica à dor e vegetativa (relacionada a estruturas subcorticais).

A nosso ver a classificação idealizada por Jennet & Teasdale para indivíduos com traumatismo cranienceíálico (TCE), conhecida como escala de Glasgow, pela rapidez e facilidade de aplicação, é a de melhor aplicação em crianças com depressão da consciência (Tabela 261.V). Pode ser aplicada por diferentes observadores com resultados correlatos, sendo muito interessante para o seguimento da evolução dos pacientes e também para a comparação dos resultados obtidos por diferentes tratamentos.

Tabela 261.V – Escala de Glasgow

Abertura ocular	**Pontos**
Espontânea	4
Ao chamado	3
À dor	2
Ausente	1
Resposta verbal	
Orientado	5
Confuso	4
Palavras inapropriadas	3
Palavras incompreensíveis	2
Nenhuma	1
Resposta motora	
Obedece comando	6
Localiza a dor	5
Retirada inespecífica à dor	4
Flexão à dor	3
Extensão à dor	2
Nenhuma	1

Constam na observação três tipos de respostas: abertura ocular, resposta motora e resposta verbal, para as quais são dados pontos, sendo que a nota mínima total é igual a 3 e a pontuação do indivíduo normal é 15.

Vale a pena ressaltar que as melhores respostas obtidas variam com o desenvolvimento da linguagem, de modo que o escore máximo possível é ajustado de acordo com a maturação da criança: 0 a 6 meses: 9; 6 a 12 meses: 11; e 1 a 2 anos: 12. A Tabela 261.VI mostra a escala de Glasgow modificada por James, para aplicação em crianças.

Duncan também elaborou uma escala baseada na de Glasgow, com modificações, para ser aplicada no período neonatal, e que pode ser observada na Tabela 261.VII.

Tabela 261.VI – Escala de Glasgow modificada para crianças, segundo James (1985)

Atividade	Melhor resposta	Pontos
Abertura ocular	Espontânea	4
	À fala	3
	À dor	2
	Ausente	1
Verbal	Balbucio	5
	Choro irritado	4
	Choro à dor	3
	Gemido à dor	2
	Ausente	1
Motora	Movimentos espontâneos normais	6
	Retirada ao toque	5
	Retirada à dor	4
	Flexão anormal	3
	Extensão anormal	2
	Nenhuma	1

Tabela 261.VII – Escala de depressão de consciência, para neonatos, segundo Duncan

Melhor resposta a sons (sino)	
Movimentos faciais e de extremidades	5
Mímica/piscar	4
Aumento FC/FR	3
Mioclonias/posturas extensoras	2
Sem resposta	1
Melhor resposta à luz	
Piscar e movimentos faciais e de extremidades	4
Piscar	3
Convulsões/posturas extensoras	2
Sem resposta	1
Melhor resposta motora	
Espontânea	
Períodos de atividade alternando com sono	6
Movimentos espontâneos ocasionais	5
Fricção esternal	
Movimentos de extremidades	4
Mímica/movimentos faciais	3
Convulsões/posturas extensoras	2
Sem resposta	1
Total	3-15

DIAGNÓSTICO DIFERENCIAL

Como foi visto, para ocorrer alteração da consciência com estupor ou coma, é preciso haver dano ou depressão da função de extensas áreas de ambos os hemisférios cerebrais. Ou então, alteração na função de estruturas no diencéfalo paramediano e tronco encefálico, ou ainda, envolvimento dos hemisférios e tronco encefálico ao mesmo tempo.

Desse modo, têm-se três grandes grupos fisiopatológicos de coma, seja por um sofrimento cerebral difuso, seja por uma lesão focal, supra ou infratentorial.

A ação fisiopatológica das causas dos comas resultantes de um sofrimento cerebral difuso se faz através de uma disfunção metabólica, afetando o encéfalo como um todo e particularmente as estruturas do SRAA e o córtex cerebral. Isto pode ocorrer por meio de uma agressão tóxica (exógena ou endógena), falta de substratos básicos para o metabolismo neuronal ou desequilíbrio hidroeletrolítico.

O aparecimento de alteração da vigília em um indivíduo portador de lesão encefálica localizada ocorre por uma lesão primitiva ou secundária do SRAA; convém distinguir, neste caso, se ela está localizada acima ou abaixo da tenda do cerebelo.

O coma originário de uma lesão infratentorial é explicado facilmente pela ação direta desta no SRAA. Pode ocorrer por lesões que destroem a formação reticular (enfarte do tegmento mesencefálico, hemorragia do tronco encefálico), ou por aquelas desenvolvidas fora do tronco encefálico, mas que o comprimem (hematoma do cerebelo).

Esta compressão do tronco encefálico leva ao coma e pode ocorrer de três maneiras diferentes:

- Compressão direta na área do tegmento pontino e mesencefálico.
- Herniação para cima do vérmix superior do cerebelo (transtentorial), comprimindo o mesencéfalo superior e o diencéfalo.
- Herniação para baixo das tonsilas cerebelares, via forame magno, comprimindo e deslocando o bulbo; neste caso o mecanismo fisiopatológico do coma é por anoxia secundária às alterações circulatórias e respiratórias que ocorrem pela compressão bulbar.

Os quadros de coma associados a lesões supratentoriais estão relacionados ao comprometimento secundário da parte alta do tronco encefálico. Traduzem o caráter expansivo da lesão e a existência de uma compressão mesodiencefálica.

A compreensão do mecanismo fisiopatológico nas lesões focais supratentoriais tem uma importância prática considerável. É essencial ressaltar que o aparecimento de uma alteração da vigília no curso de um processo hemisférico assinala um sofrimento das estruturas profundas e corresponde ao início de um processo de herniação hemisférica através de orifício da tenda do cerebelo. Nesta forma de complicação, as herniações transtentoriais são de dois tipos:

- Herniação uncal: ocorre um encarceramento das formações temporais internas, hipocampais, entre a borda livre da tenda do cerebelo e o mesencéfalo.
- Herniação central: caracterizada por um deslocamento rostro-caudal das estruturas mesodiencefálicas.

Os fenômenos de compressão e distorção dos vasos, causados por estas herniações, podem levar ao surgimento de lesões hemorrágicas terminais no tegmento ponto-mesencefálico.

Algumas pistas podem sugerir a associação da etiologia do coma a um dos três grupos fisiopatológicos abordados (Tabelas 261.VIII, 261.IX e 261.X).

Tabela 261.VIII – Comas resultantes de um sofrimento cerebral difuso
O comprometimento do nível de consciência geralmente precede eventuais alterações motoras
Manifestações locais freqüentemente ausentes; sinais motores geralmente simétricos (lembrar que o coma por hipoglicemia, de modo relativamente freqüente, é acompanhado pela presença de sinais de localização)
Reações pupilares e reflexos oculocefálicos geralmente preservados
Mioclonias, *asterixis*, tremor e convulsões são comuns
Disfunções parciais em vários níveis do encéfalo; há sinais de disfunção em determinada região, com preservação de outras funções no mesmo território anatômico

Tabela 261.IX – Comas originários de lesões infratentoriais
História de disfunção cerebelar ou de nervos cranianos precedendo o quadro
Comprometimento de nervos cranianos, em geral presente: motricidade ocular intrínseca e extrínseca (III e VI nervos cranianos), reflexo córneo-palpebral (V e VII nervos)
Padrões respiratórios bizarros são comuns logo na instalação do quadro
O nível da lesão (mesencefálico, pontino ou bulbar) pode ser determinado pela avaliação do padrão de anormalidades motoras, pupilares, da motricidade ocular extrínseca e pela alteração do ritmo respiratório

Tabela 261.X – Comas causados por lesões supratentoriais
Manifestações iniciais (geralmente motoras), sugerindo disfunção cerebral local
Manifestações motoras geralmente assimétricas
Pode desenvolver-se quadro de deterioração rostro-caudal por hérnia central ou mesmo uncal

As depressões recorrentes do nível de consciência correspondem a uma situação muito particular na prática clínica e freqüentemente são associadas a um elevado potencial de gravidade, cujo diagnóstico etiológico e tratamento devem ser realizados de modo rápido para evitar o óbito ou uma sobrevida com grande possibilidade de seqüelas. Muitas vezes existem outros sinais e sintomas associados à alteração da consciência, como ataxia, vômitos, alterações psíquicas e convulsões, além da presença de alterações do meio interno. As principais etiologias estão assinaladas na Tabela 261.XI.

Tabela 261.XI – Principais etiologias dos comas recorrentes
Erros inatos do metabolismo
Estado confusional agudo como manifestação de enxaqueca
Insuficiência adrenocortical
Insuficiências hepáticas
Epilepsias
Intoxicações (geralmente como manifestações da síndrome de Munchausen)

Vale lembrar que muitas vezes algumas pistas diagnósticas como quadros de acidose, hiperlactacidemia, hiperamoniemia e alterações hepáticas são atribuídas a alterações do tipo choque ou acometimento multissistêmico, não sendo efetuado o prosseguimento das investigações necessárias. Devemos valorizar as alterações do equilíbrio ácido-base que se mantêm após a correção de desencadeantes como o choque, quando ocorrem de modo repetitivo ou sem quadro cardiovascular associado, ou ainda, na presença de cetose.

A seguir são apresentados alguns comentários sobre as etiologias mais comumente associadas a quadros recidivantes de depressão de consciência.

Insuficiência adrenocortical

Uma deficiência da produção de cortisol ou aldosterona pode resultar de uma grande variedade de lesões congênitas ou adquiridas, do hipotálamo, hipófise ou córtex da adrenal.

A idade de início dos sintomas e as manifestações clínicas dependem da etiologia específica envolvida. Pode ser logo após o nascimento, como nos pacientes com hipoplasia das adrenais, distúrbios da esteroidogênese ou pseudoaldosteronismo. Inicialmente pode ocorrer recusa alimentar, vômitos, desidratação e letargia. Nas crianças mais velhas, com Addison, o início é mais gradual e é caracterizado por fraqueza muscular, anorexia, perda de peso e queda de pressão arterial. Os pacientes não identificados e adequadamente tratados podem evoluir com depressão global da consciência, choque e óbito.

A insuficiência adrenocortical deve ser suspeitada em pacientes que apresentem os sinais e sintomas apontados, aliados à presença de algumas alterações laboratoriais como hiponatremia e hiperpotassemia, podendo haver hipoglicemia.

Estado confusional agudo como variante enxaquecosa

A migrânea pode se manifestar de modo relativamente bizarro em crianças, com confusão, hiperatividade, desorientação, podendo evoluir com acentuada depressão da consciência. Este quadro pode persistir por horas e melhorar de modo evidente com o sono, sem lembrança total ou parcial do ocorrido, por parte do paciente.

O diagnóstico nos episódios iniciais pode ser suspeitado após a exclusão dos diagnósticos diferenciais possíveis e é realizado de modo evolutivo, após a recuperação do paciente e ocorrência de outros tipos de crises de migrânea. O paciente ou a própria família podem referir cefaléia inicial de forte intensidade ou alterações visuais que precedem a crise.

O estado confusional como variante enxaquecosa resulta provavelmente de um edema cerebral relacionado à alteração da permeabilidade vascular durante a crise de cefaléia. O EEG pode mostrar áreas de lentificação durante e logo após as crises, retornando ao normal, após curto período de tempo. As crises tendem a se repetir na forma confusional, mas podem ser substituídas por formas mais típicas de migrânea.

Epilepsia

Em geral, correspondem a episódios de *status epilepticus* do tipo não convulsivo, mais comuns em pacientes com síndromes epilépticas como Lennox-Gastaut, Doose. Todavia, podem ocorrer também em pacientes com epilepsia-ausência ou em outros pacientes com epilepsias parciais complexas.

Síndrome de Munchausen

Os pacientes portadores da síndrome de Munchausen, fora dos episódios de alteração de consciência, apresentam-se em bom estado geral e os quadros são controlados por medicações anticonvulsivantes ou sedativos, que na maioria das vezes são administrados pelos próprios responsáveis pelos pacientes (*Munchausen by proxy*).

Erros inatos do metabolismo (EIM)

A depressão de consciência pode ser o sintoma inicial de um EIM. De modo geral, estes quadros ocorrem em situações de estresse metabólico, desencadeados por quadros infecciosos menores, cirurgias, jejum prolongado ou mesmo por aporte protéico excessivo. Podem ocorrer ainda, esporadicamente, "pistas" clínicas, como alterações de pele, cabelos, coração ou mesmo odores específicos na urina. Todavia, nem sempre estas "pistas" aparecem, sendo necessário um alto grau de suspeita para a realização do diagnóstico.

Do ponto de vista clínico, os comas relacionados aos EIM podem ser classificados em quatro grupos:

A. Comas metabólicos sem sinais neurológicos.
B. Comas neurológicos com sinais de localização, crises epilépticas ou hipertensão intracraniana.
C. Comas hepáticos com distúrbios da função hepática ou hepatomegalia.
D. Acessos de ataxia com alterações da consciência e problemas psiquiátricos.

Comas metabólicos

Neste grupo estão incluídos os EIM que cursam com alterações como acidose, hipoglicemia ou hiperamoniemia. Muitas vezes ocorre presença de duas ou mais destas alterações metabólicas no mesmo paciente e as principais doenças correspondentes estão assinaladas na Tabela 261.XII. Devido à importância de identificar as doenças metabólicas tratáveis precocemente, uma investigação laboratorial inicial dos pacientes com depressão da consciência não deve ser postergada. Uma avaliação laboratorial inicial diante da suspeita de um coma de origem metabólica pode ser vista na Tabela 261.XIII. A depender de cada caso e dos exames iniciais poderá ser considerada ainda a coleta de ácidos orgânicos urinários, acilcarnitinas ou da cromatografia de aminoácidos plasmáticos e urinários. A Tabela 261.XIV aponta um resumo dos resultados laboratoriais iniciais de vários EIM que cursam com alteração aguda da consciência. A descrição detalhada das patologias apontadas pode ser avaliada nos capítulos correspondentes.

Comas neurológicos

A presença de sinais de localização não afasta a possibilidade de um EIM, já que alguns podem evoluir com distúrbios da coagulação (acidemias metilmalônica, propiônica e isovalérica). Estes pacientes podem apresentar, além do quadro de coma, pancitopenia com acidose e hipermoniemia. Alguns EIM podem predispor a obstruções vasculares como a homocistinúria, MELAS e a doença de Fabry. A presença de outras alterações como *ectopia lentis*, luxação do cristalino, glaucoma, osteoporose, fraturas ósseas em um paciente longelínio podem sugerir o diagnóstico de homocistinúria.

A presença de dores intensas em extremidades, desencadeadas por exercício, alterações de temperatura, associadas à presença de hipoidrose, angioqueratomas, opacificações corneanas, insuficiência cardíaca e quadros de trombose cerebral podem sugerir o diagnóstico de doença de Fabry. Encefalomiopatia mitocondrial com acidose láctica e episódios de *stroke-like* (MELAS) inicia-se na infância, adolescência ou no adulto jovem, após um período anterior de normalidade.

Os exames de imagem podem mostrar áreas de destruição parenquimatosa e em 30% dos casos a presença de calcificações dos gânglios da base. Diante da suspeita desta etiologia deve-se efetuar biópsia de músculo para visualização das *ragged red fibers* e para a pesquisa de mutações es-

Tabela 261.XII – Abordagem diagnóstica dos comas metabólicos

Apresentação	Alterações metabólicas	Diagnósticos possíveis
Acidose metabólica pH < 7,2 Bicarbonato < 10 mmol/L	Com cetose	Deficiência da piruvato carboxilase, distúrbios da cadeia respiratória, DMC Acidúrias orgânicas (AMM, AP, AIV,AGI) Deficiência da cetólise (OAT) Deficiência da neoglicogênese (FDP,G6P)
	Sem cetose	Deficiência da PDH Deficiência da cetogênese (HMG-CoA-liase) Distúrbios da β-oxidação Deficiência da FDP
Hiperamoniemia NH3 > 100 µmol/L Alcalose pH > 7,45 pCO_2 < 25 mmHg	Glicemia normal	Distúrbios do ciclo da uréia Intolerância protéica lisinúrica
	Hipoglicemia	Distúrbios da β-oxidação Deficiência HMG-CoA-liase
Hipoglicemia < 2 mmol/L	Com acidose	Deficiência de neoglicogênese Leucinose Deficiência da HMG-CoA-liase
	Sem acidose	Distúrbios da β-oxidação
Hiperlactiacidemia	Glicemia normal	Deficiência da piruvato carboxilase DMC, distúrbios da cadeia respiratória Krebs, deficiência da PDH
	Hipoglicemia	Deficiência da neoglicogênese (FDP, G6P, PC – cetose variável) Distúrbios da β-oxidação (sem cetose)

AMM: acidemia metilmalônica; AP: acidemia propiônica; AIV: acidemia isovalérica; AGI: acidúria glutárica tipo I; DMC: deficiência de múltiplas carboxilases; FDP: frutose difosfatase; G6P: glicose-6-fosfatase; HMG-CoA-liase: hidroximetilglutaril CoA-liase; OAT: ornitina-aminotransferase; PDH: piruvato-desidrogenase.

Tabela 261.XIII – Investigação inicial das encefalopatias metabólicas

Distúrbios do metabolismo da glicose	Glicemia, gasometria
Acidose metabólica	Gasometria, lactato plasmático, Cetonúria
Hiperamoniemia	Amônia plasmática
Insuficiência hepática	Transaminases, coagulograma
Distúrbios eletrolíticos	Uréia e eletrólitos plasmáticos e creatinina
Encefalopatia mitocondrial	Lactato/piruvato

pecíficas. Além disto, a acidúria glutárica tipo I pode simular quadros de encefalite, com o aparecimento de depressão de consciência e crises epilépticas após quadros infecciosos banais, evoluindo posteriormente com sinais de acometimento dos gânglios da base. A presença de macrocrania e alterações tomográficas sugestivas de atrofia frontotemporal bilateral devem suscitar esta possibilidade.

Comas hepáticos

A presença de alterações neurológicas associadas a hepatomegalia com sinais de insuficiência hepática pode estar relacionada aos distúrbios da ß-oxidação ou do ciclo da uréia. Este último pode manifestar-se por sintomas intermitentes, com vômitos, ataxia e/ou alteração de consciência, geralmente associados a grandes elevações da amônia sérica. A cromatografia dos aminoácidos, além da dosagem de ácido orótico urinário, poderá permitir o diagnóstico. Os distúrbios da ß-oxidação podem manifestar-se inicialmente por quadros que simulam a síndrome de Reye, com alterações hepáticas, da consciência e hipoglicemia. A análise dos ácidos orgânicos urinários durante a descompensação metabólica acusa a presença de excesso de ácidos dicarboxílicos (subérico, sebácico e adípico), mas uma melhor avaliação do quadro pode ser realizada por meio do estudo das acilcarnitinas.

Associação com ataxias intermitentes e sintomas psiquiátricos

Estes sintomas podem ocorrer nas formas intermitentes da leucinose (em geral, de manifestação tardia) e na de-

Tabela 261.XIV – Diagnóstico diferencial dos EIM que cursam com encefalopatia aguda

	Ciclo da uréia	Leucinose	Acidúria orgânica	β-oxidação	Cadeia respiratória
Acidose metabólica	0	+/-	+++	+/-	++
Glicemia	Normal	Normal ou ↓	↓↓	↓↓↓	Normal
Cetonas urinárias	Normal	↑↑	↑↑	0	0
Amônia plasmática	↑↑↑	Normal	↑↑	↑	Normal
Lactato plasmático	Normal	Normal	↑	+/-	↑↑↑
Função hepática	Normal	Normal	Normal	↑↑	Normal
Ácidos orgânicos urinários	Normal	Anormal	Anormal	Anormal	Normal

ficiência da ornitina-transcarbamilase. A presença de depressão da consciência, associada à ataxia e à paralisia de nervos cranianos, em conjunto com a elevação do ácido láctico, pode estar relacionada à síndrome de Leigh. Esta patologia costuma apresentar alterações em regiões de gânglios da base e no tronco encefálico. Estas podem ser observadas nos exames de imagem e representar alterações da piruvato-desidrogenase, piruvato-carboxilase ou distúrbios da cadeia respiratória.

A porfiria aguda intermitente e a coproporfiria hereditária manifestam-se freqüentemente com dores abdominais, vômitos, obstipação, fraqueza, dores em membros e alterações do comportamento.

EXAMES COMPLEMENTARES

A utilização de exames subsidiários em pacientes com depressão da consciência deve ser efetuada de forma extremamente criteriosa, tanto na tentativa da elucidação diagnóstica como para efetuar um prognóstico evolutivo.

Assim, os exames subsidiários, de modo geral, devem ser baseados nas hipóteses diagnósticas mais prováveis, de acordo com os dados da história e da avaliação clínica.

Alguns conceitos básicos devem ser considerados na abordagem do paciente em coma e precisam ser salientados.

De início, é obrigatório considerar que uma queda na taxa sérica da glicose pode ser a causa da depressão da consciência. A realização da dosagem da glicose sérica deve ser efetuada em praticamente todos os casos (dextro e glicemia). Outros exames séricos, como hemograma, dosagens de sódio, potássio, creatinina e gasometria, geralmente estão indicados.

Abordagens mais específicas como screening para intoxicações, dosagens de transaminases, amônia, lactato e outras como a cromatografia plasmática de aminoácidos e pesquisa urinária de organoácidos deverão ser consideradas de acordo com os dados clínicos e exames iniciais.

Os exames de neuroimagem, como a tomografia computadorizada (TC) e a ressonância magnética (RM) de crânio serão indicados quando houver suspeita de que lesões do sistema nervoso central (SNC) causaram a depressão da consciência. Deverá ser escolhido inicialmente um dos dois exames, a depender da disponibilidade e do tempo que o paciente poderá permanecer fora do atendimento de urgência. Sempre deve ser sempre considerada a condição clínica do paciente para a sua locomoção até o local do exame.

A TC apresenta a desvantagem da exposição à irradiação, porém a rapidez do exame permite maior facilidade para a continuidade do tratamento emergencial. A RM quase sempre demonstra um maior potencial de resolução, principalmente em quadros vasculares ocorridos há pouco tempo. Todavia, o tempo necessário para a realização do exame, em pacientes em estado muito crítico, pode determinar a sua inviabilidade no momento inicial. A presença de próteses metálicas é outro motivo de impedimento para a realização da RM.

Além dos quadros vasculares recentes, a TC de crânio pode não idenficar alterações em lesões de fossa posterior no início da encefalite herpética ou lesões nos gânglios da base em algumas doenças metabólicas e/ou infecciosas e, nestes casos, a RM está indicada.

A coleta do líquido cefalorraquidiano (LCR) deverá ser feita quando houver suspeita de infecção do SNC. Entretanto, é preciso salientar que este exame poderá estar contra-indicado diante de algumas situações. Pacientes em coma, com suspeita de lesão do SNC do tipo tumoral, podem evoluir com herniação cerebral relacionada à punção liquórica. Diante da possibilidade de que a etiologia do coma esteja relacionada a uma meningoencefalite bacteriana, o médico deverá colher inicialmente culturas, administrar antibioticoterapia sistêmica que permita a cobertura da eventual infecção e realizar um exame de imagem cerebral antes de uma eventual punção liquórica. Em caso de dúvida em relação a um paciente em evidente piora clínica, deverá ser considerada ainda a hipótese de meningoencefalite herpética, discutindo-se a introdução do aciclovir.

O LCR, quando indicado, deve ser explorado da melhor maneira possível. Deve ser efetuada a contagem de células, a mensuração das proteínas, da glicose, Gram, pesquisa de bacilos álcool-ácidos, estudos para investigação de antígenos como o látex, além das culturas para bactérias, leveduras e micobactérias. Em paralelo, de acordo com a suspeita clínica, poderá estar indicada a pesquisa de anticorpos para vírus ou de antígenos por meio da técnica de PCR (*polymerase chain reaction*) (tuberculose, enterovírus ou herpes).

O eletroencefalograma está indicado para a suspeita de estado de mal não-convulsivo como etiologia da depressão da consciência ou em pacientes que, após o controle clínico da crise epiléptica, não recuperaram grau razoável de consciência.

Os exames subsidiários podem ainda ser realizados para avaliação, juntamente com os dados clínicos de um prognóstico que permita uma estimativa das possibilidades de sobrevivência do paciente e de suas seqüelas. Assim, são facilitadas decisões precoces como suspensão de intervenções mais agressivas e que poderiam causar grandes despesas financeiras, além de desgaste emocional desnecessário.

Existem vários estudos que demonstram a validade de exames neurofisiológicos (EEG, potencial evocado) e de neuroimagem na estimativa do prognóstico. Padrões eletroencefalográficos do tipo surtos de supressão ou isoelétricos, assim como alteerações nos potenciais evocados visuais e auditivos são associados a um prognóstico desfavorável. O mesmo pode ser dito em relação a lesões de gânglios da base nas encefalopatias anóxicas. Do ponto de vista prático, todos estes dados devem ser vistos com reservas e como representativos de estudos, que nem sempre podem ser aplicados a um paciente específico, o qual está sob interferência de vários fatores inter-relacionados.

As avaliações fisiológicas do metabolismo cerebral com glicose ou outra substância marcada e do fluxo sangüíneo cerebral, ao lado das novas técnicas de neuroimagem (ressonância funcional e a tratografia, por exemplo), que ainda não fazem parte da rotina de investigação clínica, associadas à observação e à experiência individual de cada médico, em breve poderão ser muito úteis na avaliação do prognóstico do paciente em coma.

TRATAMENTO

A avaliação sistematizada e rápida do paciente com depressão do nível de consciência, seguida da conduta mais adequada é o principal fator responsável pelo sucesso do tratamento, estando diretamente correlacionado à incidência de mortalidade e maior ou menor grau de seqüelas.

Como em qualquer situação grave e aguda, a primeira preocupação deve ser com o funcionamento adequado da ventilação e do estado circulatório do paciente. Choque é uma situação relativamente freqüente, principalmente nos casos em que a causa do coma é uma infecção bacteriana do SNC. Deve ser tratado rapidamente, se necessário, inclusive com plasma e medicações inotrópicas.

É importante que o médico tenha a noção de que na maioria das vezes é melhor manter suporte de vida em vez de realizar o diagnóstico mais específico. Deste modo, deve se preocupar com as possibilidades diagnósticas, cujo atraso na identificação poderia determinar o insucesso terapêutico.

A primeira conduta seria a infusão de glicose endovenosa, na dose de 0,5-1,0 g/kg (2 mL/kg de glicose a 25%), diante da possibilidade de hipoglicemia, já que os riscos desta administração são praticamente nulos (mesmo na presença de eventual hiperglicemia) e a ausência de diagnóstico pode incorrer em seqüelas definitivas. Tal conduta deve ser realizada após coleta de sangue para dosagem da glicemia e também para triagem laboratorial, mediante dosagens de eletrólitos, creatinina, transaminases, amônia, gasometria etc., dependendo da situação.

A hiponatremia deve também ser considerada nos pacientes com meningites. Em relação à reposição de fluidos, importante para a manutenção da homeostase, é necessário ter cuidado para evitar a utilização excessiva de fluidos hipo-osmolares, pelo risco de edema cerebral.

A suspeita de patologia infecciosa do SNC, do tipo meningoencefalite bacteriana, deve ser seguida, dependendo da situação, da introdução de esquema antibiótico, mesmo antes da coleta de LCR, já que esse exame não deverá ser feito no paciente com depressão do nível de consciência sem a realização prévia de TC de crânio. Do mesmo modo, deve-se considerar a possibilidade da introdução do aciclovir, se houver suspeita de encefalite herpética. Vale lembrar que no coma mais profundo há o desaparecimento dos sinais de irritação meníngea. O atraso no diagnóstico e início do tratamento está relacionado à maior probabilidade de seqüelas e mortalidade.

Uma outra possibilidade diagnóstica para a qual o médico deve estar alerta é a presença de lesões de massa que apresentem riscos de herniação cerebral. Nestes casos, deve-se realizar TC de crânio e iniciar medidas antiedema cerebral, com a utilização de hiperventilação, corticosteróides, diuréticos osmóticos ou de alça e até mesmo a indicação de um procedimento neurocirúrgico. Vale a pena salientar o risco de enviar um paciente despreparado para o exame de TC, sendo necessária nos casos de depressão acentuada do SNC a intubação prévia, com hiperventilação e oxigenação adequadas.

As crises epilépticas também devem ser tratadas imediatamente e de modo efetivo. O médico deve considerar a possibilidade de um estado de mal do tipo convulsivo evoluir com crises sutis ou ainda a existência de um estado de mal não-convulsivo. Assim, diante da impossibilidade de uma adequada monitorização eletroencefalográfica, os pequenos sinais devem ser valorizados, como clonias de pálpebra, de um dedo, episódios de desvio conjugado dos olhos com nistagmo concomitante ou mesmo elevações inexplicadas da freqüência cardíaca e da pressão arterial, por curtos períodos de tempo. Nestes casos, devem ser utilizados os protocolos para o tratamento do estado de mal epilético.

O tratamento das diferentes doenças associadas ao evento desencadeante da depressão aguda do SNC, como por exemplo diabetes, meningite e hipertensão arterial, é abordado de modo detalhado em diferentes capítulos deste livro.

LEITURA ADICIONAL

1. Dan B. Predictive value of electrophysiology in children with hypoxic coma. Pediatr Neurol 2003; 28: 178-83.
2. Jofe AR. Lumbar puncture and brain herniation in acute bacterial meningitis: a review. J Intensive Care Med 2007; 22: 194-207.
3. Kirkham FJ. Non-traumatic coma in children. Arch Dis Child 2001; 85: 303-12.
4. Mewasingh LD, Christophe C, Fonteyne C, Dachy B, Ziereisen F, Christiaens F, et al. Predictive value of electrophysiology in children with hypoxic coma. Pediatr Neurol 2003; 28: 178-83.

5. Plum F, Posner JB. The diagnosis of stupor and coma. 4. ed. New York: Oxford University Press; 2007.
6. Püttgen HA, Geocadin R. Predicting neurological outcome following cardiac arrest. J Neurol Sci 2007; 261(1-2): 108-17.
7. Stevens RD, Bhardwaj A. Approach to the comatose patient. Crit Care Med 2006 Jan; 34(1): 31-41.
8. Stevens RD, Nyquist PA.Coma, delirium, and cognitive dysfunction in critical illness. Crit Care Clin 2006 Oct; 22(4): 787-804.
9. Stevens RD, Pronovost PJ. The spectrum of encephalopathy in critical illness. Semin Neurol 2006 Sep; 26(4): 440-51.
10. Wijdicks E. The comatose patient. New York: Oxford University Press; 2008.

Algoritmo 261.1 – Principais pontos na abordagem emergencial do paciente com depressão da consciência

1. Preservar as vias aéreas, se necessário com intubação traqueal e administração de oxigênio. Efetuar controle cardiovascular com administração de fluidos e medicações inotrópicas

↓

2. Controle de dextrostix e administração imediata de glucose, se necessário

↓

3. Avaliar rapidamente a história do paciente durante a realização de outros procedimentos

↓

4. Avaliar as funções do tronco encefálico e o risco de herniação cerebral

↓

5. Considerar o uso de hiperventilação e/ou manitol, se houver risco iminente de herniação cerebral

↓

6. Pesquisar sinais que possam sugerir crises epilépticas sutis. Considerar monitorização eletroencefalográfica

↓

7. Em pacientes com risco de infecção do SNC e piora clínica progressiva, iniciar terapêutica com antibiótico de amplo espectro, que tenha penetração no sistema nervoso central, antes da coleta de LCR. Após coleta de cultura e início da terapêutica, efetuar exame de neuroimagem

Algoritmo 261.2 – Depressão da consciência: síntese de avaliação e conduta

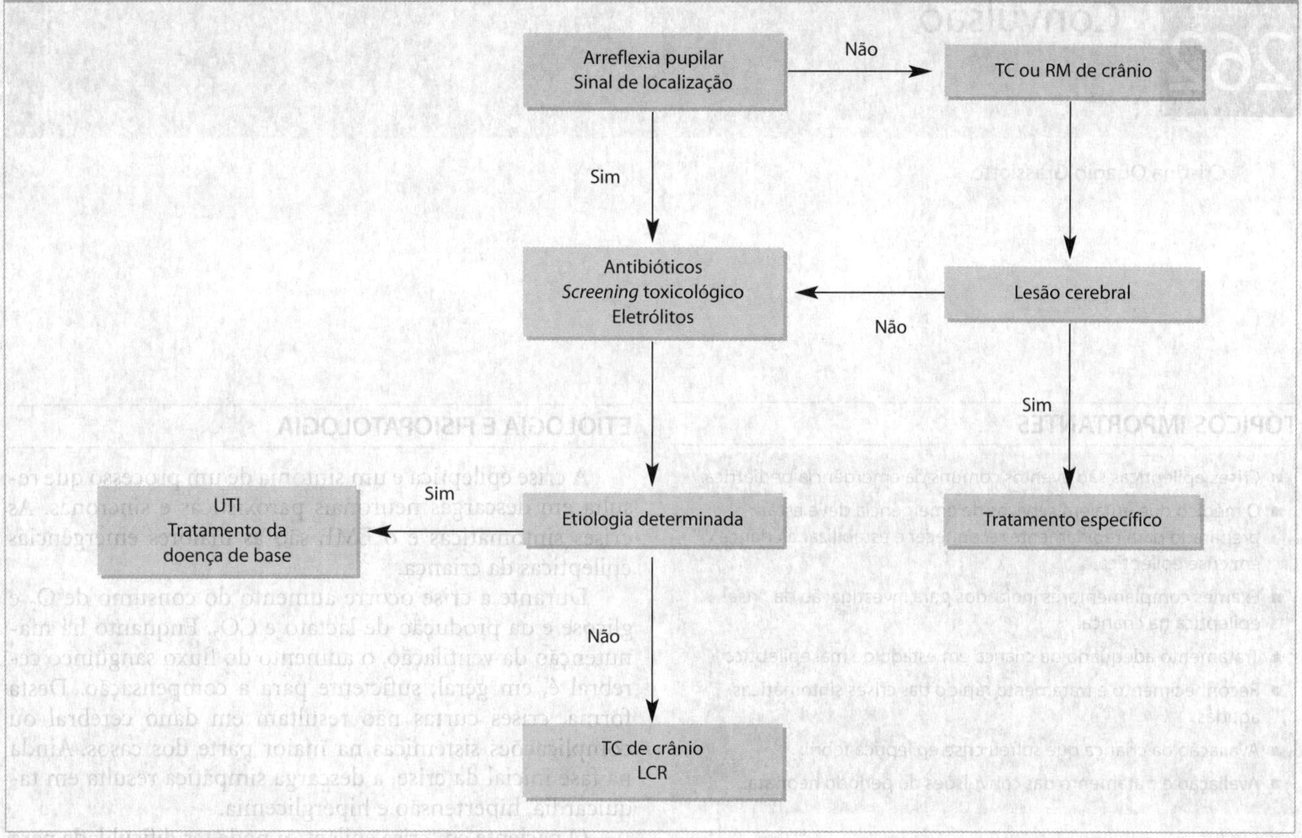

CAPÍTULO

262 Convulsão

Cristina Quagio Grassiotto

TÓPICOS IMPORTANTES

- Crises epilépticas são eventos comuns da emergência pediátrica.
- O médico que atua em serviços de emergência deve estar preparado para rapidamente reconhecer e estabilizar a criança em crise epiléptica.
- Exames complementares indicados para investigação da crise epiléptica na criança.
- Tratamento adequado da criança em estado de mal epiléptico.
- Reconhecimento e tratamento rápido das crises sintomáticas agudas.
- Avaliação da criança que sofreu crise epiléptica febril.
- Avaliação e tratamento das convulsões do período neonatal.

INTRODUÇÃO E DEFINIÇÕES

A crise epiléptica é a ocorrência neurológica mais freqüente da emergência pediátrica. Entre 4 e 10% da população apresentarão ao menos um episódio epiléptico até os 16 anos de idade. É o motivo de 1% dos atendimentos pediátricos de emergência nos EUA. O médico pediatra emergencista deve estar preparado para rapidamente reconhecer e estabilizar o paciente em crise epiléptica, diferenciá-la dos eventos paroxísticos não-epilépticos que simulam crises em crianças e providenciar tratamento adequado.

Definições importantes:

- Estado de mal epiléptico (EME): crise epiléptica com duração superior a 30 minutos ou duas ou mais crises reentrantes, sem recuperação da consciência entre elas, com duração superior a 30 minutos; o EME é uma emergência médica que envolve risco de morte; pode ser convulsivo ou não convulsivo (o EME não convulsivo constitui-se de crise reconhecida apenas através da eletroencefalografia e deve ser considerado como possível diagnóstico para pacientes comatosos).
- Crises sintomáticas agudas: resultantes de agressão ou lesão aguda do sistema nervoso central (SNC). Crises sintomáticas agudas devem ter sua causa rapidamente identificada e tratada especificamente.

ETIOLOGIA E FISIOPATOLOGIA

A crise epiléptica é um sintoma de um processo que resulta em descargas neuronais paroxísticas e síncronas. As crises sintomáticas e o EME são as maiores emergências epilépticas da criança.

Durante a crise ocorre aumento do consumo de O_2 e glicose e da produção de lactato e CO_2. Enquanto há manutenção da ventilação, o aumento do fluxo sangüíneo cerebral é, em geral, suficiente para a compensação. Desta forma, crises curtas não resultam em dano cerebral ou complicações sistêmicas na maior parte dos casos. Ainda na fase inicial da crise, a descarga simpática resulta em taquicardia, hipertensão e hiperglicemia.

O paciente em crise epiléptica pode ter dificuldade para sustentar a via aérea. Quando a ventilação torna-se inadequada e os mecanismos compensatórios, insuficientes, ocorre evolução para hipoxemia, hipercarbia e acidose respiratória. Quanto mais prolongada a crise, maior o risco de acidose lática, rabdomiólise, hipercalemia, hipertermia e hipoglicemia.

O EME estabelece-se quando há falhas nos mecanismos normais que limitam as crises (ou seja, quando a excitação é excessiva ou a inibição é inefetiva). Além da lesão neuronal, as complicações sistêmicas do EME são:

- Hipoxemia.
- Acidemia.
- Hiperglicemia (fase inicial) ou hipoglicemia (EME prolongado).
- Hipertensão (fase inicial) ou hipotensão (EME prolongado).
- Hipertermia.
- Rabdomiólise.
- Hipercalemia.
- Mioglobinúria.
- Insuficiência renal aguda.

As principais causas de crises epilépticas em crianças estão listadas na Tabela 262.I.

ACHADOS CLÍNICOS

Muitas vezes o paciente chega ao serviço médico já fora de crise.

Tabela 262.I – Causas de crises epilépticas em crianças e adolescentes	
Infecciosas	Meningite, encefalite, neurocisticercose, abscesso cerebral, crise febril
Neurológicas	Lesões de parto, anomalias congênitas, doença cerebral degenerativa, encefalopatia hipóxico-isquêmica não-progressiva, síndromes neuro-cutâneas, disfunção de derivação ventrículo-peritoneal
Metabólicas	Hipercarbia, hipocalcemia, hipoglicemia, hipomagnesemia, hipoxemia, erros inatos do metabolismo, deficiência de piridoxina
Traumáticas ou vasculares	Concussão cerebral, acidente vascular cerebral, abuso à infância, trauma de crânio, hemorragia intracraniana
Toxicológicas	Álcool, anfetaminas, anti-histamínicos, anticolinérgicos, cocaína, monóxido de carbono, isoniazida, chumbo, lítio, hipoglicemiantes orais, fenotiazinas, salicilatos, simpatomiméticos, antidepressivos tricíclicos, teofilina, anestésicos tópicos Abstinência a álcool e anticonvulsivantes
Idiopática	Epilepsia
Obstétrica	Eclâmpsia
Oncológicas	Tumores do sistema nervoso central, metástases, hiperviscosidade

Adaptado de Friedman MJ, Sharief GQ. Seizures in Children. Pediatr Clin N Am 2006; 53: 257-77.

Os dados de história clínica que sugerem crise epiléptica são presença de aura, movimentos tônicos, clônicos ou tônico-clônicos, movimentos anômalos dos olhos, perda da consciência, perda do controle esfincteriano. Pode ocorrer cianose central. Na maior parte das vezes, a crise é seguida de período pós-ictal com confusão mental, irritabilidade e fadiga.

É fundamental que se identifique as crises sintomáticas agudas para que se possa rapidamente tratar a causa. Por este motivo, deve-se questionar sobre a ocorrência de fatores precipitantes, como:

- Doença sistêmica atual, febre ou infecção.
- Sintomas neurológicos, convulsões prévias.
- Trauma.
- Ingestão de medicamentos ou tóxicos.
- Vacinação recente.
- Doença crônica.

Ao exame físico, deve-se observar os sinais vitais, procurar sinais de infecção e de irritação meníngea, sinais de hipertensão intracraniana (abaulamento de fontanela, bradicardia, hipertensão, alterações do ritmo respiratório e edema de papilas à fundoscopia), sinais externos de trauma e sinais de doenças sistêmicas crônicas.

Imediatamente após a crise, o exame neurológico mostra sonolência, ataxia, confusão mental, irritabilidade. Pode ocorrer déficit focal, que se resolve em algumas horas (paresia de Todd).

EXAMES COMPLEMENTARES

Recomenda-se:

- Glicemia capilar à beira do leito (realizar imediatamente, em todos os casos).
- Eletrólitos e gasometria arterial.
- Hemograma e hemocultura (se suspeita de infecção).
- Triagem toxicológica (quando não houver causa aparente).
- Amônia sérica e pesquisa de erros inatos do metabolismo (através da dosagem de aminoácidos na urina e de ácidos orgânicos no sangue; quando houver sinais de doença sistêmica e não houver causa identificada).
- Dosagem sérica de drogas antiepilépticas (para todas as crianças que usarem habitualmente estas drogas).

Indicações de coleta de líquor:

- Sinais de irritação meníngea.
- Período pós-ictal prolongado ou alteração mantida da consciência.
- Crises no período neonatal.
- Indicações específicas nas crises febris (veja a seguir).

Indicações de realização de tomografia computadorizada de crânio:

- História ou sinais externos de trauma.
- Doença neurocutânea.
- Pacientes portadores de derivação ventrículo-peritoneal.
- Sinais clínicos de hipertensão intracraniana.
- Crises parciais.
- Déficits neurológicos focais.
- Pós-ictal prolongado.
- Estados hipercoaguláveis (por exemplo, anemia falciforme e síndrome nefrótica).
- Doenças hemorrágicas (hemofilias ou outras deficiências de fatores de coagulação, plaquetopenia ou disfunção plaquetária).
- Estados de imunossupressão (AIDS, neoplasias).

Quando houver indicação de realização da tomografia computadorizada de crânio, esta deverá ser feita antes de se proceder à coleta de líquor por punção lombar.

A eletroencefalografia está indicada como exame de emergência nos casos de suspeita de EME não-convulsivo ou de atividade de crise refratária.

DIAGNÓSTICO DIFERENCIAL

Para diferenciar de situações que simulam crises epilépticas (Tabela 262.II), observa-se que crises epilépticas não param com restrição passiva e não se alteram quando se chama a atenção ou se movimenta a criança. Movimentos bilaterais sem perda de consciência raramente correspondem a crise epiléptica.

Tabela 262.II – Condições pediátricas que simulam crises epilépticas

Eventos com alteração da consciência	Perda de fôlego Apnéia/síncope Arritmias cardíacas Enxaqueca
Distúrbios paroxísticos do movimento	Tiques Tremores Pseudocrises Espasmos Distonia aguda
Distúrbios do sono	Terror noturno Sonambulismo Narcolepsia
Distúrbios psicológicos	Distúrbio da hiperatividade e déficit de atenção Hiperventilação Histeria Ataques de pânico
Refluxo gastroesofágico	Síndrome de Sandifer

Adaptado de Friedman MJ, Sharief GQ. Seizures in Children. Pediatr Clin N Am 2006; 53:257-77.

Convulsão febril

É um evento benigno, que ocorre em crianças com mais de 1 mês de vida, associado a doença febril não causada por infecção do sistema nervoso central, em pacientes sem antecedentes de crises neonatais ou crises afebris e sem critérios para crises sintomáticas agudas. Acomete cerca de 5% das crianças com até 5 anos de idade. Pode ser simples (80%, duração menor que 15 minutos, sem recorrência na mesma doença febril, generalizada e sem déficits focais) ou complexa (focal, com duração maior que 15 minutos, recorrente na mesma doença febril ou seguida da paresia de Todd). O principal fator predisponente é a herança familiar. O diagnóstico depende de história e exame clínico e neurológico, caracterizando crise epiléptica e afastando infecção do sistema nervoso central e outras crises sintomáticas agudas. O líquor deve ser colhido quando sinais meníngeos estão presentes ou quando a criança tiver menos que 12 meses de vida. Também recomenda-se a coleta do líquor para crianças menores de 18 meses e aquelas que vinham em uso de antibióticos. Na grande maioria das vezes a crise resolve-se rápida e espontaneamente. Quando necessário, o tratamento é o mesmo das demais crises epilépticas na criança. O prognóstico é bom, com chance de recorrência de 30% e chance de epilepsia de 2 a 4% (maior que a da população geral). A alta hospitalar é segura após orientação dos pais na maior parte dos casos. Indica-se internação hospitalar para observação e avaliação neurológica nos casos de crises complexas ou prolongadas.

Crises neonatais

O cérebro neonatal imaturo é mais excitável e dificilmente sustenta atividade epileptiforme organizada. As crises do período neonatal podem ser súbitas e difíceis de reconhecer, com manifestações que incluem movimentos anômalos dos olhos, lábios ou língua, movimento de pedalar ou apnéia. Ocorrem em 1,8 a 3,5 para 1.000 recém-nascidos e são causadas mais comumente por eventos hipóxico-isquêmicos (60%) e infecção (5 a 10%). O recém-nascido que apresenta crise epiléptica deve ser admitido para internação hospitalar e receber estabilização inicial da via aérea, respiração e circulação. A glicemia capilar deve ser realizada imediatamente e deve-se corrigir hipoglicemia com valores abaixo de 40 mg/dL. São necessários realização de ultra-sonografia transfontanela ou tomografia de crânio, coleta de eletrólitos, gasometria arterial, hemograma e hemocultura, cálcio e magnésio séricos, análise de urina tipo I e urocultura e triagem toxicológica. O líquor deve ser colhido e avaliado para as possibilidades de meningite ou encefalite, principalmente pelo vírus herpes. Se não houver causa identificada, fica indicada a pesquisa de erros inatos do metabolismo. O tratamento da crise pode ser feito com lorazepam ou fenobarbital. O recém-nascido deve receber antibioticoterapia de amplo espectro e pode-se considerar o uso de aciclovir, até que se tenha afastado a hipótese de infecção do sistema nervoso central.

TRATAMENTO

Trata-se a crise epiléptica para evitar a lesão neuronal e as complicações sistêmicas relacionadas a crises prolongadas. O manejo inicial da crise epiléptica consiste em colocar o paciente em local seguro, mantendo posição neutra da cabeça, garantir via aérea pérvia, ventilação e circulação adequadas, oferecer oxigênio suplementar e obter acesso venoso. O paciente deve ser monitorizado (monitor cardíaco, oxímetro de pulso, pressão arterial não invasiva).

Crises que duram mais de 3 a 5 minutos devem ser medicadas. Quando o paciente chega ao serviço em crise, considera-se crise prolongada ou EME.

Deve ser feita imediatamente a glicemia capilar e, caso haja hipoglicemia, correção rápida (*push* intravenoso com glicose 25%, 2 a 4 mL por kg de peso). Piridoxina (50 a 100 mg/dose intravenosa ou intramuscular) está indicada em recém-nascidos e crianças com diagnóstico de intoxicação por isoniazida.

A droga inicial é um benzodiazepínico, capaz de rapidamente suprimir a atividade de crise epiléptica. Dentre os benzodiazepínicos, o mais indicado no tratamento emergencial da crise epiléptica é o lorazepam, que tem início de ação rápido e meia-vida longa. É importante, na emergência, ter a possibilidade de uso de vias de medicação alternativas à intravenosa (IV), já que a obtenção de acesso venoso pode levar muito tempo. O lorazepam pode ser utilizado por via IV ou intramuscular (IM); para doses de drogas anti-epilépticas, veja a Tabela 262.III. Se o lorazepam não estiver disponível, uma segunda opção é o uso do diazepam, e a terceira opção é o midazolam, que tem início de ação rápido mas meia-vida muito curta. Se o benzodiazepínico utilizado não for o lorazepam, uma droga antiepiléptica de manutenção deverá ser iniciada rapidamente. A dose de benzodiazepínico pode ser repetida por até três vezes para resolução da crise.

Caso a crise não cesse com o uso dos benzodiazepínicos, está indicado o uso da fenitoína, com dose inicial de ataque para que se atinja rapidamente o nível sérico tera-

Tabela 262.III – Doses de drogas anti-epilépticas na emergência pediátrica

Droga	Dose de ataque ou única	Dose de manutenção	Observações
Lorazepam	IV ou IM 0,05 a 0,1 mg/kg/dose (máximo 4 mg/dose)	—	Repetir até 3 doses se houver continuidade da crise
Diazepam	IV 0,2 a 0,4 mg/kg/dose (máximo 10 mg/dose) VR 0,5 a 1 mg/kg/dose	—	—
Midazolam	IV 0,05 a 0,1 mg/kg/dose (máximo 10 mg/dose) IM 0,1 a 0,2 mg/kg/dose (máximo 5 mg/dose) IN 0,2 a 0,3 mg/kg/dose (máximo 7,5 mg/dose)	Infusão IV contínua: 1 a 18 μg/kg/min (iniciar com 1 e aumentar conforme necessidade de 1 em 1 a cada 5 minutos)	—
Fenitoína	IV 10 a 20 mg/kg Pacientes em uso crônico: 5 a 10 mg/kg	5 a 7 mg/kg/dia (iniciar 12 horas após o ataque)	Infusão de até 50 mg/min; manter monitorização cardíaca; precipita em soluções com glicose
Fenobarbital	IV ou IM 20 mg/kg (em 10 min; leva de 15 a 20 min para o início de ação)	3 a 5 mg/kg/dia (iniciar 24 horas após o ataque)	Uso concomitante com benzodiazepínicos pode causar depressão respiratória, sedação e hipotensão; VM pode ser necessária
Tiopental	IV em *bolus* de 5 mg/kg (máximo 500 mg/dose)	IV contínuo 1 a 3 mg/kg/hora	VM necessária; utilizar em unidade de terapia intensiva sob monitorização contínua
Propofol	—	5 mg/kg/hora	—

IV = intravenoso; IM = intramuscular; VR = via retal; IN = intranasal; VM = ventilação mecânica.

pêutico. Esta droga é excelente no tratamento do EME porque não deprime o nível de consciência, um dos mais importantes parâmetros avaliados no paciente.

Em crises mantidas mesmo após o uso da fenitoína, está indicado o fenobarbital.

Caso não haja resolução da crise, as opções terapêuticas incluem midazolam intravenoso contínuo, tiopental ou propofol. Nestes três casos o uso das drogas deve ser feito em ambiente de terapia intensiva, com monitorização contínua e suporte ventilatório. A eletroencefalografia deve ser usada para titular as doses de medicação necessárias até que se atinja o padrão de supressão da crise. Alguns raros pacientes podem necessitar de anestesia geral e bloqueio neuromuscular.

O Algoritmo 262.1 mostra o tratamento medicamentoso da crise epiléptica e do EME na criança.

LEITURA ADICIONAL

1. Nicole-Carvalho V, Henriques-Souza AMM. Conduta no primeiro episódio de crise convulsiva. J Pediatr (Rio J) 2002; S14-S18: 78-1.
2. Blumstein MD, Friedman MJ. Childhood seizures. Emerg Med Clin N Am 2007; 25: 1061-86.
3. Friedman MJ, Sharieff GQ. Seizures in children. Pediatr Clin N Am 2006; 53: 257-77.
4. Wilfong A. Management of status epilepticus in children. 2007 UpToDate, versão 15.2. Disponível em: www.utdol.com.
5. Wilfong A. Clinical features and complications of status epilepticus in children. 2007 UpToDate, versão 15.2. Disponível em: www.utdol.com.
6. Fishman MA. Febrile seizures. 2007 UpToDate, versão 15.2. Disponível em: www.utdol.com.
7. Riviello JJ, et al. Practice parameter: diagnostic assessment of the child with status epilepticus (an evidence based review). Report of the quality standards subcommittee of the American Academy of Neurology and the practice committee of the Child Neurology Society. Neurology 2006; 67: 1542-50.
8. Brousseau T, Sharieff GQ. Newborn emergencies: the first 30 days of life. Pediatr Clin N Am 2006; 53: 69-84.
9. Hirtz D, et al. Practice parameter: treatment of the child with a first unprovoked seizure. Report of the quality standards subcommittee of the American Academy of Neurology and the practice committee of the Child Neurology Society. Neurology 2003; 60: 166-75.
10. Sadleir LG, Scheffer IE. Febrile seizures. BMJ 2007; 334: 307-11.
11. Neville BGR, et al. Childhood convulsive status epilepticus: epidemiology, management and outcome. Acta Neurol Scand 2007; 115(186): 21-4.
12. Armon K, et al. An evidence and consensus based guideline for the management of a child after a seizure. Emerg Med J 2003; 20: 13-20.

Algoritmo 262.1 – Tratamento da crise epiléptica e do EME na criança (para doses, veja Tabela 262.III)

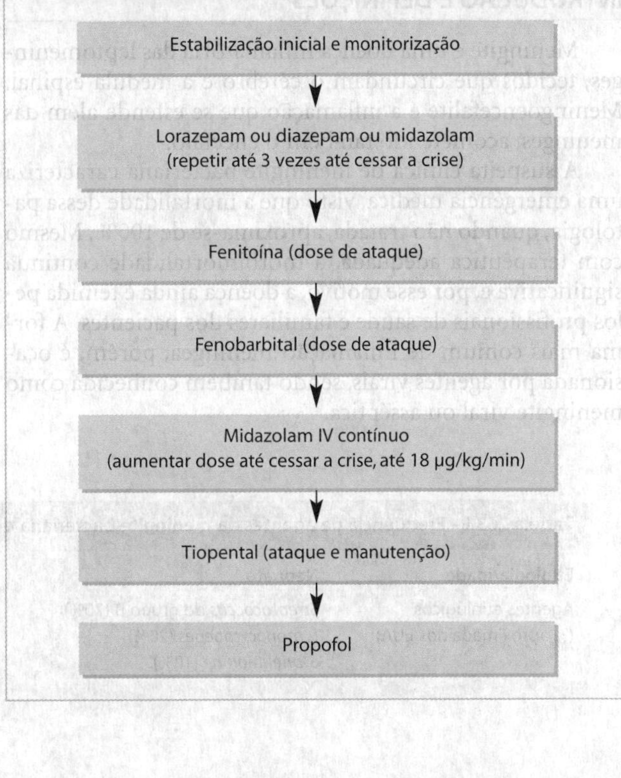

CAPÍTULO 263 Meningites e Meningoencefalites

Gabriela Benevides Castelo

TÓPICOS IMPORTANTES

- A meningite bacteriana é extremamente grave, sendo 100% fatal quando não tratada.
- Apesar da grande preocupação com a meningite bacteriana, a etiologia mais freqüente é a viral.
- Agentes etiológicos variam de acordo com a faixa etária.
- Por meio do líquor isoladamente, na maior parte dos casos, não é possível distinguir etiologia bacteriana de viral.
- Escores clinicolaboratoriais com alta sensibilidade e valores preditivos foram desenvolvidos para identificar crianças com alto risco de meningite bacteriana.
- A escolha do antimicrobiano deve levar em conta a epidemiologia e o padrão de resistência bacteriana regional.
- O uso do corticosteróide não é recomendado de forma rotineira na meningite bacteriana.

INTRODUÇÃO E DEFINIÇÕES

Meningite é uma doença inflamatória das leptomeninges, tecidos que circundam o cérebro e a medula espinal. Meningoencefalite é a inflamação que se estende além das meninges, acometendo também o encéfalo.

A suspeita clínica de meningite bacteriana caracteriza uma emergência médica, visto que a mortalidade dessa patologia, quando não tratada, aproxima-se de 100%. Mesmo com terapêutica adequada, a morbimortalidade continua significativa e, por esse motivo, a doença ainda é temida pelos profissionais de saúde e familiares dos pacientes. A forma mais comum de inflamação meníngea, porém, é ocasionada por agentes virais, sendo também conhecida como meningite viral ou asséptica.

ETIOLOGIA E FISIOPATOLOGIA

Etiologia

As meningites de etiologia viral são mais prevalentes do que as bacterianas tanto no Brasil quanto no mundo. Os enterovírus são responsáveis por 85 a 95% das meningites virais, com 65 sorotipos diferentes, entre eles os *coxsackies* e ecovírus. Todos os tipos de herpes-vírus podem causar meningite, apesar de o *Herpes simplex* ser classicamente mais associado à meningoencefalite. Os arbovírus como *Flaviviridae*, *Togaviridae* e *Bunyaviridae* são grupos de vírus relacionados aos artrópodes freqüentemente associados a epidemias, principalmente de meningoencefalites.

Indivíduos de qualquer idade podem desenvolver meningite bacteriana e os agentes etiológicos variam de acordo com a faixa etária (Tabela 263.I). A meningite tuberculosa não será abordada neste capítulo, mas não pode ser esquecida como importante etiologia de infecções do sistema nervoso central em países endêmicos para tuberculose, como o Brasil. Após a introdução da vacina contra *Haemophilus inflenzae* tipo b (Hib) no calendário básico de imunização em alguns países, inclusive o Brasil, houve grande mudança no panorama epidemiológico da meningite bacteriana. Em virtude da redução de 94% na incidência de meningites por Hib, a idade média dos pacientes com diagnóstico de meningite bacteriana mudou de 15 meses em 1986 para 25 anos em 1995 nos Estados Unidos, com dados semelhantes no Brasil. Atualmente, o *Streptococcus pneumoniae* é a bactéria mais freqüentemente isolada no líquido cefalorraquidiano (LCR) de crianças menores de 2 anos nos EUA, apesar da introdução da vacina conjugada heptavalente para pneumococo no calendário de vacinação nacional. Houve queda de 55 a 60% dos casos de meningite pneumocócica após a imunização uni-

Tabela 263.I – Freqüência de agentes da meningite bacteriana de acordo com a faixa etária nos EUA

Etiologia/idade	Neonato	1 mês a 2 anos	2 a 18 anos
Agentes etiológicos (% aproximada nos EUA)	*Streptococcus* do grupo B (70%) *L. monocytogenes* (20%) *S. pneumoniae* (10%)	*S. pneumoniae* (45%) *N. meningitidis* (31%) *Streptococcus* do grupo B (18%)	*N. meningitidis* (60%) *S. pneumoniae* (25%) *H. influenzae* (8%)

versal, mas o agente ainda responde por importante mortalidade e morbidade na população geral e pediátrica (10% de óbitos e 30% de seqüelas definitivas em crianças). Nos países em desenvolvimento os números são ainda mais expressivos: 50 e 60% de mortalidade e morbidade, respectivamente.

Fisiopatologia

Os mecanismos fisiopatológicos da meningite envolvem interação complexa entre os fatores de virulência do agente infeccioso e o sistema imune do hospedeiro. As características do hospedeiro que predispõem à meningite incluem asplênia, deficiência de complemento, uso de corticosteróides ou outros imunossupressores e infecção pelo HIV.

A maior parte dos vírus atinge o sistema nervoso central (SNC) durante uma segunda viremia, que é precedida por infecção de mucosa respiratória ou gastrintestinal, replicação viral nos linfonodos regionais e uma primeira viremia com replicação viral em fígado e baço. Os mecanismos envolvidos na invasão da barreira hematoencefálica pelo vírus não são inteiramente compreendidos.

Na meningite bacteriana há três mecanismos principais conhecidos:

- Colonização da nasofaringe seguida de invasão da corrente sangüínea e posterior invasão do sistema nervoso central (SNC).
- Invasão do SNC secundária à bacteremia em razão de um foco infeccioso localizado (endocardite infecciosa ou infecção urinária, por exemplo).
- Inoculação direta de microorganismos no SNC por contigüidade (sinusite, mastoidite, trauma, neurocirurgia, fístulas liquóricas, dispositivos médicos como derivações, monitores de pressão intracraniana e implantes cocleares).

Os principais patógenos causadores de meningite bacteriana (*S. pneumoniae*, *N. meningitidis*) possuem fatores de virulência que possibilitam a colonização do epitélio mucoso (secreção de proteases de IgA), invasão e sobrevivência na corrente sangüínea (fatores inibitórios da via alternativa do complemento), passagem pela barreira hematoencefálica (mecanismo mal compreendido que parece envolver moléculas de adesão como PAF) e multiplicação dentro do SNC (a imunidade humoral inadequada no SNC garante o sucesso da replicação bacteriana). Acredita-se que grande parte da injúria tecidual seja decorrente da resposta inflamatória com produção e liberação de citocinas no SNC. Depois de iniciada a inflamação, ocorre lesão endotelial da barreira hematoencefálica, resultando em edema cerebral vasogênico, com perda dos mecanismos autorregulatórios e aumento da pressão intracraniana, o que leva ao aparecimento de áreas de isquemia cerebral, lesões citotóxicas e apoptose neuronal. As manifestações clínicas desses eventos são as complicações neurológicas da meningite como convulsões, coma, surdez e déficits cognitivos, motores ou sensoriais.

ACHADOS CLÍNICOS

Meningite viral

Quadro clínico varia de acordo com a idade, o status imune e o agente etiológico. As manifestações mais comuns incluem início agudo de febre, cefaléia, náuseas, vômitos, sinais de irritação meníngea e ocasionalmente fotofobia. O exame físico é inespecífico. Pode haver abaulamento de fontanela, exantema viral, conjuntivite ou faringite viral acompanhando o quadro.

Meningite bacteriana

A maior parte dos pacientes apresenta febre associada a sinais e sintomas de irritação meníngea (náuseas, vômitos, irritabilidade, anorexia, cefaléia, confusão mental e rigidez nucal). A rigidez de nuca manifesta-se pela dificuldade de flexionar o pescoço ativa ou passivamente e pelos sinais de Kernig (positivo: quando o paciente em decúbito dorsal com um dos joelhos e quadril fletidos a 90º não consegue estender esse joelho mais de 135º e/ou flexiona involuntariamente o outro quadril) e Brudzinski (positivo: quando há flexão dos membros inferiores durante flexão passiva do pescoço). Pode haver alterações neurológicas como hipertensão intracraniana, crises convulsivas ou sinais focais, todas correlacionadas ao pior prognóstico. Todos os agentes bacterianos podem causar púrpura ou petéquias, mas esse achado é mais comumente descrito com a *N. meningitidis*. Diante da suspeita de meningite bacteriana, a anamnese deve abordar: história de infecção recente (especialmente respiratória), especificando uso ou não de antibióticos; contato com casos de meningite; histórico vacinal (epidemiologia); traumatismo craniano recente; queixa de otorréia ou rinorréia; viagens recentes, em particular para as áreas endêmicas para doença meningocócica.

EXAMES COMPLEMENTARES

O diagnóstico de meningite baseia-se na avaliação da história, do exame físico, da epidemiologia e dos exames complementares. É importante enfatizar que a análise isolada do LCR não necessariamente prediz etiologia viral ou bacteriana, já que há importante sobreposição de achados entre ambas.

A meningite viral pode ser definida como doença febril com sinais e sintomas de irritação meníngea, associada à ausência de disfunção neurológica e à ausência de bactérias no LCR de paciente que não tenha recebido antibióticos. A meningoencefalite diferencia-se pela presença de disfunção neurológica (convulsão, paralisia de nervo craniano, paresias, alteração do nível de consciência etc.).

Exames laboratoriais que contribuem com o diagnóstico etiológico incluem hemograma, hemoculturas (preferencialmente duas amostras), glicemia (correlacionar com glicorraquia), análise do LCR (contagem de células com diferencial, concentração de glicose e proteína, coloração de Gram e cultura). Há indicação de exame de imagem antecedendo coleta de LCR nas seguintes situações: presença de derivações ventriculares, coma, antecedente de hidrocefalia, história de trauma ou neurocirurgia recente, papiledema ou déficit neurológico focal.

Na interpretação do LCR, a celularidade da meningite bacteriana é tipicamente > 1.000 leucócitos/µL, mas em estágio inicial pode ser normal, ou seja, < 6 leucócitos/µL em crianças maiores de 3 meses de idade. A glicorraquia é < 40 mg/dL em mais da metade dos casos de meningite bacteriana, com relação glicorraquia/glicemia < 0,66. O encontro de bactéria na coloração de Gram sugere etiologia bacteriana antes dos resultados da cultura, estando presente em cerca de 90% das meningites pneumocócicas e 80% das meningocócicas. Em punção traumática, a presença de hemácias pode interferir na celularidade, mas nenhuma fórmula de correção existente é confiável para estimar o número de leucócitos, sendo portanto indicado tratamento antimicrobiano até resultado de culturas.

Em razão da sobreposição dos achados clínicos e laboratoriais das meningites de etiologias diversas, foram desenvolvidos alguns sistemas de pontuação para distinguir a etiologia bacteriana da viral. O *bacterial meningitis score* (BMS), elaborado nos EUA, foi validado numa coorte retrospectiva de 3.295 crianças com o objetivo de identificar crianças com muito baixo risco de apresentar meningite bacteriana. Devem estar ausentes todos os seguintes critérios:

- Bacterioscopia positiva (coloração de Gram).
- Contagem de neutrófilos no LCR > 1.000/µL.
- Proteinorraquia > 80 mg/dL.
- Neutrófilos no sangue periférico > 10.000/µL.
- Presença de crise convulsiva (importante fator prognóstico).

O sistema descrito anteriormente apresenta sensibilidade de 98,3%, especificidade de 61,5% e valor preditivo negativo de 99,9%.

O isolamento de agente bacteriano no LCR ou em hemocultura de paciente com pleocitose no LCR confirma diagnóstico de meningite bacteriana. A presença de um ou mais critérios do BMS deve ser interpretada como risco aumentado de meningite bacteriana e tratado como tal até o resultado de culturas.

TRATAMENTO

Meningite viral

Tratamento apenas dos sintomas para a maior parte dos agentes virais. Alguns antivirais estão em estudo, mas apenas a meningite ou meningoencefalite herpética tem recomendação de tratamento específico com aciclovir, 30 mg/kg/dia, divididos em três doses, por 14 a 21 dias. No período neonatal, quando as complicações e seqüelas neurológicas são mais freqüentes, deve-se utilizar 60 mg/kg/dia, de 8 em 8 horas, por 21 dias.

Meningite bacteriana

Tratamento com antibiótico parenteral bactericida que penetre a barreira hematoliquórica, além de medidas de suporte geral necessárias para cada paciente. A antibioticoterapia empírica deve considerar os patógenos mais freqüentes para cada faixa etária, a epidemiologia local (prevalência dos agentes na população e incidência de resistência microbiana) e o status vacinal do paciente. Indica-se como escolha para os pacientes maiores de 3 meses cefalosporina de terceira geração (cefotaxima, 300 mg/kg/dia, divididos em três doses; ou ceftriaxona, 100 mg/kg/dia, divididos em duas doses diárias) associada à vancomicina nas regiões com alta incidência de pneumococo resistente, o que felizmente não é a realidade brasileira. Para o período neonatal, sugere-se associar ampicilina em razão do risco aumentado de listeria. Uma vez isolado o agente etiológico, há indicação de terapêuticas de escolha e duração (Tabela 263.II).

A recomendação de corticosteróide (dexametasona na dose de 0,15 mg/kg/dose, de 6 em 6 horas, por 2 a 4 dias) na meningite é bem definida apenas para crianças com meningite por Hib, para a qual há evidências de redução de seqüelas neurológicas, principalmente auditivas. Nas outras etiologias e em etiologia desconhecida nos países com va-

Tabela 263.II – Tratamento específico para meningite segundo o agente etiológico

Tratamento/agente	*S. pneumoniae* ou *Streptococcus* grupo B	*N. meningitidis*	*H. influenzae* tipo b	*L. monocytogenes*	*Herpes simplex*	Bacilos Gram-negativos
Tratamento de escolha após isolamento do agente	Penicilina G cristalina 300.000 U/kg/dia por 10-14 dias	Penicilina cristalina 300.000 U/kg/dia por 5-7 dias	Ampicilina (para cepas sensíveis) 300 a 400 mg/kg/dia por 7-10 dias	Ampicilina (300 a 400 mg/kg/dia) + gentamicina (7,5 mg/kg/dia) por 14-21 dias	Aciclovir 30 mg/kg/dia, por 14-21 dias	Cefalosporina de 3ª geração (ceftazidima, se pseudomonas) + gentamicina por 3 semanas ou 2 semanas após LCR estéril
Alternativa (alergias ou resistência)	Cefotaxima ou ceftriaxona ou vancomicina	Cefotaxima ou ceftriaxona ou cloranfenicol	Cefotaxima ou ceftriaxona ou cloranfenicol		–	

cinação universal para Hib, sua indicação é controversa. O Comitê Americano de Doenças Infecciosas e outras publicações recentes não indicam o uso de dexametasona de forma rotineira, recomendando avaliação individualizada baseada em potenciais riscos e benefícios.

Complicações secundárias à meningite bacteriana podem ocorrer mesmo em vigência de tratamento adequado e incluem crises convulsivas, hipertensão intracraniana, edema e/ou isquemia cerebral, abscesso cerebral, sepse, doença disseminada devida à sepse (artrite séptica, pericardite etc.), além de seqüelas tardias como atraso de desenvolvimento neuropsicomotor e surdez, entre outras.

LEITURA ADICIONAL

1. Koedel U, Scheld WM, Pfister HW. Pathogenesis and pathophysiology of pneumococcal meningitis. Lancet Infect Dis 2002; 2: 721-36.
2. Peres LVC, Carvalhanas TRMP, Barbosa HA, Gonçalves MIC, Timenetsky MCST, Campeãs AE. Boletim Epidemiológico Paulista 2006; 6: 30.
3. Rotbart HA. Viral meningitis. Semin Neurol 2000; 20: 277.
4. Romero JR, Newland JG. Viral meningitis and encephalitis: traditional and emerging viral agents. Semin Pediatr Infect Dis 2003; 14: 72.
5. Castiñeiras TMPP, Pedro LGF, Martins SV. Doença meningocócica. Centro de Informação em Saúde para Viajantes: Brasil; 2006. Disponível em: http://www.cives.ufrj.br/informacao/dm/dm-iv.html.
6. Schuchat A, Robinson K, Wenger JD, et al. Bacterial meningitis in the United States in 1995. N Engl J Med 1997; 337: 970.
7. Cassady K, Gnann JW, Whitley RJ. Viral infections of the central nervous system. In: Baddour L, Gorbach S (editores). Therapy of infectious diseases. Philadelphia: Saunders; 2003.
8. Quagliarello VJ, Scheld WM. Bacterial meningitis: pathogenesis, pathophysiology and progress. N Engl J Med 1992; 327: 864.
9. Van de Beek D, de Gans J, Spanjaard L, et al. Clinical features and prognostic factors in adults with bacterial meningitis. N Engl J Med 2004; 351: 1849.
10. Rennick G, Shann F, de Campo J. Cerebral herniation during bacterial meningitis in children. BMJ 1993; 306: 953.
11. Bonadio WA, Smith DS, Goddard S, et al. Distinguishing cerebrospinal fluid abnormalities in children with bacterial meningitis and traumatic lumbar puncture. J Infect Dis 1990; 162: 251.
12. Nigrovic LE, Kuppermann N, Malley R. Development and validation of a multivariable predictive model to distinguish bacterial from aseptic meningitis in children in the post-Haemophilus influenzae era. Pediatrics 2002; 110: 712-9.
13. Chavanet P, Schaller C, Levy C, Flores-Cordero J, Arens M, Piroth L, et al. Performance of a predictive rule to distinguish bacterial and viral meningitis. Journal of Infection 2007; 54: 328-36.
14. Nigrovic LE, Kuppermann N, Macias CG, Cannavino CR, Moro-Sutherland DM, Schremmer RD, Schwab SH, et al. Prediction rule for identifying children with cerebrospinal fluid pleocytosis at very low risk of bacterial meningitis. JAMA 2007; 297: 52-60.
15. Greenwood BM. Corticosteroids for acute bacterial meningitis. N Engl J Med 2007; 357(24): 2507-9.

Algoritmo 263.1 – Meningites e meningoencefalites

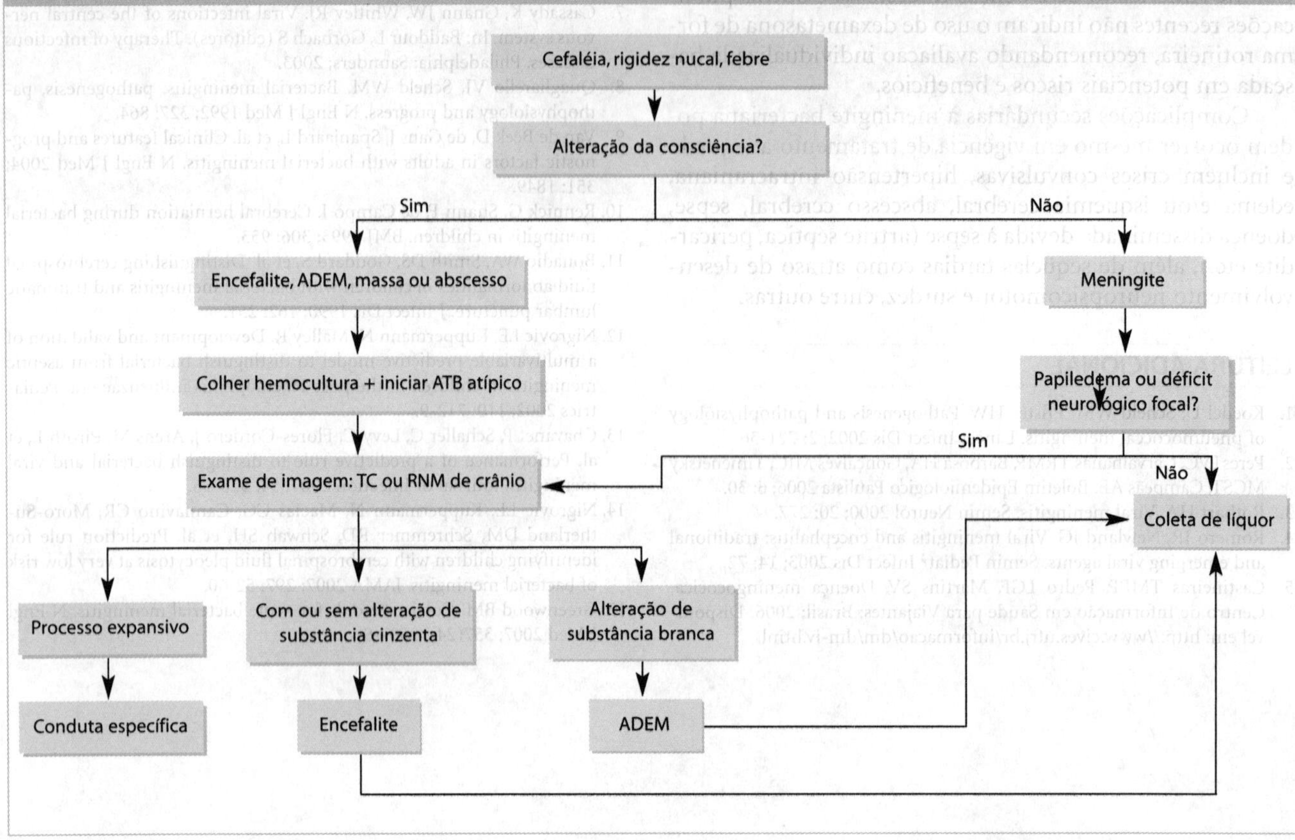

Febre sem Sinais Localizatórios

CAPÍTULO 264

Erica Santos

TÓPICOS IMPORTANTES

- A febre sem sinais localizatórios (FSSL) é a febre de duração menor que 7 dias, cuja história e cujo exame físico não revelam sua causa e que deve ser investigada nas crianças que têm risco para desenvolver bactéria oculta (BO) e doença bacteriana grave (DBG).
- A abordagem da criança com FSSL varia de acordo com idade, estado vacinal, história, exame físico e achados em exames complementares.
- A presença de doença de base que leve a algum grau de imunocomprometimento ou uso de medicação imunossupressora, contato com pessoa doente por agente transmissível (como meningococo, por exemplo) e toxemia ou mau estado geral são fatores de risco para BO e DBG em crianças com FSSL de qualquer faixa etária e devem ser investigados e tratados como tal.
- Com base na imunoimaturidade própria do período neonatal, todos os recém-nascidos com FSSL devem ser investigados com protocolo de sepse, hospitalizados e receber antibioticoterapia parenteral.
- Entre 29 e 90 dias de vida, a abordagem do quadro febril inclui as coletas de hemograma, hemocultura, urina tipo I, urocultura, raio X de tórax em caso de sintoma respiratório. A investigação líquórica, embora não seja obrigatória, é fortemente recomendada, particularmente se houver intenção de introduzir antibiótico.
- A investigação de infecção de SNC com coleta de líquor está indicada em todos os recém-nascidos com FSSL e deve ser fortemente considerada nos lactentes febris entre 29 e 90 dias.
- Entre 3 e 36 meses de idade, a abordagem da FSSL na criança em bom estado geral com temperatura < 39ºC permite acompanhamento ambulatorial sem investigação laboratorial e sem uso de antibiótico pelo baixo risco de DBG. As crianças nessa faixa etária com FSSL que estejam em bom estado, mas com temperatura ≥ 39ºC, devem ser submetidas a exames que possam fazer uma triagem para risco de DBG.
- Entre 3 e 36 meses de idade: o achado de leucograma alterado (com sedimento urinário normal) indica a realização de hemocultura e a introdução de antibiótico até o resultado da cultura, que pode modular a terapêutica.
- O achado de sedimento urinário alterado indica a possibilidade de infecção urinária e deve ser tratado com antibioticoterapia empírica até o resultado da urocultura.
- A realização de radiografia de tórax na investigação de pneumonia oculta na criança com mais de 3 meses sem sinais de acometimento respiratório (taquipnéia acima de 50 ipm, tosse, chiado, estridor ou ausculta pulmonar alterada) só se justifica quando a criança com febre acima de 39ºC tem contagem de leucócitos acima de 20.000/mm^3.

INTRODUÇÃO E DEFINIÇÕES

Febre é uma das causas mais freqüentes de procura de serviços médicos pediátricos. Entretanto, a abordagem da criança febril continua controversa. Existem causas não-infecciosas e infecciosas com diferentes graus de gravidade para o aparecimento desse sinal. O desafio para o médico está em diferenciar a maioria das crianças com febre causada por uma doença benigna e muitas vezes autolimitada daquelas poucas que, se não tratadas, podem evoluir para um quadro infeccioso grave com risco de alta morbidade e mortalidade, pesando o custo e o benefício do manejo das crianças.

Febre é definida como elevação da temperatura retal acima de 38ºC, tendo em vista a baixa confiabilidade de outros métodos de aferição. Entretanto, no nosso meio a medida da temperatura usualmente é realizada na axila. Bacteremia oculta (BO) é a presença de patógeno bacteriano na cultura de sangue de alguém sem história, exame físico e outros exames laboratoriais sugestivos de infecção bacteriana. Doença bacteriana grave – DBG (SBI – *serious bacterial infection*) geralmente inclui bacteremia, meningite bacteriana, sepse e outras doenças invasivas bacterianas. Febre sem sinais localizatórios (FSSL) é a febre com duração menor que sete dias e cuja história e cujo exame físico não revelam sua causa.

ETIOLOGIA E FISIOPATOLOGIA

A real prevalência da FSSL na população infantil que procura pelo departamento de emergência e o risco de doença bacteriana grave são difíceis de se determinar com precisão e nenhum exame laboratorial isoladamente mostrou ser 100% sensível ou específico em prever a presença de infecção grave. Crianças de 3 a 36 meses são responsáveis por 50% das consultas no pronto-socorro e 15 a 25% dessas visitas são para avaliação de doenças febris. Após a avaliação, cerca de 20% podem ter FSSL e até 2% entre 3 e 36 meses de idade podem ter BO. Na maioria dos casos, são doenças virais autolimitadas.

A inexistência de estatísticas nacionais leva à citação de trabalhos norte-americanos que procuraram identificar o risco de BO e DBG. Entretanto, é importante lembrar que a epidemiologia das infecções bacterianas na criança tem mudado, com a introdução de vacinas como a contra *Haemophilus influenza* tipo b (Hib) e a contra sete sorotipos de

Streptococcus pneumoniae (antipneumocócica heptavalente – PCV7).

Tendo em vista que as crianças pequenas, especialmente os recém-nascidos e os menores de 3 meses, são mais imuno-imaturos e têm menor capacidade de demonstrar evidências clínicas de doença (exame físico inespecífico), o risco de DBG é maior nessas faixas etárias, chegando a 12%. As infecções pelo *Haemophilus influenzae* tipo b, que chegaram a representar 19% das hemoculturas positivas em crianças febris que procuravam serviço médico da década de 1980, caíram após a vacinação universal, com a quase eliminação desse agente como causa de doença. Essa vacina é amplamente aplicada no Brasil, o que provavelmente faz com o padrão de queda da incidência dessas infecções aqui se assemelhe aos dos Estados Unidos.

Com a erradicação do Hib, o pneumococo (*Streptococcus pneumoniae*) emergiu como predominante patógeno bacteriano, representando de 83 a 92% das hemoculturas positivas de crianças febris e responsável por até 1,9% das bacteremias ocultas nos serviços de emergência norte-americanos. Em estudo de coorte após 4 anos de vacinação com PCV7 (Northern Califórnia Kaiser Permanente), a incidência de doença invasiva pneumocócica (DIP) caiu de 51,5-98,2 casos para 100.000 pessoas-ano em crianças menores que 1 ano para zero casos por 100.000 pessoas-ano e de 81,7-113,8 casos para 100.000 pessoas-ano em crianças menores que 2 anos para zero casos por 100.000 pessoas-ano, havendo declínio de DIP por todos os sorotipos, não só os cobertos pela PCV7, e significativa queda de pneumococos resistentes. Houve ainda diminuição de 25% de DIP em maiores que 5 anos, sugerindo "efeito rebanho", pois esses não haviam sido imunizados. As diferentes faixas etárias são compatíveis com diferentes graus de maturidade imunológica e, portanto, a abordagem da criança com FSSL varia de acordo com idade, estado vacinal, história, exame físico e achados em exames complementares.

ACHADOS CLÍNICOS

História

Existem condições que por si só já indicam a necessidade de investigação da criança febril, pelo risco de desenvolvimento de DBG. São elas:

a) Doença de base que leve a algum grau de imunocomprometimento (doença falciforme, SIDA, síndrome nefrótica, doença neoplásica, uso de medicação imunossupressora etc.).
b) Contato com pessoa doente por agente transmissível (meningococo, por exemplo).
c) Toxemia ou mau estado geral. O tratamento inicial de crianças nessas situações deve basear-se no risco próprio de cada condição. A resposta ao antitérmico não está relacionada à gravidade potencial do caso e não deve ser usada como parâmetro para decisão (evidência nível A). Entretanto, temperaturas mais altas parecem estar mais correlacionadas a maior risco de DBG (evidência nível B). As crianças que não se incluem em nenhuma das três condições anteriores e que se apresentem em bom estado geral, com história de febre ≥ 39ºC, podem ter risco de acordo com os achados de exame físico, faixa etária e resultados de exames de apoio diagnóstico, que serão discutidos a seguir.

Exame físico

A criança que se apresenta com algum grau de comprometimento do estado geral fora do momento da febre, como letargia, irritabilidade, hipotonia e até toxemia deve ser considerada como de risco para DBG e investigada como tal. A despeito da existência de escala atribuindo escores de gravidade para o estado da criança (Yale Observation Scale), o desafio para a avaliação de risco para DBG pelo médico que atende a criança com FSSL é exatamente a criança que se encontra em bom estado geral e cujo exame físico não indica nenhum sinal que justifique o quadro febril. Então, para se estabelecer critério para iniciar a investigação, a temperatura (≥ 39ºC) e a idade da criança (< 36 meses ou < 24 meses, dependendo do autor) são consideradas.

EXAMES COMPLEMENTARES

A contagem de leucócitos no hemograma está associada com o aumento no risco de bacteremia quando em valores menores que 5.000/mm^3 e acima de 15.000/mm^3. Entretanto, cerca de um terço das crianças com bacteremia têm entre 5.000 e 15.000/mm e a relação entre bastonetes e neutrófilos, quando maior que 0,2, pode estar relacionada com maior risco de DBG. O leucograma tem até 93% de especificidade, porém apenas 38% de valor preditivo positivo. Sempre que uma criança com FSSL é classificada como tendo risco para DBG, hemocultura deve ser colhida. O líquor, quando colhido, deve ser submetido a bacterioscopia, cultura, látex ou contra-imunoeletroforese (CIE) e quimiocitológico. A contagem dos leucócitos no líquor, quando com valor menor que 8/mm^3, pode perder 23% dos casos de meningite bacteriana (sensibilidade de 77%, especificidade de 79%); se usado valor < 10/mm^3 (sensibilidade de 73%, especificidade de 84%), pode perder 26% dos casos positivos. A realização de radiografia de tórax na investigação de pneumonia oculta na criança com mais de 3 meses sem sinais de acometimento respiratório (taquipnéia acima de 50 ipm, tosse, chiado, estridor ou ausculta pulmonar alterada) só se justifica quando a criança com febre acima de 39ºC tem contagem de leucócitos acima de 20.000/mm^3 (evidência nível C) e deve ser realizada nas crianças febris com menos de 3 meses e algum sinal de doença respiratória (evidência nível B). Crianças com menos de 1 ano e com FSSL devem ser consideradas como de risco para infecção de trato urinário – ITU (evidência nível A). São também fatores de risco para ITU oculta: raça branca, meninas entre 1 e 2 anos e meninos não postectomizados, com FSSL. A coleta de exames de urina (urina tipo I, bacterioscópico de urina e urocultura) deve ser feita através de cateterização ou punção suprapúbica como melhor forma de diagnosticar ITU (evidência nível B). A presença de mais do que 10 leucócitos por campo na urina tipo I e bacterioscópico de urina positivo são sugestivos de ITU. Entretanto, o diagnóstico definitivo é obtido com a positividade da urocultura, que deve sempre ser solicitada. Bacteremia como complicação de uma ITU pode ocorrer em 3% das crianças abaixo de 3 meses. A pesquisa de leucócitos nas fezes pode ser considerada nos casos de crianças com menos de 3 meses com febre e diarréia. Entretanto, não é indicada rotineiramente na investigação de FSSL. Outros exames têm sido estudados (proteína C reativa – PCR, procalcitonina e interleucina 6) em comparação principalmente com o leucograma, em busca de melhor sensibilidade e especificidade na identificação de pacientes de risco para BO e DBG. A PCR e a procalcitonina parecem ser métodos mais acurados que o leucograma e a interleucina 6, sendo a PCR um marcador mais facilmente obtido e sensível.

TRATAMENTO

Entre 0 e 28 dias de vida

Tendo em vista o fato de que o recém-nascido (RN) é imuno-imaturo e tem o exame físico bastante inespecífico, quando o RN se apresenta com FSSL, presume-se maior risco de DBG (nível de evidência A). Portanto, nessa faixa etária está indicada a investigação completa de protocolo de sepse, ou seja, a coleta de hemograma, hemocultura, urina tipo I, urocultura, bacterioscópico de urina, líquor para quimiocitológico, cultura, bacterioscopia e látex ou CIE. A realização de raio X de tórax e pesquisa de leucócitos nas fezes está relacionada à presença de alterações sugestivas de acometimento respiratório e gastrintestinal, respectivamente. Tendo em vista que nessa faixa etária as crianças estão mais suscetíveis às variações de temperatura ambiente e ainda não têm maturidade de SNC para alterações estáveis de temperatura, considera-se febre para investigação valores 37,8ºC. Além da investigação, estão indicadas a hospitalização e a terapêutica antibiótica intravenosa (IV) com cefalosporina de terceira geração. A terapêutica está relacionada aos germes de canal de parto (Gram-negativos, especialmente *E. coli* e *Streptococcus* do grupo B), principais responsáveis pelos quadros febris potencialmente graves nessa faixa etária. A terapêutica deve ser mantida pelo menos até os resultados finais de culturas.

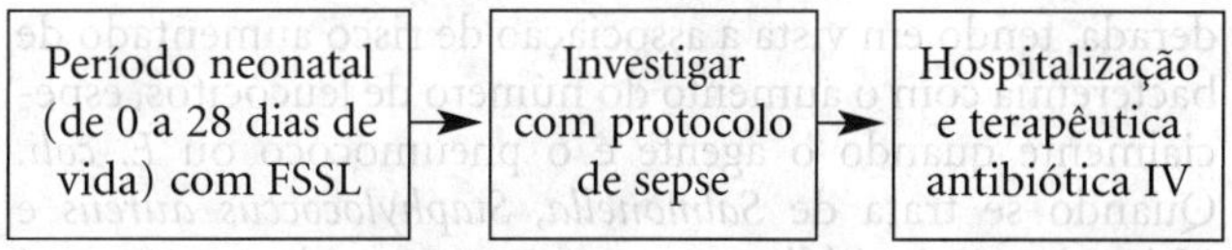
Período neonatal (de 0 a 28 dias de vida) com FSSL
Investigar com protocolo de sepse
Hospitalização e terapêutica antibiótica IV

Entre 29 e 90 dias de vida

A partir de três estudos prospectivos da década de 1990 (Rochester, Boston e Philadelphia), formaram-se as bases para o manejo das crianças na faixa etária entre 29 e 90 dias de vida (os lactentes jovens) com febre, conforme vemos na Tabela 264.I.

A abordagem do lactente jovem febril não pode se fundamentar apenas nos achados clínicos devido ao número substancial de DBG que podem passar desapercebidos. Estão indicadas as coletas de hemograma, hemocultura, urina tipo I, urocultura, bacterioscópico de urina, realização de raio X de tórax em caso de sintoma respiratório. A investigação liquórica, embora não seja obrigatória, é fortemente recomendada, particularmente se houver intenção de introduzir antibiótico. A maioria das crianças nessa faixa etária, quando em bom estado geral e com resultados preliminares de exames normais, pode ser acompanhada ambulatorialmente, se tiver responsáveis confiáveis, com possibilidade de reavaliação diária, acesso a serviço médico imediato na ocorrência de piora do estado geral e condições de administrar antibiótico intramuscular (IM), preferencialmente ceftriaxone.

Entre 3 e 36 meses de idade

Se a criança com FSSL estiver em bom estado geral e a temperatura aferida for menor que 39ºC, considera-se que seja de baixo risco, o que permite acompanhamento ambulatorial com reavaliações clínicas, sem investigação laboratorial e sem uso de antibiótico. As crianças que não tenham história e nem exame físico sugestivos da causa do quadro febril, que estejam em bom estado, mas que entretanto apresentem temperatura ≥ 39ºC, devem ser submetidas a exames que possam fazer uma triagem para DBG. A contagem de leucócitos no hemograma tem sido bastante consi-

Tabela 264.I – Protocolos de manejo de febre (adaptado de Avner & Baker)

	Boston	Philadelphia	Rochester
Idade em dias	28-89	29-56	0-60
Temperatura	> 37,9ºC	> 38,1ºC	> 37,9ºC
Escala de observação	Sim	Sim	Não
Leucograma (baixo risco)	< 20.000	< 15.000	5.000-15.000
Líquor de todos os lactentes	Sim	Sim	Não
Administração de antibiótico	Sim	Não	Não
% de DBG em lactentes de baixo risco	5,4	0	1,1
Valor preditivo negativo (%)	94,6	100	98,9
Sensibilidade (%)	Não estabelecido	100	92,4

derada, tendo em vista a associação de risco aumentado de bacteremia com o aumento do número de leucócitos, especialmente quando o agente é o pneumococo ou *E. coli.* Quando se trata de *Salmonella*, *Staphylococcus aureus* e *Neisseria meningitidis*, entretanto, esta correlação não está presente.

A abordagem inicial da criança entre 3 e 36 meses que se apresente em bom estado, com febre ≥ 39ºC e sem sinais localizatórios deve começar com hemograma e coleta de urina para sedimento urinário e urocultura. Os achados de hemograma e urina tipo I normais permitem a alta com reavaliação em 24 a 48 horas sem uso de antibiótico. A presença de alteração no leucograma (≥ 15.000/mm³ ou relação entre bastonetes e neutrófilos > 0,2, ou ainda contagem absoluta de neutrófilos > 10.000/mm³) indica a realização de hemocultura; se esta situação for acompanhada de urina tipo I normal, pode-se atender o paciente ambulatorialmente com uso de antibiótico (amoxicilina 100 mg/kg/dia ou ceftriaxona 50 mg/kg/dia) pela possibilidade de bacteremia oculta, até que se tenha os resultados das culturas. Caso exista uma alteração evidente no sedimento urinário, a criança deve ser tratada, também ambulatorialmente, como tendo suspeita de infecção urinária. A introdução de ceftriaxona pode alterar o resultado posterior de líquor que venha a ser colhido. Por isso, se a opção de terapêutica for a introdução de ceftriaxona, considerar a coleta de líquor antes. Caso haja algum sinal de acometimento respiratório (taquipnéia, hipoxemia, alteração de ausculta pulmonar) ou leucograma com mais que 20.000/mm³ na criança com temperatura ≥ 39ºC, considerar a possibilidade de pneumonia oculta e realizar radiografia de tórax.

Antes da introdução da vacina PCV7, o uso de amoxicilina e ceftriaxona parecia encurtar a duração da febre de crianças com bacteremia febril, sem entretanto demonstrar significativa redução de seqüelas nessas crianças. Ainda assim, considerando o risco da BO, seu uso é amplamente aceito. O papel dos antibióticos é controverso e são os resultados de culturas que modularão a terapêutica antibiótica. Após a introdução rotineira da vacinação PCV7 nos Estados Unidos, os achados de doença invasiva por pneumococos vêm diminuindo e mostrando uma possível modificação na abordagem da criança com FSSL, tendo em vista a menor probabilidade de DBG pelo pneumococo. Isso ocorre em crianças que tenham recebido pelo menos 2 das 4 doses preconizadas da vacina por conta da redução da taxa de bacteremia nessa população para menos de 1%. Devemos, contudo, lembrar que no Brasil esta vacina está disponível atualmente apenas em clínicas particulares e ainda não há cobertura vacinal para pneumococo pela rede pública, o que nos remete a uma situação semelhante à era pré-introdução da vacina PCV7 para abordagem da maioria das crianças brasileiras. O mesmo deve ocorrer com relação à vacinação contra meningococo.

LEITURA ADICIONAL

1. Slater M, Krug SE. Evaluation of the infant with fever without source: an evidence based approach. Emerg Med Clin N Am 1999; 17: 97-126.
2. Ishimine P. The evolving approach to the young child who has fever and no obvious source. Emerg Med Clin N Am 2007; 25: 1087-115.
3. Ishimine P. Fever without source in children 0 to 36 months of age. Pediatr Clin N Am 2006; 52: 167-94.
4. ACEP Clinical Policies Committee and The Clinical Policies Subcommittee on Pediatric Fever. Clinical policy for children younger than three years presenting to the emergency department with fever. Ann Emerg Med 2003; 42: 530-45.
5. Avner JR, Baker MD. Management of fever in infants and children. Emerg Med Clin N Am 2002; 20: 49-67.
6. Seow VK, et al. Comparing different patterns for managing febrile children in the ED between emergency and pediatric physicians: impact on patient outcome. Am J Emerg Med 2007; 25: 1004-8.
7. Sur DK, Bukont EL. Evaluating fever of unidentifiable source in young children. Am Fam Physician 2007; 75: 1805-11.
8. Harper MB. Update on the management of febrile infant. Clin Ped Emerg Med 2004; 5: 5-12.9. King C. Evaluation and management of febrile infants in the emergency department. Emerg Med Clin N Am 2003; 21: 89-99.
9. Toltziz P, Jacobs MR. The epidemiology of childhood pneumococcal disease in the United States in the era of conjugate vaccine use. Infect Dis Clin N Am 2005; 19: 629-45.
10. Carstairs KL, et al. Pneumococcal bacteremia in febrile infants presenting to the emergency department before and after the introduction of the heptavalent pneumococcal vaccine. Ann Emerg Med 2007; 49: 772-7.
11. Klein JO. Management of the febrile child without a focus of infection in the era of universal pneumococcal immunization. Pediatr Infect Dis J 2002; 21: 584-92.
12. McCarthy P. Fever without apparent source on clinical examination. Curr Opin Pediatr 2005; 17: 93-110.
13. Galetto-Lacour A, Bzamora SA, Gervaix A. Bedside procalcitonin and C-reactive protein tests in children with fever without localizing signs of infection seen in a referral center. Pediatr 2003; 112: 1054-60.
14. Andreola B. Procalcitonin and C-reactive protein as diagnostic markers of severe bacterial infections in febrile infants and children in the emergency department. Pediatr Infec Dis J 2007; 26: 672-7.

Algoritmo 264.1 – Investigação da febre sem sinais localizatórios

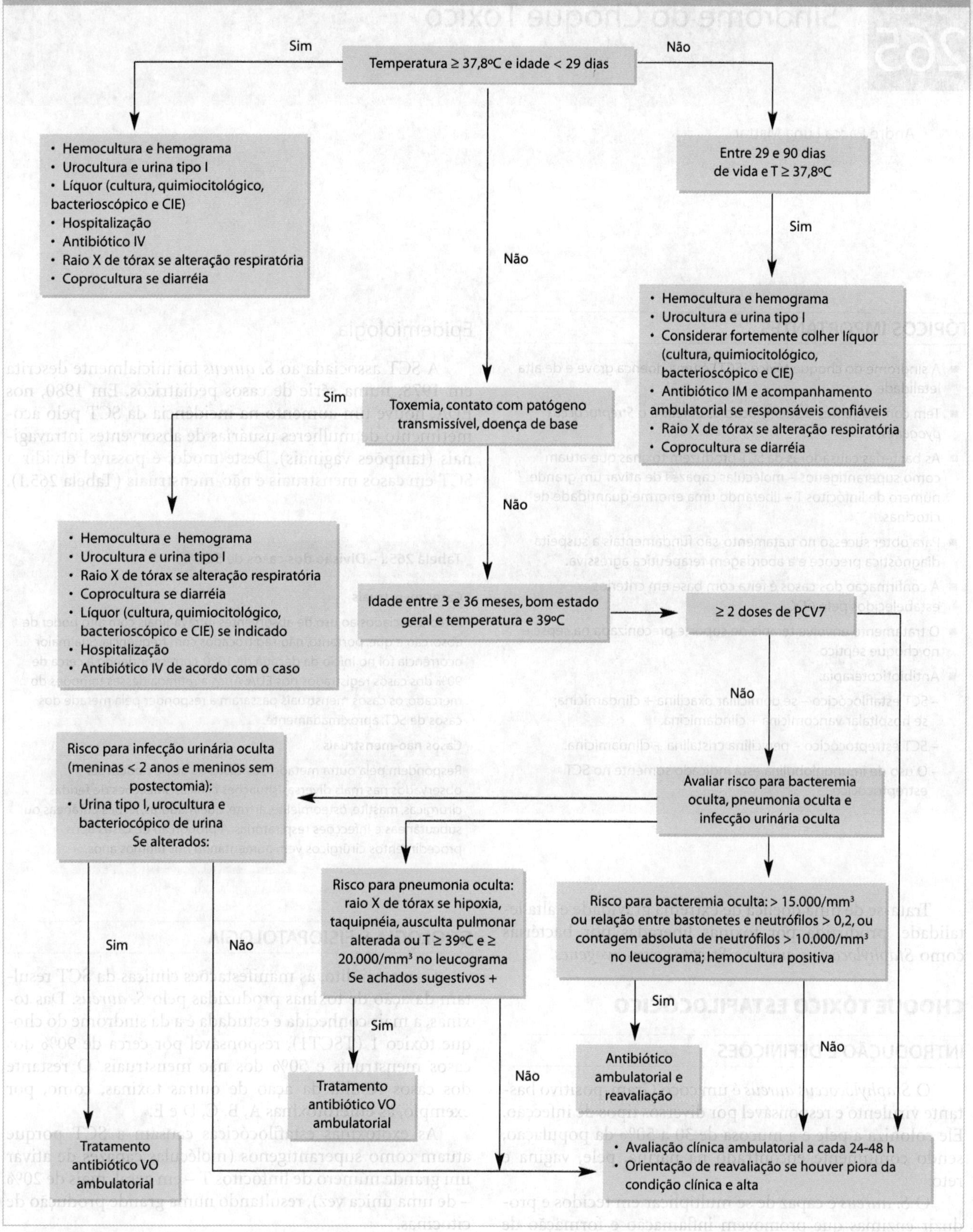

CAPÍTULO 265

Síndrome do Choque Tóxico

André Pacca Luna Mattar

TÓPICOS IMPORTANTES

- A síndrome do choque tóxico (SCT) é uma doença grave e de alta letalidade.
- Tem como agentes o *Staphylococcus aureus* e o *Streptococcus pyogenes*.
- As bactérias causadoras da SCT produzem toxinas que atuam como superantígenos – moléculas capazes de ativar um grande número de linfócitos T – liberando uma enorme quantidade de citocinas.
- Para obter sucesso no tratamento, são fundamentais a suspeita diagnóstica precoce e a abordagem terapêutica agressiva.
- A confirmação dos casos é feita com base em critérios estabelecidos pelo CDC.
- O tratamento envolve terapia de suporte preconizada na sepse e no choque séptico.
- Antibioticoterapia:
  - SCT estafilocócico – se domiciliar oxacilina + clindamicina; se hospitalar vancomicina + clindamicina.
  - SCT estreptocócico – penicilina cristalina + clindamicina.
  - O uso de imunoglobulina está indicado somente no SCT estreptocócico.

Trata-se de uma doença de extrema gravidade e alta letalidade, produzida por toxinas liberadas por bactérias como *Staphylococcus aureus* e *Streptococcus pyogenes*.

CHOQUE TÓXICO ESTAFILOCÓCICO

INTRODUÇÃO E DEFINIÇÕES

O *Staphylococcus aureus* é um coco Gram-positivo bastante virulento e responsável por diversos tipos de infecção. Ele coloniza a pele e a mucosa de 30 a 50% da população, sendo comumente encontrado na narina, pele, vagina e reto.

O *S. aureus* é capaz de se multiplicar em tecidos e produzir enzimas que promovem inflamação e formação de abscessos. Além disso, algumas cepas produzem exotoxinas que provocam três outras síndromes: da intoxicação alimentar, da pele escaldada e do choque tóxico (SCT).

Epidemiologia

A SCT associada ao *S. aureus* foi inicialmente descrita em 1978, numa série de casos pediátricos. Em 1980, nos EUA, houve um aumento na incidência da SCT pelo acometimento de mulheres usuárias de absorventes intravaginais (tampões vaginais). Deste modo, é possível dividir a SCT em casos menstruais e não-menstruais (Tabela 265.I).

Tabela 265.I – Divisão dos casos de SCT

Casos menstruais
Estão associados ao uso de absorventes intravaginais com alto poder de absorção e que, portanto, não são trocados com freqüência. Sua maior ocorrência foi no início da década de 1980, correspondendo a cerca de 90% dos casos registrados nos EUA. Após a retirada desses tampões do mercado, os casos menstruais passaram a responder pela metade dos casos de SCT, aproximadamente.
Casos não-menstruais
Respondem pela outra metade dos casos de SCT e podem ser observados nas mais diversas situações clínicas: infecções de feridas cirúrgicas, mastite, osteomielite, artrite, queimaduras, lesões cutâneas ou subcutâneas e infecções respiratórias. A proporção de casos após procedimentos cirúrgicos vem aumentando nos últimos anos.

ETIOLOGIA E FISIOPATOLOGIA

Como foi dito, as manifestações clínicas da SCT resultam da ação de toxinas produzidas pelo *S. aureus*. Das toxinas, a mais conhecida e estudada é a da síndrome do choque tóxico 1 (TSCT1), responsável por cerca de 90% dos casos menstruais e 50% dos não-menstruais. O restante dos casos resulta da ação de outras toxinas, como, por exemplo, as enterotoxinas A, B, C, D e E.

As exotoxinas estafilocócicas causam a SCT porque atuam como superantígenos (moléculas capazes de ativar um grande número de linfócitos T – em geral, mais de 20% – de uma única vez), resultando numa grande produção de citocinas.

Outro aspecto importante na patogênese é que indivíduos que desenvolvem a SCT não têm uma produção adequada de anticorpos contra as exotoxinas.

ACHADOS CLÍNICOS

As manifestações clínicas da SCT são diversas (Tabela 265.II) e seus sinais e sintomas desenvolvem-se rapidamente. Nos casos menstruais o intervalo médio entre o início do uso de absorventes intravaginais e o início da SCT é de 2 a 3 dias. Também é curto o intervalo nos casos pós-cirúrgicos, cerca de 2 dias.

Tabela 265.II – Principais manifestações clínicas da SCT por *S. aureus*

Sinais gerais
Febre, calafrios, vômitos, diarréia, dor abdominal, fadiga, mialgia, queda do estado geral
Disfunção de múltiplos órgãos e sistemas
Insuficiência renal (pré-renal e renal), distúrbios metabólicos, edema e isquemia cerebral, comprometimento pulmonar, depressão da função miocárdica e disfunção hepática e hematológica (anemia e plaquetopenia são as mais comuns)
Manifestações cutâneas precoces
Rash eritematoso macular difuso semelhante à queimadura solar – não poupa palmas e plantas. Pode ser súbito e passageiro
Manifestações cutâneas tardias
Rash maculopapular pruriginoso – surgimento 1 a 2 semanas após o início da doença. Presença de descamação de palmas e plantas pode ocorrer em até 3 semanas após o início do quadro
Queda de cabelo e de unhas 2 meses após o início do quadro, com recuperação em 6 meses do início
Acometimento de mucosa
Hemorragia escleroconjuntival, hiperemia de mucosa orofaríngea e vaginal. Nos casos mais graves, ulcerações superficiais de mucosas e desenvolvimento de petéquias, vesículas e bolhas

Tabela 265.III – Critérios de diagnóstico e classificação da SCT

SCT estafilocócico
Classificação: confirmado = 6 critérios e **provável** = 5 de 6 critérios
1. Febre > 38,9°C
2. *Rash:* eritrodermia macular difusa
3. Descamação 1 a 2 semanas após o início da doença, principalmente palmar e plantar
4. Hipotensão
5. Envolvimento de 3 ou mais órgãos e sistemas
– Gastrintestinal: vômito e diarréia na instalação da doença
– Muscular: mialgia intensa e elevação de CPK 2x acima do limite
– Membrana mucosa: orofaringe, vagina e conjuntiva
– Renal: elevação de U e Cr em 2x acima do limite e leucocitúria acima de 5 leucócitos/campo
– Hepático: elevação de AST, ALT ou BTF 2x acima do limite
– Hematológica: plaquetas < 100 mil/mm^3
– Neurológico: confusão mental na ausência de febre e hipotensão
6. Resultado negativo nos seguintes testes, se obtidos
– Hemocultura e cultura de líquor e orofaringe (hemocultura para *S. aureus* pode ser positiva em 5% dos casos)
– Sorologias para sarampo, rubéola e febre das montanhas rochosas

Diagnóstico

O diagnóstico de SCT é feito de acordo com critérios especificados pelo CDC, como pode ser observado na Tabela 265.III.

DIAGNÓSTICO DIFERENCIAL

São possíveis diagnósticos diferenciais: síndrome do choque tóxico estreptocócico, dengue, doença de Kawasaki, meningococcemia, reações cutâneas a drogas, mononucleose, infecções virais exantemáticas, leptospirose e febre tifóide.

TRATAMENTO

O tratamento da síndrome do choque tóxico estafilocócico pode ser observado na Tabela 265.IV

Tabela 265.IV – Tratamento da SCT

Terapia de suporte
Ressuscitação volêmica, droga vasoativa e ventilação mecânica. A terapia de suporte segue aquela preconizada na sepse ou no choque séptico
Tratamento cirúrgico
Exame e remoção de qualquer corpo estranho em canal vaginal. Drenagem de qualquer foco infeccioso identificado. Desbridamento de ferida cirúrgica
Antibioticoterapia
Se domiciliar, oxacilina + clindamicina, e se hospitalar, vancomicina + clindamicina. O tratamento deverá durar de 10 a 14 dias. A clindamicina é bastante útil na síndrome do choque tóxico, pois inibe a síntese protéica e, portanto, a de toxinas
Erradicação do *S. aureus* que coloniza nasofaringe
Aplicar mupirocina em nasofaringe 2x/dia por 5 dias, se cultura de nasofaringe positiva. Não existem trabalhos sobre tal prática
Imunoglobulina
Utilizado em relatos casos com sucesso, exige mais estudos

CHOQUE TÓXICO ESTREPTOCÓCICO

INTRODUÇÃO E DEFINIÇÕES

O *Streptococcus pyogenes* (*Streptococcus* do Grupo A) é um coco Gram-positivo aeróbio que causa a faringite e um espectro de infecções de pele e partes moles.

Menos comumente, o *S. pyogenes* causa doença invasiva que pode ser complicada pela SCT em 1/3 dos casos. Infecções invasivas são definidas como bacteremia, pneumonia ou qualquer outra infecção associada ao isolamento de bactéria em sítio estéril. As infecções invasivas incluem também a fasciite necrotizante e a miosite gangrenosa espontânea. A síndrome do choque tóxico estreptocócico é definida como qualquer infecção pelo *S. pyogenes* associada a choque e disfunção de órgãos.

Epidemiologia

As infecções invasivas associadas ao *S. pyogenes* vêm aumentando em freqüência, principalmente na América do Norte e Europa, com prevalência atual de 2,5 a 3,5/100 mil casos.

Em geral, os pacientes mais acometidos têm menos de 10 ou mais de 60 anos. Além disso, pacientes portadores de doenças crônicas (diabetes, câncer, doenças renais crônicas ou que cursem com imunodepressão) têm mais chance de apresentar SCT.

Os fatores de risco relacionados ao desenvolvimento de infecções invasivas encontram-se na Tabela 265.V.

Tabela 265.V – Fatores de risco associados ao desenvolvimento de doença invasiva por *S. pyogenes*

Trauma
Lesões que resultam em hematoma, escoriação ou distensão muscular
Procedimentos cirúrgicos
Infecções virais (ex.: varicela e influenza) – principal fator em crianças
Uso de antiinflamatórios não-hormonais (AINH)

A associação entre AINH e infecções invasivas é incerta. Além de mascarar sintomas e retardar o diagnóstico, seu uso também inibe a ação neutrofílica e aumenta a liberação de citocinas como o TNF-α.

ETIOLOGIA E FISIOPATOLOGIA

A SCT estreptocócica é também mediada por toxinas que atuam como superantígenos. As mais comuns são as toxinas pirogênicas A e B.

As portas de entrada mais comuns para o *S. pyogenes* são: faringe, pele e vagina.

Tabela 265.VI – Manifestações clínicas mais comuns da SCT estreptocócica

Sinais gerais
Calafrios, febre ou hipotermia, mialgia, náuseas, vômitos e diarréia, confusão mental
Sinais de infecção de partes moles
80% dos pacientes apresentam edema localizado e hiperemia que evoluem para equimose e destruição da pele que, por sua vez, pode progredir para fasciite necrotizante ou miosite em 70% dos casos.
Hipotensão
Odinofagia
Exantema escarlatiniforme
Ocorre em 10% dos casos

ACHADOS CLÍNICOS

O sintoma inicial mais comum da SCT estreptocócica é a dor difusa ou localizada, de início abrupto e forte intensidade, e que normalmente precede achados físicos de infecções de partes moles. A dor, em geral, acomete uma extremidade, mas pode também afetar o tórax e o abdome, mimetizando outros quadros (ex.: pneumonia ou peritonite). As manifestações clínicas mais comuns são citadas na Tabela 265.VI.

As complicações da SCT são graves e incluem: SARA, CIVD, insuficiência renal e síndrome de Waterhouse-Friedrichisen. A mortalidade em crianças é de 20%.

Diagnóstico

Os critérios diagnósticos da SCT estreptocócica estabelecidos pelo CDC podem ser observados na Tabela 265.VII.

DIAGNÓSTICO DIFERENCIAL

São possíveis diagnósticos diferenciais: síndrome do choque tóxico estafilocócico, dengue, doença de Kawasaki, meningococcemia, reações cutâneas a drogas, mononucleose, infecções virais exantemáticas, leptospirose, febre tifóide e sepse por Gram-negativo.

Tabela 265.VII – Critérios diagnósticos da SCT estreptocócica

SCT estreptocócico
Isolamento do *S. pyogenes* de um sítio normalmente estéril (ex. sangue, LCR, líquido pleural ou peritoneal, biópsia de tecido ou ferida cirúrgica) ou de sítio não-estéril*
E mais
Hipotensão
Dois ou mais dos seguintes achados:
1. Comprometimento renal (em crianças, creatinina duas vezes o limite superior para idade)
2. Coagulopatia (ex.: trombocitopenia e CIVD)
3. Comprometimento hepático (2x o limite superior de transaminases ou bilirrubinas)
4. SARA
5. Exantema macular, pode ser descamativo
6. Necrose de partes moles (fasciite, miosite ou gangrena)

* Se o *S. pyogenes* for isolado de um sítio não-estéril (ex.: orofaringe, vagina, lesão de pele) e o paciente preencher os critérios observados acima, o diagnóstico provável de SCT pode ser feito se nenhuma outra etiologia for identificada.

A recuperação do organismo em hemocultura normalmente leva de 8 a 24 horas. Quando a cirurgia é executada para desbridamento de fáscia ou músculo infectado, o Gram do material fornece um diagnóstico precoce e definitivo na maioria dos casos.

TRATAMENTO

Tabela 265.VIII – Tratamento da SCT estreptocócica
Terapia de suporte
Ressuscitação volêmica, droga vasoativa e ventilação mecânica. A terapia de suporte segue aquela preconizada na sepse ou no choque séptico
Tratamento cirúrgico
Exploração imediata e agressiva e desbridamento de qualquer local suspeito de infecção profunda pelo *S. pyogenes* são obrigatórios. A intervenção cirúrgica deve ser considerada em pacientes que inicialmente tenham febre e forte dor local e, em seguida, apresentem edema de partes moles com a formação de vesículas ou bolhas azuladas ou violáceas
Antibioticoterapia
Penicilina cristalina e clindamicina. O tempo mínimo preconizado é de 14 dias, mas deve ser individualizado de acordo com a evolução do paciente. A associação de penicilina com clindamicina é mandatória. Além da clindamicina diminuir a produção de toxina, a penicilina pode não ter boa eficácia frente a um grande número de bactérias (efeito Eagle)
Imunoglobulina humana
Atua na neutralização das toxinas e estudos apontam eficácia no seu uso. Dose: 1º dia 1 g/kg; 2º e 3º dias 0,5 g/kg

LEITURA ADICIONAL

1. Kluytmans J, Van Belkum A, Verbrugh H. Nasal carriage of Staphylococcus aureus: epidemiology, underlying mechanisms, and associated risks. Clin Microbiol Rev 1997; 10: 505.
2. Update: toxic-shock syndrome – United States. MMWR Morb Mortal Wkly Rep 1983; 32: 398.
3. Reduced incidence of menstrual toxic-shock syndrome: United States 1980-1990. MMWR Morb Mortal Wkly Rep 1990; 39: 421.
4. Schlievert PM. Role of superantigens in human disease. J Infect Dis 1993; 167: 997.
5. Behrman RE, Kliegman RM, Jenson HB. Nelson textbook of Pediatrics. 17. ed. W.B. Saunders; 2003.
6. Centers for disease control and prevention. Case definitions for infectious conditions under public health surveillance. MMWR Morb Mortal Wkly Rep 1997; 46(RR-10): 39.
7. Schlievert PM, Kelly JA. Clindamycin-induced suppression of toxic-shock syndrome – associated exotoxin production. J Infect Dis 1984; 149: 471.
8. Cone LA, Woodard DR, Byrd RG, et al. A recalcitrant, erythematous, desquamating disorder associated with toxin-producing staphylococci in patients with AIDS. J Infect Dis 1992; 165: 638.
9. Bisno AL, Stevens DL. Streptococcal infections in skin and soft tissues. N Engl J Med 1996; 334: 240.
10. Wheeler MC, Roe MH, Kaplan EL, et al. Outbreak of Group A streptococcus septicemia in children. Clinical, epidemiologic, and microbiological correlates. JAMA 1991; 266: 533.
11. O'Brien KL, Beall B, Barrett NL, et al. Epidemiology of invasive group A streptococcus disease in the United States, 1995-1999. Clin Infect Dis 2002; 35: 268.
12. Grisi SJFE, Escobar AMU. Prática pediátrica. 2. ed. Editora Atheneu; 2006.
13. Stevens DL, Tanner MH, Winship J, et al. Reappearance of scarlet fever toxin A among streptococci in the Rocky Mountain West: severe group A streptococcal infections associated with a toxic shock-like syndrome. N Engl J Med 1989; 321: 1.
14. Stevens DL, Yan S, Bryant AE. Penicillin binding protein expression at different growth stages determines penicillin efficacy in vitro and in vivo: an explanation for the inoculum effect. J Infect Dis 1993; 167: 1401.
15. Darenberg J, Ihendyane N, Sjolin J, et al. Intravenous immunoglobulin G therapy in streptococcal toxic shock syndrome: a European randomized, double-blind, placebo-controlled trial. Clin Infect Dis 2003; 37: 333.
16. Chuang YY, Huang YC, Lin TY. Toxic shock syndrome in children: epidemiology, pathogenesis, and management. Paediatr Drugs 2005; 7(1): 11-25.

CAPÍTULO 266

Sepse

Graziela de Araújo Costa

TÓPICOS IMPORTANTES

- Sepse é a síndrome da resposta inflamatória sistêmica associada a suspeita ou confirmação de infecção. Choque séptico é definido como sepse grave associado à disfunção cardiovascular.
- Choque séptico e disfunção múltipla de órgãos e sistemas são as principais causas de óbito em pacientes com sepse.
- No choque séptico ocorre um desequilíbrio entre o consumo e a oferta de oxigênio, levando a um metabolismo anaeróbio com produção de ácido lático e dano celular.
- Todos os pacientes apresentam hipovolemia.
- A alteração hemodinâmica mais comum em crianças é o baixo débito cardíaco (80%). A hipotensão é um sinal tardio e de prognóstico ruim.
- Assim que a criança recebe o diagnóstico de sepse grave e, portanto, tem chance de evoluir para choque séptico, o tratamento e a monitorização devem ser prontamente iniciados.
- O início do tratamento se dá com a desobstrução das vias aéreas, ventilação e oxigenação adequadas e restabelecimento do volume intravascular com infusão rápida de volume na primeira hora.
- O objetivo do tratamento é manter o tempo de enchimento capilar < 2 segundos, pulsos cheios, extremidades aquecidas, débito urinário > 1 mL/kg/h, nível de consciência normal e saturação venosa central > 70%. Para que haja impacto sobre a mortalidade, essas alterações devem ocorrer na primeira hora de tratamento.
- A terapia vasopressora inicial é feita com dopamina, dobutamina ou epinefrina em doses baixas. O uso de noradrenalina é recomendado no choque quente refratário a dopamina; o uso de epinefrina, no choque frio refratário a dopamina.
- Hidrocortisona deve ser utilizada nos pacientes com risco para insuficiência adrenal (púrpura fulminans, síndrome de Waterhouse-Friedrichson, uso crônico de corticosteróide, doença de hipotálamo ou hipófise) ou com insuficiência adrenal absoluta.

INTRODUÇÃO E DEFINIÇÕES

A sepse grave e o choque séptico continuam sendo importantes causas de morbidade em pediatria. Embora tenham ocorrido avanços na terapia intensiva pediátrica, a mortalidade do choque séptico continua elevada, em torno de 20 a 40%. Cerca de 30 a 58% das crianças com sepse grave desenvolvem choque séptico.

Sepse é a síndrome da resposta inflamatória sistêmica (SIRS) associada a suspeita ou confirmação de infecção. A maior diferença entre adultos e crianças na definição de SIRS é que no diagnóstico pediátrico as alterações de temperatura ou leucócitos devem estar presentes (Tabelas 266.I e II). Segundo a Conferência de Consenso Internacional de Sepse Pediátrica (2005), sepse grave está associada a disfunção cardiovascular, síndrome do desconforto respiratório aguda (ARDS) e duas ou mais disfunções de outros órgãos. Choque séptico é definido como sepse grave associada à disfunção cardiovascular (Tabela 266.III).

A disfunção cardiovascular ocorre na criança em que, apesar da administração endovenosa de fluidos isotônicos acima de 40 mL/kg ainda haja: diminuição da pressão arterial abaixo do percentil 5; pressão sistólica abaixo de 2 desvios-padrão; ou necessidade de suporte com drogas vasoativas para manter a pressão arterial adequada (dopamina > 5 μg/kg/min ou dobutamina, epinefrina ou norepinefrina em qualquer dose). Ocorre, ainda, mediante a presença de dois dos seguintes critérios: acidose metabólica inexplicável (BE > 5 mEq/L), aumento do lactato arterial > 2 vezes o normal, oligúria (débito urinário < 1 mL/kg/hora), tempo de enchimento capilar > 5 segundos.

Tabela 266.I – Definição de síndrome da resposta inflamatória sistêmica (SIRS)

Presença de pelo menos 2 dos seguintes critérios, sendo que um deles deve ser anormalidade de temperatura ou contagem de leucócitos:
– Temperatura > 38,5ºC ou < 36ºC
– Taquicardia, definida como freqüência cardíaca (FC) > 2 desvios-padrão para a idade na ausência de estímulo externo, uso crônico de drogas ou estímulo doloroso; ou elevação inexplicada da FC preexistente por um período de meia hora a 4 horas; ou para crianças < 1 ano: bradicardia, definida como FC < percentil 10 para idade na ausência de estímulo vagal externo, uso de drogas β-bloqueadoras ou cardiopatias congênitas; ou bradicardia persistente por um período maior de meia hora
– Freqüência respiratória > 2 desvios-padrão para idade ou ventilação mecânica por um processo agudo não relacionado à doença neuromuscular ou anestesia geral
– Contagem de leucócitos aumentada ou diminuída (excluída leucopenia secundária a quimioterapia) ou > 10% de neutrófilos imaturos

Tabela 266.II – Sinais vitais, contagem de leucócitos e pressão arterial sistólica, segundo faixas etárias (valores inferiores são abaixo do percentil 5 e superiores acima do percentil 95)

Faixas etárias	FC (bpm) Taquicardia	FC (bpm) Bradicardia	FR (ipm)	Contagem de leucócitos (x $10^3/mm^3$)	PAS (mmHg)
0 a 1 semana	> 180	< 100	> 50	> 34	< 65
1 semana a 1 mês	> 180	< 100	> 40	> 19,5 ou < 5	< 75
1 mês a 1 ano	> 180	< 90	> 34	> 17,5 ou < 5	< 100
2-5 anos	> 140	NA	> 22	> 15,5 ou < 6	< 94
6-12 anos	> 130	NA	> 18	> 13,5 ou < 4,5	< 105
13-18 anos	> 110	NA	> 14	> 11 ou < 4,5	< 117

bpm: batimentos por minuto; ipm: incursões por minuto; NA: não se aplica.

Tabela 266.III – Definição de sepse, sepse grave e choque séptico

Sepse – SIRS na presença ou suspeita de infecção
Sepse grave – sepse mais um dos seguintes critérios: disfunção cardiovascular ou síndrome do desconforto respiratório agudo ou duas ou mais disfunções de outros órgãos
Choque séptico – sepse e disfunção cardiovascular

O choque também pode ser caracterizado pelos seus efeitos no estado fisiológico dos pacientes como compensado ou descompensado. O choque compensado é definido pela presença de pressão arterial sistólica normal, com sinais e sintomas de inadequada perfusão orgânica e tissular (por exemplo, acidose lática, oligúria, alteração do nível de consciência). O choque descompensado está presente quando seus sinais estão associados à hipotensão sistólica.

O choque séptico e a disfunção múltipla de órgãos e sistemas (DMOS) são as principais causas de óbito em pacientes com sepse.

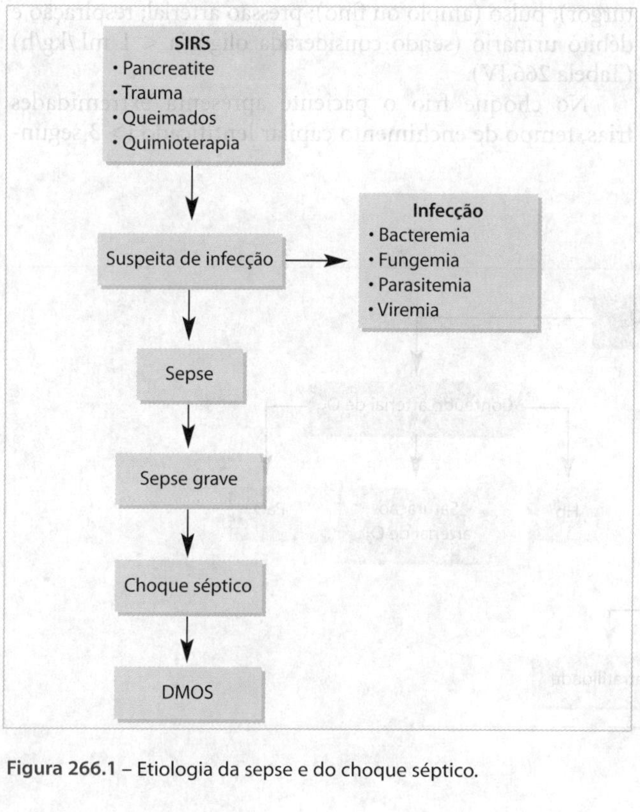

Figura 266.1 – Etiologia da sepse e do choque séptico.

ETIOLOGIA E FISIOPATOLOGIA

Nos EUA, a incidência de choque séptico em pediatria é de aproximadamente 0,56 casos/mil pacientes. Essa incidência é maior nas crianças menores de 1 ano, quando chega a 5,16 casos/mil pacientes.

A sepse/choque séptico pode ser causada por bactérias, vírus, fungos e parasitas (Figura 266.1).

O choque séptico é caracterizado por um desequilíbrio entre a oferta e o consumo de oxigênio, resultando em conversão do metabolismo aeróbio para anaeróbio. Esta conversão leva à produção de ácido lático e dano celular. A oferta de oxigênio tecidual depende do débito cardíaco, que, por sua vez, depende do volume sistólico e da freqüência cardíaca, além do conteúdo arterial de oxigênio (Figura 266.2). Há uma combinação de múltiplos problemas, incluindo infecção, hipovolemia relativa ou absoluta, má distribuição do fluxo sangüíneo, depressão miocárdica, além de múltiplas alterações metabólicas, endócrinas e hematológicas.

A despeito do tipo de microrganismo (bactérias, vírus, fungo ou parasita), ocorre resposta inflamatória sistêmica. A fisiopatologia do choque séptico não é absolutamente conhecida, mas há uma combinação de efeitos diretos do microrganismo, toxinas, resposta inflamatória do paciente à infecção e ativação de mediadores endógenos (interleucina-1, interleucina-6, eicosanóides, fator de necrose tumoral, fator ativador de plaquetas, cininas e óxido nítrico), que resultam em instabilidade cardiovascular e disfunção múltipla de órgãos e sistemas. É a combinação desses fatores que leva à apresentação clínica do choque séptico.

Os mediadores inflamatórios endógenos (TNF e IL1) propiciam a interação entre leucócitos e endotélio, promovendo a aderência de neutrófilos às células endoteliais. Ocorre, então, a liberação de outros mediadores que amplificam a resposta inflamatória inicial (fator ativador de plaquetas, eicosanóides, cininas, óxido nítrico). Também há estimulação de outras funções dos polimorfonucleares como quimiotaxia e fagocitose. Com isso, a permeabilidade capilar aumenta pela separação das *tight junctions* das células epiteliais. Além da resposta inflamatória, a cascata de coagulação é ativada pela liberação do fator tecidual, que pode levar à coagulação intravascular disseminada. O sistema complemento também é ativado, o que pode desencadear a liberação de histamina por mastócitos e, em conseqüência, vasodilatação (Figura 266.3).

Todos os pacientes apresentam hipovolemia, seja absoluta ou relativa. O aumento da permeabilidade vascular, a dilatação de arteríolas e vênulas e a baixa ingestão de líquidos contribuem para a redução efetiva no volume sangüíneo. Perdas secundárias a febre, diarréia, vômitos ou seqüestro para o terceiro espaço também contribuem para a hipovolemia.

Entre os adultos, a causa predominante de mortalidade em choque séptico é a paralisia vasomotora. A manifestação de disfunção miocárdica em adultos se dá pela redução da fração de ejeção. No entanto, o débito cardíaco é normalmente mantido ou aumentado por dois mecanismos: taquicardia e dilatação ventricular.

O choque séptico em pacientes pediátricos está associado à hipovolemia grave e, ao contrário da experiência com adultos, no choque séptico pediátrico, o baixo débito cardíaco – e não a baixa resistência vascular sistêmica – está associado à mortalidade. Também diferentemente dos adultos, é o transporte de oxigênio – e não a extração deste – o fator determinante do seu consumo em crianças.

Ceneviva et al. descreveram cinqüenta crianças com choque resistente à dopamina, refratário a fluidos (= 60 mL/kg na primeira hora). A maioria delas (58%) apresentou baixo débito cardíaco e alta resistência vascular sistêmica. Apenas 22% apresentaram baixo débito cardíaco e alta resistência vascular sistêmica. Portanto, o baixo débito cardíaco é a apresentação mais comum em crianças (80%). Todavia, deve-se lembrar que são freqüentes os progressos e alterações dos estados hemodinâmicos nas primeiras 48 horas, sendo imprescindível uma monitorização adequada.

O choque séptico pode ser dividido em frio e quente. No choque frio o perfil hemodinâmico se caracteriza por diminuição do débito cardíaco com aumento de resistência vascular sistêmica, enquanto o choque quente se caracteriza por diminuição da resistência vascular sistêmica e aumento do débito cardíaco.

A progressiva deterioração no consumo e extração de oxigênio piora o prognóstico. Além disso, outros substratos são utilizados, desrregulando o metabolismo de glicose, gorduras e aminoácidos. Mudanças na glicólise e glicogenólise são as manifestações metabólicas mais precoces na sepse.

O diagnóstico da sepse e do choque séptico devem ser precoces e requerem alto grau de suspeita clínica. A história e o exame físico são fundamentais. É importante perguntar sobre o passado médico da criança, como problemas cardíacos ou outras doenças de base, cirurgias prévias ou uso crônico de corticosteróides. O diagnóstico é feito a partir do exame físico focado na perfusão tecidual, sendo a hipotensão um sinal tardio e de prognóstico ruim.

Os achados clínicos na sepse e no choque séptico variam nas diferentes faixas etárias, tendendo a serem menos específicos quanto menor a idade. O recém-nascido em sepse pode apresentar somente sintomas gerais, como intolerância alimentar, irritabilidade, prostração, gemência, toxemia, hipotermia e hipertermia. Crianças maiores apresentam taquicardia, taquipnéia, alteração da perfusão periférica, hipotensão ortostática e alteração do nível de consciência.

É importante avaliar os diversos órgãos para determinar sua perfusão, por meio do nível de consciência (letargia, irritabilidade, agitação, coma); pele (perfusão, temperatura, cor, turgor); pulso (amplo ou fino); pressão arterial; respiração e débito urinário (sendo considerada oligúria < 1 mL/kg/h) (Tabela 266.IV).

No choque frio o paciente apresenta extremidades frias, tempo de enchimento capilar lentificado (> 3 segun-

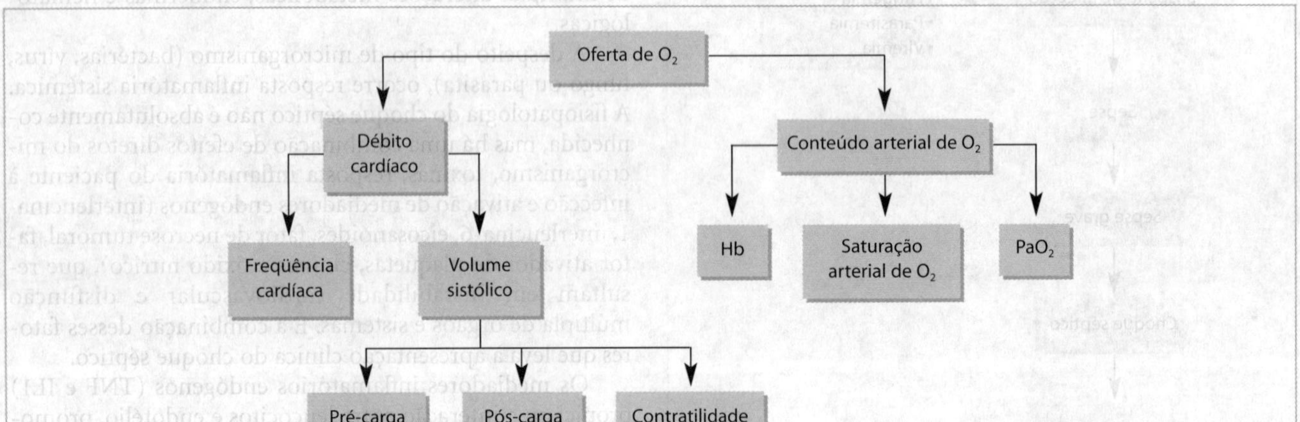

Figura 266.2 – Oferta de oxigênio tecidual.

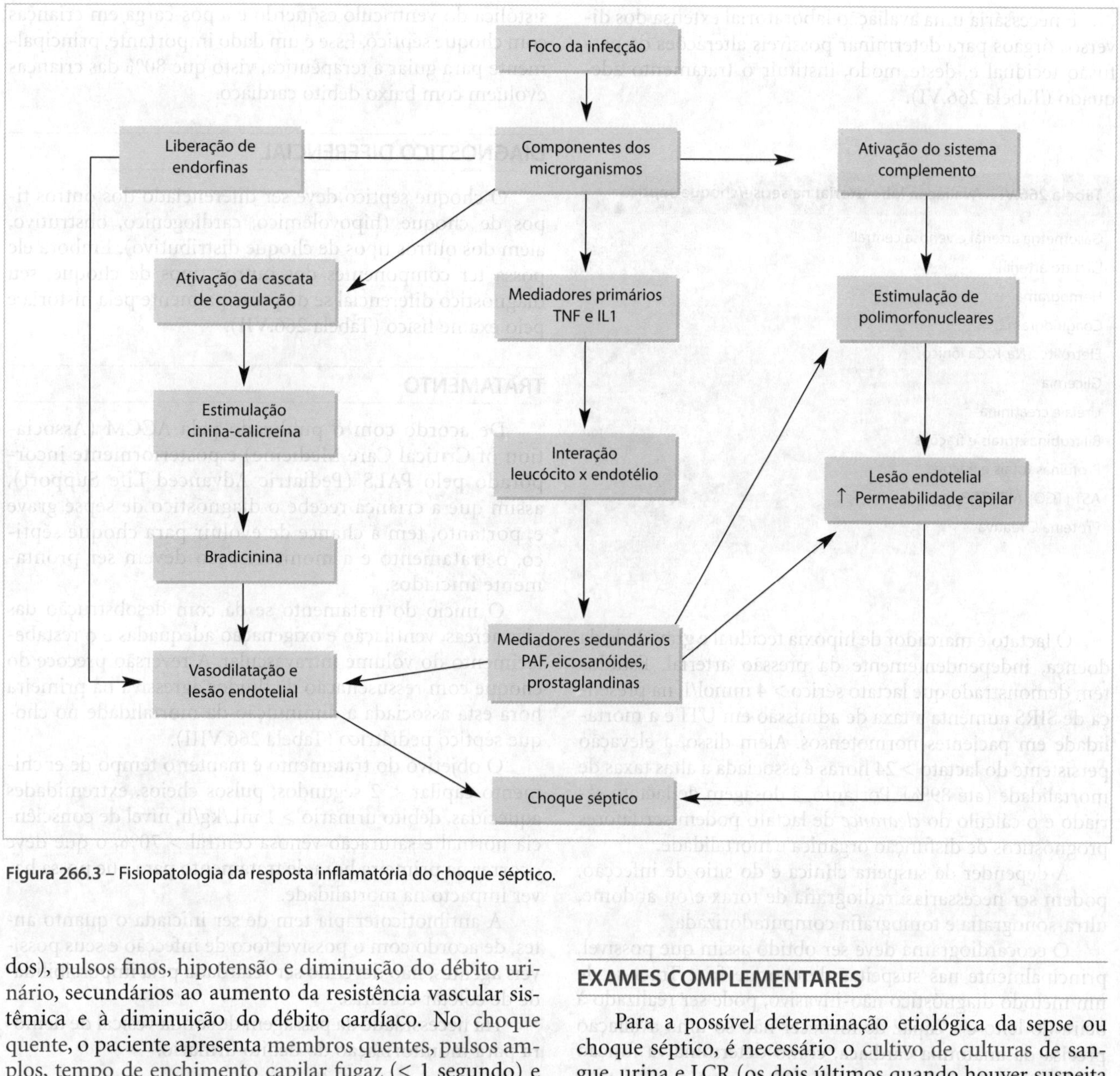

Figura 266.3 – Fisiopatologia da resposta inflamatória do choque séptico.

dos), pulsos finos, hipotensão e diminuição do débito urinário, secundários ao aumento da resistência vascular sistêmica e à diminuição do débito cardíaco. No choque quente, o paciente apresenta membros quentes, pulsos amplos, tempo de enchimento capilar fugaz (< 1 segundo) e taquicardia, decorrentes da diminuição da resistência vascular sistêmica levando a vasodilatação (Tabela 266.V).

Tabela 266.IV – Achados clínicos na sepse e no choque séptico
Nível de consciência: agitação, ansiedade, irritabilidade, coma
Freqüência cardíaca: taquicardia ou bradicardia
Pele: temperatura, perfusão, cor, turgor, *rash*
Mucosa: cor, hidratação
Perfusão periférica: fugaz, lentificada
Pulso: amplo, fino
Pressão arterial: normal ou diminuída
Respiração: freqüência, esforço, expansibilidade, regularidade
Débito urinário: diminuído

EXAMES COMPLEMENTARES

Para a possível determinação etiológica da sepse ou choque séptico, é necessário o cultivo de culturas de sangue, urina e LCR (os dois últimos quando houver suspeita de infecção do trato urinário ou sistema nervoso central), além de culturas de outros possíveis focos infecciosos como empiema, abscesso abdominal e lavado brônquico. Além da cultura, também é importante a coloração de Gram e, quando possível, a contraimunoeletroforese.

Tabela 266.V – Diferenças entre choque frio e choque quente

Parâmetros	Choque frio	Choque quente
Pulsos	Finos	Amplos
Extremidades	Frias	Quentes
Perfusão periférica	Lentificada (> 3 seg)	Fugaz (< 1 seg)
Perfil hemodinâmico	↓ DC e ↑ RVS	↑ DC e ↓ RVS

DC: débito cardíaco; RVS: resistência vascular sistêmica.

É necessária uma avaliação laboratorial extensa dos diversos órgãos para determinar possíveis alterações da perfusão tecidual e, deste modo, instituir o tratamento adequado (Tabela 266.VI).

Tabela 266.VI – Avaliação laboratorial na sepse/choque séptico
Gasometria arterial e venosa central
Lactato arterial
Hemograma
Coagulograma
Eletrólitos: Na, K, Ca iônico
Glicemia
Uréia e creatinina
Bilirrubinas totais e frações
Proteínas totais e frações
AST (TGO), ALT (TGP)
Proteína C reativa

O lactato é marcador de hipóxia tecidual e gravidade da doença, independentemente da pressão arterial. Estudos têm demonstrado que lactato sérico > 4 mmol/L na presença de SIRS aumenta a taxa de admissão em UTI e a mortalidade em pacientes normotensos. Além disso, a elevação persistente do lactato > 24 horas é associada a altas taxas de mortalidade (até 89%). Portanto, a dosagem de lactato seriado e o cálculo do *clearance* de lactato podem ser fatores prognósticos de disfunção orgânica e mortalidade.

A depender da suspeita clínica e do sítio de infecção, podem ser necessárias: radiografia de tórax e/ou abdome, ultra-sonografia e tomografia computadorizada.

O ecocardiograma deve ser obtido assim que possível, principalmente nas suspeitas de choque frio. Trata-se de um método diagnóstico não-invasivo, pode ser realizado à beira do leito e é capaz de fornecer não só uma avaliação precisa da anatomia cardíaca, como determinar a função sistólica do ventrículo esquerdo e a pós-carga em crianças com choque séptico. Esse é um dado importante, principalmente para guiar a terapêutica, visto que 80% das crianças evoluem com baixo débito cardíaco.

DIAGNÓSTICO DIFERENCIAL

O choque séptico deve ser diferenciado dos outros tipos de choque (hipovolêmico, cardiogênico, obstrutivo, além dos outros tipos de choque distributivo). Embora ele possa ter componentes dos outros tipos de choque, seu diagnóstico diferencial se dá principalmente pela história e pelo exame físico (Tabela 266.VII).

TRATAMENTO

De acordo com o publicado pela ACCM (Association of Critical Care Medicine) e posteriormente incorporado pelo PALS (Pediatric Advanced Life Support), assim que a criança recebe o diagnóstico de sepse grave e, portanto, tem a chance de evoluir para choque séptico, o tratamento e a monitorização devem ser prontamente iniciados.

O início do tratamento se dá com desobstrução das vias aéreas, ventilação e oxigenação adequadas e o restabelecimento do volume intravascular. A reversão precoce do choque com ressuscitação de fluidos agressiva na primeira hora está associada à diminuição da mortalidade no choque séptico pediátrico (Tabela 266.VIII).

O objetivo do tratamento é manter o tempo de enchimento capilar < 2 segundos, pulsos cheios, extremidades aquecidas, débito urinário > 1 mL/kg/h, nível de consciência normal e saturação venosa central > 70%, o que deve ocorrer na primeira hora de tratamento para que possa haver impacto na mortalidade.

A antibioticoterapia tem de ser iniciada o quanto antes, de acordo com o possível foco de infecção e seus possíveis agentes, não devendo ser retardada pela impossibilidade de coletar culturas.

Há necessidade da passagem de sonda vesical de demora para monitorização do débito urinário.

Tabela 266.VII – Diagnóstico diferencial do choque

Tipo de choque	Característica	Exemplo
Séptico	Microrganismos infecciosos liberam toxinas que afetam a volemia e o débito cardíaco	Bactérias, vírus, fungos, parasitas
Hipovolêmico	Queda absoluta do volume sangüíneo efetivo em decorrência de perdas, com conseqüente redução do débito cardíaco	Vômitos, diarréia, hemorragias, queimaduras extensas, *diabetes insipidus*, síndrome nefrótica
Cardiogênico	Falência primária da bomba que produz perfusão tecidual inadequada	Miocardiopatia, arritmias, cardiopatias congênitas
Obstrutivo	Obstrução à entrada e/ou saída do fluxo sangüíneo do coração, levando à diminuição do débito cardíaco	Pneumotórax, tamponamento cardíaco, embolia pulmonar
Distributivo	Perturbações neurológicas que provocam uma distribuição desigual de líquidos	Neurogênico (pós-traumatismo raquimedular), anafilaxia, tóxico

Tabela 266. VIII – Recomendações para tratamento na primeira hora do choque séptico pediátrico
Diagnóstico (suspeita de infecção com sinais clínicos de hipoperfusão tecidual)
Início do tratamento
– A: manutenção da via aérea
– B: ventilação
– C: restabelecimento da volemia
Intubação traqueal, se necessário
Restaurar perfusão dos órgãos e pressão arterial – acesso venoso seguro e calibroso ou acesso intra-ósseo – fluidoterapia agressiva (20 L/kg SF 0,9%, a cada 5 min)
Drogas vasoativas – choque séptico refratário a fluidoterapia (dopamina, dobutamina ou epinefrina em doses baixas)
Hidrocortisona para pacientes com risco para insuficiência adrenal ou insuficiência adrenal absoluta
Objetivos do tratamento – TEC < 2 seg, pulsos normais, extremidades aquecidas, débito urinário > 1 mL/kg/h, nível de consciência adequado, pressão arterial normal, glicemia adequada, cálcio iônico em concentração adequada
Monitorização – oximetria de pulso, ECG contínuo, pressão arterial não-invasiva, temperatura, débito urinário, glicose, cálcio iônico

Acesso venoso

No início do tratamento da sepse/choque séptico é importante obter um acesso vascular calibroso e seguro para que se possa dar início à ressuscitação fluídica e infusão de drogas inotrópicas e vasopressoras. Na ausência de êxito na obtenção de um acesso venoso periférico deve-se optar pelo acesso intra-ósseo para que não haja atraso na instalação da terapêutica. Pode ser mais difícil obter um acesso venoso central em crianças que em adultos. Por isso, é recomendável seguir as orientações da American Heart Association e Pediatric Advanced Life Support, que estabeleceram critérios para o estabelecimento de acesso vascular na emergência. O ultra-som pode ser usado na obtenção do acesso venoso central.

Fluidoterapia

Recomenda-se o estabelecimento de um acesso vascular calibroso e seguro, a rápida administração de volume, 20 mL/Kg em *bolus* de solução salina isotônica (solução fisiológica 0,9% ou ringer lactato) ou colóide (dextrano, gelatina ou albumina 5%), atingindo um total de 60 mL/kg, de preferência em 15 minutos. Caso não haja melhora com a infusão de volume, deve ser iniciado suporte com drogas vasoativas. A infusão rápida de volume na primeira hora do choque é a única terapêutica que mostrou impacto na mortalidade do choque séptico pediátrico.

A infusão inicial de volume é de 40 a 60 mL/kg e, em alguns casos, pode chegar até 200 mL/kg. Pacientes que não respondem às infusões iniciais são candidatos à monitorização hemodinâmica invasiva.

Após a infusão de volume sempre devem ser avaliados sinais de descompensação cardíaca por meio do ritmo cardíaco, ausculta pulmonar e palpação do fígado.

Não há recomendação para o uso de concentrado de hemácias como expansor no choque séptico pediátrico. Plasma fresco congelado só deve ser usado para corrigir possíveis distúrbios de coagulação e nunca em *bolus*, pois pode causar hipotensão provocada pela liberação de cininas que produzem vasodilatação.

Sedação para procedimentos invasivos e intubação

É imperativo posicionar adequadamente a cabeça para que haja desobstrução das vias aéreas. Alta concentração de oxigênio deve ser oferecida, sendo na maioria das vezes indicada a intubação traqueal para que a oferta de oxigênio aumente e diminua a demanda pelos músculos respiratórios. Quando a intubação traqueal se faz necessária pode haver risco de piora da hipotensão por causa dos efeitos de vasodilatação e depressão miocárdica pelos agentes sedativos/analgésicos. A quetamina pode ser utilizada na tentativa de manter a estabilidade cardiovascular. Contudo, ainda não há consenso sobre o uso de etomidato e seu uso no choque séptico pediátrico não é recomendado por causa do possível efeito na inibição da síntese de corticosteróide pela adrenal.

Cateter intravascular e monitorização hemodinâmica

Monitorização minimamente invasiva é necessária em crianças que respondem a fluidoterapia (oxímetro de pulso, ECG contínuo, pressão arterial não-invasiva, débito urinário, freqüência cardíaca). Entretanto, em crianças com choque refratário a fluidoterapia é necessária monitorização por meio de cateter venoso central e pressão arterial invasiva.

O ecocardiograma é considerado um instrumento não-invasivo apropriado para avaliar a presença de derrame pericárdico, da contratilidade e da função ventricular. Pode ser usado para medir o débito cardíaco, que deve ser mantido entre 3,3 e 6,0 L/min/m^2.

A manutenção da saturação venosa central > 70% está associada à melhora no prognóstico em adultos e estudos pediátricos recentes também comprovam essa relação.

O cateter de artéria pulmonar só deve ser usado em pacientes com choque séptico refratário a catecolaminas, a despeito da terapêutica direcionada pelos sinais clínicos de perfusão, saturação venosa central e ecocardiograma, já que pode estar associado a maior morbidade pela presença de mais um dispositivo, sem no entanto alterar a mortalidade. De todo modo, é necessária a presença de um médico experiente para a interpretação correta dos dados.

Inotrópicos

Dopamina (5 a 10 μg/kg/min), dobutamina ou epinefrina em baixas doses (0,05 a 0,3 μg/kg/min) podem ser usados como drogas de primeira linha no suporte inotrópico do choque séptico. A dobutamina pode ser usada quando há evidência de baixo débito cardíaco com aumento de resistência vascular sistêmica.

Quando o débito cardíaco continua baixo, a despeito do uso de dopamina ou dobutamina, pode haver reversão do choque com o uso de epinefrina em baixas doses, que tem efeito β_2-adrenérgico (leva ao aumento do inotropismo e cronotropismo) e baixo efeito α-adrenérgico (com pouco efeito na resistência vascular sistêmica).

As novas diretrizes recomendam o uso de epinefrina em baixas doses como droga de primeira escolha em pacientes com choque frio com hipotensão. Idealmente deve ser infundida em acesso venoso central, porém, em situações de emergência, pode ser usada em acesso venoso periférico ou acesso intra-ósseo.

Vasodilatadores

Pacientes com pressão arterial normal com baixo débito cardíaco e resistência vascular periférica elevada devem receber, além da fluidoterapia inicial, suporte inotrópico. Se, a despeito dessa terapêutica, o débito cardíaco continuar baixo, pode haver necessidade de associar vasodilatadores como o nitroprussiato de sódio ou a nitroglicerina, que devem ser titulados para evitar hipotensão.

Uma alternativa para melhorar a contratilidade miocárdica e diminuir a resistência vascular sistêmica é usar inibidores da fosfodiesterase tipo III (milrinone), que aumentam o AMPc dentro da célula. Suas maiores limitações são a necessidade de função renal e hepática normais e a meia-vida de aproximadamente 4 horas. Devem ser usados em infusão contínua. Não há consenso sobre o uso de *bolus* no início da terapêutica devido à possibilidade de hipotensão.

Terapia vasopressora

Dopamina continua sendo a droga de primeira escolha em pacientes com choque séptico refratário à fluidoterapia. Porém, alguns estudos têm demonstrado aumento da mortalidade com o uso de dopamina em comparação à norepinefrina. O uso de dopamina em doses baixas (3 μg/kg/min) não é recomendado no choque séptico pediátrico, pois não há benefícios com o seu uso.

Para pacientes com choque frio refratário à dopamina, está indicada a epinefrina e para pacientes com choque quente, norepinefrina.

Glicose, cálcio e hormônios tireoideanos

É muito importante a manutenção da homeostase metabólica e hormonal no choque séptico. A hipoglicemia pode causar danos neurológicos irreversíveis, devendo ser diagnosticada e tratada imediatamente. A hiperglicemia também é um fator de risco para mortalidade e também deve ser evitada e tratada, se necessário com o uso de insulina.

A hipocalcemia é freqüente e contribui para a manutenção da disfunção cardíaca. Por isso, a reposição de cálcio deve ser realizada, a fim de manter níveis adequados de cálcio iônico.

A reposição de hormônios tireoideanos pode ser decisiva em pacientes com disfunção tiroideana e choque séptico refratário a catecolaminas.

Hidrocortisona

Pacientes com púrpura fulminans, síndrome de Waterhouse-Friedrichson, uso crônico de corticosteróides e doenças no hipotálamo ou hipófise possuem risco de diminuição da produção de corticosteróide pela adrenal. Embora ainda haja muitas controvérsias a respeito do uso de corticosteróide no choque séptico, a hidrocortisona é recomendada para pacientes com insuficiência adrenal absoluta (cortisol basal < 18 μg/dL) ou que tenham risco para diminuição da produção de cortisol, na dose de 100 mg/m^2/dia.

LEITURA ADICIONAL

1. Ceneviva G, Paschall A, Maffei F, Carcillo JA. Hemodynamic support in fluid-refractory pediatric septic shock. Pediatrics 1998;102(2): 102:e19.
2. Carcillo JA, Fields AI. Task force committee members. Clinical practice parameters for hemodynamic support of pediatric and neonatal patients in septic shock. Crit Care Med 2002; 30(6): 1365-78.
3. Kutko MC, Calarco MP, Flaherty MB, Helmrich RF, Ushay HM, Pon S, et al. Mortality rates in pediatric septic shock with and without multiple organ system failure. Pediatr Crit Care Med 2003; 4(3): 333-7.
4. Dellinger RP. Cardiovascular management of septic shock. Crit Care Med 2003; 31(3): 946-55.
5. Han YY, Carcillo JA, Dragotta MA. Early reversal of pediatric-neonatal septic shock by community physicians is associated with improved outcome. Pediatrics 2003; 112: 793-9.
6. Watson RS, Carcillo JA, Linde-Zwirble WT. The epidemiology of severe sepsis in children in United States. Am J Resp Crit Care Med 2003; 167: 695-701.
7. Goldstein B, Giroir B, Randolph A. International pediatric sepsis consensus conference: definitions for sepsis and organ dysfunction in pediatrics. Pediatr Crit Care Med 2005; 6(1): 2-8.
8. Dellinger RP, Levy MM, Carlet JM, Bion J, Parker MM, Jaeschke R et al. Surviving sepsis campaign: international guidelines for management of severe sepsis and septic shock: 2008. Crit Care Med 2008; 36(1): 296-327.
9. Fuhrman BP, Zimmerman JJ. Pediatric critical care. In: Smith L, Hernan L, editors. Shock states. 3. ed. Elsevier. p.394-410.
10. Zaritsky AL, Nadkarni VM, Hickey RW, Schexnayder SM, Berg RA. Pediatric Advanced Life Support. 2002.
11. Oliveira CF, Oliveira DFSF, Gottschald AFC, Moura JDG, Costa GA, Ventura AC et al. ACCM/PALS haemodynamic support guidelines for pediatric septic shock: an outcomes comparison with and without monitoring central venous oxygen saturation. Intens Care 2008; 28. [Epub ahead of print].

Algoritmo 266.1 – Sepse

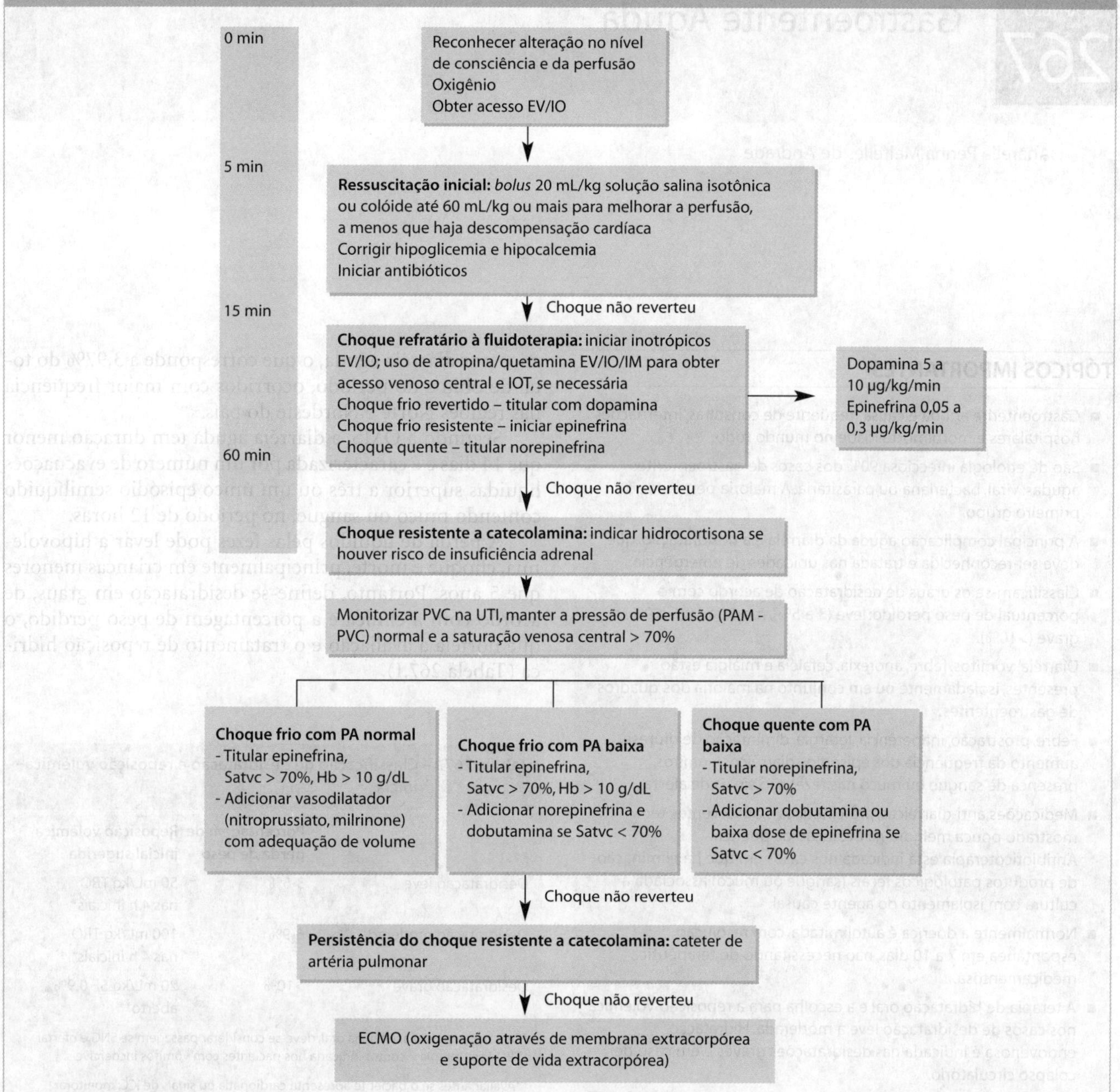

Adaptado de Carcillo et al. 2002.

CAPÍTULO

267 Gastroenterite Aguda

Anarella Penha Meirelles de Andrade

TÓPICOS IMPORTANTES

- Gastroenterite aguda é causa freqüente de consultas, internações hospitalares e morbimortalidade no mundo todo.
- São de etiologia infecciosa 90% dos casos de gastroenterites agudas: viral, bacteriana ou parasitária. A maioria pertence ao primeiro grupo.
- A principal complicação aguda da diarréia é a desidratação, que deve ser reconhecida e tratada nas unidades de emergência.
- Classificam-se os graus de desidratação de acordo com o porcentual de peso perdido: leve (3 a 5%), moderada (6 a 9%) e grave (>10%).
- Diarréia, vômitos, febre, anorexia, cefaléia e mialgia estão presentes, isoladamente ou em conjunto na maioria dos quadros de gastroenterites.
- Febre, prostração, inapetência, letargia, diminuição de diurese, aumento da freqüência dos episódios diarréicos/vômitos, presença de sangue ou muco nas fezes são sinais de alerta.
- Medicações anti-diarréicas, pró-cinéticos e adsorventes têm mostrado pouca melhora na evolução da doença. Antibioticoterapia está indicada nos casos em que há eliminação de produtos patológicos fecais (sangue ou muco) associada a cultura com isolamento do agente causal.
- Normalmente a doença é autolimitada, com resolução espontânea em 7 a 10 dias, não necessitando de terapêutica medicamentosa.
- A terapia de hidratação oral é a escolha para a reposição volêmica nos casos de desidratação leve a moderada. Hidratação endovenosa é indicada nas desidratações graves e em caso de colapso circulatório.

INTRODUÇÃO E DEFINIÇÕES

A gastroenterite aguda é hoje uma das síndromes mais freqüentes em pediatria, sendo uma das principais queixas de consulta, internação e letalidade, cuja incidência anual e perfil etiológico variam de acordo com os grupos populacionais e fatores de risco.

No mundo, estima-se que 5 bilhões de episódios sejam diagnosticados anualmente e, em países em desenvolvimento, os índices de mortalidade podem alcançar 15 a 30%. No Brasil, segundo o IDB/DATASUS 2006, em 2004 foram registrados 2.528 óbitos em crianças menores que 5 anos por diarréia aguda, o que corresponde a 3,97% do total de óbitos no período, ocorridos com maior freqüência nas regiões Norte e Nordeste do país.

Segundo a OMS, a diarréia aguda tem duração menor que 14 dias e é caracterizada por um número de evacuações líquidas superior a três ou um único episódio semilíquido contendo muco ou sangue, no período de 12 horas.

A perda de líquidos pelas fezes pode levar a hipovolemia, choque e morte, principalmente em crianças menores que 5 anos. Portanto, define-se desidratação em graus, de acordo com a clínica e a porcentagem de peso perdido, o que norteia a avaliação e o tratamento de reposição hídrica (Tabela 267.I).

Tabela 267.I – Classificação de desidratação e reposição volêmica inicial

	Porcentagem de perda de peso	Reposição volêmica inicial sugerida
Desidratação leve	3-5%	50 mL/kg TRO nas 4 h iniciais*
Desidratação moderada	6-9%	100 mL/kg TRO nas 4 h iniciais*
Desidratação grave	>10%	20 mL/kg SF 0,9% aberto**

*Se o paciente não aceitar via oral, deve-se considerar passagem se SNG e ofertar TRO. Essa terapia é contra-indicada nos pacientes com vômitos incoercíveis.

**Avaliar antes se o paciente apresenta cardiopatia ou sinais de ICC; monitorar infusão de líquidos em caso afirmativo.

ETIOLOGIA E FISIOPATOLOGIA

A etiologia da diarréia pode ser viral, bacteriana ou parasitária (Tabela 267.II). Com a introdução de medidas de saneamento básico, tratamento de água e esgoto, observou-se nas últimas décadas uma mudança no perfil etiológico das diarréias, havendo uma diminuição sensível dos casos bacterianos e parasitários, mudança não observada nos casos virais.

Favorecem o aumento de incidência e a etiologia bacteriana os seguintes fatores: idade reduzida, deficiências

Tabela 267.II – Principais agentes de gastroenterocolite aguda

Vírus	Bactérias	Protozoários
Rotavírus	*Salmonella* spp.	*Cryptosporidium*
Calicivírus	*Campylobacter jejuni*	*Cyclospora cayetanensis*
Astrovírus	*Shigella* spp.	*Giardia lamblia*
Adenovírus entérico	*Escherichia coli*	*Isospora belli*
Picornavírus	*Yersinia enterocolitica*	*Entamoeba histolytica*
Citomegalovírus*	*Vibrio cholerae*	*Blastocystis hominis*
Herpes vírus*	*Clostridium difficile*	*Strongyloides stercoralis*
	Aeromonas sp.	Microsporídios

*Principalmente em pacientes imunossuprimidos.

nutricionais, práticas inadequadas de higiene física e alimentar, desmame precoce, aglomerações domiciliares e institucionais, ausência de saneamento básico nos locais de permanência, acesso a coleções hídricas contaminadas e a estação mais quente do ano (verão).

Todos os agentes associados à etiologia viral infectam o intestino e induzem sintomas gastrintestinais. Alguns vírus entéricos podem produzir manifestações extra-intestinais: são os picornavírus (echo, coxsackie e pólio).

A fisiopatologia da gastroenterite viral é semelhante na maioria de seus grupos. De forma geral, se dá por meio de infecção no primeiro dia de exposição do enterócito do jejuno e íleo ao vírus. Depois ocorre a destruição destas células, transudação de fluidos no lúmen, perda de eletrólitos e água nas fezes. Entre o 2º e 5º dias de infecção ocorre perda gradual de vilos, piorando a integridade do tecido e, por volta do 6º ao 10º dia, o epitélio é restaurado.

Outras causas definidas como não-infecciosas são: dificuldade e intoxicação alimentar, síndromes mal-absortivas, endocrinopatias, neoplasias, uso de medicações (principalmente antibióticos).

ACHADOS CLÍNICOS

Os principais objetivos na abordagem inicial são:

- Avaliar o grau de desidratação e realizar reposição de líquidos e eletrólitos.
- Prevenir a propagação dos enteropatógenos.
- Determinar o agente e instituir terapia específica em casos específicos.

De forma geral, as manifestações clínicas são semelhantes nos quadros virais e bacterianos, são de difícil diferenciação e podem incluir diarréia, vômitos, febre, anorexia, cefaléia e mialgia.

São informações relevantes da história clínica: tempo da doença, presença de muco ou sangue nas fezes, aceitação de líquidos, atividade, freqüência de diarréia, vômitos e diurese, febre e grau de hidratação de membranas, contato com outros doentes.

Sabe-se, contudo, que na diarréia de etiologia viral os sintomas começam de 4 a 12 horas após a exposição ao vírus e duram de 3 a 7 dias. Normalmente a diarréia se apresenta de forma aquosa e abundante, chegando a até vinte episódios/dia, sem sangue ou muco, com coloração normal ou eventualmente acólica. A desidratação pode ocorrer em períodos curtos, de até 6 horas.

Nas diarréias parasitárias ou bacterianas, observam-se quadros caracterizados por evacuações com sangue ou muco, prostração, febre alta e história de exposição a animais ou viagens a áreas endêmicas, ou ainda más condições de moradia, higiene e saneamento.

A avaliação da desidratação nos pacientes pediátricos deve ser feita de forma sistemática e rigorosa, visando a obter dados com a maior precisão possível:

- Peso: a avaliação do porcentual de peso perdido indicará a reposição volêmica inicial e o grau de desidratação. É fundamental para o cálculo verificar os volumes ofertados e fazer uma avaliação final do paciente.
- Mucosas: devem estar hidratadas, com brilho. Quanto mais seca a mucosa ou espessas as secreções, maior o grau de desidratação.
- Sinais vitais (PA, FR, FC, TEC, T): avaliação do estado hemodinâmico.
- Diurese: é importante questionar o horário da última micção. A partir da reparação hídrica, um dos parâmetros a avaliar é a diurese.
- Fontanela: quando aberta é de grande valia na avaliação de desidratação, pois geralmente encontra-se deprimida.
- Pele: observar turgor.

Tabela 267.III – Dados clínicos – gastroenterite aguda

Peso anterior e atual
Temperatura
Pulso/FC
Freqüência respiratória
PA
Avaliação de fontanela
Turgor da pele
Mucosas
Perfusão periférica

EXAMES COMPLEMENTARES

Como a maioria dos quadros de gastroenterite é autolimitada e epidemiologicamente predominam os casos virais, não se faz necessária a coleta de exames.

Entretanto, nos casos persistentes ou com eliminação de sangue ou muco, sugere-se:

- Pesquisa de leucócitos, muco e sangue nas fezes. Resultado positivo sugere colite. Um exame fecal positivo para leucócitos indica a presença de um microrganismo invasor ou produtor de uma citotoxina.

- Coprocultura: para o isolamento de um possível agente etiológico e o direcionamento da terapêutica antimicrobiana.
- Pesquisa de rotavírus: para a definição de um agente viral específico e o isolamento, se necessário (em casos de hospitais, berçários e escolas).

Nos casos de desidratação leve e moderada não há indicação de coleta de exames laboratoriais. Nos casos de desidratação grave ou com comprometimento hemodinâmico, deve-se considerar as seguintes avaliações:

- Eletrolítica (Na, K e Cl): devem ser colhidos para avaliação e diagnóstico do tipo de desidratação. Atentar para os valores de Na e correção específica, se necessário.
- Gasometria venosa: avaliar distúrbios metabólicos.
- Urina I: avaliação DU/padrão de hidratação.
- Hemograma, hemocultura, PCR, função renal: nos pacientes mais graves e instáveis.

Tabela 267.IV – Exames complementares para gastroenterite aguda

Específicos	Gerais
Pesquisa de leucócitos, muco e sangue nas fezes	Eletrólitos: Na, K, Cl Gasometria venosa
Coprocultura	Urina I
Pesquisa de rotavírus	Hemograma Hemocultura PCR Função renal

DIAGNÓSTICO DIFERENCIAL

Deve-se realizar diagnóstico diferencial de algumas síndromes clínicas que, apesar de raras, podem causar gastroenterites de evolução grave: intussepção, síndrome hemolítica urêmica, colite pseudomembranosa, apendicite, megacólon tóxico.

Entre as diarréias agudas é patente a diferenciação entre os quadros leves e graves e os virais dos bacterianos ou parasitários, que necessitarão de intervenção clínica e medicamentosa.

TRATAMENTO

A reposição volêmica é a terapêutica inicial e visa ao estabelecimento das perdas de eletrólitos e liquidos perdidos nos vômitos e diarréias. Deve ser escolhida a terapia de hidratação oral (TRO), que pode ser orientada e realizada em domicílio ou sob a supervisão de um profissional de saúde nos casos de desidratação leve a moderada. Embora recusada por muitos pais, é tão eficaz quanto a terapia endovenosa. Caso a criança não aceite a oferta por via oral, pode-se optar pela passagem de uma sonda nasogástrica e assim oferecer lentamente a TRO.

- 10 mL/kg a cada diarréia ou vômito; ou
- 50 mL/kg em 4 horas para desidratação leve; e
- 100 mL/kg em 4 horas para desidratação moderada.

Em todos os casos de desidratação grave opta-se por hidratação endovenosa, que será abordada inicialmente da seguinte forma:

- 20 mL/kg de solução salina em infusão rápida; reavaliar sinais clínicos a cada expansão e repetir, se necessário. O ideal é observar a melhora dos parâmetros iniciais após cada infusão.
- Assim que houver estabilização clínica, a terapia endovenosa pode ser substituída por TRO.

Após a fase inicial de reidratação, a realimentação deve ser instituída o mais precoce possível.

O uso de antieméticos por muito tempo foi questionado, principalmente pela manifestação de efeitos colaterais extrapiramidais de drogas como a prometazina, a metoclopramida e a proclorperazina. Em 2005, um estudo duplo cego randomizado, realizado no Children's Memorial Hospital em Chicago, observou que o uso de uma dose oral única de on-

Tabela 267.V – Antibioticoterapia para enteropatógenos em pediatria

Microrganismo	Antimicrobiano	Indicação
Aeromonas	TMP/SMX	Diarréia prolongada
Campylobacter	Eritromicina	Início da doença
Clostridium difficile	Metronidazol ou vancomicina	Doença moderada/grave
E.Coli enterotoxigênica	TMP/SMX	Doença grave/prolongada
E.Coli enteropatogênica	TMP/SMX	Epidemias em berçários
E.Coli enteroinvasiva	TMP/SMX	Sempre que suscetível
Salmonella	Ampicilina/cloranfenicol/TMP-SMX/cefotaxima	Imunodeficientes, < 3m, bacteremia, febre tifóide
Shigella	TMP/SMX ou ceftriaxone	Todos
Vibrio cholerae	Tetraciclina ou doxiciclina	Todos

dansetrona diminui os vômitos e facilita a administração de TRO, possibilitando assim uma melhor aceitação.

A utilização de compostos antidiarréicos (opióides, adsorventes, anticolinérgicos) tem efeitos controversos em grande parte e seus benefícios não superam os riscos.

Nos casos de diarréia bacteriana, a terapêutica antimicrobiana só deve ser instituída após a confirmação diagnóstica com coprocultura e isolamento do agente (Tabela 267.V).

LEITURA ADICIONAL

1. Behrman RE, Kliegman R, Jenson HB. Nelson textbook of pediatrics. Philadelphia; 2005.
2. Freedman SB, Adler M, Seshadri R, Powell EC. Oral ondansetron for gastroenteritis in a pediatric emergency department. N Engl J Med 2006; 354: 1698.
3. Guandalini S. Textbook of pediatric gastroenterology and nutrition. United Kingdom; 2004.
4. Guerrant RL, et al. Practice guidelines for management of infectious diarrhea. Clin Inf Dis 2001; 32: 331-50.
5. Hartiling L, Bellemare S, et al. Oral versus intravenous rehydration for treating dehydration due to gastroenteritis in children. Cochrane Database Syst Rev 2006; 3: CD004390.
6. Ozuah PO, Avner JR, Stein RE. Oral rehydration, emergency physicians, and practice parameters: a national survey. Pediatrics 2002; 109: 259.
7. Souza EC, Martinez MB, Okay Y. Etiologic profile of acute diarrhoea in children in the city of São Paulo. J Pediatr 2002; 78: 31-8.
8. Turck D, Bernet JP, Marx J, et al. Incidence and risk factors of oral antibiotic-associated diarrhea in an outpatient pediatric population. J Pediatr Gastroenterol Nutr 2003; 37: 22.
9. Victoria CG, Bryce J, Fontaine O, Monasch R. Reducing deaths from diarrhoea through oral rehydration therapy. Bull Wld Hlth Organ 2000; 78: 1246.
10. Wong CS, Jelacic S, Habeeb RL, et al. The risk of the hemolytic-uremic syndrome after antibiotic treatment of Escherichia coli O157:H7 infections. N Engl J Med 2000; 342: 1930.

CAPÍTULO

268 Hemorragia Digestiva

Maria Beatriz Moliterno Perondi

TÓPICOS IMPORTANTES

- A hemorragia digestiva em crianças é incomum, mas pode ser extremamente grave.
- Muitas causas são comuns entre adultos e crianças, mas algumas doenças são exclusivas da infância, justificando uma investigação diferenciada.
- História de ingestão de alimentos de coloração vermelha ou medicamentos, história de doenças prévias (hematológicas ou gástricas) ou de sangramentos anteriores são dados fundamentais para o diagnóstico.
- As causas mais comuns de hemorragia digestiva alta são as lesões erosivas do estômago e esôfago.
- Os sangramentos secundários a hipertensão portal geralmente são de maior volume e gravidade.
- As causas mais comuns de hemorragia digestiva baixa são as fissuras anorretais e as enterocolites infecciosas.
- A endoscopia digestiva é o método diagnóstico de escolha nas crianças com hemorragia digestiva alta, porque além de diagnóstica, é muitas vezes terapêutica.
- A maioria dos sangramentos é em pequena quantidade e autolimitada, não necessitando de tratamento específico.
- A estabilização da via aérea e hemodinâmica é sempre prioridade no atendimento.
- A endoscopia digestiva é o método terapêutico mais utilizado.
- Medicamentos que podem ser utilizados na hemorragia digestiva alta: bloqueadores H_2, inibidores da bomba de próton, anti-ácidos, agentes citoprotetores e drogas vasoativas.
- Com o advento de novas técnicas endoscópicas e drogas mais eficazes, o tratamento cirúrgico é cada vez menos utilizado.

INTRODUÇÃO E DEFINIÇÕES

A hemorragia digestiva é incomum em crianças, mas pode significar uma situação de extrema gravidade para esta população. Ela está associada a uma apresentação clínica que gera muita ansiedade e preocupação nos pais, pacientes e na equipe médica, necessitando de um pronto-socorro sistematizado, com uma ressuscitação fluídica adequada e investigação diagnóstica precisa. Por outro lado, na maioria das vezes, as hemorragias digestivas na infância são em pequena quantidade e autolimitadas, fazendo com que sejam bastante raros os episódios que possam ameaçar a vida.

Embora muitas das causas de hemorragia digestiva sejam comuns entre adultos e crianças, sua freqüência difere muito conforme a faixa etária e, além disso, algumas doenças são exclusivamente pediátricas, justificando uma abordagem diferenciada para esta população.

O sangramento pode ocorrer em qualquer lugar do trato gastrintestinal, e sua identificação pode ser bem complicada. Felizmente, os sangramentos do intestino delgado, que são aqueles cuja localização torna a investigação mais difícil, são os menos freqüentes, enquanto que as lesões erosivas do estômago e esôfago são as mais encontradas. Os sangramentos secundários a hipertensão portal não são muito freqüentes, mas são graves o suficiente para serem considerados, enquanto que as malformações vasculares são raras na infância.

De forma didática dividem-se as hemorragias digestivas em altas, acima do ângulo de Treitz, e baixas, que apresentam sangramentos abaixo deste ponto.

Epidemiologia

Existem poucos estudos epidemiológicos sobre a hemorragia digestiva na infância, e sua incidência não é bem estabelecida; parece ser um evento incomum, mas não raro. Não são descritos estudos em pacientes ambulatoriais; ao contrário, a maioria dos estudos é limitada à hemorragia digestiva alta em pacientes internados em terapia intensiva. Um estudo prospectivo em terapia intensiva relatou uma incidência de 6,4% de hemorragia digestiva alta, mas apenas 0,4% dos episódios foram considerados clinicamente graves. Outros estudos mostraram uma incidência de até 25% para pacientes criticamente doentes que não tinham recebido profilaxia. Em relação a hemorragia digestiva baixa, um estudo com mais de 40.000 pacientes mostrou que o sangramento retal foi a queixa principal em um departamento de emergência em 0,3% dos pacientes, sendo que mais de 50% tinham menos de 1 ano de idade. Neste mesmo estudo, apenas 4 pacientes apresentaram doenças graves, com risco de morte devido a hemorragia digestiva baixa.

ETIOLOGIA E FISIOPATOLOGIA

Hemorragia digestiva alta

As principais causas de hemorragia digestiva alta estão relacionadas na Tabela 268.I e são classificadas de acordo com a idade e a freqüência.

No período neonatal é comum a ingestão de sangue materno durante o parto ou posteriormente nas mamadas se a mãe apresentar fissuras mamárias. Podem ocorrer sangramentos verdadeiros devido a esofagites, gastrites ou úlceras, que acometem prematuros ou recém-nascidos de termo. Em algumas ocasiões os achados são relacionados ao estresse provocado por internação em terapia intensiva, mas muitas vezes não se encontra um fator de risco associado. A coagulopatia devido à deficiência de vitamina K, levando a hemorragia digestiva alta, praticamente não existe mais devido à rotina de administração desta vitamina em todos os recém-nascidos. Raros casos de falha de tratamento com vitamina K, uso de antibióticos modificando a flora ou má-absorção de gorduras por fibrose cística ainda são fatores de risco para esta doença. A hematêmese também pode ocorrer em pacientes com alergia à proteína do leite de vaca. Em neonatos criticamente doentes, outras causas de sangramento alto são descritas, como uso de medicações, principalmente antiinflamatórios não-hormonais (indometacina), distúrbios de coagulação provocados por insuficiência hepática por sepse, doenças metabólicas ou lesões isquêmicas. Causas mais raras de sangramento alto nesta faixa etária incluem duplicações intestinais, estenose hipertrófica do piloro, faixa de constricção duodenal ou antral e tecido pancreático ectópico no estômago.

Esofagites

Em lactentes, a esofagite erosiva causada por refluxo gastroesofágico patológico, geralmente associado a doenças neuromusculares (paralisia cerebral) ou hérnia de hiato, é a causa mais freqüente de hemorragia digestiva alta. Outras causas de esofagite em crianças que podem levar a sangramentos são: lesão traumática por corpo estranho, lesão química por agentes cáusticos ou medicamentos e infecções por *Candida albicans*, *Aspergillus*, herpes simples ou citomegalovírus.

Gastropatias

A criança pode apresentar úlcera péptica por várias causas. Sua incidência na faixa etária pediátrica ainda é pouco estudada, mas é uma causa importante de hemorragia digestiva alta. As úlceras de estresse são comuns em pacientes em unidade de terapia intensiva com lesões do sistema nervoso central, trauma raquimedular, qualquer tipo de choque, sepse e ventilação mecânica por mais de 48 horas. Também ocorrem com mais freqüência em grandes queimados, politraumatizados e no pós-operatório. Todas estas são situações em que ocorre diminuição da perfusão da mucosa gástrica ou desequilíbrio na produção ácido-péptica. Ulcerações e erosões gástricas também podem ocorrer em crianças em uso de algumas medicações como corticosteróides, antiinflamatórios não-hormonais e ácido acetilsalicílico. Existem ainda relatos de gastrite causada por trauma constante pela sonda gástrica. Embora a infecção por *Helicobacter pylori* possa causar úlcera gastroduodenal em crianças, a gastrite nodular difusa é o achado mais comum nesta faixa etária. Raramente, os nódulos que são agregados linfocitários policlonais da mucosa tornam-se um linfoma de baixo grau com sua superfície ulcerada e irregular. Outros tumores gástricos ulcerativos são muito raros em crianças e incluem leiomiossarcomas, teratomas e hemangiopericitomas.

A síndrome de Mallory-Weiss é definida por laceração da mucosa gástrica, logo abaixo da junção gastroesofagiana, podendo se estender até a mucosa esofágica. Ocorre classicamente depois de vários episódios de vômitos, a princípio

Tabela 268.I – Principais causas de hemorragia digestiva alta em crianças

0-30 dias	1 mês-2 anos	3-5 anos	> 5 anos
Ingestão de sangue materno	Úlcera péptica	Úlcera péptica	Varizes
Gastrite/esofagite	Corpo estranho	Gastrites	- Esofágicas
- Estresse	Duplicações tubulares	- Medicações	- Gástricas
- Sepse	Úlcera de estresse	Esofagite	- Duodenais
- Intolerância ao leite de vaca	Esofagite de refluxo	Varizes	Úlcera péptica
- Trauma pela sonda nasogástrica	Gastrites	- Esofágicas	Úlcera de estresse
Úlceras gastroduodenais	- Estresse	- Gástricas	Gastropatia da hipertensão portal
Coagulopatias	- Medicações	- Duodenais	Coagulopatias
- Associadas a infecção	Ingestão cáustica	Gastropatia da hipertensão portal	- Púrpura trombocitopênica
- Doença hemorrágica do RN	Estenose hipertrófica do piloro	Epistaxes	- Quimioterapia
Malformações vasculares	Síndrome de Mallory-Weiss	Síndrome de Mallory-Weiss	Síndrome de Mallory-Weiss
Duplicações		Ingestão cáustica	Hemobilia
Idiopática		Malformações vasculares	
		Hemobilia	

com conteúdo gástrico e depois com hematêmese. A gastropatia da hipertensão portal é responsável por 10 a 50% das hemorragias digestivas altas em pacientes com hipertensão portal.

Varizes gastroesofágicas

O sangramento decorrente das varizes gastroesofágicas corresponde a 10% a 15% do total das hemorragias digestivas na faixa etária pediátrica, são conseqüência da hipertensão portal devido a lesões intra-hepáticas ou extra-hepáticas, mas raramente pode ocorrer associada a malformações vasculares ou cardiopatias congênitas. Em geral, os pacientes com hipertensão portal têm cirrose hepática, que deve ser considerada principalmente em doenças como atresia de vias biliares, fibrose cística, colangite esclerosante, hepatite auto-imune, hepatite viral, deficiência de alfa-1-antitripsina, doenças de depósito de glicogênio e esteatoses. As causas não-cirróticas de hipertensão portal intra-hepáticas são bem menos freqüentes e incluem a fibrose hepática congênita, doenças venooclusivas e esquistossomose.

Entre as causas de hipertensão portal extra-hepáticas, a trombose de veia porta é a mais comum e representa causa importante de hemorragia digestiva alta, sendo identificada em 40% das crianças e adolescentes com hemorragia por varizes. Outras causas são trombose de veia esplênica e obstrução de veia hepática (síndrome de Budd Chiari). A atresia de vias biliares é a principal causa de insuficiência hepática na faixa etária pediátrica, requer procedimento cirúrgico precoce e mesmo com tratamento adequado as varizes esofágicas se desenvolvem em 50 a 60% dos casos. Os episódios de sangramento podem ocorrer no primeiro ano de vida e a plaquetopenia causada por hiperesplenismo (ocorre em 10% dos pacientes) pode tornar o quadro ainda mais grave.

Outras causas

Algumas parasitoses comuns em nosso meio, como a estrongiloidíase e a giardíase, podem levar a hemorragia digestiva alta. As anomalias vasculares são raras em crianças e podem ser focais, como o hemangioma gástrico, a fístula aortoesofágica e a lesão de Dieulafoy (variação congênita de artéria calibrosa que apresenta trajeto até a submucosa gástrica), ou podem ser difusas, como a telangectasia hemorrágica hereditária, a hemangiomatose neonatal ou a síndrome de Kasabach-Merritt. Outras causas mais raras incluem duplicações intestinais no trato gastrintestinal alto, vasculites (púrpura de Henoch-Schonlein), gastrite varioliforme, ruptura de pseudocisto pancreático, pólipos gástricos, síndrome de Munchausen e corpos estranhos.

Hemorragia digestiva baixa

As principais causas de hemorragia digestiva baixa estão relacionadas na Tabela 268.II e são classificadas de acordo com a idade e a freqüência.

No período neonatal, o diagnóstico mais importante que deve ser excluído na presença de hemorragia digestiva baixa é a enterocolite necrotizante, que ocorre principalmente nos recém-nascidos pré-termo hospitalizados. A enterocolite necrotizante é uma doença grave, associada à necrose intestinal, que apresenta taxas de mortalidade de até 40%. Ao contrário, quando o recém-nascido se encontra em bom estado geral, o diagnóstico mais provável é de alergia ao leite de vaca ou de deglutição de sangue materno. Outras possibilidades diagnósticas são má rotação intestinal, doença de Hirschsprung, coagulopatias e fissuras anorretais.

Em lactentes, as causas mais comuns de hemorragia digestiva baixa são as fissuras anorretais. Outras causas importantes são a enterocolite inflamatória ou alérgica causada pela intolerância ao leite de vaca, que tem uma prevalência de até 7,5%. A intussuscepção ocorre geralmente até os 3 anos de idade, geralmente é idiopática ou associada à hiperplasia linfóide do íleo terminal, e ocorre freqüentemente na região ileocecal. O paciente se apresenta com dor abdominal importante e pode apresentar sangue misturado nas fezes, com aspecto de "geléia de framboesa". O divertículo de Meckel, encontrado em 2% da população, é a causa mais comum de hemorragia digestiva baixa maciça na criança. O sangramento, geralmente indolor, é devido à

Tabela 268.II – Principais causas de hemorragia digestiva baixa em crianças

0-30 dias	1 mês-2 anos	3-5 anos	> 5 anos
Ingestão de sangue materno	Intolerância ao leite de vaca (colite alérgica)	Enterocolite infecciosa	Enterocolite infecciosa
Enterocolite necrotizante	Intussuscepção	Fissuras anorretais	Doença inflamatória intestinal
Intolerância ao leite de vaca (colite alérgica)	Má rotação intestinal	Pólipos juvenis	Pólipos juvenis
Coagulopatias	Divertículo de Meckel	Intussuscepção	Síndrome hemolítica urêmica
- Associadas a infecção	Síndrome hemolítica urêmica	Divertículo de Meckel	Hemorróidas
- Doença hemorrágica do RN	Púrpura de Henoch-Schonlein	Síndrome hemolítica urêmica	Fissuras anorretais
Fissuras anorretais	Hiperplasia linfonodular	Púrpura de Henoch-Schonlein	Anomalias vasculares
Má rotação intestinal	Duplicações gastrintestinais	Doença inflamatória intestinal	Hemorragia gastrintestinal alta
Doença de Hirschsprung	Enterocolite infecciosa	Anomalias vasculares	
Hemorragia gastrintestinal alta	Hemorragia gastrintestinal alta	Duplicações gastrintestinais	
Fissuras anorretais	Anomalias vasculares	Hemorragia gastrintestinal alta	

ulceração da mucosa gástrica ectópica. As vasculites como a púrpura de Henoch-Schonlein ou a síndrome hemolítica urêmica também podem causar sangramentos devido à ulceração da mucosa intestinal decorrente da isquemia.

Em crianças pré-escolares (2 a 5 anos), as principais causas de hemorragia digestiva baixa são as enterocolites infecciosas e os pólipos. A enterocolite infecciosa deve ser considerada em qualquer criança que apresente diarréia com sangue. Os principais agentes envolvidos são *Salmonella, Shigella, Yersinia enterocolitica, Campylobacter jejuni, Escherichia coli, Entaemoeba histolytica* e *Clostridium difficile.* Ocasionalmente, agentes como *Herpes simplex, Clamydia trachomatis* e *Neisseria gonorrhea* também podem causar sangramentos. Em pacientes imunodeprimidos, *Citomegalovirus, Mycobacterium avium*, aspergilose e tifilite são causas possíveis. Existem dois principais tipos de pólipos gastrintestinais na infância: os hemartomas, incluindo pólipos juvenis e doença de Peutz-Jehgers, e os adenomas, que incluem a polipose adenomatosa familiar. Os pólipos solitários são mais comuns, geralmente hemartomas e benignos. Por outro lado, os pólipos familiares, a síndrome da polipose juvenil e a doença de Peutz-Jehgers, que são mais raros, podem progredir para malignização. As doenças inflamatórias intestinais, como a doença de Crohn e a colite ulcerativa, aparecem em crianças maiores e adolescentes, podendo ocorrer diarréia sanguinolenta e estado geral comprometido. Outras causas que devem ser lembradas são as raras lesões vasculares, principalmente hemangiomas, ingestão de corpo estranho e síndrome de Munchausen.

ACHADOS CLÍNICOS

A hemorragia digestiva pode se apresentar de várias formas e são muitos os diagnósticos possíveis. Assim, a história e o exame físico são essenciais para realização do diagnóstico preciso e da terapêutica adequada.

A hemorragia digestiva alta caracteriza-se pelo aparecimento de hematêmese e/ou melena. A hematêmese se apresenta com vômitos com sangue vivo ou em "borra de café", que é geralmente relacionada a sangramentos mais lentos que entraram em contato com o suco gástrico. A melena (fezes enegrecidas e com odor característico) pode aparecer em sangramentos ativos ou pregressos e normalmente ocorre em sangramentos superiores a 50-100 mL em 24 horas. Também pode ocorrer a hematoquezia, principalmente em lactentes, devido ao trânsito intestinal mais acelerado. Na hemorragia digestiva baixa tanto pode ocorrer o sangramento vivo (misturado nas fezes ou não) como a melena.

Na avaliação inicial, deve-se questionar sobre sangramentos anteriores, história familiar de desordens sangüíneas, medicações que podem induzir a ulcerações ou afetar a função plaquetária e/ou a coagulação. A coloração do sangramento (vermelho vivo ou escuro), se o sangue está misturado nas fezes, além do tempo e da quantidade estimada de sangramento também são dados importantes. Sintomas associados, principalmente dispepsia, dor abdominal, disfagia, perda de peso, crescimento inadequado, febre, fadiga, dor para evacuar, diarréia, obstipação, icterícia e aparecimento de hematomas devem ser pesquisados. Não esquecer de questionar sobre comidas ou medicações que podem mimetizar sangramentos, como suco de beterraba ou ferro.

Ao exame físico deve-se avaliar o estado hemodinâmico do paciente, checando se apresenta pulsos finos, enchimento capilar lento, taquicardia, alterações da pressão arterial ou do nível de consciência. É importante lembrar que geralmente apenas com perdas de mais de 25% da volemia

Tabela 268.III – Principais dados de história e exame físico para o diagnóstico etiológico do paciente com hemorragia digestiva

História	Exame físico	Diagnóstico provável
Ingesta alimentar recente de coloração vermelha	Normal	Sem hemorragia digestiva
Vômitos com sangue	Sinais de sangramento nasal	Epistaxe
Aumento do volume abdominal, icterícia, edema	Sinais de hipertensão portal	Varizes esofágicas e/ou gástricas, gastropatia hipertensiva difusa
Epigastralgia, uso de medicamentos	Dor epigástrica à palpação	Úlceras ou gastrites
Hematomas, sangramento espontâneo, medicamentos, antecedente familiar	Petéquias, hematomas, sangramento de mucosas, sangramento em local de punção	Coagulopatias, plaquetopenia
Dor ao evacuar, sangue vivo não misturado nas fezes	Fissuras anais, obstipação	Obstipação, fissuras anais
Sangramento retal maciço vivo, indolor	Palidez cutânea, necessidade de transfusão	Divertículo de Meckel
Dor abdominal, fezes em "geléia de framboesa", vômitos	Massa abdominal, dor abdominal, palidez, apatia, irritabilidade	Intussuscepção
Sangramento intermitente, vivo, indolor	Possibilidade de palpação do pólipo ao exame retal	Pólipos
Antecedente familiar	Úlceras orais Pigmentação de lábios, mucosa oral	Síndrome de Peutz-Jehgers
Diarréia com sangue e muco, dor abdominal, febre	Dor abdominal, aumento dos ruídos intestinais	Enterocolite infecciosa
História prolongada, sintomas crônicos de perda de peso, anorexia, fadiga, diarréia com sangue, artralgia, dor abdominal, febre, eritema nodoso	Retardo de crescimento, anemia, distensão abdominal, emagrecimento	Colite ulcerativa Doença de Crohn

é que o paciente vai apresentar hipotensão. Com um exame físico mais detalhado podemos obter mais informações para o diagnóstico etiológico. Assim, o exame da orofaringe pode revelar úlceras e lesões pigmentadas, enquanto que o exame da cavidade nasal pode descartar epistaxe. Achados de hepatoesplenomegalia, icterícia, ascite ou sinais de circulação colateral evidenciam comprometimento hepático e hipertensão portal. Petéquias, hematomas, sangramento de mucosas ou sangramento no local de punção podem evidenciar coagulopatias ou plaquetopenia. A epigastralgia pode sugerir úlcera ou gastrite hemorrágica e ruídos abdominais ausentes ou diminuídos podem significar patologias cirúrgicas. No exame retal podemos constatar fissuras, obstipação e pólipos. Uma sonda gástrica pode ajudar a evidenciar o sangramento, mas deve-se lembrar que o trauma em varizes esofágicas pode piorar o sangramento. Assim, é necessário avaliar em cada caso o benefício do procedimento.

EXAMES COMPLEMENTARES

Na suspeita de hemorragia digestiva deve-se primeiro checar se o sangramento realmente ocorreu, pois existem situações que podem mimetizar a doença. No período neonatal, por exemplo, é muito freqüente a deglutição de sangue materno. Nestes casos o teste de Apt-Downey, que diferencia a hemoglobina fetal da materna, pode ser útil. Outras possibilidades são a ingesta de alimentos de coloração avermelhada ou de substâncias como ferro e bismuto, que podem falsear o diagnóstico. Existem também relatos de sangramento que são fictícios, caracterizando a síndrome de Munchausen.

Confirmada a hemorragia digestiva, é necessário diferenciar se a hemorragia é alta ou baixa. Grande quantidade de sangue vivo no aspirado gástrico e/ou relação uréia/creatinina maior que 30 sugerem fortemente o diagnóstico de hemorragia digestiva alta. Eliminação de sangue vivo pelo reto freqüentemente ocorre por hemorragia digestiva baixa. Deve-se lembrar que um trânsito intestinal aumentado também pode causar hematoquezia em quadros de sangramento digestivo alto.

A identificação precisa do local do sangramento e sua etiologia são a última etapa do diagnóstico. Alguns exames ajudam a identificar a doença de base e assim inferir a gravidade da hemorragia.

Exames laboratoriais

Deve ser realizada avaliação laboratorial seriada. São poucos os exames necessários na avaliação inicial, incluindo:

- Tipagem sangüínea e prova cruzada: para a necessidade de transfusões sangüíneas.
- Hemograma: para quantificação do hematócrito, hemoglobina e plaquetas.
- Atividade da protrombina e tempo de tromboplastina parcial ativado: para avaliação da função de coagulação.
- Aminotransferases (AST, ALT), bilirrubinas totais e frações, glicemia, proteína total e frações, amônia: para avaliação da função hepática e presença de encefalopatia
- Uréia e creatinina: para avaliação da função renal.

Exames radiológicos e medicina nuclear

Na hemorragia digestiva, os exames radiológicos só estão indicados na suspeita de ingestão de corpo estranho, perfuração gastrintestinal, obstrução ou para visualização de espessamento de alças intestinais sugerindo isquemia. A ultra-sonografia para diagnóstico da hemorragia digestiva alta pode ser utilizada na suspeita de doença hepática, hipertensão portal ou grandes malformações vasculares. Na hemorragia digestiva baixa, é útil nos casos de intussuscepção intestinal. A tomografia computadorizada e a ressonância magnética ficam reservadas para suspeitas de massas abdominais ou anomalias vasculares complexas.

A cintilografia está indicada para pesquisa de duplicação intestinal, divertículo de Meckel ou sangramentos ocultos, utilizando hemácias marcadas com tecnécio 99m. Já a angiografia pode ser utilizada em casos eletivos de hemorragia maciça em que a realização da endoscopia é impossível ou em casos de suspeita de anomalias vasculares ou hemobilia.

Endoscopia digestiva

A endoscopia digestiva é o método diagnóstico de escolha nas crianças com hemorragia digestiva alta, pois é um procedimento relativamente seguro, com alta especifi-

Tabela 268.IV – Classificação de Forrest e correlação com a incidência de sangramento

Classificação	Incidência	Recidiva
Hemorragia ativa		
Ia. Sangramento vivo de alto débito ("em jato")	8 a 15%	> 90%
Ib. Sangramento lento ("gotejamento")	10 a 20%	20 a 30%
II. Hemorragia recente		
IIa. Vaso visível não sangrante	26 a 55%	30 a 51%
IIb. Coágulo aderido na base da lesão	10 a 18%	25 a 41%
IIc. Pontos pigmentados planos	12%	0 a 5%
III. Sem evidência de sangramento (base limpa)	36%	0 a 2%

cidade e alta sensibilidade. Além disso, em algumas doenças também pode ser utilizada como fator prognóstico e terapêutico. As indicações para endoscopia precoce em crianças não são bem estabelecidas, pois não existem estudos pediátricos comparando a sobrevida no procedimento endoscópico precoce com o tratamento conservador. Um grande estudo retrospectivo com 2.711 endoscopias em crianças mostrou apenas 0,3% de complicações, com nenhum óbito, sugerindo ser um procedimento seguro. Geralmente a endoscopia é realizada em pacientes que apresentam grandes sangramentos ou sangramentos pequenos, porém recorrentes e inexplicáveis. O prognóstico e os riscos de ressangramento em crianças (com base nos achados endoscópicos) também não foram avaliados, mas os estigmas da hemorragia que foram descritos por Forrest também são utilizados para a população infantil e apresentam correlação com a taxa de recidiva.

A colonoscopia é a modalidade diagnóstica de escolha para hemorragia digestiva baixa, sendo o principal procedimento diagnóstico nos casos de enterorragia. Além de ser uma possibilidade terapêutica em alguns casos, sua sensibilidade e especificidade são maiores do que as dos exames radiológicos contrastados. Muitas vezes apenas a retossigmoideoscopia é suficiente para o diagnóstico adequado, como na colite alérgica ou infecciosa. Em outras ocasiões a colonoscopia completa deve ser realizada, como na presença de sangramento indeterminado, pólipos, úlceras ou doença inflamatória intestinal. Geralmente o preparo da colonoscopia é feito com polietilenoglicol, que pode ser dado por via oral ou por infusão nasogástrica.

TRATAMENTO

Medidas gerais

A abordagem terapêutica do paciente com hemorragia digestiva deve começar com a estabilização clínica do paciente. Primeiro deve-se garantir a monitorização, a permeabilidade das vias aéreas e a oferta de oxigênio. Em seguida deve-se conseguir uma estabilidade hemodinâmica, quantificando as perdas sangüíneas, obtendo acesso venoso de grosso calibre e reposição volêmica adequada. A reposição volêmica deve ser feita com soro fisiológico ou ringer-lactato. Em casos de grandes sangramentos, muitas vezes levando ao choque hemorrágico, que necessitem de transfusão de concentrado de hemácias em um volume maior do que 50% da volemia do paciente, devem ser considerados plasma fresco e concentrado de plaquetas. Além disso, a transfusão de plaquetas também é recomendada se a criança apresentar plaquetopenia abaixo de 50.000/mm^3, e o plasma fresco, em casos de coagulopatia. Medidas terapêuticas específicas para cada patologia devem ser consideradas. Pode ser realizado esvaziamento gástrico, facilitando a endoscopia e evitando aspiração em caso de vômitos. Pelo risco de hipotermia não deve ser realizada lavagem gástrica com água gelada.

Terapia específica

Hemorragia digestiva alta varicosa

Drogas vasoativas

A vasopressina, a somatostatina, o octreotide e a terlipressina são efetivos no controle da hemorragia varicosa e podem ser administrados logo após a admissão do paciente, ainda na sala de emergência. Sabe-se que o tratamento combinado de drogas vasoativas e endoscopia é mais efetivo. A vasopressina, que era muito utilizada no passado, tem sido substituída pela somatostatina ou pelo seu análogo sintético, o octreotide, pois estes atuam seletivamente na circulação esplâncnica. Ocorre então uma vasoconstrição esplâncnica, com alta eficácia no controle do sangramento e menores efeitos colaterais. O octreotide apresenta vida média mais longa do que a somatostatina, podendo ser utilizado de forma intermitente a cada 8 horas e por via subcutânea. A infusão da droga é mantida em média por 48 a 72 horas. Seu desmame é iniciado 24 horas após o controle do sangramento e deve ser progressivo, reduzindo metade da dose a cada 12 horas. As recomendações para doses variam muito, sendo descritas doses de somatostatina de 1 a 20 μg/kg/hora, ou 250 a 500 μg/hora para adolescentes e adultos. Em relação ao octreotide é descrita uma dose inicial de 1 μg/kg, seguida da infusão de 1 μg/kg/hora ou 50 μg/hora para adolescentes e adultos. Durante o uso de somatostatina ou octreotide devem ser monitorizadas pressão arterial e glicemia, que podem aumentar com o uso das medicações, principalmente em altas doses.

Outras drogas

Também estão indicados os bloqueadores de H_2, como a ranitidina, os inibidores da bomba de próton, como o omeprazol, lansoprazol e pantoprazol, ou os agentes citoprotetores, como o sucralfato, todos com o objetivo de diminuir a incidência de complicações, como úlceras e estenoses, principalmente após endoscopia com realização de escleroterapia. Após episódio de sangramento deve ser instituída, na maioria dos pacientes, a prevenção secundária de sangramento, com betabloqueadores como o propranolol, que diminui o fluxo venoso portal. Este medicamento não deve ser utilizado na vigência de sangramentos e é contra-indicado em bradicardias, bloqueios cardíacos ou broncoespasmos.

Tratamento endoscópico

A endoscopia é fundamental no tratamento dos pacientes com hemorragia varicosa, pois permite a confirmação do local de sangramento concomitante ao tratamento, sendo esta a terapia de escolha na maioria dos casos. O procedimento deve ser realizado o mais precocemente possível, idealmente até 12 horas após o início do quadro. A escleroterapia de varizes esofágicas é um procedimento bem estabelecido e eficaz em crianças; estudos demonstram sucesso em mais de 90% dos pacientes. A substância mais utilizada para a esclerose é a etanolamina com injeções intra e paravasais. As varizes gástricas geralmente são mais calibrosas e apresentam sangramentos mais intensos. Os melhores resultados na escleroterapia gástrica ocorrem com a utilização de cianocrilato, mas ainda assim apresentam maior taxa de mortalidade e de recidiva de sangramento. Em relação às complicações decorrentes da escleroterapia, podemos citar o estreitamento esofágico, que é a complicação mais comum, ocorrendo em 5% a 20% dos estudos, e a ulceração superficial, que também é comum. Por outro lado, a ulceração profunda ou a perfuração são complicações raras. Já foi relatada lesão espinhal isquêmica. A ligadura elástica de varizes tem sido relatada com eficácia e segurança nos pacientes pediátricos, mas ainda são poucos os estudos disponíveis. Comparada com a escleroterapia, é necessária maior habilidade do endoscopista para manipular o dispositivo de ligadura no esôfago mais estreito da criança. Não foram descritas maiores complicações da ligadura elástica em crianças.

Tratamento mecânico

A indicação do tamponamento com o balão de Sengstaken-Blakemore está cada vez mais restrita, indicada apenas nos casos de hemorragia maciça não controlada com endoscopia e/ou tratamento farmacológico. Produz uma hemostasia temporária pela compressão direta das varizes. As principais complicações são a perfuração esofágica e a insuficiência respiratória por aspiração pulmonar ou migração do balão.

Shunt portossistêmico transjugular intra-hepático (TIPS)

É uma prótese que conecta a veia hepática e a veia porta, colocada por meio de radiologia intervencionista. Está indicado principalmente nas crianças com hipertensão portal de etiologia intra-hepática, quando o procedimento endoscópico não é eficaz, ou seja, na recorrência de sangramento após duas intervenções endoscópicas na mesma internação. As principais complicações são a encefalopatia hepática e a estenose do *shunt*. Não compromete a realização posterior do transplante hepático.

Tratamento cirúrgico

As indicações do tratamento cirúrgico também são bastante restritas pelo sucesso da terapêutica endoscópica e farmacológica. A cirurgia se torna necessária nos casos de falha das alternativas terapêuticas já citadas. As opções cirúrgicas são os *shunts* portossistêmicos, transecção e desvascularização esofágica e, finalmente, o transplante hepático. O transplante hepático é o tratamento definitivo para as crianças com hemorragia varicosa e doença hepática avançada e deve ser considerado em todos os casos.

Hemorragia digestiva alta não-varicosa

Tratamento farmacológico

Como as lesões pépticas predominam, estão indicados os agentes citoprotetores, os bloqueadores de H_2, os antiácidos e principalmente os inibidores da bomba de próton, que apresentam a vantagem teórica de serem mais potentes na supressão ácida do que os anteriores. Alguns estudos demonstram que o omeprazol é mais efetivo no controle do sangramento proveniente de úlceras hemorrágicas. O risco de sangramento de úlceras e gastrites aumenta quando existe associação com infecção por *Helicobacter pylori*; assim, crianças e adolescentes com a infecção devem ser tratados erradicando o agente com antibioticoterapia específica. As drogas vasoativas também são eficazes nas hemorragias digestivas não-varicosas e devem ser utilizadas nos casos de hemorragias intensas ou persistentes.

Tratamento endoscópico

A endoscopia deve ser realizada o mais precocemente possível, a fim de diagnosticar e, se necessário, tratar a lesão encontrada. Nos casos de úlcera hemorrágica, os estigmas de sangramento vão definir a necessidade da hemostasia endoscópica, pois, como já foi visto, a classificação de Forrest ajuda na previsão do índice de recidiva das lesões. Assim, a hemostasia endoscópica está indicada nas lesões que apresentam sinais endoscópicos com alto índice de recidiva, como sangramento ativo ou vaso visível. São várias as técnicas endoscópicas para a realização da hemostasia, como as térmicas, mecânicas, tópicas e injeções. A mais utilizada, por ser eficaz, de baixo custo e de fácil manuseio, ainda é a técnica da injeção, em que se utiliza principalmente a epinefrina. Por outro lado, nenhuma conclusão pode ser feita sobre a melhor técnica, pois não existem estudos suficientes. Os pacientes com sangramentos importantes e com tratamento endoscópico bem-sucedido devem ficar em jejum por 48 horas e internados por pelo menos 72 horas, devido ao risco de recidiva neste período.

Tabela 268.V – Principais métodos terapêuticos utilizados na hemorragia digestiva varicosa

Farmacológico	Endoscópico	Mecânico	*Shunt* (não-cirúrgico)	Cirúrgico
Somatostatina Octreotide Terlipressina Propranolol	Escleroterapia Ligadura elástica	Balão de Sengstaken-Blakemore	TIPS	Transecção e desvascularização esofágica *Shunts* portossistêmicos Transplante hepático

Radiologia intervencionista

A arteriografia para fins terapêuticos é potencialmente útil para o controle dos sangramentos de úlceras, síndrome de Mallory-Weiss, esofagites, gastrites e anomalias vasculares em que houve falha terapêutica no procedimento endoscópico. A injeção intra-arterial com vasopressina é o método mais aceito. Também são utilizadas a embolização com geofoam ou microesferas.

Tratamento cirúrgico

O tratamento cirúrgico fica reservado para sangramentos importantes que não puderam ser resolvidos com o tratamento medicamentoso, endoscópico ou arteriográfico. É associado a muitas complicações e alta taxa de mortalidade. Nas crianças as principais indicações são hemorragias por rompimento arterial, perfurações ou obstruções gastrintestinais.

Hemorragia digestiva baixa

Tratamento farmacológico

O tratamento medicamentoso vai depender da etiologia do sangramento. Nos casos de sangramento devido a colite alérgica é indicada apenas a mudança da dieta. Antibióticos específicos podem ser utilizados no tratamento de colites infecciosas e imunossupressores e antiinflamatórios, nas doenças inflamatórias intestinais. Para hemangiomas proliferativos podem ser úteis os corticosteróides e o interferon-alfa.

Tratamento endoscópico

A terapia endoscópica geralmente é para retirada de pólipos, mas também podem ser feitos escleroterapia, *laser* e ligadura de banda elástica para anomalias vasculares no cólon.

Tratamento cirúrgico

A cirurgia é mais freqüentemente indicada para pacientes com intussuscepção não-redutível, divertículo de Meckel, duplicações intestinais ou malformações vasculares. Nos casos em que ocorre perfuração ou obstrução intestinal a cirurgia também é indicada.

LEITURA ADICIONAL

1. Gurgueira GL, Carvalho WB. Hemorragia digestiva alta. Aspectos pediátricos. Disponível em: http://www.brazilpednews.org.br/deze2001/index.htm.
2. Flynn DM, Booth IW. Investigation and management of gastrointestinal bleeding in children. Current Paediatrics 2004; 14(7): 576-85.
3. Fox VL. Gastrointestinal bleeding in infancy and childhood. Gastroenterol Clin North Am 2000; 29(1): 37-66.
4. Berezin SH, Bostwick HE, Halata MS, et al. Gastrointestinal bleeding in children following ingestion of low-dose ibuprofen. J Pediatr Gastroenterol Nutr 2007; 44: 506-8.
5. Schettino GC, Fagundes ED, Roquete ML, Ferreira AR, Penna FJ. Portal vein trombosis in children and adolescents. J Pediatr (Rio J) 2006; 82: 171-8.
6. Wyllie R. Clinical manifestations of gastrointestinal disease. In: Behrman. Nelson textbook of pediatrics. 17. ed. Saunders; 2004.
7. Lacroix J, Nadeau D, Laberge S, et al. Frequency of upper gastrointestinal bleeding in a pediatric intensive care unit. Crit Care Med 1992; 20: 35-42.
8. Cochran EB, Phelps SJ, Tolley EA, Stidhan GL. Prevalence of, and risk factors for, upper gastrointestinal tract bleeding in critically ill pediatric patients. Crit Care Med 1992; 20: 1519-23.
9. Teach S, Fleisher G. Rectal bleeding in the pediatric emergency department. Ann Emerg Med 1994; 23: 1252-8.
10. Pearl R, Irish M, Caty M, Glick P. The approach to common abdominal diagnoses in infants and children. Part II. Pediatr Clin North Am 1998; 45(6): 1287-326.
11. Hamoui N, Docherty S, Crookes P. Gastrointestinal hemorrhage: is the surgeon obsolete? Emerg Med Clin North Am 2003; 21(4): 1017-56.
12. Bittencourt P, Rocha G, Penna F, Queiroz D. Gastroduodenal peptic ulcer and Helicobacter pylori infection in children and adolescents. J Pediatr (Rio J) 2006; 82(5): 325-34.
13. Ryckman F, Alonso M. Portal hypertension: causes and management of portal hypertension in the pediatric population. Clin Liver Dis. 2001; 5 (3): 789-818.
14. Miller T, Lang P, Liberthson R, Grillo H, Israel E. Upper gastrointestinal hemorrhage as a late complication of congenital heart disease [case report]. J Pediatr Gastroenterol Nutr 1996; 23(4): 452-6.
15. Carvalho E, Nita M, Paiva L, Silva A. Hemorragia digestiva. J Pediatr (Rio J) 2000; 76(2): 135-46.

Algoritmo 268.1 – Diagnóstico e tratamento dos sangramentos gastrintestinais

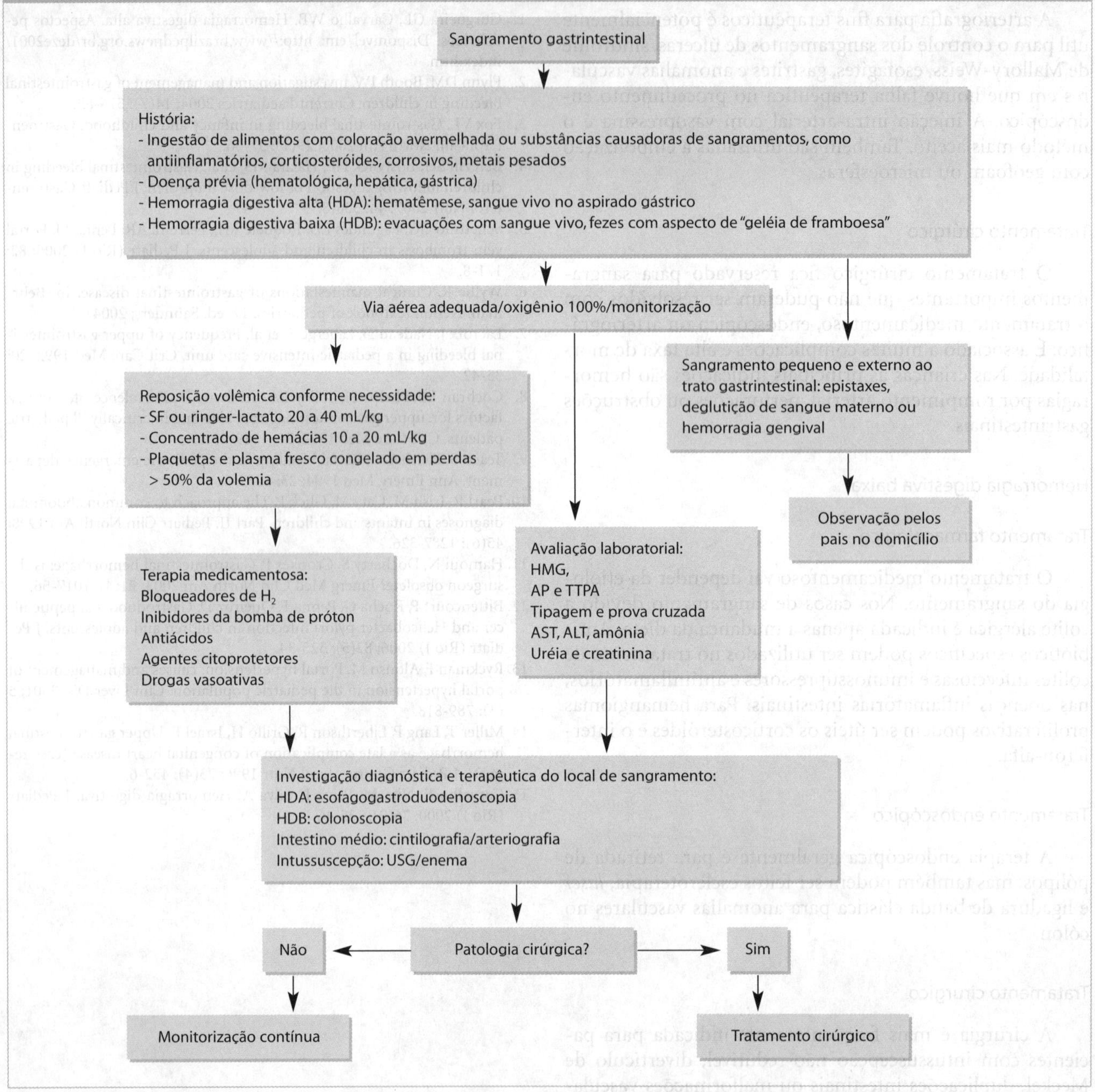

Cetoacidose Diabética

CAPÍTULO 269

Sylvia Costa Lima Farhat

TÓPICOS IMPORTANTES

- Cetoacidose diabética (CAD) é uma complicação grave do *diabetes mellitus* decorrente da deficiência absoluta de insulina associada à elevada atuação de hormônios contra-reguladores.
- Considera-se a existência de CAD mediante a presença dos seguintes critérios bioquímicos: glicemia (> 200 mg/dL), pH (pH < 7,3) e bicarbonato sérico (< 15 mEq/L) e cetonemia (> 3 mmol/L)/cetonúria (presente).
- Há risco de morte, o que exige tratamento urgente e bem planejado, por meio de fluidoterapia, insulinoterapia e reposição de eletrólitos.
- A fluidoterapia deve inicialmente restabelecer o volume intravascular até a normalização hemodinâmica.
- Na CAD a concentração corpórea total de K^+ está sempre diminuída, devendo ser reposta, em geral, a partir da segunda hora de tratamento.
- O uso de bicarbonato no tratamento da CAD é restrito aos casos em que a acidose é grave (pH < 6,9), por causa do risco de depressão miocárdica.
- A insulinoterapia é um dos pontos fundamentais do tratamento para a reversão do quadro de cetoacidose, devendo ser iniciada na segunda hora de tratamento, após a primeira expansão.
- Pode-se administrar insulina de duas formas:
  a. Infusão endovenosa contínua de baixas doses.
  b. Esquema subcutâneo intermitente a partir da segunda hora de tratamento.

INTRODUÇÃO E DEFINIÇÕES

Cetoacidose diabética (CAD) é uma complicação grave do *diabetes mellitus*, com elevado risco de morte. A CAD, como manifestação inicial, é mais observada em crianças menores de 5 anos e em famílias que não têm acesso rápido a serviços médicos por questões sociais ou econômicas. O risco de CAD em crianças e adolescentes, já portadores de diabetes tipo 1, é de 1-10 casos/100 indivíduos por ano.

A mortalidade por CAD em países desenvolvidos é de 0,15% a 0,31%, valores atribuídos principalmente ao edema cerebral, que ocorre em cerca de 1% dos casos.

ETIOLOGIA E FISIOPATOLOGIA

A CAD caracteriza-se por uma alteração complexa do metabolismo de carboidratos, proteínas e lipídios, decorrente da deficiência relativa ou absoluta de insulina e da elevação dos hormônios contra-reguladores: glucagon, catecolaminas, cortisol e hormônio do crescimento. Isso resulta em estado de catabolismo acelerado com elevada produção hepática de glicose (via glicogenólise e gliconeogênese) e diminuição da captação periférica de glicose. Como conseqüência, ocorre hiperglicemia, hiperosmolaridade sérica e desidratação celular, com exceção dos neurônios.

Com a elevação da concentração sérica de glicose ocorre glicosúria e conseqüente diurese osmótica com grande perda de água livre e eletrólitos.

O acelerado estado de catabolismo associado à ausência de insulina gera aumento da lipólise e, em conseqüência, elevação da oxidação hepática dos ácidos graxos livres em corpos cetônicos (ß-hidroxibutirato e acetoacetato), os quais são responsáveis, em grande parte, pelo estado de acidose na CAD.

A hipovolemia leva à perfusão periférica inadequada e à formação de ácido lático que contribui, em menor escala, para a acidose metabólica (cerca de 2% da acidose na CAD).

Se o ciclo não for interrompido com administração de insulina exógena, terapia fluídica e reposição eletrolítica, se instalará um quadro fatal de desidratação e acidose metabólica.

Definição

Os seguintes critérios bioquímicos definem se o paciente encontra-se em CAD: glicemia, pH e bicarbonato séricos e cetonemia/cetonúria (Tabela 269.I).

Tabela 269.I – Critérios bioquímicos para a definição de CAD
Hiperglicemia (> 200 mg/dL)
Acidose metabólica (pH < 7,3 e bicarbonato < 15 mEq/L)
Cetonemia (> 3 mmol/L e/ou cetonúria ++)

A CAD pode ser classificada de acordo com a gravidade da acidose, conforme apresentado na Tabela 269.II.

Fatores precipitantes

Os principais fatores precipitantes da cetoacidose diabética encontram-se na Tabela 269.III.

Tabela 269.II – Classificação da CAD segundo o grau de acidose
Leve (pH < 7,3 e bic < 15 mEq/L)
Moderada (pH < 7,2 e bic < 10 mEq/L)
Grave (pH < 7,1 e bic < 5 mEq/L)

Tabela 269.III – Principais fatores precipitantes da CAD

Crianças	Adolescentes
Primodescompensação	Omissão ou subdose de insulina
Infecções virais e bacterianas	Estresse físico, emocional, hormonal
Estresse físico, emocional	Uso excessivo de álcool associado aos fatores acima
Omissão ou dose insuficiente de insulina	

ACHADOS CLÍNICOS

A apresentação clínica predominante é a desidratação que pode ser leve, moderada ou grave com instabilidade hemodinâmica (tempo de enchimento capilar > 3 segundos, pulso fino, taquicardia, pressão arterial normal ou diminuída). Apesar desse quadro, em geral, a diurese está presente. Rubor facial, hálito cetônico, náusea, vômito e dor abdominal normalmente compõem o quadro, assim como a taquipnéia (desde leve até a respiração de Kussmaul).

TRATAMENTO

O tratamento é baseado na reposição hídrica, insulinoterapia e correção dos distúrbios eletrolíticos/ácido-básico.

O paciente em CAD deve ser avaliado em centro especializado em emergência, onde possa ser monitorizado (ritmo cardíaco e freqüência) e reavaliado constantemente. Devem ser verificados o padrão respiratório e o estado circulatório (pulso, pressão arterial, perfusão periférica, grau de hidratação clínica).

Fluidoterapia

Deve-se iniciar a fluidoterapia com NaCl 0,9%.

Nos casos com comprometimento hemodinâmico (tempo de enchimento capilar > 3 segundos, pulso fino, taquicardia, oligúria, rebaixamento do nível de consciência) é necessário restabelecer o volume intravascular. A velocidade de infusão deve ser de 50 mL/kg/h (máximo 1.000 mL/h) até a normalização hemodinâmica.

Nos casos em que o paciente encontra-se estável do ponto de vista cardiovascular e naqueles que retornaram a esta condição, a velocidade a ser utilizada é de 20 mL/kg/h (máximo 1.000 mL). A infusão de volume endovenoso deve ser mantida até que haja melhora da hidratação clínica do paciente, que ocorre, em geral, por volta de 4 horas do início da fluidoterapia; caso exista necessidade de mais volume, a velocidade deve ser reduzida para 10 mL/kg/h até a hidratação clínica. Na fase de expansão, se a glicemia atingir 200 mg/dL, poderá ser acrescentado soro glicosado a 5% ao NaCl 0,9% (meio a meio).

A dieta será liberada assim que o paciente deixar de apresentar vômitos e aceitar dieta rica em potássio (para reposição desse íon que sofre grande depleção na CAD) e líquidos. Dessa forma, a hidratação completa ocorrerá de forma gradual e contínua por via oral, com lenta queda da osmolaridade sérica. Caso o paciente não aceite a dieta e o nível glicêmico atinja 200 mg/dL, um soro de manutenção deverá ser administrado (100 mL/100 kcal/dia) com 3 mEq de Na^+, 5 mEq de K^+ e 4 g de glicose para cada 100 kcal. Este soro deve ser suspenso assim que ocorra a aceitação de líquidos e dieta oral.

Reposição eletrolítica e correção da acidose

Na CAD, a concentração corpórea total de K^+ está sempre diminuída, principalmente pela:

- Troca intracelular que ocorre com o H^+ devido à acidose.
- Saída do K^+ do intracelular pelo *shift* de água causado pela hiperosmolaridade extracelular.
- Deficiência de insulina.

O potássio é perdido principalmente pela diurese exagerada e, em menor escala, por vômitos. Entretanto, sua dosagem sérica pode estar aumentada, normal ou diminuída.

A reposição de K^+ deve ser realizada conforme observado na Tabela 269.V.

Tabela 269.IV – Abordagem inicial e seguimento laboratorial da CAD

À entrada	A cada hora	Até a correção da acidose na CAD	Após a correção da acidose na CAD
Oferecer oxigênio, caso haja instabilidade hemodinâmica, e obter acesso venoso adequado	Controles de glicemia capilar de h/h até a próxima etapa	Controles laboratoriais de 2/2 h	Controles de 4/4 h nas próximas 24 horas
Colher para diagnóstico e conduta inicial: • Glicemia plasmática e capilar • Gasometria venosa • Sódio, potássio, uréia • Cálculo da osmolaridade sérica efetiva* • Pesquisa de corpos cetônicos na urina e/ou pesquisa da cetonemia em sangue capilar	Na suspeita infecciosa após a hidratação inicial pode-se verificar: • Hemograma • Hemocultura • Urocultura • Rx tórax, se clínica	Colher controles séricos a cada 2 horas: • Glicemia • Gasometria venosa • Na^+ / K^+ / Cl / P • Cetonemia/cetonúria às micções	Colher controles séricos a cada 4 horas: • Glicemia

* Fórmula Osm efetiva: 2 [Na^+ + K^+] + glicose (mg/dL)/18.

Tabela 269.V – Reposição de potássio na CAD

Se o K^+ sérico colhido na admissão for < 6,5 mEq/L e a diurese estiver presente	Iniciar a partir da segunda hora de hidratação a reposição na concentração de 30 mEq/L na velocidade de 0,5 mEq/kg/h. Pode-se repor metade na forma de KCl (1 mL = 2,5 mEq) e metade na forma de $KHPO_4$ a 25% (1 mL = 1,8 mEq)
Se o K^+ sérico inicial for > 6,5 mEq/L	Colher nova amostra e utilizar na segunda hora apenas com NaCl 0,9% até o resultado desta nova dosagem
Se o K^+ sérico inicial for < 3,5 mEq /dL	A velocidade de reposição pode ser aumentada até 1 mEq/kg/h (de acordo com o grau de depleção), desde que o paciente seja monitorizado e a concentração não ultrapasse 70 mEq de K^+/L de soro

Quanto à correção da acidose deve-se levar em consideração que o tratamento adequado da CAD conduz ao término da produção da carga ácida:

- Hidratação resulta em melhor perfusão periférica e redução da produção de ácido lático.
- Administração de insulina exógena cessa a lipólise com conseqüente bloqueio da formação de ácidos orgânicos.

A utilização de bicarbonato pode gerar acidose paradoxal no sistema nervoso central e agravar a hipocalemia. Desta forma, o uso de bicarbonato é restrito aos casos em que a acidose for grave (pH ≤ 6,9), por causa do risco de depressão miocárdica. A dose a ser administrada em 1 hora pode ser calculada pela fórmula:

$$\text{bic a administrar (mEq)} = (15 - \text{bic encontrado}) \times 0{,}3 \times \text{peso (kg)}$$

Como alternativa pode-se fornecer 1 a 2 mEq/kg em 1 hora.

Insulinoterapia

A insulinoterapia é uma das medidas fundamentais no tratamento para a reversão do quadro de cetoacidose, devendo ser iniciada na segunda hora de tratamento, após a primeira expansão.

A insulina pode ser administrada de duas formas:

1. Infusão endovenosa contínua de baixas doses, em veia diferente daquela usada para a hidratação; utiliza-se insulina regular, na velocidade de infusão inicial de 0,1 U/kg/h para obter uma queda linear da glicemia na taxa de 70 a 90 mg/dL/h. A cada hora deve ser verificada a glicemia de ponta de dedo para monitorizar a taxa de queda e ajustar, se necessário, a velocidade de infusão de 0,05 U/kg/h. Uma maneira de fornecer insulina é pelo acréscimo de 50 U de insulina regular a 500 mL de NaCl 0,9%, lembrando de desprezar os primeiros 50 mL da solução para saturar as ligações da insulina com o plástico do frasco e equipo, caso não estejam sendo utilizados frasco de vidro e equipo sem PVC. Quando a glicemia atingir o valor de 200 a 250 mg/dL, a velocidade de infusão poderá ser reduzida pela metade, associando-se à liberação da dieta ou soro de manutenção, até a resolução da cetoacidose (pH > 7,3 e bic > 15 mEq/L); alternativamente, pode-se passar para o esquema intermitente de insulina subcutânea (SC), tomando-se o cuidado de aguardar cerca de meia hora após a administração da insulina SC para a suspensão da infusão contínua.
2. Esquema subcutâneo intermitente a partir da segunda hora de tratamento, quando a perfusão periférica estiver melhor. A insulina ideal para este uso é a de ação ultrarápida (Lispro ou Aspart) na dose de 0,15 U/kg/2 h. No entanto, a insulina regular pode ser usada de forma alternativa. A cada hora deve-se realizar glicemia de ponta de dedo e monitorar a velocidade de queda da taxa da glicemia (aceitável: 100 mg/dL/h). Se a taxa de queda for maior, deve-se reduzir a dose para 0,1 U/kg a cada 2 horas até que a glicemia atinja o valor de 200 a 250 mg/dL. Neste momento, o intervalo entre as doses deve ser aumentado para 3/3 h em associação à liberação de dieta ou instalação de soro de manutenção.

Com o tratamento adequado da CAD, a correção da acidose (pH > 7,3 e Bic > 15 mEq/L) ocorre dentro de 12 horas. A partir de então, a insulina NPH pode ser introduzida na dose de 0,3 U/kg/8 h. Deve-se tomar cuidado com as doses intermitentes de insulina, que ainda devem ser necessárias, para evitar associação dos picos de ação dos dois tipos de insulina e, por conseguinte, hipoglicemia. As complicações do tratamento encontram-se na Tabela 269.VI.

O edema cerebral é a complicação mais temida e pode acontecer em 0,5 a 1% de todos os casos de CAD na infância, surgindo, em média, de 5 a 15 horas após o início da terapia, acompanhado de altas taxas de morbidade e mortalidade (morbidade neurológica permanente em 10 a 25% e mortalidade entre 20 a 25%). Muitas hipóteses têm sido cogitadas para explicar a presença de edema cerebral em associação com CAD:

- Rápida redução da glicemia.
- Hidratação excessiva.
- Utilização de fluidos hipotônicos.
- Falha em aumentar o Na^+ sérico durante o tratamento.
- Mudança na pressão oncótica.
- Hipoxemia e hipofluxo cerebral.
- Edema vasogênico.

As crianças com maior risco são aquelas que apresentam: menor idade, maior gravidade da CAD (hipocapnia e acidose grave, elevado nível de uréia sérica – desidratação grave), diagnóstico recente de diabetes e longa duração dos sintomas. Os sinais e sintomas de alerta para a presença de edema cerebral se encontram na Tabela 269.VII.

Tabela 269.VI – Complicações que podem surgir durante o tratamento da CAD

– Hipoglicemia
– Hipocalemia
– Arritmias cardíacas causadas por distúrbios eletrolíticos
– Fenômenos trombóticos periféricos em decorrência da hemoconcentração
– Edema cerebral

Tabela 269.VII – Sinais e sintomas de alerta para edema cerebral

– Cefaléia e diminuição da freqüência cardíaca
– Mudança no estado neurológico (irritabilidade, aumento da sonolência, incontinência)
– Sinais neurológicos específicos: paralisia de nervos cranianos, postura de descerebração ou decorticação
– Decréscimo da saturação de O_2 e aumento da pressão arterial

LEITURA ADICIONAL

1. Agus MSD, Wolfsdorf JI. Diabetic ketoacidosis in children . Pediatr Clin N Am 2005; 52: 1147-163.
2. Rewers A, Klingensmith G, Davis C, Petitti D, Pihoker C, Rodriguez B, et al. Diabetic ketoacidosis at onset of diabetes: the SEARCH for diabetes in youth study. Diabetes 2005; 54 (supl1): A63.
3. Wolfsdorf JI, Glaser N, Sperling MA. Diabetic ketoacidosis in infants, children, and adolescents: a consensus statement from the American Diabetes Association. Diabetes Care 2006; 29: 1150-9.
4. Edge JA, Ford-Adams ME, Dunger DB. Causes of death in children with insulin dependent diabetes 1990-96. Arch Dis Child 1999; 81: 318-23.
5. Curtis JR, To T, Muirhead S, Cummings E, Daneman D. Recent trends in hospitalization for diabetic ketoacidosis in Ontário children. Diabetes Care 2002; 25: 1591-6.
6. Kitabchi A, Umpierrez G, Murphy M. Management of hyperglycemic crises in patients with diabetes. Diabete Care 2001; 24: 131-53.
7. Wolfsdorf JI, Craig ME, Daneman D, Dunger D, Edge JA, Lee WRW, et al. ISPAD Clinical Practice Consensus Guidelines 2006-2007 – Diabetic ketoacidosis. Pediatric Diabetes 2007; 8: 28-43.
8. Della Manna T, Farhat SC. Cetoacidose diabética. In: Grisi SJFE, Escobar AMU. Prática pediátrica. 2. ed. São Paulo: Editora Atheneu; 2007. p 193-8.
9. Dunger DB, Sperling MA, Acerini CL, Bohn DJ, Daneman D, Danne TPA, et al. European Society for Pediatric Endocrinology/Lawson Wilkins Pediatric Endocrine Society consensus statement on diabetic ketoacidosis in children and adolescents. Pediatrics 2004; 113: 133-40.
10. Andrade OVB, Ihara FO, Troster EJ. Metabolic acidosis in childhood: why, when and how to treat. J Pediatr 2007; 83(supl 2): S11-21.
11. Della Manna T, Steinmetz L, Campos PR, Farhat SC, Schvartsman C, Kuperman H, Setian N, Damiani D. Subcutaneous use of a fast-acting insulin analog: an alternative treatment for pediatric patients with diabetic ketoacidosis. Diabetes Care 2005; Aug 28(8): 1856-61.
12. Gutierrez JA, Bagatell R, Samson MP, et al. Femoral central venous catheter-associated deep venous thrombosis in children with diabetic ketoacidosis. Crit Care Med 2003; 31: 80-3.
13. Edge JA. Cerebral oedema during treatment of diabetic ketoacidosis: are we any nearer finding a cause? Diabetes Metab Res Rev 2000; 16: 316-24.
14. Glaser N, Barnett P, McCaslin I, et al. Risk factors for cerebral edema in children with diabetic ketoacidosis. The pediatric emergency medicine collaborative research committee of the American Academy of Pediatrics. N Engl J Med 2001; 344: 264-9.
15. Edge J, Hawkins MN, Winter DL, Dunger DB. The risk and outcome of cerebral oedema developing during diabetic ketoacidosis. Arch Dis Child 2001; 85: 16-22.

Algoritmo 269.1 – Fisiopatologia da cetoacidose diabética

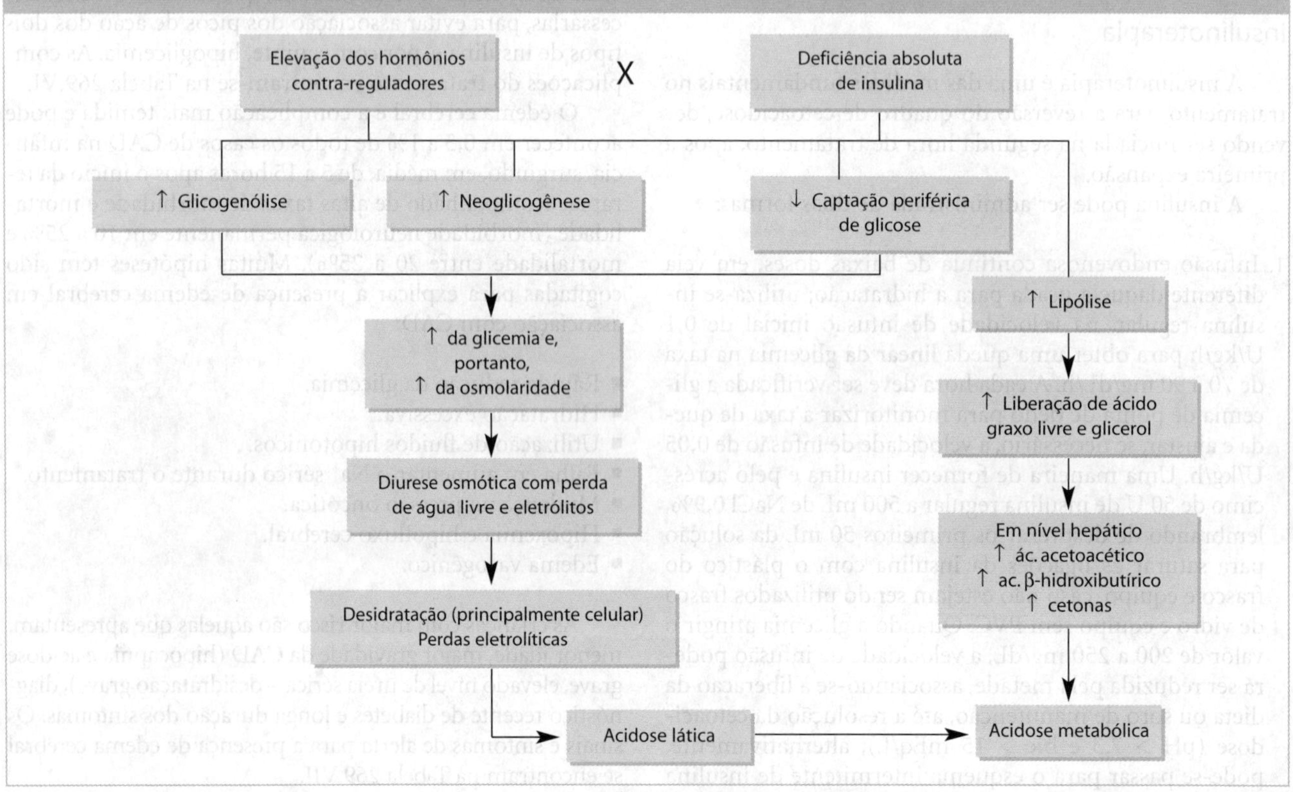

Algoritmo 269.2 – Manejo da cetoacidose diabética

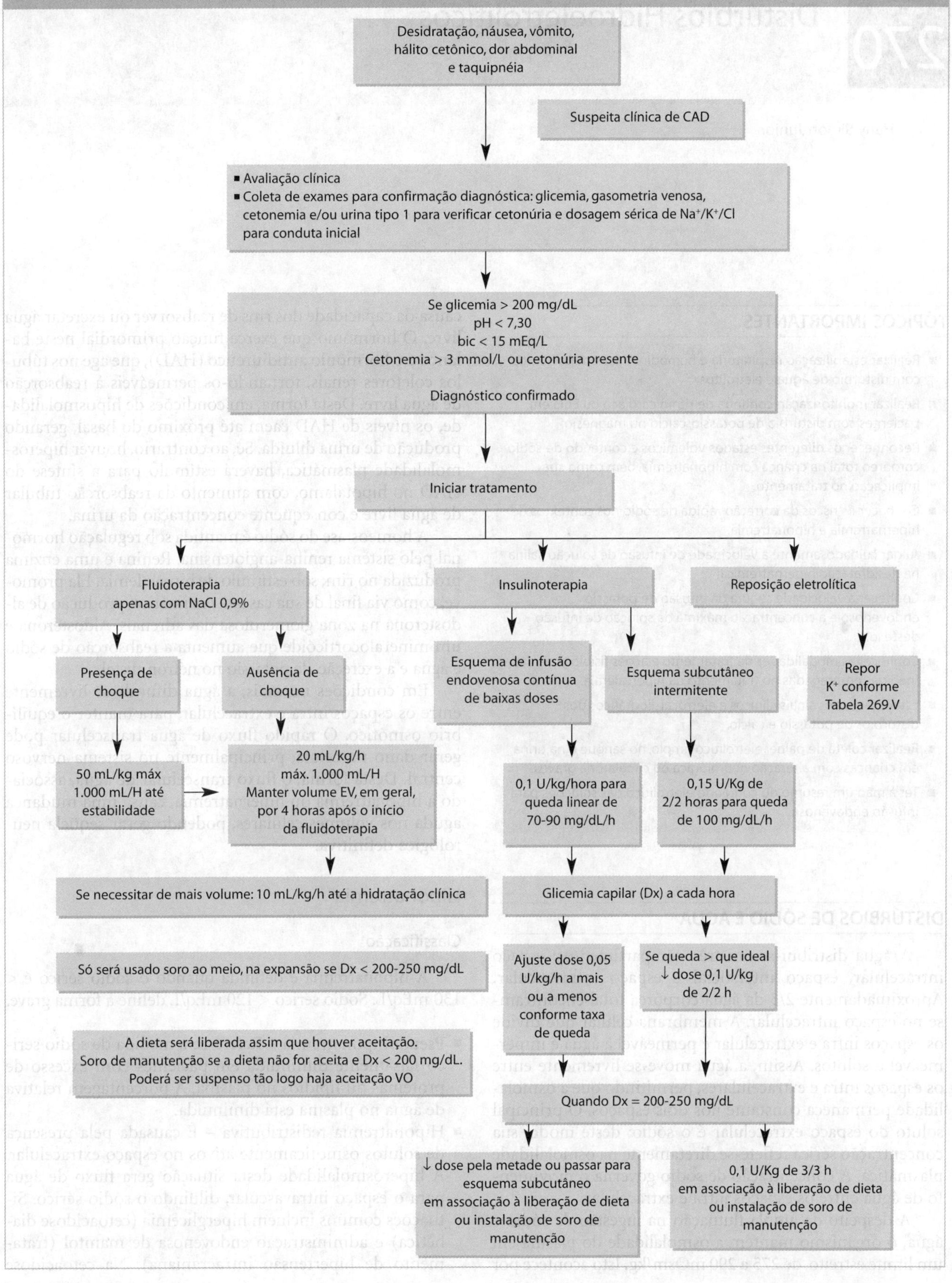

CAPÍTULO 270 Distúrbios Hidroeletrolíticos

Hany Simon Junior

TÓPICOS IMPORTANTES

- Realizar estabilização respiratória e hemodinâmica em pacientes com distúrbio de água e eletrólitos.
- Realizar monitorização contínua de ritmo cardíaco ou ECG em pacientes com distúrbio de potássio, cálcio ou magnésio.
- Reconhecer os diferentes estados volêmicos e conteúdo de sódio corpóreo total na criança com hiponatremia, bem como sua implicação no tratamento.
- Conhecer os riscos da correção rápida de sódio nos contextos de hipernatremia e hiponatremia.
- Julgar cuidadosamente a velocidade de infusão de solução salina na desidratação hipernatrêmica.
- Conhecer a velocidade segura da infusão de potássio endovenoso e a concentração máxima da solução de infusão deste íon.
- Conhecer as modalidades de tratamento e ações fisiológicas das medidas empregadas no tratamento da hipercalemia.
- Estar atento aos sinais clínicos e eletrocardiográficos dos distúrbios de potássio e cálcio.
- Realizar coleta de painel eletrolítico amplo, no sangue e na urina, em crianças com alteração neurológica ou circulatória graves.
- Ter à mão um resumo do conteúdo eletrolítico das soluções para infusão endovenosa.

DISTÚRBIOS DE SÓDIO E ÁGUA

A água distribui-se em três compartimentos: espaço intracelular, espaço intersticial e espaço intravascular. Aproximadamente 2/3 da água corpórea total encontram-se no espaço intracelular. A membrana celular que divide os espaços intra e extracelular é permeável à água e impermeável a solutos. Assim, a água move-se livremente entre os espaços intra e extracelulares, permitindo que a osmolalidade permaneça constante nos dois espaços. O principal soluto do espaço extracelular é o sódio; deste modo, sua concentração sérica reflete-se diretamente na osmolalidade plasmática. A concentração de sódio governa o movimento de água entre os espaços intra e extracelular.

A despeito da ampla flutuação na ingestão de sódio e água, o organismo mantém a osmolalidade do plasma em um limite estreito, de 275 a 290 mOsm/kg. Isto acontece por causa da capacidade dos rins de reabsorver ou excretar água livre. O hormônio que exerce função primordial neste balanço é o hormônio antidiurético (HAD), que age nos túbulos coletores renais, tornando-os permeáveis à reabsorção de água livre. Desta forma, em condições de hiposmolalidade, os níveis de HAD caem até próximo do basal, gerando produção de urina diluída. Se, ao contrário, houver hiperosmolalidade plasmática, haverá estímulo para a síntese do HAD no hipotálamo, com aumento da reabsorção tubular de água livre e conseqüente concentração da urina.

A homeostase do sódio é mantida sob regulação hormonal pelo sistema renina-angiotensina. Renina é uma enzima produzida no rim, sob estímulo de hipovolemia. Ela promove, como via final de sua cascata enzimática, produção de aldosterona na zona glomerulosa das adrenais. Aldosterona é um mineralocorticóide que aumenta a reabsorção de sódio e água e a excreção de potássio no néfron distal.

Em condições normais, a água difunde-se livremente entre os espaços intra e extracelular, para manter o equilíbrio osmótico. O rápido fluxo de água transcelular pode gerar dano na célula, principalmente no sistema nervoso central. Desta forma, o fluxo transcelular de água, associado à hiponatremia ou hipernatremia, causa uma mudança aguda nos volumes celulares, podendo gerar seqüela neurológica definitiva.

Hiponatremia

Classificação

A hiponatremia é definida quando o sódio sérico é < 130 mEq/L. Sódio sérico < 120 mEq/L define a forma grave.

- Pseudohiponatremia – Refere-se à medida de sódio sérico falsamente diminuída em pacientes com excesso de proteínas ou lipídios no plasma. A porcentagem relativa de água no plasma está diminuída.
- Hiponatremia redistributiva – É causada pela presença de solutos osmoticamente ativos no espaço extracelular. A hiperosmolalidade desta situação gera fluxo de água para o espaço intravascular, diluindo o sódio sérico. Situações comuns incluem hiperglicemia (cetoacidose diabética) e administração endovenosa de manitol (tratamento de hipertensão intracraniana). Na cetoacidose

diabética a concentração do sódio sérico diminui aproximadamente 1,6 mEq/L para cada 100 mg/dL de aumento na concentração sérica de glicose.

- Hiponatremia hipovolêmica (sódio corpóreo total baixo) – Causa mais comum de hiponatremia na infância. Há perda efetiva de sódio e água, com uma perda relativa de sódio maior. Mais comumente a perda ocorre pelos rins ou trato gastrintestinal. A diminuição do débito urinário e hipovolemia estimulam a secreção de HAD, que é mantida a despeito da hipotonicidade do plasma, promovendo absorção de água livre e perpetuando a hiponatremia.
- Hiponatremia euvolêmica (sódio corpóreo total normal) – A principal causa de hiponatremia euvolêmica é a secreção inapropriada de HAD, que ocorre na ausência do estímulo fisiológico adequado. Há concentração urinária indevida, por ação do HAD, a despeito da presença de baixa osmolalidade sérica e volume sangüíneo circulante normal. Outras potenciais causas de hiponatremia euvolêmica incluem: hipoadrenalismo, hipotireoidismo, falência renal e polidipsia psicogênica.
- Hiponatremia hipervolêmica (sódio corpóreo total aumentado) – Resultante da retenção de sódio e água, porém com maior retenção da segunda. Está presente em estados edematosos como insuficiência cardíaca, insuficiência hepática e síndrome nefrótica. Nestes casos a diminuição da perfusão renal causa secreção de HAD e aldosterona, com resultante aumento da reabsorção tubular de sódio e água, diminuição da oferta de água ao néfron distal e inabilidade em produzir urina hipotônica.

Tabela 270.I – Classificação da hiponatremia
Sódio corpóreo total baixo
Diarréia
Vômitos
Doenças tubulares renais
Diuréticos
Pancreatite
Sódio corpóreo total normal
Secreção inapropriada de HAD
Hipotiroidismo
Insuficiência adrenal
Sódio corpóreo total elevado
Insuficiência cardíaca congestiva
Insuficiência hepática
Síndrome nefrótica

Achados clínicos

Os sintomas de hiponatremia dependem não só do valor absoluto do sódio sérico, mas também da velocidade de sua queda. Assim, pacientes cronicamente hiponatrêmicos podem ser assintomáticos e pacientes agudamente hiponatrêmicos podem ter muitos sintomas associados ao distúrbio, ainda que a queda do sódio sérico seja leve. Os sintomas são inespecíficos e principalmente relacionados a alterações do sistema nervoso central: irritabilidade, cefaléia, náuseas, perda dos reflexos tendinosos profundos, letargia, confusão, desorientação, depressão, convulsões e coma. O exame clínico deve ser voltado não só para a avaliação neurológica, como também para o estado volêmico do paciente.

A avaliação laboratorial inicial inclui dosagem dos outros eletrólitos séricos, função renal e concentração de sódio urinário.

Tratamento

O tratamento deve ser guiado mais pela intensidade dos sintomas, tempo estimado de evolução da doença e estado volêmico do paciente que pelo valor absoluto do sódio sérico.

Se houver hipovolemia, esta deve ser corrigida pela infusão de solução salina, na velocidade habitual de correção de choque. A infusão de soro fisiológico provoca apenas uma modesta elevação do sódio sérico.

Deve-se administrar solução salina hipertônica (NaCl a 3%), de acordo com o cálculo da necessidade de volume desta solução pela fórmula de correção (Tabela 270.II).

Tabela 270.II – Correção da hiponatremia
Correção da hiponatremia Nai = (Nad – Nas) X 0,6 X P
Nai = mEq de sódio a ser infundido
Nad = sódio desejado
Nas = sódio sérico medido
P = peso em kg
Velocidade de infusão
Hiponatremia aguda: 5 mEq/kg/hora
Hiponatremia crônica: 2,5 mEq/kg/hora
Solução de infusão
NaCl a 3% (1 mL = 0,5 mEq de Na)
A correção de sódio só deve ser feita em hiponatremia com sódio corpóreo total baixo ou se houver hiponatremia sintomática.

A correção aguda até 125 mEq/L alivia os sintomas na maioria dos casos.

Pacientes com SIHAD devem receber tratamento para as doenças de base. É necessário também impor restrição de 25% a 50% da oferta hídrica diária.

Nos casos de hiponatremia hipervolêmica, o tratamento da doença desencadeante é fundamental para o equilíbrio do sódio sérico. Por isso, evita-se a infusão de solução hipertônica, pois ela pode agravar a situação do paciente. Assim, na insuficiência cardíaca, por exemplo, o tratamento consiste na administração de diuréticos e inotrópicos.

A rápida correção do sódio sérico pode precipitar a destruição da mielina cerebral que envolve a ponte, com conseqüente paralisia de nervos cranianos, quadriplegia ou coma.

Hipernatremia

Classificação

Hipernatremia é caracterizada por concentração do sódio sérico acima de 145 mEq/L e pode ser classificada em três grupos:

- Diminuição da ingestão de água – Ocorre quando a oferta de água livre é inadequada. É comumente diagnosticada em crianças que não conseguem obter água por meios próprios: pacientes com depressão neurológica ou lactente saudáveis.
- Aumento da perda de água – Uma maior perda de água pode ocorrer em muitas situações diferentes e relacionar-se a órgãos distintos: trato gastrintestinal, renal, pele e pulmão.
- Ganho de sódio – Ocorre em duas situações: 1) ingestão exógena de sódio em sais, medicações ou preparo inadequado de fórmulas infantis e soro de hidratação oral; 2) aumento da reabsorção de sódio em doenças ou pelo uso de medicações que elevam o nível sérico de glicocorticóides ou mineralocorticóides.

Tabela 270.III – Classificação da hipernatremia

Diminuição da oferta de água
Baixa oferta de água a lactentes
Alteração do estado mental
Aumento da perda de água
Trato gastrintestinal
Diarréia, vômitos
Sucção de sonda nasogástrica
Terceiro espaço
Renal
Tubulopatias
Diabetes insipidus
Diurese osmótica
Pele
Grande queimado
Necrose epidérmica tóxica
Pulmonar
Hiperventilação
Ganho de sódio
Aumento da ingestão de sódio
Preparo inadequado de soluções de hidratação
Preparo inadequado de fórmulas infantis
Medicações que contêm sódio
Afogamento em água salgada
Aumento da reabsorção de sódio
Hiperplasia congênita de supra-renal
Síndrome de Cushing
Drogas: glicocortocóides ou mineralocorticóides

Achados clínicos

Na hipernatremia a água do compartimento intracelular é desviada para o compartimento extracelular hipertônico, o que raramente resulta em sinais de choque circulatório, pois preserva o fluido extracelular e plasmático, até que a desidratação se torne grave. Há sinais clínicos inespecíficos como febre, taquipnéia e choro estridente. A desidratação celular promove sintomas relacionados a alterações neurológicas: letargia, confusão, estupor, coma, câibras, hiperreflexia, espasticidade, tremor, ataxia, convulsões e alterações neurológicas focais.

A avaliação inicial inclui o estudo do estado volêmico, neurológico e da causa da hipernatremia. Em laboratório devem ser avaliados: outros eletrólitos, função renal e sódio urinário.

Tratamento

A ressuscitação fluídica rotineira deve ser evitada nos pacientes com hipernatremia, sob risco de desenvolvimento de edema cerebral. Só deve ser realizada se o paciente apresentar choque circulatório com hipotensão arterial.

Recomenda-se que a concentração de sódio diminua na taxa máxima de 0,5 a 1 mEq/L/hora, até 10 mEq/L em 24 horas. O distúrbio de água deve ser corrigido em 48 a 72 horas, de acordo com a fórmula de correção (Tabela 270.IV).

Tabela 270.IV – Correção da hipernatremia

$$mNas = Nai - \frac{Nas}{P \times 0{,}6 + 1}$$

mNas = mudança no sódio sérico

Nai = sódio do infusato

Nas = sódio sérico medido

P = peso em kg

Infusato	Nai (mEq/L)
Soro glicosado 5%	0
Solução salina 0,2%	34
Solução salina 0,45%	77
Soro fisiológico	154
Solução salina 3%	513

A infusão rápida de cristalóides para correção de desidratação hipernatrêmica só deve ser feita se houver choque circulatório com hipotensão arterial.

A fórmula determina qual é a queda de sódio prevista (mNas) após a infusão de 1 L da solução escolhida para tratar a hipernatremia (infusato). O tempo de infusão desta solução é determinado após o cálculo do valor numérico da queda de sódio. Uma vez determinado este valor (mNas), deve-se infundir 1 L do volume do infusato, de modo a não exceder a queda máxima permitida do sódio sérico. Assim, se 1 L de infusato gerar uma queda de 5 mEq/L no sódio sérico, deverá ser infundido em 10 horas.

Pacientes com *diabetes insipidus* devem fazer uso de vasopressina aquosa, com monitorização rigorosa do sódio sérico e densidade urinária, a fim de se evitar intoxicação hídrica.

Hipernatremia hipervolêmica deve ser tratada com administração de diuréticos e aumento da oferta de água livre.

DISTÚRBIOS DO POTÁSSIO

Cerca de 98% do conteúdo corpóreo total de potássio encontram-se no intracelular e 2% no extracelular. No plasma, é mensurável 0,4% do potássio corpóreo total. O potássio é o principal responsável pela regulação da osmolalidade do intracelular.

A concentração relativa do potássio dos fluidos intra e extracelular é o principal determinante do gradiente eletroquímico de todas as células, sendo de fundamental importância na transmissão neuronal, excitação e contração muscular e na contratilidade cardíaca. Assim, seus níveis séricos devem ser mantidos em limites estreitos e precisamente controlados.

O nível de potássio sérico depende da relação entre sua ingestão e excreção e sua distribuição entre os fluidos intra e extracelular.

Menos de 10% das perdas de potássio ocorrem pelas fezes ou pelo suor. O restante do equilíbrio do íon é realizado pelos rins. A aldosterona promove excreção de potássio no néfron distal, bem como o aumento do fluxo de sódio e água neste segmento.

Hipocalemia

É definida por uma concentração de potássio sérico < 3,5 mEq/L. Quando o potássio sérico é < 2,5 mEq/L, define-se hipocalemia grave. Suas principais causas são:

- Diminuição da ingestão – É uma causa incomum, a não ser que associada a alguma forma de perda de potássio renal ou intestinal.
- Aumento das perdas – Podem ocorrer perdas de potássio pelos rins, trato gastrintestinal e pele.
- Troca transcelular – Mais freqüente nas alterações do equilíbrio ácido-básico: alcalose metabólica (vômitos, uso de diuréticos ou de bicarbonato de sódio) e respiratória. Pode ser encontrada quando há aumento de insulina endógena ou exógena ou uso de agentes β-agonistas.

Achados clínicos

Os principais sinais e sintomas de hipocalemia ocorrem quando o potássio sérico é < 2,5 mEq/L e estão relacionados, principalmente, às alterações no gradiente eletroquímico celular. Os achados são:

1) Sistema nervoso: letargia, irritabilidade, confusão, depressão, parestesias, perda de reflexos tendinosos profundos e fasciculações. Pode ocorrer paralisia muscular quando o nível de potássio sérico é < 2 mEq/L.
2) Cardíacos: hipotensão postural, palpitação, defeitos de condução, ectopias, bloqueios cardíacos, fibrilação atrial e ventricular e assistolia. No ECG há tipicamente redução de amplitude de ondas T, depressão dos segmentos ST, prolongamento do intervalo PR, inversão de onda T e aparecimento de ondas U.
3) Gastrintestinal: náuseas, vômitos, distensão abdominal; em hipocalemia grave pode haver íleo paralítico.
4) Renal: poliúria e polidipsia (*diabetes insipidus* nefrogênico), incapacidade de concentrar a urina e alcalose metabólica.

Tabela 270.V – Causas de hipocalemia

Diminuição da ingestão
Dietético
Má absorção
Aumento das perdas
Renais
Tubulopatias
Hiperaldosteronismo
Excesso de glicocorticóides
Drogas: diuréticos, anfotericina B, aminoglicosídeos, manitol
Gastrintestinal
Diarréia e vômitos
Sonda nasogástrica
Má absorção
Pele
Grande queimado
Troca transcelular
Alcalose metabólica e respiratória
Insulina exógena ou endógena
Agentes β-agonistas

Tratamento

A abordagem inicial consiste na estabilização cardiorrespiratória, com oferta de oxigênio, infusão de solução salina de acordo com a necessidade fluídica do paciente, monitorização cardíaca e eventual tratamento de arritmia com risco de deterioração circulatória.

A reposição de potássio deve ser feita com sais orais nos casos leves e com infusão de cloreto de potássio endovenoso nos casos graves (nível sérico de potássio < 2,5 mEq/L). A infusão deve ser feita respeitando a velocidade de 0,5 a 1 mEq/kg/h, inicialmente por duas a três horas, com concentração máxima de 40 a 80 mEq de potássio por litro de solução.

Hipercalemia

Ocorre quando a concentração sérica de potássio é > 5 mEq/L. Suas causas são expostas na Tabela 270.VI.

Achados clínicos

Os sinais e sintomas clínicos são frustros e predominantemente neuromusculares: câibras, parestesia, paralisia, tetania e deficiências neurológicas focais.

Tabela 270.VI – Causas de hipercalemia
Pseudohipercalemia
Hemólise pós-punção venosa
Leucocitose, trombocitose
Dano celular
Síndrome de lise tumoral
Rabdomiólise
Hemólise intravascular grave
Grande queimado
Aumento da ingestão
Dietético
Medicações contendo potássio
Prejuízo da excreção renal
Insuficiência renal aguda e crônica
Doenças tubulares perdedoras de potássio
Troca transcelular
Acidose metabólica ou respiratória
Hipertonicidade plasmática
Ausência de insulina
Agentes : β-bloqueadores, digitais, succinilcolina
Hipoaldosteronismo
Primário
Secundário

Tabela 270.VII – Tratamento da hipercalemia
1) Estabilizar membrana cardíaca
A) Gluconato de cálcio 10%
1 a 2 mL/kg, EV, em 5 a 10 minutos
B) Cloreto de cálcio 10%
0,25 a 0,5 mL/kg, EV, em 5 a 10 minutos
2) Aumento da troca transcelular
A) Bicarbonato de sódio
1 a 2 mEq/kg, EV, em 10 minutos
Somente se houver acidose metabólica
B) Insulina e glicose
0,1 U/kg insulina + 0,5 g/kg glicose (usar G25%)
C) Agonistas β-adrenérgicos
Dose inalatória: até duas vezes maiores que o habitual para asma Uso endovenoso
3) Remoção
A) Resinas trocadoras de potássio
Sorcal: 0,5 a 1 g/kg, VO ou VR, a cada 6 horas.
Keyxalate: 1 a 2 g/kg, VO ou VR, a cada 6 horas.
B) Furosemida
1 mg/kg, EV, a cada 6 horas
C) Diálise

Os achados mais comuns incluem alterações eletrocardiográficas: inicialmente a onda T aparece em pico, com prolongamento do intervalo PR, evolui para ausência de onda P e alargamento progressivo do intervalo QRS, até fibrilação ventricular e assistolia.

Tratamento

O tratamento inclui estabilização respiratória e hemodinâmica, monitorização do ritmo cardíaco e tratamento específico do distúrbio deste. Além disso, a causa de origem do distúrbio do potássio deve ser tratada (Tabela 270.VII).

A abordagem da hipercalemia visa:

- Antagonizar os efeitos da hipercalemia na membrana cardíaca.
- Aumentar a troca transcelular de potássio.
- Remover o potássio do corpo.

DISTÚRBIOS DO CÁLCIO

Muitas reações enzimáticas dependem do cálcio intracelular: contração muscular, contração cardíaca, neurotransmissão, crescimento e reprodução celular, secreção glandular, ativação enzimática, agregação plaquetária e função imune.

Mais de 99% do cálcio corpóreo se encontra de forma mineral nos ossos. O restante, 1%, distribui-se em três frações plasmáticas: 50% ligado à albumina, 10% em complexos com ânions séricos e 40% na sua fração ativa ionizada.

A vitamina D tem como principal função biológica a manutenção da calcemia. Ela aumenta a absorção de cálcio no intestino delgado, a reabsorção de cálcio no túbulo distal e a mobilização de cálcio ósseo.

O paratormônio (PTH) aumenta a reabsorção de cálcio no túbulo distal, estimula a secreção de cálcio do osso para o plasma e media a hidroxilação da vitamina D na sua forma ativa.

A calcitonina aumenta a deposição de cálcio nos ossos.

A calcemia é mantida por meio da relação destes três componentes. Assim, quando há diminuição do cálcio ionizado, o sistema paratormônio-vitamina D é ativado, aumentando a reabsorção renal, a absorção intestinal e a mobilização óssea de cálcio para o sangue. Quando a calcemia está elevada, há supressão deste sistema, com aumento da secreção de calcitonina e conseqüente diminuição da entrada de cálcio no sangue.

Alterações no equilíbrio ácido-básico influenciam a taxa de cálcio ionizado, sem modificar a quantidade de cálcio total. A alcalose aumenta a ligação de cálcio livre à albumina, podendo gerar sintomas de hipocalcemia. A acidose tem o efeito inverso, diminuindo a ligação deste às proteínas.

O cálcio sérico total não se correlaciona bem com a medida do cálcio ionizado. A hipoalbuminemia altera a dosagem de cálcio total sem afetar o cálcio ionizado. Ou seja, o aumento ou a diminuição na albumina sérica geram alterações do cálcio total, mantendo o cálcio ionizado inalterado. Para efetuar a correção deste viés, para cada alteração de 1 g/dL de albumina, deve-se corrigir o cálcio sérico em 0,8 mg/dL.

Hipocalcemia

Os distúrbios de cálcio estão relacionados às alterações de vitamina D, PTH ou alterações metabólicas que promovam diminuição do cálcio plasmático. As manifestações podem surgir nos primeiros dias de vida (hipocalcemia neonatal) ou após este período. Define-se hipocalcemia quando o cálcio ionizado é < 2,0 mEq/L ou cálcio sérico < 6 mg/dL no recém-nascido pré-termo, 7,0 mg/dL no recém-nascido de termo e 8,0 mg/dL em lactentes e crianças maiores.

Hipocalcemia neonatal

- Precoce: Ocorre nas primeiras 48 horas de vida e é, em geral, assintomática. Quando apresenta sintomas, associa-se a hipóxia neonatal, filho de mãe diabética ou prematuridade.
- Tardia: Após 5 a 10 dias de vida, em recém-nascidos de termo, relacionada à hiperfosfatemia. Estes neonatos ingerem fórmula láctea de leite de vaca modificada, com alta relação fósforo-cálcio.

Hipoparatireoidismo

Pode ser transitório e relacionado à imaturidade da resposta do eixo paratireóide-vitamina D-rins às alterações do cálcio sérico. Resolve-se até os 6 meses de vida. Quando permanente, pode estar relacionado à síndrome de DiGeorge. Pseudo-hipoparatiroidismo deve-se a defeito na ligação ao receptor de PTH.

Insuficiência de vitamina D

Ocorre no raquitismo congênito e no contexto de doenças renais (síndrome nefrótica e insuficiência renal aguda e crônica), hepáticas, síndrome de má absorção, desnutrição, sepse e hipomagnesemia. Pode ser secundária ao uso de anticonvulsivantes (fenitoína, fenobarbital e primidona) ou outros agentes (aminoglicosídeos, heparina e diuréticos de alça).

Alterações metabólicas

O cálcio liga-se a várias substâncias no plasma. Se houver aumento destas, o nível de cálcio ionizado diminuirá. Destaca-se infusão de citratos em transfusões de hemoderivados, aumento da fosfatemia (administração exógena ou secundária a lise tumoral, falência renal e rabdomiólise), alcalose metabólica ou respiratória e aumento da liberação de ácidos graxos (pancreatite aguda ou estados hiperadrenérgicos).

Achados clínicos

As manifestações clínicas relacionam-se não somente ao nível sérico do cálcio, mas também com a velocidade de queda de seu valor.

Os sintomas predominantes são neuromusculares e cardiovasculares. Há aparecimento de fraqueza e espasmos musculares, parestesia, tetania, sinais de Trousseau e Chvostek, hiper-reflexia e convulsões. Pode haver irritabilidade, depressão e confusão. As alterações cardíacas incluem prolongamento do intervalo QT, bradicardia e hipotensão até parada cardíaca. Encontram-se ainda broncoespasmo e laringoespasmo.

Tratamento

A administração de cálcio endovenoso deve ser feita em todo paciente sintomático. O paciente precisa receber monitorização cardíaca contínua e ter acesso venoso bem assegurado, pois o extravasamento de cálcio gera necrose tecidual. A dose inicial é de 0,5 a 1 mL/kg de gluconato de cálcio a 10% em 5 a 10 minutos. Há diferentes formulações de cálcio na emergência: 1 mL de gluconato de cálcio a 10% tem 9 mg de cálcio elementar e 1 mL de cloreto de cálcio a 10% tem 36 mg.

Distúrbios eletrolíticos concomitantes como hipomagnesemia e hipocalemia devem ser corrigidos.

Hipercalcemia

A hipercalcemia é menos comum que a hipocalcemia. Em geral, é relativamente assintomática e não requer tratamento de urgência. Caracteriza-se por cálcio ionizado > 2,7 mEq/dL ou cálcio total > 10,5 mg/dL. Suas principais causas são:

1) Endocrinológicas: Hiperparatireoidismo neonatal, hiperparatireoidismo primário (adenoma, carcinoma ou hiperplasia de paratireóide), hipertireoidismo, insuficiência adrenal e feocromocitoma.
2) Doenças malignas: Tumores sólidos podem produzir hipercalcemia por vários motivos, incluindo produção de proteína relacionada ao PTH.
3) Drogas: Pelo uso crônico, ou intoxicação exógena. Destacam-se: diuréticos tiazidicos, vitamina D, vitamina A, álcalis (antiácidos ou sais de cálcio) e lítio.
4) Doenças granulomatosas: Tuberculose, lepra, coccidioidomicose, histoplasmose e sarcoidose.
5) Outras causas: No período neonatal ou lactente jovem, incluem-se: síndrome de Wiliams, necrose gordurosa de subcutâneo, hipercalcemia infantil idiopática, hipofosfatemia grave do lactente e fisiológica do recém-nascido.

Achados clínicos

Há manifestações neurológicas: fadiga, letargia, fraqueza, confusão, ataxia, coma e perda dos reflexos tendinosos profundos. Do ponto de vista cardiocirculatório observa-se hipertensão arterial, bradicardia sinusal, bloqueio atrioventricular e arritmias ventriculares. As manifestações renais incluem poliúria e polidipsia com desidratação, que podem evoluir para insuficiência renal, pré-renal, nefrolitíase e nefrocalcinose. Há também repercussão no trato gastrintestinal: anorexia, náuseas, vômitos, dor abdominal, obstipação intestinal e pancreatite.

Tratamento

O tratamento deve ser iniciado imediatamente se houver sintomas neurológicos, cardíacos ou ambos. O tratamento inclui cinco objetivos:

1) Restauração da volemia.
2) Aumento da excreção renal de cálcio.
3) Redução da mobilização do cálcio ósseo.
4) Diminuição da absorção intestinal de cálcio.
5) Tratamento da doença de base.

Tabela 270.VIII – Tratamento de hipercalcemia

1) Restauração da volemia
Infusão de solução salina isotônica
2) Correção de distúrbios eletrolíticos associados
Magnésio, sódio, potássio e fósforo
3) Aumento da excreção renal de cálcio
Diurese salina:
Soro fisiológico: 10 a 20 mL/kg e
Furosemida: 1 mg/kg (evitar tiazídicos)
Soro manutenção: 1,5 a 2,5 vezes a manutenção basal
4) Redução da mobilização óssea
A) Calcitonina
4 U/kg, IM ou SC, a cada 12 horas
B) Etidronato
7,5 mg/kg em 24 horas
5) Diminuição da absorção intestinal
A) Hidrocortisona
4 a 8 mg/kg/dia, EV, divididos em 4 doses
B) Prednisona
1 a 2 mg/kg/dia, VO, divididos em 4 doses

DISTÚRBIO DO MAGNÉSIO

O magnésio é íon intracelular e cofator de muitas reações enzimáticas intracelulares, como a manutenção do transporte de sódio e potássio através da membrana celular e a síntese protéica. Ele participa principalmente da neurotransmissão, da excitabilidade cardíaca e da contração muscular. Metade da carga corpórea de magnésio faz parte do componente mineral do osso e apenas 1 a 2% do total estão no extracelular. É absorvido no intestino delgado por processos ativo e passivo e 95% do magnésio filtrado nos rins é reabsorvido no túbulo proximal e ramo grosso ascendente da alça de Henle.

O paratormônio e a vitamina D aumentam a reabsorção renal de magnésio. Distúrbios no equilíbrio ácido-básico também influenciam o nível sérico de magnésio. Há predisposição à hipomagnesemia na acidose metabólica e hipermagnesemia na alcalose metabólica.

Alterações na volemia afetam a reabsorção renal de magnésio. Na depleção de volume há aumento na reabsorção de magnésio e, na sobrecarga fluídica, acontece o oposto. Alterações no cálcio e fosfato séricos modificam a magnesemia. Hipercalcemia, hipofosfatemia ou ambas aumentam a excreção tubular renal de magnésio.

O valor sérico de magnésio varia de 1,8 a 3,0 mg/dL.

Hipomagnesemia

Ocorre quando o valor sérico de magnésio é < 1,8 mg/dL. As principais causas de hipomagnesemia são:

1) Neonatais: prematuridade, filho de mãe diabética, anoxia neonatal.
2) Gastrintestinal: distúrbios na absorção de magnésio ou aumento nas perdas intestinais deste. Pode haver hipomagnesemia em pacientes com desnutrição, síndrome de má absorção e pancreatite aguda.
3) Renal: aumento das perdas renais de magnésio induzidas por drogas (diuréticos, β-agonistas, ciclosporina, anfotericina B e aminoglicosídeos) ou insuficiência renal.
4) Metabólico: acidose metabólica, hipercalcemia, hipofosfatemia e hipervolemia.
5) Endocrinológicas: hiperparatiroidismo, hipertiroidismo, hiperaldosteronismo e diabetes melito.

As manifestações clínicas e eletrocardiográficas da hipomagnesemia são as mesmas da hipocalcemia. É comum a associação de hipomagnesemia e hipocalemia.

A avaliação laboratorial deve incluir dosagem de todos os eletrólitos, função renal, gasometria e ECG.

O tratamento consiste na administração de 25 a 50 mg/kg de magnésio a cada quatro a seis horas. Pode ser administrado magnésio intramuscular.

Hipermagnesemia

Ocorre quando o nível sérico de magnésio é > 3,0 mg/dL.

No período neonatal, ocorre em recém-nascidos cujas mães receberam tratamento com sulfato de magnésio para hipertensão ou convulsão.

O uso inadvertido de soluções contendo magnésio (sulfato de magnésio) pode causar hipermagnesemia.

Outras etiologias de aumento do magnésio sérico incluem: falência renal, síndrome de lise tumoral, rabdomiólise, hiperparatireoidismo.

O quadro clínico se relaciona com os níveis séricos de magnésio. Quando os níveis séricos de magnésio estão acima de 5,0 mg/dL, há aumento dos intervalos P-R, QRS e QT no eletrocardiograma e hipotensão arterial. Em níveis maiores que 8,0 mg/dL, há apnéia, e em níveis acima de 12 mg/dL, pode haver bloqueio cardíaco.

A abordagem laboratorial inclui dosagem de todos os eletrólitos e ECG.

O tratamento baseia-se em estimular a perda renal de magnésio por meio de hidratação e diurese. Se houver sinais ou sintomas de gravidade, infundir gluconato de cálcio a 10%, 0,5 mL/kg. O cálcio atua contra os efeitos da hipermagnesemia na membrana e reverte a depressão respiratória, a hipotensão e as arritmias cardíacas. Indica-se diálise na insuficiência renal.

LEITURA ADICIONAL

1. Lin M, Liu SJ, Lim IT. Disorders of water imbalance. Emerg Med Clin North Am 2005; 23: 749.
2. Adler SM, Verbalis JG. Disorders of body water homeostasis in critical illness. Endocrinol Metab Clin North Am 2006; 35(4): 873.
3. Adrogue HJ, Madias NE. Hypernatremia. N Engl J Med 2000; 342(20): 1493.
4. Gruskin AB, Sarnaik A. Hyponatremia: pathophysiology and treatment, a pediatric perspective. Pediatr Nephrol 1992; (6): 280-6.
5. Gibbs MA, Tayal VS. Electrolyte disturbances. In: Rosen´s emergency medicine. Concepts and clinical practice. 6. ed. Mosby Elsevier; 2006.
6. Claudius I, Fluharty C, Boles R. The emergency department approach to newborn and childhood metabolic crisis. Emerg Med Clin North Am 2005; 23(3): 843.
7. Sarko J. Bone and mineral metabolism. Emerg Med Clin North Am 2005; 23(3): 703.
8. Schaefer TJ, Wolford RW.Disorders of potassium. Emerg Med Clin North Am 2005; 23(3): 723.
9. Gennari FJ. Disorders of potassium homeostasis: hypocalemia and hyperkalemia. Crit Care Clin 2002; 18(2): 273.
10. Kappy MS, Bajaj L. Recognition and treatment of endocrine/metabolic emergencies in children: part 1. Adv Pediatr 2002; 49-245.
11. Brousseau T, Sharieff GQ. Newborn emergencies: the first 30 days of life. Pediatr Clin North Am 2006; 53(1): 69.
12. Cronan K, Norman ME. Renal and electrolyte emergencies. In: Fleisher GR, Ludwig S. Textbook of pediatric emergency medicine 4. ed. Philadelphia: Lippincott Williams & Wilkins; 2000.
13. Kwon TK, Tsai VW. Metabolic emergencies. Emerg Med Clin North Am 2007; 25(4): 1041.
14. Rose BD. Treatment of hyperkalemia. Up To Date [on-line]. Version 12.1. Wellesley (MA). Disponível em: www.uptodate.com. Acessado: Fevereiro 2008.
15. Galloway E, Doughty L. Eletrolyte emergencies and acute renal failure in pediatric critical care. Clin Pediatr Emerg Med 2008; 8(3): 176.

CAPÍTULO 271

Distúrbios do Equilíbrio Ácido-Básico

Hany Simon Junior

TÓPICOS IMPORTANTES

- Os mecanismos compensatórios que atuam para equilibrar as mudanças do pH sérico são: tampões fisiológicos, pulmões e rins.
- As alterações do pH relacionadas às mudanças na concentração do bicarbonato sérico são definidas como metabólicas. Quando ocorrem na concentração sérica de dióxido de carbono definem-se como respiratórias.
- Acidemia é definida como pH sérico < 7,36 e alcalemia como pH sérico > 7,44. Estes valores variam de acordo com a faixa etária dos pacientes.
- À exceção da alcalose respiratória, os demais distúrbios ácido-básicos não são totalmente compensados pelos mecanismos fisiológicos.
- No diagnóstico da acidose metabólica é importante a diferenciação por meio do intervalo aniônico.
- No diagnóstico da alcalose metabólica é importante diferenciá-la frente ao estado volêmico do paciente e à excreção de cloreto na urina.
- Os distúrbios respiratórios do equilíbrio ácido-básico são tratados por meio da regularização dos distúrbios primários.
- A infusão de bicarbonato endovenoso para a correção da acidose metabólica deve ser feita após um julgamento cuidadoso dos seus efeitos benéficos e deletérios.
- Na avaliação dos distúrbios mistos do equilíbrio ácido-básico é importante detalhar a história clínica e realizar uma observação gasométrica.
- As manifestações clínicas do desequilíbrio ácido-básico são principalmente circulatórias e neurológicas.

INTRODUÇÃO E DEFINIÇÕES

O corpo humano é mantido graças ao balanço preciso de suas funções ácido-básicas. A homeostase ácido-básica requer a integração de três órgãos e sistemas: pulmões, rins e fígado. Em resumo, o fígado metaboliza proteínas que produzem hidrogênio (H^+), os pulmões removem dióxido de carbono (CO_2) e conseqüentemente ácido carbônico, e os rins regeneram bicarbonato (HCO_3^-) para repor o que foi consumido durante o processo de tamponamento. Os tampões fisiológicos, em conjunto com a ação dos rins e pulmões, mantêm o pH em seus limites normais (7,36 a 7,44). A concentração de íons H^+ normal é extremamente baixa (normal 40 x 10^{-9} nEq/L) e é mantida de forma estreita pelo controle fisiológico do organismo. Este balanço preciso do equilíbrio ácido-básico é necessário para a manutenção da normalidade das funções celulares.

O estado ácido-básico é determinado pelas concentrações séricas de H^+, CO_2 e HCO_3^- e seu equilíbrio é medido pela equação de Handerson e Hasselbalch. Esta equação relaciona a concentração sérica de H^+ com seus componentes fisiológicos de controle, metabólico e respiratório, descritos a seguir:

$$H^+ = 23{,}9 \times \frac{pCO_2}{HCO_3-}$$

Equação de Handerson e Hasselbalch escrita em função do pH:

$$pH = pKa + \log \frac{[HCO_3^-]}{0{,}03 \times pCO_2} =$$

$$\frac{\text{componente metabólico}}{\text{componente respiratório}} = \frac{\text{rins}}{\text{pulmões}}$$

pKa = constante de dissociação do ácido carbônico

Por ser uma equação logarítmica, pequenas mudanças no pH causam significantes mudanças no par ácido-básico. O pH sangüíneo deve ser mantido em limites estreitos, pois um valor de pH fora dos limites entre 6,8 e 7,8 é, em geral, incompatível com a vida.

A Tabela 271.I mostra os valores gasométricos normais.

De acordo com o conceito de Brönsted-Lowry, ácido é o componente capaz de doar prótons, e base é o componente capaz de recebê-los. A diferenciação clínica entre ácidos fortes e fracos é pouco relevante, pois em pH de 7,0, os dois tipos de ácidos têm dissociação maior que 99%. Assim, clinicamente, a magnitude da sobrecarga ácida é muito mais importante que o tipo de ácido acumulado.

A acidemia é definida como pH sérico < 7,36, enquanto a alcalemia é definida como pH sérico > 7,44. Acidose é o processo patológico que gera acidemia e alcalose o que gera alcalemia.

As doenças podem gerar acidemia de duas formas: 1) por diminuir o bicarbonato sérico, definindo-se então, acidose metabólica; ou 2) Por aumentar a retenção de CO_2 e, conseqüentemente, a $PaCO_2$, definindo-se acidose respiratória. Se, ao contrário, houver aumento do bicarbonato sérico, o processo patológico é definido como alcalose meta-

Tabela 271.I – Valores gasométricos normais

	pH	pCO_2 (mmHg)	HCO_3^- (mEq/L)
Recém-nascido (nascimento)	7,26 a 7,29	55	19
Recém-nascido (24 h)	7,37	33	20
Lactente (até 1 ano)	7,40	34	20
Criança (7 a 19 anos)	7,39	37	22
Adultos	7,35 a 7,45	35 a 45	22 a 26

Tabela 271.II – Definição dos distúrbios ácido-básicos

Condição	HCO_3^- (mm)	pCO_2 (mmHg)
Normal	25 +/- 2	40 +/- 2
Acidose		
Metabólica	Sempre mais baixo	Baixo
Respiratória	Mais alto, se crônico	Sempre mais alto
Alcalose		
Metabólica	Sempre mais alto	Pouco mais alto
Respiratória	Mais baixo, se crônico	Sempre mais baixo

bólica. Se a doença gerar diminuição na $PaCO_2$, é alcalose respiratória. Na prática clínica, os termos acidose e acidemia e alcalose e alcalemia são usados de forma intercambiável.

Em química básica, usa-se o termo tampões para definir substâncias que minimizam alterações na concentração de H^+ e, portanto, no pH. Os tampões convertem ácidos e bases fortes (completamente ionizados) em ácidos e bases fracas, respectivamente. A eficácia do tampão é determinada por três variáveis: 1) sua concentração, e assim, a quantidade de íons H^+ aos quais pode se ligar; 2) o pKa (dissociação de 50%) do tampão no compartimento no qual ele é ativo; e 3) a possibilidade de remoção ácida na forma de ácido volátil, como CO_2. Os tampões fisiológicos mais efetivos têm seu pKa próximo do pH fisiológico. Os três tampões fisiológicos mais importantes são: o tampão ácido carbônico-bicarbonato, as proteínas sangüíneas intracelulares e os ossos.

O sistema tampão bicarbonato-ácido carbônico é único entre os sistemas de tampões orgânicos, pois é um sistema aberto, que promove remoção contínua de ácidos orgânicos por meio da exalação pulmonar do CO_2. Por ser um sistema aberto, possui flexibilidade para ajustar as concentrações de CO_2 de volta a níveis normais. Este sistema é vinte vezes mais potente que um sistema tampão fechado, no qual a capacidade de tamponamento é constante.

Uma queda no pH estimula o centro respiratório, resultando em aumento da ventilação/minuto. Deste modo, há queda na $PaCO_2$, movendo o pH em direção ao valor normal. Quando, ao contrário, há aumento no pH, ocorre diminuição no esforço ventilatório, com retenção de CO_2 e aumento na $PaCO_2$, na tentativa de tornar o pH menos básico. Todo o processo compensatório pulmonar tende a normalizar o pH, mas não consegue obter normalização completa.

Outros tampões incluem as proteínas intracelulares, em especial, a hemoglobina e o reservatório de bicarbonato e fosfato ósseo.

Os rins regulam o mecanismo ácido-básico de duas formas: reabsorção de bicarbonato filtrado e excreção de H^+ (na forma de acidez titulável e amônio). Os rins não agem na compensação aguda dos distúrbios ácido-básicos, pois não respondem a mudanças imediatas no valor do pH. O início da compensação da acidemia demora de seis a doze horas e da alcalemia, em torno de seis horas. A compensação renal, diferente da pulmonar, resulta em quase normalização do pH.

ACIDOSE METABÓLICA

Acidose metabólica é definida como acidemia criada por um aumento primário na concentração de íons hidrogênio ou redução na concentração de bicarbonato. O estado agudo é compensado por aumento na ventilação pulmonar e o crônico por aumento da reabsorção renal de bicarbonato.

Vários mecanismos são responsáveis pelo desenvolvimento de acidose metabólica:

1) Perda de bicarbonato pelo trato gastrintestinal ou rins.
2) Adição de ácidos consumindo bicarbonato e promovendo depleção do sistema tampão.
3) Falência em excretar íons hidrogênio, consumindo os estoques de bicarbonato.

Do ponto de vista clínico, classifica-se a acidose metabólica dividindo-a em duas, de acordo com o intervalo aniônico, em hiperclorêmica (intervalo aniônico normal)

Tabela 271.III – Compensação esperada para distúrbios ácido-básicos

Distúrbio	Evento primário	Compensação	Fórmula de compensação
Acidose metabólica	Diminui HCO_3^-	Diminui pCO_2	$pCO_2 = 1{,}5 \times HCO_3^- + 8$ +/- 2
Alcalose metabólica	Aumenta HCO_3^-	Aumenta pCO_2	$pCO_2 = 0{,}9 \times HCO_3^-$ +/- 9
Acidose respiratória			
Aguda (<12-24 h)	Aumenta pCO_2	Aumenta HCO_3^-	^HCO_3^- = 0,1 x ^pCO_2
Crônica (3-5 dias)	Aumenta pCO_2	Aumenta HCO_3^-	^HCO_3^- = 0,4 x ^pCO_2
Alcalose respiratória			
Aguda (< 12 h)	Diminui pCO_2	Diminui HCO_3^-	^HCO_3^- = 0,2 x ^pCO_2
Crônica (1-2 dias)	Diminui pCO_2	Diminui HCO_3^-	^HCO_3^- = 0,5 x ^pCO_2

^ = variação.

ou *anion gap*, do inglês, intervalo aniônico (intervalo aniônico aumentado).

A somatória das cargas dos cátions do plasma (sódio é o principal cátion) subtraída da somatória das cargas dos ânions plasmáticos é igual a zero. O intervalo aniônico representa outros ânions que não bicarbonato e cloreto, necessários para balancear a carga positiva de sódio e manter a neutralidade eletroquímica do plasma.

A magnitude do intervalo é dada pela subtração da soma dos ânions do principal cátion, de acordo com a fórmula:

$$\textit{Anion gap} = Na - (Cl + HCO_3^-)$$

A diferença que normalmente existe é igual a 12+ ou – 2 mEq/L. Esta diferença estima ânions não mensuráveis no plasma, como albumina, sulfato, fosfato e ânions inorgânicos.

Quando há acidemia metabólica, por definição, há diminuição no bicarbonato sérico. Se o ânion plasmático aumentado em concentração para manter a neutralidade eletroquímica do plasma for o cloreto, não haverá mudança no intervalo aniônico, definindo-se assim acidose metabólica *anion gap* normal ou hiperclorêmica. Por outro lado, se a queda do bicarbonato sérico for acompanhada de aumento de nível sérico de ânions não mensuráveis, como proteínas plasmáticas, fosfatos, sulfatos e ânions inorgânicos, o intervalo aniônico aumentará, definindo-se acidose metabólica *anion gap* aumentada.

Acidose metabólica *anion gap* normal

Acidose metabólica *anion gap* normal é causada por excessiva perda de bicarbonato ou inabilidade em excretar íons hidrogênio. Qualquer condição que provoque perda intestinal excessiva pode ser causa de acidose *anion gap* normal. A principal etiologia é a diarréia aguda.

Pacientes com acidose tubular renal (ATR) têm incapacidade em secretar hidrogênio no túbulo distal (ATR tipo I), reabsorver bicarbonato no túbulo proximal (ATR tipo II) ou excretar amônio no túbulo distal (ATR tipo IV).

Acidose metabólica *anion gap* aumentada

Acidose metabólica anion gap aumentada implica a adição de ácidos exógenos ou na criação de ácidos endógenos que não são completamente tamponados pelo bicarbonato.

O lactato sérico é um produto do metabolismo anaeróbio. A acidose láctica se desenvolve quando há um desbalanço entre a produção de ácido láctico e a sua subseqüente conversão pelo fígado e rins. Assim, a acidose láctica é um marcador de hipoperfusão tecidual e hipoxemia nos estados de choque de etiologias diferentes, hipovolêmico, séptico, cardiogênico ou estados hipermetabólicos.

A cetoacidose diabética gera acidose metabólica *anion gap* aumentada por causa da adição de cetoácidos no plasma, dificuldade renal de excreção ácida decorrente da má perfusão renal ou ambos.

Outras causas de acidose metabólica anion gap normal incluem insuficiência renal aguda e crônica e intoxicação exógena.

Tabela 271.IV– Acidose metabólica *anion gap* normal
Perda gastrintestinal de bicarbonato
Diarréia
Fístula ou drenagem de intestino delgado ou pâncreas
Cirurgia para enterocolite necrosante
Condutos ureteroentéricos
Uso de resinas trocadoras de ânions com insuficiência renal
Perda renal de bicarbonato
Acidose tubular renal distal (tipo I)
Acidose tubular renal proximal (tipo II)
Acidose tubular renal hipercalêmica (tipo IV)
Uso de inibidores da anidrase carbônica ou espironolactona
Deficiência de mineralocorticóides
Outras causas
Hiperalimentação
Acidose dilucional (administração de solução salina)
Hiperparatireoidismo

Tratamento

O tratamento do paciente com acidemia metabólica inicialmente visa à correção das alterações homeostáticas e ao controle dos fatores desencadeantes do distúrbio ácido-básico. A correção ativa do pH depende da etiologia do distúrbio, da gravidade da acidemia e da capacidade do paciente em compensar o desequilíbrio ácido-básico. Na maioria

Tabela 271.V – Acidose metabólica anion gap aumentada
Aumento da produção de ácido acetoacético e α-hidroxibutírico
Deficiência de insulina (cetoacidose diabética)
Jejum prolongado
Aumento da produção de ácido láctico
Hipóxia tecidual (choque séptico, hipovolêmico ou cardiogênico)
Exercício muscular
Ingestão de etanol
Erros inatos do metabolismo (carboidratos, aminoácidos e ciclo da uréia)
Doenças sistêmicas (leucemia, diabetes melito, cirrose e pancreatite)
Diminuição na excreção ácida
Falência renal aguda
Falência renal crônica
Outras causas
Intoxicação por:
Metanol
Etilenoglicol
Paraldeído
Salicilatos
Antiinflamatórios não-hormonais
Isoniazida
Ferro

das vezes, a causa do desbalanço metabólico é passível de diagnóstico e o tratamento deve ser centrado na correção da etiologia do distúrbio.

A infusão de bicarbonato de sódio pode gerar vários efeitos colaterais. No equilíbrio hidroeletrolítico pode causar complicações como: hipocalemia, hipocalcemia, hipernatremia, sobrecarga fluídica e hiperosmolalidade.

A alcalemia aumenta a afinidade da hemoglobina ao oxigênio, diminuindo a oferta de oxigênio tecidual. Se a causa da acidemia for hipoperfusão tecidual, o efeito da infusão de bicarbonato causa piora da oferta periférica de oxigênio.

A passagem de bicarbonato pela barreira hematoliquórica é muito lenta. A infusão endovenosa de bicarbonato alcaliniza o plasma mais rápido que o sistema nervoso central. Quando o pH sérico aumenta, os quimioceptores periféricos diminuem a ventilação-minuto, promovendo aumento de $PaCO_2$ para compensar a alcalemia gerada pelo bicarbonato exógeno. Com isso, o CO_2 em excesso ultrapassa com facilidade a barreira liquórica, gerando acidemia do sistema nervoso central, a despeito da alcalinização do plasma. Este fenômeno é chamado de acidemia paradoxal do sistema nervoso central. O estímulo central da acidemia promove hiperventilação e conseqüente alcalose respiratória, a despeito da alcalemia do plasma.

Há indicação de infusão de bicarbonato quando houver pH < 7,1 ou bicarbonato sérico < 8 mEq/L, usando-se a fórmula de correção:

$$\text{mEq Bic} = (\text{Bicd} - \text{Bicp}) \times 0{,}3 \times P$$

mEq Bic = quantidade de bicarbonato a ser infundido em mEq/L
Bicd = concentração sérica de bicarbonato desejada
Bicp = bicarbonato plasmático
P = peso em kg

O cálculo deve ser feito para elevar o bicarbonato sérico até 15 mEq/L. Este é o valor do Bicd. A concentração do bicarbonato a ser infundido deve ser isosmolar, a 1,4 %, em que cada mL desta solução contém 0,17 mEq/L de bicarbonato. A infusão do bicarbonato deve ser feita em uma a duas horas, com controle gasométrico posterior. Se a acidemia for causada por acúmulo de ácidos orgânicos metabolizáveis, por exemplo, cetoacidose diabética, a quantidade de bicarbonato a ser infundida deve ser a metade do calculado pela fórmula citada anteriormente.

ALCALOSE METABÓLICA

A alcalose metabólica é definida pela elevação na concentração de bicarbonato plasmático, com conseqüente queda na concentração plasmática de íons hidrogênio e aumento no pH sistêmico. Pode ocorrer secundária a:

1) Perda de íons H^+ do compartimento extracelular.
2) Adição de bicarbonato ou seus precursores ao fluido extracelular.
3) Prejuízo na excreção renal de bicarbonato.

Normalmente os rins conseguem excretar grandes quantidades de bicarbonato. Para aumentar o bicarbonato plasmático é necessária a adição de bicarbonato exógeno ou ânions orgânicos que se metabolizam em bicarbonato (lactato, citrato e acetato), contração do volume extracelular a partir da depleção de NaCl ou ambos. Em conjunto, deve haver um mecanismo renal que sustente e mantenha a hiperbicarbonatemia. Assim, a fisiopatologia da alcalose metabólica envolve a geração e manutenção do estado alcalótico.

A contração do volume extracelular promove aumento da secreção de aldosterona. A aldosterona promove reabsorção de sódio e água no túbulo distal, para compensar a hipovolemia, porém aumenta a excreção renal de potássio e íons hidrogênio, gerando alcalose metabólica.

Divide-se a alcalose metabólica em dois grupos: alcalose metabólica salino-responsiva e alcalose metabólica salino-resistente.

O primeiro grupo caracteriza-se por estado de contração volumétrica e urina virtualmente livre de cloretos (cloreto urinário < 10 mEq/L). As causas mais comuns de alcalose neste grupo incluem perda de secreção gástrica, uso de diuréticos, perda de cloreto nas fezes (cloridorréia congênita), fibrose cística (promove depleção de sódio e cloreto pela pele) e administração de sais de sódio contendo ânions que não podem ser reabsorvidos pelos rins.

O segundo grupo engloba doenças incomuns e exibe concentração de cloro urinário > 10 mEq/L. Os pacientes não apresentam depleção de volume plasmático e são, em geral,

Tabela 271.VI – Diagnóstico de alcalose metabólica

Cloreto sensível (Clu < 10 mEq/L)
Perdas gástricas
Vômitos
Sonda nasogástrica
Diuréticos
Perdas intestinais
Cloridorréia congênita
Uso de laxativos
Fibrose cística
Displasia broncopulmonar
Cloreto resistente (Clu > 10 mEq/L)
Com pressão arterial normal
Síndrome de Bartter
Síndrome de Gitelman
Diuréticos
Com pressão arterial aumentada
Estenose de artéria renal
Tumores secretores de renina
Síndrome de Cushing
Aldosteronismo primário
Hiperplasia congênita de adrenal (deficiência de 11α-hidroxilase)
Síndrome de Liddle
Mineralocorticóides exógenos

Clu = cloro urinário.

hipertensos. A maioria dos pacientes apresenta atividade mineralocorticóide excessiva de origem endógena ou exógena.

Tratamento

A compensação da alcalose metabólica envolve de forma aguda o centro respiratório e de forma crônica o sistema renal. Na resposta aguda, os quimioceptores periféricos respondem às alterações do pH, promovendo hipoventilação, aumentando $PaCO_2$ e formando íons H^+ que reduzem o valor do pH. A compensação crônica renal gera excreção do excesso de base pela urina. Se houver insuficiência renal, a alcalemia é mantida.

O tratamento da alcalose metabólica envolve a restauração da volemia nos casos de alcalose metabólica cloretossensível. A terapia visa a correção de excreção urinária de bicarbonato por meio da infusão de NaCl ou KCl. Nos casos de alcalose sistêmica grave (pH > 7,55 ou bic > 40 mEq/L) com ou sem disfunção de órgãos-alvo (coração, sistema nervoso central), pode ser infundido ácido hidroclórico endovenoso, na concentração de 0,1 M ou 0,2 M, em acesso central, numa taxa de infusão máxima de 0,2 mEq/kg/hora, de acordo com a fórmula:

$$\text{HCl necess} = 0{,}5 \times P \times HCO_3^- \text{ des}$$

HCl necess = n. mEq de ácido hidroclórico a ser infundido
HCO_3^- des = decréscimo desejado do bicarbonato plasmático
P = peso em kg

Metade do HCl calculado deve ser infundido inicialmente e o restante, após avaliação clínica e laboratorial. A necessidade do uso de HCl é rara na prática médica.

Nos casos de alcalose metabólica salino-resistente, a terapia deve ser direcionada diretamente à redução da atividade mineralocorticóide, por meio do uso de antagonistas de aldosterona (espironolactona). A infusão de potássio reverte sua troca intracelular pelo hidrogênio. Esta redução do H^+ intracelular também aumenta a excreção renal de bicarbonato.

ACIDOSE RESPIRATÓRIA

Acidose respiratória é definida como diminuição no pH secundária a retenção pulmonar de CO_2. A hipoventilação pulmonar ocasiona hipercapnia com aumento na $PaCO_2$ e, conseqüentemente, aumento de ácido carbônico e acidemia.

As causas de acidose respiratória incluem todas as alterações orgânicas que cursam com diminuição da ventilação-minuto, incluindo etiologias respiratórias primárias de vias aéreas superiores e inferiores, doenças do sistema nervoso central, doenças neuromusculares e doenças induzidas por drogas.

Na acidose respiratória aguda, os únicos tampões ativos são as proteínas celulares. Na acidose respiratória crônica, os rins têm papel fundamental, iniciando o tamponamento ácido em seis a doze horas e normalizando o pH em vários dias.

O quadro clínico relacionado à acidose respiratória depende da gravidade e da cronicidade do processo de acidose. A retenção de CO_2 gera vasodilatação cerebral, com manifestações primordialmente neurológicas. As manifestações clínicas comuns vão de narcose (cefaléia, tremor, borramento de visão, sonolência e coma) até sinais de hipertensão intracraniana.

Pode haver hipertensão pulmonar aguda relacionada ao aumento da $PaCO_2$ e vasoconstrição pulmonar secundária.

O tratamento da acidose respiratória baseia-se no seguimento das doenças de base e melhora na ventilação-minuto. A intenção é normalizar os valores da $PaCO_2$.

Nos pacientes com doença pulmonar obstrutiva crônica a sensibilidade do centro respiratório está diminuída quanto aos estímulos de hipercapnia e acidose. Este centro é estimulado, nestes casos, pela PaO_2. Assim, deve-se ter cuidado ao oferecer oxigênio a estes pacientes, sob o risco de precipitar apnéia, por perda do estímulo de hipoxemia no centro respiratório.

ALCALOSE RESPIRATÓRIA

Define-se alcalose respiratória pelo aumento no pH secundário à diminuição na $PaCO_2$, decorrente do aumento da ventilação pulmonar/minuto. Alcalose respiratória é o

Tabela 271.VII – Causas de acidose respiratória
Doenças de vias aéreas superiores
Síndrome do crupe
Supraglotite infecciosa
Edema de glote (anafilaxia respiratória)
Aspiração de corpo estranho
Doenças de vias aéreas inferiores
Pneumonia
Edema pulmonar
Síndrome do desconforto respiratório agudo
Asma e bronquiolite (fase de hipoventilação pulmonar)
Doença pulmonar obstrutiva crônica (broncodisplasia pulmonar)
Doenças da parede torácica
Cifoescoliose
Fratura de costelas (tórax instável)
Pneumo ou hemotórax
Doenças do sistema nervoso central ou neuromusculares
Poliomielite
Síndrome de Guillain-Barré
Miastenia gravis
Distrofias musculares
Encefalites
Trauma em sistema nervoso central ou medular
Depressão de sistema nervoso central por drogas
Narcóticos
Sedativos
Anticonvulsivantes
Álcool
Obesidade extrema com hipoventilação
Obesidade exógena
Síndrome de Prader-Willi

distúrbio mais comum do equilíbrio ácido-básico, pois é gerado por qualquer mecanismo que promova aumento da freqüência respiratória.

Os sintomas dependem da gravidade e da cronicidade da alcalose respiratória e do distúrbio primário que a gerou. Em geral, há sintomas relacionados à vasoconstrição do sistema nervoso central. São achados clínicos freqüentes tontura, cãibras e espasmos musculares. É comum a superposição destes sintomas aos de hipocalcemia, que ocorre em concorrência com a alcalose respiratória.

A compensação aguda da alcalose respiratória ocorre pela saída de íons H^+ de dentro das células para o fluido extracelular. A compensação crônica ocorre por diminuição da secreção renal de íons hidrogênio. A compensação renal completa do distúrbio respiratório leva em torno de duas semanas.

O tratamento deve ser voltado à correção da causa de origem da alcalose respiratória. Se apresentar tetania ou síncope causada pela hiperventilação psicogênica, o paciente pode ser sedado ou submetido a respiração em máscara reinalante ou saco de papel, na intenção de aumentar a $PaCO_2$. A técnica de reinalação deve ser usada com cuidado e apenas quando outras causas graves de alcalose respiratória foram afastadas.

DISTÚRBIOS MISTOS DO EQUILÍBRIO ÁCIDO-BÁSICO

É comum a ocorrência de mais de um distúrbio ácido-básico primário ao mesmo tempo. O diagnóstico deve levar em consideração a história do paciente e os possíveis mecanismos de geração do distúrbio metabólico. A gasometria é fundamental, avaliada por meio de respostas compensatórias inadequadas, diante do que era antecipado para determinado distúrbio ácido-básico. Como os distúrbios ácido-básicos dificilmente são totalmente compensados, se a compensação fisiológica estiver além ou aquém do calculado pelas fórmulas de compensação (Tabela 271.III), provavelmente existe um distúrbio misto do equilíbrio ácido-básico. São exemplos de distúrbios ácido-básicos mistos:

- Doença pulmonar obstrutiva crônica e uso de diuréticos: acidose respiratória e alcalose metabólica.
- Doença pulmonar obstrutiva crônica e pneumonia: acidose respiratória crônica e aguda.
- Crise asmática grave com hipoventilação e hipoperfusão periférica: acidose respiratória e metabólica.
- Intoxicação por salicilatos: acidose metabólica e alcalose respiratória.
- Parada cardiorrespiratória: acidose metabólica e respiratória.
- Cetoacidose diabética e vômitos: acidose metabólica e alcalose metabólica.

Tabela 271.VIII – Causas de alcalose respiratória
Hiperventilação mediada por hipoxemia
Distúrbios de ventilação e perfusão
Anemia grave
Hiperventilação mediada por alterações no SNC
Ansiedade psicogênica
Tumor, aumento da pressão intracraniana
Acidente vascular cerebral
Trauma
Pulmonar
Pneumonia
Embolia
Edema
Ventilação mecânica
Restrição ventilatória (ascite volumosa, distensão gástrica)
Asma e bronquiolite (fase de hiperventilação pulmonar)
Hepática
Encefalopatia
Farmacológica
Salicilatos, cafeína
Vasopressores
Epinefrina
Tiroxina
Outras causas
Febre
Dor
Sepse
Hipertireoidismo

LEITURA ADICIONAL

1. Brewer ED. Disorders of acid-base balance. Pediatr Clin N Am 1990; 37: 429-47.
2. Hanna JD, Scheinman JI, Chan JCM. The kidney in acid-base balance. Pediatr Clin N Am 1995; 42: 1365-95.
3. Adrogué HJ, Madias NE. Management of life-threatening acid-base disorders. First of two parts. N Engl J Med 1998; 338(1): 26-34.
4. Adrogué HJ, Madias NE. Management of life-threatening acid-base disorders. Second of two parts. N Engl J Med 1998; 338(2): 107-11.
5. Jamie LC. In: Rosen´s emergency medicine. Concepts and clinical practice. 6. ed. Mosby Elsevier; 2006.
6. Claudius I, Fluharty C, Boles R. The emergency department approach to newborn and childhood metabolic crisis. Emerg Med Clin North Am 2005; 23(3): 843.
7. Kappy MS, Bajaj L. Recognition and treatment of endocrine/metabolic emergencies in children: part 1. Adv Pediatr 2002; 49-245.
8. Brousseau T, Sharieff GQ. Newborn emergencies: the first 30 days of life. Pediatr Clin North Am 2006; 53(1): 69.
9. Cronan K, Norman ME. Renal and electrolyte emergencies. In: Fleisher GR, Ludwig S. Textbook of pediatric emergency medicine. 4. edition. Philadelphia: Lippincott Williams & Wilkins; 2000.
10. Kwon TK, Tsai VW. Metabolic emergencies. Emerg Med Clin North Am 2007; 25(4): 1041.
11. Narins RG, Emmett M. Simple and mixed acid-base disorders: a practical approach. Medicine 1980; 59: 161.
12. Kassirer JP. Serious acid-base disorders. N Engl J Med 1974; 291: 773.
13. Dubin A. Interpretation of acid-base disorders. Crit Care Med 2007; 35(9): 2236.
14. Whittier WL, Ruteki GW. Primer on clinical acid-base problem solving. Dis Mon 2004; 50(3): 122.
15. Kellum JA. Determinants of plasma acid-base balance. Crit Care Clin 2005; 21(2): 239.

CAPÍTULO

272 Insuficiência Renal Aguda em Pediatria

Denise Varella Katz

TÓPICOS IMPORTANTES

- A insuficiência renal aguda (IRA) é caracterizada pela queda abrupta e mantida na função renal, resultando na retenção de compostos não-nitrogenados e nitrogenados (uréia e creatinina).
- Em sua grande maioria, a IRA intrínseca é induzida por isquemia e/ou nefrotoxinas e classicamente está associada com necrose das células epiteliais do túbulo renal (necrose tubular aguda).
- As causas de IRA podem ser divididas em três categorias: pré-renal, pós-renal e renal.
- A IRA pode se manifestar clinicamente pela presença de edema, hipertensão, insuficiência cardíaca congestiva e alterações decorrentes da uremia, tais como sonolência, confusão mental, coma, sangramentos etc. Está acompanhada de oligúria em aproximadamente 50% dos casos: diurese menor que 400 mL/dia ou menor que 0,5 mL/kg/hora em adolescentes.
- A síndrome hemolítico-urêmica é uma causa freqüente de IRA intrínseca em crianças e leva a uma importante morbimortalidade.
- O diagnóstico da IRA baseia-se principalmente na história sugestiva de lesão renal, nos sinais clínicos de edema, hipertensão, alterações decorrentes de uremia e de hiperpotassemia, oligúria ou anúria e em dados laboratoriais.
- A terapia de substituição renal (diálise) tem como objetivo a remoção de toxinas endógenas e exógenas, e a manutenção do balanço hídrico, metabólico e eletrolítico, até que se reestabeleça a função renal.

INTRODUÇÃO E DEFINIÇÕES

A insuficiência renal aguda (IRA) é caracterizada pela queda abrupta e mantida na função renal, resultando na retenção de compostos não-nitrogenados e nitrogenados (uréia e creatinina). Dependendo da gravidade e da duração da disfunção renal, ocorrem também desarranjos metabólicos, como acidose metabólica e hipercalemia, distúrbios na distribuição extravascular de fluidos e efeitos em vários outros órgãos e sistemas.

Em sua grande maioria, a IRA intrínseca é induzida por isquemia e/ou nefrotoxinas e classicamente está associada com necrose das células epiteliais do túbulo renal (necrose tubular aguda).

A necrose tubular aguda (NTA) difere da insuficiência renal pré-renal porque está associada à lesão do parênquima renal, não se resolvendo imediatamente após a restauração da perfusão. A NTA é o resultado de hipoperfusão mais intensa e prolongada, e geralmente está associada a outras afecções como sepse e nefrotoxinas, além de pacientes submetidos a grandes cirurgias, vítimas de trauma e grandes queimados.

Epidemiologia

Apesar de a incidência e a prevalência de IRA nos pacientes pediátricos serem desconhecidas, vários estudos sugerem que a incidência de IRA em crianças hospitalizadas vem aumentando. Em adultos, a incidência de IRA descrita por um grande estudo foi de 209 por 1.000.000, e a causa mais comum de IRA foi pré-renal em 21% dos pacientes e NTA em 45%. Estudos epidemiológicos similares vêm sendo feitos em populações pediátricas, sendo as principais causas a hipóxia-isquemia e a nefrotoxicidade em neonatos, crianças e adolescentes.

A IRA ocorre em aproximadamente 5% das admissões hospitalares e em até 30% das admissões em terapia intensiva. A oligúria ocorre em 50% dos casos. Apesar de reversível em grande parte dos casos, a IRA está associada com altas taxas de morbimortalidade, geralmente relacionando-se a graves doenças de base e sérias complicações.

As causas de IRA podem ser divididas em três categorias:

1. IRA pré-renal: causada por um aumento reversível na creatinina e na uréia séricas, que são resultantes de uma queda na perfusão renal e, portanto, na taxa de filtração glomerular (TFG).
2. IRA pós-renal: causada pela obstrução no sistema coletor de urina por uma massa intrínseca ou extrínseca.
3. IRA renal: na qual as estruturas do néfron, como o glomérulo, os túbulos, os vasos ou o interstício, são afetadas.

A principal causa de IRA intrínseca é a necrose tubular aguda (NTA), que é causada por lesão renal de origem isquêmica ou nefrotóxica e constitui uma entidade fisiopatológica e histopatológica específica, causada por um grande número de diferentes insultos renais. A azotemia pré-renal e a NTA isquêmica ocorrem num processo fisiopatológico contínuo, e ambos contabilizam 75% dos casos de IRA.

ETIOLOGIA E FISIOPATOLOGIA

IRA pré-renal

Caracteristicamente a integridade tecidual renal está preservada, constituindo uma resposta fisiológica apropriada à hipoperfusão renal, podendo complicar qualquer doença caracterizada por hipovolemia verdadeira ou por uma redução no volume sangüíneo efetivo circulante, como baixo débito cardíaco, vasodilatação sistêmica ou vasoconstrição intra-renal. A hipovolemia ativa vários mediadores neuro-humorais com ação vasoconstritora, que agem em conjunto para manter a pressão arterial, o débito cardíaco e a perfusão cerebral. O rim responde a alterações na pressão de perfusão com a ativação da auto-regulação do fluxo sanguíneo renal (FSR) e da taxa de filtração glomerular (TFG) até um valor relativamente constante (Algoritmo 272.1).

O fenômeno da auto-regulação renal é a capacidade intrínseca do glomérulo de manter o RFG, sem depender de oscilações na pressão arterial sistêmica e da pressão de perfusão glomerular. Três teorias explicam a auto-regulação renal: a teoria miogênica, o *feedback* túbulo-glomerular e a teoria metabólica.

1. Teoria miogênica: as células endoteliais da musculatura lisa vascular percebem as modificações do fluxo sangüíneo por um processo mecânico de estiramento, que é decodificado em eventos bioquímicos intracelulares, promovendo a síntese de substâncias vasoconstritoras e vasodilatadoras, e levando à contração da musculatura lisa vascular para manter a pressão ideal no leito da microcirculação.
2. *Feedback* túbulo-glomerular: a porção glomerular do néfron está intimamente conectada à porção tubular por meio do aparelho justaglomerular, que é constituído por células endoteliais modificadas do túbulo distal (mácula densa), pelas arteríolas aferente e eferente, e pelo mesângio extraglomerular. O aumento na concentração dos íons sódio e cloreto, que chegam ao túbulo distal, estimula o glomérulo de forma retrógrada, promovendo modificações nas resistências arteriolares.
3. Teoria metabólica: a modificação na perfusão renal promove alterações no metabolismo das células renais, com acúmulo de substâncias vasodilatadoras capazes de modificar a hemodinâmica glomerular.

Insuficiência renal intrínseca

As principais causas de insuficiência renal intrínseca estão representadas na Tabela 272.I.

A necrose tubular aguda (NTA) difere da insuficiência renal pré-renal porque está associada à lesão do parênquima renal, não se resolvendo imediatamente mesmo após a restauração da perfusão. A NTA é o resultado de hipoperfusão mais intensa e prolongada, e geralmente está associada a outras afecções como sepse e nefrotoxinas, além de pacientes submetidos a grandes cirurgias, vítimas de trauma e grandes queimados.

Tabela 272.I – Etiologia de IRA em neonatos, lactentes, crianças e adolescentes

IRA pré-renal
1. Volume intravascular real reduzido
Desidratação
Perdas gastrintestinais
Doença renal ou supra-renal perdedora de sal
Diabete insípido central ou nefrogênico
Perdas para terceiro espaço (sepse, trauma, síndrome nefrótica)
2. Volume intravascular efetivo reduzido
ICC
Pericardite; tamponamento cardíaco
IRA renal intrínseca
1. Necrose tubular aguda
Insulto isquêmico-hipóxico
Drogas: aminoglicosídeos, contraste intravascular, cisplatina, ifosfamida, antiinflamatórios não-hormonais, acetaminofeno
Toxinas – Exógenas: etilenoglicol, metanol, bromato, metais pesados Endógenas: mioglobina, hemoglobina
2. Nefropatia por ácido úrico e síndrome de lise tumoral
3. Nefrite intersticial
Induzida por drogas: antibióticos, anticonvulsivantes
Idiopática
4. Glomerulonefrites
Glomerulonefrites pós-infecciosas
Glomerulonefrites membranoproliferativas
Nefrite lúpica
Nefrite por infecções crônicas
Púrpura de Henoch-Schonlein
Glomerulonefrite por anticorpo antineutrófilo citoplasmático
Glomerulonefrite de membrana basal antiglomerular
Síndrome de Goodpasture
Glomerulonefrite rapidamente progressiva idiopática
5. Lesões vasculares
Síndrome hemolítico-urêmica (SHU)
Necrose cortical
Trombose de artéria renal
Trombose de veia renal
6. Causas infecciosas
Sepse
Pielonefrite
Uropatia obstrutiva
1. Obstrução em rim único
2. Obstrução ureteral bilateral
3. Obstrução uretral

Fisiopatologia da necrose tubular aguda isquêmica

O túbulo proximal é o principal sítio de lesão após isquemia renal em humanos e em animais de experimentação. A vasoconstrição intra-renal e a disfunção tubular são os dois principais mecanismos que levam à redução da taxa de filtração glomerular após a isquemia (Algoritmo 272.2). A lesão da célula epitelial glomerular compromete a TFG ao promover o vazamento retrógrado do filtrado glomerular e a obstrução tubular. A porção reta do túbulo proximal e, em menor grau, a porção espessa ascendente da alça de Henle, ambas situadas na medula externa renal, são os segmentos do néfron mais suscetíveis à lesão isquêmica, provavelmente devido à sua alta demanda de ATP para o transporte de solutos e pelas diferenças regionais no fluxo sangüíneo renal, originando uma medula externa mais hipóxica do que outras regiões do rim.

A medula renal sofre constante hipóxia, devido ao mecanismo de difusão contracorrente do oxigênio da *vasa recta* descendente para a ascendente. Além disso, a utilização de oxigênio pela porção medular da parte espessa ascendente da alça de Henle é alta. Quando o rim é exposto a qualquer agravo hipóxico ou tóxico, a hipóxia medular aumenta ainda mais, principalmente devido à diminuição do fluxo sangüíneo medular. Esta hipóxia medular persistente contribui para a manutenção da IRA e está relacionada a dois fatores independentes: congestão da vasculatura medular e vasoconstrição intramedular.

Alterações hemodinâmicas na NTA

Vários fatores são responsáveis pela vasoconstrição intra-renal e pela hipoperfusão da medula externa renal. A lesão endotelial, levando a um desequilíbrio na produção de endotelina e de NO, é responsável em grande parte pela vasoconstrição intra-renal após isquemia. A congestão dos vasos medulares pelo aprisionamento de glóbulos vermelhos também tem importância na hipoperfusão intra-renal. Outros agentes vasoconstritores, como angiotensina, metabólitos do ácido aracdônico, vasopressina e catecolaminas, também exercem efeito direto sobre as mudanças hemodinâmicas após a isquemia renal.

ACHADOS CLÍNICOS

A IRA pode se manifestar clinicamente pela presença de edema, hipertensão, insuficiência cardíaca congestiva e alterações decorrentes da uremia, tais como sonolência, confusão mental, coma, sangramentos etc. Está acompanhada de oligúria em aproximadamente 50% dos casos: diurese menor que 400 mL/dia ou menor que 0,5 mL/kg/hora em adolescentes.

O diagnóstico da IRA baseia-se principalmente na história sugestiva de lesão renal (perdas hídricas como vômitos, diarréia, hemorragias, choque de qualquer origem, uso de drogas nefrotóxicas, glomerulopatias, cardiopatias congênitas) e em dados laboratoriais.

Síndrome hemolítico-urêmica (SHU)

É uma causa freqüente de IRA intrínseca em crianças e leva a uma importante morbimortalidade. A SHU tipicamente se segue a uma gastroenterocolite hemorrágica causada pela *Escherichia coli* (mais comumente as de sorotipo O157:H7 e O111). A SHU caracteriza-se pela trombose e coagulação da microvasculatura glomerular, gerando a queda no ritmo de filtração glomerular e IRA de início súbito. Clinicamente, reconhece-se a SHU predominantemente em lactentes com quadro de anemia aguda, de característica hemolítica (com icterícia em maior ou menor grau), e uremia, com queda no débito urinário e edema. Há pelo menos um estudo demonstrando uma maior incidência de SHU em crianças com enterocolite pela *E. coli* após receberem tratamento com antibioticoterapia. O tratamento da SHU em nada difere do tratamento da IRA por outras causas, podendo ser necessária a diálise em até 75% dos casos. Transfusões com concentrados de glóbulos também podem ser necessárias, devido à intensa hemólise e anemia. A ultra-sonografia com Doppler de artérias renais tem importante papel no diagnóstico de SHU.

EXAMES COMPLEMENTARES

O diagnóstico da IRA baseia-se principalmente na história sugestiva de lesão renal, nos sinais clínicas de edema, hipertensão, alterações decorrentes de uremia e de hiperpotassemia, oligúria ou anúria e em dados laboratoriais. O diagnóstico laboratorial de IRA baseia-se na análise seriada de uréia e creatinina séricas, apesar desses índices terem baixa sensibilidade para a medida da função glomerular. O *clearance* de creatinina é a medida mais adequada para a avaliação do ritmo de filtração glomerular. Outras medidas, como a cistatina C, ainda não têm aplicação de rotina em nosso meio. O *clearance* de creatinina deve ser calculado segundo a fórmula:

Clearance de creatinina (mL/min/m²) =
Creat urina × Volume urina/Creat plasma

Para a diferenciação de IRA pré-renal e IRA renal, deve-se dosar a fração de excreção de sódio e o índice de falência renal com a seguinte fórmula:

Fração de excreção de sódio (FE_{NA}):

$$FE_{Na} = \frac{U_{Na} \times P_{Cr}}{U_{Cr} \times P_{Na}} \times 100$$

Tabela 272.II – Valores normais de *clearance* de creatinina em neonatos e lactentes

Idade	Velocidade de filtração glomerular (mL/min/m²)
1 semana	40,5 ± 14,8
2 a 8 semanas	65,8 ± 24,8
8 semanas a 2 anos	95,7 ± 21,7

Tabela 272.III – Fórmula Schwartz: ClCreat = estatura (cm) × K (constante)/creatinina plasmática

Constante K em relação a idade	K
RN com baixo peso até o 1º ano	0,33
RN termo até o 1º ano	0,45
Crianças maiores e meninas até adolescência	0,55
Meninos adolescentes	0,70

Índice de falência renal (IFR):

$$IFR = \frac{U_{Na} \times P_{Cr}}{U_{Cr}} \times 100$$

TRATAMENTO

A grande maioria dos casos de IRA em pediatria é secundária a hipoperfusão renal e agressão renal por nefrotoxinas. Sendo assim, muitas situações clínicas podem ser adequadamente controladas no intuito de evitar a lesão renal. Como exemplo, pode-se citar as cirurgias cardíacas, a administração de contraste radiológico e o uso de anfotericina. A terapêutica com fluidos, manitol ou diuréticos é freqüentemente utilizada para prevenir ou limitar a lesão renal. Mesmo que a ação direta renal destas medidas seja indeterminada, o aumento resultante no débito urinário torna mais fácil o manejo de fluidos, ajudando a manter a homeostase do potássio e outros eletrólitos, além de possibilitar algum suporte nutricional. O emprego da n-acetilcisteína associada à soroterapia tem efeito significativo na prevenção da lesão renal induzida por contraste radiológico.

O uso de drogas vasoativas em situações de hipotensão (p.ex., choque séptico ou choque cardiogênico) leva a uma melhora na pressão de perfusão renal, na medida em que eleva a pressão arterial e/ou o débito cardíaco. A dopamina em dose dopaminérgica (0,5 a 2 mcg/kg/min) não deve mais ser empregada, pois comprovadamente não tem efeito de proteção da função renal, segundo duas metanálises e dois ensaios clínicos randomizados.

O emprego de diuréticos como a furosemida (0,5 a 5 mg/kg) e o manitol (0,5 a 1 g/kg) tem o objetivo de transformar uma IRA oligúrica em não-oligúrica. Porém, vários estudos demonstram que o seu uso não altera o curso clínico da insuficiência renal, nem reduz a necessidade de terapia de substituição renal (diálise). A furosemida também pode ser empregada em infusão contínua (2 a 6 mg/kg/24 horas), porém durante um tempo não maior que 12 horas, para não retardar a terapia de substituição renal.

Dependendo da causa da IRA e da presença de sintomas como vômitos ou diarréia, crianças podem se apresentar com hipovolemia, euvolemia ou sobrecarga fluídica com edema pulmonar. Para avaliar o volume intravascular em crianças, é fundamental a medida do peso, além de outros sinais como pressão arterial, freqüência cardíaca, turgor cutâneo e tempo de enchimento capilar. Em crianças com sinais de hipovolemia, deve ser administrado soro fisiológico 10 a 20 mL/kg em 30 a 60 minutos, até que se normalizem os sinais vitais ou até que se obtenha alguma diurese. Se não houver melhora na diurese ou se a uremia se agravar após a ressuscitação fluídica, pode ser necessária a passagem de cateter venoso central para a medida de pressão venosa central e melhor monitoração da fluidoterapia. Uma vez que a euvolemia foi estabelecida, deve-se manter a criança com uma restrição hídrica de 400 mL/m^2/24 hora, objetivando apenas a reposição das perdas hídricas diárias (pele, TGI, trato respiratório).

A IRA pós-renal deve ser essencialmente tratada por meio da remoção da causa, ou seja, pela remoção da obstrução das vias urinárias.

A hiponatremia pode ocorrer na IRA, sendo secundária a desidratação hiponatrêmica, ou, mais freqüentemente, devendo-se a hipervolemia (dilucional). Níveis de sódio sérico abaixo de 120 mEq/L estão associados a crises convulsivas e arritmias cardíacas, devendo ser prontamente corrigidos. A fórmula para correção do sódio sérico é:

$$Na\ (mEq) = (125 - Nasérico) \times Peso \times 0{,}6$$

Onde Nasérico é o sódio obtido, o peso é em quilogramas e 0,6 é a fração do peso que representa a água corpórea total. O total obtido deve ser infundido durante 4 a 6 horas, diluído em água destilada. A rápida correção do sódio sérico pode levar a uma lesão neurológica grave, particularmente a mielinólise pontina.

A hiperpotassemia tem o efeito de prolongar a condução elétrica atrioventricular, levando a sérios distúrbios do ritmo cardíaco. Na presença de acidemia ou de hipocalcemia, o seu efeito arritmogênico se torna ainda mais importante. A primeira manifestação de cardiotoxicidade secundária a hiperpotassemia é a presença no ECG de ondas T altas e apiculadas, com o prolongamento do intervalo PR. Achatamento das ondas P e alargamento do complexo QRS são sinais mais tardios, culminando com a fibrilação ventricular. Sintomas de hiperpotassemia incluem cefaléia, náuseas, distensão abdominal e fraqueza muscular. A hiperpotassemia deve ser tratada quando atingir níveis acima de 6 mEq/L, ou abaixo disso quando estiver associada a sintomas clínicos ou eletrocardiográficos.

A acidemia presente na IRA deve ser tratada com bicarbonato de sódio (1 a 3 mEq/kg) intravenoso ou via oral,

Tabela 272.IV – Avaliação laboratorial de oligúria

	IRA pré-renal	IRA intrínseca
Relação U/Cr	> 20	10 a 20
FE_{Na}: (NaU/Nasérico)/(Cr urin/Cr sérica) x 100	< 1% RN < 2,5%	> 2% RN > 3%
NaU	< 20 RN < 40	> 30 RN > 40
CrU/Cr plasmática	> 40	< 20
Elementos anormais e sedimento	Normal	Hematúria, proteinúria e cilindros granulosos
Osmolaridade urinária (mOsm/kg/H_2O)	> 400	< 400
Osmolaridade U/P	< 2	< 1

U/Cr = uréia/creatinina; FENa= fração excretora de sódio; RN = recém-nascido; NaU = sódio urinário; CrU = creatinina urinária; Cr = creatinina; U/P = urina/plasma.

nos casos menos graves. A diálise tem indicação nos casos mais graves.

Várias medicações prescritas para crianças em IRA devem ter suas doses ajustadas de acordo com o ritmo de filtração glomerular, que é medido pelo *clearance* de creatinina. É muito importante estimar o grau de insuficiência renal da criança, ajustar as doses de acordo com o *clearance* e, na medida do possível, substituir as drogas mais nefrotóxicas pelas menos nefrotóxicas.

A hipertensão na IRA tem como principal causa a hipervolemia e alterações no tônus vascular. No caso de hipervolemia, o melhor tratamento da hipertensão é a remoção de fluidos por meio de diálise ou hemofiltração, quando não houver resposta adequada ao emprego de diuréticos (furosemida). Dependendo do grau de elevação da pressão arterial, pode ser necessário o emprego de medicações anti-hipertensivas.

O tratamento da hiperfosfatemia deve incluir a redução na oferta de fósforo na dieta (enteral ou parenteral) e o uso de quelantes, como o hidróxido de alumínio ou o carbonato de cálcio.

A nutrição do paciente com IRA deve respeitar a restrição hídrica, de sódio, de potássio e de fosfato, evitando-se também o excesso de proteínas.

A terapia de substituição renal (diálise) tem como objetivo a remoção de toxinas endógenas e exógenas, e a manutenção do balanço hídrico, metabólico e eletrolítico, até que se reestabeleça a função renal. A diálise deve ser indicada precocemente na IRA, pois favorece a recuperação da função renal e reduz a mortalidade. Os tipos de terapia de substituição renal são: diálise peritoneal, hemodiálise intermitente e terapia de reposição renal contínua (TRRC), que consiste na hemofiltração com ou sem o circuito de diálise.

O prognóstico e a recuperação da criança com IRA dependem da etiologia da insuficiência renal. Crianças que sofrem de IRA como mais uma dentre várias disfunções orgânicas apresentam uma mortalidade significativamente maior do que aquelas com IRA secundária a síndrome hemolítico-urêmica, glomerulonefrite rapidamente progressiva ou nefrite intersticial aguda. Fatores que estão associados a maior mortalidade incluem disfunção de múltiplos órgãos, hipotensão, instabilidade hemodinâmica com necessidade de vasopressores, necessidade de ventilação mecânica e necessidade de diálise.

LEITURA ADICIONAL

1. Andreoli SP. Clinical evaluation and management of acute renal failure. In: Avner ED. Pediatric Nephrology. 5. ed. Philadelphia: Lippincott Williams & Wilkins, 2004. p.1233-51.
2. Benfield MR, Bunchmam TE. Management of acute renal failure. In: Avner ED. Pediatric Nephrology. 5. ed. Philadelphia: Lippincott Williams & Wilkins, 2004. p.1253-66.
3. Brenner BM, Rector FC. Brenner and Rector's The Kidney. 5.ed. Philadelphia: Saunders, 1996. 1133p.
4. Heilbron DC, et al. Expressing glomerular filtration rate in children. Pediatr Nephrol 1991; 5: 5-11.
5. Katz DV. Valor terapêutico da dopamina na proteção da função renal na sepse grave, choque séptico e pós-operatório de cirurgia cardíaca em pediatria. Dissertação (Mestrado). São Paulo: Faculdade de Medicina da USP, 2000.
6. Lameire N. The pathophysiology of acute renal failure. Critical Care Clinics 2005; 21(2):197-210.
7. Schor N, Boim MA, Santos OFPS. Insuficiência renal aguda. São Paulo: Sarvier, 1997. 381p.
8. Siegel NJ, Van Why SK, Dvarajan P. Pathogenesis of acute renal failure. Pediatric Nephrology. 5. ed. Philadelphia: Lippincott Williams & Wilkins, 2004. p.1223-32.

Tabela 272.VI – Indicações de terapia de substituição renal (diálise)

Sobrecarga hídrica significativa (> 10% de ganho ponderal)
Hiperpotassemia severa
Acidose metabólica refratária
Hipo/hipernatremia
Hipercalcemia
Impossibilidade de oferecer nutrição adequada
Necessidade de transfusões freqüentes
Intoxicações
Sangramentos devido a uremia
Encefalopatia urêmica
Pericardite urêmica

Tabela 272.V – Tratamento da hiperpotassemia

Droga	Dose	Início; duração	Modo de ação	Comentários
Gluconato de cálcio 10% 100 mg/mL	100 mg/kg IV em 5 min (repetir até 2x)	Imediato; 30 a 60 min	Antagoniza efeitos eletrofisiológicos da hipercalemia	Monitorar ECG para bradicardia
Bicarbonato de sódio 8,4% 1 mEq/mL	1 a 2 mEq/kg em *bolus* ou infusão em 20 min	20 min; 1 a 4 horas	Movimentação do K^+ para o meio intracelular	Assegurar ventilação adequada. Não infundir junto com o Ca^{++}
Resina de troca (Sorcal)	1 g/kg VO ou via retal	15 a 30 min	Remove o K^+ do organismo, trocando por Ca^{++}	Remove 1 mEq de K^+/g de resina. Contra-indicado em RNPT
Glicoinsulinoterapia	Glicose 0,5 a 1 g/kg + insulina 0,1 a 0,2 U/kg	15 a 30 min; 3 a 6 horas	Movimentação do K^+ para o meio intracelular	Monitorar glicemia
Salbutamol	4 a 5 µg/kg IV em 30 min. Repetir a cada 4 horas	Imediato	Movimentação do K^+ para o intracelular	

Algoritmo 272.1 – Fisiopatologia da IRA pré-renal

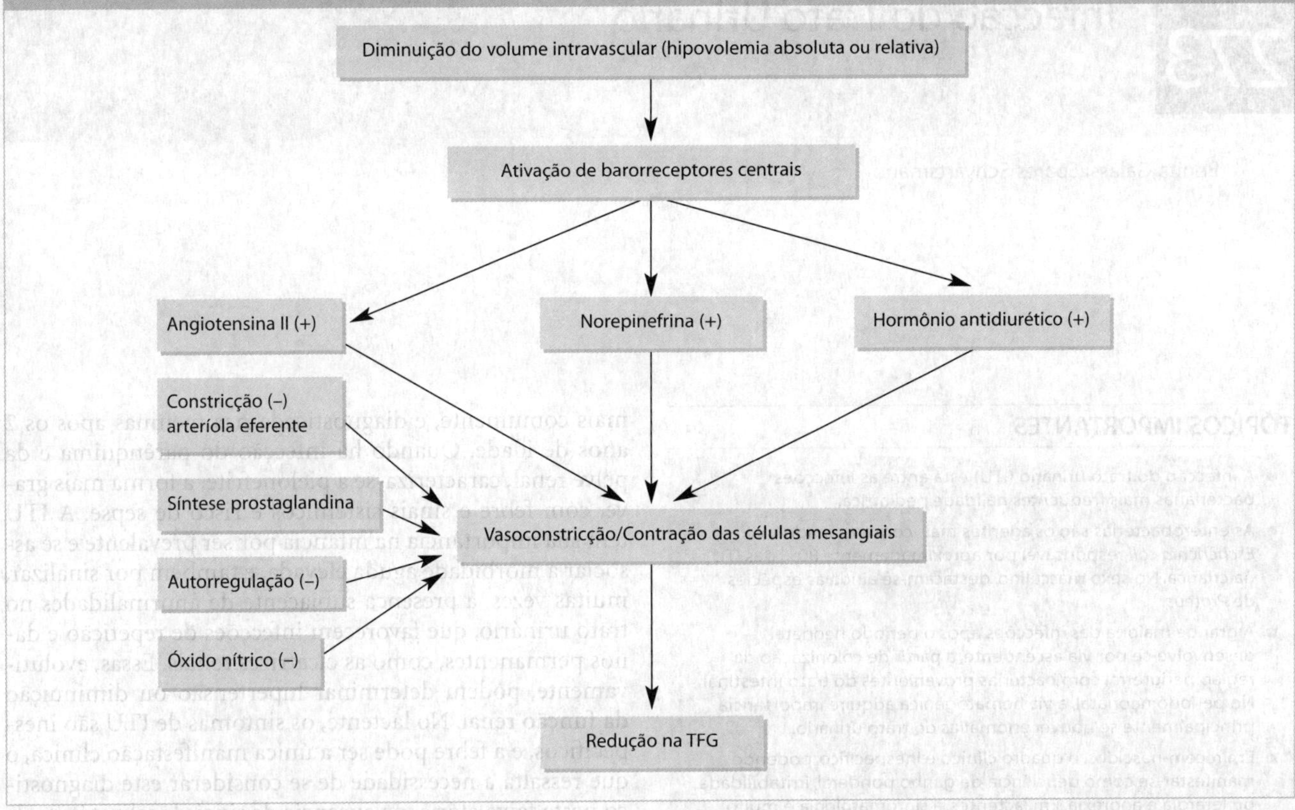

Algoritmo 272.2 – Fisiopatologia da NTA isquêmica

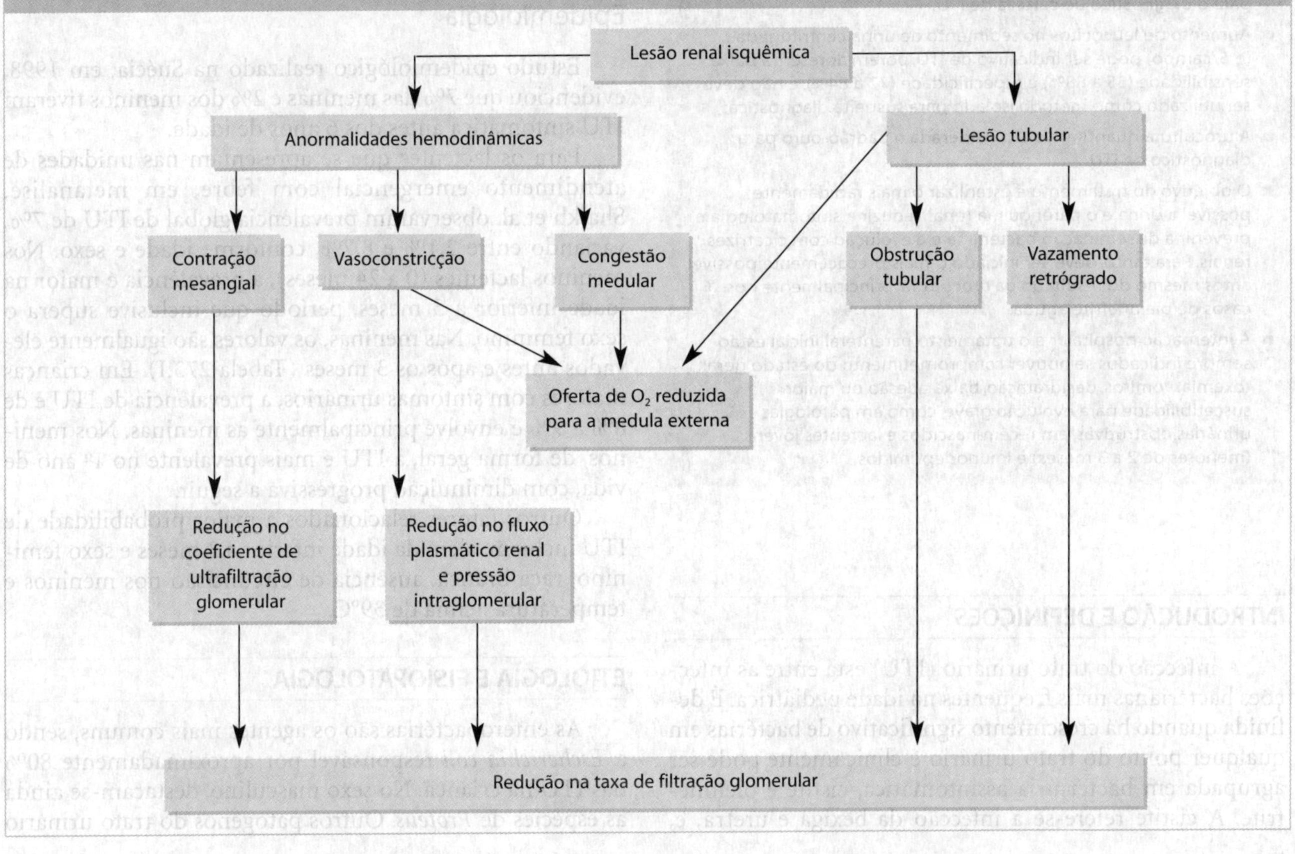

CAPÍTULO
273

Infecção do Trato Urinário

Benita Galassi Soares Schvartsman

TÓPICOS IMPORTANTES

- A infecção do trato urinário (ITU) está entre as infecções bacterianas mais freqüentes na idade pediátrica.
- As enterobactérias são os agentes mais comuns, sendo a *Escherichia coli* responsável por aproximadamente 80% das ITU na criança. No sexo masculino, destacam-se ainda as espécies de *Proteus*.
- A grande maioria das infecções após o período neonatal desenvolve-se por via ascendente, a partir de colonização da região periuretral com bactérias provenientes do trato intestinal. No período neonatal, a via hematogênica adquire importância, principalmente se houver anomalias do trato urinário.
- Em recém-nascidos, o quadro clínico é inespecífico, podendo manifestar-se como deficiência de ganho ponderal, irritabilidade ou letargia e anorexia. Em lactentes, a sintomatologia é muito semelhante à dos recém-nascidos, mas a febre é mais freqüente e pode ser o único sinal de ITU. Em pré-escolares e escolares, a sintomatologia é mais evidente, porém nem sempre suficiente para o diagnóstico de certeza de ITU.
- Aumento de leucócitos no sedimento de urina centrifugada (≥ 5/campo) pode ser indicativo de ITU, porém apresenta baixa sensibilidade (55 a 88%) e especificidade (77 a 84%), e não deve ser utilizado como método isolado para suspeita diagnóstica.
- A urocultura quantitativa é considerada o padrão-ouro para diagnóstico de ITU.
- O objetivo do tratamento é esterilizar o mais rapidamente possível a urina e o parênquima renal, reduzir a sintomatologia e prevenir a disseminação bacteriana e a evolução com cicatrizes renais. Para tanto, deve ser iniciado o mais precocemente possível, antes mesmo do resultado da urocultura, principalmente nos casos de pielonefrite aguda.
- A internação hospitalar e o tratamento parenteral inicial estão sempre indicados se houver comprometimento do estado geral, toxemia, vômitos, desidratação, baixa adesão ou maior suscetibilidade para evolução grave, como em patologias urinárias obstrutivas, em recém-nascidos e lactentes jovens (menores de 2 a 3 meses) e imunodeprimidos.

INTRODUÇÃO E DEFINIÇÕES

A infecção do trato urinário (ITU) está entre as infecções bacterianas mais freqüentes na idade pediátrica. É definida quando há crescimento significativo de bactérias em qualquer ponto do trato urinário e clinicamente pode ser agrupada em bacteriúria assintomática, cistite e pielonefrite. A cistite refere-se à infecção da bexiga e uretra, e, mais comumente, é diagnosticada nas meninas após os 2 anos de idade. Quando há infecção do parênquima e da pelve renal, caracteriza-se a pielonefrite, a forma mais grave, com febre e sinais sistêmicos e risco de sepse. A ITU tem sua importância na infância por ser prevalente e se associar a morbidade aguda elevada, e também por sinalizar, muitas vezes, a presença subjacente de anormalidades no trato urinário, que favorecem infecções de repetição e danos permanentes, como as cicatrizes renais. Essas, evolutivamente, podem determinar hipertensão ou diminuição da função renal. No lactente, os sintomas de ITU são inespecíficos, e a febre pode ser a única manifestação clínica, o que ressalta a necessidade de se considerar este diagnóstico nesta faixa etária, na ausência de sinais localizatórios de outras patologias.

Epidemiologia

Estudo epidemiológico realizado na Suécia, em 1998, evidenciou que 7% das meninas e 2% dos meninos tiveram ITU sintomática antes dos 6 anos de idade.

Para os lactentes que se apresentam nas unidades de atendimento emergencial com febre, em metanálise, Shaikh et al. observaram prevalência global de ITU de 7%, variando entre 2,1% e 8,7%, conforme idade e sexo. Nos meninos lactentes (0 a 24 meses), a prevalência é maior na idade inferior a 3 meses, período que inclusive supera o sexo feminino. Nas meninas, os valores são igualmente elevados antes e após os 3 meses (Tabela 273.I). Em crianças maiores com sintomas urinários, a prevalência de ITU é de 8% a 9% e envolve principalmente as meninas. Nos meninos, de forma geral, a ITU é mais prevalente no 1º ano de vida, com diminuição progressiva a seguir.

Outros fatores relacionados a maior probabilidade de ITU incluem, além da idade inferior a 3 meses e sexo feminino, raça branca, ausência de circuncisão nos meninos e temperatura acima de 39°C.

ETIOLOGIA E FISIOPATOLOGIA

As enterobactérias são os agentes mais comuns, sendo a *Escherichia coli* responsável por aproximadamente 80% das ITU na criança. No sexo masculino, destacam-se ainda as espécies de *Proteus*. Outros patógenos do trato urinário

Tabela 273.I – Prevalência acumulada de ITU em lactentes por idade e sexo

	Lactentes do sexo masculino		Lactentes do sexo feminino		
	< 3 meses	De 2 a 12 meses	< 3 meses	De 3 a 12 meses	De 12 a 24 meses
Prevalência (%)	8,7	2,2	7,5	7,2	2,1
(95% IC)	(5,4 a 11,9)	(1,3 a 3,1)	(5,1 a 10)	(5,5 a 8,9)	(1,2 a 3,6)

Fonte: Shaikh et al., 2007.
IC = intervalo de confiança; ITU = infecção do trato urinário.

incluem *Klebsiella pneumoniae, Streptococcus faecalis* e espécies de *Enterobacter* e *Citrobacter*. Em adolescentes do sexo feminino, cepas coagulase-negativas de estafilococos podem ser observadas. Em estudo de revisão envolvendo crianças de 1 a 16 anos, a ITU por cepas não-*E. coli* foi associada a malformações do trato urinário, idade jovem e antibioticoterapia prévia.

Infecção por *Pseudomonas* sp. pode ocorrer em imunodeprimidos ou após manipulação do trato urinário. Infecções fúngicas são raras na infância e têm como principais fatores de risco antibioticoterapia de amplo espectro prolongada, cateteres urinários e imunossupressão. A infecção viral geralmente se restringe ao trato urinário inferior (p.ex., adenovírus e cistite hemorrágica em meninos em idade pré-escolar), exceto em imunodeprimidos, quando também pode acometer o parênquima renal e os tecidos uroepiteliais.

Fisiopatologia

A grande maioria das infecções após o período neonatal desenvolve-se por via ascendente, a partir de colonização da região periuretral com bactérias provenientes do trato intestinal. No período neonatal, a via hematogênica adquire importância, principalmente se houver anomalias do trato urinário. A ocorrência de ITU depende ainda de vários fatores predisponentes, tanto do agente agressor quanto do hospedeiro.

Fatores bacterianos

A aderência bacteriana aos tecidos uroepiteliais é um dos fatores de virulência bacteriana mais estudados, cujo conhecimento contribuiu para a compreensão da patogênese da pielonefrite aguda em indivíduos com trato urinário normal. Bactérias que possuem adesinas em sua superfície ou em fímbrias, denominadas *pili*, são mais resistentes ao efeito de clareamento pelo fluxo urinário e podem ascender ao trato urinário superior, devido à ligação com receptores específicos de mucosa. Vários sistemas de aderência estão presentes em cepas uropatogênicas de *E. coli* e em outras enterobactérias, em especial as fímbrias do tipo P, assim denominadas pela propriedade de se ligar ao digalactosídeo do grupo sangüíneo P de eritrócitos humanos e células uroepiteliais. Outros fatores de virulência bacteriana são a presença de flagelos, necessários para a mobilidade, a produção de hemolisinas, que induzem formação de poros na membrana celular, e aerobactina, necessária para a incorporação de ferro, que está pouco presente no ambiente urinário. A *Proteus mirabilis* é ainda produtora de urease, uma enzima que aumenta a produção de amônia a partir da uréia, processo que resulta em alcalinização da urina e precipitação de fosfato, carbonato e magnésio, com formação de cristais e pedras de estruvita. Os cálculos de estruvita contêm as bactérias no seu interior, e, além de promover estase urinária, contribuem para a manutenção da infecção e seu próprio crescimento, por favorecer a deposição de novas camadas de estruvita.

Fatores do hospedeiro

Dentre os fatores do hospedeiro estão idade inferior a 1 ano, ausência de circuncisão nos meninos (lactentes febris não circuncidados têm prevalência de ITU 4 vezes maior que os circuncidados) e sexo feminino, atribuído, neste caso, ao menor comprimento da uretra nas meninas. Outros fatores são a raça branca e a presença de familiares de 1º grau com história de ITU. São também causas predisponentes para ITU as patologias urinárias obstrutivas anatômicas (obstrução da junção pieloureteral e ureterovesical ou válvula de uretra posterior) ou funcionais (bexiga neurogênica), devido à estase urinária, e são mais freqüentemente detectadas no recém-nascido e nos lactentes. Sua prevalência na ITU é de cerca de 4%.

O refluxo vesicoureteral (RVU), ou seja, o retorno da urina da bexiga para o trato urinário superior, em seus diversos graus (I a V), está presente em 20 a 40% das crianças com primo-infecção urinária. Devido ao potencial de contaminação do trato urinário superior por bactérias que se proliferam na região vesical, é mecanismo patogênico implicado na gênese da pielonefrite. A maior predisposição a ITU devido ao RVU, no entanto, tem sido amplamente debatida na literatura. As formas mais leves de RVU não são atualmente aceitas por diversos autores como predisponentes a ITU, embora sejam ainda necessárias análises prospectivas para definir esta questão. Em metanálise de estudos controlados e randomizados, referentes ao Estudo International de Refluxo em Crianças, a correção cirúrgica do RVU não diminuiu a ocorrência de ITU e de cicatrizes pielonefríticas, em comparação à profilaxia medicamentosa. Nas suas formas graves (graus IV e V), o RVU dilata as vias urinárias e promove, muitas vezes, tortuosidade, com estase urinária e resíduo vesical após a micção, e favorece pielonefrite aguda e ITU de repetição. Nesse grupo mais restrito de pacientes, o RVU parece também predispor a cicatrizes renais.

Outros fatores associados a ITU são a disfunção miccional e a obstipação intestinal crônica. Distúrbios da micção apresentam prevalência aproximada de 15%. Caracterizam-se por micções muito ou pouco freqüentes, urgência e/ou urge-incontinência urinária, enurese noturna, retenção ou incontinência urinária e manobras de contenção urinária, devido a contrações involuntárias e não-inibidas do detrusor. Freqüentemente, associam-se a ITU de repetição, sobretudo cistites em meninas em idade escolar. A obstipação intestinal pode dificultar o esvaziamento completo da bexiga, predispondo ao resíduo vesical pós-miccional, e deve também ser considerada na patogênese da ITU. Atividade sexual nas adolescentes e sondagem vesical de demora são fatores predisponentes bem estabelecidos em crianças e adultos, bem como a presença de corpo estranho e instrumentação do trato urinário (cálculos, cateteres e procedimentos). A erradicação da flora bacteriana vaginal normal por meio do uso de antibióticos de amplo espectro com modificação da flora intestinal e vulvovaginal induz colonização com bactérias uropatogênicas.

São citados ainda a deficiência de IgA secretora, presença de grupo sangüíneo P1 e maior densidade de receptores de mucosa para as adesinas bacterianas.

ACHADOS CLÍNICOS

Em recém-nascidos, o quadro clínico é inespecífico, podendo manifestar-se como deficiência de ganho ponderal, irritabilidade ou letargia e anorexia. Outros sintomas como diarréia, distensão abdominal, vômitos e icterícia podem ocorrer, e sugerem acometimento mais grave. A febre ocorre somente em 30% a 40% dos casos. Nesta faixa etária, a ITU é sempre considerada como pielonefrite, sendo, por vezes, parte de um quadro de sepse. A via de aquisição pode ser a hematogênica e, até os 3 meses de idade, há maior prevalência do sexo masculino, que mais comumente apresenta anomalias do trato urinário.

Em lactentes, a sintomatologia é muito semelhante à dos recém-nascidos, mas a febre é mais freqüente e pode ser o único sinal de ITU. A incidência de bacteremia e sepse é menor, porém podem estar presentes. Sinais como alterações do odor da urina e choro às micções são por vezes referidos. A febre elevada (superior a 39°C) e a queda do estado geral sugerem acometimento pielonefrítico, mas sua ausência não exclui este tipo de acometimento. Da mesma forma que em recém-nascidos, não é possível diferenciar a pielonefrite aguda da cistite com base apenas na sintomatologia. Estudos clínicos em que foi realizada cintilografia renal com DMSA evidenciaram pielonefrite aguda em 20% a 90% dos pacientes com ITU febril. Dessa forma, a ITU deve ser sempre abordada como pielonefrite nessa faixa etária.

Em pré-escolares e escolares, a sintomatologia é mais evidente, porém nem sempre suficiente para o diagnóstico de certeza de ITU. Na cistite, predominam sintomas como disúria, polaciúria, urgência miccional, incontinência urinária, desconforto suprapúbico e febre baixa (≤ 38°C). As meninas em idade escolar e as mulheres jovens, no início da atividade sexual, são as mais acometidas. A pielonefrite aguda caracteriza-se por comprometimento do estado geral, prostração, inapetência, dor lombar referida ou notada pelo sinal de Giordano (leve percussão do ângulo costovertebral com o punho fechado), febre alta (≥ 38,5°C) e vômitos. É a forma mais grave da ITU e pode ocorrer em qualquer idade.

Ao se avaliar uma criança com suspeita de ITU, deve-se ainda pesquisar, além dos sintomas e sinais acima referidos, doença renal prévia (incluindo ITU), uso recente de antibióticos, função intestinal e urinária habituais da criança, duração da febre, presença de massas abdominais e bexiga palpável, secreção vaginal ou peniana, malformações, aderências ou corpos estranhos na região genital e presença de fimose nos meninos.

EXAMES COMPLEMENTARES

Embora dados clínicos, como história prévia de ITU, febre superior a 39°C e por mais de 24 horas, dor abdominal, ausência de circuncisão, dor lombar ou suprapúbica, incontinência urinária recente, disúria e polaciúria e ausência de outras fontes de infecção, quando presentes, aumentem a probabilidade de ITU, nenhum desses fatores isoladamente tem sensibilidade ou especificidade que permita diagnosticar ou excluir definitivamente infecção urinária. Nas crianças e adolescentes com suspeita clínica e em lactentes com febre aguda sem sinais localizatórios, a ITU deve sempre ser investigada por meio da análise laboratorial da urina. A urocultura é considerada imprescindível para o diagnóstico, no entanto, seu resultado demora de 24 a 72 horas para estar disponível. Os testes rápidos, como a pesquisa de leucocitúria e bacteriúria, e os testes com fita de imersão na urina são amplamente utilizados para orientação terapêutica inicial, enquanto se aguarda a urocultura.

Análise urinária

O aumento de leucócitos no sedimento de urina centrifugada (≥ 5/campo) pode ser indicativo de ITU, porém apresenta baixa sensibilidade (55 a 88%) e especificidade (77 a 84%), e não deve ser utilizado como método isolado para suspeita diagnóstica. A leucocitúria pode ser também avaliada em urina não-centrifugada, analisada em hemocitômetro, sendo definida piúria quando se observa ≥ 10 leucócitos/mm^3. Também por este método, a sensibilidade e especificidade da leucocitúria se mostraram insuficientes para predizer o diagnóstico de ITU [77% (57 a 92) e 89% (37 a 95), respectivamente], em estudo de metanálise. A leucocitúria pode ocorrer em diversos processos inflamatórios genitais ou do trato urinário, na litíase, bem como em certas infecções sistêmicas, e não apenas na ITU. Embora freqüente, pode estar ausente na ITU ou não ser adequadamente diagnosticada, como por exemplo, em urina muito diluída.

A pesquisa de bactérias por coloração de Gram em urina fresca (bacterioscopia) é um exame auxiliar de grande valor, com sensibilidade de 80 a 98% e especificidade de 87 a 100%. A melhor sensibilidade, com a menor possibilidade de perder o diagnóstico, no entanto, é obtida com a análise urinária ampliada, que considera contagem leucocitária positiva no hemocitômetro ou bacteriúria positiva no Gram. Esta combinação tem sensibilidade de 94 a 96% e é recomendada para uma decisão terapêutica inicial, nos casos em que o tratamento deve ser precoce e a perda do diagnóstico é inaceitável, como por exemplo, em lactentes febris. A melhor especificidade (99%), ou seja, menor possibilidade de falso-positivo, é obtida quando esta análise urinária ampliada considera ambas, bacterioscopia e leucocitúria, positivas, em amostra de urina não-centrifugada. Trata-se de associação muito sugestiva de ITU e que justifica a introdução de antibioticoterapia, enquanto se aguarda a urocultura.

A pesquisa de nitrito e enzimas leucocitárias (esterase) em fitas reativas para análise da urina, quando positiva, pode sugerir ITU, embora sejam métodos que, isoladamente, têm menor sensibilidade, especialmente o nitrito [50% (16 a 72)]. Por outro lado, em estudo de metanálise, Whitting et al. encontraram probabilidade baixa de ITU quando tanto o nitrito como a esterase leucocitária estão negativos. Já quando ambos estão positivos, apresentam maior especificidade (o nitrito é o mais específico) e podem ser usados para suspeita de ITU, enquanto se aguarda a urocultura. Diversos estudos recomendam ainda considerar ITU se a esterase ou o nitrito forem positivos em lactentes com febre inexplicada, combinação esta que aumenta a sensibilidade para o diagnóstico e pode orientar a abordagem inicial, embora seja necessária confirmação por urocultura. Da mesma forma, em crianças maiores, a associação destas alterações urinárias com sinais e sintomas de ITU aumenta a probabilidade de ITU.

De forma geral, na análise da urina de pacientes sem antibioticoterapia prévia, coletada por qualquer método, a ausência dos elementos sugestivos de ITU (nitrito, esterase leucocitária, leucocitúria e bacteriúria) permite aguardar resultado da urocultura e observar evolutivamente.

Urocultura

A urocultura quantitativa é considerada o padrão-ouro para diagnóstico de ITU. A colonização dos tecidos periuretrais e da uretra terminal por bactérias do reservatório fecal pode, no entanto, dificultar sua interpretação e valorização, por contaminação da amostra urinária. Dessa forma, o número de bactérias considerado significativo para infecção é variável conforme o método de coleta de urina:

- Jato médio: $\geq 10^5$ UFC/mL (unidades formadoras de colônias/mL) de urina. Nas meninas, o ideal é ter mais de 1 amostra. Nos meninos, $> 10^4$ indica provavelmente infecção.
- Cateterismo vesical: $> 10^5$ UFC/mL de urina (desprezar 1 a 2 mL iniciais de urina).
- Punção suprapúbica: qualquer número de bactérias para suspeita de ITU em infecções por Gram-negativos e $\geq 10^3$ para bactérias Gram-positivas.

Valores de UFC/mL de urina inferiores aos especificados acima em geral representam contaminação. Mais raramente, podem ser compatíveis com ITU real em casos de diluição urinária, antibioticoterapia prévia, acidez excessiva da urina, infecções por germes Gram-positivos e em uropatias obstrutivas. O crescimento de mais de 1 germe na amostra é também indicativo de contaminação. Em todos os casos de dúvida diagnóstica, a urocultura deve ser repetida para confirmação.

É na urina colhida por saco coletor, em crianças sem controle esfinctérico, que a contaminação por bactérias da área genital e uretra terminal mais está presente. Conseqüentemente, este método, apesar de não invasivo e de fácil aplicação, não é considerado confiável, e não é aceitável para diagnóstico definitivo de ITU. No entanto, resultado negativo de cultura por saco coletor é bastante confiável para afastar diagnóstico de ITU, o que justifica sua utilização inicial em crianças sem necessidade de tratamento imediato. O resultado positivo ($\geq 10^5$ UFC/mL) requer, no entanto, confirmação por outros métodos mais confiáveis. O saco coletor deve ser colocado após assepsia rigorosa com água e sabão (sem deixar resíduo) e trocado a cada 30 minutos. A urina obtida deve ser rapidamente resfriada (0 a 4°) até a semeadura em meio de cultura.

Em crianças menores de 2 anos com febre inexplicada, em que o quadro clínico impõe introdução imediata de antibioticoterapia, deve-se preferencialmente realizar a coleta de urina por cateterismo vesical ou punção suprapúbica. Estes procedimentos, embora invasivos, são justificados pela elevada prevalência de ITU nesta faixa etária (ao redor de 7%). Por serem fidedignos quanto ao diagnóstico, evitam atraso no início da antibioticoterapia e contribuem para menor morbidade aguda, maior prevenção de cicatriz pielonefrítica e tratamentos e investigação desnecessários por diagnóstico incorreto de ITU. Em lactentes do sexo masculino, com mais de 1 ano de idade e com postectomia prévia, a prevalência de ITU é muito baixa, justificando a coleta de urina por saco coletor inicialmente, reservando-se os métodos invasivos para os casos sugestivos de ITU pela análise da urina.

Outros exames

Na pielonefrite, o hemograma em geral mostra leucocitose e neutrofilia com desvio à esquerda. Nos casos de sepse, pode haver pancitopenia. Observa-se, com freqüência, aumentos nos níveis de proteína C reativa (> 20 mg/L) e VHS (> 25 mm/h). Os níveis de uréia e creatinina podem se elevar discretamente, sendo rara a presença de franca insuficiência renal. Alterações eletrolíticas e acidose metabólica podem estar presentes, conforme a extensão do acometimento parenquimatoso renal.

Mais recentemente, a procalcitonina sérica também tem sido sugerida como marcador de pielonefrite aguda, com maior especificidade para infecção bacteriana que a proteína C reativa.

Exames de imagem

Na avaliação da infecção urinária, em unidades de pronto-atendimento, o exame de imagem de maior utilidade é a ultra-sonografia de rins e vias urinárias. Na fase aguda da doença, está indicada em recém-nascidos e lactentes jovens com primo-infecção, nos pacientes com evolução desfavorável, ITU com quadro sistêmico grave, doença renal prévia ou cirurgias recentes do trato urinário. É exame não-invasivo e permite visualizar dilatação do trato urinário, tamanho e posição renal, presença de cálculos, massas e abscessos renais, espessamento vesical e retenção urinária. Após o tratamento da ITU, é importante que seja realizado assim que possível, com inclusão da fase pós-miccional, para pesquisa de resíduo vesical, em pacientes com distúrbio miccional. Deve-se ressaltar que a ultra-sonografia não tem resolução suficiente para definir a existência de pielonefrite e, com este objetivo, não auxilia na tomada de decisões terapêuticas.

A cintilografia renal com ácido dimercaptossuccínico, marcado com tecnécio (DMSA-Tc99), é considerada o melhor exame para detecção de pielonefrite aguda, com evidência de áreas de hipocaptação do radiofármaco nos locais acometidos. Na fase aguda da ITU, está indicada somente nos casos de dúvida diagnóstica, como antibioticoterapia prévia à coleta de urocultura (dificultando o diagnóstico), em pacientes com bacteriúria assintomática crônica anterior ao processo febril (p.ex., bexiga neurogênica com cateterismo intermitente, habitualmente colonizada por bactérias), ou se houver evolução clínica desfavorável durante o tratamento. Mais comumente, é realizada de 5 a 6 meses após o episódio de ITU, para a detecção de cicatrizes pielonefríticas.

O exame de escolha para a avaliação morfológica do trato urinário inferior e pesquisa de refluxo vesicoureteral é a uretrocistografia miccional (UCM). Pode ser realizada no final do tratamento da ITU, ou após 2 a 3 semanas, sob antibioticoterapia profilática.

Na dilatação do trato urinário à ultra-sonografia não relacionada a refluxo vesicoureteral, o renograma ou a cintilografia renal dinâmica com ácido dietilenotriaminopentacético (DTPA-Tc99) permite avaliar a perfusão renal e a drenagem do sistema coletor. Detecta processos obstrutivos e verifica quantitativamente a função de cada rim em separado. Porém, raramente é necessário no atendimento em pronto-socorro.

Ainda em nível emergencial, pode ser necessário realizar tomografia renal ou uro-ressonância magnética (URM). O uso de contraste endovenoso e exposição à radiação, no caso da tomografia, e a necessidade de sedação, para a URM, limitam sua aplicação rotineira na criança, principalmente na fase aguda da infecção. São reservados para os casos sugestivos de abscesso renal ou outras complicações e para os raros casos de malformações complexas do trato urinário, que necessitam de elucidação para intervenção cirúrgica.

TRATAMENTO

Uma grande variedade de antibióticos está disponível para o tratamento da ITU, e sua escolha deve ser orientada pelo tipo e gravidade da infecção, capacidade de atingir concentração elevada no tecido renal e ação bactericida para a bactéria isolada. O tratamento empírico deve ser orientado pela sensibilidade habitual aos antibacterianos da flora local. O objetivo do tratamento é esterilizar o mais rapidamente possível a urina e o parênquima renal, reduzir a sintomatologia e prevenir a disseminação bacteriana e a evolução com cicatrizes renais. Para tanto, deve ser iniciado o mais precocemente possível, antes mesmo do resultado da urocultura, principalmente nos casos de pielonefrite aguda. Outras medidas, como hidratação adequada, micções freqüentes, melhora da obstipação intestinal, controle da febre e analgesia, são necessárias para melhor evolução e conforto do paciente. As drogas mais utilizadas no tratamento da ITU estão relacionadas nas Tabelas 273.II e 273.III.

Tabela 273.II – Antibióticos utilizados para tratamento oral de ITU

Antibiótico	Dosagem
Amoxicilina	40 a 50 mg/kg/dia, em 3 doses
Cefalexina	50 a 100 mg/kg/dia, em 4 doses
Cefadroxila	30 mg/kg/dia, em 2 a 3 doses
Cefuroxima	20 a 40 mg/kg/dia, em 2 doses
SMX/TMP	6 a 12 mg TMP/kg/dia, em 2 doses

SMX/TMP = sulfametoxazol/trimetoprim.

Tabela 273.III – Antibióticos utilizados para tratamento parenteral de ITU

Antibiótico	Dosagem
Amicacina	15 mg/kg/dia, em 1 a 3 doses, IV ou IM
Ampicilina	100 mg/kg/dia, em 4 doses, IV
Cefazolina	50 mg/kg/dia, em 3 doses, IV
Cefotaxima	150 mg/kg/dia, em 3 a 4 doses, IV
Ceftazidima	150 mg/kg/dia, em 3 doses, IV
Ceftriaxona	70 mg/kg/dia, em 1 a 2 doses, IV ou IM
Gentamicina	7,5 mg/kg/dia, em 1 a 3 doses, IV ou IM
Ticarcilina	300 mg/kg/dia, em 4 doses, IV
Tobramicina	5 mg/kg/dia, em 3 doses, IV

Pielonefrite aguda

A internação hospitalar e o tratamento parenteral inicial estão sempre indicados se houver comprometimento do estado geral, toxemia, vômitos, desidratação, baixa adesão ou maior suscetibilidade para evolução grave, como em patologias urinárias obstrutivas, em recém-nascidos e lactentes jovens (menores de 2 a 3 meses) e imunodeprimidos. Deve-se utilizar um antimicrobiano de amplo espectro, como as cefalosporinas de 3ª geração. Em RN, associa-se ainda a ampicilina (para cobertura contra estreptococo B e enterococo). Deve-se salientar que os aminoglicosídeos, como a amicacina e a gentamicina, na medida do possível, devem ser evitados por tempo prolongado, devido ao seu elevado potencial nefrotóxico, especialmente em pacientes com diminuição da função renal. Ambos podem ser usados em dose única diária.

Em lactentes jovens, recomenda-se tratamento parenteral nas primeiras 48 a 72 horas até o desaparecimento da febre, com término do tratamento por via oral, de acordo com a sensibilidade bacteriana. Estudo de metanálise (com inclusão de 3 relatos) não evidenciou diferença significativa na eficácia do tratamento oral ministrado por 10 a 14 dias em comparação a tratamento endovenoso por 3 dias, seguido de tratamento oral complementar, totalizando 10 a 14 dias de tratamento, sugerindo ser satisfatório o tratamento oral nos lactentes com pielonefrite aguda, mas com estado geral preservado. Estudo recente randomizado e controlado, não incluído nesta análise, também mostrou resultados semelhantes. Os antibióticos por via oral nestes relatos foram a cefuroxima e a amoxicilina/clavulanato. Em ambos os estudos, foram incluídos lactentes com primo-infecção urinária e excluídas crianças com doença renal conhecida. Observou-se ainda, no primeiro, imprecisão nos resultados em pacientes com refluxo grave (III a V), sugerindo maior ocorrência de cicatriz pielonefrítica naqueles tratados exclusivamente por via oral. Dessa forma, em lactentes e crianças maiores e com bom estado geral, o tratamento inicial da pielonefrite pode ser oral ou parenteral (IM/EV), sempre com reavaliação clínica em 48 horas. Em nosso meio, tanto a cefuroxima como a cefadroxila têm sido muito usadas por via oral, e as cefalosporinas de 3ª geração por via parenteral. Nos pacientes com ITU prévia, doença renal ou malformação do trato urinário ou RVU que dilata as vias urinárias, recomenda-se tratamento inicial parenteral. Não está definido o tempo necessário de tratamento parenteral. É prática clínica a conduta individualizada, com manutenção parenteral pelo menos até cessar a febre e no mínimo por 48 horas.

A pielonefrite aguda é geralmente tratada por 10 a 14 dias, embora não existam estudos definindo o tempo ideal. De forma geral, evolução febril superior a 72 horas, malformações e refluxo vesicoureteral de grau elevado requerem tratamento mais prolongado. Recomenda-se urocultura de controle se houver persistência da febre por mais de 48 a 72 horas e sempre após 48 a 72 horas do término do tratamento.

A Academia Americana de Pediatria, em normatização de conduta na ITU, preconizou instituição de tratamento profilático nas crianças menores de 2 anos após o tratamento da ITU até o resultado da investigação do trato urinário inferior, por meio de uretrocistografia miccional. Mais recentemente, esta conduta tem sido questionada em países europeus, que não recomendam a pesquisa rotineira de refluxo vesicoureteral na ITU, especialmente em crianças com trato urinário normal à ultra-sonografia e com infecção urinária não-complicada. Em nosso meio, não há um consenso atualizado quanto à investigação do trato urinário após a primo-infecção urinária. Presença de alterações urinárias à ultra-sonografia ou à cintilografia com DMSA e infecções recorrentes ou atípicas são parâmetros a serem considerados na indicação de UCM. Nesse caso, pode-se indicar profilaxia com sulfametoxazol/trimetoprim ou nitrofurantoína até a comprovação de trato urinário normal. A cintilografia com DMSA é habitualmente indicada após 5 a 6 meses do episódio agudo de ITU.

Cistite

A cistite em geral é tratada por via oral por 7 a 10 dias, Revisões recentes por metanálise mostraram a eficácia do tratamento curto (3 a 5 dias) na infecção urinária afebril não-complicada (cistites esporádicas, com trato urinário normal em meninas). São necessários ainda estudos mais amplos na definição dos medicamentos com maior possibilidade de sucesso. Nas crianças com cistite de repetição, o tratamento por 7 a 10 dias é mais adequado para erradicação bacteriana e diminuição das recidivas.

LEITURA ADICIONAL

1. Committee on Quality Improvement. Subcommittee on Urinary Infection – American Academy of Pediatrics. Practice parameter: the diagnosis, treatment, and evaluation of the initial urinary tract infection in febrile infants and young children. Pediatrics 1999; 103(4): 843-52.
2. Gorelick MH, Shawn KN. Screening tests for urinary infection in children: a meta-analysis. Pediatrics 1999; 104: 54 (Doi:10.1542/peds.104.5.e54).
3. Hansson S, Bollgren I, Esbjörner E, Jakobsson B, Marild S. Urinary tract infections in children below two years of age: a quality assurance project in Sweden. Acta Paediatr 1999; 88: 270-4.
4. Hiraoka M. Early treatment of urinary infection prevents renal damage on cortical scintigraphy. Pediatr Nephrol 2003; 18(2): 115-8.
5. Hodson EM, Willis NS, Craig JC. Antibiotics for acute pyelonephritis in children (Review). The Cochrane Database for Systematic Reviews 2007, Issue 4. Art. No. : CD003772.Doi:10.1002/14651858.CD 003772.pub3.
6. Keren R, Chan E. A meta-analysis of randomized, controlled trials comparing short- and long-course antibiotic therapy for urinary tract infections in children. Pediatrics 2002; 109(5): 1-6.
7. Marild S, Jodal U. Incidence rate of first-time symptomatic urinary tract infection in children under 6 years of age. Acta Paediatr 1998; 87: 549-52.
8. Michael M, Hodson EM, Craig JC, Martin S, Moyer VA. Short compared with standard duration of antibiotic treatment for urinary tract infection: a systematic review of randomized trials. Arch Dis Child 2002; 87: 118-23.
9. Montini G, Toffolo A, Zucchetta P, Dall'Amico R, Gobber D, Calderan A, et al. Antibiotic treatment for pyelonephritis in children: multicentre randomised controlled non-inferiority trial. BMJ 2007; 335(7616): 386 (Doi:10.1136/bmj.39244.692442.55).
10. Prat C. Elevated serum procalcitonin values correlate with renal scarring in children with urinary tract infection. Pediat Infect Dis J 2003; 22(5): 438-42.
11. Schlager T. Urinary tract infections in children younger than 5 years of age. Epidemiology, diagnosis, treatment and prevention. Paediatr Drugs 2001; 3(3): 219-27.
12. Schvartsman BGS, Ramos MF. Pielonefrite aguda. In: Schvartsman S, Schvartsman C. Pronto-socorro de pediatria. 2. ed. São Paulo: Sarvier; 1999.
13. Shaikh N, Morone NE, Lopez J, Chianese J, Sangvai S, D'Amico F, et al. Does this child have a urinary infection? JAMA 2007; 298(24): 2895-904.
14. Wheeler D, Vimalachandra D, Hodson EM, et al. Antibiotics and surgery for vesicoureteral reflux: a meta-analysis of randomized trials. Arch Dis Child 2003; 88: 688-94.
15. Zorc JJ, Kiddoo DA, Shaw KN. Diagnosis and management of pediatric urinary tract infections. Clin Microbiol Rev 2005; 417-22.

CAPÍTULO 274

Anemia Aguda

Mariana Spadini dos Santos

TÓPICOS IMPORTANTES

- Anemia é a queda dos níveis de hemoglobina no sangue abaixo dos valores normais para cada faixa etária.
- A anemia pode ser causada por excesso de destruição das hemácias, falta de produção, perdas sangüíneas ou combinações entre esses mecanismos.
- Hemorragia é a principal causa de anemia aguda na infância.
- O quadro clínico depende de vários fatores, e a palidez cutânea é o achado mais freqüente.
- Sinais de gravidade em pacientes com anemia aguda incluem alterações do nível de consciência, insuficiência cardíaca (taquicardia, hepatomegalia e cardiomegalia), pulsos finos ou ausentes e sinais de desconforto respiratório.
- As indicações de transfusão variam conforme a condição clínica de cada paciente, incluindo sua faixa etária, necessidade de oxigênio, comorbidades e outros fatores (tabelas).
- Quando indicada a transfusão, o procedimento deve ser feito segundo normas rigorosas, visando à segurança transfusional.
- Nas anemias hemolíticas auto-imunes, a transfusão de hemácias deve ser evitada, e a terapia imunossupressora deve ser utilizada preferencialmente nos casos de anemias agudas.

INTRODUÇÃO E DEFINIÇÕES

Anemia é definida como a concentração de hemoglobina menor que dois desvios-padrão abaixo da média para a idade e sexo. As concentrações normais de hemoglobina dependem da idade, sendo mais elevadas no período neonatal, devido ao regime de hipóxia intra-uterina e a elevados níveis de eritropoietina. Ao nascimento, com aumento da paO_2, os níveis de eritropoietina caem, levando a uma queda fisiológica nos níveis de hemoglobina, atingindo seu nadir entre 6 e 8 semanas de vida. Recém-nascidos prematuros têm níveis mais baixos de hemoglobina ao nascer do que os recém-nascidos a termo. Conseqüentemente, os níveis de hemoglobina no nadir também serão mais baixos. A partir da adolescência até a fase adulta, as concentrações de hemoglobina são maiores no sexo masculino que no feminino (Tabela 274.I). Os valores normais de hemoglobina e hematócrito também podem variar entre populações que habitam em diferentes altitudes, sendo menores ao nível do mar.

Anemia aguda é a anemia que se instala de forma abrupta, em dias ou horas, e pode ter graus variáveis de gravidade.

O objetivo deste capítulo é sistematizar a abordagem inicial do paciente que se apresenta com anemia aguda, com ênfase no diagnóstico diferencial e na terapêutica.

ETIOLOGIA E FISIOPATOLOGIA

A anemia pode ocorre por três mecanismos principais ou por combinações entre eles (Tabela 274.II). A causa mais comum de anemia aguda em pacientes pediátricos é hemorragia (perda sangüínea) secundária a traumatismos, hemorragias digestivas, epistaxes e hipermenorragias. Nas deficiências nutricionais, ocorre diminuição da produção medular, bem como em doenças infiltrativas da medula óssea. O excesso de destruição pode ocorrer nas anemias hemolíticas hereditárias, como hemoglobinopatias, esferocitose, por agravos agudos, como síndrome hemolítico-urêmica, ingestão de drogas, ou por mecanismos imunológicos, como na isoimunização fetal, ou anemias hemolíticas auto-imunes. Nas anemias hemolíticas, a degradação da hemoglobina livre no plasma pode levar ao surgimento de icterícia, com elevação dos níveis de bilirrubina indireta e aumento nos níveis séricos de desidrogenase láctica (DHL). Na maioria das anemias hemolíticas, ocorre esplenomegalia de dimensões variáveis, exceto nas de causa microangiopática.

Combinações desses mecanismos também podem levar a anemias agudas, como aplasia de medula levando a perdas sangüíneas por plaquetopenia. Crianças com algumas comorbidades também podem ser particularmente suscetíveis a sangramentos significativos, como distúrbios da coagulação (hemofilias, insuficiência hepática etc.), hipertensão portal (varizes esofágicas, hemorróidas), disfunção plaquetária, entre outras.

A hemoglobina é essencial para o transporte de oxigênio dos pulmões aos tecidos. Quando ocorre a anemia, ocorre uma diminuição na oferta tecidual de oxigênio, levando a uma série de mecanismos compensatórios no organismo:

- Aumento no débito cardíaco, com elevação da freqüência cardíaca em repouso.
- Vasoconstrição periférica, com priorização da perfusão de órgãos vitais, como cérebro e coração. Este mecanis-

Tabela 274.I – Valores de referência mínimos para concentração de hemoglobina, hematócrito e VCM e faixa de normalidade de reticulócitos corrigidos nas diferentes faixas etárias

Idade	Hemoglobina (g/dL)	Hematócrito (%)	VCM (mcL)	Reticulócitos (%)
26 a 30 semanas (IG)	11	34,9	106,7	–
28 semanas	14,5	45	120	(5 a 10)
32 semanas	15	47	118	(3 a 10)
RN termo	13,5	42	98	(3 a 7)
1 mês	10,7	33	91	(0,1 a 1,7)
2 meses	9,4	28	84	–
6 meses	11,1	31	68	(0,7 a 2,3)
6 meses a 2 anos	10,5	33	70	-
2 a 6 anos	11,5	34	75	(0,5 a 1)
6 a 12 anos	11,5	35	77	(0,5 a 1)
12 a 18 anos				
Sexo feminino	12	37	78	(0,5 a 1)
Sexo masculino	13	36	78	(0,5 a 1)
Acima de 18 anos				
Sexo feminino	12	36	80	(0,5 a 1)
Sexo masculino	13,5	41	80	(0,5 a 1)

Fonte: adaptado de Brunetti et al., 2005.

Tabela 274.II – Classificação das anemias pelo mecanismo fisiopatológico

DEFICIÊNCIA NA PRODUÇÃO		
Falência na produção medular	**Diminuição da produção de eritropoietina**	**Distúrbios da maturação eritrocitária/ eritropoiese ineficaz**
Anemia aplástica (congênita ou adquirida)	Insuficiência renal crônica	Anormalidades da maturação nuclear: • Deficiência de vitamina B12 • Deficiência de ácido fólico • Anemia megaloblástica responsiva a tiamina • Anomalias hereditárias do metabolismo de folato
Aplasia pura da série vermelha: • Anemia de Blackfan-Diamond • Eritroblastopenia transitória da infância (adquirida)	Hipotireoidismo, hipopituitarismo	Anemia diseritropoiética congênita
Substituição do tecido medular: • Neoplasias • Osteopetrose • Mielofibrose	Anemia da inflamação crônica	Protoporfiria eritropoiética
	Desnutrição protéica	
	Mutação da hemoglobina com diminuição da afinidade por oxigênio	
EXCESSO DE DESTRUIÇÃO OU PERDAS		
Defeitos da membrana eritrocitária	Hemoglobinúria paroxística noturna	Lesão mecânica do eritrócito (microangiopática)
Defeitos metabólicos das hemácias	Hemorragias	Lesão por estresse oxidativo
Hemoglobinopatias	Induzida por agentes infecciosos	Mediado por anticorpos

Fonte: Blackman e Del Rey, 2005.

mo contribui para o surgimento de palidez cutaneomucosa, além da queda na concentração de hemoglobina.

- Aumento na concentração de 2,3-difosfoglicerato (2,3-DPG) no interior da hemácia, diminuindo a afinidade da hemoglobina pelo oxigênio e, conseqüentemente, aumentando a liberação deste para os tecidos.
- Aumento nos níveis circulantes de eritropoietina, em resposta à hipóxia tecidual.

Quando a anemia se instala lentamente, como é o caso das deficiências de produção, principalmente as de causa nutricional, esses mecanismos podem levar a déficit de crescimento, astenia e anorexia, sem sinais de comprometimento hemodinâmico grave. No entanto, se a anemia surge de forma abrupta, não há tempo para o desenvolvimento de todos esses mecanismos compensatórios, e o quadro clínico será mais grave.

É importante lembrar que crianças da mesma idade e com níveis idênticos de hemoglobina podem ter manifestações clínicas diferentes, dependendo de diversos fatores. O principal é o tempo de surgimento da anemia, mas doenças crônicas como cardiopatias congênitas e pneumopatias crônicas podem determinar diferenças na tolerabilidade do paciente frente à queda dos níveis de hemoglobina. Algumas situações podem aumentar a demanda de oxigênio, como quadros de infecção sistêmica grave (choque séptico), insuficiência respiratória e acidose metabólica, podendo levar um paciente com uma anemia crônica a necessitar de uma transfusão sangüínea mesmo sem queda nos níveis de hemoglobina em relação aos seus níveis habituais.

É importante conhecer a fisiopatologia das anemias e os fatores que podem influenciar sua apresentação clínica, para uma abordagem diagnóstica e terapêutica adequadas. A concentração de hemoglobina não deve ser o único parâmetro a ser considerado na avaliação dos pacientes com anemia aguda.

ACHADOS CLÍNICOS

A avaliação diagnóstica depende de dados clínicos e, na maioria das vezes, de exames laboratoriais. Em muitos casos, a anemia é uma das manifestações de uma doença sistêmica. Nas anemias agudas, a terapêutica pode interferir na investigação diagnóstica posterior; portanto, história detalhada e exame físico minucioso são essenciais para a abordagem inicial. A investigação diagnóstica deve ser iniciada antes que seja administrada uma transfusão, e a solicitação dos exames complementares deve ser guiada pelos dados de história e exame físico.

Idade

No período neonatal, as anemias agudas são relacionadas a eventos perinatais, como hemorragias maternas e internações em UTI, com coletas laboratoriais freqüentes. Outras causas de anemia nessa faixa etária incluem doença hemolítica do recém-nascido por isoimunização, hemólise fisiológica exacerbada por deficiência de glicose-6-fosfato-desidrogenase (G6PD) e esferocitose. As hemoglobinopatias raramente se manifestam no período neonatal. História familiar de esferocitose e litíase biliar deve levantar a suspeita de anemias hemolíticas hereditárias.

Em lactentes no 1º semestre de vida, ocorre a anemia fisiológica. Conforme já exposto, é uma queda fisiológica nos níveis de hemoglobina, que pode chegar até 9 g/dL nos lactentes nascidos a termo, e até 7 g/dL nos prematuros. As anemias hemolíticas hereditárias, particularmente as hemoglobinopatias, podem se manifestar entre os 3 e 6 meses de vida, sendo importante a história familiar. Atualmente, no Brasil, o teste de triagem para hemoglobinopatias é feito rotineiramente nos berçários, permitindo o diagnóstico precoce dessas condições, embora nem todas as crianças sejam investigadas adequadamente.

Em lactentes e crianças, infecções agudas podem levar a anemia, e, raramente, o surgimento de anemia hemolítica auto-imune pode ser desencadeado por quadros infecciosos. Intoxicações e ingestão acidental de substâncias químicas podem levar a anemia aguda, e são particularmente freqüentes nesse grupo etário.

Etnia

A doença falciforme é mais freqüente na raça negra. A talassemia β é mais freqüente em populações de origem mediterrânea. A talassemia α é mais freqüente em asiáticos e afro-americanos. No Brasil, devido à grande miscigenação inter-racial, o comportamento epidemiológico pode não ser equivalente à literatura mundial.

Sexo

A deficiência de G6PD é mais comum no sexo masculino, pois a herança desta condição é ligada ao cromossomo X.

As anemias hemolíticas auto-imunes causadas por doenças reumáticas são mais comuns no sexo feminino. As adolescentes do sexo feminino são suscetíveis à anemia aguda devido a sangramentos no período menstrual.

Sinais e sintomas

Os pacientes com anemia geralmente se apresentam com palidez cutaneomucosa, e a sintomatologia pode variar de acordo com o tempo de instalação da anemia. Processos crônicos podem se manifestar como astenia, inapetência e intolerância a exercícios e atividades físicas. Nas anemias agudas, o paciente pode se queixar de taquicardia, sensação de dispnéia e sintomas de insuficiência cardíaca congestiva, como ortopnéia. Em casos graves, pode haver agitação psicomotora, hipoatividade e rebaixamento do nível de consciência.

A história de sangramento deve ser pesquisada ativamente, bem como história de trauma. Traumas fechados podem levar a hemorragias significativas, intracavitárias ou secundária a fraturas (pelve, fêmur). Sangramentos digestivos também podem demorar a se exteriorizar, como hemorragias digestivas altas (HDA). História de uso de medicamentos como antiinflamatórios não-hormonais e corticosteróides podem levantar a suspeita de sangramento por HDA.

A história de icterícia pode ser muito sugestiva de anemia hemolítica, bem como a presença de urina escurecida, mas nem sempre estão presentes à admissão.

A presença de equimoses e/ou petéquias deve levantar a suspeita de distúrbios da coagulação ou da hemostasia, mas também pode ser indicativa de maus-tratos, especialmente se localizados fora de áreas de trauma habitual, como joelhos e região pré-tibial. Nessas situações, a história de trauma pode ser negativa, e o médico deve estar atento para essa possibilidade.

Outros sinais e sintomas podem estar presentes, podendo sugerir doenças específicas. Adenomegalias generalizadas associadas à febre podem ser sugestivas de neoplasias da linhagem hematológica, artrites podem sugerir doenças de origem reumatológica, bem como acometimento renal ou envolvimento de serosas. Diarréia antecedendo o quadro, associada a oligúria, insuficiência renal e sangramentos, pode ser indicativa da síndrome hemolítico-urêmica.

História familiar

Histórico familiar de anemias hereditárias, como hemoglobinopatias, esferocitose, deficiência de G6PD e deficiência de piruvato-quinase podem não ser evidentes. Formas leves podem ser subdiagnosticadas, e a maioria delas é de herança autossômica recessiva. Histórico familiar de litíase biliar e colecistectomia pode ser sugestivo de anemias hemolíticas hereditárias.

Exame físico

O paciente com anemia aguda pode apresentar graus variáveis de comprometimento clínico. A taquicardia aparece precocemente, associada a taquipnéia e vasoconstrição periférica. Manifesta-se como palidez cutaneomucosa, aumento do tempo de enchimento capilar, pulsos finos, hipertensão arterial sistêmica e sinais progressivos de insuficiência cardíaca. A hepatomegalia dolorosa aparece devido à congestão venosa, e podem surgir estertores nas bases de ambos hemitórax, à ausculta pulmonar. O nível de consciência pode sofrer alterações devido a hipóxia cerebral, e o paciente pode apresentar irritabilidade ou sonolência.

A presença de icterícia pode ser indicativa de hemólise, mas deve ser confirmada laboratorialmente, pois pode ser causada por colestase.

A esplenomegalia é um achado freqüente nas anemias hemolíticas, mas pode ser decorrente de outros processos. Um deles é a infiltração neoplásica, como nos linfomas e leucemias, ou infiltração por doenças de depósito, como síndrome de Gaucher. Pode ser secundária a doenças infecciosas, como leishmaniose visceral, malária ou síndromes "*monolikes*". A esplenomegalia pode ser secundária a doenças que causam hipertensão portal, como trombose de veia porta e cirrose hepática. No paciente com doença falciforme, a crise de seqüestro esplênico pode ser a causa da anemia aguda, e sua abordagem será detalhada no capítulo sobre anemia falciforme.

Características dismórficas, como anomalias anatômicas congênitas e fácies sindrômico, podem sugerir doenças geneticamente determinadas que cursam com anemia, como anemia de Fanconi e anemia de Blackfan-Diamond.

Sopro cardíaco sistólico pode ser conseqüência da anemia devido ao estado hiperdinâmico, sendo um achado freqüente em pacientes com anemia aguda. No entanto, o pediatra deve estar atento para a presença de cardiopatias (congênitas ou adquiridas), que possam estar contribuindo para o quadro clínico da anemia aguda, que se sobrepõe ao da insuficiência cardíaca. Normalmente, esses pacientes são menos tolerantes às quedas nos níveis de hemoglobina, tornando-se sintomáticos mais precocemente que crianças saudáveis nas mesmas condições.

Pacientes portadores de anemias crônicas podem estar adaptados clinicamente e desenvolver sintomas quando acometidos por doenças agudas, mesmo sem quedas significativas dos níveis de hemoglobina.

EXAMES COMPLEMENTARES

A investigação laboratorial da anemia depende da apresentação clínica. Para todo paciente com quadro clínico de anemia, deve ser feita a confirmação laboratorial. O hemograma, a microscopia do esfregaço de sangue periférico e a contagem de reticulócitos devem fazer parte da avaliação inicial.

O hemograma deve ser analisado globalmente, considerando-se todas as séries, e não apenas a série vermelha. A presença de leucopenia e plaquetopenia é sugestiva de doenças da medula óssea, como infiltração neoplásica ou aplasia medular. Podem ainda ser encontradas como resultado de hiperesplenismo, em doenças que causam esplenomegalia. Leucocitose e plaquetose podem estar presentes em processos inflamatórios agudos ou crônicos.

A concentração de hemoglobina e hematócrito deve ser avaliada com critério, levando-se em consideração os valores de referência para cada faixa etária e sexo, se apropriado. O diagnóstico de anemia é baseado na concentração de hemoglobina, mas situações especiais devem ser consideradas individualmente, como no caso das anemias "relativas". Um exemplo seria o paciente com cardiopatias cianogênicas, que necessita de níveis mais elevados de hemoglobina que a população saudável da mesma faixa etária.

Uma vez diagnosticada a anemia, a análise dos outros índices hematimétricos, associados à história e ao exame físico, pode ser útil na investigação etiológica. O volume corpuscular médio (VCM) é o mais utilizado para essa finalidade (Tabela 274.III). As anemias agudas por perdas sangüíneas geralmente são normocíticas, isto é, apresentam VCM dentro do normal para faixa etária. Alterações do VCM podem sugerir doença subjacente associada, como um paciente com anemia ferropriva que se apresenta com um sangramento agudo.

Reticulócitos são hemácias imaturas, que refletem a eritropoiese. A interpretação dos resultados deve considerar a intensidade da anemia, por meio da contagem corrigida de reticulócitos (hematócrito do paciente/hematócrito normal) × % de reticulócitos. Aumento no número de reticulócitos reflete resposta medular que ocorre nas anemias por excesso de destruição. Nas perdas agudas, não há tempo para resposta medular, levando a uma contagem normal de reticulócitos. A diminuição do número de reticulócitos reflete diminuição da eritropoiese.

A análise do esfregaço do sangue periférico pode fornecer informações sugestivas de doenças ou mecanismos específicos. Nas anemias microangiopáticas, como na síndrome hemolítico-urêmica, aparecem os esquizócitos, ou hemácias fragmentadas, também chamadas hemácias crenadas. Os esferócitos são sugestivos de esferocitose, mas podem estar presentes nas anemias hemolíticas auto-imunes.

Tabela 274.III – Classificação das anemias de acordo com o VCM e sua correspondência com os valores de reticulócitos corrigidos

Classificação da anemia de acordo com o VCM	Reticulócitos corrigidos
1. Anemias microcíticas (VCM < 70 + idade em anos)	
Anemia por deficiência de ferro	< 2%
Mediada por drogas ou toxinas (inclusive chumbo)	< 2%
Síndromes talassêmicas	> 2%
Anemia da inflamação crônica	< 2%
Anemias sideroblásticas	< 2%
2. Anemias normocíticas (VCM normal para faixa etária)	
a. Anemias hemolíticas congênitas	
Hemoglobinopatias (exceto talassemias)	> 2%
Defeitos enzimáticos da hemácia	> 2%
Doenças de membrana eritrocitária	> 2%
b. Anemias hemolíticas adquiridas	
Mediada por anticorpos	> 2%
Anemias microangiopáticas	> 2%
Anemia da infecção aguda	> 2%
c. Perdas sangüíneas agudas	Normal
d. Insuficiência renal crônica	< 2%
e. Seqüestro esplênico	> 2%
3. Anemias macrocíticas (VCM > 84 fL + 0,6 X idade em anos)	
a. Com medula óssea megaloblástica (distúrbios da síntese de DNA)	
Deficiência de vitamina B12	< 2%
Deficiência de ácido fólico	< 2%
Anemia megaloblástica responsiva a tiamina	< 2%
Uso de drogas (metotrexato, alguns anticonvulsivantes)	< 2%
b. Sem medula óssea megaloblástica	
Anemia aplástica	< 2%
Anemia de Blackfan-Diamond	< 2%
Hipotireoidismo, hipopituitarismo	< 2%
Doença hepática crônica	< 2%
Infiltração da medula óssea	< 2%
Anemia diseritropoiética congênita	< 2%

Fonte: adaptado de Blackman e Del Rey., 2005.

As hemácias em foice são características da doença falciforme. Hemácias em alvo aparecem na hemoglobinopatia C. É importante lembrar que a ausência de alterações morfológicas nas hemácias não afasta a ocorrência de hemólise.

Outros exames devem ser direcionados pela história e exame físico, bem como pela investigação preliminar. Em situações de emergência, convém coletar amostras do paciente para tipagem e realização de provas cruzadas, para a eventual necessidade de transfusão sangüínea, no caso de anemias agudas com repercussão cardiorrespiratória.

Aumento dos níveis de bilirrubina indireta (BI) e desidrogenase láctica (DHL) são marcadores inespecíficos associados aos episódios de hemólise. Aumentos significativos nos níveis de DHL também estão associados com neoplasias da linhagem hematológica, como leucemias e linfomas. Haptoglobinas diminuídas são marcadores de anemias hemolíticas; no entanto, não são recomendadas como triagem em situações de anemia aguda. As anemias hemolíticas podem ser congênitas, hereditárias ou adquiridas. Nas anemias hemolíticas auto-imunes, o teste da antiglobulina direta (Coombs) é positivo. A eletroforese de hemoglobina é o teste para diagnóstico das hemoglobinopatias. A curva de fragilidade osmótica identifica doenças de membrana eritrocitária, como a esferocitose. Na deficiência de G6PD, os níveis plasmáticos são reduzidos, sendo mais freqüente em meninos. Exames como ferritina, capacidade de ligação do ferro e saturação de transferrina devem ser solicitados na suspeita de anemia por deficiência de ferro. O mielograma pode ser indicado quando se suspeita de invasão medular ou mielodisplasias. Esta investigação deve ser feita, preferencialmente, em conjunto com o especialista em hematologia pediátrica. Dosagem de uréia e creatinina podem ser úteis na suspeita de síndrome hemolítico-urêmica.

TRATAMENTO

A abordagem inicial tem o objetivo de avaliar a repercussão clínica da anemia aguda. A estabilização da criança criticamente enferma é complexa e inclui suporte ventilatório, restauração volêmica e outras medidas que serão abordadas em outros capítulos. A prioridade inicial é o tratamento adequado das situações de risco.

A transfusão de glóbulos vermelhos (concentrado de hemácias) é o tratamento de escolha para a maioria das causas de anemia aguda com repercussão cardiorrespiratória grave. A dose a ser administrada depende da intensidade da anemia, da velocidade das perdas e do peso do paciente. Normalmente, a infusão de 10 mL/kg pode ser feita em até 4 horas. A velocidade de infusão deve ser de pelo menos 1 hora, para evitar hemólise excessiva do conteúdo da bolsa. A infusão de hemoderivados em altas velocidades pode levar a hipotermia e distúrbios do cálcio e da coagulação. A reavaliação clínica e laboratorial deve ser feita antes de repetir a transfusão.

Pacientes com perdas agudas de grandes volumes também devem receber medidas visando ao controle da hemorragia. Redução de fraturas, compressão de vasos lesionados, esclerose de varizes esofágicas, reposição de fatores de coagulação, transfusão de plaquetas e uso de antifibrinolíticos devem ser feitos conforme a situação clínica. Portadores de anemias hemolíticas auto-imunes podem se beneficiar de imunossupressores, como corticosteróides. As transfusões sangüíneas devem ser evitadas em pacientes portadores de anemias hemolíticas auto-imunes, pois podem sensibilizar ainda mais o receptor. No caso de emergências, deve-se optar pela bolsa que apresentar menor reação nos testes de sensibilidade cruzada.

A concentração de hemoglobina não deve ser o único parâmetro a ser considerado como critério para utilização da transfusão sangüínea. Diversos outros parâmetros têm sido propostos como critérios para utilização de transfusões sangüíneas em terapia intensiva, como conteúdo arterial de oxigênio, índice de oxigenação, saturação venosa central de oxigênio, concentração de lactato arterial, entre outros. No entanto, os parâmetros atuais utilizados em consensos internacionais são todos baseados na concentração de hemoglobina e associações de situações clínicas, como uso de oxigênio ou presença de cardiopatias, faixa etária, entre outros (Tabela 274.IV).

Pacientes com repercussões leves podem se beneficiar de abordagens mais conservadoras, como reposição de eritropoietina, reposição de ferro, ácido fólico, vitamina B12 e terapias específicas de acordo com a etiologia.

O tratamento cirúrgico na abordagem do paciente com anemia aguda envolve o suporte avançado de vida à criança politraumatizada, bem como tratamento de hemorragias de origem não-traumáticas, como hemorragias digestivas refratárias ao tratamento clínico e/ou endoscópico.

Complicações

As complicações da anemia aguda são conseqüências da baixa oferta tecidual de oxigênio. Sua ocorrência está relacionada a: intensidade da anemia (representada pelos níveis de hemoglobina), presença de comorbidades, duração do quadro e tempo necessário para normalização da oferta tecidual de oxigênio. Anemia grave por períodos prolongados pode levar a lesão hipóxico-isquêmica cerebral, com desenvolvimento de seqüelas cognitivas e/ou motoras. Casos refratários ou não abordados adequadamente podem ser fatais, devido às conseqüências da anemia.

Outras complicações relacionadas a anemias agudas podem ser decorrentes da hemólise, como hemoglobinúria com conseqüente lesão renal, surgimento de cálculos biliares, predispondo a cólicas biliares, colangites e pancreatites.

Complicações relacionadas à terapêutica incluem reações transfusionais agudas e aquisição e infecções por meio de doadores contaminados. Para evitar essas complicações, alguns cuidados devem ser tomados ao utilizar a terapia transfusional (Tabela 274.V). A abordagem das complicações agudas relacionadas à terapia transfusional pode ser encontrada nos textos da bibliografia indicada ao final deste capítulo.

Tabela 274.IV – Indicações de transfusão em pacientes pediátricos

Pacientes com menos de 4 meses	Pacientes com mais de 4 meses
Hematócrito < 20% e contagem de reticulócitos diminuídos, com sintomas de anemia	Procedimento cirúrgico de emergência em pacientes com anemia significativa no pré-operatório
Hematócrito < 30%, associado a: • Baixo ganho ponderal (< 10 g/dia, por 4 dias, recebendo ao menos 100 kcal/kg/dia) • Necessidade de oxigênio suplementar por cânula nasal • Necessidade de oxigênio em capuz, mesmo com FiO_2 < 35% • Necessidade de ventilação com pressão positiva com pressão média de vias aéreas inferior a 6 cmH_2O • Com apnéia ou bradicardia significativas (> 6 episódios em 12 horas ou > 2 episódios em 24 horas, mas com necessidade de ventilação com pressão positiva) • Com taquicardia ou taquipnéia significativas (FC > 180 e/ou FR > 80 por mais de 24 horas)	Anemia no pré-operatório, quando outras terapias não estão disponíveis
Hematócrito < 35%, associado a: • Capuz ou tenda com FiO_2 > 35% • Ventilação com pressão positiva com pressão média de vias aéreas superior a 6 a 8 cmH_2O	Hemorragia intra-operatória em casos de perdas maiores que 15% da volemia
Hematócrito < 45%, associado a: • Oxigenação extracorpórea • Cardiopatias congênitas cianogênicas	Hematócrito menor que 24%, associado a: • Anemia sintomática no perioperatório: • Durante tratamento quimioterápico ou radioterápico • Anemia crônica congênita ou sintomática (aguda)
	Hemorragia aguda refratária a ressuscitação volêmica com cristalóides
	Hematócrito < 40%, associado a: • Pneumopatias crônicas graves • Oxigenação extracorpórea
	Anemia falciforme associada a: • Acidente cerebrovascular • Síndrome torácica aguda • Seqüestro esplênico • Priapismo recorrente • Antes de procedimentos que requerem anestesia geral para manter níveis de hemoglobina acima de 10 g/dL
	Terapias transfusionais crônicas para portadores de doenças específicas, como talassemias e anemias aplásticas congênitas

Tabela 274.V – Procedimentos-chave para segurança nos procedimentos transfusionais clínicos

1. Cada hospital deve estabelecer procedimentos operacionais padrão para cada etapa do processo clínico transfusional. Toda equipe deve ser treinada para segui-los adequadamente
2. A comunicação clara e a cooperação entre as equipes clínica e transfusional são essenciais para se garantir a segurança do sangue liberado para transfusão
3. O banco de sangue não deve liberar sangue para transfusão a não ser que uma requisição tenha sido preenchida corretamente. A requisição deve incluir a razão para a transfusão, de modo que o produto mais adequado possa ser selecionado para os testes de compatibilidade
4. Os produtos sangüíneos devem ser mantidos dentro das condições corretas de armazenamento durante o transporte e no local onde ocorrerá a transfusão, a fim de se evitar perda de função ou contaminação bacteriana do produto
5. A transfusão de um componente sangüíneo incompatível é a causa mais freqüente de reações transfusionais agudas, que podem ser fatais. A administração segura do sangue depende de: a. Identificação única e correta do paciente b. Identificação e rotulação corretas das amostras para os testes pré-transfusionais c. Uma verificação final da identidade do paciente e da unidade de sangue, a fim de garantir a administração do sangue correto ao paciente correto
6. Para cada unidade transfundida, o paciente deve ser monitorado por um membro treinado da equipe antes, durante e ao término da infusão

Fonte: World Health Organization, 1999.

Algoritmo 274.1 – Abordagem terapêutica das anemias agudas

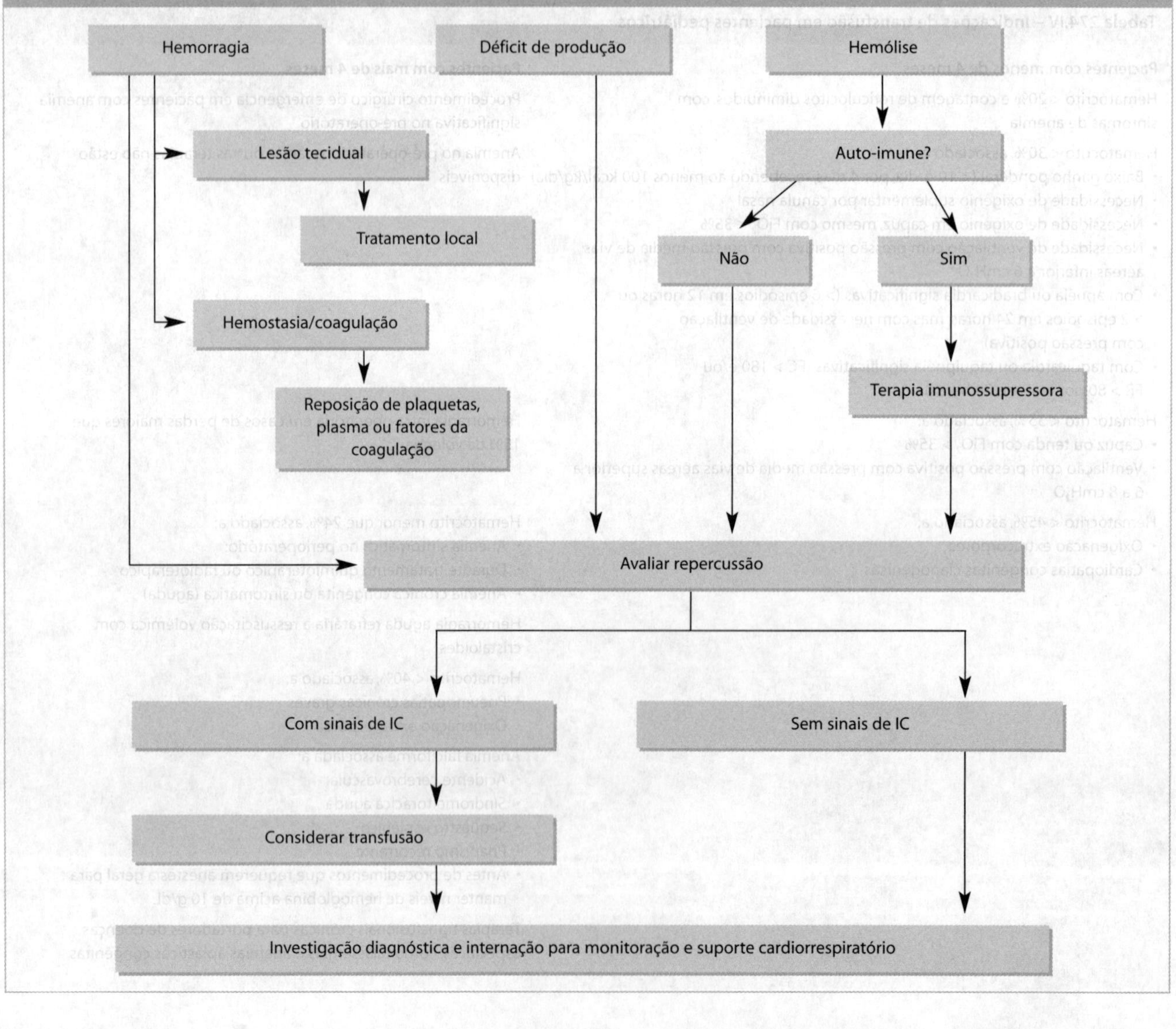

LEITURA ADICIONAL

1. Behrman. Diseases of the blood. In: Nelson textbook of pediatrics. 17. ed. Philapdelphia: Saunders, 2004.
2. Bell EF, Strauss RG, Widness JA, et al. Randomized trial of liberal versus restrictive guidelines for red blood cell transfusion in preterm infants. Pediatrics 2005; 115: 1685-91.
3. Blackman SC, Del Rey JAG. Hematologic emergencies: acute anemia. Clin Ped Emerg Med 2005; 6: 124-37.
4. British Committee for Standards in Haematology. Blood Transfusion Task Force. Transfusion Guidelines for neonates and older children. Brit J Haematol 2004; 124: 433-53. Ammendment in www.bcshguidelines.com/pdf/FFPAmendment_1_17_Oct_2007.pdf.
5. Brunetti M, Cohen J. Anemia. In: The Harriet Lane Handbook: a manual for pediatric house officers, 17. ed. Mosby, 2005.
6. Cobain TJ, Vamvakas EC, Wells A, Titlestad K. A survey of the demographics of blood use. Transfusion Medicine 2007; 17: 1-15.
7. Haddak S. Hemolytic uremic syndrome: an emerging health risk. Am Fam Physician 2006; 74: 991-6.
8. Lacroix J, Hébert PC, Hutchison JS, Hume HA, Tucci M, Ducruet T, et al. Transfusion strategies for patients in pediatric intensive care units. New Eng J Med 2007; 356(16): 1609-19.
9. Mendes C. Prática em transfusão de glóbulos vermelhos e índice de oxigenação em um centro de terapia intensiva pediátrico (mestrado). São Paulo: Faculdade de Medicina, Universidade de São Paulo, 2007. 73p.
10. Ouellette DR. The impact of anemia in patients with respiratory failure. Chest 2005; 128: 576S-582S.
11. Roseff SD, Luban NL, Manno CS. Guidelines for assessing appropriateness of pediatric transfusion. Transfusion 2002; 42(11): 1398-413.
12. World Health Organization. The clinical use of blood in medicine, obstetrics, pediatrics, surgery and anaesthesia, trauma and burns. Blood Transfusion Safety, 1999.

CAPÍTULO 275

Doença Falciforme

Tania Shimoda Sakano

TÓPICOS IMPORTANTES

- A doença falciforme é autossômica, recessiva e caracterizada pela presença da hemoglobina S. A falcização da hemácia é influenciada por diversos fatores: hipóxia, desidratação, acidose, porcentagem de hemoglobina fetal (fator protetor). Seu acometimento é sistêmico e representado por um conjunto de doenças genéticas caracterizadas por hemólise e complicações agudas.
- O conhecimento adequado das complicações permite o diagnóstico precoce e tratamento adequado, reduzindo o risco de morbidade e mortalidade.
- Entre as principais complicações agudas da doença falciforme serão abordados os seguintes tópicos: infecção, crise álgica, seqüestro esplênico, síndrome torácica aguda, complicações neurológicas e crise aplástica.
- Com o diagnóstico precoce da doença falciforme realizado pela triagem neonatal, o acompanhamento ambulatorial adequado, a orientação de vacinas disponibilizadas nos Centros de Referência de Imunobiológicos, o uso de penicilina profilática e o tratamento das complicações é possível promover o aumento da sobrevida.

INTRODUÇÃO E DEFINIÇÕES

A doença falciforme corresponde a um grupo complexo de doenças genéticas com manifestações sistêmicas caracterizadas por hemólise e complicações agudas, as quais podem levar a risco de morte e graus variáveis de comprometimento de função de órgãos. O acompanhamento médico adequado reduz a morbidade e prolonga a sobrevida dos pacientes.

Epidemiologia

A doença está disseminada pelos diversos continentes. Na África, na região subsaariana, onde a malária é endêmica, observa-se alta prevalência da doença falciforme, pois ela aumenta a resistência à malária. A doença falciforme é a doença hereditária monogênica mais comum no Brasil. Na região Sudeste, estima-se que a freqüência de portadores seja de 2%, valor que chega a 6-10% na população negra. Nos Estados Unidos, é o distúrbio mais prevalente identificado pelo *screening* neonatal, superando a fibrose cística e a hemofilia. No Brasil, a pesquisa por meio da triagem neonatal tornou-se obrigatória a partir do ano de 2001.

Patogênese

Como foi dito, a doença falciforme é autossômica recessiva, caracterizada pela presença da hemoglobina S, que resulta da substituição do ácido glutâmico por valina na posição 6 da cadeia β. Os indivíduos heterozigotos são denominados portadores de traço falciforme com curso assintomático. Os homozigotos e compostos heterozigotos apresentam a forma sintomática. Quatro genótipos são mais comuns: anemia falciforme (HbSS), HbSC e dois tipos de β talassemia (talassemia $S\beta^+$ e $S\beta^0$) (Tabela 275.I). Em geral, as crianças com HbSS e talassemia $S\beta^0$ apresentam manifestações clínicas mais graves.

A hemoglobina S tem uma conformação que facilita contatos intermoleculares no estado desoxigenado com formação de polímeros de hemoglobina até que ocorra alteração da forma da hemácia (falcização). A polimerização é influenciada por diversos fatores além da hipóxia. Quanto maior a quantidade de hemoglobina S, mais grave a doença. A desidratação celular facilita o contato intermolecular e a polimerização. Acredita-se que a desidratação esteja relacionada com a persistência da atividade de canais de potássio e cloro e a ativação dos canais de Gardos pelo cálcio. Quanto mais lento o fluxo na microcirculação, maior a polimerização. A porcentagem de hemoglobina fetal alta está relacionada a uma forma mais branda da doença. A acidose reduz a afinidade da hemoglobina pelo oxigênio, com maior desoxigenação e polimerização.

ACHADOS CLÍNICOS

A doença falciforme tem comprometimento sistêmico. A seguir, são descritas as principais complicações agudas. As manifestações clínicas mais importantes da doença falciforme durante a infância e adolescência estão na Tabela 275.II.

Infecção

As infecções são as principais causas de mortalidade na infância, especialmente em lactentes. O processo de falciza-

Tabela 275.I – Diagnóstico diferencial das síndromes falciformes

Síndromes falciformes	Hemoglobinas presentes	% Hb A2	VCM	Hemólise e crises de falcização
Hb SS	S, F, A2	Normal	Normal	+
Hb Sβ^0 talassemia	S, F, A2	Aumentada	Reduzido	+
Hb Sβ^+ talassemia	S, F, A2, A (10-30%)	Aumentada	Reduzido	+
Hb SS/α talassemia	S, F, A2	Normal	Reduzido	+
Hb SC	S, F, A2, C	Normal	Normal	+
Hb SD	S, F, A2, D	Normal	Normal	+
Hb S/PHHF	S, F, A2	Normal	Normal	–
Hb AS	S, F, A2, A (> 60%)	Normal	Normal	–

PHHF: persistência hereditária de hemoglobina fetal.

ção resulta em asplenia funcional e maior suscetibilidade a agentes encapsulados como *S. pneumoniae*, *Salmonella* e *Haemophilus*. O uso de penicilina profilática reduziu a incidência de bacteremia por pneumococo em 84%. O risco de sepse por pneumococo é maior em menores de 5 anos. As crianças com doença falciforme têm maior risco de sepse, mesmo com o uso de penicilina profilática. Caso o paciente apresente, além da febre, dor localizada, deve-se considerar a possibilidade de osteomielite.

Crise álgica

A crise álgica é a manifestação clínica mais comum da doença falciforme e ocorre por lesão tecidual isquêmica. O primeiro sintoma pode ocorrer na forma de dactilite isquêmica (dor e edema de mãos e pés), observada em lactentes. Em crianças maiores, as crises tendem a se tornar mais intensas, comprometendo membros, vértebras e costelas. São fatores desencadeantes: infecção, desidratação, variação de temperatura, hipóxia e poluição ambiental.

Seqüestro esplênico

É a segunda causa mais comum de morbidade em crianças menores. Os sinais de seqüestro esplênico incluem início abrupto de fadiga, palidez, dor abdominal e sinais de choque. Pode haver recorrência em 50% dos casos. Com freqüência é associado com doença viral. É importante diferenciar a esplenomegalia crônica que pode ocorrer nos pacientes HbSC e HbS βtalassemia.

Síndrome torácica aguda

É uma das principais causas de mortalidade da doença falciforme. Caracteriza-se por um infiltrado pulmonar recente associado a febre, dor torácica ou sintomas respiratórios. O quadro clínico pode ser leve ou fulminante. A etiologia pode ou não ser infecciosa. É comum a associação de crise álgica, em especial, no tromboembolismo gorduroso. A infecção pode ser causada por vírus ou bactérias, incluindo agentes atípicos como *Clamydia pneumoniae* e *Mycoplasma pneumoniae*. A saturação arterial de oxigênio não é um parâmetro muito confiável. Episódios graves e recorrentes de síndrome torácica aguda podem evoluir com hipertensão pulmonar e *cor pulmonale*.

Complicações neurológicas

O acidente vascular isquêmico (AVCI) e hemorrágico (AVCH) são complicações comuns nos pacientes com doença falciforme. Durante a infância, 10 a 12% dos pacientes podem sofrer um AVC sintomático; 20% dos casos são assintomáticos, evidenciados somente por meio de ressonância nuclear magnética (RNM). A maioria dos AVC em crianças decorre de infartos, mas AVCH também pode ocorrer, especialmente em adolescentes e adultos. Os fatores de risco identificados incluem: ataque isquêmico transitório anterior, convulsão, baixo nível de hemoglobina, leucocitose, hipertensão sistólica, síndrome torácica aguda anterior. Déficit motor ou sensitivo, cefaléia importante, convulsões, coma ou alterações de comportamento podem ser indícios de AVC.

Crise aplástica

É caracterizada por exacerbação da anemia e, em geral, resulta de infecção pelo parvovírus B19. Esta infecção leva a uma aplasia temporária da série vermelha, nem sempre acompanhada do *rash* característico. Na maioria dos casos, a evolução é autolimitada, com normalização em 5 a 10 dias.

EXAMES COMPLEMENTARES

A febre deve ser avaliada rapidamente por meio de exame físico completo, hemograma, hemocultura e outras culturas (se indicadas) e raio X de tórax. Na suspeita de osteomielite, incluir nos exames laboratoriais VHS e PCR. Nos exames de imagem, o raio X (identifica alterações tardias) e a cintilografia podem auxiliar no diagnóstico. A ressonância nuclear magnética é superior à tomografia para fins diagnósticos. O tratamento cirúrgico estará indicado em casos de abscessos subperiostais e intra-ósseos.

O diagnóstico da crise álgica é feito por meio de avaliação do quadro clínico, com base em escalas próprias para

Tabela 275.II – Manifestações clínicas da doença falciforme durante a infância e adolescência

Manifestações agudas	Manifestações crônicas
Sepse ou meningite	Anemia, icterícia, hemossiderose
Crise vasoclusiva recorrente	Úlcera de pernas
Seqüestro esplênico	Asplenia funcional
Crise aplástica	Cardiomegalia, colelitíase
Síndrome torácica aguda	Hipostenúria, enurese, proteinúria
Acidente vascular cerebral	Necrose avascular
Priapismo	Retinopatia proliferativa
Hematúria	Atraso no crescimento e na maturação sexual
	Doença pulmonar crônica
	Hipertensão pulmonar

Tabela 275.III – Exames complementares para doença falciforme

Febre	Raio X de tórax, HMG, HMC, urocultura e outras culturas, se necessário
Osteomielite	Hemograma, hemocultura, PCR, VHS, raio X de tórax, tomografia, RNM
Crise álgica	Urina tipo 1, uréia, creatinina
Seqüestro esplênico	HMG, amostra
Crise aplástica	HMG, reticulócitos, amostra, sorologia para parvovírus
Síndrome torácica aguda	Raio X de tórax, HMG, HMC
AVC, AIT	Tomografia de crânio, RNM de crânio

cada faixa etária. Não há exame laboratorial que auxilie no diagnóstico de crise álgica. Pode-se colher urina tipo 1, uréia e creatinina para excluir disfunção renal que contraindique o uso de antiinflamatórios não-hormonais.

O seqüestro esplênico é diagnosticado mediante sinais de agudização da anemia e aumento do tamanho do baço, podendo haver instabilidade hemodinâmica. O hemograma pode demonstrar queda do hematócrito, leucopenia e plaquetopenia.

A síndrome torácica aguda pode ser diagnosticada pelo achado de um infiltrado novo ao raio X de tórax associado a febre, dor torácica ou sintomas respiratórios. Os exames laboratoriais indicados são: hemograma, culturas e gasometria arterial.

As complicações neurológicas podem ocorrer de modo assintomático, só diagnosticadas pela RNM. A coleta de exames inclui hemograma e amostra, realização de tomografia computadorizada de crânio ou ressonância nuclear magnética.

A crise aplástica é diagnosticada com base na agudização da anemia com reticulócitos baixo. A maioria dos casos está associada à infecção por parvovírus B19. Pode ocorrer redução do número de leucócitos e plaquetas.

DIAGNÓSTICO DIFERENCIAL

O diagnóstico diferencial deve ser feito com outras anemias hemolíticas hereditárias como esferocitose, deficiência de G6PD, deficiência de piruvatoquinase e talassemias.

TRATAMENTO

O tratamento das intercorrências agudas deve ser avaliado com cautela, pois rapidamente podem resultar em importante causa de morbidade e mortalidade. Durante o quadro febril, após a coleta de exames, incluindo culturas, deve-se iniciar o uso de antibioticoterapia de amplo espectro, sendo preconizado o uso de ceftriaxone, cefotaxime ou cefuroxime. Nos pacientes estáveis, a penicilina cristalina 100 mil U/kg/dia pode ser indicada em locais com baixa incidência de pneumococo resistente e parcialmente resistente. Nos casos de osteomielite, deve-se incluir cobertura para *Salmonella* e *S. aureus* por quatro a seis semanas. A internação é indicada nas seguintes situações: pacientes com toxemia, infecção do SNC, osteomielite, menores de 1 ano, internação prévia por bacteremia no último ano, temperatura > 39,9ºC, presença de outras complicações (síndrome torácica aguda, crise álgica), leucócitos acima de 30 mil ou abaixo de 5 mil, pais com dificuldade de retornar ao serviço (Algoritmo 275.1).

A crise álgica deve ser tratada conforme a intensidade da dor. O tratamento não-farmacológico inclui estimulação elétrica transcutânea, calor, frio, hipnose, massagem e acupuntura. O tratamento farmacológico, em caso de dor leve a moderada, inclui o uso de paracetamol ou antiinflamatórios (ibuprofeno, cetoprofeno), se não houver disfunção renal. Para dor moderada, são recomendados opióides de baixa potência (codeína) associados ao paracetamol e aos antiinflamatórios. Em caso de dor intensa é preferível o uso de medicações parenterais como a morfina, associada aos antiinflamatórios não-hormonais e ao paracetamol (Tabela 275.IV). Oxigenoterapia somente é indicada se a saturação estiver abaixo de 95%. Uma adequada hidratação e monitorização da oxigenação devem ser mantidas, pois os opióides em altas doses podem levar a hipoventilação. É necessário também observar o aparecimento de outras complicações (p. ex., síndrome torácica aguda).

O seqüestro esplênico deve ser tratado com prioridade à estabilização hemodinâmica e à transfusão de concentrado de hemácias. A correção da anemia deve ser feita até atingir 7 a 8 g/dL, pois pode haver reversão do seqüestro. Quando há recorrência deste evento com gravidade, a esplenectomia pode ser indicada.

Devido à dificuldade de diferenciação entre infecção e infarto na síndrome torácica aguda, o tratamento com antibióticos de amplo espectro, cefuroxime ou cefotaxime associado ou não a macrolídeos deve ser iniciado. No paciente hipoxêmico, é recomendado suplementar oxigênio e transfundir concentrado de hemácias 10-15 mL/kg se Hb < 10 g/dL. Em pacientes com Hb elevada ou evolução rápida, a exsanguineotransfusão está indicada.

Nas complicações neurológicas é necessário priorizar a permeabilidade da via aérea, o padrão respiratório e a estabilidade hemodinâmica. Se necessário, indicar a realização de TC ou RNM. A exsanguineotransfusão é utilizada para

Tabela 275.IV – Dose pediátrica das medicações usadas no tratamento da crise álgica

Droga	Dose (mg/kg)	Nº doses/dia	Dose máxima
Acetaminofen	0-30 VO	4	3 g/dia
Cetoprofeno (> 1 a)	0,5-1,5 VO/EV	3-4	5 mg/kg/dia
Diclofenaco (> 14 a)	1-2 VO	3-4	?
Ibuprofeno (> 6 m)	10-15 VO	3-4	40 mg/kg/dia
Naproxeno (> 2 a)	5-10 VO	2	20 mg/kg/dia
Codeína	0,5-1,0 VO	4-6	60 mg/dose
Morfina VO	0,3-0,5	6-8	10-30 mg/dose
Morfina EV	0,1	6	10 mg/dose

reduzir a HbS (abaixo de 30%) com maior rapidez e segurança que na transfusão simples. O *screening* por meio de doppler transcraniano permite a identificação de pacientes assintomáticos com risco de AVC e tratamento por transfusão crônica, impedindo a ocorrência e recorrência destes eventos (Algoritmo 275.2).

A crise aplástica, em geral, necessita de transfusão de concentrado de hemácias, nos casos de anemia sintomática.

LEITURA ADICIONAL

1. Lane PA. Sickle cell disease. Pediatr Clin North Am 1996; 43: 639-64.
2. Roth Jr EF, Friedman M, Ueda Y, et al. Sickleling rates of human AS red cells infected in vitro with *Plasmodium falciparum* malaria. Science 1978; 202: 650-2.
3. Agência Nacional de Vigilância Sanitária (ANVISA). Manual de diagnóstico e tratamento de doenças falciformes. 1. ed. 2002.
4. Health supervision for children with sickle cell disease. Pediatrics 2002; 109(3): 526-35.
5. Gaston MH, Verter JI, Woods G, et al. Prophylaxis with oral penicillin in children with sickle cell anemia. A randomized trial. N Eng J Med 1986; 314: 1593-9.
6. Ballas SK. Pain management of sickle cell disease. Hematol Oncol Clin N Am 2005; (19) 785-802.
7. Guidelines for the management of the acute painful crisis in sickle cell disease. Br J Haematol 2003; 120: 744-52.
8. Fixler J, Styles L. Sickle cell disease. Ped Cl N Am 2002; 49(6): 1193-210.
9. Carneiro JDA. Hematologia pediátrica. 1. ed. 2008. p.64-79.
10. Hoffman R, Benz Jr EJ, Shattil SJ, Furie B, Cohen HJ, Silbertein L, et al. Hematology: basic principles and practice. 4. ed. 2005.
11. Behrman RE, Kliegman RM, Jenson HB. Nelson textbook of pediatrics. 17. ed. 2004.
12. Adams RJ, McKie VC, Brambilla D, et al. Stroke prevention trial in sickle cell anemia. Control Clin Trials 1998; 19: 110-29.
13. Goldstein LB, Adams R, Alberts MJ, Appel LJ, et al. Primary prevention of ischemic stroke: a guideline from the American Heart Association/American Stroke Association Stroke Council. Stroke 2006; 37: 1583-633.
14. Metha SR, Afenyi-Annan A, Byrns PJ, et al. Opportunities to improve outcomes in sickle cell disease. Am Fam Physician 2006; 72: 303-10.
15. Links Driscoll MC. Sickle cell disease. Pediatr Rev 2007; 28(7): 259-68.

Algoritmo 275.1 – Investigação dos quadros infecciosos na doença falciforme

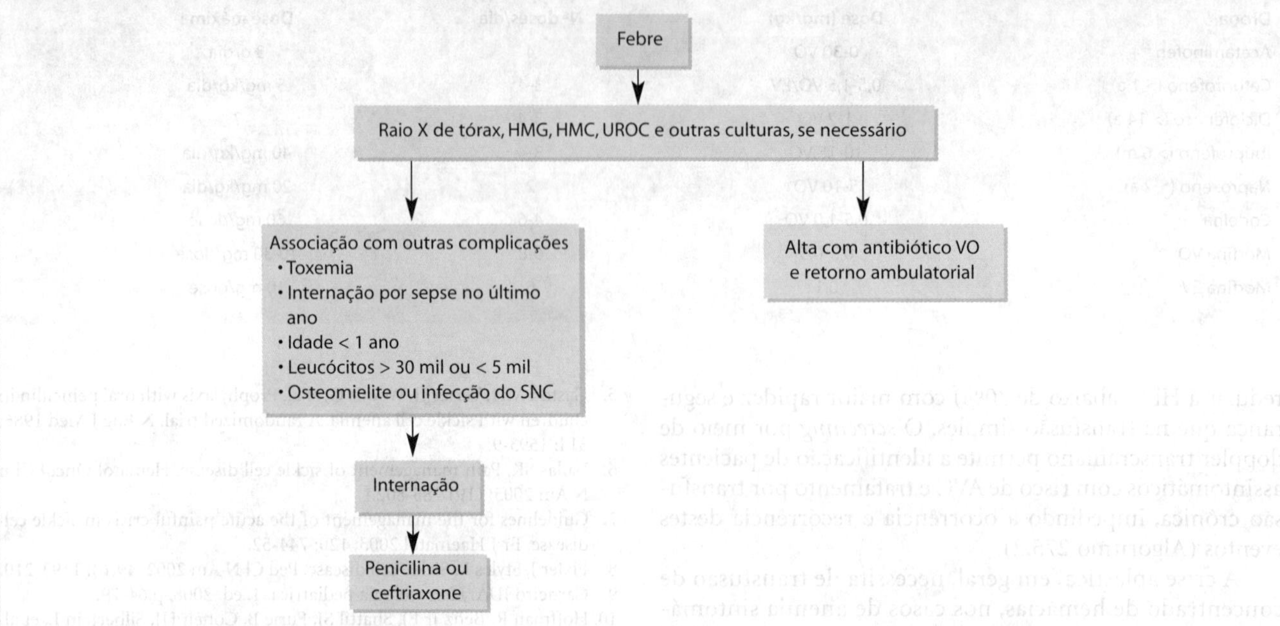

Algoritmo 275.2 – Tratamento das complicações neurológicas na doença falciforme

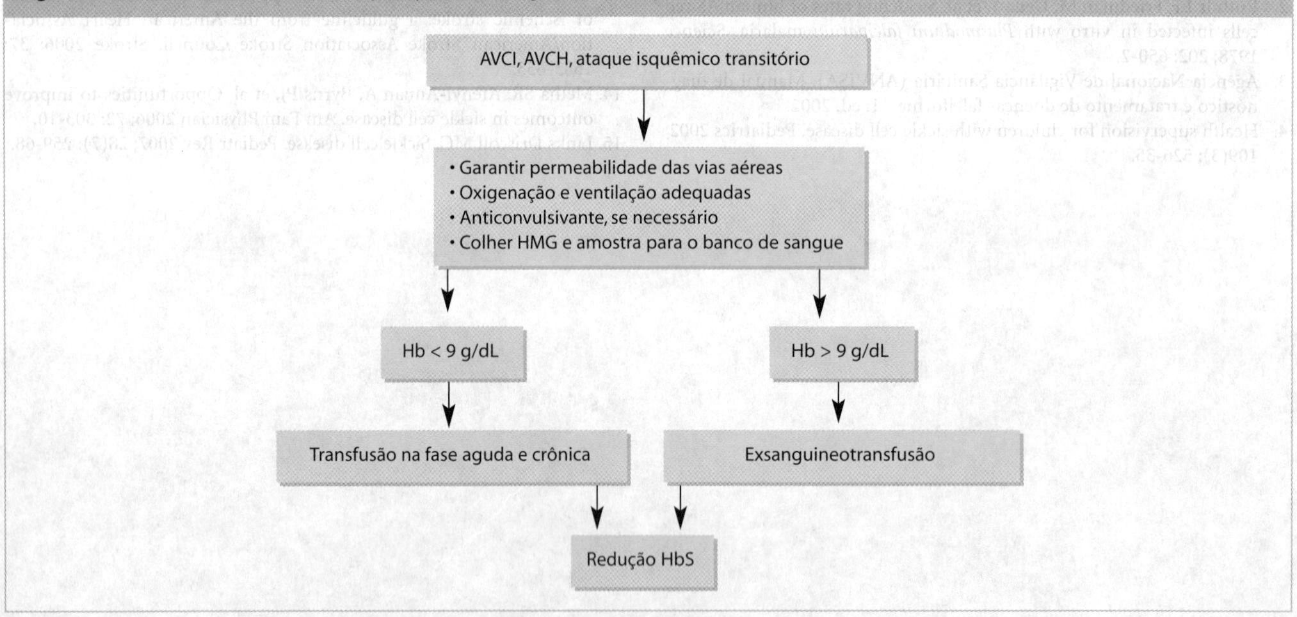

Síndromes Hemorrágicas

CAPÍTULO 276

Regina Maria Rodrigues

TÓPICOS IMPORTANTES

- Verificar se o sangramento provoca instabilidade hemodinâmica.
- Diferenciar clinicamente sangramento de origem plaquetária daquele proveniente de fatores de coagulação.
- É necessário exame físico e história completa com a finalidade de descartar doenças sistêmicas, familiares ou uso de drogas.
- Diagnóstico
  - A própria história hemorrágica constitui a base para o diagnóstico e tratamento. Para tanto, é necessário caracterizar o local do sangramento, duração e idade de início.
  - Avaliação completa do hemograma para verificar a atividade medular.
  - O hemograma com número de plaquetas normais não afasta doença de função plaquetária.
  - Coagulograma.
- Tratamento
- Estabilização e controle hemodinâmico do paciente até obtenção do diagnóstico e do tratamento específico.
- Estancar o sangramento com curativo compressivo ou antifibrinolítico, se for indicado.
- Para plaquetopenias, diferenciar se há falha de produção ou presença de auto-anticorpos.
- Para doenças de função plaquetária com sangramento importante, é necessário repor plaquetas. (8 U/m^2).
- Para hemofilias, diferenciar se ocorre ou não a presença de inibidor, para escolher o tratamento específico.
- Para doença de von Willebrand com sangramento não controlado com medida gerais, usar DDAVP ou antifibrinolíticos.

INTRODUÇÃO E DEFINIÇÕES

A hemostasia é um processo multifuncional, complexo e de regulação finamente controlada, envolve a participação de diversos componentes fisiológicos celulares, incluindo a parede vascular, a ativação plaquetária, além da cascata de coagulação e fibrinólise.

As doenças hemorrágicas podem ser decorrentes da alteração da hemostasia primária ou secundária.

Hemostasias primárias são aquelas derivadas de fatores que afetam a formação do tampão plaquetário inicial: plaquetopenias, alteração da função plaquetária e doença de von Willebrand.

Hemostasias secundárias são decorrentes de desordens na formação da fibrina dependente dos fatores de coagulação, das quais as hemofilias são as maiores representantes.

ETIOLOGIA E FISIOPATOLOGIA

Hemostasia primária, origem plaquetária e fator de von Willebrand

Na hemostasia as plaquetas desempenham as funções de adesão, secreção, agregação e ativação pró-coagulante. Esses distúrbios são conhecidos como defeitos qualitativos.

Adesão – Quando o tecido subendotelial é exposto, o fator de von Willebrand sofre alteração de sua configuração, tornando-se capaz de interagir com seu receptor plaquetário. Esta ligação faz com que as plaquetas passem mais lentamente sobre a superfície lesada, interagindo com o receptor de colágeno. Com isso, ocorre ligação das plaquetas com a parede vascular lesada, formando uma camada plaquetária.

Agregação – As plaquetas ativadas passam por reações químicas como secreção de grânulos e agregação, que resultam na formação do tampão plaquetário. Este tampão é formado quando ocorre o recrutamento de plaquetas adicionais e é mediado pela liberação de ATP e tromboxane.

Tabela 276.I – Alterações plaquetárias

Defeitos qualitativos	Defeitos quantitativos
Adesão – síndrome de Bernard-Soulier	PTI
Agregação – Glanzmann	Síndrome mieloproliferativas
Uso de AAS	

Tabela 276.II – Plaquetopenias

Diminuição da produção	Aumento da destruição
Anemia de Fanconi	Presença de auto-anticorpos
Doenças mieloproliferativas	Hiperesplenismo
Aplasia medular	
Quimioterapia	

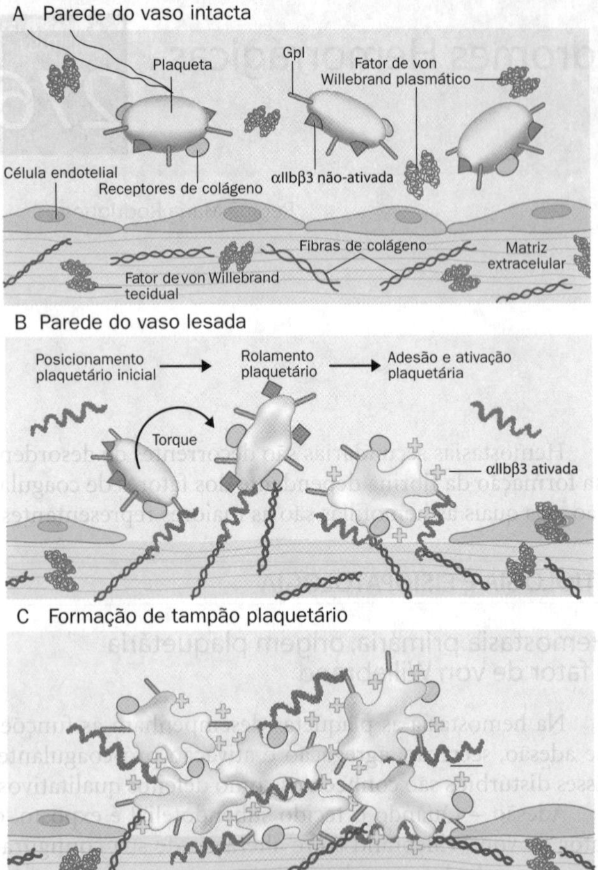

Figura 276.1 – Fator de von Willebrand na formação do trombo plaquetário.

O perfeito funcionamento plaquetário depende também de seu número. A trombocitopenia é definida como contagem de plaquetas menor que 150 mil/mm³.

A queda do número de plaquetas circulantes pode ocorrer por diminuição da produção ou aumento da destruição.

A diminuição do número de plaquetas por destruição causada pela presença de auto-anticorpo é conhecida como púrpura trombocitopênica idiopática. A doença ocorre com incidência de 100 casos/1 milhão, sendo que 50% dos casos ocorre na faixa etária pediátrica entre 2 e 6 anos e acomete igualmente meninos e meninas, em contraste com os adultos, nos quais há maior incidência sobre o sexo feminino.

As plaquetas possuem em sua membrana uma variedade de receptores que permitem a interação com diferentes substratos e com outras plaquetas para realizar resposta pró-coagulante adequada. Crianças com PTI apresentam anticorpos monoclonais e policlonais contra essas moléculas.Os principais alvos são a glicoproteína IIb, IIIa e Ib.

Os anticorpos são predominantemente imunoglobulinas da classe IgG e as plaquetas recobertas por anticorpos são reconhecidas e destruídas por macrófagos.

Os fatores que desencadeiam a formação de auto-anticorpos na PTI aguda são desconhecidos. No entanto, a doença é autolimitada e, na maioria das vezes, com evolução favorável.

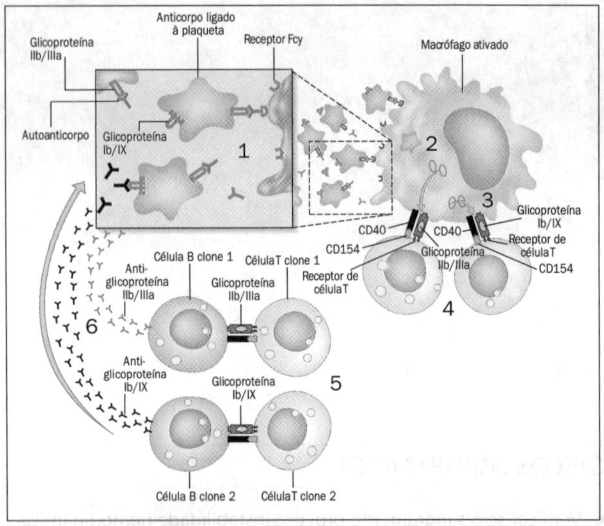

Figura 276.2 – Mecanismo da doença.

Doença de von Willebrand

É uma doença hemorrágica resultante do defeito quantitativo e/ou qualitativo do fator von Willebrand (FVW). Das doenças hemorrágicas hereditárias, a doença de von Willebrand (DVW) é a mais comum, com prevalência de cerca de 1% da população, de acordo com estatísticas provenientes de países nórdicos. No Brasil, esta doença parece ser subdiagnosticada, pois o número de casos reportados é bastante inferior ao de hemofílicos. A DVW é herdada como caráter autossômico dominante, resultante de mutações no gene que codifica o FVW, localizado no cromossomo 12. Foram relatados mais de 21 subtipos distintos da DVW, entretanto a classificação atualmente utilizada, proposta por Evan Sadler, consiste em 7 diferentes subtipos (1, 2A, 2B, 2M, 2N, 3 e tipo plaquetário). Os subtipos 1 e 3 são defeitos quantitativos e o subtipo 2, qualitativo.

Hemostasia secundária

As coagulopatias hereditárias são doenças hemorrágicas resultantes da deficiência quantitativa e/ou qualitativa de uma ou mais proteínas plasmáticas (fatores) da coagulação. Têm como característica comum a redução da formação de trombina, fator essencial para a coagulação.

As coagulopatias hereditárias apresentam herança genética, quadro clínico e laboratorial distintos entre si.

Sob um critério estritamente etiológico, as coagulopatias hereditárias podem ser classificadas de acordo com as seguintes deficiências de fator:

- Deficiência de fibrinogênio (fator I)
- Deficiência de protrombina (fator II)
- Deficiência de fator V
- Deficiência de fator VII
- Deficiência de fator VIII – Hemofilia A
- Deficiência de fator IX – Hemofilia B

- Deficiência de fator X
- Deficiência de fator XI
- Deficiência de fator XII
- Deficiência do fator estabilizador da fibrina (fator XIII)

Tabela 276.III – Deficiências de coagulopatias hereditárias

Deficiência de fator	Incidência na população geral	Cromossomo envolvido
Fibrinogênio	1: 1milhão	4
Protrombina	1: 2 milhão	11
Fator V	1: 1 milhão	1
Fator VII	1:500 mil	13
Fator VIII	1:10 mil	X
Fator IX	1: 60 mil	X
Fator XI	1: 1 milhão	13
Fator XIII	1:1 milhão	6,1

A deficiência de fator VIII, conhecida como hemofilia A é uma doença rara, recessiva e ligada ao cromossomo X. Atinge cerca de 1 a cada 5 mil meninos. Cerca de 30% dos casos novos são decorrentes de mutação espontânea sem história familiar. A hemofilia B, deficiência de fator IX, é mais rara e ocorre na proporção de 1 a cada 30 mil meninos.

A classificação da hemofilia A ou B varia conforme o nível de atividade coagulante do fator VIII ou IX, sendo considerado normal 1 U/mL de Fator VIII ou IX (100%), de acordo com a recomendação da World Health Organization International Standard for Plasma Factor VIII:C ou IX.

Segundo consenso recente da International Society of Thrombosis and Haemostasis recomenda-se classificar os pacientes como:

a) Graves: aqueles que possuem F VIII ou IX:C inferior a 1% do normal ou < 0,01 U/mL.
b) Moderados: aqueles que possuem F VIII ou IX:C entre 1-5% do normal ou 0,01 – 0,05 U/mL.
c) Leve: aqueles que possuem F VIII ou IX:C > 5 – < 40 % do normal ou > 0,05 – < 0,40 U/mL.

As características de hereditariedade, do quadro clínico e da sua classificação são semelhantes às da hemofilia A, da qual difere quanto ao fator plasmático deficiente que, neste caso, é o fator IX.

ACHADOS CLÍNICOS

O início agudo dos sintomas sugere doença adquirida como intoxicação, púrpura trombocitopênica ou deficiência de vitamina K. Enquanto sintomas de longa duração sugerem doença congênita como doença de von Willebrand ou hemofilias.

Apesar do longo tempo de duração dos sintomas, o estado geral costuma ser bom, diferentemente dos portadores de doença crônica com alteração de coagulação secundária a patologias como nefropatias, leucemias ou hepatopatia crônica.

Equimoses desproporcionais ao trauma, assim como locais atípicos, devem sempre alertar o médico para a presença de coagulopatias. A ausência desta síndrome deve alertá-lo para maus-tratos.

História familiar negativa não exclui o diagnóstico de hemofilias, uma vez que 30% dos casos de hemofílicos são decorrentes de mutações ocorridas no próprio paciente.

Tabela 276.IV – Manifestação clínica das doenças hemorrágicas

Manifestação clínica	Alteração plaquetária ou von Willebrand	Deficiência de fatores
Local do sangramento	Pele, mucosas	Articulações e músculos
Petéquias	Sim	Ausente
Equimoses	Pequena	Grande
Hemartrose	Não	Comum
Sangramento após cirurgia	Imediato	Tardio

Tabela 276.V – Manifestações clínicas da PTI

Sintomas	Porcentagem
Hematomas	90-94%
Petéquias	72%
Epistaxe	20%
Enterorragia	10%
Hematúria	5%

Tabela 276.VI – Classificação clínica das plaquetopenias

Classificação	Número de plaquetas	Quadro clínico
Leve	Maior que 50.000 mm^3	Assintomático
Moderada	Entre 20.000 e 50.000 mm^3	Requer traumatismo
Grave	Menor que 20.000 mm^3	Risco de sangramento espontâneo

Tabela 276.VII – Características da PTI na criança e no adulto

	Criança	Adulto
Distribuição por sexo	Igual em ambos	Predomínio feminino
Início da doença	Abrupto	Insidioso
Fator desencadeante	Infecção, imunização	Incomum
Evolução	≤ 20% crônico	≥ 50% crônico

Tabela 276.VIII – Classificação e caracterização laboratorial da doença de von Willebrand*

Exames	Tipo 1	Tipo 2 A	Tipo 2 B	Tipo 2 M	Tipo 2 N	Tipo Plaquetário	Tipo 3
TS	N ou ↑	N ou ↑	↑	N ou ↑	N	↑	↑
F VIII:C	N ou Ø	N ou Ø	N ou Ø	N ou Ø	ØØ	N	ØØ
VWF:Ag	Ø	N ou Ø	N ou Ø	N ou Ø	N	N ou Ø	ØØ
Plaquetas	N	N	N ou Ø	N	N	Ø	N
VWF:Rco	Ø	ØØ	Ø	ØØ	N	N ou Ø	ØØ
RIPA	N ou Ø	ØØ	N	ØØ	N	N	Ausente
RIPA (baixas doses ristocetina)	Ausente	Ausente	Presente	Ausente	Ausente	Presente	Ausente
Análise multimérica	Todos os multímeros presentes	Ausência de grandes e médios multímeros	Ausência de grandes multímeros	Todos os multímeros presentes	Todos os multímeros presentes	Ausência de grandes multímeros	Todos os multímeros diminuídos ou ausentes
Freqüência	60-80%	15-30%	0-1%	1-3%			

*De acordo com Sadler, 1994 e Federici et al., 2002. Abreviações (de acordo com Mazurier & Rodeghiero, 2001): TS, tempo de sangramento; F VIII:C, fator VIII coagulante; VWF: Ag, fator von Willebrand (antígeno); VWF:Rco, atividade de cofator ristocetina; RIPA, agregação plaquetária induzida pela ristocetina).

Tabela 276.IX – Manifestações clínicas das hemofilias

	Severa	Moderada	Leve
Idade de início	Menor que 1 ano	1 a 2 anos	Maior que 2 anos
Neonatal	Sangramento em coto e SNC		
Musculoesquelético	Espontânea	Requer trauma	Requer trauma
Sistema nervoso	Alto risco	Risco moderado	Raro
Oral	Usual	Raro	
Cirurgia	Severo	Comum	Comum

A vasta maioria dos recém-nascidos com hemofilia severa atravessa o parto e os primeiros cinco meses de vida sem detecção da doença, apesar de deficiência grave do fator. Cerca de 3 a 5% desenvolve hematoma subgaleal ou hemorragia intracraniana no período neonatal.

EXAMES COMPLEMENTARES

- Hemograma – Exame inicial de fácil acesso, excelente para verificar o funcionamento medular, porém não afasta alteração qualitativa de plaquetas.
- Coagulograma – Somente para casos suspeitos sem diagnóstico definido.
  - TTPA: avalia a via intrínseca da coagulação, detecta deficiência dos fatores II, V, VIII, IX, X, XI ,XII.
  - TP: avalia a via extrínseca e deficiência dos fatores II, V, VII, X.
  - TT: mede a formação do colágeno; encontra-se prolongado nas deficiências de fibrinogênio ou na presença de heparina.

A dosagem dos fatores de coagulação não se faz necessária para instituir terapêutica de emergência em pacientes com diagnóstico definido de alguma deficiência de fatores. É necessária, entretanto, na ausência de diagnóstico formado.

- Mielograma – sua indicação não é necessária em casos típicos de PTI, não devendo de modo algum atrasar o início da terapêutica nos pacientes com sangramento. É indicado formalmente nos casos de má evolução clínica ou para afastar doença mieloproliferativa.

DIAGNÓSTICO DIFERENCIAL

Plaquetopenias
- Associação ao HIV.
- Induzida por drogas.
- Outras doenças auto-imunes.
- Hiperesplenismo.

Tabela 276.X – Diagnóstico diferencial das coagulopatias

Testes de laboratório		Fator deficiente/diagnóstico
TTPA prolongado	Dosagem fator VIII	VIII/hemofilia A
TP normal	Dosagem fator IX	IX/hemofilia B
	Dosagem fator XI	XI
	Dosagem fator XII	XII
	Dosagem de FVW:Rco e VWF:Ag*	FVW/DVW
TTPA prolongado	Dosagem de protrombina (FII)	II
TP prolongado	Dosagem de fator V	V
	Dosagem de fator X	X
	Dosagem de fibrinogênio baixa ou ausente	I/hipofibrinogenemia ou afibrinogenemia
TTPA normal	Dosagem de fator VII VII	
TP prolongado		
TTPA normal	Retração do coágulo e teste uréia 5 M	XIII
TP normal	Dosagem de FVW:Rco/VWF:Ag*	FVW/DVW

* Outros testes diagnósticos para a doença de von Willebrand incluem o tempo de sangramento pelo método de Ivy e a agregação plaquetária com ristocetina (RIPA).
Abreviações: TTPA, tempo de tromboplastina parcial ativado; TP, tempo de protrombina; FVW:Rco, cofator ristocetina; VWF:Ag, fator (antígeno) de von Willebrand; FVW, fator von Willebrand.

Tabela 276.XI – Diagnóstico diferencial

Doença	Plaquetas	TP	TTPA	TT
Plaquetopenia	↓↓	Normal	Normal	Normal
Plaquetopatia	Normal	Normal	Normal	Normal
Hemofilia A;B	Normal	Normal	≠	Normal
Doença de von Willebrand	Normal	Normal	Normal ou ≠	Normal
Hepatopatia grave	↓	↑	↑	↑

TRATAMENTO

O tratamento geral inclui medidas de suporte para quaisquer sangramentos independentemente da etiologia. Assim, a estabilização hemodinâmica dos pacientes até diagnóstico conclusivo é indispensável.

Orientar a família para limitar as atividades que possam propiciar traumas à criança, assim como evitar o uso de medicamentos que contenham AAS é sempre necessário.

Púrpura trombocitopênica auto-imune

A maioria das crianças não requer internação por apresentar número de plaquetas maior que 50.000/mm^3.

O tratamento medicamentoso claramente não muda a evolução da doença e o seu prognóstico, nem evita a cronicidade, porém faz com que a taxa de plaquetas se eleve de forma rápida, o que é desejável em casos de hemorragias.

Indica-se a internação para observação clínica, sem uso de medicamento para contagem plaquetária entre 20.000 mm^3 e 50.000 mm^3.

O tratamento medicamentoso deve ser instituído quando o número de plaquetas é menor que 20.000/mm^3, com sangramento mucoso ou taxa de plaquetas menor que 10.000/mm^3 independentemente do quadro clínico.

As opções terapêuticas são:

A. Corticoterapia: age diminuindo a síntese de anticorpos por reduzir a produção de linfócitos B, provoca estabilização da membrana celular e diminui a depuração das plaquetas ligadas a anticorpos; aumenta a integridade vascular e diminui a afinidade do anticorpo à membrana plaquetária. O agente de escolha para pacientes internados é metilprednisolona 30 mg/kg/dia em três dias, endovenosa, em infusão de no mínimo seis horas, com monitorização cardíaca, de pressão arterial e medida da glicosúria, devido aos efeitos sistêmicos do corticosteróide.

B. Imunoglobulina endovenosa: atua por meio da saturação dos receptores fagocíticos, neutralização de auto-anticorpos antiinterleucina 1 e 6 e por mascarar sítios de ligação. Dose de infusão: 1 g/kg em dose única, endovenosa, com monitorização hemodinâmica e cardiovascular, devido ao risco de hipotensão arterial, choque e anafilaxia. Sua desvantagem em relação ao corticosteróide é seu altíssimo custo e baixa disponibilidade.

C. Imunoglobulina anti-D: liga-se especificamente ao antígeno D (Rh) do eritrócito e estes são preferencialmente depurados no baço, permitindo que as plaquetas ligadas a anticorpos escapem dos fagócitos. Entretanto, o paciente deve ser D Rh positivo e ter baço funcional. Dose de 25 μg/kg uma vez ao dia, por dois dias. Devido à hemólise intravascular, o declínio na concentração de hemoglobina de 0,5 a 2 g/L é esperado.

Hemofilias A e B

A terapia de reposição nas hemofilias depende do quadro clínico e baseia-se nas seguintes fórmulas:

- Hemofilia A: 1 U/kg aumenta em 2% a porcentagem de fator a ser elevado, com vida média de 12 horas.
- Hemofilia B: 1 U/kg aumenta em 1% a porcentagem do fator a ser elevado, com vida média de 24 horas.

A porcentagem para a qual o fator será elevado depende da gravidade do quadro clínico (Tabela 276.XII).

Tratamento das hemofilias que desenvolvem inibidores

Cerca de 5% a 30% dos pacientes com hemofilia A desenvolvem inibidores, isto é, anticorpos da classe IgG contra o F VIII. Dentre os hemofílicos B, a incidência de inibidores de F IX é bem mais baixa, cerca de 3%. Em geral, os pacientes mais afetados pelos inibidores são aqueles acometidos por hemofilia grave.

O intervalo entre as doses depende da gravidade do sangramento e da resposta individual. Não deverão ser ad-

Tabela 276.XII – Correção das intercorrências hemorrágicas nas hemofilias

Tipo de sangramento		Hemofilia A F VIII			Hemofilia B F IX		
		20 a 30% (10-15 UI/kg)	40 a 50% (20-30 UI/kg)	80 a 100% (40-50 UI/kg)	20 a 30% (20-30 UI/kg)	40 a 50% (40-50 UI/kg)	80 a 100% (80-100 UI/kg)
Equimose		–	–	–	–	–	–
Hematoma superficial		S.N.	–	–	S.N.	–	–
Hematoma muscular	Leve	1x dia/ 2-5 dias	–	–	1x dia/ 2 a 5 dias	–	–
	Grave	–	Elevar a 50% a cada 12 h por 3-7 dias	Elevar a 100% na 1ª infusão	–	Elevar a 50% a cada 24 h por 3-7 dias	Elevar a 100% na 1ª infusão
Epistaxe ou Gengivorragia		1x dia	S.N.	–	1x ao dia	S.N.	–
Hemartrose (tratamento precoce ou de pequeno volume)		1x dia/ 1-2 dias	–	–	1x dia/ 1-2 dias	–	–
Hemartrose (tratamento tardio ou volumoso; hemartrose em quadril ou ombro)			1 a 2x dia/ 3 a 5 dias			1x dia/ 3 a 5 dias	
Hematúria		1x dia/ 1 a 5 dias	–	–	1x/ dia/ 1 a 3 dias	–	–
HD alta		–	–	1 ou 2x dia/7 dias	–	–	1 ou 2x dia/ 7 dias
HD baixa							
Ferimento Corto-contuso		S.N.	1x dia/ 3 dias	–	S.N.	1x dia/ 3 dias	–
HIC	Sem sinais neurológicos	–	Após a 1ª infusão, 1x/dia/14 dias	Elevar a 100% na 1ª infusão	–	Após a 1ª infusão, 1x/dia/14 dias	Elevar a 100% na 1ª infusão
	Com sinais neurológicos	–	Após a 1ª infusão, elevar a 50% a cada 12 h por 7 dias e depois a cada 24 h, até o 14º dia	Elevar a 100% na 1ª infusão	–	Após a 1ª infusão, elevar a 50%, a cada 12 h por 7 dias e depois a cada 24 h, até o 14º dia	Elevar a 100% na 1ª infusão
Hemorragia por grandes traumatismos				12/12 h 7 dias. Após, 1x dia por mais 7 dias			12/12 h 7 dias. Após, 1x dia por mais 7 dias
Hemorragia em pescoço, assoalho da língua ou face			No 1º dia 12/12 h. Após, 1x/dia 7-14 dias			No 1º dia 12/12 h. Após, 1x/dia 7-14 dias	
Hemorragia retroperitoneal		–	2x/dia (variável)	Na 1ª infusão	–	2x/dia (variável)	Na 1ª infusão

ministrados mais de um hemoderivado concomitantemente. Na vigência do uso de CCP e CCPA, não se recomenda associar o uso de antifibrinolítico por causa do risco de trombose.

Concentrado de complexo protrombínico (CCP) – Contém os fatores II, VII, IX e X . É utilizado no tratamento das deficiências de fatores II, VII e X, nos hemofílicos B que não apresentam risco de trombose, quando não se dispõe de concentrado de F IX ou em pacientes hemofílicos A que desenvolveram inibidores (anticorpos específicos contra o F VIII).

Concentrado de complexo protrombínico ativado (CCPA) – É semelhante ao complexo anterior, porém os fatores II, VII, IX e X estão ativados. É indicado para o tratamento de pacientes com hemofilia A e B com inibidores de alto título.

Nos últimos anos, o Ministério da Saúde tem adquirido o fator VII ativado (FVIIa) recombinante. Em função do seu altíssimo custo, este medicamento é reservado àqueles pacientes que apresentam inibidores de alta resposta, não-responsivos ao uso de CCP/CCPA ou àqueles que apresentam reação alérgica grave (com risco de vida) ao CCP/CCPA.

Doença de von Willebrand

DDAVP

O DDAVP (1-deamino-8-D-arginina vasopressina) é um análogo sintético da vasopressina, que tem a vantagem de não apresentar efeitos vasopressores, como o hormônio natural. Seu mecanismo de ação não está bem estabelecido. No entanto, sabe-se que o efeito hemostático está relacionado ao:

1. Aumento dos níveis plasmáticos do F VIII:C, liberado dos reservatórios da parede vascular.
2. Aumento dos níveis plasmáticos do FVW:Ag, liberado dos reservatórios das células endoteliais da parede vascular e grânulos α-plaquetários.

Tabela 276.XIII – Tratamento dos episódios hemorrágicos em hemofilia na presença de inibidor

Inibidor	Tipo de sangramento	F VIII	CCP	CCPA
Baixa resposta	Leve	Dobrar dose usual a cada 12 h	–	–
	Moderado	Dobrar dose usual a cada 12 h	–	–
	Grave	Dobrar dose usual a cada 12 h	50 a 75 U/kg/dose 12/12 h	–
Alta resposta	Leve	–	50 a 75 U/kg/dose 12/12 h	75-100 U/kg/dose 12/12h
	Moderado	–	50 a 75 U/kg/dose 12/12 h	75-100 U/kg/dose 12/12h
	Grave	–	50 a 75 U/kg/dose 12/12 h	75-100 U/kg/dose 12/12h

Tabela 276.XIV – Terapia de reposição para realização de procedimentos invasivos

Procedimento		F VIII		F IX		Freqüência		Duração
		% U/kg		% U/kg		F VIII		F IX
Vacinas intramusculares		-		-		-		-
Punção arterial		-		-		-		-
Eletromiografia		-		-		-		-
Mielograma		-		-		-		-
Biópsia	Pele	50	25	50	50	DU	DU	DU
	Mucosa	30	15	30	30	DU	DU	Repetir S/N
	Músculo	50	25	50	50	DU	DU	Repetir S/N
Broncoscopia	Preparo	30-50	15-25	30-50	30-50	DU	DU	DU
	Com biópsia	30	15	30	30	1x dia	1x dia	1 dia
Endoscopia digestiva	Sem biópsia	80	40	80	80	DU	DU	DU
	Alta com biópsia	80	40	60	60	1x dia	1x dia	1 dia
	Baixa com biópsia	40	20	30	30	1x dia	1x dia	2-3 dias
Punção lombar		100	50	100	100	DU	DU	DU

Abreviações: DU, dose única; S/N: se necessário.

3. Aumento dos níveis plasmáticos do ativador tissular do plasminogênio, liberado dos reservatórios das células endoteliais da parede vascular.
4. Aumento da adesividade plaquetária.

Caso o sangramento não tenha cessado com medidas iniciais de tamponamento, o DDAVP pode ser utilizado. Os episódios de metrorragia podem ser controlados com antifibrinolíticos, administração de anticoncepcionais e/ou DDAVP, havendo, entretanto, em alguns casos, necessidade de terapia de reposição.

Indicações

O DDAVP deve ser utilizado para o tratamento de sangramentos, tais como epistaxe, hematúria, menorragia, pequenos traumas e pequenas cirurgias (p. ex., extração dentária), em pacientes com hemofilia A leve e DVW tipos 1 e 2 A, responsivos ao DDAVP.

Administração

Há três vias de administração: intranasal, subcutânea e endovenosa. No entanto, o Ministério da Saúde disponibiliza apenas a forma endovenosa, cuja dose utilizada é de 0,3 μg/kg, diluídos em 50 mL de solução salina e infundidos durante vinte a trinta minutos. O pico da concentração de F VIII ocorre após trinta a sessenta minutos do término da infusão. A injeção pode ser repetida a cada doze ou 24 horas. Doses subseqüentes apresentam respostas menos efetivas devido ao fenômeno da taquifilaxia, que ocorre por causa do esgotamento dos estoques de fatores pré-existentes. O número de doses aplicadas não deve ultrapassar três. Raramente a taquifilaxia é um problema clínico, visto que a maior parte dos sangramentos ou procedimentos cirúrgicos requer poucas doses de DDAVP.

As vias de administração subcutânea e intranasal parecem ser tão eficazes quanto a via endovenosa, tendo em vista a conveniência da auto-administração. Entretanto, a via endovenosa é particularmente recomendada em pré-operatórios ou no tratamento de hemorragias mais volumosas, já que, nestes casos, uma resposta mais consistente é fundamental. Pode ser usada em regime domiciliar para tratar ou prevenir sangramento de menor porte. Alguns autores têm recomendado o uso da via intranasal até mesmo para o tratamento de episódios hemorrágicos de maior intensidade e em procedimentos cirúrgicos. No Brasil, o DDAVP intranasal de alta concentração ainda não está disponível. Já o DDAVP intranasal de baixa concentração (concentração milesimal) é empregado no tratamento do diabetes *insipidus*, não se prestando para o tratamento da DVW.

Efeitos colaterais

Em geral, os efeitos colaterais são de pequena relevância e estão relacionados aos efeitos vasomotores da medicação, tais como: rubor facial, cefaléia de leve ou moderada

Tabela 276.XV – Doses recomendadas de concentrado de F VIII/FVW para pacientes com DVW nas diferentes situações clínicas

Tipo de sangramento	Doses (U/kg)	Nº de infusões	Objetivo
Cirurgia de grande porte*	50	1x dia ou em dias alternados	Manter F VIII > 50 UI/dL^{-1} até cicatrização
Cirurgia de pequeno porte*	30	1x dia ou em dias alternados	Manter F VIII > 30 UI/dL^{-1} até cicatrização
Extração dentária	20	Dose única	Manter F VIII > 30 UI/dL^{-1} até 6 hs
Sangramento espontâneo ou secundário a trauma	20	Dose única	Manter F VIII > 30 UI/dL^{-1}

Fonte: Federici et al., 2002.

Tabela 276.XVI – Terapia de reposição nas coagulopatias hereditárias raras*

Deficiência	Produto	Dose inicial	Dose de manutenção
Fibrinogênio	Crioprecipitado	1,5 U/cada 10 kg	Segundo níveis no plasma
Protrombina	Plasma CCP	15 mL/kg 20 U/kg	10 mL/kg, 1x dia 10 U/kg, 1x dia
Fator V	PFC	20 mL/kg	10 mL/kg a cada 12 h
Fator VII*	Plasma CCP	10 mL//kg 10 U/kg	5 mL/kg, 1x dia 10 U/kg,1x dia
Fator X	Plasma CCP	15 mL/kg 15 U/kg	10 mL/kg, 1x dia 10 U/kg, 1x dia
Fator XI	Plasma	10 mL/kg	5mL/kg, 1x dia
Fator XIII	Crioprecipitado Conc. FXIII**	1 U/cada 10 kg 30 U/kg	A cada 2 ou 3 semanas A cada 28 dias

* Plasma e CCP devem ser administrados em caso de sangramentos menores. O fator VII derivado do plasma ainda não é distribuído pelo Ministério da Saúde.
** Não disponibilizado pelo Ministério da Saúde, porém disponibilizado por alguns hemocentros no Brasil.

intensidade, hipotensão/hipertensão e taquicardia. Retenção hídrica e hiponatremia também podem surgir, devido aos efeitos antidiuréticos do DDAVP.

Especial atenção deve ser dada:

1. Às crianças com idade inferior a 3 anos, principalmente se estiverem recebendo soluções hipotônicas endovenosas, devido à possibilidade de desenvolverem hiponatremia e convulsões;
2. Aos portadores de DVW subtipo 2B, devido ao risco de desenvolvimento de plaquetopenia.
3. Às gestantes, pela possibilidade de hipervolemia.

Contra-indicações

1. Pacientes com história pregressa de quadro convulsivo.
2. Pacientes portadores de hipertensão e/ou cardiopatia.
3. Atenção especial às crianças por causa do risco de hipervolemia.

Utilização do concentrado do fator F VIII/FVW

A terapia de reposição na DVW é preconizada para aqueles indivíduos que não tenham apresentado resposta ao DDAVP, em casos de cirurgia de grande porte ou àqueles acometidos pelos subtipos 2B e 3. As dosagens recomendadas encontram-se descritas na Tabela 276.IV.

Cuidados a serem tomados com os pacientes portadores de coagulopatias

- Não prescrever aspirina e derivados.
- Não prescrever butazona, diclofenaco e derivados.
- Não fazer aplicações intramusculares, excetuando-se as vacinas.
- Não puncionar veias profundas (jugulares ou femorais) ou artérias, a não ser em situações de extrema necessidade, com infusão prévia de fator.
- Caso seja necessário, ao puncionar uma artéria, dar preferência à artéria radial e comprimi-la por 15 minutos, após a retirada da agulha.
- Nunca proceder à punção lombar sem antes elevar o fator deficiente a 100%.
- Não puncionar as hemartroses. Exceções: quando houver grande volume, com grande distensão de tecidos e/ou no caso de haver necessidade de diagnóstico diferencial com pioartrite. Este procedimento deverá ser executado apenas por profissional experiente e precedido de terapia de reposição.
- Os procedimentos invasivos deverão ser precedidos de terapia de reposição, com elevação do fator para níveis adequados (Tabela 276.X).
- Cuidado especial deve ser dispensado quando a imobilização for necessária. Nunca prolongar a imobilização por mais de 48 horas, exceto nas fraturas e lesões de ligamentos.

Uso de antifibrinolíticos

Quando o sangramento é conseqüência de um defeito específico, a meta do tratamento é a correção do defeito. Quando o sangramento é resultado de múltiplos defeitos ou de causa não identificada estes agentes podem ajudar a estancar o sangramento.

Em defeitos conhecidos, os antifibrinolíticos nunca devem ser usados em associação à transfusão de fatores ativados por causa do risco de trombose.

Duas drogas sintéticas derivadas do aminoácido lisina têm atividades antifibrinolíticas:

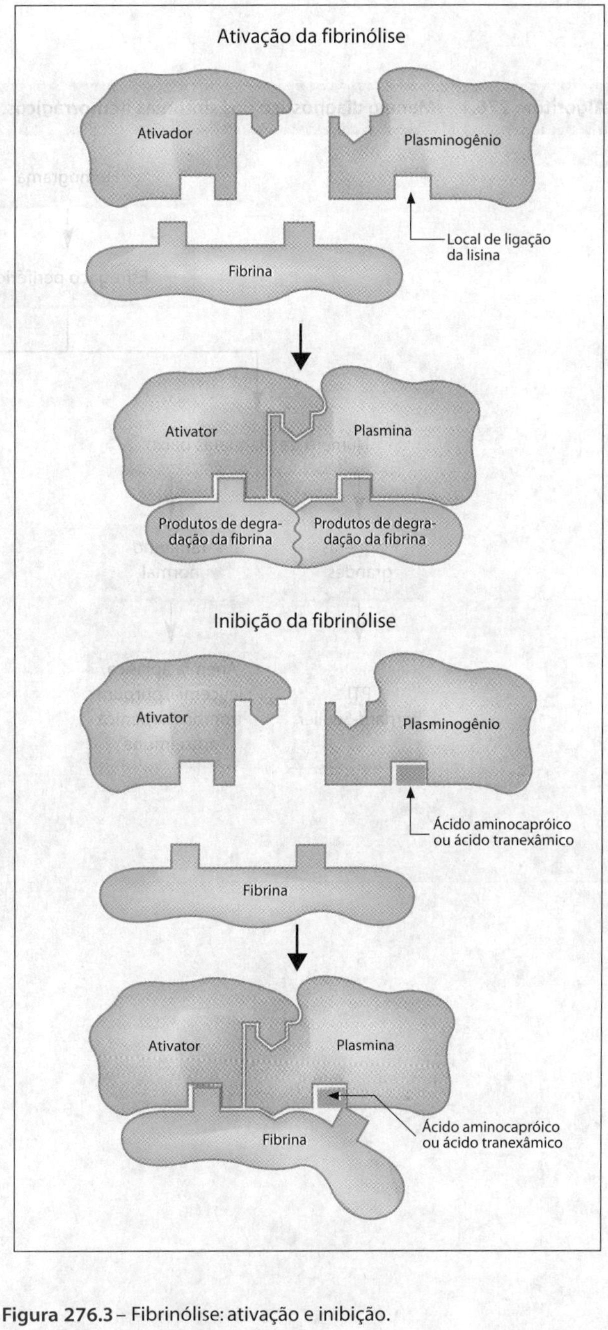

Figura 276.3 – Fibrinólise: ativação e inibição.

- EACA (ácido épsilon aminocapróico), dose de 200 mg/kg ao dia, de 6/6 horas, VO durante 3 a 7 dias.
- Ácido tranexânico (comprimido de 250 mg – comprimido de 250 e de 500 mg) dose de 25-30 mg/kg ao dia, de 8/8 horas, durante 3 a 7 dias.

Ambos ligam-se reversivelmente ao plasminogênio e bloqueiam a ligação do plasminogênio à fibrina e sua ativação e transformação em plasmina. Inibe a degradação da fibrina e a quebra do coágulo.

LEITURA ADICIONAL

1. Mechanisms of response to treatment in autoimmune thrombocytopenic purpura. N Englan J Medicine 1989; 320(15): 974-80.
2. Rizza CR. The clinical features of clotting factor deficiencies. In: Biggs R (ed.). Human blood coagulation haemostasis and trombosis. 2. ed. Oxford: Black well Scientific Publications; 1976. p.238.
3. Ljing R, Petrini P, Nilsson IM.Diagnostic symptoms of severe and moderate hemophilia A and B: a survey of 140 cases. Acta Paediatr Scand 1990; 79: 196.
4. Eyter ME, Gill FM, Blatt PM, et al. Central nervous system bleedind in hemophiliacs. Blood 1978; 51: 1179.
5. Koch JA. Haemophilia I the newborn: a case report and literature review. S Afr Med J 1978; 53: 721.
6. Mannucci PM, Tuddenham EGD. The Hemophilia from royal genes to gene therapy. N England J Med 2001; 344: 1773-9.
7. Ehrenforth S, Kreuz W, Scharer I, et al. Incidence of development of factor VIII and factor IX inibitors in haemophiliacs. Lancet 1992; 339: 594-8.
8. Manucci PM. Treatment of von Willebrand disease. N Egland J Med 2004; 351: 683-94.
9. Mannucci PM. Hemostatic drugs. N England J Med 1998; 339: 253-54.

Algoritmo 276.1 – Manejo diagnóstico dos sintomas hemorrágicos

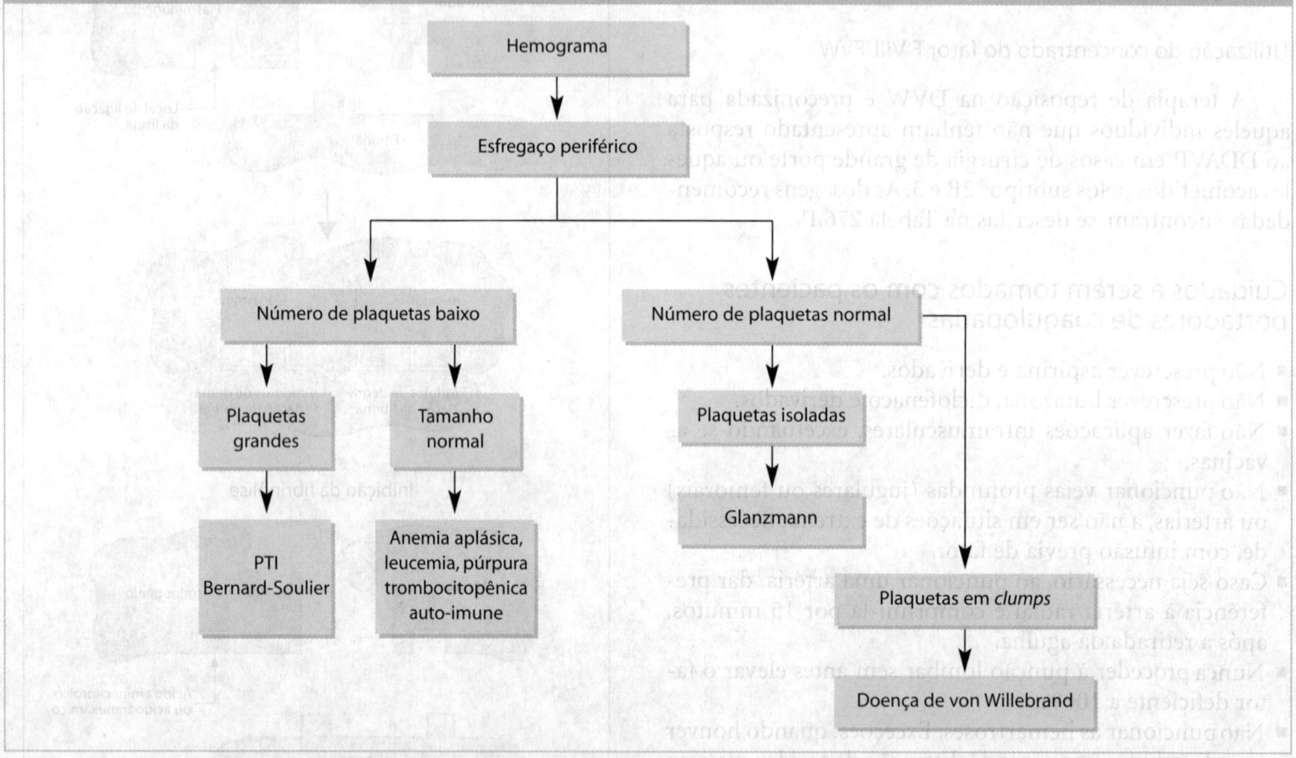

Doença de Kawasaki

CAPÍTULO

277

Fernanda Marcenes Kamei

TÓPICOS IMPORTANTES

- Doença de Kawasaki (DK) é uma vasculite sistêmica aguda autolimitada que ocorre predominantemente em lactentes e crianças jovens.
- Aneurismas de artérias coronárias desenvolvem-se em 20 a 25% dos casos não-tratados.
- A etiologia ainda é desconhecida.
- O diagnóstico de DK clássica é feito por presença de febre por 5 ou mais dias e pelo menos 4 dos 5 critérios: conjuntivite, alteração de cavidade oral, linfadenopatia cervical, exantema polimorfo e alteração de extremidades.
- O diagnóstico também pode ser feito na presença de menos de 4 critérios se houver alteração no ecocardiograma associada (DK incompleta).
- O ecocardiograma deve ser realizado assim que a DK for suspeita, pois, na fase aguda, já pode mostrar algumas alterações.
- Apesar de serem inespecíficas, as alterações laboratoriais auxiliam no diagnóstico de DK. Aumento de PCR e VHS é bem documentado.
- O uso de altas doses de imunoglobulina humana (IVIG) junto com aspirina reduz para 3% as chances de desenvolver aneurismas coronarianos.

INTRODUÇÃO E DEFINIÇÕES

Doença de Kawasaki (DK) é uma vasculite sistêmica aguda autolimitada, de etiologia desconhecida, que ocorre predominantemente em lactentes e crianças jovens. Foi descrita no Japão em 1967, por Tomisaku Kawasaki.

A complicação mais importante na DK é o desenvolvimento de aneurisma da artéria coronária, que ocorre em 20% a 25% das crianças não-tratadas. Em países como Japão e EUA, a DK tornou-se a cardiopatia adquirida mais comum na população pediátrica, superando a febre reumática.

O diagnóstico da DK é desafiador, pois é baseado em critérios clínicos. Não existe nenhum exame laboratorial patognomônico. Por outro lado, é de extrema importância diagnosticar precocemente, pois o tratamento é indicado na fase aguda, com o objetivo de reduzir o processo inflamatório e prevenir o desenvolvimento de aneurisma nas artérias coronárias.

Crianças menores de 5 anos são responsáveis por 76% dos casos de DK, sendo rara em menores de 6 meses e maiores de 8 anos. O sexo masculino é 1,5 a 1,7 vez mais acometido que o sexo feminino. A DK é mais prevalente no Japão, com incidência anual nas crianças com menos de 5 anos de aproximadamente 112/100.000. Nos EUA, a incidência varia de 9,1 a 16,9/100.000, sendo que nos descendentes de asiáticos chega a 32,5/100.000. Nos EUA, a doença tem uma preponderância nos meses de janeiro e em junho/julho. Em São Paulo, nota-se um aumento nos meses mais frios (abril a julho).

Tabela 277.I – Epidemiologia da doença de Kawasaki

Idade: < 5 anos – 76%
Incidência (< 5 anos):
• Japão: 112/100.000
• Americanos asiáticos: 32,5/100.000
• Afro-americanos: 16,9/100.000
• Hispânicos: 11,1/100.000
• Brancos: 9,1/100.000
Masculino/feminino: 1,5 a 1,7:1
História familiar: 1%
Gemelares: 13%
Sazonalidade: inverno e início da primavera

ETIOLOGIA E FISIOPATOLOGIA

A etiologia da DK ainda é desconhecida. Há fortes evidências de que a causa seja infecciosa devido às características epidemiológicas de sazonalidade, idade acometida, distribuição geográfica, epidemias com propagação em onda e às manifestações clínicas similares a outras doenças infecciosas. Porém, nenhum agente foi isolado até o momento.

Na fase aguda da DK, há uma ativação exacerbada do sistema imune. Inicialmente, há interação das células mononucleares com o endotélio onde ocorre ativação de monócitos, macrófagos e células T primárias. Há proliferação de linfócitos T-CD8+ e uma reação oligoclonal de IgA. O infiltrado inflamatório invade a lâmina interna elástica do vaso sangüíneo onde ocorre liberação do fator de crescimento da célula endotelial, interleucina 1, 6, 8, fator de necrose tumoral alfa (TNF-α) e metaloendo-peptidases. Penetra a camada média, levando a destruição e proliferação fibroelástica, formando conseqüentemente aneurismas, principalmente nas artérias coronárias.

ACHADOS CLÍNICOS

O diagnóstico de DK clássica é feito por meio de critérios clínicos, incluindo presença de febre por 5 ou mais dias e pelo menos 4 dos 5 critérios clínicos principais, que consistem em conjuntivite, alteração de cavidade oral, linfadenopatia cervical, exantema polimorfo e alteração de extremidades (Tabela 277.II).

Tabela 277.II – Critérios diagnósticos para doença de Kawasaki
Febre por pelo menos 5 dias* e 4 dos 5 critérios abaixo, excluindo os diagnósticos diferenciais:
Conjuntivite bilateral
Alteração de mucosa oral
Linfadenopatia cervical
Exantema polimorfo
Alteração de extremidades

* O diagnóstico pode ser feito com < 4 critérios caso haja febre ≥ 5 dias e alteração da artéria coronária no ecocardiograma ou angiografia. Se o quadro clínico for clássico, com ≥ 4 critérios o diagnóstico pode ser feito, até mesmo no 4º dia de febre.

1. Febre: é tipicamente alta (> 39°C) e remitente. Dura em média 11 dias. Por convenção, o primeiro dia de febre conta como o dia 1 de febre. Depois de instituído o tratamento, costuma se resolver em 2 dias.
2. Conjuntivite: caracteriza-se por sufusão bilateral sem exsudato, é indolor, acomete conjuntiva bulbar e inicia-se logo após a febre.
3. Alteração de cavidade oral: pode se manifestar como enantema difuso da mucosa oral, língua "em framboesa", lábios com fissura, descamação, ressecamento, rachadura ou sangramento.
4. Linfadenopatia cervical: é a manifestação menos comum, ocorre unilateralmente com aumento de um ou mais linfonodos, medindo > 1,5 cm de aspecto firme, não flutuante.
5. Exantema polimorfo: surge normalmente depois de 1 a 5 dias de febre, podendo manifestar-se de várias formas. A mais comum é o eritema maculopapular. Ocasionalmente apresenta-se como exantema urticariforme, *rash* escarlatiniforme ou eritema multiforme. Costuma ser extenso, acometendo tronco e extremidades. A região perineal apresenta lesões mais acentuadas, onde pode ocorrer descamação precoce.
6. Alterações de extremidades: iniciam-se com edema endurado em dorso de mãos e pés e/ou eritema em palma de mãos e sola dos pés. A descamação subungueal surge após 2 a 3 semanas do início da febre.

Alterações cardiovasculares

Além da formação de aneurismas em coronárias, menos comumente ocorrem outras complicações cardiovasculares, incluindo endocardite, miocardite, pericardite com derrame pericárdico e dano valvar.

O exame físico pode revelar um precórdio hiperdinâmico, taquicardia, ritmo de galope e sopro pelo quadro hiperdinâmico ou secundário a regurgitação mitral. Pode também manifestar quadro de insuficiência cardíaca congestiva ou choque cardiogênico quando há disfunção miocárdica. O eletrocardiograma pode mostrar arritmia, intervalo PR prolongado e alterações inespecíficas de ST e onda T.

O ecocardiograma deve ser realizado assim que a DK for suspeita, pois, na fase aguda, já pode mostrar algumas alterações como luminosidade perivascular, ectasia ou dilatação das artérias coronárias mesmo antes da formação de aneurismas. O ecocardiograma pode ainda detectar diminuição da contratilidade do ventrículo esquerdo, regurgitação mitral e derrame pericárdico.

O ecocardiograma deve ser repetido com 2 semanas e com 6 a 8 semanas. Estudos recentes demonstram que se o ecocardiograma for normal até 4 a 8 semanas, raramente irá desenvolver anormalidade após esse período.

Outros achados clínicos

Como a DK é uma vasculite sistêmica, pode-se encontrar outros sintomas em outros órgãos atingidos (Tabela 277.III).

Artrite ou artralgia multiarticular ocorre na 1ª semana em 30% dos casos, tanto em pequenas quanto em grandes articulações.

A irritabilidade extrema é bem observada e o líquido cefalorraquidiano (LCR) mostra meningite asséptica. Há relatos de paralisia unilateral do nervo facial transitório e perda auditiva neurossensorial temporária de alta freqüência (20 a 35 dB).

Manifestações gastrintestinais, como diarréia, vômitos e dor abdominal ocorrem em 1/3 dos pacientes com DK. Hepatomegalia e icterícia podem ocorrer. Hidropisia da vesícula biliar surge em 15% dos pacientes nas primeiras 2 semanas e pode ser diagnosticada por ultra-sonografia abdominal.

Tabela 277.III – Outras manifestações clínicas
Sistema musculoesquelético: artrite e artralgia
Sistema gastrintestinal: diarréia, vômitos, dor abdominal, disfunção hepática, icterícia, hidropisia da vesícula biliar
Sistema nervoso central: irritabilidade extrema, meningite asséptica, surdez neurossensorial
Cardíacas: miocardite, insuficiência cardíaca congestiva, pericardite, regurgitação valvar
Outros achados: eritema endurado na cicatriz de BCG, uveíte anterior

No Japão, é muito comum o aparecimento de eritema endurado no local da vacina de BCG.

Doença de Kawasaki incompleta (atípica)

Doença de Kawasaki incompleta ou atípica é o caso em que o paciente não preenche critérios clínicos suficientes para fechar diagnóstico de DK clássica, tornando o diagnóstico ainda mais difícil. Nesses casos, alterações laboratoriais e ecocardiograma auxiliam no diagnóstico (Algoritmo 277.1).

A DK incompleta é mais comum em lactentes jovens e deve ser considerada em todas as crianças com febre há mais de 5 dias, com irritabilidade mantida, PCR e VHS elevados, mesmo que não preencha todos os critérios clínicos.

EXAMES COMPLEMENTARES

Os achados laboratoriais são decorrentes do intenso processo inflamatório sistêmico (Tabela 277.IV). Foi observado que 50% dos pacientes na fase aguda da DK têm leucocitose > 15.000, com predomínio de neutrófilos e desvio à esquerda. Plaquetose entre 500.000 a 1 milhão/mm^3 surge normalmente na 2ª semana. Anemia normocrômica e normocística pode ocorrer.

Tabela 277.IV – Alterações laboratoriais
Leucocitose com neutrofilia e desvio à esquerda
Anemia
Plaquetose
Aumento de PCR e VHS
Aumento das transaminases
Gama-GT aumentada
Hiperbilirrubinemia
Hipoalbuminemia
Diminuição do colesterol total e frações
Piúria estéril
Pleocitose do líquido cefalorraquidiano (LCR)
Leucocitose no líquido sinovial

Os marcadores de fase aguda, como proteína C reativa (PCR) e velocidade de hemossedimentação (VHS), estão elevados.

Em 40% dos casos, há elevação de transaminases, e em 10% ocorre hiperbilirrubinemia. O aumento de gama-GT ocorre em 67% e hipoalbuminemia é comum nos casos mais prolongados. Colesterol total, HDL e apolipoproteína A-I costumam estar diminuídos na DK.

A urina I revela piúria estéril em 1/3 dos pacientes com DK, sendo que a coleta suprapúbica não demonstra leucocitúria, sugerindo uretrite. Nos pacientes com artrite que realizam artrocentese, apresenta-se líquido com aspecto purulento, com celularidade aumentada, glicose normal e Gram e culturas negativas.

O ecocardiograma, conforme citado anteriormente, é de extrema importância.

DIAGNÓSTICO DIFERENCIAL

Como os achados clínicos são inespecíficos, outras doenças com sintomas semelhantes devem ser excluídas, conforme mostra a Tabela 277.V. É pouco provável que crianças com quadro de tosse, rinorréia e secreção ocular desenvolvam DK.

Tabela 277.V – Diagnóstico diferencial
Infecções virais (sarampo, adenovírus, enterovírus, mononucleose)
Escarlatina
Síndrome da pele escaldada
Síndrome do choque tóxico
Linfadenite cervical bacteriana
Reação de hipersensibilidade a drogas
Síndrome de Stevens-Johnson
Artrite reumatóide juvenil
Febre maculosa das Montanhas Rochosas
Leptospirose
Intoxicação por mercúrio (acrodinia)

TRATAMENTO

A DK é uma doença autolimitada. Os sinais e sintomas costumam se resolver no 10º dia mesmo sem terapia específica. Porém, aneurismas de coronárias desenvolvem-se em 20% a 25% dos casos não-tratados. Alguns fatores estão associados a um maior risco de formação de aneurismas em coronárias, como febre prolongada, menores de 1 ano e maiores de 8 anos, sexo masculino e presença de hipoalbuminemia.

O novo *guideline* da American Heart Associacion recomenda tratamento para todos os pacientes com o diagnóstico de DK. O uso de altas doses de imunoglobulina humana (IVIG) junto com aspirina reduz para 3% as chances de desenvolver aneurismas coronarianos.

A IVIG deve ser usada numa dose de 2 g/kg em dose única. Deve ser instituída dentre os 10 primeiros dias da doença. Após o 10º dia, pode ser dado IVIG se houver febre persistente ou comprovação de aneurismas com processo inflamatório sistêmico (PCR e VHS elevados).

A aspirina deve ser usada em altas doses no quadro agudo (80 a 100 mg/kg/dia, divididos em 4 doses), que devem ser diminuídas (3 a 5 mg/kg/dia, dose única) quando a criança se apresentar afebril por 3 dias. Deve-se usar aspirina até não haver mais evidência de coronariopatia, por volta de 6 a 8 semanas. Para crianças que persistirem com aneurisma na artéria coronária, o uso de aspirina deve ser mantido indefinidamente.

Se a febre persistir após o uso de IVIG, há maior risco de desenvolvimento de aneurisma em coronárias, e recomenda-se uma nova dose de IVIG e procurar o especialista.

Uma alternativa para o tratamento da DK é o uso de corticosteróides. Apesar de não ser a primeira opção, uma metanálise demonstrou diminuição da formação de aneurismas em coronárias quando usado concomitantemente com a aspirina. O regime recomendado é a pulsoterapia com metilprednisolona, na dose de 30 mg/kg por 2 a 3 horas, 1 vez/ dia, por 1 a 3 dias, e é indicado após falha da 2ª dose de IVIG.

Pacientes com aneurisma gigante (diâmetro > 8 mm) têm pior prognóstico, pois geralmente os aneurismas não regridem, e têm maior risco de desenvolver trombose em coronária, estenose e infarto agudo do miocárdio (IAM).

O IAM é a principal causa de morte da DK. Pode ocorrer na fase aguda da doença, mas ocorre normalmente dentro de 1 ano ou até mesmo na vida adulta.

Dos pacientes que desenvolvem aneurisma de coronária, 50% se resolve espontaneamente em 1 a 2 anos. Estes pacientes, junto com os que não desenvolveram aneurisma em coronárias, têm um excelente prognóstico a longo prazo.

Todos os pacientes diagnosticados precisam ser encaminhados para especialistas para seguimento a longo prazo. Conforme o acometimento da doença, será avaliado individualmente se há necessidade de terapia medicamentosa antiplaquetária, restrição de atividade física, seguimento com exames complementares e indicação de cateterismo e angiografia.

Algoritmo 277.1 – Doença de Kawasaki incompleta

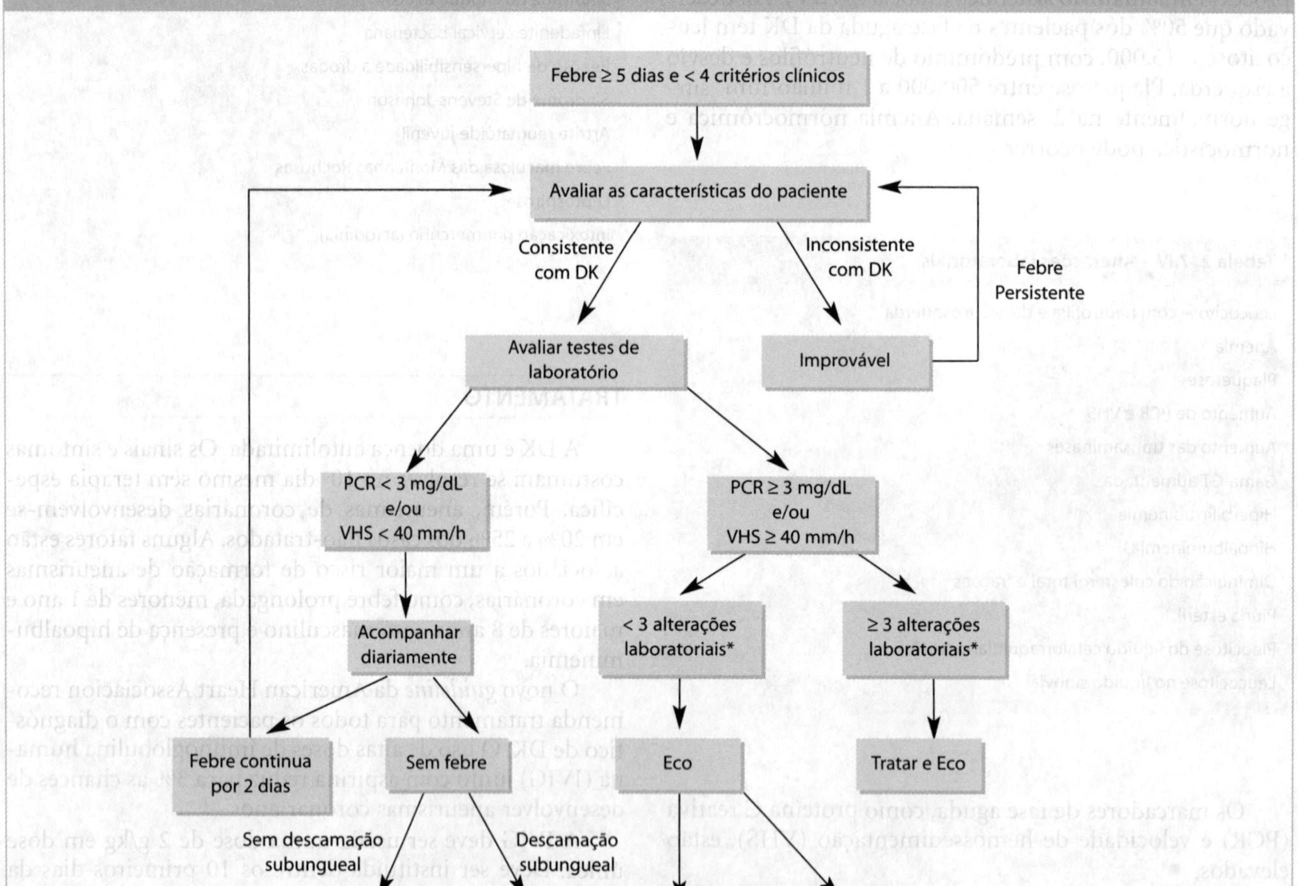

Algoritmo 277.2 – Tratamento da doença de Kawasaki

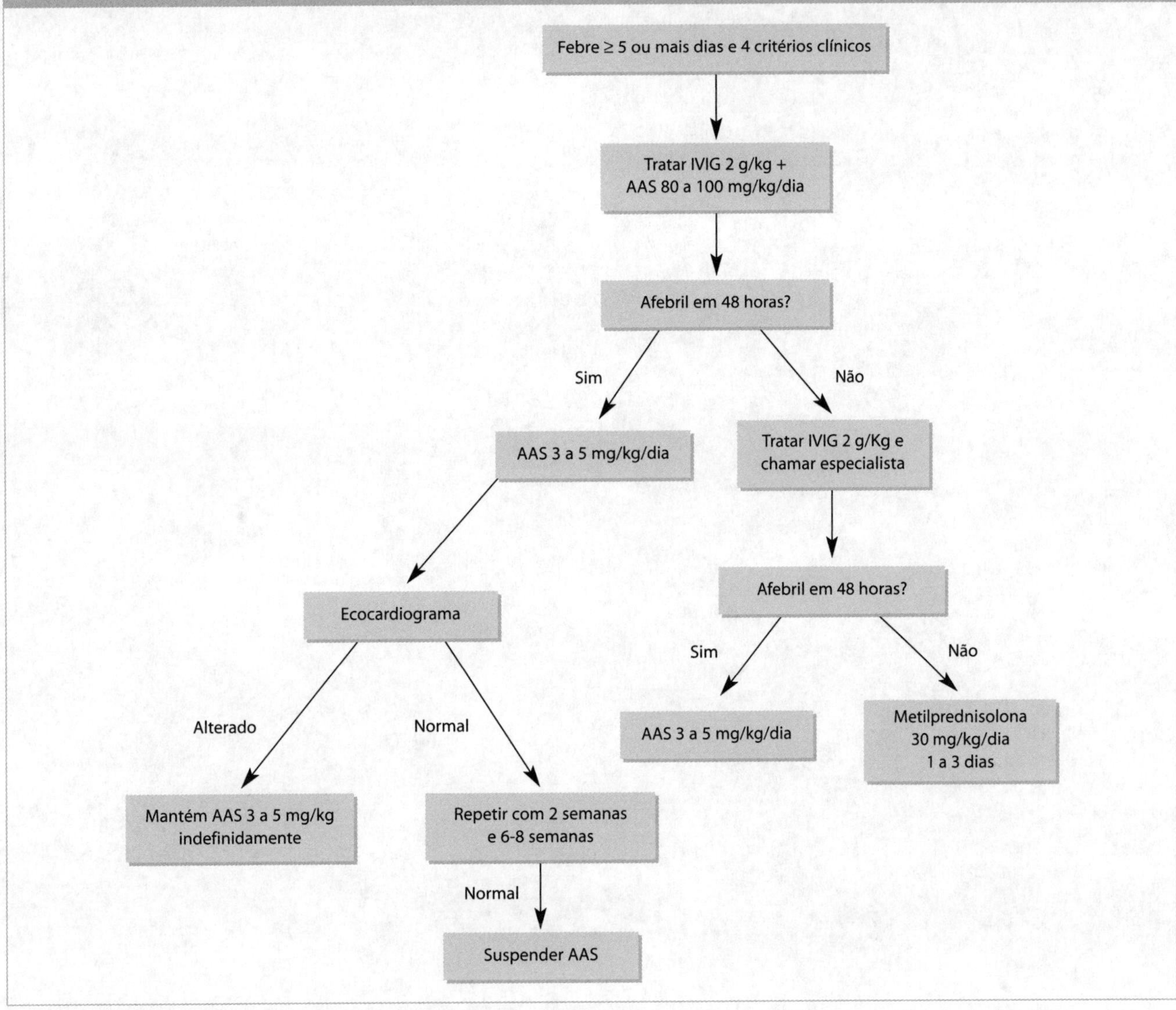

LEITURA ADICIONAL

1. Brown TJ, Crawford SE, Cornwall ML, Garcia F, Shulman ST, Rowley AH. CD8 T lymphocytes and macrophages infiltrate coronary artery aneurysms in acute Kawasaki disease. J Infect Dis 2001; 184: 940-3.
2. Burns JC, Glodé MP. Kawasaki syndrome. Lancet 2004; 364: 533-44.
3. Durongpisitkul K, Gururaj VJ, Park JM, Martin CF. The prevention of coronary artery aneurysm in Kawasaki disease: a meta-analysis on the efficacy of aspirin and immunoglobulin treatment. Pediatrics 1995; 96: 1057-61.
4. Holman RC, Curns AT, Belay ED, Steiner CA, Schonberger LB. Kawasaki syndrome hospitalizations in the United States, 1997 and 2000. Pediatrics 2003; 112: 495-501.
5. Kato H, Sugimura T, Akagi T, et al. Long-term consequences of Kawasaki disease. A 10 to 21-year follow-up study of 594 patients. Circulation 1996; 94: 1379-85.
6. Kim SD. Kawasaki disease. Yonsei Medical Journal 2006; 47(6): 759-72.
7. Malhotra MG, Rao PS. Current perspectives on Kawasaki disease. Indian J Pediatr 2005; 72(7): 621-29.
8. Newburger JW, Takahashi M, Gerber MA, et al. Diagnosis, treatment, and long-term management of Kawasaki disease: a statement for health professionals from the Committee on Rheumatic Fever, Endocarditis, and Kawasaki Disease, Council on Cardiovascular Disease in the Young, American Heart Association [published correction appears in Pediatrics. 2005; 115(4): 1118]. Pediatrics 2004; 114: 1708-33.
9. Oates-Whitehead RM, Baumer JH, Haines L, Love S, Maconochie IK, Gupta A, et al. Intravenous immunoglobulin for the treatment of Kawasaki disease in children. Cochrane Database Syst Rev. 2003; 4.
10. Rowley AH, Shulman ST, Spike BT, Mask CA, Baker SC. Oligoclonal IgA response in the vascular wall in acute Kawasaki disease. J Immunol 2001; 166: 1334-43.
11. Sakane PT. Doença de Kawasaki. In: Cossermelli W. Vasculites. São Paulo: Fundação para o Desenvolvimento da Reumatologia, 2002.
12. Scott JS, Ettedgui JA, Neches WH. Cost-effective use of echocardiography in children with Kawasaki disease. Pediatrics 1999; 104(5).
13. Wooditch AC, Aronoff SC. Effect of initial corticosteroid therapy on coronary artery aneurysm formation in Kawasaki disease: a metaanalysis of 862 children. Pediatrics 2005; 116: 989-95.
14. Yanagawa H, Nakamura Y, Yashiro M, et al. Incidence survey of Kawasaki disease in 1997 and 1998 in Japan. Pediatrics 2001; 107(3).

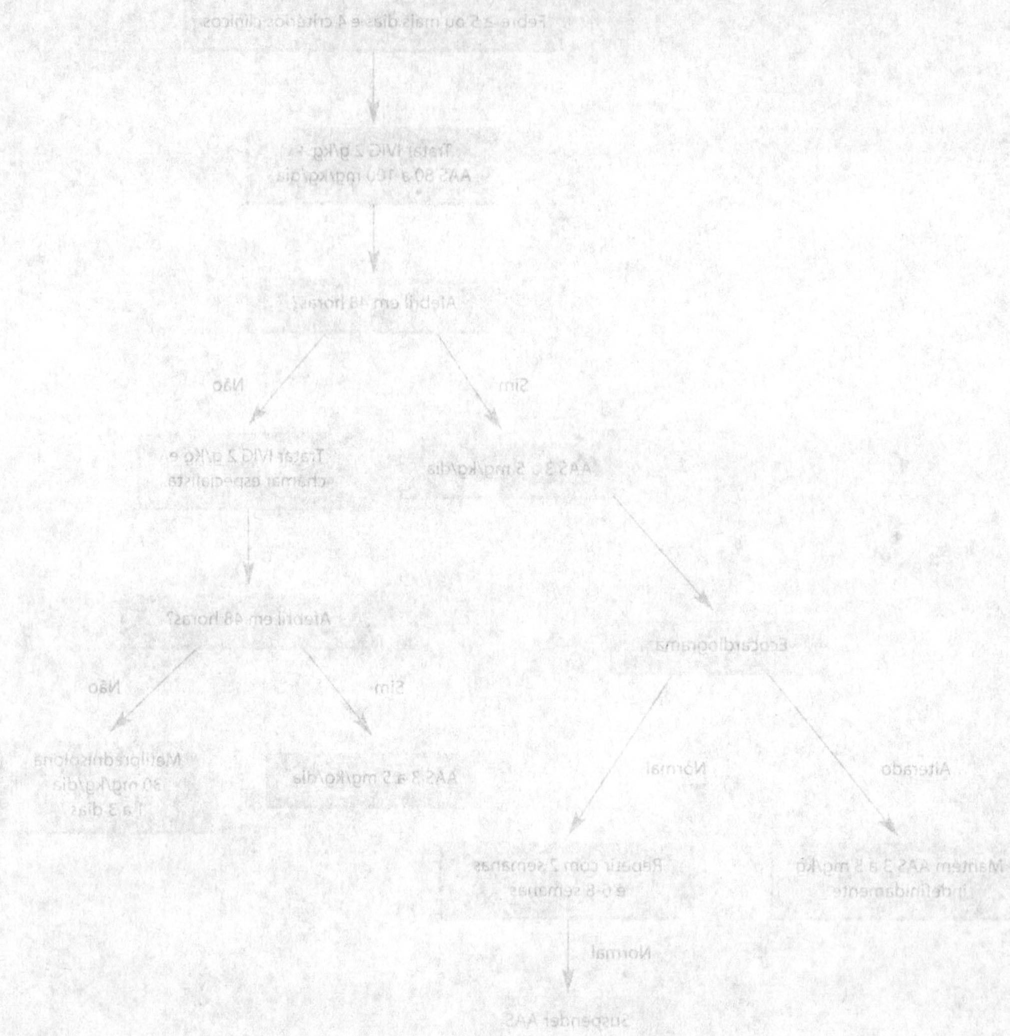

SEÇÃO

XIV

Injúrias Ambientais

Coordenador
Maria Cecília de Toledo Damasceno

Doenças Disbáricas

CAPÍTULO 278

Eduardo Nogueira G. Vinhaes

TÓPICOS IMPORTANTES

- As doenças disbáricas são decorrentes das variações da pressão atmosférica ambiental (compressão e descompressão) e de suas influências sobre os gases presentes no corpo humano.
- As variações de volume das cavidades gasosas do corpo (orelhas, seios da face, intestinos, cavidades dentárias) ou daquelas que estão em contato com o mesmo (máscara e roupa de mergulho) podem causar lesões teciduais importantes denominadas barotraumas. Podem ocorrer tanto na descompressão como na compressão.
- Uma expansão excessiva do volume pulmonar (síndrome de hiperdistensão pulmonar) pode ocorrer quando a mistura gasosa respirada não é adequadamente expirada durante a descompressão. O excesso de volume gasoso pode extravasar para espaços perivasculares (mediastino, subcutâneo, pleura) ou intravasculares (embolia gasosa arterial), levando a conseqüências potencialmente muito graves (embolia gasosa em sistema nervoso central ou artérias coronarianas, por exemplo).
- Os gases inertes da mistura respiratória respirada devem ser adequadamente eliminados dos tecidos corpóreos durante a descompressão. Caso isso não ocorra, estes gases inertes podem passar diretamente para a fase gasosa, levando à formação de bolhas gasosas potencialmente em todos os tecidos do corpo (intra e extravasculares). Este fenômeno pode levar ao aparecimento da doença descompressiva.
- A doença descompressiva caracteriza-se por alterações em sistema nervoso central, pele, sistema osteoarticular, sangue, pulmões e orelha interna (DD vestibular). Pode ser classificada clinicamente em tipo I (dor osteoarticular, fadiga intensa, alterações cutâneas e linfáticas) e tipo II (alterações neurológicas e cardiorrespiratórias).
- O tratamento dos barotraumas em geral é clínico, sendo fundamental não expor o paciente a uma nova variação da pressão atmosférica ambiental (recompressão ou descompressão). Pode haver a necessidade de uma avaliação especializada (ORL) em casos mais graves (perfuração da membrana timpânica, alterações da orelha interna, por exemplo).
- A principal característica da embolia arterial gasosa na síndrome de hiperdistensão pulmonar é a perda de consciência em até dez minutos após o final da descompressão; deve ser considerada uma situação de emergência. O tratamento definitivo é a recompressão em câmara hiperbárica.
- A doença descompressiva apresenta quadros clínicos de intensidade e evolução variados, sendo que o seu tratamento definitivo é a recompressão em câmara hiperbárica, mesmo nos casos mais leves e estáveis.
- A embolia arterial gasosa devida à síndrome de hiperdistensão pulmonar e a doença descompressiva são classificadas como males da descompressão e devem receber os mesmos cuidados iniciais (exame neurológico detalhado, monitoração cardiorrespiratória, oxigênio suplementar, hidratação, prevenção da hipotermia). A recompressão em câmara hiperbárica adequada é o tratamento definitivo de escolha.

INTRODUÇÃO E DEFINIÇÕES

Doenças disbáricas são as doenças decorrentes das variações da pressão atmosférica ambiental (compressão e descompressão). Podem ocorrer em todos os indivíduos submetidos a esse tipo de alteração ambiental, como mergulhadores, aeronautas, submarinistas, trabalhadores submetidos a um ambiente hiperbárico (construção civil, câmaras hiperbáricas) e astronautas. Destas populações, particularmente a dos mergulhadores recreativos está mais suscetível a estas complicações devido ao fato de ser a mais numerosa (estimada entre 400.000 e 500.000 indivíduos certificados no Brasil e entre 2.000.000 e 3.000.000 nos EUA). Além disso, a falta de padrões médicos definidos para a avaliação e liberação médica para prática do mergulho recreativo permite que algumas condições médicas que não são admissíveis na atividade profissional, como, por exemplo, a hipertensão arterial sistêmica e o *diabetes mellitus*, possam estar presentes em alguns mergulhadores recreativos, potencializando o risco inerente da atividade.

Em ordem de prevalência na prática clínica, as doenças disbáricas abrangem os barotraumas das cavidades gasosas do corpo, a doença descompressiva e a síndrome de hiperdistensão pulmonar, sendo que particularmente estas duas últimas, denominadas em conjunto como males da descompressão, são de ocorrência relativamente rara (dois a cinco casos em cada 10.000 imersões no mergulho recreativo). Dos casos de males da descompressão, apenas entre 7 e 10% recebem o diagnóstico de síndrome de hiperdistensão pulmonar.

Um problema em especial existe no tratamento definitivo dos males da descompressão, uma vez que será necessária a realização de uma recompressão terapêutica nestes casos. Esse tratamento deve ser realizado em uma câmara hiperbárica adequada, o que, devido à pouca disponibilidade deste recurso em nosso meio, torna o atendimento inicial no serviço de emergência um ponto de extrema importância para se assegurar a estabilidade do quadro clínico até se obter o tratamento recompressivo.

ETIOLOGIA E FISIOPATOLOGIA

Duas leis da Física têm aplicação direta no aparecimento e desenvolvimento das doenças disbáricas: a lei de Boyle e a lei de Henri.

A lei de Boyle diz que, em um sistema gasoso fechado com volume variável e temperatura constante, o volume varia de maneira inversamente proporcional à variação da pressão, ou seja, ao se aumentar a pressão ambiental (compressão) sobre este sistema, o volume do mesmo tende a diminuir de maneira proporcional à intensidade do aumento da pressão. O inverso ocorre na diminuição da pressão (descompressão) sobre o sistema.

A lei de Henri, por sua vez, diz que em um sistema fechado contendo uma fase gasosa sobre uma fase líquida, em uma temperatura constante, a dissolução do gás no líquido é proporcional à pressão parcial deste gás sobre a fase gasosa. Isso significa que, durante a compressão, os gases são dissolvidos com mais facilidade no meio líquido e que os mesmos voltam ao seu estado gasoso durante e após a descompressão.

Os barotraumas são devidos à variação do volume das cavidades gasosas do corpo ou daquelas diretamente em contato com o mesmo (máscara e roupa de mergulho), segundo a lei de Boyle. Podem ocorrer tanto durante a compressão como na descompressão, sendo que as condições básicas para o desenvolvimento de um barotrauma estão citadas na Tabela 278.I. As cavidades gasosas afetadas, por ordem de prevalência, são as orelhas (externa, média e interna), os seios da face, os intestinos e as cavidades dentárias. Os pulmões também podem ser afetados, mas abordaremos essa situação a seguir, na síndrome de hiperdistensão pulmonar. O barotrauma compressivo pulmonar é de ocorrência rara e praticamente só é observado em mergulhos profundos realizados em apnéia.

Durante a exposição ao ambiente hiperbárico, o gás inerte da mistura respiratória utilizada, na maioria das vezes o nitrogênio (N_2) do ar respirado, passa a ser acumulado em todos os tecidos (lei de Henri). Durante e logo após a descompressão, essa carga adicional de gás inerte deve ser eliminada de maneira controlada através dos chamados procedimentos de descompressão (Tabelas e Algoritmos de descompressão). A doença descompressiva é decorrente da formação de bolhas de gás inerte quando o excesso deste gás, caso não seja adequadamente eliminado durante a fase de descompressão, passa da sua fase dissolvida nos tecidos diretamente para a sua fase gasosa. Estas bolhas podem se formar praticamente em todos os tecidos, intra ou extravasculares, sendo que os sistemas e órgãos que apresentam maior susceptibilidade são pele, sistema nervoso central (SNC), sistema osteoarticular, sangue, pulmões e orelha interna (doença descompressiva vestibular). Após o seu surgimento, a bolha gasosa (gás inerte) intravascular interage com o sangue e o endotélio desencadeando fenômenos diversos e complexos, como obstrução mecânica, ativação dos sistemas de coagulação e de complemento, além da distorção da estrutura histológica dos tecidos (bolhas intrateciduais extravasculares). As bolhas de gás inerte são eliminadas gradualmente com o passar das horas, de maneira que o restabelecimento do fluxo sangüíneo tecidual local pode ocasionar outra lesão, a de isquemia-reperfusão. Tais fenômenos fisiopatológicos explicam por que o aparecimento do quadro clínico na doença descompressiva apresenta um tempo muito variado, desde minutos até horas após o mergulho. Além disso, a apresentação dos sinais e sintomas também é muito diversa e, considerando que a doença descompressiva pode ocorrer mesmo em indivíduos que seguiram rigorosamente os procedimentos estabelecidos para uma descompressão segura, outros fatores relacionados à fisiopatologia que seguramente interagem entre si ainda são desconhecidos e seguem em estudo.

A síndrome de hiperdistensão pulmonar, por sua vez, ocorre devido a uma expansão excessiva do volume gasoso intrapulmonar durante a descompressão quando não há uma expiração suficiente para eliminar o excesso gasoso (lei de Boyle). Devido a uma ruptura no parênquima pulmonar, geralmente não detectável mesmo com exames radiológicos, pode ocorrer extravasamento de gás para o mediastino (pneumomediastino), para o tecido conjuntivo (enfisema de subcutâneo), entre as pleuras (pneumotórax) e para dentro da corrente sangüínea (embolia arterial gasosa). Esta última situação requer especial atenção, uma vez que a presença de bolhas gasosas, neste caso a mistura gasosa respirada durante o mergulho e não apenas o gás inerte, dentro da corrente sangüínea arterial no nível da veia pulmonar, pode desencadear quadros graves diversos, como perda de consciência (embolia gasosa em sistema nervoso central) e infarto agudo do miocárdio (embolia gasosa em artérias coronarianas).

Tabela 278.I – Condições necessárias para a ocorrência de um barotrauma
Cavidade com conteúdo gasoso
Sem comunicação com o meio ambiente
Paredes rígidas ou semi-rígidas
Mudanças na pressão ambiente
Penetração vascular ou de membrana

ACHADOS CLÍNICOS

Discutiremos, a seguir, os pontos relativos à história e ao exame físico de cada uma das doenças disbáricas, incluindo os fatores de risco associados.

Barotraumas

Orelha média

É a doença disbárica de maior incidência na exposição hiperbárica (65% dos casos de barotraumas). O principal sintoma é a dor no nível da membrana timpânica, unilateral. Em mergulhadores ocorre geralmente em pouca profundidade (3 a 6 metros) e já no primeiro mergulho (25% a 35% dos casos). Além da presença de dor local importante pode ocorrer, também, sensação de "orelha abafada ou tampada", diminuição da acuidade auditiva e, raramente, otorragia. A dificuldade para realizar as manobras de equalização da orelha média (manobra de Valsalva) já no início da compressão geralmente é relatada. Em casos mais extremos, em que a compressão não foi interrompida mesmo na presença da dor, pode ocorrer ruptura timpânica. Nessa situação, caso o mergulhador esteja imerso em água, o contato com a temperatura externa mais fria pode desencadear vertigens, náuseas e vômitos. O contato com a água pode, posteriormente, levar ao aparecimento de infecção local (orelhas média e interna), além de alterações auditivas permanentes. Um resumo dos sinais e sintomas no barotrauma da orelha média encontra-se na Tabela 278.II.

Tabela 278.II – Sinais e sintomas de barotrauma de orelha média

Otalgia moderada ou intensa, geralmente unilateral	Diminuição da acuidade auditiva
Sensação de orelha abafada ou tampada	Zumbidos
Otorragia	Vertigens

Um ponto importante na história clínica de um barotrauma de orelha média relaciona-se à presença de fatores de risco que possam dificultar a equalização da orelha média, particularmente durante a compressão. Os principais fatores que podem dificultar o funcionamento da tuba auditiva interna e, portanto, influir negativamente na capacidade de equalização, estão listados na Tabela 278.III.

Tabela 278.III – Fatores de risco no barotrauma da orelha média

Congestão da tuba auditiva – IVAS, rinite alérgica
Exposição a irritantes da mucosa – fumaça de cigarro, exposição a produtos químicos
Presença de pólipos ou adenóides, desvios importantes do septo nasal
Ultrapassagem da pressão de abertura da tuba auditiva – 60-170 mmHg (75-220 cmH_2O)
História pregressa de lesões importantes ou procedimentos cirúrgicos na orelha média

O exame físico passa, obrigatoriamente, por uma otoscopia. A avaliação direta da membrana timpânica pode fornecer informações sobre a gravidade do caso (Tabela 278.IV).

Tabela 278.IV – Classificação da gravidade do barotrauma de OM segundo achados de otoscopia

Grau 0	Sintomas sem sinais ao exame físico
Grau 1	Hiperemia de membrana timpânica
Grau 2	Hiperemia e hemorragia discreta dentro da membrana timpânica
Grau 3	Hemorragia importante dentro da membrana timpânica
Grau 4	Sangue livre na orelha média
Grau 5	Perfuração da membrana timpânica

Orelha externa

De menor incidência que o da orelha média, ocorre em situações em que se forma uma pequena câmara gasosa isolada dentro do conduto auditivo externo, entre o meio externo e a membrana timpânica. Tais situações podem ser decorrentes da presença de obstruções mecânicas (cerume, tampões artificiais) no conduto auditivo externo ou do uso de um capuz protetor na cabeça, normalmente de neoprene, muito justo ou apertado sobre a orelha externa, selando o ar que está dentro do conduto auditivo externo antes de se iniciar a compressão. Durante a compressão ocorre uma diminuição do volume dessa câmara gasosa (lei de Boyle), com conseqüentes tração e lesão da membrana timpânica, levando em casos extremos até à chamada ruptura inversa do tímpano. Os sinais e sintomas encontrados são semelhantes aos do barotrauma da orelha média (Tabela 278.II), apesar das diferenças no mecanismo fisiopatológico. Entre as complicações possíveis encontram-se a otite externa, especialmente no caso de haver entrada de material do meio externo (água) na área afetada, além de alterações auditivas permanentes.

Orelha interna

Barotrauma de ocorrência rara, geralmente está associado a um barotrauma da orelha média em que se relata uma grande dificuldade para realizar as manobras de equalização da orelha média (manobra de Valsalva forçada), particularmente se essas manobras foram executadas durante a descompressão. Pode haver lesão das janelas oval ou redonda, com eventual aparecimento de uma fístula de perilinfa. Os sinais e sintomas, que podem ser imediatos ou tardios, transitórios ou persistentes, são caracterizados pela ocorrência de uma síndrome vertiginosa (náuseas, vômitos, zumbidos e nistagmo) e de uma perda auditiva significativa, além de sinais e sintomas característicos de um barotrauma da orelha média (Tabela 278.II). A otoscopia é obrigatória nesses casos, observando que a ausência de lesões observada no exame físico não exclui o diagnóstico de barotrauma da orelha interna.

Seios da face

Considerado o barotrauma mais freqüente após os da orelha, ocorre devido ao mesmo mecanismo (lei de Boyle) observado anteriormente, porém aplicado às cavidades gasosas que constituem os seios da face. Os sinais e sintomas característicos estão citados na Tabela 278.V. Os fatores predisponentes estão relacionados à obstrução dos óstios dos seios paranais, como congestão da mucosa nasal (IVAS, rinite), hipertrofia dos cornetos ou presença de pólipos

Tabela 278.V – Sinais e sintomas de barotrauma de seios paranais	
Dor leve ou moderada na face	Dor na arcada dentária superior
Cefaléia persistente	Parestesia ocasional em face
Epistaxe	Secreção nasal espessa e purulenta
Sensação de secreção em rinofaringe – gosto de sangue ao deglutir	

próximos aos óstios. Apesar de raras, as complicações possíveis são as infecções locais (sinusites agudas), além de ruptura do seio paranasal e eventual infiltração gasosa dos tecidos periféricos no ponto de lesão (face, periorbitário e até mesmo pneumoencéfalo).

Intestinos

De ocorrência bastante rara devido à flexibilidade na variação volumétrica gasosa intraluminal, caracteriza-se por desconforto gastrintestinal durante a descompressão, particularmente nos casos em que se registra aerofagia. Em geral, a eliminação natural do excesso gasoso representa não apenas o alívio mas também o tratamento definitivo. Em raros casos extremos podem ocorrer distensão e perfuração gástrica.

Cavidades dentárias

Barotraumas pouco relatados, estão associados à presença de pequenas cavidades gasosas entre a gengiva e o dente devido a procedimentos dentários recentes ou são decorrentes de cavidades intradentárias (cáries) não tratadas e isoladas do meio externo. O sintoma mais evidente é a dor local, mas eventualmente pode-se observar presença de sangramento discreto no local afetado.

Barotrauma da máscara de mergulho

De incidência importante entre os mergulhadores recreativos, caracteriza-se pela dor local, de leve ou moderada intensidade, além da presença de uma hiperemia característica no local de contato da máscara com a face ("marca da máscara"). É decorrente da falta de uma equalização da pressão dentro da máscara de mergulho durante a compressão, sendo que a utilização de materiais muito flexíveis e confortáveis neste equipamento pode não sinalizar ao mergulhador menos experiente sobre o problema. Em casos raros e extremos podem ocorrer hiperemia generalizada na face e sangramento conjuntival importante.

Barotrauma da roupa de mergulho

De ocorrência no passado, caracteriza-se por áreas hiperemiadas distribuídas pelo corpo do mergulhador, particularmente em áreas de dobras como axilas, face interna de cotovelos e regiões poplíteas. O desenvolvimento de materiais mais adequados para as roupas de mergulho nos últimos anos praticamente extinguiu este tipo de barotrauma.

Doença descompressiva

A história clínica e o exame físico na doença descompressiva têm papel fundamental no diagnóstico desta doença, uma vez que basicamente não existe, até o momento, nenhum exame laboratorial ou de imagem que possam auxiliar o médico neste diagnóstico. Neste sentido, a primeira pergunta que se deve fazer é: "O paciente respirou algum tipo de mistura respiratória (geralmente ar) em um ambiente hiperbárico nas últimas 24 horas?" Caso a resposta seja positiva e se o paciente estiver apresentando algum dos sinais e sintomas característicos (Tabela 278.VI), deve-se considerar o diagnóstico de um mal da descompressão até prova contrária.

Tabela 278.VI – Sinais e sintomas de males da descompressão	
Cansaço excessivo	Fraqueza intensa
Parestesias	Dificuldade para urinar
Rash cutâneo, urticária	Dificuldade para caminhar
Dor muscular ou de articulações	Alterações de comportamento
Alterações visuais e/ou auditivas	Alterações de consciência
Enjôo, vômitos	Convulsões
Dificuldade respiratória	Inconsciência

A história clínica pode fornecer dados fundamentais para o diagnóstico da doença descompressiva. Particularmente os indivíduos que, por qualquer motivo, tenham sido descomprimidos sem que os limites das tabelas de descompressão sejam respeitados (descompressão omitida), ainda que apenas parcialmente, são fortes candidatos a desenvolver um quadro de doença descompressiva. Além disso, mesmo nos casos em que estes limites foram respeitados existem alguns fatores de risco que potencialmente podem influenciar no desenvolvimento do quadro clínico (Tabela 278.VII) e que devem ser pesquisados.

Assim, na avaliação da história clínica de um caso em que há suspeita de uma doença descompressiva, deve-se obrigatoriamente pesquisar, para cada pressurização efetuada nas últimas 24 horas, a profundidade (pressão) máxima atingida, a duração da exposição, o número e a natureza das ascensões (descompressões) realizadas, o uso de "paradas" durante a

Tabela 278.VII – Fatores de risco para doença descompressiva	
Esforço físico intenso durante o mergulho	Hipercapnia (equipamento de ventilação inadequado)
Condicionamento físico ruim	Ingestão alcoólica prévia ao mergulho
Temperatura da água (frio)	Traumatismos
Idade (idosos)	Perfil do mergulho
Obesidade	Mergulho de repetição
Desidratação	Exposição à altitude

descompressão, a atividade realizada (trabalho, lazer etc.) e eventuais problemas encontrados (compensação das orelhas, por exemplo) durante a exposição, qual o método utilizado para a descompressão e se o mesmo foi realizado na íntegra, a duração entre os intervalos de tempo na superfície entre as exposições (mergulhos sucessivos ou de repetição), além dos tipos de gases e equipamento utilizados. Deve-se pesquisar, ainda, as queixas clínicas relatadas quanto à intensidade e à evolução e, também, o passado médico do paciente (uso de medicações, cirurgias prévias, casos pregressos de doença descompressiva), além das eventuais medidas de atendimento inicial, especialmente o uso de oxigênio normobárico, tomadas desde o início do caso.

Os sinais e sintomas da doença descompressiva são muito diversos, tanto na apresentação clínica quanto na sua evolução. O sintoma inicial mais freqüentemente relatado é a dor osteoarticular (50 a 60% dos casos), principalmente em ombro e cotovelo (mergulhos únicos e aeronautas) ou quadril e joelhos (mergulhos de saturação e trabalhadores de ar comprimido). Em geral é uma dor de localização pouco definida, porém limitante quanto à movimentação do membro afetado. Entretanto, sinais e sintomas de acometimento do SNC, particularmente no nível da medula espinal, podem se desenvolver com o passar do tempo, desde minutos a horas, e mesmo sem o aparecimento da dor osteoarticular, resultando que o sintoma final mais freqüente, particularmente em mergulhadores, passa a ser a presença de parestesias ou alterações da sensibilidade em extremidades (60 a 70% dos casos no mergulho recreativo). Outros achados menos freqüentes incluem (em ordem de prevalência) fraqueza muscular, fadiga intensa, mal-estar, cefaléia, alterações cutâneas (*rash* cutâneo, cútis marmorata), alterações cardiorrespiratórias, náuseas, alterações visuais, confusão mental, alterações do nível de consciência, retenção urinária, alterações de coordenação, edemas periféricos (linfático), vertigens, alterações auditivas e zumbidos. Atenção especial e reavaliações freqüentes devem ser realizadas naqueles casos em que se apresentam alterações neurológicas mais graves, como paralisias e alterações do nível de consciência, devido à possibilidade de uma evolução rápida (piora) do quadro. Nestes casos deve-se observar a ocorrência de alterações cardiorrespiratórias que podem ser decorrentes da grande quantidade de bolhas de gás inerte que atingem o leito capilar-pulmonar, provocando importantes alterações na relação ventilação-perfusão (*chokes*).

Classicamente divide-se a doença descompressiva em tipos I e II (Tabela 278.VIII) de acordo com a sua apresentação clínica. Esta classificação pode auxiliar na escolha do melhor regime de recompressão terapêutica, mas deve-se observar que não raramente um paciente com doença descompressiva do tipo I pode evoluir para um tipo II.

Tabela 278.VIII – Classificação clínica da doença descompressiva

Tipo I	Tipo II
Dor	Neurológica
Fadiga	Cardiorrespiratória
Cutânea	
Linfática	

O tempo de aparecimento e evolução do quadro clínico é bastante variável, sendo que em quase 50% dos casos ocorre dentro da primeira hora logo após do mergulho e cerca de 90% dos indivíduos afetados apresentam sinais e sintomas dentro das primeiras 6 horas após o término da descompressão. Entretanto, apesar desta evolução geralmente rápida, alguns autores consideram como período passível para o surgimento de um caso de doença descompressiva até 48 horas após o término da descompressão. É interessante notar que em cerca de 20% dos casos em mergulhadores recreativos os sinais e sintomas relatados surgiram mesmo antes do final da descompressão, ou seja, enquanto o indivíduo ainda encontrava-se submerso.

Como exposto anteriormente, a ausência de exames auxiliares para o diagnóstico da doença descompressiva torna a história e o exame físicos fundamentais. Assim, uma boa avaliação do estado geral do paciente, incluindo o seu estado de hidratação, é muito importante. A avaliação do sistema respiratório deve ser realizada observando-se a presença de sinais e sintomas de um barotrauma (hiperdistensão) pulmonar para se identificar ou excluir um eventual caso de embolia arterial gasosa (ver síndrome de hiperdistensão pulmonar).

A elevada freqüência de sinais e sintomas sugerindo o envolvimento neurológico, por sua vez, torna o exame neurológico detalhado de suma importância. Deve-se avaliar o nível de consciência, os pares de nervos cranianos, a força muscular dos grandes grupos musculares e a sensibilidade, além do equilíbrio e da coordenação de forma ordenada e com um registro detalhado dos achados. Tais informações podem ser muito importantes para o seguimento do caso durante e após o tratamento recompressivo. Uma sugestão de roteiro de exame neurológico direcionado a mergulhadores acidentados está na Tabela 278.IX.

Tabela 278.IX – Exame neurológico em acidentes de mergulho

1. Função mental	2. Nervos cranianos
– Consciência	– Controle ocular
– Fala e linguagem	– Controle facial
– Orientação espacial e temporal	– Audição
– Julgamento	– Sensação em face
– Memória recente	
– Raciocínio abstrato	
– Cálculos	
3. Função motora	4. Função sensorial
– Ombros (deltóides)	– Toque suave
– Bíceps	– Toque agudo
– Tríceps	
– Extensão dos dedos	5. Equilíbrio e coordenação
– Força de preensão	– Caminhar
– Flexão da coxa	– Dedo-nariz-dedo
– Quadríceps	
– Pés	

Síndrome de hiperdistensão pulmonar

Como colocado anteriormente, a síndrome de hiperdistensão pulmonar caracteriza-se por uma expansão excessiva do parênquima pulmonar devido ao aumento do volume gasoso retido segundo a lei de Boyle. Essa retenção de gás pode ser decorrente de fatores pulmonares localizados ou de uma obstrução na via aérea de grande calibre (traquéia e vias aéreas superiores). Dessa maneira, pontos importantes a serem avaliados na história clínica são as presenças anteriores de doenças e alterações pulmonares que possam causar retenção gasosa (pneumotórax espontâneo, asma, sarcoidose, cistos pulmonares, presença de aderências pleurais, cirurgia torácica prévia, DPOC e infecções), bem como situações em que o controle expiratório possa ter sido comprometido durante a descompressão (pânico, falha do equipamento de ventilação, inalação de água). Indivíduos que estavam realizando mergulhos em apnéia e que eventualmente respiraram ar durante a imersão, geralmente oferecido por algum companheiro que estava submerso com equipamento de mergulho autônomo (*scuba*), e também submarinistas em treinamento de escape de submarinos particularmente são mais propensos a desenvolverem um quadro de síndrome de hiperdistensão pulmonar.

Dependendo da localização da lesão pulmonar e da quantidade de gás extravasado, as manifestações clínicas associadas são:

- Lesão de parênquima pulmonar.
- Enfisema de mediastino e/ou de tecido subcutâneo.
- Pneumotórax.
- Embolia arterial gasosa.

Classicamente observa-se dificuldade respiratória, que pode ser progressiva e intensa, dor retroesternal principalmente à inspiração profunda, rouquidão ou alteração da voz e tosse com ou sem expectoração sanguinolenta. Os sinais encontrados nestes casos podem incluir crepitação em subcutâneo (pescoço e tórax superior), diminuição do murmúrio ventilatório geralmente unilateral, hipertimpanismo na percussão torácica, ausculta de crepitações associadas aos batimentos cardíacos (sinal de Harmman), dispnéia, cianose, taquicardia e hipotensão.

Particular cuidado deve ser direcionado àqueles casos em que se relata uma perda ou alteração importante do nível de consciência, ainda que transitória, apresentada pelo paciente logo após a sua descompressão (dentro de 10 minutos após a chegada à superfície). Esse dado, mesmo que não acompanhado de outros sinais e sintomas citados anteriormente, é indicativo de uma provável embolia arterial gasosa e pode ser considerado uma verdadeira emergência do mergulhador.

A embolia arterial gasosa é uma situação considerada crítica e que deve ser detalhadamente avaliada devido às suas complicações em potencial (SNC e cardiovascular). A presença de bolhas gasosas na circulação cerebral pode levar a alterações do nível de consciência, incluindo coma, confusão, afasia, alterações visuais, parestesias, vertigens e convulsões, de início súbito e logo após o término da descompressão. A embolia arterial gasosa cardiovascular, por sua vez, pode produzir quadros de hipotensão, taquicardia, dor retroesternal do tipo cardíaca (angina) e dispnéia, seja devido à presença de bolhas gasosas nas câmaras cardíacas ou dentro das artérias coronarianas ou, ainda, por alterações no próprio SNC.

Assim como na doença descompressiva, não existem exames auxiliares para detectar e diagnosticar a presença destas bolhas, de maneira que os detalhes da história do mergulho e o exame físico, particularmente cardiorrespiratório e neurológico, revestem-se igualmente de grande importância.

EXAMES COMPLEMENTARES

Os exames complementares necessários dependem do tipo de doença disbárica apresentada.

Barotraumas

Os barotraumas das orelhas geralmente são diagnosticados apenas com uma boa história clínica e um exame físico (otoscopia) cuidadoso (Tabela 278.IV). No barotrauma da orelha interna, particularmente naqueles casos em que há presença de vertigens e alterações auditivas significativas, está indicada uma avaliação especializada (otorrinológica), sendo necessários exames auxiliares, como audiometrias seriadas e a timpanometria, tanto para o diagnóstico como para o seguimento clínico.

Quanto aos barotraumas de seios da face, também a avaliação clínica (história + exame físico) tem um papel fundamental no diagnóstico. Os exames radiológicos das cavidades dos seios paranais (Rx e TC) podem auxiliar no diagnóstico de complicações eventuais nestes casos (sinusite aguda, ruptura do seio paranasal). A sensibilidade destes exames é, entretanto, baixa nestes casos, particularmente quanto à radiografia simples dos seios da face.

Os demais tipos de barotraumas citados (máscara de mergulho, intestino, cavidades dentárias) em geral necessitam apenas de uma boa avaliação clínica para o diagnóstico. Apenas em casos raros de eventuais complicações nestas situações (lesão dentária com dor persistente ou infecção, por exemplo) pode ser necessário o uso de algum exame auxiliar.

Doença descompressiva

Como colocado anteriormente, o diagnóstico da doença descompressiva é basicamente realizado com uma história clínica e um exame físico detalhados. Entretanto, alguns exames complementares podem auxiliar na avaliação da gravidade do caso, bem como indicar outras medidas terapêuticas necessárias além da recompressão.

Considera-se a desidratação como um fator importante indicativo da gravidade do caso, uma vez que mergulhadores com doença descompressiva e desidratados apresentam uma pior resposta à terapêutica recompressiva. Nesse sentido, a determinação do hematócrito (Hb/Ht) e da densidade urinária (urina tipo I) podem ser úteis. Além disso, a hipoglicemia pode ser confundida com um quadro de doença descompressiva neurológica, de maneira que a dosagem da glicemia, bem como dos eletrólitos (Na e K) plasmáticos, também está indicada.

Quanto aos exames de imagem, apenas a radiografia do tórax tem alguma importância com o objetivo de se avaliar a presença de um eventual pneumotórax ou pneumomediastino. Outros exames, como a tomografia computadorizada e a ressonância nuclear magnética do SNC, não têm se mostrado úteis no diagnóstico desta doença. Outros exames mais atuais, como a tomografia computadorizada com emissão de fótons (sigla SPECT, em inglês) ou a tomografia com emissão de pósitrons (sigla PET, em inglês), têm sido usados para o diagnóstico de alguns casos mais complexos de doença descompressiva cerebral, porém as suas indicações, bem como suas sensibilidades e especificidades, ainda estão em investigação e não são consideradas, até o presente momento, como uma indicação aceita e estabelecida nestas situações. A eletroencefalografia (EEG) e as medidas dos potenciais somatossensórios evocados já foram usadas no passado mas permanecem sem indicação para o diagnóstico e acompanhamento no caso de doença descompressiva. É importante frisar, entretanto, que nenhum destes exames auxiliares citados pode comprometer a indicação e o encaminhamento de um paciente com doença descompressiva para o seu tratamento recompressivo definitivo. Em casos muito graves, até mesmo o exame físico pode ser realizado já dentro do interior da câmara hiperbárica de recompressão, de maneira que não se pode perder tempo na realização de exames auxiliares caso este tipo de terapêutica esteja prontamente disponível.

Síndrome de hiperdistensão pulmonar

Na síndrome de hiperdistensão pulmonar, a radiografia de tórax tem um papel importante no diagnóstico de eventuais lesões do sistema respiratório devido ao seu mecanismo fisiopatológico. Outros testes de imagem particularmente não estão indicados para o diagnóstico devido à gravidade em potencial desta situação e à urgência do tratamento definitivo (recompressão). Posteriormente ao tratamento recompressivo, alguns testes neuropsicométricos têm sido utilizados para avaliar a extensão da lesão neurológica, bem como a evolução da mesma. Entretanto, uma padronização dos testes úteis nestes casos ainda é necessária.

Quanto aos exames laboratoriais, apenas a dosagem de fosfocreatinina (CPK) parece ter importância. A elevação da CPK tem sido descrita na embolia arterial gasosa e pode ser útil para se diferenciar embolia arterial gasosa de uma doença descompressiva neurológica (cerebral). Entretanto, como colocado anteriormente, nenhum destes exames pode retardar a recompressão terapêutica tão logo esta esteja disponível.

DIAGNÓSTICO DIFERENCIAL

Barotraumas

Os diagnósticos diferenciais dos principais tipos de barotraumas estão listados na Tabela 278.X. Convém salientar que uma boa avaliação clínica, particularmente naqueles casos que se apresentam em indivíduos previamente sadios e cujo quadro clínico inicia-se durante ou logo após o término da variação da pressão ambiental, praticamente exclui outros diagnósticos além de barotraumas.

Entre estes diagnósticos diferenciais, contudo, uma atenção especial deve ser dada à diferenciação entre barotrauma da orelha interna e a doença descompressiva vestibular. Nesses casos, os quadros clínicos são muito semelhantes, além do fato de ambos serem classificados como doenças disbáricas. Esta diferenciação reveste-se ainda de maior importância quando observamos que, no caso de uma doença descompressiva vestibular, o tratamento recompressivo está indicado. Por outro lado, em se tratando de um barotrauma da orelha média, o tratamento indicado é o repouso no leito e a não exposição do paciente a variações subseqüentes da pressão ambiental. Assim, definir o diagnóstico é muito importante para indicar o tratamento mais correto, pois o que deve ser realizado no caso de uma doença descompressiva vestibular (recompressão) é justamente o que está contra-indicado em um barotrauma da orelha interna. Uma comparação entre os achados clínicos em cada uma destas doenças é apresentada na Tabela 278.XI para facilitar a diferenciação entre estas situações.

Tabela 278.X – Diagnósticos diferenciais em barotraumas

Tipo de barotrauma	Diagnósticos diferenciais
Orelha externa	Otite externa infecciosa Trauma direto da orelha externa
Orelha média	Otite média aguda infecciosa Processos inflamatórios ou lesões em nasofaringe, hipofaringe, dentes, seios da face e articulação temporomandibular
Orelha interna	Barotrauma da orelha média Doença descompressiva vestibular Lesão otológica acústica
Seios da face	Cefaléia por uso inadequado de equipamento (máscara apertada) Enxaqueca Sinusite aguda infecciosa Processo inflamatório odontológico (dor de dente)

Tabela 278.XI – Barotrauma de orelha interna e doença descompressiva vestibular – diferenciação clínica

	Barotrauma de orelha interna	Doença descompressiva vestibular
Tempo de aparecimento dos sintomas	Durante a compressão (associado ao barotrauma da orelha média)	Durante ou logo após a descompressão
Características dos mergulhos	Sem necessidade de paradas de descompressão Pode ocorrer durante a fase de compressão em mergulhos profundos Mergulhos com descidas rápidas Mais relacionado a mergulhos com ar – pode ocorrer em mergulhos realizados com hélio	Mergulhos que necessitam de paradas de descompressão Mergulhos com ascensões realizadas de maneira incorreta Mais comum em mergulhos realizados com misturas gasosas contendo hélio – pode ocorrer com ar
Possíveis sintomas associados	Dificuldade para equalizar as orelhas e/ou dor (otoalgia) ou presença de secreções otológicas Pode haver história de doença preexistente em nariz, seios paranasais ou orelha média	Nenhum ou outros sintomas de doença descompressiva
Possíveis achados físicos associados	Sinais de barotrauma de orelha média – freqüente	Nenhum ou outros sinais de doença descompressiva

Doença descompressiva

Devido à grande variedade de seus sinais e sintomas, a doença descompressiva pode simular outras doenças, sendo necessária uma diferenciação cuidadosa. Nos casos onde se observam alterações respiratórias, com ou sem o comprometimento cardiovascular, deve-se avaliar a possibilidade de se tratar de um caso de síndrome de hiperdistensão pulmonar. Um eventual pneumotórax ou pneumomediastino podem se manifestar através de desconforto respiratório, o qual, por sua vez, pode ser erroneamente interpretado como manifestação das alterações cardiopulmonares da doença descompressiva. Além dos achados de história e exame físico (tempo de início do quadro clínico, presença de outros sinais e sintomas, tipo e perfil do mergulho etc.), a realização de uma radiografia do tórax, caso não represente um atraso no direcionamento do paciente para a recompressão terapêutica, pode ser de grande valia.

Os diagnósticos diferenciais da doença descompressiva, principalmente no caso de mergulhadores, podem ser divididos em situações que são decorrentes do mergulho ou não, conforme a Tabela 278.XII.

O diagnóstico diferencial entre a doença descompressiva e as alterações citadas na Tabela 278.XII pode ser bastante difícil, tanto devido à complexidade de apresentações clínicas como aos diversos fatores fisiopatológicos envolvidos. Nesse sentido, convém salientar que o diagnóstico final de doença descompressiva eventualmente só pode ser realizado após se submeter o paciente a uma recompressão terapêutica, observando a resolução ou não, mesmo que parcial, do quadro clínico. Assim, exceto quando há alguma contra-indicação precisa para a recompressão (pneumotórax hipertensivo ou não tratado, p.ex.) ou quando o caso claramente não sugere uma doença descompressiva (afogamento durante um mergulho curto e raso, p.ex.), a recompressão terapêutica está indicada.

Síndrome de hiperdistensão pulmonar

Situações em que um indivíduo apresenta perda da consciência ou outros sinais e sintomas neurológicos, sem alterações respiratórias, durante ou dentro de alguns minutos após uma descompressão rápida, particularmente entre mergulhadores, constituem um problema diagnóstico importante. Diversas causas de síncope podem ser aventadas (hipoglicemia, p. ex.), porém um eventual caso de doença descompressiva ainda constitui o principal diagnóstico diferencial a ser feito. Assim, como colocado anteriormente, exceto naqueles casos onde uma outra causa fisiopatológica é muito evidente, a recompressão terapêutica permanece indicada, sendo, nesses casos, um fator importante na diferenciação do diagnóstico final.

Tabela 278.XII – Diagnóstico diferencial na doença descompressiva

Alterações decorrentes do mergulho	Alterações não decorrentes do mergulho
Hiperdistensão pulmonar	Câibras e distensões musculares
Barotraumas isolados (geralmente orelha média ou seios paranasais) afetando nervos cranianos	Infecções virais e bacterianas
Afogamento	Acidente vascular cerebral (AVC)
Edema pulmonar devido à imersão	Enxaquecas
Intoxicação por animal aquático	Intoxicações alimentares
Intoxicação gasosa (mistura respiratória contaminada)	Compressão da medula espinal
Hipercapnia	Efeitos colaterais de medicações
Hiperventilação	Alterações psiquiátricas/psicológicas
Barotrauma da orelha interna	

TRATAMENTO

Barotraumas

O tratamento dos vários tipos de barotraumas depende da intensidade da lesão provocada pela variação da pressão e de quais estruturas foram acometidas. O ponto-chave no tratamento de qualquer tipo de barotrauma basicamente está em se evitar ao máximo que o paciente seja submetido a uma nova variação da pressão ambiente, inclusive durante vôo comercial (a cabine de um avião comercial normalmente é pressurizada a uma pressão menor que uma atmosfera). Assim, não mergulhar até a resolução do problema é o primeiro passo inicial no tratamento de barotraumas.

Orelha média

A maioria dos casos de barotraumas da orelha média não apresenta lesões intensas da membrana timpânica e tem resolução completa apenas com o cuidado de não se expor o paciente a novas variações da pressão ambiente durante o período de recuperação. Os tratamentos recomendados no barotrauma da orelha média variam segundo o tipo de lesão, conforme apresentado na Tabela 278.XIII.

Orelha externa

O tratamento do barotrauma da orelha externa segue as mesmas orientações dadas aos casos da orelha média. Cuidados específicos devem ser tomados quanto a eventual ocorrência de otite externa (Tabela 278.XIV).

Orelha interna

As recomendações para o tratamento nos casos de barotrauma da orelha interna incluem:

- Não recomprimir o paciente.
- Repouso no leito mantendo a cabeça do paciente elevada.
- Evitar situações em que possa ocorrer elevação das pressões na orelha interna e do líquido cefalorraquidiano (p. ex., manobra de Valsalva, tosse, assoar o nariz e força ao evacuar).
- Consulta imediata com especialista (orl). Pode haver indicação para tratamento cirúrgico em alguns casos.

Deve-se observar a ocorrência freqüente de barotrauma da orelha média associado nestes casos, o que pode requerer cuidados adicionais no tratamento (Tabela 278.XIII).

Seios da face

Em geral, o simples fato de não se expor o paciente a novas variações da pressão ambiental já é o suficiente para uma recuperação completa do quadro (7 a 14 dias). Nos casos mais intensos, particularmente em que persistem a dor e a congestão nasal, pode-se usar descongestionantes tópicos ou sistêmicos. Na presença de secreção nasal purulenta o uso de antibióticos sistêmicos está indicado, preferencialmente segundo cultura da secreção local.

Tabela 278.XIV – Tratamento no barotrauma da orelha externa

1. Limpeza da tuba auditiva externa – irrigação com solução fisiológica aquecida ou solução com 1,5% de peróxido de hidrogênio.

Obs.: Evitar irrigar na suspeita de perfuração timpânica, realizando a limpeza com gaze estéril.

2. Antibióticos tópicos – usar soluções otológicas (gotas) com pH neutro ou levemente ácido.
3. Antibióticos sistêmicos – reservar apenas para os casos mais severos (edema e obstrução do conduto auditivo externo, p. ex.). Após coleta de cultura da secreção. Considerar uso de quinolonas, cefalexina e oxacilina.

Tabela 278.XIII – Tratamento no barotrauma da orelha média

Tipo	Tratamento
Tipo I – presença de sintomas após o mergulho, mas sem alterações à otoscopia até 24 horas após o mergulho	1. Não des/recomprimir até (a) resolver sintomas nasais existentes, (b) o paciente ser capaz de compensar as orelhas facilmente em 1 atmosfera e (c) que os sintomas da orelha tiverem cessado. 2. Descongestionantes tópicos (p. ex., oximetazolina) por não mais de 7 dias. Descongestionantes sistêmicos (p. ex., pseudoefedrina) por até 5 dias.
Tipo II – presença de sintomas e de alterações à otoscopia, porém sem perfuração da membrana timpânica	1. Não des/recomprimir até completa resolução ao exame otológico e o paciente ser capaz de compensar as orelhas facilmente em 1 atmosfera. 2. Descongestionantes tópicos (p. ex., oximetazolina) por não mais de 7 dias. Descongestionantes sistêmicos (p. ex., pseudoefedrina) por até 5 dias. 3. Considerar antibioticoterapia sistêmica caso apresente secreção purulenta pelo nariz ou tosse com expectoração purulenta. 4. Controle da dor – analgésicos sistêmicos.
Tipo III – presença de sintomas e de alterações à otoscopia com presença de perfuração da membrana timpânica	1. Não des/recomprimir até completa resolução de todo o processo na orelha média e reparação total da perfuração timpânica. 2. Limpeza cuidadosa do conduto auditivo externo, caso apresente sangramento ou secreções. 3. Descongestionantes tópicos (p. ex., oximetazolina) por não mais de 7 dias. Descongestionantes sistêmicos (p. ex., pseudoefedrina) por até 5 dias. 4. Considerar antibioticoterapia sistêmica caso apresente secreção purulenta pelo nariz ou tosse com expectoração purulenta. 5. Controle da dor – analgésicos sistêmicos.

Barotraumas da face (máscara), intestinal e dentário

Estas situações têm ocorrências raras e normalmente não apresentam uma gravidade importante. Manter o paciente em situação normobárica é a chave para o tratamento destes casos. Eventuais complicações (raras), como perfuração intestinal ou infecção dentária, devem ser manuseadas segundo cada situação específica.

Males da descompressão: doença descompressiva e síndrome de hiperdistensão pulmonar

Considerando que tanto a doença descompressiva como a síndrome de hiperdistensão pulmonar são freqüentemente classificadas em conjunto como males da descompressão e uma vez que, apesar das diferenças quantos aos mecanismos fisiopatológicos básicos, pode haver grande dificuldade no diagnóstico final, o tratamento inicial indicado é o mesmo para ambas as situações.

- Suporte inicial – Particularmente os comprometimentos ventilatório e cardiovascular devem ser avaliados e tratados. Nos casos em que há alteração importante no nível ou perda da consciência, a manutenção de uma via aérea segura pode ser necessária. A monitoração cardiorrespiratória está indicada nos casos mais graves.
- Hidratação – Considera-se que mergulhadores sempre apresentam um grau, mesmo que discreto, de desidratação, provavelmente devido à permanência prolongada em meio aquático. Além de a desidratação constituir um fator de risco para o desenvolvimento da doença descompressiva, também representa um ponto de complicação na resposta destes casos ao tratamento recompressivo. A hidratação venosa com cristalóides (SF 0,9% ou ringer lactato) deve ser realizada assim que possível, buscando a manutenção de um volume urinário de 1 mL/kg de peso/hora. Cuidados devem ser tomados quanto a uma eventual retenção urinária devido à lesão neurológica medular, sendo indicado, nestes casos, o uso de sonda vesical de demora (Foley).
- Oxigênio (O_2) – A administração de oxigênio em altas concentrações (o mais próximo possível de 100%) é extremamente importante. Não apenas ocorre uma melhoria na hipoxemia e hipóxia teciduais, mas se facilita de maneira significativa a eliminação do excesso de gás inerte acumulado nos tecidos. Deve-se utilizar dispositivos adequados, preferencialmente uma máscara com reservatório (bolsa) e válvulas de não-reinalação e com alto fluxo de O_2 (10 a 15 litros por minutos), independentemente da oximetria ou gasometria arterial e sendo administrado de maneira contínua até se direcionar o paciente para o tratamento definitivo (recompressão). O desaparecimento eventual dos sinais e sintomas após se iniciar o uso de O_2 não é indicação para suspender este procedimento e não substitui a recompressão terapêutica. Mergulhadores que recebem O_2 contínuo antes do tratamento recompressivo, especialmente dentro das primeiras quatro horas após o início do quadro, apresentam uma melhor recuperação da sintomatologia após a recompressão, bem como necessitam de um número menor de sessões de tratamento hiperbárico.
- Posicionamento – O paciente deve ser colocado em posição horizontal, geralmente supina. O uso de decúbito lateral preferencialmente esquerdo está indicado caso ocorra alteração importante do nível de consciência e eventual possibilidade de vômitos (risco de aspiração). O uso de uma sonda nasogástrica pode auxiliar no esvaziamento gástrico, mas não impede a ocorrência de vômitos.
- Prevenção da hipotermia – Indivíduos que estiveram expostos por tempo prolongado em meio aquático, mesmo que em temperaturas pouco inferiores a 29ºC, podem desenvolver um quadro de hipotermia significativo. A hipotermia leva a uma vasoconstricção periférica importante, o que pode representar uma dificuldade extra para a eliminação do gás inerte excedente nos tecidos mais periféricos. Manter o paciente seco e aquecido é importante para assegurar as melhores condições possíveis para a eliminação do gás inerte e tem um efeito positivo na resposta ao tratamento recompressivo. Não se deve, entretanto, expor o paciente a uma situação de calor excessivo (banho com água quente, p. ex.), devido ao fato de que uma vasodilatação periférica intensa pode desencadear um aumento excessivo no transporte do gás inerte entre os tecidos, antes de atingir os pulmões, levando a uma maior possibilidade de desenvolvimento de bolhas gasosas intrateciduais.
- Medicações – Diversas medicações têm sido usadas e estudadas no atendimento adjuvante à recompressão terapêutica. Destas, a lidocaína (1 mg/kg em *bolus*) parece ter algum efeito neuroprotetor positivo, particularmente nos casos graves (neurológicos) de doença descompressiva e na embolia arterial gasosa. Outras medicações, como anticoagulantes e antiagregantes plaquetários (ácido acetilsalicílico), trombolíticos, antiinflamatórios não-hormonais (p. ex., tenoxicam) e corticóides são eventualmente usados, porém os seus efeitos benéficos no tratamento adjuvante de casos de males da descompressão ainda não foram comprovados.
- Tratamento recompressivo – É o tratamento de escolha nos casos de males da descompressão. Os objetivos são a combinação dos efeitos do aumento da pressão, levando a uma diminuição no volume das bolhas gasosas (lei de Boyle) teciduais, além da oferta de uma grande quantidade de O_2 dissolvido no plasma (lei de Henri). Este O_2 dissolvido atua na compensação da hipóxia presente nos tecidos lesados e favorece a eliminação do gás inerte.

Basicamente o tratamento é realizado através da recompressão de maneira controlada em uma câmara hiperbárica onde o paciente passa a respirar O_2 a 100% (oxigênio hiperbárico). A duração e a pressão utilizadas nestes tratamentos são orientados por tabelas pré-estabelecidas (tabelas de tratamento). Existem diversos tipos de tabelas de tratamento para serem usadas segundo a gravidade e a evolução de cada caso e dependendo, também, do tipo de câmara e das misturas respiratórias disponíveis, sendo que as tabelas mais usadas atualmente são as Tabelas 278.V e 278.VI desenvolvidas pela marinha norte-americana (USN TT5 e USN TT6). A maioria dos casos é tratada apenas com um tratamento recompressivo (sessão hiperbárica). Em alguns casos, entretanto, podem ser necessárias outras sessões, geralmente diárias e consecutivas. Cerca de 80% dos casos de males da descompressão em mergulhadores recreativos apresentam resolução completa com até três sessões hiperbáricas. Entretanto, mesmo com a disponibilidade imediata do tratamento recompressivo, alguns pacientes poderão permanecer com seqüelas neurológicas após a interrupção das sessões hiperbáricas, necessitando, portanto, de um acompanhamento médico e fisioterápico a longo prazo.

Como colocado no início do texto, um dos principais problemas no tratamento dos casos de males da descompressão reside na carência em nosso meio de câmaras hiperbáricas disponíveis e adequadas para atender a este tipo de situação. Além disso, há também a necessidade de que a equipe médica que receberá o paciente para o tratamento tenha treinamento e conhecimento nesse tipo de situação. Atualmente no Brasil cerca de 50% dos serviços hiperbáricos estão direcionados para o tratamento de outras doenças (oxigenoterapia hiperbárica) e não dispõem de equipamentos adequados para a realização das tabelas mais comuns para o tratamento de casos de males da descompressão. Outro ponto complicador reside no fato de que estes casos, particularmente entre mergulhadores recreativos, podem ocorrer em períodos em que a maioria dos serviços médicos hiperbáricos não está prontamente disponível (durante a noite, no fim de semana, p. ex.).

A Divers Alert Network (DAN), uma associação sem fins lucrativos associada ao sistema de saúde da Duke University (EUA) e cujo objetivo é fornecer informações nos casos de acidentes de mergulho, mantém uma linha telefônica permanente (24/7) para o atendimento destes casos, de caráter humanitário, direcionada especialmente para toda a América Latina. No caso de um acidente de mergulho, o acionamento (gratuito) desta linha pode colocar o solicitante em contato com médicos especializados no atendimento deste tipo de situação e que poderão fornecer orientações sobre como proceder quanto aos cuidados iniciais e quais os serviços hiperbáricos que podem ser contatados no caso específico. Os procedimentos para o acionamento correto desta linha telefônica de emergência estão na Tabela 278.XV. Outras informações sobre serviços médicos hiperbáricos no Brasil podem ser encontradas na página virtual da Sociedade Brasileira de Medicina Hiperbárica (www.sbmh.com.br).

Tabela 278.XV – Acionamento da linha telefônica para emergências de mergulho DAN para a América Latina

*Via Embratel:
• Disque 0800-703-2121
• Disque 2 para ligação a cobrar internacional
• Disque 1-919-684-9111
Aguarde pelo operador. Ele irá perguntar o seu nome e confirmar o número do telefone discado. Aguarde até completar a ligação.

LEITURA ADICIONAL

1. Brubakk AO, Neuman TS, editores. Bennett and Elliott's physiology and medicine of diving. 5.ed. Great Britain: Saunders Publisher; 2003.
2. Edmonds C, Lowry C, Pennefather J, Walker R. Diving and subaquatic medicine. 4.ed. North Yorkshire: Arnold Publisher; 2002.
3. Merrit DM. Mending the bends. Assessment, management, and recompression therapy. Best Publishing Company; 2002.
4. Report on decompression illness, diving fatalities and project diving exploration: 2006 edition. Durham: Divers Alert Network; 2006.
5. Hunter SE, Farmer Jr JC. Ear and sinus problems in diving. In: Bove AA, Davis JC, editores. Diving medicine. 4.ed. Best Publishing Company; 2004. p.431-59.
6. Adjunctive therapy for decompression illness. In: Moon RE, editor. Report of the Adjunctive Therapy Committee of the Undersea and Hyperbaric Medical Society. Undersea and Hyperbaric Medical Society; 2003.
7. Moon RE, Sheffield PJ. Guidelines for treatment of decompression illness. Aviat Space Environ Med 1997; 68: 234-43.
8. Longphre JM, Denoble PJ, Moon RE, Vann RD, Freiberger JJ. First aid normobaric oxygen for treatment of recreational diving injuries. Undersea Hyperb Med 2007; 34(1): 43-9.
9. www.DiversAlertNetwork.org.
10. http://scuba-doc.com.
11. www.sbmh.com.br.

Algoritmo 278.1 – Manejo das doenças disbáricas

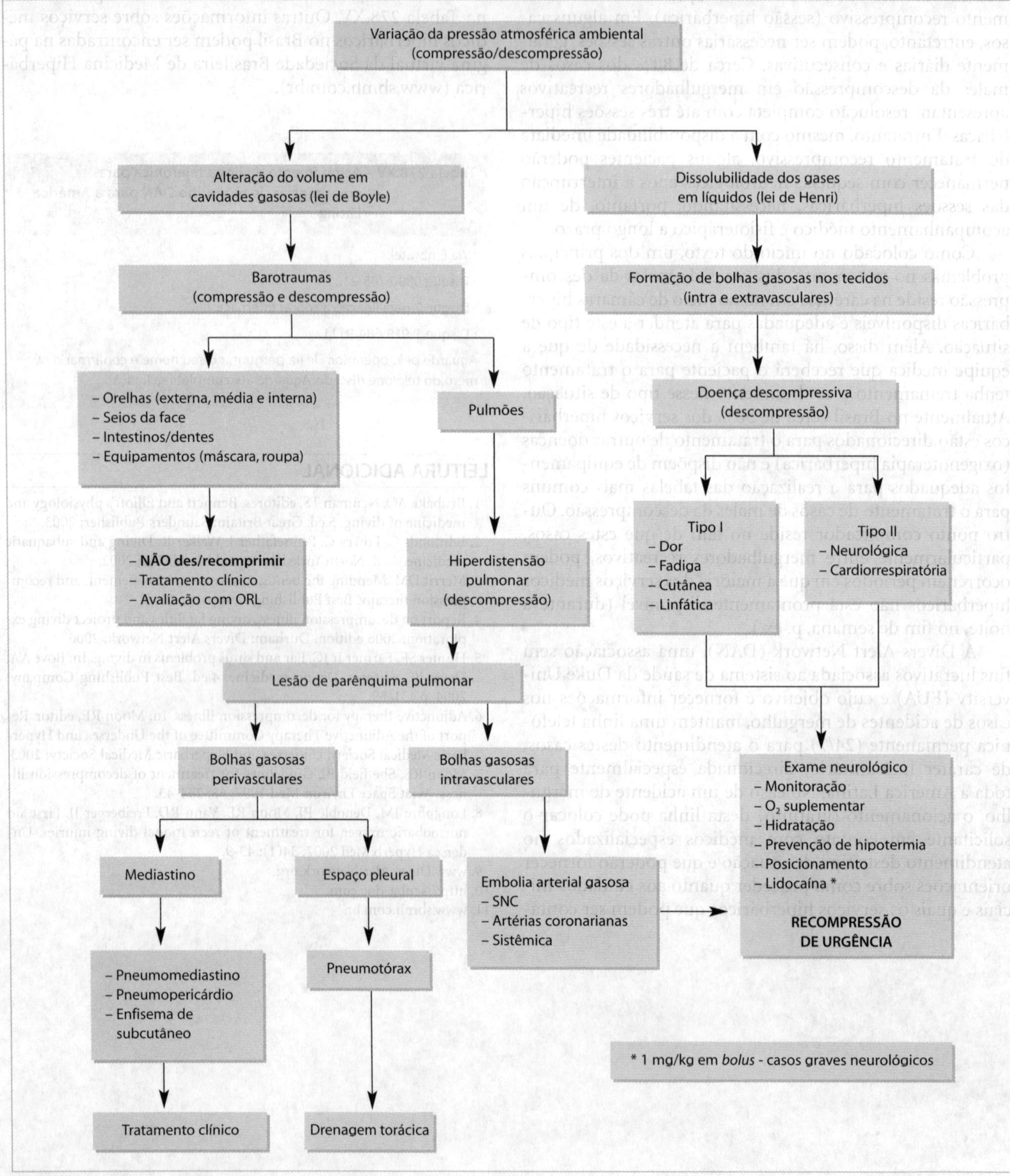

Transporte Aeromédico

CAPÍTULO 279

Júnia Shizue Sueoka

TÓPICOS IMPORTANTES

- A escolha do meio de transporte mais adequado (aéreo *vs.* terrestre) deve ser baseada em diversos fatores.
- O tempo ideal de transporte para um dado paciente muda conforme o quadro clínico apresentado, o treinamento e a experiência da equipe de transporte, a urgência de um tratamento definitivo e a localidade do hospital de referência para onde será levado.
- O local onde se encontra o paciente, a distância entre a cena e o hospital de destino, congestionamentos, ausência de recursos médicos especializados nos hospitais próximos do acidente e ausência de equipe de suporte avançado para socorrer a vítima são considerações importantes para a escolha do melhor recurso de transporte, como a ambulância, o helicóptero ou o avião.
- Os meios de transporte mais rápidos nem sempre são os mais adequados.
- Por convenção das companhias aéreas, é proibida a viagem após o 8º mês de gestação, em função não só do desencadeamento do parto durante o vôo quando este for mais longo, mas também devido à possibilidade de a pressurização não ser suficiente para garantir perfeita oxigenação fetal.
- O *jet lag* ocorre quando há alteração do ciclo circadiano.
- Os fatores de risco para o aparecimento da síndrome da classe econômica são: ficar sentado por períodos superiores a 4 horas, assentos apertados que comprimam as panturrilhas, desidratação, ingestão de bebidas alcoólicas, cirurgia recente, idosos, altura superior a 1,80 m, cardiopatas, veias varicosas em MMII, algum tipo de trombo prévio e mulheres em uso de contraceptivos orais.

INTRODUÇÃO E DEFINIÇÕES

As empresas homologadas de transporte aéreo são poucas no país, devido à complexidade da atividade e da grande quantidade de documentação exigida pelas autoridades aeronáuticas.

O controle rigoroso por parte da ANAC (Agência Nacional de Aviação Civil) é muito importante para evitar que empresas não homologadas façam esse tipo de transporte.

Em 1993, houve um *boom* de empresas que realizavam transporte aeromédico sem condições adequadas, colocando em risco a vida de vários pacientes que utilizavam este meio de transporte para acessar hospitais com maior qualidade de recurso.

Foi necessário regulamentar a atividade para evitar possíveis prejuízos à saúde do enfermo transportado por via aérea.

INDICAÇÕES DE TRANSPORTE AEROMÉDICO

Considerações gerais para a determinação do meio de transporte mais apropriado são estabelecidas na Tabela 279.I. A escolha do meio de transporte mais adequado (aéreo *vs.* terrestre) deve ser baseada em diversos fatores. O tempo ideal de transporte para um dado paciente muda conforme o quadro clínico apresentado, o treinamento e a experiência da equipe de transporte, a urgência de um tratamento definitivo e a localidade do hospital de referência para onde será levado.

Um queimado estável pode facilmente ser transportado por via terrestre por 2 horas, por uma equipe que ofereça somente o suporte básico de vida, enquanto um paciente politraumatizado instável necessita de um transporte mais rápido e com equipe mais especializada.

O local onde se encontra o paciente, a distância entre a cena e o hospital de destino, congestionamentos, ausência de recursos médicos especializados nos hospitais próximos do acidente e ausência de equipe de suporte avançado para socorrer a vítima são considerações importantes para a escolha do melhor recurso de transporte, como a ambulância, o helicóptero ou o avião.

A ambulância é sempre útil, porém, em alguns casos, não há como trafegar, por exemplo em inundações, queda de barreira, danos em pontes etc. Nestes casos, o transporte aéreo está normalmente indicado. O helicóptero costuma ser mais útil em locais onde o tráfego é intenso na maior parte do dia (grandes cidades) e em locais onde a ambulância não consegue transpor os obstáculos citados. Já o avião serve para a realização de transporte de pacientes estáveis, porém que tenham patologias graves e que necessitem de intervenção especializada o mais rápido possível, em um centro que esteja distante do local onde este se encontre.

O helicóptero pode ser utilizado para atendimento de resgate (atendimento pré-hospitalar), para pacientes graves e instáveis, porém que estejam a menos de 15 minutos do centro de referência. Em distâncias maiores, é necessário que o paciente seja estabilizado até que se tenha condições para a transferência. Em pacientes que necessitem de cirurgia de emergência, por exemplo, para conter um quadro de hemorragia, o transporte deve ser feito para o local mais próximo e adequado, pois a perda sangüínea intensa dificulta o transporte de oxigênio, que é fundamental para a realização de transporte aéreo.

Normalmente, utiliza-se o helicóptero a uma distância de até 1 hora de vôo para pacientes graves, porém estáveis. Acima disso, já há indicação para o transporte por aeronave de asa fixa (avião).

Em casos graves e instáveis, não há indicação de transporte por avião, pelas alterações que ocorrem devido ao disbarismo, pela dificuldade de realização de procedimentos em vôo e pela impossibilidade de se pousar em qualquer local.

As condições climáticas têm também grande impacto na decisão sobre qual meio de transporte será utilizado, especialmente em casos de enchentes, inundações, neblina, neve, pistas escorregadias, falta de teto para o vôo etc.

Finalmente, deve-se considerar o custo-benefício de cada meio de transporte, já que a hora de vôo de helicóptero é muito maior que o transporte terrestre e, às vezes, até mais cara que o transporte por avião, para longas distâncias.

Apesar das indicações citadas, dependendo da situação, a equipe médica especializada decidirá qual é o melhor meio de transporte, independentemente do tempo e da distância.

Tabela 279.I – Considerações gerais para o meio de transporte
1. Tempo na cena ou tempo de transporte inter-hospitalar, de acordo com a condição clínica ou traumática do paciente
2. Distância a ser percorrida, geografia local e condições de tráfego
3. Equipe aeromédica capacitada disponível
4. Condições climáticas
5. Boa relação custo *vs.* benefício

Critérios

As indicações para o transporte aeromédico são baseadas em critérios bem definidos. Tais critérios incluem o benefício do resultado obtido pelo transporte, a necessidade de realização de procedimentos em vôo, a gravidade da doença ou parâmetros subjetivos, de acordo com a empresa envolvida. Os parâmetros objetivos são os melhores porque não sofrem influência do estresse presente nos resultados de todos os cuidados médicos. Infelizmente, não existem estudos que comparem os resultados dos transportes aéreos *vs.* terrestres, e que mostrem se há diferença na evolução da doença em relação à morbimortalidade.

Examinando os procedimentos de maneira simples, mesmo que eles sejam feitos por vários socorristas rotineiramente em uma dada situação clínica, eles podem não ser válidos. Pensar que o transporte aéreo será sempre a solução de todos os problemas para o paciente grave pode ser errado, pois, dependendo da localização e das condições do paciente, esse tipo de transporte pode ser contra-indicado. Os meios de transporte mais rápidos nem sempre são os mais adequados.

A utilização de critérios subjetivos pode aparentemente ter alguma vantagem, porém este julgamento pode não ter nenhuma relação com a real eficácia do tratamento. Apesar disso, normas de procedimentos subjetivos são adotadas por várias organizações que mais comumente as utilizam e que definem a apropriada indicação do transporte por aeronaves:

1. Quando a distância entre o local do acidente e o hospital de destino é grande, deve haver condições para o atendimento adequado da vítima grave.
2. Quando o meio de transporte terrestre for inadequado para transportar pacientes com lesões que podem piorar durante a viagem ou em casos em que os obstáculos do meio ambiente impeçam o transporte rápido por ambulância terrestre ou aquática.
3. Em casos de fraturas instáveis de coluna, trauma raquimedular, TCE grave e choque hipovolêmico, em que a ambulância terrestre tenha que transpor o congestionamento em horários de pico.
4. Quando não há equipe especializada no local onde se encontra o paciente e a aeronave pode levar esta equipe para estabilizá-lo, até que se tenha condições clínicas para proceder a remoção, seja ela aérea, terrestre ou aquática. A disponibilização de cuidados intensivos especializados antes do transporte pode ser a diferença entre a vida e a morte.
5. A efetiva relação custo-benefício é uma das principais indicações para a realização do transporte aeromédico.

No trauma

O trauma é uma doença muito dependente do tempo, em que minutos podem literalmente significar a diferença entre a vida e a morte.

O Algoritmo 279.1 mostra um esquema de triagem na cena, e o Algoritmo 279.2 exibe critérios para auxiliar na decisão da melhor forma de transporte ao centro de trauma. Na Tabela 279.II são descritos os critérios para realização do transporte inter-hospitalar.

Em pacientes não-traumatizados

Estes pacientes podem sofrer de grande variedade de condições clínicas e cirúrgicas, e podem necessitar de uma equipe especializada (obstétrica, pediátrica ou neonatal) para otimizar cuidados durante o vôo. A Tabela 279.III apresenta um resumo dos pacientes que devem ser transferidos para um hospital com melhores recursos por via aérea. A decisão pelo transporte aéreo deve ser feita de acordo com a Tabela 279.I.

CONTRA-INDICAÇÕES DE TRANSPORTE AEROMÉDICO

Protocolos de transporte devem ser predeterminados e suplementados, quando necessário, por um Centro de Regulação Médica que esteja *on-line* com a equipe envolvida.

Tabela 279.II – Critérios para transporte inter-hospitalar

Sistema nervoso central	Trauma de crânio • Lesão penetrante ou afundamento de crânio • Ferimento aberto com ou sem perda de líquido cefalorraquidiano (LCR) • Glasgow < 13 ou perda de dois pontos ou mais rapidamente • Sinais de localização Trauma raquimedular
Tórax	Mediastino alargado Lesão maior de parede torácica Lesão cardíaca Pacientes que requeiram ventilação prolongada
Pelve	Fratura instável do anel pélvico Fratura de pelve com choque e/ou evidência de sangramento ativo Lesão pélvica aberta
Lesão de múltiplos órgãos	Lesão grave de face com TCE Trauma de tórax com TCE Trauma abdominal ou pélvico com TCE Queimadura associada com outras lesões Múltiplas fraturas
Evidência de impacto Com alta energia cinética	Acidentes automobilísticos ou atropelamento com velocidade igual ou acima de 40 km/h Intrusão do veículo dentro do compartimento do passageiro acima de 50 cm Ejeção do paciente ou capotamento Morte de algum ocupante do veículo no local
Comorbidades	Idades < 5 ou > 55 anos Conhecida doença cardiorrespiratória ou metabólica
Deterioração secundária (seqüelas tardias)	Necessidade de ventilação mecânica Sepse Falência de órgão único ou múltiplos (deterioração do SNC, cardíaco, pulmonar, hepático, renal ou sistema de coagulação) Necrose de tecidos principais

Fonte: Colégio Americano de Cirurgiões, 1990.

Todo transporte inter-hospitalar deve ser previamente acordado entre os dois hospitais envolvidos, e deve ocorrer a troca de informações sobre o estado clínico do paciente, com detalhes, para que a equipe que o está mandando e a equipe que irá recebê-lo, juntamente com a equipe de transporte, possam estar seguros da real necessidade de transporte e sua indicação.

Uma contra-indicação formal de transporte aeromédico é quando o paciente está totalmente instável hemodinamicamente e qualquer pequena mudança no quadro pode trazer graves repercussões. Nestes casos, o paciente deve ser estabilizado pela equipe responsável e, se não for possível, que fique sob os cuidados de uma equipe especializada especialmente deslocada para esta estabilização, que também pode ser a própria equipe de transporte.

Pacientes que se encontrem com anemia aguda decorrente de hemorragias maciças, em que a hemoglobina do paciente esteja abaixo de 9, devem ser transfundidos antes de ser realizado o transporte. Se não há banco de sangue na cidade onde se encontra o paciente, deve-se providenciar o recurso em outra cidade próxima pela equipe local.

Para gestantes, é preferível que não viajem no 1º trimestre, pois o risco de perda gestacional é maior, ao mesmo tempo que estará distante do médico assistente e do recurso assistencial. Após a 32ª semana, tem início uma fase de maior contratilidade uterina e mesmo que o parto não seja desencadeado, uma viagem nesse período pode gerar insegurança para a gestante e para a família.

Por convenção das companhias aéreas, é proibida a viagem após o 8º mês de gestação, em função não só do desencadeamento do parto durante o vôo quando este for mais longo, mas também devido à possibilidade de a pressurização não ser suficiente para garantir perfeita oxigenação fetal. Entre a 36ª e a 38ª semanas, é necessário apresentar um atestado médico certificando que a mulher grávida está em condições de viajar com segurança. A partir da 38ª semana, gestantes só podem embarcar acompanhadas por um médico responsável. Depois do parto, as restrições desaparecem imediatamente para as mães, o que não acontece com os bebês, que devem completar pelo menos 1 semana de vida antes da viagem.

Viagens aéreas não são recomendadas aos pacientes com angina ou insuficiência cardíaca descompensadas. Nos casos de infarto agudo do miocárdio sem complicações, o melhor é programar a viagem para, no mínimo, 3 semanas depois do episódio ou para 6 semanas, se elas ocorreram.

Tabela 279.III – Critérios de triagem inter-hospitalar para pacientes não-traumatizados

Queimaduras	Acima de 20% de superfície corpórea total
	Comprometimento respiratório
	Queimaduras envolvendo face, cabeça, pés, mãos, articulações e períneo
Gravidez de alto risco	Quando o hospital local não for adequado para a mãe e para a criança
Neonatal/pediátrico	Quando o neonato não pode ser adequadamente mantido no referido hospital ou quando a equipe especializada não estiver prontamente disponível quando requisitado
Cardiologia	IAM (Infarto agudo do miocárdio) com choque cardiogênico quando o hospital for inadequado para diagnóstico ou terapia
	IAM que requeira fibrinólise intracoronariana
	Choque cardiogênico que requeira balão intra-aórtico
	Arritmia incontrolável com ou sem IAM
	Alguma condição cardíaca instável que requeira cateterismo cardíaco urgente ou cirurgia cardíaca imediata
Clínico ou cirúrgico	Insuficiência respiratória aguda que requeira unidade intensiva pulmonar sofisticada
	Hemodiálise para casos agudos indisponível no hospital local
	Emergência neurológica resultando em necessidade de TC de crânio seriadas, lesões cerebrais graves, deteriorização do nível de consciência ou de sinais vitais rapidamente
	Sangramento gastrintestinal que requeira angiografia ou outro procedimento não disponível no hospital local
	Intoxicação exógena grave ou overdose que requeiram unidade intensiva específica
	Complicação de câncer ou quimioterapia; infecções oportunistas com instabilidade hemodinâmica
	Doença descompressiva com necessidade de câmera hiperbárica
	Suspeita de dissecção de aorta torácica ou ruptura de aneurisma de aorta abdominal
	Hipotermia severa
	Hipertermia maligna
	Obstrução de vias aéreas
	Processos infecciosos com risco de morte
	Pós-parada cardiorrespiratória sem condições de tratamento definitivo
	Acidose metabólica grave contínua sem condições de tratamento definitivo
Transplante de órgaos	Alguma situação crítica de tempo quando a velocidade do helicóptero pode ser benéfica para o receptor, isto é, para transplante de fígado ou coração/pulmão

Fonte: adaptado de Grabam et al. Interhospital transport audit criteria for helicopter emergency medical services. Connecticut Med 1991; 55(7): 387-92.

Não podem viajar de avião doentes com infecções ativas por bactérias (tuberculose, por exemplo) ou vírus, entre eles os da catapora, rubéola e sarampo, para evitar a disseminação desses microrganismos dentro da aeronave.

Passageiros submetidos a cirurgias abdominais, de descolamento de retina ou torácicas, ou com pneumotórax não-drenado não devem viajar de avião até que seja reabsorvido todo o ar que penetrou em seus organismos durante a operação.

Pacientes com aneurisma dissecante de aorta ou em expansão não devem ser transportados por via aérea, uma vez que a alteração da pressão, da vibração e da aceleração/desaceleração influencia na velocidade da dissecção ou na expansão da mesma, colocando em risco a vida do paciente.

Jet lag

O *jet lag* ocorre quando há alteração do ciclo circadiano. O relógio biológico fica desorientado com a variação rápida dos fusos horários, devido à ação da luz do sol, que é nossa maior referência. Isso ocorre de forma mais acentuada quando o vôo ocorre no sentido de leste a oeste do que quando é de norte para sul com a mesma duração. Isso não acontece somente em vôos, mas em qualquer situação onde ocorre esta alteração, como, por exemplo, em pessoas que trabalham à noite ou que não tenham horário certo para o descanso (escalas variáveis).

Alterações cognitivas podem ocorrer apesar do indivíduo sentir-se desperto. Os sintomas mais comuns são distúrbios de sono, insônia, cansaço, fadiga, irritação, dores de cabeça, dores no corpo, problemas de estômago e intestinais, diminuição do rendimento físico e mental, taquicardia, desorientação, perdas de memórias e até acne. Quanto maior a diferença horária entre o local de partida e o de chegada, mais acentuado é o *jet lag* e mais tempo é preciso para acertar o organismo com a hora do destino, em média, cerca de um dia de recuperação por cada hora de diferença. Verifica-se ainda que voar para leste causa um *jet lag* mais intenso do que no sentido inverso, embora não se conheça ao certo a causa. A desorientação gerada pelo *jet lag* pode manifestar-se de várias formas. O mal-estar é geral e afeta os planos físico, mental e emocional. O grau é variável e depende de cada pessoa, do seu estado geral, da duração e da freqüência dos vôos.

Assim, antes do vôo:

- Procure simular os horários do local onde pretende estar, alguns dias antes da viagem. Diversas medidas, como exposição à luz, são utilizadas para minimizar estes sintomas.
- O uso da melatonina 1 hora antes de deitar-se facilita a adaptação.
- Fazer atividade física nos dias que antecedem o vôo.
- Fazer uma refeição leve antes do vôo.
- Evitar bebidas que contenham cafeína, bebidas alcoólicas e/ou gasosas.

Síndrome da classe econômica

Pode ocorrer em locais onde o ar condicionado está muito forte, levando a baixa umidade do ar e, conseqüentemente, a desidratação do organismo, deixando a viscosidade sangüínea aumentada. Este fator, juntamente com o espaço restrito entre as poltronas, a falta de hidratação, a predisposição do organismo e a dificuldade de movimentação dos passageiros na classe econômica, pode desencadear desde uma trombose venosa profunda (TVP) até uma embolia pulmonar.

Os fatores de risco para o aparecimento da síndrome da classe econômica são: ficar sentado por períodos superiores a 4 horas, assentos apertados que comprimam as panturrilhas, desidratação, ingestão de bebidas alcoólicas, cirurgia recente, idosos, altura superior a 1,80 m, cardiopatas, veias varicosas em MMII, algum tipo de trombo prévio e mulheres em uso de contraceptivos orais. A junção destes fatores predispõe a formação de coágulos no sistema vascular profundo, podendo levar a TVP e até a uma embolia pulmonar.

Os sintomas podem aparecer em poucas horas, no dia seguinte ou em até semanas após a viagem: hiperemia da pele, edema de MMII, aumento do volume do membro afetado, dor, desconforto local, dispnéia, cianose, taquipnéia e/ou dor torácica. É necessária uma ingestão maior de líquidos não-alcoólicos para hidratação celular.

Medidas profiláticas não estão bem claras atualmente, porém, pessoas que tenham fatores de risco e que utilizaram meia elástica não apresentaram a formação de coágulos durante vôos prolongados.

Se possível, caminhar por 5 minutos a cada hora e, se não for possível, simular a caminhada, movimentando os pés para a frente e para trás. Fazer alongamento do corpo e movimentos com os membros inferiores, principalmente quando a pressão do assento sobre as panturrilhas for grande, o que dificulta a circulação sangüínea local, facilitando a formação de trombos.

CONSIDERAÇÕES FINAIS

Todo transporte aeromédico deve ser criteriosamente indicado de acordo com a patologia envolvida e deve ser executado por equipe qualificada neste tipo de transporte e preparada para a resolução de quaisquer problemas que venham a ocorrer durante o transporte, de maneira rápida e segura para o paciente.

Os equipamentos utilizados devem ser autorizados pelos órgãos competentes e não sofrer alterações decorrentes da altitude ou pressão.

A escolha do transporte aeromédico nem sempre é a melhor solução para o problema do paciente, embora a rapidez do tratamento definitivo deva ser sempre considerada.

LEITURA ADICIONAL

1. AIM – Aeronautical Information Manual [USA].
2. Air Medical Physician Handbook – AMPA – 1994. Disponível em: www.ampa.org.
3. Arendt J, Skene DJ. Melatonin as a chronobiotic. Sleep Med Rev 2005; 9(1): 25-39.
4. Arendt J. Melatonin: characteristics, concerns, and prospects. J Biol Rhythms 2005; 20(4): 291-303.
5. Brzezinski A, Vangel MG, Wurtman RJ, Norrie G, Zhdanova I, Ben-Shushan A, et al. Effects of exogenous melatonin on sleep: a meta-analysis. Sleep Med Rev 2005; 9(1): 41-50.
6. Clarke M, Hopewell S, Juszczak E, Eisinga A, Kjeldstrøm M. Medias de compresión para la prevención de la trombosis venosa profunda en pasajeros de líneas aéreas (Cochrane Review). In: La Biblioteca Cochrane Plus, Issue 2, 2007. Oxford: Update Software.
7. Departament of the Air Force, Aeromedical Evacuation (AF Pamphlet 164-2). Washington, DC; 1976.
8. Fionnuala Sweeney e Associated Press, CNN, 11 FEV 2002.
9. Ginecologia e Obstetrícia – Manual para o TEGO – Capítulo 41 – 2.ª Parte – Assistência pré-Natal.
10. http://portal.varig.com.br.
11. www.braile.com.br.
12. Kenneth J, Robert J. Indications for air medical transport: general concepts. Air Medical Physician Handbook 1994; 1(3): 1-5.
13. Oliver K, Robert B. Stonehill. Dysbarism: a jet age problem of all physicians. Chest 1963; 44: 121-5.
14. Saldanha V. Como lidar com o Jet Lag. Disponível em: www.rotas.xl.pt/0702/dic_saude.shtml.
15. Sheffield PJ, Heimbach RD. Respiratory physiology. In: DeHart RL, editor. Fundamentals of aerospace medicine. Philadelphia: Lea and Febiger; 1985.
16. Stephen A, Pulley DO. Dysbarism. Disponível em: www.emedicine.com. Acesso em: 14/1/2005.
17. Waggoner RR. Flight phisiology. In: Lee G, editor. Flight nursing principles and pratices. Philadelphia: Mosby Year Book; 1991.
18. Welch BE. The Bioshere. In: DeHart RL, editor. Fundamentals of aerospace medicine. Philadelphia: Lea and Febiger; 1985.

Algoritmo 279.1 – Triagem do paciente politraumatizado

Verificação de sinais vitais e nível de consciência

↓

Fisiológico

Escala de Glasgow	< 13 ou
Pressão arterial sistólica	< 90 ou
Freqüência respiratória	< 10 ou > 29 ou
Trauma escore revisado	< 11
Trauma escore pediátrico	< 9

Sim → Centro de trauma

Não → Avaliar a anatomia da lesão

↓

Anatomia

- Ferimentos penetrantes no crânio, pescoço, tórax e abdome e extremidades proximais ao joelho e tornozelo
- Tórax instável
- Associação de trauma com queimadura de 10% ou mais ou lesão por inalação

Sim → Centro de trauma

Não → Avaliar para evidência de mecanismo de lesão e alta energia cinética

↓

Mecanismo

- Vítima ejetada
- Morte de algum ocupante do veículo
- Tempo de extricação > 20 minutos
- Quedas acima de 6 metros
- Capotamento
- Veículo em alta velocidade:
  - Velocidade inicial > 64 km/h
  - Mudança de velocidade > 32 km/h
  - Deformidade do veículo > 50 cm
  - Intrusão no compartimento do ocupante > 30 cm
- Atropelamento com impacto significativo > 8 km/h
- Pedestre ejetado do ponto de atropelamento ou quando o veículo passa por cima do mesmo
- Acidente por moto > 32 km/h ou quando há separação do piloto e da moto

Sim → Centro de trauma

Não ↓

Comorbidades

- Idade < 5 e > 55 anos
- Doença cardíaca conhecida, doença respiratória ou uso de psicotrópicos
- Diabetes insulino-dependente, cirrose, neoplasias, obesidade ou coagulopatias

Sim → Contato com a Central de Regulação Médica e considerar o transporte para um centro de trauma

Não → Reavaliar com a Central de Regulação Médica

Na dúvida, conduzir para um centro de trauma

Algoritmo 279.2 – Critérios para decisão da melhor forma de transporte ao centro de trauma

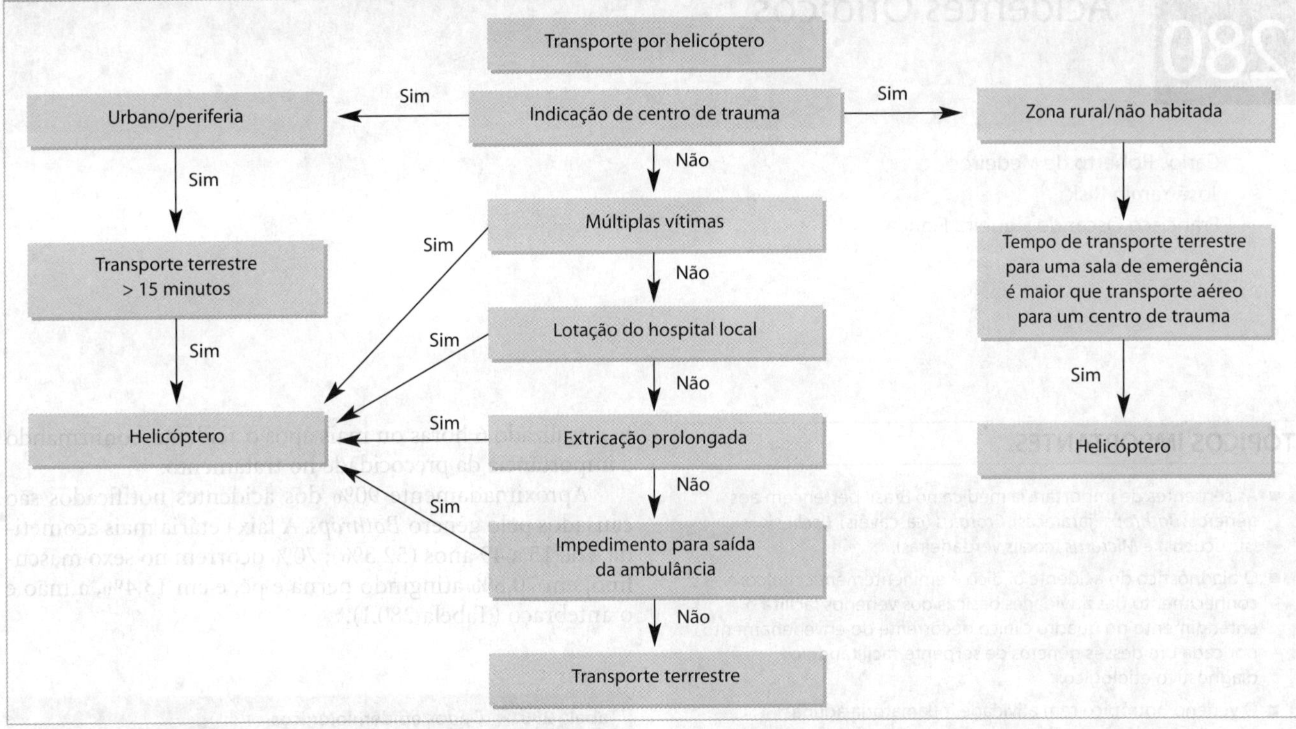

CAPÍTULO 280

Acidentes Ofídicos

Carlos Roberto de Medeiros
José Yamin Risk
Francisco Oscar de Siqueira França

TÓPICOS IMPORTANTES

- As serpentes de importância médica no Brasil pertencem aos gêneros: *Bothrops* (jararacas), *Crotalus* (cascavéis), *Lachesis* (surucucus) e *Micrurus* (corais verdadeiras).
- O diagnóstico do acidente ofídico é eminentemente clínico: o conhecimento das atividades básicas dos venenos facilita o entendimento do quadro clínico decorrente do envenenamento por cada um desses gêneros de serpente, facilitando o diagnóstico etiológico.
- O veneno botrópico tem atividade inflamatória aguda, coagulante e hemorrágica.
- O veneno laquético tem atividade inflamatória aguda, coagulante, hemorrágica e "parassimpaticomimética".
- O veneno crotálico tem atividade neurotóxica, coagulante e miotóxica.
- O veneno elapídico (corais) tem atividade neurotóxica.
- O tratamento do acidente ofídico envolve cuidados gerais como hidratação adequada, manutenção das condições hemodinâmicas, da função renal e do equilíbrio hidroeletrolítico e ácido-básico, além de suporte respiratório (ventilação mecânica) quando necessário.
- O tratamento com o soro antiveneno é específico para cada gênero de serpente, devendo ser instituído o mais precocemente possível, sendo a dose, tanto para adultos quanto para crianças, dependente do grau de gravidade estabelecido à admissão do paciente.
- Durante a soroterapia heteróloga, os pacientes devem ser observados rigorosamente em virtude da possibilidade de reações do tipo anafilático ao soro.
- Lembrar da profilaxia antitetânica.

INTRODUÇÃO E DEFINIÇÕES

Estima-se que, no mundo, a incidência dos acidentes provocados pelas serpentes peçonhentas possa exceder a 5 milhões por ano, com uma mortalidade associada de 125.000 óbitos anuais. Estes acidentes são considerados um problema de saúde pública, sobretudo nos países tropicais. No Brasil, são registrados cerca de 25.000 acidentes ofídicos por ano, predominantemente na área rural, com taxa média de letalidade de 0,43% nos casos tratados, variando de acordo com o gênero da serpente responsável pelo acidente. A maior taxa é observada nos acidentes pelas serpentes do gênero *Crotalus*, e a maioria dos óbitos (60,5%) ocorre quando o atendimento é realizado 6 horas ou mais após o acidente, confirmando a importância da precocidade no tratamento.

Aproximadamente 90% dos acidentes notificados são causados pelo gênero *Bothrops*. A faixa etária mais acometida é de 15 a 49 anos (52,3%); 70% ocorrem no sexo masculino; em 70,8% atingindo perna e pé, e em 13,4%, a mão e o antebraço (Tabela 280.I).

Tabela 280.I – Dados epidemiológicos

• Número de acidentes ofídicos notificados/ano	25.000
• Letalidade média dos casos tratados	0,43%
• Faixa etária mais acometida	15 a 49 anos
• Predominância no sexo masculino	70% dos acidentes
• Regiões anatômicas mais atingidas: perna e pé	70,8% dos acidentes
• Acidente botrópico é o mais freqüente	90% dos acidentes

Esses acidentes, em geral, relacionam-se a fatores climáticos e ao aumento da atividade humana nos trabalhos no campo, ocorrendo mais freqüentemente nas estações chuvosas, que correspondem nas regiões Sudeste, Sul e Centro-Oeste ao período de setembro a março; na região Nordeste, a freqüência aumenta entre janeiro e maio, enquanto no Norte não se observa sazonalidade marcante.

ETIOLOGIA E FISIOPATOLOGIA

No Brasil são registradas pouco mais de 300 espécies de serpentes, das quais, aproximadamente 50 (17%) são consideradas peçonhentas e estão distribuídas em apenas duas famílias: *Viperidae* (jararacas, cascavéis e surucucus) e *Elapidae* (corais verdadeiras).

A família *Viperidae*, responsável pela grande maioria dos acidentes ofídicos registrados no Brasil, caracteriza-se pela presença de um órgão termorreceptor, situado entre o olho e a narina, denominado fosseta loreal; apresenta aparelho inoculador de veneno bastante desenvolvido com dentição do tipo solenóglifa; e possuem escamas quilhadas. Os viperídeos brasileiros são representados pelos gêneros *Bothrops, Crotalus e Lachesis.*

O gênero *Bothrops* encontra-se distribuído em todo o país e é constituído por 20 espécies, sendo as mais comuns: *B. jararaca* ("jararaca") (Figura 280.1), *B. alternatus* ("urutu"), *B. jararacussu* ("jararacuçu"), *B. atrox* ("jararaca do norte"), *B. erythromelas* ("jararaca da seca") e *B. moojeni* ("caiçaca"). Tem fosseta loreal e cauda que se afunila progressivamente. Habita ambientes úmidos, sendo encontrado em matas fechadas, áreas cultivadas e peridomicílio de habitações rurais. É responsável por cerca de 90% dos acidentes por serpentes peçonhentas.

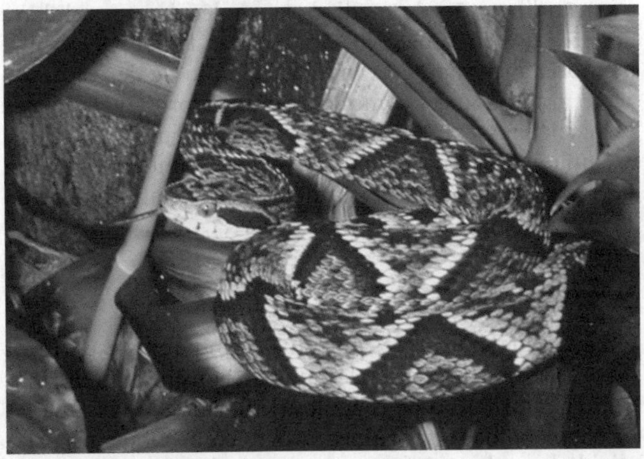

Figura 280.1 – Jararaca.

As serpentes do gênero *Lachesis* ("surucucu", "surucucu pico-de-jaca") são as que apresentam maior comprimento dentre as serpentes peçonhentas das Américas (Figura 280.2). Têm fosseta loreal e últimas escamas da cauda semelhantes a espinhos. Habitam a floresta Amazônica e a Mata Atlântica. Compreendem uma única espécie (*Lachesis muta*) e duas subespécies. Acidentes humanos envolvendo serpentes do gênero *Lachesis* são raros e têm sido pouco documentados na literatura nacional e latino-americana. No Brasil, estes acidentes estão restritos à região Amazônica e à Mata Atlântica.

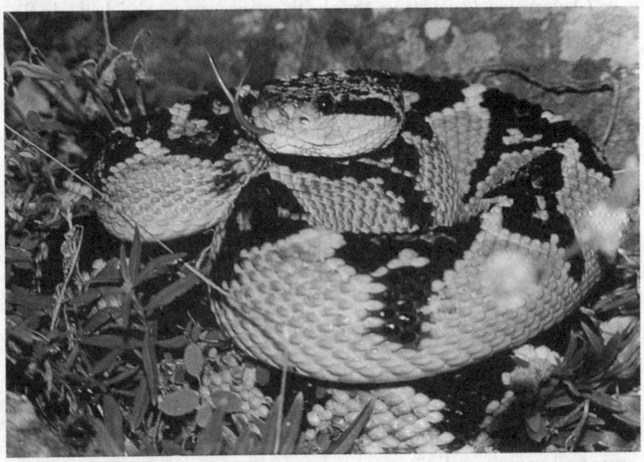

Figura 280.2 – Surucucu.

O gênero *Crotalus* ("cascavel", "boicininga", "maracabóia") apresenta fosseta loreal na cabeça e, caracteristicamente, guizo ou chocalho na cauda (Figura 280.3); habita áreas abertas, em locais secos e quentes, não sendo encontrado na Mata Atlântica e na Amazônia, com exceção de algumas áreas de cerrado. Há apenas uma espécie no país (*Crotalus durissus*) com 5 subespécies. As serpentes do gênero *Crotalus* são responsáveis por aproximadamente 9% dos envenenamentos ofídicos no Brasil.

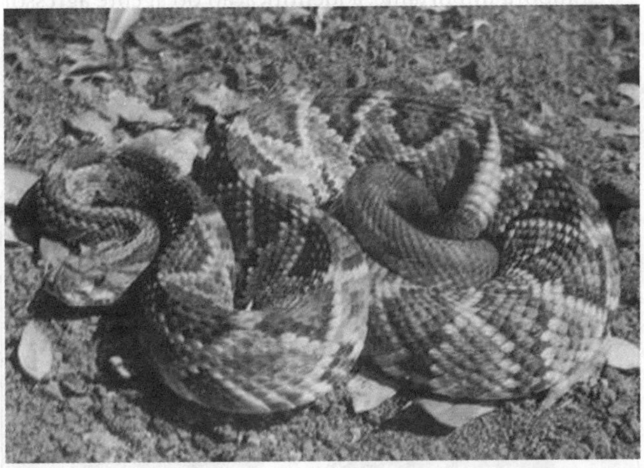

Figura 280.3 – Cascavel.

A família *Elapidae*, representada no Brasil pelo gênero *Micrurus*, é desprovida de fosseta loreal e apresenta cabeça arredondada; o corpo é recoberto na parte superior por escamas lisas e brilhantes com desenhos em forma de anéis pretos, vermelhos e brancos, ou amarelos (Figura 280.4); a dentição é do tipo proteróglifa, ou seja, as presas anteriores são pequenas, fixas e sulcadas, fazendo com que a picada seja menos eficiente do que aquela causada pelos viperídeos. Conhecidas popularmente como corais verdadeiras, estão distribuídas em todo o território nacional, num total de 19 espécies descritas, e são responsáveis por menos de 1% dos acidentes ofídicos registrados no Brasil.

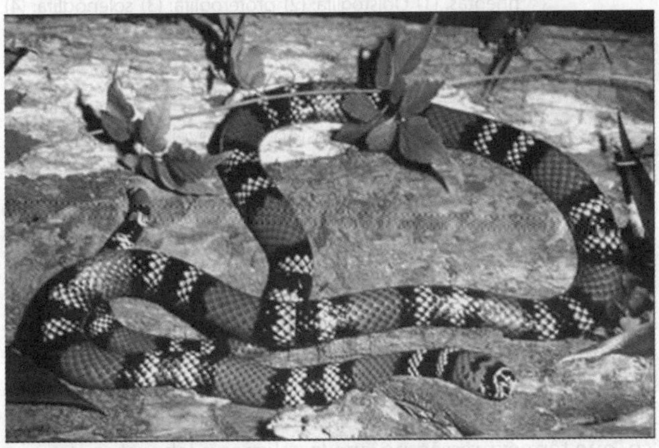

Figura 280.4 – Coral.

Tabela 280.II – Distribuição dos acidentes ofídicos no Brasil por gênero de serpente

Gênero da serpente	Porcentagem dos casos notificados
Bothrops	90,5%
Crotalus	7,7%
Lachesis	1,4%
Micrurus	0,4%

Embora importante, a identificação do agente agressor (Figura 280.5 e Algoritmo 280.1) não é comumente realizada, pois poucos pacientes trazem o animal. Sendo assim, o diagnóstico provável deve ser estabelecido pelo quadro clínico que permite, mesmo sem a identificação da serpente, a indicação correta da soroterapia específica.

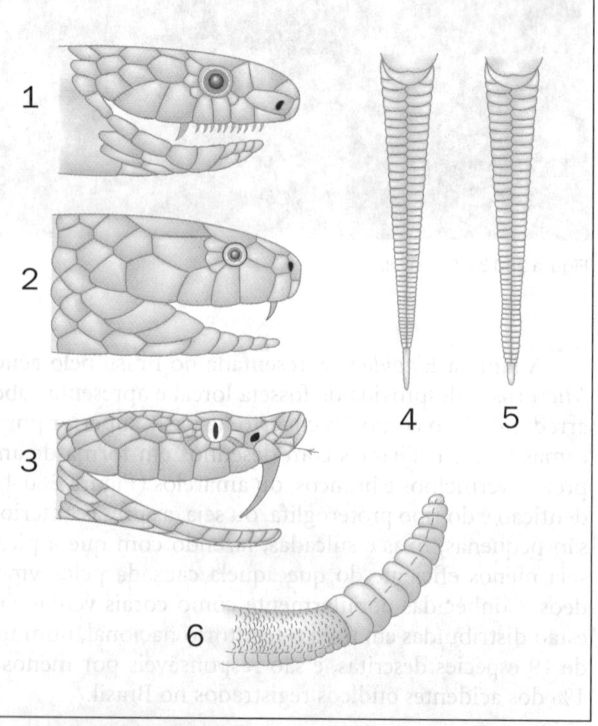

Figura 280.5 – Critérios utilizados na identificação das serpentes peçonhentas. (1) Opistóglifa; (2) proteróglifa; (3) solenóglifa; (4) cauda lisa; (5) cauda com escamas eriçadas; (6) cauda com chocalho. Ver Algoritmo 280.1.

As peçonhas de serpentes estão, provavelmente, entre os mais complexos dos venenos conhecidos. São misturas complexas, incluindo toxinas, enzimas, toxinas não-enzimáticas, proteínas não-tóxicas, carboidratos, lipídios, metais (freqüentemente na forma de glicoproteínas e enzimas metaloprotéicas), aminas biogênicas, nucleotídeos e aminoácidos livres. A função de cada um desses componentes, bem como sua interação no envenenamento humano, ainda não está totalmente esclarecida. No entanto, de modo didático, são descritas três atividades fisiopatológicas do veneno botrópico, que têm expressão no quadro clínico e laboratorial.

Veneno botrópico

O veneno botrópico apresenta três atividades principais:

Ação inflamatória aguda

A chamada atividade inflamatória aguda se deve, em verdade, a um conjunto de frações, com especificidades diversas e que são responsáveis pelos fenômenos locais do envenenamento. As enzimas encontradas nesses venenos podem atuar por ação direta sobre diferentes substratos, causando lesão tecidual, ou por ação indireta através da ativação/liberação de mediadores moleculares e celulares do processo inflamatório. A ação das fosfolipases sobre membranas celulares levando à liberação de derivados do ácido araquidônico, como leucotrienos, prostaglandinas e prostaciclinas com potente atividade inflamatória, é um exemplo da ação indireta desse veneno. Também contribui nesse processo diversas citocinas inflamatórias, como TNF-α, IL-1 e IL-6.

Ação coagulante

É devida a proteases que atuam em pontos específicos da cascata de coagulação, levando ao consumo do fibrinogênio e à formação de coágulos de fibrina intravascular. A incoagulabilidade sangüínea ocorre com freqüência. Esta atividade, ao levar à formação de trombos na microvasculatura, provoca hipóxia com conseqüente agravamento do edema e sofrimento tecidual. Também foram isoladas frações com atividade sobre plaquetas.

Ação hemorrágica

É atribuída particularmente a metaloproteinases (hemorraginas) encontradas no veneno e que apresentam ação distinta das frações coagulantes. Lesando o endotélio vascular, a atividade hemorrágica amplia o quadro inflamatório, particularmente na região da picada, além de provocar sangramentos.

Veneno laquético

O veneno laquético também apresenta atividade inflamatória aguda, coagulante e hemorrágica semelhante ao veneno botrópico. Além disso, é atribuída ao veneno atividade "parassimpaticomimética", que pode ser explicada parcialmente pela ação de uma cininogenase.

Veneno crotálico

As principais atividades do veneno são:

Ação neurotóxica

A crotoxina, um complexo formado pela crotapotina e fosfolipase A_2, atua na membrana pré-sináptica da junção neuromuscular, impedindo a liberação da acetilcolina, com conseqüente paralisia muscular.

Tabela 280.III – Mecanismo de ação dos venenos ofídicos

Veneno	Atividade	Efeito local	Efeito sistêmico
Botrópico	• Coagulante • Inflamatória • Hemorrágica	• Necrose tecidual • Lesão endotelial	• Liberação de mediadores inflamatórios e substâncias vasoativas • Ativação da coagulação • Lesão endotelial
Laquético	• Inflamatória • Coagulante • Hemorrágica • Neurotóxica	• Necrose tecidual • Lesão endotelial	• Liberação de mediadores inflamatórios e substâncias vasoativas • Ativação da coagulação • Lesão endotelial • Estimulação vagal
Crotálico	• Neurotóxica • Miotóxica • Coagulante	• Ausente	• Bloqueio neuromuscular • Rabdomiólise • Ativação da coagulação
Elapídico	• Neurotóxica	• Ausente	• Bloqueio neuromuscular

Ação miotóxica

Também atribuída à crotoxina, principal componente do veneno da cascavel sul-americana, que apresenta potente atividade miotóxica. Experimentalmente, a inoculação em músculo induz à formação de lesões subsarcolêmicas e edema de mitocôndrias, levando à necrose seletiva de fibras da musculatura esquelética.

Ação coagulante

O veneno crotálico apresenta atividade trombina-like, podendo levar à incoagulabilidade sangüínea.

Veneno elapídico

Os venenos das corais brasileiras têm atividade neurotóxica em decorrência da presença de neurotoxinas básicas de baixo peso molecular, que apresentam rápida difusão pelos tecidos. Todos os elapídios brasileiros apresentam neurotoxinas pós-sinápticas que têm grande afinidade com os sítios receptores de acetilcolina na placa motora terminal, com efeitos semelhantes ao do curare. Algumas *Micrurus* encerram ainda atividade pré-sináptica, o que ocasiona inibição na liberação da acetilcolina, como a *M. corallinus*.

ACHADOS CLÍNICOS

Acidente botrópico

O acidente botrópico causa alterações locais e sistêmicas que evoluem simultaneamente.

Alterações locais

O sinal da picada em geral apresenta-se como duas lesões puntiformes, mas pode ser observada apenas uma perfuração e, eventualmente, nenhuma marca visível. O sangramento pelos orifícios de inoculação do veneno é freqüente e geralmente em pequena quantidade. De instalação precoce, a dor e o edema progridem nas primeiras horas, sendo a intensidade da dor proporcional à progressão do edema. Equimose local ou próxima à área de drenagem linfática regional pode ser observada (Figura 280.6). Algumas

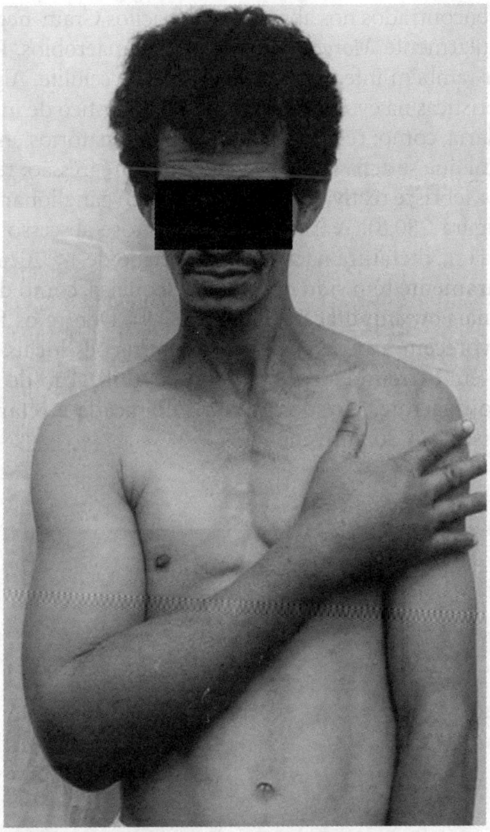

Figura 280.6 – Edema e equimose próxima à picada.

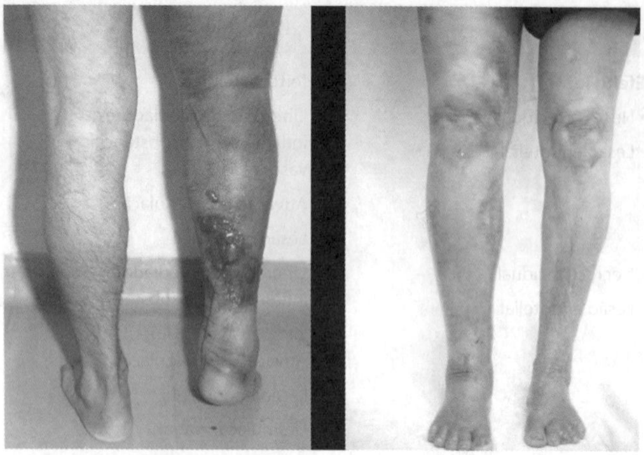

Figura 280.7 – Bolhas algumas horas após a picada.

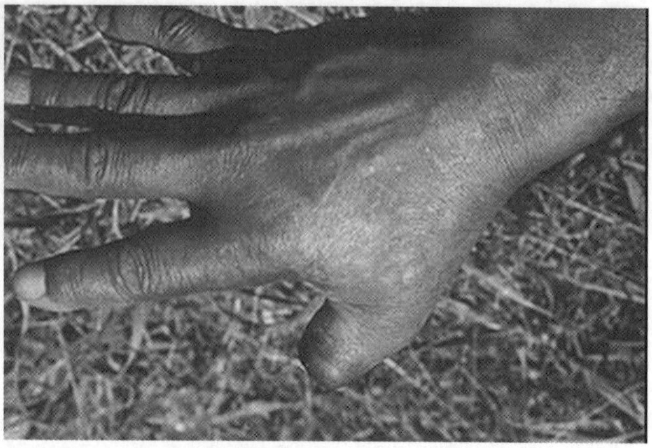

Figura 280.9 – Seqüela após a picada.

horas após o acidente, podem surgir bolhas de conteúdo variável (seroso, hemorrágico, necrótico, purulento) (Figura 280.7). Na maioria dos casos, as manifestações locais involuem, sem complicações, no período de até duas semanas. Alguns pacientes podem, raramente, evoluir com quadro de síndrome compartimental, caracterizada por compressão do feixe vasculonervoso e sofrimento tecidual em decorrência do edema acentuado.

A ação inflamatória local do veneno parece criar condições favoráveis à proliferação de microorganismos, permitindo a formação de abscesso/necrose. Os germes mais comumente encontrados nos abscessos são bacilos Gram-negativos (particularmente *Morganella morganii*) e anaeróbios. Podem ocorrer também infecções como erisipela e celulite. Algumas características na evolução sugerem o diagnóstico de infecção secundária, como: reativação de sinais inflamatórios em quadro local que se achava estabilizado ou em regressão; reinício de picos febris; e reativação do infartamento ganglionar regional (Figura 280.8). A incidência de necrose/abscesso documentada na literatura nacional tem variado de 1 a 20%.

Raramente têm sido observadas seqüelas, como déficits funcionais ou amputação (Figura 280.9). Dentre os fatores que favorecem a ocorrência de complicações locais estão: picada em extremidade de mão ou pé, utilização de torniquete ou garrote, incisões no local da picada e retardo na administração do antiveneno.

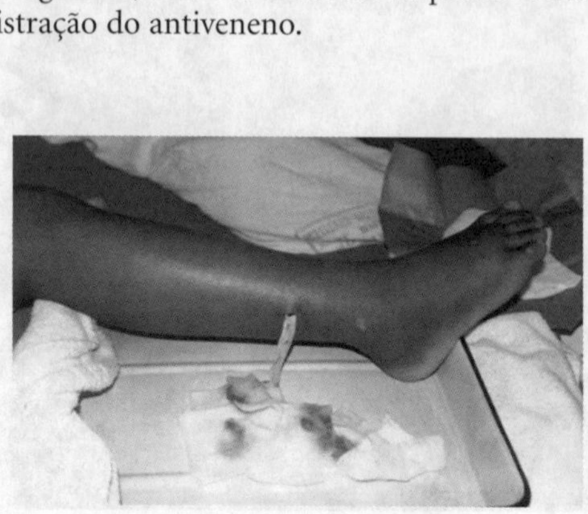

Figura 280.8 – Infecção secundária após a picada.

Alterações sistêmicas

A alteração sistêmica mais freqüentemente observada é a incoagulabilidade sangüínea com ou sem manifestações hemorrágicas. O sangramento pode ser de intensidade e localização variáveis, sendo gengivorragia, equimose local e hematúria as apresentações mais comumente observadas. Hematêmese, hemoptise, sangramento intracraniano, hemoperitônio, hemorragia hipofisiária e complicações hemorrágicas obstétricas são menos comuns e associados a casos graves, alguns com êxito letal (Figura 280.10).

A presença de hipotensão e choque caracteriza o caso como grave, cujas manifestações são observadas, em geral, nas primeiras horas após o acidente. A etiopatogenia do choque é multifatorial, podendo estar relacionada a hemorragias, seqüestro de líquidos em compartimentos, ou a liberação de mediadores endógenos (bradicinina, serotonina, prostaglandina, histamina e outros autacóides).

A insuficiência renal aguda (IRA) é uma complicação rara e instala-se, em geral, nas primeiras 24 horas do acidente. Sua patogenia não está totalmente elucidada, porém vários fatores

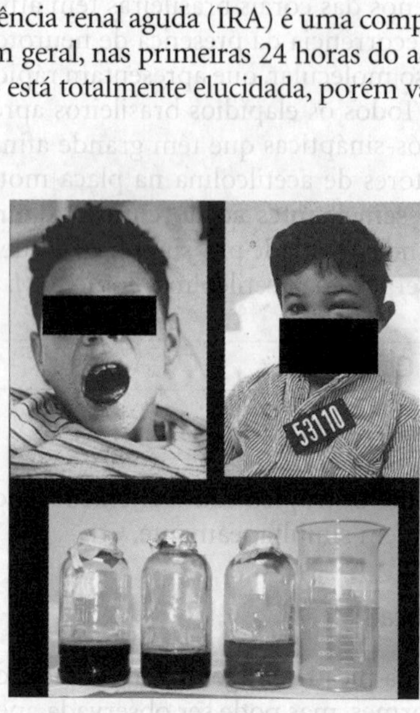

Figura 280.10 – Manifestações hemorrágicas.

têm sido considerados: hipovolemia (decorrente de sangramento ou seqüestro de líquidos na região picada), hipotensão, choque e coagulação intravascular disseminada com deposição de microtrombos em glomérulo. Do ponto de vista anatomopatológico, a lesão mais freqüentemente observada tem sido a necrose tubular aguda e, raramente, a necrose cortical.

As principais causas de óbito nos acidentes botrópicos são: septicemia, hemorragia grave, insuficiência renal aguda e choque.

Acidente laquético

Alterações locais

Caracterizado inicialmente por dor e edema no local da picada, podendo progredir para todo o membro. Posteriormente surge equimose local. As complicações locais descritas no acidente laquético são semelhantes às observadas no acidente botrópico (necrose, abscesso, síndrome compartimental, déficit funcional e amputação).

Alterações sistêmicas

São descritas alterações da coagulação, com consumo de fibrinogênio e também sangramentos. A diferenciação entre o acidente botrópico e laquético pode ser feita com base na presença de fenômenos neurotóxicos compatíveis com "ativação do sistema nervoso autônomo parassimpático", traduzidos por sudorese, cólicas abdominais, náuseas, vômitos, diarréia, hipotensão arterial e bradicardia.

Acidente crotálico

O quadro local é discreto, podendo ocorrer edema leve e parestesia na região da picada. Os fenômenos neuroparalíticos, decorrentes da ação neurotóxica do veneno crotálico, são de aparecimento precoce. A ptose palpebral acompanhada de distúrbios de acomodação visual, anisocoria e oftalmoplegia, geralmente se instalam nas primeiras três a seis horas após a picada (Figura 280.11). Como manifestações menos freqüentes, podemos encontrar paralisia velopalatina, com dificuldade de deglutição e diminuição do reflexo do vômito, alteração da gustação e do olfato e, nos casos mais graves, insuficiência respiratória aguda. De modo geral, os efeitos da ação neurotóxica desaparecem dentro da primeira semana do acidente.

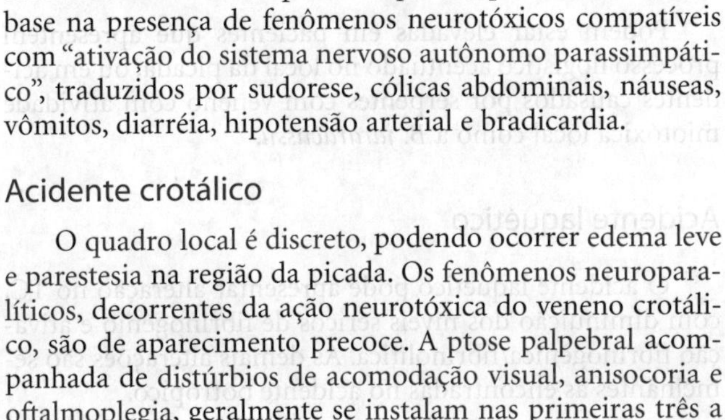

Figura 280.11 – Acidente crotálico.

A atividade miotóxica é traduzida por mialgia generalizada e escurecimento da cor da urina em razão da presença de mioglobina (Figura 280.12). Atribui-se à miotoxicidade papel importante no desencadeamento da insuficiência renal aguda (IRA) que se instala, na maioria das vezes, nas primeiras 48 horas, sendo a necrose tubular aguda a lesão mais freqüentemente observada. Estima-se que a incidência de IRA no acidente crotálico seja cerca de 10 vezes maior do que a observada nas picadas por *Bothrops*.

Acidente elapídico

No local da picada, não se observa processo inflamatório (Figura 280.13). O surgimento da sintomatologia pode ser rápido, em virtude da rápida absorção do veneno. A ptose palpebral bilateral é o primeiro sinal de neurotoxicidade, associada ou não a turvação visual, que pode evoluir para diplopia (Figura 280.14). Oftalmoplegia, anisocoria, paralisia da musculatura velopalatina, da mastigação e da deglutição, sialorréia e diminuição do reflexo do vômito também podem ser observados, com freqüência variável. Em raros casos, pode ocorrer diminuição generalizada da força muscular que pode progressivamente acometer a musculatura intercostal. O comprometimento da mecânica respiratória pode levar o paciente à morte por apnéia.

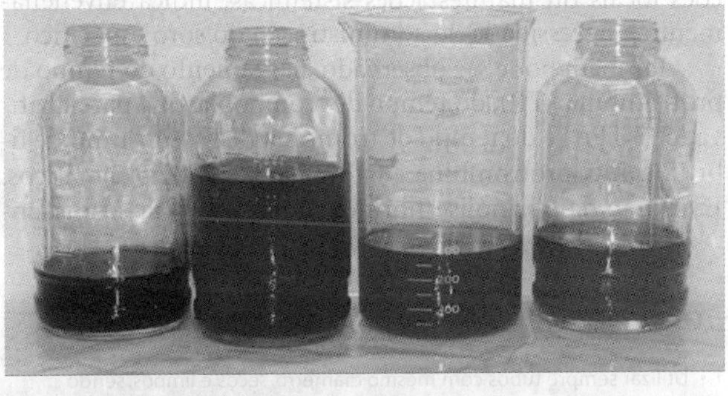

Figura 280.12 – Mioglobinúria.

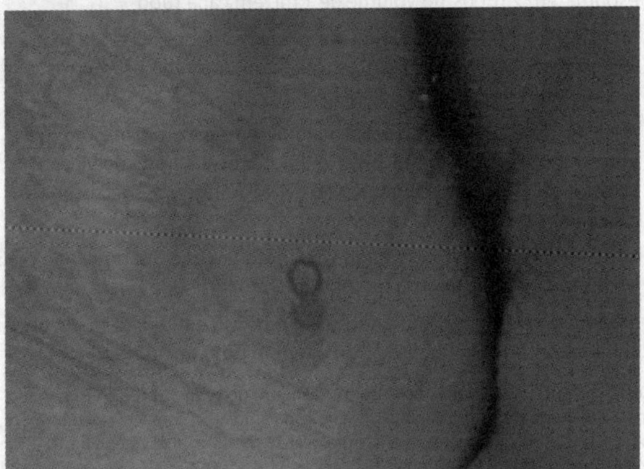

Figura 280.13 – Local da picada (elapídico).

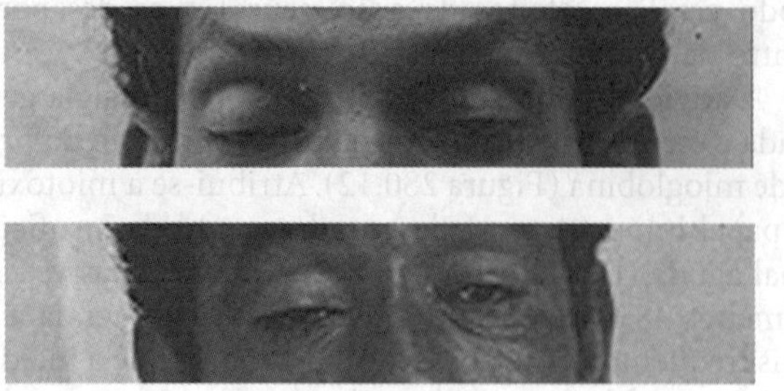

Figura 280.14 – Ptose palpebral.

EXAMES COMPLEMENTARES

Acidente botrópico

Testes de coagulação

O tempo de coagulação (TC) pode estar prolongado ou incoagulável e mostra forte associação com os níveis séricos de fibrinogênio, demonstrando a importância deste exame na avaliação da capacidade coagulante. É considerado um exame complementar bastante útil no diagnóstico da coagulopatia, sendo preconizado como rotina no atendimento dos acidentes ofídicos por ser de fácil execução (Tabela 280.IV), baixo custo e alta sensibilidade. O achado de TC prolongado ou incoagulável, mesmo na ausência de alterações locais ou manifestações sistêmicas, indica envenenamento e necessidade de administração do soro específico.

Também pode ser observado alargamento do tempo de protrombina (TP), do tempo de tromboplastina parcial ativado (TTPA) e do tempo de trombina (TT), consumo de fibrinogênio, protrombina e fatores X, V e VIII plasmáticos. Em razão da fibrinólise/fibrinogenólise, verifica-se aumento de produtos de degradação do fibrinogênio/fibrina (PDF) e D-dímeros e diminuição dos níveis plasmáticos de α_2-antiplasmina.

As alterações na coagulabilidade sangüínea têm valor diagnóstico, mas não são mais utilizadas como critério de gravidade nos acidentes ofídicos no Brasil.

Hemograma

Anemia discreta, leucocitose com neutrofilia e desvio à esquerda, e trombocitopenia podem ser observadas na fase inicial.

Uréia, creatinina e eletrólitos

Devem ser realizadas em pacientes com suspeita de comprometimento da função renal.

Urina I

Pode ser observada hematúria, proteinúria e mais raramente hemoglobinúria.

CPK, DHL e TGO

Podem estar elevadas em pacientes que apresentem processo flogístico acentuado no local da picada, ou em acidentes causados por serpentes com veneno com atividade miotóxica local como a *B. jararacussu*.

Acidente laquético

O acidente laquético pode apresentar alteração no TC, com diminuição dos níveis séricos de fibrinogênio e ativação fibrinogênica/fibrinolítica. As demais alterações são semelhantes às encontradas no acidente botrópico.

Tabela 280.IV – Técnica para realização do tempo de coagulação

- Utilizar sempre tubos com mesmo diâmetro, secos e limpos, sendo mais práticos os tubos de 13 X 100 mm, de uso corrente
- O sangue retirado da veia do paciente deve ser transferido, sem espuma, em 2 tubos, no volume de 1 mL em cada tubo
- Marcar o tempo e colocar imediatamente os tubos em banho-maria a 37°C, a partir do quinto minuto, e a cada minuto, retirar sempre o mesmo tubo do banho-maria para leitura
- A leitura deve ser feita minuto a minuto, sempre com o mesmo tubo, até o minuto em que o sangue não escorra pela parede do vidro. Os movimentos devem ser suaves para evitar agitação desnecessária, o que encurta falsamente o resultado
- O valor do TC será referido naquele minuto em que o sangue não mais escorrer na parede interna do tubo, quando inclinado
- O segundo tubo que permaneceu em repouso em banho-maria deve servir para controle, confirmando o tempo do primeiro tubo

Observações: (1) O TC varia pouco com o diâmetro do tubo de ensaio empregado, mas varia bastante com o volume de sangue da amostra e com a temperatura; (2) para este método, os valores são: TC normal até 9 minutos, prolongado de 10 a 30 minutos, e incoagulável acima de 30 minutos.

Tabela 280.V – Acidente botrópico: classificação quanto à gravidade e soroterapia recomendada

Manifestações e tratamento	Gravidade		
	Leve	Moderada	Grave
Locais: Dor Edema Equimose	Ausentes ou discretas	Evidentes	Intensas
Sistêmicas: Hemorragia grave Choque Anúria	Ausentes	Ausentes	Presentes
Tempo de coagulação (TC)	Normal ou alterado	Normal ou alterado	Normal ou alterado
Soroterapia (ampolas)	2-4	4-8	8-12

Acidente crotálico

Do ponto de vista laboratorial são observadas elevações dos níveis séricos de CK, DHL e TGO, cuja detecção pode ser útil ao diagnóstico. O aumento de CK pode ser precoce, nas primeiras 2 horas após o acidente. Nos casos em que há comprometimento da função renal há elevação dos níveis séricos de uréia, creatinina, potássio e ácido úrico. Pode haver hipocalcemia severa na fase oligúrica decorrente, em parte, do depósito de cálcio nas áreas de músculo lesado.

Cerca de 40% dos pacientes apresentam sangue incoagulável com hipofibrinogenemia.

O hemograma é caracterizado por leucocitose com neutrofilia e desvio à esquerda.

Acidente elapídico

Não têm sido relatadas alterações laboratoriais específicas do envenenamento elapídico.

TRATAMENTO

Acidente botrópico

Específico

Os esquemas de dose propostos dependem da gravidade do quadro e estão relacionados nas tabelas a seguir.

A determinação do tempo de coagulação (TC) tem se mostrado de grande utilidade, tanto no diagnóstico como na avaliação da eficácia do tratamento soroterápico instituído. Recomenda-se que o TC seja monitorado 12 e 24 horas após o término da administração do soro. Se após 12 horas o TC permanecer incoagulável (> 30 minutos), está indicada dose adicional de duas ampolas de SAB (soro antibotrópico) ou SABC (soro antibotrópico-crotálico). Da mesma forma, se após 24 horas o TC ainda estiver alterado (prolongado ou incoagulável), há necessidade de complementar a soroterapia inicial com mais 2 ampolas de SAB ou SABC.

Suporte

É fundamental, na fase aguda do envenenamento, a hidratação adequada do paciente com o objetivo de diminuir a probabilidade de evolução para insuficiência renal aguda. Caso esta complicação ocorra, pode ser necessária a diálise. Em pacientes com hipotensão/choque deve ser realizada hidratação associada ou não a drogas vasoativas.

Nos casos de abscesso, os antimicrobianos que têm se mostrado eficientes são aqueles com atividade sobre bacilos Gram-negativos e anaeróbios, tais como cloranfenicol e amoxicilina associada ou não a ácido clavulânico. No tratamento para erisipela e celulite, é recomendado o uso de uma cefalosporina de primeira geração como cefalexina ou cefalotina.

Quando presente a síndrome compartimental, deve ser criteriosamente avaliada a indicação de fasciotomia, lembrando que o distúrbio hemostático poderá intensificar o risco de sangramento deste procedimento.

A profilaxia do tétano está indicada por se tratar de ferimento perfurante contaminado.

Acidente laquético

Específico

Em virtude de limitada experiência clínica no tratamento específico, indica-se a utilização de 10 a 20 ampolas de soro antilaquético ou antibotrópico/laquético (Tabela 280.VI).

Tabela 280.VI – Acidente laquético: classificação quanto à gravidade e soroterapia recomendada

Orientação para o tratamento	Soroterapia (ampolas)
Poucos casos estudados. Gravidade avaliada pelos sinais locais e intensidade das manifestações vagais (bradicardia, hipotensão arterial, diarréia)	10 a 20 SAL ou SABL

Geral

O tratamento de suporte e das complicações é o mesmo já descrito em acidentes botrópicos. As alterações parassimpáticas devem ser tratadas de acordo com a gravidade.

Acidente crotálico

Específico

Os esquemas de dose propostos dependem da gravidade do quadro e estão relacionados na Tabela 280.VII.

Tabela 280.VII – Acidente crotálico: classificação quanto à gravidade e soroterapia recomendada

Manifestações e tratamento	Gravidade		
	Leve	Moderada	Grave
Fácies miastênicas/ Visão turva	Ausente ou tardia	Discreta ou evidente	Evidente
Mialgia	Ausente	Discreta	Presente
Urina vermelha ou marrom	Ausente	Pouco evidente ou ausente	Presente
Oligúria/anúria	Ausente	Ausente	Presente ou ausente
Tempo de coagulação (TC)	Normal ou alterado	Normal ou alterado	Normal ou alterado
Soroterapia (ampolas)	5	10	20

Suporte

A hidratação é fator fundamental na prevenção da IRA. Uma vez estabelecida, os princípios de tratamento são semelhantes aos indicados no manejo desta complicação devida a outras causas. Deve-se ressaltar que a IRA no acidente crotálico é freqüentemente hipercatabólica, devendo orientar a indicação precoce dos métodos dialíticos.

Nos casos de insuficiência respiratória aguda deve ser utilizada a ventilação mecânica.

Acidente elapídico

Específico

O esquema de dose proposto indica a utilização de 10 ampolas de soro antielapídico, considerando todos os acidentes deste grupo como potencialmente graves (Tabela 280.VIII).

Tabela 280.VIII – Acidente elapídico: classificação quanto à gravidade e soroterapia recomendada

Orientação para o tratamento	Soroterapia (ampolas)
Acidentes raros	10
Pelo risco de insuficiência respiratória aguda, devem ser considerados como graves	

Nos pacientes com insuficiência respiratória aguda tem sido recomendada a utilização de anticolinesterásicos, do tipo neostigmina, na tentativa de reverter os fenômenos neuroparalíticos. Assim, indica-se administração de neostigmina (prostigmina) 0,05 mg/kg em crianças e 1 ampola (0,5 mg) no adulto por via endovenosa (EV). Esta deve ser precedida da injeção de 0,6 mg de atropina EV para prevenir os efeitos muscarínicos da acetilcolina, principalmente a bradicardia e a hipersecreção. Em geral, a resposta é rápida com melhora evidente do quadro em poucos minutos. Neste caso, recomenda-se dose de manutenção de 0,05 a 0,1 mg/kg EV a cada 4 horas, sempre precedida da administração de atropina. Dependendo da resposta do paciente, pode haver espaçamento maior entre as doses, até que ocorra a recuperação do quadro.

Geral

Nos casos de insuficiência respiratória deve ser instituída a ventilação mecânica.

Soroterapia

Recomenda-se a administração do soro gênero-específico por via endovenosa, pois propicia neutralização imediata do veneno circulante. Estabelecida a quantidade de soro a ser administrada, esta deve ser aplicada em dose única, tanto para adultos como crianças. O teste de sensibilidade não deve ser realizado, uma vez que apresenta baixo valor preditivo para a ocorrência de reações imediatas.

A administração do soro pode ser feita após diluição em soro fisiológico ou soro glicosado 5%, na proporção de 1:5 e, sempre que possível, no período de 30 a 60 minutos (a ampola de soro antiofídico tem 10 mL). Contudo, a infusão direta, sem diluição, gota a gota, pode constituir alternativa nos casos em que é necessária a restrição de líquido a ser administrado. Esta medida deve ser realizada com cautela, pois há indicações de haver aumento na incidência de reações alérgicas precoces.

O paciente deve ser atendido, de preferência, em ambiente hospitalar para uma melhor avaliação da eficácia da soroterapia, da ocorrência de complicações nos acidentes mais graves e de reações adversas ao antiveneno.

As reações à soroterapia decorrem da presença de proteínas heterólogas, de natureza eqüina, e podem ser precoces (reação anafilática ou anafilactóide) ou tardia (doença do soro).

As reações precoces ocorrem durante a infusão e nas primeiras horas após a administração do soro. Manifestam-se inicialmente como sensação de calor e/ou prurido, e geralmente evoluem com uma das seguintes anormalidades: urticária, náuseas, vômitos, cólicas abdominais, diarréia, rouquidão, estridor, dificuldade de deglutição, broncoespasmo, hipotensão e choque.

Na prevenção das reações precoces, administra-se habitualmente anti-histamínicos bloqueadores de receptores do tipo H_1 (prometazina ou difenidramina), e em alguns serviços também têm sido recomendados bloqueadores H_2 (ranitidina) e corticosteróides, utilizados isoladamente ou em associação, por via parenteral, 15 minutos antes da administração da soroterapia. No entanto, a utilização da pré-medicação não previne totalmente o aparecimento de manifestações alérgicas ao antiveneno, devendo a infusão ser feita sob estrita vigilância médica. A freqüência de reações precoces situa-se entre 5 a 30%, com a utilização de soro diluído. Na vigência de reação, o soro deve ser temporariamente interrompido, e a droga de escolha para o tratamento desta intercorrência é a adrenalina aquosa 1:1.000. Nos quadros leves e moderados administra-se 1/3 de ampola por via subcutânea, a ser repetida se necessário; em casos graves é preferível utilizar a droga diluída por via endovenosa. A inalação com fenoterol, associada ou não a aminofilina por via endovenosa é útil no manejo do broncoespasmo. Outras drogas como corticosteróides e anti-histamínicos têm papel secundário no tratamento destas reações. Cessado o quadro alérgico, a soroterapia deve ser reiniciada, mas com maior lentidão.

A doença do soro manifesta-se 5 a 24 dias após a administração do antiveneno e caracteriza-se geralmente por febre baixa, prurido ou urticária generalizados, e mais raramente por artralgias, linfadenopatia, edema periarticular, proteinúria. As reações respondem bem ao tratamento com corticosteróide sistêmico, anti-histamínicos e analgésicos e apresentam, em geral, boa evolução.

Algoritmo 280.1 – Distinção entre serpentes peçonhentas e não-peçonhentas

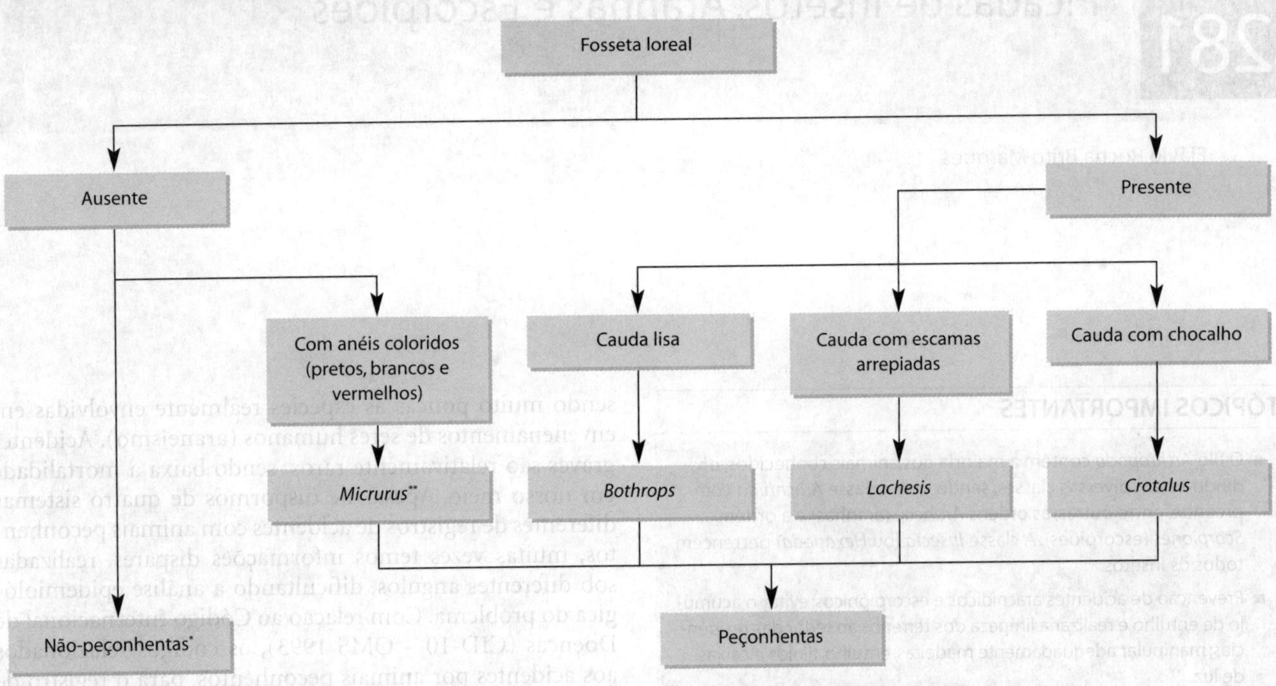

* As falsas corais podem apresentar o mesmo padrão de coloração das corais verdadeiras, sendo distinguíveis pela ausência de dente inoculador.
** Na Amazônia, existem corais verdadeiras desprovidas de anéis vermelhos.

LEITURA ADICIONAL

1. Azevedo-Marques MM, Cupo P, Coimbra TM, et al. Myonecrosis, myoglobinuria and acute renal failure induced by South American rattlesnake (Crotalus durissus terrificus) envenomation in Brazil. Toxicon 1987; 23(4): 631-6.
2. Azevedo-Marques MM, Hering SE, Cupo P. Evidence that Crotalus durissus terrificus (South American rattlesnake) envenomation in humans causes myolysis rather than hemolysis. Toxicon 1987; 25(11): 1163-8.
3. Cardoso JLC, Fan HW, França FOS, et al. Randomized comparative trial of three antivenoms in the treatment of envenoming by lance-headed vipers (Bothrops jararaca) in São Paulo, Brazil. Q J M 1993; 86: 315-25.
4. Coelho LK, Silva E, Espositto C, et al. Clinical features and treatment of Elapidae bites: report of three cases. Human & Experimental Toxicology 1992; 11: 135-7.
5. Ferreira ML, Moura-da-Silva AM, Franca FO, Cardoso JL, Mota I. Toxic activities of venoms from nine Bothrops species and their correlation with lethality and necrosis. Toxicon 1992; 30(12): 1603-8.
6. Haad JS. Acidentes humanos por las serpientes de los géneros Bothrops y Lachesis. Mem Inst Butantan 1981; 44/45: 403-23.
7. Jorge MT, Cardoso JLC, Castro SCB, et al. A randomized blinded comparison of two doses of antivenom in the treatment of Bothrops envenoming in São Paulo, Brazil. Trans R Soc Trop Med Hyg 1995; 89: 111-4.
8. Kamiguti A, Cardoso JLC. Haemostatic changes caused by the venoms of South American snakes. Toxicon 1989; 27: 955-63.
9. Kamiguti AS, Sano-Martins IS. South American snake venoms affecting haemostasis. J Toxicol – Toxin Reviews 1995; 14: 359-74.
10. Milani Jr R, Jorge MT, Ferraz de Campos FP, et al. Snake bites by the jararacuçu (Bothrops jararacussu): clinical pathological studies of 29 proven cases in São Paulo State, Brazil. Q M J 1997; 90: 323-4.
11. Ministério da Saúde. Centro Nacional de Epidemiologia. Fundação Nacional de Saúde. Manual de diagnóstico e tratamento de acidentes por animais peçonhentos. Ed. revisada. Brasília; 1999.
12. Rosenfeld G. Animais peçonhentos e tóxicos do Brasil. In: Lacaz, Baruzzi, Siqueira Jr. Introdução à geografia médica do Brasil. São Paulo: Edusp; 1972. p.430-75.
13. Schvartsman S. Plantas venenosas e animais peçonhentos. 2. ed. São Paulo: Ed. Savier; 1992.
14. Secretaria de Estado da Saúde de São Paulo. Centro de Vigilância Epidemiológica. Acidentes por animais peçonhentos – identificação, diagnóstico e tratamento. São Paulo: IOESP; 1993.
15. WHO. Progress in the characterization of venoms and standartization of antivenoms. Geneva, WHO Offset Publication nº 58; 1981.

CAPÍTULO 281 Picadas de Insetos, Aranhas e Escorpiões

Flávio Rocha Brito Marques

TÓPICOS IMPORTANTES

- O filo *Arthropoda* contém a maioria dos animais conhecidos, dividindo-se em diversas classes, sendo que a classe *Arachnida* compreende, entre outras, as ordens *Araneae* (aranhas) e a ordem *Scorpiones* (escorpiões). À classe *Insecta* (ou *Hexapoda*) pertencem todos os insetos.
- Prevenção de acidentes aracnídicos e escorpiônicos: evitar o acúmulo de entulho e realizar a limpeza dos terrenos ao redor das residências; manipular adequadamente madeiras, entulho, tijolos e caixas de luz.
- Um manejo ambiental inadequado contribui para a proliferação destes seres.
- Cuidados com roupas e calçados, que devem ser sacudidos antes de usados, também são providências úteis.
- No Brasil, são registrados anualmente de 5.000 a 12.000 acidentes araneídicos, com números variáveis, dependendo da fonte de informação.
- *Phoneutria*: são aranhas errantes, ou seja, não vivem em teias estruturadas, sendo conhecidas popularmente como armadeiras.
- *Loxosceles*: costumam alojar-se em fendas de barrancos, pilhas de telhas, cavernas, sob cascas de árvores, bem como próximo e dentro das moradias, sem comportamento agressivo, causando acidentes quando comprimidas contra o corpo, principalmente ao se esconderem em roupas.
- *Latrodectus*: são as chamadas viúvas-negras. Constroem teias irregulares entre vegetações arbustivas e gramíneas, podendo também apresentar hábitos domiciliares e peridomiciliares.
- Todos os escorpiões produzem veneno que pode ser inoculado através da porção posterior do abdome, chamada de ferrão.
- No Brasil, são registrados anualmente 8.000 acidentes com escorpiões.
- Os escorpiões que provocam acidentes no Brasil pertencem ao gênero *Titus*.
- Os acidentes com abelhas mais freqüentes são causados pela abelha européia, *Apis mellifera*.

ARANEÍSMO

INTRODUÇÃO E DEFINIÇÕES

Todas as aranhas produzem veneno na região das quelíceras, mas são em sua maioria inofensivas para o homem, sendo muito poucas as espécies realmente envolvidas em envenenamentos de seres humanos (araneísmo). Acidentes graves são relativamente raros, sendo baixa a mortalidade em nosso meio. Apesar de dispormos de quatro sistemas diferentes de registros de acidentes com animais peçonhentos, muitas vezes temos informações díspares, realizadas sob diferentes ângulos, dificultando a análise epidemiológica do problema. Com relação ao Código Internacional de Doenças (CID-10 – OMS 1993), os códigos relacionados aos acidentes por animais peçonhentos, para o registro de morbidade, são encontrados no Capítulo XIX: Lesões e Envenenamentos e Algumas Outras Conseqüências de Causas Externas e no Capítulo XX: Causas Externas de Morbidade e Mortalidade. Os códigos referentes ao Capítulo XIX são também considerados com quatro dígitos para se obter a discriminação do animal envolvido: T63.3 – veneno de aranha, e os códigos referentes ao Capítulo XX são considerados com apenas três dígitos, pois neste caso o quarto dígito não é indicador do animal envolvido, mas sim do local aonde ocorreu o acidente: X21 – contato com aranhas venenosas. Para o registro de mortalidade, são utilizados apenas os códigos relacionados aos acidentes por animais peçonhentos pertencentes ao Capítulo XX, ou seja, X21 (OMS, 1993) para o caso de óbitos causados por contato com aranhas venenosas. Desde a implantação do Sistema de Notificação dos acidentes araneídicos, vem se observando um incremento da notificação de casos no país. Todos os atendimentos decorrentes de acidentes com aranhas, mesmo que não haja a utilização de soroterapia, devem ser notificados. Tal procedimento possibilitaria um melhor dimensionamento deste tipo de agravo, nas diversas regiões do país.

No Brasil, são registrados anualmente de 5.000 a 12.000 acidentes araneídicos, com números variáveis, dependendo da fonte de informação. Deste número total, apenas uma parcela pequena (4% a 6%) chega a ser internada em hospitais (Tabela 281.I).

Notamos que a quase totalidade do registro de acidentes araneídicos concentra-se nas regiões Sul e Sudeste, provavelmente mais pela escassez de registros nas demais regiões do que por um pequeno número de acidentes nestas áreas.

Todas as faixas etárias estão acometidas, com uma maior incidência entre os 20 e os 49 anos (Tabela 281.II), com um predomínio no sexo masculino (Tabela 281.III).

Tabela 281.I – Morbidade hospitalar do SUS por causas externas – por local de residência – Brasil

Internações por região segundo ano competência

Categorias causas: X21 contato com aranhas venenosas

Período: jan/1998 – mai/2005

Ano competência	Norte	Nordeste	Sudeste	Sul	Centro-oeste	Ign/Ext	Total
Total	191	345	737	1.470	69	2	2.814
1998	21	29	82	158	6	2	298
1999	24	35	89	181	3	–	332
2000	12	64	94	145	3	–	318
2001	52	62	75	214	4		407
2002	25	59	112	249	14	–	459
2003	21	48	127	208	15	–	419
2004	30	38	104	190	17	–	379
2005	6	10	54	125	7	–	202

Fonte: Ministério da Saúde – Sistema de Informações Hospitalares do SUS (SIH/SUS).

Tabela 281.II – Morbidade hospitalar do SUS por causas externas – por faixa etária – Brasil

Internações por faixa etária 1 segundo ano competência

Categorias causas: X21 contato com aranhas venenosas

Período: jan/1998 – mai/2005

Ano competência	Menor 1 ano	1 a 4 anos	5 a 9 anos	10 a 14 anos	15 a 19 anos	20 a 29 anos	30 a 39 anos	40 a 49 anos	50 a 59 anos	60 a 69 anos	70 a 79 anos	80 anos e mais	Total
Total	45	285	224	209	206	426	442	381	269	195	92	40	2.814
1998	10	34	21	18	13	46	44	47	24	26	12	3	298
1999	11	37	36	28	24	52	47	28	24	28	14	3	332
2000	5	35	15	25	21	42	55	53	28	18	15	6	318
2001	4	58	33	35	24	58	63	47	43	23	13	6	407
2002	1	46	35	34	40	70	68	69	44	31	15	6	459
2003	7	23	34	26	36	66	74	57	39	35	13	9	419
2004	5	29	32	26	36	62	61	50	46	20	7	5	379
2005	2	23	18	17	12	30	30	30	21	14	3	2	202

Fonte: Ministério da Saúde – Sistema de Informações Hospitalares do SUS (SIH/SUS).

Tabela 281.III – Morbidade hospitalar do SUS por causas externas – conforme sexo – Brasil

Internações por sexo segundo ano competência

Categorias causas: X21 contato com aranhas venenosas

Período: jan/1998 – mai/2005

Ano competência	Masc.	Fem.	Total
Total	**1.660**	**1.154**	**2.814**
1998	172	126	298
1999	188	144	332
2000	180	138	318
2001	238	169	407
2002	283	176	459
2003	270	149	419
2004	213	166	379
2005	116	86	202

Fonte: Ministério da Saúde – Sistema de Informações Hospitalares do SUS (SIH/SUS).

ARANHAS QUE CAUSAM ACIDENTES

No Brasil, as aranhas que provocam acidentes com envenenamentos pertencem a três gêneros: *Phoneutria, Loxosceles* e *Latrodectus* (Tabela 281.IV). Outras aranhas podem picar o homem, porém sem causar quadros de importância médica. Preferencialmente, cada gênero causa acidentes em regiões brasileiras distintas (Tabela 281.V).

Gênero *Phoneutria*

São aranhas errantes, ou seja, não vivem em teias estruturadas, sendo conhecidas popularmente como armadeiras devido a seu comportamento algo agressivo ao sentirem-se ameaçadas. Quatro espécies foram descritas no Brasil, distribuindo-se do Rio Grande do Sul à região amazônica. Os acidentes ocorrem freqüentemente dentro das residências e nas suas proximidades, ao se manusear material de construção, entulhos, lenha ou mesmo calçando os

Tabela 281.IV – Principais ações dos venenos das aranhas

Veneno	Ação
Phoneutria	1- Retardo e inativação dos canais neuronais de sódio. Despolarização das fibras musculares e terminações nervosas sensitivas, motoras e do sistema nervoso autônomo, favorecendo a liberação de neurotransmissores, principalmente acetilcolina e catecolaminas.
	2- Peptídeos que provocam ativação do sistema calicreína-cininas e de óxido nítrico. Contração da musculatura lisa vascular quando há aumento da permeabilidade vascular.
Latrodectus	1- A α-latrotoxina é o principal componente tóxico. Atua sobre terminações nervosas sensitivas provocando quadro doloroso no local da picada.
	2- Ação sobre o sistema nervoso autônomo, leva à liberação de neurotransmissores adrenérgicos e colinérgicos e, na junção neuromuscular pré-sináptica, altera a permeabilidade aos íons sódio e potássio.
Loxosceles	1- O componente mais importante do veneno loxoscélico é a enzima esfingomielinase-D que atua sobre os constituintes das membranas das células, principalmente do endotélio vascular e hemácias. Ativação das cascatas do sistema complemento, da coagulação e das plaquetas, desencadeando intenso processo inflamatório no local da picada, acompanhado de obstrução de pequenos vasos, edema, hemorragia e necrose focal. Hemólise intravascular observada nas formas mais graves de envenenamento.
	2- Potência variável com a espécie.

Tabela 281.V – Distribuição dos acidentes por gênero de aranhas, em cada região: 1990-1993

Gênero	Norte	Nordeste	Sudeste	Sul	Centro-oeste	Total
Phoneutria	1	6	2.885	1.912	5	4.809
Loxosceles	1	15	267	6.224	5	6.512
Latrodectus	0	58	0	13	0	71
Outros	15	88	277	645	44	1.069
Não informado	35	400	2.561	2.205	123	5.324

Fonte: Furasa – out/2001.

sapatos. As picadas acontecem principalmente nas mãos e nos pés. *Phoneutria nigriventer* é a responsável pela maioria dos acidentes causados por aranhas na cidade de São Paulo. Acidentes mais freqüentes na estação fria (abril/maio).

Gênero *Loxosceles*

Costumam alojar-se em fendas de barrancos, pilhas de telhas, cavernas, sob cascas de árvores, bem como próximo e dentro das moradias, sem comportamento agressivo, causando acidentes quando comprimidas contra o corpo, principalmente ao se esconderem em roupas. Cerca de 8 espécies são de importância médica no Brasil, conhecidas como aranhas marrons, distribuindo-se do Rio Grande do Sul à região amazônica. Maior número de acidentes no estado do Paraná. Acidentes mais freqüentes nos meses quentes (outubro/março).

Gênero *Latrodectus*

São as chamadas viúvas-negras, sendo descritas duas espécies no Brasil, habitando todo o território, mas com acidentes mais freqüentes predominantemente na região Nordeste. Constroem teias irregulares entre vegetações arbustivas e gramíneas, podendo também apresentar hábitos domiciliares e peridomiciliares. Os acidentes ocorrem normalmente quando são comprimidas contra o corpo.

Aranhas do gênero *Lycosa* e as caranguejeiras (temidas por seu tamanho e por serem "peludas") podem eventualmente picar o homem, mas suas picadas causam apenas mínima irritação local.

EXAMES COMPLEMENTARES

Exames laboratoriais são todos inespecíficos. Na maioria dos casos leves não são necessários exames complementares (Tabela 281.VI).

Tabela 281.VI – Alterações laboratoriais em casos mais graves de araneísmo

Aranha	Alterações laboratoriais
Phoneutria	– Leucocitose com neutrofilia – Hiperglicemia – Acidose metabólica – Taquicardia sinusal
Loxosceles	– Leucocitose com neutrofilia – Anemia e reticulocitose – Plaquetopenia – Elevação de potássio, uréia e creatinina – Bilirrubina indireta elevada
Latrodectus	– Leucocitose com linfopenia e eosinopenia – Hiperglicemia, hiperfosfatemia – Albuminúria, hematúria, leucocitúria, cilindrúria – Taquiarritmias, bloqueios, prolongamento de intervalo QT, alterações da onda T e do segmento ST

TRATAMENTO

Em relação aos primeiros socorros, após lavar-se a lesão em água corrente, compressas mornas podem aliviar a dor. Torniquetes ou incisões no local da lesão trazem mais malefícios do que benefícios, bem como o uso de pomadas ou substâncias para cobrir a lesão. Se a captura da aranha for possível, deve ser realizada com cuidado, pois pode ajudar no diagnóstico e no tratamento. Soro antiaracnídico deve ser administrado somente com supervisão médica.

Tabela 281.VII – Tratamento – araneísmo

Intensidade do acidente/Aranha	Leve	Moderado	Grave
Phoneutria	Observação por 6 horas Alívio da dor com dipirona e pomadas ou infiltrações locais com lidocaína	Internação com administração de soro anti-aracnídico 2 a 4 ampolas EV	Internação com administração de soro anti-aracnídico 5 a 10 ampolas EV
Loxosceles	Acompanhamento por 72 horas e tratamento sintomático	Soro anti-aracnídico 5 ampolas EV e/ou prednisona 1 mg/kg por dia em crianças e 40 mg/dia em adultos, por 5 dias	Soro anti-aracnídico 10 ampolas EV e/ou prednisona 1 mg/kg por dia em crianças e 40 mg/dia em adultos, por 5 dias
Latrodectus	Analgésicos Gluconato de cálcio	Analgésicos Sedativos (benzodiazepínicos) Soro antilatrodético 1 ampola IM *	Analgésicos Sedativos (benzodiazepínicos) Soro antilatrodético 1 a 2 ampolas IM *

*A melhora ocorre em cerca de 30 minutos após a administração do soro antilatrodético.

ESCORPIONISMO

INTRODUÇÃO E DEFINIÇÕES

Todos os escorpiões produzem veneno que pode ser inoculado através da porção posterior do abdome, chamada de ferrão. O efeito da ferroada e do veneno (escorpionismo) depende da espécie do escorpião, da quantidade de veneno inoculado e das condições clínicas da vítima, bem como de sua sensibilidade ao veneno. No Brasil, os acidentes com escorpiões são mais freqüentes do que os acidentes com aranhas, sendo maior o número de óbitos. Com relação ao Código Internacional de Doenças (CID-10 – OMS 1993), os códigos relacionados aos acidentes por animais peçonhentos, para o registro de morbidade, são encontrados no Capítulo XIX: Lesões e Envenenamentos e Algumas Outras Conseqüências de Causas Externas e no Capítulo XX: Causas Externas de Morbidade e Mortalidade. Os códigos referentes ao Capítulo XIX são também considerados com quatro dígitos para se obter a discriminação do animal envolvido: T63.2 – veneno de escorpião, e os códigos referentes ao Capítulo XX são considerados com apenas três dígitos, pois neste caso o quarto dígito não é indicador do animal envolvido, mas sim do local onde ocorreu o acidente: X22 – contato com escorpiões. Para o registro de mortalidade, são utilizados apenas os códigos relacionados aos acidentes por animais peçonhentos pertencentes ao Capítulo XX, ou seja, X22 (OMS, 1993), para o caso de óbitos causados por contato com escorpiões. Todos os casos devem ser notificados, para um melhor dimensionamento deste tipo de agravo nas diversas regiões do país.

No Brasil, são registrados anualmente 8.000 acidentes com escorpiões, com números variáveis, dependendo da fonte de informação, sendo que 10 a 15% chegam a ser internados em hospitais do SUS (Tabela 281.VIII). O maior número de acidentes ocorre nas regiões Sudeste e Nordeste, sendo que os estados de São Paulo e Minas Gerais são responsáveis por cerca de metade das notificações, principalmente nos meses quentes e chuvosos.

Todas as faixas etárias são acometidas, mas com uma nítida predominância em crianças, com ligeiro predomínio para o sexo masculino (Tabela 281.IX).

O número de óbitos não é grande no Brasil, com uma letalidade de 0,58%, principalmente em menores de 14 anos e em acidentes causados por *Titus serrulatus* (Tabela 281.X).

Tabela 281.VIII – Acidentes com escorpiões no Brasil

Morbidade hospitalar do SUS por causas externas – por local de residência – Brasil

Internações por região segundo ano competência

Categorias causas: X21 contato com escorpiões

Período: jan/1998 – mai/2005

Ano competência	Norte	Nordeste	Sudeste	Sul	Centro-oeste	Ign/Ext	Total
Total	810	3.815	3.036	74	158	3	7.896
1998	92	313	334	6	7	3	755
1999	81	518	350	4	12	–	965
2000	104	756	376	5	19	–	1.200
2001	101	565	465	9	28	–	1.168
2002	124	652	414	12	31	–	1.233
2003	130	475	479	16	25	–	1.125
2004	128	422	410	10	27	–	997
2005	50	114	208	12	9	–	393

Fonte: Ministério da Saúde – Sistema de Informações Hospitalares do SUS (SIH/SUS).

Tabela 281.IX – Acidentes com escorpiões – sexo

Morbidade hospitalar do SUS por causas externas – por local de residência – Brasil

Internações por sexo segundo ano competência

Categorias causas: X21 contato com escorpiões

Período: jan/1998 – mai/2005

Ano competência	Masc.	Fem.	Total
Total	4.633	3.263	7.896
1998	429	326	755
1999	557	408	965
2000	737	523	1.260
2001	648	520	1.168
2002	732	501	1.233
2003	685	440	1.125
2004	610	387	997
2005	235	158	393

Fonte: Ministério da Saúde – Sistema de Informações Hospitalares do SUS (SIH/SUS).

medindo em geral de 5 a 7 cm. Reproduz-se por partenogênese, daí sua ampla distribuição (Tabela 281.XI).

EXAMES COMPLEMENTARES

As principais alterações estão descritas na Tabela 281.XII.

TRATAMENTO

Os mesmos cuidados locais e gerais relacionados a acidentes com aranhas devem ser tomados com os acidentes com escorpiões. Como a dor é uma constante neste caso, seu alívio é uma prioridade inicial.

- Infiltração local de lidocaína a 2% sem vasoconstritor.
- Dipirona por via endovenosa.
- Tratamento de crises convulsivas.
- Tratamento dos distúrbios hidroeletrolíticos.
- Tratamento dos distúrbios cardiocirculatórios.
- Soro antiescorpiônico:
  - Casos moderados – 2 a 3 ampolas por via endovenosa.
  - Casos graves – 4 a 6 ampolas por via endovenosa.

Tabela 281.X – Óbitos por faixa etária, decorrentes de acidentes por escorpiões

Morbidade hospitalar do SUS por causas externas – por local de residência – Brasil

Internações por faixa etária 1 segundo ano competência

Categorias causas: X21 contato com aranhas venenosas

Período: jan/1998 – mai/2005

Ano competência	Menor 1 ano	1 a 4 anos	5 a 9 anos	10 a 14 anos	15 a 19 anos	20 a 29 anos	30 a 39 anos	40 a 49 anos	50 a 59 anos	60 a 69 anos	70 a 79 anos	80 anos e mais	Total
Total	3	37	26	7	4	4	11	4	4	7	5	12	124
1998	1	4	1	3	–	–	–	–	–	–	–	–	9
1999	–	7	4	2	–	–	1	–	–	1	–	–	15
2000	1	7	7	–	–	–	–	–	–	2	–	1	18
2001	1	6	6	–	–	–	2	–	2	–	1	3	21
2002	–	4	4	1	1	–	3	2	1	2	1	3	22
2003	–	5	3	–	1	3	2	1	–	–	2	1	18
2004	–	3	1	1	2	1	3	1	1	2	1	4	20
2005	–	1	–	–	–	–	–	–	–	–	–	–	1

Fonte: Ministério da Saúde – Sistema de Informações Hospitalares do SUS (SIH/SUS).

ESCORPIÕES QUE CAUSAM ACIDENTES NO BRASIL

Os escorpiões que provocam acidentes no Brasil pertencem ao gênero *Titus*, sendo várias as espécies envolvidas, porém, principalmente o *Titus serrelatus* (Lutz & Mello, 1922), cujo número de acidentes vem crescendo, além de serem os acidentes de maior gravidade. É um escorpião de corpo amarelado, com cefalotórax e abdome escuros,

Tabela 281.XI – Ações do veneno dos escorpiões

Escorpião	Ação do veneno
Titus	– Ação nos canais de sódio
	– Despolarização das terminações nervosas pós-ganglionares
	– Liberação de catecolaminas e acetilcolina

Tabela 281.XII – Principais exames complementares

Exames complementares	Achados
Eletrocardiograma	Taquicardia ou bradicardia sinusal, distúrbios de repolarização ventricular, ondas U proeminentes, aparecimento de ondas Q, bloqueios A-V, ESV
Raio X de tórax	Congestão pulmonar (às vezes unilateral), aumento de área cardíaca
Hemograma	Leucocitose com neutrofilia
Eletrólitos	Hipopotassemia, hiponatremia
Amilase	Elevada em metade dos casos moderados e 80% dos casos graves
Glicemia	Elevada nas primeira horas
CPK e CKMB	Elevadas

INSETOS

INTRODUÇÃO E DEFINIÇÕES

Insetos podem afetar o homem de diferentes maneiras:

1. Insetos desagradáveis – podem fazer barulho ou rastejar pelo corpo, ou produzir odores ou secreções, causando mais efeitos psicológicos do que físicos.
2. Insetos que vivem dentro ou fora do corpo como parasitas: piolhos, pulgas, percevejos e insetos causadores de miíases.
3. Insetos transmissores de doenças: principalmente mosquitos e moscas.
4. Insetos venenosos: Alguns insetos produzem líquidos ou possuem pêlos ou cerdas que ao simples contato com a pele ou as mucosas podem causar alguns tipos de dermatite, como lagartas em geral (erucismo), sendo a *Lonomia* de importância médica no Brasil. Outros, de diversas ordens diferentes, podem provocar mordidas dolorosas ou com alguma irritação local, mas de interesse médico restrito. É o caso de alguns coleópteros (besouros), lepidópteros (borboletas e mariposas) e de formigas. No entanto, alguns insetos são capazes de injetar veneno nos seres humanos, causando situações clínicas mais graves ou mesmo a morte. Destes, os acidentes com himenópteros (abelhas e vespas) são os principais.

Acidentes com abelhas e vespas

Os acidentes mais freqüentes são causados pela abelha européia, *Apis mellifera*, introduzida no Brasil no Rio de Janeiro em 1829. Na década de 1950, uma subespécie mais agressiva foi introduzida no estado de São Paulo, espalhando-se rapidamente por todo o país. Vale lembrar que as abelhas nativas do Brasil não picam. Não se conhece o ver-

Tabela 281.XIII – Acidentes com abelhas

Morbidade hospitalar do SUS por causas externas – por local de residência – Brasil
Internações por região segundo ano competência
Categorias causas: X21 contato com abelhas, vespas e vespões
Período: jan/1998 – mai/2005

Ano competência	Norte	Nordeste	Sudeste	Sul	Centro-oeste	Ign/Ext	Total
Total	121	281	633	244	113	2	1.394
1998	12	38	87	18	10	2	167
1999	13	19	73	42	10	–	157
2000	18	73	96	47	22	–	256
2001	22	48	104	46	18	–	238
2002	29	39	82	28	12	–	190
2003	12	20	80	23	11	–	146
2004	15	35	74	28	24	–	176
2005	–	9	37	12	6	–	64

Fonte: Ministério da Saúde – Sistema de Informações Hospitalares do SUS (SIH/SUS).

Tabela 281.XIV – Acidentes com abelhas – período

Morbidade hospitalar do SUS por causas externas – por local de residência – Brasil
Internações por faixa etária 1 segundo ano competência
Categorias causas: X21 contato com abelhas, vespas e vespões
Período: jan/1998 – mai/2005

Ano competência	Menor 1 ano	1 a 4 anos	5 a 9 anos	10 a 14 anos	15 a 19 anos	20 a 29 anos	30 a 39 anos	40 a 49 anos	50 a 59 anos	60 a 69 anos	70 a 79 anos	80 anos e mais	Total
Total	13	189	185	118	72	165	173	148	105	96	84	46	1.394
1998	1	26	22	16	5	22	15	19	15	10	8	8	167
1999	1	22	22	15	8	21	21	12	8	10	13	4	157
2000	3	30	36	24	21	31	32	18	19	21	15	6	256
2001	3	37	32	15	11	24	26	36	19	14	12	9	238
2002	3	20	23	17	9	25	22	22	15	17	10	7	190
2003	1	28	15	10	7	15	20	15	10	9	10	6	146
2004	1	19	26	13	9	20	29	19	16	8	10	6	176
2005	–	7	9	8	2	7	8	7	3	7	6	–	64

Fonte: Ministério da Saúde – Sistema de Informações Hospitalares do SUS (SIH/SUS).

dadeiro número de acidentes causados por abelhas e vespas no Brasil, porém, acidentes graves são relativamente raros, sendo baixa a mortalidade em nosso meio. Com relação ao Código Internacional de Doenças (CID-10 – OMS 1993), os códigos relacionados aos acidentes com abelhas e vespas são classificados como X23. O número de casos que chegam a ser internados no sistema SUS é pequeno, sendo mais freqüentes as notificações da região Sudeste (Tabela 281.XIII). Todas as faixas etárias são igualmente acometidas (Tabela 281.XIV), sendo mais de 70% dos casos no sexo masculino (Tabela 281.XV).

A mortalidade é relativamente baixa nas crianças e nos adultos jovens, sendo mais elevada no idoso, até atingir cerca de 15% em vítimas internadas com idade superior a 80 anos (Tabela 281.XVI). Metade dos óbitos notificados ocorreram na região Sudeste (Tabela 281.XVII). As principais alterações ocasionadas pela picada de abelha estão descritas na Tabela 281.XVIII.

Tabela 281.XV – Acidentes com abelhas – sexo

Morbidade hospitalar do SUS por causas externas – por local de residência – Brasil

Internações por sexo segundo ano competência

Categorias causas: X21 contato com abelhas, vespas e vespões

Período: jan/1998 – mai/2005

Ano competência	Masc.	Fem.	Total
Total	992	402	1.394
1998	117	50	167
1999	113	44	157
2000	190	66	256
2001	160	78	238
2002	131	59	190
2003	110	36	146
2004	122	54	176
2005	49	15	64

Fonte: Ministério da Saúde – Sistema de Informações Hospitalares do SUS (SIH/SUS).

EXAMES COMPLEMENTARES

São inespecíficos, sendo necessários apenas em casos com acometimento sistêmico, como coadjuvantes no diagnóstico das complicações.

TRATAMENTO

- A remoção do ferrão, que muitas vezes permanece no local da picada, deve ser feita com cuidado e através de raspagem, a fim de se evitar uma inoculação adicional de veneno, localizado na glândula presa ao ferrão.
- Para as reações anafiláticas, adrenalina 0,3 a 0,5 mL por via IM (vasto lateral da coxa) repetidos a cada 10 a 15 minutos no adulto (0,01 mg/kg na criança), monitorando a freqüência cardíaca.
- Glicocorticóides (hidrocortisona 500 a 1.000 mg a cada 12 horas em adultos e 4 mg/kg em crianças) e anti-histamínicos não impedem o aparecimento das reações, mas diminuem sua duração e intensidade.
- Oxigênio, monitorização cardíaca e acesso venoso, quando houver manifestações sistêmicas.
- Medidas de suporte ventilatório e circulatório nos casos graves.

LEITURA ADICIONAL

1. Manual de diagnóstico e tratamento de acidentes por animais peçonhentos. Brasília: Ministério da Saúde, Fundação Nacional de Saúde – FUNASA; outubro de 2001.
2. Wen FH, Malaque CS, Franco MM. Boletim do Instituto Butantã. Divisão de Desenvolvimento Cultural. n.9.
3. Canter HM (coordenador). Boletim do Instituto Butantã. Divisão de Desenvolvimento Cultural. n.4.
4. Borrow DJ, Delong DM. Introdução ao estudo dos insetos. Editora Edgard Blücher Ltda.; 1969.
5. Bochner R, Struchiner CJ. Acidentes por animais peçonhentos e sistemas nacionais de informação. Cad Saúde Pública 2002 mai-jun; 18(3): 735-46.
6. Datasus. Disponível em: www.datasus.gov.br.

Tabela 281.XVI – Óbitos por picadas de abelha – período

Morbidade hospitalar do SUS por causas externas – por local de residência – Brasil

Internações por sexo segundo ano competência

Categorias causas: X21 contato com abelhas, vespas e vespões

Período: jan/1998 – mai/2004

Ano competência	1 a 4 anos	5 a 9 anos	10 a 14 anos	30 a 39 anos	40 a 49 anos	50 a 59 anos	60 a 69 anos	70 a 79 anos	80 anos e mais	Total
Total	1	2	1	3	1	1	1	3	7	20
1998	–	–	1	–	–	–	1	1	–	2
1999	1	1	–	–	–	–	–	–	1	3
2000	–	–	–	2	1	–	–	1	–	4
2001	–	1	–	–	–	1	–	1	2	5
2002	–	–	–	1	–	–	–	–	–	1
2003	–	–	–	–	–	–	1	–	1	2
2004	–	–	–	–	–	–	–	–	3	3

Fonte: Ministério da Saúde – Sistema de Informações Hospitalares do SUS (SIH/SUS).

Tabela 281.XVII – Óbitos por picadas de abelhas – região

Morbidade hospitalar do SUS por causas externas – por local de residência – Brasil

Internações por sexo segundo ano competência

Categorias causas: X21 contato com abelhas, vespas e vespões

Período: jan/1998 – mai/2004

Ano competência	Norte	Nordeste	Sudeste	Sul	Centro-oeste	Total
Total	2	6	10	1	1	20
1998	–	–	2	–	–	2
1999	–	1	2	–	–	3
2000	1	2	1	–	–	4
2001	1	1	2	1	–	5
2002	–	1	–	–	–	1
2003	–	–	1	–	1	2
2004	–	1	2	–	–	3

Fonte: Ministério da Saúde – Sistema de Informações Hospitalares do SUS (SIH/SUS).

Tabela 281.XVIII – Ações do veneno da abelha

Abelha	Ação do veneno
Apis mellifera	– Ação bloqueadora neuromuscular – Neurotoxina de ação motora – Degranulação de mastócitos com liberação de histamina e serotonina – Ação β-adrenérgica

Algoritmo 281.1 – Acidente com *Phoneutria*

Acidente com *Phoneutria*

→ Leve: dor local, eventualmente taquicardia e agitação

→ Moderado: dor local intensa associada a sudorese e/ou vômitos ocasionais e/ou agitação e/ou hipertensão arterial

→ Grave: além das anteriores, apresenta uma ou mais das seguintes manifestações: sudorese profusa, sialorréia, vômitos freqüentes, hipertonia muscular, priapismo, choque e/ou edema pulmonar agudo.

Algoritmo 281.2 – Acidente com *Loxosceles*

Acidente com *Loxosceles*

→ Leve: *Loxosceles* identificada como agente causador do acidente
- Lesão característica
- Sem comprometimento do estado geral
- Sem alterações laboratoriais

→ Moderado: com ou sem identificação da *Loxosceles* no momento da picada
- Lesão sugestiva ou característica
- Alterações sistêmicas (*rash* cutâneo, petéquias)
- Sem alterações laboratoriais sugestivas de hemólise

→ Grave: lesão característica*
- Alteração no estado geral: anemia aguda, icterícia
- Evolução rápida
- Alterações laboratoriais indicativas de hemólise

* Lesão característica: dor em queimação, lesões hemorrágicas locais, mescladas com áreas pálidas de isquemia (placa marmórea) e necrose. Geralmente o diagnóstico é feito nesta oportunidade.

Algoritmo 281.3 – Acidente com *Latrodectus*

Acidente com *Latrodectus*

→ Leve: dor local associada a:
- Edema local discreto e lesão puntiforme
- Sudorese local
- Dor nos membros inferiores
- Parestesia em membros
- Tremores e contraturas

→ Moderado: além dos acima referidos:
- Dor abdominal
- Sudorese generalizada
- Ansiedade/agitação
- Mialgia
- Dificuldade de deambulação
- Cefaléia e tontura
- Hipertermia

→ Grave: todos os acima referidos e:
- Taqui/bradicardia
- Hipertensão arterial
- Taquipnéia/dispnéia
- Náuseas e vômitos
- Priapismo
- Retenção urinária
- Fácies latrodectísmica*

*O fácies latrodectísmica caracteriza-se por contratura facial e trismo dos masseteres, observado em 5% dos casos.

Algoritmo 281.4 – Acidente com *Titus*

Acidente com *Titus*

→ Leve: dor local
- Parestesias

→ Moderado: dor local intensa associada a uma ou mais manifestações (reações sistêmicas após 2 ou 3 horas)
- Náuseas
- Vômitos
- Sudorese discreta
- Sialorréia discreta
- Agitação discreta
- Taquipnéia discreta
- Taquicardia

→ Grave: dor local intensa, associada a:
- Vômitos profusos e incoercíveis
- Sudorese profusa
- Sialorréia intensa
- Prostração
- Convulsão
- Coma
- Bradicardia
- Edema agudo de pulmão
- Choque
- Insuficiência cardíaca

Algoritmo 281.5 – Picada de abelha

Acidente com *Apis mellifera*

→ Manifestações locais: dor local que dura poucos minutos, prurido, rubor e edema

→ Manifestações regionais: eritema, prurido e enduramento progressivos por 24 a 48 horas

→ Manifestações sistêmicas: anafilaxia, com início 2 a 3 minutos após a picada. Sintomas locais mais:
- Vômitos profusos e incoercíveis
- Prurido generalizado, urticária, angioedema
- Rinite, rouquidão, dispnéia, broncoespasmo
- Prurido no palato e faringe, disfagia, náuseas, diarréia, cólicas
- Hipotensão, taquicardia, arritmias
- Precipitação de IAM ou de AVC

→ Manifestações tardias: alérgicas e do tipo doença do soro, com artralgias, febre, encefalite

→ Manifestações tóxicas: ataques múltiplos, grande quantidade de veneno. Sintomas precedentes e ainda: hemólise, rabdomiólise, distúbios ácido-básicos e eletrolíticos

Obs.: pode haver reações de hipersensibilidade com uma única picada. Reações ao veneno de vespas são semelhantes, porém geralmente de menor intensidade.

Acidentes Provocados por Animais Aquáticos Peçonhentos e Traumatizantes

CAPÍTULO 282

Vidal Haddad Junior

TÓPICOS IMPORTANTES

- Os grupos de animais mais comumente envolvidos com acidentes nas praias e sistemas fluviais são os cnidários (25%), ouriços-do-mar (50%) e peixes venenosos (25%). Os peixes causadores de envenenamentos são os bagres marinhos e fluviais (80%), arraias marinhas e fluviais e peixes-escorpião.
- As manifestações clínicas dos acidentes por cnidários (linhas eritematosas e dor), ouriços-do-mar (espículas na pele) e peixes venenosos (dor e necrose) são típicas e a história do paciente costuma ajudar no diagnóstico dos acidentes.
- Os acidentes graves ocorrem quando do contato com cubomedusas, caravelas, arraias e peixes-escorpião. Nesses casos, pode haver fenômenos sistêmicos, como arritmias cardíacas, insuficiência respiratória, insuficiência renal e outros.
- Não existe tratamento específico (soroterapia) para os acidentes causados por animais peçonhentos aquáticos. A maioria tem repercussões locais e deve ser tratada com medidas simples, como água do mar gelada e vinagre nos acidentes por cnidários, e água quente nos acidentes por peixes.

INTRODUÇÃO E DEFINIÇÕES

Aproximadamente 1 em cada 1.000 atendimentos emergenciais em hospitais da orla é provocado por ação de animais marinhos. Destes, 95% são causados por: ouriços-domar (50%); águas-vivas e caravelas (25%); e peixes venenosos (25%), especialmente bagres marinhos e fluviais. Tais problemas e as medidas de primeiros socorros recomendadas para o controle destes acidentes, além de informações adicionais sobre outros animais capazes de envenenar ou ferir banhistas, pescadores e mergulhadores, serão abordados neste capítulo.

ETIOLOGIA E FISIOPATOLOGIA

Águas-vivas e caravelas (cnidários)

Os cnidários são animais de aspecto gelatinoso, de vida livre ou não, que apresentam tentáculos portadores de cnidócitos – células de defesa portadoras de nematocistos. Estes são organelas de defesa que disparam por osmose ou por pressão, injetando veneno profundamente na pele da vítima. As classes de cnidários ligadas a acidentes em humanos são: *Anthozoa* (anêmonas e corais), *Hidrozoa* (caravelas e hidróides), *Scyphozoa* (medusas ou águas-vivas verdadeiras) e *Cubozoa* (cubomedusas, responsáveis pelos acidentes mais graves em seres humanos) (Figura 282.1). Todos esses animais apresentam cnidócitos e a gravidade dos acidentes varia conforme a quantidade de nematocistos disparados e a área corporal comprometida da vítima.

Os sinais e sintomas do envenenamento por cnidários dependem de dois efeitos: a ação tóxica imediata e a ação alérgica. A peçonha é uma mistura de polipeptídeos que exercem

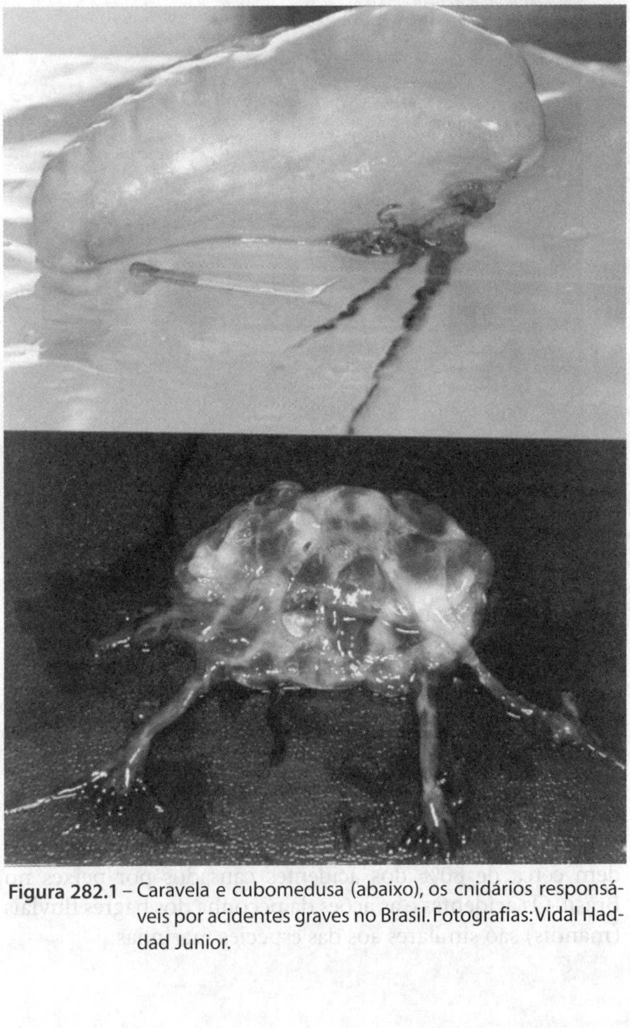

Figura 282.1 – Caravela e cubomedusa (abaixo), os cnidários responsáveis por acidentes graves no Brasil. Fotografias: Vidal Haddad Junior.

ação neurotóxica e dermonecrótica, podendo haver ação cardiotóxica em grandes inoculações. Os fenômenos alérgicos variam e pode ocorrer anafilaxia em processo semelhante ao observado em picadas de himenópteros (exemplo: abelhas).

Ouriços-do-mar

Ouriços-do-mar são equinodermos arredondados que têm o corpo recoberto de espículas de carbonato de cálcio, duras e pontiagudas (Figura 282.2). Alguns são peçonhentos, mas os acidentes traumáticos são os mais comuns na costa brasileira. As espículas penetram na pele, quebram-se e provocam dor de moderada intensidade, quando existe compressão. As regiões plantares são comumente atingidas.

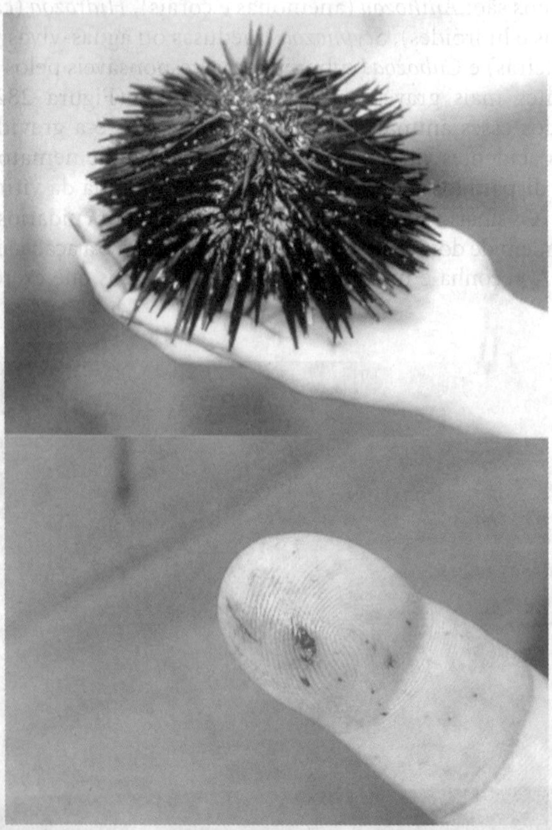

Figura 282.2 – Ouriço-do-mar e lesão característica, com visualização das espículas enegrecidas. Fotografias: Vidal Haddad Junior.

Peixes venenosos

Os peixes associados ao maior número de acidentes nas costas brasileiras são os bagres (família *Ariidae*, vários gêneros e espécies), que são atirados nas praias por pescadores de redes de arrasto, vitimando banhistas e, quando nas redes, pescadores. Os bagres têm 3 ferrões serrilhados nas nadadeiras dorsais e peitorais, que inoculam peçonha, causando acidentes de moderada gravidade (Figura 282.3). Compreendem cerca de 80% dos acidentes causados por peixes no Brasil. Os acidentes e as ações da peçonha dos bagres fluviais (mandis) são similares aos das espécies marinhas.

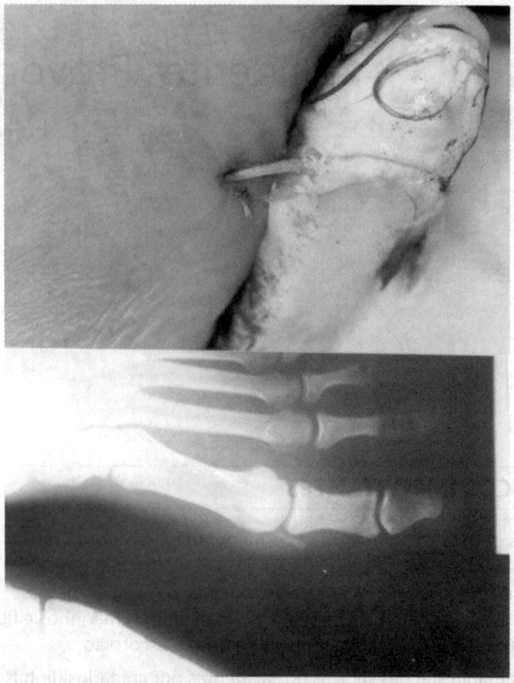

Figura 282.3 – Bagre e acidente em banhista que caminhava na praia. Abaixo: a quebra de ferrões é comum e o profissional de saúde deve ficar atento ao fato. Fotografias: Vidal Haddad Junior.

As arraias existem nos ambientes marinhos de todo o mundo. Vários gêneros portadores de ferrões estão presentes nas águas brasileiras (*Dasyatis sp, Aetobatus narinari, Rhinoptera sp, Gimnura sp, Miliobatis sp*). Estes peixes podem apresentar até três ferrões serrilhados na cauda, recobertos por um epitélio venenoso, de efeito neurotóxico e proteolítico (Figura 282.4). Existem arraias peçonhentas nos rios e lagos, sendo encontradas na região amazônica, no Pantanal mato-grossense, na bacia Araguaia-Tocantins, no alto do rio Paraná e na foz do rio Tietê, no Estado de São Paulo (Vidal Haddad Junior, observação pessoal).

Os peixes-escorpião (mamangá, mamangava, niquim das pedras, beatriz) são peixes marinhos representados no Brasil por vários gêneros e espécies, sendo mais comuns as espécies *Scorpaena plumieri* e *Scorpaena brasiliensis* (Figura 282.5). A peçonha é extremamente potente, de efeito neurotóxico e pouco efeito necrosante. Esta é injetada quando da manipulação das nadadeiras, localizando-se nos raios destas, que são sulcados e abrigam o tecido glandular produtor de veneno.

As peçonhas dos peixes, embora variem de uma espécie para outra, têm como ação comum a neurotoxicidade (dor intensa) e a necrose cutânea.

ACHADOS CLÍNICOS

Cnidários

Nos pontos de contato com o animal, estabelece-se uma dor intensa em minutos e, logo a seguir, uma erupção pápulo-eritematosa, urticariforme, de linhas entrecruzadas (Figura 282.6). Algum tempo depois, o local pode apresentar vesículas, bolhas ou mesmo necrose superficial.

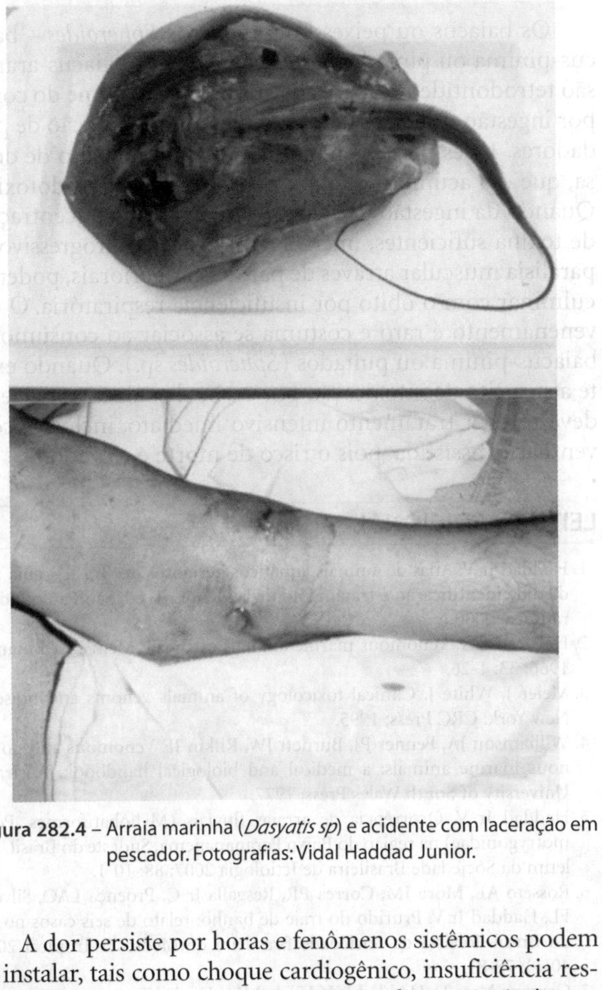

Figura 282.4 – Arraia marinha (*Dasyatis sp*) e acidente com laceração em pescador. Fotografias: Vidal Haddad Junior.

A dor persiste por horas e fenômenos sistêmicos podem se instalar, tais como choque cardiogênico, insuficiência respiratória, hemólise e insuficiência renal, responsáveis por óbitos em casos graves. As cubomedusas (*Chironex, Chiropsalmus, Tamoya*) e as caravelas (*Physalia*) provocam acidentes dessa magnitude. Os fenômenos alérgicos podem ser graves e devem ser tratados conforme as recomendações utilizadas para outras etiologias, como as abelhas (ver anafilaxia).

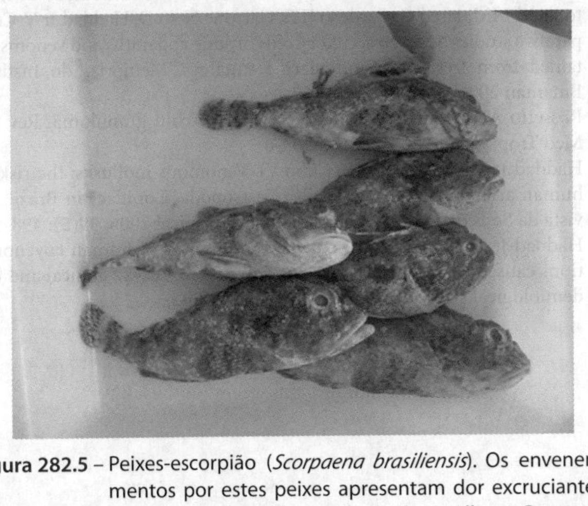

Figura 282.5 – Peixes-escorpião (*Scorpaena brasiliensis*). Os envenenamentos por estes peixes apresentam dor excruciante e de difícil controle. Fotografia: biólogo Allyson Pontes Pinheiro (Natal – RN).

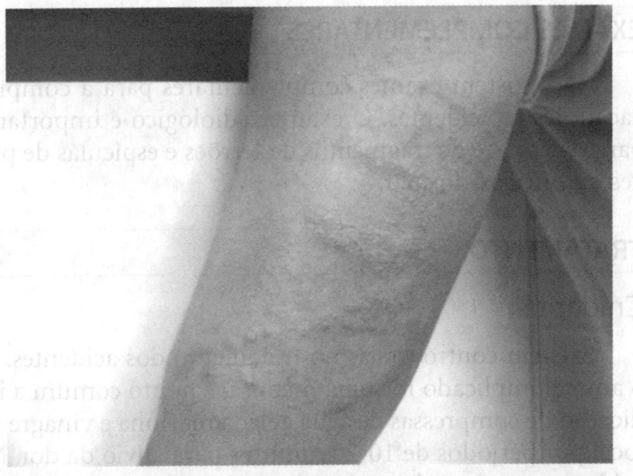

Figura 282.6 – Acidente típico causado por cnidário (caravela). Notar as linhas entrecruzadas e eritematosas. Fotografia: Vidal Haddad Junior.

Os acidentes por anêmonas são discretos, assim como os falsos corais ou corais de fogo (*Millepora*). Corais verdadeiros provocam acidentes leves, mas podem provocar cortes profundos em banhistas, com alto índice de infecção bacteriana secundária.

Ouriços-do-mar

Acidentes por ouriços-do-mar causam processos traumáticos com penetração de espículas na pele (Figura 282.2). Quando há peçonha, pode-se notar no local irritação cutânea (eritema, edema, pápulas, vesículas e ocasional necrose). Efeitos tóxicos sistêmicos (cardio e neurotoxicidade) têm sido descritos em acidentes por ouriços-do-mar peçonhentos.

Nos acidentes por ouriços, a penetração das espículas pode carrear microrganismos, possibilitando o surgimento de tétano e infecções bacterianas secundárias. A maioria das espículas é eliminada, mas pode haver formação de nódulos eritematosos (granulomas de corpo estranho), de difícil resolução.

Peixes venenosos

Tabela 282.I – Quadro clínico dos acidentes provocados pelos principais peixes peçonhentos do Brasil

	Bagres marinhos e fluviais (Figura 282.3)	Arraias fluviais e marinhas (Figura 282.4)	Peixe-escorpião
Edema/eritema (++++)	++ (palidez intensa local)	+++	+++
Dor intensa (++++)	++	+++ (6-48 horas)	++++ (irradiação para a raiz do membro)
Necrose cutânea (++++)	+	++ (bordas cianóticas, presença de ferrão)	+
Mortalidade do acidente	+ (óbitos: associados à infecção)	+ (óbitos: punções pelo ferrão em cavidade torácica)	+ (óbitos: raros e mal documentados; síncope: choque primário pela dor)

EXAMES COMPLEMENTARES

Não existem exames complementares para a comprovação destes acidentes. O exame radiológico é importante para o descarte de fragmentos de ferrões e espículas de peixes ou ouriços-do-mar.

TRATAMENTO

Cnidários

Existem controvérsias no tratamento dos acidentes. Se o animal implicado for uma medusa, é ponto comum a indicação de compressas de água gelada marinha e vinagre no local por períodos de 10-20 minutos para alívio da dor. No acidente por caravelas, existe discordância quanto à aplicação de vinagre, mas, em nossa experiência, o uso das compressas de vinagre é útil.

No Brasil, a maioria dos acidentes é controlada por analgesia (dipirona 1 ampola IM), compressas de água gelada ou cubos de gelo recobertos aplicados na pele e compressas de vinagre. Acidentes graves têm indicação de atendimento hospitalar de urgência, buscando o controle do choque. Arritmias cardíacas devem ser tratadas com verapamil EV.

Ouriços-do-mar

Nos acidentes sem peçonha, a retirada imediata das espículas deve ser tentada, sob anestesia local, sendo que o uso de anestesia tópica em creme por 1 hora pode ser útil. Faz-se então uma escarificação superficial com agulha hipodérmica de alto calibre e utiliza-se uma pinça fina para a retirada das espículas. Os espinhos são quebradiços e difíceis de se retirar. Deve-se ainda fazer a prevenção do tétano.

Peixes peçonhentos

Todo veneno de peixe é termolábil, recomendando-se fazer a imersão do membro afetado em água quente por 30-90 minutos. Deve-se ainda fazer a exploração do ferimento e a retirada de fragmentos de ferrão ou epitélio. Podem ser necessárias medidas auxiliares, como exploração radiológica e vacinação antitetânica. Se houver comprometimento sistêmico importante, como choque, arritmias ou falência respiratória, encaminhar ao Centro de Tratamento Intensivo com urgência. Como complicações, observam-se infecções secundárias e reações crônicas por retenção de fragmentos de ferrão.

Peixes venenosos

Os baiacus ou peixes-bola (gêneros *Spheroides* – baiacus-pinima ou pintados – e *Lagocephalus* – baiacus-araras) são tetrodontídeos capazes de aumentar o volume do corpo por ingestão de água ou de ar, o que dificulta a ação de predadores. Esses peixes têm ainda outro mecanismo de defesa, que é o acúmulo de uma neurotoxina, a tetrodotoxina. Quando da ingestão de carne de baiacu com concentrações de toxina suficientes, inicia-se um processo progressivo de paralisia muscular através de parestesias periorais, podendo culminar com o óbito por insuficiência respiratória. O envenenamento é raro e costuma se associar ao consumo de baiacus-pinima ou pintados (*Spheroides* sp.). Quando existe a suspeita de intoxicação por carne de baiacu, o paciente deve receber tratamento intensivo imediato, inclusive com ventilação assistida, pois o risco de morte é elevado.

LEITURA ADICIONAL

1. Haddad Jr V. Atlas de animais aquáticos perigosos do Brasil – guia médico de identificação e tratamento de acidentes. 1. ed. São Paulo: Editora Roca; 2000.
2. Halstead BW. Venomous marine animals of Brasil. Mem Inst Butantan 1966; 33: 1-26.
3. Meier J, White J. Clinical toxicology of animals venoms and poisons. New York: CRC Press; 1995.
4. Williamson JA, Fenner PJ, Burnett JW, Rifkin JF. Venomous and poisonous marine animals: a medical and biological handbook. Australia: University of South Wales Press; 1977.
5. Haddad Jr V. Ocorrência de arraias fluviais (Myliobatiformes, Potamotrygonidae) na região do Baixo Paranapanema, Sudeste do Brasil. Boletim da Sociedade Brasileira de Ictiologia 2007; 88: 10-1.
6. Rosseto AL, Mora JM, Correa PR, Resgalla Jr C, Proença LAO, Silveira FL, Haddad Jr V. Prurido do traje de banho: relato de seis casos no Sul do Brasil. Revista da Sociedade Brasileira de Medicina Tropical 2007; 40(1): 78-81.
7. Garrone Neto D, Haddad Jr V, Vilela MJA, Uieda VS. Occurrence record of two potamotrigonids species in the Upper Paraná River and some aspects about their biology. Biota Neotrop 2007; 7(1). Disponível em: http://www.biotaneotropica.org.br/v7n1/pt/abstract?short-communication+bn00707012007.
8. Haddad Jr V, Moura R. Acute neuromuscular manifestations in a patient associated with ingesting octopus (*Octopus* sp.). Revista do Instituto de Medicina Tropical de São Paulo 2007; 49(1): 59-61.
9. Barbaro KC, Lira MS, Malta MB, Soares SL, Santoro ML, Pedroso CM, Antoniazzi MM, Jared C, Cardoso JLC, Garrone Neto D, Haddad Jr V. Comparative studies between secretory cells of sting apparatus and venoms obtained from freshwater and marine stingrays. Memórias do Instituto Butantan 2006; 63: 41.
10. Rossetto AL, Mora JM, Haddad Jr V. Sea urchin granuloma. Rev Inst Med Trop S Paulo 2006; 48(5): 303-6.
11. Haddad Jr V, Paula Neto JB, Cobo VJ. Venomous mollusks: the risks of human accidents by *Conus* snails (Gastropoda, Conidae) in Brazil. Revista da Sociedade Brasileira de Medicina Tropical 2006; 39(5): 498-500.
12. Haddad Jr V, Martins IA. Frequency and gravity of human envenomations caused by marine catfish (suborder Siluroidei): a clinical and epidemiological study. Toxicon 2006; 47(8): 838-43.

Algoritmo 282.1 – Identificação e tratamento de acidentados por animais marinhos no litoral brasileiro

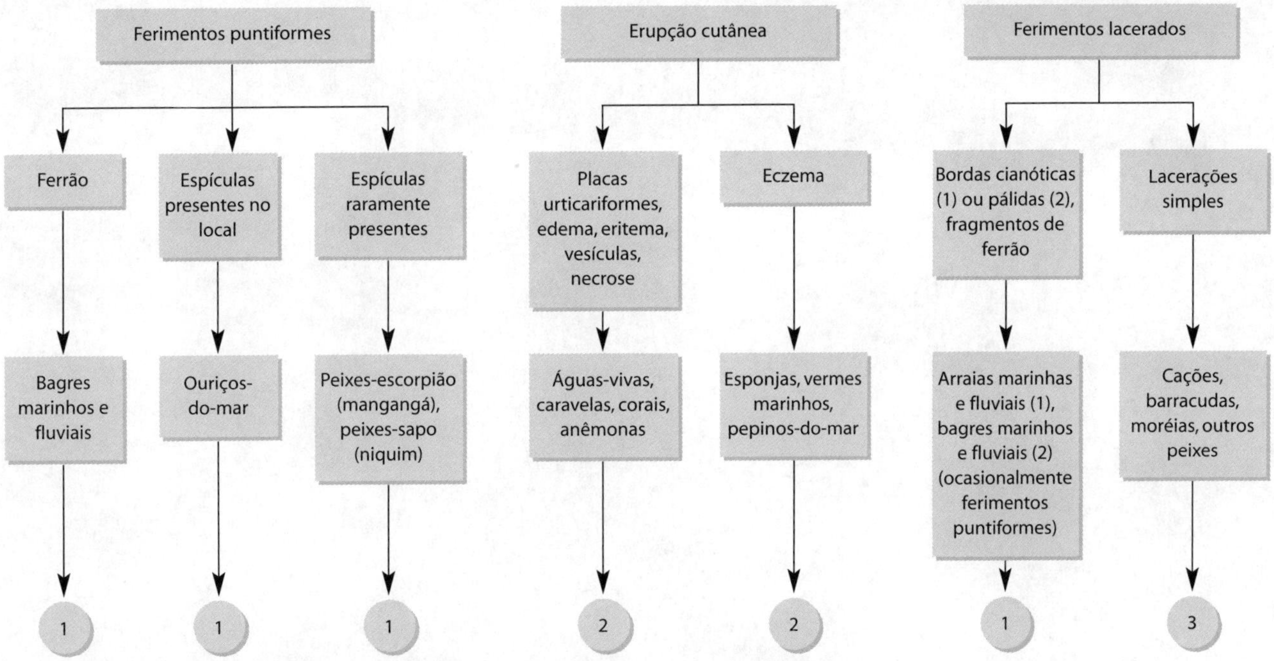

1 – Imersão em água quente (testar com a mão) por 30-90 minutos (cerca de 50°C)
Infiltração anestésica local
Retirar espículas ou fragmentos de ferrão ou epitélio glandular
Radiografar se houver persistência dos sintomas em fases tardias
Fazer profilaxia do tétano

2 – Lavar o local ou fazer compressas com água do mar gelada
Aplicar vinagre (lavar o local e fazer compressas ou aplicar uma pasta de vinagre e farinha de trigo)
Analgesia (dipirona 1 ampola intramuscular)

3 – Lavagem intensiva e exploração cirúrgica
Antibioticoterapia
Prevenção do tétano

(Adaptado de Haddad Jr. Atlas de animais aquáticos perigosos do Brasil: guia médico de identificação e tratamento. São Paulo: Editora Roca; 2000).

* Em todos os casos (especialmente ferimentos lacerados), avaliar antibioticoterapia:
- Cefalexina 2,0 g/dia por 10 dias.
- Amoxicilina + clavulonato de potássio 1,5 g/dia por 10 dias.

Índice Remissivo

As letras "a", "f" e "t" ao lado do número da página indicam a ocorrência da(s) palavra(s) em *algoritmos*, *figuras* e *tabelas*, respectivamente.

D

F

J

K

L

M

P

Q

R

S

U

V